《实用临床药物治疗学》丛书

主任委员　吴永佩　金有豫
副主任委员　颜　青

国家卫生健康委医院管理研究所药事管理研究部　组织翻译

APPLIED THERAPEUTICS
The Clinical Use of Drugs

实用临床药物治疗学

第 11 版

主　　编　Caroline S. Zeind　Michael G. Carvalho
总 主 译　金有豫　韩　英
副总主译　缪丽燕　吕迁洲　樊德厚　蒋学华

人民卫生出版社
·北　京·

Applied Therapeutics：the Clinical Use of Drugs，11th ed，ISBN：9781496318299

© 2018 by Lippincott Williams and Wilkins，a Wolters Kluwer business. All rights reserved.

This is a Simplified Chinese translation published by arrangement with Lippincott Williams & Wilkins/Wolters Kluwer Health，Inc.，USA.

Not for resale outside People's Republic of China（including not for resale in the Special Administrative Region of Hong Kong and Macau，and Taiwan.）

本书限在中华人民共和国境内（不包括中国香港特别行政区、中国澳门特别行政区及中国台湾地区）销售。

图书在版编目（CIP）数据

实用临床药物治疗学/（美）卡罗琳·S.扎因得（Caroline S. Zeind）主编；金有豫，韩英总主译. —北京：人民卫生出版社，2021.3

ISBN 978-7-117-31266-0

Ⅰ.①实… Ⅱ.①卡…②金…③韩… Ⅲ.①药物疗法 Ⅳ.①R453

中国版本图书馆 CIP 数据核字（2021）第 028498 号

人卫智网　www.ipmph.com	医学教育、学术、考试、健康，购书智慧智能综合服务平台	
人卫官网　www.pmph.com	人卫官方资讯发布平台	

图字：01-2018-6491 号

实用临床药物治疗学
Shiyong Linchuang Yaowu Zhiliaoxue

总 主 译：金有豫　韩　英

出版发行：人民卫生出版社（中继线 010-59780011）

地　　址：北京市朝阳区潘家园南里 19 号

邮　　编：100021

E - mail：pmph @ pmph. com

购书热线：010-59787592　010-59787584　010-65264830

印　　刷：三河市宏达印刷有限公司（胜利）

经　　销：新华书店

开　　本：889×1194　1/16　　印张：162

字　　数：6610 千字

版　　次：2021 年 3 月第 1 版

印　　次：2021 年 4 月第 1 版印刷

标准书号：ISBN 978-7-117-31266-0

定　　价：1180.00 元

打击盗版举报电话：010-59787491　E-mail：WQ @ pmph. com

质量问题联系电话：010-59787234　E-mail：zhiliang @ pmph. com

《实用临床药物治疗学》（第11版）译委会

主 任 委 员 吴永佩　金有豫

副主任委员 颜　青

总 主 译 金有豫　韩　英

副总主译 缪丽燕　吕迁洲　樊德厚　蒋学华

分册（篇）主译

第一篇　总论	蒋学华	杜晓冬
第二篇　心血管系统疾病	牟　燕	周聊生
第三篇　呼吸系统疾病	杨秀岭	蔡志刚
第四篇　消化系统疾病		韩　英
第五篇　肾脏疾病	缪丽燕	卢国元
第六篇　免疫失调	张雅敏	徐彦贵
第七篇　营养支持		吕迁洲
第八篇　皮肤疾病	鲁　严	孟　玲
第九篇　骨关节疾病	伍沪生	毛　璐
第十篇　妇女保健	张伶俐	赵　霞
第十一篇　内分泌系统疾病	梅　丹	邢小平
第十二篇　眼科疾病		王家伟
第十三篇　神经系统疾病	王长连	吴　钢
第十四篇　感染性疾病　夏培元	吕晓菊	杨　帆
第十五篇　精神疾病和物质滥用	姚贵忠	孙路路
第十六篇　肿瘤	杜　光	桂　玲
第十七篇　儿科疾病	徐　虹	李智平
第十八篇　老年疾病	封宇飞	胡　欣

《实用临床药物治疗学》为 APPLIED THERA-PEUTICS：the Clinical Use of Drugs 第 11 版的中译本。其第 8 版中译本曾以《临床药物治疗学》之名于 2007 年出版。

APPLIED THERAPEUTICS：the Clinical Use of Drugs 一书为临床药学的经典教材和参考书。其第 1 版由美国被誉为"药师对患者监护开拓者"（Pioneering the Pharmacists' Role in Patients Care）、2010 年美国 Remington 荣誉奖获得者的著名药学家 Marry Anne Koda-Kimble 主编，于 1975 年作为教材面世，至今出版已 44 载，虽经多版修订，但始终未离其编写初衷：采用基于"案例"和"问题"进行教育的特点和方法，帮助学生掌握药物治疗学的基本知识；学生可从中学习到常见疾病的基本知识；培养学生解决问题的能力，以制定和实施合理的药物治疗方案；每个案例均融入各章的治疗关键概念和原则等。

为了表彰作者的贡献，其第 10 版书名首次被冠名为"Koda-Kimble & Young's Applied Therapeutics"，以资纪念。

本版与第 8 版相比，其参加编写和每篇负责人的著名药学院校专家分别增为 214 人和 26 人。

本书第 11 版的章节数经调整后共 18 篇 110 章。与第 8 版的 101 章相比，增改了 9 章。各章内容均有所更新，特别是具有本书特点的"案例"和"问题"的数量，分别增至约 900 例和 2 800 多题，个别案例竟多达 12 题，甚至 18 题，从病情到治疗，由繁到简，环环相扣，最终解释得清清楚楚。原版全书正文总面数达 2 288 面，堪称与时俱进的经典巨著。

当前，我国正处于深化医疗改革的阶段，医疗、医保和医药联动的改革工作任务甚重。特别是在开展"以患者为中心"的药学监护（Pharmaceutical Care）工作方面，我国药师无论是在数量还是质量方面，都有相当大的差距，任重而道远。因此本书的翻译出版，定将为药师学习提高专业实践技能，促进药师在医改进展中的服务能力起到重要作用。

为此，简略地回顾一下药师的发展历史，可能有助于读者更深刻地体会本书的特点、意义和价值。

第二次世界大战后，欧美各国家制药工业迅速发展，新药大量开发应用于临床。随着药品品种和使用的增加，药物不良反应也频繁发生，不合理用药加重，药物的不合理使用导致药源性疾病的增加，患者用药风险增大。同时，人类面临的疾病负担严峻，慢性病及其他疾病的药物应用问题也愈加复杂，医疗费用迅速增加，促进合理用药成为共同关注的问题，因而要求医院药学部门工作的转型、药师观念与职责的转变，要求药师能参与临床药物治疗管理，要求高等医药院校培养应用型临床药学专业人才，这就导致药学教育的改革。美国于 1957 年首先提出高等医药院校设置 6 年制临床药学专业 Pharm D. 培养计划，培养临床型药学专业技术人才。至今美国 135 所高等医药院校的药学教育总规模 90% 以上为 Pharm D. 专业教育，规定 Pharm D. 专业学位是在医院和社会药店上岗药师的唯一资格，并在医院建立学员毕业后以提高临床用药实践能力为主的住院药师规范化培训制度。

在此背景下，美国加州旧金山大学药学院临床药学系主任、著名的药学家 Marry Anne Koda-Kimble 主编了本书的第 1 版，作为培养新型药师的教材于 1975 年问世。本书第 1 版前言中指出"正是药师——受过高级培训、成为药物治疗专家，掌握药物的最新知识及了解发展动态、为患者和医师提供咨询，在合理使用药物、防止药物不良反应等方面——将起到关键作用"。美国的一些药学院校在课程设置方面增加了相应的内容,使药师能够胜任"以患者为中心"参与临床药物治疗管理的工作职责。其后 40 年来,药师的教育和实践任务随着医疗保健工作的发展,在"以患者为中心"的基础上,不断地向临床药学、实践规范化和系统管理方面进行改革和提高。其中比较突出的有 3 位美国学者 Robert J. Cipolle(药师和教育学家)、Linda M. Strand(药师和教育学家)和 Peter C. Morley(医学人类学家和教育学家),作为一个团队,通过调查、研究、试点、总结而提出"药学监护"(Pharmaceutical Care)的理念(philosophy)、实践和规范(practice),指南(guide)以至"药物治疗管理"(Medication Therapy Management,MTM)系统。4 位专家的"革命"性变革,提高了药师在医疗保健中的地位及对其重要性的认识,促进了药师专业作用的发挥。因此 Robert J. Cipolle、Linda M. Strand 两人和 Koda-Kimble 分别于 1997 年和 2010 年获得美国药师协会颁发的代表药学专业领域最高荣誉的 Remington 奖章,对他们在药学专业领域所作的巨大贡献予以肯定和鼓励。

迄今,世界各国的药学教育和药师的工作重点和作用,也都先后向这方面转变。在我国也正在加速药学教育改革和医院药师职责的转变。本版第 1 章"药物治疗管理和治疗评估"(Medication Therapy Management and Assessment of Therapy)的内容,很适合我国药师的现状和需要。

有鉴于此,我们组织了本书的翻译,以飨读者。

本书的翻译工作由金有豫教授和吴永佩教授牵头,韩英、缪丽燕、吕迁洲、樊德厚、蒋学华等教授出任总译校审阅工作。23 家三级医院和药学院校有丰富理论和实际经验的药学、医学专家教授及部分临床药师近 200 人分别承担了 18 篇共 110 章的翻译、校译和审译工作,我们对各篇章译校专家所付出的辛勤劳动深表感谢。由于专业知识、翻译水平与经验的不足,难免有疏漏或不当之处,恳请专家和读者提出宝贵意见。

译委会
2019 年 10 月

　距 *APPLIED THERAPEUTICS：the Clinical Use of Drugs* 第 1 版出版已经 40 多年了，这期间健康卫生的蓝图发生了巨大的变革。虽然科技的巨大进步改变了个体化医疗，但我们也意识到在日益复杂的医疗保健服务系统中所面临的重大挑战。我们比以往任何时候都更需要具有批判性思维和可以运用解决问题的技能来改善患者预后的卫生专业技术人员。

　大约 40 年后，这本教科书的基本原则——以患者为中心，以案例为基础的学习方法——仍然是卫生专业教育的基石。我们的编者们列出了约 900 个案例来帮助读者在特定的临床环境中综合应用治疗学原则。卫生专业的学生和实践者通过初步了解临床医师评估和解决治疗问题的思维来提升自身批判性思维和解决问题的能力。

　熟悉本书过去版本的读者会注意到本书的整体设计与第 10 版一致，每章开头都包含了核心原则部分，提供了本章最重要的概括性信息。每个核心原则都定位于每章将被详细讨论的特定案例，关键性的参考文献和网站在每章结尾列出，每章所有的参考文献都可在网上看到。

　基于过去版本中提供的基于案例学习的良好基础，第 11 版做了一些改变，以满足全球卫生专业教育工作者和学生不断变化的教育需求。主编们和编者们将美国医学研究所（Institute of Medicine，IOM）的 5 个核心能力，即以患者为中心的监护能力、跨学科团队的协作能力、基于循证证据的实践能力、质量改进技术的应用能力和信息技术的应用能力作为在书中提出案例研究和问题的主要框架。此外，2016 年药学教育认证委员会（the Accreditati-on Council for Pharmacy Education，ACPE）认证标准、药学教育促进中心（the Center for the Advancement of Pharmacy Education，CAPE）教育成果和北美药剂师执照考试（the North American Pharmacist Licensure Examination，NAPLEX）修订版的能力声明作为编写团队和编者们设计编撰第 11 版的指导方针。

　本版的特点在于 200 多位经验丰富的临床医师做出了积极的贡献，每一章都经过修订和更新，以反映我们不断变化的药物知识以及这些知识在患者个体化治疗中的应用。几部分内容已经过广泛的重组，引入了新的章节来扩展重要主题，其中包括总论、免疫失调、类风湿性疾病、骨关节疾病、神经系统疾病、精神疾病和物质滥用及肿瘤部分。特别值得注意的是总论部分关于药物相互作用、药物基因组学和个体化用药及职业教育与实践的新章节。此外，还重新设计了 1 章，重点关注重症患者的监护，现在还补充了关于儿童危重症监护的章节。

　鉴于将跨专业教育（interprofessional education，IPE）纳入教学、实践和临床环境的重要性，我们添加了一系列由本书各个部分编者们的代表编写的 IPE 案例研究。

　由于我们正在计划下一个版本，因此我们欢迎您的反馈。作者从文献、现行标准、临床经验中提取信息，从而分享合理的、深思熟虑的治疗策略。然而，每个实践者都有责任去评估书中实际临床环境中某些观点的适用性，我们支持任何在此领域的发展。我们强烈要求学生和实践者在需要使用新的和不熟悉的药物时参考适当的信息来源。

我们十分感激那些致力于完成 *APPLIED THERAPEUTICS*：*the Clinical Use of Drugs* 第 11 版的所有编者。我们感谢所有编者在平衡承担教育工作者、临床医师和研究人员众多责任的同时，不懈地提供最高质量的编写工作。我们感谢 26 位分册（篇）主编的出色工作，他们在本书的组织结构和章节的个性化编写中提供了必要的关键性的反馈意见，没有他们的奉献和支持，这个版本也是不可能出版的。另外，我们特别希望感谢那些已退休的主编们——Jean M. Nappi、Timothy J. Ives、Marcia L. Buck、Judith L. Beizer 和 Myrna Y. Munar，因为他们是第 11 版的指导力量。我们衷心感谢本书之前版本的编写团队，特别感谢 Brian K. Alldredge 博士和 B. Joseph Guglielmo 博士对第 11 版的指导和支持。我们还要感谢 "Facts and Comparisons" 允许我们使用他们的数据来构建本书的一些表格。

来自 Wolters Kluwer、Matt Hauber、Andrea Vosburgh 和 Annette Ferran 的团队应该得到特别的认可。他们非凡的耐心、对细节的关注和指导对于这个项目的成功至关重要。我们衷心感谢 Tara Slagle（项目管理）和 Samson Premkumar（制作）协助我们完成这个版本。最重要的是，我们要感谢我们的配偶和家人对我们的爱、理解和坚定的支持。他们无私地给予我们编写本书时所需的一个个清晨、深夜、周末和假期。

与过去的版本一致，我们继续将我们的工作奉献给激励我们的学生以及教会了我们宝贵经验的患者。我们还将第 11 版献给那些临床医师和教育工作者，他们在应用基于团队的方法提供以患者为中心的监护服务方面发挥了先锋领袖和行为榜样作用。

Michael C. Angelini, PharmD, MA, BCPP
Associate Professor of Pharmacy Practice
School of Pharmacy–Boston
MCPHS University
Boston, Massachusetts

Judith L. Beizer, PharmD, CGP, FASCP
Clinical Professor
Department of Clinical Pharmacy Practice
College of Pharmacy & Allied Health Professions
St. John's University
Jamaica, New York

Marcia L. Buck, PharmD, FCCP, FPPAG
Professor
Department of Pediatrics
School of Medicine
Clinical Coordinator, Pediatrics
Department of Pharmacy
University of Virginia
Charlottesville, Virginia

Michael G. Carvalho, PharmD, BCPP
Assistant Dean of Interprofessional Education
Professor and Chair
Department of Pharmacy Practice
School of Pharmacy–Boston
MCPHS University
Boston, Massachusetts

Judy W. Cheng, PharmD, MPH, BCPS, FCCP
Professor of Pharmacy Practice
School of Pharmacy–Boston
MCPHS University
Boston, Massachusetts

R. Rebecca Couris, PhD, RPh
Professor of Nutrition Science and Pharmacy Practice
Department of Pharmacy Practice, School of Pharmacy–Boston
MCPHS University
Boston, Massachusetts

Steven Gabardi, PharmD, BCPS, FAST, FCCP
Abdominal Organ Transplant Clinical Specialist & Program Director
PGY-2 Organ Transplant Pharmacology Residency
Brigham and Women's Hospital
Departments of Transplant Surgery/Pharmacy/Renal Division
Assistant Professor of Medicine
Harvard Medical School
Boston, Massachusetts

Jennifer D. Goldman, BS, PharmD, CDE, BC-ADM, FCCP
Professor of Pharmacy Practice
School of Pharmacy–Boston
MCPHS University
Boston, Massachusetts

Christy S. Harris, PharmD, BCPS, BCOP
Associate Professor of Pharmacy Practice
School of Pharmacy–Boston
MCPHS University
Boston, Massachusetts

Timothy R. Hudd, PharmD, AE-C
Associate Professor of Pharmacy Practice
School of Pharmacy–Boston
MCPHS University
Boston, Massachusetts

Timothy J. Ives, PharmD, MPH, FCCP, BCPS
Professor
Eshelman School of Pharmacy
The University of North Carolina at Chapel Hill
Chapel Hill, North Carolina

Susan Jacobson, MS, EdD, RPh
Associate Professor of Pharmacy Practice
School of Pharmacy–Boston
MCPHS University
Boston, Massachusetts

Maria D. Kostka-Rokosz, PharmD
Assistant Dean of Academic Affairs
Professor of Pharmacy Practice
School of Pharmacy–Boston
MCPHS University
Boston, Massachusetts

Trisha LaPointe, PharmD, BCPS
Associate Professor of Pharmacy Practice
School of Pharmacy–Boston
MCPHS University
Boston, Massachusetts

Michele Matthews, PharmD, CPE, BCACP
Associate Professor of Pharmacy Practice
School of Pharmacy–Boston
MCPHS University
Boston, Massachusetts

Susan L. Mayhew, PharmD, BCNSP, FASHP
Professor and Dean
Appalachian College of Pharmacy
Oakwood, Virginia

William W. McCloskey, BA, BS, PharmD
Professor and Vice-Chair
Department of Pharmacy Practice
School of Pharmacy–Boston
MCPHS University
Boston, Massachusetts

Myrna Y. Munar, PharmD
Associate Professor
Department of Pharmacy Practice
College of Pharmacy
Oregon State University
Oregon Health and Science University
Portland, Oregon

Jean M. Nappi, PharmD, FCCP, BCPS AQ-Cardiology
Professor
Clinical Pharmacy and Outcome Sciences
South Carolina College of Pharmacy
Medical University of South Carolina
Charleston, South Carolina

Kamala Nola, PharmD, MS
Professor and Vice-Chair
Department of Pharmacy Practice
Lipscomb University College of Pharmacy
Nashville, Tennessee

Dorothea C. Rudorf, PharmD, MS
Professor of Pharmacy Practice
School of Pharmacy–Boston
MCPHS University
Boston, Massachusetts

Carrie A. Sincak, PharmD, BCPS, FASHP
Assistant Dean for Clinical Affairs and Professor
Department of Pharmacy Practice
Midwestern University Chicago College of Pharmacy
Downers Grove, Illinois

Timothy E. Welty, PharmD, FCCP
Professor
Department of Pharmacy Practice
University of Kansas School of Pharmacy
Lawrence, Kansas

G. Christopher Wood, PharmD, FCCP, FCCM, BCPS
Associate Professor of Clinical Pharmacy
University of Tennessee Health Science Center
College of Pharmacy
Memphis, Tennessee

Kathy Zaiken, PharmD
Professor of Pharmacy Practice
School of Pharmacy–Boston
MCPHS University
Boston, Massachusetts

Caroline S. Zeind, PharmD
Associate Provost for Academic and International Affairs
Chief Academic Officer
Worcester, Massachusetts and Manchester, New Hampshire Campuses
Professor of Pharmacy Practice
Academic Affairs
MCPHS University
Boston, Massachusetts

分册（篇）主编

Steven R. Abel, PharmD, FASHP
Professor of Pharmacy Practice
Associate Provost for Engagement
Purdue University
West Lafayette, Indiana

Jessica L. Adams, PharmD, BCPS, AAHIVP
Assistant Professor of Clinical Pharmacy
HIV and Infectious Diseases Specialist
Department of Pharmacy Practice and Pharmacy Administration
Philadelphia College of Pharmacy
University of the Sciences
Philadelphia, Pennsylvania

Brian K. Alldredge, PharmD
Professor and Vice Provost
University of California–San Francisco
San Francisco, California

Mary G. Amato, PharmD, MPH, BCPS
Professor of Pharmacy Practice
School of Pharmacy–Boston
MCPHS University
Boston, Massachusetts

Jaime E. Anderson, PharmD, BCOP
Oncology Clinical Pharmacy Specialist
MD Anderson Medical Center
University of Texas
Houston, Texas

Michael C. Angelini, PharmD, MA, BCPP
Associate Professor of Pharmacy Practice
School of Pharmacy–Boston
MCPHS University
Boston, Massachusetts

Albert T. Bach, PharmD
Assistant Professor of Pharmacy Practice
School of Pharmacy
Chapman University
Irvine, California

Jennifer H. Baggs, PharmD, BCPS, BCNSP
Clinical Assistant Professor
University of Arizona
Tucson, Arizona

David T. Bearden, PharmD
Clinical Professor and Chair
Department of Pharmacy Practice
Clinical Assistant Director

Department of Pharmacy Services
College of Pharmacy
Oregon State University
Oregon Health and Science University
Portland, Oregon

Sandra Benavides, PharmD, FCCP, FPPAG
Professor
Assistant Dean for Programmatic Assessment and Accreditation
Interim Chair
Department of Clinical and Administrative Sciences
Larkin Health Sciences Institute College of Pharmacy

Paul M. Beringer, PharmD, FASHP, FCCP
Associate Professor
Department of Clinical Pharmacy
University of Southern California
Los Angeles, California

Snehal H. Bhatt, PharmD, BCPS
Associate Professor of Pharmacy Practice
School of Pharmacy–Boston
MCPHS University
Clinical Pharmacist
Beth Israel Deaconess Medical Center
Boston, Massachusetts

Jeff F. Binkley, PharmD, BCNSP, FASHP
Administrative Director of Pharmacy
Maury Regional Medical Center and Affiliates
Columbia, Tennessee

Marlo Blazer, PharmD, BCOP
Assistant Director
Xcenda, an AmerisourceBergen Company
Columbus, Ohio

KarenBeth H. Bohan, PharmD, BCPS
Professor and Founding Chair
Department of Pharmacy Practice
School of Pharmacy and Pharmaceutical Sciences
Binghamton University
Binghamton, New York

Suzanne G. Bollmeier, PharmD, BCPS, AE-C
Professor of Pharmacy Practice
School of Pharmacy–Boston
St. Louis College of Pharmacy
St. Louis, Missouri

Laura M. Borgelt, PharmD, BCPS
Associate Dean of Administration and Operations
Professor
Departments of Clinical Pharmacy and Family Medicine
University of Colorado Anschutz Medical Campus
Skaggs School of Pharmacy
Aurora, Colorado

Jolene R. Bostwick, PharmD, BCPS, BCPP
Clinical Associate Professor
Department of Clinical, Social, and Administrative Sciences
University of Michigan College of Pharmacy
Ann Arbor, Michigan

Nicole J. Brandt, PharmD, MBA, CGP, BCPP, FASCP
Executive Director
Peter Lamy Center on Drug Therapy and Aging
Professor
University of Maryland School of Pharmacy
Baltimore, Maryland

Marcia L. Buck, PharmD, FCCP, FPPAG
Professor
Department of Pediatrics
School of Medicine
Clinical Coordinator, Pediatrics
Department of Pharmacy
University of Virginia
Charlottesville, Virginia

Deanna Buehrle, PharmD
Infectious Diseases Clinical Specialist
University of Pittsburgh Medical Center Presbyterian
Pittsburgh, Pennsylvania

Sara K. Butler, PharmD, BCPS, BOCP
Clinical Pharmacy Specialist, Medical Oncology
Barnes-Jewish Hospital
Saint Louis, Missouri

Beth Buyea, MHS, PA-C
Assistant Professor
Tufts University, School of Medicine
Boston, Massachusetts

Charles F. Caley, PharmD, BCCP
Clinical Professor
School of Pharmacy
University of Connecticut
Storrs, Connecticut

Joseph Todd Carter, PharmD
Assistant Professor of Pharmacy Practice
Appalachian College of Pharmacy
Oakwood, Virginia
Primary Care Centers of Eastern Kentucky
Hazard, Kentucky

Michael G. Carvalho, PharmD, BCPP
Assistant Dean of Interprofessional Education
Professor and Chair
Department of Pharmacy Practice
School of Pharmacy–Boston
MCPHS University
Boston, Massachusetts

Jamie J. Cavanaugh, PharmD, CPP, BCPS
Assistant Professor of Clinical Education, Pharmacy
Assistant Professor of Medicine
University of North Carolina at Chapel Hill
Chapel Hill, North Carolina

Michelle L. Ceresia, PharmD, FACVP
Associate Professor of Pharmacy Practice
School of Pharmacy–Boston
MCPHS University
Boston, Massachusetts
Adjunct Associate Professor
Department of Clinical Sciences
Cummings Veterinary School of Medicine at Tufts University
North Grafton, Massachusetts

Laura Chadwick, PharmD
Clinical Specialist in Pharmacogenomics
Boston Children's Hospital
Boston, Massachusetts

Michelle L. Chan, PharmD, BCPS
Clinical Pharmacy Specialist
Infectious Diseases
Methodist Hospital of Southern California
Arcadia, California

Lin H. Chen, MD, FACP, FASTMH
Associate Professor of Medicine
Harvard Medical School
Boston, Massachusetts
Director of the Travel Medicine Center
Mount Auburn Hospital
Cambridge, Massachusetts

Steven W. Chen, PharmD, FASHP, FNAP
Associate Professor and Chair
Titus Family Department of Clinical Pharmacy
William A. Heeres and Josephine A. Heeres Endowed Chair in Community Pharmacy
University of Southern California School of Pharmacy
Los Angeles, California

Judy W. Cheng, PharmD, MPH, BCPS, FCCP
Professor of Pharmacy Practice
School of Pharmacy–Boston
MCPHS University
Boston, Massachusetts

Michael F. Chicella, PharmD, FPPAG
Pharmacy Clinical Manager
Children's Hospital of The King's Daughters
Norfolk, Virginia

Jennifer W. Chow, PharmD
Director of Professional Development and Education
Pediatric Pharmacy Advocacy Group
Memphis, Tennessee

Cary R. Chrisman, PharmD
Assistant Professor
Department of Clinical Pharmacy
University of Tennessee College of Pharmacy
Clinical Pharmacist, Department of Pharmacy
Methodist Medical Center
Memphis and Oak Ridge, Tennessee

Edith Claros, PhD, MSN, RN, APHN-BC
Assistant Dean and Associate Professor
School of Nursing
MCPHS University
Worcester, Massachusetts

John D. Cleary, PharmD, FCCP, BCPS
Director of Pharmacy
St. Dominic-Jackson Memorial Hospital
Schools of Medicine and Pharmacy
University of Mississippi Medical Center
Jackson, Mississippi

Michelle Condren, PharmD, BCPPS, AE-C, CDE, FPPAG
Professor and Department Chair
University of Oklahoma College of Pharmacy
University of Oklahoma School of Community Medicine
Tulsa, Oklahoma

Amanda H. Corbett, PharmD, BCPS, FCCP
Clinical Associate Professor
Eshelman School of Pharmacy and School of Medicine
Global Pharmacology Coordinator
Institute for Global Health and Infectious Diseases
University of North Carolina
Chapel Hill, North Carolina

Mackenzie L. Cottrell, PharmD, MS, BCPS, AAHIVP
Research Assistant Professor
UNC Eshelman School of Pharmacy
University of North Carolina at Chapel Hill
Chapel Hill, North Carolina

R. Rebecca Couris, PhD, RPh
Professor of Nutrition Science and Pharmacy Practice
Department of Pharmacy Practice, School of Pharmacy–Boston
MCPHS University
Boston, Massachusetts

Steven J. Crosby, MA, BSP, RPh, FASCP
Assistant Professor of Pharmacy Practice
School of Pharmacy–Boston
MCPHS University
Boston, Massachusetts

Jason Cross, PharmD
Associate Professor Pharmacy Practice
School of Pharmacy–Worcester/Manchester
MCPHS University
Worcester, Massachusetts

Sandeep Devabhakthuni, PharmD, BCPS–AQ Cardiology
Assistant Professor of Cardiology/Critical Care
University of Maryland School of Pharmacy
Baltimore, Maryland

Andrea S. Dickens, PharmD, BCOP
Clinical Pharmacy Specialist
MD Anderson Cancer Center
University of Texas
Houston, Texas

Lisa M. DiGrazia, PharmD, BCPS, BCOP
Director, Medical Affairs
Amneal Biosciences Bridgewater, New Jersey

Suzanne Dinsmore, BSP, PharmD, CGP
Assistant Professor of Pharmacy Practice
School of Pharmacy–Boston
MCPHS University
Boston, Massachusetts

Betty J. Dong, PharmD, FASHP, FAPHA, FCCP, AAHIVP
Professor of Clinical Pharmacy and Family and Community Medicine
Department of Clinical Pharmacy
Schools of Pharmacy and Medicine
University of California, San Francisco
San Francisco, California

Richard H. Drew, PharmD, MS, FCCP
Professor and Vice-Chair of Research and Scholarship
Campbell University College of Pharmacy and Health Sciences
Buies Creek, North Carolina
Associate Professor of Medicine (Infectious Diseases)
Duke University School of Medicine
Durham, North Carolina

Robert L. Dufresne, PhD, PhD, BCPS, BCPP
INBRE Behavioral Science Coordinator and Professor
College of Pharmacy
University of Rhode Island
Kingston, Rhode Island
Psychiatric Pharmacotherapy Specialist
PGY-2 Psychiatric Pharmacy Residency Program Director
Providence VA Medical Center
Providence, Rhode Island

Kaelen C. Dunican, PharmD
Professor of Pharmacy Practice
School of Pharmacy–Worcester/Manchester
MCPHS University
Worcester, Massachusetts

Brianne L. Dunn, PharmD
Associate Dean for Outcomes Assessment & Accreditation
Clinical Associate Professor
Department of Clinical Pharmacy and Outcomes Sciences
University of South Carolina College of Pharmacy
Columbia, South Carolina

Robert E. Dupuis, PharmD, FCCP
Clinical Professor of Pharmacy
Eshelman School of Pharmacy
University of North Carolina at Chapel Hill
Chapel Hill, North Carolina

Cheryl R. Durand, PharmD
Associate Professor of Pharmacy Practice
School of Pharmacy–Worcester/Manchester
MCPHS University
Manchester, New Hampshire

Megan J. Ehret, PharmD, MS, BCPP
Behavior Health Clinical Pharmacy Specialist
United States Department of Defense
Fort Belvoir Community Hospital
Fort Belvoir, Virginia

Carol Eliadi, EdD, JD, NP-BC
Professor and Dean of Nursing
MCPHS University
School of Nursing–Worcester, Massachusetts and Manchester,
 New Hampshire Campuses

Shareen Y. El-Ibiary, PharmD, FCCP, BCPS
Professor of Pharmacy Practice
Department of Pharmacy Practice
Midwestern University College of Pharmacy–Glendale
Glendale, Arizona

Katie Dillinger Ellis, PharmD
Clinical Specialist
Neonatal/Infant Intensive Care
Department of Pharmacy
The Children's Hospital of Philadelphia
Philadelphia, Pennsylvania

Justin C. Ellison, PharmD, BCPP
Clinical Pharmacy Specialist–Mental Health
Providence Veterans Affairs Medical Center
Providence, Rhode Island

Rachel Elsey, PharmD, BCOP
Clinical Pharmacist
Avera Cancer Institute
South Dakota State University
Sioux Falls, South Dakota

Gregory A. Eschenauer, PharmD, BCPS (AQ-ID)
Clinical Assistant Professor
University of Michigan
Ann Arbor, Michigan

John Fanikos, MBA, RPh
Executive Director of Pharmacy
Brigham and Women's Hospital
Adjunct Associate Professor of Pharmacy Practice
MCPHS University
Department of Pharmacy Practice, School of Pharmacy–Boston
Boston, Massachusetts

Elizabeth Farrington, PharmD, FCCP, FCCM, FPPAG, BCPS
Pharmacist III–Pediatrics
Department of Pharmacy
New Hanover Regional Medical Center
Wilmington, North Carolina

Erika Felix-Getzik, PharmD
Associate Professor of Pharmacy Practice
School of Pharmacy–Boston
MCPHS University
Boston, Massachusetts

Jonathan D. Ference, PharmD
Assistant Dean of Assessment and Alumni Affairs
Associate Professor of Pharmacy Practice
Director of Pharmacy Care Labs
Nesbitt School of Pharmacy
Wilkes University
Wilkes-Barre, Pennsylvania

Kimberly Ference, PharmD
Associate Professor
Department of Pharmacy Practice
Nesbitt College of Pharmacy and Nursing

Wilkes University
Wilkes-Barre, Pennsylvania

Victoria F. Ferraresi, PharmD, FASHP, FCSHP
Director of Pharmacy Services
Pathways Home Health and Hospice
Sunnyvale, California

Joseph W. Ferullo, PharmD
Associate Professor of Pharmacy Practice
School of Pharmacy–Boston
MCPHS University
Boston, Massachusetts

Christopher K. Finch, PharmD, BCPS, FCCM, FCCP
Director of Pharmacy
Methodist University Hospital
Associate Professor
College of Pharmacy
University of Tennessee
Memphis, Tennessee

Douglas N. Fish, PharmD, BCPS–AQ ID
Professor and Chair
Department of Clinical Pharmacy
Skaggs School of Pharmacy and Pharmaceutical Science
University of Colorado
Clinical Specialist in Critical Care/Infectious Diseases
University of Colorado Hospital
Aurora, Colorado

Jeffrey J. Fong, PharmD, BCPS
Associate Professor of Pharmacy Practice
School of Pharmacy–Worcester/Manchester
MCPHS University
Worcester, Massachusetts

Andrea S. Franks, PharmD, BCPS
Associate Professor, Clinical Pharmacy and Family Medicine
College of Pharmacy and Graduate School Medicine
University of Tennessee Health Science Center
Knoxville, Tennessee

Kristen N. Gardner, PharmD
Clinical Pharmacy Specialist–Behavioral Health
Highline Behavioral Clinic
Kaiser Permanente Colorado
Denver, Colorado

Virginia L. Ghafoor, PharmD
Pharmacy Specialist–Pain Management
University of Minnesota Medical Center
Minneapolis, Minnesota

Brooke Gildon, PharmD, BCPPS, BCPS, AE-C
Associate Professor of Pharmacy Practice
Southwestern Oklahoma State University College of Pharmacy
Weatherford, Oklahoma

Ashley Glode, PharmD, BCOP
Assistant Professor
Department of Clinical Pharmacy
Skaggs School of Pharmacy and Pharmaceutical Sciences
University of Colorado Anschutz Medical Campus
Aurora, Colorado

Jeffery A. Goad, PharmD, MPH, FAPhA, PCPhA, FCSHP
Professor and Chair
Department of Pharmacy Practice
School of Pharmacy
Chapman University
Irvine, California

Jennifer D. Goldman, BS, PharmD, CDE, BC-ADM, FCCP
Professor of Pharmacy Practice
School of Pharmacy–Boston
MCPHS University
Boston, Massachusetts

Joel Goldstein, MD
Assistant Clinical Professor
Harvard Medical School
Division of Child/Adolescent Psychology
Cambridge Health Alliance
Cambridge, Massachusetts

Luis S. Gonzalez, III, PharmD, BCPS
Manager
Clinical Pharmacy Services
PGY1 Pharmacy Residency Program Director
Conemaugh Memorial Medical Center
Johnstown, Pennsylvania

Larry Goodyer, PhD, MRPharmS, BCPS
Professor, School of Pharmacy
De Montfort University
Leicester, United Kingdom
Medical Director
Nomad Travel Stores and Clinic
Bishop's Stortford, United Kingdom

Mary-Kathleen Grams, PharmD, BCGP
Assistant Professor of Pharmacy Practice
School of Pharmacy–Boston
MCPHS University
Boston, Massachusetts

Philip Grgurich, PharmD, BCPS
Associate Professor of Pharmacy Practice
School of Pharmacy–Boston
MCPHS University
Boston, Massachusetts

B. Joseph Guglielmo, PharmD
Professor and Dean
School of Pharmacy
University of California, San Francisco
San Francisco, California

Karen M. Gunning, PharmD, BCPS, BCACP, FCCP
Professor (Clinical) and Interim Chair of Pharmacotherapy
Adjunct Professor of Family and Preventive Medicine
PGY2 Ambulatory Care Residency Director
Clinical Pharmacist–University of Utah Family Medicine Residency/
    Sugarhouse Clinic
University of Utah College of Pharmacy and School of Medicine
Salt Lake City, Utah

Mary A. Gutierrez, PharmD, BCPP
Professor of Pharmacy Practice
Chapman University School of Pharmacy
Irvine, California

Justinne Guyton, PharmD, BCACP
Associate Professor of Pharmacy Practice
Site Coordinator
PGY2 Ambulatory Care Residency Program
St. Louis College of Pharmacy
St. Louis, Missouri

Matthew Hafermann, PharmD, BCPS
Medical ICU/Cardiology Clinical Pharmacist
Harborview Medical Center
PGY1 Pharmacy Residency Coordinator
Medicine Clinical Instructor
University of Washington School of Pharmacy
Seattle, Washington

Jason S. Haney, PharmD, BCPS, BCCCP
Assistant Professor
Department of Clinical Pharmacy and Outcome Sciences
South Carolina College of Pharmacy
Medical University of South Carolina
Charleston, South Carolina

Christy S. Harris, PharmD, BCPS, BCOP
Associate Professor of Pharmacy Practice
School of Pharmacy–Boston
MCPHS University
Boston, Massachusetts

Mary F. Hebert, PharmD, FCCP
Professor
Department of Pharmacy
Adjunct Professor of Obstetrics and Gynecology
University of Washington
Seattle, Washington

Emily L. Heil, PharmD, BCPS-AQ ID
Assistant Professor
Infectious Diseases
University of Maryland School of Pharmacy
Baltimore, Maryland

Erika L. Hellenbart, PharmD, BCPS
Clinical Assistant Professor
University of Illinois at Chicago College of Pharmacy
Chicago, Illinois

David W. Henry, PharmD, MS, BCOP, FASHP
Associate Professor and Chair
Pharmacy Practice
University of Kansas School of Pharmacy
Lawrence, Kansas

Christopher M. Herndon, PharmD, BCPS, CPE
Associate Professor
Department of Pharmacy Practice
School of Pharmacy
Southern University Illinois Edwardsville
Edwardsville, Illinois

Richard N. Herrier, PharmD, FAPhA
Clinical Professor
Department of Pharmacy Practice and Science
College of Pharmacy
University of Arizona
Tucson, Arizona

Karl M. Hess, PharmD, CTH, FCPhA
Vice Chair of Clinical and Administrative Sciences
Associate Professor
Certificate Coordinator for Medication Therapy Outcomes
Keck Graduate Institute Claremont, California

Curtis D. Holt, PharmD
Clinical Professor
Department of Surgery
University of California, Los Angeles
Los Angeles, California

Evan R. Horton, PharmD
Associate Professor of Pharmacy Practice
School of Pharmacy–Worcester/Manchester
MCPHS University
Worcester, Massachusetts

Priscilla P. How, PharmD, BCPS
Assistant Professor
Director of PharmD Program
Department of Pharmacy
Faculty of Science
National University of Singapore
Principal Clinical Pharmacist
Department of Medicine
Division of Nephrology
National University Hospital
Singapore, Republic of Singapore

Molly E. Howard, PharmD, BCPS
Clinical Pharmacy Specialist
Central Alabama Veterans Health Care System
Montgomery, Alabama

Timothy R. Hudd, PharmD, AE-C
Associate Professor of Pharmacy Practice
School of Pharmacy–Boston
MCPHS University
Boston, Massachusetts

Bethany Ibach, PharmD, BCPPS
Assistant Professor of Pharmacy Practice
School of Pharmacy, Pediatrics Division
Texas Tech University Health Sciences Center
Abilene, Texas

Gail S. Itokazu, PharmD
Clinical Associate Professor
Department of Pharmacy Practice
University of Illinois, Chicago
Clinical Pharmacist
Division of Infectious Diseases
John H. Stroger Jr. Hospital of Cook County
Chicago, Illinois

Timothy J. Ives, PharmD, MPH, FCCP, CPP
Professor of Pharmacy
Adjunct Professor of Medicine
Eshelman School of Pharmacy
University of North Carolina at Chapel Hill
Chapel Hill, North Carolina

Nicole A. Kaiser, RPh, BCOP
Oncology Clinical Pharmacy Specialist
Children's Hospital Colorado
Aurora, Colorado

James S. Kalus, PharmD, FASHP
Director of Pharmacy
Henry Ford Health System
Henry Ford Hospital
Detroit, Michigan

Marina D. Kaymakcalan, PharmD
Clinical Pharmacy Specialist
Dana Farber Cancer Institute
Boston, Massachusetts

Michael B. Kays, PharmD, FCCP
Associate Professor
Department of Pharmacy Practice
Purdue University College of Pharmacy
West Lafayette and Indianapolis, Indiana

Jacob K. Kettle, PharmD, BCOP
Oncology Clinical Pharmacy Specialist
University of Missouri Health Care
Columbia, Missouri

Rory E. Kim, PharmD
Assistant Professor of Clinical Pharmacy
University of Southern California School of Pharmacy
Los Angeles, California

Lee A. Kral, PharmD, BCPS, CPE
Clinical Pharmacy Specialist, Pain Management
Department of Pharmaceutical Care
The University of Iowa Hospitals and Clinics
Iowa City, Iowa

Donna M. Kraus, PharmD, FAPhA, FPPAG, FCCP
Pediatric Clinical Pharmacist/Associate Professor of Pharmacy
   Practice
Departments of Pharmacy Practice and Pediatrics
Colleges of Pharmacy and Medicine
University of Illinois at Chicago
Chicago, Illinois

Susan A. Krikorian, MS, PharmD
Professor of Pharmacy Practice
School of Pharmacy–Boston
MCPHS University
Boston, Massachusetts

Andy Kurtzweil, PharmD, BCOP
Pharmacy Supervisor–Adult Hematology and Oncology/BMT
University of Minnesota Health
Minneapolis, Minnesota

Benjamin Laliberte, PharmD, BCPS
Clinical Pharmacy Specialist, Cardiology
Massachusetts General Hospital
Boston, Massachusetts

Jerika T. Lam, PharmD, AAHIVP
Assistant Professor of Pharmacy Practice
School of Pharmacy
Chapman University
Irvine, California

Trisha LaPointe, PharmD, BCPS
Associate Professor of Pharmacy Practice
School of Pharmacy–Boston

MCPHS University
Boston, Massachusetts

Alan H. Lau, PharmD
Professor
Director, International Clinical Pharmacy Education
College of Pharmacy
University of Illinois at Chicago
Chicago, Illinois

Elaine J. Law, PharmD, BCPS
Assistant Clinical Professor of Pharmacy Practice
Thomas J. Long School of Pharmacy and Health Sciences
University of the Pacific
Stockton, California

Kimberly Lenz, PharmD
Clinical Pharmacy Manager
Office of Clinical Affairs
University of Massachusetts Medical School
Quincy, Massachusetts

Russell E. Lewis, PharmD, FCCP
Associate Professor of Medicine, Infectious Diseases
Department of Medical and Surgical Services
Infectious Diseases Unit, Policlinico S. Orsola-Malpighi
University of Bologna
Bologna, Italy

Rachel C. Long, PharmD, BCPS
Clinical Staff Pharmacist
Carolinas HealthCare System
Charlotte, North Carolina

Ann M. Lynch, BSP, PharmD, AE-C
Professor of Pharmacy Practice
School of Pharmacy–Worcester/Manchester
MCPHS University
Worcester, Massachusetts

Matthew R. Machado, PharmD
Associate Professor of Pharmacy Practice
School of Pharmacy–Boston
MCPHS University
Boston, Massachusetts

Emily Mackler, PharmD, BCOP
Clinical Pharmacist and Project Manager
Michigan Oncology Quality Consortium
University of Michigan
Ann Arbor, Michigan

Daniel R. Malcolm, PharmD, BCPS, BCCCP
Associate Professor and Vice-Chair
Clinical and Administrative Services
Sullivan University College of Pharmacy
Louisville, Kentucky

Shannon F. Manzi, PharmD, NREMT, FPPAG
Director, Clinical Pharmacogenomics Service
Manager, Emergency and ICU Pharmacy Services
Boston Children's Hospital
Boston, Massachusetts

Joel C. Marrs, PharmD, FCCP, FASHP, FNLA, BCPS-AQ Cardiology, BCACP, CLS, ASH-CHC
Associate Professor
Department of Clinical Pharmacy
University of Colorado Anschutz Medical Campus
Skaggs School of Pharmacy and Pharmaceutical Sciences
Clinical Pharmacy Specialist
Department of Pharmacy
Denver Health and Hospital Authority
Aurora, Colorado

John Marshall, PharmD, BCPS, BCCCP, FCCM
Clinical Pharmacy Coordinator–Critical Care
Beth Israel Deaconess Medical Center
Boston, Massachusetts

Darius L. Mason, PharmD, BCPS, FACN
Clinical Pharmacist
Methodist South Hospital
Memphis, Tennessee

Susan L. Mayhew, PharmD, BCNSP, FASHP
Professor and Dean
Appalachian College of Pharmacy
Oakwood, Virginia

James W. McAuley, RPh, PhD, FAPhA
Associate Dean for Academic Affairs and Professor
Departments of Pharmacy Practice and Neurology
The Ohio State University College of Pharmacy
Columbus, Ohio

Sarah E. McBane, PharmD, CDE, BCPS, FCCP, FCPhA, APh
Professor and Chair
Department of Pharmacy Practice
West Coast University
Los Angeles, California

William W. McCloskey, BA, BS, PharmD
Professor of Pharmacy Practice
School of Pharmacy–Boston
MCPHS University
Boston, Massachusetts

Chephra McKee, PharmD
Assistant Professor of Pharmacy Practice
School of Pharmacy
Pediatrics Division
Texas Tech University Health Sciences Center
Abilene, Texas

Molly G. Minze, PharmD, BCACP
Associate Professor of Pharmacy Practice
Ambulatory Care Division
School of Pharmacy
Texas Tech University Health Sciences Center
Abilene, Texas

Amee D. Mistry, PharmD
Associate Professor Pharmacy Practice
School of Pharmacy–Boston
MCPHS University
Boston, Massachusetts

Katherine G. Moore, PharmD, BCPS, BCACP
Executive Director of Experiential Education
Associate Professor of Pharmacy Practice
Presbyterian College School of Pharmacy
Clinton, South Carolina

Jill A. Morgan, PharmD, BCPS, BCPPS
Associate Professor and Chair
Department of Pharmacy Practice and Science
University of Maryland School of Pharmacy
Baltimore, Maryland

Anna K. Morin, PharmD
Professor of Pharmacy Practice and Dean
School of Pharmacy–Worcester/Manchester
MCPHS University
Worcester, Massachusetts

Pamela B. Morris, MD, FACC, FAHA, FASPC, FNLA
Director, Seinsheimer Cardiovascular Health Program
Co-Director, Women's Heart Care
Medical University of South Carolina
Charleston, South Carolina

Oussayma Moukhachen, PharmD, BCPS
Assistant Professor Pharmacy Practice
School of Pharmacy–Boston
MCPHS University
Boston, Massachusetts
Clinical Care Specialist
Mount Auburn Hospital
Cambridge, Massachusetts

Kelly A. Mullican, PharmD
Primary Care Clinical Pharmacy Specialist
Kaiser Permanente–Mid-Atlantic States
Washington, District of Columbia

Myrna Y. Munar, PharmD
Associate Professor of Pharmacy
College of Pharmacy
Oregon State University
Oregon Health and Science University
Portland, Oregon

Yulia A. Murray, PharmD, BCPS
Assistant Professor of Pharmacy Practice
School of Pharmacy–Boston
MCPHS University
Boston, Massachusetts

Milap C. Nahata, MS, PharmD, FCCP, FAPhA, FASHP
Director, Institute of Therapeutic Innovations and Outcomes
Professor Emeritus of Pharmacy, Pediatrics, and Internal Medicine
Colleges of Pharmacy and Medicine
The Ohio State University
Columbus, Ohio

Richard S. Nicholas, PharmD, ND, CDE, BCPS, BCACP
Assistant Professor of Pharmacy Practice
Appalachian College of Pharmacy
Oakwood, Virginia

Stefanie C. Nigro, PharmD, BCACP, BC-ADM
Assistant Professor of Pharmacy Practice
School of Pharmacy–Boston

MCPHS University
Boston, Massachusetts

Cindy L. O'Bryant, PharmD, BCOP, FCCP, FHOPA
Professor
Department of Clinical Pharmacy
Skaggs School of Pharmacy and Pharmaceutical Sciences
Clinical Pharmacy Specialist in Oncology
University of Colorado Cancer Center
Aurora, Colorado

Kirsten H. Ohler, PharmD, BCPS, BCPPS
Clinical Assistant Professor of Pharmacy Practice
College of Pharmacy
University of Illinois at Chicago
Clinical Pharmacy Specialist–Neonatal ICU
University of Illinois at Chicago Hospital and Health Sciences System
Chicago, Illinois

Julie L. Olenak, PharmD
Assistant Dean of Student Affairs
Associate Professor
Department of Pharmacy Practice
Nesbitt College of Pharmacy and Nursing
Wilkes University
Wilkes-Barre, Pennsylvania

Jacqueline L. Olin, MS, PharmD, BCPS, CDE, FASHP, FCCP
Professor of Pharmacy
School of Pharmacy
Wingate University
Wingate, North Carolina

Neeta Bahal O'Mara, PharmD, BCPS
Clinical Pharmacist
Dialysis Clinic, Inc.
North Brunswick, New Jersey

Robert L. Page, II, PharmD, MSPH, FHFSA, FCCP, FASHP, FASCP, CGP, BCPS (AQ-Cards)
Professor
Departments of Clinical Pharmacy and Physical Medicine
School of Pharmacy and Pharmaceutical Sciences
University of Colorado
Aurora, Colorado

Louise Parent-Stevens, PharmD, BCPS
Assistant Director of Introductory Pharmacy Practice Experiences
Clinical Assistant Professor
Department of Pharmacy Practice
University of Illinois at Chicago College of Pharmacy
Chicago, Illinois

Dhiren K. Patel, PharmD, CDE, BC-ADM, BCACP
Associate Professor of Pharmacy Practice
School of Pharmacy–Boston
MCPHS University
Boston, Massachusetts

Katherine Tipton Patel, PharmD, BCOP
Clinical Pharmacy Specialist
The University of Texas
MD Anderson Cancer Center
Houston, Texas

Jennifer T. Pham, PharmD, BCPS, BCPPS
Clinical Assistant Professor, Department of Pharmacy Practice
University of Illinois at Chicago College of Pharmacy
Clinical Pharmacy Specialist, Neonatal Clinical Pharmacist
University of Illinois Hospital and Health Sciences System
Chicago, Illinois

Jonathan D. Picker, MBChB, PhD
Assistant Professor
Harvard Medical School
Clinical Geneticist
Boston Children's Hospital
Boston, Massachusetts

Brian A. Potoski, PharmD, BCPS
Associate Professor
Departments of Pharmacy and Therapeutics
University of Pittsburgh School of Pharmacy
Associate Director, Antibiotic Management Program
University of Pittsburgh Medical Center
Presbyterian University Hospital
Pittsburgh, Pennsylvania

David J. Quan, PharmD, BCPS
Health Sciences Clinical Professor of Pharmacy
Department of Clinical Pharmacy
School of Pharmacy
University of California, San Francisco
Pharmacist Specialist–Solid Organ Transplant
University of California, San Francisco Medical Center
San Francisco, California

Erin C. Raney, PharmD, BCPS, BC-ADM
Professor of Pharmacy Practice
Midwestern University College of Pharmacy–Glendale
Glendale, Arizona

Valerie Relias, PharmD, BCOP
Clinical Pharmacy Specialist
Division of Hematology/Oncology
Tufts Medical Center
Boston, Massachusetts

Lee A. Robinson, MD
Instructor
Department of Psychiatry
Harvard Medical School
Boston, Massachusetts
Associate Training Director
Child and Adolescent Psychiatry Fellowship
Primary Care Mental Health Integrated Psychiatrist
Cambridge Health Alliance
Cambridge, Massachusetts

Charmaine Rochester-Eyeguokan, PharmD, BCPS, BCACP, CDE
Associate Professor of Pharmacy Practice and Science
University of Maryland School of Pharmacy
Baltimore, Maryland

Carol J. Rollins, PharmD, MS, RD, CNSC, BCNSP
Clinical Associate Professor
Department of Pharmacy Practice and Science
College of Pharmacy
The University of Arizona
Tucson, Arizona

Melody Ryan, PharmD, MPH, GCP, BCPS
Professor
Department of Pharmacy Practice and Science
College of Pharmacy
University of Kentucky
Lexington, Kentucky

David Schnee, PharmD, BCACP
Associate Professor of Pharmacy Practice
School of Pharmacy–Boston
MCPHS University
Boston, Massachusetts

Eric F. Schneider, BS Pharm, PharmD
Assistant Dean for Academics
Professor
School of Pharmacy
Wingate University
Wingate, North Carolina

Sheila Seed, PharmD, MPH
Professor of Pharmacy Practice
School of Pharmacy–Worcester/Manchester
MCPHS University
Worcester, Massachusetts

Timothy H. Self, PharmD
Professor of Clinical Pharmacy
College of Pharmacy
University of Tennessee Health Science Center
Memphis, Tennessee

Amy Hatfield Seung, PharmD, BCOP
Senior Director of Clinical Development
Physician Resource Management/Caret
Cary, North Carolina

Nancy L. Shapiro, PharmD, FCCP, BCPS
Operations Coordinator
University of Illinois Hospital and Health Sciences System
Clinical Associate Professor of Pharmacy Practice
Director, PGY2 Ambulatory Care Residency
College of Pharmacy
University of Illinois at Chicago
Chicago, Illinois

Iris Sheinhait, PharmD, MA, RPh
Certified Poison Information Specialist
Adjunct Assistant Professor
Regional Center for Poison Control Serving Massachusetts and Rhode
 Island
Boston Children's Hospital and MCPHS University
Boston, Massachusetts

Greene Shepherd, PharmD, DABAT
Clinical Professor and Vice-Chair
Division of Practice Advancement and Clinical Education
Director of Professional Education, Asheville Campus
Eshelman School of Pharmacy
University of North Carolina at Chapel Hill
Asheville, North Carolina

Devon A. Sherwood, PharmD, BCPP
Assistant Professor
Psychopharmacology
College of Pharmacy
University of New England
Portland, Maine

Richard J. Silvia, PharmD, BCCP
Associate Professor of Pharmacy Practice
School of Pharmacy–Boston
MCPHS University
Boston, Massachusetts

Carrie A. Sincak, PharmD, BCPS, FASHP
Assistant Dean for Clinical Affairs and Professor
Department of Pharmacy Practice
Midwestern University Chicago College of Pharmacy
Downers Grove, Illinois

Harleen Singh, PharmD, BCPS-AQ Cardiology, BCACP
Clinical Associate Professor of Pharmacy Practice
Oregon State University
Oregon Health and Science University
Portland, Oregon

Jessica C. Song, MA, PharmD
Clinical Pharmacy Supervisor
PGY1 Pharmacy Residency Coordinator
Department of Pharmacy Services
Santa Clara Valley Medical Center
San Jose, California

Suellyn J. Sorensen, PharmD, BCPS, FASHP
Director
Clinical Pharmacy Services
St. Vincent Indianapolis
Indianapolis, Indiana

Linda M. Spooner, PharmD, BCPS (AQ-ID), FASHP
Professor of Pharmacy Practice
School of Pharmacy–Worcester/Manchester
MCPHS University
Clinical Pharmacy Specialist in Infectious Diseases
Saint Vincent Hospital
Worcester, Massachusetts

Karyn M. Sullivan, PharmD, MPH
Professor of Pharmacy Practice
School of Pharmacy–Worcester/Manchester
MCPHS University
Worcester, Massachusetts

David J. Taber, PharmD, MS, BCPS
Associate Professor
Division of Transplant Surgery
College of Medicine
Medical University of South Carolina
Charleston, South Carolina

Candace Tan, PharmD, BCACP
Clinical Pharmacist
Kaiser Permanente
Los Angeles, California

Yasar O. Tasnif, PharmD, BCPS, FAST
Associate Professor
Cooperative Pharmacy Program
University of Texas at Austin and University of Texas, Rio Grande
    Valley
Clinical Pharmacist Specialist
Doctor's Hospital at Renaissance–Renaissance Transplant Institute
Edinburg, Texas

Daniel J. G. Thirion, BPharm, MSc, PharmD, FCSHP
Professeur Titulaire de Clinique
Faculté de Pharmacie
Université de Montréal
Pharmacien
Centre Universitaire de Santé McGill
Montréal, Québec, Canada

Angela M. Thompson, PharmD, BCPS
Assistant Professor
Department of Clinical Pharmacy
Skaggs School of Pharmacy and Pharmaceutical Sciences
University of Colorado
Aurora, Colorado

Lisa A. Thompson, PharmD, BCOP
Clinical Pharmacy Specialist in Oncology
Kaiser Permanente Colorado
Lafayette, Colorado

Toyin Tofade, MS, PharmD, BCPS, CPCC
Dean and Professor
Howard University College of Pharmacy
Washington, District of Columbia

Tran H. Tran, PharmD, BCPS
Associate Professor
Midwestern University, Chicago College of Pharmacy
Downers Grove, Illinois

Dominick P. Trombetta, PharmD, BCPS, CGP, FASCP
Associate Professor
Department of Pharmacy Practice
Nesbitt School of Pharmacy
Wilkes University
Wilkes-Barre, Pennsylvania

Toby C. Trujillo, PharmD, FCCP, FAHAH, BCPS-AQ Cardiology
Associate Professor
Department of Clinical Pharmacy
Skaggs School of Pharmacy and Pharmaceutical Sciences
University of Colorado
Aurora, Colorado

Sheila K. Wang, PharmD, BCPS (AQ–ID)
Associate Professor of Pharmacy Practice
Chicago College of Pharmacy
Midwestern University
Downers Grove, Illinois
Clinical Pharmacist, Infectious Disease
Program Director, Rush University Medical Center
Chicago, Illinois

Brian Watson, PharmD, BCPS
Pharmacist
University of Maryland Medical System
St. Joseph's Medical Center
Baltimore, Maryland

Kristin Watson, PharmD, BCPS-AQ Cardiology
Associate Professor, Vice-Chair of Clinical Services
University of Maryland School of Pharmacy
Baltimore, Maryland

Lynn Weber, PharmD, BCOP
Clinical Pharmacy Specialist, Oncology/Hematology
Pharmacy Residency Coordinator and PGY-1 Residency Director
Hennepin County Medical Center
Minneapolis, Minnesota

Kellie Jones Weddle, PharmD, BCOP, FCCP, FHOPA
Clinical Professor of Pharmacy Practice
College of Pharmacy
Purdue University
Indianapolis, Indiana

C. Michael White, PharmD, FCP, FCCP
Professor and Head
Department of Pharmacy Practice
School of Pharmacy
University of Connecticut
Storrs, Connecticut

Natalie Whitmire, PharmD, BCPS, BCGP
Pharmacist Specialist
University of California, San Diego Health

Barbara S. Wiggins, PharmD, BCPS, CLS, AACC, FAHA, FCCP, FNLA
Clinical Pharmacy Specialist–Cardiology
Medical University of South Carolina
Charleston, South Carolina

Kristine C. Willett, PharmD, FASHP
Associate Professor of Pharmacy Practice
School of Pharmacy–Worcester/Manchester
MCPHS University
Manchester, New Hampshire

Bradley R. Williams, PharmD, CGP
Professor of Clinical Pharmacy and Clinical Gerontology
School of Pharmacy
University of Southern California
Los Angeles, California

Casey B. Williams, PharmD, BCOP, FHOPA
Director, Center for Precision Oncology
Director, Department of Molecular and Experimental Medicine
Avera Cancer Institute
Sioux Falls, South Dakota

Dennis M. Williams, PharmD, BCPS, AE-C
Associate Professor and Vice-Chair for Professional Education and Practice
Division of Pharmacotherapy and Experimental Therapeutics
Eshelman School of Pharmacy
University of North Carolina at Chapel Hill
Chapel Hill, North Carolina

Katie A. Won, PharmD, BCOP
Clinical Pharmacist
Hennepin County Medical Center
Minneapolis, Minnesota

Annie Wong-Beringer, PharmD, FIDSA
Professor of Pharmacy
School of Pharmacy
University of Southern California
Los Angeles, California

Dinesh Yogaratnam, PharmD, BCPS, BCCCP
Assistant Professor of Pharmacy Practice
School of Pharmacy–Worcester/Manchester
MCPHS University
Worcester, Massachusetts

Kathy Zaiken, PharmD
Professor of Pharmacy Practice
School of Pharmacy–Boston
MCPHS University
Boston, Massachusetts

Caroline S. Zeind, PharmD
Associate Provost for Academic and International Affairs
Chief Academic Officer
Worcester, Massachusetts and Manchester, New Hampshire, Campuses
Professor of Pharmacy Practice
MCPHS University
Boston, Massachusetts

Sara Zhou, PharmD
Certified Poison Information Specialist
Adjunct Assistant Professor
Regional Center for Poison Control Serving Massachusetts and Rhode Island
Boston Children's Hospital and MCPHS University
Boston, Massachusetts

Kristin M. Zimmerman, PharmD, CGP, BCACP
Associate Professor
Department of Pharmacotherapy & Outcomes Science
Virginia Commonwealth University
Richmond, Virginia

目 录

第一篇 总 论

第二篇 心血管系统疾病

第三篇 呼吸系统疾病

第四篇 消化系统疾病

第五篇 肾 脏 疾 病

第六篇 免 疫 失 调

第七篇 营养支持

第八篇 皮肤疾病

第九篇 骨关节疾病

第十篇 妇女保健

第十一篇 内分泌系统疾病

第十二篇 眼科疾病

第十三篇 神经系统疾病

第十四篇 感染性疾病

第十五篇　精神疾病和物质滥用

第十六篇　肿　　瘤

第十七篇　儿 科 疾 病

第十八篇　老 年 疾 病

第一篇　总　　论

William W. McCloskey and Maria D. Kostka-Rokosz

1 第1章　药物治疗管理和治疗评估

Matthew R. Machado，Amee D. Mistry，and Joseph W. Ferullo

核心原则

核心原则	章节案例
① 药物治疗管理服务（medication therapy management services，MTMS）是优化个体患者治疗结果的一种或一组服务。	案例1-5（问题1~4）
② 成功的 MTMS 包括药物治疗方案的调整和详尽用药史的整理。	案例1-1（问题1~3）
③ 获得 MTMS 患者信息的来源包括：患者、电子健康档案、纸质图表和药物信息系统。	案例1-5（问题1和5）表1-1
④ 与患者进行完整、细致的面谈，内容应该包括患者的病史、用药史和社会史，并且采集时必须考虑不同的文化背景。	案例1-1（问题1~3）表1-2
⑤ 成功的 MTMS 必须按照临床问题为导向的医疗记录（problem oriented medical record，POMR）的方式详实记录档案。记录须涵盖用于鉴别主要问题所在的主观和客观资料。	案例1-5（问题1）表1-4案例1-2（问题1）案例1-3（问题1）案例1-4（问题1）
⑥ 临床医生必须评估药物治疗或疾病特异性问题，并制订治疗计划。	案例1-5（问题1和2）
⑦ 记录 MTMS 档案的最后一步是制订药物治疗实施计划和处理费用需求。	案例1-5（问题1、2和4）
⑧ 药师与患者的医疗团队进行准确、完整的交流非常重要。	案例1-5（问题3）

本章以药物治疗评估为重点讨论了药物治疗管理服务（medication therapy management services，MTMS）。本章中的案例主要是针对药师，但是用于评估患者对药物治疗反应的标准适用于所有医护人员。

根据美国药师协会的定义，药物治疗管理（medication therapy management，MTM）是指药师（医疗团队中的药物专家）提供的广泛意义上的卫生保健服务。2004年，被药学界接受的由11个药师协会达成的共识将 MTMS 定义为：优化个体患者治疗结果的一种或一组服务[1]。药师通过积极管理药物治疗以及鉴别、预防和解决药物相关问题提供 MTM，以帮助患者从药物治疗中获得最大的利益。

MTM 与药学监护有直接关系。药学监护被认为是为了获得能够改善患者生活质量的明确治疗效果，尽心尽责地提供的药物治疗服务[2,3]。实际上，MTM 是一种药学监护实践中提供的一种服务[4]。然而，MTM 不同于普通的药学监护。MTM 是被付款方所认可的，设置有专门针对药师的"当代操作术语集（current procedural terminology，CPT）"编码，并采用定义明确的干预措施。因此，MTMS 这一术语是用于描述在不同患者人群中实施的药物治疗管理。

随着2010年《患者保护与平价医疗法案》（Patient Protection and Affordable Care Act）和《卫生保健和教育协调法案》（Health Care and Education Reconciliation Act）的推进，药师在美国医疗改革实施过程中获得了巨大的机遇[5,6]。两个法案的特点之一是服务体制改革。随着医疗卫生服务体制调整，为药师提高整体服务质量，参与协作医疗（如家庭医疗团队和其他可信赖医疗机构），并为协助提高初级医疗机构内高危患者和慢性病患者的服务质量提供了机会。据估计，在美国，至少有1.33亿人患有一种慢性病[7]。2010年，患有一种或多种慢性疾病的患者的花费占所有卫生服务费用的86%[8]。为提高服务质量、减少费用和降低医院获得性疾病的发生率，医院将会实施经济激励政策，药师的职业发展将会获得额外的机会[5,6]。

无论在何种环境（如住院、社区、门诊或慈善机构），患者的自我保健和药物整合都是 MTMS 的重要方面。虽然患者的自我保健需要患者为自身疾病承担责任，但是专业人员的帮助对形成健康的自我保健体系是非常重要的。例如，根据美国糖尿病协会（American Diabetes Association，ADA）指南，糖尿病患者规律监测血糖水平和调整饮食，也是在实施自我保健。自我保健通常是基于患者和医务工作者之间交流的基础上，由患者自己实施的医疗行为。患者应该参与自我保健以确保取得最好疗效。

药物整合是指为了避免药物治疗错误（如遗漏、重复应用、剂量错误或药物相互作用），在任何需要改变患者药物治疗方案时的综合性评估，以及对患者依从性和依从模式的观察。此过程应该包含对目前和既往药物治疗方案的比较，而且在每一次治疗改变时都应该进行比较，如添加新的药物、更改或调整目前的方案、在患者自我保健方案中增加非处方药物等[9]。尽管这并非是对药学这一专业职责的重新定义，但是在联合委员会的努力下，人们在此领域的认识和关注明显提高。在 2005 年，为了对连续性医疗服务进行准确、完整的药物整合，联合委员会宣布了国家患者安全目标（National Patient Safety Goal，NPSG）8A 和 8B。此目标需要这些医疗服务机构开发和测试门急诊的药物整合程序[10]。2015 年，联合委员会的 NPSG 第三次会议继续将重点放在提高用药安全上，特别是如何准确维护和传递患者的医疗信息[11]。

医疗保险和医疗补助服务中心（the Centers for Medicare & Medicaid Services，CMS）是美国最大的医疗保险购买者，直接将医疗保险服务赔偿与患者预后连接起来。为使卫生保健从服务付费模式向新的基于质量的或绩效付费模式转变，CMS 开发了星级评价方式。CMS 每年将医疗保健计划按 1 到 5 星级进行分级，5 颗星代表最高质量。总分基于超过 50 项护理和服务质量措施，涉及了 5 大类别，包括保持健康、管理慢性病、会员满意度、客服服务及药学服务。针对药学服务，CMS 使用星级评定系统评估医疗保险处方药物计划（MA-PD's or PDPs），以 5 项质量措施为重点，其中 2 项用于评估用药安全，其他 3 项用于评估依从性。聚焦安全的质量措施关注 65 岁及以上患者的高危药品（high-risk medications，HRMs）数量是否降低，以及合并高血压的糖尿病患者是否使用 ACE 抑制剂、血管紧张素受体拮抗剂（angiotensin receptor blocker，ARB）或直接肾素抑制剂（查看 HRM 完整清单，请访问网址：https://www.cms.gov/Medicare/Medicare-Fee-for-Service-Payment/PhysicianFeedbackProgram/Downloads/Elderly-High-Risk-Medications-DAE.pdf）。CMS 将通过三个独立的措施监测患者的依从性，这三个独立的措施主要用于针对糖尿病、高血压或高脂血症评估其药物使用，尤其是他汀类药物的患者依从性水平[12]。2013 年 8 月，CMS 发布的一项研究表明，相对于没有接受此类服务的患者相比，2010 年医疗保险部分 D MTM 程序改善了患者的治疗结果，改善最显著的人群是充血性心力衰竭（congestive heart failure，CHF）、慢性阻塞性肺疾病和糖尿病患者[13]。

药师应该充分认识到，MTMS 对改善疾病预后是不可或缺的，并且不断赢得个人及公共支付部门的认可。与提高药房补偿潜力一样，药师在提供高水平服务时，其扩增自身专业范畴的机会与 CMS 星级评定是相关的。

对不同医疗机构就诊患者实施 MTMS 的一般方法将在后面的章节进行讨论。图 1-1 直观描述了综合、有效实施 MTMS 途径的系统过程。

❖ 药物治疗回顾　　　　　　　　　❖ 干预和/或转诊

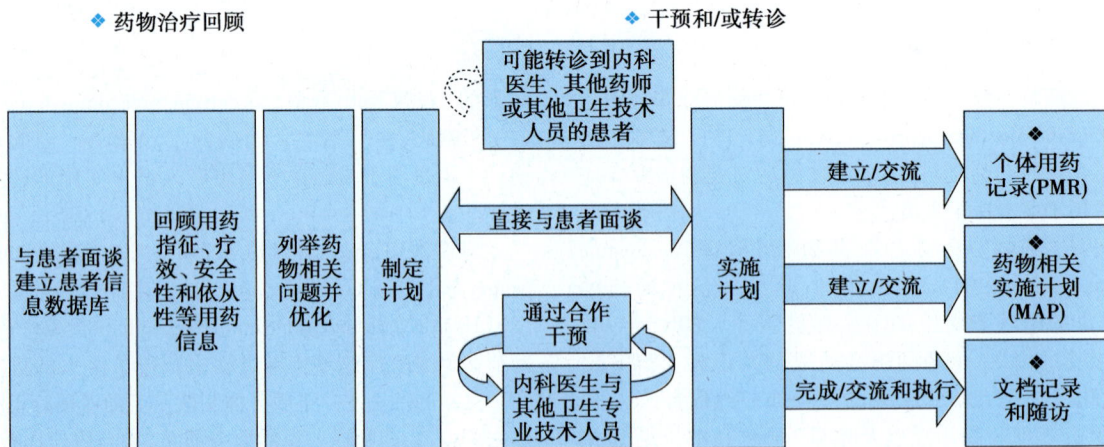

图 1-1　对患者进行 MTMS 的一般方法。［经允许转载自美国药师协会（American Pharmacists Association，APhA）］

患者信息来源

成功的患者评估和监测需要收集和整理所有的相关信息[3,14]。患者（家属或其他代表）通常是信息的主要来源。实施人员通过询问患者一系列问题而获得有助于诊断或评估目前治疗的主观信息。同样，实施人员如果无法直接获取患者资料，就必须收集主观资料或审查客观的体格检查资料来指导治疗,并对既往开具的药物治疗方案进行监控。

资料丰富和资料有限的环境

在诸如医院、长期护理中心或门诊诊所等可以提供丰富资料的医疗机构中,实施人员可从医疗记录、药方档案及用药记录(medication administration record, MAR)等途径获得大量信息。在这些机构,医生、护士、其他医务人员及患者都是可以联系的。这便于与参与药物治疗决策过程的医务人员之间及时、有效地交流信息。客观资料(如诊断、体格检查、其他实验室检查结果、生命体征、体重、用药情况、药物过敏史、静脉滴注速率和液体平衡等)很容易获取。患者记录为我们提供了鉴别和评估医疗问题所需的易于获取的信息,这对于制订患者个体化治疗方案和记录 MTMS 是必需的。在某些机构中,患者的保险信息非常重要,它有助于了解规定的药物治疗选择范围和供应途径。

临床医生常常需要在诸如社区药房这些资料有限的环境下进行病情评估。尽管可获得的信息仅限于:(a)用药概况;(b)患者基本资料;(c)药物过敏史;(d)患者保险覆盖范畴等信息,但是这些信息仍是有价值的。

表 1-1 中的信息是患者信息来源的说明性摘要。

表 1-1

患者信息来源

资料丰富的环境	资料有限的环境
纸质图表	药房信息系统——门诊和住院患者
■ 在持续实践过程中使用逐渐减少	■ 主要以药房计费、库存管理、药品标签生产为中心
■ 局限性	■ 临床药房的有限记录文件
■ 不同的医疗机构记录不一致	
■ 一个以上的人使用时获取困难	
■ 数据录入延迟	
电子健康档案	
■ 纸质图表的电子版	
■ 不同的医疗机构记录有所不同	
■ 可靠信息的最完整的来源之一	
■ 电子信息档案可与药房、实验室检查等系统连接	
■ 数据在各系统间实时传送	

通常认为,药房信息系统(pharmacy information systems, PIS)能提供的信息非常少。早期 PIS 建立的动机,是为了药物计费和库存管理。这些初始系统能够提供账目清单、生成患者简况,并产生药物标签,这对于逐步过渡到药物单位剂量调配系统的医疗机构药房非常有用。虽然较现代化的功能允许对临床药学工作进行一些有限的记录,但该系统能提供的资料仍然少。

美国卫生与人类服务部发起了一项称为电子健康档案(electronic health record, EHR)奖励项目的倡议,充分体现 PIS 系统与其他计算机系统整合的重要性[15]。为了保证经认证的健康信息技术产品的"有意义使用","有意义使用 EHR"这一倡议允许医疗保险和医疗资助机构奖励性地支付一定费用给实施人员和医院。这些奖励支付的范畴包括将 PIS 转换为数据更加丰富的临床信息系统(clinical information system, CIS),包括直接计算机医嘱录入、临床决策支持、EHR、电子药物使用记录(electronic medication administration record, eMAR)及各种信息系统(如药房和实验室服务)整合。附加功能引入了条形码技术,使得在用药过程中可以追踪和提升质量保证。CIS 产生的信息电子化实时传递到药房,避免了用药医嘱的丢失、难辨认或不完整。

在资料有限的环境下,临床医生必须积极主动与患者面谈,甚至可能需要成为一个调查者。调查方法是直接调查,并且需要具备较强的解决问题的能力和主动的聆听技巧。获取信息的问题应该被格式化,如用药史、实际药物的使用、患者的医疗观念、非处方药(over-the-counter, OTC)的使用和天然药或草药产品的使用以及健康理念(文化或其他)。这种方法能帮助验证和确保其他资料来源的准确性。临床医生应注意不是所有患者都可以提供可靠的病史,有的患者只能提供很少的信息。即便是患者不能提供较完善的病史,面谈也可提供一些无法从其他来源获取到的关键信息(如依从性差、需要有人照顾或翻译等)。

有效沟通和患者面谈

与患者互动成功与否的关键取决于使用有效沟通准则和病史采集技巧的能力[3,14]。与患者面谈的重要性、如何为面谈做好准备、面谈的一般规则及需要从面谈中获取的基本信息等都在表 1-2 中列出。从患者获得的信息对评估和制订药物治疗管理计划非常关键。

动机性面谈(motivational interviewing, MI)是由 Miller 和 Rollnick 创立的另一种有用的面谈方法,可用于患者咨询过程中,以提高患者对治疗的依从性。动机性面谈是基于表达共情、发现差异、接受阻抗、避免争论和维持自我效能等 5 个关键原则的移情和协作型咨询,见表 1-3。MI 的基础是通过行为改变来改善患者对药物治疗的矛盾心理。应该注意的是动机性面谈不需要建立长期的药师-患者关系,因为单独某些时间段的面谈已被证明是起作用的[16,17]。

表 1-2

患者面谈

患者面谈的重要性

与患者建立职业联系：
- 获得医疗问题的主观数据
- 获得药物有效性和毒性方面的患者个体化信息
- 评估患者药物使用知识、态度和用药模式
- 制订问题列表
- 制订用药教育和药学监护计划

如何为面谈做好准备
- 如果可以，让患者完成书面的健康和药物治疗调查问卷
- 尽可能在私密的环境中面谈
- 要保持眼神交流
- 鼓励患者叙述
- 通过重复说明或患者示范使之明确（如某种技术）

面谈的一般规则
- 首先阅读纸质图表或患者概况
- 面谈需经过患者允许或进行预约
- 使用开放式提问开始面谈
- 逐步推进到封闭式问题
- 记录互动

需要从面谈中获取的基本信息
- 过敏史
- 药物不良反应史
- 体重和身高
- 药物剂量、给药途径、频次和用药原因
- 所感知的每种药物疗效
- 所感知的药物副作用
- 处方药用药方案的依从性
- 非处方药的使用（包括补充和替代药物）
- 育龄妇女妊娠的可能性
- 家庭或其他支持系统

来源：Teresa O'Sullivan, PharmD, University of Washington.

表 1-3

动机性面谈的原则

表达共情	给患者传达你理解他们的处境，这会使患者思想更开放一些
发现差异	向患者指出他们的当前行为与能够达到他们的目标所需行为之间的差异
接受阻抗	采用不同的方法鼓励患者引导他们从抵抗转向积极
避免争论	不要与患者争论或强迫他们看待事物与你一致
维持自我效能	帮助患者相信自己的决定会影响他们行为的改变。不要去告诉患者应该去做什么，而是帮助患者使他们能够弄明白怎样做才能达到预期的效果

来源：Adapted from Miller WR, Rollnick S. Motivational Interviewing: Preparing People to Change Addictive Behavior. New York, NY: Guilford Press; 1991. Center for Substance Abuse Treatment. Enhancing motivation for change in substance abuse treatment. Rockville, MD: substance abuse and mental health services administration (US); 1999. (Treatment Improvement Protocol (TIP) Series, No. 35.) Chapter 3—Motivational Interviewing as a Counseling Style. Available from: http://www.ncbi.nlm.nih.gov/books/NBK64964/

患者医疗史采集

MTMS 的实施人员应采用标准化的形式记录从与患者面谈中获取到的信息。标准化便于信息的快速检索，最大限度地减少数据的意外遗漏，提高其他医务人员使用共享记录的能力[3,14]。

患者的面谈和记录可分为主观资料、客观资料以及评估和计划（包括预期的结果）。主观和客观资料由病史、药物治疗史和个人社会史组成。在某些情况下，这些医疗史可通过监测特定变量（如血糖、血压和体重）随时间变化，制作图表进行补充。这些图表和文件系统可以被纳入 EHR、PIS 或类似的电子平台。

病史

病史是进行 MTMS 的基础。它可以像医疗机构或医生办公室所保存的医疗记录一样详尽，也可以像社区药房保留患者的简单概况。了解病史的目的是为了明确既往重要的医疗情况或治疗过程，明确、鉴别和评估目前存在的急性或慢性疾病和症状，收集所有可能影响药物选择或给药剂量的相关信息（如：胃肠道、肝脏、肾脏等重要器官的功能；身高和体重，以及最近有何变化；年龄和性别；是否处于妊娠和哺乳状态；有无特殊的营养需求）。并不是所有的面谈都需要医务人员询问这么多的一般信息。然而，在资料有限的情况下，需要从患者那里获得较多的信息。当信息采集可以通过电子化形式获得或该信息是针对某单一疾病状态时，针对性的面谈也许更加合理。

案例 1-1

问题 1：P. J., 45 岁，女性，身高和体重正常，自述有糖尿病史。为了确定在患者的医疗记录中应记录为 1 型还是 2 型糖尿病，医务人员应该问些什么问题？

患者通常会以通俗的方式枚举他们的医疗问题，但医务人员为了提炼诊断和评估疾病的严重性，经常不得不采用特殊的询问方式。下面将以糖尿病为例，列举出一些收集重要健康信息和评估药物治疗时可以采用的问题类型。这些提问将有助于获取能够确定 P. J. 是 1 型或 2 型糖尿病的信息。
- 你几岁的时候被告知患有糖尿病？
- 你的亲属有糖尿病吗？关于他们的糖尿病你知道些什么？
- 你记得你的症状吗？请描述给我听。
- 你曾经用过什么药物治疗糖尿病？

当把这些问题和糖尿病的病理生理联系起来，鉴别此类疾病的典型症状和体征，了解治疗这两种糖尿病常规使用的药物时，就能提供有价值的 MTM。

用药史

患者前往社区药房主要是基于四种原因之一：（a）自行诊断，寻求非处方药物治疗；（b）最近被诊断为某种疾病，已经获得了药物的处方；（c）患有慢性疾病，需要继续获得既往的处方药或开始使用新的处方药；（d）按照医疗计划

或者是医务人员的建议,或是患者自我意愿来寻求重点药物治疗审查(medication therapy review,MTR)。

在第一和第二种情况下,实施人员必须采用在问题 1 中列举出的疾病相关的问题来确认诊断。在第三种情况下,实施人员可使用与前两种情况相同类型的问题,但是,此次需要评估是否已经获得预期的治疗效果。实施人员应该评估后期随访时所收集的病史信息,并将其整合到他/她的评估和药物实施计划(medication action plan,MAP)中。在第四种情况下,患者需要一个重点 MTR,用药史和病史信息同样重要。没有病史,就不可能评估药物治疗是否合适,同样,如果没有准确的用药史,就不可能确定是否患者已达到疾病治疗的目标。

收集用药史的目的是获取和评估以下信息:患者正在服用的具体处方药和非处方药(包括 OTC 药物、植物药、膳食补充剂、消遣性毒品、酒精、烟草和家庭常备药品);每种药物的使用目的或适应证;如何使用药物(如给药途径、摄入与饮食的关系),使用多少剂量,药物使用频率;药物已使用的疗程(起止日期);患者是否认为这些药物正在产生治疗作用;这些药物是否正在引起或已经引起某些不良反应(特异质反应、毒性反应和副作用等);患者是否基于某些原因停用某些药物;过敏反应,或药物超敏性或其他严重不良反应。这些信息应尽可能详细,包括对反应的描述、治疗和反应发生的日期。

成功的药物整合过程由标准的系统方法所组成。这个过程的初始步骤是尽可能对每一位患者在任何时候进入任何医疗机构时,就开始收集患者的详尽用药史。尽管药师具备独立的资格认证,并且在获取用药史准确性方面已经有所提高[18],但是,药物整合仍需要多学科的共同努力,将可利用的资源在适当的时候整合到药物整合的每一步中[19]。在此过程中,包括护士、药房技师、临床药师和处方医师在内的医疗卫生团队中的关键成员都是必不可少的,应共同分担责任。一旦获取了准确的用药史,此信息应被用于确保患者在卫生医疗系统转换就医时,任何与处方方案的偏离都是基于患者病情的急性改变,且经过深思熟虑后做出的决定。如果处方医师基于治疗决策而明显调整了方案,那么必须采用一种恰当的文档记录来说明原因,以及修改、维持或终止药物使用的目的,使医疗团队中的所有成员都能够清楚知晓。药物列表呈现的非目的性偏差均应视为潜在的用药风险,必须等待处方医生的确认。

医疗机构变更时,用药错误最常发生。当患者从卫生保健服务机构入院或出院时,进行药物整合信息传递非常重要[20,21]。出院,是药物整合过程中最终关键步骤,也是 MTMS 的重要环节,要尽量避免重复治疗,药物相互作用和住院期间中止或暂停使用的药物发生遗漏。当患者离开卫生保健机构时,无论下次患者会到哪家机构就诊,应向患者和接下来负责患者诊疗的医务人员传递完整的药物清单。此过程使得处方决策更加明晰,通过提高患者在接受整个卫生保健服务过程中药物治疗的准确性,为患者创造一个更加安全的环境。

也许用药史最重要的方面是确保不会有未经证实臆断的药物用于患者。医务人员应该询问患者实际是如何使用目前治疗药物的。面谈的人员应将患者确认的药物使用情况与药瓶上或 PIS/EHR 的处方信息进行比对。此信息可以用于明确处方医生和患者之间对药物使用方面存在的差异和误解。患者可能没有足够的健康知识,对印在瓶子上的用药说明或对卫生保健服务专业人员的表述可能并不理解。对患者用药史的审查是鉴别和澄清此类误解的恰当时机。

> **案例 1-1,问题 2**:P.J. 说她正在注射胰岛素治疗糖尿病。询问什么问题去评估 P.J. 胰岛素的使用以及对胰岛素的治疗反应?

当询问 P.J. 时,以下的问题类型将提供给医务人员有关 P.J. 对胰岛素使用的理解和对胰岛素反应的信息。

药物的确认和使用

- 使用什么类型的胰岛素?
- 使用多少单位的胰岛素?
- 什么时候注射胰岛素?
- 注射胰岛素的部位?
- 请演示平时是如何准备注射用胰岛素的?(要求患者演示使用技巧)
- 是否存在不按处方使用胰岛素的情况?什么原因?

治疗反应评估

- 你怎么判断胰岛素是否起作用?
- 你希望达到的血糖水平目标是什么?
- 你发现什么食物或饮食最影响血糖水平?
- 你多久监测一次血糖?什么时候监测?
- 你有一些可以给我看的血糖记录吗?
- 请演示你是如何测血糖浓度。
- 对于测定糖化血红蛋白 A_{1c},你如何理解?
- 你最后一次测定糖化血红蛋白 A_{1c} 是什么时候?
- 最近测定的糖化血红蛋白 A_{1c} 值是多少?

不良反应评估

- 你经历过低血糖反应吗?
- 什么症状警告你发生了低血糖反应?
- 这些症状常在一天中什么时候发生?
- 多久发生一次?
- 什么可能会使低血糖发生更频繁?
- 当发生低血糖时你如何处理?
- 患者对这些关于药物使用、治疗效果及不良反应的问题的回答,有助于快速评估患者对胰岛素相关知识的了解程度,以及是否正在依照正确的方式使用胰岛素,从而使血糖浓度不会过高或过低。患者对这些问题的反应同样也能使医务人员了解患者参与建立和监测治疗结果的情况。基于此信息,从业者可以开始制订患者的治疗计划。

社会史

社会史用于:确定患者的职业和生活方式、重要的家庭关系或其他的支持系统;了解患者是否存在一些会影响

MAP 的特殊情况（如残疾）或生活压力；了解患者对健康、疾病和治疗的态度、价值观和想法。

工作

■ 请描述你如何度过一个典型的工作日和典型的周末。

保险/花费

■ 你可供报销的处方药物覆盖范围类型是什么？使用胰岛素和糖尿病辅助治疗你需要支付多少费用？因为费用问题而使你无法使用胰岛素或辅助治疗的频率有多高？

锻炼

■ 请描述你的运动习惯。多久锻炼一次？一次锻炼多长时间？每天什么时候进行锻炼？请描述当你锻炼的时候，你是如何调整你的饮食和胰岛素的。

饮食

■ 你通常一天吃几顿饭？请描述一下你日常的进餐次数。
■ 主食和零食你通常吃些什么？
■ 每天你能按时进餐吗？
■ 如果进餐时间延迟或错过了，你怎么办？
■ 在家谁做饭？他懂得如何为糖尿患者准备食物吗？
■ 你多久会到餐馆就餐一次？

■ 为保持合适的糖尿病饮食，在餐馆你会点些什么餐？（注：对于经常在餐馆进餐的患者应该询问此问题。）

支持系统

■ 你和谁住在一起？他们了解糖尿病吗？他们对你患有糖尿病有何反应？他们如何帮你处理糖尿病？糖尿病曾使你们关系变得紧张吗？什么问题看起来最为麻烦？（注：这些问题同样适用于工作场所或学校。每天多次注射胰岛素的最大障碍常常是患者不愿在工作或上学时注射胰岛素。）

态度

■ 你对自己患有糖尿病是怎么看待的？
■ 患有糖尿病，最使你烦恼的是什么？（注：参与患者的保健。这种途径可能增强患者与医务人员之间的联系，这将有助于提高服务质量。）

患者治疗的评估和方法

　　卫生保健服务人员与患者的面谈，会因地点、提供服务的类型和获得必要信息渠道的差异而有所不同。然而，处理患者面谈的常用方法，应遵循问题导向的医疗记录（problem-oriented medical record, POMR）。根据医疗问题（如疾病）来组织信息，有助于将复杂的医疗情况（如，一个具有多个医疗问题，且需要多种治疗药物的患者）分解成单个的部分[1,2]。医学领域长期以来采用 POMR 或 SOAP 注释的形式在医疗记录中记录信息，或使用标准化图表进行记录（表 1-4）。先确定每一个医疗问题，然后按顺序罗列出来，进行编号。记录每个问题的主观及客观资料，进行评估，并确定实施方案。SOAP 是由"主观、客观、评估和计划"（subjective, objective, assessment, and plan）这四个关键词的首字母组成的缩写。

表 1-4

问题导向的医疗记录的构成[a]

问题名称：分别列出每一个问题，并编号。该问题可能是患者的主诉（如头痛等）、异常的实验室检查结果（如低血钾等）或曾经已确诊的疾病名称。若需监测既往的药物治疗，则应考虑许多与药物相关的问题（如依从性差、可疑的药物不良反应或药物相互作用，或用药剂量不合理等）。针对每个问题，应确认以下信息：

主观信息（subjective）	解释就诊原因的信息。患者提供的信息包括症状、既往的治疗、使用的药物和发生的不良反应。因为这些资料来源于患者的理解和对过去事件的回忆，所以属于不可复制的数据
客观信息（objective）	此类信息来源于体格检查、实验室检查结果、诊断性检查及药房的患者概况信息。客观资料是可测量、可复制的
评估（assessment）	对问题简洁，但完整的描述，包括被主观和客观信息支持的结论或诊断。评估不应包括尚未明确的问题或诊断
计划（plan）	详细描述建议和意图，包括进一步检查的项目（实验室检验、影像学检查，会诊等）、治疗（如持续观察、理疗、饮食、药物、手术等）、患者健康教育（自我保健、治疗目标、药物使用和监测等）、监测以及与以上评估有关的随访

[a] 有时被称为 SOAP（主观信息、客观信息、评估、计划）注释

　　POMR 是一种常用的方法，有助于进行有针对性的面谈，为已提供的医疗服务的档案记录建立框架。下面的章节将详细描述 POMR 和 SOAP 注释。

问题列表

　　通过与患者面谈收集主观和客观证据来建立问题列表，

并按照其重要性进行排列。可给列表中的每个问题编相应的识别码。当后续涉及某个具体问题时，都可以通过引用其编码进行识别（如"问题1"或简单表示为"1"）。通常将已被诊断的疾病予以编码，但编码也可能是正在被评估的综合征、一种预防措施（如免疫、避孕）或认知问题（如依从性差）。任何需要制订特别管理计划的情况都应该被视为一个问题，从而提醒医务人员此问题需要得到解决。不同的医疗机构或临床服务点决定都可以确定问题的优先级。

医疗问题可能是与药物相关的，如开错处方、剂量错误、药物不良反应、依从性问题以及是否需要用药咨询。药物相关问题可能是明确的（即问题确实存在）或有可能的（即需要进一步查明问题是否真正存在）。最常见的药物相关问题的类型已在表1-5中列出[3,14]。

表 1-5

药物相关问题

需要使用药物

符合用药指征但尚未处方；医疗问题已经被诊断，但没有启动治疗的指征（可能不需要用药）

已经开具了正确的处方药物，但尚未使用（依从性差）

错误/不恰当的药物

没有明显的医疗问题证明应该使用药物

已经处方的药物不适用于该医疗问题

医疗问题已经消失

与其他治疗重复

有其他可供选择的更为经济的治疗方案

使用药物不属于处方列表范围

未考虑到怀孕、患者年龄或其他禁忌证

患者自行使用不恰当的非处方药

使用消遣性药物

剂量错误

剂量过大（包括根据肝肾功、年龄、体型调整）

处方剂量正确，但患者使用超量（过度依从）

处方剂量过小（包括根据年龄、体型调整）

处方剂量正确，但患者用量不足（依从性不足）

不正确、不便捷或非最佳的剂量间隔时间（考虑使用缓释剂型）

药物不良反应

超敏反应

特异质反应

药源性疾病

药物相关的实验室检查结果改变

药物相互作用

药物-药物相互作用

药物-食物相互作用

药物-实验室检查相互影响

药物-疾病相互作用

医疗问题与药物问题的区别有时并不明确，并存在相当一部分重叠。例如，药物可预防、治愈、缓解或加重医疗问题（如疾病、综合征、症状或健康状况）。当评估药物治疗时，可能存在以下几种情况：治疗恰当并已取得治疗效果；选择的药物无效或仅取得部分治疗效果；药物剂量未达到治疗剂量或药物未被恰当使用；既往处方或正在使用的药物对该疾病不适合；或疾病未被治疗。

同样，药物相关问题也可以引发疾病或加重医疗问题。这些药物相关问题可包括：超敏反应、特异质反应、因剂量过大导致的毒性反应、副作用（如胰岛素引起的低血糖或体重增加）；药物与药物、药物与疾病、药物与实验室检查以及药物与生活方式间的相互作用；可能增加药物不良事件风险的多重用药[22]。

主观和客观资料

支持问题的主观和客观资料非常重要，因为对于患者和治疗的评估需要收集具体信息来证实该问题是否持续存在或是否真正达到治疗目标。主观资料是指由患者或他人提供的，不能被独立证实的信息。此类资料常在与患者面谈时获取。客观资料是指医务人员通过观察或测量所得到的信息［如实验室检查、血压（blood pressure，BP）测量］。客观资料通常从EMR或纸质图表（资料丰富的环境下）获得。但是有些客观资料可在资料缺乏的环境下获得。当缺乏医疗记录时，体重、身高、脉搏、血压、血糖值和其他客观信息可以在医务人员-患者面谈时收集。

案例 1-2

问题 1： P. N. ，28 岁，男，BP 为 140/100mmHg。主要问题是什么？该问题与哪些主观和客观资料有关？还有什么额外的用于确定这一特定的问题的主观和客观资料没有被提供？

其主要问题是高血压。没有提供主观资料。客观资料是患者的年龄、性别和血压（140/100mmHg）。在制订患者个体治疗计划时，这些资料每一个都很重要。因为高血压往往是一种无症状的疾病（参见第9章），患者常常并不存在如头痛、疲劳或焦虑、气短（short of breath，SOB）、胸痛和视力变化等主观感受。一旦出现远期并发症，如眼部血管破裂、肾小球损害或脑病等，主观感受可表现为视力模糊或丧失、疲劳或精神错乱。客观资料应包括医师对胸部检查结果的报告［如有继发性心力衰竭（heart failure，HF），患者会出现异常的心音或呼吸音］、眼部检查（如存在视网膜出血）和肾功能的实验室检查（血尿素氮、肌酐或肌酐清除率）的实验室数据。为了更好地评价这些并发症，应该描述变化速度。例如，血清肌酐水平从6个月前的1mg/dl的水平增加到如今的3mg/dl。模糊的描述如"视力改变"或"肾损害"是没有价值的，因为高血压未得到控制会导致这些终末器官进行性破坏，需要更精确地监测疾病的进展。

案例 1-3

问题 1： D. L.，36 岁，建筑工人，两天前在建筑工地摔在木板上，左小腿擦伤。到急诊科就诊时受伤部位疼痛、红肿。他被诊断为患有蜂窝组织炎。主要问题是什么？支持该问题的主观和客观资料有哪些？针对这一特定问题，还有什么额外的主观资料没有提供？

主要问题是左腿蜂窝织炎。有用的主观信息是 D. L. 对他如何在建筑工地上弄伤小腿以及目前疼痛、红肿的感受的描述。他在施工现场受伤的事实是可能造成污染伤口的间接证据。此外，还应进一步询问患者受伤后是如何清理伤口的，以及在过去的 10 年内他是否接受了加强剂量的破伤风类毒素注射。客观信息是左小腿伤口。除此之外没有其他客观资料。按照 1~4+ 级的红肿程度划分标准，通过描述边界面积的大小、与右小腿相比其左小腿的腿围、有没有脓液和淋巴侵犯、体温和异常的白细胞计数等，进一步描述炎症区域的范围，并记录这些额外信息。

案例 1-4

问题 1： C. S.，58 岁，女性，过去的 1 周，感到乏力、踝部肿胀和气促，尤其是在卧位时明显。体格检查显示颈静脉怒张，双肺闻及啰音，S_3 奔马律，下肢水肿。胸部 X 线显示心脏扩大。她被诊断为心衰，正使用呋塞米和地高辛治疗。她的主要问题是什么？哪些主/客观资料支持该诊断？为了确诊，还需要哪些必备的主/客观资料？

患者的主要问题是收缩性心力衰竭。C. S. 的主观症状是乏力、脚踝肿胀和气促，卧位时加重。她自述一直在服用呋塞米和地高辛。这些症状和用药情况的补充是有帮助的。体格检查结果和胸片所显示的"心脏扩大"是支持 HF 这一主要诊断的客观资料。此外，其他可能有助于明确诊断的客观依据包括脉率、血压、血肌酐、血钾水平、地高辛血药浓度、肺部啰音的详细描述、颈静脉扩张程度和下肢水肿程度等情况。最后，还可以通过筛查药房记录来确定当前药物剂量和调整药物品种。

该病例还可能还存在一个次要问题。目前，对于 HF 管理的推荐意见包括在使用地高辛治疗前或治疗同时使用血管紧张素转换酶（angiotensin-converting enzyme，ACE）抑制剂。因此，可能存在的药物相关问题是药物治疗的不适当选择（"药物选择错误"）。应该询问患者或处方医生，是否以前使用 ACE 抑制剂，是否存在某些禁忌证或发生了不良反应。

评估

当收集完支持某些特定问题的主观和客观资料后，医务人员应该评估这些问题的剧烈程度、严重性和重要性。其次，还应该确定可能引起或加重该问题的所有因素。因为患者希望从此刻最关注的症状中解脱出来，所以，对该问题的严重性和剧烈程度的评估非常重要。初次接触患者时，我们可能会发现，医疗问题仅仅是一个综合征，应更为

精准地明确诊断并确定其严重程度。

评估通常是在资料收集的同时或资料收集后立即进行的，在此期间医务人员应牢记循证实践的原则。例如，如果评估糖尿病患者已经获取了相关的主观资料（药物史、社会史、饮食和运动等）和客观资料［诸如糖化血红蛋白、低密度脂蛋白胆固醇（low-density lipoprotein cholesterol，LDL-C）、BP 等实验室检查结果］，接下来的评估可能是为了确定患者是否达到了 ADA 定义的糖尿病治疗目标。如果患者没有达到目标，那么在评估中应解释原因，然后应重点制订帮助患者达到治疗目标的计划。有时，在 POMR 中由患者提供的主观信息和医务人员的评估之间的差别会让人感觉困惑。患者的陈述属于主观资料，医务人员如何理解属于评估。例如，患者说她在支付治疗药物费用上有困难，这是主观信息。然而，患者存在与费用相关的依从性差，属于评估，因为这是医务人员对患者陈述的理解。

药物治疗评估

医务人员的责任是监测患者对治疗方案的反应。药物治疗监测的目的是识别和解决药物相关问题并确保所有的治疗目标被实现。除非有其他证明，否则，医疗诊断均应被认为是正确的。有时，诊断可能尚不明确或错误地将药物引发的问题错误诊断为某种疾病。

医务人员都有责任去评估和监测患者药物治疗。对于临床药师而言，在许多医疗机构都可能会涉及药物整合和药物治疗评估，包括在社区药房为患者调配、补充处方药或咨询；在家或诊所进行 MTMS 时；对长期医疗机构的住院患者每月进行的常规评估时等等。许多州已经颁布了法律，允许药师和医生对常见疾病（如哮喘、糖尿病、血脂异常和高血压等）的疾病状态管理制订合作性的药物治疗协议。通过合作性的药物治疗协议，由药师提供的附加服务通常包括抗凝监测、紧急避孕和免疫接种等[5]。这些服务往往涉及更详细的药物治疗评价和评估，并可能发生在传统意义上的药房内或药房外。不管怎样，患者的需求、时间限制、工作环境和医务人员的技能水平决定监测范围。同样，用于监测治疗的确切步骤和执行顺序会根据医务人员的个人风格有所调整。因此，读者应将本章中给出的例子作为参考，而无需完全复制。

计划

问题导向路径（如 SOAP）的下一步就是制订计划。该计划至少应由诊断计划和涵盖患者教育的 MAP 组成。计划的执行过程，应该边评估边调整，计划应该是清楚和直接的，不需要解释（解释应放在评估中）。例如，如果一个患者在服用阿片类止痛药时出现便秘，制订计划时，应推荐使用粪便软化剂和刺激性泻药，如琥珀辛酯钠。计划还应包括为评估实施的结果必须进行的任何随访。

患者教育

教育患者更好地理解他们的医疗问题和治疗是所有治疗计划必然包含的一个目标。此过程被归为患者教育计划的发展。教育水平必须根据患者需要、健康素养、学习意愿

和身心总体状态而定。应告知患者获取和评价其疗效的知识和技能。患者教育计划的一个重要组成部分是要向患者强调遵循治疗方案的必要性。

POMR 要求医务人员重视面谈，而无需考虑服务地点和服务类型。POMR 便于跨地点和跨服务类型（连续性医疗服务）提供 MTMS 记录。

接下来的几节将讨论在各种临床医疗机构如何进行MTMS。

社区药房或门诊的 MTMS

美国药剂师协会（APHA）和全国连锁药店协会对 MT-MS 的核心要素有所描述和解析[19]。根据这些组织的要求，MTMS 的核心要素应该包括以下部分：

1. 药物治疗回顾（medication therapy review，MTR）
2. 个人用药使用记录（personal medication record，PMR）
3. 药物实施计划（medication action plan，MAP）
4. 干预或转诊
5. 档案记录和随访

药物治疗回顾（MTR）

MTR 是一个包含药物整合在内的综合性回顾，在此过程中，医务人员会回顾患者目前服用的所有药物，或可能重点回顾某一个药物相关问题（如不良事件）。在 MTR 过程中提供的服务的实例见表 1-6。MTR 依赖于患者或其他数据源获取的信息。

表 1-6

MTR 期间提供的服务

- 评估患者的健康状况
- 评估文化背景、健康素养、语言障碍、经济状况和保险覆盖情况或影响患者正确用药能力的其他因素
- 与患者或其照料者进行面谈，评估、识别和解决实际或潜在的不良药物事件，重复治疗，未被处理的健康状况或疾病，服药依从性问题和药物费用的考虑
- 监测药物治疗，包括对治疗的反应、安全性、有效性
- 监测、解释和评估患者的实验室结果，尤其是在考虑可能与药物使用/滥用有关时
- 提供关于药物合理使用的教育和培训
- 和其他卫生保健服务专业人员交流相关信息，包括治疗药物的使用和选择

来源：American Pharmacists Association；National Association of Chain Drug Stores Foundation. Medication therapy management in pharmacy practice：core elements of an MTM service model（version 2.0）. J Am Pharm Assoc（2003）. 2008；48（3）：341-353.

个人药物使用记录（PMR）

无论在什么机构，PMR 是协助采集用药信息的必备工具。药物治疗发生任何变更时，用药记录都应进行更新，并与其他医务人员共享。建立此记录的目的是增强患者自我管理和对药物治疗方案的了解[23]。PMR 应该应用于各级医疗服务机构，从而便于在连续性治疗过程中进行药物调整。图 1-2 展示了 PMR 的具体事例。

我的用药记录						

姓名：MC　　　　　　　　　　　　　　　　出生日期：1939 年 5 月 28 日
请记录您使用的所有药物：处方药、非处方药、草药和其他膳食补充剂。请随时携带您的用药记录，并将其出示给你的医生、药师和其他医务人员

药物名称	剂量	什么时候服用？	开始	停止	医生	具体说明
赖诺普利（lisinopril）	40mg	高血压	每天 1 次	1/2/15	Sara Smith 博士	
美托洛尔（metoprolol）	50mg	高血压	每天 2 次	1/2/15	Sara Smith 博士	上午 9：00 和下午 9：00
格列吡嗪（glipizide）	5mg	糖尿病	每天 1 次	1/2/15	Sara Smith 博士	上午 9：00
吲哚美辛（indomethacin）	50mg	背痛	需要时，最多 3 次	1/2/15	Sara Smith 博士	和食物一起服用。不能与其他抗炎药物（如布洛芬和萘普生）。一起服用不痛时不要服用
瑞舒伐他汀（rosuvastatin）	40mg	高胆固醇血症	每天 1 次	4/2/15	Ted Hart 博士	

此个人药物使用记录（PMR）仅仅是为了提供一般信息，不属于专业健康保健建议或治疗意见。在任何情况下，患者（或其他使用者）都不应单纯依赖于 PMR 及其中的信息。否则风险自负。PMR 是为了患者（或其他使用者）与医务人员之间的沟通提供帮助，不能代替专业健康保健建议或治疗意见。PMR 可能不适用于所有患者（或其他使用者）。全国连锁药店协会基金会和美国药师协会不为表里提供或记录的任何信息的准确性、通用性和完整性承担相关责任

此表格依据美国药剂师协会和全国连锁药店协会基金会制订的图表设置。转载经过 APhA 和 NACDS 基金会许可

图 1-2　个人药物使用记录（PMR）实例

即便是与患者进行了面谈且已更新了 PMR，医务人员仍然需要进行评估的相关信息。在这种情况下，医务人员必须尽力利用现有信息或从其他医务人员那里获取缺失的病史或客观资料信息。某些时候，要获得必要信息和进行药物调整需要全程访问，这使得随访很有必要。

药物实施计划（MAP）

如果有足够的信息来评估当前的问题，应该制订一个 MAP。因为 MAP 是以患者为核心，根据需要的紧急性进行优先级排序，所以医务人员和患者应共同参与制订计划。MAP 的实例参见图 1-3。

我的药物相关实施计划	
患者：	MC
医生（电话）：	Sara Smith 博士
药房/药师（电话）：	Rite Mart/Mary John，药学博士
编写日期：	2015 年 5 月 10 日

以下列表包含重要的实施步骤，以便帮助你达到最佳的药物疗效。为了有助于你和你的药师及医生一起对你的药物治疗进行管理请遵照执行检查表，并在每个项目旁记录你的实施情况

实施步骤 ⟶ 我需要做什么……	记录 ⟶ 我在什么时候做了什么……
☐ 肌肉无力和酸痛 请停用瑞舒伐他汀 40mg。我们会请哈特医生调整为较低剂量或使用其他药物（如辛伐他汀）。请前往哈特医生的诊所进行血液检测。请 2 天之内到哈特医生诊所进行随访	
☐ 药物成本 我们已经要求哈特医生停用瑞舒伐他汀，因为该药比较昂贵。使用另外的类似药物（如辛伐他汀）可以减少您的费用，我们向哈特医生推荐了使用该药作为替代。建议您继续联系您的药师和医生，确认您正在服用的药物是否能够通过您的处方药物保险计划给予报销，是否还有其他的替代药物可以减少费用	
☐ 疼痛 因为考虑到吲哚美辛的副作用，它对于你来说可能不是最好的选择，请您跟萨拉史密斯医生讨论使用其他止痛药。可以选择的其他药物包括维柯丁（氢可酮和对乙酰氨基酚）、对乙酰氨基酚（非处方药）、萘普生或布洛芬等	

我与药师的下一次见面是：在_____（日期）_____（时间点）☐ 上午　　☐ 下午

提供此药物实施计划（MAP）仅仅是为了提供一般信息，不属于专业健康保健建议或治疗意见。在任何情况下，患者（或其他使用者）都不应单纯依赖于 MAP 及其中的信息。否则风险自负。MAP 是为患者（或其他使用者）与医务人员之间的沟通提供帮助，不能代替专业健康保健建议或治疗意见。MAP 可能不适用于所有患者（或其他使用者）。全国连锁药店协会基金会和美国药师协会不为表里提供或记录的任何信息的准确性、通用性和完整性承担相关责任

此表格依据美国药剂师协会和美国连锁药店协会基金会制订的图表设置。转载经过 APhA 和 NACDS 基金会许可

图 1-3　药物实施计划（MAP）实例

干预和转诊

MAP 通常会描述对进行 MTM 的患者所实施的干预措施，并记录在案，与 PMR 一样，可被患者和其他医务人员分享。MAP 的主要目的是制订以患者为中心的实施计划，为患者提供他们下一步需要做什么的指导意见。它还为患者留有一定空间去记录该计划的具体实施情况和时间。如果出现超出当前药师能力范围的情况，MAP 将会涉及将患者转诊到另一医务人员（具有额外资格的医生或药师）的建议。

卫生保健服务协作是 MTMS 和 MTR 的一个关键要素[1]。其包括增强患者与其他医务人员之间的沟通，加强患者对其健康问题和其所关心问题的理解，医疗保险覆盖范围的最大化，利用可利用的资源和项目为患者争取需要的药物，以及利用各种其他功能增进患者对其卫生保健服务环境的理解和促进患者自我保健。卫生保健服务协作是代表患者利益的重要措施，包含在 MAP 中。

档案记录和随访

档案记录是 MTMS 的必要组成部分[18]。档案记录是以 POMR 格式为基础的标准化文件。包括 PMR 和 MAP 在内的所有记录，均应和其他医务人员共享，从而保证交流和医疗服务的连续性。如需随访，记录应反映随访时间，以及患者和医务人员的前期计划。完整的记录能使所有医务人员快速评估患者的病情进展，并确定预期的结果是否已经实现。

档案记录的一个重要方面是在适当的时候为面谈开具账单。虽然 MTMS 计费不被所有的纳税人普遍接受，但是，国家提供商标识（national provider identifier，NPI）的引入和药师特异的 CPT 代码可能很快能使 MTMS 计费成为现实[4,24]。2006 年医疗保险 D 部分的实施，允许与处方药物计划签约药房的临床药师为医疗保险接受者提供 MTMS。通过签约药房，临床药师使用一个 NPI 码和三个 CPT 代码中的一个，为这些计划开具账单。NPI 号码用于确认将费用支付给某个医务人员，CPT 用于确定所提供服务的支付金额。提供 MTMS 药师的具体 CPT 代码包括以下内容：

CPT 99605：药师与患者最初 1~15 分钟的面对面评估或干预。

CPT 99606：药师与患者随后 1~15 分钟的面对面评估或干预。

CPT 99607：药师与患者每增加 15 分钟的面对面评估和干预；被用于 99605 或 99606 额外的部分。

虽然 NPI 和 CPT 代码允许药师为 MTMS 开具账单，但是，由于具体的计划和签订协议有所不同，支付金额也不尽相同，这不属于本章讨论内容。药师还制订了患者自我支付的赔付策略，并与自我保险雇主及国家医疗补助计划签订合同，以便提供服务[25,26]。

2010 年《患者保护与平价医疗法案》和《卫生保健和教育协调法》描述了促进提高服务质量的支付改革的必要性。医务人员也看到了这些法律为临床药师参与医疗团队提供的新机会，例如，为了提高药物治疗相关的医疗协作、质量评分和患者预后，药师可以参与以患者为中心的家庭医疗和绩效工资项目[27,28]。以改善药物治疗质量为目的而增加的费用，可以支付给从事此活动的临床药师。

案例 1-5

问题 1：M. C. ,76 岁,女性,和她女儿一起到社区药房进行重点 MTR。她有医疗保险 D 部分处方药计划,要求帮助她降低药物费用。她说她患有 2 型糖尿病、高血压、背部疼痛和高脂血症。她的治疗药物包括：赖诺普利 40mg,每日 1 次,美托洛尔 50mg 每日 2 次,格列吡嗪 5mg,每日 1 次,吲哚美辛 50mg（根据疼痛需要）最多可达每日 3 次,以及瑞舒伐他汀 40mg 每日 1 次。M. C. 告诉你她在支付瑞舒伐他汀（3 级,需自付 60 美元）时有困难,希望使用某种花费更少的类似药（1 级,自付 5 美元）。此外,在过去的 3 周,她感觉肌肉疼痛和无力。在社区药房可获得什么客观信息？她的主要问题是什么？为了确定问题的原因所在,还有什么其他信息需要了解？临床医生如何以 SOAP 形式评估并记录她的问题？

虽然患者是为 MTR 来的，但是患者主要陈述了过去 3 周内，感觉肌肉无力和酸痛。假设 M. C. 是该药房的患者，医务人员可以从 PIS 获得必要的用药史。因为患者在场，这是一个为 M. C. 建立 PMR 的好机会。这一过程将有助于快速识别患者对药物使用的理解与药房计算机系统记录之间是否存在药物使用偏差。一旦发现不符的情况，医务人员可以立刻和 M. C. 一起确认，并将其作为干预的一部分。PMR 还应将药物过敏史作为其记录内容的一部分。反应类型也应该记录在 PMR 内，以便其他医务人员了解其药物过敏的严重程度（如不耐受或过敏反应）。根据从药房计算机系统和 M. C. 收集的资料，从而可制订出 PMR（图 1-3 所示）。

仅仅回顾用药常不能提供足够的信息判定 M. C. 是否正遭遇药物相关不良事件。进一步询问与其肌肉无力和酸痛发作时症状相关的问题，将有助于判断这是否是一种药物相关问题。

医务人员可依据本次访谈的情况和 PMR 中患者目前所面临的问题进行评估。正如 PMR 所示，M. C. 最近开始使用瑞舒伐他汀。这种药物的使用与她最近肌肉无力和酸痛发作相符。我们已经知道 HMG-CoA 还原酶抑制剂（如瑞舒伐他汀）可引起肌炎或肌肉溶解，从而导致肌肉无力和酸痛。此外，其使用剂量高于 M. C. 这个年龄的女性的常规剂量。根据这些信息，可以针对该问题进行该评估。如果瑞舒伐他汀是疑似药物，该计划将包括解决该问题或明确瑞舒伐他汀是否为引发肌肉无力和酸痛的原因的必要措施。遗憾的是，解决此药物不良反应的正规干预计划所需的信息（如她的基础胆固醇、血清肌酐、肝功能或肌酸激酶水平等）并不完备。然而，为了确定药物不良反应并进行调整，计划的一部分内容就是获取实验室检查结果。下面将举例说明 SOAP。

首要问题：
肌肉酸痛和无力（可能是药物不良事件）

主观资料：
M. C. 自称在过去 3 周,肌肉无力和酸痛,特别是腿部。久坐后,从椅子上站起来时她有些困难,自己感觉是酸痛。患者说她完全按处方服用药物,几乎没有漏服。

客观资料：
总胆固醇：137mg/dl；低密度脂蛋白胆固醇：56mg/dl；高密度脂蛋白胆固醇：54mg/dl
甘油三酯：136mg/dl
体温：37℃
血压：144/68mmHg

评估：
M. C. 感到大肌肉群肌肉无力和酸痛。根据美国心脏病学院和美国心脏协会，鉴于 M. C. 的年龄和疾病状态，她具有患心脏病的风险[29]。6 周前，按照其心脏科医师建议，她开始了目前的降脂治疗（瑞舒伐他汀 40mg，每日 1 次）。初始使用瑞舒伐他汀 40mg 与其肌肉无力和酸痛发作时间相符。HMG-CoA 还原酶抑制剂（如瑞舒伐他汀）可能导致肌炎或肌痛，考虑到患者的年龄、性别和起始剂量，她发生不良反应的风险很高。瑞舒伐他汀可能导致她的肌肉无力和酸痛。换用其他降脂药物或减少瑞舒伐他汀的剂量,可能可以消除或降低这种不良反应。应测定其肌酸激酶水平以确定肌炎的严重性。此外,还应该检测血清肌酐水平。因为对于严重病例,肌炎可导致肾损害和横纹肌溶解。但是,这种情况通常伴有发热等其他症状。该患者目前尚无此类症状。

计划:

　　药物相关不良事件:

- 与患者讨论药物不良事件的可能性,包括肌痛和肌炎的体征和症状。
- 联系哈特医生(M.C. 的心脏科医师)讨论当前瑞舒伐他汀的问题。
- 每次与哈特医生的讨论的同时,应该检测肌酸激酶和血清肌酐水平。
- 按照药师建议,停用瑞舒伐他汀。哈特医生同意 M.C. 暂停用瑞舒伐他汀直到复查其实验室检查结果。
- 与哈特医生讨论,将瑞舒伐他汀的剂量调整为 5mg 或使用其他等效药物(阿托伐他汀 10mg 或辛伐他汀 20mg)。
- M.C. 应该 2 天内到哈特医生的心脏病诊所就诊,讨论实验室结果和替代治疗。
- 和 M.C. 讨论整个计划,让她用语言描述她对目前药物相关问题所采取的措施的理解。

> **案例 1-5,问题 2:** 根据 M.C. 的用药概况,对于她的药物治疗,还可发现哪些其他的问题? 为了解决这些问题,还能做些什么?

还有两个问题可能需要处理。第一个问题涉到 M.C. 服用的止痛药物吲哚美辛(indomethacin)。与同类的其他药物相比,它对老年人的神经系统副作用风险更高[30]。此外,美国老年学会指南(American Geriatric Society guidelines)对轻到中度持续性疼痛的管理,建议老年人应谨慎使用非甾体抗炎药,推荐使用对乙酰氨基酚(acetaminophen)作为一线用药[31]。其他处方药或非处方药(如对乙酰氨基酚)可单独用于治疗 M.C. 的疼痛(参见第 55 章和第 107 章)。

第二个问题是,从当前信息来看,尚不明确患者是否与多个医务人员进行了沟通。APhA MTMS 共识文件指出,药师有责任协调多个医生对患者进行医疗服务[1]。因此,确保两位医生(史密斯和哈特医生)均收到在此期间这些问题的记录副本是非常重要的。

> **案例 1-5,问题 3:** 这次随访还能为 M.C. 提供哪些额外信息?

最后,M.C. 是为了降低其药物费用来药房寻求帮助。要评估这个问题,则需考虑是某种特定药物还是总体用药方案的具体费用让她担心。另一个需要确定的问题是,她是否因为费用问题已经停止服用了一些药物或改变了服药方式。因为药品是在药房进行销售,所以许多患者会与他们的药师讨论费用和依从性问题。他们大多不会和医生讨

论这个问题。费用和由于费用导致的依从性差的问题是药师代表患者必须与处方医生进行沟通的药物相关问题。在评估药物费用时,可以采用以下步骤。首先,确定患者支付药物的能力;针对患者需求,采取恰当的低费用的医疗干预;帮助其进入相关的福利项目;同患者和医生确认药物使用方案的改变。

对于 M.C. 而言,瑞舒伐他汀的费用是她最关心的问题,因为她需要每月支付 60 美元,而她的医疗保险处方计划将其列入非首选(3 级)的药物。她可能因此中断瑞舒伐他汀的治疗,所以,药师应为她需求另一种成本效益合适的降脂药作为替代药物,然后,将此信息传递给处方医师。此外,替代降脂方案可被整合到针对她肌肉酸痛和无力的主要问题所制订的计划中(见案例 1-5,问题 1)。多个问题的整合正是 MAP 复杂而重要的特点。

正如前面所讨论,MTMS 的一个重要部分就是 MAP。MAP 是一种帮助患者具备自我保健能力并促进患者自我保健意识的档案。MAP 涵盖的信息对于患者和医务人员都重要,且利于多个医务人员之间的交流。当患者将 PMR 和 MAP 呈交给所有医务人员时,通过连续性医疗服务,复杂的药物信息也能被分享。图 1-3 包含了 M.C. 的 MAP 的实例。

因为患者和医务人员之间可以进行大量信息互通,对于确定药物相关问题的解决方案,随访(电话或面谈)就变得恰当而且必要了。应及时随访,就像 M.C. 的计划中所罗列的一样,获取必要的实验室检查结果后,心脏科医师就可以做出评估了。随访应包括患者是否按医生的建议进行了调整,以及有没有出现新问题。制订实施计划后,为了确定药物相关问题是否被解决,都应考虑随访。此外,由于时间的限制,初次时可能仅能确定问题并鉴别其优先级别,无法彻底解决。所以,后期的随访可以针对这些问题进行评估。

> **案例 1-5,问题 4:** 假设药师有一个 NPI 号码并与 M.C. 的医疗保险处方计划签了合同,怎样在 M.C. 的保险中对这次耗时 30 分钟的访视开具账单呢?

如果确认 M.C. 的医疗处方药物保险计划涵盖 MTMS,药师就可以对这次耗时 30 分钟的访视开具账单。使用药师的 NPI 号码及适当的 CPT 代码,药师可以开具 CPT 99605(药师与患者最初的面对面的 15 分钟的 MTMS)和 CPT 99607(药师与患者随后的面对面 15 分钟的 MTMS)的账单。M.C. 的医疗处方药物保险计划可能要求药师首先为处方药物计划开具账单,然后,处方药物保险计划会将补偿直接支付给社区药房而不是给药师个人。就诊记录需要保存在就诊的机构,以备调取 M.C. 的处方药物计划的相关信息。

> **案例 1-5,问题 5:** M.C. 刚刚因肾衰竭和尿路感染引起的脓毒症在一家大型医疗中心住院。药师已经获得医疗图表、护理记录和 MAR,并且可以通过计算机系统直接查阅临床实验室检查结果。该药师在这种条件下评估患者的药物治疗,并提供常规临床药物代谢动力学监测。与问题 1 中在社区药房的药师相比,在住院环境下,药师对 M.C. 的处理方法有什么不同?

急诊医疗服务机构的药物治疗管理

与门诊类似，院内患者面谈记录也常常采用 SOAP 形式。然而，要想获得需要的信息有时会面临特别的挑战。在急诊，想从那些由于严重疾病或创伤而致意识受损的患者获取主观信息非常困难。但是，通过药房、实验室或其他医疗记录获取客观信息比较容易。为了明确患者入院后医嘱用药和在家时用药清单的差异，当患者在医疗机构就诊时，就应启动药物调整流程。由于急性医学问题常叠加在慢性疾病之上，增加新的药物，继续使用、改变或中断在家使用的药物是非常常见的。

评估药物治疗是否适当，需要对药物代谢动力学（如药物的吸收、分布、代谢和排泄等）和药物效应动力学（如使用止痛药缓解疼痛或使用降压药降低血压等）原则有一个基本的了解。这种详细的评估和监测依赖于健康患者和实验室数据的可用性。医院是资料相对丰富的环境，一般比较容易获取需要的信息。了解患者的身高、体重和肝、肾功能对于选择合适的药物剂量非常必要。院内患者的类型包括短期留观、择期手术以及危重、血流动力学受损的患者等。对于每一个需要评估的患者，药师都必须密切注意其药物代谢动力学和药物效应动力学在整个住院或疾病过程中是如何显著变化的。当患者发生临床状态改变时，这种高度的警觉性将有助于及时干预和降低由于不恰当用药或延误药物剂量调整所导致的药物错误。药物浓度监测可能适合特定药物并有重要的临床价值。然而，对药物治疗的临床反应以及特殊实验室检测指标进行综合考虑非常重要。对任何药物浓度的准确评价，需要回顾护理 MAR（或 eMAR），计算给药到血清药物样本获取的时间差。如果已经获取血清药物浓度，在对药物治疗方案做出更改前，必须核对其正确性。如果血清药物浓度存在异常增高或降低，临床医生必须考虑存在于此特殊患者的所有可能影响血清药物浓度的各种因素。倘若无法明确异常血清药物浓度的原因，要考虑存在检验误差的可能性，所以，在调整剂量之前应进行复检，从而避免药物浓度高于或低于治疗浓度（参见第 2 章）。

当 M.C. 在社区药房时，药师对其慢性疾病状况，费用问题和药物治疗进行评估。社区药房 MTM 项目的监测是在固定的间隔时间进行的，对于患者每日的变化情况并不敏感。然而，在院内，M.C. 除了慢性疾病，还出现了急症（肾衰和尿路感染引发的脓毒症）。药物治疗监测将比较频繁，针对她的急性和慢性疾病的治疗计划是动态变化的。

尽管院内资料相对丰富，一旦患者出院，在院内收集的信息、评估表和制订的计划必须传递给其他医务人员。出院时，应确保患者定期到其主管医生或协作卫生保健服务团队进行随访。为此，一旦患者返回家中，药师通过进行药物调整流程又变得非常重要，因为这样可以确切了解患者的状况。当患者有用药错误倾向或再次住院时，就形成了闭环式循环模式。

药物治疗管理与药物基因组学

利用遗传信息预测药物个体的反应被称为药物基因组学。目前药物基因组学作为一种考虑的因素被纳入药物设计和开发阶段。利用遗传信息给个体量身定做药物治疗会降低不良反应的风险事件，进而改善患者的预后，建立更有效的药物研发过程。通过将药物治疗转向患者个体化途径，医疗服务体系向实现个体化医疗服务的新医学蓝图迈进了一步[32]。

MTM 可成为药师以提高卫生服务的质量和安全性为目的，将药物基因组学应用于临床实践的一种工具。将药物基因组学引入到 MTMS 中使得药师将他们的专业技能融入治疗计划过程，从而达到优化治疗结果的目的。通过与处方医生和检验人员的合作，药师可以了解患者使用的药物和基因组学资料，然后评估该药物对患者和疾病是否最为适宜。通过 MTMS 和药物基因组学，药师可优化药物选择，使治疗效果最大化（参见第 4 章）。

为了将药物基因组学要素成功整合到临床决策过程，药师必须找出关键的药物基因组学资料。这是一项复杂的挑战。目前，已有研究开始将药物基因组学数据用于患者，并将其作为医疗保健转送体系的一部分。药学专业必须为药物基因组学数据应用于临床实践制订相应流程，并与实施 MTMS 相匹配。为鼓励和促进临床药师与其他卫生保健服务人员和实验室进行协作，将其临床专业技能应用于临床，应开发可行的商业模式。此外，为了支持药师在这个新兴领域中发挥其作用，还应鼓励和指导开发相关的技术解决方案[32]。

结论

MTMS 适用于任何医疗环境下的患者，只要患者或他们的照护者能够积极参与患者药物治疗。所有提供 MTMS 的临床药师的目标是确保患者的药物治疗是合理的，并且患者可以从治疗中取得最佳的效果。应正确记录 MTM 实施过程，并与参与患者医疗团队的所有成员精确共享。随着药物治疗和技术选择的不断发展，为改善患者的治疗结果和药物使用，应鼓励临床药师提供和优化 MTMS。

（徐斑、谷娟 译，严郁、杜晓冬、魏薇 校，蒋学华 审）

参考文献

1. Bluml BM. Definition of medication therapy management: development of professionwide consensus. *J Am Pharm Assoc (2003)*. 2005;45(5):566–572.

2. Hepler CD, Strand LM. Opportunities and responsibilities in pharmaceutical care. *Am J Hosp Pharm*. 1990;47(3):533.

3. Rovers JP, Currie JD, eds. *A Practical Guide to Pharmaceutical Care: A Clinical Skills Primer*. 3rd ed. Washington, DC: American Pharmacists Association; 2007.

4. Isetts BJ, Buffington DE; Pharmacist Services Technical Advisory Coalition. CPT code-change proposal: national data on pharmacists' medication therapy management services. *J Am Pharm Assoc (2003)*. 2007;47(4):491.

5. Patient Protection and Affordable Care Act (PPACA). Pub L No. 111-148, 124 Stat 119, to be codified as amended at scattered sections of 42 USC. Enacted March 23, 2010.

6. Health Care and Education Reconciliation Act of 2010. Pub L No. 111-152,

124 Stat 1029. Enacted March 30, 2010.

7. Wu SY, Green A. *Projection of Chronic Illness Prevalence and Cost Inflation.* Santa Monica, CA: RAND; 2000.

8. Gerteis J et al. Multiple Chronic Conditions Chartbook. AHRQ Publications No, Q14-0038. Rockville, MD: Agency for Healthcare Research and Quality; 2014. Accessed June 17, 2015.

9. ASHP-APhA Medication Reconciliation Initiative Workgroup Meeting, February 12, 2007. https://www.ashp.org/-/media/assets/pharmacy-practice/pharmacy-topics/quality-improvement/care-coordination-medication-reconciliation-initiative-workgroup-meeting.ashx?la=en. Accessed July 4, 2017.

10. National Patient Safety Goals. Joint Commission on Accreditation of Healthcare Organizations. https://www.jointcommission.org/standards_information/npsgs.aspx. Accessed July 4, 2017. Accessed June 1, 2008.

11. National Patient Safety Goals. Joint Commission on Accreditation of Healthcare Organizations. http://www.jointcommission.org/standards_information/npsgs.aspx. Accessed June 17, 2015.

12. National Community Pharmacist Association, NCPA Summary of CMS 2013 Final Call Letter. http://www.ncpanet.org/pdf/NCPA-Summary-of-CMS-2013-Final-Call-Letter.pdf. Accessed June 17, 2015.

13. Perlroth D et al. *Medication Therapy Management in Chronically Ill Populations: Final Report.* Baltimore, MD; 2013.

14. Cipolle RJ et al., eds. *Pharmaceutical Care Practice: The Clinician's Guide.* 2nd ed. New York, NY: McGraw-Hill; 2004.

15. Health Information Technology: Initial Set of Standards, Implementation Specifications, and Certification Criteria for Electronic Health Record Technology. *Fed Regist.* 2010;75(144):44589.

16. Miller WR, Rollnick S. *Motivational interviewing: Preparing people to change addictive behavior.* New York, NY: Guilford Press; 1991. Pp. xvii + 348.

17. Center for Substance Abuse Treatment. Enhancing Motivation for Change in Substance Abuse Treatment. Rockville (MD): Substance Abuse and Mental Health Services Administration (US); 1999. (Treatment Improvement Protocol (TIP) Series, No. 35.) Chapter 3—Motivational Interviewing as a Counseling Style. Available from: http://www.ncbi.nlm.nih.gov/books/NBK64964/.

18. Nester TM, Hale LS. Effectiveness of a pharmacist-acquired medication history in promoting patient safety. *Am J Health Syst Pharm.* 2002;59(22):2221.

19. Varkey P et al. Multidisciplinary approach to inpatient medication reconciliation in an academic setting. *Am J Health Syst Pharm.* 2007;64(8):850.

20. Forster AJ et al. The incidence and severity of adverse events affecting patients after discharge from the hospital. *Ann Intern Med.* 2003;138(3):161.

21. Unroe KT et al. Inpatient medication reconciliation at admission and discharge: a retrospective cohort study of age and other risk factors for medication discrepancies. *Am J Geriatr Pharamcother.* 2010;8(2):115–126.

22. Bourgeois FT et al. Adverse drug events in the outpatient setting: an 11-year national analysis. *Pharmacoepidemiol Drug Saf.* 2010;19(9):901.

23. American Pharmacists Association; National Association of Chain Drug Stores Foundation. Medication therapy management in pharmacy practice: core elements of an MTM service model (version 2.0). *J Am Pharm Assoc (2003).* 2008;48(3):341.

24. Centers for Medicare & Medicaid Services, HHS. HIPAA administrative simplification: standard unique identifier for health care providers; final rule. *Fed Regist.* 2004;69(15):3433.

25. Cranor CW et al. The Asheville Project: long-term clinical and economic outcomes of community pharmacy diabetes care program. *J Am Pharm Assoc (Wash).* 2003;43(2):173.

26. Chrischilles EA et al. Evaluation of the Iowa Medicaid pharmaceutical case management program. *J Am Pharm Assoc (2003).* 2004;44(3):337.

27. Bodenheimer T et al. Confronting the growing burden of chronic disease: can the U.S. health care workforce do the job? *Health Aff (Millwood).* 2009;28(1):64.

28. Smith M et al. Why pharmacists belong in the medical home. *Health Aff (Millwood).* 2010;29(5):906.

29. Stone NJ et al. 2013 ACC/AHA guideline on the treatment of blood cholesterol to reduce atherosclerotic cardiovascular risk in adults: a report of the American College of Cardiology/American Heart Association Task Force on Practice Guidelines. *J Am Coll Cardiol.* 2014;63 (25, pt B):2889–2934.

30. Fick DM et al. Updating the Beers criteria for potentially inappropriate medication use in older adults. *Arch Intern Med.* 2003;163(22):2716.

31. American Geriatrics Society. Pharmacological management of persistent pain in older persons. *J Am Geriatr Soc.* 2009;57(8):1331.

32. American Pharmacists Association. Integrating pharmacogenomics into pharmacy practice via medication therapy management. *J Am Pharm Assoc.* 2011;51:e64–e74.

2

第 2 章　临床检查结果的解释

Erika Felix-Getzik，Yulia A. Murray，and Stefanie C. Nigro

核心原则

		章节案例
①	实验室检查结果应视为其他主观和客观信息的补充，不能孤立评价。检查结果必须在临床实际情况下进行评估，并应结合对人体生理学的理解。	案例 2-3（问题 1） 案例 2-4（问题 1） 表 2-2 案例 2-5（问题 1 和 2） 表 2-3 案例 2-6（问题 1 和 2）
②	缺乏实用性，昂贵或欠便捷可能会限制某些临床实验室检查的用处。在临床实践过程中，通过公式或列线图进行估算，可能可以克服这些障碍。	案例 2-1（问题 1） 表 2-2
③	检查的可靠性受到各种因素的影响，如统计和分析前变异、准确性和精确度等。	案例 2-1（问题 1） 案例 2-2（问题 1） 案例 2-4（问题 1） 表 2-1，表 2-2
④	实验室检查可以辅助临床疾病评估，建立诊断，评价药物治疗和评估疾病进展。	案例 2-1（问题 1） 表 2-2 案例 2-2（问题 1） 表 2-3 案例 2-3（问题 1） 案例 2-4（问题 1） 案例 2-5（问题 1 和 2） 案例 2-6（问题 1 和 2）

本章将对临床实践中常用的实验室检查作一概述。对用于监测特定疾病状态和特殊药物治疗的专科实验室检查，本书将在特定疾病章节中的病案、问题和解答的部分给予介绍。鉴于非处方药或患者导向实验室检查的可行性和使用的不断增加，本章结尾部分将进行简要介绍。本章检查结果范围来源于本章末尾的参考文献[1-3]。

一般原则

一般来说，只有在检验结果可能会改变患者治疗策略的时候，才会考虑进行实验室检查。常规分析包括血清、尿液和其他体液；然而，在获取这些数据时，需考虑其经济成本和对生存质量的影响与患者特殊预后效益之间的平衡关系。

参考范围

因为很多因素都会对每一个个体的"正常"值产生影响，所以，常常用于临床实践的术语是"参考范围（reference range）"，而并非"正常范围"。无论实验室结果是否在参考范围之内，都有助于判断临床疾病、确立诊断、评价药物治疗和评估疾病进展。此外，基本实验室检测在评估疾病进展、治疗反应和监测治疗相关的毒性反应的进展时都是非常必要的。

在评估实验室检查结果时，需要注意的是，若检测值不在参考范围之内，并非意味着一定需要临床干预。该检测值的评估，必须结合临床实际情况和人体生理学知识。同样，检测值在参考范围内，也需再次评估此检验的局限性以及生物或生理因素的影响。实验室检查结果应视为对其他主观和客观信息的补充，不能孤立评价。

实验室检查结果与进行该项检测的临床实验室有关，由于设备型号和检测方法的不同，检查结果也可能发生变化。所以，临床医师在评估实验室检查结果时，应该参考自己所在临床检验部门出具的参考范围。

评估实验室检查结果

本章中所提供的参考范围仅作为一般性说明。当将此信息应用于临床时,应进行合理的临床评估和判断。患者的特异性(如年龄、性别、种族、临床表现、生活方式等)可能会影响已有的实验室结果,因此,必须将这些因素纳入考虑。统计和分析前变异是非常常见的,同样也必须结合获取的结果进行评估。表2-1是常见的分析前变量的举例说明。

表 2-1

分析前变异:从下达检验指令到接收标本的时间段内,影响实验室检查结果的因素

变量	举例
检查医嘱有误	要求进行白蛋白检测来评估近期饮食变化的影响(前白蛋白是更好的评估急性变化的标记物)
样本标识错误	从一个患者获取的样本,标记为另外一人的名字
检测准备不当	需空腹却未遵循:空腹血糖,血脂全套 检测前没有恰当给予药物 检测前饮食限制不合理:大便隐血检测前食用不熟的肉制品
药物治疗	药物干扰检测过程或受药理作用影响:β-受体激动剂可降低血清钾浓度;噻嗪类药物可增加血清尿酸水平
检测时间不当	首次剂量后检测万古霉素谷浓度(而不是第4次剂量前进行检测) 初始剂量2小时后检测aPPT(而不是服用后6小时进行检测) 餐后立刻进行空腹血糖试验;剂量改变后2周测定TSH(而不是改变后的4~6周)
标本采集不完整或不恰当	由于忘了将小便排入提供的容器引起24小时尿液收集不当;由于在静脉输液的肢端采集血液样本造成血糖、BUN和电解质的稀释效应;使用不恰当的容器盛放标本
处理或保存不当	由于血液标本水解所致的血钾增高
准确度和精密度差	使用错误或过期的实验室试剂
技术	错误读数,计算机输入错误
性别	许多实验室结果与性别有关
年龄	针对新生儿、儿童、成人和老年人,许多实验室检查都有特殊的参考范围
妊娠	妊娠状态影响许多实验室结果:碱性磷酸酶、胆固醇、铁等
姿势	在实验室采样过程中,处于直立状态,可增加白蛋白、钙、铁等浓度
运动	测试前剧烈运动可以影响乳酸、肌酸激酶、ALT、AST、尿酸等浓度的测定
正常生理波动	昼夜节律可影响皮质醇、血清铁、血肌酐、WBC计数等
医疗程序	对于糖尿病控制不佳的患者,在检测A_{1c}前输入红细胞悬液会造成测定结果正常;近期心脏复律后肌酸激酶继发性升高

A_{1c},血红蛋白A_{1c}(也叫糖化血红蛋白);ALT,丙氨酸氨基转移酶;aPTT,活化部分凝血活酶时间;AST,天冬氨酸氨基转移酶;BUN,血尿素氮;TSH,促甲状腺激素;WBC,白细胞

实验室检查的可信度

由于概率事件的存在,如果对同一标本,采取同样的方法进行多次检测,通常有1/20或5%的报告结果不在所提供的参考范围内。检测可信度的指标包括准确度、精密度、灵敏度和特异性。精密度(precision)是指实验室检查的重复性(即,当重复检测时,结果相似的概率),而准确度(accuracy)是检查结果反映"真实值"(即,检查结果与实际值相匹配)的能力。每个实验室的质量控制和保证措施需定期监测,以确保结果的可靠性。通常情况下,如果得到的结果明显落在参考范围之外,该实验室将重复检测,以确认或反驳该结果。

研究一般建立在实验室检查的灵敏度和特异性上。它们对于临床上区分一种疾病或状态的存在与否非常必要。灵敏度(sensitivity)是正确识别疾病或状态的能力。如果一个测试的灵敏度为95%,那么说明,具有该疾病或状态的95%的个体将被正确诊断,而其他5%的个体,即使他们具有该疾病或状态,检查结果仍呈阴性,即假阴性。特异性(specificity)是排除个体不具有某种疾病或状态的能力。如果一项测试的特异性为95%,那么意味着,95%没有患病的个体将会得到一个正确的阴性结果,但其他5%的人,即使他们是阴性的,却仍被确定为具有该疾病或状态,即假阳性。

检测单位

国际单位体系(International System of Units,SI)采用公制单位来报告临床实验室检查结果。SI 系统中质量的基本单位是摩尔,它不受盐或酯类制剂所导致的质量增加的影响。由于每个生理反应的发生都在分子水平,所以,摩尔在技术上和药理学上比克更有意义。推进实验室检查结果的报告采用国际化 SI 系统,遭到美国的抵制。尽管在 20 世纪 80 年代末采取了 SI 过渡政策,但是,美国主要的医学杂志还是恢复了传统的实验室检查单位[4,5]。本章中,常用实验室检查的参考范围将采用传统和 SI 两种单位,并可通过"换算系数"来进行传统单位和 SI 单位的换算(表 2-2 和表 2-3)。

表 2-2

血液生化检测参考值

实验室检查	正常参考值		换算系数	注 释
	传统单位	SI 单位		
电解质				
钠	135~147mEq/L	135~147mmol/L	1	↓:通常由于过量的水引起(例如,血清抗利尿激素升高),予以限水治疗。↑:见于严重脱水,尿崩症,肾和胃肠道的显著丢失
钾	3.5~5mEq/L	3.5~5mmol/L	1	↑:伴有肾功能不全,酸中毒,保钾利尿剂,溶血,烧伤,挤压伤;↓:利尿剂,碱中毒,严重的呕吐和腹泻,大量鼻胃管抽吸
CO_2 含量	21~32mEq/L	21~32mmol/L	1	HCO_3^- 和溶解性 CO_2 的总和。反映基础酸碱平衡以及肺(CO_2)和肾(HCO_3^-)的代偿机制。主要反映 HCO_3^- 的变化
氯	95~110mEq/L	95~110mmol/L	1	对维持基础酸碱平衡很重要。↓:见于胃肠道丢失富含氯的体液(呕吐、腹泻、胃管抽吸、肠瘘、过度利尿)
BUN	8~20mg/dl	2.8~7.1mmol/L	0.357	蛋白质代谢的终产物,由肝脏产生,血液运输,经肾脏排出体外。↑:见于肾功能不全,摄入高蛋白,上消化道出血,血液浓缩
肌酐	≤1.5mg/dl	≤133μmol/L	88.4	肌肉的主要组成;形成速率恒定;受肌肉量的影响(具有一定的性别差异,且随年龄增加而降低);经肾脏排泄。↑:见于肾功能不全。作为肾功能(GFR)检测主要标志物
CrCl	90~130ml/min	1.5~2.16ml/s	0.016 67	反映 GFR;↓:肾功能不全。用于调节经肾脏排泄的药物剂量
估算 GFR	90~120ml/(min·1.73m²)	n/a	n/a	可能比 CrCl 能更准确地反映肾功能。受肌肉量的影响
胱抑素 C	<1.0mg/dl	<0.749μmol/L	0.749	肾功能指示物,不受患者肌肉量、年龄或性别的影响。也有助于预测患者心血管疾病的风险
空腹血糖	65~115mg/dl	3.6~6.3mmol/L	0.055 51	↑:见于糖尿病或使用肾上腺皮质激素
糖化血红蛋白	3.8%~6.4%	3.8%~6.4%	1	用来评估 1~3 个月的平均血糖。用于诊断糖尿病,监测疾病的发展,评估药物疗效

表 2-2

血液生化检测参考值(续)

实验室检查	正常参考值		换算系数	注　释
	传统单位	SI 单位		
总钙	8.6~10.3mg/dl	2.2~2.74mmol/L	0.250	受机体骨钙的再分布、甲状旁腺激素、维生素 D、降钙素的调节。受白蛋白浓度变化的影响,随白蛋白降低而降低(血清白蛋白浓度每降低 1g/dl,血清总钙浓度将降低 0.8mg/dl);↓:见于甲状腺功能减退,袢利尿剂,维生素 D 缺乏;↑:见于恶性肿瘤,甲状腺功能亢进
游离的非结合钙	4.4~5.1mg/dl	1~1.3mmol/L	0.250	为生理活性形式。当白蛋白波动时,未结合的"游离钙"保持不变
镁	1.3~2.2mEq/L	0.65~1.1mmol/L	0.51	↓:见于吸收障碍,严重腹泻,酒精中毒,胰腺炎,利尿剂,醛固酮增多症(具有以下症候:乏力、抑郁、焦虑、惊厥、低钾血症、心律失常)。↑:见肾衰竭,甲状腺功能减退,使用含镁的抗酸剂
磷酸盐(无机磷)	2.5~5mg/dl	0.8~1.6mmol/L	0.323	↑:见于肾功能不全,高维生素 D 血症,低钙血症和甲状旁腺功能低下。↓:见于摄入过量含铝的抗酸剂,吸收障碍,肾丢失,高钙血症和再喂养综合征
尿酸	3~8mg/dl	<0.42mmol/L	0.06	↑:见于痛风,肿瘤,骨髓增生性疾病和药物使用(利尿剂、烟酸、低剂量的水杨酸、环孢霉素)
蛋白质				
前白蛋白	19.5~35.8mg/dl	195~358mg/L	10	提示营养状态的急性改变,用于监测 TPN
白蛋白	3.6~5g/dl	36~50g/L	10	由肝脏合成;对维持血管内渗透压很重要。↓:见于肝脏疾病,营养不良,腹水,出血,蛋白质消耗性肾病。可能影响高蛋白结合率的药物
球蛋白	2.3~3.5g/dl	23~35g/L	10	免疫机制中发挥积极作用。免疫球蛋白↑:见于慢性感染,类风湿性关节炎,多发性骨髓瘤
CK	女:20~170IU/L 男:30~220IU/L	女:0.33~2.83μkat/L 男:0.50~3.67μkat/L	0.016 67	存在于高能量代谢的组织(骨骼肌、心肌、脑)中。↑:肌内注射,心肌梗死,急性精神病发作。同工酶 CK-MM 分布在骨骼肌;CK-MB 分布在心肌;CK-BB 分布在脑部。MB 分数>5%~6%提示急性心肌梗死
CK-MB	<6%	<6%	0.016 67	
cTnI	0~0.04ng/ml	0~0.04μg/L	1	心肌损伤时比 CK-MB 更具特异性,cTnI>0.04 提示急性心肌损伤
肌红蛋白	女:12~76μg/L 男:19~92μg/L	女:12~76μg/L 男:19~92μg/L	1	早期(3 小时内)升高可能提示心肌损伤,但比 CK-MB 特异性差

表 2-2

血液生化检测参考值(续)

实验室检查	正常参考值		换算系数	注 释
	传统单位	SI 单位		
同型半胱氨酸	4~12μmol/L	4~12μmol/L	1	损害血管内皮细胞,增加心脏病风险。与叶酸、维生素 B_6 和维生素 B_{12} 缺乏有关
LDH	100~250IU/L	1.67~4.17μkat/L	0.016 67	主要由心、肾、肝和骨骼肌产生。有五种同工酶:LD1 和 LD2 主要存在于在心脏,LD5 大多在肝脏和骨骼肌中,LD3 和 LD4 是非特异性的。↑:见于恶性肿瘤,大面积烧伤,PE,肾脏疾病
BNP	<100pg/ml	<100ng/L	1	BNP>500ng/L,提示充血性心力衰竭。随着心脏负荷的增加从心室释放
NT-proBNP	男:<60pg/ml 女:<150pg/ml	男:<60ng/L 女:<150ng/L	1	与 BNP 一样,NT-proBNP 是充血性心力衰竭的临床标志物
CRP	0~1.6mg/dl	0~16mg/L	1	急性炎症的非特异性指标。类似于 ESR,但升高更快速,峰值更高。CRP > 3mg/dl 时,会增加患心血管疾病的风险
hs-CRP	0~2.0mg/L	0~2.0mg/L	1	比 CRP 检测更敏感;浓度范围 0.5~10mg/L;hs-CRP<1.0mg/L 说明患心血管病的风险低;1.0~3.0mg/L 为中度风险;>3.0mg/L 说明患心血管病风险高
肝脏功能				
AST	0~35units/L	0~0.58μkat/L	0.016 67	大部分分布在心脏和肝脏;在肌肉、肾脏和胰腺组织也有分布。↑:见于 MI 和肝损伤。肝脏特异性小于 ALT
ALT	0~35units/L	0~0.58μkat/L	0.016 67	产生于心脏、肝脏、肌肉、肾脏、胰腺。量很少,只有实质性肝病时会升高。肝脏特异性比 AST 强
ALP	20~130units/L	0.33~2.17μkat/L	0.016 67	大多分布在胆管、胎盘、骨骼。↑:见于胆管梗阻,梗阻性肝脏疾病,骨快速增长(如 Paget 病),妊娠
GGT	男:9~50units/L 女:8~40units/L			反映肝细胞损伤的敏感指标;不能帮助区分肝脏疾病类型。在慢性酒精中毒患者中常常升高
总胆红素	0.1~1mg/dl	2~18μmol/L	17.1	血红蛋白的分解产物,在肝脏中与白蛋白结合。总胆红素包括直接(结合)和间接胆红素。↑:见于溶血,胆汁淤积,肝损伤
直接胆红素	0~0.2mg/dl	0~4μmol/L	17.1	
其他参数				
淀粉酶	35~118units/L	0.58~1.97μkat/L	0.016 67	胰腺酶;↑:见于胰腺炎或胆管梗阻
脂肪酶	10~160units/L	0~2.67μkat/L	0.016 67	胰腺酶;↑:见于急性胰腺炎,比淀粉酶升高持续时间长

表 2-2

血液生化检测参考值（续）

实验室检查	正常参考值		换算系数	注　释
	传统单位	SI 单位		
PSA	0~4ng/ml	0~4mg/L	1	↑：见于良性前列腺增生（BPH）和前列腺癌。PSA 为 4~10ng/ml 时应引起重视。如果游离 PSA/总 PSA<0.25，患前列腺癌的风险增加
TSH	0.5~4.7μunits/ml	0.5~4.7munits/L	1	↑：原发性甲状腺功能减退症，需要补充外源性甲状腺素；↓：甲状腺功能亢进
降钙素原	<0.5ng/ml	<0.5μg/L	1	↑：见于细菌感染。如果<0.5ng/ml，脓毒症风险较低；如果>2ng/ml，严重脓毒症的风险大
总胆固醇	<200mg/dl	<5.2mmol/L	0.025 86	目前指南没有推荐目标水平；参考现行指南
LDL	<100mg/dl	<2.58mmol/L	0.025 86	目前指南没有推荐目标水平，而是基于目前风险因素开始中等强度到高强度的他汀类药物治疗；参考现行指南
HDL	女：>50mg/dl 男：>40mg/dl	女：>1.29mmol/L 男：>1.03mmol/L	0.025 86	目前指南没有推荐目标水平；参考现行指南
空腹甘油三酯	<150mg/dl	<1.70mmol/L	0.011 3	↑：见于酒精、饱和脂肪、药物摄入等。空腹检测。目前指南没有推荐目标水平

ALP，碱性磷酸酶；ALT，丙氨酸氨基转移酶；AST，天冬氨酸氨基转移酶；BNP，脑利钠肽；BPH，良性前列腺增生；BUN，血尿素氮；CK，肌酸激酶（原名肌酸磷酸激酶）；CrCl，肌酐清除率；CRP，C 反应蛋白；cTnI，心肌肌钙蛋白 I；ESR，红细胞沉降率；GFR，肾小球滤过率；GGT，谷氨酰转移酶；HDL，高密度脂蛋白；LDH，乳酸脱氢酶；LDL，低密度脂蛋白；MI，心肌梗死；PE，肺栓塞；PSA，前列腺特异抗原；SI，国际单位制；TPN，全肠外营养；TSH，促甲状腺激素

表 2-3

血液学实验室参考值

实验室检查	正常参考值		注　释
	传统单位	SI 单位	
RBC 计数			
■ 男	4.3×10^6~5.9×10^6/μl	4.3×10^{12}~5.9×10^{12}/L	
■ 女	3.5×10^6~5.0×10^6/μl	3.5×10^{12}~5.0×10^{12}/L	
Hct			↓：见于贫血，出血，溶血；↑：见于红细胞增多症，慢性缺氧
■ 男	40.7%~50.3%	0.4~0.503	
■ 女	36%~44.6%	0.36~0.446	
Hgb			与 Hct 相似
■ 男	13.8~17.5g/dl	138~175g/L	
■ 女	12.1~15.3g/dl	121~153g/L	

表 2-3

血液学实验室参考值(续)

实验室检查	正常参考值		注　释
	传统单位	SI 单位	
MCV	$80 \sim 97.6 \mu m^3$	$80 \sim 97.6 fL^a$	描述红细胞平均大小;MCV↑=大红细胞,MCV↓=小红细胞
MCH	$27 \sim 33 pg$	$1.66 \sim 2.09 fmol/cell$	测量 RBC 中 Hgb 平均重量
MCHC	$33 \sim 36 g/dl$	$20.3 \sim 22 mmol/L$	比 MCH 更可靠的测量 RBC 血红蛋白的指标。测量 RBC 中平均 Hgb 浓度。浓度不会因 RBC 的重量或大小而改变
网织红细胞计数(成人)	$0.5\% \sim 1.5\%$	$0.005 \sim 0.015$	反映红细胞生成的指标;↑表明未成熟红细胞释放数量在刺激(如缺铁性贫血时予铁剂)下应答性增加
ESR	$0 \sim 30 mm/hour$	$0 \sim 30 mm/hour$	无特异性;↑:见于炎症、感染、恶性肿瘤、结缔组织疾病、妊娠、肾炎。是颞动脉炎和风湿性多肌痛的有用监测指标
WBC 计数	$3.8 \times 10^3 \sim 9.8 \times 10^3/\mu l$	$3.8 \times 10^9 \sim 9.8 \times 10^9/L$	包括中性粒细胞、淋巴细胞、单核细胞、嗜酸性粒细胞和嗜碱性粒细胞;↑:见于感染与应激
ANC	$2000 cells/\mu l$		ANC=白细胞×(中性粒细胞%+杆状核粒细胞%)/100;如果<500,感染风险增加;如果>1000,感染风险较低
中性粒细胞	$40\% \sim 70\%$	$0.4 \sim 0.7$	中性粒细胞↑提示细菌或真菌感染。杆状核粒细胞↑提示细菌感染
杆状核中性粒细胞	$0\% \sim 10\%$	$0 \sim 0.1$	
淋巴细胞	$22\% \sim 44\%$	$0.22 \sim 0.44$	
单核细胞	$4\% \sim 11\%$	$0.04 \sim 0.11$	
嗜酸性粒细胞	$0\% \sim 8\%$	$0 \sim 0.08$	嗜酸性粒细胞↑见于过敏、寄生虫感染及某些恶性肿瘤
嗜碱性粒细胞	$0\% \sim 3\%$	$0 \sim 0.03$	
血小板	$150 \times 10^3 \sim 450 \times 10^3/\mu l$	$150 \times 10^9 \sim 450 \times 10^9/L$	$<100 \times 10^3/\mu l$=血小板减少症;$<20 \times 10^3/\mu l$=严重出血风险↑
铁			
■ 男	$45 \sim 160 \mu g/dl$	$8.1 \sim 31.3 \mu mol/L$	体内三分之二储藏在血红蛋白中;另三分之一在骨髓、脾脏、肝脏;只有少量存在于血浆。失血是铁含量减少的主要原因
■ 女	$30 \sim 160 \mu g/dl$	$5.4 \sim 31.3 \mu mol/L$	妊娠和哺乳期需要量增加
■ TIBC	$220 \sim 420 \mu g/dl$	$39.4 \sim 75.2 \mu mol/L$	缺铁时结合铁能力↑

　　ANC,中性粒细胞绝对计数;ESR,红细胞沉降率;Hct,红细胞压积;Hgb,血红蛋白;MCH,平均红细胞血红蛋白量;MCHC,平均红细胞血红蛋白浓度;MCV,平均红细胞体积;RBC,红细胞;SI,国际单位制;TIBC,总铁结合能力;WBC,白细胞

　　^{a}fL,毫微微升;毫微微,10^{-15};皮可,10^{-12};纳,10^{-9};微,10^{-6};毫,10^{-3}

液体和电解质

更多详细内容请参见第27章。

钠

参考范围:135~147mEq/L 或 mmol/L

钠离子是细胞外液(extracellular fluid,ECF)中主要的阳离子,人细胞存活在盐水中。钠和氯、钾、水等,在建立血浆渗透压及维持细胞内液(intracellular fluid,ICF)和 ECF 之间的渗透压平衡中起着重要作用。渗透压系统通过调节水的摄入和排出使血浆中的钠离子浓度维持在正常范围[6]。血清钠浓度的增加可能说明钠排泄量减少或血液浓缩。相反,血清钠浓度下降至低于正常值,可以反映血容量过多、异常的钠流失或钠消耗。虽然健康人群能够轻易地保持钠平衡,但如果患者患有肾衰竭、心脏衰竭或肺疾病,常常会出现钠水失衡。在成年人中,血清钠浓度的变化通常意味着水失衡,而不是钠失衡。因此,血清钠浓度能更多地反映患者的体液状况,而不是钠的平衡状况。低钠血症或高钠血症常引起神经系统症状,血清钠离子浓度的急剧变化可能会导致严重甚至致命的脑损伤[6]。

低钠血症

低钠血症(hyponatremia)与血液中钠浓度的稀释或钠的全身性消耗有关。由于胶体渗透压的影响,水能自由移动穿过细胞膜,所以,当出现低钠血症时就意味着机体所有体液中的钠已被稀释。低钠血症可能表现出低、高或正常渗透性。稀释性低钠血症是最常见的类型,是由水潴留导致的[7]。某些临床疾病,如肝硬化、充血性心力衰竭(congestive heart failure,CHF)、抗利尿激素异常分泌综合征(inappropriate antidiuretic hormone secretion,SIADH)、肾功能损害和高渗透性溶质(例如白蛋白、甘露醇)的注射,通常与稀释性低钠血症相关。药物如环磷酰胺、卡马西平、去氨加压素、奥卡西平、缩宫素、选择性 5-羟色胺再摄取抑制剂以及长春新碱,因其能引起 SIADH,因此也可能会造成可逆性的低钠血症(尤其是老年患者)[7,8]。钠消耗性低钠血症表现为血清钠浓度降低但不合并水肿。钠消耗性低钠血症可以发生于盐皮质激素不足、排钠性肾病或在含钠液体丢失的情况下,使用不含盐的溶液进行补液治疗等[7]。噻嗪类利尿剂的使用也可能导致严重的低钠血症。低钠血症常见于住院患者;然而,发病率因其严重程度不同而有较大差异,严重的并发症可能由疾病本身引起,也可能由于干预措施不恰当或者补钠速度过快引起。

高钠血症

高钠血症(hypernatremia)表现为与机体钠潴留相关的相对水分不足的状态。由于钠离子能维持细胞渗透性,因此高钠血症会导致高渗透性,至少会引起一过性的细胞脱水[9]。自由水的丢失、低渗液的丢失或钠的过量摄入均可导致高钠血症。除非患有尿崩症,否则自由水的丢失是很少见的。腹泻是婴儿及老年人低渗液丢失最常见的原因。

醛固酮增多症患者因钠离子于体内潴留,其血清钠浓度也可能升高。过量钠盐中毒通常是偶然或医源性的,而且最常见于不恰当的静脉输注高渗盐溶液。某些 β-内酰胺类抗生素(例如,替卡西林)有一定的钠负荷,当大剂量给药时也会导致液体超负荷。

机体对高渗最初的防御反应是口渴和液体摄入。因此,高钠血症综合征通常发生于不能充分获得液体补充的患者。例如,老年痴呆的患者,因其需要他人帮助进行水摄取,因此也具有较大的风险。同样,呕吐、昏迷或禁饮的患者也极易发生高钠血症。

钾

参考范围:3.5~5.0mEq/L 或 mmol/L

钾是人体细胞内主要的阳离子,它能调节酶的功能以及神经肌肉组织的兴奋性。人体内大约90%的钾都存在于 ICF 中,大部分存在于肌肉中,只有10%的钾在 ECF 中。细胞外液中的钾离子,在肾小球自由滤过,在近端肾小管重吸收,并由远端肾单位分泌。由于大多数钾存在于细胞内,因此,血钾浓度并不是衡量体内总钾水平的好指标。然而,细胞内钾很难测量。所幸的是,缺钾的临床表现(如疲劳、嗜睡、头晕、神志不清、心电图变化、肌肉无力、肌肉疼痛等)与血钾浓度密切相关。即使机体总钾异常,血钾浓度依然可以通过缓冲作用而保持在正常范围。当钾消耗时,钾从 ICF 转移到 ECF 中以维持血钾浓度。当血清钾浓度仅下降0.3mmol/L 时,体内总钾的缺失约达到100mmol。因此,如果不考虑其他因素而仅靠血钾浓度,可能会造成误判,仅仅基于血清浓度的测量,可能无法对机体总钾浓度的情况做出推断。钾异常通常由以下三个原因引起:①摄入异常;②排泄异常;③钾跨细胞转移异常(如代谢性酸中毒或碱中毒)。

低钾血症

机体每日丢失的钾(约40~90mmol/d),约90%经肾排泄,其余10%由粪便排泄,极少量随汗排出。然而,肾的保钾能力是有限的。即便停止摄入钾,每24小时,尿液中仍将含有5~20mmol 的钾。因此,对于无法从食物中摄取钾(如禁食),而又长期静脉输注无钾溶液的患者,就可能导致低钾血症。低钾血症也可由渗透性利尿(如甘露醇、糖尿)、噻嗪类或祥利尿剂(如氢氯噻嗪、呋塞米等)、盐皮质激素增多或长期呕吐引起。虽然上消化道分泌液中含钾量不高(仅为5~20mmol/L),但是,由于呕吐时会伴有食物摄入的减少,酸、碱、钠的流失,因此,也会引起低钾血症(hypokalemia)。而结肠中液体含钾量较高(约30~40mmol/L),所以严重腹泻或泻药的滥用所造成的结肠液体大量丢失,会造成钾的缺失。胰岛素及 β₂-肾上腺素能受体激动剂都可以促进钾从细胞外液向细胞内液移动,从而导致低钾血症。由于体内只有有限的钾在细胞外液中,因此,缺钾的程度难以确定。公式 2-1 可以用来估算低钾血症时钾的缺失:

$$K\ 缺失(mmol) = (K_{正常} - K_{测量}) \times 体重(kg) \times 0.4$$

(公式 2-1)

必须要注意的是，低镁血症经常伴随着低钾血症，因为镁在钠、钾和钙进入细胞的过程中必不可少。因而，对补钾治疗反应不佳的患者，可能只有在低镁血症得以纠正以后才可能达到治疗目标。通常，很多实验室并未将镁归入常规电解质检查，所以，必须要另外添加医嘱才能进行该检测。

高钾血症

高钾血症（hyperkalemia）常源于肾排钾量减少（如肾衰竭、肾灌注不足、醛固酮减少症），大量外源性钾的摄入或过度的细胞裂解（如溶血、烧伤、挤压伤、手术、感染等）。药源性因素包括血管紧张素转换酶抑制剂、血管紧张素受体抑制剂、醛固酮拮抗剂、非甾体抗炎药等。由于氢离子能够进入细胞中与钠、钾发生交换，因此代谢性酸中毒同样可以引起高钾血症。血钾浓度异常主要影响神经和肌肉组织（如心肌组织）的兴奋性。因此，高钾血症或低钾血症常可诱发心律失常。钾还会影响某些酶系统和酸碱平衡，以及碳水化合物和蛋白质的代谢。

二氧化碳含量

参考范围：21~32mEq/L 或 mmol/L

血清中 CO_2 含量代表碳酸氢根浓度（HCO_3^-）和血清中溶解的 CO_2 浓度的总和。溶解的 CO_2 仅占总 CO_2 含量的一小部分，这就使 CO_2 基本上代表着血清中碳酸氢根的浓度。氯和碳酸氢根是主要的带负电荷的阴离子，与带正电荷的阳离子（即，钠、钾）相抵消。

虽然几个缓冲系统［包括血红蛋白（Hgb）、磷酸盐和蛋白缓冲系统］都参与生理限度内 pH 的调节，但是 H_2CO_3-HCO_3^- 系统是最重要的。从临床角度来看，大多数的酸碱平衡紊乱都认为是 H_2CO_3-HCO_3^- 系统失衡造成的。碳酸氢盐维持生理 pH 的重要性将在第 26 章中进行详细讲述。

氯

参考范围：95~110mEq/L 或 mmol/L

氯离子（Cl^-）是 ECF 中主要的无机阴离子。为了保持电中性，氯离子浓度的变化通常与钠离子浓度相关，以保持中性电荷，血清氯没有真正的诊断价值。血钠浓度、碳酸氢盐和氯的浓度的关系可以用公式 2-2 描述，其中 R 代表阴离子间隙（AG）：

$$Cl^- + HCO_3^- + R = Na^+ \quad \text{（公式 2-2）}$$

碳酸氢盐和氯有助于维持酸碱平衡。血清氯浓度的下降常伴有代谢性碱中毒，而血清氯浓度升高可能提示高氯性代谢性酸中毒。但是，如果有机酸或其他酸性物质是酸中毒的主要原因，血清氯离子浓度在酸中毒时也会略有下降。如果不合并代谢性酸中毒，高氯血症很少发生，因为氯的潴留常常会伴有水钠潴留。胃肠道丢失大量的富氯液（例如，呕吐、腹泻、胃肠减压、肠瘘）会导致低氯血症。由于氯离子在肾脏中随阳离子一起排泄，因此，显著利尿也可能会导致低氯血症。

阴离子间隙

参考范围：7~16mEq/L 或 mmol/L

R 因子，或阴离子间隙（anion gap，AG），代表未测量的酸的浓度，如乳酸、磷酸、硫酸和蛋白质。如公式 2-2 所示，患者的阴离子间隙可由主要阳离子（Na^+）减去主要阴离子（Cl^-、HCO_3^-）得到。一些临床医生也会将钾包含在公式内，用两个主要阳离子（Na^+ 和 K^+）减去阴离子。如果不将钾计算在内，正常阴离子间隙通常是 5~12mmol/ml，算上钾则小于 16mmol/ml。

阴离子间隙升高可能提示代谢性酸中毒，常由乳酸、酮酸、水杨酸、甲醇或乙二醇的增加而引起。阴离子间隙较低可能与未测量阴离子浓度降低（例如，低蛋白血症）或血清钠离子系统性低估（例如，骨髓瘤引起的高黏血症）有关。而有关阴离子间隙的临床应用，详见第 26 章。

血尿素氮

参考范围：8~20mg/dl 或 2.8~7.1mmol/L

尿素氮是蛋白质代谢的最终产物。它完全由肝脏产生，经血液运送，并由肾脏排出体外。血尿素氮（blood urea nitrogen，BUN）的浓度可以反映肾功能，因为血中尿素氮完全从肾小球滤过，然后由肾小管重吸收和分泌。急性或慢性肾衰竭是 BUN 升高最常见的原因。虽然 BUN 是筛查肾功能不全很好的指标，但它不能充分量化肾脏疾病的程度。此外，一些非肾性因素，如大量摄入高蛋白质、某些导致蛋白质分解代谢增加的疾病状态（或上消化道出血）或糖皮质激素治疗，均可增加 BUN 的浓度。肝脏疾病以及低蛋白饮食则会造成 BUN 浓度较低。患者体内水分状态也会影响 BUN；水缺乏可使 BUN 浓缩，水过多则可稀释 BUN。BUN：SCr 的比值在临床上也有使用。正常的比值约为 15：1。比值大于 20：1 常见于患者肾血流量减少（例如，肾前性疾病如脱水或心输出量减少）或血液中蛋白含量增加（例如，摄入食物或上消化道出血）。比值小于 15：1 的情况见于患者肾衰竭、严重的营养不良（蛋白质摄入量少）或严重的肝脏疾病导致肝脏不能再形成尿素。由于 BUN 的变化不依赖于肾脏的功能，因此，SCr 是评价肾功能更适宜的指标。

肌酐

参考范围：≤1.5mg/dl 或 ≤133μmol/L

肌酐（creatinine）是骨骼肌中肌酸和磷酸肌酸的代谢产物。它的生成率对于特定个体而言是十分恒定的，主要由个人的肌肉量或去脂体重来决定。因此，肌肉发达个体的 SCr 浓度略高，但与 BUN 不同的是，它不直接受外源性因素或肝功能损害的影响。肌酐一旦从肌肉释放到血浆，它几乎完全由肾小球滤过，经肾排出体外，不会再被肾脏重吸收和代谢。肾小球滤过率（glomerular filtration rate，GFR）的下降可导致 SCr 浓度增加。因此，SCr 浓度的准确评价已被广泛应用于怀疑有肾脏疾病的患者的临床评估。然而，SCr 浓度本身不能用于评估个体的肾功能水平。

SCr 水平加倍,大致相当于 GFR 降低 50%。此经验性的一般法则,仅适用于肌酐水平稳定的状况[10]。

重要的是,当患者年纪逐渐变大,肌肉量下降,肌酐的生成也会逐渐减少。此外,由于女性肌肉质量较少,女性患者中 SCr 浓度大约为 0.2~0.4mg/dl(85%~90%),低于男性。

肌酐清除率

参考范围:90~130ml/min

由于肌酐几乎全部由肾脏的肾小球清除,因此,肌酐清除率(creatinine clearance,CrCl)可作为测量 GFR 的有用的临床指标。由于肾功能是许多经肾脏清除的药物进行剂量调整的依据,因此,CrCl 是一个有价值的临床参数。为获取实际 CrCl,需收集患者 24 小时尿液,根据尿肌酐的浓度(mg/dl)、24 小时内(ml/min)收集的尿液总量和 SCr(mg/dl)进行计算。使用公式 2-3 可计算患者实测 CrCl:

$$CrCl = \frac{尿肌酐浓度 \times 总尿量}{SCr \times 时间(min)} \quad \text{(公式 2-3)}$$

然而,收集尿液既耗时又昂贵,而且如果收集不完整,就会大大低估肾功能。为了代替测量实际 CrCl,常常用简化的公式估算患者的 CrCl。Cockcroft-Gault 公式包括的变量是年龄、体重和 SCr[11]。该公式可用于 SCr 稳定时肾功能的评估。通常情况下,临床医生会使用理想体重(ideal body weight,IBW)来估算 CrCl。但是,若实际体重(actual body weight,ABW)小于 IBW,将采用 ABW 进行计算。当患者 SCr 低于 1.5mg/dl 时,公式 2-4 的相关性和准确性最高[12]:

$$男性:估算 CrCl(ml/min) = \frac{(140-年龄) \times (体重\ kg)}{(72) \times [SCr_{(mg/dl)}]} \quad \text{(公式 2-4)}$$

用 Cockcroft-Gault 公式计算女性 CrCl 时,需要乘以 85%,这样才能更加符合女性肌肉质量较低的实际情况。

另一个估算 CrCl 的方法是 Jelliffe 公式[13],如公式 2-5 所示:

$$男性:估算 CrCl\ [ml/(min \cdot 1.73m^2)] = \frac{98-[(0.8) \times (年龄-20)]}{SCr_{(mg/dl)}} \quad \text{(公式 2-5)}$$

用 Jelliffe 公式计算女性 CrCl 时,需要乘以 90%。当患者 SCr 值小于 1.5mg/dl 时,使用该方法会显著低估患者的 CrCl[13],对于此类患者,Cockcroft-Gault 公式似乎相关性更高,准确性更大[12]。患者肝功能不全时,所有通过 SCr 值计算 CrCl 的方法得出的 CrCl 值都偏高[14]。因此,当试图对有肝脏疾病的患者进行药物调整时,需谨慎使用预估 CrCl 的方法。这些公式都不能用于患者 GFR 急剧变化的情况(如急性肾损伤),因为它们都不能准确地估算 GFR 的变化。

案例 2-1

问题 1: D. B. ,72 岁,男性,62kg,拟进行 24 小时 CrCl 测定。以下是从临床实验室得来的数据(总采集时间为 24 小时):

总尿量:1 000ml

尿肌酐浓度:42mg/dl

SCr:2.0mg/dl

根据给出的数据确定使用实测 CrCl 还是估算 CrCl 的计算方法,并对这些结果进行比较和对比。

利用公式 2-3,D. B. 实测 24 小时 CrCl 约为 15ml/min。使用 Cockcroft-Gault 法(公式 2-4),他的估算 CrCl 为 29.2ml/min。基于这两种方法可以知道,D. B. 的肾脏清除药物的能力受损,因此需要调整药物剂量和用药频率。可能由于 24 小时尿液收集不全或标本处理不当,实测值相对要低一些。由于 D. B. SCr 升高,达到 2.0mg/dl,因此利用 Cockcroft-Gault 公式估算的准确性也可能受影响。D. B. 的 SCr 基础值非常必要,如果 D. B. 的 2.0mg/dl 的 SCr 值与基础值一致,那么说明 Cockcroft-Gault 法的估算值是准确的;然而,如果 2.0mg/dl 的 SCr 值是一个急剧的变化,那么 Cockcroft-Gault 公式就不能用于评估 D. B. 的肾功能。

估算肾小球滤过率

一种代替 Cockcroft-Gault 公式来估算成年患者清除率的方法已发展为肾脏疾病的饮食调理(Modification of Diet in Renal Disease,MDRD)研究的一部分,被称为 MDRD 公式[15]。最初设计的公式已被修改成如下简短形式:

$$估算肾小球滤过率_{[ml/(min \cdot 1.73m^2)]} = 186 \times (SCr)^{-1.154} \times (年龄)^{-0.203} \times (0.742\ 若为女性) \times (1.212\ 若为非裔美国人) \quad \text{(公式 2-6)}$$

上述公式中,SCr 为血清肌酐,单位 mg/dl,年龄的单位为"岁",对女性或非裔美国人需要乘以额外的适当的系数。上述公式适用于实验室报告未标准化的 SCr 值。自 2005 年开始,各实验室逐步运用同位素稀释质谱法(isotope dilution mass spectrometry,IDMS)缩小不同临床实验室间测得的 SCr 结果的差异,从而使 SCr 值得以标准化。在 SCr 结果实行标准化的医疗机构,MDRD 公式的初始参数下调,可用以下公式来估算 GFR:

$$估算肾小球滤过率_{[ml/(min \cdot 1.73m^2)]} = 175 \times (SCr)^{-1.154} \times (年龄)^{-0.203} \times (0.742\ 若为女性) \times (1.212\ 若为非裔美国人) \quad \text{(公式 2-7)}$$

与 Cockcroft-Gault 公式相比,MDRD 法得到的估算 GFR 与实际测得的 GFR 更相符。但是,由于这两种方法都依赖于 SCr,肌肉量和膳食摄入量的影响仍然必须纳入考虑。在特定人群中(如肥胖患者和老年患者),用 MDRD 法准确性可能会降低,因为 MDRD 研究公式是从平均年龄 51 岁没有糖尿病肾病的人群中得到的。有关 MDRD 公式估算 GFR 的更为详细的描述,可参见第 28 章。

胱抑素 C

即使 SCr 长久以来都是描述肾功能的主要指标,但胱抑素 C(cystatin C)作为一种相对较新的生物标志物,能更为精确地测量 GFR。胱抑素 C 主要通过肾脏清除,无重吸收,肾功能下降的患者中,胱抑素 C 的水平升高。胱抑素 C 的参考范围与 SCr 类似(≤1.0mg/L)。与肌肉细胞产生的 SCr 不同,胱抑素 C 由血细胞产生,不受诸如肌肉量、饮食、年龄、性别、种族等因素的显著影响。然而,在男性,或者身高更高、体重更重、去脂体重更高的患者中,胱抑素 C 的水平也更高。也有研究发现胱抑素 C 的水平与年龄相关[16]。此外,血清胱抑素 C 水平升高发生的时间往往比 SCr 更早,这使它可能能够早期筛查患者的肾功能不全。它对发生肾脏疾病风险高的糖尿病、高血压或心血管疾病患者的筛查结果特别理想。胱抑素 C 也被视为心血管疾病的一个潜在的预测指标,初步的研究也说明了胱抑素 C 在阿尔茨海默病和脱髓鞘性疾病(如多发性硬化)中的作用。

葡萄糖

参考范围:65~115mg/dl 或 3.6~6.3mmol/L(空腹)

ECF 的空腹血糖浓度受体内平衡机制的精细调节,为机体组织提供足够的能量来源。两种内分泌激素,胰岛素和胰高血糖素协同作用使血糖维持在正常范围。胰岛素能降低血糖,而胰高血糖素,协同具有相反调节作用的肾上腺素、肾上腺皮质激素、生长激素,能够升高血糖。由于血浆葡萄糖浓度的波动受进食的影响,应根据所需信息的具体类型,决定是在空腹状态还是餐后状态进行葡萄糖浓度的检测。一般情况下,正常血糖值是指空腹血糖浓度。由于不同检测方法会造成特异性和灵敏度的差异,所以必须考虑实验室究竟采用何种血糖分析方法。对于糖尿病患者,可使用快速血糖仪进行指尖毛细血管全血血糖检测。使用此类设备进行的全血检测一般比对应的血浆血糖水平低 10%~15%。

糖化血红蛋白

参考范围:3.8%~6.4%

血红蛋白(hemoglobin, Hgb)是红细胞(red blood cell, RBC)中携带氧的成分。在红细胞的功能寿命期间(约4个月),葡萄糖分子与血红蛋白不可逆结合,生成糖化血红蛋白(glycosylated Hgb, A_{1c})。Hgb A_{1c} 的浓度可以反映患者循环红细胞寿命期间的平均血糖浓度。因此,Hgb A_{1c} 浓度的检测,可以诊断糖尿病,监控疾病的发展和/或评估药物疗效。非糖尿病患者中,只有大约 5% 的血红蛋白糖基化。重复两次检测,且 A_{1c} 均≥6.5% 的情况下,才能诊断为糖尿病[17]。无论是空腹血糖(fasting plasma glucose, FPG)还是餐后血糖都会对 A_{1c} 的检测产生影响。有研究证明,A_{1c} 越高(>8.5%),空腹血糖对 A_{1c} 的影响越大[18]。同样,当 A_{1c} 降低,空腹血糖的影响也降低。美国糖尿病协会建议,A_{1c}

为 7% 时,相对应的估算平均血糖浓度(eAG)为 154mg/dl。估算平均血糖可用以下公式计算:eAG(mg/dl)=(28.7−A_{1c})−46.7[17]。据估计,Hgb A_{1c} 值每降低 1%,微血管并发症的风险降低 37%,急性心肌梗死的风险降低 14%[19]。

高血糖和低血糖

高血糖(hyperglycemia)和低血糖(hypoglycemia)是糖代谢异常的非特异性表现。糖尿病是高血糖最常见的原因,尤其是伴随未能合理使用胰岛素和/或其他降糖药物治疗、高碳水化合物饮食、缺乏运动、合并近期感染或疾病以及精神紧张。在糖皮质激素、烟酸(剂量>2g/天)、噻嗪类和袢利尿剂、蛋白酶抑制剂、非典型抗精神病药物、3-羟基-3-甲基戊二酰辅酶 A(HMG-CoA)还原酶抑制剂(他汀类)等药物使用时,可能会导致或者加重高血糖。对正在接受胰岛素或口服降糖药治疗的患者而言,没有及时进食所致的碳水化合物摄入不足,是引发低血糖最常见的原因。除了胰岛素之外,胰岛素促分泌剂、氟喹诺酮类抗菌药物和某些中草药产品也可能会导致药源性低血糖。

案例 2-2

问题 1: T.C.,男,68 岁,于家庭医生处进行 2 型糖尿病控制情况的评估。他在过去 90 天血糖监测记录中的平均血糖水平是 195mg/dl。然而,T.C. 的 Hgb A_{1c} 为 9%,与其对应的 eAG 为 240mg/dl。T.C. 会定期对他的血糖仪进行校准并保证编码正确,所以,他对这些值的差异表示困惑。那么为什么这些平均值会有所不同呢?

T.C. 其实不用对这些值的差异表示惊慌。他的血糖监测仪有可能完全正常,并能充分检测他的血浆血糖浓度。然而,由于每日进行血糖监测的时间的关系,血糖仪测定的结果可能反映了较低的平均血糖浓度。例如,检测空腹状态多于餐后血糖可能导致较低的平均浓度,因为空腹值通常低于餐后浓度。相比血糖监测仪所得的 90 天的平均血糖值,A_{1c} 更能体现他在过去 90 天的平均血糖控制情况。

有关血糖和 Hgb A_{1c} 的详细情况请参见第 53 章。

渗透压

参考范围:280~300mOsm/kg 或 mmol/kg

溶液的渗透压(osmolality)是衡量每单位溶液中有渗透活性的离子(即,粒子)数量的指标。决定渗透压的是溶液中的总粒子数,而不是粒子的重量或粒子的性质。因为每摩尔物质含有 $6×10^{23}$ 个分子,所以,等摩尔浓度的处于非解离状态的所有物质,将产生相等的渗透压。例如,1mol Na^+Cl^- 的电离复合物会在溶液中产生 2 倍于 1mol 未离解复合物(如葡萄糖)的粒子。多数情况下,ECF 血清渗透压的主要决定因素是钠(及其伴随的阴离子)、葡萄糖和 BUN。如果对葡萄糖和 BUN 浓度进行校正,血清钠离子的浓度就近乎反映了血清渗透压。血清渗透压的经验性计算方法如下简易公式(公式 2-8):

$$渗透压_{(mOsm/kg\ H_2O)} = 2[Na^+] + \frac{[葡萄糖]}{18} + \frac{[BUN]}{2.8}$$

(公式 2-8)

当评估液体和电解质紊乱,特别是钠失衡的时候,血清渗透压非常有用。测定的血清渗透压和计算的血清渗透压之间的差值通常被称为"渗透压摩尔间隙"。需要注意的是,实际运用中,渗透压和渗透摩尔浓度是可以转换的。详细的内容请见第 27 章。

生化全套

对于一个特定的患者,常常需要多种实验室检查。常见的临床实验室检查套餐,包括基本代谢指标(basic metabolic panel,BMP)、综合代谢指标(comprehensive metabolic panel,CMP)、电解质、肝功能和肾功能检查(表 2-4)。在书写医疗记录时,医生通常会使用以下简略的方法来报告 BMP。

Na	Cl	BUN	
K	CO_2	SCr	葡萄糖

生化全套(multichemistry panels)相对花费较低,能够快速提供有关器官功能的基本信息,已成为常规检查。此外,由于实验室自动化,成套检查比单项检查更符合成本效益。然而,进行成套检查的潜在缺点在于,当"异常"指标与临床不符时,临床医生可能会倾向于进一步的实验室检查。需要注意的是,不同实验室,纳入特殊生化全套的个别实验室检查项目可能不尽相同。

表 2-4

常用生化全套检查

实验室项目	电解质	BMP	CMP	肝功能	肾功能
钠	√	√	√		√
钾	√	√	√		√
氯	√	√	√		√
CO_2	√	√	√		√
葡萄糖		√	√		√
肌酐		√	√		√
BUN		√	√		√
钙		√	√		
磷酸盐					√
总白蛋白			√	√	√
总蛋白			√	√	
碱性磷酸酶(ALP)			√	√	
丙氨酸氨基转移酶(ALT,SGPT)			√	√	
天冬氨酸氨基转移酶(AST,SGOT)			√	√	
总胆红素			√	√	
直接胆红素				√	

BMP,基本代谢指标;BUN,血尿素氮;CMP,综合代谢指标;SGOT,谷氨酸草酰乙酸氨基转移酶;SGPT,血清谷氨酸丙酮酸氨基转移酶。

钙

参考范围:8.6~10.3mg/dl 或 2.2~2.74mmol/L

钙(calcium)在人体内有两种主要的生理功能:它是细胞和组织中很重要的跨细胞信使,也是能对骨骼肌提供力量、硬度和弹性的羟磷灰石的主要成分。总钙含量主要存在于骨骼中,大约只有 1% 的钙能在 ECF 中自由交换。骨骼中钙的储存库,即使在钙的外部平衡明显改变时,仍然能使血浆中钙的浓度保持恒定。如果调节体液中钙含量的平衡因素(如甲状旁腺激素、维生素 D、降钙素)正常,那么即

使患者的总钙丢失达 25%~30%,其血浆钙离子浓度也不会发生变化。

ECF 中约 40% 的钙与血浆蛋白(尤其是白蛋白)结合,5%~15% 形成复合磷酸盐或枸橼酸盐,约 45%~55% 是未结合的离子钙。很多实验室都测量总钙浓度,然而,游离的钙离子浓度其实更为重要,它受到生理的紧密调节。大多数实验室也可以测定离子化形式的钙,其参考范围为 4.5~5.6mg/dl(1.13~1.4mmol/L)。由于低白蛋白血症会影响钙的测值,因此获得白蛋白水平用来计算校正的钙水平是很重要的。

案例 2-3

问题1：P. M.，男，61岁，因酒精中毒入院。无既往药物过敏史（no known drug allergies，NKDA）。P. M. 的既往史包括酒精导致的癫痫，酗酒长达20年，且有高血压。他的实验室检查如下：

白蛋白：2.0g/dl
钙：6.8mg/dl
总胆红素：10.8mg/dl
血清 AST：280units/L
碱性磷酸酶：240units/L

P. M. 能确诊为低钙血症吗？该如何进行处理？

案例中提供的患者数据不充分，不足以对相关治疗下结论。然而，它的确体现了把患者作为一个整体进行治疗的重要性，而非纠正某个特定的检测值。由于血清中部分钙可与血浆蛋白（主要是白蛋白）结合，因而血清钙离子浓度会受血浆蛋白浓度的影响。如果白蛋白浓度较低，所测得的血清钙通常会低于正常下限值。当白蛋白浓度降低，血钙浓度也将比正常范围的下限还低。当血清白蛋白较低时，可用以下原则来估算血清钙的校正值：血清白蛋白每下降1.0g/dl，血清总钙降低0.8mg/dl。因此，P. M. 的血清钙校正值应为：(4-患者白蛋白×0.8)+钙浓度=校正钙浓度。对于 P. M.，他的"校正"血清钙为8.4mg/dl，仅仅略低于参考范围，因此，除非他的血钙持续下降，否则可能不需要补钙治疗。游离的钙离子的直接测量不依赖于白蛋白浓度，低白蛋白血症存在时，不需校正钙浓度。然而，某些临床实验室并不具备测定游离的钙离子的能力。

镁

参考范围：1.3~2.2mEq/L 或 0.65~1.1mmol/L

镁是细胞内重要的电解质，与钾和钙一起维持细胞内的电中性。镁也在三磷酸腺苷（adenosine triphosphate，ATP）磷酸化的代谢中起着重要的作用。镁参与骨和牙齿的形成，也能维持正常的神经和肌肉功能。

低镁血症的主要原因是营养不良。其他能引起低镁血症的因素包括：质子泵抑制剂、慢性腹泻、酗酒以及利尿剂的使用。妊娠毒血症与低镁血症有关。纠正低钾血症或低钙血症之前，常需要纠正低镁血症。对合并低镁血症的患者，单纯补钾或补钙不会奏效，直到低镁得以解决。过量摄入含镁抑酸剂会导致高镁血症。肾功能减退的患者中也可发生镁浓度增加。高镁血症可减缓心脏传导，延长 PT 间期，并使 QRS 波增宽。

磷酸盐

参考范围：2.5~5mg/dl 或 0.80~1.6mmol/L

细胞外磷也就是无机磷，其浓度是细胞内磷浓度的主要决定因素，而细胞内磷反过来又是 ATP 和磷脂合成的磷酸来源。细胞内磷在核苷酸降解的调控中也发挥重要作用。

ECF 中磷的浓度受甲状旁腺激素、肠道磷吸收、肾功能、骨代谢和营养状况的影响。中度低磷血症多发生于营养不良的患者（尤其是促发合成代谢时）、过度使用抗酸剂（含铝抗酸剂在胃肠道与磷结合）的患者、慢性酗酒者与脓毒症患者中。严重的低磷血症的临床表现为神经系统功能障碍、肌肉无力、横纹肌溶解、心律不齐、白细胞和红细胞功能障碍等。尽管维生素 D 增多、甲状旁腺功能减退和进展性恶性肿瘤也是高磷血症的重要原因，但肾功能不全是高磷血症最常见的原因。

尿酸

参考范围：3~8mg/dl 或 179~476μmol/L

尿酸（uric acid）是嘌呤代谢的终产物。它没有生物功能，不能代谢。肾脏能排出体内60%~70%的尿酸。尿酸能自由滤过，且90%能被肾单位重吸收。

血清尿酸浓度升高是由于尿酸排泄减少（例如，肾功能障碍）或尿酸生成过量（例如，细胞毒药物治疗肿瘤或骨髓增生性疾病导致嘌呤代谢增加）。痛风，是高尿酸所引起的关节炎患者典型的临床症状，通常与血清尿酸浓度增加和尿酸盐结晶在关节沉积有关。血清尿酸浓度降低是无关紧要的，通常反映药物（例如，高剂量的水杨酸盐）具有降低尿酸的作用。

蛋白质

前白蛋白

参考范围：19.5~35.8mg/dl 或 195~358mg/L

前白蛋白（prealbumin）是一种重要的血清蛋白，但是与其他蛋白相比，它在循环蛋白中所占的比例相对较小。由于其在血清三碘甲状腺原氨酸（triiodothyronine，T3）和甲状腺素（thyroxine，T4）转运机制中的作用，它也被称为甲状腺素结合前白蛋白（thyroxine-binding prealbumin，TBPA）。然而，前白蛋白最常用于监测有营养不良风险（例如进食障碍、HIV 或接受全肠外营养）的患者。相对于白蛋白较长的半衰期（约3周），前白蛋白的半衰期只有1~2天。半衰期短，能更准确的反映蛋白质合成与分解代谢以及最终的即时营养状态的急性改变。肝脏疾病和营养不良会使白蛋白和前白蛋白均降低。霍奇金淋巴瘤、妊娠、慢性肾脏病和糖皮质激素的使用均可升高血清前白蛋白水平。

白蛋白

参考范围：3.6~5g/dl 或 36~50g/L

白蛋白（albumin），由肝脏产生，参与形成约80%的血清胶体渗透压。因此，低白蛋白血症状态常常引起水肿和 ECF 进入第三间隙。由营养不良或吸收障碍或肝合成白蛋白受损所致的必需氨基酸缺乏，将导致血清白蛋白浓度降低。大多数类型的肝功能不全都会造成白蛋白合成减少。白蛋白由于出血、烧伤或渗出，可直接经血液丢失；或因肾病直接经尿排出。血清白蛋白浓度很少升高，但在血液浓缩、休克或刚经静脉输注大剂量白蛋白后，白蛋白浓度可以增加。除了诊断价值，血清白蛋白浓度对与蛋白高度结合的药物和电解质（如苯妥英钠、地高辛、钙）的治疗性监测有重要参考价值。严重低白蛋白血症时，若要对这些药物的治疗进行准确评价，就需要测定这些药物的"游离"或未结合浓度。

球蛋白

参考范围：2.3~3.5g/dl 或 23~35g/L

除了白蛋白，球蛋白（globulin）也是一种重要的血浆蛋白。白蛋白的主要功能是维持血清胶体渗透压，而球蛋白在免疫过程起积极作用。球蛋白可分为几个亚组，如 α、β 和 γ。γ-球蛋白可进一步分为多种免疫球蛋白（例如，IgA，IgM，IgG）。慢性感染或类风湿性关节炎可以升高免疫球蛋白水平，评估免疫失调时，分离免疫球蛋白能提供有用的信息。因为球蛋白并不只由肝脏合成，故肝病时白蛋白与球蛋白的比值（A/G 比值）会发生改变。这一比值的改变是由于白蛋白浓度降低，而球蛋白浓度代偿性升高造成的。

心脏标志物

当怀疑心脏受损时，心脏生物标志物（cardiac markers）在临床实践中有助于患者的评估、诊断和监测。这些标记物主要包括一些心脏受损或死亡时释放入血的酶。酶的活性通常用国际单位（international unit，IU）来表示，1 国际单位是指每分钟催化 1μmol 底物转化所需的酶的数量。国际单位中类似的术语还有卡特（kat）。1 卡特是每秒催化 1 摩尔底物所需的酶量，1.0μkat 即为 1.0μmol/sec 所需的酶量。基于这些信息，μkat 和国际单位之间的转换关系为 1μkat=60IU。

肌酸激酶

参考范围：女性 20~170IU/L 或 0.33~2.83μkat/L；男性 30~220IU/L 或 0.5~3.67μkat/L

肌酸激酶（creatine kinase，CK），原名肌酸磷酸激酶，能催化高能磷酸盐在耗能较多的组织（如骨骼肌、心肌、脑）中的转化。剧烈运动、肌肉注射刺激组织的药物（如地西泮、苯妥英）、挤压伤、心肌损伤、横纹肌溶解或大剂量使用 HMG-CoA 还原酶抑制剂时都会使 CK 的血清浓度增加。

CK 由 M 亚基和 B 亚基组成，可进一步分为 3 种同工酶：MM、BB 和 MB。CK-MM 同工酶主要存在于骨骼肌中，CK-BB 同工酶主要分布于脑中，CK-MB 同工酶主要在心肌。心肌中 CK 的活性成分 80%~85% 为 CK-MM，15%~20% 为 CK-MB。非心脏组织中所含的大量 CK 为 CK-MM 或 CK-BB。CK-MB 几乎不存在于除了心肌以外的其他组织，因此它是一种特异性的心肌标志物。

CK-MB 通常在急性心肌梗死（myocardial infarction，MI）后 3 到 6 小时开始增加，12 至 24 小时到达峰值，约占总 CK 的 5% 或更多[20]。心肌损伤与释放到血清的 CK-MB 具有一定的相关性（即，CK-MB 值越高，心肌损伤越广泛）。虽然 CK-MB 水平高于 25units/L 时通常与 MI 相关，但是，由于检测方法不同，绝对值可能有所差异[21]。一般来讲，如果 CK-MB 量超过 CK 总量的 6%，则可以推测心肌损伤已经发生。CK-MB 的检测为发现 MI 提供了一个快速、灵敏、特异、效价比高、决定性的方法[22]。

肌钙蛋白

参考范围：心肌肌钙蛋白 T（cTnT）0-0.01ng/ml 或 μg/L；心肌肌钙蛋白 I（cTnI）0.04ng/ml 或 μg/L

肌钙蛋白（troponin）是在肌肉中调节钙介导的肌动蛋白和肌球蛋白之间相互作用的蛋白。有两种心脏特异性肌钙蛋白，心肌肌钙蛋白 I（cardiac troponin I，cTnI）和肌钙蛋白 T（cardiac troponin T，cTnT）。其中 cTnT 存在于心肌和骨骼肌细胞中，而 cTnI 仅存在于心肌[23,24]。与 CK-MB 检测相比，TnI 是检测心肌损伤更特异、更敏感的指标[25]。此外，MI 后 2~4 个小时内，cTnI 浓度就会升高，这使临床医生能够迅速采取适当的治疗。肌钙蛋白约持续升高 10 天，而 CK-MB 通常仅升高 2~3 天。cTnI 水平超过 0.04ng/ml 时，提示有急性心肌损伤，但是该值可能因检测方法（缺乏标准化）或检测机构的不同而有轻度的差异。关于心脏标志物更为详尽的使用，请参见第 13 章。

案例 2-4

问题 1：K.J.，男，55 岁，因稳定型心绞痛入医院急诊。主诉突发一过性的胸部紧压感，发汗且恶心，在过去几个小时中反复发作。K.J. 描述该症状有时非常严重，无论是改变体位、服用抑酸剂或者舌下含服硝酸甘油都不能缓解。心电图显示 ST 段降低，与心肌梗死（MI）一致。心脏标志物检测结果如下：CK 200IU/L，CK-MB 5%，cTnI 0.67。K.J. 被诊断为 MI（非 ST 段抬高型 MI），入院行心导管介入手术。尽管有包括 cTnI 升高在内的明确证据支持急性 MI，为何总 CK 和 CK-MB 血清浓度在参考范围之内？

即使 CK 和 CK-MB 可用于诊断和评价心肌损伤或坏死，但这些值单独使用时具有一定的局限性。肌钙蛋白水平对心肌细胞死亡更加灵敏且特异性更强，发生变化比 CK 和 CK-MB 更快显示阳性，持续时间也更长（可持续 10 天）。所以即使 CK 和 CK-MB 都没有升高，肌钙蛋白仍能提示即使是少量的心肌细胞死亡。基于心电图结果以及升高的肌钙蛋白，该患者能被判断为非 ST 段抬高型 MI。

肌红蛋白

参考范围：女 12~76μg/L；男 19~92μg/L

肌红蛋白（myoglobin），是存在于心脏和骨骼肌细胞中的一种蛋白，能够为工作的肌肉提供氧气。当肌肉受损时，肌红蛋白被释放入血。作为一种心脏生物标志物，血清肌红蛋白浓度在心肌组织损伤后 3 小时内升高，约 8~12 个小时达到高峰，并在一天左右恢复正常。心肌损伤后，肌红蛋白血清浓度比 CK-MB 的升高更迅速，因此在急诊室具有一定协助排除 MI 的作用。但是，与 CK-MB 和肌钙蛋白相比，肌红蛋白血清浓度对心肌组织的特异性更低；非心脏组织创伤或缺血性损伤都可以引起血清肌红蛋白升高。

同型半胱氨酸

参考范围：4~12μmol/L

当患者缺乏叶酸、维生素 B₆ 或维生素 B₁₂ 时，血清同型半胱氨酸(homocysteine)往往升高。同型半胱氨酸被认为对血管上皮具有损伤作用。随着时间的推移，患者同型半胱氨酸水平升高(>12μmol/L)多意味着心脏疾病的风险增加[26]。建议具有高同型半胱氨酸家族史的患者、没有典型危险因素或血脂升高却有早期动脉粥样硬化的患者，都进行同型半胱氨酸的筛查。因为目前已经清楚了同型半胱氨酸水平的升高与特定维生素缺乏之间的关系，临床上已经采用补充叶酸、维生素 B_6 和维生素 B_{12} 的方法进行治疗。然而，此方法能否降低急性 MI 或卒中的发生率的相关数据非常有限。

乳酸脱氢酶

参考范围： 100~250IU/L(成人)或 1.67~4.17μkat/L

乳酸脱氢酶(lactate dehydrogenase, LDH)存在于在心脏、肾脏、肝脏和骨骼肌中。它也大量存在于红细胞和肺组织。因为血清 LDH 浓度的增加与许多器官和组织的疾病有关，所以，LDH 的诊断价值在某种程度上受限。LDH 有五种同工酶。虽然大多数组织中同时含有五种同工酶，但一些组织中某种同工酶占相对优势。心脏主要含 LDH_1，LDH_2 次之。骨骼肌和肝脏中以 LDH_5 为主。很多组织中都含有 LDH_3 和 LDH_4，包括肺、红细胞、肾脏、脑和胰腺。因此，检测特定的同工酶能增加血清 LDH 的诊断意义。

脑钠肽

参考范围： <100pg/ml 或<100ng/L；>500pg/ml 或>500ng/L 认为是升高

当心肌组织的负荷增加时，心室会释放脑钠肽(brain natriuretic peptide, BNP)。BNP 升高意味着患者有充血性心力衰竭(chronic heart failure, CHF)且容量负荷过重。为了降低心脏负荷，BNP 通过作用于肾素-血管紧张素-醛固酮系统，使血管扩张，促进尿钠排泄(增加钠的排泄)，从而减少血容量。当患者患有某种程度的 CHF 时，BNP 水平通常大于 100ng/L。BNP 水平大于 500ng/L 时，表示有明确的 CHF，需要进一步评估来充分了解心脏功能受损的程度[27]。最近，N-末端前体脑钠肽(NT-pro-BNP)作为前体 BNP 向 BNP 转化的裂解产物，已被临床医疗机构广泛使用。BNP 也被急诊科用来作为严重呼吸困难患者的诊断工具。但是，目前的研究并未证实用 BNP 指导治疗或将 BNP 作为入院标准的额外优势。关于 BNP 更为详尽的讲述，请参见第 14 章。

C-反应蛋白

参考范围： 0~1.6mg/dl 或 0~16mg/L

C-反应蛋白(C-reactive protein, CRP)是一种非特异性急性期反应物，有助于炎症过程(例如，类风湿性关节炎和细菌感染)的诊断和监测。CRP 是肝脏对炎症反应过程应答的产物。虽然 CRP 的升高意味着急性炎症反应的存在，但该检测由于其非特异性并不能明确炎症发生的原因和位置。CRP 类似于既往使用的一种检测，即红细胞沉降率(erythrocyte sedimentation rate, ESR)，但它往往会比 ESR 更

敏感，对急性炎症的反应更加迅速和强烈。CRP 的潜在应用是作为心血管疾病风险因子[28]。现在已经可以进行更加灵敏的 CRP 检测，被称为 hs-CRP 和高灵敏 CRP。hs-CRP 检测也是检测同样的急性期反应物，但它能够检测到较低水平的 CRP，使其在具有心血管疾病风险的患者的早期监测中发挥作用。心血管风险评估基于以下标准进行分级：患者的 hs-CRP 值小于 1.0mg/L，心血管疾病风险低；患者的 hs-CRP 在 1.0~3.0mg/L 之间，风险程度中等；患者的 hs-CRP 大于 3.0mg/L，被认为发生心血管疾病风险高。需要强调的是，虽然 hs-CRP 是心血管疾病的一个新指标，但其他已经确定的危险因素依然是评价心血管疾病整体风险的金标准。CRP 也被用来评估慢性炎症性疾病，如类风湿关节炎和克罗恩病。此外，由于病毒感染一般不增加血清中 CRP 的浓度，使用 CRP 作为病毒与细菌感染的鉴别诊断工具可能在对临床有所帮助。

肝功能检测

天门冬氨酸氨基转移酶

参考范围： 0~35units/L 或 0~0.58μkat/L

天门冬氨酸氨基转移酶(aspartate aminotransferase, AST)在心脏和肝脏组织中含量丰富，在骨骼肌、肾脏和胰腺也有一定分布。当心脏细胞或肝细胞发生急性损伤时，该酶从受损细胞中释放入血。临床上，AST 检测用于评价心肌损伤，诊断和评估肝细胞损伤性肝病的预后。心肌梗死后，约 95% 的患者血清 AST 浓度会升高。但心肌损伤 4~6 小时后，AST 血清浓高才增加。AST 浓度在 24~36 小时处于高峰期，约 4~5 天恢复到正常范围。

由病毒性肝炎或肝毒素(如，四氯化碳)引起的急性肝坏死患者，血清 AST 值显著升高。在这些情况下，血清 AST 和丙氨酸氨基转移酶(alanine aminotransferase, ALT)浓度都会增加，甚至先于临床症状(如，黄疸)。当发生肝实质性疾病，AST 和 ALT 血清浓度升高可达正常上限的 100 倍。而肝内胆汁淤积、肝后性黄疸或肝硬化患者，根据细胞坏死的程度，AST 常常中度升高。肝硬化患者的 AST 血清浓度通常高于 ALT，AST 的增加通常是正常值上限的 4~5 倍。

丙氨酸氨基转移酶

参考范围： 0~35units/L 或 0~0.58μkat/L

ALT 基本上存在于 AST 浓度较高的相同组织中。然而，血清 ALT 升高对于肝脏相关的损害或疾病具有更高的特异性。尽管 ALT 在肝组织中的分布比 AST 在心脏组织中更为丰富，但肝脏组织中 AST 含量仍然是 ALT 的 3.5 倍。当疾病影响肝细胞结构时，血清 AST 和 ALT 浓度均会升高，但急性 MI 时，ALT 浓度并不会明显增加。评估 ALT/AST 比值是有潜在帮助的，尤其是在诊断病毒性肝炎时。酒精性肝硬化、慢性肝病或肝癌时，ALT/AST 比值通常大于 1。当 ALT/AST 比值小于 1 时，更趋向于病毒性肝炎或急性肝炎。这对于肝脏疾病的诊断是很有帮助。

碱性磷酸酶

参考范围: 20~130units/L 或 0.33~2.17μkat/L

碱性磷酸酶(alkaline phosphatase, ALP)构成了一组庞大的同工酶,在糖和磷酸盐的转运中起重要作用。这些ALP同工酶具有不同的生理化学性质,来源于不同的组织(例如,肝,骨,胎盘,肠)。对于正常成人,ALP 主要来源于肝脏和骨。虽然只有少量 ALP 存在于肝脏中,但是轻度肝内或肝外胆道梗阻时,这种酶就被分泌入胆汁,继而可以检测到 ALP 血清浓度的升高。因此,早期胆管异常可引起ALP 升高,而此时血清胆红素的升高可能并不明显。药物(如,氯丙嗪、磺胺类药物)引起的胆汁淤积性黄疸可增加血清 ALP 浓度。轻度急性肝细胞损伤患者的 ALP 水平几乎不升高。即使发生肝硬化,ALP 浓度仍然不会变化,这取决于肝功能失代偿和梗阻的程度。

成骨细胞在骨中产生大量 ALP,其显著升高见于 Paget 骨病、甲状旁腺功能亢进、骨肉瘤、成骨细胞癌的骨转移以及其他存在成骨细胞明显活跃的情况。在骨骼快速生长期间(如婴儿期、幼儿期、骨折愈合期)血清 ALP 会升高;妊娠期间,由于胎盘和胎儿骨骼的缘故,其浓度也会升高。

γ-谷氨酰转移酶

参考范围: 男 9~50units/L;女 8~40units/L

虽然 γ-谷氨酰转移酶(gamma-glutamyl transferase, GGT)在肾脏、肝脏和胰腺中都存在,但其主要的临床价值是用于评价肝胆疾病。肝脏发生阻塞性黄疸或浸润性疾病时,GGT 血清浓度与 ALP 平行增加。然而,如果 ALP 增加而 GGT 正常,则更多意味着肌肉或骨的问题。GGT 是诊断胆道梗阻和胆囊炎更为灵敏的肝酶指标。由于 GGT 是一种肝微粒体酶,而酒精和其他药物(如苯巴比妥、苯妥英钠、卡马西平)可诱导微粒体酶,从而使组织中的 GGT 浓度反应性增加。因此,GGT 是近期或慢性酗酒的敏感指标。

胆红素

总胆红素——参考范围: 0.1~1.0mg/dl 或 2~18μmol/L

直接(结合)胆红素——参考范围: 0~0.2mg/dl 或 0~4μmol/L

胆红素(bilirubin)是血红蛋白的主要分解产物,形成于网状内皮系统中(图 2-1,步骤 1)。胆红素转运到血液(步骤 2),在那里几乎完全与血清白蛋白相结合(步骤 3)。当胆红素到达肝细胞血窦面时,游离胆红素被快速摄入肝细胞中(步骤 4),主要转换成胆红素二葡萄糖醛酸酯(步骤 5)。单葡萄糖醛酸酯也会形成,它代谢后主要形成二葡萄糖醛酸酯。结合胆红素二葡萄糖醛酸酯接着分泌到胆汁中(步骤 6),排入肠道,其大部分被肠道细菌转换为尿胆原(步骤 7)。大多数尿胆原被分解或随粪便排出(步骤 13),但仍有一小部分重吸收入血(步骤 8)或吸收入肝(步骤 9),随后又分泌到胆汁(步骤 12)或排泄到尿中(步骤 10)。尿胆原使尿液呈淡黄色,而使粪便呈黄褐色。肝细胞中的结合胆红素如何转移到血液中(步骤 14)的机制并不是很清楚。然而,许多类型的肝脏疾病中,结合(直接)胆红素在

血液中的浓度都有所增加。当其浓度超过 0.2~0.4mg/dl 时,胆红素将开始出现在尿中(步骤 11)。非结合(间接)胆红素不溶于水,且与血清白蛋白高度结合,这两个因素都决定了它几乎不会出现在尿液中[29]。

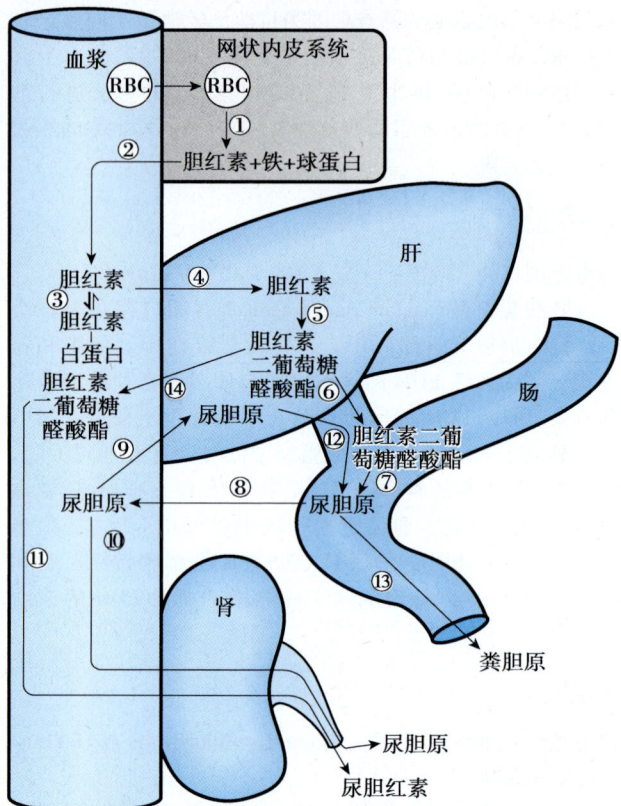

图 2-1　胆红素代谢

其他检查

淀粉酶和脂肪酶

淀粉酶(参考范围:35~118units/L 或 0.58~1.97μkat/L)和脂肪酶(参考范围:10~160units/L 或 0~2.67μkat/L)是由胰腺产生,分泌到十二指肠中帮助消化的酶。小部分的酶存在于唾液和胃中。两者之一显著升高均提示胰腺损伤。

淀粉酶能将复杂的碳水化合物分解为单糖。急性胰腺炎或胰管梗阻的患者,其血清淀粉酶的水平显著升高。淀粉酶水平往往在疾病开始6~48小时后上升,急性发病3天后恢复正常。慢性胰腺炎或胰管梗阻时,淀粉酶水平可能长期保持较高的状态。其他非胰性疾病(如肠穿孔、胆道疾病、消化性溃疡穿孔、异位妊娠、腮腺炎)可能与血清淀粉酶水平升高有关。

脂肪酶能将甘油三酯分解为脂肪酸。血清脂肪酶水平升高提示有胰腺疾病,且对胰腺疾病的特异性优于淀粉酶。非胰腺疾病,如胆囊疾病或胆汁性肝硬化也会导致脂肪酶升高。脂肪酶升高的情况与淀粉酶相似;然而,脂肪酶水平的升高往往能持续5~7天,有益于胰腺疾病的后期诊断。麻醉药品(如,吗啡)能收缩 Oddi 括约肌,导致血清淀粉酶

和脂肪酶浓度升高。

前列腺特异性抗原

参考范围：0~4ng/ml 或 0~4μg/L

前列腺特异性抗原（prostate-specific antigen，PSA）是一种几乎完全由前列腺上皮细胞产生的蛋白酶糖蛋白。大量的 PSA 存在于精液中，只有少量存在于血中。当由于良性、恶性肿瘤或炎症（前列腺炎）使正常前列腺腺体结构遭到破坏时，血清 PSA 浓度升高。良性前列腺增生患者中，有一半以上会伴有血清 PSA 浓度升高。对前列腺癌的分期、进展和治疗反应监测而言，PSA 同样是一个有价值的参数[30]。

前列腺随年龄的增长而变大，因此，老年男性比年轻男性可能具有更高的 PSA 值。有关前列腺的以下操作会引起 PSA 血清浓度升高：直肠指检（digital rectal examination，DRE）、放置导尿管、经直肠超声检查、膀胱镜检查或前列腺组织活检。此外，血清 PSA 在射精 24~48 小时后也会升高。虽然良性前列腺增生的男性患者中，PSA 血清浓度会升高，但在前列腺癌患者中，其浓度升高更加显著，且更为常见。男性的 PSA 水平在 4~10ng/ml 之间时，应进一步评估潜在前列腺癌的可能。

PSA 的血清半衰期为 2~3 天，但在前列腺有关操作后的数周，血清 PSA 浓度都能保持在较高水平。循环血清 PSA 与血浆蛋白结合，目前能够测定总的和游离（未结合）的 PSA 浓度。当游离 PSA 与总 PSA 的比值小于 0.25 时，男性患前列腺癌的风险将增加[31]。现在倾向于采用一种激进的方法，使男性患者的前列腺癌局限化，并将其生存预期延长至 10 年以上[30,32]。

促甲状腺激素

参考范围：0.5~4.7μunits/ml 或 munits/L

促甲状腺激素（thyroid-stimulating hormone，TSH），也被称为甲状腺刺激激素，由脑垂体分泌，刺激甲状腺生成甲状腺素 T_4 和 T_3。TSH 与甲状腺激素，常用于诊断甲状腺疾病或监测外源性甲状腺素的补充治疗。在第 52 章中，提供了有关甲状腺实验室检查结果改变的临床意义的详尽讨论。

降钙素原

降钙素原（procalcitonin）是降钙素的前体，健康人群一般无法测得。当患者的炎症反应继发于细菌感染时，降钙素原升高；然而，因病毒感染或非感染性疾病引起的炎症反应不会造成患者降钙素原的类似升高。有趣的是，降钙素原升高的患者其降钙素并不增加。对脓毒症或脓毒综合征患者而言，降钙素原水平若低于 0.5ng/ml，意味着进展为严重脓毒症的风险较低；若大于 2ng/ml，则发展为严重脓毒症的风险较高。同样，涉及下呼吸道感染的临床试验表明，当患者降钙素原水平低于 0.25ng/ml 时，不建议使用抗生素；当大于或等于 0.5ng/ml 时，应该使用抗生素治疗。当确诊感染后，这些标准也被视为终止抗生素治疗的指标；然而降钙素原的确切作用目前尚未完全明确。所以，还需要进行更多的实验来证明降钙素原检测的作用。

胆固醇和甘油三酯

高胆固醇血症和血脂紊乱将在第 8 章中详细讨论。为了方便起见，总胆固醇（total cholesterol，TC）、低密度脂蛋白（low-density lipoproteins，LDLs）、高密度脂蛋白（high-density lipoproteins，HDLs）和空腹甘油三酯（fasting triglycerides，TGs）的标准值范围已纳入表 2-2。

血液学

许多不同类型的血液细胞都源于造血干细胞。每个细胞系都有明确的功能，在整体平衡过程中发挥独特的作用，并可能存在于骨髓、淋巴系统和血液中。通常情况下，常规的临床实验室检查会检测血液中成熟髓细胞的浓度。图 2-2 说明了来源于造血干细胞的不同谱系[33]。下面将集中讨论源自髓系的细胞。读者可参考第 16 章，进一步了解淋巴和骨髓细胞临床的相关性（图 2-2）。

全血细胞计数

全血细胞计数（complete blood count，CBC）是最常用的实验室检查之一。CBC 测定红细胞（red blood cells，RBC）、血红蛋白（hemoglobin，Hgb）、红细胞压积（hematocrit，HCT）、平均红细胞体积（mean cell volume，MCV）、平均红细胞血红蛋白浓度（mean cell Hgb concentration，MCHC）和白血细胞（white blood cells，WBCs）总数。根据实验室具体内容，有的 CBC 测试可能还包括血小板、网织红细胞或白细胞分类。在临床实践中常采用一种简便方法来标注血液学参数，具体如下图形所示。

$$WBC \diagdown \genfrac{}{}{0pt}{}{Hgb}{Hct} \diagup 血小板$$

红细胞

男性——参考范围：$4.3×10^6 ~ 5.9×10^6/μl$ 或 $4.3×10^{12} ~ 5.9×10^{12}/L$

女性——参考范围：$3.5×10^6 ~ 5.0×10^6/μl$ 或 $3.5×10^{12} ~ 5.0×10^{12}/L$

红细胞来源于骨髓，释放入外周血，随血液循环约 120 天后，由网状内皮系统清除。红细胞的主要功能是将与氧结合的血红蛋白从肺运输到组织中。通过测定血液中 RBCs 浓度可用于诊断贫血、计算 RBC 指数及计算 Hct。Hct 和 Hgb 通常用于监测 RBCs 的数量变化。

红细胞压积

男性——参考范围：40.7% ~ 50.3% 或 0.4~0.503

女性——参考范围：36% ~ 44.6% 或 0.36~0.446

Hct（红细胞压积），即 RBCs 占全血容积的百分比，是将全血在毛细管中离心后，沉降的 RBCs 的高度与全血柱的高度的比值。Hct 减少可能是由于出血、使用骨髓抑制的药物、慢性疾病、红细胞形态的遗传性改变或溶血。Hct 增加的原因可能是血液浓缩、真性红细胞增多症或继发性于

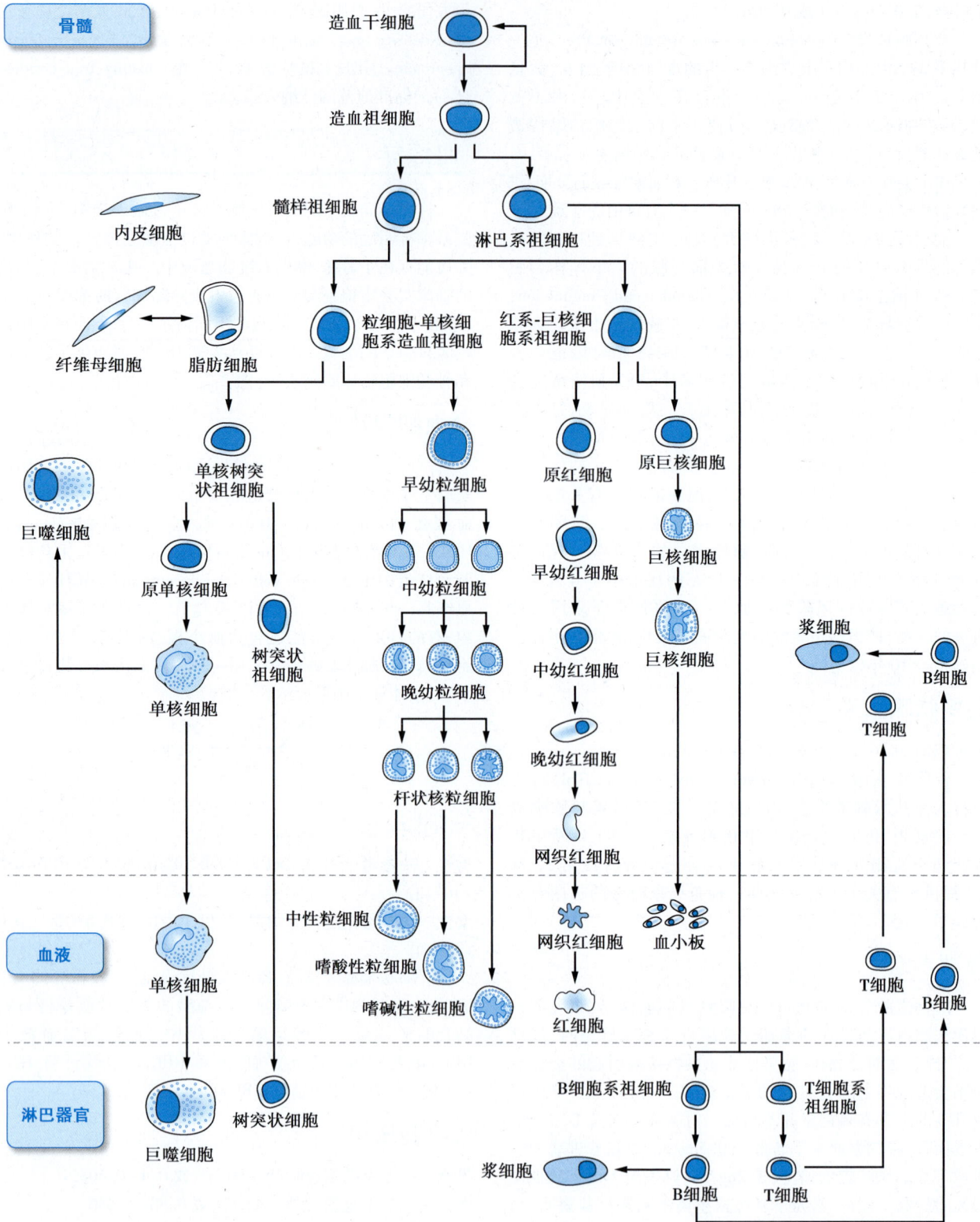

造血干细胞

造血祖细胞

髓样祖细胞

淋巴系祖细胞

内皮细胞

纤维母细胞　脂肪细胞

粒细胞-单核细胞系造血祖细胞

红系-巨核胞系祖细胞

巨噬细胞

单核树突状祖细胞

早幼粒细胞

原红细胞

原巨核细胞

原单核细胞

中幼粒细胞

早幼红细胞

巨核细胞

浆细胞

B细胞

树突状祖细胞

晚幼粒细胞

中幼红细胞

巨核细胞

T细胞

单核细胞

杆状核粒细胞

晚幼红细胞

网织红细胞

中性粒细胞

嗜酸性粒细胞

嗜碱性粒细胞

网织红细胞

红细胞

网织红细胞　血小板

T细胞

B细胞

血液

单核细胞

淋巴器官

巨噬细胞

树突状细胞

B细胞系祖细胞

T细胞系祖细胞

浆细胞

B细胞

T细胞

图 2-2　造血干细胞系。来源：Adapted with permission from Greer JP，Foerster J，Rodgers GM et al.，eds. *Wintrobe's Clinical Hematology*. 12th ed. Philadelphia，PA：Lippincott Williams & Wilkins；2009：80.

慢性缺氧所致的红细胞增多症。

血红蛋白

男性——参考范围:13.8~17.5g/dl 或 138~175g/L
女性——参考范围:12.1~15.3g/dl 或 121~153g/L

血红蛋白是 RBCs 中所含的主要携氧复合物。因此,总的 Hgb 浓度主要取决于血液样本中的红细胞数量。和 Hct 一样,影响 RBCs 数量的情况也会影响 Hgb 浓度。如前所述,糖化血红蛋白(A_{1c})是用于监测糖尿病的相关检测手段。

红细胞指数

红细胞指数(red blood cell indices,也称为 Wintrobe 指标)常用于贫血的分类。这些指标包括 MCV、平均红细胞血红蛋白含量(MCH)和 MCHC。这些指标的计算公式(公式 2-9~公式 2-11)如下:

$$MCV = \frac{Hct(\%) \times 10}{RBC(10^6/\mu l)} = 80 \sim 97.6(\mu m^3 \text{ 或 fL})$$

(公式 2-9)

$$MCH = \frac{Hgb(g/dl) \times 10}{RBC(10^6/\mu l)} = 27 \sim 33(pg)$$

(公式 2-10)

$$MCHC = \frac{Hgb(g/dl) \times 100}{Hct(\%)} = 33 \sim 36(g/dl)$$

(公式 2-11)

平均红细胞体积

平均红细胞体积(mean cell volume,MCV)用于检测细胞体积的变化。MCV 降低代表小红细胞,可由缺铁性贫血或慢性炎症贫血引起。MCV 增大表示大红细胞,可因维生素 B_{12} 或叶酸缺乏引起。有些疾病(例如酗酒、慢性肝脏疾病、神经性厌食症、甲状腺功能减退症、网状细胞增多症、血液疾病)也可能继发因这些维生素的缺乏而导致的 MCV 升高[34]。"混合"性(小细胞和大细胞)贫血患者的 MCV 可能正常。需注意的是,对血液涂片的显微镜检查进行直接评估是确定 RBC 大小的金标准。

平均红细胞血红蛋白量

平均红细胞血红蛋白量(mean cell hemoglobin,MCHC)是一个比 MCH 更可靠的测量 RBC Hgb 的指标。MCH 测量的是样品中 RBCsHgb 的重量,而 MCHC 测量的是 RBCs 的浓度。正色素性贫血中,RBCs 大小(MCV)伴随血红蛋白的重量(MCH)的改变而变化,但是 Hgb 浓度(MCHC)保持正常。RBCsHgb 含量的变化会改变这些细胞的颜色。因此,低色素性贫血指的是 RBC Hgb 的减少,反映于 MCHC 的降低,并且可能为缺铁性贫血。相反,因为 Hgb 总量的增多,高色素性 RBCs 的 MCHC 较高。高色素性红细胞并不常见。

网织红细胞

成人——参考范围:占 RBCs 的 0.5% ~ 1.5% 或 0.005 ~ 0.015

网织红细胞(reticulocytes)是幼稚、不成熟的红细胞,大约占 RBCs 的 1%。网织红细胞计数就是测定循环血液中这些幼稚细胞的百分数。网织红细胞数增加表明由于刺激导致的红细胞释放入血的数量增加。网织红细胞计数能较好地体现骨髓活性,因其代表骨髓近期的造血能力。因为红细胞可快速再生,故在溶血或出血后 3~5 天内可发现网织红细胞增多。铁、维生素 B_{12} 及叶酸缺乏所致贫血的适当治疗也会引起网织红细胞数增多。在解释网织红细胞计数的意义时需谨慎。因为实验报告单上,网织红细胞计数是采用 RBCs 数量的百分比,所以,RBCs 数量的变化将导致网织红细胞计数成比例的改变。

红细胞沉降率

参考范围:0~30mm/h

红细胞沉降率(Erythrocyte Sedimentation Rate,ESR)是红细胞通过重力作用沉降到试管底部的速率(单位 mm/hour),是对血液中纤维蛋白原水平的应答。ESR 是一个非特异性的值,在急性和慢性炎症、急性和慢性感染、肿瘤、梗死、组织坏死、风湿性胶原病、异常蛋白血症、肾炎和妊娠时都可能异常升高。然而,ESR 也能被一些非炎性因素影响(如,红细胞大小、形状、数量的改变)。实验室技术能显著影响沉积速率。因为有许多因素可以增快 RBCs 的沉降速率,ESR 的中度到明显升高仅仅只能标志着疾病的炎性状态。在正常体检时,ESR 的增加通常是一过性的,很少预示着严重的潜在疾病[35]。

白细胞

参考范围:$3.8 \times 10^3 \sim 9.8 \times 10^3/\mu l$ 或 $3.8 \times 10^9 \sim 9.8 \times 10^9/L$

白细胞(white blood cells,WBCs)包括 5 种不同类型的细胞。中性粒细胞是循环中最丰富的 WBCs,后面依次为淋巴细胞、单核细胞、嗜酸性粒细胞和嗜碱性粒细胞。中性粒细胞、嗜酸性粒细胞、嗜碱性粒细胞和单核细胞,在骨髓的干细胞中形成。淋巴细胞主要在淋巴结、胸腺和脾脏中产生,少部分在骨髓形成(图 2-2)。每种类型 WBCs 都有它独特的功能,最好是将它们独立分析,而不是统称为"白细胞"[36]。最后,所有 WBCs 都有助于宿主的防御机制。

中性粒细胞

参考范围:占 WBCs 的 40% ~ 70%

临床上,*polys*、*segs*、*polymorphonuclear neutrophils* 和 *granulocytes* 这些术语与中性粒细胞(neutrophils)的意义相同。在细菌或真菌感染时,中性粒细胞的数量往往会增加,因为这些细胞在杀死入侵的微生物时是必不可少的。当骨髓增加新的白细胞的生成时,循环中不成熟中性粒细胞的数量也会增加(如杆状核粒细胞);这种现象常被称为"核左移",提示急性细菌感染。

然而,中性粒细胞在某些非感染性疾病组织损伤的发病机制中也扮演着重要角色,如类风湿性关节炎、炎症性肠疾病、哮喘、MI 和痛风[37]。中性粒细胞的增加,或称为中性粒细胞增多症,也可以在代谢性中毒状态(如糖尿病酮症酸中毒、尿毒症、子痫)或压力引起的生理性应激反应(如体育锻炼、分娩)中遇到。某些药物(如肾上腺素、糖皮质激素)通过使白细胞从血管壁剥离,引起明显的中性粒细胞增多症。

粒细胞缺乏症和中性粒细胞绝对计数

中性粒细胞减少的状态,或称为中性粒细胞减少症,是指中性粒细胞计数少于 2 000/μL;粒细胞缺乏症是指严重的中性粒细胞减少症。中性粒细胞减少症最常见的原因是转移癌、淋巴瘤和化疗药物的使用。中性粒细胞减少的程度通常用中性粒细胞的绝对计数(ANC)来表达。ANC 是指白细胞循环池中的粒细胞总数(分叶核白细胞和杆状核形式),可通过 ANC = WBC×(中性粒细胞%+杆状核粒细胞%)/100 计算。一般来说,当 ANC 超过 1 000/μL 时,感染的风险较低;当 ANC 小于 500/μL 时,感染风险显著增加。ANC 下降到低于 100/μL 时,菌血症的风险会进一步增加,这通常被称为"重度中性粒细胞减少症"。中性粒细胞减少症最常见的原因是转移癌、淋巴瘤和化疗药物的使用(详见第 75 章)。

淋巴细胞

参考范围:占 WBC 的 22% ~44%

淋巴细胞(lymphocytes)是循环血液中第二大常见的白细胞。这些白细胞通过启动免疫防御机制对外来抗原作出反应。绝大多数的淋巴细胞都位于脾脏、淋巴结和其他淋巴组织。血液循环中淋巴细胞的数量不超过体内总数的 5%。

淋巴细胞主要有 2 种类型。T 淋巴细胞(成熟于胸腺)参与细胞介导的免疫反应,而 B 淋巴细胞(骨髓来源)参与体液免疫反应。因此,影响淋巴细胞的疾病主要表现为免疫缺陷性疾病,导致患者无法抵御正常的病原(见第 76 章)或引起自身免疫性疾病,从而引发直接针对机体自身细胞的免疫反应[36]。

白细胞计数中,淋巴细胞数升高有时意味着淋巴瘤(见第 96 章)和病毒感染。当中性粒细胞总数减少而淋巴细胞总数保持恒定时,淋巴细胞会相对增多。

单核细胞

参考范围:占 WBCs 的 4% ~11%

单核细胞(monocytes)在骨髓中形成,是人体组织中发现的巨噬细胞和抗原提呈细胞(树突状细胞)的前体[38]。巨噬细胞和树突状细胞是吞噬细胞,能吞噬外来抗原、死细胞或将即将死亡的细胞。树突状细胞能将抗原片段提呈给 T 和 B 淋巴细胞。单核细胞增多可见于单核细胞增多症、亚急性细菌性心内膜炎、疟疾、结核以及某些感染的恢复期。

嗜酸性粒细胞

参考范围:占 WBCs 的 0% ~8%

因为嗜酸性粒细胞(eosinophils)的表面受体能结合 IgG 和 IgE,故它们可以调节 IgG 和 IgE 介导的肥大细胞脱颗粒反应。初级溶酶体颗粒、小密度颗粒、特殊或次级颗粒是嗜酸性粒细胞中的三种颗粒。特殊或次级颗粒与嗜酸性粒细胞的大多数生物活性有关,它们对寄生虫、肿瘤细胞和一些

上皮细胞具有毒性作用[39]。

嗜酸性粒细胞具有吞噬活性,能催化多种底物的氧化反应,增强对微生物的杀灭作用,启动肥大细胞分泌,防御多种寄生虫感染并且在宿主防御机制中起一定的作用。嗜酸性粒细胞增多最常见于药物过敏反应、变态反应性疾病(如枯草热、哮喘、湿疹)、侵入性寄生虫感染(如钩虫、血吸虫、旋毛虫病)、胶原血管疾病(如类风湿性关节炎、嗜酸性粒细胞性筋膜炎、嗜酸性粒细胞增多-肌痛综合征)及恶性肿瘤(如霍奇金淋巴瘤)[40-42]。

嗜碱性粒细胞

参考范围:占白细胞的 0% ~3%

感染或炎症时,嗜碱性粒细胞(basophils)离开血液,调动肥大细胞到达受损部位,并且释放颗粒。这些颗粒中含有组胺、5-羟色胺、前列腺素和白三烯。脱颗粒作用使这些部位的血流量增加,可能加重炎症反应。嗜碱性粒细胞的增加通常伴随着过敏和超敏反应、慢性粒细胞性白血病、骨髓纤维化与真性红细胞增多症。因为它在血液中的数量本身较少,所以嗜碱性粒细胞数量的减少通常并不容易出现[31]。

案例 2-5

问题 1: L. H.,女性,50 岁,因持续高热 39.2℃、剧烈背部疼痛入院。CBC 结果和白细胞分类如下:

总 WBC 数:21 000/μl

中性粒细胞:74%

杆状核细胞:6%

淋巴细胞:14.6%

单核细胞:8%

嗜酸性粒细胞:1%

嗜碱性粒细胞:0

结合影像学检查以及其他的血液学检查,L. H. 被诊断为后腰处有脓肿,并伴有金黄色葡萄球菌菌血症。为什么说 L. H. 的实验室报告支持全身性细菌感染呢?

WBCs 是宿主的主要防御系统,而中性粒细胞是该系统的主要组成部分。细菌感染时,白细胞计数和中性粒细胞普遍增加,有明显的核左移(杆状核细胞数增加)。其他类型的 WBCs 成比例下降是由于中性粒细胞数量的增加。

随着感染的发展,由于更长半衰期的中性粒细胞数量增加,杆状核细胞百分比减少。杆状核细胞减少并非表明病情改善。中性粒细胞百分比减少伴 WBCs 总数的下降才是抗生素治疗有效的特征。

案例 2-5,问题 2: L. H. 金黄色葡萄球菌所致的菌血症对甲氧西林敏感,L. H. 每 4 小时使用苯唑西林 200 万单位静脉滴注。治疗一周后,L. H. 全身遍布细小红疹,轻度的淋巴结肿大,低烧,大面积肿胀。CBC 显示总白细胞计数 8 600/μl,嗜酸性粒细胞 11%。嗜酸性粒细胞计数说明什么问题?

在临床上,白细胞绝对计数可与正常参考值结合使用。绝对计数是由白细胞总数与某种细胞百分比的乘积计算得来。过敏反应中,嗜酸性粒细胞常会增加;因此,由于 L. H. 的嗜酸性粒细胞的绝对计数为 946/μl(即,8 600 个白细胞中的 11%),所以,药物引起的超敏反应的可能性很大。当嗜酸性粒细胞绝对计数超过 300/μl 时,临床医生应怀疑药物过敏反应。嗜酸性粒细胞升高可能发生在其他过敏症状(如皮疹)的前、后或当时。在没有过敏证据时,嗜酸性粒细胞升高并非是停用可疑药物的充分理由,除非嗜酸性粒细胞大量增加(即>2 000/μl)。另外,存在明显药物过敏反应的临床表现的患者,即使不伴有嗜酸性粒细胞升高,也不能排除过敏的诊断。

血小板

参考范围: $150 \times 10^3 \sim 450 \times 10^3/\mu l$ 或 $150 \times 10^9 \sim 450 \times 10^9/L$

血小板(thrombocytes)是细胞中的一个微小片段,能协助血液凝固。血小板检测是 CBC 的一部分,通常与其他凝血实验一起评价出血和/或凝血疾病。血小板计数减少,或称为血小板减少症,可能导致瘀点、瘀斑和自发性出血。

其原因包括血小板生成减少,破坏加速,大出血或外伤造成的血液丢失,输血后血液样本的稀释,脾功能亢进,弥散性血管内凝血,感染或系统性红斑狼疮等。而恶性肿瘤、类风湿关节炎、缺铁性贫血、真性红细胞增多症和脾切除术后综合征是血小板计数升高或者说血小板增多症最常见的原因。

凝血检测

出血的控制取决于血小板栓的形成以及稳定的纤维蛋白凝块的形成。血凝块的形成取决于血浆蛋白与凝血因子之间的复杂的相互作用。凝血酶原时间(prothrombin time, PT)、国际标准化比值(international normalized ratio, INR)和活化部分凝血活酶时间(activated partial thromboplastin time, aPTT)用于诊断凝血功能异常,以及监测接受抗凝治疗的患者的有效性。用于评估药物治疗时,获得参考范围以外的检测值,实际上是治疗的期望结果。

活化部分凝血活酶时间

参考范围: 22~37 秒

活化部分凝血活酶时间(aPTT)测量机体形成血凝块所需要的时间。aPTT 取决于凝血因子 Ⅷ、Ⅸ、Ⅺ、Ⅻ(内源性途径)的活性和参与凝血级联反应后期共同途径的因子(凝血因子 Ⅱ、Ⅹ 和 Ⅴ)。aPTT 常用于检测出血性疾病、凝血异常以及监测普通肝素治疗。关于治疗和监测血栓性疾病中凝血参数的具体信息,详见第 11 章。

凝血酶原时间

参考范围: 10~13 秒

凝血酶原在肝脏合成,在凝血过程中转化为凝血酶。凝血酶的形成是止血过程的关键,因为凝血酶形成纤维蛋白单体,最终聚集形成血凝块,并刺激血小板活化。凝血酶原时间(PT)可评价外源性凝血途径与共同途径的完整性,并直接检测凝血因子 Ⅶ、Ⅹ、凝血酶原(因子 Ⅱ)和纤维蛋白原的活性。实验室的自动检测设备是通过将相关试剂(组织性促凝血酶原活化物)加入患者血液标本后,测定血液凝固所需要的时间,即得 PT。

国际标准化比值

由于不同的实验室使用不同的试剂,从一个试剂获得的 PT 结果不能与另一种试剂相比。因此,INR 常用作一个标准单位来报告 PT 测试的结果。国际标准化比值(INR)是一种推荐的方法,用于监测抗凝治疗的启动和维持,最常见的是华法林。血液凝固正常且未进行抗凝治疗的人,其 INR 应该为 1。对于进行抗凝治疗的患者,其目标 INR(即治疗范围)通常在 2.0 到 4.0 之间,这取决于适应症和其他特殊的因素。在治疗范围之外,INR 越高,出血的可能性就越高,因为血液凝固所需的时间越长。相反,如果 INR 较低,则会增加血栓形成的风险。很多因素如药物、饮食、酒精以及某些的医疗情况都会影响 INR。

INR 的计算公式如公式 2-12,其中凝血酶原比值(prothrombin ratio, PTR)是患者的 PT 值与实验室对照 PT 值的比值,ISI 是国际灵敏度指数。制造商会量化每一份特定的促凝血酶原活化物试剂的 ISI,并在产品包装中报告该信息。

$$INR = \left\{ \frac{PT(患者)}{PT(对照)} \right\}^{ISI} = PTR^{ISI} \qquad (公式 2\text{-}12)$$

尿液分析

标准的尿液分析(urinalysis),包括物理、化学及显微镜检查从而辅助诊断不同的泌尿道疾病。开始先简单观察尿液标本的颜色和大体外观。然后记录尿的 pH 和比重。通过显微镜检测尿液的有形成分,再常规检查有无不应存在的病理性物质(如葡萄糖、血、酮体和胆色素)。尿液在采集后需尽快检测,以较少误差。关于尿液检测以及泌尿道感染(UTIs)的检查,可详见第 71 章。

尿样的大体外观

通常使用浓缩的第一次晨尿标本进行分析,从而消除饮水所致的过度稀释的影响。尿液的颜色应为浅黄色,根据稀释程度而不同,外观清亮。尿液外观可能会由于结晶、胆红素、血液、卟啉、蛋白、食物或药物颜色或黑色素等缘故而显得暗淡。无色的尿液是不正常的。尿液呈红色,可能是由于血液、卟啉症或摄入酚酞。棕色尿液可能是因为血液中酸性血红素或黑色素的颜色所致。尿胆原的大量分泌或药物(如利福平、非那吡啶)可使尿色呈深橘黄色。蓝色或蓝绿色尿液可能由于机体摄入亚甲蓝。

样本 pH

新鲜尿液的 pH 通常为 4.5~8,但是由于代谢活动,常呈酸性。尿液呈碱性意味着标本放置过久、全身碱中毒、肾脏酸化尿液机制丧失或尿路感染。

比重

尿液的比重(specific gravity)提供了患者的水化作用的信息。正常的晨尿样本比重应为 1.003~1.030。该范围的上限靠近肾脏的最大浓缩能力。尿液的比重为 1.010 或更低,表示相对水化;而比重大于 1.020 则表示相对脱水。

尿蛋白

蛋白尿是肾脏损伤的典型标志。对患有非肾脏疾病的患者进行评估时,若发现存在蛋白尿,则表明该疾病可能已经涉及了肾脏(如高血压、糖尿病)[43]。健康成年人一般每天经尿排泄 30~130mg 蛋白。

通常用试纸法定量测定随机尿液样本中尿蛋白的含量,检查结果往往分为以下范围:0(< 30mg/dl),1+(30~100mg/dl),2+(100~300mg/dl),3+(300~1 000mg/dl),4+(>1 000mg/dl)。即便肾功能正常,多种生理或病理状态都可导致暂时性蛋白尿,所以尿蛋白定性检查为阳性的患者,几天后均应复查。因此,患充血性心衰、癫痫发作或发热性疾病且肾功能正常的患者,如果出现轻度且可能为暂时性蛋白尿时,不必要进行侵入性肾功能检测。2 周后,再次进行尿蛋白定性检查,以证实暂时性蛋白尿的诊断是否成立[44]。如果随后的尿蛋白定性检查是阳性的,则应采集 24 小时尿液来定量测定蛋白和肌酐(见肌酐清除率部分)。如果患者的 24 小时尿蛋白浓度正常,那么之前的蛋白定性检测阳性结果可能是假阳性或一过现象[42]。尿白蛋白肌酐比值(urine albumin to urine creatinine ratio,UACR)是一种更为常用的评估蛋白尿的实验室参数。这种测量方式较少受尿浓度波动的影响,是检测尿蛋白更可靠的指标。UACR 值通常小于 30mg/g;30~300mg/g 范围内被认为有微量蛋白尿;UACR 值大于 300mg/g,则表明有大量蛋白尿。

显微镜检查

尿沉渣检测包括 RBCs、WBCs、管型、酵母菌、晶体和上皮细胞。

虽然每高倍视野(HPF)少于 4~6 个红细胞仍视为正常范围,但正常尿液中不应有 RBCs。出血或凝血障碍、某些胶原病、各种膀胱、尿道和前列腺疾病都可导致镜下血尿。女性阴道血有时会污染尿液标本,但大量鳞状上皮的存在应该足以提醒临床医师这一情况。

正常尿液中应该几乎不存在 WBCs,但低于 5WBCs/HPF 仍在参考范围内。尿液中存在 WBCs(脓尿)通常表明有急性尿路感染。肾脏、输尿管或膀胱的某些非感染性炎性疾病,也可能导致尿沉渣出现 WBCs。

管型可以用于判断疾病在泌尿生殖道的部位。管型由蛋白质或脂肪物质组成,在肾小管沉积、塑形。尿中出现管型应考虑到与肾脏及其功能有关的其他因素;然而,脂肪管型、RBCs 管型和 WBCs 管型则意义重大。RBCs 管型通常表明肾小球损伤,WBCs 管型意味着肾小管或肾间质损伤。脂肪管型伴有蛋白尿是肾病综合征或甲状腺功能减退症患者的特征性表现[43]。蛋白尿中仅存在透明管型,说明蛋白质是肾来源的。仅发现透明管型或颗粒管型,只能表明有影响管型形成的缺陷因素存在,较难解释原因。

结晶体可能最初在尿液中表现为絮状物。它们的形成受 pH 影响,仅在尿液温度降至室温或浓缩尿液中出现。在酸性尿中,结晶体可能是尿酸或草酸钙;在碱性尿中,它们可能是磷酸盐。虽然它可能意味着有形成肾结石的倾向,但结晶体本身意义不大。

案例 2-6

问题 1: S. T.,女,33 岁,患有 1 型糖尿病,3 天前因发热、萎靡不振、排尿困难以及侧腹部疼痛到急诊就诊。她还自诉近几日感觉恶心而没有进食。因此她在 48 个小时内都没有使用胰岛素。今日检查,指尖血糖为 415mg/dl,STAT 中段尿液分析和革兰氏染色结果如下:

pH:5.2

外观:浑浊

比重:1.033

尿蛋白:3+

尿糖:4+

尿酮体:阳性

尿液细菌:4+

尿白细胞:太多,无法计数(too numerous to count, TNTC)

鳞状上皮细胞:少量/HPF

尿亚硝酸盐:阳性

革兰氏染色:大量革兰氏阴性杆菌

尿检中哪些客观指标表明 S. T. 有尿路感染?

S. T. 的尿液混浊,意味着可能含有细菌、蛋白质和 WBCs,检查结果也映证了这一点。尿液中不含大量的鳞状上皮细胞,存在大量产硝酸盐的细菌和革兰氏染色结果均表明这是未受污染的标本,且该患者存在革兰氏阴性病原体,最有可能是大肠杆菌导致的尿道感染(urinary tract infection,UTI)。

案例 2-6,问题 2:尿液检查的哪些客观指标提示糖尿病控制不佳?

葡萄糖通常由肾小球滤过,大部分被近端肾小管重吸收。S. T. 的尿糖(4+)以及指尖血糖值 415mg/dl,都说明滤过的葡萄糖超过了重吸收的能力(~180mg/dl)。另外,尿酮阳性也提示机体是通过消耗脂肪进行供能而不是消耗葡萄糖。高表达的酮体会使 S. T. 脱水,导致糖尿病酮症酸中毒。

治疗药物监测

多数药物的剂量范围较广,因而既可以获得治疗效果,中毒的风险也很低。对于剂量范围窄、中毒风险高的药物(治疗指数低),常常需进行血药浓度监测。治疗药物监测的结果可以帮助临床医生适当地调整剂量,防止毒性反应的发生,从而得到理想的临床结果。药动学参数以及药物的相互作用可能会显著影响实验结果,所以必须整合到临床数据的评估中。同样,对于某些药物和药物种类,需要进行推荐的实验室检查,以便监测其对器官系统潜在的不良影响。理论上,应该在药物达到稳态浓度,并以固定时间间隔给药后进行血药浓度的监测。

患者定向监测和测试

通常患者进行自我监测,是成功控制某些疾病状态必不可少的部分,如高血压的血压监测和糖尿病的血糖监测。只要使用得当,这些监测设备获得的数据,可以被医务人员和患者用于启动或调整相应的治疗方案。

其他的实验室自我监测设备,消费者也可自行购买,从而在家里进行自我测试或筛查。某些产品可以提供直接结果,而另一些则需要将复杂的试剂盒交到实验室进行分析。样品来源可能各式各样,包括尿液、血液、唾液、粪便或头发样本。使用这些产品的消费者群体明显增多,而且由于互联网使用的增加,可提供的其他测试越来越多,这些产品的使用群体覆盖面有可能会继续攀升。

在美国,部分患者定向测试已在美国食品药品管理局(the US Food and Drug Administration,FDA)通过。当前被批准的产品清单可以通过 FDA 的体外诊断器械评价和安全办公室(the Office of In Vitro Diagnostic Device Evaluation and Safety,OIVD)查到,也可以在线访问 FDA 官方网站:http://www.fda.Gov/MedicalDevices/ProdustsandMedicalProcedures/InVitroDiagnostics/default.htm。对于未经批准的测试的准确性和所有测试结果的有效性,消费者应慎重,特别是在要用于诊断时。因为很多因素都可能影响或干扰灵敏度(当样品是真阳性时获得阳性结果的概率)和特异性(当样品是真阴性时获得阴性结果的概率)。应该鼓励患者积极配合医务人员的随访评估,从而确诊或否定患者的测试结果。

(徐斑、周晓丹 译,张莹、魏薇 校,蒋学华 审)

参考文献

1. Kratz A et al. Laboratory reference values. *N Engl J Med.* 2004;351:1548–1563.
2. Facts & Comparison® eAnswers. Reference values for blood, plasma, or serum laboratory tests. 2015 Clinical Drug Information, LLC. Updated March 24, 2015.
3. Lee M. *Basic Skills in Interpreting Laboratory Data.* 5th ed. Bethesda, MD: American Society of Health-System Pharmacists; 2013.
4. Evans PC, Cleary JD. SI units—are we leaders or followers? [editorial]. *Ann Pharmacother.* 1993;27(1):96.
5. Vaughan LM. SI units: is it pass the mass but hold the mole? [editorial]. *Ann Pharmacother.* 1993;29(1):99.
6. Sterns RH. Disorders of plasma sodium-causes, consequences, and correction. *N Engl J Med.* 2015:372(1):55–65
7. Adrogue HJ, Madias NE. Hyponatremia. *N Engl J Med.* 2000;342(21):1581–1589.
8. Liamis G et al. A review of drug-induced hyponatremia. *Am J Kid Dis* 2008;52(1):144–153.
9. Adrogue HJ, Madias NE. Hypernatremia. *N Engl J Med.* 2000;342(20):1493–1499.
10. Winter ME. *Basic Clinical Pharmacokinetics.* 4th ed. Baltimore, MD: Lippincott Williams & Wilkins; 2004.
11. Cockcroft DW, Gault MH. Prediction of creatinine clearance from serum creatinine. *Nephron.* 1976;16(1):31.
12. Rhodes PJ et al. Evaluation of eight methods for estimating creatinine clearance in men. *Clin Pharm.* 1987;6(5):399.
13. Jelliffe RW. Letter: creatinine clearance: bedside estimate. *Ann Intern Med.* 1973;79(4):604.
14. Hull JH et al. Influence of range of renal function and liver disease on predictability of creatinine clearance. *Clin Pharmacol Ther.* 1981;29(4):516.
15. Levey AS et al. A more accurate method to estimate glomerular filtration rate from serum creatinine: a new prediction equation. Modification of Diet in Renal Disease Study Group. *Ann Intern Med.* 1999;130(6):461.
16. Knight EL et al. Factors influencing serum cystatin levels other than renal function and the impact on renal function measurement. *Kidney Int.* 2004;65(4):1416.
17. American Diabetes Association. Classification and diagnosis of diabetes. Sec. 2. In Standards of Medical Care in Diabetes 2015. *Diabetes Care.* 2015;38(Suppl 1):S8–S16.
18. Monnier L et al. Contributions of fasting and postprandial plasma glucose increments to the overall diurnal hyperglycemia of type 2 diabetic patients: variations with increasing levels of HbA1c. *Diabetes Care.* 2003;26:881–885.
19. Stratton IM et al. Association of glycaemia with macrovascular and microvascular complications of type 2 diabetes (UKPDS 35): prospective observational study. *BMJ.* 2000;321(7258):405.
20. Lee TH, Goldman L. Serum enzyme assays on the diagnosis of acute myocardial infarction. Recommendations based on a quantitative analysis. *Ann Intern Med.* 1986;105(2):221.
21. White RD et al. Diagnostic and prognostic significance of minimally elevated creatinine kinase-MB in suspected acute myocardial infarction. *Am J Cardiol.* 1985;55(13 pt 1):1478.
22. Roberts R. Where, oh where has the MB gone? *N Engl J Med.* 1985;313(17):1081.
23. Hamm CW. New serum markers for acute myocardial infarction. *N Engl J Med.* 1994;331(9):607.
24. Chapelle JP. Cardiac troponin I and troponin T: recent players in the field of myocardial markers. *Clin Chem Lab Med.* 1999;37(1):11.
25. Malasky BR, Alpert JS. Diagnosis of myocardial injury by biochemical markers: problems and promises. *Cardiol Rev.* 2002;10(5):306.
26. Rasouli ML et al. Plasma homocysteine predicts progression of atherosclerosis. *Atherosclerosis.* 2005;181(1):159.
27. Cardarelli R, Lumicao TG Jr. B-type natriuretic peptide: a review of its diagnostic, prognostic, and therapeutic monitoring value in heart failure for primary care physicians. *J Am Board Fam Pract.* 2003;16(4):327.
28. Ridker PM et al. Novel risk factors for systemic atherosclerosis: a comparison of C-reactive protein, fibrinogen, homocysteine, lipoprotein(a), and standard cholesterol screening as predictors of peripheral arterial disease. *JAMA.* 2001;285(19):2481.
29. Schmid R. Bilirubin metabolism in man. *N Engl J Med.* 1972;287(14):703.
30. Barry MJ. Clinical practice. Prostate-specific-antigen testing for early diagnosis of prostate cancer. *N Engl J Med.* 2001;344(18):1373.
31. Catalona W et al. Use of the percentage of free prostate specific antigen to enhance differentiation of prostate cancer from benign prostatic disease: a prospective multicenter clinical trial. *JAMA.* 1998;279(19):1542.
32. Lange PH. New information about prostate-specific antigen and the paradoxes of prostate cancer. *JAMA.* 1995;273(4):336.
33. Greer J et al. *Wintrobe's Clinical Hematology.* 12th ed. Philadelphia, PA: Lippincott Williams & Wilkins; 2009.
34. Keenan WF Jr. Macrocytosis as an indicator of human disease. *J Am Board Fam Pract.* 1989;2(4):252.
35. Sox HC Jr, Liang MH. The erythrocyte sedimentation rate. Guidelines for rational use. *Ann Intern Med.* 1986;104(4):515.
36. Winkelstein A et al. *White Cell Manual.* 5th ed. Philadelphia, PA: FA Davis; 1998.
37. Malech HL, Gallin JI. Current concepts: immunology. Neutrophils in human diseases. *N Engl J Med.* 1987;317(11):687.
38. Cline MG et al. UCLA Conference. Monocytes and macrophages: functions and diseases. *Ann Intern Med.* 1978;88(1):78.
39. Beeson PB. Cancer and eosinophilia. *N Engl J Med.* 1983;309(13):792.
40. Butterworth AE, David JR. Eosinophil function. *N Engl J Med.* 1981;304(3):154.
41. Clauw DJ et al. Tryptophan-associated eosinophilic connective-tissue disease. *JAMA.* 1990;263(11):1502.
42. Dombrowicz D, Capron M. Eosinophils, allergy and parasites. *Curr Opin Immunol.* 2001;13(6):716.
43. Abuelo JG. Proteinuria: diagnostic principles and procedures. *Ann Intern Med.* 1983;98(2):186.
44. Reuben DB et al. Transient proteinuria in emergency medical admissions. *N Engl J Med.* 1982;306(17):1031.

3 第 3 章　药物相互作用

Michelle L. Ceresia，Caroline S. Zeind，John Fanikos，and Michael G. Carvalho

核心原则

由于医疗专业人员致力于确保患者安全并避免与药物相关的伤害，因此，了解药物相互作用原则以及如何应用药物相互作用决策支持工具来提供循证的临床决策非常重要。本章将向读者介绍药物相互作用的一般原理和概念。本章将结合病例讨论来说明关键概念的应用，并强调了解药物相互作用机制的重要性以及它如何影响药物治疗的临床评估和管理。本书中特定疾病的章节也将应用药物相互作用概念，并纳入与疾病管理相关的病例讨论。

定义

药物相互作用大致分为药动学相互作用和药效学相互作用[1,2]。药动学相互作用包含吸收、分布、代谢和排泄四个环节。而药效学相互作用可分为三个方面：①对受体功能的直接作用；②影响生物学或生理学的控制过程；③增强或减弱药理作用[3]。另一个需要考虑的关键因素是不同个体的生物学差异：遗传、年龄、疾病及内环境因素（即患者用药、饮食习惯、吸烟饮酒等社会习惯）[4]。

药物相互作用（drug-drug interaction，DDI）是指由于与另一种药物（促变药）同时给药，使得该种药物（受变药）的体内暴露和/或应答产生具有临床意义的变化[1-2,5,6]。一些药物相互作用可能具有有益作用，可以用来增强疗效，而其他相互作用可能导致严重毒性反应或者药效降低，使治疗结果不理想。传统的药物相互作用仅指两种药物之间发生的相互作用（DDI），但药物与营养品、化学物质、食物、草药、疾病或实验室检查之间也可产生相互作用[7,8]。潜在的药物相互作用（potential DDI）被定义为"已知可能发生药物相互作用的两种药物存在同一处方中，则无论是否已经发生不良反应，即为潜在的药物相互作用[8]"。

2015年，专家组发布了评估药物相互作用的专家共识，其中包括评估DDI证据的相关术语的定义[5]。表3-1

表3-1

与DDI相关的术语

术语	
药物相互作用（DDI）	由于与另一种药物（促变药）同时给药，使得该种药物（受变药）体内的暴露和/或应答上产生具有临床意义的变化
潜在的DDI	联用两种已知可发生相互作用的药物，处于暴露下的患者可能发生的DDI
临床相关的DDI	应引起医疗专业人员重视的，与药物毒性或失效相关的药物相互作用
治疗指数窄（narrow therapeutic index，NTI）的药物	较小暴露量的变化就可能导致毒性反应或者失效的药物

来源：Scheife RT et al. Consensus recommendations for systematic eval-uation of drug-drug interaction evidence for clinical decision support. *Drug Saf*. 2015;38;197-206.

强调了他们对DDI证据评估相关术语的建议（读者可参阅该专家组商定的完整清单，这些清单在其补充出版物中提供）[5]。他们强调了评估DDI相关术语使用一致的重要性。例如，临床相关的药物相互作用（clinically relevant DDI）被定义为应引起医疗专业人员重视的，与药物毒性或失效相关的药物相互作用[2]。

药物相互作用的危险因素

由于年龄、性别、种族和合并症（例如肾和肝功能不全），部分患者更容易受到药物相互作用的影响。多重用药（polypharmacy），指同时使用多种药物治疗或由于临床需求加用多种药物，这是引起DDI的主要原因，可能导致不良事件的发生率增高、药物成本变高以及药物不依从性发生[9-11]。老年患者存在多种合并症，多重用药发生率高（估计为20%~50%），这使得药物相互作用的风险增加[12-14]。老年人群的不良反应率是其他人群的2~3倍，占住院总人数的5%~17%[15]。在老年人群中，年龄是药物相互作用风险发生的关键因素，随着年龄的增大，可能发生肠道转运时间减慢、吸收能力下降、肝脏代谢和肾脏排泄能力下降，以及血容量和体脂分布的改变，从而导致药物的药动学和药效学发生改变[16,17]。在老年人群中，体弱的老年人作为一个亚组，多种合并症的存在是导致其药动学和药效学特性变化的主要原因[12]。在考虑衰老的影响时，应将健康老年人与体弱老年人区分开来，因为身体虚弱老年人的死亡、住院和致残的风险增加[12,18,19]。许多研究表明，女性患者的药物相互作用风险更大[20-23]。目前需要进行进一步的研究以便更好地了解性别差异与药物相互作用的关系[20-23]。

大多数药物的分布可能随着总体重（total body weight，TBW）的显著增加而发生明显改变[24]，亲脂性药物的分布容积会增加。肥胖和营养不良的患者的代谢酶水平会发生变化，从而增加他们对药物相互作用的易感性[15,25]。重症患者的营养状况不佳、免疫功能低下，发生药物相互作用的风险更高。吸烟可通过药动学和药效学机制影响药物治疗结果。它可以通过诱导细胞色素P450酶来影响药物治疗；吸烟的酶促作用也可能通过增强致癌物质的代谢活性来增加癌症风险[26]。治疗指数窄（narrow therapeutic index，NTI）的药物更易发生药物相互作用，因为其治疗剂量和毒性剂量之间的差异较小。例如，锂是一种NTI药物，受血清钠变化的影响。并且长期接受噻嗪类药物治疗的患者，在同服锂剂时，存在锂中毒的风险，因为噻嗪类药物可能导致钠的排泄增多，从而增加锂的重吸收[3]。

个体的基因组成决定了他/她的代谢酶组分。基于个体的基因型，患者可被归类为超快代谢型、强代谢型、中间代谢型或弱代谢型的四个表型（见第4章）[27]。对于接受医师和/或药师服务的患者来说，医患双方都很难取得完整诊疗资料，这会影响临床决策，并增加药物相互作用未被发现的可能性。自行处方和服用非处方OTC药物（包括膳食补充剂、维生素、矿物质和草药）的患者可能无法理解药物相互作用的潜在风险。此外,如果他们无法为自己及其医疗服务提供者提供完整的 OTC 药品清单,发生药物不良反应和药物相互作用的可能性就变得更大。

本书中的疾病特定章节将提供多种药物相互作用的危险因素,在表 3-2 总结出了药物相互作用的危险因素及例子。

表 3-2

药物相互作用的危险因素[1,12-33]

	危险因素	潜在影响
患者特征 　人口统计学	年龄(<5 岁,>65 岁)	引起药物分布改变;清除率↓可能导致药物蓄积
	女性	与男性相比,代谢能力↓
社会因素	营养状况	影响 CYP450 酶活性(如葡萄柚汁可抑制 CYP 3A4)
	吸烟	影响 CYP450 酶活性(即诱导 CYP 1A2)
	饮酒	影响 CYP450 酶活性,特别是 CYP 2E1
器官功能障碍	↓肾功能不全	清除率↓,可能导致血药浓度↑和蓄积
	↓肝功能不全	代谢↓,可能导致血清中原型药物及其代谢物的浓度↑和蓄积
	心力衰竭	↑风险,由于治疗合并症所需的药物数量增加
	慢性阻塞性肺疾病	↑风险,由于治疗合并症所需的药物数量增加
内分泌及代谢	肥胖	↑亲脂性药物的分布
	脂肪肝	改变代谢
	低蛋白血症	↑血清药物浓度
基因[*]	遗传多态性(超速、强、中间或弱代谢型)	代谢改变
急性疾病	脱水	↑血清药物浓度
	低血压	清除率↓
	低温	清除率↓
	感染	↑代谢
药物特征	治疗指数窄	与药物剂量相关的不良药物事件的风险↑
	高血浆蛋白结合	游离药物↑(活性药物)从蛋白上置换下来
	低分布容积	药物局限于血浆中
	CYP450 酶底物	血清药物浓度↓↑,与共同给的促变药是诱导剂或抑制剂有关
	P-gp 转运体底物	血清药物浓度↓↑,与共同给的促变药是诱导剂或抑制剂有关
其他因素	多重给药	随着药物数量的增加,药物相互作用的风险↑
	处方者数量	存在多个处方者使得处方药数量↑
	涉及药房数量	涉及多个药房使得处方药数量↑
	自处方	非处方药与处方药相互作用
	住院时间	易患医源性疾病和后续药物治疗

[*] 有关详细信息,请参阅第 4 章

案例 3-1

问题 1：N. M. ,68 岁西班牙裔女性,体型肥胖,在当地一家教学医院接受全膝关节置换术。医疗团队拟行 3 周的华法林治疗以预防静脉血栓,目标是将国际标准化比值(INR)控制在 1.8～2.3 内。第一剂将在手术当天晚上给药。患者有 10 年的癫痫病史,服用苯妥英钠控制病情;15 年的高胆固醇血症病史,服用普伐他汀;20 年的高血压病史,服用赖诺普利。患者吸烟一年多,平均 1 包/天,不饮酒。患者平日服用对乙酰氨基酚治疗头痛,并根据需要服用其他非处方药,但不记得药物名称。检查结果显示患者肝、肾功能正常。

试述 N. M. 术后使用华法林的药物相互作用的危险因素。

N. M. 存在有多种因素可能增加药物相互作用的风险,包括患者特异性和药物特异性因素。患者自身危险因素包括肥胖、年龄、性别和吸烟史。

患者危险因素

- 女性
- 代谢:肥胖——增加亲脂性药物的分布(如苯妥英钠);合并症:高血压;高胆固醇血症
- 年龄:68 岁——药动学和药效学发生改变
- 吸烟史——可诱导 CYP450 酶

关于药物特异性因素,N. M. 过去 10 年中一直服用的苯妥英钠是一种 NTI 药物。目前处方中的华法林也是 NTI 药物,且两种药物均通过 CYP450 酶代谢。此外,N. M. 患有多种慢性疾病(癫痫、高血压和高胆固醇血症),多重用药增加了患者发生药物相互作用的风险。

药物危险因素

- 华法林——NTI,高血浆蛋白结合率,分布容积小,通过 CYP450 酶代谢
- 苯妥英钠——NTI,高血浆蛋白结合率,由 CYP2C9 和 CYP2C19 酶代谢,并且对抑制肝微粒体酶的药物敏感
- 普伐他汀——虽然普伐他汀与华法林无相关性,但此类中的其他药物(即阿托伐他汀,氟伐他汀,瑞舒伐他汀和辛伐他汀)已被怀疑或已知会改变接受华法林治疗的患者的 INR[34,35,36]
- 赖诺普利——与利尿剂或钾补充剂同时使用时需要注意

其他危险因素

- 多重用药——入院前患者已服用 3 种处方药,并同时服用 OTC 药物,用药史不容乐观

药物相互作用机制

药动学

给药/吸收

口服给药后,大多数药物在小肠近端被吸收[37]。然而,在整个胃肠道(gastrointestinal, GI)可能发生不同机制的药物相互作用,从而改变药物的吸收。这些机制包括络合(吸附或螯合)、pH 的变化、胃肠动力改变、药物转运改变及代谢酶的变化。这些机制中的一种或多种的净效应可以引起吸收速率、吸收程度或两者的变化。虽然导致吸收率降低的相互作用对多剂量、长期给药的药物通常不具有临床意义,但对于急性给药的药物,如镇痛药或催眠药,可能导致不可接受的药效延迟甚至治疗失败[1,38]。

大多数口服药物在胃 pH 2.5～3 的范围内溶解并吸收。抗酸药、质子泵抑制剂(PPIs)或 H_2 拮抗剂等药物,可能改变其他同服药物的药动学特性[3]。抗真菌药,如酮康唑或伊曲康唑,需要在酸性环境中才能完全溶解。同时服用可能增加胃内 pH 的药物时可能导致抗真菌药物的溶解和吸收减少。建议在给予抗酸剂至少 2 小时后再给予抗真菌药物。

同一时间服用的药物更可能引起具有临床意义的药物相互作用。一些抗菌药物如四环素,可与金属离子(例如钙、镁、铝、铁)结合形成难以吸收的复合物。抗酸剂还降低氟喹诺酮(例如环丙沙星)和四环素的吸收,因为金属离子与药物会形成复合物。因此,抗酸剂和氟喹诺酮类药物应至少间隔 2 小时给药。这些类型的相互作用会降低抗菌药物的临床效果,甚至可能导致耐药微生物(resistant organisms)的出现[33]。能够增加胃动力的药物如甲氧氯普胺,由于其具有促动力特性,能加速胃排空,从而导致地高辛或茶碱等药物吸收减少。

改变药物转运

存在于肠黏膜中的转运蛋白是临床相关 DDI 中的重要因素[37]。一些蛋白质参与化合物从肠腔进入门静脉血流的转运,而其他蛋白质则参与化合物从肠黏膜排出肠腔中的过程。流出转运蛋白,特别是位于细胞膜中的特异性糖蛋白——P-糖蛋白(P-gp)是最常见的。P-gp 是一种经遗传编码的 ATP 依赖性转运蛋白,位于肠道黏膜细胞的顶端表面,通常从胃到结肠的浓度增加。此外,P-gp 还存在于许多淋巴细胞亚群和脑毛细血管内皮细胞内。P-gp 的主要作用是限制组织细胞内药物的暴露,将化合物从肠细胞内部泵送回肠腔,肾细胞内的药物泵入肾小管,肝细胞内的药物泵入胆汁中。鉴于其存在于多个解剖位置,药物诱导的 P-gp 活性调节可能影响同服的底物药物的吸收和/或分布。已知有几种药物可以阻断 P-gp 的作用,被称为 P-gp 抑制剂,并且,也已经证明有药物可以诱导 P-gp。同时使用 P-gp 底物与其抑制剂,可增加底物的吸收量使得血清药物浓度升高。利福平等药物可增加 P-gp 的表达(即 P-gp 诱导剂),与底物共同给药时,可使底物流入肠道的量增多,从而降低底物的血清浓度。

分布

案例 3-1,问题 2：试述华法林和苯妥英钠等药物在蛋白结合方面的相互作用。

在给药和吸收后，药物在全身分布[37,38]。虽然一些药物在血浆中几乎完全溶解，但华法林和苯妥英钠等药物与蛋白质（主要是白蛋白）高度结合，且具有相同的结合位点（图3-1）。高白蛋白结合的药物（>90%）、NTI 药物和分布容积小的药物更可能导致显著的药物相互作用。

华法林能被苯妥英钠等药物从蛋白质结合位点取代

下来。尽管这种取代发生很快且血浆中华法林的浓度水平变化较快，但这种相互作用无临床意义。因为从蛋白质结合位点取代的华法林很容易通过肝脏代谢消除，清除率增加使得游离药物浓度无显著变化。由于一些维生素 K 依赖性凝血因子的半衰期很长，因此华法林的抗凝作用可持续数天，因此在这些凝血因子达到新的稳定状态之前，华法林会重新建立平衡[32]。

代谢

涉及代谢变化的药动学相互作用是临床上显著的药物相互作用的常见原因。药物代谢分为两大类：Ⅰ 相和 Ⅱ 相代谢[37,38]。Ⅰ 相代谢主要是分子内变化，包括氧化、还原和水解，进而增加药物极性，从而使药物毒性降低。Ⅱ 相代谢主要是结合反应，将 Ⅰ 相反应的产物与内源性物质结合，发生葡萄糖醛酸化、硫酸化、乙酰化和甲基化等反应，主要是终止药物的生物活性[39,40]。Ⅰ 相代谢中主要负责药物代谢的酶是细胞色素（CYP）450 酶系统，它们在许多重要的药物相互作用中发挥关键作用。同时服用由同一CYP450 酶家族代谢的药物时，发生增强或抑制的相互作用的可能性会增加[39,40]。与其他酶相比，人类 CYP450 酶家族中的 6 种同工酶 CYP1A2、CYP2C9、CYP2C19、CYP2D6、CYP3A4 和 CYP3A5 会参与绝大多数药物的代谢（图 3-2）[6,41-43]。诱导酶的药物包括利福平、苯妥英钠、卡马西平、贯叶连翘和奈韦拉平等。酶诱导剂可以使得其底物代谢酶的合成增加。诱导机制较为复杂，常通过诱导肝/肠

白蛋白：两个高亲和力结合位点

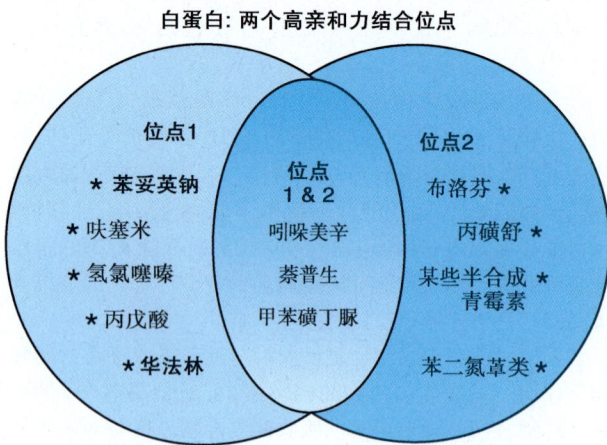

图 3-1　与白蛋白结合并竞争两个位点（1 和 2）之一的药物举例。（来源：Drug Interactions. In: Rowland M et al, eds. *Clinical Pharmacokinetics and Pharmacodynamics: Concepts and Applications*. 4th ed. Baltimore, MD: Lippincott Williams & Wilkins; 2011: 490.）

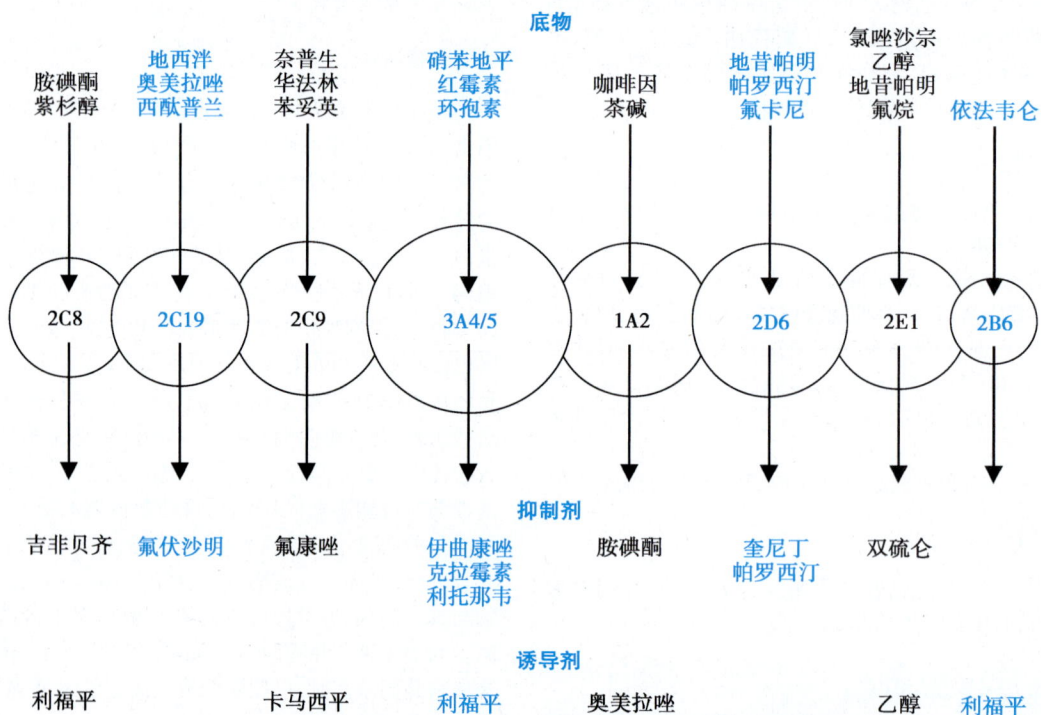

图 3-2　圆圈代表人体内不同形式的细胞色素 P450，它们有不同的底物，也存在某些特异性底物的重叠。箭头表示单一代谢途径。上面列出了每种酶的代表性底物，还列出了相关的酶选择抑制剂和诱导剂。（来源：Drug Interactions. In: Rowland M, Tozer TN, eds. *Clinical Pharmacokinetics and Pharmacodynamics: Concepts and Applications*. 4th ed. Baltimore, MD: Lippincott Williams & Wilkins; 2011, with permission.）

药物代谢酶的系统前代谢,随后降低血清药物浓度,使药物丧失药理学活性。在某些情况下,诱导效应会导致具有药理学或毒理学活性的代谢物的生成增加[1,43,44]。有许多药物是 CYP450 的抑制剂,如他汀类药物、大环内酯类抗生素、抗真菌唑类、氟喹诺酮类药物和 HIV 蛋白酶抑制剂。酶抑制剂会减慢药物代谢的速度,导致体内药物蓄积并产生潜在毒性。葡萄柚汁是 CYP3A4 的抑制剂,目前已知可提高 HMG-CoA 还原酶抑制剂(他汀类药物)、钙拮抗剂、HIV 蛋白酶抑制剂和免疫抑制剂等药物的生物利用度,降低药物的清除率[45-48]。抑制作用可分为可逆的和不可逆,可逆的抑制作用更为常见。可逆抑制有以下三种机制:竞争性抑制(抑制剂与酶活性位点底物之间的竞争);非竞争性抑制(抑制剂与酶上单独位点的结合,使酶复合物失活)[1,48,49];反竞争性抑制(抑制剂仅与底物-酶复合物结合,使其无效)。某些药物与酶形成反应性中间体时,会发生不可逆抑制,导致酶活性的永久抑制。不可逆的药物相互作用往往比可逆机制引起的相互作用更有意义。目前已知会引起不可逆抑制的药物有大环内酯类抗生素、红霉素、克拉霉素、帕罗西汀和地尔硫草等[15,50,51]。

> **案例 3-1,问题 3:** 医疗团队给予 N.M. 术后的华法林治疗以预防血栓栓塞。医学实习生请您解释使用华法林和苯妥英钠时需要考虑的药物相互作用的机制,因为 N.M 在过去 10 年中一直使用苯妥英钠,癫痫控制良好。

华法林(药物)与苯妥英钠(药物)之间存在两种可能的药物相互作用机制。在早期治疗中,苯妥英可能会从蛋白质结合位点将华法林置换出来(如前一个案例中所述),这可能增加抗凝效果和出血风险。肝功能损害患者需要密切关注此点。随着长期治疗进行,可能出现苯妥英钠诱导的 CYP 酶作用增加,从而增强华法林代谢,导致华法林效应降低。术后第 1 天至第 5 天的 INR 监测将提供有关 DDI 影响的信息,并且结合华法林使用指南或法则将有助于调整剂量直至建立稳定的方案。在初始阶段之后,每周监测 INR 将提供关于酶诱导和进一步调整华法林剂量的信息。

华法林在口服给药后迅速吸收,大部分在近端十二指肠吸收。与手术或炎症状况有关的华法林吸收不良的病例报告非常少见[52]。

不同剂型的苯妥英吸收的速度和程度有显著差异[53]。苯妥英混悬液通过饲管进行肠内给药时吸收不佳[54],达到最大血浆浓度的时间随着剂量的增加而增加[55],这反映了苯妥英的低溶解度和容量限制性代谢的特点。因此,剂型或生物利用度的微小变化,加上有限的代谢,使得血浆药物浓度发生较大变化[56]。胃肠道手术和胃肠道炎症状况(克罗恩病、溃疡性结肠炎、硬皮病等)可以改变胃肠道的解剖结构。表面积、胃排空时间和胃 pH 的改变,以及肠黏膜炎症可能导致血浆浓度异常[57]。

N.M. 在外科手术后仍然保留 GI 功能。华法林给药和吸收不太可能受到影响。她应按原先的剂量和处方继续服用苯妥英,并进行适当的监测。

药动学上的相互作用会影响华法林的代谢,同样当华法林的代谢被诱导或抑制时,也会产生临床上显著的相互作用[48]。华法林是 R-和 S-对映体的外消旋混合物。相互作用包括已知药物对 S-对映体代谢酶(CYP2C9)与 R-对映体代谢酶(CYP1A2,CYP3A4)的影响,相对于后者而言,其对前者的影响更显著。苯妥英也主要通过 CYP2C9 酶代谢,据报道,它以双相方式与华法林相互作用[49-51]。

遗传多态性也是影响华法林给药和反应的重要因素。已有证据表明,核苷酸多态性影响华法林的代谢和敏感性,其中包括 CYP2C9 的变异型和维生素 K 环氧化物还原酶复合物(VKORC1)的变异型[58]。

排泄/消除

药物主要通过肾脏排泄和排出(肾小球滤过、肾小管重吸收和肾小管主动分泌),其他重要但不太常见的途径是通过胆汁分泌、血浆酯酶和其他次要途径[2,8]。由于活性肾小管分泌的竞争、肾小管转运的干扰,可能发生药物相互作用,或者肾小管重吸收时也能发生药物相互作用。

某些药物使尿液碱化和酸化会影响其他药物的排泄,从而改变其消除率。例如,使用丙磺舒(强效的肾小管阴离子分泌通道抑制剂)可增加青霉素的血清浓度,此特点可用于临床上的增强治疗作用。

药效学

当一种药物因为另一种药物的存在而发生作用改变但药动学特性不变时,即为发生药效学相互作用。如已知药物的药理作用,这类相互作用是可以预测的,在患者身上可能发生协同和/或拮抗作用[2,8]。例如,ACE 抑制剂和噻嗪类利尿剂是通过不同的机制来降低血压,当两者合用时会产生较强的降压作用。

> **案例 3-1,问题 4:** 实习生请您解释临床上与华法林临床相关的药效学相互作用。

与华法林相关的药效学相互作用是改变生理凝血过程,特别是影响凝血因子合成或降解的相互作用,或者是通过抑制血小板聚集增加出血风险的相互作用。正在接受华法林治疗的患者,添加任何增加/减少凝血因子合成、增强/减少凝血因子分解代谢、损害正常菌群产生维生素 K 的药物都会增加药物相互作用的风险。

表3-3 和表3-4 分别提供了药动学和药效学药物相互作用的常见机制的实例。

表 3-3

常见的药动学相互作用机制[1,3,6,16,31-33,37,59-64]

	机制	例子
药动学：给药/吸收	改变胃 pH 会影响其他药物的吸收	伊曲康唑需要酸性条件下才能溶解；若患者正在服用能增加胃 pH 的药物，如 PPI 或 H_2 受体阻滞剂，则伊曲康唑的吸收可能会减少
	诱导或抑制胃肠（GI）道中的 CYP 酶	葡萄柚汁抑制肠道 CYP3A4 酶，可能增加硝苯地平和维拉帕米（CYP3A4 底物）的生物利用度
	诱导或抑制胃肠道中的 P-gp（排出药物的外排泵）	达比加群是 P-gp 的底物，P-gp 抑制剂（例如酮康唑、克拉霉素和胺碘酮）可能会增加该药的峰浓度，增加出血风险
	增加或延迟胃排空/运动	红霉素是胃动素受体激动剂，能有效促进胃肠道运动，共同给药的药物吸收可能会受到影响
	杀死肠道细菌	抗菌药物可以杀死产生去结合酶的细菌；避孕药等经历肠肝循环的药物，在粪便中的排泄增加，可能会降低血液浓度和半衰期
	螯合	铝或镁抗酸剂等阳离子通过形成药物-金属络合物降低了四环素类抗菌药物的 GI 吸收
	物理化学灭活	将呋塞米溶液与酸性溶液（即咪达唑仑）混合会使 pH 降低，导致呋塞米沉淀，静脉注射时有效性降低
药动学：分布	两种高蛋白结合率的药物之间的相互作用（例如，沉淀药物对相同的蛋白质结合位点具有更强的亲和力）	磺胺甲噁唑从蛋白质结合位点取代华法林，增加华法林游离药物浓度，磺胺甲噁唑还抑制华法林的代谢。因此，机体无法消除增加的游离华法林，最终可能导致 INR 增加以及潜在的出血风险。有关华法林-磺胺甲噁唑药物相互作用的详细信息，请参见第 11 章
	抑制位于血-脑屏障中的载体蛋白如 P-gp 和位于肝脏中的有机转运肽（OATPs）	环孢菌素可抑制转运蛋白 OATP1B1，降低大多数他汀类药物的肝摄取；由于他汀类药物的作用位点在肝脏，因此他汀类药物可能会失效
药动学：代谢	诱导或抑制肝脏中的 CYP 酶	例 1：氟喹诺酮作用于 CYP1A2 酶以抑制茶碱的代谢；不同的氟喹诺酮类药物的相互作用程度各异 例 2：利福平的半衰期为 4 小时；而普萘洛尔会诱导其代谢，使其在用药 10~14 天后才会到达稳态
药动学：排泄/消除	给予两种使用相同运输系统并经肾脏进行主动肾小管分泌的药物	在水杨酸盐存在下降低甲氨蝶呤清除率。水杨酸盐通过 PGE2 减少肾脏灌注，有可能引起肾功能损害并竞争性地抑制甲氨蝶呤的肾小管分泌
	增加或减少肾小管吸收	例 1：碱化尿液可以增加奎尼丁重吸收 例 2：噻嗪类利尿剂最初引起钠排泄，然后是补偿性钠重吸收。同时使用锂剂时，阳离子的重吸收加剧可造成锂离子重吸收增加并且可能达到毒性剂量

表 3-4

常见的药效学相互作用机制[65]

	机制	举例
药效学	协同作用——具有相当药效作用的两种或更多种药物导致夸大和/或毒性反应	诱导麻醉期间同时给予硫喷妥和咪达唑仑。咪哒唑仑可减少麻醉所需的硫喷妥钠量
	拮抗作用——一种药物的作用会拮抗另一种药物的作用	例1:在相同受体位点的拮抗作用:用氟马西尼逆转苯二氮䓬类药物 例2:相反的药效学作用:糖皮质激素引起高血糖症,拮抗降血糖药物的作用

药物相互作用的管理

案例 3-1,问题 5:该团队的医学实习生还计划开一种组合镇痛药(羟考酮/对乙酰氨基酚)代替静脉注射吗啡用于疼痛管理。在一次电话交谈中,N. M. 向一位朋友表示她感到沮丧,于是她的朋友给她带了一瓶贯叶连翘。作为多学科团队的药师,你的职责是评估治疗方案并根据需要提出建议。请提供有关 N. M. 疗法的适当建议,包括贯叶连翘的使用。

对乙酰氨基酚是一种常用的非处方镇痛药和解热药,适用于轻度至中度疼痛和发热,中重度疼痛时常使用的药物为阿片类药物。一些研究已经证实对乙酰氨基酚是增强华法林作用的罪魁祸首[66]。每天服用 4 片 325mg 对乙酰氨基酚片剂超过一周的患者,更可能使得 INR 大于 6.0。

没有直接证据表明对乙酰氨基酚和华法林之间存在药动学相互作用[67]。然而,对乙酰氨基酚通过 CYP2E1 代谢,代谢产物为 N-乙酰-对-苯醌亚胺(NAPQ1)。NAPQ1 可以氧化维生素 K-对苯二醌(KH2),KH2 是维生素 K 的"活性"形式,并直接抑制维生素 K 依赖性羧化。此外,可能还存在其他氧化变化,破坏酶促反应,影响维生素 K 的合成和活性。最终结果是华法林的夸大反应及 INR 增加。

因此,如果 N. M. 使用羟考酮/对乙酰氨基酚进行治疗,则应更频繁地监测她的 INR 并相应地调整其剂量。如果她需要更高剂量的华法林作为维持剂量,频繁监测 INR 尤为重要。

膳食补充剂、草药、氨基酸和其他非处方产品,在上市前未与其他药物(包括华法林)进行相互作用测试。除了公布的不同质量的案例报告之外,它们之间的相互作用知之甚少。此外,膳食补充剂不需要满足美国药典标准的片剂含量均匀性。

贯叶连翘,用其黄色的花和叶子制成草药制剂,可用于治疗抑郁症。研究证明它可以降低患者的 INR 值并可能降低华法林的有效性[68,69]。这种相互作用可能是诱导 CYP2C9 引起的,但由于制剂中草药成分的质量和数量不同,诱导程度难以预测。同样,怀疑贯叶连翘可通过诱导 CYP3A4 降低苯妥英血浆浓度。

目前,不建议将贯叶连翘添加到 N. M. 的药物治疗方案中,因为这会增加发生药物相互作用的风险。N. M. 开始使用贯叶连翘的前提是需要测量苯妥英钠的血药浓度,并且更频繁地监测 INR 以确保每种药物达到新的稳态水平。因此,评估 N. M. 的抑郁症并评价药物相互作用风险最小的治疗方案(包括心理社会治疗),是十分重要的。

案例 3-1,问题 6:普伐他汀是 N. M. 在入院前服用的药物,不在医院的处方集上。因此,实习医生开具了术后使用瑞舒伐他汀的处方。但是他收到电子健康系统关于他汀类药物和华法林的药物相互作用警报,因此询问你应该怎么办。

瑞舒伐他汀不被 CYP450 系统广泛代谢(约 10% 的 CYP2C9 和 CYP2C19 是所涉及的主要同工酶)。然而,瑞舒伐他汀和华法林的联用导致 INR 增加,从而增加出血风险[34-36]。不同的他汀类药物由不同的 CYP 同工酶代谢,且代谢程度有所差异(表 3-5)。血脂管理的目标是使用一种副作用最小且有效剂量最低的药物。如果患者(例如 N. M.)需要使用可能与他汀类在代谢(CYP)上发生相互作用的药物,则应换为具有其他消除特征的他汀类药物。在这种情况下,普伐他汀的 CYP 代谢程度低且主要以原型经尿排泄,可能是最佳选择。除此之外,也可以使用瑞舒伐他汀,但建议更频繁地监测 INR,直到 INR 稳定。表 3-5 总结了 HMG-CoA 还原酶抑制剂的代谢。有关他汀类药物使用的更多信息,包括药物相互作用,请参阅第 8 章。

案例 3-2

问题 1:J. A. ,69 岁,以前是一名健康男性,现因左下肺叶肺炎入住重症监护病房(ICU),并且进展为脓毒症休克。入院 18 天内,患者双侧肺炎病情不断恶化,同时存在严重缺氧和急性呼吸窘迫综合征(ARDS)。J. A. 目前已经给予深度镇静和神经肌肉阻滞剂以控制他的 ARDS、高吸气压力(PIPs)和低氧饱和度(SaO₂)。

治疗药物:
- 静脉滴注丙泊酚、芬太尼以镇静和镇痛
- 静脉滴注顺苯磺酸阿曲库铵用于神经肌肉阻滞,以改善氧合作用(PaO₂/FiO₂ 比率)
- 静脉滴注泮托拉唑用于预防应激性溃疡
- 皮下注射肝素和充气加压装置,用于预防深静脉血栓形成(DVT)
- 静脉滴注氢化可的松,用于病危时皮质类固醇不足

- 第 5 天静脉给予阿米卡星和亚胺培南/西司他丁,用于治疗多药耐药菌
- 静脉滴注去甲肾上腺素和抗利尿激素,用以治疗肺炎继发感染性休克
- 眼科软膏,用于在长期神经肌肉阻滞时润滑眼睛
- 静脉滴注乳酸林格溶液,用于治疗继发于感染性休克的低血压

生命体征:T 38.3℃,HR 105 次/min,RR 20 次/min,BP 95/60mmHg

实验室检查:血气分析:机械通气时的 pH 7.30/PCO_2 42/PO_2 80/CO_2 19/SaO_2 90%;辅助控制 RR 20;潮气量 400ml;PEEP 10;FiO_2 50%

Na^+	138mmol/L	WBC	$14.6× 10^9$/L
K^+	4.8mmol/L	Poly	0.8
Cl^-	98mmol/L	Bands	0.12
HCO_3^-	19mmol/L	Hgb	90g/L
BUN	45mg/dl	Hct	0.28
SCr	1.8mg/dl(基线为1.0mg/dl)	PLT	$202× 10^9$/L
Glu	142mg/dl	AST	105U/ml
P	0.9mg/dl	ALT	85U/ml

J. A. 的四次成串刺激(train-of-four,TOF)是 0/4。周围神经刺激器 TOF 是用于监测神经肌肉阻滞的临床工具。TOF 量表包括以下内容:0/4 表示没有引起抽搐,神经肌肉阻滞剂 100% 占据并阻断突触后烟碱受体;而 4/4 表示<75%的突触后烟碱受体被阻断。神经肌肉治疗的目标是以最低剂量的神经肌肉阻滞剂实现充分的神经肌肉阻滞,即 TOF 为 1/4 或 2/4(80%~90%的受体被阻断)或达到期望的临床效果(例如,接受呼吸机治疗且不过度通气)[71,72]。

描述 J. A. 的药物相互作用的风险因素。

重症患者由于存在以下危险因素更容易发生药物相互作用。由于重症患者身体状况虚弱、处于疾病状态(如生理 pH 和体温的变化、电解质不平衡、器官衰竭等),并且治疗中使用大量的药物,使其更容易受药物相互作用的影响。ICU 患者的药动学特性也发生了改变,这增加了药物相互作用的风险。发生的变化如下:

- 引起口服给药的 GI 吸收减少的情况:休克引起的灌注不足;PPI 和抗组胺药治疗增加胃 pH;胃肠动力下降;药物影响载体蛋白(如 P-gp)
- 引起皮下吸收减少的情况:水肿;抗利尿激素治疗;疾病引起的外周血管收缩
- 由于液体复苏和第三间隙的全身水分增加,亲水性药物的分布容积(Vd)增加
- 全身炎症时可发生 α-酸性糖蛋白增加、白蛋白血浆浓度降低,使得游离药物浓度发生改变

表 3-5

HMG-CoA 还原酶抑制剂(他汀类药物)的代谢

他汀类*	同工酶	注释
洛伐他汀	CYP3A4 底物	注意抑制其代谢的药物(强效的 CYP 3A4 抑制剂)
辛伐他汀	CYP3A4 底物	注意抑制其代谢的药物(强效的 CYP 3A4 抑制剂)
阿托伐他汀	CYP3A4 底物	由 CYP3A4 代谢但低于洛伐他汀和辛伐他汀
氟伐他汀	CYP2C9 底物	主要由 CYP2C9 代谢,较小程度上由 CYP3A4 和 CYP2D6 代谢
普伐他汀	原型经尿排泄	细胞色素 P450 系统代谢程度低
瑞舒伐他汀	2C9/2C19 底物	未被细胞色素 P450 系统广泛代谢

* P-gp 的底物→抑制 P-gp 的药物可能↑他汀类药物暴露水平(如环孢素、地尔硫䓬)。

引自:Adapted from Pharmacist's Letter/Prescriber's Letter,"Clinically Significant Statin Drug Interactions," August 2009,Volume 25,Number 250812 and Pharmacist's Letter/Prescriber's Letter,"Characteristics of the Various Statins,"June 2010,Volume 26,Number 260611.[70]

- 肝血流减少、肾或肝功能不全以及药物诱导/抑制肝酶,使得半衰期($t_{1/2}$)和清除率(CL)降低,非肾功能不全的患者可能出现清除率增强[73,74]

目前最常用的机械通气模式是正压通气,使空气进入肺部以改善气体交换。机械通气的使用可能减少预负荷,导致心输出量减少,从而影响药物的药动学特征,这反过来可能影响肝、肾的灌注、GFR 及尿量[75]。这种效应在低血容量的患者中最为明显。这些血流动力学变化可能使得一些药物的清除率降低。

J. A. 具备多种药物相互作用的风险因素。他的许多风险因素都是患者特异性的,包括 J. A. 的年龄、器官功能障碍和急性疾病。其他风险因素包括 ICU 延长住院时间和多重用药。J. A. 的具体风险因素概述如下。

患者危险因素

- 年龄:69 岁——药动学和药效学发生改变
- 肾功能不全:SCr 基线为 1.0mg/dl,目前 SCr 1.8mg/dl——肾清除率降低
- 轻度肝功能不全:AST 105U/ml 和 ALT 85U/ml——代谢功能下降
- 肺炎:T 38.3℃、WBC $14.6× 10^9$/L、poly 0.8、bands 0.12——分解代谢增加
- 低血压(休克所致):使用去甲肾上腺素、抗利尿激素、乳酸林格液后 BP 为 95/60mmHg——清除率降低
- 高热:T 38.3℃——清除率增加
- 低磷血症:血磷 0.9mg/dl——神经肌肉阻滞增加(参见讨

论案例 3-2 问题 2)

- 输注去甲肾上腺素和抗利尿激素:肝脏和肾脏的血流灌注减少
- 机械通气:心输出量降低

其他危险因素

- 多重用药:使用多种药物治疗,增加了药物相互作用的风险
- 住院时间:18 天——易患医院获得性疾病且需接受相应的药物治疗

案例 3-2,问题 2:医疗小组担心 J. A. 的病情可能恶化;他可能在夜间发生了神经系统疾病(例如卒中)。但 J. A. 临床情况不稳定,无法进行计算机断层扫描(CT)。小组需要对 J. A. 进行神经系统检查以防范相关疾病。为了进行检查,必须中止对 J. A. 的神经肌肉阻滞作用,并减轻镇静。停用顺式阿曲库铵一个半小时后 J. A. 肌肉仍然没有反应(TOF 0/4)。医疗小组认为 J. A. 使用顺式阿曲库铵的麻痹效应现在应该已经消失,且较为担心他的预后状况。医疗小组要求临床药师评价 J. A. 的病例并确认神经肌肉阻滞已经消失。

在评价该病例后,临床医生确定可能存在潜在的药物-病症/疾病、药物-药物的药效学相互作用,使得神经肌肉阻滞延长。下面将讨论这些相互作用。

背景:ARDS 患者 ICU 获得性乏力(多发性神经病和肌病)的发生率为 34%~60%。这种情况可持续数月至数年,并严重影响患者的生活质量[76]。ICU 获得性乏力的风险因素有多种,包括长时间机械通气、醒来前 2 个以上器官功能障碍的天数、皮质类固醇、女性[77]、毒素(如肉毒杆菌中毒)、神经肌肉疾病状态(如格林-巴利综合征)、严重的电解质紊乱、神经肌肉阻滞剂的恢复时间延长、去条件作用、升压药物的长期使用和高血糖,以上仅为部分危险因素[76,78,79]。神经肌肉阻滞与 ICU 获得性乏力有关。然而,在一项多中心、双盲试验中,研究人员发现,在住院 28 天或转出 ICU 病房时,顺式阿曲库铵和安慰剂组之间 ICU 获得性乏力的发生没有统计学差异[78,80]。器官衰竭患者、神经肌肉阻滞剂的总体清除受到影响的情况下[例如,母体药物的代谢减少,母体药物和/或活性代谢物的消除减少],可能导致神经肌肉阻滞的恢复期延长。除此之外,某些可能加重阻滞的疾病状态、条件或药物也可能导致恢复时间增加[78,79]。

药物-疾病相互作用

药动学——药物代谢/消除

非去极化剂顺式阿曲库铵是苄基异喹啉化合物。它是中效神经肌肉阻滞剂阿曲库铵的十种异构体之一。它主要通过霍夫曼降解消除;在生理温度(37℃ 或 98.6℉)和 pH(7.40)下最可能发生分解[72]。该过程产生无治疗活性的代谢物单季醇、单季戊四醇和劳丹素[81]。顺式阿曲库铵的非器官依赖性消除特性对 J. A. 有益,因为他有肾和肝功能不全。然而,由于顺式阿曲库铵被霍夫曼过程降解,pH 和温度的改变将影响药物的消除。例如,酸中毒会延长神经肌肉阻滞作用,而 pH 的增加可以增强消除作用。此外,低温可减少顺式阿曲库铵的消除,而高温可加速其消除。据报道,在 ICU 患者中神经肌肉阻滞在停止顺式阿曲库铵输注后 45~75 分钟后恢复[82-84]。因为 J. A. 有发热(38.3℃)和代谢性酸中毒(pH 7.30 和 HCO^{3}19),因此很难预测神经肌肉阻滞剂的清除率。

药效学相互作用

可能增加 J. A. 神经肌肉阻滞时间的第二个原因是他的低磷血症(磷酸盐 0.9mg/dl)。磷酸盐是三磷酸腺苷(ATP)的构建单元。ATP 通过酶促反应释放磷酸基团产生能量。这种反应对于生理和代谢功能(如肌肉收缩等)是非常必要的。因此,患有低磷血症的患者有患肌病的风险[85]。

药物-药物相互作用

药效学——药物的累加作用

J. A. 使用的的药物也可能与顺式阿曲库铵产生累加作用。神经肌肉阻滞是阿米卡星的罕见副作用。阻断机制可能是通过在神经节前神经末梢与 Ca^{2+} 竞争性抑制乙酰胆碱释放,并且在较小程度上非竞争性阻断 Ca^{2+} 受体[86]。皮质类固醇(例如氢化可的松)也可以增强阻断并增加恢复时间。目前推行的甾体所致 ICU 获得性乏力的机制为:由于缺乏运动以及类固醇的分解代谢作用导致骨骼肌萎缩,增加了肌肉对皮质类固醇的敏感性。此外,皮质类固醇可通过去神经支配引起肌病;皮质类固醇已被证明可抑制烟碱受体;当与神经肌肉阻滞剂维库溴铵联用时,这种抑制作用得到加强[76,87]。一般认为,这种相互作用更可能发生在具有类固醇结构环的神经肌肉阻滞剂上,如氨基甾体(如泮库溴铵、派库溴铵、维库溴铵和罗库溴铵)。然而,有报道称苄基异喹啉类(例如阿曲库铵、顺式阿曲库铵、多沙氯铵,美维库铵和筒箭毒碱)可以延长麻痹[78,79,88]。

J. A. 由于酸中毒、低磷血症和合用药物(阿米卡星和氢化可的松)导致顺式阿曲库铵的消除减少,他可能需要更长的时间才能从神经麻痹中恢复。J. A. 同时应缓慢地补充磷酸盐。

案例 3-2,问题 3:医疗团队请您解释 J. A. 治疗方案中影响抗菌药物功效的药物相互作用。

在审查该病例后,临床医生确定了潜在的药物间物理化学相互作用,以及药物与身体状况和药物间药效学相互作用。下面讨论这些相互作用的作用机制。

药物-药物相互作用

物理化学作用失活

目前已充分证明 β-内酰胺类抗生素与氨基糖苷类抗

生素的合用可导致氨基糖苷类药物的失活。发生机制为氨基糖苷类抗生素的氨基与青霉素类抗生素的 β-内酰胺环形成活性酰胺[89,90]。由于青霉素治疗指数较宽,这种相互作用主要影响氨基糖苷类抗生素的功效。

这种相互作用发生在超广谱青霉素中(例如,阿洛西林、羧苄青霉素、美洛西林、替卡西林和哌拉西林)。J. A. 目前使用阿米卡星和亚胺培南/西司他丁治疗多药耐药菌感染。根据文献报道,阿米卡星是最不易受这种相互作用影响的氨基糖苷类[90]。在人血清中加入 120μg/ml 的西司他丁溶液,37℃ 孵育 48 小时,并未观察到阿米卡星的灭活[91]。

随接触时间增长,该失活反应增加,且失活程度与青霉素的浓度成正比[92]。由于 J. A. 的肾功能不全,氨基糖苷类和亚胺培南/西司他丁的消除速率可能会减慢,这会增加药物的接触时间。

J. A. 的抗生素治疗建议如下:分开给予药物;在抽血后立即测定氨基糖苷类药物的血清浓度,或者将血浆在-70℃下冷冻待测;由于患者肾功能不全,需要密切监测氨基糖苷类血清浓度[92,93]。

药物-疾病相互作用

药效学相互作用

由于 J. A. 处于酸中毒状态,所以阿米卡星的药效作用可能会降低。

阿米卡星进入细菌细胞并通过三个阶段到达作用位点:离子结合、能量依赖性Ⅰ期(EDP-Ⅰ)和能量依赖性Ⅱ期(EDP-Ⅱ)转运或摄取。

离子与外膜结合:在生理 pH 下,阿米卡星(pKa 8.1)是一种高电离的碱性阳离子,它可以结合阴离子脂多糖(LPSs)、磷脂的极性端、革兰氏阴性菌外细胞膜上的蛋白质、革兰氏阳性菌的磷脂和磷壁酸[94]。导致细胞壁上连接 LPS 的 Mg^{2+} 桥和 Ca^{2+} 桥的发生置换,细胞壁中形成孔隙,使得阿米卡星可以进入周质空间[95]。

EDP-Ⅰ:阿米卡星通过细胞质膜转运。EDP-Ⅰ依赖于 pH 和氧气。在低 pH 和厌氧条件下(例如脓肿)阿米卡星活性会下降[95]。

EDP-Ⅱ:阿米卡星被运送到作用部位,与核糖体结合[95]。

药物-药物相互作用

药动学——药物的累加/协同作用

青霉素与青霉素结合蛋白(PBPs)(特别是转肽酶、内肽酶和羧肽酶)形成共价键,抑制其作用。PBPs 参与细菌细胞壁合成的最后一步——肽聚糖的多糖骨架上的肽侧链之间的交联[96]。青霉素和万古霉素等细胞壁抑制剂,可以加速氨基糖苷类药物进入细菌细胞,产生协同作用[95]。

J. A. 存在肾衰竭、ARDS、多药耐药菌引起的肺炎、感染性休克和代谢性酸中毒等危重病。密切监测他的氨基糖苷类药物的疗效(峰值)和毒性(谷值)是非常重要的。

该案例说明了药物相互作用的鉴定、评估和后续干预的困难。临床医生必须认识到,支持药物相互作用存在的文献往往很少,且不一定是确定的,最佳干预可能依赖于临床判断。关于重症患者的护理,请参阅第 56 章。

案例 3-3

问题 1: D. T. 是一名 67 岁的白人男性,大约 10 年前开始服用伊马替尼治疗罕见肉瘤:部分切除的胃肠道间质瘤(GIST)。D. T. 目前每天服用 600mg 伊马替尼,以及雷贝拉唑和呋塞米。自述目前未服用任何非处方药。于癌症治疗中心进行监测随访。患者述将在 4 周内前往非洲进行野外探险。患者同行旅伴提醒其需要注意预防疟疾。医疗团队想知道是否存在任何潜在的药物相互作用,以及哪种抗疟药物比较合适,故向你进行咨询。

甲磺酸伊马替尼为选择性酪氨酸激酶抑制剂(TKIs)[97],能抑制 BCR-ABL 酪氨酸激酶(慢性髓样蛋白中费城染色体异常所产生的组成型异常酪氨酸激酶),也能抑制血小板衍生化生长因子(PDGF)受体和 c-kit 受体的酪氨酸激酶[97]。TKIs(如伊马替尼)主要通过细胞色素 P450 酶(具有很大程度的个体间变异性)进行代谢[98]。伊马替尼主要通过 CYP 3A4 代谢,据报道 CYP1A2、CYP2C9、CYP2C19、CYP2D6 和 CYP3A5 也有较小的作用[99]。除此之外,伊马替尼是人类有机阳离子转运蛋白 1 型(hOCT1)、P-gp 和 BCRP 的底物,但目前尚不清楚伊马替尼是 BCRP 的底物还是抑制剂[100-103]。伊马替尼也可以竞争性抑制 CYP2C9、CYP2C19、CYP2D6 和 CYP3A4 底物的代谢[104]。伊马替尼具有高蛋白结合力,约 95% 与人血浆白蛋白结合[99,105-107]。

药物-药物相互作用

药动学——药物代谢/消除

有几种与伊马替尼潜在药物相互作用的因素。当伊马替尼与 CYP3A 家族中的其他药物合用时应考虑药物相互作用[97]。特别是与 CYP3A4 的抑制剂(如伏立康唑或胺碘酮)合用时更易发生相互作用,会使伊马替尼血浆浓度增加。伊马替尼应避免同时与利福平或其他强效 CYP3A4 诱导剂合用。同时作为 CYP3A4 和 P-gp 抑制剂的药物,与伊马替尼同服时可增加血浆和细胞内伊马替尼浓度。双 CYP3A4 和 Pgp 抑制剂的药物包括维拉帕米、红霉素、克拉霉素、酮康唑、氟康唑和伊曲康唑等[100,108,109]。TKI,例如伊马替尼,也可以抑制药物转运蛋白和酶,使同服药物的暴露发生改变。贯叶连翘可以显著地改变伊马替尼的药动学特征,可使浓度-时间曲线下面积(AUC)下降 30%。应警告患者同时使用贯叶连翘及其他诱导剂时,可能需要增加伊马替尼剂量以维持治疗效果[110,111]。伊马替尼和其他高白白亲和力的药物之间的相互作用尚不清楚[97]。

2016 年发表的一项观察使用伊马替尼治疗的患者中发生的 DDI 的研究[112]。研究人员进行了两项观察性研究,通过法国健康保险报销数据库 SNIIRAM(Systeme National d'Information Inter Regimes Assurance Maladie）确定最常与伊马替尼同时使用的药物，通过法国药物警戒数据库的中与伊马替尼 DDI 相关的 ADR。通过 SNIIRAM 选取 544 名在 2012 年 1 月—2015 年 8 月期间至少报销过一次伊马替尼的患者。根据药物相互作用机制（例如，代谢途径），在这 544 名患者中，有 89.3%（486）的患者至少合用 1 种可能与伊马替尼发生相互作用的处方药。研究结果还发现，最常见的 DDI 发生在与对乙酰氨基酚合用时（77.4%），这可能导致对乙酰氨基酚毒性的风险增加。其他研究结果显示，超过 10% 的患者可能存在潜在 DDI，如使用质子泵抑制剂（奥美拉唑 33.3%）或地塞米松（23.7%）的患者可降低伊马替尼的有效性，与左旋甲状腺素（18.5%）合用时可降低左旋甲状腺素的有效性。这种药物与左旋甲状腺素相互作用的机制可能是伊马替尼诱导非脱碘清除或伊马替尼诱导尿苷二磷酸葡糖醛酸转移酶[113,114]。研究结果还发现，最常见的可增加伊马替尼毒性的药物是酮康唑和克拉霉素（分别为 5.1% 和 4.7%）[112]。这项研究的总体结果表明，至少 40% 接受伊马替尼治疗的患者存在 DDI 风险，且实际风险可能会更高。本研究中与伊马替尼同时使用存在潜在 DDI 的风险比率较高的药物如下：对乙酰氨基酚、PPI、地塞米松和左旋甲状腺素。根据研究结果，研究人员提供了有关伊马替尼与特定药物一起使用的建议。建议读者参考伊马替尼的说明书，了解药物相互作用和给药剂量。关于使用伊马替尼以及其他 TKI 的 DDI 的进一步研究是非常必要的。

至于 D.T. 的抗疟药的选择，氯喹、甲氟喹和阿托喹酮/盐酸氯胍可能与伊马替尼存在潜在的相互作用，氯胍通过 2C19 代谢。多西环素将是 D.T. 用于预防疟疾的较合适的抗疟剂，它不与伊马替尼或 D.T. 的其他药物发生相互作用（见第 81 章）。多西环素最见的不良反应是胃肠道反应，包括恶心、呕吐、腹痛和腹泻。食管溃疡是与多西环素相关的一种罕见但描述充分的不良事件。应建议 D.T. 以直立姿势同餐服用多西环素，并补足液体尽量减少胃肠道不良反应。因为多西环素会引起光敏性且 D.T. 将进行长途旅行，所以建议使用适当的防晒剂并穿着防护服（包括帽子）降低光敏性的风险。D.T. 还应该就扑热息痛（对乙酰氨基酚）的使用提供咨询，并在服用任何可能通过细胞色素 P450 代谢的天然产品之前提前向他的药剂师进行咨询。

临床决策支持的资源和依据

医疗服务提供者在设计管理药物相互作用的最佳方法上面临越来越大的挑战。患者安全举措被提升至高优先级领域，努力改善医疗保健系统，预防用药错误。专家组在 2015 年发布的共识建议为解决关键问题提供了路线图，提出并改进评估 DDI 证据的方法，为临床决策提供建议[5]。作为该过程的一部分，审查现有用于评估 DDI 的方法是比较重要的。药物相互作用概率量表（DIPS）是一个 10 项量表，通过评估 DDI 不利事件的因果关系来评估 DDI 的个案报告[115]。这个工具是为了解决原有评估工具（Naranjo 表）的局限性开发的。读者可参考共识建议的附录 C 了解关于

DIPS 和其他可用仪器的进一步信息[5]。专家组还讨论了当前使用的临床决策支持系统（CDS）方法及其局限性，CDS 是对客观地评估一组证据以确定 DDI 的存在的新的评价工具。CDS 系统的主要挑战之一是确定适用于整个药物类别的 DDI 需要哪些证据。药动学相互作用难以外推到药物类别中的所有药物，并且如果存在类效应，则效果的大小可能发生变化，这通常需要单独检查每种药物。在某些情况下，如果猜测其相互作用机制涉及相同的药理学作用，则药动学相互作用数据可以从一种药物外推至小类中的其他药物。

为了推进这一重要举措，最近召集了另一组专家来解决以下问题：①概述用于开发和维护一套标准 DDI 的过程；②确定应包含在标准 DDI 知识库中的相关信息；③确定是否可以或是否应该建立禁忌药物对的清单；④确定如何更智能地筛查 DDI 警报[116]。他们为 CDS 选择制定的药物相互作用的建议于 2016 年发布。读者可参考 2015 年和 2016 年的建议[5,116]。

现代社会中，可以通过多种得以验证的途径来降低药物相互作用的风险，所以作为医疗保健提供者，我们必须加强对患者的药物信息教育。和患者的沟通包括口头指导以及随处方给出的指导传单。将信息翻译成不同的语言同样重要，并应在每个医疗环境中促进文化沟通能力。在药物包装、说明书上使用辅助警告标签，并交代患者在互联网上寻找高质量的健康信息。药剂师具有独特的优势，能够提供有关 OTC 药物的重要信息，包括患者接受处方信息时的草药及何时寻求 OTC 药物的建议[117]。

结论

鉴于药物相互作用数据的复杂性以及医疗保健系统内的复杂性，医疗服务提供者在设计管理药物相互作用的最佳方法上面临越来越大的挑战[3]。患者安全举措被提升至高优先级领域，努力改善医疗保健系统，预防用药错误。医疗错误可能与专业实践、医疗保健产品、程序、系统有关，包括处方、订单沟通、产品标签、包装、命名、复合、配药、分销、管理、教育、监控和使用[2,4]。暴露于药物相互作用是药源性危害的重要来源，但是可预防的。适当的药物使用及药物相互作用管理，将避免用药错误[5]。

虽然大多数药物相互作用在临床上不明显，但在某些情况下，药物相互作用被认为是非常重要的并且可能造成伤害。应告知患者提供完全的药物使用概况的重要性，包括非处方药、草药和膳食补充剂。将药物遗传学信息纳入患者的风险评估将提高我们预防 DDI 的能力，并更好地评估生物与药物之间的相互作用。

药物批准后需要进行更严格的对照研究。上市后的研究可用于确定药物相互作用的严重程度、发生率和临床意义。药物遗传学研究可以通过识别患者特异性的易感因素进一步提高 DDI 证据和 CDS 的准确性。未来将确定最合适的流程来评估 DDI 证据的质量，并提供分级建议以降低不良后果的风险[5]。

（王凌、许璺文 译，占美、杜晓冬、
魏薇 校，蒋学华 审）

参考文献

1. Robertson S et al. Chapter 15, Drug Interactions. In: Atkinson AJ et al, eds. *Principles of Clinical Pharmacology*. 3rd ed. Waltham, MA: Elsevier Academic Press; 2012:239–257.
2. Magro L et al. Epidemiology and characteristics of adverse reactions caused by drug-drug interactions. *Expert Opin Drug Saf*. 2012;11(1):83–94.
3. Caterina P et al. Pharmacokinetic drug-drug interaction and their implication in clinical management. *J Res Med Sci*. 2013;18:600–609.
4. Rowland M et al. Chapter 12: Variability. In: Rowland M et al, eds. *Clinical Pharmacokinetics and Pharmacodynamics Concepts and Applications*. 4th ed. Philadelphia, PA: Wolters Kluwer Lippincott Williams & Wilkins; 2011:483–525.
5. Scheife RT et al. Consensus recommendations for systematic evaluation of drug-drug interaction evidence for clinical decision support. *Drug Saf*. 2015;38:197–206.
6. Rowland M et al. Chapter 17: Drug Interactions. In: Rowland M et al, eds. *Clinical Pharmacokinetics and Pharmacodynamics Concepts and Applications*. 4th ed. Philadelphia, PA: Wolters Kluwer Lippincott Williams & Wilkins; 2011:483–525.
7. Oates JA. Chapter 5. The science of drug therapy. In: Brunton LL, ed. *Goodman & Gilman's The Pharmacological Basis of Therapeutics*. 11th ed. McGraw-Hill, Medical Publishing Division; 2006.
8. Hines LE et al. Potentially harmful drug-drug interactions in the elderly: a review. *Am J Geriatr Pharmacother*. 2011;9(6):364–377.
9. Sharifi H et al. Polypharmacy-induced drug-drug interaction; threat to patient safety. *Drug Res*. 2014;64:633–637.
10. Wallace J et al. Appropriate prescribing and important drug interactions in older adults. *Med Clin N Am*. 2015;99:295–310.
11. Gnjidic D et al. Clinical implications from drug-drug and drug-disease interactions in older people. *Clin Exp Pharmacol Physiol*. 2013;40:320–325.
12. Shi S et al. Age-related changes in pharmacokinetics. *Curr Drug Metab*. 2011;12:601–610.
13. Maeda K. Systematic review of the effects of improvement of prescription to reduce the number of medications in the elderly with polypharmacy. *Yakugaku Zasshi*. 2009;129(5):631–645.
14. Pizzuti R et al. Gruppo ARGENTO. Prescription drugs and the elderly: results of the Agrento study. *Ig Sanita Pubbl*. 2006;62(1):11–26.
15. Kalula SZ. Drugs and the older person. *CME*. 2007;25(9):422–425.
16. Shapiro LE et al. Drug interactions: Proteins, pumps, and P-450s. *J Am Acad Dermatol*. 2002;47:467–484.
17. Sitar DS. Aging issues in drug disposition and efficacy. *Poc West Pharmacol Soc*. 2007;50:16–20.
18. Polidoro A et al. Frailty and disability in the elderly: a diagnostic dilemma. *Arch Gerontol Geriatr*. 2011;52(2):e75–e78.
19. Hubbard RE et al. Frailty, inflammation and the elderly. *Biogerontology*. 2010;11(5):635–641.
20. Turnheim K. When drug therapy gets old: pharmacokinetics and pharmacodynamics in the elderly. *Exp Gerontol*. 2003;38:843–853.
21. Costa AJ. Potential drug interactions in an ambulatory geriatric population. *Fam Pract*. 1991;8:234–236.
22. Gorski JC et al. The contribution of intestinal and hepatic CYHP3A4 to the interaction between midazolam and clarithromycin. *Clin Pharmacol Ther*. 1998;64:133–143.
23. Bhardwaj S et al. Muscular effects of statins in the elderly female; a review. *Clin Intervent Aging*. 2013;8:47–59.
24. Blouin RA et al. Chapter 11: Special pharmacokinetic considerations in the obese. In: Burton ME et al, eds. *Applied Pharmacokinetics Principles of Therapeutic Drug Monitoring*. 3rd ed. Philadelphia, PA: Lippincott Williams & Wilkins; 232–240.
25. McCabe BJ. Prevention of food-drug interactions with a special emphasis on older adults *Curr Opin Clin Nutr Metabol Care*. 2004;7:21–26.
26. Zevin S et al. Drug interactions with tobacco smoking. An update. *Clin Pharmacokinet*. 1999;36(6):425–438.
27. Samer CF et al. Applications of CYP450 testing in the clinical settings. *Mol Diagn Ther*. 2013;17:165–84.
28. Grattagliano I et al. Avoiding drug interactions: Here's help. *J Fam Pract*. 2010;59(6):322–329.
29. Corsonello A et al. The impact of drug interactions and polypharmacy on antimicrobial therapy in the elderly. *Clin Microbiol Infect*. 2015;21(a):20–26.
30. Zhou J et al. The effect of therapeutic hypothermia on drug metabolism and drug response: Cellular mechanisms to organ function. *Expert Opin Drug Metab Toxicol*. 2011;7(7):803–816.
31. Thelen K et al. Cytochrome P450-mediated metabolism in the human gut. *J Pharm Pharmacol*. 2009;61:541–558.
32. Finch A et al. P-glycoprotein and its role in drug-drug interactions. *Aust Prescr*. 2014;37:137–139.
33. Doligalski CT et al. Drug interactions: A primer for the gastroenterologist. *Gastroenterol Hepatol*. 2012;8(6):376–383.
34. Andrus MR. Oral anticoagulant drug interactions with statins: case report of fluvastatin and review of the literature. *Pharmacotherapy*. 2004;24:285–290.
35. Barry M. Rosuvastatin–warfarin drug interaction. *Lancet*. 2004;363:328.
36. Olsson GO et al. Rosuvastatin–warfarin drug interaction. *Lancet*. 2004;363:897.
37. Manzi SF et al. Drug Interactions-A Review. *Clin Ped Emerg Med*. 2005;6:93–102.
38. Middleton RK. Drug Interactions. In: Quan H et al, eds. *Textbook of Therapeutics Drug and Disease Management*. 8th ed. Philadelphia, PA: Lippincott Williams and Wilkins; 2006.
39. Benet LZ et al. Changes in plasma protein binding have little clinical relevance. *Clin Pharmcol Ther*. 2002;71:115–121.
40. Boobis A et al. Drug interactions. *Drug Metab Rev*. 2009;41(3):486–527.
41. Zhou SF et al. Clinically important drug interactions potentially involving mechanism-based inhibition of cytochrome P450A and the role of therapeutic drug monitoring. *Ther Drug Moni*. 2007;29(6):687–710.
42. Lynch T et al. Ther effect of cytochrome P450 metabolism on drug response, interactions, and adverse effects. *Am Fam Physician*. 2007;76(3):391–396.
43. Ladda MA et al. The effects of CKD on cytochrome P450-mediated drug metabolism. *Adv Chronic Kidney Dis*. 2016;23(2):67–75.
44. Anaisi N. Drug interactions involving immunosuppressive agents. *Graft*. 2001;4(4):232–247.
45. Bailey DG et al. Grapefruit juice-drug interactions. *Br J Clin Pharmacol*. 1998;46(2):101–110.
46. Evans AM. Influence of dietary components on the gastrointestinal metabolism and transport of drugs. *Ther Drug Monit*. 2000;22(1):131–136.
47. Thummel KE et al. Metabolically-based drug-drug interactions. Principles and mechanisms. In: Levy RH et al, eds. *Metabolic Drug Interactions*. Philadelphia, PA: Lippincott Williams & Wilkins; 2000: 3–47.
48. Bachmann KA et al. Drug-drug interactions and the cytochromes P450. In: Lee JS et al, eds. *Drug Metabolizing Enzymes: CYP450 and Other Enzymes in Drug Discovery and Development*. New York, NY: Marcel Dekker, Inc.; 2003: 311–336.
49. Obach RS. Drug-drug interactions: an important negative attribute in drugs. *Drugs Today*. 2003;39:301–338.
50. Weaver RJ. Assessment of drug-drug interactions: concepts and approaches. *Xeobiotica*. 2001;31:499–538.
51. Cheng JW et al. Updates of cytochrome P450-mediated cardiovascular drug interactions. *Am J Ther*. 2009;16:155–163.
52. Sabol BJ et al. Malabsorption-associated warfarin resistance. *Am J Health Syst Pharm*. 2009;66:1548–1553.
53. Gugler R et al. Phenytoin: Pharmacokinetics and Bioavailability. *Clin Pharm Ther*. 1976;19:135–142.
54. Maynard GA et al. Phenytoin absorption from tube feedings. *Arch Intern Med*. 1987;147:1821.
55. Jung D et al. Effect of dose on phenytoin absorption. *Clin Pharmacol Ther*. 1980;28:479–485.
56. Martin E et al. The pharmacokinetics of phenytoin. *J Pharmacokinet Biopharm*. 1977;5:579–596.
57. Gubbins PO et al. Drug absorption in gastrointestinal disease and surgery. *Clin Pharmacokinet*. 1991;21:431–447.
58. Gulseth MP et al. Pharmacogenomics of warfarin: Uncovering a piece of the warfarin mystery. *Am J Health-Syst Pharm*. 2009;66:123–133.
59. Gorbach SL. Chapter 95 microbiology of the gastrointestinal tract. In: Baron S, ed. *Medical Microbiology*. 4th ed. Galveston, TX: University of Texas Medical Branch at Galveston; 1996. http://www.ncbi.nlm.nih.gov/books/NBK7670/. Accessed February 10, 2016.
60. Hartshorn EA et al. Principles of drug interactions. *Facts & Comparisons*. eAnswers Web site. http://online.factsandcomparisons.com.ezproxymcp.flo.org/Viewer.aspx?book=DIF&monoID=fandc-dif5444. Updated 2015. Accessed March 10, 2016.
61. Baxter K et al, ed. *Stockley's Drug Interactions*. 10th ed. London, UK: Pharmaceutical Press; 2013.
62. Foinard A et al. Impact of physical incompatibility on drug mass flow rates: example of furosemide-midazolam incompatibility. *Ann Intensive Care*. 2012;2:28.
63. Bungard TJ et al. Drug interactions involving warfarin: Practice tool and practical management tips. *CPJ/RPC*. 2011;144(1):21–25. e9.
64. Horn JR et al. Time course for enzyme induction and deinduction. *Pharmacy Times*. 2011.

65. Pleuvry BJ. Pharmacodynamic and pharmacokinetic drug interactions. *Anaesth Intensive Care Med.* 2005;6(4):129–133.

66. Hylek EM et al. Acetaminophen and other risk factors for excessive warfarin anticoagulation. *JAMA.* 1998;276:657–662.

67. Lopes RD et al. Warfarin and acetaminophen interaction: a summary of the evidence and biologic plausibility. *Blood.* 2011;118:6269–6273.

68. Yue Q et al. Safety of St John's wort. *Lancet.* 2000;355:576–577.

69. Henderson L et al. St John's wort (Hypericum perforatum): drug interactions and clinical outcomes. *Br J Clin Pharmacol.* 2002;54:349–356.

70. Pharmacist's Letter/Prescriber's Letter, "Clinically Significant Statin Drug Interactions", August 2009, Volume 25, Number 250812 and *Pharmacist's Letter/Prescriber's Letter*, "Characteristics of the Various Statins", June 2010, Volume 26, Number 260611.

71. McGrath CD et al. Monitoring of neuromuscular block. *Cont Educ Anaesth Crit Care Pain.* 2006;6(1):7–12.

72. Warr J et al. Current therapeutic uses, pharmacology, and clinical considerations of neuromuscular blocking agents for critically ill adults. *Ann Pharmacother.* 2011;45:1116–1126.

73. Roberts DJ et al. Drug absorption, distribution, metabolism and excretion considerations in critically ill adults. *Expert Opin Drug Metab Toxicol.* 2013;9(9):1067–1084.

74. Smith BS et al. Introduction to drug pharmacokinetics in the critically ill patient. *Chest.* 2012;141(5):1327–1336.

75. Cawley MJ. Mechanical ventilation: a tutorial for pharmacists. *Pharmacotherapy.* 2007;27(2):250–266.

76. Hraiech S et al. The Role of Neuromuscular blockers in ARDS: benefits and risks. *Curr Opin Crit Care.* 2012;18:495–502.

77. DeJonghe B. Paresis acquired in the intensive care unit: a prospective multicenter study. *JAMA.* 2002;288:2859–2867.

78. Murray et al. Clinical practice guidelines for sustained neuromuscular blockade in the adult critically ill patient. *Crit Care Med.* 2016;44(11):2079–2103.

79. Society of Critical Care Medicine and American Society of Health-Pharmacists. Clinical practice guidelines for sustained neuromuscular blockade in the adult critically ill patient. *Am J Health Sys Pharm.* 2002;59:179–195.

80. Papazian L et al. ACURASYS study investigators. Neuromuscular blockers in early acute respiratory distress syndrome. *N Engl J Med.* 2010;363(12):1107–1116.

81. Sunjic KM et al. Pharmacokinetic and other considerations for drug therapy during targeted temperature management. *Crit Care Med.* 2015;43:2228–2238.

82. Kisor DF et al. Clinical pharmacokinetics of cisatracurium besilate. *Clin Pharmacokinet.* 1999;36(1):27–40.

83. Lagneau F et al. A comparison of two depths of prolonged neuromuscular blockade induced by cisatracurium in mechanically ventilated critically ill patients. *Intensive Care Med.* 2002;28:1735–1741.

84. Sessler CN. Train-of-four to monitor neuromuscular blockade? *Chest.* 2004;126(4):1018–1022.

85. Latcha S. Electrolyte disorders in critically ill patients. In: Oropello JM et al, eds. Critical Care New York, NY: McGraw-Hill; http://accessmedicine.mhmedical.com.ezproxymcp.flo.org/content.aspx?bookid=1944&sectionid=143517373. Accessed February 26, 2017.

86. Agents Acting at the Neuromuscular Junction and Autonomic Ganglia. In: Hilal-Dandan R et al, eds. Goodman and Gilman's Manual of Pharmacology and Therapeutics, 2e New York, NY: McGraw-Hill; http://accesspharmacy.mhmedical.com.ezproxymcp.flo.org/content.aspx?bookid=1810&sectionid=124490279. Accessed February 25, 2017.

87. Kindler CH et al. Additive inhibition of nicotinic acetylcholine receptors by corticosteroids and the neuromuscular blocking drug vecuronium. *Anestheseiology.* 2000;92:821–32.

88. Price D et al. A fresh look at paralytics in the critically ill: real promise and concern. *Ann Intensive Care.* 2012;2:43.

89. Waitz A et al. Biologic aspects of the interaction between gentamicin and carbenicillin. *J Antibiot.* 1974;25:219–225.

90. Shwed JA et al. Lack of effect of clavulanic acid on aminoglycoside inactivation by ticarcillin. *J Infect Dis Pharmacother.* 1995;1(2):35–43.

91. Walterspiel JN et al. Comparative Inactivation of Isepamicin, Amikacin, and Gentamicin by Nine β-Lactam and Two β-Lactamase Inhibitors, Cilastatin and Heparin. *Antimicrob Agents Chemother.* 1991;35(9):1875–1878.

92. Pickering LK et al. Effect of concentration and time upon inactivation of Tobramycin, Gentamicin, Netilmicin and Amikacin by Azlocillin, Carbenicillin, Mecillinam, Mezlocillin and Piperacillin. *J Pharmacol Exp Ther.* 1981;217:345–349.

93. Gerald K et al, ed. 2017. *AHFS Drug Information® - 59th Ed.* Bethesda, MD. American Society of Health-System Pharmacists. ISBN-10: 1-58528-558-7, ISBN-13: 978-1-58528-558-7. ISSN: 8756-6028. STAT!Ref Online Electronic Medical Library. http://online.statref.com.ezproxymcp.flo.org/Document.aspx?docAddress=v7fPA2o3awdso_vsl1VHnA%3d%3d. 3/1/2017 7:28:14 PM CST (UTC -06:00).

94. Taber HW et al. Bacterial uptake of aminoglycoside antibiotics. *Microbiol Rev.* 1987;51(4):439–457.

95. Leggett JE. Aminoglycosides. In: Bennett JE et al, eds. *Mandell, Douglas, and Bennett's Principles and Practice of Infectious Diseases.* 8th ed. Philadelphia, PA: Churchill Livingstone Elsevier; 2015.

96. Davis BD. Bactericidal Synergism Between β-Lactams and Aminoglycosides: Mechanism and Possible Therapeutic Implications. *Rev Infect Dis.* 1982;4(2):237–245.

97. Haouala A et al. Drug interactions with tyrosine kinase inhibitors imatinib, dasatinib, and nilotinib. *Blood.* 2011;117(8):e75–e87.

98. Rochat B et al. Imatinib metabolite profiling in parallel to imatinib quantification in plasma of treated patients using liquid chromatography-mass spectrometry. *J Mass Spectrom.* 2008;43(6):736–752.

99. Peng B et al. Clinical pharmacokinetics of imatinib. *Clin Pharmacokinet.* 2005;44(9):879–894.

100. Kompendium ch [homepage]. Switzerland: Compendium Suisse des medicaments 2010 [updated 2010]. http://www.kompendium.ch/. Accessed March 10, 2017.

101. Brendel C et al. Imatinib mesylate and nilotinib (AMN 107) exhibit high-affinity interaction with ABCG2 on primitive hematopoietic stem cells. *Leukemia.* 2007;21(6):1267–1275.

102. Ozvergy-Laczka C et al. High-affinity interaction of tyrosine kinase inhibitors with the ABCG2 multidrug transporter. *Mol Pharmacol.* 2004;65(6):1485–1495.

103. White DL et al. OCT-1-mediated influx is a key determinant of the intracellular uptake of imatinib but not nilotinib (AMN 1078): educed OCT-1 activity is the cause of low in vitro sensitivity to imatinib. *Blood.* 2006;108(2):687–704.

104. Van Erp NP et al. Clinical pharmacokinetics of tyrosine kinase inhibitors. *Cancer Treat Tev.* 2009;35(8):692–706.

105. Petain A et al. Population pharmacokinetics and pharmacogenetics of imatinib in children and adults. *Clin Cancer Res.* 2008;14(21):7102–7109.

106. Widmer N et al. Population pharmacokinetics of imatinib and the role of alpha-acide glycoprotein. *Br J Clin Pharmacol.* 2006;62(1):97–112.

107. Widmer N et al. Relationship of imatinib-free plasma levels and target genotype with efficacy and tolerability. *Br J Cancer.* 2008;98(10):1633–1640.

108. Azuma M et al. Role of alpha 1-acid glycoprotein in therapeutic antifibrotic effects of imatinib with macrolides in mice. *Am J Respir Crit Care Med.* 2007;176(12):1243–1250.

109. Dutreix C et al. Pharmacokinetic interaction between ketoconazole and imatinib mesylate (Gleevec) in healthy subjects. *Cancer Chemother Pharmacol.* 2004;54(4):290–294.

110. Frye RF et al. Effect of St. John's wort on imatanib mesylate pharmacokinetics and protein binding of imatinib mesylate. *Pharmacotherapy.* 2004;24(11):1508–1514.

111. Smith P et al. The influence of St. John's wort on the pharmacokinetics and protein binding of imatinib mesylate. *Pharmacotherapy.* 2004;24(11):1508–1514.

112. Recoche I et al. Drug-drug interactions with imatinib An observational study. *Medicine.* 2016;95(40):1–5.

113. Cholongitas E et al. Dermatitis after suspected imatinib-levothyroxine interaction in a patient with gastrointestinal stomal tumor. *Cancer Chemother Pharmacol.* 2008;61:1083–1084.

114. De Grrot JWB et al. Imatinib induces hypothyroidism in patient receiving levothyroxine. *Clin Pharmacol Ther.* 2005;78:433–438.

115. Horn JR et al. Proposal for a new tool to evaluate drug interaction cases. *Ann Pharmacother.* 2007;41(4):674–680.

116. Tilson H et al. Recommendations for selecting drug-drug interactions for clinical decision support. *Am J Health-System Pharm.* 2016;73(8):576–585.

117. Hansten PD. Drug interaction management. *Pharm World Sci.* 2003;25(3):94–97.

4 第4章 药物基因组学和个体化用药

Shannon F. Manzi，Laura Chadwick，and Jonathan D. Picker

核心原则

		章节案例
1	药物基因组学是广义个体化用药概念中的一个独立且重要的元素，它包含多种遗传和非遗传因素，以指导具有针对性和个体化的治疗决策。	案例 4-1（问题 1） 图 4-1 表 4-1，表 4-2，表 4-3
2	药物基因组学效应本质上包括药动学和药效学。当变量影响药物的吸收、分布、代谢或排泄时，即表现为药动学效应。药效学多态性可能导致药物靶酶或受体的变化以及药物靶形态的变化。这些变化可能使治疗无效或在某些受影响的人群中需要调整药物剂量。	案例 4-2（问题 1,2）
3	药物代谢酶的 DNA 多态性可能导致酶的功能获得、功能丧失或对酶的功能没有影响。在某些情况下，还可能产生严重的毒性。	案例 4-3（问题 1） 图 4-2 表 4-4 案例 4-4（问题 1） 表 4-5
4	药物基因组突变体也可能影响药物转运蛋白及其结合的靶标。	案例 4-5（问题 1 和 2） 表 4-6
5	HLA 基因的独特之处在于它的突变不会影响药物的代谢，而是可能发生严重或危及生命的反应。	案例 4-6（问题 1、2 和 3） 表 4-7
6	检测解读对于药物基因组学数据的实际应用至关重要。CYP2D6 是一种已被充分描述的细胞色素 P450 酶，其介导约 25% 的药物代谢。然而，CYP2D6 是一个受多突变体、假基因干扰和拷贝数变异影响的复杂基因座。	案例 4-7（问题 1 和 2） 案例 4-8（问题 1） 表 4-8
7	在评估儿科患者的药物基因组学标志物时，年龄的增长在一定程度上增加了复杂性。许多药物基因组学用药指南尚未在婴儿和儿童中得到验证。	案例 4-9（问题 1） 图 4-3
8	实行药物基因组学目前面临许多挑战，包括：确定适宜的时间和人群进行检测；遗传数据的存储、分析和安全保障；以及将药物基因组学数据和建议付诸实践的注意事项等。	案例 4-10（问题 1） 案例 4-11（问题 1 和 2）

药物基因组学（pharmacogenomics）是基因表达在药物的药动学和药效学上的研究和应用，该术语通常与药物遗传学（pharmacogenetics）互换使用。从严格定义上来讲，药物遗传学适用于单个基因药物反应的背景条件下，而药物基因组学是指针对药物行为的全基因组因素的更为广泛的研究[1]。由于个体的遗传变异具有极高的特异性，因此在临床实践中药物基因组学的应用已成为个体化用药和精准医疗运动的核心组成部分[2,3]。其实，药物基因组学的研究并不新奇，早在 20 世纪五六十年代的文献中就有一些描述个人遗传因素对药物毒性影响的案例[4,5]。随着更新、更便宜、更快速的脱氧核糖核酸（DNA）测序技术的出现，药物基

因组学的研究已经爆发。近年来，尽管仍然存在挑战，但研究者已经开始将这些知识从研究领域转化到临床。

本章将简要探讨人类遗传学在药物基因组学应用中的基础知识。若想要更加进一步的了解相关知识，建议学生使用本章提供的参考资料。虽然体细胞"肿瘤"遗传学或癌细胞的突变研究在抗肿瘤药物选择和肿瘤治疗过程中是一个非常适时和重要的考虑因素，但本章将主要关注影响药物的吸收、分布、代谢和排泄的人类 DNA 的种系突变（germline mutation）。

人类 DNA 由 30 亿个核苷酸碱基对组成，排列在 46 条染色体上。由于人与人之间的遗传密码存在显著差异，使

得我们每个人都独具特点,例如棕色眼睛、红色头发、身高差异和遗传性疾病。这些独有特征中也包括我们处理药物能力的差异。这些差异主要是由于基因中的核苷酸序列突变引起的,构成基因的四个核苷酸是腺嘌呤(adenine,A)、鸟嘌呤(guanine,G)、胞嘧啶(cytosine,C)和胸腺嘧啶(thymine,T)。

在大多数情况下(但不是全部),每个基因存在两个拷贝数,一个遗传自母亲,一个遗传自父亲。每个拷贝被称为等位基因(allele),如果母本和父本等位基因相同,则该个体被认为是该等位基因或基因的纯合子,如果亲本拷贝不同,则认为该个体是杂合子。基因编码的产物是蛋白质,例如酶、细胞的结构组分、激素、抗体和转运分子。在药物基因组学中,基因和酶通常具有相同的名称,例如,编码细胞色素 P450 酶 3A4(cytochrome P450 3A4,CYP3A4)的基因称为 CYP3A4,编码硫嘌呤甲基转移酶(thiopurine methyltransferase,TPMT)的基因称为 TPMT。

当序列或编码发生变化时,则被称为突变体(variant)。单碱基对的变化通常被称为单核苷酸多态性或 SNP(发音为"snip")(图 4-1)。尽管突变体的一般定义要求在人群中的发生率至少在 1% 以上,但平时使用时并不会根据人口比率进行区别。改变基因产物功能的 SNP 称为突变(mutation),尽管并非所有 SNP 都是突变,但这些术语经常互换使用。SNP 的位置由对应序列编号的缩写"rsID"的表示。本章讨论的多数药物遗传学突变体都是 SNP,这些 SNP 源自全基因组关联研究(genome-wide association studies,GWAS)。GWAS 研究通常是为了在具有感兴趣病证的一组患者中找到共同的 SNP,随后确定关联水平。这些 SNP 造成了 90% 的药物遗传变异,并且可能导致功能获得(酶的含量增加或酶活性增强)或功能丧失(酶的含量减少或完全缺失)[3]。其他变化还可能包括较大 DNA 片段的缺失或插入,通常称为插入缺失(indels)。在许多情况下,indels 会终止蛋白质的合成。

ACGTTGGATGTACTTTTGAGGAAATGAG:首次描述的野生型序列

ACGTTGGATGTGCTTTTGAGGAAATGAG:A>G突变

该基因序列中第12位核苷酸从A到G的改变产生一个SNP

图 4-1　单核苷酸多态性(SNP)示意图

在某些情况下,对于显性遗传病(dominant disorders),单个等位基因的变化对药物代谢也能产生明显的影响,因为新的突变会从上一代传给下一代,祖先是否表现出症状可能取决于他们自己的病史,当然,也可能不会被发现。在其他情况下,对于隐性遗传病(recessive disorders),基因的两个拷贝都必须有缺陷才能对酶的功能产生影响,其中父母通常是未受影响的杂合子携带者,后代有四分之一的概率继承双拷贝缺陷基因并有出现症状的风险。如前所述,如果父母双方具有相同的 SNP,则后代可能是纯合子(homozygous);或者如果父母双方在特定基因中具有不同功能失调的 SNP 或突变,则后代可能是复合杂合子(compound heterozygote)。通常,除非是隐性遗传病,不然很难从家族史中发现受影响的个体。

基因型(genotype)是不同突变体产生的结果,表型(phenotype)是指不同基因型的表现形式。在某些情况下,表型是可见的,例如肤色或其他物理特征;在其他情况下,表型是不可见的,例如血型或低于正常含量的人细胞色素 P450(CYP450)代谢酶。在药物基因组学和代谢酶的背景下,根据基因型分类通常将患者分为超速代谢型(ultrarapid metabolizers)、强代谢型(extensive metabolizers)、中间代谢型(intermediate metabolizers)或弱代谢型(poor metabolizers)等表型[6]。本章将讨论几种表型,主要是涉及药物靶点或药效学反应的表型。

绝大多数药物代谢途径都比较复杂,并不是通过一种酶就直接将药物代谢成无活性的代谢物,随即被身体清除。大多数药物会利用多种代谢酶途径,依赖几种药物转运体(drug transporters),并且具有许多不同活性的代谢物,在上述代谢和转运过程中的每一环节都可能发生基因型的改变,并伴随对诸如疾病、体重、营养、年龄等变量的间接遗传

和环境影响。正因为如上所述的复杂性,可见要将药物基因组学解释清楚是多么的困难。

药物基因组学在遗传学中是特殊的,人的基因型是用"*"表示的,在文献中常描述为星号等位基因。例如,在许多情况下,*1/*1 通常表示正常或野生型(wild-type)[7],当发现其他等位基因时,则按顺序编号为 *2、*3 等。由于在全球范围内新发现的等位基因可能会被同时报告,因此偶尔会出现星号等位基因与所代表的突变体重叠的现象。全球有几个报告新的药物基因组学突变体的数据库,包括 CYP 等位基因命名数据库(CYP Allele Nomenclature Database,http://www.cypalleles.ki.se/)和基因组变异数据库(Database of Genomic Variants,http://dgv.tcag.ca/dgv/app/home)。

在药物研发和上市后分析中,一些患者在接受由群体推导的标准剂量后会发生严重的药物不良反应(包括无应答),这些不良反应是在没有用药错误或缺乏药物依从性的情况下发生的。2000 年,医学研究所(Institute of Medicine,IOM)"To Err is Human"的报告指出,美国每年有超过 200 万例药物不良反应报告,导致约 100 000 人死亡和 206 亿美元的花费[8]。据估计,在美国,52% 的成年人至少服用过一种处方药,12% 的人服用过五种以上的处方药,如果纳入草药产品和非处方药,那么估计值将分别增加到 80% 和 29%[6]。众所周知,药物不良反应常常被忽视,甚至经常被隐瞒不上报,这使得实际的不良反应发生率可能更高。药物基因组学的临床应用不仅使我们能够解释药物应用过程中出现的一些反应,而且还可以帮助临床医生预测不同患者在接触某一种药物或某一类药物时,谁发生不良反应的风险更高[9]。避免药物不良反应的发生会对患者的生活质量产生有益的影响,降低整体医疗保健成本,并减轻医护人

员处理药物不良反应的时间负担。然而,临床药物基因组学检测并不被广泛接受,并且仍然存在确定遗传变异与不良反应相关性的临床挑战[10]。

药动学影响

案例 4-1

问题 1:A. S.,2 岁,诊断患有活动性多药耐药结核病(tuberculosis,TB),疾病控制和预防中心的治疗方案建议使用异烟肼(isoniazid)、利福平(rifampin)、乙胺丁醇(ethambutol)和吡嗪酰胺(pyrazinamide)进行初始治疗。但患者母亲提出担忧,因为他们在中国的几个家庭成员在服用异烟肼时出现了严重的肝脏问题,并坚持要对A. S. 进行"基因检测"。A. S. 母亲提到的基因检测是什么?与异烟肼治疗相关的中毒风险是什么?

异烟肼对结核分枝杆菌(Mycobacterium tuberculosis)具有杀伤作用,因此是用于治疗活动性结核(active TB)和潜伏性结核(latent TB)感染的四药联合方案(four-drug regimen)的一部分[11]。药源性肝损伤(drug-induced liver injury,DILI)是最常报道的导致过早中断药物治疗的副作用之一,在应用药物治疗过程中有高达 20% 患者的肝酶水平会明显升高,但在接受治疗的患者中发展为肝炎的比例较小[12]。

异烟肼的代谢途径比较复杂,N-乙酰转移酶-2(N-acetyltransferase-2,NAT2)是其代谢途径中的关键酶[11]。NAT2 将母体药物及其肼代谢物乙酰化,将肼代谢物转化为乙酰肼(acetyl hydrazine,AcHz)[12]。而肼(hydrazine)的替代代谢途径会产生有毒的活性代谢物,当 NAT2 功能降低时,该途径占主导地位,则会导致 DILI 和毒性增加。

NAT2 酶由 NAT2 基因产生,已经发现 NAT2 基因有几种等位基因,其多态性会导致药物的慢速或快速乙酰化率,其中与功能缺失相关的等位基因纯合子被认为是慢乙酰化者(slow acetylators),而与功能获得相关的等位基因纯合子是快乙酰化者(rapid acetylators),以及杂合子中间乙酰化者(intermediate acetylators)(表 4-1),研究发现 DILI 在慢乙酰化者中发生率最高[12]。除异烟肼外,尽管不同 NAT2 基因型对磺胺类药物(磺胺甲噁唑(sulfamethoxazole),柳氮磺胺吡啶(sulfasalazine)的代谢物)和芳香族及脂肪族胺类药物(普鲁卡因胺(procainamide),氨苯砜(dapsone),氯硝西泮(clonazepam)的代谢物,酶斯卡灵(mescaline))临床效果影响的研究较少,但 NAT2 也是这些药物和/或其代谢物的乙酰化剂[12]。

表 4-1

NAT2 基因型和表型

NAT2 等位基因活性		
慢乙酰化型	* 5~7, * 10, * 12D, * 14, * 17, * 19	
快乙酰化型	* 4(野生型), * 11, * 12A~C, * 13, * 18	

NAT2 表型		
基因型	乙酰化速率	异烟肼治疗的临床表现
纯合慢代谢型	慢	药物不良事件的发生风险增加
杂合型	中等	
纯合快代谢型	快/超快	治疗风险可能增加

来源:少数研究[13]。

A. S. 母亲提到的"基因检测"可能是对 NAT2 基因的检测。不管是作为基因组的一部分还是靶向序列测定,都有多种药物基因组学检测方法可用于检测 NAT2 基因中的 SNP 并鉴定患者的基因型。在异烟肼治疗之前检测 NAT2 基因型并不是目前的标准治疗方案,然而,有证据表明,在 DILI 发生率较高的一些慢乙酰化者中,进行 NAT2 基因型检测可能是有益的[14-18]。在慢乙酰化状态下,亚洲人群的 DILI 发生率最高(参见表 4-2 中的研究摘要)。虽然目前还没有根据基因型或乙酰化状态为异烟肼治疗制定正式的用药指南,但 Azuma 等人在一项研究中对 155 名日本结核病患者提出了一种改良的基于基因型的给药方案,结果显示具有很好的临床效益,统计学结果具有显著差异(表 4-3)[19]。

关于如何安全且适当地将 NAT2 基因型结果纳入广泛的临床应用中,仍存在一些亟待解决的问题。例如,像 A. S. 这样的儿科患者就是一个特殊的挑战,因为推荐的异烟肼起始剂量较高(10~15mg/kg),而在该人群中还未进行过基于基因型的剂量调整的研究[13],且研究发现在儿科患者中,基因型与预测表型的一致性也较低[20]。此外,研究结果之间的种族差异也表明,在某些群体中,如亚洲人群,进行 NAT2 基因型检测可能更有益。与根据种族确定是否进行基因检测的情况一样,自我报告的血统并不总是预测某人实际遗传谱系的可靠手段。随着阳性研究结果的产生,继续关注与异烟肼安全性相关的 NAT2 基因型效应,未来将有可能推动相关机构和组织出台关于应用异烟肼治疗时主动检测 NAT2 基因型的政策,以预防药物不良事件(adverse drug events)并提高治疗成功率。

表 4-2

异烟肼研究中关于 *NAT2* 基因型和肝中毒风险评估

研究	研究类型	人群	对比	结果
Sun 等	Meta 分析 ■ N=5 个病例对照研究 ■ 133 个病例（肝中毒） ■ 492 个对照	中国人 日本人 东印度人 高加索人	肝中毒病例的 SA vs 对照组的 SA	总体：没有显著差异 亚洲人亚组分析： ↑SA 肝中毒风险增加 ■ OR 2.52（CI 1.5~4.3）
Wang 等	Meta 分析 ■ N=14 个病例对照研究 亚洲国家 11 个，非亚洲国家 3 个 ■ 474 个病例（肝中毒） ■ 1 446 个对照	日本 中国 中国台湾 印度 韩国 土耳其 瑞士 美国（8%）	SA 肝中毒风险 vs RA 肝中毒风险	↑SA 肝中毒风险增加 ■ OR-亚洲人：4.9（CI 3.3~7.1） ■ OR-非亚洲人：3.7（CI 1.3~10.5） ↑联合用药肝中毒风险增加
Ben Mahmoud 等	观察性病例对照 ■ N=65	突尼斯人	SA 肝中毒风险 vs RA 和 IA 肝中毒风险	↑SA 肝中毒风险增加 ■ OR 4.3（CI 1.5~18）
Du 等	Meta 分析 ■ N=26 个研究 ■ 1 198 个病例 ■ 2 921 个对照	亚洲人 高加索人 中东人 巴西人	肝中毒病例的 SA vs 对照组的 SA	总体： ↑SA 肝中毒风险增加 ■ OR 3.1（CI 2.5~3.9） 高加索人亚组分析：没有显著差异
Huang 等	观察性病例对照 ■ N=224	中国台湾	SA 肝中毒风险 vs RA 肝中毒风险	↑SA 肝中毒风险增加 ■ OR 2.8（CI 1.3~6.2）
Pasipanodya 等	Meta 分析 ■ N=3 471	英国 亚洲 东非 美国 布拉格	RA 治疗失败风险 vs SA 治疗失败风险	↑RA 治疗失败风险增加 ■ RR 2（CI 1.5~2.7）

SA，慢乙酰化者；RA，快乙酰化者；IA，中间乙酰化者；OR，比值比；CI，置信区间。

表 4-3

基于 *NAT2* 基因型的异烟肼剂量推荐

	基于基因型剂量推荐	不良反应事件（AE）	标准剂量组（5mg/kg）	基于基因型的给药剂量组	P
慢代谢型	剂量降低 50%（约 2.5mg/kg）	DILI	78%	0%	0.003
		TF	22.9%[a]	0%	NR
中间代谢型	标准剂量（5mg/kg）	DILI	4.7%		NR
		TF	26.8%		NR
快代谢型	剂量增加 50%（约 7.5mg/kg）	DILI	4.2%	4.6%	NS
		TF	38%	15%	0.013

来源：Azuma et al. [19]。
[a] 来源于少数研究[13]。
DILI，药源性肝损伤；TF，治疗失败；NR，无结果（未分析）；NS，无显著性差异。

药效学影响

案例 4-2

问题 1：E. F. ，男，51 岁，ST 段抬高型心肌梗死（STEMI）和心房颤动伴残余左心室血栓。尽管逐渐增加了华法林的剂量，但患者的国际标准化比率（INR）没有超过1.7。患者目前的华法林剂量为每天 10mg，且自述没有饮食改变或大量摄入维生素 K，治疗方案中没有明确的药物相互作用。心脏病学团队要求进行药物基因组学检测。影响 E. F. INR 的参与华法林代谢的基因是什么呢？

华法林的作用机制是抑制维生素 K 环氧化物还原酶复合物亚基 1（VKORC1），VKORC1 是维生素 K 凝血途径中的关键酶[21]。通过抑制 VKORC1，可以降低维生素 K 依赖性凝血因子 Ⅱ、Ⅶ、Ⅸ 和 Ⅹ 的合成，并且在血栓形成的情况下实现抗凝作用，例如心房颤动。人体内的 VKORC1 的量与 *VKORC1* 基因相关，因此 *VKORC1* 基因是关键的药效学考虑因素。*VKORC1* rs9923231GG 基因型的患者对华法林不敏感，这意味着他们可能需要更大剂量的药物才能有效抑制 VKORC1 途径。AA 基因型患者体内表达的 VKORC1 量较少，因此，这些患者对华法林敏感性高，可能需要较低剂量用于抑制 VKORC1 和抗凝治疗[22]。

另一个影响华法林剂量和药物效应的重要因素是华法林代谢遗传变异的影响。口服华法林是包含 R- 和 S- 对映体的外消旋体混合物，其口服进入人体后的代谢很复杂，涉及多个基因和代谢途径的参与，S- 对映体（药物的活性形式）主要通过 CYP2C9 代谢[22]。CYP2C9 是华法林代谢的主要酶途径，其在华法林代谢过程中介导了超过 25% 的代谢遗传变异。*CYP2C9* 基因具有高度多态性，已发现几种已知的突变体与代谢速率降低相关，包括 *CYP2C9* * 2 和 * 3 等位基因，携带这些基因型的患者的华法林代谢程度降低，导致药物活性形式的浓度增加，可能会增加出血风险，因此可能需要降低华法林剂量[22]。

CYP4F2 是最近发现的一种代谢酶基因，其与华法林敏感性相关的研究证据较少[23]。CYP4F2 通过影响代谢从而调节维生素 K 的生理水平。携带 *CYP4F2* rs2108622 TT 基因型的患者能够维持较高浓度的维生素 K，因此需要华法林的剂量比 CC 基因型患者多 1mg/d[23]。尽管目前的剂量模型密切关注 *CYP2C9* 和 *VKORC1* 基因型与开始华法林治疗的相关性，但 *CYP4F2* 已显示出具有很好的潜在效能，即在某些种群中增强剂量预测算法的有效性[24]。

值得一提的是，许多非遗传因素（如年龄、体重、饮食、吸烟和药物相互作用）导致华法林在患者中的使用剂量有很大差异。能够诱导或抑制代谢酶 CYP2C9 的药物相互作用将影响华法林代谢的速率。此外，高维生素 K 饮食有助于增加维生素 K 依赖性凝血因子的合成，因此会降低华法林的药效。www.warfarindosing.org 网站上提供了基于非遗传和遗传因素确定 18 岁以上患者适当起始剂量的

算法，在使用华法林时，通常还建议密切监测患者的 INR，以确保适当的抗凝效果并降低出血风险。

案例 4-2，问题 2：其他受 CYP2C9 代谢影响较大的药物有哪些？

据估计，CYP2C9 对高达 20% 的常用药物起到代谢作用[25]，从这些药物的应用过程中，已发现几种与药物不良事件发生率增加和药物应答变化相关的 CYP2C9 的突变体，这些药物包括苯妥英（phenytoin）、某些非甾体抗炎药（如塞来昔布（celecoxib）和双氯芬酸（diclofenac））、磺酰脲类（sulfonylureas）、氯沙坦（losartan）和某些他汀类药物（如氟伐他汀（fluvastatin）和辛伐他汀（simvastatin））。携带 *CYP2C9* * 2 或 * 3 等位基因的患者在服用标准剂量的由 CYP2C9 代谢的药物时，可能会因为代谢能力降低，使母体药物浓度增加，从而增加中毒风险，因此可能需要降低给药剂量或进行药物监测。

毒理影响

编码蛋白酶的基因存在许多已知的突变体，这些突变体会影响酶代谢药物的速率。这些突变体可能减弱酶功能使母体药物浓度增加，或者增强酶活性使母体药物浓度降低，因此突变体的临床效益取决于母体药物是活性药物还是前体药物。

案例 4-3

问题 1：T. B. ，男，5 岁，28kg，因癫痫持续状态入院，静脉注射劳拉西泮（lorazepam）和磷苯妥英（fosphenytoin）中止癫痫发作。患儿既往有先天性脑积水，曾行脑室腹膜分流术，以及由于宫内右侧大脑中动脉卒中引起的难治性继发性癫痫病史。患者入院第 5 天，仍严重嗜睡，体内游离苯妥英浓度很高，第 2 天达到 3μg/ml，第 5 天达到 1.4μg/ml（图 4-2）。病历记录显示，患者入院第 1 天首先静脉注射了相当于 18mg/kg 苯妥英钠（500mg PE）的初始负荷剂量的磷苯妥英，然后 5 小时后，再单次静脉注射相当于 140mg PE（5mg PE/kg）的维持剂量的磷苯妥英。患者没有出现临床相关的药物相互作用，白蛋白水平正常，T. B. 中毒可能的原因是什么？

苯妥英/磷苯妥英的血清浓度难以控制，并且受多种因素的影响，如米氏动力学（Michaelis-Menton kinetics），也称为容量限制代谢。遵循米氏动力学特征的药物从一级转变到零级动力学，意味着代谢随着浓度的增加而增加，直到酶饱和[26]。一旦达到饱和，血药浓度就会迅速增加并达到毒性水平。此外，许多因素可以影响个体所需的安全且有效的苯妥英剂量，包括白蛋白水平、患者治疗方案中的其他药物以及药物遗传学。

苯妥英具有许多与长期使用相关的慢性作用，包括肝毒性、骨质疏松、巨幼红细胞性贫血、牙龈增生、多毛症和周

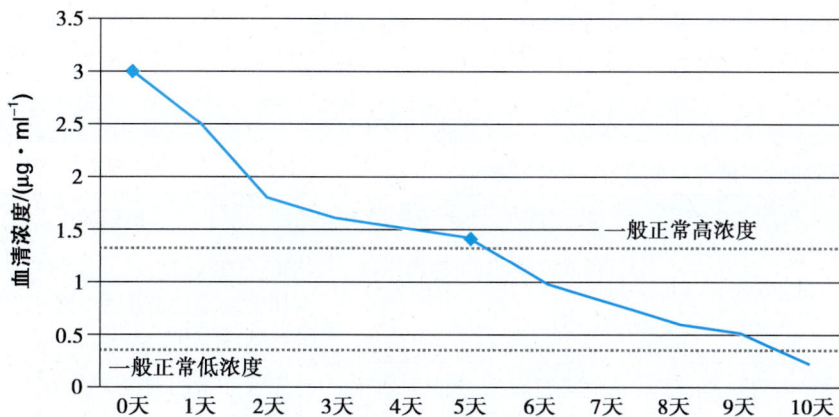

图 4-2　游离苯妥英浓度（案例 4-3）

围神经病变[27]。在急性毒性血浆浓度或过量服用时，苯妥英中毒会出现多种症状，包括中枢神经系统影响（头晕、精神错乱、嗜睡和共济失调）以及胃肠不适和恶心。苯妥英还与严重的皮肤反应有关，如 Stevens-Johnson 综合征（SJS）和中毒性表皮坏死松解症（TEN）（见案例 4-6）。

磷苯妥英是一种前体药物，由血浆酯酶转化为活性药物苯妥英。苯妥英被 CYP2C9 进一步代谢为苯妥英芳烃氧化物，然后分解成多种代谢物，最终排出体外[27]。不同的代谢物对苯妥英毒性和有效性的影响尚不清楚。

经检测发现，T.B. 携带的是酶功能降低的 CYP2C9 *1/*2 突变体。由于代谢酶 CYP2C9 功能的缺失，导致标准剂量下分解得到的活性药物苯妥英的含量减少。鉴于苯妥英的治疗指数较窄且具有引起副作用的倾向，T.B. 最终出现了药物中毒和伴随的其他相关症状。相关证据充分表明 T.B. 的基因型与药物不良事件的发展具有强相关性，临床药物基因组学实施联盟（Clinical Pharmacogenetics Implementation Consortium, CPIC, 发音为"See-Pick"）已公布了基于 CYP2C9 基因型的用药指南，见表 4-4[28]。需要注意的是，只有维持剂量（而不是负荷剂量）有调整建议，以确保可以充分终止急性癫痫发作。

表 4-4

基于 CYP2C9 基因型的苯妥英/磷苯妥英剂量推荐

CYP2C9 代谢状态	样本基因型	剂量推荐
快代谢型	*1/*1	使用推荐的维持剂量开始治疗
中间代谢型	*1/*2, *1/*3	考虑将推荐的起始维持剂量减少 25%，并根据治疗药物监测和反应进行调整
慢代谢型	*2/*2, *3/*3, *2/*3	考虑将推荐的起始维持剂量减少 50%，并根据治疗药物监测和反应进行调整

案例 4-4

问题 1：J. P. ，女，17 岁，50kg，肾移植后状态。患者目前每天口服 100mg 硫唑嘌呤（azathioprine）以防止排斥反应，开始服用药物后出现嗜睡、发热和全身乏力，持续 5 天后被送到急诊室。白细胞计数极低，仅有 900 个/μl（正常范围：$3.8×10^3 \sim 9.8×10^3$ 个/μl），中性粒细胞绝对值（ANC）为 760 个/μl（中性粒细胞减少症定义为 ANC ≤2 000 个/μl）。哪些因素可以解释严重的中性粒细胞减少症以及应该为 J. P. 进行哪些检查？

硫唑嘌呤是硫嘌呤类免疫抑制剂，是 6-巯基嘌呤的前体药物。这些药物是嘌呤类似物，可拮抗嘌呤合成，抑制 DNA、RNA 和蛋白质的合成[29]。硫嘌呤可用于多种疾病，包括肾移植、类风湿性关节炎、某些癌症和炎症性肠病。

硫唑嘌呤通过谷胱甘肽 S-转移酶（glutathione S-transferase, GST）代谢成活性药物 6-巯基嘌呤。然后通过多种途径将 6-巯基嘌呤转化为活性 6-甲基巯基嘌呤核糖核苷酸（6-methylmercaptopurine ribonucleotide, 6-MMPR）和几种无活性代谢物，例如 6-甲基巯基嘌呤（6-methylmercaptopurine, 6-MMP）[30]。介导 6-巯基嘌呤分解的两种关键酶是 TPMT 和次黄嘌呤-鸟嘌呤磷酸核糖转移酶（hypoxanthine-guanine phosphoribosyltransferase, HPRT）。虽然 TPMT 代谢是产生无活性代谢产物 6-MMP，但 HPRT 代谢途径能够产生活性代谢产物 6-MMPR 和 6-硫鸟嘌呤核苷酸（6-thioguanine nucleotide, 6-TGN）[31]。另外，活性代谢产物 6-TGN 进一步被 TPMT 灭活。通过 HPRT 代谢积累的活性 6-TGN 与应用硫嘌呤治疗后产生的骨髓抑制相关。总之，TMPT 是硫嘌呤类药物的解毒酶，其活性与药物中毒风险直接相关。

J. P. 在开始使用硫唑嘌呤后连续 5 天出现严重的中性粒细胞减少，说明其很可能是在携带 TPMT 基因纯合突变体（例如*3B/*3C）的情况下服用了全剂量（2mg/（kg·d））的硫唑嘌呤。由于纯合突变体几乎不表达代谢酶 TMPT，造成 TGN 代谢物过量累积，最终导致严重的、有时甚至危及生命的中性粒细胞减少症。

值得注意的是，大多数商业化的 TPMT 基因分型测定

都不能将 *3B/*3C 基因型与较低临床影响的 *1/*3A 杂合基因型区分开。对患者父母进行基因型测定是确定其是否为 TPMT 基因纯合突变体所必需的。针对 J.P. 携带的 TPMT 基因型,建议采用替代疗法或减少硫唑嘌呤 90% 的给药剂量[32]。在杂合基因型(例如 *1/*3C)的情况下,剂量应减少 30%~70%(表 4-5)[32]。

表 4-5

基于 TPMT 基因型的硫嘌呤剂量推荐的 CPIC 指南摘要

表型(基因型)	样本基因型	对硫嘌呤代谢途径的影响	硫嘌呤剂量推荐
正常/高活性(野生纯合子)	*1/*1	较低浓度的 TGN 代谢物	从正常的起始剂量开始治疗,根据疾病特异性指南调整硫嘌呤的剂量。每次剂量调整后,维持 2 周达到稳定状态
中间活性(杂合子)	*1/*2,*1/*3A,*1/*3B,*1/*3C,*1/*4	中等至高浓度的 TGN 代谢物	考虑将开始的硫唑嘌呤和 6-巯基嘌呤的目标剂量调整为 30%~70% 以及将硫鸟嘌呤的目标剂量调整为 30%~50%。根据耐受性进行调整,每次剂量调整后,维持 2~4 周达到稳定状态
低/无活性(突变纯合子)	*3A/*3A,*2/*3A,*3C/*3A,*3C/*4,*3C/*2,*3A/*4	极高浓度的 TGN 代谢物	考虑替代疗法。如果使用硫嘌呤,开始时需大幅减少给药剂量(每日剂量减少 10 倍,每周三次代替每天一次),并根据骨髓抑制程度和疾病特异性指南调整剂量。每次剂量调整后,维持 4~6 周达到稳定状态

来源:MV Relling,EE Gardner,WJ Sandborn,et al. Clinical Pharmacogenetics Implementation Consortium Guidelines for Thiopurine Methyltransferase Genotype and Thiopurine Dosing. *Clin Pharmacol Ther.* 2011 Mar;89(3):387-91.

药物靶向影响

案例 4-5

问题 1: L.K.,女,45 岁,需要一份关于药物基因组学结果的解释说明,该结果来源于一家经过认证的临床实验室提供的研究报告。该报告指出,患者的 SLCO1B1 的基因型是 CC。L.K. 在最近的电视医疗事故广告中听说过严重肌肉疼痛或肌病,因此询问自己是否有患这类疾病的风险。你需要什么信息来回答患者的问题?

"他汀"类或 HMG-CoA 还原酶抑制剂类药物与肌毒性相关,在不同人群中中毒程度从轻度疼痛到严重衰弱性肌病和横纹肌溶解症等[33]。该类药物停用的常见原因之一便与其肌毒性药物不良反应事件有关[34]。最近发表的文章则揭示了这类肌肉相关的副作用发生风险与 SLCO1B1 基因突变的相关性。

需要明确的是,在每个个体基因中,DNA 分析的原始结果本质上是 A、C、T、G 序列,因此 L.K. 提供的 SLCO1B1 CC 基因型信息是不够的。为了拿到可用的信息,必须了解 CC 突变的具体位置。尽管在 SLCO1B1 基因中已经发现了多种多态性,但仅有少数与临床疗效有关[35]。大多数实验室会调用相关的 rs 编号,从药物遗传学角度确定药物的选择和剂量。rs 编号,或 rsID,用于指定基因内的特定核苷酸位置。基因中由 rsID 定义的 SNPs 将用于临床指南和研究报告,这确保了基因突变的标准化和正确评估。对于 SLCO1B1 基因,与 HMG-CoA 还原酶抑制剂引起的肌病进展最相关的 rsID 是 rs4149056[35]。为了进行正确的评估与推荐,还应该提供 rsID 的相关结果。

案例 4-5,问题 2: 临床实验室确定 SLCO1B1 CC 基因型是基于 rs4149056。你该如何回答 L.K. 关于她患严重型肌病风险的询问?

SLCO1B1 rs4149056 的 C 等位基因与他汀类药物细胞内转运和清除率降低相关[34]。SLCO1B1 是肝脏中主要负责药物摄取的转运蛋白。不同 SLCO1B1 基因型通过影响

表 4-6

基于 SLCO1B1 基因型的 HMG-CoA 还原酶抑制剂剂量推荐

SLCO11B1 rs4149056 基因型	使用辛伐他汀的肌病风险	辛伐他汀剂量推荐
TT	正常	根据耐受性和疾病反应性规定和改变标准起始剂量
TC	中等	降低剂量或考虑使用替代药物(如普伐他汀或瑞舒伐他汀),可考虑 CK 的常规监测
CC	高	降低剂量或考虑使用替代药物(如普伐他汀或瑞舒伐他汀),可考虑 CK 的常规监测

肝脏对药物的摄取最终增加药时曲线下面积和药物暴露量,从而增加肌病等药物不良反应事件的发生风险。像 L. K. 这样携带纯合突变基因型的患者,使用他汀类药物时发生肌毒性的风险会显著增加。尽管所有的他汀类药物在携带这种纯合突变基因型患者的身上都会发生不良反应事件,但对辛伐他汀的证据最强。根据已发表的 CPIC 指南,在表 4-6 中总结了 *SLCO1B1* 的 rs4149056 基因型突变状态与辛伐他汀的关系。

非代谢影响

案例 4-6

问题 1:J. C. ,女,18 岁,60kg,有癫痫药物治疗史。左乙拉西坦治疗失败后,医生决定采取卡马西平治疗控制其癫痫发作。用药 2 个月后,J. C. 的癫痫发作受到控制,但伴随头痛和发热,患者认为自己可能感冒并注意到皮肤上几个部位开始发红和发痒。随后,皮疹迅速发展为患者鼻孔、眼睛和嘴唇上出现肿胀和水泡。J. C. 意识到她可能不仅仅是患普通的感冒和皮疹,于是惊慌的给药房打电话,询问她是否是因为药品不良反应,虽然她服药已经有一段时间了。鉴于卡马西平已知的副作用,J. C. 是否有可能是发生了药物不良反应?

药物不良反应通常是在服用正常药物剂量时急性发作。然而,在某些特定的药物中也有可能发生延迟的超敏反应。在卡马西平的案例中,这些反应与人白细胞抗原(human leukocyte antigen, HLA)基因的 DNA 改变相关。*HLA-B* 15∶02 等位基因突变阳性与严重皮肤不良反应发生风险的升高强相关[36]。另外 *HLA-A* 31∶01 等位基因突变也与严重皮肤不良反应发生风险升高相关,这在日本人和高加索人中更为常见[37]。

HLA 基因编码的蛋白分布于所有有核细胞中,形成免疫复合体。这个复合体负责向免疫细胞(如 T 细胞)呈递自身以及外来肽[38]。当 T 细胞识别出外来肽,便产生免疫应答,其中外来肽包括病毒、细菌、肿瘤抗原和药物等可被识别为异物的多肽。按照上述描述的 HLA 突变,患者经历的情况可能是基于药物诱发的反应,但仍不确定这是否是真正的唯一发病机制。有证据表明,在发生皮肤反应的患者中,药物浓度较高,这意味着 CYP 丧失功能的等位基因以及 HLA 突变具有协同作用,从而增加患者 SJS 和 TEN 的患病风险[39]。而事实上并非所有携带 HLA 等位基因的患者都会发生皮肤反应,这也支持了上述观点[38]。

HLA Ⅰ类基因是高度多态性的[40]。这些基因突变会导致 HLA 复合体的结构变化,从而增加免疫系统对某些药物的识别和后续反应,从而导致过敏。与这些突变有关的反应往往是有或没有全身参与的皮肤病,其程度从轻度斑丘疹或进展到严重的 SJS 和 TEN。

案例 4-6,问题 2:药师应该给予 J. C. 什么样合适的建议?

应建议 J. C. 立即向最近和最适合的医院急诊部寻求治疗。SJS 和 TEN 伴有严重的并发症,通常需要入院使用液体、皮质类固醇、镇痛药、补充营养剂和抗生素等进行治疗。TEN 的死亡率超过 30%[38],所有患者都应停止使用引起 TEN 的可疑物质。

案例 4-6,问题 3:药师在询问 J. C. 时发现她没有药物或食物不良反应既往史。患者是华裔,未进行过基因检测。在开始卡马西平治疗之前,对于 J. C. 这样的患者来说,应该采取的更合适的手段是什么?

某些 HLA 突变会增加皮肤不良反应发生的风险;然而,目前缺乏特异性的指导预测类基因检测的建议和指南。其他 HLA 突变与肝损伤有关,目前的理论认为,HLA 表达的差异可能是影响器官系统功能的重要因素[38]。目前基因检测很多都由提供者或机构特殊的协议决定,由他们确定治疗前何时对何人进行测试。抗逆转录病毒药物阿巴卡韦是一个例外,CPIC 和 FDA 建议患者进行 *HLA-B* 57∶01 等位基因筛查后,才能开始使用这个药物进行治疗[41]。

值得注意的是,HLA 突变分为阳性(至少存在一个突变)和阴性(没有突变存在)。HLA 基因的突变在某些种族中更常见。在某些情况下,由于这些群体中等位基因的携带者很多,有特定种族背景的患者可能被推荐进行基因检测。某些亚洲人群,尤其是已知某些突变频率高的人群中,在使用特定疗法时应谨慎(表 4-7)。在 J. C. 使用卡马西平的病例中,由于患者是华裔,医生可能会合理建议其进行药物基因组学检测,确定患者 *HLA-B* 15∶02 等位基因的携带情况。然而,由于许多人并没有充分的了解他们的完整血统,因此仅仅依靠自我报告的血统可能会存在问题。

表 4-7

HLA 突变、受影响药物和人口发病率

HLA 突变	伴有皮肤不良反应的药物	高突变频率种族
HLA-B 57∶01	阿巴卡韦	高加索人:5%~8%
HLA-B 58∶01	别嘌呤醇	中国汉族人:6%~8% 韩国人:12%
HLA-B 58∶01	苯妥因 卡马西平	中国汉族人:约10%[44] 来自中国香港、泰国、马来西亚、越南、菲律宾、印度和印度尼西亚的人口:>5%
HLA-B 58∶01	卡马西平	北欧人:2%~5% 日本人:9% 中国人:3.7%[45]

尽管对每一种具有既定临床准则的药物测试建议不尽相同，但如果患者携带有 HLA 突变，则应建议他们避免使用会引起与 HLA 突变相关不良反应的药物[38,42-44]。

CYP2D6 的特征

案例 4-7

问题 1：P. F.，女，37 岁，50kg。有抑郁和焦虑症病史，患者提供了一份当地药房从一个营利性的药物遗传学检测公司获取的报告。报告指出，P. F. 是 CYP2D6 快代谢者。尽管在过去 3 个月中患者正常服用了帕罗西汀，但该药仍未缓解其抑郁症状，因此患者对此感到疑惑。在回答关于基因型解释的问题之前，您还想了解公司检测方式的哪些内容？

目前有几个药物遗传学检测平台可供选择。绝大多数商业化的可行的检测方式都是基于 SNP 的平台，其优点包括成本较低、周转时间快、供应商提供的解释软件以及对已知突变的可靠解答。基于 SNP 平台的主要缺点是用户仅能获得平台中的基因和特定突变体的信息。如果存在任何独特或罕见的突变，则基于 SNP 的模式无法检测到它们。因此，报告的患者基因型将与他们的表型不匹配（实际上患者对药物能作出反应）。此外，对于 CYP2D6，它是一个具有多种多态性的基因，经常有两个以上的拷贝，被称为拷贝数变异（copy number variation，CNV），这在解释患者基因型中非常重要[46,47]。应用商业化的检测实验对基因的所有拷贝数进行分型并不总是可行的，因为这需要额外的引物和解释算法。另一个问题是，CYP2D7 是一个假基因（没有功能的基因），如果没有正确的设计，它可能会被意外的包含在 CYP2D6 基因检测实验中[48]。

药物基因组学数据也可以是其他基因检测的副产品。外显子组被认为是 DNA 的主要组成部分或编码区域。只要感兴趣的基因覆盖程度足够，整个外显子组序列或目标区域的序列就能提供重要的药物遗传学数据。这可能包括在文献中只报告过一两次，或未知意义的突变（variant of unknown significance，VUS）。这些发现在管理和为患者提供有意义的解释时是一个挑战。另外，在外显子组和全基因组测序中，疾病状态标记物的偶然或次要发现将成为处理药物基因组学案例的最重要因素（见案例 4-8）。混合测试是一种基于序列的药物基因靶向平台，已经成为一个发展的热门领域，其试图将测序和有限的基因探测优势结合起来。

在 P. F. 的案例中，报告显示其 CYP2D6 的基因型为 *1/*2，未提供她 CYP2D6 基因的拷贝数。这是解释其基因型时需要警示的地方，还需要药师向公司索取基因检测的详细解释以及如何确定患者为快代谢型的相关信息。

案例 4-7，问题 2：从公司处得知拷贝数等于 3，这是否会改变对 P. F. 表型的解释？

拷贝数为 3，那么 CYP2D6 *1/*2 基因型的表型对应超快代谢型[49]。由于不同基因型的 CYP2D6 都有助于药物代谢，因此其特有的活性评分是根据基因拷贝数进行计算。通过 Gaedigk[46] 描述的活性评分，可以对具有多个拷贝数基因的人类进行代谢状态分类。表 4-8 显示了基因拷贝数如何改变表型[46]。

表 4-8

CYP2D6 基因型、表型以及活性评分

拷贝数	基因型	活性评分	表型
≤ 2	*1/*2	1.0~2.0	快代谢型
>2	*1/*2	2.0	超快代谢型

案例中 P. F. 未对标准剂量的帕罗西汀产生药物反应正好说明她是超快代谢型，根据 CPIC 指南的建议，P. F. 应选择另一种不被 CYP2D6 主要代谢的药物[47]。这个案例可以作为一个典型的例子，说明如果在开始治疗之前不考虑检测药物基因组学标记物，会浪费很多时间，并且会因为患者对药物无应答而使发病率增加。

案例 4-8

问题 1：你已经开始在儿科医院工作，并注意到无法在电子病历中开具可待因（codeine）。当你向同事询问时，他们会告知你 2012 年 FDA 对所有可待因产品发出黑框警告，导致大多数儿科机构从处方集中删除该药物。哪种基因型与危及生命的呼吸暂停的发生风险相关？

可待因由 CYP2D6 代谢为活性代谢物吗啡，从而发挥镇痛作用。对于前面描述的超快代谢型的患者，产生的吗啡量超过其自身代谢能力，从而产生呼吸暂停等危及生命的不良反应[48]。在所有人群中，有高达 4% 的人为 CYP2D6 超快代谢型[49]，相比之下，有几种功能丧失的突变在不同种族中的发生频率差异很大，例如，*4 等位基因在非裔美国人中基因频率为 6%，在亚洲人中为 5%，在欧裔美国人/欧洲人中则高达 18%[50]。这些突变体几乎不具有酶功能，会使得吗啡形成不足，因此携带这些基因型的患者使用可待因将不会产生所期望的镇痛作用[50]。

药物基因组学的时间发展影响

案例 4-9

问题 1：作为新生儿重症监护病房（neonatal intensive care unit，NICU）自愿研究的一部分，医生获取了一个 30 周（现在孕龄已修正为 36.5 周）出生的女婴的药物基因组学结果。医生发现，该女婴基因型是 CYP2C19 *17/*17 功能获得型，这表明她是超快代谢型。该医生称他准备使用伏立康唑治疗女婴的真菌感染，并且希望咨询基于该女婴基因型的恰当给药剂量。为该女婴推荐伏立康唑的给药剂量还需要其他哪些信息？

伏立康唑能够被 CYP3A4、CYP2C9 和 CYP2C19 代谢，主要由 CYP2C19 代谢[9]。荷兰皇家药剂师协会（Royal Dutch Pharmacists Association）制定了用药指南，建议在 CYP2C19 慢及中间代谢型患者中监测伏立康唑血清浓度，因为在这些患者中发现了高浓度的活性物质，且中毒风险增加。对于 *CYP2C19* *17/*17 患者，考虑其有可能增加药物活性物质的分解导致治疗失败[51]。

根据该患者的年龄，给药剂量需要考虑多种复杂因素，包括遗传和非遗传因素。由于伏立康唑按体重给药，给药剂量的计算必须知道儿童的实际体重[52]。如果患者正在使用酶诱导或抑制的药物，也要考虑药物相互作用。其他导致婴儿给药剂量复杂性和清除的不可预测性的因素包括影响药物分布容积的胃肠、肾功能的发育以及体内脂肪和水组成的波动[53]。此外，尽管患者的基因型表明她加速了活性药物的分解，但是需要注意的是，无论何种基因型，人类

CYP 酶的完整功能并不是生来就有的[53]。

随着时间的推移，CYP 酶的活性不断发生改变，因此难以确定药物基因组学突变对最适给药剂量的影响（图 4-3）。例如，2003 年由 Kearns 及其同事[53]在 *NEJM* 期刊上发表的关于酶成熟的综述中指出，在刚出生的婴儿体内几乎检测不到 CYP1A2，出生后第一个月内仅观察到低水平酶浓度[54,55]。尽管能观察到酶浓度水平随年龄变化的总体趋势，但在个体中，其成熟程度在整个儿童时期都有所不同，特别是在出生后第一年内[54]。鉴于这一点，对于婴儿这一特殊群体，药物基因组学数据可能不如成人那么可靠，由于很少有关于药物基因组学突变对年轻个体影响的研究，其总体影响仍然无法预测。因此，在儿童和婴儿患者中监测药物浓度、反应和毒性以及相应的剂量调整显得尤为重要[55]。伏立康唑在婴幼儿中使用时需要特别关注，有证据表明其目前的儿科给药剂量可能会导致治疗浓度不足以及增加治疗失败的风险[55]。

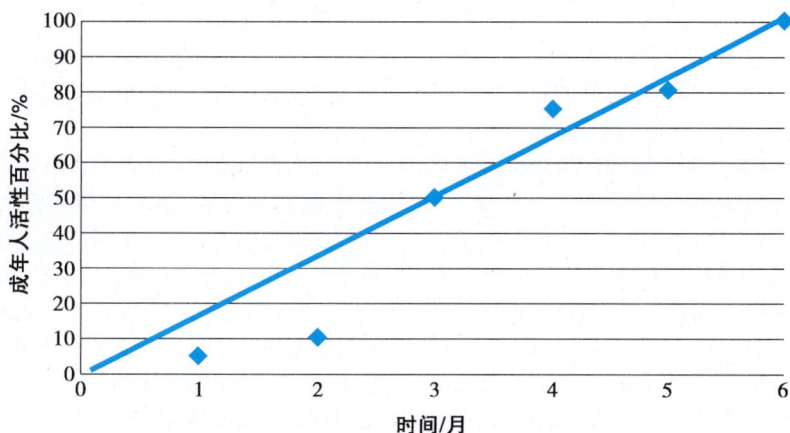

图 4-3　CYP2C19 酶活性随年龄变化曲线

药物基因组学的家族影响

案例 4-10

问题 1：一名 12 岁女孩在手术刚开始麻醉后并发恶性高热（malignant hyperthermia, MH）。随后，发现她的 *RYR1* 基因有一个 7 300G>A 突变，这是与 MH 易感性相关的常见突变。在她恢复和后续的医疗及用药管理讨论之后，还有什么重要的讨论内容？

基因是可遗传的，因此，任何关于遗传变异的讨论都必须在意识到对任何已确定的变化带来更大影响的情况下进行。尤其在这种情况下，由于基因变化后果很严重且突变占领了主导地位，因此她很可能遗传了该基因突变。对家族病史的研究表明，父母一方更有可能是突变基因的携带者，因此检测时对父母进行询问可能能够更好地解释这些信息。此外，基于突变状态和临床上的严重程度，还必须考虑到兄弟姐妹、祖父母和大家庭成员的潜在影响。

个体在疾病发生之前接受药物基因组学检测时，应考虑检测结果可能受到家族遗传影响的可能性[58]。

药物基因组学案例

药物基因组学促使制药公司设计和开发专门针对某些基因突变的药物。为了确定患者是否适合使用针对某些基因突变的药物，通常需要进行基因检测（针对目标突变的药物遗传学检测）。药剂师必须了解哪些药物需要进行基因检测并能够解释检测结果。尽管高达 50% 的制药公司正在寻求需要进行基因检测的目标药物，但仍需要解决一些障碍，包括伴随试验批准的延迟性、患者基数减少（由于没有遗传标记存在，导致开具药物的患者减少）[2]。另外，一些研究表明，即使基因检测结果显示酶功能"正常"，患者在进行个体化基因分型后也更加坚持使用药物[59]。

案例 4-11

问题 1：K. D. ，女，22 岁，患囊性纤维化病。肺病专家想对患者使用新药伊伐卡托（ivacaftor），但不确定开始治疗之前需要进行哪些检测。什么检测是必要的，哪些突变适合伊伐卡托疗法？

伊伐卡托（Kalydeco）是一种用于治疗囊性纤维化的药

物,其靶向囊性纤维化跨膜调节(cystic fibrosis transmembrane regulator,CFTR)基因的十种特定突变体。如果患者的突变不是 G551D、G1244E、G1349D、G178R、G551S、R117H、S1251N、S1255P、S549N 或 S549R,则该药物将无效[60]。

CFTR 基因在各种组织表面(包括肺)编码 CFTR 蛋白。当功能正常时,CFTR 蛋白是维持细胞内盐平衡的关键[61]。在囊性纤维化中,由于各种可能的基因突变,CFTR 蛋白不能正常发挥作用,导致体液失衡,分泌物积聚和一些相关的并发症。伊伐卡托作为 CFTR 增效剂,能够增加氯离子转运,恢复电解质平衡,减少分泌物的积累,改善受影响患者的肺功能并增加患者体重[62]。2012 年正式批准该药用于 G551D 突变囊性纤维化患者的治疗,这为未来持续开发针对遗传相关疾病的治疗方法提供了希望。令人振奋的是,伊伐卡托已被批准用于治疗其他几种基因突变相关疾病,而新的类似靶向治疗的药物也在陆续上市,如 CFTR 校正剂鲁玛卡托(Orkambi)[63]。

药物基因组学另一潜在的适用范畴涉及具有高毒性的抢救药物。从药物使用史上看,若相当数量的患者使用某一药物的发病率或死亡率很高,则该药物将被撤市。在某些情况下,药物基因组学研究可能能够确定哪些患者可以继续从药物中受益,哪些患者必须避免使用。

尽管在检测和应用方面取得了很大进展,但药物基因组学的前瞻性检测(产生不良反应或无应答之前进行检测)目前尚未得到广泛应用,导致这一结果有几方面的原因,其中最大的障碍之一便是医疗保健专业人员(包括药剂师)缺乏相关知识。最近的一项研究表明,只有 29% 的受访医生接受过正规教育,只有 10.3% 的人认为知识足够,可以开处方药或讨论药物基因组学检测结果[64]。影响药物基因组学临床应用的另一个重大障碍是保险提供者没有统一的补偿机制。保险公司对药物基因组学检测费用的统一覆盖还需要监管机构加大监管工作力度,同时还需要药物基因组学检测改善了治疗结果并降低了医疗成本等额外证据[2]。

因此,目前大多数前瞻性基因检测在学术医疗中心、癌症中心或营利性药物基因组学中心进行,这些检测可以推动研究项目进展,也可以直接为保险未涵盖的服务付费。

> **案例 4-11,问题 2:** 可利用哪些参考资料帮助解释药物遗传学标记和随后的用药剂量推荐?

目前,FDA 在 190 种药物标签中列出了药物基因组学标记,欧洲药品管理局在 78 种药物标签中列出了药物基因组学信息[65,66]。为了纳入 FDA 标签,药物基因组学标记必须具有可支撑的数据,例如某些突变患者的不良反应增加或疗效降低。用药剂量和选择指南由 CPIC 和荷兰皇家药剂师协会药物遗传学工作组(Pharmacogenetics Working Groups of the Royal Dutch Pharmacists Association,DPWG)制定。每个指南都根据可用于支持该推荐的证据级别进行评级。目前,可在 www.pharmgkb.org 网站上获得 36 个 CPIC I 级证据发布的指南,该网站是由 NIH 支持并由斯坦福

大学主办[67]。该网站包含大量信息,包括路径图,带注释的参考书目和查找表。需要注意的是,指南并未明确应该进行基因检测的对象,而是关注如果数据可用的话该如何处理。

将药物基因组学数据与许多医院、诊所、药房和初级保健机构使用的电子病历系统整合起来是一项巨大的挑战,能够进行这些基因检测的实验室的结果报告很少采用机器可读的格式,医疗记录中通常都是扫描的 pdf 文件[68]。这使得系统在开具药物时能够提供相关药物基因组学数据成为一项重大挑战。这种基因检测结果会一直伴随一个人的一生,并需要重要的生物信息学专业知识在适当的时间容纳、检索、解释和呈现给最终用户[69]。此外,检测会随着时间的推移不断发展,因此需要对新样本进行排序,或者在理想情况下,使用新算法重新分析先前深度排序的样本以应用最新的突变知识。在现在的实验室医学领域中,在未重新检测的情况下,重新解释的支付模式是非常罕见的。

另一个重要的考虑因素是数据安全和隐私。数据安全性是指保护信息免遭破坏和无意传播。数据隐私是指能够尊重患者对数据分享的要求,包括患者自身和大型医疗保健机构。

如何做出决定将药物基因组学检测纳入实践?在某些情况下,直接购买了药物遗传学检测服务的患者会直接给医疗保健提供者(例如药剂师或初级保健医生)提供基因检测结果报告,并坚持要求在处方和配药时考虑这些检测信息。显然,这是一种不太理想的情况。药物基因组学已经开始被纳入到医疗保健提供者教育的核心课程,但通常仅采用 1~2 小时的讲座形式。这将不足以应对个体化医疗时代以及每个人都可以访问自己的基因组数据时代的到来。

在评估药物基因组学检测可能付诸实践时,有几个因素会影响投资回报和临床结果。这些包括但不限于需要进行基因检测的患者数量,以便找到一个患有可行突变的患者(也称为突变频率)和种族差异(意识到我们正在成为一个对先祖并没有充分了解的更加混杂的群体)。此外,机构必须调查每项检测的运行成本,是否可以报销,以及通过避免严重不良反应或无应答的后果而节省的成本是多少[2,70,71]。

基因检测会引入比较严峻的伦理问题,尤其是在处理大样本 DNA 测序时。虽然大多数人都想知道他们是否应该服用药物,但许多人不想知道他们患阿尔茨海默病或乳腺癌的风险。这让一些更广泛的测序检测(例如整个外显子组或全基因组)成为了关注点。美国医学遗传学和基因组学学会(American College of Medical Genetics and Genomics,ACMG)于 2013 年发布了一份声明,建议在进行测序检测时对遗传变异引起的 24 种疾病进行强制性报告,无论患者是否希望了解该信息且不考虑患者的年龄[72]。针对这种做法出现了一些反对意见,包括患者决定权、告知父母/看护人儿童患成人病以及保险歧视风险[73,74]。虽然 2008 年遗传信息非歧视法(Genetic Information Nondiscrimination Act,GINA)通过,明确了由于遗传调查结果拒绝健康保险是违法的,但目前对于终身或长期护理保险并不适用[75]。

结论

药物基因组学是个体化用药和药学实践中令人振奋并具有挑战性的组成部分。最重要的一点是，药物基因组信息是一个额外的临床标志，但不是唯一的标准。在药物处置中，患者的器官功能、疾病状态、饮食、吸烟状况、其他环境因素和药物相互作用起着非常大的作用。在确定基因型对药物代谢的影响时，还必须考虑基于年龄的酶功能成熟状态。

药剂师有资格解释药物基因组学结果，并将其应用到用药建议中。然而，这将需要充分准备、验证算法的应用、不断获取最新文献知识以及与遗传专家（包括遗传学家和遗传咨询师）建立良好的伙伴关系[76]。

（王凌、张晞倩 译，唐瑞、占美、魏薇 校，
蒋学华 审）

参考文献

1. Hansen NT et al. Generating genome-scale candidate gene lists for pharmacogenomics. *Clin Pharmacol Ther.* 2009;86(2):183–189.
2. Shabaruddin FH et al. Economic evaluations of personalized medicine: existing challenges and current developments. *Pharmacogenomics Pers Med.* 2015;8:115–126.
3. Scott S. Personalizing medicine with clinical pharmacogenetics. *Genet Med.* 2011;13(12):987–995.
4. Motulsky AG. Drug reaction enzymes and biochemical genetics. *J Am Med Assoc.* 1957;165:835–837.
5. Wessler S, Avioli LV. Pharmacogenetics. Glucose-6-phosphate dehydrogenase deficiency. *J Am Med Assoc.* 1968;205(10):679–683.
6. Samer CF et al. Applications of CYP450 testing in the clinical setting. *Mol Diagn Ther.* 2013;17:165–184.
7. Sim SC, Ingelmann-Sundberg M. The human cytochrome P450 (CYP) allele nomenclature website: a peer-reviewed database of CYP variants and their associated effects. *Hum Genomics.* 2010;4(4):278–281.
8. Kohn LT et al, eds. To Err Is human: Building a Safer Health System. Washington, DC: National Academy of Sciences; 2000.
9. Sikka R et al. Bench to bedside: pharmacogenomics, adverse drug interactions, and the cytochrome P450 system. *Acad Emerg Med.* 2005;12(12):1227–1235.
10. Beitelshees AL, Veenstra DL. Evolving research and stakeholder perspectives on pharmacogenomics. *J Am Med Assoc.* 2011;306(11):1252–1253.
11. Lexicomp. Isoniazid. Copyright 1978–2015. Hudson, OH: Lexicomp. Accessed September 8, 2015.
12. Daly AK. Drug-induced liver injury: past, present and future. *Pharmacogenomics.* 2010;11(5):607–611.
13. Pasipanodya JG et al. Meta-analysis of clinical studies supports the pharmacokinetic variability hypothesis for acquired drug resistance and failure of antituberculosis therapy. *Clin Infect Dis.* 2012;55(2):169–177.
14. Sun F et al. Drug-metabolising enzyme polymorphisms and predisposition to anti-tuberculosis drug-induced liver injury: a meta-analysis. *Int J Tuberc Lung Dis.* 2008;12(9):994–1002.
15. Wang PY et al. NAT2 polymorphisms and susceptibility to anti-tuberculosis drug-induced liver injury: a meta-analysis. *Int J Tuberc Lung Dis.* 2012;16(5):589–595.
16. Ben Mahmoud L et al. Polymorphism of the N-acetyltransferase 2 gene as a susceptibility risk factor for antituberculosis drug-induced hepatotoxicity in Tunisian patients with tuberculosis. *Pathol Biol (Paris).* 2012;60(5):324–330.
17. Du H et al. Slow N-acetyltransferase 2 genotype contributes to anti-tuberculosis drug-induced hepatotoxicity: a meta-analysis. *Mol Biol Rep.* 2013;40(5):3591–3596.
18. Huang YS et al. Polymorphism of the N-acetyltransferase 2 gene as a susceptibility risk factor for antituberculosis drug-induced hepatitis. *Hepatology.* 2002;35(4):883–889.
19. Azuma J et al. NAT2 genotype guided regimen reduces isoniazid-induced liver injury and early treatment failure in the 6-month four-drug standard treatment of tuberculosis: a randomized controlled trial for pharmacogenetics-based therapy. *Eur J Clin Pharmacol.* 2013;69(5):1091–1101.
20. Keller GA et al. Age-distribution and genotype-phenotype correlation for N-acetyltransferase in Argentine children under isoniazid treatment. *Int J Clin Pharmacol Ther.* 2013;52(4):292–302.
21. Lexicomp. Warfarin. Copyright 1978–2015. Hudson, OH: Lexicomp. Accessed September 8, 2015.
22. Johnson JA et al. Clinical pharmacogenetics implementation consortium guidelines for CYP2C9 and VKORC1 genotypes and warfarin dosing. *Clin Pharmacol Ther.* 2011;90(4):625–629.
23. Caldwell MD et al. CYP4F2 genetic variant alters required warfarin dose. *Blood.* 2008;111(8):4106–4112.
24. Limdi NA et al. Race influences warfarin dose changes associated with genetic factors. *Blood.* 2015;126(4):539–545.
25. Van Booven et al. Cytochrome P450 2C9-CYP2C9. *Pharmacogenet Genomics.* 2010;20(4):277–281.
26. Millares-Sipin CA et al. Phenytoin and fosphenytoin. In: Cohen H, ed. *Casebook in Clinical Pharmacokinetics and Drug Dosing.* New York, NY: McGraw-Hill; 2015.
27. Lexicomp. Phenytoin. Copyright 1978–2015. Hudson, OH: Lexicomp. Accessed September 8, 2015.
28. Caudle KE et al. Clinical pharmacogenetics implementation consortium guidelines for CYP2C9 and HLA-B genotypes and phenytoin dosing. *Clin Pharmacol Ther.* 2014;96(5):542–548.
29. Dunleavy AA. Chapter 12: Inflammatory bowel disease. In: Linn WD et al, eds. *Pharmacotherapy in Primary Care.* New York, NY: McGraw-Hill; 2009.
30. Lexicomp. Azathioprine. Copyright 1978–2015. Hudson, OH: Lexicomp. Accessed September 5, 2015.
31. Rufo PA, Bousvaros A. Current therapy of inflammatory bowel disease in children. *Pediatr Drugs.* 2006;8(5):279–302.
32. Relling MV et al. Clinical pharmacogenetics implementation consortium guidelines for thiopurine methyltransferase genotype and thiopurine dosing. *Clin Pharmacol Ther.* 2011;89:387–391.
33. Amato AA, Brown RH Jr. Muscular dystrophies and other muscle diseases. In: Kasper D et al, eds. *Harrison's Principles of Internal Medicine.* 19th ed. New York, NY: McGraw-Hill; 2015.
34. Wilke RA et al. The clinical pharmacogenomics implementation consortium: CPIC guideline for SLCO1B1 and simvastatin-induced myopathy. *Clin Pharmacol Ther.* 2012;92(1):112–117.
35. Ramsey LB et al. The clinical pharmacogenetics implementation consortium guideline for SLCO1B1 and simvastatin-induced myopathy: 2014 update. *Clin Pharmacol Ther.* 2014;96(4):423–428.
36. Leckband SG et al. Clinical pharmacogenetics implementation consortium guidelines for HLA-B genotype and carbamazepine dosing. *Clin Pharmacol Ther.* 2013;94(3):324–328.
37. McCormack M, et al. HLA-A*3101 and carbamazepine-induced hypersensitivity reactions in Europeans. *N Engl J Med.* 2011;364:1134–1143.
38. Nepom GT. The major histocompatibility complex. In: Kasper D et al, eds. *Harrison's Principles of Internal Medicine.* 19th ed. New York, NY: McGraw-Hill; 2015.
39. Wilson JT et al. High incidence of a concentration-dependent skin reaction in children treated with phenytoin. *Br Med J.* 1978;1(6127):1583–1586.
40. Pirmohamed M et al. New genetic findings lead the way to a better understanding of fundamental mechanisms of drug hypersensitivity. *J Allergy Clin Immunol.* 2015;136(2):236–244.
41. Martin MA et al. Clinical pharmacogenetics implementation consortium guidelines for HLA-B genotype and abacavir dosing. *Clin Pharmacol Ther.* 2012;91(4):734–738.
42. Ma JD et al. HLA-B*5701 testing to predict abacavir hypersensitivity. *PLoS Curr.* 2010;2:RRN1203.
43. Dean L. Allopurinol therapy and HLA-B*58:01 genotype. In: *Medical Genetics Summaries* [Internet]. Bethesda, MD: National Center for Biotechnology Information; Created: March 26, 2013. http://www.ncbi.nlm.nih.gov/books/NBK127547/.
44. Ferrell PB, McLeod HL. Carbamazepine, HLA-B*1502 and risk of Stevens–Johnson syndrome and toxic epidermal necrolysis: US FDA recommendations. *Pharmacogenomics.* 2008;9(10):1543–1546.
45. Lexicomp. Carbamazepine. Copyright 1978–2015. Hudson, OH: Lexicomp. Accessed December 6, 2015.
46. Gaedigk A. Complexities of CYP2D6 gene analysis and interpretation. *Int Rev Psychiatry.* 2013;25(5):534–553.
47. Hicks JK et al. Clinical pharmacogenetics implementation consortium (CPIC) guideline for CYP2D6 and CYP2C19 genotypes and dosing of selective serotonin reuptake inhibitors. *Clin Pharmacol Ther.* 2015;98(2):127–134.
48. Crews KR et al. Clinical Pharmacogenetics Implementation Consortium

(CPIC) guidelines for cytochrome P450 2D6 (CYP2D6) genotype and codeine therapy: 2014 Update. *Clin Pharmacol Ther.* 2014;95(4):376–382.

49. Lexicomp. Codeine. Copyright 1978–2015. Hudson, OH: Lexicomp. Accessed September 13, 2015.

50. Zhou SF. Polymorphisms of human cytochrome P450 2D6 and its clinical significance, Part II. *Clin Pharmacokinet.* 2009;48(12):761–804.

51. Abidi MZ et al. CYP2C19*17 genetic polymorphism—an uncommon cause of voriconazole treatment failure. *Diagn Microbiol Infect Dis.* 2015;83(1):46–48.

52. Lexicomp. Voriconazole. Copyright 1978–2015. Hudson, OH: Lexicomp. Accessed September 10, 2015.

53. Kearns GL et al. Developmental pharmacology—drug disposition, action, and therapy in infants and children. *N Engl J Med.* 2003;349:1157–1167.

54. Lu H, Rosenbaum S. Developmental pharmacokinetics in pediatric populations. *J Pediatr Pharmacol Ther.* 2014;19(4):262–276.

55. Brüggemann RJ et al. Impact of therapeutic drug monitoring of voriconazole in a pediatric population. *Pediatr Infect Dis J.* 2011;30(6):533–534.

56. Ward RM, Kearns GL. Proton pump inhibitors in pediatrics: mechanism of action, pharmacokinetics, pharmacogenetics, and pharmacodynamics. *Pediatr Drugs.* 2013;15(2):119–131.

57. Koukouritaki SB et al. Developmental expression of human hepatic CYP2C9 and CYP2C19. *J Pharmacol Exp Ther.* 2004;308(3):965–974.

58. Netzer C, Biller-Andorno N. Pharmacogenetic testing, informed consent and the problem of secondary information. *Bioethics.* 2004;18(4):344–360.

59. Haga SB, LaPointe NMA. The potential impact of pharmacogenetic testing on medication adherence. *Pharmacogenomics J.* 2013;13(6):481–483.

60. Lexicomp. Ivacaftor. Copyright 1978–2015. Hudson, OH: Lexicomp. Accessed September 2, 2015.

61. Sorscher EJ. Cystic fibrosis. In: Kasper D et al, eds. *Harrison's Principles of Internal Medicine.* 19th ed. New York, NY: McGraw-Hill; 2015.

62. Davies JC et al. Efficacy and safety of ivacaftor in patients aged 6 to 11 years with cystic fibrosis with a G551D mutation. *Am J Respir Crit Care Med.* 2013;187(11):1219–1225.

63. FDA News Release. FDA approves new treatment for cystic fibrosis. U.S. Food & Drug Administration Web site. http://www.fda.gov/NewsEvents/Newsroom/PressAnnouncements/ucm453565.htm. Published July 2, 2015. Accessed September 10, 2015.

64. Stanek EJ et al. Adoption of pharmacogenomic testing by US physicians: results of a nationwide survey. *Clin Pharmacol Ther.* 2012;91(3):450–458.

65. U.S. Food & Drug Administration. Table of Pharmacogenomic Biomarkers in Drug Labeling. www.fda.gov/drugs/scienceresearch/researchareas/pharmacogenetics. Accessed September 8, 2015.

66. Ehmann F et al. Pharmacogenomic information in drug labels: European Medicines Agency perspective. *Pharmacogenomics J.* 2015;15:201–201.

67. Whirl-Carrillo M et al. Pharmacogenomics knowledge for personalized medicine. *Clin Pharmacol Ther.* 2012;92(4):414–417.

68. Bell GC et al. Development and use of active clinical decision support for preemptive pharmacogenomics. *J Am Med Inform Assoc.* 2013;21(e1):e93–e99.

69. Rasmussen-Torvik LJ et al. Design and anticipated outcomes of the eMERGE-PGx project: a multi-center pilot for pre-emptive pharmacogenomics in electronic health record systems. *Clin Pharmacol Ther.* 2014;96(4):482–489.

70. Relling M. Thiopurines. In: Wu AHB, Yeo K-TJ, eds. *Pharmacogenomic Testing in Current Clinical Practice.* 1st ed. Totowa, NJ: Humana Press; 2011.

71. Wu AC, Fuhlbrigge AL. Economic evaluation of pharmacogenetic tests. *Clin Pharmacol Ther.* 2008;84(2):272–274.

72. Green RC et al. ACMG recommendations for reporting of incidental findings in clinical exome and genome sequencing. *Genet Med.* 2013;15(7):565–574.

73. AAP. Ethical and policy issues in genetic testing and screening of children. *Pediatrics.* 2013;131(3):620–622.

74. ACMG. Incidental findings in clinical genomics: a clarification. A Policy Statement of the American College of Medical Genetics Genomics. *Genet Med.* 2013;15:664–666.

75. The Personalized Medicine Coalition. *The Case for Personalized Medicine.* 4th ed. Washington, DC: PMC; 2014:34–35.

76. Mills R, Haga SB. Clinical delivery of pharmacogenetic testing services: a proposed partnership between genetic counselors and pharmacists. *Pharmacogenomics.* 2013;14(8):957–968.

第 5 章　药物过量和药物中毒的管理

Iris Sheinhait and Sara Zhou

核心原则

	章节案例

流行病学

1　2013 年美国毒物控制中心协会(American Association of Poison Control Centers,AAPCC)收到了 220 万例药物中毒的报告。其中半数暴露人群为年龄小于 5 岁的儿童,并且通常接触到家里的单一物质,如个人护理产品、镇痛药和清洁剂。最常见的接触物质按降序排列为化妆品/个人护理产品、家用清洁剂、镇痛药、玩具和异物以及局部制剂。

案例 5-1(问题 2 和 3)
表 5-1

一般处理

1　患者管理最重要的措施是气道、呼吸和循环(airway,breathing,and circulation,ABCs)的支持。因为目前尚无适用于所有患者的"标准方案",因此,对患者本身的治疗非常重要,而非仅仅关注毒物和检验值。对潜在中毒患者的评估和治疗可分为 7 个部分:(a)收集毒物暴露史;(b)评估临床表现(例如"中毒综合征");(c)分析患者的临床检验数据;(d)去除毒物(例如,冲洗眼睛、清洗已暴露的皮肤);(e)考虑使用解毒剂及特异性治疗;(f)加强全身毒物的清除;(g)监测患者治疗效果。

案例 5-4(问题 1、3、5 和 6)

胃肠道清除毒物

1　目前,由于缺乏可靠的对比数据,清除胃肠道毒物的最佳方法尚不明确。没有证据证明洗胃、催吐及导泻等方法可以改善患者的预后,因此,这些方法已很少被使用。活性炭通常较安全,但如果弊大于利,则不应使用。使用聚乙二醇电解质平衡液进行全肠道灌洗,可在几小时内成功清除整个胃肠道中的物质(铁、锂、缓释制剂)。

案例 5-3(问题 6 和 7)
案例 5-4(问题 11、12 和 16)
案例 5-5(问题 3)

解毒剂

1　解毒剂是中和或逆转另一物质毒性的药物。某些解毒剂将药物从受体位点上置换下来(例如,纳洛酮拮抗阿片类药物,氟马西尼拮抗苯二氮䓬类药物),某些解毒剂可抑制毒性代谢产物的生成(例如,N-乙酰半胱氨酸(N-acetylcysteine,NAC)用于对乙酰氨基酚中毒,甲吡唑用于乙二醇和甲醇中毒)。

案例 5-4(问题 2 和 4)

毒理学实验室筛查

1　对于不明原因昏迷的患者,当其病史与临床表现不一致时,或患者可能服用多种药物时,尿液药物筛查是有效的措施。定性筛查旨在鉴别毒物暴露中的未知物质。苯二氮䓬类药物筛查可检出奥沙西泮(一种常见的苯二氮䓬类药物的代谢产物),但不能检出阿普唑仑和劳拉西泮,因为后两者不能代谢为奥沙西泮。阿片类药物筛查可能无法检出合成的阿片类药物,如芬太尼和美沙酮。定量筛查能确定已知药物的含量并且有助于确定中毒的严重程度及积极干预的必要性(例如,血液透析用于治疗乙二醇、甲醇和水杨酸中毒)。

案例 5-4(问题 1、7 和 8)

中毒综合征

1 中毒综合征是某些特定种类药物固有的症状和体征。最常见的中毒综合征与抗胆碱能活性有关,包括交感神经活性增强,中枢神经系统(central nervous system,CNS)兴奋或抑制。抗胆碱能药可增加心率、升高体温、抑制胃肠运动、扩张瞳孔以及导致嗜睡或谵妄。拟交感药物能够提高 CNS 活性、增加心率、升高体温及血压。阿片类药物、镇静剂、催眠药和抗抑郁药抑制 CNS 活性,但 CNS 抑制剂的特殊类型通常不易鉴别。

案例 5-4(问题 1、2 和 5)

水杨酸盐

1 急性摄入阿司匹林 150~300mg/kg 可引起轻到中度中毒,超过 300mg/kg 可导致重度中毒,超过 500mg/kg 时有潜在的致死可能。中毒症状包括呕吐、耳鸣、谵妄、呼吸急促、代谢性酸中毒、呼吸性碱中毒、低钾血症、激惹、幻觉、昏睡、昏迷、高热、凝血障碍以及抽搐。水杨酸中毒与其他疾病表现近似,很容易被忽略。有慢性水杨酸暴露史、酸中毒或者 CNS 症状的患者以及老年人的风险较高,应该尽早考虑透析。

案例 5-1(问题 1 和 3)
案例 5-2(问题 1~6)

铁

1 急性摄入少于 20mg/kg 的铁元素通常是无毒的;20~60mg/kg 可导致轻到中度中毒;超过 60mg/kg 有潜在的致死可能。中毒症状包括恶心、呕吐、腹泻、腹痛、呕血、血便、CNS 抑制,低血压以及休克。重度铁中毒患者不会表现出所谓的康复第二阶段,而是持续恶化。

案例 5-3(问题 1 和 2~14)

三环类抗抑郁药

1 重度中毒剂量为 15~25mg/kg。症状包括 PR、QTc 和 QRS 间期延长,ST 段和 T 波改变的心动过速、酸中毒、抽搐、昏迷、低血压以及成人呼吸窘迫综合征。严重三环类抗抑郁药过量患者常出现时限大于 100 毫秒的 QRS 波。

案例 5-4(问题 9~17)

对乙酰氨基酚

1 急性摄入超过 150mg/kg 或者成人总摄入量超过 7.5g,会出现毒性。中毒患者的症状包括呕吐、厌食、腹痛、全身不适以及进展为特征性小叶中心肝坏死。对乙酰氨基酚致肝中毒通常发生于服药后 36 小时,但是如果患者在服用后 8~10 小时内接受 NAC 治疗,就很少表现出肝中毒。目前,关于 NAC 的最佳给药途径、最合理的剂量方案、最合理的疗程均尚未达成一致意见。

案例 5-5(问题 1~15)

本章节回顾了药物过量和药物中毒的评估及管理的常用策略。特殊药物过量管理的信息内容来源于美国中毒控制中心。

流行病学数据

美国毒物控制中心协会和药物滥用警示网络

继发于药物及化学品暴露的中毒通常发生在儿童。暴露于特殊制剂的发生率及结果的严重程度随研究人群而异(表 5-1)[1-3]。根据美国毒物控制中心协会(AAPCC)的数据,美国 2013 年报告的毒物暴露案例的数量大约是 220 万例[3]。报告中约 70% 的案例实行家庭治疗,节省了数百万美元的医疗费用。

根据药物滥用警示网络(Drug Abuse Warning Network,DAWN)的数据,2011 年,美国约 510 万例急诊案例是由于药物的错用或滥用所致。非法药物包括可卡因、海洛因、大麻、摇头丸、γ-羟丁酸、氟硝西泮(Rohypnol)、氯胺酮、麦角酸、苯环利定和致幻剂。这些案例中,由于涉及多重药物滥用,所以登记的非法药物使用超过 270 万次[4]。

特定年龄数据

将患者按年龄分层,可用于评估暴露后导致严重中毒的可能性。大多数 1~6 岁儿童的药物意外摄入都是因为儿童充满好奇心,好动,开始探索周边环境,并且他们经常会将物品放入口中[5]。重度中毒在幼儿中相对少见,因为他们通常只摄入很少量的单一物质[5,6]。AAPCC 的流行病学数据中也有错误用药的案例。在儿童中常见的错误是由于计量单位的混淆(例如,茶匙与毫升数,或者汤匙与茶匙)、剂型或给药浓度错误、调剂杯错误,以及药房分发了错误的剂型和浓度[3]。

表 5-1

中毒事件中最常涉及的物质*

儿童	成人	致命性接触（各年龄）
个人护理产品	镇痛药	镇静剂/催眠药/抗精神病药
清洁剂	镇静剂/催眠药/抗精神病药	心血管药物
镇痛药	抗抑郁药	阿片类药物
局部制剂	心血管药物	兴奋剂
维生素	清洁剂	酒精、含对乙酰氨基酚的药物
抗组胺药	酒精	对乙酰氨基酚
杀虫剂	杀虫剂	烟雾/气体/蒸气
咳嗽及感冒药	咬伤、螫刺毒	抗抑郁药
植物	抗癫痫药	抗组胺药
GI 产品	个人护理产品	三环类抗抑郁药、阿司匹林
抗菌药物	抗组胺药	肌松药
心血管药物	激素和激素拮抗剂	抗癫痫药
艺术和办公用品	烃类	非甾体抗炎药
激素和激素拮抗剂	抗菌药物	
酒精	化学制品	
	烟雾/气体/蒸气	

*毒物暴露以暴露频率顺序排列。
GI，胃肠道。
来源：Mowry et al. 2013 Annual report of the American Association of Poison Control Centers' National Poison Data System（NPDS）：31st Annual Report. *Clin Toxicol*（*Phila*）. 2014；S2：1032.

在大于 6 岁的儿童中，药物中毒的原因就没那么明确了[7]。青少年通常对药物毒性缺乏认识，容易无意中造成自身药物过量[5,8]。对于大龄儿童来说，不能忽略自杀企图和有意滥用药物的可能性。这些故意药物过量的行为通常涉及违禁药品、处方药或酒精的混合暴露，这种情况比意外中毒造成的后果更严重，甚至导致死亡。

相较于其他年龄组的患者，老年患者药物过量所产生的不良反应更为严重[9]。尽管老年人只占总人口组成的 13%，但他们却使用了 33% 的药品，以及占自杀案例的 16%[10]。65 岁以上的患者平均每天服用 5.7 种处方药及 2~4 种非处方药[9,10]。老年人大多有基础疾病，并且可获得各种具有潜在危险的药物。这就导致了老年人群比其他年龄段人群的自杀成功率更高[10,11]。

信息资源

计算机数据库

许多物质都会导致中毒或药物过量。迅速获取产品成分、物质毒性以及治疗方法的可靠数据是非常必要的。POISINDEX 是一个计算机数据库[11]，它能够按照商品名、通用名以及俗称提供成千上万种药物的信息，同时也提供以下物品信息，包括国外药品、化学制品、杀虫剂、日用品、个人护理产品、清洁用品、有毒昆虫、毒蛇以及有毒植物等。POISINDEX 每季度更新，按年订阅的费用相当昂贵，一般只有大的医疗中心才会使用[12]。

印刷出版物

教科书和手册同样提供了关于中毒表现、评估及治疗的实用临床信息。《Goldfrank 毒理急诊学》（*Goldfrank's Toxicologic Emergencies*）[13]和袖珍版《中毒与药物过量》（*Poisoning & Drug Overdose*）[14]都是物美价廉的计算机数据库替代品。然而，书籍不如计算机数据库实用，因为大量的信息需要被压缩，且不能经常更新。某些药品说明书也注明了急性中毒的治疗方法；然而，这些信息可能并不充分或不恰当[15,16]。

毒物控制中心

毒物控制中心向卫生保健机构和公众提供最实惠与最准确的信息[17,18]。毒物控制中心的工作人员是由有着药学、护理学和医学背景并经过毒物知识培训的专家组成。经过委员会认证的医学毒理学家全天 24 小时提供技术援助。在中心工作的非医生的临床毒理学者、药师和护士都是被 AAPCC 认证为毒物信息专家，或是被美国实用毒理学委员会认证为临床毒理学家[19]。

毒物信息专家在无法亲自观察患者的情况下，通过电话，准确、有效地评估相应中毒情况。他们必须以可靠的方式迅速、准确并专业地传达出评估结果及治疗方案。在患者电话咨询后，毒物控制中心的工作人员应启动电话追踪的方式，确定其所推荐的治疗措施的效果以及是否需要进一步评估或治疗[20,21]。

有效沟通

有效沟通对于评估潜在中毒至关重要。大多数情况下，寻求潜在毒物暴露处理指导的人，是那些可能已摄入某种物质的儿童的父母。这些求助者常常对孩子的状况感到焦虑，同时对于使孩子暴露于有毒物质充满愧疚。为使求助者冷静下来，卫生保健人员应迅速使患儿父母明白电话求救是正确的，他们将得到最好的帮助[21]。如果求助者的第一语言不是英语，或存在其他沟通障碍（如惊慌），应立即找到解决办法以保证效果。大多数的毒物控制中心提供了翻译服务或者有双语工作人员与非英语求助者沟通交流。毒物控制中心还配有特殊装备为听力和语言障碍的人群服务。

一旦对方冷静下来，即可建立有效的沟通，卫生保健人员应该首先判断该患者是否存在意识、呼吸及脉搏。一旦出现危及生命的症状，求助者应首先拨打急救中心电话。如果该工作人员不了解或不能提供毒物信息资源，则应指点求助者向最近的毒物控制中心求助。关于最近的美国毒物控制中心的地址和电话可以通过登录网站 http://www.aapcc.org 查询或在美国境内致电 1-800-222-1222 获得。

一般处理

支持治疗和"ABCs"

中毒或药物过量患者的管理主要基于对症治疗和支持治疗。特异性解毒剂只适用于导致中毒的众多药物及化学制剂中的一小部分。

患者管理的首要问题是对气道、呼吸和循环（airway，breathing，and circulation，ABCs）的基本支持。对疑似中毒患者的评估及治疗可主要分为 7 个部分：(a)收集毒物暴露史；(b)评估临床表现（例如"中毒综合征"）；(c)分析患者的临床检验数据；(d)去除有毒物质（例如冲洗眼睛、清洗已暴露的皮肤）；(e)考虑使用解毒剂及特异性治疗；(f)加强全身毒物的清除；(g)监测患者治疗效果[22-24]。

收集毒物暴露史

应尽可能从各种途径（例如患者、家属、朋友、院前救助者）广泛收集毒物暴露的信息。将这些信息进行对比分析，以确定相关性，并评估其与临床发现和实验室检查的关系。患者的暴露史通常并不准确，应该通过客观的发现加以确认[22,23,25]。例如，一个疑似氢可酮和卡立普多过量的患者到达急诊科时，应该表现为昏睡或昏迷。但如果患者表现得完全清醒、心动过速及躁动不安，治疗人员应怀疑其他药物暴露的可能。

搜寻特定信息，包括患者的意识状态、症状、可能的毒物、摄入药物的最大剂量及剂型，以及暴露发生的时间。还应确认用药史、过敏史和既往病史，以便促进制定治疗方案（例如，有肾衰竭病史，提示患者可能需要行血液透析以代偿肾脏药物清除率的降低）[22,23]。

评估临床表现及中毒综合征

应对患者进行全面的体格检查以明确药物过量的症状和体征。体格检查应该反复进行，以便了解患者中毒的发展过程或确定解决方案。对患者症状和体征的评估可以为毒性药物分类提供线索，围绕毒物接触可确定病史，并提示初步治疗方案[22,26-28]。即便是发生了潜在的严重毒物暴露，患者就诊时也可能并无症状表现，这是因为药物或毒物尚未被完全吸收或者还未转化为毒性代谢产物[29-31]。

特征性的中毒综合征（例如与某一临床综合征相吻合的一系列症状和体征）可与某些特定种类的药物相对应[23,27,28]。最常见的是与抗胆碱能活性相关的综合征：交感神经活性增强，以及中枢神经系统的兴奋或抑制。抗胆碱能药物能增加心率、升高体温、抑制胃肠运动、扩张瞳孔以及导致嗜睡或谵妄。拟交感神经药可以提高 CNS 活性、

增加心率、升高体温和血压。阿片类药物，镇静剂，催眠药以及抗抑郁药均可抑制 CNS 活性，但中枢抑制剂的具体种类很难确定。

同类治疗药物不一定都出现典型表现。例如，阿片类药物通常导致瞳孔缩小，但哌替啶可以引起瞳孔散大。此外，当摄入多种毒性物质时，症状难以与特定类别的毒物相联系。临床医生不应仅仅关注于与中毒综合征相联系的特定临床表现，还应该从暴露史、患者疾病史、体格检查及实验室检查等方面搜集得到的所有主观和客观数据进行综合考虑[27]。

实验室检测结果的解释

药物筛检

尿液药物筛查用于鉴别患者体内是否存在药物及其代谢产物，但并不能测定所有的药物过量。对于不明原因昏迷的患者，当提供的病史与临床表现不一致，或者患者可能服用多种药物时，尿液药物筛查将是一种有效的措施[32,33]。

药物代谢动力学因素

药物过量的患者与使用药物常规治疗剂量的患者，其体内药物吸收、分布、代谢和排泄过程大不相同[29-31]。严重药物过量时，尤其是药动学呈剂量依赖的药物，其预期的药效学和药动学特征将会大幅改变。药物吸收速率通常因药物剂量过大而会减慢，药物浓度达峰时间延迟[32,34]。例如，口服过量苯妥英后，血药浓度达峰时间会延迟 2~7 天[35,36]。药物过量时的分布容积增加，当常规的代谢途径饱和后，次级清除途径就变得至关重要。例如，大剂量对乙酰氨基酚的过量使用，使谷胱甘肽代谢饱和，导致肝毒性[37]。

药物过量时药动学参数发生改变，连续进行血药浓度测定能更好地明确药物的吸收、分布和消除等过程。由治疗剂量得出的药动学参数，在严重药物过量时，不能用于预测吸收是否完全或者中毒持续时间[31,38,39]。

清除毒物

在气道和心肺系统得到支持后，下一步应该致力于去除患者体内的毒物（也就是清除毒物）[22,40]。清除毒物的理念是假定毒物暴露的剂量和时间可决定中毒的程度，那么避免持续暴露就可以减小毒性[29-31,40]。这种直观的概念在局部组织，如眼睛、皮肤、呼吸道发生毒物暴露时较易理解。呼吸系统毒物清除包括使患者脱离有毒环境，以及为患者提供新鲜空气或氧气。皮肤和眼睛的毒物清除包括用大量的清水或生理盐水冲洗暴露区域，以从体表物理性清除毒性物质[22,23]。

胃肠道清除毒物

因为大多数的中毒及药物过量是经口服摄入发生，所以减少或阻止胃肠道继续吸收是降低暴露程度的一种常用方法[22,23,37]。当摄入量足以产生显著的临床毒性，或摄入

物质的潜在毒性不详,摄入不足一小时的时候,应该考虑经胃肠道清除毒物。既往的做法包括:(a)通过催吐或洗胃清空胃内容物;(b)给予活性炭作为吸附剂,吸附胃肠道内残留的毒性物质;(c)使用导泻剂或全肠灌洗(whole bowel irrigation, WBI)来加强未吸收药物的肠道清除;(d)联合使用以上方法[41-46]。

胃肠道清除毒物的疗效取决于启动治疗距离毒物开始摄入的时间、摄入剂量以及其他因素。此外,吐根催吐、洗胃、导泻剂、活性炭与患者预后的改善无直接相关性[41-46]。

目前,由于缺乏可靠对比数据,清除胃肠道毒物的最适宜方法尚不明确。对健康受试者实施临床研究必须使用非中毒剂量的药物。但使用非中毒剂量的药物所得出的研究结果不适用于药物过量的情况,因为大剂量服药时,胃肠吸收可能发生改变。此外,低剂量的药物研究一般使用如血浆峰浓度、血药浓度-时间曲线下面积或者尿液内药物含量等药动学终点指标[41,42,44-46]。相反,对摄入了中毒剂量毒物的患者进行胃肠道清除毒物方法的临床研究时,通常使用临床结果或血清药物浓度的定向变化为观察指标[41,42,45,46]。后一种试验没有对摄入剂量或摄入至胃肠道清除毒物的时间间隔进行标准化[41-46]。

吐根催吐及洗胃

吐根催吐及洗胃主要去除胃里的毒物。它们的疗效明显受到所摄入物质在胃中停留时间的影响。在毒物经胃进入小肠(通常在 1 小时内)之前时,洗胃和吐根催吐最有效[41,42]。

通常使用的成人洗胃管(36F)内部直径太小,以致无法回收大药片或胶囊碎片。儿童使用的是一种直径更小的冲洗管[42]。只有当患者摄入大量液体物质且在摄入毒物后 1 小时之内,洗胃才较为有用[45]。然而,患者通常在摄入后超过 1 小时才到达急诊科,此时毒素通常已经被吸收。因此,在药物过量情况下,这些方法的有效性很小。而且,没有研究证实使用洗胃和吐根催吐的方法可以改善患者的预后[41,42,47]。基于这些原因,目前已经不再推荐使用吐根,并且只有在较少的特殊情况下才进行洗胃。

活性炭

1963 年一篇综述性文章指出活性炭是用于治疗中毒最有价值的药物[48]。这一结论仅仅是基于非中毒暴露的禁食患者的研究。然而研究的数据却被外推至中毒患者。自此以后,活性炭成为胃肠道清除毒物的优选方法[22,40,48]。

使用活性炭的目的在于减少毒物的吸收并降低或抑制全身中毒[43]。可惜目前还没有令人满意的用于评估使用活性炭益处的临床研究,从而无法指导此方法的应用。同时,也没有证据表明活性炭的使用能改善临床预后[43]。

当已知患者在 1 小时内摄入了可被活性炭吸附的毒性物质时,应考虑按照 1g/kg 给予活性炭。如果在摄入毒物 1 小时后才给予活性炭,是否还有潜在的益处就不得而知[43]。需要注意的是,铁和锂不能被活性炭吸附,必须使用其他胃肠道清除毒物的方法以清除胃肠道中的毒物[43]。

一般情况下,使用活性炭是安全的。尽管使用活性炭发生不良反应的报道相对较少,但仍有很多并发症的报道,其中最常见的就是误吸。在使用活性炭前,确保患者有完整的或受保护的气道(气管插管)至关重要,特别是对那些嗜睡或可能迅速进展为反应迟钝的患者[43]。

大约 5%的患者在使用活性炭时发生呕吐从而引起误吸[436,49-51]。由于酸性胃内容物的倒吸或活性炭的吸入从而产生肺部问题。患者可能立刻出现氧合下降,也可能后期才出现肺部影响[51-55]。活性炭意外误吸入肺可导致成人呼吸窘迫综合征[51],还可导致慢性肺部疾病或死亡。然而给予活性炭后引起的毒性暴露,往往不会致命,也不严重[52,56]。

导泻剂

此前,山梨醇(一种泻药)通常与活性炭一起应用,从而促进活性炭-毒物复合物从胃肠道顺利排泄。由于药物的吸收并非在大肠,减少通过肠道时间来减少吸收未被证实[44]。山梨醇也可引起呕吐和误吸[44]。反复使用山梨醇和活性炭,可能会导致继发性高钠血症[57,58]。目前,急诊主要使用的是水活性炭混合物而不是炭-山梨醇混合物。因为泻药不能有效降低药物的吸收或改善患者的预后,故已不再推荐使用[44]。

全肠道灌洗

用聚乙二醇平衡电解质溶液(例如 Colyte,GoLYTELY)进行全肠道灌洗,可以在几小时内成功地去除整个胃肠道的物质。全肠道灌洗对缓释剂型的药品(硫酸亚铁或苯妥英)和形成胃肠结石的物质(片剂或胶囊凝固物)有效[23,45,59]。当有毒制剂不能被活性炭吸附时(例如体内携毒,锂,铁,钾),也可使用全肠道灌洗[22,23,45,59]。由于需要摄入大量的液体(成年人 2L/h,直到流出液变清)才能保证疗效,这种胃肠道净化方法通常需要更长的时间来完成,且患者依从性较差[59]。可以插入鼻胃管,通过鼻胃管给予全肠道灌洗液,使患者依从性差不再成为问题[45]。

解毒剂和特异性治疗

解毒剂是中和或逆转另一种物质毒性的药物。某些解毒剂可以在受体位点置换药物(例如,纳洛酮拮抗阿片类药物,氟马西尼拮抗苯二氮草类药物),某些解毒剂可以抑制毒性代谢产物的形成[例如,N-乙酰半胱氨酸(N-acetylcysteine,NAC)用于对乙酰氨基酚中毒,甲吡唑用于甲醇中毒][23,60,61]。有些药物治疗个别药物过量有明显的效果,但不符合解毒剂的定义。例如,碳酸氢钠用于治疗三环类抗抑郁药(tricyclic antidepressant,TCA)过量引起的心脏毒性;苯二氮草类药物用于治疗与可卡因和苯丙胺过量相关的中枢神经系统毒性[62-64]。需要注意的是,为了确保有效实施解毒治疗,医疗机构需要时刻储备足够剂量的解毒剂,以便能够及时对患者进行治疗[65]。

增强机体清除能力

血液透析和改变尿液 pH 可以加强机体对毒物的清

除。血液透析可以成功地治疗某些特殊中毒(例如,甲醇、乙二醇、阿司匹林、茶碱、锂)。血液透析还可用于治疗严重的酸碱平衡紊乱或肾功能不全[47]。碱化尿液可增强药物(如阿司匹林和苯巴比妥)的消除[66-68]。

预后监测

为存在毒物暴露的患者选择恰当监测指标和时限,需要掌握毒性作用和中毒时限的相关知识[33,34]。大多数中、重度中毒的患者,应在重症监护病房(intensive care unit, ICU)内进行监测,并对心脏、肺和 CNS 的功能仔细评估[69,70]。

水杨酸盐摄入的评估

收集病史

案例 5-1

问题 1:A.J.,一个 3 岁孩子的母亲,说她儿子 R.J. 服用了一些阿司匹林片剂。此时,还应该从 A.J. 获取或者应该给予她什么信息?

对患者状态进行初步评估是非常必要的。应获知呼叫者的电话号码以防电话断线,因为在后期可能调整初始建议,或需要随访患者情况。医务人员应通过非责备、非判断性的提问获得患者的个体化信息。应该消除呼叫者的焦虑,让他觉得打电话寻求帮助是正确的。

评估临床表现

案例 5-1,问题 2:进一步追问后,A.J. 说 R.J. 除哭闹和腹痛主诉外均表现正常。R.J. 被发现时,正坐在卧室的地板上,手里拿着阿司匹林药瓶,地板上还有一些咬过的药片。A.J. 说孩子脸上带着吃到不喜欢吃的东西时才会出现的表情。A.J. 还说她能看到白色片状物质粘在孩子的牙齿上。她当时离开不超过 5 分钟,并且要求她 5 岁和 6 岁大的儿子照看弟弟。为了正确评估 R.J. 中毒的可能性,还需要什么信息?

为了确定意外摄入药物的潜在毒性,评估当前症状和确定摄入的物质是很重要的。应该采用开放式问题进行询问,判断哪些是呼叫者可以确定的事实,哪些可能是假设的。所得到的答案通常指向准确评估毒物暴露所需的特定信息[20]。

R.J. 的症状看起来并不致命。他的行为可能是对母亲的焦虑感到害怕的表现。一旦确定孩子不需要立即进行救命性治疗,呼叫者一般更愿意且能够回答更多的问题。

A.J. 已经提供了有关孩子症状的信息,但还需要更多的信息来确认摄入的物质、摄入的时间、阿司匹林的品牌(确保该产品不是复方阿司匹林,甚至是不含阿司匹林的产品)、剂型、一整瓶药片的剂量/数量,以及剩余的剂量/数量。父母应仔细搜索床下、地毯下或者其他视线所及外的地方(例如废纸篓、厕所、宠物饭盆、口袋)。药瓶中的药片应该有相同的外观,内容物应该与标示所述一致。关于孩子体重和健康状况,以及孩子是否还服用了其他药物的信息也很重要。孩子的体重有助于明确摄入阿司匹林的最大剂量。

当服药时还有其他孩子在场,应该询问呼叫者其他孩子是否也有可能摄入药物。这种情况下,这些孩子可能均分了丢失的药物;或将所有药物喂给一个小孩;或是年龄最大或最好斗的小孩服用了所有的药物。当无法确定一群孩子中具体每人究竟摄入了多大剂量丢失药物时,每个孩子都应按照摄入了全部丢失数量的药物来进行评估和处理。

电话分诊

案例 5-1,问题 3:A.J. 现在确定瓶中总共丢失了 7 片药,每片含 81mg 阿司匹林。因为她回想起曾从瓶中取出过 2 片阿司匹林,所以她儿子服用的药物不会超过 7 片。A.J. 说 R.J. 体重为 19kg。该患儿需要什么治疗?

基于该儿童的年龄、体重,他可能摄入的阿司匹林(Aspirin)最大剂量比引起明显症状所需的阿司匹林最小剂量小很多。医疗机构需要进行治疗和评估的最小阿司匹林剂量是 150mg/kg[68,71]。R.J. 最多可能摄入了 567mg 的阿司匹林(即 7 片 81mg/片的阿司匹林),大约是 29.8mg/kg(567mg 除以 19kg)。如果该儿童身体健康,没有服用任何药物,并且无阿司匹林过敏史,那么他就不需要任何治疗。此次摄入仅有的不良反应可能是出现轻微的恶心。为这位母亲的提供信息应使其明白,她的孩子没有摄入中毒或危险剂量的药物,这可使她感到安心。

多年来,阿司匹林是儿童意外中毒和中毒死亡最常见的原因[71-73]。然而,安全密封包装以及将儿童用阿司匹林的总量减少到 3g 左右等措施已稳步降低了儿童阿司匹林中毒和死亡的发生率[72-74]。尽管急性阿司匹林中毒的问题仍旧存在,但目前绝大部分威胁生命的中毒来自于治疗药物过量[68]。治疗药物过量发生于给药过于频繁,父母双方都在不知情时给孩子服药,或者给药剂量过大。当长期给予过度的剂量,且存在药物蓄积时,治疗性药物过量尤其成问题[68]。

A.J. 的治疗转归

对毒物摄入咨询电话的随访非常重要,以便确定患儿是否出现了没有预见到的需要治疗的症状。在 A.J. 初次来电后 6~24 小时,给她打电话进行随访孩子的情况是比较合适的。在给 A.J. 的回电中,她表示按时给 R.J. 吃了午餐,然后 R.J. 看了动画片,像往常一样午睡,并无症状表现。

急性和慢性水杨酸中毒

症状和体征

案例 5-2

问题 1: A. S. ,71 岁,体重 59kg,女性。既往有慢性头痛史,近几个月来每天服用 10～12 片阿司匹林。入院当晚,开始出现嗜睡,定向障碍,好斗。病史还显示她在入院当天早上(大概 11 小时前)摄入了 95 片阿司匹林,企图自杀。她的主诉为耳鸣、恶心,并呕吐两次。她目前定向障碍,昏昏欲睡。生命体征示:血压 148/95mmHg,脉搏 114 次/min,呼吸 38 次/min,体温 38.4 ℃。A. S. 入院时的实验室检查数据如下:

血清钠(Na),144mmol/L

钾(K),2.5mmol/L

氯(Cl),103mmol/L

碳酸氢根,9mmol/L

葡萄糖,58mg/dl

血尿素氮(BUN),38mg/dl

肌酐,2.5mg/dl

动脉血气(ABG)指标如下:pH,7.14;PCO_2,18mmHg;以及 PO_2,96mmHg。服药后 12 小时血清水杨酸盐浓度约为 90mg/dl。血红蛋白为 9.6g/dl,红细胞压积 28.9%,凝血酶原时间(PT)为 16.4 秒。请问 A. S. 是否因药物的摄入而处于高危状态?

水杨酸盐中毒的症状和严重程度取决于服用的剂量、患者年龄,以及摄入是急性的、慢性的或者两者皆有[73,75,76]。本案例描述了一个长期慢性摄入阿司匹林的患者发生急性摄入的情形。急性摄入 150～300mg/kg 的阿司匹林可能引起轻度到中度的中毒,大于 300mg/kg 时则导致重度中毒,大于 500mg/kg 时有致死可能性[68,71]。A. S. 摄入了大约 600mg/kg,已达到潜在致死剂量。慢性水杨酸盐中毒通常是指每天摄入量在 100mg/kg 以上且连续摄入时间超过 2 天[68,71]。除了急性摄入外,A. S. 为治疗头痛每天还服用 66mg/kg 阿司匹林。她表现出多种重度急性水杨酸盐中毒的典型症状(见水杨酸盐中毒的病理生理学和中毒评估部分)。因高龄,且服用了潜在致命剂量的阿司匹林,A. S. 的预后可能较差。

水杨酸盐中毒的病理生理学

案例 5-2,问题 2: 描述急慢性水杨酸盐中毒的病理生理学和临床表现。

水杨酸盐的毒性作用可直接刺激胃肠道,兴奋呼吸中枢,提高代谢率,引起脂类和碳水化合物代谢紊乱,并干扰凝血[68,71,73,75,76]。中毒剂量的水杨酸盐直接刺激延髓呼吸中枢导致恶心、呕吐、耳鸣、谵妄、呼吸急促、病性发作和昏

迷,并影响多种关键的代谢途径[68,73-77]。对呼吸中枢的直接刺激增加通气频率和深度,导致原发性呼吸性碱中毒,从而使碳酸氢盐的肾脏排泄增加,降低了体内缓冲能力。患者通常表现为部分代偿性呼吸性碱中毒[68,74,75,77]。低钾血症的原因除胃肠道和肾脏的钾丢失增加外,也包括碱中毒[68,75,76]。虽然显著的代谢和神经异常在幼儿严重水杨酸盐中毒时比较常见,但当青少年或成人大剂量摄入并导致急性中毒时,也可表现出这些症状[68,74,75]。幼儿急性水杨酸中毒症状比典型的成人中毒症状更加严重。急性摄入后,儿童迅速度过单纯呼吸性碱中毒阶段。继发于呼吸性碱中毒后,经肾脏丢失碳酸氢盐导致机体缓冲能力大幅度下降的情况在儿童更为显著,进而引起代谢性酸中毒[68,73,75,77]。

水杨酸盐对多条生化通路的毒性作用可导致代谢性酸中毒及其他症状[68,75,77]。线粒体氧化磷酸化解偶联导致生成高能磷酸盐的能力受损,耗氧和二氧化碳生成增多,产热增加,体温过高,组织糖酵解及外周葡萄糖需求增多。水杨酸盐可抑制 Krebs 循环的关键脱氢酶,从而导致丙酮酸盐和乳酸盐水平升高。外周组织葡萄糖的需求增加导致糖原分解、糖异生、脂肪分解以及游离脂肪酸代谢的增加。后者导致酮酸生成增加及酮症酸中毒[73,77]。

患者可因数种机制出现严重的循环容积不足[68,75,77]。高热和过度通气使不显性失水增加,呕吐可引起消化液的丢失,以及葡萄糖代谢方式转换产生的溶质负荷导致渗透性利尿。根据患者的酸碱平衡和水电解质的净出入量,血清钠和钾的浓度可能正常,升高或下降。高钠血症和低钾血症是最常见的[73,75]。

血糖浓度通常为正常或轻度升高,而水杨酸慢性中毒或急性中毒后期也可能出现低血糖(就像 A. S. 一样)。在血糖浓度正常的情况下,中枢神经系统的葡萄糖水平可显著降低,这是因为中枢神经系统对葡萄糖利用增高以产生高能磷酸盐,其速率超过了葡萄糖供应的速率[68,73,75,77]。

中毒评估

案例 5-2,问题 3: A. S. 的哪些体征、症状和实验室检测结果与水杨酸中毒一致?

A. S. 呈现出多个典型重度急性水杨酸中毒表现。过度通气来源于水杨酸盐对呼吸系统的直接兴奋作用,以及对代谢性酸中毒的代偿(PCO_2 18mmHg;pH 7.14;血清碳酸氢盐 9mmol/L;呼吸 38 次/min)。代谢性酸中毒情况下的低钾血症(2.8mmol/L)是由肾脏(可能还有胃肠道)的钾丢失增加所导致。A. S. 表现出的高热是由水杨酸引起,同时也要考虑感染因素。她的神经症状有嗜睡、定向力障碍、攻击行为,以及耳鸣、恶心、呕吐,这些通常见于严重的水杨酸盐中毒。此外,老年人和服用致死剂量阿司匹林的患者预后不良。

实验室评估

案例 5-2,问题 4: 假设患者为水杨酸中毒,应进行什么样的客观评价?

A. S. 的病情检查展示了对患者的全面初始评估。实验室评估应包括 ABG、血清电解质,BUN、血肌酐、血糖和全血细胞计数[73,74]。测定尿液的比重和 pH[73]。对有症状的患者,需测定 PT 或国际标准化比值(INR)、部分活化凝血活酶时间来评估水杨酸引起的凝血功能障碍。对于呼吸频率增加和高热患者,应监测生命体征[74,75]。体格检查还应包括对胸部影像学,心肺功能和神经功能的评估,以及尿量的测定[75]。

应立即测定患者的水杨酸血药浓度[24,64,73,75],并且每 2 小时复测一次,以证实初始浓度为峰值,且水杨酸水平正在下降而不是升高[24,68,73,76,78]。因为不同的实验室浓度报告所用单位不同(例如,mg/dl、μg/ml、mmol/L),必须了解水杨酸盐血药浓度的测量单位。对水杨酸测量单位的错误解读会造成高估或低估严重程度[24]。

严重急性水杨酸中毒的表现包括各种神经学症状和体征:定向障碍、激惹、幻觉、昏睡、嗜睡、昏迷和痛性发作[69,73]。显著高温可能导致阿司匹林作为解热药的不适当使用。由于血小板功能受损、低凝血酶原血症、Ⅶ因子生成减少和毛细血管脆性增加可导致凝血功能障碍,尤其是长期服用阿司匹林[75-77]。肺水肿和急性肾衰竭也可能发生,但前者更常见于慢性水杨酸中毒。

慢性水杨酸中毒症状与急性中毒相似。然而,慢性中毒患者胃肠道症状可能较少,但通常更加严重且中枢神经系统症状更为多见[71,79]。在成人和儿童中,慢性水杨酸中毒的主要体征是部分代偿性代谢性酸中毒、阴离子间隙增加、酮症、脱水、电解质丢失、过度通气、震颤、躁动、意识模糊、昏迷、记忆缺失、肾衰竭和痛性发作[73,75,76,80]。CNS 表现的严重程度与脑脊液中的水杨酸浓度有关[74,75]。全身性酸中毒时,因为大部分水杨酸盐未解离,并可透过血脑屏障,所以脑脊液中水杨酸盐浓度可能增加。因此,代谢性酸中毒在水杨酸中毒患者中尤其危险[73,75]。

除非刻意查找水杨酸盐摄取史,否则这些问题常常不会显而易见。特别是在老年人群中,这种症状还可能被归因于其他原因(例如,脑炎、脑膜炎、糖尿病酮症酸中毒、心肌梗死)[24,75,79]。延误诊断与死亡率增加有关[24,68,75,79]。不幸的是,慢性中毒患者的血浆水杨酸浓度与中毒程度不太相关。根据患者的临床状态来治疗更为重要,而不是其水杨酸浓度[71]。水杨酸中毒患者的死亡,无论急性还是慢性,都是由中枢神经系统或心功能不全或肺水肿引起的[73,75,79]。

治疗

案例 5-2,问题 5: 对 A. S. 而言,什么是合理的治疗计划呢?

水杨酸盐中毒的治疗取决于酸碱失衡和电解质紊乱的程度[68,73,75]。活性炭不适用于 A. S.,她早在 10 小时前摄入了水杨酸盐,并且精神状态已发生改变[46]。误吸的风险远远超过了从胃肠道中吸附剩余阿司匹林的获益。此外,A. S. 已经有水杨酸中毒的表现,说明阿司匹林已经被吸收。也许有人认为,她摄入了 95 片阿司匹林,一些药物可能仍残存在胃肠道,给予活性炭仍然可以结合残存的药物。必须评估给予活性炭的益处与风险。A. S. 的低钾血症、酸中毒和低血糖必须给予纠正,最好通过静脉给予含钾的低渗生理盐水葡萄糖溶液。补液的速度根据补充患者已丢失的和仍然持续丢失的速度来确定[68,73,75-77]。应注意避免过度补液,否则会导致患者出现脑水肿或肺水肿[73,77]。由于 A. S. 存在低血糖(60mg/dl),推荐静脉弹丸式推注葡萄糖溶液[73,75-77]。

碳酸氢钠

酸中毒可增加 CSF 中水杨酸盐浓度,纠正 A. S. 的酸中毒至关重要[74,75]。可通过在静脉输液中加入碳酸氢钠来纠正酸中毒[68,73-76]。应密切监测 A. S. 的血清钠、钾浓度,必要时可静脉补钾[82]。充分通气以防止呼吸性碱中毒是必不可少的。如果呼吸频率达到 36 次/min,可考虑使用呼吸机辅助呼吸。然而,强制性机械通气会干扰患者为维持血清 pH 所进行的代偿反应。带机患者由于无法充分代偿,可能出现严重的酸中毒,甚至死亡[73,83]。

抽搐

A. S. 的抽搐表现并不明显,但在严重水杨酸盐中毒病例中可以见到。抽搐常带来不良预后,并提示中毒严重,需行血液透析治疗[73]。对于像 A. S. 这样的患者,可能存在其他可治疗的能够诱发抽搐的原因(显著的碱中毒、低血糖、低钠血症),应该将这些情况排除。如果抽搐发作,苯二氮䓬类药物是治疗的首选药物[73]。

凝血障碍和高热

维生素 K₁ 通常对凝血障碍治疗有效,应在 PT 和 INR 延长时给予[73]。消化道或其他出血可发生但不常见[73,75,76]。轻度高热通常不需要治疗,但极度体温升高时,须使用冷却扇和冰水喷雾[73,77]。

肺水肿

水杨酸盐中毒,尤其是水杨酸盐过量引起慢性中毒时,常常发生非心源性肺水肿[73,75,78]。肺水肿常与神经系统症状的高发生率有关,即使没有液体超负荷也可发生[75,78]。肺泡毛细血管膜通透性增加,前列腺素效应,以及与血小板释放膜通透性物质有关的代谢反应的增加,是水杨酸盐过量引起肺水肿的主要机制。治疗目的是通过碱化尿液或血液透析降低水杨酸水平[78]。

碱化

案例 5-2,问题 6: 哪些措施将提高水杨酸盐的清除?其中又有哪些适用于 A. S.?

碱化尿液和血液透析可在水杨酸盐过量时增加它的排泄[68,74]。血液透析是首选,因为可以同时纠正水和电解质失衡[75,78,79]。推荐使用碳酸氢钠以提升动脉血 pH,目的是最大限度地减少水杨酸盐向 CNS 的转运[74,75,77]。

虽然大剂量的碳酸氢钠可增加弱酸性物质的肾脏消除,缩短其半衰期,但这种治疗不能改善水杨酸盐中毒患者的发病率或死亡率。同时强制补液可能使患者处于水钠潴留的危险,如果过快地大量补液,还会引起肺水肿[76,78,79,81]。此外,大量酸性物质的排泄致使重度中毒儿童的尿液是否能被充分碱化(pH>7)尚存疑问[68,73,74]。尽管如此,仍应尝试在严重水杨酸盐中毒的成年患者(如 A. S.)中用碳酸氢钠碱化尿液。

补钾治疗对于碱化治疗的患者必不可少[73,75,77]。由于肾脏钾丢失,这些患者可能需要补充大量的钾。如果补钾时不给予过多液体,肺水肿的风险可降至最低[73,75-77]。

对以下患者,应考虑进行血液透析:严重的水杨酸盐中毒、抽搐发作、肾衰竭或血浆中水杨酸盐浓度处在潜在致死范围[68,75,76,78,80]。慢性中毒、合并酸中毒、有 CNS 症状、老年人是高风险的患者,应考虑尽早透析[75,80]。因为 A. S. 有许多危险因素,她需要紧急血液透析。

A. S. 的治疗转归

6 小时后(摄入 18 小时后)水杨酸盐水平已增加至 95mg/dl。她的生化指标显示:血清钠,143mmol/L;钾,2.2mmol/L;氯,99mmol/L;碳酸氢盐,8mmol/L;葡萄糖,77mmol/L;肌酐,4.9mmol/L;血尿素氮,43mmol/L。她的血红蛋白目前为 8.4g/dl,红细胞压积为 23%,PT 为 16.6 秒。A. S. 的血气分析 pH 保持在 7.2~7.3 的范围内。尽管尝试输入大剂量碳酸氢钠碱化尿液以使尿液 pH 达到 7.5,尿液 pH 却始终没有超过 5.7。由于 A. S. 开始出现容量负荷过重并表现出呼吸困难,症状持续恶化,给予呼吸机辅助通气治疗。胸部 X 线片提示肺水肿。A. S. 开始出现意识混乱及躁动,自行拔除输液通路并离开病床。肾脏科会诊,建议行急诊透析以纠正酸中毒,电解质异常和体液负荷过重。在置入导管时,患者出现强直性抽搐发作,静脉给予劳拉西泮 2mg 后停止。这时,患者出现呼之不应。随后,患者再次出现强制性抽搐,并出现呼吸停止,心脏骤停,未能成功复苏。

铁剂摄入的评估

收集病史和信息

案例 5-3

问题 1:K. M.,21 个月,女。其保姆给急诊科打电话,说 K. M. 出现呕吐并且似乎摆弄过一个装有绿色药片的无盖无标签的瓶子。孩子被独自留在房间里睡午觉大约有 20 分钟。为什么与该保姆的交流比"案例 5-1,问题 1"中的更困难?

在儿童发生意外摄入的情况下,医务人员、医疗保健机构或中毒控制中心接到的由父母以外的人打来的电话通常更难处理。因为呼叫者可能无法提供所有用于准确评估药物摄入的患者信息(例如,患者的体重,慢性用药史)。通常需要从父母处获取更多信息。此外,非父母的呼叫者对意外的药物摄入常表现得更为不安并更难于采取果断措施。

电话分诊

案例 5-3,问题 2:尽管继续追问,K. M. 的保姆仍无法辨认药片。K. M. 还在呕吐,部分呕吐物颜色跟药片的绿色一致。保姆称,孩子的母亲是个单亲妈妈,不清楚她目前是否患有"流感"或其他胃肠道疾病。孩子的母亲当前在工作,没有接听电话。这时,该给 K. M. 的保姆一些什么建议呢?

在此案例中,医生应该考虑 K. M. 的保姆所提供的信息是否符合典型的药物摄入,以及此事件是否可能与重大的不良结局相关。多数两岁儿童在意外摄入药物时产生的毒性有限,因为通常只有相当少量的物质被摄入[5,6]。然而,某些物质[例如甲醇、乙二醇、尼古丁、腐蚀性物质、樟脑、氯喹、可乐定、地芬诺酯-阿托品、茶碱、口服降糖药、钙通道阻滞剂(calcium-channel blockers)、TCAs、阿片类药物]即使只摄入少量也会产生明显的毒性[6,84,85]。

虽然 K. M. 的服药史不详,但描述的绿色片剂和绿色呕吐物表明她可能摄入的是补铁制剂。因为这次中毒被归类为不明物质中毒,具有潜在的严重毒性,所以应该带 K. M. 到急诊科进行评估。考虑到从家到医院的距离和保姆的焦虑程度,医生应指导其保姆呼叫救护车。还应指示她将绿色药片随同小孩一起带到急诊科,以便辨认药片。家里的其他药品也应该一同携带,并且应与孩子母亲取得联系。

毒物鉴定

案例 5-3,问题 3:已与 K. M. 的母亲取得联系,并确认家里唯一的绿色药片是她的补铁制剂。指导保姆将 K. M. 带到离家最近的急诊科,孩子母亲会在那里等候。K. M. 到达医院后仍在呕吐,但是神志清醒,心率 122 次/min,呼吸频率 26 次/min,体温 37.2℃,脉搏血氧饱和度 100%。这时如何估计此次摄入可能会导致的最严重后果?

依据其年龄校正值,K. M. 的生命体征属于正常范围内。此时应注意鉴别摄入的物质和其能产生的最大危害。该案例涉及的摄入物质不明,很可能是一例严重的铁剂中毒,因为尚未对药片进行鉴别。因此,必须对 K. M. 仔细评估,并重新确认摄入史。

美国食品药品管理局(Food and Drug Administration,

FDA）要求所有固体处方药须具有识别标记。参考书（例如，《事实和比较》[86]，《医师案头参考》[87]）、计算机数据库（例如，Identidex[88]）及专利制造商可以帮助鉴别固体药物规格。诸如 http://www.pharmer.org[89] 和 http://www...com[90]等网站也可用于获得药物识别信息。

凭借随同 K. M. 一起被带到急诊室的绿色药片上的打印代码标记以及 K. M. 母亲的帮助，足以正确鉴别药物。一旦鉴别出该药片，就需要估计药片的最大摄入量。

在 K. M. 的案例中，装有绿色药片的瓶子未贴标签。大多数情况下，药物容器上的标签可以提供鉴别信息和药片分装数量。药物开具日期是可以获取的，估计以前服用的药物数量和目前药物容器中剩余的数量可用于计算被 K. M. 摄入药片的最大数量。

应密切监测 K. M. 的生命体征和症状，评估她的临床状况是否与此前怀疑的摄入情况一致。铁中毒过程的早期症状包括恶心、呕吐、腹泻和腹痛[91-96]。然而，未出现症状并不能说明没有发生中毒，特别是当评估仅在假定服药后较短的时间内进行[91,93-96]。

评估中毒的严重程度

案例 5-3,问题 4：K. M. 重 11kg,似乎没有明显痛苦表现,并已停止呕吐。发现约 25ml 深色呕吐物,但未见药片,测试表明呕吐物中没有血性物质存在。根据瓶子上的标签和母亲的回忆,K. M. 最多摄入了 7 片药。K. M. 预期的中毒程度如何?

部分常用药物（如对乙酰氨基酚[97]、水杨酸盐[71]、铁[91]及 TCAs[98]等）具备明显的剂量-毒性关系,可用于评估其毒性潜在的严重性。小于 20mg/kg 的急性铁元素摄入通常是无毒的,20～60mg/kg 可引起轻至中度毒性,超过 60mg/kg 的剂量会引起严重的和可能致命的中毒[92,94,96]。

经 K. M. 母亲和药片上的印记分别证实这是含有 325mg 富马酸亚铁的肠溶包衣制剂。因为铁剂的剂量-毒性关系基于摄入铁元素的数量,故在计算摄入剂量时,了解特定种类的铁盐很重要。富马酸亚铁含有 33% 的元素铁,而葡萄糖酸亚铁含量为 12%,硫酸亚铁含量为 20%[91,92,94,95]。因此,每 325mg 富马酸亚铁片含有 108mg 的铁元素。K. M. 重 11kg,且最多摄入了 7 片 325mg/片的富马酸亚铁肠溶片剂。摄入量约 69mg/kg（108mg 每片×7 片 = 总共 756mg,再除以患者体重 11kg）的铁,致使她处在严重中毒风险。虽然 K. M. 目前的唯一症状是呕吐,但因为她摄入的是肠溶制剂,吸收过程可能会延迟。

腹部 X 线检查

案例 5-3,问题 5：从她摄入的铁来看,预计 K. M. 会出现潜在的严重毒性。为什么腹部 X 线片可用于验证摄入的铁片数量?

理论上,腹部 X 线检查可显示胃肠道中射线不透性物质（如铁、肠溶片、水合氯醛、吩噻嗪类、重金属）[99]。X 线片检测不透 X 线物质存在的能力取决于剂型、浓度、和物质的分子量。如果药片尚未破裂或溶解,通常可以检测到完整的药片[99]。

铁剂中毒后,不到 1/3 的儿科腹部 X 线片可显示片剂或颗粒剂的阳性证据[100]。相比成人,儿童更有可能嚼碎药片而不是整片吞服。即使整个药片并未分解,仍可出现假阴性结果。如果药片被嚼碎,腹部 X 线片不太可能用于验证摄入铁剂的片数。但是,当胃肠道清除毒物完成后,腹部 X 线片可协助评估是否需进一步清除毒物[99]。

胃肠道去污染

案例 5-3,问题 6：洗胃或活性炭能否作为 K. M. 的铁摄入的治疗措施? 为什么?

选择一种胃肠去污染的方法,要考虑所摄入的物质、据药物剂型预计的最大潜在毒性、毒性的潜伏期、摄入到初始治疗间所耗时间、症状和体格检查结果。因为 K. M. 摄入的是铁剂,不能被活性炭吸附,所以不建议使用活性炭来清除[49,91,99]。由于洗胃管的内径有限,无法从胃内吸引出较大的颗粒,所以洗胃对于清除尚未溶解的铁剂无效,尤其是儿童患者[99,100]。

全肠道灌洗

案例 5-3,问题 7：对于 K. M. 而言,还有什么其他的胃肠道去污染的方法可以考虑?

此案例可以考虑使用聚乙二醇电解质溶液进行全肠道灌洗。经口服或经鼻胃管按照成人 1.5～2L/h 和儿童 500ml/h 的速度给予全肠道灌洗液[59,101]。尽管在几小时内摄入大量液体,且伴有恶心和呕吐常导致患者依从性差,但 K. M. 为住院患者,可以通过鼻胃管注入液体。全肠道灌洗应持续进行,直到排出的洗肠液颜色清亮为止,这个过程可能耗时数个小时[59,101,102]。

治疗效果监测

案例 5-3,问题 8：在急诊科如何对胃肠道去污染的效果进行评价?

为评估胃肠道去污染的效果,通过肉眼观察全胃肠道灌洗回流液中是否有药片或碎片。血清铁浓度的增加,临床状态恶化,或腹部 X 线片发现胃肠道中有不透 X 线片剂等情况都是需要更积极治疗的指征[92,94,102]。

血清铁浓度

案例 5-3,问题 9:目前,K. M. 还未表现出与铁剂中毒相关的 CNS 和心血管症状。她曾有一次腹泻,大便隐血检测阴性。摄入铁剂后约 4 小时测得的血清铁浓度为 480µg/dl(正常为 60~160µg/dl)。从该血清铁浓度可得出哪些关于中毒严重性和潜在临床结果的结论?

血清铁浓度提供了是否需要更积极治疗的指征[96,100,103]。尽管 K. M. 目前没有严重中毒的症状,且洗肠液和腹部 X 线片均未发现药片存在的证据,但是高于正常值的血清铁浓度证实了 K. M. 已摄入铁剂的嫌疑。

吸收时间大概是评价毒性物质摄入中最难以确定的药动学参数。服药过量后尽管进行了胃肠道去污染,药物浓度仍可持续升高[93,95,96,103]。当摄入缓释或肠溶制剂时,吸收时间的延长将更复杂,因为症状的发作是不可预测的[94]。

K. M. 血清铁浓度 480µg/dl 提示其摄入量很大,通常血清铁峰值浓度大于 500µg/dl 预示着严重中毒[93-96,100,103]。单次血清铁浓度的测定结果无法明确血清浓度处于上升或下降,也无法得知其摄入铁剂后,血清铁浓度何时达到峰值[104]。这些铁剂药片也可能聚集在一起形成胃肠结石。胃结石的形成可能导致吸收延长以及毒性发作延迟[93,96]。应在摄入后 4~6 小时取血液样本测定峰值血清铁浓度[94-96,103]。虽然 K. M. 的血清铁浓度是在摄入后约 3 小时测量的,但因她摄入的是肠溶制剂,需要在 2~4 个小时后再次进行血清铁测定。

血糖、白细胞计数及总铁结合力

案例 5-3,问题 10:K. M. 接受了数小时经鼻胃管的 WBI 直至洗肠液变得清亮。同时,K. M. 又反复呕吐 3 次,并变得昏昏欲睡且易激动。在铁剂摄入后 6 小时进行第二次血清铁浓度测定。还有其他什么实验室检查有助于评估铁在 K. M 体内的潜在毒性吗?

当血清铁浓度大于 300µg/dl 时,血糖浓度和白细胞计数通常会升高。在摄入后 6 小时内,如果白细胞计数大于 15 000/µl 且血糖浓度大于 150mg/dl 通常预示严重铁中毒的可能性更大[93]。这些检测补充了铁中毒的确认信息,在那些无法测定血清铁浓度的医疗机构中就显得尤为重要。由于敏感度差(约 50%)[94],这些实验室检查不是铁中毒的常规监测项目。治疗不能基于白细胞计数和血糖浓度[93-95,100]。如果严重铁中毒的患者处在不能及时进行血清铁水平测定的医疗机构,则必须将血液样本送到一个可以迅速进行检测的实验室,否则将患者转移到一个可以对其进行血清铁检测的医疗保健机构。

曾经认为,如果血清铁浓度超过总铁结合力的浓度,表示大剂量的铁中毒。然而,这并没有定论。而且,总铁结合力测试已不再用于监测铁的毒性[99]。

铁中毒的分期

案例 5-3,问题 11:现在距 K. M. 摄入铁剂药片 6 小时。她的第二次血清铁浓度结果尚未获得。K. M. 持续表现出易激动且昏昏欲睡,未像平时一样午睡,并多次呕吐。为何 K. M. 目前相对较轻的症状并不特别让人放心呢?

摄入过量药物和发展为严重毒性间的时间间隔会延迟。目前尚不清楚无症状期存在的原因,可能是继发于摄入药物的延迟吸收、药物分布到作用位点所需的时间或形成毒性代谢产物所需的时间。因此,K. M. 可逐渐出现严重中毒的症状。铁剂中毒可分为 4 个症状不同的阶段[91-96]。

Ⅰ 期

Ⅰ 期的症状通常发生在摄入 6 小时内。在此期间,会出现恶心、呕吐、腹泻和腹痛等,这可能是由于铁剂对胃肠道黏膜的腐蚀性作用。游离铁腐蚀作用还可引起出血,如呕吐物和粪便中带血。在更严重的中毒中,Ⅰ 期可能出现 CNS 和心血管系统毒性[93-96]。

Ⅱ 期

铁剂中毒的第二个时期被认为是症状减轻及临床状态明显改善的阶段。这个阶段可持续到摄入后 12~24 小时,并可能被误解为毒性减轻。此阶段可能意味着在全身症状发生之前,被吸收的铁剂分布至机体所需的时间[91]。在大多数严重案例中,不会出现 Ⅱ 阶段,患者病情持续恶化[93-96]。

Ⅲ 期

Ⅲ 期通常发生在铁摄入后 12~48 小时,以 CNS 毒性(例如嗜睡、昏迷、痫性发作)和心血管毒性(例如低血压、休克、肺水肿)为特异表现。在此阶段还可出现代谢性酸中毒、低血糖、肝坏死、肾功能损伤和凝血功能障碍[93-96]。

Ⅳ 期

急性铁剂摄入后 4~6 周为最终阶段,表现为继发于早期局部毒性作用的胃肠道后遗症。在此期内,前期组织损伤发展为胃内瘢痕形成和幽门狭窄,并造成永久性胃肠道功能异常[93-96]。

患者可在铁中毒的任何阶段到医疗机构就诊,在任何阶段都会出现致命的结果。对中毒进行分期应根据临床症状,而非摄入时间[95]。

去铁胺螯合物

去铁胺(desferal)结合血浆中的三价铁离子形成铁复合物铁草胺[94]。去铁胺通过去除线粒体中的铁,从而在细胞水平抑制铁毒性[92]。但去铁胺并非有效的解毒剂,它仅能结合少量的铁（约 100mg 去铁胺结合 9mg 铁）[104,105]。铁-去铁胺络合物主要以铁草胺的形式经肾脏排泄[92,94,95]。铁草胺经肾脏清除通常会导致橙红色尿,经常被描述为"酒红色"[92,94,95]。当血清铁浓度超过 500μg/dl 以及出现铁中毒症状（例如胃肠道症状、出血、休克、昏迷、痫性发作）时,应启动去铁胺治疗[92-95]。K. M. 的铁中毒症状持续,她大概摄入了 69mg/kg 的元素铁,且血清铁浓度的增加说明铁的吸收仍在继续。因此,应给予 K. M. 去铁胺治疗。

去铁胺的剂量

由于半衰期短（76±10 分钟）,去铁胺以持续静脉输注的方式给药最为有效[95,104]。临床上,优先选择缓慢静脉注射而非肌内注射,静脉注射比肌内注射更好地控制剂量,痛苦更少,更容易吸收[95,96]。去铁胺通常以 15mg/(kg·h) 的速度连续静脉输注。严重的铁中毒患者使用剂量高达 45mg/(kg·h)[93-96,104]。快速静脉注射去铁胺可引起低血压[94,96,104,105]。根据生产厂家建议,成人或儿童每 24 小时总去铁胺剂量不应超过 6g,但在接受超过该剂量治疗的患者未见不良反应[105]。

应以约 8mg/(kg·h) 的低速率开始 K. M. 的去铁胺治疗,并且应密切监测其临床状况。如果对此剂量耐受,则每 5 分钟增加一次,直到达到 15mg/(kg·h) 的目标剂量[90]。

监测和停药

去铁胺的静脉输注速度应随严重铁中毒症状的出现而增加,随不良反应出现而减小[93,94,96,105]。应持续输注去铁胺,直到血清铁浓度小于 100μg/dl,且铁中毒症状消失[105]。根据严重程度,患者通常需要 1~2 天的螯合疗法[93-95]。因去铁胺输注超过 24 小时后,可能出现急性呼吸窘迫综合征,应该避免不必要地延长螯合治疗的时间[93-98]。

尿液颜色呈酒红色表明尿中含铁草胺[92,96]。酒红色消失不是去铁胺治疗充分的可靠指标,因为并不是所有的患者都出现酒红色尿液[92,96]。铁摄入量、血清铁浓度和尿色变化之间也没有相关性[92]。

去铁胺可干扰某些测定血清铁浓度的实验室方法,导致假性低值[92,93,103,106]。一旦开始使用去铁胺,建议使用原子吸收光谱法监测血清铁浓度[105]。当开始去铁胺治疗时,应联系临床实验室以明确去铁胺治疗是否会妨碍血清铁的分析。

K. M. 的转归

K. M. 在儿科 ICU 度过一夜,并以 15mg/(kg·h) 的恒定速度持续输注去铁胺治疗 13 小时。消化道症状消失,逐渐清醒,生命体征稳定。第二天早晨,她血液样本中的游离铁检测显示血清铁水平为 70μg/dl,并于当日下午出院。

中枢神经系统抑制剂与抗抑郁药物摄入评估

摄入确认

案例 5-4

评估成人药物接触史的准确性困难重重,许多医务人员对信息的真实性持怀疑态度,尤其是来自自杀患者的信息[22-25,27]。因患者精神状态发生改变,可能影响其对所发生事件的准确回忆,因此接触史可能并不准确。他也可能会试图故意误导医务人员,以阻碍正常的治疗。研究显示患者描述的药物摄入和尿液药物检验结果之间的相关性较差[23-25,27,32,33,107]。因为药物的干扰,许多假阳性结果具有误导性[108,109]。

尿液药物筛查一般是对最近使用的所有药物和物质进行检测,而不仅仅是某种过量的药物。因此,尿液药物筛查结果不是急性暴露的可靠指标。应该尽可能从其他渠道获取信息来确认病史。对自杀的患者,医务人员应该综合考虑患者可能获得的所有药物,患者的临床症状、实验室检查,以及从家庭成员、警察、救护人员和认识患者的其他人处获得的信息[22-25,27]。

治疗方案中的干预措施

案例 5-4,问题 2：在进行 ABCs 管理基础上,除给予静脉补液外,还应授权医护人员给 A. G. 使用哪些药物干预措施?

葡萄糖和硫胺素(维生素 B_1)

一般情况下,急救医务人员有指导他们救治不明原因意识丧失患者的处理方案。这些方案通常包括给予葡萄糖、硫胺素和纳洛酮[23,27,60,110]。如果医务人员不能立即测量血糖浓度,应给予 A. G. 50ml 50% 葡萄糖以治疗可能存在的低血糖。如果患者是低血糖,这一剂量的葡萄糖引起的高血糖风险与其带来的显著获益相比可忽略不计。硫胺素应与葡萄糖一同给予,这是因为对于硫胺素缺乏患者,葡萄糖可导致 Wernicke-Korsakoff 综合征[111](见第 90 章)。Wernicke 脑病是一种可逆的神经系统功能紊乱,表现为神志混乱、共济失调和眼肌麻痹。Korsakoff 精神病被认为是不可逆的,且与硫胺素的长期缺乏相关[111,112]。意识不清的患者也应评估出血、脓毒症、缺氧的可能和头部外伤的依据[25]。

纳洛酮

纯阿片制剂拮抗剂纳洛酮适用于治疗阿片类物质导致的呼吸抑制[110,113],但许多紧急救治方案授权医护人员可以对所有意识状态降低的患者常规给予纳洛酮治疗[114]。据报道,即使没有阿片类药物中毒的依据,纳洛酮也可以逆转中毒患者的昏迷和呼吸抑制[60,112]。这些患者对纳洛酮的反应可能是继发于尿液毒物筛查未检测出的阿片类药物(如羟考酮、美沙酮、芬太尼)。那些纳洛酮成功救治的非阿片类药物中毒患者的报道,很可能是因为对其他刺激物反应的结果,而并非是对纳洛酮的反应。

给予阿片成瘾患者纳洛酮,可诱发戒断症状(例如激动、攻击行为、呕吐、腹泻、流泪、流涕等),进一步将中毒表现复杂化[60]。首先应小剂量给予纳洛酮,以确定患者对该药物的反应。纳洛酮引起的突然意识增强会导致暴力和攻击行为[27]。这将使在救护车上进行的急救措施复杂化,并将患者和救护人员置于受伤的危险[60]。

初始治疗

案例 5-4,问题 3：医护人员在 A. G. 的母亲呼叫后 30 分钟将他送达急诊科。在急诊科,A. G. 的心率为 155 次/min,血压 89/50mmHg,呼吸由 14 次/min 降至 9 次/min,给予辅助通气。A. G. 仍然没有反应。救护人员未在房中找到任何处方药或其他药物。母亲认为她儿子在服药治疗抑郁症。医疗团队将尝试从 A. G. 购买药物的药房获得更多详细信息。在急诊科应给予 A. G. 哪些初始治疗?

A. G. 的呼吸表浅而且缓慢,并很可能已将呕吐物吸入肺中,所以应对其进行气管插管和 100% 氧浓度的机械通气。应给予 A. G. 大剂量的静脉补液,以确定增加血容量是否会提高他的血压并改善意识状态[22,40]。

解毒剂

案例 5-4,问题 4：A. G. 在几家药店填写过处方,获得他的药物清单需要一定时间。在急诊科,出于诊断目的,可以使用何种解毒剂?可否使用氟马西尼?

从理论上讲,在医院内,为了确认某种未知的中毒,可以使用解毒剂(如纳洛酮、氟马西尼、去铁胺和地高辛特异抗体 Fab 片段)[22,26,27,113,115,116]。然而,给药需要成本和时间,如果没有对某种具体药物的摄入有充分怀疑的理由,这些解毒剂药物可能导致风险增加。[113,115]

器官-系统评估

案例 5-4,问题 5：如何使用器官-系统评估的方法进行初始的机体评估,帮助确定 A. G. 摄入的药物?

应评估患者 ABCs、CNS 和心肺功能,特别注意能提示摄入特定类别药物的临床表现[27,40]。A. G. 的抑郁史提示可能摄入的药物有抗抑郁药、抗精神病药物、锂剂或苯二氮䓬类药物。器官-系统评估将有助于确定是否摄入了这些(或其他)药物。因为成人药物摄入通常涉及多种药物,同时也应考虑阿司匹林、对乙酰氨基酚、减充血剂和抗组胺药等家庭常见药物。

中枢神经系统功能

CNS 功能改变可能是最常见的一种与药物中毒相关的临床表现[27]。中枢神经系统的抑郁或刺激、抽搐、谵妄、幻觉、昏迷或以上症状的任意组合都可表现在中毒患者身上。中枢神经系统改变可能是摄入药物的直接结果,也可能促发其他潜在中枢神经系统病变或疾病状况。[116] 药物过量的临床表现可能因处于中毒过程的不同阶段和摄入剂量而不同[27,64]。

具有胆碱能特性的药物在中毒早期产生定向障碍、意识恍惚、谵妄和幻视;随着毒性进展,可出现昏迷。一般抗胆碱能药物过量不会产生真正的幻觉,但却有假性幻觉。当一个意识完整的患者出现精神异常、偏执或幻视时应考虑到中枢系统兴奋剂如可卡因或安非他明的可能[30,65]。

药物毒性导致的 CNS 功能改变早期很难与潜在精神障碍、创伤、低氧血症或代谢障碍(如肝性脑病和低血糖)等所致者区别。然而,随着时间推移,继发于药物中毒的 CNS 功能减退严重程度不稳定,相应的,因严重创伤或代谢障碍导致的 CNS 抑制作用较为恒定。药物中毒很少引起局灶神经系统症状。瞳孔大小和对光反射的改变和重要生命体征可以为中毒的药物的药理学分类提供线索[23,27,28]。

应该仔细评估 A.G. 是否具有 CNS 抑制、抽搐、定向障碍和其他 CNS 改变等常常与精神科医生处方药物相关的症状。例如, A.G. 的瞳孔可能因摄入的 TCA 药物的抗胆碱能作用而扩大。TCA 中毒也可以引起肌阵挛性痉挛[27],虽然这种阵挛多为非对称性且更为持久,但也很难将这种阵挛与 TCA 过量导致的抽搐相鉴别[117]。

心血管功能

评估心率、起搏节律和传导以及测定血流动力学功能有助于鉴别摄入药物的类型。拟交感神经药物过量会增加心率,强心苷或 β-受体阻滞剂过量可减慢心率。虽然药物可以直接增加或减慢心率,但还应考虑到药物的间接心脏作用(例如,低血压所致的反射性心动过速)。除非发生低血压或严重的心律失常,一般药物过量所致心律异常无需治疗[27,40]。

肺功能

评估中毒患者呼吸的频率和深度及气体交换效果,也有助于鉴别摄入的药物。呼吸频率降低通常与 CNS 抑制剂的摄入有关。呼吸频率和深度增加通常与 CNS 兴奋剂中毒有关,也可能是对药物引起的代谢性酸中毒的呼吸代偿[27]。呕吐后吸入胃内容物在药物摄入的案例中非常常见。吸入性肺炎是与严重中毒相关的最常见肺部疾病[43]。非心源性急性肺水肿与水杨酸盐药物过量[80](尤其是慢性中毒)和滥用药物(如可卡因和海洛因)有关[114,118-124]。

体温调节

在评估潜在中毒时,体温常常是被忽视的重要参数[27,40]。意识状态下降常与体温调节功能丧失有关,这将导致体温会随环境温度升高或下降。CNS 兴奋剂(如可卡因、苯丙胺、摇头丸)过量,水杨酸、致幻剂(如苯环利定)或抗胆碱能药物或植物(例如曼陀罗)引起的体温升高(高热)会导致严重后果[27,29,40]。应测肛温,以获得准确的核心温度[125]。

药物过量引起高热通常见于湿热环境,或中毒伴体力消耗,肌张力增高或抽搐。对这些患者,通过肾功能检查(如尿素氮、肌酐)和血清肌酸激酶的测定,可判断是否发生继发于肌肉损伤的横纹肌溶解[27,40,125]。

胃肠道功能

应评估胃肠动力是否降低,因为这可能造成药物吸收延迟或吸收时间延长[27,126,127]。在这种情况下,即使经口摄入药物很长时间以后,清除毒物或许仍有作用。呕吐物或大便带血是摄入胃肠道刺激性物质或腐蚀性物质的信号[128]。

皮肤和肢体

体格检查应包括彻底检查体表的创伤原因,这也可能

解释患者的病情。检查皮肤和四肢可以提供药物中毒的证据,特别是静脉注射或皮下注射的针痕[27]。药物可藏纳在直肠或阴道内[27]。寻找身体隐藏部位(如脖后和阴囊)的药物贴片(如芬太尼)。长期接触硬质表面的承重部位出现水疱提示患者昏迷时间较长[27]。还应评估肌张力,[30]某些药物(如 TCAs)过量可引起肌张力增加或肌阵挛性痉挛,并可产生横纹肌溶解或高热[27,125]。干燥、发热、发红的皮肤也可提示抗胆碱能药物中毒[27,40]。

总之,对 A.G. 进行器官-系统评估可为鉴别可能摄入的药物、受到负面影响的器官功能的恢复能力以及应实施的治疗措施提供有用的指示。

实验室检查

案例 5-4,问题 6: A.G. 应该做哪些实验室检查?

中毒患者的实验室检查取决于摄入史、临床表现和既往病史[22,129]。必须检测患者的氧合状态、酸碱平衡和血糖浓度,尤其是像 A.G. 一样有意识状态改变的患者[40]。首先通过脉搏血氧计测定血氧饱和度,通过测定动脉血气了解酸碱状态和血浆电解质浓度[129,130]。在 A.G. 到达急诊科时,已给予氧气和静脉补液。在转运途中,救护人员已给予葡萄糖治疗。

器官功能不全以及某些疾病(如糖尿病,高血压)往往会危害到体内代谢清除器官(如肾脏和肝脏),这也对实验室相关检查有指导意义。应进行血清肌酐浓度和肝功能测定[如天门冬氨酸氨基转移酶(AST)和丙氨酸氨基转移酶(ALT)]。其他能够反映患者既往病史的特殊检查可以在与其心理医生进交流后进行。全血细胞计数、生化指标、血清渗透压和其他基本的实验室检查都应该进行[27]。育龄期女性应进行妊娠试验,因为意外妊娠是药物过量的常见诱因[131,132]。

对怀疑有接触心脏毒性药物可能,或者心血管或血流动力学发生改变的患者,应该进行基础的心电图(ECG)检查[23,26,40,130]。由于 A.G. 可能服用了精神类药物,这些药物过量服用具有显著心脏毒性,因此,应进行 12 导联心电图和持续心电监护。严重的 TCA 过量患者经常出现昏迷、QRS 间期延长的心动过速、抽搐、低血压和呼吸抑制[133-136]。

如果存在直接肺毒性或误吸,胸部影像学检查是很有用的[23,26]。TC 的口腔中有呕吐物,且 TCAs 中毒可出现急性呼吸窘迫综合征和肺水肿,所以应该进行胸部影像学检查[133,137,138]。

定性筛查

案例 5-4,问题 7: 是否应该检查 A.G. 的尿液和血液以帮助鉴定摄入的物质? 说明理由。

毒理学实验室检查可用于确定接触的毒物,排除某些物质,或测定血清或其他生物体液中该物质浓度[24,129,130]。化合物的鉴别和定量是两种完全不同的毒理学检查类

型[24,139]。定性筛查旨在识别哪些物质或哪一种类物质导致中毒。定量检测则是确定某种物质存在的量[24]。

对多种体液标本进行筛查有助于确定未知物质。尿液通常比血样更普遍地用于筛查,而胃液很少进行筛查实验。尿液筛查比血药筛查更优,因为尿液中的药物及代谢产物浓度比其他体液高[140]。

当分析药物和其他物质的尿样筛查结果时,必须记住尿样中存在某种物质不一定与患者的中毒表现一致。尿样筛查出的阳性结果只能说明该患者曾经服用和暴露于这种物质,但无法分辨中毒剂量和非中毒剂量。如果某种药物及其代谢物从尿中的代谢非常缓慢,而且如果检测方法能测定该物质的极低浓度时,那么患者暴露这种药物几天、几周,甚至几个月之后,尿液药物筛查仍然能够检测到这种药物的存在(如大麻)[24,130]。

最重要的是要知道在实验室里可检测到哪些药物或物质。许多实验室会限制他们检测药物的数量,因为有15种药物占所有药物过量案例的90%以上[32]。有些尿液毒理学筛查只能检测常见的滥用药物(如苯丙胺、巴比妥类药物、苯二氮䓬类药物、可卡因、大麻、阿片类药物)[130]。某些滥用药物不能用常规药物筛查进行检测(如γ-羟丁酸、氯胺酮、氟硝西泮)[24]。有些检测只能测定药物代谢产物抗体。例如,苯二氮䓬类筛查检测的是奥沙西泮(一种常见的苯二氮䓬代谢物)。然而,阿普唑仑和劳拉西泮不会代谢为奥沙西泮,因此不能在尿筛查中检测出来。同样,阿片类药物的筛查可能无法检测合成的阿片类药物,如芬太尼和美沙酮[130]。

定性毒理学筛查试验结果很难解释。假阴性、假阳性、与相关药物的交叉反应、长期接触、最后的接触时间等因素都会使结果变得复杂化[108,109,130]。尿液毒理学筛查结果很少改变患者的临床管理。监测意识、心血管和呼吸状态以及其他实验室参数可比尿液毒理学筛查结果提供更好的线索[23,24,129,130,139]。

当毒物接触史无法提供或不准确、不符合临床研究结果时应进行毒理学筛查[24]。然而,重要的是要知道特定的毒理学筛查中检测的是哪些药物[130]。因为A.G. 摄入物质的信息不详,可考虑对其进行全面定性尿液药物筛查。

定量检测

案例5-4,问题8:是否应该对 A.G. 进行定量毒理学实验室检测?说明原因。

定性筛查尿液中的药物种类后,定量分析血液中的药物浓度有助于确定中毒的严重程度以及是否需要积极干预(如血液透析)[24,33,130,139]。如果所要评估的药物具有滞后的临床毒性或其毒性主要是由代谢产物(例如乙二醇,甲醇)造成的,那么定量检测就尤其适用。血清中药物浓度有时能早于临床表现预测终末器官损伤(如对乙酰氨基酚对肝脏的影响)。

当出现以下情况,应定量测定血清中的药物含量:(a)药物浓度与毒性作用相关;(b)检测结果可以迅速回报;(c)血药浓度可以指导治疗[32,132,142]。为了协助中毒患者的治疗,大型医疗机构的实验室应该提供以下物质的定量血清浓度检测:对乙酰氨基酚,卡马西平,碳氧血红蛋白,地高辛,乙醇,乙二醇,锂,铁,甲醇,高铁血红蛋白,苯巴比妥,水杨酸,以及茶碱[23,24,33,129,139]。

收集潜在中毒物质定量实验的血样标本时,应该尽可能获得关于其事件发生的时间进程的信息,以确定该物质是否完全被吸收和分布。这可能需要一系列样品来确定是否仍存在明显吸收[29,30]。与慢性摄入药物的治疗性血清浓度相比,过量摄入物质的血清浓度是不太可能处在稳定状态的。

因为摄入的物质并不清楚,此时进行定量毒物测定对A.G. 没有益处。然而,在该案例中,检测血清中的乙醇浓度可能有用,因为药物过量时常常会摄入酒精[132]。大多数的中毒中心还建议对所有有意摄入中毒物质的患者,进行对乙酰氨基酚定量检测,因为如果忽略对乙酰氨基酚摄入,将出现严重的肝毒性[24,129,130]。

评估

案例5-4,问题9:A.G. 的临床状况10分钟内没有明显改变。已进行了尿液毒理学筛查、检测了乙酰氨基酚和酒精血液浓度,以及动脉血气分析等。12 导联心电图显示 QRS 间期延长0.13 秒(正常,<0.1 秒)。没有给予解毒剂。A.G. 的体格检查没有发现任何头部创伤的证据。他的瞳孔扩大,光反射迟钝,肠鸣音减退。此时可以猜测 A.G. 可能摄入的是什么药物呢?

尽管 A.G. 摄入的药物还没有最后鉴定出来,但已有数据所提供的线索可以推断最有可能服用的药物种类。CNS 抑制(A.G. 反应迟钝),心室传导减慢(心电图 QRS 间期延长),心动过速(心率 155 次/min,低血压(BP 89/50mmHg),胃肠道运动减弱(肠鸣音减弱),以及可能的抑郁病史(母亲提供)等,所有这些都符合 TCA 药物过量的表现。抗抑郁药可以单独或与其他药物同时服用。

抗抑郁药物毒性

案例5-4,问题10:现有的各种抗抑郁药的不同毒性如何影响 A.G. 的治疗?

所有同一类抗抑郁类药物的主要药理学作用和毒性作用是基本相同的。如果还不能确定是哪一种特定的治疗药物,那么此时应该按照这类药物中任何一种药物过量时可导致的最严重的毒性作用考虑给予治疗。所以,推断 A.G. 抗抑郁药物过量应首先作为 TCA(如阿米替林)过量中毒进行评估和处理[135,141]。其他具有不同的结构和作用的抗抑郁药(如曲唑酮、氟西汀、舍曲林)过量服用时引起的毒性作用比 TCAs 要轻[135,141,142]。

胃肠道清除毒物

案例 5-4,问题 11:如果假设 TCA 中毒,此时进行胃肠道清除毒物是否合理呢?

胃肠道清除毒物的时间距摄入药物时间越长其效果越差,因为此时药物已经被吸收。因为摄取的时间不明,且 A.G. 无反应,他可能已经吸收了大量药物,这使他更容易发生误吸。此外,因为 A.G. 被发现时身边有大量呕吐物,所以他可能已经发生误吸。TCA 过量也可以引起抽搐,这将是胃肠道清除毒物的一个相对禁忌证。考虑到这些问题,许多人不支持为 A.G. 行胃肠道清除毒物[41-44,51-54]。

其他人可能会支持胃肠道清除毒物,因为 TCAs 有强烈的中枢和外周抗胆碱能特性,可以延缓胃肠排空,这可能导致不稳定吸收和迟发毒性,但 A.G. 首先需要气管插管来保护他的气道。此外,TCAs 分布容积大(10~50L/kg),并且母体药物及其代谢产物都有肠肝循环。在过量的情况下,TCAs 的半衰期是 37~60 小时。基于这些原因考虑,可以合理使用活性炭从胃肠道吸附可能尚未被吸收的药物[49]。

考虑到 TCAs 较长的半衰期和肝肠循环,反复给予活性炭以加速 TCAs 的消除。在临床研究中,曾有关于多剂量活性炭可以加快阿米替林清除的报告,但其数据尚不足以支持或排除这种疗法的使用[47]。

有效性监测

案例 5-4,问题 12:应该如何监测 A.G. 的消化道毒物清除的效果?

由于意识丧失,如果使用活性炭,首先应对 A.G. 进行插管以保护他的气道,并且必须通过鼻胃管给予活性炭。插入鼻胃管会刺激咽反射,引起呕吐和误吸。应密切监测 A.G. 的肺部呼吸音,以确定是否出现吸入性肺炎,特别是因为 A.G. 被发现时意识不清并已经呕吐。

活性炭,特别是给予多剂量时,可产生肠梗阻或肠穿孔,尤其是那些已摄入能减缓胃肠蠕动药物的患者[47,49,101]。必须经常监测肠鸣音以确定是否发生肠梗阻。一旦患者排出含有活性炭的粪便,便可以认为活性炭已经成功通过胃肠道。

碳酸氢钠和过度换气

案例 5-4,问题 13:据 A.G. 的心理医生说,由于 A.G. 的严重抑郁,他曾经开了阿米替林 100mg 晚间服用。这条新的信息如何改变 A.G. 的治疗方案?

这一信息证实了 A.G. 摄入 TCA 药物的假设。口服 TCA 药物,15~25mg/kg 可导致严重毒性[98]。A.G. 的遗书上说他服用了 30 片,那么他总共摄入了 3000mg。如果他体重为 70kg 且服用的数量是真实的,那他很明显达到了中毒剂量(约 43mg/kg)。

TCA 中毒时,ECG 会表现为 PR 间期、QTc 间期和 QRS 间期延长的心动过速,ST 段和 T 波改变,终末 40 毫秒向量异常[98,117,133,136,142-146]。TCAs 对心脏有抗胆碱能、肾上腺素能和奎尼丁样膜效应[117,133,135,141,144]。抗胆碱能作用可引起心动过速,而奎尼丁样作用会导致 ECG 改变。

此外,TCAs 为钠通道阻滞剂[147]。钠通道阻滞剂减慢动作电位 0 相上升的最大幅度,降低自律性。阻滞剂降低浦肯野纤维的传导速度,从而延长 QRS 间期[144]。心肌抑制、室性心动过速和心室颤动是 TCAs 致死的最常见原因[136]。因此,转入 ICU 进行连续心脏监测,对 A.G. 而言是必不可少的[143]。

扭转室性心律失常和传导延迟的主要治疗方法是通过静脉给予高渗碳酸氢钠来碱化血清和钠负荷[117,133,135,136,144,145,148]。碳酸氢钠的适应证包括低血压、QRS 间期延长(超过 100 毫秒)、右束支传导阻滞和宽 QRS 波心动过速[135,145]。碱化可以增加血清蛋白与 TCAs 的结合,从而降低游离的活性药物含量(可能是次要的考虑)[116,133,136,145]。纠正血清 pH 是有益的,因为潜在酸中毒会增加 TCA 导致的心脏毒性[145]。此外,有研究显示,即使在 pH 正常的患者中,碳酸氢钠可能也是有用的,因为碳酸氢钠可对抗钠通道阻滞剂,降低心脏毒性[145,147]。

基于 A.G. ECG 上的心动过速和宽 QRS 波,应静脉给予碳酸氢钠使动脉血 pH 为 7.5~7.55[136,145]。对于 A.G. 而言,可以早期给予碳酸氢钠,因为最初就高度怀疑其抗抑郁药物过量,而且他的 ECG 表现为 QRS 间期延长和心肌传导恶化,且从救护人员接诊开始,他的血压就持续下降。如果没有密切监测,静脉注射碳酸氢钠可以引起钠超载和随后的肺水肿风险[98,146]。

另一种是通过调整呼吸机的参数设置加强患者通气,使 pH 达到 7.5,从而降低 TCA 的心脏毒性[133,136,146]。静脉给予碳酸氢盐和机械通气相结合更可能引起严重的碱中毒。对结合治疗患者,仔细、频繁的血清 pH 监测是必要的[133,147]。

有效性监测

案例 5-4,问题 14:怎样监控 A.G. 的碳酸氢钠治疗?

TCAs 中毒的患者常出现严重的酸中毒。可能需要大剂量碳酸氢钠来纠正动脉血 pH。可以通过监测动脉血气以监测酸-碱状态来评价碳酸氢钠治疗效果,特别是对那些进行机械通气的患者[133,147,148]。

应在 1~2 分钟的时间内按照 1~2mmol/kg 的剂量静脉推射碳酸氢钠。为了监测快速推注对心脏的影响,应进行持续 ECG 监测。应反复静注给予碳酸氢钠直至 QRS 波变窄和心动过速减慢。多次静注给药后，应检测血液 pH，用以判断是否达到 7.5~7.55 的目标[145]。至少应该在开始实施碳酸氢钠治疗的一小时内检测动脉血气，以确定 pH 对碳酸氢钠的反应[148]。推注碳酸氢钠之后，可以给予持续输注 150mmol/L 的碳酸氢钠，以维持碱性 pH[145]。必须频繁检测动脉血气以确保其反应[133,147,148]。连续的 ECG 检查，测量 QRS 间期，能够评价碳酸氢钠的疗效。机体 pH 升至 7.5 后，延长的 QRS 间期通常会缩短到正常范围[148]。

抽搐

案例 5-4，问题 15：A.G. 逐步发展为更严重的意识状态改变，并陷入昏迷，甚至对疼痛刺激无反应。他突然出现了强直阵挛性发作，持续约 1 分钟，自行终止。此时应该对 A.G. 进行抗痉挛治疗吗？

CNS 毒性症状通常出现在 TCA 过量时。症状包括激惹、幻觉、昏迷、肌阵挛和抽搐[117,133-136]。抽搐可以导致明显的酸中毒并增加心脏毒性。抽搐通常发生在心脏骤停前。长时间抽搐可导致严重后果，需要迅速开始积极的药物治疗，并且可选用苯二氮䓬类药物治疗抽搐[133,136]。

药物过量引起的癫痫大发作是一种常见的单一类型的抽搐，在药物治疗之前往往就已终止[135]。抽搐大多不会持续发作，所以不应该给予长期抗抽搐药物治疗。然而，如果 A.G. 抽搐在 1~2 分钟内未停止，表明需苯二氮䓬类药物[117,133,136]。苯巴比妥起效慢，对控制急性发作而言起效太迟，且苯妥英钠治疗药物中毒性抽搐通常是无效的[117]。抽搐发作后，患者的酸中毒、低血压情况会加重[136]。抽搐后应立即监测血气、肌酸激酶和 ECG 的变化。

尿液筛查的解读

案例 5-4，问题 16：A.G. 血压降到 80/42mmHg，开始给予多巴胺。复查血气 pH 为 7.20。静脉注射 150ml 碳酸氢钠后心电图恢复正常，给予多巴胺后，血压升高为 100/56mmHg，抽搐停止。尿液药物筛查结果为阿米替林和去甲替林。血液中未检出对乙酰氨基酚、水杨酸盐和乙醇。去甲替林的存在是否表明 A.G. 除了服用阿米替林以外还服用了其他药物？

去甲替林是阿米替林的代谢物，因此服用阿米替林的患者尿液中也可检测到去甲替林的存在。药物代谢产物和母体化合物通常在尿液筛查中同时被检测到[132]。

住院时间

案例 5-4，问题 17：A.G. 应该监测多长时间？

A.G. 应该被转入 ICU 病房进行持续监测，直到

CNS 和心血管毒性作用已经被逆转恢复[117]。关于有症状患者应观察多长时间，存在争议。有些人认为有症状的患者需要心电监护至摄入后 24 小时[135]。其他人认为，TCA 过量的患者需要在症状消失后继续监护 24 小时，因为有些报告称，患者可能发生迟发症状[139]。然而，98% 的心脏毒性和心律失常症状见于 TCA 摄入后 24 小时内[117,134]。由于迟发症状的发生率较低，大多数患者在完全清醒后出院[133]。毒性完全解除后，应该由精神科医生对 A.G. 进行评估，以确定他是否应该住院治疗其自杀倾向[133-135]。

A.G. 的治疗转归

A.G. 未再出现抽搐。他继续接受输注多巴胺 8 小时，并需要再注射几次碳酸氢钠。次日下午，他逐渐醒来并对自杀未遂表示遗憾。此次治疗结束后他被转入精神科住院治疗。

对乙酰氨基酚摄入的评估

肝毒性机制

案例 5-5

问题 1：B.W.，18 岁，女性，孕 30 周，服用了 40 颗 500mg 的对乙酰氨基酚片剂后 8 小时被送往急诊科。她非常抑郁并希望通过服用对乙酰氨基酚终止妊娠。她是意外怀孕，未进行产前检查。B.W. 服药后呕吐过六次并主诉腹痛，心率 95 次/min，血压 110/74mmHg，体温 36.9℃。B.W. 无慢性病史，其他病史不清。对乙酰氨基酚过量是如何引起中毒的？

对乙酰氨基酚通过葡糖醛酸化和硫酸化在肝脏代谢。混合功能氧化酶系统的细胞色素 P450（CYP）2E1 将乙酰氨基酚部分代谢为高活性代谢产物 N-乙酰-对-苯醌亚胺（N-acetyl-p-benzoquinoneimine，NAPQI）。在治疗剂量时，这种代谢物由谷胱甘肽在肝脏解毒。当达到中毒血浆浓度时，葡糖醛酸化和硫酸化代谢途径饱和。通常情况下，NAPQI 是通过与谷胱苷肽结合而被解毒，然而毒性代谢物数量的增加，会耗尽肝脏中的谷胱甘肽贮备。当谷胱甘肽储备下降至正常水平的 30% 时，毒性代谢物就会与肝细胞直接结合，导致对乙酰氨基酚过量的特征性小叶中心性肝坏死[149-152]。

妊娠并发症

案例 5-5，问题 2：由于 B.W. 目前正处于孕期，应该如何调整对乙酰氨基酚中毒的治疗措施？

妊娠不会改变潜在毒性摄入的初期评估或治疗，初始评估首先针对母亲[153,154]。怀孕期间过量服药通常与企图堕胎、抑郁、之前可能失去过孩子、失去爱人或经

济原因有关[131,132,153,154]。故意服用止痛药、产前维生素、铁剂、精神药物和抗生素，占怀孕期间药物过量事件的74%。

由于对乙酰氨基酚可穿过胎盘，母亲服用过量对乙酰氨基酚对胎儿造成危险。在孕14周后，胎儿肝脏将对乙酰氨基酚氧化代谢为肝毒性代谢产物[151]。但是，胎儿肝脏对对乙酰氨基酚的代谢能力只有成人肝脏的10%。胎儿肝脏可以将对乙酰氨基酚与谷胱甘肽和硫酸盐结合，但通过谷胱甘肽结合解毒似乎会减少[155,156]。

孕妇对对乙酰氨基酚中毒的研究表明，大多数孕妇和她们的孩子均可以完全健康存活，并未受到伤害。但也有孕妇和胎儿死于对乙酰氨基酚过量的案例[155,157]。怀孕期间对乙酰氨基酚过量似乎并未增加出生缺陷或不良妊娠结局的风险，除非孕妇处于重度中毒，特别需要及时治疗[149,155]。

胃肠道清除毒物

案例5-5，问题3：是否应该对B.W.采用胃肠道清除毒物的方法？说明理由。

B.W.在8小时前摄入对乙酰氨基酚。因此，药物可能已经被完全吸收，不应该采取任何方式进行胃肠道清除。

评估潜在毒性

案例5-5，问题4：如何评价B.W.服用对乙酰氨基酚后的潜在毒性作用？

成人对乙酰氨基酚的摄入量大于150mg/kg或服用总量超过7.5g可导致中毒。然而，对乙酰氨基酚的血清浓度比对乙酰氨基酚的急性摄入剂量更能预测对乙酰氨基酚引起的肝毒性[158,159]。在美国，常使用Matthew-Rumack列线图评估急性对乙酰氨基酚过量的潜在肝毒性[160,161]。半对数图上，摄入对乙酰氨基酚后4小时，对乙酰氨基酚血清浓度为200μg/ml为治疗线，摄入对乙酰氨基酚后15小时，对乙酰氨基酚血清浓度为30μg/ml为治疗线[152]。有些医务人员认为应该更为保守一些，由于摄入史往往并不准确，所以应采用摄入4小时后对乙酰氨基酚血清浓度150μg/ml作为启动治疗的底线。分别以对乙酰氨基酚血清浓度和摄取时间为坐标作图[159]。列线图预测了AST或ALT将大于1 000IU/L的可能性，并且通过标示对乙酰氨基酚浓度是否在中毒范围内来指导治疗[162]。列线图仅对急性中毒有用，因为它低估了慢性对乙酰氨基酚暴露的潜在毒性。应该指出的是，虽然列线图用来绘制所有患者的对乙酰氨基酚浓度，但它仅适用于既往健康且未饮酒的成人患者[152]。

对乙酰氨基酚治疗列线图

案例5-5，问题5：什么时候测量对乙酰氨基酚血清浓度最佳？

无论服用的是固体还是液体对乙酰氨基酚，一般情况下，1.5~2.5小时都会完全吸收[159]。因为Matthew-Rumack列线图是基于药物完全吸收而绘制的，所以它不适用于摄入发生4小时内的情况[159]。大多数临床试验室能在接到血液标本2小时以内完成检测并报告对乙酰氨基酚血清浓度。

对乙酰氨基酚毒性分期

案例5-5，问题6：对乙酰氨基酚中毒的临床症状和体征是什么？

因为对乙酰氨基酚过量在早期没有特异性的诊断性表现，所以早期发现很困难。中毒有阶段性，但可能会重叠且不明确。摄入后30分钟到24小时，患者可能表现出厌食、恶心、呕吐、乏力和出汗，而这些表现都很容易被归因于其他因素。中毒的第二阶段发生在摄入24~48小时后，这一阶段可出现肝毒性。肝毒性普遍发生于摄入后36小时。AST测定是最灵敏的肝毒性检测方法，因为AST异常总是先于实际肝损害表现出现[152,160,163]。

第三阶段是摄入72~96小时后，肝功能严重受损更加明显，患者会再次出现厌食、恶心、呕吐和全身不适。症状可以从轻度肝衰竭到暴发性肝衰竭，可伴有肝性脑病、昏迷和出血。AST和ALT血清浓度可达10 000IU/L以上。胆红素、INR值也会升高，葡萄糖和pH结果异常。如果发生死亡，通常是由肝衰竭导致多器官衰竭或出血所致。大多数死亡发生于暴露后3~5天。渡过这一阶段的患者大多会逐渐康复[152,160,163]。

解毒剂

案例5-5，问题7：对于B.W.，应该考虑用什么解毒剂来治疗对乙酰氨基酚中毒？解毒剂是怎样起效的？什么时候最有效？

摄入至少4小时后测定对乙酰氨基酚的浓度可以明确是否中毒[159]。N-乙酰半胱氨酸(N-acetylcysteine，NAC)是对乙酰氨基酚中毒的解毒剂。NAC含有一个巯基，它转化为半胱氨酸，随后被转换成谷胱甘肽[149,160,162,163]。NAC作为谷胱甘肽的替代品，直接与对乙酰氨基酚的毒性代谢产物——NAPQI结合，使其转化为无毒的半胱氨酸结合物[163]。NAC也是硫化作用的替代品，通过该途径也可以增加无毒代谢。NAC能增加肝内微循环，这被认为具有保肝作用，即使已发生肝损害也显示出一定价值[149,160]。

尽早启动NAC治疗至关重要。在服药后8~10小时开始给予NAC，仅1.6%的患者会出现肝毒性。在服药超过10小时后才开始使用NAC，53%的患者会发生肝损伤[152,160]。

妊娠期N-乙酰半胱氨酸的安全性

案例5-5，问题8：妊娠期间服用NAC安全吗？

乙酰氨基酚中毒的妊娠患者处理应与非妊娠患者相同[155-157]。如果无法挽救孕妇，胎儿就无法生存（除非胎儿已经接近临盆或紧急生产）。妊娠不是 NAC 治疗的禁忌，而且，因为 NAC 可以通过胎盘，所以它可保护胎儿免受肝毒性[155,157]。

NAC 治疗似乎对母亲和胎儿均有益处[152,155,158-160,162,163]。当将其作为妊娠期间对乙酰氨基酚过量的解毒剂时，NAC 似乎并不会对胎儿有毒性影响[149,152,155,157]。对乙酰氨基酚过量后，NAC 治疗延迟会使胎儿的死亡概率增加[152,156,160]。

N-乙酰半胱氨酸的给药途径

案例 5-5，问题 9：B. W. 摄入对乙酰氨基酚 9 小时后的血清浓度为 170μg/ml，应通过哪种途径给予 NAC？

该浓度高于 Matthew-Rumack 列线图中 6 小时治疗线对应的对乙酰氨基酚浓度[161]。因为从摄入到送达急诊已耽误了一段时间，且 B. W. 已经出现呕吐，所以 B. W. 很难口服 NAC。因此，建议静脉使用。

FDA 批准的无菌，无热原的 NAC 配方可作为解毒剂[164-166]。静脉注射 NAC 并非没有风险，首次静注 NAC 时可能发生过敏反应。不良反应的发生率为 14.3%~23%。哮喘和异位妊娠患者应缓慢而谨慎给药，同时观察是否出现过敏反应的症状[166]。

大多数不良反应包括恶心、呕吐、荨麻疹、皮肤潮红和瘙痒。支气管痉挛、血管性水肿、低血压和死亡事件很少发生，但当静脉途径给药时仍须密切监护[167,168]。大多数过敏反应发生在初始输入解毒剂的 15 分钟，并且与剂量相关[168]。尽管一项比较两种输注速度不良反应的研究并未显示其有显著临床差异，但考虑到时间关系，静脉输注首剂 NAC 的时间通常需要 60 分钟而不是 15 分钟[166,169]。

静脉给予 N-乙酰半胱氨酸

案例 5-5，问题 10：怎样对 B. W. 实施静脉给予 NAC？

FDA 批准的静脉使用 NAC 的方案与欧洲应用的 20 小时给药方案相同，被称为 Prescott 方案[164,165,166]。将 NAC 按照 150mg/kg 剂量溶于 5% 葡萄糖中静脉缓慢滴注 60 分钟，同时观察可能出现的过敏反应症状。随后，50mg/kg 维持剂量输注 4 小时，最后按照 100mg/kg 剂量输注 16 小时。该方案在负荷剂量后的 20 小时内共给予了总量为 300mg/kg 的 NAC[166]。

口服 N-乙酰半胱氨酸

案例 5-5，问题 11：一旦 B. W. 能耐受口服 NAC 治疗，什么样的剂量方案是适当的？

标准口服 NAC 方案来源于初期的临床研究[163]。无论是采用 10% 还是 20% 的黏液溶解剂（用于吸入治疗的制剂），NAC 的口服负荷量均为 140mg/kg。初始剂量后，在随后的 72 小时内，每间隔 4 小时给予一次 NAC，每次按照 70mg/kg 的剂量，共 17 次。该方案在 72 小时内共给予 1330mg/kg 的 NAC[170]。由于口服 NAC 含有巯基有一股很难闻的味道（像臭鸡蛋一样），通常导致患者恶心、呕吐。为了掩盖难闻的味道和气味，可将 NAC 稀释于碳酸饮料或果汁中，稀释成 5% 的溶液[163]。由于口服 NAC 经肝代谢，这被认为是口服治疗的优势所在[164]。

基于静脉疗法的有效性，目前正在使用 NAC 短期口服疗法[171,172]。NAC 短程口服遵循与静脉 NAC 相同的 20 小时疗程。给予患者 140mg/kg 的 NAC 口服负荷剂量，随后每 4 小时给药一次，每次按照 70mg/kg 的剂量给药，共 5 次（治疗 20 小时）。在负荷剂量后 20 小时（即给予 5 次维持剂量后），重复测定对乙酰氨基酚血清浓度、肝功能和 INR 值。如果肝功能和凝血功能正常，对乙酰氨基酚的水平低于检测下限，可以停用 NAC。摄入后 36 小时，建议再次复测肝功能。20 小时 NAC 疗法的其他版本中，治疗方案是相同的，但实验室检查分别是在药物摄入后初次测定，以及 16 小时，36 小时和 48 小时后复测[172]。

乙酰半胱氨酸的疗效

案例 5-5，问题 12：NAC 的哪种给药途径更有效？

没有证据表明何种 NAC 给药途径更具优势[161,164,173-175]。当对乙酰氨基酚过量时，患者的预后更多地取决于药物摄入后到开始治疗的时间，而不是 NAC 的给药途径。在摄入后 8~10 小时就给予 NAC 治疗的患者，不管是通过何种途径，都很少出现肝毒性。入院较晚或启动 NAC 治疗延迟的患者，肝毒性发生率较高[150,161,164,170,174-176]。

一项关于静注 NAC 与口服 NAC 疗效对比的研究发现，只要在对乙酰氨基酚过量摄入后 10 小时内开始治疗，两者均能有效降低肝毒性。呕吐会导致口服给药推迟，但在启动治疗方案时，静脉输注存在明显延迟[174]。静脉给予 NAC 能避免呕吐患者的麻烦，但口服 NAC 更安全。口服 NAC 会引起恶心及呕吐，而静脉输注 NAC 可能导致支气管痉挛、荨麻疹和血管性水肿[149,160]。此外，口服治疗要便宜得多[176]。

虽然尽早启动治疗是减少对乙酰氨基酚中毒所致肝损伤的一个关键因素，然而治疗时长已成为另一个重要因素[175,177]。因为静脉制剂治疗时间为 21 个小时，重度中毒患者可能存在治疗不足的情况。21 小时后，应对患者重新评估，以确保对乙酰氨基酚浓度低于检测限，且肝酶有明显下降的趋势。如果仍存在可测量的对乙酰氨基酚，肝酶仍升高，必须继续 NAC 治疗。

口服 NAC 治疗比静注所需的准备时间更少且价格更便宜。如果患者摄入对乙酰氨基酚后很快就诊，并且没有恶心和呕吐,可口服治疗。如果患者就诊较晚(摄入后 10 小时以上)伴随肝毒性症状和体征,以及顽固性恶心和呕吐,应立即静脉给予 NAC[164,170]。

乙酰半胱氨酸的疗效监测

案例 5-5,问题 13:如何监测 B. W. 应用 N-乙酰半胱氨酸治疗的功效?

应通过每天监测对乙酰氨基酚浓度(只要还能测出)、AST、ALT、总胆红素、葡萄糖和 INR 值,来评估 B. W. 使用 NAC 的疗效。AST 和 ALT 的血清浓度常常在药物过量摄入后的 36 小时(变化范围为 24~72 小时)升高[160,174]。由于持续肝损害,即使给了 NAC 治疗,肝酶的峰值也可达至几万单位。大多数患者的 AST 和 ALT 在 3 天后开始下降,然后恢复到基线值[160]。

少数患者,尤其是那些药物过量摄入后就诊较晚的患者,有可能出现急性肝衰竭。严重或持续性酸中毒、凝血功能障碍、显著升高的血清肌酐、Ⅲ~Ⅳ级脑病等症状的出现与暴发性肝衰竭患者死亡相一致。肝移植可作为这些病人的选择[152,178-181]。

乙酰半胱氨酸治疗时间

案例 5-5,问题 14:NAC 治疗应该持续多久?

最初的 NAC 剂量方案是基于对乙酰氨基酚半衰期 4 小时制定的。5 个半衰期后(20 小时),对乙酰氨基酚在体内基本被代谢,可停用 NAC。根据相对于 NAPQI 消耗谷胱甘肽的速率,按照 6mg/(kg·h)的剂量给予 NAC。为了确保患者获得足够剂量的 NAC,FDA 推荐将剂量改为 18mg/(kg·h),持续 72 小时[182]。这一建议是传统 72 小时口服 NAC 疗法的疗程。

采用传统的 72 小时口服 NAC 疗程时,如果肝功能检测趋于正常,其他实验室检查指标(即凝血检查、葡萄糖、pH、胆红素)在正常范围,血清中不再测到对乙酰氨基酚,则可以停止治疗。但只要血液中还有对乙酰氨基酚存在,就可以代谢为 NAPQI,引起进一步的毒性作用[162,171,182]。持续的 NAC 治疗不会对患者造成伤害,只会获益。

使用较短的 20 小时疗程的口服 NAC 时,如果肝功能和凝血功能正常,且 20 小时后在血清中不能测出对乙酰氨基酚,即可停止 NAC 治疗[172]。但是,如果 20 小时后肝功能或凝血功能异常,或如果 20 小时后血清中仍然能测出对乙酰氨基酚,那么应该将 NAC 治疗再延长 24 小时[173,174]。应每隔 24 小时重复进行实验室检查,并且必须密切监测患者病情发展。如果患者没有改善,应该持续给予 NAC 直至患者康复、实施肝移植或死亡[152]。

目前关于 NAC 的最佳给药途径、最佳剂量方案或最佳治疗时间尚未达成共识[160,164,182]。然而,为达到最佳

疗效,NAC 治疗必须在药物摄入后 10 小时内实施,这一点得到一致认同[149,160,164,170,173,176]。对无任何肝毒性症状表现的患者,较短疗程 NAC 治疗可减少给予患者的 NAC 剂量,减少实验室检查的次数,缩短住院时间,降低成本[164,171,182]。

乙酰半胱氨酸毒性

案例 5-5,问题 15:怎样监测 B. W. 的 NAC 治疗毒性呢?

除了预期的呕吐外,口服 NAC 安全且无毒性作用[149,161,164]。给予口服 NAC 后至少需要 1 小时才能被顺利吸收。如果 B. W. 在口服 NAC 后一小时内出现呕吐,应重复给予。如果她呕吐持续很长时间,则应给予止吐药(例如昂丹司琼、甲氧氯普胺)或安置十二指肠营养管,这样可以改善胃肠耐受性[164,183,184]。如果患者不能耐受口服液,NAC 应通过静脉通路持续给予。

高达 14% 的患者静脉输注 NAC 时出现过敏反应。虽然大多数的反应并不严重,但已有关于支气管痉挛、血管性水肿和呼吸骤停的报道[149,160,164,182]。当通过静脉给予 NAC 时,应监测患者是否出现变态反应或过敏反应。NAC 负荷剂量在 60 分钟内缓慢输注,大部分反应都可以避免[149,160,164]。

B. W. 治疗转归

B. W. 存在持续恶心和呕吐,并难以耐受口服液。继续静脉输注 NAC。请产科医师会诊以评估 B. W. 的妊娠状况。在她住院期间安置了胎儿监护,并对胎儿进行了超声检查。当 B. W. 通过超声看到胎儿时,她抑郁的心情看起来有所改善。在摄入发生 36 小时后,她的对乙酰氨基酚浓度未再测出,她肝功能检测显示 AST 轻度升高至 274U/L,ALT 为 188U/L。INR 和总胆红素水平正常,分别是 0.7 秒和 0.8mg/dl。

随后,精神科医生查看了 B. W.。安排她进行咨询和产前培训。B. W. 看起来很渴望参加,当家人来看望她时,她很热情地谈论宝宝。由于妊娠,医生决定持续 NAC 治疗直到完成 72 小时疗程,目的是尽可能保护胎儿的肝脏。6 周后,她正常分娩了一个体重 2.7kg 的女婴。

结论

遗憾的是,目前尚无适用于所有中毒患者的标准化治疗方法。每次中毒都是唯一的,必须考虑患者特定因素。由于通常缺乏循证科学的支持,中毒患者的治疗颇具争议。当在美国遇到毒物接触可能时,请致电 1-800-222-1222 咨询中毒控制中心,中毒控制中心全天 24 小时提供咨询服务。

(徐斑、张芸榕 译,刘静、杜晓冬、魏薇 校,蒋学华 审)

参考文献

1. Woolf AD, Lovejoy FR, Jr. Epidemiology of drug overdose in children. *Drug Saf.* 1993;9:291.
2. Madden MA. Pediatric poisonings: recognition, assessment, and management. *Crit Care Nurs Clin North Am.* 2005;17:395.
3. Mowry JB et al. 2013 Annual report of the American Association of Poison Control Centers' National Poison Data System (NPDS): 31st Annual Report. *Clin Toxicol (Phila).* 2014:S2:1032.
4. Substance Abuse and Mental Health Services Administration, Office of Applied Studies. Drug Abuse Warning Network 2005: National Estimates of Drug-Related Emergency Department Visits. https://dawninfo.samhsa.gov/data. Accessed July 2015.
5. Schille SF et al. Medication overdoses leading to emergency department visits among children. *Am J Prev Med.* 2009;37:181.
6. Fung LS. Pediatric accidental ingestions—monitoring and treatment options. *US Pharmacist.* March 2010:51.
7. Dean B, Krenzelok EP. Adolescent poisoning: a comparison of accidental and intentional exposures. *Vet Hum Toxicol.* 1998;30:579.
8. Huott MA, Storrow AB. A survey of adolescents' knowledge regarding toxicity of over-the-counter medications. *Acad Emerg Med.* 1997;4:214.
9. Chan P. Pharmacokinetic and pharmacodynamic considerations in geriatrics. *Calif J Health Syst Pharmacy.* 2010;22:5.
10. Johnston CB. Drugs and elderly: practical considerations. University of California San Francisco, Division of Geriatrics, primary care lecture series; 2001.
11. Klasco RK, ed. POISINDEX System. Greenwood Village, CO: Thomson Reuters. (Expires6/2015.)
12. Caravati EM, McElwee NE. Use of clinical toxicology resources by emergency physicians and its impact on poison control centers. *Ann Emerg Med.* 1991;20:147.
13. Hoffman R et al, eds. *Goldfrank's Toxicologic Emergencies.* 10th ed. New York, NY: McGraw-Hill; 2015.
14. Olson KR et al, eds. *Poisoning and Drug Overdose.* 6th ed. New York, NY: McGraw-Hill; 2012.
15. Mullen WH et al. Incorrect overdose management advice in the Physicians' Desk Reference. *Ann Emerg Med.* 1997;29:255.
16. Cohen JS. Dose discrepancies between the Physicians' Desk Reference and the medical literature, and their possible role in the high incidence of dose-related adverse drug events. *Arch Intern Med.* 2001;161:957.
17. Harrison DL et al. Cost-effectiveness of regional poison control centers. *Arch Intern Med.* 1996;156:2601.
18. Miller TR, Lestina DC. Costs of poisoning in the United States and savings from poison control centers: a benefit-cost analysis. *Ann Emerg Med.* 1997;29:239.
19. Committee on Poison Prevention and Control, Board on Health Promotion and Disease Prevention, Institute of Medicine of the National Academies. Forging a Poison Prevention and Control System. Poison control center activities, personnel, and quality assurance. Chapter 5. Washington, DC: The National Academies Press; 2004.
20. Ford PS. A telephone history taking and poisoning care process. *Vet Hum Toxicol.* 1981;23:428.
21. Veltri JC. Regional poison control services. *Hosp Formul.* 1982;17:1469.
22. [No authors listed]. Clinical policy for the initial approach to patients presenting with acute toxic ingestion or dermal or inhalation exposure. American College of Emergency Physicians. *Ann Emerg Med.* 1995;25:570.
23. Kulig K. Initial management of ingestions of toxic substances. *N Engl J Med.* 1992;326:1677.
24. Eldridge DL, Holstege CP. Utilizing the laboratory in the poisoned patient. *Clin Lab Med.* 2006;26:13.
25. Wright N. An assessment of the unreliability of the history given by self-poisoned patients. *Clin Toxicol.* 1980;16:381.
26. Boyle JS et al. Management of the criticallypoisoned patient. *Scand J Trauma Resusc Emerg Med.* 2009;17:29.
27. Olson KR et al. Physical assessment and differential diagnosis of the poisoned patient. *Med Toxicol.* 1987;2:52.
28. Nice A et al. Toxidrome recognition to improve efficiency of emergency urine drug screens. *Ann Emerg Med.* 1988;17:676.
29. Spyker DA, Minocha A. Toxicodynamic approach to management of the poisoned patient. *J Emerg Med.* 1988;6:117.
30. Roberts DM, Buckley N. Pharmacokinetic considerations in clinical toxicology. *Clin Pharmacokinet.* 2007;46:897.
31. Sue YJ, Shannon M. Pharmacokinetics of drugs in overdose. *Clin Pharmacokinet.* 1992;23:93.
32. Mahoney JD et al. Quantitative serum toxic screening in the management of suspected drug overdose. *Am J Emerg Med.* 1990;8:16.
33. Hepler BR et al. Role of the toxicology laboratory in the treatment of acute poisoning. *Med Toxicol.* 1986;1:61.
34. Buckley NA et al. Controlled release drugs in overdose: clinical considerations. *Drug Saf.* 1995;12:73.
35. Mellick LB et al. Presentations of acute phenytoin overdose. *Am J Emerg Med.* 1989;7:61.
36. Chaikin P, Adir J. Unusual absorption profile of phenytoin in a massive overdose case. *J Clin Pharmacol.* 1987;27:70.
37. Mitchell JR et al. Acetaminophen-induced hepatic injury: protective role of glutathione in man and rationale for therapy. *Clin Pharmacol Ther.* 1974;16:676.
38. Rosenberg J et al. Pharmacokinetics of drug overdose. *Clin Pharmacokinet.* 1981;6:161.
39. Baud FJ. Pharmacokinetic-pharmacodynamic relationships: how are they useful in human toxicology? *Toxicol Lett.* 1998;102–103:643.
40. Greene SL et al. Acute poisoning: understanding 90% of cases in a nutshell. *Postgrad Med J.* 2005;81:204.
41. Hojer J et al. Position paper update: ipecac syrup for gastrointestinal decontamination. *Clin Toxicol.* 2013;51:134.
42. Benson BE et al. Position paper update: gastric lavage for gastrointestinal decontamination. *Clin Toxicol.* 2013;51:140.
43. Chyka PA et al. Position paper: single-dose activated charcoal. *Clin Toxicol (Phila).* 2005;43:61.
44. [No authors listed]. Position paper: cathartics [published correction appears in *J Toxicol Clin* Toxicol. 2004;42:1000]. *J Toxicol Clin Toxicol.* 2004;42:243.
45. Thanacoody R. Position paper update: whole bowel irrigation for gastrointestinal decontamination of overdose patients. *Clin Toxicol (Phila).* 2015;53:5.
46. [No authors listed]. Position statement and practice guidelines on the use of multi-dose activated charcoal in the treatment of acute poisoning. American Academy of Clinical Toxicology; European Association of Poisons Centres and Clinical Toxicologists. *J Toxicol Clin Toxicol.* 1999;37:731.
47. Vale JA. Clinical toxicology. *Postgrad Med J.* 1993;69:19.
48. Holz LE, Jr, Holz PH. The black bottle. A consideration of the role of charcoal in the treatment of poisoning in children. *J Pediatr.* 1963;63:306.
49. Neuvonen PJ, Olkkola KT. Oral activated charcoal in the treatment of intoxications: role of single and repeated doses. *Med Toxicol Adverse Drug Exp.* 1988;3:33.
50. Bond GR. The role of activated charcoal and gastric emptying in gastrointestinal decontamination: a state-of-the-art review. *Ann Emerg Med.* 2002;39:273.
51. Harris CR, Filandrinos D. Accidental administration of activated charcoal into the lung: aspiration by proxy. *Ann Emerg Med.* 1993;22:1470.
52. Graff GR et al. Chronic lung disease after activated charcoal aspiration. *Pediatrics.* 2002;109:959.
53. Elliot CG et al. Charcoal lung: bronchiolitis obliterans after aspiration of activated charcoal. *Chest.* 1989;96:672.
54. Givens T et al. Pulmonary aspiration of activated charcoal: a complication of its misuse in overdose management. *Pediatr Emerg Care.* 1992;8:137.
55. Golej J et al. Severe respiratory failure following charcoal application in a toddler. *Resuscitation.* 2001;49:315.
56. Tomaszewski C. Activated charcoal—treatment or toxin? *J Toxicol Clin Toxicol.* 1999;37:17.
57. Gazda-Smith E, Synhavsky A. Hypernatremia following treatment of theophylline toxicity with activated charcoal and sorbitol. *Arch Intern Med.* 1990;150:689.
58. Allerton JP, Strom JA. Hypernatremia due to repeated doses of charcoal-sorbitol. *Am J Kidney Dis.* 1991;17:581.
59. Tenebein M. Whole bowel irrigation as a gastrointestinal decontamination procedure after acute poisoning. *Med Toxicol Adverse Drug Exp.* 1988;3:77.
60. Hoffman RS, Goldfrank LR. The poisoned patient with altered consciousness: controversies in the use of the "coma cocktail". *JAMA.* 1995;274:562.
61. Trujillo MH et al. Pharmacologic antidotes in critical care medicine: a practical guide for drug administration. *Crit Care Med.* 1988;26:377.
62. Goldfrank LR, Hoffman RS. The cardiovascular effects of cocaine. *Ann Emerg Med.* 1991;20:165.
63. Wrenn K et al. Profound alkalemia during treatment of tricyclic antidepressant overdose: a potential hazard of combined hyperventilation and intravenous bicarbonate. *Am J Emerg Med.* 1992;10:553.
64. Olson KR et al. Seizures associated with poisoning and drug overdose. *Am J Emerg Med.* 1994;12:392.
65. Dart RC et al. Expert consensus guidelines for stocking of antidotes in hospitals that provide emergency care. *Ann Emerg Med.* 2009;54:386.
66. Proudfoot AT et al. Position paper on urine alkalinization. *J Toxicol Clin Toxicol.* 2004;42:1.

67. Garrettson LK, Geller RJ. Acid and alkaline diuresis: when are they of value in the treatment of poisoning? *Drug Saf.* 1990;5:220.

68. Temple AR. Acute and chronic effects of aspirin toxicity and their treatment. *Arch Intern Med.* 1981;141(3 SpecNo):364.

69. Kulling P, Persson H. Role of the intensive care unit in the management of the poisoned patient. *Med Toxicol.* 1986;1:375.

70. Alapat PM, Zimmerman JL. Toxicology in the critical care unit. *Chest.* 2008;133:1006.

71. Chyka PB et al. Salicylate poisoning: an evidence-based consensus guideline for out-of-hospital management. *Clin Toxicol (Phila).* 2007;45:95.

72. Clarke A, Walton WW. Effect of safety packaging on aspirin ingestion by children. *Pediatrics.* 1979;63:687.

73. Done AK, Temple AR. Treatment of salicylate poisoning. *Mod Treat.* 1971;8:528.

74. Done AK. Aspirin overdosage: incidence, diagnosis, and management. *Pediatrics.* 1978;62(5, pt 2 Suppl):890.

75. Yip L et al. Concepts and controversies in salicylate toxicity. *Emerg Med Clin North Am.* 1994;12:351.

76. Notarianni L. A reassessment of the treatment of salicylate poisoning. *Drug Saf.* 1992;7:292.

77. Temple AR. Pathophysiology of aspirin overdosage toxicity, with implications for management. *Pediatrics.* 1978;62(5, pt 2 Suppl):873.

78. Heffner JE, Sahn SA. Salicylate-induced pulmonary edema: clinical features and prognosis. *Ann Intern Med.* 1981;95:405.

79. Anderson RJ et al. Unrecognized adult salicylate intoxication. *Ann Intern Med.* 1976;85:745.

80. Bailey RB, Jones SR. Chronic salicylate intoxication: a common cause of morbidity in the elderly. *J Am Geriatr Soc.* 1989;37:556.

81. Dargan PI et al. An evidence based flowchart to guide the management of acute salicylate (aspirin) overdose. *Emerg Med J.* 2002;19:206.

82. Done AK. Salicylate intoxication: significance of measurements of salicylate in blood in cases of acute ingestion. *Pediatrics.* 1960;26:800.

83. Greenberg MI et al. Deleterious effects of endotracheal intubation in salicylate poisoning. *Ann Emerg Med.* 2003;41:583.

84. Koren G. Medications which can kill a toddler with one tablet or teaspoonful. *J Toxicol Clin Toxicol.* 1993;31:407.

85. Litovitz T, Manoguerra A. Comparison of pediatric poisoning hazards: an analysis of 3.8 million exposure incidents: a report from the American Association of Poison Control Centers. *Pediatrics.* 1992;89(6, pt 1):999.

86. Drug Facts and Comparisons 2015. St. Louis, MO: Wolters Kluwer; 2014.

87. PDR Staff. *Physicians Desk Reference 2015.* 69th ed. Montvale, NJ: Thompson Healthcare; 2014.

88. Klasco RK, ed. *INDENTIDEX System.* Greenwood Village, CO: Thomson Micromedex; 2006; vol. 164.

89. Pharmer.org. Where's My Pill? **http://www.pharmer.org/** . Accessed July 2, 2015.

90. Drugs.com. Drug Information Online. **http://www.drugs.com/** . Accessed July 2, 2015.

91. Manoguerra AS et al. Iron ingestion: an evidence-based consensus guideline for out-of-hospital management. *Clin Toxicol (Phila).* 2005;43:553.

92. Klein-Schwartz W et al. Assessment of management guidelines: acute iron ingestion. *Clin Pediatr (Phila).* 1990;29:316.

93. Fine JS. Iron poisoning. *Curr Probl Pediatr.* 2000;30:71.

94. McGuigan MA. Acute iron poisoning. *Pediatr Ann.* 1996;25:33.

95. Mills KC, Curry SC. Acute iron poisoning. *Emerg Med Clin North Am.* 1994;12:397.

96. Banner W, Jr, Tong TG. Iron poisoning. *Pediatr Clin North Am.* 1986;33:393.

97. Caravati EM. Safety of childhood acetaminophen overdose [letter]. *Ann Emerg Med.* 2001;37:115.

98. Woolf AD et al. Tricyclic antidepressant poisoning: an evidence-based consensus guideline for out-of-hospital management. *Clin Toxicol (Phila).* 2007;45:203.

99. Jaeger RW et al. Radiopacity of drugs and plants in vivo limited usefulness. *Vet Hum Toxicol.* 1981;23(Suppl 1):2.

100. James JA. Acute iron poisoning: assessment of severity and prognosis. *J Pediatr.* 1970;77:117.

101. Perrone J et al. Special considerations in gastrointestinal decontamination. *Emerg Med Clin North Am.* 1994;12:285.

102. Tenebein M. Whole bowel irrigation in iron poisoning. *J Pediatr.* 1987;111:142.

103. Chyka PA et al. Serum iron concentrations and symptoms of acute iron poisoning in children. *Pharmacotherapy.* 1996;16:1053.

104. Lovejoy FH, Jr. Chelation therapy in iron poisoning. *J Toxicol Clin Toxicol.* 1982;19:871.

105. Engle JP et al. Acute iron intoxication: treatment controversies. *Drug Intell Clin Pharm.* 1987;21:153.

106. Helfer RE, Rodgerson DO. The effect of deferoxamine on the determination of serum iron and iron-binding capacity. *J Pediatr.* 1966;68:804.

107. Ingelfinger JA et al. Reliability of the toxic screen in drug overdose. *Clin Pharmacol Ther.* 1981;29:570.

108. Rogers SC et al. Rapid urine drug screens: diphenhydramine and methadone cross-reactivity. *Pediatr Emerg Care.* 2010;26:665.

109. Brahm NC et al. Commonly prescribed medications and potential false-positive urine drug screens. *Am J Helath Syst Pharm.* 2010;67:1344.

110. Yealy DM et al. The safety of prehospital naloxone administration by paramedics. *Ann Emerg Med.* 1990;19:902.

111. Watson AJ et al. Acute Wernickes encephalopathy precipitated by glucose loading. *Ir J Med Sci.* 1981;150:301.

112. Zubaran C et al. Wernicke-Korsakoff syndrome. *Postgrad Med J.* 1997;73:27.

113. Handal KA et al. Naloxone. *Ann Emerg Med.* 1983;12:438.

114. Lora-Tamayo C et al. Cocaine-related deaths. *J Chromatogr A.* 1994;674:217.

115. Weinbroum A et al. Use of flumazenil in the treatment of drug overdose: a double-blind and open clinical study in 110 patients. *Crit Care Med.* 1996;24:199.

116. Forsberg S et al. Coma and impaired consciousness in the emergency room: characteristics of poisoning versus other causes. *Emerg Med J.* 2009;26:100.

117. Callaham M. Tricyclic antidepressant overdose. *JACEP.* 1979;8:413.

118. Ettinger NA, Albin RJ. A review of the respiratory effects of smoking cocaine. *Am J Med.* 1989;87:664.

119. Finkle BS, McCloskey KL. The forensic toxicology of cocaine (1971–1976). *J Forensic Sci.* 1978;23:173.

120. Kline JN, Hirasuna JD. Pulmonary edema after freebase 3 cocaine smoking—not due to an adulterant. *Chest.* 1990;97:1009.

121. Cucco RA et al. Nonfatal pulmonary edema after "freebase" cocaine smoking. *Am Rev Respir Dis.* 1987;136:179.

122. Duberstein JL, Kaufman DM. A clinical study of an epidemic of heroin intoxication and heroin-induced pulmonary edema. *Am J Med.* 1971;51:704.

123. Warner-Smith M et al. Morbidity associated with non-fatal heroin overdose. *Addiction.* 2002;97:963.

124. Sporer KA, Dorn E. Heroin-related noncardiogenic pulmonary edema. *Chest.* 2001;120:1628.

125. Chan TC et al. Drug-induced hyperthermia. *Crit Care Clin.* 1997;13:785.

126. Albertson TE et al. A prolonged severe intoxication after ingestion of phenytoin and phenobarbital. *West J Med.* 1981;135:418.

127. Adams BK et al. Prolonged gastric emptying half-time an gastric hypomotility after drug overdose. *Am J Emerg Med.* 2004;22:548.

128. Knopp R. Caustic ingestions. *JACEP.* 1979;8:329.

129. Dawson AH, Whyte IM. Therapeutic drug monitoring in drug overdose. *Br J Clin Pharmacol.* 1999;48:278.

130. Hoffman RJ, Nelson L. Rational use of toxicology testing in children. *Curr Opin Pediatr.* 2001;13:183.

131. Rayburn W et al. Drug overdose during pregnancy: an overview from a metropolitan poison control center. *Obstet Gynecol.* 1984;64:611.

132. Perrone J, Hoffman RS. Toxic ingestions in pregnancy: abortifacient use in a case series of pregnant overdose patients. *Acad Emerg Med.* 1997;4:206.

133. Crome P. Poisoning due to tricyclic antidepressant overdosage: clinical presentation and treatment. *Med Toxicol.* 1986;1:261.

134. Callaham M, Kassel D. Epidemiology of fatal tricyclic antidepressant ingestion: implications of management. *Ann Emerg Med.* 1985;14:1.

135. Dziukas L, Cameron P. Management of antidepressants in overdose. *CNS Drugs.* 1994;2:367.

136. Frommer DA et al. Tricyclic antidepressant overdose: a review. *JAMA.* 1987;257:521.

137. Guharoy SR. Adult respiratory distress syndrome associated with amitriptyline overdose. *Vet Hum Toxicol.* 1994;36:316.

138. Shannon M, Lovejoy FH, Jr. Pulmonary consequences of severe tricyclic antidepressant ingestion. *J Toxicol Clin Toxicol.* 1987;25:443.

139. Sohn D, Byers J, 3rd. Cost effective drug screening in the laboratory. *Clin Toxicol.* 1981;18:459.

140. Garriott JC. Interpretive toxicology. *Clin Lab Med.* 1983;3:367.

141. Henry JA. Epidemiology and relative toxicity of antidepressant drugs in overdose. *Drug Saf.* 1997;16:374.

142. Phillips S et al. Fluoxetine versus tricyclic antidepressants: a prospective multicenter study of antidepressant drug overdoses. The Antidepressant Study Group. *J Emerg Med.* 1997;15:439.

143. Singh N et al. Serial electrocardiographic changes as a predictor of cardiovascular toxicity in acute tricyclic antidepressant overdose. *Am J Ther.* 2002;9:75.

144. Pentel P, Benowitz N. Efficacy and mechanism of action of sodium bicarbonate in the treatment of desipramine toxicity in rats. *J Pharmacol Exp Ther.* 1984;230:12.

145. Shannon M, Liebelt EL. Targeted management strategies for cardiovascular toxicity from tricyclic antidepressant overdose: the pivotal role for alkalinization and sodium loading. *Pediatr Emerg Care.* 1998;14:293.

146. Kingston ME. Hyperventilation in tricyclic antidepressant poisoning. *Crit Care Med*. 1979;7:550.

147. Wrenn K et al. Profound alkalemia during treatment of tricyclic antidepressant overdose: a potential hazard of combined hyperventilation and intravenous bicarbonate. *Am J Emerg Med*. 1992;10:553.

148. Seger DL et al. Variability of recommendations for serum alkalinization in tricyclic antidepressant overdose: a survey of U.S. poison center medical directors. *J Toxicol Clin Toxicol*. 2003;41:331.

149. Kozer E, Koren G. Management of paracetamol overdose: current controversies. *Drug Saf*. 2001;24:503.

150. Davis M et al. Paracetamol overdose in man: relationship between pattern of urinary metabolites and severity of liver damage. *Q J Med*. 1976;45:181.

151. Corcoran GB et al. Evidence that acetaminophen and N-hydroxyacetaminophen form a common arylating intermediate, N-acetyl-p-benzoquinoneimine. *Mol Pharmacol*. 1980;18:536.

152. Zed PJ, Krenzelok EP. Treatment of acetaminophen overdose. *Am J Health Syst Pharm*. 1999;56:1081.

153. Lester D, Beck AT. Attempted suicide and pregnancy. *Am J Obstet Gynecol*. 1988;158:1084.

154. Czeizel A, Lendvay A. Attempted suicide and pregnancy [letter]. *Am J Obstet Gynecol*. 1989;161:497.

155. Riggs BS et al. Acute acetaminophen overdose during pregnancy. *Obstet Gynecol*. 1989;74:247.

156. Rollins DE et al. Acetaminophen: potentially toxic metabolite formed by human fetal and adult liver microsomes and isolated fetal liver cells. *Science*. 1979;205:1414.

157. McElhatton PR et al. Paracetamol poisoning in pregnancy: an analysis of the outcomes of cases referred to the Teratology Information Service of the National Poisons Information Service. *Hum Exp Toxicol*. 1990;9:147.

158. Prescott LF et al. Plasma-paracetamol half-life and hepatic necrosis in patients with paracetamol overdosage. *Lancet*. 1971;1:519.

159. Rumack BH, Matthew H. Acetaminophen poisoning and toxicity. *Pediatrics*. 1975;55:871.

160. Anker AL, Smilkstein MJ. Acetaminophen: concepts and controversies. *Emerg Med Clinic North Am*. 1994;12:335.

161. Acetaminophen (N-Acetyl-p-Aminophenol, APAP). Drug Facts and Comparisons. Facts and Comparisons [database online]. St Louis, MO: Wolters Kluwer Health; April 2004. Accessed September 12, 2015.

162. Rumack BH et al. Acetaminophen overdose: 662 cases with evaluation of oral acetylcysteine treatment. *Arch Intern Med*. 1981;141(3, Spec No):380.

163. Linden CH, Rumack BH. Acetaminophen overdose. *Emerg Med Clinic North Am*. 1984;2:103.

164. Prescott L. Oral or intravenous N-acetylcysteine for acetaminophen poisoning? *Ann Emerg Med*. 2005;45:409.

165. Prescott LF. Treatment of severe acetaminophen poisoning with intravenous acetylcysteine. *Arch Intern Med*. 1981;141(3, Spec No):386.

166. Acetadote (acetylcysteine) injection labeling [product information]. Nashville, TN: Cumberland Pharmaceuticals; 2006.

167. Smilkstein MJ et al. Acetaminophen overdose: a 48-hour intravenous N-acetylcysteine treatment protocol. *Ann Emerg Med*. 1991;20:1058.

168. Bailey B, McGuigan MA. Management of anaphylactoid reactions to intravenous N-acetylcysteine. *Ann Emerg Med*. 1998;31:710.

169. Kerr F et al. The Australasian Clinical Toxicology Investigators Collaboration randomized trial of different loading infusion rates of N-acetylcysteine. *Ann Emerg Med*. 2005;45:402.

170. Buckley NA et al. Oral or intravenous N-acetylcysteine: which is the treatment of choice for acetaminophen (paracetamol) poisoning? *J Toxicol Clin Toxicol*. 1999;37:759.

171. Woo OF et al. Shorter duration of oral N-acetylcysteine therapy for acute acetaminophen overdose. *Ann Emerg Med*. 2000;35:363.

172. Yip L, Dart RC. A 20-hour treatment for acute acetaminophen overdose. *N Engl J Med*. 2003;348:2471.

173. Clarke S, Herren K. Towards evidence based emergency medicine: best BETs from the Manchester Royal Infirmary. Oral or intravenous antidote for paracetamol overdose. *Emerg Med J*. 2002;19:247.

174. Perry HE, Shannon MW. Efficacy of oral versus intravenous N-acetylcysteine in acetaminophen overdose: results of an open-label clinical trial. *J Pedatr*. 1998;132:149.

175. Yarema MC et al. Comparison of the 20-hour intravenous and 72-hour oral acetylcysteine protocols for the treatment of acute acetaminophen poisoning. *Ann Emerg Med*. 2009;54:606.

176. Smilkstein MJ et al. Efficacy of oral N-acetylcysteine in the treatment of acetaminophen overdose: analysis of the national multicenter study (1976–1985). *N Engl J Med*. 1988;319:1557.

177. Doyon S, Klein-Schwartz W. Hepatotoxicity despite early administration of intravenous N-acetylcysteine for acute acetaminophen overdose. *Acad Emerg Med*. 2009;16:34.

178. Bernal W et al. Use and outcome of liver transplantation in acetaminophen-induced acute liver failure. *Hepatology*. 1998;27:1050.

179. Mitchell I et al. Earlier identification of patients at risk from acetaminophen-induced acute liver failure. *Crit Care Med*. 1998;26:279.

180. Gow PJ et al. Paracetamol overdose in a liver transplantation centre: an 8-year experience. *J Gastroenterol Hepatol*. 1999;14:817.

181. Harrison PM et al. Serial prothrombin time as prognostic indicator in paracetamol induced fulminant hepatic failure. *BMJ*. 1990;301:964.

182. Kociancic T, Reed MD. Acetaminophen intoxication and length of treatment: how long is long enough. *Pharmacotherapy*. 2003;23:1052.

183. Wright RO et al. Effect of metoclopramide dose on preventing emesis after oral administration of N-acetylcysteine for acetaminophen overdose. *J Toxicol Clin Toxicol*. 1999;37:35.

184. Reed MD, Marx CM. Ondansetron for treating nausea and vomiting in the poisoned patient. *Ann Pharmacother*. 1994;28:331.

第6章 生命终末期治疗

Victoria F. Ferraresi

核心原则

		章节案例
1	生命终末期治疗(end-of-life care)包含姑息治疗和临终关怀护理。理想情况下,其在疾病进展的早期引入,以向患有严重慢性或危及生命的疾病的所有年龄的患者提供帮助。由于涉及终末期疾病,进入临终关怀项目的医疗保险患者需同意放弃他们的常规医疗保险福利,接受临终关怀项目提供的姑息性治疗而非治愈性治疗。临终关怀项目在固定报销的管理模式下提供所有与临终关怀诊断相关的护理。	案例6-1(问题1)
2	2008年,临终关怀项目的纳入条件(the Hospice Conditions of Participation)进行了更新,包括把药物资料的审查作为新患者初始评估的一部分。临终关怀患者的药物治疗方案应不断进行审查和更新,停用不必要的、无效的或重复的药物。	案例6-1(问题2)
3	生命终末期的患者会遭受许多痛苦的症状。这些症状应提前预见,并以患者及其家人能够接受的方式及时处理。	案例6-1(问题3) 表6-3
4	受过良好培训的药剂师可以改善临终关怀患者的药物管理,同时帮助临终关怀团队控制其药物成本。	案例6-1(问题2)
5	疼痛管理和阿片类药物的使用存在很多障碍。	案例6-1(问题4)
6	有多种方法可以有效管理疼痛。	案例6-2(问题1)
7	疼痛和症状管理有时需要积极的方法。	案例6-3(问题1-3)

临终关怀和姑息治疗

术语

临终关怀(hospice care)与姑息治疗(palliative care)是两个相似但又有差异的术语,两者均表达了同一个理念,即"减轻患者的痛苦是医学长期的、核心的、完全合法的目标"。生命终末期治疗(end-of-life care)包含临终关怀和姑息治疗两个方面。生命终末期治疗的基本原则是在患者生命的最后几周和几个月中,尽量提高患者和其家人的生活质量。同时,在患者生命的终末期到患者死后的居丧期,为其家人提供支持和帮助。

"姑息治疗"包括临终关怀,应在疾病进展的早期引入,以向患有严重慢性或危及生命疾病的各年龄阶段的患者提供帮助。姑息治疗可以联合其他治疗方法治疗或减轻疾病,也可以单独实施。"Palliative"(姑息)一词,是由拉丁文"*pallium*"(斗篷)演变而来,现被定义为"缓解疾病的剧烈痛苦的治疗"。世界卫生组织(World Health Organization,WHO)和国家共识项目(National Consensus Project,NCP)对姑息治疗的定义为:通过早期发现、正确评估并治疗疼痛以及其他生理、心理和精神问题,来预防和缓解患者的痛苦,从而改善面临致命性疾病的患者及其家人的生活质量[1-4]。姑息治疗:

- 尊重生命,正视死亡。
- 缓解疼痛以及其他令人痛苦的症状。
- 不加速死亡,也不延缓死亡。
- 整合患者治疗过程中的心理和精神问题。
- 提供一个援助体系,以帮助患者尽可能积极地生活,直至死亡。
- 在患者患病期间,利用多学科的团队协作解决患者及其家人的需求。
- 必要时可提供排遣丧亲之痛的咨询服务[3]。

2006年,姑息医学由美国医学专业委员会认可,成为内科学下的亚专业[5]。联合委员会为姑息治疗提供一个高级认证程序，认证那些提供高质量姑息治疗服务的医院[6]。

"Hospice"，原指为收容那些艰难跋涉的朝圣者的处所和驿站，现被认为既是体现关怀的哲学，又是传递关怀的地方。晚期疾病的积极治疗结束后，临终关怀注重于缓解患者的疼痛及其他病症。这种临终关怀服务，既可在专业从事临终关怀的医院内进行，也可在患者家中或其居住的疗养机构中进行。临终关怀是开展姑息医疗的一种项目模式，在这种模式下，跨学科团队可对患者的症状（如疼痛）进行个体化处理，同时也可在其生命的最后时期给患者及其家庭和护理人员以心理、情绪、精神及丧亲的支持[7]。

美国的临终关怀

美国临终关怀与姑息治疗组织（National Hospice and Palliative Care Organization）评估，2013 年美国大约有 5 800 个临终关怀计划。那一年，美国死亡的人中有 42.9% 是在临终关怀中去世的[7-8]。临终关怀为各种晚期疾病患者提供关怀照顾（其中癌症患者占 36.5%，心脏疾病患者占 13.4%，痴呆症患者占 15.2% 以及肺部疾病患者占 9.9%）[7]。在医疗示范项目期间（1980—1982 年），93% 的家庭临终关怀患者患有各种类型的癌症[9]。

34 岁以下的成人和儿科患者占临终关怀人口的比例不到 1%。虽然儿科临终关怀计划数量正在增加，并且更多的儿科患者接受了临终关怀服务，但 2006—2013 年期间，这一人群患者比例并没有增加[10]。监管、财政、文化和教育上的壁垒阻碍了儿童患者获得临终关怀服务[10,11]。所以，为了提高临终关怀福利并改善协调能力，各州必须向儿科患者提供临终关怀（根据医疗补助计划和其他国家计划，作为"平价医疗法案"的一部分）[12]。

在接受临终关怀服务的人群中，65 岁及以上患者约占 84%，其中 85 岁及以上患者占 41.2%。2013 年，87.2% 的临终关怀患者接受了由医疗保险提供的临终关怀福利。几乎所有（92.7%）的临终关怀服务由医疗保险和医疗补助服务中心认证，并向医疗保险的临终关怀福利受益者提供关怀照护[7]。

医疗保险的临终关怀福利

医疗保险的临终关怀福利（Medicare Hospice Benefit）由医疗保险的 A 部分（医院部分）资助[13]。若两位医生（如患者的主管医生和临终关怀机构负责人）一致认为患者疾病的自然病程将导致其在 6 个月之内死亡，则该患者有资格享有这项福利。临终关怀机构负责人来确定最终的诊断及其相关症状。逾期的临终关怀资格如果在规定时期（认证周期）内被临终关怀医疗主管机构重新认证，则该资格可继续使用。其他保险的购买者一般也遵循这一标准。由于涉及到终末期疾病，患者在选择该福利时需同意放弃他们的常规医疗保险福利，接受临终关怀项目提供的姑息性治疗而非治愈性治疗。该福利将所有与这些诊断相关的服务与选出的医疗保险认证的临终关怀项目结合起来，而该项目会协调和提供所有医疗照护。医疗保险下的临终关怀项目监管框架参见"42 CFR Part 418，医疗保险和医疗补助计划：临终关怀项目的纳入标准"[13]。

医疗保险提供（并补偿）的临终关怀分为以下 4 种等级，且随时可根据患者的病情或护理需求进行调整：

- 日常家庭护理（routine home care）：患者在家中接受日常临终关怀护理。
- 全程家庭护理（continuous home care）：因症状处理和照护存在困难，患者需在家中接受更为专业的护理。
- 一般住院护理（general inpatient care）：因某些症状在家中不能处理，患者需在医院或专业护理机构接受住院护理。
- 短期住院护理（inpatient respite care）：患者在专业护理机构住院，通常不超过 5 天，让家庭照护人员得以短暂休息。

按照常规护理标准，为临终关怀患者提供的大多数护理包括疼痛管理和症状管理，协助日常生活活动和心理支持。

即便与其晚期疾病无关，患者也可无条件向他们的初级护理人员（如医生或者执业护士）寻求帮助，初级护理人员的报酬也将直接由医疗保险支付。患者可选择使用他们的常规医疗保险福利治疗其他的病症，且患者在向医护人员寻求与主要临终诊断无关的护理或医疗时，不受到限制。患者可在任何时间撤销其医疗保险提供的临终关怀福利（如结束临终关怀以追求治愈性治疗或寻求临终关怀计划外的医疗护理）。同样，患者也可以在以后的日子，选择回归临终关怀计划或更换一种临终关怀计划，不会受到限制也无须担心利益受损[13]。

当患者即将死亡时则常常被转诊到临终关怀医院。患者住院时间的平均长度从医疗示范项目（1980—1982 年）的 37.1 天减少到 2005 年的 26 天，再到 2013 年的 18.5 天[7,9,14]。2013 年接受临终关怀计划的患者中有 34.5% 在 7 天内死亡或出院[7]。

临终关怀计划每天收取固定费用，用以提供所有与临终诊断相关的护理（包括药品、耗材、耐用医疗设备、计算机程序、家庭健康协助、医务人员访视、精神关怀、丧亲服务等）。每年夏季，将确定下一财政年度由临终关怀医疗保险资助的的四种等级临终关怀服务的报销比例，并于 10 月 1 日生效[15]。设定基本报销，并参照当地生活成本的工资差距（工资系数）进行调整。例如，表 6-1 列举了 2016 财政年度 San Francisco，CA 和 Jefferson City，MO 等地日常家庭护理的报销比例。长期以来，临终关怀报销比例一直很低，没有跟上成本上涨的步伐[15,16]。从 2011 年至 2016 年，未经调整的临终关怀每日支付率从每天 146.63 美元增加至每天 161.89 美元（增长率约 2.1%/每年）[15,17]。

患者进入临终关怀项目后，由于入院手续、病情评估、初期护理计划制定、药物治疗、医疗设备使用、医疗用品消耗等均涉及人事费用，因此初期花费较高。在患者生命的终末期阶段，其病情经常出现新的状况或者加重，治疗费用也相应较高。从 2016 年 1 月 1 日，医疗保险和医疗补助服务中心开始实施临终关怀支付改革，包括在护理开始阶段（第 1~60 天）和生命终末期护理阶段因护理需求增加（service intensity add-on，SIA）而提高支付费用[15]。预计未来临终关怀计划的改革可能根据受益人居住地（家中还是临终关怀机构）的不同，临终关怀医疗保险计划覆盖范围，以及临终关怀服务提供的护理类型和质量效果来决定临终关怀支付费用的不同[18]。

表 6-1

2016 财政年度临终关怀常规护理水平的每日支付率示例（2015 年 10 月 1 日—2016 年 9 月 30 日）[14,15]

	A 调整前的支付费用（B+C）	B 非人工费用	C 人工费用	D 工资系数	E 调整后的人工费用（C×D）	F 合计每日支付费用（B+E）
San Francisco,CA	$161.89	$50.66	$111.23	1.726 0	$191.98	$242.64
Jefferson city,MO	$161.89	$50.66	$111.23	0.936 6	$104.18	$154.84

药物费用支出的增速超过临终关怀报销的增速[19]。2014 年，美国的总体药品支出增长了 13.1%，主要的增长原因是品牌、利润和特殊药品价格上涨、复合药物的价格上涨及行业整合导致的药品短缺。2014 年，抗炎镇痛药物的价格上涨了 15.7%。价格快速上涨的原因在一定程度上可能是由于快捷药方公司（Express Scripts）采用新的防伪处方（杜绝替代品）[19]。

在审查临终关怀患者医疗保险 D 部分的使用情况时，CMS 会提醒医疗保险 D 规划部门、药房和临终关怀医院，临终关怀计划应为临终关怀患者支付所有护理费用（包括相关药物）（通过 A 部分）。CMS 推翻了阻止临终关怀患者获得医疗保险 D 部分权益的决议，明确提出为临终关怀患者提供镇痛药、止吐药、泻药和抗焦虑药，并与医疗保险 D 部分协调药品覆盖事宜[20-22]。临终关怀医院可以建立药品处方集，但如果临终关怀医院由于某些原因无法提供相关药物，患者则不能通过医疗保险 D 部分获得药物。结果导致临终关怀支付了比过去多得多的药物（即，涵盖用于治疗的药物而不仅仅用于减轻相关病症）。

这些变量（即，在终末期疾病晚期转诊至临终关怀，初始阶段较高的照护费用，住院时间缩短，药物支出增加，药物使用增加）使临终关怀计划在经费管理方面承受巨大压力。患者转诊至临终关怀后，由于建议患者加入临终关怀的时机、照护时间长度或固有的高额费用等都难以控制，因此，高性价比的临终关怀服务应优先考虑合理控制药物支出。

提高患者护理水平和控制药物费用

2008 年，临终关怀的纳入条件已经更新，更加注重以患者为中心，以结果为导向[13]。24 CRF § 418.106 列出了药物的覆盖范围（包括药品、生物制品、医疗耗材和医疗设备）且按下述要求强制执行："临终关怀项目规定，当患者被转入临终关怀项目后，终末疾病及相关疾病的姑息治疗和管理中所使用的药物和生物制品必须由临终关怀项目提供。"

上述标准特别提出了用药管理以及药物治疗概况审核的问题，并明确指出"根据临终关怀项目的政策和程序以及州法律，临终关怀项目必须确保多学科团队与患者进行用药管理指导和培训……从而确保药物和生物制品的使用能够满足每一位患者的需求。"

条例规定，初期全面的评估必须"考虑"药物概况（24 CFR § 418.54）。这是"对患者所有的处方药、非处方药、草药以及其他可能会影响药物疗效的替代治疗药物的审查"，其具体包括以下：

- 药物治疗效果
- 药物副作用
- 实际或潜在的药物相互作用
- 重复药物治疗
- 目前和实验室监测相关的药物治疗

虽然条例并未规定谁进行用药评估，但是唯有药剂师能胜任这项工作。

受过良好培训的药师可以改善患者的照护情况，并通过阻止不当用药，建立循证处方集，颁布针对特定靶向药物的优先授权政策，制定坚持应用仿制药物的政策，以及管理药物分发数量等措施，对临终关怀项目的财政利润产生积极影响。除了控制药品费用，药剂师应向患者和医务人员提供药品信息，与临终关怀医疗团队的其他成员协作互助，从而提高药物使用的安全性和有效性[23-37]。

转入临终关怀的患者

资格

案例 6-1

问题 1：M. P.，89 岁，女性。因阿尔茨海默症晚期转入临终关怀项目。她住在一家老年疗养院里，雇了一名护理人员。由于其日常所有活动都不能自理，其丈夫已有一段时间无法在家照顾她。最近，她被送往医院治疗吸入性肺炎和尿路感染，并静脉注射了一个疗程的万古霉素和哌拉西林/他唑巴坦。既往病史包括骨质疏松症、冠状动脉疾病、慢性阻塞性肺疾病（chronic obstructive pulmonary disease，COPD）、高胆固醇血症和甲状腺功能低下。对人物、地点或时间的定向力消失，言语表达错乱。饮食不能自理，能吃浓稠流食。她为卧床患者，并且大小便失禁。时常不安且易怒，尤其是在晚上。姑息表现量表（Palliative Performance Scale，PPS）为 30%。体重由一年前的 61kg 下降为 51kg，最近一次测得的血清蛋白为 2.2g/dl。医疗保险临终关怀福利制度下，M. P. 满足临终关怀纳入资格的哪些标准？

患有慢性疾病（如阿尔茨海默症、帕金森病、卒中、心力衰竭、肺部疾病等）的患者即使病情非常严重，身体虚弱需要监护人护理，这也不足以满足对终末期疾病的定义。在医疗保险的临终关怀福利下，终末期疾病与需要监护人护理的慢性病之间的区别是患者的预期寿命不超过 6 个月，这对于能否获得临终关怀服务很重要。对于癌症诊断，疾病的广泛性转移可能会使预后更加明显。然而，对于其他慢性疾病,预期寿命就不那么明确了。

医疗保险财政中介机构发布了标准,以帮助确定患者转入临终关怀的资格和符合预期寿命只有6个月的某些疾病的指标。这些标准或地区性承保范围(local coverage determinations,LCDs)为整体临床状况差、非特定疾病的特殊数据建立患者情况基线,肾功衰竭、肝脏疾病等合并症的影响,以及符合申请资格的患者文书递交方式等相关内容制定了指南[38]。癌症和非癌症的诊断标准已经建立,并用于确定临终关怀服务的资格和补偿额度。非癌症疾病的标准已扩大到肌萎缩性脊髓侧索硬化症,由阿尔茨海默症及相关疾病造成的老年痴呆症、心脏病、人类免疫缺陷病毒疾病、肝脏疾病、肺部疾病、肾脏疾病、卒中和昏迷等。若癌症患者癌细胞扩散转移,治疗效果持续下降或患者进一步拒绝治疗,则患者可转入临终关怀计划。

基于LCDs现有的阿尔茨海默症的相关标准来判断M.P.是否在医疗保险临终关怀赔付范围内。标准如下:

- 根据功能评估量分期量表(Functional Assessment Staging Scale),7级及以上:
  - 7A级:在一天内或一次交谈中只能说6个或更多可理解的词汇。
  - 7B级:在一天内或一次交谈中,只能说简单词汇。
  - 7C阶段:行动不能自理。
  - 7D阶段:站立不能自理。
  - 7E阶段:无法微笑。
  - 7F阶段:不能独自抬头。
- 行动不能自理。
- 穿衣不能自理。
- 洗澡不能自理。
- 间歇性或持续性大小便失禁。
- 语言沟通不连贯;只会几个常用词汇或只能说6个甚至更少的可理解的词汇。
- 在过去的12个月中出现下列病症之一:吸入性肺炎、肾盂肾炎或上尿路感染、败血症、褥疮溃疡(多处,3期和4期)、发热(抗生素治疗后复发)。
- 不能摄取足够的液体和热量,且在过去的6个月内,体重下降10%,血清白蛋白含量小于2.5g/dl。

姑息表现评分(Palliative Performance Score,PPS)(表6-2)顺次排列了残疾的程度,可以用来辅助评估临终关怀

表 6-2

姑息表现评分(Palliative Performance Score,PPS)第2版

PPS 等级	行动能力	行为能力和疾病状态	自理能力	营养摄取	意识水平
100%	正常	正常生活工作 无疾病症状	正常	正常	清醒
90%	正常	正常生活工作 出现某些疾病症状	正常	正常	清醒
80%	正常	经努力可正常活动 出现某些疾病症状	正常	正常或降低	清醒
70%	降低	不能正常工作 显著病变	正常	正常或降低	清醒
60%	降低	不能从事爱好/家务 显著病变	偶尔需要必要的协助	正常或降低	清醒或意识模糊
50%	坐/卧为主	不能从事任何工作 广泛病变	重要活动 需要协助	正常或降低	清醒或意识模糊
40%	卧床为主	不能从事大部分活动 广泛病变	大部分活动都需要协助	正常或降低	清醒或昏昏欲睡±意识模糊
30%	卧床	不能从事任何活动 广泛病变	全面护理	正常或降低	清醒或昏昏欲睡±意识模糊
20%	卧床	不能从事任何活动 广泛病变	全面护理	只能小口进食	清醒或昏昏欲睡±意识模糊
10%	卧床	不能从事任何活动 广泛病变	全面护理	只能行口腔护理	昏昏欲睡或昏迷±意识模糊
0%	死亡				

说明:通过从左至右读取数据来找到"最佳匹配的横行"而确定姑息表现评分(Palliative Performance Score,PPS)。从左列开始向下阅读直到找到符合的行动能力标准,然后,阅读下一列,直到确定每一列的级别。因此,左侧列优先于右侧列。

来源:Reprinted with permission from Victoria Hospice Society. *Palliative Performance Scale* (*PPSv2*), *version* 2. Medical Care of the Dying. 4th ed. Victoria, British Columbia, Canada: Victoria Hospice Society; 2006:120. www. victoriahospice. org/sites/default/files/imce/PPS%20ENGLISH. pdf. Accessed April 17,2011. Copyright 2001 Victoria Hospice Society. The Palliative Performance Scale version 2 (PPSv2) tool is copyright to Victoria Hospice Society and replaces the first PPS published in 1996 [*J Pall Care* 9(4):26-32]. Victoria Hospice Society,1952 Bay Street, Victoria, BC, V8R 1J8, Canada www.victoriahospice. org edu. hospice@ viha. ca

资格[39]。M. P. 患有阿尔茨海默病,符合以上标准,有资格获得临终关怀服务。很明显,她已经虚弱不堪了。言语不清,饮食不能自理,对时间或地点的定向力消失,大小便失禁,在过去的一年内,体重下降了约20%,血清蛋白含量为2.2g/dl,PPS评分为30%(即完全卧床,无法进行任何活动,意识模糊)。此外,她还有许多并发症,近期有吸入性肺炎发作,并完成了一个疗程的抗生素治疗。

药物管理

案例6-1,问题2:M. P. 无过敏史。她当前服用的药物如下:美金刚10mg,每日2次;阿司匹林81mg,每日1次;阿仑膦酸钠70mg,每周1次;埃索美拉唑20mg,洛伐他汀20mg,晚餐时服用;甲地孕酮(40mg/ml)5ml(200mg),每日2次;左旋甲状腺素0.1mg,每日1次;复合维生素每日1次;丙酸倍氯米松定量吸入剂,每日1喷;沙丁胺醇2.5mg/异丙托溴铵0.5mg,通过雾化器,每4小时1次,用于喘息或呼吸急促;对乙酰氨基酚325mg~650mg,每6小时1次,用于轻度疼痛或发热;奥氮平5mg,睡前服用,用于烦躁不安和攻击性行为;镁乳,30ml每日1次,治疗便秘;如果没有排便,比沙可啶栓剂10mg,每3日1次。临终关怀机构负责人已确定M. P. 患有呼吸性肺炎,UTI和COPD与M. P. 的终末预后有关。对于M. P. 的药物治疗方案,你的评价是什么?哪些药物可由临终关怀项目提供,哪些药物可被终止使用?

临终关怀需提供(支付)与终末期疾病诊断相关的药物,用于临终关怀护理方案(plan of care,POC)中病症的缓解。POC是为每个患者在护理初期阶段制定的个体化治疗方案,并在护理过程中由多学科团队(interdisciplinary group,IDG)定期更新。纳入条件(the Conditions of Participation)要求IDG应由医生、注册护士、社会工作者、牧师以及法律顾问组成[39]。注册护士负责协调实施POC。某些临终关怀项目的IDG还包括药剂师,审核用药问题。

M. P. 服用的大部分药物与其他临终关怀患者的药物清单类似。这些临终关怀患者往往是老年人,患有多种长期的慢性疾病,并服用多种药物。在当前的医疗状况下,大多数转入临终关怀项目的患者的药物清单很少被审查、更新或修改。转入临终关怀项目也意味着护理水平的改变,这是审查患者服用的所有药物的最佳时机,以确定每个药物的必要性,从而最大限度地优化治疗效果,减少潜在的不良反应、用药错误和不适当花费。

M. P. 转入临终关怀项目后,其治疗将不再注重治愈性治疗,而是在其生命的最后阶段,控制她的不适症状,提高她的生活质量。应以简化为目的,分析M. P. 的用药方案,停用不必要的药物,增加可同时控制两种或更多症状的替代药物。M. P. 的用药方案应考虑以下变化:

对乙酰氨基酚(acetaminophen)。该镇痛药通常有助于缓解轻微疼痛,尤其适用于行动不便的老年患者。24小时持续使用可能会有效。

沙丁胺醇/异丙托溴铵复合剂(albuterol/ipratropium combination)。临终关怀计划需为M. P. 的吸入性肺炎和COPD治疗支付费用,因为临终关怀医疗主任确定这些疾病与M. P. 的生命终末期预后有关。如果M. P. 能进行雾化治疗,在她吸入性肺炎治疗过程中,若该复合吸入制剂能够改善她的呼吸状况,则应继续使用(参见第19章,慢性阻塞性肺疾病)。

阿仑膦酸钠(alendronate)。由于骨质疏松症的治疗既不是M. P. 生命末期的重要考虑因素,也不在临终关怀治疗方案之中,可停用该二磷酸盐药物。因此,临终关怀计划并不会覆盖该药物。此外,M. P. 卧病在床,而阿仑膦酸钠需在直立位置摄入,且患者在服用药物后应保持直立状态以降低阿仑膦酸钠导致的食管刺激(参见第110章,骨质疏松症)。骨质疏松带给她的潜在疼痛可以使用止痛药物来控制。

阿司匹林(aspirin)。低剂量的阿司匹林可降低心血管血栓的风险。阿司匹林不会提高M. P. 的舒适度或生活质量。尽管阿司匹林不在医疗保险临终关怀福利范围内,仍可继续服用,除非M. P. 的主管医生决定停药。

丙酸倍氯米松(beclomethasone)。患者的认知功能并不完善(如,对人物、地点或时间的定向力消失),也不能有效控制呼吸的吸气时间,从而无法促发她的定量雾化吸入器。全身性类固醇皮质激素(如泼尼松)可改善她的COPD症状,提高她的食欲和幸福感。短期服用类固醇皮质激素,潜在副作用小。

比沙可啶和镁乳(bisacodyl,milk of magnesia)。由于患者随着年龄增加,胃肠蠕动减少,体力活动减少,纤维素和液体摄入不足,以及服用致便秘药物(如阿片类药物、抗胆碱能药物、精神药物)等原因,临终关怀患者经常出现便秘,其发生率高达94%[40-43]。镁乳配合间断使用比沙可啶栓,对患者而言是很好的润肠通便的治疗方案。如果M. P. 的处方中随后加入了阿片类药物,建议补充温和刺激胃肠蠕动的泻药(如番泻叶)。必要时可服用渗透剂如聚乙二醇(PEG),口服山梨糖醇或乳果糖。如果大便硬结也可选择矿物油,每日30ml;然而,M. P. 存在误吸的危险,不应考虑使用矿物油。此类患者应避免使用容积性泻药,因为其可能无法摄取足够的水以防止粪便嵌塞。对于顽固性便秘患者,使用纳洛酮(一种阿片受体拮抗剂的注射制剂)可以拮抗胃肠道的阿片效应,逆转阿片类药物引起的便秘而又不影响其全身性镇静镇痛效应[44-46]。纳洛酮的四价衍生物不能透过血脑屏障。用药剂量基于患者体重,对于体重为38~62kg的患者,皮下注射8mg;对于体重为62~114kg的患者,皮下注射12mg,每日1次。最常见的副作用是腹痛、腹胀、恶心和眩晕[43]。

埃索美拉唑(esomeprazole)。阿仑膦酸钠停药后不再引发食管和胃肠道刺激,因此该质子泵抑制剂可能并不必要。然而,如果需要使用质子泵抑制剂,首选非处方药奥美拉唑或兰索拉唑,它们具有更好的成本效果性[47]。如果患者如M. P. 不能吞下完整的片剂,可以打开胶囊配方,将内容物与软食混合并完整吞咽。

左旋甲状腺素(levothyroxine)。甲状腺素药物应持续服用直至 M. P. 不再能够吞咽。然而，她的医疗保险临终关怀福利是基于阿尔茨海默病的，而不是其他甲状腺的终末期疾病（如癌症），因此该药物并不在她的医疗保险临终关怀福利范围内。

洛伐他汀（lovastatin）。患者在生命的最后 6 个月内，应停止服用降胆固醇药物。洛伐他汀不会提高 M. P. 生命终末期的生活质量，因此，该药物也不在她的医疗保险临终关怀福利范围内。

甲地孕酮（megestrol）。孕酮衍生物甲地孕酮，每日服用 400~800mg 可明显增加食欲[48,49]。如果营养不良的临终关怀患者希望增加饮食，临终关怀项目可提供食欲刺激药物。目前尚不清楚对于存在认知障碍的患者给予食欲刺激药物是否能够增加体重或改善营养状况。因在这种情况下益处尚不明确，需考虑服用甲地孕酮的潜在副作用（如静脉血栓），尤其是对卧床且长期服用低剂量的阿司匹林预防心血管血栓的 M. P. 而言[50]。

美金刚（memantine）。美金刚是 N-甲基-D-天冬氨酸拮抗剂，它可以适度改善中至重度阿尔茨海默病患者的临床症状[51,52]，并随着时间的推移疗效越来越差[53]，对 M. P. 疗效可能有限（见第 108 章）。临终关怀团队成员和 M. P. 的家人讨论后，合理的做法是停用美金刚。

复合维生素（multivitamins）。复合维生素以及其他营养补充剂对 M. P. 的舒适度和生活质量的提高作用不大。停止服用这些药物可简化用药管理，减少潜在的用药错误，降低药物费用。

奥氮平（olanzapine）。痴呆症患者常常需要超说明书使用抗精神病药物（如奥氮平、氟哌啶醇、氯丙嗪）来控制烦躁和意识不清（见第 108 章）。患者转入临终关怀项目时，可能正在接受非常规药物（如奥氮平）治疗。尽管缺乏显示疗效的随机临床试验证明，低剂量使用第一代抗精神病药物如氟哌啶醇和氯丙嗪可能对阿片类药物导致的恶心和呕吐非常有用[54]。M. P. 的医疗保险临终关怀福利将覆盖这些药物。当需要更大强度的镇静效果时，优选氯丙嗪。

症状管理

美国内科医师学会（American College of Physicians）基于系统评价的证据和医疗保健研究和质量机构（Agency for Healthcare Research and Quality）的报告，为提高患者生命终末期的姑息治疗质量，制定了临床指南。这些指南为患者在生命终末期遭受的疼痛、呼吸困难和抑郁等症状的定期评估和有效治疗方法都提供了强有力的建议。对于癌症患者，指南包括使用阿片类药物，非甾体抗炎药，双膦酸盐类药物控制疼痛；三环类抗抑郁药，选择性 5-羟色胺再摄取抑制剂以及心理干预治疗抑郁；阿片类药物缓解呼吸困难，氧气缓解短期血氧不足。指南不涉及患者生命终末期姑息治疗中的其他可变因素或对其他事项（如营养支持）的管理，这是因为证据质量有限，而不是其他问题或症状不重要[55]。姑息治疗质量的国家共识计划（National Consensus

Project for Quality Palliative Care）建议，首选做法应以患者及其家人都能接受的方式，对疼痛和其他症状量化、记录、及时评估并处理[4]。

> **案例 6-1，问题 3**：M. P. 转入临终关怀项目并完成评估后，护士为她制定症状管理方案，预定"舒适套件"。该套件包含哪些组件？为什么有用？

一些临终关怀机构使用常规的"舒适套件"，其中包括用于处理大多数临终关怀患者症状的具体药物，或处方药物用于治疗特定患者的预期症状。这些药物被放置在患者家中或其所在的机构中。当患者发生预期症状时，此举措既利于药物的获得，也便于护理人员遵照主管医生的指导把药物提供给患者。癌症患者的潜在症状多达 27 种（中位数为 11 种），且许多症状一起发生[56]。某项研究表明，患者（n = 176）在生命的最后一周平均要经受 6.6~6.8 种痛苦的症状[57]。一般来说，每种症状的发生率难以衡量，并且表现出高度的变异性。对于出现多种终末期疾病的患者来说，疼痛（34%~96%）、乏力（32%~90%）和呼吸困难（10%~95%）最为常见，癌症患者的疼痛发生率为 35%~96%[58]。终末期疾病患者，包括 M. P. 这样的痴呆症患者在内，也会经受抑郁（3%~82%）、焦虑（8%~79%）、意识不清（6%~93%）、失眠（9%~74%）、恶心（6%~68%）、便秘（23%~70%）、腹泻（3%~90%）及厌食（21%~92%）等症状[58]。症状的发生率的差异归因于诸多变量（如研究设计、患者人群、基础疾病、定义不一致以及护理提供地）。然而，即使在患者生命的最后一周，症状的发生率都会存在显著差异。因此，对患者症状频繁进行评估是非常必要的。吗啡、劳拉西泮、氟哌啶醇、丙氯拉嗪栓剂和抗胆碱能药物是临终关怀患者经常预定使用的药物。可缓解多种症状的药物（如吗啡用于缓解疼痛或呼吸困难，或氟哌啶醇用于缓解烦躁或恶心）尤其适合放置在"舒适套件"中。

吗啡（morphine）。每位临终关怀的癌症患者应配备短效阿片类药物，用于缓解呼吸困难和疼痛。虽然吗啡可引起呼吸抑制，但是低剂量的吗啡可通过多种机制有效控制呼吸困难：舒张血管，减小外周血管阻力，抑制压力感受器效应，降低脑干对二氧化碳的敏感度（阿片类药物引起呼吸抑制的主要机制）并减少由血液 PCO_2 水平升高引起的反射性血管收缩。阿片类药物还可减少与呼吸困难有关的焦虑，并可能直接作用于呼吸道的阿片受体（表 6-3）[59-64]。

尽管静脉给药是很方便的，但临终关怀患者通常没有建立静脉通道。因此，临终关怀患者主要口服给药，偶尔采用舌下、口腔黏膜、皮肤、直肠或皮下（如果必须输注）等给药途径。当患者在生命终末期失去吞咽能力时（或处于无法吞咽的状态），舌下给药或口腔黏膜给药是最有效的方法，尤其是亲脂性药物。吗啡是亲水性药物，虽然能通过黏膜吸收，但是当吗啡经喉咙流下后，主要的临床效应可能源自胃肠道吸收。

表 6-3

生命终末期呼吸困难的治疗

非药物疗法
缩唇呼吸
直立位
放松
冥想
使用风扇或打开窗户保证面部空气流通

药物疗法
全身性阿片类药物（短效）根据需要，每 1~2 小时，小剂量口服、舌下含服或注射给药
长效制剂可作为短效阿片类药物的常规补充药物
吸入用阿片类药物经雾化直接送入呼吸道，避免了首过效应，可以使用更小的剂量，理论上将嗜睡等副作用降到最低。但是，可能会引起局部组胺释放，导致支气管痉挛。应使用无防腐剂的无菌注射制品。由于应用了雾化器和无防腐剂的肠外制剂，使用更加繁琐，费用更加昂贵；证据未显示雾化的阿片药物优于生理盐水
药剂：吗啡 2.5mg~10mg 稀释于 2ml 生理盐水中；吗啡酮 0.25~1mg 稀释于 2ml 生理盐水中；芬太尼 25μg 稀释于 2ml 生理盐水中
基于呼吸困难的程度，通常每 2~4 小时给药 1 次
苯二氮䓬类药物缓解与呼吸困难相关的焦虑

临终关怀的初期阶段，浓度为 20mg/ml 的硫酸吗啡口服制剂，盛装在 30ml 的瓶中。此瓶吗啡可给药 60 次，每次给药剂量为 10mg，在该药物浓度下，每次仅需 0.5ml。羟考酮或氢吗啡酮，调整相对剂量后，必要时可替代吗啡。对于重度癌症疼痛，可从这些阿片类药物中选用一个，没有证据表明哪个药物比其他的更好[65]。

劳拉西泮（lorazepam）。短效苯二氮䓬类药物（如劳拉西泮，根据需求，每 4 小时 0.5mg）能有效治疗焦虑。在生命终末期的患者会遭受极度焦虑，特别是那些伴有呼吸困难症状的患者。必须注意老年人不可过度使用，因为这些药物可以增加跌倒的风险或适得其反，恶化谵妄或不安。

氟哌啶醇（haloperidol）。低剂量的氟哌啶醇（如 0.5~1mg）可有效治疗谵妄，烦躁不安或恶心、呕吐。

丙氯拉嗪当患者不能通过口服药物来控制恶心和呕吐时，丙氯拉嗪直肠栓剂往往是有效的。虽然有必要考虑恶心和呕吐的病因，但丙氯拉嗪总体说来是一个良好的初始药物。

抗胆碱药（anticholinergic agent）。伴随死亡临近，患者难以清除咽喉分泌物，因而发出一种被称之为"死亡呼噜声"的声音[66]。虽然此时患者常失去意识，但这种声音却让周围的人非常痛苦。抗胆碱能药物（如格隆溴氨、莨

菪碱、东莨菪碱、阿托品等）可用于减少咽喉分泌物。患者通过体位调整和轻柔抽吸可以去除已经存在的分泌物。这种治疗方法通常在患者弥留之际才进行；如果开始过早，患者可能出现支气管或肺部分泌物过于黏稠，心动过速，谵妄，口干或其他抗胆碱能副作用。然而，这些药物在患者弥留之际早期使用效果最佳[67]。格隆溴铵只有很小剂量可以透过血脑屏障，所以其片剂、注射制剂或口服溶液都是作为抗胆碱能药的不错选择。可将规格为 1mg 的片剂压碎后放于舌下，每 8 小时 1 次。莨菪碱有口服片、缓释片、舌下含片、口服液、口服混悬液以及注射液。莨菪碱的舌下含片和口服混悬液的给药剂量为 0.125~0.25mg，每 4 小时 1 次。东莨菪碱透皮贴剂起效较慢（使用 4 小时后才能在血液中检测到）[68]，此种情况下应用有限。1%阿托品滴眼液的口服或舌下含服给药方便。近段时间该药品短缺以及价格上涨使其成本效益降低。假设 20 滴药液的体积约等于 1ml，患者可根据需要口服或舌下含服 0.5~1mg（1~2 滴）阿托品滴眼液，每 4 小时 1 次。必须告知患者家属和护理人员此药这时候不是用于滴眼的。

> **案例 6-1，问题 4：**M. P. 的临终关怀护士从药店中购买硫酸吗啡口服制剂存在困难，也难以找到愿意接受传真处方的药店。为什么难以获得吗啡？护士又该如何处理这个问题？

使用阿片类药物缓解疼痛或其他症状存在诸多困难。患者和护理人员往往比较害怕阿片类药物，或者误认为这些药物具有成瘾性或加速死亡[69]。由于害怕被抢劫，担心药物监管机构调查，或在疼痛管理和姑息治疗中并不十分认可阿片类药物的药效等原因，药剂师在药店内没有配备阿片类药物，这也为阿片类药物的使用增加了障碍[70]。对临终关怀服务缺乏经验的药剂师，可能不了解向临终关怀患者提供管控药物的联邦法规。联邦法规和大多数州的法律，允许为临终关怀患者接收附表Ⅱ中管制药物的传真处方。根据美国联邦法规法典（21CFR1306.11）（g 段）："按照条例 1306.05，对于附表Ⅱ麻醉药品的规定，医护人员之间可以传递处方，或由医疗机构直接将处方传真给零售药房。此规定专为那些参加已被认证的临终关怀项目的患者而设定，其费用由医疗保险第ⅩⅧ条支付或由州政府认证的临终关怀项目支出。医护人员或医疗机构会在处方上注明该患者是临终关怀患者。按照此规定的目的（g 段），传真处方将被视为原始书面处方，并应依照 1304.04（h 段）规定保存。"[71]

临终关怀患者在家订购管制药物可能需要花费几个小时，有时甚至一整天。临终关怀机构在订购附表Ⅱ中的管制药物时，应该预见可能出现的困难。M. P. 的护士应花时间解决 M. P. 的护理人员和家人对这些药物存在的任何担忧（例如，这些药物对她的影响，以及对成瘾性和副作用等

方面的担忧），并预留充足的时间提前订购这些药物，便于症状发作时能及时得到控制。

案例 6-2

问题 1： G. G. ，40 岁，女性，转入临终关怀项目时卵巢癌Ⅳ期，并转移至骨盆、肝脏和肺部。在经受了数月的非特异性胃部不适和胃胀气后，被确诊。开腹手术中，明确诊断为卵巢癌Ⅲ期，接受了全腹式子宫切除术及双侧输卵管卵巢切除术和肿瘤细胞减灭术。随后接受了化疗和反复的肿瘤细胞减灭术。在过去 6 个月里，体重从 79kg 下降到 69kg（身高为 158cm）。主要症状表现为持续的恶心、便秘，以及严重的伴有灼烧感的腹部绞痛。疼痛评分等级为 8 级（范围为 0～10 级），且疼痛转移至腹股沟和腿部。其家人对于药物引起的嗜睡不太满意；他们认为其用药过度。她开始出现吞咽困难。否认过敏史。目前的用药情况如下：芬太尼透皮贴剂 75μg/h，每 72 小时更换 1 次；硫酸吗啡缓释胶囊 50mg，每日 3 次（通常每日给药 1 次）；多库酯钠，250mg，每日 1 次；兰索拉唑，30mg，每日 1 次；如果需要控制恶心和焦虑，给予劳拉西泮 0.5mg，每 4 小时 1 次。对于她的疼痛管理方案，最准确的评价是什么？

G. G. 目前正在使用两种长效的阿片类药物（即芬太尼透皮贴剂和吗啡缓释制剂），但仍无法减轻她的疼痛，这可能是神经性疼痛（灼烧和绞榨感）。据估计，高达 39% 的癌症疼痛患者有神经性疼痛[72-74]。这可能是由于神经周围的肿瘤生长，术后神经损伤，化疗引起的神经病变或放射治疗后引起的。单独使用阿片类药物可能疗效有限，或需要高于通常的剂量[72]。联合应用辅助镇痛药如抗抑郁药，抗惊厥药和局部麻醉药在治疗神经病变中起重要作用（见第 55 章）。

两种长效镇痛药物制剂是重复使用的，应该替换为一种阿片类药物。由于美沙酮具有对抗神经性疼痛的活性，是一种更好的长效制剂（见第 55 章），并且可以减少 G. G. 的用药种类。美沙酮影响 5-羟色胺和去甲肾上腺素的再摄取，并阻断 NMDA 受体[75]。然而，研究显示美沙酮不优于其他阿片类药物[76]。对于 G. G. 而言，美沙酮的优点包括长半衰期，高生物利用度，在黏膜上的易于吸收，活性代谢物较少以及成本更低。美沙酮液体制剂是长效的镇痛药物，当患者濒临死亡失去吞咽能力时，较为有用。使用美沙酮的缺点是其长期和可变的消除半衰期，药物相互作用，QTc 间期的延长，以及与其他阿片类药物的等效剂量的可变性。美沙酮给药很复杂，应该由经验丰富的临床医生进行处方[76-77]。

当使用美沙酮替换芬太尼和吗啡时，应考虑以下几个方面：(a) 患者遵循处方指导的依从性意愿和能力；(b) 使用适当的转换公式；(c) 将芬太尼的透皮制剂转化为阿片类口服药物；(d) 备用阿片类药物应对爆痛。

由于美沙酮的消除半衰期长且可变，一般每 4～6 天调整一次美沙酮的剂量，患者须能够且愿意遵循其使用指导。美沙酮处方信息应该用于换算剂量，一般的经验法则是，美沙酮初始剂量不应超过 30mg（表 6-4）[78-79]。

新的安全性指南建议在使用美沙酮之前和期间进行心电监护[80]，绝症患者应该平衡预期寿命和护理目标。对于电解质异常（低钾血症或低镁血症）、肝功能受损、心脏病、长 QT 综合征或使用其他 QTc 延长药物（如胺碘酮、阿奇霉素、西酞普兰、氟康唑、氟哌啶醇、恩丹西酮）的患者应谨慎使用[81]。

换算完成后，再根据患者的年龄，以前使用的阿片类药物和目前的临床状态来调整所计算出的给药剂量，给药间隔时间设定为 12、8 和 6 小时。基于每一位患者的需求制定临床决策对于个体化治疗非常重要。

在为 G. G. 进行美沙酮剂量换算之前，使用芬太尼透皮贴剂的患者，需慎重考虑该药的吸收情况[82]。芬太尼的透皮吸收系统通过皮肤层吸收并沉积在皮下脂肪中，然后进入体循环。对于消瘦的恶病质患者，芬太尼透皮贴剂并不一定有效。在这种情况下，剂量换算不应包括芬太尼。在启动美沙酮的初始剂量时，应该去除该贴片，如果需要，可以使用治疗突发性疼痛的药物来替代。对于使用多张贴片的患者，每 3 天可减少一张。尽管 G. G. 体重下降了（身高 158cm，体重 69kg），但她不是恶病质，在将她目前的阿片类药物剂量换算为美沙酮剂量时，应包括芬太尼。她的吗啡缓释制剂（50mg，每日三次）相当于每天口服 150mg 吗啡。她的芬太尼透皮贴剂，75μg/h，相当于每天口服约 150mg 吗啡。她每天服用的吗啡总量为 150mg 加 150mg，或 300mg。按 1：5～1：10 的转化率（10%～20%）将吗啡等效转换为美沙酮，计算后的美沙酮口服剂量应为 30～60mg/d。

表 6-4

口服吗啡剂量与口服美沙酮需求的换算[78,79]

每日口服吗啡的总基础剂量（如吗啡的等效剂量）	估算的美沙酮的每日口服剂量需求（占吗啡的每日总剂量的百分数 %）
<100mg	20%～30%
100～300mg	10%～20%
300～600mg	8%～12%
600～1 000mg	5%～10%
>1 000mg	<5%

虽然 G. G 相对比较年轻，使用阿片类药物已有一段时间后，仍伴有剧烈疼痛（评分为 8 级），但是按照 20mg/次，每 8 小时一次（即 60mg/d）的剂量给予美沙酮，可能是超量的。她按照 15mg/次，每 8 小时一次（45mg/d）的剂量服用美沙酮，并根据她的临床反应，如有需要，可增加剂量。在接下来的几天内，这种较小的初始剂量更能使她适应吗啡和芬太尼的一些不完全交叉耐药，以及残留在她体内的芬太尼。大剂量服用阿片类药物的患者，转换需要在一段时间内完成（例如，每隔 3 天将以前每日剂量的三分之一进行转换）。这种阿片类药物的转换方法特别适合于使用多个透皮贴剂的瘦弱的恶病质患者。G. G. 进行美沙酮转换后的头几天，临床医生应该经常和她联系。给予首次剂量后，医生应每 2～4 小时电话联系一次患者，以评估疗效和毒性反应（主要为嗜睡、意识模糊，或恶心）。如果疼痛减轻的

效果不能覆盖整个给药间隔期,可进行剂量调整,G.G. 也可根据指导服用额外剂量的美沙酮。

换药为美沙酮对于临终关怀而言是很划算的做法。长效阿片类药物的门诊处方价格并不合理,且显著增加临终关怀成本。谨慎使用美沙酮即可改善全身疼痛管理,又能控制成本。当美沙酮不再适合使用时,普通吗啡缓释制剂是一种很好的备选方案。对于不能服用口服药物或有明显的依从性问题的患者,应保留芬太尼透皮制剂。羟考酮缓释制剂只适用于不能耐受吗啡,有明显肾损害,或有其他禁忌证的患者。转换为美沙酮后,G.G. 的阿片类药物的日常费用将大幅度减少,同时还能为她提供适当而有效的疼痛管理。

G.G. 还需要一种针对爆发痛的备用止痛药。一些医务人员使用小剂量的美沙酮,2.5mg 或 5mg,每 3 小时一次。在护士熟悉美沙酮使用的监督良好的机构中(如住院),这是一个不错的选择。但是,如果看护人员将美沙酮视为吗啡(常常用于突发性疼痛)一样来使用,就存在过度用药的风险。这可能会带来灾难性的后果,特别是年老体弱的患者。因为 G.G. 没有住院治疗,且过去对吗啡的耐受性良好,为了满足突发性疼痛的需要,可以给予浓度为 20mg/ml 的吗啡,30mg 或 1.5ml,每 2 小时一次。

G.G. 也应该开始肠道治疗,仅使用大便软化剂是不够的。护士应进行直肠检查以确定直肠穹窿是否存在粪便。如果需要可以给予灌肠剂或栓剂,然后可以常规服用番泻叶或 PEG。

积极的症状管理和姑息镇静

案例 6-3

问题 1: D.V.,35 岁,男性。胃癌,转移至食管和主动脉区域,住院治疗。10 个月前确诊,虽然接受了多个疗程的化疗(最近为伊立替康和西妥昔单抗),病情仍然有所恶化。经外周置入双腔中心静脉导管。自确诊后,其体重下降了 30kg,现在 68kg,身高 183cm,伴有腹痛,剧烈恶心、呕吐、顽固性便秘以及全身不适等症状。D.V. 形容他的疼痛程度为 7 分(总共 10 分),胃部如刀扎般火痛。他每 24 小时使用 50~75 次弹丸式注射剂量的患者自控镇痛泵(patient-controlled analgesia,PCA)。没有其他医疗问题。D.V. 和其妻子已经同意停止化疗,不想回到医院而转入了临终关怀。其自述有吗啡、昂丹司琼、苯海拉明过敏反应史,尽管这些过敏史都没有记录在案。他目前正在接受的药物治疗有:静脉滴注氢吗啡酮,2mg/h;PCA,每 5 分钟给药 1mg;如果疼痛需要,口服氢吗啡酮 4mg,每 4 小时 1 次;芬太尼透皮贴剂,275μg/h,每 3 天更换 1 次;口服氯胺酮 20mg,每 3 小时 1 次;口服番泻叶 2 片,每日 2 次;口服多库酯钠 250mg,每日 2 次;聚乙二醇 3350,17g,每日 1 次;如果需要改善便秘,服用乳果糖 15ml;如果需要控制恶心或呕吐,口服劳拉西泮 2mg,4 小时 1 次;口服甲氧氯普胺 10mg,每 6 小时 1 次,治疗恶心或呕吐;静脉注射异丙嗪 25mg,每 4 小时 1 次,治疗恶心或呕吐;巴氯芬 10mg,每 8 小时 1 次,治疗打嗝;泮托拉唑 40mg,每日 1 次。你怎样评估他的治疗方案?

对于在家的患者,D.V. 的药物方案不需要如此复杂。重新核查每一个问题后,就可能进行简化。他在使用多种阿片类药物且过度使用 PCA 泵的情况下,并没有很好地管理他的疼痛,以致他的疼痛强度仍然有 7 分(范围为 0~10 分)。一旦开始 PCA 注射给药,就没有必要继续使用其他长效阿片类药物(如芬太尼透皮贴剂)或其他用于缓解突发疼痛的口服制剂。PCA 的使用剂量应为突发性疼痛的缓解剂量,应单独使用该方法后评定疼痛的缓解。一旦疼痛得到控制,如果患者能够吞咽,就可以考虑长效口服制剂。否则,将造成混乱。应该详细询问有阿片类药物过敏史的患者,让其描述所谓的变态反应的确切表现。阿片类药物导致的真正的变态反应非常罕见,患者往往将副作用误认为是变态反应,或是经历过阿片类药物释放组胺所产生的效应。氢吗啡酮,尤其是氢吗啡酮注射剂,比吗啡昂贵许多,且疗效不如吗啡,最好保留给真正对吗啡过敏的患者使用。

虽然 D.V. 在医院里每 3 小时使用一次氯胺酮,但在家庭环境中想继续保持这种方式是不太现实的。由于 D.V. 需经常给药,因此他和他的妻子可能更愿意停用该药,而用另一种药物进行替代。

D.V. 目前使用同一治疗类别的多种药物治疗便秘。更为谨慎的做法是大剂量使用同一药物,而不是按照低于最大推荐剂量的剂量同时使用两种药物。D.V. 可以使用更高的剂量番泻叶(最多 4 片/次,每日 2 次),然后,如果需要,可使用聚乙二醇 3350。

D.V. 也服用多种药物来控制他的恶心和呕吐。异丙嗪主要阻断组胺受体,如果眩晕是他恶心和呕吐的部分原因,可继续使用。注射用的盐酸异丙嗪可以转换为在家中使用栓剂。当患者或护理人员拒绝使用栓剂时,昂丹司琼可能是一个很好的选择。他曾经也服用劳拉西泮缓解恶心和呕吐;然而,苯二氮䓬类药物并不是有效的止吐药。它们主要用于控制与恶心和呕吐相关的焦虑,尤其是适用于化疗过程中常见的可预期的恶心和呕吐。如果体格检查发现肠鸣音减弱,甲氧氯普胺可能对控制 D.V. 的恶心和呕吐有效。它同样可以有效治疗呃逆,是否需要巴氯芬还需要再次评估。

案例 6-3,问题 2:
在回家几天后,D.V. 问他的临终关怀护士:"你就不能给我一些东西来结束这一切吗?"他睡眠一直不好,厌倦服用这么多药物,并希望减轻自己强加给妻子的重担。

无论在姑息治疗中尽多大的努力,疾病终末期患者仍然会持续遭受痛苦。因此,为了结束痛苦,医务人员会不断面对患者要求结束其生命的请求。虽然存在争议,但大多数临床医生从道德上和法律上都明显不赞成这种做法[83-92]。尽管很多临床医生可以想象安乐死是可被接受的,但很少有人愿意主动参与结束患者的生命[93,94]。

少数患者经过深思熟虑后希望使用药物诱导镇静来减轻痛苦[95-102]。通过增加阿片类药物的剂量达到预期的镇静效果是不可取的。苯二氮䓬类、苯巴比妥类以及异丙酚等药物联合使用能成功诱导患者处于镇静状态。阿片类药物可持续控制疼痛并防止戒断综合征发生。

临终关怀护士可静脉滴注劳拉西泮诱导姑息性镇静，滴速为 1mg/h，如需要达到预期疗效，可以逐步增加剂量[88]。如果单独用咪达唑仑达不到预期镇静效果，可以在家中加用复方苯巴比妥栓剂。虽然姑息性镇静可能缩短寿命，平息生命终末期躁动的需求可为这类风险开脱，但只有在对其他姑息治疗方法均无效的严重情况下，姑息性镇静才是最后的办法，并且需同患者、其家人和其他临床团队成员就临床和伦理问题进行深入讨论后才能实施。

> **案例 6-3，问题 3：** 反复增加氢吗啡酮的注射剂量（其目前剂量为 25mg/h）对 D. V. 的疼痛管理几乎不起作用，且其在 24 小时内连续使用多达 120 次 PCA，这反映了他承受着持续性的疼痛。他自述疼痛等级为 8 分（最高 10 分）。在考虑姑息性镇静以前，D. V. 还可采用什么治疗措施？

在考虑姑息镇静之前，应彻底评估患者失眠、抑郁、疼痛等症状的程度。寻找失眠的原因，并进行治疗。想要进行姑息镇静的原因往往是疼痛管理效果不佳。多达 10%～20% 的癌症患者的疼痛使用标准全身镇痛药可能效果不佳[103]。介入技术，包括鞘注阿片类药物和/或局部麻醉药的使用可能是有用的，但可能不适用于在家中的患者[104,105]。对于 D. V. 而言，按 0.5～1mg/（kg·h）的剂量静脉或皮下给予利多卡因，有助于严重神经性疼痛的处理[106-110]。利多卡因通过阻断钠通道而中断疼痛的传输（见第 55 章）。

D. V. 静脉注射利多卡因的初始剂量为 1mg/（kg·h）。由于利多卡因的半衰期短，不能给予弹丸式注射。经过一整晚，他弹丸式使用氢吗啡酮的次数减为 1 次。现在，他说他的疼痛程度为 1 分（总分 10 分），并且睡了一整晚，这还是这几个月来的第一次。在接下来的两天，氢吗啡酮的基础剂量逐渐减少至 5mg/h。他没有任何利多卡因中毒症状，如口周麻木、金属味或嗜睡。在接下来的两周，D. V. 继续使用利多卡因，而再没有使用氢吗啡酮，直至他在家里在他家人陪伴中去世。

（徐斑、叶晓莉 译，尹茜、魏薇 校，蒋学华 审）

参考文献

1. Lamers WM Jr. Defining hospice and palliative care: some further thoughts. *J Pain Palliat Care Pharmacother*. 2002;16:65.
2. Ryndes T, Von Gunten CF. The development of palliative medicine in the USA. In: Bruera E, Higginson I, Ripamonti C, eds. *Textbook of Palliative Medicine*. New York, NY: Oxford University Press; 2006:29.
3. World Health Organization. WHO Definition of Palliative Care. http://www.who.int/cancer/palliative/definition/en. Accessed March 27, 2011.
4. National Consensus Project for Quality Palliative Care. *Clinical Practice Guidelines for Quality Palliative Care*. 3rd ed; 2009. http://www.national consensusproject.org/NCP_Clinical_Practice_Guidelines_3rd_Edition .pdf. Accessed August 29, 2015.
5. American Board of Medical Specialties. Specialties and Subspecialties. http://

6. www.abms.org/member-boards/specialty-subspecialty-certificates/. Accessed August 29, 2015.
6. The Joint Commission. Advanced Certification for Palliative Care Programs. http://www.jointcommission.org/certification/palliative_care.aspx. Accessed August 29, 2015.
7. National Hospice and Palliative Care Organization (NHPCO). 2014 Edition NHPCO Facts and Figures: Hospice Care in America. http://www.nhpco .org/sites/default/files/public/Statistics_Research/2014_Facts_Figures .pdf. Accessed July 26, 2015.
8. Center Deaths, percent of total deaths, and death rates for the 15 leading causes of death: United States and each State, 2013. http://www.cdc.gov /nchs/data/dvs/LCWK9_2013.pdf. Accessed August 29, 2015.
9. Brinbaum HG, Kidder D. What does hospice cost? *Am J Pub Health*. 1984;74:689.
10. Friebert S, Williams C. NHPCO Facts and Figures: Pediatric Palliative and Hospice Care in America. National Hospice and Palliative Care Organization; 2015. http://www.nhpco.org/sites/default/files/public/quality /Pediatric_Facts-Figures.pdf. Accessed August 29, 2015.
11. Carroll JM et al. Issues related to providing quality pediatric care in the community. *Pediatr Clin North Am*. 2007;54:813.
12. National Hospice and Palliative Care Organization (NHPCO). Pediatric Concurrent Care; 2012. http://www.nhpco.org/sites/default/files/public /ChiPPS/Continuum_Briefing.pdf. Accessed August 29, 2015.
13. Electronic Code of Federal Regulations. Title 42–Public Health, Part 418—Hospice Care. http://www.ecfr.gov/cgi-bin/text-idx?rgn=-div5;node=42%3A3.0.1.1.5. Updated July 23, 2015. Accessed July 26, 2015.
14. National Hospice and Palliative Care Organization (NHPCO). NHPCO Facts and Figures 2005 Findings. http://www.allhealth.org/briefingmaterials/ NHPCO-NHPCOsFactsandFigures-2005Findings-760.pdf. Accessed September 7, 2015.
15. Centers for Medicare and Medicaid Services, Department of Health and Human Services. Medicare Program; FY 2016 Hospice Wage Index and Payment Rate Update and Hospice Quality Reporting Requirements; Final Rule (Codified at 42 CFR §418). *Fed Regist*. 2015;80:47142–47207. http:// www.gpo.gov/fdsys/pkg/FR-2015-08-06/pdf/2015-19033.pdf. Accessed August 30, 2015.
16. Centers for Medicare and Medicaid Services, Department of Health and Human Services. Final FY2016 Wage Index. https://www.cms.gov/Medicare /Medicare-Fee-for-Service-Payment/Hospice/Hospice-Regulations-and-Notices-Items/CMS-1629-F.html. Accessed August 30, 2015.
17. Centers for Medicare and Medicaid Services, Department of Health and Human Services. Update to Hospice Payment Rates, Hospice Cap, Hospice Wage Index, and the Hospice Pricer for FY 2011 (Transmittal 2004, Change Request 7077); 2010. https://www.cms.gov/transmittals/downloads/ R2004CP.pdf. Accessed September 7, 2015.
18. Medpac—Medicare Payment Advisory Council. *Report to the Congress: Medicare Payment Policy*. Washington, DC: Medpac—Medicare Payment Advisory Council; 2015;chap 12:285–312. http://www.medpac.gov/documents/reports /mar2015_entirereport_revised.pdf?sfvrsn=0. Accessed August 30, 2015.
19. The Express Scripts Lab. The 2014 Drug Trend Report. http://lab .express-scripts.com/drug-trend-report/
20. Centers for Medicare and Medicaid Services, Department of Health and Human Services. Announcement of Calendar Year (CY) 2014 Medicare Advantage Capitation Rates and Medicare Advantage and Part D Payment Policies and Final Call Letter; 2013:134–137. www.cms.gov/Medicare/ Health-Plans/MedicareAdvtgSpecRateStats/Downloads/Announcement 2014.pdf. Accessed August 30, 2015.
21. Centers for Medicare and Medicaid Services, Department of Health and Human Services. Part D Payment for Drugs for Beneficiaries Enrolled in Hospice—Final 2014 Guidance; 2014. https://www.cms.gov/medicare /medicare-fee-for-service-payment/hospice/downloads/part-d-payment-hospice-final-2014-guidance.pdf. Accessed August 30, 2015.
22. Centers for Medicare and Medicaid Services, Department of Health and Human Services. Part D Payment for Drugs for Beneficiaries Enrolled in Medicare Hospice; 2014. https://www.cms.gov/Medicare/Medicare-Fee-for-Service-Payment/Hospice/Downloads/2014-PartD-Hospice-Guidance-Revised-Memo.pdf. Accessed August 30, 2015.
23. Lucas C et al. Contribution of a liaison clinical pharmacist to an inpatient palliative care unit. *Palliat Med*. 1997;11:209.
24. American Society of Health-System Pharmacists. ASHP statement on the pharmacist's role in hospice and palliative care. *Am J Health Syst Pharm*. 2002;59:1770.
25. Snapp J et al. Creating a hospice pharmacy and therapeutics committee. *Am J Hosp Palliat Care*. 2002;19:129.
26. Lycan J et al. Improving efficacy, efficiency and economics of hospice individualized drug therapy. *Am J Hosp Palliat Care*. 2002;19:135.

27. Varga J. A prescription for drug cost savings. *Am J Hosp Palliat Care.* 2002;19:153.

28. Lee J, McPherson MF. Outcomes of recommendations by hospice pharmacists. *Am J Health Syst Pharm.* 2006;63:2235.

29. Hill RR. Clinical pharmacy services in a home-based palliative care program. *Am J Health Syst Pharm.* 2007;64:806.

30. Atayee RS et al. Development of an ambulatory palliative care pharmacist practice. *J Palliat Med.* 2008;11:1077.

31. Suhrie EM et al. Impact of a geriatric nursing home palliative care service on unnecessary medication prescribing. *Am J Geriatr Pharmacother.* 2009;7:20.

32. Kemp LO et al. Medication reconciliation in hospice: a pilot study. *Am J Hosp Palliat Care.* 2009;26:193.

33. Martin CM. Exploring new opportunities in hospice pharmacy. *Consult Pharm.* 2009;24:114.

34. Walker KA et al. Fifty reasons to love your palliative care pharmacist. *Am J Hosp Palliat Care.* 2010;27:511.

35. Herndon CM, Lynch JC. A mock "on-call" experience for pharmacy students in a pain and palliative care elective. *J Pain Palliat Care Pharmacother.* 2010;24:387.

36. Wilson S et al. Impact of pharmacist intervention on clinical outcomes in the palliative care setting. *Am J Hosp Palliat Care.* 2011;28(5):316–320.

37. O'Connor M et al. The palliative care interdisciplinary team: where is the community pharmacist? *J Palliat Med.* 2011;14:7.

38. Centers for Medicare & Medicaid Services. Local Coverage Determination (LCD): Hospice-Determining Terminal Status (L25678). https://www.cms.gov/medicare-coverage-database/indexes/lcd-state-index.aspx?s=6&DocType=Active&bc=AggAAAAAAAAAAA%3d%3d&#ResultsAnchor. Accessed August, 31, 2015.

39. Victoria Hospice Society. *Palliative Performance Scale (PPSv2), Version 2. Medical Care of the Dying.* 4th ed. Victoria, British Columbia, Canada: Victoria Hospice Society; 2006:120. http://www.victoriahospice.org/health-professionals/clinical-tools. Accessed April 13, 2016.

40. McMillan SC. Presence and severity of constipation in hospice patients with advanced cancer. *Am J Hosp Palliat Care.* 2002;19:426.

41. Mavity L. Constipation near the end of life. *J Palliat Med.* 2006;9:1502.

42. Librach SL et al. Consensus recommendations for the management of constipation in patients with advanced, progressive illness. *J Pain Symptom Manage.* 2010;40:761–773.

43. Relistor (methylnaltrexone bromide) [Prescribing information]. Philadelphia, PA: Wyeth Pharmaceuticals. http://labeling.pfizer.com/showlabeling.aspx?id=499. Accessed September 6, 2015.

44. Rauck RL. Treatment of opioid-induced constipation: focus on the peripheral mu-opioid receptor antagonist methylnaltrexone. *Drugs.* 2013;73:1297–1306.

45. Candy B et al. Laxatives or methylnaltrexone for the management of constipation in palliative care patients. *Cochrane Database Syst Rev.* 2011;(1):CD003448.

46. Licup N, Baumrucker SJ. Methylnaltrexone: treatment for opioid-induced constipation. *Am J Hosp Palliat Med.* 2011;28:59.

47. RedBook Online [database online]. Greenwood Village, CO: Truven Health Analytics, Inc. Updated periodically. Accessed September 6, 2015.

48. Del Fabbro E et al. Symptom control in palliative care—part II: cachexia/anorexia and fatigue. *J Palliat Med.* 2006;9:409.

49. Berenstein EG, Ortiz Z. Megestrol acetate for treatment of anorexia-cachexia syndrome. *Cochrane Database Syst Rev.* 2005;(2):CD004310.

50. Megace (megestrol acetate) [Prescribing information]. Princeton, NJ: ER Bristol-Meyers Squibb. http://dailymed.nlm.nih.gov/dailymed/drugInfo.cfm?setid=65b28775-ee59-88cf-e4d8-372c6c79ad14. Accessed September 7, 2015.

51. Morrison LJ, Solomon L. Dementia medications in palliative care #174. *J Palliat Med.* 2008;11:634.

52. Memantine for Alzheimer's disease. *Med Lett Drugs Ther.* 2003;45:73.

53. Buckley JS, Salpeter, SR. A risk-benefit assessment of dementia medications: systematic review of the evidence. *Drugs Aging.* 2015;32:453–467.

54. Perkins P, Dorman S. Haloperidol for the treatment of nausea and vomiting in palliative care patients. *Cochrane Database Syst Rev.* 2009;(2):CD006271.

55. Qaseem A et al. Evidence-based interventions to improve the palliative care of pain, dyspnea, and depression at the end of life: a clinical practice guideline from the American College of Physicians. *Ann Intern Med.* 2008;148:141.

56. Vignaroli E, Bruera E. Multidimensional assessment in palliative care. In: Bruera E, Higginson I, von Gunten CF, et al, eds. *Textbook of Palliative Medicine.* New York, NY: Oxford University Press; 2006:322.

57. Conill C et al. Symptom prevalence in the last week of life. *J Pain Symptom Manage.* 1997;14:328.

58. Solano JP et al. A comparison of symptom prevalence in far advanced cancer, AIDS, heart disease, chronic obstructive pulmonary disease and renal disease. *J Pain Symptom Manage.* 2006;31:58.

59. Jennings AL et al. Opioids for the palliation of breathlessness and terminal illness. *Cochrane Database Syst Rev.* 2001;(4):CD002066.

60. Gutstein HB, Akil H. Opioid analgesics. In: Brunton LL, Lazo JS, Parker KL, et al, eds. *Goodman & Gilman's: The Pharmacological Basis of Therapeutics.* 11th ed. New York, NY: McGraw-Hill; 2006:547.

61. Zebraski SE et al. Lung opioid receptors: pharmacology and possible target for nebulized morphine in dyspnea. *Life Sci.* 2000;66:2221.

62. Ferraresi V. Inhaled opioids for the treatment of dyspnea. *Am J Health Syst Pharm.* 2005;62:319.

63. Bausewein C et al. Non-pharmacological interventions for breathlessness in advanced stages of malignant and non-malignant diseases. *Cochrane Database Syst Rev.* 2008;(2):CD005623.

64. Smallwood N et al. Management of refractory breathlessness with morphine in patients with chronic obstructive pulmonary disease. *Intern Med J.* 2015;45:898–904.

65. Caraceni A et al. Is morphine still the first choice opioid for moderate to severe cancer pain? a systematic review within the European palliative care research collaborative guidelines project. *Palliat Med.* 2010;25:402–409.

66. Bickel K, Arnold R. *Fast Facts and Concepts #109. Death Rattle and Oral Secretions.* 3rd ed; 2008:109. http://www.mypcnow.org/#!blank/wz9l3. Accessed April 13, 2016.

67. Mercadante S. Death rattle: critical review and research agenda. *Support Care Cancer.* 2014;22:571–575.

68. Transderm Scop (scopolamine) [Prescribing information]. Parsippany, NJ: Novartis Consumer Health; 2014. http://dailymed.nlm.nih.gov/dailymed/drugInfo.cfm?setid=4d705c57-fa98-46e0-97f3-38e1b0ada76b. Accessed September 6, 2015.

69. Portenoy RK et al. Opioid use and survival at the end of life: a survey of a hospice population. *J Pain Symptom Manage.* 2006;32:532.

70. Joranson DE, Gilson AM. Pharmacists' knowledge of and attitudes toward opioid pain medications in relation to federal and state policies. *J Am Pharm Assoc (Wash).* 2001;41:213.

71. U.S. Food and Drug Administration. Code of Federal Regulations Title 21. 21 CFR 1306.11(g). http://www.accessdata.fda.gov/scripts/cdrh/cfdocs/cfcfr/CFRSearch.cfm?fr=1306.11. Accessed September 6, 2015.

72. Vadalouca A et al. Pharmacological treatment of neuropathic cancer pain: a comprehensive review of the current literature. *Pain Pract.* 2012;12:219–251.

73. Piano V et al. Treatment for neuropathic pain in patients with cancer: comparative analysis of recommendations in national clinical practice guidelines from European countries. *Pain Pract.* 2014;1:1–7.

74. Mennett MI et al. Prevalence and aetiology of neuropathic pain in cancer patients: a systematic review. *Pain.* 2012;153:359–365.

75. Weissman DE. Fast Facts and Concepts #171. Methadone for neuropathic pain; 2006:171. http://www.mypcnow.org/#!blank/ari0c. Accessed April 13, 2016.

76. Cherny N. Is oral methadone better than placebo or other oral/transdermal opioids in the management of pain? *Palliat Med.* 2011;25:488–493.

77. Good P et al. Therapeutic challenges in cancer pain management: a systematic review of methadone. *J Pain Palliat Care Pharmacother.* 2014;28:197–206.

78. Methadone hydrochloride (methadone hydrochloride tablets) [Prescribing information]. Montvale, NJ: Ascend Laboratories, LLC; 2015. http://dailymed.nlm.nih.gov/dailymed/drugInfo.cfm?setid=aa8e14c1-fbfd-4e4d-b59e-2d4ae1ca815f. Accessed September 9, 2015.

79. Bruera E, Sweeney C. Methadone use in cancer patients with pain: a review. *J Palliat Med.* 2002;5:127.

80. Chou R et al. Methadone safety: a clinical practice guideline from the American pain society and college on problems of drug dependence, in collaboration with the heart rhythm society. *J Pain.* 2014;15:321–337.

81. Drug-induced prolongation of the QT interval and torsades de pointes. Lexi-Comp Online [database online]. Hudson, OH: Lexi-Comp, Inc. Updated January 11, 2013. Accessed September 7, 2015.

82. Duragesic (fentanyl transdermal system) [Prescribing information]. Titusville, NJ: Janssen Pharmaceuticals, Inc; 2014. http://www.duragesic.com/sites/default/files/pdf/duragesic_0.pdf. Accessed September 7, 2015.

83. Cato MA et al. Perspective on ASHP's assisted-suicide policy. *Am J Health Syst Pharm.* 1999;56:1672.

84. ASHP statement on pharmacist decision making on assisted suicide. *Am J Health Syst Pharm.* 1999;56:1661.

85. Stein GC. Assisted suicide: an issue for pharmacists. *Am J Health Syst Pharm.* 1998;55:539.

86. Dixon KM, Kier KL. Longing for mercy, requesting death: pharmaceutical care and pharmaceutically assisted death. *Am J Health Syst Pharm.* 1998;55:578.

87. Hamerly JP. Views on assisted suicide. Perspectives of the AMA and the NHO. *Am J Health Syst Pharm.* 1998;55:543.

88. Coombs Lee B. Views on assisted suicide. The aid-in-dying perspective. *Am J Health Syst Pharm.* 1998;55:547.

89. Vaux KL. Views on assisted suicide. An ethicist's perspective [published

correction appears in Am J Health Syst Pharm. 1998;55:1416]. *Am J Health Syst Pharm*. 1998;55:551.

90. Veatch RM. The pharmacist and assisted suicide. *Am J Health Syst Pharm*. 1999;56:260.

91. Evans, EW. Conscientious objection: a pharmacist's right or professional negligence? *Am J Health Syst Pharm*. 2007;64:139–141.

92. Oakman BN et al. Death with dignity; the developing debate among health care professionals. *Consult Pharm*. 2015;30:352–355.

93. Fass J, Fass A. Physician-assisted suicide: ongoing challenges for pharmacists. *Am J Health Syst Pharm*. 2011;68:846.

94. Rupp MT, Isenhower HL. Pharmacists' attitudes toward physician-assisted suicide. *Am J Health Syst Pharm*. 1994;51:69.

95. Kirk TW et al. National Hospice and Palliative Care Organization (NHPCO) position statement and commentary on the use of palliative sedation in imminently dying terminally 3 ill patients. *J Pain Symptom Manage*. 2010;39:914.

96. de Graeff A, Dean M. Palliative sedation therapy in the last weeks of life: a literature review and recommendations for standards. *J Palliat Med*. 2007;10:67.

97. Ghafoor VL, Silus LS. Developing policy, standard orders, and quality-assurance monitoring for palliative sedation therapy. *Am J Health Syst Pharm*. 2011;68:523.

98. Rady MY, Verheijde JL. Continuous deep sedation until death: palliation or physician-assisted death? *Am J Hosp Palliat Care*. 2010;27:205.

99. Hahn MP. Review of palliative sedation and its distinction from euthanasia and lethal injection. *J Pain Palliat Pharm*. 2012;26:30–39.

100. Quill TE et al. Last-resort options for palliative sedation. *Ann Intern Med*. 2009;151:421–424.

101. Salacz M, Weissman DE. Fast Facts and Concepts #106. Controlled Sedation for Refractory Suffering—Part I; 2004:106. http://www.mypcnow.org/#!blank/t0d2x. Accessed April 13, 2016.

102. Salacz M, Weissman DE. Fast Facts and Concepts #107. Controlled Sedation for Refractory Suffering—Part II; 2004:107. http://www.mypcnow.org/#!blank/m3r0z. Accessed April 13, 2016.

103. Afsharimani B et al. Pharmacological options for the management of refractory cancer pain—what is the evidence? *Support Care Cancer*. 2015;23:1473–1481.

104. Mercadante S. Managing difficult pain conditions in the cancer patient. *Curr Pain Headache Rep*. 2014;18:395–401.

105. Vissers KC et al. Pain in patients with cancer. *Pain Pract*. 2011;11:453–475.

106. McCleane G. Intravenous lidocaine: an outdated or underutilized treatment for pain? *J Palliat Med*. 2007;10:798.

107. Ferrante FM et al. The analgesic response to intravenous lidocaine in the treatment of neuropathic pain. *Anesth Analg*. 1996;82:91.

108. Bruera E et al. A randomized double-blind crossover trial of intravenous lidocaine in the treatment of neuropathic cancer pain. *J Pain Symptom Manage*. 1992;7:138.

109. Ferrini R, Paice JA. How to initiate and monitor infusional lidocaine for severe and/or neuropathic pain. *J Support Oncol*. 2004;2:90. www.supportiveoncology.net/journal/artides/0201090.pdf. Accessed January 13, 2008.

110. Thomas J. Fast Facts and Concepts #180. Parenteral Lidocaine for Neuropathic Pain; 2007:180. http://www.mypcnow.org/#!blank/se824. Accessed April 13, 2016.

第7章　职业教育与实践

William W. McCloskey，Edith Claros，Carol Eliadi，and Beth Buyea

核心原则

		章节案例
1	跨专业教育合作组织（Interprofessional Education Collaboration，IPEC）的专家小组成员编写了一份报告，强调了跨专业教育（interprofessional education，IPE）的4项核心能力：①跨专业实践价值观和道德规范；②职责和责任；③跨专业沟通；④团队和团队合作。	案例7-1（问题1）
2	IPEC认为沟通是一项关键能力，但可能会受到医务人员间的人口统计学差异和职业差异所带来的负面影响。为了解决这个问题，IPEC报告鼓励所有团队成员在遇到与患者有关的问题时以尊重的方式进行交流。	案例7-2（问题1）
3	虽然人们应该了解IPE是什么，但明确哪些内容不属于IPE也很重要。由其他专业人员指导进行的高级药学实践（Advanced Pharmacy Practice Experience，APPE）轮转经历，不包括分担患者护理责任，不属于IPE范畴。	案例7-3（问题1）
4	早期接触IPE可提高学生对其专业价值的信心，鼓励他们尊重其他专业的贡献，并更好地使他们做好为患者提供帮助的准备。这些早期经历也增加了与其他专业合作的吸引力，减少对其他专业的任何刻板印象，并加强沟通技巧。	案例7-4（问题1）
5	IPE模式的要素之一是理解不同专业在处理病人的方案上可能有所不同。医疗团队意味着所有团队成员均需对患者护理负责任，不应由任何一个专业主导。	案例7-5（问题1）
6	IPE模式可以放在任何环境中，如教室、实验室和患者护理机构，这一点非常重要。无论在何种环境下，IPE相关活动都应代表"真实世界"的体验。	案例7-6（问题1）
7	尽管过去几年在推进IPE方面取得了进展，但从机构/组织层面到个人层面的实施过程中仍存在一些障碍。克服这些障碍对于继续努力使学生准备好与其他医务人员合作非常重要。	案例7-7（问题1）

跨专业教育（Interprofessional education，IPE）可以更好地帮助医学、药学、护理和其他医疗卫生专业的学生做好准备，使之在团队中进行协作并为患者提供更好的医疗服务[1]。IPE在最近受到了广泛关注，但IPE并非一个新的概念，其蕴含的理念已经存在了一段时间。IPE最初于20世纪40年代兴起；在20世纪60年代与改善初级保健的举措相吻合[2]。在20世纪70年代早期，医学研究所（Institute of Medicine，IOM）提出的"健康团队教育"是将药学与医学、护理学和口腔医学等一样，视为团队的组成部分[3]。但仍然存在一个值得关注问题，即包括药师在内的许多从业者，通常接受的培训都是与其他医务人员不同。这种教育分离可能会使从业者对其他医务人员对于患者治疗贡献的信仰和价值的认同产生不利影响[2]。2003年，IOM在其报告"健康职业教育：质量之桥"中解决了这个问题[4]。该报告强调应将跨专业实践纳入医疗卫生教育并为IPE建立核心竞争力。IOM 2003报告指出"所有医务人员都应作为跨专业团队的成员，接受相关培训，以提供以患者为中心的服务，并且强调在服务中应重视循证实践、质量改进方法和信息学的应用。"这些IOM的建议为医疗卫生专业提供了推动IPE发展所需的动力[2]。显然，随着慢性病患病率的不断增加以及提供医疗服务复杂性的增加，将跨专业方法应用于患者治疗是很重要的[2]。此外，包括2010年的患者保护和平价医疗法案在内的新的医疗保险方案，激发了以团队为中心的医疗方式的发展，例如以患者为中心的医疗之家（Patient-centered Medical Home，PCMH）概念，鼓励跨专业的团队合作提供初级医疗护理服务[5,6]。通过PCMH模式，医生与护士、药师、社会工作者和其他人员共同承担并管理复杂的患者治疗[7]。PCMH模式以患者自身为其医疗

服务的中心,拓展患者与医务人员之间的交流方式和机制,如患者与他们的医务人员之间的沟通技术(例如,电子邮件)的使用等[7]。虽然研究表明,医护专业人员的合作可以改善患者的治疗效果,但还需要做更多的工作来验证IPE与患者良性预后的关系[8]。

我们希望读者将这些概念应用于后续章节,因为所提出的许多案例都可以作为 IPE 实践的一部分。此外,我们还希望学生将这些理念应用于他们自己所在机构的 IPE 活动中。

IPE 的核心竞争力

案例 7-1

问题 1: 你参加了一个与药师、护士、医师助理和医学院学生的 IPE 研讨会。每周你们都会被分配案例进行小组讨论。你的初步印象是,这些练习主要是为了促进团队合作,但 IPE 还可以对其他某些方面有帮助吗?

跨专业教育合作组织(Interprofessional Education Collaboration, IPEC)是一个代表药学、护理、医学、骨科医学、口腔医学和公共卫生等学院的组织,组建了专家组来发展 IPE 的核心竞争力。专家组报告最初发表于 2011 年[5],最近在 2016 年更新[6]。报告中强调的四项主要能力如下:①跨专业实践的价值观和道德规范;②职责和责任;③跨专业沟通;④团队建设与合作[5,6]。确定这些能力是为了在不同的医疗卫生专业间创造协调的工作机制,从而将核心内容纳入各自的课程并指导课程开展。这些能力还为终身学习奠定了基础,并为不同专业的教育计划认证机构提供信息以用于制定共同的认证标准[5,6]。

关于第一项能力,IPEC 报告认为跨专业的价值观和道德规范是建立专业和跨专业身份的重要因素。这些价值观和道德规范以患者为中心,并以提供患者医疗服务这个共同目标为基础。团队合作可以帮助患者、家属和社区预防、治疗疾病,促进整体健康以增加自我价值。除了以患者为中心外,该能力还有助于与患者、家属和医疗团队的其他成员建立起信任关系。同时,也期望团队成员在他/她的实践领域中依然保持自己的专业能力[5,6]。

第二项能力强调了 IPEC 对于了解专业职责和责任如何在为患者提供医疗服务,以及如何提高患者和民众的医疗卫生需求方面的相互补充的重要性。这种多样化的专业知识才是高效医疗团队的基础。当每个专业人员都知道其他人可以为患者医疗发挥什么作用时,治疗的协作将会更加高效[5]。药师应有效地向其他团队成员阐明,他们可以为执行治疗计划做些什么,特别是在预防和识别与药物相关的问题时。实践证明,共享职责也可以增强患者的治疗效果并降低成本[5]。例如,护士、社会工作者和药师可以合作制定出院计划,通过解决如何获得可及的社区医疗资源、药物依从性、患者教育和随访等问题来降低再入院的可能性[2]。IPEC 报告指出,每位成员都应该了解个人能力、知识和专业的局限性,并参与持续的跨专业发展以提高团队

表现[6,5]。

IPEC 报告还认为沟通是一项关键能力。专家指出,应该以积极和负责任的方式与患者、家属以及医务人员和非医务人员进行沟通。交流的关键包括拥有平易近人、见多识广、关怀和包容性等特征。倾听和鼓励其他成员发表意见也是交流的重要特征。以患者、家属和其他团队成员理解的方式来呈递信息可以帮助提高跨专业护理的安全性和有效性。

案例 7-2

问题 1: 你是一个医疗团队中的一员,团队中有一个非常令人生畏的主治医师。你的团队正在评估一位患有上呼吸道感染的患者。你从医疗记录中注意到患者在服用华法林。主治医师指示住院医师开具一种你知道可能与华法林发生相互作用并可能增加出血风险的抗生素。你应该如何向主治医师表达你的疑虑?

医务人员之间可能存在的个体差异和专业差异(例如,老年主治医师和年轻药师),可能使沟通受到的不良影响。为了解决这个问题,IPEC 鼓励所有团队成员在遇到与患者有关的问题时以尊重的方式来表达。你应该礼貌、清楚地向主治医师提出你的疑虑,并提供循证证据来支持并说明相互作用的机制及严重性。尽管主治医师的态度令人生畏,但不进行交流可能会对患者造成伤害。能自信地提供和接收反馈有助于促进团队医疗工作的开展[5,6]。

IPEC 叙述的第四项能力——团队协作,是指为患者提供医疗服务这个共同目标而一起工作。IPEC 报告表明,团队合作不仅涉及共同解决问题,还需要建设性地管理与其他医务人员以及患者、家属产生的分歧。当权限与基于专业背景的权威相混淆时,团队内可能会产生冲突。始终以患者的临床结局为中心,通过团队协作公开解决任何潜在的争议,并且采取有效的沟通技巧等可以帮助建立一个更高效的团队。报告还指出,团队合作也意味着放弃一些专业自主权,当团队中不同专业的知识和经验被整合在一起以制定患者护理决策时,医疗卫生团队才算发挥最大作用[5,6]。

由于这种向团队合作的转变,包括药学、护理和医学在内的许多医疗卫生专业认证组织,现在将跨专业协作和团队合作作为其评价标准的一部分[9]。除医学毕业生外,药学院毕业生也必须能够作为团队的一部分与其他医护人员进行高效地合作。IPE 的基本原则是,如果来自不同医疗卫生专业的学生一起学习,他们将会更好地确定团队中各自的位置并为患者提供最佳的医疗服务[10]。正如 Brock 及其同事最近指出的那样,"医疗卫生教育必须更要像一个团队运动[11]"。

IPE 术语

与 IPE 相关的术语可能令人困惑,因为多学科、跨学科和跨专业的解释可能在文献中有所不同[2]。跨专业教育促进中心(the Centre for the Advancement of Interprofessional

Education, CAIPE）是一个致力于促进和发展 IPE 的英国组织。CAIPE 将 IPE 定义为"两个及以上专业人员之间相互学习来提高团队协作和医疗质量[12]"。"跨学科"这个术语虽然有时与"跨专业"这个词互换，但当治疗小组中有非医疗专业的人员（如护理助理）时使用跨学科更为合适[2]。但是，多学科这个术语不应该与跨学科混淆，前者是患者医疗服务的简单累加，几位医务人员会提供独立服务，每个人都负责自己的专业。如前所述，IPE 是一种更加协调的方法，会接纳许多不同转业的观点来进行整合协作，以优化患者治疗[2]。

案例 7-3

问题 1：你正在进行高级药学实践实习（Advanced Pharmacy Practice Experiences, APPE）轮转，并与一个患者医疗团队一起查房，其中包括医学、护理学和营养学学生。住院医师介绍了一例最近因心力衰竭加重而入院的老年患者的病例，并确定了治疗计划，而实际上并没有让团队中的任何人参与进来。你的经历是否被算作 IPE 的一个例子？

了解 IPE 是什么固然重要，但明确不属于 IPE 范畴的内容也很重要。例如，来自不同医疗卫生专业的学生在课堂环境中（例如药理学）学习相同的课题，但并不针对各自专业进行互动讨论相关病历材料，这不被视为 IPE[1]。另一个专业的教师向药学专业的学生授课也不是 IPE，除非包含了专业人员在为患者提供医疗服务时如何互动的一些内容[1]。此外，由其他专业人士指导 APPE 轮转但不分担患者护理责任，也不被视为 IPE。因此，案例 7-3 中描述的经历不被视为 IPE。显然，任何 IPE 活动的根本必须由代表着不同专业背景的学生共同参与其中。

在课程中加入 IPE

案例 7-4

问题 1：你在药学院的第一年中，将与其他医疗卫生专业的学生一起参加医疗卫生导论研讨课。一位同学抱怨说以后的课程她更愿意只与药学生一起上课。有其他医疗卫生专业学生共同参加的入门级课程会有什么潜在益处？

IPE 的目标是全面发展并提高跨专业团队知识、技能和态度方面的能力[9]。这不仅包括临床技能、沟通、解决冲突、团队建设能力，还有尊重其他医学专业人员的职责和责任[2]。最佳的方式是将 IPE 以纵向和横向整合的方式融入到整个课程中，可以在进入课程专业阶段之前向学生介绍协作、团队合作和以患者为中心的医疗服务的理念[9]。据报道，早期接触 IPE 可提高学生对其专业价值的信心，鼓励他们尊重其他专业的贡献，并让他们更好地为患者提供医疗服务做准备[13]。此外，无论学生具有何种的专业知识，IPE 计划中的早期教育经历增加了他们与其他职业合作的

意愿，减少对其他职业潜在的负面刻板印象，提高沟通能力[14]。

药学教育认证机构，即美国药学教育委员会（American Council for Pharmacy Education, ACPE），已将 IPE 纳入其《2016 年 PharmD 计划认证标准和指南》（2016 Standards and Guidelines for Accreditation for the PharmD program）[15]。其目标是确保药学院校在 PharmD 课程中纳入 IPE。《2016 年 ACPE 标准》（2016 ACPE Standards）标准的第 11 条特别强调了 IPE。为了达到这个标准，一些药学院的 PharmD 课程应做好准备使得"所有学生能够作为跨专业团队中的成员并发挥作用，在各种环境中提供初级、以患者为中心的医疗服务[15]"。该标准的关键要素包括跨专业团队驱动力（interprofessional team dynamics）、跨专业团队教育和跨专业团队实践。

该标准的跨专业驱动力包括价值观和道德规范、跨专业沟通、解决冲突以及履行跨专业职责和责任等问题。该标准表明"应在课程教学和药学实践经历导论（Introductory Pharmacy Practice Experience, IPPE）中引入、加强和实践这些技能，并在 APPE 实践的环境中证明其能力[15]。"

跨专业团队教育和团队实践标准的关键是共同协作来改善患者医疗服务。团队教育应包含模拟练习。在练习中，药学生可以与医学、护理和其他医疗卫生专业学生合作，以便更好地了解每个人在医疗团队的作用。团队实践应包括为患者直接提供医疗服务，这是共享决策过程的一部分。这个过程应包括与其他医疗工作者的面对面互动，旨在提高跨专业团队的效率[15]。

尽管有其优点，但并非每个学生最初都能理解或接受 IPE。有一些经过验证的方法可以评估个体接受 IPE 的能力。跨专业学习意愿量表（Readiness for Interprofessional Learning Scale, RIPLS）已被用作评估 IPE 态度和意愿的研究工具[16]。问卷一共有 19 项问题，旨在评估三个主要领域：团队合作和协作、专业身份及职责与责任。跨学科教育感知量表（Interdisciplinary Education Perception Scale, IEPS）是另一种评估对 IPE 态度的工具[17]。该量表是一个 18 项问卷，其中包含 4 项次级衡量标准：能力和自主性、合作需求、实际合作及对他人价值的了解。RIPLS 和 IEPS 等评估工具已用于衡量 IPE 经历对学生的接受程度和态度产生的影响。尽管这两个工具和其他工具可用于衡量人们对 IPE 的行为或态度的变化，但它们并不能评估 IPE 可能对患者结局产生的影响[2]。

IPE 模式

创建一个高效的 IPE 模式首先要了解这只是提供患者直接医疗服务的第一步[2]。跨专业的环境可以帮助学生们从不同专业角度进行学习，这反而有助于提升他们自己本专业的技能，并更有效地在团队环境下工作[2]。重要的是，包括学生和医务人员在内的所有专业背景的代表都要与本专业以及跨学科环境进行交流。医疗机构还需要承诺将 IPE 纳入机构内所有计划的课程，以帮助 IPE 维持其未来的可行性[2]。

与其他医疗卫生专业的学生一样，药学生也应被视为任何IPE模式中必不可少的部分。在医疗卫生团队中，药师并不总是被认为是必要的，在建设IPE团队时需要解决这个问题[2]。理想的IPE团队应该包含药学生以及医学、护理、社会工作和营养学的学生[2]。

在创建团队时，必须考虑特定专业的社会化阶段[2]。医疗卫生学生的社会化被定义为"在职业实践过程中获得与该专业相关的知识、技能、价值观、职责和态度"，并且可以通过代表该学科的语言、行为和举止来展示出上述特点[2]。在参与IPE模式工作时，学生保持自身专业背景非常重要。同样，在创建学生团队时，应该尝试平衡他们在专业社会化和教育上所处的阶段[2]。当4年级的医学生与没有经验的护理或药学生一组时，如果医学生占据了更主导的角色，可能会对其他学生的学习产生负面影响[2]。

案例 7-5

问题 1： M.M. 是一名 65 岁的退休男子，3 天前曾向他的医生讲述其存在逐渐加重的呼吸困难（气促）。自述过去两周脚踝肿胀症状加重，因此每天到傍晚穿鞋困难、爬楼梯不便。过去 1 周，食欲下降、伴恶心和呕吐，右上腹有压痛。患者诉过去 1 个月未服用药物，自认为药物对病情没有帮助。患者独自与他的狗一起住在一个多户住宅二楼的一套两居室小公寓里。他有一个女儿住在另一个州，在假期会来看望他。患者住院并诊断为慢性心衰急性加重，目前已出院回家。医生、护士、社会工作者和药师是出院计划小组的成员，需与 M.M. 一起协作。药师对 M.M. 的照护方法与其他团队成员有何不同？

IPE模式的一个要素是要理解不同的专业在患者照护方法上可能会有所不同。医学和药学倾向于关注消除或"排除"引起患者不适的病因，无论是医源性还是药源性的[2]。虽然医生主要关注 M.M. 的医学评估，但药师将判断他的药物是否导致了他认为的"这些药没有起作用"的情况。药师还将与 M.M. 合作制定一项加强他出院用药依从性的计划。该团队的其他成员，如护士和社会工作者，可以采取更全面的方法，从更广泛的角度解决患者的问题[2]。这包括考虑可能影响 M.M. 病情好转的任何家庭或环境问题，例如独居以及没有邻近的亲人时的自我照顾能力。他们可以做出相应的安排以确保 M.M. 在家里能够得到适当的赡养和照顾。护士还可以指导患者保持良好饮食习惯，识别病情恶化的早期症状和体征的重要性。从事社会工作或心理学专业人员，往往与患者或家属接触的时间更长，特别是在患者需要生活习惯或行为干预的时候[2]。关于不同专业进行患者照护差异的另一个需要关注的问题是，医学生通常接受培训成为临床问题的决策者，这一直是医学文化的一部分[18]。如前所述，团队医疗服务是指所有团队成员对患者治疗的共同责任，不应由任何一个专业主导。

案例 7-6

问题 1： 你的大学有一个 IPE 日，医学、护理学、药学学生和助理医师学生将使用人体模型在疾病模拟案例中进行团队合作。这是一个提供 IPE 的合适策略吗？

IPE模式是可以在各种环境中进行的，例如教室、实验室和患者实际照护环境。无论环境如何，与IPE相关的活动都应代表"真实世界"的体验[2]。模拟活动（模拟病人治疗环境）和研讨会形式的案例讨论更适合早期专业教育，因为参与者可以在其中交换信息。学生还可以在患者就诊时观察医疗服务提供者的活动，并反思每个人对患者医疗服务的作用。患者实际照护环境更适合具有更多经验的学生[2]，除了更符合现实世界之外，它还能更有效地培养学生作为团队一员所需的信心和技能。在这种体验环境中，来自多个专业的临床医生会积极参与并担任榜样和导师，这对于模式的成功至关重要[2]。

Bridges 与其同事描述了IPE的三种不同实践模式，分别为教导模式、社区经历模式及跨专业的模拟模式[19]。教导式的重点是发展跨专业团队建设的能力、了解其他专业以及文化如何影响医疗卫生服务。学生们以小组形式工作，并参与社区服务项目。还有一个临床组成部分，来自不同专业的学生组成团队并在实习地点参加规定数量的课程。社区模式是学习不同专业人员如何通过合作为许多在家中缺乏护理的人提供患者医疗服务。指派学生小组进行家访，使他们接触到各种类型的家庭（例如，有多个孩子的医疗补助家庭，独居的老年人，临终关怀病人等）。每个团队都有一个项目，他们在课程结束时需要进行小组展示。通过模拟模式，来自不同专业的学生使用模拟人而不是真正的患者来促进跨专业的团队合作。尽管有多种不同的策略可以实现IPE，但成功的IPE经历具有的共同特点包括责任、自信、问责、协调、沟通、信任、尊重自主和合作[19]。

IPE 的潜在阻碍

案例 7-7

问题 1： 虽然我们认为 IPE 很重要，但它实施起来有什么障碍呢？

尽管在过去几年中，在推进IPE方面取得了进展，但从机构/组织层面到个人层面实施IPE的过程中仍然存在着一些障碍。克服这些障碍对于继续努力使学生准备好与其他医务人员合作非常重要。

在机构/组织层面，教学计划和教学要求可能因学科而异。由于认证机构标准各异，学生评估要求可能因专业而有所不同，并且学位课程涵盖主题的时间进度可能不一致。确定学生共同会面时间往往比较困难，并且可能没有可用的教室来容纳越来越多的学生。此外，尽管 ACPE 等认证机构规定了某些专业必须将 IPE 纳入课程，但不同专业在将 IPE 纳入课程上缺乏灵活性。在 IPE 领域缺乏受过培训的教师，且暂无足够的师资建设力量来解决这个问题。与 IPE 的合作可能受到机构、学科间地理位置分离的负面影响[2,20]。机构的管理部门必须提供必要的财务和其他资源来解决 IPE 中的一些潜在障碍。

个人层面的 IPE 也可能存在障碍。医疗卫生专业之间存在的态度差异可能会影响 IPE 的实施。已有证据表明，医务人员可能对彼此的临床知识和能力持否定意见[21]。Michalec 及其同事对包括药学在内的 6 个不同专业的 600 多名一年级学生进行了调查，评估了他们对自己以及其他医疗卫生专业的看法和刻板印象[21]。学生根据 9 个不同的明确属性(学术能力、专业能力、人际关系、领导能力、独立工作能力、团队合作能力、决策能力、实践技能和信心)对 6 种职业进行评分。大多数的属性中医学的评分最高，但其团队合作能力评分最低，这与团队医疗卫生的使命相悖。与其他专业(护理、职业治疗、物理治疗及夫妻和家庭治疗)相比，药学和医学在人际关系方面的得分很低。在与他人合作时，这是个负面因素。当然，这些只是学生在进行互动之前对其他医疗卫生专业的看法，但这可能反映了以团队为基础的患者照护时的潜在障碍。

全体员工都应了解 IPE 的价值，以便他们可以积极参与、实施其所在机构的计划。如果 IPE 反而导致工作量增加和时间受限，他们可能会拒绝实施 IPE[1]。

IPE 的未来

第一个挑战是维持过去几年 IPE 的发展动力，并提供必要的资源给予支持[22]。IPE 的扩展也被确定为未来的目标[23]。需要确定未来各专业之间合作的机遇，医疗卫生专业学生的教育需要将团队学习提升到常态，并提升患者的医疗服务质量[23]。相信在未来，学生和教师将有许多与其他专业人员互动的机会，而且，这些经历将进一步促使他们共同努力来改善患者的治疗效果。

关于 IPE 仍有许多问题需要解决。需要有更客观的证据证明 IPE 在改善患者预后上的影响[24]。此外，对于还需要进行多少 IPE 才能使学习者获得 IPE 所需的能力，如何设置课程使 IPE 影响最大，以及进行 IPE 最有效模式是什么尚且还存在疑问[24]。

总结

各专业单独工作分别为患者提供医疗服务的传统医学模式可能导致沟通失效并且损害患者的安全。通过包括药师在内的医疗团队来协调患者的照护计划可以改善患者预后。IPE 可以有助于理解团队成员的职责和责任、改善沟通和使团队合作更为高效[8]。表 7-1 总结了组织参与 IPE 的一些建议。

表 7-1

跨专业教育参与的建议

1	将众所周知、可观察、可衡量的 IPE 理念渗透到组织中
2	来自不同医疗卫生专业的教职员工合作开发教学课程
3	整合课堂教学和实践，使学生有机会学习如何建立团队和进行团队协作，并了解共同工作是如何改善患者医疗服务的
4	要求将 IPE 学习经历纳入课程
5	学生需展现其具有如跨专业教育协作所列举的能力
6	促进和支持 IPE 的基础建设，包括教师开发 IPE 的时间以及跨各个专业的协作活动

来源：Adapted from Barnsteiner JH. Promoting interprofessional education. *Nurs Outlook*. 2007;55:144-150.

（王凌、徐铭宇 译，尹茜、魏薇、杜晓冬 校，蒋学华 审）

参考文献

1. Buring SM et al. Interprofessional education: definitions, student competencies, and guidelines for implementation. *Am J Pharm Educ*. 2009;73(4):59.
2. American College of Clinical Pharmacy. Interprofessional education: principles and application. A framework for pharmacy. *Pharmacotherapy*. 2009;29(3):145e–164e.
3. Institute of Medicine. *Educating for the Health Team*. Washington, DC: National Academy of Sciences; 1972.
4. Greiner A, ed. Institute of Medicine Report. *Health Professions Education a Bridge: To Quality*. Washington, DC: National Academies Press, 2003.
5. Interprofessional Education Collaboration. Core competencies for interprofessional collaborative practice. Report of an expert panel. 2011. Available at: https://ipecollaborative.org/uploads/IPEC-Core-Competencies.pdf. Accessed August 30, 2016.
6. Core competencies for interprofessional collaborative practice. 2016 Update. Available at: https://www.ipecollaborative.org/uploads/IPEC-2016-Updated-Core-Competencies-Report__final_release_.PDF. Accessed February 20, 2017.
7. Rittenhouse DR, Shortell SM. The patient-centered medical home. Will it stand the test of health reform? *JAMA*. 2009;301:2038–2040.
8. Bressler T, Persico L. Interprofessional education: partnerships in the educational proc. *Nurs Educ Pract*. 2016:16 (1); 144–147.
9. Dacey M et al. An interprofessional service- learning course: uniting students across educational levels and promoting patient-centered care. *J Nurs Educ*. 2010;49:696–699.
10. Lapkin S et al. A systematic review of interprofessional education in health professional programs. *Nurse Educ Today*. 2013;33:90–102.
11. Brock T et al. Health care education must be more of a team sport. *Am J Pharm Educ*. 2016;80(1):1.
12. Centre for the Advancement of Interprofessional Education. Defining IPE 2002. http://caipe.org.uk/resources/defining-ipe/. Accessed August 25, 2016
13. Cooper H et al. Beginning the process of teamwork: design, implementation and evaluation of an inter-professional education intervention for first year undergraduate students. *J Interprofessional Care*. 2005;19:492–508.
14. Tunstall-Pedoe S et al. Students attitudes to understanding interprofessional education. *J Interprofessional Care*. 2003;17:161–172.
15. Accreditation Council for Pharmacy Education. Accreditation standards and key elements for the professional program in pharmacy leading to the doctor of pharmacy degree. "Standards 2016". 2016. Available at: https://www.acpe-accredit.org/standards. Accessed August 28, 2016.
16. Parsell G, Bligh J. The development of a questionnaire to assess the read-

iness of health care students for interprofessional learning (RIPLS). *Med Educ.* 1999;33:95–100.

17. Lueccht RM et al. Assessing professional perceptions: design and validation of an Interdisciplinary Education Perception Scale. *J Allied Health.* 1990;19:181–191.

18. Leape LL, Berwick DM. Five years after to err is human: what have we learned? *JAMA.* 2005;293:2384–2390.

19. Bridges DR et al. Interprofessional collaboration: three best practice models of interprofessional education. *Med Educ Online.* 2011;16:60350. doi:10:3402/meo.v16i0.6035.

20. Lawlis TR et al. Barriers and enablers that influence sustainable interprofessional education: a literature review. *J Interprofessional Care.* 2014;28:305–310.

21. Michalec B et al. Dissecting first-year students' perceptions of health profession groups. Potential barriers to interprofessional education. *J Allied Health.* 2013;42:202–213.

22. Schmitt MH et al. The coming of age for interprofessional education and practice. *Am J Med.* 2013;126:284–288.

23. Graybeal C et al. The art and science of interprofessional education. *J Allied Health.* 2010;39:232–237.

24. Nickol DR. Interprofessional education: what's now, and what's next. *J Interprofessional Educ Pract.* 2015;1:1–2.

第二篇　心血管系统疾病

Jean M. Nappi and Judy W. Cheng

第8章　血脂异常、动脉硬化和冠心病

Barbara S. Wiggins and Pamela B. Morris

核心原则

		章节案例
①	血清胆固醇水平增加与动脉粥样硬化风险直接相关。胆固醇,特别是脂蛋白,在动脉粥样硬化的发病机制中起关键作用。因此,低密度脂蛋白胆固醇(low-density lipoprotein cholesterol,LDL-C)是主要的干预目标。美国心脏病学会/美国心脏病协会(American College of Cardiology/American Heart Association,ACC/AHA)指南推荐干预高风险患者,包括动脉粥样硬化性心脏病(atherosclerotic cardiovascular,ASCVD)和家族性高脂血症(familial hypercholesterolemia,FH)患者。	案例8-1(问题1)
②	每位血脂异常患者均应对继发原因或升高的LDL-C、non-HDL-C或甘油三酯(triglycerides,TGs)进行评估。这些因素可能与伴随药物或临床状况有关。	案例8-1(问题2和3) 表8-5
③	LDL-C目标和治疗生活方式改变(therapeutic lifestyle changes,TLC)和药物治疗的起始由临床动脉粥样硬化情况和心血管风险因素数量决定。	案例8-1(问题1和2) 案例8-3(问题1) 案例8-4(问题1和2)
④	所有的患者均应开始TLC,但只有高危患者需同时开始药物治疗,同时应该监测药物不良反应。	案例8-2(问题2) 案例8-5(问题1)
⑤	在大多数情况下,他汀类是治疗高LDL-C血症的主要药物,他汀类可以显著降低LDL-C,减少动脉粥样硬化性疾病的发病率和死亡率,每日给药一次,不良反应少。有必要管理不良反应使获益最优化。	案例8-2(问题3)
⑥	他汀类药物推荐用于降低LDL-C,其不良反应少。然而,需要了解药物相互作用的知识,在保证安全性的前提下,使疗效最佳。	案例8-4(问题3)
⑦	高TGs血症患者增加急性胰腺炎的风险。这些患者的首要目标是通过饮食、锻炼、减肥和烟酸、贝特类、ω-3脂肪酸等降TG药物降低TG水平。	案例8-5(问题2) 案例8-6(问题1)
⑧	严重血脂异常的患者、需LDL-C降至更低的高危患者、多重血脂异常的患者、需non-HDL-C达标的代谢综合征患者需要综合药物治疗。	案例8-6(问题2)

血脂异常(血脂中的一种或多种异常)是ASCVD(如冠心病、脑血管疾病和外周动脉疾病)的重要发病机制[1]。成功的生活方式改变和调脂药物治疗能够降低ASCVD事件如心梗和卒中的风险[2-4]。为预防心血管疾病风险,临床医生应该知道如何用合适的风险评估工具评估ASCVD的危险因素,根据患者风险水平决定调脂治疗强度,以达到和维持治疗目标[5-8]。

脂代谢

了解脂质和脂蛋白的代谢对理解药物治疗的目标至关重要。脂质是小分子,具有储存能量、细胞信号转导和构成细胞膜等作用。胆固醇是一种必需脂质,合成胆汁酸(吸收营养所必需的物质)及类固醇类激素(在体内产生重要的调节效应)的前体物质,也是构成细胞膜的成分。然而,过多的胆固醇会导致动脉粥样硬化和后继的动脉粥样硬化并发症。

细胞从两条途径获得胆固醇:通过细胞内合成或从循环血液中摄取。每个细胞都可以通过一系列的生化反应步骤合成胆固醇,这一过程中的许多部分需要酶的催化(图8-1)。其中不可逆且限速的一步是羟甲基戊二酸单酰辅酶A(b-hydroxyl-b-methylglutaryl coenzyme A,HMG-CoA)

转化为甲羟戊酸,该过程由 HMG-CoA 还原酶催化。迄今为止最有效的降脂药物(如 HMG-CoA 还原酶抑制剂或者称之为他汀)竞争性的结合该酶,降低胞内胆固醇的合成。人类胆固醇生物合成的节律为晚上合成最旺盛,中午合成最低[9]。

细胞内的胆固醇以酯类的形式储存。游离胆固醇在乙酰辅酶 A 酰基转移酶(acetyl CoA acetyl transferase,ACAT)的作用下转化为酯类。ACAT 有两种形式:ACAT1 存在于包括炎症细胞的大多数组织,而 ACAT2 存在于肠黏膜细胞和肝细胞。食物中的胆固醇在消化道中的酯化和吸收需要 ACAT2,对于酯化作用及肠道吸收食物中的胆固醇也是必需的。理论上讲,抑制 ACAT 可以减少食物中的胆固醇吸收及肝脏分泌胆固醇,甚至减少循环胆固醇的摄取和储存。目前已有一些 ACAT 抑制剂被开发出来,但临床研究显示这些药物并不能降低动脉粥样硬化,反而可能促进动脉粥样硬化[10]。这些药物不可能进一步开发为心血管预防用药了。

甘油三酯(triglycerides,TGs)是脂肪组织中重要的能量储存形式,由三个脂肪酸分子与甘油酰化而成。磷脂(phospholipids,PLs)是由脂肪酸、带负电荷的磷酸基、含氮乙醇及甘油构成。在循环中,PLs 在细胞功能和脂质吸收、存储、运输中发挥重要作用。PLs 在脂蛋白表面形成单分子层,发挥转运中性脂质的作用。PLs 含有亲水端和疏水端,通过形成磷脂双分子层转运疏水物质(胆固醇和脂肪形式的能量)。PLs 分泌到胆汁中后,帮助消化和吸收食物中的脂肪和脂溶性养分。它们使蛋白稳定于膜内,发挥酶的辅因子的功能,参与动脉壁的脂蛋白氧化的过程(图 8-2)。

脂蛋白

细胞获得胆固醇的第二种方式是通过从循环系统摄取。循环系统中的胆固醇主要来自肝脏,胆固醇在肝脏中合成并且分泌入血。如上所述,由于胆固醇和其他脂类物质不溶于水,所以,胆固醇、TGs 和 PLs 先要在肝细胞和消化道肠细胞内形成复合体(脂蛋白颗粒)。这些颗粒内部含有一个由胆固醇酯和 TGs 构成的脂性内核,其外包被有一层由磷脂和非酯化的胆固醇构成的亲水性外膜(图 8-3)。外膜上还含有至少一个脂蛋白,作为与细胞表

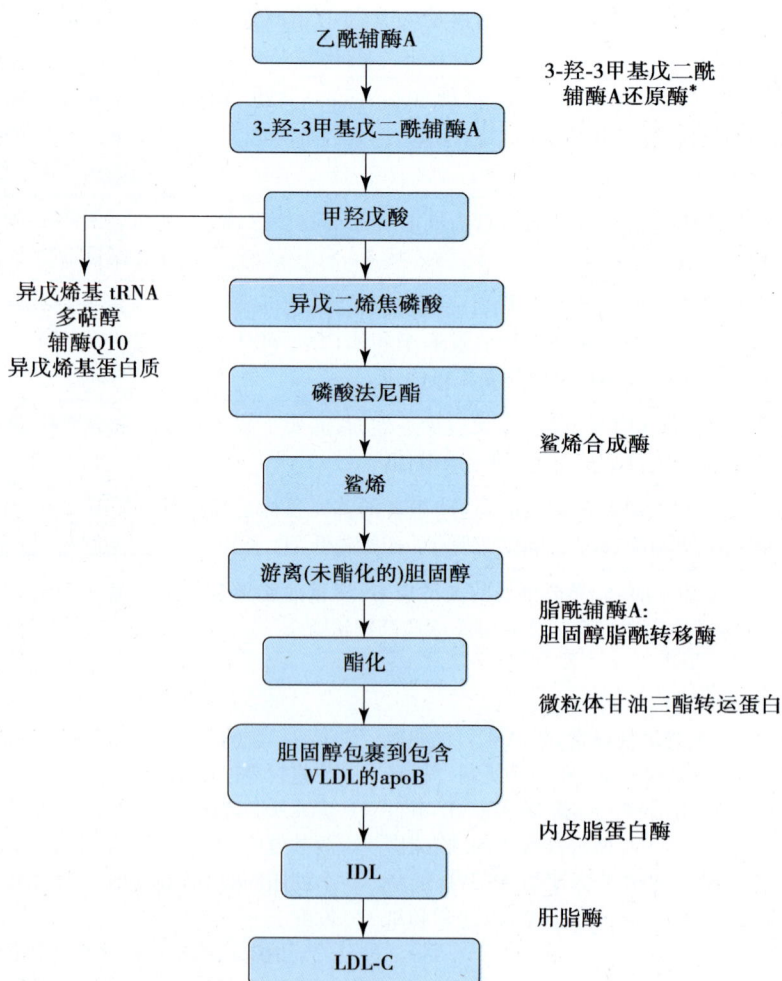

图 8-1 胆固醇生物合成途径。*胆固醇合成过程的限速步骤。apoB,载脂蛋白 B;IDL,中密度脂蛋白;LDL-C,低密度脂蛋白胆固醇;VLDL,极低密度脂蛋白

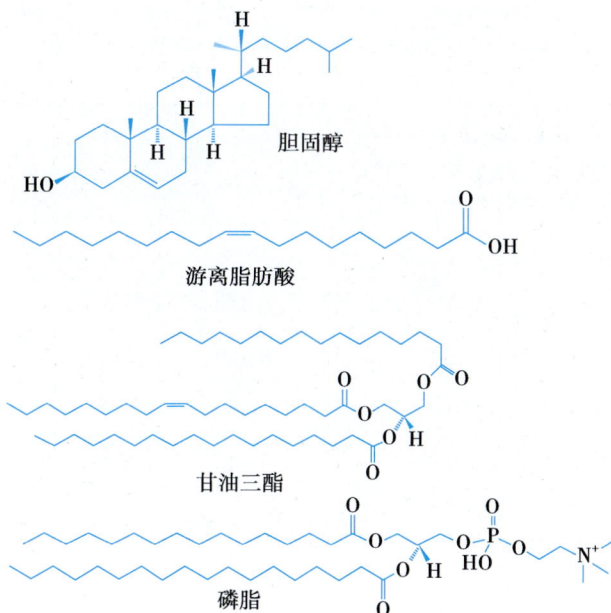

图 8-2 脂质的基本结构。最上面是胆固醇,接着是不饱和脂肪酸,中间是由油酰基、十八烷基和棕榈酰基附着于丙三醇骨架构成的甘油三酯。最下面是磷脂

面的受体产生相互作用的配体,也可作为许多酶的辅酶,增加结构的稳定性。这种内部有一个脂质核心,外部有蛋白的颗粒被命名为脂蛋白。

在禁食(10~12 小时)患者的血液中发现了三种主要的脂蛋白:极低密度脂蛋白(very low density lipoprotein, VLDL)、低密度脂蛋白(low-density lipoprotein, LDL)和高密度脂蛋白(high-density lipoprotein, HDL)[11]。这些颗粒的大小、成分及结合蛋白不同(表 8-1 和图 8-4)[12,13]。

极低密度脂蛋白(VLDL)

VLDL 颗粒在肝内合成(见图 8-1)。游离脂肪酸被肝细胞摄取,二酰基甘油酰基转移酶(diglycerol acyltransferase, DGAT)催化二酰甘油和辅酶 AcylCoA 形成 TG。微粒体甘油三酯转运蛋白(microsomal triglyceride transfer protein, MTP)通过转运胆固醇酯(cholesteryl esters, CE)和 TG 脂化脂蛋白 B,形成 VLDL,然后从肝细胞释放入血。抑制 MTP 可以降低 VLDL 和下游的 IDL 和 LDL 的产生。洛美他哌就是这样一种药物,目前被批准用于纯合子 FH[14]。DGAT 抑制剂可减少 TG 合成,正在进行肥胖和高甘油三酯血症的治疗研究[15]。

VLDL 占血中总胆固醇的 15%~20%,是血总 TG 中含量最高的成分。VLDL 颗粒中的胆固醇约为总 TG 浓度的 1/5,因此如果已知总 TG 浓度,则可以将其除以 5 来估算 VLDL 胆固醇(VLDL-cholesterol, VLDL-C)的水平。VLDL 颗粒体积大(限制它们浸润入动脉管壁),在动脉粥样硬化的病理生理过程中的作用有限。

VLDL 残骸

在循环中,脂蛋白酯酶(lipoprotein lipase, LPL)水解 VLDL 微粒中的 TGs。被分解的 TGs 转化成脂肪酸储存在脂肪组织中提供能量。随着 TGs 的消除,VLDL 颗粒逐渐变小并含有相对较多的胆固醇。经过这一过程形成的颗粒包括小 VLDL 颗粒(被称为 VLDL 残骸)、中间密度脂蛋白(intermediate-density lipoproteins, IDL)和 LDL(图 8-5)。血液中约 50% 的 VLDL 残骸和 IDL 颗粒,通过肝表面 LDL 或脂蛋白 apoB-100 或 apoE 从循环中消除;其余的 50% 通过肝脂肪酶进一步水化被转化为 LDL 颗粒。在动脉壁上可发

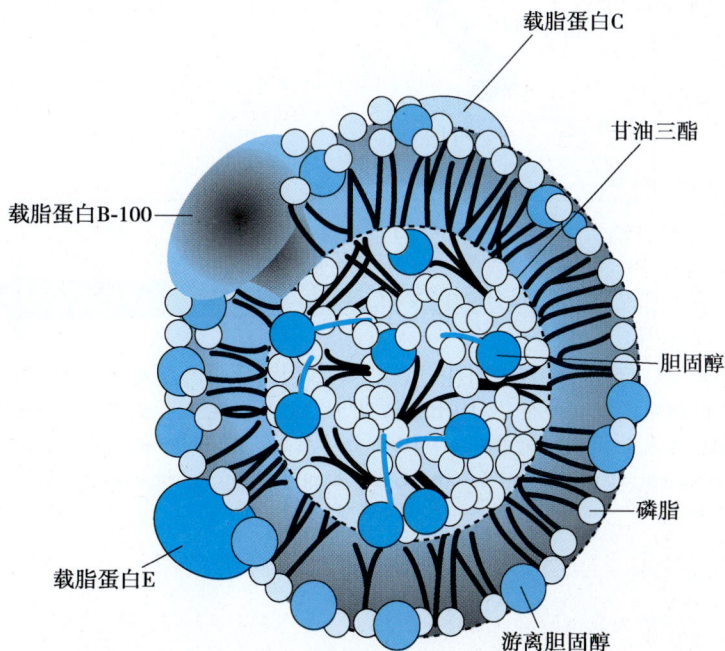

图 8-3 脂蛋白的基本结构。不同的脂蛋白胆固醇酯和甘油三酯的含量不同。此外,其表面脂蛋白的数量和类型也不同

表 8-1

血清脂蛋白分类及特点[12]

脂蛋白	起源	密度/（g/ml）	大小/nm	血浆中胆固醇浓度/（mmol/L）[a]	血浆中甘油三酯浓度/（mmol/L）[b]	主要载脂蛋白	其他载脂蛋白
乳糜微粒	肠	<0.95	100~1 000	0.0	0	B-48	A-Ⅰ,C
VLDL	肝	<1.006	40~50	0.1~0.4	0.2~1.2	B-100	A-Ⅰ,C
IDL	VLDL	1.006~1.019	25~30	0.1~0.3	0.1~0.3	B-100	
LDL	IDL	1.006~1.063	20~25	1.5~3.5	0.2~0.4	B-100	
HDL	组织	1.063~1.210	6~10	0.9~1.6	0.1~0.2	A-Ⅰ	A-Ⅱ,A-Ⅳ
Lp(a)	肝	1.051~1.082	30~50			B-Ⅰ,(a)	

[a] 换算成 mg/dl，需要乘以 38.67。

[b] 换算成 mg/dl，需要乘以 88.5。

HDL,高密度脂蛋白;IDL,中密度脂蛋白;LDL,低密度脂蛋白;Lp(a),脂蛋白 A;VLDL,极低密度脂蛋白。

来源:Genest J. Lipoprotein disorders and cardiovascular risk. *J Inherit Metab Dis*. 2002;26;267-287.

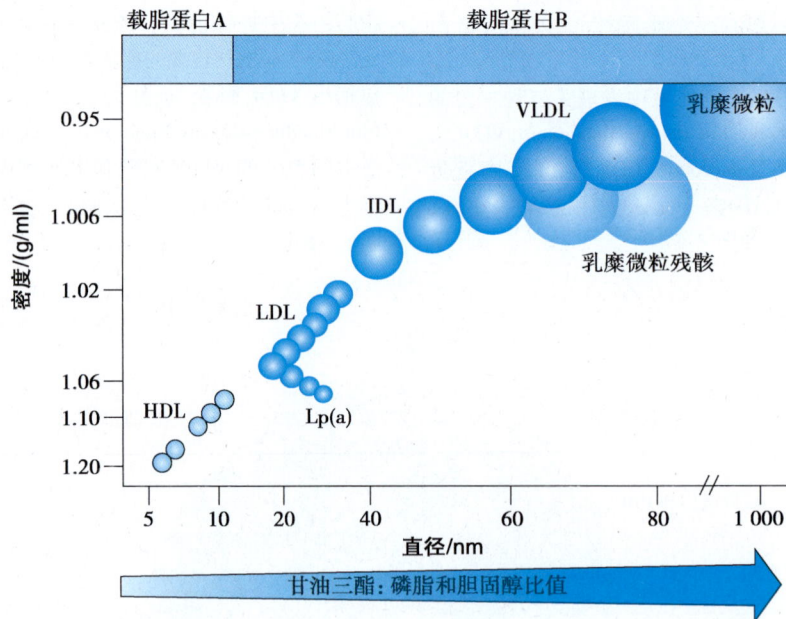

图 8-4 载脂蛋白的相对大小和密度[13]。脂蛋白颗粒的相对密度:通常,增强的小 LDL 的亚组分布、大 HDL 的降低、大 VLDL 颗粒粒径的增加与冠心病风险的增强最相关。来源:Bays H,Stein EA. Pharmacotherapy for dyslipidae-mia—current therapies and future agents. Expert Opin Pharmacother. 2003;4:1901-1938.

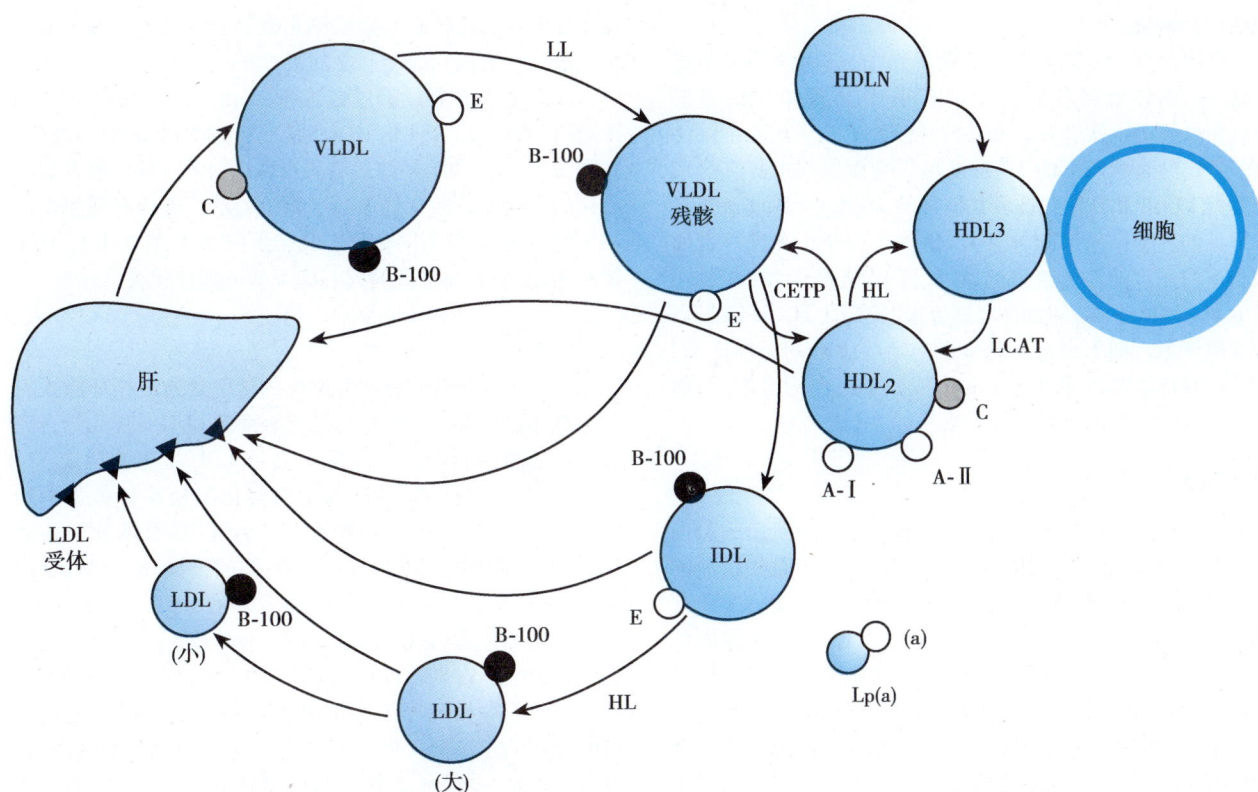

图8-5 参与胆固醇和甘油三酯运输的脂蛋白、载脂蛋白和酶。HDL,高密度脂蛋白;IDL,中密度脂蛋白;LDL,低密度脂蛋白;VLDL,极低密度脂蛋白;HDLN,初始B-100高密度脂蛋白;HL,肝脂肪酶;LL,脂蛋白脂肪酶;CEPT,胆固醇酯转运蛋白;LCAT,卵磷脂-胆固醇酰基转移酶;B-100,载脂蛋白B-100;C,载脂蛋白C;E,载脂蛋白E;A-Ⅰ,载脂蛋白A-Ⅰ;A-Ⅱ,载脂蛋白A-Ⅱ;Lp(a),脂蛋白(a);TG,甘油三酯

现 VLDL 残骸,虽然数量少于 LDL。增强 LPL 活性的药物,如贝特类,可增强 VLDL 颗粒中 TG 的水解,降低血 TG 水平。

低密度脂蛋白(LDL)

LDL 占血中总胆固醇的 60%～70%,对动脉粥样硬化形成的作用最大,也是降胆固醇治疗的首要目标。已形成的 LDL 约有一半由肝脏从循环中清除;另一半被外周细胞吸收或储存于包括冠状动脉、颈动脉和外周动脉的内膜,因而这些部位就会发生动脉粥样硬化。动脉粥样硬化发生的可能性与循环中的 LDL-C 的浓度及 LDL-C 升高的持续时间直接相关,因此,男性和女性高胆固醇血症患者的 AS-CVD 累计风险随年龄而增加。

高密度脂蛋白(HDL)

HDL 颗粒把胆固醇从外周细胞(如动脉壁中富含脂质的炎症细胞)运送至肝脏,这一过程被称为胆固醇的逆向转运[16]。与 LDL-C 相反,高 HDL-C(被 HDL 携带的胆固醇)浓度是我们希望看到的,因为这表明胆固醇从血管组织中被清除了,从而无法导致动脉粥样硬化的形成。在外周组织中,三磷酸腺苷结合转运体 A1(adenosine triphosphate binding cassette transporter A-1,ABCA1)和三磷酸腺苷结合转运体 G1 促进胆固醇和磷脂自细胞外流。HDL 颗粒获得这些胆固醇后,可能发生:①通过与肝细胞表面的 HDL 受体(清道夫受体,SR-B1)间的相互作用将其直接转运至肝脏;②通过胆固醇酯转运蛋白(cholesterol ester transfer pro-

tein,CETP)与 TGs 交换,使 HDL 颗粒胆固醇减少而转化成循环 VLDL 残骸和 LDL 颗粒。如果发生第二种情况,那么胆固醇可能会被重新转运回肝脏清除或者重新被传递给外周细胞。CETP 缺陷的患者血中 HDL-C 浓度高,CHD 发生率低。抑制该蛋白的药物正在研发,但是近期研究的结果存在差异,这类药物的有效性有待探讨[17]。

非高密度脂蛋白胆固醇

虽然 HDL-C 的升高与 ASCVD 风险最相关,但仅评估 HDL-C 可能会低估事件的风险。非高密度脂蛋白胆固醇(non-HDL-C)指除 HDL-C 外的胆固醇,为检测所有潜在致动脉粥样硬化载脂蛋白 B-100(后继讨论)携带的胆固醇,提供了一种单一的测量方法,包括 VLDL、VLDL 残骸、IDL 和 LDL 颗粒。而且,对于餐后高甘油三酯患者,LDL-C 会测定不准,而 non-HDL-C 在非空腹状态测定依然可靠。

乳糜微粒

与脂蛋白在肝脏和外周细胞之间转运胆固醇(内源性系统)不同,乳糜微粒是将从饮食中吸收的或在肠内合成的 TGs 和胆固醇自肠道转运至肝脏(外源性脂转运)(见图 8-5 和表 8-1)。乳糜微粒是体积较大、富含 TG 的脂蛋白。在其经毛细血管床转运至肝脏的过程中,在 LPL 的作用下,通过与前述的消除 VLDL 中 TG 类似的方式,乳糜微粒中的部分 TG 成分被消除了。在一些少见的个体中,由于缺乏 LPL,这种消除过程无法进行,造成血 TG 水平变得很高(如

1 000~5 000mg/dl）。

高脂饮食会使乳糜微粒的数量增加，进而使 TGs 浓度升高。然而如果患者禁食 10~12 小时，乳糜微粒通过肝 LPL 介导的 TGs 水解和乳糜微粒残骸的清除从血液中被清除。测定禁食状态下的 TG 浓度可以全面反映由肝脏合成的及由 VLDL 和其他残骸颗粒携带的 TG 水平（除非患者有罕见的乳糜微粒清除异常）。这就是为什么在进行全面的脂蛋白测定前需要禁食的原因。富含乳糜微粒（在较小程度上 VLDL 颗粒）的血样会显得很混浊，且 TG 水平越高，血样越浑浊。如果来自高乳糜微粒血症患者的血样冷藏，乳糜微粒将会漂浮于最上层并形成一层白色的多泡层，而较小的 VLDL 则仍悬浮于其下面。

载脂蛋白

每一种脂蛋白的外表面都有一种称为载脂蛋白的蛋白（见图 8-5 和表 8-1）。这些蛋白有 4 种功能：①是脂蛋白的构成成分；②激活酶系统；③与细胞受体结合；④装配和分泌脂蛋白所需[15]。载脂蛋白代谢的异常，甚至在血胆固醇水平看似正常的情况下，都有可能导致酶活性和胆固醇转运的异常，并且造成动脉粥样硬化的危险性增加。因此，临床医生经常使用血载脂蛋白水平对血脂异常的患者进行评价，特别是那些有早期冠心病家族史的患者。与临床关系最密切的 5 个载脂蛋白是 B-100、C、E、A-Ⅰ 和 A-Ⅱ。

VLDL 颗粒含有载脂蛋白 B-100、E 及 C（见图 8-5）。B 和 E 蛋白是肝细胞和外周细胞表面的 LDL 受体（也称为 B-E 受体）的配体。受体与配体的结合允许胆固醇通过颗粒的胞饮吸收和细胞摄取，从循环脂蛋白中进入细胞内。这些蛋白的缺陷使其与受体的结合能力减弱，导致脂蛋白从循环中的清除减少，并使循环中的胆固醇水平增加。

载脂蛋白 C-Ⅱ 是 LPL 的一个辅因子。通过激活该酶，载脂蛋白 C-Ⅱ 激活毛细血管床内脂蛋白中的 TGs 的水解。载脂蛋白 C-Ⅱ 缺陷导致 TG 代谢受损及高甘油三酯血症。载脂蛋白 C-Ⅲ 已经成为致动脉粥样硬化血脂异常的标志物，成为动脉粥样硬化风险升高的标记物。载脂蛋白 C-Ⅲ 可下调 LPL 活性并能干扰肝脏摄取 VLDL 残余颗粒，进一步导致循环中的小 VLDL 残余颗粒增加，小 VLDL 残余颗粒能够进入血管壁，参与粥样硬化的形成。载脂蛋白 C-Ⅲ 是动脉粥样硬化血脂异常（升高的 TGs，降低的 HDL-C，接近正常的 LDL-C 和升高的 LDL 颗粒浓度）的标记，其与 AS-CVD 事件风险的增加有关。此外，VLDL 和 LDL 颗粒在循环系统内长时间滞留形成小的、更易致粥样硬化的 LDL 颗粒和动脉粥样硬化性的血脂异常（见后文）[18]。

每个 VLDL、IDL 和 LDL 颗粒含有一个载脂蛋白 B-100。因而，血中载脂蛋白 B-100 的浓度代表了循环中的 VLDL、VLDL 残骸、IDL 和 LDL 颗粒的总数量。脂蛋白数量的增加（如载脂蛋白 B-100 浓度增加）已被视为 ASCVD 风险的一个强的预测指标[19]。VLDL 残骸在去脂化的过程中保留载脂蛋白 B-100 和 E，而 LDL 颗粒仅含载脂蛋白 B-100（见图 8-5）。某些患者的胆固醇水平在正常范围，但其载脂蛋白 B-100 水平却很高（提示其循环中的致动脉硬化颗粒数量的增加）。这些患者发生动脉粥样硬化的危险较高。某些

指南推荐在通过核磁共振法测定载脂蛋白 B-100 和 LDL-C 颗粒浓度作为治疗血脂异常的治疗靶点[7,8]。

HDL 颗粒含有载脂蛋白 A-Ⅰ、A-Ⅱ 和 C。载脂蛋白 A-Ⅰ 激活 LCAT，后者催化 HDL 颗粒中的游离胆固醇的酯化。载脂蛋白 A-Ⅰ 的水平与载脂蛋白 A-Ⅱ 水平相比，前者与冠心病的发病风险性有更强的负相关关系。仅含有载脂蛋白 A-Ⅰ 的 HDL 颗粒与同时含有载脂蛋白 A-Ⅰ 和 A-Ⅱ 的 HDL 颗粒相比，前者与较低的冠心病发病风险性相关[20]。

LDL 受体

外周细胞和肝细胞对胆固醇的摄取是通过循环脂蛋白上的载脂蛋白 B-100 和 E 与细胞表面的 LDL 受体相结合完成的。细胞内胆固醇浓度降低激活 LDL 受体的合成[10]。反之，LDL 受体被 PCSK9（前蛋白转化酶枯草杆菌蛋白酶 Kexin-9 型）降解，可以影响细胞表面 LDL 受体分子的数量[21]。在细胞内，受体蛋白从线粒体（合成场所）移行至细胞膜（在这里它定位于一个称之为内陷小窝的区域）。一旦处于这个位置，它就可以与含有 apoE 或 apoB-100 的脂蛋白结合，包括 VLDL、VLDL 残骸、IDL 和 LDL。由于 VLDL 残骸和 IDL 颗粒既含有 apoB-100 又含 E 蛋白，所以他们与 LDL 受体的亲和力可能比只含有 apoB-100 蛋白的 LDL 颗粒更高。进一步，可以增加 LDL 受体合成的药物（如他汀类药）可以增加 VLDL 残骸颗粒和 LDL 颗粒从循环中的清除。这说明这类药物在降低血清胆固醇水平的同时还具有降低 TG 水平的能力。在与受体蛋白结合后，脂蛋白经过胞吞被溶酶体摄取，在溶酶体内被分解为可被细胞利用的简单成分。胆固醇被转运至细胞内的胆固醇池。受体蛋白可能返回到细胞表面，在此它可以与循环中其他含有 apoE 或 B 的脂蛋白结合。

脂代谢异常

通过前面对脂肪合成与转运的描述我们可以想象，有成百上千的步骤可能会出现异常进而导致血脂异常。然而，仅有少数几种血脂异常比较常见及重要。本文重点描述多基因高胆固醇血症和致动脉硬化脂质异常，这两者主要是基因和生活方式相互作用的结果。随后几个少见的家族性脂质异常也在下文中描述。表 8-2 总结了最常见脂质异常的特点。

多基因性高胆固醇血症

多基因性高胆固醇血症是胆固醇升高导致的最常见的脂质异常。它是环境因素（如营养不良、静坐为主的生活方式）和基因因素（被称为"多基因"）共同作用的结果。这些患者饮食摄入的饱和脂肪酸能够降低 LDL 受体的活性，导致 LDL 颗粒从循环中的清除率降低。因此，多基因性高胆固醇血症患者 LDL-C 轻到中度升高（通常为 130~250mg/dl），患者无明显体征表现。约 20% 的患者有早发冠心病的家族史。严格控制饱和脂肪酸和胆固醇的摄入以及降低 LDL-C 的药物（如他汀类、胆酸螯合剂、烟酸和依折麦布）能有效控制患者的血脂。

表 8-2

常见血脂异常的特点

异常	代谢异常	对血脂影响	主要血脂指标	诊断特点
多基因遗传性高胆固醇血症	LDL 清除↓	↑LDL-C	LDL-C:130～250mg/dl	无特异
致粥样硬化的血脂异常	VLDL 分泌↑ C-Ⅲ 合成↑ LPL 活性↓ VLDL 消除↓	↑TG ↑残骸 VLDL ↓HDL ↑小而密的 LDL	TG:150～500mg/dl HDL-C:<40mg/dl	常伴随中心型肥胖或糖尿病
家族性高脂血症（杂合性）	LDL 受体功能降低、apoB 缺陷、PCSK9 有功能突变	↑LDL-C	LDL-C:250～450mg/dl	早发冠心病家族史,跟腱黄色瘤,角膜弓
家族性高脂血症（纯合性）	低密度脂蛋白受体功能下降;ApoB 缺陷;PCSK9 有功能突变	↑LDL-C	LDL-C:>450mg/dl	早发冠心病家族史,跟腱黄色瘤,角膜弓,携带者在10～20 岁出现冠心病
家族性 apoB-100 异常	LDL 及 VLDL 上的 apoB 异常	↑LDL-C	LDL-C:250～450mg/dl	冠心病家族史,跟腱黄色瘤
异常 β 脂蛋白血症（Ⅲ 型高脂血症）	ApoE:E2 显性,VLDL 残骸清除↓	↑VLDL 残骸 ↑IDL	LDL-C:300～600mg/dl TGs:400～800mg/dl	手掌黄色瘤,结节状疹黄色瘤
家族性混合型血脂异常	ApoB 及 VLDL 生成↑	↑CH,TG, 或两者同时	LDL-C:250～350mg/dl TGs:200～800mg/dl	冠心病家族史 高脂血症家族史
家族性高 apoB 载脂蛋白血症	ApoB 生成↑	↑ApoB	ApoB:>125mg/dl	无特异
低 α 载脂蛋白血症	HDL 分解↑	↓HDL-C	HDL-C:<40mg/dl	无特异

ApoB,载脂蛋白 B;apoE,载脂蛋白 E;CH,胆固醇;IDL,中密度脂蛋白;LDL,低密度脂蛋白,LDL-C,低密度脂蛋白胆固醇;TGs,甘油三酯;VLDL,极低密度脂蛋白。

致动脉粥样硬化性血脂异常

致动脉粥样硬化血脂异常的特征是 TG 中度升高（150～500mg/dl,提示 VLDL 残骸颗粒的增加）,HDL-C 水平低（<40mg/dl）,LDL-C 中度升高[22]。这些患者有小而密的胆固醇含量低的 LDL 颗粒、非 HDL-C、载脂蛋白 B-100 的增加。这些患者中常见内脏脂肪增加、高血压和胰岛素抵抗。

内脏脂肪增加的患者常伴有糖代谢受损或糖尿病,其脂肪细胞脂肪酸代谢增加并且释放入血,多余的脂肪酸使 TG 合成增加,导致肝脏合成和分泌富含 TG 的 VLDL 颗粒增加。通常这些颗粒包含干扰 LPL 活性的脂蛋白 C-Ⅲ,进一步妨碍 VLDL 颗粒中 TG 的脂解,其结果是形成富含 TG 的 VLDL 残骸颗粒[23]。在 CETP 的作用下这些颗粒中的 TG 与来自 HDL 的胆固醇酯交换,这样 VLDL 残骸颗粒变得富含胆固醇,而 HDL 颗粒丢失了胆固醇（并且获得 TG）（图8-6）。VLDL 残骸颗粒中的 TG 也与 LDL 颗粒中的胆固醇酯交换,这样 VLDL 变得富含胆固醇而 LDL 变得富含 TG。富含胆固醇的小 VLDL 残骸颗粒是致动脉粥样硬化的。在肝脂酶的催化作用下富含 TG 的 LDL 和 HDL 颗粒发生脂溶解移走 TG,留下小的、缺乏胆固醇酯的 LDL 颗粒（被称为小而密 LDL）,是高度致动脉粥样硬化的,在肾脏作用下,HDL-C 失去载脂蛋白 A-Ⅰ,使 HDL-C 数量减少。

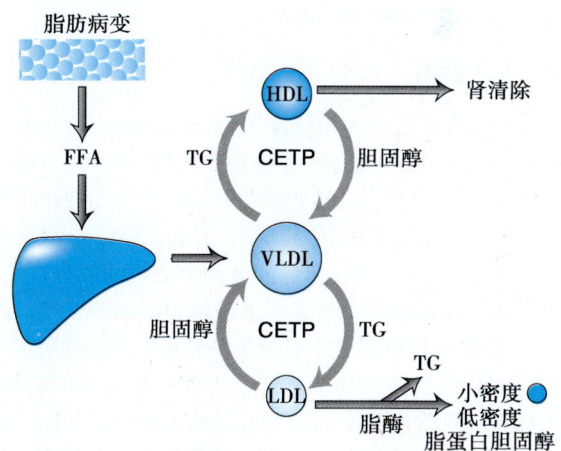

图 8-6 CETP 在动脉粥样硬化血脂代谢异常中的作用[13]。胆固醇酯转运蛋白（CETP）在某些高甘油三酯血症患者动脉粥样硬化性脂质形成中的作用。富含胆固醇的极低密度脂蛋白（VLDL）、低高密度脂蛋白胆固醇（HDL-C）及小密度低密度脂蛋白胆固醇（LDL-C）常见于代谢综合征患者和 2 型糖尿病患者。来源:Bays H, Stein EA. Pharmacotherapy for dyslipidaemia—current therapies and future agents. *Ex-pert Opin Pharmacother*. 2003;4:1901-1938.

降低体重和增加体育活动对致动脉粥样硬化血脂异常的患者来说是有效的治疗。如果需要，能加速 VLDL 残骸和小而密 LDL 颗粒移除的药物（如他汀）和降低 TG 的药物（如烟酸或贝特类）也是有效的。

家族性高胆固醇血症

家族性高胆固醇血症（familial hypercholesterolemia, FH）是一种最经典的 LDL-C 清除缺陷所致的血脂异常。这种常染色体显性异常与早发冠心病密切相关[24,25]。近期研究表明，这种异常的杂合子 FH（heterozygous FH, HeFH）在美国的发生率为每 250~500 人中就可以发现 1 例[26]。纯合子 FH（Homozygous FH, HoFH）在美国的发生率为每 250 000~1 000 000 人中发现 1 例。这种异常的常见原因是基因突变导致 LDL 受体缺失。因此，杂合子较正常人只有约一半的功能性 LDL 受体，而且约 2 倍的 LDL-C 水平（LDL-C 水平通常为 250~450mg/dl）。在临床中，杂合子患者的胆固醇可能会沉积在虹膜上，形成老年环。胆固醇沉积在肌腱上，特别是跟腱和手的伸肌腱上，会导致肌腱黄色瘤。当证实存在有很高的 LDL-C 水平，极高的早发冠心病家族史，以及存在肌腱黄色瘤时，就可以得出 FH 的临床诊断。未经治疗的杂合子型 FH 患者在 30 岁时约有 5% 的概率发生心肌梗死，50 岁时约有 50% 的概率，到 60 岁时就有约 85% 的概率。未经治疗的男性杂合子患者的平均死亡年龄为 55 岁左右，而未经治疗的女性杂合子患者为 65 岁左右[25]。

纯合子 FH 的 LDL-C 水平通常>500mg/dl。这种罕见的异常会导致患者在 10~20 岁时就发生冠心病。因为这种患者没有从血液循环中清除载胆固醇脂蛋白的能力，所以患者需要依靠 LDL 血浆分离置换法（类似于肾衰患者的透析）清除致动脉粥样硬化颗粒。

家族性载脂蛋白 B-100 缺陷

家族性载脂蛋白 B-100 缺陷（familial defective apolipoprotein B-100, FDB）也是一种基因缺陷病，在临床上它与杂合子型 FH 无法区分。这些患者的 LDL 受体功能正常但却存在载脂蛋白 B-100 受体的缺陷，而这会导致与 LDL 受体结合的减少，LDL 颗粒从血液循环中的清除减少[27-29]。与 FH 一样，FDB 的 LDL-C 水平通常为 250~450mg/dl。据推测，杂合子型 FDB 患者中载脂蛋白 E 和一半的载脂蛋白 B 功能正常，它们产生功能将这些脂蛋白从循环中清除。临床上对 FDB 的诊断与 FH 一样，是基于极高的 LDL-C 水平、早发冠心病家族史及肌腱黄色瘤等表现得出的。确切的诊断需要应用分子筛技术来得出。

前蛋白转化酶枯草杆菌蛋白酶/Kexin9 型获得功能性基因突变

FH 可能由编码前蛋白转化酶枯草杆菌蛋白酶/Kexin9 型（PCSK9）基因的多种获得功能性突变导致[30]。这些突变的频率未知。当 PCSK9 分泌入血时，它结合于细胞表面的 LDL 受体，导致内吞，细胞内降解，LDL 受体数量减少，

LDL-C 升高（大约 300mg/dl）。抑制 PCSK9 的药物能显著降低 HeFH、HoFH 和多基因性高胆固醇血症的 LDL-C 水平[31]。

家族性混合型高脂血症

家族性混合型高脂血症（familial combined hyperlipidemia, FCHL）是由脂蛋白合成增加引起的血脂异常中的经典类型。虽然这种异常的确切原因并不清楚，但 FCHL 的患者似乎有含 apoB 的颗粒、VLDL 及 LDL 的过度生成[32]。许多患者存在 apoB-100 水平的升高、高胆固醇血症（LDL-C 通常为 250~350mg/dl）、高甘油三酯血症（通常为 200~800mg/dl）和低 HDL-C 水平。而这些患者的直系亲属通常也会有血脂异常和 ASCVD 家族史。FCHL 患者常会超重、患高血压和代谢异常如胰岛素抵抗、糖尿病及高尿酸血症。当一名患者存在胆固醇或 TG 水平增加，明确的早发冠心病家族史及血脂异常的家族史时，就应考虑 FCHL 这一诊断。

家族性异常 β 脂蛋白血症

家族性异常 β 脂蛋白血症（也被称为 Ⅲ 型高脂血症及残骸病）是由载脂蛋白 E 缺陷导致的 VLDL 和乳糜微粒从血液循环中清除减少[33,34]。循环中这些微粒的正常清除必须有载脂蛋白 E 的存在。载脂蛋白 E 有 E2、E3 或 E4 三种等效类型，均继承自双亲。E2 型与 LDL 受体的结合力低。因而，有载脂蛋白 E2/E2 亚型的个体，VLDL 残骸（也可能是乳糜微粒）颗粒从循环中的清除延迟，并且 IDL 向 LDL 颗粒的转化减少。然而，除非合并有其他的代谢问题，如糖尿病、甲状腺功能减退和肥胖，否则不会出现血脂异常。临床上，这类患者存在高胆固醇（由于 VLDL 残骸颗粒中的胆固醇酯增加），高 TGs（通常为 400~800mg/dl），以及 VLDL-C 与 TG 比率>0.3。一些患者有手掌的黄色瘤（在手掌和手指的皱褶处产生橘黄色变色）及结节疹样黄色瘤（一种小的、受压部位的凸起性损害，特别是在肘部和膝部）。这些患者常有早期发生的动脉粥样硬化性疾病的个人史及家族史。另外，这些患者常有糖尿病、高血压、肥胖及高尿酸血症等。

家族性甘油三酯代谢异常

家族性高甘油三酯血症（damilial hypertriglyceridemia, FHTG）的发生与富含 TG 的 VLDL 颗粒和乳糜微粒增加的有关。LDL-C 一般不显著升高（<130mg/dl），而 HDL-C 降低（<40mg/dl）。FHTG 通常相对温和无症状的，除非存在高甘油三酯血症的第二诱因（控制不佳的糖尿病、肥胖、药物等）。TG 在 200~500mg/dl，但可能大于 1 000mg/dl。患者 TG 升高明显的患者（>500mg/dl）可能会发生爆发性黄色瘤和/或急性胰腺炎。

LPL 或辅因子 apo CII 基因的罕见突变也可导致严重的高甘油三酯血症[35]。家族性 LPL 缺乏通常童年时就会出现 TG 升高到 2 000~25 000mg/dl、脂血症、胰腺炎、爆发性黄色瘤、视网膜脂血症（视网膜血管乳白色外观）。apo CII

家族性缺陷的临床表现与家族性 LPL 纯合子缺陷类似,但杂合子突变的患者可能血脂正常。家族性肝脂酶缺乏患者还伴有严重的高甘油三酯血症(>500~1 000mg/dl)、LDL-C 的适度升高、HDL-C 正常或升高。这种异常在印度人种常见。

低 α 脂蛋白血症

低 HDL-C(<40mg/dl,低 α 脂蛋白血症)而不伴有 TG 水平增加的情况相当少见,但增加冠心病的风险。虽然基因的影响对低 HDL-C 的形成无疑有作用,但不幸的是,对其发生的确切的分子学缺陷却所知甚少[36]。近来发现,以低 HDL-C、橙色扁桃体和肝脾肿大为特征的家族性高密度脂蛋白缺乏症(Tangier 病)的原因与 ABCA-1 转运体对来自外周细胞(如动脉壁的炎症细胞)的胆固醇反应下降有关。低 HDL-C 的遗传倾向也似乎可以被生活方式的因素加强,如肥胖、吸烟和缺乏锻炼。尽管流行病学的证据显示在 HDL-C 和冠心病之间是一种负相关的关系,但尚无临床试验证明孤立性地升高 HDL-C 的药物可以获益。已证实,对低 HDL-C 的患者降低 LDL-C 也能减少冠心病的发生。我们期待升高 HDL-C 的治疗方法的出现,并验证是否升高 HDL-C 能够减少冠心病的危险[37]。

脂蛋白和 ASCVD 风险

流行病学研究已经证实血胆固醇水平和 ASCVD 事件的发生率直接相关[38-40]。胆固醇水平每升高 1%,CHD 风险增加 1%~2%。此外,基因突变研究也证实了 LDL-C 与 CAD 的因果关系。HDL-C 和 CHD 的发生呈负相关。HDL-C 每降低 1%,冠心病的发病率增加 1%~2%[41]。然而,影响 HDL-C 的基因突变研究怀疑 HDL-C 是否直接影响 CAD 风险。

TGs 在动脉粥样硬化发病机理中的作用仍待研究[23]。绝大多数流行病学研究表明,单变量分析时高 TG 水平是 CHD 的独立危险因素。但当多变量分析纳入 LDL-C、低 HDL-C 时,TG 失去了独立预测性。这是由于在观察性流行病学研究中很难建立因果关系,特别是考虑到 TGs、LDL-C 和 HDL-C 的因果关系。高甘油三酯血症的患者常常 HDL-C 低(由于 CETP 的作用和 apo Ai 肾清除的增加),而低 HDL-C 是 ASCVD 风险的重要预测因素。

此外,TG 水平升高与富含 TG 的脂蛋白残骸(VLDL 残骸、乳糜微粒和 IDL)升高、LDL 颗粒浓度和小而密的 LDL 颗粒增加相关。这些微粒都是潜在致动脉粥样硬化的,比单独的 LDL-C 升高更增加 CHD 风险[42-45]。最近流行病学研究的 meta 分析发现,即使调整其他血脂风险因素后,TGs 仍可独立预测 CHD 风险[23]。某些家族性疾病如家族性异常 β 脂蛋白血症和 FCHL,TG 水平也升高,也增加 CHD 风险[33,34]。此外,高甘油三酯血症也与高凝状态相关,这也促进冠状动脉血栓形成[45]。

最近血脂代谢的 185 个常见基因检测也表明 TGs 是

CAD 的风险因素。在评估 LDL-C 和/或 HDL-C 水平对 CHD 风险影响的模型中,影响甘油三酸酯水平的基因多态性与 CAD 风险大小相关[46]。这些结果表明,富含甘油三酯的脂蛋白有原因地影响 CAD 的风险。

自相矛盾的是,很高的 TG 水平(>500mg/dl)一般不与 CHD 风险增加有关,但增加胰腺炎的风险,特别是超过 1 000mg/dl 时。通常,这些情况下 LPL 基因缺陷使富含 TGs 的颗粒(VLDL 和乳糜微粒)清除 TGs 受损。这些粒子无法成为富含胆固醇的微粒,因此通常不导致动脉粥样硬化[47]。如果血样存储在冰箱里过夜,表面会出现一层厚厚的奶油层表明乳糜微粒的存在。尽管大多数高 TGs 患者终生未出现 CHD,但会经历 ASCVD 事件。

动脉粥样硬化的发病机制

胆固醇在动脉粥样硬化的发病机制中处于核心地位。动脉粥样硬化血管损害可能会在人生的前十年出现,当出现高胆固醇或其他未控制的 ASCVD 风险因素时进展[48]。通常认为,动脉粥样硬化是糖尿病、剪应力、脂肪细胞释放过剩游离脂肪酸、细菌产物、神经激素异常、其他因素等导致的血管内皮损伤引起的慢性炎症过程。受损的内皮变为血栓早期状态,NO 释放减少,血管舒展功能受损,炎症细胞核血小板释放化学物质。如果此时对血脂进行调控并对危险因素进行控制,则可修复内皮功能,恢复一氧化氮释放及血管舒张反应。

含 apoB 脂蛋白[VLDL 残骸、IDL、LDL 和 Lp(a)]过剩的患者,致动脉粥样硬化微粒穿过血管内皮结合处进入内皮下空间或内膜。脂蛋白结合内皮下的分子如硫酸软骨素蛋白多糖后在内皮下层聚集和滞留(图 8-7)[48]。

由细胞摄取进入内皮下间隙不久,脂蛋白首先被氧化

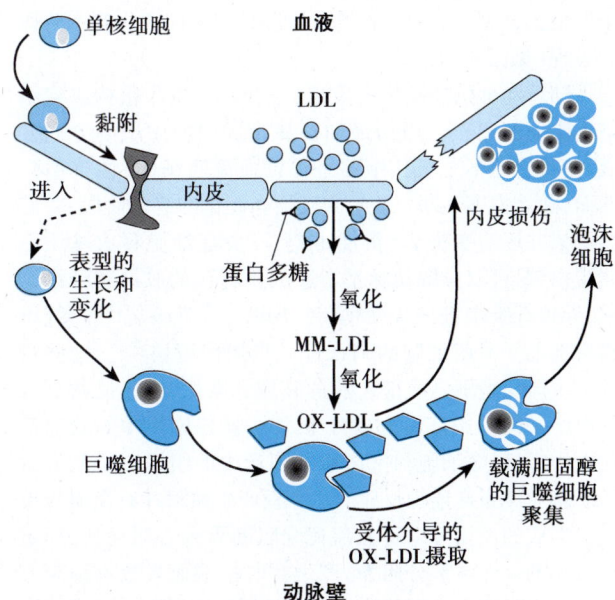

图 8-7 脂质条纹发生过程中一些步骤的示意图。LDL,低密度脂蛋白;MM-LDL,轻度氧化的低密度脂蛋白;OX-LDL,氧化的低密度脂蛋白

而发生结构修饰。修饰的脂蛋白刺激失效的内皮细胞释放细胞黏附因子(细胞内黏附分子 1、血管细胞黏附分子 1 和 E 选择素)和趋化因子(单核细胞趋化因子 1、巨噬细胞集落刺激因子)促进单核细胞和淋巴细胞黏附、转移到内皮间隙[49-51]。因此,动脉粥样硬化是残留的和修饰的脂蛋白触发的一个炎症过程。单核细胞一旦发生募集,就转化为有活性的巨噬细胞,后者开始摄取氧化的脂蛋白颗粒。这些修饰过的颗粒可以通过特殊的清道夫或乙酰化 LDL 受体被巨噬细胞很快的摄取[52]。修饰过的 LDL 对循环中的单核细胞是另一种趋化物,引起更多的单核细胞聚集在血管内膜。氧化的脂蛋白的聚集可以抑制定居下来的巨噬细胞的移动能力(从而阻止这些细胞从内膜中出来),巨噬细胞变为一种细胞毒性物质(它可能会破坏内皮)。当巨噬细胞不断的摄取氧化的脂蛋白后,使它们变得充满脂质并且体积增大,最终转变为充满脂质的泡沫细胞(图 8-8)。单核细胞和泡沫细胞继续释放生长因子和细胞因子,以构建一个慢性炎症过程以形成更复杂的动脉粥样硬化斑块。

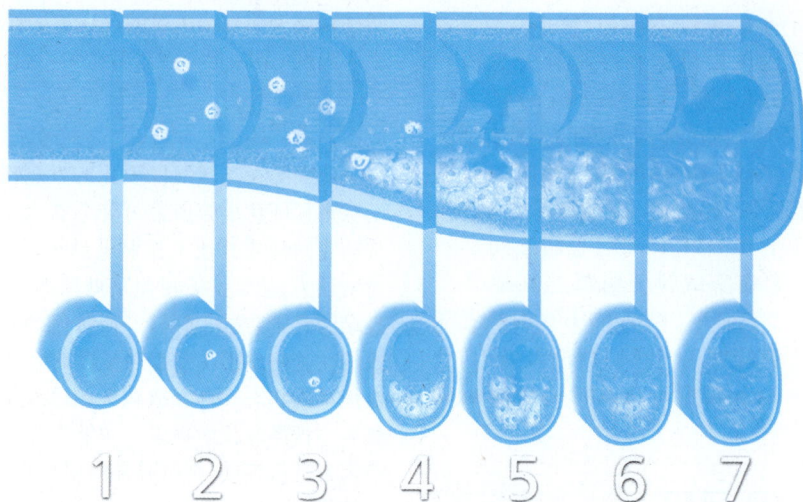

图 8-8 人类冠状动脉粥样硬化斑块的起始、进展和复杂性(数字显示级数)

随着斑块的生长,平滑肌细胞从血管中层向管腔表面移行并增生[53]。胶原合成也同样增加。这导致早期动脉硬化斑块的转变:从纤维帽薄的巨大脂核的不稳定粥样斑块变为潜在更坚固的斑块(脂核小,胶原和基质多)。在易于发生粥样硬化的患者血管中可以见到粥样硬化各个阶段的表现(见图 8-7)。

随着动脉粥样硬化的发展,冠状动脉发生重构以容纳富含脂质的内核。损伤最初是从管腔朝向中层的方向发展,使得管腔不至于狭窄并且保证血流通畅(正性重塑)。然而,随着损伤不断发展扩大至粥样硬化的终末阶段,管腔会受累并逐渐变狭窄(负性重塑)。炎症细胞释放基质金属蛋白酶,可以分解动脉平滑肌细胞释放的胶原和纤维组织,导致纤维帽进一步变薄,粥样斑块易于破裂[54]。纤维帽肩部的平滑肌细胞的凋亡进一步损伤斑块[55]。这些过程加重斑块特别是肩部斑块的破裂和糜烂,这会使其下方的组织暴露于循环血液成分中[56]。暴露斑块中的胶原活化血小板,巨噬细胞和平滑肌细胞产生的组织因子凝聚激活了凝血瀑布样连锁反应。血小板产生黏附并有微血栓形成。形成的血块可以将血流完全阻断导致心肌梗死,而更加常见的是血流部分阻断,产生暂时性缺血导致不稳定心绞痛。血凝块也会在纤维帽下方的组织与循环血液之间形成一道屏障,这有助于愈合的过程。随后,随着粥样硬化斑块进一步生长及再次破裂,新的血栓会形成使损害得到修复。这一破裂和修复过程的反复发生形成更加复杂的粥样硬化损害。

与此同时,斑块的发展是连续不断的,连续经历从脆弱的富含脂质的易破裂形成血栓的斑块到稳定的脂质少、富含纤维和胶原的斑块。新生的斑块只存在于内膜,而陈旧的斑块则可侵入管腔。事实上,导致心肌梗死的罪犯斑块常不在血管最狭窄的部位,而是位于狭窄部位的远端[55]。

临床评估和 ASCVD 风险控制

临床评估

常规血脂检查包括总胆固醇(TC)、HDL-C 和 TGs 的测定。虽然可以直接测定 LDL-C,但绝大多数实验室是计算 LDL-C 的值。直接测得 TC、HDL-C 和 TGs 后,应用 Friedewald 公式计算 LDL-C 的值:

$$LDL\text{-}C = 总胆固醇 - (HDL\text{-}C + VLDL\text{-}C)$$

(公式 8-1)

由于 VLDL 中总胆固醇与 TG 的比值是 1:5,VLDL-C 水平大约是 TG 水平的 1/5。于是这一公式可修改为:

$$LDL\text{-}C = 总胆固醇 - (HDL\text{-}C + TG/5)$$ (公式 8-2)

如果患者的 TG>400mg/dl,公式算出的 VLDL-C 是不准确的,因此不能用此公式计算 LDL-C。患者禁食 10~12

小时后测血脂才能得出准确的 LDL-C，因为这为携带外源性 TG 的乳糜颗粒从血液循环中清除提供足够的时间（在患者无高乳糜微粒血症的情况下）。大多数实验室能直接测 LDL-C，但只有当患者 TG>400mg/dl 或未禁食时才应该直接测量 LDL-C。

心脏代谢失调如代谢综合征、胰岛素抵抗、糖耐量受损、糖尿病、高甘油三酯血症和慢性肾病综合征（CKD），计算或直接测得的 LDL-C 不能完全评估脂质相关的心血管风险。心脏代谢失调通常与上述的致动脉粥样硬化的血脂失调有关，此时 LDL-C 接近正常或轻度上调、HDL-C 降低、TGs 升高、致动脉粥样硬化的小而密的 LDL-C 过剩。当 LDL-C 接近正常或轻度上调、LDL 颗粒浓度（LDL-P）上升，这种测定是不准确的。

有一系列先进的手段可以测定脂质或脂蛋白以确定 LDL 和 HDL 颗粒的浓度和/或粒径分布，包括梯度凝胶电泳、立式自动分离、磁共振波谱和离子迁移率分析。Framingham Offspring 研究和多民族动脉粥样硬化研究表明，LDL-P 升高较 LDL-C 升高，CVD 事件风险更高，而患者 LDL-P 降低比 LDL-C 降低，CVD 事件风险更低[57,58]。因此 CVD 事件风险与 LDL-P 水平关系更密切。ApoB 是另一个衡量动脉粥样硬化的脂蛋白，包括 VLDL 残骸、LDL 微粒，与 CVD 风险密切相关[59]。

Non-HDL-C 能简单的计算和评估动脉粥样硬化血脂异常导致的 CVD 额外风险[7]。这是测定所有潜在致动脉粥样硬化颗粒（包括 VLDL、VLDL 残骸、IDL 和 LDL 颗粒）内胆固醇的一个方法，当 LDL-C 值不可靠或 VLDL-C 过剩和 LDL 颗粒浓度过剩时，可以为医生提供有关 CVD 风险的信息。Non-HDL-C 由以下公式计算：

$$Non\text{-}HDL\text{-}C = 总胆固醇 - HDL\text{-}C \quad （公式 8\text{-}3）$$

如前所述，空腹状态或非空腹状态时均可计算 Non-HDL-C，因为 VLDL-C 不需要估算。

有很多脂质相关 ASCVD 风险的管理指南，其推荐的治疗靶点和目标，包括 LDL-C、non-HDL-C、LDL-P 和 apoB 有所不同。最近的一篇综述总结了美国和国际专业协会的主要指南有关脂质/脂蛋白的起始治疗和治疗目标[8]。

改善血脂异常以降低 ASCVD 风险的指南

2013 年，ACC 和 AHA 更新了血脂管理以降低 ASCVD 风险的指南[5]。以前的指南侧重于将空腹血脂作为脂相关风险的初始评估。ASCVD 风险类型不同，降脂目标不同。在 2013 年，专家认为目前的临床研究数据不支持既往的方法，且无足够的数据支持特定的降脂目标或治疗目标。因此，专家组没有为 ASCVD 的一级或二级预防推荐或指定特定的目标（LDL-C 或 non-HDL-C），而是确定了最能从他汀类药物治疗 ASCVD 获益的四类人群：

1. 临床诊断为 ASCVD。
2. 既往 LDL-C≥190mg/dl 的患者。
3. 患有糖尿病且 LDL-C 在 70~189mg/dl 的 40~75 岁患者。

4. 40~75 岁但没有 ASCVD 或糖尿病的患者，LDL-C 70~189mg/dl，10 年 ASCVD 风险大于 7.5%。

每个风险组指南都推荐他汀治疗：中或高强度（表 8-3）。低强度治疗仅推荐于既往出现不良反应或具有发生不良反应高风险的患者。以往的指南推荐，但目前指南不推荐剂量滴定以达到特定的 LDL-C、non-HDL-C 或 apoB 水平（图 8-9）。开始他汀治疗 4~12 周后推荐测定血脂，以评估生活方式改变或药物治疗的依从性以及治疗的反应。然后推荐每 3~12 个月常规检测血脂。

表 8-3

不同他汀的强度[5]

高强度（可降低 LDL-C≥50%）	阿托伐他汀（40mg）*~80mg 瑞舒伐他汀 20（40）mg
中强度（可降低 LDL-C 30%~50%）	阿托伐他汀 10（20）mg 瑞舒伐他汀（5）10mg 辛伐他汀 20~40mg 普伐他汀 40（80）mg 洛伐他汀 40mg 氟伐他汀 XL 80mg 氟伐他汀 40mg bid 匹伐他汀 2~4mg
低强度（降低 LDL-C<30%）	辛伐他汀 10mg 普伐他汀 10~20mg 洛伐他汀 20mg 氟伐他汀 20~40mg 匹伐他汀 1mg

括号中列出的剂量没有在随机对照试验中进行评估。
* 证据来自一项随机对照试验，随机对照试验中评估了他汀类药物的剂量（粗体）。

ASCVD 一级预防推荐的风险评估工具是根据 2013 年 ACC/AHA 指南心血管风险评估的 Pooled Cohort Equations 制定的新 CVD 风险计算器[6]。公式基于大型、多样化、以社区为基础的能代表美国白人和非裔美国人的队列研究。计算器提供了种族和性别特异性的 10 年首次 ASCVD 事件（非致死性 MI、CHD 死亡、致死和非致死性卒中）风险评估，可用于 40~79 岁的非西班牙裔非裔美国人和美国白人。对 20~59 岁无短期风险的患者，也评估其终生或 30 年风险。公式中的变量有：年龄、性别、种族、总胆固醇、HDL-C、收缩压、高血压的治疗、吸烟和糖尿病。为进一步完善风险评估，需考虑其他因素，如 ASCVD 家族史、hs-CRP、LDL-C≥160mg/dl、冠状动脉钙评分和踝肱指数。全国脂质协会以病人为中心的建议是：第 2 部分为 ACC/AHA Pooled Cohort Equation 外的非西班牙裔白人和其他民族推荐风险评估[60]。10 年期风险≥7.5% 的患者应该参与他汀类药物治疗降低 ASCVD 风险获益、潜在药物不良反应、潜在药物相互作用和患者选择意愿的患者-医生讨论，以决定他汀治疗是否合适（图 8-10）。

他汀获益组
所有患者在开始他汀治疗前需要开始生活方式调整

年龄大于21岁
且有应用他汀
的适应证

是→

患者有动脉
粥样硬化性
心血管疾病

是→ 年龄≤75岁,
推荐高强度他汀

是→ 年龄>75岁或
不适于高强度
他汀,推荐中等
强度他汀

是 推荐高强度他汀[a]

是 推荐中等强度他汀

患者LDL-C≥
190mg/dl

是 评估10年ASCVD
风险≥7.5%,
推荐高强度他汀

[a]如果患者不能耐受
高强度他汀,可以改
用中等强度他汀

否↓

评估10年
ASCVD风险≥7.5%且
年龄在40~75之间

是→ 推荐中到高强度他汀

糖尿病患者
(1型或2型)
且年龄在
40~75岁

在其他患者中,他汀的获益并不明确。医务人员
应该评估额外的ASCVD风险因素和体重风险、
获益、药物相互作用、不良反应和患者开始使用
他汀的意愿

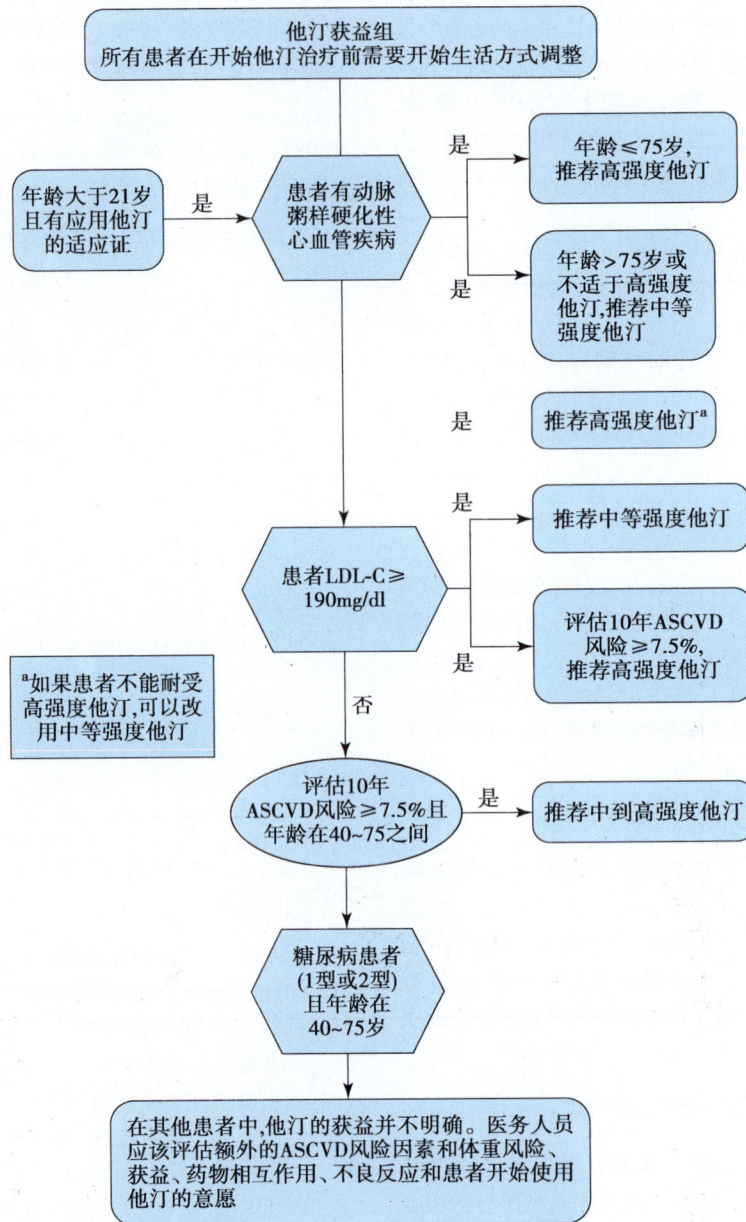

图 8-9 基于他汀类药物获益的他汀类药物治疗强度建议。(来源:Stone NJ et al. 2013 ACC/AHA guideline on the treatment of blood cholesterol to reduce atheroscleroticcardiovascular risk in adults:A report of the American College of Cardiology/American Heart AssociationTask Force on Practice Guidelines. *J Am-Coll Cardiol.* 2014;63;2889-2934. doi:10.1016/j.jacc.2013.11.002.)

- 检测空腹血脂水平(如果非空腹TGs大于500mg/dl,则需要测空腹血脂)。此外,非空腹非HDL-C大于220mg/dl,表明可能存在家族性高胆固醇血症
- ALT,HgA1c,CK(如果需要)
- 评估影响他汀安全性的次要原因或条件

如果发现异常值,评估并治疗:
- LDL-C>190mg/d
  - 继发病因
  - 原发病因,FH筛查
- TG≥500mg/dl
- 无法解释的ALT>3×ULN

纳入他汀获益组,强调生活方式改善

患者有糖尿病且年龄40~75岁或LDL-C≥190mg/dl

患者无糖尿病,年龄40~75岁且LDL-C 70~189mg/dl

使用合并队列方程评估10年ASCVD风险

患者10年ASCVD风险≥7.5%

患者10年ASCVD风险5%~7.5%

患者10年ASCVD风险<5%

患者年龄<40岁或>75岁,且LDL-C<190mg/dl

医务人员需要与患者讨论:
- ASCVD风险降低的获益
- 不良反应
- 药物相互作用
- 患者偏好

开始他汀治疗,强化治疗性生活方式改善

监测治疗

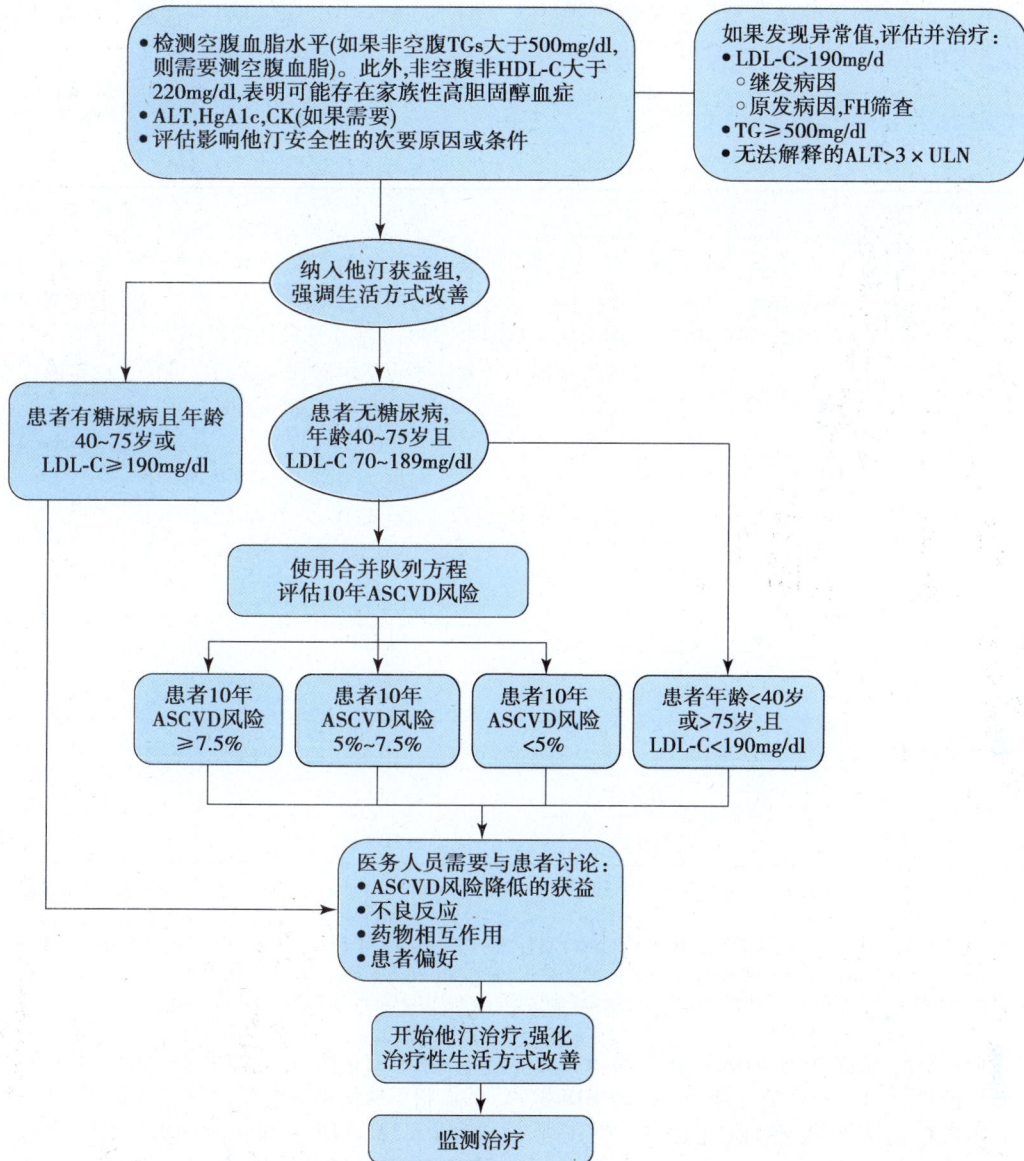

图 8-10 无临床 ASCVD 患者开始他汀治疗的推荐。(来源:Stone NJ et al. 2013 ACC/AHA guideline on the treatment of blood cholesterol to reduce atherosclerotic cardiovascular risk in adults:A report of the American College of Cardiology/American Heart Association Task Force on Practice Guidelines. *J Am Coll Cardiol.* 2014;63:2889-2934. doi:10.1016/j. jacc. 2013. 11. 002.)

案例 8-1

问题 1:B. C. 是一名 46 岁的围绝经期妇女,最近刚搬到该地,在进行妇科评估。年度常规检查时,她查了血脂。她未常规服用药物,但服用膳食补充剂和维生素,包括磷虾油、复合维生素、复合维生素 B 和维生素 D。她无吸烟史、高血压或糖尿病史。她很多年前就知道"坏"胆固醇 LDL 升高,同时"好"胆固醇 HDL 也升高,所以没有进行干预。她喜欢慢跑和旋转训练课程,但随着年龄的增长,运动时更易疲乏和痛苦。她遵循地中海式饮食,每日喝一杯红酒。

她父亲目前 72 岁,因高脂血症接受他汀治疗,但她并不确定父亲的血脂异常的严重程度,没有心血管疾病病史。她母亲 71 岁,患有糖尿病,去年因为心绞痛和应激试验异常行冠脉支架植入术,术后开始行他汀治疗。她哥哥超重,有高血压和临界糖尿病,接受他汀和非诺贝特治疗。

体格检查发现:血压正常(128/76mmHg),颈动脉充盈,波动正常,无杂音,左侧胸骨边缘可听到 2/6 级逐渐增强或减弱的杂音,腹部未闻及杂音,外周波动 2+,没有肌腱黄色瘤、角膜弓或黄斑瘤。禁食 12 小时后的血脂检查结果如下:

总胆固醇:290mg/dl

HDL-C:56mg/dl

计算的 LDL-C:218mg/dl

TGs:132mg/dl

怎样分析 B. C. 的血脂检查结果?

NLA 以患者为中心的血脂异常管理指南发表于 2014 年。与 NCEP ATP Ⅲ 指南类似，血脂异常的推荐包括治疗靶目标（non-HDL-C 和 LDL-C），滴定以达到治疗目标（表 8-4）。

表 8-4

NLA 推荐的 ASCVD 风险评估、致动脉粥样硬化胆固醇的治疗目标和药物治疗指征[7]

风险	低	中	高	很高
标准	■ 0～1 个主要 AS-CVD 风险因素 ■ 考虑其他已知风险因素	■ 主要 ASCVD 风险因素 ■ 考虑其他风险因素 ■ 考虑定量风险评分	■ ≥3 个主要 ASCVD 风险因素 ■ 3B 或 4 期慢性肾脏病[a] ■ 定量风险评分达到高危值 ■ LDL-C≥190mg/dl（严重高胆固醇血症） ■ 糖尿病[b]（1 型或 2 型）并且有 0～1 个主要 ASCVD 风险因素且无靶器官损害	■ ASCVD 糖尿病[b]（1 型或 2 型）+2 个主要 ASCVD 风险因素或靶器官损害
治疗目标				
Non-HDL-C（mg/dl）	<130	<130	<130	<100
LDL-C（mg/dl）	<100	<100	<100	<70
考虑药物治疗				
Non-HDL-C（mg/dl）	≥190	≥160	≥130	≥130
LDL-C（mg/dl）	≥160	≥130	≥100	≥70

[a]3B 或 4 期慢性肾脏病＝估算的肾小球滤过率分别为 30～44ml/min 和 15～29ml/min。这些患者不应该用风险评估计算器评估，因为风险会被低估。

[b]糖尿病合并 1 个主要 ASCVD 风险因素，non-HDL-C 的治疗目标为<100mg/dl。来源：Jacobson TA et al. National lipid association recommendations for patient-centered management of dyslipidemia：part 1—full report. *J Clin Lipidol*. 2015；9：129-169.

ASCVD，动脉粥样硬化性心血管疾病；LDL-C，低密度脂蛋白胆固醇；non-HDL-C，非高密度脂蛋白胆固醇。

患者的 LDL-C 很高，根据 ACC/AHA 指南和 NLA 推荐对高胆固醇血症的推荐均应开始他汀治疗。她的 HDL-C 水平是女性 HDL-C 的平均水平，而且她的 TG 正常（<150mg/dl）。一些医务人员和患者误认为基于 TC/HDL-C<3.5，HDL-C 正常或升高可以对高胆固醇血症起保护作用，不需要开始他汀治疗。然而，目前的和既往的指南均推荐：不管 HDL-C 水平如何，LDL-C 显著升高时要开始他汀治疗。

LDL-C 非常高的时候，开始治疗前需要考虑很多问题。患者的生活方式，如饮食、运动，可能在 B.C. 新诊断血脂异常时发挥重要作用。然而，她的生活方式其实很符合最佳心血管健康的建议，不太可能是血脂升高的原因。仔细检查她高胆固醇血症和 ASCVD 的家族史，发现可能是 HeFH 或 HoFH。B.C. 的父亲血脂异常，但严重程度不确定，目前接受他汀治疗，但没有 ASCVD 病史。

她母亲 65 岁时发现 ASCVD 及长期的糖尿病。支架植入术后开始他汀药物治疗，不可能是 FH。她的哥哥有混合型血脂异常，超重和糖尿病控制不佳可能加剧血脂异常。因此，根据家族史，不可能是 FH。体检发现有肌腱黄色瘤，FH 患者常常但不总是存在 45 岁前的角膜弓和黄斑瘤。B.C. 没有这些症状。该患者存在心脏收缩期杂音，提示可能主动脉瓣膜病，是 HoFH 患者的一个常见问题。

绝经前女性的 TC 通常比同龄的男人低。绝经前女性的血脂不易促动脉粥样硬化，较同龄的男性 HDL-C（平均 10mg/dl）高、LDL-C 和 non-HDL-C 水平低。由于围绝经期的激素改变，LDL-C 水平升高，且常高于同龄的男性。绝经后妇女 TG 升高、HDL-C 降低、小而密的 LDL 颗粒增加的概率也更高。这是既往无血脂异常而新诊断血脂异常的围绝经期妇女中常见，B.C. 就是其中之一。

案例 8-1，问题 2： B.C. 的血脂异常有其他诱因吗？

每一个高胆固醇血症患者都应该筛查 LDL-C、non-HDL-C 或 TG 升高的次要原因。可引起血脂异常的因素（继发原因）包括糖尿病、慢性肾病和肾病综合征、梗阻性肝病、甲状腺功能减退、神经性厌食、多囊卵巢综合征、妊娠和其他（表 8-5）[5]。妊娠期间总胆固醇、LDL-C、HDL-C 和 TG 的平均值升高，足月的时候达到峰值。非复杂或正常妊娠的任何时候，总胆固醇或 TG 都不会超过 250mg/dl。一些药物也可能引起血脂异常或加重血脂异常，如外源性雌激素和孕激素，因此降脂治疗前有必要仔细检查病人的用药情况。B.C. 目前处于围绝经期，并未服用可加重血脂异常的药物或外源性的激素替代治疗或口服避孕药。

表 8-5

引起血脂异常的因素[5]

原因	升高 LDL-C	升高 TG
药物	糖皮质激素、胺碘酮、利尿剂、环孢素	内分泌治疗、糖皮质激素、胆汁酸螯合剂、蛋白酶抑制剂、视黄酸、合成代谢类固醇、他莫西芬、西罗莫司、非典型抗精神病药物（主要是奥氮平和氯氮平）、雷洛昔芬、β 受体阻滞剂、噻嗪类利尿剂
饮食	厌食症、反式脂肪或饱和脂肪、体重增加	非常低脂饮食、体重增加、高碳水化合物摄入量（精制）和过量饮酒
疾病状态	肾病综合征、胆汁淤积	肾病综合征、慢性肾衰竭、脂肪代谢障碍
代谢异常	肥胖、妊娠、甲状腺功能低下	甲状腺功能低下、未控制的糖尿病、妊娠和肥胖

案例 8-1,问题 3：B.C. 的实验室检查结果如下：

血糖：92mg/dl

ALT：24U/L

AST：18U/L

肌酐：0.9mg/dl

TSH：57IU/dl

实验室检查表明 B.C. 的疲劳和肌肉酸痛可能是由于甲状腺功能减退，这也加剧了她先前的血脂异常。她进行甲状腺替代治疗甲状腺功能正常后，实验室检查结果如下：

TSH：1.254IU/ml

TC：215mg/dl

HDL-C：59mg/dl

计算的 LDL-C：132mg/dl

TG：118mg/dl

下一步如何评估 B.C. 的 ASCVD 风险？

B.C. 没有其他 ASCVD 风险因素或风险相当于中度的血脂异常。根据 ACC/AHA 综合队列方程或 CV 风险计算器，她的 10 年期 ASCVD 事件风险为 0.9%。根据 ACC/AHA 和 NLA 脂质管理建议，该患者目前没有他汀类药物治疗的指征。

美国糖尿病协会（ADA）2015 年版的糖尿病监护标准推荐根据糖尿病患者的风险评分（高度或中度）开始并强化他汀治疗[61]。然而，ADA 指出，糖尿病显著增加 ASCVD 风险，ACC/AHA CV 风险评估在糖尿病中的应用有限。建议<40 岁、40~75 年、>75 岁存在 ASCVD 风险因素或明显 ASCVD 的患者开始中等或高强度他汀类药物治疗（表 8-6）。

改善全球肾脏病预后组织（KDIGO）专家组 2013 年发表的慢性肾脏疾病（CKD）血脂管理的临床实践指南指出，非透析的 CKD 患者 LDL-C 和 ASCVD 事件的相关性弱于一般人群[62]。

表 8-6

糖尿病患者他汀治疗的 ADA 推荐

年龄	<40 岁	40~75 岁	>75 岁
风险因素	无 CHD 风险因素[a] 明显的 CHD[b]	无 CHD 风险因素[a] 明显的 CHD[b]	无 CHD 风险因素[a] 明显的 CHD[b]
他汀的推荐剂量	■ 无风险因素不需他汀治疗 ■ 有 CHD 风险因素需中到高强度他汀治疗 ■ 明显的 CHD 需强化治疗	■ 无风险因素适度治疗 ■ 有风险因素强化治疗 ■ 明显的 CHD 需强化治疗	■ 无风险因素适度治疗 ■ 有 CHD 风险因素需中到高强度他汀治疗 ■ 明显的 CHD 需强化治疗
血脂监测的推荐	每年或需要时	需要时或坚持监测	需要时或坚持监测

他汀治疗同时进行生活方式改变。

[a]CHD 风险因素包括高血压、吸烟、LDL-C≥100mg/dl、超重和肥胖。

[b]明显的 CHD 指既往心血管事件或急性冠脉综合征。

CHD,冠心病。

摘自：Cromwell et al. LDL particle number and risk of future cardiovascular disease in the Framingham Offspring Study—implications for LDL management. J Clin Lipidol. 2007;1:583-592.

这可能与脂蛋白代谢异常有关，表现为 LDL-C 降低，LDL-P 升高，小而密 LDL 升高，HDL-C 降低和 TG 升高。因此，根据 KDIGO 指南，LDL-C 可能不是晚期非透析的 CKD 患者冠心病风险的有效标记，也不是有效的药物治疗指征。

反之,应根据患者年龄和 CKD 阶段或估计肾小球滤过率(eGFR)评估的冠状动脉事件的绝对风险,指导治疗方案。各阶段的 CKD 或 eGFR 均推荐特定的个体化的他汀类药物剂量,但不推荐剂量滴定

透析的 CKD 成年患者并不推荐他汀类药物治疗或他汀类药物和依折麦布联合治疗,因为没有证据表明 V 期 CKD 患者的 ASCVD 风险降低。然而,在开始透析前已经接受治疗的患者可以继续治疗(表 8-7)。

案例 8-2

问题 1:S. W. 是一名 51 岁的非裔美国男性,他患有多囊肾病导致的 CKD。他没有吸烟史或糖尿病,但有高血压。他乐于景观维护,但并没有坚持有氧运动。他遵循 DASH(Dietary Approaches to Stop Hypertension)饮食,BMI 正常。他已经接受肾脏病的咨询,结果如下:

eGFR:42ml/min

TC:187mg/dl

HDL:39mg/dl

计算的 LDL-C:102mg/dl

TG:230mg/dl

HgbA1c:6.8%

BP:126/68mmHg

如何评价 S. W. 的 ASCVD 风险和血脂结果?

表 8-7

慢性肾病患者血脂管理的 KDIGO 临床实践指南

慢性肾病严重程度	治疗推荐
≥ 50 岁且 eGFR < 60ml/(min·1.73m²)未透析或无肾移植病史	他汀或他汀/依折麦布联合
≥ 50 岁的 CKD 患者且 eGFR > 60ml/(min·1.73m²)	他汀
18~49 岁 CKD 患者未透析或无肾移植病史,有一项或多项以下情况: ■ 糖尿病 ■ 既往卒中病史 ■ 已知 CHD ■ 评估的 10 年 CHD 或非致死性心梗风险>10%	他汀
透析的 CKD 患者	无他汀治疗指征

CHD,冠心病;CKD,慢性肾脏病;eGFR,计算的肾小球滤过率。
来源:Kidney Disease:Improving Global Outcomes(KDIGO)Lipid Work Group. KDIGO Clinical Practice Guideline for lipid management in chronic kidney disease. *Kidney Int Suppl.* 2013;3:259-305.

S. W. 的 CKD 为 3b 期,eGFR 为 30~44ml/(min·1.72m²)。根据 NLA 以病人为中心的血脂异常推荐,CKD 3b~4 期的患者,具有 ASCVD 高风险,应考虑药物治疗。非透析的 CKD 患者推荐他汀联合或不联合依折麦布,治疗目标为:non-HDL-C<130mg/dl 和/或 LDL-C<100mg/dl。

2013 年的 ACC/AHA 血胆固醇指南并没有把 CKD 作为 ASCVD 风险因素,对非透析的患者他汀或依折麦布的治疗并没有具体推荐。ASCVD 风险评估通过 CV 风险计算器联合标准风险因素计算,根据计算结果进行药物治疗。对维持腹膜透析或血液透析的患者,ACC/AHA 专家认为开始或延续他汀类药物治疗的证据不足。

案例 8-2,问题 2:该患者此时需要治疗吗?

2013 KDIGO 慢性肾病脂质管理临床实践指南对 CKD 患者的脂质管理和治疗提供了建议(非透析、透析、肾移植受者和儿童)。KDIGO 专家表示,非透析慢性肾病患者 LDL-C 与 ASCVD 事件的相关性较一般人群弱。可能与 CKD 患者致动脉粥样硬化血脂异常的特点有关。因此,LDL-C 不作为治疗的指征。KDIGO 指南推荐:不管血脂基线值如何,根据患者年龄和 CKD 阶段或 eGFR 计算的冠状动脉事件的绝对风险进行降脂治疗。对于年龄 ≥50 岁且 eGFR<60ml/(min·1.73m²)的患者推荐他汀或他汀/依折麦布治疗。对于年龄 ≥ 50 岁且 eGFR > 60ml/(min·1.73m²)的患者仅推荐他汀治疗。在 18~49 岁、未透析或肾移植的 CKD 患者,存在以下情况之一时推荐他汀治疗:已知的 CHD(MI 或冠脉血运重建)、糖尿病、既往缺血性卒中、Framingham Risk Score 评分表评估的 10 年冠脉死亡或非致死 MI 发病率>10%。成年肾移植受者推荐他汀类药物治疗。因此,根据 KDIGO 指南,S. W. 可以接受他汀或他汀类/依折麦布治疗。

药物治疗

3-羟基-3-甲基戊二酰辅酶 A 还原酶抑制剂(他汀)

作用机制

他汀竞争性抑制 HMG-CoA 还原酶,在胆固醇合成早期,限速步骤是该酶将 HMG-CoA 转化为甲羟戊酸(图 8-1 和图 8-11)。抑制 HMG-CoA 还原酶导致甲羟戊酸合成减少,进而导致胆固醇合成减少和随后的 LDL 受体补偿性增加。LDL 受体密度增加导致肝摄取 LDL-C 增加,VLDL 轻度增加,显著降低血 LDL-C 水平。除了降低 LDL-C,他汀还降低 apoB、甘油三酯和总胆固醇浓度[63-67]。

疗效

ASCVD 患者降脂治疗目前被认为是标准治疗[5]。自 1990 年代中期开始,更强的他汀类药物的临床试验结果已被报道。其中,CHD 患者二级预防的临床研究有 5 个:Scandinavian Simvastatin Survival Study(4S)、Cardiovascular and Recurrent Events(CARE)、the Long-Term Intervention

乙酸

乙酰辅酶A　　　　竞争性抑制　　　HMG-CoA还原酶抑制剂（他汀）

羟甲戊二酰辅酶A

HMG-CoA还原酶　　　　　↓胆固醇产物

甲羟戊酸　　　　　　　↑表达LDL-C受体

多萜醇　焦磷酸法尼酯　泛醌　　　↓LDL-C、VLDL和IDL颗粒

角鲨烯

↓胆固醇　　　　　　　　LDL-C降低

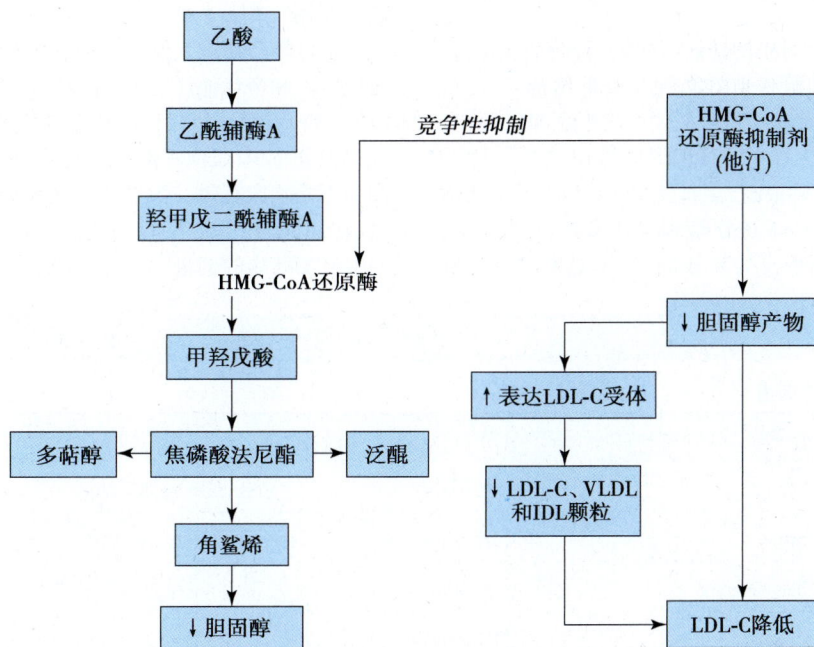

图 8-11　HMG-CoA 还原酶催化的反应。HMG-CoA,3-羟基-3-甲基戊二酰辅酶 A;IDL,中密度脂蛋白;LDL-C,低密度脂蛋白胆固醇;VLDL,极低密度脂蛋白

with Pravastatin in Ischemic Disease Study(LIPID),Treating to New Targets(TNT),and Incremental Decrease in End Points through Aggressive Lipid Lowering(IDEAL)[68-72]。

在 4S、CARE 和 LIPID 研究中,5 年随访中 CHD 死亡和非致死性 MI 的发生率,在安慰剂对照组为 13%～22%,在他汀治疗组为 10%～14%[68-70]。其中 4S 和 LIPID 两项研究中,总死亡率显著降低。而且,他汀治疗组需要血运重建的患者更少,卒中发生率降低 31%[73]。

TNT 和 IDEAL 试验表明,稳定性 CHD 患者接受高强度他汀治疗,较中轻度他汀治疗,有额外心血管获益。这些试验中患者随机分为高剂量阿托伐他汀 80mg 对阿托伐他汀 10mg 或辛伐他汀 20mg,随访 5 年。在这两项研究中,LDL-C 降得更低(低于 100mg/dl)可降低 CHD[71,72]。最近的一项随机试验的 meta 分析表明,强化降脂可进一步降低心脏病发生、血管再生和缺血性卒中。强化降脂可进一步降低 LDL-C 38.6mg/dl 和主要血管事件相对减少 38%(P<0.000 1)[73]。

HPS 研究(The Heart Protection Study)[74] 延续了以前二级预防研究(4S[68]、CARE[69] 和 LIPID[70])的结果。HPS 研究纳入 20 536 例有 CHD 病史或脑血管疾病(卒中或短暂性脑缺血发作)病史患者,外周血管疾病或糖尿病患者没有明确的降脂治疗的指征,因为基线胆固醇水平较低(平均 LDL-C 131mg/dl)[74]。所有年龄组,包括 75～85 岁年龄组患者,不管 LDL-C 基线水平如何,包括那些初始水平低于 100mg/dl 的患者,CHD 事件均降低。

急性冠状动脉综合征(ACS)患者的试验也证明了 CHD 风险的减少。MIRACL 研究(The Myocardial Ischemia Reduction with Aggressive Cholesterol Lowering study)随机住院不稳定性心绞痛或非 Q 波 MI 患者接受他汀治疗或安慰剂

4 个月。他汀治疗使需紧急住院的缺血症状降低 24%,非致命的卒中降低 60%[75,76]。

最近的 PROVE-IT 研究(the Pravastatin or Atorvastatin Evaluation and Infection Therapy-Thrombolysis in Myocardial Infarction)被认为是具有里程碑意义的,证实 ACS10 天内,高强度他汀类药物治疗(阿托伐他汀 80mg)较中强度他汀类药物治疗(普伐他汀 40mg)较显著降低心血管事件[77]。治疗 2 年后,阿托伐他汀 80mg 和普伐他汀 40mg 组的平均 LDL-C 分别为 62 和 95mg/dl。高强度他汀治疗较中强度他汀治疗,复合心血管终点(其他诱因死亡、MI、需再入院的不稳定心绞痛、血管再生和卒中)显著降低 16%[77]。心肌梗死国家注册(the National Registry of Myocardial Infarction)[4] 的数据表明,及早开始他汀治疗(急性 MI 24 小时内)显著降低早期并发症和住院死亡率[78]。此外,ACS 患者停用他汀增加这些风险[79,80]。

药动学/药效学

目前可用的他汀类药物有阿托伐他汀、氟伐他汀、洛伐他汀、匹他伐他汀、普伐他汀、洛伐他汀和辛伐他汀。这些药物具有不同的药动学特性,可能影响它们的有效性和安全性。

三种他汀类药物来源于真菌(辛伐他汀、普伐他汀和洛伐他汀)[81-83],其他他汀(阿托伐他汀、瑞舒伐他汀、匹伐他汀和氟伐他汀)是合成的[84-87]。洛伐他汀和辛伐他汀是前药,必须转化为其活性形式才能发挥药理作用。瑞舒伐他汀和阿托伐他汀的半衰期分别为 19 小时和 14 小时,与其他药物相比,这两种药物对 HMG-CoA 酶的抑制时间更长,降 LDL-C 作用更强[84,86]。在最大剂量下(瑞舒伐他汀 40mg/d 和阿托伐他汀 80mg/d),这两种他汀平均降低 LDL-

C 60%。

半衰期长可以在 1 日中的任何时间给药,而辛伐他汀、洛伐他汀、普伐他汀和氟伐他汀必须在睡前给药[81-83,85]。虽然匹伐他汀比瑞舒伐他汀和阿托伐他汀半衰期稍短(12 小时),但它也可以在 1 日中的任何时间服用[84,86]。因为胆固醇在晚上生物合成最高,因此短效他汀必须在睡前服用,已发挥对 HMG-CoA 还原酶和 LDL-C 的最大效果。然而,洛伐他汀和普伐他汀的长效制剂,不必要求一定在晚上服用[81-88]。

他汀类药物进入体循环的量相对较小。生物利用度从洛伐他汀和辛伐他汀的不足 5% 到匹伐他汀(口服溶液)的 51%。普伐他汀、氟伐他汀和瑞舒伐他汀是亲水性药物,可能组织分布少,肌肉毒性小。然而,这方面更多的是理论上的而不是临床有效。所有他汀类药物主要由肝脏清除,大量由胆道排出。然而,肾功能显著不全的患者需要调整一些他汀类药物的剂量[81-88](表 8-8)。

表 8-8

肾功能不全患者他汀的剂量[81-88]

他汀	肌酐清除率 30~50ml/min	肌酐清除率 15~29ml/min	肌酐清除率<15ml/min 或血液透析
阿托伐他汀	可达 80mg	可达 80mg	可达 80mg
氟伐他汀	可达 80mg	可达 40mg	可达 40mg
洛伐他汀	可达 80mg	可达 40mg	可达 40mg
匹伐他汀	可达 2mg	可达 2mg	可达 2mg
普伐他汀	可达 40mg	可达 40mg	可达 40mg
辛伐他汀	可达 80mg	可达 20mg	可达 20mg
瑞舒伐他汀	可达 40mg	可达 10mg	无数据

不良反应

他汀类药物的耐受性较好。最常见的不良反应包括肌肉疼痛和虚弱(肌痛)、头痛、胃肠道症状,包括消化不良、肠胃胀气、便秘、腹痛和皮疹[81-91]。这些症状通常是轻微的,通常停药后消失。不太常见的副作用包括肌病、肝转氨酶升高和糖尿病。认知功能障碍可能与他汀类药物治疗有关,但并未证实与他汀类药物治疗有因果关系。

他汀类药物相关的肌肉相关不良反应根据症状和有无肌酸激酶(CK)升高分为 3 种不同类型:肌痛、肌病和横纹肌溶解症。其中,肌痛是最常见的肌肉症状,发病率约 32%[92]。肌痛被定义为肌肉疼痛或虚弱,不伴 CK 升高。这种不良反应是患者停用他汀的最常见原因[92]。

肌病的定义是存在肌痛包括疼痛或虚弱,伴 CK 超过正常上限(ULN)的 10 倍以上。肌病发生率约 0.1%~1%,是剂量依赖性。如果发生了肌病,需要仔细排除常见的原因(如创伤,体力活动增加)。横纹肌溶解症是指 CK 高至 10 倍 ULN 以上,血清肌酐升高且症状需要治疗[93]。横纹肌溶解是最不常见的肌肉相关不良反应,但可导致急性肾衰竭、心脏骤停或由于严重的电解质异常导致心律失常,危及生命。大多数横纹肌溶解症发生于高剂量他汀治疗、肾功能或肝功能受损患者、老年人或联合与他汀类药物有相互作用的药物。最常受影响的部位是较大肌肉的腹部。要注意与关节炎导致的关节疼痛区分。

他汀当中,辛伐他汀每日 80mg 横纹肌溶解的发生率最高。因此美国食品药品管理局(FDA)和 ACC/AHA 胆固醇指南不再推荐该剂量[5,81]。管理他汀类药物相关的肌肉不良反应是一个挑战。对无症状的患者,没有必要常规监测 CK 水平。当出现不明原因的肌肉疼痛、虚弱或疼痛的症状时应评估 CK 和其他潜在病因。当他汀浓度高、或存在潜在危险因素(如年龄>80 岁、严重的 CKD、甲状腺功能减退、创伤、相互作用药物或流感样症状)时,更容易发生肌病。如果病人出现肌病的体征和症状,应停止他汀类药物治疗直到 CK 水平恢复正常。如果诊断为横纹肌溶解,应立即停止他汀类药物治疗,并明确病因。如果是继发于药物相互作用或其他可识别和纠正的潜在病因,则可考虑重新应用他汀类药物。有时,肌痛的症状对患者来说是令人烦恼或无法忍受的,即使 CK 水平正常或没有高于 10 倍 ULN。在这种情况下,应该停止他汀类药物。一旦症状消退,可以原剂量或减量开始他汀类药物治疗或换用其他他汀。由肌病引起的他汀类药物耐受不良的患者,可以每隔 1 日甚至每周服用 1 次他汀类药物[94]。然而,并没有心血管试验验证这些替代方案。

他汀类药物可引起 1%~1.5% 的患者转氨酶酶水平升高至 3 倍以上,且呈剂量依赖性。70% 的患者即使继续使用他汀类药物治疗,转氨酶水平仍会自动恢复正常[93]。如果停用他汀类药物,转氨酶也将恢复正常。转氨酶正常后,可以重新开始同种或不同的他汀治疗。如果患者可以耐受,可以继续使用;如果再次出现转氨酶升高,需要进一步评估其他潜在原因。建议在开始他汀类药物治疗前检测肝功能。NLA Statin Safety Task Force 建议,如果他汀类药物治疗期间,ALT 或 AST 为 1~3 倍的 ULN,没必要停止他汀类药物[93]。如果他汀类药物治疗期间 ALT 或 AST 超过 3 倍 ULN,监测患者并重复测定转氨酶。没有必要停用他汀类药物。如果患者的转氨酶水平继续上升,或者有肝损的进一步证据(如肝大、黄疸、直接胆红素升高、相关症状),应停用他汀类药物。他汀类药物相关肝功能衰竭的发生率估计为每百万人每年 1 例[95]。有证据表明,患有慢性肝病、非酒精性脂肪肝或非酒精性脂肪性肝炎的患者可以安全地接受他汀类药物治疗[96]。

2012 年,美国食品药品管理局要求更新他汀类药物的说明书,增加他汀类药物有发生可逆认知损害包括记忆丧失的潜在风险。一些病例报告表明,他汀类药物可能导致认知障碍或记忆丧失[97]。然而,随机对照试验的数据没有显示出相关性,一些数据甚至表明对阿尔茨海默病的进展有益的作用[74,98,99]。因此,如果患者出现认知缺陷,应该首先进行评估有无其他潜在的原因。如果怀疑是他汀类药物,可以考虑停药 3 个月,并监测病情有无改善[93]。如果病情改善,可以推测是他汀类药物导致的。然而,基于他汀类药物的已知获益,要停用他汀类药物必须权衡利弊。应该考虑应用不同的他汀类药物或不同的剂量,并监测是否复发。此外,由于认知功能的改善是主观的,所以应该在中断他汀前进行一个客观测试,如 Mini Mental State Exam(MMSE)测试,在停药后再进行一次测试,以评估任何变化。

案例 8-3

问题 1: M. T. 是一名 56 岁的白人女性,她有 10 年的 2 型糖尿病和高血压病史。目前的用药包括二甲双胍、赖诺普利和氯噻酮。目前她每日吸大约半包烟,但正在考虑戒烟。目前 BMI 33.8kg/m²,由于之前的膝伤和肌腱套撕裂,她运动困难。

她有早期 ASCVD、糖尿病、高脂血症和肥胖症家族史。她父亲在 51 岁时接受了冠状动脉旁路搭桥术。她母亲在 62 岁时患了轻度卒中,但无明显的后遗症。她有 4 个兄弟姐妹,其中 2 个已患冠心病。体检时,她的血压是 148/88,双侧颈动脉可闻及血管杂音,心脏检查无明显异常,腹部可闻血管杂音,两侧外周动脉搏动减弱。无腱黄瘤、角膜弓或黄斑瘤。检验结果如下:

总胆固醇:273mg/dl

HDL-C:43mg/dl

LDL-C:158mg/dl

TGs:360mg/dl

HgbA1c:8.2%

M. T. 该如何开始血脂管理?

所有血脂异常综合征或外周动脉疾病、糖尿病的指南建议将生活方式改变作为治疗的基础。M. T. 的 BMI 表明她属于肥胖,且她的糖尿病和高血压控制不佳。营养咨询和体重管理对改善这些 ASCVD 重要危险因素至关重要。戒烟咨询,转诊到戒烟门诊,以及可能的药物治疗和/或尼古丁替代疗法对这个有明确早期 ASCVD 家族史的高危病人来说至关重要。考虑到患者持续的膝关节和肩部疼痛,她可能不能进行大量的有氧运动,除非她减肥成功。根据

ACC/AHA、NLA 和 ADA 血脂异常管理的建议,M. T. 作为高危糖尿病患者可以开始他汀类药物治疗。ACC/AHA CV 风险计算器显示她的 10 年 ASCVD 风险为 27.2%,根据 ACC/AHA 治疗算法她需要高强度他汀类药物治疗。NLA 认为,糖尿病合并两个及以上其他主要 ASCVD 危险因素的患者是非常高危的,推荐的降脂治疗目标为非 HDL-C<100mg/dl 和 LDL-C<70mg/dl。ADA 建议所有年龄在 40~75 岁之间患有 1 型或 2 型糖尿病的患者接受他汀类药物治疗。由 ACC/AHA CV 风险计算器计算的 10 年 ASCVD 风险决定他汀类药物治疗的强度。10 年风险≥7.5% 的患者需要接受高强度他汀类药物治疗。因此,3 个指南均推荐 M. T. 接受高强度他汀类药物治疗。

案例 8-3,问题 2: M. T. 开始服用阿托伐他汀 40mg,但 3 个月后就诊时抱怨出现关节和肌肉的症状,并指出她的膝盖和肩膀更疼。你如何评估是否为他汀类药物相关的肌肉症状?

他汀类药物相关的肌肉症状对临床医生来说是一个巨大的挑战,尽管他汀类药物不耐受的发生率可能很低。需要一种系统的方法确诊可能的他汀类药物不耐受,尤其是在像 M. T. 这样非常高风险的患者。ACC/AHA 指南和 NLA 建议提供类似的病人评估和管理策略,这些建议纳入 ACC 他汀类药物不耐受 app(the ACC Statin Intolerance app)用于移动设备以及基于 web 的版本。

对于临床医生来说,在开始他汀类药物治疗前,有必要仔细检查肌肉骨骼病史和系统检查并记录病人的主诉。如 M. T. 所述,患者在血脂管理前诉说的基线肌肉和关节症状的严重程度和频率。开始他汀类药物治疗后,患者的肌肉症状应与基线评估时的肌肉症状进行比较,以确定是新的或仅仅是先前已有症状的偶发性加重。

他汀类药物相关的肌痛通常是对称的,被描述为疼痛、僵硬、压痛、虚弱或大的近端肌群抽筋。刺痛、麻木、剧烈或刺痛、抽搐、夜间抽筋、关节/关节炎或单侧症状与他汀类药物有关的可能性较小。临床医生应考虑可能增加他汀类药物相关肌肉症状风险的因素,如剧烈运动或用力、脱水、药物滥用、虚弱、低 BMI、女性、多发或严重共病、肾功能不全、肝功能障碍或药物相互作用。其他可能引起肌肉症状的主要原因也应加以评估,如甲状腺功能减退、维生素 D 缺乏、创伤、以前或新的原发性肌肉疾病、风湿性疾病、代谢紊乱(肾上腺功能不全、甲状旁腺功能减退、库欣综合征)或外周动脉疾病。

案例 8-3,问题 3: 该患者的后继他汀治疗,你有什么推荐?

ACC/AHA 和 NLA 建议患者出现治疗相关肌肉症状时暂时停用他汀类药物。他汀类药物相关的主诉通常会在几天到两周内缓解,虽然有罕见的病例报告他汀类药物停止治疗后肌病仍会持续。当症状消失且患者无症状时,再次使用相同剂量或低剂量的他汀类药物,以确定症状是否与

他汀类药物有关。如果再次出现肌肉不适，可以认为症状与他汀有关，应停止使用他汀。大多数评估和管理他汀类药物不耐受的算法建议至少试用2~3种他汀类药物，如果患者再次出现肌肉相关症状，则暂停并再试用。

目前可用的7种他汀类药物在代谢、半衰期和亲脂性方面存在差异，一些医生建议，他汀类药物不耐受的患者可以选择与初始药物的特征不同的第二（或第三）种他汀类药物。但没有证据表明这种策略有效。有一些小型试验评估了泛素或辅酶Q10对他汀类药物相关肌肉症状的作用，但结果并不一致。

如果患者通过系统性挑战/再挑战方法试用2~3种他汀类药物失败，指南建议考虑非他汀类药物治疗，如依折麦布、BASs或PCKS9抑制剂[100]。

糖尿病

已证实他汀类药物增加2型糖尿病风险。一项纳入19 140名患者、13项试验的综述显示，服用他汀类药物的患者与服用安慰剂的患者相比，患糖尿病的相对风险增加了9%。这相当于治疗4年内大约每255名患者就有1例新发糖尿病[101]。一项纳入5项试验的比较高剂量他汀类药物和较低剂量他汀类药物治疗的meta分析显示，在2~5年的随访中，高剂量他汀组患者糖尿病的相对风险增加了12%[102]。据此，他汀类药物增加患糖尿病的风险，虽然风险很小。

然而，基于他汀类药物明确的临床疗效，其获益显然超过了患糖尿病的风险，因此，不应因为这种副作用而避免应用他汀。

总的来说，他汀类药物不良反应的发生率各异，其中肌痛最常见。在选择他汀类药物和他汀类药物剂量时，必须考虑他汀类药物的各种药代动力学特征、患者的合并疾病及合并药物，以降低风险。

在治疗中的地位

他汀类药物是预防ASCVD事件的一线治疗药物，已证实可显著降低发病率和死亡率[68-72,103,104]。他汀类药物治疗应在治疗生活方式改变之前或同时开始[5]。

他汀类药物的初始剂量是由特定的标准决定，然后将其放入4个他汀类药物受益组中的任何一个。这个标准是基于年龄、是否存在ASCVD、是否存在糖尿病、LDL-C水平以及基于Pooled Cohort公式估算的风险[5]。以下患者推荐高强度他汀治疗：<75岁患有ASCVD的患者，大于21岁LDL-C>190mg/dl的患者，年龄在40~75岁之间的糖尿病患者（1型或2型），估计10年ASCVD风险>7.5%的患者。以下患者推荐中强度他汀治疗：>75岁的患者不符合高强度治疗的患者，LDL-C>190mg/dl不符合高强度治疗的患者，年龄40~75岁的1型或2型糖尿病患者，40~75岁的10年ASCVD风险>7.5%的患者。

如果有需要，这些人群可以开始接受高强度治疗。不同他汀类药物的剂量强度如表8-3所示[5]。需注意，在LDL-C>190mg/dl的患者中，如果需要，可以联用非他汀类药物，以进一步降低LDL-C。

有两种人群他汀类药物治疗获益的证据有限。这些患者包括ASCVD和心衰患者（纽约心脏协会Ⅱ-Ⅳ级）和慢性血液透析患者。目前尚未推荐在这些患者中启动他汀类药物治疗[5]。

除了降低LDL-C，他汀类药物还具有"多效"效应，这些效应在ASCVD患者中发挥作用，与降低LDL-C无关。这些作用包括改善内皮功能、稳定斑块、抗血栓、抗炎、抗氧化、增加一氧化氮生物利用度和延缓斑块进展[105]。

虽然已经证实对CHD患者有益，但在初级预防方面的益处还不太明确。在无CHD的患者中，他汀类药物并没有被证明可以降低死亡率。已证实可降低5-10年心血管事件风险，尽管幅度很小。因此，对于40~75岁无ASCVD、估计ASCVD风险≥7.5%的患者，是否进行他汀类药物治疗仍存在争议。

药物相互作用

药物相互作用会导致他汀类药物或其活性代谢物的血药浓度升高，增加肌炎的风险。

通过细胞色素P-450（CYP）3A4酶系统代谢的他汀类药物（如洛伐他汀、辛伐他汀、阿托伐他汀）易发生药物相互作用。氟伐他汀主要是CYP2C9同工酶的底物，2C8和3A4的部分底物，因此易与直接抑制CYP2C9的药物发生相互作用，或作为该系统的竞争性抑制剂（底物）。

普伐他汀、匹伐他汀和瑞舒伐他汀非主要经CYP酶代谢[85-87]。瑞舒伐他汀很少（约10%）经CYP2C9和CYP2C19同工酶代谢。匹伐他汀少量被CYP2C9代谢，很少被CYP2C8代谢。其血浆主要代谢物是经UGTA3和UGT2B7葡萄糖苷化形成的内酯形式。

普伐他汀在肠道中异构化成为一种相对不活跃的代谢物。已证实胃代谢的变化与普伐他汀降LDL-C的作用有关[106]。因此，瑞舒伐他汀和普伐他汀抑制CYP而发生药物相互作用的风险最低。通过抑制CYP3A4酶系统与他汀类药物发生相互作用的最常见的药物有：唑类抗真菌药物（伊曲康唑、酮康唑和咪唑）、某些钙通道阻滞剂（地尔硫革和维拉帕米）、大环内酯类抗生素（克拉霉素和红霉素）、蛋白酶抑制剂（如利托那韦）、葡萄柚汁（>1L）、环孢素和抗抑郁药物（奈法唑酮）。CYP3A4系统的底物包括某些苯二氮革类药物（阿普唑仑、咪达唑仑、三唑仑）、钙通道阻滞剂（尤其是地尔硫革）、卡马西平、西沙必利、环孢素、雌二醇、非洛地平、氯雷他定、奎尼丁和特非那定。

当这些底物与辛伐他汀或洛伐他汀（阿托伐他汀在较小程度上）一起使用时，由于竞争性抑制CYP3A4酶，他汀类药物的血药浓度可能增加，这可能增加肌炎的风险。另外，同时使用他汀类药物和吉非贝齐来治疗高甘油三酯的患者时，也要格外小心。吉非贝齐会干扰他汀类药物的葡萄糖醛酸化，从而影响其肾脏清除。这可导致他汀水平很小至3~4倍的增加，取决于具体的品种[107-116]。由于这种相互作用，非诺贝特成为与他汀类药物联合使用的纤维酸衍生物的首选。如果临床需要，吉非贝齐也可以跟某些他汀联用[86,109-114,117,118]。他汀类药物的相互作用列于表8-9。

表 8-9

他汀类药物的相互作用[81-88,118]

	禁忌合用的药物	限制剂量的药物	联用时他汀的最大剂量
阿托伐他汀	替普那韦加利托那韦 特拉匹韦	波普瑞韦	每日不超过 40mg
		克拉霉素	每日不超过 20mg
		伊曲康唑	每日不超过 20mg
		奈非那韦	每日不超过 40mg
		环孢霉素/他克莫司/依维莫司/西罗莫司	每日不超过 10mg
氟伐他汀		氟康唑	每日不超过 20mg
		伊曲康唑	每日不超过 20mg
		环孢素	每日不超过 40mg
洛伐他汀	波普瑞韦 克拉霉素 环孢霉素 红霉素 吉非贝齐 酮康唑 Nifazodone HIV 蛋白酶抑制剂 伊曲康唑 泊沙康唑 特拉匹韦 泰利霉素 伏立康唑	胺碘酮 达那唑 地尔硫草 维拉帕米 决奈达隆 洛米他普	每日不超过 40mg 每日不超过 20mg 每日不超过 20mg 每日不超过 20mg 每日不超过 10mg 每日不超过 20mg
匹伐他汀		利福平	每日不超过 2mg
普伐他汀		克拉霉素	每日不超过 40mg
		环孢霉素/他克莫司/依维莫司/西罗莫司	每日不超过 20mg
瑞舒伐他汀		环孢霉素/他克莫司/依维莫司/西罗莫司	每日不超过 5mg
		吉非贝齐	每日不超过 10mg
		洛匹那韦/利托那韦	每日不超过 10mg
		阿扎那韦/利托那韦	每日不超过 10mg
辛伐他汀	波普瑞韦 克拉霉素 环孢霉素 红霉素 吉非贝齐 伊曲康唑 酮康唑 HIV 蛋白酶抑制剂 伊曲康唑 泊沙康唑 特拉匹韦 泰利霉素 伏立康唑	胺碘酮 氨氯地平 地尔硫草 维拉帕米 决奈达隆 洛美他哌 雷诺嗪	每日不超过 20mg 每日不超过 20mg 每日不超过 10mg 每日不超过 10mg 每日不超过 10mg 每日不超过 20mg 每日不超过 20mg

案例 8-4

问题 1：J.G. 是一名 63 岁的白人女性，7 个月前因血脂异常开始生活方式调整，目前正在门诊随访。她有痛风史、慢性非缺血性心力衰竭（LVEF 26%）病史、糖尿病（饮食控制）病史以及吸烟史（20 包/年，5 年前戒烟）。她的目前用药包括：赖诺普利、速尿、琥珀酸美托洛尔 25mg，每日 1 次。她的生命体征包括：血压 124/80mmHg，心率 75 次/min。她的实验室结果如下：HDL-C 64mg/dl，LDL-C 101mg/dl，TG 98mg/dl，TC 185mg/dl。

她的 10 年 ASCVD 风险是多少？

影响 J.G. 风险的因素包括她的年龄、性别、总胆固醇、HDL 胆固醇和糖尿病。她没有高血压，吸烟也不算是一个危险因素，因为她现在不吸烟。因此，她的 10 年 ASCVD 风险是 7.1%。

案例 8-4，问题 2：基于她的风险，J.G. 如何进行下一步治疗？

J.G. 的他汀类药物受益组是 10 年风险<7.5%的糖尿病患者。指南建议她开始中等强度的他汀类药物治疗。因此，任何他汀类药物的剂量，只要能使 LDL-C 降低 30% 至 50%，都是合适的。尽管她患有糖尿病，但她并不适合高强度他汀类药物。因此，给予辛伐他汀每日 40mg。

案例 8-4，问题 3：4 个月后，J.G. 因房颤入院，开始服用胺碘酮和阿哌沙班 5mg，每日 2 次。此时 J.G. 的药物治疗方案应做什么调整？

她的治疗方案中加入胺碘酮后需要将辛伐他汀的剂量减少到每日 20mg。这个剂量仍然属于中等强度，是可以接受的。另一种选择是换用不同的他汀类，这种他汀不能被 CYP3A4 代谢，或代谢程度不如辛伐他汀。可以选择：普伐他汀每日 40～80mg，氟伐他汀每日 40～80mg，阿托伐他汀每日 10～80mg，匹伐他汀每日 2～4mg，洛伐他汀每日 40mg，瑞舒伐他汀每日 5～40mg。

临床经验

大约 50% 的患者在治疗 6 个月内停用他汀，只有三分之一的患者能坚持到 1 年以后。因此，有必要尽量减少不良反应，并识别是否他汀引起的。在接受他汀类药物治疗的患者中，他汀类药物不耐受的发生率为 5%～10%。然而，根据新的 AHA/ACC 胆固醇指南，在美国有 1 300 万个患者需要接受他汀类药物治疗，而且他汀类药物不耐受的总体患病率可能会上升。诊断他汀类药物不耐受是一个挑战，因为没有通用的标准存在。NLA 对他汀类药物不耐受的定义有几种，但临床最常用的一种是不能耐受至少两种他汀类药物。

这两种他汀类药物应该是一种是以最低起始剂量服用的，另一种是以任何剂量服用的。除了需要两种他汀类药物外，患者还需要有异常的症状或实验室异常值，这些值与他汀类药物治疗暂时相关，在他汀类药物停药后恢复，再次应用他汀后出现。ACC 还开发了一款名为"ACC 他汀类药物不耐受 app（ACC Statin Intolerance App）"的应用程序，旨在帮助医生诊断他汀类药物不耐受。该应用程序为临床医生提供了一个系统策略来评估症状、管理建议，以及有关他汀类药物特征和药物相互作用的信息。该应用程序的网址是 http://tools.acc.org/StatinIntolerance，via Itunes at https://itunes.apple.com/us/app/statin-intolerance/id985805274? mt=8 or via Google Play at https://play.google.com/store/apps/details? id=org.acc.StatinIntolerance&hl=en。

他汀类药物治疗期间不再建议常规监测肝功能。然而，患者应该注意可能表明潜在肝脏疾病的症状，如流感样症状、疲劳、倦怠、厌食症、体重减轻、右上腹疼痛、眼睛发黄或黄疸。所有患者在开始服用他汀类药物之前都应该测定空腹血脂。ACC/AHA 指南关于他汀类药物的治疗监测建议在开始他汀类药物治疗后 4～12 周内进行随访，以评估患者对治疗的依从性和反应，然后按照临床症状每 3～12 个月进行一次随访[5]。辅酶 Q10 是一种异戊二烯，在细胞电子传递和能量合成中发挥着独特的作用。它对肌肉的正常功能至关重要。已证实他汀类药物可以降低血液中辅酶 Q10 的含量，但肌肉组织的浓度不会受到影响。补充辅酶 Q10 对他汀类药物引起的肌病只是传言。然而，服用 CQ10 的风险相对较小，在仅仅肌痛而无更严重的肌肉相关疾病的患者可能会考虑服用 CQ10。

胆固醇吸收抑制剂（依折麦布）

作用机制

从食物中吸收的胆固醇经肠肝循环，在肠道被重吸收。一旦从肠腔进入肠上皮细胞，胆固醇与 TG 以及载脂蛋白 B48 结合形成乳糜颗粒，乳糜颗粒携带脂质经淋巴系统到达肝细胞。接下来，TG 和胆固醇被转载到 VLDL 颗粒中并且分泌入血液循环（图 8-12）。

在小肠，Niemann-Pick C1L1（NPC1L1）转运体负责将食物和胆汁中的胆固醇吸收入小肠。依折麦布通过结合和抑

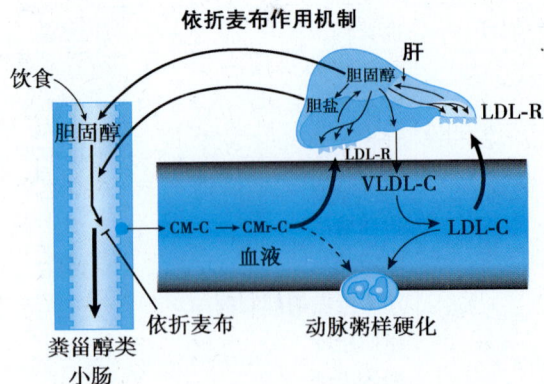

图 8-12 胆固醇吸收抑制剂的作用机制。CM-C，乳糜微粒胆固醇；CMr-C，乳糜微粒残骸胆固醇；LDL-C，低密度脂蛋白胆固醇；LDL-R，真低密度脂蛋白；VLDL-C，极低密度脂蛋白胆固醇

制这些转运体，干扰胆固醇和植物甾醇从肠腔吸收入肠腔上皮细胞。通过干扰胆固醇的吸收，可以使乳糜颗粒携带的胆固醇从肠道入肝减少50%。这引起肝细胞合成胆固醇的能力上调，这样胆固醇被从胆汁运回肠道以补充吸收所需的胆固醇。这也引起肝细胞LDL-C受体的上调并且增加VLDL和LDL颗粒从循环中清除。抑制肠道胆固醇吸收的净效应是肠道分泌胆固醇大约增加70%，肝胆固醇浓度减少50%，肝胆固醇合成增加90%，LDL-C受体上调使LDL-C从血循环中被吸收增加20%[119,120]。

依折麦布也抑制谷固醇和其他植物固醇从肠道吸收，导致血中植物固醇水平降低40%。虽然高植物固醇血症很少出现，但高植物固醇血症的患者CHD风险高。依折麦布是有效治疗这种少见病的药物之一。

疗效

ENHANCE研究（Ezetimibe and Simvastatin in Hypercholesterolemia Enhances Atherosclerosis Regression Trial）是一项随机、双盲、安慰剂对照试验，比较辛伐他汀80mg+依折麦布10mg与单用辛伐他汀80mg每日1次，在720名杂合子FH患者的疗效[121]。主要结果是观察治疗24个月后平均颈动脉内膜中层厚度（CIMT）的变化。因为研究时间短和患者人数少，该研究并没有设计比较两组间血管事件的发生率。两组间基线LDL-C水平（319mg/dl vs 318mg/dl）和CIMT（0.69mm vs 0.70mm）无差异。辛伐他汀联合依折麦布组（-55.6%）较辛伐他汀联合安慰剂组（-39.1%）LDL-C变化更显著（$P<0.01$）。治疗24个月后，两组CIMT均未降低，两组间CIMT变化无差异（$P=0.29$）。为什么辛伐他汀联合依折麦布组LDL-C降低显著而CIMT变化无差异？在入组前，两组患者中有大约80%的患者在接受他汀治疗，较之前发表的他汀能够降低杂合子FH患者CIMT值的临床研究相比[122,123]，这些患者CIMT值更低或接近正常。因此，ENHANCE研究的患者已积极降胆固醇治疗多年，血管壁脂质已耗尽，进一步的强化治疗已不能使脂质已耗尽的颈动脉血管进一步改变。与之相反，Avellone等[124]的研究表明，不管FH患者既往是否存在MI，辛伐他汀联合依折麦布能显著降低CIMT。这些患者的基线LDL-C水平与ENHANCE研究的差不多（301mg/dl），但基线CIMT值较ENHANCE研究更大（无MI病史者1.82mm，有MI病史者1.98mm），这个CIMT值与未积极治疗的FM患者一致。

1873名轻到中度无症状的主动脉瓣狭窄、没有任何早期心血管疾病、糖尿病或其他任何降胆固醇治疗适应证病史的患者，分为依折麦布联合辛伐他汀组和安慰剂组。

依折麦布联合辛伐他汀组缺血性心血管事件明显低于安慰剂组（15.7% vs 20.1%），需要冠状动脉旁路移植术的患者减少（$P=0.02$）[125]。

IMProved Reduction of Outcomes：Vytorin Efficacy International Trial（IMPROVE IT）研究证实了依折麦布加入他汀治疗后的增量效应[126]。这是一项多中心、随机、双盲试验，涉及18 144名患者，旨在确定与单纯使用辛伐他汀治疗急性冠脉综合征高危患者相比，使用依折麦布-辛伐他汀联合治疗的临床疗效和安全性。这是首次评估在他汀类药物（辛伐他汀40mg/d）基础上添加非他汀类药物（依折麦贝10mg/d+

辛伐他汀40mg/d）的临床疗效的大型试验。主要终点是心血管死亡、非致命MI、不稳定性心绞痛再入院、入组≥30天后的冠状血运重建或卒中。中位随访57个月，与单纯使用辛伐他汀的患者相比，在辛伐他汀40mg中添加依折麦布可以减少主要终点事件6.4%（$P=0.016$）。7年的绝对风险降低是2.0%。主要终点的降低主要是MI和缺血性卒中风险的显著降低。总体而言，心血管死亡、非致命MI或非致命卒中的风险降低了10%。然而，两组患者的全因死亡率没有差异。研究期间，辛伐他汀-依折麦布组的LDL-C平均为53.7mg/dl，而辛伐他汀单药组为69.5mg/dl（$P<0.001$）。本研究的结果支持LDL-C"越低越好"[126]。

药代动力学/药效学

依折麦布是一种前药，能快速与活性酚葡醛酸苷结合（依折麦布-葡醛酸苷）[120]。该药物主要通过与葡萄糖醛酸结合在小肠内代谢，随后在肾脏和胆道排泄。消除半衰期约为22小时。吸收不受食物的影响，依折麦布可以在1日中的任何时候服用，与饮食无关。对于肾损害或轻度肝功能不全的患者，不需要调整剂量。

不良反应

依折麦布的耐受性较好，副作用较小。最常见的不良反应包括腹泻、关节痛、咳嗽、疲劳、腹痛和背痛。而且依折麦布组的发生率并不比安慰剂组高。血清转氨酶升高也有报道。单独使用时，依折麦布组（0.5%）较安慰剂（0.3%）不增加转氨酶持续升高（≥3倍的ULN）的比例。但是与他汀联用时，联用组（1.3%）或单用他汀组比较（0.4%），转氨酶持续升高的比例显著增加。这些升高是暂时的，停药后很快恢复正常。虽然发生率很低，但是单用依折麦布组有肌病和肌溶解的病例报道。

在治疗中的地位

依折麦贝可单独使用或与他汀或非诺贝特联合饮食治疗血脂异常，特别是降低LDL-C。依折麦布可使LDL-C降低18%~22%，但对TG或HDL-C影响不大[127]。与他汀类药物联用，有协同效应，可使LDL-C下降10%~20%。事实上，依折麦布联合低剂量他汀与单用最大剂量他汀，净LDL-C的降低相似[128]。当依折麦布联合最大剂量的他汀类时，会进一步降低LDL-C，这对LDL-C水平很高的患者非常重要，需要大幅降低LDL-C水平才能达到治疗目标。

药物的相互作用

已评估了依折麦布联用其他几种药物。当与他汀或非诺贝特联合使用时，两种药物在代谢改变和增加生物利用度方面的影响都很小，不需要额外的干预[120]。上市后数据表明，在华法林中添加依折麦布后，国际标准化比率（INR）升高。这种相互作用的确切机制尚不完全清楚，两种药物都不需要进行剂量调整。然而，当使用华法林的患者开始使用依折麦布时，可能需要对INR值进行更密切的监测。环孢素联合依折麦布会增加两种药物的暴露。

当联合使用时，应根据临床需要密切监测和调整环孢素的血药浓度。另外，依折麦布与环孢素联用时的推荐初始剂量为每日 5mg。当考来烯胺或考来替泊与依折麦布联用时,依折麦布的曲线下面积减少 80%。因此,当需要联合给药时,应在考来烯胺或考来替泊给药前 2 小时或给药后 4 小时给予依折麦布[120]。依折麦布的吸收不受考来维仑的影响,优选这种联用。

临床经验

在他汀基础上添加依折麦布会比增加他汀类药物的剂量更能降低 LDL-C。任何他汀类药物剂量加倍只能使 LDL-C 再减少 6%。在他汀类基础上增加依折麦布可使 LDL-C 再降 18%。然而,在考虑添加非他汀类药物治疗之前,推荐使用最大耐受量的他汀类药物治疗。

由于存在肝血清转氨酶升高的风险,需要在他汀基础上加入依折麦布前和 6 周联合治疗后测定这些实验室值。

对于患有活动性肝病或无法解释的血清转氨酶持续升高的患者,应避免使用依折麦布单药治疗或他汀类药物联合治疗。

烟酸

根据目前已有的无效和潜在风险的证据,目前还没有明确的证据推荐烟酸制剂的常规使用,因此在本次讨论中没有考虑烟酸。

案例 8-5

问题 1: RP 是一名 62 岁男性,有 CHD(2 年前搭桥)、糖尿病、终末期肾病(ESRD)病史,周一、周三、周五进行血液透析。他服用赖诺普利每日 10mg、阿托伐他汀每日 40mg、阿司匹林 81mg、琥珀酸美托洛尔每日 50mg,以及胰岛素、醋酸钙 667mg,每日 3 次。他的血压是 136/82mmHg,HgA1c 11.6%,Wt 132kg,Ht 5′10;空腹血脂:TC 250mg/dl,HDL-C 30mg/dl,TG 450mg/dl。
最适合 RP 和他的血脂异常的治疗方法是什么?

根据内分泌学和 AHA 指南,RP 的 TGs 确实高了,但尚无药物治疗在的指征。RP 最合适的干预是生活方式改变。控制糖尿病和减肥可有效地降低他的 TGs,效果不弱于药物治疗。

案例 8-5,问题 2: 如果 RP 的高甘油三酯血症需要药物治疗,哪种药物最合适?

所有的纤维酸衍生物都要经过肾脏清除,这些药物中没有一种被批准用于血液透析患者,因此并不适用于 RP。Omega-3 脂肪酸可能是最好的选择,可以与他已经服用的阿托伐他汀联合使用。

纤维酸衍生物(贝特类)

作用机制

贝特类能激活过氧化物酶体增殖物激活受体(peroxisome proliferator-acivated receptor, PPAR-α),这可以解释其影响血脂的主要机制[129]。PPAR-α 位于细胞核,是一种配体依赖性的调节基因表达的转录因子。PPAR-α 的激活可抑制载脂蛋白 C Ⅲ 的合成基因和激活 LDL 受体的合成基因。因此,TG 从 VLDL 颗粒中脂解增加,这些颗粒通过肝 LDL-C 受体的清除增加。PPAR-α 的激活也增加脂肪酸的氧化,使肝合成 TG 减少,反过来减少 VLDL 颗粒中 TG 的含量[130]。PPAR-α 的激活也可增加载脂蛋白 A-1 的合成,载脂蛋白 A-1 是合成新生 HDL 的关键,因此增加胆固醇的逆转运。研究表明,贝特类可激活巨噬细胞的 ABCA1 转运子,ABCA1 转运子负责胆固醇从细胞内到细胞表面的转运,在细胞表面胆固醇被新生的 HDL 摄取并带走[129](图 8-13)。

疗效

一级预防的 3 项研究的结果对贝特类药物的安全性提出了质疑。在世界卫生组织的研究中氯贝丁酯使非致死性心梗减少了 25%,但却使总死亡率增加[131,132]。因此,该药

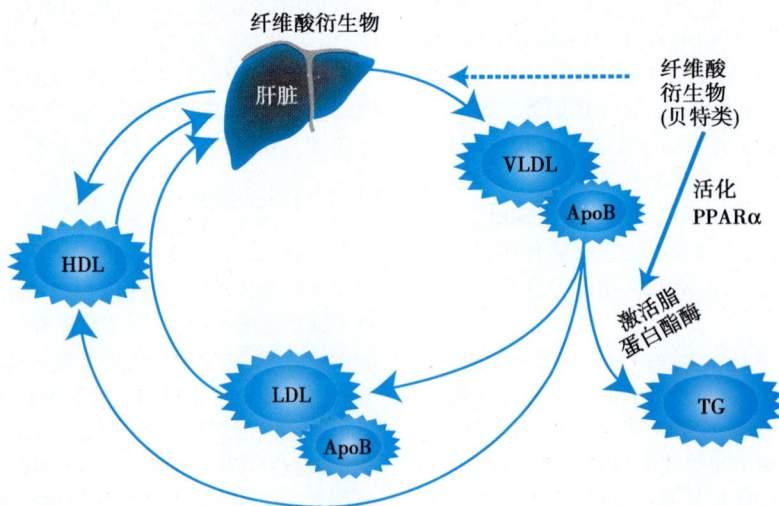

图 8-13 纤维酸衍生物的作用机制。ApoB,载脂蛋白 B;HDL,高密度脂蛋白;LDL,低密度脂蛋白;PPARa,过氧化物酶体增殖物激活受体 a;TG,甘油三酯

在美国的使用明显减少。部分死亡与胆石症有关。在 Helsinki 心脏研究中吉非贝齐使致死性及非致死性心梗减少了 37%，但是却使非冠心病的死亡率轻度升高，因而总死亡率没有降低[131]。Helsinki 研究后的随访发现，非吉非贝齐组患者的非冠心病死亡率仍在降低。在 VA-HIT 试验（the Veterans Affairs High Density Lipoprotein Intervention Trial）中，吉非贝齐组患者冠心病导致的死亡减少了 22%（$P<0.006$），复合终点事件（冠脉血运重建死亡、心绞痛住院、非致死性 MI 和卒中）降低 24%（$P<0.001$）。但总死亡率却没有降低。

在 FIELD 研究（the Fenofibrate Intervention and Event Lowering in Diabetes Study）中，与安慰剂组相比，非诺贝特并没有显著降低 CHD 死亡和非致死性 MI。此外，非诺贝特组胰腺炎和肺栓塞发生率增加[135]。DAIS 研究（the Diabetes Atherosclerosis Intervention Study Trial）中入选 418 名糖尿病并且造影发现至少一个斑块的患者，分为贝特组和安慰剂组[136]。该研究不是主要观察临床终点事件，但贝特类一些事件（包括死亡）减少。因此，贝特类的临床试验证据没有他汀类充分。目前研究支持吉非贝齐用于 CHD 的一级及二级预防，但是尚缺乏非诺贝特降低 CHD 相关事件

的证据。因此，这些数据支持贝特类作为高甘油三酯血症外的患者的二线药物。最近，非诺贝特联合辛伐他汀治疗糖尿病患者冠心病事件的增量效益被报道。只有 TGs 最高（$\geqslant204$mg/dl）和 HDL-C 最低（$\leqslant34$mg/dl）的患者应用非诺贝特联合他汀获益。总的来说，复合心血管终点事件减少 8%，与男性相比，非诺贝特对女性似乎是有害的[137]。

药动学/药效学

非诺贝特和非诺贝酸胃肠道吸收较好[138-145]。非诺贝特主要是结合代谢，给药后 6~8 小时内达峰值。血浆蛋白结合率高，消除半衰期为 20 小时。主要以代谢物形式通过尿液排泄。

另一方面，吉非贝齐给药后吸收完全，在 1~2 小时内达血浆峰值[146]。在饭前 30 分钟服药，吸收的速度和范围最佳，因为食物可以使曲线下面积减少 14%~44%。血浆蛋白结合率高，消除半衰期为 1.5 小时。它通过氧化环甲基进行广泛的肝脏代谢，形成羧基和羟甲基代谢产物。吉非贝齐通过肾脏排泄，70% 左右以葡萄糖苷结合物的形式通过肾脏清除。

肾功能不全患者中纤维酸衍生物的剂量见表 8-10。

表 8-10

肾功能不全患者中纤维酸衍生物的剂量

药物	常规剂量	肌酐清除率 30~59ml/min	肌酐清除率 31~80ml/min	肌酐清除率 30mL/min 或血液透析
吉非贝齐	600mg，每日 2 次		无特殊建议	不推荐
非诺贝特（Fenoglide）	每日 40~120mg		从最低剂量开始，每日 40mg	禁忌
非诺贝特（Tricor）	每日 48~145mg	从最低剂量 48mg 开始		禁忌
非诺贝特（Fibricor）	每日 35~105mg		从最低剂量 35mg 开始	禁忌
非诺贝特（Liopfen）[a]	每日 50~150mg		从最低剂量开始，每日 50mg	禁忌
非诺贝特（Antara）	每日 43~130mg		从最低剂量开始，每日 43mg	禁忌
非诺贝特（Lofibra 片）	每日 54~160mg		从最低剂量 54mg 开始	禁忌
非诺贝特（微粒化 Lofibra）	每日 67~200mg		从最低剂量 67mg 开始	禁忌
非诺贝特（Triglide）	每日 160mg	避免使用		禁忌
非诺贝特（Trilipix）	每日 45~135mg	从最低剂量 45mg 开始		禁忌

[a]CrCl 30~89ml/min。

不良反应

吉非贝齐、非诺贝酸和非诺贝特耐受性良好。纤维酸衍生物最常见的副作用包括恶心、呕吐、消化不良、腹泻、腹痛、肠胃胀气和便秘。吉非贝齐可引起 1/3 的患者出现轻度的胃肠道症状（恶心、消化不良、腹痛）。非诺贝特引起

2%~4% 的患者出现皮疹。贝特类可能引起肌肉不良反应，包括肌炎和横纹肌溶解[138-143]。引起肌肉毒性的主要是吉非贝齐，特别是当吉非贝齐与他汀类药物合用时。最近的研究发现，和吉非贝齐合用时，大多数他汀的血药浓度时间曲线下面积增加 2~4 倍。未发现非诺贝特有此影响。他汀和吉非贝齐相互作用的机制是吉非贝齐干扰他汀的葡萄

糖醛酸化，从而减少他汀从循环中清除[147]。

纤维酸衍生物也可导致肝功能异常，包括胆红素和碱性磷酸酶[138-146]。这些异常无需担心，通常停药后恢复。已证实非诺贝特可导致血清肌酐可逆升高[138-145]。虽然吉非贝齐也有此不良反应，但发病率较低。虽然肌酐升高，但GFR并没有出现相应的下降，机制也尚未明确。吉非贝齐也能促进胆汁分泌固醇，从而提高胆汁的成岩性，导致胆结石。据推，所有的贝特类都有该不良反应。

在治疗中的地位

吉非贝齐、非诺贝酸和非诺贝特可降低高甘油三酯血症患者的TG水平[138-146]。NLA建议对那些TG水平>1 000mg/dl，并有发生胰腺炎风险的患者，可以选择纤维酸衍生物[7]。AHA/ACC将高甘油三酯血症定义为TG>500mg/dl，并没有正式推荐纤维酸衍生物。同样的，对患有家族性异常β脂蛋白血症的患者，贝特类都是很有效的，并且是可以考虑选择的药物。贝特类在混合型高脂血症的治疗中也有一席之地。对这一点的支持主要来自于HHS研究和VA-HIT研究的结果：吉非贝齐联合饮食治疗，使CHD死亡率和非致死性MI发生率降低[133,134]。该获益来源于TG水平的降低（因此富含TG的VLDL残骸及小而密的LDL降低）及HDL-C水平的升高。代谢综合征合并糖尿病或脂质三联征的患者获益最大。

药物相互作用

纤维酸衍生物的药物相互作用众所周知，其中一些药物相互作用可以通过仔细的监测来管理。最具有临床意义的相互作用发生于他汀类药物、华法林、瑞格列奈、胆甾胺和考来替泊。他汀类药物和吉非贝齐联用会增加他汀类药物在全身的浓度，增加患肌病和横纹肌溶解的风险。如前所述，研究表明，纤维酸衍生物与非诺贝特发生显著药物相互作用的风险较低，发生肌病和横纹肌溶解的风险较低。应避免与洛伐他汀、普伐他汀和辛伐他汀联用。

与吉非贝齐联用时，瑞舒伐他汀的最大剂量为每日10mg。虽然吉非贝齐确实与阿托伐他汀和匹伐他汀相互作用，但他汀浓度增加较小，如果临床需要，也可以联用。然而，没有研究表明在他汀基础上加入贝特类会降低CHD风险。与依折麦布联用可增加胆固醇排泄到胆汁中，增加胆石症的风险[120,146]。这似乎与非诺贝特和依折麦布的联用无关。

案例8-6

问题1：J. S. 是一名46岁男性，有高血压和糖尿病病史。他的主诉是腹痛，从两天前开始一直扩散到他的背部中部。他还有些呕吐。他所有的生命体征都在正常范围内。在体格检查中，他的腹部有压痛，在上腹部更严重。相关的实验室检查包括：HgA1c 13.6%；血脂：总胆固醇467mg/dl，HDL-C 30mg/dl，TG 1 872mg/dl，LDL-C无法计算，淀粉酶325U/L，脂肪酶3 265U/L。

急性胰腺炎后，对J. S. 最合适的治疗是什么？

这是一个易患胰腺炎和ASCVD的患者。基于最新指南的新风险计算器，他的10年风险约为18.6%，并有应用他汀类药物的指征。此外，内分泌学指南定义≥1 000mg/dl为严重甘油三酸酯血症，AHA指南定义≥500mg/dl为非常高，应该开始药物治疗。J. S. 应该开始应用他汀类和纤维酸衍生物，或者两种其他药物来降低TGs，如omega-3脂肪酸加纤维酸衍生物来降低TGs，然后再考虑添加他汀类药物。

案例8-6，问题2：纤维酸衍生物与他汀类药物联合使用时需要考虑哪些因素？

他汀-纤维酸衍生物联用的不良反应风险取决于药物动力学的相互作用，从而改变他汀类药物的代谢和清除。他汀类药物和纤维酸衍生物的最显著的药物相互作用之一是他汀类药物与吉非贝齐的相互作用。吉非贝齐抑制葡萄糖醛酸化，这是除氟伐他汀外的其他他汀类药物主要的排泄途径。这种相互作用可导致这些他汀类药物浓度增加，毒性增加。相比之下，非诺贝特的影响似乎很小，被认为是一种更安全的选择。应避免吉非贝齐与辛伐他汀、普伐他汀或洛伐他汀联用。如果不可以使用非诺贝特，则可考虑吉非贝齐与阿托伐他汀、匹伐他汀和瑞舒伐他汀联用[118]。然而，应使用更低剂量的他汀类药物以尽量减少不良反应。瑞舒伐他汀说明书建议，瑞舒伐他汀与吉非贝齐一起使用时，每日剂量限制在10mg以内。

临床经验

非诺贝特有许多不同的剂型，剂量从130mg到200mg不等。所有产品每日1次。治疗高甘油三酯血症时，初始剂量从最低有效剂量开始，通过4~8周的滴定，逐渐加量至最大剂量。

开始治疗前要测定血清肌酐。在肾功能不全的患者中，首选吉非贝齐。血清肌酐不明原因升高，考虑停用纤维酸衍生物或降低剂量。

首选非诺贝特与他汀类药物联用。

高危患者在他汀基础上加入贝特之前测定基线CK值。

贝特类单独或联合他汀治疗的患者应监测肌痛和疼痛的症状。如果出现这些症状，应测定CK值。CK水平≥10倍上限值合并肌肉症状可以诊断肌炎。如果存在其他可能的原因，如增加的体育锻炼或最近的创伤或跌倒，出现肌炎提示停止贝特类药物治疗。

ω-3脂肪酸

作用机制

ω-3脂肪酸、DHA和二十碳五烯酸（EPA）降低TGs的确切机制尚不明确。目前鱼油有三种形式：乙酯化的EPA和DHA，只含乙酯化的EPA，羧酸化的EPA和DHA[148-150]。乙酯化制剂可能通过抑制酰基CoA、1,2-二酰基甘油酰基转移酶和增加过氧化物酶体B的氧化起作用。然而，DHA

和 EPA 可以抑制其他脂肪酸的酯化，而甘油三酯的降低可能是由于肝脏 TG 合成减少[148]。二十碳五烯酸乙酯的活性代谢产物降低了肝脏 VLDL-TG 的合成和/或分泌，增加了循环 VLDL 颗粒中 TG 的清除[149]。羧酸化制剂的潜在作用机制包括抑制乙酰 COA、1,2-二酰基甘油酰基转移酶，增加肝脏线粒体和过氧化物酶体氧化，减少肝脏脂肪生成，增加血浆脂蛋白脂肪酶活性。这个品种可以减少肝中 TGs 的合成[149]。

疗效

1 周多次服用富含 ω-3 脂肪酸(如鱼类)的食物与心脏病风险降低有关，因此它被推荐作为低脂饮食的一部分。对于新发 MI[151] 的患者和服用他汀[152] 的患者，补充鱼油，可以降低 CHD 的发生。但是，最近几个临床研究证实，在标准治疗(他汀、ACEI、β 受体阻滞剂、抗血小板药)基础上加用 ω-3 脂肪酸，并没有获益[153]。商业化的鱼油产品的成分差异很大。GISSI 实验证实 ω-3 脂肪酸可以降低冠心病风险，该 ω-3 脂肪酸含有 850mg 的 EPA(二十碳五烯酸)和 DHA(二十二碳六烯酸)。最近正在进行的两项研究，REDUCE-IT 研究(the Reduction of Cardiovascular Events with EPA-Intervention Trial)和 STRENGTH 研究(Outcome Study to Assess Statin Residual Risk Reduction with Epanova in Hypertriglyceridemia)，评估已经应用他汀的 CHD 患者(REDUCE-IT)或 CHD 高风险患者(STRENGTH)的心血管结局。这些试验的结果将有助于确定这些药物在这些人群中的作用[154,155]。

药动学/药效学

这些药物的药动学或药效学数据有限。乙酯化 EPA 和 DHA 复方制剂(LovazaR，OmtrygR)口服后吸收良好。羧酸化 EPA 和 DHA 制剂(EpanovaR)在小肠直接吸收，随后主要通过胸导管淋巴系统进入体循环[150]。连续给药时，血浆中 EPA 和 DHA2 周内达稳态浓度。羧酸化的 ω-3 脂肪酸不受食物影响。它们主要在肝脏中被氧化，不经肾脏排除。

乙基化 EPA(VasepaR)口服后，再脱酯，活性代谢产物 EPA 在小肠吸收，主要通过胸导管淋巴系统进入体循环[149]。大约 5 小时 EPA 达血浆峰浓度。目前还没有食物对其吸收的影响的研究。但建议在用餐时或饭后服用。乙酯化的 EPA 主要通过肝脏 β 氧化代谢。这种氧化作用将 EPA 的长碳链分解成乙酰辅酶 A，然后通过 Krebs 循环转化为能量。乙酯化的 EPA 不通过肾消除。

不良反应

Lovaza 最常见的不良反应是流泪、消化不良和味觉紊乱。除了流泪外，Epanova 还会引起腹泻、恶心和腹痛。Vasepa 最常见的不良反应是关节痛。

在治疗中的地位

鱼油中主要含有多不饱和(ω-3)脂肪酸、二十碳五烯酸(EPA)和二十二碳六烯酸(DHA)，可以显著降低 TG 水平(30%~60%)，但对胆固醇的作用不确定。不降低 LDL-C。

高甘油三酯血症治疗中，目前所有鱼油产品都可作为饮食治疗的辅助药物。Lovaza 建议剂量为 4g/d，单次或分次服用。Vasepa 的剂量为 2g，每日 2 次。Epanova 为每日 2~4g。

药物相互作用

没有鱼油与其他药物明显相互作用的报道。然而，一些研究表明 ω-3 脂肪酸可延长出血时间。然而，尚无临床试验来确定这种相互作用的程度。因此，鱼油与其他抗凝药物一起服用时，应该更仔细地评估是否有出血的迹象。

临床经验

ω-3 脂肪酸胶囊应整粒吞下，切勿打碎、压碎、溶解或咀嚼。饭前服用鱼油可降低鱼腥味。EPA 对 LDL-C 有负面影响。

EPA 和 DHA 均可降低甘油三酯，EPA/DHA 联用较 EPA 单用更能有效降低甘油三酯。DHA 制剂可能升高 LDL-C，可能与升高 apoC-Ⅲ 有关。

胆酸结合树脂

作用机制

胆汁酸分泌到肠道，负责乳化食物中的脂肪和脂质颗粒。大部分胆汁酸通过肠肝循环重新吸收并返回肝脏。胆酸结合树脂(bile acid resins，BAS)是一种阳离子交换剂，可以在肠道内与胆酸结合，促进它们从粪便排出[156-159]。通过阻断胆汁酸的肠肝循环，促进肝脏将肝细胞内的胆固醇转化为胆汁酸。肝细胞内的胆固醇浓度下降促使 LDL 受体合成上调。最后，由于结合到肝表面新合成的 LDL 受体上，循环 LDL-C 水平降低(图 8-14)。

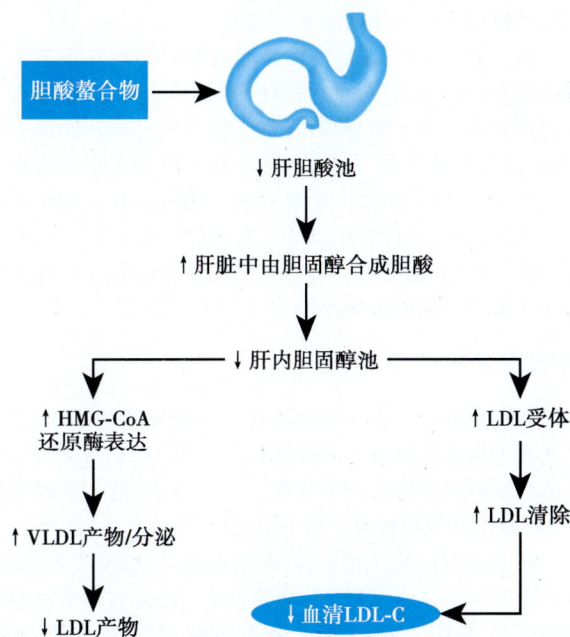

图 8-14 胆酸螯合物的作用机制。HMG-CoA，3 羟基-3 甲基戊二醛辅酶 A；LDL，低密度脂蛋白；LDL-C，低密度脂蛋白胆固醇；VLDL，极低密度脂蛋白

疗效

LRC-CCPT 试验 (Lipid Research Clinics Coronary Primary Prevention Trial) 证实胆酸螯合物能够降低 CHD 事件风险[160]。这是一项随机、多中心的试验，评估 3 806 名原发性高胆固醇血症患者降低胆固醇对降低冠心病风险的作用。结合饮食，患者被随机分配到消胆胺 24g/d 组或安慰剂组。平均随访 7.4 年。与安慰剂组相比，消胆胺组主要终点 CAD 死亡和非致死性 MI 降低了 19%（P<0.05）。本研究也支持 LDL-C "越低越好" 假设[160,161]。这些药可使 LDL-C 降低 12%~27%，总胆固醇降低 8%~27%，HDL-C 增加 3%-10%。所有 BAS 可升高 TG 水平提高 3%~10% 甚至更多，特别是对于 TG 水平较高的患者。

药动学/药效学

考来维仑是一种不可吸收的聚合物，与胆汁酸的结合比其他可用的碱性阴离子交换树脂更强、更特异[159]。考来替泊和考来烯胺是不可吸收的亲水性碱性阴离子交换树脂。所有这些药都不溶于水[157,158]。

不良反应

这些药物最常见的不良反应是便秘。其他不良反应包括腹胀、上腹不适、恶心、呕吐、脂肪泻和胀气[157-160]。考来维仑胃肠道症状的发生率最低。

在治疗中的地位

BAS 是饮食和锻炼降低 LDL-C 的辅助手段。可以单独使用或与他汀类药物联合使用。BAS 可用于高胆固醇血症，在多年的应用中表现出很强的安全性，能有效地降低 LDL-C。BAS 不能在胃肠（GI）道吸收，因而没有全身毒性。它们可以用粉剂或片剂的形式给药。

由于老的 BAS 多发生胃肠道副作用而且外观是不好看的颗粒状粉剂，患者对它的耐受性差。因此，目前是考来维仑是首选。考来维仑单药治疗，或与他汀类药物联合使用，以降低男孩和来月经后女孩（10~17 岁）的 LDL-C 水平。饮食疗法后，如果 LDL-C 残骸≥190mg/dl 或 LDL-C 残骸≥160mg/dl 合并早期 ASCVD 家族史或大于 2 个 CVD 风险因素，可以启动 BAS 治疗。考来维仑也被美国 FDA 批准用于 2 型糖尿病的血糖控制[159]。

药物相互作用

高剂量 BAS 可降低脂溶性维生素和叶酸的吸收，这在其他营养均衡的健康患者问题不大。消胆胺和考来替泊可以减少或延迟同服药物的吸收[157-159]。BAS 前 1 小时或后 4 小时服用其他药物可以最小化这种影响。

树脂还可以减少华法林、左甲状腺素、噻嗪类利尿剂、β-阻滞剂以及其他阴离子药物的吸收。已证实考来维仑可以降低格列美脲、格列吡嗪、格列本脲、左甲状腺素、环孢素、奥美沙坦和含雌二醇和去甲苯胺酮的口服避孕药的水平。为了避免这些相互作用，这些药物应在服用考来维仑前 4 小时服用。也证实考来维仑可以提高二甲双胍的水

平，因此需要监测临床反应。上市后研究也显示与苯妥英钠有相互作用。与其他药物的相互作用一样，苯妥英钠应在服用考来维仑前 4 小时服用。

临床经验

完全胆道梗阻患者应避免使用 BAS。

TGs>500mg/dl 或有高甘油三酯相关胰腺炎病史的患者禁用 BAS。口服的考来维仑应与 118~236ml 的水、果汁或软饮料混合服用。TG<300mg/dl 才应该开始服用这些药物。

微粒体甘油三酯蛋白抑制剂（洛美他哌）

作用机制

洛美他哌是第一种新型抗高脂血症药物，可以改善 HoFH 患者的脂蛋白。微粒体甘油三酯蛋白（MTP）位于内质网腔内。抑制 MTP 产物可阻止含 apoB 的脂蛋白在肠细胞和肝细胞中的聚集。进而抑制乳糜微粒和 VLDL 的产生和分泌，以及 LDL-C 的产生[162]。

疗效

洛美他哌的批准是由于一项关键的 III 期研究。这是一项纳入 29 名 HoFH 患者的跨国的、单臂、开放标签的、为期 78 周的试验[163]。6 周的洗脱期后，患者开始服用洛美他哌，每日 5mg，根据耐受性和肝酶水平，逐渐滴定至 10、20、40mg，最高可达 60mg[163]。患者还遵循低脂饮食（不足 20% 的热量来源于脂肪），并服用膳食补充剂以取代脂溶性营养素。

26 周后评估初始疗效，然后患者继续用药 52 周以评估长期安全性。主要终点是 26 周时 LDL-C 的变化。结果表明，在现有的降脂治疗中加入洛美他哌后，第 26 周的 LDL-C 较基线平均降低 40%[163]。

药动学/药效学

洛美他哌主要经肝代谢。代谢途径包括氧化-N-脱烷基化、葡萄糖醛酸结合、氧化和哌啶环打开。CYP3A4 同工酶催化洛美他哌代谢为主要代谢产物。洛美他哌血浆蛋白结合率高（99.8%），平均终末消除半衰期为 39.7 小时。约 59.5% 和 33.4% 的剂量分别通过尿液和粪便排出[162]。

在治疗中的地位

洛美他哌被批准作为低脂饮食和其他降脂疗法（包括 LDL 分离术）的补充，以减少 HoFH 患者的 LDL-C、TC、apoB 和非 HDL-C。由于对肝损伤的关注，通过 REMS 评估（Risk Evaluation and Mitigation Strategies）后才能用该药。考虑到不良反应的风险、对心血管发病率和死亡率的未知影响，以及在非 HoFH 人群中的数据缺乏，洛美他哌应仅限于治疗 HoFH 患者。

不良反应

洛美他哌主要不良反应包括胃肠道症状、转氨酶升高

和肝脂肪变性。最常见的胃肠道症状是腹泻,79%的患者出现腹泻,其次是恶心(65%)、消化不良(38%)和呕吐(34%)。其他胃肠道症状还包括腹痛、不适、便秘和肠胃胀气。为尽可能降低不良反应的发生,患者应该坚持低脂饮食(不足20%的热量来源于脂肪)。34%的患者发生肝转氨酶升高,AST或ALT升高的程度为3~5倍上限值。在临床试验中没有患者因为转氨酶升高而停止治疗。

药物相互作用

禁止洛美他哌与CYP3A4强抑制剂(波普瑞韦、克拉霉素、考尼伐坦、英替伐韦、伊曲康唑,酮康唑/利托那韦、米拉地尔、奈法唑酮、奈非那韦、泊沙康唑、利托那韦、沙奎那韦、特拉匹韦、伏立康唑和泰利霉素)、CYP3A4中等抑制剂(阿瑞吡坦、红霉素、氟康唑、福沙那韦、伊马替尼、维拉帕米、克唑替尼、阿扎那韦、地尔硫革、达鲁那韦/利托那韦)、及葡萄柚汁联用。CYP3A4强抑制剂与洛美他哌联用可导致洛美他哌暴露增加约27倍。CYP3A4中度抑制剂与洛美他哌的联用尚未充分评估,但可能提高洛美他哌的水平。即使CYP3A4弱抑制剂也能使洛美他哌暴露增加约两倍。当洛美他哌与华法林联用时,INR增加22%。洛美他哌与辛伐他汀联用可使辛伐他汀暴露加倍。当与他汀类药物联用时,他汀类药物用量应减少50%,辛伐他汀的剂量应限制在每日20mg。如果患者之前至少一年每日应用80mg的辛伐他汀且耐受良好,则可使用辛伐他汀每日40mg。虽然洛美他哌和洛伐他汀之间的具体药物相互作用尚未研究,但是考虑到这两种药物的代谢酶和转运蛋白是相似的,应该考虑降低洛伐他汀的剂量。洛美他哌也是p-糖蛋白(P-gp)的抑制剂。洛米他胺与P-gp底物(阿利吉仑、非索非那定、拓扑替康、西格列汀、沙格列汀、伊马替尼、马拉韦罗、地高辛、达比加群酯、安倍生坦、秋水仙碱、依维莫司、拉帕替尼、尼洛替尼、泊沙康唑、西罗莫司、他林洛尔、托伐普坦)联用可导致这些药物的吸收增加,需考虑减量。虽然没有研究,但建议在洛美他哌与BAS服用至少间隔4小时。这是为了避免对洛美他哌的吸收产生潜在的干扰[160]。

临床经验

洛美他哌的初始剂量是每日5mg,晚餐后至少2小时,用一杯水送服。服用洛美他哌期间,患者应坚持低脂饮食,即脂肪摄入低于20%的总饮食摄入。患者还应服用含有维生素E(400IU)、亚油酸(200mg)、亚麻酸(210mg)、EPA(110mg)和DHA(80mg)的补充剂(由药房与洛米他胺一起提供)。

2周后洛美他哌的剂量可以增加到10mg每日1次,然后继续滴定:6周时剂量增加到20mg,每日1次,10周时增加到40mg,每日1次,14周时增加到最大剂量60mg。

ESRD血液透析或轻度肝损害的患者最大剂量为每日40mg。

活动性肝病(不明原因的血清转氨酶持续升高)、中度至重度肝损害、妊娠,以及使用上述CYP3A4中度或重度抑制剂时,禁止使用洛米他胺。

联用华法林和洛美他哌的患者,应密切监测其INR,并根据需要调整华法林剂量。

治疗前、每次剂量增加前、或在每月(以前两者为准)测定ALT、AST和总胆红素。

治疗一年后,应至少每3个月监测ALT、AST和总胆红素,并在增加剂量之前进行监测。如果肝功能在3~5倍ULN,一周后复测肝功能。如果明确了肝功能升高,需降低剂量并进行额外的肝相关检查。每周重复检查肝功能,如果4周内肝功能升高至大于5倍上限值和未降至小于3倍上限值,需停药。

ApoB反义寡核苷酸

作用机制

Mipomersen是针对apoB-100的人类信使核糖核酸(mRNA)的反义寡核苷酸。Mipomersen与apoB-100的mRNA编码区互补,通过Watson和Crick(鸟嘌呤-胞嘧啶和腺嘌呤-胸腺嘧啶)碱基配对。该药与同源mRNA杂交,导致RNase H介导的同源mRNA降解,从而抑制apoB-100蛋白的翻译。这导致apoB合成减少,而apoB是包括LDL-C在内的所有动脉粥样硬化脂质的结构核心[164-166]。

疗效

两项III期研究评估了mipomersen。第一个是随机、双盲、安慰剂对照的多中心研究,纳入58名FH患者。纳入的患者为LDL-C≥140mg/dl或CAD合并LDL-C≥92mg/dl,需最强降脂治疗。患者每周皮下注射200mg mipomersen或安慰剂,联用26周[167]。结果显示mipomersen组LDL-C降低36%,安慰剂组降低13%(P<0.001)。此外,apoB和脂蛋白(a)也显著降低(P<0.001)。分别21%和13%的患者ALT和AST升高。13%的患者出现肝脂肪变性。第二项III期研究也是一个随机、双盲、多中心研究,评估158例基线LDL-C≥100mg/dl或高危CAD、需最强降脂治疗的患者[168]。与之前的研究一样,mipomersen 200mg每周皮下注射1次,持续26周。结果显示mipomersen组LDL-C降低36.9%,而安慰剂组降低4.5%(P<0.001)。ApoB降低38%,脂蛋白(a)降低24%(P<0.001)。另外,在Mipomersen组约一半的患者LDL-C水平<70mg/dl。ALT升高与其他研究类似,约10%的患者ALT高于3倍上限值。

药动学/药效学

Mipomersen皮下注射给药,生物利用度为54%~78%。3~4小时内达血浆峰浓度。每周给药,大约6个月内达到稳态。血浆蛋白结合率高(≥90%),消除半衰期为1~2个月。Mipomersen在组织中通过核糖核酸内切酶代谢,形成较短的寡核苷酸,然后作为底物通过核酸外切酶进行进一步的代谢。Mipomersen并不是CYP450酶系统的底物。通过组织的新陈代谢和尿液消除[164]。

不良反应

Mipomersen最常见的、发生率≥10%的不良反应包括注射部位反应、流感样症状、恶心、头痛和肝转氨酶升高,特别是 ALT。84% 的患者发生注射部位反应，表现为疼痛、压痛、红斑、瘙痒、局部肿胀。30% 的患者出现流感样症状，通常在注射后 2 天内出现。这些症状包括发热、肌痛、寒颤、关节痛、疲劳和不适。大约 12% 的患者发生肝转氨酶升高，9% 的患者 ALT 升高≥3 倍上限值。肝脂肪变性也有报道。

在治疗中的地位

Mipomersen 是低脂饮食和其他降脂治疗的辅助治疗，可以减少 HoFH 患者的 LDL-C、ApoB、TC 和非 HDL[164]。考虑到肝毒性，只有通过 REMS 评估的患者才能用 mipomersen。Mipomersen 只进行了与辛伐他汀和依折麦布联用的研究，故不推荐与其他非他汀类降脂药物以及 LDL-C 分离术（清血法）联用。Mipomersen 对心血管发病率和死亡率的影响尚不清楚。此外，对于非继发于 HoFH 的高胆固醇血症患者，mipomersen 的安全性和有效性尚未得到证实。大约用药 6 个月后，可以看到最大程度的 LDL-C 下降。

药物相互作用

由于 mipomersen 独特的代谢，没有已知的临床显著的药物相互作用。然而，与其他有肝毒性的药物（如异维甲酸、胺碘酮、对乙酰氨基酚（>4g/d 且≥3 天/周）、甲氨蝶呤、四环素和他莫昔芬）联用时，应谨慎。如果联用，需更频繁地监测与肝脏有关的检查。

临床经验

每日饮酒不应超过 1 杯，否则会增加肝脏脂肪，并引起或加重肝损伤的风险。

Mipomersen 的推荐剂量是 200mg，每周皮下注射一次。

如果错过了一次剂量，应该在至少下一个周期前 3 天注射。

Mipomersen 应保存在冰箱中，但注射前应从冰箱中取出，并在室温存放至少 30 分钟。

注射部位包括腹部、大腿或上臂外侧。

Mipomersen 不应注射到任何有皮损的部位，如晒伤、皮疹、皮肤感染、炎症或牛皮癣活跃的部位，或有纹身或疤痕的部位。

治疗前，应检查包括 ALT、AST、总胆红素和碱性磷酸酶在内的肝功能。

中度或重度肝损害或活动性肝病患者禁用 mipomersen。

治疗的第一年，每月检查一次肝功能至少包括 ALT 和 AST。

治疗 1 年后，至少每 3 个月进行一次肝脏检查。

如果出现持续的或临床显著的升高，需停药。

如果转氨酶升高并伴随着肝损伤的临床症状，胆红素升高大于 2 倍上限值，或活跃的肝脏疾病，应该停药。

在第一年至少每 3 个月监测一次血脂。

9 型枯草溶菌蛋白素转化酶（PCSK9）

作用机制

9 型枯草溶菌蛋白素转化酶（PCSK9）是蛋白转化酶家族的成员，该家族由 9 个成员组成。PCSK9 在调节肝细胞表面 LDL 受体数量以及血浆中 LDL-C 数量方面起着关键作用。PCSK9 不可逆转地与肝细胞上的 LDL 受体结合，内化进入肝细胞。这可以防止 LDL 受体被重回细胞表面，LDL-R/PCSK9 复合物与 LDL-C 一起降解。PCSK9 单克隆抗体或 PCSK9 抑制剂，中和 PCSK9，阻止 PCSK9 介导的 LDL 受体降解，使更多的 LDL 受体返回细胞表面。LDL 受体数量的增加会增加 LDL-C 的清除，从而降低 LDL-C 水平（图 8-15）[169,170]。

疗效

这些药物已经在 HeFH 和 HoFH 患者和已接受了最大耐受剂量的他汀而 LDL-C 需要进一步降低的 ASCVD 患者中进行了评估。

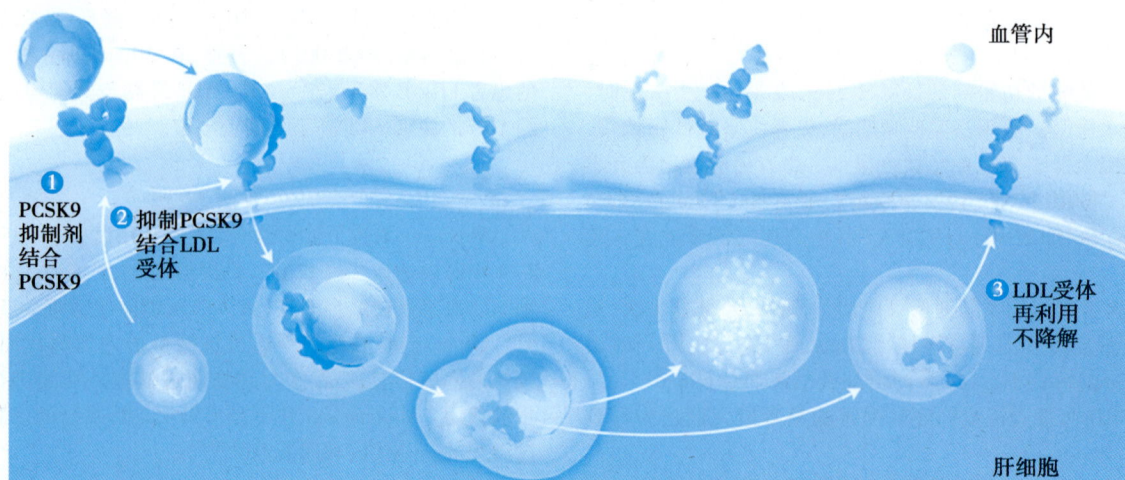

图 8-15　PCSK9 抑制剂的作用机制。1，肝细胞内 PCSK9 抑制剂结合 PCSK9；2，结合 PCSK9 受体后，PCSK9 抑制剂抑制 PCSK9 介导的 LDL 受体降解；3，降解减少，更多的 LDL 受体再循环到细胞表面，导致 LDL-C 水平降低。经 Amgen 同意引用

LAPLACE-2 研究（LDL-C Assessment with PCSK9 Monoclonal Antibody Inhibition Combined with Statin Therapy）是一个为期 12 周的试验，评估 evolocumab 在 2067 名原发性高胆固醇血症和混合性血脂异常患者的安全性和有效性[171]。该研究包括 296 名确诊 ASCVD 的患者。患者随机分配到特定的、开放标签的剂量方案：3 种不同的他汀剂量方案（阿托伐他汀每日 80mg，瑞舒伐他汀每日 40mg，或辛伐他汀每日 40mg）联合固定剂量的 evolocumab（evolocumab 140mg，每两周 1 次或 evolocumab 240mg，每月 1 次，或安慰剂）。主要终点是 12 周时 LDL-C 较基线水平的变化，次要终点是 LDL-C 水平低于 70mg/ml 的患者百分数。结果表明，在已经接受中度或高强度他汀类药物治疗和诊断 ASCVD 的患者中，evolocumab 与安慰剂相比，LDL-C 水平，每两周一次剂量组降低 71%，每月一次剂量组降低 63%（P<0.0001）。此外，90% 应用 evolocumab 的患者 LDL-C<70mg/dl。DESCARTES 研究（the Durable Effect of PCSK9 Antibody Compared with Placebo Study）是一项随机、双盲、安慰剂对照的 52 周试验，比较了 evolocumab 与安慰剂在背景降脂治疗的 901 名患者中的效果[172]。背景降脂治疗包括阿托伐他汀每日 80mg 联合或不联合依折麦布 10mg。在整个研究人群中，139 人患有 ASCVD。Evolocumab 420mg 每月 1 次 SQ。结果表明，在接受 evolocumab 的 ASCVD 患者中，LDL-C 平均降低为 54%（P<0.0001）。COMBO 研究评估了 alirocumab[173]。这是一项多中心、双盲、安慰剂对照的试验，随机将已应用最大耐受剂量的他汀联合或不联合额外的降脂治疗且需要 LDL-C 进一步降低的患者分配到 alirocumab 或安慰剂组。Alirocumab 的剂量为每 2 周 75mg。12 周时如果仍需进一步降低 LDL-C，alirocumab 的剂量增加到每 2 周 150mg，并持续 12 周。24 周时，alirocumab 组 LDL-C 平均降低 44%，安慰剂组降低 2%（P<0.0001）。研究人群中有相当一部分（84%）患有 ASCVD。12 周时，alirocumab 组 LDL-C 平均降低 45%，安慰剂组为 1%。ODYSSEY LONG TERM 研究纳入了 2 341 例高危 CHD 患者[174]。除了最大耐受剂量的他汀联合或不联合额外的降脂治疗外，患者随机分配到 alirocumab 150mg 每两周 1 次或安慰剂组。ASCVD 患者占 69%。24 周时，与安慰剂相比，alirocumab 减少 LDL-C 58%（P<0.0001）。这种 LDL-C 的减少持续了 78 周的治疗期。

FOURIER 研究（Further Cardiovascular Outcomes Research with PCSK9 Inhibition in Subjects with Elevated Risk）是第一个发表的证明加入 PCSK9 抑制剂可降低心血管预后的试验[175]。这是一项随机、双盲、安慰剂对照试验，包括 27 564 名年龄在 40～85 岁之间的 ASCVD 患者。纳入的 ASCVD 患者存在 MI、非出血性卒中或有症状的外周动脉疾病（PAD）。研究对象至少有一个主要 ASCVD 风险因素或两个次要风险因素。次要危险因素包括：非 MI 相关的冠状血管再生病史，多于 2 支主要血管狭窄≥40% 的 CAD、男性 HDL-C<40mg/dl 和女性 HDL-C<50mg/dl，高敏 C 反应蛋白（hs-CRP）>2mg/L，LDL-C≥130mg/dl 或 non-HDL-C≥160mg/dl，或代谢综合征。患者≥4 周稳定剂量的阿托伐他汀（每日 20、40 或 80mg）联合或不联合依折麦布治疗后禁食 LDL-C>70mg/dl 或 non-HDL-C 水平≥100mg/dl，或禁食 TG≤400mg/dl。基线时的中位数 LDL-C 为 92mg/dl。患者随机接受 evolocumab 皮下注射，每 2 周 140mg（或每月 420 毫克）或安慰剂对照。治疗的中位时间为 2.2 年。结果表明，evolocumab 治疗显著降低了主要终点的风险（心血管死亡、MI、卒中、不稳定心绞痛住院或冠脉重建的综合）[危险比：0.85；95% 置信区间（CI）：0.79～0.92，P<0.001]，关键次要终点（心血管死亡、心肌梗死或卒中）（危险比：0.80；95% CI：0.73～0.88；P<0.001）。

随着时间的推移，心血管死亡、MI 或卒中风险的降低从随访第一年的 16% 增加到一年后的 25%。在降低 LDL-C 方面，48 周时 LDL-C 平均降低 59%（平均 56mg/dl）。大约 87% 的患者 LDL-C 值小于 70mg/dl。67% 患者 LDL-C 水平<40mg/dl，42% 患者 LDL-C 水平<25mg/dl。与安慰剂相比，evolocumab 组注射部位反应率略高（2.1% vs 1.6%）。

Alirocumab 和 evolocumab 均在 HeFH 患者进行了评估[176-178]。在这些研究中，所有患者都服用了最大耐受剂量的他汀类药物。在评估 alirocumab 的联合研究中，患者的平均基线 LDL-C 为 141mg/dl。患者服用 alirocumab 75mg，每两周 1 次或安慰剂治疗 12 周。在治疗结束时，alirocumab 组 LDL-C 平均降低 48%。与 alirocumab 的其他研究一样，如果需要进一步降低 LDL-C，患者需要额外接受 12 周的治疗，剂量增加至每 2 周 150mg。再治疗 12 周后，LDL-C 平均水平较基线下降 54%（P<0.0001）。近一半（42%）的研究人群接受了更高的剂量。RUTHERFORD-2 试验评估了 evolocumab[178]。患者随机分为两组，evolocumab 140mg 每两周 1 次，evolocumab 420mg 每月 1 次或安慰剂。76% 高强度他汀类药物治疗的患者平均基线 LDL-C 为 156mg/dl。经过 12 周的治疗，evolocumab 每两周给药和每月 1 次给药基线 LDL-C 分别降低了 61% 和 62%（P<0.0001）。

TESLA-Part B 研究（the Trial Evaluating PCSK9 Antibody in Subjects with LDL Receptor Abnormalities）在 HoFH 患者评估了 evolocumab[179]。这是纳入 49 名患者的多中心、双盲、随机、安慰剂对照的 12 周试验。患者每月服用 420mg evolocumab 或安慰剂。基线时平均 LDL-C 为 349mg/dl。所有患者都在服用阿托伐他汀或洛舒伐他汀，92% 的患者也在服用依折麦布。Evolocumab 治疗 12 周后，LDL-C 较基线平均降低 31%（P<0.0001）。

药动学/药效学

Alirocumab 和 evolocumab 均为人类单克隆 IGg2 抗体，因此必须皮下注射给药。Evolocumab 给药后约 4 小时达到对 PCSK9 的最大抑制，alirocumab 给药后约 4～8 小时达到对 PCSK9 的最大抑制。Evolocumab 和 alirocumab 给药后 3～4 天和 3～7 天分别达最大血药浓度。两种药物的分布容积都很小；因此，这些药物有可能分布在细胞外。Alirocumab 通过降解为小肽和氨基酸来消除，而 evolocumab 则根据其浓度进行清除。在低浓度时，它主要通过可饱和结合 PCSK9 进行清除，而在高浓度时，它通过非饱和蛋白水解途径被清除。Alirocumab 的半衰期为 17～20 天，evolocumab 的半衰期为 11～17 天。

不良反应

在 52 周的研究中,evolocumab 最常见的不良反应是鼻咽炎、上呼吸道感染、流感、背痛和注射部位反应。然而,与安慰剂相比,发生率的差异相对较小。最常见的注射部位反应是红斑、疼痛和瘀伤。导致停药最常见的副作用是肌痛,这种情况 evolocumab 组发生率 0.3%,安慰剂组发生率 0%。

汇集研究中报道的不良反应类型与此相似。Evolocumab 组过敏反应发生率为 5.1%,安慰剂组为 4.6%。不到 0.2% 的患者发生了神经认知事件。超敏反应,如皮疹和荨麻疹,发生率分别为 1% 和 0.4%,有病例因此停药。Alirocumab 的不良反应包括鼻咽炎、注射部位反应、流感和尿路感染。导致停药的主要不良反应有过敏反应(安慰剂组为 0.6% vs 0.2%)和肝酶升高(安慰剂组为 0.3% vs <0.1%)。注射部位反应与 evolocumab 相似。Alirocumab 组神经认知事件的发生率为 0.8%,而安慰剂组为 0.7%。Alirocumab 也有超敏反应。Alirocumab 可导致需要住院治疗的超敏血管炎以及超敏反应,而 evolocumab 未导致。使用 alirocumab 治疗的患者中,有 1.2% 检测到中和抗体,而使用 evolocumab 的患者中没有发现这种情况。然而,目前尚不清楚产生中和抗体的长期后果。

治疗中的地位

Alirocumab 和 evolocumab 都被认为是 HeFH 或 ASCVD 患者饮食和最大耐受剂量他汀类药物治疗后仍需进一步降低 LDL-C 的辅助药物。这些药物应该是需要进一步降低 LDL-C 的患者在他汀类药物治疗基础上的额外治疗或他汀类药物不耐受的患者的额外治疗[100]。

需要进一步降低 LDL-C 的 HoFH 患者,evolocumab 还可以与包括 LDL 清除法在内的其他降脂治疗联合使用。Alirocumab 的剂量为每 2 周 75mg,如果需要进一步降低 LDL-C,可在 4～8 周内加量至每 2 周 150mg。HeFH 和原发性高胆固醇血症合并临床 ASCVD 的患者,evolocumab 的剂量为每 2 周 140mg 或每月 420mg。HoFH 患者的剂量为 420mg,每月 1 次。Alirocumab 只在大于 18 岁的患者中进行了研究,而 evolocumab 可用于 13～17 岁的青少年人群。对于轻度到中度肾功能不全的患者,这两种药物都不需要调整剂量。CrCl<30ml/min 的患者没有数据。由于这些蛋白质不通过肾脏排泄,它们可能用于低 CrCl 患者,包括那些血液透析的患者。然而,PCSK9 抑制剂还没有在这些患者群体中进行研究。此外,由于它们是大分子,不太可能通过血液透析去除。肝损害患者无需调整剂量。

临床经验

Evolocumab 使用前在室温下放置至少 30 分钟,alirocumab 注射液需要放置 30～40 分钟。

不要用任何其他方法加热 evolocumab,除非是室温(例如,双手之间滚动)。

如果你错过了一次剂量的 evolocumab,并且距下一次剂量的时间超过 7 天,那么就给药。如果少于 7 天,请放弃该次给药,并按计划下次正常给药。

Evolocumab 和 alirocumab 可以注射到大腿、腹部或上臂。

Evolocumab 可以保存在室温,但 30 天后就会过期。

Alirocumab 不应未冷藏超过 24 小时。

(房文通 译,牟燕 校,周聊生 审)

参考文献

1. Berliner JA et al. Atherosclerosis: basic mechanisms. Oxidation, inflammation, and genetics. *Circulation*. 1995;91:2488–2496.
2. Cholesterol Treatment Trialists' Collaborators. The effects of lowering LDL cholesterol with statin therapy in people at low risk of vascular disease: meta-analysis of individual data from 27 randomised trials. *Lancet*. 2012;380:581–590.
3. Buchwald H et al. Effective lipid modification by partial ileal bypass reduced long-term coronary heart disease mortality and morbidity: five-year posttrial follow-up report from the POSCH. *Arch Intern Med*. 1998;158:1253–1261.
4. Eckel RH et al. 2013 AHA/ACC Guideline on lifestyle management to reduce cardiovascular risk. *Circulation*. 2013. doi:10.1161/01.cir.0000437740.48606.d1
5. Stone NJ et al. 2013 ACC/AHA guideline on the treatment of blood cholesterol to reduce atherosclerotic cardiovascular risk in adults: A report of the American College of Cardiology/American Heart Association Task Force on Practice Guidelines. *J Am Coll Cardiol*. 2014;63:2889–2934. doi:10.1016/j.jacc.2013.11.002
6. Goff DC Jr et al. 2013 ACC/AHA guideline on the assessment of cardiovascular risk: a report of the American College of Cardiology/American Heart Association Task Force on Practice Guidelines. *Circulation*. 2013. doi:10.1161/01.cir.0000437741.48606.98
7. Jacobson TA et al. National lipid association recommendations for patient-centered management of dyslipidemia: Part 1—Full Report. *J Clin Lipidol*. 2015;9:129–169.
8. Morris PB et al. Review of clinical practice guidelines for the management of LDL-related risk. *J Am Coll Cardiol*. 2014;64:196–206.
9. Jurevics H et al. Diurnal and dietary-induced changes in cholesterol synthesis correlate with levels of mRNA for HMG-CoA reductase. *J Lipid Res*. 2000;41:1048–1054.
10. Nissen SE et al. Effect of ACAT inhibition on the progression of coronary atherosclerosis. [published correction appears in *N Engl J Med*. 2006;355:638]. *N Engl J Med*. 2006;354:1253–1263.
11. Schaefer EJ et al. Lipoprotein apoprotein metabolism. *J Lipid Res*.1978;19:667.
12. Genest J. Lipoprotein disorders and cardiovascular risk. *J Inherit Metab Dis*. 2003;26(2):267–287.
13. Bays H, Stein EA. Pharmacotherapy for dyslipdaemia-current therapies and future agents. *Expert Opin Pharmacother*. 2003;4(11):1901–1938.
14. Das G, Rees A. Microsomal triglyceride transfer protein inhibition: a novel treatment for lowering plasma cholesterol. *Curr Opin Lipidol*. 2014;25:471–473.
15. Naik R et al. Therapeutic strategies for metabolic diseases: Small-molecule diacylglycerol acyltransferase (DGAT) inhibitors. *ChemMedChem*. 2014;9:2410–2424. doi:10.1002/cmdc.201402069
16. Kwiterovich PO Jr. The metabolic pathways of high-density lipoprotein, low-density lipoprotein, and triglycerides: a current review. *Am J Cardiol*. 2000;86(12A):5L–10L.
17. Kingwell BA et al. HDL-targeted therapies: progress, failures and future. *Nat Rev Drug Discov*. 2014;13:445–464. doi:10.1038/nrd4279
18. Hodis HN, Mack WJ. Triglyceride-rich lipoproteins and the progression of coronary artery disease. *Curr Opin Lipidol*. 1995;6:209.
19. Davidson MH et al. Clinical utility of inflammatory markers and advanced lipoprotein testing: advice from an expert panel of lipid specialists. *J Clin Lipidol*. 2011;5:338–367.
20. Schmitz G et al. The role of HDL in reverse cholesterol transport and its disturbances in Tangier disease and HDL deficiency with xanthomas. *Eur Heart J*. 1990;11(Suppl E):197–211.
21. McKenney JM. Understanding PCSK9 and anti-PCSK9 therapies. *J Clin Lipidol*. 2014;9:170–186.
22. Brunzell JD et al. Lipoprotein management in patients with cardiometabolic risk: consensus conference report from the American Diabetes Association and the American College of Cardiology Foundation. *J Am Coll Cardiol*. 2008;51:1512–1524. doi:10.1016/j.jacc.2008.02.034
23. Nordestgaard BG, Varbo A. Triglycerides and cardiovascular disease risk. *Lancet*. 2014;384:626–635.
24. Brown MS, Goldstein JL. A receptor-mediated pathway for cholesterol homeostasis. *Science*. 1986;232:34.

25. Mabuchi H et al. Development of coronary heart disease in familial hyper-cholesterolemia. *Circulation*. 1989;79:225.

26. Hopkins PN et al. Familial Hypercholesterolemias: prevalence, genetics, diagnosis and screening recommendations from the National Lipid Association Expert Panel on Familial Hypercholesterolemia. *J Clin Lipidol*. 2011;5:S9–S17.

27. Soria LF et al. Association between a specific apolipoprotein B mutation and familial defective apolipoprotein B-100. *Proc Natl Acad Sci USA*. 1989;86:587.

28. Vega GL, Grundy SM. In vivo evidence for reduced binding of low-density lipoproteins to receptors as a cause of primary moderate hypercholesterolemia. *J Clin Invest*. 1986;78:1410–1414.

29. Whitfield AJ et al. Lipid disorders and mutations in the APOB gene. *Clin Chem*. 2004;50:1725–1732.

30. Lambert G. Unravelling the functional significance of PCSK9. *Curr Opin Lipidol*. 2007;18:304.

31. Giugliano RP, Sabatine MS. Are PCSK9 inhibitors the next breakthrough in the cardiovascular field? *J Am Coll Cardiol*. 2015;65:2638–2651. doi:10.1016/j.jacc.2015.05.001

32. van Greevenbroek MM et al. Familial combined hyperlipidemia: from molecular insights to tailored therapy. *Curr Opin Lipidol*. 2014;25:176–182.

33. Hopkins PN et al. Hyperlipoproteinemia Type 3: the forgotten phenotype. *Curr Atheroscler Rep*. 2014;16:440. doi:10.1007/s11883-014-0440-2

34. Brewer HB Jr et al. NIH conference. Type III hyperlipoproteinemia: diagnosis, molecular defects, pathology, and treatment. *Ann Intern Med*. 1983;98:623.

35. Hegele RA et al. The polygenic nature of hypertriglyceridaemia: implications for definition, diagnosis, and management. *Lancet Diabetes Endocrinol*. 2014;2;655–666.

36. Rader DJ, deGoma EM. Approach to the patient with extremely low HDL-cholesterol. *J Clin Endocrinol Metab*. 2012;97:3399–3407. doi:10.1210/jc.2012-2185

37. Rader DJ, Hovingh GK. HDL and cardiovascular disease. *Lancet*. 2014;384:618–625.

38. Neaton JD et al. Serum cholesterol level and mortality findings for men screened in the Multiple Risk Factor Intervention Trial. Multiple Risk Factor Intervention Trial Research Group. *Arch Intern Med*. 1992;152:1490.

39. Jacobs D et al. Report of the Conference on Low Blood Cholesterol: mortality associations. *Circulation*. 1992;86:1046.

40. Castelli WP. Epidemiology of coronary heart disease: the Framingham study. *Am J Med*. 1984;76:4.

41. Gordon DJ et al. High-density lipoprotein cholesterol and cardiovascular disease: four prospective American studies. *Circulation*. 1989;79:8–15.

42. Reardon MF et al. Lipoprotein predictors of the severity of coronary artery disease in men and women. *Circulation*. 1985;71:881–888.

43. Steiner G et al. The association of increased levels of intermediate-density lipoproteins with smoking and with coronary heart disease. *Circulation*. 1987;75:124–130.

44. Grundy SM. Small LDL, atherogenic dyslipidemia, and the metabolic syndrome. *Circulation*. 1997;95:1.

45. Grundy SM. Hypertriglyceridemia, atherogenic dyslipidemia, and the metabolic syndrome. *Am J Cardiol*. 1998;81(4A):18B–25B.

46. Do R et al. Common variants associated with plasma triglycerides and risk for coronary artery disease. *Nat Genet*. 2013;45:1345–1352. doi:10.1038/ng.2795

47. Scherer J et al. Issues in hypertriglyceridemic pancreatitis: an update. *J Clin Gastroenterol*. 2014;48:195–203.

48. Tabas I et al. Subendothelial lipoprotein retention as the initiating process in atherosclerosis: update and therapeutic implications. *Circulation*. 2007;116:1832–1844.

49. Steinberg D et al. Beyond cholesterol: modifications of low-density lipoprotein that increases its atherogenicity. *N Engl J Med*. 1989;320:915–924.

50. Davies MJ et al. Atherosclerosis: inhibition or regression as therapeutic possibilities. *Br Heart J*. 1991;65:302–310.

51. Faggiotto A et al. Studies of hypercholesterolemia in the nonhuman primate. I. Changes that lead to fatty streak formation. *Arteriosclerosis*. 1984;4:323–340.

52. Witztum JL, Steinberg D. Role of oxidized low-density lipoprotein in atherogenesis. *J Clin Invest*. 1991;88:1785–1792.

53. Ross R, Agius L. The process of atherogenesis: cellular and molecular interaction: from experimental animal models to humans. *Diabetologia*. 1992;35(Suppl 2):S34.

54. Ross R. Atherosclerosis: an inflammatory disease. *N Engl J Med*. 1999;340:115–126.

55. Libby P. Molecular bases of the acute coronary syndromes. *Circulation*. 1995;91:2844–2850.

56. Fuster V et al. The pathogenesis of coronary artery disease and acute coronary syndromes (1). *N Engl J Med*. 1992;326:242.

57. Otvos JD et al. Clinical implications of discordance between low-density lipoprotein cholesterol and particle number. *J Clin Lipidol*. 2011;5:105–113.

58. Cromwell WC et al. LDL particle number and risk of future cardiovascular disease in the Framingham Offspring Study—Implications for LDL management. *J Clin Lipidol*. 2007;1:583–592.

59. de Nijs T et al. ApoB versus non-HDL-cholesterol: diagnosis and cardiovascular risk management. *Crit Rev Clin Lab Sci*. 2013;50:163–171. doi:10.3109/10408363.2013.847897

60. Jacobson TA et al. National lipid association patient-centered recommendations for management of dyslipidemia: Part 2. *J Clin Lipidol*. 2015;9(Suppl 6):S1–S122. doi:10.1016/j.jacl.2015.09.002

61. American Diabetes Association. 2015 standards of diabetes care. *Diabetes Care*. 2015;38(Suppl 1):S49–S57. doi:10.2337/dc15-S011

62. Kidney Disease: Improving Global Outcomes (KDIGO) Lipid Work Group. KDIGO Clinical Practice Guideline for Lipid Management in Chronic Kidney Disease. *Kidney Int*. 2013;3:259–305.

63. Chong PH. An overview of lipid management with HMG-CoA reductase inhibitors. *Consult Pharm*. 1998;4:399–420.

64. Grundy SM, Vega GL. Influence of mevinolin on metabolism of low-density lipoproteins in primary moderate hypercholesterolemia. *J Lipid Res*. 1985;26:1464–1475.

65. Aguilar-Salinas CA et al. Metabolic modes of action of the statins in the hyperlipoproteinemias. *Atherosclerosis*. 1998;141:203–207.

66. Colosimo RJ, Nunn-Thompson C. HMG-CoA reductase inhibitors. *P&T*. 1993;65:21–31.

67. McEvoy GK et al, eds. HMG-CoA reductase inhibitors: general statement. In: *AHFS Drug Information 2001*. Bethesda, MD: American Society of Health-System Pharmacists, 2001:1705–1717.

68. Randomised trial of cholesterol lowering in 4444 patients with coronary heart disease: the Scandinavian Simvastatin Survival Study (4S). *Lancet*. 1994;344(8934):1383–1389.

69. Sacks FM et al. The effect of pravastatin on coronary events after myocardial infarction in patients with average cholesterol levels. Cholesterol and Recurrent Events Trial investigators. *N Engl J Med*. 1996;335(14):1001–1009.

70. Prevention of cardiovascular events and death with pravastatin in patients with coronary heart disease and a broad range of initial cholesterol levels. The Long-Term Intervention with Pravastatin in Ischaemic Disease (LIPID) Study Group. *N Engl J Med*. 1998;339(19):1349–1357.

71. LaRosa JC et al. Intensive lipid lowering with atorvastatin in patients with stable coronary disease. *N Engl J Med*. 2005;352(14):1425–1435.

72. Pedersen TR et al. High-dose atorvastatin vs usual-dose simvastatin for secondary prevention after myocardial infarction: the IDEAL study: a randomized controlled trial. *JAMA*. 2005;294(19):2437–2445.

73. Cholesterol Treatment Trialists' (CTT) Collaboration et al. Efficacy and safety of more intensive lowering of LDL cholesterol: a meta-analysis of data from 170,000 participants in 26 randomised trials. *Lancet*. 2010;376:1670.

74. Heart Protection Study Collaborative Group. MRC/BHF Heart Protection Study of cholesterol lowering with simvastatin in 20,536 high-risk individuals: a randomised placebo-controlled trial. *Lancet*. 2002;360:7–22.

75. Schwartz GG et al. Effects of atorvastatin on early recurrent ischemic events in acute coronary syndromes. The MIRACL study: a randomized controlled trial. *JAMA*. 2001;285:1711–1718.

76. Pitt B et al. Aggressive lipid-lowering therapy compared with angioplasty in stable coronary artery disease. Atorvastatin versus Revascularization Treatment Investigators. *N Engl J Med*. 1999;341:70–76.

77. Cannon CP et al. Intensive versus moderate lipid lowering with statins after acute coronary syndromes. *N Engl J Med*. 2004;350(15):1495–1504.

78. Bavry AA et al. Benefit of early statin therapy during acute coronary syndromes: a meta-analysis [0–9]. In the Society for Cardiovascular Angiography and Interventions (SCAI) 29th Annual Scientific Sessions, May 10–13, 2006, Chicago, IL.

79. Heeschen C et al. Withdrawal of statins increases event rates in patients with acute coronary syndromes. *Circulation*. 2002;105:1446–1452.

80. Spencer FA et al. Early withdrawal of statin therapy in patients with non-ST-segment elevation myocardial infarction: national registry of myocardial infarction. *Arch Intern Med*. 2004;164:2162–2168.

81. Simvastatin (Zocor) prescribing information. Merck & Co., INC, Whitehouse Station, NJ. October 2012.

82. Pravastatin (Pravachol) prescribing information. Bristol-Myers Squibb, Princeton, NJ. October, 2012.

83. Lovastatin (Mevacor) prescribing information. Merck & Co., INC, Whitehouse Station, NJ. October 2012.

84. Atorvastatin (Lipitor) prescribing information. Pfizer, New York, NY. October, 2012.

85. Fluvastatin sodium (Lescol, Lescol XL) prescribing information. Novartis Pharmaceuticals Corporation, East Hanover, NJ. February, 2012.

第二篇 心血管系统疾病

86. Rosuvastatin (Crestor) prescribing information. AstraZeneca Pharmaceuticals, Wilmington, DE. October, 2012.

87. Pitavastatin (Livalo) prescribing information. Kowa Pharmaceuticals, Montgomery, AL. October, 2012.

88. Lovastatin extended-release tablets (Altoprev) prescribing information. Watson Laboratories, Fort Lauderdale, FL.

89. Hunninghake DB et al. Efficacy and safety of pravastatin in patients with primary hypercholesterolemia. II: once-daily versus twice-daily dosing. *Atherosclerosis*. 1990;85(2–3):219–227.

90. Hunninghake DB et al. Efficacy and safety of pravastatin in patients with primary hypercholesterolemia. I: a dose-response study. *Atherosclerosis*. 1990;85:81–89.

91. Dujovne CA et al. Expanded Clinical Evaluation of Lovastatin (EXCEL) study results. IV: additional perspectives on the tolerability of lovastatin. *Am J Med*. 1991;91(1B):25S–30S.

92. The Statin USAGE Survey – Understanding Statin use in American and Gaps in Education. **http://www.statinusage.com/Pages/key-findings-and-implications.aspx.** Accessed July 20, 2017.

93. McKenney JM et al. Final conclusions and recommendations of the National Lipid Association statin safety assessment task force. *Am J Cardiol*. 2006;97:S89–S94.

94. Backes JM et al. Effects of once weekly rosuvastatin among patients with a prior statin intolerance. *Am J Cardiol*. 2007;100:554–555.

95. Law MR, Rudnicka AR. Statin safety: a systematic review. *Am J Cardiol*. 2006;97(8A):52C.

96. Athyros VG et al. Safety and efficacy of long-term statin treatment for cardiovascular events in patients with coronary heart disease and abnormal liver tests in the Greek Atorvastatin and Coronary Heart Disease Evaluation (GREACE) Study: a post-hoc analysis. *Lancet*. 2010;376:1916–1922.

97. Wagstaff LR et al. Statin-associated memory loss: analysis of 60 case reports review of the literature. *Pharmacotherapy*. 2003;23:871–880.

98. Shepherd J et al. Pravastatin in elderly individuals at risk of vascular disease (PROSPER): a randomized controlled trial. *Lancet*. 2002;360:1623–1630.

99. Brass LM et al. An assessment of statin safety by neurologists. *Am J Cardiol*. 2006;97(suppl):6C–26C.

100. Lloyd-Jones DM et al. 2017 focused update of the 2016 ACC Expert Consensus Decision pathway on the role of non-statin therapies for LDL-cholesterol lowering in the Management of atherosclerotic cardiovascular disease risk. A report of the American College of Cardiology Task Force on expert consensus decision pathways. *J Am Coll Cardiol*. 2017.

101. Sattar N et al. Statins and risk of incident diabetes: a collaborative meta-analysis of randomised statin trials. *Lancet*. 2010;375:735–742.

102. Preiss D et al. Risk of incident diabetes with intensive-dose compared with moderate-dose statin therapy: a meta-analysis. *JAMA*. 2011;305:2556–2564.

103. Shepherd J et al. Prevention of coronary heart disease with pravastatin in men with hypercholesterolemia. West of Scotland Coronary Prevention Study Group. *N Engl J Med*. 1995;333(20):1301–1307.

104. Downs JR et al. Primary prevention of acute coronary events with lovastatin in men and women with average cholesterol levels: results of AFCAPS/TexCAPS. Air Force/Texas Coronary Atherosclerosis Prevention Study. *JAMA*. 1998;279(20):1615–1622.

105. Davignon J. The cardioprotective effects of statins. *Curr Atheroscler Rep*. 2004;6:27–35.

106. Ito MK. Effects of extensive and poor gastrointestinal metabolism on the pharmacodynamics of pravastatin. *J Clin Pharmacol*. 1998;38:331–336.

107. Backman JT et al. Plasma concentrations of active simvastatin acid are increased by gemfibrozil. *Clin Pharmacol Ther*. 2000;68:122–129.

108. Kyrklund C et al. Plasma concentrations of active lovastatin acid are markedly increased by gemfibrozil but not by bezafibrate. *Clin Pharmacol Ther*. 2001;69:340–345.

109. Whitfield LR et al. Effect of gemfibrozil and fenofibrate on the pharmacokinetics of atorvastatin. *J Clin Pharmacol*. 2011;51:378–388.

110. Backman JT et al. Rifampin markedly decreased and gemfibrozil increased the plasma concentrations of atorvastatin and its metabolites. *Clin Pharmacol Ther*. 2005;78:154–167.

111. Kyrklund C et al. Gemfibrozil increases plasma pravastatin concentrations and reduces pravastatin renal clearance. *Clin Pharmacol Ther*. 2003;73:538–544.

112. Schneck DW et al. The effect of gemfibrozil on the pharmacokinetics of rosuvastatin. *Clin Pharmacol Ther*. 2004;75:455–463.

113. Bergman E et al. Effect of a single gemfibrozil dose on the pharmacokinetics of rosuvastatin in bile and plasma in healthy volunteers. *J Clin Pharmacol*. 2010;50:1039–1049.

114. Mathew P et al. An open-label study on the pharmacokinetics (PK) of pitavastatin (NK-104) when administered concomitantly with fenofibrate or gemfibrozil in healthy volunteers. *Clin Pharmacol Ther*. 2004;75:P33.

115. Noe J et al. Substrate-dependent drug-drug interactions between gemfibrozil, fluvastatin and other organic anion-transporting peptide (OATP) substrates on OATP1B1, OATP2B1, and OATP1B3. *Drug Metab Dispos*. 2007;35:1308–1314.

116. Spence JD et al. Pharmacokinetics of the combination of fluvastatin and gemfibrozil. *Am J Cardiol*. 1995;76:80A–83A.

117. Wiggins BS et al. Gemfibrozil in Combination with statins-is it really contraindicated? *Curr Atheroscler Rep*. 2016;18(4):18.

118. Wiggins BS et al. Recommendations for management of clinically significant drug-drug interactions with statins and select agents used in patients with cardiovascular disease: a scientific statement from the American Heart Association. *Circulation*. 2016;134(21):e468–e495.

119. Sudhop T et al. Inhibition of intestinal cholesterol absorption by ezetimibe in humans. *Circulation*. 2002;106:1943.

120. Ezetimibe (Zetia) prescribing information. Merck & Co. INC., Whitehouse Station, NJ. June, 2012.

121. Kastelein JJP et al. Simvastatin with or without ezetimibe in familial hypercholesterolemia. *N Engl J Med*. 2008;358:1431–1443.

122. Smilde TJ et al. Effect of aggressive versus conventional lipid lowering on atherosclerosis progression in familial hypercholesterolaemia (ASAP): a prospective, randomised, double-blind trial. *Lancet*. 2001;357:577.

123. de Sauvage Nolting PR et al. Regression of carotid and femoral artery intima-media thickness in familial hyper-cholesterolemia. *Arch Intern Med*. 2003;163:1837.

124. Avellone G et al. Efficacy and safety of long-term ezetimibe/simvastatin treatment in patients with familial hyper-cholesterolemia. *Int Angiol*. 2010;29:514–524.

125. Rossebø AB et al. Intensive lipid lowering with simvastatin and ezetimibe in aortic stenosis. *N Engl J Med*. 2008;359:1343–1356.

126. Cannon CP et al. Ezetimibe added to statin therapy after acute coronary syndromes. *N Engl J Med*. 2015;372:2387–2397.

127. Bays HE et al; Ezetimibe Study Group. Effectiveness and tolerability of ezetimibe in patients with primary hyper-cholesterolemia: pooled analysis of two phase II studies. *Clin Ther*. 2001;23:1209–1230.

128. Davidson MH et al. Ezetimibe coadministered with simvastatin in patients with primary hypercholesterolemia. *J Am Coll Cardiol*. 2002;40:2125–2134.

129. Berger J, Moller DE. The mechanisms of action of PPARs. *Annu Rev Med*. 2002;53:409–435.

130. Grundy SM, Vega GL. Fibric acids: effects on lipids and lipoprotein metabolism. *Am J Med*. 1987;83(5B):9–20.

131. W.H.O. cooperative trial on primary prevention of ischaemic heart disease using clofibrate to lower serum cholesterol: mortality follow-up. Report of the Committee of Principal Investigators. *Lancet*. 1980;2:379–385.

132. A co-operative trial in the primary prevention of ischaemic heart disease using clofibrate. Report from the Committee of Principal Investigators. *Br Heart J*. 1978;40:1069–1118.

133. Frick MH et al. Helsinki Heart Study: primary-prevention trial with gemfibrozil in middle-aged men with dyslipidemia. Safety of treatment, changes in risk factors, and incidence of coronary heart disease. *N Engl J Med*. 1987;317:1237–1245.

134. Rubins HB et al. Gemfibrozil for the secondary prevention of coronary heart disease in men with low levels of high-density lipoprotein cholesterol. Veterans Affairs High-Density Lipoprotein Cholesterol Intervention Trial Study Group. *N Engl J Med*. 1999;341:410–418.

135. Keech A et al. Effects of long-term fenofibrate therapy on cardiovascular events in 9795 people with type 2 diabetes mellitus (the FIELD study): randomised controlled trial. [published corrections appear in *Lancet*. 2006;368:1415]. *Lancet*. 2005;366:1849–1861.

136. Effect of fenofibrate on progression of coronary-artery disease in type 2 diabetes: the Diabetes Atherosclerosis Intervention Study, a randomised study. *Lancet*. 2001;357:905–910.

137. The ACCORD Study Group et al. Effects of combination lipid therapy in type 2 diabetes mellitus [published correction appears in *N Engl J Med*. 2010;362:1748]. *N Engl J Med*. 2010;362:1563.

138. Fenofibrate (TriCor) prescribing information. Abbott Laboratories, North Chicago, IL. September, 2011.

139. Fenofibrate (Lipofen) prescribing information. Kowa Pharmaceuticals, Montgomery, AL. October, 2011.

140. Fenofibrate (Antara) prescribing information. Lupin Pharma, Baltimore, MA. August, 2012.

141. Fenofibrate (Fenoglide) prescribing information. Shore Therapeutics, Inc., Stamford, CT. October 2010.

142. Fenofibrate (Lofibra) prescribing information. Gate Pharmaceuticals, Sellersville, PA. January 2010.

143. Fenofibrate (Triglide) prescribing information. Shionogi Pharma, Inc., France. January 2012.

144. Fenofibric Acid (Trilipix) prescribing information. Abbvie Inc., North Chicago, IL. 2015.

145. Fenofibric acid (Fibricor) prescribing information. AR Scientific, Inc., Philadelphia, PA. 2014.

146. Gemfibrozil (Lopid) prescribing information. Parke-Davis, New York, NY. September 2012.

147. Prueksaritanont T et al. Mechanistic studies on metabolic interactions between gemfibrozil and statins. *J Pharmacol Exp Ther.* 2002;301:1042–1051.

148. Omega-3-acid ethyl esters 90 (Lovaza) prescribing information. GlaxoSmith-Kline, Triangle Park, NC. August 2012.

149. Icosapent ethyl (Vascepa) prescribing information. Catalent Pharma Solutions, LLC., St. Petersburg, FL. September 2012.

150. Omega-3-carboxylic acids (Epanova) prescribing information. AstraZeneca Pharmaceuticals, Wilmington, DE. 2014.

151. Dietary supplementation with omega-3 polyunsaturated fatty acids and vitamin E after myocardial infarction: results of the GISSI-Prevenzione trial. Gruppo Italiano per lo Studio della Sopravvivenza nell'Infarto miocardico. [published corrections appear in *Lancet.* 2007;369:106]. *Lancet.* 1999;354:447–455.

152. Yokoyama M et al. Effects of eicosapentaenoic acid on major coronary events in hypercholesterolaemic patients (JELIS): a randomised open-label, blinded endpoint analysis. [published correction appears in *Lancet.* 2007;370:220]. *Lancet.* 2007;369:1090–1098.

153. Rauch B et al. OMEGA, a randomized, placebo-controlled trial to test the effect of highly purified omega-3 fatty acids on top of modern guideline-adjusted therapy after myocardial infarction. *Circulation.* 2010;122:2152–2159.

154. Clinicaltrials.gov. A Study of AMR101 to evaluate its ability to reduce cardiovascular events in high risk patients with hypertriglyceridemia and on statin. The primary objective is to evaluate the effect of 4 g/Day AMR101 for preventing the occurrence of a first major cardiovascular event (REDUCE-IT). http://clinicaltrials.gov/ct2/show/NCT01492361. Accessed July 20, 2015.

155. Clinicaltrials.gov. Outcomes Study to Assess STatin Residual Risk Reduction With EpaNova in HiGh CV Risk PatienTs With Hypertriglyceridemia (STRENGTH). http://clinicaltrials.gov/ct2/show/NCT02104817?term= epanova&rank=5. Accessed July 20, 2015.

156. Einarsson K et al. Bile acid sequestrants: mechanisms of action on bile acid and cholesterol metabolism. *Eur J Clin Pharmacol.* 1991;40(Suppl 1): S53–S58.

157. Cholestyramine (Questran) prescribing information. Bristol-Myers Squibb, Princeton, NJ. 1997.

158. Colestipol (Colestid) prescribing information. Pharmacia & Upjohn, New York, NY. June 2006.

159. Colesevelam hydrochloride (Welchol) prescribing information. Daiichi Sankyo, Parsippany, NJ. June 2012.

160. The Lipid Research Clinics Coronary Primary Prevention Trial results I. Reduction in incidence of coronary heart disease. *JAMA.* 1984;25(3):351–364.

161. The Lipid Research Clinics Coronary Primary Prevention Trial results. II The relationship of reduction in incidence of coronary heart disease to cholesterol lowering. *JAMA.* 1984;251:365–374.

162. Lomitapide (Juxtapid) prescribing information. Aegerion Pharmaceuticals, Cambridge, MA. December, 2012.

163. Cuchel M et al. Efficacy and safety of a microsomal triglyceride transfer protein inhibitor in patients with homozygous familial hypercholesterolemia: a single-arm, open-label, phase 3 study. *Lancet.* 2013;5;381(9860):40–46.

164. Mipomersen (Kynamro) prescribing information. Genzyme Corporation, Cambridge, MA. 2013.

165. Crooke ST. *Antisense Drug Technology. Principles, Strategies, and Applications.* 2nd ed. Boca Raton, FL: CRC Press; 2008.

166. Dias N, Stein CA. Antisense oligonucleotides: basic concepts and mechanisms. *Mol Cancer Ther.* 2002;1:347–355.

167. McGowan MP et al. Randomized, placebo-controlled trial of mipomersen in patients with severe hypercholesterolemia receiving maximally tolerated lipid-lowering therapy. *PloS One.* 2012;7(11):e49006.

168. Thomas GS et al. Mipomersen, an apolipoprotein B synthesis inhibitor, reduces atherogenic lipoproteins in patients with severe hypercholesterolemia at high cardiovascular risk: a randomized, double-blind, placebo-controlled trial. *J Am Coll Cardiol.* 2013;62(23):2178–2184.

169. Evolocumab (Repatha) prescribing information. Amgen Pharmaceuticals, Thousand Oaks, CA. August 2015.

170. Alirocumab (Praluent) prescribing information. Regeneron Pharmaceuticals, Bridgewater, NJ. July 2015.

171. Robinson JG et al. Effect of Evolocumab or Ezetimibe added to moderate-or high-intensity statin therapy on LDL-C lowering in patients with hypercholesterolemia. The LAPLACE-2 Randomized Clinical Trial. *JAMA.* 2014;311(18):1870–1882.

172. Blom DJ et al. A 52-weeks placebo-controlled trial of evolocumab in hyperlipidemia. *N Engl J Med.* 2014;370(19):1809–1819.

173. Colhoun HM et al. Efficacy and safety of alirocumab, a fully human PCSK9 monoclonal antibody, in high cardiovascular risk patients with poorly controlled hypercholesterolemia on maximally tolerated doses of statins: rationale and design of the ODYSSEY COMBO I and II trials. 2014;14:121–131.

174. Robinson J et al. Efficacy and safety of alirocumab in reducing lipids and cardiovascular events. *N Engl J Med.* 2015;372:1489–1499.

175. Sabatine MS et al. Evolocumab and clinical outcomes in patients with cardiovascular disease. *N Engl J Med.* 2017;376(18):1713–1722.

176. Kereiakes DJ et al. Efficacy and safety of the proprotein convertase subtilisin/kexin type 9 inhibitor alirocumab among high cardiovascular risk patients on maximally tolerated statin therapy. The ODYSSEY COMBO 1 study. *Am Heart J.* 2015;169(6):906–915.

177. Kastelein JP et al. ODYSSEY FH1 and FH II: 78 week results with alirocumab treatment in 735 patients with heterozygous familial hypercholesterolaemia. *Euro Heart J.* 2015;36(43):2996–3003.

178. Raal FJ et al; for the RUTHERFORD-2 Investigators. PCKS9 inhibition with evolocumab (AMG 145) in heterozygous familial hypercholesterolaemia (RUTHERFORD-2): a randomized, double-blind, placebo-controlled trial. *Lancet.* 2015;385:331–340.

179. Raal FJ et al; for the TESLA Investigators. Inhibition of PCSK9 with evolocumab in homozygous familial hypercholesterolaemia (TESLA Part B): a randomized double-blind, placebo-controlled trial. *Lancet.* 2015;385:341–350.

9

第9章 原发性高血压

Judy W. Cheng

核心原则		章节案例
①	高血压应根据两次或更多次正确测量的坐位血压的平均值,患者应就诊两次或两次以上才能诊断。	案例 9-1(问题 1 和 2) 表 9-1,表 9-4,图 9-1
②	大多数患者血压(blood pressure,BP)控制目标应<140/90mmHg[包括年龄<70 岁的糖尿病或慢性肾脏病(CKD)患者]。老年患者(年龄>60 岁)血压目标<150/90mmHg(见核心原则 7)。	案例 9-1(问题 6~8) 图 9-2
③	调整生活方式是预防高血压的基础,也是需要药物治疗的高血压患者的一线主要治疗内容。	案例 9-1(问题 11、12 和 13) 表 9-5
④	有证据表明一线治疗药物血管紧张素转换酶抑制剂(ACEI)、血管紧张素受体阻滞剂(ARB)、钙离子阻滞剂(CCB)、噻嗪类利尿剂治疗可以预防心血管事件(CV)。	案例 9-1(问题 9、14 和 15) 案例 9-3(问题 2) 案例 9-4(问题 1~9) 案例 9-6(问题 1-3 和 6-10) 图 9-2,表 9-8,表 9-9,表 9-11,表 9-12,表 9-13
⑤	黑人包括糖尿病患者,有证据支持选择噻嗪类利尿剂和 CCB 治疗。	案例 9-1(问题 16 和 17) 案例 9-5(问题 1) 案例 9-6(问题 4)
⑥	推荐的高血压和合并症的药物治疗方案是基于降低心血管事件(CV)证据的。	案例 9-1(问题 10) 案例 9-3(问题 2 和 4) 案例 9-7(问题 2) 表 9-7
⑦	高血压治疗原则适用于老年患者在内的所有高血压患者。但是,老年患者血压目标稍高(<150/90mmHg),而合并 CKD 和年龄<70 岁血压目标<140/90mmHg。	案例 9-2(问题 1 和 2)
⑧	所有的 CKD(18 岁≤年龄<70 岁)患者,不管种族或是否合并糖尿病,有证据推荐初始(或添加)降压治疗包括 ACEI 或 ARB 可以改善肾脏预后。	案例 9-3(问题 1 和 3) 案例 9-6(问题 5)
⑨	如果单药降压治疗 1 个月后,血压仍不达标,增加药物剂量或增加第二个药物(如 ACEI,ARB,CCB 或噻嗪类利尿剂)。如果两药联合治疗,血压仍不达标,滴定增加第三个药物。如果应用一线降压药物,血压仍不达标,由于禁忌证或需要增加第三个药物,可增加其他类别的降压药物。可转诊至高血压专家就诊。	案例 9-4(问题 10) 案例 9-5(问题 1) 案例 9-8(问题 1~3) 案例 9-9(问题 1~4) 案例 9-10(问题 1~3) 案例 9-11(问题 1~4) 案例 9-12(问题 1~4) 表 9-2,表 9-3,表 9-10,表 9-14,表 9-15

概述

据调查,大约 8 000 万美国人患有高血压[1]。据估计,近 33% 的美国成年人患有高血压。可见,高血压是最常见的慢性疾病。大约 77% 高血压患者使用降压药物,但只有 54% 的患者血压达标(收缩压 <140mmHg,舒张压 <90mmHg)。高血压也是心血管(cardiovascular,CV)发病和死亡最重要因素之一,是由于对心脏、大脑、肾脏和眼睛血管的靶器官损害所致。这些并发症可以提示存在动脉粥样硬化疾病或其他心血管疾病。原发性高血压具体病因尚不清楚,但是改变生活方式和长期药物治疗是终身必须的。

血压

收缩期,左心室收缩导致动脉内压力迅速升高,最高压称为收缩压(systolic BP,SBP)。舒张期,心室舒张,血压下降,最低压称为舒张压(diastolic BP,DBP)。当记录时,分子表示收缩压,分母表示舒张压(如 120/76mmHg)。正常情况下,血压有昼夜节律,夜间最低,清晨迅速升高,峰值在早晨和午后。

平均动脉压(mean arterial pressure,MAP)有时用于代表血压,尤其是高血压急症时。MAP 同时反映 SBP 和 DBP,为 1/3 收缩压和 2/3 舒张压之和。MAP 的计算公式如下(公式 9-1):

$$MAP = (SBP \times 1/3) + (DBP \times 2/3) \quad \text{(公式 9-1)}$$

高血压定义为收缩压升高和/或舒张压升高。该分类根据两次或更多次正确测量的坐位血压的平均值,患者应就诊 2 次或 2 次以上。自 1976 年以来,the National Heart Lung and Blood Institute 收集高血压相关的研究来制定高血压指南[the Joint National Commission(JNC)]。2013 年底,JNC8 颁布[2],与之前的颁布相比,不再提及 BP 的定义和分期,但提及了药物治疗阈值,将在这里讨论。

血压调节的病理生理

许多神经和体液因素可影响血压[3],包括交感神经系统(控制 α 和 β 受体)、肾素血管紧张素醛固酮系统(RAAS)(调节机体和肾脏血流)、肾功能和肾血流(影响血流和电解质平衡)、体液因素(肾皮质激素、血管加压素、甲状腺激素和胰岛素)和血管内皮(调节一氧化氮[NO]释放,缓激肽,前列环素,内皮素)。了解其机制对药物治疗高血压非常重要。正常情况下,血压有代偿机制,随心脏需求改变。心输出量(CO)增加代偿性减少外周血管阻力(TPR),同样地,外周血管阻力的增加可使心输出量减少。心输出量和外周血管阻力的这种关系维持了 MAP(公式 9-2):

$$MAP = CO \times TPR \quad \text{(公式 9-2)}$$

当代偿机制失效时,相反的血压变化会出现。起初,血流量的增加可升高血压及增加心输出量,最终,长期的高血压,外周阻力增加,心输出量恢复正常。

肾脏尤其是 RAAS 在血压调节中起到重要作用。低血压、肾低灌注、循环衰竭、低钠血症及交感神经激活均可刺激肾球旁细胞分泌肾素。肾素作用于血管紧张素形成血管紧张素 I,血管紧张素 I 在转化酶(ACE)作用下形成血管紧张素 II(图 14-2 和图 14-6,参见第 14 章),血管紧张素 II 是有力的血管收缩剂,可直接收缩动脉平滑肌。血管紧张素 II 还可刺激肾上腺产生醛固酮,增加水钠潴留及钾的排泄。许多因素可影响肾素释放,尤其是那些影响肾灌注的因素。总之,高血压可反馈性的抑制肾素的释放。

约有 20% 原发性高血压患者肾素活性(PRA)低于正常,15% 患者肾素活性高于正常。高肾素活性者(如青年、白种人),理论上对 RAAS 影响药物[如血管转化酶抑制剂和血管紧张素受体阻滞剂(ARBs)]反应灵敏;低肾素活性患者,对利尿剂反应较好。然而通过测量 PRA 来指导临床药物选择价值有限,结果也不优于降压药物甄选。

动脉血压也受交感神经影响,交感神经可收缩和舒张血管平滑肌,刺激中枢神经系统(CNS)的 α 受体,降低交感兴奋,可降低血压。刺激外周 α_1 受体,血管收缩。α 受体受负反馈调节,当肾上腺素释放入突触间隙,刺激突触前的 α_2 受体,肾上腺素分泌即受到抑制,这种负反馈调节维持了收缩和舒张的平衡。刺激心肌层的突触后 β_1 受体,可使心率增快和心肌收缩力增加。刺激血管突出后 β_2 受体,可使血管舒张。

钠和血压有间接关系。认为高血压患者对钠敏感性高(可能受遗传和环境影响),饮食中钠摄入高的患者,高血压患病率高于低摄入组。虽然过量摄入钠导致高血压的机制尚不清楚,但是认为与肾脏排钠功能受损的利钠激素(不是与心衰有关的 A 和 B 型利钠肽)有关。这种利钠激素亦可能导致细胞内钠和钙升高,从而增加血管张力和高血压。钠排泄受损的后果可能有一个潜在的进化基础。在"狩猎"社会,饮食特点是低钠高钾饮食。随着现代食品加工的出现和生存期延长,可能使现代人类适应高钠饮食。

流行病学和临床试验表明钙和血压负相关。关于两者的关系,一种可能的机制是细胞内外钙平衡的变化,细胞内钙浓度升高使外周血管阻力增加,导致血压升高。

低钾饮食可增加外周血管阻力。理论上,利尿治疗后低钾,能减少利尿剂的降压效果,目前还未深入研究。因为低钾可增加心血管事件的风险,如猝死,故血钾应维持在正常范围内。

胰岛素抵抗和高胰岛素血症也和高血压有关。Kaplan[3] 指出胰岛素抵抗常与糖尿病、血脂紊乱、高血压和肥胖(也称为代谢综合征)共存[4]。胰岛素抵抗在高血压进展中的确切作用仍在推测,但是比较明确的是这些因素均为心血管疾病危险因素。

血管内皮是一个有活力的系统,在这一系统中,血管张力受许多物质调节,如前所述血管紧张素 II 作用于血管内皮,使其收缩,除此以外还有许多其他物质调节血管张力。一氧化氮(NO)曾被称为内皮源性舒张因子,是一种舒张血管内皮的化学物质。NO 由血管内皮产生,具有强有力的血管舒张作用,NO 已被明确证实是血压的重要调节因素。假设高血压患者可能有释放 NO 的缺陷,血管舒张不足,从而形成高血压和/或高血压的并发症。

总之,影响血压的因素正在逐渐明确。但高血压的真正原因仍未知,针对具体病因的治疗仍不可能,大部分治疗是经验性的。降压治疗的临床资料表明可减少靶器官的损害,将在本章后面讲述。

心血管危险因素和血压

　　流行病学调查发现心血管疾病危险因素和血压水平直接相关。血压从 115/75mmHg 开始,每增加 20/10mmHg 心血管危险增加两倍[4]。临床上,50 岁以上老年人收缩期高血压比舒张期高血压更可靠的预示心血管危险,因此收缩期血压对患者的评价和治疗更重要。年青的高血压患者,可能仅有舒张压升高。

血压的测量

听诊

　　血压测量的标准化可减少读数的误差,为减少误差,美国心脏病协会(American Heart Association, AHA)推出测量方法(表 9-1)[5],可以用于大多数患者[6]。

> University of Colorado School of Pharmacy 提供的血压测量方法见网址:http://www. youtube. com/watch? v = Blqei6 _s6J0&list = UUPLXxewjAvE-BrO9DuLERbbQ.

　　正确的血压测量要求听诊器置于肱动脉上,听 Korotkoff 音的第 5 个音,每个声音都有不同的特征,见图 9-1[6]。Korotkoff 音的示例见 Thinklabs Medical Sound Library(http://www. thinklabsmedical. com/stethoscope _ community/Sound _Library)under Blood Pressure Blood PresSounds 1 and Blood Pressurel. com/stethoscope_co。

表 9-1

AHA 推荐的成人血压听诊测量方法[5]

1. **患者**:被测量者至少安静休息 5 分钟,裸露右上臂,肘部置于与心脏同一水平,测量前 30 分钟未进食和吸烟
2. **袖带**:为保证测量准确,须使用适当大小的袖带,袖带内的气囊应至少环臂 80%,长度至少环臂 40%,气囊压于肱动脉上,绑紧袖带
3. **测定装置**:使用水银柱血压计、校准的机械式血压计和符合国际标准的电子血压计测压
4. **触诊法**:收缩压应用触诊法估计。袖带以 10mmHg 速度迅速膨胀,同时触诊患者的桡动脉搏动。桡动脉消失时的血压是收缩压。然后快速放气
5. **听诊**:听诊器的头最好使用钟形。将听诊器放于肱动脉上,测量时快速充气,气囊内压力应达到桡动脉搏动消失并再升高 20~30mmHg,以恒定速率 2mmHg/s 放气,在放气过程中仔细听取 Korotkoff 音,观察 Korotkoff 音第 1 时相与第 5 时相水银柱凸面的垂直高度。听到第 2 次或更多声音中的第 1 音(第 1 时相)时的水银柱高度为收缩压,而声音消失前的水银柱高度为舒张压(第 5 时相),之后再听 10~20mmHg,无其他搏动完全放气
6. **记录**:正确的记录血压。用数字[a] 记录血压(收缩压/舒张压),同时记录患者体位(座位、站位或卧位),左右手,袖带尺寸,时间和日期
7. **复测**:在同侧上肢测量 2 次,取平均值,第 2 次重复前放松袖带 1~2 分钟,如果差大于 5mmHg,可增加测量次数,首诊时若血压高应测量双上肢血压。复诊时需要测量血压高侧手臂

[a] 避免终位数优选(如末尾数为 0 或 5,指将血压读数四舍五入)

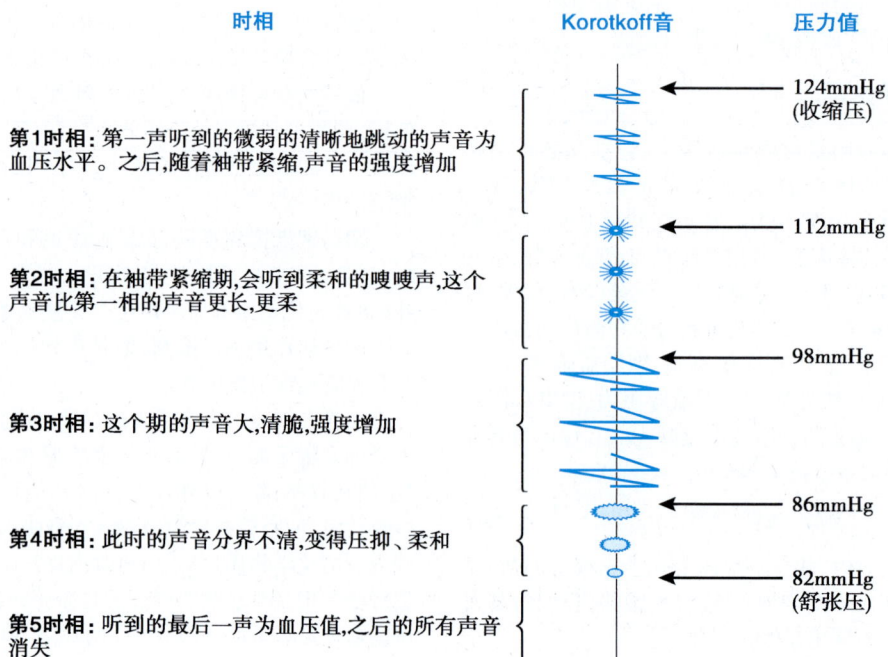

时相	Korotkoff音	压力值
第1时相:第一声听到的微弱的清晰地跳动的声音为血压水平。之后,随着袖带紧缩,声音的强度增加		124mmHg(收缩压)
第2时相:在袖带紧缩期,会听到柔和的嗖嗖声,这个声音比第一相的声音更长,更柔		112mmHg
第3时相:这个期的声音大,清脆,强度增加		98mmHg
第4时相:此时的声音分界不清,变得压抑、柔和		86mmHg
第5时相:听到的最后一声为血压值,之后的所有声音消失		82mmHg(舒张压)

图 9-1　间接测量血压时,Korotkoff 音分期

院外血压监测

家庭血压监测能够更好地了解药物疗效,帮助有些高血压患者改善依从性和达标率[7,8]。家庭用血压计需要经过英国高血压学会或医疗仪器的发展协会校正。血压计要定期校正,尤其在办公室和家里测定数据不一致时。高血压患者家庭测定平均血压>135/85mmHg 时即考虑高血压[7]。腕式或手指式血压测量仪是不准确的,不推荐常规使用。

动态血压监测(ambulatory blood pressure monitoring,ABPM)为每 15~30 分钟测量血压一次,用一个便携式的、非侵入性的设备一般监护 24 小时[5]。常常用于鉴别"白大衣"性高血压,有助于诊断明显的药物抵抗、接受降压治疗过程中的低血压、阵发高血压和自主神经功能障碍。ABPM 值同自我监测血压值一样常常低于诊室测量值。为了比较,大多数患者诊室测量正常血压上限为 140/90mmHg,ABPM 正常上限为 130/80mmHg(日平均血压为 135/85mmHg,夜间睡眠平均血压 120/75mmHg),自我监测血压正常上限为 135/85mmHg。因此,正常和不正常血压间的限值比诊室测量血压低。

有研究表明,与诊室血压监测相比,ABPM 能够更好的预测接受药物治疗的高血压患者的预后,其原因是夜间血压监测更能准确反映总体平均压力负荷[9]。但是,在临床上,ABPM 不推荐常规用于高血压治疗监测,原因很多,包括实用性、花费和多次检测对患者生活的打扰[5]。

诊室外血压监测应广泛用于所有治疗过程中的高血压患者,但不能作为血压诊断标准,临床中主要使用的仍是诊室高血压,诊室测量血压降低可以减少心血管发病率和死亡率,因此诊室血压仍是指导高血压治疗的金标准。

自动血压监测的可靠性和准确性,不管是诊室内或诊室外测量均有很大差异。临床上,在诊断高血压时,一定要用经过验证的设备。自动血压监测设备是否通过验证,可查阅官方网站(http://www.dableducational.org)。杂货店或药店售卖的自动血压监测仪器的可靠性是有疑问的。使用公众使用的血压监测仪器是不可靠的,但是可以作为随访的筛查工具。

高血压类型

原发性高血压

大多数高血压患者血压缓慢升高,但无明显可确定的原因(原发性高血压)。

继发性高血压

继发性高血压是指由特定可确定的原因引起的高血压(表 9-2)。只有 5%~10%的高血压患者为继发性,但往往需经过体检和实验室检查(表 9-3)[3,10,11]。有些继发性原因是可逆的,血压是正常的(如主动脉缩窄),而其他原因常是叠加的,导致血压恶性升高(如阻塞性睡眠呼吸暂停综合征)。区别这些原因是很重要的,因为治疗不仅仅是使血

压正常,最好能通过治疗停用降压药物。如果患者为难治性高血压(需要 3 种降压药物或更多降压药物治疗)或者血压骤然升高或者出现急进性及恶性高血压,则应仔细检查原因。

"白大衣"高血压

"白大衣"高血压指在诊所中所测量的血压高,而在其他地方监测血压正常。"白大衣"高血压患者需要改变生活方式,如果不进行药物治疗的患者院外需严密监测血压。

表 9-2

继发性高血压病因[10]

酒精过量
慢性肾脏疾病
慢性类固醇治疗和库欣综合征
肾血管疾病
主动脉缩窄
药源性 ■ 安非他明(苯丙胺,右旋苯丙胺,右哌甲酯,哌醋甲酯,苯甲曲嗪,芬特明) ■ 抗抑郁药(盐酸安非他酮,去甲文拉法辛,文拉法辛) ■ 突然停止抗高血压药物(仅 β 受体阻滞剂和中枢 α₂ 受体激动剂) ■ 合成类固醇(例如,睾酮) ■ 钙调神经磷酸酶抑制剂(环孢素和他克莫司) ■ 可卡因或其他违禁药物 ■ 糖皮质激素(可的松,地塞米松,氟氢可的松,氢化可的松,甲基强的松龙,泼尼松龙,泼尼松,氟羟泼尼松龙) ■ 麻黄生物碱 ■ 红细胞生成刺激药物(达依泊汀 α 和促红素) ■ 麦角生物碱(麦角新碱和麦角新碱) ■ 口服避孕药含有雌激素(炔雌醇) ■ 甘草(包括一些咀嚼烟草) ■ 单胺氧化酶抑制剂(异卡波肼,苯乙肼,反苯环丙胺硫酸盐)与含酪胺食品或药物的相互作用 ■ 非甾体抗炎药(所有类型) ■ 口服减充血药(例如,伪麻黄碱) ■ 去氧肾上腺素(眼部给药) ■ 血管内皮生长因子抑制剂(贝伐单抗) ■ 血管内皮生长因子受体酪氨酸激酶抑制剂(索拉非尼和舒尼替尼)
嗜铬细胞瘤
原发性醛固酮增多症
肾血管性疾病
睡眠呼吸暂停
甲状腺或甲状旁腺疾病

表 9-3

继发性高血压的临床表现

病因	病史	体检	实验室检查
睡眠困难	白天疲乏困倦,不能集中注意力	颈围大,超重或肥胖	睡眠试验经常觉醒或阵发缺氧
肾血管疾病	30岁前及55岁后中度和严重高血压;迅速进展性HBP	腹部血管杂音;眼底出血	肾素活性抑制或激活;IVP(快速序列);数字减影血管造影
肾实质疾病	排尿困难,多尿,夜尿;尿路感染;肾结石;多囊或其他类型的肾脏疾病的家族史	水肿	蛋白尿、血尿、菌尿
主动脉缩窄	间歇性跛行	股动脉较颈动脉搏动减弱或消失;下肢血压小于上肢血压	—
嗜铬细胞瘤	阵发性头痛,心悸,出汗,头晕,面色苍白	紧张,发抖,心动过速,体位性低血压	可乐定加压试验[a];尿肾上腺素和香草基杏仁酸增高
原发性醛固酮增多症	乏力,多尿,多饮;阵发性麻痹	体位性低血压	低血钾
库欣综合征	月经紊乱	体位性低血压,满月脸,水牛背,躯干肥胖,多毛症,紫色皮纹	血糖增加;受地塞米松抑制后的皮质醇升高

[a] 使用0.3mg可乐定,3小时内血浆儿茶酚胺水平下降少于50%。

IVP,静脉肾盂造影。

高血压危象

高血压危象指血压明显升高,一般高于180/110mmHg。高血压危象可分为高血压急症(伴急性或急进性靶器官损害)和亚急症(不伴靶器官损害)。高血压急症需住院和进行迅速静脉降压治疗。高血压亚急症,通常不需住院,应进行24小时缓慢降血压治疗(不迅速降至目标值)(参见第16章)。

高血压治疗

高血压治疗包括生活方式调整和药物治疗。在美国,JNC-8是高血压管理的金标准[2]。指南总体治疗原则是改变生活方式的基础上进行药物治疗控制高血压。在选择药物治疗时需要考虑患者存在的高血压并发症或强适应证。本章后面将讨论这些问题。

治疗目标

高血压治疗最终目标是降低高血压所致的发病率和死亡率(也叫心血管事件)。高血压并发症包括动脉粥样硬化性血管疾病和其他类型的心血管病(表9-4)。

降压目标

高血压综合治疗的重要一步是血压达标。根据JNC-8指南,高血压患者(18岁<年龄<60岁)血压目标低于140/90mmHg(图9-2)[2]。

之前的JNC建议,糖尿病或CKD患者的血压目标更低,而JNC-8建议这些患者的血压目标仍为140/90mmHg。

近期研究表明血压目标比140/90mmHg更低并不能改善临床预后,JNC-8基于这些研究改变了建议。有3个质量

表 9-4

高血压并发症和主要危险因素

高血压并发症

- 动脉粥样硬化性血管病
  - 冠状动脉疾病(有时称为冠心病)
    - 心肌梗死
    - 急性冠状动脉综合征
    - 慢性稳定型心绞痛
  - 颈动脉疾病
    - 缺血性脑卒中
    - 短暂性脑缺血发作
  - 外周动脉疾病
  - 腹主动脉瘤
- 其他形式的心血管疾病
  - 左心功能不全(收缩性心脏衰竭)
  - 慢性肾脏病
  - 视网膜病变

主要心血管危险因素

- 高龄(男性>55岁,女性>65岁)
- 吸烟
- 糖尿病
- 血脂异常
- 早发动脉粥样硬化性血管疾病家族史(男性<55岁,女性<65岁)
- 高血压
- 肾病[微量白蛋白尿或肾小球滤过率<60ml/(min·1.73m²)]
- 肥胖(BMI≥30kg/m²)
- 缺乏体育锻炼

BMI,体重指数。

血压目标

年龄<60岁

<140/90mmHg

年龄≥60岁

CKD且
年龄<70岁

CKD

<140/90
mmHg

<150/90
mmHg

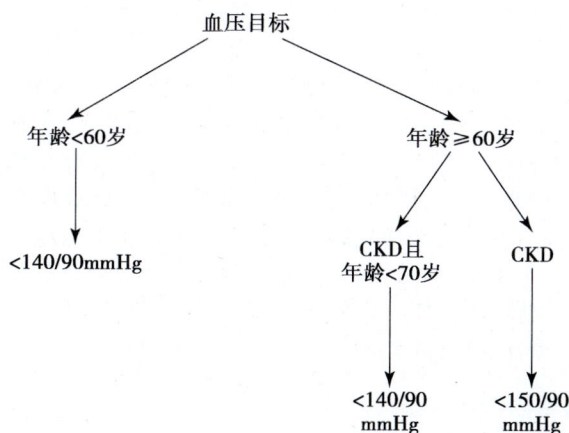

图 9-2　JNC-8 建议血压目标值。CKD,慢性肾脏病

中等的研究(Systolic Hypertension in the Elderly Program, Syst-Eur,and UKPDS)[13-15],高血压合并糖尿病的患者,SBP 低于150mmHg能够改善 CV 和缺血性脑血管病预后,降低死亡率。但是,高血压合并糖尿病患者,尚无随机对照研究比较血压目标值<140mmHg 和稍高血压目标(如<150mmHg)改善预后的差别。在缺乏证据的情况下,专家组建议高血压合并糖尿病的患者血压目标同其他60岁以下高血压患者,方便操作。

ACCORD(Action to Control Cardiovascular Risk in Diabetes)试验支持高血压合并糖尿病患者 SBP 低于140mmHg。在该试验中[16],收缩压目标值低于120mmHg 组与低于140mmHg 组,4.7年后2型糖尿病患者主要终点心血管事件无显著差异,而次要终点除卒中发生率,收缩压120mmHg 组低于140mmHg 组外,其余无差别。因此,两组致死性和非致死性卒中绝对差异仅为0.21%。

JNC-8 推荐糖尿病和高血压患者血压目标值(<90mmHg)同其他高血压人群一样。目前没有证据支持更低的血压目标。

JNC-8 推荐,年龄小于70岁且 eGFR 或 GFR 低于 60ml/(min·1.73m²)CKD 患者,白蛋白定量高于30mg/g 所有的CKD患者的血压目标值均<140/90mmHg。该推荐与之前的 JNC 推荐类似。

专家组认为,对于年龄小于70岁的CKD患者,血压目标值更低(<130/80mmHg)与血压目标值<140/90mmHg 相比,降压治疗在降低死亡率或 CV 或缺血性脑血管病预后方面,目前缺乏足够证据。有质量中等的研究表明[17-19],血压目标值更低(<130/80mmHg)与血压目标值<140/90mmHg 相比,在降低肾脏病进展方面没有益处。

需要强调的是这个血压目标值只适用于年龄小于70岁的CKD患者。基于目前的证据,对于年龄小于70岁的CKD患者和年龄大于70岁且 GFR 低于60ml/(min·1.73m²)CKD患者,JNC-8无法推荐相同的血压目标。尚未证实 GFR 是否适用于年龄大于70岁的患者。对于年龄大于70岁的CKD患者缺乏大型的临床试验。

更积极的血压目标(如<130/80mmHg 或<120/80mmHg)与标准血压目标140/90mmHg 相比,是否能更好降低心血管事件风险仍存在争议。在新的临床数据和新的

共识指南发表之前,JNC-8 的血压目标更加合理,也可以参照 AHA 推荐的按照治疗要求不同的目标值。SPRINT 试验(Systolic Blood Pressure Intervention Trial)是一项随机的、多中心的临床试验,共纳入7 500 例高血压患者,观察至少合并一个心血管危险因素(有糖尿病或卒中病史患者除外),比较更积极的降压治疗(SBP<120mmHg)与标准血压目标治疗(SBP<140mmHg)之间的差异。该实验将在2018 年或更晚完成,届时可以为血压目标值提供新的依据。

老年患者(≥80 岁)的血压目标值亦存在争议。这些人群中,唯一明确的前瞻性数据来自于高龄患者高血压试验(HYVET),目标值小于150/80mmHg[20]。虽然将标准的目标应用到老年患者是合理的,但是临床医生并不认同,需要仔细考虑患者的个体差异。需要注意的是,老年人的血压目标值是基于专家共识的。老年患者的血压目标值需要根据降压药物的耐受情况(如体位性低血压)等个体条件而定。

生活方式调整

生活方式的调整是预防和治疗高血压的基础。AHA 指南建议生活方式调整包括饮食和锻炼[21,22],建议详见(表9-5)。通过生活方式的调整,可使人们预防高血压,同时是高血压前期及高血压患者的一线治疗,无论高血压患者血压是否达标[2]。生活方式的调整可降低血压,进而减少心血管风险。

表 9-5

预防和治疗高血压的生活方式调整

生活方式调整	建议
减轻体重	如果超重或肥胖,减肥至 BMI<25kg/m²;如果不超重或肥胖,BMI 保持在18.5~24.9kg/m²
DASH 饮食	多吃果蔬(8~10 份/d),富含低脂肪食物(2~3 份/d),降低脂肪和胆固醇摄入
限钠	尽量减少钠盐摄入<65mmol/d(相当于1.5g/d 钠或3.8g/d 氯化钠)
增加钾摄入	增加钾盐摄入120mmol/d(相当于4.7g/d),相当于 DASH 饮食中的含钾量
适量饮酒	饮酒的患者,每日限制酒量男性不超过2 杯,女性和低体重患者不超过1 杯[a]。不饮酒的患者不建议饮酒
运动	适量的中等强度的体育锻炼;每周至少5 天,每次30 分钟持续或间断的锻炼,最好每天锻炼。

[a]1 杯为12 盎司啤酒、5 盎司葡萄酒(12%酒精)和1.5 盎司蒸馏酒(1 盎司≈30ml)。

BMI,体重指数;DASH,Dietary Approaches to Stop Hypertension。

减轻体重

超重患者减重 5%～10% 可显著降低心血管风险。对于大多数患者体重减少 10kg，收缩压降低 5～20mmHg。减重效果类似降压药物单药治疗效果[2]。

DASH 饮食

DASH（Dietary Approaches to Stop Hypertension）饮食指富含水果、蔬菜、低热量，减少饱和脂肪和总脂肪含量的饮食[23]。"通过 DASH 饮食降低血压指南"患者教育可查询相关网站 http://www.nhlbi.nih.gov/health/public/heart/hbp/dash/index.htm。这种饮食可以降低血压（大多数患者 SBP 降低 8～14mmHg），类似一种降压药的疗效。低脂饮食可以降低体重，还可减少胆固醇含量（脂肪比碳水化合物或蛋白质贡献更多的热量），从而降低 CVD 风险。

限钠

美国人平均每日钠摄入>6g。应鼓励高血压前期或高血压患者限制钠盐摄入，目前建议每日摄入量不超过 1.5g。但是高血压患者对限制钠的摄入的效果也有差异。临床试验表明，高血压患者限钠可使血压平均降低 5/2.7mmHg[23]。钠摄入过多会导致难治性高血压或对降压药物反应差。难治性高血压患者每日钠盐摄入低于 1.5g 可使 SBP 降低多于 20mmHg[24]。所有人群，糖尿病患者、黑人和老年人对限制钠摄入反应最好，但所有高血压患者应该限制钠盐摄入。所有高血压患者应该避免在食物中加盐或食用加工过的食物，避免食用盐浓度高的食物和含盐的非处方药。

增加钾摄入

虽然大多数患者不需要饮食调整，但增加膳食钾的摄入量将降低血压。根据 DASH 饮食建议每日钾摄入量为 4.7g。膳食补充应是增加钾的主要策略。实施额外补钾应避免高钾血症。此外，高血压患者服用保钾利尿剂、醛固酮拮抗剂、血管紧张素转换酶抑制剂（ACEI）或 ARB 可能引起高钾血症。高钾血症也可能发生在高血压和 CKD 补钾治疗患者。

适量饮酒

限制饮酒的原因是复杂的。而数据表明，小剂量的酒精（例如，晚餐饮一杯红葡萄酒）可降低心血管风险；过量的酒精摄入可以升高血压，降低降压药物的有效性，并增加卒中的风险。与不饮酒者相比，每日饮 3～4 杯酒的患者 SBP 升高 3～4mmHg，DBP 升高 1～2mmHg，喝酒更多的患者血压升高的会更多。适度饮酒（男性每日喝两杯以下，女性一杯以下）或减轻体重可使 SBP 降低约 2～4mmHg。建议患者每日饮酒量相当于 1.5 盎司（45ml）80 度的威士忌，5 盎司（150ml）葡萄酒，或 12 盎司（360ml）啤酒。

运动

大多数经常运动的人可使 SBP 降低 4～9mmHg[2]。有规律的运动有助于减轻体重、提高身体素质，从而减少高血压的发病。大多数患者能够安全的进行有氧运动，但是一些合并较严重心血管疾病（如心绞痛或心肌梗死）的患者，在增加运动前必须争得医生的同意。每周不少于 5 次至少 30 分钟身体锻炼可使大多数患者受益。适于高血压患者的有氧运动包括：散步、慢跑、骑车、游泳、越野滑雪。

药物治疗

大量的临床试验表明，降压药物治疗降低高血压并发症（如心血管疾病的发病率和死亡率）的风险。JNC-8 建议基于循证医学、根据患者的病史和心血管疾病风险选择药物治疗。

JNC-8 推荐，对于非黑人的高血压患者包括糖尿病患者，ACEI、ARB、CCB、噻嗪类利尿剂作为一线治疗方案。对于黑人的高血压患者包括糖尿病患者，噻嗪类利尿剂或 CCB 作为一线治疗方案。年龄 ≥18 岁的 CKD 的患者，不管种族或是否合并糖尿病，ACEI 或 ARB 作为初始（或添加）治疗可改善肾脏预后。2003 JNC-7 则推荐大多数一级预防患者一线治疗，β 受体阻滞剂在降低心血管事件方面不如 ACEI、ARB、CCB 或噻嗪类利尿剂[25]。因此，JNC-8 不再推荐 β 受体阻滞剂作为一线治疗药物。此外，新的证据也表明，在降低心血管事件方面，ACEI、ARB、CCB 或噻嗪类利尿剂无差异，因此，一种药物不适宜可选择另外的一线药物[26]。与之前的 JNC 指南不同，JNC-8 不再讨论特殊情况药物选择（糖尿病和 CKD 除外）。临床可以参考特定合并症（如心力衰竭和冠心病）的治疗指南来制定治疗策略。

一线药物

血管紧张素转换酶抑制剂（ACEI）

ACEIs 直接作用于血管紧张素转化酶，抑制了血管紧张素 I 转化为血管紧张素 II，进一步减轻了血管收缩，减少了醛固醇的释放，最终降低了血压。由于有其他途径形成血管紧张素 II，ACEIs 不能完全抑制血管紧张素 II 的生成。ACEIs 间接抑制醛固酮的释放，因此，有可能发生高钾血症，需要监测血钾浓度。对于 CKD 或容量不足的患者，GFR 更依赖血管紧张素 II，因此，更容易发生高钾血症或导致肾功能进一步损害。

ACEIs 的另一个作用是积累缓激肽，缓激肽可通过一氧化氮的释放使血管舒张，但是缓激肽可引起一部分患者干咳，这是最常见的、无害的不良反应。ACEIs 治疗可导致血管性水肿，这是一种罕见的，但是严重的过敏反应，其典型的表现为舌头、嘴唇、嘴肿胀，也可累及眼和上呼吸道。

发生血管性水肿的患者，需要停用 ACEI。ACEI 的代谢产物对改善胰岛素抵抗和降低 2 型糖尿病风险可能有积极作用[27]。

血管紧张素 II 受体阻滞剂(ARB)

血管紧张素 II 受体阻滞剂通过直接阻滞血管紧张素 II-1 型受体来调整肾素-血管紧张素-醛固酮系统(RAAS),防止血管紧张素 II 介导的血管收缩和醛固酮的释放。总之,ARBs 是耐受性最好的一线药物[28]。血管紧张素 II 受体阻滞剂不影响缓激肽,因此,不会导致干咳。由于醛固酮被阻滞,血钾监测对避免高血钾很重要。与 ACEIs 类似,CKD 或容量不足患者更易发生高钾血症或肾功能进一步损害。ARBs 的代谢产物对改善胰岛素抵抗和降低 2 型糖尿病风险可能有积极作用[27]。

钙通道阻滞剂(CCB)

钙通道阻滞剂是一类复杂的降压药。钙通道阻滞剂可减少钙离子进入平滑肌,使冠状动脉和外周血管舒张,减轻心肌收缩力(除外氨氯地平和非洛地平),降低血压。二氢吡啶类钙通道阻滞剂使血管扩张,可引起反射性心动过速。非二氢吡啶类(维拉帕米和地尔硫䓬)可以阻滞房室结传导,降低心率,降低心肌收缩,但仍然有扩张血管的作用。钙通道阻滞剂的副作用与个体有关,包括:脸红,外周浮肿,心动过速,心动过缓或心脏传导阻滞,以及便秘。

噻嗪类利尿药

利尿剂特别是噻嗪类(如氯噻酮)利尿剂,有广泛的具有里程碑意义的高血压临床试验。在开始阶段,利尿剂能够利尿,减少血浆容量和心输出量。当长期使用时,利尿作用通常降低,心输出量恢复到接近原来水平。长期的降压用是由于它减少了外周血管抵抗(PVR)。

噻嗪类利尿剂可能会导致剂量相关的电解质及代谢紊乱(如低钾血症,高尿酸血症,高血糖,高胆固醇血症),这些在高剂量氢氯噻嗪(HCTZ 100~200mg/d)使用时容易出现,较低剂量(HCTZ 12.5~25mg/d)时电解质及代谢紊乱大幅减少[26]。噻嗪类利尿药可与保钾利尿剂合用(例如,氨苯蝶啶与阿米洛利)以减少低钾血症发生。葡萄糖和胆固醇变化在低剂量治疗时多是较少的、短暂的。

二线药物

JNC-8 推荐降压治疗起始或添加治疗首选一线治疗药物,除非存在禁忌证[2]。这种情况,可以选择二线治疗药物。

β 受体阻滞剂

β 受体阻滞剂对心血管系统有多种直接作用。β 受体阻滞剂可减少心脏收缩力和心输出量,减慢心律,减轻活动后的交感反射,减少中枢性肾上腺素物质的释放,抑制外周去甲肾上腺素释放,减少肾素的释放。所有这些药代学反应使血压下降。β 受体阻滞剂的生物学副作用包括血脂改变和血糖增加,同利尿剂相似,β 受体阻滞剂的这些副作用一般是轻微的或暂时的。JNC-7 指南推荐 β 受体阻滞剂可作为大多数患者的一线治疗药物。2003 JNC-7 之后的研究进一步确定了 β 受体阻滞剂的地位[25]。除非患者有使用

β 受体阻滞剂的其他适应证(例如 CAD 或左心功能不全),高血压合并 CV 的患者,β 受体阻滞剂不作为一线预防降压药物。

醛固酮阻滞剂

氨体舒通和依普利酮是两种醛固酮受体拮抗剂,也被称为保钾利尿剂,醛固酮受体的阻滞抑制了钠水的潴留和血管收缩。高钾血症与剂量相关,常见于慢性肾病或同时服用 RAAS 受体阻断剂(ACEI、ARB 或肾素抑制剂)患者。男性乳房发育症是螺内酯的副作用,通常发生在高剂量时,而依普利酮无此副作用。

其他药物

还有其他抗高血压药物的种类,其中许多都是老药,主要是用于一线和二线药物治疗不佳时。

祥利尿剂(如呋塞米、托拉塞米)可用于部分高血压病患者[37]。适当的剂量可与噻嗪类利尿剂降压效果相当。因为祥利尿剂作用短暂,抗利钠效应显著,因此一般用于心力衰竭或严重 CKD 患者,他们通常伴有水肿,因此需要祥利尿剂代替噻嗪类利尿剂来利尿、减轻容量负荷。与噻嗪类利尿剂相比,祥利尿剂更易引起电解质紊乱(如低血钾)。

阿利吉仑(aliskiren)是 2007 批准的唯一直接肾素抑制剂。与 ACEI 或 ARB 一样为 RAAS 受体阻断剂。它被批准用于治疗高血压,并已与一种 ACEI、ARB 或噻嗪类利尿药联合治疗进行研究。它是最新的抗高血压药物,因此它的确切作用将随临床数据产生。

α 阻滞剂(例如,多沙唑嗪、哌唑嗪、盐酸特拉唑嗪)抑制外周 α_1 受体,抑制平滑肌儿茶酚胺的吸收,使血管舒张。虽然可以有效降压,但是与一线或二线药物相比,副作用更多。最常见的副作用是体位性低血压,尤其是首剂服药时。

直接血管扩张剂(例如,肼屈嗪、米诺地尔)舒张动脉血管。用于特殊情况(如严重 CKD)或难治性高血压。这类药物由于经常发生液体潴留和心动过速,使用受限,需配合利尿剂和降低心率药物(如 β 受体阻滞剂、地尔硫䓬和维拉帕米)。

中枢 α_2 激动剂(如可乐定、甲基多巴)作用于脑部的血管中枢,刺激抑制性神经元,减少中枢的交感冲动,最终减少外周血管阻力和心输出量,降低血压。这些药物可导致抗胆碱能副作用(如镇静、晕厥、口干、疲乏)和性功能紊乱。虽然,这些药物用于高血压,但是他们所致的液体潴留的副作用可使降压作用减弱。因此,许多药物需要和利尿剂联合使用。

肾上腺素能阻滞剂(例如,利血平、胍那决尔和胍乙啶)不经常用来治疗高血压。利血平通过耗竭储存的儿茶酚胺颗粒降低血压。利血平大剂量应用副作用较多,小剂量(0.05~0.1mg/d)作为复合制剂一部分,有较好的耐受性。同时利血平具有液体潴留作用,一般须合并使用利尿剂。胍那决尔和胍乙啶具有明显的神经副作用,应该避免使用。

临床评价

患者介绍

案例 9-1

问题 1：D. C. 是一名 44 岁的黑人男性，他刚刚开始关注自己的高血压。上个月员工体检，诊断为高血压。既往有变应性鼻炎病史。去年体检血压 144/84 和 146/86mmHg。父亲有高血压，54 岁时死于心肌梗死。母亲有高血压、糖尿病，68 岁死于卒中。D. C. 吸烟，每日一包，他认为自己没有高血压，血压高是因为工作压力大。D. C. 未进行任何规律身体锻炼和饮食控制，虽然他知道自己需要减肥。

体格检查：身高 175cm，体重 108kg［体重指数（BMI）35.2kg/m²］。坐位血压：148/88mmHg（左上肢），146/86mmHg（右上肢）。心率 80 次/min，律齐。6 个月前，因过敏性鼻炎就诊时血压为 152/88mmHg（左上肢），150/84mmHg（右上肢）。眼底检查：中度动脉狭窄，动静脉交叉，无出血及渗出，其他体检未发现异常。

D. C. 急查实验室检查结果如下：
血尿素氮（BUN）：24mg/dl
血浆肌酐：1.0mg/dl
血糖：105mg/dl
血钾：4.4mmol/L
尿酸：6.5mg/dl
总胆固醇：196mg/dl
低密度脂蛋白（LDL-C）：141mg/dl
高密度脂蛋白（HDL-C）：32mg/dl
甘油三酯：170mg/dl
心电图示左心室肥大（LVH）。如何正确评价 D. C. 血压情况？

D. C. 患高血压。他于两天不同地方测量两次坐位血压均升高，符合诊断高血压的标准。

案例 9-1，问题 2：怎么正确评估 D. C. 患高血压？

D. C. 被诊断为原发性高血压，具体病因尚不清楚。但是一些因素（例如，高血压家族史，肥胖）可能增加其患高血压的概率。人种和性别也影响高血压患病率，在所有人种中，黑人比白人和西班牙人高血压患病率高。同其他心血管疾病相同，黑人发病早，而且靶器官损害较严重。

患者及风险评估

必须评估 D. C. 是否存在高血压并发症及其他主要心血管危险因素（见表 9-4）。此外，高血压继发性因素（见表 9-2），根据病史和临床检查结果逐一鉴别。应该评估并存疾病（如糖尿病）和生活方式，以指导治疗。

高血压并发症

案例 9-1，问题 3：D. C. 患有什么高血压并发症？

关于高血压相关并发症，一个完整的身体检查评估包括：眼底检查；颈、腹和股动脉血管杂音听诊；甲状腺的触诊；心肺检查；腹部触诊肾脏是否增大、有无肿块和主动脉异常搏动检查；下肢是否有水肿和神经功能评估。常规实验室检查包括：ECG；尿常规；空腹血糖；血常规；血钾，肌酐和血钙；空腹血脂。可选的检查有微量白蛋白尿或尿白蛋白/肌酐比值，如果怀疑有继发性因素，应进行一些特殊检查。

D. C. 尚无高血压并发症。然而，根据体检结果，他已经有高血压并发症早期迹象，心电图示左心室肥厚，为心脏损害的早期标志，如果不及时治疗，高血压控制不好的话，可能会发展成高血压并发症。虽然超声心动图是确定 LVH 的金标准，只有当 LVH 进展到左室功能障碍（如周围水肿、呼吸苦难）时，才需要做超声心动图。他的眼底检查可发现中度动脉狭窄和动静脉交叉，这是糖尿病视网膜病变和动脉粥样硬化的早期迹象。他的血肌酐是正常的，排除 CKD。但是，要确认他没有早期肾疾病，需要做微量白蛋白尿检查。

案例 9-1，问题 4：D. C. 有其他什么高血压并发症危险因素？

高血压对许多器官系统产生不利影响，包括心脏，脑，肾脏，外周循环和眼睛，详见表 9-4。因高血压导致的器官系统损害叫高血压并发症、靶器官损害或心血管疾病。心血管疾病和冠心病经常被混淆。心血管疾病是广义的，包括各种形式的高血压并发症。冠心病是心血管疾病的一种，指与冠脉动脉血管有关的疾病包括缺血性心脏病和心肌梗死。应通过病史、完整的体检和实验值检查，来评价患者有无靶器官损害和其他心血管危险因素。

高血压可直接通过增加动脉硬化，或间接通过压力负荷增加影响心脏，高血压可增加 CVD 及缺血性事件发生的风险，如心绞痛及心肌梗死。降压治疗可减少这些冠状动脉事件。高血压还可形成左心室肥厚（LVH）。这是一种心肌细胞的改变，而不是血管改变。但是动脉改变和心肌肥厚常同时存在。LVH 是心脏对高血压所致压力负荷增加所作的复杂反应。LVH 是冠心病、左心室功能障碍和心律失常的强有力的、独立的危险因素。发现 LVH 不意味着心力衰竭，但是是左心室功能障碍的一个危险因素，应该考虑是高血压并发症。左心功能不全导致收缩能力下降（收缩功能不全）可能是由于缺血，过度肥厚，或压力负荷所致。

高血压是最常见的一过性脑缺血（TIA）、缺血性脑卒中、脑梗死，及脑出血的原因之一。卒中残留的功能障碍是高血压并发症最严重的形式之一。临床试验表明，降压治疗可显著减少卒中新发和再发的风险。突然的长时间的收缩压高还可引起高血压脑病，被称为高血压急症。

肾小球滤过率（GFR）可评估肾功能情况，随年龄增长而下降，高血压患者下降更快。高血压与肾小球内压增高所致的肾硬化相关。目前,关于缺血性肾损害导致机体高血压,或者高血压提高肾小球内压损害肾功能还不清楚。无论是什么机制,CKD 无论轻重均容易进展为肾衰竭(CKD 5 期),需要透析治疗。虽然许多研究表明,控制血压进展是最有效地减缓肾功能损害的方法[29],但是也不能完全有效的减慢所有患者肾功能损害的进程。

慢性肾脏疾病依据 GFR 分级[30],CKD 3 期(中度)定义为 GFR 30~59ml/(min·1.73m²),CKD 4 期(重度)GFR 为 15~29ml/(min·1.73m²),CKD 5 期(肾衰竭)GFR 低于 15ml/(min·1.73m²)或需要透析治疗。高血压患者出现 CKD 3 期或更严重肾脏损害,应视为合并靶器官损害,此时 GFR<60ml/(min·1.73m²),近似于男性血肌酐>1.5mg/dl,女性血肌酐>1.3mg/dl。白蛋白尿的出现也被认为是 CKD 的特征,其表现为 24 小时尿白蛋白>300mg 或单次尿白蛋白/肌酐>200mg/g。高血压合并 CKD 时,血压应更进一步达到目标值,从而减少肾衰的发生。肾功能评估在第 2 章和第 28 章慢中讨论。(注:肾脏病和蛋白尿的定义在其他章节也会使用)

外周动脉疾病是一种血管粥样硬化性疾病,是高血压的靶器官损害之一,也是心血管疾病的危险因素[3]。危险因素的调整、血压的控制和抗血小板治疗可以延缓其发展。外周动脉疾病的并发症包括感染和坏死,一些病例需要血管重建或截肢。

高血压导致视网膜病变,可发展为失明。视网膜病变有 Keith、Wagener 和 Barker 眼底分级。1 级是眼底动脉狭窄,表示动脉收缩;2 级是动静脉交叉,表示动脉粥样硬化;长期未控制的高血压或者进展性高血压,眼底还可有絮状渗出和片状出血,为 3 级眼底;在严重的情况下(例如高血压急症)可出现视乳头水肿,是 4 级眼底。

主要危险因素

案例 9-1,问题 5:D.C. 有哪些主要危险因素?

高血压是九大心血管危险因素之一(见表 9-4)。有些虽然不是高血压危险因素但增加高血压并发症发生风险。D.C. 有多种心血管危险因素:吸烟、血脂异常、其父亲有早发冠心病家族史、高血压、肥胖和缺乏体育锻炼。

D.C. 没有高血压并发症,是一个一级预防的高血压患者。他有多个 CV 主要危险因素,因此控制血压对于降低高血压相关疾病的风险至关重要。D.C. 年龄小于 60 岁,是一个需要一级预防的高血压患者,JNC-8 建议给予标准治疗方案,BP 目标值低于 140/90mmHg。

D.C. 的大多数危险因素是可以控制的。他是一名吸烟者,这大大增加了他的心血管风险,并可能降低降压治疗的疗效。戒烟可能不会降低他的血压,但会降低他的整体心血管疾病的风险(见第 91 章)。根据 BMI,他是肥胖患者,可能与缺乏体力活动和饮食习惯有关。改善饮食和增加锻炼有助于改变生活方式。他的血脂异常(尤其是高 LDL-C)增加心血管疾病风险,降脂治疗可进一步降低心血管疾病风险(见第 8 章)[31]。

高龄被认为是心血管疾病主要的危险因素之一。虽然老年冠心病不是早发,但是年龄增加高血压并发症风险。绝经前妇女心血管疾病的风险较低。然而,绝经后女性心血管疾病风险显著增加,类似于男性。因此,年龄危险因素男女相差 10 年(男>55 岁,女>65 岁)。D.C. 50 岁,没有年龄危险因素。

案例 9-1,问题 6:D.C. 的血压目标是多少?

降压治疗目标就是降低高血压并发症。控制血压是最可行的临床观察重点,因此作为实现治疗目标的的一个指标。根据 JNC-8,D.C. 的血压目标值为 140/90mmHg。

治疗原则

治疗目标

案例 9-1,问题 7:D.C. 的治疗目标是什么?

高血压治疗的首要目标是通过控制血压达标来降低高血压并发症。实现血压目标可选择减少心血管疾病风险的降压药物治疗,辅以适当的生活方式调整(见表 9-5)。

健康认识和患者教育

案例 9-1,问题 8:对 D.C. 应进行哪些高血压患者教育?

患者教育需要确保 D.C. 正确认识他的疾病及其并发症(表 9-6)。完整的患者教育应该包括疾病的了解、疾病的治疗、患者依从性和并发症信息。许多方法都可以使用,但是,任何方法都需要患者和医疗人员的良好交流。多学科组成的高血压管理团队(如医生、护士、医师助理、药师)是很好的高血压管理模式。患者教育最常见的形式是面对面的教育,但是最有效的教育仍是间接交流(如电话)。

因为不是所有患者均可使用同一个方法,因此每个患者的健康教育原则也不同。例如一些患者阅读了文字资料后即可理解血压控制的重要性,而其他一些患者可能只有在进行了自身的血压监测后才能理解。这种在患者和医生之间的教育过程应持续在整个治疗过程中。当然,不是治疗中的所有方面都需要讨论,仔细选择患者需要的文字和口头上的信息,使患者不因得知过多的信息而受到惊吓。国家心脏,肺和血液研究所患者教育资料可查阅相关网站 http://www.nhlbi.nih.gov/health/public/heart/index.htm#hbp。临床医生查阅提供给患者的所有资料非常重要,包括确定信息来源,评估易读性,发现遗漏信息,识别易混或带来焦虑的信息(如药物副作用)。

一些患者,如 D.C. 一样,认为血压升高由于紧张所致。有一定比例的患者,焦虑后出现血压升高,如白大衣高血压。但是,大多数原发性高血压患者无论紧张与否,血压均升高。应告知 D.C. 他所患疾病的病因及他的血压升高与紧张或头痛没有相关性。更重要的是,他应该知道血压升高不常常有症状出现,但是可造成长期后果,他需要进行长期治疗。否则,他仍然会只在自己觉得血压升高或有压力时服用降压药。

表 9-6

高血压患者教育

患者教育
- 评估患者对高血压的理解和接受情况
- 了解患者的顾虑并给予解释
- 测量血压时,教患者读数和记录
- 确保患者了解其目标血压值
- 提出广泛问题,为达到目标给予不断地鼓励
- 告知患者治疗建议,包括生活方式调整,若需要提供书面材料
- 为实现治疗,提供具体建议,提醒患者关注
- 强调:
  - 长期治疗对控制血压是必要的
  - 血压控制并不意味着治愈
  - 血压升高时通常不会有症状

个体化教育
- 包括患者的治疗方案
- 简化治疗方案,最好每日 1 次给药
- 将治疗融入日常生活
- 制定药物治疗和生活方式调整的短期目标
- 鼓励患者讨论饮食和体育锻炼,药物不良反应和自我关注
- 鼓励自我监测血压
- 治疗尽可能经济
- 坚持探讨遇到每个问题
- 鼓励坚持减肥

有些患者认为减少压力即可降压,而无需服药和调整生活方式。但是,减少压力在研究中并没有被证实有效[32]。和患者探讨疾病,来判断他们的健康认识和看法,帮助他们了解病因和控制血压的升高是非常重要的。

还有一个荒诞的说法是,治疗高血压可导致疲劳、嗜睡和性功能障碍。这些误解会影响治疗的依从性。实际上,临床研究表明,结果是相反的。临床试验已经重复性报道,积极药物治疗的患者的生活质量比安慰剂组高[33-36]。资料显示,27%的高血压男性患有阳痿[5],虽然许多高血压合并阳痿的患者认为,阳痿是药物的副作用,实际上阳痿很可能由于阴茎动脉改变(可能是动脉粥样硬化),也可能是由于血压下降本身所致[37]。

治疗效果

案例 9-1,问题 9:如何使用降压药降低 D.C. 高血压并发症风险?

毫无疑问,高血压治疗可降低高血压病患者的心血管病和心血管事件的发生率。许多安慰剂对照试验已经证实。1967 年,一个大规模试验(Veterans Administration,VA)研究,入选标准是男性,舒张压在 115~129mmHg,这一试验由于效果明显,没有继续进行的意义,提前结束[38]。研究

结果表明降压治疗可明显减少脑出血、MI、心力衰竭、眼底病变和肾功能不全。其他研究是在较轻的高血压患者进行的降压治疗评价,研究结果示降压治疗可减少心血管事件(卒中、缺血性心脏病、左心功能不全),甚至降低心血管死亡率[29,31,39,40]。研究结果受益非常明显,因此长期的安慰剂对照研究评价致残率和死亡率是不道德的。即使血压降低较小,心血管也可明显受益。根据前瞻性观察性研究,DBP 降低 5mmHg,可使冠心病减少 21%,脑卒中减少 35%[41,42]。

大多数降压药物通过多种机制降低 LVH,理论上,LVH 是可逆转的,但是尚未经证实。

案例 9-1,问题 10:控制血压能使 D.C. 高血压并发症早期迹象改善或逆转吗?

血压降低可逆转 D.C. 的视网膜病变。研究表明,血压升高时糖尿病视网膜病变的风险明显增加,降低血压可以减缓视网膜病变进展。虽然 D.C. 空腹血糖升高,但是他没有糖尿病。不管怎样,降低血压对减缓视网膜病变有益。

高血压管理

生活方式调整

案例 9-1,问题 11:D.C. 开始单独降压药物治疗或生活方式调整是否足够?

毫无争议,生活方式调整可以帮助 D.C. 实现血压达标。D.C. 有多个主要的心血管危险因素和高血压并发症的早期迹象。生活方式调整有助于高血压的治疗,但是前瞻性的临床试验尚未证实生活方式调整可预防高血压患者发生心血管疾病,同降压药物治疗类似。因此,药物治疗不应延误,尤其对于有心血管危险因素的患者。

降压的生活方法

案例 9-1,问题 12:哪些生活方式调整可降低 D.C. 的血压?

D.C. 可通过调整饮食和体育锻炼减轻体重,限制钠盐摄入降低血压。应详细了解患者情况(饮食中总热量、钠、脂肪和胆固醇,社会史以了解饮酒量和吸烟史),根据这些情况,制定生活方式调整建议。

根据目前证据,建议 D.C. 采取 DASH 饮食[23]。

D.C. 的 BMI 超过 30kg/m²,为肥胖患者。体重降低 5%~10%(5~11kg)即可有益健康。除了饮食外,增加有氧运动也可减轻体重。

其他降低心血管危险因素的方法

案例 9-1,问题 13:除了治疗血压,哪些方法可降低 D.C. 的心血管危险因素?

戒烟

吸烟是高血压患者患心血管病的独立危险因素,并且已经被证明可增加心血管疾病发病率和总死亡率,戒烟可减少 CVD 发生率[43]。虽然吸烟并不能引起血压的升高,但是戒烟有益健康,因此,强烈建议戒烟。通过反复教育高血压吸烟者吸烟的危害和间接指导方式可以帮助戒烟(见第 91 章)。

小剂量阿司匹林

美国预防服务工作组(the US Preventive Services Task Force,USPSTF)推荐 45~79 岁某些男性 MI 和 55~79 岁某些女性缺血性卒中患者,服用小剂量阿司匹林(每日 81mg)作为一级预防[44]。该建议取决于男性冠心病患者和缺血性卒中女性患者的年龄和风险积分(如 Framingham 风险评分)。根据 D. C. 的年龄,他尚不需要服用阿司匹林。

控制其他并发症

除了治疗高血压和降低血压外,控制其他可增加心血管风险的并发症,应当作为降低 CV 风险策略的一部分。血脂异常、糖尿病、肥胖和其他增加 CVD 风险的因素均应治疗和控制。D. C. 有血脂异常,需要给予他汀类药物降脂治疗。没有临床动脉粥样硬化性心血管疾病[ASCVD]或糖尿病,年龄 40~75 岁、LDL-C 70~189mg/dL 患者,估计 10 年 ASCVD 风险为 7.5% 或更高,D. C 的风险为 9.6%,如果控制好的话,他的心血管疾病危险将会降低(见第 8 章)。

一级预防药物

循证医学建议

案例 9-1,问题 14: 选择 D. C. 的最初降压治疗方法需要注意的原则是什么?

由于有多种选择,降压药物的选择是困难的。所有的降压药物均可有效地降低血压。根据不同剂量,降压药的疗效是相似的[45]。血压下降只是药物治疗的初级终点,并不能完全的反映出疗效,减少高血压相关的并发症才是降压治疗的最终目标。

案例 9-1,问题 15: D. C. 一线治疗药物选择哪个适宜?

2013 年,JNC-8 指南给出的循证医学治疗建议来自于 50 多年的临床试验积累[2]。D. C. 是一个黑人高血压患者,没有 CKD,根据 JNC-8 的建议,可以选择噻嗪类利尿剂或 CCB 为一线治疗药物。这些建议是基于这些药物能减少发病率和死亡率[46]。

具有里程碑意义的安慰剂对照试验[SHEP(Systolic Hypertension in the Elderly Program)[39]、STOP-Hypertension(Swedish Trial of Old Patients with Hypertension)[31] 和 Medical Research Council[29]]证实降压治疗可显著降低心血管事件(如卒中、心肌梗死)和死亡率。这些实验均以噻嗪类利尿剂作为基础治疗,因此,噻嗪类利尿剂为大多数患者典型的降压药。随后,一些临床试验证明新的药物(ACEI、ARB 和 CCB)也可以减少心血管事件[12,40,47-67]。这些研究大多数设立安慰剂对照(因为长期使用安慰剂是不符合伦理的),而使用一种有效地降压药物(通常为噻嗪类利尿剂或 β 阻滞剂或两者合并应用)作为对照。在这些研究中,新的降压药物与噻嗪类利尿剂有相似的效果。其中一个研究 ALLHAT(Antihypertensive and Lipid-Lowering Treatmentto Prevent Heart Attack Trial)[48],33 357 位高血压患者随机双盲分为噻嗪类利尿剂(氯噻酮)、CCB(氨氯地平)或 ACEI(赖诺普利)为基础治疗组,经过平均 4.9 年的随访,主要终点致死性 CHD 或非致死性 MI 三组间无差别。

案例 9-1,问题 16: 选择单药还是两药联合作为 D. C. 的初始治疗方案?

D. C. 选择单药治疗即可。根据 JNC-8 单药治疗可选择 CCB 或噻嗪类利尿剂,可能会将他的血压降至 140/90mmHg 以下。如果非黑人患者,还可以选择 ACEI 或 ARB。

特殊人群

黑人

案例 9-1,问题 17: D. C. 是一名美国黑人,是否会影响治疗?

单独使用噻嗪类利尿剂或 CCB 可有效降低黑人的血压。这可能是因为黑人高血压患者伴有低肾素和高血容量。相反,单独使用 β 受体阻滞剂、ACEI 或 ARB,黑人降压效果均不如白人。当降压药联合应用时,尤其应用噻嗪类利尿剂后,这种人种差异就不存在了。这些信息有助于单药治疗的患者选择降压药物,但对于有合并症的黑人患者来说意义不大,仍需要根据合并症按照循证医学证据选择药物。

D. C. 没有高血压并发症,初始治疗可选择 CCB 或噻嗪类利尿剂。单独使用噻嗪类利尿剂或 CCB 均可有效降低他的血压,也可选择这两类药物联合治疗。

老年人

案例 9-2

问题 1: B. D. 83 岁老年女性,身高 162.6cm,体重 55kg。有高血压,骨质疏松和甲状腺功能减退病史。目前服用左甲状腺素 100μg,每日 1 次,阿仑膦酸钠 70mg,每周 1 次,维生素 D 800IU,每日 1 次和碳酸钙 600mg,每日 2 次。诊断为高血压 2 年,进行生活方式调整(限钠和每周锻炼 3 次)。目前血压 160/78mmHg(重复测量为 160/80mmHg)。所有实验室检查均正常。由于年龄大,对降压药物反应差。B. D. 的高血压治疗与年轻患者有什么不同?

超过 65 岁的老年高血压患者,血压控制率最低[1]。同黑人类似,像 B. D. 这样的老年患者单独使用噻嗪类利尿剂和 CCB 降压效果好,而 ACEI,ARB 和 β 受体阻滞剂效果不好。但是,这些药物降压效果的差异有无显著临床差异尚不清楚,因此 JNC-8 推荐首选治疗均可选择。

单纯收缩期高血压

单纯收缩期高血压(isolated systolic hypertension, ISH)指收缩压升高和舒张压正常,收缩压 ≥140mmHg 而舒张压 <90mmHg[2],B. D. 属于单纯收缩期高血压。单纯收缩期高血压是老年人高血压最常见的类型,是引起心血管疾病的显著危险因素。曾经认为 ISH 患者需要较高的 SBP 以满足心脑的灌注,治疗 ISH 可致使 DBP 过低,不利于器官灌注。证据表明药物治疗可减少心血管事件风险[31,39,54]。因此,B. D. 除了进行生活方式调整外,需要药物治疗。

> **案例 9-2,问题 2:** 像 B. D. 这样的老年高血压患者,什么数据支持药物治疗?

ISH 患者包括老年人的降压治疗均遵循一般降压治疗原则,只有两个不同。第一就是血压目标不同。JNC-8 建议年龄 ≥60 岁的患者血压目标值 <150/90mmHg[2]。年龄 <70 岁合并 CKD 的患者血压目标值 <140/90mmHg。第二就是初始治疗时从低剂量开始,因为老年患者体位性低血压发生率增加。体位性低血压指站立 3 分钟内血压急剧降低,SBP 降低超过 20mmHg(或 DBP 降低超过 10mmHg),常伴有头晕和昏厥,是一种血压快速降低的风险。老年人(尤其是 ISH)、糖尿病、自主神经功能障碍、血容量不足和服用特殊药物(如利尿剂、硝酸盐、α 受体阻滞剂、精神药物和磷酸二酯酶抑制剂)的患者更容易发生体位性低血压。降压药应缓慢增加剂量,以尽量减少低血压的风险。另外,老年患者(年龄 ≥80 岁)初始治疗尽量不要联用两种药物,以免增加体位性低血压的风险。

历来具有里程碑意义的临床试验均未纳入高龄患者(如 ≥80 岁)。但是,HYVET 安慰剂随机对照临床试验,纳入高龄患者(≥80 岁),评价 ACEI 或 ACEI 联合噻嗪类利尿剂的降压疗效[20]。由于一个治疗组死亡率显著降低,该试验 1.8 年后即终止。HYVET 证明,老年高血压患者,降压治疗仍可获益。因此,B. D. 开始治疗可给予小剂量噻嗪类利尿剂或 CCB。对于有尿失禁的老年患者,利尿治疗会有问题,可以选择 CCB 作为一线治疗更加合理。考虑她的年龄较大,开始单药治疗可降低体位性低血压的风险。

其他注意事项

> **案例 9-3**
>
> **问题 1:** 你在建立高血压联合药物治疗管理方案(collaborative drug therapy management, CDTM)中,建议一级预防患者选择多种降压药物(ACEI、ARB、CCB 和噻嗪类利尿剂)。但是,你想增加选择单独一类降压药物的指导,为一级预防患者选择一种一线治疗药物时,需要考虑哪些其他因素?

选择药物治疗时不能仅强调循证医学证据,有强适应证的患者,应该首选那些最佳的降压药物,没有强适应证的患者,应考虑并存的疾病、药物价格、血电解质和药物不耐受史(表 9-7)。一级预防患者当有多个一线药物可供选择时,在选择初始治疗药物或选择附加治疗进一步降低血压时,这些均是有用的。本章稍后将会讨论。

表 9-7

降压药物选择的其他影响因素[a]

降压药	潜在的有利因素	潜在的不利因素[b]	禁用
ACEI	低的血钾,血糖升高,微量白蛋白尿(有或无糖尿病)	高的血钾或高钾血症	妊娠,双侧肾动脉狭窄,血管性水肿史
ARB	低的血钾,血糖升高,微量白蛋白尿(有或无糖尿病)	高的血钾或高钾血症	妊娠,双侧肾动脉狭窄
CCB:二氢吡啶类	雷诺氏现象,老年患者单纯收缩期高血压,环孢霉素诱导的高血压	外周水肿,左心室功能不全(除氨氯地平和非洛地平),心动过速	
CCB:非二氢吡啶类	雷诺现象,偏头痛,阵发性室上性心动过速心律失常,心动过速	外周水肿,心率降低	二度或三度房室传导阻滞,左心功能不全
噻嗪类利尿剂	骨质疏松症或骨质疏松症高风险,高钾	痛风,低钠血症,血糖升高(单药治疗),低钾或低钠	

[a] 这些因素不能代替有强适应证的患者的药物选择。
[b] 可使用,但需要严密监测。
高的指在正常范围高限,但不高于正常范围。
低的指在正常范围下限,但不低于正常范围。
ACEI,血管紧张素转换酶抑制剂;ARB,血管紧张素 Ⅱ 受体阻滞剂;CCB,钙通道阻滞剂。

高血压及相关并发症的治疗费用对患者和医疗系统都是客观的[68]。费用包括诊断所需的实验室检查,诊疗费用和医疗保健费用,与之相比,药费比较少。不管怎样,疗效不能由费用而定。普通品牌疗效与著名品牌相似,所有一线和二线降压药物均有普通品牌药物。服用频率也会影响治疗,每日服用 1 次依从性好;所有药品均含有赋形剂,不论药物本身是长效的还是做成长效制剂。

有合并症的高血压治疗

案例 9-3,问题 2: 在 CDTM 方案中,什么时候首选 ACEI 或 ARB 治疗?

与之前的 JNC 不同,JNC-8 没有具体讨论有其他合并症(糖尿病和 CKD 除外)的药物治疗。当高血压患者有其他合并症或高血压并发症时,这些疾病或并发症可能影响降压药物选择,因为有些药物可以显著降低特定合并症 CV 的发病率和死亡率。

糖尿病

肾病和 CVD 是糖尿病的远期并发症,发生风险高。JNC-8 推荐非黑人糖尿病患者可以选择这四类降压药物(ACEI,ARB,CCB,噻嗪类利尿剂),黑人糖尿病患者使用噻嗪类利尿剂和 CCB[2]。头对头研究表明,ACEI 在减少心血管事件上优于二氢吡啶类 CCB[57,58]。大型临床研究的亚组分析 ACEI 和 ARB 可减少心血管事件的发生。因此,伴有糖尿病的患者首选 ACEI 或 ARB。

案例 9-3,问题 3: 在 CDTM 方案中,怎么诊断及早发现 CKD 和给予适宜治疗?

慢性肾病

慢性肾病最初表现为微量白蛋白尿(24 小时尿白蛋白 30~299mg)[30],几年之后可进展为严重的肾衰竭[30]。同时患有糖尿病和高血压的肾损害进展较快。JNC-8 推荐高血压合并 CKD 的患者,一线治疗可选择 ACEI 或 ARB,可以减缓 1 型糖尿病[69]、2 型糖尿病[61,62]和无糖尿病患者[65,70]的肾损害进展。近来,研究证明 ARB 也可降低糖尿病患者发生微量白蛋白尿的风险[71]。

ACEI 或 ARB 降压治疗可长期获益,强有力的证据支持 CKD 患者首选这两类药物[72,73]。除 ACEI 或 ARB 外,ACCOMPLISH(Avoiding Cardiovascular Events through Combination Therapy in Patients Living with Systolic Hypertension)试验表明,CCB 在延缓 CKD 进展方面优于噻嗪类利尿剂,可作为联合治疗药物[74]。

案例 9-3,问题 4: 在 CDTM 方案中,β-受体阻滞剂不再是一级预防的一线药物,那么什么时候选择 β 受体阻滞剂作为一线治疗是最适宜的?

慢性和急性冠状动脉疾病

ACC/AHA 指南推荐慢性 CAD 患者选择 β 受体阻滞剂,随后可联合 ACEI 治疗[75]。β 受体阻滞剂(无内在拟交感活性)通过降低心脏的肾上腺素能负担,从而降低心肌梗死或心脏猝死风险,延缓冠状动脉粥样硬化进展。ACEI 治疗可改善心肌重构,改善心功能,降低心血管事件的风险。ACEI 不耐受的患者,可选择 ARB,目前有限的证据表明,ARB 对 CKD 患者心血管事件的长期影响与 ACEI 相当[76,77]。如果血压不达标,在 ACEI(或 ARB)和 β 受体阻滞剂基础上可加用噻嗪类利尿剂。然而,如果慢性稳定性心绞痛患者有缺血性症状需要治疗时,可加用二氢吡啶类 CCB。若有 β 受体阻滞剂不耐受或禁忌证,可选择非二氢吡啶类 CCB 代替 β 受体阻滞。ACC/AHA 指南推荐急性冠脉综合征包括不稳定心绞痛、非 ST 段抬高心肌梗死和 ST 段抬高心肌梗死患者可首选 β 受体阻滞剂[78,79]。

左心功能不全

左心功能不全标准三联药物治疗包括 ACEI,β-受体阻滞剂和醛固酮拮抗剂,若需要利尿治疗可加袢利尿剂[79]。众多具有里程碑意义的临床试验表明 ACEI、β-受体阻滞剂和醛固酮拮抗剂可降低发病率和死亡率,而利尿剂主要用于缓解水肿症状[79]。

根据循证医学证据,只有美托洛尔、卡维地洛与比索洛尔对左心功能不全有效。没有证据表明其他 β 受体阻滞剂(例如,阿替洛尔)可降低左心功能不全患者心血管事件。患者在血容量和血流动力学稳定情况下才可给予 β 受体阻滞剂(见第 14 章)。左心功能不全患者,β 受体阻滞剂开始给予非常低的剂量,然后经过几个星期,缓慢加量至推荐剂量。ARB 可作为 ACEI 的替代治疗[79]。

当患者同时使用 ACEI(或 ARB)和醛固酮拮抗剂时,要严密监测血钾。另外,黑人患者可以联合使用肼屈嗪与硝酸异山梨酯[80],可以改善这类患者的 CV 预后。

治疗监测

可从 4 方面评价降压治疗:①对降压的反应;②生活方式调整和药物治疗依从性;③疾病进展;④药物相关毒性。

当初始治疗或调整用药后,大多数患者应观察 1~4 周,一般血压会在用药后 1~2 周下降,4 周后平稳。但患者出现高血压危象时,降压疗效需在数小时至数天内评价(见第 16 章)。

每次评估,需要测血压两次,时间间隔超过 1 分钟,取两次的平均值来评估。如果怀疑脱水或体位性低血压,需要测量立卧位血压以鉴别体位性改变。常规监测,只测定坐位血压即可。如果有条件,最好自我监测血压。一般情况下,即使没有"白大衣"高血压的患者自我监测血压较诊所量的血压略低(5mmHg)。例如,患者血压目标值低于 140/90mmHg,自我监测血压应低于 135/85mmHg[7]。

应询问所有患者是否坚持药物治疗和生活方式的调整。尤其对于使用治疗方案复杂的患者,这类患者常出现药物不耐受,或者经济上或保险不能承担之后的药物治疗。评价靶器官损害和副作用很重要,出现新的靶器官损害需要进行药物调整,药物治疗应基于强适应证的需要和新的血压标准。药物出现副作用也应调整用药。

临床情景

利尿剂

案例 9-4

问题 1: B. A. 是一名 58 岁老年白人女性,患者已经绝经,不吸烟,不饮酒,在诊断高血压之后,她改变了饮食习惯,并开始锻炼身体,过去 18 个月,体重下降了 10kg,目前体重 75kg,身高 165cm。目前血压为 150/94mmHg(复测 150/92mmHg),并且这一血压水平已有 1 年,她第一次诊断高血压时,血压为 158/96mmHg,医生对它进行了实验室和心电图检查,进行了常规体检,未发现 LVH 和眼底病变,尿液分析尿蛋白阴性,除轻度高血脂外,其他实验室检查均正常。B. A. 无健康保险,不能负担她的医药费用。目前服用含维生素 D 的钙片,医生打算给她氢氯噻嗪(HCTZ)每日 25mg,B. A. 选择 HCTZ 是否合适?

B. A. 为血压控制不佳的一级预防患者,根据 JNC-8,她的血压目标低于 140/90mmHg[2]。B. A. 初始治选择单药治疗即可,可选择的初始治疗包括 ACEI、ARB、CCB 或噻嗪类利尿剂。若 B. A. 可以负担的起,这几种药物均可选择,噻嗪类利尿剂可能有益于她的骨质疏松(表 9-7),是比较适宜的选择。许多种利尿剂可以降压(表 9-8)[26],主要在于作用持续时间、利尿剂强度、电解质异常之间的区别。

表 9-8
利尿剂

分类	药物	常用剂量范围/(mg·d⁻¹)	给药频次
噻嗪类	氯噻酮	12.5~25	1 次/d
	氢氯噻嗪	12.5~25	1 次/d
	吲达帕胺	1.25~5	1 次/d
	美托拉宗	2.5~10	1 次/d
袢利尿剂	布美他尼	0.5~4	2 次/d
	呋塞米	20~80	2 次/d
	托拉塞米	2.5~10	1 次/d
保钾利尿剂	阿米洛利	5~10	1~2 次/d
	氨苯蝶啶	50~100	1~2 次/d
复合制剂	氨苯蝶啶/HCTZ	37.5/25~75/50	1 次/d
	螺内酯/HCTZ	25/25~50/50	1 次/d
	阿米洛利/HCTZ	5~10/50~100	1 次/d
醛固酮受体拮抗剂	依普利酮	50~100	1~2 次/d
	螺内酯	12.5~50	1~2 次/d

噻嗪类

大多数高血压患者可选择噻嗪类利尿剂,同袢利尿剂类似,开始均有利尿作用,大约 4~6 周后,利尿作用消失,但随之替代的是周围血管阻力(peripheral vascular resistance,PVR)的降低,这是持续降压有效的原因。

案例 9-4,问题 2:B. A. 使用噻嗪类利尿剂初始剂量是多少?

氢氯噻嗪和氯噻酮

几项主要的临床试验研究 HCTZ 和氯噻酮,但只有氯噻酮为基础的治疗方案在低剂量时对患者有益[29,31,39,48,54,81,82]。这两个药物均便宜,每日 1 次,但 HCTZ 在美国使用普遍,在固定剂量复方制剂中常用。HCTZ 或氯噻酮初始剂量为 12.5mg,每日 1 次。维持剂量 25mg,每日 1 次,可有效降低血压,不良反应(如低钾血症、高尿酸),可通过常规监测发现[33,45,46]。

对于 HCTZ 和氯噻酮疗效仍存在争议。大多数人包括 AHA 认为这两个药物疗效相当[10]。评价疗效需要同等剂量下,对于降压治疗,不能直接比较 CV 事件,只能通过间接比较,若两药的降压效果相当,则降低 CV 事件相当,但是这种假设尚未得到证实。氯噻酮与 HCTZ 相比疗效更强,半衰期更长(50~60 小时 vs 9~10 小时)[83]。根据 24 小时 ABPM 监测,氯噻酮 25mg/d 与 HCTZ 50mg/d 疗效相当,但是 HCTZ 这个剂量增加副作用未被广泛接受。因此,可以认为相同剂量,氯噻酮疗效较 HCTZ 强,在 12.5~25mg 剂量范围内,氯噻酮与 HCTZ 一样,不容易出现低钾血症[84]。诊所 BP 高估了 HCTZ 的降压疗效,通过 24 小时血压监测,50mg HCTZ 与其他常用降压药物(ACEI,ARB,CCB,甚至 β 受体阻滞剂)疗效相当[85]。最近,Multiple Risk Factor Intervention Trial 表明,氯噻酮较 HCTZ 更能有效降低 CV 事件[86]。虽然,氯噻酮证据更足,但目前临床上仍选择 HCTZ 作为利尿剂治疗高血压。

袢利尿剂

袢利尿剂提供较强的利尿作用,较小地降低 PVR,但是没有噻嗪类利尿剂的动脉舒张作用。这类药物有明显的利钠作用,可弥补降压作用。因此,噻嗪类利尿剂与袢利尿剂相比,可有效降低大多数患者的血压。高血压患者,合并严重 CKD 如肌酐清除率<30ml/(min·1.73m²)]或者心力衰竭和严重水肿时,才会使用袢利尿剂。呋塞米是最常用的袢利尿剂,呋塞米持续时间短,降压治疗时每日需要用 2~3 次,而托拉塞米每日 1 次即可。

保钾利尿剂

患者使用噻嗪类利尿剂出现低钾血症时可应用保钾利尿剂(例如,氨苯蝶啶与阿米洛利)。低剂量噻嗪类利尿剂,不到 25%患者发生低钾血症,大多数不严重。与噻嗪类利尿剂合用时,氨苯蝶啶与阿米洛利降压作用很小。许多固定剂量的复方制剂包含 HCTZ 和氨苯蝶啶或阿米洛利。所有患者开始就使用这种复方制剂是不合理的,除非患者血钾在正常范围低限上。

像 B.A. 这样的一级预防患者,噻嗪类利尿剂为一线治疗方案,且她没有禁忌证(表 9-9)。虽然 B.A. 有高血脂,但噻嗪类利尿剂在低剂量时对血脂影响没有临床意义[87,88]。HCTZ 合适的初始剂量为每日 12.5~25mg。B.A. 没有体位性低血压的风险,因此初始剂量为每日 25mg 是安全的,且比 12.5mg 更有效降低血压,因为大多数降压药物在标准起始剂量仅使 SBP 降低 10mmHg,DBP 降低 5mmHg[89]。

表 9-9

降压药物的副作用和禁忌证

	副作用			禁忌证
	可避免	可能有害	常需要终止治疗	
噻嗪类利尿剂	多尿(治疗开始),肌肉痉挛,高尿酸血症(不伴痛风)	低钾血症[a],低钠血症,高血糖,低血容量,胰腺炎,光敏性,高胆固醇血症,高甘油三酯血症,高尿酸血症(无痛风),直立低血压(老年人更频繁)	高钙血症,氮质血症,皮疹(与某些磺胺类有交叉反应),紫癜,骨髓抑制,锂治疗对患者的锂毒性,低钠血症	无尿,肾功能衰竭
袢利尿剂	多尿,肌肉痉挛,高尿酸血症(比噻嗪类少见)	低钾血症,高血糖,低血容量,胰腺炎,高脂血症,高甘油三酯血症,大剂量静脉注射给药致听力损失,体位性低血压(老年人多见)	低钠血症,低钙血症,氮质血症,皮疹(与某些磺胺类有交叉反应),光敏性,锂治疗患者的锂中毒	无尿
ACEI	头晕,干咳	体位性低血压(老年人联合利尿剂者多见),血肌酐升高,血钾升高	血管性水肿,严重的高钾血症,血清肌酐增加>35%	双侧肾动脉狭窄,容量不足,低钠血症,妊娠,血管性水肿史
ARB	头晕	体位性低血压(老年人联合利尿剂者多见),血肌酐升高,血钾升高	严重的高钾血症,血清肌酐增加>35%	双侧肾动脉狭窄,容量不足,低钠血症,妊娠
二氢吡啶类 CCB	头晕,头痛,脸红	周围性水肿,心动过速	明显的周围性水肿	左心功能不全(氨氯地平和非洛地平除外)
非二氢吡啶类 CCB	头晕,头痛,便秘	心动过缓	房室传导阻滞,左心功能不全,与某些药物的相互作用	左心功能不全,或 Ⅱ 到 Ⅲ 度房室传导阻滞,病窦综合征
β 受体阻滞剂	心动过缓,无力,运动不耐受	掩盖糖尿病患者低血糖的症状,高血糖,加重外周动脉疾病,勃起功能障碍,增加甘油三酯,降低 HDL-C	左室功能不全(美托洛尔,比索洛尔除外),哮喘或慢性阻塞性肺疾病患者支气管痉挛(多见于非选择性)	重度哮喘,Ⅱ 到 Ⅲ 度房室传导阻滞,急性左心室功能障碍加重,具有内在拟交感活性药物加重冠状动脉疾病
醛固酮受体拮抗剂	月经紊乱(螺内酯)或男性乳房发育(螺内酯)	血钾升高	高钾血症,低钠血症	肾衰竭,肾功能损害(依普利酮:肌酐清除率<50ml/min,或 2 型糖尿病合并蛋白尿,女性肌酐>1.8,男性>2),高钾血症,低钠血症

[a] 不推荐常规补钾或给予保钾利尿剂,除非患者出现低钾血症,服用地高辛或血钾在正常范围低限。

ACEI,血管紧张素转换酶抑制剂;ARB,血管紧张素 Ⅱ 受体阻滞剂;CCB,钙通道阻滞剂;HDL-C,高密度脂蛋白胆固醇。

患者教育

案例 9-4,问题 3: 给 B. A. 开了 HCTZ 25mg,每日 1 次,如何告知她的利尿剂治疗?

应告知 B. A. 许多注意事项(表 9-6),一些患者忽略了降压治疗前生活方式的调整,因此应鼓励她坚持生活方式调整。利尿剂不仅降低血压,也降低 CV 事件风险。利尿剂用于降压,应该每日早晨在同一时间服药以减少夜尿及提供持续的疗效。她应该了解许多患者在服药开始阶段,会有多尿现象,但是会随时间而消失。漏服药时应该立即补服一次,但是注意一天中不要成倍使用。同时也要知道,使用利尿剂有可能出现低钾,需要定期监测血钾。她应该注意电解质紊乱的症状和表现(如腿抽筋、肌肉无力),出现症状后立即告知医生。一些患者应被告知多服用含钾高的食物以减少电解质的不足。当然这些只适用于噻嗪类和祥利尿剂,而非保钾利尿剂。

B. A. 的血压目标<140/90mmHg,经改变生活方式和服用 HCTZ 后,血压仍不达标(平均血压 141/83mmHg),但是未出现高血压并发症,她可以继续目前治疗,但可增加其他的干预措施。

案例 9-4,问题 4: B. A. 每日服用 HCTZ 25mg 4 周后,没有任何不适,也没有漏服药物,她坚持锻炼,采取 DASH 饮食,血压为 142/86mmHg(复测 140/84mmHg),实验室检查结果如下:血钾 3.8mmol/L,尿酸 7.3mg/dl,空腹血糖 99mg/dl。其他指标无异常。上个月,血钾 4.0mmol/L,尿酸 6.8mg/dl,空腹血糖 95mg/dl。通过上述资料,如何评价治疗的有效性和毒性?

钾丢失

与高剂量相比(HCTZ>25mg/d),低剂量噻嗪类利尿剂(如 HCTZ 12.5~25mg/d)很少发生不良反应。并且,低剂量噻嗪类利尿剂与其他一线药物不良反应和耐受性相似,不比安慰剂高[33,35,36]。然而,仍要评估服用噻嗪类利尿剂的患者出现电解质和代谢的变化的体征和症状,如低钾血症、低钠血症、高血糖,或高尿酸血症。B. A. 出现了轻微的血钾和尿素的改变,这是噻嗪类利尿剂引起的典型表现。应该询问 B. A. 是否有肌肉痉挛或无力,这些是血钾减少引起的。

案例 9-4,问题 5: B. A. 的血钾减少是否需要治疗?怎么治疗?

人体钾大多数在细胞内(~98%),噻嗪类利尿剂可导致钾流失,可使血钾在正常范围下限,低剂量出现低钾血症不常见。HCTZ 剂量为 12.5、25 和 50mg 可分别降低血钾 0.21、0.34 和 0.5mmol/L[33,87,88]。大多数利尿剂所致的低血钾是温和的,血钾在治疗第 1 个月达到最低点,然后保持稳定。B. A. 应当限制饮食中钠盐摄入,减少钾的流失[90]。

低钾血症

案例 9-4,问题 6: 利尿剂导致的低钾血症什么时候需要治疗?

B. A. 的血钾在正常范围内,不需要补钾治疗。利尿剂相关的低钾血症,无论是否有症状(例如,肌肉痉挛),血清钾浓度低于正常应治疗。开始治疗或增加剂量前及 2~4 后需要复查血钾。

富含钾的食物(例如干果、香蕉、土豆、鳄梨)可以改善一些患者的低钾,但是不能用于严重低钾血症治疗。例如,一个中等大小的香蕉只含有 11.5mmol 钾。利尿剂所致的低钾血症所需的补钾量变化很大,氯化钾 20~40mmol/d 可使血钾从 10 升高超过 100mmol/d。补钾治疗可选择氯化钾、碳酸氢盐、葡萄糖酸盐、乙酸盐和柠檬酸盐。保钾利尿剂与补钾药物不同,不能有效纠正其他原因所致低钾血症,更适合治疗利尿剂所致低钾血症。低镁血症常伴有利尿剂所致的低钾血症,因此,治疗低血钾之前需要治疗低镁血症。

其他代谢异常

案例 9-4,问题 7: B. A. 的尿酸增高需要怎么治疗?

噻嗪类利尿剂导致尿酸增高具有剂量依赖性。祥利尿剂也可导致尿酸增高,但是较轻。增加近端肾小管的重吸收,降低肾小管分泌,或增加尿酸的重吸收,有助于治疗利尿剂导致的高尿酸血症。噻嗪类导致的高尿酸血症通常很轻(≤0.5mg/dl),对于无痛风病史的患者没有临床意义[89]。痛风病史不是利尿剂的禁忌证,但是血尿酸增高可能需要降低剂量或者停用,尤其对于没有预防高尿酸治疗(如别嘌醇、非布司他)的患者。急性痛风性关节炎患者应停用利尿剂,至少要暂时停用。将来是否给予利尿剂治疗,取决于是否长期抗高尿酸血症治疗和利尿治疗利弊。B. A. 的血尿酸升高,由于她没有痛风症状,所以不需要调整药物或降低 HCTZ 剂量。

需要注意的是,参数变化如尿酸可为剂量调整提供信息。若利尿剂的剂量不能降低血压,其失败原因往往是不确定的,可能是容量不足或剂量不足。例如,尿酸没有升高,提示给药剂量可能不够,可以考虑增加剂量。B. A. 的尿酸增高证实剂量已足,如果需要继续降低血压,加用一种不同类的降压药物更好。

案例 9-4,问题 8: 氢氯噻嗪如何改变 B. A. 的血脂?

利尿剂可导致轻微的高胆固醇血症和高甘油三酯血症。饮食控制脂肪可以减少利尿剂所致的高血脂反应,即使调整饮食,使用噻嗪类利尿剂也会使血脂增高。与其他生物学紊乱不同,利尿剂所致的血脂紊乱与剂量无关,血脂紊乱较轻。许多试验持续 1 年以上,指出长期使用利尿剂,不会持续存在血脂紊乱[87,88]。而即使这一现象存在,低剂量的利尿剂对血脂的影响也不明显。出现血质紊乱不必停用利尿剂。

案例9-4,问题9: B. A. 还需要检测什么其他代谢异常结果？

利尿剂导致的严重的、常见的副作用是低钠血症。血钠的改变常较小,大多数人没有症状。老年人使用利尿剂容易出现严重的低钠血症(<120mmol/L),临床很少发生,但是需要停用利尿剂。同时需要注意其他引起低钠血症的药物(如选择性5-羟色胺再摄取抑制剂、精神病治疗药物),患者避免摄入过多的水。

低镁血症也是利尿剂常见的不良反应。噻嗪类和袢利尿剂均会增加肾排泄镁,具有剂量依赖性。严重的镁缺乏可以出现肌肉无力、肌肉颤动、精神异常、心律失常,应该补充镁或给予保钾利尿剂。低血镁常常同低血钾并存。

噻嗪类利尿剂可以减少尿钙的排泄,因而可以减少钙相关的肾结石的形成。血钙排泄减少一半不会使血钙升高,也不会使患者出现高钙血症。但是可以降低像 B. A. 这样患者(如绝经后)的骨质疏松风险,对骨质疏松患者有益。与噻嗪类利尿剂相反,袢利尿剂增加钙的肾清除率。

血压控制不良的原因

案例9-4,问题10: 血压控制不良的常见原因是什么？

B. A. 已经服用 HCTZ 4 周了,已达到最佳降压疗效,但是血压仍未控制。对治疗有反应,但是血压控制不良,在药物调整之前需要考虑可能的原因(表9-10)。详细了解既往用药史,血压测量情况,尤其是服药依从性,找出原因。服用 HCTZ 后,她的血压下降,肾功能正常,没有水肿,因此无容量超负荷。没有血压升高继发因素。因此,B. A. 需要联合其他药物,大多数患者为使血压达标需要服用两种或更多种药物。

表 9-10

降压抵抗原因

药物相关	健康状况或生活方式相关	其他
依从性差	容量超负荷	血压测量不当
剂量不足	钠摄入过多	难治性高血压
联合治疗不适宜	慢性肾脏病致体液潴留	白大衣高血压
利尿治疗不适宜	药物引起(见表9-2)	假性高血压
药物引起(见表9-2)	肥胖	
临床治疗不够(如临床惯性)	过量摄入酒精	

调整治疗

JNC-8 建议,当患者服用初始降压药物治疗后,血压仍不达标的患者,可以增加降压药物剂量(若患者服用降压药物剂量未达最大剂量)或增加第二个降压药物,小剂量开始。第二个降压药物可以选择患者未服用的 ACEI、ARB、CCB 或噻嗪类利尿剂。B. A. 服用 HCTZ 的剂量是适宜的,为了避免电解质和代谢紊乱,不能增加到最大推荐剂量50mg/d(高剂量)。她用 HCTZ 后,血钾降至 3.8mmol/L,如果增大剂量可能出现低钾血症(<3.5mmol/L),需要纠正。高尿酸血症也会加重。因此,将 HCTZ 增加至 50mg/d 是不可取的[85]。停用 HCTZ,可以换用一种其他类别的药物,但是不必停用 HCTZ,因为她能耐受,且对治疗有反应,HCTZ 与其他药物疗效相当,且对她的骨质疏松有益。

两药联合

治疗高血压,两药联合是可行的。为使血压达标,大多数患者需要服用多种药物。

为使 B. A. 的血压达标,需要联合第二个药物。她是一级预防患者,可以首选考虑联合一种 ACEI、ARB 或 CCB。选择两种作用机制不同的药物联合有助于降低血压。

B. A. 联合一种 ACEI 或 ARB,通过减少液体潴留而产生额外的降压效果。利尿剂开始降压是由于减少容量,之后降压是由于减少外周血管阻力。但是这些效果会刺激肾素-血管紧张素-醛固酮系统,通过代偿性机制减少液体丢失,使血压保持稳定。ACEI 或 ARB 阻断肾素-血管紧张素-醛固酮系统,因此这种联合是有益的。ACCOMPLISH 为随机双盲试验,11 506 位高血压患者随机分为 ACEI 联合噻嗪类利尿剂或 ACEI 联合 CCB 组[74]。随访 3 年后,ACEI 联合 CCB 组 CV 事件风险显著降低。B. A. 换用 ACEI 联合 CCB 降低 CV 事件较 HCTZ 联合 ACEI 疗效好,这是可接受的方案。但是考虑她对 HCTZ 的反应,加用 ACEI 是合理的。

固定剂量联合治疗

目前,几个固定剂量的组合包括 2 种或 3 种药物。

复方制剂不是简单的药物组合,可减少患者服用药片数量,患者依从性好[91]。改善依从性有助于血压达标。

大多数固定剂量的复方制剂包括 1 种噻嗪类利尿剂。其他固定剂量的复方制剂包含 1 种 CCB 与 1 种 ACEI 或 ARB。这些复方制剂,同噻嗪类联合 ACEI 或 ARB 一样,可以非常有效的降低血压,且更经济。控制高血压的简化治疗干预研究表明,与普通治疗方案相比,起始治疗给予固定剂量的复方制剂,血压更容易达标[92],进一步支持起始治疗可选择固定剂量组合的复方制剂。

B. A. 可以选择固定剂量的复方制剂。如果选择 ACEI 和 HCTZ 联合,可以选择多种复方制剂。所有包含 ACEI 和 HCTZ 的制剂均有适宜的剂量。如果选择 ACEI 和 CCB 联合,制剂较少,有 ACEI 和二氢吡啶类 CCB 或非二氢吡啶类 CCB 复方制剂。对于 B. A.,需要考虑经济性,有多种 ACEI 和噻嗪类利尿剂复方制剂,而 ACEI 和 CCB 复方制剂只有一种。目前也有 ARB 复方制剂,也可选择 ARB 和噻嗪类利尿剂的复方制剂。

减量治疗

案例 9-5

问题 1: T. J. 是一名 58 岁男性,高血压病史 10 年,服用赖诺普利/氢氯噻嗪 20/25mg,每日 1 次和氨氯地平 10mg,每日 1 次,2 年多,血压控制很好。诊所血压为 128/74mmHg 和 130/72mmHg。他无重要既往史和高血压相关并发症,但是他吸烟。T. J. 有高血脂,服用辛伐他汀 40mg,每日 1 次,高血脂已经控制。服用药物后无头晕等不适。现在其药物能否减量,能否停止某种药物治疗?

目前发现,确实有一些长期的高血压患者停用药物治疗后,其血压可以在数周至数月内维持正常。这就是减量治疗。但是,大多数患者不能减量治疗。患者的血压控制至少 1 年,低心血管病风险,可以进行减量治疗。对于有其他 CV 主要危险因素或有高血压并发症患者,不宜进行减量治疗。减量治疗在血压控制的情况下逐渐减少剂量、药物品种或两者均减。避免突然或过快减量,以免出现血压控制不佳或反弹(β 受体或 α_2 激动剂撤时常见)。

对于那些体重减轻或转变饮食方案的患者,减量治疗大多会成功。任何减量治疗的尝试必须通过随后有计划的减量评估才可以成功,因为血压可能在停药后数月至数年上升,尤其是当其生活方式调整不能长期坚持时。在高血压管理中,坚持生活方式调整(减轻重量,限制钠盐和酒精),近 70% 的应用噻嗪类利尿剂为基础治疗的患者,1 年后可以停用噻嗪类利尿剂[93]。

对于 T. J. 这一病例来讲,使用剂量递减的方法是不合适的。虽然他没有高血压相关并发症,但是他有多个 CV 主要的危险因素。

血管紧张素转化酶抑制剂

案例 9-6

问题 1: A. R. 是一名 49 岁黑人女性,有 2 型糖尿病。2 周前发现血压升高(155/90mmHg),开始服用赖诺普利 10mg,每日 1 次。从那以后她每周测量血压,她严格遵守美国糖尿病饮食,血压平均水平为 145/85mmHg。今日血压为 144/84mmHg(复测 142/88mmHg),心率为 78 次/min。不吸烟,BMI 29kg/m²。除了尿蛋白/肌酐比为 80mg/g(2 周前为 90mg/g)外,其余实验室检查包括肾功能检查均正常。赖诺普利治疗 2 周是否可以评价降压疗效?

有多种 ACEI 制剂,大多数每日服药 1 次即可(表 9-11),若使用等效剂量,大多数 ACEI 是可以互换的。

表 9-11

血管紧张素转换酶抑制剂(ACEI)

药物	起始剂量[a]/(mg · d⁻¹)	维持剂量/(mg · d⁻¹)	给药频次
贝那普利	10	20～40	1～2 次/d
卡托普利	25	50～100	2～3 次/d
依那普利	5	10～40	1～2 次/d
福辛普利	10	20～40	1 次/d
赖诺普利	10	20～40	1 次/d
莫西普利	7.5	7.5～30	1～2 次/d
培哚普利	4	4～16	1 次/d
喹那普利	10	20～80	1～2 次/d
雷米普利	2.5	2.5～20	1～2 次/d
群多普利	1	2～4	1 次/d

[a] 如果患者容量不足、有心力衰竭或老年人(≥75 岁),首剂应减半。

ACEI 达到稳态时间与其他降压药物类似,可能需要几周。因此,治疗或剂量改变后 2~4 周评估疗效合适。A. R. 服用赖诺普利 2 周,可评估她目前的血压是否达标。过去几周和今天的血压值均高于目标值 140/80mmHg。

案例 9-6,问题 2: A. R. 服用赖诺普利为什么需要监测血钾和肌酐?

ACEI 可以增加血钾,主要因为抑制了醛固酮的释放,血钾增加常比较轻微(一般 0.1~0.2mmol/L),一般不会出现高钾血症。严重肾功能不全的患者[GFR<60ml/(min·1.73m²)]或与其他升钾药物联用时更易于出现高钾血症。

ACEI 减少了肾出球小动脉收缩,可导致血肌酐小幅升高,GFR 轻微降低。常见的错误做法是血肌酐升高即停用 ACEI,血肌酐升高 30% 是安全的,可接受的,这些患者可继续服用 ACEI,因为治疗 2 月内血肌酐稳定,长期应用可保护肾脏[94]。血肌酐升高超过 30% 的患者需要暂停 ACEI 治疗,因为这可能提示有其他情况,可能有基础肾脏病(如双侧肾动脉狭窄)或其他影响肾脏血流的情况(如血容量不足、同时服用非甾体类消炎药物、心脏衰竭)。A. R. 开始 ACEI 治疗 2~4 周内,除了监测血压外,需要监测血钾和血肌酐。

案例 9-6,问题 3: 将 A. R. 的赖诺普利剂量增加为每日 20mg,会增加低血压的风险吗?

老年人，血容量不足的患者，心力衰竭的患者服用 ACEI 可能会出现首剂效应，表现为体位性低血压，头晕或晕厥，这可能是 RAAS 系统活性增加所致。这些患者服用 ACEI 时初始剂量减半（表 9-11），然后缓慢增加至标准剂量。

联合使用利尿剂一些患者可能出现首剂低血压。首次使用 ACEI 时，指南推荐存在血流动力学不稳定情况（如血容量不足、低钠血症、心力衰竭），老年患者剂量可减半，减少利尿剂剂量或者暂停利尿剂，以防血压急速大幅下降。A. R. 没有这些情况，可安全的增加赖诺普利的剂量。

案例 9-6，问题 4： 像 A. R. 这样的黑人患者，ACEI 是否有效？

ACEI 单药治疗的降压效果，白人较黑人或老年患者好。JNC-8 推荐，黑人高血压患者一级预防治疗不建议选择 ACEI 或 ARB 作为一线治疗，合并 CKD 的患者除外[2]。老年人和黑人可能有低肾素性高血压，可部分解释这些差异。然而，很多患者初始治疗仍然选择 ACEI 单药治疗，联合治疗，尤其是与噻嗪类利尿剂联合可降低这种种族和年龄差异。

黑人患者单药初始治疗最好不选择 ACEI，除非合并 CKD。初始治疗可选择噻嗪类利尿剂或 CCB。该患者可以改用其他降压药物（噻嗪类利尿剂和 CCB），可能有助于血压控制。需要注意，与白人相比，黑人使用 ACEI 发生血管性水肿和干咳的风险增加 2~4 倍[95]。但黑人患者仍可选择 ACEI，除非患者有血管性水肿史。

案例 9-6，问题 5： A. R. 有微量白蛋白尿，赖诺普利可以保护肾功能，然而赖诺普利有导致急性肾功能不全的风险吗？

ACEI 对于肾动脉疾病相关性高血压患者有效。然而对于双侧肾动脉狭窄，孕妇或容量不足患者禁用（表 9-9）。双侧肾动脉狭窄或血容量不足患者，用高浓度的血管紧张素维持肾血流，当开始用 ACEI 时会导致急性肾衰。因为并不知道患者是否有肾动脉狭窄，所以 ACEI 应从小剂量开始用起，用药开始后 2~4 周密切监测血肌酐。轻度血肌酐升高 ≤30%（血肌酐 <3.0mg/dl），无需调整治疗方案[94]，如果肌酐升高很多，需要停药。肌酐在 33.0mg/dl 以下，通过 ACEI 对肾血管的扩张作用保护肾脏，但需要严格监测。A. R. 使用赖诺普利 4 周后测量肌酐正常，未出现肾脏副作用。

案例 9-6，问题 6： 育龄期妇女使用 ACEI 有哪些风险？

ACEI 在妊娠 2~3 个月有致畸作用[96]，因此妊娠禁用。即使育龄妇女也不推荐使用，如果使用，应告知患者该药有可能影响胎儿，使胎儿出现致命性低血压、少尿、肾衰和畸形。服药期间建议避孕。

血管紧张素 Ⅱ 受体阻滞剂

案例 9-6，问题 7： A. R. 服用赖诺普利剂量增加为 20mg/d，8 周后增加为 40mg/d，她在诊所就诊时血压为 136/78mmHg（复测 134/76mmHg）。血钾和血肌酐无改变。但是，她自述过去几个月持续性干咳。无上呼吸道感染或左心功能不全症状。怎么调整 A. R. 的治疗？

最常见的 ACEI 副作用是咳嗽，约 15% 的患者会出现[97]，患者常述在气管后有一种痒的感觉，常发生在夜间。应区分这种咳嗽与心力衰竭所致的咳嗽的不同，心力衰竭所致的咳嗽常有爆裂音和啰音（听诊时），是有痰的咳，是肺水肿的表现。ACEI 所致的咳嗽在停药后可消失。药物用于治疗 ACEI 所致咳嗽无明显效果。对不能耐受 ACEI 的患者，最佳的治疗方法是改用其他降压药。

案例 9-6，问题 8： ARB 与 ACEI 有什么区别？

对于 A. R.，考虑她有糖尿病和微量白蛋白尿，换用 ARB 可能消除干咳，也是可接受的一线治疗选择[98]。对于该患者，一线治疗药物可选择 CCB 或噻嗪类利尿剂，由于她的血压没达标（低于 130/80mmHg），可联合一种药物，可选择 CCB 或噻嗪类利尿剂。ARB 是一级预防患者的一线治疗药物，表 9-12 有 8 种 ARB 类药物，许多药物以两种药物固定剂量的复方制剂的形式可供使用，此外还有两种市售产品是含有三个药物的固定剂量的复方制剂。

表 9-12

血管紧张素 Ⅱ 受体阻滞剂

药物	初始剂量[a]/(mg·d^{-1})	维持剂量/(mg·d^{-1})	给药频次
阿齐沙坦	80	80	1 次/d
坎地沙坦	16	8~32	1~2 次/d
依普沙坦	600	600~800	1~2 次/d
厄贝沙坦	150	75~300	1 次/d
洛沙坦钾	50	25~100	1~2 次/d
奥美沙坦	20	20~40	1 次/d
替米沙坦	40	20~80	1 次/d
缬沙坦	80~160	80~320	1 次/d

[a] 如果患者容量不足、服用利尿剂或老年人（≥75 岁），首剂应减半。

ACEI 和 ARB 药理作用区别

与 ACEI 阻滞了血管紧张素 Ⅰ 转化为血管紧张素 Ⅱ 不同，血管紧张素 Ⅱ 受体阻滞剂是与血管平滑肌、肾上腺和其他组织的血管紧张素 Ⅱ 受体结合，导致血管紧张素 Ⅱ 与其受体结合的途径被阻断,阻滞血管紧张素Ⅱ介导的血管收缩和阻滞醛固酮释放,从而降低血压。由于血管紧张素Ⅱ不影响缓激肽,不会出现干咳。

大量研究聚焦在血管紧张素Ⅱ1和2型受体之间药理学上的不同。刺激1型受体导致血管收缩,钠水潴留,血管重建,其他有害效应可能包括肌细胞和平滑肌肥厚,成纤维细胞增殖,在心肌中产生细胞毒性作用,刺激活性氧化物形成,改变基因表达,可能增加纤溶酶原活性抑制剂的浓度。2型受体刺激时有抗增殖作用,导致细胞变异,组织修复。

> **案例 9-6,问题 9:** 什么情况下初始治疗选择 ARB 比 ACEI 更合适?

理论上,理想的降压药应仅阻滞1型受体而不阻滞2型受体。ARB 主要阻断1型受体,ACEI 最终通过减少血管紧张素Ⅱ的产生而阻滞1型和2型受体,因此 ARB 在降低高血压相关并发症方面可能优于 ACEI。这种推断是纯理论的,没有临床试验资料支持。ONTARGET 是一个前瞻性的、双盲、随机对照临床试验,比较 ARB 为基础治疗,ACEI 为基础治疗和 ACEI 联合 ARB 治疗之间的区别[99]。随访56个月后,三组心血管事件发生率无显著差别。因此,治疗高血压,ARB 与 ACEI 疗效相当。

> **案例 9-6,问题 10:** 若 A. R. 服用赖诺普利后出现血管性水肿,换用 ARB 适宜吗?

有 ACEI 致血管性水肿病史的患者,不妨碍选择 ARB 治疗。尚未具体确定 ACEI 和 ARB 出现交叉性血管性水肿。坎地沙坦用于心力衰竭试验,评估替代治疗降低发生率和死亡率情况,纳入2 028例 ACEI 不耐受患者,将患者随机双盲的分为安慰机组和坎地沙坦组,39例 ACEI 致血管性水肿患者中只有1例再次出现血管性水肿而停用 ARB[99]。替米沙坦用于不能耐受 ACEI 的心血管疾病患者,纳入5 926例 ACEI 不耐受患者,将其随机双盲分为 ARB 或安慰剂组,随访56个月,75例 ACEI 致血管性水肿患者中,没有人再发生血管性水肿[100]。因此,ACEI 和 ARB 之间可能有交叉性血管性水肿,但是概率很低。对于有 ACEI 致血管性水肿患者,再有 ACEI 强适应证时可替换为 ARB。ACC/AHA 指南推荐有 ACEI 致血管性水肿患者可选择 ARB[79]。

钙通道阻滞剂

CCB 可有效降低血压,在老年人和黑人中降压效果通常强于其他降压药物(β 受体阻滞剂、ACEI 和 ARB)。利尿剂联合 CCB 也有降压协同作用,但是不如 ARB 联合 CCB 效果好。CCB 不改变血脂、血糖、尿酸或电解质。

虽然所有 CCB 都可以抑制细胞外钙离子的活动,但其主要分为两种类型:二氢吡啶类和非二氢吡啶类(地尔硫䓬和维拉帕米),两者的药理学作用不同。

二氢吡啶类 CCB

二氢吡啶类 CCB 主要作用是舒张外周和冠状动脉,

不阻滞房室结,不用于治疗心律失常。有力的血管扩张效果可使心率反射性增快。除了氨氯地平和非洛地平外,二氢吡啶类钙阻滞剂降低心肌收缩力,通常不用于治疗合并左心功能不全的患者。二氢吡啶类 CCB 副作用与有力的血管扩张有关,包括反射性心率增快、头痛和外周水肿。

CCB 尤其是二氢吡啶类 CCB 可致外周水肿,这种不良反应是 CCB 直接扩张外周动脉导致的,具有剂量依赖性。CCB 扩张血管,毛细血管通透性增加,从而增加了周围水肿的风险。处理该副作用方法为降低二氢吡啶类 CCB 的剂量或者增加阻断 RAAS 减少血管紧张素Ⅱ的作用,通过扩张动脉和静脉,使外周血管压力平衡。加用 ACEI 或 ARB 可以进一步降低血压。CCB 导致的外周水肿,应用利尿剂是无效的,不推荐使用。

非二氢吡啶类 CCB

非二氢吡啶类,地尔硫䓬和维拉帕米,相对于二氢吡啶类而言,它们有中度舒张外周动脉的作用,但它们直接减慢房室传导,有负性肌力和负性频率作用。非二氢吡啶类 CCB 阻滞房室结,减慢心率,可用于室上性心动过速与某些心律失常(如房颤),由于血管扩张效果可使心率反射性增快,大多数患者只轻微的降低心率。大剂量使用时,可出现1~3度传导阻滞。有2和3度房室传导阻滞的患者避免使用地尔硫䓬和维拉帕米,可使用二氢吡啶类 CCB。左心功能不全患者避免使用地尔硫䓬和维拉帕米,因为其可显著降低心肌收缩力,若需要 CCB 治疗(如心绞痛或高血压)可选择氨氯地平或非洛地平。左心功能不全的患者可安全使用这两个 CCB 药物,但是不能降低左心功能不全相关的死亡。地尔硫䓬可能比维拉帕米有较低的便秘发生率。维拉帕米也是预防偏头痛的有效药物,如果患者偏头痛也可以使用。雷诺病的患者使用二氢吡啶类 CCB 可因外周血管扩张作用,症状缓解。CCB 对环孢素导致的高血压有效,但因维拉帕米和地尔硫䓬增加环孢素浓度,应谨慎使用。

其他因素

制剂

有几种 CCB 制剂用于治疗高血压,见表 9-13。避免使用速释制剂(见第16章)。

缓释制剂

> ### 案例 9-7
>
> **问题 1:** C. F. 是一名60岁男性,有高血压,哮喘和2型糖尿病。每日服用 HCTZ 25mg 和雷米普利 20mg 治疗高血压多年。目前血压 148/74mmHg(复测 144/72mmHg),心率90次/min。医生打算加用一种 CCB 类药物来控制血压。维拉帕米控释制剂,延长释放剂(extended-release)和持续释放剂(sustained-release)之间有什么区别?可以互换吗?

表 9-13

钙离子通道阻滞剂[a]

药物	常用剂量/ (mg · d^{-1})	给药 频次
非二氢吡啶类[b]		
地尔硫草缓释制剂 sustained	120~480	1 次/d
地尔硫草缓释制剂 extended	120~540	1 次/d
维拉帕米缓释制剂 sustained	180~480	1~2 次/d
维拉帕米控释制剂[c]	180~480	每晚
维拉帕米慢性口服吸收系统[c]	100~400	每晚
二氢吡啶类		
氨氯地平	2.5~10	1 次/d
非洛地平缓释片 extended	2.5~10	1 次/d
依拉地平控释片	5~20	1 次/d
尼卡地平缓释片 sustained	60~120	2 次/d
硝苯地平缓释片[d] sustained	30~90	1 次/d
尼索地平缓释片 extended	17~34	1 次/d

[a] 高血压避免使用硝苯地平、维拉帕米和地尔硫草速释制剂。
[b] 有多种长效制剂，由于释放特性不同，不可等剂量互换。
[c] 慢性口服释药物在睡前服用，延迟药物释放一段时间，在早晨开始缓慢的释放药物，晚上不再释放药物；因为使用不同的释药系统，是不可以互换的。
[d] 只有缓释片被批准用于高血压。应避免使用速释制剂。

除了氨氯地平外，所有的 CCB 的半衰期均是短的。可以使用短效 CCB 制剂，但必须每日多次使用以使其能 24 小时发挥作用。当使用 CCB 治疗高血压时，首选长效制剂。有多种长效制剂方式。长效制剂之间血清药物浓度不同，但是总体降压疗效相似。尽管如此，FDA 认为大部分的产品包括同样的药物，其有效性和特性不同。这些药物直接可以互相替代。每日服用 1 次或 2 次的不同长效制剂可以交换（如延长释放剂、持续释放剂、控释制剂），但是不能等剂量对换。替换治疗若没有调整好，可能会导致血压下降。替换治疗 2 周内要监测血压和心率。

案例 9-7,问题 2: 是否有证据表明糖尿病患者使用 CCB 可以改善预后？

CCB 和糖尿病

已经证实，伴有糖尿病的高血压患者使用 CCB 类药物可降低心血管事件风险[98]，虽然证据不像 ACEI 那样强有力。伴有糖尿病的高血压患者服用福辛普利或氨氯地平，评价心血管事件和血压控制情况，ACEI 比 CCB 对心血管更有保护作用[56,57]。

非二氢吡啶类 CCB（尤其是地尔硫草）可以延缓 CKD 进展，尽管证据不如 ACEI 或 ARB 权威，其可能的机制是舒张入球和出球小动脉，降低肾小球内压。二氢吡啶类 CCB 能否延缓肾脏病进展尚不清楚。大多数观点认为 ACEI 和 ARB 对肾脏保护作用优于 CCB。

难治性高血压

案例 9-8

问题 1： R. R. 是一名 52 岁男性，高血压 10 年。无高血压并发症或靶器官损害。无糖尿病，不吸烟。每日服用 HCTZ 25mg、氨氯地平 10mg、缬沙坦 320mg 和卡维地洛 12.5mg，每日 2 次，持续 1 年。他曾因为药物不能耐受改变治疗药物包括：雷米普利出现血管水肿，多沙唑嗪出现头晕，可乐定出现咽干。血压一直不达标（低于 140/90mmHg）。没有高血压继发性因素。今日血压为 150/90mmHg（复测 152/92mmHg），心率 60 次/min，血钾 4.2mmol/L，血肌酐 1.0mg/dl。身高 183cm，体重 85kg。R. R. 是难治性高血压患者吗？怎么治疗？

R. R. 患有难治性高血压。JNC-8 建议，若初始治疗血压不达标，可增加初始药物剂量或增加另一个一线药物（如噻嗪类利尿剂，CCB，ACEI 或 ARB）。若两药均达最大可耐受剂量后，血压仍不达标，可滴定增加第三个降压药物。但是 ACEI 和 ARB 不能联用[2]。如果应用 3 个一线药物血压仍不达标或者存在禁忌证，可选择其他降压药物。应用上述降压治疗血压仍不达标或者需要排除继发性高血压的患者，建议转诊治疗。R. R. 可选择的治疗是有限的，氨氯地平和缬沙坦均达最大剂量。卡维地洛剂量可增加为 25mg，每日 2 次，但是他的心率为 60 次/min，增加剂量可能会出现心动过缓，因此，增加剂量不可取。可将 HCTZ 加量为每日 50mg，因为根据 24 小时 ABPM，25mg 较 12.5~25mg 更能降低血压[85]，但可增加电解质和代谢紊乱的副作用。

案例 9-8,问题 2： R. R. 每日用赖诺普利 5mg 或螺内酯 25mg，安全吗？

对于难治性高血压，有 3 个方案可考虑：(a)适当增加利尿剂剂量；(b)选择一种有效的药物联合；(c)选择合适的替代治疗方案[13]。若缬沙坦已达最大剂量，不建议加用 ACEI。ACEI 和 ARB 联用不能获益，因此，一级预防患者不建议选择 ACEI 和 ARB 联合降压治疗。在 ONTARGET（ONgoing Telmisartan Alone and in Combination With Ramipril Global Endpoint Trial），与单用相比，ACEI 与 ARB 联合治疗只额外降低了一点血压，且没有降低心血管事件风险。而且联合治疗不良事件风险增加（例如，肾功能衰竭，低血压）。

基于证据，ACEI 与 ARB 联合可降低左心功能不全患者因心衰再入院率[101,102]。但是，与 ACEI 单药治疗相比，ACEI 与 ARB 联合整体临床效益很小，左心功能不全患者使用标准剂量利尿剂，ACEI 和 β 阻滞剂，若需要联合其他药物可选择醛固酮拮抗剂[79]。CKD 有大量蛋白尿（300mg/d 或 500mg/d）患者可选择 ACEI 与 ARB 联合，似乎较单药治疗更能延缓蛋白尿的进展[73]。

大多数难治性高血压患者有高血容量，常规临床检查可能不易发现。但是用无创性的生物阻抗技术通过连续的血流动力学监测可以发现血容量高，可以加强利尿治疗，这种高容量的情况利尿治疗较其他降压药物效果更好[103]。加强利尿治疗包括更换利尿药物，更换为不同类的利尿药物，增加剂量或联用一种不同类的利尿药物。R. R. 若不将 HCTZ 剂量增加为每日 50mg，可将 HCTZ 更换为长效的氯噻酮，可增强降压效果。对于 CKD4 或 5 期［GFR<30ml/（min·1.73m²）］的患者或水肿需要利尿治疗的患者，也可将 HCTZ 更换为袢利尿剂（如呋塞米或托拉塞米），R. R. 无 CKD，因此该方案不适合。另一个方案联合一种醛固酮阻滞剂。难治性高血压患者经常需要用一些非一线或二线治疗药物（表 9-14）。但是这些药不能单独使用，因为不能减少高血压相关并发症，最好和其他降压药物合用。在之前的安慰剂对照试验中，有些药物（如利血平、肼屈嗪）作为利尿剂和 β 受体阻滞剂的联合治疗药物。R. R. 已经对多种可降低高血压并发症的降压药物反应差或不耐受，为使他的血压低于 140/90mmHg，可加用之前未用过的氯噻酮。

表 9-14

其他降压药物

药物/作用机制	常用剂量/（mg·d⁻¹）	给药频率
醛固酮受体拮抗剂（见表 14-9）		
α₁ 受体阻滞剂		
多沙唑嗪	1~8	1 次/d
派唑嗪	2~20	2~3 次/d
特拉唑嗪	1~20	1~2 次/d
肾素直接抑制剂		
阿利吉仑	150~300	1 次/d
中枢 α₂ 受体激动剂		
可乐定	0.1~0.8	2 次/d
可乐定	0.17~0.52	1 次/d
可乐定贴	0.1~0.3	每周 1 次
甲基多巴	250~1 000	2 次/d
血管扩张剂		
盐酸肼曲嗪	25~100	2~3 次/d
米诺地尔	2.5~80	1~2 次/d
交感神经节阻滞剂		
利血平	0.05~0.25	1 次/d

可选择的降压药物

醛固酮阻滞剂

螺内酯和依普利酮是难治性高血压患者常用的醛固酮受体拮抗剂，因此，R. R. 可以加用该类药物[8,104]。很多难治性高血压患者 RAAS 活性高，可导致醛固酮增加，高达 20% 的难治性高血压患者有醛固酮增多症[8]。因此，难治性高血压患者加用醛固酮受体拮抗剂可有效降低血压。

R. R. 的血钾正常，加用螺内酯后血钾可能会升高，因此用药 2~4 周内要监测血钾以防出现高钾血症。依普利酮较螺内酯对醛固酮受体选择性高，但有研究表明，螺内酯治疗醛固酮升高疗效更好[105]。与螺内酯相比，依普利酮导致男性乳房发育不良反应较少，但是高钾血症不良反应较多。有高钾血症风险的患者禁用依普利酮，如 2 型糖尿病有微量白蛋白尿，肌酐清除率<50ml/min，或血肌酐升高（女性>1.8mg/dl，男性>2.0mg/dl）。

案例 9-8，问题 3：生活方式调整对 R. R. 有多少益处？

除了用药依从性差，生活因素（肥胖，钠摄入过量，酗酒）均是难治性高血压的明显影响因素[8]。需要强调生活方式调整的重要性，尤其对于难治性高血压患者。如之前所述，生活方式调整包括饮食调整和体育锻炼，R. R. 每日钠盐摄入需要低于 1.5g，可以将难治性高血压患者 SBP 降低超过 20mmHg[23]。

α 受体阻滞剂

案例 9-9

问题 1：J. L. 是一名 64 岁男性，有高血压，血压 158/84mmHg（复测 156/86mmHg）。目前每日服用 HCTZ 25mg，厄贝沙坦 300mg 和硝苯地平延长释放剂 60mg。J. L. 尽自己最大努力进行生活方式调整，但仍不能完全依从调整方案。过去几个月，频发夜尿，排尿困难，尿流变细，诊断为良性前列腺增生（benign prostatic hyperplasia，BPH）。医生打算将一种降压药物换为 α 受体阻滞剂。与其他降压药物相比，α 受体阻滞剂降低心血管事件方面疗效如何？

α 受体阻滞剂不是高血压的一线治疗药物。ALLHAT 试验[48]包括 α 受体阻滞剂（多沙唑嗪）实验组，随访 3.3 年后，多沙唑嗪组合并心血管事件和心力衰竭较氯噻酮组高[106]。因此，氯噻酮治疗高血压降低高血压相关并发症方面较多沙唑嗪有效。该实验无安慰剂对照试验，因此，认为多沙唑嗪有害也是不正确的。对于 J. L.，不着急将 HCTZ、厄贝沙坦或硝苯地平换为 α 受体阻滞剂，再联合一种 α 受体阻滞剂比较适宜，α 受体阻滞剂对他的 BPH 有益（表 9-7）。

案例 9-9，问题 2：α 受体阻滞剂怎么改善 J. L. 的 BPH？

前列腺周围的平滑肌受 α₁ 受体支配，α 受体阻滞剂通过阻断该受体，通过减少尿道口张力和减轻膀胱出口梗阻来改善 BPH 的症状。特拉唑嗪和多沙唑嗪都被批准用于治疗良性前列腺增生症。哌唑嗪因给药频繁未批准用于 BPH。BPH 症状改善具有剂量依赖性，往往需要高剂量才能改善症状，这会增加副作用的风险，如体位性低血压。对于 J. L.，一种 α 受体阻滞剂可降低血压，同时改善排尿症状[107]。

案例 9-9，问题 3： J. L. 愿意接受多沙唑嗪改善 BPH 症状，而不愿意手术治疗。开始如何给药？

对于 J. L.，多沙唑嗪最好从小剂量开始，根据血压和耐受情况，逐渐增加剂量。如果血压下降，可以将其他的降压药物减量。多沙唑嗪初始剂量每日不超过 1mg，最好在睡前服用，这样可减少体位性低血压发生，α 受体阻滞剂最常见的不良反应，常发生于首剂时，但有些患者不会出现。此外，如果难治性高血压患者选择 α 受体阻滞剂联合治疗，晚上服用 α 受体阻滞剂降低血压疗效最好[107]。

案例 9-9，问题 4： 应该如何告知 J. L. 多沙唑嗪的副作用？

如果 α 受体阻滞剂剂量适宜，耐受性很好。服用多沙唑嗪可能出现不良反应，如嗜睡、头痛、虚弱、心悸、反射性心动过速、恶心等，这些均可克服。初次晚上服用，避免出现体位性低血压。患者从卧位或坐位站立时要缓慢。

其他类药物

阿利吉仑

案例 9-10

问题 1： R. P. 是一名 68 岁男性，高血压，1 年前曾发生缺血性卒中。2 个月前，每日服用地尔硫䓬缓释剂 240mg 的情况下，血压 164/94mmHg（复测 162/98mmHg），心率 62 次/min。后来，改为贝那普利/HCTZ 10/12.5mg/d。今日血压 142/82mmHg（复测 144/82mmHg）。血肌酐 1.9mg/dl，其余实验室检查均正常。医生考虑是否可以在使用 ACEI 的基础上加用阿立吉仑。

肾素直接抑制剂

阿利吉仑是肾素直接抑制剂，阻断 RAAS 第一步，降低 PRA 和血压。

案例 9-10，问题 2： 阿利吉仑与 ACEI 或 ARB 有什么区别？
这与 ACEI 减少血管紧张素 Ⅱ 和 ARB 阻断血管紧张素 Ⅱ 受体不同，但是降压疗效类似。阿利吉仑半衰期为 24 小时，与大多数 ACEI 和 ARB 一样，可以每日服用 1 次。

与 ACEI 和 ARB 相比，阿利吉仑副作用方面有相同和不同之处。由于阻断 RAAS 可致畸胎，孕妇禁用，可使血肌酐和血钾升高。这些与 ACEI 和 ARB 相同，均是阻滞血管紧张素 Ⅱ 减少血管收缩，减少了肾出球小动脉收缩和阻断醛固酮。服用阿利吉仑期间，需要监测血肌酐和血钾，尤其是与 ACEI、ARB、保钾利尿剂或醛固酮阻滞剂联用时。有服用阿利吉仑出现血管性水肿的报道。

案例 9-10，问题 3： 阿利吉仑治疗 R. P. 的高血压时处于什么地位？

阿利吉仑在高血压治疗中的地位尚不清楚，但是证明可用于单药治疗或联合治疗。阿利吉仑单用降压疗效与 ACEI，ARB 或 CCB（尤其是氨氯地平）相似。与 HCTZ、ACEI、ARB 和 CCB 联用可协助降压。但是与极量 ACEI 联用疗效未知。目前由于阿利吉仑长期使用降低心血管事件尚不清楚，因此阿利吉仑仍是可选择的一个降压药物。

α/β 阻滞剂和奈必洛尔

拉贝洛尔和卡维地洛（表 9-15）是非选择性 β 受体阻滞剂兼有 α₁ 受体阻滞剂的作用。因此，它们的特性与联合使用非选择性 β 受体阻滞剂和 α₁ 受体拮抗剂相似。

这类药物因 α 受体阻滞作用可扩张血管。而奈比洛尔是唯一一个通过阻滞 β 受体产生扩张血管作用，因此，该药不需要阻滞 α 受体即可扩张血管。拉贝洛尔和卡维地洛注意事项和禁忌证与非选择性 α 受体阻滞剂相同，因为他们均可阻滞 β₁ 和 β₂ 受体（见表 9-9）。

卡维地洛被证实可用于高血压和左心功能不全，可降低左心功能不全患者的发病率和死亡率[108,109]。用于治疗高血压，拉贝洛尔和卡维地洛与其他 β 受体阻滞剂相比，除了单个药物可阻滞 α 受体和 β 受体双重机制外，无明确的优势。伴有 2 型糖尿病的患者，卡维地洛对血糖没有明显影响，美托洛尔轻微升高血糖[110]。

中枢 α₂ 受体阻滞剂

α₂ 受体阻滞剂（表 9-14）通过阻断中枢 α₂ 受体活性从而降低血压。他能够兴奋中枢神经系统的 α₂ 受体，抑制（负反馈）心、肾的交感神经输出，舒张外周血管。尽管单独使用 α₂ 受体激动剂是有效的，但是由于其潜在的副作用，降低心血管事件疗效尚不清楚，因此，仍不能作为一线治疗药物。

可乐定

案例 9-11

问题 1： T. M. 是一名 43 岁男性卡车司机，高血压病史 5 年，无高血压并发症。继发原因已被排除。目前每日服用氯沙坦/HCTZ 100/25mg 和地尔硫䓬缓释片 240mg。曾服用多种降压药物，由于出现副作用而停用（卡托普利和雷诺普利，引起干咳；阿替洛尔和卡维地洛，出现乏力；硝苯地平和氨氯地平，引起水肿；特拉唑嗪，出现体位性低血压）。他坚持服用药物和调整生活方式，但是尚未戒烟。过去 3 个月，平均诊所血压为 150/95mmHg。加用可乐定 0.1mg，每日 2 次。T. M. 服用可乐定过程中可能出现什么问题？

表 9-15

治疗高血压的常见 β 受体阻滞剂

药物	常用剂量范围/ (mg · d⁻¹)	给药频次	半衰期/h	β1 受体 选择性	脂溶性
阿替洛尔	25 ~ 100	1 ~ 2 次/d	6 ~ 7	++	低
比索洛尔	5 ~ 20	1 次/d	9 ~ 12	+++	高
卡维地洛	12.5 ~ 50	2 次/d	6 ~ 10	0	高
卡维地洛	10 ~ 80	1 次/d	6 ~ 10	0	高
拉贝洛尔	200 ~ 800	2 次/d	6 ~ 8	0	中
酒石酸美托洛尔	100 ~ 400	2 次/d	3 ~ 7	+	中 ~ 高
琥珀酸美托洛尔	25 ~ 400	1 次/d	3 ~ 7	+	中 ~ 高
奈比洛尔	5 ~ 10	1 次/d	12 ~ 19	+++	高
普萘洛尔	40 ~ 180	1 次/d(长效和缓释制剂) 或 2 次/d	3 ~ 5	0	高

α₂ 受体激动剂和利尿剂联合使用最有效,因为其可产生尿潴留。与有不同降压机制的药物合用,且这些药物不作用中枢肾上腺受体联合是理想选择。可乐定突然停药可引起血压反弹。T. M. 由于工作不规律或长时间驾驶,可能会漏服药物,出现血压反弹的风险。

案例 9-11,问题 2: T. M. 如何开始可乐定治疗?

可乐定的使用应从低剂量开始,逐渐增加剂量,最终达到一个目标剂量,就是能有效控制血压且有最小的副作用的剂量。普通片起始剂量为 0.1mg,每日 2 次,每 2 ~ 4 周增加 0.1 或 0.2mg/d,直到血压达标或出现不良反应。可乐定也有缓释片和贴剂。可乐定贴剂,可透过皮肤控释药物,持续作用超过 7 天。贴剂起效会延迟 2 ~ 3 天,因此,当口服可乐定换为贴剂时可能出现血压反弹,为防止血压反弹,换为贴剂的第一天仍要口服可乐定。可乐定常见的副作用为抗胆碱能副作用,如镇静和口干,尤其常见于老年人。

案例 9-11,问题 3: 几个月后,T. M. 服用可乐定 0.2mg,每日 2 次,血压 148/84mmHg。但是,出现了白天嗜睡和口干不良反应,其他 α₂ 受体激动剂可以用吗?

甲基多巴

甲基多巴在孕妇中广泛评估是安全的。因此,甲基多巴可作为妊娠期高血压首选的一线药物[111]。除此之外,甲基多巴在临床上很少应用。通常甲基多巴的起始剂量为 250mg,每日 2 次至 2 000mg/d。甲基多巴的副作用与可乐定相似,包括镇静、嗜睡、体位性低血压、眩晕、口干、头疼和血压反弹。若长期服用,上述副作用可减弱。其他副作用还包括:溶血性贫血和肝损害,两者并不常见,但一旦出现

则必须立即停药。

其他

胍法辛和胍那苄副作用很大。副作用包括口干、镇静、眩晕、体位性低血压、失眠、便秘和阳痿。胍法辛半衰期长,较其他 α₂ 受体激动剂血压反弹少。其他 α₂ 受体激动剂(如甲基多巴、胍法辛和胍那苄)不良反应与可乐定几乎是相同的。因此,患者不能耐受一种 α₂ 受体激动剂也不能耐受其他的 α₂ 受体激动剂。T. M. 可选择其他不同类别的降压药物,如醛固酮阻滞剂、阿利吉仑、利血平或动脉血管扩张剂。

利血平

案例 9-11,问题 4: T. M. 选择利血平合理吗?

利血平是目前使用的最老的降压药,其与利尿剂合用,降压效果更好。重要的是利血平价格便宜,可以每日服用 1 次。在早期的几个关键性治疗试验中,均已证实了利血平可降低高血压的发病率和死亡率。SHEP 把利血平作为二线药使用,与氯噻酮联合治疗那些不能耐受阿替洛尔的患者[88]。

低剂量(0.05 ~ 0.1mg/d)的降压效果亦很明显,重要的是,与大剂量相比可降低副作用发生率。利血平可导致鼻塞,有报道胃肠外给药或非常大剂量时出现胃肠道溃疡。T. M. 可服用小剂量利血平,他同时服用的噻嗪类利尿剂可以与利血平联用。T. M. 所有可选择的方案中,除了阿利吉仑,利血平最适宜。

许多临床医师避免使用利血平是因为它最常见的副作用是抑郁症。20 世纪 50 年代,多项试验报告,利血平的剂量超过了其治疗高血压的剂量(0.5 ~ 1.0mg/d),而且许多患者并没有达到抑郁症的标准,她们只不过是过度镇静。

当剂量被限制在<0.25mg/d,抑郁症的发生率明显低于其他降压药。

血管扩张剂

肼曲嗪

案例 9-12

问题 1:C. M. 是一名 56 岁女性,有高血压和严重 CKD,GFR 为 14ml/(min·1.73m²)。降压方案包括每日服用托拉塞米 40mg,氨氯地平/奥美沙坦 10/40mg,琥珀酸美托洛尔 200mg。4 周前血压 148/92mmHg 和 146/90mmHg 时服用肼曲嗪 25mg,每日 3 次。她的依从性很好,目前血压为 146/88mmHg,心率为 82 次/min,双肺呼吸音清,双下肢 1 度凹陷性水肿。电解质正常。C. M. 为什么选择肼曲嗪?

肼屈嗪可以直接引起动脉平滑肌的舒张。除非患者患有严重 CKD,很少使用动脉扩张剂,肾病患者血压较难控制,经常需要 4~5 种药物。严重慢性肾病刺激肾素释放,加重液体潴留。有力的血管扩张剂和利尿剂合用,可以很好的降低血压。肼屈嗪有力的舒血管作用刺激了交感神经系统,导致了反射性心动过速,增加血清中肾素活性及引起水潴留。单独使用该药时,降压效果和血管扩张会很快消失。为保持有力的降压效果,可以加用 β 受体阻滞剂,通过减慢心率来对抗肼屈嗪引起的反射性心动过速,也可加用利尿剂来减轻液体潴留。

案例 9-12,问题 2:18 个月后,C. M. 服用肼曲嗪 50mg,每日 3 次,血压达标。她现在最大的不舒服是左右手关节疼,发热。抗结核抗体阳性,白细胞计数 3 500/μl,血沉 45mm/h,诊断为药物性狼疮,怎么处理?

C. M. 的症状符合药物性狼疮(DIL),导致 DIL 最常见的药物是肼曲嗪,肌肉骨骼疼痛也是最常见的症状,但全身症状和皮疹也可出现。肼曲嗪剂量低至 100mg/d 即可导致 DIL,剂量超过 200mg/d 时,DIL 风险增加。

应停用肼曲嗪,症状在几天或几周内会消退。

米诺地尔

案例 9-12,问题 3:C. M. 可以选择什么药物替代肼曲嗪?

C. M. 对肼屈嗪降压有反应,因此,其他血管扩张药物也可能有效。米诺地尔与肼屈嗪相似,也是有力的血管扩张剂,引起反射性心动过速、增加心输出量、增加血浆肾素活性和液体潴留作用。故米诺地尔需与 β 受体阻滞剂和利尿剂联合使用。对于类似 C. M. 难治性高血压和严重慢性肾功能不全的患者,可以选用米诺地尔。

案例 9-12,问题 4:接受米诺地尔治疗后应该知道哪些?

口服米诺地尔会产生多毛症,大约有 80%~100% 的人会出现。治疗开始的数周内出现毛发增多,这和内分泌失调无关。毛发增多部位常发生与两鬓、眉间、脸颊、耳翼,继续用药可能延伸至后背、四肢及头皮。然而,一些患者尤其是女性,不能容忍多毛症,需要终止治疗。米诺地尔获批局部应用治疗男性脱发,但局部应用没有降低血压的效果。

米诺地尔能引起机体液体潴留,出现水肿、体重增加。若用药期间利尿不充分,可以诱发心力衰竭或使原有的心力衰竭症状加重,肼曲嗪也可引起。米诺地尔引起的反射性心动过速也可以诱发有缺血性心脏病危险的患者出现心绞痛,增加缺血性心脏病的风险。

(崔学艳 译,牟燕 校,周聊生 审)

参考文献

1. Patient Protection and Affordable Care Act (PPACA). Pub L No. 111-148, 124 Stat 119, to be codified as amended at scattered sections of 42 USC. Enacted March 23, 2010. American Heart Association/American Stroke Association: Heart Disease and Stroke Statistics 2015 – At-a-Glance. http://www.heart.org/idc/groups/ahamah-public/@wcm/@sop/@smd/documents/downloadable/ucm_470704.pdf. Accessed June 29, 2015

2. James PA et al. 2014 Evidence-based guidelines for the management of high blood pressure in adults. *JAMA*. 2014;311(5):507–520.

3. Kaplan NM. *Kaplan's Clinical Hypertension*. 11th ed. Philadelphia, PA: Wolters Kluwer; 2014.

4. Grundy SM et al. Diagnosis and management of the metabolic syndrome: an American Heart Association/National Heart, Lung, and Blood Institute Scientific Statement [published corrections appear in *Circulation*. 2005;112:e297; *Circulation*. 2005;112:e298]. *Circulation*. 2005;112:2735.

5. Agarwal R et al. Role of home blood pressure monitoring in overcoming therapeutic inertia and improving hypertension control: a systematic review and meta-analysis. *Hypertension*. 2011;57:29.

6. Staessen JA et al. Predicting cardiovascular risk using conventional vs ambulatory blood pressure in older patients with systolic hypertension. Systolic Hypertension in Europe Trial Investigators. *JAMA*. 1999;282:539.

7. Saseen JJ. Hypertension. In: Tisdale JE, Miller DA, eds. *Drug-Induced Diseases: Prevention, Detection, and Management*. 2nd ed. Bethesda, MD: American Society of Health-Systems Pharmacists; 2010:516.

8. Calhoun DA et al. Resistant hypertension: diagnosis, evaluation, and treatment: a scientific statement from the American Heart Association Professional Education Committee of the Council for High Blood Pressure Research. *Circulation*. 2008;117:e510.

9. Verdecchia P et al. Short- and long-term incidence of stroke in white-coat hypertension. *Hypertension*. 2005;45:203.

10. Rosendorff C et al. Treatment of hypertension in the prevention and management of ischemic heart disease: a scientific statement from the American Heart Association Council for High Blood Pressure Research and the Councils on Clinical Cardiology and Epidemiology and Prevention [published correction appears in *Circulation*. 2007;116:e121]. *Circulation*. 2007;115:2761.

11. Mancia G et al. 2007 Guidelines for the Management of Arterial Hypertension: The Task Force for the Management of Arterial Hypertension of the European Society of Hypertension (ESH) and of the European Society of Cardiology (ESC) [published correction appears in *J Hypertens*. 2007;25:1749]. *J Hypertens*. 2007;25:1105.

12. Hansson L et al. Effects of intensive blood-pressure lowering and low-dose aspirin in patients with hypertension: principal results of the Hypertension Optimal Treatment (HOT) randomised trial. HOT Study Group. *Lancet*. 1998;351:1755.

13. Curb JD et al; Systolic Hypertension in the Elderly Program Cooperative Research Group. Effect of diuretic-based antihypertensive treatment on cardiovascular disease risk in older diabetic patients with isolated systolic hypertension. *JAMA*. 1996;276(23):1886–1892.

14. Tuomilehto J et al; Systolic Hypertension in Europe Trial Investigators. Effects of calcium-channel blockade in older patients with diabetes and systolic hypertension. *N Engl J Med*. 1999;340(9):677–684.

15. UK Prospective Diabetes Study Group. Tight blood pressure control and risk of macrovascular and microvascular complications in type 2 diabetes:

UKPDS 38. *BMJ*. 1998;317(7160):703–713.

16. ACCORD Study Group et al. Effects of intensive blood-pressure control in type 2 diabetes mellitus. *N Engl J Med*. 2010;362:1575.

17. Ruggenenti P et al; REIN-2 Study Group. Blood-pressure control for renoprotection in patients with non-diabetic chronic renal disease (REIN-2): multicentre, randomised controlled trial. *Lancet*. 2005;365(9463):939–946.

18. Wright JT Jr et al; African American Study of Kidney Disease and Hypertension Study Group. Effect of blood pressure lowering and antihypertensive drug class on progression of hypertensive kidney disease: results from the AASK trial. *JAMA*. 2002;288(19):2421–2431.

19. Klahr S et al; Modification of Diet in Renal Disease Study Group. The effects of dietary protein restriction and blood-pressure control on the progression of chronic renal disease. *N Engl J Med*. 1994;330(13):877–884.

20. Beckett NS et al. Treatment of hypertension in patients 80 years of age or older. *N Engl J Med*. 2008;358:1887.

21. American Heart Association Nutrition Committee et al. Diet and lifestyle recommendations revision 2006: a scientific statement from the American Heart Association Nutrition Committee [published corrections appear in *Circulation*. 2006;114:e27; Circulation. 2006;114:e629]. *Circulation*. 2006;114:82.

22. Appel LJ et al. Dietary approaches to prevent and treat hypertension: a scientific statement from the American Heart Association. *Hypertension*. 2006;47:296.

23. Appel LJ et al. A clinical trial of the effects of dietary patterns on blood pressure. DASH Collaborative Research Group. *N Engl J Med*. 1997;336:1117.

24. Pimenta E et al. Effects of dietary sodium reduction on blood pressure in subjects with resistant hypertension: results from a randomized trial. *Hypertension*. 2009;54:475.

25. Wright JM et al. First-line drugs for hypertension. *Cochrane Database Syst Rev*. 2009(3):CD001841.

26. Ernst ME, Moser M. Use of diuretics in patients with hypertension [published correction appears in *N Engl J Med*. 2010;363:1877]. *N Engl J Med*. 2009;361:2153.

27. Elliott WJ, Meyer PM. Incident diabetes in clinical trials of antihypertensive drugs: a network meta-analysis. *Lancet*. 2007;369:201.

28. Kronish IM et al. Meta-analysis: impact of drug class on adherence to antihypertensives. *Circulation*. 2011;123:1611.

29. MRC Working Party. Medical Research Council trial of treatment of hypertension in older adults: principal results. MRC Working Party. *BMJ*. 1992;304:405.

30. Kidney Disease Outcomes Quality Initiative (K/DOQI). K/DOQI clinical practice guidelines on hypertension and antihypertensive agents in chronic kidney disease. *Am J Kidney Dis*. 2004;43(5 Suppl 1):S1.

31. Dahlöf B et al. Morbidity and mortality in the Swedish Trial in Old Patients with Hypertension (STOP-Hypertension). *Lancet*. 1991;338:1281.

32. Whelton PK et al. The effects of nonpharmacologic interventions on blood pressure of persons with high normal levels. Results of the Trials of Hypertension Prevention, Phase I [published correction appears in *JAMA*. 1992;267:2330]. *JAMA*. 1992;267:1213.

33. Materson BJ et al. Single-drug therapy for hypertension in men. A comparison of six antihypertensive agents with placebo. The Department of Veterans Affairs Cooperative Study Group on Antihypertensive Agents [published correction appears in *N Engl J Med*. 1994;330:1689]. *N Engl J Med*. 1993;328:914.

34. Grimm RH Jr et al. Long-term effects on sexual function of five antihypertensive drugs and nutritional hygienic treatment in hypertensive men and women. Treatment of Mild Hypertension Study (TOMHS). *Hypertension*. 1997;29(1 Pt 1):8.

35. Grimm RH Jr et al. Relationships of quality-of-life measures to long-term lifestyle and drug treatment in the Treatment of Mild Hypertension Study. *Arch Intern Med*. 1997;157:638.

36. Grimm RH Jr et al. Long-term effects on plasma lipids of diet and drugs to treat hypertension. Treatment of Mild Hypertension Study (TOMHS) Research Group. *JAMA*. 1996;275:1549.

37. Jensen J et al. The prevalence and etiology of impotence in 101 male hypertensive outpatients. *Am J Hypertens*. 1999;12:271.

38. [No authors listed]. Effects of treatment on morbidity in hypertension. Results in patients with diastolic blood pressures averaging 115 through 129 mm Hg. *JAMA*. 1967;202:1028.

39. SHEP Cooperative Research Group. Prevention of stroke by antihypertensive drug treatment in older persons with isolated systolic hypertension. Final results of the Systolic Hypertension in the Elderly Program (SHEP). SHEP Cooperative Research Group. *JAMA*. 1991;265:3255.

40. Staessen JA et al. Randomised double-blind comparison of placebo and active treatment for older patients with isolated systolic hypertension. The Systolic Hypertension in Europe (Syst-Eur) Trial Investigators. *Lancet*. 1997;350:757.

41. Collins R et al. Blood pressure, stroke, and coronary heart disease. Part 2, Short-term reductions in blood pressure: overview of randomised drug trials in their epidemiological context. *Lancet*. 1990;335:827.

42. MacMahon S et al. Blood pressure, stroke, and coronary heart disease. Part 1, Prolonged differences in blood pressure: prospective observational studies corrected for the regression dilution bias. *Lancet*. 1990;335:765.

43. The Tobacco Use and Dependence Clinical Practice Guideline Panel, Staff, and Consortium Representatives. A clinical practice guideline for treating tobacco use and dependence: a US Public Health Service report. The Tobacco Use and Dependence Clinical Practice Guideline Panel, Staff, and Consortium Representatives. *JAMA*. 2000;283:3244.

44. US Preventive Services Task Force. Aspirin for the prevention of cardiovascular disease: U.S. Preventive Services Task Force recommendation statement. *Ann Intern Med*. 2009;150:396.

45. Neaton JD et al. Treatment of Mild Hypertension Study. Final results. Treatment of Mild Hypertension Study Research Group. *JAMA*. 1993;270:713.

46. Psaty BM et al. Health outcomes associated with various antihypertensive therapies used as first-line agents: a network meta-analysis. *JAMA*. 2003;289:2534.

47. Black HR et al. Principal results of the Controlled Onset Verapamil Investigation of Cardiovascular End Points (CONVINCE) trial. *JAMA*. 2003;289:2073.

48. Dahlof B et al. Cardiovascular morbidity and mortality in the Losartan Intervention For Endpoint reduction in hypertension study (LIFE): a randomised trial against atenolol. *Lancet*. 2002;359:995.

49. ALLHAT Officers and Coordinators for the ALLHAT Collaborative Research Group. Major outcomes in high-risk hypertensive patients randomized to angiotensin-converting enzyme inhibitor or calcium channel blocker vs diuretic: The Antihypertensive and Lipid-Lowering Treatment to Prevent Heart Attack Trial (ALLHAT) [published corrections appear in *JAMA*. 2004;291:2196; JAMA. 2003;289:178]. *JAMA*. 2002;288:2981.

50. PROGRESS Collaborative Group. Randomised trial of a perindopril-based blood-pressure-lowering regimen among 6,105 individuals with previous stroke or transient ischaemic attack [published corrections appear in *Lancet*. 2001;358:1556; Lancet. 2002;359:2120]. *Lancet*. 2001;358:1033.

51. Hansson L et al. Randomised trial of effects of calcium antagonists compared with diuretics and beta-blockers on cardiovascular morbidity and mortality in hypertension: the Nordic Diltiazem (NORDIL) study. *Lancet*. 2000;356:359.

52. Hansson L et al. Randomised trial of old and new antihypertensive drugs in elderly patients: cardiovascular mortality and morbidity—the Swedish Trial in Old Patients with Hypertension-2 study. *Lancet*. 1999;354:1751.

53. Hansson L et al. Effect of angiotensin-converting-enzyme inhibition compared with conventional therapy on cardiovascular morbidity and mortality in hypertension: the Captopril Prevention Project (CAPPP) randomised trial. *Lancet*. 1999;353:611.

54. Wang JG et al. Chinese trial on isolated systolic hypertension in the elderly. Systolic Hypertension in China (Syst-China) Collaborative Group. *Arch Intern Med*. 2000;160:211.

55. Wing LM et al. A comparison of outcomes with angiotensin-converting-enzyme inhibitors and diuretics for hypertension in the elderly. *N Engl J Med*. 2003;348:583.

56. Heart Outcomes Prevention Evaluation Study Investigators. Effects of ramipril on cardiovascular and microvascular outcomes in people with diabetes mellitus: results of the HOPE study and MICRO-HOPE substudy. Heart Outcomes Prevention Evaluation Study Investigators [published correction appears in *Lancet*. 2000;356:860]. *Lancet*. 2000;355:253.

57. Estacio RO et al. The effect of nisoldipine as compared with enalapril on cardiovascular outcomes in patients with non-insulin-dependent diabetes and hypertension. *N Engl J Med*. 1998;338:645.

58. Tatti P et al. Outcome results of the Fosinopril Versus Amlodipine Cardiovascular Events Randomized Trial (FACET) in patients with hypertension and NIDDM. *Diabetes Care*. 1998;21:597.

59. UK Prospective Diabetes Study Group. Efficacy of atenolol and captopril in reducing risk of macrovascular and microvascular complications in type 2 diabetes: UKPDS 39. UK Prospective Diabetes Study Group. *BMJ*. 1998;317:713.

60. Brenner BM et al. Effects of losartan on renal and cardiovascular outcomes in patients with type 2 diabetes and nephropathy. *N Engl J Med*. 2001;345:861.

61. Lewis EJ et al. Renoprotective effect of the angiotensin-receptor antagonist irbesartan in patients with nephropathy due to type 2 diabetes. *N Engl J Med*. 2001;345:851.

62. Parving HH et al. The effect of irbesartan on the development of diabetic nephropathy in patients with type 2 diabetes. *N Engl J Med*. 2001;345:870.

63. Dickstein K et al. Effects of losartan and captopril on mortality and morbidity in high-risk patients after acute myocardial infarction: the OPTIMAAL randomised trial. Optimal Trial in Myocardial Infarction with Angiotensin II Antagonist Losartan. *Lancet*. 2002;360:752.

64. Wright JT Jr et al. Effect of blood pressure lowering and antihypertensive drug class on progression of hypertensive kidney disease: results from the AASK trial [published correction appears in *JAMA*. 2006;295:2726]. *JAMA*.

2002;288:2421.

65. Dahlof B et al. Prevention of cardiovascular events with an antihypertensive regimen of amlodipine adding perindopril as required versus atenolol adding bendroflumethiazide as required, in the Anglo-Scandinavian Cardiac Outcomes Trial-Blood Pressure Lowering Arm (ASCOT-BPLA): a multicentre randomised controlled trial. *Lancet*. 2005;366:895.

66. Julius S et al. Outcomes in hypertensive patients at high cardiovascular risk treated with regimens based on valsartan or amlodipine: the VALUE randomised trial. *Lancet*. 2004; 363:2022.

67. Schrader J et al. Morbidity and mortality after stroke, eprosartan compared with nitrendipine for secondary prevention: principal results of a prospective randomized controlled study (MOSES). *Stroke*. 2005;36:1218.

68. Cutler DM et al. The value of antihypertensive drugs: a perspective on medical innovation. *Health Aff (Millwood)*. 2007;26:97.

69. Lewis EJ et al. The effect of angiotensin-converting-enzyme inhibition on diabetic nephropathy. The Collaborative Study Group [published correction appears in *N Engl J Med*. 1993;330:152]. *N Engl J Med*. 1993;329:1456.

70. The GISEN Group (Gruppo Italiano di Studi Epidemiologici in Nefrologia). Randomised placebo-controlled trial of effect of ramipril on decline in glomerular filtration rate and risk of terminal renal failure in proteinuric, non-diabetic nephropathy. *Lancet*. 1997;349:1857.

71. Haller H et al. Olmesartan for the delay or prevention of microalbuminuria in type 2 diabetes. *N Engl J Med*. 2011;364:907.

72. Casas JP et al. Effect of inhibitors of the renin-angiotensin system and other antihypertensive drugs on renal outcomes: systematic review and meta-analysis. *Lancet*. 2005;366:2026.

73. Kunz R et al. Meta-analysis: effect of monotherapy and combination therapy with inhibitors of the renin angiotensin system on proteinuria in renal disease. *Ann Intern Med*. 2008;148:30.

74. Bakris GL et al. Renal outcomes with different fixed-dose combination therapies in patients with hypertension at high risk for cardiovascular events (ACCOMPLISH): a prespecified secondary analysis of a randomised controlled trial. *Lancet*. 2010;375:1173.

75. Fihn SD et al. 2014 ACC/AHA/AATS/PCNA/SCAAI/STS Focused update of the guideline for the diagnosis and management of patients with stable ischemic heart disease. *Circulation*. 2014;130:1749–1767.

76. Baker WL et al. Systematic review: comparative effectiveness of angiotensin-converting enzyme inhibitors or angiotensin II-receptor blockers for ischemic heart disease. *Ann Intern Med*. 2009;151:861.

77. Amsterdam EA et al. 2014 AHA/ACC Guidelines for the management of patients with non-ST elevation acute coronary syndromes: executive summary. *Circulation*. 2014;130:2354–2394.

78. O'Gara PT et al. 2013 ACCF/AHA Guideline for the management of ST-elevation myocardial infarction: executive summary. *Circulation*. 2013;127:529–555.

79. Yancy CW et al. 2013 ACCF/AHA Guideline for the management of heart failure: executive summary. *Circulation*. 2013;128:1810–1852.

80. Taylor AL et al. Combination of isosorbide dinitrate and hydralazine in blacks with heart failure [published correction appears in *N Engl J Med*. 2005;352:1276]. *N Engl J Med*. 2004;351:2049.

81. Materson BJ et al. Response to a second single antihypertensive agent used as monotherapy for hypertension after failure of the initial drug. Department of Veterans Affairs Cooperative Study Group on Antihypertensive Agents. *Arch Intern Med*. 1995;155:1757.

82. Psaty BM et al. Meta-analysis of health outcomes of chlorthalidone-based vs nonchlorthalidone-based low-dose diuretic therapies. *JAMA*. 2004;292:43.

83. Ernst ME et al. Comparative antihypertensive effects of hydrochlorothiazide and chlorthalidone on ambulatory and office blood pressure. *Hypertension*. 2006;47:352.

84. Ernst ME et al. Meta-analysis of dose-response characteristics of hydrochlorothiazide and chlorthalidone: effects on systolic blood pressure and potassium. *Am J Hypertens*. 2010;23:440.

85. Messerli FH et al. Antihypertensive efficacy of hydrochlorothiazide as evaluated by ambulatory blood pressure monitoring: a meta-analysis of randomized trials. *J Am Coll Cardiol*. 2011;57:590.

86. Dorsch MP et al. Chlorthalidone reduces cardiovascular events compared with hydrochlorothiazide: a retrospective cohort analysis. *Hypertension*. 2011;57:689.

87. Lakshman MR et al. Diuretics and beta-blockers do not have adverse effects at 1 year on plasma lipid and lipoprotein profiles in men with hypertension. Department of Veterans Affairs Cooperative Study Group on Antihypertensive Agents. *Arch Intern Med*. 1999;159:551.

88. Savage PJ et al. Influence of long-term, low-dose, diuretic-based, antihypertensive therapy on glucose, lipid, uric acid, and potassium levels in older men and women with isolated systolic hypertension: The Systolic Hypertension in the Elderly Program. SHEP Cooperative Research Group. *Arch Intern Med*. 1998;158:741.

89. Law MR et al. Value of low dose combination treatment 3 with blood pressure lowering drugs: analysis of 354 randomised trials. *BMJ*. 2003;326:1427.

90. Ram CV et al. Moderate sodium restriction and various diuretics in the treatment of hypertension. *Arch Intern Med*. 1981;141:1015.

91. Gupta AK et al. Compliance, safety, and effectiveness of fixed-dose combinations of antihypertensive agents: a metaanalysis. *Hypertension*. 2010;55:399.

92. Brown MJ et al. Aliskiren and the calcium channel blocker amlodipine combination as an initial treatment strategy for hypertension control (ACCELERATE): a randomised, parallel-group trial. *Lancet*. 2011;377:312.

93. Stamler R et al. Nutritional therapy for high blood pressure. Final report of a four-year randomized controlled trial—the Hypertension Control Program. *JAMA*. 1987;257:1484.

94. Bakris GL, Weir MR. Angiotensin-converting enzyme inhibitor-associated elevations in serum creatinine: is this a cause for concern? *Arch Intern Med*. 2000;160:685.

95. Flack JM et al. Management of high blood pressure in Blacks: an update of the International Society on Hypertension in Blacks consensus statement. *Hypertension*. 2010;56:780.

96. Cooper WO et al. Major congenital malformations after first-trimester exposure to ACE inhibitors. *N Engl J Med*. 2006;354:2443.

97. Luque CA, Vazquez Ortiz M. Treatment of ACE inhibitor-induced cough. *Pharmacotherapy*. 1999;19:804.

98. Bakris GL et al. ASH position paper: treatment of hypertension in patients with diabetes—an update. *J Clin Hypertens (Greenwich)*. 2008;10:707.

99. ONTARGET Investigators et al. Telmisartan, ramipril, or both in patients at high risk for vascular events. *N Engl J Med*. 2008;358:1547.

100. Telmisartan Randomised AssessmeNt Study in ACE iNtolerant subjects with cardiovascular Disease (TRANSCEND) Investigators et al. Effects of the angiotensin-receptor blocker telmisartan on cardiovascular events in high-risk patients intolerant to angiotensin-converting enzyme inhibitors: a randomised controlled trial [published correction appears in *Lancet*. 2008;372:1384]. *Lancet*. 2008;372:1174.

101. McMurray JJ et al. Effects of candesartan in patients with chronic heart failure and reduced left-ventricular systolic function taking angiotensin-converting-enzyme inhibitors: the CHARM-Added trial. *Lancet*. 2003;362:767.

102. Pfeffer MA et al. Valsartan, captopril, or both in myocardial infarction complicated by heart failure, left ventricular dysfunction, or both [published correction appears in *N Engl J Med*. 2004;350:203]. *N Engl J Med*. 2003;349:1893.

103. Taler SJ et al. Resistant hypertension: comparing hemodynamic management to specialist care. *Hypertension*. 2002;39:982.

104. Calhoun DA, White WB. Effectiveness of the selective aldosterone blocker, eplerenone, in patients with resistant hypertension. *J Am Soc Hypertens*. 2008;2:462.

105. Parthasarathy HK et al. A double-blind, randomized study comparing the antihypertensive effect of eplerenone and spironolactone in patients with hypertension and evidence of primary aldosteronism. *J Hypertens*. 2011;29:980.

106. ALLHAT Collaborative Research Group. Major cardiovascular events in hypertensive patients randomized to doxazosin vs chlorthalidone: the antihypertensive and lipid-lowering treatment to prevent heart attack trial (ALLHAT). ALLHAT Collaborative Research Group [published correction appears in *JAMA*. 2002;288:2976]. *JAMA*. 2000;283:1967.

107. Hermida RC et al. Chronotherapy improves blood pressure control and reverts the nondipper pattern in patients with resistant hypertension. *Hypertension*. 2008;51:69.

108. Dargie HJ. Effect of carvedilol on outcome after myocardial infarction in patients with left-ventricular dysfunction: the CAPRICORN randomised trial. *Lancet*. 2001;357:1385.

109. Packer M et al. Effect of carvedilol on survival in severe chronic heart failure. *N Engl J Med*. 2001;344:1651.

110. Bakris GL et al. Metabolic effects of carvedilol vs metoprolol in patients with type 2 diabetes mellitus and hypertension: a randomized controlled trial. *JAMA*. 2004;292:2227.

111. National High Blood Pressure Education Program Working Group on High Blood Pressure in Pregnancy. Report of the National High Blood Pressure Education Program Working Group on High Blood Pressure in Pregnancy. *Am J Obstet Gynecol*. 2000;183:S1.

10 第 10 章 外周血管疾病

Snehal H. Bhatt and Mary G. Amato

核心原则

		章节案例
①	周围动脉疾病(peripheral arterial disease,PAD)是一类下肢周围动脉狭窄或闭塞的疾病,常源于动脉粥样硬化。间歇性跛行,是一类有时会引起疼痛的并发症,与 PAD 有关,患者表现为因肢体运动而诱发的下肢局部疼痛、痉挛、肌肉紧束或无力感。	案例 10-1(问题 1)
②	根据患者的危险因素,PAD 治疗应当包括治疗性生活方式改变和药物干预。主要的治疗措施包括:戒烟,煅炼,对血脂紊乱、高血压、糖尿病进行管理,抗血小板治疗,应用维拉帕米。	案例 10-1(问题 2~11)

雷诺现象

①	雷诺现象(Raynaud's phenomenon,RP)是一种因寒冷和情绪波动而引起的血管过度痉挛的反应,很可能是通过促发刺激因素引起的交感神经兴奋而介导的。RP 分为原发性和继发性两类。其中,继发原因包括结缔组织病和占位性神经病变。	案例 10-2(问题 1)
②	根据患者的临床症状和基础疾病,RP 治疗应当包括治疗性生活方式改变和药物干预。一线治疗方法包括避免寒冷刺激和避免使用血管收缩药物,使用钙通道阻滞剂治疗。其他可供选择的治疗包括肾素-血管紧张素-醛固酮抑制剂、局部使用硝酸甘油、他汀类药物、外周 α 受体阻滞剂、静脉前列腺素类药物、内皮素阻滞剂、磷酸二酯酶阻滞剂。	案例 10-2(问题 2~4)

夜间下肢肌肉痉挛

①	夜间下肢肌肉痉挛是一种休息时发生的特发性、不随意的肌肉收缩。受累肌肉可见一硬结,且经常在入睡后最初几个小时发生。	案例 10-3(问题 1)
②	夜间下肢肌肉痉挛最首要的治疗目的是预防发作。治疗推荐包括拉伸训练、改变睡姿、治疗可能的病因(例如电解质紊乱)。	案例 10-3(问题 2~5)

周围动脉疾病

周围动脉疾病(peripheral arterial disease,PAD)是一种由于下肢周围动脉狭窄或闭塞导致的常见的且有时会引起疼痛的并发症,常源于动脉粥样硬化斑块。与冠状动脉病引起胸痛相似,PAD 的疼痛称作可类比为下肢的"绞痛"。间歇性跛行与冠状动脉疾病在危险因素和病理学方面具有明确的相关性。

间歇性跛行表现为肢体运动诱发的下肢局部疼痛、痉挛、肌肉紧束或无力感,休息时缓解。此外,脚趾或足部的麻木或持续疼痛,提示组织缺血,可引起溃疡。间歇性跛行的疼痛可严重限制患者的活动,严重时导致组织坏死或需

对患肢行截肢术。许多患有 PAD 的患者没有症状或下肢症状不典型,如下肢无力,行走困难或此类非特异的主诉。但间歇性跛行的症状进行性加重,患者可能直到病情严重时才就诊。

流行病学

男性和女性患有周围动脉疾病都很常见,发生率约12%[1],但男性出现间歇性跛行的比例更高,约为女性的2倍[2]。间歇性跛行的发病率随年龄增长明显增加(表 10-1)。大多数患有 PAD 的患者没有症状,但未来发展为间歇性跛行的风险明显升高。尽管间歇性跛行的症状发生率只有2%,但11.7%的患者可发现下肢的大动脉粥样硬化[3]。间歇性跛行症状发生率与 PAD 发生率不一致,可

能是由于50%~90%的间歇性跛行患者从未向医生提及自己的症状。患者将间歇性跛行归咎于高龄所致的正常行走困难，误认为不需要治疗[4]。1项横向的、基于人群的电话调查评估了50岁以上的成年人对PAD相关公众知识的知晓率，包括PAD的定义、疾病发生的危险因素、相关症状和疾病状态、截肢风险。不幸的是，只有25%的人群了解PAD[5]。

表 10-1

不同年龄组间歇性跛行年发生率[3]

年龄组/岁	年发生率/%
40~49	2.0
50~59	4.2
60~69	6.8
70	9.2

闭塞性周围动脉疾病的危险因素与冠心病的危险因素相似。多年糖尿病史是最显著的危险因子，30%的糖尿病患者合并PAD[6]。糖化血红蛋白每升高1%，PAD发病风险升高28%[7]。其他与PAD相关的动脉粥样硬化危险因素包括吸烟、高血压、血脂异常[8]。与冠心病相比，高甘油三酯血症是患PAD更重要的危险因素，这可以部分解释为何糖尿病患者PAD患病率更高[9]。

与其他的危险因素相比，吸烟与间隙性跛行疼痛的发生更具有相关性，且发生风险随吸烟史时间延长和每日吸烟量增加而明显增加[10]。在合并其他危险因素如高血压或糖尿病时，吸烟可进一步增加间歇性跛行发生率。与非吸烟者相比，吸烟者患PAD的风险升高7倍[11]。

流行病学研究对间歇性跛行患者进行了4~9年的随访，发现75%的患者的症状未进展，而25%的患者在随访期间疼痛缺血发作加重。伴随PAD加重，可出现缺血的组织改变、溃疡、坏疽。虽然少见但约5%的跛行患者需进行患肢切除术[12]。如合并两个独立危险因素，如糖尿病和吸烟，可显著促进间歇性跛行的进展，并增加严重患者肢体并发症的发生风险（表10-2）。最后，发生严重疾病患者的病灶位置与预后有关，例如与远端病变相比，近端病变预后更差；但是这些发现需要更多的研究证实[14]。

表 10-2

间歇性跛行患者终点事件的发生率[12,13]

患者组	突发肢体缺血事件/%	截肢术/%
所有患者	23	7
糖尿病	31	11
吸烟	35	21

一项对间歇性跛行患者所进行的相对较短的2年随访研究中，3.6%的患者死亡；22%的患者发生非致命性的心血管事件（定义为心脏、脑血管和周围血管事件）。此外，26%的患者在同一时间段里行走能力下降[15]。但需要重点强调的是，应认识到在这一类患者中很可能会发生严重的短期急性事件[13,15]。

病理生理学

间歇性跛行和与之相关的疼痛和活动障碍是闭塞性PAD的主要并发症。闭塞性PAD最主要的原因是由于周围血管的动脉粥样硬化斑块进展而致动脉硬化闭塞症。因血脂异常、糖尿病、高血压和吸烟引起内皮细胞激活使斑块进展，而斑块又导致血管平滑肌增殖和继发的血管结构破

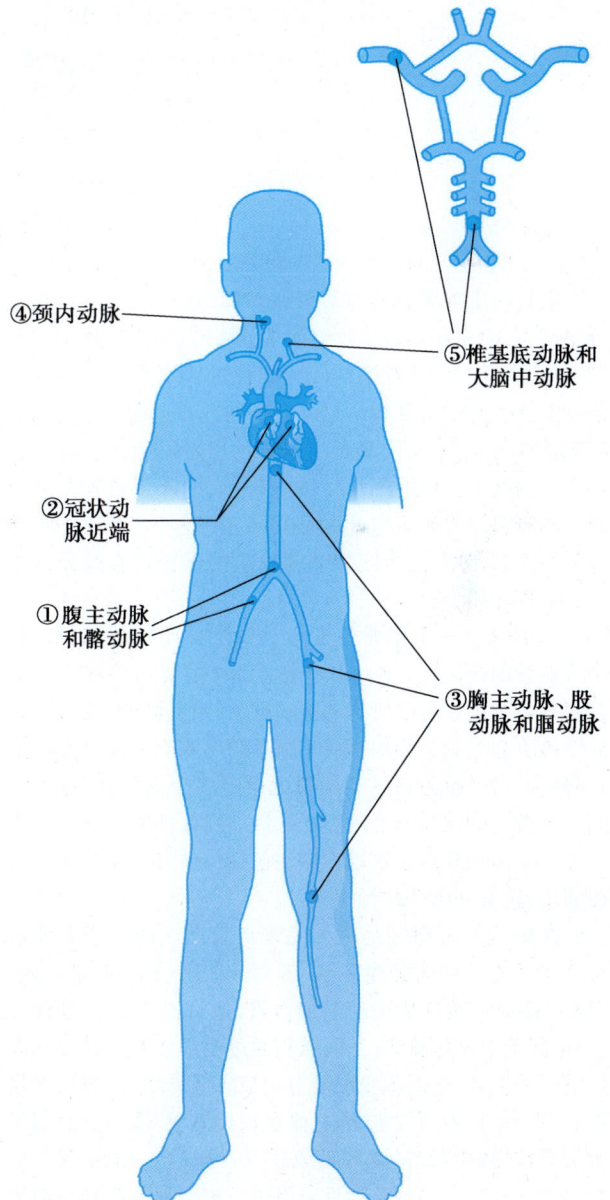

④颈内动脉

⑤椎基底动脉和大脑中动脉

②冠状动脉近端

①腹主动脉和髂动脉

③胸主动脉、股动脉和腘动脉

图 10-1　常见的动脉粥样硬化位点（以发生频率为序）。来源：Rubin E, Farber JL. Pathology. 3rd ed. Philadelphia, PA：Lippincott-Raven；1999：508.

正常红细胞通过毛细血管

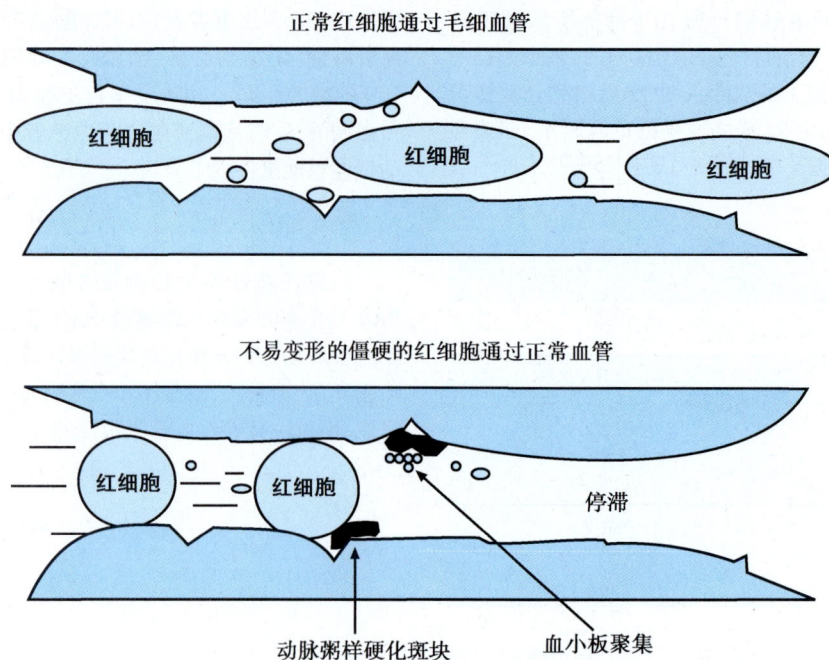

不易变形的僵硬的红细胞通过正常血管

红细胞　　红细胞　　停滞

动脉粥样硬化斑块　　血小板聚集

图 10-2　间歇性跛行时红细胞缺乏弹性

坏。血管内皮损坏引起血管舒张障碍,这是由于一氧化氮分泌减少,内皮素等血管收缩因子分泌增加,两者均阻碍了肢端血流。此外,动脉粥样硬化病灶进展本身可物理性的限制血流。对于病灶狭窄超过50%的患者运动可能会引起间隙性跛行发作,而狭窄超过80%的患者可能休息时也会疼痛。病灶本身可能不稳定或破裂,或相邻小血管可能因附近的斑块致血流压力升高而破裂。上述任一情况均可导致急性血管闭塞,这与冠状动脉发生的不稳定心绞痛或急性心肌梗死相似[16]。

图 10-1 显示了最常见发生动脉粥样硬化的部位。在中央血管的斑块(如主动脉和髂动脉)主要与臀部疼痛和勃起障碍有关。局限于股动脉和腘动脉更远端的病变会特异性地引起大腿和小腿疼痛。胫动脉闭塞会引起足部的跛行疼痛。当严重的动脉粥样硬化影响多个动脉血管床时,间歇性跛行的症状的范围随之扩散。间歇性跛行的出现提示外周肌肉动脉血运不足。运动包括行走可增加肌肉的代谢需求,诱发间歇性跛行疼痛。

红细胞的可塑性是体外毛细血管灌注的一个重要因素[17,18]。在无血流受损区域,正常红细胞(red blood cells,RBCs)能变形通过细小的毛细血管,通过红细胞自身排成一列,降低血液黏滞率,从而顺利通过毛细血管。许多间歇性跛行的患者,红细胞变形能力明显降低,导致血液黏度增加。毛细血管内白细胞黏附、血小板聚集、补体和凝血因子激活导致慢性组织缺血和低氧供又加重这一损伤[16]。血管应对低氧状态的一系列反应更进一步抑制血流和组织供氧,因此是有害的(图 10-2)。

临床表现

案例 10-1

问题 1：R. L. 是一名 60 岁、110kg 的男性,既往有 2 型糖尿病史、慢性稳定性心绞痛史、血脂异常及吸烟史。主诉今日围绕街区行走时右大腿上部疼痛,过去 12 个月以来疼痛逐渐严重,但近日开始难以忍受。当步行停止几分钟后疼痛缓解。R. L. 吸烟量为每日两包烟。

他最近主要的实验室指标如下：

总胆固醇：290mg/dl(国际标准单位,7.49mmol/L)

空腹甘油三酯：350mg/dl(国际标准单位,3.95mmol/L)

低密度脂蛋白(LDL)：188mg/dl(国际标准单位,4.86mmol/L)

高密度脂蛋白(HDL)：32mg/dl(国际标准单位,0.83mmol/L)

血肌酐(SCr)：0.8mg/dl(国际标准单位,61mmol/L)

尿素氮(BUN)：18mg/dl(国际标准单位,6.4mmol/L)

糖化血红蛋白(Hgb) A_{1c}：10.5%(国际标准单位,91.3mmol/mol)

空腹血糖：190mg/dl(国际标准单位,10.5mmol/L)

血压(BP)：170/95mmHg

心率(HR)：89 次/min

胫后动脉搏动未触及,做了多普勒超声,测定踝肱指数是 0.7(正常>0.90)。

R. L. 的药物治疗包括硝酸异山梨酯每日 60mg,阿司匹林每日 1 次,每次 81mg,雷米普利每日 5mg。他的胰岛素剂量不断增加至中性精蛋白锌胰岛素早 40 单位,晚 35 单位。R. L. 的哪些临床表现和危险因素符合间歇性跛行诊断?

R.L. 的病史具有典型的血管闭塞和间歇性跛行的危险因素,包括高脂血症、糖尿病、高血压和吸烟。根据其糖化血红蛋白、空腹血糖升高的水平,表明其糖尿病未充分控制,且患者体型肥胖。同时患有这些疾病被认为是代谢综合征。已证实这些因素以及吸烟与胰岛素抵抗及进行性动脉粥样硬化相关(图10-3)[19,20]。心绞痛表明冠心病存在,所以患者同时患有周围血管闭塞也不足为奇了。

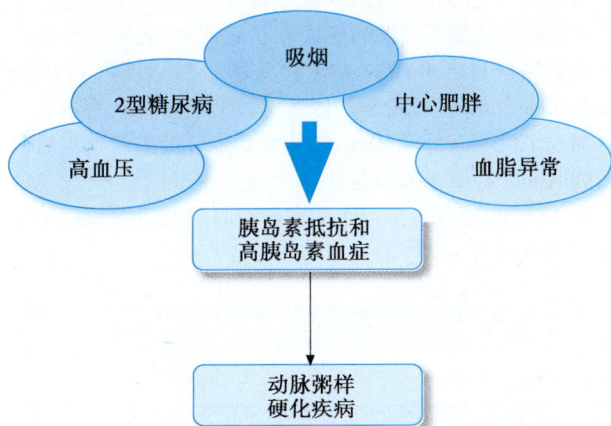

图 10-3　代谢综合征引起动脉粥样硬化

R.L. 描述的间歇性跛行的特征性疼痛表现与受累肌群的运动有关,且休息数分钟和再灌注后缓解。另一种常见的动脉粥样硬化病变广泛的症状包括足冰冷及休息和睡眠时足部持续疼痛。由于足部本身血流受限、灌注压不足、足部血液向腿部回流不足,引起足部淤血(足部红或紫色)。其他外周动脉粥样硬化的表现包括足部表面毛发掉落、足部趾甲增厚、下肢远端和足部汗液分泌缺乏,这些症状均因循环不佳产生[16]。

R.L. 的客观检查检验指标也与间歇性跛行一致。脊髓多普勒超声有助于排除由于椎管狭窄和神经源性及肌肉骨骼源性引起的假性跛行下肢疼痛。超声也有助于测量肢体末端血压。踝/肱指数0.7意味着踝部的收缩压仅为手臂供血分支动脉收缩压的70%。这是由于间歇性跛行患者下肢血流因动脉粥样硬化受阻,踝部灌注压与臂部相比降低(表10-3)。踝/肱指数越低,肢端供血越差,症状越严重。踝/肱指数低于0.9可诊断为PAD。R.L. 胫后动脉搏动消失的症状,在周围血管闭塞病中也很常见。

表 10-3

踝/肱指数评价动脉闭塞严重程度[21]

严重程度	踝/肱指数[a]
正常	>0.9
轻度	0.7～0.89
中度	0.5～0.89
重度	<0.5

[a] 踝/肱指数指踝部收缩压除以手臂收缩压。

治疗

治疗目标和非药物治疗

案例 10-1,问题 2: R.L. 的治疗目标是什么?预防跛行疼痛和防止疾病进展应首先采取何种措施?

对 R.L. 的特殊治疗目标包括预防跛行疼痛加重,减轻患者现在的病痛,防止基础疾病的进展,减少心血管事件的发生风险。如达到此目标,则可尽最大可能使 R.L. 避免出现运动障碍、坏疽和卒中、心肌梗死等心血管事件的发生。在对 R.L 解释这些治疗目标时应强调他的多种疾病互相关联,针对其任一疾病的治疗可使其他并发疾病获益。首先应当进行饮食调整,运动和减肥,严格控制使血压、血脂、糖化血红蛋白、餐前和餐后血糖水平达标。美国心脏病学会(American College of Cardiology, ACC)和美国心脏协会(American Heart Association, AHA)发布了相关指南,详细评估用于治疗间歇性跛行和周围动脉疾病的非药物治疗和药物治疗措施[8]。表10-4总结了相关推荐。对 R.L. 来说,他能做到的最重要的两件事概括为五个字:"戒烟和步行"[23]。

表 10-4

周围动脉疾病患者的治疗措施及预后[8,22]

治疗措施	是否缓解下肢症状?	是否预防全身并发症?
戒烟	是	是
运动	是	否
西洛他唑	是	否
他汀类药物	是	是
血管紧张素转化酶抑制剂	是	是
血压控制	否	是
抗血小板治疗[a]	否	是

[a] 阿司匹林或氯吡格雷

戒烟

对于间歇性跛行的患者应着重强调戒烟的重要性,这是预防患者静息性疼痛、肢体长时间缺血、需要截肢,病情进展的最重要的可变因素,并总体上减少心血管事件。多项研究表明戒烟可提高原本吸烟的间歇性跛行患者的生存率,降低其截肢率[24,25]。能够戒烟的患者与未戒烟患者相比,跑步及步行距离增加、症状的加重延缓、血管重建手术的并发症减少[8,24,26-28]。这也是最迅速的减轻 R.L. 跛行疼痛的措施。如果 R.L. 能够戒烟,心肌梗死和死亡风险也会分别降低3倍和5倍。表10-5总结了吸烟和戒烟后的患心血管并发症的风险。

表 10-5

间歇性跛行患者终点事件的发生率[12,24]

终点事件	随访期限/年	患者分组	
		仍吸烟者/%	既往吸烟者ᵃ/%
静息疼痛	7	16	0
心肌梗死	10	53	11
截肢	5	11	0
死亡	10	54	18

ᵃ 诊断为间歇性跛行后戒烟

已有许多药物和策略能够帮助像 R. L. 这样的患者戒烟(见第 91 章)。无论如何,尼古丁能通过促进儿茶酚胺释放和收缩血管而损伤血管,但是也可能在内皮损伤和动脉粥样硬化中发挥作用[29]。

运动

PAD 的患者应进行个体化的运动治疗方案,并监督计划的执行,这也可改善如 R. L. 一样的患者其他的危险因素。间歇性跛行相关疼痛会导致运动障碍,缺乏运动会导致肢体功能下降,间歇性跛行患者的日常生活也渐渐需要依赖他人。进行运动锻炼是最有效的保持和增进活动能力的方法,这比现今最有效的药物治疗效果更佳[30]。理想的运动计划应包括每周 3 次、最少 30~45 分钟的步行锻炼,最少持续 12 周[8]。R. L. 应当尽可能快步行走直到疼痛加重,待休息后疼痛缓解,再继续步行[21]。起初,R. L. 可能在每次运动锻炼时会经历数次疼痛,但随着运动治疗的效果开始显现,疼痛次数会逐渐减少。研究证实这种运动锻炼方式可使间歇性跛行患者无痛行走距离增加 2 倍以上[31]。另外下肢负重训练可改善生活质量、延长跑步及运动距离、提高爬楼梯的能力[32]。与血管重建和支架相比,合适的运动锻炼可达到更好的效果,可以达到手术后同等的步行距离,且无任何手术相关的严重并发症和致死率[8]。考虑所有的预后结果,运动锻炼要远优于手术[31]。

间歇性跛行的患者经规律运动锻炼后,血液黏滞性增加、红细胞变形能力受损、血小板聚集增加及红细胞增多(高红细胞比容)等血液流变学异常会恢复正常[33]。运动可减少对药物治疗的需要。表 10-6 列出了间歇性跛行患者可从运动获益的可能机制。

血脂异常管理

案例 10-1,问题 3:R. L. 是否需进行调脂治疗?

因为间歇性跛行是动脉粥样硬化的结果,防止 R. L. 动脉粥样硬化疾病进展非常重要(见第 8 章)。首先应对饮食和运动进行建议,应按照 2013 ACC/AHA 减少心血管风险的生活方式管理指南的推荐意见[34],这些意见也在降低血胆固醇减少成人动脉粥样硬化心脏病风险方面得到了

ACC/AHA 相关指南的支持。治疗性生活方式改变与调脂药物一起成为实现防治动脉粥样硬化疾病进展这一目标的基石[35]。大量资料表明,积极的饮食管理和对血脂异常的药物控制,特别是降低低密度脂蛋白胆固醇(LDL-C)可使冠状动脉和颈动脉的动脉粥样硬化病变减轻[36-38]。相反,关于成功的调脂治疗可减轻或稳定 PAD 患者外周病变或临床事件的前瞻性数据较少。但对一项冠心病患者进行调脂治疗的大型研究进行回顾性分析证实,应用辛伐他汀显著降低间歇性跛行的发病率或症状恶化率,表明调脂治疗可预防高危患者 PAD 的临床症状[39]。另一项研究 Heart Protection Study 随机给予已诊断有各型动脉疾病的患者安慰剂或辛伐他汀每日 40mg,应用辛伐他汀的患者 5 年后包括截肢的非心脏血管重建手术率减少 15%[40]。辛伐他汀每日 40mg 也可改善步行距离和步行时间等短期预后结果(6 个月至 1 年)[41,42]。

表 10-6

运动治疗改善间歇性跛行症状的主要机制[30]

血液黏度减少
肌肉代谢改变
　肌肉代谢改善
　氧摄取改善
内皮功能和微循环改善
缺血和炎症发生减少
动脉粥样硬化危险因素改善通过:
　减轻体重
　血糖控制
　增加高密度脂蛋白
　减少甘油三酯
　减少血栓形成的可能性

一项 meta 分析汇总了几个随机研究,包括 10 049 名患者,血管造影证实 PAD 患者进行各种调脂治疗可减轻跛行的严重程度,延缓疾病的进展[43]。死亡率减少未达到统计学差异。有限的资料提示高 Lp(a)脂蛋白血症可能对 PAD 的进展起重要作用[44]。

有四类人群使用他汀具有最大获益,这些患者都被归类于患有动脉粥样硬化心血管疾病(atherosclerotic cardiovascular disease,ASCVD),PAD 患者是其中之一[译者注:由美国脂质协会发布于 2014 年的 *National Lipid Association recommendations for patient-centered management of dyslipidemia* 将踝/肱指数<0.9 的外周动脉病变、短暂脑缺血、缺血性卒中、冠状动脉粥样硬化、肾血管动脉粥样硬化、继发于动脉粥样硬化的主动脉瘤及狭窄>50% 的颈动脉斑块定义为动脉粥样硬化心血管疾病(Atherosclerotic cardiovascular disease,ASCVD)。所有 ASCVD 的患者及糖尿病合并 2 个以上 ASCVD 风险或靶器官损害的患者均应行积极的降 LDL 胆固醇。详见该指南]。因为 R. L. 小于 75 岁,他需要进行高强度他汀治疗,即他汀药物的剂量预期可降低

50%LDL 胆固醇（见第 8 章）。关于其他调脂药物的疗效数据较少，最近的研究显示 omega-3 脂肪酸、烟酸、纤维酸衍生物不能减少像 R.L. 这类心血管风险增加的患者的心血管事件[8,45-48]。

高血压管理

案例 10-1，问题 4：R.L. 使用雷米普利，但血压仍升高至 170/95mmHg。因为其合并心绞痛，心率 89 次/min，正考虑使用 β 受体阻滞剂。R.L. 是否还适合其他的抗高血压药物？

对 R.L. 来说高血压很可能促进了其动脉粥样硬化和 PAD 的疾病进展过程。高血压（见第 9 章，原发性高血压）与血管壁内皮细胞合成血管舒张物质如前列环素、缓激肽、一氧化氮受损有关。高血压也可增加缩血管物质如血管紧张素 Ⅱ 的浓度。血管张力的增加，尤其在存在狭窄病变时，可改变局部的血流动力学。虽然现在还未肯定血压降至正常范围是否对间歇性跛行有益，但是如 R.L. 一样未控制的高血压已确定会引起血管并发症如心肌梗死和卒中。因为 R.L. 具有多种此类并发症的危险因素，应提醒其加强血压的管理。

外周 β 受体阻断可能会导致无法对抗 α 受体介导的血管收缩，因此间歇性跛行常被认为是 β 受体阻滞剂的禁忌证，但缺乏 β 受体阻滞剂加重间歇性跛行的证据。对照研究还未得出结论，而一项安慰剂对照试验和具有对照组的研究进行的 meta 分析认为 β 受体阻滞剂不会加重跛行[49,50]。

血管紧张素转化酶（ACE）抑制剂是 PAD 患者的一线药物。有资料证实，与其他抗高血压药物相比，这类药物对此类患者有益。与安慰剂相比，培哚普利和雷米普利均可增加 PAD 患者的行走距离[51,52]。HOPE（Heart Outcomes Prevention Evaluation）研究纳入了超过 9 000 名血管疾病或糖尿病的患者，比较雷米普利和安慰剂的疗效。令人振奋的是，其中入选的超过 4 000 位 PAD 患者亚群与总体患者群相似，应用雷米普利与安慰剂相比死亡率、心肌梗死和卒中发生率均下降[51,52]。ONTARGET 研究比较了血管疾病或未合并心力衰竭的高危糖尿病患者应用替米沙坦、雷米普利或两者联用的累计心血管事件死亡终点、心肌梗死、卒中或因心力衰竭的住院率[53]。结果证实替米沙坦与雷米普利在主要终点和降压效果上具有等效性；但雷米普利和替米沙坦联用不良反应增加但获益未增加[54]。根据这些资料，ARBs 可能是 ACEI 的合适的替代药品，但是不推荐两者联合治疗。

R.L. 的血压目标为 <140/90mmHg[55-57]。他使用的依那普利的剂量可以增加，或可以合并小剂量利尿剂如氢氯噻嗪或氯噻酮[55,56]，但是考虑到其慢性稳定性心绞痛史，合并钙通道阻滞剂或 β 受体阻滞剂对其可能更有益。ACCOMPLISH 研究比较了合并心血管事件高危风险的高血压患者使用贝那普利联合氨氯地平与贝那普利联合氢氯噻嗪的效果，在同等的血压控制情况下，前者可减少高危的高血压患者心血管事件的发生[58]。而 β 受体阻滞剂是冠心病患者的经典用药，证明此类药物对 PDA 预后的资料相对较少[59]。

糖尿病管理

案例 10-1，问题 5：改善 R.L. 的糖尿病的管理是否能延缓其 PAD 的进展？他的糖尿病治疗应如何调整？

2 型糖尿病患者（见第 53 章）通过积极的血糖管理可最大程度上减少大血管和微血管并发症[7,60,61]。胰岛素、磺脲类或二甲双胍对延缓糖尿病微血管病变进展有益，如视网膜病和肾病。与胰岛素或磺脲类相比，二甲双胍尤其可以降低肥胖 2 型糖尿病患者大血管并发症如卒中或心肌梗死的发生率[60]。

R.L. 的糖尿病是远期缺血事件发生的重要危险因素（表 10-7）。与非糖尿病患者相比，其具有 2 倍的死亡风险和 7 倍的截肢风险。因尚未证实积极的血糖管理对间歇性跛行有额外的获益，但谨慎起见对合并 2 型糖尿病的间歇性跛行患者还是应严格控制血糖。加用二甲双胍可改善 R.L. 的血糖控制且降低其血管并发症的风险。除了现有的治疗外，R.L. 应当再通过饮食控制、运动锻炼和二甲双胍治疗，使其糖化血红蛋白降至 7% 以下，空腹血糖降至 80~130mg/dl，餐后 2 小时血糖<180mg/dl[62,63]。

表 10-7

合并糖尿病对间歇性跛行患者 5 年随访结果的影响[11]

	糖尿病患者/%	无糖尿病患者/%
死亡	49	23
截肢术	21	3
恶化	35	19

R.L. 也应采取正确的护理方式预防足部间歇性跛行溃疡。应当尽量保持足部温暖、干燥、滋润，穿合适的鞋并每日检查足部[8]。若腿足有创伤应当立即就医。这些措施可以减少糖尿病患者截肢的发生率。

药物治疗

抗血小板治疗

案例 10-1，问题 6：R.L. 使用阿司匹林是否有助于预防间歇性跛行的远期并发症？其他抗血小板药物与阿司匹林相比是否疗效更好？

阿司匹林是一种抗血小板药物，可考虑应用于 PAD 患者，但具体尚无定论。证明阿司匹林对间歇性跛行症状疗效的研究很有限。例如，尚未有研究表明阿司匹林可以改善间歇性跛行患者行走距离和跛行疼痛。更多的资料与阿司匹林对心血管发病率和死亡率的作用有关。虽然阿司匹林对缩小斑块无直接作用,但它可预防和阻碍血小板在粥样硬化斑块附近形成血栓[64]。作为有效的抗血栓药物,阿司匹林的剂量范围为每日 50～1 500mg。已证实每日 75～100mg 最小剂量的阿司匹林可减少心血管事件,更高剂量对活动性血栓过程,如急性缺血性卒中[66]和急性心肌梗死[67]有效。每日 75mg 剂量证实对高血压患者和稳定性心绞痛患者有益[68]。没有证据表明小剂量与每日 900～1 500mg 的高剂量相比疗效更好或更差[70]。

阿司匹林推荐用于任何一类血管疾病(包括卒中、心肌梗死、PAD 和缺血性心脏病)的患者。每日 75～162mg,可降低高危患者(包括 PAD 患者)15% 血管事件死亡率和 20% 所有严重的心血管事件(心肌梗死、卒中或血管相关死亡)发生率[62,65,69]。血管造影证实阿司匹林对 PAD 的患者可延缓已有病变的进展。在用于男性患者心血管疾病的一级预防时,阿司匹林减少因 PAD 而需进行的动脉血管重建手术[71]。一项 meta 分析汇总了 5 269 名 PAD 患者,阿司匹林可以明显降低非致死性卒中的发生,也可降低心血管事件的发生率但无统计学差异[72]。但是,一项最近的大型随机的对照研究,在 3 350 名 50～75 岁的无心血管病临床表现但踝/肱指数≤0.95 的患者中,阿司匹林对致死性或非致死性冠状动脉事件、卒中或血管重建[阿司匹林组 13.7 次事件/(1 000 人·年) vs 安慰剂组 13.3 次事件/(1 000 人·年);HR,1.03;95% 置信区间,0.84～1.27]等主要终点事件与安慰剂组无显著差异[73]。

因为阿司匹林所有剂量均对此类患者减少血管事件有相似的疗效,剂量的选择主要根据副作用。虽然直接比较不同剂量的研究很少,但不良反应与剂量有关。阿司匹林每日 30mg 与每日 300mg 相比轻微出血事件较少[74],每日 300mg 与每日 1 200mg 相比胃肠道不良反应较少[75]。因此 R.L. 应当服用阿司匹林最低有效剂量:每日 75～100mg。需要注意的是在开始阿司匹林治疗之前应控制 R.L. 高血压,以减少阿司匹林轻微增加的脑出血发病率[76]。

噻氯匹啶是一种噻吩并吡啶衍生物,可阻断血小板上的二磷酸腺苷受体,减少血小板和纤维蛋白原的结合[77]。多项研究证实其对 PAD 患者终点事件例如行走距离、心血管事件死亡和血管重建手术的需求的有效性[78,79]。腹泻是常见的不良反应,但血液毒性(中性粒细胞减少,罕见的血栓性血小板减少性紫癜)限制其临床使用[80,81]。

因为氯吡格雷的安全性更好,已经开治广泛代替噻氯匹啶。氯吡格雷对 PAD 的疗效还不清楚,但在患有冠状动脉粥样硬化疾病的患者中,已与阿司匹林进行了比较。与阿司匹林相比,氯吡格雷每日 75mg 的剂量可显著的降低此类患者 25% 的心血管事件终点[82]。事实上,其疗效对于合并 PAD 的患者亚群更为显著,因此提示氯吡格雷可能更适合用于合并 PAD 的患者。目前仍未有氯吡格雷对步行距离和跛行疼痛疗效的报道,但是上述结果也未在进一步研究中得到证实。

在 15 000 例血管事件高危患者(超过 20% 具有 PAD 史,约 10% 具有间歇性跛行史)中比较阿司匹林联合氯吡格雷与单用阿司匹林[83,84]。这一大型研究证实,阿司匹林联合氯吡格雷的双联抗血小板治疗不能减少心血管终点事

件[80]。因此,虽然氯吡格雷具有和阿司匹林相似的指南推荐,但临床上氯吡格雷常用于无法耐受阿司匹林,主要是严重过敏的患者的替代用药。本药不应与阿司匹林联合使用,其在血管事件的获益未超过其出血风险的增加和药品成本的增加[84,85]。

在 13 885 名确诊 PAD 并有症状但无冠心病史的患者中,替格瑞洛与氯吡格雷进行了比较。两组在包括死亡、心肌梗死和卒中的主要复合终点方面无差异[86]。基于这些资料,现阶段替格瑞洛不推荐用于减少 PAD 患者的心血管事件风险。这些资料也提出了一个新问题,同时合并冠心病的 PAD 患者和只患有 PAD 的患者是否具有不同的心血管风险。

西洛他唑

案例 10-1,问题 7:哪些药物可以增加间歇性跛行患者的行走能力?

西洛他唑(cilostazol)是美国食品药品管理局(FDA)批准的少数几种专门用于治疗间歇性跛行的药物之一。许多研究证实服用固定剂量的西洛他唑每日 2 次,1 次 100mg 可以增加 50% 的行走距离[87-90],停药后与服药时相比行走功能减退[91]。本药通过抑制磷酸二酯酶 III 发挥抗血小板和血管舒张作用[92]。离体研究提示西洛他唑的特殊之处,是可在血液和血管壁接触面发挥药理学作用,这可能是其对 PAD 患者特别有效的原因。包括评估生活质量等的研究表明,西洛他唑可以改善此类患者的整体的生活质量[87,93]。此外,长期使用西洛他唑可轻微改善踝/肱指数[94]。2 项小样本研究证实,西洛他唑可以减少表浅病变血管内治疗后的再狭窄[95,96]。

虽然西洛他唑有其优势,但其临床使用也有很多缺点。由于磷酸二酯酶抑制剂可增加心律失常的发生,从而增加心力衰竭患者的死亡率,因此心力衰竭是西洛他唑的禁忌证[97]。其他常见的副作用包括头痛(约三分之一的患者发生)、便溏或腹泻[88,98]。西洛他唑是细胞色素 P-450 3A4 的底物,因此,许多该酶的抑制剂能增加西洛他唑的血药浓度。

西洛他唑是治疗间歇性跛行一项重大进步,它是第一个从步行和活动能力检测可以证实对间歇性跛行引起的运动障碍有持续确切疗效的药物。虽然本药对其他重要的终点事件,如截肢和血管重建手术或心血管事件的效果研究有限[99],但 R.L. 应当加用 100mg 每日 2 次西洛他唑以改善间歇性跛行的临床症状。

血液流变学药物

案例 10-1,问题 8:像 R.L. 一样的患者使用己酮可可碱是否有效?这类药物如何使间歇性跛行患者获益?

己酮可可碱(pentoxifylline)是黄嘌呤衍生物,是由 FDA 批准的用于间歇性跛行的另一类药物。确切的作用机制不清,但其通过减少纤维蛋白原,改善红细胞和白细胞的变形能力,发挥抗血小板作用来减少血液黏滞性[100]。虽然从理

论上和体外试验结果看，己酮可可碱具有独特的作用和优点，但资料显示其临床疗效具有争议。总体上说，本药对行走距离的作用各个研究之间差异很大，其对行走距离的轻微增加是否具有临床意义尚不清楚。（例如，无痛行走的距离与安慰剂相比增加了 30m）[101]。考虑其药品成本和胃肠道不良反应，有些专家认为本药临床意义仍不明确，可能获益不足以支持使用此药[102]。

己酮可可碱在间歇性跛行的治疗中仍受到限制。它可能适用于无法行运动治疗或步行距离明显受限的患者，而后者步行距离的轻微增加都可显著改善患者的活动能力[103]。其也可能适用于那些经戒烟和运动治疗未取得满意疗效的患者，及具有西洛他唑禁忌、不耐受西洛他唑或使用西洛他唑治疗失败的患者。试用 2 个月己酮可可碱就足以决定该患者是否能从中获益[21]。R. L. 的临床症状并不十分严重，且他还未进行戒烟、运动和西洛他唑治疗。因此，应当在实施了这些继往已证明有效的治疗措施后，以及需进一步增加步行距离时，再考虑应用己酮可可碱。

血管扩张剂

案例 10-1，问题 9：R. L. 已应用硝酸异山梨酯治疗心绞痛。由于血管收缩可加重间歇性跛行，是否应加用血管扩张剂同时治疗他的高血压和间歇性跛行？

对于 R. L. 来说，使用血管扩张剂从药理学理论上似乎可以预防跛行疼痛。血管扩张剂，包括硝酸异山梨酯，直接或间接松弛血管壁，在一定的心排量下可增加皮肤和肌肉的血供。但合并动脉闭塞性疾病时，血管壁僵硬，血管不再能够扩张。因此相对病变血管来说，健康血管得到更大的扩张，最需要灌注的病变区域血流被分流（再分布）减少，动脉粥样硬化病变区域血流和灌注压却进一步下降，导致疼痛加重。如果这一过程引起缺血，这被称为"窃血现象"。因此，虽然硝酸酯对 R. L. 这样的患者并不是禁忌，但这类药物并不像药理机制显示的那样有益。

大量的血管扩张剂（如前列腺素 E_1、前列环素、异舒普林、罂粟碱、乙基罂粟碱、环扁桃酯、烟酸衍化剂、利舍平、胍乙啶、甲基多巴、妥拉唑啉、硝苯地平）曾被用于治疗间歇性跛行。尽管早期认为这些药物可能有效[104,105]，但没有一种药物具有持续的、稳定的改善运动功能的疗效。有限的资料提示左卡尼汀每日 2 次，每次 1g，可能对步行距离和初始跛行距离有效[106]。血管紧张素转化酶抑制剂比较例外，因为此类药物的有益作用很可能不依赖于其扩血管活性。一项小样本对照研究证明一种钙通道阻滞剂维拉帕米与安慰剂相比，可以改善间歇性跛行患者的行走距离[107]。在推荐使用维拉帕米之前尚需进一步研究。

戒烟、运动锻炼、西洛他唑可以很大程度上改善 R. L. 的间歇性跛行症状。维拉帕米是一个中强度的细胞色素 P450 3A4 酶的抑制剂，预期会增加西洛他唑的浓度。这一相互作用的强度和对药效及出血事件的影响尚不清楚。因西洛他唑对 J. S 的治疗非常必要，而维拉帕米对间歇性跛行疗效并不十分明确，患者已使用很多降压和治疗心绞痛

药物，在这一阶段谨慎起见应避免使用维拉帕米。如果需要使用其他的降压和治疗心绞痛药物，应先选择 β 受体阻滞剂和氨氯地平。

其他的抗栓替代药物

案例 10-1，问题 10：如果认为 R. L. 具有心血管事件的高风险从而服用阿司匹林，还可选择哪些其他的抗栓治疗药物？

对于 PAD 患者来说，关于抗栓治疗的资料较为有限，最近一种新型药物因减少心血管事件的潜在获益被批准上市。沃拉帕沙是一种血小板蛋白酶活化受体（PAR）-1 拮抗剂，可以减少凝血酶介导的血小板聚集，并且最近刚获 FDA 批准用于减少 PAD 患者血栓性心血管事件。批准的适应证是基于一项最近的入选了 26 449 名稳定性动脉粥样硬化血管疾病患者研究，这些患者均已接受双联抗血小板治疗，其中 14% 患有 PAD[108]。结果显示使用沃拉帕沙可以减少包括心血管死亡、心肌梗死、卒中在内的复合主要终点事件，虽然只有心肌梗死发生率的降低具有统计学差异。需要注意的是，沃拉帕沙组的主要出血事件增加明显，因此加用沃拉帕沙的净获益现阶段还不清楚。

现在正在进行的研究包括 P2Y12 受体拮抗剂替格瑞洛和直接 Xa 因子拮抗剂口服抗凝药利伐沙班和依度沙班将会清楚地阐明 PAD 患者使用药效和靶点更强的此类药物的风险和获益[109,110]。对 R. L. 现在的临床情况来说，应根据患者的心血管事件的个体情况选择抗血小板治疗，例如 R. L. 发生心梗与发生缺血性卒中相比（见第 12 章和第 13 章），患者的治疗方案是不同的。

案例 10-1，问题 11：3 年过去了，R. L. 戒烟 6 个月，他的间歇性跛行的症状已经相当稳定了，但是最近脚趾出现久不愈合的溃疡。如果非药物治疗和药物治疗都不见效 R. L. 该如何选择？

对持续性和复杂疾病可能最终还需要外科手术治疗。在不同的医疗机构截肢和术后并发症的预防成功率差别很大，手术只有在出现严重缺血的下肢病变才应当考虑，并应在成功率较高的医院施行[111]。股动脉和髂动脉可应用动脉搭桥手术和经皮腔内血管成形术，这两种手术与心脏血管重建术相似。局部病变患者行血管成形术较好，尤其是髂动脉和表浅的股动脉的病变，且患者确实因活动受限丧失生活能力时应当考虑[112]。可以选择有或无支架植入的血管成形术、经皮腔内斑块旋切术和使用周围动脉的药物洗脱支架[8]。当弥漫性病变无法施行局部血管重建术时，应考虑侵入程度更高的重建动脉手术（搭桥），但这种高技术要求的治疗方法利弊尚不清楚[113]。

如果出现急性的持续的缺血疾病可能需要行急诊外科手术，这常是由动脉粥样硬化进展相关的血栓导致，但其他的原因如心源性栓子也不能排除[98]。手术血栓切除术或使用组织-纤溶酶原激活物或尿激酶的局部溶栓治疗[114]，

在缓解下肢的急性缺血疾病方面,具有同等的疗效[115,116]。手术治疗后,建议患者终生使用抗血小板治疗以减少未来事件的发生风险。

雷诺现象

雷诺现象(Raynaud's phenomenon,RP),是一类临床综合征,由肢端血管在寒冷、情绪或物理刺激下应激发生短暂的痉挛和缺血所致[117-122]。发病时的表现包括肢端颜色从一开始变白(表明有血管收缩),然后变为蓝色(是缺氧的表现),最终血液再灌后,手指恢复红色[118]。这种疾病通常只局限于手部和手指的皮肤,不太常发生在脚趾,但也可发生在鼻子、脸颊和耳廓[119]。在发作间隙,指端可能表现为冰冷和潮湿或正常。在大多数情况下,这种现象引起的缺血不会引起严重的后果,但是严重病例会发生皮肤萎缩、指甲生长异常,组织垫消耗或溃疡[119]。虽然间歇性跛行和雷诺现象都是周围动脉循环的疾病,但间隙性跛行主要由于动脉粥样硬化致血管阻塞,而雷诺现象由血管痉挛所致。

诊断

从病因学上来讲,雷诺现象可分为原发性和继发性两类。前者强调特发性起病,而继发性雷诺现象具有雷诺现象的体征和症状,并存在与之相关的基础疾病或因素,常见于结缔组织疾病,如硬皮病(系统硬化)、混合结缔组织病、风湿性关节炎或系统性红斑狼疮。原发性雷诺现象更常见(占89%患者),更常在年轻患者中发生(<30岁),大多数症状不那么严重,红细胞沉降速度正常,抗核抗体阴性且无相关基础疾病的体征。而继发性雷诺现象的患者更可能合并严重疾病且存在疼痛的症状,如果不进行治疗,可引起肢端溃疡或坏疽[119]。诊断主要通过主观的、持续存在的临床体征和症状,即是在寒冷刺激、精神压力或物理刺激(如震动)下出现冷手、冷足或两者皆有,且无法正常恢复[121,122]。正常人遇到寒冷刺激后会引起手部出现斑点状的发绀表现,一旦寒冷刺激消除就可以恢复。而雷诺现象的患者相同的冷刺激会引起指动脉关闭,从而指端明显发白、发绀,即使去除刺激,症状也持续存在[121]。

流行病学

总体上,雷诺现象在不同种族间发病率约为3%~5%[120];但是按照地域划分人群,某些人群发病率可更高[120]。女性比男性更常见,尤其是非西班牙裔的白种人,本病有家族聚集现象。青少年发病提示可能为原发性雷诺现象,而30岁以上患者更可能是由于继发原因[120]。继发雷诺现象常由于结缔组织疾病,但是某些其他因素也可能引起类似的症状。例如使用振动机器相关的职业(例如钻头、磨床和电锯)引起的神经损害[120]、聚乙烯或手部创伤[122-124]。有15%原发性雷诺现象的诊断可能在此后十年之内发现是由于结缔组织疾病引起的[125]。

雷诺现象也可能与药物相关,包括β受体阻滞剂、麦角碱、细胞毒药物、干扰素及所有会引起血管收缩的药物[126-128]。虽然谨慎起见可以停用β受体阻滞剂,但雷诺现象的患者使用选择性或非选择性的β受体阻滞剂,除了皮肤温度和血流外没有其他的能识别的作用[129]。与结缔组织病无关的雷诺现象一般病程比较短暂,不会影响日常活动[129]。吸烟对雷诺现象的影响说法不一。虽然有证据表明戒烟后发作时的严重程度降低,但总得来说,吸烟对雷诺现象的患病率、症状的发生率影响非常轻微[130,131]。

病理生理学

雷诺现象的病理生理学非常复杂,尚不明确,与刺激引起的过度、异常长程持续的收缩有关。循环细胞释放的介质包括血管内皮素、激素和神经递质,这些介质的平衡可影响对血管壁反应性的控制[18,129]。原发性雷诺现象患者在受到冷刺激时血管痉挛与α_2肾上腺素能受体所介导的手指动脉收缩增加有关[118,122,132]。这种对寒冷刺激的过度反应机制尚不清楚;可能的机制包括外周α_2肾上腺素能受体引起血管频繁收缩,包括:①大量α_2肾上腺素能受体表达增加;②α_2肾上腺素能受体对温度的敏感性增加;③α_2肾上腺素能受体细胞内传导途径活性增加[129]。

在雷诺现象中已知的血管异常包括血管舒张因子一氧化氮(NO)的缺乏,由内皮产生的血管收缩因子内皮素-1的增加,以及肾素血管紧张素系统活性增加,由血管紧张素诱导的血管收缩[122]。

继发性雷诺现象中,结缔组织病的器质性病变引起动脉损害,导致α_2肾上腺素能受体异常和内皮损伤,从而刺激血管收缩的发生[118,122]。5-羟色胺受体也可能与雷诺现象有关。5-羟色胺激动剂减少手指血流,而相反,阻滞剂可增加手指血流[133]。

临床表现

案例 10-2

问题1:L.G. 是一名39岁的男性,左手疼痛4日。他强调左手的3个手指尤其是指尖"冰冷且有些发蓝"。手部的其他部位已经恢复正常但指尖仍保持发绀和麻木。使用对乙酰氨基酚和热水浸泡无效。他是一名建筑工人,经常在工作中使用双手。他曾有胃食管反流史,无过敏史,吸烟史19年,每日1.5包烟。体格检查示前臂和手感觉神经正常。中指远端明显呈蓝色,没有其他体征和症状。当 L.G. 的患肢对侧放入冷水中,手指显现许多白色的斑点,同时浸入冷水后他感到这只手有麻痒感。诊断他患有雷诺现象。那么 L.G. 患的是原发性的还是继发性的雷诺现象?

L.G. 的症状表现比较倾向某种潜在基础疾病引发的继发性雷诺现象。他具有雷诺现象的特征症状,血管痉挛、交替发白发绀。冷水实验证实冷刺激可以引发血管痉挛发作符合这一诊断。他在工作中很可能使用振动的机器,也可能引起手部创伤,他的年龄也提示继发性雷诺现象可能更大。因为继发性雷诺现象与结缔组织疾病的相关性,应做抗核抗体、红细胞沉降率等实验室检查。

治疗

非药物治疗

> **案例 10-2,问题 2：** L. G. 可采取什么保守措施以预防和减轻雷诺现象血管痉挛引起的疼痛?

保守的治疗措施对大部分原发或继发的雷诺现象患者都有效。最重要的治疗是避免寒冷刺激[119]。应当告知L. G. 拿冷饮时应使用棒球手套和隔热包装纸以保护他的双手和手指,也应当避免身体的其他部分受到寒冷刺激。他同时应当尽力减少情绪刺激和振动设备的职业暴露。他应当避免使用血管收缩的药物,尤其是拟交感药物、可乐定、5-羟色胺激动剂和麦角碱类[119,120]。虽然吸烟可能不会影响发作的频率,但戒烟可能减轻发作时的严重程度并有益全身健康,因此应当鼓励其戒烟[130]。

L. G. 的雷诺现象为新发且相对较轻。对于其他症状和临床表现较重的患者,尤其是合并基础性结缔组织病的患者,应当立即积极治疗手指出现的溃疡,并仔细注意手指是否存在感染。如有必要,应当启用抗生素治疗[119,134,135]。

钙通道阻滞剂

> **案例 10-2,问题 3:** 医嘱给予 L. G. 硝苯地平缓释片每日30mg。为什么钙通道阻滞剂适用于此类病例?

如果原发或继发雷诺现象干扰患者的工作或日常生活或手指病变加重,应当给予药物治疗。大多数推荐治疗雷诺现象的方法效果不一,且具有明显的副作用[136,137]。药物治疗应在非药物治疗的基础上加用。

钙通道阻滞剂抑制钙离子进入细胞内,抑制平滑肌的收缩,尤其是冷刺激引起的血管反应。硝苯地平具有舒张外周血管的作用,在此方面研究最多,可用于保守治疗无效的雷诺现象患者。对于原发雷诺现象患者,每周普遍发作10次以上。一项meta研究发现,硝苯地平治疗可以使发作次数降至每周 2.5~5 次,严重程度减轻 33%。继发性雷诺现象的患者硝苯地平治疗后发作减轻程度相似,也可减少发作次数。因为继发患者每周发作次数基本超过每周20次,相对获益不如原发性雷诺现象患者明显,大约平均每周发作次数可减少25%[138]。每日 3 次,每次 10~30mg 的硝苯地平速效制剂有效[137,138],但如患者能耐受更高剂量,可能效果更好[137]。大多数医师给予患者硝苯地平缓释制剂以方便用药并且减少眩晕、头痛、脸红和外周水肿等不良反应,高达 50% 的患者可发生这些不良反应[119,122,137],这种给药方法也得到许多临床研究的支持[139,140]。

虽然不像硝苯地平有详细的研究,但是其他血管选择性钙通道阻滞剂(CCB),如氨氯地平、非洛地平、依拉地平和尼索地平,可降低缺血性疾病发生的频率和严重性[141-144]。患者如果使用硝苯地平无效,使用其他 CCB 也很可能无效。患者不能耐受硝苯地平的副作用(如外周水肿、头痛)时,换用其他 CCB 可能有益。

应告知 L. G. 硝苯地平可能的潜在不良反应,特别是低血压相关的眩晕,如出现应复诊监测 2 周。硝苯地平缓释制剂每日 30mg 是合适的起始剂量。应当告知其记录每日的发作次数及发作详细情况,如持续时间和促发因素。除了上述提及的常见不良反应之外,L. G. 应当认识到硝苯地平会引起下食管括约肌张力减小,因此其胃食管反流的症状可能加重。这一不良反应在随访时单独进行评估。

其他治疗药物

> **案例 10-2,问题 4:** 如果 L. G. 无法耐受钙通道阻滞剂,应当尝试其他哪种药物?

除钙通道阻滞剂外,没有其他证明有效的治疗雷诺现象的方法。但许多药物基于有限的资料,曾用于此类疾病,例如 α_1 肾上腺素受体阻滞剂,哌唑嗪(prazosin),每日 3 次,每次 1mg,在 2 个小样本研究中对 2/3 的患者有一定的疗效[145,146]。哌唑嗪的副作用在最大剂量比较明显,包括眩晕、水肿、虚弱和体位性低血压。一个小样本的研究采用血流作为客观的评价标准,认为长效的 α_1 肾上腺素受体阻滞剂特拉唑嗪可以改善症状[147]。没有足够的证据表明这类药物可以常规推荐用于治疗雷诺现象。临床还局部使用硝酸酯治疗多年,最近还开发了新的剂型,但资料显示有限的疗效。

其他几个治疗方法正在积极研究中,未来可能用于雷诺现象的治疗。这包括:静脉注射前列环素、伊洛前列素和前列地尔,它们可以增强一氧化氮介导的血管舒张[148];内皮素阻滞剂,如波生坦[149];促进血管舒张的口服磷酸二酯酶抑制剂[150-152]。虽然需要进一步研究,但一项磷酸二酯酶抑制剂治疗继发性雷诺现象的 meta 研究显示这类药物对降低发作频率和持续时间有一定的疗效[152]。也有使用 A型肉毒素进行治疗的研究[153]。因为不良反应、成本高昂、给药困难,这些药物只在合并指端溃疡或其他全身性并发症的与结缔组织病有关的严重继发性雷诺现象患者中进行研究。如果药效被证实,可能会揭示这种疾病的发病机制,且可对更多的雷诺现象患者进行适当的治疗。

他汀类药物可能可以用于系统性红斑狼疮(systemic sclerosis)的继发性手指溃疡。84 位按照美国风湿病学会系统性红斑狼疮诊断标准诊断的系统性硬化病患者合并雷诺现象但未进行血管扩张治疗,使用阿托伐他汀每日40mg 与安慰剂相比,内皮功能在多方面得到改善。这项研究发现阿托伐他汀组与安慰剂组相比,新发和总的手指溃疡患者数明显减少[154]。

肾素-血管紧张素系统相关药物作为血管扩张剂在几个小样本试验中进行了研究。但血管紧张素转化酶抑制剂和血管紧素受体抑制剂是否对雷诺现象有效,结果并不一致[155-158]。卡托普利每日 3 次,每次 25mg 和氯沙坦每日12.5~25mg 小有获益,但依那普利每日 1 次,每次 20mg,未发现具有疗效[155]。氟西汀,一种选择性 5 羟色胺再吸收抑制剂,在 1 项研究中可以减轻雷诺现象的症状[159]。猜测其机制可能是通过耗竭血小板的 5 羟色胺,使血小板在激活和聚集时不能释放缩血管物质 5 羟色胺。

其他的替代治疗，如银杏叶和 L-精氨酸，在小样本研究中也有效，但是仍需大样本的研究证实其效果才能进行推荐[160-162]。

所有雷诺现象的患者应当咨询如何避免寒冷刺激和其他的保护方法。当保守治疗无效时应启动 CCB，如果耐受可使用硝苯地平，并逐渐增加至达到症状缓解且患者可耐受的最大剂量。尚未有合适的联合用药方案的研究，但是其他药物如 α₁ 肾上腺素受体阻滞剂可以在症状缓解不满意且患者可耐受副作用时联合 CCB 使用。

夜间下肢肌肉痉挛

夜间下肢肌肉痉挛（nocturnal muscle cramps）是一种休息时发生的特发性、不随意的肌肉收缩、受累肌肉可见一硬结的疾病。中老年人常出现这种令人苦恼和疼痛的肌肉痉挛。病因未明，有两种假说试图从神经损害方面解释其病理生理学。一种认为是与 γ 氨基丁酸的中枢神经系统损害有关[163]，另一种认为与拉伸肌肉的外周神经反应损害有关[164]。虽然夜间痉挛的发病率不清，有资料表明其发生非常普遍。在 1 项退伍军人（95% 男性，平均年龄 60 岁）的调查中，56% 主诉存在下肢痉挛，12% 几乎每日痉挛[165]；这些退伍军人中 36% 尝试用某种药物治疗他们的症状。1 项对一般人群的调查显示夜间肌肉痉挛在超过 50 岁的人群中的发病率约为 37%，在大于 80 岁的人群中增加至 54%。男性患者和女性患者的发病率均等[166]。夜间肌肉痉挛与下肢动脉粥样硬化、冠心病、外周神经损害有关[166,167]。

临床表现

案例 10-3

问题 1：H. C. 是一名 62 岁的女性，主诉昨晚 10 点钟左右小腿痉挛。整晚痉挛多次，晨起后缓解。这种夜间的痉挛多次发生，非常疼痛，引起她的小腿肌肉产生硬结，但疼痛与行走无关。她否认有创伤、发热、寒颤及其他病史，未服用其他药物。体格检查无明显异常，她的体检情况、生化检查和甲状腺功能检查正常，主要体征稳定。H. C. 在一所小学上班，每日步行上下楼梯。她的主治医生认为她患有夜间下肢痉挛。H. C. 夜间下肢痉挛的特征与其他的疼痛综合征有什么不同？

良性的夜间下肢痉挛经常发生在开始入睡几个小时；通常不对称，疼痛位置不固定，但通常位于小腿肌肉和足部小型肌群。这些痉挛与运动、电解质和实验室检查异常、药物使用无关，虽然需要治疗的夜间下肢痉挛很可能在刚开始进行长效 β 受体阻滞剂、噻嗪类和排钾利尿剂的第一年发生[168]。

应当区别真正的夜间肌肉痉挛、其他原因导致的肌肉痉挛如药物引起的痉挛，以便正确的诊断和治疗（表 10-8）。休息时发作是它的特征也是诊断所依据的首要症状。应当评估患者是否存在低钠、甲亢和甲减、手足抽搐、下位运动神经元疾病的临床体征。标准电解质和甲状腺功能等检查有助于除外这些情况。

表 10-8

其他肌肉痉挛的原因[169-171]

药物引起的痉挛	生化原因	其他
酒精	脱水	挛缩
抗精神病药物（肌张力障碍）	血液透析	糖尿病
β 激动剂（如沙丁胺醇、特布他林、羟甲叔丁肾上腺素）	低钙血症	低位运动神经元疾病
	低钾血症	外周血管疾病
	低镁血症	手足抽搐
	低钠血症	甲状腺疾病
西咪替丁	尿毒症	
氯贝丁酯		
利尿剂		
锂盐		
麻醉止痛剂		
烟酸		
硝苯地平		
青霉胺		
他汀		
甾体激素		

治疗

治疗目标和非药物治疗

案例 10-3，问题 2：H. C. 的治疗目的是什么？有哪些非药物治疗推荐？

首要的治疗目标是预防不适的状态。考虑到药物治疗的证据有限及潜在的不良反应，更推荐首先进行非药物治疗。通常建议下肢痉挛患者拉伸受累肌肉，或在白天和入睡前进行足部背屈练习[170]。应提醒患者俯卧睡觉时，注意脚悬在床边不要跖屈。一旦痉挛出现，治疗目标是尽可能快速缓解痉挛。紧急治疗的方法包括背屈（抓住脚趾，同时向痉挛的反方向向上拉伸）。这能通过多种方式完成，包括用手拉伸、行走或站在距离 0.6m 的地方斜靠墙壁，保持脚平放在地板上[172]。

药物治疗

案例 10-3，问题 3：H. C. 坚持进行推荐的拉伸练习，也避免睡眠时跖屈的姿势。她 3 个月后再来复诊，述发作的频率略有降低，但不明显。症状严重干扰了她的睡眠情况，每周只能睡 2~3 次，也严重影响了她的教师工作表现。她记得姨妈曾服用一种药片来治疗下肢痉挛。有哪种药物可以帮助缓解她的症状？

很多药物都曾被用来辅助治疗夜间下肢肌肉痉挛，但证据不仅有限，还十分有限且不确定。维生素 B_{12}、维生素 E、苯海拉明、加巴喷丁、地尔硫革和维拉帕米大多通过单一的小型临床实验或案例系列获得的有限的有效性资料。历史上，奎宁（quinine）曾最常用来治疗夜间下肢痉挛。但 FDA 明确说明因为治疗风险高而获益低，奎宁不应当用于夜间下肢痉挛[173]。

自 20 世纪 40 年代开始用奎宁治疗夜间下肢肌肉痉挛，当时 4 名下肢痉挛的患者使用奎宁症状明显好转[174]。虽然临床使用此药，但是是否获益存在明显争议。本药只有少量的小样本的对照研究，结论不一。1998 年发表的 1 项 meta 分析包含已经发表和未发表的资料认为奎宁对下肢痉挛有效[175]。总共 659 名患者使用每日 200~325mg 奎宁，痉挛程度减轻，4 周期间痉挛发作次数从 17.1 降至 13.5，因此奎宁的有效性得到证实。值得注意的是，最近的 1 项研究发现随机选取患者停用奎宁，并不增加患者夜间下肢痉挛的频率（例如，不会使症状加重）[176]。

应用奎宁的注意事项

案例 10-3，问题 4： 在开始奎宁治疗之前 H. C. 和她的医生应知道奎宁的不良反应有哪些？奎宁治疗的持续时间是多久？

奎宁可能发生剂量依赖性的不良反应，称为金鸡纳中毒，是一种包括恶心、呕吐、视力模糊、耳鸣、耳聋的综合征[169]。会有高达 3% 的患者发生单一的不良反应耳鸣[177]。过量后，会出现中枢神经系统的临床症状，如头痛、混乱、精神错乱。有报道会出现自限性的皮疹，停药后会缓解[169]。不可预知的、致命的血小板减少症是 FDA 决定将这种药物撤出非处方药的原因。有千分之一的患者服用奎宁会出现血小板减少症[173]。老年人对奎宁清除减少应监护其使用[178]，多种药物也会减少奎宁清除，如西咪替丁、维拉帕米、胺腆酮、碱化剂[179]。这些均会增加奎宁剂量依赖性不良反应的风险，当出现中枢神经系统的临床表现时尤其应注意。奎宁可使地高辛、巴比妥和卡马西平体内达到中毒剂量[180]，葡萄糖-6-磷酸酶缺陷患者禁用本药。

应告知 H. C. 奎宁应与食物同服以减少胃肠道刺激。如果 2 周内未见疗效，考虑到潜在严重的不良反应，应当停用[181]。应告知 H. C. 每日记录痉挛的发生频率和可能的不良反应以便客观评估治疗的有效性。

其他治疗

案例 10-3，问题 5： 对 H. C. 是否还有其他的治疗方法？

如果存在电解质缺乏或与开始利尿治疗相关的新发痉挛，可以补充电解质（如钠、钾、钙、镁）。可以尝试预防性应用其他药物，但仅有个别案例报道。曾经验性地应用苯海拉明、维生素 B_2、卡马西平、美索巴莫和苯妥英，但没有证据支持这些药物可用于夜间下肢痉挛。曾推荐使用维生素 E，但 1 项对照研究显示给予每日 800U 维生素 E 无效[180]。维拉帕米在 1 项非盲试验中对 8 名奎宁无效的痉挛患者有效，睡前使用 120mg 维拉帕米，经 6 日治疗后缓解[180]。另一个相似的小样本研究使用地尔硫革疗效相似[181]。一个小样本研究发现复合维生素 B 对夜间下肢痉挛有效，但未提供痉挛减少的量化指标[182]。2 项小样本的交叉研究提示长期服用镁剂对治疗夜间下肢痉挛无效[183,184]。

虽然夜间下肢痉挛是一种相对良性的疾病，但这一疾病确实使患者感到不适。在药物治疗之前应最大程度的进行非药物治疗。如果需要进行药物治疗，可以尝试使用奎宁，但其确实会产生不良反应，尤其对老年患者。应谨慎的选择治疗的患者，进行患者教育并密切观察不良反应，以最大程度减少奎宁不良反应的发生和进展。

（韩毅 译，牟燕 校，周聊生 审）

参考文献

1. Criqui MH et al. The prevalence of peripheral arterial disease in a defined population. *Circulation*. 1985;71:510.
2. Kannel WB, McGee DL. Update on some epidemiologic features of intermittent claudication: the Framingham Study. *J Am Geriatr Soc*. 1985;33:13.
3. Caspary L. Epidemiology of vascular disease. *Dis Manage Health Outcomes*. 1997;2(Suppl 1):9.
4. Boccalon H. Intermittent claudication in older patients. Practical treatment guidelines. *Drugs Aging*. 1999;14:247.
5. Hirsch A et al. Gaps in public knowledge of peripheral arterial disease: the first national PAD public awareness survey. *Circulation*. 2007;116;2086.
6. Kannel WB, McGee DL. Diabetes and cardiovascular disease: the Framingham study. *JAMA*. 1979;241:2035.
7. UK Prospective Diabetes Study (UKPDS) Group. Intensive blood-glucose control with sulfonylureas or insulin compared with conventional treatment and risk of complications in patients with type 2 diabetes (UKPDS 33). [published correction appears in Lancet. 1999;354:602]. *Lancet*. 1998;352:837.
8. Gerhard-Herman MD et al. 2016 AHA/ACC guideline on the management of patients with lower extremity peripheral artery disease: executive summary: a report of the American College of Cardiology/American Heart Association Task Force on Clinical Practice Guidelines. *J Am Coll Cardiol*. 2017; 69:e71–e126.
9. MacGregor AS et al. Role of systolic blood pressure and plasma triglycerides in diabetic peripheral arterial disease. The Edinburgh Artery Study. *Diabetes Care*. 1999;22:453.
10. Willigendael EM et al. Influence of smoking on incidence and prevalence of peripheral arterial disease. *J Vasc Surg*. 2004;40:1158.
11. Price JF et al. Relationship between smoking and cardiovascular risk factors in the development of peripheral arterial disease and coronary artery disease: Edinburgh Artery Study. *Eur Heart J*. 1999;20:344.
12. McDaniel CD, Cronenwett JL. Basic data related to the natural history of intermittent claudication. *Ann Vasc Surg*. 1989;3:273.
13. Hertzer NR. The natural history of peripheral vascular disease: implications for its management. *Circulation*. 1991;83(2 Suppl):I–12.
14. Aboyans V et al. The general prognosis of patients with peripheral arterial disease differs according to the disease localization. *J Am Coll Cardiol*. 2010;55:898.
15. Brevetti G et al. Intermittent claudication and risk of cardiovascular events. *Angiology*. 1998;49:843.
16. Rockson SG, Cooke JP. Peripheral arterial insufficiency: mechanisms, natural history, and therapeutic options. *Adv Intern Med*. 1998;43:253.
17. Weed RI. The importance of erythrocyte deformability. *Am J Med*. 1970;49:147.
18. Braasch D. Red cell deformability and capillary blood flow. *Physiol Rev*. 1971;51:679.
19. Kaplan NM. The deadly quartet. Upper body obesity, glucose intolerance, hypertriglyceridemia, and hypertension. *Arch Intern Med*. 1989;149:1514.
20. Sowers JR. Insulin resistance, hyperinsulinemia, dyslipidemia, hypertension, and accelerated atherosclerosis. *J Clin Pharmacol*. 1992;32:529.
21. Gray BH, Sullivan TM. Vascular claudication: how to individualize treatment. *Cleve Clin J Med*. 1997;64:492.
22. Hankey GJ et al. Medical treatment of peripheral arterial disease. *JAMA*. 2006;295:547.
23. Housley E. Treating claudication with five words. *Br Med J (Clin Res Ed)*. 1988;296:1483.

24. Jonason T, Bergstrom R. Cessation of smoking in patients with intermittent claudication: effects on the risk of peripheral vascular complications, myocardial infarction, and mortality. *Acta Med Scand*. 1987;221:253.

25. Faulkner KW et al. The effect of cessation of smoking on the accumulative survival rates of patients with symptomatic peripheral vascular disease. *Med J Aust*. 1983;1:217.

26. Wiseman S et al. Influence of smoking and plasma factors on patency of femoropopliteal vein grafts. *BMJ*. 1989;299:643.

27. Quick CR, Cotton LT. Measured effect of stopping smoking on intermittent claudication. *Br J Surg*. 1982;69(Suppl):S24.

28. Hughson WG et al. Intermittent claudication: factors determining outcome. *Br Med J*. 1978;1:1377.

29. Powell JT. Vascular damage from smoking: disease mechanisms at the arterial wall. *Vasc Med*. 1998;3:21.

30. Stewart KJ et al. Exercise training for claudication. *N Engl J Med*. 2002;347:1941.

31. Watson L et al. Exercise for intermittent claudication. *Cochrane Database Syst Rev*. 2008;(4):CD000990.

32. McDermott M et al. Treadmill exercise and resistance training in patients with peripheral arterial disease with and without intermittent claudication: a randomized controlled trial. *JAMA*. 2009;301:165.

33. Ernst EE, Matrai A. Intermittent claudication, exercise, and blood rheology. *Circulation*. 1987;76:1110.

34. Eckel R et al. 2013 ACC/AHA guideline on lifestyle management to reduce cardiovascular risk: a report of the American College of Cardiology/ American Heart Association task force on practice guidelines. *Circulation*. 2014;129:S76–S99.

35. Stone NJ et al. 2013 ACC/AHA guideline on the treatment of blood cholesterol to reduce atherosclerotic cardiovascular risk in adults: a report of the American College of Cardiology/American Heart Association Task Force on Practice Guidelines. *Circulation*. 2014;129:S1–S45.

36. Brown G et al. Regression of coronary artery disease as a result of intensive lipid-lowering therapy in men with high levels of apolipoprotein B. *N Engl J Med*. 1990;323:1289.

37. Blankenhorn DH et al. Beneficial effects of combined colestipol-niacin therapy on coronary atherosclerosis and coronary venous bypass grafts [published correction appears in JAMA. 1988;259:2698]. *JAMA*. 1987;257:3233.

38. Blankenhorn DH et al. Coronary angiographic changes with lovastatin therapy. The Monitored Atherosclerosis Regression Study (MARS). *Ann Intern Med*. 1993;119:969.

39. Pedersen TR et al. Effect of simvastatin on ischemic signs and symptoms in the Scandinavian simvastatin survival study (4S). *Am J Cardiol*. 1998;81:333.

40. Heart Protection Study Collaborative Group. MRC/BHF Heart Protection Study of cholesterol lowering in 20,536 high-risk individuals: a randomised placebo-controlled trial. *Lancet*. 2002;360:7.

41. Mondillo S et al. Effects of simvastatin on walking performance and symptoms of intermittent claudication in hyper-cholesterolemic patients with peripheral vascular disease. *Am J Med*. 2003;114:359.

42. Aronow WS et al. Effect of simvastatin versus placebo on treadmill exercise time until the onset of intermittent claudication in older patients with peripheral arterial disease at six months and at one year after treatment. *Am J Cardiol*. 2003;92:711.

43. Aung PP et al. Lipid-lowering for peripheral arterial disease of the lower limb. *Cochrane Database Syst Rev*. 2007;(4):CD000123.

44. Hiatt W. Medical treatment of peripheral arterial disease and claudication. *N Engl J Med*. 2001;334:1608.

45. The ACCORD study group. Effects of combination lipid therapy in Type 2 diabetes mellitus. *N Engl J Med*. 2010;362:1563–1574.

46. The AIM-HIGH investigators. Niacin in patients with low HDL cholesterol levels receiving intensive statin therapy. *N Engl J Med*. 2011;365:2255–2267.

47. The HPS2-THRIVE collaborative group. Effects of extended-release niacin with laropiprant in high-risk patients. *N Engl J Med*. 2014;371:203–212.

48. The ORIGIN trial investigators. N-3 fatty acids and cardiovascular outcomes in patients with dysglycemia. *N Engl J Med*. 2012;367:309–318.

49. Radack K, Deck C. β-adrenergic blocker therapy does not worsen intermittent claudication in subjects with peripheral arterial disease. A meta-analysis of randomized controlled trials. *Arch Intern Med*. 1991;151:1769.

50. Paravastu SC et al. β blockers for peripheral arterial disease. *Cochrane Database Syst Rev*. 2008;(4):CD005508.

51. Lane DA, Lip GY. Treatment of hypertension in peripheral arterial disease. *Cochrane Database Syst Rev*. 2009;(4):CD003075.

52. Ahimastos AA et al. Brief communication: ramipril markedly improves walking ability in patients with peripheral arterial disease: a randomized trial. *Ann Intern Med*. 2006;144:660.

53. Yusuf S et al. Effects of an angiotensin-converting-enzyme inhibitor, ramipril, on cardiovascular events in high-risk patients. The Heart Outcomes Prevention Evaluation Study Investigators [published corrections appear in N Engl J Med. 2000;342:1376; N Engl J Med. 2000;342:748]. *N Engl J Med*. 2000;342:145.

54. ONTARGET Investigators et al. Telmisartan, ramipril, or both in patients at high risk for vascular events. *N Engl J Med*. 2008;358:1547.

55. James PA et al. 2014 evidence-based guideline for the management of high blood pressure in adults Report from the panel members appointed to the eighth joint national committee (JNC 8). *JAMA*. 2014;311:507–520.

56. Weber MA et al. Clinical practice guidelines for the management of hypertension in the community. A statement by the American Society of Hypertension and the International Society of Hypertension. *J Hypertens*. 2014;32:3–15.

57. American Diabetes Association. Standards of medical care in diabetes—2015: summary of revisions. *Diabetes Care*. 2015;38:S4.

58. Jamerson K et al. Benazepril plus amlodipine or hydrochlorothiazide for hypertension in high-risk patients. *N Engl J Med*. 2008;359:2417.

59. Banglore S et al. β-blocker use and clinical outcomes in stable outpatients with and without coronary artery disease. *JAMA*. 2012;308:1340–1349.

60. UK Prospective Diabetes Study (UKPDS) Group. Effect of intensiveblood-glucose control with met form in on complications in overweight patients with type 2 diabetes (UKPDS 34). [published correction appears in Lancet. 1998;352:1558]. *Lancet*. 1998;352:854.

61. Gaede P et al. Multifactorial intervention and cardiovascular disease in patients with type 2 diabetes. *N Engl J Med*. 2003;348:383.

62. American Diabetes Association. Standards of medical care in diabetes—2016. *Diabetes Care*. 2016;39(Suppl 1):S1–S112.

63. Nathan DM et al. Medical management of hyperglycemia in type 2 diabetes: a consensus algorithm for the initiation and adjustment of therapy: a consensus statement of the American Diabetes Association and the European Association for the Study of Diabetes. *Diabetes Care*. 2009;32:193.

64. Patrono C et al. Platelet-active drugs: the relationships among dose, effectiveness, and side effects. *Chest*. 1998;114(5 Suppl):470S.

65. Alonso-Coello P et al. Antithrombotic therapy in peripheral artery disease: Antithrombotic therapy and prevention of thrombosis, 9th ed: American College of Chest Physicians evidence-based clinical practice guidelines. *Chest*. 2012;141;e669S–e690S.

66. CAST (Chinese Acute Stroke Trial) Collaborative Group. CAST: randomised placebo-controlled trial of early aspirin use in 20,000 patients with acute ischaemic stroke. *Lancet*. 1997;349:1641.

67. ISIS-2 (Second International Study of Infant Survival) Collaborative Group. Randomised trial of intravenous streptokinase, oral aspirin, both, or neither among 17,187 cases of suspected acute myocardial infarction: ISIS-2. *Lancet*. 1988;2:349.

68. Hansson L et al. Effects of intensive blood-pressure lowering and low-dose aspirin in patients with hypertension: principal results of the Hypertension Optimal Treatment (HOT) randomised trial. HOT Study Group. *Lancet*. 1998;351:1755.

69. Juul-Moller S et al. Double-blind trial of aspirin in primary prevention of myocardial infarction in patients with stable chronic angina pectoris. The Swedish Angina Pectoris Aspirin Trial (SAPAT) Group. *Lancet*. 1992; 340:1421.

70. Antithrombotic Trialists' Collaboration. Collaborative meta-analysis of randomised trials of antiplatelet therapy for prevention of death, myocardial infarction, and stroke in high risk patients [published correction appears in BMJ. 2002;324:141]. *BMJ*. 2002;324:71.

71. Goldhaber SZ et al. Low-dose aspirin and subsequent peripheral arterial surgery in the Physicians' Health Study. *Lancet*. 1992;340:143.

72. Berger JS et al. Aspirin for the prevention of cardiovascular events in patients with peripheral artery disease: a meta-analysis of randomized trials. *JAMA*. 2009;301:1909.

73. Fowkes FG et al. Aspirin for prevention of cardiovascular events in a general population screened for a low ankle brachial index: a randomized controlled trial. *JAMA*. 2010;303:841.

74. The Dutch TIA Trial Study Group. A comparison of two doses of aspirin (30 mg versus 283 mg a day) in patients after a transient ischemic attack or minor ischemic stroke.. *N Engl J Med*. 1991;325:1261.

75. Farrell B et al. The United Kingdom transient ischaemic attack (UK-TIA) aspirin trial: final results. *J Neurol Neurosurg Psychiatry*. 1991;54:1044.

76. Meade TW, Brennan PJ. Determination of who may derive most benefit from aspirin in primary prevention: subgroup results from a randomised controlled trial. *BMJ*. 2000;321:13.

77. Sharis P et al. The antiplatelet effects of ticlopidine and clopidogrel. *Ann Intern Med*. 1998;129:394.

78. Arcan JC, Panak E. Ticlopidine in the treatment of peripheral occlusive

arterial disease. *Semin Thromb Hemost.* 1989;15:167.

79. Balsano F et al. Ticlopidine in the treatment of intermittent claudication: a 21 month double-blind trial. *J Lab Clin Med.* 1989;114:84.

80. Love BB et al. Adverse haematological effects of ticlopidine. Prevention, recognition and management. *Drug Saf.* 1998;19:89.

81. Chen DK et al. Thrombotic thrombocytopenic purpura associated with ticlopidine use: a report of 3 cases and review of the literature. *Arch Intern Med.* 1999;159:311.

82. CAPRIE Steering Committee. A randomised, blinded, trial of clopidogrel versus aspirin in patients at risk of ischaemic events (CAPRIE). *Lancet.* 1996;348:1329.

83. Bhatt DL et al. A global view of atherothrombosis: baseline characteristics in the Clopidogrel for High Atherothrombotic Risk and Ischemic Stabilization, Management and Avoidance (CHARISMA) trial [published correction appears in Am Heart J. 2006;151:247]. *Am Heart J.* 2005;150:401.

84. Bhatt DL et al. Clopidogrel and aspirin versus aspirin alone for the prevention of atherothrombotic events. *N Engl J Med.* 2006;354:1706.

85. Squizzato A et al. Clopidogrel plus aspirin versus aspirin alone for preventing cardiovascular disease. *Cochrane Database Syst Rev.* 2011;(1):CD005158.

86. Hiatt WR et al. Ticagrelor versus clopidogrel in symptomatic peripheral artery disease. *N Engl J Med.* 2017; 376:32–40.

87. Beebe HG et al. A new pharmacological treatment for intermittent claudication: results of a randomized, multicenter trial. *Arch Intern Med.* 1999;159:2041.

88. Money SR et al. Effect of cilostazol on walking distances in patients with intermittent claudication caused by peripheral vascular disease. *J Vasc Surg.* 1998;27:267.

89. Dawson DL et al. Cilostazol has beneficial effects in treatment of intermittent claudication: results from a multicenter, randomized, prospective, double-blind trial. *Circulation.* 1998;98:678.

90. Robless P et al. Cilostazol for peripheral arterial disease. *Cochrane Database Syst Rev.* 2008;(1):CD003748.

91. Dawson DL et al. The effect of withdrawal of drugs treating intermittent claudication. *Am J Surg.* 1999;178:141.

92. Jacoby D, Mohler ER 3rd. Drug treatment of intermittent claudication. *Drugs.* 2004;64:1657.

93. Regensteiner JG et al. Effect of cilostazol on treadmill walking, community-based walking ability, and health-related quality of life in patients with intermittent claudication due to peripheral arterial disease: meta-analysis of six randomized controlled trials. *J Am Geriatr Soc.* 2002;50:1939.

94. Mohler ER 3rd et al. Effects of cilostazol on resting ankle pressures and exercise-induced ischemia in patients with intermittent claudication. *Vasc Med.* 2001;6:151.

95. Soga Y et al. Efficacy of cilostazol after endovascular therapy for femoropopliteal artery disease in patients with intermittent claudication. *J Am Coll Cardiol.* 2009;53:48.

96. Iida O et al. Cilostazol reduces restenosis after endovascular therapy in patients with femoropopliteal lesions. *J Vasc Surg.* 2008;48:144.

97. Cruickshank JM. Phosphodiesterase III inhibitors: long-term risks and short-term benefits. *Cardiovasc Drugs Ther.* 1993;7:655.

98. Thompson PD et al. Meta-analysis of results from eight randomized, placebo-controlled trials on the effect of cilostazol on patients with intermittent claudication. *Am J Cardiol.* 2002;90:1314.

99. Hiatt WR et al. Long-term safety of cilostazol in patients with peripheral arterial disease: the CASTLE study (Cilostazol: A Study in Long-term Effects). *J Vasc Surg.* 2008;47:330.

100. Samlaska CP, Winfield EA. Pentoxifylline. *J Am Acad Dermatol.* 1994;30:603.

101. Frampton JE, Brogden RN. Pentoxifylline (oxpentifylline). A review of its therapeutic efficacy in the management of peripheral vascular and cerebrovascular disorders. *Drugs Aging.* 1995;7:480.

102. Ward A Clissold SP. Pentoxifylline: a review of its pharmacokinetic and pharmacodynamic properties, and its therapeutic efficacy. *Drugs.* 1987; 34:50.

103. Jackson MR, Clagett GP. Antithrombotic therapy in peripheral arterial occlusive disease. *Chest.* 1998;114(5 Suppl):666S.

104. Cameron HA et al. Drug treatment of intermittent claudication: a critical analysis of the methods and findings of published clinical trials, 1965–1985. *Br J Clin Pharmacol.* 1988;26:569.

105. Reiter M et al. Prostanoids for intermittent claudication. *Cochrane Database Syst Rev.* 2004;(1):CD000986.

106. Abramowicz M ed. L-Carnitine. *Med Lett Drugs Ther.* 2004;46:95.

107. Bagger JP et al. Effect of verapamil in intermittent claudication. A randomized, double-blind, placebo controlled, cross-over study after individual dose-response assessment. *Circulation.* 1997;95:411.

108. Morrow DA et al. Vorapaxar in the secondary prevention of atherothrombotic events. *N Engl J Med.* 2012;366:1404–1413.

109. Bayer. Rivaroxaban for the Prevention of Major Cardiovascular Events in Coronary or Peripheral Artery Disease (COMPASS)–NCT01776424. Available at **www.clinicaltrials.gov**. Accessed August 25, 2015.

110. Daiichi Sankyo Inc. Edoxaban in peripheral artery disease (PAD). NCT01802775. Available at **www.clinicaltrials.gov**. Accessed August 25, 2015.

111. Coffman JD. Intermittent claudication—be conservative. *N Engl J Med.* 1991;325:577.

112. Pentecost MJ et al. Guidelines for peripheral percutaneous transluminal angioplasty of the abdominal aorta and lower extremity vessels. A statement for health professionals from a special writing group of the Councils on Cardiovascular Radiology, Arteriosclerosis, Cardio-Thoracic and Vascular Surgery, Clinical Cardiology, and Epidemiology and Prevention, the American Heart Association. *Circulation.* 1994;89:511.

113. Tunis SR et al. The use of angioplasty, bypass surgery and amputation in the management of peripheral vascular disease. *N Engl J Med.* 1991;325:556.

114. Working Party on Thrombolysis in the Management of Limb Ischemia. Thrombolysis in the management of lower limb peripheral arterial occlusion—a consensus document. *Am J Cardiol.* 1998;81:207.

115. Nilsson L et al. Surgical treatment versus thrombolysis in acute arterial occlusion: a randomised controlled study. *Eur J Vasc Surg.* 1992;6:189.

116. Ouriel K et al. A comparison of thrombolytic therapy with operative revascularization in the initial treatment of acute peripheral arterial ischemia. *J Vasc Surg.* 1994;19:1021.

117. Raynaud M. On local asphyxia and symmetrical gangrene of the extremities. In: Barlow T, trans. *Selected Monographs, 121.* London: The Sydenham Society; 1888:1.

118. Herrick AL. Pathogenesis of Raynaud's phenomenon. *Rheumatology (Oxford).* 2005;44:587.

119. Goundry B et al. Diagnosis and management of Raynaud's phenomenon. *BMJ.* 2012;344:e289.

120. Prete M et al. Raynaud's phenomenon: From molecular pathogenesis to therapy. Autoimmun Rev. 2014;13:655–667.

121. Gasser P et al. Evaluation of reflex cold provocation by laser Doppler flowmetry in clinically healthy subjects with a history of cold hands. *Angiology.* 1992;43:389.

122. Stoyneva Z et al. Current pathophysiological views on vibration-induced Raynaud's phenomenon. *Cardiovasc Res.* 2003;57:615.

123. Belch J. Raynaud's phenomenon. *Cardiovasc Res.* 1997;33:25.

124. Wigley FM. Clinical practice. Raynaud's phenomenon. *N Engl J Med.* 2002;347:1001.

125. Ziegler S et al. Long-term outcome of primary Raynaud's phenomenon and its conversion to connective tissue disease: a 12-year retrospective patient analysis. *Scand J Rheumatol.* 2003;32:343.

126. Schapira D et al. Interferon-induced Raynaud's syndrome. *Semin Arthritis Rheum.* 2002;32:157.

127. Franssen C et al. The influence of different β-blocking drugs on the peripheral circulation in Raynaud's phenomenon and in hypertension. *J Clin Pharmacol.* 1992;32:652.

128. Bakst R et al. Raynaud's phenomenon: pathogenesis and management. *J Am Acad Dermatol.* 2008;59:633–653.

129. Suter LG et al. The incidence and natural history of Raynaud's phenomenon in the community. *Arthritis Rheum.* 2005;52:1259.

130. Suter LG et al. Smoking, alcohol consumption, and Raynaud's phenomenon in middle age. *Am J Med.* 2007;120:264–271.

131. Palesch YY et al. Association between cigarette and alcohol consumption and Raynaud's phenomenon. *J Clin Epidemiol.* 1999;52:321.

132. Freedman RR et al. Blockade of vasospastic attacks by α 2-adrenergic but not α 1-adrenergic antagonists in idiopathic Raynaud's disease. *Circulation.* 1995;92:1448.

133. Coffman JD, Cohen RA. Serotonergic vasoconstriction in human fingers during reflex sympathetic response to cooling. *Am J Physiol.* 1988;254:H889.

134. Landry GJ. Current medical and surgical management of Raynaud's syndrome. *J Vasc Surg.* 2013;57:1710–1716.

135. Huisstede BM et al. Effectiveness of interventions for secondary Raynaud's phenomenon: a systematic review. *Arch Phys Med Rehabil.* 2011;92:1166–1180.

136. Stewart M, Morling JR. Oral vasodilators for primary Raynaud's phenomenon. *Cochrane Database Syst Rev.* 2012;(7):CD006687.

137. Thompson AE, Pope JE. Calcium channel blockers for primary Raynaud's phenomenon: a meta-analysis. *Rheumatology (Oxford).* 2005;44:145.

138. Thompson AE. Calcium-channel blockers for Raynaud's phenomenon in systemic sclerosis. *Arthritis Rheum.* 2001;44:1841.

139. Finch MB et al. A double-blind cross-over study of nifedipine retard in patients with Raynaud's phenomenon. *Clin Rheumatol.* 1988;7:359.

140. Raynaud's Treatment Study Investigators. Comparison of sustained-release nifedipine and temperature biofeedback for treatment of primary Raynaud phenomenon. Results from a randomized clinical trial with 1-year follow-up. *Arch Intern Med*. 2000;160:1101.

141. Leppert J et al. The effect of isradipine, a new calcium-channel antagonist, in patients with primary Raynaud's phenomenon: a single-blind dose-response study. *Cardiovasc Drugs Ther*. 1989;3:397.

142. La Civita L et al. Amlodipine in the treatment of Raynaud's phenomenon. *Br J Rheumatol*. 1993;32:524.

143. Schmidt JF et al. The clinical effect of felodipine and nifedipine in Raynaud's phenomenon. *Eur J Clin Pharmacol*. 1989;37:191.

144. Kallenberg CG et al. Once daily felodipine in patients with primary Raynaud's phenomenon. *Eur J Clin Pharmacol*. 1991;40:313.

145. Wollersheim H et al. Double-blind, placebo controlled study of prazosin in Raynaud's phenomenon. *Clin Pharmacol Ther*. 1986;40:219.

146. Wollersheim H, Thien T. Dose-response study of prazosin in Raynaud's phenomenon: clinical effectiveness versus side effects. *J Clin Pharmacol*. 1988;28:1089.

147. Paterna S et al. Raynaud's phenomenon: effects of terazosin [in Italian]. *Minerva Cardioangiol*. 1997;45:215.

148. Marasini B et al. Comparison between iloprost and alprostadil in the treatment of Raynaud's phenomenon. *Scand J Rheumatol*. 2004;33:253.

149. Humbert M, Cabane J. Successful treatment of systemic sclerosis digital ulcers and pulmonary arterial hypertension with endothelin receptor antagonist bosentan. *Rheumatology (Oxford)*. 2003;42:191.

150. Fries RF et al. Sildenafil in the treatment of Raynaud's phenomenon resistant to vasodilator therapy. *Circulation*. 2005;112:2980.

151. Caglayan E et al. Phosphodiesterase type 5 inhibition is a novel therapeutic option in Raynaud disease. *Arch Intern Med*. 2006;166:231.

152. Roustit M et al. Phosphodiesterase-5 inhibitors for the treatment of secondary Raynaud's phenomenon: systematic review and meta-analysis of randomized trials. *Ann Rheum Dis*. 2013;72:1696–1699.

153. Smith L et al. Botulinum toxin-A for the treatment of Raynaud's Syndrome. *Arch Dermatol*. 2012;148:426–428.

154. Abou-Raya A et al. Statins: potentially useful in therapy of systemic sclerosis-related Raynaud's phenomenon and digital ulcers. *J Rheumatol*. 2008;35:1801.

155. Challenor VF. Angiotensin converting enzyme inhibitors in Raynaud's phenomenon. *Drugs*. 1994;48:864.

156. Dziadzio M et al. Losartan therapy for Raynaud's phenomenon and scleroderma: clinical and biochemical findings in a fifteen-week, randomized, parallel group, controlled trial. *Arthritis Rheum*. 1999;42:2646.

157. Wood HM, Ernst ME. Renin-angiotensin system mediators and Raynaud's phenomenon. *Ann Pharmacother*. 2006;40:1998.

158. Gliddon AE et al. Prevention of vascular damage in scleroderma and autoimmune Raynaud's phenomenon: a multicenter, randomized, double-blind, placebo-controlled trial of the angiotensin-converting enzyme inhibitor quinapril. *Arthritis Rheum*. 2007;56:3837.

159. Coleiro B et al. Treatment of Raynaud's phenomenon with the selective serotonin reuptake inhibitor fluoxetine. *Rheumatology (Oxford)*. 2001;40:1038.

160. Rembold CM, Ayers CR. Oral L-arginine can reverse digital necrosis in Raynaud's phenomenon. *Mol Cell Biochem*. 2003;244:139.

161. Muir AH et al. The use of ginkgo biloba in Raynaud's disease: a double-blind placebo-controlled trial. *Vasc Med*. 2002;7:265.

162. Malenfant D et al. The efficacy of complementary and alternative medicine in the treatment of Raynaud's phenomenon: a literature review and meta-analysis. *Rheumatology (Oxford)*. 2009;48:791.

163. Obi T et al. Muscle cramp as the result of impaired GABA function—an electrophysiological and pharmacological observation. *Muscle Nerve*. 1993;16:1228.

164. Bertolasi L et al. The influence of muscular lengthening on cramps. *Ann Neurol*. 1993;33:176.

165. Oboler SK et al. Leg symptoms in outpatient veterans. *West J Med*. 1991;155:256.

166. Naylor JR, Young JB. A general population survey of rest cramps. *Age Ageing*. 1994;23:418.

167. Haskell SG, Fiebach NH. Clinical epidemiology of nocturnal leg cramps in male veterans. *Am J Med Sci*. 1997;313:210.

168. Garrison SR et al. Nocturnal leg cramps and prescription use that precedes them: a sequence symmetry analysis. *Arch Intern Med*. 2012;172:120–126.

169. Leclerc KM, Landry FJ. Benign nocturnal leg cramps. Current controversies over use of quinine. *Postgrad Med*. 1996;99:177.

170. Butler JV et al. Nocturnal leg cramps in older people. *Postgrad Med J*. 2002;78:596.

171. Brasi JR. Should people with nocturnal leg cramps drink tonic water and bitter lemon? *Psychol Rep*. 1999;84:355.

172. Hawke F, Burns J. New evidence for stretching for preventing nocturnal cramps. *Arch Intern Med*. 2012;172:1770–1771.

173. US Department of Health and Human Services. Drug products for the treatment and/or prevention of nocturnal leg muscle cramps for over-the-counter human use. *Fed Regis*. 1994;59:43234.

174. Moss HK, Hermann LG. Use of quinine for relief of "night cramps" in the extremities. *JAMA*. 1940;115:1358.

175. Man-So-Hing M et al. Quinine for nocturnal leg cramps: a meta-analysis including unpublished data. *J Gen Intern Med*. 1998;13:600.

176. Coppin RJ et al. Managing nocturnal leg cramps: calf-stretching exercises and cessation of quinine treatment. *Br J Gen Pract*. 2005;55:186.

177. US Department of Health and Human Services, US Food & Drug Administration. FDA Warns of Risks with Unapproved Use of Malaria Drug Qualaquin. **http://www.fda.gov/NewsEvents/Newsroom/PressAnnouncements/ucm218383.htm**. Updated July 8, 2010. Accessed August 1, 2010.

178. Krishna S, White NJ. Pharmacokinetics of quinine, chloroquine, and amodiaquine: clinical implications. *Clin Pharmacokinet*. 1996;30:263.

179. Connolly PS et al. Treatment of nocturnal leg cramps: a crossover trial of quinine versus vitamin E. *Arch Intern Med*. 1992;152:1877.

180. Baltodano N et al. Verapamil versus quinine in recumbent nocturnal leg cramps in the elderly. *Arch Intern Med*. 1988;148:1969.

181. Voon WC, Sheu SH. Diltiazem for nocturnal leg cramps. *Age Ageing*. 2001;30:91.

182. Chan P et al. Randomized, double-blind, placebo-controlled study of the safety and efficacy of vitamin B complex in the treatment of nocturnal leg cramps in elderly patients with hypertension. *J Clin Pharmacol*. 1998;38:1151.

183. Frusso R et al. Magnesium for the treatment of nocturnal leg cramps: a crossover randomized trial. *J Fam Pract*. 1999;48:868.

184. Roffe C et al. Randomised, cross-over, placebo controlled trial of magnesium citrate in the treatment of chronic persistent leg cramps. *Med Sci Monit*. 2002;8:CR326.

11

第 11 章　血栓栓塞性疾病

Nancy L. Shaprio and Erika L. Hellenbart

核心原则

		章节案例
①	多种附加风险因素可引起静脉血栓栓塞症(venous thromboembolism,VTE),包括深静脉血栓和肺栓塞,诊断应基于临床症状和客观标准。	案例 11-1(问题 1~3) 案例 11-5(问题 1)
②	VTE 治疗包括使用胃肠外抗凝剂(低分子肝素类或磺达肝癸钠)桥接至华法林口服抗凝治疗达到治疗范围的国际标准比值(international normalized ratio,INR)、使用胃肠外抗凝剂作为桥接过渡到达比加群或依度沙班,或利伐沙班或阿哌沙班单药治疗。	案例 11-1(问题 4~6 和 9) 案例 11-5(问题 2 和 3)
③	普通肝素需要监测活化部分凝血活酶时间(aPTT);调整剂量使 aPTT 在治疗范围内,同时监测血小板减少、出血等不良反应的发生。	案例 11-1(问题 7、8 和 10~12) 案例 11-2(问题 1)
④	家庭情况适宜的深静脉血栓和低危肺栓塞患者,与住院治疗相比更建议门诊治疗 VTE。	案例 11-3(问题 1 和 2)
⑤	VTE 高危的住院患者应采用预防性抗凝治疗。	案例 11-4(问题 1)
⑥	华法林应监测 INR 并调整剂量。对所有抗凝药物来说,监测包括出血等不良反应发生也很重要。	案例 11-5(问题 4~6) 案例 11-6(问题 5 和 6) 案例 11-7(问题 1)
⑦	多种因素可影响华法林治疗,应对服用华法林的患者进行充分且持续的用药教育,以保证抗凝治疗的安全性和有效性。	案例 11-6(问题 1~4) 案例 11-8 (问题 1) 案例 11-13(问题 1) 案例 11-14(问题 1)
⑧	华法林和直接口服抗凝药物(direct oral anticoagulants,DOACs)用于预防非瓣膜房颤患者的卒中。华法林是唯一可以长期口服用以预防人工心脏瓣膜置换术患者卒中的药物。	案例 11-9(问题 1~3) 案例 11-10(问题 1) 案例 11-11(问题 1)
⑨	对需行侵入性操作的患者,药师对其抗凝治疗的管理可以起非常重要的作用。	案例 11-12(问题 1)
⑩	虽然直接口服抗凝药物并不需要监测有效性,但有必要监测肾功能和全血细胞数来保证剂量的正确性,从而最大程度上降低抗凝相关出血并发症的风险。	案例 11-3(问题 1) 案例 11-5(问题 2 和 6)

一般原则

血栓栓塞(thrombosis)是一个纤维蛋白血凝块形成的过程,血小板和一系列凝血蛋白(血栓因子)引起血凝块的形成。血凝块断裂后的一小部分形成栓子,随血流到达血管系统的其他位置。当栓子困于小血管中时,导致血管闭塞、周围组织的缺血或梗死,从而引起损伤。正常情况下血凝块的形成可以维持受损血管的完整性,但是病理性血栓可在很多临床情况下出现。异常的血栓事件包括静脉血栓栓塞疾病如深静脉血栓(DVT)和其主要并发症肺栓塞(PE)、卒中和其他心源性栓子栓塞的系统损害。抗凝药物治疗旨在预防高危患者病理性血栓形成、预防已有血栓的患者血凝块增大和/或栓塞。本章重点在于动脉和静脉血栓栓塞症及胃肠外抗凝药物（肝素、低分子肝素、Ⅹa 因子抑制剂、直接凝血酶抑制剂）和口服抗凝药物（维生素拮抗剂、包括口服直接凝血酶抑制和口服 Ⅹa 因子抑制剂在内的直接口服抗凝药物）。在第 8 章、第 13 章和第 61 章中，对溶栓药物和抗血小板治疗进行了更深入的讨论。

血栓栓塞症的病因学

在 Virchow 三元模型中描述了影响病理性血栓形成的 3 个主要因素（图 11-1）[1]。血流异常引起静脉淤血导致

DVT,如果发生栓塞可能进展为 PE。心内淤血也会导致心脏房室内血凝块形成,心脏内的血栓栓子会引起脑卒中或其他系统损害。例如继发于脉管系统损伤或创伤的血管壁异常,是血栓形成的第二来源。如果在脉管系统中存在外来的异物,包括人工心脏瓣膜和中央静脉导管,也会引起血栓生成,并且很可能会致血管损伤,这意味着存在接触血液的血管表面异常。最后,血液-血凝成分的有效性和完整性的异常改变或体内抗凝成分的天然突变导致高凝状态,这也是血栓栓塞症的一个重要的危险因素[2]。

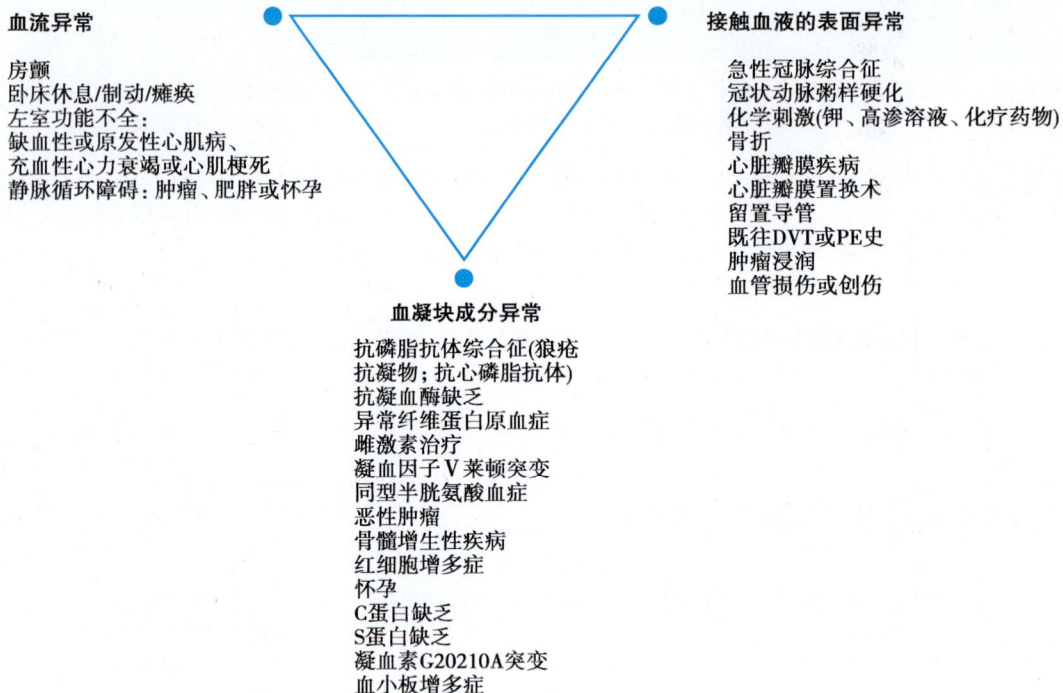

血流异常

房颤
卧床休息/制动/瘫痪
左室功能不全：
缺血性或原发性心肌病、
充血性心力衰竭或心肌梗死
静脉循环障碍：肿瘤、肥胖或怀孕

接触血液的表面异常

急性冠脉综合征
冠状动脉粥样硬化
化学刺激(钾、高渗溶液、化疗药物)
骨折
心脏瓣膜疾病
心脏瓣膜置换术
留置导管
既往DVT或PE史
肿瘤浸润
血管损伤或创伤

血凝块成分异常

抗磷脂抗体综合征(狼疮抗凝物；抗心磷脂抗体)
抗凝血酶缺乏
异常纤维蛋白原血症
雌激素治疗
凝血因子 V 莱顿突变
同型半胱氨酸血症
恶性肿瘤
骨髓增生性疾病
红细胞增多症
怀孕
C蛋白缺乏
S蛋白缺乏
凝血素G20210A突变
血小板增多症

图 11-1　血栓栓塞症的风险因素。DVT,深静脉血栓;PE,肺栓塞

血凝块的形成

在正常情况下,排列在血管壁上的完整的内皮细胞可以对抗血小板,且分泌大量的抑制因子从而抑制血凝块的形成。内皮损伤导致循环中的血液暴露于内皮下的物质,导致纤维蛋白血凝块的形成[2]。

血小板附着、活化和聚集

内皮损伤导致内皮下的胶原和磷脂暴露于血液,引起血小板附着在表面。血管性血友病因子(Von Willebrand factor)作为血小板附着的结合配体,通过糖蛋白Ⅰ(GPI)受体结合于血小板表面。激活附着的血小板,并释放大量的化合物,包括二磷酸腺苷和血栓素 A2,它们促进血小板聚集。纤维蛋白原作为血小板聚集的结合配体,通过 GPⅡb/Ⅲa 受体结合于血小板表面[2]。

凝血瀑布

从相对不稳定的血小板栓子(如聚集的血小板)转化为稳定的纤维蛋白血凝块是其他促凝和抗凝因子不平衡的

结果。内皮损伤除促进血小板反应外,通过释放促凝血酶原激酶(组织因子)激活凝血瀑布(图 11-2)。组织因子使Ⅶ因子转化为Ⅶa,后者介导了 Ⅹ 因子的激活。在血管损伤过程中,内皮下成分暴露于Ⅶ因子激活凝血瀑布内源性途径。内源性凝血途径通过Ⅺ因子开始的一系列事件介导Ⅹ因子激活。这些途径的差别主要是一种体外现象;在体内这两种途径同时激活。

一旦激活,外源性和内源性途径通过 Ⅹ 因子激活凝血瀑布的共同途径。激活的 V 因子和激活的Ⅷ因子独立加速这一过程。最后一步包括使 Ⅱ 因子(凝血酶原)转化为 Ⅱa 因子(凝血酶),最终形成稳定的纤维蛋白血凝块。

凝血因子抑制物的天然突变,在损伤位点局部纤维蛋白形成和保持循环中血液的流动性中起作用。表 11-1 列出这些凝血抑制因子和它们的主要作用。此外纤维蛋白溶解系统与纤维蛋白血凝块的降解有关。凝血抑制因子和纤维蛋白溶解系统的作用是抑制过度凝血。因此血凝块的形成是一个动态过程,并涉及多种能够激活、抑制和溶解纤维蛋白血凝块的因子。

内源系统
(表面接触)

外源系统
(组织损伤)

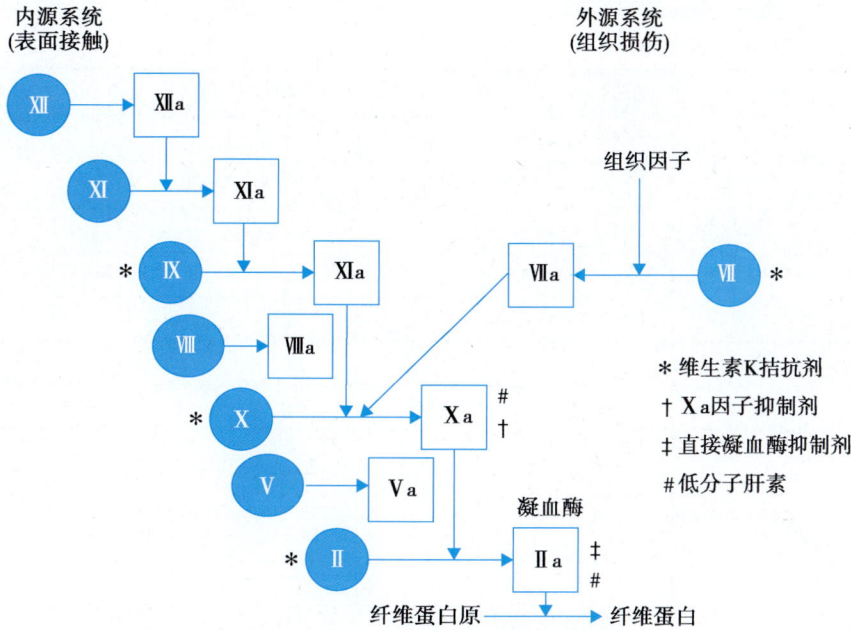

组织因子

＊维生素K拮抗剂
†Ⅹa因子抑制剂
‡直接凝血酶抑制剂
#低分子肝素

凝血酶

纤维蛋白原　→　纤维蛋白

图 11-2　简明凝血瀑布及相应的抗凝靶点

表 11-1

凝血机制抑制因子

抑制因子	靶点
抗凝血酶	抑制Ⅱa、Ⅸa 和Ⅹa 因子
S 蛋白	激活 C 蛋白的辅因子
C 蛋白	使Ⅴa 和Ⅷa 的因子失活
组织因子途径抑制因子	抑制Ⅶa 因子的活性
纤维蛋白溶酶原	通过组织纤维蛋白溶酶原激活物转化为纤维蛋白溶酶
纤维蛋白溶酶	溶解纤维蛋白为纤维蛋白降解产物

血栓的病理学

有时按照血栓的位置和组成对血栓的病理学进行分类。动脉血栓虽然也含有纤维蛋白,偶尔含白细胞,但主要由血小板组成。动脉血栓常发生在血流快速的部位(如动脉)且以首先出现自发的或机械性动脉粥样硬化斑块破裂,继以血小板聚集为特征(见第 8 章和第 13 章)。静脉血栓主要位于静脉循环,几乎全部由纤维蛋白和红细胞构成。静脉血栓血小板头部小且主要因静脉淤血或手术、创伤后血管损伤形成。激活的凝血因子可以被正常血流稀释,但在淤血区域稀释被抑制。

血栓类型影响抗凝药物的选择。肝素、低分子肝素、间接和直接Ⅹa 因子抑制剂、直接凝血酶抑制剂和华法林可用来治疗和预防动脉和静脉血栓。单用影响血小板功能的药物(如阿司匹林、氯吡雷)或联合抗凝药物,用来预防

动脉血栓。纤维蛋白溶解药物用来快速溶解形成的血栓,常见于心肌梗死时的溶栓治疗。

抗栓药物的药理学

肝素

肝素(heparin)是一类起效迅速的胃肠外给药抗凝药物。标准肝素(普通肝素,unfractionated heparin,UFH)来源于牛肺或猪小肠绒毛,是不同分子量的葡萄糖氨基葡聚糖的不均匀混合物(表 11-2)。肝素通过结合天然存在于循环中的抗凝剂抗凝血酶(AT)来发挥作用,抗凝血酶是一种丝氨酸蛋白酶也被称为肝素的辅因子。肝素结合于 AT,加速 AT 的抗凝作用。肝素-AT 复合物附着于Ⅱa(凝血酶)和Ⅹa 因子,并使其不可逆的失活,同时激活Ⅸ、Ⅺ和Ⅻ因子[3]。在 UFH 中约有 1/3 的分子与 AT 结合,使肝素表现出抗凝的作用。剩余的 2/3 肝素分子与血浆蛋白和内皮细胞结合。除抗凝活性外,肝素抑制血小板功能并增加血管通透性,这些特点与肝素的出血作用有关。

当出现急性 DVT 或 PE 时,凝血瀑布激活,使凝血酶和纤维蛋白异常大量增加。此时必须直接灭活凝血酶,这一过程可能需要相对大剂量的肝素。但是当凝血瀑布处于正常平衡中时,可能需要更小剂量的肝素络合Ⅹa 因子间接失活凝血酶。因为凝血瀑布的放大效应,失活相对少量的Ⅹa 因子能间接抑制大量凝血酶的生成。这一现象是手术后或长时间卧床、制动时预防使用小剂量肝素的理论基础。

肝素可以采用持续输注的方式静脉给药(Ⅳ),或皮下注射(SC),虽然皮下注射给药会明显降低其生物利用度。肌内注射肝素(与抗凝患者肌内给予其他药物一样)应当避免,因为可能会引起血肿。

表 11-2

比较普通肝素、低分子肝素和磺达肝癸钠

特点	UFH	LMWH	磺达肝癸钠
分子量范围[a]	3 000~3 0000	1 000~10 000	1 728
平均分子量[a]	12 000~15 000	4 000~5 000	1 728
抗 Ⅹa/抗 Ⅱa 活性	1:1	2:1~4:1	>100:1
需要 aPTT 监测	是	否	否
通过血小板因子 4 失活	是	否	否
能够失活血小板连接因子 Ⅹa	否	是	是
抑制血小板功能	++++	++	否
增加血管通透性	是	否	否
蛋白结合	++++	+	否
上皮细胞结合	+++		否
剂量依赖的清除	是	否	否
主要的消除途径	可饱和的结合过程 肾脏	肾脏	肾脏
消除半衰期	30~150 分钟	2~6 小时	17 小时

[a] 按照道尔顿计算。
LMWH,低分子肝素;UFH,普通肝素。
来源:Garcia DA et al. Parenteral anticoagulants:antithrombotic therapy and prevention of thrombosis,9th ed:American College of Chest Physicians evidence-based clinical practice guidelines. *Chest.* 2012;141:e24S-e43S.

在静脉注射给药后,肝素立即表现出抗凝的作用,在血栓栓塞的活跃期,高浓度的凝血因子必须使用高浓度的肝素使之中和。剂量需要增加可能也与血栓表面持续形成凝血酶有关。一旦血凝块内皮化(使血凝块固定和血管内皮覆盖其上)开始,并且凝血因子的浓度降低,通常需要减少剂量。在不同患者中需要的剂量有很大的差异,因此必须进行常规化的治疗监测,保证肝素合适的抗凝强度。用于监测肝素化治疗的主要实验室指标是活化部分凝血活酶时间(aPTT)(见监测抗凝治疗的实验室检查部分)。

肝素的血浆半衰期从 30~150 分钟不等,但是如果剂量增加,半衰期延长。肝素通过广泛结合于血浆蛋白和内皮细胞清除,这一可饱和的过程可以解释其非线性动力学和不同患者剂量需要的差异性。穿过网状内皮系统时清除另一部分肝素,最终由肾脏消除。

低分子肝素

通过使用化学物质或酶解技术,普通肝素可以根据分子量分解成片段[3]。已经分离出多种低分子肝素(low molecular weight heaparins,LMWH)分子,并作为抗凝药物上市。在美国已上市的 LMWH 产品为达肝素(dalteparin)、依诺肝素(enoxaparin),亭扎肝素(tinzaparin)在美国之外的市场有售(表 11-3)。这些产品在很多临床情况中已替代 UFH 的使用。这些化合物大体上从分子量、抗栓和药代动力学特征、不良反应和监测需求几方面与普通肝素不同(见表 11-2)。

表 11-3

低分子肝素产品

通用名	商品名	平均分子量(范围)[a]	抗 Ⅹa/抗 Ⅱa 活性
达肝素	法安明	5 000(2 000~9 000)	2.0:1
依诺肝素	依诺肝素	4 500(3 000~8 000)	2.7:1
亭扎肝素[b]	Innohep	4 500(3 000~6 000)	1.9:1

[a] 按照道尔顿计算。
[b] 在美国无供应。

如果为了失活 Ⅹa 因子,仅肝素-AT 复合物中的 AT 部分需要结合至 Ⅹa 因子。链长、片段分子量大的普通肝素和链短、片段分子量小的低分子肝素均能失活 Ⅹa 因子。但是失活 Ⅱa 因子(凝血酶),需要肝素-AT 复合物中的肝素和 AT 两部分结合于 Ⅱa 因子。这一结合需要肝素分子至少有 18 个糖单位长,在 LMWH 中达到这一长度的分子更少。因此,LMWH 的抗 Ⅹa 活性明显强于其抗 Ⅱa 活性,抗凝效果不会延长 aPTT,意味着这些药物大多数情况下不需要实验室检查监测以保证治疗效果。

与 UFH 相比,LMWH 的其他优点可以用其与血浆蛋白和内皮细胞的结合牢固性降低解释。这些药物皮下给药表现出更好的生物利用度,可预测的剂量反应,较 UFH 药物代谢动力学效应更长。总的来说,这些药物可按固定剂量每 12~24 小时皮下给药 1 次。LMWH 产品已经被研究用来预防和治疗血栓栓塞疾病。它们之间主要在分子量分布、制备方法和抗 Xa 与抗 IIa 活性的比值以及药物代谢动力学和药效学特征方面存在差异（见表 11-2）。

Xa 因子抑制剂

磺达肝癸钠（fondaparinux）是一种选择性直接 Xa 因子抑制剂，适应证为预防骨外科和腹部外科手术相关的静脉栓塞，及治疗深静脉血栓和肺栓塞[3,4]。它是一个含有 5 个糖链残基的合成衍生物，UFH 和 LMWH 结合 AT 失活 Xa 因子的部分均存在这一结构，而对 IIa 因子没有直接作用。这一药物具有更长的消除半衰期，可按固定剂量每日皮下注射 1 次，并且不需要常规的抗凝监测（见表 11-2）。

直接 Xa 因子抑制剂包括阿哌沙班（apixaban）、依度沙班（edoxaban）和利伐沙班（rivaroxaban）这样的口服药物，这些药物现在已经被美国食品药品监督管理局（FDA）批准用于非瓣膜房颤卒中的预防和静脉血栓栓塞症（VTE）的预防，另有其他适应证的研究。贝曲沙班（betrixaban）刚经过 FDA 同意用于成人急症住院患者的 VTE 预防。这类药物迅速起效，半衰期较短，按照固定剂量给药，且不需常规监测和剂量调整，在长期治疗中与华法林相比有明显的优势（表 11-4）。每种药物依赖肾脏清除的程度不同，但是对于肾功能不全的患者都需要进行剂量调整。但是低体重或高龄患者使用阿哌沙班也需要减低剂量（表 11-5）。这些药物均为 P-糖蛋白（P-gp）的底物；因此联用 P-gp 的诱导剂和抑制剂可能会相应的降低或升高其血药浓度。此外，利伐沙班和阿哌沙班均为细胞色素 P450 酶 3A4（CYP3A4）的底物，因此在联用某些 CYP3A4 抑制剂或诱导剂（表 11-5 和表 11-6）时需要时进行剂量调整。

表 11-4

比较直接口服抗凝药物的药动学和药效学特征

药物名称	达比加群	利伐沙班	阿哌沙班	依度沙班	贝曲沙班
机制	直接凝血酶抑制剂	直接 Xa 因子抑制剂	直接 Xa 因子抑制剂	直接 Xa 因子抑制剂	直接 Xa 因子抑制剂
生物利用度（%）	6	60~80	66	62	34
达峰时间（小时）	2~3	2~4	1~3	1~2	3~4
药物原型肾脏清除比例（%）	80	33	25	50	11
半衰期（小时）	14~17	5~9 11~13（老年人）	8~15	10~15	19~27
能够透析清除	是	否	否	否	未知
CYP 酶底物	否	CYP3A4 CYP2J2	CYP3A4	极少部分	极少部分
P-gp 底物	是	是	是	是	是

表 11-5

直接口服凝血酶抑制药物用于房颤和深静脉血栓的批准剂量

	房颤[a]	深静脉血栓
达比加群	CrCl>30ml/min：150mg，每日 2 次 CrCl 30~50ml/min：联用决奈达隆或酮康唑：减至 75mg bid CrCl 15~30ml/min：75mg，每日 2 次或联用 P-gp 抑制剂时避免使用 CrCl<15ml/min 或透析：无法提供剂量建议	CrCl>30ml/min：LMWH 或 UFH 5~10 日后，达比加群 150mg，每日 2 次 CrCl<50ml/min 且联用 P-gp 抑制剂：避免联用 CrCl≤30ml/min 或透析：无法提供剂量建议 预防 VTE 复发的延长治疗（CrCl>30ml/min）：150mg，每日 2 次
利伐沙班	与晚餐同服 CrCl>50ml/min：每日 1 次，一次 20mg CrCl 15~50ml/min：每日 1 次，一次 15mg CrCl<15ml/min：避免使用	CrCl≥30ml/min：每日 2 次，一次 15mg，用药 21 日后，每日 1 次，一次 20mg CrCl<30ml/min：避免使用 预防 VTE 复发的延长治疗：每日 1 次，一次 20mg

表 11-5

直接口服凝血酶抑制药物用于房颤和深静脉血栓的批准剂量（续）

	房颤[a]	深静脉血栓
阿哌沙班	大多数患者：每日 2 次，一次 5mg 符合下列条件的患者：每日 2 次，一次 2.5mg SCr≥1.5mg/dl 年龄≥80 岁 体重≤60kg	每日 2 次，一次 10mg 7 日，然后每日 2 次，一次 5mg 对于肾功能不全患者无剂量调整建议[b] 预防 VTE 复发的延长治疗：每日 2 次，一次 2.5mg CYP3A4 和 P 糖蛋白抑制剂或强效双重抑制剂：如果使用 5mg 或 10mg 减量 50% ■ 如果已经使用每日 2 次，一次 2.5mg：避免使用 双重 P 糖蛋白和强效 CYP3A4 诱导剂：避免联用
依度沙班	CrCl >95ml/min：不使用 CrCl 50~95ml/min：每日 1 次，一次 60mg CrCl 15~50ml/min：每日 1 次，一次 30mg CrCl <15ml/min：不推荐 使用	CrCl>50ml/min：LMWH 或 UFH 5~10 日后，每日 1 次，一次 60mg CrCl 15~50ml/min：每日 1 次，一次 30mg CrCl<15ml/min：不推荐使用预防 VTE 复发的延长治疗（CrCl>30ml/min）：150mg，每日 2 次 体重≤60kg 或联用 P-gp 抑制剂：每日 1 次，一次 30mg

[a] 直接口服凝血酶抑制药物仅对非瓣膜性房颤有适应证。

[b] CrCl<25ml/min 的患者未纳入阿哌沙班的临床实验。

来源：*Pradaxa（dabigatran）[package insert]*. Ridgefield, CT：Boehringer Ingelheim Pharmaceuticals, Inc. ；2017；*Xarelto（rivaroxaban）[package insert]*. Titusville, NJ：Janssen Pharmaceuticals, Inc；2017；*Eliquis（apixaban）[package insert]*. Princeton, NJ：Bristol-Myers Squibb Company；2017；*Savaysa（edoxaban）[package insert]*. Parsippany, NJ：Daiichi Sankyo；2017.

表 11-6

直接口服凝血酶抑制药物的药物相互作用

药物	推荐
达比加群	P-gp 抑制剂：CrCl 30~50ml/min 且联用酮康唑或决奈达隆推荐减低剂量 CrCl 15~30ml/min：避免联用
	P-gp 诱导剂：避免联用利福平
利伐沙班	P-gp 抑制剂和强 CYP3A4 抑制剂：避免联用（如酮康唑、伊曲康唑、利托那韦、茚地那韦、考尼伐坦）
	P-gp 诱导剂和强 CYP3A4 抑制剂：避免联用（如卡马西平、苯妥英、利福平、茚地那韦、圣约翰草）
阿哌沙班	P-gp 抑制剂和强 CYP3A4 抑制剂：推荐减低剂或已使用 2.5mg 时避免联用
	P-gp 诱导剂和强 CYP3A4 抑制剂：避免联用（如卡马西平、苯妥英、利福平、茚地那韦、圣约翰草）
依度沙班	P-gp 抑制剂（如维拉帕米、奎尼丁、阿奇霉素、克拉霉素、红霉素、伊曲康唑或酮康唑） 房颤：不推荐减低剂量 深静脉血栓：推荐减低剂量
	P-gp 诱导剂：避免联用利福平
贝曲沙班	P-gp 抑制剂（如胺碘酮、阿奇霉素、维拉帕米、克拉霉素、酮康唑） 预防用药：推荐减低剂量
	P-gp 诱导剂：尚未有警示信息

来源：*Pradaxa（dabigatran）[package insert]*. Ridgefield, CT：Boehringer Ingelheim Pharmaceuticals, Inc. ，2017；*Xarelto（rivaroxaban）[package insert]*. Titusville, NJ：Janssen Pharmaceuticals, Inc. ，2017；*Eliquis（apixaban）[package insert]*. Princeton, NJ：Bristol-Myers Squibb Company，2017；*Savaysa（edoxaban）[package insert]*. Parsippany, NJ：Daiichi Sankyo，2017；*BEVYXXA（betrixaban）[package insert]*. South San Francisco, California：Portola Pharmaceuticals, Inc. ，2017.

直接凝血酶抑制剂

阿加曲班(argatroban)、来匹卢定(lepirudin)(译者注：重组水蛭素)和比伐芦定(bivalirudin)是直接凝血酶抑制剂的注射剂,可用于肝素诱导的血小板减少患者作为替代抗凝药物。但是来匹卢定在包括美国的大多数国家已不常使用[5]（表 11-7)。直接凝血酶抑制剂结合于凝血酶分子的特异位点,抑制其活性,而不通过如抗凝血酶的辅因子的作用。这些药物可以持续输注给药,但需要 aPTT 监测以进行合适的剂量调整。比伐芦定也可用于急性冠脉综合征的患者,包括那些进行经皮冠脉介入术的患者（见第 13 章)。

表 11-7

注射用直接凝血酶抑制剂的药理学和临床特征

	比伐芦定	阿加曲班
给药途径	IV	IV
FDA 批准适应证	行 PTCA 的不稳定心绞痛患者;临时使用 GPI 的 PCI 患者;行 PCI 患者患有 HIT/HITTS 或具有风险	治疗 HIT 患者血栓栓塞症;行 PCI 具有 HIT 风险的患者
凝血酶结合	在催化位点和外部位点-1 部分可逆结合	在催化位点可逆结合
健康受试者的半衰期	25min	40~50min
监测	aPTT/ACT SCr/CrCl	aPTT/ACT 肝功能
清除	酶催化(80%) 肾(20%)	肝
抗体产生	可能与抗水蛭素抗体有交叉反应	无
对 INR 的作用	轻度升高	升高
HIT 患者的初始剂量	无推注剂量 静脉滴注:0.15mg/(kg·h)	静脉滴注:2μg/(kg·min)[a] 对于危重患者:考虑更慢的输注速度 0.2~1μg/(kg·min)
PCI 患者的初始剂量	静脉推注:0.75mg/kg 静脉滴注:1.75mg/(kg·h)	静脉推注:350μg/kg 静脉滴注:25μg/(kg·min)

[a] 在某些情况下,更低的初始滴注速度小于 1.5μg/(kg·min) 可能更合适。

ACT,激活凝血时间;aPTT,活化部分凝血活酶时间;CrCl,肌酐清除率;GPI,糖蛋白Ⅱb/Ⅲa 受体抑制剂;HIT,肝素诱导的血小板减少症;HITTS,肝素诱导的血小板减少症和血栓综合征;IV,静脉注射;PCI,经皮冠状动脉介入术;PTCA,经皮冠状动脉腔内成形术;SC,皮下注射;SCr,血清肌酐。

达比加群(dabigatran)是一种口服的直接凝血酶抑制剂,已批准用于房颤患者的卒中预防、静脉血栓栓塞的治疗和延长治疗[6]。与直接 Xa 因子抑制剂相似,达比加群以固定的剂量给药,而不需常规的抗凝监测或剂量调整[6]。对于肾功能正常的患者达比加群起效迅速且消除半衰期较短,因此不像开始或中断华法林治疗一样需要低分子肝素进行桥接治疗（见表 11-4)。因为口服生物利用度低,达比加群以达比加群酯的前药形式给药,在胶囊中装有以酒石酸包被达比加群的微球,使局部为酸性环境,通过水解迅速转化为活性化合物,然后经肾消除。当本药没有以原包装进行供应或储存时,胶囊暴露于潮湿环境中会导致达比加群酯经水解降解。达比加群如果在原包装或有干燥剂的密封包装中储存和售卖,保存时间为 4 个月,另有罩板包装用于单位剂量给药。达比加群的消除高度依赖于肾功能,所以对于肾功能不全的患者需要调整剂量（表 11-5)。达比加群是 P 糖蛋白(P-gp)的底物,因此 P-gp 的诱导剂和抑制剂分别可以降低和增加其血清浓度。但是因为达比加群不经细胞色素 P-450(CYP)酶代谢,不会受 CYP 介导的药物相互作用影响（见表 11-6)。总的来说,口服直接凝血酶抑制剂和口服直接 Xa 因子抑制剂统称为直接口服抗凝药物(direct oral anticoagulants,DOACs),直接口服抗凝药物的出现不仅代表患者治疗有了新的选择,并且意味着药师参与药物选择、患者教育和长期治疗管理的新机会。

华法林

华法林(warfarin)是一种口服抗凝药物,作为维生素 K 拮抗剂(VKA)起效较慢。在凝血Ⅱ、Ⅶ、Ⅸ、Ⅹ因子前体转化(羧基化)为未激活的凝血因子的过程中,以及天然存在的抗凝剂 C 蛋白和 S 蛋白的合成过程中,维生素 K 均是必需的。在因子转化过程中,维生素 K 氧化为无活性的维生素 K 环氧物(图 11-3)。在未抗凝的患者中,维生素 K 环氧物与维生素 K 保持可逆的平衡,但是当患者服用维生素 K

拮抗剂后,这一平衡被打破。维生素 K 环氧化物还原酶（VKOR）可以使维生素 K 环氧化物转化为维生素 K,华法林通过抑制该酶干扰维生素 K 在肝脏的循环[6]。维生素 K 环氧化物的累积使体内有效的维生素 K 浓度下降,使凝血因子的合成减少。凝血因子Ⅱ、Ⅶ、Ⅸ、Ⅹ 的浓度按照与它们的消除半衰期相当的速率逐渐减低（表 11-8）。因此,华法林抗凝效果起效较慢,在开始华法林治疗或剂量调整后的约 5~7 日达到稳定的抗凝效果。C 蛋白和其辅因子 S 蛋白也是维生素 K 依赖性的,华法林使这些蛋白按照他们的消除半衰期的速度耗尽。

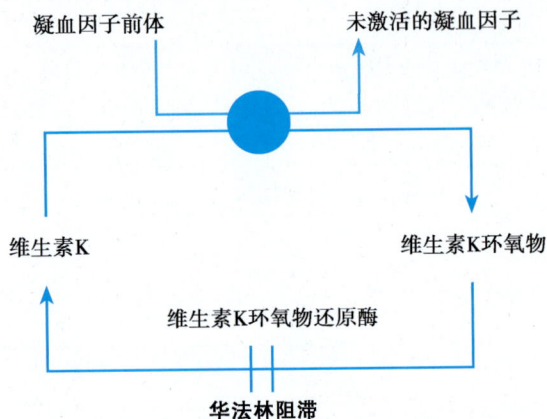

图 11-3　华法林作用机制

表 11-8

维生素 K 依赖的凝血因子的消除半衰期

凝血因子	半衰期/h
Ⅱ	42~72
Ⅶ	4~6
Ⅸ	21~30
Ⅹ	27~48
C 蛋白	9
S 蛋白	60

华法林在胃肠道（gastrointestinal,GI）经被动扩散,可迅速和完全地吸收,生物利用度接近 100%。华法林的吸收峰出现在 60~120 分钟。大约 99%结合于血清蛋白。华法林的分布容积约为体重的 12.5%。分布容积小是因为其广泛与白蛋白结合。检测华法林治疗的主要实验室检查是凝血时间（PT）。虽然对个体患者增加华法林的剂量可以增加血清浓度（游离和总浓度）和 PT,但在所有治疗患者人群中,PT 和华法林剂量、华法林的总浓度或游离华法林的浓度之间不存在相关性。

华法林一般是以外消旋混合物的形式口服给药,包含相等含量的对映体 R(+)-华法林和 S(−)-华法林。S(−)异构体抗凝强度是 R(+)异构体的 2.7~3.8 倍,具有更长的消除半衰期,主要经 CYP2C9 代谢。与之相对的,R(+)-华法林主要经 CYP1A2 和 CYP3A4 代谢。许多药物通过立体选择性地抑制 R(+)-异构体或 S(−)异构体的代谢,从而与华法林产生相互作用（见药物相互作用章节）。

CYP2C9 的基因表达影响华法林的代谢速度,因此影响达到某一特别治疗水平所需的剂量[7]。VKORC1 的基因表达的多态性（基因上的 C1 亚基编码 VKOR）也会影响服用华法林患者的所需的剂量。将 CYP2C9 基因型和 VKORC1 单体型与临床和人口统计学信息合并,现在已开发和研究出用以预测个体患者华法林的剂量要求的剂量算法,在互联网上可获得实践范例（www. warfarindosing. org. ）。

监测抗凝治疗的实验室检查

在开始抗凝治疗之前,必须评估基线的凝血状态。医师应当获得基线的血小板数目和血红蛋白（Hgb）和/或血细胞压积（Hct）,以及通过 PT 和 aPTT 评估基线的外源性和内源性凝血途径的完整性,这些实验室检查分别用来监测华法林和肝素。直接口服抗凝药物并不需要常规实验室检查监测其疗效;但是因为根据肾功能的不同它们的剂量不同,因此这些药物需要基线的 CrCl。

凝血酶原时间/国际化标准时间比值

当凝血因子Ⅱ、Ⅴ、Ⅶ、Ⅹ 缺乏,以及纤维蛋白原低水平和肝素高水平时,引起凝血酶原时间（PT）延长。它反映出凝血瀑布外源性和共同途径的变化,但是不包括内源性系统[8]。在用离心方法去除血小板的血浆样本中加入钙和组织促凝血酶原激酶来测量 PT。使用光散射技术测量光密度,仪器自动检测血凝块形成的时间。大多数试剂的正常 PT 的均值约为 12 秒,这是通过大量的未进行抗凝个体的 PT 数据平均值获得的。

进行 PT 监测的促凝血酶原激酶可以通过很多方法从多种组织来源中提取,并已制备为商品化试剂。但不幸的是,促凝血酶原激酶在制造商之间或同一制造商的不同试剂品牌间没有标准化,导致抗凝患者的 PT 数据之间明显存在差异。为了标准化 PT 结果,世界卫生组织创制了一种系统可以使所有商品化可获得的促凝血酶原激酶与国际参考的促凝血酶原激酶进行比较并命名为国际敏感指数（international sensitivity index,ISI）。这一数值用来使 PT 值数学转化为国际化标准比值（international normalized ratio,INR）,即通过将实验室用于检验的促凝血酶原激酶的 ISI 作为 PT 比值的指数而得出结果:

$$INR = (患者的 PT 值/正常 PT 均值)^{ISI}$$ （公式 11-1）

国际参考凝血酶原的 ISI 是 1.0。

INR 是国际承认的监测华法林治疗的标准[9]。现在对口服抗凝药临床公认的适应证,治疗强度的推荐总结见表 11-9。常规强度的治疗定义为 INR 目标值可达到 2.5（范围 2.0~3.0）的华法林的剂量,这对大多数需要预防和/或治疗血栓栓塞疾病的临床情况均适用。在机械瓣置换术和某些血栓栓塞疾病再发的临床情况下使用高强度治疗,定义为 INR 目标值可达到 3.0（范围 2.5~3.5）的华法林的剂量。

表 11-9

抗凝治疗的最佳治疗范围和疗程

适应证	目标 INR（范围）	最短疗程
预防 VTE（DVT,PE）	2~3	1~4 周,取决于患者的情况和风险
治疗与暂时危险因素相关的	2~3	3 个月
首次原发性 VTE	2~3	3 个月 **考虑延长治疗**:如果首次发生的 VTE 是 PE 或肢端 DVT 且不合并出血风险因子
再次发生原发性 VTE	2~3	长期
VTE 合并恶性肿瘤	2~3	终生或至恶性肿瘤得到解决[a]
在髋关节或膝关节骨科手术后、髋骨折术后,预防 VTE	2~3	手术后 35 日
房颤（持续性或阵发性）/房扑 CHADS$_2$ 评分≥1	2~3	长期
急性心肌梗死:高危（大面积前壁心梗,重症心衰,ECHO 见心腔内血栓,房颤,VTE 史）	2~3	3 个月
UA/NSTEMI 后（植入或未植入支架）:合并房颤需要双联抗血小板治疗联合华法林治疗	2~2.5	视情况而定
主动脉瓣处的双叶机械瓣或倾斜式碟瓣,窦性心律	2~3	长期
二尖瓣处的双叶机械瓣或倾斜式碟瓣	2.5~3.5	长期
球笼瓣或球笼式碟瓣	2.5~3.5	长期
机械主动脉瓣具有其他风险因子（房颤,VTE 史,左心室功能不全,高凝状态）[b]	2.5~3.5	长期
主动脉瓣处生物瓣膜[c]	N/A	阿司匹林 81mg 每日单用
二尖瓣处生物瓣膜	2~3	3~6 个月,继以每日 1 次,一次阿司匹林 81mg
生物瓣膜具有其他风险因子（房颤,VTE 史,左心室功能不全,高凝状态）	2~3	长期

引自:Warfarin Use in Adults:Clinical Care Guideline,University of Illinois Hospital and Health Sciences System.

[a] 对 VTE 合并恶性肿瘤的患者更推荐使用低分子肝素。

[b] AHA/ACC 推荐更高的 INR 目标值. ACCP 推荐 INR 2ACC 推荐使用低分子肝素。ults:Clinic[c] AHA/ACC 也推荐华法林（目标 INR 2~3）,疗程 3~6 个月。

VTE,静脉血栓;DVT,深静脉血栓;PE,肺栓塞;CHADS$_2$,充血性心衰、高血压、年龄≥75 岁、糖尿病、卒中史或缺暂脑缺血发作史;MI,心肌梗死;ECHO,超声心动图;AF,房颤;EF,射血分数。

来源:Nishimura RA et al. 2017 AHA/ACC focused update of the 2014 AHA/ACC guideline for the management of patients with valvular heart disease. *Circulation.* 2017;70(2);252-289.

活化部分凝血活酶时间

活化部分凝血活酶时间（activated partial thromboplastin time,aPTT）反映内源性凝血瀑布的改变,用来监测肝素和直接凝血酶抑制剂的治疗[8,9]。这一检查通过加入表面激活试剂（瓷土或微粒化的硅土）,一种部分凝血活酶试剂（磷脂;血小板替代物）和钙至血浆样本中。不同的试剂平均正常值有差异,但是一般在 24~36 秒之间。

如同 PT 一样,不同的商品化的部分凝血活酶试剂,所得到的 aPTT 检测结果存在很大的差异。但是没有发展出

一个像 INR 的系统方法来标准化 aPTT 结果。过去按照 aPTT 延长至平均正常值的 1.5~2.5 倍进行肝素化,认为这可以阻止血栓增加和增大,但是现在不再如此推荐,因为这并不适于所有的试剂和检测系统。代替的方法是,应当按照每个试剂批号和血凝计校正 aPTT,并且迅速确定试剂特异性的检测范围,使之与通过 Xa 因子的抑制（抗 Xa 活性）确定治疗水平的肝素浓度 0.3~0.7U/ml 相对应[6,14]。

医院自有的和独立的临床实验室提供的 aPTT 监测应当及时报告试剂特异的以秒计算的治疗区间,当购入和临床使用新的试剂时,应对其进行调整。

抗Ⅹa因子活性

虽然 LMWH 不需要进行抗凝监测来保证合适的抗凝效果以调整剂量，但某些临床情况可能需要评估 LMWHs 的抗Ⅹa因子活性[3]。因为这些药物经肾消除，肾衰的患者可能会蓄积 LMWH，导致出血并发症的风险增加。在下次给药之前（给药间期末尾）应当通过检测抗Ⅹa因子活性，评估是否有抗凝作用的蓄积。LMWH 应当按照总体重给药，但是临床试验入选的肥胖患者数量十分有限。因此，可能对体重超过 150kg 的患者监测抗Ⅹa因子活性是合适的。抗Ⅹa因子活性也能对使用 LMWH 抗凝后，预期外继发出血的患者、使用 LMWH 治疗或预防血栓的怀孕患者进行评估。

抗Ⅹa因子活性采用显色实验来检测，但其价格高昂，应用有限。如果肥胖或怀孕患者需要应用峰值活性来评估给药剂量，他们应当在达到稳态后再进行检测，一般在 3~4 剂 LMWH 后。抗Ⅹa因子活性应当在皮下注射 LMWH 后约 4 小时进行检测，根据经验，治疗性抗凝如每 12 小时给药，剂量应调整并保持在大约 0.5~1.0U/ml，如每 24 小时给药，峰值活性可轻微升高至 1.5U/ml[3,9]。但是抗Ⅹa因子峰值活性与治疗效果的相关性很差，因此不推荐进行监测。期望抗Ⅹa因子谷值在给药间期末尾达到 0.4U/ml 以下。与其他的凝血检测一样，可以预想监测结果变动较大，需要根据仪器和方法来确定治疗区间。

深静脉血栓

临床表现

体征和症状

案例 11-1

问题 1：J. T. 是一名 60 岁的超重（92kg，约 180cm 高）的男性，1 周前因割草机割伤左踝，3 日前因左踝部急性蜂窝组织炎入院治疗。开始给予抗生素静滴并因伤口处疼痛限制行动卧床休息，经骨外科评估后疑诊骨髓炎并行手术治疗。在住院的第 3 日，虽然伤口逐渐愈合后，他发现左侧小腿和左膝周围水肿伴疼痛。否认有气短、咳嗽和胸痛。重要病史包括冠状动脉心脏病、糖尿病和高胆固醇血症。现用药包括赖诺普利每日 10mg 口服（PO），单硝酸异山梨酯每日 120mg 口服，阿替洛尔每日 50mg 口服，阿司匹林每日 81mg 口服，二甲双胍每次 1 000mg，每日两次口服和阿托伐他汀每晚 80mg 口服。首次实验室检查数据包括：

Hct：36.5%

PT：10.8 秒（INR，1.0）

aPTT：23.6 秒

血小板计数：255 000/μl

J. T. 哪些体征和症状与 DVT 一致？

患有深静脉血栓（deep venous thrombosis，DVT）的患者一般存在单侧腿部水肿，常伴有发热和局部压痛或疼痛[10]。有时可在受累区域触及由于静脉闭塞所致质软的带状物。J. T. 表现出突发水肿伴疼痛的症状，但无带状物。受累肢体发生变色，也可能出现包括动脉痉挛引起的苍白、静脉闭塞引起的发绀、或血管周围炎症引起发红的症状。因为 Homans 阳性体征（脚部背屈时膝盖后或小腿后疼痛）只存在于 30% 的 DVT 患者，无论是否存在都很难帮助诊断。许多患者（>50%）可能没有症状，但是即使是无症状患者也很可能存在长期的并发症如反复 DVT 或血栓后综合征。因为 DVT 的症状无特异性，诊断必须根据客观检查来确定[10,11]。

风险因素

案例 11-1，问题 2：J. T. 与 DVT 相关的风险因素有哪些？

DVT 的诊断不仅基于已有的体征和症状，而且也基于存在的风险因素（见图 11-1）。J. T. 具有肥胖和制动（如长期卧床休息）2 项重要的血栓栓塞的危险因素，还患有 1 项急症。发生 DVT 的患者常存在多于 1 个的风险因素，这些风险因素致血栓栓塞的作用是累加的[12]。

诊断

案例 11-1，问题 3：怎样最终诊断 J. T. 患有 DVT？

在评估 DVT 的体征和症状并考虑患者血栓形成的风险因素后，应当最终进行确诊。诊断策略应当包括对临床概率判断（临床怀疑）进行评估、D-二聚体检查（一种对纤维蛋白降解产物的检测，表明血凝块形成；见第 2 章）和非侵入性影像学检查[16,18]。

虽然作为单独的诊断工具有其不足之处，临床评估可以增加无创检查诊断的准确率。临床预测规则，如 Wells 标准考虑体征、症状和风险因素，将患者分为低、中或高概率患 DVT 的 3 类（表 11-10）[13]。D-二聚体检测也用来结合临床评估或临床预测规则以帮助在临床低度可疑的患者排除 DVT，因此降低了在这些患者中进行影像学检查的需要[14]。临床高度可疑的患者，有进行诊断性影像学检查的适应证，若影像学检查结果为阴性，D-二聚体检测有助于排除诊断。

最常见的无创检查是双显性扫描检查，这种检查结合了 B 型超声和多普勒彩色血流超声来显现静脉和血栓，同时检查血流模式。其他可选的无创检查包括[125]I-纤维蛋白原腿部扫描（注射放射性标记的纤维蛋白原，然后扫描，如探查到放射性积聚的部位表示有血栓）、阻力体积描记法（使用充气的袖带来探查腿部与血栓有关的血液流量的改变）和单独的多普勒超声（使用声音传感器探查血栓引起的静脉血流改变）。每种可选的检查的敏感性、特异性和经济性不同。静脉造影术（采用注射造影剂的方法对受累血管进行放射性造影），是侵入性的诊断检查，对于 DVT 诊断的敏感性和特异性最佳，但会使患者具有造影剂相关的风险，在很多医院中不能施行。

表 11-10

评估深静脉血栓概率判断的临床模型 [a]

临床特点	评分
癌症活跃期(癌症治疗前 6 个月之内或现在进行姑息治疗)	1
瘫痪、轻瘫、或最近下肢石膏制动	1
最近卧床超过 3 日,或在前 12 周内进行需要全身或局部麻醉的大型手术	1
沿深静脉系统分布有局部压痛	1
整个单下肢水肿	1
小腿水肿至少大于无症状侧肢 3cm(测量胫骨粗隆下 10cm)	1
凹陷性水肿仅限于受累下肢	1
浅静脉侧支循环(非静脉曲张)	1
有深静脉血栓史	1
存在鉴别诊断,且诊断成立的可能性至少与深静脉血栓相似	-2

[a] 深静脉血栓的临床概率:低,<0;中,1~2;高>3。
在双腿均有症状的患者中,使用症状更明显的下肢。
来源:Wells PS et al. Does this patient have deep vein thrombosis? *JAMA.* 2006;295(2):199t al.

治疗

基本信息

> 案例 11-1,问题 4:在给予 J. T. 抗凝药物之前需要得到哪些额外的基本资料?

除了检测血小板、Hgb/Hct、PT 和 aPTT 等全部凝血指标外,应当评估和记录患者的基线肾功能,因为许多抗凝剂是经肾消除的。基线数据用来与监测抗凝治疗的疗效和不良反应的相关参数进行比较。

初始治疗

> 案例 11-1,问题 5:双显性扫描检查探知形成于 J. T. 右小腿部的血栓进展至右大腿。他没有 PE 的体征。对 J. T. 来说什么治疗合适,应采取什么初始治疗?

有立即采用优化的抗凝治疗的适应证,以尽可能抑制血栓进展及其血管的并发症,并且预防 PE。治疗选择包括静脉注射 UFH 治疗,首剂使用负荷剂量继以持续静脉输注、剂量调整的皮下注射 UFH、皮下注射 LMWH 或皮下注射磺达肝癸钠[15]。使用不需初始胃肠外抗凝的口服利伐沙班或阿哌沙班治疗,是可以选择的替代方案。LMWH 或 UFH 可以继续做为单药治疗或转换为用 VKA、达比加群或伊度沙班治疗。因为 J. T. 正在住院并且需要进一步的外科手术操作,选择静脉注射 UFH 作为其 DVT 的初始治疗。

肝素

负荷剂量

> 案例 11-1,问题 6:住院医师为 J. T. 开具医嘱:静脉推注肝素 5 000U,继以 1 000U/h 持续静脉滴注。这一肝素给药方案是否合适?

使用肝素的负荷剂量有很多原因。基于药物代谢动力学的原则,负荷剂量能更快的达到治疗血清浓度,因此从药效学和治疗反应方面能够迅速阻止血栓进展。其次,在血栓活动期间,对抗凝治疗存在相对的抵抗。因此,一般来说需使用更高的初始剂量以达到治疗效果。

在过去使用肝素初始治疗的标准剂量(如 5 000U 负荷剂量;1 000U/h 维持剂量),但这一给药方案可能达到治疗作用的抗凝强度明显较慢。体重是预测肝素剂量最可靠的因素。对于非极端体重的患者(如小于 165kg),推荐使用实际体重(ABW)来计算 UFH 首剂剂量[16]。体重超过 165kg 的患者,使用 ABW 存在争议,有些专家推荐使用校正给药体重的办法[16,17]。可以选择两种不同的"给药体重",计算公式为:

$$理想体重(IBW)+0.3×(ABW-IBW) \quad (公式 11-2)$$

或

$$IBW+0.4×(ABW-IBW) \quad (公式 11-3)$$

与标准给药剂量相比,基于体重的给药方法[80U/kg 负荷剂量;18U/(kg·h)初始静脉滴注速率]增加了 6 小时和 24 小时治疗范围的 aPTT 达标率,并降低了 VTE 再发的风险[18-20]。

通常推荐肝素首剂负荷剂量 60~100U/kg 继以 13~25U/(kg·h)的滴注速率给药[21]。根据患者症状的严重程度和他或她对产生不良反应可能性选择或低或高的剂量。对于 92kg 的患者,推荐的中位治疗负荷剂量为 7 400U(92kg×80U/kg),继以 1 700U/h 持续静脉滴注[92kg×18U/(kg·h)]。为给药方便,负荷剂量一般四舍五入至最接近的 500U,而维持滴注速度至最接近的 100U。

剂量调整

> 案例 11-1,问题 7:主治医生更改了 J. T. 的医嘱。根据下文的数据,解释实验室检查结果的变化。(在这个医疗机构,aPTT 数值在 60~100 秒时与抗 X a 因子检测确定的 0.3~0.7U/ml 肝素血浆浓度一致。)

时间	aPTT/s	肝素剂量医嘱
8:00	31(基线)	静脉推注 7 400U,然后 1 700U/h 静脉滴注
9:00	130	停止滴注 30min,然后 1 500U/h
15:00	40	再次静脉推注 2 400U,然后 1 700U/h
21:00	85	继续 1 700U/h;再次每日早晨检查 aPTT

虽然在初始维持静脉滴注 1 小时后检测 aPTT(早晨 9 点)显示 aPTT 过度延长(130 秒),这一数值最可能是因为检测的时机不合适。在静脉推注后过快抽血检测 aPTT(如在维持静脉滴注达到血清稳态浓度之前),可以预想 aPTT 数值非常高,但是与出血风险无关,并不能反映此患者的抗凝水平。为了保证准确性,医师应当在静脉推注剂量或静脉输注速度改变 6 小时后检测 aPTT。因为肝素的剂量依赖的药物代谢动力学特征,有些患者即使在 6 小时检测仍过度延长。

因为在不合适时机检测到的过度延长的 aPTT 数值,J. T. 的肝素剂量在早晨 9 点减量。在下午 3 点再次检测 aPTT 仅有 40 秒。因为距剂量降至 1 500U/h 的剂量调整时间已有 6 小时,复测 aPTT40 秒时应为稳态时的凝血功能状态。因为 aPTT 在下午 3 点时仍未达有效治疗浓度(40 秒),再次给予静脉推注小剂量肝素(2 400U*),并增加静脉滴注维持剂量至 1 700U/h 是合理的处理措施。接下来的 aPTT 数据说明已达至治疗的抗凝强度。

已经有推荐的给药剂量图或操作规程,用来基于 aPTT 检测结果调整肝素剂量[3,16]。依据剂量图给药与经验给药方法相比,能减少达到治疗范围的时间[22]。在 24 小时之内达到治疗 aPTT 范围已有研究证明可减少在院和 30 日内的死亡率[23]。初始给药依据患者的体重,此后剂量调整可以按体重计算或也可简单地按每小时给予固定的国际单位。适用于 aPTT 范围在 60~100 秒的试剂(也是 L. R 的肝素剂量调整用试剂)的肝素给药剂量表见表 11-11。

表 11-11

肝素给药剂量图例

1. 建议负荷剂量
   - 治疗 DVT/PE:80U/kg(四舍五入至最接近的 500 单位)
   - 预防、包括心血管适应证:70U/kg(四舍五入至最接近的 500 单位)
2. 建议初始静脉滴注剂量
   - 治疗 DVT/PE:18U/(kg·h)(四舍五入至最接近的 100 单位)
   - 预防,包括心血管适应证:15U/(kg·h)(四舍五入至最接近的 100 单位)
3. 第一次 aPTT 检测:初始治疗 6 小时后
4. 剂量调整:按此表格(四舍五入至最接近的 100U)

aPTT[a]/s	静脉推注肝素	停止静脉滴注时间	静脉滴注速率调整	下一次 aPTT 检测
<50	4 000U	0	增加 200U/h	6h 后
50~59	2 000U	0	增加 100U/h	6h 后
60~100	0	0	无	每日早晨
101~110	0	0	减少 100U/h	6h 后
111~120	0	0	减少 200U/h	6h 后
121~150	0	30min	减少 200U/h	6h 后
151~199	0	60min	减少 200U/h	6h 后
>200	0	PRN	停止直到 aPTT<100	每小时直到 aPTT<100

[a] 基于 aPTT 数值在 60~100 秒时与抗 Xa 因子检测确定的 0.3~0.7U/ml 肝素血浆浓度一致。

aPTT,活化部分凝血活酶时间;DVT,深静脉血栓;PE,肺栓塞;PRN,必要时。

患者对肝素静脉滴注速率改变的反应并不一定总是线性的,在一些情况下,肝素剂量调整需要反复尝试。经过几日的治疗,患者的临床情况改善,血栓出现内皮化,肝素的剂量需求可能下降。

治疗监测

案例 11-1,问题 8: J. T. 的肝素治疗应怎样监测?

一旦得到基本的凝血参数并给予患者负荷剂量的肝素,应当常规监测 aPTT 以指导接下来的剂量调整。如前所述,aPTT 检测不应早于给予负荷剂量或滴注速度调整之后 6 小时。当剂量稳定后,应每日检测 aPTT(见表 11-11)。

还应监测肝素治疗与潜在不良反应和可能治疗失败有关的其他参数。Hgb 和/或 Hct、血小板计数应当每 1~2 日复查 1 次。体检应检查 J. T. 的出血体征、血栓进展和 PE 体征和症状。如果 aPTT 报告结果异常或在预期之外,医师应当考虑的因素包括可能的溶液配制错误的影响(见第 2 章)、静脉输液泵损坏、中断输液和在评估 J. T. 肝素治疗时出现给药或计算错误[24]。

治疗疗程

案例 11-1,问题 9: J. T. 应当进行多长时间的肝素治疗?

血栓附着在血管壁,然后内皮化通常需要 7~10 日。但是抗凝治疗通常需要持续 3 个月以预防血栓复发。长期抗凝更适用华法林,因其能够口服给药,且通常于肝素治疗

---

* 译者注:原文为 2 000U

同日开始给药[15]。多年以来,长期抗凝治疗更推荐使用华法林,因为其能口服,一般会与肝素同时开始使用。华法林的清除半衰期和凝血因子Ⅱ和X的清除半衰期均很长,因此在很长一段时间里需要同时应用华法林和肝素。因此如果开始使用华法林,肝素应当最少应用5日,直至INR>2.0持续24小时。如果INR提前超过治疗目标范围(如INR>3.0),而患者接受肝素治疗未达到5日,停用胃肠外治疗也是可以的[15]。

不良反应

案例11-1,问题10:在肝素治疗的第2日,J. T. 全血计数显示血小板从基线255 000/μl降至180 000/μl。对其血小板减少有无合理的解释,应如何处理?

血小板减少

肝素引起的血小板减少有2种不同的类型[5]。肝素相关的血小板减少症(heparin-associated thrombocytopenia,HAT)由于肝素对血小板功能的直接作用发生,引起一过性的血小板封存和聚集,表现为血小板数目的减少,但是通常仍在100 000/μl以上。这种可逆性的血小板减少出现于肝素治疗的最初几日。患者没有症状,即使仍使用肝素治疗,血小板也会恢复正常。J. T. 血小板数量减少情况比较轻,很可能是HAT。应当每日监测他的血小板数目,并应继续进行肝素治疗。

若与基线相比,血小板数目减少超过50%,提示可能出现肝素诱导的血小板减少症(heparin-induced thrombocytopenia,HIT),这是一种更为严重的免疫介导的反应,一般在开始肝素治疗后的5~10日延迟出现。与之对应,如患者之前曾使用肝素,"速发"HIT可以很快出现(在UFH开始使用24小时内)。此外,未曾使用过UFH的患者,在肝素停用数日后,也会出现血小板减少,也有这种迟发HIT的报道[5]。

应用肝素引起免疫球蛋白G(immunoglobulin G,IgG)形成,此抗体与形成于血小板表面的血小板蛋白多分子复合体即血小板因子4(platelet facter 4,PF4)以及肝素特异结合[5]。抗PF4/肝素复合体的抗体与HIT的易致血栓形成的性质有关,因为其可通过交联血小板Fcc受体Ⅱa(CD32a)引起血小板激活[25],并且释放促凝的、血小板源的微粒,从而导致凝血因子和动静脉血栓的大量生成。确诊免疫诱导的HIT,需要基于临床发现,并通过实验室检查证实血小板激活的抗PF4/肝素抗体的存在[5,26]。4-T评分是一项最常用的概率判断检查,基于血小板数目减少的程度和时间、是否存在血栓和是否存在其他血小板减少的可能性,来评估HIT的可能性(表11-12)[5,27]。

表 11-12

4T 评分:肝素诱导性血小板减少症的概率判断

种类	2分	1分	0分
1. 血小板减少症	血小板计数下降>50%和血小板最低超≥20×10⁹/L	血小板计数下降30%~50%和血小板最低10~19×10⁹/L	血小板计数下降<30%和血小板最低10×10⁹/L
2. 血小板计数下降时机	明确发生在给药后5~10日内,或再次给药≤1日(在30日内曾有肝素暴露)的血小板减少	应该发生在给药5~10日内,但不明确(如缺少血小板计数)或发生在给药10日后或再次给药≤1日(在30~100日前曾有肝素暴露)的血小板减少	最近没有肝素给药史,在给药<4日发生的血小板减少
3. 血栓或其他后遗症	在肝素注射位点(已经证实的)新发血栓或皮肤坏死或静脉推注肝素后急性系统性反应	进行性或复发的血栓或非坏死(红斑)性的皮肤病变或怀疑有血栓(但未证实)	无
4. 其他血小板减少的原因	无明显的	可能	存在明确的

总分数:<3=HIT低概率;4~5=HIT中概率;>6=HIT高概率。

来源:Lo GK et al. Evaluation of pretest clinical score (4 T's) for the diagnosis of heparin-induced thrombocytopenia in two clinical settings. *J Thromb Haemost.* 2006;4:759.

使用5日UFH,HIT的整个发生率不足3%,但是持续使用肝素14日后,累积发生率可高达6%。HIT虽然发生率低但可以威胁生命,报道的致死率达5%~10%。静脉血栓是最常见的继发于HIT的并发症,发生率是动脉血栓(肢动脉血栓,血栓栓塞性卒中、急性心肌梗死)的2.4~1倍[28]。已报道肢体坏疽发生率为5%~10%,并有导致截肢的风险[29]。

在出现HIT的患者中,应当立即停止肝素治疗,开始使用另一种替代抗凝药物[5,30]。虽然低分子肝素产品HIT风险与UFH相比较小(1%),但因为其与肝素有高度的免疫交叉反应,仍禁用于 HIT 患者[5],HIT 的患者未来特别是在诊断后的前 3 个月应当避免使用肝素。用于替代治疗的阿加曲班因半衰期短应静脉输注给药,应根据 aPTT 检测缓慢加量。与同类产品来匹卢定相比,许多医师认为阿加曲班更好,因为其与来匹卢定比半衰期更短,成本更低。但认为两药在 HIT 的初始治疗方面是等效的。比伐芦定的半衰期短、免疫源性低、对 INR 和酶代谢影响小,因此也是一种治疗 HIT 的有前途的替代选择。应当根据患者有关的因素(如出现肾功能不全和肝功能不全、药物可及性、成本和医疗机构的偏好)选择最适合的药品[5](见表 11-7)。

> **案例 11-1,问题 11:** 在肝素治疗的第 3 日,J. T. 的 Hct 从基线 36.5% 降至 28%,患者排尿后在便池发现血迹。采用怎样的措施评估处理这个事件?

出血

出血是与肝素相关的最常见的不良反应。总结 8 项肝素相关的出血研究发现致死性的、主要的和全部(主要的和次要的)出血事件分别为 0.4%、6% 和 16%[32]。相当于平均每日致死性出血发生率为 0.05%,主要出血事件为 0.8%,主要或次要出血事件为 2%;在治疗持续期间累积风险增加。最常见的肝素相关的出血部位是软组织、消化道和泌尿道、鼻腔和口咽部。在相关研究中,由于采用不同的标准定义主要和次要出血事件,造成报道的发生频率有所差异。

除了治疗时间长度外,许多因素会影响肝素化出血的风险,包括平均年龄、合并症的严重程度(心脏病、肾功能不全、肝功能不全、脑血管病、恶性肿瘤和严重贫血)和联用的抗栓治疗[31]。皮下注射预防剂量的 UFH 相关的出血并发症发生率较低,但当静脉输注给药时较高(2%~4%)。软组织出血常见于最近手术或创伤部位。之前没有确诊的异常包括恶性肿瘤和感染患者,可能会发生肝素治疗相关的消化道或泌尿道出血。

肝素化的强度是否影响出血风险存在争议,虽然过去认为 aPTT 升高是出血并发症的风险因素,许多研究并不能在超过治疗范围的 aPTT 检测数值和出血作用间建立充分的相关性[3]。除此之外,患者即使凝血检查结果在治疗范围内也可发生出血事件。这种矛盾的研究结果可以通过其他出血危险因素的影响和肝素对血小板功能和血管通透性的作用部分解释。

虽然 J. T. 的抗凝强度仍在可接受的范围内,但是出现了血尿的症状。应当询问并检查他是还有鼻腔出血(鼻衄)、瘀青出现增加(瘀斑)、大便鲜血(便血)、黑便或宿便(黑粪症)、咳出血液(咯血)。体位性低血压代表存在血液丢失,应测量坐位和立位的血压和脉搏情况来确定有无体位性低血压。对泌尿道的详细检查可能会发现以前未知的病变也可以解释出血的症状。虽然他同时合用小剂量阿司匹林,能增加出血并发症的风险,但因其冠状动脉心脏病和心肌梗死史,不应停用阿司匹林治疗。

> **案例 11-1,问题 12:** 还应考虑 J. T. 会有哪些肝素的不良反应?

骨质疏松

骨质疏松的发生与使用高于每日 20 000U 的肝素达 6 个月或更长时间有关[32]。已提出多种机制,但是这种罕见的不良反应病理生理学基础尚不清楚。发生不良反应的患者可能存在骨痛和/或放射影像提示骨折,当患者例如孕妇、绝经后妇女和老年患者接受长期的高剂量的肝素治疗时,应考虑骨质疏松的可能性。

超敏反应

其他肝素少见的不良反应包括全身皮肤反应,也可进展为坏死,脱发和超敏发应,引起低血压、恶心和气短。在 2007 年,肝素引起的超敏反应增加被归因于在肝素生产过程中硫酸软骨素的过度硫酸化[33]。

逆转肝素的作用

> ### 案例 11-2
>
> **问题:** K. G. 是一名在住院期间发生 DVT 的 72 岁老年女性,在肝素治疗的第 4 日,因为静脉输液泵故障,她在 1 小时内应用了 25 000U 肝素,停止静脉输注,在 30 分钟内,她大汗、低血压。直肠检查见鲜血,腹膜后可见较大肿物。怎样逆转过量的肝素作用?

K. G. 具有明确的胃肠道出血的体征,这一部位的出血可能会引起致死。应当立即停用肝素,治疗应当包括维持足够的体液并用含有凝血因子的全血、新鲜冰冻血浆或凝血因子进行置换。如果没有出血,肝素过量临床表现仅有 aPTT 延长的,这时很可能已经停用了肝素,这就允许可在几个小时内清除肝素的抗凝作用。

鱼精蛋白(protamine)通过形成无活性的鱼精蛋白肝素复合物来中和肝素的作用。鱼精蛋白起效迅速,作用可持续 2 小时[3]。鱼精蛋白磺酸盐可以配成 1% 的溶液,按照每 100U 肝素给予 1mg 鱼精蛋白的剂量,缓慢的注射给药 3~5 分钟。推荐的鱼精蛋白最大单剂量是 50mg,但持续出血时应重复给药。鱼精蛋白治疗有效与否可以通过 aPTT 是否恢复至基线水平来评价。鱼精蛋白相关的不良反应包括:快速给药后出现的全身性低血压;以水肿、支气管痉挛、心血管崩溃为特征的过敏反应;灾难性的肺血管收缩[34](见第 32 章)。

DVT 门诊患者的治疗

> ### 案例 11-3
>
> **问题 1:** N. C. 是一名 32 岁的女性,因右膝后右腿疼痛 2 日至急诊室就医。她否认近期创伤史,但她的医疗记录显示其最近开始服用避孕药物。她没有其他重要的病史,无凝血异常的家族史。DVT 多普勒超声检查结果为阳性,有立即进行抗凝治疗的适应证。对于这名患者,除了住院静脉注射 UFH 外,还可以替代使用什么治疗?

在过去,住院患者急性 DVT 的初始治疗选择给予 UFH。但是,低分子肝素(LMWH)和磺达肝癸钠是替代肝素的更方便、更实用的治疗方法[15]。这些药物,皮下注射给药,且不需要常规监测凝血指标,允许患者在家治疗。此外,系统评价资料显示 LMWH 治疗急性 VTE,死亡事件、主要出血事件和 VTE 复发均较 UFH 明显减少[35]。因为这些优点,门诊单纯 DVT 患者桥接至华法林治疗更常应用 LMWH。家庭治疗更安全有效,并改善 DVT 治疗患者所有的身体和社会的功能[36]。LMWH 的药物成本远高于静脉注射 UFH 的花费,但是患者在家治疗的总医疗保健花费显著低于入院治疗[37,38]。因为在 DVT 治疗方面与 LMWH 一样有效和安全,磺达肝癸钠也能作为替代治疗方案[39]。此外,根据体重皮下给予 UFH(初始治疗剂量为 333U/kg 继以 250U/kg 每 12 小时)而不进行常规 aPTT 检测治疗,至患者华法林达治疗目标也是一种治疗急性 VTE 的替代方案[40]。药房或患者使用的 UFH 浓度为 20 000U/ml,小瓶的 UFH 可以根据体重计算剂量抽取。虽然常规进行 aPTT 监测并不必要,在最初 2 周需要监测血小板数目以评估 HIT 发生的可能性。

N.C. 和家属愿意在家使用 LMWH 治疗,并且能够进行皮下注射的操作,且必须能够经常复诊进行随访,特别在华法林开始治疗的几周内。此外医保目录能够覆盖使用的药物,或其能够自己支付费用。家庭治疗 DVT 的禁忌证包括既往存在需要住院治疗的临床情况,PE 的临床症状和/或血流动力学不稳定、最近或活动性出血。

N.C. 具有家庭治疗 DVT 的适合条件。她也很适合使用 DOAC,此方案不需要自已操作注射药物。现在有两种 DOAC,利伐沙班和阿哌沙班,在美国被批准用于单药治疗 DVT,并且不需要初始胃肠外抗凝治疗。与华法林相比使用 DOAC 的优点包括不需要对药效进行常规检测,药物相互作用更少,与华法林相比更低的主要出血事件发生率。现在,只有达比加群具有 FDA 批准的逆转剂 idarucizumab,其他的几种逆转剂尚在临床试验的阶段。缺少逆转剂使很多医疗人员和患者对这些药物的使用心存疑虑。在选择一种 DOAC 时,了解患者的肾功能情况很重要,因为这些药物需要根据当前的肾功能情况调整剂量。抗凝药物具有潜在的出血风险,因此需要检测基线的 CBC(血细胞计数),了解基线的血红蛋白水平是很重要的以防治疗时出血。在这一案例中,N.C. 在急诊室被给予了 LMWH 注射,并选择了利伐沙班单药

治疗 3 个月,开始每日 2 次,一次 15mg,与餐同服服用 21 日,其余疗程继以每日 1 次,一次 20mg,与餐同服。因为她最新的诊断,应当建议 N.C 在其初级医疗服务机构进行随访,并向患者强调从每日两次过渡至每日 1 次给药方案的重要性。在 N.C. 的监护中,也可通过抗凝门诊进行随访,并且保证她能获得药物不受医保的阻碍、DOAC 剂量的正确性、DVT 的症状在好转、患者对药物的耐受性、能适当的过渡至正确的剂量[41]。风险更高的患者,例如健康知识较差或合并多种医疗问题的患者,如果电话不能获得这些信息,面对面的门诊访视可能有益。在传统监测之外,中心化的抗凝服务迅速发展,通过前瞻性的随访纳入了使用 DOAC 的患者,以保证更好的治疗预后。在有些情况下,有必要去进行 DOAC 是否在体内的检测,例如急性脑卒中的患者需要进行急诊手术,或大出血的病例[42]。现在尚没有处理这些情况的最佳方案的共识,因为这些检测相关性最好的也并不能稳定获得。在这些不能稳定获得的检测中,aPTT 或凝血酶时间最常用于检测达比加群是否存在体内,而凝血酶原时间或校正抗 Xa 因子活性最常用于检测 Xa 因子抑制剂。

> **案例 11-3,问题 2:** 第二日早晨,在抗凝门诊对 N.C. 的随访电话发现 N.C. 昨晚在其药房不能购得利伐沙班,因为在没有使用华法林治疗失败的首次医疗记录前,其医疗保险不能支付任何一种 DOAC 的费用。对 N.C 来说有没有另外的替代治疗方案?

在 DOAC 之前,在家自己注射 LMWH 桥接至华法林的治疗是标准的治疗方案。表 11-13 列出了 N.C 可以使用的治疗选择和剂量。在这个案例中,她的保险公司在 LMWH 中优先选择普遍容易购得的依诺肝素。依诺肝素治疗 DVT 的一般剂量为按总体重计算 1mg/kg 每 12 小时皮下注射,取整至最接近的 10mg 增量。也可选择每日 1 次的剂量 1.5mg/kg 皮下注射,但是这种方案在肿瘤和肥胖患者中,不如每日 2 次的剂量更好[43]。N.C 的病史适合使用每日 1 次剂量的依诺肝素,这种方案给药更为方便。65kg 体重,1.5mg/kg 的剂量应给予 97.5mg,这一剂量应取整至最接近的 10mg 增量。N.C. 因此应接受每日 1 次,一次 100mg 的皮下注射。同时开始华法林治疗以加快向口服治疗的转换。

表 11-13

治疗静脉血栓栓塞的低分子肝素和磺达肝癸钠剂量

达肝素	依诺肝素	亭扎肝素	磺达肝癸钠
100U/kg/12h SC 或 200U/kg/24h SC	1mg/kg/12h SC 或 1.5mg/kg/24h SC	175U/kg/24h SC	体重<50kg:5mg/24h SC 体重 50~100kg:7.5mg/24h SC 体重>100kg:10mg/24h SC

SC,皮下注射。

因为 LMWH 经肾消除,具有明显肾脏损害的患者需要减量以预防药物蓄积并减少出血并发症的风险[44]。各种 LMWH 制剂的药物蓄积的程度均不同,因此应基于药物品种制定剂量调整方案的专门指南(表 11-14)[45]。有些专家建议为防止 LMWH 蓄积,监测肾损害患者抗 Ⅹa 因子活性[45-47]。磺达肝癸钠也是经肾排泄,肌酐清除率<30ml/min 禁用。

表 11-14

低分子肝素在肾脏损害患者中的剂量(CrCl<30ml/min)[a]

LMWH	达肝素	依诺肝素	亭扎肝素
药品说明书推荐	慎用	预防:30mg/d SC 治疗:1mg/(kg·d)SC	慎用
建议剂量基于药物特异的药物代谢动力学研究结果	CrCl<30ml/min[a]:预防使用在 1 周内不需调整剂量 使用超过 1 周需要监测抗 Ⅹa 因子活性,如果蓄积作用出现,调整剂量 CrCl30~50ml/min:不需调整剂量	CrCl<30ml/min[a]:考虑减量 40%~50%并随即监测抗 Ⅹa 因子活性 CrCl 30~50ml/min:长期使用时(超过 10~14 日)考虑减量 15%~20%并随即监测抗 Ⅹa 因子活性	CrCl<30ml/min[a]:考虑减量 20%并随即监测抗 Ⅹa 因子活性 CrCl 30~50ml/min:不需调整剂量

[a] CrCl<20ml/min 的患者相关资料十分有限,建议使用普通肝素。

静脉血栓的预防

> **案例 11-4**
>
> 问题 1:M. G. 是一名 63 岁的肥胖女性,为治疗憩室炎,将要择期行腹部手术。她重要的病史包括高血压,现在每日服用依那普利 10mg 控制(血压 130/80mmHg),另外还患有痛风。哪些治疗干预措施能减少 M. G. 患 DVT 或 PE 的风险?

外科手术是 DVT 形成的重要风险因素。但是所有住院患者,包括手术和非手术/药物治疗患者,应当基于风险因素对 VTE 发生风险进行分层[12,48-50]。风险分层用来选择最合适的治疗干预以预防 DVT,并能减少致死性 PE 的发生风险。这些干预措施包括机械的和药物的治疗策略。

非药物治疗措施

机械干预包括使用弹力袜、抬高腿部、腿部运动和及早术后活动,旨在预防静脉淤血并且增加静脉回流。小腿和大腿使用充气袖套进行间歇充气加压(intermittent pneumatic compression,IPC)是另外一种预防 DVT 的替代治疗方案[12]。因为机械预防效果较药物预防差,最常用于出血高危的患者或 VTE 风险极高患者药物治疗外的辅助治疗。

药物治疗措施

对于静脉淤血的急症或术后患者来说,固定的、低剂量的普通肝素(LDUFH),根据适应证每 8~12 小时皮下注射 5 000U,对急症或某些外科手术后静脉淤血的患者,是一种既经济又有效的药物预防 VTE 的方法。因为 LDUFH 失活 Ⅹa 因子而对 Ⅱa 因子无直接作用,不会延长 aPTT,因此,aPTT 监测并不是必要的。这一剂量方案极少出现出血的并发症。

固定剂量皮下注射 LMWH 和磺达肝癸钠是预防 DVT 的替代治疗方案。虽然依诺肝素已被研究用于大量的适应证,但依诺肝素每 12 小时皮下注射 30mg 或每日皮下注射 40mg,达肝素每日皮下注射 2 500~5 000U,磺达肝癸钠每日皮下注射 2.5mg 均是有效的治疗方案。FDA 已批准 DOAC,利伐沙班、阿哌沙班、达比加群用于骨科手术患者的 DVT 预防。贝曲沙班 160mg 单剂量继以每日 1 次,一次 80mg,被批准用于成人急症住院患者的 VTE 预防。根据危险分层,预防 VTE 的最新推荐见表 11-15[12,48,49]。

表 11-15

静脉血栓栓塞症的预防[12,48]

普外科手术[a]	
VTE 非常低危	尽快并经常步行
VTE 低危	IPC 或不进行预防
VTE 中危患者且 MB 非高危	LMWH 或 LDUFH 优于不进行预防。IPC 优于不进行预防
VTE 中危患者且 MB 高危	IPC 优于不进行预防

表 11-15

静脉血栓栓塞症的预防[12,48]（续）

VTE 高危患者且 MB 非高危	LMWH 或 LDUFH 优于不进行预防。可以加用 IPC 或弹力袜
行癌症手术的 VTE 高危患者,除非 MB 高危	LMWH 长期预防(4 周)优于短期疗程
VTE 高危患者且 MB 高危	IPC 优于不进行预防至出血风险消除,然后开始药物预防
VTE 高危患者但不能使用 LMWH 或 LDUFH 且 MB 非高危	IPC 优于不进行预防
普通外科和腹腔-盆腔手术患者	首选 VTE 预防应当使用 IVC 滤器 不应进行加压静脉超声周期监测
骨科手术	
髋关节或膝关节置换术	使用如下任一种至少 10~14 日:LMWH(更推荐)、磺达肝癸钠、阿哌沙班、利伐沙班、LDUFH、华法林(INR 2~3)或阿司匹林。
髋关节骨折手术	使用如下任一种至少 10~14 日:LMWH、磺达肝癸钠、LDUFH、华法林(INR 2~3)或阿司匹林。与华法林或阿司匹林相比更推荐 LMWH
大型骨科手术	在住院期间同时联用抗凝和 IPC 预防。建议延长预防时间至 35 日
心脏手术	非复杂病程:IPC 优于不进行预防 长期住院:在 IPC 基础上加用 LDUFH 或 LMWH
胸外科手术	
VTE 中危患者且 MB 非高危	LMWH 或 LDUFH
VTE 高危患者且 MB 非高危	LMWH 或 LDUFH±IPC
MB 高危患者	IPC 至出血风险消除,然后药物预防
创伤[b]	LMWH 或 LDUFH 如果 VTE 高危加用 IPC,在无法使用 LMWH 或 LDUFH 时,使用 IPC
急症内科住院患者	
血栓风险增加	LMWH、LDUFH bid、LDUFH tid、磺达肝癸钠或贝曲沙班
血栓低危	不进行药物或机械预防
出血或高 MB 风险	非抗凝药物的血栓预防
血栓风险增加且或高 MB 风险	GCS、IPC。当出血风险降低时,开始药物血栓预防代替机械预防

[a] 包括胃肠、泌尿、妇科、减肥、血管、整形和重建手术。
[b] 包括创伤性脑损伤、急性脊髓损伤和创伤性脊髓损伤。
Bid,每日 2 次;tid,每日 3 次;GCS,循序减压弹力袜;INR,国际化标准比值;IPC,间歇充气加压;LDUFH,低剂量普通肝素(5 000U 皮下注射每 8~12 小时);LMWH,低分子肝素(依诺肝素 40mg 每日皮下注射或 30mg 每 12 小时皮下注射;达肝素 2 500~5 000U 每日皮下注射);磺达肝癸钠(2.5mg 每日皮下注射);VTE,静脉血栓栓塞症;MB,大出血;AC,抗凝。

　M.G. 是 DVT 和 PE 的高危人群,不仅因普外科手术,还因为其年龄(大于 40 岁)及其他风险因素(肥胖、可能手术后制动)。DVT 的预防选择包括肝素每 8 小时皮下注射 5 000U,或一种低分子肝素(依诺肝素每日皮下注射 40mg,或达肝素首剂给予 2 500U,继以每日皮下注射 5 000U)。首剂应于术前数小时给药,术后应持续给药直至其可以充分活动。如果考虑出血风险,IPC 可以作为治疗替代。VTE 预防一般持续至出院,但是可能对于某些高危患者需要长达 30 日。高危患者包括癌症、骨外科、减肥手术或有 VTE 史的患者。

肺栓塞

临床表现

案例 11-5

问题 1：A. W. 是一名 52 岁，70kg 的女性。她最近刚乘坐了 12 小时的汽车，且中途只停下来伸展了两次。昨日她注意到右小腿部出现水肿伴疼痛和发热。水肿逐渐加重，累及整个右下肢至腹股沟，促使其就医。在急诊室，她也注意到最近发生右侧胸膜性胸痛不伴 SOB 或咯血。她的病史包括 4 年前胃溃疡，使用质子泵抑制剂治疗，未再复发。体检发现右下肢肿大，整个下肢轻至中度压痛。胸腔检查示呼吸困难、对等的呼吸音，无哮鸣音和爆裂音。重要的体征包括血压 160/90mmHg，心率 100 次/min，呼吸频率 28 次/min，规整。实验室检查结果如下：

Hct：26.7%

SCr：1.1mg/dl

动脉血气（室内空气）PO$_2$：72mmHg（正常 75~100）

PCO$_2$：30mmHg（正常，35~45）

pH：7.48（正常，7.35~7.45）

胸部 CT 检查提示肺栓塞位于肺右主动脉远端延伸至右肺下叶。心电图（ECG）示窦性心动过速。右下肢多普勒超声支持左股静脉闭塞性血栓，凝血检查结果如下：

PT：11.2 秒（INR，1.0）

aPTT：28 秒

血小板计数：248 000/μl

A. W. 有哪些主观和客观临床证据与 PE 一致？

体征和临床症状

因为其症状的非特异性，很难进行肺栓塞（pulmonary embolism，PE）的临床诊断[51,52]。最常观察到的症状包括：呼吸困难、咳嗽、胸骨下和胸膜性胸痛、呼吸困难、咯血、发热和单侧腿痛。例如低血压、心动过速、B 型利钠肽（BNP）和 NT-pro-BNP（N-末端前脑钠肽）的表达、肌钙蛋白（I 或 T）、低氧、心电图提示右室张力的改变的体征和症状十分重要，因为这些可能提示更严重的血栓栓塞，增加 30 日死亡率[53]。有 80% 或更多的患者 DVT 进展至 PE。同时出现这些症状和体症为诊断急性 PE 提供了进一步证据。

定义

可以从不同方式去定义 PE 的严重性。有的根据患者住院或 30 日死亡风险，而其他的文献会使用广泛性或非广泛性 PE 去定义 PE[51,52]。如果存在栓塞，但不合并血流动力学、右室功能或心脏标志物的改变被归为低危栓塞。这类患者也可归为低至中度肺栓塞。高危 PE 定义为存在休克（表明组织低灌注，和低氧、肢端湿冷、意识改变）或低血压，特别定义为收缩压 <90mmHg 或收缩压下降 ≥40mmHg 超过 15min 并与新发的心律失常、低血容量或败血症无关。这类患者也可归为广泛性肺栓塞患者[54]。如果心脏超声证实患者右室功能不全或心脏标志物阳性（BNP>90pg/ml 或 NT-pro BNP>500pg/ml，肌钙蛋白 I>0.4ng/ml，肌钙蛋白 T>0.1ng/ml）但血流动力学稳定，这类患者被归为次广泛性肺栓塞患者。

诊断

因为 PE 的临床体征和症状很难与其他许多的临床情况相区别，有必要进行进一步评估[51,52]。PE 患者常存在胸片、ECG 和动脉血气（肺泡-动脉氧梯度）异常，但是与临床体征和症状一样，它们在一定程度上是非特异性的。肺部影像学检查对于诊断和最终排除 PE 是必要的。虽然临床可用于胸部影像学检查的方法很多，计算机断层成像（CT）肺血管造影和通气/灌注肺扫描（V/Q 扫描）是最常用来诊断 PE 的检查，也可以选择对肺动脉成像最精细的多排 CT（MDCT）。V/Q 扫描，可以在肺扫描同时协同评估灌注情况或肺血流的区域分布和通气；这些需要同时注射和吸入放射标记物。检查结果被描述为高、中、或低 PE 可能性。当通气情况（气流）在某一区域显示正常但灌注异常（血流），存在 V/Q 不匹配，很可能存在 PE。如果发现两者均存在缺陷（某一区域存在通气异常和灌注异常），表明存在其他疾病，更可能为如慢性阻塞性气道疾病。

对于 DVT，临床评估可改善无创检查如 CT、MRI 或 V/Q 扫描的准确性。有效评估工具能用来将患者 PE 概率分级[55-58]（表 11-16）。在 PE 低临床概率的患者中，可以考虑测量高敏感的 D-二聚体检测，并且如果阴性可以排除 PE，不需要行进一步的影像学检查[59]。在 PE 中度至高度临床概率的患者中，应进行诊断性影像检查。

表 11-16

完整和简化肺栓塞严重评分（PESI）分级系统

参数	完整分级版/分	简化分级版/分
年龄	分值=年龄	1（如果年龄>80 岁）
男性	10	—
癌症	30	1
慢性心力衰竭	10	1^a
慢性肺部疾病	10	1^a
心率>110 次/min	20	1
动脉血压<100mmHg	30	1
呼吸频率>30 次/min	20	—
体温<36℃	20	—
精神状态改变	60	—
动脉氧分压<90%	20	1

表 11-16

完整和简化肺栓塞严重评分（PESI）分级系统（续）

参数	完整分级版/分	简化分级版/分
30 日死亡风险		
非常低 0%～1.6%	Ⅰ级：<65 分	0 分：1%
低 1.7%～3.5%	Ⅱ级：66～85 分	
中 3.2%～7.1%	Ⅲ级：86～105 分	
高 4%～11.4%	Ⅳ级：106～125 分	≥1 分：10.9%
非常高 10%～24.5%	Ⅴ级：>125 分	

ª 慢性心衰和/或慢性肺部疾病只能得 1 分。同时患有这些疾病只能得 1 分。

来源：Aujesky D et al. Derivation and validation of a prognostic model for pulmonary embolism. *Am J Respir Crit Care Med*. 2005；172：1041-1046；Jimenez D et al. Simplification of the pulmonary embolism severity index for prognostication in patients with acute symptomatic pulmonary embolism. *Arch Intern Med*. 2010；170：1383-1389.

治疗

案例 11-5,问题 2：对 A. W. 来说应首先采取什么抗凝策略？

当怀疑 PE 的诊断时，在等待更多决定性诊断操作的同时应当立即开始抗凝。许多药物可用于 PE 的紧急治疗。采用首剂负荷继以持续静脉输注的静脉注射 UFH 治疗在很多年都 是主流的治疗方法。皮下注射给予 UFH 可以作为替代疗法。但是如果担心皮下注射吸收的充分性或在考虑进行溶栓治疗的患者中，与皮下给药相比更推荐使用静脉注射 UFH 的初始治疗[15]。LMWH 在 PE 的管理中并不亚于 UFH，因为更易使用、大出血发生率更低、可用于门诊患者治疗或及早出院的优点，与 UFH 相比更推荐用于稳定的 PE 患者[60,61]。已证明磺达肝癸钠在 PE 复发方面并不亚于静脉注射 UFH，且主要出血事件发生率相似[62]。最近，在初始和长期 VTE 管理中对所有的 FDA 批准的 DOAC 进行评估，其中包括 PE 患者的初始管理使用达比加群、利伐沙班、阿哌沙班和依度沙班。所有 DOAC 在 VTE 复发方面均不亚于 LMWH/VKA[63-67]。对利伐沙班和阿哌沙班的单药治疗进行了研究，而达比加群和依度沙班的患者在初始治疗阶段服用 DOAC 前使用至少 5 日的胃肠外治疗。如果 A. W. 一直因为症状严重选用 UFH 治疗，应开始给予负荷剂量 5 600U（80U/kg×70kg）继以持续静脉输注 1 300U/h［18U/（kg·h）×70kg］，应当使用 aPTT 监测，以调整剂量使之保持在治疗范围之内（见表 11-11）。

当患者过渡到华法林治疗时，使用皮下注射 LMWH 每 12 小时一次，一次 70mg（1mg/kg 每 12 小时×70kg）或皮下注射磺达肝癸钠每日 1 次，一次 7.5mg 是治疗 PE 的替代 UFH 治疗方案（见表 11-13）。A. W. 应当接受固定剂量的依诺肝素 70mg 皮下注射每 12 小时或达肝素 15 000U 皮下

注射每 24 小时（200U/kg，四舍五入调整至最接近的注射器的容量刻度）。使用例如 LMWH、磺达肝癸钠和 DOAC 这样的初始治疗为急性 PE 的门诊患者和住院患者及早出院提供了条件。低危患者且家庭治疗条件允许，更推荐及早出院[15]。

溶栓治疗比单纯抗凝治疗更迅速地逆转右心室功能不全且重建肺灌注。一般只用于死亡风险高危且出血风险低危的患者[5]。经皮导管引导下的治疗可使溶栓药物局部转运至肺栓塞的部位，是另一种移除肺栓子的侵入性方法。对不能进行全身抗栓治疗的患者，与手术取栓相比，这是一种侵入性较低的方案。对于中至高风险 PE 的患者，很可能需要行全身溶栓治疗，对于这类患者，新出现的导管引导的溶栓治疗也是一个很有前途的治疗选择[53]。

华法林

从注射抗凝治疗过渡

案例 11-5,问题 3：如果 A. W. 未使用 DOAC，而开始使用华法林，什么时候应当给予华法林，怎样完成从注射抗凝治疗过渡到口服华法林治疗？

与 DVT 的治疗一样，应用肝素、LMWH 或磺达肝癸钠治疗 PE 应当持续至少 5 日，直至华法林治疗达到治疗目标至少 24 小时。华法林应当在住院首日开始服用，持续服用 3 个月，如果有适应证疗程可以更长。但是如预期长期住院、最近或预期行手术或其他侵入性操作，或身体状况存在无法控制的出血的潜在可能，在这些情况下可以延迟使用华法林[15]。

有很多原因需要联合使用肝素/LMWH/磺达肝癸钠和华法林治疗[6]。华法林的活性产生不仅依赖于其内在的药物代谢动力学特征（半衰期>36 小时），也与循环中凝血因子的消除速率有关。虽然华法林抑制维生素 K 依赖的凝血因子产生，之前已经合成的凝血因子必须按照与其半衰期一致的消除速率消除（见表 11-8）。在凝血因子产生被抑制后，它们需要 4 个半衰期才能达到新的稳态，所以华法林的作用可能延迟几日。INR 首次增加只表明Ⅶ因子活性降低，但是华法林的全部抗凝效果需要Ⅱ和Ⅹ因子的充分抑制，但它们的消除半衰期明显更长。肝素或低分子肝素联合华法林治疗这样的联合用药产生快速的抗凝效果。通过使用肝素/LMWH/磺达肝癸钠保持充分的抗凝效果，直至华法林达到治疗强度。

除抑制维生素 K 依赖的凝血因子合成之外，华法林抑制个体先天存在的抗凝蛋白 C 和其辅因子 S 的合成。在先天蛋白 C 或蛋白 S 缺陷的患者中，华法林初始治疗可以抑制这些蛋白浓度水平，从而引起血液高凝并可能引起血栓进展，除非同时使用肝素治疗充分抗凝。为了预防这些合并症，肝素/LMWH/磺达肝癸钠应当联合华法林治疗。

已发现肝素治疗可以延长 INR[58]，且华法林能够延长 aPTT 数秒[59]。因此在合用华法林和肝素期间，评估抗凝强度应考虑检查结果的相互干扰。

华法林初始治疗

案例 11-5,问题 4:为了尽快让 A. W. 出院,医嘱每晚口服华法林 10mg 的初始剂量,服用 3 日。这样的负荷剂量是否合理?有无更有效的初始治疗的方法?

华法林的初始剂量很复杂,因为个体需要的剂量差异很大。每个患者达到治疗目标的 INR,每日所需剂量可能低至 0.5mg 也可能高达 20mg 或更高[70]。有两种主要的华法林起始治疗的方法[71]。虽然华法林剂量在患者间差异明显,但大多数患者保持 INR 在 2.0~3.0,平均每日需要华法林 4~5mg,基于此,产生了平均每日剂量法。当使用平均每日剂量进行华法林起始治疗时,患者通常每日开始服用 4~5mg*,必要时调整剂量直至达到治疗目标。但是患者可能对华法林的作用过于敏感(表 11-17),需要使用更低剂量的华法林。这类患者应开始每日服用 1~3mg,之后如有必要进行剂量调整。已产生许多使用 4~5mg 的起始剂量的剂量计算公式,来帮助在给予几剂华法林后确定剂量[72-74]。另一种由 American College of Chest Physicians(ACCP)推荐的广泛使用的剂量计算公式,在最初的 2 日使用 10mg 的初始剂量,第 3 日检测 INR 以指导第 3 日和第 4 日的剂量,第 5 日检测 INR 以指导接下来 3 日的剂量[21,75](见图 11-4)。虽然这种剂量计算公式比 5mg 初始剂量能更快的帮助 INR 达到治疗目标,这些发现可能不适于所有患者人群,因为计算公式评估的患者是相对健康、年轻的门诊患者[76]。10mg 初始剂量可能导致抗凝过度且增大高龄和多病重症患者的出血风险[77]。对可活动患者更常使用平均每日剂量;在这种情况时,华法林起始治疗的最初 3~5 日内应当首次评估 INR(表 11-18)。对于住院患者,更常在起始治疗期间每日检测 INR。

表 11-17

增加华法林敏感性的因素

年龄>75 岁	发热
临床充血性心力衰竭	肝脏疾病
临床甲状腺机能亢进	低蛋白血症
经口进食减少	已知的 CYP2C9 突变
腹泻	恶性肿瘤
药物相互作用	营养不良
基线 INR 升高	术后状态
终末期肾脏病	

INR,国际标准化比值。

* 译者注:该平均每日剂量法基于美国人群的体重和遗传特点制定,亚裔人群体重偏小,且 VKORC1-G1639A 多为对华法林敏感的 AA 型,根据中华医学会心电生理和起搏分会、中国医师协会心律学专业委员会心房颤动防治专家工作委员会发布的《心房颤动:目前的认识和治疗建议(2015)》,中国人群始用剂量为 2~3mg 较为合适。

第3日INR	日/剂量(mg) 3	日/剂量(mg) 4
<1.3	15	15
1.3~1.4	10	10
1.5~1.6	10	5
1.7~1.9	5	5
2.0~2.2	2.5	2.5
2.3~3.0	0	2.5
>3.0	0	0

第5日INR	日/剂量(mg) 5	日/剂量(mg) 6	日/剂量(mg) 7
<2.0	15	15	15
2.0~3.0	7.5	5	7.5
3.1~3.5	0	5	5
>3.5	0	0	2.5
<2.0	7.5	7.5	7.5
2.0~3.0	5	5	5
3.1~3.5	2.5	2.5	2.5
>3.5	0	2.5	2.5
<2.0	15	5	5
2.0~3.0	2.5	5	2.5
3.1~3.5	0	2.5	0
>3.5	0	0	2.5
<2.0	2.5	2.5	2.5
2.0~3.0	2.5	0	2.5
3.1~4.0	0	2.5	0
>4.0	0	0	2.5

图 11-4 基于开始第 1 和 2 日给予 10mg 华法林的起始剂量计算法。来源:Kovacs MJ et al. Prospective assessment of a nomogram for the initiation of oralanticoagulant therapy for outpatient treatment of venousthromboembolism. *Pathophysiol Haemost Thromb*. 2002;32:131.

表 11-18

门诊初始使用华法林的平均日剂量方案

	不敏感患者	敏感患者[a]
初始剂量	每日 1 次,一次 5mg	每日 1 次,一次 2.5mg
首次 INR	3 日	3 日
<1.5	每日 1 次,一次 7.5~10mg	每日 1 次,一次 5~7.5mg
1.5~1.9	每日 1 次,一次 5mg	每日 1 次,一次 2.5mg
2.3~3.0	每日 1 次,一次 2.5mg	每日 1 次,一次 1.25mg
3.1~4.0	每日 1 次,一次 1.25mg	每日 1 次,一次 0.5mg
>4.0	停药	停药
下次 INR	2~3 日	2~3 日
之后的剂量和监测	继续减少剂量及频繁监测直至达到治疗范围的低限	

[a] 见表 11-17 增加华法林敏感性的因素。

引自:Warfarin Use in Adults:Clinical Care Guideline, University of Illinois Hospital and Health Sciences System.

华法林起始采用灵活剂量是另一种起始治疗的方案,这一方案目的是决定最终需要的维持剂量,通过计算 INR 的增加速度并根据每日 INR 评估决定每日剂量。表 11-19 列出了一种广泛使用的起始采用灵活剂量的列线表[78,79]。使用这一列线表,华法林可以采用 10mg 或 5mg 的起始剂量开始给药,根据 INR 的增加速度调整每日剂量[68,69]。起始剂量灵活的给药方案并不需要缩短达到目标 INR 的时间,如果按某些操作规程要求以 10mg 的剂量起始治疗,会增加某些患者过度抗凝的风险。尽管如此这些方法提供了一种更个体化的起始治疗方法。

表 11-19

华法林初始剂量弹性给药方案,包括 10mg 和 5mg 初始剂量选择

日	INR	10mg 起始剂量/mg	5mg 起始剂量/mg
1		10	5
2	<1.5	7.5~10	5
	1.5~1.9	2.5	2.5
	2.0~2.5	1.0~2.5	1.0~2.5
	>2.5	0	0
3	<1.5	5~10	5~10
	1.5~1.9	2.5~5	2.5~5
	2.0~2.5	0~2.5	0~2.5
	2.5~3.0	0~2.5	0~2.5
	>3.0	0	0
4	<1.5	10	10
	1.5~1.9	5~7.5	5~7.5
	2.0~3.0	0~5	0~5
	>3.0	0	0
5	<1.5	10	10
	1.5~1.9	7.5~10	7.5~10
	2.0~3.0	0~5	0~5
	>3.0	0	0
6	<1.5	7.5~12.5	7.5~12.5
	1.5~1.9	5~10	5~10
	2.0~3.0	0~7.5	0~7.5
	>3.0	0	0

INR,国际化标准比值。

来源:Crowther MA et al. Warfarin:less may be better. *Ann Intern Med.* 1997;127;332.

A.W. 基线 INR 为 1.0,使用表 11-19 起始剂量灵活的操作规程,应在住院首日下午,服用 10mg 的首剂华法林,接着每日检测 INR 将能指导剂量调整至 INR 治疗目标。应当停止每晚口服华法林 10mg 连续服用 3 剂的医嘱,改为以每日 INR 监测结果确定华法林的剂量。

治疗强度和疗程

> 案例 11-5,问题 5:A.W. 的目标 INR 是多少,应当给予抗凝多长时间?

DVT 或 PE 患者,常规强度定义为华法林延长 PT 至 INR 2.0~3.0。在这一推荐的治疗范围内,华法林抗栓作用最大而过度抗凝引起出血并发症潜在可能最小[6]。静脉血栓一旦形成,会附着在血管壁,因此分解血栓的第一步是一层内皮细胞覆盖在血凝块以阻止更多的血小板在血管损伤位点聚集。这一内皮化过程一般需要 7~10 日完成。初始抗凝治疗用来抑制血栓扩大而产生充分的内皮化。持续抗凝预防进一步血栓形成。

根据静脉血栓栓塞事件的复发可能性和每个患者出血的风险决定华法林治疗的合适疗程(见表 11-19)。无诱因(原发)的 DVT 或 PE 患者,应当治疗至少 3 个月,因为他们 5 年内复发事件的可能性高达 30%,所以应当考虑终生治疗[15]。与暂时或可逆危险因素相关的(有诱因的 VTE)DVT 或 PE 患者常治疗 3 个月,如 A.W. 病例,因为其复发风险较低(5 年约 10%)。癌症相关的血栓治疗,因为 LM-HW 治疗的临床预后优于华法林,所以一线治疗方案包括 LMWH 长期方案;但是这需要考虑个体患者出血风险,患者的偏好,耐受性和药品花费[80-86]。现在尚不推荐 DOAC 在癌症患者中使用;但是现有的资料支持这类药物相对于其他治疗选择的安全性[87]。

不良反应

> 案例 11-5,问题 6:对于 A.W. 来说,应考虑哪些华法林治疗的不良反应,且怎样监测?

出血

出血是华法林最常见的不良反应。总结实验性和观察性起始队列研究,华法林治疗患者死亡、主要或全部(主要或次要)出血事件的年发生率分别为 0.6%、3% 和 9.6%[32]。但是,已报道的出血发生率波动大,很可能是因为临床研究间患者特征、治疗方案和出血定义和评估存在差异有关。

华法林相关出血最常见于鼻、口咽和软组织,其次常见于胃肠道和泌尿道。关节出血(在关节腔出血)和腹膜后与眼内出血在华法林出血并发症中不常见[6]。抗凝药物相关胃肠道和泌尿道出血,很多是由于之前已经存在的病变引起。应用抗凝药物,女性月经期出血可能会增加或延长。如果存在基础的病理条件(卵巢囊

肿、子宫肌瘤或息肉），引起异常阴道出血，这个症状可能有临床意义。

DOAC 类药物，利伐沙班和阿哌沙班在 VTE 治疗的临床试验中，显示与华法林相比明显更低的主要出血事件发生率，而依度沙班和达比加群的主要出血发生率相似。一项最近的系统评价证实大多数治疗方案与 LMWH/VKA 联合方案相比在有效性和安全性方面均无统计学显著差异[88]。但 UFH/VKA 联合治疗与更高的复发 VTE 发生率有关，而利伐沙班和阿哌沙班被证明主要出血事件发生率更低。

虽然不太常见，颅内出血引起出血性脑卒中，是华法林治疗最常见的致死性出血原因。统计抗凝剂颅内出血的发生率范围在 0.3%~2%，高达 60% 是致命的[6]。DOAC 在房颤患者卒中预防的有效性与华法林相似，但颅内出血发生率和全因死亡率更低。但是所有种类的 DOAC 除阿哌沙班外，都会增加 25% 胃肠道出血的风险[89]。

许多因素影响华法林相关出血并发症的风险。出血发生率与接下来数月相比在治疗开始最初 3 个月更高[90]。与肝素不同，华法林的抗凝强度直接影响出血风险，包括颅内出血[91]。其他患者特异的影响变量包括：胃肠道出血病史，严重的共存疾病（包括恶性肿瘤），联用阿司匹林、氯吡格雷或非甾体抗炎药（NSAIDs）治疗[6]。

可以使用多种出血风险评估工具，包括 HAS-BLED（高血压、肝肾功能异常、卒中、出血、INR 波动、高龄和嗜酒）和 ATRIA（房颤的抗凝和风险因素），可用来识别高危出血患者；但是怎样运用这些出血风险评分工具最好仍存在很多问题[92-94]。这些出血风险评分工具中没有一个能够在 VTE 抗凝治疗初始 3 个月非常有效的预测主要或致死性出血事件，并且没有一个能够在 VTE 抗凝治疗初始 90 日较好的预测高龄患者的主要出血事件[95-97]。

可以通过患者和护理人员仔细观察出血的症状和体征来最大可能减少 A.W 的出血并发症的发生，保持 INR 在治疗范围内，避免应用可能引起出血风险升高或延长 INR 的药物，并且常规在门诊随访时进行 INR 监测和临床评估。

皮肤坏死

华法林诱导的皮肤坏死是一种口服抗凝剂少见但严重的不良反应，在华法林治疗的患者中占 0.01%~0.1%[98]。患者在华法林起始治疗的 3~6 日内出现乳房、臀部、大腿或阴茎疼痛性皮肤变色。病变进展至明显的坏死伴变黑和结痂。皮肤坏死是皮下脂肪中出现广泛性微血管血栓的结果，与高凝状态包括 C 蛋白和 S 蛋白缺陷有关。在这些患者中，华法林应用早期在消耗掉维生素 K 依赖的凝血因子之前，C 蛋白快速清除，引起抗凝和促凝的不平衡，导致早期血凝过快和血栓。在开始使用华法林期间充分使用 UFH、LMWH 或磺达肝葵钠可以预防产生早期血凝过快。

皮肤出现坏死的患者应当停用华法林治疗。但如果有

治疗或预防血栓栓塞症的必要，后续使用华法林治疗并不是禁忌。在 C 蛋白和 S 蛋白缺陷和皮肤坏死史的患者中，在给予 UFH、LMWH 或磺达肝葵钠的情况下，可以再开始低剂量的华法林治疗。在 INR 达到治疗目标范围后需要这些药物治疗继续维持 72 小时。这种情况下也有通过补充新鲜冷冻血浆补充 C 蛋白的适应证。

紫趾综合征

紫趾综合征是罕有报道的不良反应，一般发生于华法林治疗开始后 3~8 周，与抗凝治疗的强度无关[99]。患者以脚趾呈现疼痛性变色为首发表现，按压时变白且抬高时褪色。这种综合征的病理生理学被认为与粥样硬化斑块的胆固醇微栓塞导致动脉闭塞有关。因为胆固醇微栓塞与肾衰竭和死亡有关，因此发生紫趾综合征的患者应当停用华法林。

患者教育

案例 11-6

问题 1：E. N. 是一名 42 岁的男性，刚刚诊断为原发性 DVT。作为门诊患者，每日皮下注射给予依诺肝素 1.5mg/kg，并使用平均日剂量起始给药方案开始口服华法林每日 1 次，一次 5mg。其首诊医师希望他接受医学中心由药师负责的抗凝门诊的随访。正规的抗凝管理服务有何益处？

口服抗凝治疗成功的关键是恰当的门诊患者管理。与常规医学服务相比，抗凝门诊进行华法林治疗管理可以明显降低出血和血栓栓塞并发症的发生，并减少华法林相关的住院率和急诊送医率，且对于医疗机构，在保证预后的基础上节省成本[100]。药师负责的抗凝门诊对抗凝治疗管理的很多方面有益，包括改进剂量调整、持续患者教育、及早发现不良反应且及时干预并避免或尽量避免并发症的发生[101]。E. N. 转入药师负责的抗凝门诊很可能改善其医疗整体满意度并改善其临床预后。

便携式 INR 自测仪的实用性也使家庭 INR 值监测变为可能。患者自我监测 INR 与抗凝门诊负责的高质量抗凝治疗的预后相当[6]。患者可能更喜欢这种监测方式，应与患者的医疗服务提供者或抗凝管理服务方一起设计有组织的患者教育和随访计划。

案例 11-6，问题 2：在她首次前往抗凝门诊时，E. N. 将会接受关于华法林治疗的各项知识教育。其抗凝管理者应提供哪些信息来保证华法林治疗的有效性和安全性？

成功的华法林治疗需要具有相关知识患者的积极参与[6]。多种因素影响华法林的抗凝效果，华法林抗凝效果的波动可能增加出血并发症和复发血栓栓塞症两方面的风险。药师和其他的医疗服务工作者能通过提供使用该药物的患者合适的用药教育，来改善用药依从性和华法林治疗

的有效性和安全性。

表 11-20 列明了口服抗凝药物患者教育的要点。这些信息可通过文字的教材、视频说明、一对一的或小组讨论或综合这些方法来传达。可从华法林生产商、非商业来源获得许多实用的口服抗凝药物的教育工具。

表 11-20

口服抗凝药物患者教育的要点

认识通用名和商品名
治疗目的
预期治疗疗程
剂量和服药方法
从视觉上认识药物和药片
如忘记服用 1 次剂量,如何处理
认识出血的体征和症状
认识血栓栓塞的体征和症状
出血和血栓栓塞发生时如何处理
潜在的有相互作用的处方、非处方药品和天然/草药产品
限制饮酒
避免怀孕
通知其他医疗机构患者正服用口服抗凝药物的重要性;如计划对患者行侵入性操作需要通知抗凝提供者
何时、何地、对谁进行随访
只针对达比加群:整粒吞服,原瓶包装,注意胃肠道反应
只针对利伐沙班:与餐同服(晚餐)
只针对华法林:监测 INR 的重要性及预期的频次和剂量需求的疾病的体征和症状,平稳摄入维生素 K

INR,国际化标准比值。

E. N. 应当在个别教学或有组织的广泛接受关于华法林治疗的教育。应提供治疗记录本、医用手环,或其他能够说明患者正在使用华法林治疗的方法。负责华法林门诊治疗的医疗工作者需要在每次随访时,对患者不断强调医学信息中的最重要的部分。

影响华法林剂量的因素

案例 11-6,问题 3: 在 6 日的依诺肝素治疗并给予 6 次口服华法林每日 4mg 后,E. N. 的 INR 为 2.4。停用达肝素,且告知 E. N. 继续服用现在的华法林剂量。他计划在 1 周后再次返回抗凝门诊进行再评价。此时,他的 INR 为 1.7。哪些因素与抗凝强度的改变有关?

应当经常询问患者是否理解处方开具的剂量和他们对处方的依从性。问题可能包括"你正在服用的剂量是多少?""你每日何时服药?"和"你上周忘记服药几次"。如果没有证据显示患者记错了现在要服用的剂量或用药依从性差,应考虑一些其他的已知与个体患者华法林初始治疗和维持治疗剂量需要波动有关的因素。饮食中维生素 K 摄入的改变,基础疾病状态和临床条件、饮酒、基因和并用药物可以显著的改变治疗强度,导致需要调整剂量才能使 INR 保持在治疗范围内。在一项纳入了 1 015 名患者的华法林治疗的给药剂量队列研究中,体表面积、年龄、目标 INR、胺碘酮使用、是否吸烟、种族、是否正患有血栓、VKORC11639/3673 G/A 多态性、CYP2C9(＊)3 和 CYP2C9(＊)2 是华法林治疗剂量的所有的独立预测因素[102]。

饮食中维生素 K 摄入

人类维生素 K 摄入有 2 个主要来源,肠道菌群生物合成维生素 K_2(甲基萘醌类)和饮食摄入维生素 K_2(植物甲萘醌)。美国推荐每日维生素 K 摄入在 70~140μg,且西方饮食中每日一般提供维生素 K 约 300~500μg[103]。维生素 K 在有些食物中含量很高,如绿叶蔬菜(芦笋、西蓝花、球芽甘蓝、卷心菜、花椰菜、鹰嘴豆、芥蓝叶、莴苣、羽衣甘蓝、生菜、荷兰芹、菠菜和萝卜叶)、豆浆、某些油类、某些营养添加剂和复合维生素产品。绿茶和咀嚼烟草是其他重要的维生素 K 来源。

维生素 K 摄入的波动与服用华法林的患者 INR 波动有关[104,105],此外获得性华法林抵抗,定义为达 INR 治疗目标范围的华法林剂量需要过大,其与富含维生素 K 的饮食有关[106]。已报道有大量的病例,患者之前规律服用华法林,在饮食中维生素 K 来源减少后,INR 升高并伴或不伴出血。相反,添加维生素 K 来源的食物后有报道患者会发生 INR 降低并伴或不伴血栓栓塞并发病。

这些资料说明服用华法林的患者饮食改变的潜在临床意义。为了使这种潜在作用最小化,应当建议 E. N. 饮食保持稳定的维生素 K 摄入[107]。她的饮食习惯会部分影响最终的华法林维持剂量。但是不必要限制饮食中维生素 K 的摄入,除非出现明显的华法林抗凝效果抵抗。E. N. 应当认识含有大量维生素 K 的食物和添加剂,且应当告知其保持食谱稳定,避免突然摄入大量富含维生素 K 的食物。合适的评估和随访对饮食改变引起的 INR 变化导致的出血或血栓栓塞的预防非常重要。

基础疾病状态和临床情况

多种疾病存在或恶化可能影响抗凝状态[71](表 11-21)。腹泻引起肠道菌群改变能减少维生素 K 的吸收,使 INR 值升高。高热增加凝血因子的分解代谢且能增加 INR。因为可引起华法林代谢减少,所以心力衰竭、肝淤血和肝脏疾病也能引起 INR 显著升高。终末期肾病与 CYP2C9 代谢减少有关,导致华法林剂量需要降低。

表 11-21

与华法林有相互作用的疾病状态和临床情况

临床情况	对华法林治疗的影响
高龄	通过维生素 K 储备减少和/或维生素 K 依赖的凝血因子血浆浓度降低来增加华法林的敏感性
怀孕	致畸;避免妊娠期暴露
哺乳	不经乳汁排泄,哺乳期妇女可在产后使用
酗酒	■ 急性摄入:抑制华法林代谢,伴 INR 急性升高
	■ 长期摄入:促进华法林代谢,剂量需求增加
肝脏疾病	■ 可能通过减少凝血因子的产生而引起凝血障碍,伴基线 INR 升高
	■ 可能减少华法林的清除
肾脏疾病	CYP2C9 活性降低,华法林剂量需求降低
心力衰竭	肝淤血致华法林代谢减少
营养状态	食谱中维生素 K 摄入改变(有意的或因疾病的影响结果、手术等)改变对华法林的反应
胃管喂食	减少华法林的敏感性,可能由吸收改变或营养补充物中维生素 K 含量改变引起
吸烟和使用烟草	■ 吸烟:可能诱导 CYP1A2,增加华法林剂量需求 ■ 嚼服烟草:可能含有维生素 K,增加华法林剂量需求
发热	增加凝血因子的分解代谢,引起 INR 值急性增加
腹泻	肠道菌群分泌的维生素 K 减少,引起 INR 急性增加
急性感染/炎症	增加华法林的敏感性

INR,国际化标准比值。

甲状腺功能对华法林治疗剂量的影响存在争议[108]。有证据表明左甲状腺素初始加速凝血因子的代谢,增加华法林的抗凝作用;但是华法林-左甲状腺素的相互作用影响 INR 的证据彼此矛盾[109,110]。最近一项回顾性研究发现在左甲状腺素开始治疗前后华法林的剂量的 INR 比值并未有明显差异,说明不存在有临床意义的相互作用,额外的监测可能并不需要[111]。已有报道,急性生理或心理压力可引起 INR 升高。有报道称增加运动可增加华法林剂量需求。吸烟可以诱导 CYP1A2,对某些患者这可能增加华法林代谢,使剂量需求增加[112]。因为其富含维生素 K,咀嚼无烟烟草能降低 INR 值[113]。

对服用华法林的患者的详细教育应包括使其仔细观察基础疾病和临床情况的体征和症状改变,因为这些改变可能影响华法林的剂量需求。当可能影响 INR 和华法林剂量需求的变化出现时,应当告知他们无论何时都应联系负责其抗凝管理项目的医疗人员。

酒精摄入

已认为长期酒精摄入可诱导代谢华法林的肝药酶系统。因此,对于酗酒患者,有时华法林剂量需求会升高。相反,急性大量酒精摄入通过竞争代谢酶可以减慢华法林代谢,导致 INR 升高和出血并发症风险增加[6,107]。虽然有些报道认为少量酒精摄入与 INR 升高有关[114],但总的来说,认为适量的饮用酒精饮料不会引起代谢或用 INR 定量的华法林治疗效果的变化。应当教育服用华法林的患者限制酒精摄入,每日不超过 1~2 瓶酒精性饮料[107]。应当建议长期饮酒者限制饮酒并保持规律饮酒,以避免 INR 波动。不需要禁止 E.N. 饮用酒精饮料,可以少量饮用,但应建议其避免突然摄入大量酒精。

相反,酒精性肝病(如肝硬化)能改变多种凝血机制并减少肝脏来源的凝血因子产生。维生素 K 依赖的凝血因子产生和清除减少,在这些患者中常引起 PT 和 INR 延长。因此,对于肝损伤的患者,应预期华法林反应会增强。肝功能的恶化也是出血并发症的预测因素之一,而终末期肝病的患者出血风险增加。对这些患者进行华法林治疗之前,必须权衡基础肝脏疾病和华法林治疗相关的出血风险和预防血栓栓塞性事件的获益。如果华法林有适应证,最好的方法是谨慎使用起始剂量并缓慢加量的方法,初始治疗采用较低的剂量,缓慢加量至目标剂量。如果有适应证,应当小幅度加量,同时应认识到对于严重肝功能不全的患者,完全发挥剂量调整的作用会延迟。对于使用华法林的肝功能不全患者,即使患者在 INR 目标治疗范围,也有必要监测出血的并发症。

遗传因素

细胞色素 P450(CYP)2C9 基因型[12,89]和维生素 K 环氧还原酶复合物 1(VKORC1)基因型已证明与有效抗凝所需的华法林剂量相关。结合基因型与临床信息的剂量计算方法能够预测华法林的稳定剂量[115]。但是结合 CYP2C9 基因型和 VKORC1 单体型和患者特征以预测患者华法林的维持剂量在不同的随机前瞻性的临床研究中结果不同，引起这种方法应用的争议[116,117]。基于现有的资料未显示出获益，ACCP 不推荐常规基因检测以指导 VKA 的剂量（Grade 1 B）[21]。需要进一步的研究以确定华法林基因检测的地位。

案例 11-6,问题 4：怎样在门诊时对 E. N. 的治疗情况进行评估和评价？

在每次门诊期间，应当评估 E. N. 的出血症状和体征，以及血栓进展和复发的体征和症状。还应考虑 INR 检测的可靠性和准确性。此外，应当询问 E. N. 是否漏服或多服用了华法林，是否有食谱改变（增加或减少维生素 K，饮酒）、用药改变，最近的疾病情况（如恶心、呕吐、发热、寒颤、腹泻），任何形式的近期跌倒，应当仔细评估所有影响 E. N. 抗凝状态的因素。

剂量调整

案例 11-6,问题 5：经过仔细评估认为 E. N. 已经按照给药方案服用药物，没有明显的原因可解释其 INR 降低。应怎样调整其华法林剂量？

当证实抗凝过度或抗凝不足时，有必要对华法林剂量进行调整。表 11-22 是常规强度和高强度维持治疗的华法林剂量调整方法。通常，日总剂量（或周总剂量）调整 5%～20% 可达到治疗范围[118]。因为华法林为非线性动力学，剂量的微小调整可能引起 INR 很大程度的改变，因此，不推荐剂量的大幅度调整（如增加或减少周总剂量的 20% 以上）。维持剂量调整指南应当只适用于达到稳态剂量的患者而不能在初始治疗阶段应用。

表 11-22

维持治疗华法林剂量调整列线表[a]

目标 INR 2~3	建议周总剂量调整
INR<1.5	给予额外一次日剂量并增加 10%～20% 周剂量
INR 1.5～1.9	• 周剂量增中 5%～15% 维持剂量（可以考虑给予额外一次日剂量）
INR 2.0～3.0	• 维持现在的剂量
INR 3.1～4.0[b]	• 暂停每日给药剂量,并且减少 5%～20% 周剂量[a]
INR 4.1～5.0[b]	• 暂停两日给药剂量,并且减少 10%～20% 周剂量[a] • 如果引起 INR 升高的因素认为是暂时的（如急性酒精摄入），考虑继续服用原先的维持剂量

来源：Warfarin Use in Adults：Clinical Care Guideline，University of Illinois Hospita and Health Sciences System.
[a] 如果明确为暂时的原因,可能不需增加或减少周剂量。
[b] 假定无活动性出血。

因为 E. N. 现在每日服用 5mg，使其服用剂量上调 15%，约为每日 5.5mg。可以让他每日服用 1 片 5mg 片和半片 1mg 片（每日相同剂量）或每周 2 日服用 7.5mg 且其他 5 日服用 5mg（隔日给药），从而完成剂量调整。患者是否喜欢分割药片，是否混淆两种不同剂量片剂的以及混淆 1 周不同时间的不同服用剂量的可能性，在选择哪种给药方法时应首先考虑[119]。

随访频率

案例 11-6,问题 6：E. N. 同意增加华法林剂量至每日 5.5mg。给其新下达了 1mg 片剂的医嘱，并告知这些药物的使用方法。应当何时再次检测其 INR 及再次评估包括体格检查的抗凝治疗情况？

因为华法林和维生素 K 凝血因子的消除半衰期很长，需要多日华法林水平才能达到新的稳态。剂量调整完成 1 周后，应再次检测 INR。一旦达到稳态剂量，应当每 4～6 周进行患者评估和 INR 监测。但是，如果 E. N. 出现任何病情不稳定或依从性不佳的表现，有每隔 1～2 周进行随访的必要（表 11-23）。对于经仔细筛选的 INR 控制良好的患者[21]，可以推荐 12 周一次的复诊频率。对于既往华法林治疗 INR 较为稳定的在治疗范围内的患者，如果有一次 INR 超出 ≤0.5，可能是高于也可能是低于治疗范围，与整体改变每日剂量相比，更建议可以继续使用当前的剂量并且在 1～2 周内复查 INR[21]。

表 11-23

华法林治疗过程中的患者评估和国际化标准比值的监测频率

初始治疗

住院患者初始治疗	每日
门诊患者初始治疗弹性给药法	前 4 日每日，然后在 3~5 日内
门诊患者平均每日剂量法	在 3~5 日内，然后 1 周内
出院后	如果稳定，在 3~5 日 如果不稳定，在 1~3 日内
治疗首月	每隔 1~4 日，直至达治疗目标，然后每周

维持治疗

病情稳定的患者	每 1~3 日
病情不稳定的患者	每日
出院后	如果稳定，在 3~5 日内 如果不稳定，在 1~3 日内 1~2 日后
病情稳定且依从性好的患者常规随访	每 4~6 周
病情不稳定或依从性差的患者常规随访	每 1~2 周
抗凝明显过度，停药后当日	在 1~2 日后
剂量改变当日	在 1~2 周内
<2 周前剂量改变	在 2~4 周内

过度抗凝的管理

案例 11-7

问题：V.G. 既往服用华法林 3 年，期间 INR 控制较好，曾在排便发现有鲜血（血便）但痊愈后未在复发。在急诊室，INR 为 5.6，她的 Hct、Hgb 和主要体征均正常。大便潜血实验阳性，探及多个外痔。对于 V.G. 来说，应怎样治疗华法林的这种不良反应？

过度抗凝的管理应根据患者的临床表现。在 INR 升高但不伴出血并发症的病例中，停用 1 或 2 剂华法林，中断治疗直至 INR 达到治疗范围再用药通常就足够了[21]。出血轻微的并发症伴 INR 升高可通过短期停用华法林治疗直至出血停止。在这两种情况下，均应询问患者，以找出过度抗凝的原因，包括华法林服用超量、饮食改变或酒精摄入、基础疾病状态改变或使用其他的药物。在许多病例中，不能找到明确的原因。根据不同的起因，可能有必要降低华法林的维持剂量。

华法林停药后，INR 降至正常范围的时间依赖于患者的个体特征。高龄、华法林维持剂量需要降低、INR 过高与纠正 INR 所需时间延长有关[120]。INR 降至正常范围的时间延长的其他因素包括心力衰竭失代偿、恶性肿瘤活跃期、最近使用已知可增加华法林效果的药物。

对于 INR 升高至 4.5~10 且无出血的患者，虽然之前曾普遍推荐并常规使用低剂量维生素 K，但这种治疗方法并未降低主要出血事件，因此不再常规推荐[21]。但是 INR 高于 10 且无出血的患者口服小剂量维生素 K 1~2.5mg 可能有益。需要根据患者出血和血栓的个体风险因素考虑是否对未出血患者使用维生素 K[21]。口服 1~2.5mg 能在 24~48 小时内纠正过度抗凝而不引起长期的华法林治疗抵抗。由于会形成血肿，禁止肌内注射，因为吸收的个体差异不推荐采用皮下注射给药[121]。

0.5~1mg 维生素 K 静脉注射剂量可以在 24 小时内纠正过度抗凝[6]。这种方法也可以在侵入性操作前和高危患者纠正过度抗凝时用于逆转抗凝治疗。静脉注射维生素 K 应当用 50ml 静脉用液体稀释并用静脉输液泵泵入超过 20 分钟，以预防脸部潮红、低血压和心血管性虚脱[6]。虽然这些症状似乎可以预防，但是这些不良反应的机制是植物甲萘醌引起的还是由植物甲萘醌的处方溶剂引起的尚不清楚。如果不良反应发生时，可能有给肾上腺素的适应证，及其他的标准措施以维持血压和气道。

当出现重要、危及生命的出血事件（如严重的胃肠道出血、颅内出血）时，有快速逆转华法林治疗的适应证。新鲜的冰冻血浆或凝血因子浓缩物置换凝血因子能在 4~6 小时降低 INR，且应按需给药并小心检测容量状态[21]。也有大剂量给予静脉补充维生素 K（10mg）的适应证。静脉注射给药能在 6~12 小时内逆转华法林治疗的作用。如果解决出血问题后，有继续华法林治疗的适应证，有必要肝素抗凝 7~14 日直到大剂量维生素 K 的作用消除，且华法林的反应重新出现。

血便可能是更严重出血的早期体征，然而很多病例发现时仅为少量出血且能查到与此相关的原因如痔疮。在用药依从性好的患者中，停用华法林至 INR 再次降至治疗水平通常并且加用肠道药物以减轻肠道运动的张力、外用霜剂以减少水肿和刺激、增加液体入量和/或增加纤维摄入就足够了。给予小剂量维生素 K 是更快的使 INR 降至正常的方法。因为 V.G. 只在大便中发现有出血，并且血流动力学、血红蛋白稳定，停用华法林是合适的。如果患者从未行过结肠镜检查，可能需要评估是否适于进行这项检查。

妊娠期应用

案例 11-8

问题：M. P. 是一名 25 岁的女性，长期服用华法林治疗复发 VTE。她今日发现月经停止并认为她可能怀孕，今日医嘱进行妊娠试验，结果为阳性。华法林对胎儿有哪些作用？在这种情况下 UFH 或 LMWH 是更安全的替代药物吗？

华法林和香豆类抗凝剂透过胎盘屏障，对胎儿有致出血和致畸的作用[127]。使用香豆素的孕妇，30% 胎儿出生异常，30% 流产和死产。在妊娠期头 3 个月，母亲服用华法林，胎儿主要出现点状钙化和鼻软骨发育不全这些先天性畸形，第 6~12 周风险最高。其他包括中枢神经系统和眼部异常，更可能在母亲孕后期服用华法林时出现。此外，因为华法林透过胎盘，可能出现胎儿出血并发症。

应建议需要抗凝治疗的育龄妇女进行避孕。应当告知正在服用华法林的怀孕患者继续服用对胎儿的风险，以及她们自身停止抗凝后的风险。

对需要抗凝的孕妇可以选择 UFH 和 LMWH。因为这些药物不透过胎盘，比华法林更适于在妊娠期使用。很多临床实验已经证明了 UFH 和 LMWH 在预防和治疗孕妇 DVT 和 PE 的有效性和安全性，其中与 UFH 相比大体上更推荐在孕期全程的长期管理使用低分子肝素[122,123]。在妊娠期间，可以预期母亲的体重在增加，同时文献报道 LMWH 妊娠期清除增加[124,125]。当在妊娠期间为治疗 VTE 需全剂量使用 LMWH 时，在整个妊娠期必须按照以上两点调整剂量。表 11-24 列出了现在妊娠期使用抗凝药物的推荐摘要。

在告知华法林相关的风险后，M. P. 决定继续怀孕，并开始使用 LMWH 抗凝。因孕妇和胎儿出血风险增加，在 DOAC 的临床试验中剔除了妊娠期妇女，现在不推荐妊娠期妇女使用此类药物。应立即停止华法林治疗且开始使用皮下注射 LMWH 的方法，剂量如前所述。在整个妊娠期应根据体重和清除进行剂量调整，可能需要抗 X a 因子监测指导，应合理监测 LMWH 使用的相关不良反应包括出血、血小板减少和骨质疏松。

表 11-24

妊娠期抗凝推荐摘要

临床情况	围产期选择	产后
1. 预防（既往 VTE 史）		
复发 VTE 低风险（单次 VTE 病史并与暂时的 RF 有关，与妊娠或雌激素使用无关	临床警戒	预防剂量或中间剂量 LMWH 或 VKA（INR 2~3）使用 6 周优于不预防
复发 VTE 中/高风险（单次原发 VTE 病史，妊娠或雌激素使用相关 VTE，或多次原发 VTE 病史且未长期使用 AC）	预防剂量或中间剂量 LMWH 优于临床警戒或常规监护	预防剂量或中间剂量 LMWH 或 VKA（INR 2~3）使用 6 周优于不预防
长期使用 VKA	在妊娠全程中使用剂量调整的 LMWH 或 75% 治疗量的 LMWH，优于预防剂量的 LMWH	重新使用长期 AC
2. 预防（既往无 VTE 史）		
FVL 纯合或凝血酶原突变并且有 VTE 家族史	预防剂量或中间剂量 LMWH	预防剂量或中间剂量 LMWH 或 VKA（INR 2~3）使用 6 周优于不预防
所有其他的血栓倾向并且有 VTE 家族史	临床警戒	预防剂量或中间剂量 LMWH（在非蛋白 C 或 S 缺陷的患者）或 VKA（INR 2~3）优于常规监护
FVL 纯合或凝血酶原突变并且无 VTE 家族史	临床警戒	预防剂量或中间剂量 LMWH 或 VKA（INR 2~3）使用 6 周优于常规监护

表 11-24

妊娠期抗凝推荐摘要（续）

临床情况	围产期选择	产后
所有其他的血栓倾向并且无 VTE 家族史	临床警戒	临床警戒
长期口服抗凝药物的机械瓣膜置换术	■ 剂量调整的皮下注射 UFH ■ 剂量调整的每日两次 LMWH（调整至达到生产厂家推荐的给药 4 小时后抗Ⅹa 因子峰值活性浓度） ■ UFH 或 LMWH（如上述）直至 13 周，替换为 VKA 直到临近生产时重新使用 UFH 或 LMWH	长期使用华法林达到先前的 INR 目前合用 UFH/LMWH 至 INR 超过治疗范围低限

　　剂量调整的 UFH：每 12 小时皮下注射 UFH，剂量调整至达到治疗范围中位值的 aPTT。

　　预防剂量 LMWH：达肝素 5 000U 每 24 小时皮下注射；亭扎肝素 4 500U 每 24 小时皮下注射；依诺肝素 40mg 每 24 小时皮下注射（可能需要根据极端体重调整剂量）。

　　中等剂量 LMWH：依诺肝素每 12 小时一次，一次 40mg 皮下注射或达肝素每 12 小时一次，一次 5 000U 皮下注射。

　　剂量调整的 LMWH：根据体重调整的完全治疗剂量，每日 1 次和每日 2 次：达肝素 200U/kg 每日 1 次；亭扎肝素 175U/kg 每日 1 次，达肝素每 12 小时一次，一次 100U/kg 或依诺肝素每 12 小时一次，一次 1mg/kg。

　　AC，抗凝；BID，每日 2 次；FVL，Ⅴ 因子莱顿突变；INR，国际化标准比值；LMWH，低分子肝素；RF，风险因素；UFH，普通肝素；VKA，维生素 K 拮抗剂；VTE，静脉血栓栓塞症。

　　来源：Bates SM et al. 9th ed. ACCP guidelines. *Chest*. 2012；141（2）（Suppl）：e691S-e736S.

　　对于想要通过脊髓麻醉生产的孕妇，注射 LMWH 应当在催产、剖宫产或硬膜外置管前至少 24 小时停用，并且在不早于术后 24 小时且充分止血时重新开始应用[126]。抗凝的妇女（如上剂 LMWH 在 24 小时内，或静脉注射 UFH 的患者 aPTT 延长）不可使用轴索麻醉。对于不使用硬膜外置管的患者，产后抗凝只要控制生产出血之后 12~24 小时就可以开始再次使用[126]。对于出血高危的妇女可以考虑使用 UFH，对大数妇女，使用 LMWH 是合理的。当出血停止时可以再次开始华法林治疗，使用 UFH 或 LMWH 桥接至 INR 达治疗范围。华法林、LMWH 和 UFH 不在乳汁中蓄积且不会对婴儿起到抗凝作彤，因此能在哺乳期妇女中使用[122]，因此 M. P. 能安全哺乳。目前不推荐哺乳期使用 DOAC[122,123]。

心源性栓塞的预防

房颤

复律前抗凝

案例 11-9

　　问题 1：T. S. 是一名 66 岁的女性，没有其他显著的病史，就诊于心内科门诊，并自述虚弱和心悸多日。体检发现脉搏不规则，心率约为 120 次/min。使用 ECG，诊断为房颤并计划复律。在复律前 T. S. 需要抗凝吗？

　　房颤时，心房活动能力减弱并且心房扩大引起血液淤滞在心房和左心耳内，引起心房血栓形成。心房血栓形成会引起全身性血栓栓塞的风险，临床表现包括四肢的动脉栓塞或脾、肾或腹主动脉的血栓栓塞，但是最常栓塞的部分是脑动脉系统，引起短暂脑缺血发作或卒中并伴有潜在危险性的神经和功能损害。未经血栓预防的房颤会增加 5 倍的缺血性卒中风险[127]。

　　直接电复律和抗心律失常药物复律，因心房正常机械活动恢复，易继发血栓栓塞，从而都会使房颤患者卒中风险在初期短暂升高（见第 15 章）。1 项包含 437 名患者的回顾性队列研究资料显示，房颤患者复律未抗凝卒中发生率为 5.3%，而当接受复律的患者抗凝后，卒中发生率明显降低至 0.8%[128]。除了预防新形成的房颤血栓的发生，抗凝使所有血栓内皮化并附着在心房壁上，因此使血栓栓塞的风险最小化。根据血栓进展和栓子内皮化的可能需要的时间，房颤持续 48 小时的患者在复律前应当接受 3 周的华法林治疗性抗凝，目标 INR 为 2.5（范围 2.0~3.0）[127,129]。直接口服抗凝药物例如达比加群、利伐沙班和阿哌沙班是华法林治疗的替代选择[129]。虽然房扑与房颤相比，卒中的风险较低，但也应当进行同样的治疗。

　　不清楚 T. S. 房颤是否持续了 48 小时，因此，她在复律前应当接受 3 周的华法林抗凝治疗。即使已经控制了心室律，如果 T. S. 仍不能耐受心脏症状，在经食管超声心动图（transesophageal echocardiography，TEE）排除左心房血栓后，她的治疗团队可以考虑在未抗凝的情况下立即复律。TEE 比经胸超声心动图更敏感，可见左心房和左心房附着物。

　　在 1 项包含 1 222 名房颤持续超过 2 日患者的临床试验中，将患者随机分为 TEE 指导的治疗组或经典复律前抗凝组[130]。复律前抗凝组的患者和 TEE 组发现血栓的患者，在复律前均接受 3 周的华法林治疗。TEE 未发现血栓的患者在复律前不进行抗凝。所有患者在复律后均进行 4 周的抗凝治疗。经典治疗组和 TEE 指导治疗组的患者具有相似的血栓栓塞发生率（0.5% vs 0.8%，$P=0.5$）[130]。

复律后抗凝

> **案例 11-9，问题 2**：在 3 周常规强度华法林后，T.S. 成功复律。应当停用华法林吗？

虽然心脏的电生理活动已经正常化，心房机械活动在房颤复律后的作用恢复可能延迟至 3 周后。此外，很多房颤患者在首次成功复律后第 1 个月复发房颤。这些因素与房颤患者卒中普遍延迟发生有关。因此，华法林抗凝应当在复律后至少继续 4 周。应当根据患者的血栓风险因素来决定是否需要长期抗凝治疗[127,129]。

阵发或持续性房颤的抗凝治疗

> **案例 11-9，问题 3**：在复律成功 2 周后，T.S. 再次至急诊室因心悸和轻度头晕就诊。经心电图检查再次诊断房颤。关于抗凝需要做哪些决定？

瓣膜性房颤的抗凝

既往一直认为继发于瓣膜性心脏病的房颤是卒中的一个显著风险因素。有风湿性二尖瓣心脏病史的房颤患者与对照组相比卒中发生率高 17 倍。瓣膜性房颤患者需要长期、常规强度的抗凝治疗（目标 INR 2.5，范围 2.0~3.0）以预防血栓栓塞和卒中。DOAC 尚未在此类患者中进行研究，现在应避免在这种情况下应用本类药物[127,129]。

非瓣膜性房颤的抗凝

非瓣膜性心脏病是房颤最常见的原因，且与瓣膜性心脏病相似，是房颤患者卒中的显著风险因素。5 项临床研究充分说明了华法林对长期非瓣膜性房颤患者全身性栓塞和卒中的一级预防作用[127,129,131]。所有对华法林和安慰剂进行比较的 5 项研究，均因华法林明显的获益作用而提前终止。与安慰剂相比，华法林使卒中风险由每年 5% 明显降低至每年约 2%，平均相对风险降低 67%。根据这些临床试验的结果，推荐如 T.S. 这样的非瓣膜性房颤患者，使用华法林长期抗凝治疗，并使 INR 达到 2.5 的目标值（范围 2.0~3.0）[127,129,131]。

许多临床研究试图明确华法林与阿司匹林相比对于房颤相关卒中的预防作用[127,129,132]。与安慰剂相比，阿司匹林降低房颤患者卒中风险，但是这种降低仍不足以与华法林的降低作用相比。在华法林与阿司匹林比较的临床试验中，华法林的风险降低作用明显大于阿司匹林。但是阿司匹林可能适用于房颤相关卒中风险低危的某些患者。房颤相关卒中风险根据 CHADS$_2$ 评分和 CHA2DS2-VAS 评分进行个体风险因素评估（表 11-9）。现在 ACCP 推荐使用 CHADS$_2$ 评分，而 CHA$_2$DS$_2$-VAS 评分由 American Heart Association/American College of Cardiology/ Heart Rhythm Socie-ty（AHA/ACC/HRS）和 European Society of Cardiology（ESC）推荐使用（见第 15 章）。

随后的研究已经证实华法林在房颤卒中预防方面优于阿司匹林联合氯吡格雷，华法林与阿司匹林和氯吡格雷联合使用时颅内出血的风险增加[133,134]。

直接口服抗凝药物

直接凝血酶抑制剂达比加群，直接 Xa 因子抑制剂（利伐沙班、阿哌沙班和依度沙班）均在非瓣膜性房颤患者的卒中预防方面与华法林进行了比较[135-138]。

在初始治疗时选择最合适的抗凝药物，应当考虑患者特异的因素包括年龄、肾功能、体重、合并用药和既往病史。药品花费，保险覆盖情况和患者偏好包括每日的给药次数、监测频率等也应予以考虑[139]（见第 15 章）。

应评估 T.S. 长期房颤类型为可能阵发性、持续性还是永久性，并将其卒中风险与其华法林相关出血合并症风险进行比较，据此决定是否长期使用华法林进行抗凝。因为她的年龄和高血压病史（CHADS$_2$ 评分是 2 分，CHA$_2$DS$_2$-VAS 评分 3 分），而最合适的策略应当是长期华法林治疗，INR 目标值为 2.5（范围 2.0~3.0）或全剂量 DOAC 治疗。

心脏瓣膜置换术

机械瓣膜

> ### 案例 11-10
>
> **问题**：P.B. 是一名 59 岁的女性，继往有风湿性二尖瓣疾病，已进行二尖瓣置换术。置入 St. Jude（双叶机械）瓣膜，在术后开始肝素治疗。P.B. 需要继续华法林抗凝治疗吗？

机械瓣膜（mechanical prosthetic valves）因为提供了与血液成分接触的异物表面，在其上可发生血小板聚集和血栓形成，因此显著增加了血栓栓塞风险。瓣膜血栓可能损害了瓣膜功能的完整性，可能导致栓塞的全身性症状，包括卒中[140]。血栓栓塞并发症的发生率因人工瓣膜的类型［球笼型（Starr-Edwars）>斜盘型（Medtronic-Hall；Bjork-Shiley）>双叶型（St. Jude）］、置换瓣的解剖位置而异（双瓣膜置换>二尖瓣>主动脉瓣）[141]。

机械瓣置换患者需要长期的抗凝，因为这样可以明显减少卒中风险和全身性栓塞的症状（见表 11-9）。临床试验比较了在机械瓣置换术后的华法林口服抗凝的不同强度，以确定可对抗血栓栓塞风险的抗凝强度，同时减少出血并发症的发生[142]。St. Jude 双叶瓣或斜盘瓣置换主动脉瓣的患者应接受长期的华法林抗凝治疗，目标 INR 为 2.5（范围 2.0~3.0）[140,143]。对于所有置换主动脉其他类型的机械瓣和任何一种置换二尖瓣的机械瓣，推荐长期的华法林抗凝治疗，目标 INR 为 3.0（范围 3.0~3.5）。推荐具有全身性血栓栓塞附加风险的患者（房颤、左室功能不全、全身栓塞史或高凝状态），除非有明显的出血风险或不耐受阿司匹林史，应当联用低剂量阿司匹林（每日 81mg）。

2012 年,在证明机械瓣膜置换的患者服用达比加群后,与华法林相比,血栓栓塞事件如瓣膜血栓、心肌梗死、短暂脑缺血发作和卒中显著增加及出血事件显著升高后,RE-ALIGN 研究提前中止实验[144]。在这些结果基础上,同时发现从华法林短暂过渡至达比加群治疗见到瓣膜血栓的病例报道,FDA 在药物安全警戒推荐中强调机械瓣膜置换的患者不应当使用达比加群。因此在达比加群药品说明书中也更新了这一禁忌。根据这项研究的结果,任何其他的 DOAC 不可能在这一人群进行试验,所有的 DOAC 不应在机械瓣膜置换的患者中使用。因此 P. B. 需要终生持续使用华法林来减少卒中和其他的系统栓塞的风险。

生物瓣膜

案例 11-11

问题:E. F. 是一名 82 岁的女性,具有症状性主动脉瓣狭窄史,已经进行生物(哺乳类)主动脉瓣置换术。E. F. 需要抗凝治疗吗?

哺乳动物来源提取的人工心脏瓣膜(猪或牛异种移植物、同种移植物)血栓栓塞风险显著小于人工机械瓣膜。血栓栓塞风险最高的时期在移植后的前 3 个月。因此,对低出血风险的生物主动脉瓣或二尖瓣的患者推荐植入瓣膜后 3~6 个月、常规强度、预防性的华法林抗凝,目标 INR 为 2.5(范围 2.0~3.0)。在这一时期后,有单独使用阿司匹林长期治疗(每日 1 次,一次 75~100mg)的适应证[140,143]。生物主动脉瓣或二尖瓣的患者单独使用阿司匹林 75~100mg 也是合理的替代方案。需要知道更多 E. F. 出血风险因素来决定治疗方案,但是根据她的年龄,单用阿司匹林治疗可能是合适的[140]。经导管主动脉瓣膜置换术(TAVR)是一种避免开胸的新技术。但是最近的 AHA/ACC 指南推荐在 TAVR 术后既可以使用至少 3 个月的华法林抗凝,目标 INR 为 2.5(范围 2.0~3.0),也可使用至少 6 个月的氯吡格雷每日 1 次,每次 75mg,另外长期服用阿司匹林,每日 1 次,一次 75~100mg[143]。

桥接治疗

在侵入性操作围术期的抗凝管理

案例 11-12

问题:L. P. 是一名 48 岁的女性,具有瓣膜性心脏病史。她曾行二尖瓣置换术,置入 St. Jude 型瓣膜,每日服用 7.5mg 华法林进行抗凝,目标 INR 为 2.5(范围 2.5~3.5)。最近,她主诉偶发直肠出血。她计划几周后行结肠镜检查。她的消化科专家致电抗凝门诊以决定在术前逆转其华法林作用的最适合方案。应进行怎样的选择?

当计划行侵入性操作时,常有必要逆转华法林的作用,以使服用抗凝药加重的手术相关出血并发症风险降至最小。逆转华法林的抗凝作用可能需要停药后数日,但是在这期间,抗凝不足,患者可能会有血栓栓塞并发生的风险。桥接治疗是指使用相对短效的注射用抗凝剂(UFH、LMWH)在侵入性操作前或手术结束后立即作为华法林的替代药物[145]。因为 UFH 和 LMWH 与华法林相比消除半衰期更短,就在手术之前停用也不增加手术相关的出血风险。最后一剂 LMWH 和皮下注射 UFH 通常在计划手术时间前的 24 小时给予,而静脉输注 UFH 在手术前 6 小时停用。最后一剂 LMWH 的时间可能需要根据患者的肾功能调整,因为此类药物经肾消除。因为它们的作用出现更快,这些药物在侵入性操作术后一旦止血可恢复使用,从而快速达到抗凝状态。对于高出血风险的手术,治疗用注射抗凝药物恢复使用应当推迟至 24 小时之后。华法林也同时恢复使用,桥接抗凝剂继续使用至 INR 达到治疗范围[145]。

现在关于桥接的指南基于相关病例、观察研究和非随机试验的结果,纳入各种抗凝适应证的患者,包括瓣膜置换。使用桥接治疗的决定应根据进行手术或操作并持续抗凝的出血风险和问题患者抗凝不足的相关血栓栓塞风险。对每个需要临时停用华法林的患者均需进行个体化风险评估和制定桥接治疗计划。最近一项大规模的调查 the Outcomes Registry for Better Informed Treatment of Atrial Fibrillation(ORBIT-AF)纳入了需临时中断口服抗凝药物治疗的房颤患者,发现桥接治疗与更高的出血和不良事件发生有关[146]。不久后的 BRIDGE 研究(Bridging Anticoagulation in Patients who Require Temporary Interruption of Warfarin Therapy for an Elective Invasive Procedure or Surgery)纳入的房颤患者随机使用 LMWH 和安慰剂,中期结果显示了与 ORBIT-AF 相似的结果。这一研究表明桥接和非桥接组动脉血栓栓塞的发生率没有差异,但是桥接组的主要出血事件发生率显著升高。这项研究中患者的 CHADS$_2$ 平均为 2.3,并且机械心脏瓣膜患者、在此前 12 周内发生缺血性脑卒中、系统性栓塞、短暂脑缺血发作的患者未纳入此项研究,与动脉血栓栓塞和出血比例升高有关的大手术也未呈现。因此 BRIDGE 研究的结果不可应用于这些剔除的患者类型的患者[147]。

有必要对每个需要临时中断华法林治疗的患者进行个体化风险评估和桥接治疗计划。当前对于危险分层的推荐见表 11-25。高危和中危患者如需停用华法林一般接受桥接治疗,而低危患者,华法林只需在侵入操作前停用,而不需桥接。必须评估操作和手术的出血风险。对于高血栓栓塞风险和手术或操作低出血风险,尤其是行拨牙术或白内障术的患者应尽力保证口服抗凝药物的连续使用。表 11-26 包括高出血风险和低出血风险的手术。

表 11-25

决定需要行桥接治疗的危险分层

危险分层	VKA 治疗的适应证		
	机械心脏瓣膜	房颤	静脉血栓栓塞症
高危	■ 任何人工二尖瓣	■ CHADS₂ 评分 5~6 分	■ 近期(3 个月内)VTE
	■ 旧型(球笼型或倾斜盘式)人工主动脉瓣	■ 近期(6 个月内)卒中或短暂脑缺血发作	■ 严重血栓形成倾向(如 C 蛋白、S 蛋白或抗凝血酶缺陷,抗磷脂抗体或多种异常
	■ 近期(6 个月内)卒中或短暂脑缺血发作	■ 风湿性瓣膜性心脏病	
中危	■ 双叶人工主动脉瓣合并以下一种:房颤、卒中史或短暂脑缺血发作史、高血压、糖尿病、充血性心力衰竭、年龄>75 岁	■ CHADS₂ 评分 3~4 分	■ 在过去 3~12 个月内 VTE(考虑 VTE 预防而不是最大强度的桥接治疗) ■ 非严重的血栓形成条件(如杂合的 V 因子莱顿突变、Ⅱ因子杂合突变) ■ VTE 复发 ■ 癌症活跃期(在 6 个月内治疗或减轻)
低危	■ 双叶人工主动脉瓣并不伴房颤和其他卒中危险因素	■ CHADS₂ 评分 0~2 分(无卒中史或短暂脑缺血发作史)	■ 曾发生单次 VTE,发生至今 12 个月以上,并无其他风险因素

VTE,静脉血栓栓塞症。

来源:Douketis JD et al. Perioperative management of antithrombotic therapy:9th ed:American College of Chest Physicians Evidence-Based Clinical Practice Guidelines. *Chest*. 2012;141(2)(Suppl):e326S-e350S.

表 11-26

部分手术操作出血风险

低风险(2 日主要出血风险 0%~2%)	高风险(2 日主要出血风险 2%~4%)
腹疝修补术	腹主动脉瘤修补术
白内障手术	任何持续时间超过 45 分钟的手术
胆胰切除术	大型癌症手术
结肠镜	大型心血管手术(心脏瓣膜置换 &CABG)
皮肤活检	大型骨科手术(关节置换术)
膀胱镜检查	大型血管外科手术
宫腔镜诊刮术	经尿道前列腺切除术
拔牙术	神经外科手术
胃镜±活检	息肉切除术、静脉曲张治疗
皮肤癌切除术	肾脏活检

引自:Spyropoulos AC. Perioperative bridging therapy for the at-risk patient on chronic anticoagulation. *Dis Mon*. 2005;51;183den3.

LMWH 和 UFH 用于桥接治疗,患者的预后相似,但因为 LMWH 与 UFH 静脉给药相比,不需住院,因此总的花费更低;因此,只要可以使用,推荐使用 LMWH[145]。在严重肾功能不全的患者中更推荐应用 UFH(CrCl<30ml/min),如果使用 LMWH,建议减低剂量。如果患者疗程延长(超过 7 日)可能需要通过监测抗 Xa 因子活性来评估蓄积情况。基于血栓栓塞风险和肾功能的桥接治疗指南见表 11-27。

因为 L.P. 具有置换二尖瓣的机械瓣膜,抗凝不足相关的血栓栓塞风险相对较高。因此华法林停用时她应当用注射抗凝剂进行桥接治疗来代替。她的肾功能正常,且她的医疗保险覆盖注射药物。因此,抗凝方案为早期在术前 5 日停用华法林,然后每 12 小时使用依诺肝素 1mg/kg 代替,直至 INR 降至治疗范围下限。依诺肝素最后 1 剂应当不晚于术前 24 小时,以使术中出血风险最低。在术后,华法林应按她常用量重新服用,且应当继续使用依诺肝素直至 INR 高于 2.5 即 L.P. 治疗范围的最低限。对于除机械瓣之外的适应证,可以使用依诺肝素每日 1 次,一次 1.5mg/kg 以避免每日 2 次注射。

表 11-27

侵入性手术操作桥接治疗指南[a]

日	处理		
	华法林	LMWH	实验室检查
-6	最后一剂华法林	N/A	INR;如果超过治疗范围,不给药
-5	停用华法林	N/A	
-5	停用华法林	开始使用 LMWH	
-3	停用华法林	LMWH	
-2~-1	停用华法林	LMWH:最后一剂在操作 24~36 小时之前	
0(手术操作日)	给予达到稳态时的平常使用的华法林剂量[a]	无 LMWH	确保 INR 适于进行手术[b] CBC
1	如果前一日未开始使用,今日重新开始使用华法林	LMWH;小手术后开始使用,大手术后不使用 LMWH	
2~3	华法林	LMWH;如果大型手术出血得到控制开始使用	
4	华法林	LMWH	
5~7	华法林	LMWH	INR;如果考虑 CBC 停止使用,CrCl,如果需要继续使用 LMWH 抗 X a 因子水平

[a] 重新开始使用考虑初始两日给予 1.5 倍平常使用的华法林剂量。
[b] 大多数手术操作需要 INR<1.5。
INR,国际化标准比值;LMWH,低分子肝素;CBC,全血细胞计数;CrCl,肌酐清除率。

药物相互作用

与处方药物的相互作用

案例 11-13

问题:P. T. 是一名 48 岁的女性,曾在 5 年前进行二尖瓣人工机械瓣置换术。她已经使用华法林每日 6mg 抗凝并控制良好。因皮肤感染她向家庭医师紧急预约,检查示甲氧西林耐药的金黄色葡萄球菌(MRSA)阳性,今日处方开具 1 片双倍强度的甲氧苄定-磺胺甲噁唑(TMP-SMX),每日 2 次,服用 10 日。之后她要求今日去抗凝门诊复诊,她对青霉素过敏,并且使用四环素后胃部不适,不能耐受。华法林和 TMP-SMX 同时使用对于 P. T. 的抗凝控制有何影响?应当对华法林进行剂量调整或用另一种药物替换 TMP-SMX 吗?

华法林的药物相互作用的发生与很多不同的机制有关,会对华法林的抗凝作用产生显著的影响[148,149]。在服用华法林的患者给药方案中停用或加用有相互作用的药物或间断应用时,会升高或降低 INR。可能引起临床显著的出血或血栓栓塞合并症。药师应对服用华法林的患者提供重要的干预,包括应对医嘱和非医嘱用药进行谨慎的选择、适合的 INR 监测和详细的关于药物相互作用的患者教育。已筛选出数百种药物与华法林有相互作用的报道,表 11-28 列出相互作用的机制和对 INR 的影响。更多的关于药物相互作用的管理见第 3 章。

虽然华法林的蛋白结合率很高(主要是白蛋白),且可被大量弱酸性药物从蛋白结合位点置换出来,这些相互作用通常不会在临床上引起显著的 PT/INR 升高[150]。华法林从蛋白结合位点置换出可以被肝脏迅速的消除,清除率增加从而不会引起游离药物浓度的明显升高。

其他类型的华法林相互作用更为显著。药效学相互作用包括凝血生理性改变,尤其是影响凝血因子合成或降解或抑制血小板增加从而增加出血风险。药物代谢动力学相互作用影响华法林的吸收和代谢,当华法林的代谢被诱导或抑制时,临床上会发生显著的药物相互作用。S(-)-华法林作用更强,主要通过肝微粒体酶系统 CYP2C9

代谢，R(+)-华法林作用较弱主要通过 CYP1A2、CYP3A4 代谢。已知的具有相互作用的药物，影响负责代谢前者

的肝微粒体酶系统比影响负责代谢后者的作用更为显著。

表 11-28

华法林药物相互作用

靶点	作用	反应	例子(不仅限于)			
凝血因子	合成增加	INR 降低	维生素 K			
	合成减少	INR 升高	广谱抗生素			
	分解代谢增加	INR 升高	甲状腺激素			
	分解代谢减少	INR 降低	甲巯咪唑		丙硫氧嘧啶	
华法林分解代谢	抑制	INR 升高	对乙酰氨基酚	别嘌醇	胺碘酮	唑类抗真菌药
			西咪替丁	氟喹诺酮类	大环内酯类	甲硝唑
			普罗帕酮	SSRIs	他汀	磺胺抗菌药
	诱导	INR 降低	巴比妥	卡马西平	多西环素	灰黄霉素
			萘夫西林	苯胺英	扑米酮	利福平
凝血	增加抗栓作用	增加出血风险	阿司匹林	NSAIDs	水杨酸	GPⅡb/Ⅲa 抑制剂
	增加抗凝作用	增加出血风险	肝素	LMWH	直接凝血酶抑制剂	溶栓剂
		INR 降低	消胆胺	考来替泊	硫糖铝	
吸收	减少	INR 降低	维生素 C	硫唑嘌呤	糖皮质激素	环孢菌素
未知		INR 升高	雄激素	非诺贝特	环磷酰胺	吉非贝齐

GP，糖蛋白；INR，国际化标准比值；LMWH，低分子肝素；NSAIDs，非甾体抗炎药。

磺胺甲噁唑可以立体选择性地抑制作用更强的 S(-)-华法林代谢，从而显著的增加华法林的作用。在抑制代谢后，华法林的作用加强常需通过数日才能显现，且一旦相互作用的药物停用，这一作用会缓慢的消失。此外，TMP-SMX 因感染相关的发热而给药，发热可能增加维生素 K 依赖的凝血因子代谢，更加速了低凝血状态反应。当抗生素治疗解除高热后，这一作用将消失。

对于 P. T. 来说，最理想的选择是停用 TMP-SMX 并选择无相互作用的替代药物。决定使用哪种药物，必须考虑临床适应证的治疗选择和患者的个体因素包括过敏史和耐受性。在 P. T. 的病例中，她有青霉素过敏史且不耐受四环素，因此不能使用这两种药物。如果临床上不适用一种无相互作用的替代药物，合用有相互作用的药物对于服用华法林的患者来说并不是绝对禁忌。P. T. 应用 TMP-SMX 是可以接受的。不应当在一开始就改变华法林的剂量，因为相互作用可能需要数日才会显现。INR 应当在给药后 3 日内测，并进行华法林的剂量调整，根据首次 INR 结果再进行后续的监测。

案例 11-14

问题 1：G. H. 是一名 54 岁的男性因多发的双侧的静脉血栓长期使用抗凝治疗，华法林每日 1 次，一次 7.5mg。他 6 个月前行膝关节置换术并且有置入物感染的并发症，因此他需要在一名熟练的护士帮助下静脉注射利福平治疗几周。他的骨科医师询问能否换用别的抗凝药物，因为华法林和利福平具有相互作用。对这名患者来说有哪些选择？

虽然 DOAC 的药物相互作用与华法林相比较少，但是它们均为 P 糖蛋白的底物，因此可被 P 糖蛋白强诱导剂利福平降低血药浓度[151]。当前，达比加群、利伐沙班、阿哌沙班和依度沙班在药品包装说明书均注明禁忌与利福平联用，因此 G. H. 不适于选择这些药物。

华法林与利福平的相互作用可能很显著，可能华法林剂量大幅度增加(有时可达初始剂量的 3 倍)才能使 G. H. 仍保持在治疗范围的 INR。如果 G. H. 所在地能够比较经常测

定 INR,如每隔几日,直到探测到药物相互作用的程度,达到一个新的稳定的华法林剂量,可能在使用利福平期间联用华法林是合适的。如果 G. H. 在家接受治疗,使用家庭 INR 测定仪,并在家自测 INR 也是合适的替代方案。研究显示,使用高质量的抗凝管理患者通过个人操作自测 INR(几乎每周一次)与在诊所每 4 周检测相比,具有更好的治疗范围内时间(TTR)[152]。这项试验的亚组研究显示,在长期抗凝时更频繁监测 INR 的个体患者与每月监测的患者相比 TTR 略高[153]。患者的保险通常可覆盖自测仪和耗材的费用;但是对这种方式的抗凝管理的费用补偿不佳,可能会使医务人员向患者提供自我监测的意愿受到限制。如果不考虑费用补偿(例如保险系统关闭),患者自测可能会使患者更好的管理他们的华法林治疗并且减轻 INR 监测带来的负担。

LMWH、UFH 和磺达肝癸钠也是对 G. H 来说合理的使用选择,尤其使用利福平使他的 INR 不能稳定时。但是,自我注射和保险限制这些障碍,使长时间连续使用这些药物很困难。

案例 11-14,问题 2: 在疼痛管理方面,G. H 可以再次使用布洛芬吗?

这个问题举例说明了患者服用华法林时最难以解决的治疗矛盾之一。所有的 NSAIDs 通过抑制具有细胞保护作用的前列腺素合成,都具有胃肠道刺激的作用,因此使用此类药物需要注意胃肠道出血。此外,大多数 NSAIDs 抑制血小板聚集,抑制有效的凝血,能导致出血并发症[154]。

这些作用能显著增加服用华法林并同时应用 NSAID 治疗的患者出血并发症的风险。在大于 65 岁患者的回顾性队列研究中,同时服用华法林和 NSAID 的患者,因出血性消化性溃疡住院的风险是单独使用任一种药品患者的 3 倍,是既不使用华法林也不使用 NSAID 患者的几乎 13 倍[155]。华法林治疗是 NSAID 使用的相对禁忌。

对于像 G. H. 这样的患者,应当避免常规长期联合使用 NSAID 和抗凝药物。所有需要联合使用华法林和 NSAID 治疗的患者应当密切随访,并常规观察出血的体征和症状,并经常检查大便,确信有无胃肠道出血。应建议患者避免不必要的 NSAID 使用,包括使用阿司匹林、非处方药如非处方感冒药物含有 NSAIDs、阿司匹林或阿司匹林相关剂,在选择这些药物时,向药师寻求帮助,以预防无意中使用 NSAID。

服用华法林的患者,选择解热镇痛药物时可选择对乙酰氨基酚,此药尚未发现联用会增加出血的风险。在每日 2g 或更高剂量时,对乙酰氨基酚能增强华法林的抗凝作用[156]。对乙酰氨基酚可能直接抑制 CYP2C9 和 CYP1A2,它的毒性代谢物可能也有抑制肝药酶的作用。尽管如此,此药偶尔使用,即使是经常使用也很安全。INR 监测足以探知任何潜在的药物相互作用。其他的减轻疼痛但不增加出血风险的选择包括曲马多、加巴喷丁、普瑞巴林、外用利多卡因贴剂和阿片类药物。

(韩毅　译,牟燕　校,周聊生　审)

参考文献

1. Turpie AG et al. Venous thromboembolism: pathophysiology, clinical features and prevention. *BMJ*. 2002;325:987.

2. Turpie AGG, Ensom C. Venous and arterial thrombosis—pathogenesis and the rationale for anticoagulation. *Thromb Haemost*. 2011;105:586–596.

3. Garcia DA et al. Parenteral anticoagulants: Antithrombotic Therapy and Prevention of Thrombosis, 9th ed: American College of Chest Physicians evidence-based clinical practice guidelines. *Chest*. 2012;141:e24S–e43S.

4. Nagler M et al. Fondaparinux—data on efficacy and safety in special situations. *Thromb Res*. 2012;129:407–417.

5. Linkins LA et al. Treatment and prevention of heparin-induced thrombocytopenia: Antithrombotic Therapy and Prevention of Thrombosis, 9th ed: American College of Chest Physicians Evidence-Based Clinical Practice Guidelines. *Chest*. 2012;141(2)(Suppl):e495S–e530S.

6. Ageno W et al. American College of Chest Physicians. Oral anticoagulant therapy: Antithrombotic Therapy and Prevention of Thrombosis, 9th ed: American College of Chest Physicians Evidence-Based Clinical Practice Guidelines. *Chest*. 2012;141(2 Suppl):e44S–e88S.

7. Lenzini P et al. Integration of genetic, clinical, and INR data to refine warfarin dosing. *Clin Pharmacol Ther*. 2010;87(5):572–578.

8. Ng VL. Anticoagulation monitoring. *Clin Lab Med*. 2009;28:283.

9. Laposata M et al. College of American Pathologists Conference XXXI on laboratory monitoring of anticoagulant therapy: the clinical use and laboratory monitoring of low-molecular-weight heparin, danaparoid, hirudin and related compounds, and argatroban. *Arch Pathol Lab Med*. 1998;122:799.

10. Wells P, Anderson D. The diagnosis and treatment of venous thromboembolism. *Hematology Am Soc Hematol Educ Program*. 2013;2013:457–463.

11. Bates SM et al. American College of Chest Physicians. Diagnosis of DVT: Antithrombotic Therapy and Prevention of Thrombosis, 9th ed: American College of Chest Physicians Evidence-Based Clinical Practice Guidelines. *Chest*. 2012;141(2 Suppl):e351S–e418S.

12. Gould MK et al. Prevention of VTE in nonorthopedic surgical patients: Antithrombotic Therapy and Prevention of Thrombosis, 9th ed: American College of Chest Physicians Evidence-Based Clinical Practice Guidelines. *Chest*. 2012;141(2 Suppl):e227S–e277S.

13. Wells PS et al. Does this patient have deep vein thrombosis? *JAMA*. 2006;295(2):199–207.

14. Wells PS et al. Evaluation of D-dimer in the diagnosis of suspected deep-vein thrombosis. *N Engl J Med*. 2003;349:1227.

15. Kearon C et al; American College of Chest Physicians. Antithrombotic therapy for VTE disease: Antithrombotic Therapy and Prevention of Thrombosis, 9th ed: American College of Chest Physicians Evidence-Based Clinical Practice Guidelines. *Chest*. 2012;141(2 Suppl):e419S–e494S.

16. Hohner EM et al. Unfractionated heparin dosing for therapeutic anticoagulation in critically ill obese adults. *J Crit Care*. 2015;30(2):395–399.

17. Myzienski AE et al. Unfractionated heparin dosing for venous thromboembolism in morbidly obese patients: case report and review of the literature. *Pharmacotherapy*. 2010;30:324.

18. Raschke RA. The weight-based heparin dosing nomogram compared with a "standard-care" nomogram: a randomized controlled trial. *Ann Intern Med*. 1993;119:874.

19. Hull RD et al. The importance of initial heparin treatment on long-term clinical outcomes of antithrombotic therapy: the emerging theme of delayed recurrence. *Arch Intern Med*. 1997;157:2317.

20. Anand SS et al. Recurrent venous thrombosis and heparin therapy: an evaluation of the importance of early activated partial thromboplastin times. *Arch Intern Med*. 1999;159:2029.

21. Holbrook A et al. Evidence-based management of anticoagulant therapy. *Chest*. 2012;141:e152S–e184S.

22. Gunnarson PS et al. Appropriate use of heparin: empiric vs. nomogram-based dosing. *Arch Intern Med*. 1995;155:526.

23. Hylek E et al. Challenges in the effective use of unfractionated heparin in the hospitalized management of acute thrombosis. *Arch Intern Med*. 2003;163:621.

24. Smith SB et al. Early anticoagulation is associated with reduced mortality for acute pulmonary embolism. *Chest*. 2010;137(6):1382–1390.

25. Bakchoul T et al. Current insights into the laboratory diagnosis of HIT. *Int J Lab Hematol*. 2014;36(3):296–305.

26. Cuker A. Clinical and laboratory diagnosis of heparin-induced thrombocytopenia: an integrated approach. *Semin Thromb Hemost*. 2014;40:106–114.

27. Lo GK et al. Evaluation of pretest clinical score (4 T's) for the diagnosis of heparin-induced thrombocytopenia in two clinical settings [see comment].

J Thromb Haemost. 2006;4(4):759–765.

28. Greinacher A et al. Clinical features of heparin-induced thrombocytopenia including risk factors for thrombosis. A retrospective analysis of 408 patients. *Thromb Haemost.* 2005;94(1):132–135.

29. Warkentin TE et al. The pathogenesis of venous limb gangrene associated with heparin-induced thrombocytopenia. *Ann Intern Med.* 1997;127(9):804–812.

30. Lee GM, Arepally GM. Heparin-induced thrombocytopenia. *Hematology Am Soc Hematol Educ Program.* 2013;2013:668–674. doi:10.1182/asheducation-2013.1.668.

31. Landefeld CS, Beyth RJ. Anticoagulation-related bleeding: clinical epidemiology, prediction and prevention. *Am J Med.* 1993;85:315.

32. Barbour LA et al. A prospective study of heparin-induced osteoporosis in pregnancy using bone densitometry. *Am J Obstet Gynecol.* 1994;170:862.

33. Blossom DB et al. Outbreak of adverse reactions associated with contaminated heparin. *N Engl J Med.* 2008;359(25):2674–2684.

34. Suryanarayan D, Schulman S. Potential antidotes for reversal of old and new oral anticoagulants. *Thromb Res.* 2014;133 Suppl 2:S158–S166.

35. Van Dongen CJ et al. Fixed dose subcutaneous low molecular weight heparins versus adjusted dose unfractionated heparin for venous thromboembolism. *Cochrane Database Syst Rev.* 2004;(4):CD001100.

36. Segal JB et al. Outpatient therapy with low molecular weight heparin for the treatment of venous thromboembolism: a review of efficacy, safety, and costs. *Am J Med.* 2003;115:298.

37. Sprague S et al. A systematic review of economic analyses of low-molecular-weight heparin for the treatment of venous thromboembolism. *Thromb Res.* 2003;112:193.

38. Rodger MA et al. The outpatient treatment of deep vein thrombosis delivers cost savings to patients and their families compared to inpatient therapy. *Thromb Res.* 2003;112:13.

39. Büller HR et al. Fondaparinux or enoxaparin for the initial treatment of symptomatic deep vein thrombosis: a randomized trial. *Ann Intern Med.* 2004;140:867.

40. Kearon C et al. Comparison of fixed-dose weight-adjusted unfractionated heparin and low-molecular-weight heparin for acute treatment of venous thromboembolism. *JAMA.* 2006;296:935.

41. Shore S et al. Site-level variation in and practices associated with dabigatran adherence. *JAMA.* 2015;313:1443–1450.

42. Cuker A et al. Laboratory measurement of the anticoagulant activity of the non–vitamin K oral anticoagulants. *J Am Coll Cardiol.* 2014;64:1128–1139.

43. Merli G et al. Subcutaneous enoxaparin once or twice daily compared with intravenous unfractionated heparin for treatment of venous thromboembolic disease. *Ann Intern Med.* 2001;134:191.

44. Lim W et al. Meta-analysis: low-molecular-weight heparin and bleeding in patients with severe renal insufficiency. *Ann Intern Med.* 2006;144:673.

45. Nutescu EA et al. Low molecular weight heparins in renal impairment and obesity: available evidence and clinical practice recommendations across medical and surgical settings. *Ann Pharmacother.* 2009;43:1064.

46. Harenberg J. Is laboratory monitoring of low molecular weight heparin therapy necessary? Yes. *J Thromb Haemost.* 2004;2:547.

47. World Health Organization. Medical eligibility criteria for contraceptive use. 5th ed. Geneva: WHO; 2015.

48. Falck-Ytter Y, Francis CW, Johanson NA, et al. Prevention of VTE in orthopedic surgery patients: Antithrombotic Therapy and Prevention of Thrombosis, 9th ed: American College of Chest Physicians Evidence-Based Clinical Practice Guidelines. *Chest.* 2012;141(2 Suppl):e278S–e325S.

49. Kahn SR et al. Prevention of VTE in nonsurgical patients: Antithrombotic Therapy and Prevention of Thrombosis, 9th ed: American College of Chest Physicians Evidence-Based Clinical Practice Guidelines. *Chest.* 2012;141(2 Suppl):e195S–e226S.

50. Barbar S et al. A risk assessment model for the identification of hospitalized medical patients at risk for venous thromboembolism: the Padua Prediction Score. *J Thromb Haemost.* 2010;8:2450.

51. Meyer G. Effective diagnosis and treatment of pulmonary embolism: improving patient outcomes. *Arch Cardiovasc Dis.* 2014;107:406–414.

52. Cohen AT et al. Managing pulmonary embolism from presentation to extended treatment. *Thromb Res.* 2014;133:139–148.

53. Konstantinides SV et al. 2014 ESC Guidelines on the diagnosis and management of acute pulmonary embolism: The Task Force for the Diagnosis and Management of Acute Pulmonary Embolism of the European Society of Cardiology (ESC) Endorsed by the European Respiratory Society (ERS). *Eur Heart J.* 2014;35:3033–3069, 3069a–3069k.

54. Jaff MR et al. Management of massive and submassive pulmonary embolism, iliofemoral deep vein thrombosis, and chronic thromboembolic pulmonary hypertension. a scientific statement from the American Heart Association. *Circulation.* 2011;23:1788–1830.

55. Wells PS. Advances in the diagnosis of venous thromboembolism. *J Thromb Thrombolysis.* 2006;21:31.

56. Chagnon I et al. Comparison of two clinical prediction rules and implicit assessment among patients with suspected pulmonary embolism. *Am J Med.* 2002;113:269.

57. Jimenez D et al. Simplification of the pulmonary embolism severity index for prognostication in patients with acute symptomatic pulmonary embolism. *Arch Intern Med.* 2010;170:1383–1389.

58. Aujesky D et al. Derivation and validation of a prognostic model for pulmonary embolism. *Am J Respir Crit Care Med.* 2005;172:1041–1046.

59. Kearon C et al. An evaluation of D-dimer in the diagnosis of pulmonary embolism: a randomized trial. *Ann Intern Med.* 2006;144:812.

60. Quinlan DJ et al. Low-molecular-weight heparin compared with intravenous unfractionated heparin for treatment of pulmonary embolism: a meta-analysis of randomized, controlled trials. *Ann Intern Med.* 2004;140:175–183.

61. Erkens PM, Prins MH. Fixed dose subcutaneous low molecular weight heparins vs adjusted dose unfractionated heparin for venous thromboembolism. *Cochrane Database Syst Rev.* 2010;(9):CD001100.

62. The Matisse Investigators. Subcutaneous fondaparinux versus intravenous unfractionated heparin in the initial treatment of pulmonary embolism. *N Engl J Med.* 2003;349:1695–1702.

63. Schulman S et al; RE-COVER II Trial Investigators. Treatment of acute venous thromboembolism with dabigatran or warfarin and pooled analysis. *Circulation.* 2014;129:764–772.

64. Büller HR et al; EINSTEIN–PE Investigators. Oral rivaroxaban for the treatment of symptomatic pulmonary embolism. *N Engl J Med.* 2012;366:1287–1297.

65. Prins MH et al. Oral rivaroxaban versus standard therapy for the treatment of symptomatic venous thromboembolism: a pooled analysis of the EINSTEIN-DVT and PE randomized studies. *Thromb J.* 2013;11:21.

66. Agnelli G et al; AMPLIFY Investigators. Oral apixaban for the treatment of acute venous thromboembolism. *N Engl J Med.* 2013;369:799–808.

67. Büller HR et al; Hokusai-VTE Investigators. Edoxaban versus warfarin for the treatment of symptomatic venous thromboembolism. *N Engl J Med.* 2013;9:1406–1415.

68. Leech BF, Carter CJ. Falsely elevated INR results due to the sensitivity of the thromboplastin reagent to heparin. *Am J Clin Pathol.* 1998;109:764.

69. Kearon C et al. Effect of warfarin on activated partial thromboplastin time in patients receiving heparin. *Arch Intern Med.* 1998;158:1140.

70. James AH et al. Factors affecting the maintenance dose of warfarin. *J Clin Pathol.* 1992;45:704.

71. Wittkowsky AK. Warfarin. In: Murphy J, ed. *Clinical Pharmacokinetics.* 5th ed. Bethesda, MD: American Society of Health System Pharmacists; 2011:345.

72. Pengo V et al. A simple scheme to initiate oral anticoagulant treatment in outpatients with nonrheumatic atrial fibrillation. *Am J Cardiol.* 2001;88:1214.

73. Siguret V et al. Initiation of warfarin therapy in elderly medical inpatients: a safe and accurate regimen. *Am J Med.* 2005;118:225.

74. Tait RC, Sefcick A. A warfarin induction regimen for outpatient anticoagulation in patients with atrial fibrillation. *Br J Haematol.* 1998;101:450.

75. Kovacs MJ et al. Prospective assessment of a nomogram for the initiation of oral anticoagulant therapy for outpatient treatment of venous thromboembolism. *Pathophysiol Haemost Thromb.* 2002;32:131.

76. Kovacs MJ et al. Comparison of 10 mg and 5 mg warfarin initiation nomograms together with low molecular weight heparin for outpatient treatment of acute venous thromboembolism. *Ann Intern Med.* 2003;138:714.

77. Eckhoff CD et al. Initiating warfarin therapy: 5 mg versus 10 mg. *Ann Pharmacother.* 2004;38:2115.

78. Crowther MA et al. Warfarin: less may be better. *Ann Intern Med.* 1997;127:332.

79. Crowther MA et al. A randomized trial comparing 5-mg and 10-mg warfarin loading doses. *Arch Intern Med.* 1999;159:46.

80. Khorana AA et al. Thromboembolism is a leading cause of death in cancer patients receiving outpatient chemotherapy. *J Thromb Haemost.* 2007;5:632–634.

81. Lyman GH et al. Venous thromboembolism prophylaxis and treatment in patients with cancer: American Society of Clinical Oncology clinical practice guideline update. *J Clin Oncol.* 2013;31:2189.

82. Debourdeau P et al. International clinical practice guidelines for the treatment and prophylaxis of thrombosis associated with central venous catheters in patients with cancer. *J Thromb Haemost.* 2013;11:71–80.

83. Farge D et al. International clinical practice guidelines for the treatment and prophylaxis of venous thromboembolism in patients with cancer. *J Thromb Haemost.* 2013;11:56–70.

84. National Comprehensive Cancer Network (NCCN) Clinical Practice Guidelines in Oncology. Cancer-associated venous thromboembolic disease. Version 2. 2014. www.nccn.org. Accessed May 7, 2015.

85. Lee AYY et al. Low-molecular-weight heparin versus a coumarin for the prevention of recurrent venous thromboembolism in patients with cancer.

CLOT Trial. *N Engl J Med.* 2003;349:146–153.

86. Wu C, Lee AYY. Novel or non-vitamin k antagonist oral anticoagulants and the treatment of cancer-associated thrombosis. *Semin Thromb Hemost.* 2015;41:237–243.

87. Vedovati MC et al. Direct oral anticoagulants in patients with venous thromboembolism and cancer: a systematic review and meta-analysis. *Chest.* 2015;147:475–483.

88. Castellucci LA et al. Clinical and safety outcomes associated with treatment of acute venous thromboembolism: a systematic review and meta-analysis. *JAMA.* 2014;312:1122.

89. Ruff CT et al. Comparison of the efficacy and safety of new oral anticoagulants with warfarin in patients with atrial fibrillation: a meta-analysis of randomized trials. *Lancet.* 2014;383:955–962.

90. Palareti G et al. Bleeding complications of oral anticoagulant treatment: an inception-cohort, prospective collaborative study (ISCOAT). *Lancet.* 1996;348:423.

91. Fang MC et al. Advanced age, anticoagulation intensity, and risk for intracranial hemorrhage among patients taking warfarin for atrial fibrillation. *Ann Intern Med.* 2004;141(10):745.

92. Pisters R et al. A novel user-friendly score (HAS-BLED) to assess 1-year risk of major bleeding in patients with atrial fibrillation: the Euro Heart survey. *Chest.* 2010;138:1093–1100.

93. Fang MC et al. A new risk scheme to predict warfarin-associated hemorrhage: the ATRIA (Anticoagulation and Risk Factors in Atrial Fibrillation) study. *J Am Coll Cardiol.* 2011;58:395–401.

94. January CT et al. 2014 AHA/ACC/HRS guideline for the management of patients with atrial fibrillation: executive summary: a report of the American College of Cardiology/American Heart Association Task Force on Practice Guidelines and the Heart Rhythm Society. *J Am Coll Cardiol.* 2014;64:2246–2280.

95. Piovella C et al; And the RIETE Investigators. Comparison of four scores to predict major bleeding in patients receiving anticoagulation for venous thromboembolism: findings from the RIETE registry. *Intern Emerg Med.* 2014;98:847–852.

96. Nieto JA et al; RIETE Investigators. Validation of a score for predicting fatal bleeding in patients receiving anticoagulation for venous thromboembolism. *Thromb Res.* 2013;132:175–179.

97. Sherz N et al. Prospective, multicenter validation of prediction scores for major bleeding in elderly patients with venous thromboembolism. *J Thromb Haemost.* 2013;11:435–443.

98. Nazarian RM et al. Warfarin-induced skin necrosis. *J Am Acad Dermatol.* 2009;61:325.

99. Hirschmann JV, Raugi GJ. Blue (or purple) toe syndrome. *J Am Acad Dermatol.* 2009;60:1.

100. Chiquette E et al. Comparison of an anticoagulation clinic with usual medical care. *Arch Intern Med.* 1998;185:1641.

101. Witt DM et al. Effect of a centralized clinical pharmacy anticoagulation service on the outcomes of anticoagulation therapy. *Chest.* 2005;127:1515.

102. Gage BF et al. Use of pharmacogenetic and clinical factors to predict the therapeutic dose of warfarin. *Clin Pharmacol Ther.* 2008;84(3):326–331.

103. Booth SL et al. Food sources and dietary intakes of vitamin K-1 (phylloquinone) in the American diet: data from the FDA Total Diet Study. *J Am Diet Assoc.* 1996;96:149.

104. Franco V et al. Role of dietary vitamin K intake in chronic oral anticoagulation: prospective evidence from observational and randomized protocols. *Am J Med.* 2004;116:651.

105. Sconce E et al. Patients with unstable control have a poorer dietary intake of vitamin K compared to patients with stable control of anticoagulation. *Thromb Haemost.* 2005;93:872.

106. Booth SL, Centurelli MA. Vitamin K: a practical guide to the dietary management of patients on warfarin. *Nutr Rev.* 1999;57(9 Pt 1):288.

107. Nutescu EA et al. Warfarin and its interactions with foods, herbs and other dietary supplements. *Expert Opin Drug Saf.* 2006;5:433.

108. Pincus D et al. A population-based assessment of the drug interaction between levothyroxine and warfarin. *Clin Pharmacol Ther.* 2012;92:766–770.

109. Stephens MA et al. Hypothyroidism: effect on warfarin anticoagulation. *South Med J.* 1989;82:1585–1586.

110. Costigan DC et al. Potentiation of oral anticoagulant effect of L-thyroxine. *Clin Pediatr.* 1984;23:172–174.

111. Wood MD et al. An evaluation of the potential drug interaction between warfarin and levothyroxine. *J Thromb Haemost.* 2014;12:1313–1319.

112. Nathisuwan S et al. Assessing evidence of interaction between smoking and warfarin: a systematic review and meta-analysis. *Chest.* 2011;139:1130–1139.

113. Kuykendall JR et al. Possible warfarin failure due to interaction with smokeless tobacco. *Ann Pharmacother.* 2004;38(4):595–597.

114. Havrda DE et al. Enhanced antithrombotic effect of warfarin associated with low-dose alcohol consumption. *Pharmacotherapy.* 2005;25:303.

115. Johnson JA, Cavallari LH. Warfarin pharmacogenetics. *Trends Cardiovasc Med.* 2015;25:33–41.

116. Kimmel SE et al. A pharmacogenetic versus a clinical algorithm for warfarin dosing. *N Engl J Med.* 2013;369:2283–2293.

117. Pirmohamed M et al. A randomized trial of genotype-guided dosing of warfarin. *N Engl J Med.* 2013;369:2294–2303.

118. Gage BF et al. Management and dosing of warfarin therapy. *Am J Med.* 2000;109:481.

119. Wong W et al. Influence of warfarin regimen type on clinical and monitoring outcomes in stable patients in an anticoagulation management service. *Pharmacotherapy.* 1999;19:1385.

120. Hylek EM et al. Clinical predictors of prolonged delay in return of the international normalized ratio to within the therapeutic range after excessive anticoagulation with warfarin. *Ann Intern Med.* 2001;135:393.

121. Crowther MA et al. Oral vitamin K lowers the international normalized ratio more rapidly than subcutaneous vitamin K in the treatment of warfarin-associated coagulopathy: a randomized, controlled trial. *Ann Intern Med.* 2002;137:251.

122. Bates SM, Greer IA, Middeldorp S, et al; American College of Chest Physicians. VTE, thrombophilia, antithrombotic therapy, and pregnancy: Antithrombotic Therapy and Prevention of Thrombosis, 9th ed: American College of Chest Physicians Evidence-Based Clinical Practice Guidelines. *Chest.* 2012;141(2 Suppl):e691S–e736S.

123. American College of Obstetricians and Gynecologists Women's Health Care Physicians. ACOG Practice Bulletin No. 138: Inherited thrombophilias in pregnancy. *Obstet Gynecol.* 2013;122(3):706–717.

124. Conti E et al. Pulmonary embolism in pregnancy. *J Thromb Thrombolysis.* 2014;37:251–270.

125. Greer IA. Thrombosis in pregnancy: updates in diagnosis and management. *Hematology Am Soc Hematol Educ Program.* 2012;2012:203–207.

126. Horlocker TT et al. Regional anesthesia in the patient receiving antithrombotic or thrombolytic therapy: American Society of Regional Anesthesia and Pain Medicine Evidence-Based Guidelines (3rd ed). *Reg Anesth Pain Med.* 2010;35(1):64–101.

127. You JJ et al. Antithrombotic therapy for atrial fibrillation. American College of Chest Physicians Evidence-Based Practice Guidelines (9th ed). *Chest.* 2012;141(2):e531S–e575S.

128. Bjerkelund CJ, Orning OM. The efficacy of anticoagulant therapy in preventing embolism related to DC electrical conversion of atrial fibrillation. *Am J Cardiol.* 1969;23:208.

129. January CT et al. 2014 AHA/ACC/HRS guideline for the management of patients with atrial fibrillation. *Circulation.* 2014;130:2071–2104.

130. Klein AL et al. Use of transesophageal echocardiography to guide cardioversion in patients with atrial fibrillation. *N Engl J Med.* 2001;344:1411.

131. [No authors listed]. Risk factors for stroke and efficacy of antithrombotic therapy in atrial fibrillation: analysis of pooled data from five randomized controlled trials [published correction appears in *Arch Intern Med.* 1994;154:2254]. *Arch Intern Med.* 1994;154:1449.

132. The Atrial Fibrillation Investigators. The efficacy of aspirin in patients with atrial fibrillation: analysis of pooled data from three randomized trials. The Atrial Fibrillation Investigators. *Arch Intern Med.* 1997;157:1237.

133. ACTIVE Writing Group. Clopidogrel plus aspirin versus oral anticoagulation for atrial fibrillation in the Atrial Fibrillation Clopidogrel Trial with Irbesartan for Prevention of Vascular Events (ACTIVE W): a randomised controlled trial. *Lancet.* 2006;367:1903.

134. ACTIVE Investigators. Effect of clopidogrel added to aspirin in patients with atrial fibrillation. *N Engl J Med.* 2009;360:2066.

135. Connolly SJ et al. Dabigatran versus warfarin in patients with atrial fibrillation. *N Engl J Med.* 2009;361(1):1139–1151.

136. Patel MR et al. Rivaroxaban versus warfarin in nonvalvular atrial fibrillation. *N Engl J Med.* 2011;365:883–891.

137. Granger CB et al. Apixaban versus warfarin in patients with atrial fibrillation. *N Engl J Med.* 2011;365:981–992.

138. Giugliano RP et al. Edoxaban versus warfarin in patients with atrial fibrillation. *N Engl J Med.* 2013;369:2093–2104.

139. Kovacs RJ et al. Practical management of anticoagulation in patients with atrial fibrillation. *J Am Coll Cardiol.* 2015;65(13):1340–1360.

140. Whitlock RP et al. Antithrombotic and thrombolytic therapy for valvular disease. American College of Chest Physicians Evidence-Based Practice Guidelines (9th ed). *Chest.* 2012;141(2)(Suppl):e576S–e600S.

141. Cannegieter SC et al. Optimal oral anticoagulant therapy in patients with mechanical heart valves. *N Engl J Med.* 1995;333:11.

142. Saour JN et al. Trial of different intensities of anticoagulation in patients with prosthetic heart valves. *N Engl J Med*. 1990;322:428.

143. Nishimura RA et al. 2017 AHA/ACC focused update of the 2014 AHA/ACC guideline for the management of patients with valvular heart disease. *Circulation*. 2017; 70(2):252–289.

144. Van de Werf F et al. A comparison of dabigatran etexilate with warfarin in patients with mechanical heart valves: the randomized, phase II study to evaluate the safety and pharmacokinetics of oral dabigatran etexilate in patients after heart valve replacement (RE-ALIGN). *Am Heart J*. 2012;163:931–937.

145. Douketis JD et al. Perioperative management of antithrombotic therapy: 9th ed: American College of Chest Physicians Evidence-Based Clinical Practice Guidelines. *Chest*. 2012;141(2)(Suppl):e326S–e350S.

146. Steinberg BA et al. Use and outcomes associated with bridging during anticoagulation interruptions in patients with atrial fibrillation: findings from the Outcomes Registry for Better Informed Treatment of Atrial Fibrillation (ORBIT-AF). *Circulation*. 2015;131:488–494.

147. Douketis JD et al. Perioperative bridging anticoagulation in patients with atrial fibrillation. *N Engl J Med*. 2015;373:823–833.

148. Holbrook AM et al. Systematic overview of warfarin and its drug and food interactions. *Arch Intern Med*. 2005;165:1095.

149. Wittkowsky AK. Drug interactions with oral anticoagulants. In: Colman RW et al, eds. *Hemostasis and Thrombosis: Basic Principles and Clinical Practice*. 5th ed. Philadelphia, PA: Lippincott Williams & Wilkins; 2005:118.

150. Sands CD et al. Revisiting the significance of warfarin protein-binding displacement interactions. *Ann Pharmacother*. 2002;36:1642.

151. Baciewicz AM et al. Update on rifampin, rifabutin, and rifapentine drug interactions. *Curr Med Res Opin*. 2013;29(1):1–12.

152. Matchar DB et al. Effect of home testing of international normalized ratio on clinical events. *N Engl J Med*. 2010;363:1608–1620.

153. Matchar DB et al. The impact of frequency of patient self-testing of prothrombin time on time in target range within VA Cooperative Study #481: The Home INR Study (THINRS), a randomized, controlled trial. *J Thromb Thrombolysis*. 2014. doi: 10.1007/s11239-014-1128-8.

154. Chan TY. Adverse interactions between warfarin and nonsteroidal antiinflammatory drugs: mechanisms, clinical significance, and avoidance. *Ann Pharmacother*. 1995;29:1274.

155. Shorr RI et al. Concurrent use of nonsteroidal antiinflammatory drugs and oral anticoagulants places elderly persons at high risk for hemorrhagic peptic ulcer disease. *Arch Intern Med*. 1993;153:1665.

156. Zhang Q et al. Interaction between acetaminophen and warfarin in adults receiving long term anticoagulants: a randomized, controlled trial. *Eur J Clin Pharmacol*. 2011;67:309.

第 12 章　慢性稳定型心绞痛

Angela M. Thompson and Toby C. Trujillo

核心原则	章节案例
慢性稳定型心绞痛——药物治疗	
① 慢性稳定型心绞痛是一种临床综合征,是心肌供氧和需氧失衡的结果。冠状动脉粥样硬化常导致心肌供氧和需氧失衡。	案例 12-1(问题 1~3)
② 改变心血管疾病(cardiovascular disease,CVD)的危险因素和采用健康的生活方式是冠心病(coronary artery disease,CAD)和减缓冠心病进展的关键策略。	案例 12-1(问题 7~9)案例 12-2(问题 2)
③ 所有慢性稳定型心绞痛患者的标准治疗包括:舌下硝酸甘油、抗血小板治疗和抗缺血治疗。抗缺血治疗(如 β 受体阻滞剂、钙通道阻滞剂和长效硝酸酯类)可以重塑氧供和氧耗平衡和/或改善心肌缺血的不良预后(雷诺嗪)。	案例 12-1(问题 10~14 和 16)案例 12-3(问题 2)
④ β 受体阻滞剂是预防缺血性症状的首选药物,特别是在有心肌梗死或心力衰竭病史的患者。	案例 12-1(问题 11、12、13 和 15)
⑤ 虽然单药治疗有效,但长效钙通道阻滞剂联合 β 受体阻断剂可用于控制缺血症的进一步治疗。	案例 12-2(问题 1)
⑥ 长效硝酸酯类不能单独应用,但可与其他抗缺血药物联合用于慢性稳定型心绞痛的治疗。	案例 12-1(问题 16~19)
⑦ 虽然雷诺嗪可用于慢性稳定型心绞痛的初始治疗,但更常作为二线选择,用于不能耐受传统抗心绞痛药物导致的心率和血压降低的患者。	案例 12-2(问题 3 和 4)
慢性稳定型心绞痛——血运重建	
① 经皮冠状动脉介入治疗(percutaneous coronary intervention,PCI)或冠状动脉搭桥术(coronary artery bypass surgery,CABG)均可实现心肌血运重建。在大多数患者,两者改善心肌缺血的效果相同。	案例 12-3(问题 5)
② 与 PCI 或药物治疗相比,CABG 对 CAD 发病和死亡具有高风险的患者生存获益更明显。	案例 12-3(问题 5)
③ 在非高危患者,最佳药物治疗与 PCI 对慢性稳定型心绞痛的长期获益,包括心肌梗死和死亡的预防,效果相似。	案例 12-1(问题 6)
④ 接受 PCI 或 CABG 心肌血运重建的慢性稳定型心绞痛患者仍需接受最佳药物治疗。	案例 12-3(问题 6)
⑤ 对于 PCI 术合并支架植入的患者应阿司匹林和噻吩吡啶类药物双联抗血小板治疗,在大多数情况下,氯吡格雷治疗至少 1 个月(金属裸支架),最好持续 1 年(裸支架和药物洗脱支架)。	案例 12-3(问题 3)
⑥ 已证明抗血小板治疗无反应与心血管事件(如心肌梗死和死亡)风险增加相关。了解抗血小板反应的各种测试方法,以及可能会导致抗血小板活性降低的潜在的药物相互作用,有利于优化每个患者的药物治疗。	案例 12-3(问题 6 和 7)

变异型心绞痛/X综合征

① 变异型心绞痛或X综合征的患者,其胸痛与冠状动脉粥样硬化无关。 案例12-4(问题1)

② 变异型心绞痛患者的治疗首选血管扩张剂,而X综合征患者可选择标准的抗缺血治疗。 案例12-4(问题2和3) 案例12-5(问题1)

慢性稳定型心绞痛

冠心病可并发心力衰竭(heart failure, HF)、心律失常、心源性猝死和表现为心肌梗死(myocardial infarction, MI)及稳定型和不稳定型心绞痛的缺血性心脏病(ischemic heart disease, IHD)。因为心绞痛是潜在心脏疾病的标记,所以对它的治疗非常重要。典型的心绞痛表现为劳力或应激诱发的胸部、下颌、肩部、后背或臂部疼痛,休息或硝酸甘油(nitroglycerin, NTG)可缓解,但它的临床表现多变[1,2]。

如果患者的心绞痛重复出现,且与一定水平的体力活动相关,称之为慢性稳定型心绞痛或劳累性心绞痛。反之,如果是新发心绞痛或者心绞痛的强度、频率或持续时间发生改变,为不稳定型心绞痛[3]。慢性稳定型心绞痛和不稳定型心绞痛均反映冠状动脉的动脉粥样硬化狭窄。典型的Prinzmetal变异型心绞痛是冠状动脉造影结果正常,认为可能是由于冠状动脉痉挛使心肌血流减少从而引起这种心绞痛。动脉粥样硬化也可导致冠状动脉舒张功能受损。因此,曾因心肌需氧量的增加而出现局部缺血症状的CAD患者,其动脉粥样硬化位置的血管也可发生痉挛,使缺血状态进一步恶化。因此,CAD患者的心绞痛是需求增加和供应减少(血管痉挛)的双重结果,这种现象称为混合型心绞痛[3]。

隐匿性(无症状性)心肌缺血,可能导致心肌灌注、功能或电活动的短暂改变,可通过心电图(ECG)检测到[3]。这些无症状心肌缺血的患者无胸痛或心绞痛的其他表现[如下颌痛和呼气急促(SOB)]。劳累性心绞痛的患者在日常生活中可发生多次隐匿性心肌缺血,无心绞痛病史的患者也可能发生隐匿性心肌缺血。

流行病学

目前估计美国有8 560万名心血管病(cardiovascular disease, CVD)患者[1],其中1 550万例CHD患者[4]。大约50%的CHD患者的首要临床表现是慢性稳定型心绞痛[1]。目前估计有820万美国成人存在心绞痛,而且基于人群的数据有限和易忽视,心绞痛的患病率可能被低估[4]。

在美国,CVD是死亡的首要原因,占总死亡人数的三分之一[4]。虽然在美国CHD导致的死亡大约占所有死亡的七分之一,但个体的死亡率依患者的年龄、性别、心血管风险、心肌收缩性、冠状动脉解剖和特异性心绞痛而变化[4]。

CHD除了高发病率和高死亡率外,在美国健康保健系统的经济花费也是巨大的。与CHD相关的全部直接和间接成本2010年约为2 044亿美元,据估计,CHD的直接医疗成本在2013年到2030年期间将增加100%[4]。

病理生理学

了解冠状动脉解剖结构有助于全面了解慢性稳定型心绞痛的病理生理学。图12-1是主要冠状动脉的正常分布,然而个体之间常存在变异。

心绞痛通常发生于心肌缺血,而心肌缺血起因于氧供和氧耗的不平衡。氧供和氧耗的不平衡潜在的病理机制为一支或多支冠脉的粥样硬化[3]。

心肌供氧和需氧

心脏的需氧由它的工作负荷决定,心肌氧耗的主要决定因素是心率、收缩力以及收缩期的心室壁张力(图12-2)[3,5]。心室壁张力是形成和维持心脏收缩的力,主要受心室腔压力和容量改变的影响。心室的扩大和心室内压力的增加使收缩期室壁收缩力增强,导致心肌需氧的增加。收缩力和心率的增加也导致了需氧的增加[6]。在某种程度上,控制心绞痛的药物通过降低心率、心肌收缩力或者心室容量和压力来降低心肌需氧[3,5]。

诸多因素如冠脉血流和氧摄取影响心脏供氧(图12-2)。心脏细胞即使在静息状态下对氧气的摄取率也是高的(大约70%~75%)。当心脏有额外的需求时,心肌氧气摄取率轻度增加,最大约在80%。因为心脏负荷增加时氧气摄取只是轻度增加,因此只能通过冠状动脉血流的增加来满足高的氧气需求[7]。动脉血的氧含量也很重要,因此应监测红细胞压积(Hct)、血红蛋白(Hgb)和动脉血气。类似于靶向心肌需氧的决定因素,抗心绞痛药物通过舒张心外膜冠状动脉,改善氧气供应[5]。

动脉粥样硬化血管疾病

尽管理解心肌供氧和需氧的决定因素对于治疗冠心病非常重要,但理解动脉粥样硬化斑块如何发生同样重要,因为氧供需失衡的潜在机制是1支或多支冠脉粥样硬化。理解动脉粥样硬化的进程以及帮助预防动脉粥样硬化进程的主要药物和非药物干预,对治疗慢性稳定型心绞痛至关重要(图12-3)(见第8章)。

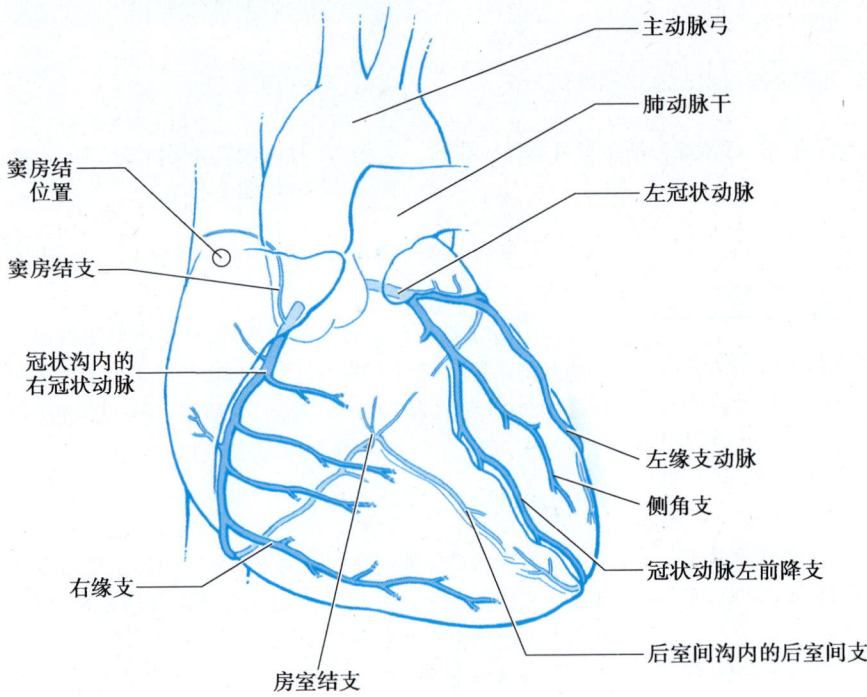

A

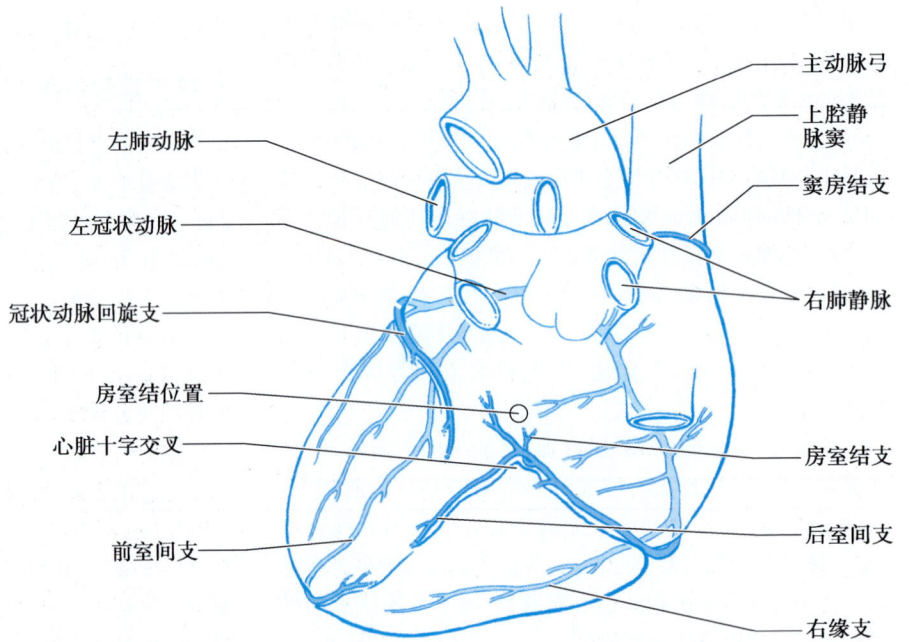

B

图 12-1 冠状动脉。右冠状动脉(RCA)起源于主动脉并沿房室间沟到达心脏的后面。左冠状动脉分为回旋支和左前降支(LAD),回旋支的血液供应左心室侧壁和后壁,LAD 的血液供应左心室前壁。A. 前相位;B. 后下相位

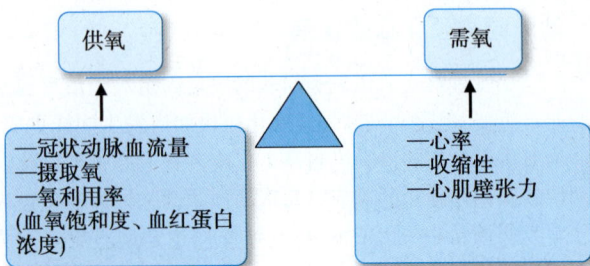

图 12-2 心肌需氧和供氧的决定因素。(来源:Fox K et al. Guidelines on the management of stable angina pectoris;executive summary. The task force on the management of stable angina pectoris of the European Society of Cardiology. *Eur Heart J*. 2006;27;1341.)

动脉粥样硬化：高胆固醇的后果

正常动脉

外层————
肌层————
内皮————

血液中的胆固醇水平正常，动脉壁保持平稳光滑

阻塞的动脉

低密度脂蛋白胆固醇————
泡沫细胞————
斑块————

血液中的胆固醇水平升高，胆固醇在动脉壁沉积，血流减慢

图 12-3　动脉粥样硬化的进程。（来源：Anatomical Chart Company. http://www.anatomical.com/）

内皮层

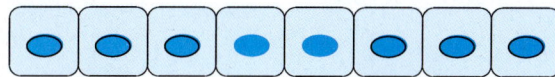

•正常功能

–产生的物质
• 一氧化氮
• 前列腺素I₂(PGI₂)

–主要功能
• 抗血栓
• 抗炎
• 抑制细胞外生长

•内皮功能异常

–产生的物质
• 血管紧张素 II
• 内皮素

–主要功能
• 促血栓
• 促炎
• 促进细胞外生长

图 12-4　内皮功能

表 12-1

INTERHEART 研究中首次心肌梗死（MI）的危险因素

危险因素	调整比值比（99%置信区间）
ApoB/ApoA 比值[a]	3.25（2.81～3.76）
目前吸烟	2.87（2.58～3.19）
社会心理	2.67（2.21～3.22）
糖尿病	2.37（2.07～2.71）
高血压	1.91（1.74～2.10）
腹型肥胖	1.62（1.45～1.80）
适度饮酒	0.91（0.82～1.02）
运动	0.86（0.76～0.97）
每日蔬菜和水果摄入	0.70（0.62～0.79）
所有	129.2（90.2～185）

Apo，载脂蛋白。
[a] MI 风险增加与增加的比例。

如果动脉粥样硬化斑块阻塞血管内径低于 50%，在心肌内小动脉收缩（阻力血管）时，冠脉血流能够顺利通过，这时候不会发生心绞痛。慢性稳定型心绞痛的患者，绝大多数冠脉狭窄大于 70%[3,5]。

传统危险因素如吸烟、高血压、高脂血症、糖尿病和肥胖通过激活血管内氧化应激，参与动脉粥样硬化过程。氧化应激的增加导致 NO 水平的进一步降低，内皮损伤，促进动脉粥样硬化产生（图 12-4）[8]。此外，典型的西方工业化国家的饮食模式可致血管内氧化应激增加，这可能部分解释饮食模式和动脉粥样硬化发展之间的联系[9]。健康生活方式和饮食对于预防 CAD 的发生和发展至关重要。

虽然一直以来传统危险因素都被认为是 CAD 发展的根本原因，但仍需研究新的危险因素，以改善 CAD 发展的风险评估。潜在危险因子有高敏 C 反应蛋白、同型半胱氨酸、纤维蛋白原、脂蛋白(a)及其他[10,11]。但是 INTERHEART 研究发现，识别额外的风险因素的获益很小[12]。在这项大型国际病例对照研究中，9 个危险因素与发生 MI 密切相关，占整个 CAD 发展危险因素的 90%以上（表 12-1）。重要的是，结果与性别、地理区域、民族无关，这表明降低 CAD 发病率的策略可普遍应用。随后的研究也验证了 INTERHEART 的发现，某些潜在的危险因素可更精确地反映 CAD，并被认为是 CAD 的标记，而不是用来预测 CAD 的发生[10,11,13]。

血小板聚集和血栓形成

虽然冠状动脉粥样硬化通常是大多数心绞痛的根本机制，但血栓因素通常在心肌缺血的发病机制中起关键作用。血液湍流或涡流都可引起间断的血小板聚集或间断的冠状动脉血栓。因此，影响血小板活性的药物用于慢性稳定型心绞痛[14]。

细胞内钠钙交换

最近，延迟钠电流（I$_{Na}$）在心肌缺血发生和发展中的作用引人注意。在心肌动作电位的 0 期，大多数钠进入心肌细胞内。然而正常情况下，在动作电位 2 期（平台期）也会有少量的钠离子进入细胞内。缺血时，钠电流显著改变，延迟 I$_{Na}$ 大幅增加。细胞内钠离子的增加使钠钙交换增强，钙离子大量内流。最终的结果是细胞内钙超载[5]。细胞内钙离子增加，使心肌舒张受损，心肌内壁张力增加，压缩供给心肌的小动脉而使心肌灌注减少，心肌需氧量增加[15]。

最终，钠钙交换的病理变化一旦出现，使局部缺血的持续和恶化，被认为是心肌缺血的后果。针对这一病理过程开发新的抗心绞痛药物（如雷诺嗪）与传统抗心绞痛药物

（如硝酸盐、β受体阻滞剂和钙通道阻滞剂）相比，这是一种独特的、新的作用机制。

临床表现

　　详细描述胸痛至关重要，以助于临床医生确定胸痛代表慢性稳定型心绞痛、ACS还是非心脏起源。通常用于描述胸痛的5个关键因素包括：位置、持续时间、疼痛性质以及引起或减轻疼痛的任何因素（表12-2）。心肌缺血导致

表 12-2
心绞痛的特征[1-3]

症状
胸口压力感或重物感伴或不伴疼痛感
疼痛描述多变，包括紧缩感、灼烧感、压迫感、挤压感、钳样痛、疼痛或深部不适感
疼痛强度逐渐增加，逐渐消失（区别于食管痉挛）a
呼吸急促伴喉或上气管的收缩感
症状持续时间
0.5~30min
疼痛或不适的位置
胸骨或靠近胸骨的地方
上腹部和咽部的任何位置
偶尔出现在左肩和左手臂
极少出现于右手臂
低位颈椎或高位胸椎
左肩胛内或肩胛上区域
疼痛放射
左手臂内侧面
左肩
下颚
偶尔右臂
心电图
ST段压低>2mm
T波倒置
促发因素
轻度、中度或重度运动，取决于患者
用力包括举臂过头
冷环境
逆风行走
饱餐后行走
情感因素：惊恐、愤怒或焦虑
性交
硝酸甘油缓解a
服用硝酸甘油后45s~5min疼痛缓解

　　a 食管痉挛及其他的胃肠道疾病，偶尔类似心绞痛疼痛，并且也能通过硝酸甘油缓解。

的胸痛通常描述为胸骨部位的压迫感或重物感。患者通常诉说呼吸困难、恶心、呕吐或发汗。疼痛也可出现在颈部、下巴、肩膀或手臂。疼痛的发生通常与劳累相关，休息或服用硝酸甘油可快速缓解。胸痛发生于休息时、持续时间延长或严重程度增加很可能反映不稳定的变化，需要立即就医，防止如心肌梗死、心力衰竭和死亡等并发症。重要的是，有些患者（女性、糖尿病患者）可能会出现非典型症状如消化不良或胃饱腹感，也可能表现为出汗未伴有胸痛。还有许多缺血可能不表现出任何症状，称为"无症状性心肌缺血"[1-3]。

　　慢性稳定型心绞痛的体征是往往不明显或非特异性。

诊断和风险评估

　　如果患者出现胸痛，怀疑是CAD，首先应详细了解患者的缺血症状和体征。一旦获取信息，要评估CAD的可能性（低、中、高）[1]。可能性评估可能有助于诊断。考虑到慢性稳定型心绞痛的许多症状都是非特异性的，许多无创和有创检查可有助于CAD的诊断[1,2]。有必要尽快判断患者的胸痛是否为慢性稳定型心绞痛、ACS发生或再发。ACS患者通常MI或死亡的短期风险很高，需要住院进行强化治疗[16,17]。所有怀疑或确诊CAD的患者需要检查血脂、肾功能和快速血糖，以筛查代谢异常。其他生化指标，例如高敏C反应蛋白、脂蛋白a、脂蛋白相关磷脂酶A2和载脂蛋白B并不常规推荐。

　　怀疑心绞痛的所有患者都应检查十二导联心电图（ECG）。ECG虽然不能确诊CAD，但可发现传导异常、左心室肥大、持续缺血，或既往心肌梗死的证据。除了ECG异常、MI病史、HF症状或室性心律失常的患者，胸部X线平片并不常规推荐[1]。对于ECG不能确诊的患者、不能从事一定量的体力活动、不能进行激发试验或介入性冠脉造影、不确定的冠脉解剖异常的中高危患者，可以进行心脏计算机断层扫描[1]。

激发试验

　　通过运动或药物手段诱导的激发试验是诊断CAD的有效方式。在可控环境下，运动耐量实验触发了心绞痛、心电图缺血表现、心律失常、心率异常或血压（BP）异常，表明患者存在CAD。心率和收缩压（如心率-血压乘积）与心肌需氧量相关。心率-血压乘积通常在运动中逐渐上升，其峰值反映心血管对压力的反应能力。通常，稳定心绞痛患者在特定的心率-血压乘积时出现胸痛[18]。

　　BP或心率异常提示CAD。正常对运动的反应是收缩压逐渐升高，而舒张压不变。舒张压变化大于10mmHg认为是异常。运动时血压降低需特别注意，因为这预示着心输出量的增加不足以克服骨骼肌血管床的舒张[18]。

　　对左束支阻滞、心室起搏心率、既往血运重建（PCI或CABG）、预激综合征、休息时ST段降低大于1mm或ECG示有其他传导异常的患者，应用激发影像学试验包括超声心动图或核素成像都优于运动激发试验。此外，许多患者不能达到预期的运动量的水平，此时优选药物激发试验[1,18]。

药物激发试验可以使用双嘧达莫、腺苷、或多巴酚丁胺。类似于运动耐量试验中的平板运动，这些药物都是通过诱导心肌供氧需求失衡发挥作用。血管舒张药（双嘧达莫和腺苷）促进正常冠脉舒张，但并没有影响动脉粥样硬化部位的血管。结果导致血液从病变的冠状动脉分流，病变的冠状动脉区产生缺血，表现为血压、心率和心电图的变化。这些药物通常与心肌灌注显像结合使用。激发试验铊-201 心肌灌注成像可显示心脏的动态变化。在激发峰值时，注射放射性核素，几分钟内便可获得图像。心肌摄取的铊缺陷表示缺血或心梗的可能[19]。

多巴酚丁胺是一种正性肌力药，常用于超声心动图检查。多巴酚丁胺增加心率和心肌收缩，使心肌需氧量增加。如果需求超过供应，则产生缺血。注入多巴酚丁胺后，左心室壁运动缺失或减弱或室壁增厚提示缺血[19]。

心导管术

冠心病诊断的金标准是冠状动脉导管介入和血管造影术。此外，血管造影也是诊断少见的慢性稳定型心绞痛类型如冠脉痉挛的最精确的方法[1]。心导管手术提供冠状动脉的血管通路。一旦血管内导管进入，就可进行一系列操作（血管造影术、心室造影术、经皮冠状动脉介入治疗）。导管可以经皮由桡动脉、臂动脉或股动脉进入。导管经过动脉血管系统到达冠状动脉，当导管头部进入冠状动脉时，注射造影剂，可以测定斑块的位置和程度。该方法可在大约 75% 的慢性稳定型心绞痛患者中检测到在 1 支、2 支、或3 支病变[3]。

血管造影的结果有助于评价 CAD 患者死亡或 MI 的风险及后继需要的治疗。如果患者左主干存在明显狭窄，其死亡风险高，应该接受 CABG[20,21]。

药物及非药物治疗综述

慢性稳定型心绞痛的首要治疗目标是缓解症状，改善生活质量。此外，更重要的是减缓动脉粥样硬化进程，预防并发症如 MI 或死亡。除心肌血运重建外，药物和非药物治疗手段均可以达到这些目标[1]。

血管保护治疗

生活方式改善

绝大部分慢性稳定型心绞痛患者都应该改善生活方式。生活方式改善包括：健康的饮食、戒烟/避免二手烟、增加体力活动、减重和保持合适的腰围[1,22,23]。健康的饮食指限制饱和脂肪、脂肪、胆固醇、钠、含糖饮料和红肉，推荐富含水果、蔬菜、全谷物、ω-3 脂肪酸和纤维[22]（见第 8 章）。健康的膳食模式中的内容已证实对心血管风险因素有积极的影响[1,22]。

戒烟很关键，因为吸烟（包括二手烟）是 CAD 患者死亡的独立的最可预防因素[24]。医生应常规评价慢性稳定型心绞痛患者的吸烟情况，并提供戒烟的帮助。尼古丁替代产品、安非他酮和伐尼克兰（varnecicline）有助于戒烟（见第 91 章）。除了避免吸烟，慢性稳定型心绞痛的患者也应该避免空气污染。除非存在禁忌，女性推荐一种含酒精饮料，男性推荐一种到两种含酒精饮料[1]。

要到达或者维持 BMI 18.5~24.9kg/m² 且男性腰围小于 102cm，女性腰围小于 89cm。适当的运动有利于减重和更好的控制心血管危险因素。慢性稳定型心绞痛应鼓励每日中等强度运动 30~60 分钟，每周至少运动 5 日，最好是每日都运动。适当的卡路里摄入和健康饮食方式有利于减重。

改善危险因素

除了适当的生活方式改变，应实现心血管疾病危险因素的优化。如前所述，尽管生活方式改善有助于危险因素控制，但仍需药物治疗。表 12-3 列出了危险因素优化的目标。适当的识别和治疗风险因素，能预防 CAD 的发生和已患 CAD 的患者的疾病进展。

表 12-3

AHA/ACC 指南推荐的冠状动脉和其他血管动脉粥样硬化疾病患者的二级预防[23,25,26]

风险因素	干预与目标
吸烟	完全戒烟 不接触吸烟环境
血压	<140/90mmHg
调脂治疗	高强度他汀
糖尿病	糖化血红蛋白<7%
体力活动	至少每日 30 分钟中等强度的有氧运动（如快步行走）至少 5 日/周
体重管理	腰围，男性<102cm 腰围，女性<89cm BMI 为 18.5~24.9kg/m²
流感疫苗	CAD 患者应每年接种一次流感疫苗

BMI，身体质量指数；CAD，冠心病。

此外，由于药物对动脉粥样硬化病理生理学的改善，可用于各风险因素的控制。尽管存在几种不同的调脂药，但多项研究已证实 HMG-CoA 还原酶抑制剂（他汀类药物）可显著降低动脉粥样硬化的进展及减少死亡和 MI 的发病率[25]。对于抗心绞痛的治疗后仍需额外降压治疗的患者，血管紧张素转化酶抑制剂（ACEI）可改善内皮功能，延缓CAD 进展。对于不能耐受 ACEI 的患者，ARB 类药物可提供类似的保护作用[1,26]。糖尿病是动脉粥样硬化的重要危险因子，然而，既往大多数临床研究表明，严格的血糖控制并不能延缓动脉粥样硬化进展，或降低 MI 等硬终点事件[27]。DCCT 研究（Diabetes Control and Complications Trial）表明，1 型糖尿病患者强化胰岛素治疗，严格控制血糖，可以显著降低 MI 和心血管死亡的风险[28]。但在 2 型糖尿病患者的大型随机对照研究中，并没有得到类似结论。在心血管疾病合并 2 型糖尿病的患者的大型随机对照研究中，强化胰岛素治疗并没有降低 5 年非致死性 MI，反而同期总死亡率升高[29]。考虑到目前的证据，CAD 合并 2 型糖尿病的患者不推荐强化降糖治疗，2 型糖尿病患者的糖化血红蛋白（HgbA1c）目标值低于 7%[27]。

抗血小板治疗

多年来，抗血小板治疗在 CAD 治疗中占核心地位。在慢性稳定型心绞痛患者，阿司匹林（乙酰水杨酸，ASA）可以降低 MI 和突发心血管死亡的发生率。鉴于 ASA 在慢性稳定型心绞痛的疗效、价格低廉及已经证实对 MI 后良好的疗效，ASA 被认为是 CAD 患者单药抗血小板的金标准。目前 ACC/AHA 指南推荐：ASA 用于 CAD 患者预防 MI 和死亡的剂量为每日 75~162mg。虽然在临床研究中应用过更大剂量的 ASA，但并未使疗效增加，反而引起不良反应增加[23]。

氯吡格雷是另一种重要的抗血小板药物，用于不能耐受 ASA 的慢性稳定型心绞痛患者，预防 MI 和死亡。CAPRIE 研究（Clopidogrel versus Aspirin in Patients at Risk of Ischemic Events trial）表明，相比于 ASA，氯吡格雷能显著降低动脉硬化血管疾病（既往 MI、卒中或外周血管疾病）患者卒中、MI 或心血管死亡的风险。此外，氯吡格雷的主要不良反应是胃肠道反应和皮疹，耐受性良好。虽然疗效很好，但是氯吡格雷和 ASA 在主要结局上的绝对差异很小（0.4%，需治疗患者数=200）[30]。因此，对于 CAD 患者，ASA 依然是一线选择，氯吡格雷是二线选择。氯吡格雷用于慢性稳定型心绞痛患者的剂量为 75mg/d。

阿司匹林联合 P2Y$_{12}$ 拮抗剂（氯吡格雷、普拉格雷或替格瑞洛）的双联抗血小板治疗（DAPT）已证实可改善 CVD 高危患者的发病率和死亡率[16,17]。考虑到抗血小板的作用机制不同，阿司匹林联合 P2Y$_{12}$ 拮抗剂较阿司匹林单药可以预防 CAD 患者的 MI 和死亡。CHARISMA 研究（The Clopidogrel for High Atherothrombotic Risk and Ischemic Stabilization, Management, and Avoidance trial）评估 CAD 患者或者有多种心血管危险因素的患者长期双联抗血小板的疗效。与单药 ASA 相比，ASA 联合氯吡格雷治疗 28 个月，并没有降低死亡、MI、卒中或冠脉血运重建的风险，但增加了出血的风险[31]。

亚组分析表明，既往 MI 患者的缺血风险降低，表明某些患者可以从 DAPT 中获益[31]。Pegasus-TIMI 54 研究评估了 DAPT（低剂量 ASA 联合替格瑞洛 90mg 每日 3 次或者 60mg 每日 2 次 vs 单药 ASA）在既往 1~3 年内发生过 MI 的患者中的疗效[32]。从 MI 到随即入组的中位时间为 1.7 年。超过 21 000 名患者的中位随访时间为 33 个月。与单药 ASA 相比，ASA 联合两种剂量的替格瑞洛降低了主要终点事件（心血管死亡、MI 和卒中），但出血风险升高，90mg 组和 60mg 组的出血风险分别为 2.6% 和 2.3%，而 ASA 单药的出血风险为 1.06%[32]。

在一项单独的研究中，置入药物涂层支架（DES）的患者接受额外 18 个月的 DAPT，与标准疗程的 DAPT 相比，血栓风险（0.4% vs 1.4%，P<0.001）更低、心血管和脑血管不良事件（4.3% vs 5.9%，P<0.001）也更低[33]。中到重度出血风险轻微升高（2.5% vs 1.6%，P=0.001）。9 961 名患者中的多达 40% 因为慢性稳定型心绞痛而进行 PCI，DAPT 包括 ASA 联合氯吡格雷或 ASA 联合普拉格雷[33]。

因此，既往 MI 病史或 PCI 术置入 DES 的患者可以延长 DAPT 疗程。

抗缺血的药物治疗

既往用于慢性稳定型心绞痛治疗的药物，影响心肌供氧或需氧或两者兼有。根据该理论，抗心肌缺血有效的药物有：β 受体阻滞剂、CCBs 和长效硝酸酯类。2006 年 1 月，美国 FDA 批准新一代抗心肌缺血药物雷诺嗪用于慢性稳定型心绞痛的治疗。与传统的抗心肌缺血药不同，雷诺嗪对心率和血压无显著影响，其机制独特。对慢性稳定型心绞痛患者的药物治疗，要综合考虑指南和患者的实际情况。

β 受体阻滞剂

β 受体阻滞剂通过降低心率、心肌收缩性和心肌壁张力显著降低心肌需氧量。选择性 β 受体阻滞剂和非选择性 β 受体阻滞剂在预防心肌缺血方面疗效相似，因此，特定患者的药物选择取决于价格、日剂量及并发症。大多数情况下，取决于每日给药次数和价格，但是具有内在拟交感活性的 β 受体阻滞剂疗效有限，不常规用于稳定型心绞痛患者。β 受体阻滞剂的剂量需要滴定，使心率维持在 55~66 次/min，因此 β 受体阻滞剂的剂量有患者特异性[34]。β 受体阻滞剂禁用于血管痉挛性心绞痛的患者，可加重反应性呼吸道疾病或外周动脉疾病患者的症状。长期应用最常见的副作用包括心动过缓、低血压、疲劳和性功能障碍。禁用 β 受体阻滞剂其他情况包括：严重的心动过缓或房室传导阻滞[35-37]。

硝酸酯类

表 12-4 列出了不同剂型的硝酸酯类。不管哪种剂型，只要应用合理并保证硝酸酯类的空白期，硝酸酯类均可有效预防或减轻缺血性症状。硝酸酯类通过降低前负荷减少心肌需氧量。硝酸酯类通过转化和释放 NO 舒张血管[38]。长效硝酸酯类可有效预防心绞痛症状。舌下 NTG 可有效治疗和缓解急性心绞痛。硝酸酯类常见的副作用是低血压、头晕和头痛。继续治疗头痛可能消失，头痛也可用对乙酰氨基酚治疗。禁止与 5 型磷酸二酯酶抑制剂（在 24 小时内与西地那非、伐地那非联用或 48 小时内与他拉达非联用）合用，因为可导致致命的低血压[38,39]。

表 12-4

常用处方硝酸酯类

药物	剂型	持续时间	时间/min	常用剂量
短效				
NTG	SL	10~30min	1~3	0.4~0.6mg[a,b]
NTG	经舌喷雾	10~30min	2~4	0.4mg/喷[a,b]
NTG	IV	3~5min[c]	1~2	首先 5mg/min,每 3~5min 加量直到疼痛缓解或出现低血压
长效[d]				
NTG	SR 胶囊	4~8h	30	6.5~9mg q8h
NTG	外用药膏[e]	4~8h	30	2.5~5.1cm q4~6h[f]
NTG	透皮贴剂	4~>8h	30~60	首先 0.1~0.2mg/h,滴定至 0.8mg/h[f]
NTG	黏膜	3~6h	2~5	1~3mg q3~5h[f]
ISDN	SL	2~4h	2~5	2.5~10mg q2~4h[f]
	咀嚼	2~4h	2~5	5~10mg q2~4h[f]
	口服	2~6h	15~40	10~60mg q4~6h[f]
	SR 胶囊	4~8h	15~40	40~80mg q6~8h[f]
ISMN[g]	片剂	7~8h	30~60	开始 10~20mg bid(上午和中午),滴定至 20~40mg bid[f]
	缓释片(依姆多)	8~12h	30~60	开始 60mg/d,滴定至 30~120mg/d

[a] 当使用舌下或经舌喷雾形式的硝酸甘油时,患者应坐位时应用,以减少心动过速、低血压、头晕、头痛及脸红等副作用。缓解症状的最佳剂量时,收缩压降低不超过 10~15mmHg,或者脉率增加不超过 10 次/min。疼痛迅速缓解(1~2 分钟起效,3~5 分钟缓解),但每 5 分钟的间隔最多给药 3 次。然后等待医疗救援。

[b] 舌下 NTG 遇热、潮湿和光后迅速降解。应当储存在凉爽干燥的地方,不要开盖或冷冻。药片应当保存在生产商的原容器内或玻璃瓶内,因为片剂可挥发并粘到塑料瓶和棉花上。以前,舌刺痛表明是新鲜药片,但只有大约 75%的患者有刺痛感。

[c] 注射中断后的持续时间。

[d] 长效硝酸酯类是有效的药物,但必须了解它们的局限。舌下的 ISDN 片起效和作用时间介于舌下 NTG 和口服 ISDN 之间。由于 NTG 和 ISDN 口服剂型首过效应高,因此与舌下或嚼碎剂型相比,需要非常大的剂量。小的口服剂量(2.5mg NTG,5mg ISDN)可能无效;高至 9mg NTG 和 60mg ISDN 的剂量并不罕见。尽管号称作用时间更长,但即使给予 SR 剂型,软膏和口服剂型的有效性通常只持续 4~8 小时。而且每日持续给药会快速导致耐药(见注 f)。

[e] 将 2.5~5.1cm 的软膏挤到定标的纸上,并密封在带管的袋里。仔细地把软膏在胸部摊开一个 5.1cm×5.1cm 的薄层。保持敷药纸敷盖。在增加新剂量或出现低血压时擦掉以前的剂量。如果另一个人帮忙涂药膏,避免手指和眼睛接触以免引起头痛或低血压。

[f] 用药方案应当维持一个空窗期(如睡眠时)以减少耐药的发生。在下午 7 点给最后一次口服剂量或者去掉药膏或透皮贴剂。在下午的早些时候给最后一次缓释的 ISDN。

[g] ISDN 的主要活性形式,生物利用度 100%,无首过效应,但仍可发生耐药。速释剂型(ISMO、Monoket)为 10 和 20mg 片剂。缓释剂型(依姆多)为 60mg 片剂,可以切为两半,不要挤压或咀嚼。

Bid,每日 2 次;ISDN,二硝酸异山梨酯;ISMN,单硝酸异山梨酯;IV,静注;NTG,硝酸甘油;SL,舌下;SR,缓释。

钙通道阻滞剂

钙通道阻滞剂是一类高度多样化的化合物。他们化学结构显著不同,对心脏和外围组织的选择性也不同,据此,可将钙通道阻滞剂分为以下几个主要类型(表 12-5)[40]。

非二氢吡啶类钙拮抗剂(non-DHP CCBs)地尔硫䓬和维拉帕米对心肌和外围组织的作用相似,均能够减慢传导,延长房室结不应期,不影响心室不应期。因此,这些抗心律失常药物仅限于室上性心动过速时控制心室率(见第 15

章)。地尔硫䓬和维拉帕米均可抑制心肌收缩性,故 LV 功能异常的患者(收缩期心衰)慎用。两种药物均可适度的舒张外周血管,可强有力舒张冠状动脉[40]。

与地尔硫䓬和维拉帕米不同,硝苯地平、氨氯地平、非洛地平、依拉地平和尼卡地平都属于二氢吡啶类(DHPs)钙阻滞剂,不减慢心脏传导。但它们舒张外围血管的作用更强,故可反射性地引起心率增加。在体外研究中,所有DHPs 阻滞剂都有负性肌力作用,但在临床上这些作用黯然失色,主要表现为反射性的交感激活和后负荷降低。静效应是心肌功能不变(见第 14 章)[40]。

表 12-5

治疗心绞痛的钙通道阻滞剂

药品名称	FDA 批准的适应证[a]	慢性稳定型心绞痛的常用剂量[b]	常见规格
二氢吡啶类			
氨氯地平	心绞痛,高血压	2.5~10mg 每日	2.5,5,10mg 片剂
非洛地平	高血压	5~20mg 每日	5,10mg 片剂
Isradapine	高血压	2.5~10mg 每日 2 次 5~10mg 每日	2.5,5mg 胶囊剂 5,10mg 片剂
尼卡地平	心绞痛(仅 IR),高血压	20~40mg 每日 3 次 30~60mg 每日 2 次	20,30mg 胶囊剂 30,45,60mg 胶囊剂
硝苯地平	心绞痛,高血压	10~30mg 每日 3 次 30~180mg 每日	10,20mg 胶囊剂 30,60,90mg 片剂
尼索地平	高血压	20~60mg 每日	10,20,30,40mg 片剂
二苯烷胺类剂			
维拉帕米	心绞痛,高血压,室上性心动过速	30~120mg 每日 3 次或每日 4 次 120~240mg 每日 2 次 120~480mg 睡前	40,80,120mg 片剂 120,180,240mg 片剂 180,240mg 片剂 120,180,240,360mg 胶囊剂 100,200,300mg 片剂
苯二氮䓬类			
地尔硫䓬	心绞痛,高血压,室上性心动过速	30~120mg 每日 3 次或每日 4 次 60~180mg 每日 2 次 120~480mg 每日	30,60,90,120mg 片剂 60,90,120,180mg 胶囊剂 120,180,240,300,360mg 胶囊剂 120,180,240mg 胶囊剂 120,180,240,300,360,420mg 胶囊剂

[a] 美国 FDA 批准的 IR 和 ER 的适应证有所不同。但大多数被临床用于治疗心绞痛和高血压。避免 IR 即释剂型用于高血压。

[b] 由于半衰期短,如果应用 IR 片或胶囊,大多每日给药 3 次,氨氯地平半衰期长,每日给药 1 次。也见表 14-15 和表 14-16。

FDA,美国食品药品管理局;IR,立即释放。

　　二氢吡啶类(DHP)和非二氢吡啶类(non-DHP)及钙阻滞剂(CCBs)通过舒张冠脉增加心肌供氧,通过降低心肌壁张力(通过降低血压)降低心肌需氧。但是 non-DHP 和 CCBs 由于可降低心率和传导,其降低心肌需氧的能力可能更强。虽然定义为同一药物类,但 DHPs 和 non-DHPs 在慢性稳定型心绞痛患者的应用有所不同。non-DHPs 可降低心率和传导,对某些患者有益,但对 LV 功能异常或心动过缓的患者不利。相反,氨氯地平和非洛地平等 DHPs 可用于 LV 功能异常的患者,可以预防这些患者的心肌缺血[40]。CCBs 与环孢素、卡马西平、锂、胺碘酮和地高辛联用时,需谨慎。由于对心率和心肌收缩力的双重作用,很多情况下

要避免使用 non-DHP CCB[1]。不同 CCB 类药物,副作用不同。non-DHP 和 CCBs 可能引起心动过缓、低血压、和房室传导阻滞。DHP 和 CCBs 可能引起反射性心动过速、外周水肿、头痛和低血压[40]。

雷诺嗪

　　雷诺嗪是治疗慢性稳定型心绞痛的最新药物,自 2006 年被 FDA 批准,其被接受程度有限,其应用较少,但它代表了慢性稳定型心绞痛的治疗进展,为既往治疗无效的患者提供了一种新选择。雷诺嗪通过抑制晚期钠电流,减少细胞内钠离子,发挥抗心肌缺血作用。在心肌缺血时,钠离子

内流增加,钙钠交换导致细胞内钙离子超载。细胞内钙离子超载进一步恶化心肌缺血,如心肌壁张力增加,微血管灌注减弱。雷诺嗪通过抑制钠离子内流,有效预防缺血诱导的收缩异常,延迟心绞痛的发生。雷诺嗪与传统防心绞痛药物的一个关键区别是,雷诺嗪几乎不影响心率和血压。雷诺嗪对血流动力学无影响,因此可用于需要进一步抗心绞痛治疗,适应于那些心率和血压已经不允许传统抗心绞痛药物继续加量的患者[41]。

最初的临床研究表明,雷诺嗪与CCBs或长效硝酸酯类联用时,可有效地减少心绞痛的发作。随后的研究证明了雷诺嗪的长期安全性和有效性,可用于慢性稳定型心绞痛治疗的任何阶段。常见的副作用包括头痛、便秘、头晕和恶心[41]。该药物在肝脏通过细胞色素P450酶中的CYP2D6和CYP3A4代谢,因此要注意潜在的药物相互作用。CYP3A4是主要的代谢途径,因此明显肝功能异常的患者及应用CYP3A4抑制剂和诱导剂(如酮康唑或利福平)的患者禁用雷诺嗪[48]。雷诺嗪也禁用于应用抗逆转录病毒药的患者[41]。

血运重建

血运重建,不管是CABG还是PCI,都是CAD患者治疗的重要方式。血运重建的目的与CAD治疗的整体目标一致,都是缓解症状,改善生活质量,预防CAD并发症,如MI和死亡。既往大家关注于比较CABG、PCI和药物治疗缓解症状和改善预后的疗效。对于大多数CAD患者,血运重建(不管是CABG还是PCI)较单独药物治疗,1年内症状缓解明显改善,但整体死亡率无差别[42]。但相对于PCI,CABG长期症状缓解明显改善,再次血运重建的需要明显减少。对于左室功能异常的严重患者,不同治疗手段的长期死亡率不同。具有2支或3支病变、左主干明显病变或左室功能异常的患者,CABG较PCI或单独药物治疗5年死亡率降低[21]。

尽管CABG、PCI和单独药物治疗的相对疗效如前所述,但近年来PCI的应用显著增加。实际上,随着两种治疗手段在CAD患者的长期应用有效性的确定,血运重建(不论是CABG还是PCI)对比传统的药物治疗争议已有所减少。尽管存在不确定性,3支病变或多支病变合并左心室功能障碍的患者仍首选CABG。在这些患者中,相对于PCI或单独药物治疗,CABG显著缓解症状,降低长期死亡率。对于不太严重的CAD患者,PCI与CABG在死亡率方面的疗效相似,但缓解症状或再次血运重建的需要方面的疗效有所差异。目前的研究表明,强化药物治疗(包括强化降脂治疗)在改善长期预后方面与PCI疗效相似,但缓解心绞痛症状的疗效不及PCI[1,43,44]。这些研究强调不管是否行血运重建,有效治疗在延缓CAD进展方面都是重要的。目前药物治疗面临的问题不但包括在CAD患者中优化药物治疗,而且包括为预防PCI的并发症提供有效的药物治疗。

慢性稳定型心绞痛的临床表现

案例 12-1

问题 1: J. P. 是一名62岁的奶农,因进展性胸痛入院。大约入院前3周,当举重物或上坡时,感到胸骨下疼痛,为压榨性或钳夹样疼痛,从未在休息时发生,与饮食、精神压力或者每日的特定时间无关。休息后5分钟内缓解。

J. P. 的母亲和哥哥分别在62岁和57岁时死于心脏病发作;父亲仍然在世,已经86岁,发生过1次心脏病事件和1次卒中。除了J. P.,家人无糖尿病病史。J. P. 高177.8cm,重106.6kg;他每日喝2~3杯啤酒,无吸烟史。

既往史:高血压病史10年、糖尿病病史4年和右手外伤切除术。到3周前,J. P. 还能不费力的处理所有的农场杂事,包括重体力劳动。他食用未添加盐的饮食,但总吃快餐,他喜爱的食物是2份夹干酪和碎牛肉的三明治和炸薯条。

J. P. 的用药史如下:赖诺普利10mg,每日1次;二甲双胍500mg,每日2次;氢氯噻嗪25mg,每日1次。他几乎不使用非处方药物。有磺胺药过敏史。

当进入心脏病房时,J. P. 与实际年岁相符,并且没有明显的痛苦。静息状态下查体:平卧位血压(BP)145/95mmHg(上次130/85mmHg);心率84次/min(最近1次78次/min),心律规整。呼吸频率12次/min。无外周水肿或颈静脉怒张,肺脏听诊基本正常。腹部检查未见异常。心脏听诊心率和节律规则,S_1 和 S_2 心音正常;没有听到第三或第四心音和杂音。12导联心电图示:正常窦性心律,84次/min,无陈旧性心肌梗死的证据。所有间期在正常范围之内。

入院化验结果如下:

Hct:43.5%

白细胞(WBC)计数:5 000/μl

钠:140mmol/L

钾:4.7mmol/L

镁:0.95mmol/L

随机血糖:132mEq/L

HgbAlc:7.4%

血尿素氮:27mg/dl

血肌酐:1.4mg/dl

尿白蛋白肌酐比:27

胸片正常。

J. P. 的哪些症状和体征符合慢性稳定型心绞痛的诊断?

J. P. 对他的胸痛的描述包括了心绞痛的几个常见特征(见表12-2)[1-3]。J. P. 的胸痛是典型的胸骨下疼痛,而一些患者的疼痛放射到左臂或肩部或下颌。J. P. 疼痛的性质为常见的压榨性或钳夹样疼痛;可同时出现咽喉或下颚发胀,或替代胸痛发生。一些患者或许并不认为这些感觉是疼痛,他们或许把这些症状描述为压迫或沉重感。很多患者主述气短。J.P. 的症状与运动和劳累有关,这两者都是心绞痛的诱因。大多数劳累性心绞痛的发作将持续几分钟的时间,休息后可缓解。J.P. 从来没有因为胸痛而应用药物缓解,所以无法确定他对 NTG 的反应。

在获得 J.P. 症状的详细描述后,医生要对他的胸痛进行定性并做一个整体的评估。首先胸痛可分为典型心绞痛、不典型心绞痛或非心源性胸痛。其次,心绞痛还可分为稳定心绞痛和不稳定心绞痛。这种定性非常重要,因为它表明了急性冠状动脉事件的短期危险是否会威胁生命。试图按照一个客观的衡量标准(加拿大心血管学会分级标准)对 J.P. 的心绞痛症状分级可能会产生误导[45]。例如 1 个久坐不动的 65 岁患者的 II 级症状或许可耐受,但相同的症状可能使一个活动的 50 岁患者明显受限。

J.P. 的胸痛具有心绞痛的性质和持续时间,由劳累激发,通过休息可缓解;因此 J.P. 的症状可分类为典型心绞痛。J.P. 的症状在休息时不出现,因此可分类为稳定型心绞痛[1-3]。

案例 12-1,问题 2:根据 J.P. 的体格检查,什么体征和症状与心绞痛相关?

体格检查其实对 CAD 的诊断提供不了什么信息。心血管系统最有意义的发现是在急性心绞痛发作过程中心率和血压可能会增加。J.P. 的体格检查符合他这个年纪男性心绞痛患者的特点[3]。他肥胖且有高血压,但他的心脏检查是正常的。需要进一步的检查确定有无杂音。没有第三心音表明左室功能可能正常(见第 14 章,关于第三心音的描述)。没有第四心音意味着全身性高血压导致的心脏终末器官损害可能性低。他的胸片是正常的,没有出现与心肌缺血相关的常见并发症(如心脏扩大、心力衰竭)。

J.P. 的身体检查也已经评价了主要血管动脉粥样硬化的可能性(外周血管疾病、脑血管疾病、腹部主动脉瘤)。黄色瘤的出现表明严重的高胆固醇血症,但这些在 J.P. 身上都没有发现。

诊断过程

案例 12-1,问题 3:还有什么其他客观检查有助于 J.P. 的 CAD 和心绞痛的诊断?

J.P. 的 12 导联心电图和胸片未显示有进行性心绞痛或长期冠心病的典型症状。因此它们无助于 CAD 的诊断。超声心动图可以用来更好地评估心脏结构和功能,包括排除心肌缺血的其他潜在原因如瓣膜功能障碍或心包疾病,但不能决定性的诊断 CAD。EBCT 可以用来检测冠状动脉粥样硬化的存在,但在 J.P. 不能与其他检测方法一起提供重要的预后信息。

鉴于 J.P. 目前的生活方式和活动水平,他可能能够耐受平板运动试验。对 J.P. 而言,平板运动试验可能是合适的初始的诊断模式。由于其非侵入性、可靠性,以及能够提供关于心肌梗死和死亡风险的预后信息,因此在这种情况

下,较之药理学手段,激发试验和平板运动试验是 J.P. 很好的初始诊断方法。

案例 12-1,问题 4:J.P. 应当接受心导管检查吗?这种侵入性检查的结果对后继治疗的影响如何?

CAD 诊断的金标准是心导管检查及冠脉造影。此外,冠脉造影也是鉴定慢性稳定型心绞痛的少见原因如冠状动脉痉挛的最准确的方法[1,30]。尽管血管造影能有效地识别冠状动脉粥样硬化斑块,但不能确定是否是这些斑块引起了临床症状。因此,对许多劳累诱导的心肌缺血的患者,进行激发试验往往更合适。对于激发试验可引起明显心肌缺血的患者,再行心导管检查,确定病变的性质和范围。血管造影有助于评估 J.P. 死亡或心肌梗死的风险及后继治疗过程。例如:左主干显著狭窄的患者死亡风险高,应当接受 CABG 治疗[20]。

风险分层和预后

案例 12-1,问题 5:J.P. 活动平板试验阳性,进行心导管检查,发现 RCA 和回旋支两处血管分别存在 55% 和 70% 的狭窄,LAD 正常,J.P. 的预后如何?

稳定型心绞痛患者的预后多变,取决于其他因素和并发症。评定患者的危险分层有助于确定合适的治疗策略。CAD 的程度、心室功能的量化、对激发试验的反应及最初的临床评估都有助于患者的风险评估。确定特定患者的风险分级,有助于确定合适的治疗策略[1,2]。

J.P. 的病史和体格检查表明他没有 HF,但左室功能差。同时 J.P. 没有 3 支血管病变或 LAD 堵塞。J.P. 患有 2 型糖尿病,这使他未来心血管事件的风险增加。没有其他主要并发症、心脏功能障碍。考虑到 J.P. 当前的 CAD 程度表明,其预后较好,可启动适度的治疗,以降低 CAD 患者的发病率和死亡率[1,2]。

慢性稳定型心绞痛的药物治疗

案例 12-1,问题 6:J.P. 的病情应当如何控制呢?他应该接受 PCI? 还是 CABG? 或仅药物治疗?

如前所述,对 J.P. 的治疗目标包括缓解症状和减少心肌缺血改善生活质量,及预防 CAD 的主要并发症如急性心肌梗死和死亡[1]。患者不同,实现这两个目标的方式就不同:外科血管重建、药物治疗,或两者兼而有之。无论选择哪种减轻缺血症状的治疗策略,均应优选考虑预防死亡(血管保护剂)的治疗。

CABG 的适应证包括左主干的 CAD、3 支病变共存(尤其是左室功能受损)或药物治疗无效,因此目前 CABG 不是 J.P. 的最佳选择[1,20]。J.P. 可以选择 PCI 血管重建或单独药物治疗。尽管与药物治疗相比,这种情况下 PCI 术的生存获益没有明显优势,但其短期内(1 年内)症状复发的概率减少[1]。如果 J.P. 可以积极改善生活方式及控制疾病的危险因素,5 年内 CAD 进展和缺血症状的控制将类似

于 PCI 术[42]。这两种策略（包括 PCI 或单独药物治疗的利弊）都应告知 J.P.，以便于他可以根据自己的意愿做决定。总体而言，J.P. 药物治疗的效果将会比较好。他的寿命取决于疾病的进展和其他冠心病并发症的发生（心力衰竭、心肌梗死、心源性猝死）。

危险因素和生活方式的改变

案例 12-1，问题 7：J.P. 身上有哪些 CAD 的独立危险因素？哪些可以改变？

治疗稳定型心绞痛或 CAD 患者的第一步，应该是改变任何现有的危险因素，采用健康的生活方式。通过处理可能导致 CAD 发生发展的潜在的环境，可阻止疾病的发展及预防并发症。表 12-3 是目前推荐的危险因素管理的目标[23,25,26]。此外，应注意药物降低发病率和死亡率的证据。如 HMG-CoA 还原酶抑制剂治疗高脂血症[1,2]，以及使用 ACE 抑制剂治疗高血压[25,26]。

J.P. 有几个 CAD 的危险因素，其中一些不能改变，如中年、男性和 CAD 家族史。而另一些风险因素，比如高血压、肥胖、高胆固醇血症、吸烟，甚至压力，都可以改变，以降低 J.P. 的不良预后。应当控制他的高血压，测定血清胆固醇浓度根据低密度脂蛋白、高密度脂蛋白和甘油三酯水平分级（见第 8 章）。空腹 HgbA1c 目标值应低于 7%（见第 53 章）。J.P. 应该强制性的改变饮食和减重，因为这将明显改善某些危险因素。而且，J.P. 不抽烟，这将大大降低其心血管疾病的风险[1,22]。积极改善生活方式可改善 J.P. 预后[1]。

饮食干预

案例 12-1，问题 8：J.P. 是否可以采用某种膳食模式以降低其心血管终点事件？

虽然生活方式的改变可改善心血管危险因素是公认的，但尚未证实具体哪种生活方式可以降低心血管终点事件。以健康饮食为例，随机对照研究表明，相对于采用 AHA Step I 饮食的 CAD 患者，采用地中海饮食模式（强调摄取全谷物食品、水果、蔬菜、坚果和豆类，适量摄入奶制品，适量的瘦蛋白和多不饱和脂肪的饮食模式）的 CAD 患者心肌梗死或心脏猝死降低 50%～73%[46]。需要注意的是，在众多的研究当中，Lyon Diet Heart Study 的研究对象在血脂没有显著变化的情况下，心血管发病率和死亡率降低[46]。一项研究表明，与低脂饮食相比，地中海式饮食中补充坚果或橄榄油可以降低 CVD 高危患者的心血管事件的发生率[47]。另外几个研究也表明，与没有控制饮食的患者相比，那些增加鱼油或者含 ω-3 脂肪酸的鱼油补充剂的既往 MI 病史的患者心血管死亡和 MI 降低[48]。最后，流行病学研究证实了来自随机对照试验的结果：坚持采用地中海饮食模式可以显著降低心血管疾病的发病率和死亡率[46]。来自基础科学和临床研究的证据表明，地中海饮食能够降低全身炎症（以 C-反应蛋白为测定指标）、改善胰岛素抵抗、改善血管内皮功能。这些研究的获益大多认为是

来源于 ω-3 不饱和脂肪酸（鱼类来源的二十碳五烯酸和二十二碳六烯酸或植物来源的 α-亚麻油酸）摄入的增加，但实际研究中生活方式的改变是多样的，因此获益可归结于健康的生活方式[22]。

案例 12-1，问题 9：J.P. 听说每日补充一些像维生素 E 和维生素 B 这种抗氧化剂对于他有益，这些补充剂能显著改善 J.P. 的心血管疾病吗？

LDL 在动脉壁的氧化是动脉粥样硬化过程中的关键步骤，根据该理论，补充高剂量的抗氧化剂如维生素 E、维生素 C 和 β 胡萝卜素可能减轻此过程和延缓动脉粥样硬化的进程。富含抗氧化剂的饮食模式的早期观察性研究似乎证实了这一理论。但多个大型随机性研究显示，补充摄入维生素 E 等抗氧化剂并不能改善心血管疾病结局包括心肌梗死或死亡[1,49]。不管是心血管疾病的一级预防还是二级预防均未发现阳性结果。应告知 J.P.，补充摄入维生素 E 对他的心血管疾病没有任何积极的作用。

补充摄入叶酸和维生素 B 主要是因为他们能够降低半胱氨酸水平。半胱氨酸水平升高与心血管疾病发生率升高显著相关[50]。但绝大多数适当设计的、随机的、安慰剂对照的研究表明，叶酸和维生素 B 的补充摄入对减少 CAD 患者心血管结局如心肌梗死和死亡没有任何影响[1,51]。因此，类似于维生素 E 的建议，应告知 J.P. 补充摄入叶酸和维生素 B 对他的心血管疾病无任何实际的益处。

抗心肌缺血药物治疗

舌下硝酸甘油

案例 12-1，问题 10：J.P. 出院时是否应该开具硝酸甘油舌下含片？如果开具，应该如何进行用药教育？

所有 CAD 患者，特别是慢性稳定型心绞痛患者，急性心绞痛发作时，均可应用 SL NTG。因为不同患者对 NTG 的敏感性不同，故剂量应当个体化（表 12-4）。然而，大多数患者使用 0.4mg 的剂量。舌下含化硝酸甘油对那些熟知劳累何种程度可诱发心绞痛的患者有效。J.P. 在进行重体力活动前 5～10 分钟，舌下含服 1 片硝酸甘油可预防心绞痛的发生[1]。

为确定急性心绞痛发作时 SL NTG 的合理使用，需对患者进行用药教育。当心绞痛发作时，J.P. 应当立即坐下并使用 SL NTG。如果使用片剂的话，要把 NTG 片放在他的舌下，而不是吞服。如果使用 NTG 喷雾，在舌上或舌下使用，不能吞下或吸入。多数患者可能会出现眩晕和轻度头痛，坐下可使这种感觉降到最低。SL NTG 1～2 分钟之内起效，3～5 分钟疼痛缓解。如果首剂 SL NTG 5 分钟后疼痛仍未缓解，患者应当拨打急救电话寻求帮助，因为可能 MI 发作[1]。15 分钟内最多可应用 3 片。

药片应当放在最初的未开封的生产商提供的原装容器里，并且储存在原装的棕色瓶子里。因为 SL NTG 片剂遇热、潮湿和光易分解，应当储存在凉爽干燥的地方，但不能冷冻。

每次打开后药瓶应当密闭。应提醒患者把所有的药物放在儿童够不到的地方,但不应该使用安全塞。棉塞有时难以拔出,因此,一旦开始服用这个药,就可以扔掉棉塞。NTG 片易挥发,易被家用棉花吸附,因此不建议用非生产商提供的棉花。否则会导致 NTG 片疗效下降。应当紧密监测有效期,如果药片暴露于强光、热、湿气或空气,应当立即替换。一旦容器打开,药片只应当在限定的时间内使用,通常是 6~12 个月[1]。

肾上腺素受体阻滞剂

案例 12-1,问题 11: J. P. 积极改善生活方式,但近期心绞痛频繁发作,需要优化其药物治疗。J. P. 目前的用药情况:氢氯噻嗪 25mg,每日 1 次,二甲双胍 500mg,每日 2 次,赖诺普利 10mg,每日 1 次。他目前的静息心率是 78 次/min,血压 135/90mmHg。β 受体阻滞剂是治疗 J. P. 慢性稳定型心绞痛的最优初始选择吗?

心绞痛的长期预防可选择 β 受体阻滞剂、CCBs、长效硝酸酯类和雷诺嗪。虽然目前认为在心绞痛预防方面四者等效,但目前的指南推荐长期治疗时首选 β 受体阻滞剂[1,2]。β 受体阻滞剂可有效缓解心绞痛症状和缺血现象,包括无症状心肌缺血[1,2]。虽然 β 受体阻滞剂可显著缓解心绞痛症状、提高运动耐量、延长运动时 ST 段压低的出现时间,但几乎无随机对照研究评估 β 受体阻滞剂对慢性稳定型心绞痛临床结局的影响[36]。然而队列研究和病例对照研究表明,β 受体阻滞剂可以改善慢性稳定型心绞痛或 CAD 患者包括死亡率降低在内的临床结局[52-56]。此外,近期研究表明,β 受体阻滞剂也可延缓动脉粥样硬化进程[57]。临床试验的 meta 分析表明,三类抗局部缺血药在长期死亡率方面无显著差异。但 β 受体阻滞剂降低心绞痛发作方面效果更好[58]。β 受体阻滞剂通常被认为是最有效的预防无症状性心肌缺血的药物[3]。此外,β 受体阻滞剂可显著降低冠心病[17,19]和心力衰竭[36]患者的发病率和死亡率。整体上,基于目前的证据还是推荐所有心绞痛患者初始治疗首选 β 受体阻滞剂,除非存在禁忌证[59]。目前 J. P. 并无应用 β 受体阻滞剂的禁忌,应该开始使用 β 受体阻滞剂。

案例 12-1,问题 12: 如何优化 J. P. 的 β 受体阻滞剂治疗?

所有使用抗心绞痛药物的患者都应监测心绞痛的发作频率和 SL NTG 的消耗量。然而,这仅仅能估计治疗的效果,因为患者的运动和激发试验每日都在变化。既往医生监测患者的静息心率并据此逐渐增加 β 受体阻滞剂用量直至患者的心率维持于 55~60 次/min[36]。J. P. 目前心率 78 次/min,血压稳定,此时需增加美托洛尔的剂量。在密切监测其心率和血压的同时,将他的剂量翻倍至 100mg,每日 1 次,是合理的。β 受体阻滞剂治疗的额外目的包括锻炼时最大心率 100 次/min 或更低。如患者无症状或未发生心脏传导阻滞,心率<50 次/min 也可接受。静息心率的变化是正常的,它受内源性交感神经系统和其他外源性因素,如毒

品、烟草和含咖啡因的饮料等的影响。具有内在拟交感活性的 β 受体阻滞剂(如吲哚洛尔)较无内在拟交感活性的 β 受体阻滞剂,减慢静息心率的效应弱[35]。

运动试验或许是最好的判断 β 受体阻滞剂治疗是否足量的方法,但它并不实用。在运动耐量试验中,美托洛尔可延长 J. P. 步行到发生心绞痛前的时间。它也可使运动过程中的 ST 段压低程度减轻,这提示心肌缺血减轻。另外,明显降低心率血压乘积,反映心率和室壁收缩力降低[38]。另一个正规的激发试验的方法是重复此住院期间产生心绞痛现象的活动量,即走几层楼梯。

案例 12-1,问题 13: 如果 J. P. 患有气道反应性疾病病史如哮喘或 PAD,他的最初治疗是否还会选择 β 受体阻滞剂?

虽然各种 β 受体阻滞剂治疗心绞痛的疗效相当,但如果 J. P. 患有 COPD 或 PVD,他将会相对禁用某些 β 受体阻滞剂。COPD 患者阻断 β_2 受体,会使气管痉挛加重,阻断舒张血管的 β_2 受体,会使外周血管收缩加重。虽然不是绝对禁忌,但合并这些疾病时,β 受体阻滞剂应用的初始阶段和滴定阶段,需要密切监测[34]。

合并气道反应性疾病或 PAD 的患者可选用心脏选择性的 β 受体阻滞剂,如美托洛尔,希望不会影响 β_2 受体。一项 meta 分析表明,心脏选择性 β 受体阻滞剂在哮喘患者的耐受性优于非选择性 β 受体阻滞剂[60]。心脏选择性 β 受体阻滞剂也不会抑制 β_2 受体介导的周围血管舒张。因此,心脏选择性 β 受体阻滞剂比非心脏选择性 β 受体阻滞剂更适用于合并周围血管病和雷诺病的患者[61]。

不幸的是,心脏选择性并不是"全或无"的效应,而是一种剂量依赖性现象。当剂量增加时,心脏选择性消失。对患者而言,何种剂量时心脏选择性消失无法预测。即使非常小的剂量(如美托洛尔 50~100mg)也可能导致哮喘[35,61]。若合并反应性气道疾病或周围性血管疾病的患者使用 β 受体阻滞剂,应密切监测可能发生的恶化症状,如果症状恶化,应改用另一种抗缺血药进行治疗。

案例 12-1,问题 14: J. P. 今日出院,他的出院带药为:SL NTG 0.4mg 片剂,琥珀酸美托洛尔 100mg 每日 1 次,二甲双胍 500mg 每日 2 次,赖诺普利 20mg 每日 1 次,并对 J. P. 进行饮食和锻炼教育。对于 J. P. 的慢性稳定型心绞痛,还需要什么治疗?

抗血小板治疗是动脉粥样硬化性疾病治疗的基石。已证实抗血小板治疗可减少心血管事件如 MI、卒中和死亡的发生率。虽然有新的抗血小板药物可以选择,但由于疗效确定和成本效益比高,阿司匹林仍是动脉粥样硬化性血管疾病的一线选择[1]。

阿司匹林抗血小板的作用机制是抑制环氧合酶(见第 11 章)。阿司匹林通过乙酰化环氧合酶的活性位点,能阻止花生四烯酸转化为前列腺素内过氧化物,从而同时抑制血栓素和前列环素的形成。血栓素 A_2 是花生四烯酸在环

氧合酶催化下的产物,有强血管收缩作用,并促进血小板的进一步活化。前列环素(PGI$_2$),是花生四烯酸在环氧合酶作用下的另一个产物,可以抵消血栓素 A$_2$ 的作用。它显著抑制血小板聚集并舒张血管[62]。

虽然理论上大剂量阿司匹林比小剂量的会更有效,但根据目前的证据,低剂量阿司匹林(每日 75~325mg)与大剂量(每日 625~1 300mg)治疗心绞痛疗效相同[62]。相反,随着阿司匹林剂量增加,不良反应的发生率增加,特别是胃肠道出血。因此,目前指南推荐 CAD 患者预防 MI 和死亡的剂量是每日 75~162mg[1]。基于此,应建议 J. P. 服用阿司匹林每日 81mg,以维持疗效,同时降低不良反应。

> **案例 12-1,问题 15:** J. P. 出院 8 周后因心绞痛复发再次入院,他提到,36 小时前他停止了服用美托洛尔,因为他忘了买药。他被送到急诊科,应用 3 片硝酸甘油,心绞痛仍未缓解。应如何避免发生 J. P. 这样的情况呢?

在 J. P. 停药导致的心绞痛控制后及 β 受体阻滞剂再次应用之前,应告知 J. P. 不能突然停用 β 受体阻滞剂。未及时开药或经济困难是突然停药的常见原因。医生应足够专业的了解患者治疗所面对的困境。

β 受体阻滞剂停药综合征是继发于被阻滞的 β 受体密度和敏感性增高(即"上调")的反弹现象。它使 CAD 患者发生不良心血管事件风险增高,有可能导致急性 MI 和猝死。突然停用 β 受体阻滞剂使交感肾上腺活性增加导致心率产生"超射现象",使心肌氧耗和血小板聚集增加。具有部分激动效应的 β 受体阻滞剂产生的停药综合征较轻[34-36]。

如果需要停药,β 受体阻滞剂应逐渐减量(1~2 周较合适),也有人建议撤药间期缩短至 2~3 日,但尚未确定最优的停药策略。确保 β 受体阻滞剂逐渐减量并且逐渐减量期间适当的监测患者的不良事件是必需的。在停药期间,患者应减少体力活动,一旦出现明显的心绞痛症状应立刻就诊。提醒患者不要突然停用 β 受体阻滞剂。没有开药或者经济原因时突然停药的主要原因,所以医生要特别关注患者,以防患者出现获取药品困难。

长效硝酸酯类

> **案例 12-1,问题 16:** J. P. 很快康复,48 小时候出院。在随后的几个月里 J. P. 状况良好,但仍会偶发心绞痛,通常每周 2~4 次。由于不能很好储存 NTG 片剂,他改用 NTG 舌下喷雾(0.4mg/喷)。心绞痛通常由繁重的工作诱发,通过休息和 2~3 喷硝酸甘油喷雾可缓解。疼痛的性质和位置不变,但持续时间增加了 1 或 2 分钟。他应用低胆固醇、无添加盐的饮食。
>
> 除了体重减轻 9.1kg 外,体格检查没有变化。重要的体征包括:仰卧位血压 119/76mmHg;心率 60 次/min;呼吸频率 12 次/min。J. P. 的心脏病医生决定在他目前治疗的基础上(琥珀酸美托洛尔每日 100mg,赖诺普利每日 20mg,阿司匹林每日 81mg 和二甲双胍 500mg 每日 2 次)加用长效硝酸酯类(单硝酸异山梨酯)治疗。长效硝酸酯类是 J. P. 慢性心绞痛附加治疗的最佳选择吗?

长效硝酸酯类在预防所有类型的心绞痛方面都起关键作用。治疗目的是降低 J. P. 心绞痛发作的次数、严重性和持续时间。J. P. 无 CCBs 类的用药禁忌,可以用一种 CCBs 类代替单硝酸异山梨醇。如果 J. P. 的血压仍然较高,那么 CCBs 类将是一个好的选择,但目前 J. P. 的血压和脉搏在合适的范围。硝酸酯类也会影响血压,但是较 CCBs 类影响程度轻。因为 J. P. 可很好地耐受舌下硝酸酯类,故长效硝酸酯类是可以接受的。如果此时选择 CCBs 类,那么应选择二氢吡啶类,因为它不像地尔硫䓬或维拉帕米那样会影响心率。最后,雷诺嗪也是附加治疗的一种选择,尤其是当 J. P. 应用 CCB 类或长效硝酸酯类产生任何不良血流动力学效应时。这个决定最终取决于处方医生的个人选择和既往经验,也要考虑该患者疾病复杂性的整体情况[63]。

> **案例 12-1,问题 17:** J. P. 会耐受长效硝酸酯类吗?

虽然尚未完全明确,许多机制可以解释硝酸酯类耐药,包括儿茶酚胺含量增加、血容量增加和肾素血管紧张素-醛固酮系统激活[64]。

所有的有机硝酸酯类通过一个共同的药理学机制产生相似的血流动力学作用;但不同硝酸酯类剂型的药代动力学情况不同,会导致其耐药的情况有所不同[65]。短效硝酸酯类(如 SL NTG、口腔 NTG 喷雾剂和舌下二硝酸异山梨酯)起效迅速,作用时间短,诱导耐药的可能性小。口服剂型和透皮剂型由于作用时间延长,易诱导耐药。

慢性稳定型心绞痛和 HF 患者 NTG 透皮剂型间断给药,可减少耐药性的发生。12 位男性慢性稳定型心绞痛患者在接受 β 受体阻滞剂或 CCB 类的同时,持续(24 小时/天)或间断(16 小时/天)给予 NTG 透皮剂型(每日 10mg)[66]。间断给药和 8 小时的硝酸酯类空窗期可使硝酸酯类的作用得以维持。而持续给药的患者出现耐药。12 小时的硝酸酯类空窗期也可防治耐药[67]。硝酸酯类空窗期的最短时间尚不清楚。硝酸酯类的剂量安排应该允许一个硝酸酯类空窗期,在此期间需 β 受体阻滞剂、CCBs 或雷诺嗪防治心绞痛。心绞痛更常发生在白天,所以硝酸酯类空窗期最常安排在夜间。夜间发作心绞痛的患者应该把硝酸酯类空窗期安排在白天[68]。

虽然有些硝酸酯类制剂(单硝酸异山梨醇)可每日 1 次或 2 次给药,但口服二硝酸异山梨酯仍常用来治疗心绞痛。二硝酸异山梨酯需每日给药 3 次,无法保证空窗期。J. P. 活动诱发的心绞痛常于白天发作,所以他应该在上午 7:00、中午和下午 5:00 口服二硝酸异山梨酯。如果他采用传统的每日 3 次或每 8 小时 1 次的服药时间,则无法保证空窗期,将会比较危险。

> **案例 12-1,问题 18:** 对于心绞痛的预防,单硝酸异山梨酯较其他的硝酸酯类制剂,有什么优势?

单硝酸异山梨酯是二硝酸异山梨酯的主要代谢产物,也是其主要的活性形式。因此,两者药理作用相似。单硝酸异山梨酯无首过效应,也没有活性代谢产物。口服生物利用度接近 100%,清除半衰期大约 5 小时[65]。服药后大约 30~60 分钟达最大血清血药浓度。为了尽可能减小硝酸酯类耐药的发生,单硝酸异山梨酯应该每日 2 次服用,首剂于清醒后即服,7 小时后服用第 2 剂。这样服药很不方便,而缓释剂型可每日给药 1 次,故目前单硝酸异山梨酯大多使用缓释制剂型。药师需要明确两者的区别。

单硝酸异山梨酯一般的注意事项和不良反应与其他的硝酸酯类相似。单硝酸异山梨酯临床应用的优势在于剂量波动较小,这是因为无首过消除及每日 1 次或 2 次给药可起效的服药方式,使患者依从性提高。但临床上,二硝酸异山梨酯每日 2~3 次该药也是有效的,可作为有效的替代疗法。

案例 12-1,问题 19: 较之口服制剂,J.P. 更喜欢外用制剂,J.P. 可选用经皮贴膜吗?

NTG 透皮贴剂最初主要用于治疗心绞痛,每日只需用药 1 次。硝酸甘油透皮贴使用方便,促进制药厂设计出很多的透皮贴剂产品,美国 FDA 通过对它的认证主要基于它的血药浓度水平而不是临床疗效研究。但紧接着血药浓度水平的缺点逐渐暴露,使得相应开展了很多的临床药效研究。

NTG 透皮贴剂可改善运动耐量,抗缺血作用可维持 12 小时。通过 30 日的治疗,这些获益持续存在。透皮贴剂使用不超过每日 12 个小时,未发现明显的耐药或反弹[65]。

虽然不同的贴剂有不同的药物输送体系,但彼此之间比较还没有显著的优势。不考虑表面积和 NTG 含量的区别,经皮 NTG 系统最主要的共同点是药物释放量是用释放速度表示(如 0.2mg/h)。每种产品的说明书上都包括这个信息。低剂量(0.2~0.4mg/h)可能在血浆或组织中药物浓度较低,不足以产生显著的临床效果[3]。但仍推荐从低剂量开始逐渐加量。皮肤是影响 NTG 吸收率的主要因素,但没有哪个产品的释放特点有显著优势。已有报道使用透皮贴剂引起接触性皮炎的情况。透皮贴剂说明书中应包括用药说明(强调使用贴剂和去除贴剂的适宜时机及部位),患者应阅读该用药说明。

钙通道阻滞剂

案例 12-2

问题 1: B.N. 是一名 56 岁的男性患者,他刚做完心脏导管检查,结果显示有两支病变,右冠脉和回旋支分别有 55% 和 65% 的狭窄。在心导管检查之前,他曾有过 2~3 个月劳累型心绞痛的病史,因此他的社区医生开具舌下含服硝酸甘油片 0.4mg 和口服单硝酸异山梨酯片 60mg 每日 1 次。B.N. 在几周后由于无法忍受的头痛而停用单硝酸异山梨酯。既往有哮喘、高血压和高脂血症病史。他目前其他的药物治疗包括氯沙坦 100mg 每日 1 次、氟替卡松空气吸入每日 2 次,一次 2 吸、沙丁胺醇气雾剂必需时 2 吸、阿司匹林每日 81mg、阿托伐他汀钙片每日 20mg。近期体格检查示:静息心率 75 次/min,血压 125/80mmHg,呼吸频率为 14 吸/min。目前开始口服地尔硫䓬 120mg,每日 1 次,减轻心绞痛。这对于 B.N. 和他的慢性稳定型心绞痛是一个好的选择吗?

钙通道阻滞剂对血管痉挛性心绞痛和典型劳累型心绞痛均有效。这些药物可缓解大冠状动脉的痉挛,因而对变异型心绞痛有效。它们对慢性稳定型(劳累诱发的)心绞痛的治疗效果是多因素作用的结果。它们对冠状动脉循环的扩血管效应可增加心肌供氧,而对外周小血管的扩张可降低心肌氧耗。由于冠状动脉痉挛可发生于动脉粥样硬化斑块处,故钙通道阻滞剂对于包含血管痉挛成分的心绞痛患者特别有效[40,69]。

尽管心绞痛的初始治疗可选择 β 受体阻滞剂,但近期的证据表明降低心率的 CCB 也是合理的一线选择[1]。钙通道阻滞剂和 β 受体阻滞剂在慢性稳定型心绞痛的头对头试验中表现出同等的有效性[70,71]。此外,可获得的纳入足够多患者的头对头研究也表明 CCB 和 β 受体阻滞剂对于有慢性稳定型心绞痛患者的心血管结果和死亡率效果相似[72,73]。另外,一些纳入高血压伴 CAD 患者的研究表明 CCB 可显著降低死亡率[74-77]。这表明降低心率的 CCB 或 β 受体阻滞剂,对慢性稳定型心绞痛是同等重要的选择,可作为初始治疗。并根据患者的具体情况选择。

就 B.N. 而言,应用 β 受体阻断剂可能加重他的哮喘。如果可以耐受的话,B.N. 可以试用心脏选择性的 β 受体阻滞剂。在这种情形下,较之 β 受体阻断剂,降低心率的 CCB 类药物是治疗心绞痛的更好的选择。对于 B.N. 而言,初始治疗选择 CCB 类是合适的,因为先前 B.N. 对于硝酸酯类不耐受且硝酸酯类需要一段空窗期[1]。

考虑到 B.N. 目前的心率和血压情况,选择一种降低心率的 CCB 似乎最为恰当。但在不同人群上药理作用和不良反应的差异会影响不同患者药物的选择。一些 CCBs 类药物的副反应体现在他们对于血流动力学和电生理学上的效应,而这些是可以预测的(表 12-6)。二氢吡啶类钙阻滞剂诱发的低血压和头晕发生率大概为 15%,同时会发生头晕目眩、面部变红、头痛、恶心等症状。下肢和脚踝的肿胀(外周性水肿)与这类药物强有力的外周血管舒张效应有关。非二氢吡啶类钙阻滞剂,如维拉帕米和地尔硫䓬,有着相似的不良反应,尽管似乎地尔硫䓬的耐受性更好。和维拉帕米相比,地尔硫䓬报道的不良反应发生率更低,这可能存在真正的差别或是因为给药剂量不同。这两种药物均可引起窦性心动过缓和恶化已经存在的传导障碍和心脏传导阻滞[40,69]。这两种药物都不能用于病窦综合征或进展性心脏传导阻滞的患者,除非已经安装了心室起搏器。一旦出现 HF 恶化如 SOB、体重增加和外周性水肿症状,应密切监护患者。维拉帕米诱导的便秘可能对于一个老年人来说特别麻烦。

鉴别每种药物的不良反应有助于确定选择哪种 CCB 类药物。B.N. 可能不会发生维拉帕米或地尔硫䓬的主要不良反应。

表 12-6

钙通道阻滞剂的血流动力学和电生理特性[40,69]

效果	二氢吡啶类[a]	地尔硫䓬	维拉帕米
外周血管舒张[b]	+++	++	++
冠状血管舒张[b]	+++	+++	++
负性肌力[c]	±	++	+++
房室结抑制[c]	±	+	++
心率	增加(反射性)	减少或不变	减少或不变
药代动力学[d]			
剂量[e]			
副作用			
恶心、呕吐	+	+/1	±
便秘	未观察到	±	+
低血压、头晕[f]	++	+	+
脸红、头痛	++	+	+
心动过缓,心衰症状	±	+	++
反射性心动过速、心绞痛	+[f]	未观察到	未观察到
周围水肿	+	±	±

[a] 美国食品药品管理局(FDA)批准的用于心绞痛的二氢吡啶类药物:氨氯地平(络活喜)、尼卡地平(卡地尼)和硝苯地平(心痛定)。表 13-6 中的其他药物是 FDA 批准用于高血压但临床用于心绞痛的 CCB。调查性的:尼群地平。

[b] 外周和冠状血管扩张有益于心绞痛、高血压和可能的 HF,但外周血管扩张是潮红、头痛和低血压等副作用的基础。

[c] 房室结抑制有助于控制室上性心律失常,但这个作用加上负性肌力作用可能加重心衰。硝苯地平较维拉帕米、地尔硫䓬负性肌力作用弱,但仍会恶化心衰。氨氯地平负性肌力作用最弱。

[d] 由于高的首过代谢,所有的 CCB 类生物利用度差,且主要通过肝代谢清除;个体内和个体间的生物利用度和代谢变异非常大。地尔硫䓬、硝苯地平、尼卡地平和维拉帕米半衰期短(<5小时),需要频繁给药或使用 SR 产品。氨氯地平、依拉地平(8 小时)和非洛地平(10~20 小时)半衰期更长。

[e] 见表 12-5。

[f] 低血压和反射性心动过速最常见于速释硝苯地平,偶见于速释缓释维拉帕米与地尔硫䓬,最少见于缓控释制剂和长效制剂。

案例 12-2,问题 2: 问诊中,B. N. 无任何 ACEI 不良反应或不耐受情况。对于 B. N. 而言,ARB 类合适吗? 或者他应当换用 ACEI 治疗他的 CAD 吗?

如先前所述,目前可获得的证据总体支持 ACEI 可降低稳定型缺血性心脏病患者的整体死亡率、心血管死亡率、非致命性的 MI 和卒中,并保护心室功能。虽然理论上,ARB 类在动脉粥样硬化患者中的疗效与 ACEI 一致,但 ARBs 临床试验很少。最有支持力的证据来自 TRANSCEND 和 ON-TARGET 研究,两者都认为 ARBs 预防 CVD 事件的效果与 ACEI 相同[78,79]。基于这些研究,考虑到他可以耐受目前的药物治疗,目前 B. N. 继续 ARB 治疗是合理的。而基于现有的大量的 CAD 患者的证据,跟 B. N. 讨论换用 ACEI 的可能性也并不是不合理的。ACEI 和 ARB 药物联用并不能带来任何疗效的提升,但会增加高钾血症和肾功能不全的风险[79]。

案例 12-2,问题 3: 6 个月后,B. N. 再次就诊。他目前的治疗包括: 舌下含服硝酸甘油药片 0.4mg;氯沙坦 100mg,每日 1 次;氟替卡松吸入,每日 2 次,一次 2 吸;沙丁胺醇气雾剂必需时 2 吸;阿司匹林每日 81mg;阿托伐他汀钙片每日 20mg、地尔硫䓬 180mg,每日 1 次。目前的生命指征包括:静息心率,55 次/min; 血压,115/65mmHg;呼吸频率,10 次/min。B. N. 的心绞痛仍会每周发作大概 3~4 次,大多发生在他整理花园时。此时对于他的慢性稳定型心绞痛,雷诺嗪会是一个治疗选择吗?

虽然 B. N. 可以用更大剂量的地尔硫䓬,但他目前的心率和血压可能会阻碍进一步的滴定治疗。β受体阻滞剂由于会降低 BP 和心率,因而并非是一个好的选择。因此,此时对 B. N. 来讲,雷诺嗪会是一个好的选择。一些大型的随机研究都证明在治疗方案中加入雷诺嗪,可有效减轻心肌缺血和心绞痛。MARISA 研究(Monotherapy Assessment of Ranolazine in Stable Angina trial),以随机交叉的方式分配平板运动试验筛选的符合标准的患者,雷诺嗪逐步加量组(500mg 每日 2 次,1 000mg 每日 2 次,1 500mg 每日 2 次)或安慰剂。在研究开始前停用除了舌下含服硝酸甘油外的其他抗心绞痛药。在平板运动试验中,雷诺嗪显著提高了运动持续时间、心绞痛开始发作时间以及 ST 段抬高 1mm 的时间[80]。CARISA 研究(Combination Assessment of Ranolazine in Stable Angina Trial)的结果与之相似,在该研究中,雷诺嗪(500mg 每日 2 次,750mg 每日 2 次,1 000mg 每日 2 次)联合抗心肌缺血单药(阿替洛尔每日 50mg 或地尔硫草每日 180mg 或氨氯地平每日 5mg)[81]。ERICA 研究(The Efficacy of Ranolazine in Chronic Angina trial)评估了雷诺嗪加入一种最大剂量的现有抗心绞痛药(氨氯地平每日 10mg)治疗中的疗效。重要的是,ERICA 试验中多达一半的患者应用 1 种长效硝酸盐类。患者被随机安排到雷诺嗪组或安慰剂组,雷诺嗪组先每日 500mg 使用 1 周,然后加量至每日 1 000mg,再用 6 周组。接受每日 1 000mg 的患者每周心绞痛发作的次数及每周舌下含服硝酸甘油的片数显著降低[82]。CARISA、MARISA 和 ERICA 试验中最常见的副反应如头昏、便秘、恶心和头痛等,均可较好耐受。不良反应的发生率随用药剂量的增加而升高。未见其他的显著的不良反应,值得注意的是,这些试验的持续时间有限[41]。

关于雷诺嗪长期应用的安全性的初始资料来自雷诺嗪 ROLE 研究(Ranolazine Open Label Experience program)[84],该研究追踪了在 MARISA 和 CARISA 试验后继续参加开放标记体验研究的患者。最初共有 746 名患者参加了这个需要进行 6 年的安全项目。在其公布时,平均治疗时间为 2.82 年,23.2% 的患者中止了治疗。中止治疗的患者中有 1/2 是因为不良反应,但是这些常见不良反应的发生率从随机分组的临床试验中似乎并未得到改变。1 年死亡率(2.8%)和 2 年死亡率(5.6%)表明雷诺嗪并没有增加整体死亡率。

其他的安全数据来源于 MERLIN TIMI-36 研究(Metabolic Efficiency with Ranolazine for Less Ischemia in Non-STElevation Acute Coronary Syndrome-TIMI 36 Trial)[85]。MER-LIN 研究的患者为非 ST 段抬高型的 ACS 患者,随机分到雷诺嗪组或安慰剂组。雷诺嗪以静脉注入的方式给药 12~96 小时,然后 1 000mg 每日 2 次。在急性住院治疗期间,评估患者临床终点,然后每 4 个月评估 1 次。中位治疗时间为 348 日。雷诺嗪组主要临床终点(心血管死亡、MI 或者是复发性的心肌缺血)有降低的趋势,但无显著统计学差异(安慰剂 23.5%,雷诺嗪 21.8%,P=0.11)。但心肌缺血复发率显著降低,雷诺嗪组(4.2% vs 5.9%,P=0.02),为雷诺嗪治疗慢性稳定型心绞痛提供了证据。尽管雷诺嗪似乎对控制 ACS 没有任何益处,但该研究证实了长期应用的安全性。重要的是,与安慰剂相比,雷诺嗪组的死亡率、突发心血管死亡或有症状性心律失常的风险并没有增高。事实上,根据动态心电监测,在第一个 7 日内,雷诺嗪组心律失常发生率较安慰剂显著降低[86]。而且雷诺嗪呈剂量依赖性的延长 QT 间期[15,41]。在其他药物中 QT 间期延长与致心律失常有关,MERLIN 试验的结果表明雷诺嗪长期用于稳定型心绞痛的患者是安全的。

目前 B.N. 已达目标心率,血压控制得较好,但仍有心绞痛症状。考虑到雷诺嗪缓解心绞痛的疗效及对 B.N. 这样的患者的安全性,其可以作为 B.N. 心绞痛辅助治疗的一个很好的选择。

案例 12-2,问题 4:B.N. 应如何使用雷诺嗪?

市场上的雷诺嗪是缓释剂型,需每日给药 2 次。缓释剂型给药后 4~6 小时达最大血浆浓度,终末半衰期为 7 小时。缓释剂型每日给药 2 次,峰谷比可达 1.6[41]。3 日可达稳态,口服生物利用度在 30%~55%。雷诺嗪主要经肝药酶 CYP3A4(70%~85%)和 CYP2D6(10%~15%)代谢。雷诺嗪也是 P-糖蛋白的底物[15,41]。起始剂量为 500mg,口服,每日 2 次,逐步滴定至 1 000mg,每日 2 次[120]。

尽管雷诺嗪可用于治疗慢性稳定型心绞痛,仍需仔细选择患者,以确保药物的安全性和有效性[120]。表 12-7 总结了患者应用该药物时的注意事项。对于 B.N. 来说,最大的问题就是和地尔硫草间的药物相互作用,以及他可用的最大剂量为 500mg,每日 2 次。应对 B.N. 密切监护,以防不良反应的增加。

表 12-7

慢性稳定型心绞痛患者使用雷诺嗪的思考[15,41,120]

临床问题	推荐的管理策略
肾功能不全	雷诺嗪血浆水平可增加 50%,谨慎滴定至最大推荐剂量
肝功能不全	肝功能异常患者禁用雷诺嗪
药物相互作用:对雷诺嗪疗效的影响	
强 CYP3A4 抑制剂	与 CYP3A4 抑制剂联用时,雷诺嗪的血浆浓度显著升高。应用强 CYP3A4 抑制剂的患者(酮康唑、克拉霉素等)禁用雷诺嗪

表 12-7

慢性稳定型心绞痛患者使用雷诺嗪的思考(续)

药物相互作用:对雷诺嗪疗效的影响	
中等 CYP3A4 抑制剂	联用中度 CYP3A4 抑制剂(地尔硫草、维拉帕米、红霉素、氟康唑等)的患者,雷诺嗪极量为 500mg 每日 2 次
CYP3A4 诱导剂	雷诺嗪应避免与 CYP3A4 诱导剂合用
P-糖蛋白抑制剂	雷诺嗪与 P-糖蛋白抑制剂合用应谨慎,需要根据临床反应降低雷诺嗪剂量
药物相互作用:对其他药物的影响	
辛伐他汀	与辛伐他汀合用时,由于雷诺嗪抑制 CYP3A4,辛伐他汀的血浆水平增加了一倍,应密切监护辛伐他汀的不良反应(例如肌炎)
地高辛	合用雷诺嗪使地高辛血药浓度增加 1.5 倍。调整地高辛的剂量,以保持所需的治疗水平与疗效
CYP2D6 底物	雷诺嗪可抑制 CYP2D6 的活性,可使 CYP2D6 底物(β 受体阻滞剂、三环类抗抑郁药、抗精神病药物)血药浓度增加,需降低这些药物的剂量
QT 间期延长	如果联用其他延长 QT 间期的药物或有 QT 间期基线延长,应谨慎

案例 12-3

问题 1: E. R. 是一名 58 岁的女性,有慢性稳定型心绞痛病史几年,药物治疗控制。目前的治疗药物包括单硝酸异山梨酯 120mg 口服每日 1 次,琥珀酸美托洛尔 200mg 口服每日 1 次,雷诺嗪 1 000mg 每日 2 次,氟替卡松每日 2 次每次 2 喷,沙丁胺醇必要时用每次 2 喷,NTG 喷雾 0.4mg,胸痛时用,阿司匹林肠溶片每日 81mg。今天 E. R. 和她 64 岁的哥哥一起回到药房,她哥哥想要知道他是否需要每日吃 1 片阿司匹林来预防心血管疾病。他仅有高血压病史,目前每日口服氢氯噻嗪 25mg 来控制血压。E. R. 的哥哥需服用阿司匹林来作为 CAD 的一级预防吗?

阿司匹林用于心血管事件的一级预防是否获益的讨论已持续了 20 多年。阿司匹林在一级预防中的绝对风险效益比,取决于缺血性事件的总体绝对风险。多项 meta 分析表明,阿司匹林减少缺血性事件的获益被出血增加所抵消,导致没有临床净受益[87-90]。

2009 年美国预防服务工作组(US Preventative Services Task Force)仍然根据目前最新发表的证据更新了阿司匹林一级预防指南[91]。不同年龄和性别的推荐不同,因为男性(减少非致死性心肌梗死)和女性(减少在缺血性卒中)之间的缺血性获益不同。对于 45～79 岁的男性及 55～78 岁之间的女性,可以考虑阿司匹林用于一级预防。因为 E. R. 的哥哥已经 64 岁,对他来说,应用阿司匹林作为一级预防是合理的。第一步是计算他的心血管疾病风险[25],这可以通过风险评估评分系统如弗雷明汉风险评分表(见第 8 章)计算。根据他的年龄,他的 10 年心血管疾病风险大于 9%,根据美国预防服务指南(US Preventative Service Guidelines),其使用阿司匹林的心血管疾病获益超过潜在的出血风险[91]。考虑到阿司匹林用于一级预防的争议,需要详细评估 E. R. 哥哥的潜在风险和获益,使他可以做出最明智的决定。

案例 12-3,问题 2: 在和 E. R. 讨论她哥哥的同时,她买了一瓶非处方药布洛芬。进一步了解到 E. R. 偶有背部和膝盖部疼痛,她每周服用布洛芬 3～5 次缓解疼痛。E. R. 同时服用布洛芬和阿司匹林,应该如何对她进行用药教育?

2006 年,因为逐渐认识到非甾体抗炎药(NSAIDs)特别是布洛芬会减弱低剂量阿司匹林的抗血小板作用,美国食品药品管理局(FDA)发布了关于阿司匹林和布洛芬同时使用的警告声明。紧接着 AHA 也更新了其科学声明[92]。这种相互作用的机制是阿司匹林和非选择性 NSAIDs 结合于环氧化酶(COX)的同一乙酰化位点。阿司匹林的结合是不可逆的,而 NSAIDs 的结合是可逆的。如果同时应用 NSAIDs 如布洛芬,阿司匹林无法结合到它的作用靶点,并迅速从血浆中清除,因此阿司匹林无法发挥抗血小板作用。

E. R. 应该被告之低剂量的阿司匹林和布洛芬之间的相互作用的原因和后果。另外,如果她能避免或尽可能少(剂量和持续时间)的使用布洛芬,可减少其对心血管健康的影响。如果必须偶尔使用布洛芬,那就应该以以下方式给药以使与小剂量阿司匹林潜在的相互作用最小化:应用阿司匹林至少 2 小时后服用布洛芬,并且服用最后 1 剂布洛芬至少 8 小时后服用阿司匹林。虽然阿司匹林与其他非选择性 NSAIDs(萘普生、双氯芬酸)合用时也存在同样的担忧,但是对于服用方法还没有正式的推荐[92]。

除了阿司匹林治疗的潜在药物相互作用,大量的观测性证据表明,潜在 CVD 患者使用 NSAIDs 使主要心血管不良事件的风险增加。虽然潜在机制仍有待确定,在潜在 CVD 患者应尽量避免 NSAIDs 的使用[93]。

血运重建

经皮冠状动脉介入治疗

案例 12-3,问题 3: 9 个月后,E. R. 因慢性心绞痛恶化再次到她的心脏科医生那里就诊。当她从事任何类型的体力活动时她更频繁更早地感到胸痛。她目前的药物和以前讨论的一样,而且认为是最优的药物治疗方案。在与心脏科医生讨论后,她选择接受 PCI 血管重建以缓解症状。目前在预防 PCI 急性并发症的标准是什么?

经皮冠状动脉介入(PCI),也被称为血管成形术,以类似血管造影术的方式经皮插入一个气囊导管经股动脉送至主动脉并在冠状窦处进入冠状动脉。PCI,产生于 1977 年,最初用于通过导管装载的球囊膨胀机械扩张阻塞的冠状动脉(动脉内膜损伤、斑块破裂和动脉壁拉伸)。球囊反复膨胀直到斑块被压缩,冠状动脉血流恢复。从那时起开始开发替代设备,包括旋转叶片(消除动脉粥样硬化成分)、激光(烧蚀斑块)及冠脉内支架(当血管重新开放后用来维持血管开放)[94]。支架分为裸金属支架(BMS)和药物涂层支架(DES)(药物涂层用以预防血管再狭窄)。在美国每年有超过 1 265 000 例的 PCI 手术,其中绝大多数的患者放置了 BMS 或 DES(图 12-5)。PCI 适用于单支或多支血管病变的患者,也适用于有症状或无症状的患者[20,94,95]。

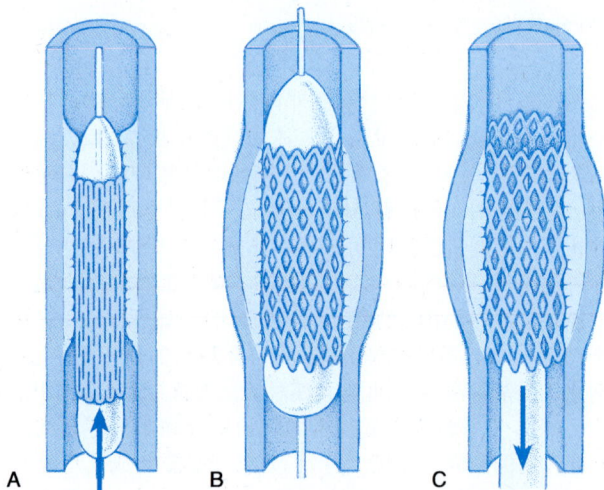

图 12-5 血管支架。A. 球囊导管定位支架于动脉狭窄部位;B. 充盈球囊扩张动脉并撑开支架;C. 抽空球囊并撤出,原位留下被撑开的支架。(Illustration by Neil O. Hardy, Westpoint, CT.)

因为 PCI 过程中机械破坏动脉粥样硬化斑块,使斑块内容物暴露到血液中,所以需要有效的抗血小板和抗血栓治疗防止急性血栓栓塞事件如心肌梗死和死亡等。最初应用大剂量的普通肝素和阿司匹林。目前接受择期 PCI 的患者应用阿司匹林、氯吡格雷、抗凝血酶制剂,以及在某些患者中应用糖蛋白 GP Ⅱ b/Ⅲ a 受体阻滞剂。虽然在接受 PCI

的患者替格瑞洛和普拉格雷可以作为氯吡格雷的替代品,但目前 ACC/AHA 指南只推荐普拉格雷用于接受 PCI 的急性冠状动脉综合征患者。对于未常规服用阿司匹林的患者,PCI 术前至少 2 小时服用阿司匹林 300~325mg。对于常规服用阿司匹林的患者,PCI 术前服用阿司匹林 75~325mg。目前推荐 PCI 期间或术前应用氯吡格雷负荷剂量 600mg,以便 2 小时内产生抗血小板作用[16,17,20,95]。择期 PCI 的患者需要充分的抗凝治疗,如普通肝素、低分子肝素依诺肝素、或直接的凝血酶抑制剂比伐卢定[20,95](见第 13 章)。

案例 12-3,问题 4: E. R. 接受 PCI,其冠状动脉左回旋支近端 75% 狭窄,放入一枚药物(雷帕霉素)涂层支架,与 BMS 相比,DES 有什么优劣势呢?

PCI 术的成功与操作者经验、患者因素(如左室功能或需治疗血管数)和所用设备直接相关。仅接受球囊扩张(没有支架置入)的患者中多达 32%~40% 由于扩张处斑块复发需要再次行血管成形术,该过程称之为血管再狭窄[94]。已有许多药物降低血管再狭窄风险的研究,但大多数研究结果令人失望。唯一减少血管再狭窄的方法是置入管腔内支架[94]。支架本质上是在球囊扩张后放入血管的金属支撑设备,为狭窄再发生处提供物理屏障。使用支架的一个早期缺点是需要联合抗凝(阿司匹林、肝素、双嘧达莫和华法林)以预防支架内血栓形成。双重抗血小板治疗(阿司匹林联合一种噻吩并吡啶类药物),可有效减少支架内血栓形成,目前推荐用于支架置入术后[20,95]。双重抗血小板治疗的持续时间取决于支架类型及患者的其他临床特点。

最近,临床研究表明,与 BMS 相比,抗增殖药(如西罗莫司、紫杉醇或依维莫司等)涂层支架可降低血管再狭窄的发生率[96]。这些 DES 的血管再狭窄率为个位数,而传统 BMS 为 15%~20%。引入美国市场后不久,DES 的使用率高达总支架数的 90% 以上。

这一趋势在 2006 年秋天突然停止,当时几个研究指出 DES 放置后 1 年或更长时间支架血栓形成率高于预期。BMS 的晚期支架内血栓形成尽管以前也有报道,但发生率极低[20]。这些研究发表后不久,出现了大量关于该主题的文献。DES 患者发生晚期支架内血栓形成的潜在机制很多,从药物治疗角度来看最相关的是,与 BMS 相比,DES 的血管内皮化延迟。冠状动脉内置入支架后开始愈合,在支架表面形成一层内皮细胞保护层,防治支架表面与血液接触,从而显著减少血栓形成的刺激。DES 表面涂有紫杉醇、西罗莫司或依维莫司中,会抑制细胞增长,显著抑制支架表面的内皮化。在小部分患者中根本不发生内皮化。在这种情况下,支架仍暴露于血流中,易刺激血栓形成[97]。鉴于可导致晚期支架内血栓形成,DES 的使用有所下降。但 DES 的某些应用仍会继续,因为 DES 确实可以降低某些患者的再次血运重建。因此,需要继续研究预防晚期支架内血栓形成的方法。

尽管 DES 晚期支架内血栓形成的原因尚无定论，但已确认的一个关键问题是阿司匹林和氯吡格雷双重抗血小板治疗停药过早。因此，患者对噻吩并吡啶类药物治疗的依从性及保险的支付能力，会影响患者选择 BMS 或 DES。既往的指南推荐根据支架类型决定双联抗血小板治疗持续时间。考虑到 DES 的血管内皮化延迟，目前的指南推荐：如无出血风险升高，置入 DES 的患者双重抗血小板治疗应至少持续 1 年。置入 BMS 的患者双重抗血小板治疗应至少持续 1 个月，最好持续 1 年，但延长的时间并不是像 DES 那样是必须的。双重抗血小板治疗中阿司匹林的剂量为每日 162~325mg，双重抗血小板治疗停止后减少到每日 81mg。氯吡格雷的剂量应为每日 75mg[20,95]。

> **案例 12-3，问题 5：** 较之 PCI 支架置入，冠状动脉搭桥术对于 E. R. 来说会是一个更好的选择吗？

冠状动脉搭桥术是一项复杂的外科手术，是以患者的大隐静脉或内乳动脉（IMA）绕过存在粥样硬化的血管搭建旁路（图 12-6）。移植（大隐静脉或 IMA）使血液可以绕过血管的阻塞处流动。无论是药物治疗还是血运重建，其抗心绞痛治疗的目标不变：①延长寿命；②预防心肌梗死；③提高生活质量。

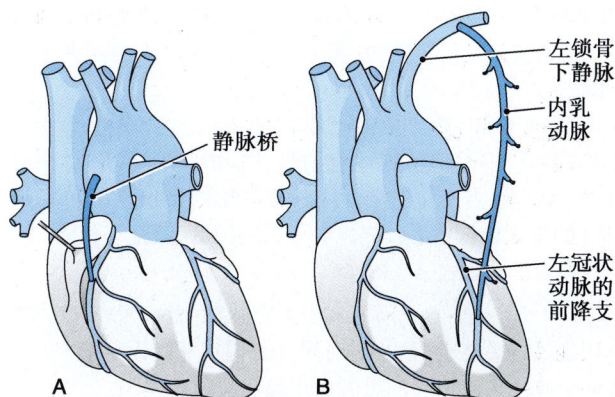

图 12-6　冠状动脉搭桥术（CABG）。A. 一段大隐静脉将主动脉的血引流至右冠状动脉阻塞原端的部分；B. 内乳动脉用于左前降支冠状动脉阻塞的搭桥。（来源：Cohen BJ. *Medical Terminology*. 4th ed. Philadelphia, PA：Lippincott Williams & Wilkins；2003.）

已对药物治疗、PCI、冠状动脉搭桥术血运重建的结果进行了比较，目前的指南已纳入了比较结果[1,21]。医生和患者感兴趣的是每种治疗方式对对死亡率、症状发生率和生活质量的影响。

对于非高危患者，PCI 较药物治疗没有改善心肌梗死或心血管死亡的长期发生率，但能显著改善症状[1]。鉴于 E. R. 同时应用 3 种的药物但症状逐渐加重，PCI 是合理的选择。

某些高危患者行冠脉搭桥术效果更好，这些患者包括：①有显著冠状动脉左主干病变的患者；②有三支病变血管

的患者，尤其是 LV 功能异常的患者；③两支病变血管伴明显 LAD 近端斑块的患者；④心脏猝死幸存的患者；⑤药物治疗无效的患者。对于未满足以上标准的患者，可选择药物治疗或 PCI[1,20]。因为 E. R. 不符合以上标准，故她更合适行 PCI，PCI 创伤更小，且长远来看疗效相等。COURAGE 研究（Clinical Outcomes Utilizing Revascularization and Aggressive Drug Evaluation）验证了该结果[43]。CAD 患者随机分配到强化药物治疗组和 PCI+强化药物治疗组，随访 4.6 年，两组间心血管结局（死亡、心肌梗死、卒中、ACS 住院）无统计学差异。唯一的区别是 PCI 组早期缺血症状控制得更好，但在研究结束时，已无显著区别。该研究表明 CAD 患者不管是否行血运重建，内科治疗（包括饮食、生活方式改变、危险因素控制）都非常重要[1]。

> **案例 12-3，问题 6：** 接受 PCI+支架置入术后的 E. R. 来药房取药。氯吡格雷用法为：150mg 每日 1 次，维持 1 周，然后 75mg 每日 1 次，持续 11 个月。氯吡格雷用量较大，是否合理？理由是什么？

氯吡格雷属于噻吩并吡啶类药物，通过非竞争性拮抗血小板 P2Y12 腺苷二磷酸受体抑制血小板功能。临床试验和实际应用中氯吡格雷一般 75mg 口服，每日 1 次，该剂量（氯吡格雷单药或联合阿司匹林）对大多数 CAD 患者而言是有效的和安全的[98]。尽管有效，应用氯吡格雷的患者仍会出现临床事件，研究人员认为并不是所有应用氯吡格雷的患者都能达到预期的抗血小板作用[99]。目前认为在许多患者中氯吡格雷的抗血小板作用不稳定[100]。

虽然患者应用标准剂量的氯吡格雷后没有达到预期的抗血小板效应最开始称之为"氯吡格雷抵抗"，其实应用"氯吡格雷无反应性"描述更确切。或者，也可以描述为"高血小板活性"，特别是指抗血小板效应降低的临床结局时[100]。重要的是，"高血小板活性"的患者 PCI 治疗后，后继支架内血栓、心肌梗死、再次血运重建和死亡率均增高。不管是行择期 PCI 的稳定型 CAD 患者还是 ACS 患者，均存在此关联。需要区别的是，无反应性指缺血事件的风险增加，但并不是所有氯吡格雷无反应性的患者均会复发[99]。

"氯吡格雷无反应性"的定义目前尚未统一。简言之，可以定义为在治疗中出现缺血事件的复发。但血栓形成是一个许多不同因素相互作用的复杂过程，临床事件的复发并不一定意味抗血小板作用的缺失。可能用"血小板功能预期生物效应的缺乏"描述更合适。测定氯吡格雷抗血小板效果的测定方法很多，但不确定哪种方法测得的结果与临床结局相关性最好，可以用于"氯吡格雷无反应性"的检测。由于血小板功能测定方法和"氯吡格雷无反应性"定义的多样性，目前报道的"氯吡格雷无反应性"的发生率在 5%~44%[100]。表 12-8 列出了抗血小板药物的一些可用的实验室检测方法及它们的优点、缺点、既往确定"高血小板活性"的检测值范围[101]。

表 12-8

常用的评估血小板功能的测试[121,122]

测试	优点	缺点	监测点
比浊法,一般称为光透射法或 LTA	经典金标准	大血容量 昂贵 重现性差 耗时 技术复杂	全血检测 可用不同的试剂检测不同的抗血小板药物
VASP 磷酸化	全血检测 需要小血容量	技术复杂 昂贵的 需要流式细胞仪	用于噻吩并吡啶类 抗血小板治疗无应答捷径 ■ PRI>50%
VerifyNow	真正的及时检测 大量研究 全血检测 简单快速	装盒成本 红细胞压积和血小板计数限制	可检测多种抗血小板药物 抗血小板治疗无应答捷径 ■ PRU>235~240
血栓弹力图	全血检测 及时检测	临床研究有限 试剂大量吸附	可检测多种抗血小板药物

PRI,血小板反应指数;PRU,血小板反应单元;VASP,血管舒张剂刺激的磷蛋白。

"氯吡格雷无反应性"的潜在原因很多。其中一个原因为氯吡格雷从药物前体形式代谢为活性形式的生物转化降低。生物转化是细胞色素 P450 系统参与的一个多步骤过程,但其中最重要的酶是 CYP2C19,其活性存在变化。CYP2C19*1/*1 亚型是快代谢型,能产生足够的氯吡格雷活性产物,携带 1 个或 2 个*2 或*3 突变(属于功能缺失亚型)的患者属于中间代谢型或慢代谢型,产生的氯吡格雷活性产物少,因此通过血小板功能检测得知的抗血小板活性降低[102]。反之,携带 1 个或 2 个*17 突变(属于功能获得亚型)的患者属于超快代谢型,氯吡格雷的抗血小板功能增强。随着氯吡格雷反应性与药物基因组学因素关系的揭示,有必要筛选携带*2 或*3 突变的患者,并相应调节其抗血小板治疗方案。FDA 在氯吡格雷说明书中增加提示:慢代谢型患者心血管事件发生率升高,因此可以筛选携带该基因型的患者[103]。尽管在某些研究中功能等位基因的缺失与临床结局的风险增加相关,但结果并不一致。而且,尚无前瞻性临床研究来验证基因检测后治疗方式的改变策略。因此,氯吡格雷基因检测仍处于临床试验阶段。

"氯吡格雷无反应性"的另一种测定方法是测定应用氯吡格雷的患者的血小板功能。目前的研究表明,增加氯吡格雷负荷或维持剂量,有可能会逆转氯吡格雷无反应性[104]。但并不是所有的患者都会逆转,也无临床研究证实这种方法可以改善临床结局[105]。此外,血小板功能检测并不能改善临床结局[106]。

减轻氯吡格雷无反应性的另一种方法是所有接受 PCI 的患者经验性应用大剂量氯吡格雷。目前尚无择期 PCI 患者的临床研究,但 CURRENT-OASIS 7 研究纳入了 ACS 患者。25 000 名 ACS 患者随机分配至氯吡格雷标准剂量组(负荷剂量 300mg,然后每日 75mg 维持)或氯吡格雷高剂量组(负荷剂量 600mg,然后每日 150mg 持续 7 日,然后每日

75mg 维持)[107]。有趣的是,患者也被随机分为阿司匹林高剂量组(每日 300~325mg)或低剂量组(每日 75~100mg)。25 000 名患者中,17 000 名接受 PCI。对于接受 PCI 的患者,高剂量氯吡格雷使 MI 风险降低,但同时大出血发生率也增加。

虽然 E. R. 处方中氯吡格雷的用法与 CURRENT-OA-SIS 7 研究一致,但值得注意的是,CURRENT-OASIS 7 研究是在 ACS 患者身上进行的,不确定在症状稳定的行择期 PCI 的慢性稳定型心绞痛患者中,获益和风险是否相同。

案例 12-3,问题 7:当你在调配氯吡格雷的处方时,E. R. 提到她最近总感觉胃灼热,询问可否应用非处方药奥美拉唑。应用氯吡格雷的患者应用奥美拉唑合适吗?

氯吡格雷反应多样性的另一个原因是通过 CYP2C19 酶的药物相互作用,如质子泵抑制剂(PPI)。为了预防抗血小板药物引起的胃肠道出血,经常同时联用 PPI。研究表明,氯吡格雷与 PPI(特别是奥美拉唑)之间存在药代动力学相互作用,导致氯吡格雷活性代谢物水平的降低。然而这种相互作用是否存在临床意义尚不明确。几个回顾性研究表明氯吡格雷联用 PPI 使患者 CVD 事件风险增加[108-112],而随机对照研究并没有发现该风险增加[112-114]。然而,另外一项研究表明,单独使用 PPI 可使 CVD 事件风险升高[115]。尽管尚无足够的证据表明 PPI 不能与氯吡格雷联用,但 FDA 已经在氯吡格雷说明书中警惕氯吡格雷与 PPI 特别是奥美拉唑的联用,这可作为临床医生医学法律方面的证据[116]。该建议仅限于奥美拉唑和埃索美拉唑,而非其他质子泵抑制剂。研究表明其他 PPI 如泮托拉唑抑制 CYP2C19 并与氯吡格雷产生相互作用的概率较低。在目

前证据条件下,医生首先要确定患者是否需要抑酸治疗。如果需要抑酸治疗,首选 H_2 受体阻滞剂(抑制 CYP 酶的西咪替丁除外)或与氯吡格雷相互作用概率低的 PPI[117]。

变异型心绞痛(冠状动脉痉挛)

临床表现

案例 12-4

问题 1:A.P. 是一名 35 岁的妇女,因"严重胸痛"入院,几乎每天早 5 点左右都出现胸痛。A.P. 胸痛评分为 7~8 分(疼痛程度分为 1~10 分),同时伴大汗,改变体位无缓解。A.P. 无心血管危险因素。她的爱好包括三项全能比赛和攀岩,两者均未引起过胸痛。她严格素食,无服药史。入院时 ECG 示:窦性心动过缓,56 次/min。血清电解质,生化检查以及心肌酶都在正常范围内。

入院第一日早晨 6 点,A.P. 因突发严重胸痛惊醒。此时她的生命体征如下:心率 55 次/min,卧位血压 110/64mmHg,呼吸频率 12 次/min。即刻心电图示:窦性心动过缓伴明显的 ST 段抬高。舌下含服 1 片 0.4mg NTG 片后 60 秒内胸痛缓解。当天她进行了运动耐量试验,无 CAD 或 CAD 并发症发生。

入院第二日,A.P. 行心导管检查,未见冠状动脉粥样硬化存在。A.P. 被诊断为 Prinzmetal 变异型心绞痛。出院用药包括:氨氯地平 10mg 每日晚上 11 点服用,NTG 舌下喷雾 0.4mg 当胸痛发生时应用。A.P. 的临床表现是典型的 Prinzmetal 变异型心绞痛表现吗?

A.P. 的表现符合变异型心绞痛的典型表现:由于严重的节段痉挛,导致心外膜大血管短暂的完全闭塞。临床表现为休息时发生胸痛,经常在凌晨发生,像 A.P. 这样的变异型心绞痛患者一般比慢性稳定型心绞痛患者年轻,且无高危因素。可能出现其他血管痉挛症状,如偏头痛或雷诺现象。吸烟和饮酒是重要的影响因素[118]。

变异型心绞痛的特征是 ECG 中 ST 段抬高,提示快速完全的冠状动脉阻塞。很多患者出现无症状 ST 抬高。疼痛时可能出现暂时性心律失常和传导异常,取决于心肌缺血的严重程度。在稳定型心绞痛心率-收缩压乘积的增加引起疼痛,变异型心绞痛几乎无血流动力学变化[118]。

经血管造影证明,A.P. 存在 RCA 痉挛。这种暂时的、可逆的狭窄可能由冠状动脉血管阻力增加引起。它可以发生在 A.P. 这样的无动脉粥样硬化的患者,也可发生在 CAD 患者。血管痉挛多发生在夜间或凌晨的原因之一,可能是儿茶酚胺昼夜变化引起血管紧张度的增加。

治疗

案例 12-4,问题 2:给予 A.P. 氨氯地平 10mg,每日 1 次。对于 A.P. 而言,长效硝酸酯类药或 β 肾上腺素受体阻滞剂能替代氨氯地平吗?各种钙通道阻滞剂治疗变异型心绞痛有区别吗?

因为钙通道阻滞剂的抗痉挛作用且副作用发生率低,它比硝酸酯类或 β 受体阻滞剂更适合用于夜间血管痉挛性心绞痛。所有的钙通道阻滞剂预防变异型心绞痛的效果相似[118]。然而长效或缓释剂型更好,但是一些患者可能仅对某一种药反应好。

如果患者应用最大剂量的钙通道阻滞剂后疼痛仍未缓解,应当尝试联用硝酸酯类。硝酸酯类扩张血管的机制与钙通道阻滞剂不同,对于变异型心绞痛同样有效[118]。为避免耐药,硝酸酯类的空窗期应在白天,以保证 NTG 在 A.P. 血管痉挛发作的凌晨能起效。例如,如有需要,A.P. 可在睡前使用 NTG 经皮贴膜,晨起后揭去。A.P. 也有应用阿司匹林的指征[118]。

单独使用 β 受体阻滞剂可能会加重心绞痛,因为其阻滞了介导血管舒张的 β_2 受体,而未阻断介导收缩血管的 α_1 受体。即使心脏选择性的 β 阻滞剂也会恶化变异型心绞痛[118]。因此钙通道阻滞剂或硝酸酯类药是首选。

案例 12-4,问题 3:A.P. 需要终生治疗吗?

在开始治疗的第 1 年,约 50% 的患者自行缓解,但机制不明[118]。这种现象常发生在症状持续时间短,无或仅有轻度冠状动脉疾病的患者身上(如只有血管痉挛而无冠状动脉粥样硬化的患者)。如果 1 年后 A.P. 不再感到变异型心绞痛的疼痛、显著性心律失常或缺血发作,氨氯地平可逐渐减量直至停药。但她也可能需要无限期的治疗。戒烟戒酒有利于心绞痛的缓解[118]。

变异型心绞痛特别是有多支冠状动脉痉挛的患者,可导致急性心肌梗死或死亡。日本的一项纳入需要住院的 159 名变异型心绞痛患者的研究中,76% 的患者在心绞痛发病一月内出现了心脏事件(急性心肌梗死 19 人,猝死 5 人,冠状动脉搭桥术 1 人)[122]。这些患者如果早期积极应用钙通道阻滞剂、尼可地尔和静脉 NTG 治疗,可显著改善预后。如果变异型心绞痛持续存在,那么有必要对有严重病变的冠状动脉进行血管重建。

微血管缺血(X 综合征)

案例 12-5

问题:K.G. 是一名 50 岁的女性高管,因劳累性心绞痛(心电图示 ST 段压低 3mm)行全面的心血管检查。近期心导管检查并未发现任何动脉粥样硬化。心脏科医生认为 K.G. 属于微血管缺血,K.G. 应如何进行治疗?

心脏 X 综合征,是冠状动脉造影正常的情况下出现的心绞痛或心绞痛样综合征,运动时 ST 段压低。有关疼痛产生的机制有多种理论,包括微血管功能异常产生缺血或者痛觉异常的患者不伴缺血的胸部不适。约一半心脏 X 综合征的患者运动 15~20 分钟后出现胸痛[119]。

仅看症状,K.G. 的表现与其他动脉粥样硬化所致劳累性心绞痛的患者没有什么区别。但心电图上可见 ST 段压低 3mm,提示可能存在严重的 CAD。心导管检查结果阴性,可排除 CAD 或冠脉痉挛的诊断,证实 K. G. 为 X 综合征[119]。

硝酸酯类、钙通道阻滞剂或 β 受体阻滞剂均有一定的缓解作用,但总的来讲,效果较差。药物的选择可能因人而异。尽管舌下 NTG 仍在应用,但它对急性发作多无效。通常需要抗缺血治疗、止痛剂和生活方式调整[119]。

（房文通 译,李宏建 校,牟燕 审）

参考文献

1. Fihn SD et al. 2012 ACCF/AHA/ACP/AATS/PCNA/SCAI/STS guideline for the diagnosis and management of patients with stable ischemic heart disease: a report of the American College of Cardiology Foundation/American Heart Association Task Force on Practice Guidelines, and the American College of Physicians, American Association for Thoracic Surgery, Preventative Cardiovascular Nurses Association, Society for Cardiovascular Angiography and Interventions, and Society of Thoracic Surgeons. *Circulation*. 2012;126:e354–e471.

2. Fox K et al. Guidelines on the management of stable angina pectoris: executive summary. The task force on the management of stable angina pectoris of the European Society of Cardiology. *Eur Heart J*. 2006;27:1341.

3. Morrow DA, Boden WE. Stable ischemic heart disease. In: Mann DL et al, eds. *Braunwald's Heart Disease: A Textbook of Cardiovascular Medicine*. 10th ed. Philadelphia, PA: Elsevier Saunders; 2015:1182.

4. Mozaffarian D et al. Heart disease and stroke statistics—2015 update: a report from the American Heart Association. *Circulation*. 2015;131:e1.

5. Pepine CJ et al. The pathophysiology of chronic ischemic heart disease. *Clin Cardiol*. 2007;30:I-4-I9.

6. Canty JM et al. Coronary blood flow and myocardial ischemia. In: Mann DL et al, eds. *Braunwald's Heart Disease: A Textbook of Cardiovascular Medicine*. 10th ed. Philadelphia, PA: Elsevier Saunders; 2015:1029.

7. Kones R. Recent advances in the management of chronic stable angina I: approach to the patient, diagnosis, pathophysiology, risk stratification, and gender disparities. *Vascular Health and Risk Management*. 2010;6:635–656.

8. Hansson GK. Inflammation, atherosclerosis, and coronary artery disease. *N Engl J Med*. 2005;352:1685.

9. Zarraga IG, Schwarz ER. Impact of dietary patterns and interventions on cardiovascular health [published correction appears in Circulation. 2006;114:e577]. *Circulation*. 2006;114:961.

10. Melander O et al. Novel and conventional biomarkers for prediction of incident cardiovascular events in the community. *JAMA*. 2009;302(1):49–57.

11. Schnabel RB et al. Multiple marker approach to risk stratification in patients with stable coronary artery disease. *Eur Heart J*. 2010;31:3024–3031.

12. Yusuf S et al. Effect of potentially modifiable risk factors associated with myocardial infarction in 52 countries (the INTERHEART study): case control study. *Lancet*. 2004;364:937.

13. Goff DC et al. 2013 ACC/AHA guideline on the assessment of cardiovascular risk: a report of the American College of Cardiology/American Heart Association Task Force on Practice Guidelines. *Circulation*. 2014;129(25, Suppl 2):S49–S73.

14. Davi G, Patrono C. Platelet activation and atherothrombosis. *N Engl J Med*. 2007;357:2482.

15. Chaitman BR. Ranolazine for the treatment of chronic angina and potential use in other cardiovascular conditions. *Circulation*. 2006;113:2462.

16. Amsterdam EA et al. 2014 AHA/ACC guideline for the management of patients with non-ST-elevation acute coronary syndromes: a report of the American College of Cardiology/American Heart Association task force on practice guidelines. *J Am Coll Cardiol*. 2014;64(24):e139–e228.

17. O'Gara PT et al. 2013 ACCF/AHA guideline for the management of ST-elevation myocardial infarction: a report of the American College of Cardiology Foundation/American Heart Association task force on practice guidelines. *Circulation*. 2013;127:1–64.

18. Fletcher GF et al on behalf of the American Heart Association Exercise, Cardiac Rehabilitation, and Prevention Committee of the Council on Clinical Cardiology, Council on Nutrition, Physical Activity and Metabolism, Council on Cardiovascular and Stroke Nursing, and Council on Epidemiology and Prevention. Exercise standards for testing and training: a scientific statement from the American Heart Association. *Circulation*. 2013;128:873–934.

19. Amsterdam EA et al; on behalf of the American Heart Association Exercise, Cardiac Rehabilitation, and Prevention Committee of the Council on Clinical Cardiology, Council on Cardiovascular Nursing, and Interdisciplinary Council on Quality of Care and Outcomes Research. Testing of low-risk patients presenting to the emergency department with chest pain: a scientific statement from the American Heart Association. *Circulation*. 2010;122:1756–1776.

20. Windecker S et al. 2014 ESC/EACTS Guidelines on myocardial revascularization: the Task Force on Myocardial revascularization of the European Society of Cardiology (ESC) and the European Association for cardio-Thoracic Surgery (EACTS), developed with the special contribution of the European Association of Percutaneous Cardiovascular Interventions (EAPCI). *Eur Heart J*. 2014;35(37):2541–2619.

21. Patel MR et al. ACCF/SCAI/STS/AATS/AHA/ASNC 2009 Appropriateness Criteria for Coronary Revascularization: A Report of the American College of Cardiology Foundation Appropriateness Criteria Task Force, Society for Cardiovascular Angiography and Interventions, Society of Thoracic Surgeons, American Association for Thoracic Surgery, American Heart Association, and the American Society of Nuclear Cardiology [published correction appears in Circulation. 2009;119:e488]. *Circulation*. 2009;119:1330.

22. Eckel RH et al. 2013 AHA/ACC guideline on lifestyle management to reduce cardiovascular risk: a report of the American College of Cardiology/American Heart Association task force on practice guidelines. Circulation. 2013; *Circulation*. 2014;129(25, Suppl 2):S76–S99.

23. Smith SC et al. AHA/ACCF secondary prevention and risk reduction therapy for patients with coronary and other atherosclerotic vascular disease: 2011 update: a guideline from the American Heart Association and American College of Cardiology Foundation. *Circulation*. 2011;124:2458–2473.

24. U.S. Department of Health and Human Services. The Health Consequences of Smoking—50 Years of Progress: A Report of the Surgeon General. Atlanta: U.S. Department of Health and Human Services, Centers for Disease Control and Prevention, National Center for Chronic Disease Prevention and Health Promotion, Office on Smoking and Health, 2014 [accessed 2015 Mar 26].

25. Stone NJ et al. 2013 ACC/AHA guideline on the treatment of blood cholesterol to reduce atherosclerotic cardiovascular risk in adults: a report of the American College of Cardiology/American Heart Association task force on practice guidelines. *Circulation*. 2013 Nov 12 [Epub ahead of print]; doi:10.1161/01.cir.0000437738.63853.7a.

26. James PA et al. 2014 evidence-based guideline for the management of high blood pressure in adults: report from the panel members appointed to the eighth joint national committee (JNC 8). *JAMA*. 2014;311:507–520.

27. American Diabetes Association. Standards of medical care in diabetes—2015. *Diabetes Care*. 2015;38(Suppl 1):S1-S93.

28. Nathan DM et al. Intensive diabetes treatment and cardiovascular disease in patients with type 1 diabetes. *N Engl J Med*. 2005;353:2643.

29. The Accord Study Group. Long-term effects of intensive glucose lowering on cardiovascular outcomes. *N Engl J Med*. 2011;364:818.

30. [No authors listed]. A randomised, blinded trial of clopidogrel versus aspirin in patients at risk for ischaemic events (CAPRIE). CAPRIE Steering Committee. *Lancet*. 1996;348:1329.

31. Bhatt DL et al. Clopidogrel and aspirin versus aspirin alone for the prevention of atherothrombotic events. *N Engl J Med*. 2006;354:1706.

32. Bonaca MP et al. Long-term use of ticagrelor in patients with prior myocardial infarction. *N Engl J Med*. 2015; 372:1791–1800.

33. Mauri L et al. Twelve or 30 Months of Dual Antiplatelet therapy and drug-Eluting Stents. *N Engl J Med*. 2014;371:2155–2166.

34. Lopez-Sendon J et al. Expert consensus document on beta-adrenergic receptor blockers. *Eur Heart J*. 2004;25:1341.

35. Reiter MJ. Cardiovascular drug class specificity: beta-blockers. *Prog Cardiovasc Dis*. 2004;47(1):11.

36. Bangalore S et al. Cardiovascular protection using beta-blockers. *J Am Coll Cardiol*. 2007;50:563.

37. Goldstein S. Beta-blocking drugs and coronary heart disease. *Cardiovasc Drugs Ther*. 1997;11:219.

38. Boden WE et al. Nitrates as an integral part of optimal medical therapy and cardiac rehabilitation for stable angina: review of current concepts and therapeutics. *Clin Cardiol*. 2012;35:263–271.

39. Wei J et al. Nitrates for stable angina: a systematic review and meta analysis of randomized clinical trials. *Int J Cardiol*. 2011;146:4–12.

40. Abernethy DR, Schwartz JB. Calcium-antagonist drugs. *N Engl J Med*. 1999;341:1447.

41. Dobesh PP, Trujillo TC. Ranolazine: a new option in the management of chronic stable angina. *Pharmacotherapy*. 2007;27:1659.

42. Serruys P et al. Percutaneous coronary intervention versus coronary-artery

bypass grafting for severe coronary artery disease. *N Engl J Med*. 2009;360:961.

43. Boden WE et al. Optimal medical therapy with or without PCI for stable coronary disease. *N Engl J Med*. 2007;356:1503.

44. Stergiopoulos K et al. Percutaneous coronary intervention outcomes in patients with stable obstructive coronary artery disease and myocardial ischemia. A Collaborative meta-analysis of contemporary randomized clinical trials. *JAMA Intern Med*. 2014;174:232–240.

45. Cox JJ, Naylor CD. The Canadian Cardiovascular Society grading scale for angina pectoris: is it time for refinements? *Ann Intern Med*. 1992;117:677.

46. Widmer RJ et al. The Mediterranean diet, its components, and cardiovascular disease. *Am J Med*. 2015;128:229–238.

47. Estruch R et al. Primary prevention of cardiovascular disease with a Mediterranean diet. *N Engl J Med*. 2013;368:1279–1290.

48. Parikh P et al. Diets and cardiovascular disease: an evidence-based assessment. *J Am Coll Cardiol*. 2005;45:1379.

49. Bjelakovic G et al. Mortality in randomized trials of antioxidant supplements for primary and secondary prevention: systematic review and meta-analysis. *JAMA*. 2007;297:842.

50. The Homocysteine Studies Collaboration. Homocysteine and risk of ischemic heart disease and stroke: a meta-analysis. *JAMA*. 2002;288:2015.

51. Bazzano LA et al. Effect of folic acid supplementation on risk of cardiovascular diseases: a meta-analysis of randomized controlled trial. *JAMA*. 2006; 296:2720–2726.

52. Hippisley-Cox J, Coupland C. Effect of combinations of drugs on all cause mortality in patients with ischaemic heart disease: nested case-control analysis. *BMJ*. 2005;330:1059.

53. Kernis SJ et al. Does beta-blocker therapy improve clinical outcomes of acute myocardial infarction after successful primary angioplasty? *J Am Coll Cardiol*. 2004;43:1773.

54. Bunch TJ et al. Effect of beta-blocker therapy on mortality rates and future myocardial infarction rates in patients with coronary artery disease but no history of myocardial infarction or congestive heart failure. *Am J Cardiol*. 2005;95:827.

55. Go AS et al. Statin and beta-blocker therapy and the initial presentation of coronary heart disease. *Ann Intern Med*. 2006;144:229.

56. Pepine CJ et al. Effects of treatment on outcome in mildly symptomatic patients with ischemia during daily life. The Atenolol Silent Ischemia Study (ASIST). *Circulation*. 1994;90:762.

57. Sipahi I et al. Beta-blockers and progression of coronary atherosclerosis: pooled analysis of 4 intravascular ultra-sonography trials. *Ann Intern Med*. 2007;147:10.

58. Heidenreich PA et al. Meta-analysis of trials comparing beta-blockers, calcium antagonists, and nitrates for stable angina. *JAMA*. 1999;281:1927.

59. Rosendorff C et al. Treatment of hypertension in the prevention and management of ischemic heart disease: a scientific statement from the American Heart Association Council for High Blood Pressure Research and the Councils on Clinical Cardiology and Epidemiology and Prevention. *Circulation*. 2007;115:2761.

60. Morales DR et al. Adverse respiratory effect of acute β-blocker exposure in asthma: a systematic review and meta-analysis of randomized controlled trials. *Chest*. 2014;145: 779–786.

61. Radack K et al. Beta-adrenergic blocker therapy does not worsen intermittent claudication in subjects with peripheral arterial disease: a meta-analysis of randomized controlled trials. *Arch Intern Med*. 1991;151:1769.

62. Campbell CL et al. Aspirin dose for the prevention of cardiovascular disease: a systematic review. *JAMA*. 2007;297:2018.

63. Trujillo T, Dobesh PP. Traditional management of chronic stable angina. *Pharmacotherapy*. 2007;27:1677.

64. Munzel T et al. Nitrate therapy and nitrate tolerance in patients with coronary artery disease. *Current Opinion in Pharmacology*. 2013;13:251–259.

65. Abrams J, Frishman WH. The organic nitrates and nitroprusside. In: Frishman WH et al, eds. *Cardiovascular Pharmacotherapeutics*. 2nd ed. New York: McGraw-Hill; 2003: 186.

66. Luke R et al. Transdermal nitroglycerin in angina pectoris: efficacy of intermittent application. *J Am Coll Cardiol*. 1987;10:642.

67. Cowan JC et al. Prevention of tolerance to nitroglycerin patches by overnight removal. *Am J Cardiol*. 1987;60:271.

68. Shaw SV et al. Selection and dosing of nitrates to avoid tolerance during sustained antianginal therapy. *Formulary*. 1999;34:590.

69. Opie LH. Calcium channel blockers. In Opie LH et al, eds. *Drugs for the heart*. 8th ed. Elsevier Health Sciences. 2013.

70. Von Arnim T. Medical treatment to reduce total ischemic burden: total ischemic burden bisoprolol study (TIBBS), a multicenter trial comparing bisoprolol and nifedipine. The TIBBS Investigators. *J Am Coll Cardiol*. 1995;25:231.

71. Savonitto S et al. Combination therapy with metoprolol and nifedipine versus monotherapy in patients with stable angina pectoris. Results of the International Multi-center Angina Exercise (IMAGE) Study. *J Am Coll Cardiol*. 1996;27:311.

72. Dargie HJ et al. Total Ischaemic Burden European Trial (TIBET). Effects of ischaemia and treatment with atenolol, nifedipine SR and their combination on outcome in patients with chronic stable angina. The TIBET Study Group. *Eur Heart J*. 1996;17:104.

73. Rehnqvist N et al. Treatment of stable angina pectoris with calcium antagonists and beta-blockers. The APSIS study. Angina Prognosis Study in Stockholm. *Cardiologia*. 1995;40(12, Suppl 1):301.

74. Nissen SE et al. Effect of antihypertensive agents on cardiovascular events in patients with coronary disease and normal blood pressure: the CAMELOT study: a randomized controlled trial. *JAMA*. 2004;292:2217.

75. Pepine CJ et al. A calcium antagonist vs. a non-calcium antagonist hypertension treatment strategy for patients with coronary artery disease. The international verapamil trandolapril study (INVEST): a randomized controlled trial. *JAMA*. 2003;290:2805.

76. Poole-Wilson PA et al. Effect of long-acting nifedipine on mortality and cardiovascular morbidity in patients with stable angina requiring treatment (ACTION trial): randomised controlled trial. *Lancet*. 2004;364:849.

77. The Telmisartan Randomised Assessment Study in ACE intolerant subjects with cardiovascular Disease (TRANSCEND) Investigators. Effects of the angiotensin-receptor blocker telmisartan on cardiovascular events in high-risk patients intolerant to angiotensin-converting enzyme inhibitors: a randomised controlled trial [published correction appears in Lancet. 2008;372:1384]. *Lancet*. 2008;372:1174.

78. The Telmisartan Randomised Assessment Study in ACE intolerant subjects with cardiovascular Disease (TRANSCEND) Investigators. Effects of the angiotensin-receptor blocker telmisartan on cardiovascular events in high-risk patients intolerant to angiotensin-converting enzyme inhibitors: a randomised controlled trial [published correction appears in Lancet. 2008;372:1384]. *Lancet*. 2008;372:1174.

79. The ONTARGET Investigators. Telmisartan, ramipril, or both in patients at high risk for vascular events. *N Engl J Med*. 2008;358:1547.

80. Chaitman BR et al. Anti-ischemic effects and long-term survival during ranolazine monotherapy in patients with chronic severe angina. *J Am Coll Cardiol*. 2004;43:1375.

81. Chaitman BR et al. Effects of ranolazine with atenolol, amlodipine, or diltiazem on exercise tolerance and angina frequency in patients with severe chronic angina: a randomized controlled trial. *JAMA*. 2004;291:309.

82. Stone PH et al. Antianginal efficacy of ranolazine when added to treatment with amlodipine: the ERICA (Efficacy of Ranolizine in Chronic Angina) trial. *J Am Coll Cardiol*. 2006;48:566.

83. Kosiborod M et al. Evaluation of ranolazine in patients with type 2 diabetes mellitus and chronic stable angina: results from the TERISA randomized clinical trial (Type 2 Diabetes Evaluation of Ranolazine in Subjects with Chronic Stable Angina. *J Am Coll Cardiol*. 2013;61:2038–2045.

84. Koren MJ et al. Long-term safety of a novel antianginal agent in patients with severe chronic stable angina: the ranolazine open label experience (ROLE). *J Am Coll Cardiol*. 2007;49:1027.

85. Morrow DA et al. Effects of ranolazine on recurrent cardiovascular events in patients with non-ST-elevation acute coronary syndromes: the MERLIN-TIMI 36 trial. *JAMA*. 2007;297:1775.

86. Scirica BM et al. Effect of ranolazine, an antianginal agent with novel electrophysiologic properties, on incidence of arrhythmias in patients with non ST-segment elevation acute coronary syndrome: results from the Metabolic Efficiency With Ranolazine for Less Ischemia in Non ST-Elevation Acute Coronary Syndrome Thrombolysis in Myocardial Infarction 36 (MERLIN-TIMI 36) randomized controlled trial. *Circulation*. 2007;116:1647.

87. Antithrombotic Trialists ' (ATT) Collaboration. Aspirin in the primary and secondary prevention of vascular disease: collaborative meta-analysis of individual participant data from randomised trials. *Lancet*. 2009;373: 1849.

88. Raju N et al. Effect of aspirin on mortality in the primary prevention of cardiovascular disease. *Am J Med*. 2011;124:621.

89. Bartolucci AA et al. Meta-analysis of multiple primary prevention trial of cardiovascular events using aspirin. *Am J Cardiol*. 2011;107:1796.

90. Seshasai SR et al. Effect of aspirin on vascular and nonvascular outcomes: meta-analysis of randomized controlled trials. *Arch Intern Med*. 2012;172:209.

91. Wolff T et al. Aspirin for the primary prevention of cardiovascular events: an update of the evidence for the U.S. Preventative Services Task Force. *Ann Intern Med*. 2009;150:405.

92. Antman EM et al. Use of nonsteroidal antiinflammatory drugs: an update

for clinicians: a scientific statement from the American Heart Association. *Circulation*. 2007;115:1634.

93. Danelich IM et al. Safety of nonsteroidal antiinflammatory drugs in patients with cardiovascular disease. *Pharmacotherapy* 2015;35(5):520–535.

94. Popma JJ et al. Coronary Arteriography and Intracoronary Imaging In: Libby P et al, eds. *Braunwald's Heart Disease: A Textbook of Cardiovascular Medicine*. 10th ed. Philadelphia, PA: WB Saunders; 2015:392.

95. Levine GN et al. 2011 ACCF/AHA/SCAI guideline for percutaneous coronary intervention: a report of the American College of Cardiology Foundation/American Heart Association Task Force on Practice Guidelines and the Society for Cardiovascular Angiography and Interventions. *J Am Coll Cardiol*. 2011;58:e44–122.

96. Stefanini, GS, Holmes D. Drug-eluting coronary-artery stents. *N Engl J Med*. 2013;368:254–265.

97. Windecker S, Meier B. Late coronary stent thrombosis. *Circulation*. 2007;116:1952.

98. White HD. Oral antiplatelet therapy for atherothrombotic disease: current evidence and new directions. *Am Heart J*. 2011;161:450.

99. Campo G. Poor response to clopidogrel: current and future options for its management. *J Thromb Thrombolysis*. 2010;30:319.

100. Serebrauny VL et al. Variability in platelet responsiveness to clopidogrel among 544 individuals. *J Am Coll Cardiol*. 2005;45:246.

101. Williams CD et al. Application of platelet function testing to the bedside. *Thromb Haemost*. 2010;103:29.

102. Momary KM et al. Genetic causes of clopidogrel nonresponsiveness: which ones really count. *Pharmacotherapy*. 2010;30(3):265.

103. US Food and Drug Administration. FDA Drug Safety Communication: Reduced effectiveness of Plavix (clopidogrel) in patients who are poor metabolizers of the drug. http://www.fda.gov/drugs/drugsafety/postmarketdrugsafety informationforpatientsandproviders/ucm203888.htm. Accessed May 31, 2015.

104. Bonello L et al. Tailored clopidogrel loading dose according to platelet reactivity monitoring to prevent acute and subacute stent thrombosis. *Am J Cardiol*. 2009;103:5.

105. Price MJ et al. Standard vs high-dose clopidogrel based on platelet function testing after percutaneous coronary intervention. The GRAVITAS randomized trial. *JAMA*. 2011;305:1097.

106. Collet JP et al. Bedside monitoring to adjust antiplatelet therapy for coronary stenting. *N Engl J Med*. 2012;22:2100.

107. Mehta SR et al. Double-dose versus standard-dose clopidogrel and high-dose versus low-dose aspirin in individuals undergoing percutaneous coronary intervention for acute coronary syndromes (CURRENT-OASIS 7): a randomised factorial trial. *Lancet*. 2010;376:1233.

108. Goodman SG et al. Association of proton pump inhibitor use on cardiovas-cular outcomes with clopidogrel and ticagrelor: insights from the platelet inhibition and patient outcomes trial. *Circulation*. 2012;125:978–986.

109. Ho PM et al. Risk of adverse outcomes associated with concomitant use of clopidogrel and proton pump inhibitors following acute coronary syndrome. *JAMA*. 2009;301:937–944.

110. Wu CY et al. Histamine2-receptor antagonists are an alternative to proton pump inhibitor in patients receiving clopidogrel. *Gastroenterology*. 2010;139:1165–1171.

111. Ortolani P et al. One-year clinical outcome in patients with acute coronary syndrome treated with concomitant use of clopidogrel and proton pump inhibitors: results from a regional cohort study. *J Cardiovasc Med (Hagerstown)*. 2012;13:783–789.

112. Melloni C et al. Conflicting results between randomized trials and observational studies on the impact of proton pump inhibitors on cardiovascular events when coadministered with dual antiplatelet therapy. *Circ Cardiovasc Qual Outcomes*. 2015;8:47–55.

113. Bhatt DL et al. Clopidogrel with or without omeprazole in coronary artery disease. *N Engl J Med*. 2010;363:1909.

114. O'Donoghue ML et al. Pharmacodynamic effect and clinical efficacy of clopidogrel and prasugrel with or without a proton-pump inhibitor: an analysis of two randomised trials. *Lancet*. 2009;374:989.

115. Blackburn DF et al. Increased use of acid-suppressing drugs before the occurrence of ischemic events: a potential source of confounding in recent observational studies. *Pharmacotherapy*. 2010;30:985.

116. Plavix [package insert]. Bridgewater, NJ; Sanofi-Aventis; 2015.

117. Abraham NS et al. ACCF/ACG/AHA 2010 expert consensus document on the concomitant use of proton pump inhibitors and thienopyridines: a focused update of the ACCF/ACG/AHA 2008 expert consensus document on reducing the gastrointestinal risks of antiplatelet therapy and NSAID use: a report of the American College of Cardiology Foundation Task Force on Expert Consensus Documents. *Circulation*. 2010;122:2619.

118. Giugliano RP, Cannon CP, and Braunwald E. Non-ST elevation acute coronary syndromes. In: Mann DL et al, eds. *Braunwald's Heart Disease: A Textbook of Cardiovascular Medicine*. 10th ed. Philadelphia, PA: Elsevier Saunders; 2015:1155.

119. Agarwal S et al. Cardiac Syndrome X. Cardiology Clinics. 2014;32:463–478.

120. Ranexa (ranolazine [prescribing information]. Foster City, CA: Gilead Sciences, Inc.; 2013.

121. Michelson AD. Methods for the measurement of platelet function. *Am J Cardiol*. 2009;103(3, Suppl):20A.

122. Price MJ. Bedside evaluation of thienopyridine antiplatelet therapy. *Circulation*. 2009;119;2625.

13 第13章　急性冠状动脉综合征

Brianne L. Dunn and Robert L. Page, II

核心原则	章节案例
急性冠脉综合征	
❶ 急性冠脉综合征(acute coronary syndrome, ACS)是一类疾病的总称,包括不稳定型心绞痛(unstable angin, UA)和急性心肌梗死(mycocardial infarction, MI),后者包括 ST 段抬高心肌梗死(ST segment elevation MI, STEMI)和非 ST 段抬高心肌梗死(non-ST segment MI, NSTEMI)。诊断应当根据患者的临床表现、心电图的改变和升高的心肌损伤标志物来判定。	案例 13-1(问题 1~5) 图 13-1~图 13-4,表 13-1
❷ ACS 的治疗目标包括减轻缺血症状,恢复梗死相关血管的血流,阻止梗死面积增加和降低死亡率。	案例 13-1(问题 6 和 7) 案例 13-2(问题 1)
❸ STEMI 和 NSTEMI 的初始药物治疗包括吸氧、硝酸甘油、抗血小板药物、β受体阻滞剂、血管紧张素转化酶抑制剂(angiotensin-converting enzyme inhibitor, ACEI)或血管紧张素受体阻滞剂(angiotensin receptor blocker, ARB),以及硫酸吗啡。	案例 13-1(问题 8~11 和 14~17) 表 13-2
STEMI	
❶ STEMI 的治疗目标可以通过溶栓或经皮冠状动脉介入术(percutaneous coronary intervention, PCI)恢复冠状动脉血运来实现。治疗策略的选择取决于医院是否有导管室和技术娴熟的治疗团队、患者初始就医时间和是否存在溶栓禁忌证。	案例 13-1(问题 12 和 13) 图 13-5 表 13-4
❷ 不管采用哪种再灌注策略,患者都应当服用阿司匹林和 $P2Y_{12}$ 受体拮抗剂。氯吡格雷的给药剂量仍存在争议。	案例 13-1(问题 8~10) 图 13-5,表 13-5
❸ 对于接受溶栓治疗的患者,应当启动普通肝素(unfractionated heparin, UFH),依诺肝素或磺达肝癸钠治疗。	案例 13-1(问题 8 和 11) 图 13-5
❹ 对于接受 PCI 治疗的患者,抗凝策略包括 UFH 联用或不联用糖蛋白Ⅱb/Ⅲa 受体阻滞剂或单用比伐芦定。	案例 13-1(问题 11) 图 13-5,表 13-5
NSTEMI	
❶ 侵入治疗策略应考虑一种 $P2Y_{12}$ 受体拮抗剂(氯吡格雷、普拉格雷或替格瑞洛)、一种抗凝药物(UFH、依诺肝素、比伐芦定或磺达肝癸钠联合 UFH)联合阿司匹林和/或血管造影前给予一种糖蛋白Ⅱb/Ⅲa 受体阻滞剂。	案例 13-2(问题 2~5) 图 13-6,表 13-6
❷ 缺血指导策略应考虑抗凝药物(依诺肝素、磺达肝癸钠或 UFH)联合双联抗血小板治疗。	案例 13-2(问题 6)
长期治疗	
❶ 有效的长期治疗包括:β受体阻滞剂,他汀,氯吡格雷、普拉格雷或替格瑞洛,ACEI 或 ARB,或醛固酮受体拮抗剂,以及舌下含服硝酸甘油。除非有禁忌,对心脏射血分数(EF)<40%、高血压、糖尿病或慢性肾脏病的患者都应给予 ACEI 或 ARB。	案例 13-3(问题 1~9) 表 13-2
❷ 改变生活方式包括戒烟、管理体重(如果体重指数超过 25kg/m² 通过节食和锻炼使体重减少 10%)、治疗糖尿病使糖化血红蛋白 A_{1c} 接近正常值和控制血脂使低密度脂蛋白达到 100mg/dl 或更低的目标值。	案例 13-3(问题 10)

急性冠脉综合征

尽管医学干预措施和药物治疗不断发展，心血管疾病仍然是美国人死亡的头号杀手。急性冠脉综合征（acute coronary syndrome，ACS）是一类疾病的总称，包括不稳定型心绞痛（unstable angin，UA）和急性心肌梗死（acute myocardial infarction，AMI），后者进一步分为ST段抬高心肌梗死（ST segment elevation MI，STEMI）和非ST段抬高心肌梗死（non-ST segment elevation MI，NSTEMI）[1-5]。术语非ST段抬高急性冠脉综合征（non-ST segment elevation-ACS，NSTE-ACS）包括UA和NSTEMI[1]。根据梗死相关的生物标志物存在（NSTEMI）或缺少（UA）来区别这两类情况。ACS病因是由于不稳定斑块的侵蚀和破裂从而引起闭塞性或非闭塞性血栓的形成。虽然NSTE-ACS和STEMI的患者都需要住院治疗，但STEMI的患者应急救并保证立即进行干预治疗[5]。现今，在再灌注和再血管化治疗基础上，应用药物干预措施、非药物干预措施如经皮冠状动脉介入术（percutaneous coronary intervention，PCI）和冠状动脉搭桥术（coronary artery bypass grafting，CABG）[1-5]。由美国心脏病学会（American College of Cardiology，ACC）和美国心脏病协会（American Heart Association，AHA）成员组成的委员会，周期性的回顾文献并发表实践指南，以帮助医务工作者为ACS患者选择最有效的治疗[1-5]。这些指南基于证据的重要性和质量制定推荐分级。虽然在实际工作中肯定会根据具体情况有所调整，但这些指南仍然是治疗ACS患者的基石。

流行病学

根据AHA的统计，2010年美国有652 000名出院患者因首要诊断ACS住院治疗。ACS对财政的影响也非常大[6]，ACS住院花费昂贵，且逐年增长，在直接医疗花费方面，美国公民每年花费超过1 500亿美元，其中65%~75%与住院治疗和再次入院治疗有关[7-9]。在缺血发生的24小时内死亡或在30日内因再次发生心肌梗死入院的比率，STEMI患者约为三分之一，而UA或NSTEMI患者为15%[10]。虽然这些数据有充足的证据支持，但在过去10年中，因AMI入院的医疗保险受益人，风险标准化的30日院内死亡率显著下降[11]。在一项对65岁及65岁以上，诊断为ACS的患者所有服务花费的医疗服务资料进行分析的研究中，Krumholz等统计STEMI/NSTE-ACS的住院时间从1999年的6.5日降至2011年的5.3日。这些趋势可能与基于循证的指南应用和高血压及高胆固醇血症的积极治疗有关[11]。

病理生理学

大部分ACS是源于脂质丰富的动脉粥样硬化斑块开裂或破裂，形成血栓，引起冠状动脉的闭塞（图13-1）。易于破裂的斑块的特征是纤维帽薄、脂核大、巨噬细胞和淋巴细胞等炎症细胞含量高、平滑肌有限、形状不规则。如

交感兴奋引起血压升高、心率加快、心肌收缩力增强、冠状动脉血流增快等刺激因素，导致动脉粥样硬化斑块周围脆弱的纤维帽侵蚀、开裂或破裂。一旦破裂，斑块中的血栓形成因子包括胶原和组织因子暴露。这引起血小板一系列级联反应激活，最终引起血凝块或血栓的形成，同时引起相应心肌区域缺血。冠状动脉内血栓和远端栓塞的程度决定ACS的类型（见图13-1）。对于不稳定型心绞痛患者，冠状动脉病变存在严重的狭窄或变细，但几乎没有血栓。对于NSTEMI患者，存在部分血栓闭塞合并或不合并远端栓塞或严重狭窄和某些心肌细胞死亡。对于STEMI患者，存在完全和持续的血栓闭塞并导致心肌细胞死亡[12]。需要强调的是，80%ACS患者存在2个或更多的活动性斑块[12]。

大部分梗死位于心脏的某一特定区域，如前壁、侧壁和下壁。有些患者AMI后表现出永久性的心电图（ECG）异常（Q波）。在过去，广泛认为Q波梗死的患者坏死区域范围更大，院内死亡率更高；认为无Q波梗死患者发生梗死后心绞痛和早期再发心肌梗死的可能性更高。但是现在对这一认识提出质疑。有些心脏病专家认为这两种预后没有差别。对于大部分STEMI患者，及时急诊治疗阻止了Q波的产生，因而不再沿用这一说法。前壁心肌梗死比侧壁或下壁心肌梗死的预后更差，因为其更常引起左心室功能不全和心源性休克。

临床表现

患者的主诉对确立ACS诊断很重要，很可能隐藏重要的特征性的症状。ACS特征性的症状包括劳力型心绞痛发作频率的增加，或静息时胸痛、新发的严重的胸部不适，或心绞痛持续时间超过20分钟。疼痛以胸前壁中线不适为特征，可放射至左臂、背部、肩或下颌，可能也会引起发汗、呼吸困难、恶心、呕吐和无法解释的晕厥。STEMI患者通常会主诉持续不缓解的胸痛，而UA或NSTEMI患者既会在休息时发生心绞痛，也会有新发（≤2个月）心绞痛或心绞痛频率增加、持续时间延长或疼痛程度增加。不同性别、年龄患者表现会有所不同。男性常诉胸痛而女性常表现出恶心、出汗。老年患者更可能表现低血压或脑血管症状而不是胸痛。此外，新发ACS不会偶然发生，许多是由于外部或条件因素促发引起的。心肌梗死在早晨醒后1小时内、周一、冬季且1年中较冷的时节、情绪激动和剧烈运动时更易发生[1-5]。

体格检查可能对指导初始治疗也很重要。患者可能表现严重左心室或右心室功能不全的体征（见第14章）。疼痛会使患者出现严重的高血压或低血压。严重的心动过速（心率>120次/min）表明存在大面积心肌损伤。心脏听诊可闻及第4心音（S_4），表明缺血引起左室顺应性减低。瓣膜肌肉功能不全可产生新的心脏杂音。应评估脑血管和外周血管情况。患者如有脑血管病史，可能不适合进行溶栓治疗。检查外周血管搏动以评估灌注情况，并获取进行侵入性手术的基线资料。

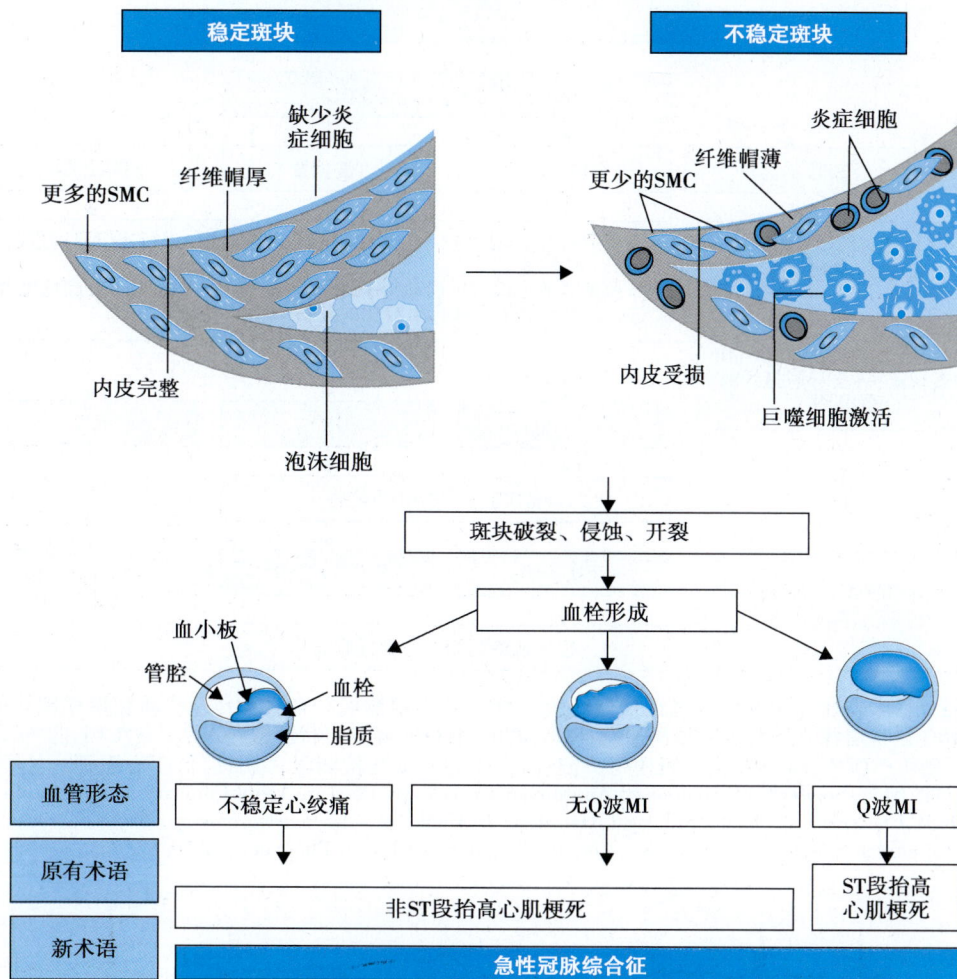

图 13-1　血栓形成和急性冠脉综合征定义。MI，心肌梗死；SMC，平滑肌细胞

诊断

除患者的病史和临床表现外，ACS 的诊断应基于 ECG 和心肌损伤标志物的相关实验室检查结果。患者进入急诊室（emergency department，ED）后 10 分钟内应获取 12 导联 ECG 结果。ECG 是诊断 ACS 不可或缺的工具，并且在决策过程中起到关键作用（图 13-2）。ECG 的重要发现包括 ST 段抬高、ST 段压低或 T 波倒置[1-5]。STEMI 定义为在两个及更多导联出现 ST 段抬高并且在 V_1、V_2、V_3 导联超过 0.2mV（2mm）或其他导联 ≥ 0.1mV（1mm）（图 13-3）。NSTEMI 包括 2 个或更多的邻近导联 ST 段压低超过 0.1mV（1mm）或 T 波倒置超过 0.1mV（1mm）。此外 12 导联 ECG 可以帮助定位梗死部位。Q 波，后壁梗死时会在 V6 导联发现，下壁梗死可能在 Ⅱ、Ⅲ、AVF 导联；侧壁梗死在 Ⅰ、AVL 导联，前壁梗死在心前区 V1、V2、V3、V4 导联[13]。

实验室改变

当心肌细胞损伤时，心肌酶被释放进入血液。对这些既敏感又特异的心肌酶（肌钙蛋白 T 或 I 及肌酸激酶（creatine kinase，CK）的检测常规用于确诊 AMI（图 13-4）。CK 的同工酶有三种：BB、MM 和 MB。在这三种同工酶中，CK-MB 同工酶对心肌最特异。因为肌钙蛋白有很高的心肌特异性和敏感性（分别为 90.7% 和 90.2%），随着新型肌钙蛋白试剂盒的产生，肌钙蛋白已经成为评估心肌损伤首选的生物标志物[14,15]。肌钙蛋白 T 和 I 在发生心肌梗死后的 4~12 小时就可在血中测出，峰浓度在 12~48 小时出现。肌钙蛋白水平可能在心肌坏死后 7~10 日也保持较高的水平。如图 13-4 所示，水平线表示临床化学实验室中心肌生物标志物的参考上限（upper reference limit，URL）[1,2,5]。无心肌梗死参考对照组的心肌标志物水平 99% 均在 URL 范围内。因为在健康人群不常规检测血中心肌肌钙蛋白 I 和 T 水平，相关数值异常升高代表其超过 99% 的参考对照组水平。诊断 NSTEMI 或 STEMI，患者应当有 1 项肌钙蛋白值或 2 项 CK-MB 值高于 URL。UA 患者心肌生物标志物通常不会升高。一旦发生心肌梗死，现在仍没有标志物可以立即测得，因此应当保证患者入院后重复进行心肌酶的相关检测。开始应于出现临床症状后 12~24 小时内，每 3~6 小时检测，其后周期性检测[2-4]。不幸的是，除 AMI 之外，很多其他情况下如快速性心律失常、心力衰竭（HF）、心肌炎和心包炎、低血压或高血压、急性肺栓塞、终末期肾脏病和心脏创伤也有肌酐蛋白升高。因此，评估其他的诊断标准如 ECG 变化、胸痛、动脉粥样硬化风险因素和心脏超声的发现很重要。

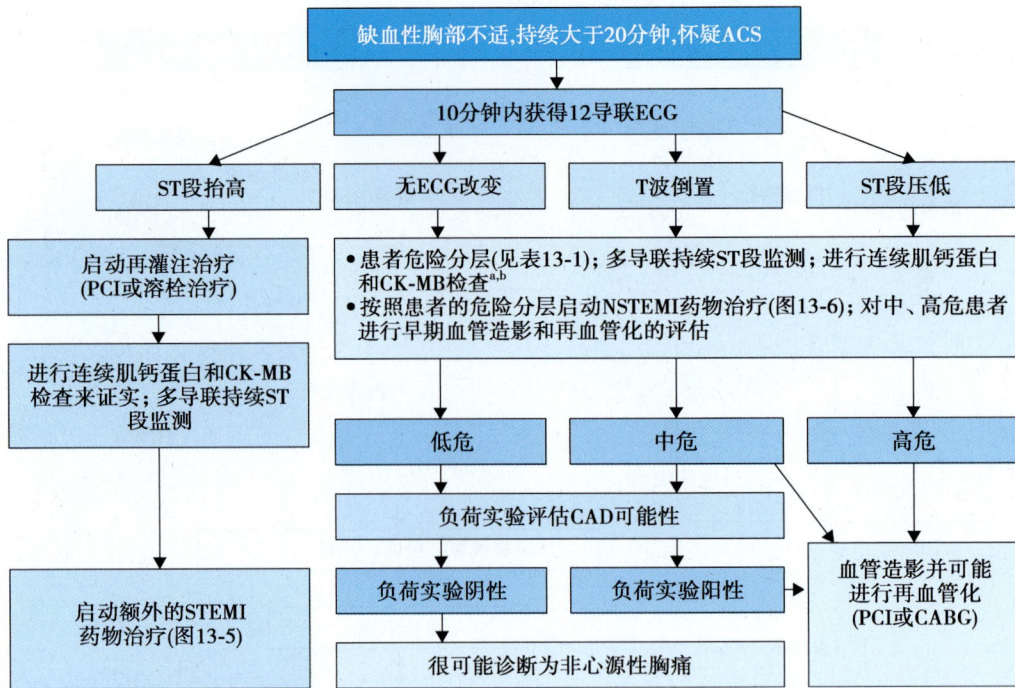

图 13-2 临床表现为 ACS 的患者评估列线表。ACS,急性冠脉综合征;CAD,冠状动脉粥样硬化心脏病;CABG 冠状动脉旁路术;CK,肌酸激酶;ECG,心电图;PCI,经皮冠状动脉介入术;NSTEMI,非 ST 段抬高心肌梗死;STEMI,ST 段抬高心肌梗死。[a] 阳性,大于心肌梗死检测限;[b] 阴性,低于心肌梗死检测限。(经允许改编自:Spinler SA. Evolution of Antithrombotic Therapy Used in Acute Coronary Syndromes. In:Richardson M,Chessman K,Chant C,Cheng J,Hemstreet B,Hume Al,eds. *Pharmacotherapy Self-Assessment Program*,7th edition. Cardiology. Lenexa,KS:American College of Clinical Pharmacy;2010. 62.)

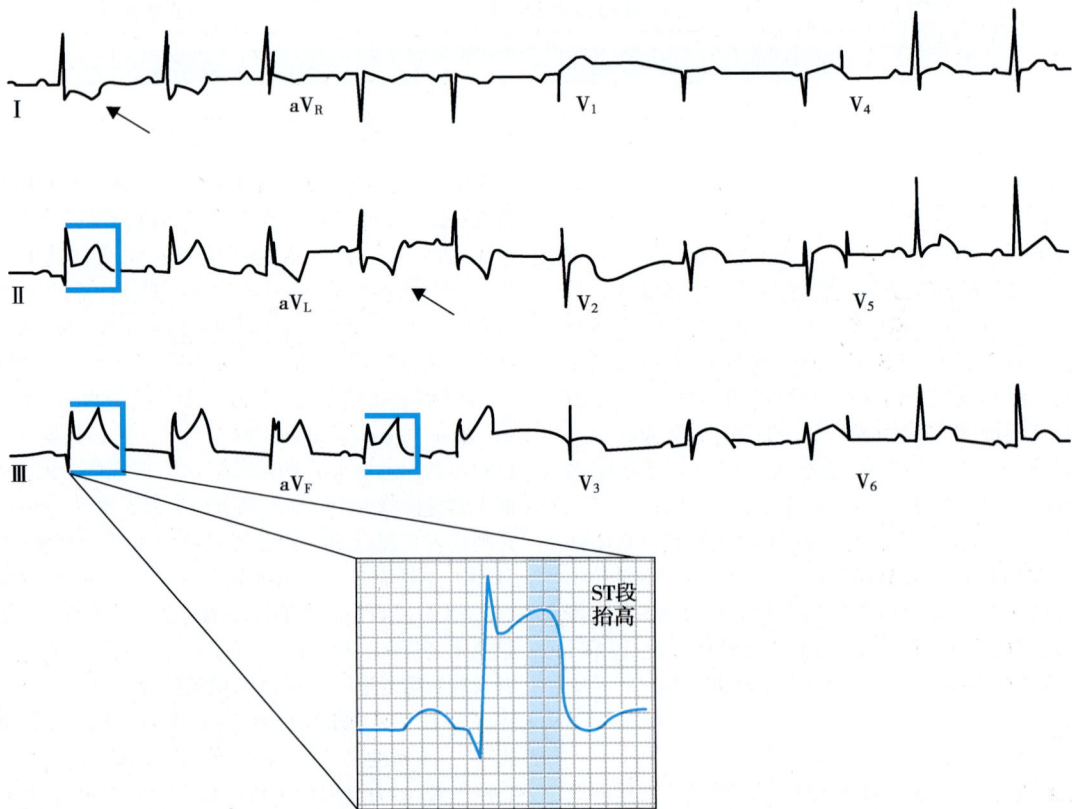

图 13-3 与 STEMI 有关的 ECG 改变。在这份入院心电图(ECG)中,注意在 Ⅱ、Ⅲ 和 aVF 导联的明显的 ST 段抬高(以方框标出),这表明存在下壁急性心肌梗死(AMI)。在与下壁导联相发的 ECG 侧壁导联 Ⅰ、aVL,此患者也表现出相反的 ST 段压低(以箭头标出)

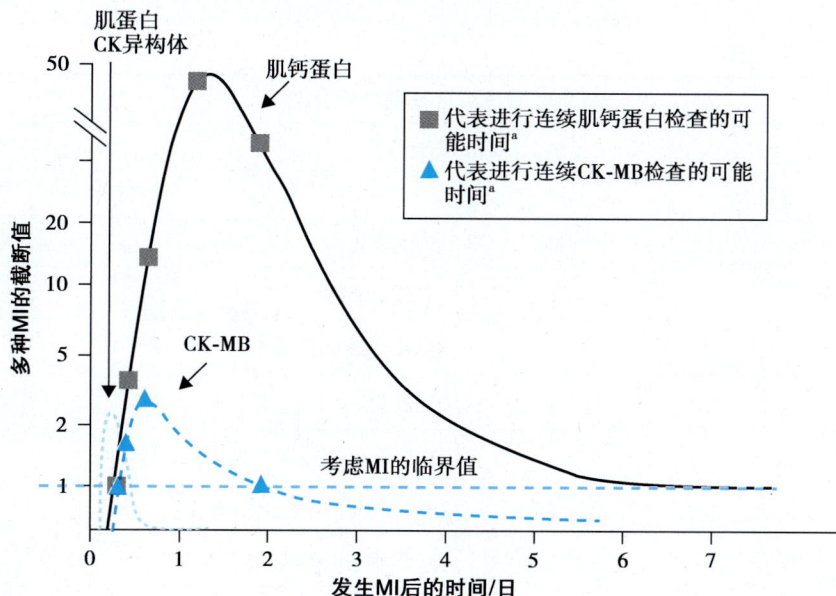

图 13-4　ACS 心脏生物标志物升高。CK,肌酸激酶。ᵃ 应于胸痛发生 12~24 小时内连续进行肌钙蛋白,并继续检测至浓度下降。(来源:ACC/AHA 2007 guidelines for the management of patients with unstableangina/non-ST-Elevation myocardial infarction:a report of theAmerican College of Cardiology/American Heart Association Task-Force on Practice Guidelines (Writing Committee to Revise the 2002Guidelines for the Management of Patients With UnstableAngina/Non-ST-Elevation Myocardial Infarction) developed incollaboration with the American College of Emergency Physicians,the Society for Cardiovascular Angiography and Interventions,andthe Society of Thoracic Surgeons endorsed by the AmericanAssociation of Cardiovascular and Pulmonary Rehabilitation and theSociety for Academic Emergency Medicine. *J Am Coll Cardiol.* 2007;50(7):e1-e157.)

危险分层

对以 ACS 为临床表现的患者进行评估,应首先进行死亡和再次心肌梗死的危险分层,应考虑患者表现的体征、症状和既往病史,以及 ECG 和心脏生物标志物的变化。患者可以分为低、中、高危或高死亡风险以及需要立即进行冠状动脉造影和 PCI(见图 13-2)。首个危险分层的方法在 1987 年由 Killip 和 Kimball 提出,并被证明是一种有效、方便的 STEMI 患者早期危险分层方法。Killip 分级升高的患者,住院时间延长,1 年死亡率增加(见表 13-1)[14]。心肌梗死溶栓(TIMI)危险评分在 2000 年引入临床,能用于 STEMI 或 UA/NSTEMI(见表 13-1)患者[15,16]。对于 STEMI 患者,危险评分越高,30 日死亡率越高。但 STEMI 患者的死亡和心肌梗死的风险最高,因此其初始治疗应当选择再血管化而不是考虑危险分层。"时间就是生命"意味着打开栓塞动脉越快,死亡率就越低、存活心肌越多。对所有 STEMI 的患者如果适于再灌注治疗,在出现症状后的 12 小时内应当进行再灌注治疗。再灌注的首选方案是 PCI。ACC/AHA 指南规定 STEMI 患者初次再灌注目标时间为:就诊 30 分钟内进行溶栓治疗以及 90 分钟内进行 PCI 治疗。

对于 UA/NSTEMI 的患者,TIMI 危险评分用于评估患者死亡、心肌梗死风险或立即冠状动脉再血管化的必要性,5~7 分为高危,3~4 分为中危,0~2 分为低危(见表 13-1)。心肌标志物阴性的低危患者应当进行负荷实验,也可从急诊出院,但应有 72 小时内进行诊断性检查的计划。中到高危患者常应入院进行药物治疗、并需进一步诊断性检查、血管造影并可能需行介入治疗。其他的危险分层方法例如不稳定型心绞痛患者应用血小板糖蛋白 Ⅱb/Ⅲa 受体抑制剂时,依替巴肽对受体抑制 PURSUIT 危险评分(the Platelet glycoprotein IIb/IIa in Unstable angina:Receptor Suppression Using Integrilin Therapy)、GRACE(Global Registry of Acute Cardiac Events)危险评分用于评估住院和 1 年内死亡率[1,5]。还有其他的危险评分用以预测 ACS 患者的出血风险[17]。

并发症

ACS 最主要的并发症可分为 3 类:泵衰竭、心律失常及再次缺血和再次梗死。AMI 后心功能降低与左室损伤程度直接相关。心输出量减少和灌注减少导致代偿机制激活。为增加心肌收缩功能、重建正常的灌注,循环中儿茶酚胺增加。此外,肾素-血管紧张素-醛固酮系统激活,导致体循环血管阻力增加和水钠潴留。这些代偿机制使心肌耗氧量增加,最终加重了心肌氧供和消耗的不平衡[18]。

表 13-1

急性冠脉综合征的危险分层工具

急性冠脉综合征的危险分层			
TIMI 风险评分[a]			
STEMI		NSTEMI	
危险因素	分值	危险因素	分值
年龄 65~75 岁	2	年龄≥65 岁	1
年龄≥75 岁	3	CAD 危险因素≥3[b]	1
SBP<100mmHg	3	CAD 史[c]	1
心率>100 次/min	2	过去 7 日使用阿司匹林	1
Killip Ⅱ~Ⅳ 级	2	过去 24h 内心绞痛≥2 次	1
体重<67kg	1	ST 段改变≥0.5mm	1
HTN、糖尿病或心绞痛史	1	心脏标志物浓度增加[d]	1
超过 4h 开始再灌注治疗	1		
前壁 ST 段抬高或左束支传导阻滞	1		

Killip 分级[e]		
分级	症状	住院和 1 年死亡率/%
Ⅰ	无心力衰竭	5
Ⅱ	轻度心力衰竭,湿啰音,S3,胸片有充血	21
Ⅲ	肺水肿	35
Ⅳ	心源性休克	67

[a]TIMI 风险评分。

来源:Antman EM et al. The TIMI risk score for unstable angina/non-ST elevation MI:A method for prognostication and therapeutic decision making. *JAMA*. 2000;284;835; Morrow DA et al. Application of the TIMI risk score for ST-elevation MI in the National Registry of Myocardial Infarction 3. *JAMA*. 2001;286;1356. 通过将每个危险因素的分值相加计算风险评分。STEMI 的总分值为 0~14,当分值为 0、2、4、6、7 和>8 时,相应的 30 日死亡率分别为 0.8%、2.2%、7.3%、16%、23% 和 36%。NSTEMI 总分为 0~7,当分值为 0、1、3、5 和 7 时,相应的死亡风险或再次 MI 风险分别为 3%、5%、12% 或 19%。

[b]高危因素包括吸烟、糖尿病、高血压、冠状动脉粥样硬化心脏病家族史和高脂血症。

[c]定义为曾发现冠状动脉狭窄≥50%;曾有心肌梗死史、经皮冠状动脉支架植入术,或冠状动脉旁路术;运动耐力实验阳性或药物诱导的核磁成像或超声心动图改变的稳定型心绞痛(女性要求核磁成像或超声心动图改变阳性)。

[d]肌钙蛋白 I 或 T 或肌酸激酶同系物。

[e]Killip 分级引自:Killip T 3rd, Kimball JT. Treatment of myocardial infarction in a coronary care unit. A two year experience with 250 patients. *Am J Cardiol*. 1967;20;457.

CAD,冠状动脉粥样硬化心脏病;HTN,高血压;NSTEMI,非 ST 段抬高心肌梗死;SBP,收缩压;STEMI,ST 段抬高心肌梗死;TIMI,心肌梗死溶栓。

左心室(left ventricle,LV)异常、室壁运动减低 20%~25% 的患者中常出现心力衰竭的体征和症状。如果左心室损伤 40% 或更多就会引起心源性休克和死亡。AMI 后缺血和瘢痕形成也可能引起心室顺应性减低,导致舒张期左室灌注压过高(见第 14 章,进一步讨论收缩和舒张功能不全)。

收缩力减弱和代偿增加使左室舒张末期容积和压力增加,引起左室室壁负荷增加。左室扩张是 AMI 后死亡的重要决定因素。在 AMI 后数日至数月间,左室壁扩张、变薄,使梗死面积扩大。这些变化被称为心室重构。还可出现非梗死区心肌肥厚。口服血管紧张素转化酶抑制剂(angiotensin-converting enzyme inhibitor,ACEI)或血管紧张素受体阻滞剂(angiotensin receptor blocker,ARB),或醛固酮受体拮抗剂可限制重构且抑制左室扩张的进展[19,20]。

在围梗死期,心脏处于易敏状态,易发生室性心律失常。在冠状动脉心脏病重症监护室中对患者进行持续监测,已使室性心律失常引起的院内死亡率降低。但 AMI 患者出院后 1~2 年猝死风险增加,最重要的预测心源性猝死发生的参数是左室射血分数(LV ejection fraction,LVEF)异常,其他增加心源性猝死的相关因素包括复杂的室性异搏、频发室性早搏(>10 次/小时)和信号叠加 ECG 中的晚电位[18]。

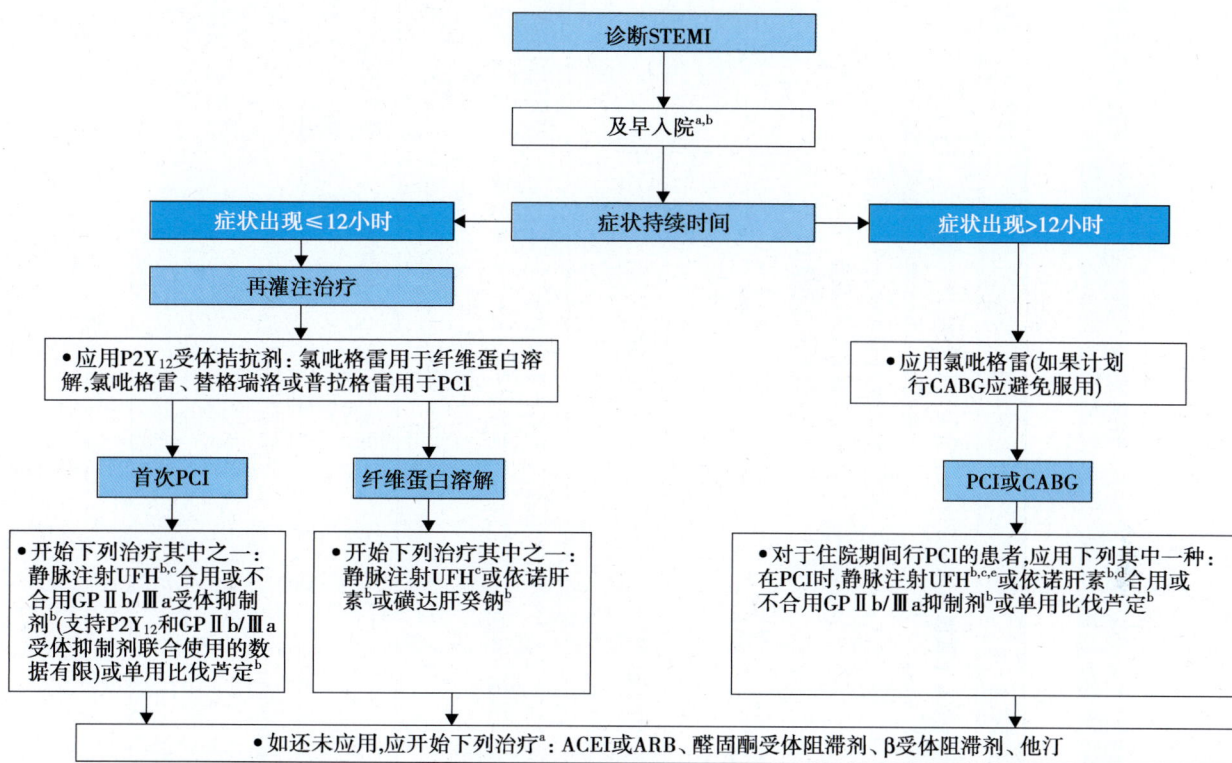

```
┌─────────────────┐
│    诊断STEMI     │
└─────────────────┘
         │
┌─────────────────┐
│   及早入院a,b      │
└─────────────────┘
         │
```

症状出现≤12小时	←	症状持续时间	→	症状出现>12小时

再灌注治疗

• 应用P2Y₁₂受体拮抗剂:氯吡格雷用于纤维蛋白溶解,氯吡格雷、替格瑞洛或普拉格雷用于PCI

首次PCI	纤维蛋白溶解

• 开始下列治疗其中之一:静脉注射UFHᵇ,ᶜ合用或不合用GPⅡb/Ⅲa受体抑制剂ᵇ(支持P2Y₁₂和GPⅡb/Ⅲa受体抑制剂联合使用的数据有限)或单用比伐芦定ᵇ

• 开始下列治疗其中之一:静脉注射UFHᶜ或依诺肝素ᶜ或磺达肝癸钠ᵇ

• 应用氯吡格雷(如果计划行CABG应避免服用)

PCI或CABG

• 对于住院期间行PCI的患者,应用下列其中一种:在PCI时,静脉注射UFHᵇ,ᶜ,ᵉ或依诺肝素ᵇ,ᵈ合用或不合用GPⅡb/Ⅲa抑制剂ᵇ或单用比伐芦定ᵇ

• 如还未应用,应开始下列治疗ᵃ:ACEI或ARB、醛固酮受体阻滞剂、β受体阻滞剂、他汀

图 13-5　STEMI 启动治疗流程。ᵃ 早期入院治疗包括氧饱和浓度<90%的患者吸氧,舌下含服硝酸甘油,静脉注射硝酸甘油,静脉注射吗啡,β 受体阻断剂,ACEI 或 ARB,醛固酸拮抗剂,大便软化剂,和他汀。ᵇ 所示适应证、剂量和禁忌证如表 13-2 所示。ᶜ 至少 48 小时。ᵈ 在住院期间使用,长达 8 日。ACEI,血管紧张素转化酶抑制剂;ARB,血管紧张素受体抑制剂;CABG,冠状动脉旁路;GPⅡb/Ⅲa,糖蛋白Ⅱb/Ⅲa;NTG,硝酸甘油;PCI,经皮冠状动脉介入术;STEMI,ST 段抬高心肌梗死;UFH,普通肝素;O₂,氧。(来源:Kushner FG, et al. 2009 focused updates: ACC/AHA guidelines for the management of patients with ST-elevation myocardial infarction(updatingthe 2004 guideline and 2007 focused update) and ACC/AHA/SCAI guidelines on percutaneous coronary intervention(updating the 2005 guideline and 2007 focused update)a report of the American College of Cardiology Foundation/American Heart Association Task Force on Practice Guidelines [published corrections appear in *J Am CollCardiol*. 2010;55:612; *J Am Coll Cardiol*. 2009;54:2464]. *J Am Coll Cardiol*. 2009;54:2205;Anderson JL et al. ACC/AHA 2007 guidelines for the management of patients with unstable angina/non-ST-Elevationmyocardial infarction:a report of the American College of Cardiology/American Heart Association Task Force on PracticeGuidelines (Writing Committee to Revise the 2002 Guidelines for the Management of Patients With UnstableAngina/Non-ST-Elevation Myocardial Infarction)developed in collaboration with the American College of EmergencyPhysicians,the Society for Cardiovascular Angiography and Interventions,and the Society of Thoracic Surgeonsendorsed by the American Association of Cardiovascular and Pulmonary Rehabilitation and the Society for AcademicEmergency Medicine [published correction appears in *J Am Coll Cardiol*. 2008;51:974]. *J Am Coll Cardiol*. 2007;50:e1). 2013 ACCF/AHA guideline for the management of ST-elevation myocardial infarction:a report of the American College of Cardiology Foundation/American Heart Association Task Force on Practice Guidelines. *Circulation*. 2013;127(4):e362-e425.)

药物和非药物治疗概述

STEMI 和 NSTEMI 的药物治疗基本一致。按照 ACC/AHA 指南,早期治疗包括吸氧(如果氧饱和度<90%)、舌下含服和/或静脉输注(IV)硝酸甘油(NTG)、静脉输注吗啡、ACEI 或 ARB,醛固酮受体拮抗剂、抗血小板药物、大便软化剂、β 受体阻滞剂、他汀和抗凝药。某些患者还应使用镇痛、血管扩张药物等辅助治疗。表 13-2 总结了证据支持的 STEMI 和 NSTEMI 药物治疗方案。STEMI 患者的初始治疗方案见图 13-5,NSTEMI 患者的初始治疗方案见图 13-6。这些药物治疗服务是衡量医疗机构是否能够提供有效、及时、安全、能以患者为中心的医疗服务的指标[1,5]。

表 13-2

基于循证证据的急性冠脉综合征药物治疗[1,5]

药物	适应证	剂量和疗程	治疗终点	注意事项	评论
ACEI[a]	STEMI 和 NSTE-ACS 患者合并 EF ≤ 40% 或具有心力衰竭体征和症状,入院 24h 之内 STEMI 和 NSTE-ACS 患者合并高血压,EF ≤ 40%,DM 或 CKD 用于医院治疗的后期阶段 所有 EF ≤ 40% 的 STEMI 和 NSTE-ACS 患者永久使用 ACEI	常规使用卡托普利 12 ~ 50mg TID,然后开始使用长效 ACEI。终生使用	逐渐加量至常规剂量并保持收缩压>90Hg	避免梗死后 48h 内静脉治疗 避免收缩压<100mmHg、妊娠期妇女、急性肾功能衰竭、血管水肿、双侧肾动脉狭窄、血钾 ≥ 5.5mmol/L 的患者使用	
血管紧张素受体阻滞剂[a]	STEMI 和 NSTE-ACS 患者不耐受 ACEI	ARB 常规剂量(见第 14 章)。终生使用	与 ACEI 相同	与 ACEI 相同	
醛固酮受体拮抗剂[a]	STEMI 和 NSTE-ACS 患者合并 EF ≤40% 和 DM 或 HF,已接受治疗剂量的 ACEI 和 β 受体阻滞剂	螺内酯每日 12.5 ~ 50mg 或依普利酮每日 25 ~ 50mg。终生使用	逐渐加量至心力衰竭症状控制且不引起高钾血症	高钾血症、低血压 避免血钾 ≥ 5mmol/L 或 SCr ≥ 2.5mg/dl(男性)或 2.0mg/dl(女性)或 CrCl ≤ 30ml/min	剂量可每 4 ~ 8 周增加一次
阿司匹林[a]	STEMI 和 NSTE-ACS 的所有患者	在 AMI 期间 165 ~ 325mg,其后终生服用 81 ~ 325mg/d(更推荐 81mg/d)		活动性出血、血小板减少	除有明确的禁忌证存在,所有 AMI 患者应当服用阿司匹林
胺碘酮	治疗 VT、VF	静脉注射 150mg,输注时间超过 10 分钟,复发再次输注,继以 1mg/min 静脉输注 6 小时,然后 0.5mg/min(最大剂量 2.2g/d)	心律失常停止	房室传导阻滞、低血压	

表 13-2

基于循证证据的急性冠脉综合征药物治疗（续）

药物	适应证	剂量和疗程	治疗终点	注意事项	评论
β受体阻滞剂[a]	STEMI 和 NSTE-ACS 无禁忌证的所有患者	个体差异大；根据心率和血压逐渐加量。临床表现为高血压的患者，在除外下情况下，给予静脉注射β受体阻滞剂是合理的：①心力衰竭的体征；②临床证据表明患者处于低心输出量的状态；③心源性休克风险增加[b]；④β受体阻滞剂禁忌证（PR间期>0.24s，II 或 III 度心脏传导阻滞，活动性呼吸道疾病再发作）。终生用药	逐渐加量至静息心率约为 60 次/min，保持收缩压>100mmHg	静脉注射时应密切监测心率和血压。心率<50 次/min，II 或 III 度心电图 PR 间期>0.24s，持续性低血压，肺水肿，支气管痉挛，持续性休克的支气管痉挛风险，引起严重的呼吸道疾病再发作	除有明确的禁忌证存在，所有 AMI 患者应当口服选择性 β1 受体阻滞剂如美托洛尔和阿替洛尔。对于收缩功能不全的患者，可以考虑美托洛尔和卡维地络
比伐芦定[a]	进行 PCI 手术，且出血风险高危的 STEMI 和 NSTE-ACS 患者	首次 PCI 的 STEMI 患者： 在 PCI 之前 0.75mg/(kg·h) 静脉推注药，然后按 1.75mg/(kg·h) 输注，联用或不联用 UFH 在 PCI 结束后停用或有必要延长抗凝治疗时继续按 0.2mg/(kg·h) 应用 早期侵入策略的 NSTE-ACS 患者：0.1mg/kg 静脉推注给药，然后按 0.25mg/(kg·h) 输注，持续辅注直到诊断性造影或进行 PCI		避免活动性出血患者应用	估算 CrCl<30ml/min 的患者输注剂量减至 1mg/(kg·h)
坎格瑞洛[a]	STEMI 和 NSTE-ACS 患者，在 PCI 之前未使用 P2Y12 血小板抑制剂且未给予 GP IIb/IIIa 抑制剂。	在 PCI 前 30μg/kg 静脉推注，立即继以 4μg/(kg·min) 输注，疗程为以下两个较长的：至少 2 小时或在整个手术过程中应用		活动性出血	在输注停止后，应当口服 P2Y12 血小板抑制剂；在输注同期或立即停止输注时替格瑞洛负荷 180mg；在立即停止输注时普拉格雷负荷 60mg 或氯吡格雷负荷 600mg

表 13-2

基于循证证据的急性冠脉综合征药物治疗（续）

药物	适应证	剂量和疗程	治疗终点	注意事项	评论
钙通道阻滞剂	经足量硝酸酯和β受体阻滞剂治疗，仍有进行性缺血的STEMI和NSTE-ACS患者。对EF正常（包括禁用β受体阻滞剂的患者，考虑地尔硫䓬和维拉帕米	应用钙通道阻滞剂常用量。根据临床情况制定疗程	逐渐加量至常用剂量，保持收缩压>90mmHg	大多数为钙通道阻滞剂的禁忌证。避免肺淤血或EF<40%或房室阻滞的患者应用非二氢吡啶类钙通道阻滞剂	大多数钙通道阻滞剂对于EF较好的患者具有较好的疗效。有资料支持维拉帕米或地尔硫䓬而不是二氢吡啶类用于非Q波AMI
氯吡格雷[a]	对阿司匹林过敏的STEMI和NSTE-ACS患者	每日1次，一次75mg/d		活动性出血，血栓性血小板减少紫癜（罕见）	
氯吡格雷+阿司匹林[a]	溶栓治疗的STEMI患者，或溶栓治疗后PCI前的STEMI患者，或首次PCI前、早期侵入策略或缺血指导策略的NSTE-ACS患者	溶栓治疗的STEMI患者：氯吡格雷300mg负荷剂量，然后给予每日1次，一次75mg，持续至1年；阿司匹林首日162~325mg，终后81~325mg/d，终生服用（更推荐81mg/d） 溶栓治疗并行PCI的STEMI患者：如果自溶栓后开始PCI<24小时，600mg负荷剂，每日1次，一次75mg至1年；阿司匹林首日162~325mg，终后每日1次，一次81~325mg，终生服用（更推荐81mg/d） 早期侵入策略或缺血指导策略的NSTE-ACS患者：氯吡格雷300~600mg负荷剂量，然后继以每日1次，一次75mg至1年；阿司匹林首日162~325mg，然后每日1次，一次81~325mg，终生服用（更推荐81mg/d）	没有绝对终点	活动性出血，血栓性血小板减少紫癜（罕见）。≥75岁患者避免使用负荷剂量，停药至少5日后才能行CABG	无论之前是否进行溶栓或PCI治疗，氯吡格雷+阿司匹林减少30日CV死亡、心肌梗死或缺血。当未应用GP Ⅱb/Ⅲa阻滞剂时，应考虑600mg负荷剂量。氯吡格雷+阿司匹林减少住院患者死亡，再发心肌梗死或脑卒中发生指数

表 13-2

基于循证证据的急性冠脉综合征药物治疗（续）

药物	适应证	剂量和疗程	治疗终点	注意事项	评论
依诺肝素[a]	对于接受溶栓治疗或未进行PCI治疗的STEMI患者，作为UFH的替代药物 进行早期侵入或缺血指导的策略的NSTEACS患者	溶栓治疗的STEMI患者：年龄<75岁，给予30mg静脉注射1次，皮下注射继以皮下注射每日2次，1次1mg/kg（对于体重≥100kg的患者最大量为100mg） 年龄≥75岁，皮下注射每日2次，一次0.75mg/kg（对于体重≥75kg的患者，第一二剂最大量为100mg）继续应用长达8日或至再血管化 进行早期侵入或缺血指导的策略的NSTEACS患者： 皮下注射每日2次，一次1mg/kg皮下注射每日2次，一次1mg/kg。如果上一次皮下注射依诺肝素在PCI术前8~12h给予，术中应静脉注射补充0.3mg/kg在住院过程中继续应用或至PCI	没有绝对终点	避免活动性出血，HIT史，准备行CABG术，Scr≥2.5mg/dl（男性）或2.0mg/dl（女性），或CrCl<15ml/min的患者使用	CrCl 15~29ml/min的患者需要减量至每24小时1次，一次1mg/kg
溶栓治疗[a]	STEMI患者在出现症状后的12h之内，如持续出现缺血体征和症状出现症状12~24h也可考虑	见表13-3	改善TIMI血流分级	见13-4	
磺达肝葵钠[a]	STEMI患者：对于接受溶栓治疗或未进行PCI治疗，作为UFH或LMWH的替代药物 NSTE-ACS:进行早期侵入或缺血指导策略的患者 因Ⅱa因子活性给予额外的抗凝剂的疑行PCI术的患者	STEMI： 在住院第2日开始使用，皮下注射每日1次，一次2.5mg，连续使用8日或至再血管化 NSTE-ACS[e]： 皮下注射每日1次，一次2.5mg，在住院过程中连续使用或至PCI	没有绝对终点	避免活动性出血，CrCl<30ml/min的患者使用	磺达肝葵钠减少STEMI患者的死亡率和再发心肌梗死率，并与UFH相比术增加出血或脑卒中，但仅限于未行PCI术的患者。磺达肝葵钠对NSTE-ACS患者与依诺肝素一样有效，但出血发生率更少。可能可以用于HIT的患者

表 13-2

基于循证证据的急性冠脉综合征药物治疗（续）

药物	适应证	剂量和疗程	治疗终点	注意事项	评论
GP IIb/IIIa 受体抑制剂[a]	STEMI:行 PCI 术的患者；NSTE-ACS:早期人策略的患者和合并 DAPT 中/高危因素的患者	见表 13-6		避免活动性出血、血小板减少、卒中史的患者使用	对于 NSTE-ACS 患者依替巴肽或替罗非班是 FDA 批准的用于 PCI 和缺血指导的治疗。阿昔单抗只用于进行 PCI 的患者
肝素[a]	行 PCI 术的或行溶栓治疗的 STEMI 患者；进行早期人或缺血指导策略的 NSTE-ACS 患者	行溶栓治疗的 STEMI 患者或进行早期侵人或缺血指导策略的 NSTE-ACS 患者:60U/kg 静脉推注（最高 4 000U），继以 12U/(kg·h)（最高 1 000U/h）继续应用 48h 或至再血管化；行 PCI 的 STEMI 患者:如使用 GP IIb/IIIa 受体抑制剂,50~70U/kg 静脉推注；如果未使用 GP IIb/IIIa 受体抑制剂,70~100U/kg 静脉推注；继续应用 48h 或至 PCI 结束	aPTT 与患者正常值之比,应维持在 1.5~2.5 倍,如患者未行溶栓或 PCI 治疗,应于 4~6h 后检测；如患者行溶栓治疗,则于 3h 后检测	避免活动性出血、血小板减少、最近卒中患者使用	除非有明确的禁忌证存在,所有未溶栓治疗的 AMI 患者都应当使用
吗啡及其他镇痛药物	使用硝酸酯药物或充分的抗缺血治疗,症状不能缓解的 STEMI 和 NSTE-ACS 患者	2~5mg 静脉注射,按照需要每 5~30min 1 次	胸痛和心率下降	避免心动过缓、右心室梗死、低血压、精神混乱的患者应应用吗啡	使用本药与死亡风险升高有关；停用非选择性 NSAIDs 和选择性 COX-2 药物
硝酸甘油[a]	伴有持续缺血、高血压或已控制的肺淤血的 STEMI 和 NSTE-ACS 患者	个体差异较大；逐渐加量至疼痛缓解或根据收缩压;一般从 5~10μg/min,逐渐加量至 200μg/min。通常梗死后静脉注射治疗维持 24~48h	逐渐加量至疼痛缓解或收缩压 >90mmHg	避免收缩压 <90mmHg,右心室梗死,24h 内曾应用西地那非,48h 内曾应用他达拉非的患者使用	如出现头痛,可使用对乙酰氨基酚或头痛药物。缺血性心脏病患者硝酸甘油应当逐渐减量；对于再发心肌梗死症状的患者,硝酸酯的皮肤贴剂或口服硝酸酯可替代使用

表 13-2

基于循证证据的急性冠脉综合征药物治疗（续）

药物	适应证	剂量和疗程	治疗终点	注意事项	评论
普拉格雷+阿司匹林[a]	STEMI:在抗栓治疗后行 PCI 术前或在首次 PCI 前；NSTE-ACS:在冠状动脉支架植入术前	负荷剂量 60mg，继以每日 1 次，1 次 10mg（如果体重 ≥60kg）或 5mg（如果体重 < 60kg）。如果置入冠状动脉支架使用普拉格雷至少 1 年。阿司匹林首日 162 ~ 325mg，然后每日 1 次，1 次 81 ~ 325mg 终生服用（更推荐 81mg）		避免活动性出血,脑卒中或 TIA 史,年龄 ≥75 岁的患者使用。如果需要立即行 CABG 术,不可开始使用此药;停药 7 日后方可选择 CABG 术	
替格瑞洛+阿司匹林	有 MI 史的 ACS 患者；在首次 PCI 前的 STEMI；早期侵入或缺血指导策略的 NSTE-ACS 患者	ACS 合并 MI 史:发生 ACS 事件后负荷剂量 180mg，继以一日 2 次，一次 90mg，在 ACS 事件后首年期间服用,1 年后服用一日 2 次,一次 60mg;首日服用 162 ~ 325mg 负荷剂量的阿司匹林,继以每日 1 次,一次 81mg 终生服用 在首次 PCI 前的 STEMI 患者:负荷剂量 180mg，继以每日 2 次，一次 90mg,至少 1 年;首日服用 162 ~ 325mg 负荷剂量的阿司匹林,继以每日 1 次,一次 81mg 终生服用 早期侵入或缺血指导策略的 NSTE-ACS 患者:负荷剂量 180mg,继以每日 2 次,一次 90mg,如果支架植入或早期侵入或缺血指导策略均为至少 1 年;首日服用 162 ~ 325mg 负荷剂量的阿司匹林,继以每日 1 次,一次 81mg 终生服用	无绝对终点	避免严重肝功能不全或活动性出血的患者使用。阿司匹林每日超过 100mg 可能降低替格瑞洛的有效性。停药至少 5 日才能行 CABG 术	密切监测呼吸困难的不良反应。在 ACS 后至少首个 12 个月,替格瑞洛优于氯吡格雷;联用替格瑞洛后辛伐他汀最大剂量为 40mg

表 13-2

基于循证证据的急性冠脉综合征药物治疗（续）

药物	适应证	剂量和疗程	治疗终点	注意事项	评论
沃拉帕沙	用于血栓性心血管事件的二级预防	每日1次，一次1片(2.08mg)		有卒中、TIA、ICH 或活动性出血病史的患者禁忌	根据适应证或标准监护标准使用阿司匹林和/或氯吡格雷。替格瑞洛或普拉格雷作为单独使用的抗血小板药物没有相关资料
华法林	左心室血栓或房颤且 CHA_2DS_2VASc 评分≥2 的 STEMI 和 NSTE-ACS 患者	个体差异大；根据 INR 逐渐加量，疗程取决于华法林的适应证	INR 目标为 2~3。如果使用 DAPT，然后考虑 INR 目标降至 2.0~2.5 或停用阿司匹林	华法林常见的问题包括患者的用药依从性差，出血和患者出血体质	对于存在左心室血栓或房颤的患者，对预防栓塞可能有效

[a] 指某一药物治疗方案可减少发病率或死亡率。

[b] 心源性休克的风险因素（风险因素越多，心源性休克的风险越大）包括年龄>70 岁，SBP<120mmHg，窦性心动过速>110 次/min 或心率<60 次/min。

ACEI, 血管紧张素转换酶抑制剂；AMI, 急性心肌梗死；aPTT, 活性部分凝血活酶时间；ARB, 血管紧张素受体阻滞剂；CABG, 冠状动脉搭桥术；CHA_2DS_2VASc, 房颤风险评分；CV, 心血管；高血压、年龄、糖尿病、卒中史；CKD, 慢性肾脏病；COX-2, 环氧合酶-2；CrCl, 肌酐清除率；DAPT, 双联抗血小板治疗；DM, 糖尿病；EF, 射血分数；FDA, 食品药品管理局；GP Ⅱb/Ⅲa, 糖蛋白 Ⅱb/Ⅲa 受体抑制剂；HF, 心力衰竭；HIT, 肝素诱导血小板减少；ICH, 颅内出血；INR, 国际标准化比值；LMWH, 低分子肝素；MI, 心肌梗死；NSAIDs, 非甾体抗炎药；NSTE-ACS, 非 ST 段抬高急性冠脉综合征；PCI, 经皮冠状动脉介入术；SCr, 血肌酐；STEMI, ST 段抬高心肌梗死；TIA, 短暂脑缺血发作；TIMI, 心肌梗死溶栓；UHF, 普通肝素；VF, 室颤；VT, 室速

```
                    ┌─────────────────┐
                    │  诊断UA/NSTEMI   │
                    └────────┬────────┘
                    ┌────────┴────────┐
                    │   及早入院ᵃ·ᵇ    │
                    └────────┬────────┘
        ┌──────────┐ ┌───────┴────────┐ ┌──────────┐
        │ 缺血指导  │←│   选择治疗策略   │→│  早期侵入  │
        └────┬─────┘ └────────────────┘ └────┬─────┘
```

缺血指导

初始DAPT和抗凝治疗ᵇ
1. 阿司匹林
2. P2Y₁₂受体抑制剂(联合阿司匹林):
 •氯吡格雷或替格瑞洛
3. 抗凝剂:
 •依诺肝素ᵈ或UFHᵉ或磺达肝癸钠ᵉ

早期侵入

初始DAPT和抗凝治疗ᵇ
1. 阿司匹林
2. P2Y₁₂受体抑制剂(联合阿司匹林):
 •氯吡格雷或替格瑞洛或普拉格雷
3. 抗凝剂:
 •依诺肝素ᵈ或UFHᵉ或磺达肝癸钠ᵉ或比伐芦定
4. 高风险患者(肌钙蛋白阳性)GPⅡb/Ⅲa联合阿司匹林和P2Y₁₂受体抑制剂ᶠ依替巴肽或替罗非班

┌─────────────────┐
│ 根据造影结果选择治疗 │
└─────────────────┘

| 治疗有效 | | 治疗无效 |

支架植入

初始/继续抗血小板和抗凝治疗ᵇ
1. 阿司匹林
2. P2Y₁₂受体抑制剂(联合阿司匹林):
 •氯吡格雷或普拉格雷或替格瑞洛
3. GPⅡb/Ⅲa(如果在PCI时未使用比伐芦定,支持P2Y₁₂受体抑制剂和GPⅡb/Ⅲa受体抑制剂同时使用的证据有限
4. 抗凝剂:
 •依诺肝素ᵈ,比伐芦定或磺达肝癸钠ᵍ或UFH

CABG

初始/继续抗阿司匹林且停止P2Y₁₂受体抑制剂和/或GPⅡb/Ⅲa受体抑制剂治疗ᵇ
1. 阿司匹林
2. 术前5日停用氯吡格雷或替格瑞洛,术前7日停用普拉格雷
3. 在紧急CABG前停用氯吡格雷或替格瑞洛长达24小时,在术前停用氯吡格雷或替格瑞洛5日内或术前停用普拉格雷7日内可以行急诊CABG
4. CABG术前停用依替巴肽或替罗非班至少2~4小时且阿昔单抗停用≥12小时

住院晚期或出院后治疗
1. 终生使用阿司匹林
2. P2Y₁₂抑制剂(氯吡格雷或替格瑞洛)联用阿司匹林长达12个月
3. P2Y₁₂抑制剂(氯吡格雷,普拉格雷或替格瑞洛)联用阿司匹林,冠状动脉支架植入至少12个月
4. 如果在入院时未使用应当开始使用下列药物ᵇ:ACEI或ARB,醛固酮拮抗剂,β受体拮抗剂、他汀

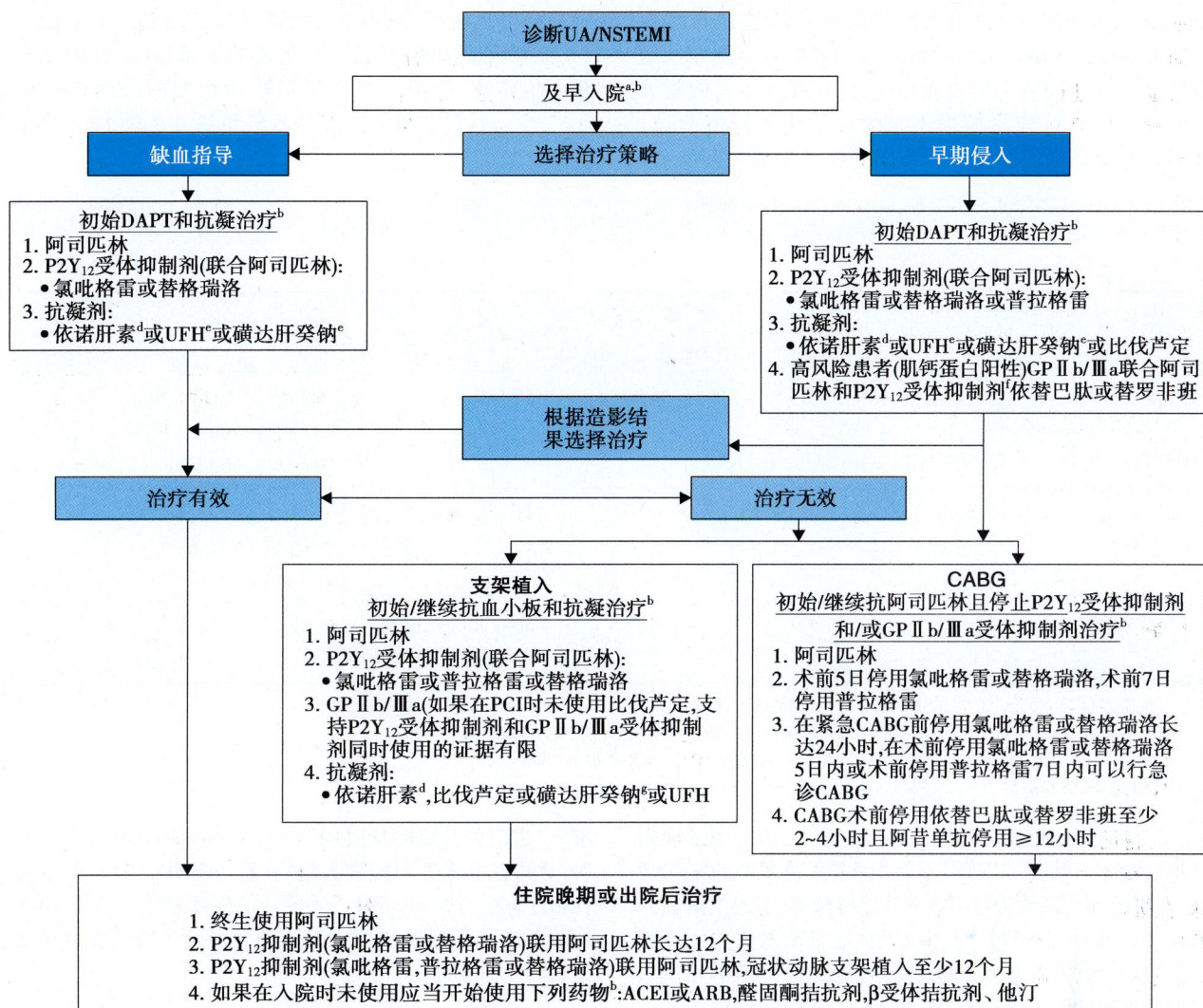

图 13-6　NSTEMI 启动治疗流程。ᵃ 早期入院治疗包括氧饱和浓度<90%的患者吸氧,舌下含服硝酸甘油,静脉注射硝酸甘油,静脉注射吗啡,β 受体阻断剂,ACEI 或 ARB,醛固酸拮抗剂,大便软化剂和他汀。ᵇ 所示适应证、剂量和禁忌证如表 13-2 所示。ᶜ 如有下列事件,应考虑及早侵入策略:静息时反复心绞痛或缺血、心脏生物标志物升高、新发或疑似新发的 ST 段压低、有心力衰竭(HF)的临床症状和体征或新发的加重的二尖瓣返流、血液动力学不稳定、持续的室性心动过速、6 个月内曾行经皮冠状动脉介入术(PCI)、曾行冠状动脉旁路术(CABG)、心肌梗死溶栓(TIMI)危险评分高危、左室射血分数(LVEF)<40%。如果患者 TIMI 危险评分为低-中危或患者缺少高危因素医师认为选择保守治疗更合适,可以考虑缺血指导的保守的方案。ᵈ 在住院期间使用,长达 8 日。ᵉ 最少48h。ᶠ 在如下条件下推荐应用 GⅡb/Ⅲa 联合阿司匹林和 P2Y₁₂ 受体:延迟血管造影、高危因素、早期再发缺血。ᵍ 对于使用磺达肝癸钠治疗的 PCI 患者(如治疗),因导管血栓风险,应当在 PCI 时额外给予有抗Ⅱa 活性的抗凝药物。ACEI,血管紧张素转化酶抑制剂;ARB,血管紧张素受体抑制剂;ASA,阿司匹林;CABG,冠状动脉旁路;LVEF,左室射血分数;GPⅡb/Ⅲa,糖蛋白Ⅱb/Ⅲa;HF,心力衰竭;NTG,硝酸甘油;PCI,经皮冠状动脉介入术;NSTEMI,非 ST 段抬高心肌梗死;UFH,普通肝素;TIMI,心肌梗死溶栓。(来源:Amsterdam et al. AHA/ACC 2014 guidelines for the management of patients with unstable angina/non-ST-elevation acute coronary syndromes:a report of the American College of Cardiology/American Heart Association Task Force on Practice Guidelines developed in collaboration with the Society for Cardiovascular Angiography and Interventions and the Society of Thoracic Surgeons endorsed by the American Association of Thoracic Surgeons. *J Am Coll Cardiol.* 2014;64:e1e228.)

溶栓药物

因为大多数 STEMI 病例是冠状动脉突然闭塞所致,首先应尽可能迅速地开通闭塞动脉血管。这可以通过应用溶栓药物增加机体自身的纤溶系统作用或通过 PCI 机械性的减少阻塞来实现[5]。

大规模临床试验已经证明使用溶栓药物减少死亡率。溶栓治疗的出现降低了 1/3 的 STEMI 早期死亡率(从 10%~15%降至 6%~10%)[5]。

在美国 STEMI 患者通常应用的溶栓药物是阿替普酶

（alteplase，t-PA）、瑞替普酶（reteplase，r-PA）和替奈普酶（tenecteplase，TNK）。阿替普酶是通过 DNA 重组技术生产的天然存在的酶。它与尿激酶有同样的纤溶酶原肽键剪切位点。但 t-PA 与纤维蛋白结合，使纤维蛋白能附着在血栓上并且优先降解而不是循环转化为纤溶酶原。瑞替普酶是经基因改造的纤溶酶原激活因子，作用与 t-

PA 相似。瑞替普酶半衰期更长，因此它可以间隔 30 分钟静脉推注给药，而不是 1 次静脉推注给药。TNK 是 t-PA 经基因改造的产物，具有更长的半衰期、更好的纤维蛋白特异性、受纤溶酶原激活物抑制剂的抑制作用更小[21,22]。这些药物的药理学差异和剂量在表 13-3 中进行了比较。

表 13-3

已批准的溶栓药物药理学特征[22]

药物名称	纤维蛋白特异性	潜在的抗原性	90min 后 TIMI3 级血流°(%患者)	平均剂量	给药方法	价格
阿替普酶	中	无	54%	100mg	15mg 静脉推注，50mg 静脉滴注 30min，然后 35mg 给予 60min[a]	高
瑞替普酶	中	无	60%	10+10 单位	10 单位静脉推注，30min 后再静脉推注 10 单位	高
替奈普酶	高	无	65%	30~50mg（根据体重）[b]	静脉推注 5~10s	高

[a] 按患者体重=65kg，对于体重<65kg 的患者应减少剂量。
[b] 对于体重<60kg 的患者，30mg；60~69kg，35mg；70~70kg，40mg；80~89kg，45mg；90kg，50mg。
[c] 译者注：原文为 TIMI grade blood flow，译者认为应为 TIMI grade 3 blood flow。
TIMI，心肌梗死溶栓。

遗憾的是，理想的溶栓药物并不存在。所有的溶栓药物均具有 3 个共同的问题：不能 100% 开通闭塞的冠状动脉、在缓解梗死区血管后不能有效保持血流、引起出血的并发症。TIMI 血流分级广泛用于评估冠状动脉再灌后的血流。冠状动脉内血流分为 0 级（没有血流）、1 级（有血流通过但没有灌注）、2 级（部分灌注）或 3 级（完全灌注）[23]。TIMI 标准也用于评估出血事件。TIMI 主要出血事件包括明显的临床出血或有证据表明的颅内出血或腹膜后出血，这些常引起血红蛋白下降 5g/dl 或红细胞压积减少至少 15%（绝对值）。TIMI 少量出血定义为临床出血引起血红蛋白下降 3~5g/dl 或红细胞压积减少 9%~15%（绝对值）[24]。

在应用溶栓药物之前必须评估患者是否存在禁忌证（表 13-4）以使出血风险最小化。溶栓治疗的绝对禁忌证相对很少，但应仔细评估每位患者的潜在获益是否大于相应的风险。因为有溶栓治疗引起颅内出血的风险，应当仔细选择接受溶栓治疗的患者。总的来说，必须明确诊断 STEMI，包括病史与缺血吻合、在邻近导联中存在 ST 段抬高、或 ECG 新发左束支传导阻滞。一旦确诊，如果没有禁忌证，应当立即采取溶栓治疗[5]。

溶栓治疗的适应证是在症状发生的 12 小时内就医且自首次就医后 120 分钟内不能进行首次 PCI 的 STEMI 患者[5]。胸痛发生时间和药物使用时间与溶栓治疗的改善作用直接相关。虽然指南推荐胸痛发生 12 小时内启动溶栓治疗，但是临床试验的资料表明在症状出现 0~2 小时内启动溶栓治疗比 2 小时以后启动更有效地减少死亡率。指南

推荐"进门到开始溶栓时间"（door-to-needle time）为 30 分钟，意味着患者进入医院大门后，从 STEMI 诊断和开始溶栓治疗理想应在 30 分钟内完成。一旦情况稳定，患者应当转运至能够进行 PCI 的机构，以免再灌注失败或发生再次闭塞[5]。

表 13-4

溶栓后继发出血相关危险因素[5]

绝对禁忌
任何颅内出血史
已知器质性脑血管病变（如动静脉畸形）
已知恶性颅内肿瘤（原发的或转移的）
活动性内出血或出血因素（月经除外）
怀疑有主动脉夹层
最近 3 月曾有近头部或面部外伤史
2 个月内颅内或脊内手术
3 个月内曾发生缺血性脑卒中，（除了 4.5 小时内发生的缺血性脑卒中）
严重未控制的高血压（对急症治疗无效）
仍有未控制的高血压（SBP>180mmHg，DBP>110mmHg）
慢性、严重的、控制不佳的高血压

表 13-4

溶栓后继发出血相关危险因素（续）

绝对禁忌
曾有超过 3 个月的缺血性卒中史、痴呆、或已知的颅内病变
无法按压血管止血的穿刺
重要手术（<3 周）
2~4 周内发生内出血
活动性消化溃疡
最近使用抗凝药物（INR 越高，出血风险越大）
妊娠

DBP，舒张压；INR，国际标准比值；SBP，收缩压。

对于 NSTE-ACS 患者，不推荐溶栓药物。在这类患者中血栓富含血小板而不是纤维蛋白，因此对溶栓治疗的反应不佳[25]。另外，TIMI ⅢB 试验资料显示与安慰剂相比，阿替普酶不会改善死亡、心肌梗死和初始治疗失败的结局，并且与致死性或非致性心肌梗死发生率升高有关[26]。

抗血小板和抗凝药物

无论是应用溶栓药物还是通过激活体内自身的纤维蛋白溶解系统，当血栓溶解发生时，纤维蛋白栓子开始分解。血栓溶解，反而会促进局部纤维蛋白产生、血小板聚集增加，这可能导致血栓再次形成。抗血小板药物（阿司匹林、P2Y$_{12}$ 受体拮抗剂如氯吡格雷、普拉格雷或替格瑞洛）、糖蛋白（GP）Ⅱb/Ⅲa 受体阻滞剂以及胃肠外抗凝药物如普通肝素（UFH）、低分子肝素（LMWH）如依诺肝素和直接凝血酶抑制剂（DTI）如比伐芦定用来最大程度上减少再次血栓形成。UFH 使用有很多限制，包括因个体差异较大必须频繁监测抗凝效果、会引起肝素诱导的血小板减少性紫癜（<0.2%）。LMWH 与 UFH 相比的优点在于给药更方便，生物利用度更好，较少需要监测。与 UFH 不同，DTI 对治疗停止后凝血酶原再次激活具有更好的保护作用。

表 13-5

P2Y$_{12}$ 受体拮抗剂的比较[1,5,104]

参数	氯吡格雷	普拉格雷	替格瑞洛	坎格瑞洛
分类	噻吩并吡啶类（二代）	噻吩并吡啶类（三代）	环戊基噻唑并吡啶类	稳定的 ATP 同系物
给药	口服	口服	口服	静脉给药
剂量	300~600mg LD 75mg，每日 1 次	60mg LD 10mg，每日 1 次	180mg LD； 90mg，每日 2 次（第 1~3 年，60mg，每日 2 次）	静脉快速注射 30μg/kg 静脉滴注 4μg/（kg·min）
年龄		如果 >75 岁，除非有 DM 或 MI 史不推荐使用		
体重		如果 <60kg，考虑 5mg，每日 1 次		
FDA 适应证	ACS（NSTEMI，STEMI）近期 MI、脑卒中、PAD	2009 年 7 月 NSTE-ACS+PCI STEMI+PCI	2011 年 7 月 ACS（NSTE-ACS，ST-EIM）	2015 年 6 月 PCI
ACS 临床试验	CURE，PCI-CURE，CREDO，ACUITY，CLSRITY，COMMIT	TRITON-TIMI 38；TRIL-OGY-ACS	PLATO PEGASUS TIMI-54	CHAMPION-PCI CHAMPION-PLATFORM CHAMPION-PHOENIX
受体结合	不可逆转	不可逆转	可逆转	可逆转
激活	前药，受代谢限制	前药，不受代谢限制	原药有活性	原药有活性
患者间的差异	高	低	低	低
生物利用度	~50%	80%~100%	36%	NA
起效时间	2~6 小时	30 分钟	0.5~2 小时	2 分钟

表 13-5

P2Y$_{12}$ 受体拮抗剂的比较[1,5,104]（续）

参数	氯吡格雷	普拉格雷	替格瑞洛	坎格瑞洛
血小板抑制峰值活性	300mg LD（6 小时） 600mg LD（2 小时）	60mg LD（1~1.5 小时）	180mg LD（<1 小时）	静脉快速注射 30μg/kg（2min）
持续时间	3~10 日	5~10 日	1~3 日	1~2 小时
半衰期	6 小时	7 小时	7 小时	3~6 分钟
代谢	经 CYP450 肝代谢（1A2,2C19）	极少	经 CYP450 肝代谢（主要:3A4,2B6）（较少:2C9,2C19）	核苷酸酶去磷酸化
消除	尿 50% 粪便 46%	尿 68% 粪便 27%	尿 26% 粪便 58%	尿 58% 粪便 35%
CYP2Car9 位点	显著	不显著	不显著	不显著
非 CABG 主要出血事件	增加	>氯吡格雷	>氯吡格雷（总体） PCI 相似	相似（根据定义有所不同）
CABG 主要出血事件	增加	>氯吡格雷	=氯吡格雷 致死率有益	与安慰剂相似
卒中患者的安全性	是	禁忌	与氯吡格雷卒中发生率相似，增加颅内出血风险	与氯吡格雷的卒中发生率相似
呼吸困难和房室传导阻滞	否	否	是	是
血小板抑制	~50%	~70%	>30%	100%
药物相互作用	PPI 抑制 CYP2C19（药品说明书不推荐联用奥美拉唑）；与非甾体解热镇痛药、口服抗凝药联用增加出血风险等	非常少，与非甾体解热镇痛药、口服抗凝药联用增加出血风险等	强 CYP3A4 抑制剂和诱导剂；辛伐他汀最大 40mg；可能增加地高辛浓度；限制阿司匹林日剂量 ≤ 100mg；与非甾体解热镇痛药、口服抗凝药联用增加出血风险等	与非甾体解热镇痛药、口服抗凝药联用增加出血风险等
药物和疾病相互作用	—		哮喘、房室传导阻滞和痛风患者慎用	哮喘患者慎用
黑框警告	基因多态性	年龄相关的出血 TIA/卒中史	颅内出血史 阿司匹林剂量>100mg	NA
CABG 停用时间	5 日	7 日	5 日	1 小时

ATP，双磷酸腺苷；CABG，冠状动脉旁路移植术；CYP，细胞色素 P450；LD，负荷剂量；ACS，急性冠脉综合征；NSTEMI，非 ST 抬高心肌梗死；STEMI，ST-抬高心肌梗死；MI，心肌梗死；PAD，外周动脉病；NSTE-ACS，非 ST 抬高急性冠脉综合征；PCI，经皮冠状动脉介入术；NA，不适用；PPIs，质子泵抑制剂；TIA，短暂脑缺血发作。

另一类药物 GP Ⅱb/Ⅲa 受体抑制剂，替罗非班、依替巴肽和阿昔单抗。血小板表面具有丰富的 GP Ⅱb/Ⅲa 受体。当患者发生急性缺血事件时或进行 PCI 术时，血小板激活。随着血小板激活，GP Ⅱb/Ⅲa 受体构型发生了变化，增加了对纤维蛋白原的亲和性。纤维蛋白原与血小板受体的结合导致血小板聚集，引起血栓形成。GP Ⅱb/Ⅲa 受体抑制剂

通过抑制纤维蛋白原与激活的血小板 GP Ⅱb/Ⅲa 受体位点的结合，来抑制血小板聚集[5]。

虽然罕见，但此 3 种药物均可引起急性的血小板减少，其中更常见于阿昔单抗[27]。GP Ⅱb/Ⅲa 受体抑制剂更常与其他抗血小板药物和抗凝药物一起用于 NSTE-ACS 患者和行 PCI 术的患者。与溶栓药物联用于 STEMI 患者时虽然

有效，但获益被高出血风险抵消。因此不推荐 GP Ⅱ b/Ⅲ a 受体抑制剂与溶栓药物常规联合使用[5]。

P2Y$_{12}$ 受体拮抗剂，替格瑞洛，普拉格雷和氯吡格雷，已经成为治疗 ACS 不可分割的一部分。这些药物通过阻断 P2Y$_{12}$ 二磷酸腺苷受体，抑制血小板激活和聚集，延长出血时间，降低血液粘度发挥作用[1-5]。这些药物在抗血小板活性、药动学、药效学、药物基因组学和药物相互作用诸多方面存在不同（表 13-5）。坎格瑞洛是一种静脉药物，最近批准用于减少 PCI 患者的血栓风险，本药用于未在使用其他的 P2Y$_{12}$ 受体拮抗剂或一种 GPⅡb/Ⅲa 受体抑制剂的患者[28]。在 Cargrelor versus Standard Therapy to Achieve Optimal Management of Platelet Inhibition（CHAMPION）PHOENIX 研究中，对坎格瑞洛与标准治疗进行了比较，与氯吡格雷相比，静脉使用坎格瑞洛的患者在 48 小时包括死亡、心肌梗死、缺血导致的再血管化或支架内血栓的主要复合终点事件显著减少（5.9% vs 4.7%，$P=0.005$）。虽然获益可持续 30 日，但以增加出血为代价，使用坎格瑞洛每 170 名患者有一名患者出血，而使用氯吡格雷的患者每 275 名有一名患者出现[29]。最近的争议集中在是否需要行药物基因组学和血小板功能检查，来确定患者对氯吡格雷治疗属于"有反应患者"还是"无反应患者"[30]，当前 ACC/AHA 指南尚不推荐常规进行基因位点的检测，关于这些争论的详细内容见第 12 章。

沃拉帕沙是一种口服抗血小板药物通过血小板蛋白酶活化受体-1 选择性阻滞凝血酶的细胞作用。本药适用于心梗或外周血管疾病史的患者二级预防心血管事件。在 TRA2P-TIMI50（Thrombin-Receptor Antagonist in Secondary Prevention of Atherothrombotic Ischemic Events）研究中，与安慰剂相比，心梗、缺血性卒中或外周血管疾病史患者使用沃拉帕沙每日 1 次，一次 2.5mg 因心血管原因、心肌梗死或脑卒中死亡的复合终点事件减少 13%（$P<0.001$），并减少 12% 的心血管死亡、心肌梗死、卒中或缺血复发导致的再血管化（$P=0.001$）。[31] 但是沃拉帕沙会增加包括颅内出血中到重度的出血事件。在卒中的患者中，沃拉帕沙的颅内出血发生率为 2.4%，安慰剂 0.9%（$P<0.001$）。约 67% 的患者有心梗史，且 98% 合用阿司匹林，78% 使用一种 P2Y$_{12}$ 抑制剂[31]。只有 0.2% 患者接受普拉格雷治疗，没有患者使用替格瑞洛[32]。当对联用阿司匹林和/或氯吡格雷的患者进行血栓性心血管事件的二级预防时，卒中、短暂脑缺血发作或颅内出血是沃拉帕沙的禁忌。

β 受体阻滞剂

ACS 的患者除非禁忌都应当服用 β 受体阻滞剂。对于行溶栓治疗或 PCI 治疗的 ACS 患者，β 受体阻滞剂显著减少心血管死亡率、非致死性心肌梗死的再发和全因死亡率[1-5]。2014 年 ACC/AHA 指南推荐，对所有患者只要无心衰、低心搏量的证据，心源性休克风险或其他禁忌均应在出现症状后的 24 小时内应用 β 受体阻滞剂。已有研究对选择性和非选择性 β 受体阻滞剂都进行了评价；但有内在活性的 β 受体阻滞剂应当避免使用，因为其研究尚不够充分，缺乏有效性资料。对于无心力衰竭体征的心动过速或高血压患者，可以考虑静脉注射 β 受体阻滞剂，继以口服给药。除非存在禁忌，AMI 后所有患者均应给予 β 受体阻滞剂，并应终生使用[5]。

他汀类药物

β-羟基-β-甲基戊二酰-辅酶 A（β-Hydroxy-β-methylglutaryl-CoA，HMG-CoA）还原酶抑制剂（他汀类）减少心血管病患者长期发病率和致死率。除了其降脂作用以外，他汀类还具有多种作用，包括稳定斑块、抗炎、抗血栓形成、增加动脉顺应性和调整内皮功能[33]。现有的强化他汀药物治疗的药物包括阿托伐他汀、辛伐他汀、普伐他汀、瑞舒伐他汀和氟伐他汀[1,5,34]。最新的 ACC/AHA 胆固醇指南不再推荐低密度脂蛋白胆固醇（LDL）的目标值，代替强调使用固定剂量的他汀来减少心血管风险。AMI 后，患者应当使用高强度他汀，如阿托伐他汀 40～80mg，或瑞舒伐他汀 ≥ 20mg/d。>75 岁的患者或不能耐受高剂量的患者可以考虑更低的剂量[34]（见第 8 章）。

血管扩张药物

其他减少心肌损伤的策略包括在围梗死期使用血管扩张药物。AMI 后某些患者会发生进行性的左室扩张（"重构"），这是影响预后的一个重要因素。血管扩张药物通过减轻后负荷和前负荷来减少氧需求和心肌室壁张力，阻止重构的进展。某些血管扩张药物通过扩张冠状动脉，可能增加心肌的供血[1,5]。

大量的临床试验对血管紧张素转化酶抑制剂（ACEI）进行了评估，研究证实所有口服制剂都可以降低死亡率[1,5]。应当避免静脉用 ACEI，因其可能引起血压过度降低，不能改善患者的生存率。ACEI 对于前壁梗死、具有心力衰竭体征、心动过速或陈旧性心肌梗死的患者作用最好。理论上，口服 ACEI 应当在诊断后 24 小时内、血压稳定后开始使用[1,5]。从小剂量开始，然后尽可能快地逐渐加量[3,23]。ACC/AHA 指南建议对于不能耐受 ACEI 的 ACS 患者，应当使用血管紧张素受体阻滞剂（ARB）类药物。应当避免联用 ACEI 和 ARB，因不良事件如高血钾会增加。

醛固酮拮抗剂如螺内酯和依普利酮可改善左心室重构和终末期收缩容积。在 EPHESUS（Eplerenone Post Acute Myocardial Infarction Heart Failure Efficacy and Survival Study）研究中，急性心梗和左心室功能不全（LVEF<40%）合并或不合并心力衰竭的患者在心肌梗死后 3～14 日随机服用依普利酮（一种选择性醛固酮阻断剂），发现依普利酮联合 ACEI 和 β 受体阻断剂可降低长期死亡率[35]。醛固酮受体阻断剂推荐用于无禁忌证的心肌梗死后且合并 LVEF<40%、糖尿病或心衰症状的患者[1]。

硝酸甘油对冠状动脉和外周血管床均具有扩张作用。硝酸酯类扩张静脉容量性血管和外周动脉。它们最主要的作用是降低前负荷，降低后负荷作用较小。因此，硝酸酯药物引起心肌室壁张力和耗氧量的减少。静脉用硝酸甘油应当用于有反复缺血症状（胸痛）、急性心衰和高血压的患者，剂量应当逐渐加量至收缩压降至 100~130mmHg，并保持心率低于 100 次/min。

另一类在 ACS 治疗中得到评估的血管扩张剂是钙通道阻滞剂。关于钙通道阻滞剂如何起效已有多种机制提出。总的来说，其扩张冠状动脉和外周血管，也减轻冠状动脉栓塞时出现的冠状动脉血管痉挛。此外，这类药物可改善冠状动脉血供、减少心肌耗氧量，也是一种有效的抗缺血药物[1,5]。

ACC/AHA 指南推荐，钙通道阻滞剂用于已使用足量硝酸酯和 β 受体阻滞剂但症状持续或反复的患者，有 β 受体阻滞剂禁忌证或变异型（prinzmetal）心绞痛患者。对于这些患者，推荐使用减慢心率的钙通道阻滞剂（如地尔硫䓬或维拉帕米）。但这些非二氢吡啶类钙通道阻滞剂不应当用于严重左心室功能不全或肺水肿的患者。DAVIT（Danish Verapamil Infarction Trial）是至今最大的评估钙通道阻滞剂对 ACS 患者有效性的随机研究[36]。这项研究提示维拉帕米用于 ACS 患者具有减少心肌梗死和致死率的趋势。地尔硫䓬已被证明具有相似的减少心肌梗死和难治性心绞痛发病率的作用。没有专门的研究对 ACS 患者服用二氢吡啶类钙通道阻滞剂氨氯地平和非洛地平的效果进行评价[37]，但血压正常的冠心病（CAD）患者或具有心血管风险的高血压患者的相关研究，证明这些药物在降低心血管事件方面具有明显的益处[38,39]。

镇痛药物

AMI 后的疼痛和焦虑会引起心肌耗氧量增加，因此尽快消除患者的疼痛非常重要。如果溶栓或抗缺血药物（如硝酸酯、β 受体阻滞剂）不能使疼痛减轻，那么额外给予镇痛药物可能是必要的。STEMI 有关的疼痛治疗可选择硫酸吗啡（2~4mg 静脉注射，每 5~15 分钟增加 2~8mg 重复静脉注射）镇痛。除了减轻疼痛和焦虑，吗啡对血流动力学也有益。通过减轻疼痛和焦虑，循环中的儿茶酚胺释放减少，可能会减少相关的心律失常。吗啡也能引起外周静脉和动脉扩张，可以减轻前负荷和后负荷，因此也可减少心肌耗氧量。但是回顾性研究显示 NSTEMI 患者应用吗啡死亡率升高；因此在 2014 年 ACC/AHA 指南中，吗啡在这类人群中的应用推荐证据级别降至 Ⅱb[40]。医师应当警惕吗啡潜在的不良反应，包括低血压、恶心和呼吸抑制。

非选择性和环氧合酶（COX）-2 选择性非甾体抗炎药物（NSAIDs）与死亡率、再发心肌梗死、高血压、心力衰竭和心肌断裂有关。因此一旦患者出现 ACS，应当停用这类药物[1,5]。

大便软化剂

因为过度用力会使心血管系统不需要的张力增加，因此 AMI 患者通常会给予如多库酯钠的一类药物预防便秘[1,5]。

吸氧

许多患者在 AMI 最初几个小时会有轻度的低氧血症。ACS 患者合并动脉氧饱和度<90%、呼吸困难或低氧血症高危因素应给予吸氧。患者如有严重的低氧血症或肺水肿，可能需要气管插管和机械性通气[1,5]。

抗心律失常药

室性心律失常包括室颤是心肌缺血和 AMI 有关的常见并发症，也是导致死亡的主要原因，一半以上的室颤病程发生在 AMI 症状出现后 1 小时内。利多卡因和胺碘酮是围梗死期治疗室性心律失常的可选药物。不推荐使用利多卡因或其他抗心律失常药物来预防室性心动过速和室颤。虽然常规应用利多卡因可能降低室颤的出现，但可能会增加停搏发生的概率[5]。

不推荐 AMI 后长期应用口服抗心律失常药物来抑制心室早搏。CAST 研究（Cardiac Arrhythmia Suppression Trial）证明氟卡尼、恩卡尼或莫雷西嗪治疗 AMI 后无症状心室早搏，会导致患者死亡率升高（见第 15 章）[41,42]。

非药物治疗

对于 STEMI 患者，只要能及时进行，首次 PCI 是首选的再灌注治疗方式。ACC/AHA 专门就 AMI 患者 PCI 和支架使用发布了专门的指南[43]。

对于就诊于可以施行 PCI 术的医院的患者，患者应自首次医学接触起，即"从开始就医到 PCI 球囊扩张时间（door-balloon time）"操作能在 90 分钟内完成 PCI 术。对于就诊于不可以施行 PCI 术的医院的患者，如果可以自首次医学接触起在 120 分钟内迅速转运至可施行 PCI 的地方，才首选首次 PCI[5]。这一时间限制是基于 1 项多元变量分析而得出，当从开始就医到 PCI 球囊扩张时间超过 90~120 分钟，患者死亡率升高[44]。如果患者不能达成 120 分钟的时间要求，除非有禁忌证则应行溶栓治疗[5]。

PCI 术的缺点包括需要更长的时间动员全体人员准备导管室且其初始成本较高。PCI 的潜在优点是能在病变血管处更好地达到 TIMI3 级血流（分别为 90% vs 50%~60%）[5]。PCI 主要心血管不良事件更少，这一结果不依赖于患者就医时间的长短。不幸的是，很多医院不具备在必需的时间窗完成这一操作的设施和技术娴熟的人员[5]。

对于 NSTEMI 患者，冠状动脉造影术帮助确定冠状动脉病变的程度和定位来指导最终的医疗策略（例如，置入支架的 PCI 术、CABG 或药物治疗）。但是因为造影术是一种侵入性操作，有严重并发症的风险。因此冠状动脉造影应当只用于此项操作的获益大于风险的患者。在这一原则指导下，产生 2 种治疗 UA/NSTEMI 患者的方案：早期侵入治疗策略（也被称为侵入策略）和缺血指导策略（见图 13-6）。早期侵入治疗策略，对所有愿意行冠状动脉造影的无禁忌证患者在入院的 24 小时内行再血管化治疗。缺血指导策略对所有患者进行积极的药物治疗，且仅对合并某些危险因素的患者或药物治疗无效的患者行冠状动脉造影检查。

ACS 的临床表现

案例 13-1

问题 1：P. H. 是一名 68 岁的老年男性，体重 80kg，在花园割草时发作持续胸痛后收入急诊治疗。他在等待 6 小时后，打电话给 911，转入急诊室，但是个不能做 PCI 的医院。体检：患者出汗伴面色苍白，心率和心脏节律正常，未听及 S_3 和 S_4 杂音。重要的体征包括 BP 180/110mmHg，心率 105 次/min，呼吸频率 32 次/min。P. H. 胸痛放射至他的左臂和下颌，他描述为"压榨样"和"宛如大象站在胸口上一样"的闷痛，疼痛强度为"10/10"级。他在家中舌下含服 5 片硝酸甘油，在急救车上含服另外 3 片，迄今疼痛未缓解。ECG 显示 I、V_2~V_4 导联 ST 段抬高 3mm 和 Q 波。基于其病史和体格检查，P. H 诊断为前壁心肌梗死，实验室检查指标如下：

钠（Na）：141mmol/L

钾（K）：3.9mmol/L

氯（Cl）：100mmol/L

CO_2：20mmol/L

血尿素氮（BUN）：19mg/L

血肌酐（Scr）：1.2mg/dl

血糖：149mg/dl

镁（Mg）：1mmol/L

CK：1 200U/L，合并 12% CK-MB（正常，0~5%）

肌钙蛋白 I：60ng/ml（正常<0.02ng/ml）

胆固醇：259mg/dl

甘油三酯：300mg/dl

P. H. 有冠状动脉粥样硬化心脏病史，2 年前心导管检查示其左前降支中段冠状动脉（75% 狭窄）和左回旋支近端（30% 狭窄），那时的超声心动图示 EF58%，认为这些病变在当时适于药物治疗。他还有支气管炎相关支气管痉挛反复发作史 10 年；糖尿病史 18 年，目前使用胰岛素，在入院前 6 个月测糖化血红蛋白 A_{1C} 6.8%；高血压 1 级，平日血压为 140/85mmHg。父亲 70 岁时死于心肌梗死，母亲和兄弟姐妹健在。P. H. 吸烟史 30 年，每日吸 1 包烟，每周饮啤酒 1 箱 6 瓶。他无静脉用药史。入院时，P. H. 用药包括甘精胰岛素每日 40U；沙丁胺醇吸入剂，必要时（PRN）吸入；氢氯噻嗪，每日 25mg；硝酸甘油贴剂，0.2mg/h；胸痛时，硝酸甘油舌下含服 0.4mg PRN。

P. H. 的哪些体征与症状符合 AMI 的诊断。

P. H. 描述他的疼痛是一种压榨样感，这在缺血性心脏病中十分常见。这一胸部不适常与 ACS 有关，描述为压榨样感或像绑带紧缩胸部一样而不是疼痛。虽然 P. H. 正在从事体力劳动时开始出现胸部不适，但并不总是如此。症状也可在休息时出现，常常会在清晨前几个小时发生。至少 20% 的 AMI 患者没有疼痛或不适；这些被称为"无痛性"心肌梗死[5]。临床表现可从无症状到有气短、

低血压、心力衰竭、晕厥或室性心律失常发生。无痛性或非典型心肌梗死常发生在糖尿病或高血压、老年患者中。P. H. 具有常见的发汗的症状，但是其他常见的症状包括恶心、焦虑没有表现。他也描述其疼痛强度级别为"10/10"，或者也可能为"感受到的最强烈的疼痛"，这也是 STEMI 的典型症状。诊断主要基于症状（如患者的"病史"）、ECG 和实验室检查。

P. H. 有糖尿病、高血压、吸烟病史和冠状动脉粥样硬化心脏病阳性家族史，这些都是冠状动脉粥样硬化心脏病的危险因素。其入院血压较高，表明平时控制不佳，也可能是 ACS 相关的焦虑和紧张引起。血糖为 149mg/dl，也可能是因为控制不佳或紧张反应所致。在住院期间进行糖化血红蛋白检查可以更好地评估其血糖控制情况。

实验室检查异常

案例 13-1，问题 2：你会看到 P. H. 哪些实验室检查异常？

P. H. 有多项常见于 STEMI 和 NSTEMI 的实验室检查异常。他的 CK-MB 和肌钙蛋白升高，符合心肌坏死。不稳定型心绞痛心脏生物标志物不会升高。也应当检测 P. H. 其他多项非特异性实验室指标。P. H. 是一位糖尿病患者，因此血糖可能升高，但是血糖升高也可能发生在非糖尿病患者。伴随着 ACS 也可能会有急性的系统性的炎症反应，表现为发热、白细胞增多、红细胞沉降率升高、C 反应蛋白升高，以及低密度脂蛋白（low-density lipoprotein，LDL）、高密度脂蛋白（high-density lipoprotein，HDL）和总胆固醇降低。这些脂蛋白变化可能在 ACS 事件反生的 24~48 小时开始，在 5~7 日内降至最低，然后在 30 日内缓慢恢复[45]。因此，在 AMI 后首个 24 小时之内进行血脂检查，以得到患者血脂的准确数值较为明智。

ST 段抬高心肌梗死与非 ST 段抬高心肌梗死对比

案例 13-1，问题 3：P. H. 的 ECG 有"ST 段抬高和 Q 波"。ST 段抬高和非 ST 段抬高心肌梗死有何不同？

对于怀疑有 AMI 的患者来说可能最重要的诊断性检查就是 ECG。ECG 是一个重要的工具，因为其是非侵入性的，操作迅速，在大多数临床情况下易于获得，可以帮助判断 AMI 发生位置（如前壁、下壁、侧壁）。P. H. 有典型的 ECG 改变（ST 段抬高和 Q 波），出现于前壁 ECG 导联（V_2~V_4），也说明冠状动脉很可能有阻塞。P. H. 既往的左前降支病变可能发生了破裂导致血管阻塞。

在相邻导联出现 ST 段抬高表明冠状动脉严重的缺血和阻塞。应当尽一切努力尽快开通梗死相关动脉，可行 PCI 术或溶栓治疗。如果 ECG 显示 ST 段压低而不是抬高

（如 NSTE-ACS），P. H. 不适合进行溶栓治疗，因为 NSTEMI 溶栓治疗的风险大于获益；但是根据选择的治疗策略，P. H. 可能会接受 PCI 治疗。

前壁心肌梗死与下壁心肌梗死对比

案例 13-1，问题 4：前壁和下壁梗死的预后有何不同？

心脏前壁损伤致病率（如左室功能不全）和死亡率会更高。发生前壁 ACS 的患者死亡风险、左室功能不全风险和复杂室性异位心律风险最高。P. H. 表现为前壁心肌梗死，因此风险增加。

危险分层

案例 13-1，问题 5：基于 P. H. 表现的体征和症状，他有哪些初始死亡风险？

应用 STEMI 的 TIMI 风险评分，根据他的年龄（2 分），心绞痛史、高血压史和糖尿病史（1 分），心率（2 分），以及心肌梗死位置（1 分），P. H. 的 TIMI 危险评分为 6 分（见表 13-1）。P. H. 30 日死亡率为 16%，因此更应注意此次事件的严重性。如果 P. H. 曾发生 ST 段压低的 NSTEMI，因为他的年龄（1 分），至少具有 CAD 的 3 个风险因素（1 分），曾有 CAD 病史（1 分），ST 段动态改变（1 分），心肌标志物升高（1 分），他的 TIMI 风险评分会是 5 分。根据这一 TIMI 评分，P. H. 还是会有死亡、心肌梗死或在 30 日内需要急诊行冠状动脉再血管化的高风险。

治疗目标

案例 13-1，问题 6：治疗 P. H. 的短期和远期治疗目标是什么。

对于 STEMI 和 NSTEMI 短期的治疗目标，尤其对于 P. H. 来说是恢复梗死相关动脉的血流、阻止梗死面积扩大、减轻其症状和预防死亡。这些目标主要通过恢复冠状动脉血流来实现（STEMI 患者应用溶栓药物或行 PCI 术或 NSTEMI 行 PCI 术），减轻心肌耗氧量。如发生任何危胁生命的室性心律失常必须治疗。长期治疗目标是预防或使缺血症状再发、再发心肌梗死、心力衰竭和心源性猝死发生率降至最低。因为 P. H 正在经历 STEMI，具体的治疗方案在下面的问题中进行讨论。

ST 段抬高心肌梗死的治疗

溶栓治疗

案例 13-1，问题 7：P. H 可以进行溶栓治疗吗？优选哪种药物？

STEMI 需要医疗急救，迅速给予药物治疗对保存心肌组织至关重要。几项重要的临床试验结果明确显示，正确应用溶栓药物可以减少 AMI 相关的死亡。因为溶栓治疗在症状出现后 2 小时内应用，对减少死亡率方面的获益最大，许多医疗机构使用早期院前溶栓治疗，由经训练的护理人员在当地给予患者溶栓药物，这种选择的益处在于可以减少总的缺血时间[46]。对于症状出现>12 小时后才就医的患者，只有当仍有缺血、血流动力学不稳定或心肌大面积缺血时才给予溶栓治疗。对 P. H. 来说，他就诊的医院，不能进行 PCI 治疗，也不能在症状出现后 120 分钟内转运至可行 PCI 术的医院。

应当应用哪种溶栓药物、最佳给药方案、最合适的辅助治疗、溶栓对于某些亚组患者风险是否超过获益（如下壁心肌梗死患者）现在仍存在争议。P. H. 具有高血压史，入院时血压 180/110mmHg。这样高的血压是溶栓治疗的相对禁忌证，因为会增加脑出血的风险，但 P. H. 患有前壁心肌梗死，很可能从溶栓治疗中获益。在这一案例中，他应立即静脉注射硝酸甘油，因为此药可使血压在几分钟内得到控制，一旦收缩压降至 180mmHg 以下，舒张压降至 110mmHg，此时可应用溶栓药物。硝酸甘油也可减轻心脏的工作负荷，并能缓解疼痛。

因为 P. H. 的剧痛症状和 ECG 变化与前壁 AMI 符合，而前壁心肌梗死具有高发病率和死亡率，他具有很高的风险。阿替普酶（t-PA）与链激酶相比，起效更快，对重建 TIMI3 级血流更有效；即使有其优点，但 t-PA 的缺点包括轻微的增加卒中风险和增加费用限制了其应用。决定使用溶栓药物并在症状发生后尽快给药，可能比争论哪种溶栓药物最佳更为重要。幸运的是 P. H. 在胸痛发生后 1 个小时内入院。在美国只能选用纤维蛋白特异性溶栓药物具（见表 13-3）。

GUSTO（Global Utilization of Streptokinase and t-PA for Occluded Arteries）-Ⅲ 研究比较了瑞替普酶与 t-PA 进行，瑞替普酶在体内清除更慢，因此本药可以静脉推注而不需持续静脉滴注[47]。在 GUSTO-Ⅲ 研究中，瑞替普酶可以 2 次静脉推注给药，1 次 10 000 000U，间隔 30 分钟。在两组患者中死亡率和卒中发生率相似。在 ASSENT-2（Second Assessment of Safety and Efficacy of a New Thrombolytic）研究中，将替奈普酶（TNK）与 t-PA 进行比较[48]。TNK 根据体重静脉推注 30~50mg 维持 5~10 秒给药，TNK 和 t-PA 组患者 30 日死亡率和卒中无显著差异且 TNK 人出血并发病更少。2013 年指南并未特别强调一种特别的纤溶酶优于其他，均为一线药物。根据临床医师的偏好和医院的处方集进行选择。

辅助治疗

案例 13-1，问题 8：已下达静脉滴注 t-PA 的医嘱，同时包括 UFH 静脉推注 4 000U，继以持续静脉滴注 960U/h，同时开具阿司匹林 325mg 立即服用。UFH 和阿司匹林都是必须用药吗？

ISIS-2(the Second International Study of Infarct Survival)研究显示单用阿司匹林每日 160mg 或联合链激酶与安慰剂相比,减少 AMI 患者死亡率分别可达 42%[49]。162mg 或更高剂量的阿司匹林,可以抑制血栓素 A_2 的产生,从而迅速产生临床抗血栓作用。因此,所有诊断为 ACS 的患者都有立即应用 162~325mg 阿司匹林的指征。在紧急情况下,阿司匹林应当嚼碎服用,可以更迅速地吸收。所有患者在诊断 ACS 后应当终生服用每日 75~162mg 阿司匹林。如果患者有阿司匹林的禁忌证,氯吡格雷可以替代使用[5]。

普通肝素(UFH)用于辅助治疗来预防再闭塞已超过 40 年,并已经有多个研究对其效果进行评价[5]。总的来说,应用 UFH 对使用链激酶或阿替普酶的患者无益[23],但因为 P. H. 为前壁梗死,将使用 t-PA,应在 t-PA 静脉滴注结束后开始静脉推注 UFH 并继以持续静脉滴注。2007 年 ACC/AHA 指南推荐溶栓后,起始静脉推注 UFH60U/kg(最大量为 4 000U),继以起始静脉滴注 12U/(kg·h)(最高剂量 1 000U/h)48 小时,目标的活性部分凝血酶原时间(activated partial thromboplastintime,aPTT)为正常上限的 1.5~2 倍。对于系统性或静脉栓塞高危患者也应当考虑使用 UFH。

案例 13-1,问题 9: 如果在 P. H. 现在的用药方案中添加氯吡格雷,会有获益吗?

作为 STEMI 患者溶栓治疗不可分割的一部分,有 2 项研究明确了住院期间应用氯吡格雷的重要性[50,51]。在 CLARITYTIMI28(Clopidogrel as Adjunctive Reperfusion Therapy-Thrombolysis in Myocardial Infarction 28)研究中,对接受标准的溶栓治疗、阿司匹林和 UFH 的 STEMI 患者,在 2 日内安排进行血管造影检查[51]。患者在溶栓治疗 10 分钟内服用氯吡格雷(300mg 负荷剂量,继以每日 75mg)或安慰剂。氯吡格雷一直服用至(并包括)血管造影当日,然后停止。主要终点包括出院前血管造影示梗死相关动脉闭塞、直至开始冠状动脉造影前的死亡或 MI。与安慰剂相比,氯吡格雷可以使主要终点事件减少 36%(P<0.001)。到第 30 日,氯吡格雷组可以使心血管死亡、心肌再发心肌梗死或缺血再发减少 20%(P=0.03)。两组主要出血发生率无差异。在溶栓治疗后非急诊 PCI 患者亚组中,预先氯吡格雷治疗的患者与安慰剂组相比,30 日死亡率降低 66%(P=0.034)[52]。

COMMIT(Clopidogrel and Metoprolol in Myocardial InfarctionTrial)研究中评估 45 852 名 STEMI 患者应用无负荷剂量每日使用 75mg 氯吡格雷或安慰剂的效果[50]。在试验人群中,93% 有 ST 段抬高或束支传导阻滞,7% 有 ST 段压低,且 54% 进行溶栓治疗。氯吡格雷在症状出现的 24 小时内开始使用,一直用至出院或在院内使用长达 4 周。与安慰剂相比,氯吡格雷组的死亡率、再发心肌梗死、卒中减少 9%(P=0.002),全因死亡率减少 7%(P=0.03)。使用氯吡格雷出血事件在所有使用患者、合并溶栓治疗患者、及年龄大于 70 岁人群中均没有显著增加。基于这 2 项研究,P. H. 应当在住院期间接受氯吡格雷的治疗。

案例 13-1,问题 10: 应使用氯吡格雷的剂量为多少?

按照 2013 年 ACC/AHA 指南,无论患者是否进行溶栓再灌注治疗,均应给予患者氯吡格雷合并阿司匹林[5]。氯吡格雷 300 的负荷剂量可以与溶栓治疗一起应用,继以每日 75mg 的维持量。维持剂量应当持续 14 日并可长达 1 年。1 年的疗程主要来自 UA/NSTEMI 治疗的经验[1]。重要的是现在仍无正式的研究对 STEMI 患者使用 600mg 负荷剂量的进行评估。此外,并不确定 ≥75 岁的老年患者,尤其是使用溶栓治疗的老年患者,使用负荷剂量的氯吡格雷是否安全有效。因此应避免这一人群的患者使用负荷剂量。对于接受溶栓治疗且在 24 小时内行 PCI 术的小于 75 岁的患者,单次服用负荷剂量 300mg 氯吡格雷[5]。如果患者接受溶栓治疗,在 24 小时后行 PCI 术,更推荐考虑 600mg 的负荷剂量。对 P. H. 来说,在给予溶栓治疗的同时应当服用 300mg 负荷剂量的氯吡格雷,继以每日 75mg,服用 14 日至 1 年。因为 P. H. 已经在急诊室服用 325mg 阿司匹林,他应当终生服用阿司匹林每日 81mg。

案例 13-1,问题 11: 其他抗凝治疗和抗血小板治疗在 P. H. 治疗中各起何作用?

缺乏关于更新型的 $P2Y_{12}$ 受体抑制剂用于溶栓治疗的资料。应谨慎的避免在溶栓后 24 小时之内使用普拉格雷和其他的具有 $P2Y_{12}$ 拮抗作用的药物[5],应当了解患者的冠状动脉情况,以保证患者不需进行 CABG 术。

已有研究对 STEMI 患者使用低分子肝素(LMWH)、Xa 因子抑制剂代替 UFH 或溶栓加用静脉注射用 GP Ⅱb/Ⅲa 受体抑制剂进行评估。

在 ExTRACT-TIMI 25(Enoxaparin and Thrombolysis Reperfusion for Acute Myocardial Infarction Study-25)研究中,20 506 名计划行溶栓治疗的 STEMI 患者随机分为依诺肝素组和持续静脉输注 UFH48 小时组[53]。根据年龄和肾功能调整依诺肝素剂量。UFH 根据体重调整剂量并使 aPTT 达到参考值的 1.5~2 倍。30 日死亡和非致死性心肌梗死的复合终点事件发生率肝素组为 12%,依诺肝素组为 9.9%,意味着风险降低了 17%(P<0.001)。两组的死亡率没有显著差别,依诺肝素组与 UFH 组相比主要出血事件发生率更高。

OASIS-6(Organization for the Assessment of Strategies for Ischemic Syndromes-6)研究是 1 项对 12 092 名行初次 PCI 和药物治疗的 STEMI 患者,评估早期开始应用磺达肝癸钠效果的复杂的,随机双盲的研究[54]。这一研究比较了磺达肝癸钠(每日 2.5mg,疗程 8 日)与两层对照组的疗效:第一层对照,无 UFH 适应证的患者(使用链激酶或未使用溶栓药物);第二层对照组,有 UFH 适应证的患者(患者使用阿替普酶、瑞替普酶或替奈普酶及行首次 PCI 的患者)。所有接受磺达肝癸钠治疗的患者 30 日死亡和心肌再发心肌梗死的总发生率显著降低。但磺达肝癸钠对首次行 PCI 的患者无明显的获益。虽然死亡率、心肌梗死和严重出血确实在这些患者没有明显的差异,但磺达肝癸钠组具有更高的导管血栓事件发生率[54]。

TIMI-14 研究证明应用低剂量 t-PA 联合阿昔单抗[0.25mg/kg 静脉推注,然后 0.125μg/(kg·min)静脉滴注 12 小时]与单用全剂量的 t-PA 相比提高灌注(TIMI3 级血流)[55]。在 GUSTO-V 研究中,STEMI 患者随机分为标准剂量阿替普酶和半量阿替普酶合并全量阿昔单抗组[56]。联合治疗组再次心肌梗死和再缺血的发生率更低,但中度和严重出血事件发生率(尤其在老年人中)更高。依替巴肽 2 次静脉推注(180/90μg/kg,间隔 10 分钟)继以 48 小时静脉滴注[2μg/(kg·min)],联合半量 t-PA(50mg)具有相似的增加再灌注率的作用[57]。ASSENT-3 研究设定了三种用药方案:①全量 TNK 合并依诺肝素;②全量的 TNK 合并 UFH 或;③半量 TNK 联用 UFH 合并 12 小时静脉滴注阿昔单抗。TNK 联用阿昔单抗或依诺肝素与联用 UFH 相比均可降低 30 日死亡率、住院期间再发心肌梗死或缺血的复合终点。阿昔单抗与 UFH 相比,主要出血并发症的发生率升高[58]。1 项系统性评价研究,包括 11 项研究,27 115 名接受 PCI 或溶栓治疗、并联合阿昔单抗辅助治疗的 STEMI 患者,发现使用阿昔单抗显著降低 PCI 患者 30 日($P=0.047$)和 1~6 个月($P=0.01$)死亡率,但对溶栓患者没有这样的效果[59]。虽然再通率改善,但应当尽可能避免 GP Ⅱ b/ Ⅲ a 受体联合全量或半量的溶栓酶,尤其对于老年人[5]。

基于 ExTRACT-TIMI 25 和 OASIS-6 研究,ACC/AHA 指南允许依诺肝素或磺达肝癸钠替代 UFH[5]。但是,虽然 OASIS-6 研究中磺达肝癸钠优于对照治疗,但磺达肝癸钠分别与安慰剂和 UFH 相比具有相对获益的结论仍不可靠[60]。如果选择依诺肝素或磺达肝癸钠,在住院期间需要持续抗凝,长达 8 日或直到再血管化。对 P. H. 来说,依诺肝素可能是更合适的选择;但是,如果他有更高的出血风险,应密切监测。因为 P. H. 不进行 PCI 手术,这时如果加用 GP Ⅱ b/ Ⅲ a 受体抑制剂出血风险大于获益[5]。

判断再灌注治疗成功

> **案例 13-1,问题 12:** P. H. 接受溶栓治疗后,怎样监测再灌注是否成功?

因为患者的预后与梗死罪犯血管是否开通相关,因此判断是否溶栓成功很重要。如果溶栓治疗未能成功开通梗死罪犯血管,继续 PCI 和 CABG 术患者可能从中获益。虽然冠状动脉造影是判断再灌注是否成功的标准,但这一操作费用昂贵,且可能引起误导。如有些研究显示即使达到 TIMI3 级血流,但微血管再灌注可能受损。评估心电图 ST 段是否恢复是一个简单可靠的可操作方法,如果 ST 段抬高能够在开始溶栓治疗 60~90 分钟内回落 50% 很好的表明

心肌再灌注改善[5]。症状缓解、血流动力学或电生理状态稳定或两者保持或恢复、初始 ST 段抬高回落至少 70% 都表明再灌注充分。P. H. 应进行 12 导联 ECG 以评估再灌注[5]。

> **案例 13-1,问题 13:** P. H. 仍持续发作胸痛,还应当再次给予溶栓药物吗?

再次溶栓治疗

在首次溶栓成功后梗死相关的动脉再闭塞是一个重要的缺陷,如果发生再闭塞,最常尝试机械干预(如 PCI)。许多研究已经对是否再次溶栓或对患者转向 PCI 术治疗进行了评估。在一项包括 8 个关于 STEMI 溶栓失败患者研究的 meta 分析中,与标准药物治疗相比,接受 PCI 治疗的患者虽然全因死亡率没有降低,但是心力衰竭减少 27%($P=0.05$),再梗死减少 42%($P=0.04$)。重复溶栓治疗并不显著改善全因死亡率和再发梗死的发生率。两种治疗策略均被证实会显著增加小型出血事件,但是 PCI 与增加卒中发生率有关[61]。REACT(Rapid Early Action for Coronary Treatment)研究发现患者接受补救性 PCI 与再次溶栓或缺血指导治疗相比,在 6 个月显著降低包括死亡、再次梗死、卒中或重症心衰的复合终点(无事件存活率:分别为 84.6% vs 70.1% vs 68.7%,$P=0.004$)[62]。ACC/AHA 指南推荐溶栓失败的患者,如果可能在合适的抗栓治疗下行导管介入手术[5]。最适合行导管介入手术的患者包括心源性休克高危、严重低血压、重症心衰或心电图有心肌大面积梗死的证据。

对于 P. H. 来说,再次输注 t-PA 很可能是安全的,但可能不是有效的。如果有能施行 PCI 术的医疗机构,此时 P. H. 应当转运至该机构进行侵入策略治疗。

老年患者的应用

> **案例 13-1,问题 14:** 如果 P. H. 已经 85 岁,他仍应当给予溶栓治疗吗?

许多早期溶栓治疗的早期研究剔除了老年患者。虽然老年患者入院时存在如严重高血压或卒中史这样的禁忌症的可能性更高,但是他们在 AMI 后的死亡率也更高。75 岁至 84 岁的老年患者 AMI 后 30 日死亡率为 19.6% 而大于 85 岁的患者为 30.3%[63]。在 ISIS-2 研究中,老年亚组的患者死亡率降低程度最大。但是在 ASSENT 研究的老年女性患者的高风险队列(年龄大于 75 岁,<67kg)中,研究者证实与 t-PA 相比,TNK 具有更低的主要出血事件和颅内出血。另一种减少出血发生的有效策略是降低溶栓治疗的剂量。STREAM(Strategic Reperfusion Early after Myocardial Infarction)研究评估入院前溶栓治疗和大于 75 岁的患者减少 50%TNK 的剂量[63]。颅内出血发生率减少至 0.5% 且冠状动脉再通率与接受全剂量 TNK 的<75 岁患者相似。强调

对并用药物进行正确的剂量调整也很重要,例如根据年龄(如依诺肝素)、体重(如普拉格雷)和肾功能损伤(如依诺肝素和磺达肝癸钠)。

β 受体阻滞剂

案例 13-1,问题 15:医师想要开具 β 受体阻滞剂的处方。P. H. 使用 β 受体阻滞剂有何获益?在心肌梗死几日后给予静脉注射治疗还是开始口服治疗?

心肌梗死患者使用 β 受体阻滞剂获益明显。几个大规模临床研究按照静脉注射 β 受体阻滞剂(在症状出现后长达 24 小时)继以口服治疗的方案;其他研究在梗死几日后单独使用口服治疗。早期静脉注射给药表现出最大的获益,综合这些研究结果,在最初的 2 日内可使死亡率减少 25%。但是在 β-Blocker in Heart Attack Trial 研究中,晚期阶段单独口服 β 受体阻滞剂治疗,在心肌梗死后服用长达 21 日,也可使死亡率明显下降(约 10%)[5]。

已对普萘洛尔、美托洛尔、噻吗洛尔和阿替洛尔进行了广泛研究。这些药物都曾在患者发病早期静脉注射给药。最典型的是美托洛尔,因为其 β₁ 选择性、剂量和给药的方便性,用于心肌梗死急性期具有证据级别。口服卡维地洛,一种非选择性 α 和 β 受体阻滞剂,在围梗死期尤其患者有左心室功能不全时使用。CAPRICORN(Carvedilol Post-Infarction Survival Control in Left Ventricular Dysfunction)研究发现,卡维地络 6.25mg 每日 2 次逐渐增加剂量至 25mg 每日 2 次,减少全因死亡率、心血管死亡率和非致死性心肌梗死的复发[64]。

COMMIT 研究的结果,强调 β 受体阻滞剂个体化治疗的重要性[65]。在这项研究中患者随机分为安慰剂组和美托洛尔组在 AMI 后 24 小时内(静脉注射酒石酸美托洛尔剂量高达 15mg,然后每日口服 200mg 琥珀酸美托洛尔)。虽然美托洛尔与安慰剂组相比,减少再发心肌梗死和室颤发生率,但是本药也会显著增加心源性休克的发生。血流动力学不稳定的患者使用美托洛尔出现早期心源性休克的风险最大。基于这些考虑,总体上更推荐使用口服 β 受体阻滞剂。如果患者为高血压或持续缺血,可考虑静脉给予酒石酸美托洛尔(每 5 分钟静脉给予 5mg,如果耐受最多三剂,见表 13-2)。对其他无禁忌证的患者,起始剂量为口服酒石酸美托洛尔 25~50mg,每 6~12 小时一次。剂量应当根据血压和心率逐渐加量。如果患者在急性心梗期有一过性失代偿心衰或心源性休克,早期应当停用静脉 β 受体阻滞剂。观察患者情况数日,如果稳定开始口服治疗并缓慢加量。ACC/AHA 指南强调个体化给药的重要性,但是并未给予紧急和长期使用时的剂量推荐指南。

在这个案例,P. H. 间断的肺部疾病史使他的急性期情况更为复杂。在决定是否尝试对肺病患者使用 β 受体阻滞剂的过程中,必须确定肺病的性质(如反应性气道疾病或阻塞性肺部疾病)。弄清楚 P. H. 是否常规使用 β 受体激动

剂以帮助确定肺部疾病的严重程度。从病史来看,P. H. 并不常规应用 β 受体激动剂一类的支气管扩张剂,没有进行过肺功能检查或气管扩张剂对其气道疾病的改善程度的检查。β₁ 选择性阻滞剂可用于这类患者,但在高剂量(如,美托洛尔剂量>每日 100mg)会相对失去 β₁ 选择性。如果患者出现肺部疾病明显加重,就证明需要避免使用 β 受体阻滞剂。应当获得 P. H. 肺部疾病更详细的病史资料。如果这些疾病轻微,且其心肌梗死情况不复杂,P. H. 可能可以使用美托洛尔早期治疗,以减轻胸痛并降低再梗和心律失常风险。

硝酸甘油

案例 13-1,问题 16:在入院时,P. H. 使用硝酸甘油贴剂,但他仍然持续有胸部不适。静脉用硝酸甘油是否对他有益?

即使已经舌下含服和局部应用硝酸酯类药物,P. H. 表现出难治的缺血性不适,因此仍有静脉用硝酸甘油的适应证。硝酸甘油降低左室灌注压和全身血管阻力,因此减少心肌耗氧量和心肌缺血。在低剂量(<50μg/min),静脉注射硝酸甘油优先扩张静脉容量血管,引起左室灌注压降低。对于肺淤血的患者,静脉注射硝酸甘油有特别的价值。

案例 13-1,问题 17:应如何给予 P. H. 静脉用硝酸甘油?该如何监护?

采用程控的方式进行持续的静脉输注给药,起始剂量为 5~10μg/min,每 5~10 分钟增加 5~10μg/min。许多心脏病专家在 AMI 后首个 24~48 小时常规给予静脉输注硝酸甘油。延长硝酸酯使用时间会出现耐受性,因此为保证想要的血流动力学效果,需要增加剂量。但是如果要达到理想的药物反应而需要使用 200μg/min 以上的剂量,需要换用其他的血管扩张剂。需要缓解心肌缺血的患者,硝酸甘油通常与溶栓药物联用。

某些患者,尤其是下壁或右室心肌梗死的患者,可能对硝酸甘油敏感,以低血压(平均血压<80mmHg)为临床表现。在静脉输注期间应当密切监测 P. H. 的血压。在开始使用硝酸甘油后,我们期望观察到其血压下降;脉搏速度可能会也可能不会加快。硝酸甘油的剂量应当逐渐加量至疼痛缓解同时避免低血压症状。有心力衰竭表现的患者,硝酸甘油可以降低左室灌注压(前负荷)且改善端坐呼吸和肺淤血。但是大剂量静脉用 NTG 可能过度降低左室灌注压,从而可能减少心输出量,尤其是 P. H. 这样无心力衰竭体征的患者。收缩压应当保持在 90mmHg。一旦 P. H. 的胸痛症状得到控制,他可能需过渡到口服药物或经皮给药系统,这两种给药方法需要采取无硝酸酯给药间期的方式(见第 12 章)。

不稳定型心绞痛和非 ST 段抬高心肌梗死的治疗

比较侵入和缺血指导策略

案例 13-2

问题 1: J. W. 是一名 65 岁老年男性,因胸闷和气短在急诊室就诊。前些日曾有类似症状,持续 20 分钟。给予 325mg 阿司匹林、吸氧、静脉用酒石酸美托洛尔并且开始静脉滴注硝酸甘油,并增至 80μg/min;这时血压 130/60mmHg,心率为 88 次/min。心电图示前壁导联 ST 段压低。其气短的症状缓解,但是仍自述胸闷。其过去的用药史包括每日 25mg 氢氯噻嗪用于高血压。他的母亲 62 岁死于心源性猝死。他过去 30 年每日吸烟一包。实验室检查如下:

钠(Na):135mmol/L

钾(K):4.0mmol/L

氯(Cl):100mmol/L

CO_2:20mmol/L

血尿素氮(BUN):15mg/dl

血肌酐(Scr):1.1mg/dl

血糖:100mg/dl

镁(Mg):1mmol/L

CK-MB:1%(正常,0%~5%)

超敏肌钙蛋白 I:0.05ng/ml(正常,<0.02ng/ml)

Hgb:14g/dl

Hct:44%

Plt:$288×10^3/mm^3$

基于他的症状和心电图,初步诊断为不稳定型心绞痛。J. W. 应当采用侵入还是缺血指导策略治疗 NSTE-ACS?

虽然 J. W. 在首次胸痛后 24 小时生物标志物为阴性,表明可能其患有不稳定型心绞痛,但 ST 段压低这一新症状的出现可能会促使医师在 24 小时内选择早期侵入疗策略(见图 13-6)。但是,如果患者不是高危或中危患者,侵入策略可以推迟并在 25 至 72 小时内进行。TIMI 评分可用于对患者进行危险分层。因为 J. W. TIMI 风险评分为 4 分,意味着 14 日全因死亡率、新发或复发心肌梗死或需要紧急行再血管化疗的严重缺血复发事件的风险为 19.9% 的。在风险分层时,评分为 0~2 分、3~4 分和 5~7 分,分别代表具有 14 日内发生死亡或心肌梗死的低、中、高风险。所以基于他的 TIMI 风险评分,其为中危患者。用另一种替代的评分方案,GRACE 评分计算,患者具有 137 分,代表 11% 院内死亡或心肌梗死风险,6 个月 19% 的风险。根据患者或医师的意愿,在缺乏其他高风险特征如 24 小时后多种生物标记物为阴性的情况下,也可以选择缺血指导方案。这种方案,开始药物治疗后,进行非侵入性应激评估。如果 J. W. 在就诊时心脏生物标记物已经

升高,他的诊断会变为 NSTEMI,更推荐 24 小时内进行早期侵入治疗。若在他住院期间,J. W. 会反复出现缺血、心律失常和心力衰竭的症状或体征,他将会直接进行血管造影,可能行 PCI 术。

抗凝治疗

案例 13-2,问题 2: J. W. 应接受什么样的抗凝方案?

ACC/AHA 指南推荐对所有无禁忌证 NSTE-ACS 患者就诊时立即开始抗凝治疗。指南推荐可选择 4 种药物之一:UFH、依诺肝素、磺达肝癸钠和比伐芦定(仅批准用于侵入策略治疗患者)。表 13-2 总结了这些药物剂量和禁忌。

UFH 与单用阿司匹林相比,对 NSTE-ACS 患者可降低死亡、心肌梗死的发生率[1]。虽然有其缺点,但 UFH 清除快,因此是准备施行 CABG 或 PCI 术患者首选的抗凝药物。行缺血指导策略的患者,指南认为使用依诺肝素证据级别更高,但也警告出血风险升高[1]。应根据肾功能、出血风险和合并治疗来选择抗凝药物。

在这一临床情况下多个研究资料支持使用 LMWH。在 ESSENCE(Efficacy and Safety of Subcutaneous Enoxaparin)研究中,依诺肝素(1mg/kg 皮下注射每日 2 次)应用 48 小时至 8 日与 UFH(5 000U 静脉推注继以持续静脉滴注,加量至 aPTT 达 55~86 秒)进行比较[66]。死亡、心肌梗死或心绞痛再发的 14 日内总结局事件发生率,UFH 为 19.8%,而依诺肝素组为 16.6%,相对降低了 20% 危险。获益持续 1 年。

在 SYNERGY (Superior Yield of the New Strategy of Enoxaparin, Revascularization and Glycoprotein ⅡB/Ⅲa Inhibitors)研究中,9 978 名高危 NSTEMI 患者在行早期侵入策略之前,随机分为依诺肝素(1mg/kg 皮下注射每日 2 次)或基于体重调整剂量的 UFH 组(60U/kg 静脉推注,继以静脉输注 12U/(kg·h),调整至 aPTT 为参考值的 1.5~2 倍)[67]。在降低 30 日全因死亡率或非致死性心肌梗死方面,依诺肝素与 UFH 同样有效,但是可引起主要出血事件增加($P = 0.008$)。在这一临床研究中,从一种治疗转为另一种治疗的患者,出血尤其常见。

在 TIMI-11B 研究,依诺肝素(30mg 静脉推注继以 1mg/kg 皮下注射每日 2 次,使用 8 日)与 UFH(70U/kg 静脉推注,继以 15U/(kg·h)减少复合终点事件(死亡、心肌梗死和紧急再血管化的需要)[68]。依诺肝素对于有 ST 段变化、肌钙蛋白升高和高 TIMI 风险评分的患者最为有益[1]。

最后,已对依诺肝素与磺达肝癸钠进行了比较。在 OASIS-5 研究中,NSTE-ACS 患者随机分为磺达肝癸钠组(2.5mg 皮下注射每日 1 次)和依诺肝素组(1mg/kg 皮下注射每日 2 次),平均使用 6 日,在第 9 日评估主要终点事件,包括死亡、心肌梗死或缺血性再发心肌梗死[69]。两组主要终点事件没有差别;但是,与依诺肝素相比,磺达肝癸钠第 9 日主要出血事件明显减少($P<0.001$),30 日死亡率明显减少($P = 0.05$)。基于这些资料,指南推荐与其他抗凝药物相比,对于出血风险升高且行缺血指导策略的患者首选磺达肝癸钠。如果行 PCI 术的患者使用磺达肝癸钠,需要使用额外的抗Ⅱa 因子抗凝剂如 UFH[1]。

指南对比伐芦定进行了 1 类推荐。ACUITY (Acute Catheterization and Urgent Intervention Triage Strategy) 研究，早期侵入策略治疗的 NSTE-ACS 患者随机分为 UFH（或依诺肝素）联合 GP Ⅱ b/ Ⅲ a 受体抑制剂、比伐芦定联合 GP Ⅱ b/ Ⅲ a 受体抑制剂、单用比伐芦定 3 组[70]。主要结局事件（死亡率、心肌梗死、因缺血进行的计划外再血管化治疗、出血，30 日总事件发生率）在 UFH 联合 GP Ⅱ b/ Ⅲ a 受体抑制剂与比伐芦定联合 GP Ⅱ b/ Ⅲ a 受体抑制剂两组间没有差别。但是与 UFH 联合 GP Ⅱ b/ Ⅲ a 受体抑制剂相比，单独使用比伐芦定组 30 日总的缺血和主要出血事件明显减少。这些差别主要归因于比伐芦定组主要出血事件的降低。

HEAT-PPCI（Unfractionated Heparin versus Bivalirudin In Primary Percutaneous Coronary Intervention）研究对普通肝素和比伐芦定进行了头对头的比较[71]。进行急诊 PCI 人患者随机接受 UFH 或比伐芦定治疗。第 28，首要有效性结果 ≥1 项主要不良心血管事件在 UFH 组显著降低。当考虑到个体因素时，全因死亡率或脑血管事件没有差异。促使优先选择肝素的因素包括新发心肌梗死或再梗死和发生额外的非计划目标病变的再血管化。大多数这些病例与比伐芦定组的支架内血栓有关（0.9% vs 3.4%，P=0.001），主要出血和次要出血事件两组无差异。

因为 J. W. 对其 NSTE-ACS 进行侵入策略治疗，且他肾功能正常，因此可以开始使用依诺肝素、UFH 或磺达肝癸钠至 PCI 结束。

抗栓治疗

案例 13-2，问题 3：J. W. 应当使用哪种口服抗栓药物？

除非患者要行 CABG 术，所有考虑缺血指导和侵入治疗策略的患者应当尽快联用阿司匹林和 P2Y$_{12}$ 拮抗剂（负荷剂量和维持剂量）[1]。对于侵入策略患者，可以使用普拉格雷或替格瑞洛替代氯吡格雷。2014 年 ACC/AHA 指南推荐优先使用替格瑞洛（Ⅱ a 类推荐）。普拉格雷仅在行 PCI 的患者不合并高出血风险时使用[1]。

氯吡格雷在 NSTE-ACS 中的应用在两项研究中进行了评估[72,73]。CURE（Clopidogrel in Unstable Angina to Prevent Recurrent Ischemic Events）研究中，NSTEACS 患者随机分为安慰剂联用阿司匹林组（75~325mg）或氯吡格雷（立即使用 300mg，继以每日 75mg）联用阿司匹林组[72]。9 个月后，心血管死亡率、心肌梗死或卒中发生率氯吡格雷组显著降低。但是与安慰剂相比，氯吡格雷增加主要和轻微出血事件。在这些研究基础上，入院时应立即服用氯吡格雷和阿司匹林，并且最好持续 1 年[1]。

PCI-CLARITY（PCI-Clopidogrel as Adjunctive Reperfusion Therapy）研究是 CLARITY-TIMI 28 研究（见案例 13-1，问题 9）的计划内子分析（n=1 863），对进行 PCI 术合并植入冠状动脉支架的患者，使用阿司匹林联合氯吡格雷的预先治疗的效果进行了评估，并与阿司匹林联合安慰剂进行了比较[74]。与安慰剂相比，使用氯吡格雷预先治疗显著降低心血管事件、心肌梗死或卒中以及 PCI 前复发性心肌梗死或卒中的发生率，并且 TIMI 主要或次要出血事件并未显著增加。

案例 13-2，问题 4：他应当使用多大的负荷剂量，什么时候应当使用？维持剂量呢？

行 PCI 术的患者使用 600mg 的氯吡格雷负荷剂量与 300mg 的负荷剂量相比可达到更好的血小板抑制作用且更少发生氯吡格雷低反应，并且降低主要心血管事件的发生率[1]。300mg 的氯吡格雷负荷量需要 6 小时提供充足的抗血小板活性，而 600mg 需要 2 小时提供抗血小板活性。即使给予负荷剂量，氯吡格雷仍需数小时代谢为活性代谢物。现在的指南更推荐 600mg 因为其更强、更快及更稳定的血小板抑制效果。之前患者已使用负荷剂量，并正在使用每日 75mg 的维持剂量，行 PCI 前庆当使用额外 300mg 负荷。现在尚未有正在使用普拉格雷或替格瑞洛维持剂量的患者给予负荷剂量的资料。

普拉格雷已在行 PCI 的 ACS 患者进行了评估。TRITON-TIMI（herapeutic Outcomes by Optimizing Platelet Inhibition with Prasugrelonary bolysis in Myocardial Infarction）38 研究，中至高危的 ACS 患者，其中 26% 为 STEMI 患者，随机分为普拉格雷（60mg 负荷剂量，继以每日 1 次，一次 10mg）或氯吡格雷（300mg 负荷剂量，继以每日 1 次，一次 75mg）[75]。所有患者使用阿司匹林（75~162mg）。首要结果心血管死亡、非致死性心肌梗死，或非致死性的卒中，在普拉格雷组发生率为 9.9%，而氯吡格雷组为 12.1%（P<0.001）。但是普拉格雷与 TIMI-主要、致死性和危胁生命的出血事件显著增加有关。一项回顾性对列分析发现三类人群使用普拉格雷不会获益，有卒中或 TIA 史的患者、大于 75 岁的患者或体重小于 60kg 的患者。具有这些危险因素之一的患者出血的发生率更高[76]。美国食品药品管理局（FDA）建议，体重小于 60kg 应考虑使用 5mg（而不是 10mg）维持剂量，尽管该剂量尚未被研究过[77]。

在 PLATO（Platelet Inhibition and Patient Outcomes）研究中，ACS 患者，合并或不合并 ST 段抬高，随机分为使用替格瑞洛（180mg 负荷剂量，之后每日 2 次，一次 90mg）或氯吡格雷（300~600mg 负荷剂量，之后每日 1 次，一次 75mg）。与氯吡格雷相比，替格瑞洛由心肌梗死、血管有气没力在或卒中（P<0.001）引起的死亡降低 16%，同时不增加主要出血事件，但与 CABG 相关的出血事件增加（P=0.03）[78]。但是心血管死亡、心肌梗死或卒中的 1 年发生率，在使用替格瑞洛合并低剂量阿司匹林（≤100mg/d）的 ACS 患者中最低，而在使用替格瑞洛合并高剂量阿司匹林（>300mg/d）的 ACS 患者中最高[79]。基于这些资料，阿司匹林的维持量不应当超过 100mg/d[80]。

与氯吡格雷比较，普拉格雷和替格瑞洛作用更强，支架内血栓发生率更低，药物相互作用更少，并且药物基因型相关的个体差异更少（见第 12 章，氯吡格雷的反应和无反应者）。但是很多医师更关注更高的出血风险。在 J. W. 病例中，氯吡格雷、普拉格雷或替格瑞洛都可加用，因为他没有任何一种药物的禁忌证。只要患者能支付费用，更推荐使用替格瑞洛。

在 PCI 术后植入药物洗脱或裸金属冠状动脉支架后，氯吡格雷 75mg、普拉格雷 5~10mg 或替格瑞洛每日 2 次，一次 90mg 应当至少给予 12 个月。需要强调的是在手术前需要停用氯吡格雷或替格瑞洛至少 5 日，而普拉格雷需要停用至少 7 日。

当需要迅速起效时，J. W. 应当尽快使用氯吡格雷600mg 的负荷剂量，继以每日 1 次，一次 75mg 的维持剂量至少使用 12 个月。如果选择普拉格雷，应当给予 60mg 的负荷剂量，如果患者体重>60kg，继以每日 1 次，一次 10mg 的维持剂量。如使用替格瑞洛，推荐使用180mg 的负荷剂量，继以每日 2 次，一次 90mg。应当终生服用阿司匹林每日 1 次，一次 81mg。

> **案例 13-2，问题 5：** J. W. 应当加用用 GP Ⅱb/Ⅲa 受体抑制剂治疗吗？应当使用哪种？

在 NSTE-ACS 的患者中，高危患者、PCI 患者或两者兼有的患者应用 GP Ⅱb/Ⅲa 受体抑制剂有益。GP Ⅱb/Ⅲa 研究的分析提示从这类药物中获益最大的患者包括：肌钙蛋白升高、糖尿病、ST 段改变或就诊时 TIMI 危险评分≥4 的患者。指南推荐对于开始按照侵入策略治疗的 NSTEACS 患者，在诊断性血管造影前，应用 GP Ⅱb/Ⅲa 受体抑制剂或 P2Y$_{12}$ 受体拮抗剂（氯吡格雷或替格瑞洛）并联合阿司匹林和抗凝治疗[1]。GP Ⅱb/Ⅲa 受体抑制剂替罗非班或依替巴肽用于药物治疗患者时通常使用 18~72 小时，阿昔单抗应当仅在 PCI 时使用（表 13-6）[1]。

表 13-6

急性冠脉综合征糖蛋白Ⅱb/Ⅲa 受体阻滞剂的给药方法[1,5]

药物名称	行 PCI 术的 STEMI 患者给药方案	行或不行 PCI 术的 NSTE-ACS 患者给药方案	备注
阿昔单抗	0.25mg/kg 静脉推注，继以 0.125μg/（kg·min）静脉滴注（最大剂量 10μg/min），由医师决定视情况持续 12h	不推荐	
依替巴肽	180μg/kg 静脉推注，然后开始 2μg/（kg·min）静脉滴注，首次静推 10min 后继以第二次静脉推注 180 第二次静脉，PCI 术后由医师决定视情况维持滴注 12~18h	180μg/kg 静脉推注，然后开始 2μg/（kg·min）静脉滴注，维持滴注 12~18h 行 PCI 患者首次静推 10min 后继以第二次静脉	CrCl<50ml/min 的患者，静脉注射剂量减少 50%；SCr>4.0mg/dl 的患者没有相关研究；透析患者避免使用
替罗非班	25μg/kg 静脉推注，继以 0.15μg/（kg·min）静脉滴注，由医师决定视情况继续用药长达 18h	25μg/kg 在 5 分钟内静脉推注，继以静脉滴注 0.15μg/（kg·min）（或对于 CrCl≤60ml/min 的患者 0.075μg/（kg·min））继以静脉滴注 18h	CrCl<30ml/min 的患者，静脉剂量减少 50%

CrCl，肌酐清除率；NSTEMI，非 ST 段抬高心肌梗死；PCI，经皮冠状动脉介入术；Scr，血肌酐；STEMI，ST 段抬高心肌梗死。

GUSTO-IV-ACS 研究入选了在 48 小时内不进行再血管化治疗的 NSTE-ACS 患者。所有患者应用阿司匹林联合 UFH 或 LMWH 治疗[81]。他们随机分为安慰剂组、阿昔单抗静脉推注和 24 小时静脉滴注组和阿昔单抗静脉推注和 48 小时静脉滴注组。30 日死亡或心肌梗死的发生率，安慰剂组为 8.0%，24 小时阿昔单组为 8.2%，48 小时阿昔单抗组为 9.1%（无显著性差异）。在第 48 小时，死亡发生率在各组的发生率分别为 0.3%、0.7%、0.9%（安慰剂组与 48 小时阿昔单抗组；P=0.008）。基于这些发现和其他一些研究，阿昔单抗仅在必需立即行血管造影且很可能行 PCI 术的情况下有适应证；另外静脉用依替巴肽或替罗非班是更好的选择（见图 13-6）。

指南推荐，如果使用双联抗血小板治疗并联用 UFH，不推荐在 PCI 时联用 GP Ⅱb/Ⅲa 拮抗剂。但是 GP Ⅱb/Ⅲa 拮抗剂可能对血栓负荷较大的患者，或未经充分的 P2Y$_{12}$ 受体拮抗剂负荷的患者有益。

J. W. TIMI 危险评分为 4 分，因此，如造影证实血栓负荷大，加用依替巴肽或替罗非班是合理的选择。没有在 PCI 术前给药（"上游"）不是使用的适应证，除非延迟到 PCI 时未给予 P2Y$_{12}$ 受体拮抗剂。应密切监测血小板和出血的体征和症状。

因为 J. W. 没有双联抗小血板治疗的出血高风险，加用 UFH 治疗更为充分。如造影证实血栓负荷大，可在 PCI 时开始使用 GP Ⅱb/Ⅲa 拮抗剂。

如果 J. W. 没有给予口服 P2Y$_{12}$ 受体拮抗剂或一种 GP Ⅱb/Ⅲa 拮抗剂，应当考虑在 PCI 前是否能够给予静脉注射坎格瑞洛，一种直接的 P2Y$_{12}$ 血小板抑制剂。基于 CHAMPION PHOENIX 研究的结果，坎格瑞洛可以静脉快速注射 30μg/kg，继以 4μg/（kg·min）静脉输注至少 2 小时或在 PCI 期间使用[29]。在停止输注后，需要立即加用一种口服的 P2Y$_{12}$ 受体拮抗剂（替格瑞洛 180mg 负荷在输注期间或一经停用；普拉格雷 60mg 或氯吡格雷 600mg 一经停止输注），继以阿司匹林每日 1 次，一次 81mg，同时使用维持剂量 P2Y$_{12}$ 受体拮抗剂。如果氯吡格雷或普拉格雷在输注期间应用，他们在下次给药前将没有抗血小板效果。

案例 13-2,问题 6: 如果 J. W. 考虑应用缺血指导策略替代治疗,他的抗凝治疗应如何调整?

治疗策略

缺血指导策略

缺血指导策略避免早期侵入操作,代替以根据患者的症状来指导是否需要行介入治疗。同样,J. W. 应当优化抗缺血和抗栓方案。当前,普拉格雷和比伐芦定只对行 PCI 术的患者有适应证。此外,在这种方法下,GP Ⅱ B/Ⅲ a 受体抑制剂的出血风险高于获益,因此这些药物仅在需行 PCI 时才能使用。在他住院期间,患者如果经历了反复缺血,药物治疗后仍顽固性心绞痛,或高风险因素(如心律失常,心衰的体征、症状,血流动力学不稳定,心肌酶升高),应当施行侵入性策略[1]。

长期治疗

血管紧张素转化酶抑制剂、血管紧张素受体阻滞剂和直接肾素抑制剂

案例 13-3

问题 1: J. S. 是一名 68 岁的老年男性,表现出 STEMI 和心力衰竭的体征和症状。他的用药包括每日 25mg 氢氯噻嗪用于高血压,二甲双胍,每日 2 次,一次 500mg 用于糖尿病。他既往有 40 年的吸烟史,每日吸烟 1 包,入院时,血压为 145/86mmHg,心率为 90 次/min,体重 91kg,身高 175cm,体重指数(BMI)29.5kg/m²,实验室检查结果如下:

钠(Na):139mmol/L

钾(K):4.2mmol/L

氯(Cl):100mmol/L

CO_2:20mmol/L

血尿素氮(BUN):15mg/dl

血肌酐(Scr):1.3mg/dl

血糖:130mg/dl

糖化血红蛋白:6.9%

镁(Mg):1mmol/L

CK-MB:35%(正常,0%~5%)

肌钙蛋白 I-超敏:10ng/ml(正常,<0.02ng/ml)

他服用阿司匹林 325mg、普拉格雷 60mg、静脉滴注硝酸甘油、静脉持续输注 UFH 和吸氧。J. S. 立即送入导管室,在左前降支置入一枚药物洗脱支架。在心力衰竭症状稳定后,J. S. 开始口服酒石酸美托洛尔,每 6 小时 25mg。出院前超声心动图检查示 EF35%,且左心室有血栓形成。J. S 是否可以使用 ACEI?在何时需要考虑使用 ARB?

在 AMI 后,心脏收缩功能受损,开始进行代偿,但这一过程可能增加心力衰竭的远期危险。这被称为心室重构(见第 14 章)。AMI 幸存患者的增加,引起心力衰竭患者的增加。大量与血管紧张素转化酶抑制剂(ACEI)使用有关的临床研究证明其可降低心肌梗死后心力衰竭的症状和死亡率[5]。

对于 ACS 患者,EF≤40% 或有心力衰竭临床证据的患者应在就诊后 24 小时之内开始口服 ACEI(即便无症状)。此外,合并高血压、糖尿病和慢性肾脏病的患者也应当考虑 ACEI[5]。不推荐使用静脉 ACEI。因为半衰期较短,卡托普利能在梗死后 2 或 3 日使用,可以尝试使用 6.25mg,如果耐受再开始加量,再转换至每日 1 次给药的制剂如赖诺普利,以简化用药方案。应当密切监测血压,收缩压应保持 >90mmHg。在治疗开始的前几个月应密切监测肾功能和血钾水平。因为 J. S. 表现有心力衰竭的临床症状,应使用 ACEI。此外,因为 J. S. 患有 EF≤40% 的心力衰竭、高血压和糖尿病,他应终生使用 ACEI(见表 13-2)。

如果患者因为咳嗽不能耐受 ACEI,可以使用血管紧张素受体阻滞剂(ARB)进行替代。在 OPTIMAAL(Optimal Therapyin Myocardial Infarction with the Angiotensin II Antagonist Losartan)研究和 VALIANT(Valsartan in Acute Myocardial infarction Trial)研究证明氯沙坦和缬沙坦与卡托普利相比,具有同样的降低全因死亡率的作用,且趋势与卡托普利无显著差别[82,83]。卡托普利和缬沙坦双联治疗获益没有增加,且不良反应增加。

醛固酮受体拮抗剂

案例 13-3,问题 2: J. S. 应当使用醛固酮受体拮抗剂吗?

如同血管紧张素 Ⅱ,醛固酮也在左室重构中起到重要的作用。RALES(Randomized Aldactone Evaluation Study)研究首次对心力衰竭患者醛固酮直接抑制剂联合 ACEI 治疗的作用进行了评估(见第 14 章)。另一种醛固酮受体拮抗剂依普利酮,是一种选择性的盐皮质激素受体抑制剂,因此类性激素不良反应更少。EPHESUS(Eplerenone Post Acute Myocardial Infarction Heart Failure Efficacy and Survival Study)研究中,AMI 且 EF<40% 的患者随机分为依普利酮和安慰剂组[35]。依普利酮组与安慰剂组相比死亡率降低 15%(P=0.008),猝死率减少 13%,心血管死亡率或住院率降低 21%。

ACC/AHA 指南推荐对于已使用 ACEI 且 EF≤40% 并伴有心力衰竭的症状或糖尿病的 UA/NSTEMI 或 STEMI 患者如无严重的肾功能不全(男性肌酐>2.5mg/dl,女性肌酐>2.0mg/dl 或肌酐清除率<30ml/min)或高钾血症(钾>5mEq/L)推荐使用醛固酮受体拮抗剂。

因为 J. S. 确实存在心力衰竭的症状,合并 EF<40%,以及糖尿病,他应当使用醛固酮受体拮抗剂。血钾和肾功能需要在治疗开始 3 日、1 周后及前 3 个月每月进行监测。可能需要调整 ACEI 和补钾药的剂量[84]。

β受体阻滞剂

案例 13-3,问题 3：J. S. 是否应在出院前接受 β 受体阻滞剂？

ACC/AHA 指南推荐所有患者 ACS 后在出院时应继续使用 β 受体阻滞剂[1,5]。即使对于哮喘、抑郁、胰岛素依赖的糖尿病、严重外周血管疾病、I 度房室传导阻滞和中度左室功能不全的患者，β 受体阻滞剂的降低心肌梗死复发率和死亡率的获益大于风险。普萘洛尔、酒石酸美托洛尔、琥珀酸美托洛尔和阿替洛尔都是可选择的非专利药物，任何一种都是既有效又经济的替代药物。对于心力衰竭患者，琥珀酸美托洛尔和卡维地洛是一线治疗药物，而稳定性哮喘或支气管痉挛性肺部疾病应当考虑阿替洛尔、酒石酸美托洛尔或琥珀酸美托洛尔。出院医嘱包括 β 受体阻滞剂也是 1 项医疗质量控制指标[85]。但是关于使用的疗程存在争议，尤其是对于无绝对适应证的低危患者[86-89]。研究显示 β 受体阻滞剂在急性心肌梗死后早期使用会有获益，且可持续 1 年。虽然究竟获益持续多久尚无定论，但是高危患者（例如 GRACE 评分≥121 且使用利尿剂）很可能在长达 3 年中仍有获益。2011AHA/ACCF 二级预防指南推荐左室功能正常的患者使用 3 年的疗程，对于能够很好耐受药物的患者还可以选择继续终生服用。因为 J. S. 患有心力衰竭，他应当过渡到口服琥珀酸美托洛尔或卡维地洛或比索洛尔，并应当终生服用。

降脂药物

案例 13-3,问题 4：J. S. 应当开始使用降脂药物吗？何时开始使用？

完整的空腹血脂检查非常有用，且应在 AMI 发作后 24 小时内完成[1,5]。因为患者没空腹所以经常被忽视或无法完成。大部分患者在降脂治疗之外，需要低胆固醇，低饱和脂肪酸饮食。ACC/AHA 的 STEMI 和 NSTE-ACS 指南推荐 ACS 的患者应开始高强度他汀治疗并继续使用至禁忌症出现[1,5]。这需要包括阿托伐他汀每日 1 次，一次 40~80mg，或瑞舒伐他汀每日 1 次，一次 20~40mg[34]。在使用他汀类时，J. S. 的 LDL 的治疗目标为<100mg/dlL，理想目标是<70mg/dl。如果甘油三酯>500mg/dl，使用烟酸或非诺贝特是有益的[89]。

在 MIRACL（Myocardial Ischemia Reduction with Aggressive Choles Cholestero Lowering）研究中，入选的 NSTEMI 患者在入院后 24~96 小时入内，服用阿托伐他汀每日 80mg 与安慰剂相比死亡和非致死性主要心血管事件在 4 个月随访时显著减少[90]。PROVE-IT-TIMI 22（Pravastatin or Ator vastatin Evaluation and Infection Therapy）研究中，服用阿托伐他汀每日 80mg，10 日的 ACS 患者与普伐他汀每日 40mg 相比，2 年后死亡、心肌梗死、UA 住院率、卒中、再血管化治疗发生率显著减少[90]。A to Z 临床研究显示 AMI 患者在情况稳定后开始使用强化辛伐他汀治疗方案（每日 40mg

使用 1 个月，继以每日 80mg）与非强化方案（安慰剂使用 4 个月，继以每日 20mg）在 624 个月随访过程中，显示出减少主要心血管事件的趋势[91]。但是基于临床研究，观察研究、不良事件报告、处方使用资料，使用辛伐他汀 80mg 可能与肌肉损伤增加相关（见第 8 章）[34]。

在 J. S. 的案例中，高强度他汀应在其住院 24 小时内应用，且不论 LDL 胆固醇高低，出院医嘱应包括他汀类，这也是医疗质量核心评估指标[85]。应当考虑药物相互作用、患者的耐受性和经济承受能力。现在 ACS 患者 LDL 的目标值仍有争议。ACC/AHA 的 STEMI 和 NSTE-ACS 指南并未特别推荐 LDL 目标值。但是 National Lipid Association 推荐 ACS 患者 LDL 应小于 100mg/dl[92]。对于 J. S. 来说，开始使用阿托伐他汀每日 1 次，一次 80mg，并且 LDL 低于 100mg/dl 或降低 50% 是合理的。

抗血小板治疗

案例 13-3,问题 5：J. S. 应使用阿司匹林和氯吡格雷多长时间？

因为阿司匹林对再发心肌梗死的有益作用，J. S. 应终生使用阿司匹林抗血小板治疗。在很宽的剂量范围内阿司匹林的作用没有差别（每日 75~1 500mg），但高剂量可能引起不良反应发生率增加。多数研究主要关注低剂量阿司匹林用于治疗心血管病。ACC/AHA 指南推荐终生每日给予阿司匹林 81~325mg，倾向的维持剂量为每日 1 次，一次 81mg[1,5]。氯吡格雷和阿司匹林双联抗血小板治疗与阿司匹林单用相比，减少已确诊缺血性心脏病的主要心血管事件[93,94]。使用包括 P2Y12 受体拮抗剂的双联抗血小板治疗可以减少行冠状动脉支架植入术患者的未来支架内血栓风险[1,5]。对于 ACS 患者，无论支架是何种类型，P2Y12 受体拮抗剂最好应当使用至少 1 年。关于双联抗血小板治疗（DAPT）的临床研究发现继续使用氯吡格雷或普拉格雷达 30 个月与使用 12 个月相比显著减少支架内血栓风险和主要心血管和脑血管事件，但是会增加出血的风险[95]。

因为 J. S. 已行 PCI 术并置入药物洗脱支架，阿司匹林的剂量应为每日 81mg 终生服用。他应当持续服用普拉格雷每日 10mg 至少 1 年。阿司匹林应当包括在出院医嘱中，因其是医疗质量评价指标[85]。

案例 13-3,问题 6：J. S. 如果使用替格瑞洛代替普拉格雷,他的替格瑞洛和阿司匹林的剂量如何？

在 PEGASUS TIMI-54（Patients with Prior Heart Attack Using Ticagrelor Compared to Placebo on a Background of Aspirinrelor Comysis in Myocardial Infarction 54）研究中，21 162 名 1~3 年前患有 AMI 的患者，随机分为低剂量阿司匹林联合替格瑞洛每日 2 次一次 90mg 组、低剂量阿司匹林联合替格瑞洛每日 2 次一次 60mg 组或低剂量阿司匹林联合安慰剂组[94]。与安慰剂联合低剂量阿司匹林相比，替格瑞洛的两个剂量组均显著降低包括心血管死亡、心肌梗死或卒中的终点事件发生率,其中替格瑞洛每日 2 次一次 90mg 组为 7.85%,替格瑞洛每日 2 次一次 60mg 组为 7.77%,而安慰剂组为 9.04%。因此如果 J. S. 使用替格瑞洛,在 ACS 事件后他应当使用 180mg 的负荷剂量,然后第 1 年使用每日 2 次一次 90mg,在这之后使用每日 2 次一次 60mg 使用长达 3 年[80]。在 ACS 事件首日使用阿司匹林 325mg,继以每日 1 次一次 81mg 终生服用。

华法林

案例 13-3,问题 7:J. S. 希望 3 日后出院,医疗团队讨论除了进行阿司匹林和氯吡格雷的双联抗血小板治疗之外,他是否需要应用华法林治疗。J. S. 此时有无华法林的适应证?

长期应用华法林对某些患者有益,但是临床决策需要根据获益是否超过风险。资料显示,急性心肌梗死后的患者左室血栓和房颤的发生率分别在 7%~46% 和 2%~22% 之间[96,97]。ACC/AHA 指南推荐 ACS 患者合并房颤、机械心脏瓣膜,静脉血栓栓塞症,高凝紊乱和左室壁血栓的患者使用华法林[5]。对于已经使用双联抗血小板治疗的患者,指南推荐应缩短三联抗栓治疗的疗程以使出血风险最小。也可考虑对于通常 INR 值为 2.0~3.0 的患者可调整至目标为 2.0~2.5 来减少出血并发症[1,5]。在 WOEST(What is the Optimal Antiplatelet and Anticoagulant Therapy in Patients With Oral Anticoagulation and Coronary Stenting)研究中,PCI 术后使用口服抗凝药物的患者,用氯吡格雷不使用阿司匹林与使用氯吡格雷和阿司匹林的患者相比,出血事件显著降低且不增加血栓事件[98]。

使用更新型的 $P2Y_{12}$ 受体拮抗剂(普拉格雷,替格瑞洛)、DTI(达比加群)或 Xa 因子抑制剂(利伐沙班、阿哌沙班或依度沙班)进行三联抗栓治疗的资料有限。与氯吡格雷相比,普拉格雷和替格瑞洛产生更强的抗血小板抑制作用,可显著增加出血事件。因此在需要抗凝的患者中,或出血风险显著增加的患者中因慎用这些药物[1]。

在 J. S. 的病例中,因为存在左心室血栓,J. S. 很可能需要使用 1~3 个月华法林,逐渐加量使 INR 达至 2~2.5。但是如果服用华法林,阿司匹林的剂量应降至每日 81mg。考虑把 J. S. 服用的普拉格雷,替换为氯吡格雷是合理的。

质子泵抑制剂

案例 13-3,问题 8:J. S. 应当使用质子泵抑制剂(proton pump inhibitor,PPI)吗?

ACC/AHA/美国胃肠学会推荐合并多种危险因素(如高龄、合用华法林、类固醇激素或 NSAIDs,或幽门螺旋杆菌感染)并使用双联抗血小板药物的患者使用 PPI 以预防胃肠道出血[99]。ACC/AHA 的 NSTE-ACS 指南推荐有胃肠出血史的患者使用三联抗栓治疗(Ⅰ类推荐)、无胃肠出血史的患者使用三联抗栓治疗(Ⅱa 类推荐)应当使用 PPI[99]。

因为奥美拉唑和艾司奥美拉唑可抑制肝药酶 2C19,FDA 不推荐这些药物与氯吡格雷联用,因它们可能降低氯吡格雷的作用[1,100]。如果 J. S. 使用普拉格雷进行三联抗栓治疗,可以使用任何 PPI。

案例 13-3,问题 9:请你总结 J. S. 出院后需要进行哪些长期治疗?

J. S. 合适的出院医嘱应包括 β 受体阻滞剂、阿司匹林每日 81mg 和 ACEI、氯吡格雷、PPI、华法林并使 INR 调整至 2~2.5。还应开具舌下含服硝酸甘油的处方,使其随身携带,需要时使用。这些药物除了华法林在使用数月后如左室血栓痊愈停用外应长期使用。在仔细评估出血和缺血风险后,可以考虑使用 $P2Y_{12}$ 受体拮抗剂超过 1 年。J. S. 应开始他汀类治疗,并使 LDL 值低于 100mg/dl,或于基线值相比降低 50%。应在治疗开始前常规监测肝功能并之后定期监测。可以停用之前使用的氢氯噻嗪,因为 β 受体阻滞剂和 ACEI 和醛固酮受体拮抗剂已能很好地控制高血压了。二甲双胍应继续使用,并密切监测血糖。因为 J. S. 将使用许多未使用过的药物,需要在出院前为他所服药物接受教育,以保证其用药的依从性。

改变生活方式

案例 13-3,问题 10:应鼓励 J. S. 进行怎样的生活方式改变,以减少他的危险因素?

必须鼓励 J. S. 戒烟,这可能他可以做的最重要的干预措施(见第 91 章)[101]。如体重指数超过 25kg/m²,为管理体重,初始减重目标应为使体重减少基础体重的 10%[2,89]。J. S. 应考虑其他的生活方式改变,以使其糖化血红蛋白低于 7.0%,因为他是糖尿病患者,血压目标低于 140/90mmHg(可能的话,可以更低),LDL 水平减至 100mg/dl[89,102,103](更多降脂和饮食治疗见第 8 章和第 12 章)。

总结

虽然 ACS 患者死亡率和发病率下降,但在美国 ACS 仍是致病和死亡的重要原因。对于 STEMI 患者,PCI 术可以明显改善 STEMI 患者的生存率。溶栓治疗的主要风险是出血,尤其是颅内出血。其他溶栓相关问题是开通动脉再狭窄。PCI 术比溶栓治疗更有效;但仅能在有经验丰富的介入治疗心脏病专家的医院施行,因此限制了其在某些患者的应用。

除非有禁忌,所有 ACS 患者应给予阿司匹林、β 受体阻滞剂和他汀类治疗。所有 ACS 的患者合并或不合并支架植入均推荐 $P2Y_{12}$ 受体拮抗剂与阿司匹林联合使用。ACEI、ARB 和醛固酮受体拮抗剂对左心室功能不全的患者有益(EF<40%),也被推荐用于二级预防。硝酸酯也很有

用,但必须监护患者能否保持充分的灌注压。二级预防的重点为健康的生活方式和强化降脂治疗,这些都是整个治疗方案的重要组成部分。

(韩毅 译,李宏建、牟燕 校,周聊生 审)

参考文献

1. Amsterdam EA et al. 2014 AHA/ACC Guideline for the Management of Patients with Non-ST-Elevation Acute Coronary Syndromes: a report of the American College of Cardiology/American Heart Association Task Force on Practice Guidelines. *J Am Coll Cardiol.* 2014;64(24):e139–e228.

2. Anderson JL et al. ACC/AHA 2007 guidelines for the management of patients with unstable angina/non-ST-Elevation myocardial infarction: a report of the American College of Cardiology/American Heart Association Task Force on Practice Guidelines (Writing Committee to Revise the 2002 Guidelines for the Management of Patients With Unstable Angina/Non-ST-Elevation Myocardial Infarction) developed in collaboration with the American College of Emergency Physicians, the Society for Cardiovascular Angiography and Interventions, and the Society of Thoracic Surgeons endorsed by the American Association of Cardiovascular and Pulmonary Rehabilitation and the Society for Academic Emergency Medicine. *J Am Coll Cardiol.* 2007;50(7):e1–e157.

3. Antman EM et al. 2007 focused update of the ACC/AHA 2004 guidelines for the management of patients with ST-elevation myocardial infarction: a report of the American College of Cardiology/American Heart Association Task Force on Practice Guidelines. *J Am Coll Cardiol.* 2008;51(2):210–247.

4. Kushner FG et al. 2009 focused updates: ACC/AHA guidelines for the management of patients with ST-elevation myocardial infarction (updating the 2004 guideline and 2007 focused update) and ACC/AHA/SCAI guidelines on percutaneous coronary intervention (updating the 2005 guideline and 2007 focused update) a report of the American College of Cardiology Foundation/American Heart Association Task Force on Practice Guidelines. *J Am Coll Cardiol.* 2009;54(23):2205–2241.

5. O'Gara PT et al. 2013 ACCF/AHA guideline for the management of ST-elevation myocardial infarction: a report of the American College of Cardiology Foundation/American Heart Association Task Force on Practice Guidelines. *Circulation.* 2013;127(4):e362–e425.

6. Mozaffarian D et al. Heart disease and stroke statistics—2015 update: a report from the American Heart Association. *Circulation.* 2015;131(4):e29–e322.

7. Kolansky DM. Acute coronary syndromes: morbidity, mortality, and pharmacoeconomic burden. *Am J Manag Care.* 2009;15(2 Suppl):S36–S41.

8. Page RL 2nd et al. The economic burden of acute coronary syndromes for employees and their dependents: medical and productivity costs. *J Occcup Env Med.* 2013;55(7):761–767.

9. Zhao Z, Winget M. Economic burden of illness of acute coronary syndromes: medical and productivity costs. *BMC Health Serv Res.* 2011;11:35.

10. Turpie AG. Burden of disease: medical and economic impact of acute coronary syndromes. *Am J Manage Care.* 2006;12(16 Suppl):S430–S434.

11. Krumholz HM et al. Trends in hospitalizations and outcomes for acute cardiovascular disease and stroke, 1999–2011. *Circulation.* 2014;130(12):966–975.

12. Riccioni G, Sblendorio V. Atherosclerosis: from biology to pharmacological treatment. *J Geriatr Cardiol.* 2012;9(3):305–317.

13. Dubin D. Infarction. In: Dubin D, ed. *Rapid Interpretation of EKGs.* 6th ed. Tampa: COVER Publishing Co.; 2000:290.

14. Killip T 3rd, Kimball JT. Treatment of myocardial infarction in a coronary care unit. A two year experience with 250 patients. *Am J Cardiol.* 1967;20(4):457–464.

15. Antman EM et al. The TIMI risk score for unstable angina/non-ST elevation MI: a method for prognostication and therapeutic decision making. *JAMA.* 2000;284(7):835–842.

16. Morrow DA et al. TIMI risk score for ST-elevation myocardial infarction: a convenient, bedside, clinical score for risk assessment at presentation: an intravenous nPA for treatment of infarcting myocardium early II trial substudy. *Circulation.* 2000;102(17):2031–2037.

17. Bawamia B et al. Risk scores in acute coronary syndrome and percutaneous coronary intervention: a review. *Am Heart J.* 2013;165(4):441–450.

18. Solomon SD et al. Sudden death in patients with myocardial infarction and left ventricular dysfunction, heart failure, or both. *New Engl J Med.* 2005;352(25):2581–2588.

19. Burchfield JS et al. Pathological ventricular remodeling: mechanisms: part 1 of 2. *Circulation.* 2013;128(4):388–400.

20. Xie M et al. Pathological ventricular remodeling: therapies: part 2 of 2. *Circulation.* 2013;128(9):1021–1030.

21. Hilleman DE et al. Fibrinolytic agents for the management of ST-segment elevation myocardial infarction. *Pharmacotherapy.* 2007;27(11):1558–1570.

22. Kumar A, Cannon CP. Acute coronary syndromes: diagnosis and management, part II. *Mayo Clin Proc.* 2009;84(11):1021–1036.

23. TIMI Study Group. The Thrombolysis in Myocardial Infarction (TIMI) trial. Phase I findings. TIMI Study Group. *New Engl J Med.* 1985;312(14):932–936.

24. Cannon CP et al. American College of Cardiology key data elements and definitions for measuring the clinical management and outcomes of patients with acute coronary syndromes. A report of the American College of Cardiology Task Force on Clinical Data Standards (Acute Coronary Syndromes Writing Committee). *J Am Coll Cardiol.* 2001;38(7):2114–2130.

25. Jang IK et al. Differential sensitivity of erythrocyte-rich and platelet-rich arterial thrombi to lysis with recombinant tissue-type plasminogen activator. A possible explanation for resistance to coronary thrombolysis. *Circulation.* 1989;79(4):920–928.

26. Effects of tissue plasminogen activator and a comparison of early invasive and conservative strategies in unstable angina and non-Q-wave myocardial infarction. Results of the TIMI IIIB Trial. Thrombolysis in Myocardial Ischemia. *Circulation.* 1994;89(4):1545–1556.

27. Huxtable LM et al. Frequency and management of thrombocytopenia with the glycoprotein IIb/IIIa receptor antagonists. *Am J Cardiol.* 2006;97(3):426–429.

28. Kengreal. *Cangrelor Package Insert.* Parsippany, NY: The Medicines Company; 2015.

29. Bhatt DL et al. Effect of platelet inhibition with cangrelor during PCI on ischemic events. *New Engl J Med.* 2013;368(14):1303–1313.

30. Cohoon KP, Heit JA. Should platelet function testing guide antiplatelet therapy for patients with coronary artery stenting or acute coronary syndromes? *Clin Chem.* 2013;59(9):1299–1300.

31. Morrow DA et al. Vorapaxar in the secondary prevention of atherothrombotic events. *New Engl J Med.* 2012;366(15):1404–1413.

32. Krantz MJ, Kaul S. Secondary prevention of cardiovascular disease with vorapaxar: a new era of 3-drug antiplatelet therapy? *JAMA Intern Med.* 2015;175(1):9–10.

33. Waters DD, Ku I. Early statin therapy in acute coronary syndromes: the successful cycle of evidence, guidelines, and implementation. *J Am Coll Cardiol.* 2009;54(15):1434–1437.

34. Stone NJ et al. 2013 ACC/AHA guideline on the treatment of blood cholesterol to reduce atherosclerotic cardiovascular risk in adults: a report of the American College of Cardiology/American Heart Association Task Force on Practice Guidelines. *J Am Coll Cardiol.* 2014;63(25 Pt B):2889–2934.

35. Pitt B et al. Eplerenone, a selective aldosterone blocker, in patients with left ventricular dysfunction after myocardial infarction. *New Engl J Med.* 2003;348(14):1309–1321.

36. Effect of verapamil on mortality and major events after acute myocardial infarction (the Danish Verapamil Infarction Trial II–DAVIT II). *Amer J Cardiol.* 1990;66(10):779–785.

37. The Multicenter Diltiazem Postinfarction Trial Research Group. The effect of diltiazem on mortality and reinfarction after myocardial infarction. *New Engl J Med.* 1988;319(7):385–392.

38. Jamerson K et al. Benazepril plus amlodipine or hydrochlorothiazide for hypertension in high-risk patients. *New Engl J Med.* 2008;359(23):2417–2428.

39. Nissen SE et al. Effect of antihypertensive agents on cardiovascular events in patients with coronary disease and normal blood pressure: the CAMELOT study: a randomized controlled trial. *JAMA.* 2004;292(18):2217–2225.

40. Meine TJ et al. Association of intravenous morphine use and outcomes in acute coronary syndromes: results from the CRUSADE Quality Improvement Initiative. *Am Heart J.* 2005;149(6):1043–1049.

41. The Cardiac Arrhythmia Suppression Trial II Investigators. Effect of the antiarrhythmic agent moricizine on survival after myocardial infarction. *New Engl J Med.* 1992;327(4):227–233.

42. The Cardiac Arrhythmia Suppression Trial (CAST) Investigators. Preliminary report: effect of encainide and flecainide on mortality in a randomized trial of arrhythmia suppression after myocardial infarction. *New Engl J Med.* 1989;321(6):406–412.

43. Levine GN et al. 2011 ACCF/AHA/SCAI Guideline for Percutaneous Coronary Intervention. A report of the American College of Cardiology Foundation/American Heart Association Task Force on Practice Guidelines and the Society for Cardiovascular Angiography and Interventions. *J Am Coll Cardiol.* 2011;58(24):e44–e122.

44. Cannon CP et al. Relationship of symptom-onset-to-balloon time and door-to-balloon time with mortality in patients undergoing angioplasty for acute myocardial infarction. *JAMA.* 2000;283(22):2941–2947.

45. Balci B. The modification of serum lipids after acute coronary syndrome

and importance in clinical practice. *Curr Cardiol Rev.* 2011;7(4):272–276.

46. Armstrong PW et al. Fibrinolysis or primary PCI in ST-segment elevation myocardial infarction. *New Engl J Med.* 2013;368(15):1379–1387.

47. The Global Use of Strategies to Open Occluded Coronary Arteries (GUSTO III) Investigators. A comparison of reteplase with alteplase for acute myocardial infarction. *New Engl J Med.* 1997;337(16):1118–1123.

48. Van De Werf F et al. Single-bolus tenecteplase compared with front-loaded alteplase in acute myocardial infarction: the ASSENT-2 double-blind randomised trial. *Lancet.* 1999;354(9180):716–722.

49. ISIS-2 (Second International Study of Infarct Survival) Collaborative Group. Randomised trial of intravenous streptokinase, oral aspirin, both, or neither among 17,187 cases of suspected acute myocardial infarction: ISIS-2. ISIS-2 (Second International Study of Infarct Survival) Collaborative Group. *Lancet.* 1988;2(8607):349–360.

50. Chen ZM et al. Addition of clopidogrel to aspirin in 45,852 patients with acute myocardial infarction: randomised placebo-controlled trial. *Lancet.* 2005;366(9497):1607–1621.

51. Sabatine MS et al. Addition of clopidogrel to aspirin and fibrinolytic therapy for myocardial infarction with ST-segment elevation. *New Engl J Med.* 2005;352(12):1179–1189.

52. Gibson CM et al. Effects of pretreatment with clopidogrel on nonemergent percutaneous coronary intervention after fibrinolytic administration for ST-segment elevation myocardial infarction: a Clopidogrel as Adjunctive Reperfusion Therapy-Thrombolysis in Myocardial Infarction (CLARITY-TIMI) 28 study. *Am Heart J.* 2008;155(1):133–139.

53. Antman EM et al. Enoxaparin versus unfractionated heparin as antithrombin therapy in patients receiving fibrinolysis for ST-elevation myocardial infarction. Design and rationale for the Enoxaparin and Thrombolysis Reperfusion for Acute Myocardial Infarction Treatment-Thrombolysis In Myocardial Infarction study 25 (ExTRACT-TIMI 25). *Am Heart J.* 2005;149(2):217–226.

54. Yusuf S et al. Effects of fondaparinux on mortality and reinfarction in patients with acute ST-segment elevation myocardial infarction: the OASIS-6 randomized trial. *JAMA.* 2006;295(13):1519–1530.

55. Antman EM et al. Abciximab facilitates the rate and extent of thrombolysis: results of the thrombolysis in myocardial infarction (TIMI) 14 trial. The TIMI 14 Investigators. *Circulation.* 1999;99(21):2720–2732.

56. Topol EJ; GUSTO V Investigators. Reperfusion therapy for acute myocardial infarction with fibrinolytic therapy or combination reduced fibrinolytic therapy and platelet glycoprotein IIb/IIIa inhibition: the GUSTO V randomised trial. *Lancet.* 2001;357(9272):1905–1914.

57. Brener SJ et al. Eptifibatide and low-dose tissue plasminogen activator in acute myocardial infarction: the integrilin and low-dose thrombolysis in acute myocardial infarction (INTRO AMI) trial. *J Am Coll Cardiol.* 2002;39(3):377–386.

58. Assessment of the Safety and Efficacy of a New Thrombolytic Regimen (ASSENT)-3 Investigators. Efficacy and safety of tenecteplase in combination with enoxaparin, abciximab, or unfractionated heparin: the ASSENT-3 randomised trial in acute myocardial infarction. *Lancet.* 2001;358(9282):605–613.

59. De Luca G et al. Abciximab as adjunctive therapy to reperfusion in acute ST-segment elevation myocardial infarction: a meta-analysis of randomized trials. *JAMA.* 2005;293(14):1759–1765.

60. Peters RJ et al. The role of fondaparinux as an adjunct to thrombolytic therapy in acute myocardial infarction: a subgroup analysis of the OASIS-6 trial. *Eur Heart J.* 2008;29(3):324–331.

61. Wijeysundera HC et al. Rescue angioplasty or repeat fibrinolysis after failed fibrinolytic therapy for ST-segment myocardial infarction: a meta-analysis of randomized trials. *J Am Coll Cardiol.* 2007;49(4):422–430.

62. Gershlick AH et al. Rescue angioplasty after failed thrombolytic therapy for acute myocardial infarction. *New Engl J Med.* 2005;353(26):2758–2768.

63. Mehta RH et al. Reperfusion strategies for acute myocardial infarction in the elderly: benefits and risks. *J Am Coll Cardiol.* 2005;45(4):471–478.

64. Dargie HJ. Effect of carvedilol on outcome after myocardial infarction in patients with left-ventricular dysfunction: the CAPRICORN randomised trial. *Lancet.* 2001;357(9266):1385–1390.

65. Chen ZM et al. Early intravenous then oral metoprolol in 45,852 patients with acute myocardial infarction: randomised placebo-controlled trial. *Lancet.* 2005;366(9497):1622–1632.

66. Antman EM et al. Assessment of the treatment effect of enoxaparin for unstable angina/non-Q-wave myocardial infarction. TIMI 11B-ESSENCE meta-analysis. *Circulation.* 1999;100(15):1602–1608.

67. Ferguson JJ et al. Enoxaparin vs unfractionated heparin in high-risk patients with non-ST-segment elevation acute coronary syndromes managed with an intended early invasive strategy: primary results of the SYNERGY randomized trial. *JAMA.* 2004;292(1):45–54.

68. Antman EM et al. Enoxaparin prevents death and cardiac ischemic events in unstable angina/non-Q-wave myocardial infarction. Results of the thrombolysis in myocardial infarction (TIMI) 11B trial. *Circulation.* 1999;100(15):1593–1601.

69. Yusuf S et al; Fifth Organization to Assess Strategies in Acute Ischemic Syndromes Investigators. Comparison of fondaparinux and enoxaparin in acute coronary syndromes. *New Engl J Med.* 2006;354(14):1464–1476.

70. Stone GW et al. Bivalirudin for patients with acute coronary syndromes. *New Engl J Med.* 2006;355(21):2203–2216.

71. Shahzad A et al. Unfractionated heparin versus bivalirudin in primary percutaneous coronary intervention (HEAT-PPCI): an open-label, single centre, randomised controlled trial. *Lancet.* 2014;384(9957):1849–1858.

72. Mehta SR, Yusuf S; Clopidogrel in Unstable angina to prevent Recurrent Events Study Investigators. The Clopidogrel in Unstable angina to prevent Recurrent Events (CURE) trial programme; rationale, design and baseline characteristics including a meta-analysis of the effects of thienopyridines in vascular disease. *Eur Heart J.* 2000;21(24):2033–2041.

73. Mehta SR et al. Effects of pretreatment with clopidogrel and aspirin followed by long-term therapy in patients undergoing percutaneous coronary intervention: the PCI-CURE study. *Lancet.* 2001;358(9281):527–533.

74. Sabatine MS et al. Effect of clopidogrel pretreatment before percutaneous coronary intervention in patients with ST-elevation myocardial infarction treated with fibrinolytics: the PCI-CLARITY study. *JAMA.* 2005;294(10):1224–1232.

75. Montalescot G et al. Prasugrel compared with clopidogrel in patients undergoing percutaneous coronary intervention for ST-elevation myocardial infarction (TRITON-TIMI 38): double-blind, randomised controlled trial. *Lancet.* 2009;373(9665):723–731.

76. Wiviott SD et al. Intensive oral antiplatelet therapy for reduction of ischaemic events including stent thrombosis in patients with acute coronary syndromes treated with percutaneous coronary intervention and stenting in the TRITON-TIMI 38 trial: a subanalysis of a randomised trial. *Lancet.* 2008;371(9621):1353–1363.

77. Effient. Prasugrel Package Insert. Indianapolis, IN: Eli Lilly and Company; 2015.

78. Wallentin L et al. Ticagrelor versus clopidogrel in patients with acute coronary syndromes. *New Engl J Med.* 2009;361(11):1045–1057.

79. Mahaffey KW et al. Ticagrelor compared with clopidogrel by geographic region in the Platelet Inhibition and Patient Outcomes (PLATO) trial. *Circulation.* 2011;124(5):544–554.

80. Brilinta. Ticagrelor Package Insert. Wilmington, DE: AstraZeneca; 2015.

81. Simoons ML; GUSTO IV-ACS Investigators. Effect of glycoprotein IIb/IIIa receptor blocker abciximab on outcome in patients with acute coronary syndromes without early coronary revascularisation: the GUSTO IV-ACS randomised trial. *Lancet.* 2001;357(9272):1915–1924.

82. Pfeffer MA et al. Valsartan, captopril, or both in myocardial infarction complicated by heart failure, left ventricular dysfunction, or both. *New Engl J Med.* 3 2003;349(20):1893–1906.

83. Dickstein K, Kjekshus J; OPTIMAAL Steering Committee of the OPTIMAAL Study Group. Effects of losartan and captopril on mortality and morbidity in high-risk patients after acute myocardial infarction: the OPTIMAAL randomised trial. Optimal Trial in Myocardial Infarction with Angiotensin II Antagonist Losartan. *Lancet.* 2002;360(9335):752–760.

84. Yancy CW et al. 2013 ACCF/AHA guideline for the management of heart failure: a report of the American College of Cardiology Foundation/American Heart Association Task Force on Practice Guidelines. *J Am Coll Cardiol.* 2013;62(16):e147–e239.

85. Krumholz HM et al. ACC/AHA 2008 performance measures for adults with ST-elevation and non-ST-elevation myocardial infarction: a report of the American College of Cardiology/American Heart Association Task Force on Performance Measures (Writing Committee to Develop Performance Measures for ST-Elevation and Non-ST-Elevation Myocardial Infarction) Developed in Collaboration With the American Academy of Family Physicians and American College of Emergency Physicians Endorsed by the American Association of Cardiovascular and Pulmonary Rehabilitation, Society for Cardiovascular Angiography and Interventions, and Society of Hospital Medicine. *J Am Coll Cardiol.* 2008;52(24):2046–2099.

86. Bangalore S et al. Clinical outcomes with beta-blockers for myocardial infarction: a meta-analysis of randomized trials. *Am J Med.* 2014;127(10):939–953.

87. Nakatani D et al. Impact of beta blockade therapy on long-term mortality after ST-segment elevation acute myocardial infarction in the percutaneous coronary intervention era. *Am J Cardiol.* 2013;111(4):457–464.

88. Park KL et al. Beta-blocker use in ST-segment elevation myocardial infarction in the reperfusion era (GRACE). *Am J Med.* 2014;127(6):503–511.

89. Smith SC Jr et al. AHA/ACCF Secondary Prevention and Risk Reduction Therapy for Patients with Coronary and other Atherosclerotic Vascular Disease: 2011 update: a guideline from the American Heart Association and American

College of Cardiology Foundation. *Circulation*. 2011;124(22):2458–2473.

90. Schwartz GG et al. Effects of atorvastatin on early recurrent ischemic events in acute coronary syndromes: the MIRACL study: a randomized controlled trial. *JAMA*. 2001;285(13):1711–1718.

91. de Lemos JA et al. Early intensive vs a delayed conservative simvastatin strategy in patients with acute coronary syndromes: phase Z of the A to Z trial. *JAMA*. 2004;292(11):1307–1316.

92. Jacobson TA et al. National lipid association recommendations for patient-centered management of dyslipidemia: part 1—full report. *J Clin Lipidol*. 2015;9(2):129–169.

93. CAPRIE Steering Committee. A randomised, blinded, trial of clopidogrel versus aspirin in patients at risk of ischaemic events (CAPRIE). CAPRIE Steering Committee. *Lancet*. 1996;348(9038):1329–1339.

94. Bonaca MP et al. Long-term use of ticagrelor in patients with prior myocardial infarction. *New Engl J Med*. 2015;372(19):1791–1800.

95. Mauri L et al. Twelve or 30 months of dual antiplatelet therapy after drug-eluting stents. *New Engl J Med*. 2014;371(23):2155–2166.

96. Delewi R et al. Left ventricular thrombus formation after acute myocardial infarction. *Heart*. 2012;98(23):1743–1749.

97. Ghushchyan V et al. Indirect and direct costs of acute coronary syndromes with comorbid atrial fibrillation, heart failure, or both. *Vasc Health Risk Manag*. 2015;11:25–34.

98. Dewilde WJ et al. Use of clopidogrel with or without aspirin in patients taking oral anticoagulant therapy and undergoing percutaneous coronary intervention: an open-label, randomised, controlled trial. *Lancet*. 2013;381(9872):1107–1115.

99. Abraham NS et al. ACCF/ACG/AHA 2010 Expert Consensus Document on the concomitant use of proton pump inhibitors and thienopyridines: a focused update of the ACCF/ACG/AHA 2008 expert consensus document on reducing the gastrointestinal risks of antiplatelet therapy and NSAID use: a report of the American College of Cardiology Foundation Task Force on Expert Consensus Documents. *Circulation*. 2010;122(24):2619–2633.

100. Plavix. Clopidogrel Package insert. Bridgewater, NJ: Bristol-Myers Squibb/Sanofi Pharmaceuticals Partnership; 2015.

101. Gerber Y et al; Israel Study Group on First Acute Myocardial Infarction. Smoking status and long-term survival after first acute myocardial infarction a population-based cohort study. *J Am Coll Cardiol*. 2009;54(25):2382–2387.

102. Weber MA et al. Clinical practice guidelines for the management of hypertension in the community a statement by the American Society of Hypertension and the International Society of Hypertension. *J Hypertens*. 2014;32(1):3–15.

103. James PA et al. 2014 evidence-based guideline for the management of high blood pressure in adults: report from the panel members appointed to the Eighth Joint National Committee (JNC 8). *JAMA*. 2014;311(5):507–520.

104. Roffi M et al; Management of Acute Coronary Syndromes in Patients Presenting without Persistent ST-Segment Elevation of the European Society of Cardiology. 2015 ESC Guidelines for the management of acute coronary syndromes in patients presenting without persistent ST-segment elevation: Task Force for the Management of Acute Coronary Syndromes in Patients Presenting without Persistent ST-Segment Elevation of the European Society of Cardiology (ESC). *Eur Heart J*. 2015. Available at: http://eurheartj.oxfordjournals.org/content/early/2015/08/28/eurheartj.ehv320. Accessed September 30, 2015.

第14章 心力衰竭

Harleen Singh and Joel C. Marrs

核心原则

		章节案例
❶	心力衰竭(heart failure,HF)是由于任何心脏结构或功能异常导致心室充盈或射血能力受损的一组复杂临床综合征。HF 可分为左室射血分数降低的 HF(HF with reduced left ventricular ejection fraction,HFrEF)和左室射血分数保留的 HF(HF with preserved left ventricular ejection fraction,HFpEF),后者曾被称为舒张性 HF。	案例 14-1(问题 1)
❷	包括活动受限在内的 HF 症状可采用纽约心脏协会的心功能分级系统和美国心脏病学会及美国心脏协会关于慢性 HF 分期的方法。HF 的主要症状(如外周水肿、呼吸困难、乏力)和体征必须结合患者的病史、体格检查和辅助检查结果来评价。	案例 14-1(问题 2 和 3)
❸	同时存在可引发 HF 的(如缺血性心脏病、高血压、心房颤动、糖尿病、睡眠呼吸暂停)或 HF 导致的医学状况(如心房颤动、恶病质、抑郁)可影响整体预后及治疗,所以应当常规对这些情况进行评估。	案例 14-1(问题 4) 案例 14-2(问题 7) 案例 14-5(问题 3)
❹	某些种类的药物(如非甾体抗炎药和格列酮类)可能会影响血流动力学,加重代偿性 HF 患者的症状。部分患者,其 HF 的发生可归因于某种特定药物(癌症的化疗药物)的心脏毒性作用。	案例 14-1(问题 5)
❺	治疗目的是改善症状,减少住院率,防止病人过早死亡。HFrEF 治疗的基础是优化延长生命的治疗(如血管紧张素转化酶抑制剂、血管紧张素受体阻滞剂、β 受体阻滞剂、醛固酮拮抗剂)和促使其选择健康的生活方式(如限钠、运动训练)。	案例 14-1(问题 6~20) 案例 14-2(问题 1~8) 案例 14-3(问题 1 和 2)
❻	迅速识别 HF 症状并给予妥善处理是急性失代偿性 HF 管理的关键。对容量负荷过重的患者,其主要治疗为静脉应用袢利尿剂。临床试验未能获得其他治疗(如正性肌力药物)可使患者长期获益的证据。	案例 14-4(问题 1~3) 案例 14-5(问题 1 和 2)
❼	植入式心脏复律除颤器可以降低左室功能下降患者的心源性猝死风险。结合心脏再同步化治疗可以改善重症 HF 患者的症状和生活质量。	案例 14-5(问题 4) 案例 14-6(问题 1 和 2)
❽	能对哪种治疗是 HFpEF 最佳治疗方案提供指导的临床试验证据很少。	案例 14-7(问题 1)
❾	尽管存在争议,还是要指出,某些患者或许对药物治疗存在不同的反应(如非洲裔美国患者、女性)。	案例 14-2(问题 3) 案例 14-3(问题 2)
❿	HF 是一种非常严重的情况,需要仔细诊断、持续监测,并实施基于证据的治疗。有些证据支持草药(如山楂)有改善 HF 症状的作用,然而没有证据证明草药能降低死亡率。草药也有与其他心脏治疗药物发生相互作用的可能。	案例 14-8(问题 1)

　　心力衰竭(heart failure,HF)是"由于任何心脏结构或功能异常导致心室充盈或射血功能受损的一组复杂临床综合征"[1]。充血性心力衰竭(congestive heart failure,CHF)是 HF 的一种亚型,以左心室(简称左室,left ventricular,

LV)收缩功能不全和容量超负荷为主要特征。然而有些患者没有瘀血症状，却仍存在疲乏、活动耐量下降等心输出量（cardiac output，CO）下降的表现。所以，"充血性心力衰竭"这个术语已被"心力衰竭"取代。

对 HF 的描述、诊断技术和治疗，在过去的 20 年里发生了非常大的变化。自 1994 年以来，已有一系列共识和循证实践指南发表以期实现 HF 管理的标准化。美国心力衰竭协会[2]、美国心脏病学会（American College of Cardiology，ACC）、美国心脏协会（American Heart Association，AHA）[1]、欧洲心脏病学会[3]的指南都进行了修正和更新，以反应 HF 管理的进展改变。这些指南采用了 2001 年 ACC/AHA 指南首次提出的将 HF 分为 4 个时期方法（图 14-1）[4]。这种分级方法有利于早期识别与左室功能不全进展和 HF 症状有关的危险因素，它强调 HF 早期阶段（A 期和 B 期）适当的干预治疗能阻止向明显的 HF 症状的进展。它不能取代纽约心脏协会（New York Heart Association，NYHA）的心功能分级方法，但应强调的是他们应当联合应用于典型患者。ACC/AHA 的指南[1,5,6]提供了门诊和住院情况下 HF 的预防、诊断、危险分层及治疗方面的综合回顾。这些更新强调护理质量并遵从功能评估。人们常使用术语"指南导向的治疗"（guideline-directed therapy，GDMT）代替"优化的药物治疗"。

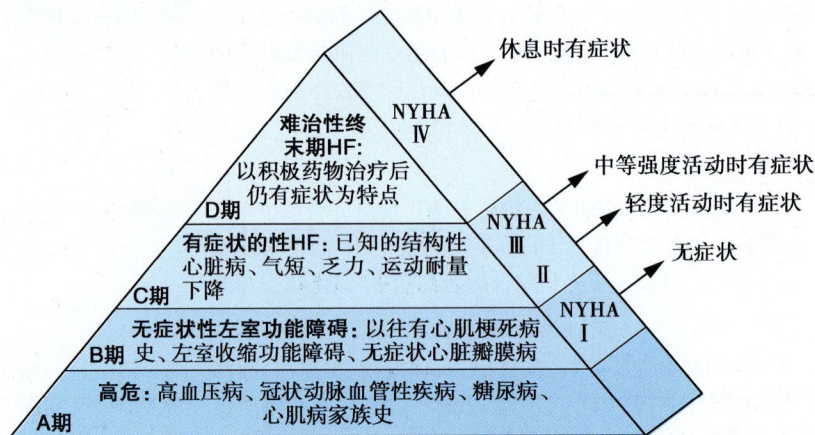

图 14-1　HF 分期及 NYHA 分级。（来源：Hunt SA et al. ACC/AHA Guidelines for the Evaluation and Management of Chronic Heart Failure in the Adult：Executive Summary. A Report of the American College of Cardiology/American Heart Association Task Force on Practice Guidelines（Committee to Revise the 1995 Guidelines for the Evaluation and Management of Heart Failure）：Developed in Collaboration With the International Society for Heart and Lung Transplantation；Endorsed by the Heart Failure Society of America. Circulation. 2001；104：2996.）

非常多的程序和系统被实施以降低 HF 的花费和住院时长。建议执业医师至少每年学习 1 次最新出版的指南，以了解不断更新的 HF 治疗策略。

发病率、患病率、流行病学

据统计，美国有 570 万 HF 患者（占全国人口的 1.5%～2%），而全世界约有 2 300 万 HF 患者。HF 的患病率持续增加，预计至 2030 年患病率将增加 46%[7]。每年，有 870 000 人被新诊断为 HF；40 岁的人中有五分之一有进展为这个症状的终生风险。65 岁以上 HF 的发病率接近 10 人/（1 000 人·年），是美国老年人群最常见的住院原因。

男性与老年人是 HF 高发人群，然而，黑种人女性发病率与白种人男性一样高。针对女性来说，冠状动脉疾病（coronary artery disease，CAD）和糖尿病被认为是 HF 最重要的危险因素。与白种人相比，非裔美国人可能会在较早的年龄时就出现 HF。危险因素，像缺血性心脏病、高血压病（hypertension，HTN）、吸烟、肥胖以及糖尿病等，已确定可预测 HF 的发生率及其严重程度[7]。

2011 年，1/9 死亡患者其死亡证明中提到了 HF[7]。国家数据库和社区的证据表明，女性 HF 的发病率，如果不是在下降，就可能是比较稳定的；有 HF 的患者其存活时间逐渐增加。然而死亡率仍高，几乎 50% 的诊断为 HF 的患者将在 5 年内死亡[5]。确诊 HF 后，死亡风险每年都会固定增加。LV 射血分数（ejection fraction，EF）正常或降低的患者，其 6 个月死亡率没有差别[8]。2012 年用于 HF 的直接或间接的健康保健费用估计达 307 亿美元[7]。

人们研发了多种 HF 预后的风险预测模型。考虑到 HF 人群的不同特点（缺血性或非缺血性，低或正常的 EF），包括多样的伴随疾病情况，风险预测模型的准确率在所有 HF 人群中并不完全一致。因此，确定哪些患者为 HF 高危及各种危险因素如何预测结果非常重要[9]。应当根据这些关联的强度制定预防措施，来降低目标人群的 HF 住院率。2013 年的指南[1]强调经确认的多种危险评分可用于预测门诊或住院 HF 患者的死亡风险。

病因学

低输出量及高输出量心力衰竭

即往 HF 被描述为低输出量或高输出量 HF，绝大多数的患者为低输出量 HF（表 14-1）。两种类型的 HF，心脏都不能提供足够的血流（组织灌注）来满足机体的代谢需要，特别是运动时的需要。典型的低输出量 HF 的特点是患者衰弱的心脏泵出的血量减少，而肌体的代谢需要正常。

表 14-1

左室功能障碍的分类和病因

心力衰竭的类型	特征	机制	病因学
低输出量、收缩功能障碍（扩张性心肌病）[a]	左心室功能减退；心脏扩大（左心室扩大）；↑左室舒张末容量；EF<40%；↓每搏输出量；↓CO；可闻及第三心音	1. ↓收缩力（心肌病） 2. ↑后负荷（SVR 增加）	1. 冠状动脉缺血[b]，MI，二尖瓣狭窄或反流，酒精中毒，病毒感染，营养不良，钙、钾缺乏，药物引起，先天性 2. 高血压，主动脉狭窄，容量负荷过重
舒张功能障碍	左心室收缩力正常；心脏正常大小；左室顺应性下降；左室舒张功能受限；左室充盈受限；EF 正常；可闻及第四心音	1. 肥厚的左心室（肥厚性心肌病） 2. 左室顺应性下降（限制性心肌病） 3. ↑前负荷	1. 冠状动脉缺血[b]，MI，高血压，主动脉狭窄或反流，心包炎，左室间隔增厚（肥厚性心肌病） 2. 淀粉样变性，结节病 3. 钠、水潴留
高输出量心力衰竭（少见）	收缩力正常或↑；心脏正常大小；正常的左室舒张末容量；EF 正常或↑；正常或增加的每搏输出量；↑CO	↑新陈代谢及需氧量	贫血和甲亢

[a] 如果也存在症状，同充血性心力衰竭。
[b] 冠状动脉缺血或心肌梗死引起的心力衰竭按缺血病因分类，所有其他类型按非缺血性分类。
CO，心输出量；EF，射血分数；MI，心肌梗死；SVR，全身血管阻力。

高输出量 HF 的患者，心脏没有原发性病变，泵出的血量正常甚或高于正常。因为其他基础疾病（如甲状腺功能亢进、贫血）使机体的代谢需求增加，工作负荷增加使心脏疲劳而最终不能满足机体代谢的需要。高输出量 HF 的主要治疗措施是控制原发病。除非特殊说明，本章主要讲述低输出量 HF 的治疗。

左心室与右心室心功能不全

低输出量 HF 被进一步分为左心室、右心室功能不全，或全心功能不全（全心衰竭）。因为左心室是心脏主要的泵血腔室，所以，左室功能不全在低输出量 HF 中最常见，并且是药物治疗的主要目标。如果对两侧心脏的损害持续存在（如心肌梗死后），或作为进展性左心 HF 的迟发性的并发症，右心室功能不全可以与 LV HF 同时存在。

孤立的右室功能不全相对少见，其常见的致病原因为原发性或继发性的肺动脉高压。在这些情况下，升高的肺动脉压力使右心室排空受阻，从而使心脏右侧的工作负荷增加[10,11]。原发性肺动脉 HTN 是特发性的，由不明原因的肺动脉血管的阻力增加引起。继发性肺动脉 HTN 的原因包括胶原血管疾病、结节病、纤维化、高海拔暴露、药物和化学暴露。药物诱发的原因包括应用阿片类药物过量（尤其是海洛因）、5-羟色胺-2B（5HT-2B）激动剂（如右芬氟拉明、苯氟拉明、培高利特），以及静脉内（intravenous，IV）注射难溶性哌醋甲酯所致的肺纤维化。作为肺部疾病进展结果的右心疾病，即肺源性心脏病。

收缩性与舒张性心功能不全；缺血性与非缺血性心力衰竭

LV 功能不全可进一步分为收缩和舒张功能不全。也可见混合性的心功能不全（见表 14-1）。收缩功能不全时，每搏输出量（stroke volume，SV）（即心脏每次收缩射出的血量；正常为 60～130ml）和 CO（即 SV×心率；正常为 4～7L/分）减少。诊断 HF 时，区分收缩性和舒张性的重要标志是左室射血分数（left ventricular ejection fraction，LVEF），定义为收缩期搏出量占左室的舒末容积的比值（正常值为 60%～70%）。

收缩功能不全时，LVEF<40%，进展性 HF 可下降至小于 20%。伴有射血分数下降的心力衰竭（heart failure with reduced ejection fraction，HFrEF）由各种致泵衰竭的因素导致（心肌收缩力降低）。当心脏因血液潴留充血时，心脏增大，导致左室扩大、收缩力减弱。

由冠状动脉缺血导致或心肌梗死（myocardial infarction，MI）后的 HF 被归类为缺血性 HF，其他所有类型的 HF 被称为非缺血性 HF。CAD 是伴有左室收缩功能不全 HF 患者的常见病因。LV 泵衰竭的其他原因包括：持续的心律失常、链球菌感染后的风湿性心脏病、慢性酒精中毒（酒精性心肌病）、病毒感染和其他不明原因（先天性扩张型心肌病）。长期的 HTN 和一些心脏瓣膜疾病（主动脉瓣或二尖瓣狭窄）也可通过增加心脏射血的阻力（一种高后负荷状态）导致收缩性 HF。

相比之下,LV 舒张功能不全指左心室舒张功能受损和室壁僵硬,EF 可正常或异常,患者也可有临床症状或无症状。一些患者同时存在收缩性和舒张性心功能不全。术语"射血分数保留的 HF(heart failure with normal or preserved left ventricular ejection fraction,HFpEF)"指有症状但 EF 正常的心衰患者。这些患者通常有舒张性心功能不全。

引起舒张性 HF 的可能病因包括冠状动脉缺血、长期未被控制的高血压、MI 后左室壁的瘢痕、室壁肥厚、肥厚型心肌病、限制性心肌病(淀粉样变性和结节病)和瓣膜性心脏病(主动脉瓣狭窄)。这些因素导致左室壁僵硬(顺应性降低),及舒张期松弛能力降低,或两者都有,从而使心室内压升高,尽管此时心室腔内的血容量相对较低。升高的压力使舒张期左室充盈受阻,而正常情况下舒张期左室充盈是通过血液凭借低阻的压力梯度被动流入实现的。心脏的大小通常(但不总是)正常。据估计约有 20% ~ 60%HF 患者 LVEF 正常而心室顺应性下降[12]。由于冠状动脉缺血、MI 和高血压同时是心脏收缩和舒张性功能障碍的致病原因,许多患者同时存在收缩和舒张性心功能不全。

收缩性心功能不全的病理学表现与过去所谓的"充血性心衰"非常相似。尽管临床上收缩和舒张功能不全有各种不同的表现形式,但两者可有相似的症状[4,11]。无论收缩还是舒张功能不全的患者,大多数有运动耐力下降和气短(shortness of breath,SOB)的表现。HF 患者中,一些有明显的水肿,而另一些患者却没有水肿或充血的症状。HF 早期可以没有症状。基于以上原因,应避免使用"CHF"这一缩写,因为不是所有的患者都有充血的症状。"CHF"也曾用于表示"慢性心力衰竭"。强烈建议临床医生给所有患者测定 EF 值。HF 的诊断应结合症状、体征及适合的临床检验。

心脏负荷

增加的心脏负荷是 HF 的共同特点。4 个主要因素决定了 LV 的工作负荷:前负荷、后负荷、心肌收缩力和心率(heart rate,HR)。

前负荷

前负荷是指作用于循环系统静脉壁的压力对心肌壁张力的影响。左室容量在左室舒张末期充盈完成时最大(左室舒张末容量)。容量的增加使心室内压力(左室舒张末压力)增大,继而使心室"拉伸"或室壁张力增加。外周静脉扩张和外周静脉血容量的减少使前负荷降低,而外周静脉收缩和外周静脉血容量的增加使前负荷则增大。

增加的前负荷会使 HF 恶化。快速地输入血浆扩容并渗透利尿,或使用大量的含钠或保钠制剂均可增加前负荷。主动脉瓣功能障碍(主动脉瓣关闭不全)时血液反流回左心室,使心室必须泵出的血量增多。二尖瓣功能障碍(二尖瓣反流)使血液由左心室逆射入左心房,从而使 CO 降低。收缩性 HF 的患者,左室功能下降使心室射血量减少效率下降,心腔内的剩余血量增多,前负荷增加。左室僵硬的 HFpEF 的患者,钠、水超载引起的舒张末容量较小的增加也会使舒张末期压力明显升高。

后负荷

后负荷是心脏收缩时室壁上出现的张力。室壁张力受心室内压力、心室内径,和室壁厚度影响。后负荷受全身血管阻力(systemic vascular resistance,SVR)或心脏射血时必须对抗阻力的影响。可根据动脉血压(blood pressure,BP)预测后负荷。高血压、动脉粥样硬化性疾病,或狭窄的主动脉瓣开口会增加动脉阻力(后负荷),从而增加心脏负荷。高血压是促进 HFrEF 和 HFpEF 进展的主要因素。Framingham 团队发现,75% 的 HF 患者有高血压病史[13]。高血压患者发展为 HF 的风险为血压正常者的 6 倍。

心肌收缩力

"收缩力"和"变力状态"两个术语都同样用于描述心肌纤维独立于前、后负荷的产生力和缩短其纤维的能力。原发性心肌病、心瓣膜病、CAD,或心肌梗死(myocardial infarction,MI)后,心肌纤维减少或者功能低下时,心肌收缩的能力减弱。心肌的收缩力的减弱在收缩性 HF 的发展中起主要作用,但不是舒张性 HF 的致病因素。有些药物,像 β 受体阻滞剂或蒽环类药物,会通过降低心肌收缩力引起 HF。

心率

EF 下降时,心率增快是一种增加 CO 的反应机制。后面将会讨论,交感神经系统是这一反应的主要介质。心率较快时的工作负荷和能量需求使心脏压力增加,最终会加重 HF。

病理生理

心脏开始衰竭时,机体激活数个复杂的代偿机制以保持 CO 和机体的氧供。包括增加交感神经张力,激活肾素-血管紧张素-醛固酮系统(renin-angiotensin-aldosterone system,RAAS),水钠潴留和其他神经内分泌调节。这些将导致心脏"重构"(心室扩大、心肌肥厚和左室内腔形态的改变)。这些适应性机制的长期后果弊大于利(图 14-2)。每一个适应过程的相对平衡在不同类型的 HF(收缩和舒张性功能不全),甚至相同类型 HF 的不同患者中都可以不同。了解这些的代偿机制的潜在益处和不良后果对理解 HF 的症状、体征和治疗是必需的[14]。

交感(肾上腺素)神经系统

机体对 CO 减低的正常生理反应是引起机体肾上腺素能(交感)神经系统兴奋,表现为循环中去甲肾上腺素(norepinephrine,NE)及儿茶酚胺类物质增多。NE 的变力(收缩力增加)和变时(心率增加)效应初期会保持接近正常的 CO,保证重要器官如中枢神经系统(central nervous system,CNS)和心肌的灌注。NE 激活的后果包括减少钠从肾脏的排泄,限制冠状动脉对心室壁的供血(心肌缺血),心律失常增加,低钾血症和氧化应激诱发细胞死亡(凋亡)。

长期高水平的儿茶酚胺对心脏有害。因为可以导致严重 HF 患者心肌细胞表面的 β₁ 受体敏感性和 β₁ 受体密度降低 60% ~ 70%[14-20]。正常心脏 β₁、β₂ 受体的比值,β1:β2

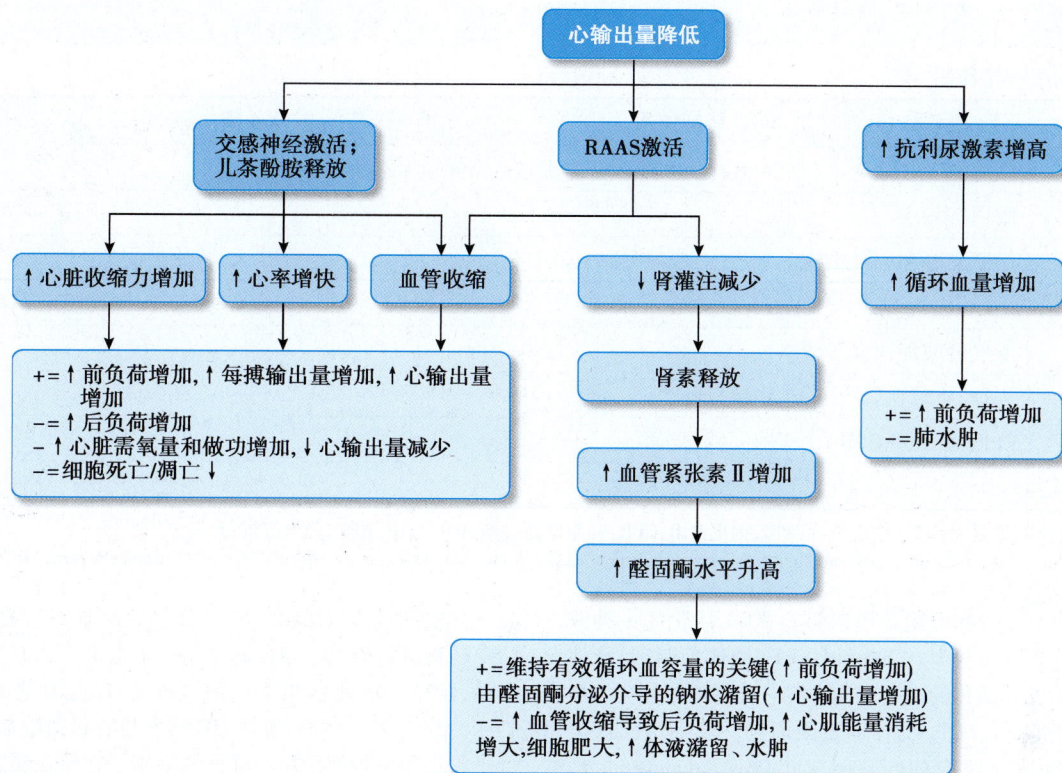

图 14-2　收缩性 HF 的适应机制。+,有益的作用;-,负的(有害的)作用;RAAS,肾素-血管紧张素醛固酮系统

约为 80∶20。作为对过度刺激的反应,衰竭心肌通过下调 β_1 亚型受体使这个平衡变为大约 70∶30。这种选择性的 β_1 受体下调伴随"β_1 和 β_2 受体活性脱偶联"现象,β_2 受体的数量未变而这些受体引起的反应降低了 30%[15]。一段时间后,使心肌细胞对交感刺激反应性降低进而降低收缩功能。β 阻滞剂使下调的 β_1 受体上调,同时,脱偶联的 β_2 受体敏感性的恢复保护心肌免受儿茶酚胺的有害影响[21]。

交感肾上腺素能神经受体的变化部分由基因型决定。有趣的是,在有 HF 的非裔美国患者中,可观察到不成比例的 β_1 受体变异多态性的高发生率,与增加的心功能有关。此外,β_1 受体(β_1Arg389)和 α_{2C} 肾上腺素能受体(α_{2C}Del322-325)变异同时存在时,引起肾上腺素过度激活,并增加了 HF 风险。这些联合缺陷在白种人不常见,或许可以部分解释非裔美国人中较高的 HF 发病率。对 α 和 β 受体表型更好的理解可能会改善 HF 的预防和治疗策略[22]。

肾功能和肾素-血管紧张素-醛固酮系统

HF 时 CO 减低可引起血管紧张素 Ⅱ 激活。血管紧张素 Ⅱ 是一种强有力的血管收缩剂,也是交感神经系统强激活剂,从而使 SVR 增加。肾血管阻力增加,肾小球滤过率(glomerular filtration rate,GFR)降低。随着 GFR 的降低,更多的钠和水被重吸收。有效循环血浆容量的减少和血管紧张素 Ⅱ 也刺激垂体释放抗利尿激素(antidiuretic hormone,ADH),造成肾集合管中自由水的潴留。

当肾灌注压降低时,肾脏释放肾素。肾素使血液中血管紧张素原转化成血管紧张素 Ⅰ。血管紧张素 Ⅰ 在血管紧张素转化酶(angiotensin-converting enzyme,ACE)作用下代谢为血管紧张素 Ⅱ(见图 14-2)。血管紧张素 Ⅱ 有利于钠水潴留多种作用。其使血管收缩的作用可降低 GFR,它还可以刺激肾上腺分泌醛固酮,从而增加钠的重吸收。血管紧张素 Ⅱ 刺激血管加压素的合成和释放,从而引起自由水的潴留并刺激 CNS 的口渴中枢。最后,血管紧张素 Ⅱ 可直接刺激 NE 的释放。肾灌注降低的最终结果是有害的。钠水潴留的增加加重前负荷,而血管紧张素 Ⅱ 诱导的血管收缩增加了 SVR 和后负荷。

长期的醛固酮的过度分泌会引起心肌、肾脏和其他器官的纤维化[23]。这样,醛固酮可独立于血管紧张素 Ⅱ 促进器官的重构和纤维化。

其他激素介质

内皮素

还有几个调节激素和细胞因子曾被认为在 HF 的发生和发展过程中发挥了作用。首先是内皮素[24,25]。内皮素-1(endothelin-1,ET-1)是最活跃的。ET-1 由血管和呼吸道的平滑肌、心肌细胞、白细胞和巨噬细胞合成。HF、肺动脉高压、MI、心肌缺血和休克时血清 ET-1 的浓度升高。ET-1 可引起血管收缩、促进心室重构、降低肾血流(renal bloodflow,RBF)。虽然 ET-1 的这些作用对 HF 有害,但它的药理学作用复杂,赖于两种不同的被称作 ET_A 和 ET_B 的 G-蛋白偶联受体亚型的相对平衡。如表 14-2 所示,ET-1 能够引起两个受体的相反效应,而最终的净效应取决于这两种受体的相对密度。

表 14-2

内皮素-1 的生物学作用

器官	ET_A 受体作用	ET_B 受体作用	其他作用
血管	强效血管收缩剂	一氧化氮和前列环素释放介导的血管舒张	
	胶原沉积		
心脏	心肌肥厚和心脏重构		↑HR
			+/−变力作用
肺	支气管收缩		
肾脏	入球、出球血管收缩	利钠、利尿	
	降低 RBF 和 GFR		
神经内分泌			儿茶酚胺、肾素、醛固酮、ANH 的释放

ANH,心房利钠激素;ET_A,内皮素 A;ET_B,内皮素 B;GFR,肾小球滤过率;HR,心率;RBF,肾血流量;+/−,正/负。

来源:Ergul A. Endothelin-1 and endothelin receptor antagonists as potential cardiovascular therapeutic agents. *Pharmacotherapy*. 2002;22:54.

未来的治疗药物可能是用以阻止 ET-1 活化的一种或多种酶的特异性抑制剂。选择性的 ET_A 受体抑制剂,能使反应向 ET_B 受体活化的有利方面发展。波生坦和替唑生坦是非选择性的 ET_A/ET_B 受体双重阻断剂。波生坦已被美国食品与药品管理局(US Food and Drug Administration,FDA)批准用于治疗肺动脉高压,其在 HF 中的应用正在观察中[8,9]。

利钠肽

利钠肽(natriuretic peptides,NPs)是由含有一个共同的 17-氨基酸环的多肽组成的家族。A 型利钠肽,以前被称作心房利尿钠肽或心房利钠因子,是心房对扩张的反应性分泌物。类似地,B 型利钠肽(B-type natriuretic peptide,BNP),是心室肌对心室舒张末期压力和容积升高的反应性分泌物。C 型利钠肽(C-type natriuretic peptide,CNP)是肺、肾脏和血管内皮在受到剪应力时分泌的。总之,利钠肽被认为是神经内分泌激活的有益形式。这些正面作用有:拮抗肾素-血管紧张素系统、抑制交感冲动发放和拮抗内皮素-1。其净效应是扩张周围血管和冠状动脉、降低心脏的前、后负荷。顾名思义,它们还有利尿、利钠作用,这种作用是通过对入球动脉的扩张和可能的对出球动脉的收缩,提高 RBF 和肾小球滤过来实现的。通过对醛固酮的间接抑制作用,抑制钠在集合管的重吸收。利钠肽也抑制血管加压素的分泌,并阻断 CNS 的盐欲和口渴中枢。这些中枢效应可促进利尿。C 型利钠肽的利尿作用最小[26]。

BNP 前体分裂生成具有生物活性的 C 端片段(BNP)和无活性的 N 端片段(NT-proBNP)。血浆 BNP 和 NT-proBNP 水平可作为生物标记物,鉴别 HF 引起的哮喘和其他原因导致的呼吸困难[27-29]。BNP 水平<100pg/ml 通常提示没有 HF,BNP 水平>400pg/ml 时高度提示存在 HF。然而,BNP 水平介于 100~400pg/ml 时,其提示意义仍存在争议,因为 BNP 升高与肾功能衰竭、肺栓塞、肺动脉高压和慢性缺氧也有关系[30]。比较高的 BNP 浓度与严重程度相关。临床症状的改善常伴随 BNP 浓度的下降。

利钠激素的拟似物或它们代谢的抑制剂已被作为 HF 治疗药物进行研究。奈西利肽是一个重组人类 B 型利钠肽产品,已经 FDA 批准用于住院的急性 HF 恶化患者的Ⅳ期临床治疗[31,32]。然而,慢性 HF 时下调的利钠激素受体,降低了它们的保护性作用而且可能限制了它们在实际临床治疗时的有效性。

血管加压素受体阻滞剂

容量负荷过重与高住院率相关,调节血容量的强效血管收缩剂抗利尿激素精氨酸加压素在 HF 时却升高。早期研究证实伐托普坦(选择性血管加压素亚型 V_2 受体阻滞剂)能改善 HF 的瘀血症状和整体血流动力学状况,但不能改善长期预后[33]。

EVEREST 试验研究了血管加压素阻滞剂对 HF 的治疗效果[34,35]。4 133 名急性失代偿性 HF(acute decompensated heart failure,ADHF)患者(NYHA 分级Ⅲ或Ⅳ级且 LVEF<40%)接受了托伐普坦治疗。所有患者同时接受常规 HF 治疗(血管紧张素转化酶抑制剂、血管紧张素受体阻滞剂、β受体阻滞剂、利尿剂、硝酸酯类、肼屈嗪)。入院后 48 小时内患者被随机分为两组,分别给予托伐普坦每日 30mg 或安慰剂。这项试验由 3 个不同分析组成。两个相同的短期试验主要终点是评估在第 7 日或出院时整体临床状况和体重的变化。长期试验的主要终点是全因死亡率和心源性死亡或 HF 住院率。短期试验显示,与安慰剂组相比,治疗组在整体临床评分上有轻度的改善。主要的临床获益为体重的变化。长期试验中试验药物和安慰剂组间主要终点的比较没有显著差别。连续服用托伐普坦的常见副作用是口干和口渴。在一小部分患者中,低钠血症得到了改善。因为并不能降低长期死亡率且药物花费过高,托伐普坦的应用局限性是对那些限制了液体量及应用了利尿剂的 HF 同时伴有低血容量性低钠血症的患者。

钙增敏剂

钙增敏剂代表了另一类被研究用来治疗 ADHF 的药

物。它通过稳定钙-肌钙蛋白 C 复合体和促进肌动-肌球蛋白横桥起到有效的收缩作用，同时不增加腺苷三磷酸（adenosine triphosphate，ATP）的消耗[36]。左西孟旦是其代表药物，具有双重作用机制：增加心肌收缩力、引起血管舒张。与其他正性肌力药不同，它不影响细胞内钙离子浓度，诱发心律失常的可能较小。已有试验将其与安慰剂和多巴酚丁胺进行对比，评估左西孟旦在 ADHF 治疗中的有效性和安全性。在失代偿性 HF 患者中，左西孟旦能显著降低HF 恶化发生率并改善血流动力学指数[37-39]。而且左西孟旦组的死亡率也降低了。然而当以死亡率作为研究终点时，这些试验并没有显示出死亡率有差别。近期的一个试验，比较了左西孟旦和多巴酚丁胺在 ADHF 中的作用，旨在确定左西孟旦对发病率和死亡率的影响。与早期的研究相比，没有降低全因死亡率[40]。左西孟旦最常见不良反应是头痛和低血压。目前左西孟旦在欧洲被批准可用于 ADHF 的治疗。

炎性细胞因子、白介素、组织坏死因子、前列环素和一氧化氮

血管内皮细胞释放各种促炎细胞因子、血管舒张和血管收缩物质，包括白介素（IL-1β、IL-2、IL-6）、肿瘤坏死因子（tumor necrosis factor，TNF-α）、前列环素和一氧化氮（nitric oxide，NO；也被称作内皮源松弛因子）[41-43]。这些因子在HF 发病机制中的具体作用尚不清楚。近来的研究表明 HF 患者的促炎细胞因子 IL-1β、IL-6、TNF-α 水平升高，与疾病的严重程度相关[43-45]。在临床试验得到了令人失望的结果后，最初的将 TNF-α 受体阻滞剂依那西普作为 HF 治疗药物的热情已经消失了[46]。至少有 47 例不良反应事件向FDA 报告，记录了应用依那西普和英夫利昔单抗治疗克罗恩病或风湿性关节炎患者时新出现 HF 或者已经存在的HF 恶化[47]。其他研究者曾经试图采用 NO 或者前列环素（依前列醇）作为血管扩张剂，结果成败参半[48-50]。FIRST（Flolan International Randomized Survival Trial）试验中，虽然前列环素改善了所治疗患者的血流动力学状态，却有增加死亡率的趋势[50]。

心脏重构

HF 的进展导致心脏重构，其特征是心室形态和质量的改变[51]。心脏重构的 3 个主要表现为心腔扩大、左室心肌肥厚和它们导致的左室腔球形改变（图 14-3）。心脏重构

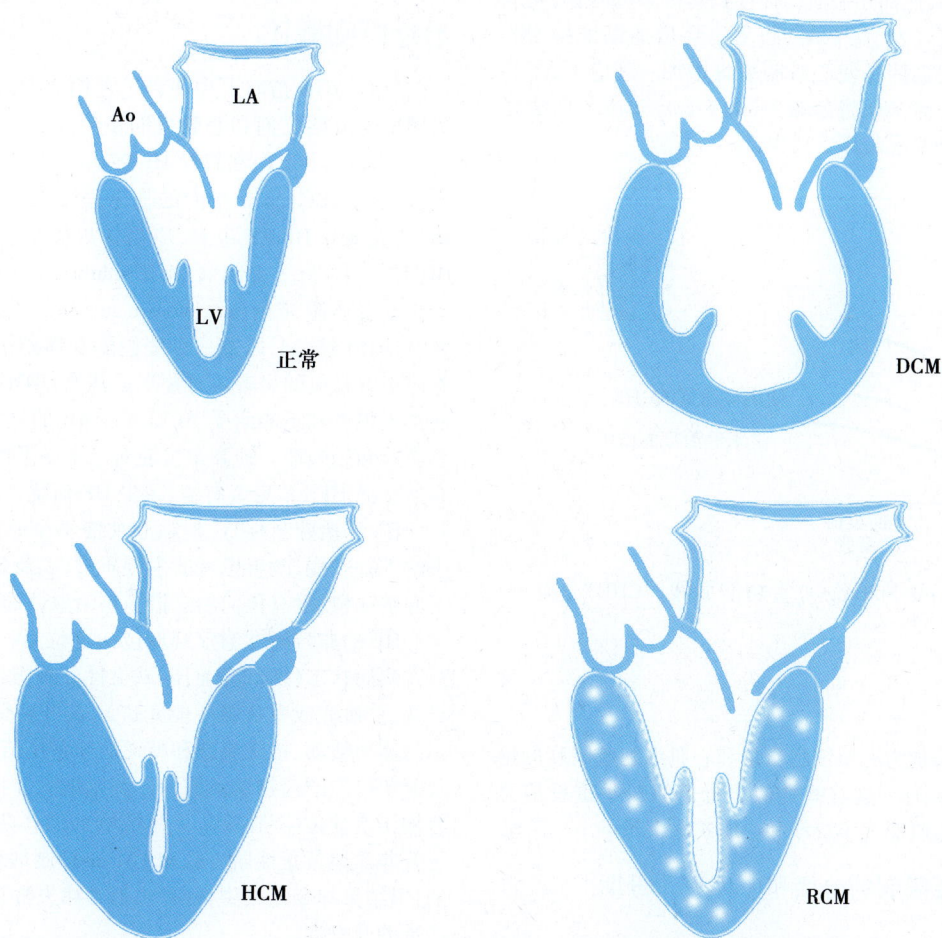

图 14-3　心脏重构。扩张型心肌病（dilated cardiomyopathy，DCM）导致左室壁变薄和心肌收缩功能下降；肥厚型心肌病（hypertrophic cardiomyopathy，HCM）可见左室壁明显增厚，导致心室舒张或收缩功能障碍；限制性心肌病（restric-tive cardiomyopathy，RCM），左室壁可正常或增厚，或轻度扩大，引起舒张期顺应性下降。Ao，主动脉；LA，左心房 LV，左心室。改编自：Topol EJ et al，eds. *Textbook of Cardiovascular Medicine*. 3rd ed. Philadelphia，PA：Lippincott Williams & Wilkins；2006.

开始于临床症状出现之前,促使疾病进展。

心脏扩大

高血容量可引起心脏扩张。舒张末期容量增加,心肌纤维被拉伸,心室扩大。容量正常心脏的舒张末期容量为110~120ml。EF值60%时,SV为70ml,收缩末心室剩余容量为40~50ml。

HFrEF时,舒张末期容量增加导致心脏增大。心脏扩大在HFpEF中较少见,因为心肌收缩力仍正常,而且僵硬的左心室使得充盈受阻,所以扩张的可能性不大(图14-3)。

Frank-Starling曲线

Frank-Starling心室功能曲线(图14-4)说明了左室心肌纤维的"牵张"(室壁张力)和心肌做功之间的曲线关系。室壁张力增加时,SV随着收缩力的增大而增加。收缩性HF时,对任何程度的牵张,心脏的做功都是减少的。正如一个气球,向气球中吹气越多,它伸展越多,松手时它绕着屋子飞得也越远。当气球老化,丧失了弹性,扩张时回缩力降低。与之相似,最初时的心室扩张在收缩性HF中是一种有效代偿机制,然而当心肌的弹性到达极限的时候,它就不能完全代偿了。SV降低时,心率也会增加以维持CO。心脏扩大的不利之处是使心肌需氧量增加。理论上,当心脏扩大超过某一点,CO将会减少(如Frank-Starling曲线降支所见),但这种情况临床上很少见。

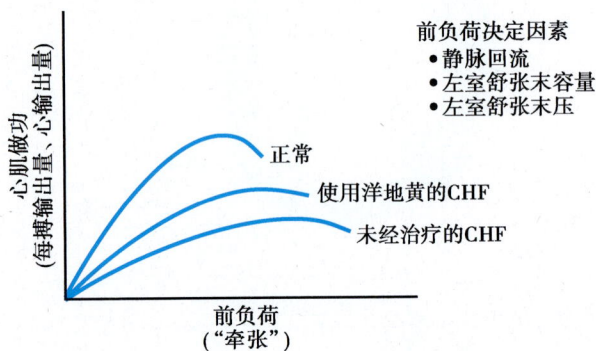

图14-4　Frank-Starling心室功能曲线。CHF,充血性心力衰竭

心脏肥大

心脏肥大表现为心肌细胞质量和心肌细胞壁厚度的绝对增加(见图14-3)。这有些类似于骨骼肌对举重反应是质量的增加。心脏肥大不应该和心脏扩大混淆。

心力衰竭功能限制的分级和心力衰竭分期

纽约心脏病协会分级

纽约心脏病协会(NYHA)分级将与HF有关的功能障碍分为四类。心功能Ⅰ级的患者代偿良好,无体力活动受限且日常活动无症状。心功能Ⅱ级的患者,日常体力活动可使症状轻度加重,运动耐量轻度受限。心功能Ⅲ级的患者只有在休息时感到舒服,即使低于日常的体力活动也会引起症状。心功能Ⅳ级的患者,休息时即存在HF症状且不能无症状的从事任何体力活动。对一个特定患者心功能级别的判断是相当主观的且在不同观察者间存在差异。

NYHA分级的缺点是未能包括发生HF风险较高,并有可能从预先的生活方式改善和药物治疗中获益的无症状患者。2001年ACC/AHA指南提出一项新的分期规则并能与NYHA分级联合应用[4]。A期患者有高血压、CAD、糖尿病或其他如果不治疗会发展为明显HF的疾病。A期患者没有HF症状及可识别的心肌或瓣膜的异常。B期患者仍无症状但有心脏结构的异常(如左室肥厚、扩张、EF降低或瓣膜疾病)。C期患者表现为伴随心脏结构改变的不同程度的HF症状。ACC/AHA指南的D期与NYHA分级Ⅳ级大概相似。符合最后一期分类的患者经常住院,被认为是终末期疾患。图14-1总结了这两种分层体系,以及它们重叠的部分。最新的指南[1]扩展了HF的定义,并增加了HFpEF两个亚组:EF处于临界值(LVEF值在41%~49%之间),及EF改善的患者(之前EF值降低,但现在LVEF>40%)。

治疗原则概述

ACC/AHA指南[1,5,6]更新了他们之前的推荐并扩展了醛固酮受体拮抗剂和心脏再同步治疗(cardiac-resynchronization therapy,CRT)在轻微HF症状患者中的作用。图14-5是转载自ACC/AHA指南的临床程序[1]。ACC/AHA专家建议,大部分HFrEF患者,应当常规接受包含以下药物的GDMT:一种ACE抑制剂(ACE inhibitor,ACEI)或一种血管紧张素受体阻滞剂(angiotensin receptor blockers,ARB),一种β受体阻滞剂,以及一种醛固酮受体拮抗剂。利尿剂推荐用于有充血的患者。对接受了其他GDMT治疗仍有症状的黑人患者和不能耐受ACEI或ARB的患者,应考虑应用肼屈嗪和硝酸盐。地高辛可能对已接受了优化药物治疗仍有症状的HFrEF患者有益,减少HF住院。

HF的治疗目标是:消除心功能不全的症状、避免心律失常等并发症、改善患者的生存质量,以及延长生存期。除了心脏移植,没有任何治疗措施是治愈性的。

HF的非特异性治疗管理包括定位CV风险因素、纠正潜在疾病状态(例如高血压、缺血性心脏病、心律失常、血脂异常、贫血症或甲状腺功能亢进)、在可接受范围内进行适当的体力活动、接受流感和肺炎链球菌疫苗的免疫接种,以及避免可能的药物诱发原因。利尿钠肽、内皮素抑制剂、血管加压素受体阻滞剂以及钙增敏剂的作用,仍在研究中。尽管非洋地黄正性肌力药和TNF-α抑制剂理论上是有价值的,但结果却令人失望,并有包括心律失常和死亡率增加的严重的并发症。

HFpEF的治疗尚不十分明确[12,52-54]。现已表明,限钠饮食和利尿剂能够缓解SOB或水肿的症状。因为这些患者通常都表现出共患病状态(如心房颤动、高血压、糖尿病和CAD),对共存病进行治疗应当以减少心血管事件和提高生存率为目标。

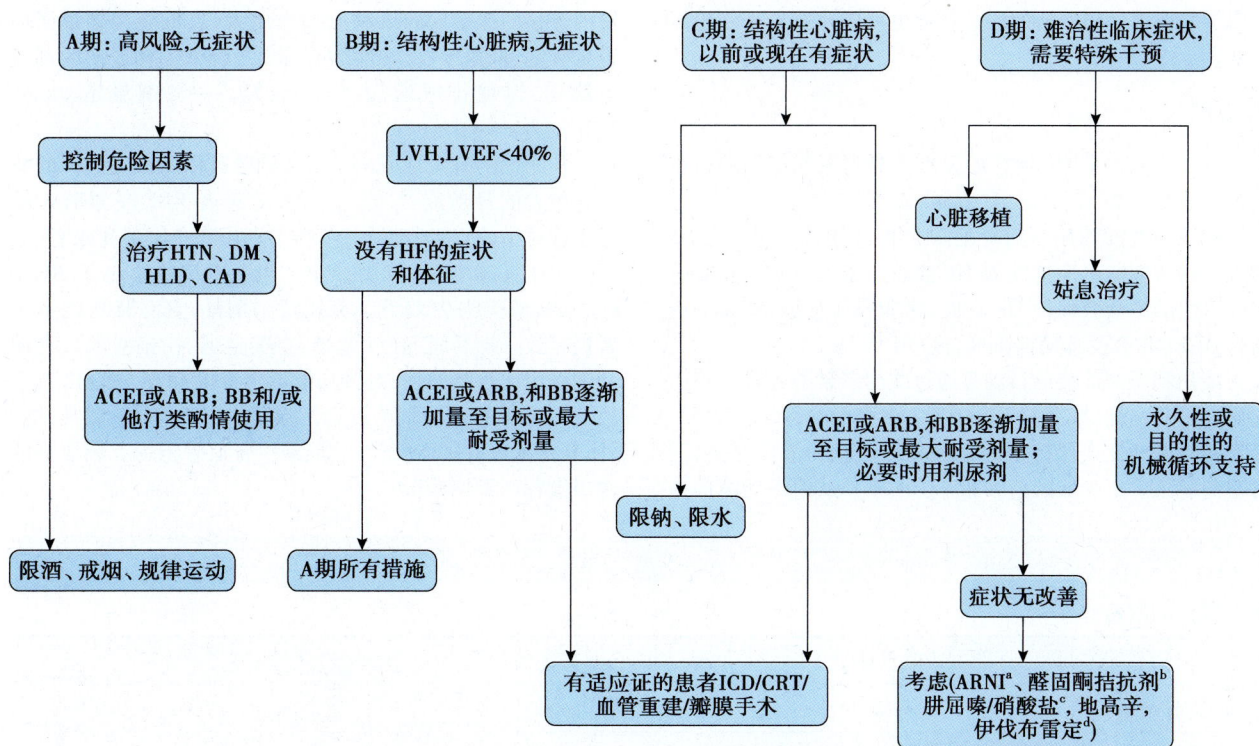

图 14-5　心力衰竭的分期及分期推荐治疗。ACEI,血管紧张素转化酶抑制剂;ARB,血管紧张素受体阻滞剂;BB,β受体阻滞剂;ARNI,血管紧张素 II 受体脑啡肽酶抑制剂;CAD,冠状动脉疾病;CrCI,肌酐清除率;DM,糖尿病;LVEF,左心室射血分数;HLD,高脂血症;HTN,高血压病;ICD,植入式心脏复律除颤器;LVH,左心室肥厚。
[a]能耐受 ACEI/ARB、有足够的血压,且无血管性水肿史的 NYHA 分级 II 或 III 级患者,将药物替换为 ARNI 以进一步降低发病率和死亡率时,必须等待最后一次 ACEI 给药至少 36 小时后。
[b]NYHA 分级 II ~ IV 级除非 CrCI<30ml/min 且血清钾>5.0mmol/L。
[c]黑人患者 NYHA 分级 II 或 IV 级。
[d]NYHA 分级 II 或 III 级,LVEF≤35%,可耐受最大剂量的 β 受体阻滞剂,窦性心律,心率≥70 次/min。

体力活动

应当鼓励患者运动以维持体能。HF 的治疗目标包括延长寿命和提高生存质量。HF-ACTION(the Effects of Exercise Training on Health Status in Patients with Chronic Heart Failure)[55]试验结果表明,与正在进行常规治疗并被简单鼓励进行运动锻炼的患者相比,高度结构的运动计划,并不降低 HF 患者的全因死亡率或全因住院。然而,依据 HF-ACTION 亚试验,结构化的运动训练项目,提高了堪萨斯城心肌病调查问卷(Kansas City Cardiomyopathy Questionnaire,KCCQ)的整体得分(一个包含了生理限制、症状、生存质量以及社交限制等方面问题的测试)。这一改善发生在早期阶段,并维持了 3 年时间。ACC/AHA 心力衰竭指南[1,5,6],推荐运动训练可安全有效地用于能参与症状控制的 HF 患者[1,5,6]。不过,在急性加重期,卧床休息及限制体力活动可降低新陈代谢需求,使引力对水肿的影响最小化。俯卧位时肾灌注增加,有助于利尿,并使水肿液流动。

限钠饮食

不注意饮食(高盐摄入)经常被认为是 HF 恶化及入院原因。几个观察性研究显示低钠饮食与降低的住院率和死亡率之间的联系[56,57]。与此相反,几个随机试验提示有 CV 疾病的患者饮食限钠可能有害。对 HFrEF 患者的最大的 meta 分析中的一篇中显示,与对照组(2 800mg/d)相比,限钠组(1 800mg/d)增加了发病率和死亡率[58]。包含在些分析中的试验有一些局限性。高剂量利尿剂的应用伴随严格的液体限制,这导致了血管内容量的下降及不良后果。一些患者也没有在进行最佳剂量的 GDMT。支持在住院患者中限钠的证据有限。在一个试验中,对标准限制盐摄入量 2 000mg/d 更加严格,对住院 HFrEF 患者的临床稳定没有影响,也没有降低住院天数[59]。因此,需要进一步的随机试验以明确限钠对 HF 患者预后的影响。因为高钠摄入导致 HTN、LV 肥大及 CV 疾病,ACC/AHA 心衰指南[1,5,6]建议 A 期和 B 期的 HF 患者限制钠摄入至每日 1.5g。对有严重 HF 的患者(C 期及 D 期),因为没有足够的资料支持任何具体的限制量,推荐<3g/d。尽管坚持饮食限钠被认为是"HF 疾病管理的基石",实践饮食限钠时仍有很多的挑战。相关知识的缺乏、社会干扰、对合适食物选择的限制,及增加的对高盐食品的味觉偏好这些障碍,都会影响对低钠饮食的坚持[60,61]。尽管每日氯化钠(sodium chloride,NaCl)的生理需要量<1g,但美国人饮食中的平均含钠量是 10g。通过减少烹饪中的盐可使饮食钠减少到相当于 2~4g

NaCl。这种饮食比严格的限盐饮食更可口并更易于使患者依从。

利尿剂

本章只涵括了 HF 治疗的要点。对利尿剂应用的讨论见第 9 章和第 27 章。

利尿剂被推荐用于有充血(肺和/或周围水肿)的 HF 患者。利尿剂能迅速地缓解 HF 症状。由于 RAAS 和交感神经系统的激活会促使 HF 进展,除非存在禁忌,利尿剂应当与 ACEI 和 β 受体阻滞剂联合应用[1]。

最初利尿剂治疗的目的是通过减少多余的容量而不引起血容量的损耗,来缓解 HF 症状。多余的容量一旦去除,治疗的目标就变成保持钠的平衡和预防新的液体潴留,同时避免脱水。水肿液的消除速率受限于其从组织间隙向血管内转移的速率。如果利尿剂作用太强,可能会导致循环容量衰竭、低血压、反常性的心输出量降低。利尿剂的剂量应滴定,以使排尿增加、体重减轻。一般剂量是 0.5~1.0mg/(kg·d)[1]。

利尿剂的有效性取决于转运到肾脏作用位点的钠的数量和患者的肾功能[62,63]。严重 HF 患者 RBF 受累时近端肾小管对钠的重吸收增加,噻嗪类利尿剂和保钾利尿剂(主要作用于远端小管)作用最小。当肌酐清除率小于 30ml/min 时噻嗪类失去效力。美托拉宗例外,它对肾功能不全者仍有效。袢利尿剂(呋塞米、布美他尼、托拉塞米),利尿利钠作用比噻嗪类强,对肾功能不全者也有效。这样,对多数 HF 患者,袢利尿剂为首选。除了作用于 Henle 髓袢升支外,呋塞米还有扩血管作用,能减少肾血管阻力。利尿剂的常用推荐剂量见表 14-3[62]。

表 14-3

袢利尿剂的剂量[1]

	呋塞米	布美他尼	托拉塞米
静脉负荷剂量	40mg	1mg	20mg
每日最大剂量	600mg	10mg	200mg
峰值剂量			
正常肾功能	80~160mg(PO/IV)	1~2mg(PO/IV)	20~40mg(PO/IV)
Cl_{Cr}:20~50ml/min	160mg(PO/IV)	2mg(PO/IV)	40mg(PO/IV)
Cl_{Cr}:<20ml/min	200mg(IV),400mg(PO)	8~10mg(PO/IV)	100mg(PO/IV)
生物利用度	10%~100%	80%~90%	80%~100%
作用持续时间	6~8 小时	4~6 小时	12~16 小时

Cl_{Cr},肌酐清除率;IV,静脉注射;PO,口服。

利尿剂的效果依赖于近端小管内药物的主动分泌。吸收缓慢(即使生物利用度高)或蛋白结合使小管转运减少并影响利尿反应。但是,一旦药物进入小管中并达到利尿阈值,进一步的药物转运不会产生更强的利尿作用。仅增加剂量超过峰值剂量不能产生额外的利尿效应。然而,可以通过增加给药次数来改善利尿效果。

合用 2 种不同机制的利尿剂(如袢利尿剂和美托拉宗)可用于对大剂量袢利尿剂效果欠佳的患者[62,63]。虽然袢利尿剂可缓解 HF 症状,却并不能能消除 HF 的根本致病因素及减少死亡率。

醛固酮拮抗剂

醛固酮拮抗剂依普利酮和螺内酯通过与远曲肾小管的醛固酮受体竞争性结合产生轻度的利尿作用。RALES 研究(Randomized Aldactone Evaluation Study)的研究人员发现螺内酯减少了 NYHA 分级 Ⅲ 级和 Ⅳ 级患者的发病率和死亡率[64]。作者推测螺内酯的保护作用主要与减少醛固酮诱导的血管损伤和心肌或血管纤维化相关,而不是利尿作用。与之相似,近期 MI 后 LV 功能不全的患者应用依普利酮治疗后死亡率也降低了[65]。ACC/AHA 的 HF 指南[1,5,6]推荐,不管症状的严重程度,所有正在接受 ACEI(或 ARB)和 β 受体阻滞剂治疗的 HFrEF 患者和有 LV 功能不全或糖尿病的刚经历过 MI 的患者加用一种醛固酮拮抗剂[65]。初始应用醛固酮受体拮抗剂时,GFR 应>30ml/(min·1.73m²),钾应<5mmol/L 以避免高血钾或肾功能不全。

血管紧张素转化酶抑制剂和血管紧张素受体阻滞剂

扩血管药物是 HF 的一项主要治疗。动脉扩张通过降低左室流出道的动脉阻力(后负荷)改善 HF 症状。静脉扩张降低左室充盈(前负荷)。这两种特性联合能减轻 HF 症状增加活动耐量。最早被研究的血管扩张药是肼屈嗪(一种动脉扩张药)和硝酸酯类(主要是静脉扩张药)。通过联合应用这两种药物,能明显改善 HF 症状并同时伴有死亡率的适当降低。随着 ACEI 的问世,肼屈嗪和硝酸酯类已经成为二线用药。

ACEI 类药物同时具有减轻心脏前后负荷的特性和减少容量的能力。作为单一的一种药物,它们可产生和肼屈嗪-硝酸盐联用一样的血流动力学效应，有利于心脏重构的改善，其副作用也更易于耐受。这些优点，使 ACEI 类药物被推荐作为起始治疗的选择，即使是相对较轻的左室收缩功能不全的患者也适用[1]。

ACC/AHA 指南[1,5,6]指出，ACEI 应当应用于所有 HFrEF 患者，除非有使用禁忌，或不能耐受此种药物。ACEI 一般与 β 受体阻滞剂合用。ACEI 应当从小剂量开始服用，如果耐受良好，再逐渐增加至目标剂量。体液潴留会影响治疗效果；体液缺乏会增加 ACEI 不良反应。临床医师应尝试应用临床试验中已证实的可减少 CV 事件的剂量，但不能因 ACEI 未达到靶剂量而延迟患者 β 受体阻滞剂起始治疗[1]。

所有 ACEI 的药理作用基本相同，但其中一些还未经研究或得到 FDA 批准可以用于 HF（表 14-4）。ACEI 在 HF-pEF 方面的价值仍有待研究。相关类别药物为 ARB[66,67]。与 ACEI 相比，ARB 通过更加特异性阻断血管紧张素 Ⅱ 受体（更倾向于与 AT₁ 受体相结合）在理论上有益，药物引起咳嗽的风险较低。另一方面，部分或者全部 ACEI，因其可间接阻滞缓激肽、NE、前列腺素，比受体阻滞剂更有优势。

表 14-4

心力衰竭的症状和体征

左心室衰竭	右心室衰竭[a]
主观	
DOE	
SOB	
端坐呼吸（2~3 个枕头）	
PND、咳嗽	
虚弱、乏力、意识模糊	周围型水肿
虚弱、乏力	
客观	
LVH	体重增加（体液潴留）
↓BP	
EF<40%[b]	颈静脉怒张
啰音，S₃ 奔马律	肝大
反应性心动过速	肝颈静脉回流征
↑BUN（肾灌注不足）	

[a] 伴长期肺脏疾病（肺心病）或继发于肺动脉高压的孤立的右心衰竭。
[b] 舒张功能不全患者的射血分数正常。
BP，血压；BUN，血尿素氮；DOE，劳力性呼吸困难；EF，射血分数；LVH，左心室肥大；PND，阵发性夜间呼吸困难；SOB，气短。

当患者无法耐受 ACEI 时，ARB 可以作为 ACEI 的替代药物。三联应用 ACEI、ARB 及一种醛固酮受体拮抗剂对患者有潜在的害处，因此 ACC/AHA 指南[1,5,6]将其列为三类推荐（避免使用）。尽管 ARB 治疗的有效性还未完全确定，

对于那些最佳常规治疗后仍有持续症状的患者，ARB 或许可以作为一种添加治疗。当前，只有坎地沙坦和缬沙坦已被 FDA 认可用于 HF 治疗。

β 肾上腺素受体阻滞剂

直到 20 世纪 90 年代，β 受体阻滞剂一直被禁用于 HFrEF 患者。这基于以下观点：交感神经激动剂和其他正性肌力药物是用来弥补心脏收缩力下降的合理选择；负性肌力药物将加重 HF。对 HF 病理生理学的深入理解使人们重新思考这个推理的合理性[15-20,22]。与 ACEI 合用，β 受体阻滞剂可作为 HFrEF 患者的一线药物。ACC/AHA 指南指出，所有 HFrEF 患者都应使用 β 受体阻滞剂，除非有使用禁忌或无法耐受这种治疗。对其他 HF 治疗的不耐受或抵抗的，不应阻碍或延迟 HFrEF 患者开始 β 受体阻滞剂治疗[1]。尽管一些患者会出现症状暂时恶化，但继续应用会改善生活质量、减少住院次数，最重要的是，加用其他 HF 治疗时，可使死亡率减少约 34%。FDA 已经批准缓释的琥珀酸美托洛尔、卡维洛尔、比索洛尔可用于 HFrEF 患者。美托洛尔和比索洛尔都是选择性的 β₁ 受体阻滞剂，卡维地洛是一种混合性的 α₁ 和非选择性 β 受体阻滞药。

洋地黄糖苷（地高辛）

地高辛对心脏有多种药理作用。它结合并抑制心肌细胞中的钠-钾（Na⁺-K⁺）ATP 酶，降低钠的外向转运并增加细胞内钙的浓度。结合在肌浆网上的钙增强心脏收缩力。

曾经认为地高辛在 HFrEF 中的主要作用是增加心脏的收缩力（正性肌力作用）。现在我们知道，低于产生正性肌力作用的血清浓度时，地高辛可通过降低交感神经张力并刺激副交感神经，产生有益的神经体液和自主神经效应[68,69]。对迷走神经传入纤维 Na⁺-K⁺ ATP 酶的抑制，使心脏压力感受器敏感性增加，从而减少交感神经信号从 CNS 的释放。同样，对肾脏细胞的 Na⁺-K⁺ ATP 酶的抑制减少肾小管对钠的重吸收并间接抑制肾素分泌。这提示可以通过小剂量应用，使地高辛发挥有益作用。

地高辛降低传导速度，延长房室（atrioventricular, AV）结不应期。房室结阻滞效应延长了 PR 间期，是应用地高辛减慢心房颤动（atrial fibrillation, AF）和其他室上性心律失常患者反应性心室率的基础（见第 15 章）。

许多研究已经证实，地高辛改善 HF 症状的临床益处不依赖节律的状态，但没有资料证明它能增加患者存活率。地高辛用于接受了优化治疗（包含 ACEI、β 受体阻滞剂和醛固酮受体拮抗剂）患者的症状控制。对于 C 期或 D 期有症状的 HF 患者，地高辛有利于减少 HF 相关的住院[1]。不再推荐地高辛单药疗法或只结合利尿剂治疗。尽管 β 受体阻滞剂比地高辛能更有效的控制尤其是运动时的心室反应，伴 AF 的患者也可考虑使用地高辛。

其他扩血管药：肼屈嗪和硝酸盐类

尽管 ACEI 是可选择的血管扩张药，最早被评估的用于 HFrEF 患者的血管扩张剂是肼屈嗪和硝酸盐类药物。肼屈嗪通过降低后负荷缓解 HF 的症状。硝酸盐类可扩张静

脉,降低前负荷。这两种药物联用,在减轻 HF 症状和增加运动耐力方面具有协同作用。重要的是,与安慰剂(患者继续以前的利尿剂或洋地黄治疗)相比,肼屈嗪-硝酸异山梨酯联用是第一个表现出可改善严重 HF 患者生存率的治疗方案[70]。AHeFT 试验(African American Heart Failure Trial)[71]证实,在 HF 常规治疗(含 ACEI 或 β 阻滞剂)的基础上加用肼屈嗪和硝酸异山梨酯联合治疗,改善了 HF 患者的存活率并降低了 HF 住院。基于 AHeFT 试验的结果,FDA 批准肼屈嗪和硝酸异山梨酯的复合制剂(拜迪尔)用于 HFrEF 治疗,作为非裔美国患者 HF 常规治疗的辅助方法。肼屈嗪和硝酸盐类药物联用,应用于目前或过去有 HF 症状及 LVEF 降低,且不能耐受 ACEI 或 ARB 类药物的患者是合理的。肼屈嗪和硝酸盐类药物联用,也被推荐用于正在接受含 ACEI、β 受体阻滞剂及利尿剂的最佳治疗,仍有中至重度症状,自我描述为非裔美国人的 HF 患者[1]。静脉滴注硝酸甘油和硝普钠(混合性动脉和静脉扩张药)也用于 HF 急性加重的住院患者。这些血管扩张剂在 HF-pEF 中的作用还没有被充分研究。

其他正性肌力药物

静脉应用的多巴胺和多巴酚丁胺(拟交感神经药)及米力农(磷酸二酯酶抑制剂)用于急性失代偿性 HF(见第 17 章)。它们与死亡率的增加相关,但常短期应用于 ADHF。多巴酚丁胺和米力农有时被长期用于 D 期的 HF 患者。

这些药物开始应用的数周到数月有正性血流动力学效应,继续应用,死亡率就会增加(与安慰剂组相比)。这种现象与致心律失常的作用相关。HFpEF 禁用变力性药物。

钙通道阻滞剂

氨氯地平、非洛地平、伊拉地平、硝苯地平和尼卡地平都是有动脉扩张作用的二氢吡啶类钙通道阻滞剂。与非二氢吡啶类钙通道阻滞剂(维拉帕米和地尔硫䓬)相比,它们有轻微的负性肌力作用。只有氨氯地平[72]和非洛地平[73]被证明在 HF 治疗中是安全的,但是只有一个小亚群的非缺血性的扩张性心肌病的患者服用氨氯地平有生存率增加的获益[72]。另一方面,维拉帕米和地尔硫䓬可安全用于 HFpEF,它们可以通过降低心率和增加心室充盈时间改善症状。但因为它们的负性肌力作用,应避免用于 HFrEF 患者。

植入式心脏复律除颤器

室性心律失常在 HF 患者中很常见,从无症状室性早博到持续性室性心动过速、室颤及心源性猝死(sudden cardiac death,SCD)均可发生。SCD 在有严重 HF 症状或者 D 期 HF 患者中最常见[1]。既往有心跳骤停或已证明有持续性室性心律失常患者的 SCD 风险较高。植入式心脏复律除颤器(implantable cardioverter-defibrillator,ICD)已被推荐作为 HF 患者 SCD 的二级预防,适用于那些有较好的临床功能和预后、低 EF、有不明原因晕厥史的患者,也可用于一小部分等待心脏移植的 HF 患者。ACC/AHA 指南[1]建议

ICD 也可用于以下患者的一级预防:非缺血性扩张型心肌病或 MI 后至少 40 日后发生的缺血性心脏病,尽管已接受最佳药物治疗 EF 仍≤35%,有轻至中度 HF 症状的患者,这些患者功能状态良好的预期存活期要超过 1 年(详细讨论见案例 14-5,问题 4)。

心脏再同步化

心脏再同步化治疗(CRT)是一种对心室收缩不同步(定义为 QRS 时限至少 120 毫秒)患者的治疗方式。选定的 HF 患者受益于两个心室的同步起搏(双心室起搏),或单个心室的同步起搏(在有束支传导阻滞的患者)。CRT 的基本原理是由于非同步导致了心室重构和 HF 症状的加重。CRT 可单独使用或与 ICD 装置联用。几个关于 CRT 或 CRT-D(心脏再同步除颤治疗)的临床试验[74-77]显示出 HF 患者功能状态、存活率的改善,和住院次数的减少。经批准的 CRT-D 的适应征包括:NYHA 心功能分级 Ⅱ 级或缺血性分级 Ⅰ 级的 HF,且 EF<30%,QRS 波群时限长于 130 毫秒,以及左束支传导阻滞。这些适应证是基于一个试验的结果[75]。这个试验表明,与单独的 ICD 治疗相比,CRT-D 治疗可以明显降低有轻度症状 HF 患者的 HF 事件。当前的指南[1]支持在以下患者中应用 CRT 治疗:正在接受 GDMT 有 NYHA 分级 Ⅱ、Ⅲ 或不固定 Ⅳ 级症状、LVEF≤35%、LBBBQRS 时限≥150 毫秒(见案例 14-6,问题 1 和 2)。

左心室辅助装置

左心室辅助装置(left ventricular assist device,LVAD)是一个使用电池,需外科手术植入的机械泵,用来维持心脏的泵功能。有关 LVAD 的临床试验显示,其可有效改善 HF 患者的存活率和生活质量。对终末期 HF 患者,LVAD 可作为移植手术的过渡或目的性治疗;对于不准备移植的患者,是一个永久性植入体内的装置。

具有里程碑意义的 REMATCH 试验[78](Randomized Evaluation of Mechanical Assistance for the Treatment of Congestive Heart Failure)发现,接受 LVAD(HeartMate XVE)的终末期 HF 患者有 52.1% 的机会存活 1 年,而接受最佳药物治疗的患者,1 年生存率仅 24.7%。LVAD 患者 2 年生存率为 23%,接受药物治疗的患者为 8%。然而,这些存活率远低于接受心脏移植术的患者。随着技术的进步,第二代设备已经问世,特别是 HeartMate Ⅱ,2008 年被批准用于移植前的过渡[79]。2010 年 1 月,HeartMate Ⅱ(连续血流),一个体积较小的装置,被批准用于目的治疗。在一个与第一代 HeartMateMVE(搏动血流)的头对头比较的临床试验中,1 年和 2 年的生存率 HeartMate Ⅱ 分别为 68% 和 58%,HeartMate XVE 为 55% 和 24%[80]。有连续血流的装置不良事件发生较少,并且,患者反馈生活质量也显著提高了。最近,一种新的称为 HVAD(HeartWare left ventricular assist device)的泵,在伴难治、进展性 HF 的等待心脏移植的患者中进行了测试。这种装置的优点在于它的体积小,且可以直接植入到心包腔内。ADVANCE 试验[81](Evaluation of the HVAD for the Treatment of Advanced Heart Failure),将纳入

的 140 例植入 HVAD 的患者,与 499 例接受 LVAD 的患者进行比较。主要终点是 HVAD 组和对照组患者,植入后 180 日和 360 日的生存率和成功率。180 日时 HVAD 组的生存率为 92.0%,对照组为 90.1%(P<0.001)。HVAD 组的出血和感染病例较少,但卒中的发病率较高。已有新的临床试验被设计用来评估比较 HVAD 和 HeartMate Ⅱ 发生不良反应的情况。在进一步的改进得以实施和证明之前,心脏移植仍然是治疗终末期 HF 的金标准。

HFREF 的新治疗

伊伐布雷定

大量证据表明较快的心率[心率>80 次/min(beats/minute,bpm)]与 HF 患者死亡率的增加相关。β 受体阻滞剂治疗 HF 的试验表明死亡率的增加伴随着升高的休息时基础心率(resting heart rates,RHR)>90 次/min[82,83]。CHARM[84] 试验的析因分析表明,不管 LV 功能或 β 受体阻滞剂应用与否,增加的 RHR 是死亡的独立预测因子。之后的一篇关于 HF 试验的 meta 分析[85] 显示 HR 降低幅度与生存获益相关。

伊伐布雷定是一种可通过对窦房结的作用而使心率减慢的选择性的 I_f(起搏电流)抑制剂。2010 年,SHIFT[86](Systolic Heart Failure Treatment With the If Inhibitor vabradine Trial)试验提供了 HR 降低对 HF 患者有益的证据。SHIFT 将 6 558 名有症状的 HF 患者随机分配服用伊伐布雷定和安慰剂。这些患者的 EF≤35%,一般情况下窦性心率≥70bpm,上一年中至少有 1 次因 HF 住院。除包含一种 β 受体阻滞剂的基础治疗外,患者接受伊伐布雷定以保持 RHR 在 50 到 60bpm 之间,或安慰剂治疗。随访 23 个月,伊伐布雷定组的患者 CV 死亡或住院风险降低 18%(风险比 0.82,P<0.000 1)。伊伐布雷定明显降低了因 HF 恶化住院的风险和因 HF 死亡,但对全因死亡率没有明显影响。虽然明显多于安慰剂组,伊伐布雷定组不良事件的发生数量也很少,提示其有较好的可耐受性。最常见的不良事件是心动过缓和视觉障碍。

2015 年 4 月,FDP 批准伊伐布雷定(Corlanor)用于治疗 LVEF≤35%,有症状的慢性 HF,以减少成人因 HF 恶化住院的风险。因为伊伐布雷定没有减少全因死亡率,只有获取更多的证据后它才能在临床上被更广泛的使用。2016 年 ACC/AHA/HFSA(HFSA,Heart Failure Society of America,美国心力衰竭协会)对 2013 年 HF 指南的更新说明伊伐布雷定可降低正在接受最大 GDMT(包括一种最大可耐受剂量的 β 受体阻滞剂),休息时窦性心率≥70bpm,有症状的(NYHA 心功能分级 Ⅱ~Ⅲ级)慢性稳定 HFrEF(≤35%)患者的 HF 住院率。推荐级别 Ⅱa,证据水平 B-R[5]。

血管紧张素受体-脑啡肽酶抑制剂

NP 激素负责尿钠排泄和利尿,被中性肽链内切酶脑啡肽酶分解。脑啡肽酶也降解血管紧张素 Ⅱ。几种脑啡肽酶的抑制剂(依卡托利、坎地沙利、奥马替利)已被研发,以此路径为靶目标来提高 NPs 的浓度。不幸的是,有效性的缺乏和副作用使对它们的研发中止了。新药沙库巴曲/缬沙坦(Entresto)可改善 HFrEF 患者的结局,同时不良反应较少。沙库巴曲/缬沙坦是一种血管紧张素受体-脑啡肽酶抑制剂(angiotensin receptor-neprilysin inhibitor,ARNI),唯一的一种 ARB(缬沙坦)和一种脑啡肽酶抑制剂(沙库巴曲)的复合制剂。因为脑啡肽酶也降解血管紧张素 Ⅱ,脑啡肽酶抑制剂应与一种 RAAS 抑剂联合应用。沙库巴曲/缬沙坦通过抑制肾素-血管紧张素-醛固酮轴和增加数种内源性 NPs 对 HF 有双效作用机制。HF 的其他疗法没有这种机制。

随机、双盲试验 PARADIGM-HF[83](Prospective comparison of Angiotensin Receptor neprilysin inhibitors with Angiotensin converting enzyme inhibitors to Determine Impact on Global Mortality and Morbidity in Heart Failure)将沙库巴曲/缬沙坦(每日 400mg)与依那普利(每日 20mg)进行了比较。受试者为 LVEF<35%,BNP 水平升高,他们中的绝大多数 NYHA 分级 Ⅱ 到 Ⅲ 级的患者。基线水平,两组中的大多数患者接受了推荐的 HFrEF 药物治疗。经过 3 年半的随访,沙库巴曲/缬沙坦组 CV 死亡或 HF 住院的主要结局(21.8%)与依那普利组(26.5%)相比明显下降。接受沙库巴曲/缬沙坦治疗的患者高钾血症,肾功能不全和咳嗽的比率下降,但低血压的比率较高。沙库巴曲/缬沙坦治疗组需要加强和更高级治疗(正性肌力药、辅助设备、心脏移植)的患者较依那普利组少。

基于其对 HF 患者 CV 死亡率的预防效果(18%),ACEI 类药物的推荐级别为 Ⅰ 级。基于沙库巴曲/缬沙坦相较于依那普利可更好的降低 CV 死亡率这个发现,支持对接受优化 GDTM 仍有症状的 HFrEF 患者的治疗中,ARNI 可替代 ACIE 和 ARBs。然而需要注意的是,与美国当代治疗相比,两组中接受 CRT 或 ICD 治疗的患者较少。这是首次应用 ACEI 的替代药物而不是追加治疗对慢性 HF 的研究。尽管 ARNI 与传统治疗相比有明显的临床优越性,但还需要权衡它的临床获益和不良反应。临床实践中,不良反应(低血压、血管性水肿)的发生可能会因为更复杂的患者人群而更加显著。沙库巴曲/缬沙坦已于 2015 年被 FDP 批准用于 NYHA 分级 Ⅰ~Ⅳ 的患者。上市后的监测将明确沙库巴曲/缬沙坦的安全性。同时会进行成本-效益分析。

2016 年 ACC/AHA/HFSA 对 2013 年 HF 指南的更新推荐将 ARNI 药物用于慢性有症状的可耐受 ACEI 或 ARB 的 HFrEF 患者,以进一步减少发病率和死亡率(Ⅰ 级推荐,证据水平 B-R[5])。指南还说明 ARNI 不应当与 ACEI 联用,两者之间需要至少 36 小时的洗脱期以最小化血管性水肿的风险。

基于 Paradigm 试验的阳性结果,一项正在进行的研究正在评估沙库巴曲/缬沙坦在 HFpEF 患者中的益处:PARAGON-F[88](Efficacy and Safety of LCZ696 Compared to Valsartan, on Morbidity and Mortality in Heart Failure Patients With Preserved Ejection Fraction)。主要终点是明确沙库巴曲/缬沙坦是否能减少 HFpEF 患者 CV 死亡或总的 HF 住院率。

患者评价

症状和体征

案例 14-1

问题 1：A.J. 是一名 58 岁的男性，因为逐渐加重的气短（SOB），体重增加 8kg 入院。入院前 2 周，有一次上一层楼后他出现了劳力性呼吸困难（onset of dyspnea on exertion,DOE）、端坐呼吸，和踝部水肿。此后症状逐渐加重，夜间阵发性呼吸困难（PND）间断出现，有时只能端坐入睡。他咳嗽有痰、夜尿增多（2~3 次/夜）、水肿。

A.J. 其他问题包括长期的胃灼热史、10 年的骨关节炎史、抑郁和控制不佳的高血压。有突出的糖尿病家族史。

体格检查发现呼吸困难，发绀，心动过速。生命体征如下：BP160/100mmHg；脉搏 90 次/min，呼吸频率 28 次/min。他身高 170.2cm，体重 78kg。颈静脉怒张。心脏检查可闻及舒张早期奔马律；最强搏动点位于第六肋间，据胸骨正中线 12cm。肝大，有触痛。肝颈静脉回流征（HJR）阳性。四肢及骶部 3+凹陷性水肿。胸部检查可闻及吸气相湿啰音和双侧干啰音。

用药史如下：目前用药为氢氯噻嗪 25mg，每日 1 次；布洛芬 600mg，每日 4 次；雷尼替丁 150mg，睡前 1 次；西酞普兰 20mg，每日 1 次。无过敏史。未控制饮食。

入院实验室检查：
血细胞比容：41.1%
白细胞计数：5 300/μl
钠（Na）：132mmol/L
钾（K）：3.2mmol/L
氯（Cl）：100mmol/L
碳酸氢盐：30mmol/L
镁：0.75mmol/L
快速血糖：100mg/dl
尿酸：8mg/dl
血尿素氮（BUN）：40mg/dl
血肌酐（Scr）：0.8mg/dl
碱性磷酸酶：44U/L
谷草转氨酶：30U/L
BNP：1 364pg/ml（正常<100pg/ml）
促甲状腺激素：2.0mU/ml

胸片提示双侧胸膜渗出，心脏扩大。A.J. 存在哪些与 HF 相关的症状，体征和实验室异常结果？将这些临床发现和疾病的发病机制及左、右 HF 联系起来分析。

左心室功能不全主要导致肺部症状，而右心室功能障碍引起全身静脉淤血的症状。尽管 LV 衰竭通常首先出现，但一些患者表现出双心室衰竭的症状。左室和右室功能障碍的症状和体征列于表 14-4 中。

左心衰竭（左心室功能不全）

虚弱、疲乏和发绀是由于 CO 减少和组织灌注不足。如果左心室不能完全排空，就会发生肺瘀血。劳力性呼吸困难（呼吸时费力或不适）、咳嗽有痰、啰音（听诊时闻及的肺内爆裂音）、胸片可见的胸膜渗出、低氧血症都是肺充血的结果。卧位时肺部症状加重。端坐呼吸或 SOB 的程度是通过患者感到舒适时必须垫的枕头个数来衡量的。例如，A.J. 仅能坐直入睡。PND 以使患者从睡眠中醒来的 SOB 为特点，可通过直立位缓解。

心脏扩大在胸片上表现为心影增大。最强搏动点与左室心尖部一致，左胸可见心尖搏动。正常时在第 5 肋间，距前正中线小于 10cm。它向左下移位了。第三心音（S_3）奔马律，指 HF 患者常在距第二心音（靠近肺动脉瓣和主动脉瓣）很近时听到的第三心音。心室快速充盈是 S_3 产生的原因，在成人这常意味着心室顺应性降低。有二尖瓣反流患者，S_3 心音很普遍，代表收缩功能不全和充盈压的升高。心动过速常由交感神经张力代偿性的升高引起。

体重增加和水肿反映肾灌注减少引起的钠水潴留（参见病因学）。RBF 和 GFR 减少时，BUN 可能不成比的保持。这种现象的命名为肾前性氮质血症，并可通过 BUN/SCr>20：1 来证实。A.J. 的比率>40：1。肾前性氮质血症同样可以是失水和利尿剂的过度应用所致。夜间小便频繁（夜尿）是当患者平卧时肾灌注增加的结果。

右心衰竭（右心室功能不全）

右心功能不全的症状和体征与血容量过多、瓣膜病或肺动脉高压相关。最终效应是中心静脉压的升高。

静脉和毛细血管静水压升高，引起液体从血管内进入组织间隙重新分布，从而形成坠积性水肿。踝和胫前水肿在久站和久坐后常见，这是因为液体在重力作用下进入人体相关部位的原因。卧床患者可出现骶部水肿。水肿可主观的分为 1+（轻）到 4+（重）四度。A.J. 目前有 3+凹陷性水肿。

肝静脉充血和门脉压升高会引起肝肿大，肝区压痛和腹水（腹腔积液）。右心衰竭导致肝静脉充血的加重和左心衰竭导致肝动脉灌注的减少，会使那些高度依赖肝脏代谢药物的清除受损。胃肠道充血使患者厌食。

颈静脉怒张主要指颈内静脉怒张，提示颈内静脉压升高。

患者平卧时颈静脉怒张的程度，以及颈静脉怒张消失时头抬高的高度，是临床医生大致评估患者中心静脉压的依据。颈静脉怒张的测量是从静脉搏动的最高点至胸骨角的垂直距离。患者仰卧，头部抬高 45°时，颈静脉怒张<4cm 属于正常范围，见于健康成人。如果存在肝静脉瘀血，压迫肝脏可能导致颈静脉更加明显，这种现象即为肝颈静脉回流征。

射血分数测定

案例 14-1,问题 2：A.J. 有 LVSD 吗？

SOB,闻及爆裂音,颈静脉怒张,水肿,及几乎 A. J. 其他所有的症状和体征都提供了其基础心脏疾病性质的重要线索。然而,它们局限于对结构病变的评估。部分症状也可见于其他疾病,特别是运动耐量的减低,通常是一种渐进的过程,患者可能会忽视不说。胸片上心影增大增加了 LVSD 的可能性,但有时 LVSD 患者不会出现胸片心影增大,而 LV 功能正常的患者有时却会见到这种表现。有些有结构病变的患者可能却没有症状。

诊断 LVSD 的 HF 最有效的方法是测量 LVEF。所有可疑为 HF 的患者,在开始治疗前,进行 EF 测量是必需的。因为 HFrEF 和 HFpEF 的治疗策略是不同的。二维超声心动图配合多普勒血流检测(多普勒超声心动图)是测量 EF 可选择的一种方法。这种方法应用声波可视化测量室壁厚度、房室内径、瓣功能和心包厚度。通过测量心室腔收缩、舒张时尺寸的变化完成 EF 的测量。这种 EF 的测量方法不像心室造影那么准确,但对患者来说更舒服,而且其测得 EF 值与其他方法的相关性也在可接受范围。

放射性核素左室造影使用放射标记物锝(Tc)作为评价左室血流动力学的示踪剂。虽然这种方法是测量 EF 最准确的方法,但具有一定创伤性,因为它需要静脉穿刺和放射暴露。此外,放射性核素扫描不提供有关左心室结构的信息。磁共振成像与计算机断层成像可用于评价左室质量,但不提供 EF 数据。

此后,A. J. 接受了超声心动图检查,结果回报左室肥厚(left ventricular hypertrophy,LVH),EF 轻到中度降低,约 30%~40%。因为他有收缩功能障碍和典型充血体征,他符合 CHF 的诊断标准。

心力衰竭分期和纽约心脏协会心功能分级

案例 14-1,问题 3:根据 ACC/AHA 标准,A. J. 的表现属于 HF 第几期? A. J. 的活动受限属于 NYHA 心功能分级第几级?

ACA/AHAHF 分期和 NYHA 心功能分级列于表 14-1 中[4,29]。

由于 A. J. 有 HF 症状和心脏结构的改变,他属于 ACC/AHA 分期的 C 期。入院时,A. J. 需要坐着睡觉且不能耐受最轻度的体力活动,NYHA 分级为 Ⅲ 级。必须认识到,HF 的病情进展在部分患者可以很慢,而在另一些患者则可以很快。MI 患者心功能可能会从 A 期进展到 C 期。

易感因素

案例 14-1,问题 4:A. J. 有何 HF 的易感因素?

像年龄、高血压、MI、糖尿病,及心动过速诱导的心肌病、心脏瓣膜病、肥胖,是已经明确的与 HF 进展相关的主要危险因素。HF 的其他危险因素包括:吸烟、过量饮酒、血脂异常、贫血,及慢性肾脏病[89]。生物化学和基因标记成为 HF 研究热点。老年人群中,CAD,特别是 MI,被认为是

HF 最显著的危险因素。在过去的数 10 年中,MI 后 HF 发病率增加了。这可以归因于 MI 后生存率的提高[90]。

A. J. 特别容易出现 HF,这是因为他控制欠佳的高血压增加了后负荷。高血压也可引起 LVH,这是对后负荷增加的一种代偿性反应。LVH 与较高的 HF 风险密切相关,尤其是较年轻的个体[5]。血压高于 160/90mmHg 的患者其个体的终身 HF 罹患风险是血压控制在 140/80mmHg 以下患者的 2 倍[91]。早期和更积极控制血压的预防策略可降低 HF 发病率近 50%,并与死亡率相关[8]。

非甾体抗炎药和钠含量

非甾体抗炎药(nonsteroidal anti-inflammatory drugs,NSAIDs)通过抑制前列腺素发挥其抗炎作用。抑制前列腺素可促进钠的重吸收并抵消利尿剂和 ACEI 的有益效果。用于治疗 A. J. 关节炎的布洛芬,会引起钠超载。流行病学研究指出 NSAIDs 可加重 HF 症状,导致因 HF 住院[92-94]。ACC/AHA 实践指南建议任何可能的情况下 HF 患者均应避免使用 NSAIDs[1]。

另一个钠超载的潜在原因是静脉注射的用药方式。氯化钠常被用来作为静脉注射药物的稀释剂。一些肠外应用的抗生素,特别是萘夫西林和替卡西林,钠含量很高。大多数处方和非处方药物的标签上都有钠含量的标示说明。

A. J. 的高血压和 HF 都没有得到良好的控制,他的体重增加了 8kg。他的临床表现(端坐呼吸、呼吸困难、呼吸急促、低垂部位的水肿及颈静脉压力升高)明确提示液体超负荷。这可能是应用大剂量布洛芬的结果。应以祥利尿剂替换他现在服用的氢氯噻嗪,以缓解 HF 的症状和体征。并且,现在的治疗方案中应当增加一种 ACEI 类药物以控制血压。一旦血容量恢复正常,就应考虑在出院前加用 β 受体阻滞剂。降低剂量或者最好停用所有 NSAIDs 可减少钠潴留,并使 ACEI 治疗更有效。对乙酰氨基酚是他骨关节炎治疗的替代药物。

饮食

A. J. 的饮食中可能包括了大量富含钠盐的食物,如罐装的汤和蔬菜、土豆片或烹饪时添加过多食盐。营养保健品和运动饮料也是富含钠的来源。他应该限钠饮食(每日 2~3g)。如果应用盐的替代品,应警告他这些食物中含钾量较高,且如果同时应用钾补充剂、醛固酮拮抗剂和其他保钾利尿剂可引起高钾血症。

药物所致的心力衰竭

案例 14-1,问题 5:药物诱发的 HF 的基本机制是怎样的? 如何理解这些机制以避免 A. J. 使用这些药物?

药物诱导 HF 有 3 个机制:抑制心肌收缩力(负性肌力药物和直接毒素;致心律失常作用;增加体内血浆容量(表 14-5)。后者包括那些主要作用于肾脏的药物(改变 RBF 或增加钠潴留)或者那些因较高的钠含量而使体内钠、水增加的药物。

表 14-5

可致心力衰竭药物

负性肌力药物	
β 受体阻滞剂[a]	最明显的是普萘洛尔或其他非选择性药物;其次是不具有内在拟交感活性药物(醋丁洛尔、卡替洛尔、吲哚洛尔);使用噻吗洛尔滴眼液也可引起
钙通道阻滞剂[a]	维拉帕米的负性肌力和 AV 阻滞作用最大,氨氯地平最小
抗心律失常药物	丙吡胺、氟卡尼、决奈达隆
直接心脏毒性	
可卡因、安非他明	大剂量长期应用时会致心肌病
蒽环类肿瘤化疗药物	柔红霉素、多柔比星(多柔比星),剂量依赖性,总剂量累积不应超过 600mg/m^2
致心律失常作用	
I A、III 类抗心律失常药物	QT 间期延长
	可能出现尖端扭转室速
	如果心律紊乱影响心功能可致 HF
非抗心律失常药物	与上述机制相同
(完整列表见 Crouch et al.[93])	常与抑制相对药物代谢的药物相互作用导致高于预期血浆水平相关
血浆容量扩充	
糖尿病药物	吡格列酮和罗格列酮可致钠潴留
NSAIDs	抑制前列环素;钠潴留
糖皮质激素,雄激素,雌激素	类固醇效应;钠潴留
甘草	类醛固酮效应;钠潴留
降压扩血管药物(肼屈嗪、甲基多巴、哌唑嗪、米诺地尔)	减少肾血流量;激活肾素-血管紧张素系统
富含钠离子的药物	选择性静脉注射头孢菌素和青霉素
	泡腾片或含碳酸氢盐的抗酸剂或镇痛药
	液体的营养补充剂
不明机制	
肿瘤坏死因子阻滞剂	许多病例报道克罗恩病或类风湿关节炎患者应用依那西普和英夫利昔单抗后可新发 HF 或加重原有 HF

[a]β 受体阻滞剂和维拉帕米可能对舒张性 HF 有益。卡维地洛和美托洛尔拮抗收缩功能不全时的自主神经过激活。AV,房室;HF,心力衰竭;NSAIDs,非甾体抗炎药。

最被认可的负性肌力药物是 β 受体阻滞剂。非选择性 β 肾上腺素能受体阻滞剂(如普萘洛尔)降低心肌收缩力和减慢心率。这两个因素都会减少 CO。其他明确的负性肌力作用药物包括非二氢吡啶类钙离子通道阻滞剂(calcium-channel blockers,CCB),维拉帕米和地尔硫䓬,以及一些抗心律失常药物(丙吡胺、氟卡尼和决奈达隆)。蒽环类药物(柔红霉素和多柔比星)有直接的、剂量依赖的心脏毒性,可以通过限制总累积剂量至 500mg/m^2 使毒性最小化[2,95,96](见第 94 章)。长期大量或超量饮用可卡因和酒对心脏有毒性作用。如果异常心律影响了心脏功能或心输出量,增加心律失常发生率的药物会使 HF 恶化,是由于异常心律影响了心脏功能或心输出量。

能够促进水钠潴留的药物包括 NSAIDs、某些抗高血压药物、糖皮质激素、雄激素、雌激素和甘草。已在服用吡格列酮和罗格列酮的 HF 患者中观察到体重增加、周围水肿和肺水肿的情况[97]。HF 的加重是剂量依赖性的,推测至少部分是由于体液潴留的原因。所以吡格列酮和罗格列酮的包装说明书建议 NYHA III 或 IV 级的 HF 患者禁用,HF 早期的患者慎用这两种药物[97]。沙格列汀也与 HF 住院风险的增加有关。FDA 已开始了进一步评估这种风险的研究[98]。

治疗

治疗目标

> 案例 14-1,问题 6: A.J. 的治疗目标是什么?

对大多数类型的 HF 患者,治愈都不是一个可实现的治疗目标,除非是等待心脏移植的患者或某些类型的病毒性、酒精性、或心律失常性的心肌病。A.J. 的短期治疗目标是减轻症状,这可以通过减轻他的 SOB、PND 不适、提高睡眠质量和增加运动耐量来实现。评价成功与否的指标包括减轻了的外周和骶部水肿、体重减轻、心率减慢到小于90bpm、血压正常、BUN 下降、胸部 X 线片示心脏体积减小、颈静脉充盈减轻、第三心音消失。治疗的长期目标是提高A.J. 的 EF 值和生活质量,包括提高日常活动的耐受力、今后的再住院次数、减少治疗中副作用的发生,最终延长患者的生存时间。以上治疗目标的达成取决于 A.J. 病情的严重程度、他对自身疾病的了解及对治疗的依从性。

利尿剂

呋塞米和其他的袢利尿剂

> 案例 14-1,问题 7: 要求卧床休息和每日 3g 钠盐的饮食。医生决定开始给 A.J. 应用呋塞米。但利尿剂的基本原理,给药途径、剂量和给药方案是什么?

过多的容量会增加已受损心脏的负荷,利尿剂是治疗的主要部分。像 A.J. 一样,容量超负荷表现出症状时(呼吸困难)尤其如此。利尿剂迅速缓解症状。他们能在数小时内减轻肺和外周水肿,而 ACEI、β 受体阻滞剂和地高辛的效果需数日至数月才能完全实现。但是,利尿剂不应单独使用。即使它们开始成功控制了症状并减轻了水肿,如果不加用其他药物,他们还是不能长期维持临床稳定。更重要的是,利尿剂引起的 RAAS 和交感神经系统的激活会使 HF 进展。

所有现在的指南均建议如果存在容量负荷过重,不管急性或慢性,都应使用利尿剂;但进一步说明,如果患者没有水肿,则可间断或不使用利尿剂[1]。间断使用(根据需要)的利尿剂,应当根据患者体重的变化、颈静脉充盈的程度、周围水肿或 SOB 的情况,逐渐加量。对充分了解自身病情的患者,应指导他们每日称体重,并当体重增加超过每日 0.45~0.9kg 或每周 2.27kg,或有腿或腹部肿胀时开始服用利尿剂。只要患者恢复目标干重,就可停用利尿剂。另外利尿剂可以安排间断服药或周末服药。即使有这些选择,如果患者在他或她病程中的某一时段曾经历过容量超负荷,不管是过去还是现在,利尿剂都应作为常备用药[99]。尽管开始应用时效果明显,强效利尿治疗还是有引起容量不足、电解质紊乱,及 CO 下降的风险。肾功能的急剧恶化(BUN 或血肌酐升高)或者低血压提示有必要暂停利尿剂。

给药途径

呋塞米是一种被广泛应用的袢利尿剂,临床应用经验丰富并且花费低。布美他尼和托拉塞米由于其可更好的被吸收,在一些情况下是更好的选择[62,63,100,101]。利尿酸,也是袢利尿剂的一种,因其具有潜在的耳毒性,不是首选利尿剂。然而,和其他的袢利尿剂不同,利尿酸不含有磺酰胺基团,主要用于对其他袢利尿剂重度磺胺过敏的患者。

一组研究人员的结果提示,应用托拉塞米的 HF 患者比应用呋塞米的情况更好[101]。在一个为期 1 年的开放式研究中,接受托拉塞米治疗的患者因 HF 住院者更少(托拉塞米 17%,呋塞米 32%)。接受托拉塞米治疗的患者由于各种心血管原因住院人次(44%)也较应用呋塞米的患者(59%)减少。接受托拉塞米治疗的患者乏力指数改善更多,但患者呼吸困难评分的改善两组无差别。托拉塞米的价格较呋塞米高,这对部分患者来说是个问题。

呋塞米不稳定的治疗反应在严重 HF 或肾功能下降的患者中常见。一些患者口服小剂量呋塞米就会有迅速和强效的利尿反应,而另一些则需静脉注射大剂量的呋塞米,才仅有轻微的利尿作用。部分差别可用药物的代谢动力学来解释[62,102]。袢利尿剂是高度蛋白结合的,并且必须被主动分泌进入近曲小管腔内才能产生效力。在肾功能不全引起内源性的有机酸水平升高和有药物(NSAIDs)竞争同样的转运蛋白时,袢利尿剂的小管分泌会受到影响。口服呋塞米吸收不稳定且不完全,健康人的吸收率为 50%~60%,而肾功能衰竭的患者的吸收率为 45%。当与食物同时服用时吸收延迟,但是总的吸收量不变。有人指出,HF 的患者由于肠道水肿和内脏血流减少,呋塞米的吸收和效果会明显降低。但是,这一观点已经部分被一位研究者驳倒,他发现 HF 患者的口服呋塞米的平均生物利用度为 61%,与正常人一样[101]。HF 患者的总的吸收率变化很大(34%~80%),但对呋塞米和布美他尼来说吸收速率和达到尿排泄峰值的时间都会延迟[62,63,103]。

吸收速率和程度不仅在不同个体间存在差异,个体内也存在差异。同一个体不同时间摄入同一品牌的呋塞米,其生物利用度的差别可高达 3 倍。这种差别在创新品牌和通用品牌中都很明显[104,105]。

剂量

通常,首次口服或静脉给药的剂量是单次给予 20~40mg 的呋塞米,并监测其反应(见表 14-3)。如果没有达到理想的利尿量,剂量可以增加 40~80mg 直至总剂量每日 160~240mg(通常分 2~3 次给药)。托拉塞米通常的开始剂量是每日 10~20mg,但给予 HF 的患者每日 100~200mg 的剂量时才能发挥出其最大效应[106]。等效的布美他尼的剂量是 0.5~1.0mg,每日 1 次或 2 次,可逐渐增加至最大剂量每日 10mg。由于 A.J. 不是急性症状,口服治疗可能就足够了。然而,最终还是决定给 40mg 呋塞米单次静脉注射以尽快控制症状。为保持好的利尿效果及持续减轻体重,可能会需要进一步增加利尿剂的使用剂量和频率(即每日 2 次给药)。

住院患者的另一种选择是连续静脉输注袢利尿剂。多项研究证明了连续输注比间歇输注有明显的优点[107-109]。然而,这些研究结果因缺乏严谨的方法而被质疑,该研究不能够解决主要终点事件问题。近日,DOSE 研究[110]（Diuretic Optimization Strategies Evaluation）显示,间断静脉推注或连续静脉输注在疗效或安全性方面无明显差异。连续输注相比于间歇推注具有潜在的好处是由于后利尿剂现象,静脉推注剂量可致较高的利尿剂抵抗率。持续静脉输注使至肾小管的转移保持恒定,有可能减少这种现象。另外,由于较低的峰值药物浓度,持续灌注与耳毒性发病率的降低相关。给患者持续静脉输注之前,应事先给予负荷剂量以更快达到稳态浓度。但是,如果患者数小时前接受了一种或更多静脉注射,静脉输注前可不用负荷剂量。如果反应不佳,可重复负荷剂量并增加输注速度。输注速度取决于患者的肾功能和反应。

不良反应

案例 14-1,问题 8: 检视 A.J. 的实验室检查结果（参见问题 1）,有异常值吗？这些异常的重要性是什么？

氮质血症

A.J. 的 BUN 升高（40mg/dl）,但是血清肌酐在正常水平（0.8mg/dl）。BUN 和肌酐升高是肾功能恶化的特点。BUN 相对于血清肌酐的不成比例的升高提示是肾前性的氮质血症,继发于 HF 或过度利尿引起的肾灌注不良。需要注意的是,某些肾前性的氮质血症的患者也会出现血清肌酐的升高,但是在补液之后肌酐会很快恢复到正常水平。

根据 A.J. 的实验室结果提示他是肾前性的氮质血症。最可能引起他氮质血症的原因是继发于失代偿 HF 的 RBF 减少。因此,不应停用利尿剂。实际上,合理的利尿将改善 HF 症状并有助于降低 BUN 水平。应该注意的是,过度利尿和容量不足会引起肾缺血从而导致真正的肾损害。当肾损害发生时,血清肌酐也会升高。

低钠血症

需要注意 132mmol/L 的低血清钠浓度。低钠并不是过度利尿的必备征象。过度利尿可能会导致身体缺钠,但是如果是等渗性的缺钠,那么血清钠浓度会在正常范围。而像 A.J. 这样的患者则可能一方面血容量过多,提示钠潴留,而另一方面血清钠浓度可能正常甚至偏低。

低钠血症（低血清钠浓度）反映了血浆中过多自由水的稀释作用。稀释性低钠血症最常见的原因是 ADH 生成过多或自由水摄入过多。严格限钠饮食的个体会出现低钠症。同样,过度利尿且仅给予无钠盐液体的患者或代偿性 ADH 释放过多的患者也有出现低钠血症的可能。由于已存在自由水排泄障碍,HF 或肝硬化的患者更易发生利尿引起的稀释性低钠血症。A.J. 出现低钠血症的确切原因不清楚,但是他的边缘性的低血清钠浓度并不是继续利尿治疗的禁忌。一般情况下,血钠浓度<120～125mmol/L 与 HF 患者的不良事件相关;长期血清钠浓度≤130mmol/L 与较

高的发病率和死亡率相关[111]。无症状性低钠血症可采用限制水摄入的方法。在容量减少的情况下,静脉注射生理盐水或许有效。ADH 受体阻滞剂可用于 HF 和高容量性低钠血症患者。

低钾血症

A.J. 的血清钾是 3.2mmol/L。低钾血症与心律失常发生率的增加相关。一些研究表明,异位节律增加的患者血清钾水平在 3.0～3.5mmol/L 之间[112-114]。据估计,当血浆钾浓度<3.0mmol/L 时,血钾浓度每下降 0.5mmol/L,出现心律失常的风险增加 27%[115]。

对于慢性 HF 患者,钾浓度异常很常见。采用低剂量的利尿剂联合保钾药物方法,维持血清钾水平在 4.5～5mmol/L,或许可降低 HF 患者心源性猝死的风险[116]。

在接下来的几日,A.J. 都将接受加量的利尿剂,因此,可能需要额外补钾,以防发生危及生命的低血钾。此外,如果他将来需要使用地高辛治疗,低血清钾水平将会使他更易发生洋地黄中毒。在这个时候,A.J. 补钾是必要的。如果同时应用了 ACEI,可能不需要长期补钾。如果低钾血症持续存在,A.J. 可开始使用醛固酮拮抗剂。

低镁血症

A.J. 的血清镁的水平是 0.75mmol/L。严重的低镁血症会引起嗜睡,肌肉痉挛、惊厥阈值降低、心律失常,其影响与低钾血症相似。一些研究人员声称,一些既往被认为由利尿引起的低钾血症导致的心律失常,实际上是由利尿引起的低镁血症诱发的[117]。低镁血症伴随低钾血症特别危险。A.J. 应该给予静脉注射 1g 的硫酸镁并密切监测血清镁的浓度。必要时可以长期口服补镁。

高尿酸血症

应用噻嗪类利尿剂期间尿酸水平增加 1～2mg/dl 是常见的。尿酸水平增加 4～5mg/dl 却罕见报道。A.J. 的尿酸是 8mg/dl,轻度升高。对 HF 患者,血清中的尿酸水平可能是一个有价值的预后指标。一项研究显示,血尿酸与 HF 患者存活率之间的等级关系[118]。HF 患者的黄嘌呤氧化酶含量上升,可能会导致血管内皮功能障碍。因此,用别嘌醇治疗可改善血管内皮功能并有助于反向重构。血尿酸和心血管疾病之间的关系仍然存在争议,治疗指南不建议使用黄嘌呤氧化酶抑制剂预防 CV 疾病。当患者出现高尿酸血症的症状,应考虑加用别嘌呤醇或其他可降低尿酸的药物（见第 45 章）。

BNP

A.J. 的 BNP 水平升高（为 1 365pg/ml）。很多研究评估了应用不同低限定义正常值的 BNP 和 NT-proBNP 的诊断准确性。最常用的定义 BNP 正常值上限的血浆浓度是 100pg/ml,大于 400pg/ml 被认为是 HF 的提示。与年龄相关的 NT-proBNP 诊断正常值高限是:年龄小于 75 岁患者为 125pg/ml,年龄大于 75 岁患者为 450pg/ml。如果患者低于正常值高限,那么其症状很有可能是 HF 外的其他原因造

成的。肾功能不全患者，这些肽的清除率下降；所以，对于这些患者，BNP 的正常上限为 200pg/ml，NT-proBNP 为 1 200pg/ml[119]。此外，这些生物标志物的浓度也受年龄、性别、肥胖、其他心脏或非心脏并发症的影响。无症状 HF 患者也可出现 BNP 或 NT-proBNP 水平的升高。这混淆了对这些标记物的准确解释，将它们融入常规临床实践具有一定的挑战性。升高的 BNP 和 NT-proBNP 水平，可用于排除急诊室里 SOB 的 HF 患者[25]。根据 ACC/AHA 治疗指南，BNP 和 NT-proBNP 的检测可用于评估慢性 HF 的预后和疾病的严重程度。然而，这些生物标志物在减少 HF 的发病率和死亡率方面的作用尚不十分明确。几个 NP 指导的治疗相关的试验结果已发表[120-122]。BNP 或 NT-proBNP 指导的 HF 治疗可用于选择性的临床稳定的患者实施 GDMT。但这种方法能否改善结局尚不明确。GUIDE-IT[123]（The Guiding Evidence Based Therapy Using Biomarker Intensified Treatment）研究旨在评估 NP 指导的治疗在高危左心室收缩功能障碍患者中的效果。其结果显示与常规治疗相比，生物标记物指导的治疗策略并不能改善临床结局。目前尚不清楚应当什么时候使用生物标志物来调整 HF 治疗。因为 BNP 是脑啡肽酶的底物，接受 ARNI 治疗的患者其 BNP 水平可能会升高。所以，2017 年的更新中指出，应谨慎的解释 ARNI 患者中利钠肽生物标志物的水平[6]。A.J. 升高的 BNP 水平，结合他的临床表现，提示他 HF 的加重。

补钾

案例 14-1，问题 9：医生给 A.J. 1g 的硫酸镁和 20mmol 的氯化钾静脉注射，将血镁升高至 1.0mmol/L。血钾 3.9mmol/L。他应该预防性的补镁和钾吗？合适的剂量和药物是什么？

此时，他并不需要进一步的补充镁，但他应该在用呋塞米数日后检测血镁水平。如果血镁的浓度又降低了，则可开始口服氧化镁维持治疗。

应用首剂利尿剂后数小时就可检测到血钾浓度降低，并在开始治疗 1 周后达到最大降幅。并不是所有接受利尿剂治疗的患者都需要补钾治疗。在开始利尿剂治疗的最初几个月内应经常检测血钾，以确定是否要补钾。相似的，当停用利尿剂时，血钾在数周内才能恢复到基线水平。所以，A.J. 入院时的血钾水平 3.2mmol/L 可能是他对氢氯噻嗪反应的血钾水平的最低点。他补钾的最初反应表明他的低血钾较容易控制。或许有争议认为他应当观察数日，不再给予进一步的补钾治疗；然而，因为他的利尿剂还要加量，而且如果后续考虑应用地高辛，所以仍需补钾。如果同时服用 ACEI 类药物和醛固酮拮抗剂，则可能不需要长期补钾。因为 A.J. 是从呋塞米开始的，氢氯噻嗪应当停用。如果低钾血症持续存在，醛固酮拮抗剂应当逐渐加量。

需要剂量

很难估计保持合适的钾平衡所需要的氯化钾的剂量。许多患者每日 20mmol 即可保持较好的钾平衡，但究竟有多少患者需要补钾还是个问题。有明确低钾血症的患者每日需要 20~120mmol KCl[124-126]。合并有高循环醛固酮水平的患者每日需要 60mmol 额外的 KCl。需要长期补钾的患者应当努力增加 ACEI 类药物的剂量至目标剂量或最大耐受剂量。如果低钾血症持续存在，可适当加用醛固酮拮抗剂。尽管加用了一种醛固酮拮抗剂，一些患者仍然需要补钾治疗。

监测

案例 14-1，问题 10：单次 40mg 静脉应用呋塞米后，A.J. 开始每日早上服用 40mg 呋塞米，和 KCl 片 20mmol，每日 2 次。他应该怎样进行监测？

应当观察 A.J. 的心功能改善情况和不良反应（表 14-4 和表 14-6），主观上，临床医师应观察呼吸窘迫症状的改善和增加的活动耐量，以评估对 HF 的控制。对疾病控制的客观监测指标有体重减低（理想的为达到目标干重前每日 0.5~1kg）、水肿消退，颈静脉充盈减少，舒张期奔马律和啰音消失。因为 A.J. 有高血压，也应当对其进行血压监测，目标值是低于 130/80mmHg。

表 14-6

应用利尿剂时的参数监测

↓HF 症状（见表 14-4）
体重减轻或增加；目标是 0.45~0.90kg/d，直到"理想体重"[a]
容量不足的征象
疲乏无力低血压、眩晕
立位血压的变化[b]
↓尿量
↑BUN[c]
血钾血镁（避免低钾血症和低镁血症）
↑尿酸
↑血糖

[a] 当水肿明显时，起初几日的体重减轻可能会较明显。

[b] 收缩压↓10~15mmHg，或舒张压↓5~10mmHg。

[c] BUN 升高可能是由利尿剂引起的血容量不足或控制不佳的 HF 患者肾血流量不足导致。可谨慎给予少量 0.9% 盐水来区分 BUN 升高是由于容量不足还是心输出量减少。如果存在容量不足，给予盐水会使尿量↑、BUN↓。但是，如果患者有严重的 HF，生理盐水会引起肺水肿。

BUN，血尿素氮；HF，心力衰竭。

应指导患者每日记录体重并根据体重变化调整利尿剂用量。如果能保持理想的"干重"，他们可以减少 50% 的利尿剂用量，或以一种或多种剂量服用。如果体重 1 日增长超过 0.45 或 0.9kg 或 1 周增长超过 2.27kg，水肿加重，或再次出现 SOB，那么需临时增加利尿剂用量。

头晕和乏力是容量不足、低血压，或低血钾的主观表现,肌肉痉挛和腹痛是急性电解质失衡的表现。客观上,低血压,尤其是直立位低血压和尿素氮的升高(肾前性氮质血症)预示利尿过度。血清钠、钾、糖和尿酸都应该常规监测。询问患者利尿剂的起效时间(相对于药物摄入时间)和作用时长,利于针对患者制定最合适和最有效的治疗计划。

难治病例:联合治疗

> 案例 14-1,问题 11:如果 A. J. 的呋塞米已加量至 80mg,每日 2 次,效果仍不明显,那么下一步治疗是什么?

所有的噻嗪类和袢利尿剂必须到达肾小球的管腔后才可以生效。因为这些药物高度结合于血清蛋白和内源性有机酸,所以,它们不能通过肾小球的滤过到达肾小管。利尿开始时,他们必须通过主动分泌从血液转运进入近端小管。如果这种主动转运被阻断,利尿剂就不能到达它的作用位点,使伴肾功能不全或由失代偿 HF 所致 RBF 减少的患者对利尿剂反应减弱。有肾功能不全或 RBF 受损的患者经常需要大剂量利尿剂来达到预期的反应。肾功能不全时内源性有机酸蓄积,可与药物结合并阻止其到达作用位点[62,63]。

运送至小管的速率和主动转运的总量决定利尿剂的反应程度[62,63]。这就解释了为什么 80mg 的利尿的效果明显好于 40mg 的效果,以及为什么静脉注射的利尿效果明显快且强于口服给药。一旦肾小管中的药物浓度达到阈值(峰值),再增加药物浓度也不会有更强的利尿效果了;但利尿作用的时间会延长。

一些患者还表现出不明原因的对连续利尿治疗反应不敏感。一般说来,药物应用达到表 14-3 所列的最大剂量时应寻求替代治疗方案。在严重的 HF 或肾功能不全的患者中,连续静脉应用呋塞米(5~15mg/h)、布美他尼(0.5~1mg/h)、托拉塞米(3mg/h)的效果要好于间歇推注[62,63,127-129]。甚至推荐使用更大剂量:呋塞米,0.25~1mg/(kg·h);布美他尼,0.1mg/(kg·h);托拉塞米,5~20mg/h[130]。一种积极的治疗方案是:100mg 呋塞米静脉推注,随后以 20~40mg/h 的速度持续静脉输注,在无反应的患者每 12~24 小时剂量加倍,最大输注速度为 160mg/h,以使患者尿量达 100ml/h 或更多[131]。

一些病例中,从一种袢利尿剂更换为另一种袢利尿剂,可以克服利尿效果不佳的问题[131]。例如,当呋塞米失效,托拉塞米或布美他尼或许因可以被更有效的吸收而起效[100,101]。如果这种方法无效,可以尝试联合用药。最有效的方案是联合应用作用于肾小管两个不同部位的药物[130]。例如,一种袢利尿剂与阻滞肾小管远端钠重吸收的美托拉宗合用。与一种袢利尿剂合用时,多种噻嗪类利尿剂,包括氯噻酮,氯噻嗪和氢氯噻嗪,都曾有报道可增加利尿效果。美托拉宗、一种袢利尿剂和一种醛固酮拮抗剂的三联治疗可用来优化利尿效果,防止电解质紊乱。

多数临床医师会选择美托拉宗加呋塞米或布美他尼联合。美托拉宗的研究涉及的剂量范围较宽[132]。通常先将低剂量美托拉宗(2.5~5mg)加入呋塞米治疗中。美托拉宗可被间断给予(每周 2~3 次,或按需给予)以减轻瘀血。与一种袢利尿剂联合应用时,美托拉宗作用时间越长,超出预计的利尿作用和电解质丢失越多。因此需密切观察体重、尿量、血压、尿素氮水平、血钾、血镁和血肌酐。因为美托拉宗没有胃肠外剂型,当氯噻嗪剂量为 500~1 000mg,每日 1 次或 2 次效果不佳,可用美托拉宗静脉给药替代。虽然 A. J. 的呋塞米剂量可以增加,他的方案中还是加用了每日 2.5mg 的美托拉宗。A. J. 可能还需要额外补充钾,避免加用美托拉宗导致的低钾血症。

血管紧张素转化酶抑制剂

药物的选择

> 案例 14-1,问题 12:随着呋塞米的使用,A. J. 开始服用赖诺普利每日 10mg。有没有具体的 ACEI 获准用于 HFrEF 患者?

一般来说,处方集的决策应首先基于相应的药理学活性、有效性和药物安全性。其他应考虑的因素包括:标示(FDA 认可)的适应证、服药时间的便利性,以及(其他因素相同时)机构和患者的费用。高血压是所有 ACEI 主要的适应证。不是所有的 ACEI 类药物都有 HF 的适应证。

ACEI 类药物抑制 ACE(也称为激酶 II),从而降低血管紧张素 II 的活性,血管紧张素 II 的激活是导致 HF 有害血流动力学反应的主要原因。有记录显示,ACEI 使用后,循环中 NE、加压素、神经激肽、促黄体生成素、前列环素和 NO 水平降低。

此外,ACE 可降解缓激肽、P 物质,或许还有其他与血管紧张素 II 无关的扩血管物质。由此可见,ACEI 的部分效应是通过缓激肽的蓄积实现的(图 14-6)。与缓激肽-2(B_2)受体结合后,通过刺激血管内皮的花生四烯酸代谢产物、过氧化物、一氧化氮和内皮衍生超极化因子引起血管扩张。在肾脏,缓激肽直接作用于肾小管引起利尿作用。

ACEI 的净效应是调节血管紧张素 II 的缩血管、储盐特性和缓激肽的扩血管、利尿特性之间的平衡。ACEI 的效应是肺毛细血管楔压(前负荷)、SVR 和收缩时室壁压力(后负荷)的降低。CO 增加而不伴随心率增快。ACEI 通过增加 RBF、减少醛固酮和 ADH 的产生从而促进钠的分泌。对 RBF 的有益作用和对醛固酮的间接抑制作用可引起轻度利尿反应,这一点明显优于肼屈嗪。

血管扩张和利尿作用并不是 HF 治疗中 ACEI 的唯一价值。血管紧张素 II 促进血管重构,而缓激肽抑制这一过程[66,133]。在试验模型中,ACEI 通过阻断血管紧张素 II 对心肌细胞的作用抑制心室重构。虽然缓激肽在 MI 后心脏重构的慢性过程中减少了胶原的逐渐沉积,保持缓激肽水平是否影响重构还无定论。

经 FDA 批准可以用于 HF 或 MI 后 LV 功能障碍治疗的各 ACEI 类药物包含在表 14-7 中。除了优化患者的给药时间表和尽可能每日 1 次给药以提高药物依从性的情况外,没有理由认为一种 ACEI 类药物优于另一种。

肾素-血管紧张素系统　　　　　**激肽释放酶-激肽系统**

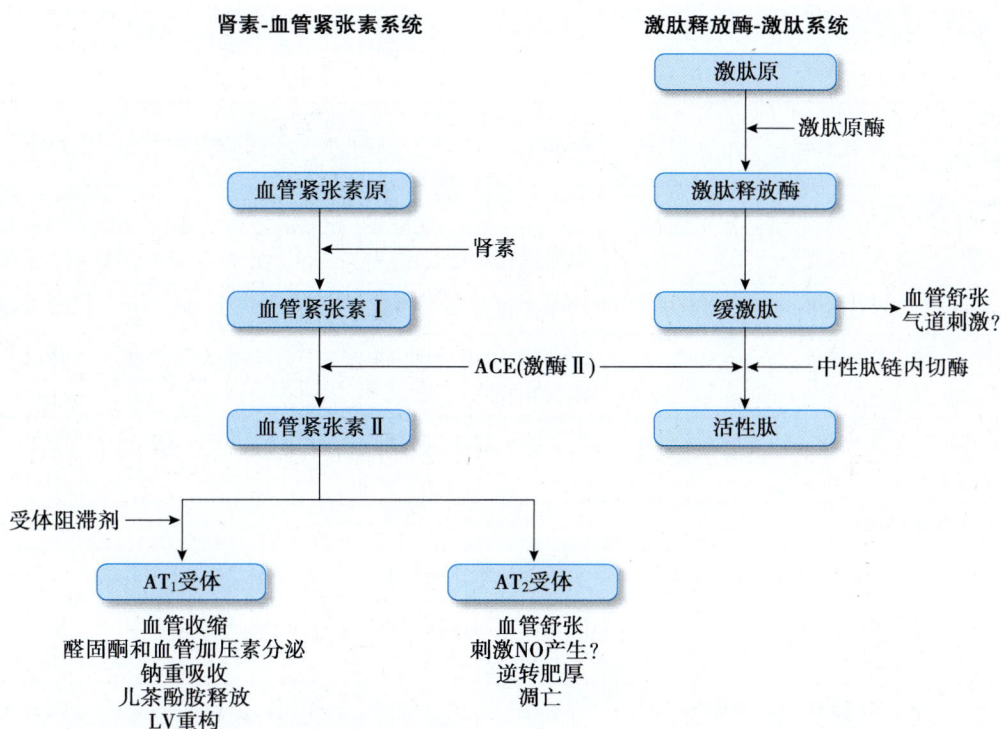

图 14-6　血管紧张素受体阻滞剂作用机制。ACE，血管紧张肽转化酶；LV，左心室；NO，一氧化氮

表 14-7

ACEI 治疗 HFrEF 的应用剂量

药物	可用剂型	初始剂量[a]	最大剂量
卡托普利[b]	12.5,25,50,100mg；片剂	6.25~12.5mg,tid	100mg,tid
依那普利[c]	2.5,5,10,20mg；片剂	2.5~5mg/d	20mg,bid
福辛普利	10,20,40mg；片剂	5~10mg/d	40mg/d
赖诺普利	2.5,5,10,20,40mg；片剂	2.5~5mg/d	40mg/d
喹那普利[c]	5,10,20,40mg；片剂	5~10mg/d	20mg,bid
培哚普利	2,4,8mg；片剂	2mg/d	16mg/d
雷米普利[c]	1.25,2.5,5,10mg；胶囊	1.25~2.5mg/d	10mg,bid
群多普利	1,2,4mg；片剂	1mg/d	8mg/d

ACE，血管紧张素转换酶；bid，每日 2 次；tid，每日 3 次。

[a] 从最低剂量开始，以避免心动过缓、低血压或肾脏功能障碍。但是除了卡托普利外，所有的药物应在每日早上给予，从起始剂量开始。每隔 2~4 周缓慢增加剂量以估计全面效果和耐受性。

[b] 卡托普利作用时间短。从 6.25~12.5mg 试验剂量开始，然后由 6.25mg 增加至 12.5mg,tid。

[c] 依那普利、喹那普利、雷米普利基于半衰期或许可每日 1 次给予，而不是 bid。

许多安慰剂对照的试验已经证实 ACEI 在 HF 治疗中对血流动力学参数、临床情况和 HF 症状改善的良好作用[134,135]，并显示 ACEI 使 HF 死亡率降低 20%~30%。考虑到疗效和耐受性，ACEI 治疗一般优于其他血管扩张剂，包括肼屈嗪-硝酸酯合用及 ARB 类。

表 14-8 提供了主要 ACEI 对 HF 试验结果[18,66,67,135-137]。在 5 个被批准的 ACEI 的药物中，对 MI 后 EF 降低，有慢性心功能不全症状（NYHA Ⅱ~Ⅳ级）和无症状的患者，有提高生存率最佳证据的是依那普利[70,138-140]。

ACC/AHA 指南推荐选择在临床试验中显示对 HFrEF 患者可同时降低死亡率和发病率的 ACEI 药物。基于临床试验，以下几种 ACEI 类药物被认为是一线选择：卡托普利、依那普利、福辛普利、赖诺普利、培哚普利、喹那普利、雷米普利或群多普利[1,5,6]。

表 14-8

ACEI 治疗 HFrEF 的临床试验

研究	患者人群	ACEI	MI 后开始时间	治疗时间	结果
LV 功能不全的研究					
CONSENSUS[138]	NYHA Ⅳ (n=253)	依那普利对比安慰剂		1 日~20 个月	减少死亡率和 HF
SOLVD-Treatment[136]	NYHA Ⅱ/Ⅲ (n=2 569)	依那普利对比安慰剂		22~55 个月	减少死亡率和 HF
V-HeFT. Ⅱ[247]	NYHA Ⅱ/Ⅲ (n=804)	依那普利对比肼屈嗪、硝酸酯		0.5~5.7 年	降低死亡率和猝死
SOLVD-Prevention	无症状 LV 功能不全 (n=4 228)	依那普利对比安慰剂		14.6~62 个月	降低死亡率和因 HF 住院
MI 后 LV 功能不全的研究					
SAVE[311]	MI, LV 功能降低 (n=2 331)	卡托普利对比安慰剂	3~16 日	24~60 个月	降低死亡率
CONSENSUS Ⅱ[312]	MI (n=6 090)	依那普利对比安慰剂	24h	41~180 日	生存率无改变;依那普利组低血压
AIRE[313]	MI 和 HF (n=2 006)	雷米普利对比安慰剂	3~10 日	>6 个月	降低死亡率
ISIS-4[314]	MI (n>50 000)	卡托普利对比安慰剂	24h	28 日	降低死亡率
GISSI-3[315]	MI (n=19 394)	赖诺普利对比安慰剂	24h	6 周	降低死亡率
TRACE[165]	MI, LV 功能降低 (n=1 749)	群多普利对比安慰剂	3~7 日	24~50 个月	降低死亡率
SMILE[166]	MI (n=1 556)	佐吩普利对比安慰剂	24h	6 周	降低死亡率

ACEI, 血管紧张素转化酶抑制剂; HF, 心力衰竭; LV, 左心室; MI, 心肌梗死; NYHA, 纽约心脏病协会。

来源: Brown NJ, Vaughan DE. Angiotensin-converting enzyme inhibitors. *Circulation*. 1998;97:1411.

卡托普利和赖诺普利的母体化合物即有活性,无需激活代谢过程。其他的 ACEI 类的药物(贝那普利、依那普利、福辛普利、雷米普利)为前体药物,需要酶转化为活性代谢产物。卡托普利的作用时间短,使大多数患者需每日服药 3 次。尽管这些特点可能有利于初始治疗时对早期副作用的密切观察,但是如果长期应用,最好选择每日 1 次或每日 2 次给药的药物。所有其他 ACEI 均符合这项标准。然而,对依那普利、喹那普利和雷米普利,特别是剂量较大时,包装内的标签和实践中的通常用法是每日 2 次。

基于可提高生存率的临床疗效证据,A. J. 的医师选择赖诺普利以每日 10mg 的剂量开始治疗。如果考虑到出现低血压的可能,开始治疗的最初 1~2 日应首选卡托普利,以避免患者的血压下降过快。

剂量-效应关系

案例 14-1,问题 13: A. J. 赖诺普利的目标剂量是多少?所有患者都需要滴定至目标剂量吗?

临床证据表明 HF 症状减轻的程度和药物的剂量有关。大剂量药物更有可能改善患者的生活质量,减少住院率。但大剂量对死亡率的影响还不清楚。同时,更大的剂量与更大的副作用风险相关。基于这些原则,表 14-7 列出

了建议推荐的 ACEI 的起始剂量,最大剂量[1]。

指南推荐 ACEI 从小剂量开始,滴定至最大耐受剂量。支持这项原则的是 ATLAS (Assessment of Treatment with Lisinopril and Survival) 试验的结果[141,142]。将赖诺普利 2.5~5mg(低剂量)或 32.5~35mg(高剂量)给予 3 000 多名患者。两组的全因死亡率无差别。在高剂量组,住院以及死亡和住院的联合终点分别降低了 24% (P=0.003) 和 12% (P=0.002)。被分配接受高剂量的 90% 的患者能耐受这个剂量。

虽然这些建议推荐应用能够耐受的最大剂量,但是证据表明低剂量也是有益的。英国心力衰竭网络研究 (The UK Heart Failure Network Study) 发现,10mg 每日 2 次的依那普利并不比 2.5mg 每日 2 次更有效[143]。低 (2.5mg,每日 2 次)、中 (5mg,每日 2 次)、高 (10mg,每日 2 次) 剂量组的死亡率单独评估,分别为 4.2%、3.3% 和 2.9%,没有显著差异。指南建议处方剂量参照临床试验中使 CV 事件风险降低的剂量,如果不能获知试验剂量,则应用较低的剂量。

赖诺普利的推荐起始剂量是每日 2.5~5mg。对老年患者或有其他危险因素的患者(收缩压小于 100mmHg、服用大剂量的利尿剂,或原有低钠、高钾,或肾功能不全),每日 2.5mg 的起始剂量更合适。如果患者直接使用长效的 ACEI 药物,之前没有经过卡托普利滴定加量,则应当考虑

使用这个剂量或其他药物的相当剂量。对于 A. J. 这样的患者,经卡托普利治疗 2 日而没有不耐受的证据,10mg 是合适的。

A. J. 的赖诺普利长期靶剂量为每日 40mg。没有确定的公式来决定以多快的速度滴定至此剂量,这依赖于他 HF 症状的减轻程度、不良反应及服药动机。无论何时调整剂量时,病人可能仅需 24 小时就能察觉症状得到缓解,然而一般而言,不会在 1~2 个月内达到全面的血流动力学影响。低血压和其他副作用出现得更快。A. J. 应当在 1~2 周内重新评估他的剂量以确定他是否可以耐受剂量增至每日 20mg。这时应化验 SCr 和钾以评估 ACEI 滴定的安全性。此后,每 2~4 周剂量可加倍。这样,需要 2 个月滴定至每日 40mg。如果 A. J. 的症状没有改善也没有不良反应,

可以通过缩短评估周期(如每周)或使用较大的增量加快滴定速度。

血管紧张素受体阻滞剂

案例 14-1,问题 14:A. J. 什么时候应用 ARB 合适?

一些关于 HF 的临床试验显示出 ARB 在改善 HF 症状方面的益处(表 14-9)[144-151]。一篇 meta 分析包含了 17 个将 HF 患者应用 ARB 和安慰剂或 ACEI 相比较的临床试验,对其中的全因死亡率和因 HF 住院的资料进行了综合分析[143]。与安慰剂相比,ARB 有效改善了运动耐量和 EF。ARB 在降低全因死亡率或因 HF 住院方面并不优于 ACEI。

表 14-9

血管紧张素受体阻滞剂治疗心衰临床试验

试验	患者人数	ARB	治疗时间	结果
ELITE[149]	NYHA Ⅱ ~ Ⅳ(n = 722) EF≤40%	氯沙坦(50mg/d)或卡托普利(50mg,tid)	48 周	主要终点(持续性肾功能不全)或次要终点(死亡/HF 入院)无明显差异。与卡托普利相比,氯沙坦与低死亡率相关
RESOLVD[151]	NYHA Ⅱ ~ Ⅳ(n = 768) EF≤40%	坎地沙坦(4、8、16mg),或坎地沙坦(4mg 或 8mg)+20mg 依那普利,或 20mg 依那普利	43 周	联合应用在左室重构方面有更多益处。在死亡率方面无明显差异。在 NYHA 分级、生活质量、6 分钟步行试验方面无差异
ELITE Ⅱ[150]	NYHA Ⅱ ~ Ⅳ(n = 3 152) EF≤40%	氯沙坦(50mg/d)或卡托普利(50mg tid)	48 周	在改善生存率方面氯沙坦较卡托普利无优势,但是更明显的耐受性。该试验亚组分析发现在氯沙坦加用 β 受体阻滞剂的患者能增加死亡率
Val-Heft[152]	NYHA Ⅱ ~ Ⅳ(n = 5 010) EF<40%	缬沙坦 160mg bid 或安慰剂 bid	23 个月	两组间死亡率无明显差异。已接受 ACEI 和 β 受体阻滞剂的患者(n= 1 610)在加用缬沙坦后死亡风险增加
CHARM Alternative[154]	NYHA Ⅱ ~ Ⅳ(n = 2 028) EF≤40%	坎地沙坦(32mg)/安慰剂	34 个月	坎地沙坦组心血管死亡率或 HF 入院率降低 23%。与安慰剂组相比,坎地沙坦组有副作用(高血压、高血钾、血清肌酐增高)
CHARM Added[155]	NYHA Ⅱ ~ Ⅳ(n = 2 548) EF≤40%	坎地沙坦(32mg)+ ACEI/安慰剂	41 个月	与安慰剂相比,心血管死亡率或 HF 入院风险降低 15%。但是有更多副作用(高血压、高血钾、肌酐升高)
CHARM Overall[157]	NYHA Ⅱ ~ Ⅳ(n = 7 599)	坎地沙坦(32mg)/安慰剂	38 个月	在主要事件全因死亡率方面无明显差异

ACEI,血管紧张素转化酶抑制剂;ARB,血管紧张素受体阻滞剂;bid,每日 2 次;CV,心血管的;EF,射血分数;HF,心力衰竭;LV,左心室;NYHA,纽约心脏病协会;QOL,生活质量;SCr,血清肌酐;tid,每日 3 次。

来源:Brown NJ, Vaughan DE. Angiotensin-converting enzyme inhibitors. *Circulation*. 1998;97;1411.

第一个比较 ARB 和 ACEI 对 HF 患者疗效的大型临床试验是 ELITE(Evaluation of Losartan inthe Elderly)研究[150]。将氯沙坦与卡托普利比较,主要研究终点是肾功能下降程度的持续增加,两种药物均有 10.5% 的患者血肌酐升高大于 0.3mg/dl。一个出乎意料的发现是,卡托普利组(8.7%)的全因死亡率有轻微多于氯沙坦组(4.8%)的趋势。

随后 ELITE Ⅱ 试验被设计用于检验在 60 或 60 岁以上患者中氯沙坦在降低死亡率和发病率方面优于卡托普利这一假说[148]。两组在全因死亡率、猝死,或全原因死亡加住院方面均无显著性差异。虽然 ARB 治疗并不优于 ACEI,但它有更好的耐受性。特别是应用 ARB 的患者出现咳嗽不良反应的明显更少。

Val-HeFT 试验(Valsartan Heart Failure Trial)是一项双盲、安慰剂对照的研究,目的是评价 HF 患者应用缬沙坦后的发病率和死亡率[152]。患者被随机分配接受缬沙坦或安慰剂治疗,每日 2 次。全因死亡率在缬沙坦组(19.7%)和对照组(19.4%)之间无明显差别。两组中接近 93% 的患者正在接受一种 ACEI 类药物治疗。头晕、低血压和肾功能损害在接受缬沙坦治疗的患者中均较多。

进一步的析因分析发现在 35% 的基线时联合服用 ACEI 和 β 受体阻滞剂的受试者中,加用缬沙坦作为第三种药物与发病率增加的趋势相关,发病率和死亡率的联合终点有统计学意义上的显著增加。总体研究结果提示联合应用缬沙坦和一种 ACEI 可降低发病率,但在死亡率方面两药联用优势不显著。更令人担忧的是,将缬沙坦、ACEI 和 β 受体阻滞剂 3 种药物联用可能会对发病率和死亡率造成不利影响[155]。

VALIANT(Valsartan in Acute Myocardial Infarction Trial)试验中纳入 MI 后伴左心功能障碍病情稳定的患者,旨在检验缬沙坦单独使用及其与卡托普利(ACEI)共同使用能够提高存活率这个假设。在 VALIANT 试验中,70% 的患者也使用了 β 受体阻滞剂。所有组都以全因死亡率为主要终点。此外,ACEI/ARB 联合用药组的不良反应发生率增加。有趣的是,在使用 β 受体阻滞剂的亚组中,没有证据表明联合使用 3 种药物治疗有有害的相互作用[153]。基于 VALIANT 试验结果,缬沙坦被 FDA 核准可用于高危心脏病发作后及同时伴有 HF 患者。

ARB 在 HF 患者中使用的有效性和安全性的最佳证据来自 3 个系列研究,统称为 CHARM(Candesartan in Heart Failure Assessment of Reduction in Morbidity and Mortality)试验中。CHARM 计划分为独立的 3 个部分:CHARM-Alternative、CHARM-Added、CHARM-Preserved[154-156]。3 个研究都是随机、双盲、安慰剂对照的,纳入了至少有 4 周有症状的 HF(NYHA 心功能分级 Ⅱ~Ⅳ)病史大于 18 岁的成年患者。被随机分配应用坎地沙坦的受试者,根据耐受程度,自每日 4mg,逐渐增加至每日 32mg。同时继续常规治疗(利尿剂、β 受体阻滞剂、地高辛、螺内酯,和 ACEI)。3 个研究的主要终点都是心血管死亡、因 HF 住院或两者兼有的联合发病率。下面讨论了这 3 个独立研究入选标准和结果的不同。

2 028 名受试者参与了 CHARM-Alternative 研究,受试者符合所有上文提及的入选标准和两个附加标准:EF ≤ 40%(即收缩性功能不全)、不能耐受 ACEI(咳嗽,72%;低血压,13%;肾功能不全,12%)。因此,本组受试者未使用 ACEI,仅单独使用 ARB 或安慰剂。发现与安慰剂组相比,坎地沙坦组的主要终点事件(心血管死亡、因 HF 住院治疗或两者兼有)降低了 23%。因不良事件导致的药物治疗中断,其总发生率坎地沙坦组和安慰剂组没有统计学差异,然而坎地沙坦组有明显增多的症状性低血压、血肌酐水平升高和高血钾(表 14-10)。

表 14-10

致长期停药的不良反应

试验	结果	坎地沙坦/%	安慰剂/%	P 值
CHARM-Alternative[152]	任何不良事件或实验室异常	21.5	19.3	0.23
	高血压	3.7	0.9	<0.000 1
	肌酐增高	6.1	2.7	<0.000 1
	高血钾	1.9	0.3	0.000 5
CHARM-Added[153]	任何不良事件或实验室异常			0.000 3
	高血压	4.5	3.5	0.079
	肌酐增高	7.8	4.1	0.000 1
	高血钾	3.4	0.7	<0.000 1
CHARM-Preserved[154]	任何不良事件和实验室异常	17.8	13.5	0.001
	高血压	2.4	1.1	0.006
	肌酐增高	4.8	2.4	<0.001
	高血钾	1.5	0.6	0.019
CHARM-Overall[155]	任何不良事件和实验室异常	21	16.7	<0.001
	高血压	3.5	1.7	<0.000 1
	肌酐增高	6.2	3.0	<0.000 1
	高血钾	2.2	0.6	<0.000 1

CHARM-Added 试验旨在明确联合使用 ACEI 和 ARB，是否可以比单独应用 ACEI，给 EF≤40% 的有症状的 HF 患者带来更多的临床获益。在基线时，55% 的患者接受了 β 受体阻滞剂治疗，17% 的患者接受了螺内酯治疗。联合坎地沙坦和 ACEI 及其他常规 HF 治疗，使联合治疗组主要结局（心血管死亡、因 HF 住院或两者兼有）的相对风险，相比于单独 ACEI 组降低了 15%（P＝0.011）。将 CHARM-Added 与 Val-HeFT 试验的研究结果进行对比是很有趣的。在 Val-HeFT 试验中，93% 的使用 ARB 缬沙坦的受试者同时也使用了 ACEI。Val-HeFT 试验中联合疗法明显降低了发病率和死亡率的复合终点，却没有降低死亡率。尽管在 CHARM-Added 试验中没有发现使用 β 受体阻滞剂会造成不良反应，然而在 β 受体阻滞剂、ACEI 和 ARB 三者联用的亚组中却观察到了死亡患者增加的趋势。

对 CHARM 试验 3 个部分（CHARM-Alternative，CHARM-Added 和 CHARM-Preserved；对 CHARM-Preserved 的讨论见案例 14-7，问题 1）的综合结果已在 CHARM-Overall 部分中报告[157]。这部分中分析评价了坎地沙坦对有症状的 HF 患者的益处（不管其左室收缩功能如何）。CHARM-Overall 总体分析选用了不同的主要终点是全因死亡。尽管这个综合结果未能检测出坎地沙坦对比安慰剂组在全因死亡上的显著降低（降低 9%；P＝0.32），然而单个独立试验的主要终点：心血管死亡（12%）、因 HF 住院（21%）及复合心血管死亡和因 HF 住院（16%），是明显降低的。

CHARM 计划的总体结果证实了这个结论：ARB 能降低有症状的 HFrEF 患者的发病率和死亡率，对不耐受 ACEI 的患者可安全使用。联合治疗（ACEI 加上 ARB），同时应用 β 受体阻滞剂的方法似乎是有益、安全的——只要能密切监测患者的不良反应。现在的指南推荐接受 ACEI 和 β 受体阻滞剂的患者联合醛固酮拮抗剂治疗胜于 ARB。

因为 ELITE Ⅱ 没有发现氯沙坦 50mg/d 相对于卡托普利 150mg/d 在 HFrEF 患者中对生存率的益处，HEAAL（Effects of high-dose versus low-dose losartan on clinical outcomes in patients with heart failure）研究旨在比较两种剂量的氯沙坦（50mg/d 与 150mg/d）对 HFrEF 患者全因死亡率和住院复合终点的影响。中位随访时间为 4.7 年，结果显示，与氯沙坦 50mg/d 组相比，氯沙坦 150mg/d 组减少了死亡率或 HF 住院率。高剂量组有更多的肾功能不全、低血压，及高血钾。不过这些结果并没有导致明显增多的治疗终止。老年、合并应用醛固酮拮抗剂，及基线血钾和肌酐水平都是常见的不良事件的预测因素，并可导致发生这些不良事件的患者死亡率增加。所以剂量滴定时应密切监测患者情况，特别是对有高危不良事件发生可能的患者[158]。

总之，ARB 的 HF 试验证明了 ARB 对不能耐受 ACEI 的患者或作为 ACEI 类药物和 β 受体阻滞剂的附加治疗，有助于 HFrEFr 生存率的提高。然而，目前的指南不推荐常规使用三联疗法，且除赖诺普利外，A.J. 不应当开始时就使用 ARB。如果 A.J. 服用赖诺普利时出现咳嗽，他可以改服一种 ARB，如坎地沙坦。

不良反应

血管紧张素转化酶抑制剂引起的咳嗽

案例 14-1，问题 15：A.J. 在接受赖诺普利治疗 6 周后因出现了恼人的咳嗽来到 HF 门诊。他的胸部检查没有发现明显的哮喘的证据，仅有少许爆裂音，其颈静脉仅略高于正常，踝关节水肿 1+，且体重稳定。所有实验室值正常。咳嗽是其 HF 的症状表现还是由 ACEI 诱发？管理 ACEI 引起的咳嗽的推荐是什么？

咳嗽可能是伴有肺水肿 HF 患者的表现。在极严重的病例中，患者可出现"心源性哮喘"，极度缺氧、憋喘、呼吸困难。然而，客观资料证明 A.J. 的 HF 已经大大改善。没有哮喘或吸烟史，没有憋喘，排除了阻塞性气道疾病（哮喘或慢性阻塞性肺疾病）的可能。他可能确有气管炎，但是，他否认咳嗽之前有感冒或其他呼吸系统的疾病，如果没有其他的原因，最有可能是依那普利引起的咳嗽。

ACEI 类药物都有这种副作用[159]。咳嗽是 ACEI 类药物十分明确的并发症，表现为干咳无痰；有时被描述为"咽后部发痒"。这种副作用可以在首次使用的数小时内出现，也可在接受治疗的数周或数月后出现。通常咳嗽症状会在停药后的 1~4 周内缓解，部分患者会持续 3 个月。

缓激肽在上呼吸道内的积聚和促炎介质（如 P 物质）或前列腺素代谢的降低是 ACEI 引起的咳嗽的可能机制。这些化学物质成为气道中的刺激物使支气管反应增强并引起咳嗽。

不同的案例报道，咳嗽的发生率在所有患者中为 5%~35%，发生率与剂量相关[160]。有项研究发现欧洲后裔的白种人患者中咳嗽的发生率为 5%~10%，而中国患者的发生率却接近 50%[161]。女性和黑种人患者可能也会有较高的发生率[158]。

由于这是药理学反应而非过敏反应，一般而言，减低剂量或换成另一种 ACEI 是无效的。对确诊的药物诱发的咳嗽，唯一方法是中止治疗。即便如此，如果患者正巧患轻度的支气管炎，并在停止 ACEI 的相同时间段缓解，也可能产生假阳性结果。如果咳嗽在药物中止后仍持续，应当检查是否有其他原因，如胃食管返流疾病或过敏性鼻炎等。

对于持续咳嗽的患者，ARB 或肼屈嗪-异山梨醇为安全替代药品。因此，A.J. 可继续使用赖诺普利数周观察咳嗽是否可自行消退。自使用 ACEI 治疗以来，A.J. 的 HF 症状已经缓解，且咳嗽也不再那么令人烦恼。A.J. 没有哮喘或其他气道问题的风险。如果咳嗽持续存在，ARB 或许是最佳选择。

血管紧张素转化酶抑制剂、血管紧张素受体阻滞剂的其他不良反应

高钾血症

案例 14-1，问题 16：ACEI 和 ARB 需要监测的其他副作用是什么？从 ACEI 改换为 ARB 能降低这些不良反应发生的风险吗？

ACEI 和 ARB 类药物具有通过间接醛固酮抑制或其他神经内分泌作用提高血清钾浓度的潜在可能[162,163]。对于大多数患者,单纯由 ACEI 和 ARB 引起的血清钾浓度升高幅度相对较小,然而,对肾功能受损或进展性 HF 的患者,发展成高钾血的风险较大。联合使用 ACEI 或 ARB 和补钾药物或保钾利尿剂进一步加重了高钾血症的风险。

一些案例报告和案例系列已经报道了 HF 患者由螺内酯诱发的高钾血症和住院。RALES 研究结果公布后,随着螺内酯处方模式的明显变化,这些变得更加明显[164]。不仅对 HF 患者的螺内酯处方量明显增加,而且剂量也会高于

临床试验通常推荐的用量。对于已有证据表明有肾功能不全的患者尤其如此。此外,证据表明对血清钾、肾功能及联合用药的监测不够充分。尽管同时使用排钾利尿剂(噻嗪类或袢利尿剂)可抵消螺内酯或其他药物(ACEI、ARB)引起的钾潴留,预测哪些患者会出现低钾血症、高钾血症或保持血钾正常几乎是不可能的[165,166]。必须分别评估每位患者对各种合并用药的个人反应。需要密切监测血清钾;应在会影响血钾水平的治疗开始的 3 日内和 1 周时检查血钾水平和肾功能,并且在最初的 3 个月至少每月监测 1 次(表14-11)。

表 14-11

高钾血症的不同原因及使风险最小化的策略

原因	机制	最小化风险的策略
醛固酮拮抗剂	降低了的醛固酮水平和随后的钾潴留	监测 GFR,如果肌酐清除率<30ml/min,并且血钾>5.0mmol/L 应避免使用醛固酮拮抗剂 推荐起始剂量为螺内酯 12.5mg 或依普利酮 25mg,之后如果病情适合可将剂量增至螺内酯 25mg 或依普利酮 50mg 密切监测血清钾;初始治疗的 3 日内及 1 周时、前 3 个月至少每月 1 次检测血钾水平和肾功能
ACEI 和 ARB 对 RAAS 的阻断 注:更高剂量(依那普利或赖诺普利≥10mg/d)时风险增加	对血管紧张素Ⅱ产生或受体结合的抑制,减少了钠和水到远侧肾单位的转运,伴随着醛固酮减少、诱发了高钾血症	适当减少药物剂量
NSAIDs	抑制肾前列腺素合成(PGE₂ 和 PEI₂),导致肾素、醛固酮减少 降低远端肾小管钠钾交换能力	避免使用 NSAIDs 和环氧化酶-2 抑制剂
保钾利尿剂,环孢菌素、他克莫司、甲氧苄氨嘧啶、肝素	减少钾的排出	密切监测血钾浓度 适当减少应用能够引起高血钾的药物
患者增加了饮食中钾的摄入、应用钠替代品(富含钾)、联合应用补钾剂和醛固酮拮抗剂	肾功能不全时,钾离子排出减少	停用或减少补钾剂 应对患者加强关于富含钾的食物的教育并避免使用盐替代品
合并糖尿病的 HF 患者服用醛固酮拮抗剂	低肾素型的醛固酮减少症导致醛固酮水平的下降及随后的钾潴留 胰岛素缺乏刺激钾离子向细胞外转移	监测血糖并对糖尿病给予合适的药物治疗
老年、肌肉缺乏、肾功能不全(血清肌酐>1.6mg/dl)	肾素释放受损导致醛固酮减少症 血清肌酐可能不能准确反映 GFR 高钾血症风险随着血清肌酐升高而进一步增加	监测 GFR 并据此调整药物剂量

ACEI,血管紧张素转化酶抑制剂;ARB,血管紧张素受体阻滞剂;GFR,肾小球滤过率;HF,心脏衰竭;NSAIDs,非甾体抗炎药;PGE₂,前列腺素 E₂;PEI₂,前列腺素 I₂;RAAS,肾素-血管紧张素-醛固酮系统。

血管性水肿

血管性水肿(血管神经性水肿)是应用 ACEI 最严重的、有潜在致命风险的并发症[167-169]。特点是颜面、颈部的肿胀,伴随着喉部和支气管水肿导致的气道阻塞。这种反应与过敏反应很相似。ACEI 诱导水肿的确切机制尚不清

楚,可能与对累积的血管舒张性激肽的高度敏感有关。

部分(非全部)患者会出现药物诱发的血管性水肿,他们中的多数有血管性水肿的家族史。这种家族史与补体系统的基因缺陷有关。这部分人群禁忌使用 ACEI。在一个病例报道系列中,约 22% 的血管性水肿反应在用药 1 个月内出现,77% 在几月到数年后[168]。黑种人患者和女性可能

有更高的发生率。值得注意的是临床上 ACEI 导致的血管性水肿常常会被漏诊[169]。对于有过因任何原因引起的血管性水肿的患者,所有的 ACEI 类的药物都应避免给予。

因为人们认为 ACEI 诱发血管性水肿反应机制是激肽的蓄积,所以改服 ARB 可能是一种选择[170]。然而一些案例报道坎地沙坦、氯沙坦和缬沙坦可能也会引起血管性水肿[167,171-174]。在一些情况下,受试者之前已经经历过 ACEI 引起的血管性水肿(提示可能为交叉性相互作用),而其他患者则从未服用过 ACEI。CHARM-Alternative 试验有相似的发现:对 ACEI 不耐受患者,ARB 有小的诱发血管性水肿的潜在风险[154]。在有 ACEI 诱发的血管性水肿史的 39 名患者中,3 名服用坎地沙坦的患者出现了血管性水肿,但其中仅有 1 名实际上停止服用坎地沙坦。目前,评估风险-获益需谨慎,对于曾有 ACEI 诱发的血管性水肿的患者应谨慎使用 ARB。

血管紧张素转化酶抑制剂和血管紧张素受体拮抗对肾功能的影响

如图 14-7 所示,肾小球的滤过在小球内压正常时处于最佳状态,入球和出球小动脉血流之间的平衡决定了肾小球内的压力。

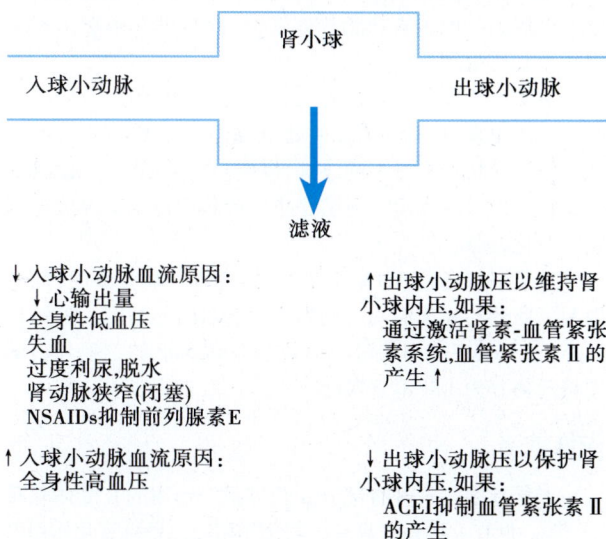

图 14-7 影响肾血流的因素。有足够的静水压时肾小球滤过最佳。调节因素包括入球血流速度和入球、出球小动脉间的收缩和舒张平衡。ACE,血管紧张素转化酶;NSAIDs,非甾体抗炎药;PGE,前列腺素 E

低血压、容量不足、低蛋白血症、CO 减少,或梗阻性损害(如肾动脉狭窄)导致的入球血流或压力降低能明显降低肾小球内压力,并使肾功能受损。同样长期高血压会使肾小球基底膜的毛细血管受损,导致肾功能不全。

在低压和低灌注状态下,RAAS 激活以保证肾小球囊内压。而保持囊内压的关键因素是血管紧张素 Ⅱ 所介导的出球血管的收缩。增加的出球血管压通过阻碍出球血流维持囊内压力。处于低压状态的患者给予 ACEI 或 ARB 治疗时,出球血管收缩的保护性机制被抑制,GFR 降低,致 SCr

升高。

通过降低后负荷,服用 ACEI 或 ARB 后 CO 可能会增加,这样可以保持甚或增加 RBF。如果 ACEI 导致血压快速下降,而没有 CO 的提高,那么肾功能就会受到损害。因不能预测是否会发生这种情况,ACEI 或 ARB 应从小剂量开始,并随剂量加大应严密监测血压和肾功能。提前或在初始治疗 1~2 周或剂量增加时检测血压和肾功能。对有已存在肾功能不全或接受 NSAIDs 联合疗法或大剂量利尿剂危险因素的患者应该进行更严密的监测。不禁止使用利尿剂,然而需要减少利尿剂的剂量从而避免过度强化利尿和随之而来的容量减少和低血压。指南建议给低收缩压(80mmHg)、高 SCr(>3mg/dl)、双侧肾动脉狭窄,或血清钾>5mmol/L 的患者开 ACEI 或 ARB 类药物时应谨慎[1]。

β 受体阻滞剂在 HFrEF 中的应用

案例 14-1,问题 17: 应用呋塞米和 ACEI 3 日后,A. J. 的 PND 已消失。但他仍然行走时仍有 SOB 和疲劳。他的下肢水肿已经明显缓解。他目前的血压是 145/90mmHg,脉搏为 82 次/min,利尿后体重下降至 73kg。实验室指标复查包含以下结果:

钠:139mmol/L

钾:4.3mmol/L

氯:98mmol/L

二氧化碳:27mmol/L

尿素氮:27mg/dl

血肌酐(SCr):0.6mg/dl

医疗小组决定让 A. J. 出院。您建议 A. J. 应在出院前开始使用 β 受体阻滞剂。您的依据是什么?

β 受体阻滞剂已经被随机临床试验在超过 20 000 例不同程度 HFrEF 患者中评价过。5 篇 meta 分析得到共同的结论:在 HF 患者中使用 β 受体阻滞剂(比索洛尔、琥珀酸美托洛尔、卡维地洛)与 30% 死亡率和 40% 再住院率的降低有关[175-179]。

ACC/AHA 指南建议所有 HFrEF 患者服用比索洛尔、琥珀酸美托洛尔或卡维地洛,除非存在使用禁忌证或患者不能耐受 β 受体阻滞剂[1,5,6]。它们应当与 ACEI 或 ARB 一样,成为基本治疗的一部分。患者应当使用 β 受体阻滞剂延缓疾病进程并减少猝死风险。在考虑应用 β 受体阻滞剂前,不需要等到大剂量 ACEI。相反,在使用小剂量 ACEI 的患者,与增加 ACEI 剂量相比,加用 β 受体阻滞剂更能明显缓解症状、降低死亡风险。绝大多数因 HF 住院治疗的患者应当在出院前开始使用 β 受体阻滞剂[180]。只有那些在临床情况不稳定入院在 ICU 病区治疗、需要静脉注射正性肌力药物支持、有严重的体液潴留或缺失、未接受心脏起搏器治疗有症状的心动过缓或严重的心脏传导阻滞,或有难以控制的反应性气道疾病史的患者不适合应用 β 受体阻滞剂[181]。

基于上述所有原因,毫无疑问,A. J. 应当开始接受 β 受体阻滞剂治疗。β 受体阻滞剂的治疗应当从小剂量开始,然后当患者能耐受时每 2 周逐渐增加剂量。首次应用的开始 24~48 小时或随后增加剂量时,一过性的心动过缓、低血压和疲倦比较常见。所以在增加剂量时,应当每日监测患者的生命体征(脉搏、血压)和症状。心动过缓、传导阻滞和低血压常没有明显的症状且不需要干预。只需嘱患者由平卧位起立时勿太快,以防止体位性低血压。如以上任一情况伴随有眩晕、头晕、视物模糊,则可能有必要减少 β 受体阻滞剂、ACEI 或两者用量,或减慢剂量增加速度。在能明显获益的患者,如果心动过缓或传导阻滞令人担忧,可以考虑置入起搏器。

因为 β 受体阻滞剂的应用可能会引起体液的潴留,所以 β 受体阻滞剂应当只能在患者没有容量过多时开始应用或逐渐加量。应嘱患者每日称体重以适当调整利尿剂辅助治疗。相反,如果患者出现低血压或 BUN 开始升高,利尿剂应当暂时减量。低剂量下所有不良反应都能耐受或消失前,应暂缓 β 受体阻滞剂的加量计划。

美托洛尔和比索洛尔

案例 14-1,问题 18:医生给 A. J. 的处方是琥珀酸美托洛尔(12.5mg)。这个初始剂量合适吗?还有什么其他相似药物被用来治疗 HF?

几项临床试验证实了美托洛尔——一种相对选择性的 β₁ 受体阻滞剂,在治疗 HF 方面的益处[182-185]。通过阻滞心肌中 β₁ 受体,降低了静息和活动时的心率、心肌收缩力和 CO,不伴代偿性的周围血管阻力升高。由于 β₂ 受体主要存在于外周血管和肺,所以使用美托洛尔时减少了外周血管收缩和支气管痉挛的发生。

MERIT-HF(Metoprolol CR/XL Randomized Intervention Trial in Heart Failure)研究中观察到使用美托洛尔长效制剂的患者中全因死亡率下降 35%[185]。在该研究中,绝大多数患有 NYHA 心功能分级 II 或 III 级 HF 的 3 991 例患者,被随机分配接受美托洛尔控释/缓释剂(controlled-release/ex-tended-release,CR/XL)或安慰剂。美托洛尔起始剂量为每日 12.5~25mg,每 2 周逐渐加量至目标剂量每日 200mg。同时继续常规治疗:利尿剂、ACEI 和地高辛。研究结束时,64% 被分配服用了有效药物的受试者达到了靶剂量。尽管因病例数太少而无法检测出两者的统计学差异,然而似乎严重 HF(心功能 IV 级)的患者也能获益。即使在低剂量应用美托洛尔时,有 15% 的患者出现临床 HF 恶化。

另外一种相对选择性的 β₁ 受体阻滞剂富马酸比索洛尔也得到阳性结果[196,187]。在 CIBIS I(Cardiac Insufficiency Bisoprolol Study)研究中,641 例中重度 HF 患者被随机分配服用比索洛尔(起始剂量每日 1.25mg,最大剂量每日 5mg)或安慰剂,并同时服用常规药物,随访 23 个月[186]。有效药物组中 HF 相关的住院率有统计学意义的显著降低,死亡率有下降的趋势(无统计学意义)。而在大型 CIBISH II(Second Cardiac Insufficiency Bisoprolol Study)研究中,比索洛尔治疗组的住院率和死亡率均有显著下降[187]。共有 2 647 例患者参与了第 2 个研究,靶剂量达每日 10mg,由于服用比索洛尔的患者总死亡率下降了 34%,该研究提前终

止。和 MERIT-HF 研究相同,CIBISH II 研究中重症 HF(心功能 IV 级)的患者数量尚不足以判断 β₁ 阻滞剂对重症 HF 患者的治疗价值。

市场上有美托洛尔的 2 种剂型:琥珀酸美托洛尔缓释片和酒石酸美托洛尔速释片。在美国只有琥珀酸美托洛尔被核准应用于 HF,推荐用于轻、中度(NYHA 分级 II~III)HFrEF。A. J. 的处方中,琥珀酸美托洛尔的起始剂量为 12.5mg,符合这些临床试验和药物说明书。如果起始剂量可以被耐受,2~4 周后可加量至每日 25mg。最终的目标剂量为每日 200mg。100mg 每日 2 次或 200mg 每日 1 次服用均可。

选择不同剂型的美托洛尔时,还应当考虑药物的药代动力学、生物利用度等指标[182,183]。琥珀酸美托洛尔缓释片有 25、50、100、200mg 的片剂。每片药会在 20 小时内以恒定的速度释放,24 小时阻断 β 受体。即使这种刻痕片被分成两半,美托洛尔的缓释剂型仍保持它的释放特点。但是它不应被研碎或咀嚼。当目标是达到靶剂量,但患者需要较慢的加药速度时,琥珀酸美托洛尔的这种可以被掰开的特性是非常有用的。

美托洛尔的清除代谢途径较多,可能会影响药物之间的相互作用。主要的途径是通过 α 羟基化、O-脱甲基和 N-脱烷作用[182,183]。一小部分通过细胞色素 P450 2D6(CYP2D6)代谢,抑制其同工酶代谢的药物会影响血浆药浓度。大约 10% 的患者药物代谢缓慢,这些患者中会出现较高的血浆药浓度。

应当告知 A. J. 美托洛尔临床效果通常在用药后一段时间后才出现,要见到明显的效果或许需要 2~3 个月的时间。即使症状没有显著的改善,也应坚持长期治疗,以减少主要临床事件的风险。突然停止 β 受体阻滞剂会导致临床状况恶化,须避免[188]。

比索洛尔已经 FDA 批准可用于治疗 HF。然而,剂型限制了此药的临床应用。例如比索洛尔的起始剂量是每日 1.25mg,而其在美国的最小商业包装是 5mg 的刻痕片。试图将药物分为 1/4 不切实际。

卡维地洛

卡维地洛是一种有部分 α 受体阻滞作用的 β 受体阻滞剂[189]。也有人认为它具有抗氧化作用。这种抗氧化作用可以防止心肌细胞坏死,清除氧自由基。而氧自由基被认为会导致心肌坏死。这些发现与临床结果的相关性尚不清楚。

两个关键的研究支持卡维地洛尔的使用。第一个是美国卡维地洛心衰研究(the U. S. Carvedilol Heart Failure Study)[190-194]。受试者为 NYHA II 级或 III 级 HF 患者,尽管应用了利尿剂、地高辛和 ACEI 类药物,EF 都小于 35%,被平均分为两组。受试者根据心衰的严重程度分层,然后随机分配接受安慰剂或卡维地洛治疗。最大剂量为 50mg,每日 2 次。在平均 6.5 个月的时间里,安慰剂组的死亡率为 7.8%,与之相比,积极治疗组的死亡率为 3.2%,在统计学上显著降低了 65% 的风险。接受卡维地洛治疗的患者 HF 相关的住院治疗也较少。卡维地洛最常见的副作用是头晕。在澳大利亚/新西兰的卡维地洛研究中,415 名慢性、稳定心衰患者被随机分配使用安慰剂或卡维地洛治

疗[195]。有严重症状的患者被排除。随机分配接受卡维地洛的受试者的维持剂量是 6.25~25mg,每日 2 次,平均随访 19 个月。12 个月后,EF 增加了 5.3%,卡维地洛组心脏体积减小。然而,对平板运动试验的时间、NYHA 分级变化或心衰症状评分方面,两组间没有发现差异。大多数患者(两组均为 58%)症状没有改善,也没有恶化。两组心衰恶化发作的频率相似。卡维地洛组的总死亡率低于安慰剂组,但死亡率的大部分差异归因于非 CV 死亡。卡维地洛组的心衰住院率比安慰剂组低 68%。总的来说,这些发现可以被解释为安全的证据,服用卡维地洛或者没有总的益处,或者有轻微的改善。

卡维地洛的初始剂量是 3.125mg,每日 2 次。之后每两周增加一倍剂量,在可耐受的情况下,体重不足 85kg 的患者最多达 25mg,每日 2 次,体重较大的患者 50mg,每日 2 次。低血压、心动过缓、液体潴留和 HF 症状加重可发生在治疗的前几周,需要额外的利尿剂、减少剂量或停止卡维地洛。与食物一起服用卡维地洛能减慢吸收速度,降低直立性低血压的发生率。服用卡维地洛的患者中直立性低血压的发生率为 10%。与任何 β 受体阻滞剂一样,卡维地洛不推荐用于哮喘或控制不良的糖尿病患者。

因为卡维地洛是由 CYP2D6 酶系统代谢的,所以应该考虑几种可能的药物相互作用[189,196]。证据最充分的是西咪替丁对其新陈代谢的抑制,和服用利福平时卡维地洛血清浓度的降低。已知的 CYP2D6 抑制剂(奎尼丁、氟西汀、帕罗西汀和普罗帕酮)可能会增加毒性风险(尤其是低血压)。据报道,卡维地洛通过一种未知的机制将血清地高辛水平提高了 15%。卡维地洛对同一患者反应不同的其他原因可能是由于它两种异构体的吸收程度、速率或立体特异性代谢的差异[卡维地洛是 S(-) 和 R(+) 异构体的外消旋混合物]以及 10% 缺乏 CYP2D6 活性的人群代谢受损造成的[196]。

β 受体阻滞剂的选择:美托洛尔与卡维地洛

案例 14-1,问题 19: 对 A.J. 来说,卡维地洛是替代美托洛尔的更合理选择吗? 如何选择剂量?

关于哪一种 β 受体阻滞剂更优于另一种 β 受体阻滞剂并无统一意见。卡维地洛附加的 α_1-受体阻滞和抗氧化特性提供了选择它而不是琥珀酸美托洛尔或比索洛尔的理论基础。COMET(Carvedilol or Metoprolol European Trial)试验是一个多中心双盲试验。试验中 3 029 例 NYHA 心功能 Ⅱ~Ⅲ级和 EF 低于 35% 的患者被随机分配接受卡维地洛(靶剂量 25mg,每日 2 次)或酒石酸美托洛尔(靶剂量 50mg,每日 2 次)治疗。如果能耐受,所有患者继续应用利尿剂和 ACEI。全因死亡率卡维地洛组为 34%,美托洛尔组 40%(P=0.001 7)[197]。死亡率的综合终点和所有原因的入院两组无差别。本研究的主要问题是使用了酒石酸美托洛尔而非琥珀酸美托洛尔。两组的剂量也受到了质疑:卡维地洛每次 25mg,每日 2 次,而酒石酸美托洛尔每次 50mg,每日 2 次。此外,试验采用休息状态时的心率而不是运动状态时的心率反应来比较 β 受体阻滞剂研究组间的差别,

而运动引起的心率变化是 β 受体阻断的良好指标。

多数试验中 β 受体阻滞剂的不良反应和患者的耐受情况相似。一项研究观察到卡维地洛较美托洛尔和比索洛尔更易引起低血压和头晕,可能是因为对 α_1 受体的阻滞或更快吸收的原因[198]。这样,美托洛尔或比索洛尔可能更适合于伴低血压或头晕的患者,而卡维地洛可能对血压控制不理想的患者更合适。

卡维地洛是否为 A.J. 更好的选择没有明确的答案。可用每次 3.125mg,每日 2 次开始剂量的卡维地洛代替琥珀酸美托洛尔。虽然美托洛尔缓释剂更贵些,但两种药物都是仿制药。A.J. 的供应商将决定继续美托洛尔治疗,如果他不能耐受美托洛尔,卡维地洛备用。

β 受体阻滞剂在严重心力衰竭中的应用

案例 14-1,问题 20: 既往有关 β 受体阻滞剂的临床试验均在随机化阶段排除了重度(NYHA Ⅳ 级)HF 患者,因此,FDA 限定卡维地洛仅在 NYHA Ⅱ~Ⅲ 级的 HF 患者中应用。同样,ACC/AHA 指南强烈推荐 β 受体阻滞剂在 NYHA Ⅱ~Ⅲ 级 HF 患者中应用,而对严重 HF 患者没有明确说明。如果 A.J. 为 NYHA Ⅳ 级的 HF 患者,那么有何证据支持或反对 A.J. 应用 β 受体阻滞剂呢?

COPERNICUS 研究[199]证实了在严重 HF 患者中应用卡维地洛的明确益处。COPERNICUS 研究是一个双盲、安慰剂对照的试验,用以检测卡维地洛在晚期 HF(NYHA ⅢB 或 Ⅳ 级)患者中应用的临床获益和风险[199]。需要重症特别护理、有明显的液体潴留、低血压、有肾功能不全证据,或正接受静脉注射血管舒张或正性肌力药物治疗的患者被排除。卡维地洛的起始剂量为 3.125mg,每日 2 次,每 2 周增加 1 次剂量至目标剂量 25mg,每日 2 次。卡维地洛组 65% 的患者达到了目标剂量,到第 4 个月结束时,平均应用剂量为 37mg。在平均随访 10.4 个月后,因证实服用卡维地洛可获得显著的生存益处,试验提前终止。

BEST 试验并未证实布新洛尔(一种具有血管舒张作用的非选择性 β 受体阻滞剂)能改善心功能 NYHA 分级 Ⅲ~Ⅳ 级 HF 患者的总生存率[200]。该研究选取 2 708 例患者随机接受布新洛尔或安慰剂治疗,尽管药物具有明显降低去甲肾上腺素水平及改善左室功能的作用,但因相比于安慰剂组,治疗组几乎不可能表现出明显降低心血管死亡率的益处试验提前终止。可能解释为布新洛尔具有内在拟交感活性,从而部分抵消了 β 受体阻滞剂的作用。此外,亚组分析显示,黑种人患者应用布新洛尔可能具有更多不良作用,提示 β 受体阻滞剂对于晚期 HF 的黑种人患者可能并不是一种有效的治疗方法(关于对药物反应种族差异的进一步讨论见案例 14-3,问题 2)。布新洛尔尚未得到 FDA 的批准。

β 受体阻滞剂对心功能 Ⅳ 级(NYHA 分级)的 HF 患者是否安全有效仍存在争议。有资料支持卡维地洛的安全性和有效性。临床上,β 受体阻滞剂一般会持续应用,除非患者需要正性肌力治疗,或 β 受体阻滞剂剂量的增加引起了

ADHF 的发作。如果剂量增加导致了 ADHF,大部分患者需要返回到之前剂量,也有部分患者可能需要立即停用 β 受体阻滞剂,并于病情稳定时再重新开始使用。

醛固酮拮抗剂

案例 14-2

问题 1: B. D. 是一名 65 岁的 LVEF<25% 的高加索男患者,今天他因近期的一次 HF 住院后的随访来到 HF 门诊。血压 120/85mmHg,脉搏 70 次/min。目前药物治疗包括每日使用赖诺普利 10mg、琥珀酸美托洛尔 150mg 和呋塞米 20mg。您已经复习过病史并注意到患者出现眩晕且在更高剂量时接近昏厥,因此赖诺普利和美托洛尔已达到他能耐受的最大剂量。今天, B. D. 的实验室结果表明他的 SCr 为 0.9mg/dl,钾为 3.5mmol/L。那么这位患者适合应用醛固酮拮抗剂治疗吗?

醛固酮因其保钠保水作用会加重 HF,并且会导致钾的丢失。而螺内酯的利尿和保钾作用会抑制醛固酮的效果[201]。曾经认为理想剂量的 ACEI 可以充分抑制醛固酮产生。现在认识到醛固酮水平可以通过非肾上腺途径产生和减少肝脏清除的方式保持升高。此外,已经明确血管紧张素Ⅱ和醛固酮都对心血管系统有负性作用,包括心肌和血管纤维化、直接的血管损伤、内皮功能失调、氧化应激,和阻碍心肌对肾上腺素的摄取[23,202]。这促使 RALES 试验的研究者对低剂量螺内酯可能提供独立于保钾和利尿之外的血管保护作用的假说进行验证。试验中,在最近的 6 个月内有 NYHAⅣ级 HF 史的 1 663 例患者随机接受螺内酯 25mg 或安慰剂治疗。如果 HF 加重且无高钾时的证据,螺内酯可加至 50mg。

因发现螺内酯组的死亡率显著降低,经过平均 24 个月的随访后该试验提前终止。螺内酯治疗组的住院率明显降低。螺内酯组高血钾的发生率为 2%,安慰剂组为 1%。治疗组 10% 的男性乳腺增生,安慰剂组仅 1%。

此后,6 632 例 MI 后左室衰竭的患者使用醛固酮受体拮抗剂依普利酮。在 EPHESUS(Eplerenone Post-Acute Myocardial Infarction Heart Failure Efficacy and Survival Study)研究中,受试者随机接受依普利酮或安慰剂治疗[65]。同步的治疗包括利尿剂、ACEI、β 受体阻滞剂和阿司匹林。经平均 16 个月的随访,依普利酮组死亡 478 例(14.4%),安慰剂组 554 例(16.7%)(P=0.008)。大多数患者因心血管原因死亡。依普利酮组高血钾的受试者较安慰剂组多。但是,由于依普利酮不阻断孕酮和雄激素受体,男性乳房增生和性功能障碍可能会更少[65,202]。

2011 年公布了 EMPHASIS-HF(Eplerenone in Mild Patients Hospitalization and Survival Study in Heart Failure)研究结果。本研究对心功能Ⅱ级、EF<35% 的患者使用依普利酮的效果进行了评价[203]。在 EMPHASIS-HF 研究中,受试者随机接受依普利酮或安慰剂治疗。心血管原因的死亡或因 HF 住院是本试验的主要终点。在进行平均 21 个月的随访期间,对比安慰剂组患者主要终点事件的发生率 25.9%,依

普利酮治疗组为 18.3%(P<0.001)。本研究进一步验证了醛固酮拮抗剂在 HFrEF 治疗中的作用,并扩大了在心功能Ⅱ级的 HF 患者中的已知疗效。

依据现在的症状,B. D. 的心功能分级是 NYHAⅡ级,应用较低剂量 ACEI,符合 EMPHASIS-HF 试验的研究条件。因为不能耐受逐渐增加的 ACEI 和 β 受体阻滞剂剂量,B. D. 开始一种醛固酮受体拮抗剂治疗。基于 RALES 试验,B. D. 螺内酯初始剂量应为每日 25mg。选用螺内酯是因为醛固酮受体拮抗剂对 HF 相似的类效应,及其相比于依普利酮的较低成本。结合其目前血钾浓度 3.5mmol/L,SCr 0.9mg/dl,这个剂量是安全的。开始 2 周后应对他进行随访,测量其血钾和血清肌酐水平,以明确他是否能安全耐受更大剂量的螺内酯。对应用醛固酮拮抗剂患者的高钾血症进行管理的具体监测参数请参考表 14-11。

洋地黄糖苷

案例 14-2,问题 2: B. D. 已耐受每日 25mg 剂量的螺内酯 2 个月了。他今天的实验室结果显示钾 4.4mmol/L,SCr 1.0mg/dl,血压 124/82mmHg,脉搏 70 次/min。今天他与心血管科医师的约定随访来到门诊,医师注意到 B. D. 去年曾因 HF 4 次住院治疗。尽管体重稳定并按处方服用了所有药物,B. D. 还是报告了 SOB、运动型呼吸困难(DOE)和 PND。诊所的住院医师询问在治疗 B. D. 的 HF 的药物治疗中添加地高辛是否合适。同事告诉他在临床试验中地高辛可缓解 HF 症状减少住院。您应当提出的建议是?

关于洋地黄糖苷或血管舒张药是否应当作为治疗 HFrEF 的首选药物已经争论了数年。直到第一个美国心脏学会(ACC)/美国心脏协会(AHA)指南发布时,达成了明确共识。血管舒张药是首选治疗,室上性心律失常或单独使用血管舒张药不能缓解症状、或不能耐受血管舒张药不良反应的患者可加用地高辛。由于已经证实的疗效、方便的剂型和更少的不良反应,对比其他血管舒张药,ACEI 更合适。直至 1999 年,专家也推荐在治疗方案的早期开始使用 β 受体阻滞剂。然而,地高辛的应用仍然存在广泛争议。

对于地高辛有效性的争论

找出根本的病因是治疗所有疾病的途径。如果认为 HF 只是心肌收缩力减弱所致的"泵衰竭",那么地高辛是增加心肌收缩力、心排血量和肾的灌注的合理选择。如果重点在症状的改善和运动耐量的增加,并以此作为改善的标志,那么地高辛是有效的。然而,有人指出,相比于室上性心律失常的患者,窦性心律正常患者的症状改善很少。最尖锐的批评认为地高辛导致中毒的风险不允许此类药物应用于窦性心律正常的患者。

应用多因素分析,某研究团队总结:窦性心律正常的使用地高辛的患者可以从第 3 心音(S₃ 奔马律)、心脏扩大及较低的 EF 值方面判断能否得到改善[204]。几个对这些资料的 meta 平行分析和评论性综述一致认为:地高辛治疗有

效,对有严重症状的心室收缩功能不全的患者尤其如此[205,206]。然而,这些观点是建立在历史数据的基础上的,当时很多现有的治疗方法尚不能应用。

地高辛撤药试验

1993 年,两个地高辛的撤药试验 PROVED[207] 和 RADI-ANCE[208] 结果发表。两个试验为了确定经地高辛治疗的 HF 患者停止应用地高辛后心功能是否会恶化。两个试验中,患者都有明确的 HFrEF(LVEF<35%),轻到中度的 HF 症状,正常的窦性心律,经利尿剂和地高辛(基础地高辛水平 0.9~2.0ng/ml)治疗后症状稳定了至少 3 个月。RADI-ANCE 试验的患者,除利尿剂和地高辛外,还应用了 ACEI 保持症状稳定[207]。在两个试验中,症状稳定后是为期 12 周的双盲、安慰剂对照的治疗过程。积极治疗组的患者继续服用原剂量地高辛,安慰剂组停用地高辛,以安慰剂代替。

在 PROVED 试验中[207],42 例受试者继续地高辛治疗,46 例患者接受安慰剂治疗。撤药组有 29% 治疗失败,未撤药组 19%。安慰剂组中有更多的患者运动耐量恶化。继续服用地高辛的患者倾向于保持较低的体重和心率以及较高的 EF 值。RADIANCE 的研究中,85 例继续服用地高辛,93 例转服安慰剂[208]。在 12 周的随访中,地高辛组 4.7% 的受试者症状恶化,而安慰剂组为 24.7%。安慰剂组有更多的患者 EF 值逐渐下降,生活质量评分较低。直接比较这两项试验,RADIANCE 试验的两个组中出现症状恶化的患者均较少。目前还不能确定是否是因为合用 ACEI 和利尿剂比单独应用利尿剂(如 PROVED 试验)的益处更大。

这些试验证实地高辛的有益的作用,即使对同时接受 ACEI 治疗的患者。然而,至少有 2 个因素限制了它在所有 HF 患者中的推广。第一,研究者仅通过撤药的方法而不是通过对以前未接受过地高辛治疗的患者开始给药的方法间接评估了其治疗效果;第二,晚期疾病的患者,尽管经过三联药物治疗,仍表现为 NYHA Ⅱ~Ⅲ 级症状。因此,地高辛在疾病的早期作为单药治疗的益处仍有待讨论。

地高辛对死亡率的影响

使用地高辛是否可以改善 HF 患者的生存率,影响深远的 DIG(Digitalis Intervention Group)试验回答了这个问题[209]。在本试验中,6 800 名 HF 患者随机接受地高辛或安慰剂治疗。入选指标包括 EF≤45%(两组平均都是 28%)、正常窦性心律,和有临床 HF 症状。大多数受试者为 NYHA Ⅱ 或 Ⅲ 级 HF,也有一小部分的 Ⅰ 和 Ⅳ 级的患者。同步治疗包括利尿剂、ACEI、硝酸酯类。2 组中,44% 的患者在随机分组前接受了地高辛治疗。根据患者的年龄、体重、肾功能决定地高辛起始剂量(或安慰剂),之后根据血浆地高辛浓度进行调整。两组中大约 70% 的患者最终每日服用 0.25mg 的剂量。服用药物 1 个月时,88.3% 地高辛组的患者地高辛血清浓度在 0.5~2.0ng/ml 之间,平均 0.88ng/ml。患者的平均随访时间为 37 个月。

以全因死亡率为主要终点,地高辛组 34.8% 的患者死亡,安慰剂组 35.1%。相应的心血管的死亡率分别为 29.9% 和 29.5%。尽管两组间这些差别都没有显著的统计

学意义,但还是可以看到,应用地高辛治疗,HF 相关的死亡有减少的趋势,住院率有统计学意义的降低(风险比 0.72)。正如预计的那样,积极治疗组的疑诊为地高辛中毒的发生率较高,为 11.9%,安慰剂组为 7.9%,而真正的中毒事件发生率较低。

DIG 试验在 PROVED 和 RADIANCE 的基础上做了改进:在其他治疗的基础上加用地高辛,而不是撤药研究,另外研究人群数量较大。然而,因为几乎所有的患者都接受了扩血管药物的治疗,地高辛作为单药治疗改善死亡率的作用还不清楚。

ACC/AHA 指南指出 HF A 期或 B 期患者加用地高辛获益的可能性不大。C 期 HF 患者,尽管使用了 ACEI 或 β 受体阻滞剂的最佳剂量,使用地高辛也有减少因 HF 住院的可能。

地高辛是 HF 伴 AF 的常见处方用药,但 β 受体阻滞剂可以更有效的控制心室率,尤其是运动时的心室率。地高辛禁用于显著的窦房结病变或房室传导阻滞的患者,除非已经安装起搏器治疗。应谨慎将地高辛与可以抑制窦房结或房室结功能的药物(胺碘酮或 β 受体阻滞剂)合用,尽管患者常可耐受这种联合应用。

尽管使用了赖诺普利和美托洛尔的最大耐受剂量,B.D. 仍然有持续的 HF 症状。对于有持续的 HF 症状,尤其是像 B.D. 那样 EF 低于 25% 的患者,地高辛可作为辅助用药。然而,地高辛未被指定为使 ADHF 患者稳定的首选治疗。此类患者首先应接受适当治疗,包括静脉注射药物治疗。

对地高辛反应的性别差异

案例 14-2,问题 3:假如 B.D. 是一名女患者,考虑开具地高辛处方时会存在不同吗?

对 DIG 研究数据的回顾性分析报道,安慰剂组女性的死亡率低于男性(28.9% vs 36.9%,P<0.001)。然而,服用地高辛的女性和男性之间,这种差异并没有统计学显著性[206]。地高辛组女性患者的死亡率高于安慰剂组的女性患者(33.1% vs 28.9%),而在男性患者中,地高辛组和安慰剂组的死亡率大致相同。作者推测服用地高辛的女性死亡风险增加的机制可能是激素替代疗法和地高辛之间的相互作用。黄体酮可能通过抑制 P-糖蛋白(P-glycoprotein,PGP)减少地高辛从肾小管的排泄,从而导致地高辛血清水平升高。与此假说一致,1 个月的治疗后,女性地高辛的血清浓度高于男性。然而该研究没有收集雌激素和激素替代疗法的资料,以及试验后期地高辛血清水平的连续监测资料。然而 DIG 研究数据的后续再分析[210]发现在较低血清浓度(0.5~0.9ng/ml)时,地高辛与女性患者住院治疗和死亡风险的降低相关。与安慰剂组相比,血清浓度大于 1.2ng/ml 与更高死亡风险相关。无论男性还是女性,越高的地高辛浓度将导致越糟糕的临床结果。SOLVD 试验中对服用地高辛治疗患者的分析未能证明基于性别的生存差异[211]。现有数据表明,0.5~0.9ng/mL 范围内的血清地高辛浓度是安全的,可改善 LVEF、血流动力学,并减少住院次数,与性别无关。

维持剂量

案例 14-2,问题 4：对于 B.D. 地高辛恰当的维持剂量是多少？

地高辛的习惯常用维持剂量为每日 0.125～0.25mg。随着对目标低血清浓度(0.5～0.9ng/mL)重视的增加,现在有更多的患者经验性的从每日 0.125mg 开始。最安全的方法是从较保守的小剂量开始,1～2 周后评估其临床需要的剂量。

任何情况下,都应给予排泄率受损(老年、肾功能衰竭)或体重较小的患者较小剂量的地高辛。如无尿患者仅可接受每周 3 或 4 日的地高辛治疗,每日只能 0.062 5mg。

很少会需要负荷剂量的地高辛。缓慢起始继以一定维持剂量的地高辛是肾功能正常、非卧床或非急性患者可以选择的一种治疗方式。即使在急性病治疗的环境下,也不存在对单纯 HF 患者使用地高辛负荷剂量的适应证。如果患者出现 AF,且人们希望尽快控制心室反应时可能例外。即使这时,也有可能使用替代药物(见第 15 章)。

检测参数

案例 14-2,问题 5：B.D. 服用地高辛的过程中怎样进行监测？地高辛血清浓度有实际意义吗？

目前洋地黄类还没有明确的治疗终点,非特异的心电图改变(ST 段下降,T 波异常,QT 间期缩短)与洋地黄类药物的毒性和治疗作用相关性较差[212,213]。尽管可以在大多数的临床实验室中较容易的测得地高辛的血清水平,然而对"治疗浓度"和相对应的"毒性浓度"目前均没有明确定义。

一些患者,特别是如果他们患有低血钾或低镁症,当地高辛血清浓度高于 1ng/ml 时,将出现明显毒性症状。另一个极端,一些患者可耐受浓度高于 2ng/ml 却没有明显的中毒症状。这种治疗浓度和毒性浓度水平之间的重叠限制了对血清水平值的监测。确定疑似毒性或解释不理想的治疗反应时,血清水平可作为借鉴。然而,临床评估最终仍是最佳治疗指南。

临床评估

利尿和扩血管治疗的同时,临床监测是评估地高辛是否适当的关键。当 B.D. 开始好转时,他的呼吸困难减轻,对 PND 的抱怨减少,同时可以发现他的 HR 降低。

心力衰竭中室上性心律失常的治疗

案例 14-2,问题 6：在接下来 6 个月 B.D. 状况良好,直至他感觉到心悸发作。根据心电图检查结果他被诊断为 AF。1 个月前,B.D. 的首席保健医师将其每日地高辛剂量增至 0.25mg。我们应当怎样治疗他的 AF 呢？

由于容量和压力的过度负荷可致心房扩张和应激,因此室上性心律失常在 HF 中较为常见。具体来说,进展性

HF 患者中 AF 发生率为 10%～30%[100],导致运动耐量降低、肺循环或体循环栓塞风险增加、长期预后不良。药物治疗的目的是控制心室率、预防栓塞事件。对低 EF 值和已有心脏扩大的患者,转复窦性心律通常不会成功。

地高辛可降低 AF 患者的心室率,是 AF 并发 HFrEF 患者的合理选择。潜在限制因素是地高辛阻滞房室间传导的特性在静息下最明显,运动时较弱。因此地高辛控制活动诱发的心动过速的效果并不好,这限制了患者的功能性能力。运动时 β 受体阻滞剂较地高辛更有效[214-216]。如地高辛、β 受体阻滞剂均无效,可考虑使用胺碘酮。由于维拉帕米和地尔硫革的负性肌力作用,因此不推荐用于有 HFrEF 患者的心率控制。

一些研究表明 AF 是一个 HF 患者死亡率的独立预测指标,恢复窦性心律可能会降低死亡率、预防复发。电复律的大多数患者短时间内又转为 AF。CHF-STAT(Congestive Heart Failure:Survival Trial of Antiarrhythmic Therapy)研究中,应用胺碘酮治疗转复窦性心律的患者亚群,与仍为 AF 的患者相比,有着明显降低的死亡率[217]。相似的结果也在 DIAMOND (Danish Investigations of Arrhythmia and Mortality on Dofetilide)研究的亚组研究中观察到[218]。DIAMOND 研究发现应用多非利特治疗的伴有 AF 的 HF 患者,当窦性心律可以维持时,有着明显升高的生存率。然而 AF-CHF(Atrial Fibrillation in Congestive Heart Failure)[219] 试验中,相比心率控制,节律控制并没有显示出死亡率和发病率上的改善。AF-CHF 研究中未能发现在死亡率上有所改善,或许是因为 β 受体阻滞剂的使用率高(88%)。以抗心律失常药维持窦性心律经常不能成功[220]。能从转复为窦性心律中最大获益的是血流动力学受损的患者。维持窦性心律能提高他们的生活质量。

大多数抗心律失常药物,除胺碘酮和多非利特外,因其致心律失常或负性肌力作用与不良预后相关,它们不应用于 HF 患者。尽管胺碘酮和多非利特不增加 HF 患者的死亡率,但它们与患者住院率增加相关[219]。目前的治疗指南不建议 HF 患者常规使用抗凝药物,除非伴有 AF 或有活动性血栓存在的证据。最后,如果在积极的药物干预下,患者的心动过速或令人烦扰的症状仍然存在,可考虑行房室结消融术。

B.D. 出现了 AF。他已服用了相对高剂量的地高辛(每日 0.25mg)和美托洛尔。如果他与 AF 相关的心悸症状持续,则应该开始服用胺碘酮(见第 15 章,对室上性心动过速患者的胺碘酮剂量建议)。胺碘酮是 PGP 抑制剂。胺碘酮对肠道 PGP 抑制的净效应是增加了地高辛的生物利用度。如果开始胺碘酮治疗,B.D. 的地高辛剂量须降低 50%[213,221]。如果继续地高辛治疗,应当密切监测药物的血清浓度水平,注意观察患者是否有中毒的临床表现。

地高辛与其他药物的相互作用

案例 14-2,问题 7：还有什么其他药物会与地高辛发生相互作用？

两篇关于强心苷类药物相互作用的综述已发表[222,223]。之后,人们对 PGP-介导的药物间相互作用有了更深入的理

解[221,224]。所有与地高辛相互作用的药物简表见表 14-12。近来认识到的通过抑制 PGP 增加地高辛血清浓度的药物包括阿托伐他汀[225]、CCB（尤其是维拉帕米和地尔硫

草）[226]、红霉素和克拉霉素[227,228]以及环孢素。相反，利福平[195]和圣约翰草[229]通过对肠道 PGP 的诱导降低地高辛口服生物利用度和血清浓度。

表 14-12

地高辛与其他药物的相互作用

药物	作用
降低地高辛血清浓度的药物	
利福平[195]	可能对肠壁 P-糖蛋白的诱导引起了生物利用度↓
	↓口服地高辛的血清浓度（非静脉注射的地高辛）。地高辛肾清除率和半衰期无改变
圣约翰草[229]	可能会诱导 P-糖蛋白（地高辛谷浓度降低 33%）[316]
柳氮磺吡啶剂量>2g/d	地高辛吸收障碍（降低 24%地高辛 AUC）[316]
增加地高辛血清浓度的药物	
胺碘酮[213,221]	通过抑制肠 P-糖蛋白活性↑血清地高辛水平（1 日内可↑70%）[316]
阿托伐他汀[2,223]	80mg 剂量可增加的地高辛浓度 20%，最小影响剂量为 20mg。猜测与抑制肠壁 P-糖蛋白活性相关，但未被证实
钙通道阻滞剂[213,221,226]	抑制 P-糖蛋白活性。维拉帕米已经充分证实（70%~80%）[317]。在部分患者中地尔硫草可增加 50%地高辛浓度[314]
克拉霉素[227,316]	抑制 P-糖蛋白，降低地高辛肾脏清除率。地高辛清除率可降低 60%，血浆地高辛浓度可翻倍[316]
环孢霉素[213,221][243,253]	抑制 P-糖蛋白，降低地高辛肾脏清除率
红霉素	↑肠道能正常代谢地高辛的人的生物利用度。可能也会抑制肠道中的 P-糖蛋白。有时地高辛浓度可能会增加 100%[316]
伊曲康唑[318]	↑地高辛血清水平，机制不明。一项研究中，地高辛的 AUC 增加了 50%，肾清除率降低 20%[316]
普罗帕酮[213,319]	抑制 P-糖蛋白。地高辛浓度增加 30%~60%[316]
奎宁丁[213,221,222,224,320-324]（通常剂量超过 500mg/d 可能引起地高辛浓度增加）	抑制 P-糖蛋白；降低地高辛肾清除率，增加生物利用度。地高辛浓度增加 25%~100%[316]

参考文献[213,221,223]包含关于这些相互作用的讨论，不包含特定引用。
AUC，曲线下面积。

洋地黄毒性

症状和体征

案例 14-2，问题 8： 如果 B.D. 洋地黄中毒，他最可能出现的症状和体征是什么？

地高辛的治疗窗很窄，需要注意与地高辛使用有关的发病率和死亡。地高辛中毒最重要的症状与心脏相关。常见的误解是胃肠和其他非心脏的症状会在心脏毒性症状出现前表现出来。相反，47%的地高辛中毒的患者其心脏症状先于非心性症状出现。频繁、非特异的心律失常是中毒的唯一表现。据估计，心律失常发生于 80%~90%的地高辛中毒的患者[230]。相反，服用地高辛患者的心律失常并不总是与地高辛中毒有关。在 1 项 100 例疑为洋地黄导致心

律失常的患者的研究中，仅有 24 例经停药后心脏应激缓解从而确定为中毒，其他的 76 名患者停用药物后心律失常仍持续了很长时间[231]。

大多数心律失常都可成为地高辛中毒的结果。房室结传导速率降低表现为 PR 间期延长（一度房室传导阻滞），这一现象在地高辛的治疗量浓度时也时有发生。然而，高浓度地高辛可影响传导，导致心动过缓或二度房室传导阻滞。严重中毒会发生完全性（三度）房室传导阻滞。房室传导阻滞使患者易发生加速性结性心律，心房自律性增高引起多源性房性心动过速伴有房室传导阻滞、阵发性房性心动过速有房室传导阻滞或 AF。

地高辛中毒引起的最常见的心律失常为室性心律失常，包括单发性和多发性室性早搏（ventricularcontraction，PVC）、二联律、三联律、室性心动过速和室颤[230,231]。在 DIG 试验中，地高辛治疗组中有 11.9%的患者有可疑地高

辛中毒症状,而安慰剂组仅为 7.9%。目前已有大量的综述文章,对地高辛引起心律失常进行了相关的讨论[213]。

大剂量摄入地高辛可通过对 Na^+-K^+-ATP 酶系的严重损害,使心肌、骨骼肌和肝细胞摄钾受到抑制,导致高钾血症[232]。细胞内钾外移使得血清钾显著升高,特别有基础肾功能不全时。药物清除率降低,使地高辛在这些患者体内蓄积。

难以评估地高辛中毒时不明确的胃肠道症状,因为食欲缺乏、恶心也是瘀血患者的临床表现。

地高辛引起的 CNS 的症状也较常见,可能与神经组织中缺钾有关。慢性地高辛中毒可表现为极度疲劳、精神萎靡或表现为噩梦、焦虑和幻觉的精神异常[233]。视觉障碍被描述为视物模糊、阅读和对红绿色感知困难。其他症状包括闪光、黑点或移动点、畏光和黄-绿视。停用地高辛 2~3 周后,颜色视觉可恢复正常。

曾有报道,地高辛引起的视觉异常在地高辛血清浓度低于中毒水平(均小于 1.5ng/ml;范围 0.2~1.5ng/ml)时出现[234]。其中 5 名表现为闪光(看见环境中没有的闪光),1 名患者视敏度降低。停用地高辛后,除 1 例患者外其他患者的症状都消失了。

一些前瞻性研究表明地高辛血清浓度和毒性有很好相关性[233,235,236],而另一些研究者却发现相关性较差[237,238]。一旦地高辛血清浓度超出 6ng/ml,死亡风险明显增加[239]。低钾血症患者在低血清地高辛浓度时表现出洋地黄毒性[240]。

对于许多没有危及生命的心律失常或主要是电解质失衡的患者,仅需停用地高辛。任何有地高辛引起心脏异位搏动的患者血清钾较低时,均应考虑补钾。结合在地高辛分子上的地高辛特异性抗体已可以使用,它们使地高辛无法与受体结合[241-246]。地高辛特异性抗体产品的使用仅限于对各种保守治疗无效或与极高地高辛血清浓度有关的有潜在致命危险的中毒(严重心律失常或高钾血症)。

非血管紧张素转化酶抑制剂的血管扩张治疗

案例 14-3

问题 1:T. R. 是一名 57 岁的非洲裔美国人,LVEF 35%,到心力衰竭诊所随诊。他的血压是 130/79mmHg,脉搏 65 次/min。他现在应用药物包括赖诺普利每日 20mg,琥珀酸美托洛尔每日 200mg,螺内酯每日 25mg,肼屈嗪 25mg,每日 4 次,硝酸异山梨酯 20mg,每日 3 次。为什么病人应用肼屈嗪和异山梨醇?可以使用其他类型的硝酸盐替代异山梨醇吗?联合治疗合理吗?

T. R. 已经应用了一种 ACEI、一种 β 受体阻滞剂及螺内酯治疗。尽管接受了这些治疗,他还是有 HF 症状。他开始接受肼屈嗪和硝酸异山梨酯治疗,这是治疗 HFrEF 患者可能的下一步方案。

肼屈嗪的主要作用是扩张动脉。降低后负荷可以改善左室功能不全。它可以降低 SVR,进而增加 CO[140,247,248]。肼屈嗪是一种直接的平滑肌弛缓药,可明显的扩张肾和四肢的小动脉。它对静脉系统及肝脏血流没有作用。

肼屈嗪用于治疗高血压时反射性的心动过速和低血压,在它用于治疗 HF 时很少或基本不发生。对于终末期心肌病患者,如果心脏不能增加 CO 而有适当的反应则会出现严重的低血压。肼屈嗪没有扩张静脉的作用,中心静脉压和肺毛细血管楔压(pulmonary capillary wedge pressure,PCWP)都不会改变[140,248]。

肼屈嗪单次用药 30 分钟起效,持续 6 小时。平均维持剂量是每 6~8 小时 50~100mg。T. R. 这次接受了最初剂量,将来可能需要更高的剂量。单一使用肼屈嗪治疗不能长期改善心功能状态[248]。联合应用肼屈嗪与硝酸酯类或 ACEI 对心功能的改善非常有效。

尽管长期应用过程中肼屈嗪的快速耐受并不是一个突出问题,但是部分患者需增加利尿剂用以对抗肼屈嗪所致的液体潴留。后者是肾血管扩张后肾素-血管紧张素系统反射性激活的反应。肼屈嗪的其他副作用包括短暂的呕吐、头痛、脸红、心动过速,以及与长期、大剂量用药有关的狼疮症状(见第 9 章)。

口服和局部的硝酸酯类

硝酸酯类与肼屈嗪有互补作用[140,247]。它们主要扩张静脉容量血管。静脉扩张降低前负荷,导致 PCWP 和右房压降低。它们对减轻肺瘀血的症状特别有效。由于缺乏显著的动脉扩张作用,SVR 仅有轻度减少,CO 无改变。

异山梨酯

因为舌下含服硝酸甘油作用时间短,因此硝酸异山梨酯引起了更多的关注。舌下含服硝酸异山梨酯吸收好,无首剂效应,起效迅速(5 分钟),但作用时间较短(1~3 小时)。通常起始剂量是每 4~6 小时 5mg,但剂量可滴定至 20mg 或更多。较大剂量与较长的作用时间(大约 3 小时)相关,但也更有可能出现头痛和低血压。

口服异山梨酯起效较慢(15~30 分钟),但作用时间较舌下含服长(4~6 小时)。10mg 是最小起效剂量,可逐渐加量至每 4~6 小时 80mg。硝酸盐舌下含服和口服的最佳剂量是可以提供预想的有益效果,同时副作用最小。因为单硝酸异山梨酯一般每日给药一次,所以它的使用率很高。

肼屈嗪和硝酸酯的联合应用

联合降低前负荷和后负荷在改善症状和提高远期生存率方面明显有益。与 ACEI 相比,联合应用肼屈嗪和异山梨酯能更好地改善运动耐量,但副作用和生存率方面的统计学数据显示 ACEI 更佳[140]。通常,联合用药时,不伴有反射性的心动过速和低血压。

支持联合使用肼屈嗪和硝酸盐的资料来自 V-HeFT I 和 V-HeFT II(Veterans Administration Cooperative Studies)两个研究[70,140,247]。这 2 个试验证实联合用药可以改善症状、提高运动耐量,并且可以改善生存率(见案例 14-3,问题 2,非裔美国患者中联合应用肼屈嗪-硝酸酯类治疗的讨论)。

总的来说,硝酸盐类药物可单独用于有肺和静脉系统充血症状和体征的患者。动脉扩张剂对有高 SVR,低 CO 和正常 PCWP 的患者有益。多数患者,例如 T. R.,表现为 CO 降低和静脉压升高的症状,使两药合用成为受欢迎的选择。尽管肼屈嗪-硝酸异山梨酯联用实际上较 ACEI 改善症状略好，但 ACEI 类的生存数据更好，可能是因为其依从性更好。ACEI 加肼屈嗪或一种硝酸盐或两种都加在晚期疾病的患者中常用。

种族对心力衰竭药物治疗的影响

案例 14-3，问题 2：因为 T. R. 是非裔美国人，预计他对 ACEI 或肼屈嗪-硝酸异山梨酯的反应与不是非裔美国人的患者相比会有不同吗？

通常，非裔美国患者发生心力衰竭的年龄较早且高血压是心力衰竭的常见病因。非裔美国患者 HF 的死亡率比非-非裔美国患者更高。

血管紧张素转化酶和肼屈嗪-异山梨醇

对药物治疗反应的种族差别已经被提出，但这一问题还远未得到解决[249-252]。一项对 V-HeFT 试验数据的事后分析[250] 显示安慰剂组中非裔美国患者和非-非裔美国患者的年死亡率无差别。非裔美国患者的死亡率，肼屈嗪-硝酸盐组明显低于安慰剂组。这说明非裔美国患者，而不是非-非裔美国患者，从肼屈嗪-异山梨酯的联合治疗中获益。然后相同的研究者重新分析了 V-HeFT II 的结果，以确认对依那普利和肼屈嗪-硝酸盐联合治疗反应的种族差别[140,250]。其结果由于缺乏对照组较难解释。两药物组中非裔美国患者年全因死亡率相同（依那普利组 12.8%，肼屈嗪-异山梨醇组 12.9%）。非-非裔美国患者相应的死亡率，依那普利组 11%，肼屈嗪-异山梨酯组 14.9%。这些数据可以非裔美国人对肼屈嗪-异山梨酯治疗反应较好或对 ACEI 反应较差来解释。后一种解释与 ACEI 对非裔美国高血压患者的降压作用较弱的假说一致。与之相似的对 SOLVD 预防治疗试验[136] 的重新分析，也对有近期心肌梗死的患者应用依那普利和安慰剂进行比较，结论是依那普利与有左室功能不全的白人患者因 HF 住院风险显著降低（减少 44%）有关，但在非裔美国患者中则没有。所有这些分析的混杂变量包括非裔美国受试者不成比例的较少的数量及非裔美国受试者中较多的基础危险因素。

为深入了解种族对 ACEI 药物反应的影响，一篇 meta 分析对 7 个主要的 ACEI 研究进行了分析，包含 14 752 例患者[251]。结论是应用 ACEI 与对照组比较，死亡率相对风险在非裔美国患者和白人是相同的（0.89）。作者强烈建议不要限制 ACEI 在非裔美国患者中的使用。尽管仍很少见，但黑人患者服用 ACEI 后血管性水肿的发生率高于白人。

AHeFT（The African American Heart Failure Trial）[71] 是一项肼屈嗪-硝酸异山梨酯和安慰剂对比的随机对照试验，受试者为 NYHA 心功能分级 III 或 IV 级，正接受标准 HF 治疗（利尿剂、β 受体阻滞剂、ACEI 或 ARB、地高辛、醛固酮受体拮抗剂）的非裔美国患者。主要终点是全因死亡、因 HF 第 1 次入院和 6 个月时的生活质量评分的综合。主要终点事件有统计学意义的显著降低支持活性药物联合。相比安慰剂组，全因死亡率在肼屈嗪-硝酸异山梨酯组下降了 43%（P=0.012）。该研究还报告，肼屈嗪-硝酸异山梨酯组因 HF 首次住院比于安慰剂组减少了 39%（P<0.001）在接受

ACEI 和 β 受体阻滞剂治疗的 NYHA 心功能分级 III 或 IV 级 HF 非裔美国患者中，加用肼屈嗪和硝酸异山梨酯是有效的[1]。AHeFT 试验的结果也是使 FDA 批准肼屈嗪和硝酸异山梨酯的复合药物拜迪尔（BiDil）作为 HF 的附加治疗应用于自己确定为非裔美国患者的主要因素。应用拜迪尔或许可以通过复合药片的应用提高依从性。成本也低于单独使用通用的肼屈嗪和异山梨醇。

β 受体阻滞剂

基于在高血压患者中观察到的治疗效果，已有人提出 β 受体阻滞剂的治疗反应可能存在种族差别的假说[249,251,252]。然而，对 US Carvedilol Heart Failure 试验[190-194] 事后分析的结论是卡维地洛黑人患者和非-黑人患者的益处大致相同[252]。

相反的证据来自 BEST 试验[200]。在这项试验中（相关讨论见案例 14-1，问题 20），2 708 名 NYHA 心功能 III 级或 IV 级的 HF 患者随机分为布新洛尔组或安慰剂组。布新洛尔是一种非选择性的 β 受体阻滞剂，具有部分激动受体活性和较弱的血管舒张作用。这项研究的独特之处是从开始就计划了针对种族差异的亚组分析。虽然布新洛尔组心血管死亡率和住院率有降低趋势，但 2 年后试验终止。亚组分析显示非黑人受试者中的死亡率改善，而黑人受试者中则没有。一个 meta 分析对 5 个主要的关于 β 受体阻滞剂治疗 HF 的研究，共包括 12 727 例患者，进行了分析。分析表明当给予卡维地洛、美托洛尔或比索洛尔时，黑人患者也能像白人患者一样从 β 受体阻滞剂中获益[251]。

心力衰竭的紧急处理

案例 14-4

问题 1：L. M. 是一名 62 岁的黑人男性，几天前因严重的，逐渐加重的以及使他感到明显乏力的 HF 症状入院。患者有明显的家族史，他的父亲和两个兄弟均在 40 多岁时死于心脏病发作。L. M. 有 5 年的 HF 病史，尽管他每日服用呋塞米 40mg，赖诺普利 10mg，卡维地洛 12.5mg，每日 2 次，地高辛 0.125mg，螺内酯 25mg 治疗，仍有 HF 症状。最近的超声心动图显示 EF 为 25%。患者既往病史有高血压、CAD 和 HF。从上周起，L. M. 的 DOE 变得越来越严重，因为乏力，只能卧床休息。他夜间因 PND 醒来 1 次或 2 次。体检发现有颈静脉怒张，双侧啰音，肝肿大，外周性 3+水肿。胸片显示心脏扩大及肺部淤血。患者的血压 154/100mmHg，脉搏 105 次/min。实验室检查结果包括：

血清 Na：134mg/dl

K：4.3mg/dl

BUN：15mg/dl

SCr：1.3mg/dl

葡萄糖：90mg/dl

BNP：944pg/ml

血红蛋白、红细胞压积、肌钙蛋白和肝脏转氨酶均在正常范围。患者诊断为 ADHF 收住医院。哪些因素被用来给住院患者的死亡率和发病率风险分层？

ADHF 与患者高发病率和死亡率有关。也是老年人住院的最主要原因。HF 患者出院后 30 日的死亡率为 11%，1 年死亡率为 37%[253]。HF 患者住院的最常见的原因有：依从性差（饮食或药物），急性心肌缺血，未控制的并发症（高血压、糖尿病、慢性肾脏疾病、心律失常），和负性肌力药物或 NSAIDs 的处方。不管诱发事件是什么，诱发 HF 进展的病理生理情况是复杂的。血流动力学和神经内分泌的紊乱引起的肾上腺素系统和 RAAS 的激活，失代偿，从而导致容量超负荷和低灌注-ADHF 患者的典型症状。ADHF National Registry 显示，近一半的 ADHF 患者有正常的 EF（>50%）[254]。

血尿素氮和肌酐升高、收缩压低（SCr>2.75mg/dl，BUN>43mg/dl，收缩压<115mmHg）的患者，住院死亡率高达 20%[252]。出现低钠血症（血清钠<135mmol/L）的患者临床结局最差，更可能接受正性肌力药物治疗。出院后，如果患者仍存在低钠血症，血清钠每降低 3mmol/L，再住院的风险会增加 8%。尿酸>7mg/dl 的男性和尿酸>6mg/dl 的女性患者与高 HF 入院率相关。入院和出院时的 BNP 水平对预测再住院也有参考作用。研究表明，住院期间 BNP 水平降低 30%~40% 可能会改善结局。其他标志物如心肌肌钙蛋白水平，C 反应蛋白，和载脂蛋白 A-I 水平都与 HF 患者的再入院有关[9]。因此，所有这些因素都可以用于住院死亡率的危险分层。

另一种危险分层和治疗决策的方法是基于患者血流动力学特征。应用相对简单的评估技术，大多数急性 HF 患者可被分级归为四种血流动力学特征之一（图 14-8）[255-258]。评估患者有无静脉充盈压增高（"湿"与"干"）以及重要器官的灌注是否充足（"温暖"与"冰冷"）。通过床旁观察患者颈静脉扩张、出现第三心音（S_3）、外周性水肿及腹水来判断患者静脉压是否充盈。听诊时有无啰音不是可靠标志[258]。血压低、外周脉压弱、脉压窄、四肢凉、精神反应差、BUN 和 SCr 上升是器官低灌注的标志。持续的血压、心电图、尿量及血氧监测是适用于所有患者的重症监护病房标准无创监护措施。有创性血流动力学的监测适用于危重患者，需要知道充盈压、SVR、CO 或心脏指数的更精确指标时。需要达到的目标是：右心房压力不低于 5~8mmHg，肺动脉压力不少于 25/10mmHg，肺动脉楔压 12~16mmHg，SVR9~14×10^{-3}（N·s）/cm^5 及心脏指数大于 2.5L/（min·m^2）（对血流动力学监测更详细的讨论见第 17 章）。

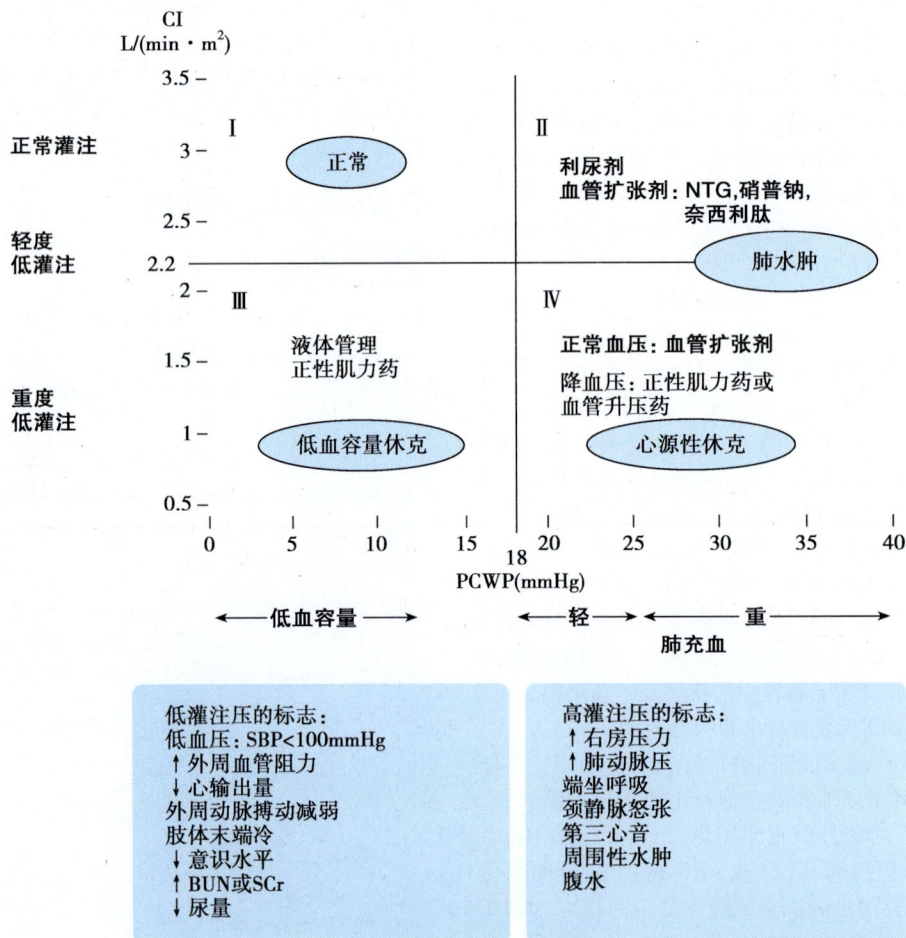

图 14-8 急性左心衰竭的血流动力学特征。BUN，血尿素氮；CI，心脏指数；NTG，硝酸甘油；PCWP，肺毛细血管楔压；SBP，收缩压；SCr，血清肌酐。（经允许改编自：Forrester JS et al. Correlative classification of clinical and hemodynamic function after acute myocardial infarction. *Am J Cardiol.* 1977；39；137.）

案例 14-4,问题 2：根据他的临床表现,L. M. 血流动力学特征是什么？治疗目标是什么？

L. M. 的 DOE、啰音、外周水肿、PND 和颈静脉压符合 ADHF 和容量超负荷。L. M. 没有低灌注的症状。他的血流动力学特征是"温暖和湿润"（图 14-8 中第二象限）。根据指南,有必要快速诊断 ADHF 并开始适当的处理。在已住院确诊的 HF 患者中,应排查这些症状并积极处理。在已确诊 HF 的患者,应鉴别诱发因素并消除。患者出院时,应优先使用可减少 HF 患者发病率和死亡率的药物。当诊断不明确时,应考虑 BNP 的水平,这有利于鉴别心源性和非心源性呼吸困难的原因。

因为容量超负荷是大多数 ADHF 发作的主要病理生理学改变,主要目的是减轻充血。然而,利尿剂需慎用于 C 期 Ⅳ级的患者,以避免 PCW<15mmHg,因为这会降低心脏前负荷和 CO。尽管利尿剂是减少机体容量超负荷的主要方法,它们在 ADHF 患者中的常规使用与肾功能的恶化和死亡率增加有关。研究显示,与未接受利尿剂治疗的患者相比,接受长期利尿剂治疗的患者死亡率较高。这些发现基于回顾性的资料。然而,研究者认为死亡率的增加与 ADHF 患者利尿剂的使用之间存在一定的关系[302]（见案例 14-1,问题 7）。

超滤作用

超滤疗法是治疗容量超负荷的一种替代方法。它包括用来快速清除体液（最多为 500ml/h）的一个小型设备的使用。通常,超滤疗法用于治疗肾衰竭或对利尿剂无反应的 HF 患者。一项在 ADHF 患者中进行的研究[259,260]显示,与药物治疗相比,外周静脉超滤治疗可更明显的减轻体重和排出体液,并减少了住院天数,降低了再住院率。研究报道,使用超滤疗法时神经内分泌活性显著降低,SCr 或电解质无显著改变[261]。UNLOAD 试验[262]（Ultrafiltration ver-sus Intravenous Diuretics for Patients Hospitalized for Acute De-compensated Heart Failure）,随机分配 200 例患者接受超滤治疗或积极的静脉利尿剂治疗。研究表明,与单独应用利尿剂相比,48 小时内,超滤疗法使体重减少的幅度明显增加（5.0kg vs 3.1kg,P<0.001）,从而减少了对血管活性药物的需求（3% vs 13%,P=0.02）,并减少了 90 日的再入院率（18% vs 32%,P=0.02）。现在,超滤疗法是对药物治疗无反应的难治性 HF 患者的 Ⅱb 类推荐。液体超负荷并有一定程度肾功能不全,及那些对利尿剂治疗耐药的患者,适用于超滤疗法[1]。

静脉血管扩张剂

案例 14-4,问题 3：L. M. 接受了呋塞米 40mg 静脉注射后症状无改善。然后他接受了 80mg 剂量的静脉注射,症状仅轻度减轻。决定开始给予硝普钠治疗。静脉注射血管扩张剂对伴 ADHF 患者的作用是什么？

很多指南推荐血管舒张剂与利尿剂联合使用以减轻液体超负荷患者的充血[1]。无症状低血压存在时,与利尿剂联合应用静脉注射的硝酸甘油、硝普钠或利钠肽需谨慎。动脉血管扩张药（如硝普钠、高剂量硝酸甘油、利钠肽）在有低 SVR 存在时,会进一步降低灌注,应避免使用,尤其在以前有低血压的患者中。

硝普钠

硝普钠扩张动脉和静脉血管,可降低前负荷和后负荷。硝普钠在治疗伴高血压严重充血或严重二尖瓣反流合并 LV 功能不全的患者时很有价值。主要的不足是低血压、反射性心动过速、"冠状动脉窃血"（在 CAD 患者中）风险,和有毒代谢物的蓄积。硫氰酸和氰化物毒性最常见于肾功能不全及接受超过 4μg/（kg·min）的硝普钠持续应用 48 小时以上的患者。当停用硝普钠治疗时,推荐逐渐减量,因为观察到在停药后 10~30 分钟 HF 反弹增加（见第 16 章）。

硝普钠必须通过持续静脉输注,大多数情况下,需要动脉置管和入住重症监护病房。如果受到光和热刺激,药物结构会变得不稳定。

静脉应用硝酸甘油

硝酸甘油主要扩张静脉容量血管,对动脉壁仅有轻微的影响。急性心肌梗死和肺水肿通常被认为是静脉注射硝酸甘油的理想适应证。前负荷的降低使 PCWP 降低。因为硝酸盐类药物对心脏后负荷仅有很少影响,CO 将有可能保持不变或轻度增加。在一些患者中,如果前负荷降低至 15mmHg 以下,硝酸甘油可降低 CO。硝酸甘油一般从 10μg/min 开始,每次增加 10~20μg,直到患者的症状改善或 PCWP 降低至 16mmHg 以下。最常见的副作用是头痛。头痛可用止痛药治疗,并常在持续应用硝酸甘油后缓解。硝酸甘油耐药发生于开始治疗后 24 小时内。大约有 20% 的 HF 患者对高剂量的硝酸甘油拮抗[1]。对于像 L. M. 一样的患者,硝普钠是好选择,因为他血压升高且没有 CAD 病史。

奈西立肽

奈西立肽是重组的 BNP[31,32]。BNP 与血管平滑肌上的鸟苷酸环化酶受体结合,诱发环磷酸鸟苷的表达,引起血管扩张。其他作用包括抑制血管紧张素转化酶、交感神经活性,及内皮素-1。外周血管和冠状动脉的扩张及 RBF 和肾小球滤过的增加,都是奈西立肽有益作用的表现。奈西立肽通过结合于细胞表面和细胞内摄,及溶酶体蛋白水解、内肽酶的溶蛋白性裂解代谢清除。它的肾清除率很小。清除半衰期是 8~22 分钟,必须持续静脉输注。

针对严重 HF 住院患者的临床试验表明,当联合应用静脉利尿剂和多巴胺或多巴酚丁胺时,相比硝酸甘油,奈西立肽产生了良好血流动力学效应,并降低了呼吸困难评分[31,32]。剂量依赖性低血压是最常见的副作用,见于 11%~32% 的患者。PVC 和非持续性室性心律失常的发生率,奈西立肽低于多巴胺、多巴酚丁胺和米力农。奈西立肽的副作用包括头痛、腹痛、恶心、焦虑、动过缓和下肢抽搐等。

奈西立肽一般局限于经大剂量利尿剂和静脉注射硝

酸甘油治疗效果不佳,容量过多并且 PCWP>18mmHg 的急性 HF 恶化的患者。相比硝酸甘油,奈西立肽具备袢利尿剂所有的利钠作用。应避免用于收缩压低于 90mmHg 或存在心源性休克的患者。在低血压患者或心脏指数低于 2.2L/(min·m²)患者,应加用多巴酚丁胺或米力农,或以之代替。

奈西立肽的静脉输注使用方法是将 1.5mg 稀释于 250ml 葡萄糖或 0.9% 盐水中配成 6μg/ml 的溶液。起始先给负荷量 2μg/kg 静脉输入 1 分钟以上,继以 0.01μg/(kg·min)速度持续静脉输注。期望反应是 15 分钟时 PCWP 降低 5~10mmHg。可每间隔 3 小时加量 0.005μg/(kg·min),直至最大剂量 0.03μg/(kg·min)。应当滴定剂量至 PCWP<18mmHg,收缩压>90mmHg。

虽然奈西立肽适用于 ADHF 患者,但人们对其安全性提出了疑问。一项对奈西立肽治疗 ADHF 随机对照试验的 meta 分析提示,奈西立肽可能与肾功能恶化和死亡率增加有关[263,264]。然而这篇 meta 分析的结论受到了质疑。例如,这篇 meta 分析包括了 VMAC(Vasodilation in the Management of Acute Congestive Heart Failure)研究,但其设计不是以评估肾脏功能为终点,因此这个研究的纳入可能不合适[265]。治疗组基础特征的差异可能与接受奈西立肽治疗患者的 30 日死亡率风险的增加有关。

奈西立肽的疗效和安全性已在门诊患者中进行了评估。FUSION I 试验[266](Follow-up Serial Infusions of Nesiritidetria),包含 202 例过去的 1 年内因 ADHF 至少住院 2 次并且其中一次在 1 个月前,NYHA 心功能分级 III 级或 IV 级患者。患者被随机分配接受常规治疗或常规加用奈西立肽治疗(开放标签)。一个亚组的患者,如果他们符合以下至少 4 项则被定义为高危:前 1 个月 SCr 高于 2.0mg/dl,前 2 个月 NYHA 心功能分级为 IV 级,年龄超过 65 岁,持续性室性心动过速病史,缺血性 HF 的病因,糖尿病,或在之前的 6 个月内门诊使用过奈西立肽或正性肌力药物。这些高危患者应用奈西立肽静脉输注时更少有 HF 恶化和肾脏的副作用。

FUSION II(Follow-Up Serial Infusions of Nesiritide for the Management of Patients With Heart Failure)试验进一步探索了奈西立肽在有严重 HF 的门诊患者中的获益和安全性[267]。这是一个随机、双盲、安慰剂对照、前瞻性的试验,受试对象为 911 名严重心力衰竭和慢性失代偿性 HF 患者。受试者被随机分配接受 2μg/kg 奈西立肽推注,继以 0.01μg/(kg·min)连续输注 4~6 小时,或相应的安慰剂治疗,每周 1 次或 2 次,共 12 周。两组患者同时接受了最佳药物治疗和辅助设施治疗。要求患者的肌酐清除率<60ml/min。不允许在门诊使用静脉强心剂或血管扩张剂治疗。24 周后,主要终点(心脏或肾脏原因的死亡或住院)没有明显差异。奈西立肽组(42.0%)药物相关不良反应事件(主要是低血压)的发生率明显多于安慰剂组(27.5%)。奈西利肽组(32%)肾功能恶化的发生率明显低于安慰剂组(39%)。

这些研究结果缓解了关于奈西立肽安全的一些担心;然而,一组独立的心脏病专家设计了 ASCENDHF(Acute Study of Clinical Effectiveness of Nesiritide in Decompensated Heart Failure)试验[268,269],以明确回答关于奈西立肽的安全性和有效性问题。这是一项双盲安慰剂试验,招募了 7 141 例 ADHF 患者。参与者被随机分配,在标准治疗的基础上,接受静脉推注(由调查员决定)奈西立肽 2μg/kg 或安慰剂,继以奈西立肽 0.01μg/(kg·min)或安慰剂持续静脉输注 7 日。复合主要终点是 30 日 HF 住院率或全因死亡率,及在 6 或 24 小时时自我评估呼吸困难的明显改善。相比于安慰剂,奈西立肽没有减少 30 日的死亡率或再住院率。与安慰剂相比,奈西立肽改善了 6 小时和 24 小时时的呼吸困难。奈西立肽没有恶化肾功能。奈西立肽的支持者认为,尽管 ASCEND-HF 试验中未能显示较大获益,但它是唯一被充分研究的血管扩张剂。关于使用奈西立肽的安全性的争论可以停止了。

L.M. 使用硝普钠后反应良好,无需其他治疗。然而,对具有"暖湿"特点的急性 HF 患者,静脉注射硝酸甘油和奈西立肽是硝普钠的备选替代药物。硝酸甘油或奈西立肽可以取代硝普钠或结合硝普钠使用。在患者出院时,虽然剂量应滴定至可防止 DOE 和周围水肿出现,呋塞米的治疗还应继续。赖诺普利和卡维地洛的剂量也应滴定至目标值或耐受剂量。

正性肌力药物

案例 14-5

问题 1:B.J. 是一名 60 岁的男性,因 DOE 症状加重而来到急诊室。他主诉在过去的 1 周 SOB 加重。他的病史包括高血压、CAD、高脂血症和 HF(EF 25%)。服用的药物包括琥珀酸美托洛尔每日 100mg,依那普利 5mg 每日 2 次,呋塞米 40mg 每日 2 次,阿司匹林每日 81mg,以及每晚睡前服用洛伐他汀 20mg。入院时生命体征:BP 100/75mmHg,心率 92 次/min,呼吸 18 次/min,氧饱和度 94%(房间空气)。实验室检查值为 BUN 20mg/dl,SCr 1.4mg/dl。体格检查显示肺部和外周水肿,颈静脉搏动 10cm。他接受了 80mg 呋塞米静脉注射,但反应很小。呋塞米剂量已增至 120mg 静脉注射,但仍没有理想的效果。在过去 24 小时内,他的 SCr 已增至 1.8mg/dl,血压为 92/70mmHg。他已转入冠心病监护病房,放置肺动脉导管(Swan-Ganz 导管),相关血流动力学参数的监测和计算如下:PCWP 21mmHg,CO 3.64L/min[心脏指数 1.8L/(min·m²)],SVR 1 489×10⁻⁵(N·s)/cm⁵。B.J. 有使用强心剂治疗的指征吗?

多巴胺和多巴酚丁胺

B.J. 的血流动力学特征为第 IV 类(即冰冷湿润),由低灌注和充血导致。根据 ACC/AHA 指南[1],LVEF 下降,低 CO,或终末器官系统功能障碍(即肾功能恶化)和不能耐受血管扩张剂的有症状的患者,是静脉输注正性肌力药物(如多巴胺、多巴酚丁胺、米力农)的指征。它们被建议用于心源性休克或有难控制的症状的患者,也可用于手术后需要围术期支持的患者,或用于那些等待心脏移植术的患者。低输出量的 HF 患者多巴酚丁胺通常是首选。与多巴胺相比,多巴酚丁胺提高 CO,降低 PCWP 和总 SVR,对患者心率或全身动脉压的影响较小[270](见第 17 章,关于多巴胺和多巴酚丁胺的详细介绍)。

磷酸二酯酶抑制剂:米力农

β 受体激动剂,如多巴酚丁胺,是用于 ADHF 患者的传统药物。磷酸二酯酶抑制剂,米力农,是儿茶酚胺和血管扩张剂的替代药物,用于重度 CHF 的短期肠外治疗。这些药物选择性地抑制磷酸二酯酶 III 环磷酸腺苷(cAMP)-特异性的心脏磷酸二酯酶。酶的抑制使心肌细胞中 cAMP 水平升高,收缩力增加。他们的活性不会被 β 受体阻滞剂阻断。磷酸二酯酶抑制剂也是血管扩张剂。有研究提示,低剂量时他们常表现为与减少负荷的药物相似而非正性肌力药物;但也有研究反驳这个观点。此类药物的整体血流动力学效应可能源于正性肌力加心脏的前、后负荷降低作用的联合。

米力农在药理和结构与已不再使用的氨力农相似[271-273]。除了抑制磷酸二酯酶外,它也可以加强钙对于心肌的作用。具有正性肌力和血管扩张的特性。米利农对心率和心肌耗氧量增加的作用可能小于多巴酚丁胺[274,275]。米利农的半衰期为 1.5~2.5 小时,其肾脏清除率约占全身清除率的 80%~90%。肾功能不全患者的半衰期会延长。尽管药物说明书上的负荷量是 50μg/kg,但因可能会导致低血压很少这样使用,维持注射剂量通常为 0.2~0.75μg/(kg·min)。根据血流动力学和临床反应调整剂量,肾功能不全的患者应减量。使用米利农最主要的担心是诱发室性心律失常的可能,据报道有 12% 的发生率。室上性心律失常、低血压、头痛和胸痛也有报道。血小板减少罕见。

前瞻性研究 OPTIME-CHF(Outcomes of a Prospective Trial of Intravenous Milrinone for Chronic Heart Failure)评价了 951 例急性心力衰竭加重但没有心源性休克住院治疗的患者(平均 LVEF23%)[274,275]。除标准的利尿和 ACEI 治疗外,研究对象被随机分配接受米力农或安慰剂治疗。米力农初始的注射速度是 0.5μg/(kg·min),没有负荷量。主要终点是从药物开始注射至第 60 日因心血管原因住院的总天数。在第 60 日时,米力农组和安慰剂组的死亡率无差别(米力农组 10.3%,安慰剂组 8.9%)[274]。随访分析按照缺血性和非缺血性分类[275]。在缺血性患者队列中,米力农治疗的患者较安慰剂治疗的患者倾向于有更差的结果。与此相反,非缺血性患者中,米力农治疗较安慰剂治疗有得到更好结果的趋势。从这些数据可以得出结论。在急性心力衰竭加重的患者米力农的获益很小,而在非缺血性患者更易见到,缺血性患者结果更差。短期注射米力农与额外的死亡率无关。

比较多巴酚丁胺和米力农对 ADHF 效果的试验很少。一个小型回顾性分析对 329 名使用多巴酚丁胺或米力农静脉注射的 ADHF 患者(EF<20%)进行了评估[276]。评估了血流动力学反应、需要其他治疗、不良反应、住院时间及药费。两组患者的临床表现相似。然而,米力农组患者的平均肺动脉压较高。占较大比例的患者接受了多巴酚丁胺治疗(81.7%)而接受米力农治疗的患者比例较小(18.3%)。仅有 19% 的患者住院前使用了 β 受体阻滞剂。两组患者的临床结局相似。住院死亡率、不良反应、呼吸机使用或住院时间不存在明显差异。多巴酚丁胺组有更多患者需要使用硝普钠以达到最佳血流动力学反应。本研究推断两种药物的疗效相当。

确定在 ADHF 患者中使用哪种正性肌力药物时应当考虑的其他因素是:肾功能、BP 和 β 受体阻滞剂的合并使用。米力家的半衰期比多巴本酚丁胺长,肾功能不全时会蓄积。米力农也是血管舒张药,这限制了它在低血压患者中的使用。米力农与 β 受体阻滞剂联用时可能会对抗多巴酚丁胺药效。

B. J. 对静脉注射呋塞米反应不佳。他的肾功能已经恶化,收缩压较低。晚期 HF 和全身灌注不足的患者通常不能耐受血管舒张治疗。可能必须使用正性肌力药维持这些患者的循环功能。根据指南,以下患者可考虑静脉注射正性肌力药物:充盈压足够但仍有症状性低血压的患者,对利尿剂无反应且不能耐受扩血管药物的患者,或肾功能进行性恶化的患者。正在使用 β 受体阻滞剂的患者磷酸二酯酶抑制剂有时比多巴酚丁胺更合适。基于上述原因,B. J. 适合米力农疗法。由于米力农有诱发心律失常的可能,所以患者应当接受遥测监护。应当监测患者的生命特征、血肌酐(SCr)、症状缓解和尿液排出量。一旦患者血流动力学状况改善,应当中止使用米力农并恢复呋塞米口服。出院时,门诊心力衰竭药物治疗应当最优化。

门诊患者正性肌力药物静注应用

案例 14-5,问题 2: 作为家庭治疗的一部分,重复、间断静脉注射正性肌力药物有什么指征?

长期应用正性肌力药物的安全性和有效性是被质疑的。很少有关于评估间断(如每周)的静注多巴酚丁胺和米力农的研究。几乎关于这种治疗方法的数据都来源于开放标签和或没有安慰剂,只比较两种正性肌力药物的无对照的试验[277-281]。有人推测长期应用可能会产生心脏毒性作用。唯一安慰剂对照的间断静注多巴酚丁胺的试验由于应用多巴酚丁胺的患者死亡率增加而终止[278]。多巴酚丁胺治疗组 32% 的患者死亡,安慰剂组为 14%。这些现象是否由原发疾病的进展或连续的药物治疗,或心脏毒性作用引起还不清楚。米力农没有相应的数据,尽管一项安慰剂对照的米力农试验未能支持将静脉注射米力农作为因慢性 HF 急性加重住院患者标准治疗辅助用药的常规用法[274,275]。由于这些原因,ACC/AHA 指南指出应避免 HF 的长期治疗中间断静注多巴酚丁胺和米力农,即使在晚期[4]。长期连续注射多巴酚丁胺和米力农有时也用于难治性 HF 作为姑息治疗或用于等待移植的患者。应尽可能给予最低剂量。HFSA 确定了晚期心衰的有限治疗方案,并建议将以患者为中心的结果(生存与生活质量、姑息治疗和临终关怀)纳入护理计划[282]。

心力衰竭合并室性心律失常

胺碘酮

> **案例 14-5，问题 3：** B.J. 经过几天的治疗后病情稳定出院回家。呋塞米 40mg，每日 1 次；依那普利 5mg，每日 1 次；琥珀酸美托洛尔 100mg，每日 1 次；阿司匹林 81mg，每日 1 次；硝酸甘油胸痛发作时舌下含服 0.4mg。他的 EF 值为 23%，实验室的检查正常。B.J. 住院期间其心电图监护仪提示正常的窦性心律，但每小时有 15~20 个无症状的室性早搏。因为没有症状，那时决定除美托洛尔外不再予抗心律失常治疗。在之后的几个月随访检查中，他仍有频繁发作的 PVC。
>
> 已经 5 个月了，他仍然有 12~15 个 PVC/h。尽管依那普利已加量至每日 20mg，琥珀酸美托洛尔加至每日 200mg，并加用地高辛每日 0.25mg，步行大约一个街区后，他的活动能力仍因 SOB 受限。因为水肿，呋塞米为每日 40mg。复查心脏超声提示 EF 为 20%。此时，B.J. 有使用抗心律失常药物的指征吗？应选择哪一种药物，应给予多大剂量？

PCV 和其他类型的心律失常是左室功能不全常见的并发症，而且不论患者是否有心肌梗死都有可能出现。大约 50%~70% 的 HF 患者动态心电监护上可见非持续性阵发性室性心动过速[4]。这种心肌兴奋可能是自主神经功能亢进或心室重构的结果。还不清楚这些节律异常是否会导致猝死还是仅仅反映了基础疾病的进程。近期的研究提示缓慢性心律失常或电机械分离可能与非缺血性心肌病 HF 患者猝死有关[283,284]。更重要的是，临床试验并未显示抑制 HF 患者的室性异位搏动能减少猝死。预防性抗心律失常治疗及对心肌梗死后无症状 PVC 治疗都不曾被证明可以改善结局或生存率。由于考虑到大多数 I A 类和 I C 类药物的致心律失常作用，使用这些药物进行治疗是禁忌的。

胺碘酮对 HF 合并的心律失常的患者有价值。因为它具有抗心律失常和扩张冠状动脉的作用及阻滞 α、β 受体的特性。这样，在减少心肌易激性和改善 HF 时血流动力学时它有双重益处。

在 GESICA（Grupo de Estudio de la Sobrevida en la Insuficiecia Cardiaca en Argentina）试验[285]中，516 例心功能 Ⅱ~Ⅳ级，平均 EF 值 20%，有频发室早的患者，被随机分配接受常规治疗（利尿剂、血管扩张剂、地高辛）或常规治疗加固定剂量的胺碘酮。胺碘酮的剂量为每日 600mg 2 周，继以每日 300mg 至少 1 年。与接受标准治疗的患者相比（41.4%），服用胺碘酮的患者更少死亡（33.5%），差异有统计学意义。中 33.5% 在随访中死亡，常规治疗组 256 例患者中 106 例（41.4%）死亡，2 组间有统计学意义的显著差异（P=0.02）。同样，胺碘酮治疗组 HF 相关的住院人数也有减少。

VA（Veterans Administration）CHF-STAT（Cooperative Survival Trial of Antiarrhythmic Therapy in Congestive Heart Failure）试验的结果有些不同[286,287]。该试验的入选的标准与 GESICA 试验相似，其中主要的指标是 24 小时监护中无症状的 PVC>10 个/小时，但无持续性室性心动过速。大剂量应用胺碘酮。每日 800g 服用两周，继以每日 400mg 持续 1 年。第 1 年后，改为每日 300mg。随访 45 个月。两组的全因死亡率和心源性猝死率未发现差别。胺碘酮治疗的患者 EF 值升高更多，从基础的平均 24.9% 到 33.7%。标准治疗组相应的改变，从基础的平均 25.8% 到随访时的 29.2%。尽管 EF 增高，两组间的症状评分无差异。

胺碘酮不像其他抗心律失常药一样，它不会升高死亡率；其他应该考虑的因素为胺磺酮潜在严重的副作用（见第 15 章），以及与地高辛的相互作用引起的地高辛的潜在毒性。

ACC/AHA 指南未推荐常规动态心电图检测无症状的室性心律失常，并不主张对这种无意中检测出的心律失常进行治疗[1,5,6]。但是，如果有症状的室性心律失常出现或判断为猝死高危时，应选择以下其中 1 项治疗：β 受体阻滞剂、胺碘酮或 ICD。因为可减少全因死亡率（不仅仅是猝死），几乎所有的 HF 患者都应接受一种 β 受体阻滞剂作为他们治疗方案的一部分。尽管 B.J. 持续应用 β 受体阻滞剂，仍一直有异位搏动。然而，因为他没有症状，所以决定不用胺碘酮。

植入式心脏复律除颤器

> **案例 14-5，问题 4：** B.J. 适合安装 ICD 吗？

尽管胺碘酮是 EF 降低的 HF 患者用以预防 AF 复发和症状性室性心律失常的首选抗心律失常药物，然而它并没有增加生存率的益处。室性心律失常与 HF 患者高发心源性猝死相关。很多试验已经证实了 ICD 在心源性猝死一级和二级预防中的作用。最早的一级预防试验为 MADIT（Multicenter Automatic Defibrillator Implantation Trial）[288]。因为与常规治疗相比，ICD 组观察到了生存获益，所以这个试验早期中止了。没有证据表明胺碘酮、β 受体阻滞剂或任何其他抗心律失常治疗对结果有显著影响。不同于 MADIT，MADIT Ⅱ 研究[290]招募了没有心律失常但有心肌梗死病史且 LVEF<30% 的患者。患者接受了 ICD 或常规医学治疗，主要终点是全因死亡。ICD 组死亡风险相对降低 31%，绝对降低 6%。这是展示 ICD 在没有心律失常史的患者中死亡率获益的首个试验。

SCD-HeFT（Sudden Cardiac Death in Heart Failuretria）试验评估了胺碘酮在左室功能不全（EF≤35%）患者中的疗效[290]。患者（NYHA 心功能 Ⅱ~Ⅲ 级）接受常规治疗，并随机分配接受安慰剂或胺碘酮，或 ICD。胺碘酮并不优于安慰剂，而 ICD 降低了死亡率 23%（P=0.007）。亚组分析显示，应用 ICD 的 Ⅱ 级 HF 患者死亡率下降大于 Ⅲ 级 HF 患者，而胺碘酮降低了 Ⅲ 级 HF 患者的生存率。在常规用于治疗左室功能不全的患者之前，需要进一步评估胺碘酮在治疗纽约心功能（NYHA）Ⅲ 级患者中发挥的作用。

ACC/AHA 指南推荐有室性心律失常病史、LVEF 降低的心肌梗死后患者使用 ICD。ICD 也被推荐用于以下患者的一级预防：LVEF≤30%的非缺血性心肌病和缺血性心肌病患者；已接受最佳标准口服治疗，有 NYHA 心功能分级 Ⅱ 级或 Ⅲ 级症状的患者；伴有良好功能状态，合理预期生存期为 1 年或 1 年以上的患者。患有缺血性心脏病的患者应当在心肌梗死至少 40 日后接受 ICD。目前，B. J. 正在接受 HF 最佳药物治疗方案，EF 为 20%。根据指南，B. J. 将从 ICD 治疗中获益。

心脏再同步化治疗

案例 14-6

问题 1：C. M. 是一名 49 岁，有心肌病史（EF 为 25%），表现为 HF 临床症状，NYHA 心功能分级 Ⅲ 级的女患者。她主诉加重的 SOB、胸痛和疲劳。她应用最佳药物治疗已经 3 个月。她的药物包括琥珀酸美托洛尔每日 200mg、呋塞米 40mg，每日 2 次、赖诺普利每日 20mg 及螺内酯每日 25mg。心电图提示窦性节律，72 次/min；QRS 间期 144 毫秒。她适合 CRT 吗？

约 1/3 的进展性收缩性 HF 患者出现心室内或心室间传导延迟，造成左右心室跳动不同步[291]。心室不同步在心电图上表现为伴左束支传导阻滞的 QRS 波群增宽，能对心功能产生有害影响。患者可能会表现出 EF 降低、CO 减少及出现 NYHA 心功能分级 Ⅲ 或 Ⅳ 级 HF 症状。所有这些都与死亡率的增加有关。

CRT 是利用心脏起搏使左右心室收缩同步[77]。CRT 最初的随机试验显示 HF 症状缓解、运动耐量和生活质量改善。COMPANION（Comparison of Medical Therapy, Pacing, and Defibrillator in Heart Failure）试验[77]招募了 1 520 名 NYHA 心功能分级 Ⅱ 级或 Ⅳ 级（QRS 间期至少 120 毫秒且 LVEF≤35%），接受最佳药物治疗（ACEI、利尿剂、β 受体阻滞剂和螺内酯）的患者。患者被随机分配接受单纯的最佳药物治疗、最佳药物治疗和带起搏器的 CRT，或最佳药物治疗加带 ICD 的 CRT（CRT-D）。主要终点为全因死亡和住院率的复合终点。相较与单纯的最佳药物治疗组，CRT 和 CRT-D 组患者均表现为主要终点风险降低有关。CRT 组 1 年时的全因死亡率下降了 24%（无统计学意义），CRT-D 组下降了 43%。

CARE-HF（Cardiac Resynchronization in Heart Failure study）试验[76]的结果延续了 COMPANION 试验的发现。CARE-HF 试验表明，没有除颤器的 CRT 起搏使接受相似药物治疗的 HF 患者全因死亡率显著降低。入选标准是 NYHA 分级 Ⅲ 或 Ⅳ 级，EF≤35%，QRS 波群宽度≥120 毫秒。全因死亡率和因心血管住院的主要终点，发生于 CRT 组的患者少于最优药物治疗组（39% vs 55%；P<0.001）。CRT 组因严重 HF 死亡或住院也显著降低。

CARE-HF 和 COMPANION 的综合结果，证实了 CRT 和 CRT-D 在改善心室功能、HF 症状和运动耐量方面的重要性，同时也降低了 HF 住院频率和死亡率[292]。CRT 对有轻度 HF 症状、窄 QRS、慢性 AF 和右束支传导阻滞的患者中的作用有待探索。

根据 ACC/AHA 指南[1]，NYHA 分级 Ⅲ 级、非卧床的 NYHA 分级 Ⅳ 级 HF 患者，如满足以下标准应接受 CRT（除非有禁忌证）：LVEF35% 或更低、存在宽 QRS（>120 毫秒）、正在接受优化的 HF 标准药物治疗。尽管已应用了 HF 最佳药物治疗剂量，C. M. 仍持续出现 HF 症状。CRT 治疗能够提供药物治疗之外的增量效益。

案例 14-6，问题 2：如果 C. M. 表现为 NYHA 心功能分级 Ⅰ 级或 Ⅱ 级的症状，她适合 CRT 吗？有支持 CRT 用于 NYHA 心功能分级 Ⅰ 级或 Ⅱ 级患者的证据吗？

如案例 14-6，问题 1 所述，CARE-HF 和 COMPANION 试验提供强有力证据，证明 CRT 引起了有症状的 NYHA 心功能 Ⅲ 级和非卧床 Ⅳ 级患者出现逆向重构。接下来逻辑步骤旨在评估 CRT 对有较轻症状 HF 患者的益处。MIRACILE-ICD Ⅱ（Multicenter InSynch ICD Randomized Clinical Evaluation）试验[293]随机分配 Ⅱ 级至 Ⅳ 级 HF 患者，但对 Ⅱ 级 HF 患者单独指定终点。在本试验中，186 名 NYHA 心功能分级 Ⅱ 级 HF、LVEF<35% 且 QRS 超过 130 毫秒的患者接受了 CRT-ICD 装置。受试者被随机分配到 CRT 组（ICD 激活，CRT 启动），或对照组（ICD 激活，CRT 关闭）。主要终点为 HF 进展，定义为全因死亡、因 HF 住院和需要仪器干预的室性心动过速或心室颤动。可观察到 CRT 激活时 HF 进展减少 15%，然而没有显著统计学意义。6 个月时，在 CRT 启动组患者运动耐量提高，然而与对照组相比没有显著差异。然而，治疗 6 个月后，心室收缩末期容积明显减少且 LVEF 明显增加。即使研究结果未能转化为运动耐量的改善，也有助于为针对有较轻症状的 HF 患者进一步试验研究做准备。

REVERSE 试验[74]招募了 NYHA 心功能分级 Ⅰ 级或 Ⅱ 级 HF、LVEF<40% 且 QRS 波群时间超过 120 毫秒，接受 CRT 装置（有或没有 ICD）和最佳药物治疗的 610 名患者。与对照组相比，CRT 启动组患者左室收缩末期容积指数、左室舒张末期容积指数和 LVEF 明显改善。这些是衡量逆向重构的指标。第 12 个月时美国组的主要临床终点（患者复合临床评分恶化的百分比）未达到统计学上的显著性，但欧洲组在 24 个月时可观察到统计学上的显著差异[294]。差异主要是延长了首次 HF 住院时间。这两个临床试验的综合资料为轻度 HF 患者的 CRT 应用与心脏逆向重构有关提供了强大的证据。

MADIT-CRT 试验[75]是旨在确定 CRT-D 治疗与患者仅接受 ICD 治疗相比，能否降低主要终点（全因死亡或 HF 事件）的最大随机化试验。研究人群包括 NYHA 心功能分级 Ⅰ 级或 Ⅱ 级心脏病患者，LVEF30% 或更低，心电图上 QRS 间期超过 130 毫秒。与 ICD 治疗相比，主要终点降低 34%（P<0.001），HF 事件降低 44%（P<0.001）。1 年后，使用 CRT-D 治疗的患者 LVEF 提高 11%，使用 ICD 治疗的患者仅提高 3%。MADIT-CRT 和 REVERSE 试验均不包括 AF 患者。两个研究都未能显示 CRT 对 QRS 波群时间大于 150 毫秒的患者有利。

RAFT 试验[295]（Resynchronization/Defibrillation for Ambulatory Heart Failure Trial）证实了 CRT 能使 QRS 间期为 150 毫秒或更长的患者和左束支传导阻滞患者获益。RAFT 试验的研究者随机分配 1 798 名 NYHA 心功能分级Ⅱ级或Ⅲ级 HF、LVEF 为 30% 或更低、QRS 间期至少为 120 毫秒（或起搏 QRS 至少为 200 毫秒）的患者接受单独 ICD 治疗或有 CRT 的 ICD（CRT-D）。主要终点为总死亡和 HF 住院的组合。ICD 组的主要终点事件明显高于 CRT-D 组（40% 与 33%）。这些调查结果证明，除指南推荐的药物治疗和 ICD 治疗外，CRT-D 的早期干预对这些患者人群有益。

射血分数正常的心力衰竭

案例 14-7

问题 1：D. F. 是一名 72 岁的白人女患者，有 HF 症状 5 年了，症状包括运动能力下降、SOB 和颈静脉怒张。她有轻微的外周性水肿。病史显示患者小时候得过风湿热，然而除了曾被告知心脏有杂音外，她回想不起年轻时有任何心脏病症状。使用利尿剂控制了她的症状。她有高血压，没有其他医学问题，且所有实验室检查结果都正常。她的血压为 155/85mmHg，心率 90 次/min。心脏检查提示明显的第四心音。超声心动图提示 EF50%。先前的治疗包括呋塞米，最近剂量为 40mg，每日 2 次。医师正考虑添加 β 受体阻滞剂或 CCB 来控制血压和心率。为什么这种考虑可能合适？

本案例举例说明了 LVEF 正常的 HF（HF with preserved LVEF，HFpEF），之前称为舒张性 HF。HFpEF 的风险因素包括高龄、女性、高血压和 CAD。可根据 LVH、HF 临床证据、正常 EF 和超声心动图检查结果做出本诊断。HFpEF 理想治疗尚未得到广泛验证。表 14-13 列出了评估特定药物治疗 HFpEF 的试验。没有药物可以在不对左室收缩性或周围血管产生相关影响的情况下，选择性地促进心肌舒张[12,52-54,296]。

影响 HF 控制的因素，比如药物的依从性和饮食，包括应用 NSAIDs 和草药，应当与药物治疗一起适当管理。症状性左室舒张性 HF 的初期治疗与其他形式的 HF 相似，都是通过缓慢利尿的方法。利尿降低前负荷并减少心室被动性充血。然而，过度降低心室充盈压会减少 CO 并诱发低血压。

HFpEF 的最常见原因为高血压。高血压可导致 LVH 并降低心脏顺应性[297]。ACC/AHA 指南建议有 HFpEF 的患者和液体超载控制后持续高血压的患者收缩压靶目标值 <130mmHg。可逆转 LVH 的药物（如 ACEI、ARB、β 受体阻滞剂）可能也会减慢或逆转与 HFpEF 有关的结构性异常。

在 PEP-CHF（Perindopril in Elderly patients with Chronic HF）试验[298]中，ACEI 培哚普利未能减低主要终点（全因死亡或因 HF 住院）的发生率，但的确缓解了症状并改善了心功能。CHARM-Preserved 试验[156]也未能显示出心血管死亡率上的任何差异，但是坎地沙坦组患者住院治疗较少（见案例 14-1，问题 13）。

表 14-13

HFpEF 药物治疗的临床试验

试验	患者人数	治疗干预	结果	治疗时间	结论
Aronow et al.[325]	NYHA Ⅲ 级；陈旧性心肌梗死，EF > 50%（n=21）	依那普利与安慰剂	NYHA 分级，跑步机运动时间（秒）	3 个月	依那普利：NYHA 分级从 3±0 到 2.4±0.5（$P=0.005$），运动时间从 224±27 到 270±44（$P<0.001$），较安慰剂组无明显差异
Lang et al.[326]	HF 症状 >3 个月；EF>50%（n=12）	赖诺普利与安慰剂，交叉	呼吸困难和乏力	每种治疗方法 5 周	无明显差异
Cleland et al.[298] PEP-CHF	心脏舒张功能障碍；6 个月内出现心血管时间；EF > 40%（n=850）	培哚普利与安慰剂	主要：HF 全因死亡率或因 HF 住院	平均 26.2 个月	主要：培哚普利组 23.6%，安慰剂组 25.1%（HR 0.92，CI 0.70~1.21，$P=0.545$）
Zi et al.[327]	NYHA Ⅱ 或 Ⅲ 级；EF≥40%（n=74）	喹那普利与安慰剂	6 分钟步行试验、QoL、NYHA 分级	6 个月	无明显差异
Yusuf et al.[156] CHARM-Preserved	NYHA Ⅱ~Ⅳ 级；因心血管病住院者；EF>40%（n=3 023）	坎地沙坦与安慰剂	心血管死亡或因 HF 入院	中位数 36.6 个月	主要：坎地沙坦组 22%，安慰剂组 24%（校正 HR 0.86，CI 0.74~1.00，$P=0.051$）

表 14-13

HFpEF 药物治疗的临床试验（续）

试验	患者人数	治疗干预	结果	治疗时间	结论
Massie et al.[300] I-PRESERVE	NYHA Ⅱ～Ⅳ级；后期 6 个月 HF 入院。EF≥45%（n=4 122）	厄贝沙坦与安慰剂	主要：全因死亡率或因 CV 入院	平均 49.5 个月	主要：伊贝沙坦组 36%，安慰剂组 37%（HR 0.95,95%CI 0.86～1.05,P=0.35）
Yip et al.[328]	NYHA Ⅱ～Ⅳ级；最近 2 个月有 HF 史；EF>45%（n=151）	雷米普利与厄贝沙坦	QoL,6 分钟步行试验、HF 住院	12 个月	无明显差异
Warner et al.[329]	舒张功能障碍；劳力性呼吸困难；EF>50%；收缩压>150,<200mmHg（n=20）	氯沙坦与安慰剂,交叉	运动时间、QoL	每个治疗手段各 2 周	运动时间增加（基础 13.3 分钟，氯沙坦组提高 12.3±2.6min,安慰剂组 11.0 分钟,P<0.05），QoL 改善（25 为基线水平,氯沙坦组提高到 18,安慰剂组提高到 22）；两个终点均有 P<0.05
Parthasarathy et al.[330]	舒张功能障碍；劳力性呼吸困难；EF>40%；（n=152）	缬沙坦与安慰剂	主要：运动时间	14 周	无明显差异
Takeda et al.[331]	NYHA Ⅱ～Ⅲ级，HF C 期,EF≥45%	卡维地洛与安慰剂	血浆 BNP、NYHA 分级、运动能力	12 个月	NYHA 分级改善 0.77（卡维地洛）与 0.25（安慰剂）（P<0.02）,METs 提高 0.69（卡维地洛）与恶化 0.07（安慰剂）（P=0.01）
Flather et al.[301] SENIORS	近年有 HF 入院史，EF≤35%；亚组 EF≥35%	奈必洛尔与安慰剂	主要：全因死亡率或心血管原因住院的复合	平均 21 个月	EF>35%,主要事件发生率奈必洛尔组为 17.6%,安慰剂组 21.9%（HR 0.86,95%CI 0.74～0.99,P=0.039）
Aronow et al.[332]	NYHA Ⅱ～Ⅲ级；陈旧性 Q 波型心肌梗死；EF>40%（n=158）	普萘洛尔与安慰剂	全因死亡率；全因死亡率加非致死性心肌梗死	32 个月	全因死亡率（普萘洛尔组 56%,安慰剂组 76%,P=0.007），全因死亡率加非致死性心肌梗死（普萘洛尔组 59%,安慰剂组 82%,P=0.002）
Setaro et al.[333]	舒张异常充盈；EF>45%（n=20）	维拉帕米与安慰剂	运动能力	每组 2 周	运动能力（基线为 10.7 分钟,维拉帕米组提高到 13.9 分钟,安慰剂组提高到 12.3 分钟,P<0.05）
Ahmed et al.[334] DIG	NYHA Ⅰ～Ⅳ级；EF>45%（n=988）	地高辛与安慰剂	主要：HF 住院和死亡率的复合	平均 37 个月	地高辛组 102（21%）与安慰剂组 119（24%）（HR 0.82, CI 0.63～1.07,P=0.136）
Pitt et al.[302] TOPCAT	有症状的 HF,EF>45%（n=3 445）	螺内酯与安慰剂	主要：CV 死亡、HF 住院或心脏骤停复苏的复合	平均 39 个月	螺内酯组 320（18.6%）与安慰剂组 351（20.4%）[HR 0.89（0.77～1.04）,P=0.14]

BNP,B-型钠尿肽；CV,心血管；EF,射血分数；HF,心力衰竭；HR,风险比；METs,代谢当量；MI,心肌梗死；NA,无法使用；NYHA,纽约心脏协会；QoL,生活质量；SBP,收缩压。

VALIDD(Valsartan in Diastolic Dysfunctionc)试验[299]比较了轻度高血压伴有舒张性功能不全的患者应用缬沙坦或安慰剂加入标准降压治疗(包括利尿剂、β受体阻滞剂、CCB,或α受体阻滞剂)的效果。本试验的假设为:因为可以更好的逆转 LVH 或心肌纤维化,应用一种 ARB 抑制 RAAS 应与舒张功能的较大改善相关。有 1 或 2 级原发性高血压病史的患者被随机分配接受缬沙坦 160mg,滴定至 320mg 或相匹配的安慰剂治疗。未达到低于 135/80mmHg 目标血压的患者接受额外治疗:开始是利尿剂,之后是 CCB 或 β 受体阻滞剂,然后是一种 α 阻滞剂(不包括 ARB、ACEI 和醛固酮拮抗剂)。主要终点为基线至 9 个月时舒张期心肌松弛速度改变,次要终点是左室重量的变化。在本研究中,相比缬沙坦组,安慰剂组接受了更多联合抗高血压压药物治疗。在两组中都观察到舒张性心肌松弛速度小幅度增加,然而两组间无显著差异。两组之间血压下降的差异并不明显,这与舒张功能不全的改善相关。作者的结论是积极的血压控制,即便是轻度高血压,都与舒张功能的改善有关;与是否应用 RAAS 抑制剂或其他抗高血压药使血压下降无关。

CHARM-Preserved 试验[156]研究了坎地沙坦在治疗 HFpEF 患者方面的作用。试验纳入了 3 023 名符合总的 CHARM 试验入选标准并且 EF 超过 40%(平均 54%)的受试者。受试者有 HF 症状,EF 正常。他们接受了单独 ARB (n=1 514)或安慰剂治疗;两组中仅 20% 受试者随机使用了 ACEI,56% 的受试者使用了 β 受体阻滞剂,11% 使用了螺内酯[156]。在 36.6 个月的中期随访后,可注意到相比安慰剂组(24.3%),坎地沙坦组心血管死亡或 HF 住院的主要终点有下降趋势(22%,P=0.118)。两组的 CV 死亡人数和全因死亡人数几乎完全相同,但是坎地沙坦组因 HF 住院总人数显著降低。坎地沙坦最常见的副作用是低血压(2.4%),血肌酐增高(4.8%),和高钾血症(1.5%)。应用坎地沙坦治疗的患者因不良事件而不能继续治疗的发生率为 17.8%,安慰剂组为 13.5%(P=0.001)(见表 14-13)。总的来说,在有症状的 HFpEF 患者中,与安慰剂相比,坎地沙坦组死亡率没有显著改善,但与 HF 相关的住院明显减少。

I-PRESERVE 研究评价了厄贝沙坦滴定至每日 300mg 或安慰剂对 HFpEF 治疗的效果[300]。患者人群包括 60 或 60 岁以上,有 NYHA 心功能分级 Ⅱ 到 Ⅳ 症状,LVEF 至少 45%,过去 6 个月里曾因 HF 住院或有持续性 Ⅲ 或 Ⅳ 级的症状的患者(n=4 128)。主要终点事件(全因死亡率或 CV 原因住院)在厄贝沙坦(36%)和安慰剂(37%)组之间没有差异。厄贝沙坦组比安慰剂组有更多的患者出现高钾血症。I-PRESERVE 研究出现中性结果一个可能的原因可能是基线应用双重 RAAS 的比例较高(厄贝沙坦组应用 ACEI 的有 39%,安慰剂组 40%;厄贝沙坦组应用螺内酯的有 28%,安慰剂组 29%)。基于这种高比例应用,本研究很难发现除其他 RAAS 药物外 ARB 的益处。本研究另一个潜在局限性包括高停药率(34%)。总之,厄贝沙坦未能显示出能降低 HFpEF 患者发病率和死亡率的益处。

β 受体阻滞剂或非二氢吡啶类 CCB 是与 HFpEF 有关

的其他类别的药物。它们的部分价值是控制高血压。高血压是所有形式 HF 的危险因素。具体对 HFpEF 来说,β 受体阻滞剂和 CCB(尤其是维拉帕米)具有负性肌力作用,通过以下三个方面影响舒张性功能不全的病理过程:①减慢心率增加心室充盈时间,特别是在运动过程中;②减少心肌需氧量;③控制血压。两种药物都有利于减少 CAD 患者的缺血。

大多数 β 受体阻滞剂的 HF 试验显示发病率和死亡率降低集中在 HFrEF 患者。ENIORS 研究[301](Study of the Effects of Nebivolol Intervention on Outcomes and Rehospitalization in Seniors with Heart Failure)评价了 β 受体阻滞剂用于老年 HF 患者(无论左室功能如何)的效果。该试验将患者随机分为奈必洛尔组或安慰剂组。奈必洛尔是一种选择性 β₁ 肾上腺素受体阻滞剂,具有一氧化氮释放介导的血管扩张特性。这种作用可能对老年患者有利,他们倾向于有较低的内皮血管舒张功能。

研究主要终点是全因死亡和心血管住院的联合。奈必洛尔组的终点事件显著下降了 14%(无论 EF 如何)。主要终点的前瞻性亚组分析,包括 LVEF(≤35% 或>35%),性别,或年龄(≤75 岁或>75 岁),提示所有亚组都有获益。然而,EF>35% 的患者,仅比那些低 EF 的患者多获益少许。75 岁以上老年患者使用奈必洛尔治疗与使用安慰剂相比,全因死亡率降低。该研究强化了目前的建议,所有 EF 降低的 HF 患者应接受 β 受体阻滞剂治疗。只有 35% 的患者左心室功能正常,并且大多数是男性。这在 HFpEF 患者中并不典型。HFpEF 患者一般是女性。β 受体阻滞剂在 HFpEF 中的作用需要进一步研究。

目前没有随机对照试验证实 CCB 有利降低 HFpEF 患者死亡率。非二氢吡啶类 CCB 可用于对 β 受体阻滞剂有禁忌的患者控制血压和心率。非二氢吡啶类 CCB 不应用于 HFrEF 患者。

醛固酮拮抗剂在 HFpEF 患者管理中的作用已在 TOP-CAT(Treatment of Preserved Cardiac Function Heart Failure with an Aldosterone Antagonist)试验[302]中评价。这项试验评价了螺内酯与安慰剂在 2 年的研究期间,对年龄>50 岁,EF>45% 的患者 CV 发病率和死亡率的影响。

螺内酯与安慰剂治疗组的主要终点(CV 死亡、心脏停搏复苏、HF 住院的综合)风险比为 0.89,没有显著差异(95% CI 0.77~1.04);P=0.14)。螺内酯组因 HF 住院的二级终点发生率显著低于安慰剂组(HR 0.83,95% CI 0.69~0.99,P=0.04)。TOPCAT 研究还将在美洲与在俄罗斯/格鲁吉亚登记的患者,在初级和次级终点上的差异进行了亚组分析。当仅观察从北美或南美登记的患者时,与安慰剂相比,经螺内酯治疗的患者主要终点(HR 0.82,95% CI 0.69~0.98)和所有次要终点的发生率均显著降低[303]。基于这些发现,2017 年 ACC/AHA/HFSA 重点更新推荐醛固酮受体拮抗剂用于 HFpEF 治疗(Ⅱb 类推荐)。可以认为醛固酮受体拮抗剂可以降低 EF≥45%、BNP 升高或最近住院的患者的住院率。如果开始使用螺内酯,则应密切监测钾和肾功能[EGFR(estimated GFR)>30ml/min,肌酐<2.5mg/dl,钾<5.0mmol/L][6]。

根据 D. F. 长期控制欠佳的高血压史,她满足了 HF-pEF 的标准。她的血压未达标,心率增快。因此,降压治疗是必要的。单是心动过速就会影响心室充盈时间并导致心肌缺血。到目前为止,还没有数据支持一种药物的作用要优于其他药物。β 受体阻滞剂和非二氢吡啶类 CCB 都可降低血压和心率。根据最近的指南,没有强适应症时,β 受体阻滞剂不是一线降压药。在 HFpEF 患者中使用非二氢吡啶 CCB 可以降低 BP 和 HR。D. F. 可以从一种非二氢吡啶 CCB,如地尔硫䓬缓释片(每日 120mg)开始。

草药和营养补充剂

案例 14-8

问题 1:W. L. 是一名 60 岁的男性,由于早上散步时运动耐量减少,SOB 增加,近来被他的自然疗法医师诊断为 HF。自然疗法师想要启动山楂和辅酶 Q10 来控制他的 HF 症状。患者有没有控制好的血压(170/85mmHg),踝部水肿 2+。他不相信医生。因为过去他曾被给予氢氯噻嗪降压,但是由于不能忍受它引起的尿急几日后就停用了。草药制剂和营养补充剂在 HF 中的作用是什么?

山楂

有报道称,单籽山楂和英国山楂的叶子和花的山楂提取物对轻度 HF 有效[304,305]。低聚原花青素和黄酮类化合物被认为是关键的活性成分。山楂提取物在体外和动物模型中表现出正性肌力、弱 ACE 抑制、血管扩张的特性,并可以增加冠状动脉血流。在短期(8 周或更少)安慰剂对照试验中,相当于 NYHA 分级 II 级的 HF 患者,除心率降低和血压下降外,其运动耐受和主观症状也有一定的改善。更严重的 HF 被排除在外。一篇 Pittler 等的系统回顾也总结道:同时给予标准 HF 治疗时,山楂提取物对 HF 是有效的[306]。相反,HERB-CHF 试验(Hawthorne Extract Ran-domized Blinded Chronic Heart Failure)未能提供山楂对已接受标准药物治疗的 HF 患者有益的任何证据[307]。临床试验中,山楂的副作用包括恶心、呕吐、腹泻、心悸、胸痛和眩晕。这些副作用在剂量超过每日 900mg 时更常见,但是在一些试验中它们的发生并不比安慰剂组更频繁。山楂和地高辛都有正性肌力作用,联合应用的风险和益处尚不知道。

为了深入研究山楂的长期益处,SPICE(Survival and Prognosis:Investigation of Cratae-gus Extract WS 1442 in Congestive Heart Failure)试验检测了其对于传统治疗的补充作用及对死亡率的影响[308]。这项试验招募了 2 681 例 NYHA 分级 II 或 III 级,LVEF≤35% 的患者。将其随机分配接受山楂或安慰剂治疗,时长 2 年。尽管这项研究未能表现出山楂任何明确的治疗慢性心衰的益处,但山楂可以被很好地被耐受。

辅酶 Q

辅酶 Q,也被称为泛醌和泛癸利酮,是一种内源性合成维生素,其结构类似维他命 E,作为线粒体中脂溶性离子转运体并辅助三磷酸腺苷合成[309,310]。它可能也有膜稳定特性,促进维生素 E 抗氧化作用,稳定钙依赖慢通道。在动物模型中它有正性肌力作用,尽管比地高辛作用弱。已经有超过 18 个开放的,双盲的,随机的临床试验研究辅酶 Q 在 NYHA 心功能 II 至 IV 级 HF 患者中的应用[309]。剂量从每日 50mg 至每日 200mg。这些试验中的患者也服用了利尿剂、ACEI 和地高辛。不同的试验使用不同的评价终点,包括观察对主观症状的改善作用,NYHA 分级改善情况,EF,生活质量和住院率。两个试验未能证明 EF、血管阻力,或运动耐受有显著改变。没有一个试验有足够的样本或充足的评估持续时间来观察死亡率的降低。副作用很小,但仍包括恶心、上腹痛、腹泻、胃灼热和食欲不振。乳酸脱氢酶和肝酶轻度升高的报道在辅酶 Q 剂量超过每日 300mg 时有很少量的报道。

由于没有临床试验证明使用营养/草药补充剂可以提高生存率,目前的指南不建议现在或从前有 HFrEF 症状的患者中使用这些药物。

W. L. 有控制不佳的收缩期高血压和 HF,而且开始影响他的日常活动。虽然有证据表明,山楂和辅酶 Q 能改善 NYHA 分级的 II 级 HF 患者的症状,但并不能治疗 W. L. 的高血压。辅酶 Q 降低血压的数据存在矛盾[309]。SPICE 试验并没有证明任何其能降低死亡率,与标准治疗联合也没有增加的获益。HF 患者未经控制的高血压会进一步导致心脏重构,引起 HF 恶化。而目前,他出现了 HF 症状。所以,应该从利尿开始,以减轻他的症状。开始用 20mg 的呋塞米,然后缓慢增加剂量,这可能是一种方法。由于本章中引述的所有原因,必须极力主张首先用 ACEI 来控制他的高血压。应劝告他,他以前经历的尿频可于数日后减轻。一旦他达到干重,应当启动 β 受体阻滞剂治疗。

指南明确说明天然产品不应用于治疗有症状的 HF。药物如麻黄(含有儿茶酚胺类),麻黄素代谢产物,或进口中药,因有增加死亡率和发病率的风险而禁用于 HF 患者。对天然补充剂的使用也缺少管理监督、质量控制或法律法规。由于营养补充剂和草药疗法的广泛应用以及它们引起药物相互作用的潜在可能,临床医生应该定期询问它们的使用情况。

(张敏、侯绪娟 译,李宏建、高梅 校,周聊生 审)

参考文献

1. Writing Committee Members et al. 2013 ACCF/AHA guideline for the management of heart failure: a report of the American College of Cardiology Foundation/American Heart Association Task Force on practice guidelines. *Circulation*. 2013;128(16):e240–e327.

2. Heart Failure Society of America et al. HFSA 2010 comprehensive heart failure practice guideline. *J Card Fail*. 2010;16(6):e1–e194.

3. McMurray JJ et al. ESC guidelines for the diagnosis and treatment of acute and chronic heart failure 2012: The Task Force for the Diagnosis and Treatment of Acute and Chronic Heart Failure 2012 of the European Society of Cardiology. Developed in collaboration with the Heart Failure Association (HFA) of the ESC. *Eur J Heart Fail*. 2012;14(8):803–869.

4. Hunt SA et al. ACC/AHA guidelines in the evaluation and management of chronic heart failure in the adult: a report of the American College of Cardiology/American Heart Association Task Force on Practice Guidelines (Committee to Revise the 1995 Guidelines for the Evaluation and Manage-

ment of Heart Failure). *Circulation*. 2001;104(24):2996–3007.

5. Yancy et al. 2016 ACC/AHA/HFSA focused update on new pharmacological therapy for heart failur: an update of the 2013 ACCF/AHA guideline for the management of heart failure. *Circulation*. 2016;134:e282–293.

6. Yancy et al. 2017 ACC/AHA/HFSA focused update of the 2013 ACCF/AHA guideline for the management of heart failure. *Circulation*. 2017;136:e137–e161.

7. Mozaffarian D et al. Heart disease and stroke statistics—2015 update: a report from the American Heart Association. *Circulation*. 2015;131(4):e29–e322.

8. Bui AL et al. Epidemiology and risk profile of heart failure. *Nat Rev*. 2011;8(1):30–41.

9. Giamouzis G et al. Hospitalization epidemic in patients with heart failure: risk factors, risk prediction, knowledge gaps, and future directions. *J Card Fail*. 2011;17(1):54–75.

10. Pass S, Dusing M. Current and emerging therapy for primary pulmonary hypertension. *Ann Pharmacother*. 2002;36(9):1414–1423.

11. Chatterjee et al. Pulmonary hypertension: hemodynamic diagnosis and management. *Arch Intern Med*. 2002;162(17):1925–1933.

12. Zile M. Heart failure with preserved ejection fraction: is this diastolic heart failure? *J Am Coll Cardiol*. 2003;41(9):1519–1522.

13. Ho K et al. The epidemiology of heart failure: the Framingham Study. *J Am Coll Cardiol*. 1993;22(4, Suppl A):6A–13A.

14. Schreier R, Abraham W. Hormones and hemodynamics in heart failure. *N Engl J Med*. 1999;341(8):577–585.

15. Hash TW, Prisant M. b-Blocker use in systolic heart failure and dilated cardiomyopathy. *J Clin Pharmacol*. 1997;37(1):7–19.

16. Patterson JH, Rogers JE. Expanding role of b-blockade in the management of chronic heart failure. *Pharmacotherapy*. 2003;23(4):451–459.

17. Foody JM et al. beta-Blocker therapy in heart failure: scientific review. *JAMA*. 2002;287(7):883–889.

18. Munger MA, Cheang KI. beta-blocker therapy: a standard of care for heart failure. *Pharmacotherapy*. 2000;20(11, Pt 2):359S–367S.

19. Goldstein S. Benefits of beta-blocker therapy for heart failure: weighing the evidence. *Arch Intern Med*. 2002;162(6):641–648.

20. Bristow MR. Mechanistic and clinical rationales for using beta-blockers in heart failure. *J Card Fail*. 2000;6(2, Suppl 1):8–14.

21. Leineweber K, Heusch G. Beta 1- and beta 2-adrenoceptor polymorphisms and cardiovascular diseases. *Br J Pharmacol*. 2009;158(1):61–69.

22. Small KM et al. Synergistic polymorphisms of beta1- and alpha2C-adrenergic receptors and the risk of congestive heart failure. *N Engl J Med*. 2002;347(15):1135–1142.

23. Weber KT. Aldosterone in congestive heart failure. *N Engl J Med*. 2001;345(23):1689–1697.

24. Ergul A. Endothelin-1 and endothelin receptor antagonists as potential cardiovascular therapeutic agents. *Pharmacotherapy*. 2002;22(1):54–65.

25. Nguyen B, Johnson J. The role of endothelin in heart failure and hypertension. *Pharmacotherapy*. 1998;18(1):706–719.

26. Chen HH, Burnett JC Jr. C-type natriuretic peptide: the endothelial component of the natriuretic peptide system. *J Cardiovasc Pharmacol*. 1998;32 (Suppl 3):S22–S28.

27. Maisel AS et al. Rapid measurement of the B-type natriuretic peptide in the emergency diagnosis of heart failure. *N Engl J Med*. 2002;347(3):161–167.

28. Lee CR et al. Surrogate endpoints in heart failure. *Ann Pharmacother*. 2002;36(3):479–488.

29. Troughton et al. Treatment of heart failure guided by plasma amino terminal brain natriuretic peptide (N-BNP) concentrations. *Lancet*. 2000;355(9210):1126–1130.

30. Maisel A. B-type natriuretic peptide measurements in diagnosing congestive heart failure in the dyspneic emergency department patient. *Rev Cardiovasc Med*. 2002;3(Suppl 4):S10–S17.

31. Vichiendilokkul et al. Nesiritide: a novel approach for acute heart failure. *Ann Pharmacother*. 2003;37(2):247–258.

32. Colucci WS et al. Intravenous nesiritide, a natriuretic peptide, in the treatment of decompensated heart failure. *N Engl J Med*. 2000;343(4):246–253.

33. Gheorghiade M et al. Effects of tolvaptan a vasopressin antagonist, in patient hospitalized with worsening heart failure. *JAMA*. 2004;291(16):1963.

34. Gheorghiade M et al. Short-term clinical effects of tolvaptan, an oral vasopressin antagonist in patients hospitalized for heart failure. The EVEREST Clinical Trials. *JAMA*. 2007;297(12):1332–1343.

35. Konstam MA et al. Effects of oral tolvaptan in patient hospitalized with worsening heart failure. *JAMA*. 2007;297(12):1319–1331.

36. Earl GL, Fitzpatrick JT. Levosimendan: a novel inotropic agent for treatment of acute decompensated heart failure. *Ann Pharmacother*. 2005;39(11):1888–1896.

37. Follath F et al. Efficacy and safety of intravenous levosimendan compared with dobutamine in severe low output heart failure (the LIDO study): a randomized double-blind trial. *Lancet*. 2002;360(9328):196–202.

38. Moiseyev et al. Safety and efficacy of novel calcium sensitizer, levosimendan, in patients with left ventricular failure due to an acute myocardial infarction. *Eur Heart J*. 2002;23(18):1422–1432.

39. Packer M. REVIVE II: Multicenter placebo-controlled trial of levosimendan on clinical status in acutely decompensated heart failure. Program and abstracts from the American Heart Association Scientific Sessions 2005; November 13–16, 2005; Dallas, Texas. Late Breaking Clinical Trials II. *Circulation* 2005;112:3363.

40. Mebazaa A et al. The SURVIVE Randomized Trial: levosimendan vs dobutamine for patients with acute decompensated heart failure. *JAMA*. 2007;297(17):1883–1891.

41. Shan K et al. The role of cytokines in disease progression in heart failure. *Curr Opin Cardiol* 1997;12(3):218–223.

42. Kapadia S et al. The role of cytokines in the failing human heart. *Cardiol Clin*. 1998;16(4):645–656.

43. Mabuchi N et al. Relationship between interleukin-6 production in the lungs and pulmonary vascular resistance in patients with congestive heart failure. *Chest*. 2002;121(4):1195–1202.

44. Bolger A, Anker S. Tumour necrosis factor in chronic heart failure. *Drugs*. 2000;60(6):1245–1257.

45. Herrera-Garza E et al. Tumor necrosis factor: a mediator of disease progression in the failing human heart. *Chest*. 1999;115:1170.

46. Bozkurt B et al. Results of targeted anti-tumor necrosis factor therapy with etanercept (Enbrel) in patients with advanced heart failure. *Circulation*. 2001;103(8):1044–1047.

47. Kwon HJ et al. Case reports of heart failure after therapy with tumor necrosis factor antagonist. *Ann Intern Med*. 2003;138(10):807–811.

48. Vanhoutte PM et al. Endothelium-derived relaxing factors and converting enzyme inhibition. *Am J Cardiol*. 1995;76(15):3E–12E.

49. Sueta CA et al. Safety and efficacy of epoprostenol in patients with severe congestive heart failure. *Am J Cardiol*. 1995;75(3):34A–43A.

50. Califf RM et al. A randomized controlled trial of epoprostenol therapy for severe congestive heart failure: the Flolan international randomized survival trial (FIRST). *Am Heart J*. 1997;134(1):44–54.

51. O'Connell JB, Bristow M. The economic burden of heart failure. *Clin Cardiol*. 2000;23(Suppl III):III6–III10.

52. Gaasch WH. Diagnosis and treatment of heart failure based on left ventricular systolic or diastolic dysfunction. *JAMA*. 1994;271(16):1276–1280.

53. Vasan R et al. Congestive heart failure with normal left ventricular systolic function: clinical approach to the diagnosis and treatment of diastolic heart failure. *Arch Intern Med*. 1996;156(2):146–157.

54. Garcia M. Diastolic dysfunction and heart failure: causes and treatment options. *Cleve Clin J Med*. 2000;67(10):727–729.

55. Flynn KE et al. Effects of exercise training on health status in patients with chronic heart failure: HF-ACTION randomized controlled trial. *JAMA*. 2009;301(14):1451–1459.

56. Son YJ et al. Adherence to a sodium-restricted diet is associated with lower symptom burden and longer cardiac event-free survival in patients with heart failure. *J Clin Nurs*. 2011;20(21/22):3029–3038.

57. Arcand J et al. A high-sodium diet is associated with acute decompensated heart failure in ambulatory heart failure patients: a prospective follow-up study. *Am J Clin Nutr*. 2011;93(2):332–337.

58. DiNicolantonio JJ et al. Low sodium versus normal sodium diets in systolic heart failure: systematic review and meta-analysis. *Heart (Br Card Soc)*. 2012. doi:10.1136/heartjnl-2012-302337.

59. Aliti GB et al. Aggressive fluid and sodium restriction in acute decompensated heart failure: a randomized clinical trial. *JAMA Intern Med*. 2013;173(12):1058–1064.

60. Bentley B et al. Factors related to nonadherence to low sodium diet recommendations in heart failure patients. *Eur J Cardiovasc Nurs*. 2005;4(4):331–336.

61. Neily JB et al. Potential contributing factors to noncompliance with dietary sodium restriction in patients with heart failure. *Am Heart J*. 2002;143(1):29–33.

62. Brater DC. Pharmacology of diuretics. *Am J Med Sci*. 2000;319(1):38–50.

63. Krämer B et al. Diuretic treatment and diuretic resistance in heart failure. *Am J Med*. 1999;106(1):90–96.

64. Pitt B et al. The effect of spironolactone on morbidity and mortality in patients with severe heart failure. *N Engl J Med*. 1999;341(10):709–717.

65. Pitt B et al. Eplerenone, a selective aldosterone blocker, in patients with left ventricular dysfunction after myocardial infarction. *N Engl J Med*. 2003;348(14):1309–1321.

66. Rodgers J, Patterson JH. The role of the renin-angiotensin-aldosterone system in the management of heart failure. *Pharmacotherapy*. 2002;20(11, Pt 2):368S–378S.

67. Patterson JH. Angiotensin II receptor blockers in heart failure. *Pharmacotherapy*. 2003;23(2):173–182.

68. van Veldhuisen DJ et al. Value of digoxin in heart failure and sinus rhythm:

new features of an old drug. *J Am Coll Cardiol.* 1996;28(4):813–819.

69. van Veldhuisen D et al. Progression of mild untreated heart failure during 6 months follow-up and clinical and neurohumoral effects of ibopamine and digoxin as monotherapy. *Am J Cardiol.* 1995;75(12):796–800.

70. Cohn JN et al. Effect of vasodilator therapy on mortality in chronic congestive heart failure. *N Engl J Med.* 1986;314(24):1547–1552.

71. Taylor AL et al. Combination of isosorbide dinitrate and hydralazine in blacks with heart failure. *N Engl J Med.* 2004;351(20):2049–2057.

72. Packer M et al. Effect of amlodipine on morbidity and mortality in severe chronic heart failure. Prospective Randomized Amlodipine Survival Evaluation Study Group. *N Engl J Med.* 1996;335(15):1107–1114.

73. Cohn JN et al. Effect of the calcium antagonist felodipine as supplemental vasodilator therapy in patients with chronic heart failure treated with enalapril. V-HeFT III. *Circulation.* 1997;96(3):856–863.

74. Linde C et al. Randomized trial of cardiac resynchronization in mildly symptomatic heart failure patients and in asymptomatic patients with left ventricular dysfunction and previous heart failure symptoms. *J Am Coll Cardiol.* 2008;52(23):1834–1843.

75. Moss AJ et al. Cardiac-resynchronization therapy for the prevention of heart-failure events. *N Engl J Med.* 2009;361(14):1329–1338.

76. Cleland JG et al. The effect of cardiac resynchronization on morbidity and mortality in heart failure. *N Engl J Med.* 2005;352(15):1539–1549.

77. Bristow MR et al. Cardiac-resynchronization therapy with or without an implantable defibrillator in advanced chronic heart failure. *N Engl J Med.* 2004;350(21):2140–2150.

78. Rose EA et al. Long-term use of a left ventricular assist device for end-stage heart failure. *N Engl J Med.* 2001;345(20):1435–1443.

79. Miller LW et al. Use of a continuous-flow device in patients awaiting heart transplantation. *N Engl J Med.* 2007;357(9):885–896.

80. Slaughter MS et al. Advanced heart failure treated with continuous-flow left ventricular assist device. *N Engl J Med.* 2009;361(23):2241–2251.

81. Aaronson K. Evaluation of the HeartWare® HVAD Left Ventricular Assist Device Systemfor the Treatment of Advanced Heart Failure: Results of the ADVANCE Bridge to Transplant Trial. American Heart Association 2010 Scientific Sessions.Late-Breaking Clinical Trials I; November 14, 2010; Chicago, IL. *Clin Res Cardiol.* 2011;100:2.

82. Gullestad L et al. What resting heart rate should one aim for when treating patients with heart failure with a beta-blocker? Experiences from the Metoprolol Controlled Release/Extended Release Randomized Intervention Trial in Chronic Heart Failure (MERIT-HF). *J Am Coll Cardiol.* 2005;45(2):252–259.

83. Lechat P et al. Heart rate and cardiac rhythm relationships with bisoprolol benefit in chronic heart failure in CIBIS II Trial. *Circulation.* 2001;103(10):1428–1433.

84. Castagno D et al. Association of heart rate and outcomes in a broad spectrum of patients with chronic heart failure: results from the CHARM (Candesartan in Heart Failure: Assessment of Reduction in Mortality and morbidity) program. *J Am Coll Cardiol.* 2012;59(20):1785–1795.

85. Flannery G et al. Analysis of randomized controlled trials on the effect of magnitude of heart rate reduction on clinical outcomes in patients with systolic chronic heart failure receiving beta-blockers. *Am J Cardiol.* 2008;101(6):865–869.

86. Swedberg K et al. Ivabradine and outcomes in chronic heart failure (SHIFT): a randomised placebo-controlled study. *Lancet.* 2010;376(9744):875–885.

87. McMurray JJ et al. Angiotensin-neprilysin inhibition versus enalapril in heart failure. *N Engl J Med.* 2014;371(11):993–1004.

88. McMurray JJ et al. Dual angiotensin receptor and neprilysin inhibition as an alternative to angiotensin-converting enzyme inhibition in patients with chronic systolic heart failure: rationale for and design of the Prospective comparison of ARNI with ACEI to Determine Impact on Global Mortality and morbidity in Heart Failure trial (PARADIGM-HF). *Eur J Heart Fail.* 2013;15(9):1062–1073.

89. Schocken DD et al. Prevention of heart failure: a scientific statement from the American Heart Association Councils on Epidemiology and Prevention, Clinical Cardiology, Cardiovascular Nursing, and High Blood Pressure Research; Quality of Care and Outcomes Research Interdisciplinary Working Group; and Functional Genomics and Translational Biology Interdisciplinary Working Group. *Circulation.* 2008;117(19):2544–2565.

90. de Couto G et al. Early detection of myocardial dysfunction and heart failure. *Nat Rev.* 2010;7(6):334–344.

91. Roger VL et al. Heart disease and stroke statistics—2011 update: a report from the American Heart Association. *Circulation.* 2011;123:e18.

92. Huerta C et al. Non-steroidal anti-inflammatory drugs and risk of first hospitalization admissions for heart failure in the general population. *Heart (Br Card Soc).* 2006;92(11):1610–1615.

93. Heerdink ER et al. NSAIDS associated with increased risk of congestive heart failure in elderly patients taking diuretics. *Arch Intern Med.* 1998;158(10):1108–1112.

94. Page J, Henry D. Consumption of NSAIDS and the development of congestive heart failure in elderly patients: an under-recognized public health problem. *Arch Intern Med.* 2000;160(6):777–784.

95. Shan K et al. Anthracycline-induced cardiotoxicity. *Ann Intern Med.* 1996;125(1):47–58.

96. Singal P, Iliskovic N. Doxorubicin-induced cardiomyopathy. *N Engl J Med.* 1998;339:900.

97. Page RL et al. Possible heart failure exacerbation associated with rosiglitazone: case report and literature review. *Pharmacotherapy.* 2003;23(7):945–954.

98. Scirica BM et al. Saxagliptin and cardiovascular outcomes in patients with type 2 diabetes mellitus. *N Engl J Med.* 2013;369(14):1317–1326.

99. Hunt SA et al. 2009 focused update incorporated into the ACC/AHA 2005 Guidelines for the Diagnosis and Management of Heart Failure in Adults: a report of the American College of Cardiology Foundation/American Heart Association Task Force on Practice Guidelines: developed in collaboration with the International Society for Heart and Lung Transplantation. *Circulation.* 2009;119(14):e391–e479.

100. Risler T et al. Comparative pharmacokinetics and pharmacodynamics of loop diuretics in renal failure. *Cardiology.* 1994;84(Suppl 2):155–161.

101. Murray MD et al. Torsemide more effective that furosemide for treatment of heart failure. *Am J Med.* 2001;111(7):513–520.

102. Cutler R, Blair A. Clinical pharmacokinetics of furosemide. *Clin Pharmacokinet.* 1979;4(4):279–296.

103. Greither A et al. Pharmacokinetics of furosemide in patients with congestive heart failure. *Pharmacology.* 1979;19(3):121–131.

104. Straughn AB et al. Bioavailability of seven furosemide tablets in man. *Biopharm Drug Dispos.* 1986;7(2):113–120.

105. McNamara PJ et al. Influence of tablet dissolution on furosemide bioavailability: a bioequivalence study. *Pharm Res.* 1987;4(2):150–153.

106. Vargo DL et al. Bioavailability, pharmacokinetics, and pharmacodynamics of torsemide and furosemide in patients with congestive heart failure. *Clin Pharmacol Therap.* 1995;57(6):601–609.

107. Rudy DW et al. Loop diuretics for chronic renal insufficiency: a continuous infusion is more efficacious than bolus therapy. *Ann Intern Med.* 1991;115(5):360–366.

108. Van Meyel J et al. Continuous infusion of furosemide in the treatment of patients with congestive heart failure and diuretic resistance. *J Intern Med.* 1994;235:329.

109. Thomson MR et al. Continuous versus intermittent infusion of furosemide in acute decompensated heart failure. *J Card Fail.* 2010;16(3):188–193.

110. Felker GM et al. Diuretic strategies in patients with acute decompensated heart failure. *N Engl J Med.* 2011;364(9):797–805.

111. Haley H, Ploth DW. Dyshomeostasis of serum sodium concentration in congestive heart failure. *Am J Med Sci.* 2010;340(1):42–47.

112. Steiness E, Olesen KH. Cardiac arrhythmias induced by hypokalemia and potassium loss during maintenance digoxin therapy. *Br Heart J.* 1976;38(2):167–172.

113. Holland OB et al. Diuretic-induced ventricular ectopic activity. *Am J Med.* 1981;770(4):762–768.

114. Hollifield JW, Slaton PE. Thiazide diuretics, hypokalemia and cardiac arrhythmias. *Acta Med Scand Suppl.* 1981;647:67–73.

115. Tsuji H et al. The association of levels of serum potassium and magnesium with ventricular premature complexes (the Framingham Heart Study). *Am J Cardiol.* 1994;74(3):237–235.

116. Cohn JN et al. New guidelines for potassium replacement in clinical practice. *Arch Intern Med.* 2000;160(16):2429–2436.

117. Hollifield JW. Potassium and magnesium abnormalities: diuretics and arrhythmias in hypertension. *Am J Med.* 1984;77(5A):28–32.

118. Anker SD et al. Uric acid and survival in chronic heart failure: validation and application in metabolic, functional, and hemodynamic staging. *Circulation.* 2003;107(15):1991–1997.

119. Felker GM et al. Natriuretic peptides in the diagnosis and management of heart failure. *Can Med Assoc J.* 2006;175(6):611–617.

120. Jourdain P et al. Plasma brain natriuretic peptide-guided therapy to improve outcome in heart failure: the STARS-BNP Multicenter Study. *J Am Coll Cardiol.* 2007;49(16):1733–1739.

121. Lainchbury JG et al. NTproBNP-guided drug treatment for chronic heart failure: design and methods in the "BATTLESCARRED" trial. *Eur J Heart Fail.* 2006;8(5):532–538.

122. Pfisterer M et al. BNP-guided vs symptom-guided heart failure therapy: the Trial of Intensified vs Standard Medical Therapy in Elderly Patients With Congestive Heart Failure (TIME-CHF) randomized trial. *JAMA.* 2009;301(4):383–392.

123. Felker GM et al. Effect of Natriuretic peptide-guided therapy on hospitalization or cardiovascular mortality in high-risk patients with heart failure and reduced ejection fraction: a randomized clinical trial *JAMA.* 2017;318(8):713–720. doi:10.1001/jama.2017.10565

124. Kosman ME. Management of potassium problems during long-term diuretic therapy. *JAMA*. 1974;230(5):743–748.

125. Davidson C et al. Effect of long-term diuretic treatment on body potassium in heart disease. *Lancet*. 1976;2(2):1044–1047.

126. Schwartz AB, Swartz CD. Dosage of potassium chloride elixir to correct thiazide-induced hypokalemia. *JAMA*. 1974;230(5):702–704.

127. Lahav M et al. Continuous infusion furosemide in patients with severe CHF. *Chest*. 1992;102(3):725–731.

128. Dormans T et al. Diuretic efficacy of high-dose furosemide in severe heart failure: bolus injections versus continuous infusion. *J Am Coll Cardiol*. 1996;28:376.

129. Kramer WG et al. Pharmacodynamics of torsemide as an intravenous injection and as a continuous infusion to patients with congestive heart failure. *J Clin Pharmacol*. 1996;36(3):26–70.

130. Sica D, Gehr TW. Diuretic combinations in refractory edema states. *Clin Pharmacokinet*. 1996;30:229–249.

131. Howard P, Dunn M. Aggressive diuresis is safe and cost effective for severe heart failure in the elderly. *Chest*. 2001;119(3):807–810.

132. Rosenberg J et al. Combination therapy with metolazone and loop diuretics in outpatients with refractory heart failure: an observational study and review of the literature. *Cardiovasc Drugs Ther*. 2005;19(4):301–306.

133. Wollert KC, Drexler H. The kallikreins-kinin system in post myocardial infarction cardiac remodeling. *Am J Cardiol*. 1997;80(3A):158A–161A.

134. White CM. Angiotensin-converting-enzyme inhibition in heart failure or after myocardial infarction. *Am J Health Syst Pharm*. 2000;57(Suppl 1):S18–S25.

135. Garg R, Yusuf S. Overview of randomized trials on angiotensin-converting enzyme inhibition on mortality and morbidity in patients with heart failure. *JAMA*. 1995;273(18):1450–1456.

136. The SOLVD Investigators. Effect of enalapril on survival in patients with reduced left ventricular ejection fractions and congestive heart failure. *N Engl J Med*. 1991;325(5):295–302.

137. Zannad F et al. Differential effects of fosinopril and enalapril in patients with mild to moderate chronic heart failure. Fosinopril in Heart Failure Study Investigators. *Am Heart J*. 1998;136(4, Pt 1):672–680.

138. The CONSENSUS Trial Study Group. Effects of enalapril on mortality in severe congestive heart failure. Results of the Cooperative North Scandinavian Enalapril Survival Study (CONSENSUS). *N Engl J Med*. 1987;316(23):1429–1435.

139. Kjekshus J et al. Effects of enalapril on long-term mortality in severe congestive heart failure. *Am J Cardiol*. 1992;69(1):103–107.

140. Cohn JN et al. A comparison of enalapril with hydralazine-isosorbide dinitrate in the treatment of chronic congestive heart failure. *N Engl J Med*. 1991;325(5):303–310.

141. Hobbs RE. Results of the ATLAS study. High or low doses of ACE inhibitors for heart failure? *Cleve Clin J Med*. 1998;65(10):539–542.

142. Packer M et al. Comparative effects of low and high doses of the angiotensin-converting enzyme inhibitor, lisinopril, on morbidity and mortality in chronic heart failure. ATLAS Study Group. *Circulation*. 1999;100(23):2312–2318.

143. The NETWORK Investigators. Clinical outcome with enalapril in symptomatic chronic heart failure; a dose comparison. *Eur Heart J*. 1998;19(3):481–489.

144. Martineau P, Goulet J. New competition in the realm of renin-angiotensin axis inhibition: the angiotensin II receptor antagonists in congestive heart failure. *Ann Pharmacother*. 2001;35(1):71–84.

145. Jong P et al. Angiotensin receptor blockers in heart failure: a meta-analysis of randomized controlled trials. *J Am Coll Cardiol*. 2002;39(3):463–470.

146. Riegger GA et al. Improvement in exercise tolerance and symptoms of congestive heart during treatment with candesartan cilexetil. *Circulation*. 1999;100(22):2224–2230.

147. Havranek EP et al. Dose-related beneficial long-term hemodynamic and clinical efficacy of irbesartan in heart failure. *J Am Coll Cardiol*. 1999;33(5):1174–1181.

148. Dickstein K et al. Comparison of the effects of losartan and enalapril on clinical status and exercise performance in patients with moderate to severe heart failure. *J Am Coll Cardiol*. 1995;26(2):438–445.

149. Pitt B et al. Randomized trial of losartan versus captopril in patients over 65 with heart failure. *Lancet*. 1997;349(9054):747–752.

150. Pitt B et al. Effect of losartan compared with captopril on mortality in patients with symptomatic heart failure: randomised trial—the Losartan Heart Failure Survival Study ELITE II. *Lancet*. 2000;355(9215):1582–1587.

151. McKelvie RS et al. Comparison of candesartan, enalapril, and their combination in congestive heart failure: randomized evaluation of strategies for left ventricular dysfunction (RESOLVD) pilot study. The RESOLVD Pilot Study Investigators. *Circulation*. 1999;100(10):1056–1064.

152. Cohn J, Tognoni G. A randomized trial of the angiotensin-receptor blocker valsartan in chronic heart failure. *N Engl J Med*. 2001;345(23):1667–1675.

153. Solomon SD et al. The valsartan in acute myocardial infarction trial (VALIANT) investigators. Sudden death in patients with myocardial infarction and left ventricular dysfunction, heart failure, or both. *N Engl J Med*. 2005;352(25):2581–2588.

154. Granger CB et al. Effects of candesartan in patients with chronic heart failure and reduced left-ventricular systolic function intolerant to ACEIs: the CHARM-Alternative trial. *Lancet*. 2003;362(9386):772–776.

155. McMurray JJ et al. Effects of candesartan in patients with chronic heart failure and reduced left-ventricular systolic function taking ACEIs: the CHARM-Added trial. *Lancet*. 2003;362(9368):767–771.

156. Yusuf S et al. Effects of candesartan in patients with chronic heart failure and preserved left-ventricular ejection fraction: the CHARM-Preserved Trial. *Lancet*. 2003;362(9386):777–781.

157. Pfeffer MA et al. Effects of candesartan on mortality and morbidity in patients with chronic heart failure: the CHARM-overall programme. *Lancet*. 2003;362(9386):759–766.

158. Konstam MA et al. Effects of high-dose versus low-dose losartan on clinical outcomes in patients with heart failure (HEAAL study): a randomised, double-blind trial. *Lancet*. 2009;374(9704):1840–1848.

159. Luque C, Ortiz M. Treatment of ACE inhibitor induced cough. *Pharmacotherapy*. 1999;19(7):804–810.

160. Dicpinigaitis PV. Angiotensin-converting enzyme inhibitor-induced cough: ACCP evidence-based clinical practice guidelines. *Chest*. 2006;129(1, Suppl):169S–173S.

161. Woo KS, Nicholls MG. High prevalence of persistent cough with angiotensin-converting enzyme inhibitors in Chinese. *Br J Clin Pharmacol*. 1995;40(2):141–144.

162. Schepkens H et al. Life threatening hyperkalemia during combined therapy with angiotensin-converting enzyme inhibitors and spironolactone: an analysis of 25 cases. *Am J Med*. 2001;110(6):438–441.

163. Wrenger E et al. Interaction of spironolactone with ACE inhibitors or angiotensin receptor blockers: analysis of 44 cases. *BMJ*. 2003;327(7407):147–149.

164. Juurlink DN et al. Rates of hyperkalemia after publication of randomized aldactone evaluation study. *N Engl J Med*. 2004;351(6):543–551.

165. Palmer BF. Managing hyperkalemia cause by inhibition of renin-angiotensin aldosterone system. *N Engl J Med*. 2004;35(6):585–592.

166. Shah KB et al. The adequacy of laboratory monitoring in patients treated with spironolactone for congestive heart failure. *J Am Coll Cardiol*. 2005;46(5):845–849.

167. Vleeming W et al. ACE inhibitor-induced angioedema. Incidence, prevention, and management. *Drug Saf*. 1998;18(3):171–188.

168. Brown NJ et al. Black Americans have an increased risk of angiotensin converting enzyme inhibitor associated angioedema. *Clin Pharmacol Ther*. 1996;60(1):8–13.

169. Brown NJ et al. Recurrent angiotensin converting enzyme inhibitor associated angioedema. *JAMA*. 1997;278(3):832–833.

170. Gavras I, Gavras H. Are patients who develop angioedema with ACE inhibition at risk for the same problem with AT-1 receptor blockade? *Arch Intern Med*. 2003;163(2):240–241.

171. Abdi R et al. Angiotensin II receptor blocker-associated angioedema. On the heels of ACE inhibitor angioedema. *Pharmacotherapy*. 2002;22(9):1173–1175.

172. Lo KS. Angioedema associated with candesartan. *Pharmacotherapy*. 2002;22(9):1176–1179.

173. van Rijnsoever EW et al. Angioneurotic edema attributed to the use of losartan. *Arch Intern Med*. 1998;158(18):2063–2065.

174. Frye C, Pettigrew T. Angioedema and photosensitive rash induced by valsartan. *Pharmacotherapy*. 1998;18(4):866–868.

175. Brophy JM et al. Beta-blockers in congestive heart failure: a Bayesian meta-analysis. *Ann Intern Med*. 2001;134(7):550–560.

176. Doughty RN et al. Effects of beta-blocker therapy on mortality in patients with heart failure. A systematic overview of randomized controlled trials. *Eur Heart J*. 1997;18(4):560–565.

177. Avezum A et al. Beta-blocker therapy for congestive heart failure. *Can J Cardiol*. 1998;14(8):1045–1053.

178. Lechat P et al. Clinical effects of beta-adrenergic blockade in chronic heart failure. *Circulation*. 1998;98(12):1184–1191.

179. Heidenreich PA et al. Effects of beta-blockade on mortality in patients with heart failure. *J Am Coll Cardiol*. 1997;30(1):27–34.

180. Gattis WA et al. Predischarge initiation of carvedilol in patients hospitalized for decompensated heart failure: results of the Initiation Management Predischarge: Process for Assessment of Carvedilol Therapy in Heart Failure (IMPACT-HF) trial. *J Am Coll Cardiol*. 2004;43(9):1534–1541.

181. Swedberg K et al. Guidelines for the diagnosis and treatment of chronic heart failure: executive summary (update 2005): The Task Force for the Diagnosis and Treatment of Chronic Heart Failure of the European Society of Cardiology *Eur Heart J*. 2005;26(11):1115–1140.

182. Gattis W. Metoprolol CR/XL in the treatment of chronic heart failure.

Pharmacotherapy. 2001;21(5):604–613.

183. Tangeman H, Patterson JH. Extended-release metoprolol succinate in chronic heart failure. *Ann Pharmacother.* 2003;37(5):701–710.

184. Waagstein F et al. Beneficial effects of metoprolol in idiopathic dilated cardiomyopathy. Metoprolol in Dilated Cardiomyopathy (MDC) Trial Study Group *Lancet.* 1993;342(8885):1441–1446.

185. Merit HF Study Group. Effect of metoprolol CR/XL in chronic heart failure: metoprolol CR/XL randomized intervention trial in congestive heart failure (MERIT HF). *Lancet.* 1999;353:2001–2007.

186. CIBIS Investigators and Committees. A randomized trial of b-blockade in heart failure: the cardiac insufficiency bisoprolol study. *Circulation.* 1994;90:1765–1773.

187. Committees C-IIa. The cardiac insufficiency bisoprolol study II: a randomized trial. *Lancet.* 1999;353:9–13.

188. Waagstein F et al. Long term beta-blockade in dilated cardiomyopathy: effects of short- and long-term metoprolol treatment followed by withdrawal and readministration of metoprolol. *Circulation.* 1989;80(3):551–563.

189. Bleske BE et al. Carvedilol: therapeutic application and practice guidelines. *Pharmacotherapy.* 1998;18(4):729–737.

190. Packer M et al. The effect of carvedilol on morbidity and mortality in patients with chronic heart failure. U.S. Carvedilol Heart Failure Study Group. *N Engl J Med.* 1996;334(21):1349–1355.

191. Bristow MR et al. Carvedilol produces dose-related improvements in left ventricular function and survival in subjects with chronic heart failure. MOCHA Investigators. *Circulation.* 1996;94(11):2807–2816.

192. Packer M et al. Double-blind, placebo-controlled study of the effects of carvedilol in patients with moderate to severe heart failure. The PRECISE Trial. Prospective Randomized Evaluation of Carvedilol on Symptoms and Exercise *Circulation.* 1996;94(11):2793–2799.

193. Colucci WS et al. Carvedilol inhibits clinical progression in patients with mild symptoms of heart failure. US Carvedilol Heart Failure Study Group *Circulation.* 1996;94(11):2800–2806.

194. Cohn JN et al. Safety and efficacy of carvedilol in severe heart failure. The U.S. Carvedilol Heart Failure Study Group *J Card Fail.* 1997;3(3):173–179.

195. Greiner B et al. The role of intestinal P-glycoprotein in the interaction of digoxin and rifampin. *J Clin Invest.* 1999;104(2):147–153.

196. Meadowcroft AM et al. Pharmacogenetics and heart failure: a convergence with carvedilol. *Pharmacotherapy.* 1997;17(4):637–639.

197. Poole-Wilson PA et al. Comparison of carvedilol and metoprolol in clinical outcomes in patients with chronic heart failure in the Carvedilol or Metoprolol European Trial (COMET). *Lancet.* 2003;362(9377):7–13.

198. Metra M et al. Differential effects of beta-blockers in patients with heart failure: a prospective, randomized, double-blind comparison of the long-term effects of metoprolol versus carvedilol. *Circulation.* 2000;102(5):546–551.

199. Packer M et al. Effect of carvedilol on survival in severe chronic heart failure. *N Engl J Med.* 2001;344(22):1651–1658.

200. Beta-Blocker Evaluation of Survival Trial Investigators. A trial of the beta-blocker bucindolol in patients with advanced chronic heart failure. *N Engl J Med.* 2001;344:1659.

201. Struthers AD. Why does spironolactone improve mortality over and above an ACE inhibitor in chronic heart failure? *Br J Clin Pharmacol.* 1999;47(5):479–482.

202. Jessup M. Aldosterone blockade and heart failure. *N Engl J Med.* 2003;348(14):1380–1382.

203. Zannad F et al. Eplerenone in patients with systolic heart failure and mild symptoms. *N Engl J Med.* 2011;364(1):11–21.

204. Lee DC et al. Heart failure in outpatients. *N Engl J Med.* 1982;306(12):699–705.

205. Jaeschke R et al. To what extent do congestive heart failure patients in normal sinus rhythm benefit from digoxin therapy? A systematic overview and meta-analysis. *Am J Med.* 1990;88(3):279–286.

206. Kulick D, Rahimtoola S. Current role of digitalis therapy in patients with congestive heart failure. *JAMA.* 1991;265(22):2995–2997.

207. Uretsky BF et al. Randomized study assessing the effect of digoxin withdrawal in patients with mild to moderate chronic congestive heart failure: results of the PROVED trial. PROVED Investigative Group. *J Am Coll Cardiol.* 1993;26(4):93–62.

208. Packer M et al. Withdrawal of digoxin from patients with chronic heart failure treated with angiotensin-converting-enzyme inhibitors. *N Engl J Med.* 1993;329(1):17.

209. The Digitalis Intervention Group. The effect of digoxin on mortality and morbidity in patients with heart failure. *N Engl J Med.* 1997;336(8):525–533.

210. Adams KF Jr et al. Relationship of serum digoxin concentration to mortality and morbidity in women in the digitalis investigation group trial: a retrospective analysis. *J Am Coll Cardiol.* 2005;46(3):497–504.

211. Domanski M et al. The effect of gender on outcome in digitalis-treated heart failure patients. *J Card Fail.* 2005;11(2):83–86.

212. Reuning R et al. *Digoxin.* Vancouver: Applied Therapeutics; 1992.

213. Bauer L. *Digoxin.* New York: McGraw Hill; 2001.

214. Matsuda M et al. Effects of digoxin, propranolol and verapamil on exercise in patients with chronic isolated atrial fibrillation. *Cardiovasc Res.* 1991;25(6):453–457.

215. David D et al. Inefficacy of digitalis in the control of heart rate in patients with chronic atrial fibrillation: beneficial effects of an added beta-adrenergic blocking agent. *Am J Cardiol.* 1979;44(7):1378–1382.

216. Farshi R et al. Ventricular rate control in chronic atrial fibrillation during daily activity and programmed exercise: a crossover open-label study of five drug regimens. *J Am Coll Cardiol.* 1999;33(2):304–310.

217. Deedwania PC et al. Spontaneous conversion and maintenance of sinus rhythm by amiodarone in patients with heart failure and atrial fibrillation: observations from the veterans affairs congestive heart failure survival trial of antiarrhythmic therapy (CHF-STAT). The Department of Veterans Affairs CHF-STAT Investigators. *Circulation.* 1998;98(23):2574–2579.

218. Pedersen OD et al. Efficacy of dofetilide in the treatment of atrial fibrillation-flutter in patients with reduced left ventricular function: a Danish investigations of arrhythmia and mortality on dofetilide (diamond) substudy. *Circulation.* 2001;104(3):292–296.

219. Roy D et al. Rhythm control versus rate control for atrial fibrillation and heart failure. *N Engl J Med.* 2008;358(25):2667–2677.

220. Deedwania PC, Lardizabal JA. Atrial fibrillation in heart failure: a comprehensive review. *Am J Med.* 2010;123(3):198–204.

221. Yu D. The contribution of P-glycoprotein to pharmacokinetic drug interactions. *J Clin Pharmacol.* 1999;39(12):1203–1211.

222. Hooymans P, Merkus F. Current status of cardiac glycoside drug interactions. *Clin Pharm.* 1985;4(4):404–413.

223. Rodin S, Johnson B. Pharmacokinetic interactions with digoxin. *Clin Pharmacokinet.* 1988;11(4):227–244.

224. Fromm MF et al. Inhibition of P-glycoprotein-mediated drug transport: a unifying mechanism to explain the interaction between digoxin and quinidine. *Circulation.* 1999;99(4):552–557.

225. Boyd RA et al. Atorvastatin coadministration may increase digoxin concentrations by inhibition of intestinal P-glycoprotein-mediated secretion. *J Clin Pharmacol.* 2000;40(1):91–98.

226. Verschraagen M et al. P-glycoprotein system as a determinant of drug interactions. The case of digoxin-verapamil. *Pharmacol Res.* 1999;40(4):301–306.

227. Tanaka H et al. Effect of clarithromycin on steady-state digoxin concentrations. *Ann Pharmacother.* 2003;37(2):178–181.

228. Wakasugi H et al. Effect of clarithromycin on renal excretion of digoxin: interaction with P-glycoprotein. *Clin Pharmacol Ther.* 1998;64(1):123–128.

229. Johne A et al. Pharmacokinetic interaction of digoxin with an herbal extract from St. John's wort (Hypericum perforatum). *Clin Pharmacol Ther.* 1999;66(4):338–345.

230. Kelly R, Smith T. Recognition and management of digitalis toxicity. *Am J Cardiol.* 1992;69(18):108G–118G; disc 118G–119G.

231. Bernabei R et al. Digoxin serum concentration measurements in patients with suspected digitalis arrhythmias. *J Cardiovasc Pharmacol.* 1980;2(3):319–329.

232. Reisdorff EJ et al. Acute digitalis poisoning: the role of intravenous magnesium sulfate. *J Emerg Med.* 1986;4(6):463–469.

233. Lely AH, van Enter C. Non-cardiac symptoms of digitalis intoxication. *Am Heart J.* 1972;83(2):149–152.

234. Butler VP Jr et al. Digitalis induced visual disturbances with therapeutic digitalis concentrations. *Ann Intern Med.* 1995;123(9):675–680.

235. Beller GA et al. Digitalis intoxication: a prospective clinical study with serum level correlations. *N Engl J Med.* 1971;284(18):989–997.

236. Lee T, Smith T. Serum digoxin concentration and diagnosis of digitalis toxicity. *Clin Pharmacokinet.* 1983;8(4):279–285.

237. Park GD et al. Digoxin toxicity in patients with high serum digoxin concentrations. *Am J Med Sci.* 1987;30(6):423–428.

238. Shapiro W. Correlative studies of serum digitalis levels and the arrhythmias of digitalis intoxication. *Am J Cardiol.* 1978;41(5):852–859.

239. Ordog GJ et al. Serum digoxin levels and mortality in 5100 patients. *Ann Emerg Med.* 1987;16(1):32–39.

240. Jelliffe RW. Factors to consider in planning digoxin therapy. *J Chronic Dis.* 1971;24:407.

241. Antman E et al. Treatment of 150 cases of life threatening digitalis toxicity. *Circulation.* 1990;81(6):1744–1752.

242. Woolf AD et al. The use of digoxin-specific Fab fragments for severe digitalis intoxication in children. *N Engl J Med.* 1992;326(26):1739–1744.

243. Borron SW et al. Advances in the management of digoxin toxicity in the older patient. *Drugs Aging.* 1997;10(1):18–33.

244. Ujhelyi MR, Robert S. Pharmacokinetic aspects of digoxin-specific FAB therapy in the management of digitalis toxicity. *Clin Pharmacokinet.* 1995;28(6):483–493.

245. Ujhelyi MR et al. Influence of digoxin immune Fab therapy and renal dysfunction on the disposition of total and free digoxin. *Ann Intern Med.* 1993;119(4):273–277.

246. Hickey AR et al. Digoxin immune Fab in the management of digitalis intoxication: safety and efficacy results of an observational surveillance study. *J Am Coll Cardiol.* 1991;17(3):590–598.

247. Rector TS et al. Evaluation by patients with heart failure of the effects of enalapril compared with hydralazine plus isosorbide dinitrate on quality of life. V-HeFT II. *Circulation.* 1993;87(Suppl VI):V171–V177.

248. Mulrowe J, Crawford M. Clinical pharmacokinetics and therapeutic use of hydralazine in congestive heart failure. *Clin Pharmacokinet.* 1989;16(2):86–89.

249. Kalus J, Nappi J. Role of race in the pharmacotherapy of heart failure. *Ann Pharmacother.* 2002;36(3):471–478.

250. Carson P et al. Racial differences in response to therapy for heart failure: analysis of the Vasodilator-Heart Failure Trials. *J Card Fail.* 1999;5(3):178–187.

251. Shekelle PG et al. Efficacy of angiotensin-converting enzyme inhibitors and beta-blockers in the management of left ventricular systolic dysfunction according to race, gender and diabetic status: a meta-analysis of major clinical trials. *J Am Coll Cardiol.* 2003;41(9):1529–1538.

252. Yancy CW et al. Race and the response to adrenergic blockade with carvedilol in patients with chronic heart failure. *N Engl J Med.* 2001;344(18):1358–1365.

253. Curtis LH et al. Early and long-term outcomes of heart failure in elderly persons, 2001–2005. *Arch Intern Med.* 2008;168(22):2481–2488.

254. Acute decompensated heart failure national registry. http://www.adhereregistry.com/back.html. Accessed Janauary 24, 2011.

255. Nohria A et al. Medical management of advanced heart failure. *JAMA.* 2002;287(5):628–640.

256. Grady KL et al. Team management of patients with heart failure: a statement for healthcare professionals from the Cardiovascular Nursing Council of the American Heart Association. *Circulation.* 2000;102(19):2443–2456.

257. Stevenson LW et al. Optimizing therapy for complex or refractory heart failure: a management algorithm. *Am Heart J.* 1998;135(6, Pt 2 Su):S293–S309.

258. Stevenson LW, Perloff JK. The limited reliability of physical signs for estimating hemodynamics in chronic heart. *JAMA.* 1989;261(6):884–888.

259. Bourge RC, Tallaj JA. Ultrafiltration: a new approach toward mechanical diuresis in heart failure. *J Am Coll Cardiol.* 2005;46(11):2052–2053.

260. Bart BA et al. Ultrafiltration versus usual care for hospitalized patients with heart failure: the Relief for Acutely Fluid-Overloaded Patients With Decompensated Congestive Heart Failure (RAPID-CHF) trial. *J Am Coll Cardiol.* 2005;46(11):2043–2046.

261. Costanzo MR et al. Early ultrafiltration in patients with decompensated heart failure and diuretic resistance. *J Am Coll Cardiol.* 2005;46(11):2047–2051.

262. Costanzo MR et al. Ultrafiltration versus intravenous diuretics for patients hospitalized for acute decompensated heart failure. *J Am Coll Cardiol.* 2007;49(6):675–683.

263. Sackner-Bernstein JD et al. Risk of worsening renal function with nesiritide in patients with acutely decompensated heart failure. *Circulation.* 2005;111(12):1487–1491.

264. Sackner-Bernstein JD et al. Short-term risk of death after treatment with nesiritide for decompensated heart failure: a pooled analysis of randomized controlled trials. *JAMA.* 2005;293(15):1900–1905.

265. Publication Committee for the VMAC Investigators (Vasodilatation in the Management of Acute CHF). Intravenous nesiritide vs nitroglycerin for treatment of decompensated congestive heart failure: a randomized controlled trial. *JAMA.* 2002;287(12):1531–1540.

266. Yancy CW et al. Safety and feasibility of using serial infusions of nesiritide for heart failure in an outpatient setting (from the Fusion I Trial). *Am J Cardiol.* 2004;94(5):595–601.

267. Yancy CW et al. Safety and efficacy of outpatient nesiritide in patients with advanced heart failure: results of the Second Follow-Up Serial Infusions of Nesiritide (FUSION II) trial. *Circ Heart Fail.* 2008;1(1):9–16.

268. Hernandez AF et al. Rationale and design of the Acute Study of Clinical Effectiveness of Nesiritide in Decompensated Heart Failure Trial (ASCEND-HF). *Am Heart J.* 2009;157(2):271–277.

269. Hernandez A. Acute Study of Clinical Effectiveness of Nesiritide in Decompensated Heart Failure Trial (ASCEND-HF)—Nesiritide or placebo for improved symptoms and outcomes in acute decompensated HF. American Heart Association 2010 Scientific Sessions.Late-Breaking Clinical Trials November 14, 2010; Chicago, IL. *Clin Res Cardiol.* 2011;100:2.

270. Leier CV et al. Comparative systemic and regional hemodynamic effects of dopamine and dobutamine in patients with cardiomyopathic heart failure. *Circulation.* 1978;58(3, Pt 1):466–475.

271. Hillerman D, Forbes W. Role of milrinone in the management of congestive heart failure. Drug Intelligence and Clinical Pharmacy. *Ann Pharmacother.* 1989;23(5):357–362.

272. DiBianco R et al. A comparison of oral milrinone, digoxin and their combination in the treatment of patients with chronic heart failure. *N Engl J Med.* 1989;320(11):677–683.

273. Packer M et al. Effect of oral milrinone on mortality in severe chronic heart failure. The PROMISE Study Research Group. *N Engl J Med.* 1991;325(21):1468–1475.

274. Cuffe MS et al. Short term intravenous milrinone for acute exacerbations of chronic heart failure: a randomized controlled trial. *JAMA.* 2002;287(12):1541–1517.

275. Felker GM et al. Heart failure etiology and response to milrinone in decompensated heart failure. Results from the OPTIME-CHF study. *J Am Coll Cardiol.* 2003;41(6):997–1003.

276. Yamani MH et al. Comparison of dobutamine-based and milrinone-based therapy for advanced decompensated congestive heart failure: hemodynamic efficacy, clinical outcome, and economic impact. *Am Heart J.* 2001; 142:998.

277. Cesario D et al. Beneficial effects of intermittent home administration of the inotrope/vasodilator milrinone in patients with end-stage congestive heart failure: a preliminary study. *Am Heart J.* 1998;135(1):121–129.

278. Elis A et al. Intermittent dobutamine treatment in patients with chronic refractory heart failure: a randomized, double-blind, placebo-controlled study. *Clin Pharmacol Ther.* 1998;63(6):682–685.

279. Applefeld M et al. Outpatient dobutamine and dopamine infusions in the management of chronic heart failure: clinical experience in 21 patients. *Am Heart J.* 1987;114(3):589–595.

280. Marius-Nunez A et al. Intermittent inotropic therapy in an outpatient setting: a cost-effective therapeutic modality in patients with refractory heart failure. *Am Heart J.* 1996;132(4):805–808.

281. Leier C, Binkley PF. Parenteral inotropic support for advanced congestive heart failure. *Prog Cardiovasc Dis.* 1998;41(3):207–224.

282. Fang JC et al. Advanced (stage D) heart failure: a statement from the Heart Failure Society of America Guidelines Committee. *J Card Fail.* 2015;21(6):519–534.

283. Bayes de Luna A et al. Ambulatory sudden cardiac death: mechanisms of production of fatal arrhythmia on the basis of data from 157 cases. *Am Heart J.* 1989;117(1):151–159.

284. Luu M et al. Diverse mechanisms of unexpected cardiac arrest in advanced heart failure. *Circulation.* 1989;80(6):1675–1680.

285. Doval HC et al. Randomized trial of low-dose amiodarone in severe congestive heart failure. Grupo de Estudio de la Sobreivida en la Insuficiencia Cardiaca en Argentina (GESICA). *Lancet.* 1994;344(8921):493–498.

286. Singh SN et al. Amiodarone in patients with congestive heart failure and asymptomatic ventricular arrhythmia. *N Engl J Med.* 1995;333(2):77–82.

287. Massie B et al. Effect of amiodarone on clinical status and left ventricular function in patients with congestive heart failure. *Circulation.* 1996;93(12):2128–2134.

288. Moss AJ et al. Improved survival with an implanted defibrillator in patients with coronary disease at high risk for ventricular arrhythmia. Multicenter Automatic Defibrillator Implantation Trial Investigators. *N Engl J Med.* 1996;335(26):1933–1940.

289. Moss AJ et al. Prophylactic implantation of a defibrillator in patients with myocardial infarction and reduced ejection fraction. *N Engl J Med.* 2002;346(12):877–883.

290. Bardy G et al. Sudden Cardiac Death in Heart failure Trial (SCD-HeFT) investigators. Amiodarone or an implantable cardioverter-defibrillator for congestive heart failure. *N Engl J Med.* 2005;352(3):225–237.

291. Jarcho JA. Resynchronizing ventricular contraction in heart failure. *N Engl J Med.* 2005;352(15):1594–1597.

292. McAlister F et al. Cardiac resynchronization therapy for patients with left ventricle systolic dysfunction. *JAMA.* 2007;297(22):2502–2514.

293. Higgins SL et al. Cardiac resynchronization therapy for the treatment of heart failure in patients with intraventricular conduction delay and malignant ventricular tachyarrhythmias. *J Am Coll Cardiol.* 2003;42(8):1454–1459.

294. Daubert C et al. Prevention of disease progression by cardiac resynchronization therapy in patients with asymptomatic or mildly symptomatic left ventricular dysfunction: insights from the European cohort of the REVERSE (Resynchronization Reverses Remodeling in Systolic Left Ventricular Dysfunction) trial. *J Am Coll Cardiol.* 2009;54(20):1837–1846.

295. Tang AS et al. Cardiac-resynchronization therapy for mild-to-moderate heart failure. *N Engl J Med.* 2010;363(25):2385–2395.

296. Yamamoto K et al. Left ventricular diastolic dysfunction in patients with hypertension and preserved systolic dysfunction. *Mayo Clin Proc.* 2000;75(2):148–155.

297. Aurigemma G, Gaasch WH. Diastolic heart failure. *N Engl J Med.* 2004;351(11):1097–1105.

298. Cleland J et al. The Perindopril in elderly people with Chronic Heart Failure (PEP-CHF) Study. *Eur Heart J.* 2006;27(11):2338–2345.

299. Solomon SD et al. Effect of angiotensin receptor blockade and antihypertensive drugs on diastolic function in patients with hypertension and diastolic dysfunction: a randomised trial. *Lancet*. 2007;369(9579):2079–2087.

300. Massie BM et al. Irbesartan in patients with heart failure and preserved ejection fraction. *N Engl J Med*. 2008;359(23):2456–2467.

301. Flather M et al. Randomized trial to determine the effect of nebivolol on mortality and cardiovascular hospital admission in elderly patients with heart failure (SENIORS). *Eur Heart J*. 2005;26(3):215–225.

302. Pitt B et al. Spironolactone for heart failure with preserved ejection fraction. *N Engl J Med*. 2014;370(15):1383–1392.

303. Pfeffer MA et al. Regional variation in patients and outcomes in the Treatment of Preserved Cardiac Function Heart Failure With an Aldosterone Antagonist (TOPCAT) trial. *Circulation*. 2015;131(1):34–42.

304. De Smet P. Herbal remedies. *N Engl J Med*. 2002;347(25):2046–2056.

305. Hawthorn leaf with flower. 2000. http://www.herbalgram.org/

306. Pittler M et al. Hawthorn extract for treating chronic heart failure: meta-analysis of randomized trials. *Am J Med*. 2003;114(8):665–674.

307. Tauchert M. Efficacy and safety of crataegus extract WS 1442 in comparison with placebo in patients with chronic stable New York Heart Association class III heart failure. *Am Heart J*. 2002;143(5):910–915.

308. Holubarsch CJ et al. The efficacy and safety of Crataegus extract WS 1442 in patients with heart failure: the SPICE trial. *Eur J Heart Fail*. 2008;10(12):1255–1263.

309. Tran M et al. Role of coenzyme Q 10 in chronic heart failure, angina, and hypertension. *Pharmacotherapy*. 2001;21(7):797–806.

310. Pepping J. Alternative therapies: coenzyme Q. *Am J Health Syst Pharm*. 1999;56(6):519–521.

311. Pfeffer M et al. Effect of captopril on mortality and morbidity in patients with left ventricular dysfunction after myocardial infarction: the Survival and Ventricular Enlargement Trial (SAVE). *N Engl J Med*. 1992;327(10):669–677.

312. Swedberg K et al. Effects of the early administration of enalapril in mortality in patients with acute myocardial infarction (CONSENSUS II). *N Engl J Med*. 1992;327(10):628–684.

313. The Acute Infarction Ramipril Efficacy (AIRE) Study Investigators. Effect of ramipril on mortality and morbidity of survivors of acute myocardial infarction with clinical evidence of heart failure. *Lancet*. 1993;342(8875): 821–828.

314. ISIS-4 (Fourth International Study of Infarct Survival) Collaborative Group. ISIS-4: a randomised factorial trial assessing early oral captopril, oral mononitrate, and intravenous magnesium sulphate in 58,050 patients with suspected acute myocardial infarction. *Lancet*. 1995;345(8951):669–685.

315. Gruppo Italiano per lo Studio della Soprawvenza nell infarto Miocardico. GISSI-3: effects of lisinopril and transdermal glyceryl trinitrate singly and together on 6-week mortality and ventricular function after acute myocardial infarction. *Circulation*. 1993;88(8906):1115–1122.

316. Hansten PD, Horn JR. *Drug Interactions Analysis and Management*. St. Louis, MO: Wolters Kluwer Health; 2009.

317. George CF. Interactions with digoxin: more problems. *Br Med J (Clin Res ed.)* 1982;284(6312):291–292.

318. Sachs M et al. Interaction of itraconazole and digoxin. *Clin Infect Dis*. 1993;16(3):400–403.

319. Nolan PJ et al. Effects of co-administration of propafenone on the pharmacokinetics of digoxin in healthy volunteer subjects. *J Clin Pharmacol*. 1989;29(1):46–52.

320. Fitchtl B, Doering W. The quinidine-digoxin interaction in perspective. *Clin Pharmacokinet*. 1983;8(2):137–154.

321. Bigger JT, Leahy E. Quinidine and digoxin: an important interaction. *Drugs*. 1982;24(2):229–239.

322. Fenster P et al. Digoxin-quinidine interaction in patients with chronic renal failure. *Circulation*. 1982;66(6):1277–1280.

323. Doering W et al. Quinidine-digoxin interaction: evidence for involvement of an extra-renal mechanism. *Eur J Clin Pharmacol*. 1982;21(4):281–285.

324. Mordel A et al. Quinidine enhances digitalis toxicity at therapeutic serum digoxin levels. *Clin Pharmacol Ther*. 1993;53(4):457–462.

325. Aronow WS, Kronzon I. Effect of enalapril on congestive heart failure treated with diuretics in elderly patients with prior myocardial infarction and normal left ventricular ejection fraction. *Am J Cardiol*. 1993;71(7): 602–604.

326. Lang CC et al. Effects of lisinopril on congestive heart failure in normotensive patients with diastolic dysfunction but intact systolic function. *Eur J Clin Pharmacol*. 1995;49(1/2):15–19.

327. Zi M et al. The effect of quinapril on functional status of elderly patients with diastolic heart failure. *Cardiovasc Drugs Ther*. 2003;17(2):133–139.

328. Yip GW et al. The Hong Kong diastolic heart failure study: a randomised controlled trial of diuretics, irbesartan and ramipril on quality of life, exercise capacity, left ventricular global and regional function in heart failure with a normal ejection fraction. *Heart (Br Card Soc)*. 2008;94(5):573–580.

329. Warner JG Jr et al. Losartan improves exercise tolerance in patients with diastolic dysfunction and a hypertensive response to exercise. *J Am Coll Cardiol*. 1999;33(6):1567–1572.

330. Parthasarathy HK et al. A randomized, double-blind, placebo-controlled study to determine the effects of valsartan on exercise time in patients with symptomatic heart failure with preserved ejection fraction. *Eur J Heart Fail*. 2009;11(10):980–989.

331. Takeda Y et al. Effects of carvedilol on plasma B-type natriuretic peptide concentration and symptoms in patients with heart failure and preserved ejection fraction. *Am J Cardiol*. 2004;94(4):448–453.

332. Aronow WS et al. Effect of propranolol versus no propranolol on total mortality plus nonfatal myocardial infarction in older patients with prior myocardial infarction, congestive heart failure, and left ventricular ejection fraction > or = 40% treated with diuretics plus angiotensin-converting enzyme inhibitors. *Am J Cardiol*. 1997;80(2):207–209.

333. Setaro JF et al. Usefulness of verapamil for congestive heart failure associated with abnormal left ventricular diastolic filling and normal left ventricular systolic performance. *Am J Cardiol*. 1990;66(12):981–986.

334. Ahmed A et al. Effects of digoxin on morbidity and mortality in diastolic heart failure: the ancillary digitalis investigation group trial. *Circulation*. 2006;114(5):397–403.

15 第15章 心律失常

C. Michael White, Jessica C. Song, and James S. Kalus

核心原则

		章节案例
心房颤动(房颤)/心房扑动(房扑)		
①	房颤最常见的症状包括胸部心悸、头晕和运动耐量降低,但是卒中是最严重的并发症。治疗的目标是控制心室率并降低卒中风险。	案例15-1(问题1和2)
②	适合用来控制室率的药物包括地高辛、β受体阻滞剂和非二氢吡啶类钙通道阻滞剂。地高辛常用作辅助治疗。有症状的患者推荐使用抗心律失常药物,但无症状患者(除心悸外,没有其他的症状)不需要使用。	案例15-1(问题3~7)
③	在将房颤转复为窦性心律前,保证没有血凝块存在很重要,但是对于昏迷或神志不清的某些患者不是必要的。CHA_2DS_2-VASc评分为2分或更高的患者应当接受长期的华法林或达比加群抗凝治疗。评分为0分的患者不需接受抗凝治疗,评分为1分的患者根据患者和医师的偏好,可以不接受治疗或使用阿司匹林或接受抗凝治疗。	案例15-1(问题8和13)
④	抗心律失常的药物使房颤患者转复的概率为50%,而电击转复成功率为90%。在转复后为维持窦性心律,不能应用Ⅰb类药物,具有结构性心脏病的患者不能应用Ⅰc类药物(左室肥厚、心肌梗死或心力衰竭),而Ⅰa类和Ⅲ类药物能够增加尖端扭转型室性心动过速(torsade de pointes,TdP)的风险。普罗帕酮、索他洛尔、决奈达隆、多非利特和胺腆酮常用作房颤的抗心律失常药物。	案例15-1(问题9~12)
⑤	与房颤相比,房扑较少见,但是应当尝试同样的室率控制和抗心律失常策略。射频消融术能用来消除房扑。	案例15-2(问题1)
阵发性室上性心动过速		
①	房室结内折返可引起阵发性室上性心动过速(Paroxysmal supraventricular tachycardia,PSVT)。可出现心悸和低血压。瓦式动作(valsalva maneuver,堵鼻鼓气法),腺苷或非二氢吡啶类钙通道阻滞剂可用来治疗这种心律失常。	案例15-3(问题1~6)
②	阵发性室上性心动过速伴预激综合征(Wolff-Parkinson-White syndrome)的患者,应用抑制房室结的药物,如β受体阻滞剂、非二氢吡啶钙通道阻滞剂,和地高辛会增加心脏骤停的风险。射频消融能通过破坏旁路传导途径治愈患者。	案例15-4(问题1和2)
房室传导阻滞		
①	二度Ⅰ型或三度房室传导(AV)阻滞的患者应当停用β受体阻滞剂、地高辛和非二氢吡啶钙通道阻滞剂。这类疾病可以应用阿托品治疗。	案例15-5(问题1和2)
室性心律失常		
①	室性期前收缩(premature ventricular complexes,PVCs)和心肌梗死的患者,可以选择β受体阻滞剂治疗。对于频发PVC并导致心室功能减退的患者,推荐行射频消融术。	案例15-6(问题1和2)

充分的血供依赖于心脏持续的、完美协调的电生理活动。本章总结并讨论心脏电生理、心律失常发生机制、常见的心律失常类型和抗心律失常治疗方法。

电生理学

电生理基础

细胞电生理学

跨细胞膜存在一种跨膜电位,电位的变化是通过离子跨膜循环流动来实现的,主要包括 K^+、Na^+、Ca^{2+}、Cl^-。如果跨膜电位按照浦肯野纤维的循环模式变化,这种变化按照时间绘制曲线,就是典型动作电位曲线图(图 15-1)。

动作电位分为 5 期[1]。0 期与钠离子通过快钠通道进入细胞引起的心室去极化相关。在体表心电图(ECG)上,QRS 波代表 0 期。1 期是超射期,此期钙离子进入细胞并使细胞收缩。在 2 期,也就是平台期,通过慢钠和钙通道产生的内向去极化电流与外向复极钾电流抵消平衡,第 3 期的复极化在 ECG 中表现为 T 波。在 4 期,钠从细胞内转运到细胞外,而钾从细胞外主动转运至细胞内,在这期间,动作电位在某些细胞保持低平(如心室肌)直到接受来自上方的兴奋冲动才产生变化。其他的细胞(如窦房结),细胞缓慢的自发去极化直到达到阈电位并再次自发去极化(0 期)。动作电位的形态基于细胞的定位(见图 15-1)。在窦房结和房室结中,与钠内向离子流相比这些细胞更依赖于钙内向离子流,因此静息膜电位的负值更小、0 期上升缓慢及具有自发(自律性)4 期除级(见图 15-1)。

0 期的上行斜率,被称为 V_{max},与传导速度有关。斜度越陡峭,去极化速度越快。另一个影响 V_{max} 的因素是去极化发生的位点,位点阈电位的负值越小,V_{max} 越慢,因此传导减慢。药物能通过阻滞快钠通道或使静息膜电位的负值变小来影响 V_{max} 和传导速度(如Ⅰ类抗心律失常药物)。

动作电位时程(APD)是从 0 期开始到 3 期结束的时间长度。有效不应期是细胞处于不应期并且不能传导另一冲动的时间长度。可以通过心内记录动作电位来测定这两种参数。Ⅰa 类和Ⅲ类药物可延长心脏的不应期[1]。

正常心脏的电生理

自律性

自律性是细胞(通常指起搏细胞)的自发除极的能力。这些细胞位于窦房结和房室结及希-浦氏系统。窦房结通常是优势起搏,因为在正常的心脏中,它比其他的结点能更快达到阈值,从而每分钟产生 60~100 次去极化[2]。房室结和浦肯野纤维本身的去极化速率分别为每分钟 40~60 次和每分钟 40 次。在健康的心脏,来自窦房结的兴奋冲动频率更高,抑制了房室结和浦肯野纤维的自发除极(超速抑制)。

传导性

正常情况下,起源于窦房结的兴奋经结内特定的传导途径激活心房肌和房室结。房室结在向希氏支释放兴奋前会短暂延迟一会。然后兴奋沿右和左束支传导,并通过浦肯野纤维作用于心室肌。心电图由相对于心脏特殊位置或解剖位置电活动引起的一系列复合波形构成。通常这些波

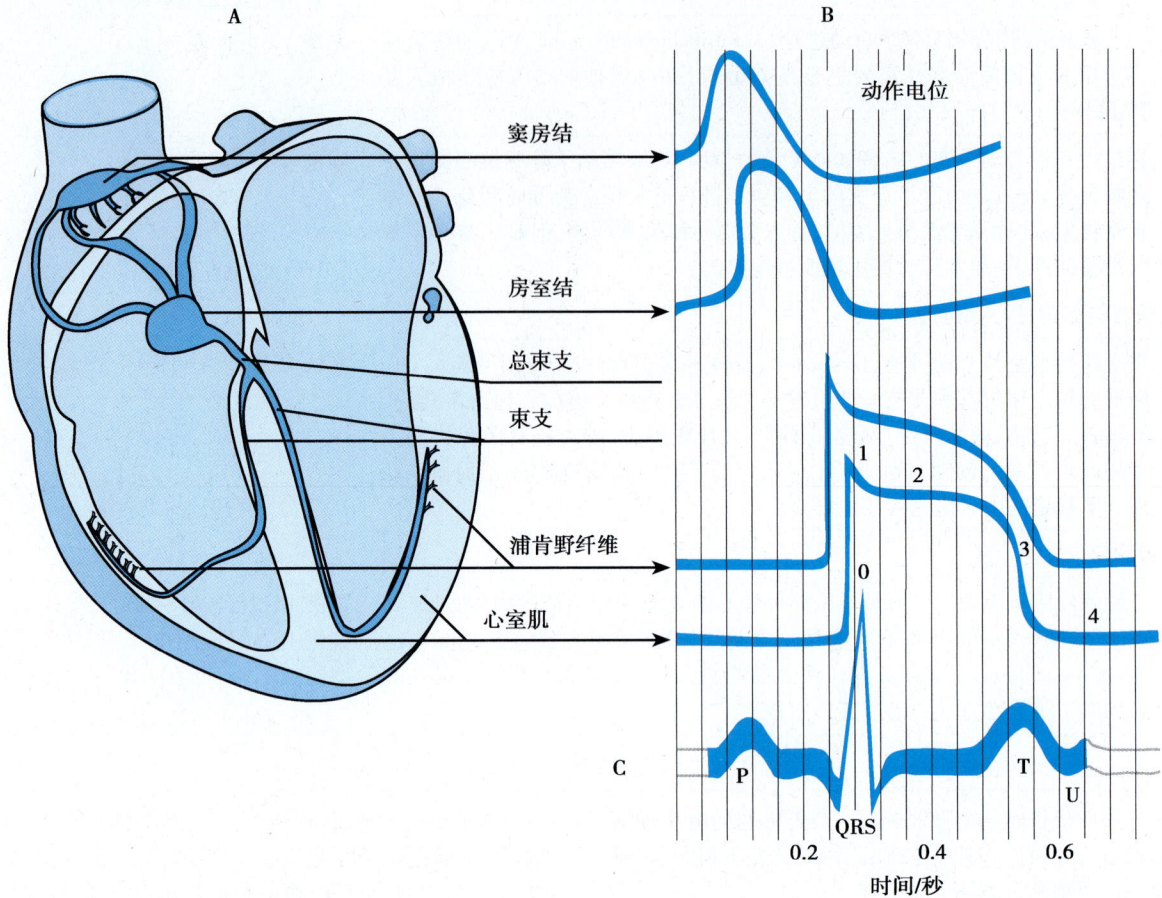

图 15-1　心脏传导系统。A. 心脏传导系统解剖。B. 特殊细胞的动作电位。C. 体表心电图与动作电位的关系

形被命名为 P 波、QRS 波和 T 波。P 波代表心房的去极化，而 QRS 表明心室的去极化。T 波反映了心室的复极过程。为了评价传导系统本身，可在不同位点获得传导间期。表 15-1 列出了通过 ECG 或心内电极检测的传导间期正常值。药物和缺血可能影响传导从而改变 ECG 间期。表 15-2 列出了这些抗心律失常药物对 ECG 的影响。

病理生理学

异常兴奋冲动的产生

异常兴奋冲动是由于异常自律性和触发活动引起，常

源于窦房结（如窦性心动过缓）或其他部位（如交界性或自律性室性心动过速）。引起自律性异常的因素包括低氧、缺血或儿茶酚胺活性过高。

非起搏细胞试图在细胞完全复极前后使之去极化，此时产生了触发活性。这些后除极可能发生在动作电位的 2 相或 3 相（早）或 4 期（晚）。早后除极（EAD）是由于膜电位水平降低并且可能同时存在窦性心动过缓。尖端扭转型室性心动过速（TdP）是一类多形性室性心动过速，被认为是由早期后除极引发。晚期后除极常见于地高辛中毒，认为其继发于细胞内游离钙超载。

表 15-1

正常电生理间期

间期	正常范围	电生理活性	测量方法
PR	120~200	心房除极	体表心电图
QRS	<140	心室除极	体表心电图
QTc[a]	<400	心室复极	体表心电图

[a]QTc 间期是指按照心率校正的 QT 间期，常用计算 QTc 的方法是 QT 间期/（R-R 间期）$^{1/2}$（Bazett 公式）

表 15-2

抗心律失常药物的药理学性质

类型	体表心电图			传导速度	不应期
	PR 间期	QRS 间期	QT 间期		
I a	0/↑	↑	↑↑	↑↓[a]	↑[b]
I b	0	0	0	0/↓	↓[b]
I c	↑	↑↑	↑	↑	0[b]
II	↑↑	0	0	↓[b]	↑[b]
III	0[c]	0	↑↑	0[b]	↑[b]
IV	↑↑	0	0	↓[b]	↑[b]

[a] 低剂量时传导速度加快而在高剂量时传导速度降低。

[b] 在心房和房室结组织。

[c] 可能不依赖于III类抗心律失常药物的活性引起 PR 间期延长。

兴奋冲动的传导异常

折返

最常见的引起心律失常的传导异常就是折返。正常的一条传导通路分叉为两条传导通路时就形成了折返回路(如,房室结或左和右束支)。兴奋冲动通过一条通路传导(图 15-2),但是在另一通路受到单向的传导阻滞(见图 15-2)。冲动从没有阻滞的通路下传,而由原来阻滞的通路逆传。如果先前的通路已经脱离不应期,这种异常的兴奋冲动可能再次通过其传导下来。室上性和单形室性心动过速

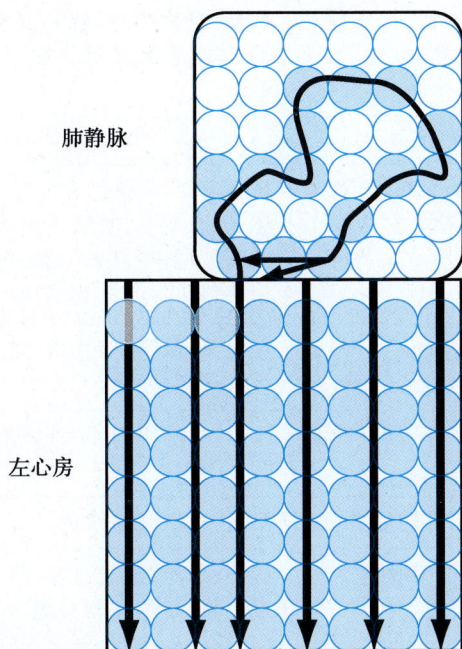

图 15-2 肺静脉的折返循环。在肺静脉中混杂着电生理活性的细胞(深色圆形)和无电生理活性的细胞(白色圆形)。当主要的去极化波从心房同步下传时,较小的去极化刺激进入肺静脉并在电生理活性组织中弯曲传播。在这种情况下,神经兴奋在肺静脉中形成环形传播,也能通过传导途径激动心房

都属于折返性心律失常。

阻滞

当正常传导途径被阻滞且兴奋冲动被迫通过非传导组织引起去极化时,就出现了另一种兴奋传导的异常形式。常见于心室左和右束支阻滞。一条通路被阻滞,需要对侧束支发生反向传导,从而激动两个心室。一般来说,非传导组织对电兴奋冲动的传导比传导组织要慢得多[1]。

心律失常的分类

所有源于希氏束以上的心律失常称为室上性心律失常。其中包括窦性心动过缓、窦性心动过速、阵发性室上性心动过速、房扑、房颤、预激综合征以及房性期前收缩。除非存在一侧束支阻滞,所有这些心律失常都以正常的 QRS 波(例如心室除极正常)为特征。并不是所有的心脏节律改变都一定是病态的。举例来说,心脏状态很好的运动员,一般心搏量大,心率慢(窦性心动过缓)。剧烈运动一般伴随着瞬时的窦性心动过速。

源于希氏束以下的心律失常称为室性心律失常。其中包括室性期前收缩(PVCs)、室性心动过速和室颤。根据传导阻滞的程度和定位通常进行单独分类,可以是室上性的(如一度、二度或三度房室传导阻滞,见案例 15-6,问题 2)或心室内(如右或左束支传导阻滞)。另一种心律失常的分类方法是基于心室率:心动过缓(<60 次/min)或心动过速(>100 次/min)。如下网址具有很多心律失常评估的实用教程:http://www.blaufuss.org。

抗心律失常药物

根据其电生理(EP)和药理学作用基础,按 Vaugh-Williams 分类法将抗心律失常药物分为 4 类。I 类药物,钠通道阻滞剂,又进一步按照通道阻滞的持续时间再分为 I a 类(中度阻滞)、I b 类(快速)和 I c 类(高度阻滞)。II 类为 β 肾上腺素受体阻滞剂,III 类为钾通道阻滞剂,IV 类为钙通道阻滞剂。表 15-3 总结了这些药物分类、药物代谢动力学和不良反应的相关信息。

表 15-3

抗心律失常药物的 Vaughn-Williams 分级

药物和分类	药动学特点	适应证	不良反应
Ⅰa 类（与Ⅲ类药物相似可能引起尖端扭转）			
硫酸奎尼丁（83% 奎尼丁；SR）葡萄糖酸奎尼丁（62% 奎尼丁；SR）	$t_{1/2} = 6.2 \pm 1.8h$（受年龄、肝硬化影响）；$V_d = 2.7L/kg$（心力衰竭时↓）；肝代谢，80%；肾清除，20%；$C_p = 2 \sim 6\mu g/ml$，CYP3A4 底物，CYP2D6 抑制剂，P-糖蛋白抑制剂	房颤（转复或预防），WPW，PVCs，VT	腹泻、低血压、N/V、金鸡钠反应、发热、血小板减少、致心律失常
普鲁卡因胺	$t_{1/2} = 3 \pm 0.6h$；$V_d = 1.9 \pm 0.3L/kg$；肝代谢 40%；肾清除（GFR+可能 CTS）60%；活性代谢物（NAPA）[a] $C_p = 4 \sim 10\mu g/ml$，可能 CTS 底物	房颤（转复或预防），WPW，PVCs，VT	低血压、发热、粒细胞缺乏症、系统性红斑狼疮（关节/肌肉痛、皮疹、心内膜炎）、头痛、心律失常
丙吡胺（SR 和 CR 剂型）	$t_{1/2} = 6 \pm 1h$；$V_d = 0.59 \pm 0.15L/kg$；肝代谢，30%；肾清除，70%；$C_p = 3 \sim 6\mu g/ml$	AF,WPW,PSVT,PVCs,VT	抗胆碱（口干、视物模糊、尿潴留）、心力衰竭、心律失常
Ⅰb 类[b]（不能用于治疗房性心律失常）			
利多卡因	$t_{1/2} = 1.8 \pm 0.4h$；$V_d = 1.1 \pm 0.4L/kg$；肝代谢 100%；$C_p = 1.5 \sim 6\mu g/ml$	PVCs, VT, VF	嗜睡、躁动、肌肉抽搐、癫痫、感觉异常、心律失常
美西律	$t_{1/2} = 10.4 \pm 2.8h$；$V_d = 9.5 \pm 3.4L/kg$；肝代谢 35%~80%；$C_p = 0.5 \sim 2\mu g/ml$	PVCs, VT, VF	嗜睡、躁动、肌肉抽搐、癫痫、感觉异常、心律失常、N/V、腹泻
Ⅰc 类（不能用于有器质性心脏病的患者）			
氟卡尼	$t_{1/2} = 12 \sim 27h$；CYP2D6 底物，75%；肾清除 25%；$C_p = 0.4 \sim 1\mu g/ml$	房颤,PSVT,严重室性心律失常	头晕、震颤、头晕目眩、脸红、视物模糊、金属味、心律失常
普罗帕酮	$t_{1/2} = 2h$（快代谢者）；10 小时（慢代谢）；$V_d = 2.5 \sim 4L/kg$，CYP2D6 底物/抑制剂，P 糖蛋白抑制剂	PAF,WPW,严重室性心律失常	头晕、视物模糊、味觉异常、恶心、哮喘恶化、心律失常
Ⅲ类（与Ⅰa 类相似可能引起尖端扭转，胺碘酮和决奈达隆风险较低）			
胺碘酮	$t_{1/2} = 40 \sim 60$ 天；$V_d = 60 \sim 100L/kg$；吸收个体差异大；肝代谢，100%；口服生物利用度 = 50%，$C_p = 0.5 \sim 2.5\mu g/ml$，CYP1A2,2D6,2C9,3A4 抑制剂，P 糖蛋白抑制剂	AF, PAF, PSVT, 严重室性心律失常,VF	视物模糊、角膜色素沉着、光敏感、皮肤变色、便秘、肺纤维化、共济失调、甲状腺功能减退或甲状腺功能亢进、低血压、N/V
索他洛尔[c]	$t_{1/2} = 10 \sim 20h$；$V_d = 1.2 \sim 2.4L/kg$；肾清除，100%	AF（预防性），PSVT,严重室性心律失常	无力、晕眩、呼吸困难、心动过缓、心律失常
多非利特	$t_{1/2} = 7.5 \sim 10h$；$V_d = 3L/kg$；肾清除，60%（GFR+CTS），CYP3A4 底物	AF 或房扑转复和预防	胸痛、晕眩、头痛、心律失常
依布利特	$t_{1/2} = 6(2 \sim 12)h$；$V_d = 11L/kg$，$C_p =$ 未确定	AF 或房扑转复	头痛、恶心、心律失常
决奈达隆	$t_{1/2} = 13 \sim 19h$；$V_d = 20L/kg$，$T_{max} = 3 \sim 6h$，CYP3A4 底物，CYP 2D6,3A4 抑制剂，P 糖蛋白抑制剂，与食物同服吸收增加	AF 或房扑预防	腹泻、恶心、皮炎或皮疹、心动过缓、肝毒性、妊娠分级 X

[a] NAPA 100%经肾清除，表现Ⅲ类抗心律失常作用。

[b] 苯妥英为Ⅰb 类抗心律失常药物。

[c] 可能具有Ⅱ类和Ⅲ类抗心律失常活性。

AF，房颤；C_p，稳态血药浓度；CR，控释片；CTS，肾小管分泌；CYP，细胞色素 P-450；GFR，肾小球滤过率；NAPA，N-acetylprocainamide；N/V，恶心呕吐；PAF，阵发性房颤；PSVT，阵发性室上性心动过速；PVC，室性期前收缩；SR，缓释片；$t_{1/2}$，半衰期；V_d，分布容积；VF，室颤；VT，室性心动过速；WPW，预激综合征。

Ⅰa类和Ⅲ类抗心律失常药物延长去极化时间、QTc间期并增加TdP风险。Ⅱ类和Ⅳ抗心律失常药物能降低心率(可能导致心动过缓)、使心室收缩力降低(可能减少每搏输出量)、延长PR间期(可能导致Ⅱ度或Ⅲ度房室传导阻滞)。Ⅰb类抗心律失常药物只作用于心室组织,所以它们不能在房颤和房扑时使用。Ⅰc类抗心律失常药物临床应用广泛,但不能在心肌梗死后或心力衰竭或严重的左心室肥厚时(被列为器质性心脏病)应用,因为可能导致死亡率增加。在下文里会详细介绍这些药物。

室上性心律失常

这一类心律失常具体包括:①主要源于心房的,如房颤、房扑、阵发性窦性心动过速、异位性房性心动过速和多源性房性心动过速;②房室结折返心动过速(AVNRT)和涉及心房或心室内的旁路途径的房室折返心动过速(AVRT)。AVNRT和AVRT常能自行终止,并且从本质上说是阵发性的(间歇的);因此,它们常被称作阵发性室上性心动过速(PSVT)。最常见的室上性心律失常是房颤、房扑和室上性心动过速。

房颤和房扑

房颤(atrial fibrillation,AF)常源于心房异位病灶除极刺激或心房组织处于易损期时受到折返环激动的影响。心房和心室的易损期常出现在QRS波的前半部分;这一时间段易损是因为净电荷接近正常,但是细胞内外钠、钙和钾的离子浓度与正常相比有根本的不同。在易损期间的刺激产生多个异位病灶并在没有单一起搏点控制下试图起搏心房,在心电图上P波消失(图15-3),并引起心房肌快速无效的颤动,特征是"无规律的不规则"心室率。相反,房扑(atrial flutter)(图15-4)的特征是典型的锯齿形心房波,频率在280~320次/min,根据存在的房室阻滞的性质不同(例如2、3或4次心房率对应1次心室率或2:1、3:1、4:1传导)心室率不同。在大多数情况下,心室率约为150次/min。如果心房异位节律位点影响了处于易损期的周围心房组织,房扑可能会进展为房颤。当患者首次发生房颤时,持续时间通常很短,并且能自行转复。不定期发生和终止的房颤类型称为阵发性房颤,而如果房颤事件发生的越来越密集、随后房颤的持续时间延长,就进展为持续性房颤。持续性房颤时房颤一直持续到经电转复或药物转复后心脏节律恢复。随着时间的推移,持续性房颤进展为永久性房颤,此时不能转复或维持正常的窦性心律。在下一章节中举例说明持续性房颤。

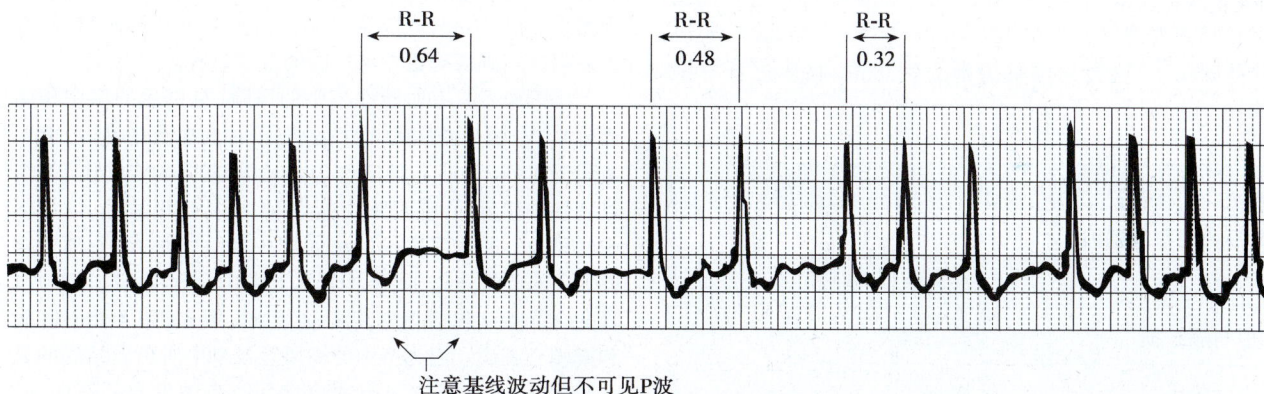

图 15-3　房颤。注意无规律且不规则的 RR 间期,基线波动但无明确的 P 波,QRS 宽度正常,心率 140 次/min

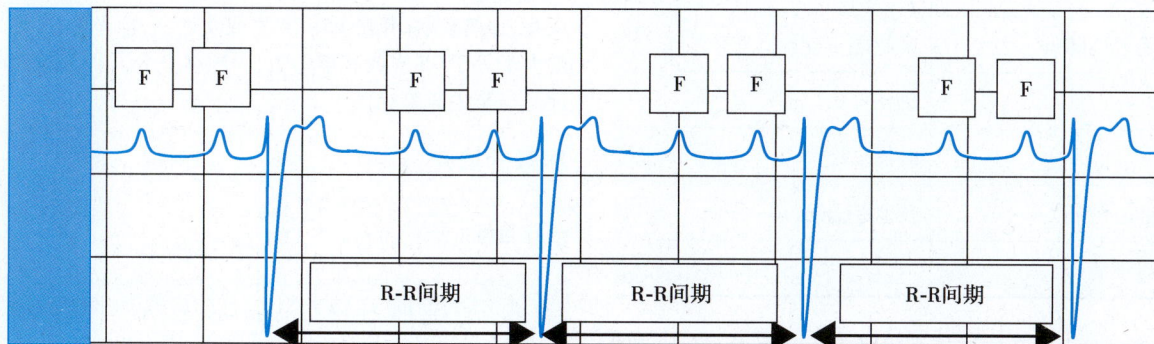

图 15-4　房扑。注意心电图纸上锯齿样的波形。F 表示房扑波形具有一致的 RR 间期

临床表现和基本病因

案例 15-1

问题 1：J. K. 是一名 66 岁的男性，常规来门诊复诊。病史包括 2 型糖尿病史和收缩性心力衰竭史至少 5 年，高血压史、痛风史。没有风湿性心脏病史、心肌梗死史、肺栓塞史、甲状腺疾病史。用药史包括二甲双胍一次 1g，每日 2 次，赖诺普利每日 40mg，呋塞米 40mg，每日 2 次，琥珀酸美托洛尔 50mg，每日 2 次和别嘌醇每日 300mg。没有吸烟和饮酒史。体格检查血压 136/84mmHg，脉搏 70 次/min，窦性心律，呼吸 12 次/min，体温 98.2°F（36.8°C）。他的体重指数（BMI）为 32kg/m²。J. K. 的哪些病史是使其发展为房颤的因素？他 10 年内房颤发生风险是多少？

房颤通常与其他疾病或异常相关，或这些其他疾病和异常是其临床表现（表 15-4）[3,3a]。如果存在可治疗的致病因素，应当进行纠正，因为这可能根治房颤。已有房颤风险预测工具。应用这一工具，对年龄、性别（男性）、BMI、收缩压、PR 间期和是否合并高血压、心力衰竭或瓣膜疾病进行评分。评分总和与 10 年内房颤发生风险相关。这一评分系统强调与房颤发生相关的常见因素，尤其是高龄、高血压、心力衰竭和瓣膜病。还有证据表明肥胖人群更易患房颤[4,5]。一小部分患者没有心脏的基础疾病，这类房颤称为孤立性房颤，临床过程一般较好。

表 15-4

房颤和房扑的诱因

酒精	非风湿性心脏病
房间隔缺损	心内膜炎
心外科手术	肺炎
心肌病	肺栓塞
脑血管意外	病窦综合征
慢性阻塞性肺病	甲状腺毒症
发热	创伤
低热	肿瘤
缺血性心脏病	预激综合征
二尖瓣疾病	

J. K. 具有 10 年内进展为房颤的危险因素，包括同时患有经治疗的高血压、心力衰竭、他的年龄和性别。基于这些已知的信息，他 10 年内进展为房颤的风险可能大于 30%[4]。

房颤的预后

案例 15-1，问题 2：2 年后，J. K. 因劳力性呼吸困难（DOE）、心悸 2 周入院。过去 1 年中，有 3 次短暂的心悸，但是没有合并劳力性呼吸困难。体检发现他双肺底均具有水泡音。心脏检查见无规律的不规则心律不伴杂音、奔马律或摩擦音。颈静脉怒张 4cm，但是无器官肿大，四肢 1⁺ 凹陷性水肿。心电图示房颤（见图 15-3），且胸部放射照片示轻度心力衰竭。心脏超声示心房大小正常（小于 5cm）且左心室射血分数为 30%。J. K. 已经证实临床表现哪些与房颤相关？患者房颤的可能预后如何？

像 J. K. 一样，心悸（胸部感到心跳加快或异常）是房颤患者最常见的主诉。这是因为心室率加快，一般可达 100~160 次/min。RR 间期（两个相邻的 QRS 波的 R 波间的时间）表现为无规律的不规则。在房颤过程中，心房驱血功能丧失，或者说心房失去了对每搏输出量的贡献（通过 Frank-starling 机制）。因为心房驱血可能占总每搏输出量的 20%~30%，这一点与房颤时快速心室率和异常的 RR 间期一起，诱发血供不足所带来的症状，例如头晕目眩、眩晕或运动耐量降低。但是，许多患者除了心悸外没有其他症状。患者是否出现如 J. K. 一样心力衰竭的体征，例如劳力型呼吸困难、外周水肿，取决于基础的心室功能。相对来说，心力衰竭的基础疾病也参与房颤的发病过程。

房颤患者具有血栓性卒中的风险（见随后的卒中预防部分）[6]。因为心房的无序运动、正常的血流中断，可能形成附壁血栓（常见于心房称为左心耳的袋状结构内）。恢复窦性心律后，心脏收缩功能变强，更易排出血栓，增加卒中的风险。非瓣膜房颤的患者卒中风险增加 5 倍；随着合并相关风险因素增加，卒中风险也增加。其他增加卒中风险的合并疾病包括心力衰竭、心肌病、甲亢、先天性心脏病和瓣膜心脏病。因为卒中的高风险及卒中对患者结局的显著影响，进而有了应用药物治疗预防卒中发生的适应证。另外根据患者的基础卒中和出血风险选择合适的抗凝方案。房颤的风险评分使用 $CHA_2DS_2\text{-}VASc$ 评分系统。$CHA_2DS_2\text{-}VASc$ 评分如果存在充血性心力衰竭、高血压、糖尿病、血管疾病、年龄 65~74 岁或女性，一项得 1 分，如果年龄大于等于 75 岁或有卒中史，一项得 2 分。得分总和既为评分与卒中风险相关[7]。

房颤的治疗

治疗目标

案例 15-1，问题 3：像 J. K. 这样的房颤患者治疗目标和一般治疗方法是什么？

有 2 个基本治疗目标，包括控制心室率和减少卒中的风险。在有些病例中，第 3 个治疗目标是转复为窦性心律。

控制心室率

地高辛

> 案例 15-1,问题 4:医嘱给予 J. K. 1mg 负荷剂量的地高辛,继以每日 0.25mg 的维持剂量。给予地高辛的目的是什么?与其他控制心室率的药物相比,地高辛的优点和缺点是什么?

房颤首要的治疗目标是减慢心室率,这样可使心室血液灌注更充分。表 15-5 列出了一般用于控制心室率的药物及负荷剂量和维持剂量。因为其对房室结的直接阻滞作用和类迷走神经的作用,地高辛延长房室结的有效不应期,减少房室结传导的兴奋冲动的数量(负性频率)[6]。

因为地高辛(digoxin)使用的许多限制,作为室律控制药物对房颤患者的作用有限。因为其作用起效慢,限制了地高辛的应用。给予静脉剂量后,它起效需要超过 2 个小

表 15-5

用于控制室上性心动过速室律的药物[a]

药物	负荷剂量	常用维持剂量	备注
地高辛	10~15μg/kg,低体重患者可达 1~1.5mg IV 或 PO 24h(如起始 0.5mg,然后 0.25mg/6h)	PO:0.125~0.5mg/d;根据肾衰调整剂量(见第 14 章)	需要数小时达到最大效应;肾功能损害患者慎用
艾司洛尔	0.5mg/kg IV 1 分钟	50~300μg/(kg·min)持续静脉输注并增加剂量间采用静脉推注	常见低血压;联合地高辛和钙通道阻滞剂药效协同
普萘洛尔	0.5~1.0mg IV 2min 重复(可达 0.1~0.15mg/kg)	IV:0.04mg/(kg·min) PO:10~120mg TID	心力衰竭或哮喘的患者慎用;联合地高辛和钙通道阻滞剂药效协同
美托洛尔	5mg IV,速率 1mg/min	PO:25~100mg BID	心力衰竭或哮喘的患者慎用;联合地高辛和钙通道阻滞剂药效协同
维拉帕米	5~10mg(0.075~0.15mg/kg) IV 2min;如果患者对药物反应不佳 15~30min 后,重复注射 10mg(可达 0.15mg/kg)	IV:5~10mg/h PO:40~120mg TID 或缓释片每日 120~480mg	静脉应用会引起低血压;联合地高辛和 β 受体阻滞剂房室阻滞协同;可能增加地高辛浓度
地尔硫草	0.25mg/kg IV 2min;如果患者对药物反应不佳,15min 后重复注射 0.35mg/kg,2min	IV:5~15mg/h PO:60~90mg TID 或 QID 或缓释片每日 180~360mg	在静脉注射 4~5 分钟后起效;低血压;联合地高辛和 β 受体阻滞剂房室药效协同

[a] 房室结消融是控制心室反应的非药物治疗的替代选择;但是作用是永久性的,并此后需要长期心室起搏。
BID:每日 2 次;PO,口服;IV,静脉注射;QID,每日 4 次;TID,每日 3 次。

时,需要 6~8 小时才能达到最大疗效[8],这明显慢于其他的负性频率药物。交感神经兴奋(如运动和情绪压力)是阵发性房颤的诱发因素,此时地高辛比 β 受体阻滞剂和非二氢吡啶类钙通道阻滞剂的疗效差[7-11]。2014 年 American Heart Association/American College of Cardiology/Heart Rhythm Society 的房颤治疗指南推荐地高辛仍保留用于左心室功能损害或心力衰竭时控制房颤的心室率,或当心室率控制不佳时作为 β 受体阻滞剂和非二氢吡啶类钙通道阻滞剂的辅助治疗[12]。对于需要控制房颤时心室率且血压较低的患者,也可能从地高辛对心室率的控制中获益。应当注意的是,如果地高辛与 P 糖蛋白抑制剂如维拉帕米、普罗帕酮、奎尼丁、氟卡尼和胺碘酮合用,地高辛血清浓度会升高[13-15]。正常情况下,P 糖蛋白存在于小肠上皮细胞的刷状缘细胞膜中,将地高辛泵入肠腔中从而减少其生物利用度;P 糖蛋白也存在于肾小管,可将地高辛泵出体外(进一步讨论地高辛和地高辛相互作用药物的内容见第 14 章)。

> 案例 15-1,问题 5:J. K. 患有糖尿病,其患糖尿病肾病的风险增加。如果 J. K. 有肾功能不全,剂量怎样调整?

J. K. 的肾功能正常。如果他具有明显的肾功能不全,应当减少地高辛的负荷和维持剂量。负荷剂量的目的是为了在分布容积大时迅速达到治疗药物浓度,清除率对这一作用影响小。在肾功能不全的患者中地高辛的分布容积减小。地高辛 50%~75% 经尿以原型排泄,因此地高辛的维持剂量与肾脏清除率高度相关。(对地高辛在肾功能正常和异常的患者中的应用的更多讨论内容见 14 章)。虽然地高辛在心力衰竭患者的治疗中目标治疗浓度通常为 0.5~1ng/ml[16],对于 J. K. 的室率控制可能有必要应用更高的目标治疗浓度。

β 肾上腺素阻滞剂

> 案例 15-1,问题 6:其他用于心室率控制的药物有哪些,与地高辛相比它们有何优缺点?

β 肾上腺素阻滞剂是另一类用于房颤的负性频率药物。普萘洛尔、美托洛尔和艾司洛尔可静脉应用。每种药物都可以在静息和运动时迅速控制心室率。β 受体阻滞剂是高儿茶酚胺状态下的首选药物,例如甲亢和心脏手术后。

但是,因为它们具有负性肌力的作用,β受体阻滞剂不应用于对急性收缩性心力衰竭患者的心室反应的控制。虽然β受体阻滞剂用于治疗收缩性心力衰竭(如比索洛尔、卡维地络和美托洛尔),它们需要从低剂量开始并用几周的时间谨慎地缓慢增加剂量[2](见第14章)。在需要快速控制心室率时,可能需要更积极的给药剂量。β受体阻滞剂由于β2受体阻滞的作用,应当避免用于哮喘的患者,并且β受体阻滞剂可以掩盖低血糖的体征和症状(除了出汗),因此对于糖尿病患者应更密切地检测血糖。

钙通道阻滞剂

非二氢吡啶类钙通道阻滞剂也可以在静息和运动时有效减慢心室率。它们通过抑制房室结的慢钙通道来发挥作用。维拉帕米和地尔硫䓬可以静脉注射以快速降低心室率(4~5分钟)[12]。非二氢吡啶类钙通道阻滞剂不应用于失代偿心衰的患者[7]。他们通过作用于房室结的慢钙通道发挥作用。虽两药皆可持续静滴和口服给药,但静脉注射产生的作用持续时间较短。钙通道阻滞剂可以引起动脉扩张,因此可能会引起血压的瞬时降低。预防性给予静脉钙剂可用来降低其对低血压患者、临界低血压患者或左室功能不全患者的降压作用。钙剂预防不能消除非二氢吡啶类钙通道阻滞剂负性肌力作用[17-20]。射血分数小于35%的患者应禁用维拉帕米,且维拉帕米能增加其他心血管药物如地高辛、多非利特、辛伐他汀和洛伐他汀的浓度[21]。对于哮喘的患者,维拉帕米和地尔硫䓬是很好的替代药物[7]。

长期治疗中推荐使用口服负性肌力药物(通常β受体阻滞剂或非二氢吡啶类钙通道阻滞剂)。如果使用这些药物中的一种进行单药治疗,控制症状需要使用更高的剂量,如果患者出现不能耐受的不良反应,推荐在β受体阻滞剂或钙通道阻滞剂基础上加用小剂量地高辛[7,11,22-24]。

虽然这类患者也常短期静脉注射地尔硫䓬,但J. K. 有心力衰竭的体征,静脉维拉帕米和β受体阻滞剂可能加重心力衰竭的体征和症状,而且β受体阻滞剂可能掩盖J. K. 低血糖的体征,所以地高辛是合理的选择。室率控制的目标应当是使静息心率在60~80次/min之间,使运动时心率在90~115次/min之间[7]。最近的研究发现更宽松的静息心室率控制目标(<110次/min)与严格的心室率控制目标(静息心率<80次/min)对患者具有相似的预后[25]。这项研究提示在难以达到心室率控制目标时,患者心室率>80次/min也是可以接受的[7,26]。

室率控制与节律控制

案例15-1,问题7:在给予负荷剂量地高辛后,J. K. 的心率仍为120次/min,且一直感到心悸。他的血压是100/60mmHg,并且他心力衰竭的症状正在改善,但仍诉有轻度的气短。医师决定对J. K. 进行转复窦性心律的治疗。J. K. 适于进行节律控制治疗吗?如果适合,为什么?J. K. 成功转复为窦性心律的可能性有多大?

节律控制策略在最近几年中应用有所减少。这是因为已经完成的至少6项对室率或节律控制对患者预后的影响进行比较的研究[27-32]。为了标准化这些研究,只有除心悸外无症状的患者进行室率控制。AFFIRM研究(Atrial Fi-

brillation Follow-up Investigation of Rhythm Management),是一项随机多中心的研究,是最大的比较房颤治疗室率控制和节律控制的研究之一。AFFIRM入选4 060名房颤合并卒中风险的患者[27]。主要终点是全因死亡率。根据主治医师的判断选择抗心律失常药物,而超过60%的患者接受胺碘酮或索他洛尔作为初始抗心律失常药物。室率控制药物包括地高辛、β受体阻滞剂和非二氢吡啶类钙通道阻滞剂。在平均随访3.5年后,室率控制组的全因死亡率有降低的趋势(P=0.08),而住院率(降低10%,P=0.001)和TdP(降低300%,P=0.007)有明显的降低。因此与室率控制相比,房颤患者节律控制不能改善预后且增加住院和TdP的风险。

对于大多数患者常规长期治疗应采取室率控制策略,包括控制心率并如有适应证,给予抗凝。但是,当患者即使采用现今可采取的治疗充分控制室率后仍有症状,或如果患者不能耐受室率控制药物的不良反应,有必要进行节律控制。地高辛未充分控制J. K. 的心率。口服β受体阻滞剂和非二氢吡啶类钙通道阻滞剂也可用来控制他的心率;但是很可能他的血压太低以致不能增加β受体阻滞剂剂量或加用非二氢吡啶类钙通道阻滞剂。因此有必要进行节律控制治疗。

成功转复和维持窦性心律的可能性由心律失常的持续时间、基础疾病情况和左心房大小决定[33]。房颤持续时间超过1年显著降低维持窦性心律的机会[34]。当心房大小超过5cm,会减少10%在6个月内维持窦性心律的机会。J. K. 维持窦性心律的机会很大,因为他房颤的持续时间短,且心脏超声证实他的左心房仅有轻度的扩大。

转复为正常窦性心律

案例15-1,问题8:J. K. 开始服用华法林治疗,并且J. K. 的凝血时间目标值为国际标准比值(INR)2~3。J. K. 计划进行经食管超声心动图(transesophageal echocardiogram,TEE)来决定是否在这次住院期间能够进行转复。TEE怎样帮助医师决定是否进行转复,为什么需要进行华法林治疗?

若房颤持续时间<48小时,心房血栓形成的可能性非常小。但是,如果患者具有卒中的高危风险,他们应当尽快在围转复期接受抗凝药物治疗(普通肝素、低分子肝素、Xa因子或直接凝血酶抑制剂),既以长期的抗凝治疗[7]。但是当房颤持续时间>48小时或持续时间不确定,应在转复前至少给予华法林3周,并且给予剂量应使INR保持在2~3之间[7]。对于房颤患者的研究提示在转复前进行抗凝治疗的患者与未抗凝的患者相比血栓栓塞事件降低(抗凝患者0.8%,未抗凝患者5.3%)[35]。TEE可以替代用来决定是否心房中有血凝块形成[7,36]。心房血栓形成更常见发生在称为心耳的心房小侧袋内[37]。因为房颤患者右心耳的血栓发生率是左心耳的一半,因此增加卒中的风险远远高于肺栓塞[37]。

如果TEE未见血凝块,可以认为房颤转复引起卒中的风险较低[36]。但是如果 TEE 证实心房中有血凝块，J.K. 将需要在转复前充分抗凝三周以预防血凝块引起的血栓栓塞和卒中。如果转复成功，由于心房肌收缩功能完全恢复可能需要长达 3 周的时间，患者可能有迟发血栓栓塞的风险，因此患者转复后需要继续服用华法林至少 4 周[38]。是否需要进行长期抗凝治疗取决于患者的基础血栓风险和出血风险。在下文会进一步讨论。

药物转复——依布利特、普罗帕酮、氟卡尼

> **案例 15-1，问题 9：** J.K. 无心房血凝块，计划明日使用依布利特进行药物转复。如果 J.K. 使用依布利特药物转复失败，他将于明日晚些时候进行电转复。请比较依布利特与其他药物转复治疗选择。

直流电转复是最有效的转复方法（见下文电转复）。但是如果患者不适合进行麻醉或患者不愿意进行直流电转复，此时不宜应用直流电转复。在这些情况下，可以试着进行药物转复。在安慰剂对照研究中评估了许多Ⅰ类和Ⅲ类抗心律失常药物对房颤或房扑转复窦性心律的作用。其中研究发现作用最有效的药物转复方法包括静脉注射依布利特、口服普罗帕酮、口服氟卡尼和静脉注射胺碘酮及口服多非利特。本章将主要讨论依布利特、普罗帕酮和氟卡尼。

依布利特（ibutilide）是Ⅲ类抗心律失常药物，具有钾通道阻滞和慢钠通道激活的作用，依布利特静脉注射剂是第一个经美国食品药品监督管理局批准可用于终止新发房颤和房扑的药物[39]。给药方法为 1mg 依布利特注射液静脉注射 10 分钟，如果 10 分钟后未成功转复，再给予另一剂 1mg 依布利特注射液静脉注射 10 分钟。对新发房颤的转复率为 35%~50%，对房扑转复率为 65%~80%。最近 1 项对住院房颤或房扑患者的回顾性研究中，最初转复成功有 50% 的患者（41% 从房颤转复，65% 从房扑转复），但只有 33% 留院患者保持窦性心律。如果在转复前房颤或房扑的持续时间小于 15 日患者，明显比转复前房颤或房扑持续时间大于 15 日的患者出院时维持窦性心律的要多[40]。与大多数Ⅲ类抗心律失常药物一样，本药主要的不良反应是 TdP，患者发生率约 4%。依布利特应当在合并低钾、低镁、QT 延长和射血分数减低（<30%）的患者中避免使用除了尖端扭转的风险外，患者对治疗的耐受性一般较好[41-43]。

普罗帕酮（propafenone）是Ⅰc 类抗心律失常药物并有 β 受体阻滞的作用，口服给予 450~750mg 剂量（最常用 600mg 的剂量），房颤患者初始转复成功率为 41%~57%。与依布利特比，患者无室性心律失常（包括 TdP）的风险，但是有低血压、窦性心动过缓和 QRS 间期延长的风险[44-46]。

口服氟卡尼（flecainide）是另一类Ⅰc 类抗心律失常药物。在一项研究中，口服 300mg 氟卡尼可以在 3 小时内将 68% 的患者转复窦性心律，8 小时内将 91% 的患者转复窦性心律。本药对房扑也有确切疗效。已报道的不良反应包括窦房结功能障碍、室内传导延长、眩晕、虚弱和胃肠道不适[47,48]。

在房扑时存在 1:1 的房室传导，在给予Ⅰc 类抗心律失常药物至少 30 分钟前，应给予 β 受体拮抗剂或非二氢吡啶类钙拮剂[7]。J.K. 因为结构性心脏病不适于使用这些药物。

电转复

> **案例 15-1，问题 10：** J.K. 应用 2 次静脉注射依布利特，在给予第 2 剂之后，他转复窦性心律仅维持 5 分钟，然后又复发房颤。J.K. 计划 6 小时后行电转复，什么是电转复？它的有效性和安全性如何？

直流电转复迅速且有效，可使 85%~90% 的患者从房颤转为正常窦性心律[38]。如果单用直流电转复无效，可再次联用抗心律失常药物重叠[7,49]。在一项研究中，电转复联合依布利特（1mg）预先治疗的房颤患者（平均房颤持续时间 119 日）成功转复率比未预先治疗的房颤患者明显升高（100% vs 72%，$P = 0.001$）[49]。这可能是因为依布利特预治疗降低了 27% 心房除颤所需的能量（$P = 0.001$）。3% 应用依布利特患者出现 TdP，这些患者的射血分数均小于 20%。为了提高直流电转复率也可考虑氟卡尼、普罗帕酮、胺碘酮和索他洛尔[7]。

血流动力学不稳定是患者进行直流电转复的明显适应证。不希望进行直流电转复的原因是这一操作需要麻醉（短效类苯二氮䓬类、巴比妥类或丙泊酚）。

维持窦性心律

> **案例 15-1，问题 11：** J.K. 在成功电转复后出院，但是，当他在 2 周后复诊时，再次复发房颤，并再次主诉经常有心悸，医师希望开始使用一种抗心律失常药物来维持窦性心律。对于这位患者选择哪种药物最好？

为 J.K. 选择最好的抗心律失常药物，应当评估每种药物的有效性和不良反应资料。Ⅰa 类、Ⅰc 类和Ⅲ类抗心律失常药物（见表 15-2 及表 15-3）预防房颤复发。FDA 批准氟卡尼、索他洛尔和多非利特和决奈达隆用于维持窦性心律。虽然 FDA 未批准，普罗帕酮和胺碘酮也很常用于房颤。

氟卡尼和普罗帕酮

Ⅰc 类氟卡尼和普罗帕酮在抑制房颤方面很有效[50-54]。氟卡尼有效率可高达 61%~92%[55,56]。氟卡尼和其他的可能的Ⅰc 类抗心律失常药物都能引起心律失常，尤期是器质性心脏病的患者应避免使用。普罗帕酮，是Ⅰc 类抗心律失常药物并有 β 受体阻滞的作用，疗效与氟卡尼相似，在非缺血性心脏病和射血分数高于 35% 的患者中相对安全；更适用于需要进行额外的房室阻断以控制心室反应的患者。一项对氟卡尼（每日 200~300mg）和普罗帕酮（每日 450~900mg）进行直接比较的研究证明两者具有相等的安全性和有效性。在 12 个月的全部观察过程中，未有效控制心律失常的患者比例相似（每组均为约 12%）。不良事件也相似，氟卡尼组发生率为 10.3%，普罗帕酮为 7.7%。在所有的不良事件中，只有一名应用普罗帕酮的患者出现室性心律失常。在另一项为期 1 年的普罗帕酮和氟卡尼的对比研究中，也证实两者疗效相似，但是这项研究结果倾向于氟卡尼组的耐受性更好[57,58]。

案例 15-1,问题 12: J.K. 今日要开始给予多非利特。作为预防措施,他因开始使用多非利特入院。为什么 J.K. 需要住院才能使用多非利特?所有抗心律失常药物均需要住院才能开始使用吗?

Ⅲ类抗心律失常药物(索他洛尔、多非利特、胺碘酮、决奈达隆)延长心房、心室、房室结和旁路组织的不应期并且能预防房颤的复发。所有这些药物通过阻滞钾通道发挥作用;但是,索他洛尔还具有额外的 β 受体阻滞的作用[59-61]。胺碘酮和决奈达隆都可阻滞钠通道和钙通道,除了钾通道阻滞的作用外还有抗肾上腺素的作用[59,61]。

索他洛尔、胺碘酮、多非利特和决奈达隆

在一项双盲、安慰剂对照、多中心、随机的研究中入选了 253 名房颤或房扑的患者评估索他洛尔(sotalol)在抑制房颤复发方面的作用[62]。安慰剂、索他洛尔每日 160mg(分 2 次服用)、索他洛尔每日 240mg(分 2 次服用)和索他洛尔每日 320mg(分 2 次服用)的中位复发时间分别为 27 日、106 日、229 日和 175 日。肌酐清除率<40ml/min 的患者禁用索他洛尔,高浓度会引起 TdP。在一项与普罗帕酮的比较研究中,索他洛尔在减少 75% 的患者房颤复发的有效性(79%患者使用普罗帕酮 vs 76%患者使用索他洛尔)与普罗帕酮相似。心动过缓、晕眩和胃肠道不适是最常见不能耐受的不良反应[63]。因为本药负性肌力的作用,索他洛尔不应用于收缩性心力衰竭的患者。可作为一线药物用于房颤合并基础冠状动脉疾病的患者或未合并心血管疾病的患者[7]。

胺碘酮(amiodarone)在维持窦性心律方面比索他洛尔和普罗帕酮更有效[64]。CTAF(Candian Trial of Atrial Fibrillation)研究比较了低剂量胺碘酮(每日 200mg)、普罗帕酮(每日 450～600mg)和索他洛尔(每日 160～320mg)预防房颤复发的作用[64]。在平均随访 16 个月后,35%胺碘酮治疗的患者复发房颤,而索他洛尔和普罗帕酮两组共有 63%的患者复发(P=0.001)。考虑到它特别的药物代谢动力学和潜在的严重不良反应(见表 15-3 和案例 15-7,问题 2),胺碘酮只推荐用于心力衰竭的患者或严重左心室肥厚的患者一线治疗,有很多专门研究心力衰竭的患者使用胺碘酮的安全性的资料[7]。胺碘酮也能用于索他洛尔、普罗帕酮或多非利特治疗失败的患者[7,65]。

已证明多非利特(dofetilide)是一类对转复和维持窦性心律均有效的药物。2 项临床研究,EMERALD(European and Australian Multicenter Evaluative Research on Atrial Fibrillation Dofetilide)[66] 和 SAFIRE-D(Symptomatic Atrial Fibrillation Investigation and Randomized Evaluation of Dofetilide)[67]提示更高剂量的多非利特使 30%的房颤或房扑患者转复。药物转复失败的患者接受电转复,如果电转复成功,患者继续使用多非利特 1 年。1 年后 60%转复成功的患者服用 500μg 仍维持窦性心律。多非利特对于心力衰竭和心肌梗死后患者的致死率表现出中性的作用[68,69]。

根据患者的肌酐清除率(CrCl)调整多非利特的剂量;对于 CrCl>60ml/min、40～60ml/min 和 20～39ml/min 的患者,剂量分别为 500μg、250μg 和 125μg。西米替丁、酮康唑、奋乃静、甲地孕酮和甲氧苄啶(包括与磺胺甲噁唑的复方)抑制多非利特在肾小管的主动分泌,并升高多非利特的血浆浓度[60]。因为 TdP 的发生率直接与多非利特的血浆浓度相关,禁止联用这些药物[70]。维拉帕米或氢氯噻嗪与多非利特联用增加 TdP 的发生率,但机制不明,因此也禁止联用[60]。不推荐多非利特与可延长 QTc 间期的药物共同使用。多非利特也经 P450 CYP3A4 同工酶代谢一小部分。因此同工酶的抑制剂(如唑类抗真菌药物、蛋白酶抑制剂、5-羟色胺再摄取抑制剂、胺碘酮、地尔硫革、奈法唑酮和扎鲁司特)与多非利特联用应谨慎。其他药物可能也会潜在增加多非利特的血药浓度(通过抑制肾小管分泌)包括二甲双呱、氨苯蝶啶、阿米洛利。因此这些药物与多非利特联用应当谨慎[70]。

多非利特作为心力衰竭或冠状动脉疾病患者的一线药物是因为这些人群使用多非利特对死亡率的影响为中性[7]。多非利特对于不合并心血管疾病的患者也可作为一线用药,但在严重左心室肥厚的患者应避免使用[7]。

决奈达隆(dronedarone)是美国批准的最新的抗心律失常药物。决奈达隆从结构和药理活性上都与胺碘酮相似;但是此药不含碘,因此与胺碘酮相比分布容积小得多。不含碘也使服用决奈达隆的患者发生与甲状腺相关的或其他不良反应的可能性小[61]。在维持窦性心律方面决奈达隆与安慰剂相比稍有疗效。服用决奈达隆的患者 1 年房颤复发率约为 40%,复发的时间延长几乎 1 倍[71]。评估决奈达隆的主要临床研究是 ATHENA 研究。ATHENA 的主要终点是死亡、因心血管事件住院的复合终点,患者服用决奈达隆 400mg 每日 2 次或安慰剂至少 1 年[72]。决奈达隆主要的复合终点(31.9%)与安慰剂(39.4%)相比显著降低。对复合终点的减少主要是由于因心血管事件(主要为房颤复发)入院减少。在这项研究中胃肠道事件是最常见的不良反应。应注意在这项研究中排除了最近失代偿心力衰竭或纽约心脏学会(NYHA)分级Ⅳ级心力衰竭的患者。对严重或不稳定心力衰竭患者的排除与 ANDROMEDA 研究导致提前中止试验的负面发现有关[73]。ANDROMEDA 是 1 项安全性研究,用来评价决奈达隆对心力衰竭患者死亡率影响的研究。在这项研究中,纳入了 NYHA 分级Ⅲ级或Ⅳ级收缩性心力衰竭的患者。这项研究提前中止是因为与安慰剂相比,决奈达隆的死亡风险几乎增加了 1 倍。因此,严重或最近失代偿的心力衰竭是决奈达隆的禁忌证。根据 PALLAS 研究的发现,决奈达隆也应在永久性房颤患者中避免使用[74]。这项研究发现在这类患者群中使用该药卒中、心衰和心血管死亡事件增加。决奈达隆也与胺碘酮进行了直接比较[75]。在这项研究中,决奈达隆比胺碘酮的疗效低,但是导致甲状腺、神经、皮肤和眼不良反应的发生率与胺碘酮相比更小。胃肠道不良反应相比胺碘酮更常见[75]。决奈达隆更适于房颤合并冠心病、可能有左室肥厚或无心血管疾病的患者作为一线治疗药物。决奈达隆不应用于心力衰竭症状严重或最近因心力衰竭住院的患者,但是轻度、控制良好的心力衰竭患者可能可以应用[7,73]。

考虑到 J.K. 为新发心力衰竭,无索他洛尔、普罗帕酮和氟卡尼的适应证。虽然决奈达隆可能比胺碘酮的耐受性更好,但是因为 J.K. 最近因失代偿心力衰竭入院,存在使

用禁忌。因此,对于 J. K. 来说最合适的选择是多非利特或胺碘酮。这两种药物均证明心力衰竭患者使用是安全的。根据肾功能、是否存在重要的药物相互作用或是否有需要避免胺碘酮不良反应来在两者之间进行选择。

多非利特因为 TdP 相对的高风险,仅批准入院后才能开始使用。应用多非利特的患者必须应用合适的配备设施进行 ECG 监测至少 3 日。通过计算患者的肌酐清除率来决定初始给药方案。在患者住院期间,患者应用首剂和其后每剂后必须监测 QTc 间期(使用 12 导联 ECG)2~3 小时。如果首剂后 QTc 间期延长 15% 或如果超过 500 毫秒(心脏传导异常患者中 550 毫秒),多非利特给药方案应减少 50%。如果在随后的第 2 剂使用后,任何时候 QTc 间期超过上述参数,多非利特应当停用[76]。

高剂量索他洛尔可能也会引起心律失常,诱导 TdP 的风险使其制药商也要求开始使用索他洛尔的患者必须应用合适的配备设施进行 ECG 监测至少 3 日[76]。此外,在开始和缓慢加量期间,应在每个剂量后监测 QTc 间期 2~4 小时。事实上,除胺碘酮(本药致心律失常的可能性很低)之外,对于大多数治疗房颤的抗心律失常药物,患者都应在住院时开始使用[7]。

预防卒中

抗栓治疗

案例 15-1,问题 13: J. K. 在住院时使用 500μg 多非利特,每日 2 次(其肌酐清除率为 92ml/min,因此剂量是合适的),然后出院。出院后 2 周情况良好。J. K. 还需要继续华法林治疗吗?还可考虑其他哪些抗栓方案?

非瓣膜和瓣膜性房颤患者与无房颤患者相比,卒中风险分别升高了 5 和 17 倍[4,5]。卒中可能导致 71% 的患者死亡或严重的神经瘫痪,且每年的复发率高达 10%[77]。

在 3 项大型的随机的研究中,非瓣膜房颤患者均从抗栓治疗中获益[78-81]。在 SPAF(Stroke Prevention in Arial Fibrillation)研究中,阿司匹林每日 325mg 和华法林(warfarin)(缓慢加量至 INR2.0~4.5)均显著降低卒中风险,同时出血相关并发症可以接受[80]。SPAF II 的结果直接比较了华法林和阿司匹林的作用,并提示华法林与阿司匹林相比在预防卒中方面更有效[81]。这些结果在 AFASAK 研究中得到证实。此项研究发现华法林在预防脑栓塞和整体血管性死亡(脑血管和心血管)明显优于阿司匹林和安慰剂[78]。一种口服直接凝血酶拮抗剂(达比加群)和口服 Xa 因子拮抗剂(利伐沙班,阿哌沙班,依度沙班)已上市。这些新型的抗凝药物已表现出与华法林相比相似或更好的药效和安全性[82-84]。

达比加群(dabigatran)FDA 批准其用于非瓣膜房颤患者减少卒中和全身血栓栓塞性疾病[85]。在 Re-Ly 研究中,达比加群 110mg 每日 2 次和 150mg 每日 2 次与华法林在 CHADS₂ 评分≥1 的患者(CHADS₂ 评分平均为 2.1)中进行比较。CHADS₂ 评分系统是一种用于房颤的危险分层的工具。低剂量达比加群预防卒中的效果不亚于华法林,但是出血更少。高剂量达比加群对卒中的预防优于华法林但出

血发生率相似[86]。除出血外,最常见的不良反应是胃肠道不适。需要注意的是达比加群胶囊不能嚼服或打开。

三种口服 Xa 因子抑制剂包括利伐沙班、阿哌沙班、依度沙班现在已批准用于房颤患者卒中和系统性栓塞的预防。这些药物每一种均采用相似的试验设计与华法林进行了直接的比较[82-84]。已发现利伐沙班和依度沙班在卒中/系统性栓塞预防方面不亚于华法林,而阿哌沙班的药效优于华法林。与华法林相比,依度沙班、阿哌沙班更少发生主要出血事件,而利伐沙班发生率相似。虽然所有这些新药物的有效性和安全性与华法林比较均有不同,但在这些新药物的抗凝选择之间没有直接的比较。因此尚无确定的结论哪种药物更具有优势。但是如果患者具有高出血风险,选择阿哌沙班或依度沙班是合理的,因为这两种药物相对于华法林在出血风险方面更具有优势[83,84]。

对某一患者选择抗凝药物是需要考虑这些新型药物之间的差异。例如,肾功能不全的患者使用每种药物的推荐均有不同。CrCl 低于 15ml/min 的患者不应当使用任何一种新型口服药物。利伐沙班(CrCl 15~49ml/min,每日 15mg)和依度沙班(CrCl 15~50ml/min,每日 30mg)根据肾功能调整的剂量在 ROCKET AF 和 ENGAGE AF TIMI48 研究中进行了评估,而达比加群根据肾功能调整的剂量(CrCl 15~30ml/min,每次 75mg,每日 2 次)是根据药代动力学数据外推的结果[82,84,87]。阿哌沙班不需要根据 CrCl 进行剂量调整,但是如果患者存在两种或更多的高危因素(体重<60kg,血肌酐>1.5 或年龄>80 岁)。有趣的是,依度沙班在 CrCl 大于 95ml/min 的患者的药效降低,不应使用。因此,依度沙班、阿哌沙班或利伐沙班可能比达比加群应用于肾功能减低的患者的循证证据更强,而依度沙班对于肾功能很好的患者并不是一个合适的选择[82-85]。

与华法林相比,口服直接凝血酶抑制剂或口服 Xa 因子抑制剂的药物相互作用更少。所有的新型口服抗凝药物均与利福平有相互作用,利伐沙班和阿哌沙班也与其他的强 P 糖蛋白和 CYP3A4 系统的抑制剂和诱导剂均有相互作用。达比加群与 P 糖蛋白抑制剂(酮康唑、决奈达隆)有相互作用;但是除非使用有相互作用药物的患者 CrCl 小于 50ml/min,不需对治疗进行调整。现在除了利福平,尚未发现与依度沙班存在相互作用的其他药物。虽然与新型口服抗凝药物有相互作用的药物数目少于华法林,但是在治疗开始或治疗调整时,进行药物相互作用评估仍然很重要。达比加群和口服 Xa 因子抑制剂的一项优势是不需要为确定抗凝的强度是否合适而进行常规监测和剂量调整。但潜在的缺点是对于出血或需要紧急行操作或手术的患者,常常无法监测抗凝的强度。此外,尚未有确定的逆转这些药物作用的方法,相反,逆转华法林的作用有很明确的处理流程。现有的质量最好的证据表明浓缩血液因子产品(浓缩 4-因子凝血酶原复合物和 FEIBA)可能逆转这些药物的作用;但是特异的逆转药物可能在不远的将来上市[88]。如果出现危及生命的出血,血液透析也可用来清除达比加群。

总得来说,CHA₂DS₂-VASc 评分≥2 的患者应当接受抗凝治疗预防卒中[7]。华法林(INR 目标 2~3),达比加群、利伐沙班、阿哌沙班作为抗凝药物均推荐用于卒中的预防[7]。

2014 年关于房颤的指南发布时尚未批准依度沙班用于房颤,因此现在指南尚未包括该药但 FDA 已批准依度沙班用于房颤。如果患者 CHA$_2$DS$_2$-VASc 评分 1 分可以选择不进行治疗,也可使用一种抗凝药物或单用阿司匹林,如果患者 CHA$_2$DS$_2$-VASc 评分 0 分不需进行卒中的预防[7]。需要注意的是合并房颤和瓣膜疾病的患者只能使用华法林,因为这一类患者使用新型药物尚未发现使用和获益的证据[89]。

虽然 J. K. 现在处于窦性心律,在 AFFIRM 研究中,随机筛选的进行节律控制的患者只有 73% 和 63% 的患者分别在 3 和 5 年后仍维持窦性心律[26]。使用抗心律失常药物并不降低卒中的风险,而事实上,患者可能复发房颤,并且不能发觉他们不再维持窦性心律。J. K. 的 CHA$_2$DS$_2$-VASc 评分是 4 分,不合并任何出血的高危因素(最近没有胃肠道出血史等)。因此,他应当继续服用抗凝药物以预防卒中[7]。虽然 J. K. 现在正在服用华法林,他也可以使用其他任何一种抗凝药物。

案例 15-2

问题 1:M. P. 是一名 38 岁的女性,过去 2 年患有慢性房扑。她没有其他的病史,服用美托洛尔 50mg,每日 2 次。但她不想再服用这个药物了,因为使她的运动耐量降低。房扑与房颤的治疗有区别吗?M. P. 可以应用导管射频术吗?

房扑是一种不稳定的节律,经常转为窦性心律或进展为房颤。如果房扑是阵发的,应当鉴别基本病因,如果可能应对病因予以治疗。如果患者为持续房扑,治疗目的(控制心室率,转复窦性心律)与房颤一致。控制心室率可应用与房颤同样的药物和剂量。药物转复,低能量(<50J)直流电转复或快速心房起搏可用于紧急将房扑转为窦性心律,但是房扑复发率很高。

导管射频消融术治疗可用来作为治疗房扑的非药物治疗措施,并且在某些病例中可用于房颤。对于房扑和房颤患者均应进行电生理检查,从而证明是否可以进行消融。采用可进行心脏起搏的导管标测心房和肺静脉(肺静脉与心房交界处)的各个部位。如果某一区域能被电刺激起搏则认为此处存在心房异搏点或折返,从而消融这一区域。

通过导管上的电极传导的电能量来消融破坏启动或维持心律失常的组织。如果心律失常的病灶是在心房组织(通常是房扑),病灶本身会被消融。这个操作的成功率约为 75%～90%,推荐药物抵抗或不耐受或不想长期治疗的房扑患者应用。对于房颤患者,异位病灶通常来自肺静脉,常能启动心律失常。对这种情况,在肺静脉周围一圈组织进行环状消融。环状消融不能抑制来自肺静脉的异搏产生,但是它能抑制这些兴奋冲动传播入心房,并且能减少房颤的复发。最近的研究比较了消融术和抗心律失常药物对阵发性房颤患者的疗效,发现与药物相比在预防房颤复发方面消融术更为有效[90]。

M. P. 可能适合进行射频消融术。但是如果她主诉是运动耐量降低,可能 M. P. 换用维拉帕米会缓解这一不良反应[91,92]。

阵发性室上性心动过速

临床表现

案例 15-3

问题 1:B. J. 是一名 32 岁的女性,因主诉虚弱和心悸就诊于急诊科。过去 2 年内,她 1 年发生 2 次相似的症状,但是没有因此来就诊。她没有明显的疼痛,体温 98°F(36.7℃),心率 185 次/min,血压 95/60mmHg,呼吸频率 12 次/min。她的心电图(图 15-5)表现出正常的窦性心律,但心率达 185 次/min。未见 P 波,QRS 波 110 毫秒(正常,<120 毫秒)。患者诊断为阵发性室上性心动过速。

阵发性室上性心动过速的临床表现是什么,这种心律失常的预后怎样?

阵发性室上性心动过速(paroxysmal supraventricular tachycardia,PSVT)常常突发突止。发生阵发性室上性心动过速时,心率通常为 180～200 次/min。像 B. J. 表现的一样,患者通常有心悸感、紧张和焦虑。患者心室率快,发生眩晕和晕厥(几乎昏迷),这种心室率能导致其他更严重的心律失常。根据患者的冠状动脉硬化基础病变程度和左室功能异常情况,也能诱发心绞痛、心力衰竭或卒中。没有阵发性室上性心动过速增加卒中风险的证据。

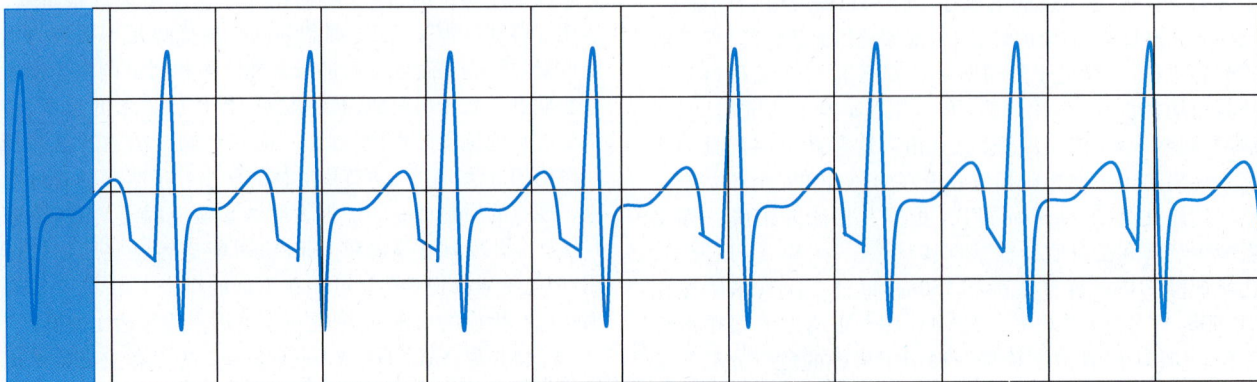

图 15-5 室上性心动过速。注意没有 P 波,QRS 峰性窄,快速的室率

心律失常的发生和折返

案例 15-3,问题 2：阵发性室上性心动过速的发生机制是什么？

房室结折返是最常见的阵发性室上性心律失常的机制（见图 15-2）。如果心房的冲动在两条房室结途径中的一条被单向阻滞（房室阻滞），在兴奋冲动抵达一条传导途径的终端，它会通过另一条途径逆向传导，形成一个环形通路反复激动。在心房和心室之间存在旁路传导时会发生折返性心动过速，像预激综合征引起阵发性室上性心动过速（图 15-6）。

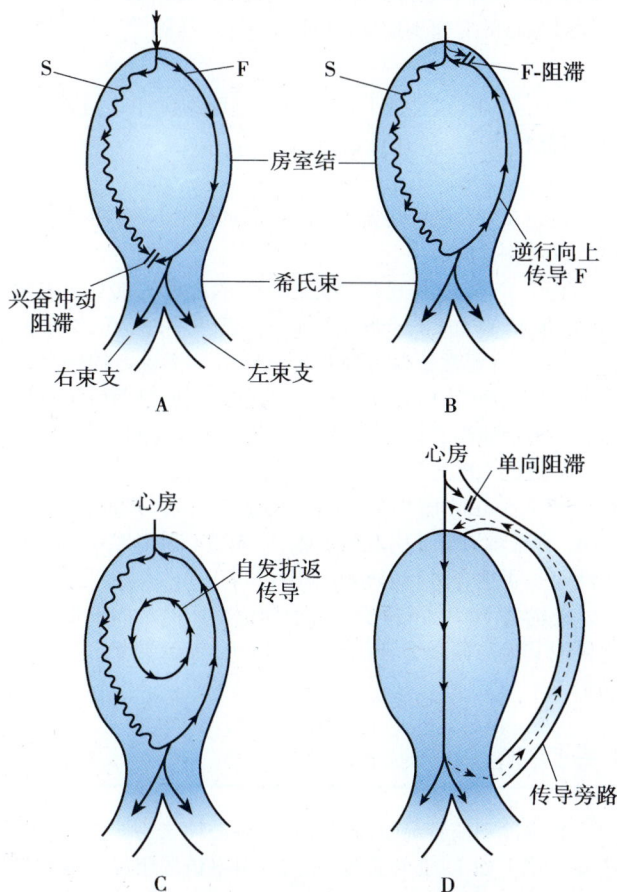

图 15-6 阵发性室上性心动过速和预激综合征时的房室结。A. 兴奋冲动分为两支，一支传播快，另一支传播慢。B. 在 A 中传播较慢的兴奋冲动以逆行的形式传播兴奋冲动。C. 来自 A 和 B 的折返能自我维持。D. 通过房室结传导的正常兴奋冲动，但是通过传导旁路逆行异常传导，可见于预激综合征的患者

治疗

案例 15-3,问题 3：B. J. 尝试进行 Valsalva 动作，心室率降至 150 次/min；其他的指标没有发生改变。静脉注射腺苷 6mg，给药 1 分钟，对阵发性室上性心动过速的心室率没有作用。又给予腺苷 12mg 仍未起效。治疗未见不良反应。如果 B. J. 血流动力学不稳定，还可以选择什么治疗方式？什么是 Valsalva 动作？B. J. 对腺苷反应不佳的可能原因是什么？存在药物相互作用可以减弱腺苷的作用吗？

非药物治疗

Valsalva 动作

虽然她的血压低至 95/60mmHg，但 B. J. 仍保持了充足的灌注压，所以应当首先尝试进行迷走神经刺激法。两种常用的迷走神经刺激方式是按压颈内动脉和颈外动脉分叉处或者是 Valsalva 动作（深吸气后屏息，再用力作呼吸运动）。压力感受器感知到这些方法引起的压力增加，反射性引起交感神经张力减低和迷走神经张力增高。迷走神经张力增高会延长不应期并减慢房室结传导，因此减慢心率；在 10%~30% 的病例中会终止心律失常[92]。如果 B. J. 血流动力学不稳定，她应当接受同步直流电复律治疗。

药物治疗

腺苷

因为阵发性室上性心动过速大多由房室结的折返引起，因此可通过药物阻滞房室结治疗阵发性室上性心动过速。腺苷（adenosine）是一种对心脏起搏组织有短暂负性频率和负性传导作用的嘌呤腺苷[93]，作用迅速而短暂，因此被认为是阵发性室上性心动过速紧急治疗的可选药物。通常给予 6mg 静脉推注的起始剂量，如果在 2 分钟未成功起效，可再次静脉推注 1~2 次，每次 12mg，最大总剂量为 30mg。因为本药半衰期很短（9 秒），腺苷应当快速静推（1~3 秒），其后立即给予盐水冲洗。腺苷在进入血流后迅速开始代谢；因此，B. J. 使用腺苷无效很可能是因为她注射时间太长（1 分钟）。

理论上使用茶碱治疗的患者应用腺苷可能无效或需要加大剂量，因为茶碱可有效的阻断腺苷受体。其他的甲基嘌呤类衍生物（咖啡因、瓜拉那）更高剂量可能理论上会像茶碱一样与腺苷有相互作用。相反，同时应用双嘧达莫可能增加腺苷作用，因为双嘧达莫阻断腺苷的再摄取（因此也减少其清除）。

案例 15-3,问题 4：B. J. 在 2 秒内给予 12mg 腺苷，继以 20ml 生理盐水冲洗，30 秒后，她主诉胸闷和压迫感。怎样解释这些症状？

B. J. 的表现与腺苷常见的不良反应表现一致。应当告知应用腺苷的患者可能会短暂感到胸闷、潮红或焦虑。哮喘的患者可能还会感到气短和喘憋。进行心脏移植的患者因为心脏缺少神经支配对腺苷特别敏感；因此这类患者应当使用低剂量腺苷。

钙通道阻滞剂

案例 15-3,问题 5：B. J. 仍然发作阵发性室上性心动过速。此时还应当考虑哪些其他紧急治疗的方案呢？

非二氢吡啶类钙通道阻滞剂，维拉帕米和地尔硫草可用于阵发性室上性心动过速的患者。维拉帕米（5~10mg 或 0.075~0.15mg/kg 静脉注射超过 2 分钟）在给药后 5 分钟可达到最大治疗作用，如果需要可以每 10~15 分钟给药

1次直至达到最大剂量20mg。为减少不良事件的发生风险，老年人维拉帕米注射时间应为超过3分钟。地尔硫草可以给予静脉注射0.25mg/kg给药超过2分钟，如果未完全起效可在15分钟后再次给予静脉注射0.35mg/kg。这两种钙通道阻滞剂都有85%的转复率[94]。但是维拉帕米不应用于不明原因的宽QRS波心动快速的患者，因为可能会引起血流动力学的损害和室颤。如果钙通道阻滞剂和腺苷都治疗失败还应应用β受体阻滞剂和地高辛。

> **案例15-3,问题6：** B.J. 静脉注射5mg维拉帕米，给药1分钟，然后在10分钟后又再次给予另外5mg。她在第2次给药3分钟后转为窦性心律。因为她继往的症状很可能是因为阵发性室上性心动过速引起的，她可能需要长期进行抑制房室结传导和延长不应期的治疗。对这一适应证可以选用哪种药物？可以对阵发性室上性心动过速的患者进行射频导管消融术吗？

射频导管消融术常用来作为阵发性室上性心动过速患者长期治疗选择。电生理检查用来确定折返通道的位置，并对其进行消融，从而中断传导旁路和折返环路。这种治疗方式具有治愈患者的潜在可能性，并且可由专业的电生理学家进行。患者如不能行消融术，或不希望进行这一操作，可以长期接受药物治疗。阵发性室上性心动过速可以应用减慢房室结传导和延长房室结不应期的药物治疗。这些药物包括口服维拉帕米、地尔硫草、β受体阻滞剂或地高辛。偶可使用 Ic 类和Ⅲ类药物来使快旁路的传导减慢和不应期延长以预防心房和心室期前收缩引起的触发刺激。

B.J. 继往阵发性室上性心动过速的发作史较少，并且很可能适合进行消融。此外，由于静脉注射维拉帕米对她有效，可以口服维拉帕米缓释片每日240mg。

预激综合征

> ### 案例15-4
>
> **问题1：** M.B. 是一名35岁的男性，主诉心悸4小时就诊于急诊室并间断感觉到几乎昏迷（先兆晕厥）。M.B. 的主要体征包括血压96/68mmHg；脉博226次/min,不规则；呼吸频率15次/min；体温37.0℃。心电图示房颤，QRS波宽从0.08～0.14秒不等。为了控制心室率，静脉注射10mg维拉帕米给药2分钟。在2分钟之内完成静脉注射，在心电监护时发现室颤。对 M.B. 进行除颤，M.B. 重新恢复了窦性心律。随后心电图证明 PR 间期为100毫秒（正常120～200毫秒）和δ波，与预激综合征的表现一致。他自青少年起就有许多次相似病史，每次能自行终止，但他没有冠粥动脉硬化性心脏病和心衰。5年前曾服用过一种未知药物，心悸发生率减少，但是他因不良反应停用了这一药物。什么是预激综合征？

Wolff-Parkinson-White 综合征，即预激综合征，发生于连接心房和心室的传导旁路（图15-6）。兴奋冲动能沿这个旁路向下传导并在来自房室结的兴奋冲动抵达前激活心室运动（因此称为预激）。如果患者处于窦性心律而兴奋冲动通过旁路向下传导，心电图可表现为 PR 间期缩短（<100毫秒），由预激引起的融合波δ波，在房室传导后出现的正常 QRS 波。没有明显心脏疾病的儿童和成人也能发生预激综合征（尤其是房室折返性心动过速）且这些患者与同龄人群相比房颤的发生率更高[95]。与 M.B. 相似，心动过速时的快速心率可能导致心悸、头晕目眩和虚弱。当预激综合征患者进展为房颤时，来自心房的快速的兴奋冲动可能直接通过旁路传导途径传导至心室，导致室率加快，因此有发生室颤的危险。维拉帕米（如地尔硫草、β受体阻滞剂、腺苷和胺碘酮）可能延长房室结有效不应期，间接缩短旁路的有效不应期，从而增加这一风险[96]。

> **案例15-4,问题2：** 为什么 M.B. 应用维拉帕米可能引起室颤？应避免使用什么药物？

因为 M.B. 患有房颤，来自心房的快速兴奋冲动会直接通过旁路传向心室，引起室颤。[97,98]

治疗 M.B. 这样房颤伴旁路下传的患者的抗心律失常药物，包括普鲁卡因胺、氟卡尼、普罗帕酮和多非利特[99,100]。对更常转为房颤和血流动力学不稳定的预激综合征患者也可选择直流电转复。对旁路行射频消融术可以治愈很多预激综合征患者，在运动负荷实验中持续预激，预激时最短的 RR 间期<250毫秒，有心悸引起的晕厥症状或存在器质性心脏病史的患者有进行这一手术的适应证。M.B. 有预激综合征引起的房颤，应当由心脏专家评估并决定此时是否适合进行射频消融术[101]。

此时对 M.B. 不适于进行远期治疗。但是如果他复发房颤或其他与预激综合征有关的症状，有必要考虑导管射频消融术。

传导阻滞

兴奋冲动的传导阻滞可导致多种心律失常。这可能发生在心室上如Ⅰ、Ⅱ和Ⅲ度（完全）房室传导阻滞。其他病变位于希氏束分叉之下，例如右或左束支阻滞（RBBB 或 LBBB）和三束支传导阻滞。虽然传导阻滞可分为室上性或室性心律失常，但因其心律失常的发生机制相似，与其他心律失常的治疗不同，两者可以作为一个单独的部分进行讨论。

> ### 案例15-5
>
> **问题1：** H.T. 是一名63岁的男性，因12小时前急性前壁心肌梗死，收入到心脏重症监护病房（coronary care unit,CCU）。患者病情已稳定。入院时，心电图表现如图15-7所示（左束支传导阻滞）。12小时后，心电图出现变化如图15-8所示（文氏型或二度Ⅰ型房室传导阻滞）。
>
> 对 H.T. 来说，这些心律失常有什么潜在的危害？二度房室传导阻滞与一或三度房室传导阻滞有何区别？

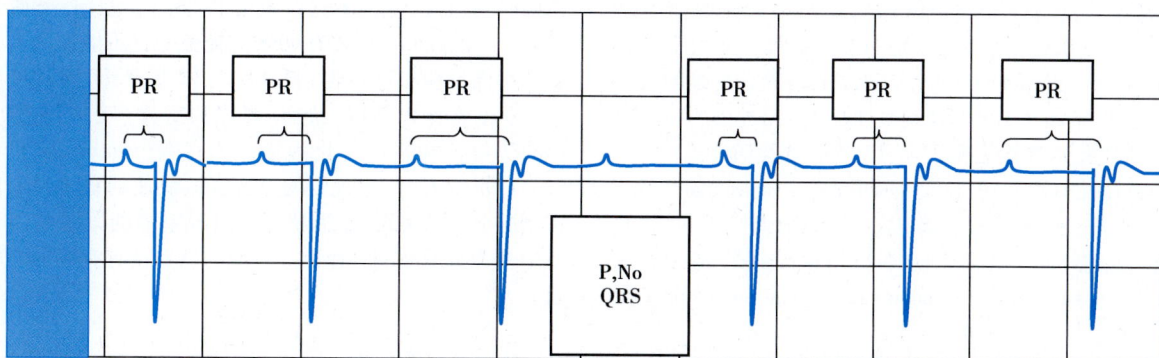

图 15-7　二度 I 型房室传导阻滞（文氏型）。PR 间期进行性延长至到 QRS 波不能传导（第 3 个波后）

H. T. 心电图符合 LBBB 的诊断。兴奋冲动不能沿着希氏-浦肯野系统的左右束支传导时就发生了束支传导阻滞（见图 15-1）。H. T. 左束支阻滞，兴奋冲动沿着右束支正常向下传导，右心室可以在正常的时间收缩。由于左束支阻滞，需要右心室传导的刺激使左心室去极化。这些兴奋冲动必须沿着非典型的传导组织（传导更慢），因此左心室去极化更晚。在心电图上表现为 QRS 波更宽。束支阻滞，特别是左束支阻滞，与冠心病、高血压、主动脉瓣硬化和心肌病有关[102]。一般来说，它们自身不会引起临床心功能降低。但是 H. T. 存在 LBBB，如果右束支损伤，他能进展为完全心脏传导阻滞（三度阻滞）。

一度房室传导阻滞通常是无症状的。心电图显示 PR 间期延长的 P 波（正常，<200 毫秒），但是每个 P 波之后都有正常的 QRS 波。一度房室阻滞常见于服用地高辛、维拉帕米或其他减慢房室传导药物的患者。

二度房室传导阻滞包括两种。莫氏 I 型（文氏型）以每次心跳 PR 间期渐进延长，而 RR 间期相应缩短直到一个兴奋冲动无法传导为特征；这一过程开始后循环重复。莫氏 II 型（见图 15-8）兴奋冲动传导按照一种固定的、规律的形式阻断（如 3∶1 阻滞，即每三个 P 波，只有一个传导）。与莫氏 II 型最主要的区别是药物可诱导或负性肌力药物可加重莫氏 I 型。

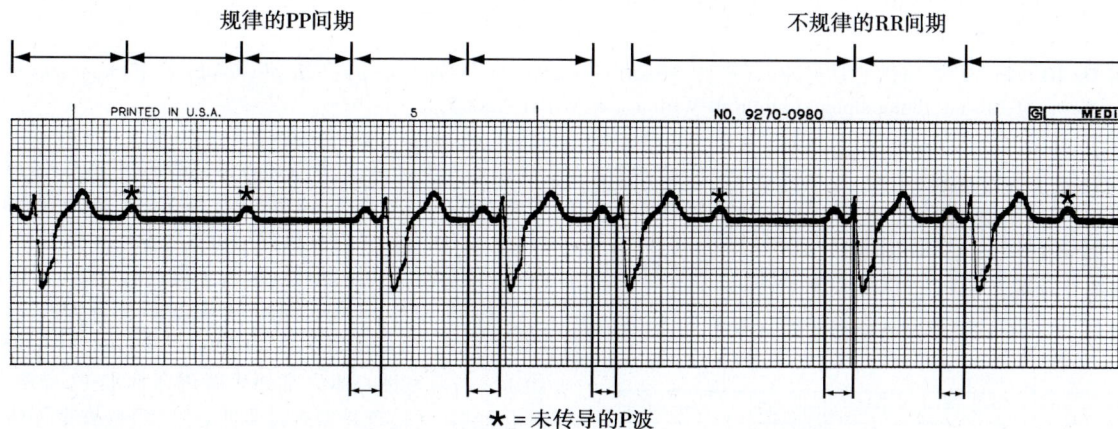

图 15-8　窦性心律合并二度 II 型房室传导阻滞；注意 PR 间期不变。（来源：Smeltzer SC，Bare BG，*Textbook of Medical-Surgical Nursing*，9th Ed，Philadelphia：Lippincott Williams & Wilkins，2000）

当来自窦房结的兴奋冲动完全不能传导至心室时，就发生了三度房室传导阻滞（完全房室传导阻滞）。在三度阻滞时，心室必须产生自己的起搏点（逸搏），这一起搏点可能频率太慢，由于不能保证足够的心输出量，因此患者可能有症状。需要使用机械性起搏器来治疗三度房室阻滞。房室阻滞可能因药物（β 受体阻滞剂、钙通道阻滞剂、地高辛）、急性心肌梗死、淀粉样变和先天性异常引起[102]。

阿托品

案例 15-5,问题 2：怎么治疗 H. T. 的心脏传导阻滞？

H. T. 现在是文氏型节律，这种心脏传导阻滞常在前壁

心肌梗死后短暂发生。因为他血流动力学稳定，应当密切监测他。如果他的心率和血压下降，静脉推注阿托品（atropine）0.5mg（最大剂量 2mg）能提高心率。这只是一种短期治疗方案；如果血流动力学异常持续存在，必须安装起搏器控制心率。

室性心律失常

诊断和定义

室性心律失常（ventricular arrhythmias）由于心室肌内的易兴奋的异搏病灶引起。来自这些异位病灶的兴奋冲

动,形成宽的、形状畸形的 QRS 波,定义为室性期前收缩(图 15-9)。3 次连续的室性期前收缩通常被定义为室性心动过速(ventricular tachycardia,VT),这可能是非持续的或持续的。室扑、室颤和 TdP 可能是室性心律失常的更严重的形式。与 TdP 有关的表现、病因、治疗和离子通道单独讨论。

非持续性室性心动过速(nonsustained ventricular tachycardia,NSVT)(图 15-10)通常定义为持续时间少于 30 秒的 3 次或以上连续的室性期前收缩且可自行终止。持续性室性心动过速(sustained ventricular tachycardia,SuVT)定义为持续时间超过 30 秒的连续的室性期前收缩,心率通常在 150~200 次/min。P 波被 QRS 波掩盖并且不能识别。进展为持续性室性心动过速(图 15-11)非常严重,因其可以引起室颤。室扑以持续、快速、规律的室律(正常,>250 次/min)为特征和常能恶化为室颤。室颤(ventricular fibrillation)(图 15-12)以不规则的、紊乱的、快速的室律并不伴可识别的 P 波或 QRS 波为特征。出现室颤的原因是因为心室中多个折返波同时存在。室颤的患者没有有效的心输出量[103,104]。

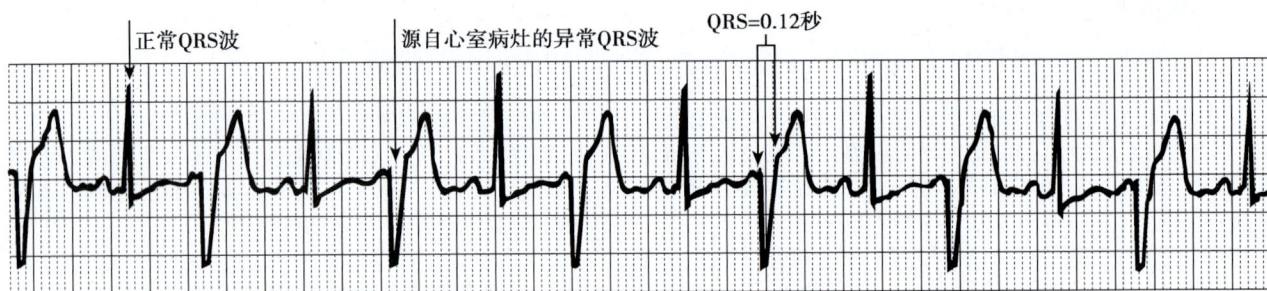

图 15-9　室性期前收缩,每隔 1 次心跳有 1 次室性期前收缩(异搏)

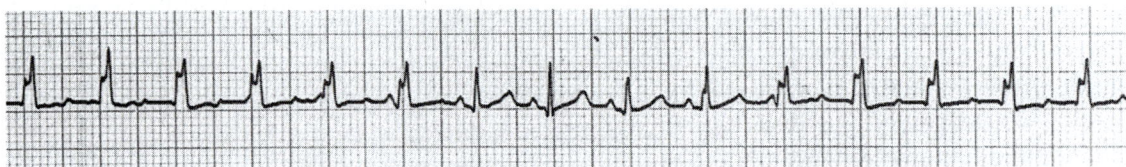

图 15-10　非持续性室性心动过速。(来源:Mhairi G et al,*Avery's Neonatology Pathophysiology & Management of the Newborn*,6th ed,Philadelphia:Lippincott Williams & Wilkins;2005)

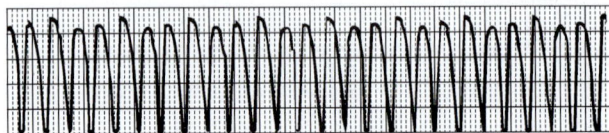

图 15-11　持续性室性心动过速

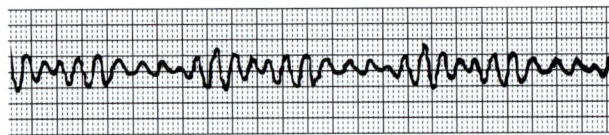

图 15-12　室颤

病因

最常见的引起室性心律失常的原因是缺血、存在器质性心脏病、运动、代谢或电解质失衡(如,酸中毒,低钾血症或高钾血症,低镁血症),或药物(洋地黄类、拟交感药物、抗心律失常药物)。在开始抗心律失常药物治疗之前,诊断并去除任何可治疗的诱因十分重要(如,代谢或电解质失衡和曾用的抗心律失常药物)。

对危及生命的室性心律失常的评估

危及生命的室性心律失常(如持续性室性心动过速、TdP、室颤)的发生会引起显著的并发症和死亡风险。有必要对心律失常和选择药物或医疗器械治疗的过程进行详细的记录。患者怀疑患有或曾记录有危及生命的心律失常的症状(如晕厥、院外心脏骤停)应入院进行评估。现在 European Heart Rhythm Association(EHRA)/Heart Rhythm Society(HRS)AHA/Asia Pacifc Heart Rhythm Society(APHRS)指南给予了所有室性心律失常的患者进行标准 12 导联心电图和心脏超声(检查是否有器质性心脏病)检查来评估 IIa 类推荐。对比剂增加的核磁成像可以对某些器质性心脏病例如扩张性心肌病、肥厚性心肌病、结节病、淀粉样病、右室心肌病引起的心律失常的管理提供额外的指导[103]。另有两个可以评估心律失常和治疗有效性的方法:动态心电图和电生理研究[103-105]。

动态心电图

根据患者发生可疑室性心律失常的频率,决定是否采用动态心电图监测。对更频繁发生的心律失常(每日 1 次),Holter 监测 24~48 小时是首选的动态心电图监测方案。患者携带手袋大小的便携式心电图监测设施,电极片一端连接在监测设施上,另一端贴附于患者的胸部。心电图的数据传回实验室中,患者记录运动与症状发作情况并与心律失常的发生进行对照。与之相比,30 日事件记录仪用于心律失常的发作频率更少的患者[104,105]。事件记录仪

（或循环记录仪）可一直携带长达 30 日，根据患者的指令保存并储存资料。无论何时患者出现症状，按压记录仪的开关可以记录患者发生事件时的心电图。通过电话将事件记录仪的资料传送用于分析。心脏专家偶尔会要求门诊患者使用移动设备进行心电遥测，这是与住院患者心电遥测同类的门诊患者使用的设备[104]。这种可穿戴的移动设备可以观察长达 6 周，便于实时的自动监测。但是因为价格昂贵，许多第三方保险机构拒绝为这些患者支付，因此限制了更广泛的使用。

电生理试验

电生理试验是另一种评估室性心律失常的方法，特别是在短期监测时难以捕捉到的不定时发作的室性心律失常[103]。电生理试验作为一种诊断工具用于评估药物作用，评估诱发室性心动过速的难易，测定室性心动过速复发或心源性猝死的风险，指导消融和评估安装可植入心脏复律-除颤器（Implantable Cardioverter-Defibrillator, ICD）的必要性。

室性期前收缩

案例 15-6

问题 1：A.S. 是一名 56 岁的女性，诊断为急性前壁心肌梗死，在心脏监护室（CCU）入院治疗。她主要的体征包括血压 115/75mmHg；脉搏 85 次/min；呼吸频率 15 次/min。心脏听诊可闻及 S_3 奔马律。电解质包括血钾 3.8mmol/L，和镁（Mg）0.7mmol/L。此外，她的体格检查均在正常限之内。2 日之后，超声心动图示射血分数为 35%（正常大于 50%）。在 CCU 和普通病房住院期间，在床旁心电监护多次观察到室性期前收缩（15 次/min）。医嘱未使用抗心律失常药物。应给予 I 类抗心律失常药物治疗 A.S. 发生的频发室性期前收缩吗？

偶发的室性期前收缩（premature ventricular contractions）是在健康人中也会出现的良性的自然现象，并无药物治疗的适应证。同样的，单纯无症状的室性期前收缩，即使患者存在其他心脏疾病，通常也不需治疗。但是与缺血有关的频发室性期前收缩可与缺血引起的左心室功能降低有关[103]。需要注意的是，室性期前收缩可能是基础心肌病的结果，因此很难前瞻性的决定某一患者应当给予何种治疗方案。

I c 类抗心律失常药物

因为室性期前收缩是心源性猝死的风险因素，CAST（National Institutes of Health Launched the Cardiac Arrhythmia Suppression Trial）试验评估心肌梗死后的患者抑制室性期前收缩的获益[106,107]。CAST 是一项对三种抗心律失常药物前瞻性的、随机的、安慰剂对照的研究：氟卡尼、恩卡尼和莫雷西嗪（均为 I c 类药物）。选择这三种药物是根据一项 1 498 名患者的初步研究，在这项研究中这三种药物对目标人群显示出充分的抗心律失常作用。在研究开始后的 10 个月，CAST 因使用氟卡尼和恩卡尼的总死亡率和心脏骤停增加而研究中止。755 名应用氟卡尼和恩卡尼的患者 43 名因心律失常或心脏骤停死亡而安慰剂组的 743 名患者仅有 16 名。此外，氟卡尼和恩卡尼两组的总死亡率为 8.3%（63/755 名患者），而安慰剂组为 3.5%（26/743 名患者）[106]。在 CAST II 研究中对莫雷西嗪组进行了单独报告，在给药 2 周后 660 名患者中有 16 名死亡，而安慰剂组 668 名患者仅有 3 名死亡。之后的长期随访未发现莫雷西嗪组和安慰剂组的患者有差异[107]。普遍认为药物治疗组引起的死亡率升高与药物的致心律失常作用有关。因为入选 CAST 的患者为无症状且进展为心律失常的可能性较低，他们对药物毒性的风险更高（相对于获益）。虽然关于 CAST 研究有许多争议，但关于近期心肌梗死并且存在无症状室性期前收缩的患者，有定论认为不应使用氟卡尼、恩卡尼和莫雷西嗪治疗。尚不清楚其他 I 类抗心律失常药物是否产生相似的后果。因此，最安全的措施是不使用 I 类抗心律失常药物治疗 A.S. 室性期前收缩。与室性期前收缩相比，此时应更注意药物的致心律失常作用。

案例 15-6，问题 2：A.S. 可以考虑使用什么药物替代 I 类抗心律失常药物？

β 受体阻滞剂

在 EHRA/HRS/APHRS 专家共识中建议对于合并器质性心脏病的患者如果室性期前收缩的发生过多（>10 000/24 小时）或无器质性心脏病的患者持续出现室性期前收缩的症状使用 β 受体阻滞剂[103]。这类药物虽然对减少 PVC 的作用有限（10%~15% 消除了 90% 以上的 PVC），但 β 受体阻滞剂是抑制 PVCs 的主要药物。β_1 受体阻滞剂的阻断作用减少了细胞内环磷腺苷降低带来的自发反应[104]。此外 β 受体阻滞剂具有负性频率的作用，降低静息期的窦律，并减慢房室结的传导。

在心肌梗死的患者中，心源性猝死占所有死亡事件的 50%[108]。一项合并分析评估了 31 个临床试验中心肌梗死患者 β 受体阻滞剂的使用，这些患者在有记录开始使用 β 受体阻滞剂治疗后，死亡和再梗死风险平均 2 年内降低了 20%~25%[109]。β 受体阻滞剂在死亡率方面的有益作用主要归功于心源性猝死的减少，而心源性猝死主要是室颤等心律失常引起[110]。同样，对 28 个随机研究的 meta 分析证明，急性心肌梗死的患者在静脉使用后继以口服 β 受体阻滞剂治疗可以使住院首周的再梗死和心脏骤停的相对风险降低 15%~20%[111]。

COMMIT/CCS2（Clopidogrel and Metoprolol in Myocardial Infarction Trial/second Chinese Cardiac Study）协作组评估了静脉注射美托洛尔的作用（在第 1 个 15 分钟内最高可以给予 3 次 5mg 剂量）继以口服美托洛尔（每日 200mg 分剂量服用，然后每日给予 200mg 1 次）和安慰剂对于 45 852 名急性心肌梗死患者的心血管预后[112]。预先设定的终点包括死亡、再梗死或心源性死亡包括全因死亡率的复合终点。药物治疗的平均疗程是 15 日。β 受体阻滞剂治疗不会引起达到研究复合终点的患者比率显著降低,而在美托洛尔治疗期间,每 1 000 名患者室颤发作少于 5 次(相对危险度 0.83;95% 置信区间[CI],0.75~0.93;P = 0.001)。但是,每 1 000 名美托洛尔治疗患者在治疗期间心源性休克发作超过 11 次(相对危险度 1.30;95% CI,1.19~1.41;P<0.000 01)。

American College of Cardiology Foundation/American Heart Association 工作组推荐无禁忌证的患者在首个 24 小时内就应开始 β 受体阻滞剂口服治疗(见第 13 章)以预防室颤的早期发作。此外,工作组对射血分数降低、心力衰竭或心肌梗死后休克的患者长期应用 β 受体阻滞剂进行二级预防作为指南的 I 级推荐[113]。因此,对于 A.S. 来说,β 受体阻滞剂是应当尝试使用的重要的一线药物。

胺碘酮

在不适于应用 β 受体阻滞剂的心肌梗死的高危患者,可以选择胺碘酮抗心律失常治疗[104,105]。胺碘酮是一Ⅲ类抗心律失常药物,但是也有抗交感、I 类和Ⅳ类抗心律失常药物的活性。但是这种药物累积暴露可能导致多种器官的损害,因此在使用本药进行 PVC 治疗时应当谨慎[103,105]。CAMIAT(Canadian Amiodarone Myocardial Infarction Arrhythmia Trial)试验评估了胺碘酮在心肌梗死后合并频发室性期前收缩(1 小时约 10 次)或至少室颤发作 1 次的患者中的应用[114]。在这项研究中,胺碘酮与安慰剂相比明显减少室颤的发生率或因心律失常的死亡减少 48.5%。单独因心律失常的死亡减少 32.6%,全因死亡率减少 21.2%,但是这些终点尚未达到统计学显著差异。

与其相似的研究,EMIAT(European Myocardial Infarct Amiodarone Trial)对心肌梗死后存活合并射血分数降低(<40%)的患者进行评估[115]。在本研究的结果基础上,胺碘酮与安慰剂相比因心律失常的死亡显著降低 35%。但是,这一研究不能证明胺碘酮有降低死亡率的趋势(死亡率胺腆酮组为 13.86%,安慰剂组 13.72%)。这提示胺碘酮不应用于所有心肌梗死后射血分数降低的患者,但是本药可能对有抗心律失常治疗适应证的患者有益。但是如果 A.S. 有室性期前收缩相关可疑症状或有使用一线治疗药物 β 受体阻滞剂的额外风险,可以使用胺碘酮抗心律失常治疗而不增加全因死亡率的风险[116,117]。

如果 A.S. 如果有非持续性室速而不只是室性期前收缩,β 受体阻滞剂应当作为一线治疗选择,在这种情况下,如果 β 受体阻滞剂不成功时也可以考虑胺碘酮。A.S. 也需要由心脏病学家评估,以判断是否达到了使用 ICD 的标准[112-114]。

导管消融

EHRA/HRS/APHRS 工作组推荐患有可逆转的左心室功能不全相关的高 PVC 负担的患者,如果药物治疗失败、不能耐受或拒绝药物治疗,可以进行射频消融术(>10 000/24 小时)[103]。最常使用的技术包括激动标测,电生理专家操作导管对心脏的 PVC 病灶进行靶向消融[104,105]。导管消融并非没有风险,但是在大量研究中可以消除 74%~100% 患者的 PVC[103-105]。

持续性室性心动过速

治疗

案例 15-7

问题 1:S.L. 是一名 64 岁的女性,因心悸收入到急诊室,她曾有高血压的病史,服用一种利尿剂控制血压,在 6 个月前出现前壁心肌梗死。患者脸色苍白、出汗,但是对指令有反映。她主要的体征是血压 95/70mmHg;脉搏 145 次/min;呼吸频率 10 次/min。对其进行心电遥测发现 S.L. 存在持续性室性心动过速(图 15-11)。S.L. 超声心动图(6 个月之前)示 LVEF 35%,她该怎样治疗?

大部分持续性室速的患者具有器质性心脏病,因此需要植入优化编程的 ICD。除了 ICD 植入外,合并持续性室速和缺血性器质性心脏病常需使用抗心律失常药物联合治疗或如果连续发生持续性室速进行导管消融术。合并非缺血的器质性心脏病的患者可能接受抗心律失常药物的联合治疗,但除非在服用药物时仍反复发作室速,进行导管消融术的可能较低[103]。

持续性室性心动过速的紧急治疗应根据患者的血液动力学稳定性和意识清醒的水平[103]。如果不稳定,患者应当接受与体表心电图的 QRS 波同步直流电转复。如果患者意识清醒,但是有明显的低血压或持续有 SuVT 的症状,应当在操作前给予短效的苯二氮䓬类药物(如咪达唑仑)。

抗心律失常药物

目前单独使用抗心律失常药物治疗对合并非急性持续性室速和器质性心脏病的患者并未显示出可以改善死亡率[117-119]。

在 OPTIC 研究中,在减少复发的正确的 ICD 治疗(电击)方面,接受二级预防随访一年中,胺碘酮优于 β 受体阻滞剂[120]。OPTIC(Optimal Pharmacological Therapy in Cardiocerter Defibrillator Patients)研究入选了安装 St. Jude 医用双腔 ICD 的 412 名患者其中包括:LVEF<40% 并在程序控制的心室刺激下可以诱导室颤或室性心动过速的出现的患者;或曾有持续性室性心动过速、室颤或心脏骤停的 LVEF<40% 的患者;或曾因未知原因引起室颤或室性心动过速导致晕厥的患者。胺碘酮(平均剂量每日 235~275mg)联合 β 受体阻滞剂(美托洛尔、卡维地洛或比索洛尔)与索他洛尔(平均剂量每日 183~190mg)或单用 β 受体阻滞剂(美托洛尔、卡维地洛或比索洛尔)对此三组患者的主要终点事件、发生第 1 次 ICD 电击进行比较,平均观察 359 日。1 年中电击率分别为胺碘酮联合 β 受体阻滞剂组 10.3%、索他洛尔组 24.3% 和单用 β 受体阻滞剂组 38.5%。胺碘酮联合 β 受体阻滞剂组与单用 β 受体阻滞剂组和索他洛尔组相比,电击风险明显降低。需要注意的是,肺毒性、甲状腺作用和有症状的心动过缓等不良反应导致 1 年后胺碘酮停药率达 18.2%。但是评估胺碘酮进行二级预防的有效性和安全性的长期研究,发现与安慰剂相比,胺碘酮的室速复发率和主

要不良反应更高[121,122]。在其他研究中多非利特[123]（超说明书）和美西律与胺碘酮联用有降低持续性室速复发的作用[124]。

2010 年 AHA 关于心肺复苏（CPR）和心脏急症监护的指南对稳定性室速患者使用静脉抗心律失常药物的潜在效果进行了阐述。AHA 指南对宽波的规律心动过速的抗心律失常治疗Ⅱa类推荐使用普鲁卡因胺，而胺碘酮（Ⅱb推荐）和索他洛尔（Ⅱb推荐）为替代选择[125]。静脉胺碘酮应给予 150mg，10 分钟，继以滴速 1mg/min，6 小时静脉输注，最后 0.5mg/min 静脉滴注 18 小时。对于复发或难治性心律失常，每 10 分钟重复给予补充剂量 150mg，静脉用日剂量最高可达 2.25g。常见与静脉注射胺碘酮相关的不良反应包括低血压和心动过缓，这些不良反应可以通过减慢滴速来预防[125]。按照 AHA2010 年的推荐，单形室性心动过速的患者使用索他洛尔应给予 100mg（1.5mg/kg）静脉输注 5 分钟[125]。静脉注射索他洛尔与口服剂型的剂量具有等效性，静脉注射 75mg 与口服 85mg 相似[126]。生产厂家建议索他洛尔可用 100～250ml 的 5% 右旋葡萄糖、正常生理盐水或乳酸林格溶液稀释，应用容量输液泵给药 5 小时。索他洛尔常见的不良的反应包括心动过缓和低血压。本章随后将对本药致 TdP 的作用进行讨论。索他洛尔的平均消除半衰期是 12 小时。因为本药经肾清除，肾功能不全的患者清除率降低并且半衰期延长。因此索他洛尔治疗的患者需要持续性血压、心率和心电图监测。患者如果应用索他洛尔期间，出现 QT 间期过度延长应当降低剂量或停药。

植入性心脏除颤器

案例 15-7，问题 2：在入院第 2 日，S.L. 出现长达 2 分钟的室性心动过速，推荐其接受心内科 ICD 植入咨询服务。什么是 ICD，它是如何发挥作用的？

植入性心脏除颤器（implantable cardiac defibrillator，ICD）是皮下植入设备，具有能够延伸或贴附的电线或电极片，可直接接触心室肌。ICD 由刺激生成器、感知器和起搏电极及除颤线圈组成。刺激生成器由微处理器、存储心电图的内存元件、高电压电容和电池构成。微处理器对心脏的节律和是否进行治疗进行分析和控制。通常在右心室心尖的心内膜置入一电极，但是在有些罕见病例，因外科手术的限制放在心外膜上。置入双腔 ICD 的患者会在右心耳处放入第二电极。双心室 ICD 另有一个电极因外科手术的限制放入左心室的心外膜上或更常放入冠状窦的分支末端。除颤线圈放置在右心室电极处与左心室和上腔静脉同位。在大多数 ICD 系统中，双相除颤电流从除颤电流传递至刺激生成器和近端除颤线圈[127]。

自 2012 年来，出现了大量 ICD 技术的进步。（a）续航时间延长（Boston Scientificmodels 长达 12 年的电池开发；（b）四端子导联的出现，改进设备编程优化了治疗效果；（c）皮下 ICD 的开发（s-ICD）；（d）可用于 MRI 的 ICD 的开发（只用于欧洲）[128]。S-ICD 系统（model SQ-RX 1010，Cameron Health，Inc. San Clemente，California）包含皮下的刺激

生成器和单独的皮下电极，由传感和除颤组件构成[129]。刺激生成器常放置于皮下的囊袋，放置在第五肋间在腋中线和腋前线中间。放置的囊袋平行于胸骨的左侧，上极与上横骨同一水平，下电极位于剑突水平之下。应用这种 s-ICD 系统的好处包括减少静脉通道带来的潜在的不良反应，使与心脏运动有关的对电极的物理张力最小，并且设备更易于取出。但是不像经静脉的 ICD，现在上市的 s-ICD 的刺激生成器更大，同时缺乏长期运行表现的资料。此外，现在的 s-ICD 对室速无法进行抗室性心动过速的起搏[129]。多项临床试验证实了在抗心律失常方面，ICD 治疗预防心源性猝死的优越性。在大量一级和二级预防心源性猝死的临床试验证据基础上，2012 年 American College of Cardiology/American Heart Association/Heart Rhythm Society 指南在基于器械治疗心脏节律异常方面，对 7 类人群植入 ICD 进行了 Ⅰa 类推荐。ICD 治疗的适应证如下：（a）室颤或血流动力学不稳定的持续室速引起心脏骤停幸存者（证据级别 A）；（b）因为心梗致 LVEF 小于等于 35% 的患者，事件发生至少 40 天，且 NYHA Ⅱ～Ⅲ级（证据级别 A）；（c）因为心梗致 LVEF 小于等于 30% 的患者，事件发生至少 40 天，且 NYHA Ⅰ级（证据级别 A）；（d）患者正在发生自发性持续性室速同时合并器质性心脏病，不论血流动力学是否稳定（证据级别 B）；（e）血流动力学受损的患者，且电生理研究可诱导出持续的室速或室颤并伴有不明原因的晕厥（证据级别 B）；（f）因为非缺血性扩张性心肌病致 LVEF 小于等于 35% 的患者，且 NYHA Ⅱ～Ⅲ级（证据级别 B）；（f）因为心梗致 LVEF 小于等于 35% 的患者，事件发生至少 40 天，且 NYHA Ⅱ～Ⅲ级（证据级别 B）；（g）LVEF 小于或等于 40% 合并心梗后继发非持续性室速，且在电生理检查中出现持续性室速或可诱导的室颤（证据级别 B）[130]。

虽然 ICD 可以改善某些患者群体的存活率，但是电击带来的疼痛导致生活质量下降可能使获益减少，并且与不需电击的 ICD 患者相比死亡率增加；另外也不能完全预防心源性猝死的发生（5% 的患者没有达到预防目的）[120,131,132]。最近几年，研究者采用两种不同的方式达到减少 ICD 电击频率的目的。抗心律失常药物和预防性导管消融术已证明可以减少 ICD 治疗的事件[120,131,132]。EHRA/HRS/APHRS 工作组Ⅱa类推荐对需要一级预防的患者，在 ICD 进行程序设定时使室速的检测间隔延迟而室颤的探及率提高

除颤的阈值定义为成功使心脏除颤且恢复窦律所需的最小能量。需要强调的是医师应当意识到抗心律失常药物可以使室颤阈值增加（胺碘酮）或减少（多非利特）[133-135]。

很显然，S.L. 应当进行机械植入；这是延长其生存期的最佳机会。根据设备每月放电次数和患者的反应来决定是否需要联合抗心律失常药物或行预防性消融术，同时应当优化 ICD 的程控。

胺碘酮

案例 15-7，问题 3：因为 S.L. 表达了其对 ICD 植入后，ICD 放电次数的担心，他的心内科医生想要开始胺碘酮联合治疗。如果 S.L. 将要开始使用胺碘酮，怎样开始治疗及监测？

胺碘酮具有Ⅰ、Ⅱ、Ⅲ和Ⅳ类抗心律失常药物特点，虽然其对心脏有Ⅱ类心律失常药物抗交感的作用，胺碘酮在心脏外几乎没有抗交感的作用，因此哮喘患者不存在用药禁忌。本药抗交感的作用，源于对腺苷酸环化酶的抑制。腺苷酸环化酶可以通过产生环腺苷酸催化第二信使的产生。胺碘酮也能引起β$_1$受体密度减少[136,137]。

因为胺碘酮的半衰期非常长，使用负荷剂量可加快起效时间。OPTIC研究应用口服胺碘酮400mg的负荷剂量，每日2次服用2周，继以每日400mg再服用4周，此后每日维持量为200mg。虽然胺碘酮的量效关系很难确定，血药浓度超过2.5mg/L与不良反应增加有关[138]。

胺碘酮有很多严重的不良反应，涉及多个器官，其中最严重并可危及生命的是肺毒性。胺碘酮诱导的肺毒性（AIPT）占所有报道的与该药物相关不良事件的11%[139]。AIPT可能急性起病，也可能在开始胺碘酮治疗后数月慢性发病。发生率为4%~6%，其机制尚不十分清除，但可能与如下有关：（a）增加β己糖胺酶的胞外表达；（b）使辅助性T细胞-1和-2不平衡导致不适应的免疫反应；（c）增加肿瘤坏死因子α的活性；（d）胺碘酮由血管紧张素介导的肺泡上皮细胞的凋亡作用。研究显示高剂量胺碘酮、高龄和既往存在肺部疾病的患者更可能出现AIPT。但是使用低剂量胺碘酮的患者（200mg/d）也可出现AIPT。慢性AIPT的表现包括咳嗽、呼吸困难、一氧化碳的弥散功能降低、胸透浸润影、体重减轻和发热。与之相比，急性AIPT可以出现急性的呼吸功能下降，肺泡混浊最终致急性窘迫综合征（ARDS）。因为胺碘酮的半衰期非常长，因此AIPT症状的缓解需要很长的时间。影像学显示混浊或低氧血症的患者可能需要使用泼尼松40mg~60mg/d，疗程数月。AIPT的死亡率可以达到10%，需要住院（20%~30%）或进展为ARDS（50%）的患者死亡率更高[139]。

生产厂家推荐在给药前进行胸片和肺功能检测（特别是扩散功能）作为基线[140]。因为早期发现可以减少肺部损伤程度，患者应每3~6个月进行1次胸片检查，并且应当特别询问有无肺部症状[140]。

肝毒性可以出现从无症状转氨酶升高（2~4倍于正常）到暴发性肝炎的表现。从开始服用胺碘酮到肝损伤出现平均需要10个月潜伏期。一种类似Reye暴发性肝炎可能在服药几日内出现，这更可能是因为静脉应用药物溶剂聚山梨酯80的作用。尚未有胺碘酮致肝损伤的详细解释。但是大剂量长时间应用本药会增加胺碘酮肝损伤的风险。因此，应在给药前、给药后1个月、3个月、6个月和之后每半年进行肝酶检查[140,141]。最常见的胃肠道不良反应包括恶心、厌食和便秘，可发生在25%的患者中[140]。

胺碘酮可诱发甲亢和甲减，虽然甲减更常见。胺碘酮含有大量的碘，并且具有阻止外周甲状腺素（T$_4$）转化为三碘甲状腺素（T$_3$）的作用，因此会引起甲状腺疾病。此外，胺碘酮和其代谢物去乙基胺碘酮，对甲状腺具有直接的细胞毒作用[142]。

最近的报告显示，使用胺碘酮的患者中7%会出现光敏性皮疹。胺碘酮光敏典型的症状包括皮肤暴露于阳光下有烧伤或刺痛感，同时伴有红斑[143]。大约1%~2%长期使用

胺碘酮的患者会出现阳光暴露处皮肤蓝-灰色斑。胺碘酮相关的光诱导的皮肤变色可能需要2年才能通过皮肤逐渐褪色而缓解[143]。近几年在多份病例报告中强调了胺碘酮相关视神经病变，在FDA的不良反应报告系统中共有214例报告（1993年5月—2011年5月）。患者在视力下降前平均使用胺碘酮9个月（范围1~84个月）。其中20%的病例至少单眼进展至法律定义致盲标准。其他扰人的不良反应，包括角膜色素沉着（常没有症状）、心力衰竭加重及中枢神经系统问题，包括共济失调、震颤、眩晕和外周神经疾病。视力检查和肺功能外的检查应当在患者有症状的时候再复查，其他检查应当每6个月复查（甲状腺和肝功能）或每年（胸部X射线检查）进行常规监测[140,144]。胺碘酮也可以抑制多种细胞色素P450酶系统和P糖蛋白泵，导致临床上显著的药物相互作用。

尖端扭转性室性心动过速

抗心律失常药物的致心律失常作用
药物和临床表现

案例 15-8

问题1：L.G. 是一名69岁的女性，因曾有过持续性室性心动过速服用索他洛尔每日2次。在3日前L.G. 因精神状态异常入院，她同时每日服用西酞普兰每日40mg，主要治疗抑郁。在用药前，她QTc间期为400毫秒，其肌酐清除率为50ml/min，其他的临床实验室指标如下：

钠：139mmol/L

氯：108mmol/L

钾：4.0mmol/L

CO_2：22mmol/L

血尿氮（BUN）：32mg/dl

血肌酐：1.5mg/dl

随机血糖：102mg/dl

钙：8.5mg/dl

白蛋白：2.9g/dl

磷：3.3mg/dl

今日，她的心电图QTc间期为502毫秒并出现TdP，室率达110次/min。什么是QTc间期延长？为什么QTc间期延长会增加TdP的风险？抗心律失常药物如索他洛尔会引起这种心律失常吗？肌酐清除率对此有何影响？

QT间期代表心室除极（心脏电循环中的QRS波）和复极（从QRS波末端至T波结束）。在动作电位2和3相的某些重要的离子通道决定QT间期（见图15-1）。心室复极的异常延长增加了尖端扭转室性心动过速（torsades de pointes，TdP）的风险。TdP定义为QTc间期延长后的快速多形性室性心动过速。尖端扭转能恶化为室颤，因此是危及生命的（图15-13）[145]。

因为心率一直不断变化，QT间期具有多变性，QT常需要通过心率来校正（QTc间期）。有多种QT间期的校正公

R波绝对偏离

心律180次/min,注意QRS波形每次心跳都不同

在等电点,电轴发生移动

R波在电轴移动后,发生负性偏移

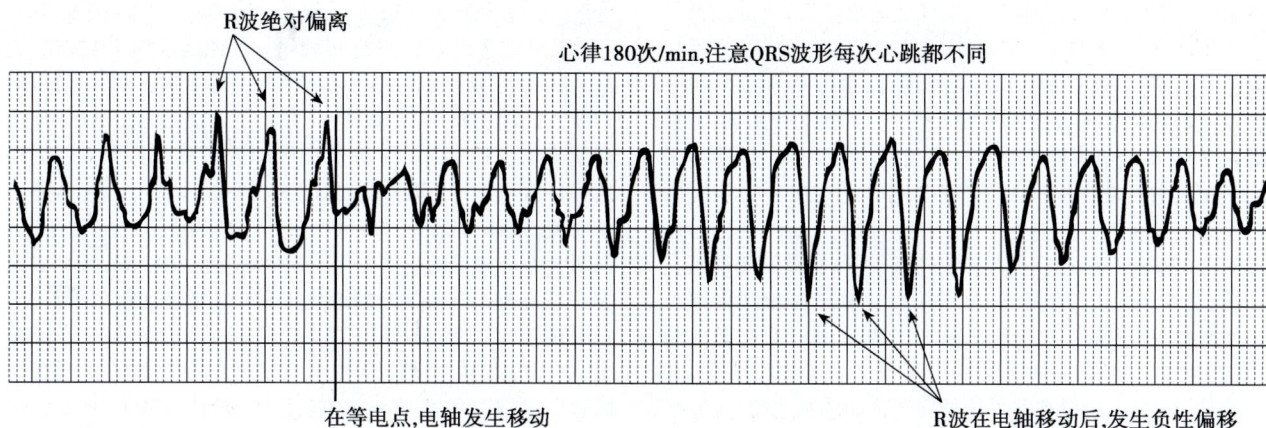

图15-13 尖端扭转性室速

式,在通常的心率情况下校正结果相近。最常用的校正公式使用QT和RR间期按秒计算的测量值如下:QTc=QT/(R-R$^{0.5}$)。但是当心率加快(>85次/min)时QT间期可能存在过度校正[146,147],对于心率超过85次/min的患者可替代使用Fridericia公式[QTc=QT/(R-R$^{1/3}$)]校正。

ACC和AHA最近特别强调在住院过程中预防TdP。他们指出,QTc每增加10毫秒,会增加先天长QT综合征的患者5%~7%的TdP风险[147]。ICH(International Conference on Harmonization)指出如果QTc间期延长超过30毫秒和超过60毫秒时应分别认为是潜在的不良反应和确定的不良反应[148]。

大量的学术论文已证明Ⅰa类和Ⅲ类抗心律失常药物可诱导TdP[149]。需指出的是,Ⅰa类抗心律失常药物致TdP的作用无剂量依赖性,而Ⅲ类抗心律失常药物致TdP性作用有剂量依赖性。QT延长与Ⅰa类抗心律失常药物的使用有关,很可能是抑制外向钾通道的结果,但是在药物浓度升高时这一作用被其同时存在的内向钠电流的抑制作用所抵消[150]。Ⅲ类抗心律失常药物诱导TdP的作用是因为其延长复极和心脏的有效不应期。所有的Ⅲ类抗心律失常药物均会引起TdP。一项最近对美国FDA不良反应报告系统(AERS)数据库的回顾显示在2年期间TdP的发生数如下:决奈达隆(37例),胺碘酮(39例),多非利特(12例),索他洛尔(4例)。因为无法获得真实的分母大小,无法计算发生率,并且这些均为自发报告。但是考虑到胺碘酮的处方量更大,这种药物可能诱导TdP的作用可能相对较小。

Ⅰc类抗心律失常药物对复极没有明显的作用,因此极少诱发TdP。至今,仅有两例氟卡尼引起TdP(不合并相关促发因素)的报道,而普罗帕酮引起TdP仅有1篇报道[151-153]。

已知索他洛尔剂量依赖地引起QTc间期延长。总日剂量160、320、480和>640mg使患者QTc间期分别稳定的延长至463、467、483和512毫秒,而TdP的发生率分别为0.5%、1.6%、4.4%和5.8%[154]。

肾功能损伤很可能是L.G.使用索他洛尔引起TdP的高危因素并加速了QTc间期延长的出现。对于CrCl>60ml/min的患者,给予索他洛尔80mg,每日2次是合适的,但是像L.G.的患者,肌酐清除率在40~60ml/min,因为索他洛尔主要经肾排泄,起始剂量应为每日1次,一次80mg

或一次40mg,每日2次。

案例15-8,问题2: 有哪些增加了使用Ⅰa或Ⅲ类抗心律失常药物的患者TdP风险的促发因素或其他疾病?

低钾血症、低镁血症、低钙血症(罕见TdP)、合并使用多于一种的延长QT药物、高龄、女性、心脏病(心力衰竭或心肌梗死)、使用利尿剂、肝脏药物代谢受抑制和心动过缓是住院患者TdP的重要风险因素[147]。低钾血症可能通过改变内向整流钾通道来延长QT间期,导致复极不同步和离散。延长心室周期的长度可能表现为完全房室阻滞、窦性心动过缓或在去极化早期能产生心律失常的长循环心脏节律。

每2 500人中有一个患者可能有先天长QT综合征(LQTS),这是一种因编码电压门控钠通道和钾通道的基因突变引起的一种离子通道疾病[147]。自1995年开始,已在12个不同长QT综合征高危基因上的发现约1 000个单独引起长QT综合征的基因突变。长QT综合征高危基因KCNQ1(编码IKs α-亚单位)、KCNH2(编码IKr α-亚单位)和SCN5A(编码Nav1.5 α-亚单位)在所有长QT综合征病例中约占75%。

因为L.G.没有长QT综合征的遗传史,但是正服用索他洛尔治疗(已知与TdP有关),合并肾功能不全,推测索他洛尔是她出现心律失常的原因。

案例15-8,问题3: 哪种非抗心律失常药物可引起TdP?在这种情况下,TdP出现的机制是什么?

非抗心律失常药物的致心律失常作用

非抗心律失常药物也能出现钾通道阻滞的作用,并且能延长QTc间期。大多数这类药物包括红霉素、克拉霉素和氟喹诺酮类、唑类抗真菌药物、美沙酮、三环类抗抑郁剂和抗精神病药物,能像奎尼丁和索他洛尔一样,通过抑制内向整流钾通道引起QTc间期延长[155]。此外可能因大剂量、肾功能或肝功能受损或使用干扰非抗心律失常药物代谢的其他药

物而引起抗心律失常药物达到毒性血药浓度从而引起 TdP。

2011 年 8 月 24 日，美国 FDA 因为考虑高剂量的西酞普兰具有延长 QTc 和致 TdP 的作用，向医疗从业人员和患者发送新的关于推荐剂量的警示[156]。主要推荐如下：①年龄大于 60 岁的患者西酞普兰每日剂量小于 20mg（包括小于 60 岁的合并肝功能损伤或联用西咪替丁的患者）；②年轻患者使用西酞普兰日剂量应小于等于 40mg。Hasnain 和合作者对抗抑郁药和第二代抗精神病药（SGAP）的 QTc 间期延长和/或 TdP 风险进行了系统的回顾[157]。作者指出抗抑郁药中西酞普兰报告的病例数量最多（16 例），其他的抗抑郁药包括氟西汀（9 例）、艾司西酞普兰（6 例）、文拉法辛（5 例）和舍曲林（2 例）。建议某些抗精神病药如硫利达嗪、氯氮平和利培酮引起 QTc 延长的风险较高。在 SGAP 中，喹硫平 QTc 间期延长和/或 TdP 的病例报告数量最多（16 例），其他依次为齐拉西酮（13 例）、利培酮（13 例）、阿米舒必利、奥氮平（6 例）、氯氮平（5 例）。作者指出 92% 的病例至少有一项 QTc 延长的额外风险。此外他们指出这些信息出自病例报告，并不能用于药物间的比较并用于临床实践。

在过去 20 年，多有美沙酮致 TdP 的报道。指南推荐进行 QTc 监测，但许多专家质疑筛查患者的必要性[158]。Kao 等对 FDA 不良反应报告系统中（FAERS）美沙酮相关的 QTc 延长或 TdP 事件进行回顾并与其他药物包括抗心律失常药物和其他阿片类进行比较[158]。在 2000~2011 年间最常涉及的药物包括多非利特（359 例）、美沙酮（211 例）和索他洛尔（119 例）。作者指出他们分析的局限性（自愿和选择性上报至 FAERS，同时无法计算发生率），但这也提示了对美沙酮应当给予专门的 REMS，以降低 TdP 的发生率。因为大部分报道的病例应用了超高剂量的美沙酮，患者出现本药相关的 TdP 可能与最近几年用药剂量增加有关[159]。

现在对抗感染药物已发表的心脏风险数据的分析有限，这与很多事件没有报道、无法去除同时存在的其他影响因素（心脏病、电解质异常、使用 QT 延长药物）、上市后研究多为回顾性有关[148]。但是对于某些大环内酯类药物（红霉素、克拉霉素）特别注意其具有诱导 QT 延长的倾向。所有的市售抗真菌药物（酮康唑、伊曲康唑、氟康唑、伏立康唑及泊沙康唑）可诱导 TdP 和 QT 延长[160]。在喹诺酮类药物中，环丙沙星引起 TdP 的潜在可能最低[161]。

在表 15-6 中列有可诱导 QTc 间期延长的非抗心律失常药物以及已知可增加这些药物血药浓度的药物代谢动力学相互作用。

表 15-6

已知具有 TdP 风险的非抗心律失常药物[a]

药物分类	药物	增加 QTc 间期延长药物血药浓度的药物
麻醉药，一般	丙泊酚，七氟烷	
抗生素：大环内酯	阿奇霉素，克拉霉素，红霉素（乳糖酸酯和盐）	
抗生素：氟喹诺酮	加替沙星，左氧氟沙星，莫西沙星	
抗生素：其他	依西酸喷他脒	
抗肿瘤	三氧化二砷，vandetanib	
抗抑郁	西酞普兰，艾司西酞普兰	CYP3A4 或 2C19 抑制剂
止吐药	氯丙嗪，氟哌利多，昂丹司琼	CYP3A4（主要与昂丹司琼），1A2（主要与氯丙嗪），或 2D6 抑制剂
抗真菌药物	氟康唑	
抗疟药	氯喹，halofantrine	西咪替丁（氯喹），CYP3A4 抑制剂（halofantrine）
抗精神病药	氟哌啶醇，pimozide，硫咪嗪	CYP2D6（硫咪嗪）、3A4 抑制剂（pimozide）
胆碱酯酶抑制剂	多奈哌齐	CYP3A4、2D6 抑制剂
镇痛药	美沙酮	CYP3A4，2B6，和 2C19 抑制剂
磷酸二酯酶-3 抑制剂	阿那格雷，西洛他唑	CYP1A2（阿那格雷），3A4（主要是西洛他唑）或 2C19 抑制剂

[a] 最新更新的列表见 http://www.crediblemeds.org/everyone/。

因为 L. G. 在服用索他洛尔的同时服用西酞普兰，两药联用引起 QTc 延长很可能与 TdP 的发生有关。

治疗

案例 15-8，问题 4：TdP 应如何治疗？应如何对 L. G. 进行治疗？

如果患者出现 TdP 时具有显著的血流动力学受损（常出现在心室率>150 次/min 和意识丧失的患者中），应当立即给予电转复。如果早期电击未成功转复可尝试从 100~200、300 和 360J（单向能量）阶梯式增加电击能量。

镁

在血流动力学稳定的患者中，镁常考虑作为恢复正常窦性心律的治疗药物。无论是否存在低镁血症,患者均可以受益。但是镁对多形室性心动过速不伴 TdP,QT 间期正常的患者无效。在给予镁离子之前,钾离子水平应当补充至正常高限 4.5 ~ 5.0mmol/L[155]。通常镁的给药方案是 2g,静脉注射 60 秒,继以 2 ~ 4mg/min 的静脉输注[155]。镁离子对 TdP 的作用机制未知,但是它可以减少在除极早期的触发作用的发生。因为镁阻滞细胞膜上 L 型钙通道,可能通过激活钠-钾 ATP 酶来稳定细胞膜的浓度梯度[161]。

对 TdP 的其他治疗选择

有大量的其他方法用于标准治疗方法治疗失败的患者,包括钙通道阻滞剂、α 受体阻滞剂、钾通道开放剂、利多卡因和美西律[162]。但是支持这些替代药物使用的临床证据并不足以使它们成为治疗 TdP 的一线选择。

异丙肾上腺素(1~4μg/min)加速心率或心脏起搏器治疗也被证明是有益的[163-165]。如先前所述,心跳加快消除索他洛尔、奎尼丁和 N-乙酰普鲁卡因胺延长动作电位的时程的作用(逆向使用依赖性)[166]。内向整流钾通道激活越多,钾通道阻滞剂对通道的阻滞作用越少。

在治疗难治性 TdP 时应用经静脉起搏可能有用[163]。在调整心室率来抑制心室异搏前,有必要保证正确置入导管和心脏捕获。总得来说,90~110 次/min 的心室率通常可消除心室异搏。但是许多患者可能需要心室率达到 140 次/min。一旦达到控制 TdP 的目的,起搏心律可以缓慢降低至可抑制异位搏动和节律异常的最低起搏心律。

因为 L. G. 血流动力学稳定,应当静脉注射 2g 镁,给药时间超过 1 分钟,继以 2 ~ 4mg/min 的静脉输注。此外,她应当补充钾离子(静脉输注)达到钾离子水平 4.5 ~ 5.0mmol/L。如果心律失常再次发生,应当应用心脏起搏。

心肺骤停

心肺复苏

因室颤、无脉搏性室性心动过速、无脉搏电活动(pulseless electrical activity,PEA)和心搏停止引起的心脏骤停是危及生命的紧急事件。表 15-7 回顾了这些适应证的常用药物[167-173],图 15-14 强调了 2010 年 AHA 指南(2015 年 10 月将更新指南发布)对无脉搏骤停的治疗重点。本章将回顾治疗的重要方面,并给出临床注意事项,但是读者也应当复习这些疾病相关的国家共识文件,其内容比此处讲的更为详细[167]。

表 15-7

心脏骤停的常用药物

药物	处方	剂量和给药	机制/适应证	备注
胺碘酮	50mg/ml 容量:3,9,18ml	300mg 稀释至 20 ~ 30ml,D5W 或生理盐水;对于复发或难治性室性心动过速或室颤可以再给予 150mg(稀释液)	抗交感活性和钠、钾、钙通道阻滞的作用。是无脉搏室性心动过速和室颤的一线抗心律失常药物	辅料(聚山梨酯 80 和苯乙醇)可能诱导低血压。未稀释会引起静脉炎
肾上腺素	0.1mg/ml(1:10 000)或 1mg/ml(1:1 000)	10ml 的肾上腺素 1:10 000 溶液(1mg;按 1:1 000 稀释至 0.9% 氯化钠溶液),每 3 ~ 5 分钟给药 1 次	通过激动 α₁ 受体增加冠状窦的灌注 适应证为无脉搏室性心动过速、室颤、心脏停搏和 PEA	如果通过外周导管给药,需要冲洗管道使药物分布入中央室
血管升压素	20U/ml 容量:0.5,1ml,10ml	40 单位剂量可用于替代首剂或第二剂肾上腺素	通过激动血管加压素受体增加冠状窦的灌注 适应证为无脉搏室性心动过速、室颤、心脏停搏和 PEA	血管加压素是肾上腺素的替代药物,可能对心脏骤停后未及时行 ACLS 的患者更有效

ACLS,高级心脏生命支持;D5W,5% 右旋葡萄糖溶液;PEA,无脉搏电活动。

治疗

案例 15-9

问题 1:M. N. 是一名 52 岁的男性,探视因肺炎住院的妻子,既往病史包括高血压和糖尿病,他进入洗手间 2 分钟后,他的妻子听到一个倒地的声音,呼之无应答。又用了 2 分钟,医护人员打开洗手间的门,找到昏迷和无脉搏的 M. N.。开始进行 CPR 并呼叫急救电话。心电图示室颤(见图 15-12)并且没有血压,除 CPR 外,可以进行什么治疗?

诊断基本的心律失常类型非常重要,因为可以指导医护人员按照 Advanced Cardiac Life Support(ACLS)流程图用于治疗无脉搏的室性心动过速或室颤(图 15-14)。这一流程图需要首先进行电除颤,但是其他的医师应当建立静脉通路以防除颤失败[167]。

体外除颤

虽然市售有人工心脏除颤器提供单相或双相波形的电击,但双相除颤器已成为首选设备因为其首次电击的高有效性(>90% 在电击后 5 秒中止室颤)[167]。大多数市售双相除颤器不同设备能量调节的范围不同。但是如果医护人

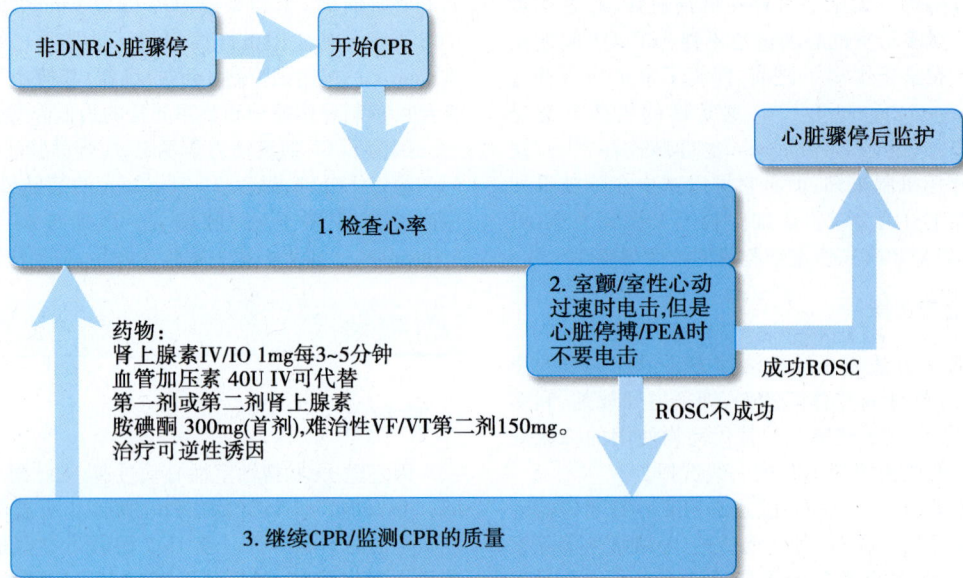

图 15-14　心脏骤停治疗流程。CPR,心肺复苏;DNR,不需救治;IO,骨内注射;IV,静脉注射;PEA,无脉搏电活动;ROSC,自发血液循环恢复;VF,室颤;VT,室性心动过速

员操作人工双相除颤时不确定终止室颤的有效能量,首选使用设定可用的最大电击能量。第 2 次和接下来的使用人工双相除颤仪电击,应使用相同或更高的能量。单向除颤仪应使用 360J 进行第 1 次和接下来的电击来终止室颤。

案例 15-9,问题 2:首次电击未成功恢复 M. N. 的自主循环,静脉通路已通过外周手臂血管建立。根据流程现在需要使用肾上腺素或血管升压素,应当应用哪种药物?

肾上腺素和血管升压素

虽然肾上腺素刺激 β_1、β_2 和 α_1 肾上腺素受体,α_1 肾上腺素受体的作用与室颤或无脉搏室性心动过速的关系最为密切[167]。应用 α_1 肾上腺素受体激动剂增加全身血管抵抗(通过收缩血管),可以增加冠状动脉灌注压。冠状动脉灌注压的增加是在电除颤之后促进自发血运循环恢复的关键。肾上腺素能够使细小的室颤波转为更粗糙的多种波形,后者更容易除颤。

肾上腺素的推荐剂量为 1mg(10ml 按照 1:10 000 的比例稀释;根据表 15-7),静脉推注。在复苏过程中按照 3~5分钟的间隔重复给药。如果药物通过外周置管给药,包括经外周中央置管,推注之后给予 20ml 的正常生理盐水冲洗以保证药物进入中央室。如果室颤或无脉搏室性心动过速时只有胸部按压的血液循环,药物从外周至心脏(药效作用的部位)的分布被严重损害。

血管升压素是一种可外源性给予的抗利尿激素。超过生理剂量的加压素可以兴奋 V1 受体并且引起外周血管收缩。CPR 时应用血管加压素引起皮肤、骨骼肌、肠道和脂肪血管收缩,而冠状血管床收缩少得多,脑血管和肾脏血管同时发生扩张。

一项前瞻性、随机、对照、多中心的研究(n = 1 186)入选了院外因室颤、PEA 或心脏停搏而心脏骤停的患者,发现给予血管加压素联合治疗与肾上腺素联合治疗具有相似的存活入院率[168]。在这项研究中,患者随机分为应用两个安瓿 40 国际单位的血管加压素和两个安瓿 1mg 肾上腺素两组。如果在首次注射血管加压素 3 分钟内未恢复自发血液循环,再次注射血管加压素。如果仍未恢复自主血液循环,医师进行 CPR 并选择注射肾上腺素。这个研究的主要预后终点是全部存活入院率。对于 PEA 和室颤的患者在这两组的报道的存活率均相似。

1 项对 200 名心脏骤停患者的住院研究(初始节律:16%~20% 为室颤,3% 为室性心动过速,41%~54% 为 PEA,27%~34% 为心脏停搏)发现血管加压素 40U 与肾上腺素 1mg 相比 1 小时存活率或出院存活率没有差别[169]。同样对 5 个随机试验的 meta 分析表明血管加压素与肾上腺素相比在患者出院时或治疗 24 小时后的存活率没有优势[170]。

因为 2010 年 ACLS 指南的发布,许多研究的研究者已经关注评估心脏骤停患者出院后的长期预后[174,175]。Hagihara 和合作者发现与未使用肾上腺素的患者相比,在到达医院前使用肾上腺素的院外心脏骤停患者比没有应用肾上腺素的患者 1 个月存活率及 1 个月伴有良好神经功能的恢复率显著更低($P < 0.001$)[174]。类似的,Goto 等[175] 发现在到达医院前使用肾上腺素的院外心脏骤停经电击复律的患者 1 个月存活率及 1 个月伴有良好的神经功能的恢复率与未使用肾上腺素的患者相比显著更低($P < 0.001$)。

在这些试验基础上,有理由应用血管加压素 40U 作为首剂或第 2 剂肾上腺素 1mg 治疗室颤(或无脉搏室性心动过速)的替代药物。

案例 15-9,问题 3:一名医师为 M. N. 拿来 ACLS,以启动皮质醇治疗。支持心脏骤停患者皮质醇治疗有哪些临床证据?

由 Mentzelopoulos 等[176]进行的一项随机、双盲、安慰剂对照的平行实验组试验,在如下方面对院内心脏骤停患者应用两种不同治疗策略进行管理的效果进行了评价:(a)出院时存活且有较好的神经功能;(b)恢复 20 分钟或更长的自发血运的概率。一组患者接受肾上腺素(1mg/CPR 循环)、血管升压素(20IU/CPR 循环)和皮质醇治疗(甲泼尼龙 40mg 首个 CPR 循环,然后氢化可的松 300mg/d,使用 7 天,逐渐减量)。对照组使用肾上腺素合并生理盐水安慰剂。与对照组相比,接受肾上腺素-血管升压素-皮质醇治疗的患者恢复 20 分钟或更长的自发血运的比率(83.9% vs 65.9%;OR,2.98;95% CI,1.39~6.40;P=0.005)和出院时存活且有较好的神经功能的比率更高(13.9% vs 5.1%;OR,3.28;95% CI,1.17~9.20;P=0.02)。

> 案例 15-9,问题 4:因为 M. N. 从心脏骤停至 ACLS 间的时间很短,建立静脉注射通路后选择肾上腺素并静脉推注 1mg,继以 20ml 正常生理盐水冲洗。手臂抬高 20 秒以保证充分分布。在给药 30 秒后,给予 200J 电击(通过双相人工除颤器),但是仍然未能转复室颤,此时如何去做?

最新更新的 ACLS 指南要求对 CPR、电击和血管加压素无反应的室颤或无脉搏室性心动过速应当使用胺碘酮[167]。

静脉注射胺碘酮和利多卡因

在 ARRSVT 研究中(Amiodarone for Resuscitation of Refractory Sustained Ventricular Tachyarrhythmias)对胺碘酮在室颤或无脉搏室性心动过速的作用进行了研究[171]。这项研究在院外心脏骤停并接受当地医疗人员的治疗的患者中进行。患者在 3 次充分电击和给予 1 次肾上腺素合并电击复律后随机分为胺碘酮 300mg 静脉推注组或安慰剂。如果医师认为有需要,可以再给予其他在过去的 ACLS 指南中使用的抗心律失常药物(2000 年指南:利多卡因、普鲁卡因胺或溴苄胺)。胺碘酮显著增加了存活入院率(44% vs 安慰剂组 34%;P=0.03),但是出院存活率没有改变。需要注意的是,66%患者在给予胺碘酮后接受了抗心律失常药物来治疗无脉搏室性心动过速或室颤。

在 ALIVE(Amiodarone Versus Lidocaine in Ventricular Ectopy,n=347)试验对静脉注射胺碘酮 300mg 与利多卡因静脉推注 1~1.5mg/kg 进行了直接比较[173]。在这项研究中,在 3 次充分电击之后并给予肾上腺素联合电击仍未恢复自发血液循环的患者,随机分为胺碘酮组和利多卡因组。胺碘酮组给予 5mg/kg 的初始剂量继以电击,如果仍未成功,再给予 2.5mg/kg 随后再次电击。利多卡因组给予静脉推注 1.5mg/kg 静脉推注继以电击,如果仍未成功,再给予第 2 次静脉推注 1.5mg/kg 随后再次电击。如果第一种抗心律失常药物失败,可以试用其他常规用于心脏骤停的抗心律失常药物(参照 2000 年 ACLS 指南:如普鲁卡因胺、溴苄胺)。给予胺碘酮的患者与利多卡因组相比 90%更可能出现主要预后终点,存活并入院治疗(P=0.009)。遗憾的是两组出院存活率没有明显差异(5% vs 3%)。

在这些发现基础上,与其他抗心律失常治疗相比,胺碘酮是唯一被证明可以改善自发血液循环恢复和改善短期生存率的抗心律失常药物。但是尚未证明其可以改善出院存活率。

M. N. 发生室颤具有严重的死亡风险,但是只要 M. N. 仍保持室颤,就应继续积极治疗。如果在长期室颤后,M. N. 恶化为心脏停搏,此时才应停止复苏。但是如果患者在心脏停搏前仅有短暂的室颤,谨慎起见仍应采取积极治疗。

无脉搏的电活动

案例 15-10

问题 1:J. D. 是一名 80 岁的女性,在住院期间发生心脏骤停。在急诊室入院时 J. D. 出现呼吸衰竭,在那里立即对她实施了气管插管,有外周静脉置管,在转运至 MICU 后,进行了辅助/控制的机械通气,FiO₂ 达 100%。对其进行了心电监护并可见心律,但是没有股动脉搏动。J. D. 处于无脉搏的电活动,她应怎样治疗?

在临床上当心电监护仪上可见规律的电活动,但患者没明显的脉搏时称为无脉搏的电活动(pulseless electrical activity,PEA)。虽然电活动一直存在,但没有刺激有效的收缩过程。几乎所有患者在真正 PEA 时死亡。但是并不是所有存在心律但无脉搏的患者都是真正的 PEA。因此,找出患者在 PEA 时可治疗的诱因非常重要。最主要的可治疗的诱因是低血容量、低氧、酸中毒、高血钾、低体温、心包填塞、低血钾、肺栓塞、急性冠脉综合征、创伤和药物过量。在无可识别的诱因时,复苏应注意进行高质量的 CPR,在首轮 CPR 循环完成后,在建立静脉和骨内血管注射通路期间再次 CPR[167]。

一旦静脉注射或骨内注射通路建立,每 3~5 分钟给予肾上腺素 1mg,因为已报道的研究未证明血管升压素对 PEA 患者的存活具有优势,因此也可给予血管升压素 40U 代替首次或第 2 次肾上腺素[167,169,170]。

心脏停搏

案例 15-11

问题 1:K. K. 是一名 73 岁的女性,既往有高血压和憩室炎史,至急诊室通过外科手段解决心包和胸膜积炎,并给予依托咪酯、芬太尼、利多卡因和琥珀胆碱,在双腔气管导管置管过程中,出现心脏停搏。心电图显示直线,患者被诊断为心脏停搏(图 15-15)。这种心脏节律可以治疗吗?

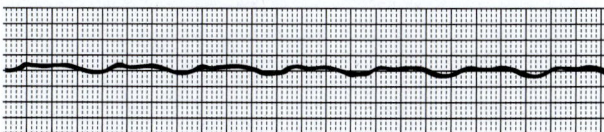

图 15-15　心脏停搏。心脏无法探及到电活动,导致波形没有明显的起伏

心脏停搏缺乏电活动,如 PEA 一样,预后极差。它常进展为更长的心跳停止,这也可以解释为何其对治疗的反应很差,但是有少数患者在心脏停搏后能直接恢复窦性心律并可能被复苏。通过迷走神经反射,行气管插管、经口腔吸痰或插管或胸腔按压来提高副交感神经兴奋性,可能对抑制室上性和室性异位搏动有作用[168]。

Wenzel 等在 1 项事后分析中证明像 K.K. 这样的患者如果入院时应用血管加压素治疗与肾上腺素治疗的患者相比生存率更好[168]。但是在两组间神经功能存活没有差异。因此医护人员可以选择给予血管加压素 40 单位静脉注射(代替首剂或第 2 剂肾上腺素)或每 3~5 分钟给予肾上腺素 1mg。

案例 15-11,问题 2: 肾上腺素的给药时机会影响无电击外节律的患者(心脏停搏或 PEA)出院时的存活率吗?

一项对 Get With the Guidline-Resuscitation 研究的资料事后分析发现每延迟 3 分钟给予肾上腺素阶梯式降低出院时存活率(主要研究终点):(a)1~3 分钟(OR 1.0 参考组);(b)4~6 分钟(OR,0.91;95% CI,0.82~1.00;$P=0.055$);(c)7~9 分钟(OR,0.74;95% CI,0.63~0.88;$P<0.001$);(d)>9 分钟(OR,0.63;95%CI,0.52~0.76;$P<0.001$)[177]。

案例 15-11,问题 3: 无电击外节律的患者长期预后如何?

Goto 等对院前心脏骤停无电击外节律给予肾上腺素的患者长期预后的作用进行了评估。肾上腺素治疗的患者与未接受肾上腺素治疗的患者相比表现出更好的 1 个月生存率(3.9 %vs 2.2%;$P<0.001$)。然而,院前给予肾上腺素并不会改善 1 个月时良好神经功能预后($P=0.62$)。

(韩毅 译,牟燕 校,周聊生 审)

参考文献

1. Anon. Arrhythmias and conduction disorders (Chapter 213). In: Porter RS, Kaplan JL, eds. *The Merck Manual of Diagnosis & Therapy*. 19th ed. Whitehouse Station, NJ: Merck & Co, Inc.; 2011:(E-book).

2. Sampson KJ, Kass RS. Antiarrhythmic drugs. In: Brunton LL, ed. *Goodman & Gilman's: The Pharmacologic Basis of Therapeutics*. New York, NY: McGraw Hill; 2011:815–848.

3. Menezes AR et al. Atrial fibrillation in the 21st Century: a current understanding of risk factors and primary prevention strategies. *Mayo Clin Proc*. 2013;88:394–409.

3a. Schnabel RB et al. Development of a risk score for atrial fibrillation (Framingham Heart Study): a community-based cohort study. *Lancet*. 2009;373:739.

4. Wang TJ et al. Obesity and the risk of new-onset atrial fibrillation. *JAMA*. 2004;292:2471.

5. Albers GW et al. Stroke prevention in nonvalvular atrial fibrillation. *Ann Intern Med*. 1991;115:727.

6. Falk RH et al. Digoxin for converting recent-onset atrial fibrillation to sinus rhythm. A randomized, double-blinded trial. *Ann Intern Med*. 1987;106:503.

7. January CT et al. 2014 AHA/ACC/HRS guideline for the management of patients with atrial fibrillation: a report of the American College of Cardiology/American Heart Association Task Force on Practice Guidelines and the Heart Rhythm Society. *Circulation*. 2014;130:e199–e267.

8. Rawles JM et al. Time of occurrence, duration, and ventricular rate of paroxysmal atrial fibrillation: the effect of digoxin. *Br Heart J*. 1990;63:225.

9. Roberts SA et al. Effectiveness and costs of digoxin treatment for atrial fibrillation and flutter. *Am J Cardiol*. 1993;72:567.

10. Beasley R et al. Exercise heart rates at different serum digoxin concentrations in patients with atrial fibrillation. *Br Med J (Clin Res Ed)*. 1985;290:9.

11. Farshi R et al. Ventricular rate control in chronic atrial fibrillation during daily activity and programmed exercise: a crossover open-label study of five drug regimens. *J Am Coll Cardiol*. 1999;33:304.

12. Woodland C et al. The digoxin-propafenone interaction: characterization of a mechanism using renal tubular cell monolayers. *J Pharmacol Exp Ther*. 1997;283:39.

13. Freitag D et al. Digoxin-quinidine and digoxin-amiodarone interactions: frequency of occurrence and monitoring in Australian repatriation hospitals. *J Clin Pharm Ther*. 1995;20:179.

14. Weiner P et al. Clinical course of acute atrial fibrillation treated with rapid digitalization. *Am Heart J*. 1983;105:223.

15. Yancy CW et al. 2013 ACCF/AHA Guideline for the management of heart failure: executive summary. *Circulation*. 2013;128:1810–1852.

16. White CM. Catecholamines and their blockade in congestive heart failure. *Am J Health Syst Pharm*. 1998;55:676.

17. Hariman RJ et al. Reversal of the cardiovascular effects of verapamil by calcium and sodium: differences between electrophysiologic and hemodynamic responses. *Circulation*. 1979;59:797.

18. Lang J et al. Effect of gradual rise in plasma calcium concentration on the impairment of atrioventricular nodal conduction due to verapamil. *J Cardiovasc Pharmacol*. 1986;8:6.

19. Salerno DM et al. Intravenous verapamil for treatment of multifocal atrial tachycardia with and without calcium pretreatment. *Ann Intern Med*. 1987;107:623.

20. Pauli-Magnus C et al. Characterization of the major metabolites of verapamil as substrates and inhibitors of P-glycoprotein. *J Pharmacol Exp Ther*. 2000;293:376.

21. Falk RH, Leavitt JI. Digoxin for atrial fibrillation: a drug whose time has gone? *Ann Intern Med*. 1991;114:573.

22. Zarowitz BJ, Gheorghiade M. Optimal heart rate control for patients with chronic atrial fibrillation: are pharmacologic choices truly changing? *Am Heart J*. 1992;123:1401.

23. Rawles JM. What is meant by a "controlled" ventricular rate in atrial fibrillation? *Br Heart J*. 1990;63:157.

24. Van Gelder IC et al. Lenient versus strict rate control in patients with atrial fibrillation. *N Engl J Med*. 2010;362:1363.

25. Wann LS et al. 2011 ACCF/AHA/HRS focused update on the management of patients with atrial fibrillation (updating the 2006 guideline): a report of the American College of Cardiology Foundation/American Heart Association Task Force on Practice Guidelines. *Heart Rhythm*. 2011;8:157.

26. Wyse DG et al. A comparison of rate control and rhythm control in patients with atrial fibrillation. *N Engl J Med*. 2002;347:1825.

27. Van Gelder IC et al. A comparison of rate control and rhythm control in patients with recurrent persistent atrial fibrillation. *N Engl J Med*. 2002;347:1834.

28. Gronefeld GC et al. Impact of rate versus rhythm control on quality of life in patients with persistent atrial fibrillation. Results from a prospective randomized study. *Eur Heart J*. 2003;24:1430.

29. Opolski G et al. Rate control vs rhythm control in patients with nonvalvular persistent atrial fibrillation. The results of the Polish How to Treat Chronic Atrial Fibrillation (HOT CAFÉ) Study. *Chest*. 2004;126:476.

30. Carlsson J et al. Randomized trial of rate-control versus rhythm-control inpersistent atrial fibrillation: the Strategies of Treatment of Atrial Fibrillation (STAF) study. *J Am Coll Cardiol*. 2003;41:1690.

31. Roy D et al. Rhythm control versus rate control for atrial fibrillation and heart failure. *N Engl J Med*. 2008;358:2667.

32. Keefe DL et al. Supraventricular tachyarrhythmias: their evaluation and therapy. *Am Heart J*. 1986;111:1150.

33. Morris JJ et al. Electrical conversion of atrial fibrillation: immediate and long-term results and selection of patients. *Ann Intern Med*. 1966;65:216.

34. Bjerkelund CJ, Orning OM. The efficacy of anticoagulant therapy in preventing embolism related to DC electrical conversion of atrial fibrillation. *Am J Cardiol*. 1969;23:208.

35. Klein AL et al. Role of transesophageal echocardiography- guided cardioversion of patients with atrial fibrillation. *J Am Coll Cardiol*. 2001;37:691.

36. de Divitiis M et al. Right atrial appendage thrombosis in atrial fibrillation: its frequency and its clinical predictors. *J Am Coll Cardiol*. 1999;34:1867.

37. Falk RH, Podrid PJ. Electrical cardioversion of atrial fibrillation. In: Falk RH, Podrid PJ, eds. *Atrial Fibrillation: Mechanisms and Management*. New York, NY: Raven Press; 1992:181.

38. Kowey PR et al. Acute treatment of atrial fibrillation. *Am J Cardiol*. 1998;81(5A):16C.

39. Dunn AB et al. Efficacy and cost-analysis of ibutilide. *Ann Pharmacother*. 2000;34:1233.

40. Stambler BS et al. Efficacy and safety of repeated doses of ibutilide for

rapid conversion of atrial flutter or fibrillation. Ibutilide Repeat Dose Study Investigators. *Circulation*. 1996;94:1613.

41. Ellenbogen KA et al. Efficacy of ibutilide for termination of atrial fibrillation and flutter. *Am J Cardiol*. 1996;78(8A):42.

42. Naccarelli GV et al. Electrophysiology and pharmacology of ibutilide. *Am J Cardiol*. 1996;78(8A):12.

43. Kowey PR et al. Safety and risk/benefit analysis of ibutilide for acute conversion of atrial fibrillation/flutter. *Am J Cardiol*. 1996;78(8A):46.

44. Boriani G et al. Oral propafenone to convert recent-onset atrial fibrillation in patients with and without underlying heart disease. A randomized, controlled trial. *Ann Intern Med*. 1997;126:621.

45. Azpitarte J et al. Value of single oral loading dose of propafenone in converting recent-onset atrial fibrillation. Results of a randomized, double-blind, controlled study. *Eur Heart J*. 1997;18:1649.

46. Botto GL et al. Conversion of recent onset atrial fibrillation with single loading oral dose of propafenone: is in-hospital admission absolutely necessary? *Pacing Clin Electrophysiol*. 1996;19(11 Pt 2):1939.

47. Capucci A et al. Effectiveness of loading oral flecainide for converting recent-onset atrial fibrillation to sinus rhythm in patients without organic heart disease or with only systemic hypertension. *Am J Cardiol*. 1992;70:69.

48. Goy JJ et al. Restoration of sinus rhythm with flecainide in patients with atrial fibrillation. *Am J Cardiol*. 1988;62:38D.

49. Oral H et al. Facilitating transthoracic cardioversion of atrial fibrillation with ibutilide pretreatment. *N Engl J Med*. 1999;340:1849.

50. Hammill SC et al. Propafenone for atrial fibrillation. *Am J Cardiol*. 1988; 61:473.

51. Porterfield JG, Porterfield LM. Therapeutic efficacy and safety of oral propafenone for atrial fibrillation. *Am J Cardiol*. 1989;63:114.

52. Pritchett EL et al. Propafenone treatment of symptomatic paroxysmal supraventricular arrhythmias. A randomized, placebo-controlled, crossover trial inpatients tolerating oral therapy. *Ann Intern Med*. 1991;114:539.

53. Pietersen AH, Hellemann H. Usefulness of flecainide for prevention of paroxysmal atrial fibrillation and flutter. Danish-Norwegian Flecainide Multicenter Study Group. *Am J Cardiol*. 1991;67:713.

54. Anderson JL et al. Prevention of symptomatic recurrences of paroxysmal atrial fibrillation in patients initially tolerating antiarrhythmic therapy. A multicenter, double-blind, crossover study of flecainide and placebo with transtelephonic monitoring. Flecainide Supraventricular Tachycardia Study Group. *Circulation*. 1989;80:1557.

55. Bolognesi R. The pharmacologic treatment of atrial fibrillation. *Cardiovasc Drugs Ther*. 1991;5:617.

56. Lafuente-Lafuente C et al. Antiarrhythmics for maintaining sinus rhythm after cardioversion of atrial fibrillation. *Cochrane Database Syst Rev*. 2007;(4):CD005049.

57. Chimienti M et al. Safety of long-term flecainide and propafenone in the management of patients with symptomatic paroxysmal atrial fibrillation: report from the Flecainide and Propafenone Italian Study Investigators. *Am J Cardiol*. 1996;77:60A.

58. Aliot E, Denjoy I. Comparison of the safety and efficacy of flecainide versus propafenone in hospital out-patients with symptomatic paroxysmal atrial fibrillation/flutter. The Flecainide AF French Study Group. *Am J Cardiol*. 1996;77:66A.

59. Singh BN. Current antiarrhythmic drugs: an overview of mechanisms of action and potential clinical utility. *J Cardiovasc Electrophysiol*. 1999;10:283.

60. Kalus JS, Mauro VF. Dofetilide: a class III-specific antiarrhythmic agent. *Ann Pharmacother*. 2000;34:44.

61. Laughlin JC, Kowey PR. Dronedarone: a new treatment for atrial fibrillation. *J Cardiovasc Electrophysiol*. 2008;19:1220.

62. Benditt DG et al. Maintenance of sinus rhythm with oral D,L-sotalol therapy in patients with symptomatic atrial fibrillation and/or atrial flutter. D,L-Sotalol Atrial Fibrillation/Flutter Study Group. *Am J Cardiol*. 1999;84:270.

63. Lee SH et al. Comparisons of oral propafenone and sotalol as an initial treatment in patients with symptomatic paroxysmal atrial fibrillation. *Am J Cardiol*. 1997;79:905.

64. Roy D et al. Amiodarone to prevent recurrence of atrial fibrillation. Canadian Trial of Atrial Fibrillation Investigators. *N Engl J Med*. 2000;342:913.

65. Gosselink AT et al. Low-dose amiodarone for maintenance of sinus rhythm after cardioversion of atrial fibrillation or flutter. *JAMA*. 1992;267:3289.

66. Greenbaum RA et al. Conversion of atrial fibrillation and maintenance of sinus rhythm by dofetilide. The EMERALD (European and Australian Multicenter Evaluative Research on Atrial Fibrillation Dofetilide) Study [abstract]. *Circulation*. 1998;98(Suppl):I–633.

67. Singh S et al. Efficacy and safety of oral dofetilide in converting to and maintaining sinus rhythm in patients with chronic atrial fibrillation or atrial flutter. The Symptomatic Atrial Fibrillation Investigative Research on Dofetilide (SAFIRE-D) Study. *Circulation*. 2000;102:2385.

68. Torp-Pedersen C et al. Dofetilide in patients with congestive heart failure and left ventricular dysfunction. Danish Investigations of Arrhythmia and Mortality on Dofetilide Study Group. *N Engl J Med*. 1999;341:857.

69. Køber L et al. Effect of dofetilide in patients with recent myocardial infarction and left ventricular dysfunction: a randomised trial. *Lancet*. 2000;356:2052.

70. Song JC, White CM. Dofetilide (Tikosyn). *Conn Med*. 2000;64:601.

71. Singh BN et al. Dronedarone for maintenance of sinus rhythm in atrial fibrillation or flutter. *N Engl J Med*. 2007;357:987.

72. Hohnloser SH et al. Effect of dronedarone on cardiovascular events in atrial fibrillation. *N Engl J Med*. 2009;360:668.

73. Køber L et al. Increased mortality after dronedarone therapy for severe heart failure [published correction appears in N Engl J Med. 2010;363:1384]. *N Engl J Med*. 2008;358:2678.

74. Connolly SJ et al. Dronedarone in high risk permanent atrial fibrillation. *N Engl J Med*. 2011;365:2268–2276.

75. Le Heuzey JY et al. A short-term, randomized, double-blind, parallel-group study to evaluate the efficacy and safety of dronedarone versus amiodarone in patients with persistent atrial fibrillation: the DIONYSOS study. *J Cardiovasc Electrophysiol*. 2010;21:597.

76. Betapace AF [product information]. Wayne, NJ: Berlex Laboratories; 2010.

77. Brass LM et al. Warfarin use among patients with atrial fibrillation. *Stroke*. 1997;28:2382.

78. Petersen P et al. Placebo-controlled, randomised trial of warfarin and aspirin for prevention of thromboembolic complications in chronic atrial fibrillation. The Copenhagen AFASAK study. *Lancet*. 1989;1:175.

79. [No authors listed]. The effect of low-dose warfarin on the risk of stroke in patients with nonrheumatic atrial fibrillation. The Boston Area Anticoagulation Trial for Atrial Fibrillation Investigators. *N Engl J Med*. 1990; 323:1505.

80. [No authors listed]. Stroke Prevention in Atrial Fibrillation Investigators Study. Final results. *Circulation*. 1991;84:527.

81. [No authors listed]. Warfarin versus aspirin for prevention of thromboembolism in atrial fibrillation: Stroke Prevention in Atrial Fibrillation II Study. *Lancet*. 1994;343:687.

82. Patel MR et al. Rivaroxaban versus warfarin in nonvalvular atrial fibrillation. *N Engl J Med*. 2011;365:883–891.

83. Granger CB et al. Apixaban versus warfarin in patients with atrial fibrillation. *N Engl J Med*. 2011;365:981–992.

84. Giugliano RP et al. Edoxaban versus warfarin in patients with atrial fibrillation. *N Engl J Med*. 2013;369:2093–2104.

85. Talati R, White CM. Dabigitran: a new orally available anticoagulant for prevention of strokes and thrombosis in patients with atrial fibrillation. *Formulary*. 2011;46:44.

86. Connolly SJ et al. Dabigatran versus warfarin in patients with atrial fibrillation [published correction appears in N Engl J Med. 2010;363:1877]. *N Engl J Med*. 2009;361:1139.

87. Stangier J et al. Influence of renal impairment on the pharmacokinetics and pharmacodynamics of oral dabigatran etexilate: an open-label, parallel-group, single-centre study. *Clin Pharmacokinet*. 2010;49:259–268.

88. Kalus JS. Pharmacologic interventions for reversing the effects of oral anticoagulants. *Am J Health Syst Pharm*. 2013;70(Suppl 1):S12–S21.

89. Eikelboom JW et al. Dabigatran versus warfarin in patients with mechanical heart valves. *N Engl J Med*. 2013;369:1206–1214.

90. Morillo CA et al. Radiofrequency ablation vs. antiarrhythmic drugs as first line treatment of paroxysmal atrial fibrillation (RAAFT-2). A randomized trial. *JAMA*. 2014;311:692–699.

91. Zipes DP. Specific arrhythmias: diagnosis and treatment. In: Braunwald E, ed. *Braunwald's Heart Disease: A Textbook of Cardiovascular Medicine*. Vol 1. 5th ed. Philadelphia, PA: WB Saunders; 1997:640.

92. Sager PT, Bhandari AK. Narrow complex tachycardias. Differential diagnosis and management. *Cardiol Clin*. 1991;9:619.

93. Faulds D et al. Adenosine. An evaluation of its use in cardiac diagnostic procedures, and in the treatment of paroxysmal supraventricular tachycardia. *Drugs*. 1991;41:596.

94. Garratt C et al. Comparison of adenosine and verapamil for termination of paroxysmal junctional tachycardia. *Am J Cardiol*. 1989;64:1310.

95. Sung RJ et al. Mechanisms of spontaneous alternation between reciprocating tachycardia and atrial flutter/fibrillation in the Wolff-Parkinson-White syndrome. *Circulation*. 1977;56:409.

96. Tijunelis MA et al. Myth: intravenous amiodarone is safe in patients with atrial fibrillation and Wolff-Parkinson-White syndrome in the emergency department. *CJEM*. 2005;7:262–265.

97. Gulamhusein S et al. Acceleration of the ventricular response during atrial fibrillation in the Wolff-Parkinson-White syndrome after verapamil. *Circulation*. 1982;65:348.

98. Falk RH. Proarrhythmia in patients treated for atrial fibrillation or flutter [published correction appears in Ann Intern Med. 1992;117:446]. *Ann Intern Med*. 1992;117:141.

99. Aliot E et al. Twenty-five years in the making: flecainide is safe and effective for the management of atrial fibrillation. *Europace*. 2010;13:161–173.

100. Krahn AD et al. A randomized, double-blind, placebo controlled evaluation of the efficacy and safety of intravenously administered dofetilide in patients with Wolff-Parkinson-White syndrome. *Pacing Clin Electrophysiol*. 2008;24:1258–1260.

101. Cohen MI et al. PACES/HRS expert consensus statement on the management of the asymptomatic young patient with a Wolff-Parkinson-White (WPW, Ventricular Preexcitation) Electrocardiographic pattern. *Heart Rhythm*. 2012;9:1006–1024

102. Barra SN et al. A review on advanced atrioventricular block in young or middle-aged adults. *Pacing Clin Electrophysiol*. 2012;35:1395–1405.

103. Pedersen CT et al. EHRA/HRS/APHRS expert consensus on ventricular arrhythmias. *Heart Rhythm*. 2014;11:e166–e196.

104. Majorowicz K. *Clinical Management of Ventricular Arrhythmias*. Sacramento, CA: CME Resource; 2008.

105. Cantillon DJ et al. Evaluation and management of premature ventricular complexes. *Cleve Clin J Med*. 2013;80:377–387.

106. Echt DS et al. Mortality and morbidity in patients receiving encainide, flecainide, or placebo. The Cardiac Arrhythmia Suppression Trial. *N Engl J Med*. 1991;324:781.

107. [No authors listed]. Effect of the antiarrhythmic agent moricizine on survival after myocardial infarction. The Cardiac Arrhythmia Suppression Trial II Investigators. *N Engl J Med*. 1992;327:227.

108. Hjalmarson A. Effects of beta blockade on sudden cardiac death during acute myocardial infarction and the postinfarction period. *Am J Cardiol*. 1997;80(9B):35J.

109. Freemantle N et al. Beta-blockade after myocardial infarction: systematic review and meta regression analysis. *BMJ*. 1999;318:1730.

110. Kendall MJ et al. Beta-blockers and sudden cardiac death. *Ann Intern Med*. 1995;123:358.

111. [No authors listed]. Randomised trial of intravenous atenolol among 16, 027 cases of suspected acute myocardial infarction: ISIS-1. First International Study of Infarct Survival Collaborative Group. *Lancet*. 1986;2:57.

112. Chen ZM et al. Early intravenous then oral metoprolol in 45,852 patients with acute myocardial infarction: randomised placebo-controlled trial. *Lancet*. 2005;366:1622.

113. O'Gara PT et al. 2013 ACCF/AHA Guideline for the management of ST-elevation myocardial infarction: a report of the American College of Cardiology Foundation/American Heart Association Task Force on Practice Guidelines. *J Am Coll Cardiol*. 2013;61:e79–e140.

114. Cairns JA et al. Randomised trial of outcome after myocardial infarction in patients with frequent or repetitive ventricular premature depolarisations: CAMIAT. Canadian Amiodarone Myocardial Infarction Arrhythmia Trial Investigators [published correction appears in Lancet. 1997;349: 1776]. *Lancet*. 1997;349:675.

115. Julian DG et al. Randomised trial of effect of amiodarone on mortality in patients with left-ventricular dysfunction after recent myocardial infarction: EMIAT. European Myocardial Infarction Amiodarone Trial Investigators [published corrections appear in Lancet. 1997;349:1776; Lancet. 1997;349:1180]. *Lancet*. 1997;349:667.

116. Buxton AE et al. Nonsustained ventricular tachycardia in coronary artery disease: relation to inducible sustained ventricular tachycardia. MUSTT Investigators. *Ann Intern Med*. 1996;125:35.

117. Connolly SJ. Meta-analysis of antiarrhythmic drug trials. *Am J Cardiol*. 1999;84:90R–93RR.

118. Farre J et al. Amiodarone and "primary" prevention of sudden death: critical review of a decade of clinical trials. *Am J Cardiol*. 1999;83:55D–63D.

119. Steinberg JS et al. Antiarrhythmic drug use in the implantable defibrillator arm of the Antiarrhythmic Versus Implantable Defibrillators (AVID) study. *Am Heart J*. 2001;142:520–529.

120. Connolly SJ et al. Comparison of β-blockers, amiodarone plus β-blockers, or sotalol for prevention of shocks from implantable cardioverter defibrillators: the OPTIC Study: a randomized trial. *JAMA*. 2006;295:165.

121. Kowey PR et al. Efficacy and safety of celivarone, with amiodarone as calibrator, in patients with an implantable cardioverter – defibrillator for prevention of implantable cardioverter-defibrillator interventions or death: the alphee study. *Circulation*. 2011;124:2649–2660.

122. Bokhari F et al. Long-term comparison of the implantable cardioverter-defibrillator versus amiodarone eleven-year follow-up of a subset of patients in the Canadian Implantable Cardioverter Defibrillator Study (CIDS). *Circulation*. 2004;110:112–116.

123. Pinter A et al. Efficacy and safety of dofetilide in the treatment of frequent ventricular tachyarrhythmias after amiodarone intolerance or failure. *J Am Coll Cardiol*. 2011;57:380–381.

124. Gao D et al. Electrical storm: definitions, clinical importance, and treatment. *Curr Opin Cardiol*. 2013;28:72–79.

125. Neumar RW et al. Part 8: adult advanced cardiovascular life support. 2010 American Heart Association Guidelines for Cardiopulmonary Resuscitation and Emergency Cardiovascular Care. *Circulation*. 2010;122(Suppl 3):S729.

126. Sotalol injection [prescribing information]. Lake Bluff, IL: Academic Pharmaceutical, Inc; August 2014.

127. Gehi AK et al. Evaluation and management of patients after implantable cardioverter-defibrillator shock. *JAMA*. 2006;296:2839.

128. Fornell D. Advances in Implantable Cardioverter Defibrillator (ICD) Technology. http://www.dicardiology.com/article/advances-implantable-cardioverter-defibrillator-icd-technology. Accessed June 14, 2015.

129. Aziz S et al. The subcutaneous defibrillator. *J Am Coll Cardiol*. 2014;63:1473–1479.

130. Epstein AE et al. 2012 ACCF/AHA/HRS focused update incorporated into the ACCF/AHA/HRS 2008 guidelines for device-based therapy of cardiac rhythm abnormalities: a report of the American College of Cardiology Foundation/American Heart Association Task Force on Practice Guidelines and the Heart Rhythm Society. *J Am Coll Cardiol*. 2013;61:e6–e75.

131. Reddy VY et al. Prophylactic catheter ablation for the prevention of defibrillator therapy. *N Engl J Med*. 2007;357:2657.

132. Kuck KH et al. Catheter ablation of stable ventricular tachycardia before defibrillator implantation in patients withcoronary heart disease (VTACH): a multicentre randomised controlled trial. *Lancet*. 2010;375:31.

133. Moss AJ et al. Reduction in inappropriate therapy and mortality through ICD programming. *N Engl J Med*. 2012;367:2275–2283.

134. Gasparini M et al. Effect of long-detection interval vs. standard-detection interval for implantable cardioverter-defibrillators on antitachycardia pacing and shock delivery: the ADVANCE III randomized clinical trial. *JAMA*. 2013;309:1903–1911. [Erratum in JAMA 2013;309:2552].

135. Kloppe A et al. Efficacy of long detection interval implantable cardioverter-defibrillator settings in secondary prevention population. Data from the Avoid Delivering Therapies for Nonsustained Arrhythmias in ICD Patients III (ADVANCE III) Trial. *Circulation*. 2014;130:308–314.

136. Caron MF et al. Amiodarone in the new AHA guidelines for ventricular tachyarrhythmias. *Ann Pharmacother*. 2001;35:1248.

137. Gagnol JP et al. Amiodarone. Biochemical aspects and haemodynamic effects. *Drugs*. 1985;29(Suppl 3):1.

138. Babatin M et al. Amiodarone hepatotoxicity. *Curr Vasc Pharmacol*. 2008;6:228.

139. Van Cott TE et al. Amiodarone-induced pulmonary toxicity: case study with syndrome analysis. *Heart Lung*. 2013;42:262–266.

140. Amiodarone HCl (Cordarone) [prescribing information]. Philadelphia, PA: Wyeth Pharmaceuticals; March 2015.

141. Chan AL et al. Fatal amiodarone-induced hepatotoxicity: a case report and literature review. *Int J Clin Pharmacol Ther*. 2008;46:96–101.

142. Padmanabhan H. Amiodarone and thyroid dysfunction. *South Med J*. 2010;103:922.

143. Drucker AM et al. Drug-induced photosensitivity. Culprit drugs, management, and prevention. *Drug Saf*. 2011;34:821–837.

144. Passman RS et al. Amiodarone-associated optic neuropathy: a critical review. *Am J Med*. 2012;125:447–453.

145. Bednar MM et al. The QT interval. *Prog Cardiovasc Dis*. 2001;43(5 Suppl 1):1.

146. Darpo B et al. Clinical evaluation of QT/QTc prolongation and proarrhythmic potential for nonantiarrhythmic drugs: the International Conference on Harmonization of Technical Requirements for Registration of Pharmaceuticals for Human Use E14 guideline. *J Clin Pharmacol*. 2006;46:498.

147. Drew B et al. Prevention of torsade de pointes in hospital settings: a scientific statement from the American Heart Association and the American College of Cardiology Foundation. *J Am Coll Cardiol*. 2010;55:934.

148. Owens RC Jr, Nolin TD. Antimicrobial-associated QT interval prolongation: pointes of interest. *Clin Infect Dis*. 2006;43:1603.

149. Camm JA. Safety considerations in the pharmacological management of atrial fibrillation. *Int J Cardiol*. 2008;127:299.

150. Kao DP et al. Proarrhythmic potential of dronedarone: emerging evidence from Spontaneous Adverse Event Reporting. *Pharmacotherapy*. 2012;32:767–771.

151. Oguayo KN et al. An unusual case of flecainide-induced QT prolongation leading to cardiac arrest. *Pharmacotherapy*. 2014;34:e30–e33.

152. Hii JT et al. Propafenone-induced torsade de pointes: cross-reactivity with

quinidine. *Pacing Clin Electrophysiol.* 1991;14(11 Pt 1):1568.

153. Thevenin J et al. Flecainide induced ventricular tachycardia (torsades de pointes). *Pacing Clin Electrophysiol.* 2003;26:1907–1908.

154. Sotalol (Betapace AF) [prescribing information]. Wayne, NJ: Bayer Healthcare Pharmaceuticals Inc; October 2010 April 2007.

155. Letsas KP et al. Drug-induced proarrhythmia: QT interval prolongation and torsades de pointes. *Hosp Chron.* 2011;6:118–122.

156. Vieweg WV et al. Citalopram, QT_c interval prolongation, and torsade de pointes. How should we apply the recent FDA ruling? *Am J Med.* 2012;125:859–868.

157. Hasnain M et al. QT_c interval prolongation and torsade de pointes associated with second-generation antipsychotics and antidepressants: a comprehensive review. *CNS Drugs.* 2014;28:887–920.

158. Kao D et al. Trends in reporting methadone-associated cardiac arrhythmia, 1997–2011: an analysis of registry data. *Ann Intern Med.* 2013;158:735–740.

159. Pimentel L, Mayo D. Chronic methadone therapy complicated by torsades de pointes: a case report. *J Emerg Med.* 2008;34:287.

160. Poluzzi E et al. Antimicrobials and the risk of torsades de pointes. The contribution from data mining of the US FDA adverse event reporting system. *Drug Saf.* 2010;33:303–314.

161. Goodman JS, Peter CT. Proarrhythmia: primum non nocere. In: Mandel WJ, ed. *Cardiac Arrhythmias: Their Mechanisms, Diagnosis, and Management.* 3rd ed. Philadelphia, PA: JB Lippincott; 1995:173.

162. Roden DM. A practical approach to torsade de pointes. *Clin Cardiol.* 1997;20:285–290.

163. Charlton NP et al. Termination of drug-induced torsade de pointes with overdrive pacing. *Am J Emerg Med.* 2010;28:95.

164. Schwartz PJ et al. Long QT syndrome patients with mutations of the SCN5A and HERG genes have differential responses to Na^+ channel blockade and to increases in heart rate: implications for gene-specific therapy. *Circulation.* 1995;92:3381.

165. Miwa S et al. Monophasic action potentials in patients with torsades de pointes. *Jpn Circ J.* 1994;58:248.

166. Whalley DW et al. Basic concepts in cellular cardiac electro-physiology: part II: block of ion channels by antiarrhythmic drugs. *Pacing Clin Electrophysiol.* 1995;18(9 Pt 1):1686.

167. Hazinski MF, ed. *Highlights of the 2010 American Heart Association Guidelines for CPR and ECC.* Dallas, TX: American Heart Association; 2010.

168. Wenzel V et al. A comparison of vasopressin and epinephrine for out-of-hospital cardiopulmonary resuscitation. *N Engl J Med.* 2004;350:105.

169. Stiell IG et al. Vasopressin versus epinephrine for inhospital cardiac arrest: a randomised controlled trial. *Lancet.* 2001;358:105.

170. Aung K, Htay T. Vasopressin for cardiac arrest: a systematic review and meta-analysis. *Arch Intern Med.* 2005;165:17.

171. Kudenchuk PJ et al. Amiodarone for resuscitation in out-of-hospital cardiac arrest due to ventricular fibrillation. *N Engl J Med.* 1999;341:871.

172. Somberg JC et al. Lack of a hypotensive effect with rapid administration of a new aqueous formulation of intravenous amiodarone. *Am J Cardiol.* 2004;93:576.

173. Dorian P et al. Amiodarone as compared with lidocaine for shock-resistant ventricular fibrillation [published correction appears in N Engl J Med. 2002;347:955]. *N Engl J Med.* 2002;346:884.

174. Hagihara A et al. Prehospital epinephrine use and survival among patients with out-of-hospital cardiac arrest. *JAMA.* 2012;307:1161–1168.

175. Goto Y et al. Effects of prehospital epinephrine during out-of-hospital cardiac arrest with initial non-shockable rhythm: an observational cohort study. *Crit Care.* 2013;17:R188.

176. Mentzelopoulos SD et al. Vasopressin, steroids, and epinephrine and neurologically favorable survival after in-hospital cardiac arrest: a randomized clinical trial. *JAMA.* 2013;310:270–279.

177. Donnino MW et al. Time to administration of epinephrine and outcome after in-hospital cardiac arrest with non-shockable rhythms: retrospective analysis of large in-hospital data registry. *BMJ.* 2014;348:g3028.

第 16 章　高血压危象

Kristin Watson, Brian Watson, and Sandeep Devabhakthuni

核心原则		章节案例
①	高血压危象被定义为舒张压超过 120mmHg。该疾病按照有无急性靶器官损害,进一步分为高血压急症和高血压亚急症。	案例 16-1(问题 1) 表 16-1
②	高血压危象的危险因素包括药物依从性差、使用可卡因、药物间相互作用以及药物与食物间相互作用,但不局限于上述危险因素。	案例 16-1(问题 1)
③	高血压亚急症可用口服抗高血压药物治疗,包括可乐定、柳胺苄心定、卡托普利。应注意避免血压快速降低。	案例 16-1(问题 2~6) 表 16-3
④	高血压急症影响的器官是中枢神经系统、眼、心脏和肾脏。	案例 16-2(问题 1)
⑤	高血压急症应该使用注射用药物治疗。治疗选择取决于影响的器官及患者的合并症。最初平均动脉压降低不超过 25%,对大多数病人,在接下来 2~6 小时,血压逐渐降低到 160/100mmHg,在下一个 8~24 小时,逐渐将血压降至正常。	案例 16-2(问题 2、3、4、5、9 和 10) 案例 16-3(问题 1~6) 案例 16-4(问题 1 和 2) 表 16-4,图 16-1,表 16-2
⑥	硝普钠是高血压急症的治疗选择,但与氰化物和硫氰酸盐中毒相关,应监测以减少其中毒风险,尤其对肾脏损害的病人。	案例 16-2(问题 6~8)
⑦	手术后高血压病人最常应用的降压药物为尼卡地平、硝酸甘油、硝普钠和拉贝洛尔。	案例 16-5(问题 1~3)
⑧	主动脉夹层的处理需要在不增加心脏收缩和心率的前提下迅速控制血压。	案例 16-6(问题 1)

　　高血压危象的定义为舒张压>120mmHg[1]。该类疾病一般分为两类:高血压急症和高血压亚急症(表 16-1)。如果没有及时处理会增加发病率和死亡率[2-5]。高血压急症临床表现为升高的血压突然威胁生命且需要在几分钟到几

表 16-1

高血压急症 vs 高血压亚急症

	高血压急症	高血压亚急症
血压标准	舒张压>120mmHg[a]	舒张压>120mmHg[a]
生命威胁	有潜在性	非急性
终末器官损害	急性或进展性	慢性、非进展性
临床症状	中枢神经系统(头晕、N/V、脑病、意识混乱、乏力、颅内或蛛网膜下出血、卒中) 眼睛(眼底出血或眼底镜检查改变、视力模糊、失明) 心脏(左心衰竭、肺水肿、心梗、心绞痛、主动脉夹层) 肾衰竭或肾功能不全	视神经盘水肿
治疗策略	需要即刻降压;静脉治疗(表 16-2)	数小时或数天的降压治疗;口服药物治疗(表 16-3)

[a] 血压升高的速率和合并症的出现或终末器官的损伤比血压升高的程度更有诊断价值。见第 9 章。

N/V,恶心和呕吐。

小时内将血压降到安全水平（不必降到正常水平）[1,3]。高血压急症伴随急性进展性的器官的损害（例如卒中或心梗）。高血压亚急症不会立即威胁生命，且可以在 24～48 小时内将血压降到安全水平[1,6]。

急性的有潜在生命威胁的血压升高可发生在血压正常的患者，但这些患者常伴有急性肾小球肾炎、脑损伤、严重的烧伤、围产期（子痫）、服用毒品例如可卡因时。其他的病因包括突然停药或药物依从性差、药物之间相互作用（包括中草药）、促红细胞生成素的应用、药物与食物间相互作用（例如在服用单胺氧化酶抑制剂的同时摄入富含酪胺的食物）[7-9]。此外，心脏收缩压控制不佳已被认为是高血压危象进展中的独立危险因素[10]。除了提高对高血压的认识和治疗，从 2000 年到 2007 年，在美国高血压急症患者的住院治疗数量有显著增加（每 100 000 个住院患者中有 101～111 例高血压危象患者）。幸运的是，高血压危象患者的住院死亡率从 2.8% 降到 2.6%[11]。

高血压亚急症的临床表现

目前，关于描述高血压亚急症临床表现及特点的数据很有限。症状包括头疼、头晕、视觉改变、胸闷、恶心、鼻出血、疲乏及精神运动障碍[12]。值得注意的是，不是所有高血压亚急症患者都有典型的临床症状。

高血压急症的临床表现

同高血压亚急症相似，高血压急症通常发生在有高血压病史的患者[13,14]。高血压急症常常发生于可释放儿茶酚胺的肾上腺素瘤（嗜铬细胞瘤）或肾血管疾病的患者。此外，美国黑人比白种人的高血压急症发病率高，这类患者没有初级保健医师而且不遵从其治疗方案[13,15]。

高血压急症的临床表现变化很大，反映在某些特定的器官损害的程度上。快速地、严重的血压升高并不总是高血压急症的标志。伴随发生主要的损伤部位表现在中枢神经系统、心脏、肾脏以及眼睛。尽管高血压急症不如高血压亚急症更常见，但是如果对患者病史不是十分了解，很难判断终末器官功能障碍是新发生的还是原发病演变而来。

中枢神经系统

中枢神经系统异常是高血压急症最常见的并发症。症状包括严重的头疼伴或不伴头晕、恶心、呕吐及食欲缺乏。意识模糊伴随恐惧往往预示着更严重的疾病，如眼球震颤、局部症状或 Babinski 征阳性（当一温和的压力沿足底外侧缘，由后向前划至小趾根部时，大拇趾背伸，其余四趾扇形展开）。中枢神经系统损伤的进展会很迅速，可以导致昏迷或死亡。如果有脑血管意外的发生，会出现口齿不清或运动麻痹[13]。

其他并发症

心脏方面疾病是目前所报道的关于高血压急症的第二常见并发症。表现为心力衰竭、急性肺水肿及急性冠脉综合征。心肌梗死也可以被发现。高血压急症眼部的症状一般与视觉敏锐度的改变相关。视力模糊或视觉丧失一般与眼底镜下眼底出血、眼底渗出物（眼底毛细血管或微血管瘤流出的液体在视网膜区域形成黄色沉淀）或视乳头水肿（视神经水肿）有关。急性肾损伤也可能发生。肾损伤的标记物包括血尿、蛋白尿、尿素氮和血肌酐水平。

治疗概述

口服与胃肠外给药

高血压亚急症不是胃肠外给药的指征。口服抗高血压药物的治疗策略更适合这类疾病。临床医生在治疗中应谨慎对待没有靶器官损害的血压升高的患者。大剂量的口服药快速的降低血压并不是没有风险，可能会引起低血压及其并发症。有学者认为高血压亚急症这个名称会引起激进性治疗，建议不采用如无法控制的血压此类的名称[6]。相反，高血压急症需要立即住院治疗，一般应在重症监护病房，胃肠外给降压药降低动脉血压[16]。有效的治疗可以很好的改善预后、逆转症状以及控制终末器官损害的进展[17-19]。能否完全逆转终末器官的损害与两个因素有关：①治疗是否迅速；②在治疗之初器官的损害程度。

高血压急症的治疗有两个基本概念。第一，需要立即且强化的治疗比耗时的诊断更重要。第二，药物的选择取决于用药的时间进程、血流动力学和代谢作用能否控制高血压急症的情况。如果出现脑病、急性左心衰竭、夹层主动脉瘤、子痫或者其他终末器官的损害出现，应该迅速的静脉给予速效药降低血压，例如氯维地平、艾司洛尔、依那普利拉、菲诺多泮、肼屈嗪、拉贝洛尔、尼卡地平、硝酸甘油和硝普钠（表 16-2）[1,3,4,20-24]。如果情况允许在数小时或数天内缓慢降低血压，例如高血压亚急症，可以给予速效口服药物如卡托普利、可乐定、拉贝洛尔及米诺地尔（表 16-3）[3,4,24-26]。图 16-1 是高血压危象治疗的原则。快速降低血压的推荐治疗方案的摘要总结见表 16-4。

治疗目标

血压降低的速率必须个体化，根据高血压急症或高血压亚急症来决定。同时，快速降低血压可以引起心脏或脑的缺血性损伤[26-30]。在治疗起初，临床医生应该意识到年老者或者有严重的自身调节机制不足的患者出现低血压并发症的风险较高。后者包括自主神经功能障碍、大脑或颈动脉粥样硬化[31]。此外，有慢性高血压病史的患者无法忍受血压的突然降低，这类患者血压的适当降低比急性升高有益。

对于高血压急症，建议平均动脉压一开始下降不超过 25%（在数分钟到 1 小时）；当血压平稳后，要在 2～6 小时内进一步将血压降到 160/100mmHg，在下一个 8～24 小时内将血压平稳的降到正常水平[4]。舒张压在 100～110mmHg 是合适的最初治疗目标[1]。血压较低通常表示患者有主动脉夹层（案例 16-6）。

对于这个规则的另一个例外是有急性脑血管意外的患者。在这种状态下大脑自动调节能力丧失，应用降压药会引起大脑血液灌注降低以及发病率升高的风险[32]。目前

表 16-2

胃肠外给药治疗高血压急症的一般治疗措施

药物(商品名)/种类	剂量/方式	给药时间	持续时间
氨维地平/钙离子通道阻滞剂	最初:1~2mg/h;滴定剂量直到理想血压或最大浓度到达 16mg/h	2~4min	注射后 10~15min
依那普利拉[a](IV)/血管紧张素转化酶抑制剂	0.625~1.25mg IV/6h	15min(最大,1~4h)	6~12h
艾司洛尔[b]/β 受体阻滞剂	第 1 分钟 250~500μg/kg,随后 50~300μg/(kg·min)	1~2min	10~20min
非诺多泮/多巴胺-1 激动剂	0.1~0.3μg/(kg·min)	<5min	30min
肼屈嗪[c](20mg/ml)/动脉血管扩张剂	10~20mg IV	5~20min	2~6h
拉贝洛尔[d]/α 和 β 受体阻滞剂	2mg/min IV 或 20~80mg/10min,最大负荷剂量 300mg	2~5min	3~6h
尼卡地平[e](IV)/钙离子阻滞剂	静脉负荷剂量 5mg/h,每 5min 增肌 2.5mg/h 直到理想血压,最大负荷剂量每 15min 15mg/h,随后维持输注 3mg/h	2~10min(最大 8~12h)	注射后 40~60min
硝酸甘油[f](IV)/动脉静脉血管扩张剂	静脉泵入 5~100μg/min	2~5min	注射后 5~10min
硝普钠[g]/动脉静脉血管扩张剂	静脉输注[a]起初:0.5μg/(kg·min);平常:2~5μg/(kg·min);最大:8μg/(kg·min)	数秒	注射后 3~5min

药物	主要不良反应(均可引起低血压)	有以下情况者避免或需谨慎给药
氨维地平	房颤、恶心、呕吐、头疼、急性肾损伤、反射性心动过速、心肌梗死	对大豆黄素、豆制品、鸡蛋、鸡蛋食物过敏,严重的主动脉瓣狭窄,脂类代谢缺陷,心脏衰竭
依那普利拉	高钾血症、急性肾损伤需要容量依赖者	高血钾,肾衰竭伴脱水或双侧肾动脉狭窄患者,孕妇(致畸)
艾司洛尔	恶心、血栓性静脉炎、疼痛溢出	哮喘、心动过缓、失代偿的心脏衰竭、严重的心脏传导阻滞
非诺多泮	心动过速、头疼、恶心、面部潮红	青光眼
肼屈嗪	心动过速、头疼、心绞痛	心绞痛、心梗、主动脉夹层
拉贝洛尔	腹痛、恶心、呕吐、腹泻	哮喘、心动过缓、失代偿性心脏衰竭
尼卡地平	头疼、面部潮红、恶心、呕吐、头晕、心动过速;静脉输液 12h 后引起的局部静脉炎	心绞痛、失代偿性心力衰竭、颅内压增高

表 16-2

胃肠外给药治疗高血压急症的一般治疗措施(续)

药物	主要不良反应(均可引起低血压)	有以下情况者避免或需谨慎给药
硝酸甘油	高铁血红蛋白血症、头疼、心动过速、恶心、呕吐、面部潮红、长时间用药的耐药性	心脏压塞、缩窄性心包炎或颅内压增高
硝普钠	恶心、呕吐、发汗、虚弱、硫氰酸盐中毒[h]、氰化物中毒(很少)[i]、胸痛、眩晕、头痛、鼻塞、心律不齐	肾损伤(硫氰酸盐累积)、肝损伤(氰化物)、孕妇、颅内压增高、急性冠脉综合征

[a] 未被美国食品药品管理局批准用于治疗急性高血压。

[b] 批准用于术中和术后治疗高血压。

[c] 胃肠外给予肼屈嗪是位于口服和其他更激进药物例如硝普钠之间的中级治疗策略。可以静脉给药(IV)或肌内注射,但是两种给药途径没有可以感知的差别(20~40分钟)。缓慢的降低血压。

[d] 拉贝洛尔在失代偿性心力衰竭患者中是禁忌,因为它的 β 受体阻滞剂的特质。两个 100mg 安瓿的药物加入 160ml 盐水中持续静脉给药,最终浓度为 1mg/ml。静脉输注一开始为 2mg/min,滴定直到获得满意的效果或最终浓度到达 300mg。

[e] 在口服药物不可行或理想时可以短期给药。

[f] 需要特殊的运输系统将药物放于塑料管内。见第 12 章和第 13 章,关于硝酸甘油的进一步说明。

[g] 硝普钠药瓶应用金属箔包裹以防光引起其代谢。在这种条件下,药物作用可以稳定 4~24 小时。升高的血压失去效力。当液体颜色变为黄色时代表其失效。棕色、绿色或蓝色表明其失去效力。当床头稍微升高时药物会更有效。当换到新的包装中,监管需要调节。

[h] 硫氰酸盐水平在给药过程中不断累积。肾功能正常时其半衰期为 2.7 天,肾衰患者的其半衰期为 9 天。肾功能正常的患者毒性发作会在 7~14 天,肾衰患者发病时间为 3~6 天。硫氰酸盐血压浓度水平在治疗 3~4 天后需要检测,当浓度达到 10~12mg/dl 是需要中断给药。硫氰酸盐毒性引起神经中毒的症状如神经错乱、反射亢进、困惑、虚弱、耳鸣、癫痫以及昏迷。

[i] 氰化物毒性包括乳酸中毒、血氧不足、心动过速、意识改变、癫痫和呼吸中有苦杏仁的气味。硫代硫酸钠或维生素 B_{12} 可以缓解高危患者氰化物中毒症状。

表 16-3

治疗高血压亚急症常用的口服药物

药物[a]	剂量/途径	给药时间	维持时间	主要不良反应[a]	有以下情况者避免或需谨慎给药
卡托普利[b]12.5、25、50、100mg 片剂 ACE 抑制剂	6.5~50mg 口服	15min	4~6h	高血钾,神经性水肿,BUN 增高,皮疹,瘙痒,蛋白尿,味觉丧失	肾动脉狭窄,高血钾,脱水,肾损伤,孕妇
可乐定 0.1、0.2、0.3mg 片剂 中枢 α2-激动剂	最初 0.1~0.2mg 口服,随后 0.1mg/h 最终累积 0.8mg	0.5~2h	6~8h	镇静,口干,心动过缓,便秘	精神改变,严重的颈动脉狭窄
拉贝洛尔 100、200、300mg 片剂 α 和 β 受体阻滞剂	每 2~3h 重复 200~400mg	30min~2h	4h	直立性低血压,恶心,呕吐	心力衰竭,哮喘,心动过缓
米诺地尔 2.5、10mg 片剂 动静脉血管扩张剂	5~20mg 口服	30~60min,2~4h 达到最大效力	12~16h	心动过速,液体潴留	心绞痛,心力衰竭

[a] 所有都会引起低血压、头晕和面部潮红。

[b] 其他的口服的 ACE 阻滞剂在使用起初起效慢,但应该维持剂量,例如卡托普利需要重复每日坚持服用。

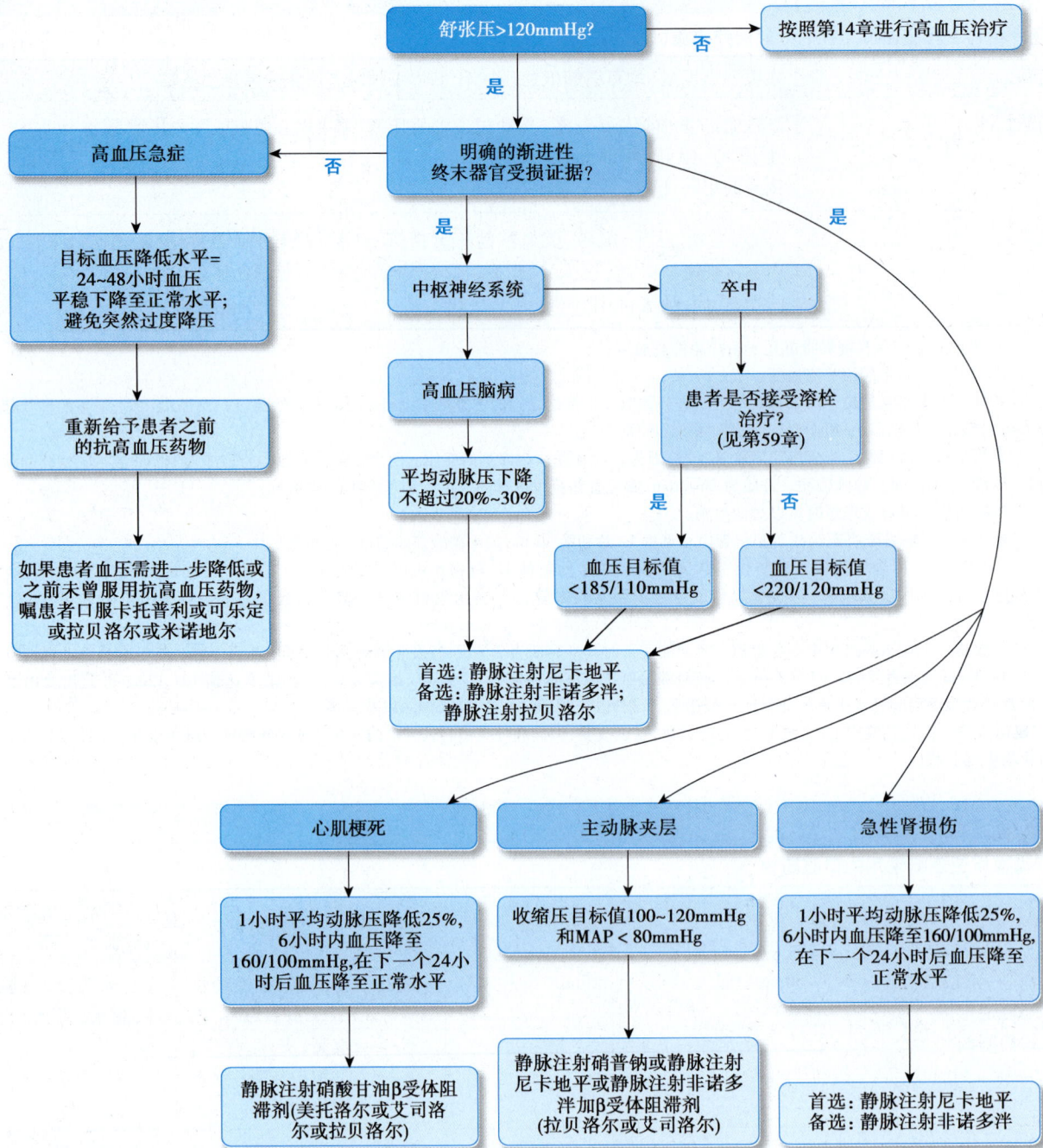

图 16-1 高血压危象的治疗概览

表 16-4

高血压急症的治疗推荐

临床症状	治疗推荐	基本原理
主动脉夹层	硝普钠、尼卡地平或者非诺多泮联合艾司洛尔或者静脉注射美托洛尔；拉贝洛尔；避免收缩血管	扩张血管或降低动脉压阻止进一步的夹层撕裂。β受体阻滞剂会防止血管扩张剂引起的反射性心动过速
心绞痛、心肌梗死	硝酸甘油联合艾司洛尔或美托洛尔；拉贝洛尔。禁用硝普钠	扩张冠状血管，降低心输出量，减少心脏负荷及心肌耗氧量。硝普钠会引起冠脉缺血

表 16-4

高血压急症的治疗推荐(续)

临床症状	治疗推荐	基本原理
急性肺水肿、左心室衰竭	硝普钠或硝酸甘油联合袢利尿剂。可供替代的选择:依那普利。禁用非二氢吡啶类和β受体阻滞剂	利尿剂及扩张静脉来降低前负荷。硝普钠、依那普利降低后负荷,尼卡地平可以增加每搏输出量
急性肾损伤	尼卡地平或非诺多泮。禁用硝普钠、依那普利	外周血管扩张不会影响肾脏清除率
可卡因过量	尼卡地平、非诺多泮、维拉帕米或硝酸甘油。可供替代的选择:拉贝洛尔。禁用β受体阻滞剂	扩张血管,没有潜在的α肾上腺素受体激动。钙离子拮抗剂控制药物过量引起的血管痉挛
嗜铬细胞瘤	尼卡地平、非诺多泮或维拉帕米。可供替代的选择:酚妥拉明、拉贝洛尔。禁用β受体阻滞剂	扩张血管并无潜在的α肾上腺素受体激动
高血压脑病、颅内出血、蛛网膜下腔出血、血栓栓塞	尼卡地平、非诺多泮或拉贝洛尔。禁用硝普钠、硝酸甘油、依那普利、肼屈嗪	硝普钠和硝酸甘油的扩血管效应不降低脑血容量。依那普利和肼屈嗪会引起无法预测的血压改变,因此要十分谨慎的控制血压

指南建议,急性缺血脑卒中的患者如果收缩压高于 220mmHg 或舒张压高于 120mmHg,不推荐溶栓治疗;如果病情需要,可通过获得较低血压目标来控制病情,如心肌梗死或主动脉夹层。当收缩压低于 185mmHg,舒张压低于 110mmHg 可以选择溶栓治疗[33]。溶栓治疗后的第一个 24 小时内,收缩压应保持在 185mmHg 以下,舒张压保持在 105mmHg 以下。较低血压的患者给予溶栓疗法会减少大脑出血的风险[33]。此外,有高血压脑病的患者如果平均动脉压下降超过 40% 有大脑供血不足的风险[34]。因此,有高血压脑病的患者在治疗的第 1 个小时内,无论血压多高,平均血压降低不要超过 20% 或者将舒张压降到 100mmHg[34,35]。

高血压亚急症

患者评估

案例 16-1

问题 1:M. M. 是一名 60 岁的美国黑人,男性患者,患有长期的慢性心衰,因依从性差导致血压控制不良,有心肌梗死病史。今早,他到社区卫生中心对他的高血压进行彻底的评估。过去 7 天内,他没有服用卡托普利、卡维地洛和氢氯噻嗪。M. M. 没有任何症状。体格检查结果,血压 180/120mmHg,心率 92 次/min。眼底镜检查显示小动脉轻微狭窄,没有出血或渗出,视神经盘良好。双肺正常,心脏检查未见明显异常。心电图提示窦性心律,心率 90 次/min,一度房室传导阻滞。胸片显示心脏扩大。血电解质、BUN、血清肌酐在正常范围内。尿常规结果尿蛋白 2+。M. M. 的治疗目标是什么?应以多大速率降低血压,选择何种治疗方法?

血压升高的绝对值就自身而言没有构成临床上的急症

状态不需要快速降低血压。没有证据表明患有脑病、心脏功能障碍、胸痛或肾功能的急性改变。因此,没有迹象表明会有靶器官功能的急性损伤。M. M. 的病例属于高血压亚急症。

情况常常如此,M. M. 因为依从性差对血压控制不良。根据 M. M. 的临床表现,需要在接下来的 12-24-48 小时内将血压降低,但注意避免出现低血压。短效的口服降压药可以满足此目的,没有必要使用胃肠外给药。许多不同类型的口服药物,例如可乐定、卡托普利、拉贝洛尔及米诺地尔都可行。对于 M. M. 重新合理规范地服用降压药,不至于使血压降得太快是一个很合理的选择。随后,他可以调整依从性较好的每日 1 次剂量的药物治疗方案。例如,赖诺普利或其他的长效的血管紧张素转化酶抑制剂类药物来替代之前服用的卡托普利控制血压。克服患者依从性差的障碍,包括药物的成本、治疗效果的理解、药物不良反应的错误认识等。每周随访高血压亚急症患者的治疗情况对于此类患者来说是非常重要的。

口服药物疗法

短效的钙离子通道阻滞剂

案例 16-1,问题 2:M. M. 的医生已经下医嘱立即给予硝苯地平 10mg 舌下含服,这种治疗高血压亚急症的治疗措施合理吗?

可乐定、拉贝洛尔、米诺地尔及卡托普利降压效果很快。这类口服降压药在数小时内可以将血压充分降低,因此在治疗高血压亚急症中非常有效。口服 ACE 抑制剂类药物除了卡托普利,因其起效时间较慢不能很快的有效的降低血压。

钙离子通道阻滞剂可以快速释放能有效的快速地降低血压,这类药物包括地尔硫䓬、维拉帕米及尼卡地平;然而,根据经验最常用的为硝苯地平。硝苯地平可以口服或"嚼服",就像之前推荐胃肠外给药快速降低血压。然而,服用硝苯地平被认为与威胁生命的不良事件的发生有关,如局部心肌缺血、心肌梗死及卒中[26-30]。随意应用短效的硝苯地平迅速的降低血压有潜在的危险,不推荐使用[36,37]。卡托普利、拉贝洛尔或可乐定均可用来降低血压,他可以重新服用其他的口服药物并适时随访。

可乐定

案例 16-1,问题 3:给予 M.M. 口服可乐定以代替硝苯地平,可乐定的合适起始和维持剂量是多少?

可乐定是治疗高血压急症的安全、有效的一线用药,可刺激中枢神经的 α_2 肾上腺素受体兴奋,抑制交感神经从中枢神经系统的传出。口服可乐定后的几个小时过程中血压逐渐下降。传统的给药方案包括初始口服负荷量(0.1~0.2mg)和 0.1mg/小时的重复剂量,直到血压下降效果理想或者达到 0.8mg 的累积剂量[38]。如果应用负荷量的话,尤其重要的是对那些使用了降压药物的患者以及老年人,这些人存在容量不足,应该降低剂量[39]。口服可乐定的每日负荷量的急性反应不可预知,因此不能确定维持血压的剂量。可乐定的口服维持剂量在一定程度上凭借医生的经验,然而,由于药物的半衰期短,每日总剂量应分每日 2 次或 3 次服用[1,23,40]。

维持每日血压所需的口服可乐定的剂量所带来的急性反应是难以预测的。口服剂量一般是根据临床医师的经验来判断;然而,每日总剂量应该分散服用,根据药物的半衰期分为每日 2 次或 3 次给药。

不良反应及预防措施

案例 16-1,问题 4:推荐应用可乐定前需考虑的不良反应和预防措施有哪些?

口服可乐定一般耐受性良好,但不良反应包括直立性低血压、心动过缓、镇静、口干、头晕。可乐定可降低高达 28% 的脑血流量,因此不推荐用于严重的脑血管病患者[41]。可乐定也不推荐用于合并心力衰竭、心动过缓、病态窦房结综合征和心脏传导阻滞的患者[23]。药物治疗依从性差的患者也应避免服用可乐定以防反跳性高血压的出现[42,43]。

其他口服药物

卡托普利

案例 16-1,问题 5:M.M. 肾功能正常,但有心力衰竭病史。依据病史,卡托普利是否为初始治疗的合理选择?应当如何给药?如果患者尿素氮或血肌酐升高应当如何处理?

卡托普利可通过口服和舌下含服的方式迅速降低血压[44,45],能够同时降低后负荷和前负荷,并减低总外周血管阻力[23]。因此,卡托普利和其他血管紧张素转换酶抑制剂通常被认为是心力衰竭患者的首选药物,且已被证实可

减少这类病患的死亡率(见第 14 章)。M.M 是射血分数保留的心衰患者,在这类人群中应用 ACE 抑制剂类药物提高心血管预后的证据不充分。然而,鉴于患者停药前应用依那普利血压控制良好,有必要重新应用一种短效的 ACE 抑制剂药物并加强患者的药物依从性。

卡托普利在口服后几分钟内开始发挥作用,药物浓度峰值出现在摄入后 30~90 分钟。临床上,卡托普利可在 10~15 分钟内降低血压,效果持续 2~6 个小时[46]。舌下含服卡托普利效果等同于硝苯地平,但不会出现因迅速的降低平均动脉压而致的反射性心动过速等突发状况[45-48]。

尽管卡托普利以及所有其他长效的血管紧张素转换酶抑制剂的临床获益良多,在肾功能不全和血容量不足患者中应用须十分谨慎。在大多数情况下,尿素氮或血清肌酐水平升高将提供能否应用的线索;然而,卡托普利也可诱发合并双侧肾动脉狭窄或单侧肾动脉狭窄的患者发生严重的肾衰竭。但这些禁忌证在高血压急症中不易被识别,因此,在排除这些病症的患者后,可推荐使用卡托普利。首剂低血压是卡托普利使用的一种常见限制因素,最有可能发生在老年患者和高血浆肾素水平的患者(如容量衰竭或接受利尿剂治疗)。在这种情况下,初始剂量不应超过 12.5mg,必要时 1 小时后重复给药。虽未服用利尿剂,M.M. 因有心力衰竭病史仍可能存在高血浆肾素水平。因此,卡托普利可作为 M.M. 初始治疗的合理用药,并可稍后更换为长效的 ACE 抑制剂类药物。

米诺地尔和拉贝洛尔

案例 16-1,问题 6:用于治疗高血压急症的其他口服制剂有哪些?

米诺地尔是一种有效的口服血管舒张药,已被成功地用于治疗高血压急症[49,50]。口服 10~20mg 的负荷量可在 2~4 小时内产生最大降压效果,必要的话可每 4 小时追加 5~20mg。不过米诺地尔的起效速度要比可乐定和卡托普利慢。米诺地尔需与 β 受体阻滞剂和袢利尿剂联用以拮抗其诱发的反射性心跳过速和液体潴留[50]。因此,米诺地尔的处方只应由具有用药经验的医师开具,并加强不良反应的管理。结合 M.M. 的心力衰竭病史和药物不良反应,不推荐其应用米诺地尔。米诺地尔只可应用于那些对其他抗高血压药物效果不好或之前应用过此药的高血压患者。

拉贝洛尔是一种 α 和 β 肾上腺素受体阻滞剂,可替代口服氯压定或卡托普利治疗严重的高血压,但合适的给药方案还有待确定[51-54]。100~300mg 的初始剂量降压效果可持续长达 4 小时[52]。每小时给药 20mg 直至 1 200mg 的最大剂量,拉贝洛尔降平均动脉压的效果等同于口服氯压定[54]。另一种方案是给予初始剂量 300mg,后每隔 2 小时给予 100mg 直至 500mg 的最大剂量,也可有效的快速降低血压[53]。然而,其他文献报道 200~400mg 的单一负荷剂量没有取得满意的降压效果[55]。因为拉贝洛尔可引起显著的直立性低血压,患者服药后应保持仰卧位并在行动前检查是否存在低血容量。另外,拉贝洛尔禁用于合并哮喘、心动过缓、高度心脏传导阻滞的患者。

高血压急症

患者评估

案例 16-2

问题1：M. R. 是一名 55 岁的非洲裔美国人，因气短渐进性加剧 3 天来急诊科就医。在过去的 2 天里，患者自觉剧烈头痛，服用布洛芬不能缓解，同时伴随胸骨下疼痛、厌食、恶心等症状。既往有哮喘病史，心绞痛病史 5 年，2 月前曾因急性下壁心肌梗死入院治疗。院外遵医嘱吸入沙丁胺醇，服用呋塞米、硝酸异山梨酯、非洛地平和赖诺普利，但于 3 周前自行停药。

体格检查示焦虑面容，强迫体位，轻度呼吸窘迫。生命体征示脉搏 125 次/min，呼吸频率 36 次/min，血压 220/145mmHg，体温正常。眼底检查示小动脉狭窄和动静脉压迹，无出血、渗出和视神经乳头水肿。未见颈静脉扩张，但双侧颈动脉可闻及杂音。胸部检查示呼吸音减弱，双肺满布湿啰音。心尖部移位至第五肋间锁骨中线左侧 2cm 处，无震颤及隆起、凹陷。心律规整，听诊可闻及第三和第四心音奔马律，未闻及杂音。M. R. 的其他体格检查未见明显异常。

重要的生化检验指标如下：
血钠：142mmol/L
血钾：4.9mmol/L
血氯：101mmol/L
碳酸氢盐：23mmol/L
尿素氮：30mg/dl
血肌酐：1.2mg/dl
红细胞压积：38%
血红蛋白：13g/dl
白细胞计数及分类均在正常范围内。

尿常规分析示血红蛋白 1+ 及尿蛋白 1+。尿液镜检示每高倍镜视野下可见 5~10 个红细胞，无管型。脉搏血氧测定示血氧饱和度 88%。心电图示窦性心动过速和左心室肥大。胸部 X 线示中度的心脏肥大和双肺绒毛状浸润性阴影。M. R. 的哪些病史及体征提示需要紧急迅速降压？

高血压危象常常发生在 40~60 岁的非裔美国男性患者。此外，许多病人出现高血压危象是由于突然停用降压药[13,15]，如案例 16-2 中的 M. R. 和 16-1 中 M. M.。

新近发作的严重头痛、恶心和呕吐是重度高血压的中枢神经系统征象，正如胸骨下疼痛是急性心绞痛发作的表现，急性心力衰竭发作的临床表现有气短、心率和呼吸频率加快、心脏扩大、闻及 S_3 心音及胸部影像学示肺水肿。相对于逐渐加剧的慢性心力衰竭，急性心力衰竭发作时无颈静脉怒张、肝大等右心衰体征，提示心力衰竭发作是由高血压诱发。结合 M. R. 的病史，患者的尿沉渣分析结果易被忽视，眼部受累较轻。M. R. 高血压急症的表现是因为其心力衰竭的存在，应及时入院治疗给予静脉注射降压药物。

注射用药物治疗

硝普钠

案例 16-2，问题 2：M. R. 初始使用硝普钠治疗是否合适？硝普钠是否有替代药物？

M. R. 应使用起效迅速的肠外药物以降低血压。硝普钠、非诺多泮和静脉用硝酸甘油可迅速降低总外周阻力，对心肌耗氧量和心率影响较小。硝普钠和非诺多泮首选用于高血压合并失代偿性心力衰竭但不合并心肌梗死的患者。注射用硝酸甘油与硝普钠作用类似，但硝酸甘油对静脉循环影响较大，对小动脉影响小。硝酸甘油对冠状动脉狭窄、缺血性心脏病、心肌梗死、冠状动脉搭桥术后高血压的患者效果显著（见案例 16-3，问题 6）。另外，硝普钠和注射用硝酸甘油都可降低高血压急症患者的左心室舒张期压力。尽管硝酸甘油可以缓解心梗患者胸痛症状，这类患者并没有急性冠脉综合征，肌钙蛋白阴性及心电图可以佐证。在应用硝普钠之前，充分了解胸痛的病因是非常重要的。正如上述所说，胸痛可能是由于严重的高血压导致的急性心衰。此类症状和体征不是缺血性心脏病导致的。冠状动脉缺血引起的胸痛应用硝酸甘油比硝普钠更能获益；然而，此类患者没有活动性的冠脉缺血症状。若临床表现与急性心衰的症状符合，重点要放在降低外周血管阻力及减少左心室舒张压。而硝普钠有舒张静脉和动脉血管的优势，可以进一步降低外周血管阻力及左室舒张压。硝酸甘油对静脉循环影响更大，特别是在小剂量时。因此，对于此类患者，硝普钠是首选。

非诺多泮和硝普钠快速降压的作用是一样的[56-59]。这两种药物均起效迅速，易于计算注射用剂量，作用时间短，有相对良好的耐受性。非诺多泮也可增加肾血流量，从而降低肾功能恶化的风险[60-63]。相比于硝普钠，非诺多泮不会导致氰化物和硫氰酸盐的毒性。然而非诺多泮会引起剂量依赖性的心动过速，在急性冠脉综合征患者要避免使用。

因此，在不合并明显的肾脏或肝脏疾病的情况下，硝普钠是 M. R. 治疗的首选用药。

血流动力学效应

硝普钠的许多药物效应可改善 M. R. 的身体状况。硝普钠同时扩张静脉和动脉血管，从而增加静脉血容量，减少静脉回心血量和心脏前负荷（见第 14 章）。也可降低肺毛细血管楔压、心室充盈压，以缓解 M. R. 的肺水肿。动脉扩张所致后负荷也会降低，可增加心输出量，降低动脉压，增加组织灌注。

利尿剂的联合使用

案例 16-2，问题 3：在硝普钠治疗前 M. R. 是否需要给予利尿剂？

在高血压危象患者的紧急处理中,静脉注射利尿剂是相对无效的,除非患者合并容量负荷过重或心力衰竭。高血压急症患者往往血压收缩,血容量正常或减少。因此,利尿剂效果不显著,还会加重肾功能损害或造成其他不利影响[22,64]。此外,紧急给予患者利尿剂联用其他降压药,可发生严重的低血压。

在急性心力衰竭患者,利尿剂的即刻效应是血流动力学变化(静脉扩张),而不是利尿作用。静脉注射利尿剂后的静脉扩张作用可在利尿发生之前降低右心充盈压和肺动脉楔压,增加心输出量[65]。因此 M.R. 的心力衰竭合并重度高血压需要静脉应用利尿剂(呋塞米 40mg,托拉塞米 10~20mg,或布美他尼 1mg)。

用药剂量

案例 16-2,问题 4: 硝普钠的用药的初始剂量是多少?

硝普钠的有效输注速度是 0.25 ~ 10μg/(kg·min)[66,67]。对于 M.R.,硝普钠的起始输注速度应该为 0.25μg/(kg·min)。药物输注剂量应每 5 分钟缓慢增加 0.25μg/(kg·min),直到预期输注速度。推荐的最大输注速度是 10μg/(kg·min)。如果以最大输注速度维持 10 分钟后血压没有降到预期水平,应停用硝普钠[4]。药物剂量必须根据病人动脉内血压记录的个性化反应连续使用,并密切观察药物毒性的迹象或症状。

硝普钠在光照下可分解,因此需要用不透明的袋子包裹避免光照,无需将输液管避光。配置后溶液可在室温下稳定 24 小时。溶液的颜色从浅棕色变成深棕色,绿色,橙色,或蓝色表示药物活性丧失,应将配制液丢弃。

治疗终点

案例 16-2,问题 5: 硝普钠开始输注。治疗的目标值是什么?

对于大多数患者在第 1 个小时血压降低不应超过 25%,如果病情稳定,接下来的 2~6 小时可调整输注剂量将血压控制在 160/100mmHg。在 8~24 小时内使血压降低到接近正常水平。然而,考虑到 M.R. 有脑血管闭塞性疾病病史(颈动脉杂音),应避免将血压降至更低水平。在患者合并脑部主要血管狭窄的情况下,过度的降低血压可能减少脑血流量,引发卒中或其他神经系统并发症。

在机体血压大范围变化的情况下,脑血流量可通过自动调节机制保持恒定[40,68]。自动调节效应可在机体动脉压力缓慢或快速变化的情况下防止脑血流量大幅度变化。此外,相对于血压正常的患者,高血压患者应将动脉血压保持在较高水平以维持脑灌注。如果 M.R. 的血压降低过度,脑血流量可能会大幅减少。因此,合理的初始治疗目标是 6 小时内舒张压维持在 100~105mmHg。如果出现低血压,应立即停用硝普钠,M.R. 应保持头低于躯干的仰卧位。

氰化物毒性

案例 16-2,问题 6: M.R. 使用硝普钠控制血压。然而,在过去的 36 个小时,是否有必要使硝普钠的输注速度达到 7μg/(kg·min)来控制血压。他的心动过速心绞痛症状已缓解。他是否有氰化物中毒的风险?药物的毒性应该观察什么指标?有哪些药物可以预防中毒?

当使用硝普钠时最需注意的是继发于代谢副产物积累的氰化物和硫氰酸中毒。硝普钠在静脉输注几分钟后分解。游离的氰化物(占硝普钠 44% 的分子量)释放到血液中,产生的氢氰酸(氰化氢)可引发急性中毒[69]。氰化氢的释放量与输注剂量成正比[70]。线粒体的硫氰酸酶系统可对氰化物进行内源性解毒,借助于硫代硫酸盐等硫离子载体将氰化物转化成硫氰酸[69]。从理论上讲,硝普钠输注的速度长时间超过 2μg/(kg·min)时氰化物可体内积累。患者的肝或肾功能损害也会加剧氰化物毒性[71,72]。

通常说,尽管报告已有数人使用硝普钠后死亡,但氰化物中毒很少发生[73]。氰化物中毒最常见于需要维持较低血压的手术患者迅速接受大剂量的硝普钠(总剂量为 1.5μg/kg)输注。然而,根据两方数据,使用硝普钠后的氰化物中毒和死亡每年分别超过 3 000 例和 1 000 例[73,74]。

尽管现阶段硫代硫酸钠被推荐应用在硝普钠中毒的高危患者,但没有临床数据表明它可降低总体死亡率[75]。此外,这种干预可能导致硫氰酸盐的积累,特别是硫代硫酸钠的输注速率过快或应用在肾功能不全的患者。维生素 B_{12} 也被用于降低硝普钠输注后的氰化物中毒的风险,但考虑到它的性价比,维生素 B_{12} 的应用价值有限[72]。高危患者可应用更安全的替代方案(如非诺多泮、静脉用拉贝洛尔、静脉用尼卡地平),维生素 B_{12} 和硫代硫酸盐的应用很局限。

氰化物中毒可通过监测 M.R. 的代谢状态及早发现。氰化物可使细胞色素氧化酶逐步失活导致无氧糖酵解增加,因此乳酸酸中毒是氰化物中毒的早期征兆[76,77]。血浆碳酸氢根离子浓度和 pH 值较低,伴随着血液乳酸或乳酸/丙酮酸比值的增加,以及混合静脉血氧张力增高可预示氰化物中毒[77]。氰化物中毒的征象还包括:心动过速、意识改变、昏迷、抽搐、呼气中含杏仁的特殊气味[70,77]。为发现氰化物中毒的发作,检测血清硫氰酸水平是没有意义的。一旦发现氰化物中毒,应立即停止硝普钠输注并应用适当药物治疗。为维持血压所需的高剂量硝普钠输注可增加 M.R. 氰化物中毒的风险,需要密切监测他的酸碱平衡。

硫氰酸盐中毒

案例 16-2,问题 7: 解释氰化物毒性和硫氰酸毒性之间的区别。如果 M.R. 继续以 7μg/(kg·min)的速率输注硝普钠,患者硫氰酸盐中毒的风险是什么?监测患者血清的硫氰酸浓度是必要的吗?

硝普钠更可能引发硫氰酸盐中毒。虽然这个并发症很罕见，但肾功能损害的患者接受超过 72 小时的硝普钠治疗更易发生。氰化物通过在肝脏的硫化作用转化为这一过程很缓慢，肾脏功能正常时硫氰酸的半衰期是 2.7 天，而在肾衰竭患者半衰期是 9 天[78]。当硝普钠以中等剂量[2～5μg/(kg·min)]输注，在肾功能正常的患者硫氰酸中毒可能发生在 7～14 天，而合并严重肾脏疾病的患者可能发生在 3～6 天[69]。

硫氰酸可引起神经毒性综合征，表现为精神错乱、反射亢进、困惑、虚弱、耳鸣、癫痫、昏迷[71,78]。硫氰酸盐长时间浓度过高可以通过妨碍甲状腺碘的摄入和结合而抑制甲状腺功能[78]。不推荐常规检测血清中硫氰酸的含量，只建议在合并肾脏疾病的患者或持续输注硝普钠超过 3 或 4 天的患者监测硫氰酸。如果血清硫氰酸含量超过 10～12mg/dl 应停用硝普钠[79,80]。当血液中硫氰酸含量超过 20mg/dl 时就会威胁生命。在紧急情况下，血液透析可快速清除硫氰酸盐[78]。

M. R. 的肾功能正常，预期输注的持续时间相对较短，潜在的硫氰酸中毒概率很低。因此，此时不推荐检测血液中的硫氰酸含量。

硝普钠治疗的其他相关不良反应还包括恶心、呕吐、出汗、鼻塞、肌肉抽搐、头晕、无力。这些反应通常是急性的，且在硝普钠输注过快时发生，减慢输注速率就可缓解。

> **案例 16-2,问题 8：** M. R. 的血生化和动脉血气值提示代谢性酸中毒。硝普钠的输注是否应继续维持在 7μg/(kg·min)？替代治疗有哪些？

虽然 M. R. 应用硝普钠治疗的持续时间较短，但对降压效果的耐受需要使用大剂量输注来控制血压。因此，酸中毒可能提示累积的氰化物中毒。此时应立即停用硝普钠，另外开始静脉输注非诺多泮或尼卡地平等肠外降压药物替代治疗。

非诺多泮

> **案例 16-2,问题 9：** 相比于硝普钠，非诺多泮的优点和缺点有哪些？

非诺多泮是起效迅速的肠外用周围多巴胺-1 受体激动剂，用于高血压危象时迅速降低血压[81-84]。非诺多泮可刺激多巴胺-1 受体舒张冠状动脉，肾、肠系膜，及周围动脉[85,86]。在心脏搭桥手术中非诺多泮被用于控制患者外周动脉压[87]。低剂量的非诺多泮可用于心脏手术后急性肾损伤患者；但不会降低肾替代疗法的风险及 30 天的死亡率[88]。但是，没有研究数据显示这种效应可降低高血压急症患者的发病率和死亡率[62,68]。

非诺多泮在治疗高血压急症方面同硝普钠一样有效，且不会导致氰化物或硫氰酸盐中毒[57-59]。对氰化物或硫氰酸盐会中毒的高危患者，非诺多泮被认为是硝普钠的替代药物。近几年非诺多泮治疗高血压的量在减少[20]。

肾脏或肝脏疾病不会影响非诺多泮的清除率。同硝普钠一样，非诺多泮的半衰期也很短，大约 5 分钟，从而容易调节剂量[83,89]。血压和心率应避免高血压和与剂量有关的心动过速。会发生面部潮红及头痛。需要监测血钾，必要时补钾。由于非诺多泮会引起剂量依赖性眼压增高，青光眼和高眼压患者需要慎用本品[90,91]。

> **案例 16-2,问题 10：** M. R. 应避免使用哪种抗高血压药物？原因是什么？

拉贝洛尔是一种强效、快速抗高血压药物，同时具有 α 受体和 β 受体阻断效应，对于治疗高血压急症非常有效，但是 M. R. 不应使用此药物[91-98]。在血流动力学上，拉贝洛尔可以降低外周血管阻力（后负荷）、血压和心率，而几乎不改变静息心排出量或每搏输出量[99]。

M. R. 目前存在胸痛和可承受的心动过速，这些体征和症状极有可能是由于严重升高的血压和急性左心室衰竭引起的。虽然拉贝洛尔可能会减轻 M. R. 的心绞痛，但是它的负性肌力作用会急剧危及患者的左室功能，这种效应远远大于后负荷减轻的潜在益处。此外，虽然拉贝洛尔对于哮喘患者是最安全的肾上腺素受体阻断药之一[100]，但任何 β 受体阻滞剂都不应当作为哮喘患者的首选药物。只有在其他方法不能降低 M. R. 血压时才应该使用拉贝洛尔。

拉贝洛尔

> **案例 16-3**
>
> **问题 1：** C. M. 是一名 52 岁的高加索男性，因进行性胸骨下胸痛（不伴气短）、出汗、恶心和呕吐 3 天入院。既往有控制不良的高血压病史、青光眼和心绞痛病史。入院前用药为多佐胺滴眼液、阿替洛尔、氢氯噻嗪和口服硝酸盐类。体格检查示患者焦躁不安，神志清晰，有定向能力。血压 210/146mmHg，无立位晕厥，脉搏 115 次/min，搏动规则。眼底镜检查示双侧出血和渗出。肺部清晰，心脏扩大，无杂音或奔马律。腹部检查无明显异常，且无外周性水肿。神经病学检查正常。
>
> 主要实验室指标如下：
>
> BUN：49mg/dl
>
> SCr：2.8mg/dl
>
> 先前监测的血肌酐为 1.2mg/dl。尿液分析示蛋白尿和血尿。心电图示窦性心动过速伴电轴左偏、左心室肥大和非特异性 ST-T 改变。胸片示心脏轻度扩大。
>
> C. M. 的药物治疗为硝酸甘油舌下含服及 2.54cm 硝酸甘油软膏局部外用。并开始使用Ⅳ拉贝洛尔治疗。综合考虑 C. M. 的心绞痛和急性肾损伤，这种治疗方法是否合理？

根据胸痛、视网膜病变、新发肾脏病变的发生以及血压升高程度可以诊断 C. M. 的表现为高血压急症，需要立即降低血压。在进行更多确定性治疗前，舌下和局部联合使用硝酸甘油有助于迅速降压和缓解胸痛。

拉贝洛尔曾成功应用于高血压急症的治疗[92-98]。拉贝洛尔可以同时阻断 α 和 β 肾上腺素能受体，而且能产生直接血管舒张效应。拉贝洛尔的 β 受体阻断作用是非选择性的，β 受体和 α 受体阻断效能之比在口服时为 3∶1，静脉注射时为 7∶1。拉贝洛尔的使用对于 C. M. 是极为有益的，因为此药可降低外周血管阻力而不引起反射性心动过速，继而心肌需氧量将会减少，冠状动脉血流动力学将得到改善，对于和 C. M. 类似有心绞痛症状或心肌梗死的患者拉贝洛尔是一种极好的选择。另外，静脉注射拉贝洛尔不会明显减少脑血流量，因此，此药对脑血管疾病患者可能也有益[1,23]。

非诺多泮或硝普钠也可以用来治疗 C. M. 。因为 C. M. 的青光眼病史不能选用非诺多泮。另外，不选用非诺多泮还因其有致心动过速及心脏缺血的风险。如果使用硝普钠，由于 C. M. 新发的肾衰竭，可能会有产生氰化物和硫氰酸盐毒性的潜在风险。相反，拉贝洛尔曾被成功用于有肾脏疾病的患者且无毒不良反应发生[101,102]。拉贝洛尔在肝脏中经葡萄糖醛酸化清除，不足 5% 的剂量以原形从尿液中排出。

禁忌和注意事项

案例 16-3，问题 2：C. M. 使用拉贝洛尔时需注意哪些方面？

拉贝洛尔的缺点主要与它的 β 受体阻断效应有关。因此，拉贝洛尔不能用于有哮喘、一度以上房室传导阻滞或窦性心动过缓的患者，失代偿性患者心力衰竭亦需慎用本品（参照案例 16-2，问题 10）[93,97,103]。C. M. 不存在以上任一情况。和其他 β 受体阻滞剂一样，此药用于服用 β 阻滞剂患者应谨慎[104]。拉贝洛尔对于与嗜铬细胞瘤、儿茶酚胺增多相关的高血压以及 β 受体阻断药停药引起的反跳性高血压的治疗有效[105]。然而，由于拉贝洛尔主要为 β 受体阻断药，治疗嗜铬细胞瘤患者时可能会发生反常性高血压。这类有肾上腺肿瘤的患者会分泌大量去甲肾上腺素，导致相对无对抗地激动 α 受体[106]。在拉贝洛尔成为嗜铬细胞瘤患者的推荐用药之前，需要有更多的临床经验来证实[6,92]。

案例 16-3，问题 3：对于 C. M. ，静脉注射拉贝洛尔应如何给药？

小增量静脉推注给药应从 20mg 开始缓慢推注不少于 2 分钟，之后每隔 10~15 分钟静脉推注 40~80mg，直至达到理想的降压效果或累积药量达到 300mg。约 90% 的患者在药物平均剂量为 200mg 时达到理想降压效果[93]。静脉注射拉贝洛尔后 5~10 分钟内达到最大效应[95]，抗高血压作用可持续 6 小时以上[107]。由于血压下降速度随注射速度增加而加快[95]，可控的持续静滴给药方式可以使动脉血压下降更平稳，不良反应相对较少[97,108]。然后以 2mg/min 的速度开始静脉滴注，并逐步增加剂量直至达到满意的效果或累积剂量达到 300mg。

非口服转为口服给药

案例 16-3，问题 4：给予 C. M. 拉贝洛尔输液治疗，为使舒张压降至 100mmHg，需要药物累积剂量达到 180mg。C. M. 的胸痛症状几乎在治疗开始时即消失，但输液 3 小时后 C. M. 在走动时发生晕厥。是否应该停止给予 C. M. 口服拉贝洛尔？

体位性低血压和眩晕与拉贝洛尔用药剂量有关，且经静脉途径给药时更常发生[99,103]。C. M. 在经静脉给予拉贝洛尔后应保持仰卧位，在允许临床活动前需要确认他是否能耐受直立体位。眩晕症状缓解后可以给予 C. M. 拉贝洛尔口服。口服维持剂量和总静脉给药量无关。C. M. 应从每次 100~200mg，每日 2 次的剂量开始口服拉贝洛尔，需要时可加量。

案例 16-3，问题 5：使用拉贝洛尔时还可出现什么不良反应？

拉贝洛尔的常见不良反应有恶心、呕吐、腹痛和腹泻，约 15% 的患者在用药时出现[103]。少数患者静脉给药后出现头皮发麻，持续给药后此症状常消失。其他不良反应包括疲倦、乏力、肌肉痉挛、头痛和皮疹。

硝酸甘油

案例 16-3，问题 6：对于 C. M. ，静脉注射硝酸甘油能否作为拉贝洛尔的替代药物？

高血压急症发生于不稳定性心绞痛或心肌梗死患者时需要立即降低血压。硝普钠曾被成功应用，但静脉注射硝酸甘油能更好地改善缺血性心脏病患者的侧支冠状动脉血流[109]。硝酸甘油可通过逐渐减小前负荷，减少左心室舒张期容积、降低舒张压和室壁张力，从而减少心肌耗氧量[110]。这些改变有利于冠脉血流再分布到更易受缺血影响的心内膜下层。大剂量的硝酸甘油可舒张小动脉平滑肌，从而减小后负荷，降低室壁张力和心肌耗氧量[111]。

静脉注射硝酸甘油起效迅速，持续时间短，且易调整剂量。此药起始用量通常为 5~10μg/分，按需增加药量以控制血压和症状，常用剂量为 40~100μg/分。静脉注射硝酸甘油的主要不良反应为头痛和出现耐药性。总体来说，静脉注射硝酸甘油适用于和 C. M. 类似有心绞痛的患者，或者有心肌梗死或冠脉搭桥术的高血压急症患者。

肼屈嗪

案例 16-4

问题1：T. M. 是一名 30 岁的高加索男性,既往有慢性肾小球肾炎和控制不良的高血压病史。主诉清晨枕部头痛 1 周,至急诊科就诊,无其他主诉。1 个月内未服用降压药物。体格检查:无发热,无急性痛苦,BP 160/120mmHg,无立位晕厥,脉搏 90 次/min,搏动规则。眼底镜检查示双侧渗出,无出血,无视乳头水肿。双肺清晰。心脏检查示心脏扩大和第四心音奔马律。其他体格检查无明显异常。

  主要实验室指标如下:
  血细胞比容:32%
  BUN:40mg/dl
  Scr:2.5mg/dl(双基线血清肌酐 1.9mg/dl)
  HCO_3^-:18mmol/L

尿液分析示蛋白质++,血红蛋白++,每高倍镜视野的红细胞数为 4~10 个。心电图示正常窦性心律,左室肥大。胸片无显著异常。

  T. M. 的表现符合高血压急症的诊断标准(舒张压>120mmHg,肾功能恶化)。需要静脉注射抗高血压药物治疗。给予 T. M. 肼屈嗪 20mg 静脉注射,1 小时后测血压 150/100mmHg。非口服肼屈嗪的优点和缺点是什么?什么时候可使用肼屈嗪紧急降压?

  肼屈嗪是直接血管舒张剂,通过松弛动脉平滑肌降低总外周阻力。由于肼屈嗪的抗高血压效果与其他非口服降压药相比更加难以预测,因此较少用于高血压急症的治疗。而且,肼屈嗪半衰期较长,血压降低过快或发生低血压时将会出现问题[22]。控制与原发性高血压有关的急症时此药将不再有效。

禁忌证

  肼屈嗪不适用于冠心病患者,因为药物作用引起的反射性心动过速将增加心肌需氧量,可能加重缺血症状。另外,由于肼屈嗪有反射性心脏刺激效应,主动脉夹层患者应避免使用此药。相反,肼屈嗪对于和 T. M. 类似的慢性肾衰患者是有益的,心输出量反射性增加的同时器官灌注量也会增加[21]。

用量和用法

  非口服肼屈嗪应作为口服药物和强效药物如非诺多泮和硝普钠治疗的中间疗法。可经静脉注射或肌内注射给药。用药 20~40 分钟内药效缓慢,因而可以尽量降低发生急性低血压的风险。由于生物利用度增加,非口服比口服肼屈嗪的用药剂量低。

其他非口服药物

案例 16-4,问题 2：有没有其他非口服药物可以替代肼屈嗪治疗高血压急症?

静脉注射型依那普利拉?

  依那普利拉是口服前体药物依那普利的活性代谢物,由美国食品药品监督管理局批准在口服治疗不可行时可用于治疗高血压。但是,依那普利拉常用于治疗严重高血压[112-117]。此药的初始剂量为 0.625~1.25mg 静脉注射,需要时可每 6 小时重复注射 1 次。为使发生低血压的风险降至最低,对于使用利尿药的患者或有血容量不足的临床证据的患者,依那普利拉的起始剂量不应超过 0.625mg。用药后 15 分钟内开始起效,但需数小时方能达到最大效应。由于只有 60% 的患者在用药后 30 分钟内血压降低,依那普利拉不能用于高血压急症的紧急降压[115]。尽管高起始剂量曾成功用于控制血压[116],但有证据表明,高于 0.625mg 的起始剂量并不能显著改变依那普利拉的抗高血压强度[114]。依那普利拉对心力衰竭患者的治疗也有益。使用依那普利拉需注意的事项和卡托普利类似(见案例 16-1,问题 5)。由于起效时间长,临床经验有限,反应率易变(尤其是非洲裔美国人),因此不建议将依那普利拉作为高血压急症患者的常规用药[115,117]。

静脉注射型钙拮抗剂

案例 16-5

问题1：H. C. 是一名 71 岁的高加索男性,心梗后行紧急冠状动脉旁路移植术。既往有脑血管意外和慢性肾脏疾病(血清肌酸酐保持在 1.6mg/dl)病史。术后 2 小时,H. C. 的血压从 142/90mmHg 升高至 170/132mmHg。给予 H. C. 静脉注射尼卡地平。尼卡地平是否适用于 H. C.?

尼卡地平

  术后高血压持续时间一般较短,最常见于神经外科、头颈部、血管和心胸手术(与 H. C. 的案例一样)。多数仅需在术后 6 小时内进行治疗,部分顽固性高血压患者需持续至 24~48 小时[118]。适当的术后血压控制可以使发生心血管、神经或手术部位并发症(比如出血)的风险最小化。治疗时应选择起效迅速、作用时间短以及术后使用有效、安全的药物。

  尼卡地平是一种强效的脑血管和体血管舒张剂,也可用于处理严重高血压。用药后 1~2 分钟内起效,清除半衰期为 40 分钟[119]。血流动力学评估表明静脉注射尼卡地平可显著降低平均动脉压和全身血管阻力,可明显增加心脏指数而几乎不改变心率[120]。尼卡地平是二氢吡啶类钙拮抗剂,与非二氢吡啶类药物相比,尼卡地平负性肌力作用较小。剂量可调的静脉注射尼卡地平被广泛用于术后高血压[120-123]和高血压急症[124-127]。

  在治疗术后高血压时[120],静脉注射尼卡地平按以下方式逐渐增加剂量:先以 10mg/h 的滴速滴注 5 分钟,再以 12.5mg/h 滴注 5 分钟,然后以 15mg/h 滴注 15 分钟,之后以 3mg/h 的维持剂量持续静滴。平均药物反应时间和滴率分别为 11.5 分钟和 12.8mg/h。报道中最常见的不良反应包括低血压、心动过速（2.7%）、恶心和呕吐。

关于心脏动脉内膜切除及冠状动脉搭桥术后高血压患者接受尼卡地平或硝普钠降压的研究表明，尼卡地平降压速度更快。此外，尼卡地平的耐受性较高，而且不会增加并发症[128,129]。

尼卡地平起效迅速，输液期间可持续控制血压，对手术后的 H.C. 来说是合理的药物选择。尼卡地平的药物反应可预知，因此易于调整剂量，且严重不良反应相对较少，对于术后患者是一种理想的药物。治疗过程中需要逐渐增加剂量以使患者血压达到比基准血压高约10%的水平。除了尼卡地平，硝普钠、硝酸甘油和拉贝洛尔也是治疗术后高血压的常用药物。尼卡地平对伴脑供血不足或外周血管疾病的患者可能也有益[118]。由于尼卡地平可能引起发射性心动过速，冠脉缺血患者需慎用本品。

多项关于高血压急症患者的研究证实尼卡地平是有效的，作为二氢吡啶类钙离子拮抗剂，与非二氢吡啶类药物相比，对负性肌力的影响最小。

相反，静脉应用的非二氢吡啶类药物维拉帕米和地尔硫䓬，尽管临床上迅速降压是有效的，但没有更多的报道关于高血压急症患者的应用。第三代二氢吡啶类氯维地平，已经被证实有助于控制高血压急症及围术期患者血压。

案例 16-5，问题 2：还有哪些静脉注射的钙拮抗剂？是否适用于 H.C.？

非二氢吡啶类

静脉注射维拉帕米（5~10mg）可在15分钟内显著降低血压，降压作用可持续6~8小时。作为心血管药物，维拉帕米主要用作治疗室上性心动过速时的控制心率药物。

静脉注射地尔硫䓬已被证实可用于暂时控制房颤或房扑时的心室率以及迅速转复阵发性室上性心动过速[130-132]。非口服地尔硫䓬也常用于治疗术中和术后发生的高血压[133,134]以及急性冠脉疾病患者的高血压[135,136]。然而，使用静脉注射地尔硫䓬治疗严重高血压的已公布案例很少[137,138]。

静脉注射维拉帕米及地尔硫䓬时会发生房室结传导异常。

给予静脉注射地尔硫䓬的患者需要持续心电监测和频繁血压测量。这种治疗方式应避免用于有病窦综合征或高度心脏传导阻滞的患者。在紧急降压时也应尽量避免使用静脉注射地尔硫䓬，除非已有附加信息依据。另外，由于非二氢吡啶类药物具有负性肌力作用，应避免用于紧急治疗伴收缩性心力衰竭的高血压急症患者。

案例 16-5，问题 3：在推荐使用氯维地平前，临床医生应注意什么？

氯维地平

氯维地平是另一种静脉用药的二氢吡啶类钙拮抗剂，具有选择性动脉血管舒张特性[139]。氯维地平在血管外组织和血液中可迅速被酯酶类分解，因此清除半衰期很短仅为1分钟[140]，而且24小时持续静滴后，药物的血流动力学效应可在停药后10分钟内完全消失[141]。氯维地平可在1~2分钟内迅速起效[142]。这些药代学和药效学特性使氯维地平成为一种在治疗高血压急症方面极具吸引力的药物。研究表明氯维地平对治疗心脏外科手术患者的术前和术后高血压均有效[143,144]。在这种情况中，氯维地平的起始滴速为 $0.4\mu g/(kg \cdot min)$，目标血压为比基线血压至少降低15%。之后每隔90秒将滴速加倍至 $3.2\mu g/(kg \cdot min)$，然后每隔90秒将滴速增加 $1.5\mu g/(kg \cdot min)$，最大滴速为 $8\mu g/(kg \cdot min)$。在90%以上使用研究药物的患者中氯维地平有效性的中值时间为6分钟以内。

有研究曾对氯维地平与硝酸甘油、硝普钠、尼卡地平用于治疗心脏外科手术患者围术期高血压的疗效分别进行对比[139]。与单独使用硝酸甘油和硝普钠相比，氯维地平能更好地将患者血压维持在目标范围内，但这不意味着在临床结果也会有这种差别。对于控制患者血压水平，氯维地平等价于尼卡地平。氯维地平和其他对照药物的不良反应发生率和严重程度相近。

基于有限的研究数据，H.C. 不适合使用非二氢吡啶类药物。另外，静脉注射维拉帕米作用时间较长，不适于治疗术后高血压。氯维地平起效迅速，作用时间短，研究表明此药可以用于围术期患者的血压控制。

有限的几项研究表明输注氯维地平可将心率增加达20 次/min[141]。氯维地平需用20%脂肪乳配制，因此，血清甘油三酯高于400mg/dl 的患者避免使用此药，使用4小时后的所有剩余药物要丢弃。氯维地平禁用于对黄豆、豆制品、蛋类或蛋制品过敏的患者。对有脂类代谢功能缺陷或急性胰腺炎（伴高脂血症时）以及重度主动脉狭窄的患者同样禁用[142]。

主动脉夹层

治疗

案例 16-6

问题 1：B.S. 是一名 68 岁的高加索男性，既往有长期高血压病史，且依从性差。在当地急诊科就诊，主诉突然发作剧烈、刀割样、弥漫性胸痛，疼痛放射至背部两肩胛骨间。主要体格检查包括：脉搏 100 次/min，血压 200/120mmHg，肺部清晰，心脏听诊闻及 S_4，无杂音。实验室指标无明显异常。心电图示窦性心动过速及左心室肥大，无急性改变。胸片示纵隔明显增宽。急诊心脏计算机断层成像示主动脉弓夹层。对于 B.S.，哪种抗高血压药物最合适？为什么？

主动脉夹层是主动脉最内层（血管内膜）被撕裂后血液从破口进入将内层分离形成的。此类型高血压急症的最终疗法取决于夹层的位置和严重程度。但是，治疗的首要原则是药物控制当前的高血压，避免增加心脏收缩力或心率。这样可以减轻心脏搏动传递到夹层动脉瘤的压力。

主动脉夹层时抗高血压治疗的目的是通过降低血压减

少搏动负荷或主动脉压力[145,146]。通过降低左室收缩力从而减慢主动脉压力的上升速度，延缓夹层发展和主动脉破裂。主动脉夹层的典型治疗方法是硝普钠、非诺多泮、尼卡地平等血管舒张剂和β受体阻断药联合用药，逐渐加量至心率为 55～65 次/min 之间[145,147]。拉贝洛尔单一用药可作为替代治疗[148]。这些药物可以通过降低血压，减少静脉回心血量，减小心肌收缩力来减少对主动脉的压力。

静脉注射硝普钠[0.5～2μg/(kg·min)]和静脉注射艾司洛尔联合用药是常用的治疗方法[20,146]，这种疗法可作为 B.S. 的起始治疗。β受体阻断药和血管舒张剂联合应用是可取的，因为后者的扩血管作用会引起反射性心动过速。

艾司洛尔是一种非口服类心脏选择性 β₁ 受体阻断药，此药起效迅速，作用持续时间较短。艾司洛尔用于治疗高血压时，需在 1 分钟内给予 250～500μg/kg 的负荷量，然后以 50～300μg/(kg·min) 的维持剂量静滴。5%～10% 的患者注射部位出现烧灼感、炎症和硬结。

低血压是使用艾司洛尔时最常见的不良事件，与用药持续时间有直接关系[149]。但是，由于艾司洛尔半衰期较短，停止注射后 30 分钟内低血压即可消失。应避免使用直接血管舒张剂，如肼屈嗪，它们会增加心脏每搏输出量和左室射血分数。这些效应会增加搏动性血流和脉搏波的锐度，进而加大主动脉壁的物理应力，导致夹层加重[20]。根据夹层发生的部位，可能需要外科手术的介入[147,150]。但是，在最终诊断明确前，首要目标是将血压和心肌收缩力降至可以维持肾、脑和心脏灌注的最低水平[20]。必须要进行积极的血压管理以尽量减少靶器官损伤及预防夹层加重或发生出血[146]。对于主动脉夹层，有人提议将收缩压降至 100～120mmHg 或在 5～10 分钟内将平均动脉压降至 80mmHg 以下[20]。

（王曦敏、李展 译，李宏建、高梅 校，周聊生 审）

参考文献

1. Calhoun DA, Oparil S. Treatment of hypertensive crisis. *N Engl J Med.* 1990;323:1177.
2. Ault MJ, Ellrodt AG. Pathophysiological events leading to the end-organ effects of acute hypertension. *Am J Emerg Med.* 1985;3(6, Suppl):10–15.
3. Rodriguez M et al. Hypertensive crisis. *Cardiol Rev.* 2010;18:102.
4. Chobanian AV et al. The seventh report of the joint national committee on prevention, detection, evaluation and treatment of high blood pressure: the JNC 7 report [published correction appears in JAMA. 2003;290(2):197]. *JAMA.* 2003;28:2560.
5. Bales A. Hypertensive crisis: how to tell if it's an emergency or an urgency. *Postgrad Med.* 1999;105:119.
6. Vidt DG. Hypertensive crises: emergencies and urgencies. *J Clin Hypertens (Greenwich).* 2004;6:520.
7. Abo-Zena RA et al. Hypertensive urgency induced by an interaction of mirtazapine and clonidine. *Pharmacotherapy.* 2000;20:476.
8. Patel S et al. Hypertensive crisis associated with St. John's wort. *Am J Med.* 2002;112:507.
9. Novak BL et al. Erythropoietin-induced hypertensive urgency in a patient with chronic renal insufficiency: case report and review of the literature. *Pharmacotherapy.* 2003;23:265.
10. Tisdale JE et al. Risk factors for hypertensive crisis: importance of out-patient blood pressure control. *Fam Pract.* 2004;21:420.
11. Mozaffarian D et al; on behalf of the American Heart Association Statistics Committee and Stroke Statistics Subcommittee. Heart disease and stroke statistics—2015 update: a report from the American Heart Association. *Circulation.* 2015;131:e29–e322.
12. Bender SR et al. Characteristics and management of patients presenting to the emergency department with hypertensive urgency. *J Clin Hypertens (Greenwich).* 2006;8:12.
13. Zampaglione B et al. Hypertensive urgencies and emergencies: prevalence and clinical presentation. *Hypertension.* 1996;27:144.
14. Bennett NM, Shea S. Hypertensive emergency: case criteria, sociodemographic profile, and previous care of 100 cases. *Am J Public Health.* 1988;78:636.
15. Shea S et al. Predisposing factors for severe uncontrolled hypertension in an inner-city minority population. *N Engl J Med.* 1992;327:776.
16. McRae RP Jr, Liebson PR. Hypertensive crisis. *Med Clin North Am.* 1986;70:749.
17. Bakir A, Dunea G. Accelerated and malignant hypertension: experience from a large American inner city hospital. *Int J Artif Organs.* 1989;12:675.
18. McNair A et al. Reversibility of cerebral symptoms in severe hypertension in relation to acute antihypertensive therapy. *Acta Med Scand Suppl.* 1985;693:107.
19. Winer N. Hypertensive crisis. *Crit Care Nurs Q.* 1990;13:23.
20. Marik PE, Rivera R. Hypertensive emergencies: an update. *Curr Opin Crit Care.* 2011;17:569–580.
21. Varon J. Treatment of acute severe hypertension. *Drugs.* 2008;68:283.
22. Norlander M et al. Pharmacodynamic, pharmacokinetic and clinical effects of clevidipine, an ultrashort-acting calcium antagonist for rapid blood pressure control. *Cardiovasc Drug Rev.* 2004;22:227.
23. Murphy C. Hypertensive emergencies. *Emerg Med Clin North Am.* 1995;13:973.
24. McKindley DS, Boucher BA. Advances in pharmacotherapy: treatment of hypertensive crisis. *J Clin Pharm Ther.* 1994;19:163.
25. Gales MA. Oral antihypertensives for hypertensive urgencies. *Ann Pharmacother.* 1994;28:352.
26. Psaty BM et al. The risk of myocardial infarction associated with antihypertensive drug therapies. *JAMA.* 1995;274:620.
27. Leavitt AD, Zweifler AJ. Nifedipine, hypotension, and myocardial injury. *Ann Intern Med.* 1988;108:305.
28. O'Mailia JJ et al. Nifedipine-associated myocardial ischemia or infarction in the treatment of hypertensive urgencies. *Ann Intern Med.* 1987;107:185.
29. Schwartz M et al. Oral nifedipine in the treatment of hypertensive urgency: cerebrovascular accident following a single dose. *Arch Intern Med.* 1990;150:686.
30. Fami MJ et al. Another report of adverse reactions to immediate-release nifedipine. *Pharmacotherapy.* 1998;18:1133.
31. Bertel O et al. Effects of antihypertensive treatment on cerebral perfusion. *Am J Med.* 1987;82(3B):29.
32. Talbert RL. The challenge of blood management in neurologic emergencies. *Pharmacotherapy.* 2006;26(8 Pt 2):123S.
33. Jauch EC et al; on behalf of the American Heart Association Stroke Council, Council on Cardiovascular Nursing, Council on Peripheral Vascular Disease, and Council on Clinical Cardiology. Guidelines for the early management of patients with acute ischemic stroke: a guideline for healthcare professionals from the American Heart Association/American Stroke Association. *Stroke.* 2013;44:870–947.
34. Dinsdale HB. Hypertensive encephalopathy. *Neurol Clin.* 1983;1:3.
35. Vaughan CJ, Delanty N. Hypertensive emergencies. *Lancet.* 2000;356:411.
36. Grossman E et al. Should a moratorium be placed on sublingual nifedipine capsules given for hypertensive emergencies and pseudoemergencies? *JAMA.* 1996;276:1328.
37. Gemici K et al. Evaluation of the effect of sublingually administered nifedipine and captopril via transcranial Doppler ultrasonography during hypertensive crisis. *Blood Press.* 2003;12:46.
38. Anderson RJ et al. Oral clonidine loading in hypertensive urgencies. *JAMA.* 1981;246:848.
39. Handler J. Hypertensive urgency. *J Clin Hypertens.* 2006;8:61.
40. Varon J, Marik PE. Clinical review: the management of hypertensive crises. *Crit Care.* 2003;7:374.
41. Reed WG, Anderson RJ. Effects of rapid blood pressure reduction on cerebral blood flow. *Am Heart J.* 1986;111:226.
42. Stewart M, Burris JF. Rebound hypertension during initiation of transdermal clonidine. *Drug Intell Clin Pharm.* 1988;22:573.
43. Vernon C, Sakula A. Fatal rebound hypertension after abrupt withdrawal of clonidine and propranolol. *Br J Clin Pract.* 1979;33:112.
44. Damasceno A et al. Efficacy of captopril and nifedipine in black and white patients with hypertensive crisis. *J Hum Hypertens.* 1997;11:471.
45. Misra A et al. Sublingual captopril in hypertensive urgencies. *Postgrad Med J.* 1993;69:498.
46. Komsuolu B et al. Treatment of hypertensive urgencies with oral nifedipine, nicardipine, and captopril. *Angiology.* 1991;42:447.
47. van Onzenoort HA et al. The effect of sublingual captopril versus intravenous enalaprilat on angiotensin II plasma levels. *Pharm World Sci.* 2006;28:131.
48. Angeli P et al. Comparison of sublingual captopril and nifedipine in imme-

diate treatment of hypertensive emergencies. *Arch Intern Med*. 1991;151:678.

49. Wood BC et al. Oral minoxidil in the treatment of hypertensive crisis. *JAMA*. 1979;241:163.

50. Alpert MA, Bauer JH. Rapid control of severe hypertension with minoxidil. *Arch Intern Med*. 1982;142:2099.

51. McDonald AJ et al. Oral labetalol versus oral nifedipine in hypertensive urgencies. *Ann Emerg Med*. 1989;18:460.

52. Gonzalez ER et al. Dose-response evaluation of oral labetalol in patients presenting to the emergency department with accelerated hypertension. *Ann Emerg Med*. 1991;20:333.

53. Zell-Kanter M, Leikin JB. Oral labetalol in hypertensive urgencies. *Am J Emerg Med*. 1991;9:136.

54. Atkin S et al. Oral labetalol versus oral clonidine in the emergency treatment of severe hypertension. *Am J Med Sci*. 1992;303:9.

55. Wright SW et al. Ineffectiveness of oral labetalol for hypertensive urgency. *Am J Emerg Med*. 1990;8:472.

56. Devlin JW et al. Fenoldopam versus nitroprusside for the treatment of hypertensive emergency. *Ann Pharmacother*. 2004;38:755.

57. Panacek E et al. Randomized, prospective trial of fenoldopam vs sodium nitroprusside in the treatment of acute severe hypertension. Fenoldopam Study Group. *Acad Emerg Med*. 1995;2:959.

58. Pilmer B et al. Fenoldopam mesylate versus sodium nitroprusside in the acute management of severe systemic hypertension. *J Clin Pharmacol*. 1993;33:549.

59. Reisin E et al. Intravenous fenoldopam versus sodium nitroprusside in patients with severe hypertension. *Hypertension*. 1990;15(2, Suppl):159.

60. Garwood S, Hines R. Perioperative renal preservation: dopexamine and fenoldopam: new agents to augment renal performance. *Sem Anesth Periop Med Pain*. 1998;17:308.

61. Murphy MB et al. Augmentation of renal blood flow and sodium excretion in hypertensive patients during blood pressure reduction by intravenous administration of the dopamine1 agonist fenoldopam. *Circulation*. 1987;76:1312.

62. Shusterman NH et al. Fenoldopam but not nitroprusside improves renal function in severely hypertensive patients with impaired renal function. *Am J Med*. 1993;95:161.

63. Elliott W et al. Renal and hemodynamic effects of intravenous fenoldopam versus nitroprusside in severe hypertension. *Circulation*. 1990;81:970.

64. McKinney TD. Management of hypertensive crisis. *Hosp Pract (Off Ed)*. 1992;27:133.

65. Brater DC et al. Prolonged hemodynamic effect of furosemide in congestive heart failure. *Am Heart J*. 1984;4:1031.

66. Nitropress (sodium nitroprusside) [package insert]. Lake Forest, IL: Hospira, Inc; 2008.

67. Hirschl M. Guidelines for the drug treatment of hypertensive crises. *Drugs*. 1995;50:991.

68. Lavin P. Management of hypertension in patients with acute stroke. *Arch Intern Med*. 1986;146:66.

69. Schultz V. Clinical pharmacokinetics of nitroprusside, cyanide, thiosulphate and thiocyanate. *Clin Pharmacokinet*. 1984;9:239.

70. Rindone JP, Sloane EP. Cyanide toxicity from sodium nitroprusside: risks and management [published correction appears in Ann Pharmacother. 1992;26:1160]. *Ann Pharmacother*. 1992;26:515.

71. Friederich JA, Butterworth JF 4th. Sodium nitroprusside: twenty years and counting. *Anesth Analg*. 1995;81:152.

72. Zerbe NF, Wagner BK. Use of vitamin B_{12} in the treatment and prevention of nitroprusside-induced cyanide toxicity. *Crit Care Med*. 1993;21:465.

73. Robin ED, McCauley R. Nitroprusside-related cyanide poisoning: time (long past due) for urgent, effective interventions. *Chest*. 1992;102:1842.

74. Sarvotham S. Nitroprusside therapy in post-open heart hypertensives: a ritual tryst with cyanide death. *Chest*. 1987;91:796.

75. Hall VA, Guest JM. Sodium nitroprusside-induced cyanide intoxication and prevention with sodium thiosulfate prophylaxis. *Am J Crit Care*. 1992;1:19–25.

76. Cottrell JE et al. Prevention of nitroprusside-induced cyanide toxicity with hydroxocobalamin. *N Engl J Med*. 1978;298:809.

77. Kayser SR, Kurisu S. Hydroxocobalamin in nitroprusside-induced cyanide toxicity. *Drug Intell Clin Pharm*. 1986;20:365.

78. Curry SC, Arnold-Capell P. Toxic effects of drugs used in the ICU: nitroprusside, nitroglycerin, and angiotensin converting enzyme inhibitors. *Crit Care Clin*. 1991;7:555.

79. Stumpf JL. Drug therapy in hypertensive crises. *Clin Pharm*. 1988;7:582.

80. Dwyer MM, Morris CL. Toxicity of sodium nitroprusside. *Conn Med*. 1993;57:489.

81. [No authors listed]. Fenoldopam—a new drug for parenteral treatment of severe hypertension. *Med Lett Drugs Ther*. 1998;40:57.

82. Ellis D et al. Treatment of hypertensive emergencies with fenoldopam, a peripherally acting dopamine (DA₁) receptor agonist [abstract]. *Crit Care*

Med. 1998;26(1, Suppl):A23.

83. Brogden RN, Markham A. Fenoldopam: a review of its pharmacodynamic and pharmacokinetic properties and intravenous clinical potential in the management of hypertensive urgencies and emergencies. *Drugs*. 1997;54:634.

84. Murphy MB et al. Fenoldopam—a selective peripheral dopamine-receptor agonist for the treatment of severe hypertension. *N Engl J Med*. 2001;345:1548.

85. Nichols AJ et al. The pharmacology of fenoldopam. *Am J Hypertens*. 1990;3:116S.

86. White WB, Halley SE. Comparative renal effects of intravenous administration of fenoldopam mesylate and sodium nitroprusside in patients with severe hypertension. *Arch Intern Med*. 1989;149:870.

87. Oparil S et al. A new parenteral antihypertensive: consensus roundtable on the management of perioperative hypertension and hypertensive crises. *Am J Hypertens*. 1999;12:653.

88. Bovet T et al. Effect of fenoldopam on use of renal replacement therapy among patients with acute kidney injury after cardiac surgery: a randomized clinical trial. *JAMA*. 2014;312:2244–2253.

89. Yakazu Y et al. Hemodynamic and sympathetic effects of fenoldopam and sodium nitroprusside. *Acta Anaesthesiol Scand*. 2001;45:1176.

90. Everitt DE et al. Effect of intravenous fenoldopam on intraocular pressure in ocular hypertension. *J Clin Pharmacol*. 1997;37:312.

91. Piltz JR et al. Fenoldopam, a selective dopamine-1 receptor agonist, raises intraocular pressure in males with normal intraocular pressure. *J Ocul Pharmacol Ther*. 1998;14:203.

92. Cressman MD et al. Intravenous labetalol in the management of severe hypertension and hypertensive emergencies. *Am Heart J*. 1984;107:980.

93. Wilson DJ et al. Intravenous labetalol in the treatment of severe hypertension and hypertensive emergencies. *Am J Med*. 1983;75(4A):95.

94. Smith WB et al. Antihypertensive effectiveness of intravenous labetalol in accelerated hypertension. *Hypertension*. 1983;5:579.

95. Dal Palu C et al. Intravenous labetalol in severe hypertension. *Br J Clin Pharmacol*. 1982;13(1, Suppl):97S.

96. Lebel M et al. Labetalol infusion in hypertensive emergencies. *Clin Pharmacol Ther*. 1985;37:615.

97. Vidt DG. Intravenous labetalol in the emergency treatment of hypertension. *J Clin Hypertens*. 1985;1:179.

98. Patel RV et al. Labetalol: response and safety in critically ill hemorrhagic stroke patients. *Ann Pharmacother*. 1993;27:180.

99. Kanto JH. Current status of labetalol, the first alpha-and beta-blocking agent. *Int J Clin Pharmacol Ther Toxicol*. 1985;23:617.

100. George RB et al. Comparison of the effects of labetalol and hydrochlorothiazide on the ventilatory function of hypertensive patients with asthma and propranolol sensitivity. *Chest*. 1985;88:815.

101. Walstad RA et al. Labetalol in the treatment of hypertension in patients with normal and impaired renal function. *Acta Med Scand Suppl*. 1982;665:135.

102. Wood AJ et al. Elimination kinetics of labetalol in severe renal failure. *Br J Clin Pharmacol*. 1982;13(1, Suppl):81S.

103. MacCarthy EP, Bloomfield SS. Labetalol: a review of its pharmacology pharmacokinetics, clinical uses and adverse effects. *Pharmacotherapy*. 1983;3:193.

104. Eisalo A, Virta P. Treatment of hypertension in the elderly with labetalol. *Acta Med Scand Suppl*. 1982;665:129.

105. Abrams JH et al. Successful treatment of a monoamine oxidase inhibitor-tyramine hypertensive emergency with intravenous labetalol. *N Engl J Med*. 1985;313:52.

106. Navaratnarajah M, White DC. Labetalol and phaeochromocytoma. *Br J Anaesth*. 1984;56:1179.

107. Pearson RM, Havard CW. Intravenous labetalol in hypertensive patients treated with beta-adrenoceptor blocking drugs. *Br J Clin Pharmacol*. 1976;3(4, Suppl 3):795.

108. Cumming AM et al. Intravenous labetalol in the treatment of severe hypertension. *Br J Clin Pharmacol*. 1982;13(1, Suppl):93S.

109. Flaherty JT et al. Comparison of intravenous nitroglycerin and sodium nitroprusside for treatment of acute hypertension developing after coronary artery bypass surgery. *Circulation*. 1982;65:1072.

110. Chun G, Frishman WH. Rapid-acting parenteral antihypertensive agents. *J Clin Pharmacol*. 1990;30:195.

111. Francis GS. Vasodilators in the intensive care unit. *Am Heart J*. 1991;121:1875.

112. Rutledge J et al. Effect of intravenous enalaprilat in moderate and severe hypertension. *Am J Cardiol*. 1988;62:1062.

113. Evans RR et al. The effect of intravenous enalaprilat (MK-422) administration in patients with mild to moderate essential hypertension. *J Clin Pharmacol*. 1987;27:415.

114. Hirschl MM et al. Clinical evaluation of different doses of intravenous enalaprilat in patients with hypertensive crises. *Arch Intern Med*. 1995;155:2217.

115. White CM. Pharmacologic, pharmacokinetic, and therapeutic differences among ACE inhibitors. *Pharmacotherapy*. 1998;18:588.

116. Misra M et al. Evaluation of the efficacy, safety, and tolerability of intravenous

enalaprilat in the treatment of grade III essential hypertension in Indian patients. *Indian Heart J.* 2004;56:67.

117. DiPette DJ et al. Enalaprilat, an intravenous angiotensin-converting enzyme inhibitor, in hypertensive crises. *Clin Pharmacol Ther.* 1985;38:199.

118. Haas CE, LeBlanc JM. Acute postoperative hypertension: a review of therapeutic options. *Am J Health Syst Pharm.* 2004;61:1661.

119. Cheung DG et al. Acute pharmacokinetic and hemodynamic effects of intravenous bolus dosing of nicardipine. *Am Heart J.* 1990;119:438.

120. [No authors listed]. Efficacy and safety of intravenous nicardipine in the control of postoperative hypertension. IV Nicardipine Study Group. *Chest.* 1991;99:393.

121. Halpern NA et al. Nicardipine infusion for postoperative hypertension after surgery of the head and neck. *Crit Care Med.* 1990;18:950.

122. Halpern NA et al. Postoperative hypertension: a prospective placebo controlled, randomized, double-blind trial with intravenous nicardipine hydrochloride. *Angiology.* 1990;41:992.

123. Kaplan JA. Clinical considerations for the use of intravenous nicardipine in the treatment of postoperative hypertension. *Am Heart J.* 1990;119:443.

124. Wallin JD et al. Intravenous nicardipine for treatment of severe hypertension. A double-blind, placebo-controlled multicenter trial. *Arch Intern Med.* 1989;149:2662.

125. Neutel JM et al. A comparison of intravenous nicardipine and sodium nitroprusside in the immediate treatment of severe hypertension. *Am J Hypertens.* 1994;7:623.

126. Qureshi AI et al. Treatment of acute hypertension in patients with intracerebral hemorrhage using American Heart Association guidelines. *Crit Care Med.* 2006;34:1975.

127. Curran MP et al. Intravenous nicardipine: its use in the short-term treatment of hypertension and various other indications. *Drugs.* 2006;66:1755.

128. Kwak YL et al. Comparison of the effects of nicardipine and sodium nitroprusside for control of increased blood pressure after coronary artery bypass graft surgery. *J Int Med Res.* 2004;32:342.

129. Dorman T et al. Nicardipine versus nitroprusside for breakthrough hypertension following carotid endarterectomy. *J Clin Anesth.* 2001;13:16.

130. Salerno DM et al. Efficacy and safety of intravenous diltiazem for treatment of atrial fibrillation and atrial flutter. *Am J Cardiol.* 1989;63:1046.

131. Ellenbogen KA et al. A placebo-controlled trial of continuous intravenous diltiazem infusion for 24-hour heart rate control during atrial fibrillation and atrial flutter: a multicenter study. *J Am Coll Cardiol.* 1991;18:891.

132. Dougherty AH et al. Acute conversion of paroxysmal supraventricular tachycardia with intravenous diltiazem. IV Diltiazem Study Group. *Am J Cardiol.* 1992;70:587.

133. Koh H et al. Clinical study of total intravenous anesthesia with droperidol,
fentanyl, and ketamine: control of intraoperative hypertension with diltiazem [article in Japanese]. *Masui.* 1991;40:1376.

134. Boylan JF et al. A comparison of diltiazem, esmolol, nifedipine, and nitroprusside therapy of post-CABG hypertension. *Can J Anaesth.* 1990;37:S156.

135. Jaffe AS. Use of intravenous diltiazem in patients with acute coronary artery disease. *Am J Cardiol.* 1992;69:25B.

136. Fang ZY et al. Intravenous diltiazem versus nitroglycerin for silent and symptomatic myocardial ischemia in unstable angina pectoris. *Am J Cardiol.* 1991;68:42C.

137. Onoyama K et al. Effect of drug infusion or a bolus injection of intravenous diltiazem on hypertensive crisis. *Curr Ther Res.* 1987;42:1223.

138. Onoyama K et al. Effect of a drip infusion of diltiazem on severe systemic hypertension. *Curr Ther Res.* 1988;43:361.

139. Aronson S et al. The ECLIPSE trials: comparative studies of clevidipine to nitroglycerin, sodium nitroprusside, and nicardipine for acute hypertension treatment for cardiac surgery patients. *Anesth Analg.* 2008;107:1110.

140. Vuylsteke A et al. Pharmacokinetics and pulmonary extraction of clevidipine, a new vasodilating ultra-short-acting dihydropyridine, during cardiopulmonary bypass. *Br J Anaesth.* 2000;85:683.

141. Ericsson H et al. Pharmacokinetics and arteriovenous differences in clevidipine concentration following a short- and a long-term infusion in healthy volunteers. *Anesthesiology.* 2000;92:993.

142. Cleviprex (clevidipine butyrate) [package insert]. Parsippany, NJ: The Medicines Company; 2008.

143. Levy JH et al. Clevidipine effectively and rapidly controls blood pressure preoperatively in cardiac surgery patients: the results of the randomized, placebo-controlled efficacy study of clevidipine assessing its preoperative antihypertensive effect in cardiac surgery-1. *Anesth Analg.* 2007;105:918.

144. Singla N et al. Treatment of acute postoperative hypertension in cardiac surgery patients: an efficacy study of clevidipine assessing its postoperative antihypertensive effect in cardiac surgery-2 (ESCAPE-2), a randomized, double-blind, placebo-controlled trial. *Anesth Analg.* 2008;107:59.

145. Chen K et al. Acute thoracic aortic dissection: the basics. *J Emerg Med.* 1997;15:859.

146. Khoynezhad A, Plestis KA. Managing emergency hypertension in aortic dissection and aortic aneurysm surgery. *J Card Surg.* 2006;21(Suppl 1):S3.

147. DeSanctis RW et al. Aortic dissection. *N Engl J Med.* 1987;317:1060.

148. Lindsay J. Aortic dissection. *Heart Dis Stroke.* 1992;1:69.

149. Gray RJ. Managing critically ill patients with esmolol. An ultra short-acting beta-adrenergic blocker. *Chest.* 1988;93:398.

150. Gupta R, Kaufman S. Cardiovascular emergencies in the elderly. *Emerg Med Clin North Am.* 2006;24:339.

17

第 17 章　休克

Jason S. Haney

核心原则

		章节案例
①	休克是多种原因引起的组织灌注损伤的一种综合征。	
②	无论何种原因引起的组织灌注损伤可导致细胞功能失调、器官功能失调或衰竭及死亡。	
③	诊断休克一般包括组织灌注损伤时体格检查发现和与之对应的血流动力学化验改变。血压可正常或降低。血流动力学检测对于判断休克类型及评价干预治疗效果至关重要。	案例 17-1(问题 1 和 6) 案例 17-2(问题 1、4 和 6) 案例 17-3(问题 1 和 2) 表 17-2,表 17-3,图 17-1
④	低血容量休克由血容量减少引起,可导致血流动力学特殊改变,如降低血压、中心静脉压、肺毛细血管楔压、心输出量,以及代偿性增加心率、外周血管阻力及心肌收缩力。	案例 17-1(问题 1) 案例 17-2(问题 1 和 2)
⑤	复苏处理低血容量休克以维持足够的组织灌注量及氧含量,可通过静脉输入晶体、胶体及血液扩容。	案例 17-1(问题 2~7) 案例 17-2(问题 3~6)
⑥	利用 Frank-Starling 曲线描述体液丢失或补给的生理反应。	案例 17-2(问题 3 和 4) 图 17-3
⑦	心源性休克由心脏功能不能维持心输出量等疾病引起,而不是血容量不足导致的休克。	案例 17-3(问题 1 和 2)
⑧	心源性休克治疗包括优化心脏前负荷、增加心肌收缩力以及维持血压情况下减低心脏后负荷。	案例 17-3(问题 3~8) 图 17-4
⑨	感染性休克是一种血流再分配性休克,表现为严重的血管舒张反应及因而发生的血压降低。	案例 17-4(问题 1)
⑩	感染性休克的治疗包括补液、血管收缩剂和正性肌力药维持有效血容量以及处理基础疾病。其他治疗针对机体对感染的反应作出相应的调整。	案例 17-4(问题 2~7)
⑪	脓毒症患者可引起播散性血管内凝血,导致出血及栓塞并发症。	案例 17-4(问题 8~11) 图 17-5

引言

简而言之,休克是一种组织灌注损伤及缺氧引起的综合征,通常但不总是伴有低血压。该组织灌注受损最终引起细胞功能异常,继之器官损害,不及时治疗可导致死亡。休克最常见病因为引起有效血容量减少(低血容量性休克)、心肌泵功能衰竭(心源性休克)及血管容量增加(血流分布性休克)的各种疾病。针对每一类型休克的原因采取相应的治疗。

近年来基于血流动力学检测技术的改善、对有效血液替代品价值的再认识、心肌收缩及血管收缩药物的合理应用及更好处理休克病因的措施的发展,休克患者的治疗效果明显提高。掌握休克处理原则有助于迅速认识疾病的危险性,快速实施正确处理措施及完善新颖的治疗方案。

病因

休克较常见于重症监护室(intensive care unit,ICU)患者,三分之一入住 ICU 的患者为休克患者[1]。休克分类及诱因见表 17-1[2]。对休克原因及其各种类型休克的病理改变的认识对于处理休克尤其重要。然而只在休克相对早期阶段才能明确区分其亚型。随着疾病进展和机体失代偿,由于晚期休克的临床表现及病理生理特征基本相似,区分休克亚型将十分困难。而且不同亚型休克可同时发生（如患者合并感染性休克及低血容量休克）。休克患者的死亡率依然很高，尽管近几年在早期识别及治疗休克上不断改进，但重症患者死亡率仍达到 60% 或 80%[1]。

表 17-1

休克分类及诱因[1]

低血容量休克
出血性
胃肠道出血
创伤
内出血：大动脉瘤破裂，腹膜后出血，术后出血，出血性胰腺炎，产后出血
非出血性
胃肠道丢失：呕吐，腹泻，体外引流
经肾丢失：糖尿病，尿崩症，过量使用利尿剂
体液滞留：腹水，第三间隙液体聚集
影响皮肤：烧伤，不可置换的出汗及无感觉性出汗
心源性休克
心脏原因
急性心肌梗死（左室或右室心梗）
低心排出量综合征
心肌炎
心肌病终末期或心衰急性加重期
心律失常原因
快速性心律失常（房颤、房扑，折返性心动过速，室速、室颤）
缓慢性心律失常（莫氏二度 II 型房室传导阻滞，完全性心脏传导阻滞）
机械性原因
心间膈或游离壁破裂
二尖瓣或主动脉瓣闭锁不全
乳头肌破裂或功能不全
主动脉瓣狭窄
心包填塞
血流分布性休克
脓毒性休克（细菌、真菌、病毒、寄生虫、分支杆菌）
非脓毒性休克
过敏
神经源性（脊柱损伤、脑外伤、大脑损伤，严重的家族性自主神经功能异常）
炎症性（烧伤、外伤、胰腺炎、气体或脂肪栓塞、体外循环）
药物或毒素导致（麻醉，神经节及肾上腺阻滞剂，巴比妥钠及麻醉剂过量使用，氰化物）
内分泌性（肾上腺危象，黏液水肿昏迷）

病理生理学

组织灌注是氧和营养物质运输及废弃物清除的复杂过程。灌注受损时可引起一连串组织反应，最终导致死亡。尽管休克的病因多样各异，如果没有及时治疗，最终都将因缺血、内源性炎症因子释放及氧自由基的产生而导致细胞死亡，随之器官功能失调。细胞长时间缺血时开始无氧代谢，该低效代谢导致三磷酸腺苷储存减少、乳酸及其他毒性物质产生，从而改变线粒体功能并最终导致细胞死亡。休克晚期不可逆的细胞损害将导致多器官衰竭，也叫多器官功能失调综合征。

炎症因子的产生是机体对缺血、损伤及感染的反应。全身炎性反应综合征（systemic inflammatory response syndrome，SIRS）是描述各种原因引起的急性、重症炎症反应的统称[3]。该综合征最常见于脓毒症文献中，但也可发生在出血性休克、感染性（脓毒性）休克、胰腺炎、缺血、多重创伤、组织损伤及免疫介导的器官损伤等各种形式的机体损伤。SIRS 通常为低血容量休克的晚期表现，心源性休克中少见，但它是发生脓毒性休克的标志。SIRS 的临床特征是严重血管扩张导致组织灌注减少和毛细血管通透性增加，从而引起血容量减少。

临床表现与诊断

各种病理生理原因引起的休克，其临床进展过程包括几个阶段。在每一个阶段机体启动及消耗多种代偿机制来平衡氧输送量（balance oxygen delivery，$\dot{DO}_2$）和氧耗量（oxygen consumption，$\dot{VO}_2$），从而维持重要器官的灌注。氧输量取决于动脉氧含量与血流（心输出量 cardiac output，CO）的乘积（图 17-1 和表 17-2）。通常氧耗量与血供应无关，但在低氧输量的情况下与血供应相关。在一些病重患者中，对于其新陈代谢的需求这种灌注是不足的，而氧耗量仅能依靠所谓"正常"的氧输出。尽管低血压往往被视为休克的标志，但它不是必须出现在每一个休克患者中。

基于检查组织灌注损伤的结果来诊断休克[1]。这些表现如下：

- 收缩压（systolic blood pressure，SBP）<90mmHg，或平均动脉压（mean arterial pressure，MAP）<65mmHg，或基线血压下降 40mmHg 以上
- 心动过速：心率 heart rate（HR）>90 次/min
- 呼吸急促：呼吸频率 respiratory rate（RR）>20 次/min
- 皮肤血管收缩：寒冷，潮湿，花斑（尽管不是再分配性休克的典型表现）
- 精神状态异常：烦躁、意识淡漠、昏睡或昏迷
- 少尿：尿量<0.5ml/(kg·h)
- 代谢性酸中毒：因为血乳酸水平升高引起
- 静脉血氧饱和度下降：混合 SvO_2 和中央 $ScvO_2$（提示氧耗增加和氧供受损）

收缩力

前负荷(PCWP) 后负荷(SVR)

动脉血氧饱和度(SaO2) 血红蛋白(Hgb)

(+) (+) (−)

动脉氧含量(CaO2) 心率(HR) 每搏输出量(SV)

氧输量(DO2) ← 心输出量(CO) → 血压

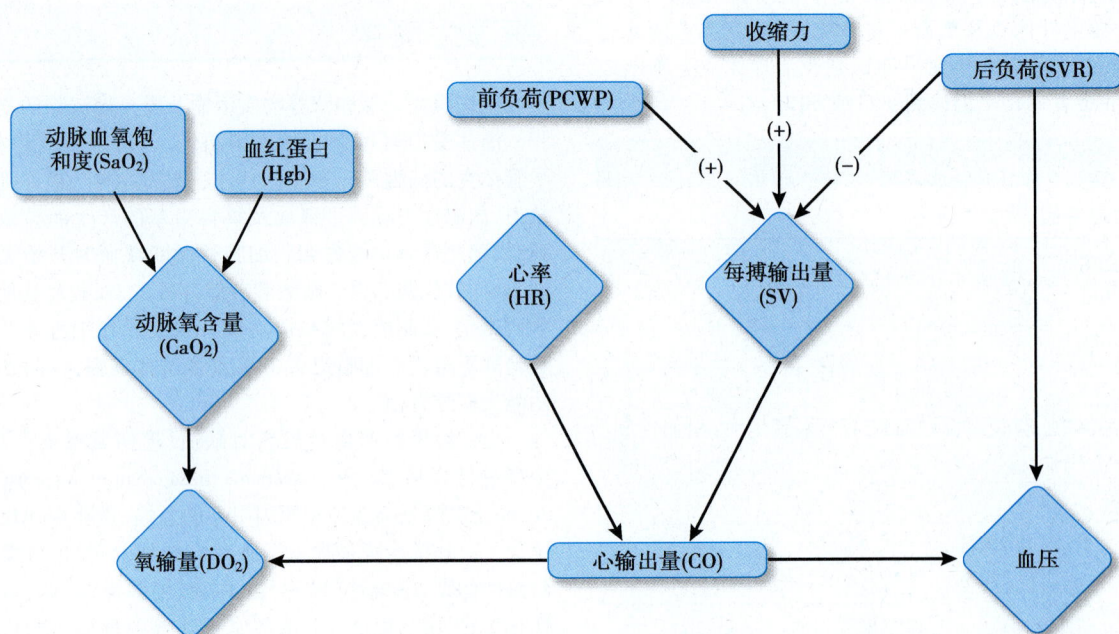

图 17-1 血压、心输出量及氧输量的决定因素

表 17-2

血流动力学正常值及衍生值

	定义/公式	正常值	单位
直接测量			
血压(BP)(收缩压/舒张压)	中心动脉床压,取决于心输出量和外周血管阻力	120~140/80~90	mmHg
心输出量(CO)	左心室每分钟射出的血液总量,取决于每搏输出量和心率 $CO = SV \times HR$	4~7	L/min
中心静脉压(CVP)[a]	测量右心房压,反映右心室充盈压及容量。主要取决于静脉回心血量。大多数重症患者的目标值是 8~12mmHg	2~6	mmHg[b]
心率(HR)(脉搏)	心肌每分钟收缩次数	60~100	次/min
肺动脉压(PAP)	收缩压(SPAP):测量收缩期肺动脉压,反映右心室收缩产生的压力 舒张压(DPAP):测量舒张期肺动脉压,反映左心室舒张期充盈压力。可能接近肺毛细血管楔压(PCWP),DPAP 与 PCWP 正常压差<5mmHg 平均肺动脉压(MPAP):整个心动周期中的肺动脉压的平均测量值;安静状态下 mPAP ≥25mmHg 被认为是肺动脉高压	20~30/8~12(10~22)	mmHg
肺毛细血管楔压(PCWP)	测量肺动脉远端压,反映左心室充盈压(前负荷)。一般比 DPAP 低 5mmHg	5~12[c]	mmHg
中心静脉氧饱和度(ScvO₂)	回心血氧饱和度;反应上半身的氧耗量	>70	%
混合静脉氧饱和度(SvO₂)	肺动脉血氧饱和度,反映心输出量和全身氧耗量的关系	>65	%

表 17-2

血流动力学正常值及衍生值(续)

	定义/公式	正常值	单位
衍生值			
心脏指数(CI)	每平方米体表面积(BSA[d])的心输出量 CI=CO/BSA	2.5~4.2	L/(min·m^2)
左室每搏作功指数(LVSWI)	左室收缩时输出量,以体表面积计算。测量心肌收缩力即心肌收缩状态 LVSWI=(MAP-PCWP)×SVI×0.0136	35~85	g/(m^2·beat)
平均动脉压(MAP)	MAP=(2DBP+SBP)/3	80~100	mmHg
氧输送($\dot{D}O_2$)	每单位时间机体携传送氧气总量 $\dot{D}O_2$=CO×CaO$_2$,CaO$_2$=Hgb×SaO$_2$×13.9	700~1 200	ml/min
耗氧量($\dot{V}O_2$)	每单位时间机体消耗氧气总量,心输出量和动静脉氧浓度的之差的乘积	200~400	ml/min
冠状动脉灌注压(CPP)	压力梯度,心脏舒张时,冠状动脉与右心房或左心室之间的差值。冠脉血流量与供给心脏耗氧量的主要决定因子 CPP=DBP-PCWP	60~80	mmHg
肺血管阻力(PVR)	右心室后负荷的主要决定因素 PVR=[(MPAP-PCWP)/CO]×74	20~120	dynes·s·cm^{-5}
每搏输出量(SV)	心脏收缩期从心室射出的血流量 SV=CO/HR	60~130	ml/beat
每搏输出量指数(SVI)	每搏输出量调节体表面积(BSA[d]) SVI=SV/BSA	30~75	ml/(m^2·beat)
体循环血管阻力(SVR)	左心室收缩时作用于血管系统的阻抗,由自主神经系统及血管状态决定。左心室后负荷的决定因素 SVR=[(MAP-CVP)/CO]×74	800~1 440	dynes·s·cm^{-5}
体循环血管阻力指标(SVRI)	SVR调节体表面积(BSA[d]) SVRI=SVR×BSA	1 680~2 580	dynes·s·cm^{-5}·m^2

[a]CVP 与 RAP 同类别。

[b]1mmHg=1.34cmH$_2$O。

[c]危重病患者最佳 PCWP 是 16~18mmHg。

[d]BSA,体表面积=1.7m^2(男性)。

并非每一个休克患者都会出现以上表现,疾病发展速度和进程存在多样性。它取决于起始诱因的严重性、基础病因及患者的状况,包括可能影响临床表现的用药情况。因此,在密切监测临床表现可能提示病情恶化而需积极干预的微小变化时考虑患者的病史和用药情况至关重要。

治疗概论

休克的治疗包括针对病因治疗及维持重要器官的血流灌注的早期积极治疗。一般措施有充分补充低血容量患者的血容量,应用升压药及正性肌力药物使得血容量不足时能维持适当的灌注状态。感染性休克中已制定特殊的血流动力学目标,尽管在其他类型休克中尚未制定特殊目标,但保证足够的组织灌注的基本原则是一致的。

血流动力学监测

给予重症患者血流动力学监测至关重要,可帮助合理评估及积极处理各种休克状态。应用无创性和有创性监测措施评估患者心血管功能及鉴别引起低血容量和器官功能障碍的病因。血流动力学监测指标应与临床判断相结合。

无创性监测

无创性监测是重症患者血流动力学监测的一项重要组成部分。临床查体及主要生命体征(体温、心率、血压及呼吸)可提供心血管系统及器官灌注的重要信息。其他成熟的无创性技术包括脉搏血氧饱和度(评估动脉血氧饱和 SaO_2)和超声心动图,后者可评价心脏及心瓣膜的功能情况。心脏遥测仪或动态心电图可以帮助识别出引起休克的原因(如心律失常、心梗、心包炎)。尽管无创性检查十分重要,但存在其局限性,因而目前对于诊断及评估疾病严重性和患者对治疗的反应情况有价值的一些血流动力学指标必须通过有创性措施完成。

有创性监测

动脉压力曲线

动脉压力曲线检查是 ICU 常用的监测手段。它由一根置入动脉(一般是桡动脉或股动脉)的小导管和与之连接的压力感受器组成。它可持续监测血压且对于休克、心律失常、动脉钙化或全身血管阻力增加的患者,比血压计测量更精确。它同时更便于获得血气标本,并提供便捷的血气分析方法。但动脉压力曲线不能用于药物治疗。

中心静脉导管

ICU 中常见的中心静脉导管是置入锁骨下静脉或颈静脉的大口径导管,可用于输液、药物治疗或频繁的实验室检查。连上压力感受器时,可监测反映患者右心房压和血容量状态的中心静脉压(central venous pressure, CVP)。对于败血症患者,指南建议动态监测而不是固定间隔时间监测来指导液体复苏[4]。对于休克患者而言,中心静脉导管优于外周静脉导管来输注大量液体、血液制品或血管升压药,但如果有外周静脉导管时上述复苏治疗也不要被耽搁。应用中心静脉导管持续不断的监测中心静脉血氧饱和度($ScvO_2$)被越来越多的医生采纳。它可以评估和监测组织灌注情况及对其治疗的反应。研究证实 $ScvO_2$ 低与预后差相关[5-7]。

肺动脉导管

Swan 及其同事于 70 年代研制的血流引导的顶端漂浮球囊肺动脉(pulmonary artery, PA)导管(Swan-Ganz 导管)是有创性床边血流动力学监测技术的里程碑[8]。PA 导管通过中心静脉途径进入到肺动脉,帮助临床评估左右侧心腔内压力、测量 CO 以及获取混合静脉血样标本,进而评价患者血容量状态、心室功能、获取血流动力学值及测量全身氧输量和氧耗量。PA 导管有多种类型,有些导管里附带有利于静脉注射、经静脉起搏及连续监测 SvO_2 的管腔[9]。导管还能够连续监测 CO。血流动力学监测的最重要部分包含在四腔导管内,如图 17-2 所示。这种导管有多个管腔组成,每个管腔位于导管的不同部位。导管正确放置时其近端部分(C)位于右心房,用于测量右心房压、注入液体测量

CO 及静脉补液。导管末端(E)的远端部分(B)被放置在越过肺动脉瓣的肺动脉,用于测量肺动脉压及肺毛细血管楔压(pulmonary capillary wedge pressure, PCWP)并能获得混合静脉血样本。通过往球囊充气阀注入 1.5ml 空气给球囊间断充气。热敏电阻(A)含有温度探针及电极导线,后者连接计算机,通过热稀释技术计算 CO。

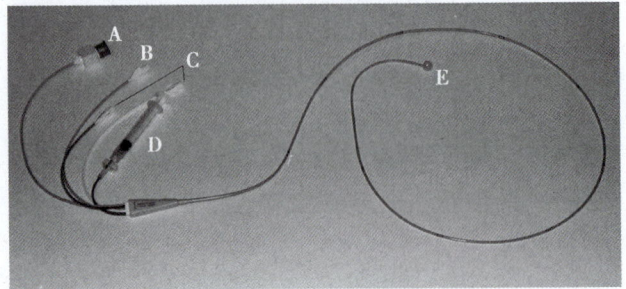

图 17-2 肺动脉导管。A、B、C、D 及 E 的定义见正文

尽管肺动脉导管只位于肺动脉内,但可通过 PCWP 测定左心室(left ventricular, LV)压力。当球囊充气时,PA 导管可到达相同口径的肺动脉分支并植入或"楔入"在该部位。由于从右心室过来的前方血流在此楔入部位停滞,因而在二尖瓣开放的舒张期内,血液在左心室和 PA 导管末端之间形成相对静止液体柱,如果球囊两侧无压力差,而且二尖瓣功能正常,则 PCWP 与导管远端压力平衡,间接反映了左室舒张末压(left ventricularend-diastolic pressure, LVEDP)。基于压力与容积的关系,LVEDP 与左室舒张末容积(leftventricular end-diastolic volume, LVEDV)或左室前负荷相当。由于 PCWP 测量方法不容易获得,在没有肺动脉高压和心包填塞时,心室舒张末肺动脉压(DPAP)可以估算左室前负荷。

肺动脉导管也存在潜在的并发症。文献已报道其并发症有心律失常,血栓事件,感染以及罕见的肺动脉破裂[9]。近来几个临床试验对常规使用肺动脉导管提出质疑。一项涉及 13 个随机对照试验的 meta 分析发现使用肺动脉导管对死亡率、住院天数及花费没有显著效果[9]。1 项国际会议共识不建议对休克患者常规置入肺动脉导管[1]。尽管如此,PA 导管可以为医生提供重要的诊断、血流动力学方面情况来评估患者真实病情。期待未来更多关于肺动脉导管应用价值的研究以规范其应用。因为单独低血压不是判断休克的必需条件,查体发现组织灌注不足比有创性监测所获得的数据更重要[1]。随着更新更微创的监测技术的出现,ICU 里使用肺动脉导管正在减少。大多数情况下肺动脉导管只在肺动脉高压、顽固性休克、右心室功能障碍或心脏手术后特别需要监测肺动脉压才予以保留[1,4]。

其他监测工具

目前监测患者灌注情况的新技术正在研发。呼气末二氧化碳检测仪用于测量 $\dot{V}O_2$ 并指导改善 $\dot{D}O_2$ 和 $\dot{V}O_2$。已研制出新的无创或微创测量 CO 和组织灌注情况的设备,如胃张力检测仪、经食管超声仪、经胸生物阻抗等[10-12]。作为肺动脉导管的替代方法,通过脉冲波分析测量 CO 的设

备（脉冲式 CO、PiCCO 及 LiDCO）在 ICU 里作为标准方法已应用多年并将越来越多的应用[10-12]。一项世界会议的共识不推荐使用目前这种新型、侵入创伤更小的技术，因其在休克患者中的使用缺乏证据[1]。

全面认识影响 CO 和动脉压的生理性决定因素才能合理解释和有效处理血流动力学参数。假定血氧含量充足，CO 和外周血管阻力（systemic vascularresistance，SVR）是保证 $\dot{D}O_2$、足够动脉压和整体组织灌注的决定性因素。如图 17-1，CO 可量化为每搏输出量（stroke volume，SV）和心率（heart rate，HR）的产物。SV 由前负荷、后负荷及心肌收缩力三者决定。前负荷是心室舒张末期在心室收缩之前的心肌纤维的长度，可用左心室舒张末期容积来反映（LV-EDV）。近似于左室舒张末压力（LVEDP）和肺毛细血管楔压（PCWP）。右心室前负荷可用中心静脉压（CVP）或右房压力来反映（RAP）。后负荷被认为是收缩期心室壁的压力，被认为是心室收缩末期射血时所需要克服的抵抗或阻力。左室或右室后负荷分别取决于全身血管阻力（SVR）和肺血管抵抗（PVR）。收缩性代表心肌正性肌力，影响代表前负荷的每搏输出量（SV）及后负荷的心输出量（CO）。这些因素对血流动力学参数的作用相互影响而且十分复杂，因而必须仔细评估后选择治疗措施以取得良好的治疗效果。第 14 章对心功能的影响因素进行了综述。表 17-2 提供了这些术语的解释和正常血流动力学值。

休克的病因学分类及一般机制

表 17-1 详细概括了大多数类型休克的临床最常见病因，随后的章节中将予以综述。表 17-3 描述了各类休克的常见的血流动力学结果。

表 17-3

不同休克状态的血动力学的结果

	血容量减少	心源性	分布性（败血症）
心率	↑	↑	↑
血压[a]	↓	↓	↓
心排出量	↓	↓	↑／↓[b]
前负荷（PCWP）	↓	↑	↔／↓
后负荷（SVR）	↑	↑	↓

[a] 患者也许处于代偿性休克的状态，血压正常但是低灌注的临床表现很明显。
[b] 败血症的早期心输出量增加但在晚期或严重的败血症时会降低。
PCWP，肺毛细血管楔压；SVR，全身血管阻力。

低血容量性休克

低血容量性休克是由于血容量减少引起的休克。无论是液体体外丢失（如血液、血浆和水分）还是这些液体进入体内组织间隙（第三间隙），均导致静脉回流减少（CVP 和 PCWP 下降）和 CO 降低（表 17-3）。低血容量性休克的严重程度取决于血容量丢失的量和速度以及机体的代偿能力。尽管有个体差异，但一个健康人最多能够耐受其血容量丢失 30% 而没有明显的临床症状和体征[13]。代偿机制包括心率加快、心肌收缩力加强和增加 SVR 能有效弥补血容量的减少而不发生 SBP 下降。血容量减少 40%，一般而言超过了机体的代偿能力，静脉回心血量减少及患者的状态会使低血容量性休克状态恶化，出现低灌注表现。如不能马上采取补救措施可能导致不可逆转的休克和死亡。低血容量性休克最常见的原因是失血性休克，即出血导致血容量减少。创伤是急性失血性休克的最常见原因；其他重要原因列举在表 17-1。

急性失血性休克

案例 17-1

问题 1：N. G. 是一名 64 岁老年女性，有消化性溃疡病史，因在过去的两天出现弥漫性腹痛和大便带血来到急诊室。患者意识模糊且定位不清，皮肤苍白、湿冷，心率 120 次/min，收缩压 80mmHg，呼吸频率为 28 次/min。患者目前生理性改变考虑与消化道出血有关。救治失血性休克患者的目标是什么？

N. G. 的血容量明显减少由其消化道导致。低血压引起代偿的心率及呼吸频率加快。皮肤苍白、湿冷表明血液从外周流向重要器官保证其供血。根据 B. A. 的临床表现，目前正处于失代偿的休克。

低血容量休克引起的主要血流动力学异常改变使静脉回心血量降低，携氧血红蛋白丢失导致组织供氧减少。一系列机体反应是血容量突然减少兴奋下丘脑-垂体-肾上腺轴及自主神经系统释放儿茶酚胺（肾上腺素、去甲肾上腺素）。随后引起的心率增快收缩力增强有助于维持 CO。交感神经兴奋引起的外周血管收缩有助于维持动脉血压。此外，体液从组织间隙转移入血管增加了前负荷。在总血容量丢失不超过 30% 时，这一系列生理反应有效地维持了患者血压。N. G. 的心率增快、外周血管收缩是代偿改变引起的。她的血压仍然很低，然而，她意识模糊、定位欠清表明出现了脑的低灌注。鉴于她目前状态的严重程度，如果低血容量不能快速补充的话，随之而来的是心脏功能紊乱，将会导致不可逆的休克。

低血容量休克患者复苏的目的是改变组织灌注不足、维持氧合及限制二次损伤。心率、血压以及尿量一直被用来衡量复苏的重要标志，但是只有在失血性休克治疗初期时依靠这几类标志物。值得注意的是在这几类参数恢复正常水平后，患者也许一直处于代偿状态的休克[14]。生命器官 $\dot{D}O_2$ 的持续不足会进一步恶化，如果不进行治疗，将会发生多器官功能紊乱及死亡。监测碱的缺失（碳酸氢盐）和乳酸水平可以用来评估全身灌注是否充足。除了生命体征外代谢性酸中毒表示休克纠正是不完全的。

治疗

低血容量休克补液的选择

> **案例 17-1,问题 2:** 静脉输注盐溶液对于补充 B. A. 目前的出血是否充足？是否还有其他种类的液体可以更好的复苏该患者？

一旦建立充足的气道以及获得最初的生命体征,最重要的干预低血容量休克的治疗措施是静脉输液。因血液制品比较紧俏、花费高及输注血制品会产生风险[15],最初先用晶体液和胶体液来维持血容量。且在轻微休克(10% ~ 20%的血容量丢失)时不必多次频繁的输注。

晶体液与胶体液

晶体液是等渗含盐溶液(0.9%氯化钠;生理盐水)或类似盐溶液(乳酸林格式盐溶液,lactated ringer's solution,LR溶液)。胶体液包含分离自有机体的生物活性大分子,如蛋白(白蛋白)、碳水化合物(葡聚糖、淀粉)、动物胶原蛋白(明胶)及大量可以保存在血管内液体,可以维持胶体渗透压(COP)(表17-5)。正常的半透性毛细血管膜对这些大分子是相对不通透的。

选择晶体还是胶体维持血容量是有争议的。争议主要是围绕这类液体在细胞外间隙的最终分布,因此还是取决于各自的组成成分。等渗液在细胞外间隙自由分布(正常盐溶液或乳酸盐溶液),细胞间隙和血管内的分布为3:1。分布的比例取决于存在与毛细血管内外的胶体渗透压(colloid oncotic pressure,COP)和液体静压力。因此,在输液过程中胶体扩充血管内腔。相反,毛细管血管膜对胶体是相对不通透的,因此,胶体没有外渗而有效的扩充了血管内腔。扩充血容量时所需的胶体体积少于晶体体积,由于胶体分子量大,会一直存在于血管内且作用时间更久。通常认为提供相同程度的扩张,所需的晶体容积等同于胶体容积的3~4倍。选择晶体支持者认为低血容量休克患者由于细胞外间隙液体交换很迅速,无论是血管内还是组织间隙的液体都有损失。晶体可以更好的扩充2种液体间隙。此外,休克患者毛细血管完整性破坏后更容易引起大分子泄露入小间隙(例如胶体蛋白)。小间隙内胶体渗透压的增加会利于液体从血管进入组织,引起水肿。晶体不会像胶体一样产生过敏或超敏反应。胶体会引起凝血功能障碍,急性肾损伤的发生率也较高,相比于晶体,胶体的花费更多。

选择胶体支持者认为在急性出血后胶体补液可以更快速且更有效地恢复血管内容积。给相同剂量的液体输入,胶体方案(例如白蛋白)是晶体溶液扩大血管内容积的2~4倍,且血管内维持时间更久。以往存在争议的观点认为,大量的晶体会补充血管内压力,但进一步稀释血浆蛋白,导致COP下降进一步加重肺损伤的恶化。然而,临床研究发现补充胶体类和晶体类液体对肺水肿的发生率没有差别。有可能是因为肺泡毛细血管对白蛋白的通透性较大减少了经毛细血管COP的梯度。研究表明,亚组存在致肺水肿的

高风险,但相当大的差异仍然是因为在生理终点,评估肺水肿标准和休克的程度的不同。

为了在不同临床试验中达成一致结果,大量的meta分析比较了晶体和胶体在恢复血管内压力的作用。近年来,两篇针对败血症、外伤、烧伤及手术后患者的meta分析并没有发现复苏中使用晶体类和胶体类液态对死亡率有影响[16,17]。输注羟乙基淀粉的患者死亡率及急性肾损伤的发生率增加。值得注意的是这些meta分析的选择标准(异质性)、液态管理方法及药量上都存在局限性。相反,最近的一项随机对照试验发现,晶体和胶体复苏对低血容量休克患者的28天死亡率及是否需要肾替代疗法没有影响[18]。任何关于使用晶体还是胶体90天后会对死亡率有影响的研究仍然存在争议[18-21]。一项询证医学数据的meta分析发现对重症低血容量的患者,使用白蛋白液体复苏与晶体溶液相比,并没有减少死亡率,而且有可能增加烧伤患者或低蛋白血症患者的死亡风险[22]。这篇meta分析受SAFE实验的影响,SAFE试验是最大型的随机试验,前瞻性的试验评估白蛋白与正常的盐溶液在复苏重症患者的作用[23]。主要终点是28天死亡率,晶体和胶体溶液没有较明显的统计学差异。而且,在预定的亚组中(外伤、呼吸窘迫综合征、严重的败血症)也没有统计学差异,虽然在外伤患者中输注白蛋白有增加死亡率的趋势,尤其是有头外伤的患者[24]。严重的颅脑外伤患者输注白蛋白比盐溶液复苏的死亡率更高。

越来越多的确切的关于晶体及胶体溶液复苏的不同是存在的。晶体溶液相比胶体溶液更易获得且花费比胶体溶液低20至100倍,因此,治疗花费的显著不同在选择不同治疗方法却有相同预后的策略时要慎重考虑[25]。由于晶体和胶体治疗缺乏明显的临床差异,以及白蛋白的花费较高,由美国医院协会关于复苏液使用的指南仍然没有改变[26]。因此,无论使用正常的盐溶液还是LR液体对 N. G. 都是合适的。此时不需要输注白蛋白,直到出现持续低血压时[26]。当 N. G. 发生严重的出血性休克时才有输血指征,应尽快的输注血液制品[15]。

晶体液

> **案例 17-1,问题 3:** 在 N. G. 的胳膊上置入大口径的静脉输液器,采集 STAT 血液标本检测血型及交叉配血、全血细胞计数、凝血酶原时间、部分凝血活酶时间以及血生化指标(血尿素氮 BUN、血肌酐 SCr、钠、钾、氯及碳酸氢盐)。加热的 LR 溶液(2L)快速输入并预定手术室。N. G. 的收缩压增加到 94mmHg,但出血并未停止。Foley 导管置入监测尿排出量。LR 溶液继续输入,同时 500 ~ 1 000ml 的药物维持血流动力学的稳定等待交叉配血的血液。给予 N. G. 的 LR 溶液体积合适吗？需要监测什么临床和客观指标来决定液体替代的成功率？

液体量的需求

等渗晶体溶液在细胞间隙和血管内腔之间以3:1的速率快速平衡交换。每输入1L的液体,大约750ml进入组织

间隙,但是仍有 250ml 保留在血浆中。根据对出血量的评估,"3:1原则"作为一般的指导:1ml 的血液丢失,3ml 晶体溶液补充。由于测定血液丢失仅仅依靠临床评估而不是定量测定,治疗最好依靠对最初治疗的反应而不是初次分级。密切观察血流动力学的状态综合考虑患者的年龄,尤其是损伤及院前液体输入量,是避免输液不足或过量的最主要的依据。

安全有效地利用晶体溶液复苏失血性休克患者的途径是给予 1~2L 的液体作为最初的药剂,成人输注遵循越快越好的的原则,小儿患者以 20ml/kg 输注。同时根据患者的状态也需要输注其他的液体药物[13]。在输液期间,需要控制输液速度(成人 150~200ml/h,儿童按体重可达到 100ml/h[27]),持续评估患者是否有失血的状态或输液不足,这意味着需要更换其他药物溶液。对 N. G. 输入液体是合适的首选方式,然后评估输液后的水平评估是否还需要额外的补充。

循环改善的标志有血压、脉压差(收缩压与舒张压之差)及心率恢复正常。器官灌注的指标恢复正常,液体输入充足包括精神状态、皮肤温度、皮肤颜色改善、酸碱平衡提高,尿排出量增加。可接受的最低尿量成人为 0.5ml/(kg·h),儿童 1ml/(kg·h),不到 1 岁的婴儿为 2ml/(kg·h)[13]。体温正常的休克患者持续的代谢性酸中毒通常表明需要更多的液体复苏;除非 pH 低于 7.2,否则不推荐使用碳酸氢钠[14]。血浆乳酸和碱缺失是监测患者是否补液足够液体修复的重要指标。当灌注不断改善之后,乳酸和碱缺失也会增加。因此,实际数值并不重要。非常值得关注的是休克的纠正并不是定义为一个容量或数量的液体输入,而是全部灌注量的总的指标。

乳酸林格式盐溶液 VS. 正常盐溶液

案例 17-1,问题 4:用乳酸林格盐溶液比用盐溶液更有优势吗?

复苏液体的选择在临床上变化很大。正常的盐溶液含有较高的氯化物,而 LR 含有更平衡的化学成分(表 17-4)。大量的盐溶液会引起高氯性酸中毒,因此会加重低血容量患者组织酸中毒的发生率,可能会导致免疫和肾功能障碍,但尚未有相关生存差异的报道且其临床意义仍不清楚[28,29]。相反,LR 溶液,是一种缓冲溶液,可以更好的模拟血管内血浆电解质含量。LR 溶液包含 28mmol/L 的乳酸盐,在患者体内正常循环和肝功条件下,可以新陈代谢为碳酸氢盐。在肝脏灌流减少(正常的 20%)或出现肝细胞受损的状态下,乳酸盐会明显地减少,特别在低氧条件下(正常的 50%SaO_2)[30]。休克及在术中有心肺转流术的患者,乳酸盐的半衰期正常为 20 分钟,分别增加到 4、6 和 8 小时。因为没有新陈代谢的乳酸盐会转化为乳酸,长期输注 LR 溶液会引起易感患者的酸中毒。考虑到盐溶液中的高钠高氯,某些酸中毒高风险的患者应首选更加平衡的复苏液体(如 LR),比如外伤、烧伤、糖尿病酮症酸中毒的患者[28]。但是,对于代谢性碱中毒、乳酸酸中毒及高钾血症患者应避免使用 LR 溶液。实际上,正常盐溶液和 LR 溶液可交替使用,因为没有哪一种方案更优于另一种方案。

表 17-4

晶体的组成和性质

溶液	钠/mmol/L	氯/mmol/L	钾/mmol/L	钙/mmol/L	镁/mmol/L	乳酸/mmol/L	血浆张力	浓度/mOsm/L
5%右旋糖酐	0	0	0	0	0	0	低渗	253
0.9%氯化钠	154	154	0	0	0	0	等渗	308
复方电解质(Baxter)	140	103	10	2.5	1.5	8	等渗	312
林格液	130	109	4	1.5		28	等渗	273
7.5%氯化钠	1 283	1 283	0	0	0	0	高渗	2 567

高渗盐水

案例 17-1,问题 5:在治疗出血性休克患者高渗盐水(hypertonicsaline solution,HS)的作用是什么?

与等渗液相比,HS 液(3%~7.5% 的 NaCl)作为复苏液的优点是扩张血管所需的容量更小。这对于持续失血患者院前急救需要大量补液是很有有利的(如急救医疗人员进行现场援救时)。

高渗盐水含有高浓度的钠离子,发挥了渗透的作用,将液态从组织和细胞间隙转移到血管内。因此,对比相同体积的晶体溶液,高渗溶液更大量的扩大血浆的体积,同时,血压、CO、DO_2 会稳定的增加。高渗盐溶液同时增加了心肌收缩力,引起周围血管扩张,优先分配血流流入内脏或肾循环。此外,HS 可降低颅内压,但迄今为止还没有研究显示 HS 会改善合并脑外伤患者的预后[31]。其他的近期研究发现,HS 对循环、炎症及内皮细胞功能是有益的,这对于败血症休克及急性肺损伤患者是有益的[31,32]。还需要更多的大型临床试验来证实是否前期的发现可以提高临床预后。

由于研究及溶液的异质性，很难判断出 HS 液体用于液体复苏是有效的。大多数的研究数据是关于 HS 用于外伤患者的低血容量休克的研究。没有关于消化道出血患者的高质量试验。HS 对增加低血容量休克患者的血压是有效的，但因为是等渗盐溶液这种有效性是短暂的，而且也没有发现可以改善死亡率[33]。

这一系列临床试验表明，HS 溶液在出血性休克的最初的复苏过程中是安全有效的。尽管有阳性结果的发现，但HS 液体并未被广泛应用。这可能是因为它作为高风险药物的安全性。HS 容易使用也容易出现监管错误，尤其是对于不熟悉的临床医生。HS 的渗透压在 1 026~2 567mOsm/L 之间变化（3%~7.5%NaCl），因此通过中心静脉输注可以减少静脉炎的发生。HS 会导致高钠血症及高氯性代谢性酸中毒，导致细胞腔隙之间的快速的液体流动及潜在的破坏性影响，如渗透性脱髓鞘综合征。然而，许多研究并没有关于此类事件的报道，可能与用于复苏的 HS 液体用量相对小有关。

输血

> 案例 17-1，问题 6：N. G. 输注了 4L 的溶液维持血流动力学的稳定。目前，生命体征显示，血压 98/54mmHg；心率 108 次/min；呼吸频率 30 次/min。仍然意识不清且更加烦躁躁动。在过去的 30 分钟内，尿排出量仅有 30ml。实验室结果如下：
>
> 血细胞压积：21%（从 26% 下降）
>
> 血红蛋白：7.1g/dl（从 8.9g/dl 下降）
>
> pH：7.14
>
> PCO_2：34mmHg
>
> PO_2：106mmHg
>
> HCO_3^-：16mmol/L
>
> 两单位的浓缩红细胞（packed red blood cells，PRBCs）已准备好，N. G. 正准备推入手术室。评估 N. G. 复苏后目前的状态，以及所需的血液制品。

N. G. 仍然表现存在低组织灌注的症状。尽管血压已经升高，且心率降低，她的精神状态却更差，少尿，血气分析提示代谢性酸中毒状态。N. G. 失血后并没有获得充足的液体补充，仍然有活动性出血，此时应该接受充足的血液输注。

之前对于危急重患者传统的输液治疗方案为维持血红蛋白量>10g/dl 或者红细胞压积>30%。对于急性重症患者，输血是可以接受的，尤其是合并心血管病患者，因为补偿机制可以维持组织的 $\dot{D}O_2$。然而，随机对照试验表明，限制性输血策略（目标血红蛋白 7~8g/dl 或有症状需要输血）对血流动力学稳定的重症监护、手术及药物治疗患者有相同或更好的结果[34]。

急性出血时，实际的血液丢失量并没有准确地反应在血红蛋白及血细胞比容的丢失程度，而且没有充分考虑机体对于携氧能力丢失的补偿能力。因为这至少要花费 24 小时补充所有液体间隙的平衡，出现血性休克的情况下，正常的红细胞比容没有排除明显的失血也没有达到足够的液体灌注量。仅仅当各间隙平衡，这类措施可用来测量血液丢失量。另一方面，如果心肺功能是正常的，且能维持容量状态，在某种程度上 CO 增加可以补偿血红蛋白（O_2 含量）的减少（图 17-1）。

由于组织灌注量不足，而 $\dot{D}O_2$ 在休克起初最先表现出异常，输血治疗的需要主要由患者症状及需氧量来决定而不是血红蛋白或血细胞容积[15]。$\dot{D}O_2$ 和 $\dot{V}O_2$ 的含量被用来检测输注量是否充足。尽管这一指标可通过置入 PA 导管获得动脉血或静脉血来检测，但实际应根据患者对最初液体输入量及组织灌注是否充分的临床体征来决定是否输入血液制品。没有急性出血的患者或对初始体积的液体复苏没有改善的患者或持续心率增快、呼吸急促及少尿的患者无疑需要输注血液。外伤患者有急性出血点或对输入液体没有改善的患者应该尽早考虑输血；因此，N. G. 应该接受输血。

输血的副作用

> 案例 17-1，问题 7：输血后，N. G. 的血清钾浓度为 4.7mmol/L，输血前的浓度为 4.2mmol/L。这是输血后带来的后果吗？输注红细胞后其他的潜在急性输血并发症会有哪些？

输血后潜在的风险包括：发热、过敏、电解质异常、溶血反应、获得输血型感染、凝血障碍及免疫抑制[35]。库存血保存时需要添加柠檬酸盐抗凝。非溶血性发热及过敏反应是最常见的副作用。输血由于中性粒细胞活化，引起肺毛细血管内皮损伤导致急性肺损伤。输血相关的循环过超载导致心脏储备能力有限（老年人、婴幼儿、肾功能障、心力衰竭）或大量输血的患者肺水肿。识别供体-受体 ABO 不相容性和输血反应的症状和体征（例如焦虑、输注部位疼痛、寒战、高热、发热、低血压性心动过速、溶血、血红蛋白尿）阻止进一步的输注并提供支持治疗，可以防止不必要的发生率和死亡率。输血后溶血反应是输血后引起急性死亡的最常见的原因。然而，N. G. 临床表现不是真正的输血反应。库存血的保存需要添加柠檬酸盐抗凝剂。大量输血后，大量的柠檬酸盐会引起低钙血症及酸中毒，输入库存血后红细胞溶血（破裂）会释放钾离子引起高钾血症。N. G. 血清钾增加可能来源于输的血，但其细胞外血钾平均水平含量波动在每单位血液 0.5~7mEq，所以并不是输血引起的。血钾增加可能是抽血后试管内发生的血细胞溶血。无论哪种状况，血清钾浓度 4.7mmol/L 并不需要采取即刻的措施，但需要监测。

血液制品及献血者均进行过疾病筛选，因此，通过输血传播病毒性疾病很罕见。据估计，C 型肝炎被传染的概率为 1∶1 149 000，获得艾滋病病毒的概率为 1∶1 467 000[36]。原生动物感染和朊病毒病也可通过输血传播，但风险更低。止血异常尤其是凝血障碍和血小板减少症，也许与暂时输入大量的晶体、胶体或库存血有关，但更有可能由于损伤程度或弥散性血管内凝血（disseminated intravascular coagulopathy，DIC）引起的。全血包含足够凝血因子（包括凝血因子

Ⅴ和Ⅷ)在全血生存期内用于止血。然而,全血不包括血小板,因为在红细胞保存的适宜温度下血小板不会存活。

与输血有关的免疫抑制可由肾移植者促进移植物存活,结肠直肠癌患者肿瘤复发,术后感染证实。输血引起的免疫抑制是多因素的,但更有可能是输注白细胞(white blood cells,WBCs)后引起的,会导致受体与供体之间的白细胞竞争。输血前可以限制输血相关的免疫调节。美国大部分输的血白细胞很低,但这并不是一种普遍的做法,主要是因为成本。有免疫抑制的患者,在接受心脏手术或需长期输血时应给与低白细胞的血液。机制不明确,然而,可能引起的原因是由于自体输血免疫反应以及单独输注血浆。

由于血制品的限制以及潜在的不良反应,许多研究正在寻找新的血液替代品。理想的血液替代品有更长久的保质期,传播疾病的风险更低,输液不良反应更少。血液替代品在临床研究的不同阶段包括血红蛋白及过氟化碳的改进[37]。血液替代品更实际的作用还不是很清楚,但不良反应已经出现,迄今为止发现的例如半衰期短,许多产物引起的血管收缩。目前没有替代品被批准应用于临床,但研究还在继续。

术后低血容量

血容量减少与泵衰竭

案例 17-2

问题 1: P. T. 58 岁中年男性患者,机动车事故后被抢救车送入急诊室。事故发生意识清醒,但他的精神状态在嗜睡及烦躁之间波动,格拉斯哥昏迷评分 10 分(中度)。胸部 CT 提示 Ⅱ 型近端胸主动脉下端损伤。P. T. 接受了急症手术修复主动脉。手术后入住 ICU,给予气管插管和 60% 氧气吸入。动脉血氧饱和度充足,给予 150 毫升/小时的 LR 液静脉注射。他术后及术后 2 小时血流动力学指标如下(初始参数在圆括号内):

血压(收缩压/舒张压/平均动脉压),86/44/58mmHg(100/53/68mmHg)

心率:96 次/min(88 次/min)

心搏量:3.2L/min(4.8L/min)

心脏指数:1.9L/(min·m²)[3.3L/(min·m²)]

中心静脉压:6mmHg(12mmHg)

肺动脉压力(S/D):18/8mmHg(24/14mmHg)

肺毛细血管楔压:13mmHg(18mmHg)

体循环阻力:1 080dyne·s·cm⁻⁵(1 560dyne·s·cm⁻⁵)

尿量:0.4ml/(kg·h)[1.2ml/(kg·h)]

体温:37.4℃(34.8℃)

血细胞比容:32%(31%)

从血流动力学判断 B. A. 是术后低血容量还是泵衰竭。

P. T. 的大部分血流动力学变化符合血容量不足,包括 BP、CVP、PAP、PCWP、CO 和尿量的下降。中心静脉压和肺

毛细血管楔压的减少表明前负荷降低,导致心搏量降低。脉压较小表明血流动力或心室收缩力减低(脉压减低与 SV 或左室心搏做功指数降低有关)。P. T. 的心率没有明显增快,但不清楚他术前是否服用药物,比如 β 受体阻滞剂。术后体温上升,血管舒张可降低 SVR 并增加血管内空间。如果血容量不足和增加交感张力不能产生足够的心搏量,则意味着血压下降。尿量减少反映了代偿性的肾灌注减低。脉压降低,也表明血流量减少(脉压的变化与个体的静脉血量变化成正比。也就是说,静脉血量减少,脉压降低)。B. A. 的血流动力学变化最可能的解释是血容量减少。如果 P. T. 是心源性休克,他的肺毛细血管楔压是增加的;他也应该已经评估围术期心脏事件(心肌梗死)的发生。观察他的动脉血气来评估氧气需求。

起因

案例 17-2,问题 2: P. T. 的血容量减少最可能的原因是什么?

外科患者血容量减少的常见原因包括术后出血、第三间隙和与温度有关的血管舒张。术后出血可以产生血容量减少;然而,P. T. 的初始和术后 2 小时红细胞容积分别是 31% 和 32%,不支持出血原因。

大血管或肠道手术后以及烧伤和腹膜炎患者,患者体内液体重新分布被称为第三间隙,可能导致血管内容量减少。患者第三次间隙数量增多很常见。细胞间隙和肠道壁可隐藏大量液体,导致 P. T. 的血容量相对减少。这种现象在外科手术后的首个 12~24 小时内尤为明显。P. T. 正在接受 150ml/h 的 LR 液静脉输注,但这显然不足以维持他的血管内容量。

术后出现轻度血容量减少很常见。患者术后体温恢复,血管舒张,血管内容量增加。如果大量静脉输液不足以弥补静脉容量的增加,血压和心搏量将在复温的 1~6 个小时内下降。P. T. 术后体温在 2 小时内从 34.8℃ 恢复到 37.4℃,这在大手术后很常见。在手术后首个 12~24 小时内他的体温可能上升到高达 38~38.5℃。

其他因素包括术中液体补充不足,术中或术后即刻所用药物(如吗啡等麻醉药)有扩张血管作用。

容量治疗和心功能

案例 17-2,问题 3: 容量治疗将如何改善 B. A. 的心搏量和灌注压力?

Frank-Starling 机制表明,心脏的回心血量主要取决于心脏的搏出量。因此,静脉回心血量增加,心搏量也将在生理范围内增加到最佳前负荷,直到液体量增加对 SV 的影响非常小(图 17-1)。PCWP 是评估左心室前负荷的最佳指标,CVP 是评估右心室前负荷及评估全身血容量的最佳指标,P. T. 因静脉回心血量下降其 CVP 值是低的。

心室功能曲线由心脏泵血功能指标(心搏量、每搏输出量或每搏指数)与前负荷对比而绘制(图 17-3)。术后 2 小

时，P. T. 的中心静脉压从 12mmHg 降到 6mmHg，心搏量从 4.8L/min 降到 3.2L/min。因此，补液治疗是十分必要的。

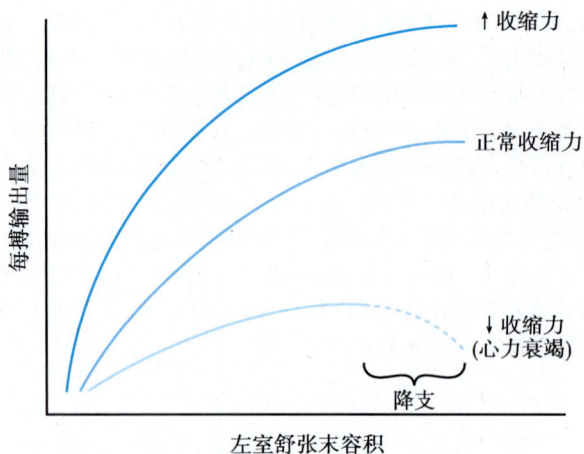

图 17-3　心室功能（Frank-Starling）曲线。在正常心脏，如前负荷（左室舒张末容积 LVEDP），临床上通过肺毛细血管锲压测量（PCWP）增加，每搏心输出量（心输出量，搏出功）增加直到收缩纤维达到他们的能力，正如图中所示的曲线平坦。收缩压的改变引起心脏表现为不同的曲线。如果收缩纤维超过他们最大的限度，如严重的心衰，心脏会对曲线的降支起作用

案例 17-2，问题 4：10 分钟内给予 P. T. 500ml 生理盐水，血流动力学改变如下：

　　血压（收缩压/舒张压/平均动脉压），96/54/68mmHg
　　心率：88 次/min
　　心搏量：3.9L/min
　　心脏指数（CI）：2.4L/（min·m²）
　　中心静脉压：10mmHg
　　肺毛细血管锲压：15mHg
　　评估 P. T. 对液体治疗的反应（正常值见表 17-2）。

根据 Frank-Starling 曲线，反应容量变化的前负荷的一个小的变化对应的心搏量变化也轻微，反映在心室功能曲线的平坦部分（图 17-3）。额外的液体疗法可增加患者肺水肿的风险但不提高心搏量。相反，反应容量变化的前负荷的明显变化影响心搏量显著增加，反映在心室功能曲线的陡峭部分。P. T. 的肺毛细血管锲压表明他没有肺水肿，而中心静脉压从 6mmHg 上升到 10mmHg 以及心搏量增加，表明他对液体治疗是敏感的。因此，应合理的输注液体以增加心搏量和肾灌注。

溶液冲击

案例 17-2，问题 5：输注 500ml 生理盐水 1 个小时后，P. T. 的血流动力学恢复到他术后的状态。动脉血气分析在可接受范围，LR 液以 200ml/h 输注，继续增加血管内容量。基于这些信息，为 P. T. 的液体治疗制定新的方案。

血容量减少的患者接受液体治疗的原则是基于反应容量负荷的血流动力学参数的变化方向和程度，而不是绝对值。其中包括中心静脉压（或肺毛细血管锲压）、心搏量和血压。CVP 不能反映右心室舒张末容积，因为 CVP 会受胸腔压力、静脉张力及心室顺应性的影响（心室舒张性及心肌壁的僵硬性）[38]。PCWP 及脉压的变化可以更好地评估液体分布状态。呼吸时左心室 SV（脉压）与胸腔压力呈负相关性；当心室处在 Frank-Starling 曲线的最陡上升时，SV 在较低压力下受到的影响最大。在一个呼吸周期（在吸气结束和呼气结束之间）中，SV 的变化大于 12% 能高度预测对液体输入有良好的反应性[38]。

许多医师认为与其他参数（包括 CO，BP，尿量和组织灌注）结合使用时，CVP 仍然是反应液体容积的理想参数。使用中心静脉压作为指导，在 10 分钟快速输注 250～500ml 液体，中心静脉压增加 5mmHg 意味着左心室功能仍在容量-压力曲线的陡峭部分。如果液体治疗后中心静脉压突然上升，但心搏量变化小，意味着已经达到心室功能曲线的平坦部分，静脉输液速率应该减缓。如果组织灌注不足的迹象和症状未能改善或恶化，并且中心静脉压仍 >10～14mmHg，液体治疗应该停止并开始强心治疗

一般来说，大多数危重患者需要超过 2.5L/（min·m²）的心脏指数（cardiac index，CI）和 12～18mmHg 的肺毛细血管锲压，或 8～14mmHg 的中心静脉压来保持可接受的 65～75mmHg 的平均动脉压。乳酸水平下降、碱缺失、血流动力学参数的变化以及生命体征和尿量应作为适当的指标来评估是否需要额外的液体治疗。

胶体类

案例 17-2，问题 6：P. T. 在过去的 6 小时内已接受共计 3.5L 的生理盐水输注，但血流动力学仍然未改善。他过去 4 个小时的平均尿量为 0.3ml/（kg·h），表明容量补充不足。鉴于他的年龄及对初始晶体管理的反应不足，决定输注胶体溶液。作为容量补充剂，哪一个更适合 P. T.？

白蛋白是血浆中最主要的蛋白质，约占胶体渗透压的 80%，胶体渗透压是维持血管内容量的主要压力[39]。相对于所有其他容量补充剂，人血清白蛋白是胶体代理溶液。人血清白蛋白从供体血浆制备而来，经过热处理来消除潜在的疾病传播。在初始的 16 小时内，输注 5% 的白蛋白可以增加 80%～100% 的容量体积[39]。在稳定状态（3～5 天），大约 40% 的白蛋白仍在血管内，其余的在组织间隙。副作用主要包括瞬时凝血异常和过敏性反应（0.5%），两者都是罕见的[40]。过敏反应主要是由巴氏灭菌过程中引起白蛋白聚合产生的抗原高分子所致。白蛋白溶液也含有柠檬酸，可以降低血清钙浓度，在理论上可能降低左心室收缩功能。对凝血和血清钙浓度的影响与输注液体量相关，而与白蛋白无关[39]。5% 的白蛋白与血浆等渗，而 25% 的白蛋白是高渗液。5% 的白蛋白溶液是首选的常规容量补充剂，而 25% 的白蛋白溶液最常用于低蛋白血症患者或纠正间质液体过多患者的血管内容量不

足。白蛋白需受供应情况而定,大约1L混合供体血浆产生20~25g白蛋白。

羟乙基淀粉(hetastarch 或 hydroxyethyl starch,HES)是一个由支链淀粉组成的合成胶体,近似人类血清白蛋白,但价格便宜。含有6%羟乙基淀粉的生理盐水,可补充的血浆容量大于输注量,因为高胶体渗透压可将水从细胞间隙移到血管内。HES溶液在葡萄糖分子上具有不同的位置和饱和度,这减缓了酶促降解并赋予更大的抗水解作用(表17-5)。羟乙基淀粉溶液的组成分子量范围大,

1 000~3 000 000Da,平均分子量为69 000Da,这解释了它复杂的药物动力学作用。大量临床试验对比了休克及未发生休克患者,输注白蛋白及羟乙基淀粉行液体复苏的不同。然而,许多试验证据不足或死亡率上没有观察到明显的不同[41,42]。尽管HES溶液比白蛋白更有效,但因为HES溶液使用中的副作用,在其临床应用上还存在争议。这些副作用包括严重瘙痒、凝血功能障碍、肾脏功能障碍以及与分类相关的效应,因其较低分子量和取代产物是相似的[20,21,43]。

表17-5

胶体溶液的组成和性质

溶液	胶体类型	MWw/kD	DS	钠/mmol/L	氯化物/mmol/L	钾/mmol/L	钙/mmol/L	葡萄糖/mg/L	渗透压/mOsm/L
白蛋白	血液来源	67		130~160		≤2			300
6% Hespan	羟乙基淀粉	450	0.7	154	154				309
6% Hextend[a]	羟乙基淀粉	450	0.7	143	124	3	2.5	90	307
万汶		130	0.4	154	154				308
葡聚糖40	右旋糖酐40	40		154	154			50	308
葡聚糖70	右旋糖酐70	70		154	154			50	308

[a]Hextend 也含有 0.45mmol/L 的镁及 28mmol/L 的乳酸盐。

MWw,重量平均分子量(每单位重量的分子数乘以粒子量除以总分子重量);MWn,所有颗粒分子量的算术平均值。

有报道,每日中等剂量输注羟乙基淀粉溶液(<1 500ml)与剂量相关的血小板减少和瞬时 PT 和 PTT 延长,大剂量更加明显[21,42]。羟乙基淀粉使凝血因子Ⅷ水平降低,除此之外,也可归因于血液稀释和增加纤维蛋白溶解[42]。地方血管性血友病患者出血的风险更大。重症患者,尤其是败血症患者,HES 还与剂量相关的急性肾损伤风险增加及需要肾脏替代治疗可能性增加相关[20,21,44-46]。大量失血患者行体外循环及重症患者应禁止使用 HES 溶液。专家建议 HES 因其潜在的副作用及在有其他可选择治疗方案时应禁止使用。右旋糖酐是来自蔗糖的细菌合成的胶体溶液,平均分子量为40 000~70 000Da。这类液体缺乏足够充足的随机试验来验证其有效性及安全性[42]。类似于 HES,右旋糖酐会引起肾损伤、出血及过敏反应。右旋糖酐会引起肾小管上分子积聚而导致急性肾损伤。右旋糖酐会导致剂量依赖血小板黏附作用减低、纤维蛋白溶解增加及Ⅷ因子水平减低而引发出血。在所有溶液中,右旋糖酐引发过敏反应的风险最高。

由于缺乏上述重要的临床研究的成果支持,与白蛋白相比 HES 溶液及右旋糖酐危险性更大,决定给 P. T. 输注白蛋白行进一步的扩容治疗。

心源性休克

主要由心脏功能异常引起的休克状态称为心源性休克。心源性休克的原因可大致分为机械性和非机械性(见

表17-1),虽然偶尔患者合并这两个诱因。心源性休克的根本问题是循环血容量减少造成的心搏量下降。心搏量下降可导致休克综合征:动脉血压下降,组织低灌注。如果恢复灌注不成功,最终会导致器官功能障碍和死亡。

心源性休克的最常见原因是左心室功能障碍和急性心肌梗死(acute myocardial infarction,AMI)(见第 13 章,急性冠脉综合征)。单一大范围的心肌梗死会导致左心室坏死,伴随一系列事件或整个心脏严重缺血。如交感神经张力增加,临床上见心率加快和末端血管收缩,最初可增加心搏量和维持中心动脉压。当左心室坏死面积超过大约 40%的收缩心肌,代偿反应再也无法维持正常的心搏量,导致低血压和低灌注。除了减少重要组织和器官的灌注,心搏量降低还可导致冠状动脉血流量减少,从而造成梗死扩展和心脏功能的进一步恶化。

住院患者心源性休克是心肌梗死后患者最主要的死因。心肌梗死患者中心源性休克的发生率为 5%~10%,主要是 ST 段抬高型心肌梗死患者中[47]。1 项纳入从 2003—2010 年美国 ST 段抬高型心肌梗死的注册研究表明心梗后心源性休克的发生率为 7.9%[48]。75 岁亚洲/太平洋岛民女性患者发病率小于 75 岁其他种族/人群的男性患者。终末期肾病患者心源性休克发生风险更高,2003—2011 年间在这类患者中 ST 段抬高型心肌梗死的发生率增加了 3 倍[49]。由于冠脉再灌注治疗,2003—2010 年间休克的住院患者死亡率减少了 29%[48]。然而,大多数系列研究报道总体死亡率高达 60%~80%。

心肌梗死累及右心室可引起心源性休克,即使左心室收缩功能正常。在这种情况下,血液到达左心室(前负荷)的容量减少,因为右心室无力将血液移动到左心。在大多数心源性休克和右心室梗死患者,也伴随存在明显的左心室功能障碍。心律失常也与严重的灌注不足有关,引起或加重心源性休克,预后很差。

慢性心力衰竭(heart failure,HF)患者(见第 14 章)通常对差的心功能有了代偿,但心衰急性发作可引起心源性休克,导致低血压、低灌注和器官功能障碍。心脏功能障碍偶尔可见于严重脓毒症患者,是由于炎性细胞因子的增加可抑制心肌的功能。然而,细胞因子介导的血管舒张及后负荷的减低而忽视了对心功能不全的发现。类似的情况也可见于心脏手术时应用心肺转流术后,可激活炎症瀑布样反应。

机械故障引起的心源性休克发生相对较少。在这种情况下,心脏的收缩功能(收缩能力)可能是正常的,但其他缺陷使心脏无法排出正常容积的血液。心包填塞(出血到心包腔)和张力性气胸(从肺部空气泄漏到胸部)通过压缩心脏和降低呼吸舒张压引起心源性休克。急性瓣膜关闭不全或狭窄影响心脏的正常射血。室间隔或游离壁通常在急性心肌梗死后可能发生破裂,导致左心室在收缩期不能排出正常体积的血液而引起心搏量下降。

表 17-6

心源性休克的早期典型表现

- 动脉血气(arterial blood gas,ABG)
  - 继发于肺充血通气-灌注异常的低氧血症
  - 阴离子间隙代谢性酸中毒合并代偿性呼吸性碱中毒
- 血乳酸水平升高(利于酸中毒)
- 全血球计数(complete blood count,CBC)
  - 白细胞增多
  - 血小板减少(如果存在弥散性血管内凝血)
- 心肌酶升高(如果存在心肌梗死)
- 心电图-符合下列 1 项或多项
  - T 波改变提示心肌梗死
  - 左束支传导阻滞
  - 窦性心动过速
  - 心律失常
- 胸片
  - 肺水肿或成人呼吸窘迫综合征(ARDS)的证据
- 超声心动图
  - 存在瓣膜或机械运动问题
  - 射血分数正常或降低
- 血流动力学监测-符合下列 1 项或多项:
  - 心输出量减少
  - 低血压
  - 肺毛细血管楔压(PCWP)和中心静脉压(CVP)升高
  - 肺动脉压升高(PAP)
  - 体循环血管阻力(SVR)升高

心源性休克的症状与其他休克类似。多数患者可出现低血压和组织灌注不足的征兆,如意识混乱、少尿、心动过速、皮肤血管收缩。区分心源性休克与分布性休克或低血容量性休克需要进一步检查。冠状动脉疾病或急性心梗病史需要重视。多达 20% 的心源性休克患者存在低血容量,但患者因射血功能下降经常有容量超负荷的征象。四肢可见水肿,肺的呼吸音减弱,当发展为肺水肿时可闻及啰音。

心源性休克与其他休克很难根据体格检查区分,因此可能需要进一步的有创性血流动力学监测指导诊断和治疗。表 17-6 列出了常见的实验室检查、心电图(ECG)和胸部 X 线发现,表 17-3 列出了心源性休克常见的血流动力学参数。CVP 很容易检测到,尤其是已经有中心静脉导管的患者,其他的血流动力学指标的获得需要进一步的监测工具(如肺动脉导管、心脏超声)。

急性心肌梗死

最初治疗目标和一般处理

案例 17-3

问题 1:J. S.,43 岁中年男性患者,因主诉胸痛来到急诊室,胸痛放射到左上肢,伴大汗、恶心、呕吐及呼吸急促。胸痛持续 3 小时且休息后未缓解。无心脏病史在家中也未服用任何药物。袖带血压 80/40mmHg,脉搏 110 次/min。呼吸 24 次/min,呼吸变浅。听诊心音可闻及 S_3/S_4 级奔马律,未闻及奔马律。颈静脉搏动正常,肺底段可闻及啰音及中度哮鸣音。J. S. 全身湿冷,然而体温正常。面对人和周围环境感到烦躁、焦虑。12 导联心电图示 I 和 AVL 导联 ST 段抬高 3mm。心脏生物标记物结果仍未出。鼻导管吸氧 4L/min,血气结果如下:

pH:7. 28

$PaCO_2$:32mmHg

PaO_2:94mmHg

HCO_3^-:15mmol/L

Hct:31%

目前需要采取什么治疗目标是稳定和治疗 J. S. 的必要条件?

J. S. 目前出现全身系统灌注减少而引起的心源性休克的征兆。他的血压减低、心率增快、呼吸跟着增加。J. S. 是烦躁、焦虑及困惑的,表明他的脑灌注不足。他的血气结果表明目前因全身系统低灌注而导致代谢性酸中毒。心电图 ST 段改变提示急性心肌梗死。

在第 13 章中所讨论的,ST 段抬高型心肌梗死按常规给予阿司匹林、β 受体阻滞剂以及条件允许下即刻的经皮冠状动脉介入治疗(PCI)。如果没有介入治疗条件,应行溶栓术(排除禁忌)[50]。然而心源性休克的出现改变了治疗策略。心梗后心源性休克会进展到不可逆的器官损伤,因代偿机制无法维持组织灌注。此类重症患者的治疗由稳定病情和针对病因两部分组成。在进一步评估及治疗心源性休克病因之前,需先行患者最初的稳定治疗。治疗目标

是维持足够的组织 $\dot{D}O_2$ 阻止进一步的血流动力学危害。稳定治疗包括(a)保证通气和氧合(动脉血样分压 PO_2 大于70mmHg);(b)恢复动脉血压及CO,必要时应用正性肌力药及血管升压药;(c)血容量减少时液体灌注;(d)处理疼痛、心律失常及酸碱失调。

当患者出现严重的呼吸困难的低氧血症、持续或不断恶化的酸中毒(pH<7.3)时给予氧气支持治疗(氧饱和度低于90%)[50,51]。增加氧合可以增加心室功能,然而,补充给氧可能会潜在的增加冠状血管阻力及心梗面积,尤其是氧合正常患者[50,52]。当面罩给氧,动脉血氧饱和度不能维持在90%~100%时,需给予有创机械通气。一旦给予气管插管,应立即给予镇静以缓解焦虑及不适感,且应密切监测镇静药对血流动力学的不利影响。

提高动脉血压提供足够的冠脉及系统灌注以满足需氧量。梗塞区心肌的局部缺血可能会被抑制,但仍可存活,提供了所需的心肌氧气供应。若心肌需氧量没有满足,心肌组织坏死区域会演变为梗死区。这些结果会进一步加重血流动力学损伤启动恶性循环导致心衰级不可逆性休克。有效的治疗心源性休克梗死区需氧及供氧平衡。

最优化的前负荷增加CO及系统灌注是非常重要的,尤其是右心室梗塞的患者。严重的左心室损伤,血管内容量增加会进一步恶化肺充血。J.S. 目前出现肺充血症状而右心室梗死不明显,因此在植入血流动力学监测装置之前,应谨慎或禁止液体冲击疗法。

心源性休克及低血压患者,正性肌力药或血管加压药以增加系统血压并恢复冠脉灌注。然而血管活性药物因增加心室心律失常以及增加梗死心肌 $\dot{V}O_2$ 而有风险。因此,应从最小剂量应用保证足够的灌注压。治疗的最初目标是 MAP 达到65~70mmHg,但应该根据足够的灌注压来调整(例如四肢温暖、尿量、精神状态改善)[51]。把 MAP 增加到80mmHg 是没有必要的,因为此时冠状动脉血流改变不明显,但能量消耗增加。

纠正代谢性酸中毒是按照了解的病因治疗。增加血氧含量及增加CO提高组织灌注可以最终恢复有氧新陈代谢及消除酸中毒代谢产物。碳酸氢钠可以纠正心源性休克的乳酸酸中毒但对于其他重症患者的应用存在争议。碳酸氢钠有许多的副作用,例如高钠血症、矛盾的血管内酸中毒及高碳酸血症;但仍缺乏明确的数据。碳酸氢盐的治疗仅在严重酸血症时推荐使用(pH 小于7.2 或 HCO_3^- 小于10~12mmol/L)。

正性肌力药和血管活性药可以增加心肌 $\dot{V}O_2$ 及潜在的增加心肌梗死诱发心源性休克的心肌坏死区。在维持全身动脉压和组织灌注的同时,仔细选择和滴定能最好地保存心肌的药物是必不可少的。尽管纠正了容量缺乏及早期药理学支持会阻止心肌损伤的进展,需要强调的是,单独使用上述治疗措施并不能提高生存率。因此,药物治疗仅是为了保护心肌和系统完整性的临时策略,同时应考虑进一步的干预治疗。

心梗后心源性休克仅是一小部分患者,但死亡率高。心肌梗死患者闭塞血管的再灌注是最首要的治疗。有两种选择可用于恢复动脉溶栓治疗和血运重建(PCI或冠状动脉搭桥术 CABG)(见第13章)。

心梗后溶栓治疗可以减少心源性休克的发生率,但已发生心源性休克患者禁用溶栓治疗[53]。在这种情况下,溶栓的有效性降低,可能是由于低血压导致药物向冠状动脉血栓的递送减少[54]。主动脉内球囊反搏术(IABP)增加冠状动脉血流可以增加溶栓治疗的有效性但对于降低死亡率无效[55,56]。

对于心梗合并心源性休克患者早期的 PCI 或 CABG 建立血运重建是首选的[50]。在休克试验、急症血管再通与其他药物稳定治疗相比,在 ST 段抬高的急性心肌梗死或心源性休克患者降低了其1~6 年的死亡率[53]。远期死亡率与0~8 小时血运重建有关,血运重建越早开通患者获益越多。而且,即使在心肌梗死后54 小时和休克发作后18 小时,血运重建的生存获益仍然存在[53]。操作技巧也非常重要,大中心有经验的临床医生比小中心的预后更好。在不容易获得经皮腔内冠状动脉成形术或支架术等介入性心脏手术的环境中,IABP 介入和溶栓治疗在有指证时应尽快实行。

术后心力衰竭

血流动力学评估

> **案例 17-3,问题 2:** J.S. 行心脏冠脉造影术,术中显示冠状动脉左回旋支近端急性闭塞,但无法行冠脉导管介入治疗。J.S. 行急诊冠脉搭桥术,术后入住 ICU 病房,并充分镇静、经口气管插管术及呼吸机辅助呼吸,吸入氧气50%。几个小时后 J.S. 的血压及尿量不断下降,皮肤湿冷出现花斑。随后几小时尿量从最初 0.8ml/(kg·h)降至 0.2ml/(kg·h)。胸导管输出量稳定在50ml/h。他目前的血流动力学指标如下:
>
> 血压(S/D/M),86/44/58mmHg
> 心率:105 次/min
> CO:3.0L/min
> CI:1.7L/(min·m²)
> SvO_2:48%
> CVP:14mmHg
> PA(S/D):41/24mmHg
> PCWP:1 570dyne·s·cm⁻⁵
> 怎样评估 R.G. 的临床状态和血流动力学?

临床上,J.S 已有低灌注表现:少尿、花斑、皮温减低、代谢性酸中毒。SvO_2 的减少表明由于 $\dot{D}O_2$ 减低导致灌注损伤。心肌缺血的评估可以确定低灌注的原因帮助选择合适治疗方案进一步减少对组织器官功能损伤的加重及死亡。

可能导致心脏手术患者休克的原因包括有效血容量减少、术后出血、过度使用血管扩张药物、心肺旁路炎症级联反应、再灌注损伤、心包填塞或围术期心肌梗死。另一个需要关注的是心肌的手术创伤,需要几小时到几天的恢复。

血容量减少应先评估血流动力学资料。在有效血容量减少的前提下使用血管加压药物或心肌变力药物效果不明显,还可导致严重的低血压或不良反应(如心律失常)。同时,纠正血容量减少相对简单,可以迅速完成。许多患者术后需要超过 2~3L 的晶体液体,尤其在复温完成初始。J.S. 的心动过速,尿量少,低血压和心搏量降低显示出容量损耗。然而,他的血细胞压积是足够的,PA 导管数据显示他的中心静脉压和 PCWP 升高,表明没有出现血容量减少。

对于 J.S. 过度的血管舒张也不太可能,因为他计算后的体循环血管阻力(后负荷)在正常范围内。心脏填塞在心脏手术后也应考虑,但通常表现为中心静脉压、PCWP、PA 导管压力升高,血压和心搏量明显下降。心音减低、低沉或血压随着呼吸异常的波动(奇脉)提示心脏填塞。J.S. 的中心静脉压和 PCWP 没有高达心包填塞时的预期值,胸腔导管出量稳定,表明没有血液累积。

基于这种血流动力学资料,J.S. 应处于休克状态,最可能的原因是术后心肌功能障碍引起的急性心力衰竭,虽然他也应评估心肌缺血或梗死并排除早期心包填塞。但病情评估不应延迟治疗开始。

伴随急性事件后(例如心肌梗死)出现的心源性休克患者通常比慢性心衰患者急性加重更危险。心衰患者对前负荷增加 CO 降低有一定的代偿能力,但像 J.S. 这类患者没有时间去启动代偿机制。CO 的迅速下降需要立即处理以阻止进一步的失代偿。

治疗措施

> **案例 17-3,问题 3**:胸片显示轻微的肺水肿,肺部听诊闻及啰音。呼吸机辅助呼吸吸入 50% 氧前提下,他的血气分析:pH 7.3,$PaCO_2$ 38mmHg,PAO_2 90mmHg,HCO_3^- 18mmol/L。X 线片显示心包填塞不明显。心电图显示 ST-T 段变化,但没有急性心肌梗死的迹象。心肌酶检查未回。血压和心搏量需要改善以提高重要器官的有效灌注。3 项治疗干预措施需应用:液体治疗,血管舒张剂和强心药。这些措施将如何影响 J.S. 的心室功能?

液体治疗(增加前负荷)

液体治疗提高心搏量以增加前负荷为最佳选择。此外,J.S 的胸片显示肺水肿的迹象,在 50% 氧含量的通气下 PCWP 为 24mmHg,氧分压为 90mmHg。增加 PCWP 达 18mmHg 以上通常不会有更多的获益[57,58]。因此增加血管内容量可能会增加肺部血管静水压力,使肺水肿恶化。如果液体治疗是为了增加前负荷,应该在不小于 20~30 分钟时间内输注 250~500ml 生理盐水,需要持续监测血流动力学指标以防容量过度负荷。如果 PCWP 增加而 CO 没有提高,应终止液体冲击治疗。提高前负荷,没有明显改善心搏量也可以增加左心室壁张力,这是心肌耗氧量的主要决定因素。因此,心肌缺血可能发展。尽管 J.S. 有肺水肿的征兆,应用利尿剂减少容量负荷会影响他的心搏量和血压,并且在血流动力学和低灌注没有改善之前不应使用利尿剂。

血管舒张药(降低前负荷和后负荷)

外周血管扩张药可以通过减少前负荷(CVP 及 PCWP)、肺血管静水压而减轻肺静脉充血。心肌缺血可降低左室充盈压力,增加心内膜下血流量,降低心室壁张力和左心室半径。这样可使心肌耗氧量下降,将有助于防止心脏功能的进一步恶化。

对于左心室衰竭的患者,体循环动脉压下降会引起交感张力反射性增加,动脉阻力也会因此升高。在左心室衰竭的患者,心搏量与左心室流出量的压力成反比。降低过高的体循环血管阻力将心室功能曲线向上向左移动,这取决于动脉、静脉、或混合血管扩张剂的应用,从而使心室充盈压下降(图 17-4)。

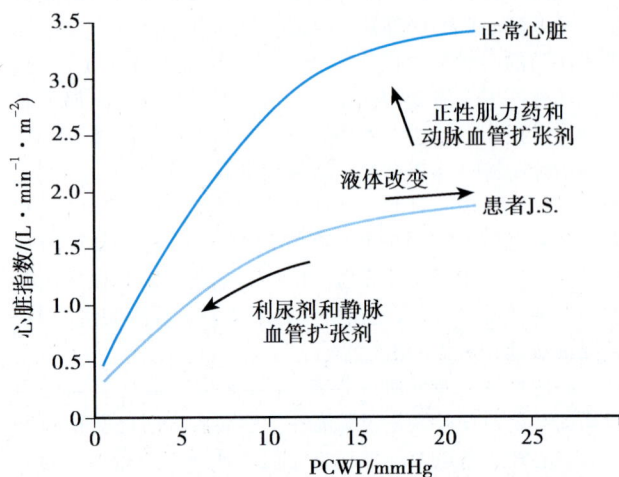

图 17-4　J.S. 的心室功能曲线。PCWP,肺毛细血管楔压

伴随 PCWP 和 SVR 的升高,J.S. 可能存在左心室衰竭。血管扩张药治疗在此前提下可能会提高心搏量,因此可增加组织的供氧量,防止器官功能障碍。对于 J.S.,血管扩张剂治疗的主要风险在于进一步降低平均动脉压。虽然降低血压可补偿性增加心搏量,但动脉血压发生大幅下降可能会降低冠状动脉灌注压,从而加重或诱发心肌缺血,另外也可降低其他重要器官系统的灌注压。血管扩张剂应在血流动力学监测显示患者存在左心衰,PCWP 和 SVR 升高,并且收缩压>90mmHg 的情况下使用。

强心治疗

在 CO 持续降低或者最优化容量负荷后仍存在组织低灌注情况下[1],快速强心药也可以用来增加心肌收缩性和心搏量。这项干预措施使心室功能曲线向上、向左移动(见图 17-4)。但改善心搏量的同时缺点是伴随着心肌需氧量的增加。根据药物的选择,心肌耗氧量增加的 3 个决定因素分别是:心率、收缩性和心室壁张力。因此强心药物治疗是针对建立或维持合理的动脉压,确保足够的组织灌注来提高心搏量。

总之,此时对于 J.S. 最适当的治疗措施是强心治疗。PCWP 升高,这表明预前负荷已经最大化。因此,液体治疗可能会加重 J. S. 的肺水肿。尽管 J. S. 的 SVR 略有升高（1 570dyne·s·cm⁻⁵），但他的血压偏低；因此，最初使用外围血管扩张剂可能会危及组织灌注，可接受的改善心搏量和组织灌注的初始治疗是强心治疗。在血压稳定后，除了可考虑外围血管扩张剂进一步提高心搏量，也可应用利尿剂来减轻肺水肿。

强心药物

> 案例 17-3,问题 4：哪种强心药物最适合 J. S.？

多巴胺

多巴胺，是去甲肾上腺素的前体，具有变力、变时和血管活性的作用，均存在剂量依赖性（表 17-7）。多巴胺活性的范围是普遍化的；临床中患者的反应是特异性的。以小于 5μg/（kg·min）静注，多巴胺主要刺激内脏器官、肾、冠状血管的多巴胺能受体。这种效应不能被 β 受体阻滞剂所阻滞，但能被多巴胺能阻滞剂如丁酰苯、吩噻嗪等所拮抗。根据患者的临床状态，低剂量的多巴胺略有增加心肌收缩性的作用，但通常不会显著改变心率或 SVR。

表 17-7

正性肌力药和血管加压药

药物	常用剂量	受体敏感性			药理学作用			
		α₁	β₁	β₂	VD	VC	INT	CHT
多巴酚丁胺	2~10μg/（kg·min）	+	++++	++	+	+	+++ᵃ	+
	>10μg/（kg·min）	++	++++	+++	++	+	++++ᵃ	++
多巴胺	<5μg/（kg·min）ᵇ	0	+	0	+	0	++	+
	5~10μg/（kg·min）ᵇ	0/+	++++	++	+	+	+++	++
	10~20μg/（kg·min）ᵇ	+++	++++	+	0	+++	+++	+++
肾上腺素ᶜ	<0.1μg/（kg·min）	+	++++	+++	+	+	++++ᵃ	++
	0.1~2μg/（kg·min）	+++	+++	+++	0	+++	+++ᵃ	+++
	>2μg/（kg·min）	++++	++	+	0	++++	++ᵃ	+++
异丙肾上腺素	0.01~0.1μg/（kg·min）	0	++++	++++	+++	0	++++	++++
米力农	50μg/kg 推注，后 0.125~0.75μg/（kg·min）	0	0	0	+++ᵈ	0	+++	0
去甲肾上腺素ᶜ	0.02~3μg/（kg·min）ᶠ	++++	+++	+	0	++++	+ᵉ	++
去氧肾上腺素	0.5~5μg/（kg·min）ᶠ	++++	0	0	0	++++	0	0
血管加压素ᵍ	0.03~0.04U/minʰ	0	0	0	0	++++	0	0

ᵃ 多巴酚丁胺和米力农比多巴胺的收缩力更强。

ᵇ 0.5~2μg/（kg·min）的多巴胺刺激多巴胺受体，引起内脏和肾的血管舒张。

ᶜ 肾上腺素有显著的正性肌力作用；去甲肾上腺素有显著的血管收缩作用。肾上腺素在低剂量可以引起血管扩张，在高浓度引起血管收缩。

ᵈ 米力农抑制磷酸二酯酶-3 引起心肌收缩力增加、血管平滑肌舒张。

ᵉ 由于迷走反射减慢心率，心脏输出没有改变或降低。

ᶠ 根据需要的 MAP 调节滴定。

ᵍ 血管加压素刺激 V₁ₐ 受体引起外周血管收缩。

ʰ 败血症的剂量；在其他血管舒张的状态下，可以滴定从 0.01~0.1U/min。

CHT,变时性；INT,变力性；MAP,平均动脉压；VC,外周血管收缩；VD,外周血管舒张

以 5~10μg/（kg·min）静注，多巴胺改善心脏功能是通过直接刺激 β₁ 肾上腺素受体和间接刺激神经末端释放去甲肾上腺素。增加对 β₁ 肾上腺素受体的刺激可增强心肌收缩性（变力作用），加快心率（变时作用），因此心搏量增加。这种效应可被 β 受体阻滞剂所阻断。滴速大于 5μg/（kg·min）时多巴胺主要刺激周围 α 肾上腺素受体。在该剂量下，多巴胺对外周血管的血管活性作用是无法预测的，

取决于对 β₁-肾上腺素能刺激、α-肾上腺素能刺激和反射机制的相互作用结果。MAP 及 PCWP 也会增加。J.S 心率的增快与的 PCWP 的增加相一致，可能会对心肌氧供产生不利影响。然而，希望冠状动脉血流的增加（动脉压增加导致的）及左心室腔的减少（与收缩性增加有关）可以抵消心肌需氧量的增加。

当多巴胺剂量大于 10μg/（kg·min）时主要刺激外周

α-肾上腺素受,引起 SVR 的增加,内脏及肾血流的减少及左室充盈压的增加。心脏应激性是一种潜在的并发症,整个心肌的 $\dot{V}O_2$ 也增加。SVR 的增加限制了 CO,因此心衰患者多巴胺的滴速应限制在不超过 15μg/(kg·min)[59]。

最近的一项研究中,1679 例休克患者随机给予多巴胺或去甲肾上腺素维持血压,初期研究结果提示 28 天的死亡率没有明显差异[60]。然而,给予多巴胺的患者心律失常发生率略高,进一步的亚组分析发现 280 例心源性休克患者的死亡率增加。尽管上述研究可能因为随机化没有分层,但在 J.S. 选择多巴胺前需要考虑上述结果,还需要更多的研究比较儿茶酚胺在心源性休克中的作用。

多巴酚丁胺

多巴酚丁胺,是一种合成的儿茶酚胺,具有剂量依赖的正性肌力作用,可直接强有力的兴奋 β_1 受体,对 β_2 和 α_1 肾上腺素受体兴奋效果较弱。由于 β_2 受体的舒张血管作用强于 α_1 受体的收缩血管作用,多巴酚丁胺可有效减少体循环阻力和肺血管阻力。SVR 的减少也可能是由于继发于心搏量增加的血管收缩反射降低。与多巴胺不同的是,多巴酚丁胺不释放内源性去甲肾上腺素或刺激肾多巴胺受体[61]。

研究表明多巴酚丁胺在心力衰竭患者可增加心搏量和 SV,降低 PCWP 和 SVR。心室充盈压和 PCWP 降低可致左心室壁张力和心肌心肌需氧量下降。因此,冠状动脉灌注压(冠状动脉血流的主要决定因素)改善,可提高对心脏的氧供应。

相比于多巴胺,多巴酚丁胺有等同或更大的强心作用。随着多巴酚丁胺剂量的增加,PCWP 和 SVR 会随之降低;而多巴胺剂量的增加,PCWP 和 SVR 会随之升高[62]。多巴酚丁胺对心率的影响是可变的。然而,有证据表明,在滴速较低的情况下多巴酚丁胺的变时性不如多巴胺。在临床上,心搏量降低、PCWP 升高、SVR 增加伴随轻度低血压不伴休克症状体征时(收缩压高于 70mmHg)的患者可首选多巴酚丁胺。对于中等至严重低血压或有休克的症状体征时(收缩压小于 70mmHg)的患者心搏量的增加可能不足以提高血压。轻度低血压伴休克症状时推荐多巴胺,而血压低于 70mmHg 患者推荐去甲肾上腺素[63,64]。鉴于最新研究结果,心源性休克患者单用多巴胺有增加死亡率的风险,对于 CO 下降、正常或轻度升高的 PCWP 及中度或严重的低血压患者推荐多巴胺或去甲肾上腺素联合多巴酚丁胺治疗策略[59,60,64]。

肾上腺素

类似于多巴胺,肾上腺素存在剂量依赖性的血流动力学特性(表 17-7)。以较低速率<0.1μg/(kg·min))输注,肾上腺素可刺激 β_1 肾上腺素能受体,导致心率增加和心肌收缩性增强。随着剂量的增加,刺激更多的 α_1 肾上腺素能受体,导致血管收缩和体循环血管阻力相应增加。

肾上腺素的良好血流动力学效果(增加心搏量和血压)使其更适用于 R.G.;然而,与其他血管升压药及正性肌力药相比,肾上腺素可以通过糖异生诱导高血糖增加乳酸水平[65]。R.G. 已经有酸中毒的迹象(pH, 7.32;HCO$_3^-$, 15mmol/L),并且肾上腺素诱导了乳酸的生成,可能不利于他的器官功能。肾上腺素应在低心搏量合并严重低血压的患者保留应用。

总之,很少有关于强心药的对比性研究。因此,强心药物的选择往往是基于预期的临床效益以及个人用药经验[66]。选择任何药物都会有风险,可能会加重心肌氧供,并可能进一步扩大缺血或坏死区域。J.S. 将从心搏量增加和平均动脉压升高中受益。临床医生倾向给予 J.S. 多巴酚丁胺和多巴胺输注。

治疗的选择和启动

案例 17-3,问题 5:对于 J,S,输注多巴酚丁胺及多巴胺初始剂量是多少?应用这个剂量有什么预期结果以及多长时间发挥作用?这个剂量的多巴胺会发生什么副作用?

J.S. 的平均动脉压为 58mmHg,心脏指数为 1.7L/(min·m²),PCWP 为 24mmHg,心率为 105 次/min。治疗的目标是提高心脏指数至少达到 2.5L/(min·m²),维护平均动脉压到至少 70mmHg(最好是接近 80mmHg,取决于低灌注的临床症状),降低 PCWP 到 12~18mmHg,维持心率不高于 125 次/min。预期尿量至少为 0.5μg/(kg·min)。合理的初始输注速率为多巴胺 5μg/(kg·min),多巴酚丁胺 2μg/(kg·min)。这个剂量可增强心脏收缩,增加心搏量和肾血流量。这两种药物起效很快,切半衰期段(约 2 分钟)通常在开始治疗的 10 分钟内达到稳态条件。可根据患者反应每 10 分钟调整一次剂量。

起效几分钟后,应重新评估 J.S. 的血流动力学,根据患者的血流动力学每 10min 将输注速率上调 1~2μg/(kg·min)。患者对于多巴胺效应的血流动力学表现是高度可变的,因此,建议以最低有效输注速率治疗。

这两种药物的副作用包括心率增快、心绞痛、心律失常、头痛、颤抖、恶心及呕吐。多巴酚丁胺及多巴胺引起的心肌收缩力及心率的增加有潜在快速心律失常风险及增加心肌 $\dot{V}O_2$,导致有冠脉疾病的患者新发心梗。

多巴酚丁胺可以降低 MAP,对冠脉灌注压产生不利影响。多巴酚丁胺的另一个限制因素是长期连续使用影响血流动力学耐受性。长期输注可以导致 CO 和心率的下降,与其下调 β_1 受体有关。值得关注的是,有证据表明尽管症状和血流动力学指标有所改善,但正性肌力药物可能与 HF 患者的死亡风险增加有关[67]。

多巴胺可能会升高 PCWP,从而降低冠状动脉灌注压。输注过程中多巴胺的外渗可以导致局部缺血性坏死及腐烂。大剂量时,主要激动 α_1-肾上腺素受体引起外周动脉收缩增加后负荷、前负荷、增加心肌需氧量和心肌缺血。

案例 17-3,问题 6: 在接下来的 2 小内,多巴酚丁胺从 2~4μg/(kg·min),多巴胺从 5~6μg/(kg·min)滴定。复查胸片示肺水肿的轻度加重。复查的血流动力学资料以下(括号内是前期结果):

血压(收缩压/舒张压/平均动脉压):105/60/75mmHg(86/44/58mmHg)

脉搏:140 次/min(105 次/min)

心搏量:5.3L/min(3L/min)

心脏指数:3L/(min·m²)[1.4L/(min·m²)]

中心静脉压:11mmHg(14mmHg)

肺毛细血管楔压:22mmHg(24mmHg)

体循环血管阻力:1 493dyne·s·cm⁻⁵(1 570dyne·s·cm⁻⁵)

尿量:0.4ml/(kg·h)[0.2ml/(kg·h)]

血细胞比容:33%(31%)

这些数据是否显示出多巴酚丁胺和多巴胺对于 J. S.,是有利还是不利的血流动力学效应?

多巴酚丁胺以 4μg/(kg·min)、多巴胺以 6μg/(kg·min)输注达到心脏指数的预期效果,然而,心率已经显著增加。SVR 和 PCWP 没有明显改变,尿量增加。进一步分析表明,每搏输出量(心搏量/心率)只从 28ml/次增加到 38ml/次。因此,心搏量的增加主要源于多巴胺的变时性作用而不是变力作用。作为反应,多巴胺最有可能对心肌的供氧需求比例有不利影响。然而,这不能完全成立。应当密切监测 J. S. 的心肌缺血征兆。

更换疗法

案例 17-3,问题 7: 临床医生考虑到 J. S. 的急性心肌梗死病史,140 次/min 的心率是不合适的。随后在不影响心脏指数和灌注压力的前提下试图逐渐减少多巴胺剂量以期不诱发心动过速,但未能成功。米力农被建议作为多巴胺的替代品。J. S. 应用米力农后血流动力学会出现什么变化?与多巴酚丁胺相比,米力农会有哪些优势?

米力农通过抑制心肌细胞及血管平滑肌细胞肌浆网内磷酸二酯酶活性而增加细胞内 AMP 水平,而使心肌收缩力增加、血管平滑肌舒张。CO 增加及 SVR 的降低同时伴随松弛性的增加。相比儿茶酚胺类,米力农有很轻的变时性及致心律失常作用,类似于多巴酚丁胺减低 SVR 引起低血压。此外,米力农比多巴酚丁胺的半衰期长,对于心源性休克患者很难单用。多巴胺联合米力农可以抵消米力农降血压的副作用。尽管没有关于米力农用于急性心肌梗后及心源性休克患者的相关研究,但对于血压尚可、β 受体下调(慢性心衰或应用 β 受体激动剂)、近期应用过 β 受体阻滞剂或儿茶酚胺剂量限制性心律失常的患者是有益的。

正如上面提到的,多巴酚丁胺的强心作用与多巴胺等效或效应更强,但较少引起心动过速,因此对于这位患者停用多巴胺也许是更好的。每隔 10~15 分钟减少目前多巴

胺输注速率的 20%[1~2μg/(kg·min)]是合理的。如按上述滴定方法治疗,会在 10 分钟内达到稳定状态。然而,当血管活性药物逐渐减量时,需谨慎的让患者血药浓度以新的输注速率稳定一段时间,直到达到新的稳态的血药浓度。每一次滴注速度的减少,需重新评估血流动力学数据。两种药物之间主要的区别在于多巴胺作用于 α₁ 受体。多巴酚丁胺对 β₂ 受体的作用强于 α₁ 受体,对于 J. S. 而言,他的 SVR 会减低。J. S. 的 SVR 降低引起 CI 增加,必须严密监测 J. S. 的 MAP,SVR 的大幅降低可能导致血压的进一步下降。

案例 17-3,问题 8: J. S. 的多巴胺逐渐减少并且多巴酚丁胺增加至 5μg/(kg·min)。接下来的 1 小时内心率降至 105~110 次/min。除了上述改变,在治疗之初就实施了气管插管进行机械通气,J. S. 的病情不断恶化,反应更迟钝且肠鸣音消失。他的动脉压不断下降。尝试用硝酸酯甘油降低前负荷,然而,血压的不断降低无法耐受。再一次检测血流动力学指标显示如下(括号中是前一次的数值):

血压(收缩压、舒张压、平均动脉压):86/40/55mmHg(105/60/75mmHg);

心率:132 次/min(105~110 次/min)

心输出量:3.2L/min(5.3L/min)

CI:1.8L/(min·m²)[3L/(min·m²)]

SvO₂:42%(48%)

CVP:16mmHg(11mmHg)

PCWP:28mmHg(22mmHg)

SVR:992dyne·s·cm⁻⁵(1 493dyne·s·cm⁻⁵)

尿排出量:0.1ml/(kg·h)[0.4ml/(kg·h)]

PaO₂:75mmHg(90mmHg)

PaCO₂:42mmHg(38mmHg)

pH:7.24(7.3)

HCO₃⁻:17mmol/L(19mmol/L)

心电图显示房性心动过速伴偶发室性期前收缩。目前有什么可替换的药物吗?

J. S. 目前仍处于严重的心源性休克的状态,尿排出量不断降低、肠鸣音消失、持续酸中毒以及中枢神经系统谵妄,表明此时的组织灌注仍然处于极低的水平。因为 J. S. 的平均动脉血压及组织灌注仍持续下降,因此需要额外应用血管加压药以及置入 IABP 或者经皮左室辅助装置。多巴胺和多巴酚丁胺的联合应用导致心率增快无法耐受,此时需考虑其他治疗方法。

去甲肾上腺素

去甲肾上腺素是一种有效的 α 肾上腺素能受体激动剂,在任何滴速都可以收缩微动脉,因此可以增加 SVR。因此,全身动脉压及冠状动脉灌注压都会增加。去甲肾上腺素在很小的程度上可以刺激 β₁ 肾上腺素能受体,会导致心肌收缩力及心搏出量增加。然而,心率和心输出量经常保

持稳定，又会再次降低增加的后负荷和压力感受器介导的反射增加迷走神经张力。尽管心舒张压引起冠状动脉灌注压增加，心肌的耗氧量也会增加。因此，会加重心肌梗死或心律失常进一步累及左心室功能。

去甲肾上腺素的起始量从 $0.01\sim0.05\mu g/(kg\cdot min)$，调整滴速直到 MAP 达到 $65\sim70mmHg$。去甲肾上腺素的不良反应主要与过度的血管收缩和器官灌注有关。需要通过中心静脉置管监测用量，因为外周静脉渗出会导致局部皮下坏死。大剂量长时间的应用会瞬时发挥有利作用，通过将血流从外周流入内脏血管，增加心脏及脑灌注；然而，最终会因为毛细血管低灌注引起终末器官衰竭尤其是随之发生的肾损伤而被迫终止。

此外，需要强调的是 J.S. 的药物治疗，尤其是应用去甲肾上腺素，只是暂时来维持血流动力学稳定的策略。需要持续监测 J.S. 的心肌缺血的迹象以及进一步血运重建程序的必要性。患者通过药物病情无法平稳时，将进一步发生全身或心脏的低灌注，需要通过置入循环辅助装置进一步维持。

机械辅助循环

当药物治疗不能有效稳定心源性休克患者的病情时，应考虑机械辅助治疗。机械辅助治疗可以迅速稳定心源性休克患者的病情，特别是有大面积心肌缺血或梗死并发乳头肌断裂、室间隔缺损等器质性损害的患者的病情。有时需要联合应用强心剂和 IABP 以使患者血压（MAP＞65mmHg）和心脏指数[＞2.2L/（min·m²）]维持在合适范围内。

IABP 应用至今已超过 40 余年，并始终为最常用的机械辅助装置。它是通过改善冠脉灌注和减小后负荷，从而为缺血心肌提供短期再灌注[68]。将 $20\sim50ml$ 的球囊导管通过动脉血管（通常为股动脉）插入至主动脉弓下。通过心电监测在心脏舒张期（主动脉瓣关闭后）扩张球囊，在收缩期开始的瞬间收缩球囊。舒张期扩张的球囊通过提高平均主动脉压增加冠脉灌注。在心脏开始收缩时球囊迅速排空，减小后负荷，适度改善心输出量[68]。通过 IABP 增加的心肌灌注可以减少血管降压药的用量，从而进一步减少心肌耗氧量。有时，IABP 形成的心肌灌注的增加足够允许使用血管扩张剂（如硝普钠）或变力扩血管药（如米力农）。一旦患者病情稳定或进一步恶化，IABP 需要尽快终止。长期应用 IABP 的并发症包括由于血小板机械损伤导致的血小板减少和 IABP 导管经过的动脉血流减少可能引起的四肢缺血。由于 IABP 装置可能引起血栓形成，常使用肝素抗凝。应用 IABP 小于 7 天感染不易发生。临床研究的综述表明应用 IABP 的心源性休克患者 30 天死亡率无显著差异，出血的并发症和卒中的风险增加[68,69]。尽管缺少证据，这种装置仍广泛应用于心源性休克患者的支持治疗[50]。

目前已有可以直接增加心输出量和减少左室负荷的新型装置（经皮左室辅助装置，Impella）[68]。这些小装置通过心脏导管室内经皮植入，不需行较大的心脏手术。它们最好是用作暂时的循环支持直至有更明确的治疗方法。同时需要进行系统抗凝，不良反应包括出血和血栓形成。TandemHeart 的并发症并发症包括血管损伤，肢体缺血，心脏压塞，血栓或空气栓塞和溶血。更先进的循环支持装置已经问世，在有条件行心脏外科手术的诊疗中心可以使用。有较高的存活率和较低的不良事件发生率，许多患者目前接受二代或三代持续血流装置（Heart MateII, Jarvik 2000, HeartWare）[70]。这些机械支持装置可用于等待确切治疗方案时需要支持的患者或者作为心脏移植前的过渡治疗[63]。新一代装置因其提高存活率已使许多严重心力衰竭患者长期应用。

这些装置的高费用无疑会限制它们只能用于病情很严重的患者。

总而言之，从进入 ICU 开始，J.S. 的病情在持续恶化。使用多巴胺、多巴酚丁胺和去甲肾上腺素不能有效稳定其血流动学参数。这可以通过持续乳酸中毒、尿量减少、肠鸣音减弱、神经反射迟钝的临床表现反映的组织灌注不足表明。此时应考虑去甲肾上腺素和肾上腺素以恢复动脉压和组织灌注。主动脉内反搏术可以同时提供临时支持。

感染性休克

分布性休克

分布性休克的特征是血管张力明显下降，导致急性组织灌注不足。尽管过敏反应或神经性原因等很多方面可以引起分布性休克，大多数可以由保障措施和针对基础病因的治疗逆转。

感染性休克

继发于感染的分布性休克，或感染性休克具有高死亡率，此时可选择的治疗很有限。在美国每年超过 1 500 000 例脓毒综合征发生，死亡率高达 50%[71]。器官功能障碍程度和衰竭器官数量是最强的预测死亡的指标。流行病学研究表明，大约 25% 的脓毒综合征患者最终发展为感染性休克。有人预测由于老年人口的不协调增长、慢性健康状况的负担不断增加、免疫功能低下患者及多重耐药感染患者的不断增加，美国脓毒症的发病率每年将会增加 1.5%[3,4,71-73]。

拯救脓毒症指导委员会——一个由危重病人医疗、传染病学科、急诊医学专业人士组成的国际学会——将脓毒症定义为宿主对感染的反应失调引起的威胁生命的器官功能障碍（见表 17-8 的定义）[4]。器官功能障碍的定义为序贯器官衰竭评分标准中（SOFA）的 2 项发生急性改变（表17-9）。对于没有器官功能障碍的患者 SOFA 的评分为 0。SOFA 评分超过 2 分的患者较低于 2 分的患者相比，死亡率增加 25 倍。一项名为 quickSOFA（qSOFA）的新床旁临床评分可以轻松识别出更有可能导致预后不良的患者。怀疑感染的成年患者，如果有以下三个临床标准中的两个预后会更差：呼吸大于 22 次/min，心理状态改变（格拉斯哥昏迷量表＜15），收缩压小于 100mmHg。当给予足够的液体复苏，低血压持续存在，且需要血管升压药维持平均压不低于 65mmHg，同时血清乳酸水平高于 2mmol/L，被称为感染性休克。感染性休克的死亡率很高。免疫受损或有使患者易受血流侵袭影响的基础疾病者多有发生感染性休克的风险。高危人群包括新生儿、老人、获得性免疫缺陷综合征患者、酗酒者、分娩妇女和正在手术的患者或外伤患者，其他易感因素包括糖尿病、恶性肿瘤、慢性肝或肾衰竭以及脾功能减退等并存疾病，以及使用免疫抑制剂和癌症化疗，导尿管、气管导管、静脉输液管的植入等过程。

感染性休克的早期特征是正常或偏高的心输出量和较低的 SVR（见表 17-3）。低血压是由低 SVR 和可导致血流速率和血容量分布不均的大血管、微血管张力改变引起的。微脉管系统的改变会使微血管的正常自控机制丧失，导致毛细血管收缩、细胞流变学改变、纤维素沉积和中性粒细胞黏附。由此产生血管"淤滞"，而且在一些案例中绕过毛细血管床形成动静脉短路。血管通透性增加引起的血管内液丢失和液体的第三间隙进一步增加导致血容量不足[74]。在试图代偿容量和 SVR 的变化时，机体进入高动力状态。多数患者存在心肌功能紊乱，表现为心肌顺应性下降，心肌收缩力和心室舒张功能降低，但由于心动过速和心脏舒张可增加或维持前负荷，心输出量仍可维持正常。尽管这种异常的原因和机制仍不明确，但不认为其由心肌缺血导致[75]。而且，通常认为这种异常是由 1 种或多种循环炎症介质，如细胞因子类（白介素-1）、细胞坏死因子-α（tumor necrosis factor-α，TNF-α）、血小板活化因子、花生四烯酸、一氧化氮（NO）、活性氧等引起的。在感染性休克晚期，由于炎症介质的心脏效应和由此引起的心肌水肿，机体无法继续代偿，因此心输出量下降。这种复杂途径的最终结果是细胞缺血、功能不全，最后造成细胞死亡，除非这条反应链被中断。

脓毒症的发病机制目前已有更全面的了解，但其确切机制仍不完全清楚。目前广泛认为，脓毒症中发生的改变是由免疫宿主对感染的反应引起的，包括炎症和免疫抑制（抗炎）两个阶段[76]。

脓毒症的炎症阶段是由微生物感染引起的，最常见的为细菌感染。这些微生物可以直接进入血流（形成血培养阳性）或者通过在感染部位局部释放毒素或结构部件间接引发系统性炎症反应。革兰氏阴性菌的脂多糖内毒素是最强的可以引起反应的可溶细菌产物，也是目前研究最多的，但包括革兰氏阳性菌产生的外毒素、肠毒素、肽聚糖、脂磷壁酸的其他细菌产物也可引起这种反应。这些毒素与细胞受体结合促进促炎细胞因子的产生，主要是 TNF-α 和白细胞介素-1（interleukin-1，IL-1）。还可刺激引起脓毒症炎症反应的内源性介质的大量产生和释放。细胞因子协同作用直接影响器官的功能，并且刺激其他促炎细胞因子，如 IL-6、IL-8、血小板激活因子、补体、血栓烷、白三烯、前列腺素、NO 等的释放[75]。

这些细胞因子的存在促进炎症反应发生和血管内皮损伤，但也激活了凝血功能。凝血酶具有强大的促炎和促凝活性，而且脓毒症时它的产生增加。人体通常通过增加纤维蛋白溶解抵消这些效应，但脓毒症患者的稳态机制失调。蛋白质 C、纤溶酶原、抗凝血酶Ⅲ减少，纤溶酶原激活物抑制物-1、凝血酶可激活的纤维蛋白溶解抑制物、抑制纤维蛋白溶解的内源性因子的活性增加[76]。患者处于凝血障碍的状态，促进微血管血栓的形成导致血流灌注不足、缺血、

最终导致器官衰竭。多器官衰竭造成的死亡约占感染性休克导致的死亡的一半[77]。

感染性休克的临床特征变化很大，取决于多种因素：炎症部位、病原微生物、器官功能障碍的程度、患者健康状况的基线以及对最初治疗的延误[78]。败血症的定义为感染和器官功能障碍的全身表现，可能是微妙的变化（表 17-8）。血清生物标志物是研究的主题，因为它们可以帮助早期诊断败血症，指导治疗和预测结果。许多生物标记物还没有被深入的研究，而且仅有少量的被应用于临床（例如 C 反应蛋白、降钙素原、sTREM-1、CD64、胰蛋白）[79]。许多生物标记物有较高的阴性预测价值，但缺乏特异性及阳性预测价值。

表 17-8

国际脓毒血症定义

感染	由病原或潜在致病微生物侵入正常无菌组织或体液或体腔引起的病理过程（例外：难辨梭菌结肠炎不会在无菌结肠中发生）
菌血症	血液中出现活细菌
脓毒血症	由宿主对感染的反应失调引起的危及生命的器官功能障碍
器官功能障碍	感染后 SOFA 评分不低于 2 分的急性改变
感染性休克	脓毒症的一种，其中循环和细胞/代谢异常足以显著增加死亡率。给予足够的液体复苏后，仍有持续的感染导致的低血压，需要血管升压药维持平均压 MAP ≥ 65mmHg，血乳酸水平 >2mmol/L
多器官功能障碍综合征	急症患者中存在进行性器官功能障碍，使得在没有干预的情况下不能维持体内平衡

来源：Singer M et al. The third international consensus definitions for sepsis and septic shock (Sepsis-3). *JAMA.* 2016;315(8):801-810.

实验室检查的主要特征包括白细胞增多或减少、血小板减少伴或不伴凝血功能异常和高胆红素血症。这些特征一般较易发现，而且在菌血症发生 24 小时内即可发生，尤其是由革兰氏阴性菌引起的菌血症。年幼、年老患者或者疲劳过度的患者常存在低体温，但是阳性结果可能仅限于无法解释的低血压、精神错乱和换气过度。

因感染性休克死亡的患者心输出量通常增加或正常。脓毒症发生 1 周内死亡的患者死因多为继发于显著降低的 SVR 引起的顽固低动脉压。这可引起微脉管系统广泛的血流分布不均，继之发生组织缺氧和乳酸中毒。起病 1 周后发生的死亡多是由在急性循环衰竭时发生的多器官衰竭导致。更严重的是感染性休克患者的一个亚群发生由低心输出量引起的顽固性低血压，这样心源性休克合并脓毒症引起的分布性休克，但这不是引起死亡的最常见原因[80]。

表 17-9

序贯器官衰竭评估分数

系统	评分				
	0	1	2	3	4
PaO_2/FiO_2，mmHg	≥400	<400	<300	<200 有呼吸支持	<100 有呼吸支持
血小板，$\times10^3/\mu l$	≥150	<150	<100	<50	<20
胆红素，mg/dl	<1.2	1.2~1.9	2~5.9	6~11.9	>12
心血管	MAP≥70mmHg	MAP<70mmHg	DA<5[a] 或 DOB（任意剂量）	DA 5.1~1.5 或 EPi ≤0.1 或 NE≤0.1[a]	DA>15 或 EPi>0.1 或 NE>0.1[a]
GCS 评分[b]	15	13~14	10~12	6~9	<6
肌酐，mg/dl	<1.2	1.2~1.9	2~3.4	3.5~4.9	>5
尿量 ml/d				<500	<200

DA，多巴胺；DOB，多巴酚丁胺；EPi，肾上腺素；FiO_2，吸入氧浓度；GCS，格拉斯哥昏迷评分；MAP，平均动脉压；NE，去甲肾上腺素；PaO_2，动脉血氧分压。

[a]去甲肾上腺素剂量为每小时 $\mu g/(kg \cdot min)$。

[b]GCS 评分范围 3~15；评分越高代表神经功能越好。

来源：Singer M et al. The third international consensus definitions for sepsis and septic shock（Sepsis-3）. *JAMA*. 2016；315（8）：801-810.

临床和血流动力学特征

案例 17-4

问题 1：

E. B. 是一名 71 岁老年女性，因持续几天的低烧、寒战、害冷，从高级护理机构转入急诊室。没有恶心、呕吐的病史，但入院前几天摄入量极少。

E. B. 有 2 型糖尿病、高血压、慢性肾脏病 II 期、血脂异常、冠心病、肥胖及外周动脉疾病病史。她有过短暂性脑缺血发作及右下肢膝关节以下截肢。

生命体征包括体温 38.7℃，血压 95/60mmHg，脉搏 120 次/min，呼吸频率 28 次/min，鼻导管吸氧 2L/min，脉氧饱和度 95%。E. B. 体重为 102kg，身高 165cm。持续导尿，尿量为 0.4ml/(kg·h)。胸片示心脏扩大，双肺容量减低，肺气肿，胃内大量气体，但没有局灶肺大泡、气胸及胸腔积液。她的左下肢有恶臭味，臀部流脓，周围皮肤可见浸润红斑，足跟触诊较软。E. B. 下肢 3 度水肿，足跟部没有其他的阳性体征。患者骶尾部有一片 III 度溃疡、几处开放性伤口见血水流出。

患者实验室检查：

WBC：19 500/ul

BUN：58mg/dl

SCr：2.2mg/dl

Na：131mmol/L

葡萄糖：58mg/dl

白蛋白：1.6g/dl

鼻导管吸氧（FiO_2 27%）血气分析：

PaO_2：98mmHg

$PaCO_2$：32mmHg

HCO_3^-：16mmol/L

pH：7.31

尿液、痰液、血液及深部组织创面分泌物送细菌培养及鉴定。已给予 1 000ml 盐溶液。置入动脉和肺动脉导管行血流动力学检测：

BP（S/D/M）：90/48/62mmHg

HR：122 次/min

CO：7.1L/min

CI：3.4L/(min·m²)

PCWP：10mmHg

SVR：720 dyne. s. cm^{-5}

M. K. 的哪些血流动力学和临床特征符合感染性休克？

E. B. 目前不应该被归为感染性休克，因为还没给予足够的液体复苏。根据感染及气管功能障碍认为她目前患有脓毒血症。

与感染性相关的血流动力学体征包括低血压、心动过速、高 CO、低 SVR 和低 PCWP。尽管 CO 的绝对值增高或在正常范围的上限，但其在感染性休克中 SVR 降低时不足以使 BP 维持在能保证重要器官的灌注的范围，可由偏低的 $\dot{D}O_2$ 和 $\dot{V}O_2$ 证明。E. B. 有代谢性酸中毒（pH 7.31，$PaCO_2$ 32mmHg，HCO_3^- 16mmol/L），表明由灌注减少引起的无氧代谢造成乳酸酸中毒，心输出量不能满足组织的氧需求。

E. B. 的其他符合脓毒血症的特征包括尿量减少表明肾灌注减低、低血糖、白细胞计数升高及峰形热。

治疗方法

感染性休克的治疗有 3 个主要方面：①消除感染源；②血流动力学支持和控制组织缺氧；③抑制或减少脓毒症的起始因子和介质。

消除感染源

案例 17-4,问题 2：决定感染性休克的抗菌治疗方案需考虑哪些因素？E. B. 的潜在感染源有哪些？

由需氧菌或厌氧菌引起的全身性感染是发生感染性休克的首要原因。真菌、分枝杆菌、立克次体、原虫或病毒感染也可引起感染性休克。需氧菌和革兰氏阴性菌（如假单胞菌、肠杆菌、不动杆菌，依次递减）引起的脓毒综合征比革兰氏阳性细菌（如金黄色葡萄球菌、肠球菌、表皮葡萄球菌、链球菌，依次递减）引起的更多见。这些趋势根据感染的部位发生变化。例如，对于可以在血液中培养的微生物，革兰氏阳性菌感染（35%~40%）比革兰氏阴性菌感染（30%~35%）更多见。对于非血液感染（如呼吸道、泌尿生殖系统、腹部，发生概率依次递减），40%~45%可归因于革兰氏阴性菌，20%~25%是由革兰氏阳性菌引起[71]。其次最多见的为多重感染，之后依次是真菌、厌氧菌和其他。在高达33%的脓毒综合征案例中没有分离出微生物。仔细参考患者的病史和临床表现常可以发现最可能的病因。

消除感染源包括早期使用抗菌治疗和有指征时行外科引流。恰当使用抗生素可以明显提高患者的生存率。在开始抗生素治疗之前应该留取培养物，除非这会导致治疗延迟（大于 45 分钟）[4]。选择抗生素时需要考虑到可能的感染部位，是否是社区或医院获得性感染，近期的侵入性操作、推拿或手术，所有可致病的情况，药物不耐受及药物抵抗。理想状况下，感染的来源可以确定，治疗应特异性的针对最可能的致病微生物。如果感染源尚未明确，通常建议在等待培养结果时早期应用广谱抗生素。由于多种微生物感染和抗微生物药物耐药性的增加，经验性广谱治疗通常需要联合多种抗生素。尽管如此，没有数据表明联合治疗比单一疗法更好，除了严重的疾病，脓毒症患者的死亡风险高[4,78]。经验性治疗方案必须根据患者疾病状态决定，并且足够广泛以涵盖所有可能的病原体。如果经验型治疗不足以覆盖所有致病菌，感染性休克患者的死亡率可高达 5 倍[4]。因为在选择经验方案时必须考虑广泛的变量（例如感染的解剖部位，病原体的传播，耐药模式），对于败血症或感染性休克的治疗，不推荐特定的治疗方案（见第 62 章）。通常地，经验方案针对革兰氏阳性球菌，有氧革兰阴性杆菌，以及厌氧菌的治疗。包括：①抗假单胞菌青霉素，第三代或第四代头孢菌素，或碳青霉烯类；②万古霉素可以覆盖耐甲氧西林金黄色葡萄球菌。对于有难治性、多重耐药的病原体（如假单胞菌和不动杆菌）感染风险的重症患者，建议联合抗革兰氏阴性菌的抗生素。应根据其他风险因素的存在考虑额外的覆盖范围。

由于多种宿主因素，包括高血糖诱导的免疫抑制，血管功能不全的外周神经病变，以及金黄色葡萄球菌和念珠菌的定植，推测有糖尿病的患者感染风险增加。E. B. 脓毒症感染的来源主要是皮肤和软组织的感染。E. B. 有严重的糖尿病足感染，左脚跟有炎症，脓包和全身感染表现。她同时合并骶尾部Ⅲ期溃疡。由于她有糖尿病病史，目前考虑合并尿路感染和外阴阴道念珠菌感染。目前根据 E. B. 的临床表现不考虑其他部位的感染。

感染的压力性溃疡和糖尿病足感染通常是多微生物伤口。这些感染应该用肠外广谱抗生素治疗，以覆盖甲氧西林敏感和耐甲氧西林金黄色葡萄球菌，链球菌，肠杆菌科，铜绿假单胞菌及专性厌氧菌（例如消化链球菌属、消化球菌属、脆弱拟杆菌、产气荚膜梭菌）。因此，经验性治疗应包括万古霉素与以下之一联合：哌拉西林，头孢他啶，头孢吡肟，氨曲南，碳青霉烯。如果选择氨曲南或头孢菌素，则应考虑使用甲硝唑或克林霉素来覆盖厌氧菌，特别是对于缺血性或坏死性伤口[81,82]。排毒、清创和伤口敷料应伴随抗生素的治疗。一旦培养最终确定，应调整抗菌治疗。

早期稳定

案例 17-4,问题 3：E. B. 治疗的早期目标是什么？如何达到和评价？

治疗感染性休克的目标除了清除基础感染外，还有优化各组织的 $\dot{D}O_2$ 以及减少组织需氧量控制氧气的异常利用和无氧代谢。脓毒症时发生广泛的组织损伤，原因是血管内皮损伤、液体渗出和小血栓形成，使组织的氧气和底物利用减少。主要治疗方案是扩容以增加血管内容量，提高心输出量，最终延缓组织缺氧的再发。

通过补液增加 CO 维持足够的血管内容量，将改善毛细血管循环和组织氧合。在复苏的前 3 小时内应给予至少 30ml/kg 的静脉晶体液[4]。如果液体不能纠正缺氧或者充盈压增加时，需要相继给予血管升压药和正性肌力药。若血红蛋白低于 7g/dl 时应给予输血治疗，除非存在活动性出血、严重的低氧血症或心脏疾病等可以使血红蛋白水平维持在较高的范围[4]。为使心脏指数维持在目标值和平均动脉压为 65mmHg，应开始补充晶体液（含电解质类以纠正失衡）。尽管平均动脉压不是衡量所有重要脏器血流关注的绝对指标，但这些压力可以反映心肌和脑灌注，因此被作为治疗终点。较高的 MAP 可认为脓毒血症患者既往有高血压病史或者临床症状已改善[1]。如果液体疗法已经达到最优，但患者仍存在伴低心脏指数的低血压和组织灌注不足的体征，需给予血管升压药和正性肌力药。

血流动力学复苏的治疗目标仍存在争议，争议是治疗应针对组织灌注的生理学终点还是临床终点。临床终点包括 BP、尿量等，生理学终点包括血乳酸清除率、碱不足、SvO_2 和提高的心输出量。血清乳酸盐水平可能通过各种机制升高（如组织缺氧，过度的 β-肾上腺素受体激动，肝功能衰竭），但无论来源如何都预示着预后较差。建议对感染性休克患者行乳酸引导复苏，与常规治疗相比，其死亡率显著降低[4]。

很多机构提出"集束化治疗",即在治疗脓毒症时尽可能早地将类似的变化和治疗终点组合。集束化治疗通常包括脓毒症救助指南(Surviving Sepsis Campaign Guidelines)中强调的一些附加内容,比如通气支持、抗生素的初始选择、血糖控制和预防应激性溃疡[4]。

Rivers 等的一项研究在脓毒血症早期联合了生理和临床复苏的终点[83]。在治疗室 6 小时期间,给予了持续优化的 CVP、MAP、Hct 和 ScvO₂ 的治疗。与常规仅针对 CVP、MAP 及尿量的治疗进行比较。早期目标导向治疗 (EGDT)组院内死亡率显著降低(30.5% vs 46.5%,P = 0.009)。EGDT 被用作治疗脓毒血症和感染性休克的护理标准。然而 EGDT 方法有几个局限性。如上所述,CVP 是液体复苏的不可预测的指标,EGDT 复苏后常见液体超负荷。此外,达到 30%Hct 的目标值没必要的,因为输入 PRBCs 以达到高于 7g/dl 的血红蛋白浓度是不会增加 ScvO₂。最后,多巴酚丁胺增加未评估心室功能患者的 Sc-vO₂ 是有害的[84]。

许多大型多中心研究表明严重的感染及感染性休克患者应用 EGDT 不能改善患者预后。在 ProCESS 研究中,针对 1 341 例患者,按照协议复苏没有改善住院患者的死亡率[85]。在 ARISE 及 ProMISe 的研究中,与传统治疗相比 EGDT 治疗不能降低全因死亡率[86,87]。这些试验的常规护理组的死亡率与 River 等的研究中的 EGDT 组相似 (18.9%[85],18.8%[86],29.2%[87])。上述发现可能与我们近几年护理标准的提高有关,主要是早期识别和治疗。但是,最近的脓毒症指南[4]已经偏离了 River 的 EGDT 的研究复苏策略。

应给予 E.B. 液体冲击疗法以维持灌注使 MAP 达到 65mmHg 以上。重新评估 E.B. 血流动力学状态应包括全面的临床检查以及通过 PA 导管可获得的生理变量(例如心率、血压、SaO₂、呼吸、体温、尿量)。在复苏的前 3 个小时内,建议至少输注 30ml/kg 的晶体液体。如果需要大量的晶体液体,可以取代白蛋白,但应避免使用羟乙基淀粉,因其可以引起严重的急性肾损伤及死亡率的增加[4]。随后,过多的液体会增加 E.B. 的前负荷,因为她的胸片显示心脏扩大,合并冠心病,及多种增加心衰的风险,因此必须谨慎使用。另外,感染性休克患者易发生非心源性肺水肿或 ARDS,这会使肺功能严重受损。因此,在进行液体冲击治疗时需进行实时 CVP 和 PCWP 监测,并保证 CO 最大。这种方法可以避免 CO 不再增加时 CVP 和 PCWP 过度升高,从而降低发生肺水肿的可能性。

总之,治疗的直接目标是使组织的 $\dot{D}O_2$ 达到最大。液体复苏是主要的治疗方法,并通过增加 CO 改善 $\dot{D}O_2$;然而,经常需要正性肌力药物和血管加压药提供额外的心血管支持。液体复苏有效的表现为代谢性酸中毒的逆转或停止、神志改善和尿量增加。对 E.B. 而言,在保持血流动力学支持的同时进行手术评估、清创及选择合适的抗生素是治疗的临床目标。

血流动力学管理

输液疗法 vs 正性肌力药物支持

案例 17-4,问题 4: 给予 E.B. 3 次 1 000ml 液体静脉输注,同时去甲肾上腺素 0.05μg/(kg·min)。接下来的 2 小时内,给予 4L 液体,去甲肾上腺素滴速增加至 0.3μg/(kg·min)以维持 BP。目前没有肺水肿的体征。E.B. 的血流动力学测量结果如下(括号内为先前测量结果):

> BP(S/D/M):95/48/64mmHg(90/48/62mmHg)
> 脉搏:124 次/min(122 次/min)
> 心输出量:8L/min(7.1L/min)
> 心脏指数:3.8L/(min·m²)[3.4L/(min·m²)]
> CVP:12mmHg(7mmHg)
> PCWP:16mmHg(10mmHg)
> SVR:550 dyne·s·cm⁻⁵(720dyne·s·cm⁻⁵)
> 尿量:0.25ml/(kg·h)[0.4ml/(kg·h)]
> PaO₂:85mmHg(98mmHg)
> PaCO₂:36mmHg(32mmHg)
> HCO₃⁻:17mmol/L(16mmol/L)
> pH:7.30(7.31)
> $\dot{D}O_2$:534ml/min(508ml/min)
> $\dot{V}O_2$:198ml/min(324ml/min)

下面哪种治疗方法适用于 E.B. 目前的状况:追加液体量,增加去甲肾上腺素的滴速,加用其他的血管活性药?

尽管 PCWP 已达到 16mmHg,去甲肾上腺素的滴速为 0.3μg/(kg·min),但 E.B. 仍持续存在低血压。治疗的目标仍不变(如使动脉氧含量和 $\dot{D}O_2$ 达到最大以逆转细胞的无氧代谢)。

E.B. 的 PaO₂ 为 85mmHg,氧合血红蛋白饱和度约为 96%,这本可提供足够的动脉氧含量。然而,由于 CI 低于 3.5L/(min·m²),$\dot{D}O_2$ 可能仍不足,因为 $\dot{D}O_2$ 和 $\dot{V}O_2$ 未达到正常水平。需要检测 E.B. 的血红蛋白和红细胞压积以确保血液中有足够的携氧能力。另外,组织氧利用率减少可导致持续酸中毒。因此,需要进一步提高 CI,随之 $\dot{D}O_2$ 可达到适当水平。然而,E.B. 的心脏扩张、心血管疾病及慢性肾脏病的病史会影响治疗方法的选择。

尽管液体治疗是感染性休克的主要治疗方法,E.B. 的 PCWP 升高至 16mmHg 而 CO 没有明显的增加,表明 PCWP 已达到最佳水平。因此,继续补充液体以维持血压会导致肺水肿和进一步损害肺换气功能。关于 CO 和 PCWP 的绘制图(左室功能曲线图)更精确的评估 CO 达到最大时的 PCWP。此时追加的液体补充应仅用于使血管内容量维持在目前的水平。

血管加压药和正性肌力药

输液疗法使心输出量升高但平均动脉压不能维持在满意的水平时,需要考虑使用血管升压药。维持目标 MAP 与降低死亡率无关,但它有助于维持心肌和脑灌注。如果需要增加 CO,则应使用正性肌力药。尽管已确定使用正性肌力药,但对照研究尚未明确哪种药物或哪几种药物联合应用对治疗感染性休克最有帮助。因为正性肌力药之间的差异很大,所以应根据患者血流动力学状态来指导选择合适的药物。

去甲肾上腺素和多巴胺

去甲肾上腺素主要激动 α 肾上腺素受体(见表 17-7),是推荐用于脓毒血症的一线血管加压药[4]。目前去甲肾上腺素的剂量为 0.3μg/(kg·min),但 E.B. 的心率可能会限制剂量的进一步增加。

多巴胺是另一种用于治疗感染性休克的一线用药。一项针对 1 679 例感染性休克患者的随机试验发现,应用多巴胺或去甲肾上腺素 28 天死亡率没有显著差异,但多巴胺致心律失常事件的风险显著增加[60]。一个关于感染性休克患者的 meta 分析发现,与去甲肾上腺素相比,多巴胺的死亡率和心律失常发生风险增加[88]。同样的,另一项包含 6 项随机试验的 meta 分析发现与多巴胺相比,使用去甲肾上腺素的 28 天死亡率及心律失常发生风险更低[89]。

鉴于这些发现,感染性休克研究将多巴胺从一线用药降级为二线血管加压药。多巴胺现在用于绝对或相对心动过缓及快速性心律失常发生风险较低的患者,虽然这很难预测[4]。因此,对于 E.B. 多巴胺不是最合适的选择用药。

低剂量的多巴胺不应为了保护肾脏灌注而被应用[4]。尽管肾血流灌注有所改善,尿量可能会增加,但多巴胺不会缩短肾功能恢复时间或肾脏替代治疗的需要。

肾上腺素

肾上腺素可激动 α、β₁ 和 β₂ 肾上腺素能受体(见表 17-7)。随着收缩力和心率不同程度的增加,CO 可不同程度的增高。肾脏、皮肤和黏膜的血管由于 α 肾上腺素能受体的激活而收缩,相反,骨骼肌血管因 β₂ 肾上腺素能受体激活发生扩张。由于 β₂ 肾上腺素能受体在药物较低剂量时即可激活,α 受体需在较高剂量激活,体循环阻力表现出二相反应。因此,以较高剂量用药时由于后负荷增加,心输出量的改善可能会消失。

以往的研究表明,肾上腺素对内脏和肾血管的不利影响及乳酸水平的增高,使其被作为治疗的最后选择。尽管有上述不良反应,但没有临床研究报道肾上腺素会加重感染性休克患者的预后。事实上,两相前瞻性、双盲随机对照试验比较感染性休克患者的肾上腺素和去甲肾上腺素,发现死亡率、血流动力学恢复时间及血管加压药使用时间均没有差异[90,91]。两相研究均显示,肾上腺素治疗组血清乳酸清除率的降低与动脉 pH 值相关。因此,在使用肾上腺素时,不推荐乳酸清除率来指导液体复苏。

建议肾上腺素作为去甲肾上腺素的辅助治疗用药,以维持足够的 MAP[4]。然而,如果因为快速性心律失常限制应用去甲肾上腺素,因为肾上腺素也可以激动 β₁ 受体,因此也会产生类似效果。因此,对于 E.B. 来说,目前应用肾上腺素取代去甲肾上腺素是不合适的。

血管加压素

儿茶酚胺类药物是脓毒症患者接受足量液体复苏治疗后用以维持 BP 的主要治疗方法。但是,脓毒症可以降低患者对儿茶酚胺的反应性导致发生顽固低血压,这可能是由肾上腺素能受体的下调或缺氧、酸中毒条件下受体亲和性相对改变引起的[59]。血管加压素是一种内源性激素,正常情况下对 BP 的影响很小,但是当压力感受性反射受损时对维持 BP 十分重要。与儿茶酚胺相反,血管加压素作用在缺氧和酸性状态下相对稳定。

血管加压素的直接缩血管作用是由血管 V₁ₐ 受体和磷脂酶 C 介导的[59,92]。当这些受体激活时,平滑肌细胞的肌质网释放钙离子引起血管收缩。血管加压素水平在休克早期达到峰值,大多数患者在 48 小时内将至正常水平。这种现象是血管加压素相对缺乏造成的,因为在低血压状态下可以预期血管加压素的水平是高的。

VASST 研究将去甲肾上腺素和血管加压素治疗对液体复苏无反应的感染性休克患者的疗效进行了对比研究,并对血管加压药疗法进行了研究,以治疗 28 天以死亡率为主要终点研究[93]。去甲肾上腺素与 0.01~0.03U/min 血管加压素联合应用,与单独应用去甲肾上腺素相比。血管加压素可明显减少去甲肾上腺素的需要量,但除非根据脓毒症的严重程度进行分层,各治疗组的死亡率无统计学差异。感染性休克较轻的患者可从血管加压素治疗中获益。这项研究认为血管加压素为儿茶酚胺不足时的补充药物,而非对儿茶酚胺无反应的休克的救援疗法,在先前的试验中对血管加压素正是这样进行研究的。

小规模研究表明,血管加压素升高血压与儿茶酚胺类药物效果相似,且死亡率无显著差异,但由于生理反应延迟,不推荐血管加压素作为一线用药[4,92]。相反,建议使用低剂量血管加压素(不高于 0.03U/min)联合去甲肾上腺素维持 MAP,或联合小剂量去甲肾上腺素[4]。大于 0.03~0.04U/min 的剂量应用仅建议作为补救治疗[4]。

尽管已增加去甲肾上腺素的剂量,E.B. 的 MAP 仍降低。鉴于去甲肾上腺素其他的替代治疗最佳时间尚不清楚。由于感染性休克的患者内源性血管加压素水平降低,在去甲肾上腺素应用时加用 0.03U/min 的血管加压素以提高 MAP 和肾灌注是合理的。

去氧肾上腺素(苯肾上腺素)

去氧肾上腺素是一种单纯 α 肾上腺素能激动药(见表 17-7),可通过血管收缩增加收缩压、舒张压和平均动脉压。反射性心动过缓可继发于 β 肾上腺素能效应的缺失。心肌 $\dot{V}O_2$ 增加的同时升高的后负荷可使冠脉血流由于灌注压增高和自身调节而相对增加。因此,由于去氧肾上腺素对心脏的直接作用很小,对于有心肌缺氧或房性、室性心律失常的患者有益。然而,CO 下降时去氧肾上腺素是有害的。由于毛细血管静水压增加,促使血管内的水和溶质进入细胞间隙,血浆液体丢失,前负荷减小。这种效应和反射性心动过速可使 CO 明显降低(见表 17-7)。因此,去氧肾上腺素可用于治疗以下感染性休克患者:(a)应用去甲肾上腺素会发生心律失常的患者;(b)高CO但持续低血压的患者;(c)联合应用强心药/血管升压药和低剂量垂体后叶素而MAP仍未达标的患者。如果联合应用血管加压素后E.B.的低血压及心动过速仍难以纠正,可以给予去氧肾上腺素。

多巴酚丁胺

CO的下降或携氧能力的降低会影响组织$\dot{D}O_2$。如果优化液体,实现目标MAP并确保了足够的血红蛋白浓度后组织灌注不足仍然存在,则应评估CO。肾上腺素和多巴胺是具有血管收缩特征的正性肌力药,但多巴酚丁胺是治疗感染性休克的一线正性肌力药[4]。多巴酚丁胺增加CO优于多巴胺,但会降低SVR。与多巴胺相反,多巴酚丁胺降低PCWP,引起的肺分流较少。由于多巴酚丁胺可以降低心室充盈压,因此必须密切监测容量状态以避免低血压的发生和MAP的降低。应按需给予液体补充使PCWP维持在15~18mmHg的最大耐受范围。补充更多的液体后,CO、$\dot{D}O_2$和系统性$\dot{V}O_2$明显增加。容量复苏时或之后给予多巴酚丁胺可增加$\dot{D}O_2$和CI,且无论全身系统灌注如何,它都可以独立地增加毛细血管灌注[51]。大剂量[>6μg/(kg·min)]使用多巴酚丁胺时PaO$_2$下降、静脉PO$_2$和心肌不良反应会比较明显[94]。

联合使用血管加压药和正性肌力药也可以用来达到理想的血流动力学参数。因为儿茶酚胺的血管收缩作用可以减少胃肠灌注,胃肠灌注减少与多器官功能障碍有关[65]。目前尚未明确使用特定的儿茶酚胺药物治疗是否比其他治疗方案更有益。哪种血管加压药可以增加胃灌注,这种增加是否可以改变器官功能障碍,这两方面的数据尚存在争议。

> 案例17-4,问题5:考虑到E.B.的心血管疾病病史,在使用血管加压药前需注意哪些方面?简述维持足够的血流动力学状态的总体治疗方案。

E.B.既往有冠脉疾病,容易发生心肌缺血。因此,心肌$\dot{V}O_2$和冠脉灌注压必须达到平衡。单独使用去甲肾上腺素进一步优化MAP和CI会增加心肌$\dot{V}O_2$并加快缺血的发生。有证据表明,治疗感染性休克或其他任何类型休克患者时,治疗目标不单是使BP正常,还需使$\dot{D}O_2$和$\dot{V}O_2$达到最优。当贫血和缺氧得到改善后,CO成为增加氧供的调节参数,但是在恢复充足的血容量前使用正性肌力药或血管加压药提高动脉血压会使组织灌注恶化。因此,在选择正性肌力药物时必须考虑到患者当前的血流动力学状态和这些药物维持或增加MAP和CO的个体特异性。在许多案例中,由于个体化变异和反应,需要使用1种以上的正性肌力药或加用血管加压药以达到治疗终点。在进行这些治疗时,必须严格监测患者对治疗的反应,防止发生不良反应,特别是对于和E.B.类似易诱发不良事件的患者。

必须清楚感染性休克患者对于外源性儿茶酚胺的反应高度可变,对于1个患者有效的治疗方案对于其他患者不一定有效。另外,感染性休克患者输液速度常需要在中高范围。因此,治疗目标是使用1种或多种药物的必需剂量

达到理想终点而不使患者状态过度受损。但是,儿茶酚胺的使用仅仅是一种稳定病情的方法。必须严格监测其他所有的生理指标以及营养支持、抗生素修饰和正在进行的外科干预。

其他治疗

直接对抗脓毒症的起始因子和介质的治疗方法是目前的研究重点。许多外源性和内源性物质参与到脓毒血症细胞因子和凝血级联反应的发病机制中。处于开发阶段的治疗方法有抗氧化剂和自由基清除剂,抗内毒素治疗,抑制白细胞、第二介质(如TNF-α、IL-1、细胞因子)、凝血功能、花生四烯酸代谢物、补体和NO。在过去的二十年中,新治疗策略的缺乏可能与多种因素相关,如临床试验设计不合理,设计的动物病理模型太简单以及纳入研究的患者变异较大[79]。虽然一些试验性疗法有很好的发展前景,但仍缺乏人体对照数据。

皮质类固醇

> 案例17-4,问题6:糖皮质激素治疗感染性休克的原理是什么?E.B.是否有支持使用糖皮质激素的指征?

使用皮质类固醇治疗脓毒症和感染性休克多年来一直存在争议。皮质类固醇最初是由于其抗炎作用有可能减弱机体对感染的反应而作为一种可选择的治疗方法。研究发现危重患者由于肾上腺皮质功能相对减退使皮质醇的分泌减少,且这些患者可能表现出受多种药物影响的糖皮质激素抵抗综合征[95]。来自美国重症监护医学院的共识将下丘脑垂体肾上腺轴的这种功能障碍定义为与皮质类固醇功能不全相关的危重疾病[96]。

这类疾病的诊断收到激烈的争议。一些临床医师建议在生理应激状态下(如休克)随机皮质醇水平低于某一阈值以诊断肾上腺皮质功能不全;然而,这仅可用于诊断绝对肾上腺皮质功能不全的病例[4]。传统的评估方法是肾上腺促肾上腺皮质激素刺激试验(ACTH),给予1μg或250μg的促皮质素。但是,ACTH实验仅仅评估肾上腺功能,不能评估整个下丘脑-垂体-肾上腺轴,针对危重病人敏感性和特异性较差[95]。随机皮质醇水平可用于评估绝对肾上腺皮质功能不全,但尚未证实脓毒性休克患者有益。拯救脓毒症运动不推荐ACTH刺激试验或随机皮质醇水平来确定哪些患者需要接受糖皮质激素的治疗[4]。

关于类固醇治疗感染性休克的临床试验取得了不同的结果。Annane等[97]的试验发现,肾上腺皮质功能相对减退的(ACTH实验中,血清皮质醇增加小于9μg/dl)严重感染性休克患者使用低剂量氢化可的松和氟氢可的松治疗可以缩短休克逆转时间而降低死亡率。另一方面,CORTICUS[98]试验发现使用氢化可的松治疗的患者可以更快停用血管加压药,表明休克可以更快得到缓解,但是,这些患者重复感染、新发脓毒症或感染性休克的发病率更高。使用皮质类固醇治疗也未发现死亡率降低。CORTICUS研究对象包括所有感染性休克的患者,但是Annane等的实验对象仅包括对血管加压药治疗无反应的严重感染性休克患者。最近的一项针对感染性休克患者的回顾

性研究发现皮质醇激素的临床作用是中立的,但其亚组分析发现疾病最重的患者的 30 天死亡率是获益的[99]。此外,已经进展为需要加压素维持血压的难治性休克患者的获益会更大。在 VAAST 试验的后续分析中,与皮质类固醇和去甲肾上腺素相比,皮质类固醇联合血管加压素治疗与器官功能障碍和死亡率降低相关[100]。这些试验结果表明,皮质类固醇对于治疗感染性休克的一般患病人群无明显效果,但对使用血管加压药治疗无效的患者早期可能有益。合适的剂量、维持时间以及给药途径仍然是未知的。拯救脓毒症运动推荐氢化可的松 200mg/d[4]。持续静脉输注氢化可的松可避免葡萄糖和钠的显著波动。由于 E.B. 对于已加量的去甲肾上腺素效果不佳且已发展成重度脓毒症,因此开始每 6 小时静脉给予氢化可的松 50mg 进行治疗。

他汀类

案例 17-4,问题 7:E.B. 需要应用他汀治疗吗?在发生脓毒症之前服用他汀类药物治疗,预后是否有统计学差异?

除了已被充分研究过的降脂作用外,他汀还具有免疫抑制和抗炎作用。他汀可以减少 C-反应蛋白、抑制内皮细胞功能障碍、上调内皮的 NO 合成酶、阻断免疫细胞受体[101]。最近对包括 1 720 名脓毒症患者的 7 项随机试验进行的 meta 分析显示,与安慰剂相比,无论何种类型、剂量的他汀药物,死亡率没有显著下降[102]。由于不良反应和进一步加重的器官功能障碍,脓毒症患者的他汀用药通常不连续。目前对服用他汀类药物治疗的脓毒症患者的研究结果显示,在停止治疗前,死亡率和抑制炎症方面没有任何差异[103,104]。需要通过前瞻性、随机试验获得更多的证据来进一步明确他汀在脓毒症治疗中的作用。

弥散性血管内凝血

病理生理学

案例 17-4,问题 8:E.B. 突然发生直肠和鼻胃管出血,因此进行了凝血障碍筛查。直至此时,所有的凝血指标均在正常范围内。结果如下:

血小板:43 000/μl
凝血酶原时间:24 秒
活化部分凝血活酶时间:76 秒
凝血酶时间:48 秒(正常值,16~27 秒)
纤维蛋白原:60mg/dl
纤维蛋白降解产物:580ng/ml(正常值,<250ng/ml)
诊断为弥散性血管内凝血(DIC)。DIC 的病理生理学变化如何解释这些血液学异常?

与血液成分相关的内皮损伤或表面改变引起的血栓形成是一种局部现象。血栓形成发生在促凝和抗凝机制以及纤溶和抗纤溶机制改变的损伤或异常部位。局限性血管外凝血是指动静脉血栓形成的位置特异性。

相反,DIC 是针对凝血系统全身性激活发生的弥漫性反应(图 17-5)[105]。循环凝血酶使纤维蛋白原转化成纤维蛋白,导致微循环内纤维素沉积。微血管血栓形成的临床表现是由于血栓形成堵塞小血管和中血管导致的组织缺血形成的。

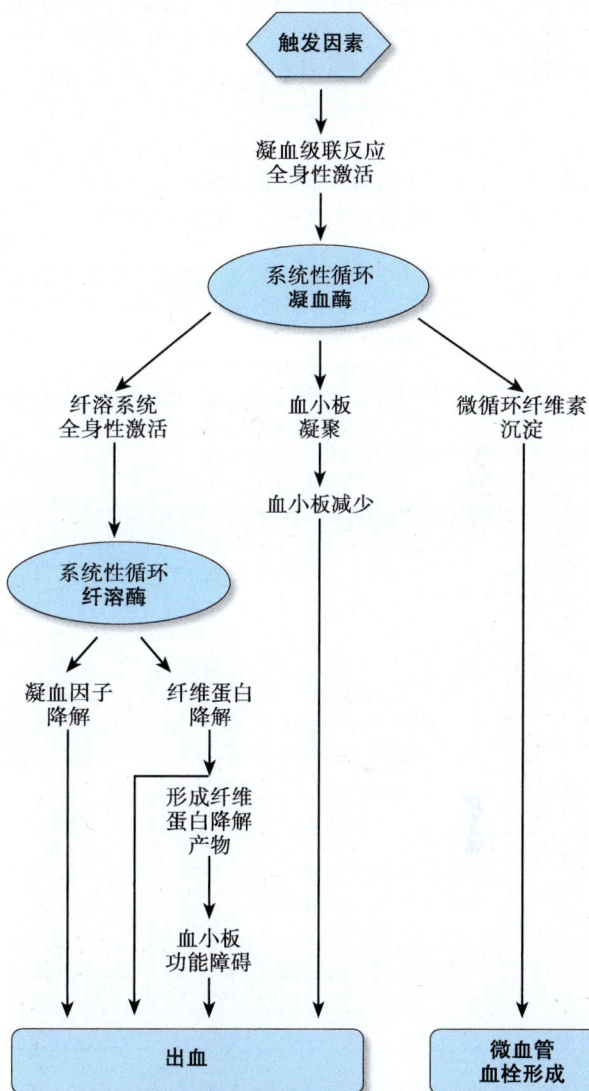

图 17-5 弥散性血管内凝血的病理生理学

系统性循环凝血酶的出现使纤维蛋白溶解系统同时发生系统性激活,导致系统循环中出现循环纤溶酶。纤溶酶使纤维素降解成纤维蛋白降解产物,导致发生出血并发症。

DIC 的出血表现并非只是由于全身性纤维蛋白溶解,也是继发于血小板减少、凝血因子缺乏和血小板功能障碍的结果。循环中的凝血酶促使血小板发生聚集,由于血小板的聚集物在微循环中沉积导致血小板减少。循环中的纤溶酶使凝血因子和纤维蛋白减少,纤维蛋白溶解产生的纤维蛋白降解产物也可以抑制血小板的功能。正常的血小板和凝血因子形成机制不足以补偿其损耗。实质上,患者表现出继发于凝血因子和血小板过度激活,最终耗竭的反常出血。

诱发因素

案例 17-4,问题 9: 哪些事件可以促进 E.B. 的 DIC 的发展?

DIC 是由全身疾病状态或病症而非局部性的激活凝血系统引发的病理综合征[105]。全身组织的内皮损伤(如细菌内毒素),对瀑布样凝血系统的激活(如心肺转流术)或者是促凝物质进入系统循环(如恶性肿瘤)触发了体循环中的凝血酶。表 17-10 简要列举了与 DIC 进展有关的疾病。DIC 使约 35% 的严重败血症病例复杂化[105]。虽然促使 E.B. 发生 DIC 最可能的原因是脓毒症,但呼吸功能损害引起的缺氧和酸中毒也可能与此相关。重要的是,脓毒症患者 DIC 的发展已被证明是死亡率的独立预测因子[76]。

表 17-10

与 DIC 相关的临床疾病

脓毒症/严重感染(任何微生物)
恶性肿瘤
骨髓增生/淋巴细胞增生性疾病
实体瘤
产科相关
胎盘早剥
羊水栓塞
子痫
死胎稽留宫内
化脓性流产
组织损伤
烧伤
挤压伤
复杂外科手术
脂肪栓塞
多发创伤
血管疾病
巨大血管瘤
大血管动脉瘤
卡-梅氏综合征
严重的中毒或免疫反应
血管内溶血(比如溶血性输血反应)
严重的过敏或过敏性反应
蛇咬伤
移植排斥
多发
酸中毒
急性呼吸窘迫综合征
体外循环
中暑
血容量不足
严重的肝功能衰竭
重度胰腺炎

临床表现

案例 17-4,问题 10: E.B. 的哪些主观和客观证据符合急性 DIC 的诊断?

实验室检查结果

DIC 会发生很多凝血指标的化验结果异常[105,106]。由于凝血因子、抗凝血酶和蛋白 C、蛋白 S 的消耗比肝脏合成更快,凝血酶原时间国际标准化比值、活化部分凝血活酶时间、凝血酶时间会升高。血小板计数由于凝血酶介导的血小板聚集降低。由于纤溶酶介导的纤维蛋白降解,纤维蛋白原减少,纤维蛋白原降解产物 D-二聚体增多,表明机体处于纤溶状态。外周血涂片常可出现血小板减少和因暴露于微循环纤维素产生的红细胞碎片(裂红细胞)。

依据 DIC 患者实验室化验结果参照 ISTH(International Society of Thrombosis and Haemostasis)的 DIC 评分,常用于诊断 DIC(表 17-11)[107]。DIC 评分的敏感性和特异性分别是 93% 和 98%[108,109]。DIC 评分增高和 28 天死亡率密切相关[108]。

表 17-11

国际止血血栓协会血管内凝血评分标准(ISTH DIC 评分标准)

患者是否有已知与 DIC 相关的基础疾病?(如果有,继续评分)		
实验室检查	**结果**	**分数**
血小板计数	>100 000	0
	<100 000	1
	<50 000	2
纤维蛋白相关指标	无增加	0
	中度增加[a]	2
	高度增加	3
PT 延长(vs 基线值)	<3s	0
	3~6s	1
	>6s	2
纤维蛋白原	>1g/L	0
	<1g/L	1
总分	≥5	符合 DIC(每日重复检查)
	<5	提示但并不肯定为 DIC(1~2 天重复检查)

[a] 许多研究采取 D 二聚体测定;中度增加被定义为高于正常上限值(0.4μg/L);强增加定义为正常上限的 10 倍以上(4μg/L)。

DIC,弥散性血管内凝血;PT,凝血酶原时间。

来源:Taylor FB Jr et al. Towards definition,clinical and laboratory criteria,and a scoring system for disseminated intravascular coagulation. *Thromb Haemost* 2001;86:1327.

出血表现

和 E. B. 所表现的一样，出血是 DIC 的主要临床表现[105]。出血可发生在损伤部位，包括外科切口、静脉穿刺部位、鼻胃管、胃溃疡。但是，未受损部位和器官也可发生自发出血。常见的有自发性淤血、瘀斑、鼻衄、咯血、血尿和胃肠道出血。颅内、腹膜内和心包出血也可发生。血小板计数低于 50 000/μl 的严重重症患者出血风险高出四至五倍，但大出血发生在少数患者[105]。

血栓形成表现

DIC 的血栓形成会造成多器官系统血流堵塞。皮肤、肾脏、脑、肺、肝脏、眼和胃肠道等终末器官发生的缺血损伤可造成多系统功能衰竭。除了严重的出血并发症，微血管内血栓形成可明显增加急性 DIC 患者的发病率和死亡率。

治疗

> **案例 17-4，问题 11**：E. B. 的胃肠道出血在数小时内更加严重。血细胞比容从 43% 降至 35%。此时应给予何种治疗？是否应给予肝素进行治疗？

治疗 DIC 时最重要的是缓解基础病因以消除持续血栓形成和出血的刺激物[106]。对于 E. B. 来说，需要进行适当的感染源消除、给予抗生素疗法和支持治疗以纠正或避免出现休克的血流动力学、呼吸系统和代谢相关的表现。液体补充、维持血压和心输出量，以及充分的氧合对于治疗DIC 患者至关重要。

其他针对纠正 DIC 出血或血栓形成治疗的选择尚有争议，某种程度上取决于出血表现或血栓形成的并发症是否为主要的临床表现。对于伴有出血患者的初步治疗为在凝血指标数据的指导下补充 DIC 消耗的凝血成分[106]。密切监测血小板计数和纤维蛋白原水平的同时输注血小板、新鲜冰冻血浆（含所有凝血因子）、冷沉淀物（含Ⅷ因子和纤维蛋白原）或凝血酶原复合体浓缩物（包含Ⅱ、Ⅸ、Ⅹ因子及 4 因子产物Ⅶ因子）有很大的必要性。

有多种可以恢复 DIC 中断的固有凝血途径的方法。输注浓缩抗凝血酶可以改善与脓毒症相关的 DIC 患者的生存率[106,110]。重组人血栓调节蛋白是一种有前景的新辅助疗法，其靶向 DIC 发病机制中的蛋白 C 途径。随机临床试验中发现重组血栓调节因子比肝素可以更大程度的缓解DIC，但它未上市销售。正在进行更多的临床试验以确认其作用[111]。

DIC 患者使用肝素进行抗凝治疗目前存在争议。由于DIC 的病理学原理为凝血系统激活形成血管内血栓，肝素的抗凝血酶活性理论上可以阻止进一步的纤维蛋白沉积和随后纤维蛋白溶解系统的激活。然而，没有可以确认这种潜在益处的随机对比临床试验，肝素的作用也仍存在争议。国际血栓止血学会 DIC 科学和标准化委员会建议在主要血栓形成的 DIC 病例中考虑治疗剂量的低分子肝素[106]。该委员会还建议危重症非出血性 DIC 患者中使用低分子量或普通肝素预防静脉血栓栓塞。

最后，使用抗纤维蛋白溶解药氨甲环酸和氨基己酸控制出血是相对禁忌的。这两种药物会加剧 DIC 的血栓并发症，尤其是未同时使用肝素时。但是，抗纤维蛋白溶解药或重组活化因子Ⅶ（NovoSeven，诺其）可以用于有危及生命的出血且对补充凝血成分或肝素化治疗无效的患者。

（王曦敏 译，李宏建、高梅 校，周聊生 审）

参考文献

1. Cecconi M et al. Consensus on circulatory shock and hemodynamic monitoring. Task force of the European Society of Intensive Care Medicine. *Intensive Care Med.* 2014;40:1795.
2. Gaieski D. Evaluation of and initial approach to the adult patient with undifferentiated hypotension and shock. In: Post TW, ed. *UpToDate*, Waltham, MA: UpToDate. Accessed July 1, 2015.
3. Levy MM et al. 2001 SCCM/ESICM/ACCP/ATS/SIS international sepsis definitions conference. *Crit Care Med.* 2003;31:1250.
4. Rhodes A et al. Surviving sepsis campaign: International guidelines for management of sepsis and septic shock: 2016. *Crit Care Med.* 2017;45:486–552.
5. Collaborative Study Group on Perioperative Scvo₂ Monitoring. Multicentre study on peri- and postoperative central venous oxygen saturation in high-risk surgical patients. *Crit Care.* 2006;10:R158.
6. Lima A et al. Low tissue oxygen saturation at the end of early goal-directed therapy is associated with worse outcome in critically ill patients. *Crit Care.* 2009;13(Suppl 5):S13.
7. Boulain T et al. Prevalence of low central venous oxygen saturation in the first hours of intensive care unit admission and associated mortality in septic shock patients: a prospective multicentre study. *Crit Care.* 2014;18:609.
8. Swan HJC et al. Catheterization of the heart in man with the use of a flow-directed balloon-tipped catheter. *N Engl J Med.* 1970;283:447.
9. Rajaram SS et al. Pulmonary artery catheters for adult patients in intensive care. *Cochrane Database Syst Rev.* 2013;(2):CD003408.
10. Hamzaoui O et al. Evolving concepts of hemodynamic monitoring for critically ill patients. *Indian J Crit Care Med.* 2015;19:220.
11. Thiele RH et al. Cardiac output monitoring: a contemporary assessment and review. *Crit Care Med.* 2015;43:177.
12. Kenaan M et al. Hemodynamic assessment in the contemporary intensive care unit: a review of circulatory monitoring devices. *Crit Care Clin.* 2014;30:413.
13. Burlew C et al. Trauma. In: Brunicardi FC et al, eds. *Schwartz's Principles of Surgery.* 10th ed. United States: McGraw-Hill Education; 2015. http://accessmedicine.mhmedical.com. Accessed July 1, 2015.
14. Bonanno FG. Clinical pathology of the shock syndromes. *J Emerg Trauma Shock.* 2011;4:233.
15. Napolitano LM et al. Clinical practice guideline: red blood cell transfusion in adult trauma and critical care. *Crit Care Med.* 2009;37:3124.
16. Perel P et al. Colloids versus crystalloids for fluid resuscitation in critically ill patients. *Cochrane Database Syst Rev.* 2013;(2):CD000567.
17. Zarychanski R et al. Association of hydroxyethyl starch administration with mortality and acute kidney injury in critically ill patients requiring volume resuscitation: a systematic review and meta-analysis. *JAMA.* 2013;309:678.
18. Annane D et al. Effects of fluid resuscitation with colloids vs crystalloids on mortality in critically ill patients presenting with hypovolemic shock: The CRISTAL randomized trial. *JAMA.* 2013;310:1809.
19. Brunkhorst FM et al. Intensive insulin therapy and pentastarch resuscitation in severe sepsis. *N Engl J Med.* 2008;358:125.
20. Myburgh JA et al. Hydroxyethyl starch or saline for fluid resuscitation in intensive care. *N Engl J Med.* 2012;367:1901.
21. Perner A et al. Hydroxyethyl starch 130/0.42 versus Ringer's acetate in severe sepsis. *N Engl J Med.* 2012;367:124.
22. Roberts I et al. Human albumin solution for resuscitation and volume expansion in critically ill patients. *Cochrane Database Syst Rev.* 2011;(11):CD001208.
23. Finfer S et al. A comparison of albumin and saline for fluid resuscitation in the intensive care unit. *N Engl J Med.* 2004;350:2247.
24. Myburgh J et al. Saline or albumin for fluid resuscitation in patients with traumatic brain injury. *N Engl J Med.* 2007;357:874.
25. Lyu PF et al. Economics of fluid therapy in critically ill patients. *Curr Opin*

Crit Care. 2014;20:402.

26. Fox DL et al. *Technology Assessment: Albumin, Nonprotein Colloid, and Crystalloid Solutions.* Oak Brook, IL: University HealthSystem Consortium; 2000.

27. Holliday MA, Segar WE. The maintenance need for water in parenteral fluid therapy. *Pediatrics.* 1957;19:853.

28. Myburgh JA, Mythen MG. Resuscitation fluids. *N Engl J Med.* 2013;369:1243.

29. Krajewski ML et al. Meta-analysis of high- versus low-chloride content in perioperative and critical care fluid resuscitation. *Br J Surg.* 2015;102:24.

30. Almenoff PL et al. Prolongation of the half-life of lactate after maximal exercise in patients with hepatic dysfunction. *Crit Care Med.* 1989;17:870.

31. van Haren FMP et al. Hypertonic fluid administration in patients with septic shock: a prospective randomized controlled pilot study. *Shock.* 2012;37:268.

32. van Haren FMP et al. The effects of hypertonic fluid administration on the gene expression of inflammatory mediators in circulating leucocytes in patients with septic shock: a preliminary study. *Ann Intensive Care.* 2011;1:44.

33. Strandvik GF. Hypertonic saline in critical care: a review of the literature and guidelines for use in hypotensive states and raised intracranial pressure. *Anaesthesia.* 2009;64:990.

34. Carson JL et al. Red blood cell transfusion: a clinical practice guideline from the AABB. *Ann Intern Med.* 2012;157:49.

35. Osterman JL, Arora S. Blood product transfusions and reactions. *Emerg Med Clin N Am.* 2014;32:727.

36. Zou S et al. Prevalence, incidence, and residual risk of human immunodeficiency virus and hepatitis C virus infections among United States blood donors since the introduction of nucleic acid testing. *Transfusion.* 2010;50:1495.

37. Fridey JL. Oxygen carriers as alternatives to red cell transfusion. In: Post TW ed. *UpToDate.* Waltham, MA: UpToDate. Accessed July 13, 2015.

38. Marik PE et al. Hemodynamic parameters to guide fluid therapy. *Ann Intensive Care.* 2011;1:1.

39. Griffel MI, Kaufman BS. Pharmacology of colloids and crystalloids. *Crit Care Clin.* 1992;8:235.

40. Imm A, Carlson RW. Fluid resuscitation in circulatory shock. *Crit Care Clin.* 1993;9:313.

41. Bunn F, Trivedi D. Colloid solutions for fluid resuscitation. *Cochrane Database Syst Rev.* 2012;7:CD001319.

42. Groeneveld ABJ et al. Update on the comparative safety of colloids: a systematic review of clinical studies. *Ann Surg.* 2011;253:470.

43. Navickis RJ et al. Effect of hydroxyethyl starch on bleeding after cardiopulmonary bypass: a meta-analysis of randomized trials. *J Thorac Cardiovasc Surg.* 2012;144:223.

44. Dart AB et al. Hydroxyethyl starch (HES) versus other fluid therapies: effects on kidney function. *Cochrane Database Syst Rev.* 2010;1:CD007594.

45. Bayer O et al. Effects of fluid resuscitation with synthetic colloids or crystalloids alone on shock reversal, fluid balance, and patient outcomes in patients with severe sepsis: a prospective sequential analysis. *Crit Care Med.* 2012;40:2543.

46. Bayer O et al. Perioperative fluid therapy with tetrastarch and gelatin in cardiac surgery—A prospective sequential analysis. *Crit Care Med.* 2013;41:2532.

47. Anderson ML et al. Differences in the profile, treatment, and prognosis of patients with cardiogenic shock by myocardial infarction classification: a report from NCDR. *Circ Cadiovasc Qual Outcomes.* 2013;6:708.

48. Kolte D et al. Trends in incidence, management, and outcomes of cardiogenic shock complicating ST-elevation myocardial infarction in the United States. *J Am Heart Assoc.* 2014;3:e000590.

49. Gupta T et al. Trends in management and outcomes of ST-elevation myocardial infarction in patients with end-stage renal disease in the United States. *Am J Cardiol.* 2015;115:1033.

50. O'Gara PT et al. 2013 ACCF/AHA guideline for the management of ST-elevation myocardial infarction: a report of the American College of Cardiology Foundation/American Heart Association Task Force on Practice Guidelines. *Circulation.* 2013;127:e362.

51. Vincent JL, De Backer D. Circulatory shock. *N Engl J Med.* 2013;369:1726.

52. Stub D et al. Air versus oxygen in ST-segment-elevation myocardial infarction. *Circulation.* 2015;131:2143.

53. Van Herck JL et al. Management of cardiogenic shock complicating acute myocardial infarction. *Eur Heart J Acute Cardiovasc Care.* 2015;4:278.

54. Becker RC. Hemodynamic, mechanical, and metabolic determinants of thrombolytic efficacy: a theoretical framework for assessing the limitations of thrombolysis inpatients with cardiogenic shock. *Am Heart J.* 1993;125:919.

55. Prewitt RM et al. Intraaortic balloon counterpulsation enhances coronary thrombolysis induced by intravenous administration of a thrombolytic agent. *J Am Coll Cardiol.* 1994;23:794.

56. Unverzagt S et al. Intra-aortic balloon pump counterpulsation (IABP) for myocardial infarction complicated by cardiogenic shock. *Cochrane Database Syst Rev.* 2015;3:CD007398.

57. Forrester JS et al. Medical therapy of acute, myocardial infarction by application of hemodynamic subsets (first of two parts). *N Engl J Med.* 1976;295:1356.

58. Forrester JS et al. Medical therapy of acute, myocardial infarction by application of hemodynamic subsets (second of two parts). *N Engl J Med.* 1976;295:1404.

59. Overgaard CB, Džavík V. Inotropes and vasopressors: review of physiology and clinical use in cardiovascular disease. *Circulation.* 2008;118:1047.

60. De Backer D et al. Comparison of dopamine and norepinephrine in the treatment of shock. *N Engl J Med.* 2010;362:779.

61. McGhie AI, Golstein RA. Pathogenesis and management of acute heart failure and cardiogenic shock: role of inotropic therapy. *Chest.* 1992;102(5 Suppl 2):626S.

62. Loeb HS et al. Superiority of dobutamine over dopamine for augmentation of cardiac output in patients with chronic low output cardiac failure. *Circulation.* 1977;55:375.

63. Antman EM et al. ACC/AHA guidelines for the management of patients with ST-elevation myocardial infarction: a report of the American College of Cardiology/American Heart Association Task Force on practice guidelines (Committee to revise the 1999 guidelines for the management of patients with acute myocardial infarction). *J Am Coll Cardiol.* 2004;44:E1.

64. Thiele H et al. Management of cardiogenic shock. *Eur Heart J.* 2015;36:1223.

65. Levy B et al. Comparison of norepinephrine and dobutamine to epinephrine for hemodynamics, lactate metabolism, and gastric tonometric variables in septic shock: a prospective, randomized study. *Intensive Care Med.* 1997;23:282.

66. Unverzagt S et al. Inotropic agents and vasodilator strategies for acute myocardial infarction complicated by cardiogenic shock or low cardiac output syndrome. *Cochrane Database Syst Rev.* 2014;1:CD009669.

67. Thackray S et al. The effectiveness and relative effectiveness of intravenous inotropic drugs acting through the adrenergic pathway in patients with heart failure—a meta-regression analysis. *Eur J Heart Fail.* 2002;4:515.

68. Rihal CS et al. 2015 SCAI/ACC/HFSA/STS clinical expert consensus statement on the use of percutaneous mechanical circulatory support devices in cardiovascular care: endorsed by the American Heart Association, the Cardiological Society of India, and Sociedad Latino Americana de Cardiologia Intervencion; Affirmation of Value by the Canadian Association of Interventional Cardiology-Association Canadienne de Cardiologie d'intervention. *J Am Coll Cardiol.* 2015;65:e7.

69. Ahmad Y et al. Intra-aortic balloon pump therapy for acute myocardial infarction: a meta-analysis. *JAMA Intern Med.* 2015;175:931.

70. Kirklin JK et al. Sixth INTERMACS annual report: a 10,000-patient database. *J Heart Lung Transplant.* 2014;33:555.

71. Mayr FB et al. Epidemiology of severe sepsis. *Virulence.* 2014;1:4.

72. Elixhauser A et al. *Septicemia in U.S. Hospitals, 2009.* Rockville, MD: Agency for Healthcare Research and Quality. http://www.hcup-us.ahrq.gov/reports/statbriefs/sb122.pdf. Accessed June 10, 2015.

73. Sutton JP, Friedman B. *Trends in Septicemia Hospitalizations and Readmissions in Selected HCUP States, 2005 and 2010.* Rockville, MD: Agency for Healthcare Research and Quality http://www.hcup-us.ahrq.gov/reports/statbriefs/sb161.pdf. Accessed June 10, 2015.

74. Lundy DJ, Trzeciak S. Microcirculatory dysfunction in sepsis. *Crit Care Clin.* 2009;25:721.

75. Nduka OO, Parrillo JE. The pathophysiology of septic shock. *Crit Care Clin.* 2009;25:677.

76. King EG et al. Pathophysiologic mechanisms in septic shock. *Lab Invest.* 2014;94:4.

77. Hollenberg SM et al. Practice parameters for hemodynamic support of sepsis in adult patients: 2004 update. *Crit Care Med.* 2004;32:1928.

78. Angus DC, van der Poll T. Severe sepsis and septic shock. *N Engl J Med.* 2013;369:840.

79. Cohen J et al. Sepsis: a roadmap for future research. *Lancet Infect Dis.* 2015;15:581.

80. Antonucci E et al. Myocardial depression in sepsis: from pathogenesis to clinical manifestations and treatment. *J Crit Care.* 2014;29:500.

81. Lipsky BA et al. 2012 Infectious Diseases Society of America clinical practice guideline for the diagnosis and treatment of diabetic foot infections. *Clin Infect Dis.* 2012;54:132.

82. Livesley NJ, Chow AW. Infected pressure ulcers in elderly individuals. *Clin Infect Dis.* 2002;35:1390.

83. Rivers E et al. Early goal-directed therapy in the treatment of severe sepsis and septic shock. *N Engl J Med.* 2001;345:1368.

84. Marik PE. The demise of early goal-directed therapy for severe sepsis and septic shock. *Acta Anaesthesiol Scand.* 2015;59:561.

85. ProCESS Investigators; Yealy DM et al. A randomized trial of protocol-based care for early septic shock. *N Engl J Med.* 2014;370:1683.

86. ARISE Investigators, ANZICS Clinical Trials Group; Peake SL et al. Goal-directed

resuscitation for patients with early septic shock. *N Engl J Med*. 2014;371:1496.

87. Mouncey PR et al. Trial of early, goal-directed resuscitation for septic shock. *N Engl J Med*. 2015;372:1301.

88. De Backer D et al. Dopamine versus norepinephrine in the treatment of septic shock: a meta-analysis. *Crit Care Med*. 2012;40:725.

89. Vasu TS et al. Norepinephrine or dopamine for septic shock: a systematic review of randomized clinical trials. *J Intensive Care Med*. 2012;27:172.

90. Annane D et al. Norepinephrine plus dobutamine versus epinephrine alone for management of septic shock: a randomised trial. *Lancet*. 2007;370:676.

91. Myburgh JA et al. A comparison of epinephrine and norepinephrine in critically ill patients. *Intensive Care Med*. 2008;34:2226.

92. Russell JA. Bench-to-bedside review: vasopressin in the management of septic shock. *Crit Care*. 2011;15:226.

93. Russell JA et al. Vasopressin versus norepinephrine infusion in patients with septic shock. *N Engl J Med*. 2008;358:877.

94. Rudis MI et al. Is it time to reposition vasopressors and inotropes in sepsis? *Crit Care Med*. 1996;24:525.

95. Patel GP, Balk RA. Systemic steroids in severe sepsis and septic shock. *Am J Respir Crit Care Med*. 2012;185:133.

96. Marik PE et al. Recommendations for the diagnosis and management of corticosteroid insufficiency in critically ill adult patients: consensus statements from an international task force by the American College of Critical Care Medicine. *Crit Care Med*. 2008;36:1937.

97. Annane D et al. Effect of treatment with low doses of hydrocortisone and fludrocortisone on mortality in patients with septic shock. *JAMA*. 2002;288:862.

98. Sprung C et al. Hydrocortisone therapy for patients with septic shock. *N Engl J Med*. 2008;358:111.

99. Funk D et al. Low-dose corticosteroid treatment in septic shock: a propensity-matching study. *Crit Care Med*. 2014;42:2333.

100. Russell JA et al. Interaction of vasopressin infusion, corticosteroid treatment, and mortality of septic shock. *Crit Care Med*. 2009;37:811.

101. Thomsen RW et al. Statin use and mortality within 180 days after bacteremia: a population-based cohort study. *Crit Care Med*. 2006;34:1080.

102. Deshpande A et al. Statin therapy and mortality from sepsis: a meta-analysis of randomized trials. *Am J Med*. 2015;128:410.

103. Kruger PS et al. Continuation of statin therapy in patients with presumed infection: a randomized controlled trial. *Am J Respir Crit Care Med*. 2011;183:774.

104. Yende S et al. Understanding the potential role of statins in pneumonia and sepsis. *Crit Care Med*. 2011;39:1871.

105. Levi M. Disseminated intravascular coagulation. *Crit Care Med*. 2007;35:2191.

106. Wada H et al. Guidance for diagnosis and treatment of disseminated intravascular coagulation from harmonization of the recommendations from three guidelines. *J Thromb Haemost*. 2013;11:761.

107. Taylor FB Jr et al. Towards definition, clinical and laboratory criteria, and a scoring system for disseminated intravascular coagulation. *Thromb Haemost*. 2001;86:1327.

108. Bakhtiari K et al. Prospective validation of the International Society of Thrombosis and Haemostasis scoring system for disseminated intravascular coagulation. *Crit Care Med*. 2004;32:2416.

109. Toh CH, Hoots WK; on behalf of the SSC on Disseminated Intravascular Coagulation of the ISTH. The scoring system of the Scientific and Standardisation Committee on Disseminated Intravascular Coagulation of the International Society on Thrombosis and Haemostasis: a 5-year overview. *J Thromb Haemost*. 2007;5:604.

110. Wiedermann CJ, Kaneider NC. A systematic review of antithrombin concentrate use in patients with disseminated intravascular coagulation of severe sepsis. *Blood Coagul Fibrinolysis*. 2006;17:521.

111. Saito H et al. Efficacy and safety of recombinant human soluble thrombomodulin (ART-123) in disseminated intravascular coagulation: results of a phase III, randomized, double-blind clinical trial. *J Thromb Haemost*. 2007;5:31.

第三篇　呼吸系统疾病

Timothy R. Hudd and Kathy Zaiken

18 第 18 章 哮喘

Timothy H. Self，Cary R. Chrisman，and Christopher K. Finch

核心原则	章节案例
① 支气管哮喘是多种细胞和细胞组分参与的气道慢性炎症性疾病。而气道炎症也导致现存气道高反应性对各种刺激的反应加剧。支气管痉挛是其另一关键特征。	案例 18-1(问题 1 和 2) 案例 18-5(问题 6) 案例 18-14(问题 1)
② 临床表现主要为反复发作的喘息、气促、胸闷、咳嗽等症状，多在夜间或凌晨发作，这些症状的发生通常伴有广泛而多变的气流阻塞，可自行或经治疗后缓解。	案例 18-1(问题 1 和 2) 案例 18-2(问题 1、7 和 8) 案例 18-3(问题 1) 案例 18-4(问题 1) 案例 18-7(问题 1) 案例 18-13(问题 1~3)
③ 根据全球哮喘防治指南,哮喘患者长期控制目标是降低气道炎症。环境控制、吸入皮质类固醇及使哮喘恶化的合并症的处理是哮喘管理的核心原则。哮喘急性加重期(acute exacerbations)的主要治疗是频繁吸入短效 β_2 受体激动剂及全身性皮质类固醇使用。	案例 18-1(问题 4~9) 案例 18-2(问题 2~6、9、10 和 12) 案例 18-3(问题 2~4) 案例 18-4(问题 1) 案例 18-5(问题 1~5) 案例 18-6(问题 1) 案例 18-7(问题 1~2) 案例 18-8(问题 1) 案例 18-9(问题 1) 案例 18-10(问题 1~2) 案例 18-11(问题 1) 案例 18-13(问题 3) 案例 18-14(问题 1)
④ 哮喘患者的肺功能监测指标主要是第一秒用力呼气量(FEV_1),患者自我监测指标主要是呼气流量峰值(PEF)及症状评估。急性期监测主要有 FEV_1、PEF、动脉血氧饱和度及动脉血气分析。	案例 18-1(问题 1~3) 案例 18-2(问题 1、4、7、8 和 11)
⑤ 依据现有证据,治疗争议的数量不多,仅仅是在用长效 β_2 受体激动剂患者的选择上仍存在争议。	案例 18-5(问题 3 和 4) 案例 18-16(问题 1~4)
⑥ 患者教育对于优化哮喘管理至关重要。对患有持续型哮喘的患者进行日常预防性治疗也尤为重要。另外,关于正确使用吸入装置的教育经常没有完成,但绝对是必要的。	案例 18-3(问题 2~4) 案例 18-5(问题 2) 案例 18-12(问题 1)
⑦ 规范遵循指南,可以改善患者的预后,主要包括急、门诊就诊次数减少、住院天数减少及生活质量提高。	案例 18-9(问题 1) 案例 18-15(问题 1)

哮喘

根据美国国立卫生研究院（National Institutes of Health, NIH）专家小组的报告3（Expert Panel Report 3，EPR-3），即哮喘（asthma）的诊断及管理指南[1]，哮喘是由多种细胞（肥大细胞、嗜酸性粒细胞、T淋巴细胞、中性粒细胞及气道上皮细胞）和细胞组分参与的气道慢性炎性疾病。在易感人群中，这种炎症可以导致反复发作的喘息、气促、胸闷、咳嗽等症状，多发生于夜间或凌晨。并常伴有不同程度的气流阻塞，可自行或经治疗后缓解。而气道炎症也导致现存气道高反应性对各种刺激的反应加剧。

据估计，美国2011年有2590万哮喘患者[2]。哮喘存在诊断和治疗不足的情况，美国每年为此花费的总成本约为560亿美元[2]。哮喘是2009年210万急诊就诊的原因，哮喘也是学校学生旷课及成年人旷工的主要原因[2]。

根据美国疾病控制与预防中心的数据，在21世纪，哮喘的死亡率有所下降，死亡人数从1999年的4657人下降至2007年的3447人[3,4]，但是发病率及死亡率仍然高得令人难以接受，尤其是在市中心的少数民族中尤为突出。本章强调了2007年美国国立卫生研究院专家小组报告3的指导原则[1]。医患均遵循最近的指导原则对于降低哮喘患者的发病率及死亡率至关重要。

病因学

儿童型哮喘通常与特应性有关，特应性是免疫球蛋白E（IgE）-介导的对大多数过敏原反应的遗传易感性，也是哮喘发展过程中最强的诱发因素[1]。该型哮喘的一个很常见的表现是，有哮喘和过敏的家族史，对花粉、尘螨、家庭宠物和霉菌过敏。

成人型哮喘也可能与特应性有关，但是他们一般没有家族史，皮肤试验阴性。部分患者有鼻息肉、对阿司匹林（aspirin）过敏或鼻窦炎。在英国1958年的出生队列研究中，参与者从出生到40岁左右，每隔一段时间监测一次喘息和哮喘发作情况[5]，研究发现在青春期晚期和成年早期无症状，42岁时存在哮喘的患者中，儿童时期曾有过喘息经历的占比明显升高。工作环境中的暴露因素（如木屑、化学物）在许多成年人气道炎症的形成中起着非常重要的作用。炎症形成机制是相似的，但具个体特异性，如过敏性哮喘。一些医生在提到这些患者时，可能仍然会提到内源性哮喘，而在讨论特应性哮喘时，可能会提到外源性哮喘。

哮喘发生发展的高危因素除了遗传易感性及职业化学致敏原外，在易感个体中，一些因素可能对哮喘的发生发展起到促进作用[1]。这些因素包括病毒感染、低体重儿、节食、吸烟（或被动吸烟）及环境污染[1]。

最近的文献集中在T_H2和T_H1型T淋巴细胞失衡的"保健假说"（hygiene hypothesis）上，以解释西方国家哮喘显著增加的原因[1,6]。有哥哥姐姐的婴儿，早期日托和典型的儿童时期感染更可能激活T_H1反应（保护性免疫），导致T_H1到T_H2细胞和它们产生的细胞因子的适当平衡。另一方面，如果免疫应答主要来自T_H2细胞（其产生介导变应性炎症的细胞因子），更容易发展成诸如哮喘这类疾病。常用

抗菌剂，城市环境和西方生活方式也促进了失衡的发生，而对哮喘发病机制的认识也在不断深入[1,6,7]。

病理生理学

哮喘是由炎症细胞与介质之间复杂的相互作用引起的。正如在哮喘的定义中指出的那样，肥大细胞、嗜酸性粒细胞、T淋巴细胞及中性粒细胞起着非常重要的作用。哮喘患者的支气管上皮细胞被描述为脆弱的，具有各种异常，包括纤毛细胞的破坏和表皮生长因子的过度表达[1,6]。图18-1描述了细胞和炎症介质之间的复杂相互作用。

暴露于某些哮喘诱发因素时（如气源性致敏原），支气管中肥大细胞、巨噬细胞、T淋巴细胞及上皮细胞释放炎症介质，这些炎性介质可以激活多种炎性细胞尤其是嗜酸性粒细胞发生迁移和活化至气道[1,6,7]，并释放导致气道损伤的化学介质（如主要碱性蛋白和嗜酸性阳离子蛋白），包括上皮损伤、黏液分泌过多和平滑肌反应性增加[1,6]。

研究继续确定T淋巴细胞亚群（T_H2）在哮喘气道炎症中的作用[1,6]。T_H2淋巴细胞释放至少部分控制活化和增强嗜酸性粒细胞存活的细胞因子（如IL-4和IL-5）[1,6]。气道炎症的复杂性在于至少27种细胞因子可能在哮喘的病理生理学中发挥作用[6]。至少18种趋化因子（如嗜酸细胞活化趋化因子）促进了嗜酸性粒细胞向气道的迁移[6]。已有研究证明了实验性人源单克隆抗体对抗IL-4、IL-5和IL-13的有效性[8-10]。见本章后面关于抗IgE治疗的案例18-10。其他治疗严重哮喘的潜在靶点持续被发现[11,12]。呼出一氧化氮（NO）是呼吸道炎症的一种生物标志物，其已被写进慢性哮喘治疗指南[1]。急性加重时，支气管NO升高，吸入皮质类固醇后显著降低，而β_2受体激动剂无此效果[1,13]。如果不能充分减少哮喘严重和长时间的炎症反应，可能会导致某些患者气道重塑。气道重塑是指结构改变，包括气道壁中细胞外基质的量和组成的改变，导致气流阻塞，其最终可能仅仅部分可逆[1]。

气道平滑肌对物理、化学、免疫及药物等刺激的高反应性（定义为支气管平滑肌对触发刺激的过度反应）是哮喘的特征性表现[1]。这些刺激包括吸入变应原、呼吸道病毒感染、寒冷干燥的空气、吸烟、其他污染物及乙酰胆碱。可加重哮喘的内源性刺激包括控制不良的鼻炎，鼻窦炎和胃食管反流病[1]。此外，经前期哮喘已有报道，但确切的激素机制尚不清楚[14]。

虽然过敏性鼻炎、慢性支气管炎、囊性纤维化的患者也存在气道高反应性，但是他们的气道平滑肌收缩的严重程度比哮喘患者要轻。根据气道高反应的严重程度，临床上把哮喘分为缓解期及急性加重期。相对于急性加重期，缓解期需要更强的刺激才能诱发支气管痉挛。多种假说试图解释哮喘的气道高反应性，但是没有一种假说能完全解释这种现象。炎症是气道高反应的主要过程，但气道神经调节失衡可能也是重要因素[1]。气道反应性的高低可以在诊室通过吸入低浓度乙酰胆碱、组胺或运动（如跑步机）后进行测量。第一秒用力呼气量（forced expiratory volume in1 second，FEV_1）下降20%时其吸入的乙酰胆碱或组胺的浓度成为PD_{20}或PC_{20}（使FEV_1降低20%时刺激物的剂量或浓度）[2]。最佳抗炎治疗的一个指标是随着时间的推移PD_{20}升高，因为气道炎症减少，气道高反应性较低。

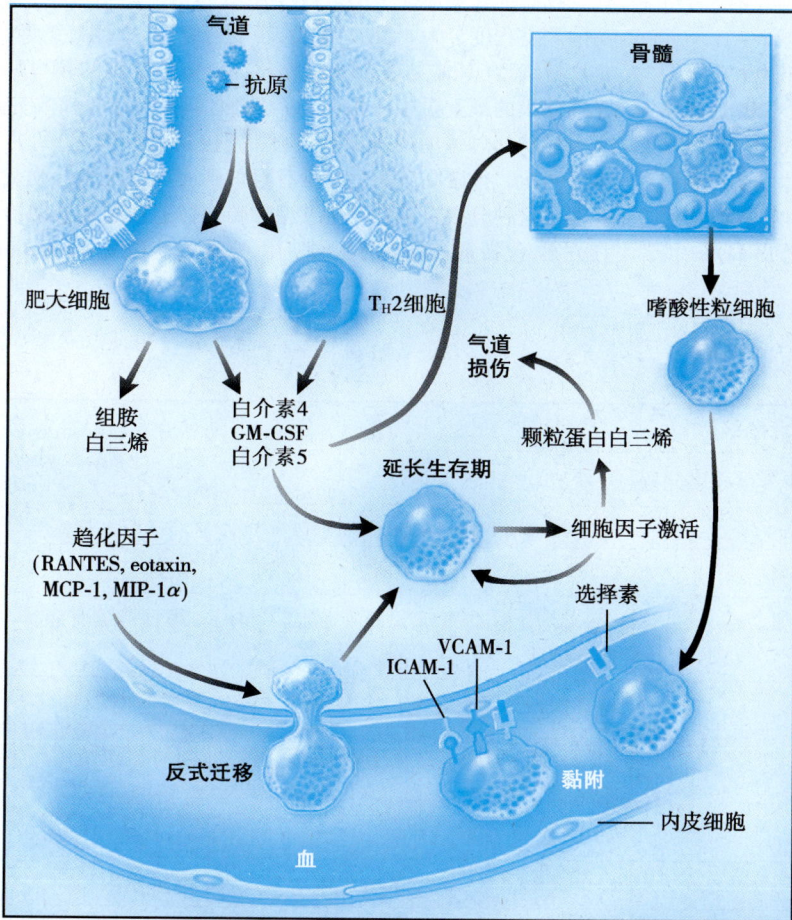

图 18-1　气道炎症。抗原吸入后激活气道中的肥大细胞及 T$_H$2 淋巴细胞，它们诱导多种炎症介质（如组胺、白三烯）及细胞因子白介素 4、白介素 5（IL4、IL5）的产生。IL5 迁移至骨髓诱导嗜酸性粒细胞的分化成熟。循环的嗜酸性粒细胞通过与选择黏附蛋白的相互作用，迁移至炎症部位，在整合黏附蛋白（血管细胞黏附蛋白 VCAM-1、细胞内黏附蛋白 VCAM-1）的作用下，最后黏附至内皮细胞，后进入到气道上皮组织的基质，在这受 IL4 及粒细胞-巨噬细胞集落刺激因子（GM-CSF）的影响，嗜酸性粒细胞寿命延长。激活的嗜酸性粒细胞释放炎症介质如白三烯、基质蛋白等损伤气道，此外，嗜酸性粒细胞还通过产生 GM-CSF 自我激活及延长寿命使气道炎症持续存在。MCP-1，单核细胞趋化蛋白；MIP-1α，巨噬细胞炎症蛋白；RANTES，趋化因子配体 5。来源：Busse WW, Lemanske RF Jr. Asthama. *N Engl J Med.* 2001, 344-350.

与炎症有关的另一个概念是"晚期"（"late-phase"）与"早期"（"early-phase"）哮喘（图 18-2）。在特应性哮喘患者中吸入特异性过敏原立即产生支气管收缩［通过 PEF 或 FEV$_1$ 下降来测量］，其在一小时内自发改善或通过吸入 β_2-激动剂容易逆转。虽然这种早期性哮喘反应（early asthmatic response，EAR）可以被 β_2-激动剂，色甘酸或茶碱的预放给药所阻断，但第二次支气管收缩反应通常在 4~8 小时后发生。这种迟发性哮喘反应（late asthmatic response，LAR）通常比 EAR 更加严重，时间更长并且更难以用支气管扩张剂逆转。如前所述，LAR 与炎性细胞和介质的流入相关。支气管扩张剂不能阻断 LAR 对过敏原的挑战；皮质类固醇阻断 LAR 但不影响 EAR；色甘酸两者均可阻断[2]。

哮喘患者肺部病理变化主要包括：支气管平滑肌细胞肥大、增生；黏液腺肥大和黏液分泌过多；气道上皮裸露和由于渗出性炎症反应及炎性细胞浸润引起的黏膜水肿。对因哮喘急性加重而死亡的患者进行尸体解剖，从过度通气的肺组织中可以发现气道大量黏液堵塞造成的局部肺萎陷，当然这些病理改变在其他非哮喘病死亡患者中也可见。支气管平滑肌肥大、黏液过度分泌是由慢性炎症反应引起的[1,15]。

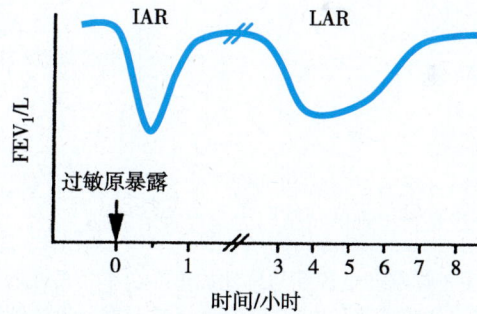

图 18-2　吸入相关的变应原后典型的速发和迟发哮喘反应。抗原吸入后速发哮喘反应（immediate asthmatic response，IAR）几分钟内迅速发生，而迟发相变态反应（late asthmatic response，LAR）则要数小时才发生。哮喘患者可单独发生 IAR 或 LAR，也可两者均发生。FEV$_1$，第一秒用力呼气量。来源：Herfindal ET, Gourley DR, eds. *Textbook of Therapeutics Drug and Disease Management.* 7th ed. Baltimore, MD: Lippincott Williams & Wilkins; 2003, with permission.

临床症状

临床上哮喘患者常表现为反复发作的喘息、咳嗽和呼吸困难，然而，部分患者仅有胸闷或与喘息无关的慢性咳嗽，这和哮喘的异质性有关病情常可轻可重，轻者偶尔轻微的气短发作，重者尽管给予大剂量的药物仍喘息不止。此外，哮喘的严重程度可能受环境因素（如特定季节性过敏原）的影响，有时与运动和睡眠也相关（见案例18-11、案例18-12和案例18-14）。

哮喘的长期治疗策略取决于患者病情的严重程度，哮喘的严重程度分为4级：间歇型、轻度持续型、中度持续型、重度持续型（具体见表18-1～表18-3），其中发作的频率是哮喘分级的最重要参考指标[1]。例如，轻度持续型哮喘定义为症状超过每周两次或夜间症状（包括清晨胸闷）每月多于两次。很多临床医生并没有意识到这种情况为持续型哮喘。这种分级对于针对持续型哮喘选择药物制定长期治疗方案，包括每日抗炎药物的使用，有重要的意义[1]。

表 18-1

0~4岁婴幼儿哮喘严重程度分级

当前未使用长期控制药物的儿童哮喘严重程度分级					
		哮喘严重程度分级（0~4岁儿童）			
			持续型		
严重程度分级相关因素		间歇型	轻度	中度	重度
损伤	症状	≤2日/周	>2日/周但非每日有症状	每日有症状	每日持续有症状
	夜间憋醒	0	1~2次/月	3~4次/月	>1次/周
	用SABA控制症状的情况（非EIB预防）	≤2日/周	>2日/周，但每日不超过1次	每日使用	每日多次使用
	对日常活动的影响	无	轻度受限	部分受限	严重受限
风险	急性加重期需要口服全身性皮质类固醇治疗	0~1次/年（见注释）	6个月内急性加重≥2需要口服皮质类固醇治疗或者1年内≥4次超过1日的喘息发作并且有持续哮喘的高危因素		
		考虑最近一次急性加重的严重程度和间隔 ◄——— 频率和严重程度可能随时间而变化 ———► 任何严重程度的急性加重可以发生在患者的任何阶段			

严重程度分级通过损伤和风险评估决定。损伤评估主要通过照料人员对前2~4周的回忆和肺活量测定来进行。严重程度分级是将出现的特征归为最严重的级别

目前，关于哮喘严重程度与急性加重的频率相关性的资料还不充分。一般来说，急性加重越频繁、发作越严重（如需要急救、特护、住院或入住ICU）说明病情越严重。为达到治疗目的，对那些在最近6个与内有过≥2次急性加重而口服皮质类固醇治疗的患者或者1年内≥4次喘息发作的患者以及有持续哮喘的高危因素即使他们的损伤达不到哮喘的持续状态，也应该和哮喘持续状态的患者同样治疗

根据哮喘得到有效控制后维持所需的最低剂量，对哮喘患者的严重程度进行分类				
	哮喘严重程度分级			
		持续型		
	间歇型	轻度	中度	重度
维持控制所需的最低剂量（参见图18-6治疗）	阶段1	阶段2	阶段3或4	阶段5或6

EIB，运动性支气管痉挛；SABA，短效吸入性β_2受体激动剂。

来源：National Institutes of Health. *Expect Panel Report 3*：*Guidelines for the diagnosis and Management of Asthma*. Bethesda, MD：National Heart, lung and Blood Institute；*2007*, NIH publication *07-4051*.

表 18-2

5~11 岁儿童哮喘严重程度分级

当前未使用长期控制药物的儿童哮喘严重程度分级

严重程度分级相关因素		哮喘严重程度分级(5~11 岁儿童)			
		间歇型	持续型		
			轻度	中度	重度
损伤	症状	≤2 日/周	>2 日/周但非每日有症状	每日有症状	每日持续有症状
	夜间憋醒	≤2 次/月	3~4 次/月	>1 次/周,但非每晚有症状	经常出现,7 次/周
	用 SABA 控制症状的情况(非 EIB 预防)	≤2 日/周	>2 日/周,但每日不超过 1 次	每日使用	每日多次使用
	对日常活动的影响	无	轻度受限	部分受限	严重受限
	肺功能	■ FEV_1 基本正常			
		■ FEV_1>预计值的 80%	■ FEV_1>预计值的 80%	■ FEV_1 = 预计值的 60%~80%	■ FEV_1<预计值的 60%
		■ FEV_1/FVC>85%	■ FEV_1/FVC>80%	■ FEV_1/FVC75%~80%	■ FEV_1/FVC<75%
风险	急性加重时需要口服全身性皮质类固醇治疗	0~1 次/年(见注释)	>2 次/年(见注释) ——————————————→		
		考虑最近一次急性加重的严重程度和间隔 ◄——— 任何严重级别的患者,其严重程度都可能随时间而变化 ———► 每年急性加重的风险与 FEV_1 有关			

严重程度分级通过损伤和风险评估决定。损伤评估主要通过患者或护理人员对前 2~4 周的回忆和肺活量测定来进行。严重程度分级是将出现的特征归为最严重的级别

目前,关于哮喘严重程度与急性加重的频率相关性的资料还不充分。一般来说,急性加重越频繁、发作越严重(如需要急救、特护、住院或入住 ICU)说明病情越严重。对那些在最近一年内有过≥2 次急性加重而口服全身性皮质类固醇治疗的患者,即使他们的损伤达不到哮喘的持续状态,也应该和哮喘持续状态的患者同样治疗

根据哮喘得到有效控制后维持所需的最低剂量,对哮喘患者的严重程度进行分类

	哮喘严重程度分级			
	间歇型	持续型		
		轻度	中度	重度
维持控制所需的最低剂量(参见图 18-7 治疗阶段)	阶段 1	阶段 2	阶段 3 或 4	阶段 5 或 6

EIB,运动性支气管痉挛;FEV_1,第一秒用力呼气量;FVC,用力肺活量;ICU,重症监护室;SABA,短效吸入性 β₂ 受体激动剂。

来源:National Institutes of Health. *Expect Panel Report 3*:*Guidelines for the diagnosis and Management of Asthma*. Bethesda,MD:National Heart,lung and Blood Institute;2007,NIH publication *07-4051*.

表 18-3

≥12 岁青少年及成年人哮喘严重程度分级

当前未使用长期控制药物的患者哮喘严重程度分级

严重程度分级相关因素		哮喘严重程度分级(≥12 岁青少年和成人)			
			持续型		
		间歇型	轻度	中度	重度
损伤	症状	≤2 日/周	>2 日/周但非每日有症状	每日有症状	每日持续有症状
	夜间憋醒	≤2 次/月	3~4 次/月	>1 次/周,但非每晚有症状	经常出现,7 次/周
	用 SABA 控制症状的情况(非 EIB 预防)	≤2 日/周	>2 日/周,但每日不超过 1 次	每日使用	每日多次使用
常态 FEV$_1$/FVC: 8~19 岁:85% 20~39 岁:80% 40~59 岁:75% 60~80 岁:70%	对日常活动的影响	无	轻度受限	部分受限	严重受限
	肺功能	■ FEV$_1$ 基本正常			
		■ FEV$_1$>预计值的 80%	■ FEV$_1$>预计值的 80%	■ FEV$_1$>预计值的 60%,但<80%	■ FEV$_1$<预计值的 60%
		■ FEV$_1$/FVC 正常	■ FEV$_1$/FVC 正常	■ FEV$_1$/FVC 降低 5%	■ FEV$_1$/FVC 降低 >5%
风险	急性加重时需要口服全身性皮质类固醇治疗	0~1 次/年(见注释)	>2 次/年(见注释)	⟶	
		考虑最近一次急性加重的严重程度和间隔 ⟵ 任何严重级别的患者,其严重程度都可能随时间而变化 ⟶ 每年急性加重的风险与 FEV$_1$ 有关			

严重程度分级通过损伤和风险评估决定。损伤评估主要通过患者或护理人员对前 2~4 周的回忆和肺活量测定来进行。严重程度分级是将出现的特征归为最严重的级别

目前,关于哮喘严重程度与急性加重的频率相关性的资料还不充分。一般来说,急性加重越频繁、发作越严重(如需要急救、特护、住院或入住 ICU)说明病情越严重。对那些在最近一年内有过≥2 次急性加重而口服全身性皮质类固醇治疗的患者,即使他们的损伤达不到哮喘的持续状态,也应该和哮喘持续状态的患者同样治疗

根据哮喘得到有效控制后维持所需的最低剂量,对哮喘患者的严重程度进行分类

	哮喘严重程度分级			
		持续型		
	间歇型	轻度	中度	重度
维持控制所需的最低剂量(参见图 18-8 治疗阶段)	阶段 1	阶段 2	阶段 3 或 4	阶段 5 或 6

EIB,运动性支气管痉挛;FEV$_1$,第一秒用力呼气量;FVC,用力肺活量;ICU,重症监护病房;SABA,短效吸入性 β$_2$ 受体激动剂。

来源:National Institutes of Health. *Expert Panel Report 3*:*Guidelines for the Diagnosis and Management of Asthma*. Bethesda, MD:National Heart, Lung, and Blood Institute;2007. NIH publication 07-4051.

诊断和监测

病史

哮喘的诊断主要依据既往反复发作的喘息、气促、胸闷、咳嗽等症状,这些症状可能会季节性发作(例如春季,夏末和初秋)或与运动有关。夜间及晨起的症状一直是诊断哮喘的一个重要指标。此外,暴露于其他常见变应原(如猫、香水、二手烟草烟雾)等症状也会加重(表18-4)。阳性家族史和目前患有鼻炎和过敏性皮炎也很重要。认真采集详细的病史后,皮肤试验可能有助于找到致敏原,但它只是辅助诊断的一个依据。

表 18-4

哮喘诊断和最初评估的问题示例[a]

如果对任何问题都回答"是",那么诊断为哮喘的可能性越大[a]。

在过去的 12 个月里

- 您有突然或反复发作的重度咳嗽、气喘(听诊时的高调哮鸣音)胸闷,或气短吗?
- 您有累及肺部或超过 10 日才痊愈的感冒吗?
- 您是否在一年的特定季节或时间出现咳嗽,喘息或气促?
- 您是否在某些地方或暴露于某些事物(例如动物,烟草烟雾,香水)时出现咳嗽,喘息或气促?
- 您有没有使用任何药物来帮助您更好的呼吸? 多久一次?
- 使用药物后您的症状是否缓解?

在过去的 4 周里,你有咳嗽、气喘或气短吗?

- 夜间曾经有憋醒吗?
- 正处于憋醒中?
- 是在跑步后? 中等强度活动后或其他体力运动后?

[a] 这些问题仅仅是举例说明,并不是一个基准,它的实用性及有效性还未评估。

来源:National Institutes of Health. *Expect Panel Report 3*: *Guidelines for the diagnosis and Management of Asthma*. Bethesda, MD:National Heart, lung and Blood Institute;2007, NIH publication 07-4051.

肺功能检查

哮喘的主要特点的是气流的可逆性受限,在诊断哮喘时,评估气流可逆性受限是非常重要的。即时动脉血气分析可用于判断哮喘急性加重的严重程度。

呼吸量测定

由于肺部疾病能够影响吸入和呼出气体的量,因此常常测定患者肺容量的大小以获得肺部疾病的相关信息。潮气量是指平静呼吸时每次吸入或呼出的气体量;肺活量(vital capacity,VC)是指最大吸气后能呼出的最大气量;残气量(residual volume,RV)是指最大用力呼气后肺内残留的

气体;功能残气量(functional residual volume,FRC)是指平静呼气后肺内残留的气体;总肺容量(toltal lung capacity,TLC)是指深吸气后肺内所含气体总量,是 VC 和 RV 之和。阻塞性肺疾病患者一般表现为呼气性呼吸困难,一般 VC 降低,而 RV 增大,TLC 不变。限制性通气功能障碍的患者(如结节病、特发性肺纤维化)所有的肺容量指标均降低[16]。患者也可能患有混合性病变,对这些患者来说,常规检查方法经常不能发现这些疾病的早期改变,直至疾病明显进展才能发现。

肺功能也可用来评估患者呼吸时肺、胸廓和呼吸肌的功能。用力呼气运动可以放大已存在的不正常的通气功能。测定肺通气功能障碍唯一最好的试验是用力呼气量(forced expiratory volume,FEV)。FEV 的测量方法是让患者最大吸气后用力把最大的气体呼出至肺活量计中。将得到的体积曲线与时间作图(图 18-3),以便可以估计呼气流量。有关如何进行肺功能检查的视频,可参阅 http://www. european-lung-foundation. org/index. php?id=15411。

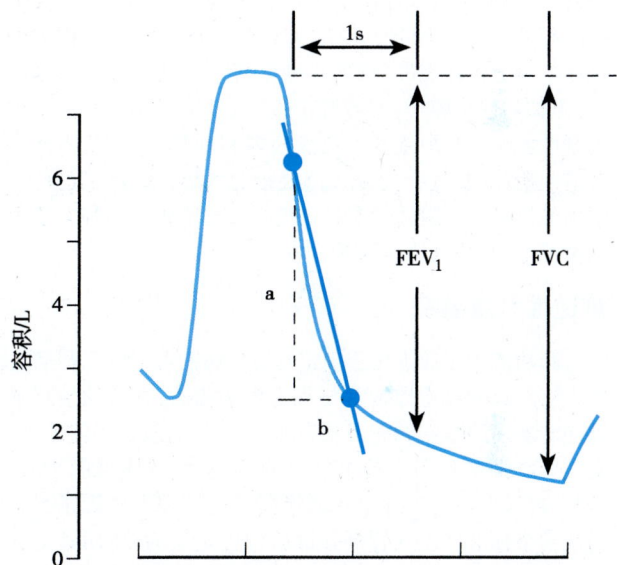

图 18-3 用力呼气容量-时间曲线。FEV₁,第一秒用力呼气量;FVC,用力肺活量

标准肺活量计包括含有呼吸速度描记器的吹嘴可以直接测量气流[16,17]。从流量-容积曲线中得出许多重要的肺功能指标。该技术的优点包括肺容量及流量的同时显示,视觉评估患者的努力和合作,个体内和个体间的高度重现性,以及流量限制分布的分析。常用用力肺活量(forced vital capacity,FVC)是尽力最大吸气后,尽力尽快呼气所能呼出的最大气量)的 FEV₁ 测量肺气流的动力学特征。FEV₁ 通常表示呼出的气量占吸气总量的容积的百分比,报告中常为 FEV₁ 与 FVC 的比值。健康人一般能在 1 秒内呼出 75%~80% 的 VC,3 秒内呼出几乎所有 VC。因此 FEV₁ 通常是 FVC 的 80%。由于肺容量与患者的年龄、种族、性别、身高和体重相关,所以我们经常将患者的呼吸能力与正常生理的预计值相比来评价肺功能的好坏。例如,健康中等身材的青年男性的 FVC 在 4~5L 之间,相对应的 FEV₁ 在

3.2~4L 间。FEV_1 和 FVC 是肺功能检测中最具重复性的指标。

呼气流量峰值

呼气流量峰值（peak expiratory flow，PEF）是最大呼气流速，是在用力呼气过程中产生的。它可以通过各种便携式呼气流量峰值仪来测定，简单易行，在急诊科和诊所通常用于快速、客观地评价支气管扩张剂在治疗急性哮喘发作中的有效性。哮喘患者也可以在家使用呼气流量峰值仪评估长期治疗效果。PEF 的变化一般与 FEV_1 变化一致，然而 PEF 可重复性不如 FEV_1[1]。健康中等身材的青年男性的 PEF 大约是 550~700L/min。商用 PEF 带有一张估计患者正常预计值的 PEF 表，该表依据他们的性别、年龄、身高制定。

阻塞性和限制性气道疾病

一般来说肺部疾病分为两类：一类是限制性通气功能障碍，另一类是阻塞性通气功能障碍。简而言之，限制性疾病限制吸气过程中的气流，阻塞性疾病限制呼气过程中的气流。由于弹性丧失（例如纤维化，肺炎）或胸部的身体畸形（例如后侧凸畸形）导致肺扩张受限，TLC 下降，从而导致限制性疾病。与限制性气道疾病限制肺膨胀不同，阻塞性气道疾病（如支气管炎、哮喘）狭窄的气道，造成空气湍流，增加气流阻力。阻塞性疾病最大呼气始于较正常肺容积大的情况下，其呼气流速降低。

可逆性气道阻塞

肺功能测定通常用于确定气道疾病的可逆性。尽管许多人将气道的可逆性常常与气道痉挛相关，有效的治疗能够逆转前述的哮喘的病因及病理过程，从而改善气流阻塞。支气管舒张试验用来检测气道的可逆性，具体见图 18-4。FEV_1 被认为是用于确定气道疾病可逆性和支气管扩张剂功效的金标准。支气管舒张试验阳性定义为：使用短效支气管扩张剂后，FEV_1 较用药前增加 12% 或以上[1]。一般认为 FEV_1 提高 20% 能显著减轻大多数患者的呼吸道症状。对于 FEV_1 基线值较低的患者（如<1L），如果其改善绝对值增加 250ml 以上，有时被认为是更好的治疗获益的评价指标，优于评估改变的百分比。不论哪种情况，当使用肺功能和药物作为未来治疗的预测指标时，患者的主观感受都应该被考虑。

血气分析

整体肺功能（通气功能和换气功能）的最佳指标是 ABGs［即动脉氧分压（arterial partial pressure of oxygen，PaO_2）、动脉二氧化碳分压（arterial partial pressure of carbon dioxide，$PaCO_2$）及 pH］。虽然 ABGs 的结果也受患者循环功能的影响，但其仍是全面评估肺部疾病患者急性和慢性改变必不可少的指标之一，具体见第 26 章。另外评估组织氧合较好的指标是血氧饱和度（SaO_2），其具体计算公式为：

$$O_2 \text{ 饱和度} = \text{实际与血红蛋白结合的氧气量} / \text{全部可与}\\ \text{血红蛋白结合的 } O_2 \text{ 的数量} \times 100$$

（公式 18-1）

按照这个公式，氧饱和度是，在一定压力下实际与血红蛋白结合的氧与可以结合在血红蛋白上的氧总量的比值。上述方程中的分母是氧容量。一般情况下，氧分压 100mmHg 时，血氧饱和度为 97.5%；在混合静脉血氧分压 40mmHg 时，血氧饱和度为 75%[16]。

血氧饱和度可以经皮连续监测，这种类型的监测（脉搏血氧仪）对于确定是否需要对各种慢性呼吸系统疾病患者进行补充氧治疗非常有帮助。当氧分压低于 60mmHg 时，血氧饱和度呈直线下降（如图 18-5）。

治疗目标

ERP-3[1] 为控制哮喘制订了如下的治疗目标：

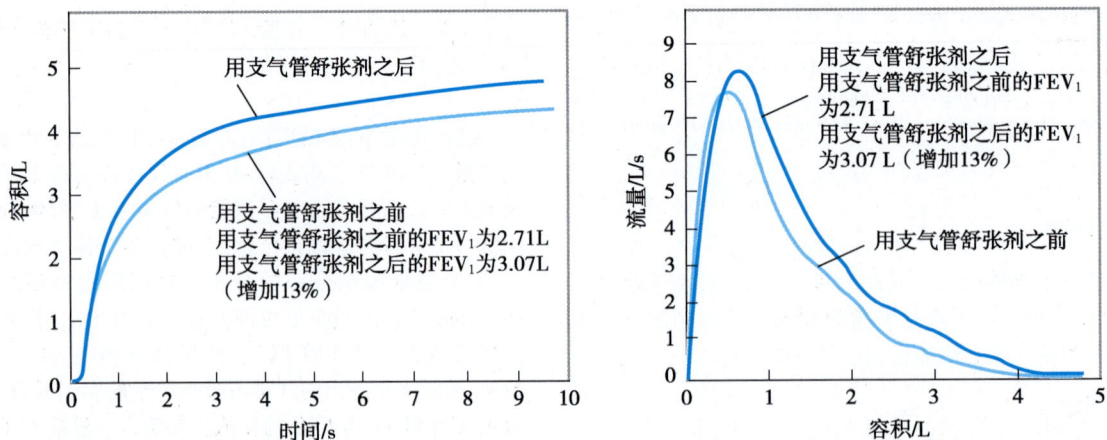

图 18-4 呼吸测定结果解释。此图只做说明用。对流速的解释是它可能随患者年龄的不同而异。FEV_1，第一秒用力呼气量；FVC，用力肺活量；PEFR，呼气流速峰值；RV，残气量；TLC，总肺容量。（来源：National Institutes of Health. *Expert Panel Report 2. Guidelines for the Diagnosis and Management of Asthma*. Bethesda，MD：National Heart，Lung，and Blood Institute；1997. NIH publication 97-4051.）

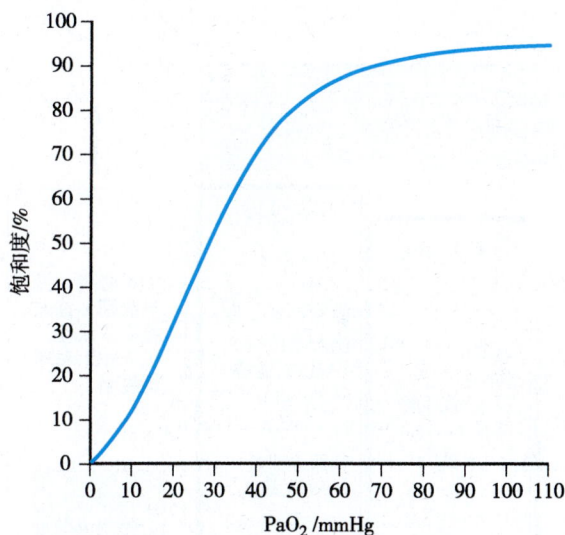

图18-5 氧合解离曲线显示,血红蛋白的饱和度随动脉血氧张力的增加而增加,到动脉氧分压(PaO$_2$)达到55~65mmHg之前,几乎呈线性上升。当PaO$_2$值高于此值时,血红蛋白饱和度的增加成比例减少,尽管PaO$_2$大幅增加,但血红蛋白中增加的氧相对较少。(来源:Guenther CA, Welch MH. *Pulmonary Medicine*. 2nd ed. Philadelphia, PA:JB Lippincott;1982,with permission.)

减少损伤:(a)预防慢性不适症状(如夜间或凌晨或劳累后发生的咳嗽及气喘);(b)保持正常或接近正常的肺功能;(c)保持正常生活活动(包括运动锻炼、其他体力活动及参加正常工作或上学);(d)极少使用SABA;≤2次/每周使用该类药物缓解症状;(e)达到患者自己及家庭满意的哮喘控制。

降低风险:(a)预防哮喘复发恶化,尽量减少急诊就诊或住院治疗次数;(b)防止儿童肺功能逐渐丧失,防止肺发育不良;(c)提供最佳药物治疗,减少药物不良反应。

哮喘长期控制的管理

为了达到这些治疗目标,EPR-3[1]还概述了一些一般的治疗原则。哮喘管理有四个主要组成部分:(a)哮喘的评估及监测;(b)哮喘护理者的教育;(c)控制影响哮喘的环境因素和合并症;(d)药物治疗。哮喘最佳的长期控制需要有持续的管理方法,包括这四个主要组成部分,以防止急性加重以及降低气道炎症。急性加重时早期干预治疗对减少后期气道严重狭窄具有重要意义。实现哮喘治疗的目标还包括每个患者的个体化治疗。另外在患者、患者家属与医生之间建立一种"伙伴关系"也是实现哮喘有效管理的措施。

对大多数哮喘患者来说,按照EPR-3[1]指南推荐的通过分阶段管理可以很好地控制哮喘(图18-6~图18-8)。作为最先进的长期管理的一个组成部分,齐心合力对患者教育已被证实可以改善预后,包括哮喘患者生活质量的提高。正因为长期良好的管理可以改善患者预后,如果患者需要急诊或住院治疗,一定要给予高度关注,以确定如何预防这种急症治疗。

哮喘急性加重

评估

症状及体征

案例 18-1

问题1:Q. C.,女孩,6岁,体重20kg,因呼吸困难、咳嗽到急诊就诊,近2日病情加重,这些症状出现前3日有上呼吸道病毒感染症状(咽喉痛,流涕和咳嗽)。近2年多次气管炎发作,3个月前曾因肺炎住院治疗,Q. C. 此次未使用药物治疗。体格检查发现女孩出现焦虑症状,中度呼吸困难、有呼气喘息声,偶尔咳嗽、呼气期延长,胸廓膨隆,胸骨上、锁骨上、肋间收缩。双侧吸气和呼气喘息,左侧呼吸音下降,听诊时可听到。生命体征:呼吸频率(RR)30次/min,血压(BP)110/83mmHg,心率130次/min,体温37.8℃,奇脉,18mmHg。血氧饱和度(SaO$_2$):90%。治疗:给予吸氧,维持SaO$_2$>90%。沙丁胺醇雾化吸入,2.5mg/20min,共3次。经过上述处理,患者诉某些主观症状缓解,表现的舒服一些。但听诊喘鸣加重。该患者哪些症状及体征符合急性支气管梗阻?沙丁胺醇雾化吸入后喘鸣音更明显是否提示药物治疗无效?

哮喘是一种气道阻塞性肺部疾病,主要是呼气气流受限,临床表现为呼气性呼吸困难、喘鸣音及通气周期中的呼气时间延长[1]。喘鸣是由湍流气流通过狭窄开口产生的鸣笛声,一般呼气相更明显。所以Q. C. 的喘鸣音和气道阻塞是一致的。事实上,Q. C. 的气道阻塞非常严重,甚至听诊时可闻及吸气相喘鸣音和呼气音减低。认识到喘息的典型症状与湍流的关系十分重要;因此,急性哮喘发作初始治疗有效时,随着气流在整个肺部增加,可能导致喘鸣加重。所以,Q. C.在听诊时喘鸣加重与沙丁胺醇雾化治疗后的临床改善相一致。

Q. C. 哮喘急性加重的另一个主要症状是咳嗽,其产生的机理可能是由于肥大细胞释放大量气道炎症介质(如白三烯)刺激支气管的"敏感受体"或气道平滑肌收缩所致。

在哮喘发作的过程中,小气道在呼气时会被完全阻塞产生气道陷闭,此时,患者不得不以高于正常的肺容量的方式呼吸[1]。因此,胸腔过度扩张,膈肌下移,因此,患者必须使用辅助呼吸肌来扩张胸壁。Q. C. 胸廓过度扩张,胸骨上、锁骨上、肋间的辅助呼吸肌均参与呼吸,这些症状与气道阻塞性疾病的表现一致。小气道阻塞、空气滞留及阻塞远端空气被肺吸收,最后可导致肺不张(肺泡及部分肺段的不完全膨胀或者萎陷)。局部的肺不张在胸部X线片上常不易与胸片上的浸润区分开来,而且易被误诊为肺炎。

Q. C. 的病史提示年轻的哮喘患者常有反复发作的支气管炎病史,反过来如果某患者反复发生支气管感染(如支气管炎,肺炎)需除外哮喘的诊断。

| 间歇型哮喘 | 持续型哮喘：每日用药
如果需要第3阶段或更高级别的护理，请咨询哮喘专家。考虑第2阶段的咨询 |

第1阶段
首选：
SABA PRN

第2阶段
首选：
低剂量ICS

尚可选
色甘酸或孟鲁
司特

第3阶段
首选：
中剂量ICS

第4阶段
首选：
中剂量ICS+
LABA或孟鲁
司特

第5阶段
首选：
高剂量ICS+
LABA或孟鲁
司特

第6阶段
首选：
高剂量ICS+
LABA或孟鲁
司特

口服全身性
皮质类固醇

如果必要，提
升级别（首先
检查依从性，
吸入技术和环
境控制）

**评估
控制情况**

如果可能降低
级别（至少3个
月内哮喘有效
控制）

每个阶段患者教育及环境控制

适合所有患者的快速缓解药物
- SABA的治疗根据症状而定。治疗的强度取决于症状的严重程度
- 病毒性呼吸道感染24小时内每4～6小时给予SABA治疗（如延长请遵医嘱）。如病情严重恶化，或者
  患者有既往有严重发作病史，考虑短期口服全身性皮质类固醇
- 注意：频繁使用SABA可能表明需要升级治疗。关于启动长期控制治疗的建议，请参阅正文

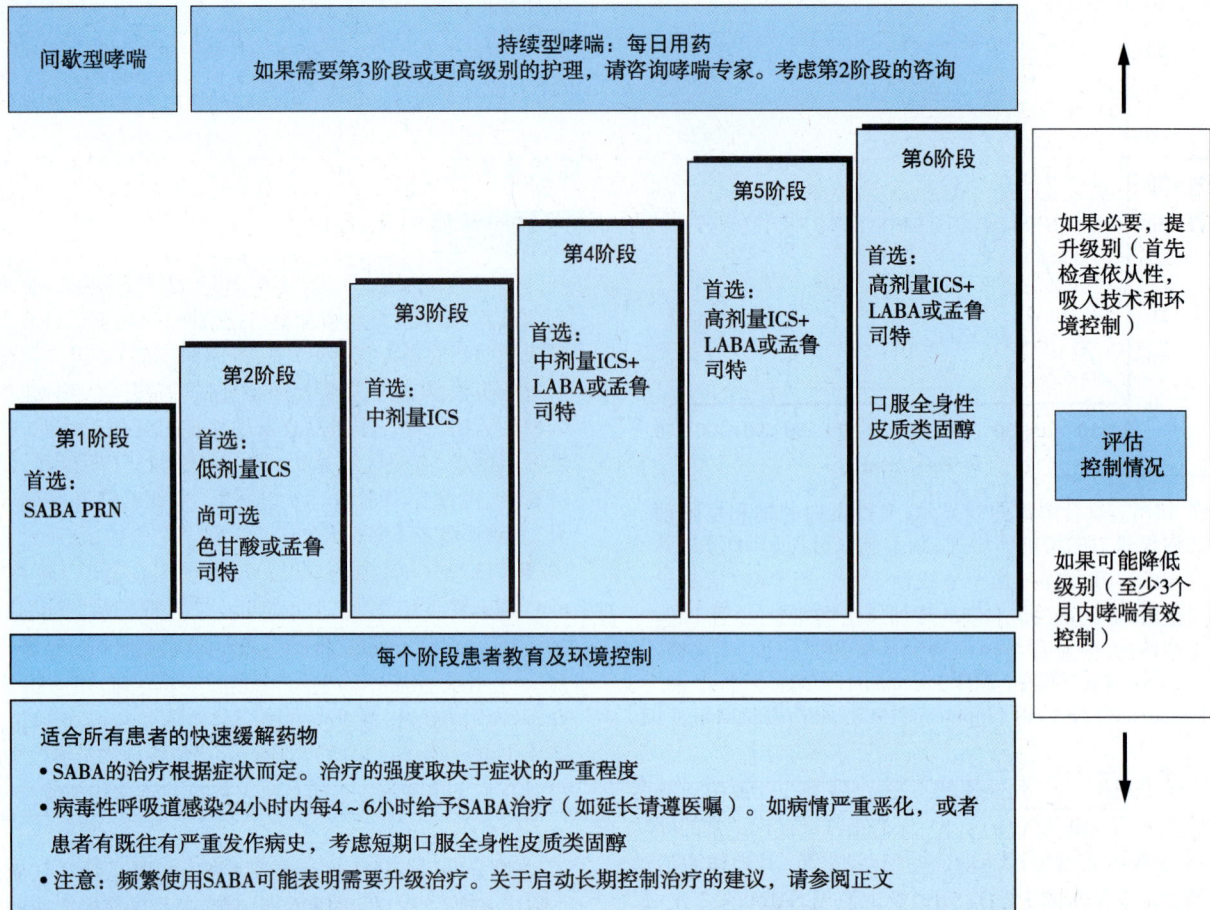

当首选或替代疗法中列出多个治疗方案时，以字母顺序排序。ICS，吸入性皮质类固醇；LABA，长效吸入性 β_2 受体激动剂；SABA，短效吸入性 β_2 受体激动剂

注释：
- 阶梯式的方法是为了帮助而不是取代临床决策，临床决策需要满足患者需要
- 如果选择的替代治疗方案效果不佳，此时应停止使用替代治疗方案而使用最佳方案，而不是升级治疗
- 如果4～6周后治疗获益不明显，同时患者及其家属治疗吸入技巧及依从性较好，此时应考虑调整治疗方案或诊断
- 对0～4岁儿童的研究有限，第2阶段首选治疗方案的证据级别为A，而其他的推荐建议均来源于专家观点及对年龄较大儿童
  研究的推断

图 18-6　0～4 岁儿童哮喘管理的阶梯方案。（来源：National Institutes of Health. *Expert Panel Report* 3；*Guidelines for the Diagnosis and Management of Asthma*. Bethesda，MD：National Heart，Lung，and Blood Institute；2007. NIH publication 07-4051.）

低氧血症和窒息感可造成 Q.C 呼吸、心率增快及焦虑症状。低氧血症产生的主要原因是肺泡通气与肺毛细血管血流不平衡失衡，又称为通气灌注失调[16]。每个肺泡均与一定的肺动脉毛细血管网相匹配以供气体交换。当肺叶局部区域通气降低，该区域肺泡缺氧，反射性引起局部肺动脉收缩。由于需要保持足够的血液充氧，因此血液分流至通气较好的区域。然而肺动脉不能完全收缩，当少量的血液流向

通气不良的肺泡时，导致通气/血流比值失衡。弥漫性支气管阻塞（即急性哮喘）增强了这种失衡状态。此外，部分急性支气管痉挛释放的介质（如组胺）通过收缩支气管平滑肌而同时松弛血管平滑肌，进一步加重了通气/血流比值失衡。

Q. C. 还有一个明显的体征奇脉。奇脉指的是吸气时收缩压降低超过 10mmHg。一般而言，奇脉与支气管阻塞的严重程度相关；但它并不总是伴随出现的[1]。

| 间歇型哮喘 | 持续型哮喘：每日用药
如果需要第4阶段或更高级别的护理，请咨询哮喘专家。考虑第2阶段的咨询 |

第6阶段

首选：
高剂量ICS+
LABA+口服全身
性皮质类固醇

可选：
高剂量ICS+
LABA或茶碱+
口服全身性皮质
类固醇

第5阶段

首选：
高剂量ICS+
LABA

可选：
高剂量ICS+
LABA或茶碱

第4阶段

首选：
中剂量ICS+
LABA

可选：
中剂量ICS+
LABA或茶碱

第3阶段

首选：
低剂量ICS+
LABA，LTRA
或茶碱

OR：

中剂量ICS

第2阶段

首选：
低剂量ICS

可选：
色甘酸，
LTRA，
奈多罗米，
茶碱

第1阶段

首选：
SABA PRN

如果必要，提
升级别（首先
检查依从性，
吸入技术、环
境控制及合并
症）

评估
控制情况

如果可能降低
级别（至少3
个月内哮喘有
效控制）

每阶段：患者教育、环境控制及合并症管理

第2～4阶段过敏性哮喘的患者给予皮下变应原免疫治疗

适合所有患者的快速缓解药物

- SABA的治疗根据症状而定。治疗的强度取决于症状的严重程度。
  如果需要可进行3次治疗，每次间隔20分钟。可能需要短期口服全身性皮质类固醇
- 注意：SABA使用次数增加或每周>2日使用SABA控制症状（并非预防EIB），一般是表明控制不足，
  需要升级治疗

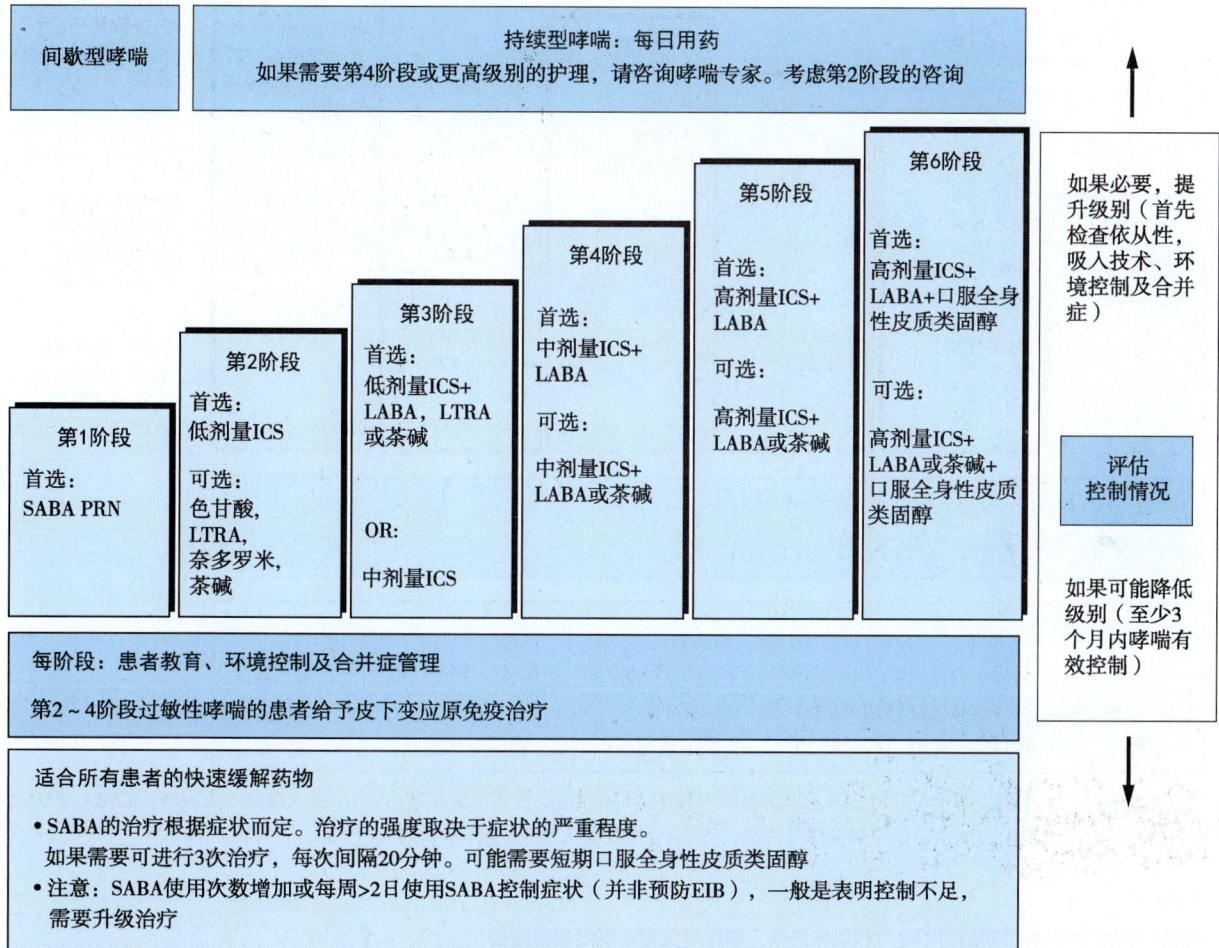

当首选或替代疗法中列出多个治疗方案时，以字母顺序排序。ICS，吸入性皮质类固醇；LABA，长效 β_2 吸入性受体激动剂；LTRA，白三烯受体拮抗剂；SABA，短效吸入性 β_2 受体激动剂

注释：
- 阶梯式的方法是为了帮助而不是取代临床决策，临床决策需要满足患者需要
- 如果选择的替代治疗方案效果不佳，此时应停止使用替代治疗方案而使用最佳方案，而不是升级治疗
- 因为茶碱需要监测血清浓度，因此茶碱不是一种理想的替代品

图 18-7　5～11 岁儿童哮喘管理的阶梯方案。（来源：National Institutes of Health. Expert Panel Report 3：Guidelines for the Diagnosis and Management of Asthma. Bethesda，MD：National Heart，Lung，and Blood Institute；2007. NIH publication 07-4051.）

间歇型哮喘

持续型哮喘：每日用药
如果需要第4阶段或更高级别的护理，请咨询哮喘专家。考虑第3阶段的咨询

第1阶段
首选：
SABA PRN

第2阶段
首选：
低剂量ICS

可选：
色甘酸，
LTRA，
奈多罗米，
茶碱

第3阶段
首选：
低剂量ICS+
LABA或中剂量
ICS

可选：
低剂量ICS+
LTRA、茶碱或
齐留通

第4阶段
首选：
中剂量
ICS+LABA

可选：
中剂量ICS+
LABA、茶碱或
齐留通

第5阶段
首选：
高剂量ICS+
LABA

并且对过敏
患者考虑使用
奥马珠单抗

第6阶段
首选：
高剂量ICS+
LABA+口服皮质
类固醇

并且对过敏
患者考虑使用
奥马珠单抗

如果必要，提
升级别（首先
检查依从性、
环境控制及合
并症）

评估
控制情况

如果可能降低
级别（至少3
个月内哮喘有
效控制）

每阶段：患者教育、环境控制及合并症管理
第2~4阶段过敏性哮喘的患者给予皮下变应原免疫治疗

适合所有患者的快速缓解药物

- SABA的治疗根据症状而定。治疗的强度取决于症状的严重程度：如果需要可进行3次治疗，每次间隔
  20分钟。可能需要短期口服皮质类固醇
- 每周>2日使用SABA控制症状（非预防EIB），一般是表明控制不足，需要升级治疗

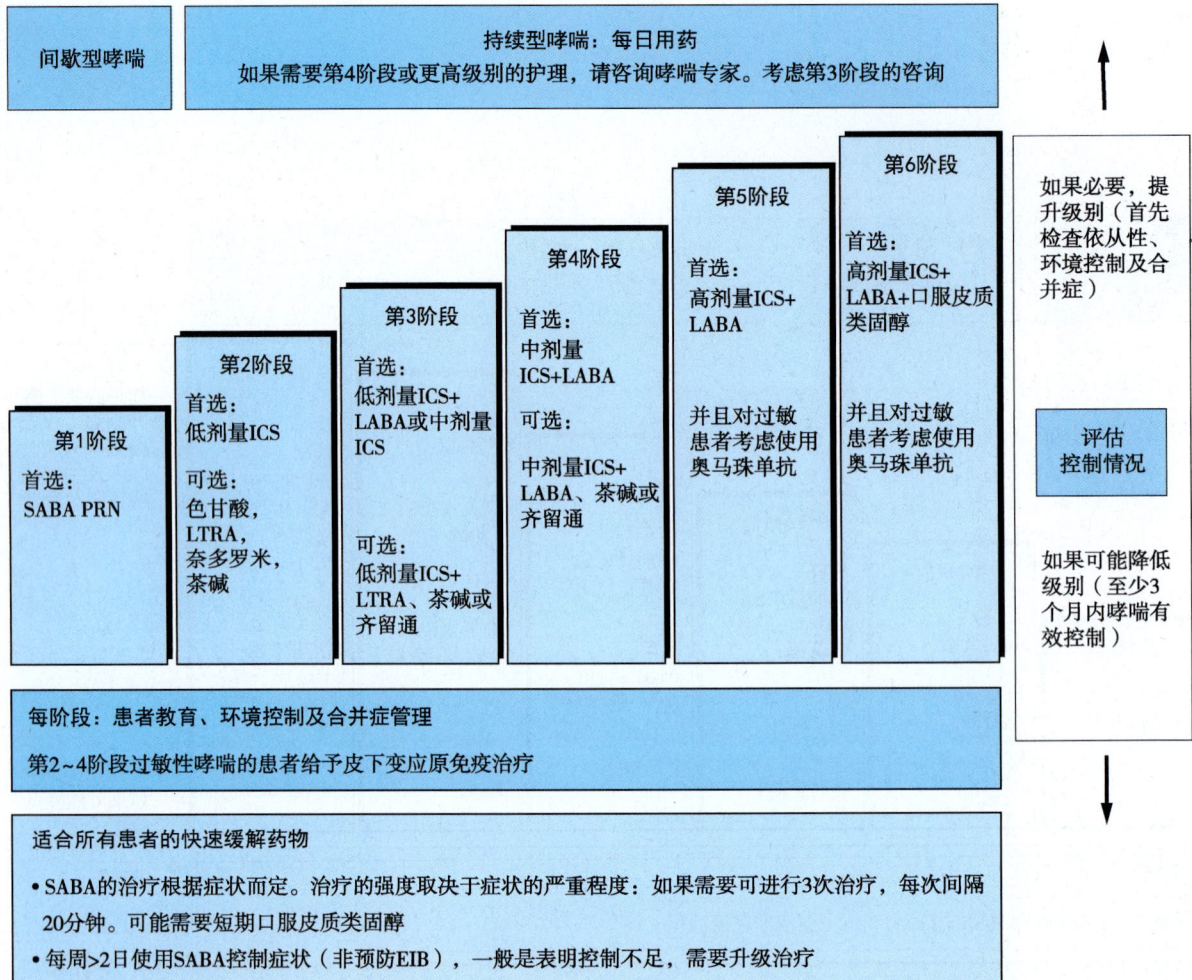

当首选或替代疗法中列出多个治疗方案时，以字母顺序排序。EIB，运动性支气管痉挛；ICS，吸入性皮质类固醇；LABA，长效吸入性 β_2 受体激动剂；LTRA，白三烯受体拮抗剂；SABA，短效吸入性 β_2 受体激动剂

注释：

- 阶梯式的方法是为了帮助而不是取代临床决策，临床决策需要满足患者需要
- 如果选择的替代治疗方案效果不佳，此时应停止使用替代治疗方案而使用最佳方案，而不是升级治疗
- 齐留通不是一种理想的替代，因为作为辅助治疗的研究有限，而且需要监测肝功能。茶碱需要监测血药浓度
- 在第6阶段，尽管高剂量ICS+LABA+LTRA或茶碱或齐留通还没有临床试验，但在口服皮质类固醇之前还是应该试用该方法

图 18-8 12 岁及以上青少年和成人哮喘管理的阶梯方案。（来源：National Institutes of Health. Expert Panel Report 3：Guidelines for the Diagnosis and Management of Asthma. Bethesda, MD：National Heart, Lung, and Blood Institute；2007. NIH publication 07-4051.）

阻塞的程度

案例 18-1，问题 2：哪些辅助检查有助于评估 Q. C. 气道阻塞的严重程度？

不推荐胸部 X 线片作为常规检查，但对于怀疑有并发症（如肺炎）的患者，则应进行胸片检查[1]。胸片可表现为肺过度膨胀及局部肺不张；但是更多的时候胸部 X 线检查是阴性的，对评估急性哮喘发作没有多大价值。Q. C. 肺部听诊局部呼吸音下降，尤其是经过初始治疗后局部呼吸音仍下降，提示此时需要行胸部 X 线片检查。这种局部呼吸音下降常提示并发肺炎、异物吸入、气胸或大量黏液阻塞气道。

肺功能检查（如 FEV_1，PEF）常能客观评估气道阻塞的严重程度。呼气流量峰值仪有助于急诊医生评估气道阻塞严重程度及支气管扩张剂治疗反应。但婴幼儿不能配合上述检查。EPR-3 指出只有 65% 的 5~16 岁的儿童在急性哮喘发作时能完成 FEV_1 或 PEF 的检查。因为 Q. C. 起初处于焦虑状态，所以，PEF 检测应该在使用支气管扩张剂后安静时进行。肺功能检查的一个缺点是在于用力呼气可诱发咳嗽。血气分析是评估极严重气道阻塞程度的金标准[1]。EPR-3[1]建议当怀疑患者存在低通气、严重呼吸窘迫或经初始治疗后 FEV_1 或 PEF 仍低于预计值的 25% 时，应行血气分析检测评估 $PaCO_2$。血气分析检测建议用于初始治疗失败或需要住院治疗的患者，这次 Q. C. 无上述表现。Q. C. 需要在治疗开始后

1 小时进行重复脉搏血氧测定,以确保足够的动脉氧饱和度。

住院治疗指征

案例 18-1,问题 3: Q. C. 可能需要住院治疗。哪种临床检查可以预测是否需要入院治疗或 Q. C. 如果从急诊返回家,是否会复发? Q. C. 的症状和体征是否预示着她会复发,如果不住院还可能返回急诊?

最佳初始治疗预测指标是 FEV_1 或 PEF。初始治疗后如果 FEV_1 或 PEF 仍低于预计值的 40%,那意味着患者可能需要住院治疗[1]。虽然 Q. C. 不能行肺功能检测,但可以行 PEF 检测,所以计划治疗 1 小时后用呼气流量峰值仪检测 PEF。单凭体征和症状评分不能作为哮喘治疗的预后指标,但体征和症状的评分常常与脉搏血氧测定仪、FEV_1 或 PEF 一起作为哮喘治疗的预后指标[1]。

短效 β_2 吸入性受体激动剂治疗

短效 β_2 吸入性受体激动剂与其他支气管扩张剂相比较

案例 18-1,问题 4: 为什么相对于其他支气管扩张剂如氨茶碱或异丙托溴铵,SABA 是治疗的首选?

短效吸入性 β_2 受体激动剂(SABA)因其作用强和起效快而被认为是治疗急性哮喘的首选药物[1]。SABA 可以有效逆转哮喘早期阶段气道阻塞。相对于吸入沙丁胺醇,氨茶碱(aminophylline)(一种茶碱的盐)效果较差,而且具有更大的严重不良反应的风险[1]。同样,抗胆碱药物异丙托溴铵(ipratropium)气管扩张的幅度小于吸入 SABA 的幅度[1]。但是随机双盲试验研究显示病重的儿童在急诊就诊时,同时给予沙丁胺醇及异丙托溴铵可以减少住院次数[18,19]。其中一项试验[18]显示,FEV_1 基线值低于预测值 30% 的儿童因吸入异丙托品而降低了入院率;而另一项试验[19]显示,基线 PEF 低于 50% 的儿童住院率降低。因此,虽然吸入足量的 SABA 联合吸入异丙托溴铵可以提高重症哮喘患者的肺功能,减少住院次数,但是因为 Q. C. 的病情还没那么严重,所以她的医生选择了单独使用 SABA 作为初始治疗。

给药途径的优选

案例 18-1,问题 5: 短效支气管扩张剂的首选用药途径是什么?

有充分的文献证明,雾化吸入 SABA 与胃肠外给药及口服给药具有相同或更好的支气管扩张作用,而且全身不良反应更少[1]。急性支气管痉挛时,许多临床医生认为雾化吸入时没有足够的气溶胶进入支气管树,所以胃肠外给药比雾化吸入效果更好。然而,在临床试验中,在哮喘急性加重时,无论儿童和成人,雾化吸入 SABA 与皮下注射肾上腺素的标准治疗具有同样的支气管扩张效果[1,20]。因此,雾化吸入

SABA 是急诊及住院治疗哮喘患者的首选给药途径[1]。β_2-肾上腺素受体激动剂不应口服治疗重症哮喘,因为口服给药起效慢、效果差、吸收不稳定,所以不建议口服给药[1]。

案例 18-1,问题 6: Q. C. 雾化吸入沙丁胺醇。SABA 的定量气雾剂给药是否会更受欢迎? 雾化给药的剂量是否与定量吸入器(metered-dose inhaler,MDI)给药的剂量相同?

气溶胶(Aerosols)是指悬浮在空气中的颗粒(如药物-脂质混合物)混合物。MDI 由气雾剂罐和驱动装置(阀门)组成。罐中的药物是一种混悬液或与推进剂混合在一起的溶液。阀门控制药物的输出以及精确地喷出预定量的药物。第二个气溶胶装置-空气喷射雾化器-是射流产生雾化药物的机械装置。药物溶解在少量溶液中(一般为 3ml 生理盐水)并储放在一个体积较小的容器(喷雾罐)中,喷雾罐和产生气体的装置如小压缩泵、氧气罐及墙壁供气装置相连。空气从一个相对较大的管道流过喷雾罐上针孔大小的开口。这会在空气进入的地方产生负压,喷雾罐底的药液被吸起,通过很小的毛细管与快速的气流相遇,药物溶液喷射在一个小挡板上而形成气雾。超声雾化器是通过声波产生气溶胶的一种喷雾器[1]。

研究表明雾化与定量喷雾剂在稳定期哮喘患者给予同等药物剂量时疗效并无差异[1,21]。吸入 SABA 定量喷雾给药与雾化给药治疗急性哮喘的试验比较,当定量喷雾给药由经验丰富的人员仔细监督,并使用储物器装置时,雾化吸入给药也没有明显的优势[22-24]。然而,在一些病情较轻的儿童中,使用定量喷雾器给予有效的 SABA 是有困难的(即使在监督下),原因在于很多患者及临床医生均认为雾化途径更有效,从心理上讲,通过雾化器给予至少第一剂 SABA 是重要的。此后,使用治疗等效的 MDI 加间隔物器更具成本效益[22]。

MDI 加储雾罐与雾化 β_2 受体激动剂药物剂量比例在文献中各不相同。对轻度急性哮喘的患儿,沙丁胺醇 MDI+储雾罐 2 喷与沙丁胺醇 6~10 喷或雾化沙丁胺醇 0.15mg/kg 的治疗是等效的[23]。在一个针对儿童哮喘严重急性加重的双盲试验中,研究者应用的剂量比例是 1:5[沙丁胺醇定量喷雾途径 1mg(10 掀):雾化途径 5mg][24]。用压缩氧气雾化沙丁胺醇比用空气好,所以开始治疗时 Q. C. 首选前者。

药物剂量

案例 18-1,问题 7: 在初次给予沙丁胺醇后每隔 20 分钟后,在接下来的 40 分钟内,再给两剂 2.5mg 的沙丁胺醇雾化吸入,每次间隔 20 分钟。经过 3 次治疗后,Q. C 的呼吸音变得越来越清晰。她不再焦虑,说话成句。PEF 达预计值的 70%,不吸氧情况下 SaO_2 是 97%,准备出院回家。请问沙丁胺醇的剂量和给药间隔是否适合 Q. C. ?

Schuh 等[25]证明,较高剂量的沙丁胺醇方案(每 20 分钟 0.15mg/kg 比 0.05mg/kg)产生显著的改善,不会有更大的不良反应发生率。Schuh 等[26]随后报道了儿童中每小时应用沙丁胺醇 0.3mg/kg(高达 10mg)比 0.15mg/kg(高达

5mg）剂量的效果更好。较大剂量以及 0.15mg/kg 剂量均可耐受。因此，Q.C. 的 2.5mg（0.13mg/kg）沙丁胺醇方案在第一次雾化沙丁胺醇剂量后每 20 分钟一次，共 3 次，方案是正确但剂量可以更大一些。图 18-9 为急诊医生和哮喘管理者提供了哮喘急性加重治疗指南[1]。除 EPR-3 外，最近还发表了关于哮喘急诊治疗的综述[27]。

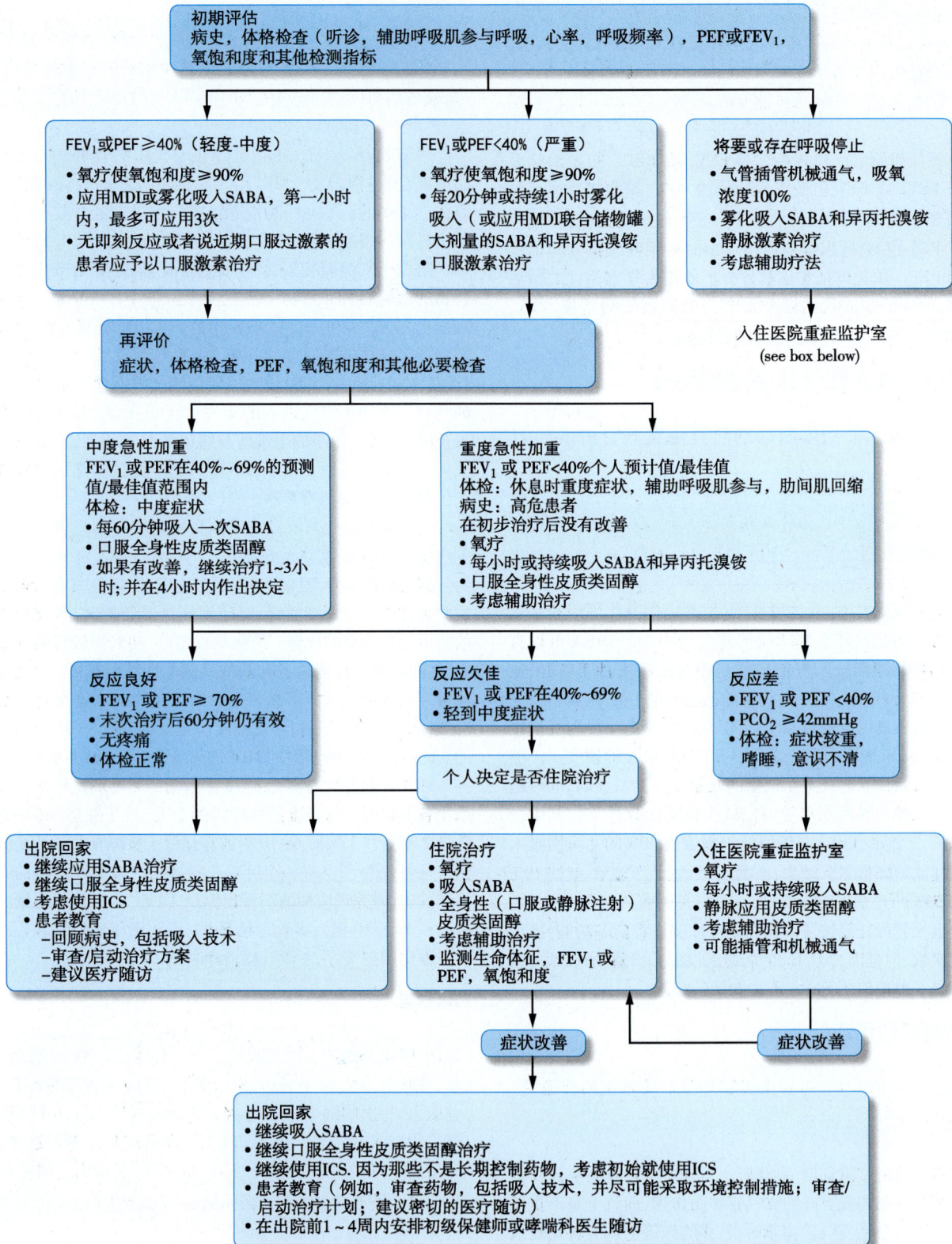

初期评估
病史，体格检查（听诊，辅助呼吸肌参与呼吸，心率，呼吸频率），PEF或FEV₁，氧饱和度和其他检测指标

FEV₁或PEF≥40%（轻度-中度）
• 氧疗使氧饱和度≥90%
• 应用MDI或雾化吸入SABA，第一小时内，最多可应用3次
• 无即刻反应或者说近期口服过激素的患者应予以口服激素治疗

FEV₁或PEF<40%（严重）
• 氧疗使氧饱和度≥90%
• 每20分钟或持续1小时雾化吸入（或应用MDI联合储物罐）大剂量的SABA和异丙托溴铵
• 口服激素治疗

将要或存在呼吸停止
• 气管插管机械通气，吸氧浓度100%
• 雾化吸入SABA和异丙托溴铵
• 静脉激素治疗
• 考虑辅助疗法

入住医院重症监护室
(see box below)

再评价
症状，体格检查，PEF，氧饱和度和其他必要检查

中度急性加重
FEV₁ 或 PEF在40%~69%的预测值/最佳值范围内
体检：中度症状
• 每60分钟吸入一次SABA
• 口服全身性皮质类固醇
• 如果有改善，继续治疗1~3小时；并在4小时内作出决定

重度急性加重
FEV₁ 或 PEF<40%个人预计值/最佳值
体检：休息时重度症状，辅助呼吸肌参与，肋间肌回缩
病史：高危患者
在初步治疗后没有改善
• 氧疗
• 每小时或持续吸入SABA和异丙托溴铵
• 口服全身性皮质类固醇
• 考虑辅助治疗

反应良好
• FEV₁ 或 PEF ≥ 70%
• 末次治疗后60分钟仍有效
• 无疼痛
• 体检正常

反应欠佳
• FEV₁ 或 PEF在40%~69%
• 轻到中度症状

反应差
• FEV₁ 或 PEF <40%
• PCO₂ ≥42mmHg
• 体检：症状较重，嗜睡，意识不清

个人决定是否住院治疗

出院回家
• 继续应用SABA治疗
• 继续口服全身性皮质类固醇
• 考虑使用ICS
• 患者教育
　－回顾病史，包括吸入技术
　－审查/启动治疗方案
　－建议医疗随访

住院治疗
• 氧疗
• 吸入SABA
• 全身性（口服或静脉注射）皮质类固醇
• 考虑辅助治疗
• 监测生命体征，FEV₁ 或 PEF，氧饱和度

入住医院重症监护室
• 氧疗
• 每小时或持续吸入SABA
• 静脉应用皮质类固醇
• 考虑辅助治疗
• 可能插管和机械通气

症状改善

症状改善

出院回家
• 继续吸入SABA
• 继续口服全身性皮质类固醇治疗
• 继续使用ICS. 因为那些不是长期控制药物，考虑初始就使用ICS
• 患者教育（例如，审查药物，包括吸入技术，并尽可能采取环境控制措施；审查/启动治疗计划；建议密切的医疗随访
• 在出院前1～4周内安排初级保健师或哮喘科医生随访

图 18-9　哮喘急性加重时管理：急诊及住院治疗。FEV₁，第一秒呼气量；ICS，吸入性皮质类固醇；MDI，定量吸入器；PCO₂，动脉血二氧化碳分压；PEF，呼气流量峰值；SABA，短效吸入性 β₂ 受体激动剂；SO₂，血氧饱和度。来源：National Institutes of Health. *Expect Panel Report 3*：*Guidelines for the diagnosis and Management of Asthma.* Bethesda，MD：National Heart，lung and Blood Institute；2007，NIH publication *07-4051*

短效吸入性 β₂ 受体激动剂的比较

案例 18-1,问题 8: 在 Q.C 的初始治疗中是不是还有别的更有效的 SABA?

SABA(例如沙丁胺醇)优于非特异性激动剂(例如异丙肾上腺素)。长效 β₂-肾上腺素受体激动剂(例如沙美特罗)不作为哮喘急诊治疗的选择。左旋沙丁胺醇(R-沙丁胺醇)是一种单异构体、效价高的药物,但对大多数患者来说,并没有比混旋的沙丁胺醇有更显著的临床优势(即改善结果)以证明其较高的性价比[1]。

急诊治疗时全身性皮质类固醇在儿童中的使用

案例 18-1,问题 9: Q.C. 在急诊治疗时需要使用全身性皮质类固醇吗?

答案是肯定的。因为哮喘是气道炎症性疾病,所以应考虑与 Q.C. 目前恶化相关的炎症程度。EPR-3[1]

(见图 18-9)指出如果吸入 β₂-肾上腺素受体激动剂后没有立即显效,应使用口服全身性皮质类固醇(参见案例 18-2,问题 4 和 5,将对该问题进一步讨论)。此外,如果 Q.C. 能在家使用呼气流量峰值仪自我监测,早期发现这种恶化的趋势就可能避免了此次急诊就诊。当 PEF 处于红色区域(<50%的个人最佳),并且对 SABA 反应不佳时,尽早口服皮质类固醇干预可以减少急诊就诊次数[1](图 18-10,参见最后的结果部分的章节)。Q.C. 和她的父母应明白如果呼吸困难明显而且对药物反应效果不佳时,应急诊就诊或拨打急救电话。而且在从急诊回家之前,Q.C. 和她的父母应该接受关于哮喘、急性加重及长期管理的教育。在未来的门诊随访中跟进更详细的教育很重要。根据 EPR-3[1] 的治疗原则,作为出院计划的一部分,Q.C. 应该接受短期的全身性皮质类固醇治疗以减少再次加重的风险。一般每日口服泼尼松龙(prednisolone)溶液 1~2mg/kg,每日 1 次或分 2 次服用,连用 5~7 日。虽然这种方案非常有效,但为了提高依从性,一些研究发现口服或肌注地塞米松较短(1~2 日)的疗程,与口服泼尼松或泼尼松龙疗法相比,结果类似[28-30]。

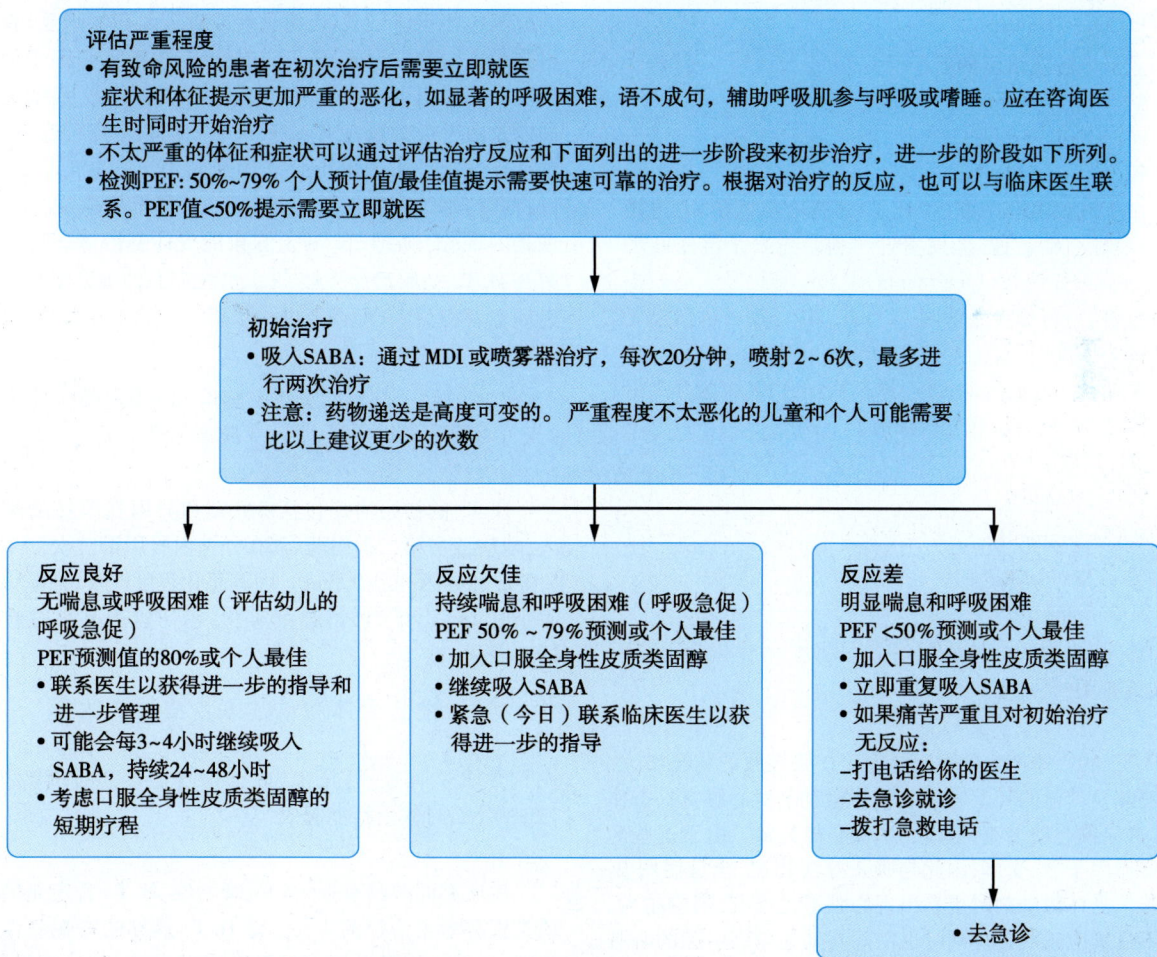

评估严重程度
- 有致命风险的患者在初次治疗后需要立即就医
  症状和体征提示更加严重的恶化,如显著的呼吸困难,语不成句,辅助呼吸肌参与呼吸或嗜睡。应在咨询医生时同时开始治疗
- 不太严重的体征和症状可以通过评估治疗反应和下面列出的进一步阶段来初步治疗,进一步的阶段如下所列。
- 检测PEF: 50%~79% 个人预计值/最佳值提示需要快速可靠的治疗。根据对治疗的反应,也可以与临床医生联系。PEF值<50%提示需要立即就医

初始治疗
- 吸入SABA:通过 MDI 或喷雾器治疗,每次20分钟,喷射2~6次,最多进行两次治疗
- 注意:药物递送是高度可变的。严重程度不太恶化的儿童和个人可能需要比以上建议更少的次数

反应良好
无喘息或呼吸困难(评估幼儿的呼吸急促)
PEF预测值的80%或个人最佳
- 联系医生以获得进一步的指导和进一步管理
- 可能会每3~4小时继续吸入 SABA,持续24~48小时
- 考虑口服全身性皮质类固醇的短期疗程

反应欠佳
持续喘息和呼吸困难(呼吸急促)
PEF 50%~79%预测或个人最佳
- 加入口服全身性皮质类固醇
- 继续吸入SABA
- 紧急(今日)联系临床医生以获得进一步的指导

反应差
明显喘息和呼吸困难
PEF <50%预测或个人最佳
- 加入口服全身性皮质类固醇
- 立即重复吸入SABA
- 如果痛苦严重且对初始治疗无反应:
  - 打电话给你的医生
  - 去急诊就诊
  - 拨打急救电话

- 去急诊

图 18-10 哮喘急性加重时管理:家庭治疗。MDI,定量雾化吸入器;PEF,呼气流量峰值;SABA,短效吸入性 β₂ 受体激动剂。(来源:National Institutes of Health. *Expert Panel Report 3:Guidelines for the Diagnosis and Management of Asthma.* Bethesda,MD:National Heart,Lung,and Blood Institute;2007. NIH publication 07-4051.)

案例 18-2

问题 1：H. T.，男性，45 岁，体重 91kg，有长期重度持续型哮喘病史，现因重度呼吸困难和喘鸣就诊于急诊室。他一口气只能说两三个字，他一直吸入丙酸倍氯米松气雾剂（beclomethasone hydrofluoroalkane）（HFA：每揿 80μg）每日 2 次及必要时（PRN）给予沙丁胺醇定量喷雾剂每日 4 次作为长期控制治疗。1 周前，H. T. 因丙酸倍氯米松气雾剂用完了，住院前一日自行将沙丁胺醇定量喷雾剂的量加至每 3 小时一次。H. T. 无吸烟史，FEV_1 是其年龄和体重预测值的 25%，SaO_2 是 82%。生命体征如下：

> 心率：130 次/min
> 呼吸：30 次/min
> 可触及奇脉，相差 18mmHg
> 血压：130/90mmHg
> 呼吸空气条件下动脉血气分析如下：
> pH：7.40
> PaO_2：40mmHg
> $PaCO_2$：40mmHg
> 血清电解质浓度如下：
> 钠（Na）：140mmol/L
> 钾（K）：3.9mmol/L
> 氯（Cl）：105mmol/L

由于气道阻塞严重，对 H. T. 进行心电监护，心电图显示：窦性心动过速，偶发室性早搏。先给予沙丁胺醇 5.0mg+异丙托溴铵（ipratropium）0.5mg 雾化吸入后效果略有改善，后行鼻导管吸氧 4L/min，20 分钟后再次给予 5mg 沙丁胺醇+异丙托溴铵 0.5mg 雾化吸入，之后 H. T. 的心率增至 140 次/min，诉心悸及肌颤，PEF 仅为个人最佳值的 25%，复查血气分析数值如下：

> pH：7.39
> PaO_2：60mmHg
> $PaCO_2$：42mmHg
> Na：138mmol/L
> K：3.5mmol/L

H. T. 出现的不良反应是否与应用全身性 β_2 受体激动剂有关？

H. T. 的心悸产生的原因是血管扩张导致的脉压增大。沙丁胺醇及其他的肾上腺素 β 受体激动剂对心脏有兴奋作用，常常导致心动过速，但很少诱发心律失常。由于这些药物主要作用于 β_2 受体，因此与吸入疗法相比，全身使用 β_2 肾上腺素受体激动剂时更易出现心脏不良反应，剂量越大，心脏不良反应越明显。同时也需除外其他原因引起的心脏反应，如低氧，低氧是心律失常的潜在危险因素。因此，H. T. 的心悸症状考虑是 β_2 肾上腺素受体激动剂引起的不良反应或气道阻塞加重（反映在 $PaCO_2$ 升高），也可能两种原因同时存在。

H. T. 血清钾浓度从 3.9mmol/L 降至 3.5mmol/L，可归

因于 Na^+-K^+ 泵的 β2-肾上腺素激活和随后的细胞内钾转运[31,32]。雾化吸入常规剂量的沙丁胺醇对血清 K^+ 的影响非常小，但是高剂量吸入沙丁胺醇可能会更明显[33]。肾上腺素受体激动剂还有升血糖及促进胰岛素分泌的作用，这可能与 K^+ 细胞内流相关[34]。H. T. 的肌颤症状与 β_2 肾上腺素受体激动剂刺激骨骼肌相关，此外，口服或胃肠外给药时最为突出，但是有部分患者对受体激动剂特别敏感，即使在吸入 SABA 时也可以诱发肌颤。

β 肾上腺素受体激动剂的低敏感性

案例 18-2，问题 2：为什么 H. T. 初始治疗失败？与 β_2 受体激动剂的耐受相关吗？

虽然 β_2 受体激动剂的不良反应（如肌颤、失眠）常有报道，但是临床上 β_2 受体激动剂对气道反应的耐受性并不多见[33,34]。即使是长期使用，机体对 β_2 受体激动剂反应强度（即肺功能的最大增加百分比）无变化，但每次给药后反应持续时间缩短。这种情况多见于每日使用大量 β_2 受体激动剂的患者，间断使用的患者中不多见。这种现象可能的原因包括受体下调、疾病进展或真正的药物耐受，其具体机制尚不清楚。因此，H. T. 初始治疗失败可归因于他气道阻塞的严重程度。H. T. 有严重慢性哮喘病史，病情逐渐进展以及由于炎症反应导致吸入 β_2 受体激动剂效果欠佳。预计支气管扩张剂也不会立即逆转 H. T. 的气道阻塞，所以将其初始治疗效果欠佳归因于 β_2 肾上腺素受体低敏感性是困难的。此外，β_2 肾上腺素能受体基因多态性也难以解释 H. T. 初始治疗失败[34]。虽然多态性被证明与某些稳定期患者相关[1]，但需要进一步研究以确定临床相关性。

案例 18-2，问题 3：反复测定 PEF 和 ABGs 提示 H. T. 的支气管阻塞仍很严重，下一步应该怎样治疗？

H. T. 的初始治疗包括 SABA 和异丙托溴铵的雾化吸入，他应该在第二次用药后 20 分钟内服用第三次沙丁胺醇 5.0mg 和异丙托品 0.5mg。因其恶化程度严重，他应该接受每小时 15mg 沙丁胺醇连续雾化，密切监测其心脏状态和 PEF 变化。

短效吸入性 β 受体激动剂联合皮质类固醇

案例 18-2，问题 4：H. T. 适合全身性皮质类固醇治疗吗？什么时候治疗能起效？

皮质类固醇具有强大的抗炎活性，H. T. 肯定是需要皮质类固醇激素治疗的[1,35]。像 H. T. 这样的哮喘急性加重患者，皮质类固醇激素能减轻气道的炎症[36-39]，增强 β_2 受体激动剂的反应[1,36]。皮质类固醇不能松弛气道平滑肌（不是支气管扩张剂），但是其能增强 β_2 受体激动剂的反应及抑制炎症反应（如细胞因子的产生、嗜中性粒细胞及嗜酸性粒细胞的趋化和迁移以及炎症介质的释放等）[1]。

皮质类固醇的抗炎作用给药后可延迟 4~6 小时。然而，激素给药 1 小时内可诱导重度，慢性，稳定期哮喘患者对内源性儿茶酚胺和外源性 β_2 受体激动剂的应答恢复[36]，但是检测指标（如 FEV_1）的提高常常需要在给药 12 小时后[38]。所以 EPR-3[1] 提倡急性重症哮喘患者尽早开始应用皮质类固醇。如果在急诊急性哮喘的初始治疗中早期给予皮质类固醇[38]，可加速哮喘急性加重的恢复并减少住院需求[35,40-43]。

根据 H. T. 最初的叙述，应立即在急诊室就开始全身性皮质类固醇治疗（见图 18-9）。最好的是 H. T. 在家时，病情恶化升级之前就开始口服皮质类固醇治疗（见图 18-10）。

> **案例 18-2，问题 5：** H. T. 在急诊治疗时应接受多大剂量的皮质类固醇？如果住院治疗，剂量及给药途径会和在急诊科时一样吗？

治疗急性哮喘时，皮质类固醇的给药剂量很大程度上是经验性的。研究表明大剂量皮质类固醇（如成人每 6 小时静脉注射甲泼尼龙 125mg）与中等剂量激素（每 6 小时甲泼尼龙 40mg）相比较没有优势[1,44,45]。此外，口服治疗与静脉给药同样有效[1,44,45]。哮喘急性加重时，在急诊或住院治疗的全身性皮质类固醇推荐用量在 ERP-3 中已列出[1]。对于即将发生呼吸衰竭的患者，可考虑使用较高剂量的皮质类固醇。对于伴有心脏病或体液潴留或使用大剂量皮质类固醇的患者，若患者不能口服，静脉给药的首选药物是甲泼尼龙而不是氢化可的松，因为甲泼尼龙盐皮质激素活性较低。

对于需要静脉使用皮质类固醇治疗的患者，当其喘息情况得到改善后（通常在 48~72 小时后），激素成人剂量可迅速减至 60~80mg/d[儿童 1~2mg/（kg·d）]。例如，出院后，EPR-3[1] 建议给予泼尼松 40~80mg，每日 1~2 次，持续 3~10 日。虽然一些临床医生可能会规定逐渐减量的方案，但在这种情况下不需要减量。另一方面，如果患者在住院前长期口服皮质类固醇治疗，则将剂量减至预先服用剂量需特别谨慎。如果患者从急诊出院，长达 7 日的泼尼松治疗一般就足够了。

> **案例 18-2，问题 6：** H. T. 在急诊科静脉给予甲泼尼龙 60mg（Solu-Medrol）并做了 3 次（每 20 分钟一次）沙丁胺醇 5.0mg+异丙托溴铵 0.5mg 的雾化吸入后，自觉喘息症状稍有减轻，但哮鸣音仍较明显，辅助呼吸肌辅助呼吸。此时，他的 PEF 仅仅增至预计值的 35%，复查血气分析示 $PaCO_2$ 40mmHg。这时该怎么治疗？

虽然 H. T. 在急诊接受了强化治疗，但是气道阻塞仍很严重，因此他应该进入重症监护病房治疗以便密切观察病情。

呼吸衰竭

症状与体征

> **案例 18-2，问题 7：** 评估 H. T. 治疗是否充足的最佳方法是什么？即将发生呼吸衰竭的征兆是什么？

当患者持续长时间高肺容积地扩张胸壁时，可能会引起呼吸肌疲劳，导致呼吸力下降。呼吸衰竭的先兆征象包括：心率增快、呼吸音减低、焦虑（低氧所致）或 CO_2 潴留导致的嗜睡。这些临床症状及体征不具有特异性，而且存在较大的个体差异。因此，他们不应该用来检测即将发生的呼吸衰竭。

评估治疗效果的最佳指标是血气分析。PaO_2 因为受吸氧及通气/血流比例失衡的影响，其数值对评估疗效的作用较小；相反，$PaCO_2$ 是急性哮喘通气不足反应的最佳指标。但是，$PaCO_2$ 没有一个确定的数值表明呼吸衰竭将发生，因为不同的患者，不同的情况下，$PaCO_2$ 的意义不同。在给予强效支气管扩张剂 1~2 小时后 $PaCO_2$ 为 55mmHg 或冲击疗法治疗期间 $PaCO_2$ 仍每小时上升 5~10mmHg，这是病情恶化的先兆。实际上，H. T. 经过治疗的 $PaCO_2$ 没有上升，这是一个好兆头。

β_2 受体激动剂及其他有效的治疗方法

> **案例 18-2，问题 8：** H. T. 在急诊科接受了 3 次沙丁胺醇 5.0mg+异丙托溴铵 0.5mg 雾化吸入，每次间隔 20 分钟，甲泼尼龙 60mg 静脉注射，此时还需要静脉使用 β 受体激动剂吗？还需要其他治疗吗？

过去提倡在 ICU 静脉使用 β 受体激动剂治疗哮喘，但是目前的护理标准不再推荐使用[1]。H. T. 对吸入沙丁胺醇效果不佳也证明，此时静脉使用 β 受体激动剂是不合适的。已经使用的标准治疗方法还不充分，静脉注射硫酸镁可能对像 H. T. 这样的重病患者有好处[1,46]。最近研究表明，雾化吸入等渗硫酸镁是吸入沙丁胺醇治疗重症哮喘急性加重可能有价值的辅助治疗[47]。此外，氦氧混合气（一种氦气和氧气的混合气体）对重症哮喘患者也可能带来好处[1,48]。

茶碱

> **案例 18-2，问题 9：** 正在考虑给 H. T. 给予静脉使用茶碱。茶碱对即将发生的呼吸衰竭有益吗？

研究表明急诊治疗急性哮喘加重时，如果能规范有效使用雾化吸入 β_2 受体激动剂，那么加用茶碱不能使患者获益[1,49]，EPR-3 指南不建议加用茶碱[1]。几项随机双盲安慰剂对照试验已经证明，在前期急诊治疗时对 SABA 反应不佳的住院的成年[50]或儿童哮喘患者[51-54]中，如果已给予强效 β_2 受体激动剂及全身性皮质类固醇，那么患者不能从茶碱治疗中获益。EPR-3 指出茶碱不作为住院哮喘患者的常规治疗，如图 18-9 所示。虽然有一个试验研究[55]提示茶碱在住院成人哮喘患者中有轻微的益处，但是其中的一位研究者同时又指出如果患者已接受足量的 SABA 及激素治疗，那么茶碱不是常规推荐[56]。我们需要进一步研究确定在可能发生呼吸衰竭的住院成人哮喘患者中茶碱的使用是否真的有益，但是在住院的哮喘患者中常规使用的茶碱不再是合理的。

茶碱对即将发生呼吸衰竭的 ICU 儿童患者有潜在益处的证据有限[57]。然而，最近的研究并没有显示出任何益处，建议延长 ICU 住院时间以改善症状[58]。EPR-3 不推荐茶碱作为住院患者的治疗药物[1]。H. T. 的主治医生决定不使用茶碱。在这种情况下,临床医生如果决定使用茶碱,应参考药动学资料以保证药物的安全性、有效的剂量,并进行血药浓度监测[59]。

治疗效果

> **案例 18-2,问题 10:** H. T. 的病情在过去 72 小时内缓慢改善。现在沙丁胺醇每 4 小时雾化一次,泼尼松 80mg/d,分 2 次口服。PEF 在最后一次沙丁胺醇雾化吸入前后分别为预计值的 65% 和 80%。那么 H. T. 的恢复时间是不是过长?

答案是否定的。像 H. T. 这样在一段时间内持续恶化的患者,恢复时间肯定会延长。持续恶化的时间越长,说明肺部的炎症反应越严重。这部分患者需要在肺功能检测提示有最大限度改善前,延长并强化支气管扩张剂和抗炎治疗。因此,H. T. 在如此严重的哮喘急性加重之后,需要持续给予全身性皮质类固醇治疗约 10 日[1]。

短期皮质类固醇治疗的不良反应

> **案例 18-2,问题 11:** H. T. 使用皮质类固醇已有 6 日。长期使用皮质类固醇有较多不良反应(如肾上腺皮质轴的抑制、骨质疏松及白内障),那么,短期使用皮质类固醇有什么不良反应?

短期使用皮质类固醇的不良反应较小[35,40-43],面部潮红、食欲增长、胃肠道刺激、头痛及从单纯的幸福感至明显的精神症状的情绪变化是皮质类固醇短期治疗最常见的不良反应。短期用皮质类固醇还会加重皮肤的痤疮并且由于水钠潴留也可能导致体重增加。另外,可能还会出现高血糖、白细胞增多及低钾血症。所有的不良反应都是暂时的,停药后这些不良反应会消失。如果使用低剂量的皮质类固醇,这些短期的不良反应并不常见。但是皮质类固醇必须达到足够预防病情恶化的剂量。短期使用皮质类固醇的获益远远大于其不良反应。

过度使用短效吸入性 β 受体激动剂

> **案例 18-2,问题 12:** 在哮喘发作的早期,H. T. 有过度使用 SABA 的用药史,使用该药不当。过度使用 SABA 有什么风险?

几十年来,人们一直在争论过度使用 SABA 是不是可能导致哮喘死亡的危险因素[60]。因为大多数由哮喘引起的死亡发生在医院之外,患者不能够得到医疗救助,哮喘患者死亡的主要原因很可能是患者低估了哮喘发作的严重程度以及寻求医疗帮助的延迟。过度使用这种速效缓解药物提示哮喘控制不佳,可导致致命性哮喘[1,60]。

所需剂量沙丁胺醇的使用频率是评估吸入性抗炎药物是否足量以及哮喘是否有效控制的预测指标。例如,EPR-3[1]建议,如果一个患者每日需要吸入 SABA 的次数大于 2 次或 3 次,那么临床医生需重新评估患者的病情控制

情况,增加吸入抗炎药物的剂量或加用其他控制药物。

患者应接受口头和书面指导在急性加重期间如何正确使用吸入器,并懂得何时就医(图 18-10)。患者在就医前能够根据需要连续使用短效 β 受体激动剂吸入器。H. T. 由于其最近一次发作的严重程度,应该被认为属于高风险,并且应该在首次出现明显恶化的迹象时自我给予口服皮质类固醇[1]。另外,H. T. 应该备有呼气流量峰值仪自我评估哮喘急性加重时病情的严重程度。最后,关于 β₂ 受体激动剂的争论并不涉及紧急救治时的大剂量使用。正如之前讨论的,在急诊科及住院时,大剂量 β₂ 受体激动剂的使用是非常重要的,而且患者耐受性通常较好。

慢性哮喘

严重程度分级

> ### 案例 18-3
>
> **问题 1:** B. C. ,3 岁男孩,体重 16kg,喘息病史 1 年半,每周有 3 日喘息发作,每月有 4 次夜间憋醒。平时治疗药物包括沙丁胺醇糖浆(2mg/5ml)每日 3 次,每次一茶匙口服;和沙丁胺醇定量气雾剂吸入,每日 4 次 PRN 来控制哮喘。B. C. 在妈妈的帮助下使用气雾剂。他妈妈把吸入器放到 B. C. 的嘴里,当他深吸气结束时,他妈妈按动喷雾开关。B. C. 的妈妈告诉医生每次 B. C. 喝完沙丁胺醇糖浆后均出现抖动症状。决定改进 B. C. 长期药物治疗的第一步是什么?

要记住 NIH 指南(EPR-3)[1]所定义的治疗目标,第一步是对 B. C. 的哮喘进行严重程度分级(见表 18-1,针对 4 岁以下儿童)。因为 B. C. 每周 3 次喘息发作及每月 4 次夜间憋醒,他应该为"中度持续型"。请注意,即使存在严重级别的特征之一者,患者也属于这一类。

选择适当的初始长期治疗策略

> **案例 18-3,问题 2:** B. C. 的合理初始方案是什么?

因为 B. C. 哮喘的分级被定为"中度持续型"。临床医生应以此为基础为患者制定一个合理的长期治疗方案。根据 ERP-3 指南[1]针对年幼儿童的建议(图 18-6),B. C. 的治疗应该为:中低剂量 ICS+按需使用的 SABA[1]。在考虑这个决定时,EPR-3 在治疗阶段下面有注释(图 18-6)。例如,注释中说明,第 2 步(低剂量 ICS)是年幼儿童组的首选,有最高级别的证据(A 级),进一步说明了其他的建议是基于专家的意见和年长儿童患者试验的推断[1]。EPR-3 建议对以前未曾接受过 ICS 治疗的非常年幼的儿童进行低剂量 ICS 初步试验性治疗。B. C. 可以接受低剂量 ICS 治疗,通过喷雾器(布地奈德)或者定量气雾剂加储雾罐给药。因为大多数 3 岁及以下幼儿的吸气呼气流量峰值(PIF)不够大,所以他们不能使用干粉吸入剂。因为 B. C. 成熟一些,他也许能够使用干粉吸入剂(如 Diskus)。由于 ERP-3

没有推荐使用口服肾上腺受体激动剂,而且沙丁胺醇糖浆耐受性不佳,停用上述药物。如果 B. C. 能正确有效吸入沙丁胺醇,就没有必要口服沙丁胺醇糖浆,否则只会增加不良反应。此外,必须加强对 B. C. 的妈妈关于哮喘、哮喘治疗及药物正确使用等的教育(如正确使用吸入装置,在案例18-13,问题 1 和 2 中涉及)。

案例 18-3,问题 3: 考虑到 B. C. 的年龄,B. C. 不能正确使用定量气雾剂(MDI),那么他该选择什么样的吸入装置?

小于 5 岁的幼儿一般很难正确使用标准的 MDI,所以应该通过其他的方式给予幼儿患者 ICS 和 SABA。例如,按需吸入的沙丁胺醇及长期控制用 ICS 可以通过吸入用的辅助装置(储雾罐或阀门控制室)实现,辅助装置与 MID 连接。一种吸入性皮质类固醇制剂(布地奈德)适用于年幼的儿童[61]。对于幼儿及不能正确使用吸入器的患者,吸入辅助装置可以显著提高 MDI 给药的药物疗效[1,62-64]。雾化室是一个使用广泛的阀门控制室(药物在室内停留几秒钟,直到患者缓慢吸气时吸气阀打开)。研究显示 2~3 岁的幼儿在父母示范指导下能够使用 MDI+储雾罐[62,63]。配有面罩的储雾罐适合于年龄更小的婴幼儿。对于在家的稳定期重症哮喘患者[65]甚至在急诊治疗的急性加重的儿童哮喘患者[1,22-24,64],雾化药物的辅助装置给药与雾化吸入给药疗效一样。雾化室是包含流量指示哨的设备,如果患者快速吸气,该流量指示哨会发出声音。这种哨子在教育患者适当的缓慢吸入技术方面特别有效。B. C. 作为一个 3 岁的儿童,不需要配有面罩的储雾罐,但医生应通过观察患者或照顾者的用药技术来确保装置的正确使用。

另一种方法是,通过使用呼吸激活型干粉吸入器[如布地奈德(Pulmicort Flexhaler)或与氟替卡松(与沙美特罗的联合制剂 Advair Diskus)],将 ICS 应用于选定的儿童。在幼儿中,由于准纳器比 Flexhaler 需要的吸气流量小,因此更具有优势,即使是 4 岁幼儿也能有效使用[66]。另外一种是糠酸莫米松粉雾剂(Asmanex)的旋转式干粉吸入器(Twisthaler),但它只被批准用于 4 岁及 4 岁以上的儿童。

许多儿科医生可能会选择一种雾化器给 3 岁儿童吸入 SABA。当然这种途径是非常普遍而又容易被接受的,但是每次给药都比较费时(大约 15 分钟),而且雾化吸入器需经常清洗和维护。因为 B. C. 最近刚满 3 岁,起始治疗应该可以雾化吸入布地奈德(Pulmicort Respules)0.25mg,每日 2 次。如上所述,EPR-3 指南[1]指出对于既往未曾使用过 ICS 的婴幼儿进行低剂量 ICS 的初始试验治疗。按照计划,只要他和他的看护人能正确的掌握这些装置的使用方法,B. C. 12 个月后可以换用干粉吸入剂或 MDI+储雾罐吸入药物。B. C. 的医生应该在 4 周内评估低剂量布地奈德吸入的效果。根据评估效果,再决定升级或降级治疗,用最低剂量 ICS 达到哮喘的最佳控制。

案例 18-3,问题 4: B. C. 的父母从网上看到皮质类固醇的严重不良反应后,对儿子长期使用皮质类固醇非常谨慎,医生该给他们什么建议?

皮质类固醇吸入给药后进入全身循环的量非常少,部分原因是有首过效应,经过肝脏时大部分被灭活。然而,激素的不良反应有明显的剂量依赖性,在临床上,由于全身暴露而引起的严重不良事件也会发生,尤其常见于高剂量范围。对儿科患者的长期研究已经检验了 ICS 对减慢生长、骨密度和肾上腺抑制的影响[1,67]。

虽然 ICS 对生长发育造成轻中度的、暂时的延缓作用,但是成年后身高与正常人无明显差异[1,67]。绝大多数研究中均未发现 ICS 对骨密度的影响及骨折风险的增加[1]。虽然在 ICS 的研究中,用药后血清和尿液皮质醇水平降低并不罕见,但仅由 ICS 引起的肾上腺功能不全是罕见的,也仅仅限于应用大剂量 ICS 后[1,67]。综上所述,这些不良反应通常在临床上没有显著意义,良好控制哮喘的益处远远超过风险。

ICS 治疗最常见的局部不良反应是口咽念珠菌病(鹅口疮),但这个问题在任何输送装置中都很少见。使用 MDIs 加储雾罐可以进一步减小局部感染。建议使用任何 ICS 后均用水漱口。另一可能的局部不良反应是声嘶(发声困难),加用储雾罐也不能有效降低这种不良反应[68]。使用干粉吸入装置(如 Flexhaler)发生声嘶的不良反应可能较低,但是还需进一步研究证实[68]。

季节性哮喘

案例 18-4

问题 1: C. V.,女性,33 岁,每年春天都会因哮喘和季节性变应性鼻炎("枯草热")到诊所就诊,而一年中其他季节都没有。自诉哮喘症状轻微且呈间歇发作。自诉哮喘症状中度间断发作。除春季外,她的白天症状每周少于 1 次,并且没有夜间症状。然而,每年春季,这些症状都会恶化,并且她每日需要吸入沙丁胺醇(她唯一的哮喘药物),每日 3 次或每日 4 次。此外,在春季,她还服用了一种非处方抗组胺药缓解症状。C. V. 的哮喘管理策略? 如何改进?

在一年中的大部分时间里,C. V. 患有间歇型哮喘,但在春季,它会转变为中度持续型哮喘并伴有鼻炎症状恶化。这符合季节性哮喘及变应性鼻炎的特点。虽然 C. V. 在大多数时候是按需使用沙丁胺醇,但是在春天她需要抗炎治疗[1]。这种降低呼吸道炎症的抗炎治疗,应该在花草传授花粉前开始并持续整个春天(如 3 个月)。根据 NIH 指南,C. V. 合适的治疗方案是低剂量 ICS 联合长效吸入性 β_2 受体激动剂(LABA)。单独的中等剂量 ICS 也可以选择。变应性鼻炎和变应性哮喘的原因和病理生理学相似,控制不良的鼻炎也是哮喘的主要诱因。此外,如果抗组胺药不能有效控制鼻炎,那么 C. V. 有必要使用鼻内皮质类固醇。鼻部使用激素不仅可以减轻鼻部的症状,还可以加强哮喘的控制[1]。鼻部症状的控制有助于哮喘症状的控制[1](详见第 20 章)。虽然老一代抗组胺药(镇静类)的药品说明书建议其应避免用于哮喘患者,但是实际上它们还是比较安全的[1],不过,非镇静作用的抗组胺药是首选。

皮质类固醇

案例 18-5

问题 1：S.T.，女孩，12 岁，重度持续型哮喘，吸入莫米松（Asmanex）220μg，每日 1 次（她承认只有当她觉得自己需要时才使用），同时按需使用沙丁胺醇定量气雾剂吸入，每日 5~6 次，哮喘并没有得到很好的控制。当症状恶化时，她在家使用雾化吸入器。S.T. 大多数夜晚都会喘息，在过去的 2 年里曾 4 次住院，使用短期大剂量泼尼松治疗日益频繁。在过去的 1 年里，S.T. 因为喘息经常缺课，基本不上体育课，不参加课外体育活动。现在她快到青春期，她的父母很担心泼尼松的使用不断增加。S.T. 刚刚完成两周泼尼松 20mg/d 的治疗，并且具有一张典型的因长期口服皮质类固醇的满月脸。体检时，可闻及弥漫的呼气相哮鸣音。肺功能检测显示有明显的可逆性，吸完 SABA 15 分钟后，S.T. 的 FEV_1 从预计值的 60% 提高至 75%。需要采取哪些措施来改善 S.T. 的治疗？

现在 S.T. 处于不必要的频繁使用全身性皮质类固醇的阶段，因此我们必须尽全力优化其他的治疗，以尽可能降低全身使用皮质类固醇的毒性。虽然 S.T. 在接受吸入皮质类固醇治疗，但她承认依从性很差。因此，对于她这种重度持续型哮喘，首要的治疗应当给予更大剂量的 ICS。按照 EPR-3 指南[1]，还应当给予 LABA。尽管短程冲击使用泼尼松（每日 40mg，连用 3 日），偶尔会有非常明显的效果，但频繁短程的治疗常常说明需要优化其他治疗。部分患者需要一到两个星期的疗程。S.T. 现在需要更长疗程的频繁激素冲击治疗，激素的不良反应在 S.T. 身上已经有表现了。很明显，S.T. 和她的父母还需要不断地努力，以掌握哮喘相关知识（参见哮喘教育和预后章节）。

ICS 是经过化学修饰得到的皮质类固醇，它能最大程度地发挥局部有效性，同时最大限度降低全身性毒性。ERP-3[1]比较了 ICS 药物的剂量。这些剂量的差异（低、中、高）反映了 ICS 与受体亲和力及局部药效的差异。这些药物在口服生物利用度（如吸入后吞咽的药物的吸收）上存在差异，以及通过肺部吸收后全身利用度也有差异。就这两种情况而言，经肺的吸收最有可能导致下丘脑-垂体-肾上腺（HPA）抑制或其他全身效应。幸好，吸收的总量并不足以产生有临床意义的不良反应，除非用量高于推荐剂量。由于各种 ICS 等效剂量上并不一致，药物的疗效和不良反应的主要差异并不非常确定[1]。对于患有重度持续型哮喘的患者来说，合理的选择是使用一种高效的药物，每日吸入次数少，可能会提高治疗依从性。此外，使用的给药装置会影响药物肺沉积，但如果正确使用，每个可用给药装置都能保证其有效性[1,69,70]。本章稍后将讨论各种干粉吸入器的差别。将储雾罐与 MDI 连接也能增加药物在肺部的沉积。在非常高的剂量时（相当于 1 600μg/d 的二丙酸倍氯米松），所有的 ICS 都会产生某种程度的 HPA 轴抑制[1]。这种抑制的临床意义尚不明确。

尽管目前低到中剂量 ICS 的安全性是公认的，但大剂量使用时潜在的不良反应还需进一步观察[1]。很显然，对于那些需要大剂量才能有效控制哮喘病情的患者而言，这种治疗的利远大于弊[1]。有报道认为长期、大剂量使用 ICS 可能和白内障[71,72]及青光眼[73]有关。EPR-3 总结了一些研究，这些研究减轻了人们对 ICS 治疗会抑制儿童生长的担忧（即生长速度的降低很小而且不是渐进的，看起来非常小）[1,65,74]。

案例 18-5,问题 2：S.T. 该采用何种治疗方案？

在 S.T. 的治疗中，大多数临床医生在一开始会选择短程（一周）大剂量全身使用皮质类固醇来最大限度地改善肺功能。当然这种做法符合 EPR-3[1]指南所强调的快速控制原则。短程全身治疗的合理性在于经济、有效、低风险。当短程口服皮质类固醇快速控制症状时，对多数患者来说开始吸入低[1,75]到中等剂量皮质类固醇是合理的。ICS 对持续型哮喘患者非常有效的证据是明确的。在这一类别中，持续使用 ICS 的患者住院率及死亡率较低，有一项研究发现，与继续使用 ICS 的患者相比，中断 ICS 后死亡风险更高[76]。ICS 治疗应与短期全身性皮质类固醇治疗同时开始。因为此时一些患者刚刚经历过急性加重，会对病情更加关注，并且，他们知道需要改变来改善他们的健康，所以这时进行患者教育会更有效。与成年患者类似，在儿童哮喘患者中发现，增加 ICS 剂量，加用孟鲁司特或加用 LABA 等强化治疗是有益的，其中加用 LABA 最有可能获益[1,77-79]。由于 S.T. 的哮喘属于重度持续型，因此开始给予 S.T. 中到大剂量的 ICS 联合 LABA 是合理的（图 18-8 和表 18-3）。考虑到 S.T. 在过去的两年中有 4 次住院的经历，S.T. 的初始治疗应当更积极。在与 S.T. 和其父母的接触中，应该确定她对给药方法的偏好（即与她讨论对呼吸启动装置或 MDI 和储雾罐的选择，包括哪种储雾罐）。医生最好能认识到一个 12 岁女孩的独立性，应先与她单独谈话，然后再与她父母谈话。当 S.T. 病情稳定 3 个月之后，应该尝试每隔 3 个月就缓慢减少 ICS 的剂量，直到达到最低有效剂量。每日 ICS 总剂量的使用首选每日 2 次，或者轻度至中度持续型哮喘患者可每日 1 次[1]，由于依从性是 ICS 和其他疗法成功或失败的主要决定因素，所以简化方案和持续的患者教育及沟通是至关重要的[1]。

联合应用吸入性皮质类固醇和长效吸入性 $β_2$ 受体激动剂

案例 18-5,问题 3：因为 S.T. 已经 12 岁了,怎样才能适当地降低吸入皮质类固醇剂量,需要更积极的治疗吗？LABAs 有哪些风险？临床医生应监测 S.T. 应用 ICS 的哪些局部不良反应？

LABAs 在预防"增加"ICS 剂量方面非常成功，同时显著增强了哮喘整体控制水平[77-79]。这一点体现在 EPR-3 指南[1]中。对 S.T. 合理的选择应该是氟替卡松 250μg 和沙美特罗 50μg 干粉吸入剂（Advair 250/50），1 吸，每日 2 次；或布地奈德/福莫特罗（Symbicort）吸入剂（160/4.5μg；2 吸，每日 2 次）或莫米松/福莫特罗（Dulera）吸入剂（100/5μg；

2 吸,每日 2 次)或者糠酸氟替卡松/维兰特罗(Breo Ellipta)吸入剂(200/25μg,1 吸,每日 1 次)。2 周后再重新评估病情,在哮喘良好控制后逐渐降低氟替卡松的剂量。

长效吸入性 β₂ 受体激动剂的不良反应

> **案例 18-5,问题 4:** 最近 S.T. 的父母在全国性报纸上读到一篇文章,文章谈到了使用 LABAs 的担忧,因为它增加了死亡的风险。S.T. 的父母给医生电话并发信息咨询该问题,医生应告知 S.T. 的父母怎么看待这个问题。S.T. 和她的父母还应该了解 LABAs 其他哪些不良反应?

几项十多年的随机试验证明 LABAs 不良反应很小(例如心动过速,震颤)[1,69,70,77-79]。基于 SMART 研究[80]的有限数据,接受 LABAs 治疗的患者哮喘相关死亡和哮喘恶化的风险轻度升高,可能原因为患者仅接受 LABAs 治疗而没有同时应用 ICS。而轻度升高的原因可能是他们接受了 LABAs 治疗而没有同时接受 ICS 治疗。实际上,EPR-3 指南[1]不建议单独使用 LABAs 作为持续型哮喘患者的长期控制方案。SMART 研究[80]发现黑人有更大的死亡风险,但是需进一步证实。LABA 应只能与吸入皮质激素联合应用才能用于哮喘患者。国家和国际哮喘指南都明确指出,ICS/LABAs 联合治疗是安全有效的。EPR-3 指南[1]认为中剂量 ICS 和低剂量 ICS 联合 LABA 对中度持续型哮喘患者是等效的。2010 年,美国食品药品管理局(FDA)就哮喘患者使用 LABAs 提出了建议,包括始终使用复方药品(ICS/LABA)代替两种单药产品,以确保 LABAs 永远不单用于哮喘患者[82]。作为对 FDA 的回应,EPR-3 指南组委会对 FDA 的某些方面提出了质疑[83,84]。因为 S.T. 为重度持续型哮喘,ICS/LABAs 联合治疗是首选[1]。

降级治疗

> **案例 18-5,问题 5:** 在开始新的治疗(氟替卡松 500μg/沙美特罗 50μg,每日 2 次)1 个月后,S.T. 的哮喘控制显著改善。她不再需要急诊就诊或住院治疗了,可以睡一整晚,而且又可以开始锻炼了。S.T. 的 PEF 最佳值为 320L/min,现在她的 PEF 的值处于绿色区域(260~320L/min),按需使用沙丁胺醇的频率低于每周 1 次。2 个月后依然控制良好。尽管 S.T. 明确需要长期吸入皮质类固醇治疗,但是经过 3 个月良好的反应后,医生现在准备从高剂量氟替卡松逐渐减量。最谨慎的减量方法是怎样的呢?

EPR-3 指南[1]建议如果病情稳定,每 3 个月降低药物剂量的 25% 至 50%,逐步降低直到最低有效维持剂量。对 S.T. 来说,将药物逐步减至氟替卡松 100μg/沙美特罗 50μg(舒利迭 100/50)每日 2 次是合适的。如果 S.T. 的初始治疗仅接受了 ICS(如布地奈德、倍氯米松或福莫特罗),应按照常规缓慢降低剂量。然而,S.T. 使用的是氟替卡松 100μg BID,尤其是联合了沙美特罗,这对于 S.T. 来说似乎是大剂量。当 S.T. 的剂量减至氟替卡松每日 200μg,她仅

需多一点儿按需使用沙丁胺醇(在大多数日子还是没什么症状)。对 S.T. 需要考虑的另一个问题是最近的国际循证指南[全球哮喘防治创议(Global Initiative for Asthma,GINA)][81],该指南建议对于有严重病情恶化风险的患者,建议另一种治疗方法,即接受低剂量 ICS 联合福莫特罗治疗的患者,不仅使用每日 2 次的常规剂量,而且也要使用相同的药物作为按需使用剂量来快速缓解症状,来替代按需使用的沙丁胺醇[81]。尽管这种方法在美国并不常用,但是这是按照 GINA 的一种选择。

> **案例 18-5,问题 6:** 在降级治疗的过程中,如果 S.T. 再次出现症状,那么哪些措施有助于减少 S.T. ICS 的用量?

在后续评估病情时,医生应该认真考虑患者哮喘控制不佳的可能原因,包括吸入性变应原、室内或室外刺激物、药物和烟草烟雾。已经证明二手烟暴露可以减少 ICS 对儿童的益处,需要升级治疗,并且吸烟的哮喘患者对 ICS 治疗的反应减弱[85,86]。

白三烯调节剂

案例 18-6

> **问题 1:** P.W.,男性,52 岁,轻度持续型哮喘。其哮喘症状开始于 2 岁,无吸烟史。这些年 P.W. 使用了许多药物,他告诉医生他希望使用最简单的药物治疗方案。如果有可能,他愿意口服药物治疗。P.W. 控制治疗的最佳选择是什么?

包括儿童和青少年在内的任何年龄组轻度持续型哮喘患者,每日睡前 1 次口服孟鲁司特(montelukast)或扎鲁司特(zafirlukast),每日 2 次,肯定有明显获益。扎鲁司特是另一种白三烯调节剂(leukotriene modifier),它的药物相互作用多,并且不良反应比其他同类药物大。ICS 是轻度持续型哮喘的首选治疗方法,ICS 与白三烯受体激动剂的比较研究一致证明了 ICS 对于大多数哮喘预后指标的优越性[1],但对于愿意每日口服而不愿意吸入治疗的患者(成人或儿童),白三烯调节剂是一个合适的选择。对 P.W. 来说,最简单、最安全的口服治疗是孟鲁司特 10mg,睡前服药(必要时吸入沙丁胺醇)。推荐孟鲁司特睡前口服是因为药物在深夜和凌晨的活性达到最高峰,而此时哮喘症状往往出现最频繁。但是,孟鲁司特可以在一天中任何时间服用,只要时间基本固定且患者方便即可。这种治疗可能产生非常好的哮喘控制疗效。如果 P.W. 几周后再次就诊时哮喘控制不佳,可只在晚上使用低剂量 ICS,这样治疗方案简单又能增强疗效。

茶碱

剂量

案例 18-7

> **问题 1:** K.J.,女孩,14 岁,40kg,有反复发作性咳嗽和喘

鸣病史。上述症状在剧烈跑步和上呼吸道感染后加重。她没有因此住过院，但因此缺过几天课。她每日都有症状，每日使用两次以上沙丁胺醇吸入剂。K. J. 有哮喘家族史。现在诊断她为中度持续型哮喘。应当怎样管理 K. J. 的病情呢？

K. J. 是中度持续型哮喘，提示她需要抗炎治疗。中等剂量的 ICS 或低剂量 ICS 联合 LABA 是 14 岁中度持续型哮喘患儿的首选治疗方法[1]。但是，不是每个医疗机构医生都严格遵循最新的循证指南，K. J. 的医生选择了将茶碱与低剂量布地奈德 Flexhaler 联合治疗。

> **案例 18-7，问题 2：** 什么剂量的茶碱对 K. J. 是合适的呢？

小剂量布地奈德联合每日两次茶碱，使茶碱的血药浓度达到中位值 8.7μg/ml，这比单独大剂量使用布地奈德治疗有更好的疗效[87]。明智的做法是在开始治疗时经验性给予小剂量茶碱，目标是茶碱血药浓度在 5~10μg/ml。非急性哮喘患者所需茶碱剂量尚不清楚，大于 1 岁患者的推荐剂量参见表 18-5，而婴儿剂量参见表 18-6。因此，K. J. 的初始剂量应为每日 300mg，分次给药（如每次 150mg，每 12 小时 1 次）。如果能耐受的话，剂量可以每三日以 25% 的速度递增，向平均剂量调整，最终达到茶碱血药浓度峰值在 5~10μg/ml 之间。最终剂量按血药浓度监测结果进行调整，茶碱的血药浓度应该保持稳定（例如当没有漏服药和多服药时，应当至少稳定 48 小时以上）。

表 18-5

长期应用茶碱剂量指南

1~15 岁，体重<45kg 的儿童，开始剂量:12~14mg/(kg·d)，最大剂量 300mg/d[a,b]

成人和体重>45kg 的 1~15 岁儿童，开始剂量:300mg/d

如果有必要且能耐受，3 日后调整剂量至：

- 1~15 岁，体重<45kg 的儿童 16mg(/kg·d) 至最大剂量 400mg/d
- 成人和体重>45kg 的儿童 400mg/d

如有必要且能耐受，3 日后增加剂量至：

- 1~15 岁，体重<45kg 的儿童 20mg/(kg·d) 至最大剂量 600mg/d
- 成人和体重>45kg 的儿童 600mg/d

[a] 剂量采用标准或实际体重给药，以较小的为准。如果有肝脏疾病、心衰，或其他的证实可以影响茶碱清除率的因素存在，则这些剂量不能应用，必须通过检测血药浓度来指导用药，从而保证满意的安全性及疗效。

[b] 因产品不同剂量也不同；如果可能应首选缓释片。

来源:Hendeles L et al. Revised FDA labeling guideline for theophylline oral dosage forms. *Pharmacotherapy*. 1995;15:409.

表 18-6

FDA 指南中婴儿茶碱剂量

未成熟新生儿[a]

出生后<24d:每 12h 1.0mg/kg

出生后≥24d:每 12h 1.5mg/kg

足月婴儿及 52 周内婴儿

每日总剂量(mg)=[(0.2×周龄)+5.0]×体重(kg)

- 26 周以内者，每日剂量分为 3 等量，间隔 8h 给药
- 26 周以上者，每日剂量分为 4 等量，间隔 6h 服用

[a] 将茶碱的终剂量调整至稳态血药浓度的峰值:新生儿 5~10μg/ml;稍大的婴儿 10~15μg/ml。

来源:Hendeles L et al. Revised FDA labeling guideline for theophylline oral dosage forms. *Pharmacotherapy*. 1995;15:409.

毒性

> **案例 18-7，问题 3：** K. J. 主诉头痛、难以入睡。为什么要评估茶碱的血药浓度？

茶碱的不良反应与血药浓度过高有关，或者不良反应是暂时的，与血清中茶碱含量无关。但遗憾的是并不总是可以确定它是哪一种。茶碱的不良反应包括头痛、恶心、呕吐、易怒或多动、失眠和腹泻。随着茶碱血药浓度增加，可能会发生心律失常、癫痫发作，甚至猝死[88]。在心律失常和癫痫发作前常没有什么预兆能够提示出现这些严重的不良反应。重要的是不要忽视任何符合茶碱毒性的症状。K. J. 出现失眠和头痛可能与其茶碱浓度过高无关（即没有超过常规治疗剂量），但应考虑降低治疗剂量。因为某些患者茶碱血药浓度在目标治疗范围之内时也会出现毒性反应。关于茶碱的毒性管理指南已修订[88]。

药物相互作用

案例 18-8

问题 1： T. R. ,55 岁，女性，哮喘患者，应用茶碱缓释剂 300mg 每日 2 次、按需使用沙丁胺醇 2 喷 QID、莫米松（Asmanex）220μg 1 吸，睡前给药，哮喘控制良好。3 个月前测得的茶碱的血药峰浓度值是 14μg/ml。6 个月以前，使用相同剂量茶碱时，血药浓度是 15μg/ml。T. R. 目前存在上呼吸道感染，应用克拉霉素 500mg 每日 2 次。克拉霉素使用合理吗？

许多药物抑制细胞色素 P-450 同工酶（CYP），从而能够抑制茶碱的代谢。由于茶碱通过 CYP1A2,3A3 和 2E1 进行代谢，因此，这些同工酶的抑制剂可以产生显著的临床相互作用[56,88]。充分的文献证明，西咪替丁、克拉霉素和其他一些（不是所有）喹诺酮类抗菌药物（例如环丙沙星）能抑制茶碱代谢[1,56]。因为很多药物可以抑制茶碱代谢，故所有使用茶碱的患者都必须仔细选择所用药物，以避免潜在的药物相互作用。与所有药物相互作用一样，在使用之前应当评估药

物的相互作用机制、疗程、处理方法以及临床意义。例如，西咪替丁（cimetidine）24 小时之内能够降低茶碱的清除率，要避免这种相互作用，可以选择其他 H_2 阻滞剂或质子泵抑制剂（表 18-7）。传统的细胞色素酶 P-450 诱导剂如利福平（rifampin）也能够影响茶碱的清除，所以在使用这些药物时应监测患者茶碱血药浓度是否下降。对 T. R. 来说，克拉霉素（clarithromycin）与茶碱的药物相互作用很容易避免，可以更换为不影响茶碱代谢的阿奇霉素（azithromycin）。

表 18-7

影响茶碱血药浓度的因素[a]

因素	降低茶碱浓度	增加茶碱浓度	推荐做法
食物	↓或延迟某些缓释茶碱的吸收	↑吸收率（含脂肪食物）	选择不受食物影响的茶碱制剂
饮食结构	↑代谢（高蛋白）	↓代谢（高碳水化合物）	告知患者在服用茶碱时饮食结构不要有大的变化
全身，发热病毒性疾病（如流感）		↓代谢	按照血药浓度降低剂量，如果无法测定血药浓度，可降低茶碱剂量 50%
缺氧症，肺心病和失代偿性充血性心力衰竭，肝硬化		↓代谢	按照血药浓度降低剂量
年龄	↑代谢（1~9 岁）	↓代谢（<6 个月，老年人）	按照血药浓度调整剂量
苯巴比妥、苯妥英钠、卡马西平	↑代谢		按照血药浓度增加剂量
西咪替丁		↓代谢	使用其他的 H_2 拮抗剂（如法莫替丁或雷尼替丁）
大环内酯类抗生素：TAO，红霉素，克拉霉素		↓代谢	使用其他替代抗生素或调整剂量
喹诺酮类抗生素：环丙沙星，依诺沙星，培氟沙星		↓代谢	使用其他替代抗生素或调整剂量
利福平	↑代谢		按照血药浓度增加剂量
噻氯匹定		↓代谢	按照血药浓度降低加剂量
吸烟	↑代谢		劝阻患者戒烟；按照血药浓度增加剂量

[a] 此表内容并非全部，其他影响因素参见包装说明书。

TAO，醋竹桃霉素。

来源：National Institutes of Health. *Expert Panel Report 3：Guidelines for the Diagnosis and Management of Asthma*. Bethesda，MD：National Heart，Lung，and Blood Institute；2007. NIH publication 07-4051.

抗胆碱药物

案例 18-9

问题 1：R. K.，24 岁，男性，非裔美国医学研究生，中度持续型哮喘，10 年来使用 ICS（倍氯米松 HFA 80μg，每日 2 次）和沙丁胺醇 PRN 治疗，控制良好。最近，他发现哮喘症状加重，每周需吸入沙丁胺醇 3~4 次，这让他出现静止性震颤并感到焦虑。他的一位同事建议他除了使用 ICS 外，应加用抗胆碱药物。这个观点正确吗？

到目前为止，除在急诊[1,89]和其他极少数情况[90]，抗胆碱能药物在哮喘中的应用有限。然而，在最近一项关于噻托溴铵（每日给药一次的长效抗胆碱药物）的研究中，研究者发现单独使用 ICS 控制不佳的持续型哮喘患者，ICS 联合噻托溴铵的治疗效果并不劣于 ICS 联合沙丁胺醇的效果，并优于 ICS 增加一倍量的效果[91]。接受噻托溴铵治疗的患者晨起和夜间 PEF 值显著高于接受了 ICS 双倍剂量的患者。随后的一项随机对照试验发现，在哮喘控制不佳的成年患者中，在接受 ICS/LABA 治疗的基础上增加噻托溴铵，疗效优于安慰剂组[92]。

虽然 EPR-3 指南中噻托溴铵没被指定作为治疗持续型哮喘患者的一种选择,但是从 R. K. 的治疗过程中,也许可以考虑这些新数据,尤其是随着沙丁胺醇使用的增加出现焦虑及肌颤。LABAs 也会有的类似反应。2015 年,噻托溴铵喷雾剂被批准用于哮喘患者的维持治疗,适用于年龄>12 岁,接受了 ICS/LABA 联合治疗,但症状依然存在的患者。

抗免疫球蛋白 E 治疗

案例 18-10

问题 1:M. M. ,30 岁女性,重度持续型哮喘。虽然根据 EPR-3 中详细介绍的管理原则进行了最佳评估、药物治疗、环境控制和患者教育,但是她最近仍有 2 次因哮喘发作而住院治疗。过敏症专科医生建议加用抗 IgE 治疗。M. M. 合适接受抗 IgE 治疗吗? 如果接受,具体该怎么给药? M. M 体重为 55kg,血清 IgE 水平为 90 国际单位/ml。

奥马珠单抗(omalizumab)(Xolair)是一种人源化单克隆抗 IgE 抗体,与血清中游离的 IgE 结合。随后抑制 IgE 与肥大细胞上的高亲和力受体的结合,过敏性炎症级联反应的起始被阻断[1,93-96]。奥马珠单抗能减少重症哮喘患者口服及吸入激素的所需剂量,并减少急性加重的次数[93-96]。每 2~4 周给予 150~375mg 奥马珠单抗皮下注射。具体的用药剂量及频率取决于患者血清 IgE 的浓度(国际单位/ml)及患者的体重。对于 M. M. 来说,她的治疗方案为每 4 周皮下注射 150mg 奥马珠单抗。

奥马珠单抗常见不良反应包括:注射部位不适、上呼吸道感染、鼻窦炎及头痛。少见但严重不良反应是过敏反应(上市后自发报告发生率为 0.2%)。任何剂量注射均可以发生过敏,即使既往该剂量耐受性良好,注射 24 小时内或 24 小时后仍可再发生过敏反应。使用奥马珠单抗后继发恶性肿瘤的风险增高(在接受奥马珠单抗治疗的患者中,有 0.5%发生,而对照组只有 0.2%)。

因为奥马珠单抗价格昂贵而且必须皮下注射,所以只用于标准治疗仍控制不佳的重症哮喘患者。尽管成本较高,抗 IgE 治疗对那些重症患者(如那些频繁急诊就诊的患者和住院患者)来说可能具有良好的成本效益,因为据估计,只有在不到 5%的哮喘患者(严重疾病)中,奥马珠单抗的治疗费用占哮喘治疗总费用的 50%以上[97]。

案例 18-10,问题 2:因为护士要给 M. M. 准备奥马珠抗,那么,在药品使用及监测中应特别关注什么?

奥马珠单抗溶解后,室温条件下 4 小时内给药,冷藏不超过 8 小时。由于溶液粘度较大,每次注射可能需要持续 5~10 秒,每个注射部位给药量不超过 150mg。虽然罕有过敏发生(0.2%)[98],但患者在注射完奥马珠单抗后仍需留在诊疗室观察至少 30min,并告知患者过敏时会出现的症状及体征。如果在离开诊疗室后,一旦出现了过敏的迹象,需第一时间急诊就诊。虽然严重过敏反应相当罕见,但是药品生产商在 2010 年仍用黑框警告特别提示过敏不良反应[98]。

运动诱发性哮喘

案例 18-11

问题 1:T. W. ,女性,33 岁,就诊时自诉运动后有严重的咳嗽和胸闷病史。她最近为减肥参加了一个健身俱乐部。但是在室外慢跑中她跟不上同龄的人和与她体重接近的人。她回忆起在幼儿时期就有轻微的呼吸问题,但是从来没有进行哮喘治疗。她平板运动激发哮喘试验阳性,诊断为运动诱发性哮喘(exercise-induced asthma,EIA)。应该对 T. W. 如何治疗?

在持续的运动中,至少 90%的哮喘患者会经历开始时呼吸功能提高,然后迅速显著下降的过程(图 18-11)。这些现象可能是亚临床哮喘的唯一症状[1,99]。患者可以通过在运动前后测量 FEV_1 或 PEF 诊断(6~8 分钟踏板或自行车运动试验)。FEV_1 较基础值下降 15%以上为试验阳性。

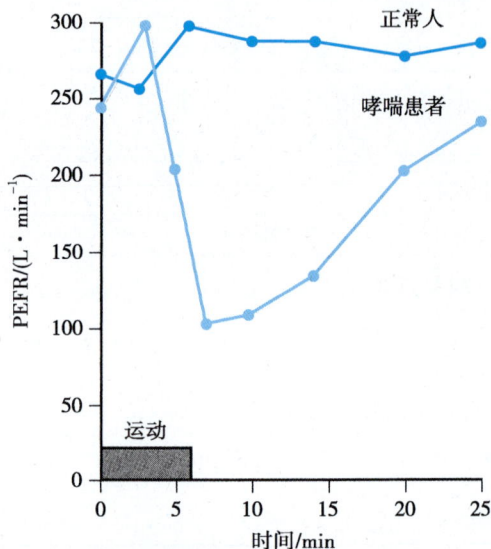

图 18-11 哮喘患者及正常人运动后呼气流速峰值变化。PEFR,呼气流速峰值

过度呼吸干冷的空气会增加 EIA 敏感性并引发支气管痉挛[99]。EIA 主要的刺激因素是呼吸热流失、水流失或者二者兼有[99]。当吸入温热、潮湿的空气时,很多 EIA 患者可以完全防止 EIA 发作。EIA 患者冬天需要戴口罩,即使 EIA 伴严重哮喘的患者,也应鼓励他们参加游泳或者进行室内运动,这不会引发 EIA。剧烈运动之前的热身运动对一些患者有益。适当的预防用药,可以避免大部分运动诱发性哮喘的发作。所以应该鼓励所有稳定期的哮喘患者参加运动。呼吸道水分和热量流失后支气管收缩的机制还不是很清楚[99]。

虽然一些药物可以抑制 EIA 发作,但一般情况下吸入短效吸入性 β_2 受体激动剂是最好的预防药物[1,99]。对于一般长度的运动时间(如小于 3 小时),在运动前 5~15 分钟预先使用沙丁胺醇通常能取得良好的保护性作用。

对于长时间的运动，长效吸入性 β₂ 受体激动剂吸入剂（如福莫特罗和沙美特罗）可以提供数小时的保护[1,100]。福莫特罗和沙美特罗的吸入装置和发挥作用的时间均不同。这两种药物任何一种都可用于预防 EIA，对患者来说在运动前选择吸入给药的合适时间非常重要。福莫特罗应至少要提前 15 分钟吸入，沙美特罗则应至少提前 30 分钟吸入。显然，对于正在接受每 12 小时 1 次长效 β₂ 受体激动剂和吸入性皮质类固醇来长期控制哮喘发作的患者来说，已经达到了预防运动型哮喘的作用，所以只在运动后出现症状时才需要给予沙丁胺醇。与维持治疗不同，如果运动前只给予单剂量 LABAs，气道保护作用只能维持 5 小时。白三烯受体拮抗剂（如孟鲁司特，每日 1 次长期治疗）也已证实可以预防 EIA[101]。总的来说，长期抗炎治疗对持续型哮喘免于多数哮喘刺激物激发（包括运动激发）是非常重要的[1]。对于那些只患有 EIA 的大多数患者，只需在运动前 15 分钟使用短效吸入性 β₂ 受体激动剂吸入剂即可。

由于慢跑时过度呼吸相对较冷、干燥的空气，因此慢跑是 EIA 潜在的诱因。对 T. W. 来说有许多可能有效的干预措施。因为温暖潮湿的空气较少引发 EIA，所以应鼓励她去游泳。但如果她希望继续参加慢跑，可在运动前 15 分钟吸入两吸速效的 β₂-受体激动剂气雾剂（如沙丁胺醇），这足可以提供 2~3 小时的保护。如果室外温度很低或者寒冷，T. W. 应该在室内慢跑。如果使用 1 次无效并感觉紧张，可建议 T. W. 再吸入 2 个剂量。

案例 18-12

问题 1： W. L. ，男性，17 岁，主诉呼吸困难，咳嗽，影响了他在打篮球时与队友的配合。他描述说这种情况在户外运动或体育馆寒冷时更糟，而且，最近 1 个月似乎比之前更严重（在运动中发生的更早）。W. L. 幼儿时得过几次支气管炎，但在最近的 6 年中没有任何问题。W. L. 的症状符合 EIA。应该如何治疗他的 EIA？

W. L. 作为未成年人情况有些特殊。青春期的少年和儿童，同伴的压力会对他们产生很大影响。最好的预防措施就是让 W. L. 尽量保持在最好的状态。现在看来，无法与队友配合的难堪给他造成很大的伤害，这对他养成成年后的锻炼习惯有影响。因为幼年时的经历使得他们认为他们不能运动，所以许多成年人因患哮喘而放弃运动锻炼。缺乏运动锻炼对生理和心理健康都有不利的影响。W. L. 应采用吸入性 β₂ 受体激动剂进行预防性治疗。问题是他应该接受短效还是长效的药物治疗。医生应根据他运动持续的时间针对性用药，如果 W. L. 锻炼时间超过 3 小时，在运动前 15~30min 使用福莫特罗或沙美特罗是合理的选择。总之，医生应当明确运动是否是他哮喘的唯一诱发因素。对 W. L. 进一步的问诊，可能会清楚除了 EIA 之外，是否存在持续型哮喘或轻度间歇型哮喘。如果情况如此，W. L. 就应开始长效吸入性皮质类固醇的治疗或者服用孟鲁司特治疗以降低整个呼吸道的高反应性。

患者教育

案例 18-13

问题 1： A. B. ，女性，26 岁。她给医生打电话，说沙丁胺醇 MDI 用完了，要求开药。她有布地奈德干粉吸入剂的处方，但是她承认未使用该药，因为她认为布地奈德干粉吸入剂不如沙丁胺醇 MDI 效果好。A. B. 从小患有哮喘，她主诉大多数日子会有症状，但并不需要去急诊或住院治疗，医生判断 A. B. 最担心的是日间呼吸气短现象，并且担心情况会恶化。此时医生应如何处理呢？

如果没有给患者足够的教育，即使应用最佳的长期药物治疗方案仍可能导致治疗失败或治疗效果不理想。因为要使用吸入装置和呼气流量峰值仪，所以哮喘患者需要特殊的指导。另外，要使患者及其父母明白长期控制症状的治疗和环境控制的重要性也是一个很大的挑战。当然，哮喘教育重要的第一步是关心和倾听，而不是在一开始就告诉患者专业知识，和患者建立一个"伙伴式"的关系至关重要，开始可以通过这样的问题来进行："哮喘给你带来最大的困扰是什么？"真正地倾听患者的叙述，继而解决患者的问题，这对于成功的教育和长期的管理非常重要。EPR-3 指南列举了几个哮喘患者教育的案例（表 18-8）[1]。

医生可向患者反复加强按时、规律地抗感染治疗（以及联合 ICS/LABA）必要性的教育，为患者提供宝贵的帮助。很多患者没有长期充分的预防性治疗是因为没有专业人员花时间对他们进行足够的指导，告诉他们哮喘是可以预防的。很多患者最重要的长期控制药物使用不足，却过度的依赖速效缓解症状的药物（如短效吸入性 β₂ 受体激动剂）。专业人员必须能够发现这些问题，并且通过干预改善对患者的监护。

由于大部分患者在应用 MDIs 时有困难，教会患者如何正确应用 MDIs（MDIs 单独使用或加储雾罐一起）和干粉吸入剂，这一点非常重要[1,102,103]。一项研究表明，89% 的患者并不能正确按阶段使用 MDI[104]。成功的教育需要观察患者初次使用这些装置的情况，并通过诊所、医院和社区药房反复地随访。仅仅告诉患者正确的使用方法并不够，医务人员应当为那些不能正确使用的患者（现场或播放录像带）演示如何正确操作。有关正确使用多种哮喘吸入器的视频，请访问网站 http://www.nationaljewish.org/healthinfo/multimedia/asthma-inhalers.aspx；关于如何使用喷雾器的视频，可以访问网站 http://www.nationaljewish.org/healthinfo/medication/lung-disease/nebulizers/instruction.aspx。

尽管正确使用 MDI 的方法不止一种，表 18-9 总结了两种公认的正确的使用方法[1,102]。许多哮喘专家倾向于使用储雾罐以保证最佳疗效。因为储雾罐可以提高 ICS 的疗效并大幅降低了出现口咽部念珠菌病的风险[105,106]，所以几乎所有通过 MDI 接受 ICS 的患者都应该使用储雾罐，包括有很好的 MDI 使用技术的患者。如果能正确应用 β₂ 受体激动剂 MDI，储雾罐并不增加其疗效[107]。尽管任何一种储雾罐都有益，但市场上销售的快速吸入时带有流速指示哨的那一种可能更好一些（如 Aerochamber）。

表 18-8

关键教育信息：抓住每一次机会教育和强化

哮喘基本事实：
- 非哮喘患者和哮喘患者呼吸道的差异，炎症的作用
- 哮喘发生时呼吸道的变化

药物治疗的作用——明白以下药物的差异：
- 长期控制的药物：常通过减少炎症防止症状发生。必须每日使用。不要期望这些药物能快速缓解症状。
- 快速缓解的药物：短效 β_2 受体激动剂松弛呼吸道肌肉，迅速缓解症状。不要期望这些药物能够长期控制哮喘。如果每日使用快速缓解药物则提示需要开始使用或增加长期控制药物的剂量

患者的技能：
- 正确服用药物：吸入器技术（向患者示范，并要求患者示范）。装置的使用，如指定的辅助器、储雾罐和喷雾器
- 识别并避免与加重患者哮喘的环境接触（如过敏原、刺激物和烟草烟雾）
- 自我监控：
  评估哮喘控制程度
  监控症状，如果有规定，监控呼气峰流量
  —认识哮喘恶化的早期症状和体征
- 使用书面的哮喘管理计划来确认何时和怎样去：
  —每日采取行动控制哮喘
  —根据哮喘恶化的信号调整剂量
  —寻找合适的医疗救助

来源：National Institutes of Health. *Expert Panel Report 3：Guidelines for the Diagnosis and Management of Asthma*. Bethesda, MD：National Heart, Lung, and Blood Institute；2007. NIH publication 07-4051.

表 18-9

定量吸入器（MDI）正确的使用步骤[a]

1. 摇动吸入器并打开瓶盖
2. 通过缩唇慢慢地呼气[b]
3. 如应用"闭口"法，垂直握住吸入器将其口端放入嘴中。注意不要用牙齿或舌头挡住吸入器口
4. 如应用"开口"法，张大嘴，在离嘴唇 2.5~5cm 的地方垂直握住吸入器，确保对准嘴部
5. 当开始慢慢深吸气时按压吸入器
6. 继续以口慢慢深吸气，尽量保持吸气时间超过 5s
7. 屏气 10s（用手指慢慢数到十）。如果觉得屏气 10s 很不舒服，至少超过 4s
8. 慢慢呼气[c]
9. 应用下一喷前至少间隔 30~60s

[a] 如应用储雾罐，参见使用手册。同样需要保持慢速、深吸气原则。需要足够的屏气。应用储雾罐时，将喷雾出口放置于舌头上以确保舌头没有堵住气雾口。
[b] 呼气尽可能慢，呼气持续数秒。一些专家建议可只呼出潮气量。但关键是速度要慢。
[c] 如果患者合并鼻炎，应用鼻呼气，吸入的皮质类固醇或异丙托溴铵可能对鼻腔有好处（一些药物可沉积于鼻腔）。

研究显示，医务人员本身也和有些患者一样不能正确地使用 MDI[108]。显然，在教患者之前，临床医生应该用装有安慰剂的吸入器练习一下如何使用，以获得使用经验。在哮喘教育的专业人员中，药师对教会患者正确使用 MDI 是非常有帮助的[109]。但遗憾的是，一项研究显示，社区药师并不能够提供这样的指导[110]。

除了指导患者正确地使用 MDI 和储雾罐以外，医生还应当教育患者正确地使用呼吸触发的干粉吸入器（如 Twisthaler, Diskus, Aerolizer, HandiHaler, Flexhaler 等）及雾化吸入装置[1]。例如当使用 Flexhaler 时，患者应清楚地知道需要快速（最好 60L/min）地深吸气（不像 MDI 那样慢慢地吸气）[111]。像这样快速地深吸气，在一些少年儿童能够产生一定的吸气呼气流量峰值（PIF），而多数小于 8 岁的儿童其 PIF 则很难达到 60L/min 以上[111]。而干粉吸入器则不需要像 Flexhaler 装置那么高的 PIF，它只需要大于 30L/min 即可[112]。另外，如果有可能，使用 MDI 的患者需要屏住呼吸 10 秒。

哮喘患者自我管理计划

家庭中使用呼气流量峰值仪客观监测肺功能对医务人员及患者本人都有帮助。关于到底是根据 FEP 还是根据症状来确定治疗方案，EPR-3 指南进行了讨论[1]。哮喘急性加重及对的哮喘控制不佳"感知能力差"的患者使用呼气流量峰值仪可能有一定价值。告知患者正确使用这些装置至关重要[1]，包括如何区分绿色区域、黄色区域和红色区域。确立最佳的治疗方案应该是晨起的 PEF 一直保持绿色区域，对大部分患者来说，每日清晨简单的验证一次这些数据即可。利用类似交通信号灯的绿、黄、红灯那样指导患者或临床医生调整治疗方案。绿色区域意味着 PEF 在个人最佳值的 80%~100%，说明治疗方案对哮喘控制良好。欲达到最佳治疗方案使患者达到最佳状态，需要经过一系列治疗方案调整，这时指示色区域的颜色是根据呼气流量峰值仪说明书来设置的。黄色区域意味着 PEF 在个人最佳值的 50%~79%。如果患者使用 2 吸 β_2 受体激动剂后，PEF 仍在黄色区域，那么患者需要咨询医生或其他专业人员来调整预防用药。红色区域意味着 PEF 低于个人最佳值的 50%。患者应该知道在吸入 β_2 受体激动剂后 PEF 不能达到黄色区域或绿色区域，那么需要立即就医。图 18-12 举例说明了 PEF 的指导作用，图 18-13 举例解释具体的治疗计划。

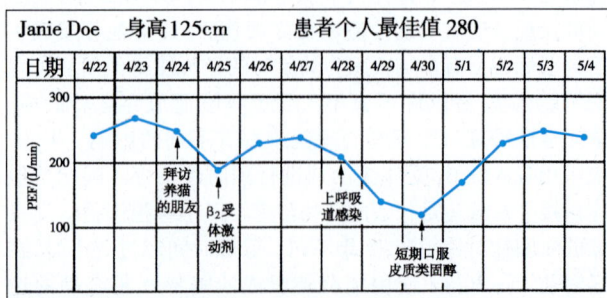

图 18-12 哮喘随时间的变化：患者自我监测及相应要求。PEF，呼气流量峰值。来源：National Institutes of Health. *Practical Guide for the Diagnosis and Management of Asthma*. Bethesda, MD：National Heart, Lung, and Blood Institute；1997. NIH publication 97-4053.

哮喘管理计划

患者:_____ 医生:_____
医生电话_____ 医院急诊科电话_____ 日期:_____

控制良好

☑ 白天或晚上无感冒、气喘、胸闷或胸气短
☑ 可以进行日常活动
☐ 如果使用呼气流量峰值仪
呼气流量峰值:超过_____(大于等于或大于我的最高峰流量的80%)

我的最高呼气流量值是:_____

每日使用以下长期控制药物(包括一种抗炎药)

药物	使用剂量	使用时间

识别、避免和控制加重哮喘的事情,如下表:

如有医嘱,运动前使用:_____ ☐2 或 ☐4 喷息 _____ 运动前5~60分钟

哮喘加重

☑ 咳嗽、气喘、胸闷或气短或
☑ 夜晚因哮喘苏醒或
☐ 可以进行一些日常活动,但不是全部
呼气流量峰值:_____到_____
(我的最高呼气流量值的50%~79%)
-或-
呼气流量峰值:少于_____
(我的最高呼气流量值的50%)

增加快速缓解药物和继续服用能达到到绿色区域药物

首先 (短效β受体激动剂) ☐2 或 ☐4 喷息, 每20分钟到1小时
☐2 或 ☐4 喷息, 一次
☐喷雾器

以上治疗1小时后症状(和呼气流量峰值)恢复到绿色区域
☐继续监控以确保处于绿色区域
-或-
以上治疗1小时后症状(和呼气流量峰值)未恢复到绿色区域

其次 ☐服用: (短效β受体激动剂) ☐2 或 ☐4 喷息 或 ☐喷雾器
☐增加: _____ mg/d 共 _____ (3~10) 日
(口服皮质类固醇)
☐联系医生 在口服皮质类固醇 _____小时 ☐前 ☐后

医疗警报!

☑ 严重气短或
☑ 快速缓解药物无效或
☑ 无法进行日常活动或
☐ 症状无变化或加重24小时
处于黄色区域或
-或-
呼气流量峰值:少于_____
(我的最高呼气流量值的50%)

服用此药:
☐ _____ (短效β受体激动剂) ☐4 或 ☐6 喷息 或 ☐喷雾器
☐ _____ mg (口服皮质类固醇)

立即联系医生。前往医院或数护车,如果:
■ 15分钟后仍处于红色区域,并且
■ 没有联系上医生

危险标识
■ 由于呼吸短促,走路和说话都有困难
■ 嘴唇或指甲发紫

■ 使用4~6喷快速缓解药物,并且
■ 去医院或数叫数护车 _____ 现在!
_____(电话)

图18-13 哮喘患者自我管理计划样本。来源:National Institutes of Health. *Expert Panel Report 3. Guidelines for the Diagnosis and Management of Asthma.* NIH Publication No. 08-4051.0;2007.

正确使用呼气流量峰值仪过程包括站立、深吸气、嘴唇紧紧包含住呼气流量峰值仪咬嘴、尽可能快速(爆发)呼气,然后再重复两次。

重复做三次,把最好的一次记录下来。在使用呼气流量峰值仪时,告诉患者尽力去做好远远不够,还应指导患者将口含器置于口腔内舌尖上,以避免因舌头和口腔肌肉组织加速而导致口腔内空气加速影响到结果。大体上,像"吐痰"一样呼气会导致 PEF 值假性升高[113]。数据表明女性比男性需要更多指导才能确保正确使用呼气流量峰值仪,确保准确评估 PEF[14]。

A. B. 需要关于长效吸入性抗炎药物治疗益处的教育。医生应该热情地向 A. B. 解释清楚她所使用的布地奈德是非常有效的药物,是哮喘治疗的基石。必须强调 ICS 有起效慢、安全性高的特点,以及强调每日规律用药的重要性。教会 A. B. 预防用药和快速缓解用药的区别非常必要。让她观看气道炎症的彩色图片、模型或录像对她会有帮助。一些药品生产厂商可能会提供这些教育资料。同样,应当给 A. B. 呼气流量峰值仪,医生在为她设置好绿色、红色、黄色区域后,通过观察她的使用以确保她能够正确地使用呼气流量峰值仪,并由她的哮喘管理者自行制定书面管理计划[1]。医生应当针对 A. B. 的情况告诉她。"哮喘是可以预防的",按照 NIH 患者手册标题上的说法是"你的哮喘是能够控制的希望很大"。作为全面教育的一部分,这种来自于其所有照护者的积极的信息,以及认真倾听她所关注问题的态度,能够对哮喘控制不佳的 A. B. 产生很大的影响。

> **案例 18-13,问题 2:** A. B. 告诉医生,以前她被告知把沙丁胺醇 MDI 放在张开的嘴巴前面喷射,而不是含在口里喷射。她觉得很困惑,因为包装说明上说应含在嘴里使用。临床医生应当怎样对 A. B. 解释呢?

A. B. 是正确的,这个问题也同样困惑着许多患者和医务人员。少量研究认为"开口"技术更好,但其他一些关于 SABA 的研究却表明,"闭口"技术不亚于甚至优于将 MDI 放在张开的嘴巴前面喷射[1,115]。另外,对吸入 β_2-受体激动剂而言,正确的"闭口"技术与吸入 β_2-受体激动剂时加用储雾罐[107]或雾化器[115]效果相同。"开口"技术应当注意的一个问题是使用 MDI 时如果方向不正确,其产生的气雾可能误喷到脸上或眼睛里。因为目前使用的 MDIs 还没有对"开口技术"进行研究研究,还是推荐应用"闭口技术",因为 FDA 对不含氯氟烃的 MDIs 批准使用这种方法。最后一点,使用 HFA MDIs 应特别注意驱动器的清洗[116]。专业医护人员应向患者强调定期清洗 MDI 驱动器清洗的重要性。

> **案例 18-13,问题 3:** 对那些同时使用支气管扩张剂及抗炎药物吸入剂的患者来说,吸入剂的正确使用顺序是什么?

对于需要使用多个吸入器的患者而言,经常问到的问题是吸入剂使用的顺序。首先,没有充足的证据能够证明哪种治疗的结果会更好。例如 SABA 和抗炎药物先用哪个效果更好并不明确。常规的做法是要求先用 SABA,继而再

用抗炎药物(如快速的支气管舒张作用,理论上能加强抗炎药物的渗透)。然而,如前所述,SABA 通常是按需使用(和运动前使用),不应该长期使用。因此,如果按照治疗计划给予抗炎药时患者没有症状,现有文献表明,只需按治疗计划单独使用抗炎药物即可。因此通常情况下,没有必要告诉患者用药顺序。由于诊治患者的时间非常有限,教患者正确地使用吸入装置、每种药物的治疗目的(控制炎症还是快速缓解症状)以及严格遵医嘱治疗远比花费宝贵的时间讲解使用吸入剂的顺序更重要。

夜间哮喘

案例 18-14

> **问题 1:** R. R. ,男性,41 岁。因咳嗽、气短,一周至少两晚不能安睡而就诊。自述经常早晨醒来后出现胸闷。患者幼时即有哮喘病史,现在通过储雾罐吸入丙酸倍氯米松 HFA 160μg,每日 2 次,沙丁胺醇(90μg/吸)每 6 小时 2 喷,以及运动前和必要时吸入。晨间 PEF 一直位于黄色区间,通常为约 400L/min(个人最佳值为 600L/min);而夜间则为 550~600L/min。目前应推荐哪种治疗方式?

许多哮喘患者抱怨有夜间不能安睡或晨间憋醒的症状。早晨咳嗽不管是否存在支气管痉挛,都可能是夜间哮喘的征兆。尽管夜间哮喘可以考虑只是呼吸道是炎症的另一种表现,但在哮喘患者中这种现象既普遍又棘手,故应予以特别关注。哮喘患者 PEF 的 24 小时节律变化很大。非哮喘患者下午 4 点(最大呼气流速)和上午 4 点(最小呼气流速)之间 PEF 的变异平均在 8% 左右,而哮喘患者平均变异可能高达 50%[117]。PEF 的日变化有几种机制可以解释,以下是一些夜间哮喘发作的可能因素:炎性介质的加速释放[117];副交感神经系统活性增加;循环中肾上腺素水平降低;血清皮质醇水平下降(午夜左右达到最低)。此外,患者胃食管反流也是哮喘发作的触发因素,这在夜间更容易发生,但是,对这一问题的治疗通常只能在哮喘治疗方面取得微小的改善[118]。

对夜间哮喘的初始治疗和持续型哮喘的长期治疗基本相同,包括给予充分的抗炎药物[1,117]。ICS 通常能有效的消除或减少夜间哮喘的症状和 PEF 的下降。如果低到中等剂量(每日正确吸入)不能消除症状,应推荐联合使用 LABAs(沙美特罗,福莫特罗)。另外,哮喘基本的治疗原则是控制好伴发的鼻炎以及周围环境,有夜间哮喘症状的患者更应该关注卧室(如,屋内尘螨和宠物)环境。

由于哮喘是一种炎症性疾病,夜间症状主要由呼吸道炎症引起,所以对 R. R. 的药物治疗的首要问题是,确保他能严格遵照医嘱继续使用倍氯米松,并确保掌握正确吸入技术。如果该药已调整到最佳剂量,由于他已经使用中剂量的 ICS,可以加用 LABA 治疗。

作为夜间哮喘自我优化管理的一部分,应该要求 R. R. 避免或减少哮喘诱发因素的暴露(如,如果他对猫过敏,卧室内有猫吗?)。对 R. R. 的随访中,应核实清晨和晚上 PEF 是否在正常范围,夜间和早晨醒后症状是否消失。

药源性哮喘

问题 1：M. B., 女, 32 岁, 哮喘患者, 她咨询医生: 她对阿司匹林过敏(引发严重哮喘), 选用哪种非处方药物治疗疼痛比较好?

临床医生应就哮喘患者对阿司匹林敏感这一事实向患者提供咨询, 对阿司匹林过敏的哮喘患者通常在第一次使用其他非甾体抗炎药(NSAIDs)如布洛芬时也会引发哮喘症状, 医务人员可推荐使用对乙酰氨基酚。如果 M. B. 说对乙酰氨基酚不能很好地缓解疼痛, 也可选择双水杨酯(salsalate), 或咨询有阿司匹林使用经验并掌握 NSAID 脱敏治疗的过敏症专科医生[119]。临床医生也应该建议咨询过敏症专科医生关于环氧合酶-2(COX-2)抑制剂对阿司匹林过敏性哮喘患者是安全的证据[120]。该案例也证明医务人员必须关注患者非处方药物的使用。虽然有些患者药物引起的哮喘症状相对较轻, 但也有药物引起致命哮喘的大量报道。报道最多的引起哮喘的药物包括 NSAIDs 和 β 受体阻滞剂。其他药物及药物防腐剂也可以引发哮喘症状, 但该内容不属于本章讨论的范围, 读者要想更深入了解, 可以参考其他资料[121,122]。

据报道, 哮喘患者对阿司匹林过敏的比例在 4%~28%。阿司匹林过敏的临床表现包括: 流鼻涕、轻度喘息或严重的甚至会出现危及生命的呼吸急促。一旦过敏反应发生, 会有 2~5 日的不应期[123]。如果一个哮喘患者对阿司匹林过敏, 很可能对大多数其他 NSAIDs 也过敏。阿司匹林和其他 NSAIDs 的作用机制相同, 都是通过花生四烯酸途径, 抑制环氧合酶-2, 导致白三烯合成加速和过量生成[124]。因为白三烯是 NSAIDs 诱发哮喘的重要物质, 一般认为, 5-脂氧合酶抑制剂(齐留通, Zileuton)一般(但不总是)都能有效阻止这一反应过程[123]。同样地, 白三烯受体拮抗剂如扎鲁司特和孟鲁司特通常(但不总是)也能有效防止阿司匹林哮喘的发生[125]。由于大多数的哮喘患者对阿司匹林和其他 NSAIDs 并不过敏, 所以 NIH 指南推荐仅对已知阿司匹林和其他 NSAIDs 过敏的患者禁用这些药物[1]。另外, 应该建议重症持续型哮喘或鼻息肉患者关注这些药物的使用风险。在已知患者过敏的情况下, 应推荐使用对乙酰氨基酚和双水杨酯治疗头痛和其他轻度疼痛[1]。对过敏但又需要服用阿司匹林(如心肌梗死后)或其他 NSAIDs(如关节炎)的患者, 可以采用脱敏疗法, 每日使用可以防止更进一步的反应发生。

提到药物引起的哮喘, 另一类需要重点关注的药物是 β 受体阻滞剂。这类药物用于哮喘患者时应该十分谨慎。即使 β₁ 受体阻滞剂, 在剂量增加时也会失去选择性, 所以和非选择性 β 受体阻滞剂一样, 大多数患者应该避免使用。此外, 也有几篇文献报道, 噻吗洛尔滴眼剂可诱发致命哮喘, 应绝对禁用于有哮喘病史的患者[126]。文献报道, 其他 β 受体阻滞剂滴眼液(如倍他洛尔)诱发哮喘的可能性较小, 但这类药物都可能有一定的风险[127]。

哮喘患者使用 β 受体阻滞剂的两个值得注意的例外情况是心肌梗死后和有心衰的患者[128,129]。因为 β 受体阻滞剂能够延长心肌梗死患者生命, 改善心衰患者的症状, 因此应权衡其获益风险比。如果患者有严重的持续型哮喘, 则风险大于获益[128,129]。如果心肌梗死后的患者有轻度间歇型哮喘或轻度持续型哮喘(甚至可能中度持续型哮喘)通过优化管理控制良好[128,129], 给予低剂量阿替洛尔 50mg/d 也是合理的, 获益大于风险[129]。当患者接受该剂量阿替洛尔治疗时, 哮喘患者吸入 β₂ 受体激动剂仍然能发挥作用。尽管低剂量的 β 受体阻滞剂延长心梗后患者的生命证据不足, 但有些研究认为低剂量有效。针对心衰患者, 美托洛尔控释/缓释剂型作为心脏选择性 β 受体阻滞剂在美国批准上市, 而卡维地洛具有非选择性阻断 β 受体, 同时阻断 α 受体的特点, 会使哮喘症状加重甚至引发致命哮喘[130]。

如果哮喘患者接受 β 受体阻滞剂治疗, 首次应用后没有出现症状, 随后出现哮喘加重时给予常规剂量的 β 受体激动剂治疗, 可能效果不佳。β 受体阻滞剂引起的支气管痉挛可选择异丙托溴铵治疗[129]。过敏性鼻炎的成年患者和有哮喘家族史的患者使用 β 受体阻滞剂时也有潜在风险, 这些患者应用 β 受体阻滞剂治疗高血压, 可能会诱发出现哮喘症状, 尤其合并其他诱发因素如吸入干燥的冷空气时更容易发生。

预后

问题 1：C. C., 女性, 36 岁, 因哮喘入院。这是她在过去的两年里第二次住院, 并且在这 2 年她看过 3 次急诊。同时她反映 1 周会有 4 天在夜间憋醒, 并且因不能运动导致体重增加。不能运动给她带来的另一个烦恼是她 5 岁的女儿要她一起外出玩耍。C. C. 吸入氟替卡松治疗(不使用储雾罐), 每日 2 次, 每次 1 喷(44μg), 已持续数年, 并频繁按需使用沙丁胺醇。C. C. 很注意控制她家庭环境情况。医生应如何改善她的疾病预后, 提高她的生活质量呢?

考虑到 C. C. 2 年来预后不良, 需要对她的长期管理进行重新评估。首先, 在哮喘相关教育和管理方面, 医生应当与患者建立伙伴关系。显然, 她需要调整抗炎药物的剂量。她的治疗剂量太低, 以致哮喘未能有效控制。基于她最近的病史, 首先 C. C. 应选择中剂量 ICS 和 LABA 治疗(如布地奈德-福莫特罗复方制剂、莫米松-福莫特罗复方制剂或氟替卡松-沙美特罗复方制剂)。应当向 C. C. 强调每日坚持治疗的重要性, 包括需要严格遵医嘱治疗和正确的吸入技术。她需要一个书面的哮喘治疗方案, 同时需要准备泼尼松以备急用(例如当她的 PEF 到达红色区域时并且对沙丁胺醇治疗无反应时使用)。还应当告知 C. C., 要减少沙丁胺醇的使用量。

大量的研究结果已经证明, 应用循证指南[1]的原则指导治疗能够明显地改善预后, 这些研究中的一部分在 EPR-3[1]中都有记载。美国的几个研究结果表明, 熟知 EPR-3 并与患者及医生有密切协作的药师能改善预后, 改善患者预后, 即减少了这些患者急诊就诊次数及住院次数[131-135]。这些成功的研究包括在大学附属医院和大型私立医院工作的药师, 他们都有很高的工作热情，也都是哮喘方面的专家。

最近基于一项随机对照研究也显示，在加拿大社区药房经过专门培训的药师的干预，对哮喘患者的治疗有非常积极的作用[136]。另一项的随机对照研究结果则显示，美国连锁药店药师没有对哮喘的治疗起到有益的作用[137]。遗憾的是，这种培训的水准和激励措施并不是很令人满意的，作者指出，药店药师并不都对此项目热心，作者还指出这种干预对药店药师来说是一种负担。有必要进行更深入的研究，来评价当药师受到良好培训，给予适当的激励并对该项目有热情的情况下，药师对哮喘管理的作用。美国以外的许多研究表明，社区药师在哮喘治疗方面是有帮助的[138]。

在评估全面管理对临床预后的效果时，除急诊就诊和住院治疗次数减少外，还应当评估患者生活质量[一个调查问卷（哮喘控制测试）见 EPR-3[1]]。为达到最佳的预后，管理的 4 个主要组成部分都需要认真对待（客观评估、环境控制、药物治疗和伙伴式患者教育）。例如，市中心贫民区的患者可能会面临一些特殊问题，包括社会心理因素、控制药物使用不当和被动吸烟等[139-142]。作为改善预后进行全面管理的一部分，研究再次强调了 ICS 吸入的良好技术及呼气流量峰值仪使用培训的重要性[143-144]。

> **案例 18-16，问题 2**：C. C. 2 个月后高兴地回到诊所，因为她能夜间平稳地休息而不再因呼吸困难醒来。此外，她又开始运动了，她女儿和她都很高兴。C. C. 也没再因哮喘而到急诊就诊。此时，医生应怎样做呢？

能改善预后的最佳哮喘治疗是一个不断地教育及对全部治疗进行再评价的过程。在 C. C. 每次到诊所来时，都应观察她如何使用峰速仪以及如何使用吸入装置，这一点非常重要，应列入常规。让 C. C. 描述她对使用吸入皮质类固醇加长效吸入性 β₂ 受体激动剂的作用、沙丁胺醇的作用及紧急时使用泼尼松治疗的理解和感受，这一点也很重要。还有重要的一点是，尽管现在 C. C. 的情况很乐观，还应询问目前她对哮喘的关注点。在随后的一两个月，应尝试逐渐将吸入皮质类固醇的量递减至中等。最后，C. C. 应继续与她的医生合作。

> **案例 18-16，问题 3**：C. C. 两年后来到诊所，向医生反馈，她已完全摆脱因哮喘入急诊与住院治疗，同时生活质量也有提高。她这连续 24 个月前制订的控制措施一直在坚持，包括：控制周围环境，个性化的控制治疗，按需使用沙丁胺醇，晨起 PEF 的监测，以及与医生保持联系。遗憾的是，C. C. 在去年 10 月忘记注射流感疫苗，今年 3 月初得了流感。虽然这次流感只是轻微加重了她的哮喘症状，在她快痊愈时，又在杂货店意外地被动吸烟。此外，早春树木及青草的花粉又引发她的过敏性鼻炎。当 C. C. 回到家里就出现气喘，PEF 到了黄色区域。应用沙丁胺醇 3 喷后，症状缓解。C. C. 询问假如这一系列事件使她的 PEF 到达红色区域，她该如何应对？

C. C. 需要再接受基于症状和 PEF 值的应对哮喘的教育。重新修改治疗方案中沙丁胺醇的剂量，如病情需要，口

服皮质类固醇也是很重要的。强调每年 10 月接种流感疫苗的必要性很重要，此外，≥19 岁的哮喘患者应该接种肺炎球菌疫苗，≥65 岁的患者应该接受肺炎球菌结合疫苗（更多细节参见第 64 章）。并加固持续性预防治疗的重要性，这些治疗已经取得很大成功，对 C. C. 是合适的。应使 C. C. 放心，尽管出现这个小挫折，她的哮喘已经得到控制。医生应与她一道，进一步优化治疗计划，如控制鼻炎，用最低剂量药物和最简单治疗方案的基础上维持最佳的疗效。最近有一项研究进一步强调了简化治疗方案和抗炎药物最低有效剂量的目标[145,146]。

补充/替代治疗

> **案例 18-16，问题 4**：几个月以后，C. C. 再到诊所。她的哮喘和过敏性鼻炎依然控制良好。C. C. 向她的护士询问关于草药治疗哮喘的情况以及其他非传统的治疗方法。

哮喘的补充或替代治疗方法包括红茶、咖啡、植物麻黄、大麻、常青藤叶提取物、针灸、冥想和瑜伽[1,147,148]。尽管这些替代治疗也广泛应用于慢性疾病，但医生应当对 C. C. 说明，这些方法治疗哮喘都还没有充分的科学依据[1]。一项研究发现，使用草药治疗与 ICS 治疗的依从性下降有关，以及与居住在城市中心的哮喘患者预后不良有关[149]。

不应推荐这些补充替代治疗取代 EPR-3 以及建立在随机对照研究基础上的治疗。而支气管热成形术治疗（complementary alternative therapy）虽然不是补充替代疗法，是一种非药物疗法，但已经证明在治疗严重的难治哮喘方面是有效[150]。

（李宏林 译，李海涛 校，蔡志刚、杨秀岭 审）

参考文献

1. National Institutes of Health. Expert Panel Report 3: Guidelines for the Diagnosis and Management of Asthma. Bethesda, MD: National Heart, Lung, and Blood Institute; 2007. NIH publication 07–4051.
2. American Lung Association. www.lung.org/lung disease/asthma. Accessed May 18, 2015.
3. Xu JQ et al. Deaths: final data for 2007. *Natl Vital Stat Rep*. 2010;58(19):1–19.
4. Mannino DM et al. Surveillance for asthma—United States, 1980–1999. *MMWR Surveill Summ*. 2002;51:1.
5. Butland BK, Strachan DP. Asthma onset and relapse in adult life: the British 1958 birth cohort study. *Ann Allergy Asthma Immunol*. 2007;98:337.
6. Busse WW Lemanske RF, Jr. Asthma. *N Engl J Med*. 2001;344:350.
7. Holgate ST, Polosa R. The mechanisms, diagnosis, and management of severe asthma in adults. *Lancet*. 2006;368:780.
8. Wenzel S et al. Dupilumab in persistent asthma with elevated eosinophil levels. *N Engl J Med*. 2013;368:2455.
9. Ortega HG et al. Mepolizumab treatment in patients with severe eosinophilic asthma. *N Eng J Med*. 2014;371:1198.
10. Noonan M et al. Dose-ranging study of lebrikizumab in asthmatic patients not receiving inhaled steroids. *J Allergy Clin Immunol*. 2013;132:567.
11. Yarova PL et al. Calcium-sensing receptor antagonists abrogate airway hyperresponsiveness and inflammation in allergic asthma. *Sci Transl Med*. 2015;7:284ra60.
12. Krug N et al. Allergen-induced asthmatic responses modified by a GATA3-specific DNAzyme. *N Engl J Med*. 2015;372:1987.
13. Kharitonov SA, Barnes PJ. Effects of corticosteroids on noninvasive biomarkers of inflammation in asthma and chronic obstructive pulmonary disease. *Proc Am Thorac Soc*. 2004;1:191.
14. Redmond AM et al. Premenstrual asthma: emphasis on drug therapy options.

J Asthma. 2004;41:687.

15. Fahy JV, Dickey BF. Airway mucus function and dysfunction. *N Engl J Med.* 2010;363:2233.

16. West JB. *Respiratory Physiology: The Essentials.* 8th ed. Baltimore, MD: Lippincott Williams & Wilkins; 2008.

17. [No authors listed]. Standardization of spirometry, 1994 update. American Thoracic Society. *Am J Respir Crit Care Med.* 1995;152:1107.

18. Schuh S et al. Efficacy of frequent nebulized ipratropium bromide added to frequent high-dose albuterol therapy in severe childhood asthma. *J Pediatr.* 1995;126:639.

19. Qureshi F et al. Effect of nebulized ipratropium on the hospitalization rates of children with asthma. *N Engl J Med.* 1998;339:1030.

20. Becker AB et al. Inhaled salbutamol (albuterol) vs injected epinephrine in the treatment of acute asthma in children. *J Pediatr.* 1983;102:465.

21. Dolovich MB et al. Device selection and outcomes of aerosol therapy: evidence-based guidelines: American College of Chest Physicians/American College of Asthma, Allergy, and Immunology. *Chest.* 2005;121:335.

22. Leversha AM et al. Costs and effectiveness of spacer versus nebulizer in young children with moderate and severe acute asthma. *J Pediatr.* 2000;136:497.

23. Schuh S et al. Comparison of albuterol delivered by a metered dose inhaler with spacer versus a nebulizer in children with mild acute asthma. *J Pediatr.* 1999;135:22.

24. Kerem E et al. Efficacy of albuterol administered by nebulizer versus spacer device in children with acute asthma. *J Pediatr.* 1993;123:313.

25. Schuh S et al. High-versus low-dose frequently administered nebulized albuterol in children with severe acute asthma. *Pediatrics.* 1989;83:513.

26. Schuh S et al. Nebulized albuterol in acute childhood asthma: comparison of two doses. *Pediatrics.* 1990;86:509.

27. Lazarus SC. Clinical practice. Emergency treatment of asthma. *N Engl J Med.* 2010;363:755.

28. Gries DM et al. A single dose of intramuscularly administered dexamethasone acetate is as effective as oral prednisone to treat asthma exacerbations in young children. *J Pediatr.* 2000;136:298.

29. Qureshi F et al. Comparative efficacy of oral dexamethasone versus oral prednisone in acute pediatric asthma. *J Pediatr.* 2001;139:20.

30. Altamimi S et al. Single-dose oral dexamethasone in the emergency management of children with exacerbations of mild to moderate asthma. *Pediatr Emerg Care.* 2006;22:786.

31. Rohr AS et al. Efficacy of parenteral albuterol in the treatment of asthma: comparison of its metabolic side effects with subcutaneous epinephrine. *Chest.* 1986;89:348.

32. Brown MJ et al. Hypokalemia from beta2-receptor stimulation by circulating epinephrine. *N Engl J Med.* 1983;309:1414.

33. Lipworth BJ et al. Tachyphylaxis to systemic but not to airway responses during prolonged therapy with high dose inhaled salbutamol in asthmatics. *Am Rev Respir Dis.* 1989;140:586.

34. Hall IP. Beta2-adrenoceptor agonists. In: Barnes P et al, eds. *Asthma and COPD. Basic Mechanisms and Clinical Management.* London, UK: Academic Press; 2002:521.

35. Chapman KR et al. Effect of a short course of prednisone in the prevention of early relapse after the emergency room treatment of acute asthma. *N Engl J Med.* 1991;324:788.

36. Ellul-Micallef R, Fenech FF. Effect of intravenous prednisolone in asthmatics with diminished adrenergic responsiveness. *Lancet.* 1975;2:1269.

37. Shapiro GG et al. Double-blind evaluation of methylprednisolone versus placebo for acute asthma episodes. *Pediatrics.* 1983;71:510.

38. Fanta CH et al. Glucocorticoids in acute asthma. A critical controlled trial. *Am J Med.* 1983;74:845.

39. Littenberg B, Gluck EH. A controlled trial of methylprednisolone in the emergency treatment of acute asthma. *N Engl J Med.* 1986;314:150.

40. Fiel SB et al. Efficacy of short-term corticosteroid therapy in outpatient treatment of acute bronchial asthma. *Am J Med.* 1983;75:259.

41. Harris JB et al. Early intervention with short courses of prednisone to prevent progression of asthma in ambulatory patients incompletely responsive to bronchodilators. *J Pediatr.* 1987;110:627.

42. Lahn M et al. Randomized clinical trial of intramuscular vs. oral methylprednisolone in the treatment of asthma exacerbations following discharge from an emergency department. *Chest.* 2004;126:362.

43. Brunette MG et al. Childhood asthma: prevention of attacks with short-term corticosteroid treatment of upper respiratory tract infection. *Pediatrics.* 1988;81:624.

44. Connett GJ et al. Prednisolone and salbutamol in the hospital treatment of acute asthma. *Arch Dis Child.* 1994;70:170.

45. Harrison BD et al. Need for intravenous hydrocortisone in addition to oral prednisolone in patients admitted to hospital with severe asthma without ventilatory failure. *Lancet.* 1986;1:181.

46. Rowe BH et al. Intravenous magnesium sulfate treatment for acute asthma in the emergency department: a systematic review of the literature. *Ann Emerg Med.* 2000;36:181.

47. Hughes R et al. Use of isotonic nebulised magnesium sulphate as an adjuvant to salbutamol in treatment of severe asthma in adults: randomised placebo-controlled trial. *Lancet.* 2003;361:2114.

48. Kress JP et al. The utility of albuterol nebulized with heliox during acute asthma exacerbations. *Am J Respir Crit Care Med.* 2002;165:1317.

49. Siegel D et al. Aminophylline increases the toxicity but not the efficacy of an inhaled beta-adrenergic agonist in the treatment of acute exacerbation of asthma. *Am Rev Respir Dis.* 1985;132:283.

50. Self TH et al. Inhaled albuterol and oral prednisone therapy in hospitalized adult asthmatics: does aminophylline add any benefit? *Chest.* 1990;98:1317.

51. Strauss RE et al. Aminophylline therapy does not improve outcome and increases adverse effects in children hospitalized with acute asthmatic exacerbations. *Pediatrics.* 1994;93:205.

52. DiGuiulio GA et al. Hospital treatment of asthma: lack of benefit from theophylline given in addition to nebulized albuterol and intravenously administered corticosteroid. *J Pediatr.* 1993;122:464.

53. Carter E et al. Efficacy of intravenously administered theophylline in children hospitalized with severe asthma. *J Pediatr.* 1993;122:470.

54. Nuhoğlu Y et al. Efficacy of aminophylline in the treatment of acute asthma exacerbation in children. *Ann Allergy Asthma Immunol.* 1998;80:395.

55. Huang D et al. Does aminophylline benefit adults admitted to the hospital for an acute exacerbation of asthma? *Ann Intern Med.* 1993;119:1155.

56. Weinberger M, Hendeles L. Theophylline in asthma. *N Engl J Med.* 1996;334:1380.

57. Ream RS et al. Efficacy of IV theophylline in children with severe status asthmaticus. *Chest.* 2001;119:1480.

58. Dalabih AR et al. Aminophylline infusion for status asthmaticus in the pediatric critical care unit setting is independently associated with increased length of stay and time for symptom improvement. *Pulm Pharmacol Ther.* 2014;27:57.

59. Winter ME. *Basic Clinical Pharmacokinetics.* 4th ed. Baltimore, MD: Lippincott Williams & Wilkins; 2004.

60. Spitzer WO et al. The use of beta agonists and the risk of death and near death from asthma. *N Engl J Med.* 1992;326:501.

61. Mellon M et al. Comparable efficacy of administration with face mask or mouthpiece of nebulized budesonide inhalation suspension for infants and young children with persistent asthma. *Am J Crit Care Med.* 2000;162(2, pt 1):593.

62. Croft RD. 2-year-old asthmatics can learn to operate a tube spacer by copying their mothers. *Arch Dis Child.* 1989;64:742.

63. Sly MR et al. Delivery of albuterol aerosol by AeroChamber to young children. *Ann Allergy.* 1988;60:403.

64. Castro-Rodriguez JA, Rodrigo GJ. Beta-agonists through metered dose inhaler with valved holding chamber versus nebulizer for acute exacerbation of wheezing or asthma in children under 5 years of age: a systematic review with meta-analysis. *J Pediatr.* 2004;145:172.

65. Kelly HW et al. Effect of inhaled glucocorticoids in childhood on adult height. *N Engl J Med.* 2012;367:904.

66. Van den Berg NJ et al. Salmeterol/fluticasone propionate (50/100 microg) in combination in a Diskus inhaler (Seretide) is effective and safe in children with asthma. *Pediatr Pulmonol.* 2000;30:97.

67. Pedersen S. Clinical safety of inhaled corticosteroids for asthma in children: an update of long-term trials. *Drug Saf.* 2006;29:599.

68. Crompton GK et al. Comparison of Pulmicort pMDI plus Nebuhaler and Pulmicort Turbuhaler in asthmatic patients with dysphonia. *Respir Med.* 2000;94:448.

69. Pauwels RA et al. Effect of inhaled formoterol and budesonide on exacerbations of asthma. Formoterol and Corticosteroids Establishing Therapy (FACET) International Study Group [published correction appears in N Engl J Med. 1998;338:139]. *N Engl J Med.* 1997;337:1405.

70. Shapiro G et al. Combined salmeterol 50 microg and fluticasone propionate 250 microg in the Diskus device for the treatment of asthma. *Am J Respir Crit Care Med.* 2000;161(2, pt 1):527.

71. Weatherall M et al. Dose-response relationship of inhaled corticosteroids and cataracts: a systematic review and meta-analysis. *Respirology.* 2009;14:983.

72. Cumming RG et al. Use of inhaled corticosteroids and the risk of cataracts. *N Engl J Med.* 1997;337:8.

73. Garbe E et al. Inhaled and nasal glucocorticoids and the risks of ocular hypertension or open-angle glaucoma. *JAMA.* 1997;277:722.

74. Agertoft L, Pedersen S. Effect of long-term treatment with inhaled budesonide on adult height in children with asthma. *N Engl J Med.* 2000;343:1064.

75. van der Molen T et al. Starting with a higher dose of inhaled corticosteroids

in primary care asthma treatment. *Am J Respir Crit Care Med*. 1998;158:121.

76. Suissa S et al. Low-dose inhaled corticosteroids and the prevention of death from asthma. *N Engl J Med*. 2000;343:332.

77. Greening AP et al. Added salmeterol versus higher dose corticosteroid in asthma patients with symptoms on existing inhaled corticosteroid. Allen & Hanburys Limited UK Study Group. *Lancet*. 1994;344:219.

78. Lemanske RF et al. Step-up therapy for children with uncontrolled asthma receiving inhaled corticosteroids. *N Engl J Med*. 2010;362:975.

79. Bateman ED et al. Can guideline defined asthma control be achieved? The Gaining Optimal Asthma Control Study. *Am J Respir Crit Care Med*. 2004;170:836.

80. Nelson HS et al. The Salmeterol Multicenter Asthma Research Trial: a comparison of usual pharmacotherapy for asthma or usual pharmacotherapy plus salmeterol [published correction appears in Chest. 2006;129:1393]. *Chest*. 2006;129:15.

81. Global Initiative for Asthma. Global Strategy for Asthma Management and Prevention. 2014. **www.ginasthma.org.** Accessed May 19, 2015.

82. Chowdhury BA et al. The FDA and safe use of long-acting beta-agonists in the treatment of asthma. *N Engl J Med*. 2010;362:1169.

83. Lemanske RF, Jr, Busse WW. The US Food and Drug Administration and long-acting beta2-agonists: the importance of striking the right balance between risks and benefits of therapy? *J Allergy Clin Immunol*. 2010;126:449.

84. Weiss ST. FDA LABA warning: is there anything new here? *Clin Pharmacol Ther*. 2010;87:638.

85. Halterman JS et al. Randomized controlled trial to improve care of urban children with asthma: Results of the school-based asthma therapy program. *Arch Pediatr Adolesc Med*. 2011;165:262.

86. Tomlinson JE et al. Efficacy of low and high dose inhaled corticosteroid in smokers versus non-smokers with mild asthma. *Thorax*. 2005;60:282.

87. Evans DJ et al. A comparison of low-dose inhaled budesonide plus theophylline and high-dose inhaled budesonide for moderate asthma. *N Engl J Med*. 1997;337:1412.

88. Hendeles L et al. Revised FDA labeling guideline for theophylline oral dosage forms. *Pharmacotherapy*. 1995;15:409.

89. Lanes SF et al. The effect of adding ipratropium bromide to salbutamol in the treatment of acute asthma: a pooled analysis of three trials. *Chest*. 1998;114:365.

90. Neild JE, Cameron IR. Bronchoconstriction in response to suggestion: its prevention by an inhaled anticholinergic agent. *Br Med J (Clin Res Ed)*. 1985;290:674.

91. Peters SP et al. Tiotropium bromide step-up therapy for adults with uncontrolled asthma. *N Engl J Med*. 2010;363:1715.

92. Kerstjens HA et al. Tiotropium in asthma poorly controlled with standard combination therapy. *N Engl J Med*. 2012;367:1198.

93. Strunk RC, Bloomberg GR. Omalizumab for asthma. *N Engl J Med*. 2006;354:2689.

94. Busse WW et al. Randomized trial of omalizumab (anti-IgE) for asthma in inner-city children. *N Engl J Med*. 2011;364:1005.

95. Lemanske RF, Jr et al. Omalizumab improves asthma-related quality of life in children with allergic asthma. *Pediatrics*. 2002;110:e55.

96. Busse W et al. Omalizumab, anti-IgE recombinant humanized monoclonal antibody, for the treatment of severe allergic asthma. *J Allergy Clin Immunol*. 2001;108:184.

97. Solèr M et al. The anti-IgE antibody omalizumab reduces exacerbations and steroid requirement in allergic asthmatics [published correction appears in Eur Respir J. 2001;18:739]. *Eur Respir J*. 2001;18:254.

98. Barnes PJ. Anti-IgE antibody therapy for asthma. *N Engl J Med*. 1999;341:2006. Xolair [package insert]. San Francisco, CA: Genentech, Inc; July 2010.

99. Tan RA, Spector SL. Exercise-induced asthma: diagnosis and management. *Ann Allergy Asthma Immunol*. 2002;89:226.

100. Nelson JA et al. Effect of long term salmeterol treatment on exercise induced asthma. *N Engl J Med*. 1998;339:141.

101. Leff JA et al. Montelukast, a leukotriene-receptor antagonist, for the treatment of mild and exercise-induced bronchoconstriction. *N Engl J Med*. 1998;339:147.

102. Newman SP et al. How should a pressurized beta-adrenergic bronchodilator be inhaled? *Eur J Respir Dis*. 1981;62:3.

103. Self TH et al. Inhalation therapy: help patients avoid these mistakes. *J Fam Pract*. 2011;60:714.

104. Hartert TV et al. Inadequate outpatient medical therapy for patients with asthma admitted to two urban hospital. *Am J Med*. 1996;100:386.

105. Toogood JH et al. Use of spacers to facilitate inhaled corticosteroid treatment of asthma. *Am Rev Respir Dis*. 1984;129:723.

106. Salzman GA, Pyszczynski DR. Oropharyngeal candidiasis in patients treated with beclomethasone dipropionate delivered by metered-dose inhaler alone and with AeroChamber. *J Allergy Clin Immunol*. 1988;81:424.

107. Rachelefsky GS et al. Use of a tube spacer to improve the efficacy of a metered-dose inhaler in asthmatic children. *Am J Dis Child*. 1986;140:1191.

108. Self TH et al. Inadequate skill of healthcare professionals in using asthma inhalation devices. *J Asthma*. 2007;44:593.

109. Self TH et al. The value of demonstration and role of the pharmacist in teaching the correct use of pressurized bronchodilators. *Can Med Assoc J*. 1983;128:129.

110. Mickle TR et al. Evaluation of pharmacists' practice in patient education when dispensing a metered-dose inhaler. *DICP*. 1990;24:927.

111. Toogood JH et al. Comparison of the antiasthmatic, oropharyngeal, and systemic glucocorticoid effects of budesonide administered through a pressurized aerosol plus spacer or the Turbuhaler dry powder inhaler. *J Allergy Clin Immunol*. 1997;99:186.

112. Nielsen KG et al. Clinical effect of Diskus dry-powder inhaler at low and high inspiratory flow-rates in asthmatic children. *Eur Respir J*. 1998;11:350.

113. Strayhorn et al. Elevation of peak expiratory flow by a "spitting" maneuver: measured with five peak flowmeters. *Chest*. 1998;113:1134.

114. Self TH et al. Gender differences in the use of peak flow meters and their effect on peak expiratory flow. *Pharmacotherapy*. 2005;25:526.

115. Mestitz H et al. Comparison of outpatient nebulized vs. metered dose inhaler terbutaline in chronic airflow obstruction. *Chest*. 1989;96:1237.

116. Hendeles L et al. Withdrawal of albuterol inhalers containing chlorofluorocarbon propellants. *N Engl J Med*. 2007;356:1344.

117. Silkoff PE, Martin RJ. Pathophysiology of nocturnal asthma. *Ann Allergy Asthma Immunol*. 1998;81(5, pt 1):378.

118. Greenberg H, Cohen RI. Nocturnal asthma. *Curr Opin Pulm Med*. 2012;18:57.

119. Macy E et al. Aspirin challenge and desensitization for aspirin-exacerbated respiratory disease: a practice paper. *Ann Allergy Asthma Immunol*. 2007;98:172.

120. Morales DR et al. Safety risks for patients with aspirin-exacerbated respiratory disease after acute exposure to selective nonsteroidal anti-inflammatory drugs and COX-2 inhibitors: meta-analysis of controlled trials. *J Allergy Clin Immunol*. 2014;134:40.

121. Hunt LW, Rosenow EC. Drug-induced asthma. In: Weiss EB, Stein M, eds. *Bronchial Asthma: Mechanisms and Therapeutics*. 3rd ed. Boston, MA: Little, Brown; 1993:621.

122. Babu KS, Marshall BG. Drug-induced airway disease. *Clin Chest Med*. 2004;25:113.

123. Israel E et al. The pivotal role of 5-lipoxygenase products in the reaction of aspirin-sensitive asthmatics to aspirin. *Am Rev Respir Dis*. 1993;148(6, pt 1):1447.

124. Szczeklik A, Stevenson DD. Aspirin-induced asthma: advances in pathogenesis, diagnosis, and management. *J Allergy Clin Immunol*. 2003;111:913.

125. Holgate ST et al. Leukotriene antagonists and synthesis inhibitors: new directions in asthma therapy. *J Allergy Clin Immunol*. 1996;98:1.

126. Odeh M. Timolol eyedrop-induced fatal bronchospasm in an asthmatic patient. *J Fam Pract*. 1991;32:97.

127. Dunn TL et al. The effect of topical ophthalmic instillation of timolol and betaxolol on lung function in asthmatic subjects. *Am Rev Respir Dis*. 1986;133:264.

128. Salpeter SR et al. Cardioselective beta-blockers in patients with reactive airway disease: a meta-analysis. *Ann Intern Med*. 2002;137:715.

129. Self TH et al. Cardioselective beta-blockers in patients with asthma and concomitant heart failure or history of myocardial infarction: when do benefits outweigh risks? *J Asthma*. 2003;40:839.

130. Self TH et al. Carvedilol therapy after cocaine-induced myocardial infarction in patients with asthma. *Am J Med Sci*. 2011;342:56.

131. Cheng B et al. Evaluation of the long term outcome of adult patients managed by the pharmacist-run asthma program in a health maintenance organization [abstract]. *J Allergy Clin Immunol*. 1999;103:51.

132. Pauley TR et al. Pharmacist-managed, physician-directed asthma management program reduces emergency department visits. *Ann Pharmacother*. 1995;29:5.

133. Kelso TM et al. Educational and long-term therapeutic intervention in the ED: effect on outcomes in adult indigent minority asthmatics. *Am J Emerg Med*. 1995;13:632.

134. Kelso TM et al. Comprehensive long-term management program for asthma: effect on outcomes in adult African-Americans. *Am J Med Sci*. 1996;311:272.

135. McGill KA et al. Improved asthma outcomes in Head Start children using pharmacist asthma counselors [abstract]. *Am J Respir Crit Care Med*. 1997;155:A202.

136. McLean W et al. The BC Community Pharmacy Asthma Study: a study of clinical, economic and holistic outcomes influenced by an asthma care protocol provided by specially trained community pharmacists in British Columbia. *Can Respir J*. 2003;10:195.

137. Weinberger M et al. Effectiveness of pharmacist care for patients with reactive airways disease: a randomized controlled trial. *JAMA*. 2002;288:1594.

138. Fathima M et al. The role of community pharmacists in screening and subsequent management of chronic respiratory diseases" A systematic review. *Pharm Pract (Granada)*. 2013;11:228.

139. Weil CM et al. The relationship between psychosocial factors and asthma morbidity in inner-city children with asthma. *Pediatrics*. 1999;104:1274.

140. Finkelstein JA et al. Underuse of controller medications among Medicaid-insured children with asthma. *Arch Pediatr Adolesc Med.* 2002;156:562.

141. Evans D et al. The impact of passive smoking on emergency room visits of urban children with asthma. *Am Rev Respir Dis.* 1987;135:567.

142. Self TH et al. Reducing emergency department visits and hospitalizations in African American and Hispanic patients with asthma: a 15-year review. *J Asthma.* 2005;42:807.

143. Giraud V, Roche N. Misuse of corticosteroid metered-dose inhaler is associated with decreased asthma stability. *Eur Respir J.* 2002;19:246.

144. Finch CK et al. Gender differences in peak flow meter use. *Nurse Pract.* 2007;32:46.

145. American Lung Association Asthma Clinical Research Centers et al. Randomized comparison of strategies for reducing treatment in mild persistent asthma [published correction appears in N Engl J Med. 2007;357:728].

N Engl J Med. 2007;356:2027.

146. Papi A et al. Rescue use of beclomethasone and albuterol in a single inhaler for mild asthma. *N Engl J Med.* 2007;356:2040.

147. Blanc PD et al. Use of herbal products, coffee or black tea, and over-the-counter medications as self-treatments among adults with asthma. *J Allergy Clin Immunol.* 1997;100(6, pt 1):789.

148. Huntley A, Ernst E. Herbal medicines for asthma: a systematic review. *Thorax.* 2000;55:925.

149. Roy A et al. Use of herbal remedies and adherence to inhaled corticosteroids among inner-city asthmatic patients. *Ann Allergy Asthma Immunol.* 2010;104:132.

150. Wechsler ME et al. Bronchial thermoplasty: long-term safety and effectiveness in patients with severe persistent asthma. *J Allergy Clin Immunol.* 2013;132:1295.

第 19 章　慢性阻塞性肺疾病

Timothy R. Hudd and Kathy Zaiken

核心原则

	核心原则	章节案例
①	慢性阻塞性肺疾病（chronic obstructive pulmonary disease，COPD）是一种以慢性气流受限和一系列肺部病理改变为特征的疾病，一些显著地肺外效应和严重的合并症或许影响个别患者疾病的严重程度，吸烟为 COPD 最主要的危险因素，大多数 COPD 患者目前正在吸烟或既往有吸烟史。	案例 19-1（问题 1）
②	烟草烟雾等有害物质的吸入激活肺内免疫细胞和实质细胞，进而促使全身炎症细胞在肺内聚集。COPD 的发病机制尚未完全明确，可能为肺内、外免疫系统被激活，从而导致的慢性炎症过程。	案例 19-2（问题 2）
③	随着 COPD 的进展会引发其他系统的疾病，包括恶病质、心脏病、骨骼肌功能异常、骨质疏松、抑郁症、贫血。肺康复被推荐用于改善这些全身表现。	案例 19-2（问题 5）
④	COPD 的诊断是基于危险因素的存在（通常包括吸烟），临床症状和基于肺功能测试的气流阻塞。一般来说，COPD 在 60 岁以后开始有咳嗽，喘息或呼吸困难等症状。按照 COPD 分期标准进行分期，并指导治疗。	案例 19-1（问题 1 和 2）
⑤	唯一有效减少 COPD 死亡率的干预措施就是戒烟，严重低氧血症患者给予氧疗，有选择的为一些重度肺气肿患者进行肺减容术治疗。药物治疗也是重要的治疗方法，其目标是为了缓解症状及改善生活质量。	案例 19-1（问题 3）
⑥	支气管扩张剂是缓解 COPD 症状的重要药物，其包括短效和长效 β_2 受体激动剂，短效及长效的抗胆碱能受体以及茶碱类药物。	案例 19-2（问题 1、3 和 4） 案例 19-3（问题 2 和 3）
⑦	每日吸入糖皮质激素与长效 β_2 受体激动剂或联合长效支气管扩张剂，对于晚期 COPD 患者是有效的，由于全身应用糖皮质激素副作用的风险，只推荐短期使用。	案例 19-2（问题 3）
⑧	抗菌药物可应用于 COPD 急性加重期，急性加重的过程主要表现为：呼吸困难加重，痰量增多，脓性痰。	案例 19-3（问题 1）
⑨	长期氧疗主要用于低氧血症患者，低氧血症是指血氧饱和度≤88% 或 PaO_2 ≤55mmHg，或者（血氧饱和度<90% 或 PaO_2 ≤59mmHg，并有红细胞增多症或伴有周围性水肿的肺动脉高压）。	案例 19-4（问题 1）
⑩	缩小肺容量治疗，是手术将每个肺各切除近 30%，能明显提高 COPD 患者生活质量，改善肺耐量，降低死亡率。	案例 19-4（问题 2）

定义

慢性阻塞性肺疾病（chronic obstructive pulmonary disease，COPD）是一种常见的以不完全可逆的气流受限为特征的呼吸道疾病，表现为呼吸困难，慢性咳嗽，咳痰，是可预防和治愈的[1,2]。气流受限呈进行性发展，与气道和肺脏对有毒颗粒或气体的慢性炎性反应增强有关[1]。肺气肿和慢性支气管炎是两个常用的术语，它们能反应 COPD 的疾病谱，并常作为 COPD 的病理学亚型。由于它们的病理学亚型很可能与 COPD 患者的气流受限有关，所以很多关于 COPD 最新的定义都是从这些术语过渡来的。

慢性阻塞性肺疾病全球倡议（Global initiative for Chronic Obstructive Lung Disease，GOLD）由美国国立卫生研究院（National Institutes of Health，NIH）和世界卫生组织

（World Health Organization，WHO）于 2001 年联合发表[1]，该指南包括 COPD 的病理生理学进展、最新的诊断及治疗策略等多方面问题，并且每年进行更新，有强大的理论依据支撑，具有全球指导意义。

哮喘（asthma）是另一种阻塞性呼吸道疾病，与 COPD 相似，但是气流受限和症状如哮喘、咳嗽、呼吸困难、胸闷等是偶然且可逆的。一些患者可能具有这两种疾病的特征，15%~20% 的患者同时患有哮喘和 COPD[3]。"哮喘-慢性阻塞性肺疾病重叠综合征"这一术语最近被用来帮助临床医生更好地鉴别和治疗这些患者[3]。

流行病学

COPD 患者在美国达到约 1 500 万人，并且成为全球第四大致死疾病[1,4,5]。2010 年，美国相关的医疗保健费用约为 499 亿美元，包括直接医疗保健支出 295 亿美元[2]。COPD 急性加重是造成该病经济负担的最重要因素，约占所有费用的 50% 至 75%[5]。

COPD 在美国也是一个致残的主要原因[6]。2013 年行为风险因素监测系统的监测数据发现，与正常人相比，COPD 患者更有可能无法工作（24.3% vs 5.3%）、难以行走或爬楼梯（38.4% vs 11.3%）、由于健康问题而导致的日常活动受限（49.6% vs 16.9%）[4]。未来几十年，COPD 发病率和相关费用预计将继续上升，至少部分是由于普通人群的预期寿命的增加，高龄 COPD 患者更早开始吸烟[1,6-8]。从历史上看，COPD 的患病率和相关死亡率在男性大于女性。然而，现在认为 COPD 对男性和女性的影响一样[1]。近年来，人们在共同努力提高对 COPD 女性患病率上升问题上的意识[9]。这种意识提高的原因是多方面的，可能由于是在过去的一个世纪里，女性吸烟模式的变化，并且越来越多的证据表明，女性可能更容易受到吸烟的负面影响[10]。

危险因素

吸烟为 COPD 的主要危险因素，多数 COPD 患者现在或既往均有吸烟史[1]，并且病情越重的患者其吸烟的概率越高，研究显示约 99% 的重度肺气肿患者均有吸烟史[11]。但仍需指出的是仅有一部分吸烟者发展为有临床症状的 COPD，这表明存在其他影响慢性阻塞性肺疾病进展的因素，包括职业粉尘和化学物质[12-15]、室内外空气污染[16-18]、感染（呼吸道病毒[19]、HIV[29] 等），这些因素可能会上调肺部对香烟烟雾的炎症反应[19,20]。尽管影响 COPD 的精确遗传特征尚未明确，但遗传因素仍可能是重要的危险因素[21-23]。α_1-抗胰蛋白酶缺乏症是一个例外，不足 2% 的肺气肿患者是由于此缺陷所致，而且先天性胰蛋白酶缺乏症患者发展为肺气肿的概率高于正常人[24]。

吸烟导致 COPD 的风险与肺功能的加速丧失有关，35 岁以后，不吸烟者肺功能 FEV_1 下降约每年 20~30ml，而吸烟者则以每年 50~120ml 的速度下降[25]。图 19-1 列出了不吸烟者、吸烟者、吸烟易感者每年肺功能下降的情况。

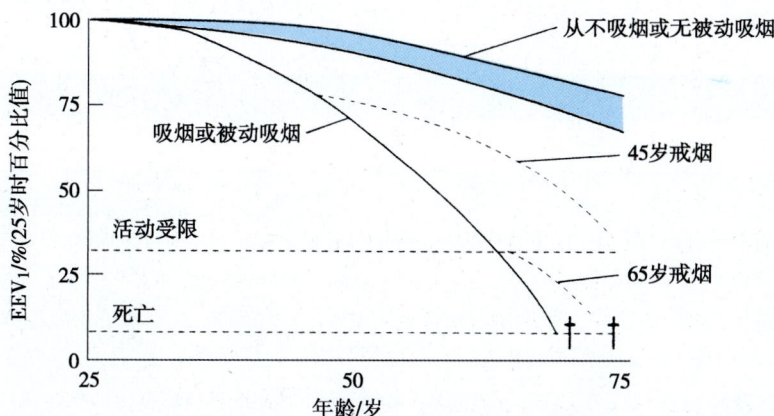

图 19-1 吸烟者每年 FEV_1 下降示意图。戒烟后 FEV_1 下降同正常人。来源：Fletcher C，Peto R. The natural history of chronic airflow obstruction. *BMJ*. 1977；1:1645.

发病机制

COPD 的发病机制尚不完全明确，可能为肺内、外免疫系统被激活，从而导致的慢性炎症过程。一般来说，香烟烟雾等有害物质的吸入激活肺内免疫细胞和实质细胞，进而促使全身炎症细胞在肺内聚集（图 19-2）。

免疫细胞的激活和募集主要通过细胞因子和趋化因子的产生和释放介导（表 19-1）。目前研究认为氧化应激也参与疾病的发展，富氧化环境的后果包括炎症因子激活、抗蛋白酶失活、黏液高分泌和血管渗透性增加[26,27]。

引起 COPD 特别是肺气肿的另一种机制是蛋白酶-抗蛋白酶失衡，炎症细胞和实质细胞释放蛋白酶，当抗蛋白酶不足以抑制蛋白酶活性时，蛋白酶破坏肺泡之间组织连接，导致肺泡破坏，α_1-抗胰蛋白酶缺乏为已知的原因。

传统观点把吸烟相关的肺损伤作为疾病的主要发病机制，但目前发现更多的机制参与疾病进展。有研究显示 COPD 的自我调节机制受损也参与其中，例如生长因子分泌不足、细胞凋亡（细胞程序性死亡）机制[28]。

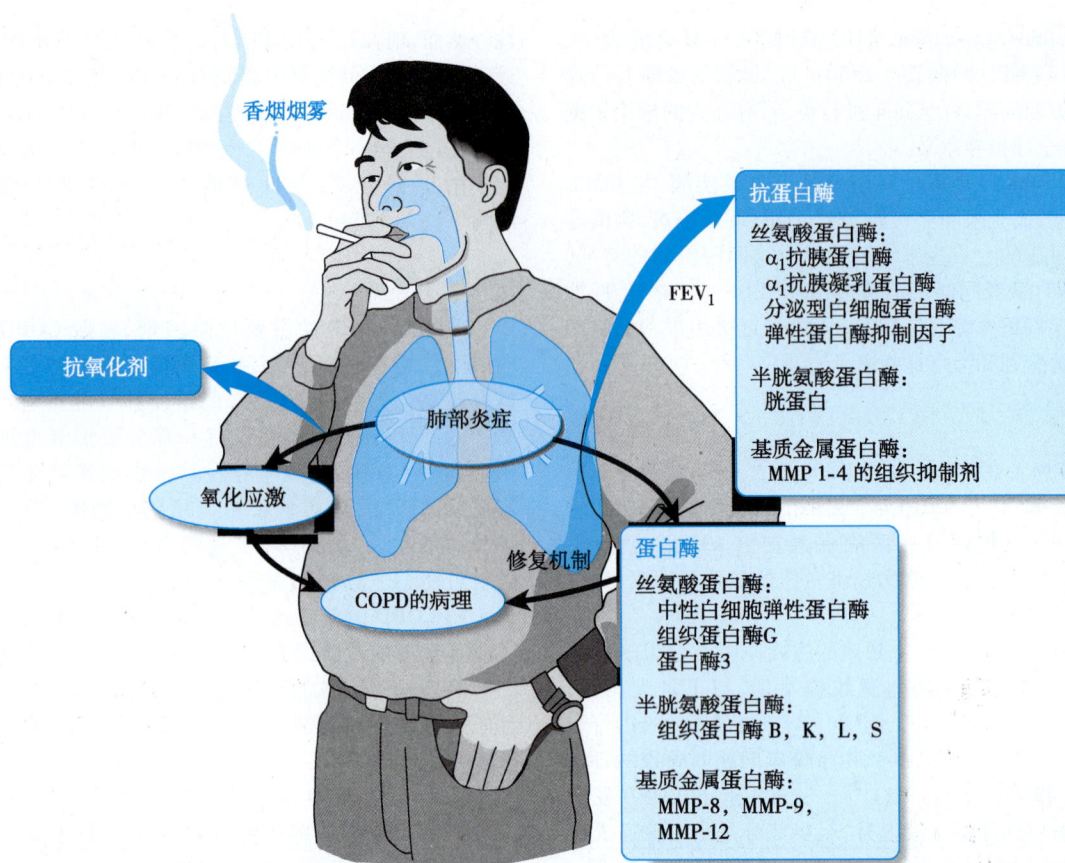

图 19-2　COPD 的发病机制。来源：Global Initiative for Chronic Obstructive Lung Disease（GOLD）. Global Strategy for the Diagnosis, Management and Prevention of COPD. Updated 2010. http://www.goldcopd.org. Accessed July 27, 2015

表 19-1

COPD 炎性细胞及介质

细胞	
中性粒细胞	在吸烟者中升高,在 COPD 患者中更高,并与病情成正相关。在组织内可见中性粒细胞,可能与蛋白酶释放与黏液高分泌相关
巨噬细胞	在气道、肺实质、支气管肺泡灌洗液中可见大量肺泡巨噬细胞,其由血液中性粒细胞分化而来分布于肺组织,在 COPD 患者受到香烟刺激时其分泌物可增加炎症介质及蛋白酶并可以发挥防御性吞噬作用
T 淋巴细胞	在气道及肺实质 CD4 及 CD8 的数量均有增加,并且 CD8/CD4 增加。CD8 和 Th_1 细胞分泌干扰素 γ 并产生趋化因子受体 $CXCR_3$。CD8 细胞可能会对肺泡细胞产生细胞毒性进而造成细胞损伤
B 淋巴细胞	分布在外周气道及淋巴滤泡内,可能是对慢性增殖及气道感染的反应
嗜酸性粒细胞	在急性加重期痰中的嗜酸性细胞和气管壁中的嗜酸性粒细胞均增加
上皮细胞	被香烟烟雾刺激产生炎症介质
介质	
趋化因子	脂质介质:例如白三烯-B4（LT-B4）趋化中性粒细胞及 T 淋巴细胞 趋化因子:例如白细胞介素-8（IL-8）吸引嗜中性粒细胞和单核细胞
促炎因子	细胞因子包括肿瘤坏死因子（TNF-α）、IL-1β 和 IL-6 放大炎症过程,一定程度上促进 COPD 全身效应
生长因子	例如转化生长因子 β 可能促进小气道纤维化

来源：Global Initiative for Chronic Obstructive Lung Disease（GOLD）. Global Strategy for the Diagnosis, Management and Prevention of COPD（Updated 2010）. http://www.goldcopd.org. Accessed July 27, 2015.

病理生理学

由 COPD 引起的气流阻塞通常是渐进的,归因于近端气道、外周气道、肺实质和肺血管的病理变化,炎症细胞的浸润、损伤-修复过程的反复发生导致慢性炎症进一步造成组织结构破坏[29]。由于结构改变和组织损伤不同,COPD 的病理改变表现为慢性支气管炎和肺气肿,两者均可导致慢性气流受限,GOLD 指南、美国胸科学会、欧洲胸科学会指南均认为两者没有本质区别[30]。我们可以通过两者定义及病理生理特征来更好地理解疾病发展过程。

简言之,支气管炎即细支气管的炎症,美国胸科学会(ATS)将慢性支气管炎的临床表现定义为"慢性咳嗽,每年 3 个月以上,连续 2 年,并排除了其他原因所致的慢性咳嗽,如哮喘、慢性心功能不全、胃食管反流"[31]。肺气肿定义为:终末细支气管的远端气道过度膨胀,同时合并气道壁的破坏,但无明显的纤维化表现。小气道(细支气管)或肺实质(肺泡和肺泡周围支持结构)的受累程度影响患者的临床症状。

大(中央)气道与小(外周)气道

肺的大气道包括气管和一级支气管,它是气道炎症反应和黏液高分泌的主要位置,由于黏膜下腺体和表面上皮杯状细胞的增多(增生)及增大(肥大)导致气道黏液高分泌状态,进而导致慢性反应性咳嗽[32,33]。尽管气道黏液高分泌状态会导致纤毛功能破坏、降低黏液清除力、分泌物积聚及增加细菌在无菌环境的增殖机会[34],并因清除能力下降导致感染发生,但这很少造成气流受限。

小气道由小的支气管至终末细支气管组成,终末细支气管不具备气体交换功能,FEV_1、FEV_1/FVC 最能体现周围气道气流受限程度[35],这与炎症、纤维化、气道分泌物程度密切相关。外周气道慢性阻塞导致呼气时气体陷闭进而导致肺泡过度膨胀,又进一步引起呼吸肌机械损伤,造成呼吸功能恶化。肺过度膨胀在活动时表现更为明显,造成呼吸困难和活动耐量下降。现在已知,肺过度膨胀可能发生在 COPD 的早期,并且是劳力性呼吸困难的重要原因[36]。

实质的破坏

终末细支气管直接连接肺泡管和肺泡囊,而这里是发生气体交换的主要部位。肺气肿的特征是肺泡壁结构的破坏和末梢空隙的扩张,导致气体交换面积明显减少[34,37],随着病情进展,损伤造成的肺大疱进一步发展,而肺大疱破裂可造成部分肺段萎陷(气胸)。

主要的并发症

在疾病的晚期,慢性低氧血症引起肺血管床血管,尤其是肺小动脉的持续收缩。这可能导致血管的永久性改变、血管内膜增生和平滑肌肥大[38]。对于肺气肿来说,肺毛细血管的丢失也会导致肺血管压力增加。这种血管的变化累积影响会导致进行性肺动脉高压,最终导致右心衰竭[肺源性心脏病(cor pulmonale)]。

随着 COPD 的进展,会产生其他系统的疾病,包括恶病质、骨骼肌功能障碍,骨质疏松,抑郁症和贫血。这些其他系统疾病产生过程并不完全清楚,但有可能涉及进行性呼吸功能的障碍,肺和全身性炎症,药物的副作用和身体虚弱的动态相互作用。

总之,尽管 COPD 主要是一种大、小气道和相邻肺泡结构的疾病,但它还包括重要的系统性表现。形态和病理生理学改变的临床后果包括进行性劳力性呼吸困难,慢性咳嗽和咳痰,呼吸道感染的风险增加,病情恶化,整体生活质量下降。

与哮喘比较

COPD 和哮喘均为阻塞性呼吸道疾病,两者可以共存,但应加以区分(表 19-2)。炎症是 COPD 和哮喘致病的关键因素,但炎症的特点各不相同(表 19-3)。因此,两者的病

表 19-2

哮喘、COPD 和 ACOS 的临床特征

临床表现	COPD	哮喘	哮喘-COPD 重叠综合征(ACOS)
发病年龄	>40 岁	儿童,但也可能发生在任何年龄	通常≥40 岁,但也可能发生在儿童和青少年
可能症状	呼吸困难,慢性咳嗽,咳痰	呼吸困难,咳嗽,喘息,胸闷	混合症状
症状模式	持久,缓慢进展,每日都有,用力或运动后症状加重	天天在变化,可能突然发作。通常在夜间或早上加重	持久,个体差异,用力后症状加重
危险因素	长期暴露于香烟烟雾,生物燃料或有害颗粒和气体。α_1-抗胰蛋白酶缺乏(<2%)	遗传条件(如过敏,湿疹等)家族哮喘史	长期暴露于香烟烟雾,生物燃料或有害颗粒和气体
支气管扩张后 FEV_1 可逆性[a] FEV_1/FVC	通常几乎无变化 $FEV_1/FVC<70\%$	可逆,可能会正常	气道受阻通常不完全可逆,随时间变化
胸部 X 线片	肺过度充盈	正常	肺过度充盈

[a] 可逆性定义为吸入短效 β_2 受体激动剂后 FEV_1 增加>200ml,比基线增长 12%。来源:GOLD(Global Initiative for Chronic Obstructive Lung Disease). Global strategy for the diagnosis, management, and prevention of chronic obstructive pulmonary disease. Updated 2015 [online]. Table 2a—Usual Features of Asthma, COPD and ACOS, p. 105. http://www.goldcopd.org. Accessed July 27, 2015.

表 19-3

COPD 与哮喘临床表现的区别

	COPD	哮喘	重症哮喘
细胞	中性粒细胞++ 巨噬细胞+++ CD8$^+$T 淋巴细胞(Tcl)	嗜酸性粒细胞++ 巨噬细胞+ CD4$^+$T 淋巴细胞(Th2)	中性粒细胞+ 巨噬细胞 CD4$^+$T 淋巴细胞(Th2) CD8$^+$T 淋巴细胞(Tcl)
关键介导物质	IL-8,TNF-α,IL-1β IL-6,NO+	嗜酸细胞活化因子 IL-4,IL-5 NO+++	IL-8 IL-5,IL-3 NO++
氧化激化	+++	+	+++
疾病发生部位	小气道 肺实质 肺泡	大气道	大气道 小气道
结局	鳞状化生 黏膜化生 小气道纤维化 实质破坏	上皮脆化 黏液化生 基底膜 支气管狭窄	
疗效	小剂量气管扩张剂有效 类固醇效果较差	大剂量气管扩张剂有效 类固醇疗效好	小剂量气管扩张剂有效 类固醇效果有待商榷

IL,白细胞介素;NO,一氧化氮;TNF,肿瘤坏死因子。

来源:Global Initiative for Chronic Obstructive Lung Disease(GOLD). *Global Strategy for the Diagnosis, Management and Prevention of COPD* (*Updated* 2010). http://www.goldcopd.org.

理生理表现,临床症状及对药物的反应均不同。哮喘通常不是进行性的,其症状和气流阻塞通常是完全可逆的。哮喘患者对抗炎药物,包括吸入性类固醇(inhaled corticosteroids,ICS)治疗反应良好。此外,除非病情急性恶化的情况下,气体交换异常的情况比较少见。而 COPD 是逐步进展的,通常可能致命。尽管支气管扩张剂对 COPD 有效,但是支气管扩张可逆性的程度通常低于哮喘。此外,抗炎药物(包括 ICS)的应用对疾病的缓解是有益处的,同时也更温和。COPD 患者,特别是伴有肺气肿的,即使在基线时,也存在肺气体交换的严重紊乱。

α_1-抗胰蛋白酶缺乏

肺内的 α_1-抗胰蛋白酶是最具特点的抗蛋白酶。这种血清糖蛋白主要由肝脏分泌,其通过结合并中和蛋白酶起作用。如前所述,香烟烟雾可以激活并吸引炎症细胞进入肺,从而促进蛋白酶如弹性蛋白酶的释放。吸烟也可以灭活内源性蛋白酶抑制剂,包括 α_1-抗胰蛋白酶,进一步抑制蛋白酶活性和增加组织损伤风险。而 α_1-抗胰蛋白酶缺乏症患者组织损伤的风险明显增加。只有不到 2% 的慢性阻塞性肺疾病病例发现 α_1-抗胰蛋白酶缺乏。有临床症状的

疾病通常仅与严重缺乏有关(即,α_1-抗胰蛋白酶水平 <45mg/dl;正常>150mg/dl),还要对其等位基因表型进行综合分析[39]。PiM 等位基因赋予全功能蛋白质的产生。因此,纯合子的 PiMM 个体将产生具有正常血浆浓度的功能蛋白。其他基因类型包括但不限于 PiS(功能不良的酶的正常血清水平)、PiZ(活性形式但分泌不良,导致低循环水平)和 Pinull(基因多态性导致产生截短型的蛋白质和不可检测的功能蛋白的血清水平)。不同的等位基因对可以存在,PiMZ 和 PiSZ 是杂合性疾病,PiSS 是纯合表型,全部具有超过 35% 的正常酶活性和相对低的肺气肿进展风险。PiZZ 为一种罕见的纯合性疾病,其特点是加速肺破坏,血清 1-抗胰蛋白酶水平约为正常水平的 15%。这种病例较罕见,早者可于 20 岁发病,但更常见的是发生于 40~50 岁。

替代疗法可用于证实有 α_1-抗胰蛋白酶缺乏症和肺气肿患者。患者通常每周静脉输注 α_1-抗胰蛋白酶,可以维持抗蛋白酶作用现状,减少由于抗蛋白酶的减少带来的疾病进展活动。但这类药物非常昂贵,耐受性差,且具有一定副作用(例如发热、发冷、过敏反应、类似感冒症状等)。目前,还没有安慰剂对照的随机试验证实替代疗法的疗效,但是在病例对照研究证实,FEV$_1$ 预测

值在 35% 到 60% 的 α_1-抗胰蛋白酶缺乏的患者可以通过替代疗法得到症状的改善[24]。有以下三种不同的 α_1-抗胰蛋白酶可用：Aralast，Prolastin 和 Zemaira。这三种不同的蛋白酶没有明显的临床差异性。因 α_1-抗胰蛋白酶产品均由人类血浆纯化而来，故都可能存在血液的风险（例如，病毒感染和克雅氏症）。总的来说，由于替代疗法缺乏临床治疗有效的证据，且花费较高，目前此疗法仍存在争议[40]。

诊断和患者评估

COPD 的诊断依据包括是否存在危险因素（如吸烟）、临床症状及肺功能有无气流受限[1]。通常，COPD 患者出现咳嗽、喘息、劳力性呼吸困难症状可在 60 岁之后[30]。至少 10-包-年的吸烟史（10 年中平均每日吸烟 1 包）。因为 COPD 的严重程度与香烟烟雾暴露的累积量相关，病情越严重，吸烟时间越长。咳嗽、咳痰症状可能比气流受限早很多年出现。但不是每个有上述症状的患者都会发展成 COPD。劳力性呼吸困难可能到 60~70 岁才会出现。

体格检查：早期 COPD 患者可能没有异常[30]。疾病晚期，患者可出现桶状胸、湿啰音、干啰音、呼气相延长和发绀[32]。症状典型的患者在肺病听诊时可闻及呼吸音低，哮鸣音和小水泡音。随病情进展可能出现发绀、水肿、肋间回缩、缩唇呼吸[32]。

肺功能检查

肺功能检查是 COPD 评估和监测的金标准，用于诊断 COPD[1,30]。在 COPD 的评估中，肺功能检查应在患者病情平稳的情况下进行作为基础值，并根据美国胸科学会的技术标准进行，即定量雾化吸入（MDI）2~4 喷（90μg/喷）沙丁胺醇后进行。在肺功能检查过程中，最大吸气后，尽力呼出能呼出的所有气体量（FVC），记录不同时间间隔下的空气流速和容积（图 19-3）。FEV_1 是指在用力肺活量中第一秒内呼出的气体量。FEV_1/FVC 的降低表示气流受限。尽管 FEV_1/FVC 的正常值随年龄，性别，患者体重变化而变化，其值小于 0.7 时提示 COPD[1,30]。此外，应用急性支气管炎扩张剂可使 COPD 患者的肺功能测试方面有所改善。尽管高达 50% 的中重度肺气肿患者的 FEV_1 增加，应用急性支气管扩张剂符合 ATS 标准，但其可逆程度通常低于哮喘患者。除了用于诊断 COPD，肺功能检查也是监测病情进展最佳的客观方法。如果临床症状持续改变（如呼吸困难进展），即应行肺功能检查。对 $FEV_1/FVC<70\%$ 的 CCOPD 患者，使用支气管扩张剂后测定肺活量，将呼吸道受限程度分为四个等级，GOLD 1（轻度）$FEV_1 \geq 80\%$ 预测值，GOLD 2（中度）$FEV_1 \geq 50\%~80\%$ 预测值，GOLD 3（重度）$FEV_1 \geq 30\%~50\%$ 预测值，GOLD 4（非常严重）$FEV_1 < 30\%$ 预测值。肺功能减退与住院率增加、急性加重和相关的死亡有关[1]。然而，FEV_1 单独用于预测个体肺急性加重和死亡风险时，是一个不可靠的临床指标[1]。虽然 COPD 患者最佳的肺活量测定频率还不清楚，但是一些研究团队推荐对于肺功能迅速下降的患者，需要每年监测一次[1]。

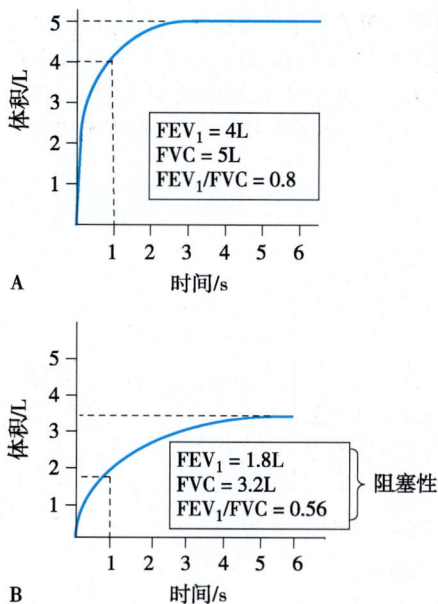

图 19-3 A. 正常人的肺活量测定记录曲线。B. 阻塞性疾病患者的肺活量测定记录曲线。来源：Global Initiative for Chronic Obstructive Lung Disease（GOLD）. Global Strategy for the Diagnosis, Management, and Prevention of COPD（Updated 2015）. http://www.goldcopd.org Accessed July 27, 2015.

其他肺功能检测有时用于评估 COPD 患者。肺容积的检查，包括肺活量（TLC）和残气容积（RV），及 CO 弥散量（DLCO）检查也能提供更多肺部生理学的信息。例如，DLCO 的降低提示肺泡毛细血管的破坏并且与肺气肿程度相关。肺容积的检查也用于其伴有的限制性肺疾病（如特发性肺间质纤维化）的诊断。COPD 患者的肺活量通常正常或增大。TLC 的减少可能提示合并限制性改变。此外，肺容积及弥散量也被用于评估外科手术的患者[11]，如肺减容术。通常情况下，肺功能检查对 COPD 患者进行诊断及随访足矣[1,30]。

在初次评估中，经常用胸部 X 线（CXR）检查，但在疾病进展到一定程度之前只能显示轻微改变。故胸部 X 线片主要用于排除引起患者类似症状的其他病因。当 COPD 严重进展时，患者胸片可表现为横膈膜扁平或肺动脉增宽提示存在肺动脉高压。

脉搏血氧仪可用于呼吸困难、疾病进展期及右心室高压患者（如外周水肿或颈静脉扩张）血氧含量的评估。COPD 患者的血氧饱和度通常有所下降（正常 $\geq 97\%$），当其值为 $\leq 88\%$ 时应考虑存在呼吸衰竭，需进行氧疗。当 $FEV_1\%$ 小于预计值的 50% 时，易出现 CO_2 潴留（正常 PCO_2 为 35~45mmHg），应行血气分析检查。无吸烟史、年龄小于 45 岁出现肺气肿且有家族发病倾向的 COPD 患者应测定 α_1-抗胰蛋白酶水平。

严重程度分级及临床表现

COPD 严重程度的分级有很多方法，其中许多都主要依据气流受限程度。气流受限分级主要依据 FEV_1[30,31]。然而，单独使用肺功能判断疾病严重程度是一个较弱的指标。最新的 GOLD 报道依据症状严重程度和急性加重风险来评估 COPD（表 19-4）。同时也考虑了患者的并发症[1]。患者被分为以下四个组：A 组低风险，症状少；B 组低风险，症状多；C 组高风险，症状少；D 组高风险，症状多。

表 19-4

COPD 症状/风险评估模型

C	D
A	B

≥2
或≥1 导致住院   风险

1（不导致住院）   （急性加重风险）

CAT<10   CAT≥10

症状

mMRC 0~1   mMRC≥2

呼吸急促

来源：Global Initiative for Chronic Obstructive Lung Disease (GOLD). Global Strategy for the Diagnosis, Management, and Prevention of COPD (Updated 2015). http://www.goldcopd.org Accessed July 25, 2017.

使用 ABCD 评估方法时应遵循两个步骤，第一步是评估患者的症状，可以使用一些调查问卷来评估临床症状和健康状况，如修改后的英国医学研究委员会调查问卷（mMRC），COPD 评估测试（CAT），COPD 控制问卷（CCQ）。mMRC 只用来评价呼吸急促对健康生活质量的影响。然而，COPD 患者经常伴随其他症状，如咳嗽，胸闷，咳痰。因此，人们更加喜欢一个综合的症状评估方法（如 CAT）。然而，当患者 mMRC 评分≥2 或 CAT 评分≥10 时被认为是症状多。因此，有必要选择其中一个方法来评估症状。

第二步是评估患者以后肺急性加重的风险。如果患者在上一年急性加重 2 次或更多次（但都没有住院），或者患者发生了 1 次急性加重导致住院了，这些都被认为是高风险[1]。

虽然 GOLD 治疗管理可以提供重要的预测信息，但关于 COPD 生存率，有更全面的评分系统可以提供更有益的信息。例如，一个依据体质指数，肺功能阻塞程度，呼吸困难水平及运动能力的评分系统（BODE），与单独使用 FEV$_1$ 相比可更好的预测 COPD 生存率[41]（表 19-5）。

表 19-5

用于体质指数比值的变量和数值，气流受限和呼吸困难的程度和运动耐量

变量	数值			
	0	1	2	3
体质指数	≥21	<21		
气道阻塞（FEV$_1$ 预期值）	≥65	50~64	36~49	≤35
是否存在呼吸困难	从不或者劳累工作后	爬小山	水平行走	穿衣服
运动耐量（6 分钟步行实验）	>1 148	820~1 147	492~819	<492

基于体质指数的大致 4 年生存期：

0~2 分：80%

3~4 分：70%

5~6 分：60%

7~10 分：20%

来源：Celli BR et al. The body-mass index, airflow obstruction, dyspnea, and exercise capacity index in chronic obstructive pulmonary disease. *N Engl J Med*. 2004;350:1005.

自然病程

COPD 的自然病程因人而异，通常可达 20-40 年，并受多种因素影响，包括遗传倾向，吸入暴露（香烟烟雾，工作场所及环境污染）及反复感染。除上呼吸道出现病毒或细菌感染外，典型的吸烟者发展为 COPD 在最初吸烟的 20 年中可无症状。临床症状在发生不可逆的肺损伤后才会出现[30]。吸烟 25~30 年后，可出现活动后轻度呼吸困难，并伴有晨起咳嗽。然而，体格检查和胸片常无明显表现。持续暴露于危险因素（例如香烟烟雾），疾病进展、肺功能下降，劳力性呼吸困难，咳嗽、咳痰加重。最终，因结构变化出现肺泡性低氧，继发肺动脉高压和肺心病。

COPD 常有急性加重或病情恶化，可以是感染性的或非感染性的。中重度发作可能需要住院治疗。急性和慢性呼吸衰竭可继发于急性感染或其他因素，包括过度镇静，心力衰竭或肺栓塞[42,43]。

常规处理原则

COPD 治疗的整体目标包括两个基本原则，第一是减少症状（如缓解症状，提高运动耐量，改善健康状态），第二是降低风险（如阻止疾病进展，阻碍和治疗急性加重和降低死亡率）[1]。不幸的是，已经证明降低COPD死亡率的唯一干预措施是戒烟，静息时严重低氧血症患者的氧疗及选择性晚期肺气肿患者行的肺减容手术）[11,44-46]。干预措施的目标是为了缓解症状及最大限度改善生活质量。

由于持续吸烟与易感吸烟者疾病加速发展有关，戒烟对疾病治疗至关重要。第91章详细介绍了戒烟的策略。COPD患者戒烟的益处包括呼吸道症状、急性加重发生率及肺功能下降等方面的改善[25,47]。还应该注意的是，COPD患者中更常见的是包括冠状动脉疾病在内的心血管并发症，戒烟可能减少这种并发症的发病率及死亡率。

免疫接种能降低COPD患者的急性加重和死亡率[48]。COPD患者使用流感疫苗，在有效性、受益程度、价效比方面结论明确[49]。此外，肺炎球菌性肺炎疫苗被推荐用于所有COPD患者和19~64岁吸烟或哮喘的患者[50]。

肺康复是一种基于运动的康复计划，目的是最大程度的改善患者的功能状态和生活质量。多个研究已经证实了肺康复的益处，尤其是在提高运动耐量，减轻呼吸困难方面[51]。此外，成本效益分析表明肺康复项目具有很好的成本效益率[52]。肺康复项目是多学科合作项目，通常需6~12周，每周2~3次，应用大量的干预措施，包括呼吸再训练，社会心理咨询，教育，饮食咨询，及为慢性咳痰患者清理气道。手臂力量和耐力很重要，因为COPD患者通常在运动上肢时会出现过度呼吸困难[51]。肺康复计划最重要的组成部分是下肢耐力训练，通常使用跑步机或自行车测力计。因为大肌肉群氧化能力下降[53-55]，很可能与健康恶化和慢性炎症有关[56,57]，COPD患者运动时转变为低水平的无氧代谢。这导致在给定的活动水平下乳酸生产增加[58]，继而导致CO_2的增加。下肢耐力训练可以很明显地提升COPD患者线粒体的氧化能力[53,59]。这种生理效益被认为是肺康复借以发挥作用的一种重要机制。其他重要的影响因素，比如减轻压力和焦虑，也许也有重要的作用[51]。

研究发现氧疗可使$PaO_2 \leq 55mmHg$（相当于88%的血氧饱和度）患者的死亡率降低，并且氧疗时终末器官功能更好[45,46]。氧疗是否有益于中度低氧血症患者（相当于氧饱和度为89%~93%），正在进行的随机多中心研究的长期氧疗试验（LOTT）正在观察[60]。

药物治疗

药物治疗的基本目标是预防或控制症状，减少发作频率及减轻恶化程度，提高运动耐量，改善健康状态。然而，目前用于治疗COPD的药物不能改变其自然发展过程。因此，对每个患者来讲，药物治疗应个体化，重点在控制症状，改善生活质量[25,61-63]。因为治疗受益有限，每个患者治疗开始之前需制定预期目标。最初的预期目标应该可实现，而且需要医患双方的合作。一般来讲，COPD是一种进展性疾病，一般指南适用于多数需要应用药物治疗的COPD患者。

- 用药量将随疾病的进展而增加。
- 除非药物的副作用阻止进一步的使用，否则患者最终将需要持续的日常维持治疗。
- 药物反应存在个体差异，需连续监测一段时间，以确定其效益-风险比是可接受的。

当药物治疗开始或变更时，通常需要短则几周长则几个月的观察期，以确定其全部益处。单剂量的尝试和治疗的频繁改变不允许进行恰当的评估，并且可能会影响患者的依从性。目前尚未就最佳的结局指标或者需要确定具有临床意义的改善程度达成共识。

尽管已将测量肺功能FEV_1的改善情况作为评估治疗效果的标准，很多患者在急性或随后的治疗中并无显著改变，更多临床医生正在考虑其他的治疗效果评估方案，包括评估生活质量改善，呼吸困难及运动耐量[64]。其他方法可能包括COPD恶化率及医疗资源的利用。对大多数患者来讲，重要的是考虑应用多种评估方案，包括客观的和主观的来指导治疗决策过程。

支气管扩张剂

支气管扩张剂是控制COPD治疗的基石，它包括短效和长效β_2受体激动剂，短效和长效抗胆碱能药物和茶碱类药物。尽管这些药物的药理学机制不同，但主要通过减少支气管平滑肌张力来改善气流。COPD患者使用支气管扩张剂后的呼吸定量测定反应（如FEV_1测定）可以因人而异。事实上，很多患者可能自觉症状缓解但呼吸定量测定反应显示并没有变化。这归因于这种治疗促进肺的排空，在人体休息及运动时减轻胸廓的过度膨胀。在COPD的治疗上，尽管为了达到快速起效、降低药物全身暴露及药物不良反应的风险，吸入给药比口服给药更受欢迎，但还没有证据证明某一种支气管扩张剂优于另一种支气管扩张剂。通常依据症状的发生频率和严重程度以及急性加重的风险选择个体化给药。GLOD指南提供了一个系统方法来给予COPD患者初始剂量和剂量调整（表19-6）。治疗也应该根据其他因素如药物的可获得性、费用、患者偏好以及全部临床反应做进一步调整。

短效β_2受体激动剂（如沙丁胺醇）联合或者不联合短效抗胆碱能药（如异丙托溴铵）通常是急性加重和急性症状的首选治疗药物。因其与长效制剂相比，起效迅速，作用时间短[1]。短效或长效支气管扩张剂应优先给予症状少、风险低的患者（A组）。随着疾病的进展，患者所需药物剂量会随着症状加重而增加。此时应给予患者支气管扩张剂进行每日维持治疗[37]。这种情况下，推荐使用同类长效药物替代短效药物，这可以使支气管扩张效果持续更长时间，从而减少每日吸入给药的次数。这一策略也将提高患者的依从性。支气管扩张剂特别是β_2受体激动剂，即使过度使用，其不良反应也是可以预测的，并且呈剂量依赖性。其最常见的副作用是延长β_2肾上腺素能受体的激动时间，从而导致易感患者（特别是老年人）出现静止窦性心动过速或者心律失常。过量使用也可发生身体震颤和低血钾。

表 19-6

COPD 治疗组选择

A 组	初始治疗	支气管扩张剂（短效或长效）
	评估效果	继续,停止或尝试更换支气管扩张剂级别
B 组	初始治疗	LAMA 或 LABA
	如果症状反复	LAMA+LABA
C 组	初始治疗	LAMA
	如果进一步加重	LAMA+LABA（优先） ICS+LABA（供替换）
D 组	初始治疗	LAMA+LABA（优先） LAMA（供替换） ICS+LABA（供替换）
	如果进一步加重/症状反复	LAMA+ICS+LABA（优先） ICS+LABA（供替换）[a]
	如果进一步加重	考虑罗福司特[b] 或考虑大环内酯类（以前吸烟者）[b]

ICS,吸入糖皮质激素；LABA,长效 $β_2$ 受体激动剂；LAMA,长效抗胆碱能受体；→PDE 4 抑制剂,磷酸二酯酶 4 抑制剂。

[a] 优先考虑 LAMA 单独治疗或联合长效支气管扩张剂。

[b] 推荐的辅助治疗。

茶碱或短效 $β_2$ 受体激动剂±短效抗胆碱能受体药物单独使用或选择以上联合。

来源：GOLD（Global Initiative for Chronic Obstructive Lung Disease）. Global strategy for the diagnosis, management, and prevention of chronic obstructive pulmonary disease. Updated 2017［online］. Figure 4. 1,p. 85. http://www.goldcopd.org Accessed July 25,2017.

$β_2$ 激动剂的应用和心血管的并发症之间的关系仍存在一定的争议。众所周知,硫酸沙丁胺醇和吸入型长效 $β_2$ 交感神经受体激动剂可诱导机体交感状态,低血钾和其他代谢紊乱,从而导致心律失常。这引起了人们的推测,使用吸入型 $β_2$ 受体激动剂的 COPD 患者,其致死性心血管事件的增加可能与此有关[65]。然而,这一推测已经被 TORCH 研究（慢性阻塞性肺疾健康中心）否定。在这项研究中,6 000 多名 COPD 患者随机分为沙美特罗（salmeterol）组、氟替卡松（fluticasone）、沙美特罗与氟替卡松联合组、安慰剂组[66]。与其他组相比,沙美特罗组的总死亡率、心血管事件死亡率和心血管相关的不良事件发生率并不高。

吸入型抗胆碱能药物的优点是在机体全身的吸收非常少。不论是长效还是短效药物,其最常见的副作用都是明显的口干。有研究表明,常规吸入抗胆碱能药物增加心血管并发症的风险[67,68]。但是,最近一项前瞻性的大样本随机试验发现,规律应用长效抗胆碱能药噻托溴铵（tiotropium）的 COPD 患者可降低心血管并发症的风险[69]。

有一些文献报道某一种支气管扩张剂在治疗 COPD 方面优于另一种支气管扩张剂[70]。但是实际上,很难预测每个个体对治疗的反应。有些患者应用 $β_2$ 受体激动剂可增加呼吸气流,改善肺功能和减轻呼吸困难症状[71]。而有些患者应用抗胆碱能支气管扩张剂比 $β_2$ 受体激动剂能更好地改善症状[72,73]。还有一些患者,不管使用什么药物,都没有出现客观检查能体现的改善,但是却有主观感觉的症状改善[74,75]。这样,患者治疗方案需要根据下次随访结果进行评估。在调整治疗之前,需要对依从性、技术和对治疗的反应进行全面综合的评估。

茶碱是甲基黄嘌呤药物,通过松弛支气管平滑肌诱导支气管扩张,其药代动力学活性为非选择性抑制磷酸二酯酶、抑制细胞外腺苷酸（支气管收缩剂）同时刺激内源性儿茶酚胺和拮抗前列腺素 PGE_2 和 $PEG_{2α}$[76]。虽然与吸入性长效支气管扩张剂相比,茶碱的疗效较低且依从性差,但是与安慰剂比,茶碱对症状改善较好[1]。茶碱通过刺激隔膜收缩和抗炎作用改善其他临床症状[1,77-79]。

目前,对不耐受或者对联合应用一线吸入支气管扩张剂不敏感的患者可考虑使用茶碱类药物。茶碱类药物主要的缺点是治疗窗相对较窄,有可能会导致严重的副作用,而且需要监测血药浓度[1]。

选择性磷酸二酯酶 4（PDE4）抑制剂

2011 年,美国 FDA 批准了选择性 PDE4 酶抑制剂罗氟司特（roflumilast）口服给药,用以降低包括伴有慢性支气管炎和有恶化病史者的重度 COPD 患者发生 COPD 急性加重的风险[80]。最新指南推荐罗氟司特用于长效支气管扩张剂不能完全控制且持续发生急性加重的 COPD 患者。并推荐罗氟司特需至少联合一种长效支气管扩张剂[1]。虽然研究证实与安慰剂相比,罗氟司特能提高 40~60ml FEV_1。它并不是一种支气管扩张剂,也不能用于控制急性支气管痉挛[80,81]。与茶碱相比,罗氟司特药物相互作用更少,不需要监测血药浓度。罗氟司特通过 CYP3A4 和 CYP1A2 代谢为其活性代谢产物,对于合用强效酶诱导剂和抑制剂的患者应谨慎使用,并避免用于肝功能损害的患者。文献报道了该药有较大的副作用,包括腹泻,恶心,体重减轻（约 2kg）和精神作用如焦虑和抑郁[1,80,81]。

糖皮质激素

过去,在 COPD 治疗的起始推荐使用短程（2 周）的口服糖皮质激素,以识别出哪些患者可能从长期治疗中获益。但最新证据表明这一方法难以预测哪些患者能从长期 ICS 治疗中获益[63,82]。由于缺乏证据,且存在骨质疏松及其他严重不良反应（如类固醇肌病）的风险,不推荐长期应用全身糖皮质激素。经证实对于处于急性加重期 COPD 的患者,短期应用全身性糖皮质激素治疗有效[83]。

相反,ICS 导致全身吸收显著减少,从而使全身激素治疗相关的许多风险降至最低。在此基础上,许多国内外研究评估了 ICS 长期维持治疗的获益[61-63,84]。严格实施的临床试验研究表明,每日 ICS 治疗并不能延缓 COPD 患者 FEV_1 的长期下降。但是,每日应用激素可降低患者急性加重的频率,改善患者总体的健康状态,尤其是合并其他严重疾病的患者[85-88]。TORCH研究表明,对于晚期的COPD患者,ICS联合长效β$_2$受体激动剂比单用其中任何一种或安慰剂效果都更好[66]。尤其是应用联合治疗(一吸,2/d)的患者可减少症状恶化,提高肺功能(呼吸量测定值)同时改善患者的健康状态。尽管在各治疗组中患者的死亡率和疾病进展情况并没有差异,但是一些指南推荐在FEV$_1$<60%预计值的有症状的COPD患者,可以选择ICS治疗[1,89]。大部分的实验研究中ICS使用的是中到高剂量,常见的不良反应包括鹅口疮、发声困难、皮肤瘀疮。ICS单独使用或联合支气管扩张剂使用可能会增加部分患者发生肺炎的风险。然而,由于不同实验对于肺炎的确定、上报和诊断不同,导致风险评估也不同[90]。另外,在一些患者治疗中发现,撤掉ICS会导致急性加重。但是最新的研究发现对于中重度COPD患者,在3个月的治疗期内逐渐减少ICS的剂量,急性加重风险并没有增加[1,91]。少量的研究数据显示,当逐渐减少治疗剂量时,应监测患者的临床症状和肺功能。

三联疗法包括一个长效的β受体激动剂、一个长效的抗胆碱能受体药和一个ICS,这样能进一步改善肺功能,提高生活质量,减少急性加重,但是有待深入研究[92,93]。

根据疾病严重程度的药物治疗

如上所述,随着疾病的进展,COPD患者需要增加药物的剂量和种类来有效控制疾病。症状间断出现、发生COPD急性加重风险低的患者,需要使用一种短效或长效支气管扩张剂(A组)。如果疾病进一步进展,患者症状出现频繁且持久,单独按需使用支气管扩张剂已不足以控制患者症状,这种情况下,使用长效支气管扩张剂进行治疗更加有效方便(B组)。如果需要,患者也应该继续应用短效支气管扩张剂以缓解其他症状。被分类为急性加重高风险的患者(C或D组)需要额外加入ICS[1]。有哮喘病史或可能发生哮喘(如哮喘COPD重叠综合征)或伴随嗜酸性粒细胞升高的患者可能会治疗获益,但仍需进一步的研究。

一般来说,支气管扩张剂的雾化给药主要用于需快速缓解症状的急性发作者,不作为家庭常规治疗。在一些使用了标准吸入给药装置而没有获得最大收益的患者,可以考虑使用雾化吸入治疗2周,如果有明显的效果可继续应用[94]。

COPD急性加重

COPD急性加重是指患者的呼吸症状出现急性恶化,需要治疗[1]。COPD急性加重是该疾病自然病程中的重要事件[95,96]。这与COPD较高的患病率有关,而严重恶化和死亡率的增加有关[96]。此外,急性加重导致与COPD相关的医疗费用占比增加[1,5]。

一般认为急性加重是呼吸道感染的结果,包括病毒或细菌,环境污染或者其他环境暴露所致[97,98]。这些诱因可增加已经出现肺功能下降患者的支气管痉挛和气道阻力增加。轻度加重可以在门诊进行治疗,但是重度加重可导致呼吸衰竭和死亡,尤其是发生在重度COPD患者中。

COPD急性加重的患者重点治疗干预包括规律的支气管扩张剂治疗、短期的全身糖皮质激素治疗、抗菌药物治疗和支持治疗(如氧疗)。根据需要,每3~4个小时进行一次支气管扩张剂的定量吸入(MDI)或雾化给药治疗。其中支气管扩张剂包括短效的β2受体激动剂联合或不联合短效抗胆碱能受体药物。

肺急性加重治疗时加入全身糖皮质激素治疗能缩短恢复时间、提高肺功能和改善低氧血症。虽然还没有足够的数据证明全身糖皮质激素的最佳疗程,在一个6个月的随访实验中发现,泼尼松治疗5日与治疗14日相比,同样能降低急性加重再发生的频率。对某些患者来说合理的治疗方案是泼尼松连续10日给药,每日30~40mg[30,99]。经证实高剂量静脉给予糖皮质激素(每6小时125mg甲泼尼龙)对住院患者是有效的[100]。但这种高剂量激素的使用有可能增加高血糖风险,而且其效果是否优于低剂量口服给药也不明确。最新药物流行病学研究收集了将近8 000例急性加重期的COPD住院治疗的病例,发现静脉给予糖皮质激素和小剂量口服糖皮质激素治疗失败率没有差别[101]。

急性加重期是否应用抗菌药物取决于是否存在以下呼吸道症状:呼吸困难加重、痰量增加和脓痰。有数据表明以上症状中如果有两个增加,就应当使用抗菌药物[102]。急性加重期COPD的抗菌药物最佳选择目前还没有细致的研究。但是,对于许多门诊病人,常用的、便宜的抗菌药物如阿莫西林(amoxicillin)、复方新诺明(trimethoprim-sulfamethoxazole)或多西环素(doxycycline)就可能很有效。实际上,这些药物可有效覆盖急性加重期的常见致病菌,包括链球菌,流感嗜血杆菌,卡他莫拉菌。指南推荐呼吸衰竭的住院患者接受广谱抗菌药物包括能抗假单胞菌的药物,因为这些患者对更耐药的病原体感染的风险更高[30]。

COPD A组(低风险,无症状)

诊断

案例19-1

问题1:T.A. 男性,51岁,白种人,吸烟34年,1.5包/日,未戒烟。表现为日常咳嗽和剧烈活动时轻度呼吸困难。患者自述以前有轻微的气喘,没有胸痛;目前上2层楼感到气短,以前并未发生过这种情况。该患者没有慢性基础性疾病。体格检查无显著异常。怀疑该患者诊断为COPD,行何种检查明确诊断呢?

肺功能检查是诊断COPD的金标准,尤其是FEV$_1$,FVC,FEV$_1$/FVC这几项主要指标。使用支气管扩张剂后FEV$_1$/FVC<0.7表明存在阻塞性气流受限,是诊断COPD的必备条件。FEV$_1$与其他临床指标共同协调评估疾病严重程度。

案例 19-1,问题 2: 肺功能检查 FEV$_1$/FVC 为 0.69,绝对 FEV$_1$ 为预测值的 81%,T. A. 的 CAT 评分为 7,去年发生了一次急性加重,并在家治疗。依据 GOLD 分级标准,T. A. 为哪个 COPD 风险组,开始治疗干预前还需完善哪些检查?

依据 GOLD 指南,该患者的临床症状符合"A 组"。尽管通常行胸部 X 线检查以排除导致类似症状的其他呼吸系统疾病,但其肺功能异常足以诊断 COPD 并开始治疗。

对一些诊断不明确或需要外科干预(如肺减容)的严重疾病患者,可能需要行包括肺容积和弥散功能在内的全套肺功能检查,但这些并不是 COPD 诊断所必需的。

对于症状和气流阻塞更严重的患者,有必要通过脉搏血氧饱和度仪或动脉血气分析评估患者的氧合情况。对于 FEV$_1$ 小于 35% 预计值的患者或者临床症状提示呼吸衰竭或右侧心力衰竭的患者推荐进行测定血氧饱和度,如果外周血氧饱和度<92% 的患者需要进行动脉血气分析[1]。发病年龄较轻的患者(<45 岁)或有严重 COPD 家族史的成员,应考虑检测 α$_1$-抗胰蛋白酶水平以除外 α$_1$-抗胰蛋白酶缺乏症[1]。

治疗方法

案例 19-1,问题 3: 可以向 T. A. 推荐哪些治疗措施?

戒烟

T. A. 的治疗需要从制定全面的戒烟计划开始,因为戒烟是已证实可减轻 COPD 相关的 FEV$_1$ 下降的唯一有效措施[1,25]。尽管在本书的其他章节(参阅 91 章烟草使用和依赖)涉及戒烟的药物疗法,但需注意的是,个体化健康宣教对患者的治疗是有益的[103]。实际上,向患者解释其肺功能检查的结果是对患者进行健康宣教的一个很好的机会。可以借此向 T. A. 解释其肺功能开始出现一定程度的不可逆改变,吸烟是这种改变的易感因素,而停止吸烟对防止肺功能进一步恶化至关重要。

免疫接种

除了戒烟,还需要评估该患者的免疫状态[104]。依据 GOLD 指南,即使还处于 COPD 的早期阶段[1],只要没有禁忌证,T. A. 就可以接种流感和肺炎球菌肺炎疫苗。COPD 患者出现以上任何一种感染性并发症,都会增加其发病率和死亡率。

伴有包括肺部疾病在内的慢性疾病的患者其流感和肺炎感染的发病率和死亡率最高。流感疫苗的最佳接种季节是十月底之前的秋季[105]。因为典型的流感季为每年的第一季度,此时接种可使机体在流感高峰季到来前产生充分的抗体应答反应。每年接种流感疫苗使患者有足够的抗体预防流感病毒,能有效地减少流感相关的发病率和死亡率[106]。

COPD 患者还推荐接种肺炎球菌多糖疫苗(肺炎 23,PPSV23)[1]。该疫苗有含有 23 种肺炎球菌亚型和抗肺炎球菌菌株的抗原成分[107]。免疫实践咨询委员会(ACIP)目前推荐单次剂量给药 PVC 13 疫苗,对于 65 岁及以上的患者再给予 PPSV 23 疫苗。这些疫苗应按要求分开注射,以确保最佳的免疫反应[108]。

为了缓解症状,T. A. 的治疗可以从按需使用支气管舒张剂开始。支气管舒张剂是 COPD 治疗的基石[1,30]。

有效的支气管舒张剂治疗包括短效或长效 β$_2$-受体激动剂、短效或长效抗胆碱能药物、甲基黄嘌呤(茶碱)。作为 T. A. 的初始治疗方案,普遍选择是吸入短效 β$_2$-受体激动剂(如沙丁胺醇),吸入短效抗胆碱能药(如异丙托溴铵),或两种药物联合使用。以上方法起效快,且都能有效缓解症状。表 19-7 总结了 COPD 患者吸入治疗方案的选择。

表 19-7

COPD 患者吸入治疗方案选择

药品商品名和药量(每吸)	化学名	装置	次数^a/装置或盒
短效 β$_2$ 受体激动剂			
ProAir HFA 90μg,舒喘灵 HFA 90μg,万托林 HFA 9μg	沙丁胺醇	MDI	200^b
ProAir,RespiClick 9μg	沙丁胺醇	DPI	200
AccuNeb 0.63mg/3ml,1.25mg/3ml			
舒喘灵 2.5mg/3ml(0.083%)^d,5mg/ml(0.5%)浓缩液	沙丁胺醇	雾化器	多种
Xopenex HFA 45μg	左旋沙丁胺醇	MDI	200^b
Xopenex 0.31mg/3ml,0.63mg/3ml,1.25mg/3ml^d,1.25mg/0.5ml 浓缩液	左旋沙丁胺醇	雾化器	多种
短效抗胆碱能药物			
定喘乐 HFA 17μg	异丙托溴铵	MDI	200^b
定喘乐 0.02%(0.5mg/2.5ml)vial	异丙托溴铵	雾化器	25ct,30ct,60ct
短效抗胆碱能药物+β$_2$ 受体激动剂			
可必特 20~100μg	异丙托溴铵+沙丁胺醇	SMI	120^b

表 19-7

COPD 患者吸入治疗方案选择(续)

药品商品名和药量(每吸)	化学名	装置	次数[a]/装置或盒
DuoNeb 0.5~2.5mg/3ml 瓶	异丙托溴铵+沙丁胺醇	雾化器	30ct,60ct
长效 β₂ 激动剂			
施立稳 50μg	沙美特罗	DPI	60
Foradil Aerolizer 12μg	福莫特罗	DPI	60 blister 单位
Brovana 15μg/2ml vial	阿福特罗	雾化器	30ct,60ct
Perforomist 20μg/2ml vial	福莫特罗	雾化器	30ct,60ct
长效 β₂ 激动剂(每日 1 次)			
Arcapta Neohaler 75μg	马来酸茚达特罗	DPI	30 blister 单位
能倍乐 2.5μg	奥达特罗	SMI	60[b]
长效抗胆碱能药物			
Spiriva 粉吸入 18μg	噻托溴铵	DPI	30 blister 单位
Spiriva 雾化吸入 2.5μg	噻托溴铵	SMI	60[b]
Tudorza Pressair 400μg	阿地溴铵	DPI	60
Incruse Ellipta 62.5μg	芜地溴铵	DPI	30 blister 单位
Seebri Neohaler 15.6μg	格隆溴铵	DPI	60 blister 单位
吸入糖皮质激素+长效 β₂ 受体激动剂			
[e]Advair Diskus 250/50μg	氟替卡松+沙美特罗	DPI	60
[e]Symbicort HFA 160μg/4.5μg	布地奈德+福莫特罗	MDI	120[b]
[e]Breo Ellipta 100~25μg	氟替卡松+维兰特罗	DPI	60 blister 单位
长效抗胆碱能药+β₂ 受体激动剂			
Anoro Ellipta 62.5~25μg	芜地溴铵+维兰特罗	DPI	60 blister 单位
Stiolto Respimat 2.5~2.5μg	噻托溴铵+奥达特罗	SMI	60[b]
Utibron Neohaler 15.6~27.5μg	格隆溴铵+茚达特罗	DPI	60 blister 单位
Bevespi Aerosphere 9~4.8μg	格隆溴铵+福莫特罗	MDI	120[b]

[a] 未包含装置大小。

[b] 初始启动后用药次数。

[e] 这里只有 FDA 批准的用于 COPD 的强度,其他强度可能在市场上可以买到。

[d] 标记"0.5ml concentrate"的雾化溶液需用 0.9%氯化钠溶液稀释。

DPI,干粉吸入剂;MDI,定量雾化吸入器;SMI,薄雾吸入器。

短效 β₂ 受体激动剂

β₂ 受体激动剂通过激活腺苷酸环化酶(cAMP),松弛支气管平滑肌,从而发挥支气管舒张效应[109]。吸入支气管舒张剂在安全性和有效性上优于口服剂型。所有可使用的支气管舒张剂的量效曲线相似,相对平坦。尚无证据提示某种药物优于其他药物。

沙丁胺醇(albuterol)是该类药物中使用频率最高的。目前可购买到的有 MDI 或 DPI,90μg/吸入剂。也有雾化预混溶液(如成人剂量 2.5mg/0.5ml)和浓缩液 5mg/ml(0.5%,单独需要生理盐水)。短效 β₂ 受体激动剂(如沙丁胺醇、左旋沙丁胺醇)起效迅速(5 分钟内起效),通常 15~30 分钟疗效达到高峰,作用持续时间大约 4 小时。虽然吸入型 β₂ 受体激动剂通常耐受性良好,但有一些患者即使低剂量用药,仍出现如震颤、心动过速、神经过敏等副作用。有关心脏疾病患者应用吸入型短效 β₂-受体激动剂的安全

性问题,来自萨卡斯特温医疗机构数据库的队列研究结论提示,使用该类药物并不增加此类患者发生致死性和非致死性心肌梗死的风险[110]。

短效抗胆碱能药物

副交感(胆碱能)神经系统在调控 COPD 患者支气管平滑肌紧张性方面起主要作用。雾化吸入抗胆碱能药通过阻断肺内环磷酸鸟苷(cGMP)发挥舒张支气管效应。稳定期 COPD 患者应用抗胆碱能药物的支气管舒张效果不次于吸入型 β₂-受体激动剂。

异丙托溴铵(Ipratropium bromide)是用于 COPD 的主要的短效抗胆碱能药物。目前销售的有 MDI(17μg/喷)和雾化吸入溶液(0.5mg/2.5ml)。尽管一些患者可能症状迅速缓解,但异丙托溴铵的平均起效时间在 15 分钟内,支气管舒张效应于 60 至 90 分钟达峰,作用持续时间大约为 6 小时。虽然一些报道提示异丙托溴铵起效更快,但应向患者

说明,吸入抗胆碱能药后症状的缓解比吸入 β_2-受体激动剂缓慢。异丙托溴铵的标准剂量为 2 吸/次,4 次/d[111],异丙托溴铵一般耐受性良好,但仍有一些患者出现口干、恶心、视力模糊等副作用。

异丙托溴铵的抗胆碱能效应主要集中于肺部,特异性作用于大气道。因为药物最大限度的减少了对痰液黏稠度的影响,所以基本不存在造成气道分泌物干燥的问题。此外,异丙托溴铵的四烃季胺结构特征可增加其极性,从而最大限度地减少经肺吸收和全身副作用;也不容易透过血-脑屏障,可以减少精神错乱及其他神经系统副作用的发生。

β_2-受体激动剂和抗胆碱能药物联合

两种不同类别支气管舒张剂的联合疗法得到人们青睐,因为联合疗法可以在维持单个药物的优点的同时减少单个药的累积量,减少副作用。此外,抗胆碱能药物和 β_2-受体激动剂作用机制不同,两种药物的联合可能有额外的获益。事实上,已有研究证实,相较于单用特布他林或异丙托溴铵,两者联用可以显著增加 FEV_1[112]。可必特气雾剂是在一个吸入器中同时含有沙丁胺醇和异丙托溴铵[113]。该气雾剂装置无需推进剂,通过压缩的弹簧释放,产生机械能,将药物缓慢产生薄雾。

芜地溴铵/维兰特罗(Anoro Ellipta)和噻托溴铵+奥达特罗(Stiolto Respimat),是每日给药一次的混合吸入剂,是将一种长效抗胆碱能药联合一种长效 $\beta2$ 受体激动剂[114,115]。格隆溴铵/茚达特罗(Utibron™ Neohaler)和格隆溴铵/福莫特罗(Bevespi® Aerosphere),均是每日给药 2 次的吸入剂[116,117]。两药均被批准用于 COPD 患者气道受阻的维持治疗[114-117]。

COPD B 组伴随疾病恶化(低风险,症状多)

治疗方法

案例 19-2

问题 1:J. O.,女性,42 岁,吸烟史 32 包/年,临床症状表现为进行性加重的气短,平地步行 100 米需停下来休息。已戒烟 2 年,戒烟后慢性咳嗽症状减轻,但尽管按需使用沙丁胺醇气雾剂,呼吸困难症状仍越来越严重。检查证实存在轻度气喘,胸部 X 线无明显异常。肺功能检查证实 FEV_1/FVC 为 0.64,FEV_1 绝对值为 2L,为预测值的 60%,J. O. 的 CAT 评分为 20,去年发生过一次急性加重,并在家治疗。吸入支气管舒张剂后,FEV_1 增加了 5%(100ml)。J. O. 应该接受何种治疗?

J. O. 被认为符合 B 组。尽管已戒烟并吸入短效 β_2-受体激动剂,仍有进行性加重的呼吸困难。依据她急性加重史,他被认为是急性加重低风险。由于 COPD 药物治疗采用阶梯式方法,因此下一步治疗应该规律应用长效支气管舒张剂。

目前可使用的长效支气管舒张剂主要包括 β_2-受体激动剂和抗胆碱能药物。以上 2 类药物又均可以根据作用维持时间分为两组,支气管扩张作用达 12 小时以上的和支气管扩张作用达 24 小时以上的。这两类药物均被证实可减轻 COPD 患者呼吸困难症状,提高患者生活质量。

长效 β_2-受体激动剂

近年来,长效 β_2-受体激动剂在 COPD 治疗中的作用已得到认可。现有证据提示沙美特罗和福莫特罗(formoterol)可改善 COPD 患者肺功能,减轻呼吸困难,提高患者的生活质量[30]。茚达特罗,奥达特罗和维兰特罗,每日给药一次,起效快速(如>5 分钟),产生支气管扩张作用长达 24 小时及以上,它们作用持续时间较长,安全性好,方便更多患者使用。按推荐剂量应用这些制剂,大部分患者可获得稳定的支气管舒张效应,而超过推荐剂量不会额外增强疗效。此外,使用较高剂量还会增加 β_2-受体激动剂使用过量相关不良事件的发生风险。因此,建议遵医嘱用药,沙美特罗 42μg(50μg 干粉装置),每日 2 次,福莫特罗 12μg,每日 2 次。

长效抗胆碱能药物

胆碱能迷走神经紧张是参与 COPD 气流受限的可逆因素。刺激迷走副交感神经可引起乙酰胆碱释放,乙酰胆碱与 M 受体结合引起支气管收缩和黏液腺体分泌。人类气道有三种 M 受体亚型,即 M_1、M_2 和 M_3 受体。噻托溴铵是一种长效抗胆碱能药物,可与气道平滑肌的 M_1、M_2 和 M_3 受体结合[118]。噻托溴铵与 M_2 受体解离迅速,但与 M_1 和 M_3 受体解离较缓慢。事实上,噻托溴铵与 M_1、M_3 受体的解离速度比异丙托溴铵慢 100 倍。M_1 受体表达于副交感神经节,通过促进节后传导增加胆碱能递质释放。M_3 受体表达于气道平滑肌和黏液腺,激活后引起支气管痉挛和黏液分泌。相反,M2 受体表达于节后神经末梢,其作为自身受体,调节乙酰胆碱的释放,改变胆碱能活性。因此,抗胆碱能药物,通过拮抗 M_1 和 M_3 受体,发挥缓解气道平滑肌痉挛和减少黏液分泌的效应。但阻断 M_2 受体则会增加乙酰胆碱的释放,提高胆碱能活性。因此,噻托溴铵与 M_1 和 M_3 受体相对缓慢的解离速率,提高了支气管舒张效应,并使该药物每日使用一次即可。

噻托溴铵的药效维持时间长,每日一次就可以有效发挥支气管舒张效应。大量研究已证实其对肺功能和生活质量的改善作用。近期,UPLIFT(噻托溴铵对肺功能的潜在长期疗效)研究将近 6 000 名 COPD 患者分为噻托溴铵治疗组和安慰剂对照组,并进行长达 4 年的随访,提示噻托溴铵可改善肺功能,提高生活质量,减少急性加重风险,但对 FEV_1 下降率和死亡率无影响[69]。噻托溴铵也是四烃季胺类药物,全身吸收率低,因此耐受性良好,主要副作用是口干。然而,噻托溴铵的安全性问题一度引起了人们关注,特别是有一些研究发现了卒中、心血管事件、甚至死亡等不良后果。但在纳入了 17 721 人/年药物暴露的 UPLIFT 研究完成后,最近 FDA 得出了结论,COPD 患者合理使用噻托溴铵不会增加卒中和不良心血管事件的风险[119]。2014 年 9 月,噻托溴铵雾化吸入装置批准上市。噻托溴铵雾化吸入的安全性和性能评价实验(TIOSPIR)是由 17 000 患者参与的 COPD 最大规模的实验。该实验直接比较了噻托溴铵粉吸入器和雾化吸入器的安全性。第一次发生 COPD 急性加重的时间用于比较有效性。雾化吸入和粉吸入装置在急性加重发生频率、导致的住院评价结果相似。两装置的不良反应发生率也相似[120]。

阿地溴铵(Tudorza PressAir)、芜地溴铵(Incruse Ellipta)和格隆溴铵(Seebri Neohaler)是长效抗胆碱能药物，最近批准用于 COPD 的长期维持治疗。该类制剂能增强肺功能并有良好的耐受性[121-123]。

J. O. 应该首先接受长效支气管舒张剂治疗，如沙美特罗、福莫特罗、噻托溴铵。额外考虑每日 1 次给予 β 受体激动剂如茚达特罗、奥达特罗。最近证明也可考虑给予抗胆碱药物如阿地溴铵、格隆溴铵或芜地溴铵。以上几种长效支气管舒张剂的耐受性和疗效相似。选择哪种药物则主要考虑用药的频率，患者正确使用吸入装置的能力以及经济条件。同时应该指导 J. O. 按需使用沙丁胺醇，2 喷，4 小时一次，并在 3 个月后对其进行随访，以评估疗效。

案例 19-2，问题 2：J. O. 应用噻托溴铵雾化器($5\mu g$)/d，并按要求 3 个月后复诊。她从药物治疗中获益匪浅，气喘减轻，活动耐量显著提高。她要求复查肺功能以了解应用新药后肺功能是否有所改善。但复查肺功能提示 FEV_1 并没有显著提高。J. O. 想知道为什么自觉症状减轻，活动耐量提高，但肺功能没有改善？

越来越多的证据提示，支气管舒张剂，包括长效 β_2-受体激动剂和抗胆碱能药物，可通过减少动态肺过度充气减轻 COPD 患者运动相关的呼吸困难[124]。而休息状态下的肺功能检查并不能体现出这种改善。实际上，因为气流受限，患者运动时可出现更为严重的气体陷闭，使肺顺应性变差，并对呼吸肌运动产生不利影响。大量研究发现，这种动态肺过度通气的缓解可能是支气管舒张剂提高阻塞性肺疾病患者活动耐量的主要机制[124]。

案例 19-2，问题 3：3 年来 J. O. 都治疗得相当不错，但是现在，她出现了明显加重的活动性呼吸困难。现在甚至不能把待洗的衣服从地下室拿上来，她发现自己整体的活动水平都下降了。现在复查的肺功能发现 FEV_1/FVC 只有 0.49，绝对 $FEV_1\%$ 为预测值的 49%。她现在 CAT 评分 22，去年发生两次急性加重。过去的几年 J. O. 基本都是遵嘱应用噻托溴铵，并未做过显著的改变。她自己已戒烟，而且在家里和工作场所均不接触二手烟。那么此时 J. O. 应该接受哪些治疗？

吸入糖皮质激素治疗

尽管遵医嘱服用噻托溴铵，但是 J. O. 仍然出现明显病情恶化，并反复发生 COPD 急性加重。被认为符合 COPD 风险 D 组的患者应该采用 ICS+LABA 或 LAMA+LABA 联合治疗。优先考虑固定的药品组合方案，其他备选治疗药物也可以在市场购买到(见表 19-6)。LAMA+LABA 治疗优先给予肺炎和吸入糖皮质激素引起的不良反应发生率低的患者[1]。在预防急性加重和治疗先前有急性加重病史的患者时，LAMA+LABA 优于 ICS+LABA 联合治疗[125]。然而，一些多中心、随机对照临床试验证明了 ICS 在 COPD 中的疗效[85-88]。实验数据证明可以在晚期 COPD 和经常发生急性加重的 COPD 患者中使用 ICS。对于 $FEV_1<60\%$ 预测值的 COPD 患者，规律使用 ICS 可以降低急性加重的频率、提高健康生命质量[1]。TORCH 研究确定了 ICS 在广大 COPD 患者中的利益和潜在不良反应[66]。在一个多中心、随机、安慰剂对照试验中，平均 FEV_1 是 50% 预测值，入选标准不需要反复的急性加重。6 000 多患者随机分为 ICS 组(氟替卡松，$500\mu g$ 每日 3 次)、吸入沙美特罗组($50\mu g$ 每日 3 次)、氟替卡松 $500\mu g$ 和沙美特罗 $50\mu g$ 每日 3 次联合组、安慰剂组。受试者被评估近 3 年。吸入氟替卡松组和氟替卡松+沙美特罗联合组，能明显降低急性加重发生率。在联合治疗能改善死亡率方面，研究数据接近但是并没有达到统计学意义。总的来说，ICS 组的副作用与安慰剂组相似。吸入氟替卡松组和氟替卡松+沙美特罗联合组的下呼吸道感染风险明显增加。ICS 组中，患者的眼部疾病或骨密度下降的风险并没有增加。

J. O. 目前已经服用噻托溴铵，需要考虑下一步的治疗。患者符合 COPD 的 D 组，优先考虑 LAMA+LABA。患者改用噻托溴铵+奥达特罗固定剂量结合方案。J. O. 已经熟悉雾化吸入装置，这种装置能帮助维持治疗。然而也存在其他的长效支气管扩张剂联合的药品。也可考虑其他的一些潜在干预措施。一个方案是停止使用噻托溴铵，开始使用 ICS 联合长效 β2 受体激动剂[1]。或者选择在噻托溴铵基础治疗上加 ICS + 长效 β2 受体激动剂的联合制剂[1,92,93]。最后，尽管很少证据支持，ICS 也可以加入噻托溴铵中治疗[1]。这些选择方案中的任何一个都是合理的，只要没有其他主要禁忌。需要注意的是，当前的一些糖皮质激素联合长效 β2 受体吸入剂用于 CODP，包括舒利迭(氟替卡松-沙美特罗)，信必可(布地奈德-福莫特罗)，Breo Ellipta(氟替卡松-维兰特罗)。并没有确凿的证据表明哪一种在治疗 COPD 的效果上更好。

在评估患者对治疗的获益之前无法确定使用吸入型糖皮质激素治疗的疗程。一般来说，应至少治疗 4~6 周。使用吸入糖皮质激素治疗 COPD 一个重要目的是预防急性加重。因此，临床上很难客观地评价某一位患者通过吸入型激素治疗能有多少获益。

长效支气管舒张剂的安全性

案例 19-2，问题 4：隔日，J. O. 打电话说，她在互联网上看到一些关于阻塞性肺疾病患者应用长效支气管舒张剂可能增加死亡风险的报道，所以她现在不想用这类药物。那么应该怎样向她解释呢？

尽管一些关于支气管哮喘的研究提示，应用长效支气管舒张剂可能与死亡风险的增加有关联，但 COPD 患者还没有类似的证据。实际上，TORCH 试验证实，相较于安慰剂对照组,遵医嘱应用沙美特罗组并未出现死亡和不良事件风险的增加[66]。应使患者确信长效支气管舒张剂对COPD患者是安全的。

肺康复治疗

案例 19-2,问题 5:J. O. 想知道除了用药外,是否还有别的有益的治疗措施。可以给她什么建议呢?

此时,应向患者推荐肺康复治疗。事实上,除了药物管理,任何有持续气短症状的COPD患者均应考虑制定一项全面的肺康复计划[51]。

越来越多的证据提示,COPD是一种全身性疾病,而肺康复可以改善疾病的全身反应[126]。尽管丧失劳动能力的直接原因涉及呼吸系统,患者出现劳力性呼吸困难,而这反过来也会对全身造成影响。虽然刚开始不易觉察,但患病后大多数患者会逐渐出现越来越严重的活动受限,导致身体功能失调。这种身体的功能失调和其他因素如全身炎症反应很可能反过来又影响骨骼肌功能[53-55]。事实上,有证据表明,COPD患者的氧合能力变差,就会导致进行一定量的活动时,全身供氧能力下降,乳酸产生增加[56]。乳酸负荷增加将导致更大的通气需求,进一步加重呼吸困难。患者呼吸困难越严重,活动量越少,进而加重身体功能失调,最终导致此恶性循环发生。

肺康复是为改善这一循环而制定的以锻炼为基础,涉及多方面的康复项目[51]。大多数康复计划通常持续 8~12 周,每周进行 2~3 个训练项目。对患者的教育,特别是有关药物使用、心理辅导以及呼吸锻炼等内容是康复计划的重要组成部分。呼吸锻炼中一个重要的组成部分是辅导患者有效的缩唇呼吸。缩唇呼吸是在呼气时像吹口哨一样撅起双唇。这有助于放慢呼吸,为小气道提供一个气道内压,预防动态气道塌陷和运动相关的肺过度充气。

然而,最主要的干预措施是运动训练,特别是下肢的耐力练习(如使用跑步机或自行车测力计)。大量研究已证实,康复项目能显著提高运动耐力和生活质量,还能减少健康护理设施的使用[51]。这可能在一定程度上得益于运动对骨骼肌氧化能力产生的有益效果。

J. O. 应该参照当地诊所的肺康复项目。一般代表性的项目,培训课程为每次 2 小时,每周 3 次,维持 10 周。训练项目包括患者教育、呼吸锻炼、强度和耐力运动训练。

COPD C 组(高风险,无症状)

COPD 急性加重期

抗菌治疗

案例 19-3

问题 1:R. L.,一位 66 岁的老年患者,既往有糖尿病和严重 COPD 病史(C 组),近日"感冒"后出现咳嗽和咳黄痰。6 周前因社区获得性肺炎住院治疗。既往有吸烟史(已戒烟 10 年),目前雾化吸入噻托溴铵(5μg,1 次/d),沙丁胺醇气雾剂(2 吸,每 4 小时 1 次)和茶碱(theophylline)(200mg,2 次/d),但呼吸困难和胸闷仍在加重。体格检查中,没有急性呼吸窘迫症状,生命体征尚平稳。肺部查体可听到喘息加重,余无异常。未吸氧情况下血氧饱和度为 90%,胸部 X 线未见浸润征象。这个患者应如何治疗?

这个患者出现脓痰量增多和呼吸困难加重的症状符合COPD急性加重的表现。由上呼吸道病毒感染导致的这种急性加重并不少见。当患者出现呼吸困难和脓性痰时,常规使用全身性糖皮质激素(如 40mg/d 强的松,5 日)和抗菌药物。对于较低风险的门诊患者,使用低价抗菌药物是一种合理的选择。经验治疗可以使用一种氨基青霉素联合或不联合克拉维酸钾,一种大环内酯类或四环素类如多西环素[1]。临床上也常使用一些其他类型的抗菌药物,但是并没有数据提示它们优于这些传统抗菌药物。COPD急性加重是在没有下呼吸道受累证据(即肺炎)的情况下,为了治疗呼吸道感染需要抗生素治疗的少数情况之一。

造成COPD患者预后不良的危险因素有:重度COPD、合并症、反复加重史,伴有以上危险因素的COPD患者更易出现耐药菌感染。因此,指南推荐使用广谱抗菌药物治疗,包括 β 内酰胺类与 β 内酰胺类加酶类,喹诺酮类,第二代或第三代头孢菌素[1,30]。

因为该患者近期曾住院治疗,耐药菌包括铜绿假单胞菌感染的风险增加。他还出现了黄痰和呼吸困难加重的症状,因此适合使用广谱抗菌药物,如口服环丙沙星 750mg,2 次/d 或者口服左氧氟沙星 500mg/d,疗程为 5~10 日。同时口服强的松 40mg/d,5 日,从而改善患者的肺功能及低氧血症,并缩短病程。

案例 19-3,问题 2:R. L. 应用环丙沙星口服 750mg,2/d,治疗 3 日,患者脓痰减少,呼吸困难症状减轻,然而,5 日之后,他感到心悸和恶心。应进行何种实验室检查?

该患者出现了茶碱药物的毒副作用。胃肠不适(如恶心),中枢神经系统症状,包括睡眠困难和紧张,都符合茶碱的毒副作用表现。还有一些不良反应与甲基黄嘌呤相关,包括心脏易激(心动过速或心律失常)和癫痫发作,以上副作用都是剂量依赖性的。胃肠道不适、紧张、失眠等反应的发生并不依赖于血清浓度,但在血清浓度大于 15μg/ml 时,出现的频率会增加。

R. L. 联用环丙沙星可能因药物相互作用导致血清中茶碱浓度上升。能够与茶碱发生相互作用的主要为氟喹诺酮类。其发生取决于几个因素,包括每种药物的剂量和基线血清茶碱浓度。联用环丙沙星可使茶碱浓度增加 25%,也有研究发现可增加 50%。应当检测 R. L. 的血清茶碱浓度,在结果未明确时不要增加茶碱的剂量。

一般来说,茶碱代谢与患者体内外的环境变化均有明显的联系。当患者一旦出现毒性反应的早期征象时，或者加用了有可能与茶碱相互作用的药物时，都应该密切监测患者的血药浓度。了解和认识这些潜在的药物相互作用，就可以更加安全有效的应用茶碱类药物。

> **案例 19-3，问题 3：**测得茶碱血清浓度为 21μg/ml。应该采取何种措施？

所测得的血药浓度与文献报道的茶碱和环丙沙星之间的相互作用是一致的。该患者并未出现危及生命的症状，因此采取保守治疗的方法较为合适。应暂停一次剂量的茶碱，然后以较低的剂量（100mg 每日 3 次）重新开始，直至环丙沙星治疗完成。或者可以暂停茶碱，直到抗生素治疗结束或停止。如前所述，茶碱治疗窗窄，还有可能出现严重的毒性反应，这已经在该病例中得到了印证。如果不确定该患者服用茶碱是否获益，可以试着撤掉茶碱。在撤药 2 至 4 周后，应对 R. L. 重新进行评估。如果他觉得撤药后他的慢性症状没什么变化，那么可暂不服用茶碱。而如果不用茶碱，患者的症状较前加重，那就应当继续服用茶碱。也可以使用一种长效支气管扩张剂来替代茶碱，本例患者可以考虑使用一种长效的 β 受体激动剂。有研究表明一种长效的抗胆碱能药物和一种长效的 β2 受体激动剂联合应用比单独应用一种能增强肺功能、降低肺过度膨胀[127,128]。沙美特罗和福莫特罗的副作用和疗效相似，唯一不同的是福莫特罗有个更强的首剂作用。R. L. 合理的用药方案是沙美特罗吸入剂（每吸 50μg）每 12 小时应用一次，或福莫特罗吸入剂（每吸 12μg）每日 2 次。

COPD 是一种进展性疾病，该病的一个重要特点就是症状随时间加重。因为目前提倡阶梯式治疗，因此，为了缓解症状，一位患者使用多种药物的情况很常见。但是，定期对患者进行评估也是非常重要的，这可以明确是否使用的所有药物都能使患者获益，从而挑选出那些需要继续服用的药物，而撤掉那些不必要的药物。这可能延缓病情的进展。

氧疗

> ### 案例 19-4
>
> **问题 1：**P. J.，男性，62 岁，有长期的 COPD 病史，劳力性呼吸困难逐渐加重。目前使用氟替卡松沙美特罗粉吸入剂（舒利迭 250/50 1 喷，2/d）联合噻托溴铵粉吸入剂（思力华 18μg 1 喷 1/d）治疗，并于必要时加用沙丁胺醇气雾剂（2～4 吸，4~6h/次）。P. J. 对以上药物的依从性很好，三种吸入器设备使用均正确。他过去曾行肺康复锻炼，有一定益处，后未坚持锻炼。吸烟史 40 年，约 1.5 包/日，（相当于 60 包-年），已戒烟 1 年。最近的 FEV_1/FVC 为 0.41，FEV_1 为 1.25L，为预测值的 38%。在休息及不吸氧的情况下指氧饱和度为 85%。查体发现双肺呼吸音低并有下肢水肿。医生建议其氧疗，但他并不接受，想了解氧疗对他来说有什么好处。

有一项夜间氧疗试验（Nocturnal Oxygen Therapy Trial，NOTT）的随机对照研究，该试验主要研究对象是伴有严重低氧血症（PaO_2<55mmHg，或 PaO_2<59mmHg 但合并红细胞增多症或周围性水肿）的 COPD 患者[45]。患者被随机分配至接受持续氧疗或夜间氧疗组。主要结果变量是死亡率。接受持续氧疗的患者生存率更高，其终末器官的功能（包括认知功能）改善也更明显。一项 1981 年发表的研究，使用类似的纳入标准，证明接受持续氧疗的患者比不接受氧疗的患者生存率更高[46]。

基于上述研究结果，目前推荐严重低氧血症的患者接受氧疗。严重低氧血症定义为氧饱和度小于 88% 或 PaO_2 ≤55mmHg（氧饱和度<90% 或 PaO_2 ≤59mmHg 且合并有红细胞增多症或肺动脉高压的临床证据，如周围性水肿）。医疗保险和大多数保险公司以这些数据（表 19-8）为标准来确定患者接受氧疗是否合理。这个患者应该推荐使用氧疗，因为氧疗是为数不多的几个可改善 COPD 生存率的措施之一。

表 19-8

美国医保可支付的 COPD 氧疗指征

1. 休息状态下重度低氧血症[a]：
氧分压 ≤55mmHg
或氧分压 ≤59mmHg，合并红细胞增多症或肺源性心脏病
或氧饱和度 ≤88%
2. 活动时或睡眠期间血氧饱和度 ≤88%[b]

[a] 已证明可改善患者生存率。
[b] 尚未证明有效性。

除了氧疗，这个患者应该重新接受肺康复治疗。如前所述，现有的数据表明，这种干预可以提高生活质量和运动耐量，减少医疗设施的使用。

COPD 的手术治疗

> **案例 19-4，问题 2：**P. J. 遵医嘱接受氧疗并参加肺康复计划。这些措施成功地提高了患者的运动耐量。然而，他在 12 个月后出现呼吸困难症状加重。此外，尽管他仍然坚持氧疗，但他想知道有没有其他办法改善他的肺功能，使他能"摆脱"氧疗。
>
> 该患者重新做了肺功能检查，证明 FEV_1/FVC 的比率下降至 0.38，绝对 FEV_1 占预测值的 29%。此外，肺容积测定显示严重的肺过度通气（TLC = 预测值的 135%，RV = 预测值的 292%）。胸片显示双上肺纹理减少，下部肺野血管密集。P. J. 有哪些治疗选择？

肺减容术是指通过手术分别切除两肺的大约 30% 肺叶，对于某些 COPD 患者，该手术可以显著提高患者的生活质量，运动耐量，降低死亡率。全国肺气肿治疗试验（National Emphysema Treatment Trail，NETT）表明，对于严重的上叶肺气肿的患者,肺减容术可以明显提高患者的生活质量和活动耐量[11]。在手术之前活动耐量很差的受试者与对照组相比,术后获益更明显。这些患者死亡率也有所下降[11]。手术的基本原理是,切除肺气肿的部分可以改善残存肺组织的生理功能,包括改善呼气气流速度、肺顺应性以及改善通气-灌注比值。肺减容患者的主要选择标准见表 19-9。如果手术成功,患者的换气功能可以得到改善,可能不再需要氧疗。

表 19-9
肺减容术的主要适应证

中度至重度气流阻塞
肺过度充气
以上叶为主的肺气肿
不吸烟者
能完成肺康复训练

这个患者的胸片表明主要是上叶肺气肿。这需要行胸部的高分辨率计算机断层扫描加以确认。此外,患者需要完成一个全面的术前肺康复计划。在美国,医保只认可少数医疗中心进行肺减容术。对于 P. J. 来说,这可能是一个重要的问题,这取决于他住在哪里。应该强调的是,肺减容手术只是适合晚期肺气肿患者。

对于严重肺气肿患者,另一个选择是肺移植。研究发现,这种干预措施并没有显示降低死亡率,但可以提高部分患者的生活质量和运动耐受力[129]。肺移植适合人群是指患有严重肺气肿,预期寿命低于 5 年,FEV_1 小于预测值 25% 的患者。

（宋贝贝 译，李海涛 校，蔡志刚 审）

参考文献

1. GOLD (Global Initiative for Chronic Obstructive Lung Disease). Global strategy for the diagnosis, management, and prevention of chronic obstructive pulmonary disease. Updated 2017 [online]. Available from URL: http://www.goldcopd.org. Accessed July 25, 2017.
2. Qaseem, A et al. Diagnosis and management of stable chronic obstructive pulmonary disease: A clinical practice guideline update from the American College of Physicians, American College of Chest Physicians, American Thoracic Society, and European Respiratory Society. Ann Intern Med. 2011;155:179–191.
3. Global Initiative for Chronic Obstructive Lung Disease: Asthma, COPD, Asthma-COPD Overlap Syndrome (ACOS). 2015, http://goldcopd.org/asthma-copd-asthma-copd-overlap-syndrome/ Accessed July 25, 2017.
4. Wheaton AG et al. Employment and activity limitations among adults with chronic obstructive pulmonary disease—United States, 2013. MMWR Morb Mortal Wkly Rep. 2015;64(11):289–295.
5. Bartolome CR et al. An Official American Thoracic Society/European Respiratory Society Statement: research questions in chronic obstructive pulmonary disease. Am J Respir Crit Care Med. 2015;191(7):e4–e27.
6. US Burden of Disease Collaborators. The state of US health, 1990–2010: burden of diseases, injuries, and risk factors. JAMA. 2013;310:591–608.
7. Ford ES et al. Total and state-specific medical and absenteeism costs of COPD among adults aged ≥18 years in the United States for 2010 and projections through 2020. Chest. 2015;147:31–45.
8. Thun MJ et al. 50-year trends in smoking-related mortality in the United States. N Engl J Med. 2013;368:351–364.
9. American Lung Association. Disparities in lung health series-taking her breath away the rise of COPD in women [Executive Summary]. June 2013. http://www.lung.org/assets/documents/research/rise-of-copd-in-women-full.pdf Accessed July 25, 2017.
10. Sin DD et al. Understanding the biological differences in susceptibility to chronic obstructive pulmonary disease between men and women. Proc Am Thorac Soc. 2007;4(8):671–674.
11. Fishman A et al. A randomized trial comparing lung-volume–reduction surgery with medical therapy for severe emphysema. N Engl J Med. 2003;348:2059.
12. Trupin L et al. The occupational burden of chronic obstructive pulmonary disease. Eur Respir J. 2003;22:462.
13. Matheson MC et al. Biological dust exposure in the workplace is a risk factor for chronic obstructive pulmonary disease. Thorax. 2005;60:645.
14. Hnizdo E et al. Association between chronic obstructive pulmonary disease and employment by industry and occupation in the US population: a study of data from the Third National Health and Nutrition Examination Survey. Am J Epidemiol. 2002;156:738.
15. Silva GE et al. Asthma as a risk factor for COPD in a longitudinal study. Chest. 2004;126:59.
16. Orozco-Levi M et al. Wood smoke exposure and risk of chronic obstructive pulmonary disease. Eur Respir J. 2006;27:542.
17. Sezer H et al. A case-control study on the effect of exposure to different substances on the development of COPD. Ann Epidemiol. 2006;16:59.
18. Abbey DE et al. Long-term particulate and other air pollutants and lung function in nonsmokers. Am J Respir Crit Care Med. 1998;158:289.
19. Retamales I et al. Amplification of inflammation in emphysema and its association with latent adenoviral infection. Am J Respir Crit Care Med. 2001;164:469.
20. Diaz PT et al. Increased susceptibility to pulmonary emphysema among HIV-seropositive smokers. Ann Intern Med. 2000;132:369.
21. Zhu G et al. The SERPINE2 gene is associated with chronic obstructive pulmonary disease in two large populations. Am J Resp Crit Care Med. 2007;176:167.
22. DeMeo DL et al. Genetic determinants of emphysema distribution in the National Emphysema Treatment Trial. Am J Respir Crit Care Med. 2007;176:42.
23. Silverman EK. Progress in chronic obstructive pulmonary disease genetics. Proc Am Thorac Soc. 2006;3:405.
24. Stoller JK, Aboussouan LS. α_1-Antitrypsin deficiency. Lancet. 2005;365:2225.
25. Anthonisen NR et al. Effects of smoking intervention and the use of an inhaled anticholinergic bronchodilator on the rate of decline of FEV_1. The Lung Health Study. JAMA. 1994;272:1497.
26. Rahman I. Oxidative stress in pathogenesis of chronic obstructive pulmonary disease: cellular and molecular mechanisms. Cell Biochem Biophys. 2005;43:167.
27. Ito K et al. Decreased histone deacetylase activity in chronic obstructive pulmonary disease. N Engl J Med. 2005;352:1967.
28. Henson PM et al. Cell death, remodeling, and repair in chronic obstructive pulmonary disease? Proc Am Thorac Soc. 2006;3:713.
29. Fahy JV, Dickey BF. Airway mucus function and dysfunction. N Engl J Med. 2010;363:2233.
30. Celli BR et al. Standards for the diagnosis and treatment of patients with COPD: a summary of the ATS/ERS position paper. Eur Respir J. 2004;23:932.
31. American Thoracic Society. Standards for the diagnosis and care of patients with chronic obstructive pulmonary disease. American Thoracic Society. Am J Respir Crit Care Med. 1995;152(Suppl):S77.
32. Siafakas NM et al. Optimal assessment and management of chronic obstructive pulmonary disease (COPD). The European Respiratory Society Task Force. Eur Respir J. 1995;8:1398.
33. Madison JM, Irwin RS. Chronic obstructive pulmonary disease. Lancet. 1998;352:467.
34. Jeffery PK. Structural and inflammatory changes in COPD: a comparison with asthma. Thorax. 1998;53:129.
35. Hogg JC et al. The nature of small-airway obstruction in chronic obstructive pulmonary disease. N Engl J Med. 2004;350:2645.
36. O'Donnell DE et al. Dynamic hyperinflation and exercise intolerance in chronic obstructive pulmonary disease. Am J Respir Crit Care Med. 2001;164:770.
37. Fabbri LM et al. Global strategy for the diagnosis, management and prevention of COPD: 2003 update. Eur Respir J. 2003;22:1.
38. Barberà JA et al. Pulmonary hypertension in chronic obstructive pulmonary disease. Eur Respir J. 2003;21:892.
39. Silverman EK, Sandhaus RA. Clinical practice. Alpha1 antitrypsin deficiency. N Engl J Med. 2009;360:2749.
40. Gøtzsche PC, Johansen HK. Intravenous alpha-1 antitrypsin augmentation therapy for treating patients with alpha-1 antitrypsin deficiency and lung disease. Cochrane Database Syst Rev. 2010(7):CD007851.
41. Celli BR et al. The body-mass index, airflow obstruction, dyspnea, and exercise capacity index in chronic obstructive pulmonary disease. N Engl

J Med. 2004;350:1005.

42. Currie GP, Wedzicha JA. ABC of chronic obstructive pulmonary disease. Acute exacerbations. *BMJ.* 2006;333:87.

43. Carr SJ et al. Acute exacerbations of COPD in subjects completing pulmonary rehabilitation. *Chest.* 2007;132:127.

44. Anthonisen NR et al. The effects of a smoking cessation intervention on 14.5-year mortality. A randomized clinical trial. *Ann Intern Med.* 2005;142:233.

45. Nocturnal Oxygen Therapy Trial Group. Continuous or nocturnal oxygen therapy in hypoxemic chronic obstructive lung disease: a clinical trial. Nocturnal Oxygen Therapy Trial Group. *Ann Intern Med.* 1980;93:391.

46. Report of the Medical Research Council Working Party. Long term domiciliary oxygen therapy in chronic hypoxic cor pulmonale complicating chronic bronchitis and emphysema. Report of the Medical Research Council Working Party. *Lancet.* 1981;1:681.

47. Anthonisen NR. The benefits of smoking cessation. *Can Respir J.* 2003;10:422.

48. Wongsurakiat P et al. Acute respiratory illness in patients with COPD and the effectiveness of influenza vaccination. A randomized controlled study. *Chest.* 2004;125:2011.

49. Wongsurakiat P et al. Economic evaluation of influenza vaccination in Thai chronic obstructive pulmonary disease patients. *J Med Assoc Thai.* 2003;86:497.

50. Centers for Disease Control and Prevention (CDC); Advisory Committee on Immunization Practices. Updated recommendations for prevention of invasive pneumococcal disease among adults using the 23-valent pneumococcal polysaccharide vaccine (PPSV23). *MMWR Morb Mortal Wkly Rep.* 2010;59:1102.

51. Nici L et al. American Thoracic Society/European Respiratory Society statement on pulmonary rehabilitation. *Am J Respir Crit Care Med.* 2006;173:1390.

52. Griffiths TL et al. Cost effectiveness of an outpatient multidisciplinary pulmonary rehabilitation programme. *Thorax.* 2001;56:779.

53. Maltais F et al. Oxidative capacity of the skeletal muscle and lactic acid kinetics during exercise in normal subjects and in patients with COPD. *Am J Respir Crit Care Med.* 1996;153:288.

54. Jakobsson P et al. Metabolic enzyme activity in the quadriceps femoris muscle in patients with severe chronic obstructive pulmonary disease. *Am J Respir Crit Care Med.* 1995;151(2 Pt 1):374.

55. Sauleda J et al. Cytochrome oxidase activity and mitochondrial gene expression in skeletal muscle of patients with chronic obstructive pulmonary disease. *Am J Respir Crit Care Med.* 1998;157(5 Pt 1):1413.

56. Couillar D et al. Exercise-induced quadriceps oxidative stress and peripheral muscle dysfunction in patients with chronic obstructive pulmonary disease. *Am J Respir Crit Care Med.* 2003;167:1664.

57. Rabinovich RA et al. Increased tumour necrosis factor-alpha plasma levels during moderate-intensity exercise in COPD patients. *Eur Respir J.* 2003;21:789.

58. Casaburi R et al. Reductions in exercise lactic acidosis and ventilation as a result of exercise training in patients with obstructive lung disease. *Am Rev Respir Dis.* 1991;143:9.

59. Whittom F et al. Histochemical and morphological characteristics of the vastus lateralis muscle in patients with chronic obstructive pulmonary disease. *Med Sci Sports Exerc.* 1998;30:1467.

60. Stoller JK et al. Oxygen therapy for patients with COPD: current evidence and the Long-term Oxygen Treatment Trial. *Chest.* 2010;138:179.

61. Pauwels RA et al. Long-term treatment with inhaled budesonide in persons with mild chronic obstructive pulmonary disease who continue smoking. European Respiratory Society Study on Chronic Obstructive Pulmonary Disease. *N Engl J Med.* 1999;340:1948.

62. Vestbo J et al. Long-term effect of inhaled budesonide in mild and moderate chronic obstructive pulmonary disease: a randomised controlled trial. *Lancet.* 1999;353:1819.

63. Burge PS et al. Randomised, double blind, placebo controlled study of fluticasone propionate in patients with moderate to severe chronic obstructive pulmonary disease: the ISOLDE trial. *BMJ.* 2000;320:1297.

64. Gross NJ. Outcome measurements in COPD. Are we schizophrenic? *Chest.* 2003;123:1325.

65. Salpeter SR et al. Cardiovascular effects of β-agonists in patients with asthma and COPD: a meta-analysis. *Chest.* 2004;125:2309.

66. Calverley PMA et al. Salmeterol and fluticasone propionate and survival in chronic obstructive pulmonary disease. *N Engl J Med.* 2007;356:775.

67. Anthonisen NR et al. Hospitalizations and mortality in the Lung Health Study. *Am J Respir Crit Care Med.* 2002;166:333.

68. Singh S et al. Inhaled anticholinergics and risk of major adverse cardiovascular events in patients with chronic obstructive pulmonary disease: a systematic review and meta-analysis. *JAMA.* 2008;300:1439.

69. Tashkin DP et al. A 4-year trial of tiotropium in chronic obstructive pulmonary disease. *N Engl J Med.* 2008;359:1543.

70. Criner GJ et al. Prevention of acute exacerbations of COPD: American College of Chest Physicians and Canadian Thoracic Society Guideline. *Chest.* 2015;147(4):894–942.

71. Anthonisen NR, Wright EC. Bronchodilator response in chronic obstructive pulmonary disease. *Am Rev Respir Dis.* 1986;133:814.

72. Gross NJ. The influence of anticholinergic agents on treatment for bronchitis and emphysema. *Am J Med.* 1991;91(Suppl 4A):11S.

73. Lakshminarayan S. Ipratropium bromide in chronic bronchitis/emphysema. A review of the literature. *Am J Med.* 1986;81(Suppl 5A):76.

74. O'Donnell DE, Webb KA. Breathlessness in patients with severe chronic airflow limitation. Physiologic correlations. *Chest.* 1992;102:824.

75. Belman MJ et al. Variability of breathlessness measurement in patients with chronic obstructive pulmonary disease. *Chest.* 1991;99:566.

76. [No authors listed]. *Theophylline. Drug Facts & Comparisons. Facts & Comparisons eAnswers.* St. Louis, MO: Wolters Kluwer Health, Inc; 2015.

77. Ramsdell J. Use of theophylline in the treatment of COPD. *Chest.* 1995;107 (5 Suppl):206S.

78. Barnes PJ. Theophylline: new perspectives for an old drug. *Am J Respir Crit Care Med.* 2003;167:813.

79. Albertson TE et al. The pharmacological approach to the elderly COPD patient. *Drugs Aging.* 2013;30:479–502.

80. [No authors listed]. *Daliresp Oral Tablets. [Prescribing Information].* Wilmington, DE: Astra Zeneca Pharmaceuticals LP; 2015.

81. Calverley PM et al. Roflumilast in symptomatic chronic obstructive pulmonary disease: two randomised clinical trials. *Lancet.* 2009;374(9691):685–694.

82. Burge PS et al. Prednisolone response in patients with chronic obstructive pulmonary disease: results from the ISOLDE study. *Thorax.* 2003;58:654.

83. Leuppi JD et al. Short term versus conventional glucocorticoid therapy in acute exacerbations of chronic obstructive pulmonary disease: the REDUCE randomized clinical trial. *JAMA.* 2013;309(21):2223–2231.

84. The Lung Health Study Research Group. Effect of inhaled triamcinolone on the decline in pulmonary function in chronic obstructive pulmonary disease. *N Engl J Med.* 2000;343:1902.

85. Mahler DA et al. Effectiveness of fluticasone propionate and salmeterol combination delivered via the Diskus device in the treatment of chronic obstructive pulmonary disease. *Am J Respir Crit Care Med.* 2002;166:1084.

86. Jones PW et al. Disease severity and the effect of fluticasone propionate on chronic obstructive pulmonary disease exacerbations. *Eur Respir J.* 2003;21:68.

87. Calverley P et al. Combined salmeterol and fluticasone in the treatment of chronic obstructive pulmonary disease: a randomised controlled trial [published correction appears in *Lancet*. 2003;361:1660]. *Lancet.* 2003;361:449.

88. Szafranski W et al. Efficacy and safety of budesonide/formoterol in the management of chronic obstructive pulmonary disease. *Eur Respir J.* 2003;21:74.

89. Wilt TJ et al. Management of stable chronic obstructive pulmonary disease: a systematic review for a clinical practice guideline. *Ann Intern Med.* 2007;147:639.

90. Kew KM, Seniukovich A. Inhaled steroids and risk of pneumonia for chronic obstructive pulmonary disease. *Cochrane Database Syst Rev.* 2014;(3):CD010115. doi: 10.1002/14651858.CD010115.pub2.

91. Magnussen H et al. WISDOM Investigators. Withdrawal of inhaled corticosteroids and exacerbations of COPD. *N Engl J Med.* 2014;371(14):1285–1294.

92. Welte T et al. Efficacy and tolerability of budesonide/formoterol added to tiotropium in patients with chronic obstructive pulmonary disease. *Am J Respir Crit Care Med.* 2009;180:741–750.

93. Aaron SD et al. Tiotropium in combination with placebo, salmeterol, or fluticasone-salmeterol for treatment of chronic obstructive pulmonary disease: a randomized trial. *Ann Intern Med.* 2007;146:545–555.

94. Boe J et al. European Respiratory Society Guidelines on the use of nebulizers. *Eur Respir J.* 2001;18:228.

95. Cote CG et al. Impact of COPD exacerbations on patient-centered outcomes. *Chest.* 2007;131:696.

96. Rivera-Fernβndez R et al. Six-year mortality and quality of life in critically ill patients with chronic obstructive pulmonary disease. *Crit Care Med.* 2006;34:2317.

97. Ko FWS et al. A 1-year prospective study of the infectious etiology in patients hospitalized with acute exacerbations of COPD. *Chest.* 2007;131:44.

98. White AJ et al. Chronic obstructive pulmonary disease. 6: The aetiology of exacerbations of chronic obstructive pulmonary disease. *Thorax.* 2003;58:73.

99. Wood-Baker R et al. Systemic corticosteroids in chronic obstructive pulmonary disease: an overview of Cochrane systematic reviews. *Respir Med.* 2007;101:371.

100. Niewoehner DE et al. Effect of systemic glucocorticoids on exacerbations of chronic obstructive pulmonary disease. Department of Veterans Affairs Cooperative Study Group. *N Engl J Med.* 1999;340:1941.

101. Lindenauer PK et al. Association of corticosteroid dose and route of administration with risk of treatment failure in acute exacerbation of chronic

obstructive pulmonary disease. *JAMA*. 2010;303:2359.

102. Anthonisen NR et al. Antibiotic therapy in exacerbations of chronic obstructive pulmonary disease. *Ann Intern Med*. 1987;106:196.

103. Parkes G et al. Effect on smoking quit rate of telling patients their lung age: the Step2quit randomised controlled trial. *BMJ*. 2008;336:598.

104. McIvor A, Little P. Chronic obstructive pulmonary disease. *BMJ*. 2007;334:798.

105. Centers for Disease Control and Prevention (CDC); Advisory Committee on Immunization Practices. Prevention and control of seasonal influenza with vaccines: recommendations of the Advisory Committee on Immunization Practices (ACIP) — United States, 2014–15 influenza season. *MMWR Morb Mortal Wkly Rep*. 2014;63(32):691.

106. Woodhead M et al. Guidelines for the management of adult lower respiratory tract infections. *Eur Respir J*. 2005;26:1138.

107. [No authors listed]. *PNEUMOVAX 23. [Prescribing Information]*. Whitehouse Station, NJ: Merck Sharp and Dohme Corp.; 2011.

108. Kobayashi M et al. Intervals between PCV13 and PPSV23 vaccines: recommendations of the Advisory Committee on Immunization Practices (ACIP). *MMWR Morb Mortal Wkly Rep*. 2015;64(34):944–947.

109. Giembycz MA, Newton R. Beyond the dogma: novel β_2-adrenoceptor signalling in the airways. *Eur Respir J*. 2006;27:1286.

110. Suissa S et al. Inhaled short acting beta agonist use in COPD and the risk of acute myocardial infarction. *Thorax*. 2003;58:43.

111. [No authors listed]. *Atrovent HFA. [Prescribing Information]*. Ridgefield, CT: Boehringer Ingelheim Pharmaceuticals; 2012.

112. COMBIVENT Inhalation Aerosol Study Group. In chronic obstructive pulmonary disease, a combination of ipratropium and albuterol is more effective than either agent alone. An 85-day multicenter trial. COMBIVENT Inhalation Aerosol Study Group. *Chest*. 1994;105:1411.

113. [No authors listed]. *Combivent Oral Inhalation Aerosol. [Prescribing Information]*. Ridgefield, CT: Boehringer Ingelheim Pharmaceuticals; 2012.

114. [No authors listed]. *Anoro Ellipta Oral Inhalation Powder. [Prescribing Information]*. Research Triangle, NC: GlaxoSmithKline; 2014.

115. [No authors listed]. *Stiolto Respimat Oral Inhalation Spray. [Prescribing Information]*. Ridgefield, CT: Boehringer Ingelheim Pharmaceuticals; 2015.

116. [No authors listed]. *Utibron Neohaler Oral Inhalation Powder.[Prescribing Information]*. East Hanover, NJ: Novartis Pharmaceutical Corp; 2015.

117. [No authors listed]. Bevespi Aerosphere Inhalation Aerosol. [Prescribing Information]. Wilmington, DE:AstraZeneca Pharmaceuticals LP;2016

118. Barnes PJ. The pharmacological properties of tiotropium. *Chest*. 2000;117 (2 Suppl):63S.

119. Michele TM et al. The safety of tiotropium—the FDA's conclusions. *N Engl J Med*. 2010;363:1097.

120. Wise RA et al. Tiotropium respimat inhaler and the risk of death in COPD. *N Engl J Med*. 2013;369:1491–1501.

121. D'Urzo A et al. Efficacy and safety of once-daily NVA237 in patients with moderate-to-severe COPD: the GLOW1 trial. *Respir Res*. 2011;12:156.

122. Kerwin EM et al. Efficacy and safety of a 12-week treatment with twice daily aclidinium bromide in COPD patients (ACCORD COPD I). *COPD*. 2012;9(2):90.

123. Carter NJ. Inhaled glycopyrronium bromide: a review of its use in patients with moderate to severe chronic obstructive pulmonary disease. *Drugs*. 2013;73(7):741.

124. O'Donnell DE, Laveneziana P. The clinical importance of dynamic lung hyperinflation in COPD. *COPD*. 2006;3:219.

125. Wedzicha JA, Banerji D, Chapman KR, et al. Indacaterol–Glycopyrronium versus Salmeterol–Fluticasone for COPD. *N Engl J Med*. 2016;374(23):2222–2234.

126. Wouters EFM. Local and systemic inflammation in chronic obstructive pulmonary disease. *Proc Am Thorac Soc*. 2005;2:26.

127. Cazzola M et al. The functional impact of adding salmeterol and tiotropium in patients with stable COPD. *Respir Med*. 2004;98:1214.

128. van Noord JA et al. Effects of tiotropium with and without formoterol on airflow obstruction and resting hyperinflation in patients with COPD. *Chest*. 2006;129:509.

129. Patel N, Criner GJ. Transplantation in chronic obstructive pulmonary disease. *COPD*. 2006;3:149.

20 第20章 急性和慢性鼻炎

Suzanne G. Bollmeier and Dennis M. Williams

核心原则

		章节案例
①	鼻炎是一种常见疾病,通常指的是鼻腔的炎症。常见的临床表现包括流涕、鼻痒、打喷嚏、鼻塞,以及鼻后滴漏。鼻炎可由变应性、非变应性或变应和非变应性混合引发。区别亚型有助于对症治疗。	案例20-1(问题1) 案例20-8(问题2) 案例20-9(问题1)
②	口服抗组胺药物是治疗变应性鼻炎最常用的方法,其服用方便,可以有效缓解包括流涕、打喷嚏和鼻痒等绝大部分鼻炎症状。	案例20-1(问题4)
③	第二代抗组胺药在副作用和给药的方便性方面优于第一代,因此优先选择第二代抗组胺药物治疗鼻炎。	案例20-1(问题4)
④	鼻内抗组胺药对鼻塞和一些非变应性鼻炎引起的症状有效,成为口服抗组胺药的替换药。但是其副作用使得患者不愿接受。	案例20-1(问题5)
⑤	鼻内糖皮质激素是治疗各种鼻炎的最有效疗法。它们安全性、耐受性好,对缓解鼻痒、喷嚏、流涕、鼻塞效果良好。	案例20-3(问题3)
⑥	正确的给药技术对鼻内治疗非常重要,不仅能提高疗效,而且可以降低不良反应和毒性发生的风险。	案例20-1(问题5) 案例20-2(问题3) 案例20-3(问题7)
⑦	白三烯调节剂在季节性变应性鼻炎治疗方面与口服抗组胺药有相似疗效,可能对一些特定患者群体有益,比如那些合并有哮喘或者对阿司匹林过敏的患者。	案例20-4(问题2)
⑧	使用局部减充血剂的持续时间应该限制在3~5日。	案例20-7(问题1)
⑨	如果出现眼部瘙痒、流泪、发红等初期症状或者有加重趋势,除了适当治疗鼻炎相关的鼻部症状外,还需要眼科治疗。	案例20-1(问题5)
⑩	许多患者寻求补充和替代疗法来治疗鼻炎,但这些疗法的有效性证据并不充分。	案例20-5(问题1)

定义

鼻炎(rhinitis)是指鼻部黏膜和上呼吸道黏膜的炎症。然而,在临床上这一名词被广泛用于各种鼻腔疾病症状的综合征,包括流鼻涕(鼻溢液)、鼻痒、打喷嚏、鼻塞或鼻后滴漏。这些鼻部症状可伴随有眼红、眼痒、流泪,并可因病情进展或现存的鼻窦炎进一步加重。经证实,鼻炎最常见的原因是过敏反应,虽然鼻炎还有很多其他亚型,其中一些并不是显著的炎症[1-3]。

病因和分类

鼻炎并不是一个简单的疾病,它具有多种病因和潜在的病理生理机制[2,4]。图20-1列出了常见的急性和慢性鼻炎的病因,也包括一些类似鼻炎的病症(如鼻息肉)。急性鼻炎(acute rhinitis)最常见的病因是病毒性上呼吸道感染,也就是普通感冒。

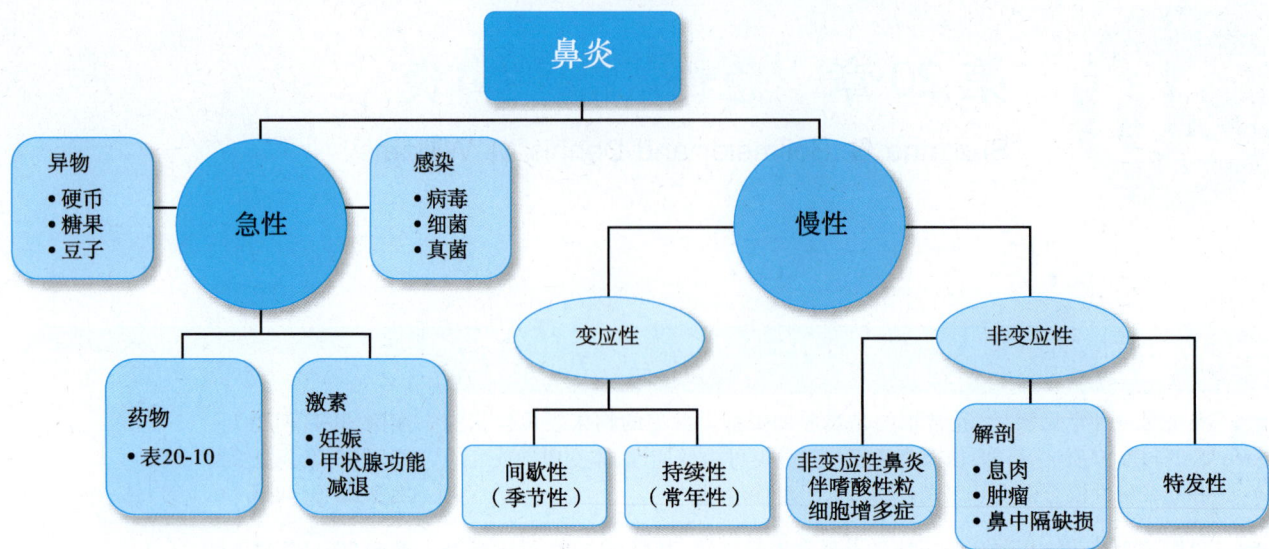

图 20-1 急性和慢性鼻炎的可能原因

对于大多数普通感冒患者,这些病毒感染是自限性的,只需对症治疗[2]。鼻腔异物是另一个常见原因,当儿童患者出现急性、单侧的鼻炎症状时,应考虑到鼻腔异物[1,3]。激素和药物相关性鼻炎也是急性鼻炎常见的原因[3,5]。

慢性鼻炎(chronic rhinitis)可分为变应性、非变应性及混合型鼻炎[2]。变应性鼻炎(allergic rhinitis)是最常见的亚型,其典型病因与特异性反应相关,这是一种具有遗传倾向并进展的临床超敏反应状态,其临床症状是通过免疫球蛋白E(IgE)介导的反应[5]。变应性鼻炎没有一个统一的分类标准,其传统分类是按照症状的发生频率和潜在的致敏原,分为季节性和常年性[1]。另一个分类系统是按照症状的严重程度(轻、中、重度)及发生频率(间歇或持续性)分类[1]。现将这种分类系统总结于图 20-2。临床医生在评估临床文献和参与患者治疗时可能会遇到这些分类的组合。

慢性鼻炎中非变应性鼻炎的几类原因包括非反应性鼻病(nonallergic rhinopathy)[原来叫特发性鼻炎(idiopathic rhinitis)或血管运动性鼻炎(vasomotor rhinitis)]、非变应性鼻炎伴嗜酸性粒细胞增多症(nonallergic rhinitis with eosinophilia syndrome,NARES)及解剖结构异常[6]。非反应性鼻病的症状与环境的刺激有关,包括温度或气压改变、强烈的气味、烟草烟雾[6]、应激或情绪因素等[7]。NARES 常发生于中年患者,这些患者没有变应性疾病的证据,仅表现为鼻分泌物涂片可见嗜酸性粒细胞[7]。混合型鼻炎(mixed rhinitis)是变应性鼻炎的一种,在混合型鼻炎中变应性和非变应性鼻炎的特征都会出现,触发因素包括变应原和其他刺激物[8]。混合鼻炎患者很难区分,但通常会有更多的鼻部症状和非过敏诱因[8],在患者评估或者评价疗效的时候,混合型鼻炎的存在不容忽视。

间歇性[a]疾病	持续性[b]疾病
症状出现: <4日/周或持续<4周	症状出现: >4日/周或持续超过4周
轻症	中-重症
以下情况: • 正常睡眠 • 日常活动、运动及休闲不受限 • 对工作或上学无影响 • 没有令人厌烦的症状	以下至少一项: • 干扰睡眠 • 日常活动、运动及休闲受限 • 影响工作或上学 • 令人厌烦的症状

[a]原"季节性"症状;
[b]原"常年性"症状

图 20-2 ARIA 变应性鼻炎分类。ARIA,变应性鼻炎及其对哮喘的影响。(来源:Bousquet J et al. Allergic rhinitis and its impact on asthma[ARIA]2008 update[in collaboration with the World Health Organization,GA(2)LEN and AllerGen]. *Allergy*. 2008;63[Suppl 86]:8.)

流行病学及影响因素

因为鼻炎通常不易诊断,使用的定义不同,数据收集方法不同,因此鼻炎患病率难以确定[9]。保守的估计,变应性鼻炎的发病率约15%(通过医生诊断),但是可能高达30%的成年人(儿童发病率可能更高)患有变应性鼻炎,基于自我报告的鼻炎症状[2],使其成为美国第五个最常见的慢性疾病[1]。根据最近的调查数据,在过去的12个月,患呼吸道过敏性疾病的儿童数量接近800万,据报道在过去的12个月中,有1 780万成年人被诊断为花粉热[10]。

几十年来,鼻炎在西方国家的患病率逐渐增加,据报道其在世界各地也有相似的增长趋势[5,11]。尽管以往研究表明变应性鼻炎与非变应性鼻炎的比例为3:1,但近期研究数据表明,多达87%的患者可能患有混合型鼻炎[7]。

鼻炎会导致睡眠障碍[12]、工作效率降低[13]、头痛或疲劳[14]、易怒,鼻炎患者通常在学校出现注意力分散和学习困难[14]。虽然很多患者能够自己治疗鼻炎症状,但还是经常到诊所去就医[15]。变应性鼻炎患者每年就医次数是非鼻炎患者的3倍或更多,每年要开9张以上的处方[16]。

虽然鼻炎和许多普通疾病一样不会导致死亡,但它的流行性和其对健康的负面影响使其成为美国一个重要的健康问题。变应性疾病是因为健康而旷工的常见原因[17]。据估计,在美国,每年有1 070万个工作日因过敏性鼻炎而缺勤[17]。

鼻部解剖学和生理学

鼻子的外观为锥形,由一对鼻骨和相连的软骨组成。它的底部有两个椭圆形的开口称为鼻孔。内部鼻腔由中隔分隔成两部分,由骨和软骨围成,表面覆盖黏膜组织[18]。

鼻腔黏膜主要由假复层纤毛柱状上皮细胞组成,其间散在分布着产生黏液的杯状细胞[18]。分泌的稀薄液体起到保护作用,防御细菌和病毒的感染[18]。通过细小纤毛有规律的摆动,将黏液由上气道输送至鼻咽部。另外,在黏膜表面的呼吸道分泌物中含免疫球蛋白A(IgA),可以起到免疫防御作用[22]。

自主神经系统调节鼻黏膜的循环供应及黏液的分泌。交感神经兴奋可引起血管的收缩,从而减低鼻气道的阻力[18]。副交感神经兴奋则增加腺体的分泌和鼻黏膜的充血[18]。黏膜同时也受到非肾上腺素能-非胆碱能神经系统的支配,这些神经产生的神经肽(如P物质和神经激肽)在血管舒张、黏液分泌和炎症过程中均有一定的作用[18],但其临床意义尚不明确。感觉神经由三叉神经支配[18],受刺激后可引起喷嚏和鼻痒等症状。

鼻和上呼吸道的主要功能是嗅觉、发音和调节内部和外部环境之间的气体交换[18]。这些正常的鼻生理活动在炎症、黏液增加、鼻塞的状态时会被破坏。

变应性鼻炎的病因学

遗传因素、环境和生活方式的影响均与变应性鼻炎的发生相关[19]。虽然候选基因还没有确认[19],但特异性反应是一个重要的遗传因素,一个儿童双亲中如有一个患遗传性过敏症,他发生变应性症状的风险为44%~50%[2,5],而双亲均患遗传性过敏者风险更高[5]。另一方面,环境暴露,尤其是在幼年,对症状的发生也有很重要的影响[20]。此外,较低的社会经济地位也可能是一个危险因素[20]。

一个病因学理论又叫卫生学的假说认为,在幼年淋巴细胞的最初分化对以后发生的变态反应有着正面或负面的影响。在正常情况下,免疫系统淋巴细胞在环境的刺激下,分化成为辅助性T细胞(T_H1或T_H2细胞)。引起T_H1反应(对过敏提供保护)的相关因素包括暴露于某些细菌和病毒、哥哥姐姐的照顾和托儿所的早期护理。引起T_H2反应(过敏倾向)的相关因素,包括暴露于屋尘螨、蟑螂环境或早期频繁使用抗生素[4,5]。

季节性或间歇性变应性鼻炎的患者,最常见的变应原是草木花粉和空气传播的真菌孢子[21]。尽管花粉季节随地理位置、草、树和杂草的类型而变化,但在活跃的授粉期对许多人来说可能是一个问题[21]。在美国,豚草是间歇性症状的主要原因,对这类花粉的过敏过去称之为"枯草热"[4]。

持续性变应性鼻炎患者的主要变应原是屋尘螨、室内真菌、动物皮屑和蟑螂抗原。另一常见的病因是职业暴露,症状会在接触粉尘、木材、油漆、食物、乳胶及清洁剂时突然发作[5]。

病理生理学

变应性鼻炎和哮喘在发病机制上有很多共性。核心机制是炎症反应,同时细胞因子在这一过程中也起到了相似的作用。这一发现使许多学者和临床医生认同了"同一气道,同一疾病"的观点[4]。进一步的证据包括:变应性鼻炎是哮喘的一个已知危险因素,有些变应性鼻炎患者表现出支气管高反应性[4],治疗变应性鼻炎可改善哮喘[2,4]。因此,许多治疗措施,包括药物治疗,对上述两种疾病均有作用。

变应性鼻炎具有IgE介导反应的特征,这一过程包含三个主要步骤:致敏、速发反应和迟发反应[4]。这一过程的描述见图20-3。非变应性致病过程尚不清楚。尽管某些炎症细胞亚型和介质引起的症状与变应性鼻炎相似,但非变应性鼻炎不是由IgE介导的[6]。

致敏

遗传性过敏症患者在首次接触变应原后对变应原产生致敏反应生成IgE抗体。这些抗体与肥大细胞上的受体结合,再次接触时,过敏原、IgE抗体和肥大细胞的交联,激活炎症反应[5]。

速发反应

最初接触后,抗原呈递细胞的免疫系统对沉积在鼻黏膜上的变应原作出反应[5]。肥大细胞和其他细胞,如嗜碱性粒细胞[14],会释放出新的和预先形成的有趋化作用的炎

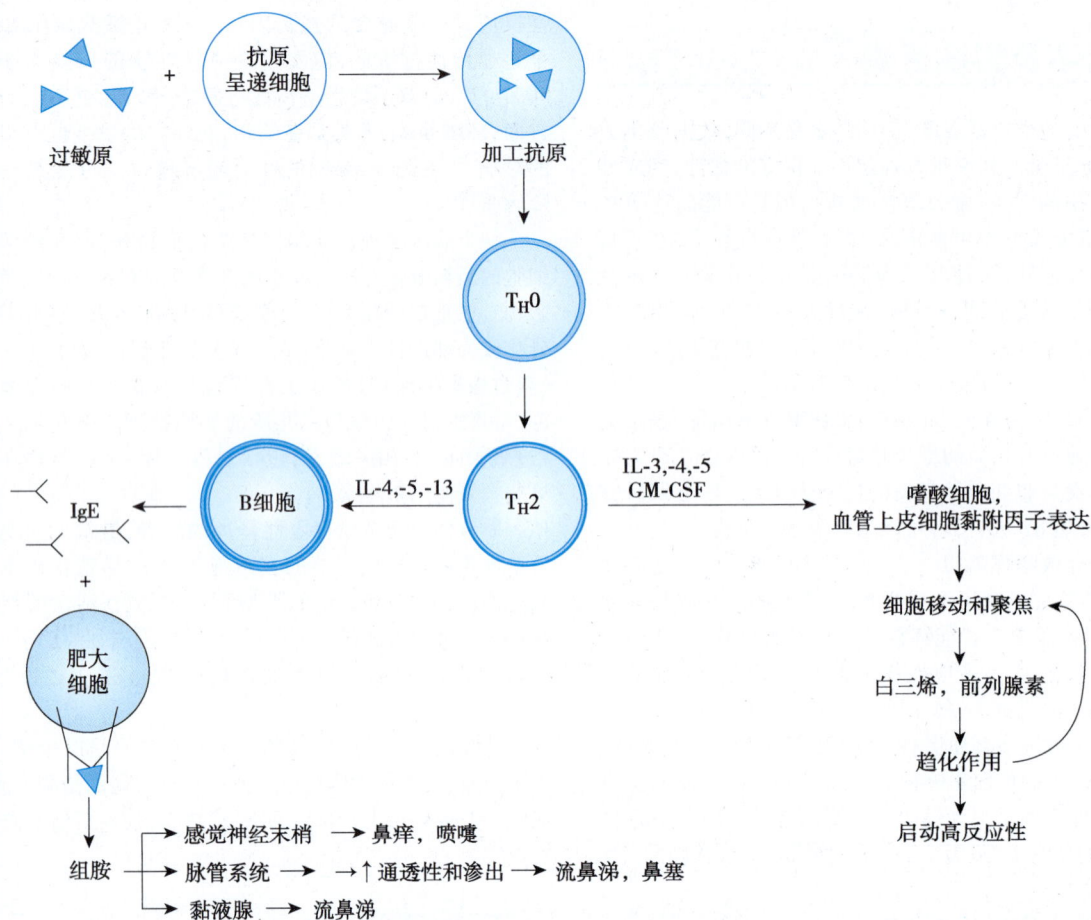

图 20-3　变应性鼻炎的病理生理学

性介质,如组胺,引起局部炎症[4]。与这种速发型反应相关的症状如打喷嚏、鼻漏和鼻痒可以在几分钟内发生[5]。鼻腔黏膜和呼吸道都有组胺受体(H_1),这些受体的激活引起血管充血,导致鼻塞和流鼻涕[14]。另外,组胺刺激上呼吸道副交感神经系统的感觉神经,引起其他炎症介质例如嗜碱性粒细胞、嗜酸性粒细胞[5]、淋巴细胞、巨噬细胞和树突状细胞迁移到上呼吸道,引起迟发反应[14]。

迟发反应

多达三分之一的变应性鼻炎患者也会经历迟发的变应反应,这种反应在最初接触变应原后约 4 小时发生,并持续8 个小时[22]。这一过程的炎症性质更为复杂,而鼻塞是一个显著的特征[4]。大量的细胞和介质包括:T_H2 淋巴细胞、细胞因子、嗜碱性粒细胞、嗜酸性粒细胞、中性粒细胞、巨噬细胞和白三烯等都起到重要作用[4]。这些额外的介质,经趋化作用吸引至炎症区域,使炎症反应延缓[4]。同时,一些趋化蛋白会损伤气道上皮,使局部神经纤维暴露[4]。持续接触变应原也会延长迟发反应。

鼻炎的临床表现和评估

鼻炎的诊断不能仅靠单一的特殊实验室检查,而应通过患者就诊的一系列相关临床表现进行评估,这包括用药

史、专科体检和一定数量的相关实验室检查[32]。

危险因素

一些因素会增加患变应性鼻炎的风险。父母患病史[2]、婴儿期配方奶粉、1 岁以下时母亲吸烟、6 岁前血清 IgE 水平>100IU/ml、食物过敏[14],除欧洲白人以外的种族、环境污染、出生在花粉季节、没有哥哥姐姐、进入托儿所或幼儿园较晚及暴露于室内过敏原如动物皮屑和尘螨等都是危险因素[5]。

病史、预兆和症状

鼻炎患者的病史应包括发病情况、疾病特点、发作频率、持续时间,以及患者症状的严重程度和任何可确认的诱发或减轻这些症状的因素等详细资料[5]。既往病史(包括发病年龄)和家族史(比如特应性)也有帮助[5]。

变应性和非变应性鼻炎都很常见,而且可能同时存在[2],因此,变应性鼻炎的诊断标准包括打鼻痒、喷嚏、鼻塞、流清涕、偶见嗅觉减退[5]。大约 50%～70% 的变应性鼻炎患者会出现变应性结膜炎,症状包括眼睛发痒、流泪[5]。这些症状的出现可区分变应性鼻炎和其他类型的鼻炎[5]。持久性鼻塞和/或流鼻涕[7]与气候变化、香水/气味、烟/烟雾等这些非变应原刺激有关,并符合非变应性鼻炎症状。频繁的上呼吸道感染、疲劳、头痛和睡眠障碍是与变应性和非变应性鼻炎都有关的症状。这些在呼吸道和变应性疾病

基金会发布的检查框类型的诊断工作表中有简明的总结[34]。鼻炎对患者生活质量影响很大，因此在患者就诊时对这种情况进行评估是很重要的。症状以及症状所致的对必要生活（如工作、学习）和娱乐（如爱好、家庭活动）行为的干扰可导致患者的生气、忧伤、烦躁和退学（withdraw）[5]。在图20-4中罗列的问题对收集必要的信息提供了指导，从而针对鼻炎的潜在病因，制定初始和修改治疗方案。

1. 患者存在下列哪些常见的鼻炎症状？
   - 打喷嚏、鼻痒、爱流鼻涕、鼻塞、后鼻道滴流、嗅觉的改变、易流泪、眼痒、耳"爆裂"

2. 鼻分泌物是什么颜色？
   - 清亮、白色、黄色、绿色、带血丝、铁锈色

3. 首发症状是何时？
   - 幼年、儿童时期、成人期

4. 症状是否与身体状态/环境改变有关？
   - 在一次病毒性上呼吸道感染后、在头部或面部创伤后、在刚搬进／参观一个新居室后、在得到一个新宠物后

5. 这些症状发生的频率？
   - 每日、偶尔发生、季节性、常年

6. 这种症状持续的时间？
   - 几天、几周、几个月、几年

7. 哪些因素或条件导致症状的突然发生？
   - 特殊变应原、吸入性的刺激物、气候条件、食物、饮料

8. 哪些特殊行为会导致症状突发？
   - 清扫、吸尘、割草、堆积树叶

9. 患者的家庭其他成员是否也有类似症状？

10. 下列哪些在家庭中存在？
   - 毛毯、厚重的窗帘、泡棉或羽毛的枕头、毛绒玩具、潮湿的地方（地下室、浴室）、吸烟者（患者或其他人）、宠物

11. 患者是否有其他的可导致类似症状的疾病？

12. 是否患者服用的某种药物会导致或加重这些症状？

13. 过去曾因鼻部症状使用过什么处方和非处方药？是否有效？是否有药物不良反应发生？

14. 患者的职业是什么？

15. 患者的主要休闲活动是什么？

16. 鼻部的症状在多大程度上影响了患者的生活方式（它们是令人丧失能力或是仅仅令人厌烦）？
   - 极大地、有所影响、影响不大

图 20-4　患者病史采集

诊断

体格检查

在鼻炎患者的体检中,鼻部检查应包括鼻中隔的位置、鼻黏膜的外观、分泌物及异常的增生[3]。变应性鼻炎的患者常见特点是流清涕和肿胀的鼻黏膜[4]。

患者的眼睛、耳朵、咽部和胸部也应进行检查,因为鼻腔阻塞导致的长期用口呼吸会出现可辨别的面部特征(如腺状肿面容、黑眼圈和鼻上皱褶)或牙齿的畸形[1,14]。

实验室检查

一些诊断试验是非常有效的,可以确诊目前有症状并且有可疑病史和曾经有症状的变应性鼻炎患者。变应性鼻炎患者应行鼻分泌物的显微镜检查,但目前这种检查的应用并未达成共识[1]。在变应性反应活动期,临床医生可以发现标本中存在大量嗜酸性粒细胞。当然,这也可见于NARES 或鼻息肉的患者[23]。

速发型皮肤过敏反应试验用于检测皮肤对 IgE 介导的变应原的反应[1]。多种皮肤试验的方法是可行的。但是皮肤点刺试验(疹块·红斑反应在变应原给药 15~20 分钟后进行评估)是首选技术[1]。单纯的变应性疾病和非变应性疾病的主要区分点是变应性疾病的血清 IgE>100IU/mL(特别是 6 岁之前),这是其特异性反应。但是,变应性和非变应性疾病的临床诊断常常缺乏血清 IgE 数据,而是根据症状和过敏原进行诊断。

治疗概述

目前主要的指南有两个,这两个指南对变应性鼻炎诊断和治疗的证据和专家意见进行了总结,第一个是美国耳鼻咽喉学会头颈外科基金会 2015 年初出版的,由 20 名代表过敏和免疫学领域的专家组成的小组编写[1]。另一个发表了哮喘和变应性鼻炎的流行病学、病理学和生理学的相关论据,这些证据均支持一个观点,即上气道的变应性疾病和哮喘可能是一种单独的气道炎症综合征的不同表现[4]。这促进了 2010 年变应性鼻炎及其对哮喘影响(ARIA)的进展及指南的更新,为临床医生治疗同时患有变应性鼻炎和哮喘的患者提供了指导[24]。该指南包含关于补充疗法和替代疗法的应用、运动员中的变应性鼻炎以及用于建立指南的证据分级的方面信息[24]。

变应性鼻炎的治疗目标是预防或缓解症状,改善生活质量,同时避免药物不良反应及过高的费用。通过建立患者与责任医生的合作关系,这些目标是可以实现的。通过适当的治疗,患者应当可以维持正常的生活方式,进行正常的活动。有效的治疗方案包括患者教育、避免接触变应原和刺激物以及进行药物治疗[1,3,4,14]。图 20-5 描述了变应性鼻炎的常规治疗步骤。

患者教育

患者应接受有关鼻炎的教育。患者教育的内容包括讲解疾病相关知识、特定的诱因、症状的严重程度、各种治疗的目的、正确的鼻腔给药技术[5]。与患者讨论如何避免接触变应原及诱发因素也很重要。

避免变应原/刺激物

尽管避免变应原的好处很难被文献证明,但是这个策略被认为是变应性鼻炎综合管理计划的核心[1,5,6,14]。尽量减少暴露于已知变应原(如花粉、屋尘螨、真菌、动物皮屑和蟑螂)是常用的预防变应性鼻炎的方法。由于很少证据证明单一的物理或化学的干预能够减少变应原暴露,因此需要使用多层面的方法[23]。同样也应该建议尽量减少暴露于刺激物(如烟雾、室内外污染物),因为这与避免变应原对变应性鼻炎综合管理有相似的益处[3]。

药物治疗

多种药物对治疗变应性鼻炎是有效的。要基于治疗目标、安全性、有效性、较好的成本效益、依从性、症状的严重程度、并发症和患者的喜好选择用药方案。治疗方式可选择口服或局部用药,药物可以根据病情定期服用或是按需使用[1]。除了第二代抗组胺药物[25]、鼻腔吸入性糖皮质激素[26]和皮下注射免疫疗法[27]被证明是成本效益好的方法外,比较各种治疗方法的成本效益数据很少。表 20-1 总结了药物治疗变应性鼻炎时对特定症状的疗效。

抗组胺药

抗组胺药是最常见的治疗变应性鼻炎的药物,可有效缓解喷嚏、鼻痒和流涕。亦可减轻眼部症状,但口服对于鼻塞症状无效[2]。尽管第一代抗组胺药(FGAs)有效,但其抗胆碱能作用、镇静作用和行为能力的损伤限制了它们的使用,这些影响了其成本效益[6]。因此在大多数需要抗组胺药的情况下,第二代抗组胺药(SGAs)优于 FGAs 成为首选[1]。抗组胺药有口服、眼用和鼻用剂型,也可与口服减充血剂合用。在接触过敏原前使用更有效。

尽管口服抗组胺药(表 20-2)是最常用于过敏性鼻炎治疗的代表药,有证据表明,经鼻给药的抗组胺药的疗效等于或优于口服药物,并且可以缓解轻度鼻塞症状,这个作用是口服抗组胺药所不具备的[1]。经鼻给药的抗组胺药起效快,15~30 分钟内起效,但有苦味可能引起不适[1]。经鼻给药的抗组胺药疗效优于口服药物的原因可能与直接作用于病变部位有关。美国食品药品管理局(Food and Drug Administration,FDA)批准了 0.6%奥洛他定、0.1%和 0.15%的氮斯汀用于治疗年龄在 6 岁以上的季节性和常年性变应性鼻炎患者。

变应性鼻炎的诊断 → 哮喘诊断，尤其对严重或持续性变应性鼻炎患者

患者教育，避免接触过敏原/刺激物

间歇症状　　　持续症状

轻度
非优先顺序
H₁受体阻断剂（口服，鼻腔使用）和/或使用减充血剂，或白三烯调节剂

中度-重度　轻度
非优先顺序
口服H₁受体阻滞剂（口服、鼻腔给药）和/或减充血剂，或鼻内皮质类激素，或白三烯调节剂，或肥大细胞稳定剂

对持续性变应性鼻炎，2~4周后评估患者的反应

没有改善，增加剂量
有改善，持续用药1个月

中度-重度
优先顺序
鼻腔使用皮质类激素
H₁受体阻断剂（口服、鼻内使用）或白三烯调节剂

2~4周评估患者的反应

改善　　　　　没有改善

减少剂量，并持续治疗超过1个月

检查诊断结果
评价患者的依从性
怀疑感染或其他病因

增加或减少鼻腔使用激素的剂量　　　流涕增加异丙阿托品　　　鼻塞增加减充血剂或口服激素（短期）

没有改善
转专科医生

结膜炎
增加：
H₁受体阻断剂(眼部给药、口服)
或眼部使用肥大细胞稳定剂
或眼部使用生理盐水

考虑免疫疗法

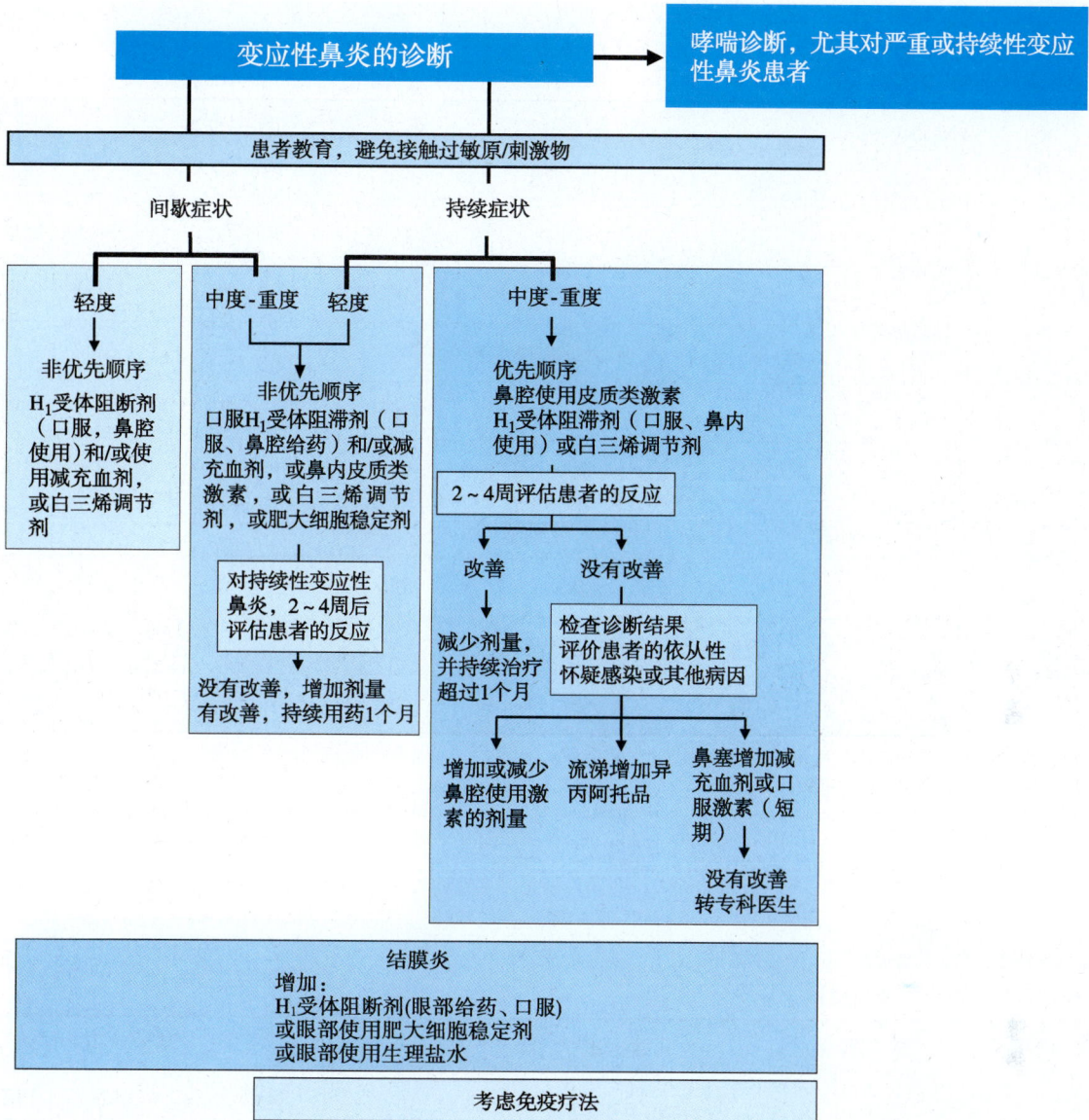

图 20-5　变应性鼻炎的常规治疗

表 20-1

治疗变应性鼻炎药物[a] 的疗效

	流涕	鼻痒	喷嚏	鼻塞	眼部症状	起效
抗组胺药						
鼻	中	高	高	中	0	快
眼	0	0	0	0	中	快
口	中	高	高	0/低	低	快
减充血剂						
鼻	0	0	0	高	0	快
眼	0	0	0	0	中	快
口	0	0	0	高	0	快

表 20-1

治疗变应性鼻炎药物[a] 的疗效（续）

	流涕	鼻痒	喷嚏	鼻塞	眼部症状	起效
激素						
鼻	高	高	高	高	高	慢（几日）
眼	0	0	0	0	高	慢（几日）
肥大细胞稳定剂						
鼻	低	低	低	0/低	低	慢（几周）
眼	低	低	低	低	中	慢（几周）
抗胆碱药						
鼻	高	0	0	0	0	快
白三烯调节剂						
口	低	0/低	低	中	低	快

[a] 免疫疗法对各种症状均可产生显著效果，但起效延迟（几个月）。

高：显著效果；中：中等效果；低：低效；0：无效。

来源：van Cauwenberge P et al. Consensus statement on the treatment of allergic rhinitis. European Academy of Allergology and Clinical Immunology. *Allergy*. 2000；55：116；Bousquet J et al. Allergic rhinitis and its impact on asthma（ARIA）2008 update（in collaboration with the World Health Organization，GA［2］LEN and AllerGen）. *Allergy*. 2008；63（Suppl 86）：8.

表 20-2

常用的治疗过敏性鼻炎[29] 的口服抗组胺药[a,b]

通用名（产品举例）	成人剂量	儿童剂量[c]	其他作用		
第一代			镇静	止吐	抗胆碱
氯苯那敏（Chlor-Trimeton）	4mg/4~6 小时	6~12 岁：2mg/4~6 小时 2~6 岁：1mg/4~6 小时	+	0	++
氯马斯丁（Tavist）	1mg/12 小时	6~12 岁：0.67mg/12 小时	++	++到+++	+++
苯海拉明（Benadryl）	25~50mg/6~8 小时	6~12 岁：12.5~25mg/4~6 小时	+++	++到+++	+++
第二代			镇静	止吐	抗胆碱
西替利嗪（Zyrtec Allergy）	5~10mg，每日 1 次	6~12 岁：5~10mg，每日 1 次 2~5 岁：2.5~5mg，每日 1 次 12~23 个月：2.5~5mg，每日 1 次	+	0	±
非索非那定（Allegra）	60mg，每 12 小时 1 次 或 180mg，每日 1 次	2~11 岁：30mg，每 12 小时 1 次	±	0	±
氯雷他定（Claritin）	10mg，每日 1 次	6~12 岁：10mg，每日 1 次或 5mg，每日 2 次 2~5 岁：5mg，每日 1 次	±	0	±

表 20-2

常用的治疗过敏性鼻炎[29]的口服抗组胺药[a,b]（续）

通用名（产品举例）	成人剂量	儿童剂量[c]	其他作用		
左西替利嗪[d]（Xyzal）	5mg，每日 1 次，晚上服用	6~11 岁：2.5mg，每日 1 次，晚上服用 6 个月~5 岁：1.25mg，每日 1 次，晚上服用	±	0	±
地氯雷他定[d]（Clarinex）	5mg，每日 1 次	6~11 岁：2.5mg，每日 1 次 1~5 岁：1.25mg，每日 1 次 6~11 个月：1mg，每日 1 次	±	0	±

[a] 许多口服抗组胺药与口服减充血剂伪麻黄碱和苯肾上腺素组成复方制剂销售，加用减充血剂可能会改变给药剂量。自 2005 年，在美国，伪麻黄碱产品被限制销售，联邦法律限制可购买的数量，并要求签名和带照片的身份证明。个别州可能对销售伪麻黄碱有额外限制。详情请咨询当地药房董事会。

[b] 有些口服抗组胺药剂既有短效制剂又有长效或缓释制剂。有关长效制剂的具体剂量说明，请参阅包装说明书。

[c] 2008 年，美国食品药品管理局（FDA）发布了一项警告，因为可能会导致严重甚至危及生命的不良事件，建议婴儿和 2 岁以下的儿童不要使用非处方咳嗽和感冒药（例如含有镇咳药、祛痰药、减充血剂和抗组胺药的药品）（http://www.fda.gov/ForConsumers/ConsumerUpdates/ucm048682.htm）。最近，2008 年 10 月，一些大的制药企业主动修改治疗感冒和咳嗽的 OTC 药品说明书，增加了对 4 岁以下的儿童"不允许使用"的描述（http://www.fda.gov/drugs/guidancecomplianceregulatoryinformation/enforcementactivitiesbyfda/selectedenforcementactionsonunapproveddrugs/ucm244478.htm#q1）。此外，2011 年，FDA 将未经批准的抗过敏的处方药撤出市场，因为它们缺乏安全性、有效性和符合质量标准的证明（http://www.fda.gov/drugs/guidancecomplianceregulatoryinformation/enforcementactivitiesbyfda/selectedenforcement actionsonunapproveddrugs/ucm244478.htm#q1）。

[d] 目前只能凭处方购买。

来源：Facts & Comparisons eAnswers. http://online.factsandcomparisons.com/index.aspx? Accessed May 5, 2015.

鼻内糖皮质激素

鼻内糖皮质激素目前认为是治疗变应性鼻炎最有效的一类药物，尤其对于严重或持续症状效果显著[1,6]。尽管实现最佳疗效取决于患者能否正确使用装置，如果按治疗方案给药，这些药物适用于所有症状，耐受性良好，几乎没有副作用[24]。这类药物按时规律使用效果最好，但新的研究证实，按需使用也有效[1,6]。另外，鼻内糖皮质激素对于治疗非变应性鼻炎也有作用，而且有些药物是非处方药。

白三烯调节剂

白三烯调节剂能有效缓解许多变应性鼻炎的症状如白天鼻塞、流鼻涕、瘙痒、打喷嚏，并能够改善睡眠和睡醒后的鼻塞症状[4]。目前指南建议不要将这类药物作为一线用药[1]，对于学龄前儿童和季节性变应性鼻炎的成年人来说，它们可作为一种替代选择，但对于常年变应性鼻炎的成人患者则不推荐使用[24]。抗组胺药和白三烯调节剂的联合使用可能会使有些患者获益[14]，比如同时患有哮喘和变应性鼻炎的患者[1,28]。尚无证据表明这些药物对非变应性鼻炎有效。

色甘酸

色甘酸鼻剂是一种非类固醇药物，是肥大细胞稳定剂。尽管安全，但与其他药物相比效果差，且仅对改善变应性鼻炎的症状有效。它需要每日多次给药，且数周后起效[5]。最好在暴露于某种已知变应原前预防使用[14,28]，因为它非

常安全，所以适合儿童或孕妇使用[29]。

减充血剂

口服和经鼻使用减充血剂（表 20-3）通过作用于 α-肾上腺素受体可有效减轻鼻塞症状[28]。口服药常和抗组胺药合用，通常耐受性良好，但对有些患者可能会带来一些问题，如失眠、精神紧张、尿潴留、高血压及心悸[30]。因此，老年人、甲状腺功能亢进、心血管疾病、糖尿病、青光眼的患者及妊娠期妇女使用这些药物时要注意[30]。鼻剂并没有上述这些副作用，但应当限于短期使用以避免鼻充血的反弹[28]。由于伪麻黄碱（pseudoephedrine）被用于非法制造甲基苯丙胺，现在严格限制含伪麻黄碱的非处方药的销售[30]，另外，有关去氧肾上腺素（phenylephrine）的有效性问题[30]给口服减充血剂的最佳使用带来了挑战。

抗胆碱药

异丙托溴铵（ipratropium bromide）鼻剂是抗胆碱药物，可以有效减少变应性鼻炎、非变应性鼻炎和上呼吸道病毒感染的水样鼻分泌物[28]。但抗胆碱药物对于其他症状无明显效果。

眼科治疗

用于治疗变应性结膜炎的眼科药物包括抗组胺药、减充血剂、肥大细胞稳定剂和非甾体抗炎药。这些药物有效的减缓眼睛症状，并且能够与口服和鼻腔药物联合应用。

表 20-3

变应性鼻炎常用减充血剂[a,b]

通用名(商品名)	成人剂量	儿童剂量[c]
口服[a]		
伪麻黄碱(Sudafed)	60mg/4～6h(最大 240mg/d)	6～12 岁,30mg/4～6h(最大 120mg/d) 2～5 岁,15mg/4～6h(最大 60mg/d)
苯肾上腺素(Sudafed PE)	10～20mg/4h(最大 120mg/d)	6～11 岁,10mg/4h(最大 60mg/d)
局部[d]		
萘甲唑啉(Privine)	0.05%溶液:每侧鼻孔 1～2 滴或喷雾/6h	12 岁以下:避免使用或在医生指导下使用
苯肾上腺素(Neo-Synephrine)	0.25%～1.0%溶液:每侧鼻孔 2～3 喷或滴/3～4h	6～11 岁:0.25%溶液,每侧鼻孔 2～3 喷或滴/4h; 2～5 岁:0.125%溶液,每侧鼻孔 2～3 滴/4h 以上
羟甲唑啉(Afrin)	0.05%溶液:每侧鼻孔 2～3 喷雾/10～12h	6～12 岁:每侧鼻孔 2～3 喷/12h
丁苄唑啉(Triaminic)	0.1%溶液:每侧鼻孔 2～3 喷雾/8～10h	2～12 岁:0.05%溶液,每侧鼻孔 1～2 喷雾/8～10h

[a] 市售的很多口服减充血剂和口服抗组胺药组成复方制剂。添加抗组胺药后,减充血剂的剂量会改变。截至 2005 年,含伪麻黄碱产品在美国被限制销售,美国联邦法律限定购买数量为 9g/月,购买 3.6g/d 则需带有效身份证件及签字。各州可能有额外的限制,详情咨询当地药物委员会。

[b] 有些口服减充血剂为短效、长效或缓释制剂,长效制剂的具体剂量参考药品包装说明。注意有些长效制剂不推荐用于 12 岁以下儿童。

[c] 2008 年,FDA 发布了一个咨询警告建议,由于潜在的严重和可能危及生命的不良事件,婴儿及 2 岁以下儿童不应使用非处方的咳嗽和感冒药(例如,含止咳药、祛痰药、减充血剂和抗组胺药的制剂)(http://www.fda.gov/forconsumers/consumdates/ucm048682.htm)。很快,2008 年 10 月,药品生产商主动修改了非处方咳嗽和感冒药的药品说明书,注明 4 岁以下儿童“请勿使用”。此外,2011 年,FDA 将未经批准的抗过敏的处方药撤出市场,因为它们缺乏安全性、有效性和符合质量标准的证明(http://www.fda.gov/drugancecomplianceregulatory-information/cementactivitiesbyfda/selectedenforcementactionsonunapproveddrugs/ucm244478.htm#q1)。

[d] 为防范反弹性鼻充血的风险,疗程不超过 5 日。由于可能产生毒性,所以局部减充血剂禁用于学龄前[24]儿童或婴儿[14]。来源:Facts & Comparisons eAnswers. http://online.factsandcomparisons.com/index.aspx? Accessed May 7,2015.

免疫治疗

IgE 介导的疾病患者[3]、在最佳药物治疗后出现严重症状的患者[2,5]、因药物副作用限制其治疗选择的患者[5]、无法避免接触变应原的患者[3]应考虑使用特异性过敏原免疫治疗(specific allergen immunotherapy,SIT)。通过皮下注射免疫疗法(subcutaneous injection,SCIT),或称“脱敏注射”,临床疗效已得到确认[2],并且是有效缓解疾病的唯一治疗方法[1-3]。传统的皮下注射免疫疗法存在一些缺点,如费用、依从性和罕见的全身性不良反应[1,31]。由于一些患者无法接受常规注射,已经研发出了能提供抗原的替代疗法,如鼻腔、口腔、支气管和舌下免疫疗法(sublingual immu-notherapy,SLIT)[31]。由于缺乏临床疗效或安全性,已经放弃了口腔、鼻腔和支气管的路径[31,32]。SLIT 的疗效已被证实,该片剂于 2014 年 4 月获得 FDA 批准[33],详见表 20-4。

其可能的不良反应包括局部反应,如口腔痒[1]及嘴唇和嘴巴肿胀[32]。SCIT 和 SLIT 的全身反应包括荨麻疹、肠胃不适、喘息和过敏反应[1]。由于可能发生这些反应,SCIT 应该在诊室给药,而 SLIT 第一次给药后,它可以在家里(每日)服用[2]。医疗提供者应该开注射的肾上腺素处方,并教育患者在紧急情况下如何使用,不应给患有未控制的哮喘患者或使用 β-受体阻滞剂的患者使用 SLIT[29]。

最近关于应用等效剂量策略(如 SLIT 所需的抗原剂量远远高于 NIT)的研究综述发现,SLIT 安全、方便,能够明显减轻变应性鼻炎的症状和减少药物需求[4,57,58]。鼻腔免疫疗法的疗效尚缺乏证明,但是一个关于儿童的多中心试验表明,与安慰剂相比,其鼻炎症状评分有所改善[56]。尽管在欧洲 SLIT 因其效果和成本及依从性的优势已成为标准免疫疗法,但 SLIT 和 NIT 目前在美国还未获得批准[55]。

表 20-4

舌下片免疫疗法

药物名称	变应原	批准使用的年龄(岁)	剂量	给药注意事项
Ragwitek	豚草花粉	18~65	1 片,舌下含服,每日 1 次	在每个豚草花粉季节预期开始前至少 12 周开始治疗,并持续整个花粉季节
Oralair	混播牧草:春天果园 多年生黑麦,梯牧草,肯塔基蓝草	10~65	成人:300 IR 舌下含服,每日 1 次 10-17 岁:第 1 日 100 IR 舌下含服,第 2 日 200 IR,然后 300 IR 每日 1 次 服药前,从包装中取出含片即刻服用	在每个草花粉季节预期开始前 4 个月开始使用,并持续整个花粉季节
Grastek	梯牧草	5~65	5 岁及以上:2,800BAU 舌下含服,每日 1 次 服药前,从包装中取出含片即刻服用	在每个草花粉季节预期开始前 12 周开始使用,并持续整个花粉季节 可连续 3 年每日服用(包括草花粉季节之间的间隔),在临床试验中,最多中断治疗不超过 7 日

因可能出现过敏反应,因此首次使用该药物要在医疗机构;首次给药后监测患者 30 分钟,如果耐受良好,以后可在家使用。应教会患者使用肾上腺素自动注射器。将药片放在舌下至完全溶解(至少 1 分钟),然后咽下。手接触药片后要洗手。在药片溶解后 5 分钟内避免进食或饮料(以防止吞下过敏原提取物)。SL,舌下含服;IR,反应指数;BAU,生物等效变态反应单位。

来源:Facts & Comparisons eAnswers. http://online. factsandcomparisons. com/index. aspx? Accessed May 7,2015.

抗 IgE 治疗

奥马珠单抗(omalizumab)是一种重组人单克隆抗 IgE 抗体,通过与体内游离的 IgE 结合而显著降低游离 IgE 水平,阻断 IgE 与肥大细胞和嗜碱粒细胞结合,从而降低 IgE 介导的过敏反应[28]。研究证明,每月皮下注射抗奥马珠单抗 1~2 次,能减轻季节性变应性鼻炎和常年性变应性鼻炎患者[28]的鼻部症状[4]。目前,此疗法仅被用于 12 岁以上,且吸入糖皮质激素无法有效控制的过敏性哮喘人群。奥马珠单抗也被批准用于使用抗组胺 H₁ 治疗不能控制症状的慢性特发性荨麻疹患者,使用奥马珠单抗的成本很高(估计在每位患者每年 6 400 到 32 000 美元之间)[28]。该产品已用黑框警告用户,奥马珠单抗在任何剂量给药后 24 小时之内,能引起潜在的危及生命的过敏反应,即使首次剂量无效也可能发生[34]。FDA 还收到了一些报告,认为心脏和脑血管不良事件的发生率略有升高,某些癌症的潜在风险增加,这些都需要进行监控[35]。

妊娠期用药的特殊注意事项

关于各种药物治疗风险的数据大多源于动物研究。虽然关于人类数据有限,但是队列和病例对照研究为治疗决策的制定提供了依据。抗组胺药、鼻内糖皮质激素和色甘酸在妊娠期用药是安全的[3]。虽然局部减充血剂可以短期应用[29],但口服减充血剂一般避免使用[3]。在目前关于人类数据有限的情况下,口服孟鲁司特可能用于孕妇[29];但是一般来说,局部用药优于全身治疗方法。目前使用免疫疗法的患者可以继续使用;但禁止孕妇开始免疫治疗或增加免疫治疗剂量[3]。

非药物疗法

维持疗法是变应性鼻炎患者治疗的基础[1]。这些策略对症状的急性恶化和慢性患者是有帮助的。维持疗法能够改善不适,减轻症状,并改善药物疗法的副作用。该疗法包括鼻窦和外鼻道的外敷,通过人工泪液或者鼻用生理盐水对鼻黏膜加湿。据报道,许多慢性鼻窦炎患者的症状通过用生理盐水冲洗鼻子[3,5]或鼻腔冲洗得以改善。

具体治疗方案

抗组胺药

变应鼻炎的诊断

案例 20-1

问题 1:L. B. ,57 岁。有 10 年的高血压病史且从儿童时期就有间歇性的变应性鼻炎(皮肤测试证实对桦树花粉敏感)。主诉有鼻痒、打喷嚏、流清鼻和鼻塞的症状。每年春天都会出现类似的症状而且伴有眼痒,但引起注意的是自从其搬到乡下一所年代比较古老的旧房子里后,这种症状就开始变为持续存在。过去,L. B. 通过使用抗组胺和减充血的非处方药(OTC)[苯海拉明(diphenhydramine)50mg 和伪麻黄碱 60mg,据症状每日 2~4 次]对季节性的鼻炎症状成功进行了控制,但是这些药物似乎对眼痒没任何作用。通过应用氢氯噻嗪

（hydrochlorothiazide）25mg 晨服和氨氯地平（amlodipine）10mg，每日 1 次，高血压控制良好。他否认其他疾病，无发热的症状，血压 128/82mmHg。无药物不良反应史和药物过敏史，不吸烟，不酗酒。请问 L. B. 陈述的那些因素表明其可能患有变应性鼻炎吗？

L. B. 具有持续性（常年性）变应性鼻炎的典型症状并伴有间歇性（季节性）加重：鼻痒、打喷嚏、流清涕（通常量比较大）和鼻塞[4]。其病史中皮肤变应测试的阳性结果和既往症状对抗组胺药物和减充剂[2]的反应同样支持诊断结果。最初，症状只出现在树木授粉期并可预测，在其他时间症状很轻微。然而，搬到老房子后，可能激活了潜在的对尘螨变应原和霉菌孢子敏感性。可根据这些推断进行治疗。如果这种治疗方法无效，可用皮肤测试或其他的实验室评价进行确证。

避免变应原的措施

案例 20-1，问题 2：L. B. 可使用哪些措施最大限度地减少对变应原暴露？

对已知的过敏体质患者，避免接触变应原对减轻症状是十分重要的。避免这些致敏因素可以改善症状；然而，几乎没有证据证明单一物理或化学方法的有效性[24]。为了达到有效控制，常常需要多种措施控制环境的诱因[24]。尽管避免所有的变应原常常不太现实，但是一些简单的改变也能减低很多常年性的诱发因素如尘螨、动物皮屑和真菌的暴露，从而有利于症状的控制[1,6]。

避免接触屋尘螨（如在弹簧箱、床褥和枕头上使用不透水封盖）是降低变应原暴露的传统使用方法。虽然这种措施仍然经常被推荐使用，但仍有争议。研究表明，带有防渗罩的床垫中的尘螨含量较低，但这与症状的改善没有关系[1]。减少抗原暴露的其他方法包括：至少每周用高于 55℃ 的热水洗床上用品并用高温烘衣机烘干[36]、拆除软垫家具及每日洗地板。另外，通常建议将室内湿度降低到 50% 以下，用漆布、瓷砖或木地板代替地毯[36]。

当室外湿度较高时，要避免霉菌比较困难，但是覆盖寒冷、潮湿的表面比如带有隔热和增加通风的水管，可以帮助降低湿度。此外，应使用洗涤剂和水去除表面和缝隙中可见的霉菌[36]。因为 L. B. 最近刚搬入老房子，他可能没有使用这些避免变应原的措施。在第一次就诊时，医生应该推荐这些措施并给予解释。

变应性鼻炎的治疗目标

案例 20-1，问题 3：L. B 的治疗目标是什么？

变应性鼻炎的治疗目标是控制症状，能从事全部日常生活活动，并且没有治疗引起的不良反应。对于有季节性症状加重的患者，另一个目标是通过预测患者的敏感季节，来预防症状的发作。在 L. B. 的案例中，他应该使用环境控制措施减少暴露，然后开始长期治疗，并在授粉季节开始前 2 周接受可能的辅助治疗。

治疗药物的选择

案例 20-1，问题 4：多年来，L. B. 一直使用苯海拉明，症状得到很好的缓解，而且，据他回忆，白天仅有轻微的镇静作用。他向您寻求意见，这是不是治疗他过敏症状的最佳治疗方案。他特别要求可以使用一种最经济有效的治疗方法，因为对任何药物治疗他都是自费。请问您推荐怎样的治疗方案？如何开始？

基于治疗的有效性和方便性，对变应性鼻炎患者尤其是症状较轻患者，包括可用的非处方药在内，口服抗组胺药常常被推荐作为初始治疗药物[1]。抗组胺药能减轻鼻痒，打喷嚏和流涕的症状[3]，对眼部不适有效，但对鼻塞无效。第一代抗组胺药（FGAs）如苯海拉明、溴苯那敏（brompheniramine）、氯苯那敏（chlorpheniramine）和氯马斯汀（clemastine）等对 H_1 受体缺乏特异性，能产生很强的镇静作用，以及导致多种抗胆碱能副作用，可造成行为损害[29]，以上缺点限制了它们的使用。虽然有时这些作用被认为是理想的（如助眠和使鼻腔分泌物干燥），但在大多数情况下，第二代抗组胺药（SGAs）如氯雷他定（loratadine）、非索非那定（fexofenadine）、西替利嗪（cetirizine）、地氯雷他定（desloratadine）和左西替利嗪（levocetirizine）是首选[1,2,3,37]。

抗组胺药物通过下列两种途径之一来阻止组胺的功能：（i）作为 H_1 受体拮抗剂；（ii）作为 H_1 受体的反向激动剂[4]。FGAs 通过血-脑屏障（BBB）导致不良反应。非镇静的抗组胺剂（第二代和第三代药物）不通过 BBB[4]，因此较少产生镇静作用，更适合儿童和老年人。L. B. 对 FGA 的反应很好，没有过度嗜睡的症状。但是镇静作用包括睡意（即主观的困倦或昏睡状态）和损伤（即客观的体力下降或认知能力的下降）[4]；即使没有明显的瞌睡，认知障碍也会发生。虽然患者能够表现出对 FGAs 镇静作用的耐受性，但他们可能没有察觉到仍然存在的行为能力的损害。这导致专家一致认为在治疗变应性鼻炎时 SGAs 比 FGAs 更有优势[1,3,5,37]。

通常，SGAs 药物具有如下一种或多种特征：（a）较高的 H_1 受体选择性；（b）无或较小的镇静作用；（c）不同于抗组胺效应的抗过敏作用[65]。早期的 SGAs，阿斯咪唑和特非那定，由于心血管毒性的风险退出市场，这种风险通常与高剂量使用相关，或者与其他通过 P450 酶系代谢的药物的相互作用导致[68]。这与目前正在使用的 SGAs 药物并无太大关系，然而，目前许多的药物经肝脏代谢，有证据表明，由此可能引起潜在的药物相互作用或代谢异常[69]。

L. B. 对 FGA 药物反应良好，且不会产生太多的困意。然而已有证据表明，镇静包括困倦（如主观睡意或昏睡的状态）和障碍（如客观的特定的身体或精神能力上的减退）[61]，即使在没有明显困意的情况下认知障碍仍会发生[70,71]。虽然患者能够忍受 FGAs 的镇静作用，但他们可能没有认知到行为损害依然存在。正因为如此，专家们达成一个共识，认为治疗变应性鼻炎 SGAs 优于 FGAs[41,69]。

表 20-2 中所列的抗组胺药物基本上都是等效的[41]。因此，可根据药物作用时间，副作用大小（尤其是困倦和抗胆碱能作用），发生药物相互作用的风险和花费而进行选择[1]。一些患者说对抗组胺药物出现了"耐药"，随着时间的推移，持续的用药只能较少的缓解症状。虽然没有药理学上的解释来支持这些现象[1]，但是如果出现这种感觉，更换治疗药物可能会使患者受益[1]。

SGAs 的主要优势在于它们对 H1 受体的选择性和较少的中枢神经镇静作用[28]。据报道地氯雷他定，非索非那定，氯雷他定和左西替利嗪在推荐剂量下没有镇静作用的发生[6,28]。氯雷他定和地氯雷他定在超过推荐剂量时可引起镇静[6]。西替利嗪[6]和左西替利嗪[1]的镇静作用比其他第二代或第三代药物强。SGAs 的另一个优点是，大多数产品可以每日服用一次[6]，提高了患者对治疗的依从性。具体抗组胺药物之间的比较见表 20-2。持续使用口服抗组胺剂可以获得最大的疗效，但间断使用也可使许多患者得到缓解[1]。在 L. B. 案例中，用氯雷他定每日 10mg 开始治疗是合理的，因为研究已证明药物的有效性和极少的副作用，并且无需处方即可获得（符合他的要求）。而且作为常规用药，可以进一步的控制治疗成本。

鼻内抗组胺药

案例 20-1，问题 5：L. B. 讲述有一个具有相同症状的朋友经抗组胺鼻腔喷雾给药得以缓解。请问抗组胺药是否可以通过这种方式给药，或者是否 L. B. 混淆了鼻腔给药与其他治疗如减充血剂或糖皮质激素？鼻内给予抗组胺药是否适用于 L. B.？

鼻内用药可使用外用药物制剂。这些药物被认为与口服 SGAs 具有相同的疗效[1,14]，起效更快[37]。另外，它们可能会改善鼻塞症状[1,6]。鼻内抗组胺药（氮斯汀和奥洛他定）比口服制剂起效更快[1]，但不好的是需要每日给药 2 次[6]。早期研究表明鼻内抗组胺药引起嗜睡的副作用与 FGAs 相当；但最近的数据显示，其发生率要低得多（0.4%~3%），与安慰剂组和鼻内类固醇组相似[1]。鼻用氮斯汀也会导致局部不良反应，包括鼻刺激、口干、咽喉痛以及轻微的鼻出血[29]。一个明显的问题是，高达 20% 的患者在使用鼻剂后感觉有令人不快的苦味[29]。最初经鼻腔给药产品（Astelin）是生理盐水做溶媒（已撤市），而新的制剂（Astepro）用山梨醇和蔗糖素来掩盖这种苦味[38]。氮斯汀应用广泛，虽然患者很少再对新产品抱怨，但问题依然存在。

鼻腔抗组胺药对于那些口服给药效果不佳的患者有潜在的疗效[1]。另外，一些患者可能更喜欢使用鼻内给药的方式，或者可从鼻内抗组胺药和鼻内皮质类固醇的联合治疗中受益。作为唯一的处方产品，鼻内抗组胺药比许多口

服替代品昂贵。由于其作为处方药比较昂贵、副作用风险增加和令人讨厌的味道，局部氮卓斯丁用药对于 L. B 来说不是一个最佳的治疗方案选择。

减充血剂治疗

案例 20-1，问题 6：减充血剂在 L. B. 鼻炎治疗中的作用？

鼻塞在那些仅有间歇症状的患者中通常不很严重，但 L. B. 的症状自其搬家后已经变成持续性的了，在推荐药物治疗前，应该对确切的鼻塞发生频率和严重程度进行评估。对于那些只有轻微的、间歇症状的患者，盐水冲洗（根据需要给药）有利于鼻腔黏膜保湿及炎症的缓解，但是这种方式操作起来有一定难度。抗组胺药对鼻塞作用很小，因此对于中、重度充血患者可能需要抗组胺药和减充血剂的联合。在治疗变应性鼻炎中联合使用抗组胺药和口服减充血剂的效果要强于单独使用其中任何一种药物[1]。

局部（鼻内）和口服减充血剂是拟交感神经药，能直接刺激肾上腺素能受体 α1 引起血管收缩[28]。对鼻黏膜的局部作用包括：减轻鼻甲肿胀和充血[4]，改善鼻通气。口服减充血剂包括苯肾上腺素和伪麻黄碱。2005 年以前，伪麻黄碱还是比较常用的药物，然而由于制造商可能使用伪麻黄碱生产违禁物质（如甲基苯丙胺），国家和联邦政府限制了含有伪麻黄碱产品的可购买数量和购买方式。这些限制导致许多口服减充血剂需要重新研制，包括苯肾上腺素替代伪麻黄碱。这些药物对打喷嚏、瘙痒或眼部症状无效[4]。一个 meta 分析表明，苯肾上腺素作为减充血药被批准为非处方药，但其疗效令人担忧[39]；然而，FDA 认为有足够的数据支持其继续使用。表 20-3 比较了非处方的口服和局部用减充血剂。

口服减充血药能引起全身性副作用，尤其是中枢神经系统刺激引起的副作用（如紧张、不安、失眠、震颤、焦虑和恐慌症）[28]。心血管刺激（如心动过速、心悸和血压升高）也会发生，所以高血压患者在口服减充血剂时应该密切观察[28]。由于口服减充血剂不会引起鼻充血的反跳现象，大多数患者适合间歇性短期使用，而非长期使用[24]。局部使用减充血剂不会导致全身性副作用，然而，由于存在引起鼻塞反弹的风险，这些药物不推荐长期用于鼻炎的治疗（案例 20-7）。

由于 L. B. 有鼻塞症状，除氯雷他定外他还需加用减充血剂。他可以选择使用每日 1 次固定剂量的复方制剂（如氯雷他定 10mg+缓释的伪麻黄碱 240mg）或者在使用氯雷他定的同时，根据需要给予伪麻黄碱。虽然过去 L. B. 应用伪麻黄碱没有出现任何问题，但是现在他可能需要接受关于伪麻黄碱新购买程序的指导，并确保他了解新的购买限制与其作为一个减充血剂的安全性是无关的。此外，虽然他的高血压控制良好，但是血压依然需要规律监测，以便及时发现血压波动。如果他考虑使用处方药物，对 L. B. 来说，鼻内类固醇（随后讨论）将是一个合理

的选择。

眼部治疗

眼和鼻症状的关系

　　变态反应性眼部疾病最常见的形式是季节性(间歇性)变应性结膜炎[seasonal(intermittent)allergic conjunctivitis,SAC]和常年性变应性结膜炎(perennial allergic conjunctivitis,PAC)[40]。SAC 和 PAC 的症状是相同的,都是由于角膜对空气中的变应原的变应反应引起的。SAC 症状常常来自对花粉的反应,而 PAC 的症状往往与屋内尘螨这样的变应原相关)[40]。变应性结膜炎的症状是眼睛发痒、红肿和结膜肿胀[40]。

　　由于可能对视力造成长期损害,眼部情况需要由有经验的专科医生进行评估。其他易与变应性结膜炎相混淆的眼部疾病包括特异性角膜结膜炎、春季角膜炎和巨乳头性结膜炎[40](见第 54 章)。

治疗药物选择

　　季节性和常年性变应性结膜炎的治疗是相似的,只是疗程上有些区别(如间歇性或是持续性治疗)。非药物治疗包括尽可能地避免气源性致敏原,给予冷敷[41]或经常使用人工泪液润滑眼睛,对眼表面各种变应原和炎症介质起到屏障和稀释作用[40]。治疗变应性结膜炎的有效方法包括眼睛局部给药抗组胺药、减充血剂(血管收缩剂)、肥大细胞稳定剂和非甾体抗炎药物(表 20-5)[41]。这些眼部用药的作用机制与其相应的鼻部用药的机制相同。另外,眼科局部使用皮质激素在急性角膜炎的治疗上作用有限,由于存在合并严重的眼部感染的风险,不建议长期使用[40]。

表 20-5

变应性结膜炎的眼部局部用药

通用名(商品举例)	现有剂型/浓度	剂量
抗组胺药		
氮斯汀(Optivar)	滴眼液:0.05%	成人及 3 岁或以上儿童: 患眼 1 滴/12h
依美斯汀(Emadine)	滴眼液:0.05%	成人及 3 岁或以上儿童: 患眼 1 滴,最多 4 次/日
抗组胺/减充血复方		
非尼拉敏+萘甲唑啉 (Naphcon-A)ᵃ	滴眼液:0.025%盐酸萘甲唑啉+0.3%马来酸非尼拉敏	成人及 6 岁或以上儿童: 患眼 1~2 滴/6h,用药不超过 3 天
抗组胺/肥大细胞稳定剂		
酮替芬(Zaditor)ᵃ	滴眼液:0.025%	成人及 3 岁或以上儿童: 患眼 1 滴/8~12h
奥洛他定(Pataday)	滴眼液:0.2%	成人及 3 岁或以上儿童: 患眼 1 滴/日
肥大细胞稳定剂		
色甘酸钠(Crolom)	滴眼液:4%	成人及 4 岁或以上儿童: 患眼 1~2 滴,4~6 次/日
洛度沙胺(Alomide)	滴眼液:0.1%	成人及 2 岁或以上儿童: 患眼 1~2 滴,4 次/日,至 3 个月
萘多罗米(Alocril)	滴眼液:2%	成人及 3 岁或以上儿童: 感染眼部 1~2 滴/12h

表 20-5

变应性结膜炎的眼部局部用药（续）

通用名（商品举例）	现有剂型/浓度	剂量
哌罗来斯（Alamast）	滴眼液：0.1%	成人及 3 岁或以上儿童： 患眼 1~2 滴，4 次/日
非甾体抗炎药[b]		
酮咯酸（Alamast）	滴眼液：0.5%	成人及 3 岁或以上儿童： 患眼 1 滴，4 次/日
糖皮质激素[c]		
氯替泼诺（Alrex）	混悬滴眼液：0.2%	成人： 患眼 1 滴，4 次/日

[a] 非处方药物。

[b] 其他眼部非甾体抗炎药（双氯芬酸、氟吡洛芬、舒洛芬）的使用指征为手术中的缩瞳和/或白内障手术，但不用于变应性结膜炎。

[c] 其他眼部非甾体抗炎药（地塞米松、二氟泼尼酯、曲安奈德、氟米龙）使用指征为眼睛炎症，但不用于变应性结膜炎。

来源：Facts & Comparisons eAnswers. http://online.factsandcomparisons.com/index.aspx? Accessed May 8, 2015.

在 L. B. 案例中，针对其急性症状，可推荐短期药物治疗，治疗方案为抗组胺药+血管收缩药（如 0.3% 马来酸非尼拉敏+0.025% 盐酸萘甲唑啉）复方制剂，患眼每次 1~2 滴，每日可达 4 次。需要注意的是眼部血管收缩剂的过度使用可能会导致结膜炎的反弹，这与使用鼻减充血剂时的情况相似（见"药物导致的鼻充血：药物性鼻炎"一节）。因此，局部使用眼用减充血剂应限制在 3~5 日。如果患者具有慢性鼻炎症状，可考虑换用鼻内糖皮质激素（对合并症状可能具有更佳疗效）[1] 或咨询专业医护人员。

色甘酸钠治疗

案例 20-2

问题 1：J. C. 是个 10 岁的小女孩，每年在她几次去住在另外一个州的父亲家时，她都会出现流鼻涕和打喷嚏的症状。问诊时，J. C. 的妈妈说 J. C. 以前从没有过这症状，但他父亲一年前在当地动物收容所收养了一只小狗，症状的出现与孩子和小狗在一起的时间相对应。J. C. 下个月将再次去看父亲，她想购买一些非处方药物来预防其"暑假期间到父亲家时发病"。可采取什么措施来治疗她变应性鼻炎的间歇症状？

这些症状是由动物皮屑诱发的轻度变应性鼻炎。在 J. C. 这个案例中，在可能预见症状发作的情况下，预防性治疗有助于减少变应原暴露的影响[36]。虽然间歇性使用抗组胺剂或鼻内糖皮质激素是常见的选择，但在每次旅行前几周定期使用的鼻内色甘酸也可能对她这种情况有好处。由于她的母亲提出她希望选择非处方药物，所以避免接触变应原策略加色甘酸鼻喷剂是合理的最初治疗方案。缺点是：药品属于自费药品、用药需一定的操作技巧、每日需多次用药（每日最多可达 6 次）[24]，并且与其他治疗方案相比疗效较差[3]。

案例 20-2，问题 2：J. C. 的父亲应该采取些什么措施来最大程度的减少变应原的暴露？

为了尽量减少 J. C. 对变应原的暴露，应禁止狗进入儿童卧室。可能的话，将其放在屋外或者局限在屋里未铺地毯的地方。J. C. 的父亲应该使用高质量的空气净化器[42]，并且在 J. C. 外出的时候用一个双过滤系统真空洗尘器清扫房间。虽然在孩子造访时每周给狗洗 2 次澡的好处尚不明确，但这种做法可能有帮助[1]。同样的，在抚摸或与狗狗玩耍之后，J. C. 应该洗手，尤其是在抚摸脸之前洗手[42]。通风管道除常规清洗以外，支付额外花费请商业清洗并没有意义。

使用说明

例 20-2，问题 3：如何指导 J. C. 用色甘酸钠鼻喷雾剂预防症状？

为了达到疗效，色甘酸鼻喷雾剂必须每日多次给药，而这会影响她的依从性[37]。色甘酸钠鼻喷雾剂（5.2mg/揿）的起始剂量是每个鼻孔 1 喷，每日喷 3~4 次，最多可达 6 次[29]。对于有些患者，可以用 2~3 倍剂量来控制症状。由于该药物起效时间较长，所以应指导 J. C. 在她拜访的至少 2 周前就开始治疗。

临床医生应确保在治疗开始前父母和孩子都掌握了正确的用药技术。在首次使用时，应该按压装置直到达到稳定细雾喷雾。应指导 J. C. 轻轻地擤鼻涕清洁鼻腔，然后稍微向上，在平行于鼻中隔的方向向每个鼻孔喷色甘酸钠溶液。

局部鼻用色甘酸钠具有良好的安全性，不良反应发生率极低。局部刺激症状，以灼烧感、刺痛和打喷嚏最为常见。由于色甘酸的安全性好，所以广泛用于儿童变应性鼻炎及妊娠期鼻炎治疗。表 20-6 列举了鼻内色甘酸的剂量和有效性。

表 20-6

其他治疗鼻炎的口服和鼻内用药物

通用名（商品名）	现有的剂型/浓度	成人剂量	儿童剂量
口服			
白三烯调节剂 孟鲁司特 （Singulair）	片剂：10mg 片剂，咀嚼片： 4mg，5mg 口服颗粒剂：4mg	10mg，每日 1 次	6~14 岁：5mg，每日 1 次 2~5 岁：4mg，每日 1 次 6~23 个月岁：4mg，每日 1 次
鼻内			
抗组胺药 氮斯汀 （Astepro）	鼻喷剂： 0.1% 0.15%	常年性： 0.15%：2 喷/鼻孔，每日 2 次 季节性： 0.1%：1~2 喷/鼻孔，每日 2 次 0.15%：1~2 喷/鼻孔，每日 2 次 or 2 或 2 喷鼻孔，每日 1 次	常年性： 6 个月~5 岁儿童 （0.1%）1 sp EN，每日 2 次 ≥2 岁儿童：0.15%：2 喷/鼻孔，每日 2 次 6~11 岁儿童：0.1% 或 0.15%：1 喷/鼻孔，每日 2 次 季节性： 6~11 岁儿童：0.1% 或 0.15%：1 喷/鼻孔，每日 2 次 2~5 岁儿童：0.1%：1 喷/鼻孔，每日 2 次
奥洛他定（Patanase）	鼻用溶液：0.6%	2 喷/鼻孔，每日 2 次	6~11 岁：1 喷/鼻孔，每日 2 次
肥大细胞稳定剂 色甘酸钠 （Nasalcrom）[a]	鼻喷剂：5.2mg/喷	1 喷/鼻孔，每日 3~4 次（每 4~6 小时 1 次，最多每日 6 次）	>2 岁儿童，1 喷/鼻孔，每日 3~4 次（每 4~6 小时 1 次，最多每日 6 次）
抗胆碱药 异丙托溴铵 （爱喘乐）[b]	鼻喷剂：21μg/喷 （对常年性症状），42μg/喷（对季节性症状）	2 喷/鼻孔，最多每日 4 次（最大 = 672μg/d）	>6 岁儿童：42μg/喷：2 喷/鼻孔，每日 2~3 次 5~11 岁儿童：84μg/喷：2 喷/鼻孔，每日 3 次

[a] 不用处方即可买到。

[b] 根据患者的个体反应调整最适剂量，个体剂量滴定总能达到比较满意的效果，能达到最小有效剂量，降低发生副作用的危险。另外，异丙托溴铵 42μg 喷鼻治疗季节性变应性鼻炎超过 3 周的安全性和有效性尚未证实。

来源：Facts & Comparisons eAnswers. http://online.factsandcomparisons.com/index.aspx? Accessed May 8, 2015

鼻内糖皮质激素治疗

案例 20-3

问题 1：A.R. 是一名 8 岁的小女孩，患有变应性鼻炎和哮喘。曾经使用布地奈德（budesonide）气雾剂治疗哮喘，口服氯雷他定治疗鼻炎。她的母亲提到她经常打喷嚏、鼻子和眼睛发痒，而且因为鼻塞晚上睡眠不好，她还提到不能天天服用西替利嗪，因为会使她上学时昏昏欲睡。既往哮喘控制良好，然而，她担心的是她的呼吸急促的表现，这些表现可能与她的变应反应有关。在你和她谈话时你注意到她完全用嘴呼吸，频繁的吸鼻和揉鼻子。同时你也可看到她的黑眼圈。A.R. 表现了变应性鼻炎的哪些信号和症状？

A.R. 表现了儿童变应性气道疾病的典型症状。由于鼻痒和有流出物她总做出抽鼻和吸鼻的反应。由鼻子发痒而引起的频繁向上擦鼻子（一般用手掌）被称之为"过敏性敬礼"。长期存在的症状可导致面部变形，包括在鼻梁处形成横褶痕[3]。这些黑眼圈通常被称为"过敏性黑眼圈"，由于严重眼部瘙痒而频繁揉眼可使其进一步加重[1,37]。

案例 20-3，问题 2：由于她伴有哮喘，那么治疗 A.R. 的变应性鼻炎有哪些需要特别考虑的地方？

根据变应性鼻炎与哮喘的上下呼吸道炎症反应的关系以及他们相似的免疫机制，可合理的推断出上呼吸道过敏控制不好会对哮喘的控制有不良影响[24]。实际上，鼻炎是哮喘发展的风险因素[37],控制不好鼻炎将加重哮喘[4]。像 A. R. 这样伴有哮喘的患者,对变应性鼻炎的治疗能降低气道的高反应性,减少哮喘症状[1,37]。

过去认为对哮喘患者使用抗组胺药物(FGAs)是有问题的,其存在理论上的担心:这种药物的抗胆碱能作用能引起气道分泌物的过度干燥。现在很明确,大部分哮喘患者可以服用任何一种抗组胺药物而没有肺部副作用。口服抗组胺药(SGAs)由于其用药方便,对 A. R. 来说,除了哮喘的治疗,首选给予 SGAs 治疗鼻炎。但是以往 A. R. 使用这些药物效果不佳,故可考虑给予 A. R. 使用鼻内糖皮质激素。

治疗作用

案例 20-3 问题 3:在 A. R. 案例中,鼻内糖皮质激素的作用?

根据症状发生频率和严重度及口服抗组胺药物疗效不佳或有副作用,鼻内糖皮质激素对于 A. R. 来说是一个合适的选择。鼻内糖皮质激素是目前变应性鼻炎治疗最有效的治疗方法,无论对成人还是儿童,它们安全、耐受性好,在减轻鼻痒、打喷嚏、流鼻涕和鼻塞方面具有较好疗效[1]。证据表明鼻内给药不但能改善所有的鼻部症状而且能有效缓解眼部症状[37]。

这些药物已证明对非过敏型鼻炎[6]、过敏性药疹[43]及鼻息肉也有很好的疗效[44]。表 20-7 列出了目前可用的鼻内糖皮质激素类药物。

其他治疗方法比较,鼻内糖皮质激素是目前最有效的治疗药物,它们常常被认为比抗组胺药疗效更好[1],当然这种获益在于治疗时必须正确使用吸入装置[3]。鼻内糖皮质激素能改善充血、打喷嚏、流鼻涕和发痒[36],各个可用的鼻内糖皮质激素疗效无差异[1]。

表 20-7

变应性鼻炎常用的鼻内糖皮质激素

通用名 (商品举例)	现有的剂型/浓度	成人剂量[a]	儿童剂量[a]
二丙酸倍氯米松 (伯克纳)	42μg/喷	1~2 喷/鼻孔,每日 2 次	6~12 岁儿童:1/鼻孔,每日 2 次 (最大剂量为每日 2 喷/鼻孔)
布地奈德 (雷诺考特)	32μg/喷	1 喷/鼻孔,每日 1 次(最大剂量为每日每个鼻孔 4 喷)	6~12 岁儿童:1/鼻孔,每日 1 次 (最大剂量为每日 2 喷/鼻孔)
环索奈德 (Omnaris)	50μg/喷	2 喷/鼻孔,每日 1 次	6~12 岁儿童:2/鼻孔,每日 1 次 (批准用于 6 岁以上儿童季节性症状和 12 岁以上儿童常年症状)
丙酸氟替卡松 (Flonase)	50μg/喷	2 喷/鼻孔,每日 1 次或 1 喷/鼻孔,每日 2 次	4~17 岁儿童:1~2 喷/鼻孔,每日 1 次(最大剂量为每日 2 喷/鼻孔)
糠酸氟替卡松 (Veramyst)	27.5μg/喷	2 喷/鼻孔,每日 1 次	2~11 岁儿童:1~2 喷/鼻孔,每日 1 次(最大剂量为每日 2 喷/鼻孔)
氟尼缩松	29μg/喷	2 喷/鼻孔,每日 2 次或 3 次(最大剂量为每日每个鼻孔 8 喷)	6~14 岁儿童:1 喷/鼻孔,每日 3 次或 2 喷/鼻孔,每日 2 次(最大剂量为每日 4 喷/鼻孔)
糠酸莫米他松 (内舒拿)	50μg/喷	2 喷/鼻孔,每日 1 次	2~11 岁儿童:1/鼻孔,每日 1 次
曲安奈德 (Nasacort AQ)	55μg/喷	2 喷/鼻孔,每日 1 次	2~11 岁儿童:1/鼻孔,每日 1 次

[a] 对每个患者,应设定一个糖皮质激素的最低有效剂量,以减少其不良反应。当患者获得最大疗效,症状得到控制时,在持续控制鼻炎症状的前提下,可以降低糖皮质激素的维持剂量。

来源:Facts & Comparisons eAnswers. http://online.factsandcomparisons.com/index.aspx? Accessed May 11, 2015.

作用机制

案例 20-3,问题 4:鼻内糖皮质激素是如何缓解变应性鼻炎症状的?

糖皮质激素与细胞质中的特定类固醇受体相互作用,然后类固醇受体复合物进入细胞核从而影响蛋白质合成,同时抑制磷脂分解转化成花生四烯酸[45];从而抑制前列腺素和白三烯的形成。局部糖皮质激素能减少鼻黏膜和上皮细胞内的嗜酸性粒细胞、嗜碱性粒细胞和肥大细胞的数量;直接抑制肥大细胞和嗜碱性粒细胞释放介质;减少黏膜水肿和血管舒张；稳定内皮细胞和上皮细胞；减少渗出[1]。局部糖皮质激素能抑制抗原引起的速发和迟发反应[28]，因此推荐预防使用和持续治疗应用[1]。

治疗药物的选择

案例 20-3,问题 5：哪些鼻内糖皮质激素适用于 A. R. 变应性鼻炎的治疗？

目前市售的鼻内糖皮质激素产品药理学特点各异，这些特点会影响患者的接受度和依从性，但在疗效上并无明显差别[1]。这些药品主要的不同在于其效价、给药方案、给药装置、喷雾体积[29]和患者喜好。对于过敏体质的患者来说，那些不含防腐剂或不含乙醇的产品在理论上更加具有优势。

理想的鼻内糖皮质激素药物应具有较高的局部作用而全身作用较小。局部给药后，糖皮质激素可通过鼻黏膜吸收或咽下的部分药物通过胃肠道吸收进入体循环[44]。研究表明，对于某些糖皮质激素类药品，不同的感官属性（如余味、鼻部刺激和气味）影响药物的可接受性和患者的喜好[1]。因此需要一定程度的试验来找到适合 A. R. 的产品。

安全性

案例 20-3,问题 6：在这种情况下,经鼻使用皮质激素的安全性如何？

目前经鼻使用的糖皮质激素列于表 20-7 中。现有的经鼻使用的糖皮质激素在临床试验中表现出相似的药效[1]。布地奈德、倍氯米松、环索奈德、氟尼缩松推荐用于 6 岁及 6 岁以上的人群。倍氯米松 HFA 和丙酸氟替卡松用于 4 岁及以上人群，莫米松和糠酸氟替卡松则可用于 2 岁及以上人群[29]。曲安奈德（过敏 24 小时）和氟替卡松（过敏减轻）为 OTC 药，分别被批准用于 2 岁和 4 岁及以上人群使用。因为 A. R. 年龄是 8 岁，理论上她适合选用 OTC 鼻内糖皮质激素，鉴于她同时患有哮喘，给予她处方药可能更好。由于对上气道过敏的不良控制可能会对哮喘的控制产生负面影响[24]，所以医护人员对她进行适当的监测十分重要。

有关儿童应用皮质激素时常受关注的问题是抑制生长发育的风险。目前美国食品药品管理局（FDA）要求在经口吸入和经鼻吸入的糖皮质激素类药物说明书上注明，儿童使用这类药品可能会降低他们的生长速度。虽然倍氯米松可能与儿童生长速度的减慢有关[44]，但是大量研究表明，长期使用较新型的鼻内糖皮质激素不会造成儿童生长发育的减缓[1]。具体来说，有关莫米松、氟替卡松、布地奈德、环索奈德和曲安奈德的研究表明，在推荐剂量下，使用 1 年对生长没有影响[44]。所以，推荐和使用最低有效剂量的鼻内糖皮质激素是正确的，尤其是在儿童人群中，还可同时使用吸入用糖皮质激素。因为 A. R. 同时患有哮喘，正符合这种情况。

关于长期应用鼻内糖皮质激素的其他潜在副作用已有研究。严重的局部效应，如鼻黏膜萎缩或鼻中隔溃疡比较罕见，而且可以通过适当的技术预防[44]。骨密度的变化、眼压的变化及白内障不必关注[44]。

用药指导

案例 20-3,问题 7：A. R. 被给予布地奈德进行治疗,每侧鼻孔 2 喷,每日两次。应该怎样介绍和指导她使用这种药物？

尽管鼻内糖皮质激素的安全性很高，仍可能有局部的不良反应发生。现有药品为水性溶液通过手工喷淋泵给药，鼻干的副作用比原来配方中含有推进剂的气雾剂少。最常报道的不良反应是鼻衄[44]、局部刺激、灼烧、刺痛和干燥有可能发生[1]。采用适当的吸入技术可以减少鼻内糖皮质激素的不良反应[1,6]。

患者教育对于确保正确使用鼻内糖皮质激素和产生良好疗效是十分重要的[28]。应指导 A. R. 在其使用鼻吸入剂之前轻轻地擤鼻涕，因为鼻腔通道的严重堵塞可能阻止药物在作用部位的沉积。也应指导其喷雾时应远离鼻中隔[36]，每个鼻孔给药时，使用对侧手进行操作很容易实现，这样操作使喷头垂直，背靠鼻中隔方向，以确保使用时与鼻中隔平行[3]。（This results in pointing the applicator nozzle straight and back to ensure application is parallel to the septum）

鼻内糖皮质激素治疗几天就会出现明显的治疗效果，某些新的药物起效很快，可在几小时内即缓解症状[1]。氟替卡松按需应用时也同样有效[1]。虽然如此，仍应告知患者药物完全起效可能需要 2~3 周的时间。

全身性糖皮质激素

案例 20-3,问题 8：使用全身性糖皮质激素治疗 A. R. 的变应性鼻炎的作用是什么？

相对于局部应用糖皮质激素的极小不良反应，全身应用这些药物可以导致许多、有时会是严重的不良反应。因此，全身性用药只适用于重症和虚弱的鼻炎患者的短期、辅助治疗。在这类病例中，可以短期应用相对较高剂量的糖皮质激素，亦称之为"冲击治疗"。泼尼松，成人 40mg/d，儿童每日 1~2mg/kg（或是类似化合物的等效剂量），晨起服用，连用至 7 天，可有效缓解急性、严重的鼻炎症状。如果 A. R. 的变应性鼻炎出现极为严重的恶化以至于影响到他的睡眠或上学，应该考虑采用口服糖皮质激素冲击治疗。同样，A. R. 在急性哮喘发作时短期应用全身糖皮质激素也会改善鼻部症状。

联合治疗

案例 20-3,问题 9：对于 A. R. 的变应性鼻炎,联合使用不同治疗方法治疗是否会有优势？

联合应用药物治疗过敏性鼻炎合理性的基础是，不同药物联合使用可获得理论上的相加或是协同的作用。通过对多种组合进行的研究证明，联合使用抗组胺药和减充血剂与单独使用任何一种相比，能更好地缓解鼻部症状；联合使用鼻内抗组胺药和鼻内糖皮质激素也有优势[1]。然而，鼻内糖皮质激素与口服抗组胺药物联合使用并没有显示出比单独使用鼻内糖皮质激素更好的临床疗效[1]。同样，口服抗组胺剂和白三烯调节剂的联合治疗通常不被推荐[1]。不管使用哪一种联合治疗，一旦症状得到控制，应尝试停用其中一个药物。

白三烯调节剂治疗

案例 20-4

问题 1：K. H. 是一个患有变应性鼻炎的 58 岁男性。数年来他每在豚草花粉的季节出现症状。他在此期间为缓解症状使用过多种抗组胺药，并有一定的效果。有时，K. H. 自己服用非处方药治疗，包括氯马斯汀和苯海拉明。今年，他在花粉季节前 1 周开始使用苯海拉明治疗，但在 10 日后出现尿潴留的症状。他的医生认为这一症状可能与抗组胺药加重他的前列腺增生有关，并给他更改为非索非那定 60mg，每日 2 次治疗。1 周后，K. H. 诉药物无效。在看到电视上的一则广告后，他要求使用白三烯调节剂治疗他的变应性鼻炎。苯海拉明导致 K. H. 泌尿系统不适的机制是什么？

K. H. 表现出排尿障碍或前列腺疾病的症状。这一疾病的常见特征为尿频、排尿延迟、尿流速减慢、尿淋漓和尿排空后的膀胱充盈。引起阻塞的最常见病因是良性前列腺增生（BPH）。由于前列腺的自然解剖位置是环绕着尿道生长，当腺体增生时即可阻塞尿液的流动[46]。

膀胱和尿道是由平滑肌组织组成，并由自主神经系统的交感和副交感神经支配。逼尿肌的肌肉组织中以 β-肾上腺素受体和胆碱能受体为主[47]，而膀胱颈（或出口）以 α-肾上腺素受体为主。交感神经兴奋引起逼尿肌舒张膀胱充盈，尿道关闭和降低膀胱排空。而胆碱能刺激导致逼尿肌收缩引起膀胱排空。初始阶段，逼尿肌的肌肉组织可代偿由 BPH 引起的尿道阻塞。而最终，逼尿肌肌纤维肥大和失代偿，导致尿残留和逼尿肌反射亢进表现为尿频、尿急、尿失禁和遗尿[48]。

当 K. H. 服用苯海拉明后，药物的抗胆碱特性阻碍了逼尿肌的收缩出现急性尿潴留[47]。这一病例中，更推荐使用二代抗组胺药（如非索非那定）进行治疗，因为这类药物仅存在极少或是没有抗胆碱的副作用。

治疗效果

案例 20-4，问题 2：K. H. 使用白三烯调节剂治疗变应性鼻炎获益的基本理论和证据有哪些？

白三烯是一类重要的炎症介质，存在于上、下呼吸道和变应性鼻炎患者的鼻分泌物中。它们作为炎症介质，能使

嗜酸性粒细胞增加、微血管渗漏增加、组织水肿、黏液分泌增加[4]。这些作用导致了变应性鼻炎的症状和哮喘症状[24]。在临床试验中，白三烯调节剂减轻了变应性鼻炎患者鼻部症状，但比鼻内糖皮质激素效果要差[1]。

在实际使用中，白三烯调节剂的作用比较缓和，所以主要用做变应性鼻炎一线治疗药物的替代药[1]。关于联合治疗价值的临床决策应以特定的临床表现为基础。由于 K. H. 对 FGAs 不耐受，SGAs 效果又不佳，因此使用鼻内糖皮质激素或白三烯调节剂是合适的。特定情况下，变应性鼻炎伴发轻度哮喘的患者可能会受益于白三烯调节剂联用或不联用抗组胺药物[28]。但是如果使用，可能存在变应性肉芽肿性血管炎的这种罕见不良反应的风险，其主要特征为嗜酸性粒细胞增多，血管炎性皮疹，肺部症状加重，心脏并发症和神经病变[49]。表 20-6 列出了关于孟鲁司特的信息，这是唯一的经批准可用于变应性鼻炎的白三烯调节剂。

补充和替代疗法

案例 20-5

问题 1：C. L. 是一个 25 岁的女性，在 8 月中旬来到药房，主诉她的过敏症状在逐渐加重，主要表现为流鼻涕，鼻塞，反复喷嚏，鼻、眼和喉咙发痒。她感觉疲倦，并且注意力很难集中。她的症状自高中起每年晚春和夏季发作，在过去的几年中她已经间断使用过了多种药物（氯马斯汀、非索非那定、鼻用倍氯米松、酮替芬眼药）。C. L. 是一个有实力的赛跑选手，但由于这些症状她不能完成以往一样的长距离或多次数的运动。因为她的竞赛赞助商可能禁止她使用这些药物，所以她不愿使用。她的队友提到她可以通过饮食、锻炼和在当地的营养补充品商店购买草药来控制症状。如果有的话，哪些变应性鼻炎的替代疗法有效？

瑜伽、按摩、针灸、顺势疗法和草药等替代治疗在患有鼻炎的成人中很常见，应当引起医疗工作者的重视。文献表明，至少使用过一次替代疗法的比例在一般人群中占 25%～50%，在儿童中高达 70%[50]。一项在美国进行的研究表明，29% 的人尝试过鼻窦炎的替代疗法[50]。然而，由于变应性鼻炎在很大程度上是一种自我管理的疾病，有可能导致使用这些方法的报告被低估。一项调查发现，使用替代方法的受访者中，只有 43% 的人告诉了他们的医生[50]。因此在患者就诊时，应当明确询问患者使用替代治疗的情况。尽管一些替代治疗如针灸已被证实是安全的[1,51]，但草药治疗的安全性和有效性尚未明确，因此现在还不能推荐[1]。另外一些补充疗法可能存在副作用或潜在的药物相互作用[50]。由于 L. C. 不愿用药物治疗，应考虑其他合适方法帮助她控制鼻炎症状。

物理技术

樟脑和薄荷油按摩（维克斯达姆膏，鼻舒乐感冒鼻贴）已经证实对鼻塞症状有改善作用[52]，但这种作用是短暂的[29]。其他形式的可以缓解鼻塞症状的香薰按摩包括鼻

窦周围按摩薰衣草精油和绿花白千层精油,或吸入桉树油和薄荷油,这些治疗方法有效性的资料也不足。推荐的其他形式的缓解鼻塞的芳香疗法缺乏与疗效相关的数据[52]。盐水鼻腔冲洗(如洗鼻壶)简单、费用低并已被证明具有一定疗效[53]。

草药

有观点认为,有些草药具有抗过敏、抗炎和提高免疫功能的作用,可能有助于缓解变态反应的症状[51,54]。基于这个考虑,紫锥菊成为了美国草药制品中最畅销的品种。紫锥菊又叫紫矢车菊,属于雏菊属菊科的一种植物[55],虽然紫锥菊常用于免疫相关疾病,但已知对这些植物过敏的患者应谨慎使用紫锥菊产品。

一些草药的治疗,包括蜂斗菜、别敏、中药复方制剂[1]和螺旋藻[50]在AR患者的临床试验中对临床症状的改善及生活质量的提高出现阳性结果,存在一定的前景,但在其纳入推荐疗法之前,需要更多的研究[1]。并没有良好的临床数据显示葡萄籽提取物、蜂蜜、柠檬皮、荨麻、红洋葱有治疗作用[40]。

其他

关于鼻内锌制剂用于上呼吸道症状,特别是与普通感冒相关的那些症状以及与过敏有关的充血性症状的报道一直是矛盾的。虽然锌凝胶和其喷雾剂是比较常见的非处方药,但研究结果并不一致[56],可能与锌引起的嗅觉缺失症有关[56]。因为这些原因,一些产品已从市场退出。通过给患者少量的过敏原即顺势疗法药物来模拟和增强患者自身的免疫反应和自然防御能力[57]。一些研究表明,接受顺势疗法的变应性鼻炎患者给予变应原稀释液后过敏性鼻炎评分明显优于安慰剂组[57]。在顺势疗法可推荐到变应性鼻炎治疗前需要更多的研究。

虽然有大量的替代治疗方案广泛存在并在自我治疗频繁使用,但是根据这些数据的评估,对于C.L.的变应性鼻炎还没有一个确定的可推荐的替代疗法[1]。应该建议C.L.去专门管理其体育活动的管理部门咨询(比如奥运赛事世界反兴奋剂机构),弄清楚哪些药物绝对禁止使用,哪些药物可医疗豁免,哪些药物可在非竞赛期间使用。这样可能让她有信心地应用许多常规的治疗(如鼻内糖皮质激素)。盐水冲洗将是一个安全、没有争议并能提供一些疗效的选择。

免疫治疗

疗效

案例20-6

问题1: R.C.是一个25岁女教师,从儿童时期起即出现过敏症状,在其大学毕业搬至一个新的地区后症状加重。尽管她的症状在全年中比较轻微,但在每年4~6月和8~10月会出现严重的恶化。在这一时期,她感觉暴露于除草环境时会诱发严重的鼻部症状。她还注意到,在春季和秋季早期,她在室外的时间越长,她购买的OTC药物氟替卡松(Flonase)鼻喷剂(2喷/鼻,1次/日)常规治疗效果越差。在这期间,她加用了氯雷他定(每日10mg),但她不喜欢使用这么多药物,而且使用后症状仍持续。R.C.咨询你对脱敏注射的意见,还提到她在儿童时期曾进行过这种治疗且有一定的作用,但在1年后停止并再未重新治疗。变应原免疫治疗对于缓解变应性鼻炎的症状有效吗?

变应原特异性免疫治疗有长期的疗效,可诱导临床和免疫耐受,并且可以阻止变应性疾病的进程[58,59]。通常免疫治疗可以通过SCIT(有时称"脱敏注射")[58]、舌下滴剂[58](在美国FDA没批准)[1]或SLIT[60]获得。免疫疗法是唯一的,能够改变疾病的病程[1]。通过反复给予含变应原提取物的稀释溶液,并逐渐增加剂量,提供免疫耐受[59]。因此,以后再暴露于这些变应原不再出现症状或只出现轻微的症状。

SCIT在19世纪早期已被经验性应用,它的作用也已经被大量的对照研究所证实[61]。SIT不仅治疗变应性鼻炎有效,甚至还能预防哮喘发作[1]。此外,免疫治疗的获益是长期的。研究表明,即使停止给药后,其有益效果可持续达到10年以上[1]。SCIT和SLIT应被看作是对特定患者药物治疗的补充,并尽可能在过敏性疾病的早期使用,以获得最大的效益[1,60]。

变应原检测

案例20-6,问题2:临床医生如何确定R.C.的特异的敏感性?

皮肤试验采用改良的点刺试验方法或划痕试验法来确诊变应性鼻炎,同时明确特异性的变应原敏感性。皮肤试验的敏感性很高,且在检测变应原敏感性的客观检查中相对费用较低。通过点刺或划痕将少量快速反应的稀释的变应原提取物导入皮肤。在前臂上部的曲侧或伸侧设置15~35个试验点。阳性的皮肤试验在15~20分钟内即可在刺入部位出现风团和红晕。一位有经验的医师,通常是变应性疾病的专家,应该会使用高纯度的变应原提取物进行皮肤试验并能解释结果[62]。

变应原的检测随着地域而变化,主要是与当地最常见的可产生空气传播微粒的植物种类有关。花粉是最主要的微粒,是由树木、青草和野草产生的。每种通常在1年中的固定时间授粉:树木在春天,青草在初夏和仲夏,野草在晚夏到秋天第一次霜降前。花粉季节的开始和强度随地域和气候而变化,特别是受到温度和湿度的影响。但季节周期性也可能引起误导,因为前一个季节沉降的花粉微粒可能在翌年春天雪融化或大风时节重新悬浮在空气中。

霉菌孢子也是常见的空气传播的变应原。室外真菌从早春到晚秋均可释放孢子。在这一漫长的时期,孢子数目升高和降低依赖于生长这些真菌的当地的植物群(如谷物和其他农作物、森林和果树)。一些常年的变应原(如屋尘螨、昆虫和动物皮屑以及一些室内霉菌)则在各个地区均始终存在。

除了皮肤点刺试验外，临床医生还可以在血液中检测变应原特异性的 IgE 抗体[63]。检测报告为定量结果，通过血清总 IgE 可判断是否为特应性[63]。在每个具体病例中，皮肤试验结果[62]或 IgE 血清水平[63]必须与患者的病史结合。R. C. 的常年症状和季节性恶化表明，其对常年性变应原过敏，尤其对树木、草、杂草花粉等季节性变应原具有特殊的敏感性，但这些主观联系应通过皮肤试验加以证实。

抗组胺药物通过阻滞组胺对毛细血管的作用抑制或弱化风团潮红反应。不同的抗组胺药抑制风团形成的程度和抑制效应的持续时间各不相同，老的第一代抗组胺药最严重[62]。其他可能干扰皮肤点刺试验的药物包括长期应用全身糖皮质激素、局部糖皮质激素、三环抗抑郁药、吩噻嗪类抗精神病药和止吐药[62]。根据所选药物的不同，抗组胺药必须在皮肤试验前停用 24 小时至 10 日不等[62]，而即便如此，仍需考虑到患者之间也存在着阻滞效应的差异。因此为了获得最佳结果，R. C. 在皮肤试验前应当停用氯雷他定 10 日。表 20-8 中列出了在过敏原皮肤测试前停止使用抗组胺药物的建议。

表 20-8

变应原皮肤试验前抗组胺药停用一般建议

1. 提醒患者在停用抗组胺药期间可能会再次出现过敏性症状，但如果服用抗组胺药物就不能得到可靠的皮肤试验结果
2. 在皮肤试验前 4 日停用全部短效的抗组胺药（即表 20-2 中抑制效应持续时间少于或等于 4 日的药物）
3. 停用长效抗组胺药（即表 20-2 中抑制效应持续时间超过 4 日的药物）的时间要与它们抑制作用持续的时间相符（如：羟嗪应在皮肤试验前 10 日停用）
4. 在进行一套完整的皮肤试验前，应先进行组胺（阳性）对照和甘油稀释液（阴性）对照试验。正常的组胺反应应该是 1mg/ml 的组胺应产生风团潮红反应的直径分别是 2~7mm 和 4.5~32.5mm。组胺对照的皮肤反应正常表明皮肤试验可获得准确的结果

其他治疗过敏反应的药物，包括色甘酸和鼻内糖皮质激素对于皮肤试验没有影响。同样的，大多数哮喘药物，包括白三烯调节剂、吸入用 β_2-受体激动剂、色甘酸、茶碱以及吸入和短程全身性（"冲击"）糖皮质激素，对于皮肤试验也没有影响[62]。因此，R. C. 在等待进行皮肤试验时可继续使用氟替卡松鼻喷剂。

通过 SCIT 或 SLIT 进行免疫治疗适用于无论是否进行环境控制，对 AR 的药物治疗没有足够反应的患者[1]。进一步还应考虑到患者对于这种治疗方式的接受程度、依从性、对规避措施的反应、药物不良反应、是否同时患有过敏性哮喘[1]。已经证明，免疫治疗的临床疗效与常规的鼻内类固醇、孟鲁司特或抗组胺治疗相似，甚至优于常规治疗[60]。在 R. C. 这个病例中，她表现为常年的症状伴有季节性加重，在应用适当治疗后症状仍不能得到缓解，她本人也有试用免疫治疗的意愿。另外，她在儿童时期的应用经历也是有效的。基于这些原因，进行皮肤试验和特异性变应原的免疫治疗是合理的。

疗程

在经过皮肤试验确定变应原后，皮下注射免疫治疗通常分为两个阶段进行。在强化阶段，每周 1~2 次给予逐渐递增剂量的变应原，直至达到预定的目标或维持剂量。一旦达到维持剂量，在后续几年的治疗中通常为每 2~3 周注射一次。临床症状的改善常在免疫治疗的第 1 年出现。有一小部分患者可能因没有症状改善而终止免疫治疗。如果症状减轻，通常仍需延续 3~5 年的维持治疗[64]。

免疫治疗可达到症状的长期缓解，缺点是治疗的疗程较长。SCIT 改变了疾病的自然病程，有证据表明治疗结束后疗效会持续很长时间[1,64]。

应用舌下含片进行免疫治疗时要将含片在舌下保持 1~2 分钟，然后吞咽。表 20-4 列出了给药信息，以及最好什么时候开始与过敏原季节相关的治疗。与 SCIT 的每次给药均需在医疗机构相比，舌下含剂免疫治疗的一个好处是只需要第一次给药在医疗机构[64]。因为这些舌下片剂需要每日给药，所以患者需要良好的依从性。R. C. 将需要与她的医生讨论她的想法，愿意每日用药还是愿意去诊所进行常规注射[64]。

风险

免疫治疗的局部不良反应(如发红、肿胀)是较普遍的,而发生严重不良反应(如过敏反应)的风险较低[1]。因为舌下含片具有良好的安全性,所以在第一次应用后即被 FDA 批准使用。由于存在过敏反应的风险,患者应该准备并学会正确使用肾上腺素自动注射器[1]。鉴于全身性不良反应偶有发生,因此由接受过培训、对不良反应有及时发现和处理能力的人员来给 R. C. 进行注射是非常重要的。

需要,如果 R. C. 决定使用 SLIT,应该给她开肾上腺素注射剂处方并教育她如何使用。应教育她如果 SLIT 后,出现症状和体征(如面部瘙痒、舌头肿胀、吞咽困难或呼吸短促)应使用肾上腺素注射剂。自动注射器使用时在大腿肌内注射,必要时穿着衣服直接注射。R. C. 可以在必要时重复注射肾上腺素[29]。可注射的肾上腺素产品见表 20-9。

表 20-9

可用的注射用肾上腺素产品

药品名称	剂型和含量	成人剂量	儿童剂量
EpiPen Jr 2-Pak	溶液 自动注射器 0. 15mg/0. 3ml	N/A	剂量按体重计算:15～29kg: 0. 15mg 肌内或皮下注射
EpiPen 2-Pak Adrenaclick Auvi-Q	溶液 自动注射器 0. 3mg/0. 3ml	0. 3mg 在大腿外侧肌内或皮下注射	

来源:Facts & Comparisons eAnswers. http://online. factsandcomparisons. com/index. aspx? Accessed June 9, 2015.

药物导致的鼻充血:药物性鼻炎

案例 20-7

选择的药物和某些药物的滥用可通过多种机制导致鼻塞[65]。表 20-10 列出了可能引起鼻部疾病的药物。在此案例中,L. K. 很可能出现了反跳性鼻充血,最终形成了一种由药物引起的被称为药物性鼻炎(rhinitis medicamentosa,RM)的特别形式的鼻炎。

表 20-10

可引起鼻症状的药物

局部炎症机制
阿司匹林
非甾体抗炎药
神经源性机制
中枢抗交感神经药物
可乐定
甲基多巴
利血平
外周抗交感神经药物
哌唑嗪
胍乙啶
酚妥拉明
血管扩张药
西地那非

表 20-10

可引起鼻症状的药物（续）

他达那非
伐地那非
特发性机制
抗高血压药物
阿米洛利
血管紧张素转化酶抑制剂
β-受体类
钙通道阻滞剂
氯噻嗪
肼屈嗪
氢氯噻嗪
激素类药物
外源性雌激素
口服避孕药
神经精神药理学
阿普唑仑
阿米替林
利眠宁
氯丙嗪
加巴喷丁
利培酮
奋乃静
硫醚嗪

来源：Dykewicz MS et al. Diagnosis and management of rhinitis：complete guidelines of the Joint Task Force on Practice Parameters in Allergy, Asthma and Immunology. American Academy of Allergy, Asthma, and Immunology. *Ann Allergy Asthma Immunol.* 1998；81（5 Pt 2）：478；Ramey JT et al. Rhinitis medicamentosa. *J Investig Allergol Clin Immunol.* 2006；16：148；Varghese M et al. Drug-induced rhinitis. *Clin Exper Allergy.* 2010；40：381.

局部减充血剂可短期应用。急用时，拟交感神经（肾上腺素能）药物刺激血管上的 α 肾上腺素能受体引起血管收缩（这可以帮助缓解与水肿和血管堵塞相关的鼻塞）[65]；但是当这些药物长期使用时，由于过度刺激 α-肾上腺素能受体引起快速耐受以及通过负反馈机制降低内源性去甲肾上腺素的产生[65]。RM 也与苯扎氯铵的存在有关，它们作为防腐剂存在于一些鼻部用药中[65]。

当 RM 发生时，许多患者会增加使用局部减充血剂的频率和/或剂量以期缓解反跳性鼻塞，从而形成了一种恶性循环。L. K. 的描述包括超长使用赛洛唑啉（3 周），使用更加频繁（从每日 2 次到每日 4 次），给药剂量增加（每个鼻孔从 2 次到 3 次），以上这些都支持 RM 的诊断。

解决方案

对于药物性鼻炎最好的解决方法是预防，局部减充血剂的使用疗程必须限定小于 3~5 日。如果使用时间超过 5 日[29]，应当建议患者在恢复治疗前停用药物 1~2 日。当患者被推荐或购买局部减充血剂时，必须向患者说明这些情况。如果预防措施失败，有几种选择治疗药物性鼻炎[66]。

第一步是停止使用局部减充血剂。应建议 L. K. 停止使用丁苄唑啉。由于突然停用可能会导致不适及鼻塞症状加重[66]，应教育 L. K. 不要再使用局部减充血剂治疗。可推荐 RM 患者使用一种鼻内糖皮质激素（任何可用的产品），但可能需要 6 周才能达到最大效果[65,66]。由于 RM 既有 RM 又有季节性症状（打喷嚏，流鼻涕，鼻子发痒），应推荐他使用鼻内糖皮质激素如莫米松鼻喷雾剂治疗（每日每个鼻孔喷 2 次）。生理盐水鼻滴剂或喷剂可以湿润鼻腔和减轻鼻部刺激。对于难治性患者，有时也需要短期使用全身性皮质激素[66]。需要注意的是，如果患者已经持续使用减充血剂数月或数年，鼻黏膜可产生不可逆的变化。

特发性鼻炎

诊断

案例 20-8

问题 1：M. S.，29 岁男性，主诉大量水样鼻涕，慢性进行性加重 5 年，还出现有鼻塞伴流涕，但否认鼻痒或喷嚏。尽管症状时轻时重，但无季节性。其症状在接触到烟草的烟雾、油漆或氨水等刺激性气体和冷空气时加重，且常伴随头疼。M. S. 没有其他疾病和变应性疾病的家族史。不吸烟，偶尔饮酒。既往只使用过莫米松鼻喷剂（50μg/喷，每侧鼻孔 2 喷，每日 1 次），仅能部分缓解症状。问诊过程中 M. S. 多次抽鼻子和擤鼻涕。体检可见轻度鼻黏膜红斑伴下鼻甲轻度水肿。水样清涕较多，鼻通气相对正常。鼻窦无压痛，其他体检正常。鼻分泌物涂片的显微镜检查显示少量中性粒细胞，没有嗜酸性粒细胞。以上哪些表现支持 M. S. 特发性鼻炎的诊断？

特发性鼻炎是一个排除性诊断，包括除外免疫源性、微生物源性、药物源性、激素源性或职业因素等多种原因引起的鼻黏膜炎症[6]。这种症状有时也称为非变应性鼻炎或"血管运动性鼻炎"，但用这个名字会引起一些混淆，因为这一疾病的病因还没有明确[6]。目前主要的理论认为该病的病因局部特应性反应、自主神经系统和/或疼痛的神经传感器功能紊乱以及离子通道蛋白功能异常[7]。理论上来说，那些能够增加鼻腔副交感神经活性的刺激因素如冷空气和可吸入的刺激物，都可以导致症状加重[7]。尽管如此，在缺乏全身性特应性标记物及炎症病理生理学证据的情况下,特发性鼻炎是否为局部性过敏反应仍存在很大争论[6]。

案例20-8,问题2:M.S. 询问特发性鼻炎是怎么引起的,以及如何减轻他的症状。

特发性鼻炎的症状是多种多样的。大多数患者表现为常年的鼻塞伴有鼻和后鼻道的大量水样分泌物。许多患者以鼻塞为主要症状,其余的则表现为流鼻涕。偶有喷嚏、鼻痒及结膜症状[7]。可以出现头痛,部位多在前额或局限于鼻梁。温度、气压和湿度等气候变化也可能导致症状的出现或加重[7]。同样,诸如烟草烟雾、工业污染物、强烈的气味和香水、报纸、化学烟雾等刺激物也可能恶化或加重症状[7]。

鼻黏膜的外观也呈现不同表现。鼻甲多出现红斑,并且在病情加重时常常会出现大量的鼻腔分泌物,这些分泌物引起结痂和干燥[6],没有嗜酸性粒细胞,皮肤试验常是阴性[8]。

M.S. 的水样流涕、鼻塞和头痛,但不伴鼻痒或喷嚏的症状是很典型的。他所描述的接触有害吸入物、冷空气和热饮后症状加重也支持特发性鼻炎的诊断。鼻分泌物涂片明显缺乏大量的嗜酸性粒细胞,是与非变应性鼻炎伴嗜酸粒细胞增多综合征(NARES)的主要区别。疾病虽然症状相似,但主要标记是皮肤针刺试验阴性、鼻嗜酸性粒细胞(5%~20%)及IgE 阴性。

治疗药物的选择

案例20-8,问题3:现有的治疗特发性鼻炎的非药物性和药物性的方法有哪些?

应当指导患者尽可能避免导致症状加重的因素,如强烈的气味(香水、肥皂、油漆)和空气污染物(烟和烟草烟雾)等[6]。盐水冲洗是一种很有作用的缓解症状和湿润鼻腔的治疗方法[6]。特发性鼻炎的药物治疗应针对个别患者的主要症状。对于主要症状为鼻塞而流涕轻的患者,鼻内糖皮质激素可能有效[6,67]。某些特发性鼻炎患者口服减充血剂可改善鼻塞症状[6],但对辅助治疗应该引起关注,因为其副作用是个问题,并且缺乏有关疗效的证据[6]。

M.S. 病例是特发性鼻炎治疗过程中经常令人沮丧的典型病例。多种常用的治疗方案均无效,而且 M.S. 对鼻内糖皮质激素治疗的反应也不能令人完全满意。一些旧证据建议局部鼻辣椒素可能有效,但是这种选择没有得到广泛的支持[6]。对于药物治疗失败的患者,也有手术治疗的尝试,但它通常只适用于伴有鼻中隔偏曲或鼻甲肥大的患者[6]。

由于 FGAs 的抗胆碱作用有干燥作用,对 M.S. 这样的以流鼻涕为主要症状的患者可能会有帮助[6]。已经被证明局部抗组胺药氮斯汀对特发性鼻炎患者的鼻塞、后鼻滴涕、和睡眠困难等症状有效[6]。减少鼻腔分泌物的另一选择是鼻内异丙托溴铵,一个副作用小的局部使用的阿托品类似物[6](见表20-6 的药物信息)。在 M.S. 案例中,由于其过去使用鼻内产品(莫米松)未感到不适,因此开始试着给予0.03%的异丙托溴铵每个鼻孔 2 喷,每日 3 次是合理的。一

且流涕得到控制,应该建议他剂量减少到每日 2 次。如果在剂量优化期间鼻孔过干,可以根据需要使用生理盐水冲鼻剂。

变应-非变应混合型鼻炎

案例 20-9

问题1:D.W. 是名 56 岁的妇女,有长期的由季节性豚草触发的变应性鼻炎的病史。她的主要症状是流鼻涕和打喷嚏,使用多种口服抗组胺药(氯马斯汀 1mg/d,最近使用西替利嗪 10mg/d)症状得以缓解,每年秋天她都要服用几周的药物。最近(冬天),她出现了新的鼻炎症状,这些症状和天气、各种气味相关,特别是香水和调味料,而过去她没有这个问题。在她遇到这些情况时,会出现水样鼻涕和严重充血。针对这些情况,她尝试使用了西替利嗪和伪麻黄碱的联合给药治疗,但她主诉这些似乎没什么作用,并且让她感觉紧张。D.W. 新的症状是变应性鼻炎进展(没有控制住)的结果还是代表有新的疾病出现?

在临床实践中,变应和非变应性鼻炎的区分可能会有些困难,而且一些患者变应和非变应性鼻炎的共存会进一步混淆诊断[8]。应该仔细收集患者病史,对症状和各种暴露源的时间关系进行评估。本章中鼻炎的临床表现和评估章节有助于复习以区分变应性鼻炎和非变应性鼻炎。当患者主诉有两种类型的特征,尤其在优化的治疗下有新的症状或触发因素时,应该考虑混合性鼻炎。

虽然 D.W. 有明确地对豚草花粉过敏的病史(支持变应性鼻炎诊断),但是最近更多症状的出现和触发源(如:气味)之间的时间相关性,表明她可能已经发展成非变应性(非 IgE)。患者的年龄也在更年期,与出现的血管运动性鼻炎(非变应性)的发生相一致。这些因素,加上之前成功治疗方法已不起作用(如口服抗组胺药物),都表明 D.W. 可能患上变应和非变应混合型鼻炎。

案例20-9,问题2:该如何治疗 D.W. 的混合性鼻炎?与变应性鼻炎的处理有何不同?

值得关注的是,非变应性诱发因素或者像 D.W 这样新出现的诱发因素引起的鼻炎,口服抗组胺药和其他主要针对变态反应的治疗无法缓解症状。有充分的临床证据表明鼻内类固醇类是有效的选择,鼻内抗组胺药或二者联合用药也有效[8]。避免或最大程度的减少对触发因素的暴露是一个重要的策略。对于 D.W. 而言,尝试一个为期 4 周的不含苯扎氯铵的鼻内糖皮质激素(如:环索奈德 2 喷/鼻孔,每日 1 次)治疗,同时必须给予正确用药的指导。鼻内糖皮质激素治疗可能会改善 D.W. 对变应和非变应性诱发因素的反应[8]。

总结

鼻炎的首要治疗应当是预防症状的发生,这可以通过

多种药物和非药物的治疗方法来实现。变应性鼻炎是最常见的亚型，变应性鼻炎的治疗方案应包括患者教育、避免接触变应原或刺激物、适当的药物治疗包括个体化的免疫疗法。预期结果是控制疾病的进程，这样患者就可以舒适地生活，而没有症状或器官受损的干扰。针对每位患者的症状、病史和对治疗反应的个体化治疗是非常重要的。有效地控制和治疗鼻炎可以极大地改善患者的生活质量。

（李德强　田溪　译，董维冲　宋贝贝　校，杨秀岭　审）

参考文献

1. Seidman MD et al. Clinical practice guideline: allergic rhinitis. *Otolaryngol Head Neck Surg*. 2015;152;15(1S):S1–S43.

2. Wheatley LM, Togias A. Allergic rhinitis. *N Engl J Med*. 2015;372:456–463.

3. Scadding GK et al. BSACI guidelines for the management of allergic and non-allergic rhinitis. *Clin Exp Allergy*. 2008;38:19–42.

4. Mandhane SN et al. Allergic rhinitis: an update on disease, present treatments and future prospects. *Int Immunopharmacol*. 2011;11:1646–1662.

5. Greiner AN et al. Allergic rhinitis. *Lancet*. 2011;378:2112–2122.

6. Tran NP et al. Management of rhinitis: allergic and non-allergic. *Allergy Asthma Immunol Res*. 2011;3:148–158.

7. Settipane RA, kaliner MA. Nonallergic rhinitis. *Am J Rhinol Allergy*. 2013;27(3):S48–S51.

8. Bernstein JA. Allergic and mixed rhinitis: epidemiology and natural history. *Allergy Asthma Proc*. 2010;31:365–369.

9. Summary of health statistics for U.S. adults: national health interview survey 2012. Available at: http://www.cdc.gov/nchs/data/series/sr_10/sr10_260.pdf. Accessed April 8, 2015.

10. Summary of health statistics for U.S. adults: national health interview survey 2012. Available at: http://www.cdc.gov/nchs/fastats/allergies.htm. Accessed April 8, 2015.

11. Cibella F et al. The burden of rhinitis and rhinoconjunctivitis in adolescents. *Allergy Asthma Immunol Res*. 2015;7:44–50.

12. Thompson A et al. Sleep impairment and daytime sleepiness in patients with allergic rhinitis: the role of congestion and inflammation. *Ann Allergy Asthma Immunol*. 2013;111:446–451.

13. De la Hoz Caballer B et al. Allergic rhinitis and its impact on work productivity in primary care practice and a comparison with other common diseases: the cross-sectional study to evaluate work productivity in allergic rhinitis compared with other common diseases (CAPRI) study. *Am J Rhinol Allergy*. 2012;26:390–394.

14. Schmitt T, Palma L. Allergic rhinitis in children. *Austin J Nurs Health Care*. 2014;1:1006.

15. National ambulatory medical care survey 2010 summary tables. (Table 13). Available at: http://www.cdc.gov/nchs/data/ahcd/namcs_summary/2010_namcs_web_tables.pdf. Accessed April 8, 2015.

16. Bhattacharyya N. Incremental healthcare utilization and expenditures for allergic rhinitis in the United States. *Laryngoscope*. 2011;121:1830–1833.

17. Bhattacharyya N. Functional limitations and workdays lost associated with chronic rhinosinusitis and allergic rhinitis. *Am J Rhinol Allergy*. 2012;26:120–122.

18. Sahin-Yilmaz A. Anatomy and physiology of the upper airway. *Proc Am Thorac Soc*. 2011;8:31–39.

19. Bousquet J et al. Allergic rhinitis and its impact on asthma (ARIA) 2008 update (in collaboration with the World Health Organization, GA(2)LEN and AllerGen). *Allergy*. 2008;63(Suppl 86):8.

20. Rook GW et al. Microbial 'old friends', immunoregulation and socioeconomic status. *Clin and Exp Immunol*. 2014;177:38–46.

21. Shah R, Grammer LC. An overview of allergens. *Allergy Asthma Proc*. 2012;33:S2–S5.

22. Uzzaman A, Cho SH. Classification of hypersensitivity reactions. *Allergy Asthma Proc*. 2012;33:S96–S99.

23. Rondon C et al. Local allergic rhinitis: concept, pathophysiology, and management. *J Allergy Clin Immunol*. 2012;129:1460–1467.

24. Brozek JL et al. Allergic rhinitis and its impact on asthma (ARIA) GUIDE-LINES: 2010 revision. *J Allergy Clin Immunol*. 2010;126(3):466–476.

25. Rodrigues-Martinez CE et al. Cost effectiveness analysis of mometasone furoate versus beclomethasone dipropionate for the treatment of pediatric allergic rhinitis in Columbia. *Adv Ther*. 2015;32(3):254–269.

26. Hay JW, Kaliner MA. Costs of second-generation antihistamines in the treatment of allergic rhinitis: US perspective. *Curr Med Res Opin*. 2009;25(6):1421.

27. Kennedy JL et al. Decision-making analysis for allergen immunotherapy versus nasal steroids in the treatment of nasal-steroid responsive allergic rhinitis. *Am J Rhinol Allergy*. 2014;28(1):59–64.

28. Melvin TN, Patel AA. Pharmacotherapy for allergic rhinitis. *Otolaryngol Clin North Am*. 2011;44:727–739.

29. Facts and Comparisons. Available at: http://online.factsandcomparisons.com/index.aspx?. Accessed April 23, 2015.

30. Kushnir NM. The role of decongestants, cromolyn, guafenesin, saline washes, capsaicin, leukotriene antagonists, and other treatments on rhinitis. *Immunol Allergy Clin North Am*. 2011;31:601–17.

31. Bahceciler NN. Mucosal immunity and sublingual immunotherapy in respiratory disorders. *J Asthma*. 2012;2012:725719. doi: 10.1155/2012/725719.

32. Hochfelder JL, Ponda P. Allergen immunotherapy: routes, safety, efficacy, and mode of action. *Immunotargets Ther*. 2013;2:61–71.

33. Food and Drug Administration website. Fighting Allergy Season with Medications. http://www.fda.gov/forconsumers/consumerupdates/ucm396321.htm. Accessed April 24, 2015.

34. Xolair Prescribing Information. http://www.gene.com/download/pdf/xolair_prescribing.pdf. Accessed April 23, 2015.

35. Food and Drug Administration. FDA Drug Safety Communication: FDA approves label changes for asthma drug Xolair (omalizumab), including describing slightly higher risk of heart and brain adverse events. http://www.fda.gov/Drugs/DrugSafety/ucm414911.htm. Accessed April 23, 2015.

36. Mucci T et al. Allergic Rhinitis. *Mt Sinai J Med*. 2011;78:634–644.

37. Roberts G et al. Paediatric rhinitis: position paper of the European Academy of Allergy and Clinical Immunology. *Allergy*. 2013;68:1102–1116.

38. Rutledge KP et al. Sensory study of the new formulation of azelastine nasal spray with reduced bitterness. *J Sens Stud*. 2011;26:35.

39. Hatton RC et al. Efficacy and safety of oral phenylephrine: systematic review and meta-analysis. *Ann Pharmacother*. 2007;41:381.

40. La Rosa M et al. Allergic conjunctivitis: a comprehensive review of the literature. *Ital J Pediatr*. 2013;39:18.

41. Bielory L et al. An algorithm for the management of allergic conjunctivitis. *Allergy Asthma Proc*. 2013;34:408–420.

42. Reisacher WR. Allergy Treatment: environmental control strategies. *Otolaryngol Clin North Am*. 2011;44:711–725.

43. Mortuaire G et al. Rebound congestion and rhinitis medicamentosa: nasal decongestants in clinical practice. Critical review of the literature by a medical panel. *Eur Ann Otorhinolaryngol Head Neck Dis*. 2013;130:137–144.

44. Sastre J, Mosges R. Local and systemic safety of intranasal corticosteroids. *J Investig Allergol Clin Immunol*. 2012;22:1–12.

45. Grzanka A et al. Molecular mechanisms of glucocorticoids action: implications for treatment of rhinosinusitis and nasal polyposis. *Eur Arch Otorhinolaryngol*. 2011;268:247–253.

46. Hollingsworth JM, Wilt TJ. Lower urinary tract symptoms in men. *BMJ*. 2014;349:4474–4485.

47. Pearson R, Williams PM. Common questions about the diagnosis and management of benign prostatic hyperplasia. *Am Fam Physician*. 2014;11:769–774.

48. Roehrborn CG. Pathology of benign prostatic hyperplasia. *Int J Impot Res*. 2008;20:S11-S18.

49. Ghosh S et al. Churg-Strauss Syndrome. *Indian J Dermatol*. 2011;56:718–721.

50. Sayin I et al. Complementary therapies in allergic rhinitis. *ISRN Allergy*. 2013;2013:938751.doi: 10.1155/2013/938751.

51. Kern J, Bielory L. Complementary and alternative therapy (CAM) in the treatment of allergic rhinitis. *Curr Allergy Asthma Rep*. 2014;14:479–485.

52. Mihara S, Shibamoto T. The role of flavor and fragrance chemicals in TRPA1 (transient receptor potential cation channel, member A1) activity associated with allergies. *Allergy Asthma Clin Immunol*. 2015;11:11–23.

53. Liang J, Lane AP. Topical drug delivery for chronic rhinosinusitis. *Curr Otorhinolaryngol Rep*. 2013;1:51–60.

54. Wang S et al. Meta-analysis of clinical trials on traditional Chinese herbal medicine for treatment of persistent allergic rhinitis. *Allergy*. 2012;67:583–592.

55. Kumar A et al. Pharmacotherapeutics of *Echinacea purpurea*: gardening shelf to clinic. *J Pharm Educ Res*. 2011;2:45–54.

56. Hulisz D. Efficacy of zinc against common cold viruses: an overview. *J Am Pharm Assoc*. 2004;44:594–603.

57. Liu LL et al. Effectiveness of MORA electronic homeopathic copies of remedies for allergic rhinitis: A short-term, randomized, placebo-controlled PILOT study. *Eur J Integr Med*. 2013;5:119–125.

58. Caleron MA et al. Sublingual allergen immunotherapy: mode of action and its relationships with the safety profile. *Allergy*. 2012;67:302–311.

59. Yukselen A, Kendirli SG. Role of immunotherapy in the treatment of allergic asthma. *World J Clin Cases*. 2014;2:859–865.

60. Devillier P et al. A meta-analysis of sublingual allergen immunotherapy and pharmacotherapy in pollen-induced seasonal allergic rhinoconjunctivitis. *BMC Med*. 2014;12:71–90.

61. Aboshady OA, Elghanam KM. Sublingual immunotherapy in allergic rhinitis: efficacy, safety, adherence, and guidelines. *Clin Exp Otorhinolaryngol*. 2014;7:241–249.

62. Bousquet J et al. Practical guide to skin prick tests in allergy to aeroallergens. *Allergy*. 2012;67:18–24.

63. Makhija M, O'Gorman MR. Common in vitro tests for allergy and immunology. *Allergy Asthma Proc*. 2012;33:S108–S111.

64. Walker SM et al. Immunotherapy for allergic rhinitis. *Clin Exp Allergy*. 2011;41:1177–1200.

65. Mortuaire G et al. Rebound congestion and rhinitis medicamentosa: nasal decongestants in clinical practice. Critical review of the literature by a medical panel. *Eur Ann Otorhinolaryngol Head Neck Dis*. 2013;130:137–144.

66. Doshi J. Rhinitis medicamentosa: what an otolaryngologist needs to know. *Eur Arch Otorhinolaryngol*. 2009;266:623–625.

67. Segboer CL et al. New findings in nonallergic rhinitis and local allergic rhinitis. *Curr Otorhinolaryngol Rep*. 2013;1:106–112.

21 第 21 章 囊性纤维化

Paul M. Beringer and Michelle Condren

核心原则

		章节案例
1	囊性纤维化(cystic fibrosis,CF)是一种遗传性疾病,由体内囊性纤维化跨膜传导调节因子的基因突变导致,而该囊性纤维化跨膜传导调节因子是一种在全身上皮细胞内调节水和电解质转运的氯离子通道,在美国大约有30 000人遭受囊性纤维化的困扰。	案例21-1(问题1) 图21-1,图21-2
2	CF的主要临床表现为胰腺功能不全导致的营养不良和慢性呼吸道梗阻、感染及炎症导致的肺功能障碍。	案例21-1(问题1和2) 表21-1,图21-3
3	CF可通过新生儿筛查或是出现典型的疾病征兆和症状而诊断,也可以通过离子转运异常抑或是两个CF突变基因而判断。	案例21-1(问题1和2) 表21-2
4	同时服用胰酶类和脂溶性维生素可用于纠正吸收不良和维生素缺乏,从而改善营养状态。	案例21-1(问题2) 表21-3
5	CF导致的肺部病变的主要治疗方法是吸入α脱氧核糖核酸酶和高渗生理盐水,同时使用机械的呼吸道清理技术以消除呼吸道梗阻,吸入抗生素对抗呼吸道感染,口服阿奇霉素用于治疗呼吸道炎症。	案例21-2(问题1~3) 案例21-3(问题3)
6	周期性发作的CF患者会经历肺纤维化急性加重现象,如急性肺功能减退、体重降低,从而需要增强气道清理能力、服用全身性的抗生素、给予营养补充。	案例21-3(问题1、2和4) 表21-4
7	CF患者需要监测的关键指标有:肺功能试验用于判断治疗反应和鉴别是否肺纤维化急性加重,体重指数用于评估营养状况。	案例21-1(问题3)
8	CF患者的治疗应注意并发症,包括肺纤维化导致的糖尿病、骨质疏松症、肝胆疾病、便秘和抑郁症。未来应针对基因突变为CF患者提供一个可能的治愈方法。	案例21-3(问题5)

囊性纤维化(cystic fibrosis,CF)是一种严重的、复杂的遗传性疾病。每3 200个白种新生儿中就有一例CF患者,在美国大约有30 000的成人和儿童患有CF。每31个美国人中就有一位携带CF常染色体隐性基因,该隐性基因是由囊性纤维跨膜传导调节因子(cystic fibrosis transmembrane regulator protein,CFTR)编码的基因突变导致。由这种基因突变导致的CF是以吸收不良、慢性肺阻塞状态、感染及炎症为特征的复杂的、多个系统的疾病。

CF的病程和严重程度是多变的,不可预知。随着这种疾病的治疗技术不断进步,在过去的20年里,CF患者的平均预期寿命从28岁增长到41岁[1]。虽然当前的疾病治疗依然依赖于对症治疗,但是几个针对基因缺陷的化合物在临床研究取得进展,为该病提供了一种潜在的治疗方法。与此同时,现有治疗方法的强化治疗可以降低该病的发病率,延长患者的预期寿命。

遗传基础

CF由*CFTR*基因突变导致,而CFTR是ATP结合盒超家族转运蛋白的一员,依赖环磷酸腺苷调节氯离子转运,*CFTR*基因的错误编码会抑制在分泌上皮细胞顶膜处进行的细胞内外离子转运的正常调节[2]。CFTR也调节碳酸氢根和钠离子的转运、黏液流变学特性、肺部炎症反应和细菌的附着[3-7]。

CF是常染色体隐性基因疾病,意味着从父母那里遗传隐性基因而得病的概率是25%,遗传得到一个异常基因(例如,携带者)的概率是50%,而遗传获得两个正常基因的概率是25%。大约有5%的白种人是无症状的CF基因突变的携带者。鉴定和克隆CF基因已有二十多年了,已经发现了近2 000个*CFTR*基因突变。这些突变根据缺陷基因导致的功能后果分为六级（图21-1）[8-10]，最常见的基因变异是ΔF508，约占所有基因突变的66%。大约90%的CF患者中至少有一个这种基因突变。

基因突变的鉴定十分重要，这与当前临床进展各个阶段潜在的新治疗方案有关。最令人激动和期望的是，基于基因缺陷的新疗法的提出为CF提供了潜在的治愈方法。替换有缺陷的基因和修复功能异常的CFTR蛋白是目前两个正在积极探索的方法。

囊性纤维化跨膜传导调节因子

这些疗法旨在修复由 *CFTR* 基因编码的功能缺陷 CFTR 蛋白的功能，使肺和其他组织上皮细胞的钠离子和氯离子能够正常跨膜转运。几种用于治疗不同 *CFTR* 基因突变患者的药物试验目前正处于临床研究阶段，这些试验证明了药物基因组学方法治疗 CF 很可能在不久的将来就能够实现。

Ivacaftor 和 *Lumacaftor*

Ivacaftor 是一种 CFTR 蛋白增强剂，通过增加 CFTR 在细胞表面跨膜转运离子的门控活性或能力，来增强有缺陷的 CFTR 蛋白的作用。有门控基因突变（如 G551D）的人，其 CFTR 蛋白在细胞表面不能正常发挥作用（图21-1）。在至少有一对 G551D 突变基因的 CF 患者体内进行的一个3期试验证明，在48周的实验期内，Ivacaftor 能改善肺功能[第一秒用力呼气量（FEV$_1$）增长10%]和降低55%肺急性加重风险[11]。Ivacaftor 不仅对 G551D 突变基因的 CF 患者治疗效果好，它在其他门控/电导基因突变的 CF 患者中也显示了较好的治疗作用，因而被 FDA 的批准上市。Ivacaftor 目前能用于治疗2岁以上的携带一个导致残余 CFTR 功能突变的 CF 患者，占全世界 CF 患者的5%。Ivacaftor 对 CFTR 编码的基因 F508del 突变纯合（双拷贝突变）的患者无效。Ivacaftor 片剂150mg，用于6岁以上高脂饮食的 CF 患者，口服，一日2次；其颗粒剂50和75mg，用于2~5岁的儿童患者。Ivacaftor 是 CYP3A 酶底物，因此不建议合用中效或高效的酶诱导剂。此外，当合用中效或高效酶抑制剂或患者合并中度或重度肝脏疾病时，应当注意调整给药剂量。服药期间推荐肝功能检测和眼科检查（晶状体浑浊）。

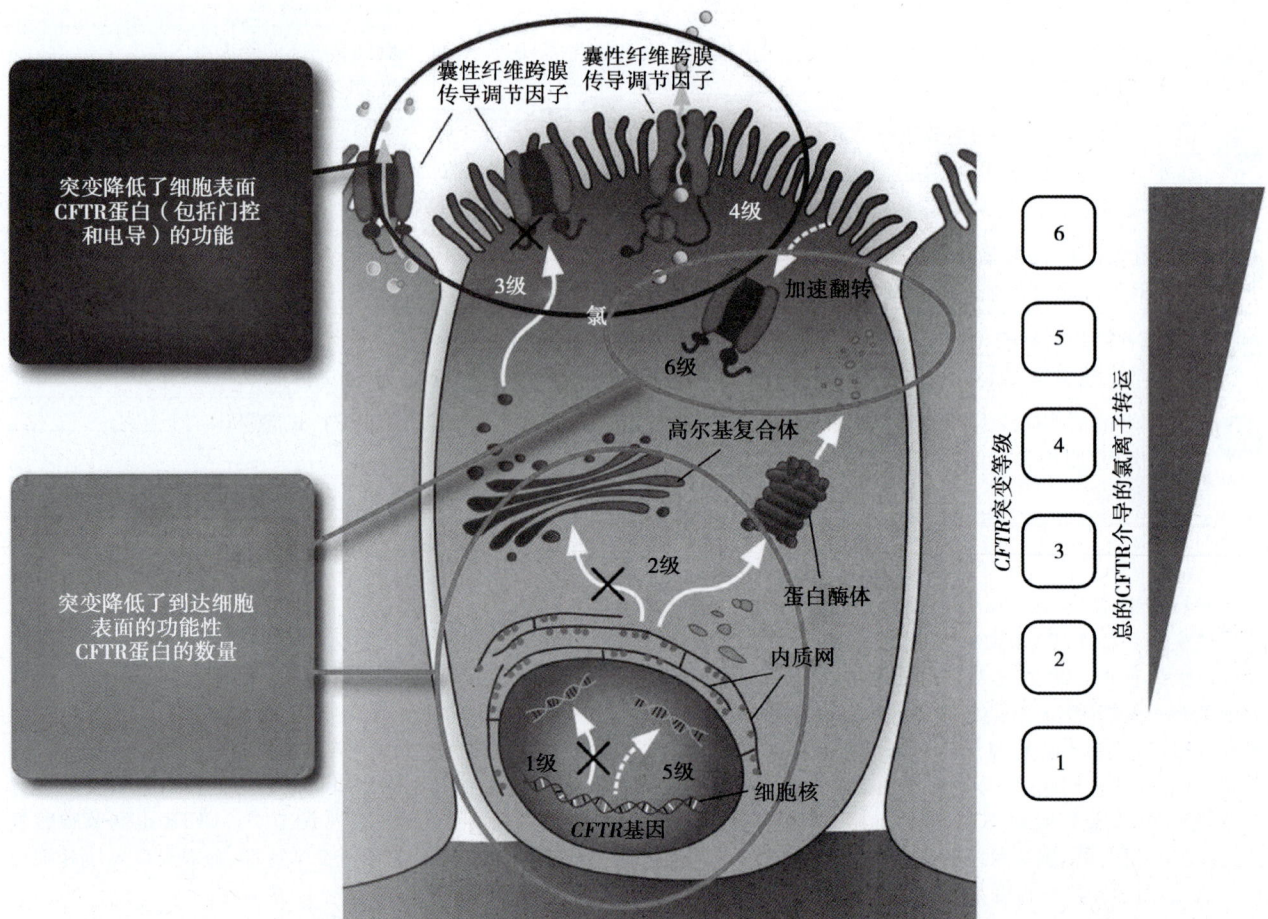

图21-1 突变的分级。囊性纤维跨膜传导调节因子（*CFTR*）基因突变被分为6个等级。1、2、5和6级突变导致细胞表面 CFTR 蛋白数量的减少或丢失。3级和4级突变影响细胞表面 CFTR 的功能或活性。1级突变伴随着 CFTR 介导的氯离子转运被最强烈破坏，通常，通过其他五个等级突变，氯离子转运活性是增强的，尤其在4级和6级突变中氯离子转运活性最强。（来源：Derichs, N. Targeting a genetic defect: cystic fibrosis transmembrane conductance regulator modulators in cystic fibrosis. Eur Respir Rev. 2013;22:58-65.）

Lumacaftor,是一种 CFTR 的蛋白校正器,通过增强 CFTR 在细胞表面的转运或移动来增强 CFTR 的作用。ΔF508 基因突变的人,CFTR 蛋白结构有一个异常的折叠,导致了蛋白酶体的降解,使 CFTR 蛋白不能以正常数量到达细胞表面(图 21-1)。另外,由于细胞表面 CFTR 蛋白数量的减少,使得细胞表面丧失正常活性。对 ΔF508 基因突变纯合的 CF 患者采用 Ivacaftor 和 Lumacaftor 组合治疗的一个 3 期试验证明,组合治疗对肺功能有中度改善(FEV$_1$ 增长 2.6% ~ 4%)并且能降低肺急性加重风险(30% ~ 39%)[12]。由于近 50% 的 CF 患者都是 ΔF508 基因纯合突变者,所以最近 FDA 证实 Ivacaftor/Lumacaftor 对 CF 有效。

Ataluren

Ataluren 是一个新型的小分子化合物,可促进 CFTR 的 mRNA 提前终止密码子的通读,其目标是治疗无义突变的 CF 患者(nmCF)。无义突变是指基因编码的改变,提前终止了必需氨基酸的合成(图 21-1)。大概 10% 的 CF 患者是由无义突变导致的。从 Ataluren 在儿童和成人的无义突变的 CF 患者中进行的一个 48 周的 3 期临床试验,不能证明 Ataluren 组和安慰剂组在肺功能和急性加重频率上有明显改变[13]。目前正在进行一项这些 CF 患者不合用吸入性妥布霉素治疗情况的研究。

基因治疗

从 1989 年发现 *CFTR* 基因以来,一直期待基因治疗能很快成为治愈 CF 的方法,最初的基因治疗尝试着应用病毒载体,但由于宿主免疫原性使载体转移效率低,在呼吸道保留时间短而受到限制。另一个方法是使用质粒 DNA 包被的阳离子脂质体将基因运送到呼吸道,这种非病毒方法的潜在优势是它们是非感染性的、相对无免疫原性,可以调节一个大的 DNA 质粒,并且或许还可以很容易大规模的生产。目前 UK 基因治疗协会进行的 PGM169/GL67A 多剂量的 2b 期临床试验结果显示,在一年试验期内,实验组和对照组的 FEV$_1$ 比较稳定(有效治疗率 3.7%)[14]。

有趣的是,即使在同一个基因型的个体中,疾病的严重程度仍然会出现很大不同[15,16]。除 CFTR 的功能障碍外,遗传因素对疾病的严重程度有明显的影响[17]。基因修饰剂筛选是当前一个研究工具,很有希望引起新的治疗方案的发展[18]。

临床表现

基因型、环境因素和修饰基因状态都会导致 CF 患者临床过程差别很大。但是 CFTR 功能的缺失与疾病临床症状的联系在对疾病的理解和发现新治疗方案方面是最主要的。正常情况下,CFTR 在肺、汗腺、唾液腺、男性生殖道、胰腺、肾小管、消化道上皮细胞膜上高度表达。CFTR 在特定的组织中发挥不同的功能,因此 CFTR 的功能失调或是

CFTR 的功能缺失会在不同的组织中表现出不同的作用,导致了 CF 的多器官临床症状(表 21-1)。

表 21-1

囊性纤维化的临床症状

症状	大约发生率(%)	
	儿童(新生儿)	成人
胰腺		
分泌不足	85(80 ~ 85)	90
胰腺炎	1 ~ 2	2 ~ 4
糖耐量异常	38	75
糖尿病	14	40 ~ 50
肝胆		
胆汁性肝硬化	10 ~ 20	>20
胆结石	5	5 ~ 10
胆梗阻	1 ~ 2	5
肠		
胎粪性肠梗阻	20	
等效胎粪性肠梗阻	1 ~ 5	10 ~ 20
直肠脱垂	10 ~ 15	1 ~ 2
肠套叠	1 ~ 5	1 ~ 2
胃食管反流	1 ~ 5	>10
阑尾周围脓肿	0 ~ 1	1 ~ 2
呼吸		
鼻息肉	4 ~ 10(<1)	15 ~ 20
全鼻窦炎		90 ~ 100
支气管扩张症	30 ~ 50	>90
气胸	1 ~ 2	10 ~ 15
咯血	5 ~ 15	50 ~ 60
生殖		
青春期延迟		85
不孕不育		
男性		98
女性		70 ~ 80

汗腺

CF 患者的汗腺分泌功能是正常的,但是由于电解质的重吸收缺陷,会导致汗液里盐浓度很高,在汗腺吸收部位的顶端膜,CFTR 起氯离子转运通道的作用,并且也激活上皮钠通道[19]。正常情况下,这些通道可以从汗液里有效的重吸收氯化钠。而在 CF 患者体内,由于丧失了这些通道的功能,阻碍了汗腺管的氯化钠重吸收,导致汗液里氯化钠浓度的升高(图 21-2)。这些氯离子和钠离子通道的缺失,是诊断汗液中氯化物试验的基础。

对胰腺的影响

通常,胰腺的外分泌和内分泌功能最后都会受到 CF 的影响,正常情况下,胰腺酶从胰管分泌到碳酸氢钠丰富的液体中,CFTR 功能的丧失抑制了消化酶的分泌,并阻碍了碳酸氢根进入十二指肠,导致胆管阻塞。随着时间的推移,这些消化酶(脂肪酶,蛋白酶,淀粉酶)积累并最终开始消化胰腺组织[5,20]。囊性纤维化一词就来源于纤维化的疤痕组织,这些纤维化的瘢痕组织可以代替受损的胰腺。如果没有这些消化酶,脂肪的消化能力会减弱,蛋白质和碳水化合物也会受到轻微的影响。结果是,90% 的 CF 患者会有以脂肪泻(脂粪)为特征的胰腺功能不全、脂溶性维生素(A,D,E,K)吸收减少、营养不良、生长障碍。早期,血清中淀粉酶和脂肪酶的浓度会因胰液自身溶解而增加。这种破坏作用可以导致疼痛或是无症状的慢性胰腺炎。

最后,由于胰腺逐渐被破坏,影响了内分泌功能,导致 15%~20% 的青少年和近 40% 的 20~30 岁的成人患者为囊性纤维化相关的糖尿病患者[21]。肺功能快速降低和生存时间缩短是 CF 患者诊断为糖尿病的其他依据。早期给予胰岛素强化治疗可以改善临床症状。

对胃肠道的影响

患有 CF 的新生儿中 20% 会发生胎粪性肠梗阻(meconium ileus),即出生时肠梗阻,这是该疾病的一个遗传特点[22]。在新生儿期外,远端肠梗阻综合征(distal intestinal obstruction syndrome,DIOS),也称为等效胎粪性肠梗阻(meconium ileus equivalent),可以发生在任何年龄,是由完全或部分的肠梗阻引起的。远端肠梗阻综合征发生在 10%~20% 的 CF 患者中,是由于肠分泌物的浓缩和没完全消化的肠道内容物导致的,可伴有右下腹肿块、腹胀、不能排便、恶心、呕吐等症状。

胃食管反流(gastroesophageal reflux disease,GERD)在儿童和成人 CF 患者中都是常见的症状[23-25]。儿童 CF 患者应筛查 GERD,如果确诊应及时进行治疗。CF 其他肠道并发症包括直肠脱垂(rectal prolapse)、肠套叠(intussusception)、阑尾脓肿(appendiceal abscesses)。

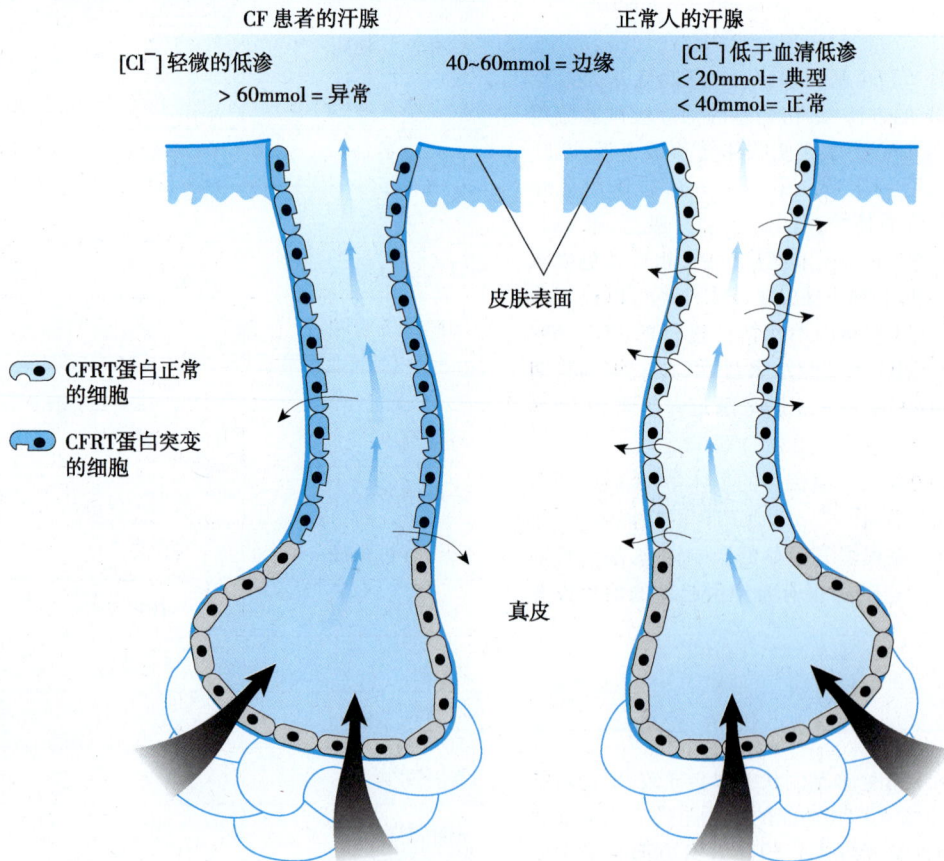

图 21-2 氯离子在正常人和 CF 患者汗腺中的转运

对肝脏的影响

位于肝内、外胆管和胆囊顶端细胞表面的 CFTR 有促进离子转运功能[26]。CF 患者中,氯化物流出细胞的异常导致转运到胆汁中的水和钠减少,胆汁的体积和流动减少引起胆道系统淤阻。慢性梗阻患者会有炎症反应发生,出现胆汁淤积性肝硬化特征[27]。

肝脏疾病在 10 岁前形成,13%~25% 儿童 CF 患者有明显的肝脏疾病,这个患病率可能还是被低估了[28-30]。进展性肝硬化会出现门脉高压症、脾功能亢进、食管静脉曲张、肝腹水症状,有少部分患者会有彻底的肝衰竭,需要肝移植。几乎 30% 的成人 CF 患者胆囊大小和功能异常(没有或很小的胆囊),有研究显示 5%~10% 的 CF 患者有胆结石[31]。

对生殖的影响

几乎 98% 的男性 CF 患者由于输精管或其他结构的堵塞引起不育。但是这些患者的内分泌和第二性特征是正常的。对于少数的 CF 患者,不育是唯一的症状,直到进行了不育检查,CF 才被确诊。女性不孕不育的概率大于男性,可能与产生较浓厚的宫颈黏液相关。长期以来,成百上千的 CF 患者成功受孕,但是并不是没有风险,尤其是具有中度或重度的肺疾病患者[32]。

对骨和关节的影响

CF 患者骨密度较低,骨形成较慢、骨流失较快,易患有骨关节炎[33,34]。在 CF 肺病急性加重期,破骨细胞前体细胞增多[35]。若在 CF 肺病急性加重期,早期给予强化治疗可以提高骨健康状态,而且足够的摄入和充分吸收脂溶性维生素 D、K 也很重要,口服双膦酸盐也可以改善[36]。

CF 患者经常会有间歇性的关节炎症状,大约 20% 的患者有持久的关节炎症状。三种类型的间歇性 CF 关节炎是:(a)肥大性骨关节病;(b)免疫反应的关节病;(c)CF 关节病。前两个类型与肺疾病的骤然发生有关,第三个类型,也就是 CF 关节病影响着大关节,并可能伴有发热、结节性红斑症状[37-40]。

对鼻窦的影响

鼻息肉(nasal polyps),是正常鼻窦表皮上长的赘生物,20% 的高龄 CF 患者有鼻息肉,并且可能长到足够大以阻塞鼻腔。其发病机制尚不清楚,但是由于其可以阻塞鼻腔,会引发感染。通过外分泌腺表皮细胞顶端膜上氯离子的错误转运,导致了细胞外液脱水,在鼻窦通道形成了浓缩的黏液。几乎所有 CF 患者(90%~100% 大于 8 个月的患者)会并发鼻窦疾病。通过射线超声检验,发现超过 90% 的成人 CF 患者有鼻窦炎(pansinusitis),鼻窦炎可以引起肺疾病加重[41,42]。鼻窦炎对 CF 人群的影响十分明显。

对肺影响

呼吸系统疾病对 CF 患者来说是一个至关重要的影响因素,它是导致反复住院、肺功能下降和死亡的根本原因。虽然由 CFTR 细胞基因缺陷导致支气管扩张,肺功能丧失的确切病理生理机制目前并不清楚,但是自发现基因缺陷以来的二十年的研究,明显的拓宽了我们对这个过程的了解。

呼吸道梗阻、感染和炎症

图 21-3 描述了有关 CF 呼吸道疾病发病机制的一个重要理论[43]。正常肺的下呼吸道通过各种防御机制使其不

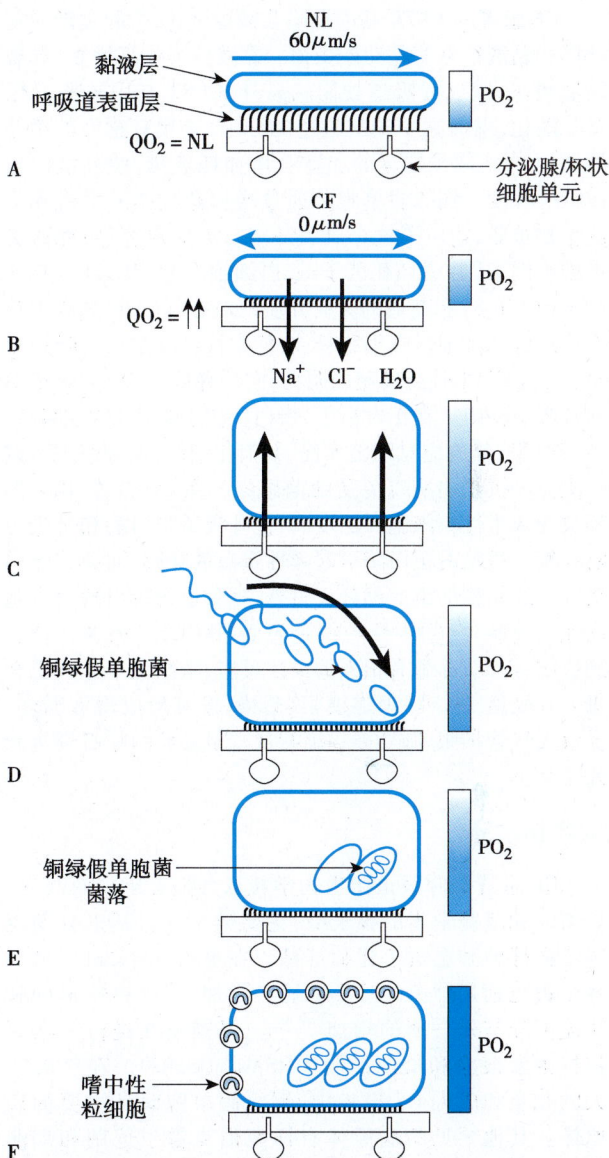

图 21-3 肺囊性纤维化的病理生理机制。A. CFTR 功能正常的呼吸道上皮细胞表现出正常的纤毛清除。B. *CFTR* 基因缺陷导致呼吸道表面液体层减少,丧失了黏液纤毛清除功能。离子转运的增加(钠的重吸收)增加了呼吸道的耗氧量(QO_2)和低氧梯度(PO_2)。C. 受损的黏液纤毛清除功能导致呼吸道内黏液的积累,引起呼吸道堵塞。D. 分泌物的存在为最初的细菌感染提供了良好的环境。E. 慢性铜绿假单胞菌感染形成小菌落(例如生物被膜)抵挡宿主防御和抗生素的攻击。F. 中性粒细胞在呼吸道聚集,引起呼吸道自由基和蛋白酶释放,破坏呼吸道导致慢性炎症。(来源:Worlitzsch D et al. Effects of reduced mucus oxygen concentration in airway Pseudomonas infections of cystic fibrosis patients. *J Clin Invest*. 2002;109:317.)

受病原体的侵害。例如,呼吸道表面有一层薄薄的液膜,称为呼吸道表面液体层(airway surface layer, ASL),其含有抗菌剂,抗氧化剂,蛋白酶和其他消除病原体的物质。另外,ASL可以通过纤毛运动,将黏液凝胶从肺移到口腔,以清除入侵的微生物。微生物及其碎片的黏液纤毛清除是由咳嗽辅助的,以保持呼吸道通畅。因为咳嗽是一种重要的防御机制,镇咳药不应该用在CF患者。

CF患者的CFTR基因缺陷会减少ASL,引起黏液明显增厚和黏液纤毛清除功能受损。黏液持续分泌增多,导致黏液堵塞,造成呼吸道梗阻。另外,CFRT基因缺陷导致ASL酸化,继而减少碳酸氢盐的分泌,导致对感染的敏感性增加[44]。离子转运的加速会增加耗氧量,使黏液内形成低氧梯度。铜绿假单胞菌通过增加藻酸盐的生成和形成生物被膜,适应了这个厌氧环境。为应对感染,那些炎性细胞因子[肿瘤坏死因子-α,白细胞介素(IL)-1]、趋化因子(如IL-8)和其他的炎症介质(如白三烯B4)从呼吸道上皮细胞和肺泡巨噬细胞释放,使中性粒细胞在呼吸道聚集[45]。随着中性粒细胞的凋亡,它们释放DNA,并聚集引起呼吸道梗阻。在正常宿主,蛋白酶(例如,中性粒细胞弹性蛋白酶)释放应对细菌入侵,并消化细菌,而肺组织可以产生一种抗蛋白酶以免受细菌感染。在CF患者,IL-8的释放导致中性粒细胞广泛浸润,使呼吸道蛋白酶和抗蛋白酶失衡。过量的蛋白酶引起弹性蛋白的降解,而弹性蛋白是呼吸道结构的组成部分。另外,呼吸道的蛋白酶使细胞表面受体减少(如中性粒细胞表面CXCR1),灭菌活性受到影响,因此,尽管有很强的炎症反应,铜绿假单胞菌仍会进入呼吸道[46]。呼吸道梗阻、感染、发炎形成慢性循环,导致支气管扩张、肺功能逐渐减低直至最后的呼吸衰竭和死亡。

微生物学

CF患者的呼吸道微生物学特征会随着年龄而改变,在婴儿和蹒跚学步的孩子中,主要微生物包括未分型流感嗜血杆菌和金黄色葡萄球菌。在最近5年,耐甲氧西林金黄色葡萄球菌的感染率显著增加,引起更快速的肺功能下降与死亡率的增加[47,48]。目前正在进行一项评估抗生素根除和长期抑制MRSA临床试验。在年龄较大的儿童和成人CF患者中,铜绿假单胞菌是主要的病原体。其他罕见的病原体有洋葱伯克霍尔德菌和烟曲霉。

铜绿假单胞菌

铜绿假单胞菌感染可发生在三个不同阶段,首先,患者刚感染病原菌,呈现最初感染,此时的治疗往往可以根治,但是最后如果发生再次感染,将导致慢性感染。在黏液细胞内低氧含量处,呼吸道的铜绿假单胞菌转化成黏液型铜绿假单胞菌。观察性研究指出,痰培养出黏液型铜绿假单胞菌的患者,与非黏液性菌株感染患者或没有感染铜绿假单胞菌的人相比,其肺部的结构和功能改变均发生了明显变化。尤其是与非黏液型铜绿假单胞菌感染患者相比,预测黏液型铜绿假单胞菌感染患者FEV_1占预计值百分比

急剧下降[49]。非黏液型和黏液型铜绿假单胞菌感染持续时间的中位数分别是1年和13年,但是,最开始获得感染和最后发展成慢性感染有较大的变化。一些患者直到青少年期才感染铜绿假单胞菌,而有的人在童年(如5~6岁)就获黏液型铜绿假单胞菌感染。与很早就获得铜绿假单胞菌(尤其是黏液型铜绿假单胞菌)感染者相比,晚获得铜绿假单胞菌感染的患者,其肺部疾病比较轻,也几乎很少住院。在由非黏液型转化成黏液型铜绿假单胞菌感染的相对较长的周期,是一个很好的契机,可以给予药物治疗以清除呼吸道内病原菌。而黏液型铜绿假单胞菌由于可以形成生物被膜,使其治疗成为巨大的挑战。生物被膜是粘附在组织(如呼吸道上皮细胞)上的细菌菌落,可以分泌粘层(黏液多糖),能保护内部细菌不受外界环境的侵害。与其浮游(自由移动)细菌相比,有生物被膜的铜绿假单胞菌给治疗提出了挑战,因为它们可以避开局部防御机制而缓慢生长,并阻碍β-内酰胺酶进入。

洋葱伯克霍尔德菌

CF患者有时还会受非典型的、不常见的病原体感染,如洋葱伯克霍尔德菌占2.8%。洋葱伯克霍尔德菌是几个物种的复合物,洋葱伯克霍尔德菌是CF患者体内最常分离和临床最相关的菌种。它很容易通过呼吸、接触该菌种携带者(包括其他CF患者、卫生保健人员)或接触受污染的医疗器械等而传播。洋葱伯克霍尔德菌的定植可以表现为慢性无症状的携带、肺功能进行性恶化或短时间内与败血症(被称为洋葱伯克霍尔德菌综合征)相关的肺功能致命性降低,并使预期寿命降低50%[50]。洋葱伯克霍尔德菌对多种抗生素耐药,包括氨基糖苷类和β-内酰胺类,因而限制了这些抗生素的应用。由于其对健康的损害和治疗上的困难,在许多移植中心,洋葱伯克霍尔德菌感染是肺移植的相对禁忌症,并强调积极的控制感染,防止该病菌侵入的重要性。

烟曲霉菌

曲霉类成为CF治疗一个独特的挑战,这种病原菌的出现通常会激发以血清中免疫球蛋白E和肺泡嗜酸性粒细胞浸润增多为特点的免疫反应。这种综合征称为变应性支气管肺曲霉菌病(ABPA)。该综合征的典型症状包括喘息、气短、低热、咳褐色或带血的浓痰。这种病是没有侵袭性的,然而,慢性嗜酸性粒细胞浸润可导致支气管扩张和肺瘢痕化。大约有10%的CF患者有变应性支气管肺曲霉菌病,占急性肺部症状加重的10%。由于和急性肺部症状加重重叠,变应性支气管肺曲霉菌病的诊断是具有挑战性的。囊性纤维化基金会专家共识会议,为CF患者的变应性支气管肺曲霉菌病的诊断和治疗提供指导[51]。基本的诊断标准包括临床症状恶化、血清总免疫球蛋白E增多(大于500IU/ml),烟曲霉皮试呈阳性,或血清免疫球蛋白E抗体试验呈阳性,或烟曲霉血清沉淀素或免疫球蛋白G抗体试验呈阳性,或发生影像学变化。建议6岁以上的CF患者每年测定血清免疫球蛋白E浓度。

诊断

CF 可以通过新生儿筛查,出生不久就诊断出来,或是以后依据临床指征而诊断。基于测定血中胰蛋白酶原浓度的新生儿筛查是,目前被用于 CF 的早期诊断。胰蛋白酶原一般从胰腺中产生,转移到小肠,在此由无活性的胰蛋白酶原变为有活性的胰蛋白酶,用于蛋白质的吸收。对于新生儿 CF 患者,黏液可以阻断胰腺到小肠的导管,阻止胰蛋白酶原进入小肠,导致胰蛋白酶原在血中聚集。这一病变可根据婴儿血中免疫活性胰蛋白酶(IRT)水平增加来检测和测定。IRT 测试是一种筛选试验,当婴儿 IRT 试验呈阳性时,应进行验证性试验,包括汗液氯试验和 CF 基因突变的 DNA 分析[52]。

当在认证的 CF 中心进行的毛果芸香碱电离子导入法试验(即汗液氯化物试验)结果呈阳性(≥60mM),可以诊断为 CF。在 6 个月以下的婴儿中,汗氯值为 30~59mM,表示有可能是 CF,应再一次重复测定,并结合 DNA 分析结果[52]。大于 6 个月后,汗氯值为 40~59mM,表示有可能是 CF,还应结合 DNA 分析结果。

一般推荐进行 DNA 分析,因为它可能鉴别出 90% 的 CFTR 基因突变。在非白种人群中,DNA 分析技术筛选 CFTR 突变基因时并不灵敏。当父母是 CF 基因携带者时,美国医学遗传学会和美国妇产科学院推荐应进行产前筛查[53]。

CF 的症状

对于那些可能没有被新生儿筛查发现的 CF 患者,可通过临床症状诊断是否是 CF。新生儿出生时,有胎粪性肠梗阻(由黏稠的胎粪导致的梗阻),极有可能是 CF。其他需要进一步诊断测试的临床症状见表 21-2。出现这些症状时,需要进行汗液氯化物试验和 DNA 分析。

案例 21-1

问题 1:K. M. 是一个刚出生 1 周的女婴,体重 2.9kg,需要常规随访,她出生时体重 2.7kg,每 3 小时一次母乳喂养,生长良好,整体看来她没有任何异常现象。K. M. 的新生儿筛查结果显示,IRT 浓度偏高。

建议进一步做什么测试以证实该婴儿是否是 CF?

此时,建议 K. M. 进行汗液氯化物试验和 DNA 分析。如果 K. M. 的汗液氯化物试验结果为阳性,建议再测试她是否存在胰腺功能不全。首选的方法是粪弹力蛋白酶测试,该测定仅需要一份粪便样品。粪弹力蛋白酶在肠道转运中不降解,与十二指肠脂肪酶、淀粉酶、胰蛋白酶和碳酸氢盐的浓度密切相关。粪弹力蛋白酶浓度较低意味着胰腺功能不全而需要酶补充。虽然有 25% 的 CF 婴儿在诊断时胰腺功能良好,但是大多数会在一年内出现胰腺功能不全[52]。8 岁以后,可用血清胰蛋白酶原评估胰腺功能。

表 21-2

囊性纤维化诊断的表现特性

长期定居或感染典型的 CF 病原体(如金黄色葡萄球菌、未分型流感嗜血杆菌、铜绿假单胞菌和洋葱伯克霍尔德菌)
慢性咳嗽有痰
胸片结果持续显示异常
喘息和空气滞留为症状的呼吸道阻塞
鼻息肉;鼻窦的 X 线或 CT 异常
杵状指
胎粪性肠梗阻,远端肠梗阻综合征,直肠脱垂
胰腺功能不全,复发性胰腺炎
慢性肝病
生长迟缓,低蛋白血症和水肿,脂溶性维生素缺乏症
失盐综合征:急性缺盐,慢性代谢性碱中毒
男性泌尿生殖系统畸形造成的梗阻性无精症(CBAVD)

CBAVD,先天性双侧输精管缺失。

来源:Farrell PM et al. Guidelines for diagnosis of cystic fibrosis in newborns through older adults: Cystic Fibrosis Foundation consensus report. *J Pediatr*. 2008;153:S4

早期干预和治疗

案例 21-1,问题 2:K. M. 于 2 周后返回医院进一步诊断测试。汗液氯化物测试结果为 84mM,NDA 分析显示有 ΔF508 纯合子突变。粪弹力蛋白酶较低,诊断为胰腺功能不全。此时应首先给予什么治疗?

由于存在胰腺功能不全,K. M. 现在符合 CF 的诊断标准。早期给予营养治疗以确保生长是很必要的,同时良好的营养状况可以改善肺功能[54]。CF 患者一般是快代谢,不能正常吸收脂肪和蛋白质。因此,CF 患者的饮食必须是高热量,高脂肪和高蛋白质。建议 CF 患者摄入能量是普通人群推荐量的 110%~200%[55]。如果 K. M. 的体重很难增长,那么可能需要增加哺乳的频率,或改为高热量的婴儿奶粉。

补充维生素和矿物质

胰腺功能不全的 CF 患者,脂肪吸收不良,也导致胃肠道吸收脂溶性维生素(A,D,E,K)减少。约 45% 的 CF 患者,即使胰腺酶作用正常,仍然至少会缺乏这些维生素中的一种[56]。当前推荐的替代疗法见表 21-3[57]。维生素 D 和 K 的缺乏引起的骨骼不健康的问题逐渐增多[58,59]。对于从饮食中不能获得足够钙的患者,增加补充钙制剂是必要的。如果发生缺铁性贫血,也应该需要补充铁剂。

表 21-3

对 CF 患者,脂溶性维生素和特殊维生素复合制剂的每日推荐剂

年龄	维生素 A/IU	维生素 E/IU	维生素 D/IU	维生素 K/mg
0~12 个月	1 500	40~50	400	0.3~0.5
1~3 岁	5 000	80~150	400~800	0.3~0.5
4~8 岁	5 000~10 000	100~200	400~800	0.3~0.5
>8 岁	10 000	200~400	400~800	0.3~0.5
可咀嚼维生素				
Aqua DEK	9 083(92% β 胡萝卜素)	50	600	0.35
Choiceful	13 000(88% β 胡萝卜素)	180	800	0.6
全合成	16 000(88% β 胡萝卜素)	200	1 500	1
全合成 D3000	16 000(88% β 胡萝卜素)	200	3 000	1
DEKAs Plus(每 1ml)	18 167(88% β 胡萝卜素)	100	2 000	1
Libertas	16 000(β 胡萝卜素)	200	1 000	0.8
液体维生素				
Aqua ADEK(每 1ml)	5 751(87% β 胡萝卜)	50	600	0.4
全合成(每 1ml)	9 254(75% β 胡萝卜素)	100	1 500	1
Libertas	4 627(视黄醇)	50	500	0.4
DEKs Plus(每 1ml)	5 751(87% β 胡萝卜)	5	750	0.5
胶囊制剂				
Choiceful	14 000(88% β 胡萝卜素)	170	1 000	0.7
全合成	16 000(88% β 胡萝卜素)	200	1 500	0.8
全合成 D3000	16 000(92% β 胡萝卜素)	200	3 000	0.8
全合成 D5000	16 000(88% β 胡萝卜素)	200	3 000	0.8
DEKAs Plus(每 1ml)	18 167(92% β 胡萝卜素)	150	3 000	1
Libertas	16 000(88% β 胡萝卜素)	200	1 000	0.8

K. M. 首先应该开始每日 1 次给予 1ml 针对 CF 患者服用的液体复合维生素制剂。如果实验室监测结果异常,需要额外补充维生素。此外,K. M. 还应每日给予 1/8 茶匙的食盐以补充汗液损失的钠[60]。6 个月后,食盐的剂量增加到 1/4 茶匙。对于用奶粉喂养的婴儿,需将少量的盐添加到每餐中。像 K. M. 这样母乳喂养的婴儿,家长应该尝试将母乳吸出,用奶瓶人工喂给婴儿,每日 2 次,在瓶里加盐。如果 K. M. 不接受奶瓶喂养,就不能补充盐,家长应该确保不能将婴儿长时间暴露在温暖的条件下。

补充酶

胰腺功能不全的主要治疗方法是胰腺消化酶的外源性替代治疗,补充胰腺酶的目的是:(a)提高体重;(b)减少脂肪泻;(c)消除腹痛和腹胀。补充疗法与目前的治疗不能完全恢复脂肪吸收能力,并且脂溶性维生素(fat-soluble vitamins)的充分吸收仍然是个问题[61]。消化酶(脂肪酶、蛋白酶和淀粉酶)可从含有这些酶的肠溶微球胶囊获得,其中脂肪酶、蛋白酶、淀粉酶比例约为 1:3:3。肠溶衣可避免这些酶被胃酸破坏。因为这些酶的最重要功能是分解脂肪,所以剂量要依据脂肪酶含量而定,并且要根据体重、年龄、饮食中脂肪的摄入量、症状严重程度而进行剂量调整。婴儿的脂肪酶起始剂量为每次哺乳或人工喂养每 120m 给予 2 000~5 000U。婴儿可以吃固体食物后,补充脂肪酶的开始剂量为每餐 1 000U/kg[60]。对于年龄超过 4 岁的儿童,补充酶的量以脂肪酶计,初始剂量为每餐 500U/kg[55]。用餐时给予全剂量,吃零食时补充半量,之后根据反应调整

剂量。体重不增，粪便臭且油腻、腹痛或腹胀可能是酶的补充不充分导致的[62,63]。

高剂量胰酶与结肠狭窄有关，这和 DIOS 伴随症状相似。虽然因果关系还没有完全确定，但是发现当脂肪酶剂量大于每餐 6 500U/kg 时，会出现结肠狭窄，因此，大多数推荐脂肪酶最佳日剂量不超过 10 000U/kg 或每餐 2 500U/kg[55]。

当患者需要一个异常高剂量的酶补充时，有时可能是因为胃液酸度很高。胰腺酶微球的肠溶衣在 pH 5.8 时溶解，而酶在 pH4 的环境下被灭活。CF 患者餐后肠道 pH 小于 4 的时间明显延长，而 pH 大于 5.8 的时段明显缩短。由于肠道内的 pH 很低时[64,65]，酶类活性减小，所以加入组胺 H_2 受体拮抗剂或质子泵抑制剂以增加胃 pH，可能有助于降低所需酶剂量[66-68]。

K.M. 应该每次喂食时补充 2 000~5 000U 的胰酶。尽管 K.M. 还不能吃固体食物，但可以在喂食前，打开胶囊，将胶囊内药物洒到少量的（例如，一个婴儿勺）米糊、婴儿食物或苹果酱中喂食，来补充胰酶。K.M. 的照顾者还应确保喂食后她的嘴里没有过多液滴残留。

肺干预措施

虽然缺乏给予婴儿呼吸道清理和支气管扩张剂治疗有益的数据，但是这些干预措施是 CF 基金会推荐的[60]。通常，在对 CF 婴幼儿每日 1 次的敲击和体位引流前给予沙丁胺醇（albuterol）（见囊性纤维化气道疾病治疗：机械方法部分）。如果症状变得明显，治疗的频率可能会增加。呼吸道合胞病毒对大多数婴儿有害，这种危害对 CF 婴儿更加严重。因此，帕利珠单抗（palivizumab）被推荐用于 2 岁以下的 CF 患者[60]。K.M. 应该在进行呼吸道清理前，给予沙丁胺醇喷雾剂或雾化吸入治疗，每日 1 次。在呼吸道合胞病毒感染季节，她也应该肌注帕利珠单抗 15mg/kg，每月一次。

> **案例 21-1，问题 3：** K.M 需要监测什么？

第一年的时候，K.M. 的头围、身高、体重应该每个月在标准生长图中标注并绘制。目的是为了让她体重身高状态达到 50% 的成长状态[55]。一年之后，建议每季度进行生长评估。从 2~20 岁，生长的目标是 BMI 达到正常人的 50%。应该有一个经验丰富、知识渊博的注册营养师协助其家人理解合理营养的重要性，并帮助 K.M. 制定适当的计划。在其 1 岁的时候应该测定空腹血糖、肝功能、白蛋白、血浆电解质、全血细胞计数、凝血酶原时间以及维生素 A、D、E 水平，而且至少每年一次。为了确定肝脏和脾脏大小，每次来进行门诊随访时，要进行腹部查体。

在其 5 岁以后，待其可以进行肺功能测试后，应对其进行肺部的检测：包括临床症状、胸部听诊、胸片。建议至少每季度进行一次口咽部分泌物培养，以检查病原菌是否存在。

CF 容易引起 CF 相关的糖尿病，应确保 10 岁以后每年进行口服糖耐量试验[21]。他们发生骨质疏松的风险增加，应定期进行风险因素评估。骨密度测量，推荐用于所有成人以及那些 8 岁就有以下危险因素的患者：包括维生素 D 含量低、第一秒用力呼气量（FEV_1）占预计值百分比小于 50%、每年口服糖皮质激素超过 90 日、糖尿病、青春期发育迟缓、BMI 小于 25%[69]。K.M. 没有骨质疏松的危险因素，也不适于进行骨密度测试（年龄小）。8 岁之后才能对其危险因素进行评估。

囊性纤维化呼吸道疾病的治疗

呼吸系统疾病的治疗包括用药物和非药物手段清除肺部分泌物，抗生素控制感染，抗炎药物降低呼吸道炎症等治疗。当前的特殊治疗方法在最近出版的肺部疾病药物治疗指南中有详细描述[70]。

黏液纤毛清除功能

由于跨膜传导调节因子的缺失，白细胞破裂分解，形成大量粘性 DNA，以及慢性感染导致细菌残留物流出，使得呼吸道分泌物很黏稠，故 CF 患者的痰液很难咳出。机械式的清除、吸入性黏液溶解剂、呼吸道水合疗法都有助于黏液的清除。

机械清除方法

机械清除的方法除了有传统的叩背和体位引流（percussion and postural frainage，P&PD），还有震荡呼气正压（oscillating positive-end pressure，OPEP）、高频胸壁振荡（high-frequency chest-wall oscillation，HFCWO）、肺内振荡通气和自主引流（进行深吸气训练）。

这些方法祛痰的效果相同，对一个患者来说，选择哪种方法最适合，要依据患者的能力、积极性、喜好以及资源来进行选择[71]。传统的引流方式并不比其他方法（OPEP 和 HFCWO）差，但是 50% 的患者倾向于 HFCWO，37% 倾向于 OPEP，13% 的患者选择传统方法[72]。

阿法链道酶

阿法链道酶（dornase alfa）是吸入性重组人脱氧核糖核苷酸 I，它能切断凋亡的中性粒细胞外 DNA 的形成，该 DNA 正是使得 CF 患者呼吸道阻塞的原因之一。一个关键的临床试验显示，应用阿法链道酶，肺功能提高了（与安慰剂组相比，FEV_1 提高 5.8%，$P < 0.01$），恶化的频率降低了（28%，与安慰剂组比较，$P < 0.04$）[73]。基于其优越性，推荐 6 岁及 6 以上的患者均可应用[70]。如果呼吸道疾病的临床证据足够，也可以考虑用于婴儿或蹒跚学步的儿童。但该药物价格昂贵，每月需花费 3 000 美金，其应用的成本效益比一直是人们争论的话题[74-75]。一个可行的方法就是短期应用阿法链道酶（1~2 个月），看肺功能是否有提高，患者是否可以耐受。而长期的应用（至少 1 年）则有必要评估其对住院率的影响。

阿法链道酶为每瓶 2.5mg，可以喷雾吸入。药物必须置于冰箱内，避光保存。应指导患者正确的使用方法并保证雾化装置的可用性。此外还应告诉患者，该种药物不能稀释或者与其他药物在雾化器内混合使用。

呼吸道水合疗法

高渗盐水

吸入高渗盐水（inhalation of hypertonic saline，IHS）有利

于提高黏膜纤毛清除功能[76]。高渗盐水通过水的渗透作用使呼吸道再水化。每日 2 次吸入普通生理盐水，与吸入 7% 的 NaCl（高渗盐水）比较，最主要的结果没有明显区别，48 周内两组肺功能都呈线性下降[77]。然而，被随机分到吸入高渗盐水组的患者，其恶化的次数有着显著降低（与安慰剂组相比下降 56%，P = 0.02）。在两个小的随机交叉试验中，尽管应用阿法链道酶的费用高于吸入高渗盐水组（每月 70 美元），但是前者使肺功能的提高更加明显。对于那些不能耐受或者对阿法链道酶无反应的患者可以采用 IHS。此外，IHS 可以作为呼吸道阻塞患者标准治疗（阿法链道酶治疗和胸部物理治疗）的辅助治疗措施。由于 IHS 可以引起支气管痉挛，故治疗前先给予短效 β_2 受体激动剂[78]。IHS 价格适当，可提高肺功能，降低肺功能恶化的进程，因此推荐所有 6 岁及大于 6 岁的所有患者应用[70]。如果临床治疗需要，IHS 也可考虑用于学龄前儿童（婴儿和学龄前儿童指导原则）。

支气管扩张

针对那些对支气管高反应或对支气管扩张剂呈阳性反应的患者，推荐长期应用 β_2 受体激动剂[70]。此外，在物理治疗前给予扩张剂，有利于清除呼吸道黏稠物。对于应用其他支气管扩张剂尚未达成共识。研究证明，应用抗胆碱能药物治疗 CF 的效果有限，并且其结果不一致[79]。

机械辅助清理呼吸道分泌物的方法同样有效，但应个体化实施。J. P. 目前使用 HFCWO，并且完全耐受。相比较手叩击和体位引流，其优势在于其治疗的独立性。患者在进行治疗的同时还可进行雾化吸入治疗（如高渗盐水）[70]。这对于提高依从性的是十分重要的。通常治疗频率和时间为 HFCWO 每日 2 次，一次持续 30 分钟。J. P. 目前每日治疗 1 次，可以通过提高治疗频次来提高

治疗效果。

阿法链道酶能够改善 CF 患者的痰液的黏稠度，对肺疾病早期有治疗意义[80]。在早期阿法链道酶干预试验中，中度肺功能不全的年轻患者肺功能下降的风险减少了 34%，有些患者的肺功能甚至提高到了接近正常人水平。J. P. 目前正在接受阿法链道酶的治疗，建议治疗持续进行从而改善肺功能并降低肺部症状加重的风险。

每日 2 次给予 7% 的高渗生理盐水有助于提高 J. P. 的黏膜纤毛清除功能，改善肺功能。沙丁胺醇应增加到每日 2 次，以预防高渗盐水引起支气管痉挛。因此推荐，接下来的治疗方案是沙丁胺醇扩张支气管，高渗盐水水化呼吸道，阿法链道酶稀释黏液，然后通过清理呼吸道排出痰液[70]。如果依从性是个问题，可在呼吸道清理治疗中给予阿法链道酶和高渗盐水。

炎症控制

CF 患者呼吸道内的炎症反应会使得呼吸道阻塞，最后导致肺功能的下降。利用药物阻断中性粒细胞引起的呼吸道炎性反应，是控制肺部疾病进展的关键治疗手段。皮质类固醇激素、非甾体类抗炎药、大环内酯类药物均被用来治疗 CF 肺疾病的炎症。尽管小型研究中发现白三烯调节剂能够改善肺功能，但是整体的数据并不足以支持推荐其临床应用[81]。由于色甘酸治疗效果的证据有限，也不推荐常规使用[70]。

糖皮质激素

不推荐口服糖皮质激素治疗 CF。虽然隔日应用 1~2mg/kg 泼尼松（prednisone），短期内会显著改善肺功能，降低铜绿假单胞菌感染患者急性加重，但是长期的应用会引起白内障、糖耐受不良、骨质疏松、生长停滞等患者难以接受的不良反应[82-84]。虽然吸入型糖皮质激素被广泛用于 CF 患者，但支持其应用的数据有限。一个随机对照试验结果表明，停用吸入性糖皮质激素，肺功能并没有降低，因此，不推荐 CF 合并哮喘患者常规应用[70,85]。J. P. 应该停用氟替卡松吸入，下次复查应进行肺功能测试。并且对其喘息、气短进行问诊。

非甾体类抗炎药

非甾体类抗炎药能够延缓肺功能的下降。在 5~13 岁儿童，高剂量布洛芬（ibuprofen）（20~30mg/kg，每日 2 次，剂量滴定使其峰浓度达到 50~100mg/L）能够有效减缓 FEV_1 下降的年发生率[86]。由于低浓度的布洛芬反而会增加中性粒细胞的浸润，故必须对布洛芬的血清浓度进行监测，使其达到治疗浓度范围。由于给药剂量远高于用来治疗疼痛或者发热需要的剂量，必须关注其远期的副作用，如胃肠道出血、肾毒性，再加上需要频繁抽血，使其应用并不广泛。患者大于 6 岁且 FEV_1 占预计值百分比大于 60%，推荐应用口服布洛芬来降低肺功能的下降[70]。考虑到 J. P.

的咯血病史，不建议对其应用高剂量的布洛芬。

阿奇霉素

阿奇霉素（azithromycin）是一个有着良好的抗炎作用的抗生素。虽然它已经被应用于那些铜绿假单胞菌感染的 CF 患者（见案例 26-3，问题 3），但最近进行的一项研究表明，在为期 24 周的研究期间，对那些没有感染铜绿假单胞菌的儿童和青少年，阿奇霉素可以有效减少疾病恶化的频率（50%），能够增加体重（0.58kg），但是对于肺功能的提升并没有效果[87]。由于 J.P. 在过去一年没有任何肺部症状急性加重，除非他是慢性铜绿假单胞菌感染患者，否则我们在其治疗中加入阿奇霉素几乎没有益处[70]。

抗生素治疗

在过去 30 年里，CF 患者肺部感染的治疗，无疑使患者的生存率得到提高。CF 患者使用抗生素治疗的目的是：（a）在首次检测发现铜绿假单胞菌时应用抗生素以早期清除细菌，防止或延缓铜绿假单胞菌慢性感染；（b）治疗肺疾病的急性发作；（c）长期维持治疗可以吸入抗生素，以有效缓解肺功能的下降和控制呼吸道感染。

铜绿假单胞菌的早期根除

案例 21-2，问题 3： J.P. 6 周后来进行复查，来评估与上次复查时发生那些变化。患者称胸部喘憋感和咳嗽都明显减轻。痰培养提示铜绿假单胞菌感染，此时患者还应该进行哪些治疗？

由于铜绿假单胞菌慢性感染增加 CF 患者肺功能下降的发生率，缩短其生存期，因此推荐给予早期、以根治感染为目的的治疗[70]。两项研究结果提供了合适的治疗方法。早期吸入妥布霉素（tobramycin）根除试验显示，妥布霉素吸入 300mg，每日 2 次，治疗 28 或者 56 日，其 1 个月清除感染菌群的效果（93% vs 92%）和复发的时间（66% vs 69%，27 个月培养阴性）都是相似的[88]。在近期完成的早期假单胞菌感染对照试验的结果显示，每季度培养结果铜绿假单胞菌阳性即刻开始治疗组（吸入妥布霉素 300mg，每日 2 次，共 28 日，伴或不伴环丙沙星（ciprofloxacin），每日 2 次，共 14 日）与另一个治疗组（28 日治疗，56 日不治疗，一共循环 6 个季度），两组的菌群清除率和再复发率没有明显区别[89]。最近的一项结果显示 6 岁以上 CF 患者，雾化吸入氨曲南 75mg，每日 3 次，治疗 28 日后，清除感染菌群 89.1%，28 周治疗后细菌培养阴性者仍能达到 58.2%[90]。基于以上两个研究，应该即刻对 J.P. 开始治疗，即妥布霉素 300mg，每日 2 次吸入，或者氨曲南 75mg，每日 3 次吸入，28 日治疗结束时应该进行细菌培养确认感染已经清除，每季度监测是否复发。

急性加重

急性加重（acute pulmonary exacerbations）是多数 CF 患者不可避免的一个阶段。急性加重是指呼吸系统体征和症状的改变，可以通过抗生素和呼吸道清理来进行治疗。主要指标包括：咳嗽、痰液量增加、运动耐量下降、体重或食欲下降、FEV$_1$ 下降或用力肺活量（FVC）减少 10% 以上、啰音出现或增加[91]。每年约有 1/3 的患者至少有一个指标加重，然而其发作及发作的频率却有很大不同。其出现的频率和肺部疾病的严重程度有关。治疗急性加重的传统措施有：补充营养，抗生素治疗，胸部物理治疗[92]。在院外，轻度患者可以通过口服抗生素、呼吸道清理装置和营养疗法来自行治疗。中到重度患者，应住院进行 14 日的静脉抗生素治疗、呼吸道清理以及营养支持治疗。如果症状和体征明显好转，可以提前回家进行治疗[93]。

抗生素的选择

依靠痰或咽培养以及药敏数据来选择抗生素。为了避免耐药性的产生并发挥协同效应，对于铜绿假单胞菌感染的急性发作患者，常常应用两种不同作用机制的药物联合治疗。故常采用抗假单胞杆菌的 β-内酰胺类药物与氨基糖苷类或喹诺酮类药物联合治疗。单用 β-内酰胺类药物和联合氨基糖苷类共同治疗的对照试验表明，其在提高肺功能方面效果类似，但是后者能够更有效的降低痰液中菌群密度以及延长再次发作的间隔时间[94]。多重耐药性定义为铜绿假单胞菌对三类主要药物（β 内酰胺类药物、氨基糖苷类、喹诺酮类药物）的两类中的所有药物全部耐药。据报道，有 15%～20% 的患者为此类患者。这些患者的抗菌治疗需要静脉给予黏菌素。静脉用黏菌素有中枢毒性和肾毒性，因此需要密切监测。

抗生素的用量

治疗急性加重的最常用抗生素种类和用量在表 21-4 中列出。治疗其他人群的药物用量并不适用于 CF 患者，这主要归因于：CF 患者药物肺渗透性降低、痰液中药物活性降低、细菌生物膜的存在、细菌数量多以及敏感性降低。CF 患者药代动力学的改变，经常在文献中提及，尤其是某些药物（β 内酰胺类药物、氨基糖苷类）在 CF 患者体内分布容积和清除要比健康对照组高。许多 β-内酰胺类抗生素是经肾脏清除的，因此提出假设，认为 CF 患者较高的肾脏清除能力是机体对 CFTR 缺乏的一种代偿反应，从而上调了有机阴离子和阳离子的转运蛋白导致肾小管清除率增加[95]。但是后续对照试验却没能证明这一假设[96,97]。另外一种更为统一的解释是 CF 患者与正常患者身体构成的差别导致 CF 患者药动学不同。CF 患者常常由于营养较差，导致脂肪组织较少，体重较轻。如果药代动力学参数被体重标准化（L/kg，L/kg/hour），那么该指数会超过正常的健康人。这项观察结果在 CF 患者头孢他啶药代动力学中被验证。当这些药代动力学参数被去脂体重标准化后，个体差异明显降低，暗示着去脂体重是一个更好的标准化单位[98]。更重要的就是，有学者观察到如果药代动力学参数被体重标准化，其结果较正常人偏高，而药动学参数被去脂体重标准化后，其结果之间没有差异。

表 21-4

囊性纤维化患者的抗生素用量

全身应用的抗生素			
药物	小儿剂量	成人剂量	个体最大剂量
阿米卡星	30mg/kg q24h	30mg/kg q24h	TDM
氨曲南	150mg/(kg·d) q6~8h	2gm q6h	8g/d
头孢吡肟	150mg/(kg·d) q6~8h	2gm q6h	8g/d
头孢他啶	150mg/(kg·d) q6~8h	2gm q6h	8g/d
环丙沙星 IV	30mg/kg q8h	400mg q8h	1.2g/d
环丙沙星 PO	40mg/kg qq8~12h	750mg q8~12h	2.25g/d
多黏菌素	2.5~5mg/(kg·d) qq8h	2.5~5mg/(kg·d) q8h	300mg/d(黏菌素)
庆大霉素	10mg/kg q24h	10mg/kg q24h	TDM
亚胺培南	100mg/(kg·d) q6h	1g,q6h	4g/d
美罗培南	60~120mg/(kg·d) q8h	2g,q8h	6g/d
哌拉西林钠/他唑巴坦	400mg/(kg·d) q6h	4.5g,q8h	16g/d(哌拉西林)
替卡西林/克拉维酸	400mg/(kg·d) q6h	3g,q6h	12g/d(替卡西林)
妥布霉素	10mg/kg q24h	10mg/kg q24h	TDM
TMP/SMZ	15~20mg/(kg·d) 每q8h	15~20mg/(kg·d) q8h	800mg/d
吸入性抗生素			
药物	剂量(mg)	间隔	注释
氨曲南	75	tid	治疗28日,间隔28日
妥布霉素喷雾	300	bid	治疗28日,间隔28日
妥布霉素吸入粉	112(4×28mg胶囊)	bid	治疗28日,间隔28日
黏菌素	37.5~75	bid	治疗28日,间隔28日

Bid,每日 2 次;TDM,治疗药物监测(庆大霉素/妥布霉素每日治疗量的最大血药浓度为 25~35mg/L,AUC$_{24h}$ = 70~100mg/L×hour);tid,每日 3 次;TMP/SMZ,甲氧苄啶/磺胺甲噁唑。

来源:Zobell et al. Optimization of anti-pseudomonal antibiotic for cystic fibrosis pulmonary exacerbations: VI. Executive summary. *Pediatr Pulmonol*. 2013;1.

β-内酰胺类药物可以间断地给药,也可以延长滴注时间或者连续的输注。延长滴注时间或连续的输注是为了使血药浓度超过最低抑菌浓度的时间延长[98]。这对 CF 患者来说特别重要,因为 CF 患者药物的清除率(肾脏功能)较快,并且呼吸道内细菌的敏感性降低[99]。

氨基糖苷类更长的给药间隔(每 24 小时 vs 每 8 小时),使治疗更简单且费用降低,其潜在的毒性也降低了。成人和儿童 CF 患者(n = 244)的一个随机临床试验结果显示,妥布霉素按照 10mg/(kg·d) 的剂量应用,每日 1 次给药或者每日分 3 次给药都起到了相同的效果,两种给药方式使得 FEV$_1$ 增加了 10%。然而,每日 1 次给药对儿童患者来说,可提高肾脏安全性,这可以通过血清肌酐和尿液中 N-乙酰-β-D 氨基葡萄糖苷酶(一种肾近曲小管受损的指标)判断[100]。CF 基金会的循证研究证实氨基糖苷类每日 1 次给药治疗肺部疾病的急性发作要优于 3 次给药[93]。

常规检测氨基糖苷类药物血药浓度能够使其发挥最大效果并使其毒性的风险最小。由于很多 CF 患者会接受氨基糖苷类药物的多疗程治疗,有时延长疗程,这很容易引起毒性反应。每日给药一次,谷浓度可能不好监测(如给药间隔超过 5 个半衰期)。因此,血药浓度通常在给药后 1~2 小时和 6~8 小时进行监测。这两个时间点的血药浓度监测,可以推断峰浓度(靶浓度 20~30mg/L)及药时曲线下面积(72~100mg/L×hour)[101]。

案例 21-3

问题1：B. W. 是一个 19 岁男孩。3 岁时，因慢性肺炎而确诊 CF。近两周出现咳嗽加重，痰液增多以及痰液颜色由白色变为绿色而就诊。6 个月前因肺疾病急性加重而给予治疗。目前体重 45.2kg，并自述体重减低了 1.8kg。他是一个较瘦的成年男性，呼吸很费力。肺功能监测 FEV_1 占预计值的 75%，FVC 占预计值 70%（其标准水平应为 FEV_1 85%，FVC 80%）。四周前痰培养检测出铜绿假单胞菌，对头孢他啶（ceftazidime）、哌拉西林（piperacillin）、亚胺培南（imipenem）、妥布霉素、黏菌素（colistin）敏感，对环丙沙星中度敏感。其他相关实验室检查如下：

白细胞计数：17 000/µl，带状核中性粒细胞 4%，分叶核中性粒细胞 35%，淋巴细胞 50%，嗜酸性粒细胞 11%

血清尿素氮（BUN）：7mg/dl

肌酐：0.5mg/dl

其他血指标、肝功能和电解质都在正常范围，血压和心率也正常。体温是 37.3℃，呼吸每分钟 25 次，血氧饱和度为 95%。在胸片上可见新的肺浸润。目前治疗药物有：脂溶性维生素每日 2 次，每餐两粒微囊化胰酶胶囊（每粒 16 000U），吃小零食时按需增加 1~2 粒，阿法链道酶每日 2.5mg，雾化吸入。哪些主观和客观指标能够提示 B. W. 发生肺疾病急性加重的诊断？

B. W. 显示痰液增多（脓痰）、咳嗽加重、呼吸困难、体重下降、肺功能下降超过基线的 10%。他还有轻度发热，白细胞计数增高。但是发热、白细胞计数增高以及胸片上新的浸润影不一定会在所有急性加重的病例中出现。

案例 21-3，问题 2：B. W. 入院治疗急性加重。针对其实验室检查结果，合适的抗菌治疗方案是什么？

基于这些检查和体外药敏试验结果，应该开始进行头孢他啶或者哌拉西林与妥布霉素的联合治疗。由于对环丙沙星的敏感性降低，不建议应用。亚胺培南和黏菌素通常用来治疗耐药铜绿假单胞菌感染。

头孢他啶每 6 小时静脉滴注 2g，每次滴注 3 小时；或者首次给予 2g 负荷剂量，输注 30 分钟，之后给予 6g，持续输注。最近一个大样本的随机临床试验数据表明，头孢他啶连续或者间断应用，对 CF 患者有着同样的效果和安全性；然而连续输注，对那些耐药菌株感染的患者肺功能改善更明显。此外，连续应用可以延长急性加重发作的间隔时间[99]。

对 B. W. 来说，静脉滴注妥布霉素的最佳初始剂量应为每 24 小时 440mg（10mg/kg）。目标峰浓度为 20~30mg/L，应该从首次给药或者第二次给药后获得。药时曲线下面积应该为 72~100mg/（L·h）。在治疗过程中，妥布霉素的浓度应该每 7 日测量一次。此外，血 BUN 浓度和血肌酐值每周应测量 3 次，以便早期发现急性肾损伤。

抗生素一般应用 2 周，如果在第 14 日患者没有达到指定的终点指标，那么再延长治疗 7 日。B. W. 在医院最初给予抗生素治疗后，在家中还应该进行静脉抗生素治疗。患者是否适合在家进行静脉抗生素治疗，主要取决于最初对药物的反应和家中对其提供支持的水平。尤其是应该评估患者在医院建立起来的营养维持和呼吸道强化清理治疗[102]。B. W. 的抗菌治疗的疗程要依据其临床反应。理想状态是其肺功能（例如 FEV_1）应该提高 10%~20%，并每周进行评估。应该特别关注患者痰液的脓性和痰量减少、整体主观感觉逐渐改善。每日评估患者食欲改善和体重增加量，目标是达到基线值（每周增加 1~2kg）。反复接受静脉滴注氨基糖苷类药物的患者，应对其听力进行定期检查。

口服或吸入抗生素的长期维持治疗

尽管已积极的对急性加重期进行治疗，也通过口服或吸入疗法对 CF 典型病原体进行治疗，但是肺功能仍然逐步下降，这使得长期的抗感染治疗变得越来越普遍，其目的是为了控制细菌感染，以降低急性加重的次数和严重程度、减缓对肺功能渐进性的损害。吸入性抗生素包括妥布霉素、氨曲南（aztreonam）、黏菌素。由于痰液浓度较高和全身生物利用度低，吸入性抗生素疗效最佳，毒性最小。

吸入用妥布霉素

一个长达 6 个月的 3 期临床试验研究结果显示，吸入妥布霉素可以明显提高肺功能（FEV 提高 10%），降低住院率（37%），减少对静脉抗假单胞杆菌类抗生素的需求（32%）[103]。一大部分人在治疗过程中出现声音嘶哑，但这并不需要终止治疗，而且随着时间推移会有所好转。此外，有患者感觉该制剂味苦，这同样不会使得治疗终止。妥布霉素雾化器推荐的剂量为每日 2 次，每次 300mg，28 日为一周期，而后停用 28 日。吸入性妥布霉素是一种预混溶液，每小瓶为一个单剂量，使用前需要冷藏保存。它通过一种喷雾式装置（Pari LC Plus）确保其颗粒的均一性和流动性。该 3 期临床研究结果显示，吸入妥布霉素适用于 6 岁以上、痰培养试验反复出现铜绿假单胞菌阳性、FEV_1 占预计值百分比在 25%~75% 之间的患者[95]。幸运的是，有一种妥布霉素吸入干粉剂（TOBI 吸入粉），能缩短服药时间，无需冷藏，携带方便，每 28mg 药物包裹在一个小胶囊里，每次 4 粒，每日 2 次，28 日为一周期，而后停用 28 日。

吸入用氨曲南赖氨酸溶液

两项 3 期试验研究评估了吸入用氨曲南赖氨酸溶液（aztreonam lysine solution）短期内的安全性和有效性[103,104]。应用患者自评量表手段调查结果表明：患者的肺症状明显改善，吸入或静脉抗假单胞杆菌抗生素治疗急性肺恶化的需求也减少了。最常见的副作用是咳嗽和喘憋。应用前可以使用支气管扩张剂以减少上述症状的发生。该溶液的推荐剂量 75mg，每日 3 次，28 日为一周期，氨曲南提供的是粉装物，需要在使用前用溶液溶解并稀释，应用前要冷藏。需要用特制的喷雾装置（Altera），在相对短时间（如 2~3 分钟）内给药。基于以上的研究，氨曲南赖氨酸溶液推荐用于 6 岁以上的铜绿假单胞菌感染的 CF 患者，用来改善其呼吸道症状。氨曲南更适用于那些不能耐受妥布霉素吸入的患者，或那些经常出现肺部症状发作和持续性肺功能下降的患者。

多黏菌素

多黏菌素（colistimethate）是黏菌素的一个前药，属于多黏菌素类抗生素。它在美国只是以静脉用粉针供应，雾化吸入前需要溶解。其在 CF 患者的临床安全性和有效性验证受到临床试验样本量小的限制。由于缺乏数据，不建议临床常规应用[70]。它适用于那些多重耐药铜绿假单胞菌感染患者，或者无法耐受其他吸入性抗生素的患者。吸入引起的不良反应包括咳嗽和支气管痉挛，每次吸入前应给予支气管扩张药。此外，多黏菌素在雾化时容易起沫，影响其利用效率。常规剂量为每日 2 次，每次 75mg。

吸入用抗生素价格较高（妥布霉素溶液每月花费 7 000 美元，氨曲南赖氨酸溶液每月 7 000 美元，多黏菌素甲磺酸花费每月 1 800 美元）(http://www.walgreens.com/topic/pharmacy/cystic-fibrosis-services.jsp)；然而，其有效减少住院天数的效果弥补了其价格昂贵的缺点。从吸入用抗生素的成本效益来看，它们更适用于那些发作相对频繁的患者（每年 2 次或者多次住院）。一个评价铜绿假单胞菌慢性感染的 CF 患者肺功能改善的短期临床试验（如 1~2 个月）已获得批准。对其关于住院率的评估需要一个周期更长的试验（如至少 1 年）。应该告知患者正确的使用方法以及喷雾器和用于给药的压缩系统的保养。尤其是 2 次使用之间清洗可重复利用的雾化装置，防止由于残留的增加而降低药物的疗效。雾化装置可以加液体洗洁精手洗或者置于洗碗机的机架顶部进行清洗。为了减少细菌污染，雾化装置每次洗完应该干燥后再用。需要对其进行常规的消毒，以减少细菌感染。此外，应嘱咐患者，雾化装置内不能稀释或者与其他药物混合使用，否则会改变其输送特点。在吸入抗生素之前，应给予支气管扩张剂、阿法链道酶、呼吸道清理治疗，以便使其能够在呼吸道内更长时间发挥作用。

阿奇霉素

口服阿奇霉素的抗炎和抗毒力的特性，使其广泛应用于 CF 患者。应用传统的药敏试验测试，大环内酯类对铜绿假单胞菌没有抗菌作用，但是却能抑制生物被膜的重要组成成分-藻酸盐的生成。由于阿奇霉素较好的药代动力学特性和较少的药物相互作用，故其相关研究有很多。一个多中心随机对照试验表明，阿奇霉素能够增加 FEV_1（6%），减少急性发作的住院率（44%）[105]。阿奇霉素联合其他维持治疗如吸入妥布霉素及阿法链道酶对肺功能的保护具有协同作用。它一般很容易耐受。恶心、呕吐、喘憋是最常见的不良反应。基于当前数据，它适用于 6 岁以上患有铜绿假单胞菌感染的患者[95]。基于关键的试验，对 40kg 以上的患者阿奇霉素给药剂量为每次 500mg，每周 3 次；低于 40kg 的患者阿奇霉素给药剂量为每次 250mg，每周 3 次。由于阿奇霉素对分枝杆菌有潜在的耐药性，其治疗的一个禁忌证就是分枝杆菌感染。

案例 21-3，问题 3： B.W. 出院后 2 周，来门诊复查发现其咳嗽和痰液量明显减少，气短消失。肺功能显示 FEV_1 占预计值百分比为 85%。他已经重新开始了门诊治疗方案：每日服用多种维生素，每餐两粒微囊化胰酶胶囊（16 000U 脂酶/胶囊）、吃零食时按需加 1~2 粒该胶囊，每日雾化吸入 2.5mg 阿法链道酶。对于其治疗计划，是否有需要改进的地方？

由于其近 6 个月有过 2 次发生急性发作，建议增加药物治疗减少发生次数。多次的急性发作除了影响患者正常生活外，会使得肺功能下降以及生存率降低[106]。药物治疗主要目的是增强肺功能、减少急性发作的频率。治疗方案包括：阿法链道酶、吸入性妥布霉素或氨曲南、IHS、阿奇霉素。B.W. 已经接受了阿法链道酶治疗，但是还没有应用吸入性妥布霉素或氨曲南、HIS 或阿奇霉素。添加新的治疗措施需要考虑的就是治疗负担，尤其是添加吸入性治疗。由于 B.W. 为铜绿假单胞菌慢性感染，且妥布霉素和阿奇霉素显示其比 IHS 更能有效提高肺功能，故可以应用妥布霉素吸入粉剂治疗，每次 112mg，每日 2 次，28 日为一周期，再停药 28 日，并且每周一、三、五口服阿奇霉素 500mg。此外，因为阿奇霉素可以每周 3 次口服，故对治疗的负担影响很小。IHS 也同样可以减少急性加重的次数，所以，虽然现在添加了新的药物，如果 B.W. 以后出现肺功能下降或发作次数增加，应该增加 IHS。

口服抗生素

案例 21-3，问题 4：一年后，B.W. 复诊出现肺疾病轻度恶化的症状和体征，但是由于处于期末考试期而拒绝静滴抗菌药物或者住院治疗。能够替代静滴治疗的方案是什么呢？

喹诺酮类抗菌药是口服治疗铜绿假单胞菌感染的唯一选择。耐药葡萄球菌和耐药假单胞菌的出现使得 CF 医学委员会（CF medical community）严格限制喹诺酮类治疗 CF 急性加重[107,108]。因为氟喹诺酮类药物价格低廉、给药方便、口服治疗 CF 急性加重与静脉给药疗效相同，所以广泛应用该类药物口服（例如环丙沙星）治疗 CF 急性加重[109,110]。

鉴于该患者的感染菌过去对药物的敏感性和其拒绝住院治疗，除应用雾化吸入妥布霉素和口服阿奇霉素外，还可以口服环丙沙星 1 000mg，每日 2 次，给药一周[111]。联合吸入和口服治疗 1 周后，应该对 B.W. 重新评估，如果病情恶化，应该建议其住院治疗，若其病情好转，则可以继续当前治疗。

案例 21-3，问题 5： B.W.3 个月后来医院门诊进行年度综合检查。试验室检查、二维 X 线吸收测量法（DXA）扫描、肺功能检查及口服葡萄糖耐量试验（OGTT）结果如下：

> BUN：10mg/dl
>
> 肌酐：0.6mg/dl
>
> 尿微量白蛋白/肌酐比值：12μg/mg
>
> 2 小时 OGTT 血糖：220mg/dl
>
> 糖化血红蛋白：7.8%
>
> DXA Z 分数：-2.1（骨盆）
>
> FEV_1：占预计值百分比为 83%
>
> 这些实验室结果如何解释，你建议哪些新的治疗方案呢？

B. W. 的 2 小时 OGTT 血糖升高提示患者存在 CF 相关性糖尿病，通过糖化血红蛋白的升高进一步证实。尿微量白蛋白试验提示 CF 相关性糖尿病的存在，还没有出现蛋白尿。B. W. 应开始注射胰岛素，以提高营养状况，防止微血管并发症的出现。DXA 扫描结果提示患者存在骨量减少现象，可口服钙片 1 次 500mg，每日 2 次，并监测维生素 D 水平。骨量减少的治疗可以预防骨质疏松的形成，而骨质疏松会导致患者发生骨折的危险性增加。此外，骨质疏松是肺移植的相对禁忌证，因为肺移植后，骨折会严重影响患者恢复。

B. W. 的肺功能检查结果提示其肺功能稳定，其目前的药物治疗方案应该继续。

肺移植

由于呼吸道梗阻、感染、炎症的长期反复发作导致肺部疾病的恶化，最终引起呼吸衰竭是一种必然的结果。由于运动耐量降低、严重的治疗负担、给氧治疗以及肺部疾病急性加重而频繁住院治疗，晚期肺部疾病严重影响了 CF（FEV_1<30%预计值）患者生活质量。肺移植是 CF 晚期患者的一项治疗选择[112]。进行肺移植的最佳时间不能准确确定，然而，当患者 FEV_1 占预计值百分比降低到 40% 时，就应该尽可能在患者肺衰竭前进行肺移植。移植的评估包括肺部疾病严重程度，患者对治疗的依从性以及伴发的疾病等。一旦接受这种治疗，那么患者应该进入肺移植名单等待可用器官的出现。等待肺移植的时间大不相同，这主要依靠肺移植器官分配评分，这种分配器官的评分是基于器官移植后预期效果的模型预测。肺移植后 5 年平均生存率为 50%。重要的是，器官移植后，患者的生活质量显著提高。

（董维冲 译，宋贝贝 校，杨秀岭 审）

参考文献

1. Cystic Fibrosis Foundation Patient Registry. 2013 Annual Data Report. Bethesda, MD: Cystic Fibrosis Foundation; 2013.
2. Welsh MJ. Abnormal regulation of ion channels in cystic fibrosis epithelia. *FASEB J.* 1990;4:2718.
3. Ballard ST et al. CFTR involvement in chloride, bicarbonate, and liquid secretion by airway submucosal glands. *Am J Physiol.* 1999;277:L694–L699.
4. Boucher RC et al. Na+ transport in cystic fibrosis respiratory epithelia. Abnormal basal rate and response to adenylate cyclase activation. *J Clin Invest.* 1986;78:1245–1252.
5. Lee MG et al. Cystic fibrosis transmembrane conductance regulator regulates luminal Cl-/HCO3-exchange in mouse submandibular and pancreatic ducts. *J Biol Chem.* 1999;274:14670.
6. Schwiebert EM et al. CFTR is a conductance regulator as well as a chloride channel. *Physiol Rev.* 1999;79:S145.
7. Smith JJ et al. cAMP stimulates bicarbonate secretion across normal, but not cystic fibrosis airway epithelia. *J Clin Invest.* 1992;89:1148.
8. Derichs N. Targeting a genetic defect: cystic fibrosis transmembrane conductance regulator modulators in cystic fibrosis. *Eur Respir Rev.* 2013;22:58–65.
9. Welsh MJ et al. Research on cystic fibrosis: a journey from the Heart House. *Am J Respir Crit Care Med.* 1998;157:S148.
10. Zielenski J et al. Cystic fibrosis: genotypic and phenotypic variations. *Annu Rev Genet.* 1995;29:777.
11. Ramsey BW et al. A CFTR potentiator in patients with cystic fibrosis and the G551D mutation. *N Engl J Med.* 2011;365:1663–1672.
12. Wainwright CE et al. Lumacaftor-ivacaftor in patients with cystic fibrosis homozygous for Phe508del CFTR. *N Engl J Med.* 2015;373(3):220–231.
13. Kerem E et al. Ataluren for the treatment of nonsense-mutation cystic fibrosis: a randomised, double-blind, placebo-controlled phase 3 trial. *Lancet Respir Med.* 2014;2:539–547.
14. Alton EW et al. Repeated nebulisation of non-viral CFTR gene therapy in patients with cystic fibrosis: a randomised, double-blind, placebo-controlled, phase 2b trial. *Lancet Respir Med.* 2015;3(9):684–691.
15. Kerem E et al. The relation between genotype and phenotype in cystic fibrosis: analysis of the most common mutation (delta F508). *N Engl J Med.* 1990;323:1517.
16. Zielenski J. Genotype and phenotype in cystic fibrosis. *Respiration.* 2000;67:117.
17. Drumm ML et al. Genetic modifiers of lung disease in cystic fibrosis. *N Engl J Med.* 2005;353:1443–1453.
18. Garred P et al. Mannose-binding lectin (MBL) therapy in an MBL-deficient patient with severe cystic fibrosis lung disease. *Pediatr Pulmonol.* 2002;33:201.
19. Reddy MM et al. Activation of the epithelial Na+ channel (ENaC) requires CFTR Cl-channel function. *Nature.* 1999;402:301.
20. Sohma Y et al. HCO3-transport in a mathematical model of the pancreatic ductal epithelium. *J Membr Biol.* 2000;176:77.
21. Moran A et al, International Society for P, Adolescent D. ISPAD Clinical Practice Consensus Guidelines 2014. Management of cystic fibrosis-related diabetes in children and adolescents. *Pediatr Diabetes.* 2014;15(Suppl 20):65–76.
22. Blackman SM et al. Relative contribution of genetic and nongenetic modifiers to intestinal obstruction in cystic fibrosis. *Gastroenterology.* 2006;131:1030–1039.
23. Brodzicki J et al. Frequency, consequences and pharmacological treatment of gastroesophageal reflux in children with cystic fibrosis. *Med Sci Monit.* 2002;8:CR529–CR537.
24. Heine RG et al. Gastro-oesophageal reflux in infants under 6 months with cystic fibrosis. *Arch Dis Child.* 1998;78:44.
25. Ledson MJ et al. Prevalence and mechanisms of gastro-oesophageal reflux in adult cystic fibrosis patients. *J R Soc Med.* 1998;91:7.
26. Cohn JA et al. Localization of the cystic fibrosis transmembrane conductance regulator in human bile duct epithelial cells. *Gastroenterology.* 1993;105:1857–1864.
27. Kopelman H. Cystic fibrosis. Gastrointestinal and nutritional aspects. *Thorax.* 1991;46:261.
28. Akata D, Akhan O. Liver manifestations of cystic fibrosis. *Eur J Radiol.* 2007;61:11–17.
29. Colombo C et al. Analysis of risk factors for the development of liver disease associated with cystic fibrosis. *J Pediatr.* 1994;124:393–399.
30. Gaskin KJ et al. Liver disease and common-bile-duct stenosis in cystic fibrosis. *N Engl J Med.* 1988;318:340.
31. Sokol RJ et al. Recommendations for management of liver and biliary tract disease in cystic fibrosis. Cystic Fibrosis Foundation Hepatobiliary Disease Consensus Group. *J Pediatr Gastroenterol Nutr.* 1999;28:S1.
32. Geddes DM. Cystic fibrosis and pregnancy. *J R Soc Med.* 1992;85:36.
33. Elkin SL et al. Histomorphometric analysis of bone biopsies from the iliac crest of adults with cystic fibrosis. *Am J Respir Crit Care Med.* 2002;166:1470–1474.
34. Haworth CS et al. A prospective study of change in bone mineral density over one year in adults with cystic fibrosis. *Thorax.* 2002;57:719.
35. Shead EF et al. Osteoclastogenesis during infective exacerbations in patients with cystic fibrosis. *Am J Respir Crit Care Med.* 2006;174:306.
36. Haworth CS. Impact of cystic fibrosis on bone health. *Curr Opin Pulm Med.* 2010;16:616–622.
37. Dixey J et al. The arthropathy of cystic fibrosis. *Ann Rheum Dis.* 1988;47:218–223.
38. Newman AJ et al. Episodic arthritis in children with cystic fibrosis. *J Pediatr.* 1979;94:594.
39. Phillips BM et al. Pathogenesis and management of arthropathy in cystic fibrosis. *J R Soc Med.* 1986;79:44.

40. Rush PJ et al. The musculoskeletal manifestations of cystic fibrosis. *Semin Arthritis Rheum.* 1986;15:213.

41. Ramsey B et al. Impact of sinusitis in cystic fibrosis. *J Allergy Clin Immunol.* 1992;90:547.

42. Umetsu DT et al. Sinus disease in patients with severe cystic fibrosis: relation to pulmonary exacerbation. *Lancet.* 1990;335:1077.

43. Worlitzsch D et al. Effects of reduced mucus oxygen concentration in airway Pseudomonas infections of cystic fibrosis patients. *J Clin Invest.* 2002;109:317–325.

44. Pezzulo AA et al. Reduced airway surface pH impairs bacterial killing in the porcine cystic fibrosis lung. *Nature.* 2012;487:109–113.

45. Griese M et al. Inhibition of airway proteases in cystic fibrosis lung disease. *Eur Respir J.* 2008;32:783–795.

46. Hartl D et al. Cleavage of CXCR1 on neutrophils disables bacterial killing in cystic fibrosis lung disease. *Nat Med.* 2007;13:1423–1430.

47. Dasenbrook EC et al. Association between respiratory tract methicillin-resistant Staphylococcus aureus and survival in cystic fibrosis. *JAMA.* 2010;303:2386–2392.

48. Dasenbrook EC et al. Persistent methicillin-resistant Staphylococcus aureus and rate of FEV1 decline in cystic fibrosis. *Am J Respir Crit Care Med.* 2008;178:814–821.

49. Li Z et al. Longitudinal development of mucoid Pseudomonas aeruginosa infection and lung disease progression in children with cystic fibrosis. *JAMA.* 2005;293:581–588.

50. Courtney JM et al. Clinical outcome of Burkholderia cepacia complex infection in cystic fibrosis adults. *J Cyst Fibros.* 2004;3:93–98.

51. Stevens DA et al. Allergic bronchopulmonary aspergillosis in cystic fibrosis – state of the art: Cystic Fibrosis Foundation Consensus Conference. *Clin Infect Dis.* 2003;37(Suppl 3):S225–S264.

52. Farrell PM et al. Guidelines for diagnosis of cystic fibrosis in newborns through older adults: Cystic Fibrosis Foundation consensus report. *J Pediatr.* 2008;153:S4–S14.

53. Farrell PM et al. Prenatal screening for cystic fibrosis: where are we now? *J Pediatr.* 2002;141:758.

54. Konstan MW et al. Growth and nutritional indexes in early life predict pulmonary function in cystic fibrosis. *J Pediatr.* 2003;142:624–630.

55. Stallings VA et al. Evidence-based practice recommendations for nutrition-related management of children and adults with cystic fibrosis and pancreatic insufficiency: results of a systematic review. *J Am Diet Assoc.* 2008;108:832–839.

56. Feranchak AP et al. Prospective, long-term study of fat-soluble vitamin status in children with cystic fibrosis identified by newborn screen. *J Pediatr.* 1999;135:601–610.

57. Borowitz D et al. Consensus report on nutrition for pediatric patients with cystic fibrosis. *J Pediatr Gastroenterol Nutr.* 2002;35:246–259.

58. Boyle MP et al. Failure of high-dose ergocalciferol to correct vitamin D deficiency in adults with cystic fibrosis. *Am J Respir Crit Care Med.* 2005;172:212–217.

59. Conway SP et al. Vitamin K status among children with cystic fibrosis and its relationship to bone mineral density and bone turnover. *Pediatrics.* 2005;115:1325.

60. Cystic Fibrosis F et al. Cystic Fibrosis Foundation evidence-based guidelines for management of infants with cystic fibrosis. *J Pediatr.* 2009;155:S73–S93.

61. Littlewood JM. Diagnosis and treatment of intestinal malabsorption in cystic fibrosis. *Pediatr Pulmonol.* 2006;41:35.

62. Baker SS et al. Pancreatic enzyme therapy and clinical outcomes in patients with cystic fibrosis. *J Pediatr.* 2005;146:189–193.

63. Borowitz D. Update on the evaluation of pancreatic exocrine status in cystic fibrosis. *Curr Opin Pulm Med.* 2005;11:524–527.

64. Guarner L et al. Fate of oral enzymes in pancreatic insufficiency. *Gut.* 1993;34:708.

65. Robinson PJ et al. Duodenal pH in cystic fibrosis and its relationship to fat malabsorption. *Dig Dis Sci.* 1990;35:1299.

66. Heijerman HG. Ranitidine compared with dimethylprostaglandin E2 analogue enprostil as adjunct to pancreatic enzyme replacement in adult cystic fibrosis. *Scand J Gastroenterol Suppl.* 1990;178:26.

67. Heijerman HG et al. Omeprazole enhances the efficacy of pancreatin (Pancrease) in cystic fibrosis. *Ann Intern Med.* 1991;114:200.

68. Hendriks JJ et al. Changes in pulmonary hyperinflation and bronchial hyperresponsiveness following treatment with lansoprazole in children with cystic fibrosis. *Pediatr Pulmonol.* 2001;31:59.

69. Aris RM et al. Guide to bone health and disease in cystic fibrosis. *J Clin Endocrinol Metab.* 2005;90:1888–1896.

70. Mogayzel PJ, Jr. et al. Cystic fibrosis pulmonary guidelines. Chronic medications for maintenance of lung health. *Am J Respir Crit Care Med.* 2013;187:680–689.

71. Varekojis SM et al. A comparison of the therapeutic effectiveness of and preference for postural drainage and percussion, intrapulmonary percussive ventilation, and high-frequency chest wall compression in hospitalized cystic fibrosis patients. *Respir Care.* 2003;48:24.

72. Oermann CM et al. Comparison of high-frequency chest wall oscillation and oscillating positive expiratory pressure in the home management of cystic fibrosis: a pilot study. *Pediatr Pulmonol.* 2001;32:372.

73. Fuchs HJ et al. Effect of aerosolized recombinant human DNase on exacerbations of respiratory symptoms and on pulmonary function in patients with cystic fibrosis. The Pulmozyme Study Group. *N Engl J Med.* 1994;331:637–642.

74. Cramer GW, Bosso JA. The role of dornase alfa in the treatment of cystic fibrosis. *Ann Pharmacother.* 1996;30:656–661.

75. Grieve R et al. A cost-effectiveness analysis of rhDNase in children with cystic fibrosis. *Int J Technol Assess Health Care.* 2003;19:71.

76. Donaldson SH et al. Mucus clearance and lung function in cystic fibrosis with hypertonic saline. *N Engl J Med.* 2006;354:241–250.

77. Elkins MR et al. A controlled trial of long-term inhaled hypertonic saline in patients with cystic fibrosis. *N Engl J Med.* 2006;354:229–240.

78. Taylor LM et al. Hypertonic Saline treatment of cystic fibrosis. *Ann Pharmacother.* 2007;41:481.

79. Ziebach R et al. Bronchodilatory effects of salbutamol, ipratropium bromide and their combination: double-blind, placebo-controlled cross-over study in cystic fibrosis. *Pediatr Pulmonol.* 2001;31:431.

80. Quan JM et al. A two-year randomized, placebo-controlled trial of dornase alfa in young patients with cystic fibrosis with mild lung function abnormalities. *J Pediatr.* 2001;139:813.

81. Conway SP et al. A pilot study of zafirlukast as an anti-inflammatory agent in the treatment of adults with cystic fibrosis. *J Cyst Fibros.* 2003;2:25.

82. Auerbach HS et al. Alternate-day prednisone reduces morbidity and improves pulmonary function in cystic fibrosis. *Lancet.* 1985;2:686–688.

83. Eigen H et al. A multicenter study of alternate-day prednisone therapy in patients with cystic fibrosis. Cystic Fibrosis Foundation Prednisone Trial Group. *J Pediatr.* 1995;126:515–523.

84. Lai HC et al. Risk of persistent growth impairment after alternate-day prednisone treatment in children with cystic fibrosis. *N Engl J Med.* 2000;342:851.

85. Balfour-Lynn IM et al. Multicenter randomized controlled trial of withdrawal of inhaled corticosteroids in cystic fibrosis. *Am J Respir Crit Care Med.* 2006;173:1356–1362.

86. Konstan MW et al. Effect of high-dose ibuprofen in patients with cystic fibrosis. *N Engl J Med.* 1995;332:848.

87. Saiman L et al. Effect of azithromycin on pulmonary function in patients with cystic fibrosis uninfected with Pseudomonas aeruginosa: a randomized controlled trial. *JAMA.* 2010;303:1707–1715.

88. Ratjen F et al. Effect of inhaled tobramycin on early *Pseudomonas aeruginosa* colonisation in patients with cystic fibrosis. *Lancet.* 2001;358:983.

89. Mayer-Hamblett N et al. Predictors of Pseudomonas aeruginosa recurrence in cystic fibrosis: results from the EPIC trial. *Ped Pulm.* 2010;45:326–327.

90. Tiddens HA et al. Open label study of inhaled aztreonam for Pseudomonas eradication in children with cystic fibrosis: the ALPINE study. *J Cyst Fibros.* 2015;14:111–119.

91. Rosenfeld M et al. Defining a pulmonary exacerbation in cystic fibrosis. *J Pediatr.* 2001;139:359–365.

92. Ramsey BW. Management of pulmonary disease in patients with cystic fibrosis. *N Engl J Med.* 1996;335:179.

93. Flume PA et al. Cystic fibrosis pulmonary guidelines: treatment of pulmonary exacerbations. *Am J Respir Crit Care Med.* 2009;180:802–808.

94. Smith AL et al. Comparison of a beta-lactam alone versus beta-lactam and an aminoglycoside for pulmonary exacerbation in cystic fibrosis. *J Pediatr.* 1999;134:413–421.

95. Susanto M, Benet LZ. Can the enhanced renal clearance of antibiotics in cystic fibrosis patients be explained by P-glycoprotein transport? *Pharm Res.* 2002;19:457–462.

96. Beringer PM et al. Lack of effect of P-glycoprotein inhibition on renal clearance of dicloxacillin in patients with cystic fibrosis. *Pharmacotherapy.* 2008;28:883–894.

97. Liu S et al. Probenecid, but not cystic fibrosis, alters the total and renal clearance of fexofenadine. *J Clin Pharmacol.* 2008;48:957–965.

98. Bulitta JB et al. Population pharmacokinetic comparison and pharmacodynamic breakpoints of ceftazidime in cystic fibrosis patients and healthy volunteers. *Antimicrob Agents Chemother.* 2010;54:1275–1282.

99. Hubert D et al. Continuous versus intermittent infusions of ceftazidime for treating exacerbation of cystic fibrosis. *Antimicrob Agents Chemother.* 2009;53:3650–3656.

100. Smyth A et al. Once versus three-times daily regimens of tobramycin treat-

ment for pulmonary exacerbations of cystic fibrosis – the TOPIC study: a randomised controlled trial. *Lancet.* 2005;365:573–578.

101. Kirkpatrick CM et al. Pharmacokinetics of gentamicin in 957 patients with varying renal function dosed once daily. *Br J Clin Pharmacol.* 1999;47:637–643.

102. Balaguer A, Gonzalez de Dios J. Home intravenous antibiotics for cystic fibrosis. *Cochrane Database Syst Rev.* 2008:CD001917.

103. Ramsey BW et al. Intermittent administration of inhaled tobramycin in patients with cystic fibrosis. Cystic Fibrosis Inhaled Tobramycin Study Group. *N Engl J Med.* 1999;340:23.

104. McCoy KS et al. Inhaled aztreonam lysine for chronic airway Pseudomonas aeruginosa in cystic fibrosis. *Am J Respir Crit Care Med.* 2008;178:921–928.

105. Saiman L et al. Heterogeneity of treatment response to azithromycin in patients with cystic fibrosis. *Am J Respir Crit Care Med.* 2005;172:1008.

106. Liou TG et al. Predictive 5-year survivorship model of cystic fibrosis. *Am J Epidemiol.* 2001;153:345–352.

107. Blumberg HM et al. Rapid development of ciprofloxacin resistance in methicillin-susceptible and -resistant *Staphylococcus aureus. J Infect Dis.* 1991;163:1279–1285.

108. Radberg G et al. Development of quinolone-imipenem cross resistance in *Pseudomonas aeruginosa* during exposure to ciprofloxacin. *Antimicrob Agents Chemother.* 1990;34:2142.

109. Bosso JA et al. Ciprofloxacin versus tobramycin plus azlocillin in pulmonary exacerbations in adult patients with cystic fibrosis. *Am J Med.* 1987;82:180–184.

110. Hodson ME et al. Oral ciprofloxacin compared with conventional intravenous treatment for *Pseudomonas aeruginosa* infection in adults with cystic fibrosis. *Lancet.* 1987;1:235.

111. Rubio TT et al. Pharmacokinetic disposition of sequential intravenous/oral ciprofloxacin in pediatric cystic fibrosis patients with acute pulmonary exacerbation. *Pediatr Infect Dis J.* 1997;16:112.

112. Adler FR et al. Lung transplantation for cystic fibrosis. *Proc Am Thorac Soc.* 2009;6:619–633.

第四篇　消化系统疾病

Carrie A. Sincak

22 第22章 恶心和呕吐

Lisa M. DiGrazia and Joseph Todd Carter

核心原则	章节案例
晕动病	
① 晕动病是由来自视觉、前庭或本体感受器的关于身体位置或动作的信息相互抵触所造成的。通常认为与晕动病相关的主要神经递质是乙酰胆碱。	案例22-1(问题1)
② 推荐东莨菪碱类药物透皮给药,以预防中、高强度刺激因素所致的晕动症。茶苯海明与异丙嗪被推荐用于突发症状的治疗。这类药物的主要不良反应为嗜睡、意识错乱及口干。	案例22-1(问题2) 表22-1
化疗导致的恶心和呕吐	
① 恶心和呕吐是由多种刺激引起,并由中枢神经系统、周围神经系统及胃肠道的多种神经递质所介导。因此,需要多种作用机制的药物来有效地预防和治疗化疗导致的恶心和呕吐。	案例22-2(问题1)
② 恶心和呕吐的发生率取决于患者的危险因素,并且很大程度上取决于患者所用化疗药物固有的致吐程度。因此,止吐药物的作用应与化疗药物的致吐水平适应。	案例22-2(问题1) 表22-2
③ 患者服用中高度致吐风险化疗药物时,应预防性使用包含阿瑞匹坦、奈妥匹坦或奥氮平的治疗方案。这些方案的主要成分应包括一种5-羟色胺3型受体(5-serotonin receptor type 3,5-HT₃)拮抗剂和地塞米松。	案例22-2(问题2) 表22-3,表22-4 图22-2,图22-3
④ 对于暴发性呕吐,应当给予患者与预防性止吐药作用机制不同的止吐药来进行挽救性治疗,且患者应在下一次化疗周期之前接受更积极的止吐治疗。	案例22-2(问题3) 表22-3,表22-4 图22-2,图22-3
放疗导致的恶心和呕吐	
① 放疗导致恶心和呕吐的机制与化疗相似。风险取决于放疗区域的面积和部位、放疗的分次剂量及患者是否曾经接受过化疗。	案例22-3(问题1) 表22-5
② 预防放疗导致的恶心和呕吐,推荐高风险的患者使用一种5-HT₃受体拮抗剂联用地塞米松。中等风险的患者可联用或不联用地塞米松。暴发性呕吐可使用5-HT₃受体拮抗剂或多巴胺受体拮抗剂进行治疗。	案例22-3(问题1) 表22-5
手术后恶心和呕吐	
① 手术后恶心和呕吐的风险取决于患者、手术及麻醉等因素。止吐方案的选择需与危险因素成比例。	案例22-4(问题1) 表22-6
② 预防手术后恶心和呕吐最有效的药物为5-HT₃受体拮抗剂。对于中高度风险患者,5-HT₃受体拮抗剂需要联用地塞米松或氟哌利多。挽救治疗的止吐药应选择与常规预防用药不同的种类。	案例22-4(问题1) 表22-6

定义

恶心和呕吐是由自限性疾病或诸如恶性肿瘤等严重疾病所导致的令人不适的症状。这些症状轻重程度不同,可为轻微、短暂的恶心,也可为持续的、严重的呕吐和干呕。呕吐反应分为3种阶段:恶心、呕吐及干呕。恶心是一种感觉将要呕吐的主观感受,它包括口及胃的不适,且通常合并有流涎、出汗、头晕及心动过速。呕吐则是借助于食管括约肌的松弛、腹肌的收缩及呼吸暂停,从口中剧烈地呕出胃内容物。干呕则是不伴有实际呕吐的有节律的腹肌收缩,在呕吐发生之前或之后可伴有恶心。

流行病学和临床表现

很多疾病均可引起恶心和呕吐。中枢神经系统(central nervous system,CNS)病因包括颅内压增高、偏头痛、肿瘤脑转移、前庭功能障碍、酒精中毒及焦虑。感染性疾病病因包括病毒性胃肠炎、食物中毒、腹膜炎、脑膜炎及尿路感染。代谢性疾病病因包括高钙血症、尿毒症、高血糖及低钠血症。此外,诸如胃轻瘫、肠梗阻、腹胀、机械刺激等消化系统疾病也可引起恶心和呕吐。药物中可引起恶心和呕吐的有肿瘤化疗药物、抗生素、抗真菌药物及阿片类镇痛药。

除了遭受到的痛苦之外,不加以控制的呕吐还可导致脱水、电解质紊乱、营养不良、吸入性肺炎及食管撕裂伤。恶心和呕吐通常使患者食物摄入量减少,同时降低患者自理能力。相对于无恶心和呕吐症状的患者,因化疗诱发的恶心和呕吐(chemotherapy-induced nausea and vomiting,CINV)的肿瘤患者生活质量评分显著降低[1]。

病理生理学

中枢神经系统、周围神经系统及消化系统均参与启动和调节呕吐反应。在中枢神经系统,呕吐中枢接受来自大脑其他部位和胃肠道的输入信号,然后将信号发送到效应器官,从而调节呕吐反应。呕吐中枢(vomiting center,VC)位于大脑延髓,与孤束核(nucleus tractus soltarius,NTS)相邻。化学感受器触发区(chemoreceptor trigger zone,CTZ)、消化系统、大脑皮层、边缘系统及前庭系统释放神经递质,刺激VC(图22-1)。其中,与呕吐反应相关的主要神经递质受体包括5-HT₃受体、神经激肽1(neurokinin 1,NK1)受体及多巴胺受体。其他相关受体还包括皮质类固醇、乙酰胆碱、组胺、大麻素、γ-氨基丁酸能(gabaminergic)及阿片受体。这些受体多为止吐药的靶点。

中枢神经系统中,CTZ位于脑干第四脑室底部的后极区,处于血-脑屏障之外。当它识别到血液及脑脊液中的有毒有害物质时,会释放神经递质到VC及NTS中以触发呕吐反应。其中主要的神经递质包括5-羟色胺、多巴胺及神经缓肽1。

胃肠道系统在触发呕吐反应中同样发挥着重要作用。胃肠道黏膜上存在嗜铬细胞,当这些细胞受到化疗、放疗、麻醉药或机械性刺激的损伤时,释放血清素,刺激迷走神经并直接刺激VC及NTS,从而触发呕吐中枢引起呕吐反应。

大脑皮层及边缘系统可通过触发呕吐反应以应答焦虑、疼痛及条件反射(预期性的恶心和呕吐)等情绪状态。但对这条通路上的神经递质认识不深。而诸如眩晕及晕动症的前庭系统疾病,则是通过释放乙酰胆碱及组胺而刺激VC。

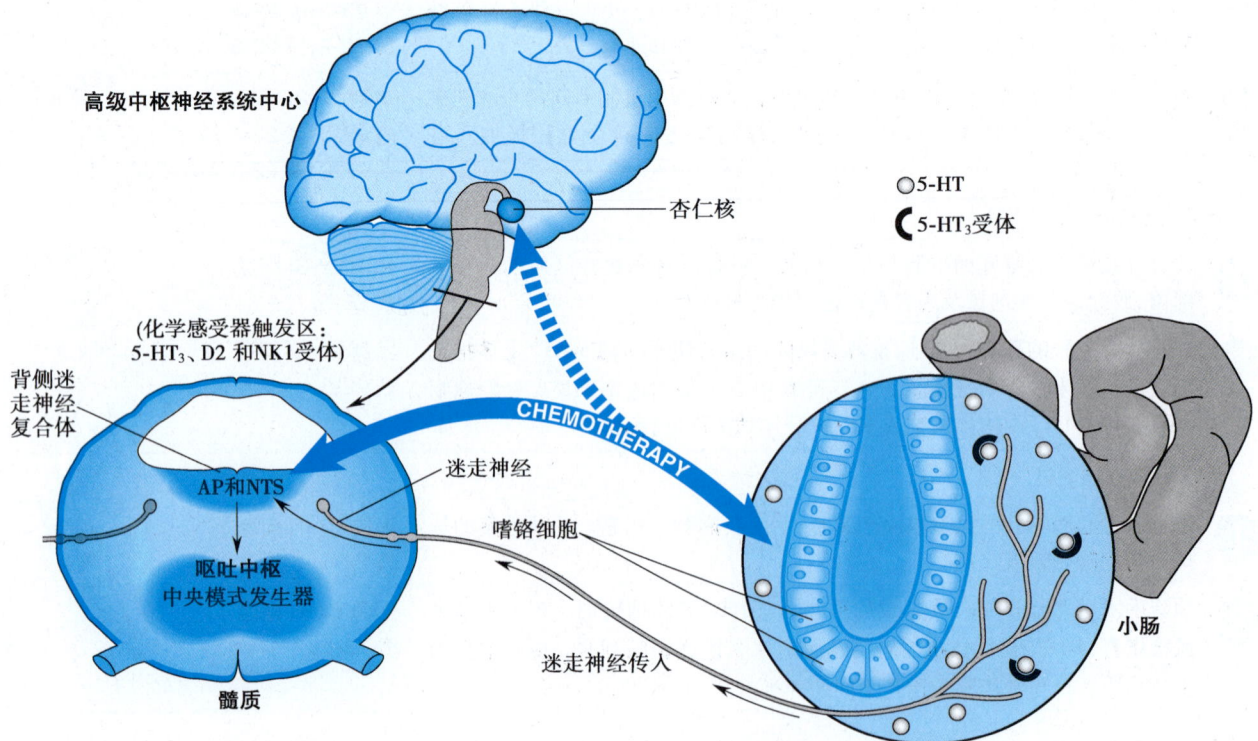

图22-1 化疗药物引起恶心和呕吐的作用通路。AP,垂体前叶;NTS,孤束核;5-HT,5-羟色胺;5-HT₃,5-羟色胺3型受体

诊断

恶心和呕吐的患者应进行以下的初步评估,包括发病症状、症状的严重程度和持续时间、水化状态、诱发因素、目前治疗和用药情况,以及食物和传染病接触情况。如有可能,应明确恶心和呕吐的病因,以使病得到针对性的治疗。必要时应进行支持性治疗,包括补充液体及电解质。若为轻微的、自限性的恶心和呕吐,则不需要止吐治疗。而对于其他恶心和呕吐,则需根据患者情况及恶心和呕吐的病因进行适当的止吐治疗。

晕动病

临床表现及危险因素

案例 22-1

问题 1:P. C. ,女性,27 岁,除有中度痛经及乘机旅行相关的晕动病之外,无其他明确病史。此前,在乘坐飞机前服用茶苯海明可得到适度缓解,目前她正忙于筹备婚礼,她与未婚夫计划进行为期 1 周的加勒比海巡航蜜月旅行。P. C.担心会晕船,并且茶苯海明无法控制症状,尤其是处于海上恶劣天气的情况下。P. C. 是否有极高的晕动症风险?

晕动症的症状是机体对真实或非真实运动的异常知觉反应。这些情形中,通过视觉、前庭及本体感受器获得的对身体位置或运动的感觉彼此发生冲突。乙酰胆碱及组胺(相对较少)被认为是触发 VC 相关的主要神经递质。肾上腺素能的刺激可阻断这种信号传输。症状开始表现为胃部不适,随后进展为流涎、出汗、头晕、嗜睡、干呕及呕吐。2 岁以下的儿童患晕动病的风险较低。相对于成年人,儿童及青少年的患病风险最高,且女性的患病率高于男性。随着时间进展,部分个体对晕动症的敏感性会降低[2]。乘船旅行最易引起晕动症症状,飞机、汽车及火车则较少引起[3,4]。晕动症的严重程度主要取决于个体差异,且随着天气及在飞机或船中所处位置的变化而变化。由于 P. C. 乘机相关晕动症病史及其旅行计划,她再次出现晕动症症状的风险很高。

非药物治疗措施

案例 22-1,问题 2:对于 P. C.,哪些非药物治疗措施可用于预防和治疗晕动症症状?非药物治疗或自然疗法可能对减少晕动症的发生有效[2],包括乘坐船或飞机的中部(中部运动相对平稳)、乘坐时处于半卧位、视线保持在地平线、避免阅读、在甲板以下或船舱时闭上眼睛。有人建议在船上保持活动,以通过适应来更快地改善症状。而腕部 P6 穴位(约腕关节以上三指)的指压按摩疗效尚不明确。一项对照刺激试验对比了两种腕带和安慰剂,没有任何一组在预防晕动症症状方面优于安慰剂组[5]。对

含姜制剂的研究结果同样是模棱两可的。姜可能是通过加快胃排空发挥作用而不是作用于前庭系统[6,7]。

治疗概述

案例 22-1,问题 3:对于 P. C.,哪些药物可用于预防和治疗晕动症症状?

抗胆碱药和抗组胺药可通过血-脑屏障,有效地预防和治疗晕动症[3,4]。对于既定的症状,通常这类药物预防疗效较治疗疗效好。5-HT₃ 受体拮抗剂与 NK1 受体拮抗剂在预防晕动症方面并未显示出疗效[2,6]。由于无镇静作用的抗组胺药不能有效地通过血-脑屏障,故疗效不及其他抗组胺药[2,3]。东莨菪碱用于预防晕动症已被充分证实卓有成效[2,8]。在一组对照试验中,东莨菪碱的疗效优于异丙嗪,且两者均优于安慰剂、美克洛嗪或劳拉西泮[9]。东莨菪碱可作为透皮贴剂使用,从而减少晕动症相关的胃肠道症状。表 22-1 从以下几个方面列举了治疗晕动症药物的疗效:刺激强度、成人剂量及潜在的不良反应。

由于 P. C 为中至重度刺激易感个体,推荐的预防方案为:东莨菪碱贴剂贴于耳后,每 3 日 1 次,启程前 6~8 小时使用。若遇突发症状,茶苯海明或异丙嗪可能有效。且应告知她这些药物的潜在不良反应,包括嗜睡、意识混乱及口干。

化疗导致的恶心和呕吐

化疗导致的恶心和呕吐(chemotherapy-induced nausea and vomiting,CINV)常见于因恶性肿瘤接受化疗的患者[1]。在本章节开始描述的呕吐反应的机制也适用于 CINV。这条通路的主要神经递质受体包括 5-HT3、NK1 及多巴胺受体。CINV 可发生在化疗的不同时期。急性 CINV 症状发生在实施化疗后的几小时内。这些症状通常在数小时内达到顶峰,并且可持续至用药后 24 小时。一些抗肿瘤药物可在化疗后较长时间发生恶心和呕吐。这些迟发型 CINV 症状可在 2~3 日后达到峰值,并持续 6~7 日。一些患者发生急性症状而不伴有迟发性症状或有些患者既出现急性症状,也出现迟发性症状。一些先前接受过化疗的患者可能会产生条件反射,在化疗开始前即出现(恶心和呕吐)症状。这被称为预期性恶心和呕吐,主要由前一次化疗周期控制不佳的恶心和呕吐所触发,故治疗较困难。若预防性止吐药完全失效可发生暴发性恶心和呕吐。当然,不管发病的时间和病因如何,对于患者来说,这些都是使人痛苦的、不愉快的、导致人崩溃的症状。

CINV 的发生取决于几个原因[1]。与患者相关的增加急性期风险的因素包括年龄小于 50 岁、女性、前一化疗周期症状控制不佳、有晕动症病史或孕期恶心、焦虑或抑郁。长期饮酒史在一定程度上可以预防 CINV 的发生。迟发性症状常见于女性、急性呕吐控制不佳及伴有焦虑和抑郁的患者。

表 22-1

预防和治疗成人晕动症的药物

药品（商品名）	剂量	推荐用法	不良反应
东莨菪碱（Transderm-Scop）	TOP，耳后 1.5mg/3d。暴露前至少 3 小时提前使用（提前 6~8 小时最佳）	长时间（>6 小时）处于中至重度刺激。短时间或轻微刺激的替代治疗	口干、嗜睡、视物模糊、意识混乱、疲劳、共济失调
茶苯海明（Dramamine）	PO 50~100mg/4~6h（最大剂量为 400mg/d）。PRN 或必要时按时服用	短时间或长时间处于轻至中度刺激。重度刺激时的替代治疗	嗜睡、口干、分泌物黏稠、头晕
异丙嗪（Phenergan）	PO 25mg/4~6h。PRN 或必要时按时服用 已出现严重症状：IM 25~50mg/4~6h。PRN 或必要时按时服用	与右旋安非他明联用于短时间的重度刺激，也可用于较长时间或轻微刺激的替代治疗	嗜睡、直立性低血压、口干
美克洛嗪（Dramamine Less Drowsy, Bonine）	PO 12.5~50mg/6~24h。PRN 或必要时按时服用	用于轻度刺激的替代治疗或联用于中至重度刺激	嗜睡、口干、分泌物黏稠、头晕
右旋安非他明（Dexedrine）	PO 5~10mg/4~6h。PRN 或必要时按时服用	与异丙嗪联用于短时间的重度刺	心神不定、易滥用、失眠、过度刺激、心动过速、心悸、血压升高

IM，肌内注射；PO，口服；PRN，根据需要；TOP，局部给药。

来源：Priesol AJ. Motion sickness. In: *UpToDate*. http://www.uptodate.com/contents/motion-sickness. Accessed September 9, 2015; Shupak A, Gordon CR. Motion sickness: advances in pathogenesis, prediction, prevention, and treatment. *Aviat Space Environ Med*. 2006；77：1213.

化疗相关的因素同样可以预测症状发生的可能性。诸如输液过快、剂量过大、频次过多均可增加 CINV 的风险。对于持续数日的化疗方案，症状通常在化疗第 3~4 日达到高峰，此后几日用药引起的急性症状与第 1 日用药的迟发性症状发生重叠。然而，最具决定性的因素为化疗药物引起 CINV 的固有能力，即其致吐能力[1,10,11]。最易引起（恶心和呕吐）症状的抗肿瘤药物（>90% 的患者）被列为高度致吐风险药物。引起 30%~90% 的患者恶心和呕吐的药物被列为中度致吐风险药物。引起 10%~30% 的患者发生症状则为低度致吐风险药物。其他化疗药物风险较低，仅能引起 10% 以下的患者发生化疗诱导性恶心和呕吐。表 22-2 列出了具有不同致吐风险的化疗药物，并指出一些抗肿瘤药致吐风险的评估会根据参考资料的不同而有所改变。致吐风险大小同样也取决于所使用的药物剂量及给药途径。

某些抗肿瘤药物较易引起迟发性 CINV。这些药物包括顺铂、卡铂、环磷酰胺、多柔比星、表柔比星、异环磷酰胺，以及伊立替康及甲氨蝶呤（后两者程度较轻）。若患者使用一种以上的这些药物，则迟发性症状的风险升高。

大多数的化疗为联合用药，而非单一用药。对化疗药物联合用药致吐风险进行评估是很困难的。应参考化疗方案的原始文献以明确致吐风险。若无法获取相关文献，则止吐方案应与当日使用的风险最高的致吐药物相对应[1,12,13]。例如，一种高度致吐风险与一种中度致吐风险

的化疗药物联用，止吐方案应与高度致吐风险的化疗药物相对应。

止吐疗效或终止呕吐反应通常定义为无恶心和呕吐或是在使用化疗药物的 24 小时内仅有轻微的恶心。使用当前推荐的止吐方案，大多数患者可在急性期（最初 24 小时）免于呕吐。但是，恶心较难控制。另外，迟发型性 CINV 较难预防。

治疗概述

制定适当的止吐方案应基于化疗方案的致吐风险及患者的危险因素。由于恶心和呕吐的病理生理反应涉及多种神经递质，相较于单一用药的情况，不同治疗机制的止吐药联合使用可获得更好的疗效。用于 CINV 的主要止吐药包括 5-HT$_3$ 受体拮抗剂、NK1 受体拮抗剂及皮质类固醇。

5-HT$_3$ 受体拮抗剂

5-HT$_3$ 受体拮抗剂可抑制胃肠道及 CNS 中 5-羟色胺的反应，从而阻断催吐信号向 VC 的传递。5-HT$_3$ 受体拮抗剂疗效好，且不良反应小。目前有几种药物和剂型可供使用：昂丹司琼、格拉司琼、多拉司琼及帕洛诺司琼。这些药物的剂量在表 22-3 中列出。给药途径需与患者的临床情况相适应。口服片剂适用于大多数患者，但不能使用口服药物的患者可使用静脉注射（intravenous，IV）、局部给药或口溶片。

表 22-2

注射及口服用抗肿瘤药物的致吐性

致吐性	化疗方案		预防措施
静脉注射高度致吐风险 致吐风险>90%	蒽环类药物(多柔比星或表柔比星)与环磷酰胺联用的 AC 方案 卡铂 AUC≥4 卡莫司汀>250mg/m² 顺铂 环磷酰胺>1 500mg/m² 达卡巴嗪 多柔比星≥60mg/m² 表柔比星>90mg/m² 异环磷酰胺单次剂量≥2g/m² 氮芥 链佐星		含有阿瑞吡坦的用药方案 或含有奥氮平的用药方案 或含有奈妥匹坦的用药方案 或含有 rolapitant 的用药方案
静脉注射中等致吐风险 致吐风险 30%~90%	阿地白介素>12~15 百万 IU/m² 氨磷丁 7 300mg/m² 三氧化二砷 阿扎胞苷 苯达莫司汀 白消安 卡铂 AUC<4 卡莫司汀≤250mg/m² 氯法拉滨 环磷酰胺≤1 500mg/m² 阿糖胞苷>200mg/m² 放线菌素	柔红霉素 Dinutuximab 多柔比星<60mg/m² 表柔比星≤90mg/m² 伊达比星 异环磷酰胺<单次剂量 2g/m² 重组人干扰素 α≥10 百万 IU/m² 伊立替康 美法仑 甲氨蝶呤≥250mg/m² 奥沙利铂 替莫唑胺 曲贝替定	含有阿瑞吡坦的用药方案 或含有奥氮平的用药方案 或含有奈妥匹坦的用药方案 或含有 rolapitant 的用药方案
静脉注射低等致吐风险 致吐风险 10%~30%	曲妥珠单抗-美坦新偶联物 阿地白介素≤12 百万 IU/m² 氨磷汀≤300mg/m³ 阿特朱单抗 本妥昔单抗 卡巴他赛 Carflzomib 阿糖胞苷 100~200mg/m² 多西他赛 多柔比星(脂质体) Eribulin 依托泊苷 5-氟尿嘧啶 氟脲嘧啶脱氧核苷 吉西他滨 重组人干扰素 α5~10 百万 IU/m² 伊立替康(脂质体)	Ixabepilone 甲氨蝶呤>50~249mg/m² 丝裂霉素 米托蒽醌 耐昔妥珠单抗 高三尖杉酯碱 紫杉醇 紫杉醇(白蛋白微粒) 培美曲塞 喷司他丁 普拉曲沙 洛米地星 塞替派 托泊替康 Ziv-aflibercept	地塞米松 或甲氧氯普胺 或丙氯拉嗪 或 5HT₃ 受体拮抗剂(选择一种:多拉司琼、格拉司琼、或昂丹司琼)

表 22-2

注射及口服用抗肿瘤药物的致吐性(续)

致吐性	化疗方案		预防措施
静脉注射极低等致吐风险 致吐风险<10%	阿仑单抗 门冬酰胺酶 贝伐单抗 博来霉素 硼替佐米 西妥昔单抗 克拉屈滨 阿糖胞苷<100mg/m² 地西他滨 地尼白介素 Dexrazoxane 埃罗妥珠单抗 氟达拉滨 重组人干扰素 α≤5 百万 IU/m² Ipilimumab 甲氨蝶呤≤50mg/m² 奈拉滨 Nivolumab	阿托珠单抗 奥法木单抗 帕尼单抗 培门冬酶 聚乙二醇干扰素 派姆单抗 帕妥珠单抗 雷莫芦单抗 利妥昔单抗 Siltuximab 坦西罗莫司 曲妥珠单抗 戊柔比星 长春碱 长春新碱 长春新碱(脂质体) 长春瑞滨	无常规预防用药
口服中度至高度致吐风险 致吐风险≥30%	六甲蜜胺 白消安(≥4mg/d) 色瑞替尼 克唑替尼 环磷酰胺[≥100mg/(m²·d)] 雌二醇氮芥 依托泊苷 乐伐替尼 洛莫司汀 密妥坦 Olaparib 帕比司他 丙卡巴肼 Rucaparib 替莫唑胺[>75mg/(m²·d)] Trifluridine/Tipiracil		5HT₃ 受体拮抗剂
极低至低度致吐风险 致吐风险≥30%	阿法替尼 艾乐替尼 阿西替尼 贝沙罗汀 博苏替尼 白消安(<4mg/d) 卡博替尼 卡培他滨 苯丁酸氮芥 Cobimetinib	美法仑 巯嘌呤 甲氨蝶呤 尼洛替尼 帕博西尼 帕唑帕尼 泊马度胺 帕纳替尼 瑞格非尼 卢索替尼	根据需要

表 22-2

注射及口服用抗肿瘤药物的致吐性(续)

致吐性	化疗方案		预防措施
	环磷酰胺［<100mg/(m² · d)］ 达沙替尼 达拉非尼 厄洛替尼 依维莫司 氟达拉滨 吉非替尼 羟基脲 伊布替尼 Idelalisib 伊马替尼 伊沙佐米 拉帕替尼 来那度胺	索尼吉布 索拉非尼 舒尼替尼 替莫唑胺 (≤mg/m²/日) 沙利度胺 硫鸟嘌呤 托泊替康 曲美替尼 Tretinoin 凡德他尼 维罗非尼 Venetoclax 维莫德吉 伏立诺他	

5-HT₃,5-羟色胺 3 型。静脉注射高度致吐风险:>90%致吐风险;静脉注射中度致吐风险:30%~90%致吐风险;静脉注射低度致吐风险:10%~30%致吐风险;静脉注射极低度致吐风险:<10%致吐风险。

来源:Ettinger DS et al. Antiemesis:clinical practice guidelines in oncology. V2. 2017. http://www. nccn. org/professionals/physician_gls/pdf/antiemesis. pdf. Accessed May 30,2017;Grunberg SM et al. Evaluation of new antiemetic agents and definition of antineoplastic agent emetogenicity-an update. *Support Care Cancer*. 2005;13:80;American Society of Clinical Oncology et al. American Society of Clinical Oncology guideline for antiemetics in oncology:update 2011. *J Clin Oncol*. 2011;29:4189-4198;Roila F et al. Guideline update for MASCC and ESMO in the prevention of chemotherapy-and radiotherapy-induced nausea and vomiting:results of the Perugia consensus conference. *Ann Oncol*. 2010;21(Suppl 5):v232.

表 22-3

用于化疗诱导性恶心和呕吐的止吐药

药物(商品名)	类别	适应证	成人剂量(在化疗前 30~60 分钟给药)
阿瑞吡坦(Emend)	NK1 受体拮抗剂	急性及迟发	PO:125mg(第 1 日),80mg(第 2、3 日)
地塞米松(Decadron)	皮质类固醇	急性(高度催吐风险)	PO/IV:12mg(联用阿瑞吡坦)或 20mg(不联用阿瑞吡坦)
		急性(中度催吐风险)	PO/IV:8~12mg
		急性(低度催吐风险)	PO/IV:4~8mg
		迟发性	PO/IV:8mg/d(第 2~4 日或第 2、3 日) PO:4mg,bid(第 2~4 日)
多拉司琼(Anzemet)	5-HT₃ 受体拮抗剂	急性	PO:100~200mg
屈大麻酚(Marinol)	大麻	暴发性	PO:2.5~10mg,tid 至 qid
氟哌利多(Inapsine)	丁酰苯类	暴发性	IV:0.625~1.25mg/4~6h,PRN
福沙吡坦(Emend)	NK1 受体拮抗剂	急性	IV:单次剂量 150mg,或初始剂量 115mg(随后在第 2、3 日口服阿瑞吡坦 80mg)

表 22-3

用于化疗诱导性恶心和呕吐的止吐药（续）

药物（商品名）	类别	适应证	成人剂量（在化疗前 30~60 分钟给药）
格拉司琼（Kytril）	5-HT$_3$ 受体拮抗剂	急性	IV：1mg 或 0.01mg/kg PO：2mg 透皮给药：贴剂 3.1mg/24h，化疗前 24~48h 使用，并且持续用药到化疗后 24h 或最多 7 日
氟哌啶醇（Haldol）	丁酰苯类	暴发性	PO/IV/IM：0.5~1mg/6h，PRN
甲氧氯普胺（Reglan）	多巴胺受体拮抗剂	暴发性	PO/IV：10~40mg/6h，PRN
劳拉西泮（Ativan）	苯二氮䓬类	暴发性	PO/IV/IM/SL：0.5~2mg/6h，PRN
大麻隆（Cesamet）	大麻	难治性	PO：1~2mg，bid（最大剂量 2mg，tid）
奈妥匹坦和帕洛诺司琼（Akynzeo）	NK1 受体拮抗剂 + 5-HT$_3$ 受体拮抗剂	急性（中度或高度催吐风险）	PO：奈妥匹坦 300mg+帕洛诺司琼 0.5mg
奥氮平（Zyprexa）	5-羟色胺/多巴胺受体拮抗剂	急性/迟发性/暴发性	PO：第 1~3 日 10mg（中度风险）或第 1~4 日 10mg（高风险）
昂丹司琼（Zofran）	5-HT$_3$ 受体拮抗剂	急性（中度或高度催吐风险） 迟发	IV：8~12mg 或 0.15mg/kg PO：16~24mg 8mg PO，bid 或 8mg，IV，每日 1 次
帕洛诺司琼（Aloxi）	5-HT$_3$ 受体拮抗剂	急性/迟发性	IV：0.25mg PO：0.5mg
丙氯拉嗪（Compazine）	多巴胺拮抗剂	暴发性急性	PO/IV/IM：5~10mg（最多 20mg）/4~6h，PRN 或 PR：25mg/12h，PRN PO/IV：10mg
异丙嗪（Phenergan） 罗拉匹坦（Varubi）	多巴胺拮抗剂 NK1 受体拮抗剂	暴发性 急性/迟发性	PO/IV/IM/PR：12.5~25mg/4~6h， PO：第 1 日 180mg

5-HT$_3$，5-羟色胺 3 型；bid，每日 2 次；IM，肌内注射；IV，静脉注射；NK1，神经激肽 1；PO，口服；PR，直肠给药；PRN，根据需要；qid，每日 4 次；SL，舌下给药；tid，每日 3 次。

来源：Ettinger DS et al. Antiemesis：clinical practice guidelines in oncology. V2. 2017. http://www.nccn.org/professionals/physician_gls/pdf/antiemesis.pdf. Accessed May 30,2017；American Society of Clinical Oncology et al. American Society of Clinical Oncology guideline for antiemetics in oncology：update 2011. *J Clin Oncol*. 2011；29：4189-4198；Roila F et al. Guideline update for MASCC and ESMO in the prevention of chemotherapy-and radiotherapy-induced nausea and vomiting：results of the Perugia consensus conference. *Ann Oncol*. 2010；21（Suppl 5）：v232.

这些药物已得到广泛研究，且发现了一些共性。所有的 5-HT$_3$ 受体拮抗剂均被认为存在等价效应[14-19]。所有这些药物都有阈值效应，因此要阻断相关的受体必须使用足够大的剂量。此外，剂量-效应曲线相对平坦，使用超过阈值的剂量不会增加疗效。根据研究显示，当给予适当剂量时，所有药物对于急性期 CINV 具有相似的疗效，且治疗反应率为 60%~80%（根据研究设计的不同而不同）[1,2,14-19]。

5-HT$_3$ 受体拮抗剂联用地塞米松可增强疗效。兼有地塞米松和 5-HT$_3$ 受体拮抗剂的方案能使应答率提高 15%~20%[17,20]。若患者能口服药物，则口服 5-HT$_3$ 受体拮抗剂与静脉注射等效。所有 5-HT$_3$ 受体拮抗剂的不良反应类似且相对轻微，包括头痛、便秘、腹泻及肝功能指标的暂时性升高。5-HT$_3$ 受体拮抗剂是用于急性期 CINV 最佳预防性止吐方案的一个组成部分。但对于迟发性的 CINV，5-HT$_3$ 受体拮抗剂并不比其他药物更有效（尤其是地塞米松、阿瑞吡坦或丙氯拉嗪）[17,21-23]。因此，5-HT$_3$ 受体拮抗剂一般不推荐用于迟发性 CINV。5-HT$_3$ 受体拮抗剂由不同的细胞色素 P-450 酶代谢，包括 CYP1A2、CYP2D6 及 CYP3A4。由

CYP2D6 多态性所致的 5-HT₃ 受体拮抗剂代谢率的差异可导致在不同的患者中疗效不同。然而,目前临床选择初始治疗方案并未考虑这些差异。

昂丹司琼、格拉司琼及多拉司琼具有相似的药代动力学参数。帕洛诺司琼为 5-HT₃ 受体拮抗剂家族中最新的成员,其特点是消除半衰期长于其他同类药物(大约为 40 小时)[24]。一项研究显示,在一个中度致吐风险化疗方案的非对照、Ⅱ 期研究中,帕洛诺司琼、地塞米松与阿瑞吡坦三药联用是安全有效的[25]。

帕洛诺司琼相较于其他 5-HT₃ 受体拮抗剂是否更优,需要通过帕洛诺司琼与其他 5-HT₃ 受体拮抗剂的对照试验进行比较,实验设计应确保包括急性及迟发性的实验组和对照。并且两组均应联用地塞米松及阿瑞吡坦。这些研究尚待进行。目前,帕洛诺司琼较其他 5-HT₃ 受体拮抗剂中的常规剂型更昂贵。

帕洛诺司琼通常在化疗前使用单次 0.25mg 静脉使用。一项非对照研究在多日化疗中给予帕洛司琼 3 次给药方案(给药时间为第 1、3 和 5 日)[26]。研究显示这种方案安全且有效,但缺乏其他的方案作为对比。帕洛诺司琼是否较重复使用其他 5-HT₃ 受体拮抗剂疗效更佳目前尚不清楚。此外,帕洛诺司琼也可与奈妥吡坦联用(见 NK1 受体拮抗剂部分)。

要确定总体成本-效益最高的 5-HT₃ 受体拮抗剂是很困难的,因为住院部与门诊部、医疗机构之间的药品采购成本会有所差异。每个药品使用单位或部门应自行比较不同药物的成本-效益,从而得出最优的药物。

皮质类固醇

皮质类固醇止吐的作用机制尚未完全明确。有人认为皮质类固醇可减少 5-HT 的释放,拮抗 5-HT₃,或是激活 CNS 髓质中 NTS 上的皮质类固醇受体[20]。很多研究证实了皮质类固醇预防 CINV 症状的疗效。地塞米松与甲泼尼龙的疗效均已得到证实,但地塞米松相关研究更广泛,且几乎是临床唯一使用的皮质类固醇止吐药。地塞米松可将 5-HT₃ 受体拮抗剂的止吐控制率提高 15%~20%[20]。地塞米松除用于急性 CINV,也是预防迟发型性 CINV 的基础药物之一。它的静脉注射及口服制剂均价格便宜且容易获得。

多个对照试验对不同致吐刺激的地塞米松的最优剂量进行了研究[20]。对于接受中度催吐的化疗治疗的急性期,单次给予 8mg 与大剂量给予 24mg 或长期给药疗效相当。在一个接受高度致吐的以顺铂为主的化疗方案中,12mg 或 20mg 的较大剂量的疗效优于 4mg 及 8mg。若在急性期联用地塞米松与阿瑞吡坦,推荐使用较低的化疗预防性剂量 12mg,因为阿瑞吡坦可抑制类固醇的代谢(见 NK₁ 受体拮抗剂一节)[12]。至于预防迟发性 CINV 症状,在未联用阿瑞吡坦时,地塞米松常用剂量为 8mg,每日 2 次,于化疗后的第 2 日和第 3 日使用;在治疗迟发性、联用阿瑞吡坦时,地塞米松剂量需降低至 8mg/d。

由于使用皮质类固醇具有发生不良反应的潜在风险,故未得到充分使用。皮质类固醇的不良反应包括失眠、神经过敏、食欲增加、胃肠道不适及地塞米松静脉注射过快时

的会阴部刺激[18,17,27]。然而由于治疗往往疗程较短、剂量较小,大多数患者能良好耐受地塞米松。类固醇相关的高血糖也可发生,尤其是有基础糖尿病的患者[20]。故建议这些患者经常监测血糖水平,若血糖持续升高应及时就诊。对于非糖尿病患者,高血糖较罕见。由于疗程较短,没有必要在治疗 CINV 完成后逐渐减少皮质类固醇的剂量。然而,少数患者可出现类固醇的停药反应,可重复类固醇疗程并在短期内逐渐减量最终停药。

皮质类固醇同样具有抗肿瘤活性,是某些恶性肿瘤抗肿瘤方案的一部分,例如:淋巴瘤、淋巴性白血病及多发性骨髓瘤,对于这些患者不必额外使用地塞米松预防呕吐应在其他化疗药物之前使用皮质类固醇,以发挥止吐活性。皮质类固醇用于抗肿瘤治疗时,即使止吐方案包括阿瑞匹坦,也不应该降低皮质类固醇的剂量[12]。

NK1 受体拮抗剂

当人们认识到周围神经系统及 CNS 中的 P 物质在催吐刺激通路中的作用时,NK1 受体拮抗剂作为止吐药物的潜在用途就变得显而易见了。阿瑞吡坦作为第一个应用的 NK1 受体拮抗剂,对于中高度致吐风险化疗药物所致的急性及迟发性 CINV 均有效。阿瑞吡坦通常为 3 日口服方案,第 1 日为 125mg,第 2 日与第 3 日均为 80mg。早期试验证实阿瑞吡坦不能替代 5-HT₃ 受体拮抗剂,但它可与皮质类固醇及 5-HT₃ 受体拮抗剂联用[28]。

阿瑞吡坦已被用于预防中度和高度致吐风险的 CINV[17,28]。这些研究显示,在 5-HT₃ 受体拮抗剂联用地塞米松的止吐方案中,加入阿瑞吡坦可增加应答率。

虽然 CINV 症状随化疗周期增加有进行性加重的趋势,但对于接受中度致吐风险化疗方案患者,阿瑞吡坦在前四个周期疗效可维持不变[29]。在第二周期加入阿瑞吡坦(甚至在第一周期未使用的情况下)同样可提升对 CINV 症状的控制[30,31]。对于止吐方案不包括阿瑞吡坦且症状控制不佳的患者,增加阿瑞吡坦可能对接下来的化疗周期有效。

阿瑞吡坦对于控制迟发性 CINV 症状的疗效已在一项试验中得到证实,这项试验纳入了 489 名接受高度致吐风险化疗方案的患者,比较了阿瑞吡坦的标准方案与不含瑞吡坦的标准方案(昂丹司琼及地塞米松第 1~4 日)[32]。包含阿瑞吡坦的方案在急性期、延迟期及整个周期均显示出更好的疗效。研究显示对延迟期 CINV,阿瑞吡坦疗效更优。

越来越多的证据显示化疗前使用阿瑞吡坦(或福沙吡坦)较化疗后使用收益更大[17,33]。首剂阿瑞吡坦可阻断 CNS 中 80% 的 NK1 受体[17,33]。一项关于接受高度致吐风险化疗方案患者的研究,将福沙吡坦单剂量 150mg 静脉注射与三日标准口服方案(联用昂丹司琼与地塞米松)做对比。结果显示两组的止吐疗效没有差异[34]。

阿瑞吡坦的不良反应轻微,耐受性好。不良反应包括疲劳、呃逆、头痛及腹泻[29,32]。在含有阿瑞吡坦的标准方案中,整体不良反应与不包含阿瑞吡坦的方案无明显差异。NK1 受体拮抗剂,静脉用药有福沙匹坦,口服复方制

剂有 NK1 受体拮抗剂奈妥匹坦联合帕洛诺司琼胶囊，NK1 受体拮抗剂药物为患者提供不同的剂型选择。奈妥匹坦与帕洛诺司琼的联合治疗方案被推荐用于接受中度至高度致吐方案的患者。研究尚未比较其与阿瑞吡坦的治疗作用。Rolapitant，作为最新上市的 NK1 受体拮抗剂，是一种具有很长半衰期的口服药物，其服药时间间隔不得少于 2 周，已有研究显示福沙匹坦、奈妥匹坦及 rolapitan 不可重复给药。

阿瑞吡坦由 CYP3A4 酶系代谢，它是中等程度的 CYP3A4 抑制剂及诱导剂，也是 CYP2C9 诱导剂[1,28]。因此，一些药物存在与阿瑞吡坦相互作用的可能性。其中最常见的是与皮质类固醇的相互作用。阿瑞吡坦可增加地塞米松的 AUC，当两药联用时，地塞米松的剂量（作为止吐药物）应减为正常剂量的一半[1,17,28]。当皮质类固醇口服时相互作用最大。然而，当皮质类固醇作为抗肿瘤方案的一部分时，考虑到减量可能降低抗肿瘤活性，故皮质类固醇的剂量不应减少[12]。阿瑞吡坦、福沙匹坦和奈妥匹坦可抑制地塞米松的代谢，而 rolapitant 没有这种作用。阿瑞吡坦还可通过诱导 CYP2C9 加快华法林的代谢。国际标准化比值（international normalized ratio，INR）对于使用华法林的患者极为重要，并且 INR 在阿瑞吡坦的标准治疗方案中，尤其是在化疗周期第 8 日会显著降低[17,28,35,36]。患者使用阿瑞吡坦后需监测凝血状态，尤其是在使用阿瑞吡坦后的 7~10 日。若 INR 值不在目标范围则需调整华法林的剂量。一些化疗药物（紫杉醇、依托泊苷、异环磷酰胺、伊立替康、伊马替尼、长春花碱类等）均通过 CYP3A4 代谢，所以这些药物的代谢均可能受阿瑞吡坦影响，故已有临床试验研究阿瑞吡坦与这些药物的相互作用。由于这些药物相互作用的临床意义目前尚不清楚，故使用时需谨慎[29,37]。NK1 受体拮抗剂间比较，相较于阿瑞吡坦、福沙匹坦及奈妥匹坦，罗拉匹坦极少与药物发生相互作用。

奥氮平

奥氮平为一种非典型抗精神病药物，可拮抗多种 5-HT、多巴胺受体及其他神经递质受体[38]。它的止吐作用首先发现于治疗难治性恶心和呕吐及晚期恶性肿瘤患者。奥氮平对预防中、高致吐风险患者的 CINV 有效，也可用于难治性恶心和呕吐患者的挽救治疗。在接受中度和高度致吐风险化疗方案的患者中，研究已证实奥氮平预防 CINV 的疗效。最新的对照试验显示，在 5-HT₃ 受体拮抗剂联合地塞米松的止吐方案中，加入奥氮平可提高应答率，与加用阿瑞吡坦的效果相当[23,35,38,39]。这些试验中奥氮平的剂量为第 1 日至第 5 日，每日口服 10mg。

奥氮平作为难治性 CINV 患者的挽救性治疗同样有效。这些案例中，奥氮平的常用剂量为每日 2.5~10mg，分 1~4 次服用。奥氮平常见的不良反应包括失眠、口干及头晕，但初步研究结果显示这些不良反应并不显著[23,35,38,39]。

奥氮平是接受中度和高度致吐风险化疗方案的患者预防 CINV 可选择的治疗方案，也是控制高度难治性 CINV 迟发性症状的不错选择。

其他止吐药物

其他种类的药物同样可作为止吐药用于 CINV，包括多巴胺受体拮抗剂（丙氯拉嗪、异丙嗪）、苯二氮䓬类（劳拉西泮）、丁酰苯类（氟哌利多、氟哌啶醇）、苯甲酰胺类（甲氧氯普胺）及大麻素。在其他更有效的止吐药未出现之前，这些药物曾被广泛地使用。这些药物对于突发暴发性症状及标准方案疗效不佳的患者仍然有效。剂量及适应证见表 22-3。这些药物往往比新型药物不良反应更多，尤其是镇静和锥体外系的不良反应，如肌张力障碍及静坐不能。劳拉西泮通常用作挽救性的止吐药。劳拉西泮作为止吐药的作用机制并不完全清楚，但是可能与其抗焦虑作用一样，均为阻断皮质冲动到达 VC。

大麻素类药物很早就用于治疗难治性恶心及呕吐。这是基于 CTZ、NTS 及 VC 上的 CNS 大麻素受体的作用[40]。小型试验显示其预防 CINV 的效果互相矛盾[41,42]。一种新型口服大麻素-大麻隆已获批准用于对其他止吐药物反应不佳的 CINV 患者。大麻素伴有不良反应，如：嗜睡、口干、烦躁、眩晕及欣快感[41,42]。虽然一些患者偏向于选择大麻素，且应答好，但是不良反应及缺乏显著的疗效限制了它在多数化疗患者中的使用。这类药物通常用于通过其他挽救性药物无法得到充分缓解的患者。

最佳的预防性止吐方案取决于化疗方案的致吐风险。数个小组提出了治疗指南，包括：美国临床肿瘤学会（American Society of Clinical Oncology，ASCO；http://jco.ascopubs.org/cotent/24/18/2932.full.pdf+html）[12]；国家癌症协作网（National Comprehensive Cancer Network，NCCN；http://www.nccn.org/professionals/physician.gls/PDF/antiemesis.pdf；可登录获得指南）[1]；国际肿瘤支持治疗协会（Multinational Association of Supportive Care in Cancer，MASCC；http://annonc.oxfordjournals.org.floyd.lib.umn.edu/content/21/suppl_5/v232.full.pdf+html）[13]。这些基于循证和共识的指南对于不同止吐药的效果看法相似，作者将其小结于表 22-4 及图 22-2 中。

一些患者可能受益于使用非药物疗法治疗 CINV 症状，尤其是预期性的恶心和呕吐及焦虑。治疗方法包括意象导引、催眠、放松技术、系统脱敏及音乐疗法[43]。针灸及指压按摩的方法已被研究用于 CINV，并使一些患者受益。有人建议使用指压按摩腕部 P6 穴位的装置；然而，在一项对乳腺癌患者的对照试验中，并未发现它的疗效[44]。若患者出现 CINV 的症状，建议在化疗前的 8~12 小时，避免进食大量的食物。同样需避免过于油腻及气味浓郁的食物。口香糖可掩盖一些患者所感觉到的金属味。干的、咸的食物同样可用于缓和胃部不适。

表 22-4

推荐用于不同致吐风险化疗方案所致 CINV 的止吐方案

潜在致吐能力	急性期 CINV（应在化疗前 30~60 分钟给予止吐药物）	迟发性 CINV	突发 CINV
高度致吐风险的静脉给药化疗方案	包含阿瑞吡坦的方案 第 1 日：单剂量 5-HT$_3$ 受体拮抗剂+地塞米松 12mg PO/IV+阿瑞吡坦 125mg PO 1 次/福沙吡坦 150mg IV 1 次	第 2~4 日：地塞米松 8mg PO/IV+第 2、3 日：阿瑞吡坦 80mg（福沙吡坦 150mg 使用后可不需要）	两药联用，PRN
	包含奈妥匹坦的方案 第 1 日：奈妥匹坦 300mg/帕洛诺司琼 0.5mg PO 1 次+地塞米松 12mg PO/IV 1 次	第 2~4 日：地塞米松 8mg PO/IV	
	包含奥氮平的方案 第 1 日：奥氮平 10mg PO1 次+帕洛诺司琼 0.25mg IV 1 次+地塞米松 20mg IV 1 次	第 2~4 日：奥氮平 10mg/d PO	
高风险	包含罗拉匹坦的方案 第 1 日：罗拉匹坦 180mg PO 1 次+帕洛诺司琼 0.25mg IV 1 次+地塞米松 12mg PO/IV 1 次	第 2~4 日：地塞米松 8mg PO/IV 每日 2 次	
中度风险	包含罗拉匹坦的方案 第 1 日：罗拉匹坦 180mg PO 1 次+帕洛诺司琼 0.25mg IV 1 次+地塞米松 12mg PO/IV 1 次	第 2~3 日：地塞米松 8mg PO/IV 每日 2 次	
中度致吐风险的静脉给药化疗方案	包含阿瑞吡坦的方案 第 1 日：单剂量 5-HT$_3$ 受体拮抗剂+地塞米松±阿瑞吡坦/福沙吡坦	第 2~3 日：5-HT$_3$ 受体拮抗剂或地塞米松或阿瑞吡坦	两药联用，PRN
	包含奈妥匹坦的方案 第 1 日：奈妥匹坦 300mg/帕洛诺司琼 0.5mg PO 1 次+地塞米松 12mg PO/IV 1 次	第 2~3 日：地塞米松 8mg PO/IV	
	包含奥氮平的方案 第 1 日：奥氮平 10mg PO1 次+帕洛诺司琼 0.25mg IV 1 次+地塞米松 20mg IV 1 次	第 2~3 日：奥氮平 10mg/d PO	
低度致吐风险的静脉给药化疗方案	单剂量的地塞米松或甲氧氯普胺或丙氯拉嗪或 5-HT$_3$ 受体拮抗剂	不使用	不用药或一种药物，PRN
极低致吐风险的静脉给药化疗方案	不用药	不使用	通常不用药
中度至高度致吐风险的口服给药化疗方案	5-HT$_3$ 受体拮抗剂	不使用	一种药物，PRN
低度致吐风险的口服给药化疗方案	不使用	不使用	一种药物，PRN

αNCCN 的指南还提到可选择在化疗的第 2、3 日单独使用地塞米松或昂单司琼/格拉司琼/多拉司琼。

5-HT$_3$，5-羟色胺 3 型受体；CINV，化疗诱导性恶心和呕吐；IV，静脉注射；PO，口服；PRN，根据需要。

来源：Ettinger DS et al. Antiemesis：clinical practice guidelines in oncology. V2. 2017. http://www.nccn.org/professionals/physician_gls/pdf/antiemesis.pdf. Accessed May 30,2017；American Society of Clinical Oncology et al. American Society of Clinical Oncology guideline for antiemetics in oncology：update 2011. *J Clin Oncol.* 2011；29：4189-4198；Roila F et al. Guideline update for MASCC and ESMO in the prevention of chemotherapy- and radiotherapy-induced nausea and vomiting：results of the Perugia consensus conference. *Ann Oncol.* 2010；21（Suppl 5）：v232.

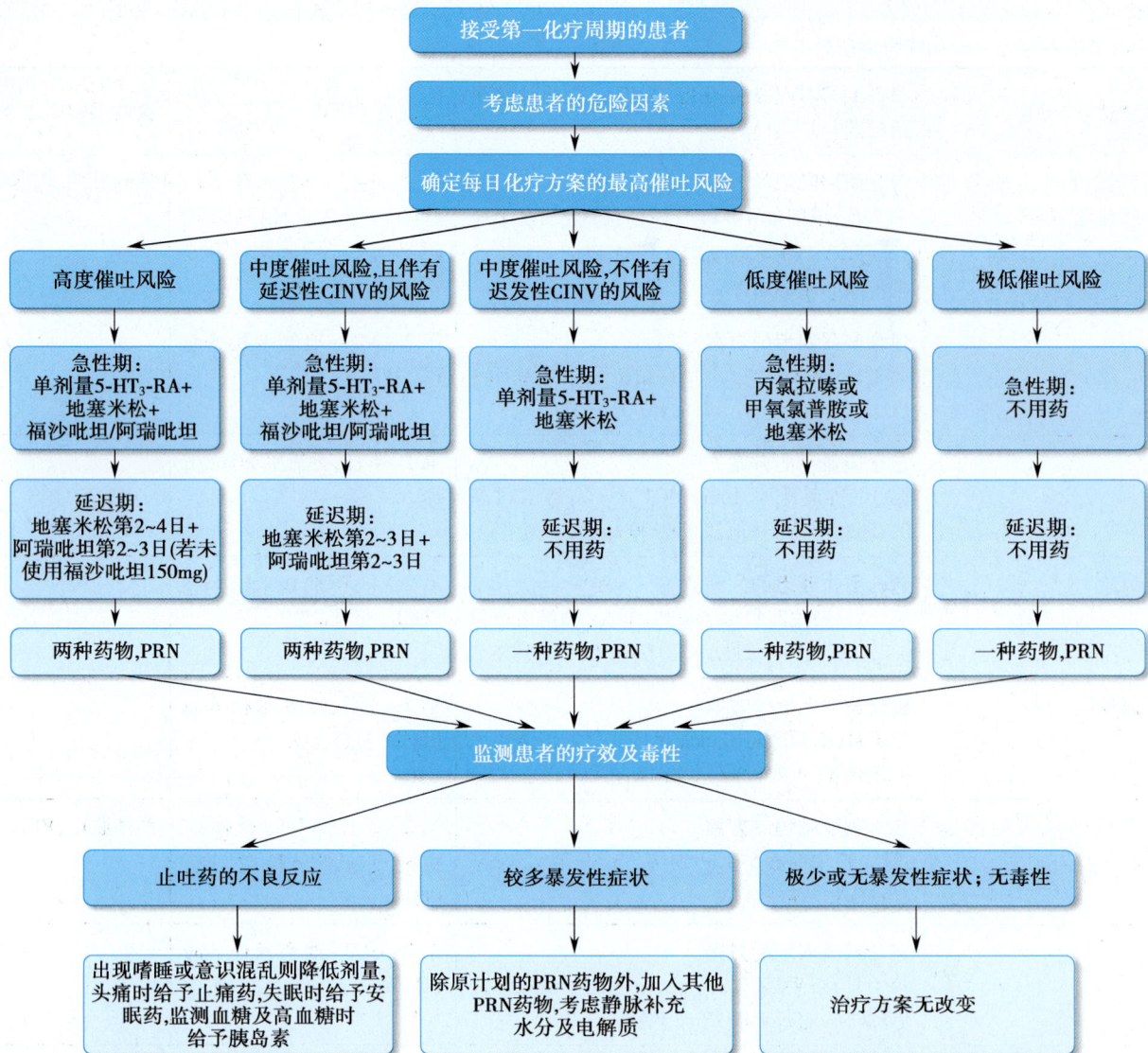

图 22-2 初始化疗周期选择止吐药的程序。CINV，化疗导致的恶心和呕吐；PRN，根据需要；5-HT₃-RA，5-羟色胺3型受体拮抗剂

临床表现及危险因素

案例 22-2

问题 1：M. C.，女性，54 岁，患有乳腺癌。今日在门诊接受第一周期的化疗。她的化疗方案为：静脉注射（intravenous，IV）多西他赛 $75mg/m^2$，卡铂药-时曲线下面积（an area under the curve，AUC）为 $6mg/(ml \cdot min)$，21 日为一个周期。此外，首次接受静脉注射曲妥珠单抗 4mg/kg，之后每周 2mg/kg，共 17 周。M. C. 无吸烟饮酒史。患有成人糖尿病，已通过服用二甲双胍与饮食控制。她养育了 4 个孩子，现均已成年，每次妊娠期间均发生严重晨吐症状。M. C. 的邻居告诉过她所有的化疗均会引起严重的恶心和呕吐。M. C. 发生恶心和呕吐的可能有多大？

M. C. 存在发生急性期 CINV 的中度风险。她个人的危险因素包括女性、孕期晨吐病史、且不饮酒。多西他赛引起急性期 CINV 为低度风险，卡铂引起急性期 CINV 为中度风险，且伴有高度风险的迟发性 CINV，而曲妥珠单抗的致吐风险极低。推荐 M. C. 使用中度风险的预防方案。

案例 22-2，问题 2：M. C. 可使用什么止吐药？

对于中度风险的预防，可推荐使用包含阿瑞匹坦、奈妥匹坦、rolapitant 或包含奥氮平的预防方案。对于单日化疗方案，含阿瑞匹坦的预防方案包括第 1 日单次给予一种 5-HT3 受体拮抗剂+口服或静脉注射地塞米松 8～12mg+口服阿瑞吡坦 125mg，然后第 2～4 日口服地塞米松 8mg，以及第 2、3 日口服阿瑞吡坦 80mg。含奥氮平的预防方案包括第1~3日给予口服奥氮平10mg，第1日给予静脉注射地塞米松20mg，以及第1日给予静脉注射帕罗诺司琼0.25mg。含奈妥匹坦的预防方案包括奈妥匹坦300mg+第1日给予口服帕洛诺司琼0.5mg，然后第1日给予口服地塞米松12mg，以及第2~3日给予口服或静脉注射8mg。含rolapitant的预防方案包括口服rolapitant180mg，第1日给予一种5-HT3受体拮抗剂及口服地塞米松12mg，然后第2~3日给予口服地塞米松8mg。

> **案例22-2，问题3：** M.C.由于接受多西他赛、卡铂及曲妥珠单抗的化疗方案，在急性恶心和呕吐的中度风险，以及迟发CINV症状的高度风险。最适合M.C.的止吐方案是？

对于M.C.，最佳的方案为包含阿瑞匹坦、奈妥匹坦或rolapitant的预防方案。也可选择包含奥氮平的预防方案，但糖尿病患者需慎用。她应服用丙氯拉嗪和劳拉西泮等药物。应告知她地塞米松或奥氮平的潜在不良反应，尤其是血糖升高，建议经常监测血糖，若血糖持续增高应及时就诊。建议M.C.坚持记录自己的症状，若治疗暴发性呕吐的药物无效或不能控制症状时应及时就诊。

若M.C.采用多日化疗方案，对于中度或高度致吐风险化疗方案，应每日给予5-HT₃受体拮抗剂和地塞米松作为预防[1,2,13,45]。若多日化疗方案存在高风险的迟发性症状，对延迟性症状的治疗（例如，若已给予阿瑞匹坦，则使用地塞米松加上丙氯拉嗪或甲氧氯普胺）应持续至最后一次应用化疗药物后的至少2~3日。

现有止吐方案可完全控制70%~90%患者的呕吐，但控制迟发性CINV症状的应答率较低。若CINV症状未得到充分控制，下一化疗周期需要更改预防性止吐方案（图22-3）。建议包括：升级到用于更高致吐风险水平的推荐方案，若未使用阿瑞匹坦则加用阿瑞匹坦，或使用其他类别的止吐药物。

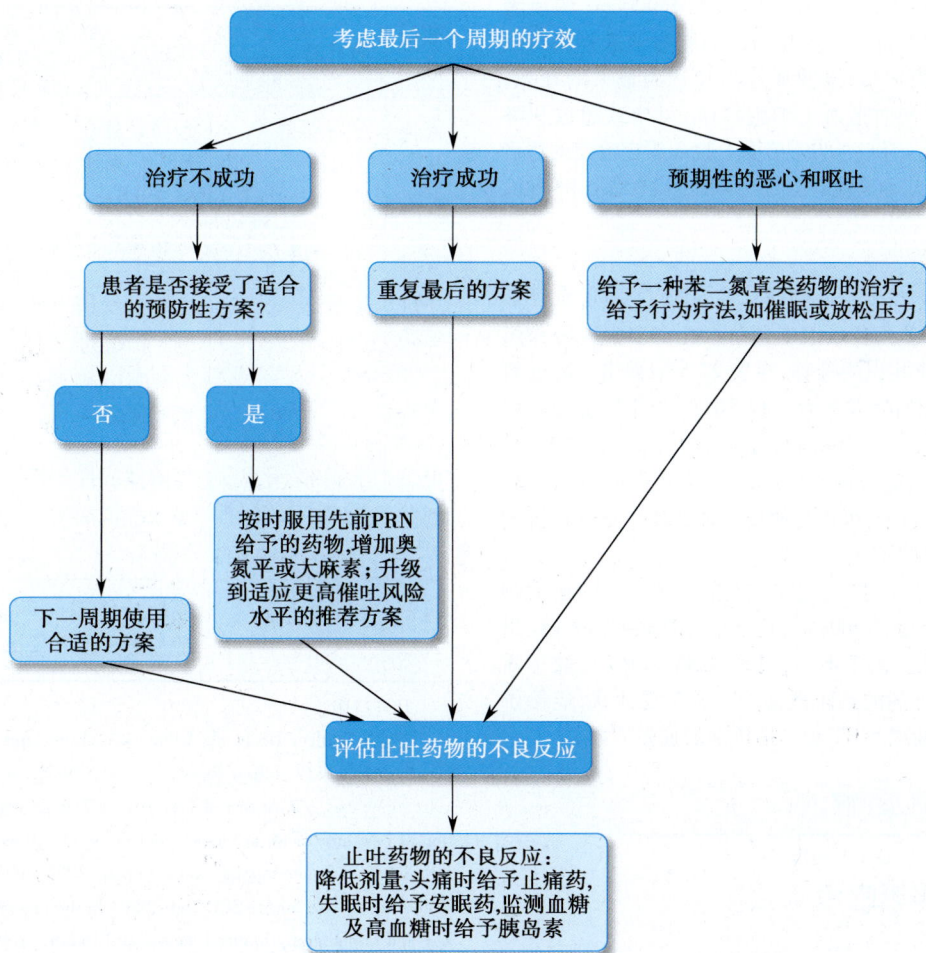

图22-3 后续化疗周期止吐药物的选择程序。PRN，根据需要

放疗导致的恶心和呕吐

临床表现及危险因素

案例 22-3

问题 1：E. G.，男，54 岁，最近被诊断为头颈部肿瘤，即将接受放疗治疗，同时接受包括顺铂和氟尿嘧啶的化疗。他每日（周一至周五）的放疗将持续 6 周。E. G. 有大量吸烟史（35 包/年）并于上周"戒烟"，但效果不佳。E. G 在化疗导致的恶心和呕吐消退之后，是否有出现放疗导致的恶心和呕吐的风险（RIVN）预防性给予什么止吐药较适合？

放疗导致恶心和呕吐的机制基本与化疗相同。40%～80%的放疗患者可出现放疗导致的恶心和呕吐（radiation-induced nausea and vomiting，RINV）。RINV 的风险取决于几个因素，即要照射的面积和部位、分割剂量更大及患者之前是否接受过化疗[1,46,47]。放疗面积大于 400cm² 的患者更易出现严重 RINV 症状。放疗治疗的肿瘤学家将决定放疗野的大小及分割剂量，以使放疗治疗达到最大的疗效。全身大剂量照射（同时造血干细胞移植）可导致超过 90% 的患者出现 RINV。50%～80% 接受上腹部放疗治疗的患者会出现恶心和呕吐。而其他部位的放疗较少出现恶心和呕吐。

治疗概述

与 CINV 一样，放疗引起的症状也可通过 5-HT₃ 受体拮抗剂、皮质类固醇或两者联用来预防。几个多学科协作组已发表基于证据及共识的推荐，在表 22-5 中列出。高度致吐风险 RINV 最佳治疗方案为一种 5-HT₃ 受体拮抗剂联用一种皮质类固醇[1,46-50]。同时接受化疗及放疗的患者，应接受与化疗方案相适应的止吐药[1]。接受中度致吐风险 RINV 放疗方案的患者，可接受使用一种 5-HT₃ 受体拮抗剂作为预防性或挽救性治疗。

虽然 E. G. 将同时接受化疗，但由于放疗部位在头颈部，放疗面积不会超过 400cm²，且剂量分数较小，故 EG 出现 RINV 的风险低。由于 E. G. 属于 RINV 低风险，故不需要 5-HT₃ 受体拮抗剂的预防性治疗。若出现症状，应给予多巴胺受体拮抗剂或 5-HT 受体拮抗剂的挽救方案。

手术后恶心和呕吐

表现及风险因素临床

案例 22-4

问题 1：E. W.，女，48 岁，拟择期进行腹腔镜胆囊切除术。预期手术时间少于一个小时。她有高血压病史。无晕动症病史，不吸烟。E. W. 过去从未做过手术。她的嫂子去年在门诊手术之后出现严重的恶心和呕吐，E. W. 担心自己也会发生。E. W. 出现手术后恶心和呕吐

（postoperative nausea and vomitting，PONV）的危险因素是什么？应做什么降低风险，以及症状出现应如何治疗？

手术后恶心和呕吐是手术的常见并发症，影响 25%～30%的患者，但高危人群发生率可高达 80%[51]。对于手术患者，PONV 可导致住院、伤口愈合不良、血肿及吸入性肺炎。患者因素、手术因素及麻醉因素均可增加 PONV 的风险。患者危险因素包括女性、晕动症病史、不吸烟、肥胖及 PONV 史[51-55]。导致 PONV 的手术危险因素包括手术时间长及手术的类型（如腹腔镜手术、耳-鼻-喉手术、妇产科手术及斜视矫正术）。麻醉危险因素包括：吸入性麻醉药或一氧化二氮（相比静脉注射丙泊酚）的使用，以及术中、术后阿片类药物的使用。儿童发生 PONV 的可能性是成人的两倍[52,56]，且风险随儿童年龄的增加而提高，但在青春期之后降低。

表 22-5

成人放疗导致的恶心和呕吐（RINV）的预防

致吐风险	放疗野	推荐
高度风险	全身照射	预防性使用一种 5-HT₃ 受体拮抗剂（如昂丹司琼 8mg，PO，每日 2～3 次或格拉司琼 2mg/d，PO）+ 地塞米松（2mg，PO，每日 3 次）
中度风险	上腹部	预防性使用一种 5-HT₃ 受体拮抗剂（如昂丹司琼 8mg，PO，每日 2 次或格拉司琼 2mg/d，PO）± 地塞米松 4mg/d，PO
低度风险	下胸部、骨盆、颅部、颅脊柱区域、头颈部	预防性或挽救性使用一种 5-HT₃ 受体拮抗剂
极低风险	四肢、乳房	挽救性使用一种多巴胺受体拮抗剂或 5-HT₃ 受体拮抗剂

PO，口服。

来源：Ettinger DS et al. Antiemesis：clinical practice guidelines in oncology. V2. 2017. http://www. nccn. org/professionals/physician_gls/pdf/antiemesis. pdf. Accessed May 30, 2017；Grunberg SM et al. Evaluation of new antiemetic agents and definition of antineoplastic agent emetogenicity-an update. *Support Care Cancer*. 2005；13：80；Roila F et al. Guideline update for MASCC and ESMO in the prevention of chemotherapy-and radiotherapy-induced nausea and vomiting：results of the Perugia consensus conference. *Ann Oncol*. 2010；21（Suppl 5）：v232；Feyer P et al. Radiotherapy-induced nausea and vomiting（RINV）：MASCC/ESMO guideline for antiemetics in radiotherapy：update 2009. *Support Care Cancer*. August 10, 2010. [Epub ahead of print]；Abdelsayed GG. Management of radiation-induced nausea and vomiting. *Exp Hematol*. 2007；35（4 Suppl 1）：34；Urba S. Radiation-induced nausea and vomiting. *J Natl Compr Canc Netw*. 2007；5：60.

某些麻醉操作可能降低 PONV 的风险,包括:使用局部麻醉(代替全身麻醉);使用丙泊酚全静脉麻醉;术中供氧支持;充分水化;以及避免一氧化氮、吸入式麻醉治疗和减少术中或术后阿片类药物的使用[51-53,55-57]。

已对数个风险因素模型进行了研究,以将相关危险因素关联到预防和治疗的建议中[51,53]。一个使用了以下危险因素的模型既简单又实用:女性、PONV 病史或晕动病、不吸烟、手术持续 60 分钟以上,以及术中阿片类药物的使用。若患者没有或有 1 个危险因素,PONV 的风险约为10%~20%,若无药物致吐风险,则无需预防治疗。若患者有 2 个及以上危险因素,PONV 发生率增加至 40%~80%,则需使用一种或两种预防药物。E. W. 有超过两个危险因素(女性、不吸烟),加之若手术持续时间长于预期,或术中或术后服用了阿片类药物,则危险因素更多。因此,她有中度至高度 PONV 风险。

治疗概述

PONV 最佳预防方案的药物选择应与患者的风险水平相适应[51-53,55,56,58]。没有或有 1 个危险因素的患者不需预防用药。中等风险(2~3 个危险因素)的患者应接受一种或两种止吐药。适合单药治疗的药物包括氟哌利多、一种5-HT₃ 受体拮抗剂或地塞米松。PONV 高风险(至少 4 个危险因素)的患者应预防性联合使用 2~3 种止吐药的。双药

治疗的药物选择包括 5-HT₃ 受体拮抗剂加上氟哌利多或地塞米松。由于 E. W. 存在中高风险的 PONV,一种 5-HT₃ 受体拮抗剂(如手术后期使用昂丹司琼 4~8mg)联合地塞米松(4~8mg 麻醉诱导开始时使用)是预防性治疗的良好选择。

预防 PONV 最有效也最常用的药物包括 5-HT₃ 受体拮抗剂、地塞米松、氟哌利多及这些药物的联合使用。不同 5-HT₃ 受体拮抗剂的疗效与不良反应未发现显著区别;因此,选择治疗方案时应考虑不同药物的成本[51,59]。氟哌利多已用于 PONV 很长时间,但由于罕见的 QT 间期延长及尖端扭转性室性心动过速而引起越来越多的顾虑[58,60]。大多数临床医生认为氟哌利多是安全的,尤其是剂量不大时(成人最多 1.25~2.5mg/单剂量)[52,60,61]。地塞米松预防PONV 的机制尚不清楚,但它的疗效已在很多试验中得到证实[52,56,58]。不同作用机制的药物联合使用较单一用药疗效好。阿瑞吡坦已被研究用于预防 PONV[28,51,52]。研究显示阿瑞吡坦的效果与昂丹司琼相似[28,51,52]。然而,阿瑞吡坦明显较昂丹司琼或地塞米松昂贵,这是一个需考虑的因素。阿瑞吡坦的使用还因为药物间潜在相互作用而被限制[55]。已有充分研究证明地塞米松与 5-HT₃ 受体拮抗剂联用疗效很好[51,52,56,58,61]。东莨菪碱透皮给药同样有效,但存在不良反应[51]。预防和治疗 PONV 的剂量已在表 22-6 中列出。5-HT₃ 受体拮抗剂与氟哌利多在手术结束时给药似乎疗效更好。皮质类固醇最好在麻醉诱导之前给药[52,60]。

表 22-6

成人预防和治疗手术后恶心和呕吐(PONV)的药物

药物	预防性剂量	治疗或挽救剂量
阿瑞吡坦	40mg,PO,麻醉诱导前 3h 内	不使用
地塞米松	4~10mg,麻醉诱导开始时	2~4mg,IV
多拉司琼	12.5mg,IV,手术结束时	12.5mg,IV
氟哌利多	0.625~1.25,mg,IV,手术结束时	0.625~1.25mg/4~6h,IV 或 IM
甲氧氯普胺	10~20,mg,IV,手术结束时	10~20mg/6h,IV 或 IM
格拉司琼	0.35~1mg,IV,手术结束时	0.1mg
昂丹司琼	4~8mg,IV,手术结束时	1mg IV/8h
帕洛诺司琼	0.075mg,IV,麻醉诱导前即刻使用	不使用
丙氯拉嗪	5~10mg,IV,手术结束时	5~10mg/4~6h,IV 或 IM
异丙嗪	12.5~125mg,IV,诱导期或手术结束时	12.5~25mg/4~6h,IV 或 IM
东莨菪碱	1.5mg,TOP,手术前一晚或手术结束前至少 4h	

IM,肌内注射;IV,静脉注射;PO,口服;TOP,局部用药。

来源:Gan TJ et al. Consensus guidelines for managing postoperative nausea and vomiting. *Anesth Analg.* 2003;97:62;Golembiewski J et al. Prevention and treatment of postoperative nausea and vomiting. *Am J Health Syst Pharm.* 2005;62:1247;Kloth D. New pharmacologic findings for the treatment of PONV and PDNV. *Am J Health Syst Pharm.* 2009;66(1 Suppl):S11;Ignoffo RJ. Current research on PONV/PDNV:practical implications for today's pharmacist. *Am J Health Syst Pharm.* 2009;66(1 Suppl):S19;Kovac AL. Prevention and treatment of postoperative nausea and vomiting. *Drugs.* 2000;59:213;Gan TJ et al. Society for Ambulatory Anesthesia guidelines for the management of postoperative nausea and vomiting. *Anesth Analg.* 2007;105:1615;Wilhelm SM et al. Prevention of postoperative nausea and vomiting. *Ann Pharmacother.* 2007;41:68;Golembiewski J, Tokumaru S. Pharmacological prophylaxis and management of adult postoperative/postdischarge nausea and vomiting. *J Perianesth Nurs.* 2006;21:385.

已有研究探索预防 PONV 的非药物治疗技术的几种方法,且至少在一部分患病人群中显示出疗效,包括针灸、经皮神经电刺激、腕部 P6 穴位按摩、催眠及异丙醇的芳香疗法。对于 PONV,并未发现姜制剂比安慰剂疗效好[52]。

即使给予了 PONV 的适当预防方案,一些患者仍可出现暴发性症状而需要挽救性治疗[51]。未使用 5-HT₃ 受体拮抗剂作为预防的患者可给予低剂量的 5-HT₃ 受体拮抗剂挽救,挽救剂量仅需预防剂量的四分之一[52]。对于所有出现暴发性症状的患者,选择一种与预防用药不同类的止吐药至关重要[51,53,58]。氟哌利多、异丙嗪、甲氧氯普胺、丙氯拉嗪是常用的挽救药物。若 E. W. 突发恶心,氟哌利多(0. 625～1. 25mg,静脉注射或肌内注射,每 4～6 小时 1 次)是挽救治疗的不错选择。

(李汶睿 译,于磊 校,王凌 审)

参考文献

1. Ettinger DS et al. Antiemesis: clinical practice guidelines in oncology. V2. 2017. http://www.nccn.org/professionals/physician_gls/pdf/antiemesis.pdf. Accessed May 30, 2017.
2. Priesol AJ. Motion sickness. Up To Date. http://www.uptodate.com/contents/motion-sickness. Accessed September 9, 2015.
3. Shupak A, Gordon CR. Motion sickness: advances in pathogenesis, prediction, prevention, and treatment. *Aviat Space Environ Med.* 2006;77:1213.
4. Committee to Advise on Tropical Medicine and Travel (CATMAT). Statement on motion sickness. *Can Commun Dis Rep.* 2003;29:1.
5. Miller KE, Muth ER. Efficacy of acupressure and acustimulation bands for the prevention of motion sickness. *Aviat Space Environ Med.* 2004;75:227.
6. Golding JF, Gresty MA. Motion sickness. *Curr Opin Neurol.* 2005;18:29.
7. Lien HC et al. Effects of ginger on motion sickness and gastric slow-wave dysrhythmias induced by circular vection. *Am J Physiol Gastrointest Liver Physiol.* 2003;284:G481.
8. Spinks A et al. Scopolamine (hyoscine) for preventing and treating motion sickness. *Cochrane Database Syst Rev.* 2007;(3):CD002851.
9. Dornhoffer J et al. Stimulation of the semicircular canals via the rotary chair as a means to test pharmacologic countermeasures for space motion sickness. *Otol Neurotol.* 2004;25:740.
10. Petrella T et al. Identifying patients at high risk for moderate to severe nausea and vomiting following chemotherapy: the development and validation of a prediction tool for the practicing oncologist [abstract]. *Support Care Cancer.* 2006;14:683.
11. Grunberg SM et al. Evaluation of new antiemetic agents and definition of antineoplastic agent emetogenicity—an update. *Support Care Cancer.* 2005;13:80.
12. American Society of Clinical Oncology et al. American Society of Clinical Oncology guideline for antiemetics in oncology: update 2011. *J Clin Oncol.* 2011;29:4189–4198.
13. Roila F et al. Guideline update for MASCC and ESMO in the prevention of chemotherapy- and radiotherapy-induced nausea and vomiting: results of the Perugia consensus conference. *Ann Oncol.* 2010;21(Suppl 5):v232.
14. Hamadani M et al. Relative efficacy of various 5-hydroxytryptamine receptor antagonists in the prevention and control of acute nausea and vomiting associated with platinum-based chemotherapy [abstract]. *J Clin Oncol.* 2006;24(Suppl):8623.
15. Jordan K et al. Comparative activity of antiemetic drugs. *Crit Rev Oncol Hematol.* 2007;61:162.
16. Jordan K et al. A meta-analysis comparing the efficacy of four 5-HT₃-receptor antagonists for acute chemotherapy-induced emesis. *Support Care Cancer.* 2007;15:1023.
17. Frame DG. Best practice management of CINV in oncology patients: 1. Physiology and treatment of CINV. Multiple neurotransmitters and receptors and the need for combination therapeutic approaches. *J Support Oncol.* 2010;8(2 Suppl 1):5.
18. Billio A et al. Serotonin receptor antagonists for highly emetogenic chemotherapy in adults. *Cochrane Database Syst Rev.* 2010;(1):CD006272.
19. Hamadani M et al. Management of platinum-based chemotherapy-induced acute nausea and vomiting: is there a superior serotonin receptor antagonist? *J Oncol Pharm Pract.* 2007;13:69.
20. Grunberg SM. Antiemetic activity of corticosteroids in patients receiving cancer chemotherapy: dosing, efficacy, and tolerability analysis. *Ann Oncol.* 2007;18:233.
21. Lindley C et al. Prevention of delayed chemotherapy-induced nausea and vomiting after moderately high to highly emetogenic chemotherapy. *Am J Clin Oncol.* 2005;28:270.
22. Hickok JT et al. 5-Hydroxytryptamine-receptor antagonists versus prochlorperazine for control of delayed nausea caused by doxorubicin: a URCC CCOP randomised controlled trial. *Lancet Oncol.* 2005;6:765.
23. Gelling O, Eichler HG. Should 5-hydroxytryptamine-3 antagonists be administered beyond 24 hours after chemotherapy to prevent delayed emesis? Systemic re-evaluation of clinical evidence and drug cost implications. *J Clin Oncol.* 2005;23:1289.
24. Navari RM. Pharmacological management of chemotherapy-induced nausea and vomiting: focus on recent developments. *Drugs.* 2009;69:515.
25. Grote R et al. Combination therapy for chemotherapy-induced nausea and vomiting in patients receiving moderately emetogenic chemotherapy: palonosetron, dexamethasone, and aprepitant. *J Support Oncol.* 2006;4:403.
26. Einhorn LH et al. Palonosetron plus dexamethasone for prevention of chemotherapy-induced nausea and vomiting in patients receiving multiple-day cisplatin chemotherapy for germ cell cancer. *Support Care Cancer.* 2007;15:1293.
27. Einhorn LH et al. Antiemetic therapy for multiple-day chemotherapy and additional topics consisting of rescue antiemetics and high-dose chemotherapy with stem cell transplant: review and consensus statement. *Support Care Cancer.* 2011;19(Suppl 1):S1–S4.
28. Curran MP, Robinson DM. Aprepitant: a review of its use in the prevention of nausea and vomiting. *Drugs.* 2009;69:1853.
29. Herrstedt J et al. Efficacy and tolerability of aprepitant for the prevention of chemotherapy-induced nausea and emesis over multiple cycles of moderately emetogenic chemotherapy. *Cancer.* 2005;104:1548.
30. Hesketh PJ et al. Aprepitant as salvage antiemetic therapy in breast cancer patients receiving doxorubicin and cyclophosphamide (AC) [abstract]. *J Clin Oncol.* 2006;24:(Suppl):8618.
31. Oechsle K et al. Aprepitant as salvage therapy in patients with chemotherapy-induced nausea and emesis refractory to prophylaxis with 5-HT(3) antagonists and dexamethasone. *Onkologie.* 2006;29:557.
32. Schmoll HJ et al. Comparison of an aprepitant regimen with a multiple-day ondansetron regimen, both with dexamethasone, for antiemetic efficacy in high-dose cisplatin treatment. *Ann Oncol.* 2006;17:1000.
33. Grunberg SM et al. Phase III randomized double-blind study of single-dose fosaprepitant for prevention of cisplatin induced nausea and vomiting [abstract]. *J Clin Oncol.* 2010;28(Suppl):15s.
34. Grunberg S et al. Single-dose fosaprepitant for the prevention of chemotherapy-induced nausea and vomiting associated with cisplatin therapy: randomized, double-blind study protocol-EASE. *J Clin Oncol.* 2011;29:1495.
35. Navari FM. Antiemetic control: toward a new standard of care for emetogenic chemotherapy. *Expert Opin Pharmacother.* 2009;10:629.
36. Depre M et al. Effect of aprepitant on the pharmacokinetics and pharmacodynamics of warfarin. *Eur J Pharmacol.* 2005;61:341.
37. Aapro MS, Walko CM. Aprepitant: drug–drug interactions in perspective. *Ann Oncol.* 2010;21:2316.
38. Tan L et al. Clinical research of olanzapine for prevention of chemotherapy-induced nausea and vomiting. *J Exp Clin Cancer Res.* 2009;28:131.
39. Navari RM et al. Olanzapine versus aprepitant for the prevention of chemotherapy-induced nausea and vomiting (CINV): a randomized phase III trial [abstract]. *J Clin Oncol.* 2010;28(Suppl):15s.
40. Slatkin NE. Cannabinoids in the treatment of chemotherapy induced nausea and vomiting: beyond prevention of acute emesis. *J Support Oncol.* 2007;5(5 Suppl 3):1.
41. Meiri E et al. Dronabinol treatment of delayed chemotherapy-induced nausea and vomiting (CINV) [abstract]. *J Clin Oncol.* 2005;23(Suppl):8018.
42. Meiri E et al. Efficacy of dronabinol alone and in combination with ondansetron versus ondansetron alone for delayed chemotherapy-induced nausea and vomiting. *Curr Med Res Opin.* 2007;23:533.
43. Figueroa-Moseley C et al. Behavioral interventions in treating anticipatory nausea and vomiting. *J Natl Compr Canc Netw.* 2007;5:44.
44. Roscoe JA et al. Acustimulation wrist bands are not effective for the control of chemotherapy-induced nausea in women with breast cancer. *J Pain Symptom Manage.* 2005;29:376.
45. Ellebaek E, Herrstedt J. Optimizing antiemetic therapy in multiple-day and multiple cycles of chemotherapy. *Curr Opin Support Palliat Care.* 2008;2:28.
46. Maranzano E et al. A prospective observational trial on emesis in radiotherapy: analysis of 1020 patients recruited in 45 Italian radiation oncology centres.

Radiother Oncol. 2009;94:36.

47. Feyer P et al. Radiotherapy-induced nausea and vomiting (RINV): MASCC/ESMO guideline for antiemetics in radiotherapy: update 2009. *Support Care Cancer.* 2011;19(Suppl1):S5–S14.

48. National Cancer Institute of Canada Clinical Trials Group (SC19) et al. 5-Hydroxytryptamine-3 receptor antagonist with or without short-course dexamethasone in the prophylaxis of radiation induced emesis: a placebo-controlled randomized trial of the National Cancer Institute of Canada Clinical Trials Groups (SC19). *J Clin Oncol.* 2006;24:3458.

49. Abdelsayed GG. Management of radiation-induced nausea and vomiting. *Exp Hematol.* 2007;35(4 Suppl 1):34.

50. Urba S. Radiation-induced nausea and vomiting. *J Natl Compr Canc Netw.* 2007;5:60.

51. Le TP, Gan TJ. Update on the management of postoperative nausea and vomiting and postdischarge nausea and vomiting in ambulatory surgery. *Anesthesiol Clin.* 2010;28:225.

52. Gan TJ et al. Consensus guidelines for managing postoperative nausea and vomiting. *Anesth Analg.* 2003;97:62.

53. Golembiewski J et al. Prevention and treatment of postoperative nausea and vomiting. *Am J Health Syst Pharm.* 2005;62:1247.

54. Kloth D. New pharmacologic findings for the treatment of PONV and PDNV. *Am J Health Syst Pharm.* 2009;66(1 Suppl 1):S11.

55. Ignoffo RJ. Current research on PONV/PDNV: practical implications for today's pharmacist. *Am J Health Syst Pharm.* 2009;66(1 Suppl 1):S19.

56. Kovac AL. Prevention and treatment of postoperative nausea and vomiting. *Drugs.* 2000;59:213.

57. Gan TJ et al. Society for Ambulatory Anesthesia guidelines for the management of postoperative nausea and vomiting. *Anesth Analg.* 2007;105:1615.

58. Wilhelm SM et al. Prevention of postoperative nausea and vomiting. *Ann Pharmacother.* 2007;41:68.

59. Golembiewski J, Tokumaru S. Pharmacological prophylaxis and management of adult postoperative/postdischarge nausea and vomiting. *J Perianesth Nurs.* 2006;21:385.

60. McKeage K et al. Intravenous droperidol: a review of its use in the management of postoperative nausea and vomiting. *Drugs.* 2006;66:2123.

61. Leslie JB, Gan TJ. Meta-analysis of the safety of 5-HT$_3$ antagonists with dexamethasone or droperidol for prevention of PONV. *Ann Pharmacother.* 2006;40:856.

23 第23章 上消化道疾病

Elaine J. Law and Jeffrey J. Fong

核心原则

核心原则	章节案例
消化性溃疡	
❶ 慢性消化性溃疡(chronic peptic ulcer disease, PUD)通常与幽门螺旋杆菌(*H.pylori*)的感染或者应用非甾体抗炎药(nonsteroidal anti-inflammatory drugs, NSAIDs)有关,主要症状为上腹痛或上腹部不适,有时伴有胃灼烧、腹胀、打嗝。	案例 23-1(问题 1 和 2) 案例 23-2(问题 1) 案例 23-4(问题 3)
❷ PUD 治疗的目标为减轻溃疡相关症状,愈合溃疡,清除幽门螺旋杆菌(如阳性),减少溃疡相关并发症;对于所有患活动性溃疡、有溃疡病史或溃疡相关并发症病史的患者,如 *H.pylori* 阳性,均推荐行 *H.pylori* 清除治疗。应选用质子泵抑制剂(proton-pump inhibitors, PPIs)治疗 NSAIDs 相关溃疡并降低其发生风险;消化性溃疡患者应该戒烟或减少吸烟,停用 NSAIDs 药物,减轻心理压力,并避免食用引发症状的食物及饮料。	案例 23-1(问题 3~10) 案例 23-2(问题 2~10)
❸ *H.pylori* 阳性溃疡的治疗应以基于 PPI 的三联方案为初始治疗。方案应有效、耐受性好、易于依从、经济实惠,并应考虑抗生素耐药性;如果需要第二疗程,第二疗程方案中应当包括与第一次疗程不同的抗生素。	案例 23-1(问题 3、4 和 6~10)
❹ 对于 *H.pylori* 阴性的 NSAIDs 相关溃疡,PPI 优于组胺-2 受体拮抗剂(H₂-receptor antagonists, H₂RAs)和硫糖铝,因为 PPI 可以加速溃疡愈合并更有效缓解症状;如将继续服用 NSAIDs,则需延长治疗时间;如患者为 *H.pylori* 阳性,应使用基于 PPI 的三联方案。	案例 23-2(问题 2、3 和 10)
❺ 对于溃疡或溃疡并发症高风险的患者推荐预防性使用 PPI 或米索前列醇,或者改为使用特异性抑制环氧合酶 2(cyclooxygenase-2, COX-2)的 NSAID;当选用 PPI 时,需评估患者胃肠道受益、合并使用 COX-2 抑制剂及同时进行抗血小板治疗的相关心血管风险。	案例 23-2(问题 4~7) 案例 23-5(问题 2)
❻ 对于接受 *H.pylori* 清除治疗的活动性溃疡患者、接受 *H.pylori* 清除治疗以预防溃疡风险的患者,应给予关于溃疡风险、溃疡并发症相关风险以及药物治疗的教育	案例 23-1(问题 5) 案例 23-2(问题 8 和 9)
胃食管反流病	
❶ 胃食管反流病(gastroesophageal reflux disease, GERD)的经典症状通常是非常特异的,包括胃灼烧和反酸,然而,并非所有患者都会出现这些典型症状,也可能表现为更加严重的"报警症状"或额外的食管症状,需要转诊进行进一步评估。	案例 23-3(问题 1)
❷ GRED 患者恰当的治疗重点在于缓解症状,促进食管黏膜愈合,预防复发以及并发症。这些目标需要改善生活方式和旨在减少食管黏膜暴露于胃酸的药物治疗	案例 23-3(问题 2~4)
❸ 对更严重的 GERD 患者的诊断策略包括:试验性抑酸治疗、上消化道内镜及活检、24 小时持续 PH 监测、放射影像学检查和食管测压。	案例 23-4(问题 1)

④ 轻度至中度 GERD 患者通过抗酸药、硫糖铝和 H$_2$RAs 治疗可有效缓解症状,然而对于更加严重的、发作频繁或复杂性 GERD 患者,应选用 PPI 治疗,因其在促进食管愈合以及缓解症状方面优于其他药物。

案例 23-4(问题 2)

⑤ GERD 相关的表现也可能是食管外的,包括非心源性胸痛、哮喘、声音嘶哑、喉炎和慢性咳嗽。

案例 23-5(问题 1)

上消化道出血

① 应激性黏膜出血(stress-related mucosal bleeding,SRMB)是出现在经受严重生理压力的重症患者中的严重并发症。恰当的预防措施包括:确认 SRMB 的危险因素,例如机械通气和凝血障碍,并给予恰当的药物干预(如 PPI、H$_2$RAs、硫糖铝),以减少发生 SRMB 的风险。

案例 23-6(问题 1~4)

上消化道功能紊乱

上消化道功能紊乱涵盖从简单的感觉不适到危及生命的状态等一系列重要性不等的病症,包括消化不良、消化性溃疡(peptic ulcer disease,PUD)、胃食管反流病(gastroesophageal reflux disease,GERD)和上消化道出血。大部分上消化道疾病是酸相关性的,胃酸在其发生、发展和治疗中起重要作用。在美国,每年用于治疗消化道疾病的直接花费超过 1 420 亿美元,其中超过 100 亿用于质子泵抑制剂,一种用以减少胃酸分泌的药物[1]。这些疾病对患者和卫生保健系统造成了沉重的负担。据 2009 年数据估计,腹痛是最常见的消化道症状,导致 1 590 万人次就诊,而 GERD 是最常见的门诊患者的诊断,约为 900 万人次的诊断为 GERD[1]。尽管诊断技术和治疗策略均有明显进展,每年有 25 万~30 万的患者因上消化道出血被收入院,其中仍有 1.5 万~3 万例死亡,据报道死亡率大约在 10%~15%,每年花费超过 25 亿美元[2-4]。

上消化道生理

上消化道由口、食管、胃和十二指肠组成(图 23-1)。进食的食物或液体经口、食管进入胃部。在这些物质进入食管时,食管下括约肌(lower esophagealsphincter,LES),即邻近食管远端的胃部肌肉放松以允许食物进入胃部。LES 通常保持收缩状态以防胃内容物反流入食管。然而,食管肌肉的蠕动收缩可使 LES 保持开放直至所有食物进入胃部[5]。尽管 LES 是预防胃食管反流的基本屏障,健康人群在白天或夜间会发生胃食管反流,但无临床意义[6]。

胃从解剖和功能上由三个不同的区域组成:贲门、胃体、幽门(见图 23-1)。胃底(约占胃表面积 5%)位于食管和胃部连接部分,是胃的最高点。胃底黏膜分泌黏液保护胃黏膜免受胃酸损害。胃体组成胃的大部分黏膜(约 80%~90%),它包括分泌胃酸和内因子(维生素 B$_{12}$ 吸收所必需)的壁细胞和分泌胃蛋白酶原(胃蛋白酶的前体)的主细胞。胃蛋白酶原在胃内酸性环境下转化为胃蛋白酶(一种

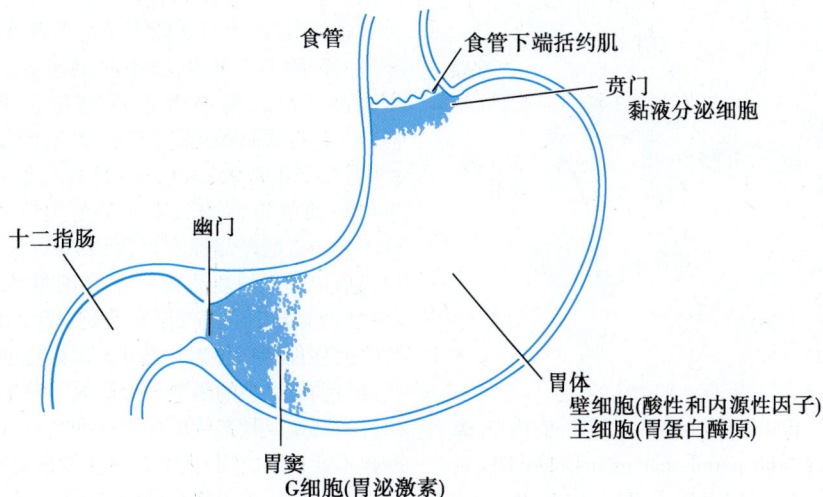

图 23-1 胃肠道解剖区域

蛋白水解酶），用以降解蛋白质。幽门约占胃的 10%~20%，它含有分泌胃泌素的 G 细胞，通过反馈机制刺激壁细胞分泌胃酸。上消化道的最后一部分是十二指肠，起始于幽门延伸至屈氏韧带。空肠是下消化道的起始部分。

壁细胞负责分泌胃酸（图 23-2）。共有 3 种刺激（神经、物理和激素）促使壁细胞分泌酸。来源于中枢神经系统（centralnervoussystem，CNS）的神经冲动和食物的形象、气味、味道刺激产生的神经冲动沿胆碱能通路传导，释放乙酰胆碱到达局部神经末端激活壁细胞的毒蕈碱型受体[7]。进食后食物扩张胃壁，也可促使释放乙酰胆碱，刺激胃窦 G 细胞产生胃泌素。胃内 pH 升高也可刺激胃泌素的产生。胃泌素通过反馈机制被调节，胃内 pH 升高可促进胃泌素产生，低 pH 可抑制胃泌素产生。胃窦 D 细胞释放生长抑素，进而抑制 G 细胞分泌胃泌素[7,8]，从而避免过度胃酸分泌造成胃黏膜损害。胃泌素进入血液，抵达壁细胞并与其上的胃泌素受体结合。乙酰胆碱和胃泌素促进主细胞或肠嗜铬样（enterochromaffin like，ECL）细胞释放组胺，组胺与壁细胞表面的组胺 H_2 受体结合。组胺的释放与餐后及夜间酸分泌相关。胃泌素、组胺和乙酰胆碱 M 受体均位于壁细胞的基底膜上（见图 23-2）。任一受体与其配体的结合将导致一系列级联反应，刺激胃酸分泌。钙离子内流入壁细胞，细胞内钙离子浓度升高。细胞内单环磷酸腺苷水平也

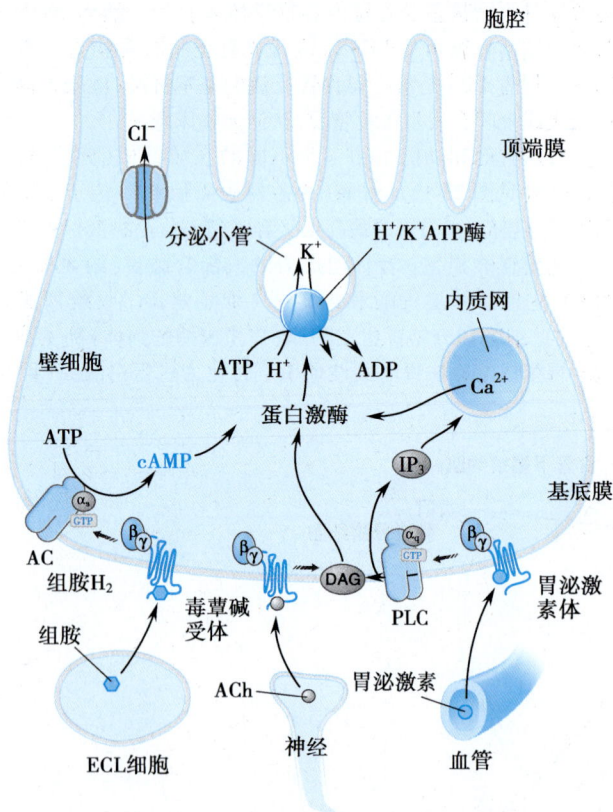

图 23-2 壁细胞。ECL，肠嗜铬样；DAG，二酰甘油；PLC，磷脂酶 C。（来源：Adapted with permission from Golan DE, et al. *Principles of Pharmacology：The Pathophysiologic Basis of Drug Therapy*. 3rd ed. Baltimore，MD：Wolters Kluwer Health；2011.）

可升高，并激活蛋白磷酸激酶。这些分子事件进而激活 K^+/H^+-ATP 酶或质子泵，进入位于壁细胞顶膜的分泌小管。质子泵是转运离子的通道，可以将胞浆中的氢离子转运至分泌小管内，并在此通过一反向通道交换钾离子进入壁细胞。在分泌小管中，氢离子与来自血液的氯离子结合形成盐酸，排放入胃酸管道[7]。质子泵是胃酸分泌的共同最终步骤[7]。

治疗酸相关疾病药物的药理治疗学

以下部分主要回顾治疗酸相关疾病药物的药理治疗学（表 23-1）。药物的具体使用将在各个消化疾病中探讨。

抗酸药和海藻酸

抗酸药被广泛用于较轻的和发作不频发的酸相关疾病的症状。它们通过中和胃酸来升高胃内 pH[9]。胃内 pH 升高是剂量依赖性的，通常需要一个相当的剂量来将 pH 升高至 4 或 5 以上[9,10]。抗酸药作用迅速，可在数分钟内使胃内 pH 中度升高，但其作用不持久（空腹胃作用持续时间约 30 分钟）。当在餐后 1 小时内给予药物，其作用时间可延长至 3 小时[9]。抗酸药的形式可以是单独的盐，或者与镁离子、铝离子、钙离子和钠离子结合形成的盐。含有铝或镁离子的盐还可以与胆盐结合[9]。铝盐还可增加黏膜前列腺素合成、刺激黏液及碳酸盐分泌，增强微血管血流，从而促进黏膜保护作用。抗酸药还可以抑制胃泌素的作用。这些发现提示，除抗酸药本身的中和酸作用外，抗酸药还有其他的作用机制。这有助于解释抗酸药的治疗机制和益处[9]。已有综述讨论特异性抗酸产品及其中和酸的能力[9]。抗酸药还可与海藻酸结合。海藻酸并不是酸中和剂。它通过在形成一层黏稠液体漂浮在胃内容物表面，理论上可以保护食管黏膜免受酸反流的损害[11]。

通常患者对抗酸药的耐受性较好。含有镁离子的抗酸药可能引起剂量依赖性的渗透性腹泻，但与铝盐结合可抵消该副作用（单独使用铝盐引起便秘）。当使用较高剂量的铝镁盐时，其主要副作用是腹泻[9,12]。小剂量的铝和镁会被累积吸收，对肾功能不全的患者有潜在毒性。因此，对于肌酐清除率小于 30ml/分钟的患者应避免使用含有铝的抗酸药。肾衰竭患者也应避免长期使用含铝的抗酸药[9,12]。有文献报道超疗程大剂量使用碳酸钙引起高钙血症（肾功能正常者，>20g/d；肾衰竭患者，>4g/d）[9]。这一事项特别值得注意，因为许多大众熟知的非处方药物（OTC）的抗酸产品原本不含钙剂，近来其配方中添加了钙，但仍保留相似的商品名[12]。高剂量的钙（4~8g/d）与铝剂（碳酸盐）合用可以产生导致奶-碱（milk-alkali）综合征（即高钙血症性肾病伴碱中毒）。含铝抗酸药（除磷酸铝外）可直接与消化道中的磷酸盐结合形成不溶于水的盐，通过粪便排出。高剂量或频繁使用含铝抗酸药可导致低磷血症[12]。碳酸盐不能长期应用（尤其是肾功能损害患者），因为它使碳酸氢盐在体内累积引起全身性碱中毒。另外，高剂量钠盐的使用（274mg 钠/g 碳酸氢钠）与钠潴留有关，可能对高血压、腹水、严重肾功能不全或心力衰竭的患者造成不良影响[9,12]。

表 23-1

治疗上消化道紊乱的口服药物

	胃十二指肠溃疡愈合	维持胃十二指肠溃疡愈合	减少 NSAIDs 相关溃疡风险	缓解胃灼烧和消化不良（OTC 使用）	缓解 GERD 症状（处方药使用）	食管病变愈合[a]	维持食管病变愈合[a]	高胃酸分泌疾病[a,b]
组胺-2 受体拮抗剂								
西咪替丁	300mg，每日 4 次 400mg，每日 2 次 800mg，每日 1 次	400~800mg 睡前		200mg，每日 1 次，需要时	300mg，每日 4 次	400mg，每日 4 次 800mg，每日 1 次	400~800mg 睡前	[a]
法莫替丁	20mg，每日 2 次 40mg 睡前	20~40mg 睡前		10mg，每日 2 次，需要时 20mg，每日 1 次，需要时	20mg，每日 2 次	40mg，每日 2 次	20~40mg，每日 2 次	[a]
尼扎替丁	150mg，每日 2 次 300mg 睡前	150~300mg 睡前		75mg，每日 2 次，需要时	150mg，每日 2 次	300mg，每日 2 次	150~300mg，每日 2 次	[a]
雷尼替丁	150mg，每日 2 次 300mg 睡前	150~300mg 睡前		75mg，每日 2 次，需要时 150mg，每日 2 次，需要时	150mg，每日 2 次	300mg，每日 2 次	150~300mg，每日 2 次	[a]
质子泵抑制剂								
埃索美拉唑	20~40mg，每日 1 次	20mg，每日 1 次	20mg，每日 1 次		20mg，每日 1 次	20~40mg，每日 1 次	20mg，每日 1 次	60mg，每日 1 次
右旋兰索拉唑					30mg，每日 1 次	60mg，每日 1 次	30mg，每日 1 次	
兰索拉唑	15~30mg，每日 1 次	15~30mg，每日 1 次	15~30mg，每日 1 次	15mg，每日 1 次	15~30mg，每日 1 次[c]	30mg，每日 1 次	15~30mg，每日 1 次	60mg，每日 1 次
奥美拉唑	20mg，每日 1 次	20mg，每日 1 次	20mg，每日 1 次	20mg，每日 1 次	20mg，每日 1 次[c]	20~40mg，每日 1 次	20mg，每日 1 次	60mg，每日 1 次
洋托拉唑	40mg，每日 1 次	40mg，每日 1 次	40mg，每日 1 次		40mg，每日 1 次	40mg，每日 1 次	40mg，每日 1 次	80mg，每日 1 次
雷贝拉唑	20mg，每日 1 次	20mg，每日 1 次	20mg，每日 1 次		20mg，每日 1 次	20mg，每日 1 次	20mg，每日 1 次	60mg，每日 1 次
其他药物								
硫糖铝	1g，每日 4 次 2g，每日 2 次							
米索前列素			200µg，每日 3~4 次					

[a] 尽管 FDA 批准了该项适应证，但 H_2RAs 不准荐更高剂量适应，因为他们不如 PPIs 有效。

[b] 起始剂量；每日剂量需要根据胃酸分泌反应来决定。

[c] 疗程不超过连续 14 日，如果需要，可每 4 个月重复一次，14 日一个疗程。

抗酸药通过改变胃内的 pH 可以影响一些口服药物（如地高辛、苯妥英、异烟肼、酮康唑、伊曲康唑、铁剂）的吸收，而这些药物一般需要在酸性的环境下溶解和吸收[9,11,13]。这可能导致这些药物的潜在治疗失败。抗酸药中的钙、铝、镁等成分与其他同服的药物结合，若两者形成络合物则会影响这些药物的吸收。四环素和喹诺酮类抗生素可与二价或三价阳离子结合，故吸收极易受影响[12]。与抗酸药合用时，环丙沙星的生物利用度下降大于 50%，这是因为铝离子或镁离子可以和喹诺酮类抗生素螯合形成不溶物。在服用抗酸药前两小时服用环丙沙星，比在其后两小时服用，环丙沙星的生物利用度要高[14]。抗酸药可升高胃内的 pH，溶解与其同服的药物的肠衣，使原本应在 pH 大于 6.0 环境中溶解的肠衣药物提前在胃中溶解[13]。尿液碱化可导致药物从尿中排出增多（水杨酸类），或排出减少（苯丙胺类和奎宁类），从而导致血液中的药物浓度降低或增加[9,12]。通过与抗酸药服用时间间隔大于 2 小时，大部分药物相互作用可以避免[12]。

组胺-2 受体拮抗剂

在美国应用的组胺-2 受体拮抗剂（H_2RAs）有 4 种，包括西咪替丁、雷尼替丁、法莫替丁和尼扎替丁。这 4 种药有处方剂量和非处方剂量，剂型包括口服和静脉用药（尼扎替丁在美国没有静脉用药剂型）。H_2RAs 选择性地抑制组胺和壁细胞上 H_2 受体的结合，从而减少基础胃酸分泌和刺激后的胃酸分泌（见图 23-2）。尽管这 4 种药物在毫克-毫克基础上进行比较时，抗酸效能不同（法莫替丁抗酸效能最强，其次是尼扎替丁、雷尼替丁、最弱的是西咪替丁），但这并不重要，因为这 4 种药物的口服剂量都相应作了调整，以获得等效的抗分泌效果（见表 23-1）[15]。药物口服在小肠吸收迅速，在服用后 1~3 小时内即可达到其血药浓度峰值[15]。因雷尼替丁、西咪替丁和法莫替丁在人体内吸收不完全，生物利用度较低，首过效应导致 40%~65% 的生物利用度。尼扎替丁的生物利用度接近 100%，因其不经过首过代谢效应[15,16]。通过静脉点滴给药的 H_2RAs 生物利用度为 90%~100%。上述 4 种药物是通过肝脏代谢、肾小球滤过和肾小管分泌的共同作用而清除的[15]。西咪替丁、法莫替丁和雷尼替丁的主要清除途径为肝脏代谢，尼扎替丁的主要清除途径是肾脏排泄[15-19]。这 4 种药物的半衰期越长，其药物清除率越低，中、重度肾功能不全患者使用这些药物时应减量。尽管肝功能不全不会影响 H_2RAs 的药物代谢动力学，但肝衰竭及肾功能不全患者使用这些药物时用药剂量应做相应的调整[17]。

H_2RAs 是相当安全的，其副作用的发生率很低[20]。安慰剂随机对照试验的 meta 分析显示在副作用方面，西咪替丁和安慰剂组之间无显著性差异[21]。最常见的副作用有：胃肠不适（如腹泻、便秘）、中枢神经系统反应（如头痛、头晕、嗜睡、精神错乱、幻觉）及皮肤症状（如皮疹）[20]。最常见的血液系统副作用为血小板减少症，发生率约 1%，在停药后可以恢复[22]。尽管血小板减少症在静脉点滴的患者中报道较多，H_2RAs 相关的血小板减少症的发病率可能是被过高估计的[23]。肝细胞毒性尽管不常见，但偶有报道静脉使用 H_2RAs 出现肝毒性[24]。西咪替丁具有对抗雄激素的作用，大量服用该药可出现男性乳房发育及阳萎。该效应在停用药物或改用其他种类 H_2RAs 后是可逆的[21,26]。发生副作用的危险因素包括老年患者、较大剂量用药者（通常为胃肠外用药）以及肾功能异常者[25,26]。

4 种 H_2RAs 均可以通过改变胃液的 pH 影响一些需要在酸性环境下被吸收的药物，并降低其生物利用度。这类药物相互作用中最重要的是与酮康唑的相互作用，酮康唑需要酸性环境下溶解吸收。同时服用 H_2RAs 和酮康唑会导致抗真菌治疗失败[13]。西咪替丁引起药物相互作用的潜能最大，因其抑制肝脏细胞色素 P450 多功能氧化酶系统。这种药物之间的相互作用对于那些有效治疗浓度较窄的药物（如苯妥英、奎宁丁、利多卡因、华法林和茶碱）作用更明显[13]。尽管雷尼替丁在摩尔水平上效能更强，但与西咪替丁相比，它和细胞色素 P450 系统结合的不甚紧密。因此，服用等效剂量的药物时，雷尼替丁比西咪替丁对其他药物在肝脏的代谢影响更小，引起的药物相互作用也更小。法莫替丁和尼扎替丁不与细胞色素 P450 结合，也不与需在肝脏中代谢的药物发生相互作用[13]。一些 H_2RAs 通过肾小管的分泌进行清除，因此可能与其他药物存在竞争[27]。西咪替丁和雷尼替丁抑制 44% 普鲁卡因从肾小管进行分泌量，但法莫替丁无此效应[28]。快速抗药反应和药物耐受性可发生于所有的 H_2RAs 中，因其可上调 H2 受体的数量。此现象多见于大剂量胃肠外用药时，但也偶有报道口服用药时发生[26,29]。在规律持续使用 H_2RAs 数天后可能发生抗分泌耐受性，但可以通过仅在需要时服用 H_2RAs 避免耐受性产生[30]。

质子泵抑制剂

质子泵抑制剂（proton pump inhibitors，PPIs）是胃酸分泌的高度特异性抑制剂，包括奥美拉唑、兰索拉唑、雷贝拉唑、泮托拉唑、埃索美拉唑及右兰索拉唑。这些药物是经修饰替换的苯并咪唑，通过不可逆地与 H^+/K^+-ATP 酶（质子泵）结合发挥作用。PPI 是最强力的胃酸分泌抑制剂，因为它们抑制了酸产生的最终环节[31-33]。它们同时抑制基础胃酸和刺激后的胃酸分泌，这种抑制作用有剂量依赖性及持续性[32]。PPIs 是前体药物，需要在酸性环境下转化为活性磺胺类形式。前体药物从小肠吸收入血（被肠溶衣包被以免被胃内的酸性环境破坏），通过循环系统进入壁细胞的酸分泌小管，转变为活性形式（见图 23-2）[31,33]。这种转变需要分泌活跃的质子泵，因此在餐前 30~60 分钟空腹服用这些药物的效果最佳[33]。最新的 PPIs，改性释放的右兰索拉唑和延迟释放的雷贝拉唑与其他的 PPIs 不同，因为他们使用了双重延迟释放技术，使得其抗酸分泌效果的持久性延长。改性释放的右兰索拉唑含有 2 种不同 pH 依赖的颗粒。第一种颗粒与其他 PPI 类似，在近端十二指肠释放，4 小时后第二次释放发生在远端小肠。由于药物暴露时间延长，服用改性释放的右兰索拉唑可不考虑用餐时间[34]。延迟释放的雷贝拉唑目前正在研究中，是使用 2 种不同药物释放方式的新剂型。其余 PPI 尽管血浆半衰期比较短（大约为 1~2 小时），但是由于药物在胃壁细胞内同 H^+/K^+-ATP

酶共价结合（不可逆），所以抑制分泌的作用可以持续到服药后48~72小时[33,35]。当使用相等剂量时，PPIs具有相同的抑酸效果（见表23-1）[36-41]。在减少胃酸分泌和黏膜愈合方面，PPIs的效果优于 H_2RAs [35,41,42]。对于肾功能不全的患者无需调整用药剂量，但是那些严重肝功能损害的患者应该谨慎调整用量[43]。

口服的PPIs的剂型为延迟肠道释放的肠衣胶囊（奥美拉唑、兰索拉唑、延迟释放的雷贝拉唑、埃索美拉唑及改性释放的右兰索拉唑），延迟肠道释放的肠溶片（泮托拉唑、雷贝拉唑和非处方药的奥美拉唑），快速崩解片剂（兰索拉唑）和即刻释放配方（奥美拉唑和碳酸氢钠胶囊及口服混悬液）[36]。美国使用的静脉点滴配方中包括泮托拉唑和埃索美拉唑。对于不同需求的患者（如吞咽困难、管状胃），可选用不同的给药方式和特殊的药物剂量，这部分内容将在本章后面讨论（见上消化道出血部分）。

PPIs短期的副作用相对较少，与 H_2 受体阻滞剂及安慰剂的发生率相当。最常见的副作用包括包括胃肠症状（如恶心、腹泻、上腹痛），神经系统反应（如头晕、头痛）及偶见的局部症状（如皮疹、肝脏转氨酶增高）[31,44]。正如在"治疗酸相关疾病药物的药理治疗学"一节"抗酸药和海藻酸"部分中讨论的一样，快速释放剂型的奥美拉唑含有碳酸钠，因此对于需要限制钠摄入的人群使用时应该谨慎。所有PPIs均经过肝脏CYP450微粒酶系统代谢。奥美拉唑和埃索美拉唑可抑制CYP2C19的活性，降低地西泮、苯妥英和华法林的代谢，而兰索拉唑可通过诱导CYP1A表达增加茶碱的代谢[33,45]。尽管这些药物间相互作用的临床意义不大，当需要联合使用以上药物时仍需谨慎以预防可能发生的毒性或治疗失败。

PPIs与CYP2C19的相互作用及其对噻吩并吡啶类抗血小板药物氯吡格雷的影响引起了广泛的关注和讨论。在2008年，美国心血管和胃肠病学共识指南推荐对于同时接受阿司匹林和氯吡格雷双重抗血小板治疗的患者，应该预防性给予PPIs以减少上消化道出血的风险[46]。文件发布以来，有大量报道提示PPIs和氯吡格雷之间的相互作用减弱了氯吡格雷的抗血小板效应，并增加了不良心血管结局的潜在风险[47-51]。这些相互作用的假说是基于氯吡格雷需要经过CYP2C19的生物转化从前药转化为活性代谢产物。因为PPIs的代谢也需要经过这些代谢途径，药物动力学和药效学的研究提示同时应用PPIs可能抑制或竞争这些酶类，导致氯吡格雷向活性代谢产物转化减少，因此减弱了氯吡格雷的抗血小板效果[48-51]。在使用安慰剂的观察性心血管临床研究发现由此导致更高的心血管事件发生率（包括综合性缺血重点、全因死亡、非致死性心肌梗死、卒中、支架狭窄）[51]。

在评估该药物相互作用时，一个容易混淆的变量是CYP2C19的基因多态性在其中扮演的角色——该多态性可导致位点的功能丧失，这将导致氯吡格雷向活性形式转化减少，与氯吡格雷抗血小板效果降低有关[52]。在回顾了该研究证据之后，美国食品药品管理局（FDA）于2009年发布了氯吡格雷标签和安全警告的更改，并推荐对药物提供者安全警告避免在处方氯吡格雷的同时处方奥美拉唑、奥美拉唑/碳酸钠或埃索美拉唑[53]。2008年共识更新尝试更加严格的评估关于药物相互作用的证据，并给予医务保健人员指导[54]。尽管使用了更谨慎的分析方法，提示氯吡格雷和奥美拉唑之间可能存在相互作用，但一些观察性研究的数据支持该药物相互作用与不良的临床后果之间存在确切的因果关系。并且，共识中提到尚无证据说明从一种PPI转为使用另一种PPI，或者间隔时间服用PPI后可以明确减少该药物相互作用[54]。一项包含新近发表的随机对照临床研究的meta分析结果提示该药物相互作用对心血管事件发生并无显著影响[55]。在有更加完善的证据出现之前，需要考虑的最重要方面是确保患者有使用PPI的恰当适应证，从而针对每个病例决定风险与受益，如非必要，尽量避免氯吡格雷与奥美拉唑或埃索美拉唑合用。

胃内pH升高可能增加某些药物的生物利用度（如地高辛、硝苯吡啶），导致可能的毒性，或者减少酮康唑和头孢泊肟的吸收，使其治疗失败的风险增加[33,45]。

长时间高剂量使用PPIs可与许多不良反应有关[56,57]。然而，大多数情况下，缺乏证据支持PPIs与这些效应之间明确的因果关系。有证据提示，因为PPIs可抑制胃酸分泌，导致高胃泌素血症及肠嗜铬细胞增生，而这可能进展为胃类癌（一种胃癌的前体状态）。尽管有报道使用PPI时ECL细胞增生，但没有证据提示长期使用（>10年）PPIs导致更高级别的增生或胃ECL细胞类癌[58]。长期使用奥美拉唑的患者在尸检时胃部发现幽门螺杆菌阳性及萎缩性胃炎。然而，经FDA审阅的数据并不具结论性，不能证实长期使用PPIs、幽门螺杆菌和萎缩性胃炎之间的关联[56-58]。

PPIs与感染风险相关（如肺炎、肠道感染），可能由于微生物在酸性减弱的环境下更容易生存[56-60]。重症患者的急性院内感染（肺炎）将在随后讨论高剂量口服或胃肠外使用PPI治疗的部分论及（见上消化道出血部分）。大量回顾性研究探讨了使用PPI患者发生社区获得性肺炎的风险，然而确定其因果关系非常困难，目前尚无定论[57]。肠道感染和肿瘤也被认为是潜在细菌生长的结果。最常见的病原是艰难梭菌、鼠伤寒杆菌和空肠弯曲菌；然而，研究数据提示它们很少致病[59-60]。一项PPI使用的回顾性研究提示，在接受PPI治疗的患者中发生艰难梭菌感染的比未接受PPI治疗者增加近3倍，但整体风险仍然很低，不应作为治疗的禁忌证[61]。两项纳入共约30万患者的meta分析提示PPI使用者发生艰难梭菌相关性腹泻的风险增加65%[61,62]。

老年人长期高剂量使用PPI可增加髋关节骨折风险，因为PPI诱导的高氯血症可抑制钙的吸收，或者抑制了破骨空泡的质子泵导致骨吸收下降[56,63]。长期PPI使用也可能与脊柱、前臂和手腕的骨折相关[63]。在纳入8400名患者的大型回顾性队列研究中，经过5~10年的随访发现，PPI治疗与骨密度流失加速并无关联。为了确定长期使用PPIs和骨折之间的因果关系，还需要研究进一步证实。目前不推荐超出年龄范围进行骨密度检测和补充钙剂[60,64-67]。

有报道称长期使用PPI的患者可发生维生素 B_{12}（氰钴胺）水平降低，可能由于胃酸是吸收膳食中的维生素所必需的[56-58,67]。在一项大型回顾性病例对照研究中发现，长期使用PPI（大于2年）与风险率升高为1.65有关（95% CI 1.58~1.73）。同时存在剂量依赖性关系，高剂量使用可使风险率升高为1.95（95% CI 1.77~2.15）[67]。使用PPI超过1年的成年患者可发生低镁血症，但也有使用3个月后发生低镁血症的报道[68-70]。有两项关于流动救护站患者的回顾性研究证实了PPI与低镁血症的联系。PPIs增加低镁血症的风险增加的机制尚不明确，但可能与肠道镁离子吸收状态改变有关。有研究提示长期胃酸抑制后继发离子吸收障碍，但尚未被临床研究证实[56,57]。PPIs与间质性肾炎有关，但是非常罕见[57,71]。尽管长期使用PPIs的不良反应并不普遍，对于每一例患者必须评估受益与潜在风险。

硫糖铝

硫糖铝（一种硫化多糖的铝盐）可保护溃疡组织免受蛋白酶、胃酸及胆盐等侵袭因素的损害[72]。pH为2.0~2.5的环境中，硫糖铝与损伤及溃疡的组织结合，形成一物理屏障抵抗侵袭因素的伤害。硫糖铝不能被机体吸收，也无抗酸活性，但它可通过增加前列腺素和胃碳酸氢盐的分泌起到保护胃黏膜作用[72]。硫糖铝最常见的副作用是因含有硫铝合物而引起的便秘，大约1%~3%的患者发生便秘[72]。由于肾功能不全的患者体内可蓄积铝而导致中毒，此类患者应避免长期使用铝剂[72]。铝盐可以与消化道内膳食中的磷酸结合，因此存在导致低磷血症的潜在风险（请见"治疗酸相关疾病药物的药理治疗学"一节"抗酸药和海藻酸"部分）。硫糖铝片剂很大，一些患者尤其是老年患者很难将其吞下。口服喹诺酮类抗生素、华法林、苯妥英、左旋甲状腺素、奎尼丁、酮康唑、阿密曲替林、茶碱等药物与硫糖铝同时使用时，硫糖铝可降低这些药物的生物利用度[13]。其机制与硫糖铝在胃肠道同这些药物相结合有关，因此应将硫糖铝与这些药物分开服用（如2小时后再服用硫糖铝）。

米索前列腺素

米索前列腺素是一种人工合成的前列腺素E$_1$的类似物，也是美国唯一批准使用的前列腺素类似物。米索前列腺素的作用机制主要是增强黏膜抵御有害因素的能力[73]。通过刺激黏膜产生重碳酸盐和黏液、改善黏膜血液循环、减少黏膜细胞翻转等类似内源性前列腺素的作用，米索前列腺素发挥着细胞保护作用[73]。米索前列腺素抑制胃酸的作用呈剂量依赖性，但即便使用高剂量，其抑酸效果也不如H$_2$RAs。米索前列腺素的应用范围有限，因为它可引起剂量依赖性腹泻（约30%的患者发生）以及腹部绞痛[73]。随餐服药有助于减轻腹泻。减少每日药物剂量也可减轻腹泻，但可能减弱药效[74]（见"消化性溃疡"部分）。其他副作用包括恶心、胃肠胀气和头痛。米索前列腺素以代谢物形式从尿中排出，但是对于肾功能不全的患者无需调整剂量。米索前列腺素可引起流产，因为它具有收缩子宫的作用。因此，孕妇禁忌因消化系统症状服用米索前列腺素[73,75]。育龄妇女使用该药之前需要确认妊娠检测阴性，在用药过程中应避孕。

铋盐

次水杨酸铋作为消化道非处方药已经使用了许多年。尽管它的作用机制还不完全清楚，一般认为铋是通过与病损黏膜处结合，发挥保护黏膜及细胞的作用。铋剂还具有抗微生物的效应，主要可以抑制幽门螺杆菌[76]。铋盐无抑酸作用。包含铋盐的产品副作用很少，但肾损害的患者对铋盐的清除降低。同时服用水杨酸盐的患者应谨慎使用次水杨酸铋，因为潜在水杨酸毒性及消化道出血风险。对水杨酸过敏的患者应避免使用含有水杨酸成分的药物。不建议长期使用铋盐。铋盐还可以引起大便颜色变黑，这种颜色变化是无害的，主要由于结肠内铋转化为硫化铋；当使用液体剂型时，患者舌也可变黑[8]。枸橼酸铋钾（biskalcitrate）是唯一四环素和甲硝唑联合制剂用以治疗幽门螺杆菌感染的药物[77]（见"消化性溃疡"部分）。枸橼酸铋钾的副作用和次水杨酸铋类似，其优点在于不含有水杨酸。

消化不良

消化不良是指主要位于上腹部的疼痛或不适的主观感觉，影响大约25%的美国人口，是一个相当普遍的问题[78,79]。消化不良的病因可以继发于器质性疾病，如PUD、伴或不伴有食管炎的GRED和胃部恶性病变，或者药物治疗[如非甾体抗炎药（NSAIDs）、抗生素（如红霉素、四环素）、铁和钾补充剂、地高辛、茶碱、二膦酸盐等]引起的；吸烟或压力较大的生活方式（图23-3）也可能引起症状。慢性消化不良被定义为以下症状中一种或多种的反复发作：上腹痛、胃灼烧、腹胀、打嗝、恶心、呕吐和早饱（进餐早期感到腹饱）。尽管有缓解期，在很长一段时间内患者间断出现症状。胃灼烧可存在于消化不良患者，但更多提示GERD。

未经诊断检查的患者被称为具有"未经审查"的消化不良，而经过检测（常常是胃镜）的患者称为具有"经过审查"的消化不良（见图23-3）。功能性消化不良，也称为不明原因的消化不良或非溃疡性消化不良（non-ulcer dyspepsia，NUD），是一种经过内镜检查无PUD、GERD或恶性病变相关的黏膜损害的临床症状。

基于罗马Ⅲ诊断标准来定义功能性消化不良：在诊断之前，患者首次发生症状时间距离诊断大于6个月，并且在近3个月曾有至少一次以下症状发生，且无器质性病变的证据[80,81]：

■ 症状1：餐后饱胀感（被归类于餐后压力综合征）

■ 症状2：早饱（不能完成正常食量进餐，也被归类于餐后压力综合征）

■ 症状3：上腹部疼痛或胃灼烧（归类于上腹疼痛综合征）

病理生理学

急性、不常发生的消化不良最常与食物、酒精、吸烟或应激相关。慢性消化不良可能与潜在原因有关，如PUD、GERD或恶性肿瘤，或可能无任何已知原因（内窥镜检查阴

消化不良症状

急性消化不良

与进餐相关
与饮料相关
相关药物(如NSAIDs)
其他(如压力、吸烟)

应对措施
• 避免可疑食物、饮料
• 停用可疑药物
• 戒烟
• 减轻压力
• 抗酸药
• OTC的H₂RA或PPI

急性消化不良

未经检查

已经检查

年龄≤55岁
无报警症状
或体征

年龄>55岁
有报警症状
或体征

功能性
(无溃疡)

PUD,
GERD,
恶性肿瘤

H. pylori
流行率
<10%

H. pylori
流行率
≥10%

EGD

H. pylori
阳性

H. pylori
阴性

检测 *H. pylori*

根除
H. pylori
治疗

• 重新评估症状
• 考虑其他来源的腹痛
  (如胰腺、结肠)
• 患者是否胃排空延迟或IBS?
• 患者是否有心理疾病

PPI实验性
治疗4周

阴性

阳性

失败

检测并治疗
H. pylori

治疗
H. pylori

失败

失败

考虑EGD

考虑EGD

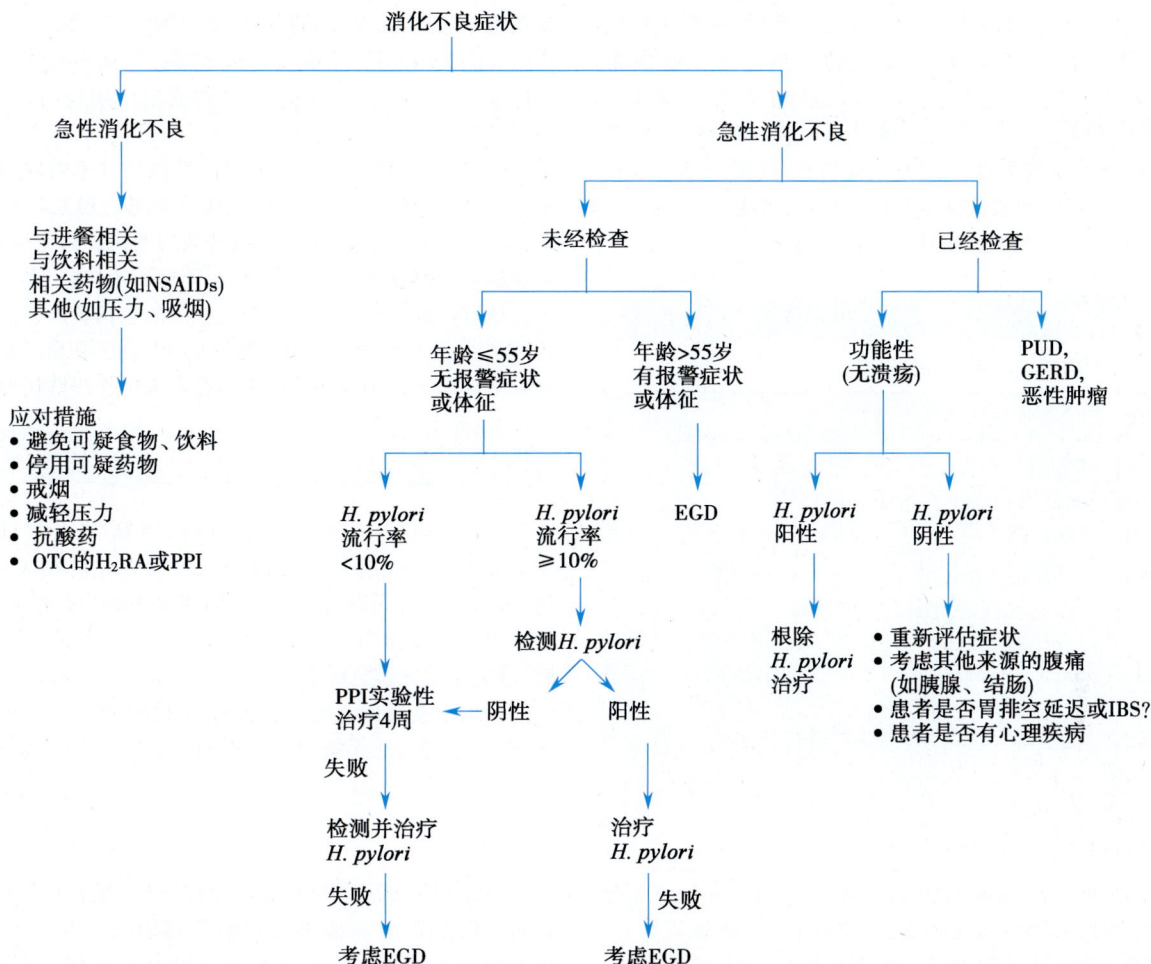

图 23-3 消化不良症状的诊治。EGD,食管胃十二指肠镜;GERD,胃食管反流病;*H. pylori*,幽门螺杆菌;H₂RA,组胺 2 受体拮抗剂;IBS,肠易激综合征;NSAIDs,非甾体抗炎药;OTC,自购药;PPI,质子泵抑制剂;PUD,消化性溃疡病

性、功能性、特发性消化不良)。约 40% 的功能性消化不良患者有病理生理障碍,涉及胃排空延迟[81]。还有证据表明,食管、胃、十二指肠和胃肠道其他区域敏感,可能与肠易激综合征相关,尤其是女性[81]。其他人未能发现功能性消化不良与胃十二指肠运动、超敏反应或任何其他上消化道异常之间的病理关联,提示心理障碍是重要的影响因素。虽然在 20% 至 60% 的功能性消化不良患者中发现了幽门螺杆菌感染,但其病理生理学相关性仍不确定[80]。

临床评估与诊断

急性、不常发生的消化不良多是自限性的,通常无需进一步诊治。在未经检查的患者,慢性消化不良症状不能用于预测 PUD、GERD 或恶性病变的内镜诊断[81-83]。此外,单个症状或者症状群,如 PUD 样症状、GERD 样症状或对于区分功能性消化不良和器质性病变并无作用,对于治疗也并无帮助。因为 PUD、GERD 或恶性病变患者的症状与功能性消化不良患者的症状有相当的重叠。

对未经检查的消化不良患者的临床评估如下:如果年龄小于 55 岁,没有报警症状,在中度到高度幽门螺旋杆菌流行的地域(≥10%)[81](见图 23-3)应给予患者幽门螺旋杆菌检测和根除治疗。应该使用非内镜的检查来检测幽门螺杆菌(见"幽门螺杆菌的检测"部分)。老年人新发的消化不良应被考虑为潜在恶性疾病如胃癌的独立风险因素[81]。年龄大于 55 岁的消化不良患者,或者有报警症状的患者应当行上消化道内镜检查(见图 23-3)。其他辅助确认潜在重大疾病尤其是恶性疾病的特征包括早饱、恶心、进行性吞咽困难或吞咽痛、不能解释的体重下降(下降>10%体重)、呕吐、贫血、消化道出血、淋巴结病变、黄疸、消化性溃疡病史、上消化道肿瘤家族史、既往胃部手术史或恶性病史[81]。尽管病程时间阈值还不确定,症状长期存在或者长期服用抗酸分泌药物提示存在严重的潜在疾病。

治疗

图 23-3 中是关于成年消化不良患者的诊疗策略。急性消化不良患者如不愿或不能停止引起症状的药物、食物、饮料或戒烟,那么使用抗酸药或者 OTC 的抑制酸分泌药物可有效治疗症状。对于年龄小于 55 岁、慢性消化不良、无报警症状的患者,起始治疗取决于当地幽门螺杆菌流行的状况以及患者幽门螺杆菌感染检测是阴性还是阳性(表 23-2)。对幽门螺杆菌流行率较低地域的患者和幽门螺杆菌阴性患

者,服用 PPI 共 4 周是经验性治疗中的一线治疗,经济有效[81-83]。1 个月后如果患者的症状治疗有效,应停止使用 PPIs。如果症状复发,应考虑长期 PPI 治疗,但应每 6~12 个月评估一次是否还需要 PPI 继续治疗[80]。对于起始经验性 PPI 治疗 4~8 周后症状无改善的患者,或停药 PPI 后症状复发的患者,推荐行内镜检查(见图 23-3)[80,81]。幽门螺杆菌阳性的患者应接受 PPI 为基础的根除方案[80-83](见"幽门螺杆菌相关性溃疡"部分)。

表 23-2

检测并治疗幽门螺杆菌的适应证

推荐的(有确定证据支持)

- 不能解释的消化不良(根据幽门螺杆菌的流行情况)
- PUD(活动性胃或者十二指肠溃疡)
- 胃 MALT 淋巴瘤
- 早期胃癌切除后
- 减少胃十二指肠溃疡再次出血的风险

有争议的(证据不确定)

- NUD
- 服用 NSAIDs 的人群(没有消化性溃疡的症状/体征)
- GERD
- 胃癌高风险的人群
- 难以解释的缺铁性贫血

GERD,胃食管反流病;MALT,黏膜相关性淋巴组织;NUD,非溃疡性消化不良;NSAIDs,非甾体抗炎药;PUD,消化性溃疡。

来源:Talley NJ,Holtmann G. Approach to the patient with dyspepsia andrelated functional gastrointestinal complaints. In:Yamada T et al, eds. Principlesof Clinical Gastroenterology. 5th ed. Hoboken,NJ:Wiley-Blackwell;2008:38;CheyWDet al. American College of Gastroenterology guideline on the management of *Helicobacter pylori* infection. *Am J Gastroenterol*. 2007;102:1808;De Vries AC,Kuipers EF. *Helicobacter pylori* infection and nonmalignant diseases. *Helicobacter*. 2010;15(Suppl 1):29;Figura N et al. Extragastric manifestations of *Helicobacterpylori* infection. *Helicobacter*. 2010;15(Suppl 1):60.

对于年龄大于 55 岁未经检查的慢性消化不良患者或者有报警症状的患者,推荐早期进行胃镜检查加活检测试幽门螺杆菌。如内镜检查发现异常(如 PUD、GERD 或恶性疾病)则按照相应疾病治疗。功能性消化不良(如 NUD)的药物治疗非常有挑战性,尽可能考虑经济实惠的治疗[81-83]。尽管对多数患者要考虑药物治疗,由于没有良好设计的研究,药物治疗的受益的证据以及对该疾病的理解是有限的。Meta 分析证明了 PPIs 和 H₂RAs 的疗效,但是没有证据证实抗酸药硫糖铝和米索前列素能素治疗消化不良有效[84]。使用双剂量和全剂量 PPIs 之间的疗效没有明显差异[84]。一项经济学的回顾提示在美国 PPIs 是经济实惠的[85]。根除幽门螺杆菌治疗对功能性消化不良的作用仍有限,在部分患者中有效,因为治疗无益于短期症状缓解,幽门螺杆菌流行率在美国稳步降低[82]。然而有研究报道,经 12 个月随访后发现根除治疗组与安慰剂组相比获得少量治疗增

益[86]。尽管有研究报道促动力药物的益处,大部分研究是使用西沙必利,而西沙必利已经从美国市场上撤回[84]。目前可有的促动力药(甲氧氯普胺、红霉素)用于难治性患者时应谨慎,因为这些药物疗效有限而副作用较明显[81,83]。新的指南不推荐促动力药和 H₂RAs 联合使用,因为联用的效果并不优于单药,因此除了胃肌轻瘫外并不常联用。抗抑郁药,尤其是三环类抗抑郁药经常被处方给功能性消化不良患者并有一定效果,但是这些效果的机制尚不明确,已发表的临床研究均为小样本研究,证据质量较差,导致不能确切认定疗效[81,83,84]。尚无正式批准的包括草药在内的替代疗法[81]。尽管内镜检查阴性,经 PPI 治疗及幽门螺杆菌根除治疗后消化不良症状持续的患者应重新评估其诊断。

消化性溃疡

消化性溃疡(peptic ulcer disease,PUD)是最常见的影响上消化道的疾病[87]。慢性消化性溃疡是胃黏膜(胃溃疡)或者十二指肠黏膜(十二指肠溃疡)的缺损,胃酸在其形成中起重要作用。慢性消化性溃疡与胃炎及胃侵蚀不同,溃疡深达黏膜肌层[87,88]。

应激性溃疡是消化性溃疡的一种急性形式,但通常发生在重症患者,且其病理机制不同(见"应激性黏膜出血"部分)。

流行病学

估计 PUD 的流行状况比较困难,因为有不同的方法来诊断消化性溃疡(例如:基于症状的,溃疡相关并发症的,影像学的和内镜诊断),并且各地的 NSAIDs 应用、幽门螺杆菌感染、吸烟等流行病学情况也不尽相同。药物治疗改进、医院诊断的方法和标准的改变,医院编码的变化、死亡率变化、基于医院的其他保健的开展,这些因素都改变着 PUD 的流行状况[87]。目前的数据提示在美国,以前 PUD 以男性为主的趋势已经渐渐转变为男女患病率相当[87]。年轻人溃疡患病率降低,老年人患病率升高,反映出美国人群幽门螺杆菌感染下降而 NSAIDs 使用增多。过去 40 年间,消化性溃疡的门诊量、入院人数、死亡数均轻度下降,但是老年患者(>75 岁)死亡率增加,多数与 NSAIDs 应用有关[87]。

发病机制与危险因素

幽门螺杆菌和 NSAIDs 是慢性 PUD 最常见的两大原因,并影响了疾病的慢性过程[87]。不太常见的原因还有高酸分泌状态,如卓-艾综合征(详见"卓-艾综合征"部分)、病毒感染(如巨细胞病毒)、放射、化疗(如肝动脉灌注化疗)[87]。其他增加消化性溃疡风险的因素还包括饮酒、吸烟、心理应激、皮质激素和慢性疾病状态(如肾衰竭、肝硬化、胰腺炎、阻塞性肺病、克罗恩病或器官移植)[87]。

幽门螺杆菌相关性溃疡

幽门螺杆菌感染与多种疾病存在因果关系:慢性胃炎、PUD、黏膜相关性淋巴组织(mucosa-associated lymphoid tissue,MALT)淋巴瘤和胃癌(见表 23-2)[87-92]。幽门螺杆菌

阳性的个体一生中出现内镜下可见溃疡的风险是 10% ~ 20%,而发生胃癌的风险为 1%~2%[87,88,92]。不同菌株和宿主因素不同时,该微生物的引起疾病的病理机制也不同[88,91]。不断有证据表明缺铁性贫血和不明原因的血小板减少症可能与幽门螺杆菌感染有关,但其因果关系尚未得到证实[89,93]。幽门螺杆菌和 PUD 出血的关系尚不明确,但是幽门螺杆菌根除治疗可以降低再次出血发生率[89](见"上消化道出血"部分)。

幽门螺杆菌的流行状况随地理位置、社会经济状况、种族、年龄而不同,在发展中国家比在发达国家普遍[88]。在美国整体而言感染率为 30% ~ 40%,老年人感染更多(50%~60%),儿童感染较低(10% ~ 15%)[88]。在老年成人中流行率更高反映了人们获得该细菌是在婴儿或儿童早期。而在美国儿童中的感染率降低是由于社会经济条件的改善[88,89]。

幽门螺杆菌的传播通常发生在儿童时期,由携带者经胃-口(呕吐)或粪-口(腹泻)途径传播,或者来自于被粪便污染的水或者食物[88,90]。与幽门螺杆菌阳性的人一同居住,尤其是在居住条件拥挤(家庭内聚集)时,获得感染的风险增加[88,90]。幽门螺杆菌可经未充分消毒的内镜传播。

非甾体抗炎药诱发的溃疡

相当多的证据表明长期使用 NSAIDs 与胃肠道损伤有关[87,94-97]。15%~30%长期使用 NSAIDs 的患者经内镜证实患有胃和十二指肠溃疡,2%~4%经历过溃疡相关的出血和穿孔[94,95]。胃溃疡最为常见,常常发生在胃窦。NSAIDs 可引起食管和结肠的溃疡,但是这些溃疡发生率较低,且具有不同的病理机制[94,97]。据估计,美国每年 NSAIDs 导致 100 000 例入院,7 000 ~ 10 000 例死亡,但死亡率可能被高估,因为近年的住院人数有所下降[95]。美国国家处方审计表明每年花费在 NSAIDs 的费用为 49 亿美元,非处方 NSAIDs 的销售为 30 亿美元[98]。表 23-3 中列出了 NSAIDs 诱发溃疡以及上消化道并发症的风险因素。同时存在多个因素时风险会进一步增加。

病理生理学

健康个体的胃酸分泌和胃十二指肠黏膜防御之间存在生理性的平衡。当该平衡被各种因素(胃酸、胃蛋白酶、胆盐、幽门螺杆菌和 NSAIDs)打破时,或者黏膜防御机制(黏膜血供、黏液、黏膜重碳酸盐分泌、黏膜细胞重建、表皮细胞更新)被破坏时,就会发生消化性溃疡[87,96]。酸分泌增加可发生于十二指肠溃疡患者,但是大多数胃溃疡患者的酸分泌是正常或者降低的[7]。胃蛋白酶是蛋白水解过程中重要的辅因子,在溃疡形成中也起重要作用。黏膜防御和修复机制保护胃十二指肠黏膜免于内源性和外源性物质的侵蚀[87]。黏稠的黏液-重碳酸盐屏障为接近中性 pH,可保护胃黏膜免受胃内酸性物质的侵蚀。维护黏膜的完整性和黏膜修复则是通过产生内源性前列腺素完成的。当侵蚀性因素改变了黏膜防御机制,氢离子反向弥散时则发生黏膜损害。幽门螺杆菌和 NSAIDs 通过不同的机制改变了黏膜防御机制,是形成消化性溃疡的重要因素。

表 23-3

非甾体抗炎药相关溃疡和溃疡相关上消化道出血并发症的风险因素

推荐的(有确定证据支持)
■ 曾经确诊溃疡或溃疡相关并发症
■ 年龄大于 65 岁
■ 多次或高剂量的应用 NSAID
■ 同时使用阿司匹林(包括心脏保护的低剂量使用,如 81mg)
■ 同时使用抗凝药、皮质类固醇、双磷酸盐、氯吡格雷或 SSRI
■ 选择性使用 NSAID(选择性 COX-1 或 COX-2 抑制剂)

有争议的(证据不确定)
■ 幽门螺杆菌感染
■ 饮酒
■ 抽烟

COX-1,环氧合酶-1;COX-2,环氧合酶-2;NSAID,非甾体抗炎药;SSRI,选择性血清素回收抑制剂。

来源:Soll AH, Graham DY. Peptic ulcer disease. In: Yamada T et al, eds. *Textbook of Gastroenterology*. 5th ed. Hoboken, NJ: Wiley-Blackwell;2009:936;Chey WD et al. American College of Gastroenterology guideline on the management of *Helicobacter pylori* infection. *Am J Gastroenterol*. 2007;102:1808;Scarpignato C, Hunt RH. Nonsteroidal anti-inflammatory drug-related injury to the gastrointestinal tract: clinical picture, pathogenesis and prevention. *Gastroenterol Clin North Am*. 2010;39:433;Lanza FL et al. Guidelines for prevention of NSAID-related ulcer complications. *Am J Gastroenterol*. 2009;104:728;Malfertheiner P et al. Peptic ulcer disease. *Lancet*. 2009;374:1449;Vonkeman H et al. Risk management of risk management: combining proton pump inhibitors with low-dose aspirin. *Drug Healthc Patient Saf*. 2010;2:191;Targownik LE et al. Selective serotonin reuptake inhibitors are associated with a modest increase in the risk of upper gastrointestinal bleeding. *Am J Gastroenterol*. 2009;104:1475;Dall M et al. There is an association between selective serotonin reuptake inhibitor use and uncomplicated peptic ulcers: a population-based case-control study. *Aliment Pharmacol Ther*. 2010;32:1383;Andrade C et al. Serotonin reuptake inhibitor antidepressants and abnormal bleeding: a review of clinicians and a reconsideration of mechanisms. *J Clin Psychiatry*. 2010;71:1565.

幽门螺杆菌相关性溃疡

幽门螺杆菌是一种革兰氏阴性的螺旋菌,在微需氧环境下生存。该细菌定植于黏液和表层上皮细胞中,在胃或任何覆有胃型上皮的消化道部分均可发现[88]。鞭毛使细菌可以在胃管腔内移动,从 pH 较低处移动至黏液层,即 pH 中性处。急性幽门螺杆菌感染伴有一过性低氯血症,使得微生物能够生存于酸性胃液中。尽管幽门螺杆菌诱发低氯血症的具体机制尚不明确,目前假说认为其产生尿素酶后在胃液内水解尿素,将尿素转化为氨和二氧化碳,从而在细菌周围形成一个中性的微环境[88,96]。黏附底座帮助细菌黏附于胃型上皮细胞,预防细菌在细胞翻转或黏液分泌时脱落。

疾病的结局取决于幽门螺杆菌的集落化模式和在胃内引起的炎症反应[88,96]。在胃窦和分泌胃酸的胃体部分形成集落与胃溃疡和胃腺癌相关,典型病例伴有胃萎缩和酸分泌下降。当幽门螺杆菌没有在胃窦和胃体集落化时,十二指肠溃疡的风险增加,而胃酸分泌水平正常或者轻度升高。胃窦的细菌进入十二指肠,因十二指肠 pH 的变化,细菌在其中胃型上皮部分集落化[88]。

造成直接的黏膜损伤的因素有:幽门螺杆菌的毒力因子(如细胞毒素相关基因、空泡细胞毒素),复杂的细菌酶类(如尿素酶、脂肪酶、蛋白酶)和细菌黏附性[88,96,99]。在美国,细胞毒性相关基因 A(CagA)蛋白存在于 60% 的幽门螺杆菌菌株中,与 CagA 阴性的菌株相比,阳性菌株与严重的胃炎、消化性溃疡和胃癌相关[88,96,99]。尽管空泡毒素 A(VacA)存在于几乎所有幽门螺杆菌的菌株中,其细胞毒性与 VacA 不同基因结构有关,并可增加 PUD 甚至胃癌的风险[88,99]。幽门螺杆菌感染也可引起宿主免疫反应的变化[88,99]。宿主白介素(IL)-1β 及其受体拮抗剂、肿瘤坏死因子 α(TNF-α)和 IL-10 的基因多态性可能与胃酸分泌增加以及十二指肠溃疡有关,或与抑制酸分泌以及胃癌相关[88,99]。

非甾体抗炎药引起的溃疡

非选择性 NSAIDs(表 23-4)包括阿司匹林,通过系统抑制胃黏膜产生保护性前列腺素可引起消化性溃疡和上消化道并发症[87,94,96]。NSAIDs 抑制环氧合酶(COX),该酶为花生四烯酸转化为前列腺素过程中的限速酶。COX 有 2 种同工酶:环氧合酶 1(COX-1),分布于胃、肾脏、小肠和血小板;环氧合酶 2(COX-2),则在急性炎症时诱导表达[87,94]。抑制 COX-1 与上消化道和肾毒性有关,抑制 COX-2 则有抗炎效果[87,94]。非选择性 NSAIDs,包括阿司匹林对 COX-1 和

表 23-4

选择性非甾体抗炎药

水杨酸类
■ 乙酰化的:阿司匹林
■ 非乙酰化的:三水杨酸,双水杨酯
非水杨酸类[a]
■ 非选择性(传统的)非甾体抗炎药:布洛芬、萘普生、氯碘羟喹、非诺洛芬、舒林酸、吲哚美辛、酮洛芬、酮洛酸、氟比洛芬、吡罗昔康
■ 部分选择性 NSAIDs:依托度酸、双氯芬酸、美洛西康、萘布美酮
■ 完全选择性 COX-2 抑制剂:塞来昔布[b]、罗非考昔[c]、伐地考昔[c]

[a] 基于体外 COX-1/COX-2 选择性比例。

[b] 最初被标定为 COX-2 抑制剂,但目前 FDA 将其标定为非选择性和部分选择性 NSAIDs。

[c] 已被撤出美国市场。

COX-2,环氧合酶-2;NSAIDs,非甾体抗炎药。

COX-2 在不同程度上均有抑制,并且降低血小板聚集水平,因此可增加上消化道出血风险[87,94]。同时使用选择性 NSAIDs(如布洛芬)和阿司匹林也可减少阿司匹林的抗血小板效果[46]。尽管抑制前列腺素被认为是引起胃溃疡的主要原因,但花生四烯酸通过脂氧合酶途径增加,导致白介素合成增加,进而血管收缩,释放氧自由基也可破坏黏膜防御机制[94]。一氧化氮和硫化氢是维持胃黏膜完整性的重要介质,越来越多证据表明 NSAIDs 可通过干扰黏膜合成一氧化氮和硫化氢引起胃损伤[94]。

不同 NSAIDs 对 COX 的相对选择性不同,这是决定其诱发溃疡形成能力的重要因素[87,94]。因此,某些 NSAIDs 可能比其他种类对于 COX-1 的影响更小(如部分选择性 NSAIDs;表 23-4),因而胃肠道毒性更小,但是目前很少有对照研究支持这一结论[87,94,100,101]。COX-2 抑制剂如罗非考昔、伐地考昔(表 23-4)不抑制胃黏膜的前列腺素合成及血清血栓素 A_2,因此胃肠道安全性更佳[94,101]。与非选择性 NSAIDs 相比,COX-2 抑制剂不抑制血小板聚集,也不会改变出血时间。不幸的是,考虑到心血管安全性,罗非考昔和伐地考昔在 2004 年从美国市场撤回[87]。塞来昔布是最早上市的 COX-2 抑制剂,人们对塞来昔布也有类似关于心血管风险的担忧(尤其是高剂量使用时),它仍是美国市场上使用的药物[87]。然而,塞来昔布减轻胃溃疡和上消化道并发症的功效不如罗非考昔和伐地考昔(表 23-4)。

阿司匹林和非阿司匹林类的 NSAIDs 对胃黏膜也有局部(直接的)激惹作用,但其导致的炎症和侵蚀通常在数天内愈合。与阿司匹林非阿司匹林类的 NSAIDs 的酸性相关,也与药物降低胃黏膜黏液胶体层的疏水性有关[94,102]。因此,直接黏膜损伤似乎与化合物的 pKa 值有关,酸性越低的药物造成的短期局部损伤越小[94]。阿司匹林肠溶片、阿司匹林缓释片、NSAIDs 前药和胃肠外或直肠用等剂型对胃黏膜可能无局部损伤作用,但均有引起胃溃疡的潜在危险,因为他们均可抑制体内内源性前列腺素的产生[87,103]。

临床表现

症状和体征

与消化性溃疡相关的症状和体征广泛,包括从轻度上腹部疼痛到危及生命的上消化道并发症[87,96]。疼痛特点的改变可能提示溃疡相关的并发症。缺乏上腹疼痛并不能排除溃疡或其相关并发症,对服用 NSAIDs 的老年人来说尤其如此。尽管其机制尚不明确,目前认为可能与 NSAIDs 的止痛效果有关。没有症状和体征可用以区分幽门螺杆菌相关溃疡和 NSAIDs 相关溃疡。溃疡样的症状也可以发生在没有消化性溃疡的幽门螺杆菌相关性胃炎或十二指肠炎。

并发症

与慢性 PUD 相关的最严重的并发症是上消化道出血、穿孔入腹腔或穿孔入邻近结构(如胰腺、肝脏或胆道),以及梗阻[87,96,104,105]。溃疡相关出血是最常见的并发症,可发生于各种类型的溃疡(见"上消化道出血"部分)。溃疡相关上消化道出血和穿孔发生率最高的人群是年龄大于 60 岁的

服用 NSAIDs 患者[94,96]。出血可能表现为大便隐血阳性、黑便或呕血。在持续出血或初次出血停止后再次出血的患者和溃疡穿孔患者的死亡率较高[4,5]。典型与穿孔相关的疼痛是突发的、尖锐的剧烈疼痛，开始于上中腹部但迅速扩散至全上腹部。胃出口梗阻是发生率最低的并发症，由幽门或者十二指肠球部的溃疡愈合和瘢痕、水肿引起，可导致胃潴留的症状包括早饱、腹胀、厌食、恶心、呕吐和体重下降。

临床评估和诊断

检测幽门螺杆菌的检查

检测幽门螺杆菌感染可以通过上消化道内镜检查时获取黏膜活检组织标本，或者非内镜的检查（表 23-5）[88,89,106]。检查方法的选择受临床环境、可用方法、检查费用等因素影响。内镜检查的方法要求取黏膜活检组织用于快速尿素酶试验、组织学检查或培养。药物可以减少快速尿素酶试验 25% 的敏感性[89]。因此，如可能，应在内镜检查前 4 周停用抗生素、铋盐，1~2 周前停用 H₂RAs 和 PPIs。正在服用这些药物的患者如果行内镜检查，除需进行快速尿素酶试验还需要进行组织学检测。至少应在胃的不同部位取 3 块活检组织，因为幽门螺杆菌在胃内的分布是小片状的，可能出现假阴性结果。检查时发生急性溃疡出血则可降低快速尿素酶试验和组织学检查的敏感性，可能导致假阴性结果[89,107]。

表 23-5

幽门螺杆菌感染的诊断检测

使用行胃镜检查患者的胃黏膜活检标本检测
快速尿素酶试验
■ 检测活跃的幽门螺杆菌感染；>90% 敏感性和特异性
■ 在幽门螺杆菌尿素酶存在的情况下，尿素被代谢为氨和重碳酸盐，导致 pH 升高，改变 pH 敏感的试纸颜色改变
■ 可迅速获得检测结果（24 小时内），比组织学或细菌培养花费低
■ 在检测前应停用 PPIs 和 H₂RAs1~2 周，停用铋盐 4 周，以减少出现假阴性的风险
组织学
■ 是检测幽门螺杆菌活跃感染的"金标准"；>95% 的敏感性和特异性
■ 允许对感染组织（如胃炎、腺癌）进行更深入的组织学分析和评估；检测活跃的幽门螺杆菌感染
■ 不能即刻获得结果；不推荐用于初次诊断；比快速尿素酶试验更昂贵
细菌培养
■ 允许进行药敏试验以确定抗生素的选择或耐受性；100% 特异性；检测活跃的幽门螺杆菌感染
■ 经常用于首次根除治疗失败的患者
多聚酶链式反应
■ 检测胃组织中的幽门螺杆菌 DNA，高度的敏感性和特异性
■ 假阳性和假阴性率均较高；阳性的 DNA 并不直接与微生物存在相关；主要用于研究
无需使用胃黏膜组织活检的非内镜检测
尿素呼吸试验
■ 检测活动的幽门螺杆菌感染；敏感性及特异性>95%
■ 口服以 C13 或 C14 放射性标记的尿素，胃内幽门螺杆菌分泌的尿素酶（如有）可水解放射性标记的尿素，产生放射性标记的 CO₂，并被患者呼出，由此检测细菌感染；患者暴露的放射剂量极低
■ 在检测时，应停用 H₂RAs 和 PPIs 治疗 1~2 周，停用抗生素和铋盐 4 周，以减少假阴性的风险
■ 可用于治疗前幽门螺杆菌的检测，以及治疗后是否彻底根除
■ 通常 2 日内收到检测结果；相比使用胃黏膜活检组织的检测价格更低，但比血清学的检测更昂贵；在不同地区是否易获得不一致
抗体检测（诊所内或近患者）
■ 定量检测；检测全血或指尖幽门螺杆菌特异性的 IgG
■ 对于初次诊断有效，但对证实是否根除治疗成功无益，因为即使成功根除幽门螺杆菌后其特异性抗体仍然保持阳性
■ 可迅速获取结果（通常在 15 分钟之内），但与基于实验室的检测相比敏感性和特异性降低；检测方法易获取且花费较低
■ 检测结果不受 H₂RAs、PPIs 及铋盐的影响，由于其他原因而使用的抗生素可能会导致抗体阳性的结果

表 23-5

幽门螺杆菌感染的诊断检测(续)

抗体检测(实验室)

- 定量检测;使用基于实验室的 ELISA 和乳胶凝集试验技术来检测血清中幽门螺杆菌特异性的 IgG
- 比诊所内的抗体检测更精确;敏感性和特异性与尿素活检法及尿素呼吸试验类似
- 不能确定抗体是否与活动感染状态或感染治愈后状态有关;不同个体的抗体滴度不同,需要 6 个月到 1 年的时间滴度才恢复到未感染状态
- 检测结果不受 H_2RAs、PPIs 及铋盐的影响,由于其他原因而使用的抗生素可能会导致抗体阳性的结果

粪便抗原检测

- 酶联免疫检测粪便中的幽门螺杆菌特异性抗原;初次诊断时的敏感性与特异性与 UBT 类似
- H_2RAs、PPIs、抗生素及铋盐可以能引起假阴性结果,但其程度较 UBT 更低
- 考虑可以作为一种治疗前检测幽门螺杆菌的方法,也可用于检测根除治疗是否成功;患者可能不愿意获取大便样本

ELISA,酶联免疫检测法;H_2RA,组胺-2 受体拮抗剂;IgG,免疫球蛋白 G;PPI,质子泵抑制剂;UBT,尿素呼吸试验。
来源:Washington MK, Peek RM. Gastritis and gastropathy. In:Yamada T et al, eds. *Textbook of Gastroenterology*. 5th ed. Hoboken, NJ:Wiley-Blackwell;2009;1005;CheyWD et al. American College of Gastroenterology guideline on the anagementof *Helicobacter pylori* infection. *Am J Gastroenterol*. 2007;102:1808;Calvet X et al. Diagnosis of*Helicobacter pylori* infection. *Helicobacter*. 2010;15(Suppl 1):7.

非内镜检查则检测是否存在幽门螺杆菌的感染,或检查幽门螺杆菌的抗体[88,89,106]。如果没有计划内镜检查,这些检测都是确定幽门螺杆菌感染状态的选择,它们是无创性的,也比内镜检查更方便、便宜。只有计划发现阳性结果后将行根除治疗时,才应该做这些检测。尿素呼气试验(UBT),是最准确的非侵入式检测,用以检测幽门螺杆菌感染,对于根除治疗后复查也同样有效[88,89,106]。^{13}碳(非放射性)和 ^{14}碳(放射性)试验需要患者吞入放射性标记的尿素,标记的尿素在胃内由幽门螺杆菌(如果胃内存在的话)水解为氨和放射性标记的重碳酸盐。放射性标记的重碳酸盐被吸收入血,并可在呼出的气体内被检测到。诊所和实验室抗体检测也是一种初步检测幽门螺杆菌的经济有效的方法,但是抗体检测不能区别是现症感染还是既往感染,因此不应用于幽门螺杆菌根除治疗后复查[88,89,106]。粪便抗原检测可检测粪便中幽门螺杆菌的抗原,该方法比 UBT 更便宜、方便[88,89,106]。粪便检测在用于初次检测幽门螺杆菌与 UBT 方法相当,但是用于根除治疗后复查则不够精确。唾液和尿中的抗体检测还在研究中[106]。

实验室检查、影像学检查和内镜检查

通常实验室检查对针对 PUD 并无帮助。空腹血清胃泌素水平仅在患者对治疗无反应或者怀疑患者有胃酸高分泌疾病的情况下才使用。血细胞压积(Hct)和血红蛋白(Hgb)及粪便潜血试验均可帮助评估溃疡相关出血的情况。

对于怀疑无并发症的溃疡患者,胃酸分泌检测不需常规进行。然而,在评估严重的、反复发作的、对标准药物治疗无反应的 PUD 时,应该测定酸分泌水平。酸分泌分为基础酸分泌(basal acid output,BAO),即对于进食的反应(进餐刺激的酸分泌),或最大酸分泌(maximal acid output,MAO)[7]。通过插入胃管并吸出胃内容物,这些检测可估计不同环境下胃酸分泌反应[7]。用已知浓度的碱性溶液滴定吸出物,最后以每小时分泌氢离子的毫克当量来表述结果。

每个患者得到的结果可以与每次检测的标准范围进行比对。随着年龄、性别、健康状况和进行检测的时间不同,结果中的 BAO,即进餐刺激的酸分泌,以及 MAO 也会变化。BAO 跟随昼夜节律,在夜间酸分泌最高,在清晨最低。BAO/MAO 的比值升高提示基础酸分泌升高的状态,如卓-艾综合征。

证实消化性溃疡需要从影像学或者上消化道内镜下发现溃疡[87]。影像学检查不如内镜检查昂贵,故有时作为诊断的初步检查,使用更加广泛,但是很小的溃疡常常难以发现,而滞留的钡剂可能造成假阳性[87]。上消化道内镜检查(食管胃十二指肠镜)是诊断的金标准,因为它可以检查出超过 90% 的消化性溃疡,并可以直接观察表浅的糜烂、活动性出血的部位以及可取检验。如果怀疑患者有溃疡相关并发症或者需要做出精确诊断,应当选择上消化道内镜检查。如影像学检查发现溃疡,需要内镜检查直接观察病变并行组织学检查以排除恶性病变。

临床经过及预后

除非治疗好潜在病因,PUD 的自然病程以间歇性的发作和缓解为特点[87]。幽门螺杆菌和 NSAIDs 是发生消化性溃疡的两个最重要危险因素[87]。成功根除幽门螺杆菌可使溃疡愈合,并降低溃疡复发以及消化道并发症的发生率[87]。发生 NSAIDs 相关溃疡和危及生命的消化道并发症的风险在老年人和有 PUD 病史的人群中最高。预防性治疗或者使用选择性 COX-2 抑制剂可明显降低溃疡和并发症的风险[94,95]。与十二指肠溃疡的患者和普通人群相比,幽门螺杆菌感染的人群,历经 20~40 年时间可缓慢发展为胃癌,发生胃癌的风险轻度升高[88,91,92]。

治疗

治疗目标

成人 PUD 治疗的目标取决与溃疡是否与幽门螺旋杆

菌或者 NSAIDs 有关。根据溃疡是初次发现还是复发,以及是否发生并发症等情况,治疗目标也有所不同。治疗的目的是为了减轻溃疡症状,愈合溃疡,预防溃疡复发,并减少溃疡相关的并发症。如有可能,应采取最经济实惠的药物治疗方案。

非药物治疗

如有可能,PUD 患者停止使用 NSAIDs(包括阿司匹林)。不能耐受某些食物和饮料(如辛辣食物、咖啡因、酒精)的患者应改善其饮食习惯。鼓励患者改善生活习惯,包括减轻压力、减少或停止吸烟。

益生菌,尤其是产生乳酸菌株的益生菌如乳酸杆菌和双歧杆菌,乳铁蛋白及食物(红莓果汁、生姜、红辣椒、牛至和一些牛奶蛋白)可以用来辅助根除幽门螺杆菌[87,108-110],动物试验和体外试验数据提示益生菌具有杀菌和保护效应,但是临床研究的 meta 分析提示益生菌仅仅在幽门螺杆菌根除方面有一定效果[87,108,109]。乳铁蛋白,是转铁蛋白家族的成员,被报道可抑制幽门螺杆菌黏附于胃上皮细胞上[110]。尽管乳酸杆菌和双歧杆菌的某些菌株或者乳铁蛋白可以增强幽门螺杆菌根除效果,它们作为单药使用是无效的。在常规推荐益生菌和乳铁蛋白作为幽门螺杆菌根除的

辅助治疗之前,我们还需更多的临床试验来证实其有效性。

患有溃疡相关并发症的患者可能由于出血、穿孔或梗阻需要外科手术治疗[105]。因为药物治疗已非常有效,因药物治疗失败而行手术(迷走神经切除术加幽门成形术或迷走神经切除术加胃窦切除术)非常少见。而患者因为这些手术治疗反而可能留下后遗症(如迷走神经切除后腹泻、倾倒综合征、贫血)。

药物治疗

在表 23-6 中确认了根除幽门螺杆菌的药物治疗方案。在美国推荐的一线治疗方案包括基于 PPI 的三联方案或基于铋剂的四联方案(图 23-4)。然而对于序贯治疗是否应该取代标准的基于 PPI 的三联方案成为一线治疗方案,目前还有争议。如果初次根除治疗失败,第二个疗程的治疗应该基于之前没有选用过的抗生素。成功的治疗可以根除幽门螺杆菌感染并使溃疡愈合。不推荐对幽门螺杆菌阳性的患者使用传统的抗溃疡药物或联合使用抗酸分泌药物和硫糖铝,因为这样治疗溃疡复发率和并发症发生率均较高。只有对既往有溃疡并发症病史的高风险患者、幽门螺杆菌阴性溃疡患者和同时患有其他酸相关疾病(如 GERD)的患者,才使用 PPI 或 H₂RA 维持治疗(见表 23-1)。

表 23-6
根除幽门螺杆菌感染的口服药物治疗方案

药物方案	剂量	服药频次	疗程
基于质子泵抑制剂的三联方案			
PPI	标准剂量[a]	bid[a]	14 日[b]
克拉霉素	500mg	bid	14 日[b]
阿莫西林[c]	1g	bid	14 日[b]
或 PPI	标准剂量[a]	bid[a]	14 日[b]
克拉霉素[c]	500mg	bid	14 日[b]
甲硝唑	500mg	bid	14 日[b]
基于铋盐的四联方案			
亚水杨酸铋	525mg	qid	10~14 日
甲硝唑	250~500mg	qid	10~14 日
四环素加	500mg	qid	10~14 日
PPI	标准剂量[a]	qd 或 bid[a]	10~14 日
或 H₂RA[e]	标准剂量[c]	bid[c]	4~6 周
序贯治疗[f]			
PPI	标准剂量[a]	bid[a]	第 1~10 日
阿莫西林	1g	bid	第 1~5 日
克拉霉素	250~500mg	bid	第 6~10 日
甲硝唑	250~500mg	bid	第 6~10 日
二线治疗或挽救治疗			
亚水杨酸铋[d]	525mg	qid	10~14 日
甲硝唑	500mg	qid	10~14 日

表 23-6

根除幽门螺杆菌感染的口服药物治疗方案（续）

药物方案	剂量	服药频次	疗程
四环素	500mg	qid	10~14 日
PPI	标准剂量[a]	qd 或 bid[a]	10~14 日
或 PPI	标准剂量[a]	bid[a]	10~14 日
阿莫西林	1g	bid	10~14 日
左氧氟沙星	500mg	qd	10~14 日

[a] 奥美拉唑 20mg bid；兰索拉唑 30mg bid；泮托拉唑 40mg bid；雷贝拉唑 20mg，qd 或 bid；埃索美拉唑 20mg bid 或 40mgqd。

[b] 尽管 7~10 日方案提供更可接受的根除治疗，在美国仍推荐 14 日的方案。

[c] 使对盘尼西林不过敏的患者使用阿莫西林；对盘尼西林过敏的患者使用甲硝唑。

[d] Pylera，一种预先包装的药物，一个胶囊包含枸橼酸铋钾 140mg 及甲硝唑 125mg 和四环素 125mg。患者三餐及睡前服用胶囊 3 粒，外加 PPI 的标准剂量，每日 2 次。所有的药物疗程为 10 日。

[e] 见溃疡愈合的药物剂量标准（详见表 23-1）。

[f] 需要美国的认证。

Bid，每日 2 次；H₂RA，组胺-2 受体拮抗剂；PPI，质子泵抑制剂；qd，每日 1 次；qid，每日 4 次。

来源：Soll AH，Graham DY. Peptic ulcer disease. In：Yamada T et al，eds. *Textbook of Gastroenterology*. 5th ed. Hoboken，NJ：Wiley-Blackwell；2009：936；Washington MK，Peek RM. Gastritis and gastropathy. In：Yamada T et al，eds. *Textbook of Gastroenterology*. 5th ed. Hoboken，NJ：Wiley-Blackwell；2009：1005；Malfertheiner P et al. Peptic ulcerdisease. *Lancet*. 2009；374：1449；Gisbert JP et al. Sequential therapy for *Helicobacter pylori* eradication：a critical review. *J Clin Gastroenterol*. 2010；44：313；Gisbert JP et al. *Helicobacter pylori* first-line treatment and rescue options in patients allergic to penicillin. *Aliment Pharmacol Ther*. 2005；22：1041；Gisbert JP et al. *Helicobacter pylori* first-linetreatment and rescue option containing evofloxacin in patients allergic to penicillin. *Dig Liver Dis*. 2010；42：287；Vergara M et al. Meta-analysis：comparative efficacy ofdifferent proton-pump inhibitors in triple therapy for *Helicobacter pylori* eradication. *Aliment Pharmacol Ther*. 2003；18：647；Gisbert JP et al. Meta-analysis：proton pumpinhibitors vs. H₂-receptor antagonists-their efficacy with antibiotics in *elicobacter pylori* eradication. *Aliment Pharmacol Ther*. 2003；18：757；Gisbert JP. Review：Second-linerescue therapy of *Helicobacter pylori* infection. *Therap Adv Gastroenterol*. 2009；2：331.

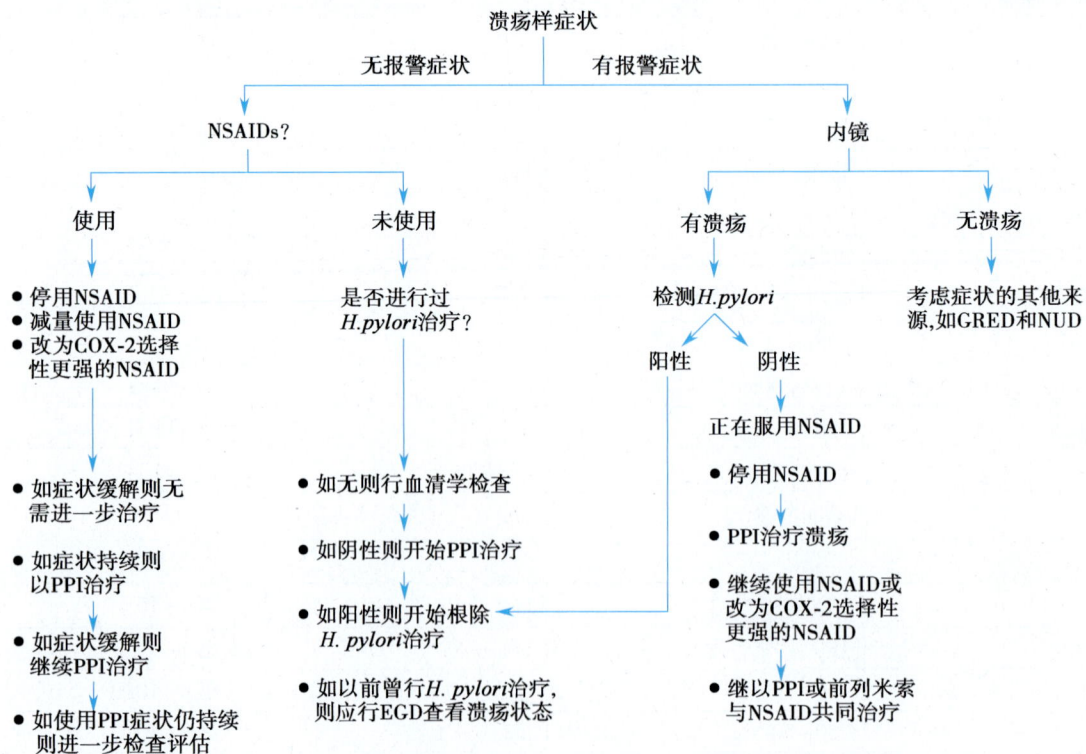

图 23-4　消化性溃疡的诊治。COX-2，环氧合酶 2；EGD，食管胃十二指肠镜；GERD，胃食管反流病；*H. pylori*，幽门螺杆菌；NSAIDs，非甾体抗炎药；NUD，非溃疡性消化不良；PPI，质子泵抑制剂

治疗和预防 NSAID 相关溃疡的药物方案见表 23-1。NSAID 相关溃疡的患者应该进行检查以确定是否存在幽门螺杆菌的感染。幽门螺杆菌阳性的患者治疗应从基于 PPI 的三联根除方案开始。如果患者为幽门螺杆菌阴性，应停用 NSAID 药物，并给予抗溃疡药物治疗。如果需要继续使用 NSAID，则治疗的疗程应该延长。如果患者发生溃疡相关上消化道并发症的风险较高，则推荐预防性应用 PPI 或米索前列腺素，或者转为采用其他对 COX-2 选择性更强的 NSAID。

幽门螺杆菌相关的消化性溃疡

案例 23-1

问题 1： R. L. 是一名在其他方面都很健康的 45 岁男性，在一个大机场从事高压力的空中交通管理工作。主诉腹部烧灼痛 2 周，有时伴有消化不良和胃胀。疼痛开始是每日数次，通常在两餐之间，也有夜间痛；但是从上周起疼痛频率增加。起初，进食或者抗酸药可以暂时缓解疼痛。上周，R. L. 服用了非处方类 H₂ 受体拮抗体，但没有缓解症状。R. L. 陈述在 12 年前曾出现类似的疼痛，并服用奥美拉唑治疗可疑的消化性溃疡。他有吸烟史 20 年，每日 1 包；偶尔喝杯红酒；通常每日喝 4~6 杯含咖啡因的咖啡。R. L. 偶尔服用对乙酰氨基酚治疗头疼，每日服用多种维生素；否认服用其他非处方药或处方药，如 NSAID、克拉霉素或甲硝唑。否认恶心、呕吐、食欲减退、体重减轻和大便性状改变等情况。无其他身体不适，没有食物或者药物过敏史。

体格检查正常，仅触诊时上腹部压痛。生命体征：体温 37.1℃，血压 132/80mmHg，心率 78 次/min。实验室检查包括：

血红蛋白（Hgb）：14.0g/dl
血细胞比容（Hct）：44%
粪便愈创木脂检查：阴性

其他实验室检查均在正常范围内。以上那些症状和结果提示这是复发性溃疡？

消化性溃疡的诊断不能仅仅依靠临床症状，还需要观察到溃疡的存在。因为症状学、疼痛的程度、疼痛的时间特点（例如季节性、间歇性或疼痛停歇时间可为数周到数年）每个患者主诉各不相同，相差很大。大部分消化性溃疡的患者表现为上腹疼，通常被描述为烧灼痛和阵发性疼痛，还可能伴有腹部不适、饱胀或者腹部痉挛。但是，上腹痛不是总和溃疡的出现与消失有关，无症状的患者可能存在 NSAID 相关溃疡，有消化不良症状的患者也可以没有活动性溃疡病。胃灼烧、胃胀和嗳气也会伴随着疼痛出现。溃疡可表现为白天疼痛，也可为夜间痛。十二指肠溃疡疼痛的特点以胃排空时（如夜间或两餐之间）疼痛出现而进食和服用抑酸药后缓解最为常见，但也因患者而异。相反，进食则可促进或者加重胃溃疡患者的疼痛。

抑酸药或者抑制分泌的药物通常可以缓解溃疡患者的疼痛。在治疗的过程中，疼痛也可能减轻或消失，但是上腹痛再次出现则预示着治疗不成功或溃疡复发。疼痛性质的改变可能提示并发症的出现。恶心、呕吐、食欲减退和体重减轻在消化性溃疡患者中常见，但也可能是溃疡相关并发症的表现。

案例 23-1，问题 2： R. L. 进行食管、胃、十二指肠内镜检查，在十二指肠球部发现一个 0.5cm 大小的溃疡。溃疡底部清晰，无活动性出血。胃窦部活检幽门螺杆菌（H. pylori）阳性。那这个患者有哪些危险因素促进溃疡复发呢？

R. L. 主诉 12 年前出现类型相似的上腹痛，给予奥美拉唑治疗可疑的消化性溃疡。在溃疡愈合后停止服用传统的抑酸药物（如 PPI），出现溃疡复发。影响溃疡复发的最重要的病原学因素是 H. pylori 感染和 NSAID 的使用。R. L. 不清楚 12 年前是否进行 H. pylori 检测。患者也否认服用非处方药或者 NSAID。在抗溃疡药物常规治愈溃疡后，推荐长期的维持治疗[96]（见表 23-1）。但是，成功的根除 H. pylori（对于 H. pylori 感染阳性的患者）可以消除感染、治愈溃疡且不需要进行长期的维持治疗[89,96]。

其他如吸烟，精神压力和饮食等因素也可促进患者的溃疡复发。流行病学资料强烈提示吸烟是消化性溃疡的一个主要危险因素，危险程度与每日的吸烟数量成比例[87]。目前，猜测的几种机制主要包括：胃排空延迟、胰碳酸氢盐分泌抑制、胃十二指肠反流增强、黏膜前列腺素减少和胃酸分泌增加。尽管吸烟可以恶化消化性溃疡，但没有足够的证据证明吸烟可以引起溃疡。吸烟、尼古丁或者香烟中其他成分可能促进 H. pylori 的感染。

R. L. 是一个空中交通指挥员，这是一个高压力行业。精神压力的重要性以及它如何影响消化性溃疡是复杂的、多因素的。相关的对照试验结果不一致，并不能阐明两者间的因果关系[87,96]。但是，临床观察从事高压力行业和生活压力大的溃疡患者，发现他们是负相关的。另外，情感压力可能会引起吸烟、NSAID 药物的使用或者改变对 H. pylori 感染的炎性反应及耐受性等。

富含咖啡因的咖啡、茶和可乐饮品，无咖啡因的咖啡或茶中的组分、无咖啡因的二氧化碳饮品，诸如啤酒和白酒的酒精饮料，都可以增强胃酸分泌。但是，还没有证据表明这些因素可以增加消化性溃疡的风险。有些食物（如香辣的）会引起消化不良，但不会引起消化溃疡。高浓度的酒精和急性胃黏膜损伤、上消化道出血有关，但是不能说明会引起溃疡的发生[87]。饮食限制和温和饮食并不能改变溃疡的复发率。患者应该尽量避免可以加重或恶化溃疡的症状的食物和饮料。

案例 23-1，问题 3： 治疗这个患者的目标是什么？

对于有活动性溃疡的 H. pylori 感染患者、之前已发现有溃疡或者有溃疡相关并发症的病史，治疗的目标是缓解症状，促进溃疡愈合，根除感染和治愈疾病。治疗手段应该有效的、患者可耐受、容易实施和经济实惠的。药物治疗应该至少达到80%的清除率［目的治疗（（intention-to-treat，ITT］或者90%的清除率（指南分析），尽量降低抗生素耐药风险[111]。单一抗生素、铋盐或者抗溃疡药物的使用不能达到治疗目标。在美国是不推荐两种药物（PPI和阿莫西林或克拉霉素）的联合使用，因为只包含一种抗生素，清除率低、根除率变化大。

治疗 H. pylori 感染的主要措施

> 案例23-1,问题4: 选择首次清除药物时需要考虑哪些因素？在美国根除 H. pylori 感染有哪些治疗选择？推荐哪些药物根除 R. L. 的 H. pylori 感染？

根除 H. pylori 感染的一线治疗药物的选择考虑有效性、可选择二线方案的抗生素组合、治疗周期、抗生素耐药情况及患者对治疗的依从性。美国广泛研究了抗生素，发现克拉霉素、阿莫西林、甲硝唑和四环素的不同组合治疗是有效的[87,89,96]。治疗方法的总结可见表23-6。

在欧美，目前的治疗指南是对于 H. pylori 阳性的消化性溃疡患者推荐使用两个一线清除治疗：标准的 PPI 三联疗法；PPI 或 H_2RAs 基于铋盐的四联疗法（见表23-6）[89,111]。尽管目前指南如此推荐，但近来一些问题受到关注，主要为随着抗生素耐药（尤其是克拉霉素），此方案根除效率降低。患者对治疗方案依从性差，尤其是基于铋盐的四联方案（见案例23-1,问题8）[89,112-116]。在美国，关于标准 PPI 三联疗法是否还作为一线治疗存在争论[89,112-116]。考虑到更高的清除率，有些临床医师相信序贯的治疗可以代替标准 PPI 三联疗法或者基于铋盐的四联疗法应该更广泛地作为一线治疗手段[112,116]。其他人则认为在序贯治疗代替标准 PPI 三联疗法之前还需要更大样本量的临床试验，而且基于铋盐的四联疗法的依从性仍存在问题[89,113,114]。

在美国，H. pylori 感染的推荐治疗手段是标准 PPI 三联疗法。当联合 PPI 和克拉霉素时，加入阿莫西林或者甲硝唑有着相似的根除率[89]。最初，阿莫西林通常是首选的药物，因为它很少引起细菌耐药、副作用少；使得甲硝唑成为二线治疗选择[87]。但是，最近的数据显示 PPI 三联疗法的根除率在过去十几年一直呈下降趋势，在美国从大于90%下降到70%，在西欧则降至60%。为了提高根除率，采取了延长治疗时间、加大抗生素或抑制分泌药物的剂量。在美国推荐的治疗时间是14日，而国际指南推荐的是7~10日[89]。14日的治疗比7日或者10日治疗的优越性已经被确认，与抗菌耐药性没有关系[83]。低于7日的治疗时间不能取得理想的根除率，不被推荐使用[89]。而提高每日的抗生素剂量或者延长抗生素治疗时间超过14日也不能提高根除率。为了溃疡的愈合，PPI 的使用通常延迟到28日。每日2次服用 PPI 的效果好于每日1次[117]。在开始清除 H. pylori 感染前预先服用 PPI 不能降低根除率[118]。

基于铋盐的四联疗法主要包括铋盐、甲硝唑、四环素和 PPI 或者 H_2RAs，已经被推荐为一线治疗药物，因为尽管克拉霉素耐药性增加仍可以产生满意的根除率[89,116]。如果之前没有使用过，这一疗法的复杂性和潜在的副作用使之通常作为二线药物。但是，当作为一线疗法时，它的根除率、耐受性和药物依从性和 PPI 三联疗法相似，两者都能产生低于80%的根除率[119]。使用 PPI 而不是 H_2 受体拮抗剂可以缩短治疗时间（10 日 vs 14 日），而且可以提高甲硝唑耐药的 H. pylori 感染患者的疗效[89]。尽管活动性溃疡的患者额外使用2周的 PPI 或者4周的 H_2 受体拮抗剂，延长四联疗法的时间至1个月并不能增加根除率。

一些在意大利进行的小规模研究提示，PPI 和阿莫西林治疗5日，接着 PPI、克拉霉素和咪唑治疗5日，可以得到理想根除率（>80% ITT）。这使得美国倾向于以该序贯治疗作为一线治疗方法[112-114]。最近一项未经治疗的成人对照研究的 meta 分析表明，序贯治疗比7日疗程的标准 PPI 三联疗法效果更好[89,112-116,120-122]。然而序贯治疗并不比持续10日或14日的标准 PPI 三联疗法效果更好[115]。在克拉霉素耐药的 H. pylori 感染患者中已发现序贯治疗可以提高疗效[112,120,123]。序贯治疗是先用很少引起耐药的抗生素（如阿莫西林）治疗患者，主要是为了减少细菌量和减少先前的耐药细菌；之后利用不同的抗生素杀死剩下的细菌。尽管序贯治疗的确切机制尚不清楚，其疗效可能和细菌接触的抗生素数量（阿莫西林、甲硝唑和克拉霉素）有关。此外，序贯疗法比标准 PPI 三联疗法更加复杂，因为它需要在治疗中更换药物。最后，序贯疗法没有和包含 PPI、克拉霉素、甲硝唑的标准三联疗法以及基于铋盐的四联疗法充分比较。

根除 H. pylori 感染的治疗选择应当个体化。因为 R. L. 之前没有接受过克拉霉素治疗，无青霉素过敏史，因此 PPI-阿莫西林-克拉霉素的三联疗法是 R. L. 的一线治疗疗法。R. L. 在治疗后应考虑做 H. pylori 的检测，但不是必需的。尽管序贯疗法可以避免克拉霉素耐药，作为一线治疗可以起到一定的作用，但是它是否适用于这个患者尚不清楚。

患者教育

> 案例23-1,问题5: R. L. 接受包含阿莫西林、克林霉素的14 日 PPI 三联疗法进行治疗。针对其治疗方案,应该给 R. L 提供什么用法说明呢？

应该告知 R. L. 严格按照医嘱服药的重要性，这样可以将治疗失败和出现抗生素耐药的概率降至最低。PPI 是三联药物疗法中的必须组成部分，应该在早餐和晚餐前30~60分钟与阿莫西林和克林霉素一同服用，每日2次（见"药物治疗"中"质子泵抑制剂"部分）。如果 R. L. 采用包含 PPI 的铋剂四联疗法，那么，他应该在饭后及睡前服用除 PPI 之外的其余药物，每日4次。PPI 则采用每日1次，早餐前30~60分钟服用；或者每日2次，早餐和晚餐前30~60分钟各服用1次。

R. L. 还应该了解他治疗方案中常见的副作用。所有抗生素，包括根除幽门螺杆菌治疗中的所用到的抗生素通常都可能会引起轻微的不良反应,包括恶心、腹痛、腹泻,偶尔会引起艰难梭菌相关的严重腹泻。在女性患者中也可能引起口腔和阴道的念珠菌病。克拉霉素和甲硝唑可能引起味觉障碍。克拉霉素和咪唑可引起味觉紊乱。

还应该告知 R. L. 和其他接受根除幽门螺杆菌治疗的患者,其治疗方案中可能存在药物之间相互作用所带来的风险。特别值得注意的是甲硝唑和克拉霉素(CYP3A4 抑制剂),以及 CYP2C9 底物(可被甲硝唑抑制)[124]。H_2RAs 和 PPIs 也可能发生药物之间的相互作用(见"治疗酸相关疾病药物的药理治疗学"部分)。

对青霉素过敏的幽门螺杆菌感染患者的治疗方案

案例 23-1,问题 6:如果 R. L. 有青霉素过敏史,那么他首选的根除幽门螺杆菌的治疗方案是什么?

如果 R. L. 对青霉素过敏,那么他首选的根除幽门螺杆菌治疗的一线治疗方案有两种。以 PPI 为基础的三联疗法中,用甲硝唑代替阿莫西林能达到与其类似的幽门螺杆菌根除率(见表 23-6)[89,125]。也可使用以铋剂为基础的四联疗法,它也能达到与以 PPI 为基础的三联疗法相似的根除率[89,119]。

如果 R. L. 的治疗中包含甲硝唑、四环素或铋剂,还应该告知他更多关于这些药物的信息。甲硝唑可能会增加副作用出现的频率(尤其是当治疗剂量大于 1g/d 时),还可能与患者饮酒后出现双硫仑反应有关。四环素可能会引起光敏感,且由于它可导致牙齿变色而不宜用于儿童。铋剂可能会导致患者舌头、大便发黑。三联疗法中用左氧氟沙星代替阿莫西林已成功应用,但很少有研究证实其有效性[126]。由于最常见的序贯疗法包含阿莫西林,因此对青霉素过敏的患者不适用。

案例 23-1,问题 7:在标准的以 PPI 为基础的三联疗法和以铋剂为基础的四联疗法中,哪些药物可被替代?

目前没有足够的数据支持氨苄西林替代阿莫西林,多西环素替代四环素,阿奇霉素或者红霉素替代克拉霉素。以铋剂为基础的四联疗法(见表 23-6)中,用克拉霉素 250~500mg,每日 4 次,替代四环素可产生类似的效果,但是用阿莫西林替代四环素会降低其根除率,因而不被推荐[87,96]。

案例 23-1,问题 8:影响幽门螺杆菌治疗效果最重要的因素是什么?这些因素是怎样改变 R. L. 对治疗的反应?

影响幽门螺杆菌治疗结果最重要的两项因素是抗生素耐药性和服药依从性[89,112,113,116]。在美国甚至整个世界,抗生素的耐药率是有很大差异的,因此很难作出比较[89,113,116]。但是,有证据表明,克拉霉素耐药在北美和欧洲逐渐增加,这也被认为是含克拉霉素的根除治疗方案疗效降低最重要的原因[89,112,113,116]。由于克拉霉素可能增加

幽门螺杆菌耐药的概率,因此,临床医生在制定根除治疗方案时应该询问患者之前大环内酯类药物的使用情况[89]。

甲硝唑耐药的临床意义尚不清楚,较高的甲硝唑治疗剂量和甲硝唑与其他抗生素联合应用的协同效应似乎呈现出与甲硝唑更为相关的耐药性[89,113,116,124]。对阿莫西林和四环素耐药是罕见的。左氧氟沙星是新兴的用于根除治疗的药物,但是最近的报道发现氟喹诺酮类药物的耐药性有所增加[112,113,116,124]。

药物种类繁多、用药频率增加、治疗时间延长、对不良反应不能耐受及昂贵的治疗费用都可引起患者的药物治疗依从性降低[89,112]。尽管大多数的关于幽门螺杆菌根除治疗的研究报道,超过 95% 的患者能够坚持药物治疗,但是由于临床试验中难以准确评估患者服药的依从性,因此,这一数据会受到质疑[112]。此外,服药依存性在临床试验中通常存在更多的问题。更长时间的治疗可能导致依存性差,但是在较短的治疗方案中出现漏服药物现象也会导致根除治疗失败。多数以铋剂为基础的四联疗法中,要求患者每日服药 4 次,每日服药多达 18 片/胶囊。该治疗方案的复杂性,以及序贯疗法中期治疗的改变都应该在选择根除方案时考虑到。虽然在所有的根除方案中出现轻微的副作用很常见,但是一些患者会出现临床上严重的反应而导致患者中断服用某种特定的药物甚至整个治疗方案。

其他导致治疗失败的因素包括当 PPI 作为根除治疗方案的一部分时,出现高细菌载量,特殊的幽门螺杆菌(如CagA),胃内 PH 过低,遗传多态性(如 CYP2C19 基因多态性)[89,113,116,124,127,128]。能够表明吸烟、饮酒、饮食影响治疗效果的证据不足。

案例 23-1,问题 9:应监测哪些指标以确定 R. L. 对治疗的反应?

幽门螺杆菌相关的溃疡、持续性消化不良、MALT 淋巴瘤及早期胃癌的患者都应该被建议行治疗后检测以确认根除效果[89]。然而对所有幽门螺杆菌阳性的消化性溃疡患者进行治疗后内镜检查既不实际也不符合花费经济原则[89]。当内镜随访不必要时,UBT(见表 23-5)可作为确认幽门螺杆菌根除效果的首选检查。为避免混淆细菌抑制和根除,UBT 应推迟至治疗完成后至少 4 周。根除或者治愈是指治疗完成后 4 周检查未发现该病原体。抗体检测不能作为治疗后检查手段,因为抗体会在根除治疗成功后很长一段时间内(长达 1 年)仍保持高滴度[88,89]。如果进行该项检查,只有阴性结果才是可信的。

上消化道内镜检查由于价格昂贵,而且是侵入性检查,所以仅用于有指征的患者以证实其幽门螺杆菌根除和溃疡愈合情况(严重或经常复发的症状,目前或者既往存在溃疡并发症)。如果必须进行内镜随访时,应行快速尿素酶实验及组织学活检检查以确认其根除效果(见表 23-5)和溃疡愈合情况。

在临床实践中,由于大多数推荐的根除药物效果不好,需要从需求、灵活性、可获得性和检查、治疗的费用等确认溃疡的愈合和根除情况。尽管被推荐应进行根除治疗后检

查,但是像 R. L. 这样患有非复杂性的幽门螺杆菌相关溃疡的患者,通常在治疗完成后 1~2 周应监测其症状复发情况[89]。无症状可被认为是溃疡愈合和根除治疗成功的替代指标。治疗结束后 2 周之内症状持续存在或者复发提示溃疡未愈合或者根除幽门螺杆菌失败,或者该患者还应被诊断为 GERD。

幽门螺杆菌感染的二次治疗或者挽救治疗

> **案例 23-1,问题 10:** 如果 R. L. 使用 PPI-阿莫西林-克拉霉素方案进行初次根除治疗失败,应该再使用什么药物?当二次治疗也失败之后还应该使用什么治疗方案?

所有的初次根除治疗方案都要求备有有效的二线治疗。如果初次治疗失败,根除幽门螺杆菌会更加困难,根除治疗的意愿也很多变[89]。二线治疗方案应当:(a)避免使用在初次根除中曾使用过的抗生素;(b)使用耐药性比较小的抗生素;(c)使用具有局部作用的药物(如铋盐);(d)使用 10 日方案或者 14 日治疗方案[89,112,116,129]。如果 R. L. 在使用 PPI-阿莫西林-克拉霉素方案进行初次根除治疗失败,他应该使用包括水杨酸铋、甲硝唑、四环素和一种 PPI 的二线治疗,疗程为 10~14 日[89,112,116,129,130]。

在美国,当标准的基于 PPI 的三联方案根除治疗失败后,基于铋剂的治疗方案是最常用的二线治疗(见表 23-6)[89]。在一些小型临床研究中,对许多含氟喹诺酮类和利福喷丁(一种抗结核药物)或者呋喃唑酮(美国市场已无销售)的备选治疗方案进行了评估[89,112]。基于左氧氟沙星的临床研究结果看起来很有前景,提示这些方案可以替代基于铋剂的四联方案作用根除幽门螺杆菌的二线治疗[89,112,126,129]。然而左氧氟沙星比较容易发生耐药,其耐药性增加限制了左氧氟沙星在根除幽门螺杆菌中的应用[129]。各种不同的基于利福平的方案用于耐克拉霉素或甲硝唑的幽门螺杆菌菌株的根除是有效的[89,129]。包含利福平的方案应当作为最后的选择,仅仅用于多次幽门螺杆菌根除失败的患者,因为利福平较昂贵,并且具血液系统副作用,也有耐药的可能性[129]。

非甾体抗炎药相关性溃疡

案例 23-2

问题 1: A. D.,70 岁女性,1 周前出现乏力并伴有眩晕,数日前出现便血,诊断为 NSAID 继发的消化道出血并入院治疗。患者既往无溃疡病史及相关症状,5 年前诊断为骨关节炎并此后每日早晨和晚上分别服用 250mg 和 500mg 萘普生。否认皮质醇、双膦酸盐、抗凝药、氯吡格雷及 SSRI 类药物使用史。每日服用氢氯噻嗪 25mg 和赖诺普利 20mg 控制血压,另外口服阿司匹林肠溶片 81mg/d,以及碳酸钙制剂和复合维生素。无吸烟史,偶尔饮酒。患者否认上腹疼痛,也无恶心、呕吐、消化不良和体重减轻等症状。无药物、食物过敏史。体查腹软,

无压痛反跳痛,肠鸣音正常,无肝脾肿大,直肠指检正常,大便潜血试验阳性。体温 37.2℃,血压 100/65mmHg,心率 90 次/min。相关实验室结果如下:

> 血红蛋白:11g/dl
>
> 红细胞比容:35%
>
> BUN:40mg/dl
>
> SCr:1.5mg/dl
>
> 其他实验室指标均在正常范围内。

那么导致 A. D. 发生 NSAID 相关溃疡和上消化道出血的危险因素是什么呢?

NSAID 相关溃疡及其并发症的危险因素在表 23-3 中列出。非选择性 NSAIDs 如萘普生等可使消化道症状的发生率增加约 4 倍,使用 COX-2 选择性抑制剂人群消化道症状的发生率则高出未使用者 2~3 倍(见表 23-4)[101]。非处方 NSAID 引发的消化道症状具有剂量依赖性,但其可以在任何治疗剂量下[131],并在治疗中的任何时间均可发生[94-96]。A. D. 由于长期联合使用阿司匹林(81~325mg/d)和 NSAID(萘普生),使得她发生消化道症状的风险比单独使用其中一种要高[94-96]。使用缓释或肠溶性阿司匹林并不能对溃疡和上消化道症状起到额外的保护作用[95,103,132]。A. D. 的年龄(70 岁)是发生 NSAID 相关溃疡的独立相关因素,因为有研究表明患者年龄的增加使溃疡的发生风险增加(见表 23-3)[94,95]。老年患者中,这种 NSAID 相关溃疡风险的增加可以用胃肠道黏膜保护屏障的改变来解释。虽然 A. D. 否认溃疡病史,但研究显示 NSAID 相关的消化道症状可以促进 NSAID 相关疾病的发生风险[94-96]。皮质醇类单独使用时不增加溃疡的发生风险,但是在同时使用 NSAID 时可以使其发生风险增加两倍[94-96]。当 NSAIDs 和氯吡格雷、双膦酸盐等抗凝药或抗血小板药同时使用时,上消化道出血的风险显著增加[54,94-96,101]。SSRI 是上消化道出血的独立危险因素,虽然这一风险的大小存在差异,但对于使用 NSAID 的患者来说,其使出血的风险显著增加[133-135]。这一副作用的药理学机制可能与 SSRI 阻断血小板聚集后抑制了溃疡愈合有关,但对于 SSRI 是否直接参与了溃疡的发生并不清楚[133-135]。对于 *H. pylori* 是否是 NSAID 相关溃疡的危险因素并不明确,但是 *H. pylori* 阳性且服用 NSAID 的患者中消化性溃疡的高发病率提示幽门螺杆菌可能会促进 NSAID 相关消化道并发症的发生[94-96]。A. D. 的多种危险因素导致她具有较高的风险发生 NSAID 相关上消化道并发症(见案例 23-2,问题 4)。

> **案例 23-2,问题 2:** A. D. 进行了进一步的检查和治疗,内镜检查示胃窦处两个溃疡(0.2cm 和 0.4cm),并进行了镜下止血。胃窦活组织检查提示 *H. pylori* 阴性,检查前已停止服用所有药物。住院过程中,患者内镜检查后每 6 小时口服氧可酮 5mg 控制骨关节炎疼痛,嘱减少萘普生剂量,并换用另一种部分选择性 NSAID 药——对乙酰氨基酚,但因患者耐受性较差未进一步调整。患者入院后,进行泮托拉唑静脉滴注,3 天后换成口服 40mg/d。出院医嘱为泮托拉唑 40mg/d,萘普生每日早晨 250mg 和晚上 500mg,氢氯噻嗪、赖诺普利、碳酸钙和复合维生素继续服用。如果 A. D. 继续服用萘普生,她的胃溃疡会痊愈吗?

如果可能的话,活动性溃疡患者应该停用萘普生[87,96]。如果停用 NSAID 药,A. D. 可以考虑使用氧可酮等进行替代治疗。推荐使用 PPI 进行治疗,因为与 H2RA 和硫糖铝相比,其治疗溃疡愈合的速度更快(4 周 vs 6~8 周)[87,94,96]。活动性溃疡患者出院后再次开始服用萘普生时,PPI 是最好的选择,因为其有效的抑酸作用对于治疗溃疡和患者症状至关重要[87,94,96]。NSAID、阿司匹林或其他 COX-2 抑制剂的使用会影响溃疡愈合,因此继续使用这些药物时 PPI 疗程应当由 4 周延长至 8~12 周[87,96]。心血管风险以及低剂量阿司匹林的使用应当由心内科医师进行评估,如果为非必需,应当停药。对于那些具有心血管风险的患者,在镜下止血后应继续服用低剂量阿司匹林[87,136],并且为减少消化道出血,不得使用氯吡格雷替代低剂量阿司匹林[54,95]。

> **案例 23-2,问题 3:** 如果 *H. pylori* 阳性,A. D. 应答采用什么样的治疗方案?

所有的 NSAID 相关胃肠道并发症患者均应进行幽门螺杆菌检查(见图 23-4),对于服用 NSAID 的幽门螺杆菌阳性活动性溃疡患者,应当采用基于 PPI 的治疗方法。其原因在于,我们并不能确定幽门螺杆菌和 NSAID 中哪一个或是共同作用,导致了溃疡发生。如果患者检查发现幽门螺杆菌阳性,无论溃疡发生与否,他/她都应该接受幽门螺杆菌根治治疗。治疗方案的选择(见表 23-6)应当基于多种因素,包括患者是否有青霉素过敏史等。

降低 NSAID 相关消化性溃疡发生风险的策略

> **案例 23-2,问题 4:** 3 个月后,A. D. 进行胃镜复查,示溃疡已愈合。随后更换泮托拉唑为雷尼替丁 150mg/d,其他药物用量维持不变。在 A. D. 溃疡已愈合并继续服用萘普生的情况下,如何减少其今后再次发生 NSAID 相关溃疡的风险?

减少 NSAID 相关溃疡及消化道并发症的方案包括联用 PPI 或米索前列醇、使用特异性 COX-2 抑制剂,以及这几种药物的不同组合[46,87,94-96,98,104]。在推荐剂量下(见表 32-1),所有的 PPI 对这一情况都有较好疗效[95]。不推荐使用标准的 H₂RA 剂量(见表 32-1)来预防 NSAID 相关溃疡,因为其对 NSAID 使用后最常见的胃溃疡的作用有限[95,96]。高剂量 H₂RA(如法莫替丁 80mg/d)可以减少胃和十二指肠溃疡的发生风险,但其效率较 PPI 更低[94,95]。服用低剂量阿司匹林的患者可以采用法莫替丁(20mg,每日 2 次)来代替 PPI[137],但是这一方案的有效性尚需通过与 PPI 对照的临床试验来进行确定。目前尚无研究评估 H₂RA 对溃疡相关消化道并发症的影响,对于 NSAID 相关消化不良或可使用 H₂RA 进行治疗。

米索前列醇可减少因使用 NSAID 类药物引起的胃溃疡和十二指肠溃疡的形成[94-96],并能降低消化道并发症高风险患者的发病风险[136]。最初其推荐剂量为 200μg,每日 4 次,但腹泻和腹痛的副作用限制了其使用。更低的剂量 600μg/d 时,米索前列醇依然能获得较好疗效,同时其副作用减轻[95,96]。剂量降低到 400μg/d 时或者更低时,副作用更轻,但是其胃肠道保护作用降低。米索前列醇和 PPI 在预防胃溃疡上具有相似的效果,但 PPI 的副作用更少[95,96]。200μg 米索前列醇和双氯芬酸(50mg 或 75mg)的固定剂量方案的也可使用,但是无法针对不同患者进行药物剂量个体化。

两项大型多中心 RCT 研究比较了选择性 COX-2 抑制剂和非选择性 NSAID 药物胃肠道作用的不同,结果显示 COX-2 抑制剂的胃肠道症状降低了 50%~60%[138,139]。一项对未服用小剂量阿司匹林的患者为期 6 个月的塞来昔布临床试验(CLASS 研究)显示,与布洛芬和双氯芬酸相比,患者溃疡相关症状发生率更低[139],但是治疗 1 年后的随访结果又提示塞来昔布并没有更好的胃肠道保护作用[95]。这一结果也解释了为什么塞来昔布与非选择性或部分选择性 NSAID 一样,同样需要关注胃肠道副作用(见表 23-4)[140]。此外,对于同时服用小剂量阿司匹林患者而言,使用塞来昔布 6 个月后的消化道症状与布洛芬和双氯芬酸没有区别[139]。小剂量阿司匹林对其他 COX-2 抑制剂的胃肠道副作用具有相似的影响。

虽然 A. D. 的溃疡已愈合,但由于她继续服用萘普生,因此依然存在较高的 NSAID 相关溃疡复发风险。联合使用 PPI 或米索前列醇能够有效降低其 NSAID 相关溃疡的复发风险,推荐作为治疗选择。由于萘普生即可较好的控制 A. D. 的骨关节炎,无需进行更换为塞来昔布等其他更昂贵的药物。而 PPI 和米索前列醇两者同时联用也没有必要,但对于合并多种危险因素的老年患者,部分医师还是倾向于将两者联合使用。虽然标准剂量下 H2RA 能够降低溃疡的发生风险,但其效果不如 PPI。在标准剂量下,所有种类 PPI 均能取得理想疗效,对于 A. D. 来讲,在选择使用哪种 PPI 时她可能得考虑下具体的治疗花费。

COX-2 抑制剂的心血管毒性

> **案例 23-2,问题 5:** 如何看待 COX-2 抑制剂心血管毒性的风险?

COX-2 抑制剂使用者发生心血管事件的风险与多种因素有关,包括 COX-2 选择性、剂量过高、疗程过长及既往心血管事件风险等[95,96,140-142]。虽然在 VIGOR 研究中,罗非昔布的溃疡及相关消化道并发症发生率较萘普生更低,但心肌梗死和卒中的发生率相对更高[138]。相似的结果在其他一些罗非昔布的研究中得到证实[143]。2004 年罗非昔布在美国市场撤回,随后伐地考昔也因升高血压等心血管风险而被撤回[95]。

塞来昔布的心血管安全性已得到相关评估,但其对心梗和脑血栓形成的风险尚需要进一步验证[95]。虽然在 CLASS 研究中,塞来昔布的心血管事件发生率与布洛芬和双氯芬酸相比没有差异[139],但也有其他研究表明高剂量塞来昔布(400mg,每日 2 次)可使心血管事件的发生率显著增加[144]。在美国,塞来昔布依然在使用,但是其对患者潜在的心血管风险需要进一步进行验证。塞来昔布应当以最小的有效剂量，在尽量短的疗程内进行安全使用[140]。

而对于非选择性和部分选择性 NSAIDs 来说，可能除了萘普生之外，都可以使心血管事件的发生风险增加[95,96,145-147]。萘普生是最常使用的 NSAID 类药物，特别对于具有较高心血管风险的患者而言[95,96,145-147]。NSAIDs 和 COX-2 抑制剂应尽量避免在高胃肠道和心血管风险患者中使用[95]，可以考虑其他风险更低的药物选择，包括对乙酰氨基酚、曲马多和麻醉剂等[148]。综上所述，在选择合适的抗炎药以降低 NSAID 相关溃疡和并发症发生率时，不仅需考虑 NSAID 和 COX-2 抑制剂的胃肠道安全性，同时也应评估其对每位患者心血管风险的影响[95,96,147]。

非甾体抗炎药相关消化性溃疡的未来风险分层

> 案例 23-2，问题 6：与 PPI 和非选择性或部分选择性 NSAID 联合相比，选择性 COX-2 抑制剂对消化性溃疡和并发症的影响是怎样的？目前是否有相关研究评估了 COX-2 抑制剂与 PPI 联用时的消化道安全性呢？

目前有一些小样本非安慰剂对照临床试验探讨在 H. pylori 阴性高风险 NSAID 相关溃疡患者中，单独使用塞来昔布对比联合使用 PPI 和非选择性或部分选择性 NSAID 治疗的胃肠道安全性[95,149,150]。其结果显示，这两种方案治疗的 NSAID 相关溃疡和并发症的发生率相近。然而，无论是选择性 COX-2 抑制剂，还是 PPI 和非选择性或部分选择性 NSAID 联合治疗，均不能降低高风险患者溃疡的复发以及上消化道出血的发生[90,148]。对于部分极高风险的患者，可以考虑联合 COX-2 抑制剂和 PPI，但由于现有临床研究中最长随访时间是 1 年，因此其长期治疗获益还不清楚[95,149,150]。

> 案例 23-2，问题 7：对有患 NSAID 相关溃疡风险的患者，当评估处理策略时需要考虑哪些方面？对 A.D 可以考虑哪些可行的风险降低策略？

降低 NSAID 相关溃疡和相关并发症的风险的策略要根据上消化道（见表 23-3）和心血管风险进行评估。虽然没有普遍认可的定义，但风险水平可以分为低、中、高上消化道风险和低或高心血管风险[95,96]。高心血管风险是指内科医生推荐需要使用低剂量阿司匹林来防止严重的血栓性心血管事件[95]。总体来说，年龄小于 65 岁，短时间服用 NSAID，未被要求服用低剂量阿司匹林的患者，被认为是低消化道和心血管风险，通常不需要进行消化道风险降低治疗[95,96]。

有中等消化道风险的患者通常有 1~2 个风险因子，包括年龄大于 65 岁，有单纯溃疡病史（不伴有并发症），使用高剂量 NSAID 治疗，或同时使用阿司匹林（包括低剂量）和糖皮质激素或抗凝剂（见表 23-3）。这组推荐的风险降低策略是同时服用 PPI 或米索前列醇，但是米索前列醇常被作为第二选择来考虑，因其剂量依赖性腹泻、腹痛及需要更

多频次的日剂量[95,96]。如果患者需要低剂量的阿司匹林，萘普生可以作为 NSAID 的选择。虽然 COX-2 抑制剂与非选择性或部分选择性 NSAID 加 PPI 或米索前列醇发挥了同样的胃保护作用，但是 COX-2 抑制剂（包括塞来昔布）的使用很大程度的减少，是因为 COX-2 抑制剂较 NSAID 加 PPI 更贵，以及大众对其相关的心肌梗死和血栓形成事件的关注[95]。

有高消化道风险的患者包括有溃疡相关并发症病史和多重（>2）危险因子[95,96]。如果心血管风险低，替代治疗如羟考酮是较好的选择，但是 COX-2 抑制剂加 PPI 或者米索前列醇也可以使用[95]。虽然既往患有复杂型溃疡的患者最好避免使用 NSAID，但有些医生仍会使用 NSAID 以提供最有效的抗炎作用。这时需要非常小心，并使用最有效的协同疗法。高消化道风险和高心血管风险的患者应当避免使用 NSAID 和 COX 抑制剂，应使用替代疗法[95,96]。

像 A.D. 这样近期有溃疡并伴有相关的上消化道出血病史的患者，将来罹患 NSAID 相关溃疡及并发症的风险高，需要有效的风险降低策略。此外，A.D. 还有其他一些因素使其处于高风险状态，包括她的年龄（70 岁），持续使用非选择性的 NSAID 药物（萘普生）。A.D. 需要立即停用雷尼替丁，并且转换一种基于证据的风险降低疗法。如果使用塞莱昔布，必须权衡其心血管影响风险和胃保护效应，尤其是 A.D. 有高血压病史。如果 A.D. 有肾脏功能紊乱（肌酐清除率<30ml/min），应当避免使用 NSAID 和 COX-2 抑制剂，患者应当使用其他镇痛药（如曲马多，麻醉剂），应时刻谨记 NSAID 和 COX-2 抑制剂与体液潴留、高血压、肾脏衰竭相关。虽然将萘普生换成塞莱昔布加 PPI，或持续使用羟考酮可能是某些患者的首选，但对像 A.D. 这样的高风险患者，最佳策略的选择还是有争议的，应当考虑到风险、益处、患者选择权、治疗花费。考虑到 A.D. 的消化道和心血管风险，加用 PPI 或米索前列醇的协同疗法是可以接受的风险降低策略。使用塞莱昔布和 PPI 联合治疗可最大程度降低消化道风险，是该患者应当考虑的治疗。

> 案例 23-2，问题 8：关于联合使用 OTC 阿司匹林和 NSAIDs，哪些信息需要告知 A.D.？

提醒 A.D.：她的医生推荐她停用肠溶阿司匹林，并且不能重新服用直到他/她同意。向 A.D. 解释：肠溶阿司匹林可能会保护胃黏膜局部免受损害并使消化不良最小化，但是肠溶阿司匹林不能阻止溃疡。甚至低剂量（如 81mg/d）的阿司匹林都能引起溃疡，尤其是同时联用 NSAID（萘普生）。缓释的阿司匹林可能会引起较轻的消化不良，但并不能阻止溃疡。服用阿司匹林和 NSAID 时同时吃点食物、喝点牛奶或者服用抗酸药可以使消化不良最小化，但是不能阻止溃疡。告知 A.D.：除非她的医生建议，否则不能同时服用 OTC NSAIDs 和萘普生，因为联合使用 NSAID 会增加她的溃疡和消化道出血的风险。建议 A.D.：虽然对自我治疗有用的 NSAID 有不同的通用名（如布洛芬、萘普生）或者不同的商品名（如 Advil，Aleve），但是它们都属于同一类药，有相同的副作用。

应该告知 A. D. 上消化道出血和心血管病的主要体征和症状,以及当这些体征和症状出现时 A. D. 应该怎么做。应该嘱咐 A. D. 每日早饭前 30~60 分钟服用兰索拉唑,继续服用萘普生,每日 2 次。应该强调遵守 PPI 协同治疗的重要性,因为 A. D. 可能并未伴有消化不良或者溃疡样症状。在像 A. D. 这样高风险的 NSAID 服用者中,遵守胃保护药物治疗的程度和溃疡以及严重消化道并发症的风险间有很强的关联[151]。像 A. D. 这样的有骨质疏松症和髋部骨折风险或者需要长期 PPI 治疗的老年患者,应该建议他们服用年龄相关的推荐剂量的钙盐和维生素 D,并且定期进行骨密度检查(详见"治疗酸相关疾病药物的药理治疗学"部分)。

像 A. D. 这样的高风险且还持续服用一种 NSAID 的患者,应该严密监测上腹部疼痛,出血、梗阻或穿孔的相关症状和体征。上腹部疼痛的出现或疼痛严重程度的改变提示上消化道并发症。还应尽可能的监测 A. D. 对其 PPI 药物疗法的依从性,因为在高风险 NSAID 使用者中,不依从性和上消化道并发症风险有很强的关联。

卓-艾综合征

卓-艾综合征(Zollinger-Ellison syndrome,ZES)是一种较少见的胃酸高分泌性疾病,以严重的、反复发作性的 PUD,由显著的高胃酸分泌及分泌胃泌素性肿瘤(胃泌素瘤)所导致[130,152]。原发肿瘤通常位于十二指肠或胰腺,但其他位置(如肠系膜、淋巴结、脾、胃、肝)的原发肿瘤也有报道[130,152]。虽然大多数胃泌素瘤呈散在发病,但约 25% 患者常合并 1 型多发性内分泌瘤综合征(multiple endocrine neoplasia type 1,MEN1),一种常染色体显性遗传病[152]。大多数胃泌素瘤是恶性的,增长缓慢,但少数增长迅速可侵犯区域淋巴结、肝脏和骨骼。腹痛是最主要的症状,与抑酸治疗不敏感的持续性溃疡相关。十二指肠溃疡最常发生,但也可见胃和空肠的溃疡。超过半数患者常发生腹泻,且腹泻症状常先于溃疡症状,可能与高胃酸分泌激活胃蛋白酶原,进而导致胃黏膜损伤相关[130,152]。脂肪泻产生可能源于高酸负载使十二指肠 pH 降低,导致胰脂肪酶失活,胆酸异常,使得乳糜微粒形成降低,进一步加剧脂肪酸吸收障碍[152]。维生素 B_{12} 缺乏可能引发二次吸收不良。GERD 多见,且常合并食管溃疡和狭窄。其他症状包括恶心、呕吐、上消化道出血和体重减轻。上消化道出血的发生常与十二指肠溃疡相关。

流行病学

ZES 在美国十二指肠溃疡患者中的发病率为 0.1%~ 1.0%[152]。30~50 岁多见,男性稍高于女性。由于医疗技术的改进和手术治疗的出现,ZES 的发病率和死亡率均呈下降趋势。

病理生理学

ZES 与非 β 细胞促胃泌素分泌瘤相关,其刺激胃壁细胞分泌大量胃酸[130,152]。胃泌素瘤产生大量促胃泌素,导致高胃泌素血症。胃壁细胞反应性增多,导致基础胃酸和刺激性胃酸分泌增多。胃酸分泌过多导致严重的黏膜溃疡、腹泻和吸收不良,从而引起相应的 ZES 相关症状和体征。

临床评估和诊断

ZES 的诊断建立在:空腹血清胃泌素>1 000pg/ml,基础胃酸分泌>15mEq/h 的全胃患者(已做过减酸手术患者>5mEq/h)或高胃泌素血症伴发胃 pH<2[152]。当血清胃泌素在 100~1 000pg/ml 之间,胃 pH<2 时,建议采用诱发试验(胰泌素或钙)协助诊断。成像技术可用于定位肿瘤的位置,评估转移情况。胃镜检查可用于确认黏膜溃疡。使用 PPIs 可能掩盖临床表现,使诊断变得复杂化[130]。

治疗

ZES 治疗的目标是药物控制胃酸分泌和手术切除肿瘤,如果可能的话。由于 PPIs 有效、持久的抗分泌作用,可选择口服 PPIs 类药物抑制胃酸分泌。起始治疗可以选择奥美拉唑 60mg/d,或口服相等剂量的兰索拉唑、泮托拉唑、埃索美拉唑或雷贝拉唑(见表 23-1),维持 BAO<10mEq/h(在下一剂量前 1 小时)。胃酸分泌控制后,PPI 可以逐渐减量,每 8~12 小时给药一次。大多数患者,奥美拉唑 60~80mg/day 可以将 BAO 降至目标水平。不能口服给药的患者可以采用 IV 型 PPI。H_2RAs 不再用于治疗 ZES,即使最初证明其是有效的(见表 23-1)。

生长抑素类似物可以有效治疗胃泌素瘤,但只能用于非胃肠道,很少作为一线治疗方案[152]。奥曲肽,是一种合成的生长抑素类似物,能够抑制胃酸分泌,降低血清促胃泌素浓度,但由于其皮下给药途径、频繁地给药以及副作用谱(腹痛、腹泻、胆结石、注射部位疼痛)使其很难成为 ZES 的理想治疗方案。长效醋酸奥曲肽微球的给药次数较少,可暂时用于控制胃酸分泌。已发生转移的胃泌素瘤患者可以采用化疗药物抑制肿瘤生长或手术切除肿瘤。除非发生广泛转移,定位和手术切除是所有胃泌素瘤患者都应考虑的。

胃食管反流病

胃食管反流病(gastroesophageal reflux disease,GERD)是一种常见的酸相关的消化功能紊乱,会出现各种各样的症状,最常见的症状是胃灼烧和反酸。胃食管反流(gastroesophageal reflux,GER)被认为是胃内容物由胃反流入食管。它主要是由食管下端括约肌(LES)一过性的松弛导致。LES 松弛时,食管暴露于少量酸性胃内容物中,这种正常的生理过程在健康个体身上每日发生多次[6,153,154]。食管蠕动及碳酸氢盐屏障等保护机制可以迅速使酸性 pH 返回正常。如果正常的反流状态发生改变，就会出现相应的症状和（或）食管黏膜的损伤，进而发展为 GERD[65]。食管黏膜受损，伴有黏膜持续的暴露于胃酸并且导致了炎症，就会进展为溃疡亦即糜烂性食管炎[6,155]。与长期持续存在的 GERD 相关的并发症包括食管狭窄、Barrett 食管（正常的食管鳞状上皮被特殊的柱状肠上皮替代）和食管腺癌[7]。

流行病学

GERD 是一种慢性疾病，患者分布在各个年龄段，男女患病无差别[7]。GERD 在西方人群的流行率大约 10% 到 20%，而亚洲 GERD 流行率更低。在西方人群中，据报道 25% 的患者每月会出现一次胃灼烧，12% 的患者每周会出现一次，5% 的患者每日都出现[156,157]。估计大约 7% 的美国人患有与糜烂性食管炎相关的顽固性 GERD；然而，这个数据很难被证实，因为大多数患者未行食管内镜检查[7]。很多糜烂性食管炎患者诊断时并无症状，这表明症状与食管损伤程度并不相关。多达 75% 有 GERD 相关症状的患者经内镜检查后发现食管正常[158]。这些患者被认为是功能性胃灼烧、非糜烂性反流病（nonerosive reflux disease，NERD）或内镜阴性反流病（endoscopy-negative reflux disease，ENRD）。有些 GERD 患者出现不典型的食管表现或食管外 GERD 的表现。食管外的表现可能伴有或不伴有典型 GERD 症状（如胃灼烧）。大约 80% 每周会出现 GERD 症状的患者会出现食管外表现（见"食管外表现"部分）[159]。

儿童 GERD 患者似乎会持续到青春期至成年。尽管大部分婴幼儿表现出生理性反流，或者呕吐，大多数（95%）在 1 岁时症状减轻[160]。然而，症状持续超过 2 岁的婴幼儿表现出患有顽固性 GERD 的风险[161,162]。一项前瞻性研究评估了大约在 5 岁之前被诊断为顽固性 GERD（糜烂性食管炎）的儿童，然后 15 年后再次进行评估。这项研究显示，80% 的孩子每月出现胃灼烧和反流症状，23% 的每周出现上述症状。30% 仍然需要抑酸治疗，24% 需行抗反流手术[163]（见第 104 章）。妊娠与 GERD 发病率增加相关，30%~50% 的孕妇出现胃灼烧，尤其是在妊娠第二、第三胎时；然而，之前没有被诊断为 GERD 的孕妇，症状在孩子出生后就会消失[6]。妊娠期 GERD 发病机制与黄体酮和雌激素的影响有关，这些激素会降低 LES 压力，增加腹内压[6,164]（见第 49 章，有完整的关于妊娠 GERD 患者治疗风险和好处的讨论）。

GERD 并发症包括食管损伤（5%）、狭窄（4%~20%）和 Barrett 化生（8%~20%）[6]。男性和年龄增加（男性和女性）与食管并发症的发病率增加相关，可能是由于反流的酸性胃内容物长时间损伤食管黏膜所致[6]。比较 GERD 与其他慢性疾病患者的生活质量，GERD 患者生活质量可能会降低。GERD 患者的生活质量在精神疾病患者和轻度心衰患者之间[165]。

病因和危险因素

GERD 的病因与胃食管反流的频率或反流过程中酸性反流物与食管黏膜接触增加等因素相关。与 GERD 相关危险因素包括饮食和生活方式、药物及某些手术[7,8,153-155,166,167]（表 23-7）。这些因素可能通过降低 LES 压力引发或加剧 GERD 症状（如硝酸盐、黄体酮、高脂食物、薄荷、巧克力）或对食管黏膜有直接刺激效应（如柑橘、西红柿、磷酸盐）。腹内压增加引起的压力性反流与暴饮暴食、咳嗽、弯腰或举起重物及穿紧身衣服有关[6-8]。某些医疗和外科疾病如胃轻瘫、硬皮病、ZES 及长期放置鼻胃管也可能与 GERD 有关。虽然已有研究表明根除幽门螺杆菌感染可能增加 GERD 症状的发生和食管炎的风险，但是仍需要更多资料来证实这种相关性[6]。

表 23-7

GERD 相关的危险因素[6,8,153-155,166,167]

药物	饮食
α 受体激动剂	高脂食物
抗胆碱能类	辛辣食物
阿司匹林	泻药（薄荷、留兰香）
巴比妥类	巧克力
苯二氮䓬类药物	咖啡因（咖啡、茶、可乐）
β₂ 受体激动剂	大蒜或洋葱
磷酸盐	柑橘类水果及其果汁
钙通道阻滞剂	西红柿及其果汁
多巴胺	碳酸饮料
雌激素	**生活方式**
异丙肾上腺素	香烟和雪茄烟
铁	肥胖
麻醉剂	仰卧体位
硝酸盐	紧身衣服
NSAID	剧烈运动
黄体酮	**医学/外科手术**
钾	怀孕
前列腺素类	硬皮病
奎尼丁	ZES
四环素	胃肌轻瘫
茶碱	鼻胃管插管
三环类抗抑郁药	
齐多夫定	

NSAID，非甾体抗炎药；ZES，Zollinger-Ellison 综合征。

病理生理学

GERD 的病理生理学与 LES 一过性松弛的缺陷、食管酸清除和缓冲能力、解剖学、胃排空、黏膜屏障及食管黏膜暴露于腐蚀性因素（胃酸、胃蛋白酶和胆盐）导致食管损伤相关。

食管下端括约肌一过性松弛

LES 在静息状态时,会维持在一个高压(10~30mmHg)水平,防止胃内容物进入食管[6]。在白天和进餐时压力最低,夜间压力最高[6]。LES 一过性的松弛是一种不同于吞咽或蠕动的短暂的括约肌松弛[7,168,169]。它的出现是由于进食后迷走神经受到刺激引起胃的扩张(最常见)、气体过多、呕吐、咳嗽等引起,持续超过 10 秒[7]。这些 LES 一过性的松弛事实上与所有健康个体的胃食管反流相关,但是在病理性 GERD 患者中 50%~80% 会出现[7]。因此,并非所有 LES 一过性松弛都与 GERD 相关。

一小部分患者也可能存在持续 LES 无力或压力降低(LES 松弛的频率降低)。压力性反流增加腹内压并且可能使低压的 LES 受到更大的冲击[7]。当 LES 压力持续低下,出现严重并发症的风险(如糜烂性食管炎)将显著增加。平滑肌纤维化相关的硬皮病可能会降低 LES 压力,增加 GERD 发病的潜在风险[170]。

食管酸清除和缓冲能力

尽管反流的次数与反流物的数量值得关注,但主要是有害物质与黏膜接触的时间决定食管的损伤和并发症的发生。超过 50% 的被诊断为严重食管炎患者食管酸清除能力下降。[6] 蠕动是酸性反流物被食管清除的主要机制。其他机制包括吞咽、反流物存在时食管的扩张及重力(只在患者直立体位时有效)。

唾液在中和食管胃酸中扮演重要的角色。唾液中的碳酸氢盐可以缓冲食管蠕动后仍残留在食管中的胃酸[6]。然而,唾液仅对少量的胃酸有效,当患者分泌大量胃酸时唾液可能不足以中和胃酸以保护食管[6]。吞咽增加唾液分泌的频率和食管酸清除能力。睡眠时吞咽频率下降与夜间 GERD 相关。唾液分泌减少的患者(如老年患者、服用抗胆碱能药物的患者及某些患有口干症或 Sjögren 综合征患者)GERD 患病风险可能会增加[6,171]。

解剖异常

食管裂孔疝(由于横膈肌张力减弱,胃上部突入胸腔)通常被认为是 GERD 的病因之一,但是它们的因果关系尚不清楚[6]。尽管食管裂孔疝在很大程度上与食管炎、食管狭窄、Barrett 化生相关,但是并非所有食管裂孔疝患者表现出这些症状或并发症。这可能与食管裂孔疝的大小及其对 LES 压力的影响有关[6]。疝的增大可能会降低其在吞咽过程中仍然处在膈下的能力,而因此降低了 LES 的压力。LES 低压并发食管裂孔疝会增加反流的可能性和并发症的发生[6]。

胃排空

胃排空延迟增加了胃内残留液的体积,这些残留液容易反流,并且与胃扩张相关[6]。尽管胃排空延迟出现在 15% 的 GERD 病患,但是两者之间的因果关系尚不清楚[6,172]。因为一些患者如糖尿病胃轻瘫患者也会出现 GERD,所以胃排空延迟与 GERD 之间的关系不能忽视[6]。

黏膜屏障

食管黏膜耐受胃反流物(胃酸和胃蛋白酶)的能力是决定 GERD 发展的关键因素。比较食管与胃和十二指肠黏膜耐受的能力,食管更易受到胃酸的损伤[6]。然而,食管黏膜有许多防御因素共同保护食管免受损伤。黏膜细胞厚度增加和细胞联接复合体可以防止氢离子扩散渗透进入食管上皮而导致细胞死亡[6]。食管还可以分泌黏液形成黏液-碳酸氢盐保护层。在食管的酸性环境中增加血液流动可以改善组织氧供、提供营养物质且有助于维持正常的酸碱平衡[6,173]。当胃酸和胃蛋白酶的浓度超过了黏膜屏障机制的保护能力时就会出现食管的损伤。

与食管损伤相关的侵袭性因素

以胃酸和胃蛋白酶为主的胃反流物是与 GERD 相关的主要侵袭性因素。黏膜损伤的进展和程度取决于 pH、反流的内容物及食管黏膜暴露于反流物的时间。pH 小于 4 通常会对食管黏膜产生损伤,但随着反流物酸性增强,黏膜损伤会加重。酸性反流物中含有胃蛋白酶(在酸性 pH 时由胃蛋白酶原转换而成)将显著增加反流物对黏膜屏障的损伤及食管出血的风险[6,172,174]。含有胆汁酸和胰液的十二指肠胃反流或碱性反流也可以导致食管炎的发生[6]。因为胃和十二指肠胃反流往往伴随出现,这种现象可能会增加食管的损伤。食管暴露于反流物的总时间是 GERD 及其并发症发生的主要机制。暴露时间持续越长,病情可能更严重,包括可能出现 Barrett 化生。

幽门螺杆菌的根除

幽门螺杆菌感染与 GERD 之间的关系仍然存在争议[175]。早期的研究表明,幽门螺杆菌的根除与胃酸过量和后期进展为糜烂性食管炎相关。在这种情况下,似乎 H. pylori 实际上是 GERD 症状和相关并发症的保护性因素。这种推测可能是由于微生物具有降低反流物酸性的能力,而并不影响食管的保护机制。然而,一篇系统评价显示,目前关于根除 H. pylori 的指南并不支持这种假设。而且对于 GERD 患者尽管 H. pylori 测试不是标准的做法,如果患者测试发现是 H. pylori 阳性,建议根除治疗[89](见幽门螺杆菌的主要治疗部分)。

临床表现

症状和体征

案例 23-3

问题 1:W.J.,男性,39 岁,体重 130kg,身高 170cm,主诉消化不良。自述:胸骨后烧灼感,打嗝伴口酸。症状出现于几月前,每月 2~3 次,尤其多见于饱食或辛辣饮食后。并且睡前饮食后,烧灼感令其夜不能寐。既往服用液体抗酸药后症状有所缓解,但由于症状会再次迅速出现,故不得不反复服用。未服用其他任何药物。W.J. 的哪些症状与 GERD 一致?

GERD 相关的典型临床表现包括胃灼烧、胃灼热感（出现在食管上端且蔓延至咽部的胸骨后灼烧感）、胃内容物反流入咽部，很多患者这些症状会同时出现[6,65,171]。这些症状可以是连续的或与进食相关的，通常抗酸治疗后会减轻[6]。胃灼烧是最典型的症状，是因酸性反流物与食管黏膜中神经末梢接触引起的[6]。其他症状包括反酸水（碱性或酸性液体突然出现在口中）、早饱、嗳气、打嗝、恶心及呕吐[6]。令人担忧的症状（警报信号或症状）包括吞咽困难、吞咽痛、呕血、血便、无法解释的体重减轻及贫血[6,65]。上述这些症状提示并发症的出现比如糜烂性食管炎、食管狭窄、恶变或上消化道出血，需要保健专家及时的评估。一些患者如年龄较大的患者可能没有典型的GERD 症状，但最初会出现一些警报症状[6,176]。部分原因可能是因为高龄患者对疼痛的感知降低而且酸性反流物可能减少[6]。其他患者可能仅仅出现一些食管外的症状或者不典型症状（见"胃食管反流病食管外表现的治疗"部分）。尽管缺乏食管的症状，但潜在的严重的食管损伤也是存在的，因为症状和食管损伤程度并不相关[6]。W. J. 的胃灼烧、反流症状在进食刺激性或大量食物时很快会出现，而且这些与临睡前进餐相关的症状都与 GERD 一致。使用抗酸药后他的症状缓解的事实也支持 GERD 诊断。

治疗

治疗目标

案例 23-3,问题 2：W. J. 的 GERD 的治疗目标是什么？

GERD 的治疗目标是：缓解症状，促进食管黏膜愈合，防止复发，提供高效价比的药物，避免远期的并发症[6]。其中的一个远期并发症是巴雷特食管，或者巴雷特化生，在接受内镜评估的 GERD 患者中其发生率为 10%～15%[6,177]。这种癌前状态可能导致患者易患食管腺癌。具有巴雷特食管患者比无巴雷特食管的患者患食管癌风险增加了 30～40 倍[177]。因此，GERD 是一种导致潜在严重的并发症的慢性疾病。

非药物治疗和自我治疗

案例 23-3,问题 3：哪种生活方式或饮食习惯改善可以减轻 W. J. 的 GERD 症状？

生活方式和饮食习惯改善是 GERD 患者管理的基础环节[8,65,167,175,178]（表 23-8）。具体的策略应该与患者商议，制定个体化的符合患者特殊需求的方案。并没有充分的证据表明生活方式改善是有效的，虽然很多患者可能从这些生活方式改善中受益，但对于大多数患者而言，生活方式的改善并不能完全缓解症状[65,171,178]。改变生活方式的目的是通过增加 LES 压力降低食管内酸暴露，降低胃内压力，改善食管酸清除，避免特定的药物刺激食管黏膜。有证据表明，一些生活方式的改善是可以减少食管胃酸暴露和临床症状[65,178]。这些措施包括：提高床头 15～18cm，如用木块垫高床腿或使用泡沫楔代替传统枕头；采用左侧卧位；减肥，也能降低胃内压[65,178]。

有 GERD 症状的患者应避免可引发的症状的食物和饮料（见表 23-7）。然而，这一措施的益处仍无确凿的证据[65,178]。似乎 GERD 患者尝试过许多饮食和生活方式的改变，虽然并未获得令他们满意的症状缓解，一些患者不适合接受这些生活方式的改善；但是，个性化的生活方式和饮食习惯的改善应推荐给有症状的 GERD 患者。在适当的时候，应该推荐患者使用 OTC 或处方药品[8]。

应建议 W. J. 减轻体重，着宽松的衣服，避免食用辛辣食物等已知的可以加重症状的因素。并且建议他避免在睡前 3 小时内进食，用木块将床头加高 15～18cm。为了明确症状与饮食和生活方式的关系，W. J. 应要求记录所有生活方式和饮食习惯改善的日记。健康保健人员应该回顾 W. J. 的日记，并与 W. J. 讨论那些饮食和生活方式的因素可以诱发症状，哪些措施是可以有效缓解他的症状。

表 23-8

治疗胃食管反流症状的饮食和生活方式改善

饮食	药物	生活方式
避免表 26-7 中的食物	避免可能引起下食管括约肌松弛或对食管黏膜有直接刺激作用的药物（见表 23-7）	停止或减少吸烟
避免大量进食	如果服用可能刺激食管的药物应该饮用一整杯水	避免酒精
避免在睡前 3 小时内进食		减重[a]
		抬高床头 15～18cm 或使用泡沫楔子[a]
		左侧卧位[a]

[a] 目前有足够的证据证明改善生活方式的益处。

许多症状轻微且发作次数很少的患者可以使用 OTC 药物控制症状（图 23-5）[6,8,179-181]。首先,应该评价患者是否适宜自我治疗。如果患者并不符合如后所述的自我治疗的标准,对其应进行进一步的医疗评估[6,8,180,181]。确认并不存在下述症状非常重要:报警症状或体征,严重和频繁发作的胃灼烧（每周 2 日或以上）持续 3 个月以上,出现食管外症状（见案例 23-5）,或者随经药物治疗仍有症状发作。对于轻度胃灼烧且发作不频繁的患者可选择使用 OTC 抗酸药和 H₂RAs。对于频繁胃灼烧发作的患者应给与非处方剂量 PPIs（奥美拉唑、快速释放的奥美拉唑钠和兰索拉唑）[8]。

抗酸药是治疗轻度并且较少发作胃灼烧症状的一种有效的选择,它们可迅速（几分钟内）缓解症状,但在空腹时症状缓解持续时间仅约 30 分钟[7,8,180]。如在餐后 1 小时内服用,则可延长症状缓解时间至数小时[8]。抗酸药有片剂和液体的剂型,使用推荐剂量时通常是可互换剂型使用[8]。如果需要每 1~2 小时可重复使用,但不应超过每日最大的建议剂量。加入海藻酸的抗酸药可提高部分患者的症状缓解率[8,179]。若患者需要频繁或规律使用抗酸药超过 2 周时,需要对其重新进行评价,他们可能需要使用非处方剂量 H₂RAs 或 PPI 治疗[8,180,181]。约有 20% 的患者接受抗酸药治疗可达到症状缓解[6]。抗酸药对食管黏膜糜烂无效[7]。

H₂RAs 用于轻度或中度的发作较少的 GERD 症状[8,180]。当将其与抗酸药比较,它们起效时间为 30~45 分钟之内,并且有可长时间维持症状缓解（最长达 10 小时之久）[6,8]。H₂RAs 的优点之一是,可以在进食辛辣刺激食物之前服用可以预防餐后胃食管反流症状[6,8];该药物的另一优点是可以减少夜间胃酸分泌[8]。当连续使用 H₂RAs 时可发生快速抗药性（耐受）,但可以通过间断服药或者按需服药药来加以克服[8]。H₂RAs 可使用处方剂量的半量作为

低剂量或处方剂量的全量使用。有轻度症状或症状间断出现的患者可使用每日 2 次低剂量治疗,而中度症状的患者应使用高剂量每日 2 次治疗（见表 23-1）[8]。4 种 H₂RAs（西咪替丁、法莫替丁、雷尼替丁和尼扎替丁）按推荐剂量使用时可以相互替换[6,8]。如果患者在使用需经过肝 CYP450 酶系统代谢的重要药物,且药物之间存在潜在的相互作用时,则应避免同时使用西咪替丁。当用于自我治疗时,H₂RAs 的用量不能超过每日 2 次,且疗程不应超过 2 周。如果超过 2 周则应在医生指导下使用[6,8]。

奥美拉唑镁是可获得的 OTC 药,原药为 20.6mg 片剂（代谢为奥美拉唑 20mg）,立即释放胶囊剂则由 20mg 奥美拉唑和 1 100mg 碳酸氢钠组成。兰索拉唑的 15mg 胶囊剂也是可获得的非处方药。这些强效的抑酸药可用于胃灼烧症状频繁发作的患者（每周发作 2 日以上）[8]。与 H₂RAs 相比,它们缓解症状所需的时间较长（2~3 小时）,在初次治疗后,症状完全缓解可能需要的时间最长可达 4 日之久。在症状缓解及抑酸作用维持时间方面,PPI 均优于 H₂RAs[8]。患者可使用非处方剂量 PPIs 制剂,在餐前 30~60 分钟（早餐前更佳）,并且不应超过每日 1 次,连续使用不超过 2 周。另外,除非有专业医生指导疗程不应超过每 4 个月,因为这可能预示疾病非常严重[6,8,180,181]。

W. J. 是适合自我治疗的,因为他的病情较轻,发作次数较少,并且没有报警症状。对于 W. J. 而言,虽然抗酸药是一个可以接受的选择,而他已经尝试了这些药物,为了减轻胃灼烧而频繁使用药物,这令其感到不满。因为他需要专门使用药物来"防止"与进餐相关的症状,他应该在进饮食前的 30~60 分钟服用 H₂RAs。如果症状仍然是偶发的,并且与饮食无关,按需使用 H₂RAs 是可以接受的。如果症状的缓解不理想,他可以增加剂量至每日 2 次,如果症状出现超过 2 日/周,还可以考虑使用 PPI。如果超过 2 周,他继续有症状,或症状加重,或者伴有报警症状时,则应该对他进行进一步评估。

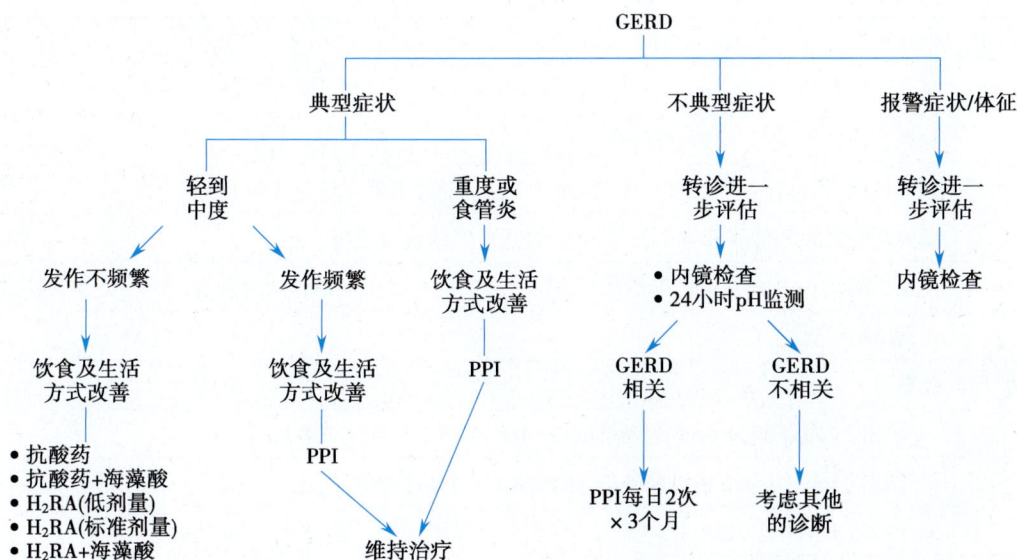

图 23-5 胃食管反流病（GERD）的诊治。H₂RA,组胺-2 受体拮抗剂;PPI,质子泵抑制剂

有并发症的严重病例

案例 23-4

问题 1： L. F. , 48 岁, 女性, 每日反复发作的胃灼烧 6 周, 常发生于餐后, 并且有夜间因胃灼烧不适而醒来, 近期出现进食固体食物吞咽困难。吸烟 2 包/日, 每日晚餐饮葡萄酒 2 杯。自诉偶尔使用雷尼替丁 150mg 口服, 最大剂量为 2 次/日, 可以暂时缓解症状。可采用何种诊断模式来评估她的 GERD 病情?

临床评估和诊断

对假定患有 GERD 的患者可以进行多个的诊断选项的评估。病史应包括特定症状的识别和症状频率、严重程度和持续时间、危险因素及诱发因素的评估。对大多数有胃灼烧和反流症状的患者可以经验性诊断 GERD。然而, 如果患者出现严重临床症状、报警症状, 或长期不缓解的 GERD, 或对经验性治疗无反应, 应该进行进一步诊断评估。

经验性酸抑制试验

有典型 GERD 样症状而不伴有报警症状或并发症患者常使用 PPI 试验性治疗进行诊断。临床试验中使用 20~80mg 的奥美拉唑 (或等效剂量) 每日 1 次达 4 周[6,182]。如果症状在试用 PPI 后短期内 (7~14 日) 可缓解, 可经验性诊断胃食管反流病而且可以避免进行其他侵入性和昂贵的诊断方法[6,153,179,182,183]。然而这种诊断方法有一定的局限性。它并不能将 GERD 与其他酸相关疾病 (如消化性溃疡) 区分开来, 有研究比较 PPI 经验性治疗与其他诊断方法诊断 GERD 的能力, 发现它的结果不完全可靠[6,182,183]。尽管有这些缺点, 指南建议, 在特定的患者中进行 PPI 经验性试验

治疗的是适当可行的, 因为它易于操作, 并且降低了成本[65]。在明确诊断 GERD 并且有食管外表现的患者中 (见"胃食管反流病食管外表现的治疗"部分), 经验性使用 PPI 也可能是有益的[6]。对于抑酸治疗无反应的, 出现报警症状或有并发症, 或长期患 GERD 存在巴雷特食管的可能性的患者, 有必要进一步的诊断评估。

上消化道内镜检查和活组织检查

上消化道内镜检查是诊断食管黏膜损伤或细胞改变的主要诊断方法。由于许多患者为非糜烂性病变, 该检查对 GERD 的诊断, 虽然具有高度特异性, 但只有中度敏感性。在怀疑有 GERD 的患者中, 有以下 4 种情形者应行内镜检查[6,184]:①排除重大疾病 (如食管腺癌) 或并发症 (如狭窄);②筛查巴雷特化生;③评估食管炎的分级和严重程度;④允许医生优化治疗和预测疾病的长期病程。内窥镜检查时, 操作者还可获得活检组织标本。食管内镜分级的基础是炎症和黏膜损伤程度。有两种内镜下分级系统用于食管炎分级[185,186] (表 23-9)。Savary-Miller 分类系统根据食管黏膜糜烂严重程度将患者分为 0 至 4 级[185]。它还有一个附加的 5 级, 5 级即巴雷特食管[187]。虽然这种分类系统在美国已不再推荐使用, 但它仍然被广泛用于其他地区的工作实践中, 包括欧洲仍在使用。洛杉矶分类系统是首选的分类方法, 因为它的分类更为具体, 基于食管炎的黏膜破损的数量、大小和表面积, 将患者分为 A 至 D 级[186]。该分类系统对于正常食管黏膜没有分类, 而黏膜正常伴有症状的患者往往被归为 NERD。

内镜检查时获得的食管黏膜活组织, 对组织样本进行巴雷特化生或肿瘤性疾病的检查评估[8]。疑似 Barrett 化生的患者, 应在食管病变愈合后进行活组织检查, 以防止对炎症标志和不典型增生综合征的误诊。黏膜活检炎症标记物在非糜烂性疾病诊断中的价值仍然是值得商榷的。

表 23-9

内镜诊断胃食管反流症状的分析系统

食管炎的 Savary Miller 分级系统	
0 级	正常食管黏膜
1 级	黏膜广泛红肿, 引起明显皱褶的水肿
2 级	独立的圆形或线状糜烂, 自胃食管连接处向上延伸, 未累及整个环周
3 级	糜烂病变融合延伸累及整个食管环周, 或无糜烂的表浅溃疡
4 级	复杂的病例;3 级病变中的糜烂加深溃疡, 狭窄, 或柱状上皮覆盖的食管
5 级	出现 Barret 化生
食管炎的洛杉矶分级系统	
A 级	一个或以上的不超过 5mm 的黏膜破损, 不延伸于 2 个黏膜皱褶顶端
B 级	一个或以上超过 5mm 的黏膜破损, 不延伸于 2 个黏膜皱褶顶端
C 级	一个或以上的黏膜破损, 延伸于 2 个黏膜皱褶顶端, 但不超过食管环周 75%
D 级	一个或以上的黏膜破损, 延伸于 2 个黏膜皱褶顶端, 超过食管环周 75%

24 小时 pH 动态监测

动态 pH 监测是一种评估胃食管反流病非常有价值的诊断试验。在非糜烂性疾病的患者中，特别是对合理用药无反应者，该检查对于明确反流事件与症状有无关联性是非常有帮助的。将一个小的(直径 2~3mm)pH 电极通过患者的鼻腔(类似放置鼻胃管)、喉部，放置在距离食管下括约肌(LES)上方约 5cm 处[7]。连接到一个记录装置，数秒钟记录 1 次测量的 pH，它可以测定反流事件(定义为食管 pH<4)，反流事件的持续时间，以及 24 小时内患者的 pH 小于 4 的时间百分比。同时要求患者记录症状发作的日记，并可以与食管 pH 下降进行关联。这对于明确食管外症状与反流事件的关联性尤其重要。

影像学检查

食管钡餐(吞钡)检查主要用于识别可疑食管异常，如狭窄、食管裂孔疝和确定蠕动异常[6]。与内窥镜检查相比，该检查相对无创和廉价。

食管测压法

食管测压法用来评估患者的食管下括约肌压力和食管蠕动[7]。这个方法在诊断 GERD 中并没有很特别的作用，因为它不能发现食管中酸的存在。它主要用于在 24 小时连续动态 pH 监测和抗反流手术治疗之前评估者以确定食管下括约肌的位置[7,188]。

> 案例 23-4，问题 2：虽然 L.F. 口服 OTC 雷尼替丁 150mg/次，每日 2 次，但她的常见严重症状仍持续存在，因为这些警告信号的存在，她进行了内镜检查，内镜检查显示中度食管炎(Los Angeles grade C)，食管狭窄，无 Barrett 化生。曾在内镜下行食管扩张术。L.F. 可选择什么疗法？

药物治疗

抗酸药

抗酸药只有在减轻 GERD 的轻微症状时有用(见"非药物治疗和自主治疗"部分)。因为这类药物活性持续时间短，且对腐蚀性食管炎无效，治疗中度和重度 GERD 时不选择此类药物[6,8]。

H₂ 受体拮抗剂

H₂RAs 治疗轻中度 GERD 有效，但应答率随疾病的严重程度、药物剂量及治疗持续时间而变化。对减轻症状和提高食管治愈率，H₂RAs 使用相同剂量有相同的疗效(见表 23-1)。他们对减轻夜间症状有效，但只对减轻进食相关的症状有效，因为它们抑制了壁细胞活化的一种机制(H₂ 受体)[6]。H₂RAs 连续治疗 12 周可以减轻 50%~60% 患者的症状，优于安慰剂[189]。在有些患者中，增加 H₂RAs 剂量可能并不改善症状[190]。与减轻症状所用剂量(见表 23-1)相比，食管治愈需要更高剂量(如法莫替丁，40mg/次，每日 2 次)。有报道显示，H₂RAs 治疗 8~12 周后，食管治愈率约 50%，但是治愈率依食管炎程度而变化[189]。例如，试验性高剂量 H₂RAs 治疗 1 期和 2 期食管炎患者，内镜治愈率可达约 60%~90%，但当治疗更严重患者(3 期和 4 期食管炎)时，治愈率只有 30%~50%[6,189]。一些研究者将不完全的食管治愈归因于快速耐药的发生[179]。

质子泵抑制剂

PPIs 是频繁有中重度 GERD 症状和食管炎患者的药物选择，因其较 H₂RAs 可更快速地减轻症状和愈合食管。当使用推荐剂量，所有的 PPIs 有相近的症状减轻和食管治愈效率(见表 23-1)。与 H₂RAs 相比，它们更好的疗效与其能长时间维持胃内 pH<4(多达 24 小时/日 vs H₂RAs 治疗可多达 10 小时/日)有关[8,191]。一般来说，PPIs 在早饭前 30~60 分钟口服，每日 1 次，但如果需要第二次给药，则需要在晚饭前给药。

一项对 16 个实验的大型 meta 分析证实，PPIs 优于 H₂RAs 因其快速完全的缓解 GERD 症状。服用 PPIs 的患者 77.4% 获得完全的症状缓解(在 4~12 周内)，而服用 H₂RAs 的患者只有 47.6% 获得完全的症状缓解($P<0.0001$)[189]。PPIs 较 H₂RAs 治愈食管炎更快更有效。同样在这项 meta 分析中，评估了 43 个双盲或单盲随机试验(包括一些严重食管炎患者)，在 12 周治愈腐蚀性食管炎方面，PPIs(83.6%)较 H₂RAs(51.9%)更有效[190]。PPI 治疗较 H₂RAs 治疗，治愈更迅速，PPI 治疗 2 周，63.4% 的患者治愈，而 H₂RAs 治疗需 12 周，60.2% 的患者才治愈[190]。另一项大型 meta 分析，评估了超过 33 个试验，显示了同样的结果：服用 PPI 患者有 81.7% 在 8 周痊愈，而服用 H₂RA 的患者有 52% 痊愈[42]。

在 PPIs 中，食管治愈似乎是相同的，因为在许多以相同剂量治疗的病例研究中 85%~90% 的患者在治疗 8 周获得完全治愈[37-40]。一项 meta 分析比较了奥美拉唑 20mg、兰索拉唑 30mg、泮托拉唑 40mg 和雷贝拉唑 20mg(均每日给药 1 次)治疗后的食管治愈率，结果显示没有统计学差异[36]。但是所有的 PPIs 都优于雷尼替丁 300~600mg/d。在治疗腐蚀性食管炎中，已经报道埃索美拉唑(40mg/次，每日 1 次)不论是 4 周还是 8 周都优于奥美拉唑(20mg/次，每日 1 次)[192]。但是埃索美拉唑 40mg 和奥美拉唑 20mg 剂量不相等，这个研究因此被严重的批判。另一项研究，比较了等效剂量的埃索美拉唑(40mg)和兰索拉唑(30mg)，同样提示埃索美拉唑有更高的治愈率，差异有统计学意义(92.6% vs 88.8%，$P=0.0001$)[39]相反的，一项相似的样本量较小的研究比较发现兰索拉唑 30mg 和埃索美拉唑 40mg 在食管治愈方面没有统计学差异[40]。一项随机双盲的临床试验比较评估了右兰索拉唑 MR(60mg，每日 1 次)与兰索拉唑(30mg，每日 1 次)对腐蚀性食管炎的治愈情况[193]。结果运用生命表分析显示右兰索拉唑 MR(60mg，每日 1 次)与兰索拉唑(30mg，每日 1 次)有相似的治愈率(92%~93% vs 86%~92%)差异无统计学意义[193]。对于有更严重疾病(洛杉矶分级 C 和 D 期)的患者，更高剂量的右兰索拉唑 MR（90mg/d）优于兰索拉唑（30mg/d），但这不是等效剂量。虽然缺乏支持证据，但对有严重腐蚀性食管炎的患者，一些临床医生更喜欢用埃索美拉唑（40mg/d）或右兰索拉唑 MR（60mg/d）。

高剂量 PPI 逆转 Barrett 化生的作用尚有争议[6,194]。虽然有研究显示有部分正常鳞状上皮恢复，但是没有数据确定这和腺癌风险降低有关[6,194]。实际上，另一些研究还提示这种正常黏膜的恢复实际上可能掩盖了胃黏膜更深层的致癌变化[195]。

在用 PPI 治疗 GERD 患者时也评估了生活质量的改善。一项最近的研究在 6 个月的时间里对比了埃索美拉唑和雷尼替丁，显示 PPI 治疗在身体机能和睡眠方面都有显著改善[196]。

促胃肠动力药

两种促胃肠动力药——甲氧氯普胺和氨甲酰甲胆碱，可能对治疗 GERD 有效。这两种药有增加食管下括约肌压力，刺激上消化道运动而不改变胃酸分泌[6]。虽然这些药物可以减轻症状，但是对治愈腐蚀性食管炎无效，除非联合使用 H₂RA 或 PPI。促动力剂在治疗 GERD 中运用并不广泛，因为它们没有像其他治疗那样有效，还有许多相关的副作用（镇静、焦虑、锥体外系症状等）[6,156]。促动力剂用于其他治疗不佳的难治性患者和有胃排空延迟的患者。

硫糖铝

硫糖铝似乎对治疗轻度 GERD 和轻度食管炎有效，但对治疗重度疾病无效[197]。因为现在有更多的有效药物选择，所以硫糖铝已极少用于治疗 GERD。

有频繁的或严重的 GERD 症状的患者或有复杂疾病的患者选用 PPIs，因其可以强有力的抑制胃酸分泌[65,153,179-181]（见图 23-5）。在这个病例中，L. F. 存在严重的食管炎（Los Angeles grade C），需要每日服用 1 次 PPI 以减轻症状和治愈食管（见表 23-1）。对 L. F. 来说，未来连续 8 周每日清晨早饭前 30~60 分钟服用兰索拉唑 30mg/d 是较为合理的选择；但是，如果治疗花费是个问题，同类药物奥美拉唑 40mg/d 也是可以接受的选择。还应该建议 L. F. 改变生活方式和饮食习惯，包括戒烟戒酒。她应该避免睡前大量进食，最好用木块抬高她的床头 15~18cm。

维持治疗

案例 23-4，问题 3： L. F. 的症状在服用 PPI 后 2 周消退，且 8 周后仍保持无症状。她又去行内镜检查，结果显示食管已经痊愈。而后她的初级治疗医师停用了 PPI。现在，2 周后，她有轻微的胃灼烧症状。L. F. 是长期维持治疗的候选人吗？

GERD 是一种慢性病。高达 80% 有严重的食管炎的患者和 15%~30% 有较少严重疾病的患者会在终止治疗后 6 个月复发[6]。维持治疗的目的是保持患者无症状，预防潜在的威胁生命的并发症。每日 PPI 的持续维持治疗较 H₂RA 更为有效，报道显示复发率分别为 25% 和 50%[6]。因

此，PPI 是食管炎痊愈患者维持缓解的药物选择。H₂RA 用于有轻微的非侵蚀性病变患者。虽然 PPI 使用剂量建议是食管治疗剂量的一半，但指南指出推荐的维持剂量应该是使患者无症状的需要量[65,179]。根据 L. F. 的食管炎的严重程度和停用 PPI 后的症状复发情况，为减少慢性复发疾病的发病风险而进行的维持治疗，应当以兰索拉唑 15~30mg/d 起始进行治疗。

按需药物治疗

运用间歇性（按需）PPI 治疗方案（2~4 周）被认为对 GERD 患者有潜在益处[198-203]。一项对针对痊愈的侵蚀性食管炎患者的埃索美拉唑 20mg/d 持续维持治疗和同样药物和剂量的按需治疗的对比试验显示，在 6 个月维持内镜下缓解方面，连续治疗优于按需治疗（81% vs 8%）[203]。按需治疗的维持缓解能力随食管炎严重程度增加而减弱。虽然大量使用不同 PPI 的研究表明了患者对按需治疗的满意度[199-202]，但一项对 17 个试验的系统综述评估了按需治疗，研究显示只有轻度、无侵蚀性病变的患者可以考虑使用间歇性治疗[198]。

联合 PPI 和 H₂RAs

每日 1 次或每日 2 次的 PPI 疗法在睡前额外加 1 次 H₂RA 有时用于持续存在夜间症状的患者，尽管支持这种联合的证据尚不确定，且目前的指南也不认可这一类抗分泌策略[65]。这种做法是合理的，是因为有相当数量的患者即使每日服用 2 次 PPI，仍会有一段时期夜间酸突破（定义为夜间胃内 pH<4 的时间超过 1 小时），这提示组胺释放可能对夜间酸分泌有重要作用[204]。一项研究显示每日 2 次 PPI 疗法加 1 次 H₂RA 可以使睡眠时间夜间酸突破在统计学上的显著降低[204]。但是这个试验只评估了单一的 H₂RA 睡前剂量，并没有考虑到连续使用后发生的快速耐受。随后的一项试验使用每日 2 次 PPI 疗法加 H₂RA 连续服用 4 周结果，显示夜间酸抑制没有差异，提示针对夜间酸突破使用 H₂RA 时，耐受确实有很重要的影响[26]。目前有一种理论是有一种方法可能能避免这种情况的发生，即当生活方式和饮食的改变不能有效阻止夜间症状时，只在需要时使用 H₂RA[6]。

非侵蚀性反流病

高达 75% 的有典型 GERD 症状的患者内镜检查没有食管炎证据或并发症[158]。这些患者被描述成有功能性的胃灼烧、NERD 或 ENRD，即使内镜阴性，也常进行 24 小时动态 pH 监测以确定反常的反流是否存在。一项 PPI 的试验表明，即使未发现食管异常，许多患者对这项治疗有应答[158]。如果患者对即使每日 2 次的 PPI 治疗无应答，则需要进一步的医学评估。

食管外临床表现

案例 23-5

问题 1： S. P. 是一个 71 岁的退休男性，他和妻子吃晚饭时突发胸痛，疼痛呈压榨性，有烧灼感。他的妻子通知

了急救人员,将他送到急诊科。他的既往病史提示他有一些心血管危险因素,包括年龄、高血压、高血脂和久坐的生活方式。他入院前的药物治疗包括:阿司匹林81mg/d,氢氯噻嗪25mg/d,睡前阿托伐他汀40mg。他还在消化不良需要时服用OTC法莫替丁20mg/d。在检查中,他主诉胸骨下压榨性疼痛持续超过1小时。他显得极其焦虑,流汗不止。他否认气短、上肢或下颌的放射痛、咳嗽。他的生命体征包括:体温37.3℃,血压155/95mmHg,心率115次/min。目前相关的实验室检查结果如下:

> 白细胞计数:7 700/μl
> 血红蛋白:14.2g/dl
> 血细胞比容:45%
> 血小板:270 000/μl
> 肌酐:1.1mg/dl
> 尿素氮:11mg/dl
> 总胆固醇:161mg/dl
> 低密度脂蛋白:96mg/dl
> 高密度脂蛋白:30mg/dl
> 甘油三酯:190mg/dl
> 钠:141mmol/L
> 钾:4.1mmol/L
> 肌钙蛋白:0.3ng/ml

心电图示窦性心动过速,未见ST段抬高、压低、T波倒置或新左束支阻滞。因为S.P.的心血管危险因子和不确定的肌钙蛋白,立即行诊断性心导管检查,结果示:正常冠状动脉造影,射血分数65%。S.P.被诊断为非心脏性胸痛(noncardiacchest pain,NCCP)。S.P.的胸痛可能和GERD的食管外症状有关吗?

GERD的食管外症状(非典型症状)是指那些推测与GERD有关的发生在食管以外的症状和体征。GERD的食管外症状包括:NCCP,肺部症状,与耳鼻喉有关的主诉,唾液分泌过多,牙侵蚀症(表23-10)。有趣的是,这些症状常常是患者告诉医生的唯一主诉[6,205]。

表23-10

胃食管反流病的不典型症状

非心源性胸痛	肺部疾病
耳、鼻、喉	慢性咳嗽
喉炎/咽炎	非过敏性,非季节性哮喘
声音嘶哑	吸入
癔球感	气管炎/支气管炎
喉癌	睡眠呼吸暂停
鼻窦炎	不明原因肺纤维化
耳炎	肺炎
其他	
唾液分泌过多	
口腔糜烂	

非心脏性胸痛

有心绞痛样胸痛的患者中,大约30%的冠状动脉正常或心脏血管造影显示有最小的微脉管疾病[206]。这样的患者中高达60%经异常食管内镜或动态pH检测显示伴随GERD[6,206]。NCCP相关的症状与心绞痛的症状非常相似。胸痛常被描述为压榨性的,或有烧灼感;定位于胸骨后;伴随或不伴随上肢、背部、颈部或下颌的放射痛。胸痛往往是暂时的,与进食有关,或者夜间发作,患者常会疼醒,疼痛会持续几小时。所有胸痛患者必须先进行合适的冠状动脉疾病的诊断检查,而后再考虑消化道病因或者抗酸治疗试验[65,206]。这对女性患者、老年患者、糖尿病患者尤其重要,因为他们最初的表现很像消化道主诉,但实际上是急性冠状动脉综合征。许多试验已经评估了使用酸抑制治疗通过适当的方法排除心脏病因的NCCP[206-208]。Meta分析和指南都提出PPI试验是一项有效的诊断手段,与其他诊断GERD的方法相比,PPI试验花费更少,PPI试验是短时间(4周)高剂量(每日2次)使用PPI[65,207,208]。

哮喘和胃食管反流病

GERD在哮喘的病理生理中起很重要的作用。报道显示高达80%的哮喘患者伴随GERD的发生[209]。关于GERD如何潜在地加剧哮喘症状现有两种理论机制。反射理论认为反流物与食管黏膜接触直接刺激迷走神经导致反射性支气管痉挛症状[210,211]。相反的,反流理论认为误吸反流的酸到肺内引起组织包括支气管分支的腐蚀性损伤,从而导致哮喘症状[211,212]。对哮喘患者进行抗酸药物疗法的益处现在还存在很大的争议,尤其是对那些并不是典型GERD症状的患者。一项重要的meta分析了评估哮喘患者进行抗酸治疗的试验,提示69%的患者哮喘症状改善,哮喘药物治疗降低62%,其中只有26%的患者显示夜间最大呼气流速改善。其他肺功能检查显示很少或没有变化在抗酸治疗时[213]。但是,这项meta分析只评估了持续时间最多达8周的研究。一项大型随机双盲试验评估了在使用吸入性糖皮质激素治疗无典型GERD症状的难治性哮喘患者时分别使用埃索美拉唑(40mg,每日2次)和安慰剂(6个月)的效果。结果显示虽然40%的患者通过动态pH检测显示为GERD,但在哮喘控制方面,加用PPI并没有益处[214]。目前美国胸科协会/欧洲呼吸学会指南建议如果患者具有GERD一致的症状,则对控制不良的哮喘患者可进行GERD和抗反流治疗[215]。美国胃肠病学会立场声明接受对伴随GERD的哮喘患者使用PPI每日2的经验治疗,但对于GERD症状不典型的哮喘患者在开始PPI试验治疗之前应该考虑进行反流的监测[156]。

耳鼻喉科症状和胃食管反流病

GERD是60%的慢性喉炎患者的最常见病因,也是25%到50%的癔球症(喉咙异物哽塞感)患者的常见病因[216]。与GERD相关的症状为由而就诊的患者大约占到耳鼻喉专科就诊患者的10%[216]。GERD相关喉炎最可能的病理生理机制是夜间患者睡眠时发生的损害和炎症。在这段时间中,食管上段括约肌压力尤其低,而咳嗽和唾液分泌这些保护性机制被抑制[217]。加上这些损害可与其他引起喉部炎症的因素叠加,包括过多用嗓、吸烟、慢性咳嗽、呕吐或来自气管内管的损伤[205,218]。GERD 相关声音嘶哑的程度与咽喉黏膜暴露于反流的时间及其 pH 是直接相关的。GERD 相关声音嘶哑的患者常常没有任何 GERD 相关的症状[205]。所有表现为 GERD 相关性声音嘶哑的患者均应考虑喉镜检查。一旦 GERD 相关性声音嘶哑或喉炎的诊断确立,这些患者可能需要延期的高剂量 PPI 治疗,因为大多数患者在停药 6 周内会复发[219]。

胃食管反流病食管外表现的治疗

专家建议在考虑药物治疗无效之前,应以高剂量 PPI(每日 2 次)起始治疗并持续治疗至少 3 个月;除了非心源性胸痛之外,支持这一推荐意见的证据不足[65]。最近的指南建议,如果目前存在典型的 GERD 症状,该经验性治疗策略是可接受的[65]。否则,GERD 可能不是患者出现食管外症状的原因。

根据血管造影的结果,S. P. 的胸痛并非心源性。因此假定他为 GERD 的食管外表现是合理的。S. P. 的症状与进餐相关,并且他有消化不良的疾病且服用 OTC 的 H_2RA。S. P. 应当停用 H_2RA,并给予他 2~4 周的经验性 PPI 治疗(每日 2 次)。如果症状严重,应当行内镜检查(以确定是否有食管损伤)或 24 小时食管 pH 监测(以确定反流与胸痛是否相关)。

抗反流手术

案例 23-5,问题 2:S. P. 对奥美拉唑每日 2 次,每次 40mg 口服的经验性治疗反应良好,2 个月内无胸痛。药物治疗对于他而言花费较大,他听说外科手术治疗后可以无需药物治疗。S. P. 是否为抗反流手术的候选人?

GERD 患者有很多外科手术和内镜治疗的选择,包括但不仅限于:Nissen 胃底折叠术、Toupet 部分胃底折叠术、Belsey Mark Ⅳ 型修补术和 Hill 后胃修补术,以及更新的内镜技术[7]。这些手术的主要目的是通过修补食管裂孔疝或膈肌疝来修复 LES 的压力。适合的手术候选人包括:健康状况良好但药物治疗顺从性差的患者,难以支付药物费用的患者,无法耐受药物治疗副作用或担心长期药物治疗风险的患者,有食管外症状并对抗反流治疗反应良好的患者,或胃内容物大量反流及胃内容物吸入并对 PPI 治疗无反应的患者[6,65,148,188]。尽管外科手术是可及的选择,其获益应该远大于这些侵入性治疗的风险,因为这些治疗并非没有潜在的风险。这些外科治疗的有效性也受到质疑,因为许多患者术后仍需要药物治疗[6,65]。S. P. 的非心源性胸痛对高剂量的 PPI 治疗反应良好,但他在购买药物的财务方面有困难。而他年龄为 64 岁,可能增加其手术相关风险。S. P. 应该被推荐进行进一步的医学评估,以决定他是否合适行抗反流手术。

上消化道出血

上消化道出血是常见的急诊情况,每年每 100 000 成人年中发生 160 例上消化道出血,造成发病率和死亡率增加、显著增加卫生保健系统的支出[220,221]。尽管在内镜下止血治疗方面和药物治疗方面已有明显的进步,上消化道出血的死亡率仍保持在 5%~15%,这和既往 20~40 年的数据相似[2,3,220,221]。上消化道出血可以被分为静脉曲张出血和非静脉曲张出血(见第 25 章)。非静脉曲张出血是指与 PUD 相关的出血或者应激性黏膜出血(stress-related mucosal bleeding,SRMB)。其他的原因包括侵蚀性食管炎、Mallory-Weiss 撕裂(在胃食管连接处的撕裂伤,常与干呕或咳嗽有关)和恶性疾病[4]。尽管 PUD 和 SRMB 都是酸相关的疾病,他们的临床表现和病理生理机制是不同的。

消化性溃疡出血

流行病学

上消化道的非静脉曲张出血多数由于 PUD 引起[3,4,220,221]。美国每年有 400 000 人由于溃疡出血入院治疗[221]。如前所述,消化性溃疡的死亡率可高达 15%。据报道在老年人群中(>60 岁),可因合并其他疾病较多,其死亡率更高[2,220,221]。幸运的是,大部分(80%)的上消化道出血事件是有自限性的,只需要很少的治疗干预[2]。美国数据库的国家数据提示在 2001 年到 2009 年期间,有并发症的老年患者的死亡率有所下降(3.54%)[222]。大部分接受早期内镜检查(入院后 24 小时内)的患者,住院天数都明显降低[220,221]。然而,有 20%~25% 的患者在进行恰当干预后继续出血或再次出血,这部分人的死亡率升高到 40%[4,223]。

病理生理机制

因消化性溃疡发生上消化道出血的患者中最常见的病因是使用 NSAID 和幽门螺杆菌感染[87]。当溃疡侵及黏膜并侵蚀血管壁时则发生出血[224]。在出血性溃疡患者中,幽门螺杆菌感染率为 15%~20%,比非出血性溃疡患者的感染率低[224]。除了卓-艾综合征患者之外,PUD 相关的出血通常不是由于胃酸高分泌状态引起的[224]。本章前半部分描述了 PUD 相关的危险因素及其病理生理机制(见"消化性溃疡"部分)。

临床评估和诊断

出血性溃疡的患者的临床表现通常包括黑便(黑色、柏油样粪便),大约发生于 20% 的患者,30% 患者出现呕血(呕吐出血液),还有 50% 的患者呕血和黑便均有发生。大约有 5% 的患者出现便血(血液样的稀便),提示大量迅速的失血[224]。首要步骤是评估患者需采取迅速治疗的紧急程度[224]。可将上消化道出血患者分为 2 个预后范围:危险分层为高风险或低风险。利用患者的实验室检查结果和临床表现来进行内镜前 Rockall 评分和 Glasgow-Blatchford 评分,可以帮助临床医师决定是否需要紧急内镜检查[4,220,221]。完整的 Rockall 评分包括内镜检查资料，可用于预测内镜后的再次出血的可能性以及死亡率[4,220,221]。大量失血造成的低血容量可迅速导致休克。这些患者初始治疗应该集中于保持容量和改善患者的血流动力学稳定。提示再次出血或死亡高危的临床特征包括：患者年龄大于 65 岁、严重合并症（如肝肾功能不全、心肺疾病）、血流动力学不稳定（低血压或心动过速）、休克、健康状况不佳、持续性出血、精神状态改变和凝血酶原时间延长及活化部分凝血活酶时间（aPTT）延长［或国际标准化值（INR）升高][2,4,220,223-226]。这些患者应该立即转至重症监护环境。

大部分患者应该在 24 小时内接受早期诊断性内镜评估，以确定出血的来源，预测再出血的风险，如必要，应给予内镜下治疗以止血、维持血流动力学稳定[220,221]。可以基于内镜下的病变表现预测再出血的风险[4,224]。内镜下最常见的溃疡是溃疡底部清洁的溃疡，大约 42% 患者是这类溃疡。这类溃疡再出血风险很低（5%），患者经过内镜检查及恰当的抗酸治疗就可以恢复并出院。出血的特征包括扁平点状溃疡或/和血凝块黏附，再出血的风险分别为 10% 和 22%。扁平点状溃疡不是内镜治疗所必需的，但血凝块黏附的情况是否需要内镜下移除后治疗其底部病变，这还存在争议[220]。确诊有高风险溃疡病变（无出血的可见血管或活动性出血）的患者需要进行内镜治疗，并且即使进行内镜治疗后，患者的再次出血风险也很高（分别为 43% 和 55%）。11% 的初诊患者死亡率与无出血的可见血管或活动性出血相关[224]。尽管进行了恰当的内镜止血治疗，大约 20% 的消化性溃疡出血患者会在治疗后 48～72 小时内再出血[4,220,223,224]。再出血相关的死亡率是 30%～37%[223]。进行内镜检查的患者应该通过活检（快速尿素酶试验）检测幽门螺杆菌的感染状况，因为感染这种细菌与再次出血风险增加有关[220,221]。由于在活动性出血时幽门螺杆菌检测容易出现假阴性，所有幽门螺杆菌阴性的患者在出院时应该检测血清幽门螺杆菌抗体，用以再次证实患者的确没有感染幽门螺杆菌[220]。

治疗

我们应该根据症状和体征对上消化道出血的患者迅速进行危险分层。血流动力学不稳定的患者应该立即给予复苏治疗[4,220,221,227]。静脉通路应使用 2 个大型号（如 16～18G）的导管，有利于输注液体和血液制品[4,221]。最初应该使用生理盐水补充血管内血容量，以免患者陷入低容量性休克。与此同时，可进行交叉配血为输血做准备。指南推荐当患者血红蛋白含量低于 7g/dl 时给予输注浓缩红细胞，然而，如果患者血红蛋白含量为 10g/dl 但是有明显心动过速或低血压时也应该考虑输注浓缩红细胞[220,221]。应插鼻胃管以便确定上消化道是出血的来源并且评估是否还有持续出血[4,220,221,227]。

在安全的前提下应尽早进行内镜检查，在需要时进行内镜下止血[220,221]。内镜下止血是严重出血性溃疡治疗的基石，与安慰剂及药物治疗相比，它减少了再出血发生率、外科手术治疗率和病死率[220,221]。内镜操作包括热凝止血、激光治疗、注射治疗（肾上腺素、乙醇或生理盐水），或内镜下放置止血钛夹。对于严重出血的溃疡患者，注射治疗结合热凝止血治疗比单独使用以上治疗或者单独放置止血钛夹的效果更好[4,220,221]。尽管一开始给予止血治疗，潜在的再出血风险仍较高，尤其是对于高风险病变的患者[4,220-224]。

止血的各项因素的改善（如血小板凝集、胃蛋白酶失活、凝血改善）可以促使血凝块稳定，而胃内 pH 大于 6 与血凝块的稳定直接相关[221,222,225]。因此，内镜检查治疗后使用抗酸分泌的药物治疗对患者有益，可促进病变的愈合。急性期之后，患者应该继续采用适当的药物治疗，促进愈合，预防溃疡复发（见"消化性溃疡"部分）。幽门螺杆菌阳性的患者应该接受根除治疗，并在治疗后复查确定已经根除幽门螺杆菌[220]。

组胺-2 受体拮抗剂

H_2RAs 曾经一度广泛用于上消化道出血的治疗，现在认为 H_2RAs 在减少再出血率和手术率方面的效果不如 PPIs[220,221]。这可能与 H_2RAs 治疗不能使胃内的 pH 到达 6 以上有关（即使是持续静脉滴注也不行），而且可迅速发生快速抗药反应（尤其在高剂量静脉用药时）[220,225,29]。因此，不再推荐使用 H_2RAs 预防消化性溃疡相关再出血[220,221]。

质子泵抑制剂

PPIs 是减少 PUD 相关再出血和手术干预治疗的最佳药物选择[4,220,221,228-230]。然而，当评估了整个治疗队列之后发现，并没有临床试验表明 PPIs 对于减少死亡率有益[228-230]。Cochrane 合作组织（Cochrane Collaborationgroup）对临床研究进行 meta 分析，这些随机对照研究比较了静脉或口服使用 PPIs 和 H_2RAs 或安慰剂治疗后患者再出血、手术干预及需要重复内镜治疗的情况，meta 分析后没有发现明显差异[228-229]。基于目前可获取的资料，PPI 治疗消化性溃疡出血要优于 H_2RAs 或安慰剂治疗[220]。尽管当对所有患者进行研究时发现死亡人数没有减少，在内镜检查证实有活动性出血或无出血但血管可见的高危险度患者中使用 PPIs 是受益的，可以使得死亡率降低[229]。在亚洲临床试验中，PPI 治疗使得全因死亡率也降低，同时再出血和需要手术的概率也低于世界其他地区。其可能原因是：试验纳入了更年轻的人群，CYP450 代谢酶的基因多态性导致 PPI 清除更慢，壁细胞体积更小以及感染幽门螺杆菌的比例更高[228]。

尽管如此，重要的问题是对于消化性溃疡出血的患者应该给予的最佳 PPI 的剂量和给药途径。有证据表明，大多数低至中度风险病变（溃疡基底清洁或扁平溃疡）的患者和血流动力学稳定的患者可口服 PPIs，并在内镜检查后可立即出院，因为该人群再出血的情况少见[220,228,231]。溃疡附着血凝块的和出血高风险的溃疡患者（活动性出血或可见未出血的血管者），指南目前推荐给予高剂量持续静脉输注 PPI（首次剂量奥美拉唑 80mg 或等量 PPI，之后奥美拉唑 8mg/h 或等量 PPI 持续泵入 72 小时）[220]。然而，最近一项 meta 分析质疑是否需要高剂量 PPIs 的治疗[232]。该

meta 分析纳入了 10 个随机对照研究共计 1 300 名间断或持续输注 PPIs 的患者,治疗 7 日内再出血的风险率为 0.72,单侧 95% 可信区间 0.97,提示间断输注 PPI 的非劣效性。这些结果需要通过仔细设计的随机对照研究予以验证。最后,另一项 meta 分析也提示 PPI 治疗与输血需求减少相关[233]。如果病情迅速稳定,一些患者可转为口服 PPI,但之前需要临床仔细评估确保患者状态稳定[231]。在内镜检查之前就早期开始 PPI 输注可减少内镜检查开始后患者活动出血的比例,减少内镜检查的需求以及住院日[234]。然而这一策略不应取代高风险患者的内镜治疗,因为 PPI 治疗结合内镜治疗已被证实优于单独使用 PPI 静脉治疗[220,221,235]。

一旦高风险患者病情稳定,在内镜检查和静脉 PPI 治疗 72 小时后可考虑出院,应给患者处方至少每日 1 次 PPI 药物,以使病变继续愈合,预防再出血[220]。然而实际 PPI 用量以及疗程应基于患者疾病的严重程度和并发症的确定,可考虑 PPI 每日 2 次治疗更加严重的疾病[220]。需要继续服用心脏保护用阿司匹林或 NSAID 治疗的患者可能需要长时间的二级预防治疗以防止未来消化道出血事件发生[220]。

其他药物

对于非静脉曲张出血的上消化道出血患者,并不推荐使用生长抑素或奥曲肽,因为目前没有证据表明使用后患者会受益[223,224]。然而这些药物在静脉曲张出血时是广泛适用的(见第 25 章)。

应激性黏膜出血

急性的应激性黏膜出血(stress-related mucosal bleeding, SRMD)是一种侵蚀性的胃炎,通常发生于伴有严重生理应激的重症患者(如手术、创伤、器官衰竭、败血症、严重烧伤和神经损伤)[229,236-239]。应激性溃疡这一术语是一个错误命名,因为 SRMD 病变可从大量弥漫性的浅表的黏膜侵蚀性损伤(这些损伤不穿透黏膜肌层)到大型的较深的溃疡病变(穿透黏膜层和黏膜下层)[240,241]。最初的病变可发生很早(<24 小时),表现为黏膜下淤点,可继续发展为表浅的糜烂或溃疡[239,240]。早期应激相关性黏膜病变是多发的,通常无症状无穿孔,一般自表浅的黏膜毛细血管出血[238,240]。胃底是最容易累及的解剖位置。远端的病变,包括胃窦、十二指肠也有报道,但似乎发生在住院期间的晚期,并且病变较深,出血的可能性更大[240]。根据临床表现,SRMB 的病变可以分为 3 种不同的类型[238-241]。胃液或大便潜血是指愈创木脂阳性而没有其他临床体征和症状。显性出血则是有确定可见的出血现象(呕血或胃管吸出物或呕吐物为咖啡色),便血或黑便。临床上重要的出血或是危及生命的出血是出现显性出血,伴有血流动力学改变(心动过速、低血压、直立位低血压、血红蛋白压积减少>2g/dl),并需要输注血液制品。内镜治疗通常不是可行的选择,因为 SMBD 相关的黏膜病变的范围很广泛[236]。

流行病学

大部分(>75%)收入重症监护室(ICU)的重症患者会在 24 小时内出现出血黏膜损害[236,238-241]。仅有小部分(大约 6%)的患者进展为消化道出血[238-241]。临床上重要的 SRMB 与 ICU 治疗天数大于 11 日有关,并导致医疗费用明显增加[236,238-240,242]。临床上重要的 SRMB 的死亡率达到 50%,但死亡率也与病情危重的潜在合并症有关[229,239]。

病理生理学

参与 SRMD 的发病过程和其导致的出血过程的因素很多,包括:胃酸分泌、胃蛋白酶分泌、正常保护胃黏膜的内环境被打破(前列腺素降低、碳酸盐和胃肠道黏液形成减低、胃上皮细胞翻转减少)、胃肠道动力紊乱和黏膜缺血导致血流减少等机制[236,238,329,241]。胃酸可能是 SRMD 形成过程的中心因素[236,240]。因为缺乏保护性防御机制,不需要大量的酸就可以黏膜损害,但是酸是造成损害所必需的因素[241]。尽管一些患者可能存在酸分泌增加(如脓毒血症、中枢神经系统损伤、小肠切除术),大部分重症患者的酸分泌水平是正常或者降低的[237,240,241]。胃蛋白酶分泌与血凝块的溶解有关,因为胃蛋白酶可水解纤维蛋白[236,243]。胃内的前列腺素在细胞抵御胃酸侵蚀的过程中有重要作用[236,238,241]。这些前列腺素可通过刺激黏液和重碳酸盐的分泌、调节黏膜血流来维持黏膜屏障的完整性,并在某个程度上抑制胃酸产生。黏膜缺血与中和氢离子能力下降有关,会导致黏膜酸中毒和细胞死亡。这些因素都会增加胃底的黏膜损伤因素,减少黏膜保护因素。

风险因素

案例 23-6

问题 1: J. S. ,58 岁,110kg,男性,腹部 CT 确诊重型坏死性胰腺炎,被收入 ICU 治疗。立即给予患者禁食水、亚胺培南-西司它丁静脉输注,每 8 小时 1 000mg。静脉给予氢吗啡酮每 3 小时 1mg 止痛。在入 ICU 第 3 日,他突发气短。胸部 X 线片显示左肺下叶渗出,提示医院获得性肺炎。抗生素加用静脉输注环丙沙星 400mg,每 12 小时 1 次;利奈唑胺 600mg,每 12 小时 1 次。他的体温 39.7℃,心跳 115 次/min,血压 70/40mmHg。此时患者的实验室检测如下:

白细胞计数:38 000/μl

血红蛋白:13.6g/dl

血细胞比容:40%

血小板:150 000/μl

肌酐:1.3mg/dl

尿素氮:24mg/dl

国际标准化比值:1.0

部分凝血活酶时间:39 秒

天冬氨酸转氨酶:292U/L

丙氨酸转氨酶:305U/L

淀粉酶:508U/L

脂肪酶:624U/L

除了抗菌治疗和开始液体复苏,监护室团队考虑进行应激性溃疡的预防性治疗。J. S. 患 SRMD 的危险因素有哪些?他是否应该接受应激性溃疡的预防性治疗?

许多危险因素与 SRMB 有关[236-240]（表 23-11）。然而，一个大型的、里程碑式的、多中心前瞻性研究，纳入了 2 200 名收入 ICU 的重症患者，发现只有需要机械通气（呼吸衰竭）或者凝血障碍是发生临床重要的出血的独立危险因素[244]。考虑到减低 SRMB 相关风险的花费，作者结论认为仅在具有这两个危险因素时需要预防性治疗。因为所有的危险因素并非带来相同水平的风险，临床指南和多数医疗人员推荐仅在患者行机械通气，或有凝血障碍，或有两个以上的危险因素（见表 23-11）出现时进行预防性治疗[236,237,239]。J. S. 的危险因素包括感染性休克，已有血流动力学不稳定，以及机械通气。因此，使用预防性治疗方案以减低 SRMB 的发生风险是恰当的。

表 23-11

应激性胃黏膜出血的危险因素[236-240]

- 呼吸衰竭
- 凝血障碍
- 低血压
- 脓毒血症
- 肝衰竭
- 急性肾衰竭
- 肠道营养
- 高剂量皮质类固醇[a]
- 器官移植
- 抗凝剂治疗
- 严重烧伤（>35% 的体表面积）
- 颅脑损伤
- 重症监护室停留时间>7 日
- 既往消化道出血病史

[a] 氢化可的松大于 250mg/d 或相当于此的剂量。

治疗

案例 23-6，问题 2：为防止 J. S 发生 SRMD，可采取哪些措施？

并非所有收入重症监护室的患者都需要预防性治疗避免 SRMB。然而，由于这些患者一旦发生出血死亡率很高，风险评估十分重要，风险评估可保证患者恰当的开始接受保护性的药物治疗[236-241]。因为胃酸是黏膜损伤必要的因素，因此抑制胃酸是药物治疗减低 SRMD 风险的基本目标。建议的治疗目标是维持胃内 pH 大于 4[229,236-241]。治疗的选择包括使用抗酸药、硫糖铝、H_2RAs 和 PPIs（表 23-12）。

抗酸药

和使用安慰剂相比，积极的抗酸治疗可维持胃内 pH 大于 3.5，明显减少临床重要的 SRMB[236,238,239]。尽管抗酸药预防 SRMB 有效，他们并不是最佳选择，因为给药困难，需要每 1~2 小时给药，并且需要持续检测胃内 pH 以进行剂量调整，预防电解质紊乱（尤其是肾功能不全的患者），还有发生腹泻、便秘及吸入性肺炎的潜在危险[236,238-240]。这些存在的问题，加之强效抗酸可以通过其他更方便的药剂获得，使得不用抗酸药进行 SRMB 的预防性治疗[236]。

硫糖铝

硫糖铝可有效预防 SRMB，但是对胃内 pH 没有重要作用[245,246]。尽管事实上抗分泌治疗更好，硫糖铝仍是治疗的选择之一。早期研究提示，与雷尼替丁或抗酸药相比，硫糖铝可以减少院内感染性肺炎发生。然而，后续的纳入 1 200 名机械通气的患者的随机对照研究表明，与使用硫糖铝和抗酸药相比，使用 H_2RAs 并没有增加肺炎的发生[247]。

表 23-12

应激性胃黏膜出血的预防：方案及剂量

药物	给药剂量及频次	FDA 是否批准[a]
抗酸药	30ml PO/NG 每 1~2 小时	无
西咪替丁	初次 300mg IV，继以 50mg/h 持续 IV[b]	有
法莫替丁	20mg IV 每 12 小时或 1.7mg/h 持续 IV	无
雷尼替丁	50mg IV 每 6~8 小时	无
	或 6.25mg/h 持续 IV	无
硫糖铝	1g PO/NG 每 6 小时	无
奥美拉唑	20~40mg PO/NG[b] 每 12~24 小时	无
奥美拉唑/钠粉剂，口服混悬剂	40mg PO/NG 起始，继续以 40mg 在 6~8 小时负载剂量，接着 40mg PO/NG 每 24 小时	有
兰索拉唑	30mg PO/NG[c,d] 每 12~24 小时	无
泮托拉唑	40mg IV/PO/NG[b] 每 12~24 小时	无
埃索美拉唑	40mg IV 每 12~24 小时	无

[a] 为预防应激性胃黏膜出血。
[b] 在美国不可用。
[c] 临时准备的碳酸钠盐。
[d] 口服崩解片。
IV，经静脉；NG，经鼻胃管；PO，经口。

通常使用的剂量是 1g，每日 4 次，这在重症监护的环境下会产生一些问题：每日多次给药、与其他药物的结合、阻塞胃管（可通过混悬液减少发生）。其他潜在的问题包括：肾衰竭患者可发生铝中毒、便秘、电解质紊乱。在抗酸分泌治疗的同时使用硫糖铝可减少硫糖铝的效果，因为胃内 pH 小于 4 是硫糖铝转化为其活性形式并结合于胃黏膜所必需的[239]。

组胺-2 受体拮抗剂

H2RAs 可有效预防 SRMB，也广泛应用于该适应证[248,249]。尽管只有西咪替丁持续滴注是被 FDA 批准用于预防 SRMB 治疗，持续或间断滴注雷尼替丁和法莫替丁也是广泛应用于该适应证的[225,236,238]。持续滴注可更加有效维持胃内 pH 大于 4，但是尚无数据比较这两种治疗在患者临床结局方面是否有所不同[236,240]。尽管如此，预防治疗 SRMB 时，间断给药比持续给药应用更广泛[225,238,248,249]。

大量 meta 分析评估了 H2RAs 用于预防 SRMB 的有效性[250,251]。Cook 等回顾了 63 项随机研究，发现与不做预防治疗或者用抗酸药预防治疗相比，用 H2RAs 治疗可明显减少显性出血率和临床重要的上消化道出血率[250]。与使用硫糖铝治疗相比，使用 H2RAs 可更多的减低临床重要的上消化道出血率，但是没有统计学意义。在另一项 meta 分析中发现，雷尼替丁对于预防 SRMB 无益处，并增加肺炎的风险[251]。然而，这些 meta 分析都没有纳入一项大的研究，该研究纳入了 1 200 名机械通气的患者，比较了硫糖铝、雷尼替丁和安慰剂的效果[247]。尽管这些研究的结果相互矛盾，H2RAs 仍然是 SMRB 预防性治疗的一个选择[248,249]。H2RAs 的一个不足之处是其耐药性（发生于 72 小时之内），因此理论上讲，有潜在导致预防治疗失败的风险[29]。H2RAs 经肾脏代谢，对于肾功不全的患者需要调整剂量。

质子泵抑制剂

PPIs 具强大的抑制酸分泌的能力，该抑酸效应不产生耐药，因此是预防 SRMB 的理想选择。然而，几乎没有证据证明 PPIs 在预防 SRMB 的临床应用效果上优于 H2RAs。

大量研究比较了 PPIs 与 H2RAs 或者安慰剂的效果，研究多纳入小样本的重症患者，研究的预设终点各不相同[239,252]。一项研究纳入 359 名重症患者，评估了经胃管给予即刻释放的奥美拉唑-重碳酸盐混悬液，每日 2 次，每次 40mg；静脉给予奥美拉唑 40mg/d，静脉给予西咪替丁 300mg 静推；静脉给予西咪替丁 50mg/h（肾功能不全患者需要调整剂量）[253]。这些结果提示，和西咪替丁相比，PPI-重碳酸盐混悬液治疗获得的胃内 pH 大于 4 的平均时间更长，但发生临床重要的出血率则两者之间没有差别：西咪替丁组为 6.8%，奥美拉唑组为 4.5%。FDA 认为即刻释放的奥美拉唑-重碳酸盐混悬液用于预防 SMRB 时效果不亚于西咪替丁[254]。一项重要的分析致力于确认静脉 PPIs 用于预防 SMRB 的最佳剂量，该研究纳入了 200 名重症患者[255]。这项分析包括 5 种不同的静脉间断使用泮托拉唑的剂量（40mg/次，每 8、12 或 24 小时 1 次；80mg/次，每 12 或 24 小时 1 次），并将其与西咪替丁 300mg 静推继之给予西咪替丁 50mg/h 持续静脉滴注的治疗相比较。患者接受最短为期 48 小时，最长为期 7 日的预防治疗。在所有研究分组中，均控制 pH（胃内 pH≥4）。从研究第 1 和 2 日起，所有泮托拉唑组的 pH 控制持续改善。而西咪替丁组则持续下降，提示发生快速抗药反应。该试验中各组均无患者发生上消化道出血。该研究的结论提示：患者起始静脉用 80mg 泮托拉唑，继之 40mg/次，每 12 小时 1 次，即可达到足够的 pH 控制。一项近期的 meta 分析纳入了 7 项比较 PPIs 与 H2RAs 有效性和安全性的研究，结果发现，针对重要研究终点，即显性出血或临床重要出血、死亡率、肺炎发生率而言，两者之间并没有统计学显著性差异[252]。

两项回顾性队列研究评估了接受心胸手术并且接受 PPI 治疗的患者发生院内感染肺炎的概率[256,257]。即使调整资料之后，接受 PPI 治疗的患者仍有较高风险发生院内感染。对于重症监护条件下不能经口给药、未放置鼻胃管及吞咽困难的患者而言，还有大量其他的治疗选择[239,254,257]（表 23-13）。PPIs 逐渐成为预防 SRMB 治疗的一线选择，但还需要进一步研究证实其最有效的剂量和给

表 23-13

质子泵抑制剂的使用选择[239,254,257]

	奥美拉唑	兰索拉唑	泮托拉唑	埃索美拉唑	雷贝拉唑	右兰索拉唑
撒在柔软食物上的胶囊颗粒		√[a]		√[a]		√[a]
与水混合后冲入胃管的胶囊颗粒				√[a]		
与果汁混合的胶囊颗粒（如需要可通过胃管注入）	√[a]	√[a]		√[a]		
临时准备的 PPI 和重碳酸盐混合物用于胃管注入	√	√	√			
口服混悬液包装	√[a,b]	√[a,c]				
口服崩解片		√[a]				
IV 配方	美国无该类产品	从美国市场撤出	√[a]	√[a]		

[a] 该应用由 FDA 批准。

[b] 奥美拉唑混悬液有 20mg 和 40mg 与重碳酸盐（1 680mg）共 2 种包装，且 2 袋 20mg 的药物不能与 1 袋 40mg 的药物相互替换。

[c] 不能通过胃管给药，因为有可能阻塞管道。

IV，经静脉；PPI，质子泵抑制剂。

药途径，以便有 SMRB 风险的患者获得最佳的临床结局[238,248]。早期肠道营养开始于收入监护室后 48 小时内，有研究评估早期肠道营养是否也可作为预防 SMRB 的一种手段[258]。一项 meta 分析纳入 17 项研究，提示需要肠内营养管饲的患者可能不需要其他预防 SMRB 的措施，且与接受基于 H_2RAs 的预防治疗患者相比，肠内营养管饲的患者肺炎及死亡风险更低[258]。然而这项 meta 分析仅仅提出一个假说，还需要大型的对照研究才能证实以上结论。

监测

案例 23-6，问题 3： J. S. 开始静脉滴注法莫替丁 20mg，每 12 小时 1 次。应如何监测该项治疗的安全性和有效性？

根据患者的病情严重程度、肾脏功能、胃内 pH 测定，法莫替丁的剂量应给予调整，维持胃内 pH 大于 4。通过留置探针或测定胃管吸出物可以测定胃内 pH。应监测患者的出血体征（如胃管吸出血样或咖啡色物质、呕血、黑便、便血），低血压，血红蛋白或血细胞压积降低，血小板降低。

案例 23-6，问题 4： 在接下来的 6 日，J. S. 情况改善，脱离机械通气并转移至普通病房。他现在可以正常进食，J. S. 现在还应该继续预防 SRMB 治疗吗？

接受预防 SRMB 治疗的患者应该评估其是否还继续存在风险因素。如果患者状况改善，风险因素逆转，就无需进行预防 SRMB 治疗。如撤管、凝血功能纠正、从重症监护室转为普通病房、可以经口进食等都提示可以停止预防 SRMB 治疗。大量研究提示高达 54% 的普通病房患者在没有迫切适应证的情况下进行了预防 SRMB 治疗[259]。Erstad 及其同事监测了美国国内 153 家医疗机构，发现在 65% 的医院里，超过 25% 的患者在转出 ICU 后仍继续进行预防 SRMB 治疗[260]。这可导致医疗花费增加，未来可能因治疗产生副作用[259]。因为 J. S. 已经没有任何 SRMB 的风险因素，所以此时可以停用法莫替丁。

（陈瑜 译，韩英 校，韩英 审）

参考文献

1. Peery AF et al. Burden of gastrointestinal disease in the United States: 2012 update. *Gastroenterology*. 2012;143(5):1179–1187.
2. Imperiale TF et al. Predicting poor outcome from acute upper gastrointestinal hemorrhage. *Arch Intern Med*. 2007;167:1291.
3. Chiu PW, Ng EK. Predicting poor outcome from acute upper gastrointestinal hemorrhage. *Gastroenterol Clin North Am*. 2009;38:215.
4. Bjorkman DJ. Endoscopic diagnosis and treatment of nonvariceal upper gastrointestinal hemorrhage. In: Yamada T et al, eds. *Textbook of Gastroenterology*. 5th ed. Hoboken, NJ: Wiley-Blackwell; 2009:3018.
5. Kahrilas PJ, Pandolfino JE. Esophageal motor function. In: Yamada T et al, eds. *Textbook of Gastroenterology*. 5th ed. Hoboken, NJ: Wiley-Blackwell; 2009:187.
6. Richter JE. Gastroesophageal reflux disease. In: Yamada T et al, eds. *Textbook of Gastroenterology*. 5th ed. Hoboken, NJ: Wiley-Blackwell; 2009:772.
7. Del Valle J, Todisco A. Gastric secretion. In: Yamada T et al, eds. *Textbook of Gastroenterology*. 5th ed. Hoboken, NJ: Wiley-Blackwell; 2009:284.
8. Freston JW et al. Effects of hypochlorhydria and hypergastrinemia on structure and function of gastrointestinal cells: a review and analysis. *Dig Dis Sci*. 1995;40(Suppl 2):50S.
9. Maton PN, Burton ME. Antacids revisited: a review of their clinical pharmacology and recommended therapeutic use. *Drugs*. 1999;57:855.
10. Fordtran JS et al. In vivo and in vitro evaluation of liquid antacids. *N Engl J Med*. 1973;288:923.
11. Washington N et al. Patterns of food and acid reflux in patients with low-grade oesophagitis—the role of an antireflux agent. *Aliment Pharmacol Ther*. 1998;12:53.
12. Whetsel T, Zweber A. Heartburn and Dyspepsia. In: Krinsky DL, Ferreri SP, Hemstreet B, eds. *Handbook of Nonprescription Drugs*. 18th ed. Washington DC: American Pharmacists Association; 2015.
13. Welage LS, Berardi RR. Drug interactions with antiulcer agents: considerations in the treatment of acid-peptic disease. *J Pharm Pract*. 1994;4:177.
14. Nix DE et al. Effects of aluminum and magnesium antacids and ranitidine on the absorption of ciprofloxacin. *Clin Pharmacol Ther*. 1989;46:700.
15. Lin JH. Pharmacokinetic and pharmacodynamic properties of histamine H2-receptor antagonists. Relationship between intrinsic potency and effective plasma concentrations. *Clin Pharmacokinet*. 1991;20:218.
16. Feldman M, Burton ME. Histamine2-receptor antagonists. Standard therapy for acid-peptic diseases. *N Engl J Med*. 1990;323:1672.
17. Feldman M, Burton ME. Histamine2-receptor antagonists: standard therapy for acid-peptic diseases. *N Engl J Med*. 1990;323:1749.
18. Schunack W. What are the differences between the H2-receptor antagonists? *Aliment Pharmacol Ther*. 1987;1(Suppl 1):493S.
19. Price AH, Brogden RN. Nizatidine. A preliminary review of its pharmacodynamic and pharmacokinetic properties, and its therapeutic use in peptic ulcer disease. *Drugs*. 1988;36:521.
20. Sax MJ. Clinically important adverse effects and drug interactions with H2-receptor antagonists: an update. *Pharmacotherapy*. 1987;7(6 Pt 2):110S.
21. Richter JM et al. Cimetidine and adverse reactions: a metaanalysis of randomized clinical trials of short-term therapy. *Am J Med*. 1989;87:278.
22. Aymard JP et al. Haematological adverse effects of histamine H2-receptor antagonists. *Med Toxicol Adverse Drug Exp*. 1988;3:430.
23. Wade EE et al. H2-antagonist-induced thrombocytopenia: is this a real phenomenon? *Intensive Care Med*. 2002;28:459.
24. Lewis JH. Hepatic effects of drugs used in the treatment of peptic ulcer disease. *Am J Gastroenterol*. 1987;82:987.
25. Jensen RT et al. Cimetidine-induced impotence and breast changes in patients with gastric hypersecretory states. *N Engl J Med*. 1983;308:883.
26. Poh CH et al. Review: treatment of gastroesophageal reflux disease in the elderly. *Am J Med*. 2010;123:496.
27. Nazario M. The hepatic and renal mechanisms of drug interactions with cimetidine. *Drug Intell Clin Pharm*. 1986;20:342.
28. Kosoglou T, Vlasses PH. Drug interactions involving renal transport mechanisms: an overview. *DICP Ann Pharmacother*. 1989;23:116.
29. Merki HS, Wilder-Smith CH. Do continuous infusions of omeprazole and ranitidine retain their effect withprolonged dosing? *Gastroenterology*. 1994;106:60.
30. Fackler WK et al. Long-term effect of H2RA therapy on nocturnal gastric acid breakthrough. *Gastroenterology*. 2002;122:625.
31. Boparai V et al. Guide to the use of proton pump inhibitors in adult patients. *Drugs*. 2008;68:925.
32. Jones R, Bytzer P. Review article: acid suppression in the management of gastro-oesophageal reflux disease—an appraisal of treatment in primary care. *Aliment Pharmacol Ther*. 2001;15:765.
33. Welage LS. Pharmacologic properties of proton pump inhibitors. *Pharmacotherapy*. 2003;23(10 Pt 2):74S.
34. Metz DC et al. Review article: dual delayed release formulation of dexlansoprazole MR, a novel approach to overcome the limitations of conventional single release proton pump inhibitor therapy. *Aliment Pharmacol Ther*. 2009;29:928.
35. Hatlebakk JG. Review article: gastric activity—comparison of esomeprazole with other proton pump inhibitors. *Aliment Pharmacol Ther*. 2003;17(Suppl 1):10.
36. Caro JJ et al. Healing and relapse rates in gastroesophageal reflux disease treated with the newer protonpump inhibitors lansoprazole, rabeprazole, and pantoprazole compared to with omeprazole, ranitidine, and placebo: evidence from randomized clinical trials. *Clin Ther*. 2001;23:998.
37. Dekkers CP et al. Double-blind comparison [correction of Double-blind, placebo-controlled comparison] of rabeprazole 20 mg vs. omeprazole 20 mg in the treatment of erosive or ulcerative gastro-oesophageal reflux disease. The European Rabeprazole Study Group [published correction appears in *Aliment Pharmacol Ther*. 1999;13:567]. *Aliment Pharmacol Ther*. 1999;13:179.
38. Mossner J et al. A double-blind study of pantoprazole and omeprazole in the treatment of reflux oesophagitis: a multicentre trial. *Aliment Pharmacol Ther*. 1995;9:321.
39. Castell DO et al. Esomeprazole (40 mg) compared with lansoprazole (30 mg) in the treatment of erosive esophagitis. *Am J Gastroenterol*. 2002;97:575.

40. Howden CW et al. Evidence for therapeutic equivalence of lansoprazole 30 mg and esomeprazole 40 mg in the treatment of erosive oesophagitis. *Clin Drug Investig.* 2002;22:99.

41. Horn JR, Howden CW. Review article: similarities and differences among delayed-release proton-pump inhibitor formulations. *Aliment Pharmacol Ther.* 2005;22(Suppl 3):20.

42. Wang WH et al. Head-to-head comparison of H2-receptor antagonists and proton pump inhibitors in the treatment of erosive esophagitis: a meta-analysis. *World J Gastroenterol.* 2005;11:4067.

43. Stedman CA, Barclay ML. Review article: Comparison of the pharmacokinetics, acid suppression and efficacy of proton pump inhibitors. *Aliment Pharmacol Ther.* 2000;14:963.

44. Ramakrishnan A, Katz PO. Overview of medical therapy for gastroesophageal disease. *Gastrointest Endosc Clin N Am.* 2003;13:57.

45. Ogawa R, Echizen H. Drug-drug interaction profiles of proton pump inhibitors. *Clin Pharmacokinet.* 2010;49:509.

46. Chan FK et al. Management of patients on nonsteroidal antiinflammatory drugs: a clinical practice recommendation from the First International Working Party on Gastrointestinal and Cardiovascular Effects of Nonsteroidal Antiinflammatory Drugs and Anti-platelet Agents. *Am J Gastroenterol.* 2008;103:2908.

47. Gilard M et al. Influence of omeprazole on the antiplatelet action of clopidogrel associated with aspirin: the randomized, double-blind OCLA (Omeprazole CLopidogrel Aspirin) study. *J Am Coll Cardiol.* 2008;51:256.

48. Last EJ, Sheehan AH. Review of recent evidence: potential interaction between clopidogrel and proton pump inhibitors. *Am J Health Syst Pharm.* 2009;66:2117.

49. Norgard NB et al. Drug-drug interaction between clopidogrel and the proton pump inhibitors. *Ann Pharmacother.* 2009;43:1266.

50. Liu TJ, Jackevicius CA. Drug interaction between clopidogrel and proton pump inhibitors. *Pharmacotherapy.* 2010;30:275.

51. Laine L, Hennekens C. Proton pump inhibitor and clopidogrel interaction: fact or fiction? *Am J Gastroenterol.* 2010;105:34.

52. Mega JL et al. Cytochrome P-450 polymorphisms and response to clopidogrel. *N Engl J Med.* 2009;360:354.

53. US Food & Drug Administration. Information for Healthcare Professionals: Update to the labeling of Clopidogrel Bisulfate (marketed as Plavix) to alert healthcare professionals about a drug interaction with omeprazole (marketed as Prilosec and Prilosec OTC). http://www.fda.gov/Drugs /DrugSafety/PostmarketDrugSafetyInformation forPatientsandProviders /DrugSafetyInformationforHeathcareProfessionals/ucm190787.htm. Accessed May 20, 2011.

54. Abraham NS et al. ACCF/ACG/AHA 2010 Expert Consensus Document on the concomitant use of proton pump inhibitors and thienopyridines: a focused update of the ACCF/ACG/AHA 2008 expert consensus document on reducing the gastrointestinal risks of antiplatelet therapy and NSAID use: a report of the American College of Cardiology Foundation Task Force on Expert Consensus Documents. *Am J Gastroenterol.* 2010;105:2533.

55. Melloni C et al. Conflicting results between randomized trials and observational studies on the impact of proton pump inhibitors on cardiovascular events when coadministered with dual antiplatelet therapy. *Circ Cardiovasc Qual Outcomes.* 2015;8:47–55.

56. Ali T et al. Long-term safety concerns with proton pump inhibitors. *Am J Med.* 2009;122:896.

57. Yang YX, Metz DC. Safety of proton pump inhibitor exposure. *Gastroenterology.* 2010;139:1115.

58. Laine L et al. Review article: potential gastrointestinal effects of long term acid suppression with proton pump inhibitors. *Aliment Pharmacol Ther.* 2000;14:651.

59. Williams C, McColl KE. Review article: proton pump inhibitors and bacterial overgrowth. *Aliment Pharmacol Ther.* 2006;23:3.

60. Dial S et al. Use of gastric acid-suppressive agents and the risk of community-acquired Clostridium difficile-associated disease. *JAMA.* 2005;294:2989.

61. Kwok CS et al. Risk of Clostridium difficile infection with acid suppressing drugs and antibiotics: meta-analysis. *Am J Gastroenterol.* 2012;107(7):1011–1019.

62. Janarthanan S et al. Clostridium difficile-associated diarrhea and proton pump inhibitor therapy: a meta analysis. *Am J Gastroenterol.* 2012;107(7):1001–1010.

63. Yang YX et al. Long-term proton pump inhibitor therapy and risk of hip fracture. *JAMA.* 2006;296:2947.

64. Gray SL et al. Proton pump inhibitor use, hip fracture, and change in bone mineral density in postmenopausal women results from the Women's Health Initiative. *Arch Intern Med.* 2010;170:765.

65. Kahrilas PJ et al. American Gastroenterological Association Medical Position Statement on management of gastroesophageal reflux disease. *Gastroenterology.* 2008;135:1383.

66. Targownik LE et al. The relationship between proton pump inhibitor use and longitudinal change in bone mineral density: a population-based study [corrected] from the Canadian Multicentre Osteoporosis Study (CaMos). *Am J Gastroenterol.* 2012;107(9):1361–1369.

67. Lam JR, Schneider JL, Zhao W, et al. Proton pump inhibitor and histamine 2 receptor antagonist use and vitamin B_{12} deficiency. *JAMA.* 2013;310(22):2435–2442.

68. US Food & Drug Administration. FDA Drug Safety Communication: Low magnesium levels can be associated with long-term use of Proton Pump Inhibitor drugs (PPIs). http://www.fda.gov/Drugs/DrugSafety/ucm245011 .htm. Accessed March 3, 2011.

69. Danziger J et al. Proton-pump inhibitor use is associated with low serum magnesium concentrations. *Kidney Int.* 2013;83(4):692–699.

70. Markovits N et al. The association of proton pum inhibitors and hypomagnesemia in the community setting. *J Clin Pharmcol.* 2014;54(8):889–895.

71. Sierra F et al. Systematic review: Proton pump inhibitorassociated acute interstitial nephritis. *Aliment Pharmacol Ther.* 2007;26:545.

72. McCarthy DM. Sucralfate. *N Engl J Med.* 1991;325:1017.

73. Walt RP. Misoprostol for the treatment of peptic ulcer and antiinflammatory-drug-induced gastroduodenal ulceration. *N Engl J Med.* 1992;327:1575.

74. Graham DY et al. Prevention of NSAID-induced gastric ulcer with misoprostol: multicentre, double-blind, placebocontrolled trial. *Lancet.* 1988;2:1277.

75. Wolfe MM et al. Gastrointestinal toxicity of nonsteroidal antiinflammatory drugs [published correction appears in N Engl J Med. 1999;341:548]. *N Engl J Med.* 1999;340:1888.

76. Wagstaff AJ et al. Colloidal bismuth subcitrate. A review of its pharmacodynamic and pharmacokinetic properties, and its therapeutic use in peptic ulcer disease. *Drugs.* 1988;36:132.

77. Hussar DA. New drugs: retapamulin, bismuth subcitrate potassium, and rotigotine. *J Am Pharm Assoc.* 2007;47:539.

78. Talley NJ et al. American gastroenterological association technical review on the evaluation of dyspepsia. *Gastroenterology.* 2005;129:1756.

79. Talley NJ, Holtmann G. Approach to the patient with dyspepsia and related functional gastrointestinal complaints. In: Yamada T et al, eds. *Principles of Clinical Gastroenterology.* 5th ed. Hoboken, NJ: Wiley-Blackwell; 2008:38.

80. Tack J, Talley NJ, Camilleri M, et al. Functional gastroduodenal disorders. *Gastroenterology.* 2006;130:1466.

81. Talley NJ; American Gastroenterological Association. American Gastroenterological Association medical position statement: evaluation of dyspepsia. *Gastroenterology.* 2005;129:1753.

82. Harmon RC, Peura DA. Evaluation and management of dyspepsia. *Therap Adv Gastroenterol.* 2010;3:87.

83. Camilleri M, Tack JF. Current medical treatments of dyspepsia and irritable bowel syndrome. *Gastroenterol Clin North Am.* 2010;39:481.

84. Moayyedi P et al. Pharmacological interventions for non-ulcer dyspepsia. *Cochrane Database Syst Rev.* 2006;(4):CD001960.

85. Moayyedi P et al. The efficacy of proton pump inhibitors in nonulcer dyspepsia: a systematic review and economic analysis. *Gastroenterology.* 2004;127:1329.

86. Moayyedi P et al. WITHDRAWN: Eradication of Helicobacter pylori for non-ulcer dyspepsia. *Cochrane Database Syst Rev.* 2011;(2):CD002096.

87. Soll AH, Graham DY. Peptic ulcer disease. In: Yamada T et al, eds. *Textbook of Gastroenterology.* 5th ed. Hoboken, NJ: Wiley-Blackwell; 2009:936.

88. Washington MK, Peek RM. Gastritis and gastropathy. In: Yamada T et al, eds. *Textbook of Gastroenterology.* 5th ed. Hoboken, NJ: Wiley-Blackwell; 2009:1005.

89. Chey WD et al. American College of Gastroenterology guideline on the management of Helicobacter pylori infection. *Am J Gastroenterol.* 2007;102:1808.

90. Ford AC, Axon AT. Epidemiology of Helicobacter pylori infection and public health. *Helicobacter.* 2010;15(Suppl 1):1.

91. Leung WK et al. Tumors of the stomach. In: Yamada T et al, eds. *Textbook of Gastroenterology.* 5th ed. Hoboken, NJ: Wiley-Blackwell; 2009:1026.

92. Selgrad M et al. Clinical aspects of gastric cancer and Helicobacter pylori—screening, prevention, and treatment. *Helicobacter.* 2010;15(Suppl 1):49.

93. Figura N et al. Extragastric manifestations of Helicobacter pylori infection. *Helicobacter.* 2010;15(Suppl 1):60.

94. Scarpignato C, Hunt RH. Nonsteroidal anti-inflammatory drug-related injury to the gastrointestinal tract: clinical picture, pathogenesis and prevention. *Gastroenterol Clin North Am.* 2010;39:433.

95. Lanza FL et al. Guidelines for prevention of NSAID-related ulcer complications. *Am J Gastroenterol.* 2009;104:728.

96. Malfertheiner P et al. Peptic ulcer disease. *Lancet.* 2009;374:1449.

97. Lanas A, Sopena F. Nonsteroidal anti-inflammatory drugs and lower gastrointestinal complication. *Gastroenterol Clin North Am.* 2009;38:333.

98. Laine L. Approaches to nonsteroidal anti-inflammatory drug use in the

high-risk patient. *Gastroenterology*. 2001;120:594.

99. Costa AC et al. Pathogenesis of Helicobacter pylori infection. *Helicobacter*. 2009;14(Suppl 1):15.

100. Naesdal J, Brown K. NSAID-associated adverse effects and acid control aids to prevent them: a review of current treatment options. *Drug Saf*. 2006;29:119.

101. Garcia Rodriguez LA, Tolosa LB. Risk of upper gastrointestinal complications among users of traditional NSAIDs and COXIBs in the general population. *Gastroenterology*. 2007;132:498.

102. Bjarnason I et al. Determinants of the short-term gastric damage caused by NSAIDs in man. *Aliment Pharmacol Ther*. 2007;26:95.

103. Kelly JP et al. Risk of aspirin-associated major upper gastrointestinal bleeding with enteric-coated or buffered product. *Lancet*. 1996;348:1413.

104. Cryer B. Management of patients with high gastrointestinal risk on antiplatelet therapy. *Gastroenterol Clin North Am*. 2009;38:289.

105. Glasglow RE, Mulvihill SJ. Surgery for peptic ulcer disease and postgastrectomy syndromes. In: Yamada T et al, eds. *Textbook of Gastroenterology*. 5th ed. Hoboken, NJ: Wiley-Blackwell; 2009:1054.

106. Calvet X et al. Diagnosis of Helicobacter pylori infection. *Helicobacter*. 2010;15(Suppl 1):7.

107. Gisbert JP, Abraira V. Accuracy of Helicobacter pylori diagnostic tests in patients with bleeding peptic ulcer: a systematic review and meta-analysis. *Am J Gastroenterol*. 2006;101: 848.

108. Kim MN et al. The effects of probiotics on PPI-triple therapy for Helicobacter pylori eradication. *Helicobacter*. 2008;13:261.

109. Zou J et al. Meta-analysis: Lactobacillus containing quadruple therapy versus standard triple first-line therapy for Helicobacterpylori eradication. *Helicobacter*. 2009;14:449.

110. Zou J et al. Meta-analysis: The effect of supplementation with lactoferrin on eradication rates and adverse events during Helicobacter pylori eradication therapy. *Helicobacter*. 2009;14:119.

111. Malfertheiner P et al. Current concepts in the management of Helicobacter pylori infection. The Maastricht III Consensus Report. *Gut*. 2007;56:772.

112. O'Connor A et al. Treatment of Helicobacter pylori infection 2010. *Helicobacter*. 2010;15(Suppl 1):46.

113. Gisbert JP et al. Sequential therapy for Helicobacter pylori eradication: a critical review. *J Clin Gastroenterol*. 2010;44:313.

114. Moaayyedi P, Malfertheiner P. Editorial: Sequential therapy for eradication of Helicobacter pylori: A new guiding light or a false dawn? *Am J Gastroenterol*. 2009;104:3081.

115. Gatta L et al. Global eradication rates of Helicobacter pylori infection: systematic review and meta-analysis of sequential therapy. *BMJ*. 2013;347:f4587.

116. Graham DY, Fischback L. Helicobacterpylori treatment in the era of increasing antibiotic resistance. *Gut*. 2010;59:1143.

117. Vallve M et al. Single vs. double dose of a proton pump inhibitor in triple therapy for Helicobacterpylori eradication: a meta-analysis. *Aliment Pharmacol Ther*. 2002;16:1149.

118. Janssen MJ et al. Meta-analysis: The influence of pretreatment with a proton pump inhibitor on Helicobacter pylori eradication. *Aliment Pharmacol Ther*. 2005;21:341.

119. Luther J et al. Empiric quadruple vs. triple therapy for primary treatment of Helicobacter pylori infection: Systematic review and meta-analysis of efficacy and tolerability. *Am J Gastroenterol*. 2010;105:65.

120. Jafri NS et al. Meta-analysis: sequential therapy appears superior to standard therapy for Helicobacter pylori infection in patients naive to treatment [published correction appears in Ann Intern Med. 2008;149:439]. *Ann Intern Med*. 2008;148:923.

121. Gatta L et al. Sequential therapy or triple therapy for Helicobacterpylori infection: systematic review and meta-analysis of randomized controlled trials in adults and children. *Am J Gastroenterol*. 2009;104:3069.

122. Paoluzi OA et al. Ten and eight-day sequential therapy in comparison to standard triple therapy for eradicating Helicobacter pylori infection: a randomized controlled study on efficacy and tolerability. *J Clin Gastroenterol*. 2010;44:261.

123. De Francesco V et al. Clarithromycin-resistant genotypes and eradication of Helicobacter pylori. *Ann Intern Med*. 2006;144:94.

124. Furuta T, Graham DY. Pharmacologic aspects of eradication therapy for Helicobacter pylori infection. *Gastroenterol Clin North Am*. 2010;39:465.

125. Gisbert JP et al. Helicobacter pylori first-line treatment and rescue options in patients allergic to penicillin. *Aliment Pharmacol Ther*. 2005;22:1041.

126. Gisbert JP et al. Helicobacter pylori first-line treatment and rescue option containing levofloxacin in patients allergic to penicillin. *Dig Liver Dis*. 2010;42:287.

127. Suzuki T et al. Systematic review and meta-analysis: importance of CagA status for successful eradication of Helicobacter pylori infection. *Aliment Pharmacol Ther*. 2006;24:273.

128. Padol S et al. The effect of CYP2C19 polymorphisms on H. pylori eradi-

129. cation rate in dual and triple first-line PPI therapies: a meta-analysis. *Am J Gastroenterol*. 2006;101:1467.

129. Gisbert JP. Review: Second-line rescue therapy of Helicobacter pylori infection. *Therap Adv Gastroenterol*. 2009;2:331.

130. Napolitano L. Refractory peptic ulcer disease. *Gastroenterol Clin North Am*. 2009;38:267.

131. Thomas J et al. Over-the-counter nonsteroidal antiinflammatory drugs and risk of gastrointestinal symptoms. *Am J Gastroenterol*. 2002;97:2215.

132. Vonkeman H et al. Risk management of risk management: combining proton pump inhibitors with low-dose aspirin. *Drug Healthc Patient Saf*. 2010;2:191.

133. Targownik LE et al. Selective serotonin reuptake inhibitors are associated with a modest increase in the risk of upper gastrointestinal bleeding. *Am J Gastroenterol*. 2009;104:1475.

134. Dall M et al. There is an association between selective serotonin reuptake inhibitor use and uncomplicated peptic ulcers: a population-based case-control study. *Aliment Pharmacol Ther*. 2010;32:1383.

135. Andrade C et al. Serotonin reuptake inhibitor antidepressants and abnormal bleeding: a review of clinicians and a reconsideration of mechanisms. *J Clin Psychiatry*. 2010;71:1565.

136. Sung JJ et al. Continuation of low-dose aspirin therapy in peptic ulcer bleeding: a randomized trial. *Ann Intern Med*. 2010;152:1.

137. Taha AS et al. Famotidine for the prevention of peptic ulcers and oesophagitis in patients taking low-dose aspirin (FAMOUS): Aphase III, randomised, double-blind, placebocontrolled trial. *Lancet*. 2009;374:119.

138. Bombadier C et al. Comparison of upper gastrointestinal toxicity of rofecoxib and naproxen in patients with rheumatoid arthritis. VIGOR Study Group. *N Engl J Med*. 2000; 343:1520.

139. Silverstein FE et al. Gastrointestinal toxicity with celecoxib vs nonsteroidal anti-inflammatory drugs for osteoarthritis and rheumatoid arthritis: The CLASS study: A randomized controlled trial. Celecoxib Long-term Arthritis Safety Study. *JAMA*. 2000;284:1247.

140. US Food & Drug Administration. COX-2 selective (includes Bextra, Celebrex, and Vioxx) and non-selective non-steroidal anti-inflammatory drugs (NSAIDs). http://www.fda.gov/cder/drug/infopage/cox2/default.htm. Accessed January 22, 2011.

141. White WB. Cardiovascular effects of the cyclooxygenase inhibitors. *Hypertension*. 2007;49:408.

142. Abraham NS et al. Cyclooxygenase-2 selectivity of nonsteroidal anti-inflammatory drugs and the risk of myocardial infarction and cerebrovascular accident. *Aliment Pharmacol Ther*. 2007;25:913.

143. Bresalier RS et al. Cardiovascular events associated with rofecoxib in colorectal adenoma chemoprevention trial [published correction appears in N Engl J Med. 2006;355:221]. *N Engl J Med*. 2005;352:1092.

144. Bertagnolli MM et al. Celecoxib for the prevention of sporadic colorectal adenomas. *N Engl J Med*. 2006;355:873.

145. Hippisley-Cox J, Coupland C. Risk of myocardial infarction in patients taking cyclo-oxygenase-2 inhibitors or conventional non-steroideal anti-inflammatory drugs: population based nested case-control analysis. *BMJ*. 2005;330(7504):1366.

146. Graham DJ et al. Risk of acute myocardial infarction and sudden cardiac death in patients treated with cyclo-oxygenase 2 selective and non selective non-steroidal anti-inflammatory drugs: nested case-control study. *Lancet*. 2005;365(9458):475–481.

147. Kearney PM et al. Do selective cyclo-oxygenase-2 inhibitors and traditional non-steroidal anti-inflammatory drugs increase the risk of atherothrombosis? Meta-analysis of randomised trials. *BMJ*. 2006;322:1302.

148. Antman EM et al. Use of nonsteroidal antiinflammatory drugs: an update for clinicians. A scientific statement from the American Heart Association. *Circulation*. 2007;115:1634.

149. Chan FK et al. Celecoxib versus omeprazole and diclofenac in patients with osteoarthritis and rheumatoid arthritis (CONDOR): a randomized trial. *Lancet*. 2010;376(9736):173–179.

150. Chan FK et al. Combination of a cyclo-oxygenase-2 inhibitor and a proton-pump inhibitor for prevention of recurrent ulcer bleeding in patients at very high risk: a double-blind, randomized trial. *Lancet*. 2007;369(9573):1621–1626.

151. Van Soest EM et al. Adherence to gastroprotection and the risk of NSAID-related upper gastrointestinal ulcers and haemorrhage. *Aliment Pharmacol Ther*. 2007;26:265.

152. Del Valle J. Zollinger-Ellison syndrome. In: Yamada T et al, eds. *Textbook of Gastroenterology*. 5th ed. Hoboken, NJ: Wiley-Blackwell; 2009:982.

153. Moaayyedi P, Talley NJ. Gastro-oesophageal disease. *Lancet*. 2006;367:2086.

154. Armstrong D, Sifrim D. New pharmacologic approaches in gastroesophageal reflux disease. *Gastroenterol Clin North Am*. 2010;39:393.

155. Storr M, Meining A. Pharmacologic management and treatment of gastro-esophageal reflux disease. *Dis Esophagus*. 2004;17:197.

156. Katz PO et al. Guidelines for the diagnosis and management of gastroesoph-ageal reflux disease. *Am J Gastroenterol.* 2013;108:308–328.

157. Moayyedi P, Axon AT. Review article: gastro-oesophageal reflux disease—the extent of the problem. *Aliment Pharmacol Ther.* 2005;22(Suppl 1):11.

158. DeVault KR. Review article: the role of acid suppression in patients with non-erosive reflux disease or functional heartburn. *Aliment Pharmacol Ther.* 2006;23(Suppl 1):33.

159. Locke GR 3rd et al. Prevalence and clinical spectrum of gastroesophageal reflux: a population-based study in Olmstead County Minnesota. *Gastroenterology.* 1997;112:1448.

160. Nelson SP et al. Pediatric gastroesophageal reflux disease and acid-related conditions: trends in incidence of diagnosis and acid suppression therapy. *J Med Econ.* 2009;12:348.

161. Shepherd RW et al. Gastroesophageal reflux in children: clinical profile, course and outcome with active therapy in 126 cases. *Clin Pediatr (Phila).* 1987;26:55.

162. Treem WR et al. Gastroesophageal reflux in the older child: presentation response to treatment and long-term follow-up. *Clin Pediatr (Phila).* 1991;30:435.

163. El-Serag HB et al. Childhood GERD is a risk factor for GERD in adolescents and young adults. *Am J Gastroenterol.* 2004;99:806.

164. Richter JE. Review article: the management of heartburn in pregnancy. *Aliment Pharmacol Ther.* 2005;22:749.

165. Enck P et al. Quality of life in patients with upper gastrointestinal symptoms: results from the Domestic/International Gastroenterology Surveillance Study (DIGEST). *Scand J Gasteroenterol.* 1999;231(Suppl):48.

166. Fock KM, Poh CH. Gastroesophageal reflux disease. *J Gastroenterol.* 2010;45:808.

167. Benamouzig R, Airinei G. Diet and reflux. *J Clin Gastroenterol.* 2007;41(Suppl 2):S64.

168. Holloway RH, Dent J. Pathophysiology of gastroesophageal reflux disease: lower esophageal sphincter dysfunction in gastroesophageal reflux disease. *Gastroenterol Clin North Am.* 1990;19:517.

169. Dent J et al. Mechanisms of lower oesophageal sphincter incompetence in patients with symptomatic gastrooesophageal reflux. *Gut.* 1988;29:1020.

170. Zamost BJ et al. Esophagitis in scleroderma: prevalence and risk factors. *Gastroenterology.* 1987;92:421.

171. Korsten MA et al. Chronic xerostomia increases esophageal acid exposure and is associated with esophageal injury. *Am J Med.* 1991;90:701.

172. Richter JE. Do we know the cause of reflux disease? *Eur J Gastroenterol Hepatol.* 1999;11(Suppl 1):S3.

173. Orlando RC. Pathophysiology of gastroesophageal reflux disease. *J Clin Gastroenterol.* 2008;42:584.

174. Kahrilas PJ. GERD pathogenesis, pathophysiology, and clinical manifestations. *Cleve Clin J Med.* 2003;70(Suppl 5):S4.

175. Kahrilas PJ. Clinical practice: gastroesophageal reflux disease. *N Engl J Med.* 2008;359:1700.

176. Pilotto A et al. Clinical features of reflux esophagitis in older people: a study of 840 consecutive patients. *J Am Geriatr Soc.* 2006;54:1537.

177. Sharma P. Clinical practice. Barrett's esophagus. *N Engl J Med.* 2009;361:2548.

178. Kaltenbach T et al. Are lifestyle measures effective in patients with gastro-esophageal reflux disease? *Arch Intern Med.* 2006;166:965.

179. Tytgat GN. Review article: treatment of mild and severe cases of GERD. *Aliment Pharmacol Ther.* 2002;16(Suppl 4):73.

180. Tytgat GN et al. New algorithm for the treatment of gastro-oesophageal reflux disease. *Aliment Pharmacol Ther.* 2008;27:249.

181. Haag S et al. Management of reflux symptoms with over-the-counter proton pump inhibitors: issues and proposed guidelines. *Digestion.* 2009;80:226.

182. Numans ME et al. Short-term treatment with proton-pump inhibitors as a test for gastroesophageal reflux disease: a meta-analysis of diagnostic test characteristics. *Ann Intern Med.* 2004;140:518.

183. Vakil N. Review article: how valuable are proton-pump inhibitors in estab-lishing a diagnosis of gastro-oesophageal reflux disease? *Aliment Pharmacol Ther.* 2005;22(Suppl 1): 64.

184. Younes Z, Johnson DA. Diagnostic evaluation in gastroesophageal reflux disease. *Gastroenterol Clin North Am.* 1999;28:809.

185. Savary M, Miller G. *The Esophagus: Handbook and Atlas of Endoscopy.* Solo-thurn, Switzerland: Gassman AG; 1978.

186. Lundell LR et al. Endoscopic assessment of oesophagitis: clinical and func-tional correlates and further validation of the Los Angeles classification. *Gut.* 1999;45:172.

187. Armstrong D et al. Endoscopic assessment of oesophagitis. *Gullet.* 1991;1:63.

188. Rice TW, Blackstone EH. Surgical management of gastroesophageal reflux disease. *Gastroenterol Clin North Am.* 2008;37:901.

189. Chiba N et al. Speed of healing and symptom relief in grade II to IV gastro-esophageal reflux disease: a meta-analysis. *Gastroenterology.* 1997;112:1798.

190. Kahrilas PJ et al. High-versus standard-dose ranitidine for control of heart-burn in poorly responsive acid reflux disease: a prospective, controlled trial. *Am J Gastroenterol.* 1999;94:92.

191. Hunt RH. Importance of pH control in the management of GERD. *Arch Intern Med.* 1999;159:649.

192. Richter JE et al. Efficacy and safety of esomeprazole compared with ome-prazole in GERD patients with erosive esophagitis: a randomized controlled trial. *Am J Gastroenterol.* 2001;96:656.

193. Sharma P et al. Clinical trials: healing of erosive oesophagitis with dexlan-soprazole MR, a proton pump inhibitor with a novel dual delayed-release formulation-results from two randomized controlled studies. *Aliment Pharmacol Ther.* 2009;29:731.

194. Wang KK, Sampliner RE. Updated guidelines 2008 for the diagnosis, surveil-lance and therapy of Barrett's esophagus. *Am J Gastroenterol.* 2008;103:788.

195. Falk GW. Barrett's esophagus. *Gastroenterology.* 2002;122: 1569.

196. Hansen AN et al. Long-term management of patients with symptoms of gastro-oesophageal reflux disease—a Norwegian randomised prospective study comparing the effects of esomeprazole and ranitidine treatment strategies onhealthrelated quality of life in a general practitioners setting. *Int J Clin Pract.* 2006;60:15.

197. Ros E et al. Healing of erosive esophagitis with sucralfate and cimetidine: influence of pretreatment lower esophageal sphincter pressure and serum pepsinogen I levels. *Am J Med.* 1991;91(Suppl 2A):107S.

198. Pace F et al. Systematic review: maintenance treatment of gastro-oesophageal reflux disease with proton pump inhibitors taken on-demand. *Aliment Pharmacol Ther.* 2007;26:195.

199. Bytzer P et al. Six-month trial of on-demand rabeprazole 10 mg maintains symptom relief in patients with non-erosive reflux disease. *Aliment Pharmacol Ther.* 2004;20:181.

200. Talley NJ et al. Esomeprazole 40 mg and 20 mg is efficacious in the long-term management of patients with endoscopy-negative gastro-oesophageal reflux disease: a placebo-controlled trial of on-demand therapy for 6 months. *Eur J Gastroenterol Hepatol.* 2002;14:857.

201. Scholten T et al. On-demand therapy with pantoprazole 20 mg as effective long-term management of reflux disease in patients with mild GERD: the ORION trial. *Digestion.* 2005;72:76.

202. Bigard MA, Genestin E. Treatment of patients with heartburn without endoscopic evaluation: on-demand treatment after effective continuous administration of lansoprazole 15 mg. *Aliment Pharmacol Ther.* 2005;22:635.

203. Sjostedt S et al. Daily treatment with esomeprazole is superior to that taken on-demand for maintenance of healed erosive oesophagitis. *Aliment Pharmacol Ther.* 2005;22:183.

204. Peghini PL et al. Ranitidine controls nocturnal gastric acid breakthrough on omeprazole: a controlled study in normal subjects. *Gastroenterology.* 1998;115:1335.

205. Richter JE. Review article: extraesophageal manifestations of gastro-oesophageal reflux disease. *Aliment Pharmacol Ther.* 2005;22(Suppl 1):70.

206. Oranu AC, Vaezi MF. Noncardiac chest pain: gastroesophageal reflux disease. *Med Clin North Am.* 2010;94:233.

207. Cremonini F et al. Diagnostic and therapeutic use of proton pump inhibitors in non-cardiac chest pain: a metaanalyis. *Am J Gastroenterol.* 2005;100:1226.

208. Wang WH et al. Is proton pump inhibitor testing an effective approach to diagnose gastroesophageal reflux disease in patients with noncardiac chest pain? a meta-analysis. *Arch Intern Med.* 2005;165:1222.

209. Parsons JP, Mastronade JG. Gastroesophageal reflux disease and asthma. *Curr Opin Pulm Med.* 2010;16:60.

210. Mansfield LE et al. The role of the vagus nerve in airway narrowing caused by intraesophageal hydrochloric acid provocation and esophageal distention. *Ann Allergy.* 1981;47:431.

211. Moore JM, Vaezi MF. Extraesophageal manifestations of gastroesophageal reflux disease: real or imagined? *Curr Opin Gastroenterol.* 2010;26:389.

212. Bretza J, Novey HS. Gastroesophageal reflux and asthma. *West J Med.* 1979;131:320.

213. Field SK, Sutherland LR. Does medical antireflux therapy improve asthma in asthmatics with gastroesophageal reflux? a critical review of the literature. *Chest.* 1998;114:275.

214. Mastronarde JG et al. Efficacy of esomeprazole for treatment of poorly controlled asthma. *N Engl J Med.* 2009;360:1487.

215. Chung KF, Wenzel SE, Brozek JL. International ERS/ATS Guidelines on Definition, Evaluation and Treatment of Severe Asthma. American Tho-racic Society.2013. http://www.thoracic.org/statements/resources/allergy-asthma/severe-asthma-full.pdf. Accessed May 20, 2015.

216. Richter JE. Ear, nose and throat and respiratory manifestations of gastro-esophageal reflux disease: an increasing conundrum. *Eur J Gastroen-terol Hepatol.* 2004;16:837.

217. Klinkenberg-Knol EC. Otolaryngologic manifestations of gastroesophageal reflux disease. *Scand J Gastroenterol.* 1998;225(Suppl):24.

218. Wong RK et al. ENT manifestations of gastroesophageal reflux. *Am J Gastroenterol.* 2000;95 (8 Suppl):S15.

219. Kamel PL et al. Omeprazole for the treatment of posterior laryngitis. *Am J Med.* 1994;96:321.

220. Barkun AN et al. International consensus recommendations on the management of patients with nonvariceal upper gastrointestinal bleeding. *Ann Intern Med.* 2010;152:101.

221. Gralnek IM et al. Management of acute bleeding from a peptic ulcer. *N Engl J Med.* 2008;359:928.

222. Laine L et al. Trends for incidence of hospitalization and death due to GI complications in the United States from 2001 to 2009. *Am J Gastroenterol.* 2012;107:1190–1195.

223. van Leerdam ME. Epidemiology of acute upper gastrointestinal bleeding. *Best Pract Res Clin Gastroenterol.* 2008;22:209.

224. Laine L, Peterson WL. Bleeding peptic ulcer. *N Engl J Med.* 1994;331:717.

225. Devlin JW et al. Proton pump inhibitor formulary considerations in the acutely ill. Part 2: clinical efficacy, safety, and economics. *Ann Pharmacother.* 2005;39:1844.

226. Elmunzer BJ et al. Risk stratification in upper gastrointestinal bleeding. *J Clin Gastroenterol.* 2007;41:559.

227. Pisegna JR. Treating patients with acute gastrointestinal bleeding or rebleeding. *Pharmacotherapy.* 2003;23(10 Pt 2):81S–86S.

228. Leontiadis GI et al. Proton pump inhibitor therapy for peptic ulcer bleeding: Cochrane Collaboration meta-analysis of randomized controlled trials. *Mayo Clin Proc.* 2007;82:286.

229. Leontiadis GI et al. T1942 proton pump inhibitor (PPI) therapy for peptic ulcer (PU) bleeding: an updated Cochrane meta-analysis of randomized controlled trials (RCTs) [abstract]. *Gastroenterology.* 2009;136(5 Suppl 1):A-605.

230. Bardou M et al. Meta-analysis: proton-pump inhibition in high-risk patients with acute peptic ulcer bleeding. *Aliment Pharmacol Ther.* 2005;21:677.

231. Leontiadis GI, Howden CW. Pharmacologic treatment of peptic ulcer bleeding. *Curr Treat Options Gastroenterol.* 2007;10:134.

232. Sachar H et al. Intermittent vs continuous proton pump inhibitor therapy for high-risk bleeding ulcers: a systematic review and meta-analysis. *JAMA Intern Med.* 2014;174(11):1755–1762.

233. Leontiadis GL et al. Systematic review and meta-analysis: proton pump inhibitor treatment for peptic ulcer bleeding reduces transfusion requirements and hospital stay results from the Cochrane Collaboration. *Aliment Pharmacol Ther.* 2005;22:169.

234. Lau JY et al. Omeprazole before endoscopy in patients with gastrointestinal bleeding. *N Engl J Med.* 2007;356:1631.

235. Sung JJ et al. The effect of endoscopic therapy in patients receiving omeprazole for bleeding ulcers with nonbleeding visible vessels or adherent clots: a randomized comparison. *Ann Intern Med.* 2003;139:237.

236. Ali T, Harty RF. Stress-induced ulcer bleeding in critically ill patients. *Gastroenterol Clin North Am.* 2009;38:245.

237. [No authors listed]. ASHP therapeutic guidelines on stress ulcer prophylaxis. ASHP Commission on Therapeutics and approved by the ASHP Board of Directors on November 14, 1998. *Am J Health Syst Pharm.* 1999;56:347.

238. Stollman N, Metz DC. Pathophysiology and prophylaxis of stress ulcer in intensive care unit patients. *J Crit Care.* 2005;20:35.

239. Jung R, MacLaren R. Proton-pump inhibitors for stress ulcer prophylaxis in critically ill patients. *Ann Pharmacother.* 2002;36:1929.

240. Mutlu GM et al. GI complications in patients receiving mechanical ventilation. *Chest.* 2001;119:1222.

241. Fennerty MB. Pathophysiology of the upper gastrointestinal tract in the critically ill patient: rationale for the therapeutic benefits of acid suppression. *Crit Care Med.* 2002;30(6 Suppl):S351.

242. Cook DJ et al. The attributable mortality and length of intensive care unit stay of clinically important gastrointestinal bleeding in critically ill patients. *Crit Care.* 2001;5:368.

243. Wei KL et al. Effect of oral esomeprazole on recurrent bleeding after endoscopic treatment of bleeding peptic ulcers. *J Gastroenterol Hepatol.* 2007;22:43.

244. Cook DJ et al. Risk factors for gastrointestinal bleeding in critically ill patients. *N Engl J Med.* 1994;330:377.

245. Tryba M. Riskofacute stress bleeding andnosocomialpneumonia in ventilated intensive care unit patients: sucralfate versus antacids. *Am J Med.* 1987;83(Suppl 3B):117.

246. Bresalier RS et al. Sucralfate suspension versus titrated antacid for the prevention of acute stress related gastrointestinal hemorrhage in critically ill patients. *Am J Med.* 1987;83(Suppl 3B):110.

247. Cook D et al. A comparison of sucralfate and ranitidine for the prevention of upper gastrointestinal bleeding in patients requiring mechanical ventilation. *N Engl J Med.* 1998;338:791.

248. Daley RJ et al. Prevention of stress ulceration: current trends in critical care. *Crit Care Med.* 2004;32:2008.

249. Lam NP et al. National survey of stress ulcer prophylaxis. *Crit Care Med.* 1999;27:98.

250. Cook DJ et al. Stress ulcer prophylaxis in critically ill patients. Resolving discordant meta-analyses. *JAMA.* 1996;275:308.

251. Messori A et al. Bleeding and pneumonia in intensive care patients given ranitidine and sucralfate for prevention of stress ulcer: meta-analysis of randomised controlled trials. *BMJ.* 2000;321:1103.

252. Alhazzani W et al. Proton pump inhibitors versus histamine 2 receptor antagonists for stress ulcer prophylaxis in critically ill patients: a systematic review and meta-analysis. *Crit Care Med.* 2013;41:693–705.

253. Conrad SA et al. Randomized, double-blind comparison of immediate-release omeprazole oral suspension versus intravenous cimetidine for the prevention of upper gastrointestinal bleeding in critically ill patients. *Crit Care Med.* 2005;33:760.

254. Zegerid (omeprazole/sodium bicarbonate) [package insert]. San Diego, CA: Santarus, Inc.; 2004. http://www.santarus.com/pdf/1-ZEG10272-ZEGERID-PrescribingInformation-New-FDA-Format-Final.pdf. Accessed May 20, 2011.

255. Somberg L et al. Intermittent intravenous pantoprazole and continuous cimetidine infusion: effect on gastric pH control in critically ill patients at risk of developing stress-related mucosal disease. *J Trauma.* 2008;64:1202.

256. Miano TA et al. Nosocomial pneumonia risk and stress ulcer prophylaxis: a comparison of pantoprazole vs ranitidine in cardiothoracic surgery patients. *Chest.* 2009;136(2):440–447.

257. Bateman BT et al. Type of stress ulcer prophylaxis and risk of nosocomial pneumonia in cardiac surgical patients: cohort study. *BMJ.* 2013;347:f5416.

258. Marik PE et al. Stress ulcer prophylaxis in the new millennium: a systematic review and meta-analysis. *Crit Care Med.* 2010;38:2222.

259. Heidelbaugh JJ et al. Overutilization of proton pump inhibitors: a review of cost-effectiveness and risk [published corrections appear in Am J Gastroenterol. 2009;104:1072; Am J Gastroenterol. 2009;104(Suppl 2):S39]. *Am J Gastroenterol.* 2009;104(Suppl 2):S27.

260. Erstad BL et al. Survey of stress ulcer prophylaxis. *Crit Care.* 1999;3:145.

24 第 24 章 下消化道疾病

Toyin Tofade, Benjamin Laliberte, and Charmaine Rochester-Eyeguokan

核心原则

		章节案例

炎症性肠病

①	炎症性肠病(inflammatory bowel disease,IBD)是一组慢性、特发性复发性胃肠道炎症疾病的总称。IBD 的症状主要是由黏膜免疫系统失调引起的。传统上 IBD 分为溃疡性结肠炎(ulcerative colitis,UC)和克罗恩病(Crohn's disease,CD)。	案例 24-1 案例 24-2
②	UC 是大肠的一种炎症性疾病,但可引起其他器官的功能异常。典型症状包括:腹痛、黏液脓血便和乏力。	案例 24-1(问题 1 和 2)
③	CD 常引起慢性非血性腹泻、腹痛及体重减轻。皮肤病变、关节痛、眼部炎症等肠外表现 CD 多于 UC。CD 可发生于整个消化道,但大肠及小肠最常见。	案例 24-2(问题 1)
④	UC 和 CD 的治疗分为两个方面:控制症状的诱导治疗及防止复发的维持治疗。需要根据病变范围和部位选择 IBD 诱导治疗的药物。	案例 24-1(问题 3~5 和 8)
⑤	对于局限直肠或远端结肠的 UC,美沙拉嗪(5-氨基水杨酸类)制剂局部用药(栓剂、泡沫剂、灌肠液)可有效诱导缓解。	案例 24-1(问题 6)
⑥	UC 或 CD 长期使用皮质类固醇无效,且可导致严重的不良反应。因此,皮质类固醇不用于维持治疗,而应使用其他药物。	案例 24-1(问题 7 和 9~11)
⑦	CD 诱导治疗常用皮质类固醇,维持治疗药物包括:硫唑嘌呤、英夫利昔单抗和其他药物。	案例 24-2(问题 2 和 3)
⑧	对于常规药物治疗无效的患者可使用肿瘤坏死因子阻断剂,如英夫利昔单抗等。抗肿瘤坏死因子药物价格昂贵,且有诱发感染的风险。但临床试验显示抗肿瘤坏死因子药物比其他药物更有效。	案例 24-2(问题 6)

肠易激综合征

①	肠易激综合征(irritable bowel syndrome,IBS)是一种常见病,症状包括腹痛、腹胀及排便习惯改变(腹泻、便秘等)。IBS 是一种良性疾病不会发生长期并发症。	案例 24-3(问题 1)
②	IBS 的治疗目标是改善 IBS 的总体症状,包括腹部不适、腹胀、排便习惯改变及整体感受。IBS 治疗主要根据患者的主要症状确定。对于便秘型 IBS 患者,首先推荐增加膳食纤维素含量,其次使用缓泻剂鲁比前列醇或利那洛肽。	案例 24-3(问题 2 和 3)
③	腹痛腹胀或内脏高敏感性的 IBS 患者可能对抗痉挛药物如薄荷油、山莨菪碱、低剂量三环类抗抑郁药或选择性 5-羟色胺再摄取抑制剂反应良好。	案例 24-4(问题 1)
④	对于腹泻型 IBS 患者治疗只要使用抗动力药物如洛哌丁胺。FDA 也批准对此类患者使用抗生素利福昔明和管制类阿片受体活性物 eluxadoline。	案例 24-4(问题 2)

炎症性肠病概述

炎症性肠病（inflammatory bowel disease，IBD）是一组慢性、特发性复发性胃肠道炎症疾病的总称。传统上IBD分为两类，溃疡性结肠炎（ulcerative colitis，UC）和克罗恩病（Crohn's disease，CD）[1,3,4]。发达国家IBD常见[1]。据估计美国超过150万人患有IBD，CD的发病率约为（100～200）/100 000，UC的发病率约为（205～240）/100 000[2,3]。

但是大约10%～15%的IBD患者的症状难以用此两类疾病概括[5]。UC和CD患者的特征相似（表24-1）[2,6]。高加索人IBD发病率高于非裔美国人及亚洲人。尤其是欧裔的犹太人IBD发病率高达其他人群的4倍。研究显示IBD发病率随着社会经济地位的升高而升高，发病率城市高于农村。其可能原因包括人口密度大、感染原接触及生活方式差异等。一般认为UC和CD属于青年疾病，高发年龄为15～30岁，IBD患病率似乎无明显性别差异[3,7]。

病原学

IBD的病因不清，目前认为IBD与遗传因素、慢性感染、环境因素（细菌、病毒饮食抗原）、宿主与肠道微生物相互作用及其他免疫调节异常有关[1]。目前普遍认为IBD的症状主要是由于黏膜免疫系统异常和遗传与环境因素相互作用引起的疾病。现已证实一些环境因素与IBD相关[3,8]。其中吸烟与IBD的相关性研究最广泛且结果最一致。有趣的是，吸烟对UC和CD的作用不同，吸烟者UC发病风险降低，而CD发病风险增加[9]。

病原体感染在IBD发病中的作用在过去几十年一直存在争议一些患者对于肠道免疫失调存在遗传易感性，正常菌群或致病菌可能诱发这些患者的炎症反应，从而引发IBD。虽然目前没有确定IBD与病原体之间的直接因果关系，但是针对肠道菌群的深入不研究仍在继续[3,10]。

发病机制

正常情况下，黏膜免疫系统与肠腔抗原及黏膜细菌不断接触，维持肠道免疫的可控状态。IBD发病中，遗传易感性导致肠道免疫反应失调，从而诱发自身免疫的级联反应。肠道促炎症细胞因子诱发白细胞及其他因子"攻击"肠道黏膜，导致肠黏膜水肿、溃疡及组织破坏。正常的免疫调节机制不能阻止炎症反应，疾病进一步进展的原因可能是调节或抑制细胞缺乏或T细胞数量增加，或两者同时存在[11]。研究证实促炎症细胞因子、趋化因子、前列腺素和活性氧族的增减导致了炎症反应的加重和组织的破坏[1]。

临床表现

确定IBD的严重程序需要详细询问病史、体格检查并且结合影像学及内镜检查结果。血沉增快、C-反应蛋白升高等实验室检查结果有助于辅助诊断。但是目前还没有一项标志物是IBD特异性的。

IBD肠外表现如反应性关节炎、葡萄膜炎、强直性脊柱炎、结节性皮肤坏死、原发性硬化性胆管炎等可导致严重的合并症。虽然发病率不同，UC和CD的很多肠外表现都非常类似[12]。

IBD患者常需要手术控制症状。UC患者手术可以治愈；而CD患者术后复发率很高，常与患者的疾病类型有关[13]。表24-1列出了两者的病理生理学差别[1,4,14,15]。

表 24-1

溃疡性结肠炎（UC）和克罗恩病（CD）的病理生理学差别[1,2,4,14,15,19]

疾病特征	UC	CD
年发病率	（6～12）/100 000	（5～7）/100 000
解剖部位	结肠直肠	口腔至肛门
病变分布特征	连续弥漫性黏膜病变	节段性、局限性、透壁性
肠壁	肠管缩短、皱襞消失、肠壁一般不增厚	僵硬、增厚、水肿、纤维化
大量直肠出血	常见	不常见
隐窝脓肿	常见	不常见
狭窄或窦道形成	无	常见
非干酪样肉芽肿	无	常见
肠腔狭窄	无	常见
腹部包括	无	常见
腹痛	不常见	常见
中毒性巨结肠	偶有发生	很少发生
肠癌风险	显著升高	轻度升高

溃疡性结肠炎

UC 主要表现为结肠表浅、连续性病变，可以仅直肠受累也可累及全结肠。典型的 UC 病理表现为多形核中性粒细胞聚集引起的隐窝脓肿、上皮坏死、水肿、出血及周围组织慢性炎症细胞浸润[15]。瘘管、窦道、脓肿和小肠受累很少见。炎症限于黏膜层，表现为红斑，颗粒不平，脆性增加，伴或不伴有溃疡形成。大部分 UC 患者均经历一个慢性、间断的过程。慢性血便是 UC 最常见的表现[4,15]。其他常见症状包括里急后重和腹痛。与病变限于直肠的患者相比，全结肠炎患者症状更重。一般研究都根据临床评估、内镜及影像学表现及临床评分（Truelove 或者 Whitt 评分）等确定 UC 的治疗目标[3]。轻度 UC 每日大便少于 4 次，无全身症状，红细胞沉降率（血沉，erythematous sedimentation rale，ESR）正常。中度患者每日大便 4 次以上，伴有轻微全身症状。重度患者每日血便 6 次以上，伴有发热、心动过速、贫血等全身表现，或 ESR>30mm/h[14,15]。从治疗角度讲，直肠型 UC 被认为是 UC 的一种独立类型。直肠性 UC 患者偶有以便秘为临床表现。UC 复发和缓解很常见，诱导缓解后大于 70% 的活动期患者于 1 年内复发。

克罗恩病

CD 是一种慢性透壁性、不规则肉芽肿性炎性疾病，从口腔至肛门，可累及全消化道。可有不连续的溃疡（故称"跳跃征"），瘘管形成，累及肛周。结肠受累程度不一，但末端回肠最常受累。肠道病变呈节段性，其间存在正常黏膜。

患者通常表现为腹痛、慢性腹泻，常为夜间腹泻[16]。体重下降、低热和疲劳也是常见症状。CD 主要表现为 3 种类型：炎症型、狭窄型和瘘管型。这些表现初步决定了疾病的发展过程和并发症的性质[14]。疾病早期常表现为炎症性疾病。随着结肠持续炎症瘢痕增生，回肠肠腔狭窄进而表现为狭窄或低位狭窄型。瘘管型 CD 的治疗更加困难，且常导致严重的并发症。肠-皮肤瘘和肠-直肠瘘常见，但其他类型，如肠-阴道瘘也可发生。瘘管可导致难以忍受的疼痛，并可导致感染，引发严重的社会心理应激[1,4,14]。一般研究都根据患者临床评估、内镜及影像学表现及克罗恩病活动指数（Crohn's Disease Activity Index，CDAI）评分判断疾病严重程度、复发及诱导缓解，从而确定 CD 治疗目标。确定 CD 的严重程度非常困难，但对于疾病治疗非常重要。美国胃肠病学院的指南将可自由活动能耐受经口进食且无全身毒性表现的患者定义为轻到中度；出现发热、体重减轻、恶心呕吐或显著贫血者为中到重度；难治性患者是指经正规诱导治疗后症状仍持续存在或者出现严重的全身毒性反应的患者[16]。CD 的病程进展变化较多，数年的反复发作之后可能完全缓解。

治疗

IBD 治疗方案要根据病变部位确定。此外需要考虑的是患者共患疾病、对其生活质量的影响、药物治疗依从性、生活方式（例如吸烟）、饮食习惯、患者对疾病的认知程度等因素。治疗目标应该包括：(a) 缓解症状（诱导和维持缓解，防止复发）；(b) 提高生活质量；(c) 保证良好的营养状态；(d) 降低肿瘤风险；(e) 达到黏膜愈合；(f) 避免手术或皮质类固醇长期使用[16-18]。大部分 IBD 治疗药物可以同时用于 UC 和 CD（表 24-2）。

表 24-2

炎症性肠病（IBD）的药物治疗[3,12,13,17,19,21,78,79]

药物	适应证	证据等级	推荐强度	剂量	不良反应	备注
柳氮磺吡啶	轻中度 UC 诱导	中	强	见表 24-3	恶心/呕吐、腹泻、头痛、皮疹、体液变色、贫血、肝毒性、胰腺炎、肾毒性、血小板减少	不良反应发生率高，临床应用减少
	轻中度 UC 维持	高	强			
	CD：不推荐	低	弱			
美沙拉嗪	轻中度 UC 诱导	中	强	见表 24-3	恶心/呕吐、腹泻、头痛、腹痛	直肠及远端结肠炎局部用药比口服药物更有效
	轻中度 UC 维持	高	强			
	CD：不推荐	低	弱			
奥沙拉嗪	轻中度 UC 诱导	中	强	见表 24-3	恶心/呕吐、腹泻、头痛、腹痛	
	轻中度 UC 维持	高	强			
	CD：不推荐	低	弱			
巴柳氮	同上	同上	同上	见表 24-3	同上	
皮质类固醇	UC 诱导：各种严重度 CD 诱导：各种严重度	低	强	多种剂量	高血糖、脂代谢紊乱、高血压、感染、骨质疏松、欣快感	需避免长期使用

表 24-2
炎症性肠病(IBD)的药物治疗[3,12,13,17,19,21,78,79](续)

药物	适应证	证据等级	推荐强度	剂量	不良反应	备注
布地奈德	轻中度 CD 诱导及维持	低	强	每日 9mg,维持可减为每日 6mg	同上,短期不良反应较少	使用 1 年后效用有效,激素依赖者可考虑使用
6-MP/硫唑嘌呤	UC 维持 CD 维持	低	弱	6-MP:1~1.5mg/(kg·d);AZA:1.5~2.5mg/(kg·d)	恶心/呕吐、腹泻、头痛、皮疹、骨髓抑制、肝损害、胰腺炎、致畸性	用药前常检测 TPMT 多态性;避免与黄嘌呤氧化酶抑制剂同时使用
氨甲喋呤	UC:不推荐 CD 诱导和维持	低	弱	25mg 每周 1 次皮下或肌肉注射诱导治疗,随后 15mg 每周 1 次维持	恶心/呕吐、脱发、口炎、肝损害、胰腺炎、肺纤维化、胸膜炎、致畸性	一般 6-MP/AZA 无效时考虑使用
环孢素	重度 UC 住院患者诱导 CD 不推荐	低	弱	4mg/(kg·d)连续 7 日,后口服	恶心、头痛、高血压、肾脏毒性	住院患者建议静脉用药
英夫利昔	中重度 UC 诱导	中	强	第 0、2 和 6 周 5mg/kg 静脉注射,后每 8 周 1 次	输液反应(急性或迟发性)、呼吸道感染、关节痛、恶性肿瘤、潜在感染激活(结核、乙肝、组织胞浆菌)、可能加重神经肌肉疾病及阻塞性心衰	建议按规定疗程治疗,避免不定期使用,以维持疗效避免迟发性输液反应
	中重度 CD 诱导	中	强			
	CD 维持	高	强			
	CD 瘘管	低	强			
阿达木单抗	中重度 UC 诱导	无	无	第 1 日 160mg 皮下注射,第 14 日 80mg 皮下注射,随后每 2 周 80mg 皮下注射	同上	为预充笔制剂患者可自行注射,常用于英夫利昔单抗无效或不耐受者
	中重度 CD 诱导	中	强			
	CD 维持	高	强			
	CD 瘘管	低	强			
聚乙二醇赛妥珠单抗	中重度 CD 诱导	中	强	第 0、2 和 4 周 40mg,随后每 4 周 1 次	同上	预充注射制剂可自行注射
	CD 维持	高	强			
	CD 瘘管	低	强			
Natalizumab	中重度 CD 诱导	中	弱	300mg 静脉注射每 4 周 1 次	注射部位反应、呼吸道感染、关节痛、潜在感染激活、肝毒性、疱疹性脑炎、脑膜炎、进行性多灶白质脑病	需要在 TOUCH 系统登记,由于进行性多灶白质脑病风险,药物使用收到严格控制
	CD 维持	低	弱			
Vedolizumab	中重度 UC 诱导及维持 中重度 CD 诱导及维持	无	无	第 0、2 和 6 周 300mg,随后每 8 周 1 次	注射部位反应、呼吸道感染、关节痛、潜在感染激活、进行性多灶白质脑病风险	临床研究未发现进行性多灶白质脑病,无需特殊登记系统

AZA,硫唑嘌呤;CD,克罗恩病;6-MP,6-巯基嘌呤;TPMT,巯嘌呤甲基转移酶;UC,溃疡性结肠炎。

氨基水杨酸盐

氨基水杨酸盐是有效治疗 IBD 的第一线药物。原型药物是柳氮磺胺吡啶,它由磺胺吡啶(磺胺类抗生素)通过一个偶氮与 5-氨基水杨酸(5-ASA)相连构成。磺胺吡啶作为载体与 5-ASA 结合后可避免其在上消化道即被吸收,到达下消化道后在细菌作用下裂解偶氮基,释出 5-ASA 作用于结肠。磺胺吡啶全身吸收后引起不良反应,但无任何治疗作用。许多患者由于柳氮磺胺吡啶剂量依赖性不良反应而停药,这些不良反应包括:恶心、呕吐、头痛、脱发、纳差等。其他特发性不良反应还包括过敏性皮疹、溶血性贫血、肝炎、粒细胞缺乏、胰腺炎和男性不育等。此外对磺胺或者水杨酸过敏的患者需避免使用柳氮磺胺吡啶。

为减少全身吸收提高药物释放效果,现已开发了不含磺胺基团的 5-ASA 药物。未发现不同 5-ASA 药物之间存在疗效差异[19-21]。美沙拉嗪有口服和直肠给药制剂。美沙拉嗪栓剂和灌肠剂治疗远端结肠炎的效果显著高于口服美沙拉嗪制剂或者激素灌肠[17,19,22]。5-ASA 口服联合局部给药效果显著优于单一给药方式[22]。美沙拉嗪直肠给药耐受性好,常见不良反应包括:腹痛、肠痉挛和腹部不适。灌肠和栓剂应夜间给药,最好便后使用。最近研究显示美沙拉嗪高剂量用药可提高应答反应[23]。新的 5-ASA 大剂量剂型(如 Lialda)等每日药物数量减少,但是价格较高。5-ASA 药物的不良反应见表 24-2。各种美沙拉嗪制剂之间的比较见表 24-3。

皮质类固醇

皮质类固醇是治疗中重度 IBD 患者急性发作最常用的药物[24]。皮质类固醇的抗炎作用已经非常明确,但其控制 IBD 的具体机制还不十分清楚。相当于 40~60mg 泼尼松的激素是中重度活动期 IBD 患者的一线治疗用药[25]。关于顿服与分次服、持续还是间断应用、静脉注射还是口服给药之间的区别尚无充分的资料证实。静脉注射激素剂量应相当于氢化可的松 300mg/d 或甲泼尼龙 40~60mg/d[25]。

皮质类固醇栓剂、泡沫剂和灌肠液局部用药可以用于直肠合并近端受累但 5-ASA 局部治疗不佳的患者[22]。布地奈德肠衣片已被批准用于治疗 CD。布地奈德局部抗炎活性强,但是系统生物利用度低[26]。Entocort 布地奈德肠衣制剂主要在回肠和升结肠释放。布地奈德短期激素相关不良反应少,长达 1 年使用耐受性良好[27]。与传统激素相比,布地奈德通过细胞色素 P-450-3A4 系统代谢,因此可能存在相关药物相互作用[28]。研究显示对于局限于右半结肠或回肠的轻中度 CD 布地奈德的效果与传统激素相当,因此最新的指南推荐对此类病人使用布地奈德治疗[17,29-31]。

表 24-3

氨基水杨酸类制剂

化学名(商品名)	释放方式	作用部位	用量用法
巴柳氮(Colazal)	细菌分解偶氮键	结肠	2.25g 口服,每日 3 次
美沙拉嗪(Apriso)	pH 为 6 时释放的聚合物基质包衣片	远端回肠、结肠	1.5g 空腹,晨起顿服
美沙拉嗪(Asacol HD)	pH≥7 时释放的 PH 依赖包衣片	远端回肠、结肠	1.6g 口服,每日 3 次
美沙拉嗪(Delzicol)	pH≥7 时释放的 PH 依赖包衣片	远端回肠、结肠	800mg 口服,每日 3 次,餐后 1 小时或 2 小时
美沙拉嗪(Lialda)	多基质(pH 敏感包衣片延迟释放)	远端回肠、结肠	2.4~4.8g 口服,与餐同服
美沙拉嗪(Pentasa)	微球控释	十二指肠、空肠、回肠、结肠	1g 口服,每日 4 次
美沙拉嗪栓(Canasa)	直接局部作用	直肠	1g 纳肛,睡前便后,保留至少 1~3 小时
美沙拉嗪灌肠液(Rowasa)	直接局部作用	降结肠/直肠	4g/60ml 灌肠液纳肛,睡前便后,保留至少 8 小时
奥沙拉嗪(Dipentum)	细菌分解偶氮键	结肠	500mg 口服,每日 3 次,与餐同服
柳氮磺吡啶(Azulfidine)	细菌分解偶氮键	结肠	初始剂量 500mg 口服,每日 2 次;1~2 周内剂量调整至每日 4~6g,分 3~4 次与餐同服

来源:Adapted with permission from Fernandez-Becker NQ,Moss AC. Improving delivery of aminosalicylates in ulcerative colitis:effect on patient outcomes. *Drugs*. 2008;68:1089;Drug Facts and Comparisons 4.0 [on-line] 2015. http://www.wolterskluwercdi.com/facts-comparisons-online/. Accessed August 26,2015.

免疫调节剂

硫唑嘌呤（AZA）和6-巯基嘌呤（6-MP）常用于治疗激素依赖性 IBD 或维持 IBD 缓解。AZA 转化为6-MP，后者被嘌呤甲基转移酶（thiopurine methyltransferase，TPMT）代谢为巯嘌呤苷酸，其活性成分抑制嘌呤核苷酸合成和细胞增殖，还能通过抑制自然杀伤细胞活性和细胞毒性 T 细胞功能而调节免疫反应。AZA[2~2.5mg/（kg·d）和6-MP（1~1.5m/kg·d）]用于对系统激素治疗无反应的活动性 UC 和 CD 的患者。这些药物可用于 UC 和 CD 的维持治疗，且可用于激素依赖患者的"激素替代"[16,17,32]。因为6-MP 和 AZA 起效时间长，因此常被用于皮质类固醇诱导缓解后的维持治疗。6-MP/AZA 的不良反应包括皮疹、恶心、胰腺炎和腹泻。骨髓抑制，尤其粒细胞减少可能发生较晚，临床医师应在治疗的前3个月每月监测血细胞计数，然后每3个月复查1次。治疗开始前建议检测 TPMT 活性。TPMT 活性低可导致 AZA 和6-MP 清除下降，从而增加严重骨髓抑制和肝毒性的风险。

甲氨蝶呤（methotrexate，MTX），是一种叶酸拮抗剂，影响 DNA 合成。资料表明，每周 MTX 15~25mg 肌内注射可能对初发或慢性 CD 患者有效。MTX 起效时间和治疗效果与6-MP 或 AZA 相当[33]。大多数专家和指南建议 MTX 用于6-MP 或 AZA 不耐受或难治性 CD 患者[17,34]。MTX 不良反应包括口腔炎、粒细胞减少症、恶心、过敏性肺炎、脱发和肝毒性。

环孢素（cyclosporine，CSA）可选择性抑制 T 细胞介导的免疫反应，被用于治疗严重的急性 UC[35]。由于该药物的严重不良反应，CSA 仅被用于激素治疗无效的重度 UC。一项随机对照临床试验证实 CSA2mg/（kg·d）静脉滴注与4mg/（kg·d）相比疗效相当，应答率85%[36]。抗肿瘤坏死因子抗体的使用减少了 CSA 在 IBD 的使用。

抗肿瘤坏死因子药物

英夫利昔单抗

英夫利昔单抗是一种与人肿瘤坏死因子（TNF-α）结合并中和其活性的重组嵌合单克隆抗体。英夫利昔用于其他治疗无效的中重度 UC 和 CD 患者的诱导和维持缓解治疗[37,38]。英夫利昔也是对于 CD 瘘管治疗唯一有效的药物。研究显示长期使用可以维持瘘管闭合降低手术概率[39]。一般情况下英夫利昔起效很快，数日即可起效。英夫利昔是一种单抗，可引起免疫相关的一些其不良反应。使用英夫利昔的 CD 患者中60%可检出抗抗体，抗抗体可导致输液反应的风险增加，并且治疗效果随时间延长而下降[40,41]。患者可立即发生注射反应如发热、寒战、瘙痒、荨麻疹、心肺症状。感染并发症包括肺炎、蜂窝织炎、脓毒症、胆囊炎。所有的 TNFα 阻断剂都有关于严重感染和恶性肿瘤风险的黑框警告[42]。

其他生物治疗

英夫利昔的成功使科学家们致力开发可抑制肠道促炎症因子或提高抗炎症因子的其他生物治疗药物。目前为止，已经有4种药物在美国获批用于治疗中重度 CD，包括人源化抗 α4 整合素抗体 natalizumab、全人源化抗 TNF-α 抗体阿达木单抗 adalimumab、人源化抗 TNF-α Fab 聚乙二醇化抗体赛妥珠单抗（certolizumabpegol）和人源性康 α4-整合素单抗 natalizumab 和 vedolizumab。阿达木单抗被批准用于治疗中重度 UC 和 CD，尤其是对于英夫利昔疗效下降患者更有帮助[43]。赛妥珠单抗和 natalizumab 被批准用于中重度 CD，vedolizumab 单抗被批准用于中重度 UC 和 CD。这些制剂将在案例24-2进一步讨论。

生物制剂在 IBD 治疗中的作用目前尚存在争议。多数专家认为英夫利昔单抗仍是一线治疗方案，其他生物制剂宜用于英夫利昔无效或不耐受的二线治疗[44]。

抗生素

感染因素被认为参与可 IBD 发病，因此抗生素可能在 IBD 治疗中有作用[4]。但是多数研究研究显示使用抗生素患者并不能获益，仅发现环丙沙星或甲硝唑对瘘管有效，甲硝唑对 CD 肛周疾病及 CD 术后患者有效[3,45,46]。大量长期应用甲硝唑的常见不良反应包括金属味和周围神经病变。

营养支持治疗

IBD 之所以应用营养治疗是由于饮食中抗原可刺激黏膜免疫反应[4]。肠道休息、全胃肠外营养（total parenteral nutrition，TPN）或全肠内营养对活动性 CD 患者有效。要素制剂和肽类肠内营养，似乎与 TPN 同样有效且无相关的并发症，但顺应性差限制了它的应用。此类营养支持治疗通常用于中重度儿童 CD 患者[47,48]。

支持治疗

控制 IBD 的症状对改善患者的生活质量很重要，包括减轻腹痛、控制腹泻。如果梗阻或中毒症状不明显时，洛哌丁胺或苯乙哌啶-阿托品治疗轻度症状有效[49]。症状恶化和严重腹胀提示由于不能迅速排空肠内容物导致的中毒性巨结肠。患者应监测有无铁和维生素 B_{12} 缺乏，尤其是病变广泛或手术切除者。

手术

IBD 手术治疗的适应证包括：药物治疗无效；出现穿孔、梗阻、出血、中毒性巨结肠或瘘管等并发症时；生长发育受阻时；结直肠癌患者[16,17,50]。UC 10年以上者或直肠活检证实有癌前病变者，可手术以防结肠癌变。CD 患者长需要手术治疗。

溃疡性结肠炎

病理生理及临床表现

案例 24-1

问题1：A. C.，24岁女性，大学生，间断水泻伴腹部绞痛9个月，排便后腹痛缓解。入院前8周，腹泻增至每日3~5次，为不成形大便。1周前大便渐增至每日5~10次，并发现便中带鲜血。现在大便已增至每日 12~15 次，每次的量只有约半杯，虽然每次排便量少，但她有明显的里急后重。在过去 6 个月她未到美国国外旅行过，未参加露营，也未应用过任何抗生素。她对磺胺过敏，仅偶尔口服非处方类的对乙酰氨基酚治疗头痛和身体其他部位疼痛。

A.C. 诉食欲缺乏，体重 2 个月内减轻了 4.5kg。近 4 个月右膝间断肿胀、发热及触痛，无创伤史。无皮疹和视力障碍。系统回顾、个人史、家族史无特殊。

A.C. 轻度焦虑疲惫，体形中等。升高 165cm，体重 51kg。体温 37.8℃，脉搏 105 次/min，律齐。体格检查除左膝急性关节炎和左下腹压痛外，无其他阳性体征。大便检查为水样便，红白细胞满视野，未见滋养体。大便培养和阿米巴间接血凝试验阴性。其他实验室检查结果如下：

红细胞比容（Hct）：30%

血红蛋白（Hgb）：8.1g/dl

白细胞（WBC）计数：17 500/μl；中性粒细胞（PMNs）82%

ESR：72mm/h

血浆白蛋白：2.8g/dl

谷丙转氨酶（ALT）：33U/ml

乙状结肠镜检查示，从肛门至全结肠黏膜水肿，以及颗粒不平、质脆及连续的溃疡。A.C. 的腹泻最可能是什么原因？有哪些证据？

A.C. 的表现是典型新发 UC 表现。通过病史（无出国史、近期野营史、抗生素应用）和大便检查，药物性（假膜性肠炎）和感染性（寄生虫）腹泻可排除。如前所述，UC 是直肠和结肠黏膜层的炎症[1]。其特点是，炎症不会扩散至黏膜下层，透壁性溃疡很少见。检查发现，黏膜质脆，红斑。通过乙状结肠镜及放射影像结果、病变连续分布（而非节段性的）和病变部位（直肠结肠连续性病变）可与 CD 鉴别。

A.C. 具有典型的 UC 三联征表现：慢性腹泻、直肠出血和腹痛。腹泻继发于结肠对水和电解质吸收减少，而且延缓肠内容物排空的结肠的节段性收缩减少。患者每日大便的量是判断病变严重程度的良好指标[16]。由于病情恶化，常出现大便失禁和夜间腹泻。大便通常为软便、糊状、成形，含有少量混在一起的黏液和血。由于腹泻导致水电解质吸收不良，可进一步引起脱水，体重下降和电解质紊乱。

A.C. 的直肠出血是由于长期结肠黏膜糜烂造成的，常发生于大多数 UC 患者。总的说来，大便中混有鲜血提示出病灶在结肠，血覆于大便表面提示出血在直肠或肛门。UC 导致贫血多是由于直肠出血所致。贫血可表现为失血性贫血或缺铁性贫血，与出血的急性程度有关。像 A.C. 的一样，可出现血红蛋白和血细胞比容下降。营养不良可加重慢性炎性疾病导致的低白蛋白血症。

A.C. 的腹痛和绞痛是由于结肠炎症刺激肠痉挛引起的。腹痛常伴有里急后重。就像 A.C. 那样，每次大便量很少，但排便后腹痛常可缓解。

A.C. 的关节炎和 ALT 升高提示 A.C. 存在 IBD 的肠外表现[51]。她的非特异症状（食欲缺乏、疲劳、体重下降、焦虑、心动过速）可随 UC 恶化而加重。发热、白细胞增加、ESR 增快也是炎性疾病的全身表现。补液治疗对于稳定体液平衡和维持良好的肾功能至关重要。根据 A.C. 的贫血、心动过速、ESR 升高、每日便血次数等，可认为 A.C. 的疾病严重程度为重度。

案例 24-1，问题 2： A.C. 的腹泻症状应如何控制？

治疗由溃疡性结肠炎引起的腹泻通常比较困难。对于轻-中度腹泻的患者，使用洛哌丁胺或地芬诺酯这样的止泻药可以有助于减少慢性腹泻的发生。但是，应用上述治疗时，尤其对一些重症患者要有高度的警觉，因为有可能导致中毒性巨结肠，从而危及生命或出现紧急情况。因此，重症 UC 患者最好避免使用止泻药。像欧车前这样的容积性通便药，可能会对溃疡性直肠炎导致的便秘有益[52]。

诱导缓解

皮质类固醇

案例 24-1，问题 3： 对于 A.C.，应当使用何种药物诱导缓解？

对于急性、重症溃疡性结肠炎患者，皮质类固醇是最有效的诱导缓解药物。每日最多 60mg 泼尼松可使 45%~90% 的患者临床改善或临床缓解；激素推荐剂量为每日 40~60mg 泼尼松[53]。但是皮质类固醇对于维持缓解没有益处。减少皮质类固醇不良反应的策略是快速的逐渐减量方案，一旦出现临床改善，泼尼松的剂量要每周减 5~10mg，1~2 个月减停。皮质类固醇减量过快，部分患者可出现反弹。静脉给予皮质类固醇也是一种重要的治疗方法，尤其是口服效果差的患者。远端病变的患者可应用氢化可的松灌肠剂，但 5-ASA 局部用药效果更佳。对于暴发性或难治性患者，可考虑使用生物制剂或环孢素[53]。鉴于 A.C. 处于孕龄，应首先进行妊娠试验并且考虑妊娠、哺乳等因素选择当前和随后的药物治疗方案[54]（见第 49 章）。

案例 24-1，问题 4： 医生医嘱对 A.C. 应用甲泼尼龙 40mg，静脉注射，每 6 小时 1 次。A.C. 的治疗目标是什么？

静脉注射皮质类固醇治疗 A.C. 的目的应该是取得快速的治疗反应，表现为大便次数减少、腹痛减轻、体温和心率下降。可初始给予大剂量皮质类固醇以快速缓解，随后逐渐减量以尽量减轻皮质类固醇的不良反应。

营养不良或不能经口进食 7 日以上患者应当接受胃肠外营养，直到能经口进食为止[55]。治疗时间由患者对治疗的反应而定。治疗反应良好的定义为无发热和心动过速、整体状况改善、触诊腹部压痛减轻。腹泻通常缓解，排便在每日 4 次以内。这一阶段，大便很少成型，但是已无肉眼下出血。患者可在此时接受口服泼尼松、5-ASA 类药物及易消化食物的治疗。如果患者在 72 小时内对大剂量皮质类固醇治疗没有反应,患者可能需要英夫利昔单抗或手术治疗。一旦 A. C. 的症状得以控制,治疗方案应该调整为口服激素和出院继续治疗。

口服给药

案例 24-1,问题 5: A. C. 对甲泼尼龙反应良好,无发热,腹痛减轻(0~10 分,评分 4 分),腹泻次数减少。溃疡性结肠炎患者何时需改为口服皮质类固醇治疗? 最合适的剂量是多少?

对于轻中度急性溃疡性结肠炎患者,起始治疗采用口服皮质类固醇是有效的[25]。治疗起效无症状加重时需改为口服。中重度 UC 患者,泼尼松 40mg/d 的治疗效果显著优于 20mg/d,但是 60mg/d 不能进一步提高疗效,且不良反应更多。另外,晨起顿服 40mg 泼尼松与等剂量药物分次服用(10mg,每日 4 次)相比,具有相同的效果并且更方便。

尽管皮质类固醇可有效诱导 IBD 患者缓解,但高达 50% 的患者可在 1 年后出现激素抵抗或激素依赖[24]。而且皮质类固醇与其他药物相比黏膜愈合率较低[56]。此外,皮质类固醇的不良反应很多包括高血糖、骨质疏松等,因此不建议长期使用,这些在最新的指南中均有体现[16,17]。

局部给药

案例 24-1,问题 6: 若 A. C. 病变限于远端结肠或直肠,如何治疗? 是否使用皮质类固醇局部治疗? 何时使用其他局部治疗药物?

对于轻中度急性溃疡性结肠炎患者,如果病变局限于远端结肠和直肠,使用 5-ASA 和皮质类固醇局部给药,包括栓剂、泡沫剂及保留灌肠都是有效的[22]。

理论上,使用 5-ASA 和皮质类固醇局部给药可以给病变黏膜部位提供更高的药物浓度,在发挥局部抗炎效果的同时,减少全身的不良反应。但使用皮质类固醇局部治疗直肠和远端结肠病变时也会出现不同程度但是明确的系统吸收(可高达 90%)和肾上腺抑制[57]。因此,局部用药物的疗效可能是系统和局部效应协同产生的。皮质类固醇局部应用时不良反应发生率明显较低,可能与控制轻度急性溃疡性结肠患者病情所需给药量和次数(每日 1~2 次)降低有关。

远端结肠炎和直肠炎患者应尽量选用 5-ASA 的栓剂和灌肠液,因为 5-ASA 制剂局部用药的缓解率优于皮质类固醇,且可有效维持缓解[57]。对于远端溃疡性结肠炎患者,治疗开始可给予 5-ASA 4g,每晚灌肠治疗,治疗 3~4 周后评估疗效。对于急性轻度直肠炎患者,使用 5-ASA 栓剂 1 枚,每日 2 次,持续 3~6 周治疗,通常可使病情获得充分的缓解。在治疗 2~3 周后就可以观察到病情改善,并且治疗应该持续到病情获得完全的缓解。治疗可以逐渐减为每周 2~3 次栓剂或灌肠治疗。对于远端 UC 或直肠型 UC,口服加局部给药效果优于单一用药[22]。

不良反应

案例 24-1,问题 7: 对于 A. C. 医师重点需要监测皮质类固醇的哪些不良反应?

皮质类固醇的不良反应及禁忌常常限制此类药物治疗的效果,且绝不可忽视[24]。某些皮质类固醇的不良反应对炎性肠病患者有特殊的重要意义。皮质类固醇的使用可以模拟、掩盖或加重患者症状和并发症。如皮质类固醇可能掩盖肠穿孔、腹膜炎等主要并发症。皮质类固醇其他不良反应包括高血糖症、无血管性坏死、白内障形成和中枢神经系统疾病包括情绪异常、失眠症、精神病和欣快症。

IBD 患者存在骨密度降低的风险,长期使用皮质类固醇或重骨密度降低[58,59]。这一不良反应常被忽视。一项研究显示生物利用度很低的布地奈德也存在同样的不良反应[60]。因此,推荐对皮质类固醇治疗 3 个月以上的 IBD 患者补充钙、维生素 D,也可能需要给二磷酸盐化合物。有家族史的患者(母亲患有骨质疏松),骨质流失风险很高,应给予每周 35mg 阿仑膦酸盐,每日补充 1 500mg 钙剂及 800 国际单位维生素 D。

柳氮磺吡啶和 5-ASA

案例 24-1,问题 8: A. C. 仍对口服泼尼松反应良好,但她的血糖升高至 226~445mg/dl(正常 70~110mg/dl)。医师建议试用其他药物,还可选用何种药物诱导缓解?

柳氮磺胺吡啶疗效确定并较皮质类固醇不良反应少,所以曾被认为是治疗溃疡性结肠炎病情恶化时的首选药物。但是对照试验已经表明:对于严重的急性溃疡性结肠炎患者,皮质类固醇起效要快于单独使用柳氮磺胺吡啶[4]。随着耐受性更好的其他 5-ASA 出现,柳氮磺胺吡啶的应用逐渐减少[21]。此外 A. C. 对磺胺过敏,此类患者需避免使用柳氮磺吡啶。口服 5-ASA 1.5~4.8g/d 治疗可使 40%~74% 轻中度溃疡性结肠炎患者病情缓解或者改善。每日剂量大于 2g 时,病情改善率可进一步提高[61,62]。总之,口服 5-ASA 制剂是轻-中度 UC 的一线治疗药物,而皮质类固醇则用于中重度 UC 或 5-ASA 治疗效果欠佳者。鉴于患者 A. C. 症状改善,但激素不良反应严重,因此对该患者改用口服 5-ASA 是比较合理的选择。

维持缓解

美沙拉嗪

案例 24-1,问题 9: A. C. 感觉良好,称"恢复正常"。腹痛消失,每日 2 次成形大便,无血。大部分实验室检查指标恢复正常(ESR 19mm/h,血糖 95mg/dl,白细胞 8 300/μl)。目前,她口服美沙拉嗪 800mg,每日 3 次。A. C. 的病情缓解后,应使用何种药物维持?

对于缓解期 UC 患者,口服 5-ASA 可以明显减少复发[17,19]。服用 12 个月后,5-ASA 组 65%～70%患者维持缓解[63]。如前所述,病变部位是选择 5-ASA 制剂的重要因素。数据显示在可耐受情况下,高剂量 5-ASA 缓解率更高[20,21]。相反,对于缓解期患者,口服或局部应用皮质类固醇并不能防止复发。

基于这一基本情况,A. C. 患者的美沙拉嗪应该逐渐加量至 4.8g/d,分次口服。若出现复发,可能需口服皮质类固醇药物以达重新缓解。除非出现不可耐受的不良反应,应该一直应用美沙拉嗪进行预防性治疗。尤其是证据显示长期服用美沙拉嗪可以预防结肠癌的发生[63]。

不良反应

案例 24-1,问题 10:作为 UC 维持治疗,C. M. 患者美沙拉嗪已增加至 1.2g,每日 3 次。开始高美沙拉嗪治疗后数日后,A. C. 出现食欲减退,恶心和上腹痛。导致 A. C. 这些症状的可能原因是什么?如何尽量减少这些不良反应?

A. C. 似乎发生了美沙拉嗪不良反应。尽管美沙拉嗪耐受性良好,仍有 10%～45%的患者发生美沙拉嗪不良反应。多数美沙拉嗪不良反应与剂量有关,且在开始服药早期即可出现。

要避免剂量相关的不良反应,可以让患者从低剂量起始(1～2g/d),然后逐渐加量至耐受的治疗剂量(2.4～4.8g/d)[62]。如果剂量相关不良反应发生,患者应先停药直至症状消失,然后再从低剂量开始服用。A. C. 的症状可能与药

物剂量有关。因此需要减量或暂停用药。如果可耐受,可继续逐渐加量至所需剂量。也可换用其他药物,维持疾病缓解,如免疫抑制剂等。UC 治疗的策略见图 24-1。

免疫抑制剂和生物制剂

案例 24-1,问题 11:A. C. 的美沙拉嗪减量至 800mg,每日 3 次。2 周后,A. C. 仍诉呕心、腹泻和头痛,以至于导致她错过上课或请假不能正常兼职工作。客观指标上,她过去 1 周内因食欲减退和恶心体重减轻 5kg(现体重 46kg)。此时,应考虑哪些其他治疗方法。

一些试验证实 AZA 和 6-MP 可以用于系统激素治疗无效的活动性溃疡性结肠炎患者[64,65],此类药物实际治疗效果还存在争议。尽管这些药物更多的用于 CD 患者,但其也可用于 UC 的维持病情缓解治疗(见案例 24-2,问题 3)。

美国已批准英夫利昔、阿达木单抗和 vedolizumab 用于治疗其他药物治疗无效的中重度 UC 患者,可用于诱导和维持缓解治疗。但是此类药物价格昂贵,存在不良反应,因此此类药物应用于其他治疗无效的重症患者。

环孢素 A(CSA)也可用于治疗活动性 UC。一项回顾性研究显示 CSA 的应答率在治疗 2 年后仍可达 50%[65]。CSA 与很多药物都有相互作用,并且有许多不良反应。高血压、牙龈增生、多毛症、肢体感觉异常、震颤、头痛及电解质失衡和肾毒性都很常见。A. C. 患者合理的选择是 AZA115mg/d[大约 2.5mg/(kg·d)]。可每月监测白细胞计数和肝功,并定期评价有无胰腺炎的症状和体征[66]。

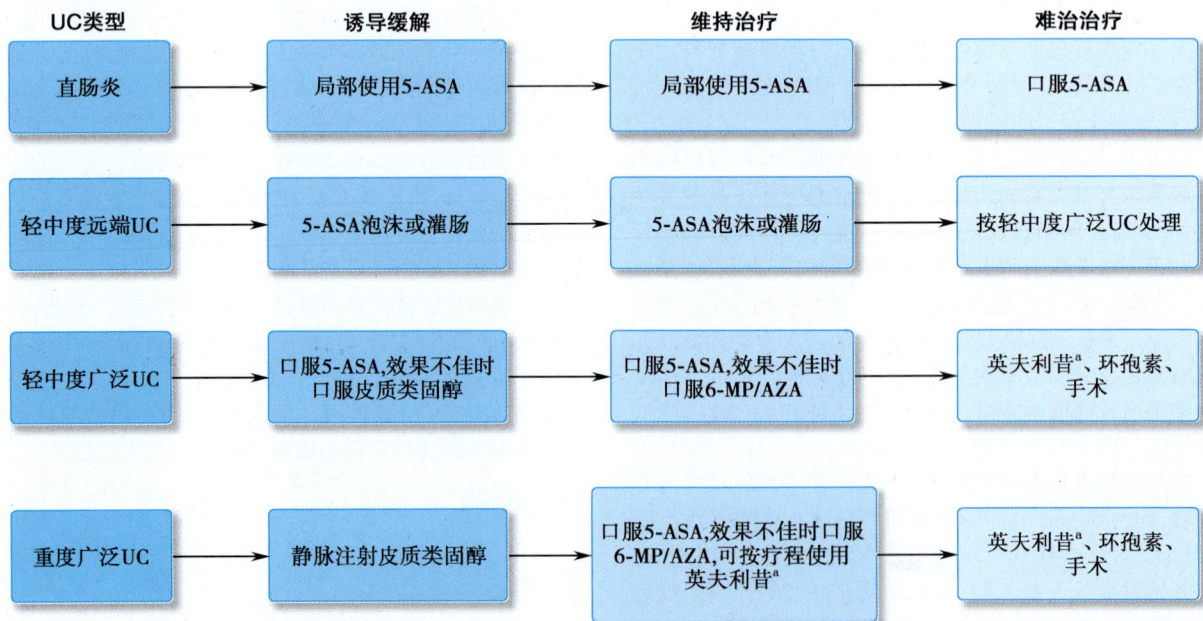

UC类型	诱导缓解	维持治疗	难治治疗
直肠炎	局部使用5-ASA	局部使用5-ASA	口服5-ASA
轻中度远端UC	5-ASA泡沫或灌肠	5-ASA泡沫或灌肠	按轻中度广泛UC处理
轻中度广泛UC	口服5-ASA,效果不佳时口服皮质类固醇	口服5-ASA,效果不佳时口服6-MP/AZA	英夫利昔[a]、环孢素、手术
重度广泛UC	静脉注射皮质类固醇	口服5-ASA,效果不佳时口服6-MP/AZA,可按疗程使用英夫利昔[a]	英夫利昔[a]、环孢素、手术

图 24-1　溃疡性结肠炎(UC)治疗流程图。[a] 对于 UC,阿达木单抗可替代英夫利昔。(来源:Bernstein CN et al. World Gastroenterology Organization Practice Guidelines for the diagnosis and management of IBD in 2010. *Inflamm Bowel Dis.* 2010;16:112;Carter MJ et al. Guidelines for the management of inflammatory bowel disease in adults. *Gut.* 2004;53(Suppl 5):V1;Kornbluth A et al. Ulcerative colitis practice guidelines in adults:American College of Gastroenterology, Practice Parameters Committee. *Am J Gastroenterol.* 2010;105:501.)

IBD 患者疫苗接种

案例 24-1,问题 12：A. C. UC 急性发作已经过去一年。她现在服用 AZA 2.5mg/（kg·d）。今天她到医师这里进行年度体检。她对在年度流感疫苗和网上看到的肺炎球菌疫苗进行了咨询。医师不确定她是否适合接种这些疫苗。A. C. 是否可以接种这些疫苗？如果可以，她可以接种哪些疫苗？

免疫调节剂和生物制剂目前是 IBD 治疗的主要药物。但两类药物的一个重要的不良反应就是感染并发症。如前所述，有报道显示使用 AZA 和英夫利昔可导致严重甚至致命的感染[42]。其中一些感染可通过疫苗接种预防[67]。不幸的是，数据显示 IBD 患者疫苗接种存在明显不足[68]。指南推荐 IBD 患者进行常规免疫接种（详见第 64 章）；如果患者既往无水痘病史，应检测水痘抗体，如果血清学阴性，应进行水痘疫苗接种。A. C. 等接受 AZA 治疗的患者应避免接种活病毒疫苗[68]。就 A. C. 而言，她应该接种季节性流感疫苗、23 价肺炎球菌多糖疫苗及乙肝疫苗。许多 IBD 患者是人类乳头瘤病毒疫苗的适宜人群，且宫颈刮片异常的发病率增加，因此接种人类乳头瘤病毒疫苗是合理的[69]。

克罗恩病

病理生理及临床表现

案例 24-2

问题 1：C. J.，30 岁，男性，既往体健。18 日以前开始出现右下腹痉挛性疼痛伴稀便（每日 4~5 次）。腹痛初为阵发性，进食后加重，排便后稍有减轻，患者发病期间有厌食症状，体重减轻 4.5kg，无视力改变，无关节痛及皮疹。无近期国外旅游史及服用抗生素史。

体格检查除带脂滴软便或水样便、潜血试验阳性外，无其他阳性体征。右下腹压痛。生命体征体温 37.8℃，脉搏 100 次/min，血压 135/75mmHg。升高 180cm，体重 80kg。主要的实验室检查包括：

HCT：28%

Hgb：9g/L

WBC：14.0×10⁹/L

ESR：60mm/h

乙状结肠镜及直肠活检阴性，便培养、难辨梭状芽孢杆菌毒素检测及滋养体检测阴性；钡灌肠显示回盲瓣水肿，回肠末端黏膜可见一不规则结节。结肠镜显示末端节段性鹅卵石样改变，中间黏膜正常。C. J. 的哪些体征、症状及实验室检查与 CD 有关？请描述一下 C. J. 的临床表现的病理生理基础。

同其他的 CD 患者一样，C. J. 有典型的三联症状：腹痛、腹泻和体重减轻[11]。他发作最频繁的右下腹痛症状，

继发于回盲部炎症。腹泻也是一个特征性的症状，与 UC 不同，CD 患者的大便多为部分成形便，大量出血并不多见。如病变仅局限在结肠，则其腹泻的性状可能与 UC 患者相同。如病变像 C. J. 一样局限在回肠，则会出现中度腹泻（每日 4~6 次）。如回盲部病变严重，则可能会导致胆盐吸收障碍，引起脂肪泻。长期 CD 患者可因食欲减退和吸收不良导致明显的体重减轻。此外 CD 患者与对照相比，维生素 B₁₂、维生素 D 等等维生素缺乏也更常见[70]。

CD 患者，特别是那些结肠受累的患者，可出现结肠出血，但它不如 UC 患者那么常见。若病变局限在小肠，则可有慢性失血，导致大便潜血试验阳性，并最终引起缺铁性贫血。大量出血常是 CD 患者后期出现并发症所致，多是由于溃疡穿透黏膜、侵及大血管所致。

C. J. 白细胞增多，ESR 升高，都说明 CD 同 UC 一样是一种系统性疾病。其肠外表现如关节炎、肝病、皮疹，在 CD 患者中出现的概率与 UC 患者相同。但一些肠外表现似乎在 UC 中更常见（如原发性胆汁性肝硬化），另一些则在 CD 中更常见（如脓皮病）[71]。

多数 CD 患者都会有反复发作性腹痛、腹泻，并且发作期逐渐延长而缓解期逐渐缩短。虽然总的来说，CD 病程在不断地进展，但仍有 10% 的患者在几次急性发作后可基本无症状[72]。另有些患者一直到瘘管形成等晚期合并症出现前的数年内都只有低热症状。CD 也可进展迅速。

诱导缓解

案例 24-2,问题 2：用什么方法可以诱导缓解 C. J. 病情呢？

因 CD 患者病程不一，故其治疗需个体化，其发病部位也是决定治疗方法的重要因素。许多研究在评估急性有症状 CD 的治疗效果时都忽略了这一点，因此其结果很难评价或比较。

皮质类固醇

皮质类固醇是治疗急性症状性 CD 应用最广泛的药物[16,24]。一篇系统性综述证实了皮质类固醇在诱导缓解中的价值[56]。一些里程碑式的临床研究表明约有 60%~80% 活动性 CD 患者对皮质类固醇治疗有应答[24]。这些药物似乎在回肠和回结肠疾病中尤其有效，可诱导中-重度 CD 患者病情缓解。目前 CD 指南也推荐使用布地奈德治疗活动性轻中度回结肠型 CD[16]。

5-ASA

尽管既往 5-ASA 被广泛用于轻中度 CD 患者，现有证据及专家意见认为 5-ASA 在 CD 中的作用有限。大型的 meta 分析比较了 5-ASA 和安慰剂的疗效，结果显示 5-ASA 对 CD 患者益处甚微，可能不具有临床意义[73]。

其他诱导药物

AZA、6-MP 和 MTX 等免疫调节剂需要数周或数月才能

起效,因此一般不单独用于治疗活动性 CD。英夫利昔对于活动性和静止期 CD 均有效[74],起效快,可单独应用。最近一项标志性研究显示联合 AZA 或单独使用英夫利昔与中重度 CD 患者无激素临床缓解及黏膜愈合密切相关[31,74]。一些新的药物也被批准用于 CD 治疗。临床研究显示阿达木单抗与英夫利昔单抗效果相当。由于两者都是强效的 TNF-α 阻断剂,因此两者的安全性和不良反应均相似[40]。此类药物也可有效治疗瘘管性 CD[75]。阿达木单抗的优势在于患者可以自行皮下注射治疗。赛妥珠单抗只含与聚乙二醇交联的 TNF-α 抗体受体,可延长体内药物作用时间,目前仅获批由于诱导和维持 CD 缓解[76]。此产品有预充注射剂型供患者自行用药。临床试验报道的感染等不良反应与其他 TNF-α 阻断剂相当。两项随机对照临床试验显示 natalizumab 对于诱导和维持中重度 CD 患者有益,但可增加进行性多灶性脑白质病(progressive multifocal leukoencephalopathy,PML)的风险,可能发生致死性的不良反应[77]。因此 natalizumab 应作为最终药物尝试使用。此外,患者需要在强制性患者等级系统(TOUCH)内注册登记才能使用,且需要避免同时接受免疫抑制治疗[78]。2014 年 vedolizumab 被批准用于 TNF-α 治疗失败的中重度 UC 或 CD 患者的诱导和维持缓解治疗。此药物的临床试验未发现有 PML 的不良反应时间,不需要严格的药物登记系统注册就可应用[79]。

医师需要权衡早期使用生物制剂的风险、费用及患者长缓解及避免手术的收益。另外需要注意的是有报道显示青年男性长期使用 AZA 和 6-MP(联合或不联合 IFX)通常可导致致命性的肝脾 T 细胞淋巴瘤[80]。CD 治疗的策略图见图 24-2。

维持缓解

案例 24-2,问题 3: 经 4 周 40mg/d 泼尼松治疗后 C. J. 的症状已减少,每日排 1~2 次成形大便,食欲增加,体重增长,腹痛、腹部压痛消失,体温正常。此时还要继续使用泼尼松吗?有什么药物对 CD 缓解后的维持治疗有效?

皮质类固醇

当泼尼松诱导 CD 缓解后,就应逐渐减少其用量[16]。减量原则通常是缓慢减量(每周减 5%~10%),数周至数月完成。一些研究证明皮质类固醇对 CD 维持缓解无效,而继续治疗许多患者依旧处于活动期。但是,一部分(25%)CD 患者需长期服用皮质类固醇预防症状复发,称为激素依赖[81]。考虑到皮质类固醇长期应用的不良反应,许多临床医师尝试应用其他药来维持缓解。

6-MP 或 AZA

6-MP 和 AZA 在 CD 维持缓解中至关重要,尤其是对于激素替代疗法。最新的指南推荐对于多数反复发作性 CD 患者(无论病变部位)及严重患者和激素依赖患者均使用

6-MP 或 AZA。在对患者密切监控的情况下,使用 6-MP 和 AZA 是相对安全的,患者受益大于风险。6-MP 和 AZA 都是 CD 患者维持缓解的一线免疫调节剂。如果此类药物无效或者不耐受,可选用 MTX 或英夫利昔维持缓解[15]。早期使用生物制剂的降阶梯疗法仍有争议[81-83]。最新的研究结果使临床专家更倾向于对高危的中重度 CD 患者初始即使用生物制剂治疗,而不是等其他药物无效后再使用生物制剂[3,21,74]。一些专家认为应对于反复发作性 CD,尤其是合并瘘管的 CD 患者早期使用英夫利昔。

总之,C. J. 应如上所说泼尼松逐渐减量,尽可能停用皮质类固醇。激素减量开始后,C. J. 应开始服用 6-MP 120mg[大约 1.5mg/(kg·d)]或 AZA200mg[约 2.5mg/(kg·d)]。由于此类药物起效时间长(通常 3~6 个月)。C. J. 患者应定期监测白细胞计数并警惕重症感染(如发热、咽喉痛或寒战)和胰腺炎(如严重上腹痛和恶心)的症状和迹象。

不良反应

案例 24-2,问题 4: 在 C. J. 泼尼松开始逐渐减量(现用量为 10mg/d)并服用 AZA6 周后,进行常规实验室检查,白细胞计数为 1 800/μl,中性粒细胞绝对值 1 100/μl。他无发热且无不适,体检无任何感染征象。为什么他白细胞减少?如何治疗?

6-MP 和 AZA 药物不良反应监测

AZA 是前体药物,在肝内转化为活性成分 6-MP。6-MP 再经黄嘌呤氧化酶,次黄嘌呤-鸟嘌呤-磷酸核糖转移酶或硫代嘌呤-S-甲基转移酶(TPMT)代谢。基因多态性决定了 TPMT 的活性。约 90% 的白人 TPMT 活性高,但其他人种 TPMT 活性居中或 TPMT 活性低[83,84]。这些人易发生 6-MP/AZA 导致的骨髓抑制,这是因为低 TPMT 活性导致了这些复合酶的代谢分流到其他酶的代谢途径上。6-硫嘌呤副产物的蓄积与白细胞的减少有关。近来已开展了 TPMT 活性的药物遗传学检测,且有效指导 AZA 或 6-MP 治疗,能降低骨髓抑制的发生率[85]。CD 的指南指出目前尚无随机对照临床试验比较药物基因组学指导的 6-MP 或 AZA 剂量与常规剂量在治疗 CD 中的差异。但是美国 FDA 推荐在用药之前进行药物遗传学检测[85]。此外有一些回顾性的研究评估了检测 6-MP 和 AZA 代谢产物的临床应用价值[86]。尽管有专家根据这些研究的数据提出了代谢产物需要的治疗浓度[如 6-硫鸟嘌呤的最佳浓度为 250~400pmol/(8×10⁸ 个红细胞)],但 CD 指南并不推荐常规检测代谢产物浓度[16]。这些检测的作用还有待进一步确定,此领域的数据会越来越多。

如果患者像 C. J. 一样出现白细胞减少,首先需要停用 AZA 药物。多数情况下数日或数周后,白细胞就会恢复正常。在极端情况下需考虑使用粒细胞集落刺激因子。C. J. 需要监测感染的症状和体征,暂停 AZA,并且密切监测 WBC 计数,可能需要每日 1 次,直至白细胞计数大于 3 000/μl。

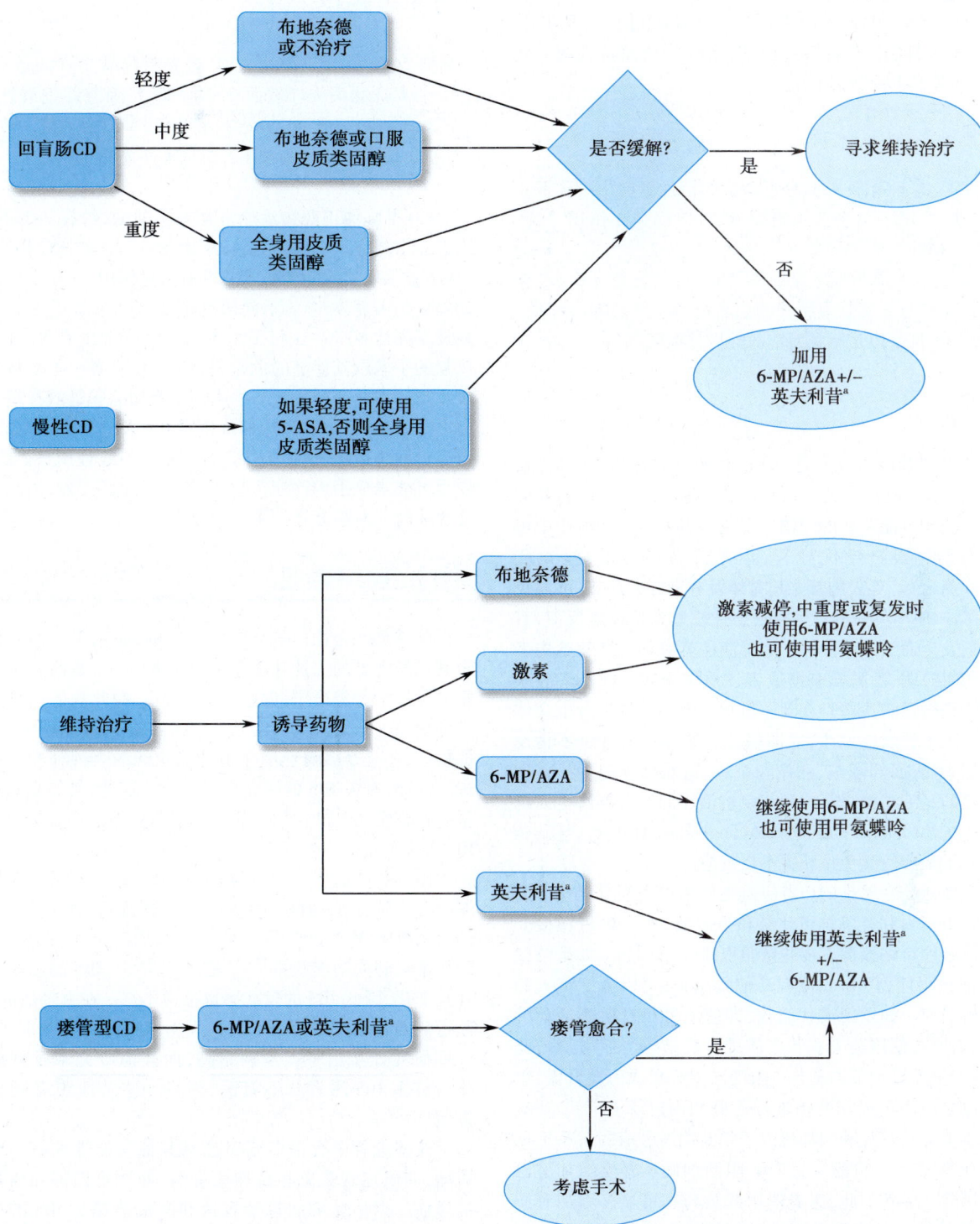

图 24-2　克罗恩病（CD）治疗流程图。[a] 对于非瘘管型 CD，阿达木单抗或赛妥珠单抗可替代英夫利昔。5-ASA，对氨基水杨酸钠；6-MP，6-巯基嘌呤；AZA，硫唑嘌呤

其他药物

案例 24-2，问题 5：2 周后 C. J. 白细胞计数恢复至正常。遗憾的是，他的 CD 症状复发；尤其是在过去 5 日里开始腹痛，腹泻次数增加。需用其他何种药物保持缓解状态？

还有一些其他免疫抑制剂可用于 CD 治疗。甲氨蝶呤（MTX）可诱和维持难治性患者缓解状态。口服 15mg/周甲氨蝶呤或肌肉/皮下注射 25mg/周可使约 40% 活动期 CD 患者临床症状改善或减少皮质类固醇剂量[87,88]。目前指南推荐对 6-MP/AZA 治疗失效或不耐受的患者才使用 MTX。一些专家认为 MTX 治疗 CD 效果不如 6-MP/AZA，但至今无两者相比较的研究。鉴于本患者明确 AZA 治疗失败，患

者可短期使用激素(泼尼松 40mg/d,6~8 周减停)联合 MTX 25mg/w。MTX 治疗开始后,患者需每日服用叶酸 1mg。MTX 抑制二氢叶酸还原酶,导致叶酸储备耗竭。此外,也可考虑生物制剂治疗。

甲硝唑

案例 24-2,问题 6:C.J. 最近这次病情加重后出现了肠-皮肤瘘,尝试了各种药物治疗方法,但都毫无作用。其他可选择的方法是什么?

最近指南认为抗生素在维持 CD 缓解方面无明显效果,但是对合并瘘管或脓肿的患者有益。甲硝唑治疗最常见的不良反应是味觉异常或外周神经病变。

英夫利昔

英夫利昔已被证实是 CD 治疗的有效药物,尤其是对于 CD 瘘管。但是在开始治疗之前,应与患者良好的共同沟通此药物可能存在的问题。尽管该药物在 CD 治疗中可能具有药物经济学优势[90],但是价格仍然很高(每年 15 000 美金)。英夫利昔尤其对瘘管有良好的疗效,可避免手术[89]。使用英夫利昔可导致急性或迟发型过敏反应,有时会危及生命。一些医师在静脉滴注英夫利昔之前给患者服用苯海拉明、乙酰氨基酚或者皮质类固醇。但是最有效的方法是缓慢滴注并且在滴注过程中密切监测患者生命体征。一旦不良反应发生,立即停止药物滴注。常见不良反应包括头痛、面部潮红、瘙痒和头昏,过敏样反应少见。同样重要的是一些接受英夫利昔单抗治疗的患者可产生人抗嵌合体抗体(human anti-chimeric antibodies,HACA),导致药物疗效下降或发生免疫相关不良反应。

重度活动性感染的患者应避免使用英夫利昔单抗。因为有报道英夫利昔单抗可使结核病复发,所有患者在接受治疗前必须行结核菌素皮肤试验以排除结核病。如果结核菌素试验阴性,且 C.J. 没有其他禁忌证,可以考虑英夫利昔单抗治疗。如发现潜伏结核,即使患者仍有疾病活动的风险,需要在使用英夫利昔之前进行抗结核治疗[91,92]。此外,鉴于报道显示英夫利昔可激活乙型肝炎或丙型肝炎,患者也应在使用英夫利昔前进行乙肝和丙肝筛查[66]。现有的关于英夫利昔等肿瘤坏死因子阻断剂与肿瘤的关系证据尚存在争议[93]。目前认为 TNF 阻断剂确实轻度增加淋巴瘤的风险。尽管如此,患者使用此类药物可显著增加有质量生存期[94]。临床医师面临的另外一个问题是长期使用后,TNF 阻断剂的疗效会下降。这可发生在使用药物数月到数年后。常用的此类药物重新起效的方法是将剂量提高至 10mg/kg 或者改用其他 TNF 阻断剂。此策略的成功率不一,且常显著增加费用[40]。最近的一篇文章对药物失效的机制进行了研究[41]。此研究检测了 155 例接受英夫利昔治疗患者血清药物谷浓度和血清抗抗体水平,结果提示对血清谷浓度降低患者提高剂量可提高疗效,而对于产生抗抗体的患者需换用其他药物。可常规检测这些标志物评估药物反应,但若得到指南推荐仍需更多数据支持。

CD 手术治疗

案例 24-2,问题 7:给予 C.J. 英夫利昔单抗 400mg/8 周后,患者症状消失。然而 2 年后,C.J. 因急性进展性右下腹痛伴腹胀、肠蠕动减少、呕吐 24 小时余入院。放射检查示回肠末段小肠梗阻。这时有手术指征吗?

CD 单纯使用药物治疗常常是不够的,约有 78% 的 CD 患者在出现症状 20 年内要行手术治疗[4]。与 UC 相比较,CD 患者手术切除病变肠管并没有治愈作用。CD 在广泛肠切除后仍可复发[72]。不同研究证实,CD 患者手术后累积复发率高达 80%。这与手术方式及病变部位有关。因此,反复的手术及其伴随的危险将伴随 CD 患者一生。特发性吸收障碍综合征的发生与手术部位及切除肠管的长短有关(如末段回肠切除后造成的维生素 B_{12} 吸收障碍)。如果患者需行回肠造瘘,他将必须进行一系列的心理调整。所以,要尽可能避免手术治疗,只有在各种治疗后无效,出现特殊合并症时才对患者进行手术治疗。

肠易激综合征

肠易激综合征(irritable bowel syndrome,IBS)是促使患者就医最常见的慢性功能紊乱性疾病之一,是西方国家严重的经济学及健康学问题。迄今为止,对此病的病理生理学和病因学知之甚少。实际上学术界关于 IBS 是一种独立的疾病,还是众多慢性消化道功能疾病的表现存在一些争论。然而,有关 IBS 的研究有了很大的进展,尤其是肠神经系统在其发病中的作用。从而使新的药物治疗方法出现在 IBS 患者面前。

IBS 被定义为"一种常见的以腹痛、腹部不适伴排便习惯改变为特征的功能性肠病"[95]。据报道,西方国家 IBS 的发病率为 3%~20%[96]。它是胃肠病学家和初级保健医师最常见到的功能疾病[97]。在这几年中,IBS 的诊断标准几经变化,因此 IBS 的发病率也报道不一。在大多数的 IBS 流行病调查研究中都证明女性发病率高,女:男约 3:1[96]。一些研究证实白种人发病率高,而其他研究未发现此规律。许多 IBS 患者从不就医,而另一些就医患者则会频繁就医[98]。

这些患者中有很多同时患有其他功能性疾病如纤维肌痛、间质性膀胱炎和精神性疾病,如严重抑郁和泛化性焦虑症。据估计美国每年直接和间接消耗于 IBS 的资金有 330 亿美元[99]。

病理生理学

虽然 IBS 的病因还不完全清楚,但有一些理论解释疾病的基础病理生理学。以前,IBS 的病因被认为是精神疾病或心身疾病。许多 IBS 患者同时伴有精神心理疾病,这也部分证实了以上观点。目前认为,心理应激可加重 IBS,但不是 IBS 的独立病因[100]。IBS 患者对结肠刺激等有内脏高敏感性。虽然伴随的焦虑和高度警觉无疑在发病过程中起作用,但这些患者对内脏刺激的反应导致腹痛,而非 IBS

患者则无症状。内脏高敏感性病因学是 IBS 研究的热点。有理论认为由于局部缺血或感染使胃肠道原本非活动性的伤害性感受器活化而导致了 IBS 患者腹痛增加[100]。其他专家提出脊髓背侧角神经元兴奋性增加导致了胃肠道的痛觉过敏。从脊髓背侧角发出的上行信号处理异常可能是 IBS 患者痛阈减低的原因。研究也表明神经递质的异常可引起 IBS 的症状。其中尤其值得注意的是 5-羟色胺（5-HT）在病因中所起的作用。人体 95% 以上的 5-HT 位于消化道，存储于许多细胞中，如肠色素细胞、神经元和平滑肌细胞。当 5-HT 释放时可触发胃肠道平滑肌收缩和舒张，同时调节胃肠道感觉功能[101]。不同的 5-HT 受体亚型可能导致不同效应。一项研究发现 IBS 患者直肠活检标本中 5-HT 信号通路异常，此发现支持 IBS 患者神经递质异常的理论[102]。胃肠道主要的 5-HT 亚型是 5-HT3 和 5-HT4。一些资料表明 IBS 患者肠道内 5-HT 水平要高于对照者[103]。因此，这些递质的受体成为 IBS 药物治疗的靶向。

另外这一种 IBS 的病理学机制为结肠动力异常。腹泻、便秘和腹胀是 IBS 常见症状。IBS 患者通常分为腹泻为主型或便秘为主型[95]。约一半的 IBS 患者餐后症状加重，腹泻为主型 IBS（diarrhea-predominant IBS，DP-IBS）患者对餐后胆囊收缩素反应增强，导致结肠推进力增加[104]。便秘为主型 IBS（constipation-predominanl IBS，CP-IBS）患者餐后结肠推进减少。以腹痛为首发症状的 IBS 患者可能由于碳水化合物发酵产气所致[105]。有研究尝试研究小肠细菌过长（导致产气增加和腹痛腹胀）与 IBS 的关系。

病因学

IBS 发病机制虽有一些理论得到共识，但其发病机制尚不清楚。一些研究者认为与感染有关的消化道黏膜炎症可能是发生 IBS 的触发因素[98]。研究显示近期有感染性胃肠炎患者中有近 30% 出现 IBS 症状，使感染因素在 IBS 发病中的作用得到认可[106]。最近的研究显示部分 IBS 患者存在小肠细菌过长[107]。正确诊断此类患者是非常重要的，因为此类患者可以通过使用抗生素治愈。身体虐待及性虐待史与 IBS 的关系也存在争议[108]。大多数 IBS 患者在情感和心理应激下症状会加重，这不足为奇，因为相同应激因素同样影响非 IBS 患者胃肠功能[109]。IBS 患者出现家族聚集提示遗传和环境因素可能在 IBS 的发病机制发挥作用[110]。此外食物不耐受（如乳糖不耐受）也可能在 IBS 发病中起一定作用，或被误诊为 IBS。

诊断

IBS 诊断比较棘手的一点是其缺乏疾病特异的生化或体格检查标志物。缺乏客观诊断标准使人们更认为 IBS 是一种心理或身心疾病。很多 IBS 患者对疾病的诊断和治疗是比较失望的[111]。患者倾向于进行很多昂贵的实验室或影像学检查以排除其他疾病，但是目前的指南建议对于不超过 50 岁且不存在报警症状的患者不需要进行过多的检查。报警症状包括：

- 腹部隐痛或绞痛，排便后不缓解
- 疲劳
- 直肠出血

- 缺铁性贫血
- 体重减轻（明显减轻或不明原因减轻）
- 发热
- 40 岁以后发病
- IBD 或结肠癌家族史
- 夜间症状（腹痛、交通，患者被疼痛唤醒）[112]

如果出现报警症状或常规检查异常（如甲状腺异常），需要进一步转诊或检查。尽管目前有很多以症状为基础的诊断标准，如罗马标准和 Manning 标准，但是这些标准均未在 IBS 进行验证，其排除或确诊的 IBS 的作用还存在争议[113]。因此，以往指南更切合实际的将 IBS 定义为腹痛或腹部不适伴随排便习惯改变，并常超过 3 个月，且无其他报警症状[114]。诊断 IBS 后应将患者进一步区分为腹泻性（IBS-D）、便秘型（IBS-C）、腹泻便秘混合型（IBS-M）或未定义型（IBD-U）[115]。IBS 患者症状常不固定不变，可在不同类型间相互转换。一些患者可能需要进行小肠细菌过长或乳糜泻检测，但不常规推荐。由于目前 IBS 无治愈方法，区分患者亚型有助于制定基于症状的治疗方法。根据图 24-3 所示策略，医师多数情况下可对患者的症状做出有效的治疗。

目前 IBS 的自然病程数据有限，一般认为 IBS 是一种良性疾病，预后良好[116]。患者的症状常时重时轻，有些患者症状则可自行消失。

治疗

患者教育

> **案例 24-3**
>
> 问题 1：V. H. ，33 岁女性，腹痛严重（1~10 分，评分 6 分），腹胀，每 3 日排坚硬球状大便。症状持续了 6 个月。V. H. 注意到通常在饱餐后出现症状，过去有焦虑病史。目前服用药物包括屈螺酮和炔雌醇。患者兄弟患有抑郁症，其余成员身体健康。她在社交场合饮酒，不吸烟或吸毒。V. H. 怀疑她的症状是癌症所致。临床医师应如何应对 V. H. 的疑问？

临床医师必须确定患者症状是真实的。良好的医患关系对于提高患者满意度，坚持治疗和减轻症状非常重要[117]。医生需向患者细心解释 IBS 预后。很多患者担心其症状是由于严重疾病如癌症引起的。对患者进行宣教和劝慰对于减轻患者的恐惧并建立该病是一种良性疾病的信心是非常重要的。在治疗计划中起始阶段即让患者参与对于其接受疾病，避免乱投医至关重要。有些患者可能出现"躯体化"的现象。躯体化是指患者的心理应激在躯体上表现出不适，在一定程度上决定了 IBS 患者就医的频率[118]。患者宣教及一些心理学技巧可减少患者躯体化，但是目前的数据还相当有限[119]。医生需要强化 IBS 不都是患者"脑子里的问题"的观念。但是，发现其他合并症或明确身体虐待或性虐待史（和可能存在的创伤后应激综合征）有助于成功治疗 IBS[116]。因此，IBS 患者的治疗计划应该包括如上所述的交互性患者教育内容，以获得患者信任。

```
                          ┌──────────┐
                          │ IBS的诊断 │
                          └──────────┘
                                │
                                ▼
  ┌──────────┐         ╭───────────────╮         ┌──────────────┐
  │评估/治疗伴随│ ◄────── │ 评估诉求、患者教育 │ ──────► │ 必要时让患者记录 │
  │的精神及其他 │         ╰───────────────╯         │ 饮食/症状日记  │
  │   疾病    │                │                 └──────────────┘
  └──────────┘                │
                              ▼
                          ◇─────────◇
                          │确定主要症状│
                          ◇─────────◇
```

便秘型(CP-IBS)
一线：缓慢增加每日膳食纤维(直到20g/d)
三线：镁剂、乳果糖、聚乙二醇、鲁比前列酮实验性治疗4~6周

腹痛型(PP-IBS)
一线：按需实验性莨菪碱治疗4~6周
二线：按需实验性双环胺治疗4~6周
三线：顽固或持续腹痛者可使用三环类抗抑郁药

腹泻型(DP-IBS)
一线：洛哌丁胺按需或预防性使用
二线：实验性地芬诺酯加阿托品治疗4~6周
三线：实验性消胆胺治疗4~6周

常规处置无效者转诊至IBS专科

部分女性IBD-DP患者可考虑使用阿洛司琼
+
无便秘症状IBS患者可使用利福昔明

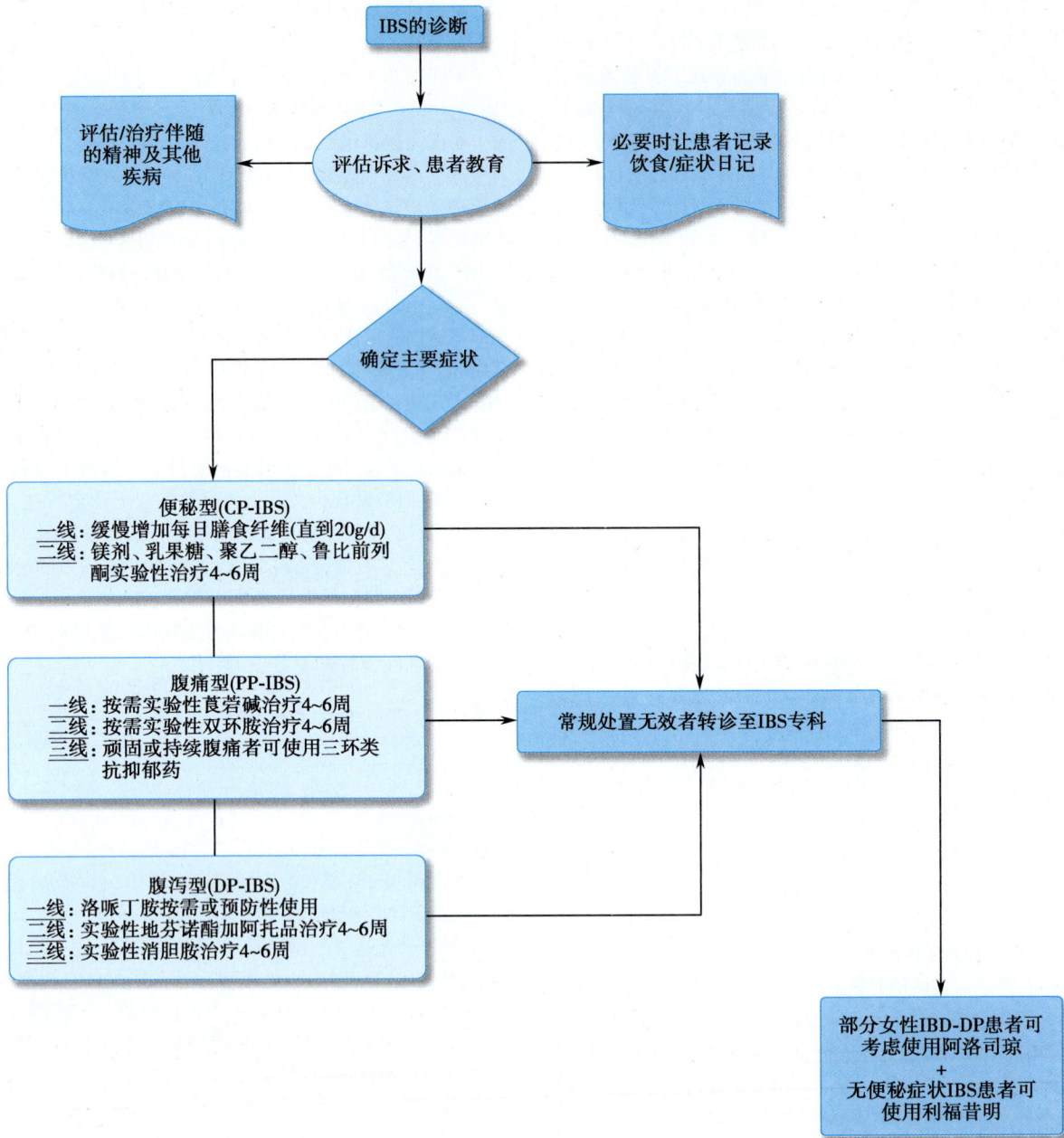

图 24-3　肠易激综合征(IBS)治疗流程图。(American College of Gastroenterology Task Force on Irritable Bowel Syndrome et al. An evidence-based position statement on the management of irritable bowel syndrome. *Am J Gastroenterol.* 2009；104(Suppl 1)：S1；Pimentel M et al. Rifaximin therapy for patients with irritable bowel syndrome without constipation. *N Engl J Med.* 2011；364：22.）

饮食和益生菌

食物不耐受可能引起与 IBS 相似的症状。乳糖不耐受患者进食奶制品后可出现腹痛、腹胀和腹泻。饮食和症状记录可以发现不耐受的食物，避免食用此类食物是有效治疗方法之一。但是，大多数 IBS 患者很难遵从饮食禁忌或者不能达到显著缓解。

无麸质饮食去除了各种麦类及谷类和加工食品中的麸质；低 FODMAP 饮食去除了如发酵性寡糖、双糖、单糖、多元醇等短链碳水化合物；此类化合物不能被 IBS 患者吸收，从而导致细菌发酵、肠道产气[120,121]。最新的指南认为无麸质饮食和低 FODMAP 可能有助于 IBS 治疗，但其在 IBS 的作用尚存在争议[114]。指南也同样认为目前没有足够的证据推荐益生元和合生元。尽管目前没有研究比较不同种类益生菌的差异，但益生菌却被证实可减轻腹胀或胀气[114]。

案例 24-3,问题 2:V. H. 在过去的 6 周内逐渐增加膳食纤维的含量。排便次数有所增加。但她仍感觉便秘无明显缓解。此外,上周出现了腹胀的新症状,治疗 V. H. 便秘型 IBS 合理的方法是什么?

便秘型 IBS 患者增加膳食纤维可改善症状。最近的一项临床研究显示与安慰剂对照相比,车前子治疗 3 个月可显著改善便秘型 IBS 患者的症状[122]。麸质等不溶性纤维可以加重腹胀、绞痛和胀气[114]。需要告知患者大剂量的膳食纤维可导致腹部胀气和腹胀,目前仍缺乏 IBS 患者使用膳食纤维的客观性长期获益的证据。

应该鼓励 V. H. 记录每日食谱以确定是否有乳糖不耐受。目前尚无充分证据对 IBS 患者推荐无麸质饮食或低 FODMAP 饮食。她可以考虑服用益生菌,但是哪种益生菌更好尚无证据。如果选择纤维素治疗便秘,她应该服用可溶性纤维如欧车前,而不适麸质纤维,以避免腹部胀气及腹胀。

案例 24-3,问题 3:V. H. 诊断为 IBS-C 已经几个月了。她参加了几项非处方药的治疗试验,有的耐受性差,有的效果不佳。治疗 V. H. 便秘型 IBS 其他的方法是什么?

便秘型 IBS 患者的药物治疗

膳食纤维治疗失败的便秘型 IBS 患者可使用其他的缓泻剂缓解症状。此类药物包括:镁盐、乳果糖、番泻叶和不含电解质的聚乙二醇等。聚乙二醇可增加青年便秘型 IBS 患者的排便次数,但对于腹痛或腹胀无明显效果[123]。目前很少有设计良好的研究缓泻剂在 IBS 中作用的临床研究。此类药物一般耐受性良好,但偶尔可引起腹胀。渗透性通便药其他的不良反应包括腹泻、味觉障碍和高镁血症(尤其是肾脏损害患者)。虽然缓泻剂可缓解便秘,但对于腹痛无效。因此很多患者仍需要其他药物治疗。

替加色罗

刺激 5-HT4 受体可加速肠道运动,被用于 IBS-C 的治疗。首个此类药物替加色罗最早被美国 FDA 批准用于女性 IBS-C。替加色罗是 5-HT4 的受体的部分激动剂,被用于治疗女性超过 3 个月以上的 IBS-C[124]。临床研究显示该药物可改善症状,尽管作用比较微弱。但随后 FDA 分析显示该药物可增加心梗、卒中及不稳定心绞痛的风险。2008 年 4 月,药品生产商停产此药并退出市场。

鲁比前列酮

鲁比前列酮是氯离子通道(ClC-2 通道)激活剂,可增加肠道液体分泌,发挥缓泻作用。美国 FDA 批准该药治疗 18 岁以上的女性 IBS-C 患者。此药物有多种胃肠道作用,可增加小肠及大肠的传输时间,降低胃排空[125]。鲁比前列

酮的治疗 IBS-C 剂量是 $8\mu g$ 口服,每日 2 次。低于其治疗特发性慢性便秘的剂量。机械肠梗阻是鲁比前列酮的禁忌证[126]。最近两项比较鲁比前列酮和安慰剂治疗女性便秘型 IBS 的临床研究显示,鲁比前列酮对于改善患者对便秘的总体感觉有微弱的作用(17.9% vs 10.1, $P = 0.001$)[127]。鲁比前列酮的不良反应包括恶心和呕吐,在治疗 IBS-C 的剂量水平此类不良反应发生率低,而且可以通过药物和食物一起服用减轻[125]。此研究纳入的男性 IBS-C 患者很少,不足以明确证实该药对男性 IBS-C 的治疗作用。由于在动物体内存在致畸性,生产厂商推荐在妇女用药前进行妊娠检测,除外怀孕,并在用药期间采取有效的避孕措施[126]。此药物的价格明显高于常规缓泻剂,一般用于其他药物无效的 IBS-C 患者。

利那洛肽

利那洛肽是鸟苷酸环化酶(GC-C)的激动剂,与其代谢产物一起与 GC-C 受体结合,作用于肠腔表面的肠上皮细胞增加细胞内环鸟苷酸单磷酸盐(cGMP)的浓度[128]。cGMP 浓度升高可以刺激氯离子和碳酸氢盐的分泌,使肠道内液体分泌和肠蠕动增加,减轻腹痛。

基于两项随机双盲安慰剂对照的Ⅲ期临床试验结果,利那洛肽被批准用于治疗 IBS[129,130]。两项临床试验结果显示服用利那洛肽的患者与对照组相比腹痛、腹部不适、腹胀等症状可以轻微但是显著的减轻,并且排便不利、便秘、大便性状均有些许改善[129,130]。停用利那洛肽的患者再次出现腹痛和排便减少,但是没有出现反跳现象[130]。利那洛肽被批准用于 18 岁以上男性或女性便秘患者,每日剂量 $290\mu g$,早餐前 30 分钟服用。药品说明有黑框警示提示该药禁用于 6 岁以下患者和机械性肠梗阻患者。由于青年小鼠曾出现脱水致死的现象,因此 6~17 岁患者应避免使用该药物[128]。由于药物全身吸收较少,药物相互作用风险较低。主要的不良反应包括腹泻、腹痛和腹胀。

目前没有鲁比前列酮和利那洛肽的头对头比较研究,V. H. 可同时使用两种药物任意一种。因此 V. H. 可以每日同餐口服 $8\mu g$ 鲁比前列酮或早餐前 30 分钟每日口服利那洛肽 $290\mu g$。

IBS 相关性疼痛及腹胀

案例 24-4

问题 1:L. K. ,38 岁,女性,有长期腹痛和间断腹泻病史。她是一家大型软件公司的销售代表,并定期应召做会议汇报。她发现在做汇报之前常有突发腹痛和腹泻的症状。患者过去有纤维肌痛的病史,表现为慢性疲劳。无其他健康问题,未服药。无药物过敏史。患者无烟酒嗜好,无毒物接触史。她进行了全面检查,包括结肠镜、上消化道内镜(达小肠部位)、腹部计算机断层扫描、血电解质、甲状腺功能和大便检查,以上检查均阴性。L K. 的消化科医师诊断她为 IBS。目前她每日排

1~2 次软便，无油滴或恶臭。每日腹痛数次（疼痛评分 7 分，1~10 分），可伴或不伴有腹泻。疼痛为刺痛或绞痛。她未注意到进食与腹痛存在时间关联或何种食物会加重腹痛。L. K. 的腹痛需何种药物治疗？这些药物的不良反应有哪些？

解痉药

通过抗胆碱能通路使平滑肌松弛的药物早已用于 IBS 的治疗。在美国，两种最常见的解痉剂处方药物为莨菪碱和双环维林，两者具有显著的抗胆碱能作用[98]。解痉剂治疗 IBS 的临床研究普遍存在样本量小及其他方法学问题。近来几篇 meta 分析在该领域提出一些看法。这些 meta 分析的总体结论认为此类药物与安慰剂相比缓解 IBS 腹痛的作用明显，但是对于其他 IBS 症状无明显效果[131]。但是不同药物的疗效却差异显著。而且很多试验药物在美国未上市销售。目前的指南推荐解痉药物用于 IBS 的腹痛和腹胀症状。鉴于此类药物的抗胆碱能不良反应，如果使用此类药物，一些专家建议按需服用而非连续用药[109]。薄荷油胶囊也具有松弛平滑肌的作用，一些试验证实薄荷油也可缓解 IBS 患者的腹痛症状[132]。

抗抑郁药

目前指南推荐对于持续性腹痛的 IBS 患者使用三环类或者 5-羟色胺再摄取抑制剂治疗[114]。此类药物的镇痛作用非常明确，可通过相同的机制缓解 IBS 患者的腹痛、腹胀症状及改善总体感觉。一项 meta 分析对此类药物的作用进行了总体分析，结果发现三环类抗抑郁药可有效地改善 IBS 患者的腹痛及腹胀症状[133]。三环类药物治疗 IBS 无量效关系，小剂量即可缓解腹痛及腹泻症状（阿米替林每晚睡前 10~25mg 口服）。需使用 3 个月目标剂量（阿米替林 50mg）无效才可判定此类药物无效。仲氨类三环抗抑郁药与叔氨类相比耐受性更好，抗胆碱能不良反应轻微（嗜睡、口干眼干、尿潴留及体重增加等）。5-羟色胺再摄取抑制剂在 IBS 的作用存在争议，缺乏明确的疗效证据[134]。虽然如此，指南认为 5-羟色胺再摄取抑制剂也是治疗 IBS 腹痛腹胀可考虑使用的药物。其他抗抑郁药物治疗 IBS 的研究有限。一项探索性研究显示度乐西汀也可以缓解患者腹泻和腹痛的症状，但仍需更多的证据才能推荐此类药物治疗 IBS[135]。去甲阿密替林起始剂量为 10mg 睡前口服，并且逐渐调整剂量至缓解症状且无不良反应。

腹泻型 IBS

案例 24-4，问题 2： LK. 开始去甲替林 25mg 睡前口服治疗 2 周后，腹痛和疲乏症状明显缓解。她说现在睡觉质量比以前好，腹痛评分为 2 分（0~10 分）。腹泻也稍有缓解，但每次做汇报前都要腹泻。还有其他治疗 IBS-D 的方法吗？这些药物的利弊何在？

常规止泻药

IBS-D 患者小肠和结肠蠕动加快；因此抑制结肠蠕动的药物应对缓解腹泻有效[136]。洛哌丁胺是阿片样物质激动剂，进入中枢神经系统能力差，是治疗 IBS-D 较好的药物。Meta 分析发现洛派丁胺是一种对于改善腹泻症状和改善一些患者的整体状态有效的药物[137]。如解痉药一样，止泻药也应按需用药而非计划用药（如需要时，可 2~4mg 口服，最多每日 4 次）。应激时或如厕困难时预防用药尤其有效。由于地芬诺酯会增加抗胆碱能药物不良反应，所以通常被认为是二线药物。考来烯胺偶尔用于治疗难治性 IBS-D，尤其用于怀疑胆汁酸吸收不良时[138]。此药物由于味道不佳，耐受性差。考来稀胺有许多药物相互作用，临床医师一定要注意。

阿洛司琼

阿洛司琼是强效的 5-HT3 受体拮抗剂，可减慢肠道运输时间，增加肠腔内钠离子吸收，减少小肠分泌[139]。便秘是这些研究中最常见的药物不良反应（约 30% 的患者），约 10% 患者因此退出试验。上市后监测显示此药有导致肠梗阻和缺血性结肠炎的报道[140]。此药 2000 年 11 月被主动撤出市场。因众多患者团体的游说，阿洛司琼于 2002 年 6 月再次上市，但使用受限制。医师处方必须在生产厂商处登记，患者必须签署患者-医师知情同意书并且有一份书面的服药方法指南。阿洛司琼新的起始剂是第 1 个月口服 0.5mg 每日 2 次。如果 4 周后患者耐受性好但腹泻控制不佳，药物剂量可加至 1mg，每日 2 次[141]。若患者有便秘、肠梗阻或缺血性结肠炎、炎症性肠病或血栓疾病病史，则禁用此药，这一点必须非常注意。若患者出现便秘、缺血性结肠炎症状，如新发或腹痛加重、血便或大便带血等必须立即停药。最新的上市后药物安全性监测显示此药导致缺血性肠炎的发生率总体很低[142]。

新的治疗方法

2015 年 5 月美国 FDA 批准了利福昔明和 eluxadoline 两种药物治疗腹泻型 IBS。既往利福昔明被批准用于旅行者腹泻。由于有证据显示胃肠道细菌感染与 IBS 症状相关，因此有学者推测小肠细菌过长参与了 IBS 的发病。两项小规模临床研究显示肠道不吸收药物利福昔明可以改善 IBS 总体症状，且作用可长达 10 周[143,144]。最近发表了一篇包含 2 项随机双盲安慰剂对照的利福昔明治疗 IBS（便秘型）临床研究的报道[145]。研究显示与安慰剂相比，利福昔明（550mg，每日 3 次，治疗 14 天）可以在治疗后 4 周内显著改善 IBS 的总体症状。虽然此研究患者症状改善并不十分突出，但具有临床意义。现已批准对 IBS-D 患者使用利福昔明（550mg，每日 3 次，治疗 14 日）。如果患者治疗后复发可进行第二次治疗[146]。IBS-D 患者使用利福昔明治疗的常见不良反应为恶心和 ALT 升高。对于严重肝损害的患者应慎用利福昔明[146]。

Eluxadoline 是一种极少吸收的 μ-阿片受体激动剂和 d-阿片受体拮抗剂。研究显示同时激动 μ-阿片受体和拮抗

d-阿片受体可减轻患者腹痛及腹泻[147]。

Eluxadoline 用于治疗 IBS-D 的批准剂量为 100mg, 每日 2 次, 与食物同服; 对于不耐受 100mg 患者、胆囊术后患者、中重度肝损害者或使用有机阴离子转运多肽抑制剂患者, eluxadoline 可减至 75mg[148]。Ⅱ期临床研究显示使用 eluxadoline 患者临床反应更好, 腹痛减轻, 大便形状改善, 且无明显便秘风险[148]。Eluxadoline 常见副作用包括便秘、恶心、腹痛, 最严重的不良反应是有引起 Oddi 括约肌痉挛的风险, 可能会导致胰腺炎[148]。既往有胆道梗阻、胰腺炎、严重肝损害或严重便秘患者及每日饮酒超过 3 杯者需避免使用 elexadoline。患者应咨询医师, 避免长期与 eluxadoline 同时使用阿洛司琼和洛哌丁胺, 但可按需短期使用。如果患者出现便秘, 应立即停用洛哌丁胺。便秘超过 4 日时, 需停用 eluxadoline。患者也需避免与 eluxadoline 同时使用抗胆碱能及抗阿片类受体拮抗剂, 以免引起便秘。需要提醒的是 eluxadoline 有潜在的药物成瘾性[148]。

针对 L. K. 的情况, 在重大活动前使用洛哌丁胺 2mg 缓解症状是合理的治疗方案。若他的症状加重或药物失去效果, 可使用 eluxadoline 100mg, 每日 2 次, 与食物同服进行治疗; 如 eluxadoline 无效, 也可考虑利福昔明(550mg, 每日 3 次, 治疗 14 日)。需建议患者不要长期同时使用以上两种药物, 如果便秘 4 日以上, 需停用 eluxadoline。

(郭长存 译, 韩英 审校)

参考文献

1. Abraham C, Cho JH. Inflammatory bowel disease. *N Engl J Med*. 2009;361:2066.
2. Loftus CG et al. Update on the incidence and prevalence of Crohn's disease and ulcerative colitis in Olmsted County, Minnesota, 1940–2000. *Inflamm Bowel Dis*. 2007;13:254.
3. Talley NJ et al; American College of Gastroenterology IBD Task Force. An evidence-based systematic review on medical therapies for inflammatory bowel disease. *Am J Gastroenterol*. 2011:106:S2–S25.
4. Podolsky DK. Inflammatory bowel disease. *N Engl J Med*. 2002;347:417.
5. Tremaine WJ. Review article: indeterminate colitis—definition, diagnosis and management. *Aliment Pharmacol Ther*. 2007;25:13.
6. Melum E et al. Genome-wide association studies—a summary for the clinical gastroenterologist. *World J Gastroenterol*. 2009;15:5377.
7. Pardi DS et al. Treatment of inflammatory bowel disease in the elderly: an update. *Drugs Aging*. 2002;19:355.
8. Marks DJ et al. Defective acute inflammation in Crohn's disease: a clinical investigation. *Lancet*. 2006;367:668.
9. Birrenbach T, Böcker U. Inflammatory bowel disease and smoking: a review of epidemiology, pathophysiology, and therapeutic implications. *Inflamm Bowel Dis*. 2004;10:848.
10. Eckburg PB, Relman DA. The role of microbes in Crohn's disease. *Clin Infect Dis*. 2007;44:256.
11. Liu ZJ et al. Potential role of Th17 cells in the pathogenesis of inflammatory bowel disease. *World J Gastroenterol*. 2009;15:5784.
12. Bernstein CN et al. World Gastroenterology Organization Practice Guidelines for the diagnosis and management of IBD in 2010. *Inflamm Bowel Dis*. 2010;16:112.
13. Carter MJ et al. Guidelines for the management of inflammatory bowel disease in adults. *Gut*. 2004;53(Suppl 5):V1.
14. Kornbluth A et al. Ulcerative colitis practice guidelines in adults: American College of Gastroenterology, Practice Parameters Committee. *Am J Gastroenterol*. 2010;105:501.
15. Terdiman JP. Prevention of postoperative recurrence in Crohn's disease. *Clin Gastroenterol Hepatol*. 2008;6:616.
16. Ardizzone S et al. Extraintestinal manifestations of inflammatory bowel disease. *Dig Liver Dis*. 2008;40(Suppl 2):S253.
17. Lichtenstein GR et al. Management of Crohn's disease in adults. *Am J Gastroenterol*. 2009;104:465.
18. Sandborn WJ. What's new: innovative concepts in inflammatory bowel disease. *Colorectal Dis*. 2006;8(Suppl 1):3.
19. Hoentjen F et al. Update on the management of ulcerative colitis. *Curr Gastroenterol Rep*. 2011;13:475.
20. Fernandez-Becker NQ, Moss AC. Improving delivery of aminosalicylates in ulcerative colitis: effect on patient outcomes. *Drugs*. 2008;68:1089.
21. Drug Facts and Comparisons 4.0 [on-line] 2010.http://www.wolterskluwercdi.com/facts-comparisons-online/ . Accessed January 27, 2011.
22. Regueiro M et al. Clinical guidelines for the medical management of left-sided ulcerative colitis and ulcerative proctitis: summary statement. *Inflamm Bowel Dis*. 2006;12:972.
23. Katz S et al. 5-ASA dose-response: maximizing efficacy and adherence. *Gastroenterol Hepatol (NY)*. 2010;6(2, Suppl 3):1.
24. Irving PM et al. Review article: appropriate use of corticosteroids in Crohn's disease [published correction appears in *Aliment Pharmacol Ther*. 2008;27:528]. *Aliment Pharmacol Ther*. 2007;26:313.
25. Lichtenstein GR et al. American Gastroenterological Association Institute technical review on corticosteroids, immunomodulators, and infliximab in inflammatory bowel disease. *Gastroenterology*. 2006;130:940.
26. Entocort [product information]. Sodertalje, Sweden: AstraZeneca, Inc; June 2009.
27. Lichtenstein GR et al. Oral budesonide for maintenance of remission of Crohn's disease: a pooled safety analysis. *Aliment Pharmacol Ther*. 2009;29:643.
28. Edsbäcker S, Andersson T. Pharmacokinetics of budesonide (Entocort EC) capsules for Crohn's disease. *Clin Pharmacokinet*. 2004;43:803.
29. Hofer KN. Oral budesonide in the management of Crohn's disease. *Ann Pharmacother*. 2003;37:1457.
30. Kane SV et al. The effectiveness of budesonide therapy for Crohn's disease. *Aliment Pharmacol Ther*. 2002;16:1509.
31. Buchner AM et al. Update on the Management of Crohn's Disease. *Curr Gastroeterol Rep*. 2011;13:465.
32. Plevy SE. Corticosteroid-sparing treatments in patients with Crohn's disease. *Am J Gastroenterol*. 2002;97:1607.
33. Ardizzone S et al. Comparison between methotrexate and azathioprine in the treatment of chronic active Crohn's disease: a randomised, investigator-blind study. *Dig Liver Dis*. 2003;35:619.
34. Terdiman JP et al. Guideline on the use of thiopurines, methotrexate, and Anti-TNF-α biologic drugs for the induction and maintenance of remission in inflammatory Crohn's disease. *Gastroenterology*. 2013;145:1459.
35. Farrell RJ, Peppercorn MA. Ulcerative colitis. *Lancet*. 2002;359:331.
36. Van Assche G et al. Randomized, double-blind comparison of 4 mg/kg versus 2 mg/kg intravenous cyclosporine in severe ulcerative colitis. *Gastroenterology*. 2003;125:1025.
37. Peyrin-Biroulet L et al. Efficacy and safety of tumor necrosis factor antagonists in Crohn's disease: meta-analysis of placebo-controlled trials. *Clin Gastroenterol Hepatol*. 2008;6:644.
38. Rutgeerts P et al. Infliximab for induction and maintenance therapy for ulcerative colitis [published correction appears in *N Engl J Med*. 2006;354:2200]. *N Engl J Med*. 2005;353:2462.
39. Osterman MT, Lichtenstein GR. Infliximab in fistulizing Crohn's disease. *Gastroenterol Clin North Am*. 2006;35:795.
40. Kaplan GG et al. Infliximab dose escalation vs. initiation of adalimumab for loss of response in Crohn's disease: a cost effectiveness analysis. *Aliment Pharmacol Ther*. 2007;26:1509.
41. Afif W et al. Clinical utility of measuring infliximab and human anti-chimeric antibody concentrations in patients with inflammatory bowel disease. *Am J Gastroenterol*. 2010;105:1133.
42. Epple HJ. Therapy- and non-therapy-dependent infectious complications in inflammatory bowel disease. *Dig Dis*. 2009;27:555.
43. Papadakis KA et al. Safety and efficacy of adalimumab (D2E7) in Crohn's disease patients with an attenuated response to infliximab. *Am J Gastroenterol*. 2005;100:75.
44. Rutgeerts P et al. Biological therapies for inflammatory bowel diseases [published correction appears in Gastroenterology. 2009;136:1844]. *Gastroenterology*. 2009;136:1182.
45. Thia KT et al. Ciprofloxacin or metronidazole for the treatment of perianal fistulas in patients with Crohn's disease: a randomized, double-blind, placebo-controlled pilot study. *Inflamm Bowel Dis*. 2009;15:17–24.
46. Prantera C, Scribano ML. Antibiotics and probiotics in inflammatory bowel disease: why, when, and how. *Curr Opin Gastroenterol*. 2009;25:329.
47. Smith PA. Nutritional therapy for active Crohn's disease. *World J Gastroenterol*. 2008;14:4420.
48. ASPEN Board of Directors and the Clinical Guidelines Task Force. Guide-

lines for the use of parenteral and enteral nutrition in adult and pediatric patients [published correction appears in *J Parenter Enteral Nutr*. 2002;26:144]. *J Parenter Enteral Nutr*. 2002;26(1 Suppl):1SA.

49. Shah SB, Hanauer SB. Treatment of diarrhea in patients with inflammatory bowel disease: concepts and cautions. *Rev Gastroenterol Disord*. 2007;7(Suppl 3):S3.

50. Cohen JL et al. Practice parameters for the surgical treatment of ulcerative colitis. *Dis Colon Rectum*. 2005;48:1997.

51. Juillerat P et al. Extraintestinal manifestations of Crohn's disease. *Digestion*. 2007;76:141.

52. Hanai H et al. Germinated barley foodstuff prolongs remission in patients with ulcerative colitis. *Int J Mol Med*. 2004;13:643.

53. Doherty GA, Cheifetz AS. Management of acute severe ulcerative colitis. *Expert Rev Gastroenterol Hepatol*. 2009;3:395.

54. Briggs GG et al, eds. Mesalamine. *In Drugs in Pregnancy and Lactation: A Reference Guide to Fetal and Neonatal Risk*. 8th ed. Philadelphia, PA: Lippincott Williams & Wilkins; 2008:1506.

55. Borrelli O et al. Polymeric diet alone versus corticosteroids in the treatment of active pediatric Crohn's disease: a randomized controlled open-label trial. *Clin Gastroenterol Hepatol*. 2006;4:744.

56. Yang YX, Lichtenstein GR. Corticosteroids in Crohn's disease. *Am J Gastroenterol*. 2002;97:803.

57. Bergman R, Parkes M. Systematic review: the use of mesalazine in inflammatory bowel disease. *Aliment Pharmacol Ther*. 2006;23:841.

58. Ali T et al. Osteoporosis in inflammatory bowel disease. *Am J Med*. 2009;122:599.

59. Cino M, Greenberg GR. Bone mineral density in Crohn's disease: a longitudinal study of budesonide, prednisone, and nonsteroid therapy. *Am J Gastroenterol*. 2002;97:915.

60. Lewis NR et al. Guidelines for Osteoporosis in Inflammatory Bowel Disease and Coeliac Disease. London: British Society of Gastroenterology; 2007. http://www.bsg.org.uk/images/stories/clinical/ost_coe_ibd.pdf. Accessed April 13, 2011.

61. Iacucci M et al. Mesalazine in inflammatory bowel disease: a trendy topic once again? *Can J Gastroenterol*. 2010;24:127.

62. Gisbert JP et al. Role of 5-aminosalicylic acid (5-ASA) in treatment of inflammatory bowel disease: a systematic review. *Dig Dis Sci*. 2002;47:471.

63. Velayos FS et al. Effect of 5-aminosalicylate use on colorectal cancer and dysplasia risk: a systematic review and metaanalysis of observational studies. *Am J Gastroenterol*. 2005;100:1345.

64. Leung Y et al. Exposing the weaknesses: a systematic review of azathioprine efficacy in ulcerative colitis. *Dig Dis Sci*. 2008;53:1455.

65. Holme O et al. Treatment of fulminant ulcerative colitis with cyclosporine A. *Scand J Gastroenterol*. 2009;44:1310.

66. Esteve M et al. Chronic hepatitis B reactivation following infliximab therapy in Crohn's disease patients: need for primary prophylaxis. *Gut*. 2004;53:1363.

67. Melmed GY et al. Patients with inflammatory bowel disease are at risk for vaccine-preventable illnesses. *Am J Gastroenterol*. 2006;101:1834.

68. Sands BE et al. Guidelines for immunizations in patients with inflammatory bowel disease. *Inflamm Bowel Dis*. 2004;10:677.

69. Kane S. Abnormal Pap smears in inflammatory bowel disease. *Inflamm Bowel Dis*. 2008;14:1158.

70. van Hogezand RA, Hamdy NA. Skeletal morbidity in inflammatory bowel disease. *Scand J Gastroenterol Suppl*. 2006;(243):59.

71. Gasche C. Complications of inflammatory bowel disease. *Hepatogastroenterology*. 2000;47:49.

72. Peyrin-Biroulet L et al. The natural history of adult Crohn's disease in population-based cohorts. *Am J Gastroenterol*. 2010;105:289.

73. Hanauer SB, Stromberg U. Oral Pentasa in the treatment of active Crohn's disease: a meta-analysis of double blind, placebo-controlled trials. *Clin Gastroenterol Hepatol*. 2004;2:379.

74. Colombel JF et al. Infliximab, azathioprine, or combination therapy for Crohn's disease. *N Engl J Med*. 2010;362:1383.

75. Colombel JF et al. Adalimumab for the treatment of fistulas in patients with Crohn's disease. *Gut*. 2009;58(7):940.

76. Schreiber S et al. Maintenance therapy with certolizumab pegol for Crohn's disease [published correction appears in *N Engl J Med*. 2007;357:1357]. *N Engl J Med*. 2007;357:239.

77. Sandborn WJ et al. Natalizumab induction and maintenance therapy for Crohn's disease. *N Engl J Med*. 2005;353:1912.

78. Tysabri (natalizumab) [package insert]. Cambridge, MA: Biogen Idec; 2013.

79. Entyvio (vedolizumab) [package insert]. Deerfield, IL: Takeda Pharmaceuticals America; 2014.

80. Ochenrider MG et al. Hepatosplenic T-cell lymphoma in a young man with

Crohn's disease: case report and literature review. *Clin Lymphoma Myeloma Leuk*. 2010;10:144.

81. Travis SPL. Infliximab and azathioprine: bridge or parachute? *Gastroenterology*. 2006;130:1354.

82. Etchevers MJ et al. Are we giving azathioprine too late? The case for early immunomodulation in inflammatory bowel disease. *World J Gastroenterol*. 2008;14:5512.

83. Sahasranaman S et al. Clinical pharmacology and pharmacogenetics of thiopurines. *Eur J Clin Pharmacol*. 2008;64:753.

84. Cuffari C et al. Utilisation of erythrocyte 6-thioguanine metabolite levels to optimise azathioprine therapy in patients with inflammatory bowel disease. *Gut*. 2001;48:642.

85. Imuran [package insert]. Prometheus Laboratories Inc: Hunt Valley, MD; 2011.

86. Aberra FN, Lichtenstein GR. Review article: monitoring of immunomodulators in inflammatory bowel disease. *Aliment Pharmacol Ther*. 2005;21:307.

87. Soon SY et al. Experience with the use of low-dose methotrexate for inflammatory bowel disease. *Eur J Gastroenterol Hepatol*. 2004;16:921.

88. Fraser AG et al. The efficacy of methotrexate for maintaining remission in inflammatory bowel disease. *Aliment Pharmacol Ther*. 2002;16:693.

89. Lichtenstein GR et al. Infliximab maintenance treatment reduces hospitalizations, surgeries, and procedures in fistulizing Crohn's disease. *Gastroenterology*. 2005;128:862.

90. Lindsay J et al. Health-economic analysis: cost-effectiveness of scheduled maintenance treatment with infliximab for Crohn's disease—modelling outcomes in active luminal and fistulizing disease in adults. *Aliment Pharmacol Ther*. 2008;28:76.

91. Theis VS, Rhodes JM. Review article: minimizing tuberculosis during anti-tumour necrosis factor-alpha treatment of inflammatory bowel disease. *Aliment Pharmacol Ther*. 2008;27:19.

92. Van Assche GV et al. Safety issues with biological therapies for inflammatory bowel disease. *Curr Opin Gastroenterol*. 2006;22:370.

93. Caspersen S et al. Infliximab for inflammatory bowel disease in Denmark 1999–2005: clinical outcome and follow-up evaluation of malignancy and mortality. *Clin Gastroenterol Hepatol*. 2008;6:1212.

94. Sandborn WJ, Loftus EV. Balancing the risks and benefits of infliximab in the treatment of inflammatory bowel disease. *Gut*. 2004;53:780.

95. American College of Gastroenterology Task Force on Irritable Bowel Syndrome et al. An evidence-based position statement on the management of irritable bowel syndrome. *Am J Gastroenterol*. 2009;104(Suppl 1):S1.

96. Grundmann O, Yoon SL. Irritable bowel syndrome: epidemiology, diagnosis and treatment: an update for healthcare practitioners. *J Gastroenterol Hepatol*. 2010;25:691.

97. Rey E, Talley NJ. Irritable bowel syndrome: novel views on the epidemiology and potential risk factors. *Dig Liver Dis*. 2009;41:772.

98. Horwitz BJ, Fisher RS. The irritable bowel syndrome. *N Engl J Med*. 2001;344:1846.

99. Hillila MT et al. Societal costs for irritable bowel syndrome—a population based study. *Scand J Gastroenterol*. 2010;45:582.

100. Talley NJ, Spiller R. Irritable bowel syndrome: a little understood organic bowel disease? *Lancet*. 2002;360:555.

101. Kim DY, Camilleri M. Serotonin: a mediator of the brain-gut connection. *Gastroenterology*. 2000;95:2698.

102. Coates MD et al. Molecular defects in mucosal serotonin content and decreased serotonin reuptake transporter in ulcerative colitis and irritable bowel syndrome. *Gastroenterology*. 2004;126:1657.

103. Sikander A et al. Role of serotonin in gastrointestinal motility and irritable bowel syndrome. *Clin Chim Acta*. 2009;403:47.

104. Chey WY et al. Colonic motility abnormality in patients with irritable bowel syndrome exhibiting abdominal pain and diarrhea. *Am J Gastroenterol*. 2001;96:1499.

105. Ringel Y et al. Prevalence, characteristics, and impact of bloating symptoms in patients with irritable bowel syndrome. *Clin Gastroenterol Hepatol*. 2009;7:68.

106. Neal KR et al. Prevalence of gastrointestinal symptoms six months after bacterial gastroenteritis and risk factors for development of the irritable bowel syndrome: postal survey of patients. *BMJ*. 1997;314:779.

107. Gupta D et al. Lactose intolerance in patients with irritable bowel syndrome from northern India: a case-control study. *J Gastroenterol Hepatol*. 2007; 22:2261.

108. Chitkara DK et al. Early life risk factors that contribute to irritable bowel syndrome in adults: a systematic review. *Am J Gastroenterol*. 2008;103:765.

109. Camilleri M. Management of the irritable bowel syndrome. *Gastroenterology*. 2001;120:652.

110. Saito YA et al. Familial aggregation of irritable bowel syndrome: a family case-control study. *Am J Gastroenterol*. 2010;105:833.

111. Bertram S et al. The patient's perspective of irritable bowel syndrome.

J Fam Pract. 2001;50:521.

112. Kruis W et al. A diagnostic score for the irritable bowel syndrome: its value in the exclusion of organic disease. *Gastroenterology* 1984;87:1–7.

113. Spiller R et al. Do the symptom-based, Rome criteria of irritable bowel syndrome lead to better diagnosis and treatment outcomes? *Clin Gastroenterol Hepatol.* 2010;8:125.

114. Ford A et.al. American College Gastroenterology Monograph on the management of irritable bowel syndrome and chronic idiopathic constipation. *Am J Gastroenterol.* 2014;109:S2–S26.

115. Longstretch GF et al. Functional bowel disorders. *Gastroenterology.* 2006;130:1480–1491.

116. Fass R et al. Evidence- and consensus-based practice guidelines for the diagnosis of irritable bowel syndrome. *Arch Intern Med.* 2001;161:2081.

117. Occhipinti K, Smith JW. Irritable bowel syndrome: a review and update. *Clin Colon Rectal Surg.* 2012;25(1):46–52. doi: 10.1055/s-0032-1301759.

118. Choung RS et al. Psychosocial distress and somatic symptoms in community subjects with irritable bowel syndrome: a psychological component is the rule. *Am J Gastroenterol.* 2009;104:1772.

119. Creed F et al. Does psychological treatment help only those patients with severe irritable bowel syndrome who also have a concurrent psychiatric disorder? *Aust N Z J Psychiatry.* 2005;39:807.

120. Bijkerk CJ et al. Soluble or insoluble fibre in irritable bowel syndrome in primary care? Randomised placebo controlled trial. *BMJ.* 2009;339:b3154.

121. Biesiekierski JR et al. Gluten causes gastrointestinal symptoms in subjects without celiac disease: a double-blind randomized placebo-controlled trial. *Am J Gastroenterol.* 2011;106:508–514.

122. Ong DK et al. Manipulation of dietary short chain carbohydrates alters the pattern of gas production and genesis of symptoms in irritable bowel syndrome. *J Gastroenterol Hepatol.* 2010;25:1366–1373.

123. Khoshoo V et al. Effect of a laxative with and without tegaserod in adolescents with constipation predominant irritable bowel syndrome. *Aliment Pharmacol Ther.* 2006;23:191.

124. Novick J et al. A randomized, double-blind, placebo controlled trial of tegaserod in female patients suffering from irritable bowel syndrome with constipation. *Aliment Pharmacol Ther.* 2002;16:1877.

125. Carter NJ, Scott LJ. Lubiprostone in constipationpredominant irritable bowel syndrome. *Drugs.* 2009;69:1229.

126. Amitiza [package insert]. Deerfield, IL: Takeda Pharmaceuticals; 2013.

127. Drossman DA et al. Clinical trial: lubiprostone in patients with constipation-associated irritable bowel syndrome—results of two randomized, placebo-controlled studies. *Aliment Pharmacol Ther.* 2009;29:329.

128. Linzess [package insert]. Cambridge, MA: Ironwood Pharmaceuticals; 2014.

129. Chey WD et al. Linaclotide for irritable bowel syndrome with constipation: a 26-week, randomized, double-blind, placebo-controlled trial to evaluate efficacy and safety. *Am J Gastroenterol.* 2012;107:1702–1712.

130. Rao S et al. A 12-week, randomized, controlled trial with a 4-week randomized withdrawal period to evaluate the efficacy and safety of linaclotide in irritable bowel syndrome with constipation. *Am J Gastroenterol.* 2012;107:1714–1724.

131. Tack J et al. Systematic review: the efficacy of treatments for irritable bowel syndrome—a European perspective. *Aliment Pharmacol Ther.* 2006;24:183.

132. Merat S et al. The effect of enteric-coated, delayed-release peppermint oil on irritable bowel syndrome. *Dig Dis Sci.* 2010;55:1385.

133. Rahimi R et al. Efficacy of tricyclic antidepressants in irritable bowel syndrome: a meta-analysis. *World J Gastroenterol.* 2009;15:1548.

134. Talley NJ. SSRIs in IBS: sensing a dash of disappointment. *Clin Gastroenterol Hepatol.* 2003;1:155.

135. Brennan BP et al. Duloxetine in the treatment of irritable bowel syndrome: an open-label pilot study. *Hum Psychopharmacol.* 2009;24:423.

136. Hanauer SB. The role of loperamide in gastrointestinal disorders. *Rev Gastroenterol Disord.* 2008;8:15.

137. Akehurst R, Kaltenthaler E. Treatment of irritable bowel syndrome: a review of randomised controlled trials. *Gut.* 2001;48:272.

138. Wedlake L et al. Systematic review: the prevalence of idiopathic bile acid malabsorption as diagnosed by SeHCAT scanning in patients with diarrhoea-predominant irritable bowel syndrome. *Aliment Pharmacol Ther.* 2009;30:707.

139. Talley N. Serotoninergic neuroenteric modulators. *Lancet.* 2001;358:2061.

140. Moynihan R. Alosetron: a case study in regulatory capture, or a victory for patients' rights. *BMJ.* 2002;325:592.

141. Lotronex [package insert]. San Diego, CA: Prometheus Labs; 2014.

142. Chang L et al. Incidence of ischemic colitis and serious complications of constipation among patients using alosetron: systematic review of clinical trials and post-marketing surveillance data. *Am J Gastroenterol.* 2006;101:1069.

143. Pimentel M et al. The effect of a nonabsorbed oral antibiotic (rifaximin) on the symptoms of the irritable bowel syndrome: a randomized trial. *Ann Intern Med.* 2006;145:557.

144. Koo HL, DuPont HL. Rifaximin: a unique gastrointestinal-selective antibiotic for enteric diseases. *Curr Opin Gastroenterol.* 2010;26:17.

145. Pimentel M et al. Rifaximin therapy for patients with irritable bowel syndrome without constipation. *N Engl J Med.* 2011;364:22.

146. Xifaxan [package insert]. Salix pharmaceuticals: Raleigh, NC; 2015.

147. Dove S et al. Eluxadoline benefits patients with irritable bowel syndrome with diarrhea in phase 2 study. *Gastroenterology.* 2013;145(2):329–338.

148. Viberzi [package insert]. Cincinnati, OH: Pantheon Pharmaceuticals; 2015.

25 第 25 章　终末期肝病并发症

Yasar O. Tasnif and Mary F. Hebert

核心概念	章节案例
腹水	
① 肝硬化定义为肝实质的纤维化,肝硬化可导致肝脏合成功能改变、静脉流出受限和门静脉高压。肝硬化引起全身血管舒张、肾素-血管紧张素-醛固酮系统激活、肝脏合成功能改变、腹水及其他肝硬化并发症。	案例25-1(问题2)
② 腹水体格检查内容包括因充盈液体而导致的腹部膨隆、腹围增大、液波震颤阳性、体重增加,并常伴有外周性水肿。腹水的治疗目标是动员腹水、减少腹部不适,以及防止并发症,如细菌性腹膜炎和呼吸窘迫。	案例25-1(问题1和3)
③ 腹水的治疗包括限钠(2g/d),严重稀释性低钠血症者限水,以及使用螺内酯和呋塞米(100mg:40mg)。腹水管理和监测包括确保体重足量减轻、保持电解质平衡,并预防利尿剂治疗的并发症。	案例25-1(问题4~8)
④ 对于难治性腹水(利尿剂抵抗),通常建议进行腹腔穿刺大量放腹水术并补充白蛋白。当腹腔穿刺放腹水术无效或者患者不能耐受或存在禁忌证,经颈静脉肝内门体分流术(transjugular intrahepatic portosystemic shunt,TIPS)、手术分流或肝移植是难治性腹水可供选择的治疗方案。	案例25-1(问题9~11)
⑤ 自发性细菌性腹膜炎(spontaneous bacterial peritonitis,SBP)是腹水的常见并发症。预防性用药方案包括长期口服抗生素,如氟喹诺酮类(诺氟沙星)、或复方新诺明,以防止SBP复发。推荐静脉曲张出血患者预防性使用抗生素以防止SBP发生。	案例25-2(问题4)
食管静脉曲张	
① 由于食管静脉曲张与严重的门静脉高压直接相关,初级预防的治疗目的是通过使用非选择性β受体阻滞剂降低门静脉压力和/或采用内镜下食管曲张静脉套扎术(endoscopic variceal ligation,EVL)消除曲张静脉。依据出血风险高低选择治疗方法。	案例25-2(问题5)
② 二级预防,即预防再次出血事件,方法包括联合使用非选择性β受体阻滞剂和EVL。无论是否联合药物和内镜下治疗,TIPS可能是再次静脉曲张出血患者的一种选择。	案例25-2(问题6)
③ 急性静脉曲张破裂出血属急症,应立即给予治疗。治疗目标包括容量复苏、紧急止血、预防静脉曲张再次破裂出血。联合使用药物治疗和曲张静脉套扎术是管理和控制急性静脉曲张破裂出血的首选方案。如果药物和内镜下治疗不能控制急性出血,TIPS是有效的备选方案。	案例25-2(问题1~3)
肝性脑病	
① 肝性脑病是中枢神经系统代谢紊乱的表现,通常发生于进展期肝硬化或急性肝衰竭患者。其临床特征包括精神状态改变和扑翼样震颤。肝性脑病的发病机制仍不清楚,可能是多因素导致的结果,目前存在几个理论。可能的诱因包括胃肠道出血、利尿剂诱导低血容量和/或电解质失衡、代谢性碱中毒,以及镇静药物作用。	案例25-3(问题1~3)

		章节案例
❷	识别和消除肝性脑病的可能诱因后,治疗和管理的主要目标是减少循环系统中氨或含氮产物的含量。方法包括限制蛋白质摄入量和使用乳果糖。其他备选治疗方案包括利福昔明和新霉素。	案例 25-3(问题 4,5)
❸	应该首先尝试单用乳果糖。如果效果不满意,则采用另一种方法(新霉素或利福昔明)或考虑联合药物治疗。	案例 25-3(问题 6)

肝肾综合征

❶	肝肾综合征(hepatorenal syndrome,HRS)是进展期肝硬化的并发症,诊断需排除其他已知的肾脏疾病原因。肝移植是 1 型和 2 型 HRS 唯一的治疗方法,有利于长期生存。药物治疗的主要目标为有效控制 HRS,以便肝移植候选者可以生存,等到合适的供体器官。	案例 25-3(问题 7 和 8)

概述

根据美国疾病预防控制中心发布的全国生命统计报告,慢性肝病和肝硬化是美国的第 12 位死亡原因,每年约 38 170 人死亡[1]。肝硬化,或终末期肝病,定义为由多种原因引起的肝实质纤维化导致肝脏假小叶形成和肝功能改变。在诸多病因中,慢性病毒性肝炎或慢性酒精性肝损伤是全球大多数肝硬化的主要原因[2]。本章介绍了肝硬化的发病机制和门静脉高压的相关并发症[食管静脉曲张、胃底静脉曲张、腹水、自发性细菌腹膜炎(spontaneous bacterial peritonitis,SBP)、肝性脑病和肝肾综合征(hepatorenal syndrome,HRS)]及其治疗。

肝硬化发病机制

肝脏由肝实质细胞(肝细胞)和相当比例的非实质细胞组成。其中非实质细胞包括肝窦内皮细胞、Ito 细胞和巨噬细胞。肝脏的主要排毒作用在肝细胞内进行。肝脏内还存在胆管系统,将胆汁排出肝脏;同时将某些物质主动转运至胆汁[3]。虽然肝脏具有很强的再生能力,酒精和肝炎病毒等物质可能破坏肝脏的再生能力[4]。

肝损伤可导致肝硬化和肝功能减退。酒精所致脂肪变特征是肝细胞脂质沉积,进而引发肝脏炎症(脂肪性肝炎)、肝细胞死亡和胶原沉积,并导致纤维化[5]。氧化应激可能在酒精相关肝损伤中发挥重要作用。值得注意的是,并非所有酗酒者均出现肝硬化[6]。性别、遗传易感性、慢性病毒感染等因素也可能在酒精性肝病的发生和发展中发挥作用[7]。

全球数百万人罹患丙型病毒(hepatitis C virus,HCV)性肝炎,其中约三分之一感染者将发展至肝硬化或肝癌[8]。HCV 患者的肝病进展依赖于患者和病毒两方面因素。多种因素参与了 HCV 引起的肝损害,包括机体对 HCV 病毒免疫清除能力减弱、氧化应激、肝脂肪变性、铁沉积增加和肝细胞凋亡增加[9]。因为并非所有的 HCV 感染者均进展至肝硬化,除了病毒清除因素之外,诸如个体对 HCV 的免疫应答、年龄、性别、肝脏铁含量和 HCV 基因型都是影响肝硬化发展的可能因素[10]。

其他一些病因,如自身免疫性肝炎、原发性胆汁性胆管炎、原发性硬化性胆管炎、胆道闭锁、代谢性疾病(如肝豆状核变性和血色素沉着症)、慢性炎性疾病(如类肉瘤病)和血管紊乱,亦可导致肝纤维化和肝硬化[2]。据统计,约 20% 美国人罹患非酒精性脂肪肝病(nonalcoholic fatty liver disease,NAFLD),且大多数无明显症状。肥胖、高脂血症和糖尿病是 NAFLD 发展相关的常见危险因素。虽然糖皮质激素可引起脂肪肝,脂肪肝的诊断需排除皮质类固醇及其他造成肝脏脂肪变性的因素。非酒精性脂肪性肝炎(nonalcoholic steatohepatitis,NASH)可导致肝硬化,是脂肪性肝病的更严重的一种形式[11,12]。证据表明,胰岛素抵抗及脂质过氧化是 NASH 进展至肝硬化的发病机制。无论何种病因,终末期肝病门静脉高压症最常见的并发症是食管或胃底静脉曲张、腹水(伴或不伴自发性细菌性腹膜炎)、肝性脑病和肝肾综合征[13]。

肝硬化并发症

门静脉高压症

门静脉起始于脾静脉、肠系膜上静脉、肠系膜下静脉和胃静脉的汇合处,结束于肝血窦(图 25-1)。门静脉血包含从肠道吸收的物质,并在进入体循环之前将这些物质运送至肝脏进行代谢。一旦门静脉血到达肝脏,就将在肝血窦内穿过高阻力的毛细血管系统。

在肝硬化,肝内血管收缩造成的肝内阻力增加。假说认为血管收缩是由于肝内一氧化氮(nitric oxide,NO)缺乏造成的[14]。同时,由于血管收缩介质活性增强,肝脏再生、肝脏血窦受压和纤维化所致的肝脏内部结构改变也会导致肝内阻力增加。

门静脉高压症是门静脉阻力增加和门静脉血流增大的共同结果。假说认为血流量增大是因肝外循环 NO 产生增加导致脾脏血管扩张造成[15]。

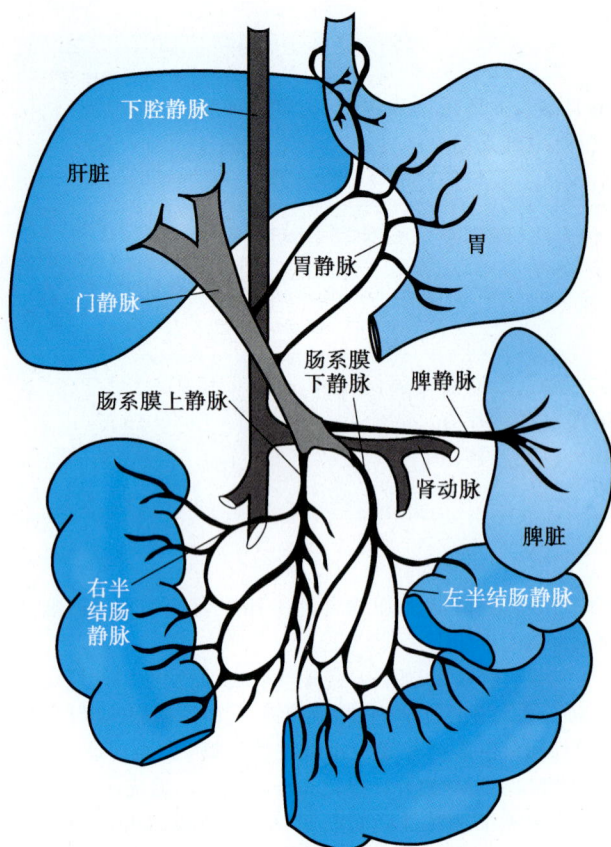

图 25-1　门静脉系统示意图

直接测量门静脉压力因具有侵入性，并不常规进行。肝静脉楔压（hepatic venous pressure gradient，HVPG）反映了门静脉和腔静脉之间的压力梯度，是另一种准确、安全和低侵入性的操作，已被广泛用于门静脉压力梯度的测量[16-18]。正常门静脉压力一般低于 6mmHg，在肝硬化患者可能会增加至 7~9mmHg。当门静脉压增加至大于 10~12mmHg 时就会出现食管静脉曲张和腹水等并发症[17,19]。门静脉高压症可进一步分为肝前（如脾或门静脉血栓）、肝内（如肝纤维化或肝硬化）或肝后门静脉高压症（如下腔静脉梗阻或右心衰竭）[20-22]。持续性门静脉高压可能：（a）同时改变血液和淋巴循环从而导致腹水形成；（b）增加门静脉侧枝血管的压力，如冠状静脉，导致食管静脉曲张；（c）导致腹腔侧支循环建立。肝性脑病和肝肾综合征亦是进展期肝硬化和门静脉高压的并发症[20-22]。美国肝病研究学会和欧洲肝病研究学会召开的单独论题会议中将肝硬化分为两个主要类型：代偿期肝硬化和失代偿期肝硬化。代偿期肝硬化是指肝硬化门静脉压力小于 10mmHg，并且未发生肝硬化并发症（如腹水、静脉曲张出血或脑病）。如果患者出现腹水、食管出血、肝性脑病或肝肾综合征，则为肝硬化失代偿期并发症[23]。代偿期肝硬化患者的管理包括治疗肝硬化病因、预防（一级预防）以及早期诊断肝硬化的并发症。对于肝硬化失代偿期患者，其目的是治疗肝硬化并发症和预防后遗症（二级预防）[24]。

实验室检查

实验室检查并不能反映肝实质坏死、细胞再生和肝小叶纤维化的程度。传统的肝功能检查实际上是肝损伤试验，如血清转氨酶［天冬氨酸转氨酶（aspartate aminotransferase，AST），原称谷草转氨酶］、丙氨酸氨基转移酶（alanine aminotransferase，ALT），原称谷丙转氨酶］、碱性磷酸酶（alkaline phosphatase，ALP），它们有助于临床医生在肝损伤发生后筛选肝胆疾病以及监测肝损伤的进展。然而，这些化验检查并不能定量检测肝脏贮备功能。肝细胞正常更新时会释放转氨酶（见第 2 章）。血清转氨酶持续增高提示受损肝细胞不断释放。急性肝损伤早期可能 AST 和 ALT 上升很高，在损伤清除后或坏死非常严重仅有少量肝细胞存活时降低。

由于胆小管（以及骨骼、肠道、肾脏、胎盘和白细胞）内 ALP 浓度较高，在胆管损伤时较肝细胞损伤时血清 ALP 浓度更高。血清 γ 谷氨酰转移酶和胆红素浓度升高也提示胆管损伤。血清 ALP、AST 和/或 ALT 浓度升高提示肝损伤，但因为其他组织细胞也表达这些酶，所以这些酶升高不能确诊肝病[25,26]。

血清蛋白质（如白蛋白）的浓度、凝血因子、凝血酶原时间（prothrombin time，PT）及国际标准化比值（international normalized ratio，INR），可反映肝脏贮备功能。白蛋白仅由肝实质细胞合成。因此，白蛋白浓度可以提示肝细胞的功能。然而，白蛋白浓度变化是非特异性的，其他原因如营养不良、肾脏消耗（蛋白尿）和胃肠道（gastrointestinal，GI）丢失均可影响血清白蛋白浓度。凝血酶原时间同样不是很特异性的。由于营养不良、脂溶性维生素吸收不良或胆道梗阻等原因所致的维生素 K 缺乏症会所致 PT 延长[27]。

描述肝脏疾病严重程度的 Child-Turcotte-Pugh 分级纳入了上述的一些指标（表 25-1）[28,29]。Child-Turcotte-Pugh 分级是一个帮助临床医生划分疾病严重程度的评分系统，并可用于预测长期死亡风险和生活质量。Child-Turcotte-Pugh 分级 A 级肝硬化患者生存期为 15~20 年，而 C 级肝硬化患者生存期可能仅为 1~3 年[30]。Child-Turcotte-Pugh 分级主要的局限性在于采用了主观指标，如腹水和肝性脑病，这些指标受限于临床解释，并且可以通过治疗而改变[31,32]。通常 A 级的患者被认为处于代偿期，而 B 级和 C 级为失代偿期[24]。

表 25-1

肝病严重程度 Child-Turcotte-Pugh 分级

	分值[a]		
	1 分	2 分	3 分
总胆红素/(mg·dl⁻¹)	<2	2~3	>3
白蛋白/(mg·dl⁻¹)	>3.5	2.8~3.5	<2.8
INR	<1.7	1.7~2.3	>2.3
腹水	无	轻到中度	重度
肝性脑病（分级）	无	轻到中度（1 和 2 期）	重度（3 和 4 期）

[a] 分级：A 级，5~6 分；B 级，7~9 分；C 级，10~15 分。

INR，国际标准化比值。

来源：Garcia-Tsao G, Bosch J. Management of varices and variceal hemorrhage in cirrhosis［published correction appears in N Engl J Med. 2011;364:490］. *N Engl J Med.* 2010; 362; 823; Gitto S etal. Allocation priority in non-urgent liver transplantation: an overview of proposed scoring systems. *Dig Liver Dis.* 2009;41;700.

终末期肝病模型（Model for End-Stage Liver Disease，MELD）是用于评估短期存活的另一种方法。MELD 评分利用实验室数值，并用于预测与肝病相关的短期（3 个月）的死亡率。以下是 MELD 评分计算公式[32]：

$$MELD 分值 = [0.957 \times \ln(血肌酐 \ mg/dl) + 0.378 \times \ln(总胆红素 \ mg/dl) + 1.120 \times \ln(INR) + 0.643] \times 10$$

由于 MELD 评分与短期死亡率（3 个月）有良好的相关性，以及其客观的性质，在美国器官共享网络（United Network for Organ Sharing，UNOS），MELD 评分已经取代了 Child-Turcotte-Pugh 评分来判定尸体肝移植器官的优先分配[33-35]。MELD 评分范围为 6（轻度）~40（重度），MELD 评分最高的患者获得器官优先权。此外，1A 级状态患者（急性和重症肝衰竭），即如不进行肝移植仅能存活数小时至数日的患者，获得器官移植优先权[36]。

临床表现

案例 25-1

问题 1：R.W. 男性，54 岁，恶心、呕吐伴下腹部绞痛 2 周，无腹泻。近 2 年每日进食 2 餐，饮伏特加酒 750ml，2 年体重减轻 13.6kg。9 年前因妻子脑肿瘤致瘫后开始饮酒。2 年前饮酒量从每日 475ml 增加每日 2 375ml。近期出现下肢水肿，腹部张力增加，腹围增大，皮肤、巩膜黄染。6 月前因自发性细菌性腹膜炎就医，余就诊史无特殊。否认用药史及药物过敏史。

体格检查：无发热；皮肤、巩膜黄染；恶病质，轻度痛苦貌；脸部及颈胸部可见蜘蛛痣；肝掌。

腹部检查：腹壁张力增高，静脉显露，叩诊肝脏右肋缘下可及，移动性浊音阳性，液波震颤阳性。脾未触及。患者神志清楚，回答切题。Ⅱ-Ⅻ颅神经检查未见明显异常，双下肢震动觉减弱。入院实验室检查结果如下：

Na：135mmol/L

Cl：95mmol/L

K：3.8mmol/L

碳酸氢盐：25mmol/L

血尿素氮（BUN）：15mg/dl

血肌酐（SCR）：1.4mg/dl

血糖：136mg/dl

血红蛋白（HGB）：11.2g/dl

红细胞比容（HCT）：33.4%

AST：212IU

ALP：954IU

PT：13.5（INR1.1）

总/直接胆红素：18.8/10.7mg/dl

白蛋白：2.3g/dl

大便潜血试验：阳性

入院初步诊断：酒精性肝硬化，腹水，粪潜血阳性。

R.W. 诊断酒精性肝硬化的主观和客观证据是什么？

R.W. 的肝功能检查（ALT、AST、ALP 和 TBIL 升高）和体格检查结果（肝大、可触及边缘；皮肤、巩膜黄染；脸部及上胸部可见蜘蛛痣；肝掌；恶病质），结合长期饮酒史，均支持晚期酒精性肝硬化诊断。PT 延长和低蛋白血症提示肝脏合成白蛋白和维生素 K-依赖性凝血因子障碍。低白蛋白血症导致腹水和水肿。胆红素 18.8mg/dl 提示维生素 K 的吸收障碍是 PT 延长的可能原因之一。腹水（腹腔液体潴留、腹部膨隆）和腹壁静脉显露提示门静脉高压。肝活检可确认肝硬化的存在及其严重程度。然而，PT 延长会增加 R.W. 肝脏活检的出血风险。粪潜血试验阳性可能表明食管静脉曲张破裂出血或者上消化道其他部位出血，需经内镜检查确诊。患者回答切题，但需全面评估肝性脑病。R.W. 的 MELD 评分是 22，预测 90 日死亡率约为 20%[33]。患者的 MELD 评分可升高或降低，取决于在一段时间内的临床状态和治疗。如果 R.W. 被列入肝移植候选人名单，他在接受治疗的过程中将被多次计算 MELD 评分，以确定他的器官分配状态[36]。肌肉消瘦和营养不良状态是酒精性肝硬化患者重量减轻最常见的原因（详见第 90 章）。

腹水

腹水的发病机制

案例 25-1，问题 2：诱发 R.W. 腹腔积液的生理机制是什么？

腹水，即腹腔内液体潴留，是肝硬化最常见的临床症状[24,37]。腹腔中液体超过 3L，体检即可发现。除了腹部膨隆，R.W. 液波震颤和移动性浊音阳性，表明腹部膨隆不单纯由肥胖所致。部分移动性浊音阴性的肥胖患者可经超声确诊腹水。一般地说，肥胖的腹部是逐渐增大的（数月到数年），而相比之下，腹水腹部则在几周内增大[38]。一旦发生腹水，患者 1 年生存率降低到 50% 左右[24]。

肝硬化患者肝静脉压力增高导致肝窦内压力增高，液体由肝包膜漏出，形成腹水[39]。肝硬化患者体循环代偿性释放扩血管活性介质，血管扩张导致心输出量增加，并且激活肾素-血管紧张素-醛固酮系统（renin-angiotensin-aldosterone system，RAAS）致使钠水潴留[40]。RAAS 激活协同低白蛋白血症（2.3g/dL）致使 R.W. 腹水恶化。内脏毛细血管床和肝脏表面液体渗出超出淋巴系统回流的能力，低蛋白血症使将水分保留在循环系统中的能力降低，最终形成腹水。

治疗目标

案例 25-1，问题 3：R.W. 腹水的治疗目标是什么？

R.W. 腹水的治疗目标是：通过戒酒治疗肝硬化病因；消除腹水、减轻腹部不适、背痛和行走困难；防治并发症（如细菌腹膜炎、疝、胸腔积液、肝肾综合征和呼吸窘迫）[38]。初始治疗之后的腹水治疗目标是体重减轻 0.5~1kg/d，相当于净流体体积减少约 0.5~1L/d。R.W.

腹水的治疗应谨慎、渐进,因为治疗过快引起的酸碱失衡、低钾血症或循环血容量不足会导致肾功能损害、肝性脑病,甚至死亡[41,42]。腹水的初始治疗包括限制钠摄入,并给予利尿剂促进钠和水的排出[38]。

水电解质平衡

尿 Na∶K 比值

> **案例25-1,问题 4:** R. W. 24 小时尿电解质检测结果如下:
> Na:10mmol/L
> K:28mmol/L
> 对于 R. W.,限制钠或水是否合理?

通常,尿电解质浓度反映了血清电解质浓度(即钠浓度大于钾浓度)。若排钾多于排钠可能提示肾血流量减少和低胶体渗透压引发醛固酮增多。Trevisani 等[43]的一项研究评估肝硬化患者无腹水(7 例)、腹水(8 例)和健康对照组(7 例)24 小时内肾处理钠和钾量和血浆醛固酮水平。结果提示腹水患者血浆醛固酮显著升高,肾排钠减低,肾排钾约为对照组的 2 倍[43]。只有在利尿治疗前留取第一份标本,尿电解质检测才是有意义的[44,45]。

限钠

腹水患者血钠虽然往往较低,但机体内总钠超载。美国肝病研究学会(American Association for the Study of Liver Diseases,AASLD)腹水治疗指南指出,限钠可增加腹水动员,因为液体减少和体重变化与患者门静脉高血压相关腹水的钠平衡直接相关[46]。AASLD 推荐饮食中钠应限制至 2 000mg/d(88mmol/d)。因此应建议 R. W. 相应地限制钠的摄入[38]。基于以往的认识,直立位可激活钠潴留系统,因此主张卧床休息,但尚缺乏对照试验支持[38,42]。

限水

一项大样本前瞻性研究发现,低钠血症(血清钠小于 135mmol/L)在肝硬化患者常见;与血清钠正常患者相比,前者发生肝性脑病、肝肾综合征、自发性细菌性腹膜炎的概率更高[47]。此外,极低的血钠浓度(<120mmol/L)是独立于 MELD 评分的终末期肝病患者 3~6 个月死亡率的预测因素。AASLD 推荐合并严重稀释性低钠血症的肝硬化患者(血清钠<125mmol/L)应限制水的摄入[38]。对于 R. W.,尚不需限水,因为他的血钠浓度在正常范围内(135mmol/L)。

血管加压素受体拮抗剂

血管加压素(vasopressin,V2)受体拮抗剂的更多讨论详见第 27 章。目前,由于缺乏肝硬化患者使用血管加压素受体拮抗剂有效性的证据,以及其副作用和较低的医疗性价比,AASLD 不推荐肝硬化患者使用 V2 受体拮抗剂[38]。但是,也可能随着更多临床证据出现,V2 受体拮抗剂有可能被用于肝硬化低钠血症患者。

利尿剂治疗

利尿剂的选择

> **案例25-1,问题 5:** 经过最初评估,给予 R. W. 限钠治疗和利尿治疗(螺内酯 100mg/d、呋塞米 40mg/d)。为什么在腹水的治疗中,螺内酯优于其他利尿剂?

大多数肝硬化患者血浆醛固酮水平升高[48]。高血清醛固酮水平可引起激素产生增多而排泄减少。门静脉压力升高、腹水、血容量减少、肾灌注降低均可激活 RAAS[49]。此外,肝脏分流引起肾血流量减少也可使醛固酮产生增加[50]。醛固酮是通过肝脏代谢的,肝损害可延长醛固酮的生理半衰期[51]。AASLD 共识指南推荐使用螺内酯作为腹水初始治疗选择的利尿剂[38]。虽然缺乏大样本对照研究评估不同利尿剂作为腹水一线治疗的效果,螺内酯作为醛固酮拮抗剂,对于 R. W. 是合理的利尿选择。Perez-Ayuso 等[52]进行了一项小样本随机试验,比较呋塞米与螺内酯在肝硬化腹水非氮质血症患者的疗效。结果显示螺内酯较呋塞米应答率更高(18/19 vs 11/21;P<0.01)。无应答患者,对呋塞米无应答的 10 名患者换用螺内酯治疗后,9 名有效。作者还发现,呋塞米无应答且肾素和醛固酮水平高的患者需要更高剂量螺内酯才能实现利尿作用[52]。

部分临床医生可能处方螺内酯的初始剂量为 25mg,每日 1 次或 2 次。然而,腹水患者需要更大剂量(100~400mg/d)才能有效地拮抗循环中高浓度的醛固酮。限钠(0.5~2g/d)可增强螺内酯的利尿作用[38]。另外,为减少高钾血症的风险并加强利尿效果,可以开始使用呋塞米[42]。AASLD 指南推荐的初始同时使用螺内酯 100mg 和呋塞米 40mg,并按照 100∶40 比例维持。为保证效果,可每 3~5 日同时增加口服利尿剂的剂量(维持比率)。最大常规剂量为螺内酯 400mg/d 和呋塞米 160mg/d。限钠和利尿剂治疗对约 90%不伴肾衰竭的患者有效[38,53]。

如果发生螺内酯不能耐受的副作用(如男性乳房发育),可换用氨苯蝶啶和阿米洛利[54,55]。一项小样本研究中[56],非氮质血症肝硬化腹水患者被随机分配接受阿米洛利(20~60mg/d)或钾坎利酸盐(100~500mg/d,螺内酯的活性代谢产物,未在美国批准使用)治疗。结果显示钾坎利酸盐组较阿米洛利组应答率高(14/20 vs 7/20;P<0.025)。进一步评估血浆醛固酮活性后发现,所有阿米洛利应答患者血浆醛固酮水平均正常,所有阿米洛利治疗无效而钾坎利酸盐治疗有效的患者血浆醛固酮水平升高[56]。

依普利酮(选择性醛固酮受体拮抗剂;与螺内酯相比,该药与醛固酮受体结合特异性更高,而与孕酮受体和雄激素受体亲和力较低较)的临床研究已经在心脏衰竭,高血压和肾病患者中开展[57,58]。依普利酮的常用剂量为 25~50mg/d[59]。轻度至中度的肝脏疾病无需调整剂量,但严重的肝脏疾病还没有研究资料[60]。约 10%的患者接受螺内酯治疗会发生男性乳房发育或乳房疼痛,其中约 2%需要停药[61]。与之相比,依普利酮发生男性乳房发育的比例与安慰剂相似（0.5%）[62,63]。依普利酮也比螺内酯昂贵得多[63]。依普利酮乳房发育风险较低，可能成为有效的螺内酯替代药物。然而，由于其较高的价格和缺乏严重肝病腹水患者治疗的数据，其对腹水的治疗作用仍不清楚。

依据 AASLD[38] 推荐，R. W. 应同时接受螺内酯 100mg 和呋塞米 40mg（维持 100mg∶40mg），并密切监测利尿剂的临床效果和并发症（见案例 25-1，问题 6~8）。

监护

临床反应

案例 25-1，问题 6：监测哪些临床指标能帮助判断 R. W. 螺内酯治疗是否有效？

腹水与血流量达到再平衡速度缓慢，利尿大于 0.5~1kg/d（>0.5~1L）可能导致血容量不足、低血压和肾功能受损[38]。合并外周水肿的患者可耐受较快的利尿治疗。原则上一旦水肿消退，利尿目标应调整至体重减轻不超过 0.5kg/d，以降低由于血浆容量减低导致的肾功能不全和利尿剂引起其他并发症的风险[38,64]。住院和门诊患者应常规监测体重和腹围；住院患者应监测入液量和尿量，门诊患者尽量监测入液量和尿量。理想状态是尿量超过入液量约 300~1 000mL/d，但是这种方法没有计算非肾性液体丢失，因此实际液体丢失总量会更高一些。测量腹围（腹部的周长）受测量时患者的体位和卷尺在腹部放置的位置的影响，存在主观性误差[65]。应规范患者体位（如坐位倾斜 45°）和测量位置（脐水平），以最大限度地减少腹围测量的可变性。

实验室参数

案例 25-1，问题 7：监测哪些实验室指标可以评估 R. W. 使用螺内酯的疗效？

监测血清肌酐浓度和尿电解质（钠和钾），以确定和指导螺内酯的用量。以 R. W. 为例，尿钠∶尿钾比值的基线值低（<1.0）提示体内醛固酮活性高，建议使用大剂量螺内酯治疗[49]。必要时，利尿剂的剂量可在数日后加倍。AASLD 推荐每 3~5 日同时增加螺内酯和呋塞米剂量（保持 100mg∶40mg），以确保利尿效果、维持正常血钾浓度[38]。

利尿剂并发症及处理

案例 25-1，问题 8：螺内酯和呋塞米的剂量增加至 200mg/d 和 80mg/d（保持 100mg∶40mg）。对于 R. W. 而言，利尿剂治疗会引起哪些可能的并发症？如何减少并发症的发生？

电解质及酸碱平衡紊乱

利尿剂治疗肝硬化腹水的副作用包括低钠血症、高钾血症、代谢性碱中毒，偶尔还会出现低钾血症。低钠血症是自由水清除减少的结果（稀释性低钠血症）。低钠血症利尿引起血容量不足加剧抗利尿激素的释放。低钠血症通常可以通过暂停使用利尿药和限制自由水来纠正[53,66-68]。虽然血钠可能较低，但是患者体内总钠超载。高钾血症常见于难治性腹水和肾功能受损患者，需要给予大剂量螺内酯等利尿剂。高钾血症根据临床情况不同可选择不同的治疗方法（详见第 27 章），加用呋塞米可维持正常血钾浓度[38]。应视患者的肾功能和血清钾浓度适当减少或维持螺内酯用量[24]。代谢性碱中毒是祥利尿剂的常见副作用，原因在于祥利尿剂使肾小管远端氢分泌增加从而导致尿氢丢失增加。祥利尿剂引发的代谢性碱中毒常常合并低钾血症[67]。呋塞米可暂时控制低钾血症[38]。R. W. 存在某种程度的肾功能不全（SCR 1.4mg/dl），并接受螺内酯和呋塞米。因此住院期间需每日监测电解质和肾功能。出院后，应视病情稳定程度和利尿剂剂量调整的需要进行监测。例如，门诊患者最初可能需要每周检测 1~2 次电解质、肾功能；病情稳定后每 3 个月检测一次[38]。

肾前性氮质血症

肾前性氮质血症通常是由过度利尿引起的血容量不足和肾灌注减低造成的。除了注意观察低血容量的临床症状，如头晕、体位性低血压、心率增快，多次复查尿素氮和血肌酐是评估血容量相对简单的方法。逐渐升高的血肌酐、尿素氮浓度，以及尿素氮/血肌酐比值可作为减缓利尿速度的指征[69]。一项小样本临床研究[64]，在利尿剂治疗过程中，连续测量肝硬化患者血浆量和腹水量。结果显示，不伴外周水肿的腹水患者在快速利尿过程中，如腹水动员超过 1L/d 会造成血浆浓缩和肾功能受损。合并外周水肿的患者似乎受影响较小，可以安全进行快速利尿（>2kg/d），直至水肿消退[64]。也有建议单纯腹水患者每日液体最大排出量不应超过 0.5L/d（>0.5kg/d），合并外周水肿的患者每日液体最大排出量不应超过 1L/d（>1kg/d），避免血容量丢失和肾灌注减少。如出现呼吸窘迫需快速消除腹水，大量放腹水可能比快速利尿更有效（见案例 25-1，问题 9）[38,45,70,71]。

肝硬化患者还可能因为服用非甾体抗炎药物（NSAIDs）而出现氮质血症。应停用所有 NSAIDs，对于出现心脑血管意外高风险的患者给予低剂量阿司匹林维持[38]。

由于 R. W. 既有腹水又存在外周水肿，所以最初体重减轻达到 1kg/d 是合理的，外周水肿消退后要减缓至 0.5kg/d。利用腹水与血容量之间的再平衡逐步利尿可以避免利尿剂引起的血容量减少。腹水的长期管理在门诊进行。出现呼吸窘迫、活动受限、自发性细菌性腹膜炎（详见第 79 章）的重症患者需要住院治疗。门诊治疗初期每周评估非常重要，以避免过度利尿和电解质紊乱[38]。

难治性腹水

案例 25-1，问题 9：数日后，R. W. 的螺内酯剂量增加至 400mg/d，同时呋塞米剂量增加至 80mg，每日 2 次。但利尿效果无明显改善。实验室数据显示 R. W. 的血肌酐上升到 3.2mg/dl（估算肌酐清除率：26mL/min），尿素氮上升到 45mg/dL。血清电解质如下：

K：3.1mmol/L

Na：130mmol/L

Cl：88mmol/L

碳酸氢盐：32mmol/L

R.W.由于腹部增大，膈肌运动受限，逐渐呼吸急促。针对R.W.的难治性（利尿剂耐药）腹水应采取什么措施？

ASSLD指南提供了几种难治性腹水的治疗方案。给予低血压患者米多君（7.5mg，每日3次）可能增加患者对利尿剂的敏感性。β受体阻滞剂可能增加难治性腹水患者死亡风险，建议停用。此外，因血管紧张素酶抑制剂（angiotensinconverting enzyme inhibitors，ACEIs）和血管紧张素受体抑制剂（angiotensin receptorblockers，ARBs）可能降低血压，指南建议停用[38]。

由于血肌酐增加并出现呼吸窘迫，R.W.的腹水治疗需要改进。对于经利尿、限钠和低血压管理（停用β受体阻滞剂和加用米多君）仍出现呼吸窘迫的肝硬化患者，可采用侵入性的二线治疗，如腹腔穿刺大量放腹水和分流，或两者联合[38]。腹腔穿刺放腹水术是利用穿刺针或导管除去腹腔内的腹水。虽然腹腔穿刺放腹水术可以排出大量（如10L）腹水，但是抽出1L腹水就能很好地缓解由于大量腹水引起皮肤过度紧张造成的疼痛和呼吸窘迫。腹穿后腹水通常会很快再次积聚。腹腔穿刺大量放腹水术的严重并发症包括低血压、休克、少尿、脑病和肾功能不全。其他潜在的并发症有出血、腹腔脏器穿孔、感染和蛋白质丢失[38]。

白蛋白

案例25-1，问题10：R.W.腹水持续增加，并出现肾功能下降征象。医嘱腹腔穿刺放液6L并输注白蛋白50g。为什么放腹水治疗的同时要输注白蛋白？

对于张力性腹水导致呼吸窘迫或卧床的患者应采取大量（>4L）放腹水。但是单纯放液可能导致循环功能障碍（paracentesis-induced circulatory dysfunction，PICD），临床表现为24~48小时后肾功能恶化[72,73]。静脉输注白蛋白是大量放腹水后预防PICD的常用措施[38]。大量放腹水术联合静脉输注白蛋白可有效补充循环血量、增加心输出量、抑制肾素和肾上腺素的释放[73]。虽然白蛋白价格昂贵且供应受限，但是对于某些患者来说是联合穿刺放液的适当治疗措施[74]。研究显示，接受放腹水联合限钠治疗的患者与接受大量放腹水（≥6L/d）联合静脉输注白蛋白（每次放液40g）的患者相比，PICD发病率显著增高（33.3% vs 11.4%）。PICD的发病率也与放腹水的量相关，放腹水量小于4~5L并非必需输注白蛋白[38,74]。对于放腹水量大于或等于6L的患者，每升腹水常规补充6~8g白蛋白[38]。

Wilkes等[75]对55项研究多种适应证使用白蛋白对患者死亡率的随机对照研究进行了meta分析。结果表明使用白蛋白没有显著改善死亡率[75]。但是，对于自发性细菌性腹膜炎患者，白蛋白组肝肾综合征的发生率降低（10% vs

33%，P=0.002），3个月的总死亡率降低（22% vs 41%，P=0.03），住院死亡率降低（10% vs 29%，P=0.01）[76]。

右旋糖酐70和其他血浆扩容剂

临床尝试使用人工合成扩容剂联合腹穿大量放液治疗难治性腹水[77]。Gines等[78]研究了利尿剂难治、需要放腹水的患者。发现接受右旋糖酐70（34.4%）或聚明胶肽（37.8%）治疗的患者PICD发病率高于接受白蛋白治疗的患者（18.5%）[78]。羟乙基淀粉是一种有效的胶体扩容剂，但不能用于慢性肝病患者。因为反复使用该药会在肝硬化患者肝细胞内积聚，引起严重的门静脉高血压和急性肝功能衰竭[79]。

R.W.腹腔穿刺放出6L腹水，应按照3ml/min的速度给予50g 25%白蛋白。首选25%白蛋白溶液而非5%白蛋白溶液是因为5%白蛋白溶液钠负荷增加了5倍[38]。低蛋白血症患者白蛋白输注速度超过3ml/min可导致循环过载和肺水肿。输注白蛋白过程中需观察R.W.是否发生过敏反应（罕见）、低血压、高血压和肺水肿等征象[80-82]。

替代疗法

案例25-1，问题11：哪些替代疗法适用于治疗难治性腹水？对于R.W.，怎样运用这些方法？

经颈静脉肝内门体分流术

经颈静脉肝内门体分流术（transjugular intrahepatic portosystemic shunt，TIPS）是经上述治疗无效的难治性腹水的另一种选择。TIPS是一种在门静脉高压患者建立分流道的微创手术技术，是在肝静脉和门静脉肝内段之间放置可膨胀金属的支架，打开一条分流通道（图25-2）[83]。这一低阻力的通道使血液回流到体循环从而降低门静脉压。此外，TIPS还可以提高尿钠排泄。TIPS的主要并发症包括严

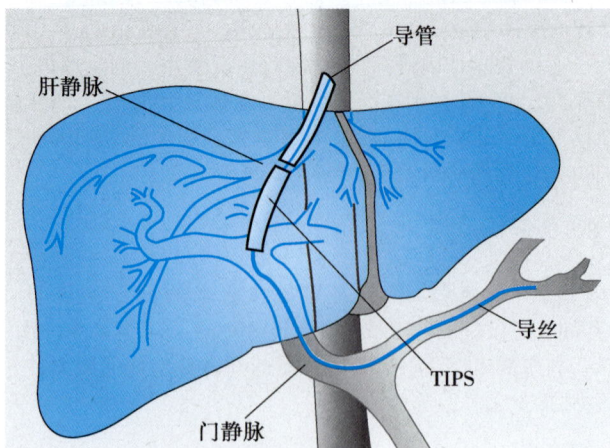

图25-2 经颈静脉肝内门体分流术（TIPS）。借助导管将支架置入门静脉，分流血流，降低门静脉压力。（来源：Adapted with permission fromSmeltzer SC，Bare BG. *Textbook of Medical-Surgical Nursing*. 9th ed. Philadelphia，PA：Lippincott Williams & Wilkins；2000.）

重的肝性脑病和支架堵塞(见案例25-3)。约20%接受TIPS治疗的患者发生肝性脑病[83]。药物和分流治疗效果不佳的患者预后差,应考虑肝移植[38]。肝移植候选患者应慎重选择手术分流,因为某些操作可能增加后续肝移植手术的难度。

一项评估肝硬化难治性腹水治疗的小样本研究显示,TIPS组无肝移植的1年生存率为41%,2年为26%;反复放腹水加静脉白蛋白组分别为35%和30%[(统计学差别不显著(not significant,NS)]。与反复放腹水加静脉白蛋白组相比(分别为83%和31%),TIPS组腹水复发率和肝肾综合征发病率(分别为49%和9%,P=0.003和P=0.03)较低,但严重肝性脑病发病率更高(P=0.03)[84]。TIPS组患者的费用较反复放腹水加静脉白蛋白组高出103%[84]。Salerno等[85]进行的一项meta分析显示,TIPS治疗患者无肝移植存活率高(3年38.1% vs 28.7%;P=0.035),腹水复发率降低(42% vs 89%;P<0.000 1)。TIPS组人均肝性脑病发病率显著增加(P=0.006),但两组肝性脑病初发率相似(P=0.19)[85]。

AASLD指南提出,随着经验积累和技术水平提高,TIPS相关临床试验的结果可能进一步改善[38]。目前,AASLD治疗指南仍推荐以下难治性腹水患者接受TIPS治疗:腹穿禁忌者(每月3次以上腹穿放液效果不佳者)或不能耐受反复大量放腹水者[86]。

腹腔静脉分流

腹腔静脉分流装置包括经手术在腹壁上植入阀、腹内导管和经皮下由阀直接通到上腔静脉的流出管。这样,腹水可从腹腔直接回输至血管内。但是外科分流的并发症较多,手术风险较大可能导致肝功能恶化[87]。由于生存获益低且手术并发症多(如腹膜粘连增加后续肝移植手术的难度,分流道堵塞),腹腔静脉分流仅适用于不适于放腹水、非肝移植候选者以及不准备接受TIPS治疗的患者[38]。

可乐定

交感神经系统激活会导致肾脏灌注不足和钠潴留。活化交感神经系统可刺激肾 α_1-肾上腺素受体导致肾血流量减少、肾小球滤过率降低。另外,去甲肾上腺素促进近端肾小管重吸收钠,增加肾素、醛固酮和抗利尿激素分泌[88-90]。初步证据显示,可乐定可能有利于难治性腹水和交感神经系统活化的患者。Lenaerts等[91]进行了对比反复大量放腹水与联合可乐定-螺内酯治疗难治性腹水患者的小样本研究。患者被随机分配接受反复大量放腹水(4~5L/48h)联合静脉输注白蛋白(7g/L腹水),直至腹水消失;或联合可乐定(0.075mg,每日2次)治疗8日,然后可乐定(0.075mg,每日2次)联合螺内酯(200~400mg/d)治疗10日。出院后两组均接受螺内酯治疗,并根据药物应答调整剂量。在第一次住院期间,腹穿放腹水治疗组人均体重减轻高于可乐定组,但可乐定组平均住院时间短(P≤0.01)。可乐定降低交感神经兴奋性,提高肾小球滤过。随访发现,腹穿放腹水治疗组在住院次数及两次住院间隔时间均较可乐定组高(P≤0.01)[91]。另一项研究中,Lenaerts等[90]发现,研究对象两组均使用螺内酯和呋塞米治疗,可乐定组张力性腹水再次复发的间隔时间长[90]。加用可乐定可能是有效的利

尿治疗方法,但结果尚需大型随机试验验证。目前,AASLD指南认为可乐定被应用于试验性治疗[38]。

考虑到R.W.血清肌酐、尿素氮浓度升高及肝肾综合征的不良预后,如果R.W.不能耐受或需要频繁大量放腹水,TIPS是一种合理的替代选择。预防自发性细菌性腹膜炎治疗对于曾发生过自发性细菌性腹膜炎、进展期肝衰竭合并腹水或肾损害患者可能有帮助。R.W.曾经发生过自发性细菌性腹膜炎,预防自发性细菌性腹膜炎治疗可能使他获益(详见第79章)。

食管静脉曲张

治疗

案例25-2

问题1:C.V.,女性,55岁,酒精性肝硬化患者,面色苍白,主诉呕血入院。既往反复上消化道出血,食管静脉曲张。否认其他病史,否认用药史及药物过敏史。查体:血压为78/40mmHg,脉搏110次/min,呼吸22次/min。皮肤冷;心肺查体未见异常;腹部查体可触及脾脏,肠鸣音正常,腹水征阳性。实验室检查结果如下:

血红蛋白:7g/L

红细胞压积:22%

白蛋白:3.0g/L

AST:160IU

ALT:250IU

ALP:40IU

肌酸酐:2.0mg/dl

PT:18秒(INR 1.5)

血清电解质在正常范围

心电图显示窦性心动过速。对于C.V.呕血,治疗的紧急目标和首选方案是什么?

治疗目标

大多数肝硬化患者会出现门静脉高压,并进一步发展为静脉曲张出血(上消化道食管或胃底部位静脉扩张)。约40% Child-Turcotte-Pugh分级A级肝硬化患者和85%C级患者可出现食管静脉曲张[24,92]。如不出血,静脉曲张可以无明显主诉或症状。

静脉曲张的进展和严重程度与门静脉高压直接相关。门静脉高压的主要部位是冠状静脉,其收集食管下段和胃上部血流。和门静脉,前者后者收集脾脏和下消化道血流。肝硬化瘢痕和纤维组织导致门静脉压力(portal vein pressure,PVP)增高。PVP最终升高,导致血液回流并增加门静脉分支血管压力。门静脉分支的高动力循环状态引起食管跨膜压压力增高,增加上消化道出血的风险。由于静脉适应于低压循环(5~8mmHg),通常不能耐受持续的高动力循环状态,胃食管静脉曲张是分流高门静脉血液压力的代偿机制。当PVP超过12mmHg,患者静脉曲张出血的风险增加[93]。

静脉曲张只能用诊断性内镜观察。食管静脉曲张分级为小或大(>5mm),同时要注意是否存在红色征(红色纵行隆起或红色斑点)[92]。

尽管门静脉高压治疗已取得进展,食管或胃底静脉曲张破裂大出血仍是肝硬化患者主要的死亡原因[94]。Child-Turcotte-Pugh 分级 C 级患者静脉曲张破裂出血死亡率可达 32%[94]。因此,预防静脉曲张出血非常重要。肝硬化患者每年新发静脉曲张的速度为 5%~10%。静脉曲张一旦发生,将每年增大 4%~10%[95]。急性静脉曲张破裂出血属急症,应立即处理。治疗的目标包括扩容,紧急止血,预防静脉曲张再次破裂出血。约 10%~20%患者对内镜和药物治疗无效,需进行门静脉减压分流术或 TIPS 以挽救生命[24]。

一般治疗

急性出血患者应首先进行抗休克治疗。需要快速放置鼻胃管,用生理盐水或自来水灌洗胃,抽出胃内容物,及时预防吸入性肺炎等呼吸道并发症[83,96]。意识模糊或丧失患者应行气管插管维护气道通畅。立即给予药物治疗,以减少出血和低血压诱导肾衰竭的风险。还应密切监测患者血清电解质和化学代谢产物(如钾、钠、碳酸氢盐)、低氧血症(如氧分压、pH)、血清肌酐和尿量减少[96]。

重度静脉曲张或进展期肝硬化患者(即 Child-Turcotte-Pugh 分级 C 级,表 25-1)再出血最可能发生在 2~5 日内[24,97]。早期再出血相关的因素包括:年龄>60 岁,急性肾衰竭,以及首次出血严重(血红蛋白低于 8g/L)。迟发再出血的风险因素包括严重的肝衰竭、持续酗酒、大静脉曲张大小、肾衰竭和肝细胞癌[97]。

低血容量/失血

纠正血容量的同时应避免因过量输血导致门静脉压力增高,后者可进一步增加出血风险。低血容量应立即设法将收缩压维持在 90~100mmHg,血红蛋白维持在 8g/dl[24,98]。C.V.脸色苍白、皮肤湿冷、脉搏增快、收缩压低于 80mmHg,提示低血压,需输注全血、或悬浮红细胞和新鲜冰冻血浆来纠正低血容量[92,97]。

肝病和胆红素升高患者由于脂肪吸收不良,经常存在一定程度的维生素 K 缺乏。在 PT 延长通常 10mg 皮下注射或口服剂量维生素 K 可在 24 小时内改善由维生素 K 缺乏造成的凝血功能障碍(尽管证据表明肠外补充可能更可靠)[27]。而肝脏合成功能差的患者则难以纠正。如因出血或有计划的侵入性操作要求迅速纠正 INR,可输注新鲜冰冻血浆。尽管维生素 K 常被用于急性静脉曲张出血的治疗,但该方法尚无证据支持[99]。

> **案例 25-2,问题 2:** C.V.给予 3U 全血和 2U 新鲜冰冻血浆。生理盐水胃灌洗,从鼻胃管吸出的始终是血性液体。4 小时后仍在出血。可给予哪些药物干预来控制 C.V.的食管静脉曲张破裂出血?

奥曲肽

奥曲肽是生长抑素的合成类似物,与后者药理学特性相似、半衰期略延长。生长抑素在欧洲可用,但在美国已被奥曲肽或伐普肽(孤儿药)取代(表 25-2)[100-103]。奥曲肽有效用于控制急性静脉曲张出血,并且与血管加压素和气囊压迫疗效相当,副作用较少。奥曲肽的用法为首剂 50μg 静脉推注,继之以 50μg/h 持续静滴 3~5 日[24]。一项研究研究显示,治疗 48 小时后,接受奥曲肽治疗的患者 100%出血停止,血管加压素治疗组 64%和奥美拉唑治疗组 59%患者出血停止(P<0.005)。血管加压素的副作用较多(腹部绞痛、恶心、震颤、心输出量减少、心肌缺血和支气管收缩)(P<0.01)。对于血管加压素和奥美拉唑 48 小时未能控制的出血患者,换用奥曲肽后出血均停止[104]。一项关于奥曲肽和血管加压素的 meta 分析中,奥曲肽控制急性食管静脉曲张破裂出血更有效(82% vs 55%,P=NS),且副作用少(0 vs 10%;P=0.000 07)[105]。奥曲肽通常具有良好的耐受性。虽然有些中心可能初始使用血管加压素,但大多数中心将奥曲肽作为一线药物及血管加压素治疗失败的挽救药物。

血管加压素

血管加压素是由垂体后叶产生的天然激素(也称为 8-精氨酸血管加压素),最初用于治疗垂体功能不足引起的尿崩症[100,101]。其用于控制静脉曲张破裂出血的机制在于其非 FDA 标记的强烈的平滑肌和血管收缩作用。血管加压素可有效地减少或终止约 60%静脉曲张患有的出血(见表 25-2)[100,101]。值得关注的是血管加压素治疗患者会发生高血压、心绞痛、心律失常,以及罕见的心肌梗死等不良反应。由于半衰期短,血管加压素需要连续静脉输注。为了最大限度地减少剂量相关的不良反应,尽可能使用最低有效剂量。血管加压素可通过外周静脉输注给药,但是首选使用中央静脉,以避免外渗造成的组织坏死。常用剂量是首先 0.2~0.4U/min 持续静脉输注,然后每小时增加 0.2U/min,直至出血停止(最大剂量 0.8U/min)[92]。输液速度在出血停止 12 小时以后减半。应避免进一步加大剂量,因为对小剂量无反应的患者,剂量超过 1U/min 仍无法控制出血[106]。为避免由非特异性血管收缩引起的潜在心血管和皮肤严重并发症,血管加压素应仅在必要时短期使用,输液的持续时间应不超过 24 小时[92]。一项纳入 4 项随机对照研究的 meta 分析显示,血管加压素与安慰剂或无治疗相比,静脉曲张出血患者的死亡率并无明显差别[100]。由于治疗食管出血效果有限,及其不良影响(如腹部痉挛、心律不齐和坏疽)(见表 25-2),血管加压素已经很大程度被奥曲肽取代。尽管如此,仍有部分医生处方血管加压素。

硝酸甘油可用于减少血管加压素的心血管副作用,还可降低门静脉压力。静脉给药时硝酸硝酸甘油剂量为 40~200μg/min[100,102,107]。Gimson 等开展的一项随机试验研究显示,持续输注 12 小时结束后,血管加压素和硝酸硝酸甘油低比率联合治疗组 68%患者出血停止,血管加压素单药组为 44%(P<0.05)。联合用药组导致治疗停止的主要并发症的发生率低于单独用药组(P<0.02)[108]。

表 25-2

急性出血的治疗

治疗	机制	副作用
奥曲肽	一种有效的选择性血管收缩剂。可降低门静脉压力,收缩内脏血管分流血液	腹泻、高血糖、低血糖、便秘、直肠痉挛、大便异常、头痛、眩晕、脂肪吸收障碍
血管加压素	非选择性血管收缩剂,收缩所有部位的血管床	腹部绞痛、恶心、震颤、皮肤苍白、静脉炎、注射部位出血、高血压恶化、心绞痛、哮喘、心肌梗死、肠坏死、坏疽、稀释性低钠血症
内镜下曲张静脉套扎	在食管处用塑料环套扎包含曲张静脉的黏膜及黏膜下层,使其固缩、纤维化,达到理想化的限制静脉曲张的作用	中量出血、低血压、胃肠不适、食管溃疡、穿孔
硬化治疗	在每个曲张静脉每隔 2cm 注射 0.5～5ml 硬化溶液(如 11.5% NaCl 或乙醇胺),可立即止血(2～5min 出血停止)	食管溃疡、食管狭窄、食管穿孔、反射性胸痛、暂时性吞咽困难
气囊压迫	将 Sengstaken-Blakemore 管或 Lintern 管(仅用于胃静脉曲张)经口放置于胃腔,然后给气囊充气,使气囊直接压迫胃食管连接处的曲张静脉从而达到控制出血的目的	呼吸困难(发生率>10%)、压迫性坏死、食管溃疡和破裂、气囊漏气后出血、胸痛、窒息(支气管插管可减轻呼吸困难,持续呼吸困难可放置口咽喉罩)
经颈静脉门体分流术	在放射显影条件下于肝静脉和门静脉肝内段放置 1 枚可膨胀的金属支架,通过这一引流通道使血液直接回流入体循环,降低门静脉压力	出血、血栓、狭窄、严重肝性脑病、肝衰竭、支架梗阻、支架易位

来源:Goulis J, Burroughs AK. Role of vasoactive drugs in the treatment of bleeding oesophageal varices. *Digestion*. 1999;60(Suppl 3):25;Wao T et al. Effect of vasopressin on esophageal varices blood flow in patients with cirrhosis:comparisons with the effects on portal vein and superior mesenteric artery blood flow. *J Hepatol*. 1996;25:491;Law AW, Gales MA. Octreotide or vasopressin for bleeding esophageal varices. *Ann Pharmacother*. 1997;31:237;de Franchis R. Longer treatment with vasoactive drugs to prevent early variceal re-bleeding in cirrhosis. *Eur J Gastroenterol Hepatol*. 1998;10:1041.

特利血管加压素

特利血管加压素为合成血管加压素类似物,是赖氨酸加压素的前体药(目前在美国不可用),可有效控制 80%急性食管静脉曲张。与血管加压素相比,特利血管加压素心血管副作用较少[109]。奥曲肽、伐普肽、血管加压素和特利血管加压素已被证明有效急性静脉曲张出血的控制[110,111]。然而,特利血管加压素是唯一被证实可以改善急性静脉曲张出血患者生存率的药物。一项 meta 分析纳入 7 项随机安慰剂对照试验显示,特利血管加压素较安慰剂显著降低死亡率[相对危险(RR),0.66;95%CI,0.49～0.88][112]。

药物治疗(生长抑素及其类似物[奥曲肽或者伐普肽]或特利血管加压素),应在 C.V. 疑诊静脉曲张出血就立即开始使用,并在确诊后持续 3～5 日持续使用[92]。

内镜下食管曲张静脉套扎术及硬化治疗

案例 25-2,问题 3：血管加压素和奥曲肽是非特异性血管收缩剂,需要持续静脉输注,且有发生全身性副作用的风险。在控制 C.V. 出血中,内镜套扎和硬化治疗的地位如何？什么是气囊压迫治疗？TIPS 是否是合适的替代方法？

扩容复苏成功后,应在 12 小时内进行内镜检查以明确出血原因[92]。食管纤维内镜可直接观察出血的部位,并对活动性出血的曲张静脉行内镜下食管曲张静脉套扎术(EVL)、硬化治疗或气囊压迫等。EVL 操作耐受性良好(表 25-2)[110,113-117]。在一项随机对照试验中,Villanuva 等[118]发现,EVL 较硬化治疗失败率低(4% vs 15%,P=0.02),输血量低(P=0.05);而死亡率无显著统计学差异;不良反应(如吸入性肺炎、食管出血、溃疡、胸痛)的在硬化治疗组的发生率为 28%,EVL 组为 14%(RR,1.9;95%CI,1.1～3.5;P=0.03)[118]。另一项类似的小样本研究中,Sarin 等[119]发现,EVL 组比硬化治疗组再出血率低(6.4% vs 20.8%,P<0.05)。推荐急性食管静脉曲张破裂出血采用 EVL 治疗,如果 EVL 治疗失败,可换用硬化治疗。内镜治疗最好联合药物治疗,且药物治疗应在内镜检查前开始[111]。AASLD 和美国胃肠病学会(American College of Gastroenterology,ACG)在肝硬化食管胃底静脉曲张和静脉曲张出血的预防和管理指南中推荐,对于控制和管理急性出血,血管收缩药物联合 EVL 是首选的方法[92]。因此,C.V. 要立即使用奥曲肽 3～5 日,并进行 EVL 治疗,以控制食管静脉曲张出血[24,92]。

气囊压迫

气囊压迫可通过直接压迫出血部位达到止血目的（见表 25-2）。但是该方法仅为短期控制出血的方法，压迫 48～72 小时后可能导致局部组织压迫性坏死，应在 12～24 小时后将气囊放气，最长使用时间为 24 小时。此外，放气或拔管时可能撕脱出血处的纤维蛋白结痂而导致出血。该方法仅用于短期控制出血，为其他有效治疗（如 EVL 或硬化治疗）争取时间[92,110,120,121]。

其他疗法

经颈静脉肝内门体分流术

虽然药物（促生长素抑制素，特利血管加压素，或奥曲肽）联合内镜下治疗（EVL 或硬化）已被证明可有效控制急性出血，但是仍可能发生再出血[92,110]。初始治疗应答不佳时可能需要其他干预来降低门静脉压力，以控制出血。

Henderson 等[122]进行了一项前瞻性随机多中心临床试验，比较远端脾肾分流（distal splenorenal shunt，DSRS）和 TIPS 在 β 受体阻滞剂联合内镜治疗效果不佳的静脉曲张出血患者的疗效。Child-Turcotte-Pugh 分级 A 和 B 级肝硬化并发难治性食管静脉曲张出血患者被随机分配到 DSRS 组或 TIPS 组，随访 2～8 年。两组 2 年和 5 年生存率无显著性差异（DSRS，81% 和 62%；TIPS，88% 和 61%）；TIPS 组栓形成、管腔狭窄、再次介入手术的发生率显著增高（DSRS，11%；TIPS，82%；$P<0.001$）；而再出血、肝性脑病、腹水、肝移植需要、生活质量、手术成本等，两组没有显著差异[122]。TIPS 具有创伤小、比手术操作时间短的优势（见表 25-2）。TIPS 可以作为肝移植的桥梁治疗，也可用于治疗药物和内镜治疗效果不佳的非手术患者或进展期肝硬化患者（Child-Turcotte-Pugh 分级 C 类）的反复出血[86,92,110,123,124]。如果 C.V. 的 EVL 和药物治疗失败，可以选择 TIPS。

外科手术

门腔分流术可有效降低门静脉压力和预防再出血。但分流后肝性脑病发生率高。由于分流的血液不流经肝脏，可能加重肝实质损害。肠系膜腔静脉分流和远端脾肾分流也可有效地预防曲张静脉再出血，并且肝性脑病发生率较低[125]。

预防感染：短期使用抗生素

> **案例 25-2，问题 4：** C.V. 是否应该预防细菌感染？

静脉曲张出血是感染发生的危险因素，严重细菌感染可增加死亡风险[92]。静脉曲张出血患者短期给予预防细菌感染治疗效果较好[126,127]。一项前瞻性随机试验比较了诺氟沙星（400mg，每日 2 次，7 日）（n=60）治疗与不治疗对照组（n=59）的效果，诺氟沙星组 SBP 较对照组发生率显著较低（3.3% vs 16.9%，$P<0.05$）；死亡率降低（6.6% vs 11.8%），虽然结果无统计学显著性差异[126]。由于可能出

现喹诺酮耐药细菌的感染，Fernandez 等[127]比较了口服诺氟沙星与静脉输注头孢曲松用于预防肝硬化消化道出血患者细菌感染的疗效。患者被随机分配到口腔诺氟沙星（400mg，每日 2 次）或静脉输注头孢曲松（1g/d），共治疗 7 日。抗生素治疗在入院 12 小时之内、急诊胃镜检查之后开始。与头孢曲松组相比，诺氟沙星组确诊感染的发生率（26% vs 11%；$P<0.03$），菌血症或自发性细菌性腹膜炎的发生率（12% vs 2%，$P<0.03$）均显著增高。两组治疗 10 日死亡率没有显著差异[127]。一项纳入 12 项试验的 Cochrane 综述评估抗生素预防对照安慰剂或不预防性使用抗生素在肝硬化上消化道出血患者对细菌感染预防作用。结果表明预防性使用抗生素患者因细菌感染引起的死亡率显著降低（RR，0.43；95%CI，0.19～0.97）[128]。

AASLD 指南推荐静脉曲张出血患者预防性使用抗生素 7 日以预防 SBP，可口服诺氟沙星（400mg，每日 2 次），或静脉输注头孢曲松（1g/d，如无法口服诺氟沙星）[38]。应予 C.V. 口服诺氟沙星 400mg，每日 1 次（肌酐清除率 30mL/min 剂量调整），或静脉输注头孢曲松 1g/d，共 7 日，以预防 SBP。

一级预防

> **案例 25-2，问题 5：** 所有静脉曲张出血此阶段干预的目的均是终止急性出血。药物治疗是否有助预防 C.V. 食管静脉曲张的第一阶段出血？

预防静脉曲张破裂出血的初次发生称为初级预防或一级预防。药物预防旨在降低 HVPG 到小于或等于 12mmHg，或者从较高的基线值降低大于或等于 20%[129,130]。Vorobioff 等[129]开展了一项小样本研究，HVPG 小于或等于 12mmHg 的患者均未发生门静脉高压相关的出血，而 HVPG 大于 12mmHg 的患者有 42% 发生门静脉高压相关出血。随访期间，6 例 HVPG 小于或等于 12mmHg 患者中仅 1 例死亡，而 24 例 HVPG 大于 12mmHg 的患者 16 例死亡（$P<0.06$）[129]。Escorsell 等[130]证明 HVPG 较基线下降≥20% 与静脉曲张出血风险降低相关（6% vs 45%，$P=0.004$）。

β 受体阻滞剂

非选择性 β 受体阻滞剂通过减少心输出量（$β_1$ 肾上腺素能阻滞剂）和内脏血流量（$β_2$ 肾上腺素阻断）来减少门静脉血流，进而降低门静脉压力。对于一级预防，β 受体阻滞剂是研究最多的药物种类。很多随机试验比较了非选择性 β 受体阻滞剂与其他治疗方式的在静脉曲张出血的一级预防作用，如内镜下比较曲张静脉套扎术。普萘洛尔的常规起始剂量是 10mg，每日 3 次；纳多洛尔每日 20mg。选择性 β 受体阻滞剂（如阿替洛尔和美托洛尔）对肠系膜动脉影响不大，未证明其具有一级预防作用[131]。

普萘洛尔或纳多洛尔逐渐加量至静息心率为 55～60 次/min 或下降 25%，可防止或延缓静脉曲张初次出血[15]。基于各种随机安慰剂对照试验和 meta 分析的结果，非选择性 β 受体阻滞剂被视为一线药物治疗用于静脉

曲张破裂出血预防[110,132]。Pascal 等进行了一项前瞻性随机多中心研究单盲试验,比较普萘洛尔安慰剂预防食管静脉曲张未出血患者的出血风险,研究的终点是出血和死亡。普萘洛尔的剂量逐渐增加至心率降低 20%~25%。纳入研究 2 年后,普萘洛尔组患者的不出血累积率(72% vs 51%,$P<0.05$)和 2 年累积存活率(74% vs 39%,$P<0.05$)均高于安慰剂组[133]。

Sarin 等[134]进行了一项前瞻性随机对照试验,比较普萘洛尔联合 EVL 与单独使用 EVL 在预防静脉曲张患者破裂首次出血风险的作用。两组平均随访时间约为 12.2 个月(±10.7 个月)。EVL 每间隔 2 周进行 1 次,直到曲张静脉闭塞。曲张静脉闭塞后,使用足量的普萘洛尔以达到使心率降低到 55 次/min 或较基线降低 25%并维持治疗。两组出血率和生存率均无明显差别,只是 EVL 组静脉曲张复发患者更多($P=0.03$)[134]。

在一项前瞻性随机双盲安慰剂对照试验中,Abraczins-kas 等[135]发现停用普萘洛尔后,胃底静脉曲张破裂出血的危险从 4%(普萘洛尔治疗期间)上升至 24%(普萘洛尔停药后),未治疗组为(22%,先前研究的安慰剂治疗结果)。重要的是,停止 β 受体阻滞剂的患者与未治疗组相比,死亡率增加(48% vs 21%;$P<0.05$)[135]。因此,这一人群必须避免停用 β 受体阻滞剂。

AASLD/ACG 指南推荐非选择性 β-阻滞剂作为一级预防用于轻度静脉曲张未出血但是出血风险增高的患者(Child-Turcotte-Pugh 分级 B 级或 C 级或内镜显示静脉曲张红色征阳性)。尚未出血的中度静脉曲张且出血高危患者(Child-Turcotte-Pugh 分级 B 级或 C 级或内镜显示静脉曲张红色征阳性)可推荐使用非选择性 β 受体阻滞剂或 EVL。相反,尚未出血的中度静脉曲张患者,如不合并高危因素(Child-Turcotte-Pugh 分级 A 级,红色征阴性),首选非选择性 β 受体阻滞剂,选用 EVL 时需考虑是否存在选择性 β 受体阻滞剂禁忌证、不耐受、或不依从性。β 受体阻滞剂应该逐渐增加至最大耐受剂量[92]。

异山梨醇-5-单硝酸酯

尚未证明异山梨醇-5-单硝酸酯单药治疗可有效用于静脉曲张出血的一级预防[136,137]。Garcia-Pagan 等[137]进行了一项前瞻性多中心双盲随机对照试验,在 β 受体阻滞剂禁忌或不能耐受的肝硬化并食管胃底静脉曲张患者中评价异山梨酯 5-单硝酸是否可预防静脉曲张破裂出血。患者接受异山梨醇-5-单硝酸酯或安慰剂治疗。两组 1 年和 2 年的出血率及生存率无明显差别[137]。

异山梨醇-5-单硝酸酯与 β 受体阻滞剂联用比单独使用普萘洛尔降低肝静脉压力梯度效果更显著[138]。Merkel 等[139]评价纳多洛尔联合异山梨醇-5-单硝酸酯一级预防静脉曲张破裂出血的作用。纳多洛尔单药治疗组,服用 40~160mg/d 纳多洛尔以达到静息心率降低 20%~25%。另一组患者同时口服纳多洛尔和异山梨酯 5-单硝酸 10~20mg 口服,每日 2 次。纳多洛尔组静脉曲张破裂出血的总风险为 18%,联合治疗组为 7.5%($P=0.03$)。然而由于副作用,联合用药组中止治疗患者数较与纳多洛尔单药治疗组

高[139]。AASLD 和 ACG 指南不推荐硝酸盐(单独或联合 β 受体阻滞剂、分流治疗或硬化治疗)用于静脉曲张出血的一级预防[92]。

依据 C.V. 内镜检查时曲张静脉的大小和出血风险的高低,应口服普萘洛尔 10mg,每日 3 次,或纳多洛尔 20mg,每日 1 次,并逐渐加量至静息心率为 55~60 次/min(或下降 25%),或接受 EVL,以防止或延缓曲张静脉首次出血。

二级预防

> **案例 25-2,问题 6:**C.V. 的肝病医生希望开始预防静脉曲张再次出血的治疗。对于 C.V. 来说,长期治疗目标是什么?什么治疗方法可用于防止再次出血(二级预防)?

二级预防是指预防初次出血后的再次出血。所有静脉曲张初次出血后存活的患者均应接受治疗,以防再次出血。重要的是,直到初次静脉曲张出血停止后才能开始 β 受体阻滞剂治疗。在急性出血治疗期间使用 β 阻滞剂,会降低患者因对抗低血压而增快的心率,对生存产生不利影响。已有试验证明非选择性 β 阻滞剂在预防再出血的作用[113,140,141]。Colombo 等[140]研究了 β 受体阻滞剂对于肝硬化患者效预防再出血的疗效。患者在出血 15 日以后被随机分配接受普萘洛尔、阿替洛尔或安慰剂治疗。口服普萘洛尔逐渐加量至静息脉率降低约 25%,阿替洛尔剂量固定为每日 100mg。普萘洛尔治疗组与安慰剂组相比,再出血发生率显著降低($P=0.01$)。药物治疗组无出血生存优于安慰剂组(普萘洛 vs 与安慰剂,$P=0.01$;阿替洛尔 vs 安慰剂,$P=0.05$)[140]。

内镜下治疗消除曲张静脉也可有效预防静脉曲张再出血[15,141]。delaPana 等[141]的研究显示,与单独 EVL 相比,纳多洛尔联合 EVL(n=43)降低食管静脉曲张的再出血发生率(14% vs 38%,$P=0.006$);两组死亡率相似;EVL 联合加纳多洛尔组较 EVL 治疗组 1 年曲张静脉复发率低(54% vs 77%,$P=0.06$)。β 受体阻滞剂组不良反应发生率较高,导致约 20%~30%患者退出试验[141]。

一项 meta 分析[142]显示,单独 EVL 和 EVL 联合 β 受体阻滞剂±单硝酸异山梨醇降低总再出血率(29% vs 37%;NS),但对死亡率无影响。联合 β 受体阻滞剂±单硝酸异山梨醇治疗对防治再出血有效。单纯药物治疗也是有效的替代治疗[142]。

对于 EVL 和 β 受体阻滞剂预防治疗失败的患者,可选择 TIPS。Escorcell 等[143]开展的一项研究 Child-Turcotte-Pugh 分级 B 或 C 级肝硬化患者首次曲张静脉破裂出血后存活随机试验显示,与异山梨醇-5-单硝酸酯治疗相比,TIPS 组再出血发生率较药物治疗组低(13% vs 39%,$P=0.007$);肝性脑病在 TIPS 组发生率较高(38% vs 14%,$P=0.007$)。TIPS 组 2 年再出血率也较低(13% vs 49%,$P=0.01$)。两组 2 年生存概率相同(72%)。值得关注的是,药物治疗组改善 Child-Turcotte-Pugh 分级较明显(72% vs 45%,$P=0.04$);且成本更低[143]。

AASLD/ACG 指南推荐联合非选择性 β 受体阻滞剂

与 EVL 进行二级预防。经药物和内镜治疗仍发生再出血的 Child-Turcotte-Pugh 分级 A 级或 B 级患者,可考虑 TIPS 治疗[86,92]。

因为 C.V. 有反复上消化道出血史,防止再出血的最佳治疗是开始非选择性 β 受体阻滞剂和 EVL 联合治疗。β 受体阻滞剂的剂量应使静息心率降低至 55~60 次/min 或下降 25%。EVL 应每 1~2 周重复一次,直至静脉闭塞,闭塞后 1~3 个月复查内镜,然后每 6~12 个月内镜复查静脉曲张是否复发。如果药物联合治疗不能预防静脉曲张出血,可考虑 TIPS 治疗[86]。

肝性脑病

案例 25-3

问题 1: R. C.,男性,57 岁,因恶心、呕吐,腹痛入院。既往长期酗酒,曾因酒精性胃炎和酒精戒断多次住院治疗。体格检查示恶病质(体重 55kg),意识模糊,不能正确回答姓名、地点等问题;大量腹水、重度水肿;肝脏右肋缘下 9cm 可触及,脾未触诊;未闻及肠鸣音。实验室检查结果如下:

Na:132mmol/L

K:3.7mmol/L

Cl:98mmol/L

碳酸氢盐:27mmol/L

BUN:24mg/dl

SCr:1.4mg/dl

Hgb:9.2g/dl

Hct:24.1%

ALP:218IU

乳酸脱氢酶(LDH):305IU

总胆红素:3.5mg/dl

PT:22 秒(INR1.8)

医嘱饮食 70g 蛋白质,8 360kJ 热量。每 12 小时静脉注射呋塞米 40mg 以减少水肿和腹水。腹痛和恶心分别给予硫酸吗啡和丙氯拉嗪治疗。入院后两日,R. C. 开始呕血,并出现意识障碍、回答不切题。置入鼻胃管连续引出咖啡样胃内容物。给予盐水洗胃吸出液变得清晰。次日早上,R. C. 仍意识不清,扑翼样震颤明显,呼气可嗅及肝臭。其入院第 2 日的实验室数据如下:

Hgb:7.4g/dl

Hct:21.2%

K:3.1mmol/L

SCr:1.4mg/dl

BUN:36mg/dl

PT:22 秒(INR 1.8)

粪潜血:阳性

补充诊断:肝性脑病,上消化道出血。

哪些 R. C. 的病史支持肝性脑病诊断?他属于哪种类型的肝性脑病?

肝性脑病是一种中枢神经系统异常,通常由进展期肝病或门体分流诱发,临床特征涵盖神经系统亚临床改变至昏迷。ASSLD 和 EASL 指南将肝性脑病分型的原则:①根据疾病[急性肝衰竭(A 型)、门体交通支或分流(B 型)和肝硬化(C 型)];②根据临床表现的严重程度;③根据发作的时程(偶发性、复发性和连续性);④根据诱发因素(无或有)[144]。

肝性脑病严重程度分级的金标准是 West Haven Criteria(WHC)标准,已出现明确意识障碍的患者适用 Glasgow 昏迷评分(Glasgow Coma Scale,GCS),详见 ASSLD/EASL 2014 指南(https://www.aasld.org/sites/default/files/guideline_documents/141022_AASLD_Guideline_Encephalopathy_4UFd_2015.pdf)。肝性脑病和氮代谢国际学会(International Society for Hepatic Encephalopathy and Nitrogen Metabolism,ISHEN)共识将轻微型肝性脑病(minimal hepatic encephalopathy,MHE)和 1 级肝性脑病患者分类为隐性肝性脑病(covert hepatic encephalopathy,CHE),而出现明显临床表现则分类为显性肝性脑病(overt hepatic encephalopathy,OHE)。ISHEN 共识将定向力障碍和扑翼样震颤定义为 OHE 的开始[145]。本章将集中讲述肝硬化肝性脑病的治疗。

肝性脑病早期,精神状态改变可表现为轻度判断力异常、性格异常、睡眠习惯或情绪改变。随着肝性脑病进展,嗜睡和精神异常成为主要表现。最终发展至昏睡和昏迷。扑翼样震颤通常发生于肝性脑病的早中期,早于昏睡和昏迷期[144]。

肝性脑病的临床特征(如 R. C. 所示)包括神志改变和扑翼样震颤。判断为显性肝性脑病,C 型,3 级,偶发性,诱发性(上消化道出血诱发,见问题 3)。

扑翼样震颤的体格检查为嘱患者手腕和前臂向前平伸,手指分开可引出。表现为双侧同步的每 1~2 秒突发性的无节律的重复拍击(抽搐)动作。震颤不是肝性脑病特有的,也可出现于尿毒症、低钾血症、心脏衰竭、酮症酸中毒、呼吸衰竭和镇静剂过量[144]。

肝性脑病的药物治疗必须基于对肝性脑病发病机制的理解和严重程度的分级。大多数肝性脑病是完全可逆的,因此肝性脑病很可能是一种代谢或神经生理异常而不是器质性异常[144]。严重的、进行性发展的肝性脑病可导致不可逆的脑损伤(颅内压增高引起)、脑疝和死亡[144,146,147]。

发病机制

案例 25-3,问题 2:肝性脑病的发病机制有哪些?

关于肝性脑病的发病机制脑病有多种学说。较公认的学说包括:氨代谢异常,支链/芳族氨基酸比例改变;脑神经递质失衡[如 γ-氨基丁酸(γ-aminobutyric acid,GABA)和血清素];血-脑屏障破坏;脑积累"毒素"暴露[147]。肝性脑病的发病机制可能是多因素共同作用的结果。

氨

氨是蛋白质代谢的副产物,大部分来源于食物中摄取的蛋白质或流入胃肠道的蛋白质含量丰富的血液(如食管静脉曲张出血)。存在于胃肠道内的细菌将蛋白质分解为多肽、氨基酸和氨。这些物质被肠黏膜吸收后，或者进一步代谢，或者存储供以后使用，或者被用于合成新的蛋白质。氨在肝脏中代谢为尿素，然后经肾排出。肝硬化血流和肝脏代谢受损时，血清和中枢神经系统的氨浓度增加。进入中枢神经系统的氨与 α 酮戊二酸结合形成一种芳族氨基酸-谷氨酰胺。氨可能是肝性脑病的重要发病机制。氨水平升高引起星形胶质细胞内谷氨酰胺含量增高，导致渗透失衡、细胞肿胀和脑水肿。虽然血清氨和脑脊液谷氨酸浓度增高是肝性脑病的特征性表现，但可能并不是这一综合征的真正病因[147,149]。ASSLD/EASL 指南指出，单纯血氨增高不具有诊断、分级或预后评估价值。但是，如血氨正常，诊断肝性脑病需谨慎。使用降氨药物时，反复检查血氨浓度有助于评估疗效[144]。

氨基酸平衡

在急性和慢性肝衰竭，芳香族氨基酸的血清浓度显著增加，导致其与支链氨基酸的比例改变。芳香族氨基酸似乎更易透过血-脑屏障，进入脑脊髓液。一旦进入脑脊液，某些芳族化合物可以被代谢生成"假性神经递质"，可能改变神志状态、诱发肝性脑病（详见第 38 章）[148,149]。

γ-氨基丁酸

Schafer 等[150]提出，在肝脏疾病时，肠道释放的 γ-氨基丁酸不经过肝脏代谢而穿过血-脑屏障与其突触后受体位点结合，引起肝性脑病相关的神经系统异常。其他一些假说，内生性苯二氮䓬类物质，由于结构相似，可通过提高 γ-氨基丁酸的神经传递参与肝性脑病的发病。γ-氨基丁酸和内生性苯二氮在肝性脑病中的作用尚未明确，仍需进一步阐明[151,152]。

在所有怀疑导致肝性脑病的毒素中，氨和某些芳族氨基酸的研究最多。其他促进因素包括感染、电解质紊乱、消化道出血、便秘和过度利尿。这些因素可增加血氨，诱发或加重肝性脑病[144,153,154]。

案例 25-3,问题 3： R.C. 肝性脑病的可能诱因是什么？

R.C. 肝性脑病的最主要的诱因是突发上消化道出血。肠道内的血液被细菌分解，导致大量氨和其他有毒物质进入门静脉系统。其他重要的诱因有：利尿剂导致的血容量不足（BUN:肌酐比值>20）、低钾血症（钾 3.1mmol/L），以及潜在的代谢性碱中毒（连续鼻胃管吸引和呋塞米）。过度利尿治疗通过诱导肾前性氮质血症、低钾血症和代谢性碱中毒加重肝性脑病。碱中毒可促进非离子型氨以及离子型胺类扩散入中枢神经系统。相关的细胞内酸中毒通过将氨还原为铵离子（NH_4^+）来摄取氨[155,156]。

镇静药物也可诱发肝性脑病。相关药物包括阿片类药物（如吗啡、美沙酮、哌替啶、可待因）、镇静剂（如巴比妥类、水合氯醛）和镇静剂（如吩噻嗪）。大部分药物能加重肝性脑病，是因其能提高中枢神经系统的敏感性，减少肝脏对药物或其活性代谢产物的清除导致蓄积。对于 R.C.，如使用吗啡或丙氯拉嗪，可能加重肝性脑病。虽然 R.C. 不存

在下述情况，膳食蛋白质过量、感染、便秘可导致到过量的氮负荷，诱发肝性脑病。

治疗和一般管理

案例 25-3,问题 4： 可以采用哪些非药物措施治疗 R.C. 的肝性脑病？

约 90% 患者去除诱因可改善意识状态[144]。确定和去除肝性脑病的诱因后，主要治疗目的是减少循环系统中氨或含氮产物的含量。2013ISHEN 推荐，肝硬化和等待肝移植手术患者每日能量摄入量为 146~167kJ/（kg·d），蛋白质摄取量为 1.2~1.5g/（kg 理想体重·d）[157-160]。Cordoba 等[161]通过试验评估膳食蛋白质含量在肝性脑病进程中的作用。因肝性脑病入院的肝硬化患者（30 例）被随机分配到两个饮食组 14 日。在肝性脑病标准治疗措施之外，第一组逐步增加膳食蛋白质含量，前 3 日摄入 0g 蛋白质，然后每 3 日逐渐增加蛋白质的量（12、24、48g），最后 2 日达到 1.2g/（kg·d）；第二组从第 1 日开始接收 1.2g/（kg·d）膳食蛋白质。结果表明两组肝性脑病进程差别无显著性，但第一组患者蛋白质分解程度较高[161]。

R.C. 为男性、恶病质，应注意营养不良患者的饮食。依据 ISHEN 指南推荐，按 R.C. 体重为其制定 70g 蛋白质、8 360kJ 的饮食是合理的。应给予 R.C. 少量流食及夜间点心，使营养均匀分布至一日当中[157,158]。

案例 25-3,问题 5： 哪些药物可用于治疗 R.C. 的肝性脑病？

乳果糖

乳果糖被肠道细菌分解生成乳酸、乙酸和蚁酸，酸化结肠内容物，使氨转换为不易吸收的铵离子，部分氨会从血浆重释放入胃肠道，最终的结果是血氨降低。其他蛋白质分解产物的吸收（如芳族氨基酸）也可能降低。乳果糖诱发渗透性腹泻也可通过缩短肠道传输时间减少氨合成和吸收，帮助胃肠道血液去污。乳果糖糖浆（10g/15ml）已成功用于治疗急慢性肝性脑病。急性患者每隔 1 小时给予乳果糖 25ml 直至排便，然后逐渐减量以保证意识清楚以及每日 2~3 次软便，并避免乳果糖过量（呼吸、脱水、严重皮肤过敏、诱发肝性脑病）[144]。昏迷等无法口服患者，可通过鼻胃管给药。或者配置灌肠液（乳果糖：水 = 300ml：700ml），用乳果糖水混合物（125ml）直肠保留灌肠 30~60 分钟，尽管在意识改变的患者较难操作。乳果糖治疗 12~48 小时之内临床起效。患者可能需乳果糖长期维持治疗，尤其是反复发作肝性脑病的患者。为防止肝性脑病反复发作，应维持预防性口服乳果糖。如诱发因素已去除或肝功改善，乳果糖可逐步减量并最终停药[144]。长期服用乳果糖可提高患者对膳食蛋白质的耐受性，且持续低剂量服用可避免腹泻，一般耐受性良好[162]。

虽然乳果糖在肝性脑病的治疗中占主要地位[144,163]，

但是评估其治疗肝性脑病的数据非常有限。应用乳果糖应注意防止引起过度腹泻,导致脱水和低血钾。两者都可加重肝性脑病。虽然乳果糖一般耐受性良好,20%的患者诉胃肠胀气、腹胀、嗳气。如感觉糖浆太甜,可用果汁、碳酸饮料或者水稀释[146]。

利福昔明

利福昔明是一种合成的抗生素,结构类似于利福霉素。其抗菌活性谱广,对革兰氏阴性菌、革兰氏阳性菌及需氧菌和厌氧菌均有作用[164]。值得注意的是,96.6%的药物以原型药物形式经粪便排出,而原型药物吸收代谢经肾脏排泄很少[82,165]。利福昔明被美国引进用于旅行者腹泻的治疗[166],也获批用于治疗肝性脑病[165]。在试验中使用的剂量为550mg、每日2次或每隔8小时400mg[167,168],550mg、每日2次剂量方案被FDA批准用于肝性脑病[165]。利福昔明耐受性良好,报告的不良反应包括胀气、恶心和呕吐。有报道与长期应用相关的荨麻疹皮肤反应[169]。使用超过2个月可能导致细菌二重感染(艰难梭菌相关性腹泻)[82,165]。

新霉素

新霉素可有效地降低血氨浓度(可能通过减少胃肠道中代谢蛋白质的细菌)。新霉素约1%~3%被吸收。严重肾功能不全患者长期使用可引起耳毒性或肾毒性。对于接受大剂量治疗超过2周的患者建议常规监测血清肌酸酐、尿蛋白,并估算肌酐清除率[162]。新霉素治疗也可引起可逆性吸收不良综合征,不仅抑制脂肪、氮、胡萝卜素、铁、维生素B12、木糖和葡萄糖吸收,也能减少某些药物的吸收,如地高辛、青霉素和维生素K[146]。新霉素常规剂量为500~1 000mg口服,每日4次;或1%溶液(125ml)保留灌肠30~60分钟,每日4次[162]。

氟马西尼

基于肝性脑病内生性苯二氮累积的理论,因此有研究评价苯二氮拮抗剂——氟马西尼——对肝性脑病的疗效。几项试验均显示肝性脑病患者临床和电生理有所改善[170]。但因其效果温和加之需要静脉给药,氟马西尼并非理想的治疗选择。

乳果糖与利福昔明比较

Lawrence等[171]对利福昔明治疗肝性脑病的研究进行了系统综述,发现利福昔明与乳果糖同样有效,甚至在一些轻度至中度肝性脑病研究中作用优于乳果糖。此外,与接受乳果糖治疗的患者相比,接受利福昔明治疗的患者需要住院治疗次数少、住院时间短,住院费用低[171]。

Bucci等[172]在一项双盲研究中评估了利福昔明(1 200mg/d)与乳果糖(30g/d)治疗15日对中度至重度肝性脑病的疗效。治疗7日后,两组患者血氨水平在均降至正常。治疗结束时,两组认知功能测试成绩均提高。利福昔明治疗组耐受性更好[172]。虽然一些试验数据表明用利福昔明有益于治疗肝性脑病,但是必须进行大规模的试验验证其效果是否优于乳果糖。此外,目前利福昔明的

费用明显高于乳果糖和新霉素[乳果糖(60~100g,每日1次),约$170~280/月;新霉素(500mg,每日4次),约$220/月;利福昔明(550mg,每日2次),约$2 000/月;pergoofrx.com数据]。

利福昔明与新霉素比较

Miglio等[173]开展了一项随机对照双盲试验评价利福昔明(400mg,每日3次)和新霉素(1g,每日3次)的疗效和耐受性。受试者每个月接受治疗14日,共6个月。在研究过程中,利福昔明和新霉素治疗组患者血氨浓度下降相似[173]。Pedretti等[174]开展的另一项试验给予肝硬化患者利福昔明(400mg,每隔8小时1次)和新霉素(1g,每隔8小时1次)治疗,经过21日新霉素组治疗发生了较多不良事件(尿素氮或血浆肌酐升高、恶心、腹痛和呕吐)。治疗结束后,两组血氨水平均显著降低,利福昔明组血氨水平下降较早[174]。由于较少的不良反应和良好的疗效,利福昔明已在某些医疗机构替代了新霉素作为肝性脑病二线治疗药物。

乳果糖与新霉素比较

Orlandi等[175]的研究发现,如治疗及时,乳果糖和新霉素治疗肝性脑病的效果相似。但是,在急性期治疗,特别是急性消化道出血,乳果糖可能比新霉素起效快。

有趣的是,尽管乳果糖被认为是防治显性肝性脑病的标准治疗,一项关于乳果糖治疗肝性脑病效果的meta分析对此观点提出了质疑[176]。需要开展大型随机对照试验以明确肝性脑病的最佳治疗方案[147]。ASSLD/EASL认为新霉素可作为显性肝性脑病的替代治疗方法[144]。

治疗R.C.的肝性脑病首选乳果糖,因为可以缩短胃肠道内血液的清除时间,有可能快速缓解脑病。尽管R.C.无新霉素禁忌证,但并非最佳选择,因其有加重凝血功能障碍(干扰维生素K的吸收)和增加肾毒性的风险(SCR1.4mg/ml)。如果R.C.的肾功能持续减退,新霉素可能成为禁忌证。乳果糖初始剂量可给予每1~2小时25ml/h直至每日排出至少2次软便。然后逐渐减量至每日维持2~3次软便和意识状态改善。如有必要,R.C.可以通过鼻胃管接受乳果糖早期治疗。

乳果糖联合治疗

案例25-3,问题6:对于R.C.,联合治疗可提高对肝性脑病的疗效吗?

Bass等[167]开展了一项随机双盲安慰剂对照试验,比较利福昔明与安慰剂对恢复期的反复肝性脑病发作患者(近6个月内发作≥2次)的预防作用及其住院指标。患者随机接受利福昔明(550mg,每日2次)或安慰剂治疗6个月。该研究允许使用乳果糖(患者约90%接受伴随治疗)。研究的结果表明,肝性脑病的发生率在利福昔明组为22.1%,安慰剂组为45.9%;利福昔明组中13.6%的患者因肝性脑病住院治疗,安慰剂组为22.6%。两组不良事件相

似(利福昔明组仍在继续观察)[167]。ASSLD/EASL 推荐在乳果糖基础上加用利福昔明治疗显性肝性脑病[144]。目前的肝性脑病指南(ACG)认为对单药治疗无效的患者,联合使用乳果糖和新霉素是可行的[162]。ASSLD/EASL 并未提及此种联合治疗[144]。R. C. 此阶段尚不会从联合治疗中获益。

肝肾综合征

案例 25-3,问题 7:R. C. 乳果糖治疗的起始剂量为每隔 1 小时 25ml,随后根据意识状态改善程度调整剂量。消化道出血停止后的几日,血肌酐从 1.4mg/L 升高至 2.7mg/L,逐渐少尿。血压 85/65mmHg,脉搏 70 次/min,呼吸 16 次/min。R. C. 停用呋塞米,输注白蛋白来扩容以提高尿量。肾脏超声未见异常。血压和尿量没有明显改善。化验结果如下:

Na:123mmol/L

K:3.6mmol/L

Cl:98mmol/L

碳酸氢盐:25mmol/L

BUN:96mg/dl

SCr:2.7mg/dl

Hgb:8.4g/dl

Hct:27.1%

AST:640IU

ALP:304IU

LDH:315IU

总胆红素:4.1mg/dl

PT:22 秒(INR 1.8)

24 小时尿检结果如下:

蛋白:50mg/d

红血细胞:1~2 个/高倍视野

白细胞、葡萄糖和酮体:阴性

排除其他可能的肾脏疾病原因后,R. C. 被诊断为肝肾综合征。什么方法可用于治疗 R. C. 的肝肾综合征?

发病机制

肝肾综合征(hepatorenal syndrome,HRS)是晚期肝硬化的并发症。其特点是肾血管强烈收缩导致非常低的肾灌注和肾小球滤过率,以及肾排钠和和排水功能严重减退[177]。Cardenas 等[178] 总结了 HRS 的发病机制和诱因,详见 nature.com(http://www.nature.com/nrgastro/journal/v3/n6/fig_tab/ncpgasthep0517_F1.html)。诊断 HRS 需排除肾脏实质病变和其他已知病因。国际腹水协会(International Ascites Club,IAC)定义并修订的 HRS 诊断标准,详见 icascites.org(http://www.icascites.org/about/guidelines/)[179,180]。

肝肾综合征分为两型。1 型 HRS 为急性进展型肾衰竭,2 周内血清肌酐水平加倍至大于 2.5mg/L。1 型 HRS 的诱因包括 SBP、大量放腹水。部分 1 型 HRS 没有诱因,通常在循环功能急剧恶化、低血压和内源性血管收缩系统激活

的情况下发生,可能与心脏和肝脏功能受损以及肝性脑病相关。1 型 HRS 患者预后很差[180,181]。相比之下,2 型 HRS 肾衰竭进展缓慢,血清肌酐为 1.5~2.5mg/dl。2 型 HRS 常与难治性腹水相关,生存率较 1 型 HRS 患者高[178,179,180]。

治疗

HRS 的治疗尚处于研究阶段。HRS 死亡率高(1 型 HRS 诊断 2 周之内,2 型 HRS 6 个月以内)。肝移植是治疗 1 型和 2 型 HRS 的有效方法,并且是确保长期生存的唯一治疗方法。药物治疗的主要目标是部分逆转肝移植候选患者的 HRS,维持其生存直至等到合适的供体器官[179,180]。利尿剂会加重肾脏疾病,所以必须停用[178]。

Solanki 等[182] 开展的一项小样本随机研究表明,使用血管收缩剂特利血管加压素辅以白蛋白治疗对 1 型 HRS 有效。患者随机接受每隔 12 小时静脉输注特利血管加压素 1mg 或安慰剂治疗。两组均给予白蛋白治疗。与安慰剂组相比,特利血管加压素组尿量、肌酐清除率、平均动脉压和生存率(42% vs 0)均显著增高($P<0.05$);且特利血管加压素组的所有幸存者均发生了 HRS 逆转[182]。

Sanyal 等[183] 进行了一项前瞻性随机双盲安慰剂对照的临床试验。1 型 HRS 受试者随机接受特利血管加压素(1mg,每 6 小时静脉输注)或安慰剂治疗。经过 3 日治疗 SCR 水平降低小于基线值 30% 的患者,特利血管加压素的剂量增加至 2mg 每 6 小时。在这项研究中的所有患者均接受白蛋白治疗。主要终点(治疗成功)定义为治疗小于或等于 14 日时,在不透析的状态下,两次血肌酐检测值(间隔 48 小时以上)小于或等于 1.5mg/dl,无死亡或 1 型 HRS 复发。虽然没有达到统计学显著性,特利血管加压素组达到主要终点的比例是安慰剂组的 2 倍(25% vs 12.5%)。特利血管加压素逆转 HRS 的效果优于安慰剂组(定义为肌酐水平小于 1.5mg/dl)(34% vs 13%,$P=0.008$)。183 两组总不良事件发生率相似[183]。美国 FDA 于 2009 年接受了特利血管加压素治疗 1 型 HRS 作为新药上市申请的最后环节,并给予优先审查和绿色通道标识。2013 年,特利血管加压素以孤儿药形式获批。

其他非随机研究表明,血管收缩剂治疗与去甲肾上腺素(联合白蛋白和呋塞米)或米多君(联合奥曲肽和白蛋白)可改善 1 型 HRS 患者的肾功能[184-186]。Esralian 等[187] 回顾性分析了奥曲肽联合米多君和白蛋白治疗 1 型 HRS 的疗效。对照组仅接受白蛋白治疗。奥曲肽起始剂量为 100μg 皮下注射,每日 3 次,逐渐增加至目标剂量 200μg 皮下注射,每日 2 次。米多君起始剂量为 5、7.5 或 10mg 口服,每日 3 次,逐渐加至目标剂量 12.5 或 15mg。剂量调整基于平均动脉压较基线值升高至少 15mmHg。所有患者均在利尿剂脱水后给予静脉 1.5L 盐水和 120g 人血白蛋白扩容。研究发现,治疗组 40% 患者在第 30 日达到血清肌酐持续降低,对照组为 10%($P=0.01$)。30 日死亡率在治疗组为 43%,对照组为 71%($P=0.03$)[187]。

Duvouxet 等[186] 开展了一项去甲肾上腺素联合静脉输注白蛋白和呋塞米治疗 1 型 1HRS 效果的预试验研究。去甲肾上腺素给予 10±3 日,平均剂量 0.8±0.3mg/h。中位时

间 7 日后,83% 患者出现 HRS 逆转,表现为血清肌酸酐降低(358±161~145±78μmol/L,$P<0.001$)、肌酐清除率升高(13±9~40±15ml/min,$P=0.003$)、平均动脉压升高(65±7~73±9mmHg,$P=0.01$)、肾素活性和醛固酮浓度降低($P<0.05$)[186]。

两项小型开放标签随机临床前试验研究去甲肾上腺素联合特利血管加压素治疗 HRS 的疗效和安全性[188,189]。所有受试者均接受白蛋白治疗。结果显示两药均可改善患者肾功能,疗效和安全性相似。这些结果显示,治疗 1 型 HRS,去甲肾上腺素可能是安全、有效、低价的特利血管加压素的替代药物。

IAC 指南推荐血管收缩剂和白蛋白作为治疗 1 型 HRS 的一线药物。推荐剂量为特利血管加压素(2~12mg/d)联合白蛋白(第 1 日 1g/kg,以后 20~40g/d)。指南指出,该治疗方案可使约 60% 患者的肾功能恢复[180]。IAC 推荐米多君(加奥曲肽)和去甲肾上腺素作为特利血管加压素的两个可能的替代方案[180]。AASLD 最新指南推荐输注白蛋白加奥曲肽和米多君治疗(主要是由于美国不能使用特利血管加压素)[38]。研究显示奥曲肽和米多君联合治疗是有效的[190,191]。AASLD 同时推荐白蛋白加去甲肾上腺素治疗 1 型 HRS,但治疗需在 ICU 进行[38]。血管收缩剂治疗的有效性和安全性有待大样本随机临床试验进行评估[184-186]。

2 型 HRS 呈渐进性发展,患者不出现肾功能急剧恶化过程。目前尚无 2 型 HRS 的特殊治疗。2 型 HRS 主要的临床问题是难治性腹水,可通过大量放腹水、静脉输注白蛋白或 TIPS 得到控制[178,184,192]。需开展更多的临床研究来明确血管收缩剂和其他可能治疗方法对 2 型 HRS 的作用[180]。

R.C. 应继续接受以下治疗:白蛋白静脉注射 10~20g/d;奥曲肽 100μg 皮下注射,每日 3 次,逐渐加量至目标剂量 200μg;米多君 5~10mg 口服,每日 3 次,逐渐加量至目标剂量 12.5mg。治疗目标是使平均动脉压提高 15%。因为肝肾综合征预后不良,应评估 R.C. 是否需接受肝移植治疗。

案例 25-3,问题 8: 对于类似 R.C. 的终末期肝病患者,为何要考虑肝移植?

肝移植可能是终末期肝病合并并发症患者的最佳选择,可改善病情、延长生存期。难治腹水、严重肝性脑病、食管或胃静脉曲张和肝肾综合征患者应考虑移植治疗[193]。由于供体器官不足和严重的移植并发症,应考虑其他替代治疗方案以降低移植需求。对于 R.C. 等被列入移植候选名单的患者,应在移植前就决定好移植后改善预后的治疗策略(详见第 34 章,肝移植适应证的相关信息)[192]。

(韩者艺 译,韩英 校,韩英 审)

参考文献

1. Kochanek KD, Murphy SL, Xu JQ, Tejada-Vera B. Deaths: Final data for 2014. *National Vital Statistics Rep*. 2016;65:4.
2. Friedman SL. Liver fibrosis—from bench to bedside. *J Hepatol*. 2003;38(Suppl 1):S38.
3. Roberts RA et al. Role of the Kupffer cell in mediating hepatic toxicity and carcinogenesis. *Toxicol Sci*. 2007;96:2.
4. Tarla MR et al. Cellular aspects of liver regeneration. *Acta Cir Bras*. 2006;21(Suppl 1):63.
5. Pritchard MT, Nagy LE. Ethanol-induced liver injury: potential roles for egr-1. *Alcohol Clin Exp Res*. 2005;29(Suppl 11):S146.
6. Zhu H et al. Oxidative stress and redox signaling mechanisms of alcoholic liver disease: updated experimental and clinical evidence. *J Dig Dis*. 2012;13(3):133–142.
7. European Association for the Study of Liver. EASL clinical practical guidelines: management of alcoholic liver disease. *J Hepatol*. 2012;57(2):399–420.
8. World Health Organization. Guidelines for the screening, care and treatment of persons with hepatitis C infection. 2014. http://www.who.int/hiv/pub/hepatitis/hepatitis-c-guidelines/en/. Accessed March 19, 2015.
9. Safdar K, Schiff ER. Alcohol and hepatitis C. *Semin Liver Dis*. 2004;24:305.
10. Ramalho F. Hepatitis C virus infection and liver steatosis. *Antiviral Res*. 2003;60:125.
11. Liangpunsakul S, Chalasani N. Treatment of nonalcoholic fatty liver disease. *Curr Treat Options Gastroenterol*. 2003;6:455.
12. Cave M et al. Nonalcoholic fatty liver disease: predisposing factors and the role of nutrition. *J Nutr Biochem*. 2007;18:184.
13. Heidelbaugh JJ, Sherbondy M. Cirrhosis and chronic liver failure: part II. Complications and treatment. *Am Fam Physician*. 2006;74:767.
14. Hu LS et al. Current concepts on the role of nitric oxide in portal hypertension. *World J Gastroenterol*. 2013;19(11):1707–1717.
15. Garcia-Tsao G. Portal hypertension. *Curr Opin Gastroenterol*. 2006;22:254.
16. Groszmann R et al. Measurement of portal pressure: when, how, and why to do it. *Clin Liver Dis*. 2006;10:499.
17. Wadhawan M et al. Hepatic venous pressure gradient in cirrhosis: correlation with the size of varices, bleeding, ascites, and Child's status. *Dig Dis Sci*. 2006;51:2264.
18. Laleman W et al. Portal hypertension: from pathophysiology to clinical practice. *Liver Int*. 2005;25:1079.
19. Rodriguez-Vilarrupla A et al. Current concepts on the pathophysiology of portal hypertension. *Ann Hepatol*. 2007;6:28.
20. Lata J et al. Management of acute variceal bleeding. *Dig Dis Sci*. 2003;21:6.
21. Yeung E, Wong FS. The management of cirrhotic ascites. *MedGenMed*. 2002;4:8.
22. Sherman DS et al. Assessing renal function in cirrhotic patients: problems and pitfalls. *Am J Kidney Dis*. 2003;41:269.
23. Garcia-Tsao et al. Portal hypertension and variceal bleeding: unresolved issues. Summary of an American Association for the Study of Liver Diseases and European Association for the Study of the Liver Single-Topic Conference. *Hepatology*. 2008;47:1765.
24. Garcia-Tsao et al. Management and treatment of patients with cirrhosis and portal hypertension: recommendations from the Department of Veterans Affairs Hepatitis C Resource Center Program and the National Hepatitis C Program [published correction appears in Am J Gastroenterol. 2009;104:1894]. *Am J Gastroenterol*. 2009;104:1803.
25. Dufour DR et al. Diagnosis and monitoring of hepatic injury. II. Recommendations for use of laboratory tests in screening, diagnosis, and monitoring. *Clin Chem*. 2000;46:2050.
26. Lee TH et al. Evaluation of elevated liver enzymes. *Clin Liver Dis*. 2012;16(2):183–198.
27. Dasher K, Trotter JF. Intensive care unit management of liver-related coagulation disorders. *Crit Care Clin*. 2012;28(3):389–398.
28. Garcia-Tsao G, Bosch J. Management of varices and variceal hemorrhage in cirrhosis [published correction appears in N Engl J Med. 2011;364:490]. *N Engl J Med*. 2010;362:823.
29. Gitto S et al. Allocation priority in non-urgent liver transplantation: an overview of proposed scoring systems. *Dig Liver Dis*. 2009;41:700.
30. Riley TR, III, Bhatti AM. Preventive strategies in chronic liver disease: part II. Cirrhosis. *Am Fam Physician*. 2001;64:1735.
31. Dangleben DA et al. Impact of cirrhosis on outcomes in trauma. *J Am Coll Surg*. 2006;203:908.
32. Freeman RB, Jr. et al. The new liver allocation system: moving toward evidence-based transplantation policy. *Liver Transpl*. 2002;8:851.
33. Dunn W et al. MELD accurately predicts mortality in patients with alcoholic hepatitis. *Hepatology*. 2005;41:353.
34. Kamath PS et al. A model to predict survival in patients with end-stage liver disease. *Hepatology*. 2001;33:464.
35. Heuman DM et al. MELD-XI: a rational approach to "sickest first" liver transplantation in cirrhotic patients requiring anticoagulant therapy. *Liver Transpl*. 2007;13:30.

36. United Network for Organ Sharing. Talking about Transplantation: Questions and Answers for Transplant Candidates about Liver Allocation [online brochure]. http://www.unos.org/docs/Liver_patient.pdf. Retrieved May 19, 2015.

37. Krige JE, Beckingham IJ. ABC of diseases of liver, pancreas, and biliary system: portal hypertension-2. Ascites, encephalopathy, and other conditions. BMJ. 2001;322:416.

38. Runyon BA. Introduction to the revised American Association for the Study of Liver Diseases Practice Guideline management of adult patients with ascites due to cirrhosis 2012. Hepatology. 2013;57:1651–1653. doi: 10.1002/hep.26359.

39. Bekheirnia MR, Schrier RW. Pathophysiology of water and sodium retention: edematous states with normal kidney function. Curr Opin Pharmacol. 2006;6:202.

40. Hou W, Sanyal AJ. Ascites: diagnosis and management. Med Clin North Am. 2009;93(4):801–817.

41. Suzuki H, Stanley AJ. Current management and novel therapeutic strategies for refractory ascites and hepatorenal syndrome. QJM. 2001;94:293.

42. Moore KP et al. The management of ascites in cirrhosis: report on the consensus conference of the International Ascites Club. Hepatology. 2003;38:258.

43. Trevisani F et al. Circadian variation in renal sodium and potassium handling in cirrhosis. The role of aldosterone, Cortisol, sympathoadrenergic tone, and intratubular factors. Gastroenterology. 1989;96:1187.

44. Biswas KD, Jain AK. Hepatorenal syndrome. Trop Gastroenterol. 2002;23:113.

45. Gentilini P et al. Update on ascites and hepatorenal syndrome. Dig Liver Dis. 2002;34:592.

46. Lenz K et al. Treatment and management of ascites and hepatorenal syndrome: an update. Therap Adv Gastroenterol. 2015;8(2):83–100.

47. Angeli P et al. Hyponatremia in cirrhosis: results of a patient population survey. Hepatology. 2006;44:1535.

48. Bansal S et al. Sodium retention in heart failure and cirrhosis: potential role of natriuretic doses of mineralocorticoid antagonist? Circ Heart Fail. 2009;2(4):370–376.

49. Runyon BA. Albumin infusion for spontaneous bacterial peritonitis. Lancet. 1999;354:1838.

50. Javle P et al. Hepatosplanchnic haemodynamics and renal blood flow and function in rats with liver failure. Gut. 1998;43:272.

51. Coppage WS, Jr. et al. The metabolism of aldosterone in normal subjects and in patients with hepatic cirrhosis. J Clin Invest. 1962;41:1672.

52. Perez-Ayuso RM et al. Randomized comparative study of efficacy of furosemide versus spironolactone in patients with liver cirrhosis and ascites. Gastroenterology. 1983;84:961.

53. Runyon BA. Treatment of patients with cirrhosis and ascites. Semin Liver Dis. 1997;17:249.

54. Runyon BA et al. Management of adult patients with ascites due to cirrhosis. Hepatology. 2004;39:841.

55. Yamamoto S. Disappearance of spironolactone-induced gynecomastia with triamterene. Intern Med. 2001;40:550.

56. Angeli P et al. Randomized clinical study of the efficacy of amiloride and potassium canrenoate in nonazotemic cirrhotic patients with ascites. Hepatology. 1994;19:72.

57. Delyani JA et al. Eplerenone: a selective aldosterone receptor antagonist (SARA). Cardiovasc Drug Rev. 2001;19:185.

58. Zillich AJ, Carter BL. Eplerenone—a novel selective aldosterone blocker. Ann Pharmacother. 2002;36:1567.

59. Pitt B et al. Eplerenone, a selective aldosterone blocker, in patients with left ventricular dysfunction after myocardial infarction [published correction appears in N Engl J Med. 2003;348:2271]. N Engl J Med. 2003;348:1309.

60. Inspra (eplerenone) [product information]. New York, NY: Pfizer Inc.; 2008.

61. Pitt B et al. The effect of spironolactone on morbidity and mortality in patients with severe heart failure. Randomized Aldactone Evaluation Study Investigators. N Engl J Med. 1999;341:709.

62. Pitt B et al. The EPHESUS trial: eplerenone in patients with heart failure due to systolic dysfunction complicating acute myocardial infarction. Eplerenone Post-AMI Heart Failure Efficacy and Survival Study. Cardiovasc Drugs Ther. 2001;15:79.

63. Tang WH et al. Aldosterone receptor antagonists in the medical management of chronic heart failure. Mayo Clin Proc. 2005;80:1623.

64. Pockros PJ, Reynolds TB. Rapid diuresis in patients with ascites from chronic liver disease: the importance of peripheral edema. Gastroenterology. 1986;90:1827.

65. Runyon BA. Management of adult patients with ascites caused by cirrhosis. Hepatology. 1998;27:264.

66. Runyon BA. Historical aspects of treatment of patients with cirrhosis and ascites. Semin Liver Dis. 1997;17:163.

67. Ahya SN et al. Acid-base and potassium disorders in liver disease. Semin Nephrol. 2006;26:466.

68. Gines A et al. Incidence, predictive factors, and prognosis of the hepatorenal syndrome in cirrhosis with ascites. Gastroenterology. 1993;105:229.

69. Antes LM, Fernandez PC. Principles of diuretic therapy. Dis Mon. 1998;44:254.

70. Wong F. Liver and kidney diseases. Clin Liver Dis. 2002;6:981.

71. Wong F, Blendis L. New challenge of hepatorenal syndrome: prevention and treatment. Hepatology. 2001;34:1242.

72. Ruiz-del-Arbol L et al. Paracentesis-induced circulatory dysfunction: mechanism and effect on hepatic hemodynamics in cirrhosis. Gastroenterology. 1997;113:579.

73. Arroyo V, Colmenero J. Ascites and hepatorenal syndrome in cirrhosis: pathophysiology basis of therapy and current management. J Hepatol. 2003;38(Suppl 1):S69.

74. Sola-Vera J et al. Randomized trial comparing albumin and saline in the prevention of paracentesis-induced circulatory dysfunction in cirrhotic patients with ascites. Hepatology. 2003;37:1147.

75. Wilkes MM, Navickis RJ. Patient survival after human albumin administration. A meta-analysis of randomized, controlled trials. Ann Intern Med. 2001;135:149.

76. Sort P et al. Effect of intravenous albumin on renal impairment and mortality in patients with cirrhosis and spontaneous bacterial peritonitis. N Engl J Med. 1999;341:403.

77. Terg R et al. Dextran administration avoids hemodynamic changes following paracentesis in cirrhotic patients. Dig Dis Sci. 1992;37:79.

78. Gines A et al. Randomized trial comparing albumin, dextran 70, and polygeline in cirrhotic patients with ascites treated by paracentesis. Gastroenterology. 1996;111:1002.

79. Christidis C et al. Worsening of hepatic dysfunction as a consequence of repeated hydroxyethylstarch infusions. J Hepatol. 2001;35:726.

80. Buminate 25% (Albumin Human, USP, 25% Solution) [product information]. Westlake Village, CA: Baxter Healthcare Corp.; 2013.

81. Plasbumin-25 (Albumin, Human) [product information]. Clayton, NC: Grifols Therapeutics Inc.; 2012.

82. Lexi-Comp Online™, Lexi-Drugs Online™. Hudson, OH: Lexi-Comp; 2013.

83. Therapondos G, Hayes PC. Management of gastroesophageal varices. Clin Med. 2002;2:297.

84. Gines P et al. Transjugular intrahepatic portosystemic shunting versus paracentesis plus albumin for refractory ascites in cirrhosis. Gastroenterology. 2002;123:1839.

85. Salerno et al. Transjugular intrahepatic portosystemic shunt for refractory ascites: a meta-analysis of individualpatient data [published correction appears in Gastroenterology. 2007;133:1746]. Gastroenterology. 2007;133:825.

86. Boyer TD et al. The role of transjugular intrahepatic portosystemic shunt (TIPS) in the management of portal hypertension: update 2009. Hepatology. 2010;51(1):306.

87. Tueche SG, Pector JC. Peritoneovenous shunt in malignant ascites. The Bordet Institute experience from 1975–1998. Hepatogastroenterology. 2000;47:1322.

88. Arroyo V et al. Sympathetic nervous activity, reninangiotensin system and renal excretion of prostaglandin E2 in cirrhosis. Relationship to functional renal failure and sodium and water retention. Eur J Clin Invest. 1983;13:271.

89. Henriksen JH, Ring-Larsen H. Hepatorenal disorders. Role of the sympathetic nervous system. Semin Liver Dis. 1994;14:35.

90. Lenaerts A et al. Effects of clonidine on diuretic response in ascitic patients with cirrhosis and activation of sympathetic nervous system. Hepatology. 2006;44:844.

91. Lenaerts A et al. Comparative pilot study of repeated large volume paracentesis vs. the combination on clonidine-spironolactone in the treatment of cirrhosis associated refractory ascites. Gastroenterol Clin Biol. 2005;29:1137.

92. Garcia-Tsao G et al. Prevention and management of gastroesophageal varices and variceal hemorrhage in cirrhosis [published correction appears in Am J Gastroenterol. 2007;102:2868]. Am J Gastroenterol. 2007;102:2086.

93. Sarin SK, Agarwal SR. Gastric varices and portal hypertensive gastropathy. Clin Liver Dis. 2001;5:727.

94. Carbonell N et al. Improved survival after variceal bleeding in patients with cirrhosis over the past two decades. Hepatology. 2004;40:652.

95. de Franchis R, Primignani M. Natural history of portal hypertension in patients with cirrhosis. Clin Liver Dis. 2001;5:645.

96. Chung S. Management of bleeding in the cirrhotic patient. J Gastroenterol Hepatol. 2002;17:355.

97. Bhasin DK, Malhi NJ. Variceal bleeding and portal hypertension: much to learn, much to explore. Endoscopy. 2002;34:119.

98. Thabut D, Bernard-Chabert B. Management of acute bleeding from portal hypertension. Best Pract Res Clin Gastroenterol. 2007;21:19.

99. Marti-Carvajal AJ at al. Vitamin K for upper gastrointestinal bleeding in patients with acute or chronic liver diseases. Cochrane Database Syst Rev. 2012;9:CD00792.

100. Goulis J, Burroughs AK. Role of vasoactive drugs in the treatment of bleeding oesophageal varices. *Digestion*. 1999;60(Suppl 3):25.

101. Wao T et al. Effect of vasopressin on esophageal varices blood flow in patients with cirrhosis: comparisons with the effects on portal vein and superior mesenteric artery blood flow. *J Hepatol*. 1996;25:491.

102. Law AW, Gales MA. Octreotide or vasopressin for bleeding esophageal varices. *Ann Pharmacother*. 1997;31:237.

103. de Franchis R. Longer treatment with vasoactive drugs to prevent early variceal re-bleeding in cirrhosis. *Eur J Gastroenterol Hepatol*. 1998;10:1041.

104. Zhou Y et al. Comparison of the efficacy of octreotide, vasopressin, and omeprazole in the control of acute bleeding in patients with portal hypertensive gastropathy: a controlled study. *J Gastroenterol Hepatol*. 2002;17:973.

105. Imperiale TF. A meta-analysis of somatostatin versus vasopressin in the management of acute esophageal variceal hemorrhage. *Gastroenterology*. 1995;109:1289.

106. Stump DL, Hardin TC. The use of vasopressin in the treatment of upper gastrointestinal haemorrhage. *Drugs*. 1990;39:38.

107. Anderson JR, Johnston GW. Development of cutaneous gangrene during continuous peripheral infusion of vasopressin. *Br Med J. (Clin Res Ed)*. 1983;287:1657.

108. Gimson AE et al. A randomized trial of vasopressin and vasopressin plus nitroglycerin in the control of acute variceal hemorrhage. *Hepatology*. 1986;6:410.

109. Bruha R et al. Double-blind randomized, comparative multicenter study of the effect of terlipressin in the treatment of acute esophageal variceal and/or hypertensive gastropathy bleeding. *Hepatogastroenterology*. 2002;49:1161.

110. de Franchis R. Evolving consensus in portal hypertension. Report of the Baveno IV consensus workshop on methodology of diagnosis and therapy in portal hypertension [published correction appears in J Hepatol. 2005;43:547]. *J Hepatol*. 2005;43:167.

111. Cales P et al. Early administration of vapreotide for variceal bleeding inpatients with cirrhosis. French Club for the Study of Portal Hypertension. *N Engl J Med*. 2001;344:23.

112. Ioannou GN et al. Systematic review: terlipressin in acute oesophageal variceal haemorrhage. *Aliment Pharmacol Ther*. 2003;17:53.

113. Dib N et al. Current management of the complications of portal hypertension: variceal bleeding and ascites. *CMAJ*. 2006;174:1433.

114. Lay CS et al. Endoscopic variceal ligation versus propranolol in prophylaxis of first variceal bleeding in patients with cirrhosis. *J Gastroenterol Hepatol*. 2006;21:413.

115. Tatemichi M et al. Differences in hemostasis among sclerosing agents in endoscopic injection sclerotherapy. *Dig Dis Sci*. 1996;41:562.

116. Dagher L, Burroughs A. Variceal bleeding and portal hypertensive gastropathy. *Eur J Gastroenterol Hepatol*. 2001;13:81.

117. Goff JS. Endoscopic variceal ligation. In: Basow DS, ed. *UpToDate*. Waltham, MA, 2011.

118. Villanueva C et al. A randomized controlled trial comparing ligation and sclerotherapy as emergency endoscopic treatment added to somatostatin in acute variceal bleeding. *J Hepatol*. 2006;45:560.

119. Sarin SK et al. Prospective randomized trial of endoscopic sclerotherapy versus variceal band ligation for esophageal varices: influence on gastropathy, gastric varices and variceal recurrence. *J Hepatol*. 1997;26:826.

120. Helmy A, Hayes PC. Review article: current endoscopic therapeutic options in the management of variceal bleeding. *Aliment Pharmacol Ther*. 2001;15:575.

121. Gow PJ, Chapman RW. Modern management of oesophageal varices. *Postgrad Med J*. 2001;77:75.

122. Henderson JM et al. Distal splenorenal shunt versus transjugular intrahepatic portal systematic shunt for variceal bleeding: a randomized trial. *Gastroenterology*. 2006;130:1643.

123. Tripathi D et al. The role of the transjugular intrahepatic portosystemic stent shunt (TIPSS) in the management of bleeding gastric varices: clinical and haemodynamic correlations. *Gut*. 2002;51:270.

124. Hidajat N et al. Transjugular intrahepatic portosystemic shunt and transjugular embolization of bleeding rectal varices in portal hypertension. *AJR Am J Roentgenol*. 2002;178:362.

125. Jovine E et al. Splenoadrenal shunt. An original portosystemic decompressive technique. *Hepatogastroenterology*. 2001;48:107.

126. Soriano G et al. Norfloxacin prevents bacterial infection in cirrhotics with gastrointestinal hemorrhage. *Gastroenterology*. 1992;103:1267.

127. Fernandez J et al. Norfloxacin vs ceftriaxone in the prophylaxis of infections in patients with advanced cirrhosis and hemorrhage. *Gastroenterology*. 2006;131:1049.

128. Chavez-Tapia NC et al. Meta-analysis: antibiotic prophylaxis for cirrhotic patients with upper gastrointestinal bleeding – an updated Cochrane review. *Aliment Pharmacol Ther*. 2011;34:509–518.

129. Vorobioff J et al. Prognostic value of hepatic venous pressure gradient measurements in alcoholic cirrhosis: a 10-year prospective study. *Gastroenterology*. 1996;111:701.

130. Escorsell A et al. Predictive value of the variceal pressure response to continued pharmacological therapy in patients with cirrhosis and portal hypertension. *Hepatology*. 2000;31:1061.

131. Uribe M et al. Portal-systemic encephalopathy and gastrointestinal bleeding after cardioselective beta-blocker (metoprolol) administration to patients with portal hypertension. *Arch Med Res*. 1995;26:221.

132. Talwalkar JA, Kamath PS. An evidence-based medicine approach to beta-blocker therapy in patients with cirrhosis. *Am J Med*. 2004;116:759.

133. Pascal JP, Cales P. Propranolol in the prevention of first upper gastrointestinal tract hemorrhage in patients with cirrhosis of the liver and esophageal varices [published correction appears in N Engl J Med. 1988;318:994]. *N Engl J Med*. 1987;317:856.

134. Sarin SK et al. Endoscopic variceal ligation plus propranolol versus endoscopic variceal ligation alone in primary prophylaxis of variceal bleeding. *Am J Gastroenterol*. 2005;100:797.

135. Abraczinskas DR et al. Propranolol for the prevention of first esophageal variceal hemorrhage: a lifetime commitment? *Hepatology*. 2001;34:1096.

136. Angelico M et al. Effects of isosorbide-5-mononitrate compared with propranolol on first bleeding and long-term survival in cirrhosis. *Gastroenterology*. 1997;113:1632.

137. Garcia-Pagan JC et al. Isosorbide mononitrate in the prevention of first variceal bleed in patients who cannot receive beta-blockers. *Gastroenterology*. 2001;121:908.

138. Vorobioff J et al. Propranolol compared with propranolol plus isosorbide dinitrate in portal-hypertensive patients: long-term hemodynamic and renal effects. *Hepatology*. 1993;18:477.

139. Merkel C et al. Randomised trial of nadolol alone or with isosorbide mononitrate for primary prophylaxis of variceal bleeding in cirrhosis. Gruppo-Triveneto per L'ipertensione portale (GTIP). *Lancet*. 1996;348:1677.

140. Colombo M et al. Beta-blockade prevents recurrent gastrointestinal bleeding in well compensated patients with alcoholic cirrhosis: a multicenter randomized controlled trial. *Hepatology*. 1989;9:433.

141. de la Pena J et al. Variceal ligation plus nadolol compared with ligation for prophylaxis of variceal rebleeding: a multicenter trial. *Hepatology*. 2005;41:572.

142. Puente A et al. Drugs plus ligation to prevent rebleeding in cirrhosis: an updated systematic review. *Liver Int*. 2014;34:823.

143. Escorsell A. TIPS versus drug therapy in preventing variceal rebleeding in advanced cirrhosis: a randomized controlled trial. *Hepatology*. 2002;35:385.

144. Vilstrup H et al. Hepatic encephalopathy in chronic liver disease: 2014 Practice Guideline by the American Association for the Study of Liver Diseases and the European Association for the Study of the Liver. *Hepatology*. 2014;60:715–735.

145. Bajaj JS et al. Review article: the design of clinical trials in hepatic encephalopathy—an International Society for Hepatic Encephalopathy and Nitrogen Metabolism (ISHEN) consensus statement. *Aliment Pharmacol Ther*. 2011;33:739–747.

146. Abou-Assi S, Vlahcevic ZR. Hepatic encephalopathy. Metabolic consequence of cirrhosis often is reversible. *Postgrad Med*. 2001;109:52.

147. Wright G, Jalan R. Management of hepatic encephalopathy in patients with cirrhosis. Best *Pract Res Clin Gastroenterol*. 2007;21:95.

148. Gluud LL et al. Branched-chain amino acids for people with hepatic encephalopathy. *Cochrane Database Syst Rev*. 2015;25;2:CD001939.

149. James JH. Branched chain amino acids in hepatic encephalopathy. *Am J Surg*. 2002;183:424.

150. Schafer DF, Jones EA. Potential neural mechanisms in the pathogenesis of hepatic encephalopathy. *Prog Liver Dis*. 1982;7:615.

151. Jones EA, Basile AS. The involvement of ammonia with the mechanisms that enhance GABA-ergic neurotransmission in hepatic failure. *Adv Exp Med Biol*. 1997;420:75.

152. Basile AS, Jones EA. Ammonia and GABA-ergic neurotransmission: interrelated factors in the pathogenesis of hepatic encephalopathy. *Hepatology*. 1997;25:1303.

153. Butterworth RF. Hepatic encephalopathy: a neuropsychiatry disorder involving multiple neurotransmitter systems. *Curr Opin Neurol*. 2000;13:721.

154. Haussinger D et al. Hepatic encephalopathy in chronic liver disease: a clinical manifestation of astrocyte swelling and low-grade cerebral edema? *J Hepatol*. 2000;32:1035.

155. Gerber T, Schomerus H. Hepatic encephalopathy in liver cirrhosis: pathogenesis, diagnosis and management. *Drugs*. 2000;60:1353.

156. Blei AT. Diagnosis and treatment of hepatic encephalopathy. *Baillieres Best Pract Res Clin Gastroenterol*. 2000;14:959.

157. Amodio P et al. The nutritional management of hepatic encephalopathy in patients with cirrhosis: International Society for Hepatic Encephalopathy

and Nitrogen Metabolism Consensus. *Hepatology.* 2013;58:325–336.

158. Plauth M et al. ESPEN guidelines for nutrition in liver disease and transplantation. *Clin Nutr.* 1997;16:43.

159. Marsano LS et al. Current nutrition in liver disease. *Curr Opin Gastroenterol.* 2002;18:246.

160. Heyman JK et al. Dietary protein intakes in patients with hepatic encephalopathy and cirrhosis: current practice in NSW and ACT. *Med J Aust.* 2006;185:542.

161. Cordoba J et al. Normal protein diet for episodic hepatic encephalopathy: results of a randomized study. *J Hepatol.* 2004;41:38.

162. Blei AT et al. Hepatic encephalopathy. *Am J Gastroenterol.* 2001;96:1968.

163. de Melo RT et al. Rifaximin for the treatment of hepatic encephalopathy. *Am J Health Syst Pharm.* 2008;65(9):819.

164. Festi D et al. Management of hepatic encephalopathy: focus on antibiotic therapy. *Digestion.* 2006;73(Suppl 1):94.

165. Xifaxan (rifaximin) [product information]. Raleigh, NC: Salix Pharmaceuticals, Inc.; 2015.

166. Williams R, Bass N. Rifaximin, a nonabsorbed oral antibiotic, in the treatment of hepatic encephalopathy: antimicrobial activity, efficacy, and safety. *Rev Gastroenterol Disord.* 2005;5(Suppl 1):S10.

167. Bass NM et al. Rifaximin for the treatment of hepatic encephalopathy. *N Engl J Med.* 2010;362(12):1071.

168. Mas A et al. Comparison of rifaximin and lactitol in the treatment of acute hepatic encephalopathy: results of a randomized, double-blind, double-dummy, controlled clinical trial. *J Hepatol.* 2003;38(1):51.

169. Phongsamran PV et al. Pharmacotherapy for hepatic encephalopathy. *Drugs.* 2010;70(9):1131.

170. Als-Nielsen B et al. Benzodiazepine receptor antagonists for hepatic encephalopathy. *Cochrane Database Syst Rev.* 2004;(2):CD002798.

171. Lawrence KR, Klee JA. Rifaximin for the treatment of hepatic encephalopathy. *Pharmacotherapy.* 2008;28(8):1019.

172. Bucci L, Palmieri GC. Double-blind, double-dummy comparison between treatment with rifaximin and lactulose in patients with medium to severe degree hepatic encephalopathy. *Curr Med Res Opin.* 1993;13:109.

173. Miglio F et al. Rifaximin, a non-absorbable rifamycin, for the treatment of hepatic encephalopathy. A double-blind, 5 randomised trial. *Curr Med Res Opin.* 1997;13:593.

174. Pedretti G et al. Rifaximin versus neomycin on hyperammonemia in chronic portal systemic encephalopathy of cirrhotics. A double-blind, randomized trial. *Ital J Gastroenterol.* 1991;23(4):175.

175. Orlandi F et al. Comparison between neomycin and lactulose in 173 patients with hepatic encephalopathy: a randomized clinical study. *Dig Dis Sci.* 1981;26:498.

176. Als-Nielsen B et al. Non-absorbable disaccharides for hepatic encephalopathy: systematic review of randomised trials. *BMJ.* 2004;328:1046.

177. Arroyo V et al. Advances in the pathogenesis and treatment of type-1 and type-2 hepatorenal syndrome. *J Hepatol.* 2007;46:935.

178. Cárdenas A, Ginès P. Therapy insight: management of hepatorenal syndrome. *Nat Clin Pract Gastroenterol Hepatol.* 2006;3:338.

179. Arroyo V et al. New treatments of hepatorenal syndrome. *Semin Liver Dis.* 2006;26:254.

180. Salerno F et al. Diagnosis, prevention and treatment of the hepatorenal syndrome in cirrhosis. A consensus workshop of the international ascites club. *Gut.* 2007;56:1310.

181. Alessandria C et al. MELD score and clinical type predict prognosis in hepatorenal syndrome: relevance to liver transplantation. *Hepatology.* 2005;41:1282.

182. Solanki P et al. Beneficial effects of terlipressin in hepatorenal syndrome: a prospective, randomized placebo controlled clinical trial. *J Gastroenterol Hepatol.* 2003;18:152.

183. Sanyal AJ et al. A randomized, prospective, double-blind, placebo-controlled trial of terlipressin for type 1 hepatorenal syndrome. *Gastroenterology.* 2008;134(5):1360.

184. Moreau R, Lebrec D. Diagnosis and treatment of acute renal failure in patients with cirrhosis. *Best Pract Res Clin Gastroenterol.* 2007;21:111.

185. Angeli P et al. Reversal of type 1 hepatorenal syndrome with the administration of midodrine and octreotide. *Hepatology.* 1999;29:1690.

186. Duvoux C et al. Effects of noradrenalin and albumin in patients with type I hepatorenal syndrome: a pilot study. *Hepatology.* 2002;36:374.

187. Esrailian E et al. Octreotide/midodrine therapy significantly improves renal function and 30-day survival in patients with type 1 hepatorenal syndrome. *Dig Dis Sci.* 2007;52(3):742.

188. Alessandria C et al. Norepinephrine vs terlipressin in patients with hepatorenal syndrome: a prospective, randomized, unblinded, pilot study. *J Hepatol.* 2007;47:499–505.

189. Sharma P et al. An open label, pilot, randomized controlled trial of norepinephrine versus terlipressin in the treatment of type 1 hepatorenal syndrome and predictors of response. *Am J Gastroenterol.* 2008;103:1689–1697.

190. Kiser TH et al. Vasopressin, not octreotide, may be beneficial in the treatment of hepatorenal syndrome: a retrospective study. *Nephrol Dial Transplant.* 2005;20:1813–1820.

191. Pomier-Layrargues G et al. Octreotide in hepatorenal syndrome: a randomized, double blind, crossover design. *Hepatology.* 2003;38:238–243.

192. Gines P et al. Hepatorenal syndrome. *Lancet.* 2003;362:1819.

193. Francoz C et al. Indications of liver transplantation in patients with complications of cirrhosis. *Best Pract Res Clin Gastroenterol.* 2007;21:175.

第五篇　肾　脏　疾　病

Myrna Y. Munar

26 第 26 章 酸碱紊乱

Luis S. Gonzalez, III

核心原则

		章节案例
1	为了避免漏诊一些不易发现的复杂的酸碱紊乱,应该使用逐步分析法进行酸碱分析。	案例 26-1(问题 1) 案例 26-2(问题 1) 案例 26-3(问题 1) 案例 26-4(问题 2) 案例 26-5(问题 3) 案例 26-6(问题 1)
2	阴离子间隙(anion gap,AG)正常型代谢性酸中毒常见于腹泻或大量输液的患者中,相对少见于肾小管性酸中毒的患者。	案例 26-1(问题 2~6)
3	任何可以产酸且酸由主要的细胞外缓冲液——碳酸氢盐所缓冲的疾病过程均可导致 AG 增高型代谢性酸中毒。在所有需要进行酸碱平衡分析的患者中,都有必要计算阴离子间隙。	案例 26-2(问题 1~4)
4	根据患者的血容量状态以及对含氯溶液治疗的反应,可以将代谢性碱中毒分类:浓缩性碱中毒又称为氯-反应性代谢性碱中毒,通常是因给予利尿药产生;氯-无反应性代谢性碱中毒则是因给予盐皮质激素产生。	案例 26-3(问题 1~4)
5	呼吸性酸中毒可能是急性、慢性或是慢性过程急性加重的。区分这些紊乱最好的方法便是详细询问患者病史,结合之前的动脉血气分析值,确定患者二氧化碳水平较之其基线值升高的程度。	案例 26-4(问题 1~4)
6	与呼吸性酸中毒不同,大多数呼吸性碱中毒患者均为急性发作。只有相对很小一部分的情况可引起呼吸性碱中毒,当呼吸性碱中毒不太明显的时候,可以利用该特点帮助诊断。	案例 26-5(问题 1~4)
7	代谢性及呼吸性混合型酸碱紊乱常发生于重病患者,酸碱平衡分析能帮助诊断临床诊断困难的案例。采用逐步法进行酸碱紊乱分析可以明确临床重要的异常情况。	案例 26-6(问题 1~3)

由于治疗方案通常应针对酸碱平衡紊乱潜在的病因而非仅仅改变 pH,因此理解临床常见的病因是非常重要的。严重的酸碱紊乱会影响多种器官系统:心血管系统(收缩功能受损,心律失常),肺(氧输送受损,呼吸肌疲劳,呼吸困难),泌尿系统(低钾血症,肾结石),神经系统(脑血流量减少,癫痫,昏迷)。

酸碱代谢的生理学基础

为了保护机体蛋白,酸碱平衡必须严格保持在正常细胞外 pH 为 7.35~7.45,细胞内 pH 为 7.0~7.3[1]。机体通过复杂的缓冲体系、呼出二氧化碳(CO_2)、肾脏排泌酸并且重吸收碳酸氢盐(HCO_3^-),以使 pH 维持在这一狭窄的范围[2]。静息时,大约有 200ml CO_2 从组织中转运出来并从肺中排出,运动时排出量更多[3]。虽然 HCO_3^- 的缓冲能力仅占细胞内缓冲系统的 36%,但是它却提供了细胞外液(extracellular fluid,ECF)86% 的缓冲能力。细胞外液含有大约 350mEq 的 HCO_3^- 来缓冲产生的 H^+。

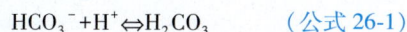

$$HCO_3^- + H^+ \Leftrightarrow H_2CO_3 \qquad (公式 26-1)$$

氢离子(H^+)与 HCO_3^- 相结合使公式 26-1 的平衡右移。在近端肾小管管腔内,碳酸酐酶催化 H_2CO_3 脱水生成 CO_2 和 H_2O,之后 CO_2 和 H_2O 被肾小管细胞吸收,见公式 26-2 以及图 26-1。在肾小管细胞内,H_2O 解离生成 H^+ 和 OH^-。

613

血液　　　　　　　　　　　肾小管细胞　　　　　　　　　　管腔

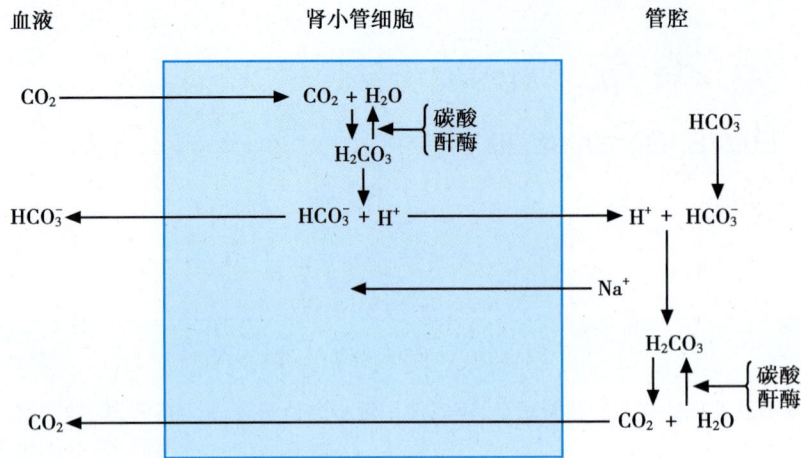

图 26-1　碳酸氢盐在肾小管的重吸收

H^+ 通过 Na^+–H^+ 交换分泌进入管腔,OH^- 在碳酸酐酶的催化作用下与 CO_2 结合生成 HCO_3^-,随后通过 Na^+–HCO_3^- 共转运蛋白进入循环[4]。

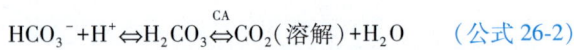

$$HCO_3^- + H^+ \overset{CA}{\Longleftrightarrow} H_2CO_3 \Longleftrightarrow CO_2(溶解) + H_2O \quad （公式 26-2）$$

为了维持酸碱平衡,肾脏必须回收并且重新生成所有滤过的 HCO_3^-。根据肾小球滤过率(glomerular filtration rate,GFR)与细胞外液中 HCO_3^- 浓度的乘积可计算 HCO_3^- 每日所需重吸收的量(180L/d GFR×24mmol/L HCO_3^- = 4 320mmol/d)[1]。近端肾小管大约重吸收了滤出 HCO_3^- 的 85%,髓袢以及远端肾小管重吸收了大约 10%[5]。酸式盐如 HPO_4^-(pK_a = 6.8)(可滴定酸),其 pK_a 比尿液的 pH 高,能接受一个质子并转变成酸被排泄,从而重新生成一个 HCO_3^- 阴离子[5]。硫酸以及其他 pK_a 小于 4.5 的酸则是不可滴定酸。这些酸产生的质子必须和其他缓冲液结合才能被排泄。近端肾小管内谷氨酰胺脱氨基生成 NH_3 以结合这些质子。在集合管中,生成的 NH_4^+ 是非脂溶性的,它留在管腔内与 H^+ 结合使得 H^+ 得以清除,并且重新生成 HCO_3^-[4-6]。图 26-2 是这些酸缓冲的简化图示。

机体每日代谢碳水化合物及脂肪能生成大约 15 000mmol 的 CO_2。尽管 CO_2 不是酸,但它与 H_2O 可逆地结合生成碳酸(即 H_2CO_3)。呼吸运动可通过呼出 CO_2 从而避免挥发性酸的蓄积。蛋白质及脂肪代谢产生了几种固定酸和固定碱。像赖氨酸和精氨酸这样的氨基酸,带有一个正电荷因此能充当酸的作用,而像谷氨酸盐、天冬氨酸盐、枸橼酸盐这类的化合物则带有一个负电荷。一般而言,动物蛋白含有更多的硫酸盐和磷酸盐,是酸性食物;素食则含有更多的有机阴离子,是碱性食物[7]。一般而言,脂肪酸代谢生成 HCO_3^-,但在饥饿或是糖尿病酮症酸中毒时,脂肪酸可不完全氧化生成乙酰乙酸盐和 β-羟丁酸[6]。在普通的膳食条件下,每日不挥发性酸的净产生量为 70mmol 到 100mmol H^+(1.0mmol/kg ~ 1.5mmol/kg)[1,8]。若肾脏每日在 2L 尿液中排泄 70mmol H^+,尿液的 pH 需要降至 1.5。由于肾脏不可能产生 pH 低于 4.5 的尿液,因此需要缓冲大部分的固定酸。肾脏排酸的主要缓冲液为 NH_3^-/NH_4^+ 缓冲对和可滴定缓冲液,如之前提到的 HPO_4^{2-}/$H_2PO_4^-$ 缓冲对[7]。对酸碱紊乱的正确评价始于对实验室检查结果的分析以及了解维持机体正常 pH 的生理学调节机制。

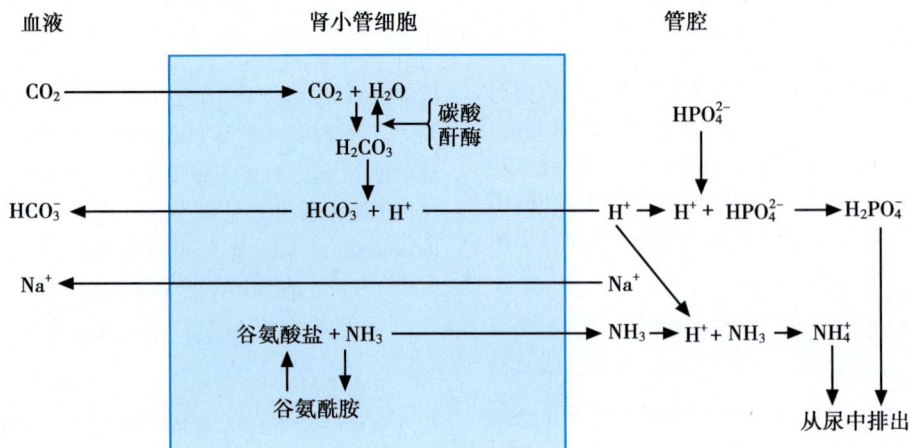

血液　　　　　　　　　　　肾小管细胞　　　　　　　　　　管腔

图 26-2　肾小管中氢离子的排泄

实验室评估

用来评价酸碱平衡状态的实验室检查包括动脉血pH、动脉血二氧化碳分压（$PaCO_2$）以及血清碳酸氢盐（HCO_3^-）[9-11]。这些数值常通过动脉血气分析（arterial blood gas，ABG）而获得。当二氧化碳分压（酸）或HCO_3^-（碱）浓度发生改变时，就会发生酸碱紊乱。动脉血气测量也包含动脉氧分压（PaO_2），但是这个数值并不会直接影响对酸碱紊乱的判定。动脉血气正常值如表26-1所示。当动脉血pH低于7.35时，认为患者出现了酸血症，而造成酸碱紊乱的这一过程称为酸中毒。相反地，当动脉血pH高于7.45时认为患者有碱血症，致病过程称为碱中毒。进一步地，如果患者的$PaCO_2$有不恰当的升高或降低称为呼吸性酸碱紊乱；若患者血清中HCO_3^-浓度有不恰当的上升或下降则称为代谢性酸碱紊乱。

表 26-1

正常动脉血气值

ABGs	正常范围
pH	7.35~7.45
PaO_2	80~105mmHg
$PaCO_2$	35~45mmHg
HCO_3^-	22~26mmol/L

酸碱平衡一般是由主要的细胞外缓冲体系HCO_3^-/CO_2维持，常规对这一缓冲体系的组成成分进行测量以评估酸碱状态。然而，其他细胞外缓冲物质（如血清蛋白、无机磷酸盐）和细胞内缓冲物质（如血红蛋白、蛋白质、磷酸盐）也有很强的缓冲能力[1,7-10]。测定血清电解质以计算阴离子间隙，从而估算血清中未测定的阴离子和阳离子。阴离子间隙能帮助判定代谢性酸中毒的可能原因[6,10,12-21]，尿液pH、电解质及渗透压则有助于在这些可能的原因中进行进一步的鉴别诊断[10,22-26]。

酸碱平衡、二氧化碳分压和呼吸调节

在水溶液中，碳酸（即通过公式26-1反应而生成的H_2CO_3）可逆地脱水生成二氧化碳（CO_2）和水（H_2O），见公式26-2。

碳酸酐酶（carbonic anhydrase，CA）存在于红细胞、肾小管细胞及其他组织中，能够催化碳酸和二氧化碳的相互转化。碳酸脱水生成的二氧化碳部分溶解在血浆中，但大部分都以气体形式存在：

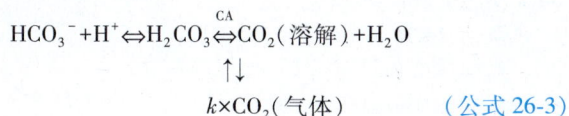

$$HCO_3^- + H^+ \Leftrightarrow H_2CO_3 \overset{CA}{\Leftrightarrow} CO_2(溶解) + H_2O$$
$$\uparrow\downarrow$$
$$k \times CO_2(气体) \quad （公式 26-3）$$

公式26-3中的k为溶解度常数，在体温下，其在血浆中

的值大约是0.03[2,26]。实际上，在体液中所有的碳酸均以二氧化碳的形式存在，因此，二氧化碳气体的测量值$PaCO_2$，与HCO_3^-/H_2CO_3缓冲体系中碳酸的量成正比。$PaCO_2$正常范围是35mmHg~45mmHg。

肺能够快速呼出大量二氧化碳，因此对于维持正常的pH起着至关重要的作用。通过公式26-3所述的反应而生成的二氧化碳能很快地从组织弥散到毛细血管，从肺毛细血管进入肺泡，随后呼出体外[3]。肺通气功能由外周化学感受器（位于颈动脉和主动脉）和中枢化学感受器（位于延髓）调控。动脉血酸中毒、高二氧化碳血症（$PaCO_2$升高）、低氧血症（PaO_2降低）会激活外周化学感受器，脑脊液（cerebrospinal fluid，CSF）酸中毒及脑脊液中二氧化碳分压升高则能激活中枢化学感受器[3]。

在临床工作中，通常根据电解质分析中总二氧化碳含量的结果估计血清碳酸氢盐浓度，或是从动脉血气监测的pH和$PaCO_2$的结果计算碳酸氢盐浓度。比起直接测定血清碳酸氢盐的浓度，这些方法要方便得多。血清电解质分析中总二氧化碳含量的测定方法是：酸化血清，使所有的碳酸氢盐转化为二氧化碳并测定CO_2气体分压。总二氧化碳含量中约95%为碳酸氢盐。动脉血气分析结果中的血清碳酸氢盐浓度是由患者的pH和$PaCO_2$通过Henderson-Hasselbalch公式（公式26-4）计算得来。计算得到的碳酸氢盐浓度与测量的总二氧化碳相差应不超过2mmol/L。使用这两种方法得到的血清碳酸氢盐的正常范围是22~26mmol/L[10]。

$$pH = pK + (碱)/(酸) \quad （公式 26-4）$$

酸碱紊乱的评价

酸碱紊乱的评价应该采取逐步分析方式[24,25]。

1. 获得患者详细的病史和临床评估。

2. 检查动脉血气、钠、氯、HCO_3^-，确定pH、$PaCO_2$、HCO_3^-的异常情况。

3. 基于pH，确定哪些异常情况是主要的而哪些是代偿性的（表26-2）：

a. 如果pH小于7.40，主要是呼吸或代谢性酸中毒。

b. 如果pH大于7.40，主要是呼吸或代谢性碱中毒。

c. 如果pH是正常的（7.40），而$PaCO_2$和HCO_3^-存在异常，由于通过代谢和呼吸的代偿几乎不能使pH回归正常，因此可能存在混合型酸碱紊乱。

4. 计算阴离子间隙的值，如果它等于或大于20，即使pH在正常范围内，也通常存在具有临床意义的代谢性酸中毒[27]。

5. 如果阴离子间隙增大，计算阴离子间隙的过量值（阴离子间隙–10），并把这个值加到HCO_3^-来获得校正值[28]。

a. 如果校正值大于26，存在代谢性碱中毒。

b. 如果校正值小于22，存在非阴离子间隙代谢性酸中毒。

6. 考虑进行其他的实验室实验来进一步鉴别造成紊

乱的原因。

a. 如果阴离子间隙正常,考虑计算尿阴离子间隙。

b. 如果阴离子间隙偏高而且认为摄入了有毒物质,计算渗透间隙。

c. 如果阴离子间隙偏高,测定血清酮体和乳酸的浓度。

7. 将确定的疾病与患者病史进行比较,并进行个体化治疗。

表 26-2

单纯型酸碱紊乱实验值

酸碱紊乱	动脉血 pH	原发改变	代偿改变
代谢性酸中毒	↓	↓ HCO_3^-	↓ $PaCO_2$
呼吸性酸中毒	↓	↑ $PaCO_2$	↑ HCO_3^-
代谢性碱中毒	↑	↑ HCO_3^-	↑ $PaCO_2$
呼吸性碱中毒	↑	↓ $PaCO_2$	↓ HCO_3^-

代谢性酸中毒

代谢性酸中毒的特征是:机体失去碳酸氢盐,肾脏排出酸减少,或内源性酸产生增加。单纯型代谢性酸中毒的两个分类(即,AG 正常型和 AG 增高型代谢性酸中毒)如表 26-3 所列。阴离子间隙(anion gap,AG),指细胞外液中,未测定的负电物质(阴离子)与未测定的正电物质(阳离子)浓度间的差值。为了保持机体电中性,机体内总阴离子和总阳离子的浓度是相等的。大多数临床试验室仅测量这些离子的一部分[如钠、氯(Cl^-)、碳酸氢盐],而其他负电或正电物质如钾离子(K^+)、镁离子(Mg^{2+})、钙离子(Ca^{2+})、磷酸盐、白蛋白等通常很少测量。未测定的阴离子的浓度高于未测定的阳离子浓度,其差值通常为 6～12mmol/L,可以利用以下公式进行阴离子间隙的计算:

$$AG = Na^+ - (Cl^- + HCO_3^-) \qquad （公式 26-5）$$

在未测定的阴离子中,白蛋白可能是最重要的。对患有低蛋白血症的危重症患者,应该使用下面的公式对阴离子间隙进行校正:$AG_{(校正)} = AG + 2.5 \times$(正常白蛋白 g/dl−测定白蛋白 g/dl),其中正常白蛋白浓度定为 4.4g/dl[16-19]。例如,一位患有早期脓毒症及乳酸性酸中毒的低蛋白血症的患者(血清白蛋白,2.4g/dl),阴离子间隙的计算值是 11mmol/L。然而,考虑到血清白蛋白浓度异常的影响,对计算值进行校正时发现,患者更显著的酸碱紊乱是 AG 增高型酸中毒[计算的阴离子间隙经过校正后:$AG_{(校正)}$ = 11mmol/L+2.5×(正常白蛋白−测定白蛋白)= 16mmol/L]。

AG 正常型代谢性酸中毒(例如高氯代谢性酸中毒)通常是由碳酸氢盐丢失造成,可进一步分为低血钾性或高血钾性酸中毒[5,23,26,29-36]。腹泻会造成碳酸氢盐的严重丢失以及高氯代谢性酸中毒。AG 增高型代谢性酸中毒通常与

表 26-3

代谢性酸中毒的常见原因

AG 正常	AG 增高
低钾血症	肾衰竭
腹泻	乳酸中毒
肠瘘	(见表 26-5)
输尿管切除术	酮症酸中毒
1 型 RTA	饥饿
2 型 RTA	乙醇
碳酸酐酶抑制剂	糖尿病
高钾血症	药物中毒
醛固酮减少症	乙二醇
盐酸或其前体	甲醇
4 型 RTA	水杨酸盐
保钾利尿剂	
阿米洛利	
螺内酯	
氨苯蝶啶	

AG,阴离子间隙;RTA,肾小管酸中毒

有机酸的过度产生或肾脏对不挥发性酸的清除减少有关[26,37-39]。细胞外碳酸氢盐对增多的有机酸(例如,甲酸、乳酸)进行缓冲,造成碳酸氢盐消耗增多并产生未测定的阴离子(例如,甲酸盐、乳酸盐)[24,37,38]。血清碳酸氢盐下降的程度接近于阴离子间隙的升高程度,而后者是估计循环阴离子水平的良好指标。长期低氧会造成乳酸性酸中毒,未得到控制的糖尿病或空腹过度饮酒会造成酮症酸中毒。在肾衰竭的案例中,H^+ 排泌能力的下降会造成代谢性酸中毒[29]。其伴随的阴离子间隙增高系由未测定阴离子如硫酸盐或磷酸盐排泌的减少所导致的[20]。

阴离子间隙正常型(高氯)代谢性酸中毒

评估

案例 26-1

问题 1:J. D. ,女,21 岁,体重 75kg,因虚弱收入院。患者有双向情感障碍病史,自述最近有摄入家里房间墙上的油漆。J. D. 目前唯一的药物治疗是服用碳酸锂 300mg/次,每日 3 次。入院时,患者身体虚弱、表情淡漠,主诉厌食。实验室检查发现:

血钠:143mmol/L

血钾:3.0mmol/L

血氯:121mmol/L

白蛋白:4.4g/dl

pH：7.28

$PaCO_2$：26mmHg

HCO_3^-：12mmol/L

尿 pH：5.5

静脉给予氯化铵（NH_4Cl）0.1g/kg 后，J. D. 的尿液 pH 低于 5.1；静脉滴注碳酸氢盐 1mmol/kg 1 小时后，出现碳酸尿（尿 pH 为 7.0），血钾降至 2.0mmol/L，血液 pH 仅上升到 7.31。患者存在何种类型酸碱紊乱？

使用逐步分析方法，我们从 J. D. 的病史可以发现其酸中毒病因的线索。由于患者的 CO_2 和 HCO_3^- 值均降低（表 26-3），因此其 pH 下降符合代谢性酸中毒。血清碳酸氢盐浓度改变造成 pH 的变化即为代谢性酸碱紊乱。确切地说，代谢性酸中毒与血清中 HCO_3^- 的减少以及 pH 的降低相关，反之代谢性碱中毒与血清中 HCO_3^- 的升高以及 pH 的升高相关。在呼吸性酸碱紊乱中，原发改变的因素是 $PaCO_2$。如果 J. D. 的 pH 降低而 $PaCO_2$ 增加，则呈现出呼吸性酸中毒。由于 J. D. 的 $PaCO_2$ 下降且血清 HCO_3^- 降低，因此她患有代谢性酸中毒。在大多数的代谢性酸中毒或碱中毒的案例中，肺可以通过加强或减弱通气代偿血清 HCO_3^- 浓度的原发改变。下一步建议是评估 J. D. 的 $PaCO_2$ 下降 14mmHg 是否与呼吸代偿相符（表 26-4）。血清碳酸氢盐水平原发性降低到 12mmol/L 时，理论上会造成 $PaCO_2$ 代偿性的降低 12mmHg 到 14mmHg（表 26-4）。而 J. D. 的 $PaCO_2$ 下降了 14mmHg（正常：40mmHg；目前：26mmHg），符合正常的呼吸代偿。当 $PaCO_2$ 或血清 HCO_3^- 下降的值落于正常代偿范围外，则应怀疑存在混合型酸碱紊乱或是代偿程度不足又或是代偿时间不足。

表 26-4

单纯型酸碱紊乱的正常代偿

疾病	代偿[a]
代谢性酸中毒	$\downarrow PaCO_2 (mmHg) = 1.0 - 1.2 \times HCO_3^- (mmol/L)$
代谢性碱中毒	$\uparrow PaCO_2 (mmHg) = 0.5 - 0.7 \times \uparrow HCO_3^- (mmol/L)$
呼吸性酸中毒	
急性	$\uparrow HCO_3^- (mmol/L) = 0.1 \times \uparrow PaCO_2 (mmHg)$
慢性	$\uparrow HCO_3^- (mmol/L) = 0.4 \times \uparrow PaCO_2 (mmHg)$
呼吸性碱中毒	
急性	$\downarrow HCO_3^- (mmol/L) = 0.2 \times \downarrow PaCO_2 (mmHg)$
慢性	$\downarrow HCO_3^- (mmol/L) = 0.4 - 0.5 \times \downarrow PaCO_2 (mmHg)$

[a] 正常 $HCO_3^- = 24mmol/L$，正常 $PaCO_2 = 40mmHg$。

像上面这些表格，尤其是急性和慢性酸碱紊乱的计算公式不相同，很难记忆，而临床医生进行治疗的时候又不便得到。因此，我们提倡采取逐步法分析，这样临床医生就不需要依赖表格或公式就能鉴别大多数临床重要的紊乱。

病因

案例 26-1，问题 2： J. D. 代谢性酸中毒的可能原因是什么？

应用酸碱紊乱评价逐步分析法的第 4-7 步可以进一步明确病因。对于代谢性酸中毒的患者，对其进行分类的第一步是计算阴离子间隙，这可以提供造成患者酸碱紊乱的其他相关信息。J. D. 的阴离子间隙计算值为 10mmol/L（公式 26-5），因此，她患有 AG 正常型高氯代谢性酸中毒。

代谢性酸中毒生成的常见原因见表 26-3[5,10,37]。AG 正常型代谢性酸中毒通常原因如下：碳酸氢盐通过胃肠道丢失（腹泻、肠瘘、输尿管改道术）、外源性给予氯（生理盐水）、氢离子排泌发生改变（肾小管性酸中毒）。J. D. 自述曾摄入油漆（可能是含铅油漆）以及长期服用锂制剂史，而铅和锂均与肾小管酸中毒的发生相关[23,40]。

肾小管酸中毒

案例 26-1，问题 3： 氯化铵（NH_4Cl）和碳酸氢钠（$NaHCO_3$）的结果如何帮助判断 J. D. 肾小管酸中毒的类型？

肾小管酸中毒（renal tubular acidosis，RTA）的特点是肾小管氢离子分泌障碍而肾小球滤过率基本正常。肾小管酸中毒与许多疾病以及化学物质相关[23,26]。现已确定的分类是 1 型（远端），2 型（近端），4 型（远端，醛固酮减少症）。1 型 RTA 的原因是远端肾小管酸化尿液能力缺陷，成年人中造成这一疾病最常见的原因是自身免疫失调，吸毒者吸嗅甲苯以及显著的容量不足[41]。2 型 RTA 的原因是近端肾小管尿液碳酸氢盐重吸收功能改变，例如使用乙酰唑胺后即可发生；4 型 RTA 的特征是醛固酮减少症以及氨合成障碍[23,34]。

给予碳酸氢盐后对碳酸氢盐重吸收功能进行评价，以及输液氯化铵后评估机体对酸负荷的反应，对于鉴别这几种 RTA 是很有用的。正常人经肾小球滤过的碳酸氢盐，大约有 10% 到 15% 在近端肾小管没有被重吸收，却在肾脏的更远段被重吸收。因此尿液中碳酸氢盐的排泄可以忽略不计，尿液 pH 维持在 5.5~6.5。

2 型 RTA 与近端肾小管碳酸氢盐重吸收功能下降有关，远端肾小管细胞通过增加碳酸氢盐重吸收来部分代偿这种不足，但是尿液碳酸氢盐的排泄仍然是增加的。正如该患者，2 型 RTA 的患者，血清 HCO_3^- 浓度会急速降低到阈值 15 以下，之后便稳定在 15mEq/L 左右[10,23]。这时，远端的碳酸氢盐转运不再是过度的，使得肾脏远段可以适当地酸化尿液并将酸以可滴定氨和磷酸盐的形式排泄出去。

1 型 RTA 中肾小管细胞管腔中的 H^+ 反扩散至肾小管

细胞,导致氢离子的排泄不足。此类患者即使发生重症酸中毒,尿液 pH 也不会低于 5.5[34]。

J. D. 对酸负荷(NH₄Cl)的反应,证明其有酸化尿液的能力(即,尿液 pH<5.1),这有助于排除 1 型 RTA 的可能。2 型 RTA 患者补充碳酸氢盐后,血清碳酸氢盐浓度增加,异常大量的碳酸氢盐重新排至远端肾小管,如果超过氢的排泄能力则导致尿中碳酸氢盐增加。J. D. 服用碳酸氢盐后出现尿中碳酸氢盐浓度增加,尿液 pH 升高(7.0),血 pH 降低(7.31),提示近端肾小管碳酸氢盐重吸收功能受损,这是 2 型 RTA 的特点。考虑到 J. D. 的初始血钾为 3.0mmol/L,可排除 4 型 RTA 的可能。

铅诱发的酸中毒

案例 26-1,问题 4: 患者 J. D. 发生近端肾小管酸中毒的原因是什么?

患者 J. D. 发生近端肾小管酸中毒最可能的原因是她接触了含铅的油漆。铅导致的 2 型 RTA 的发病机制仍不明确,有些研究提示其主要原因是近端肾小管碳酸酐酶的缺乏,但尚无定论。

案例 26-1,问题 5: 为什么患者 J. D. 会出现低钾血症?

在近端肾小管酸中毒中,碳酸氢盐的丢失与钠丢失、细胞外液减少以及肾素-血管紧张素-醛固酮系统的激活相关。醛固酮可增加远端肾小管对钠的重吸收并大大增加钾和氢离子的排泄,从而导致钾的丢失,这便是 J. D. 低钾血症的原因[42]。当血浆碳酸氢盐达到稳态,较少的碳酸氢盐到达远端肾小管,刺激醛固酮释放的因素消除。因此,J. D. 仅轻度损耗体内储存的钾。当给予患者碳酸氢盐时,肾素-血管紧张素-醛固酮系统被重新激活,因此 J. D. 的低钾血症就会加重。此外,血液中碳酸氢盐浓度的升高会使得钾向细胞内转移从而也导致低钾血症的发生。

治疗

案例 26-1,问题 6: 患者 J. D. 的治疗方案应该是怎样的?

尽管患有慢性 2 型 RTA 的患者极少会出现重症酸中毒和钾耗竭,但在类似此案例的急性发病的情况下出现上述危险却并不少见。患者 J. D. 有碳酸氢盐不足的表现,因此应该使用补碱疗法,并进行祛除诱因(如果证实是铅的话)的治疗。她的血钾水平过低,且补充碳酸氢盐会进一步降低血钾,因此患者需要补钾。临床医生应该密切监测其电解质情况(每小时一次)直到血钾高于 3.5mmol/L。由于酸中毒具有自限性,因此在 J. D. 这样的成年患者中不需要进行长期治疗。但是,J. D. 需要用碳酸氢钠治疗直到其近端肾小管酸中毒缓解。如果要提高她的血清碳酸氢盐浓度从而使之达到正常范围,需要使用非常大剂量的碳酸氢盐[6~10mmol/(kg·d)][10]。然而,在患有近端肾小管酸中毒的成人中,治疗目的是将其血清碳酸氢盐提高至不超过

18mmol/L[23]。患者可以通过碳酸氢钠片剂(8mmol/600mg 片剂)或是 Shohl 溶液(复方枸橼酸钠合剂)来补充碳酸氢盐。Shohl 溶液,据美国药典记录,每 5ml 含有 334mg 枸橼酸以及 500mg 枸橼酸钠,而枸橼酸钠在肝中代谢成碳酸氢钠。每毫升 Shohl 溶液能提供 1mmol 钠和 1mmol 碳酸氢盐。因此应该给予 J. D. 1mmol/(kg·d)的初始治疗剂量。在 J. D. 接受碱治疗的同时,临床医生应该密切监测她的锂水平。补钠可能会增加肾中锂的排泄并加重患者的双向情感障碍。由于补碱会造成严重的低钾血症,因此同时也应该补充钾,如氯化钾、碳酸氢钾、乙酸钾、枸橼酸钾等。

阴离子间隙增高型代谢性酸中毒

评价及渗透间隙

案例 26-2

问题 1: G. D. ,男性,64 岁,体重 60kg,半昏迷患者,由家人送入急诊室。30 分钟前,被发现躺在车库的地板上,附近有一瓶半空的挡风玻璃雨刷清洗液。G. D. 有长期酗酒史且最近诊断为痴呆。急诊卧位血压是 120/60mmHg,脉搏 100 次/min,呼吸 40 次/min。瞳孔反应好,有轻微的视神经乳头水肿。实验室检查提示:

血钠:139mmol/L

血钾:5.8mmol/L

血氯:103mmol/L

血液尿素氮(blood urea nitrogen,BUN):25mg/dl

血肌酐:1.4mg/dl

空腹血糖:150mg/dl

ABG 示 pH,7.16;PaCO₂,23mmHg;HCO₃⁻,8mmol/L。乙醇中毒检查阴性,血清渗透压 332mOsm/kg。G. D. 患有何种酸碱紊乱,其可能原因是什么?

G. D. 患有 AG 增高型(28mmol/L)酸中毒(pH,7.16;HCO₃⁻,8mmol/L)。阴离子间隙 28 减去 10 后的值加到血清碳酸氢盐浓度中(见酸碱紊乱评价一节的第 5 步)得到的值为 26,表明患者不存在其他代谢性异常。

AG 增高型代谢性酸中毒通常提示中毒(例如,水杨酸盐、对乙酰氨基酚、甲醇、乙二醇、三聚乙醛、二甲双胍)所致乳酸性酸中毒或由糖尿病、饥饿或乙醇引起的酮症酸中毒[14,21,25,38,43-48]。逐步分析法中的第 6 步所做的额外试验有助于鉴别诊断 AG 增高型代谢性酸中毒的病因,包括血清酮体、血糖、乳酸盐、血清尿素氮、血肌酐、血浆渗透间隙的检查[25]。渗透间隙定义为血清渗透压(serum osmolality,SO)测量值和按公式 26-6 计算得到的血清渗透压计算值的差值。

SO 计算值(mOsm/kg)= 2×Na⁺(mmol/L)+

葡萄糖(mg/dl)/18+BUN(mg/dl)/2.8

(公式 26-6)

当血清渗透压测量值与计算值的差值大于 10mOsm/kg,

表明存在未测量的影响渗透压的物质,如乙醇、甲醇或乙二醇[25,49]。患者 G.D. 的血清渗透压计算值是 295mOsm/kg,测量值为 332mOsm/kg,则渗透间隙为 37mOsm/kg。阴离子间隙和渗透间隙的增加,而不合并糖尿病酮症酸中毒和慢性肾衰,提示代谢性酸中毒的原因可能是有毒物质摄入[25]。根据 G.D. 的一系列表现(视神经乳头水肿、酗酒史、渗透间隙增加、AG 增高型代谢性酸中毒)、痴呆病史以及现场发现的半空的挡风玻璃雨刷清洗液,应考虑是甲醇中毒。

病因

甲醇诱发的酸中毒

案例 26-2,问题 2:G.D. 摄入甲醇后如何导致 AG 增高型代谢性酸中毒?

甲醇中毒产生甲酸和乳酸两种有机酸,这两种酸消耗碳酸氢盐从而导致 AG 增高型代谢性酸中毒。存在于肝脏中的乙醇脱氢酶将甲醇代谢为甲醛之后再代谢为甲酸。甲酸是代谢性酸中毒的部分原因,也是甲醇中毒造成视网膜水肿和失明的原因[25,26,48]。

甲醇中毒的患者体内血清乳酸浓度升高[25]。乳酸性酸中毒分为 A 型与 B 型,其中 A 型与转运到组织的氧不足有关,B 型与线粒体内氧利用能力缺陷有关(表 26-5)。尽管二者区别常常并不明显,但甲醇中毒造成的乳酸性酸毒最符合 B 型的表现[50]。

表 26-5

乳酸性酸中毒的常见原因

A 型	B 型
贫血	糖尿病
一氧化碳中毒	肝衰竭
充血性心力衰竭	肾衰竭
休克	癫痫
脓毒症	白血病
	药物
	去羟基苷
	乙醇
	异烟肼
	二甲双胍
	甲醇
	水杨酸盐
	齐多夫定

治疗

案例 26-2,问题 3:G.D. 甲醇中毒应如何紧急处理?

解毒剂

由于 G.D. 神志不清,呼吸 40 次/min,因此需要通过气管内插管保证患者气道的安全,并用人工呼吸机维持患者的正常呼吸。尽管乙醇和甲吡唑都能与甲醇竞争性的争夺乙醇脱氢酶位点,但由于甲吡唑的剂量容易控制且不像乙醇需要监测血清浓度来保证效果,应选择甲吡唑作为 G.D. 的治疗药物[26,48-52]。乙醇和甲吡唑与乙醇脱氢酶的亲和性比甲醇高得多,所以能减少甲醇向其毒性代谢物甲酸的转化。未代谢的甲醇则由肺和肾排出。给予甲吡唑治疗时,首先 30 分钟内以 15mg/kg 的负荷剂量静推,之后每 12 小时以 10mg/kg 的剂量静脉弹丸式推注。由于甲吡唑的代谢诱导,如果疗程超过 2 天,每 12 小时的剂量应该增加到 15mg/kg[48]。此方法通常需要持续到血清甲醇浓度低于 20mg/dl(6.2mmol/L)。甲吡唑的不良反应相对较轻,应监测 G.D. 是否出现头痛、呕吐、头晕、躁动、金属味觉、异常嗅觉、皮疹等情况。由于 G.D. 有慢性酒精中毒史,故需在静脉推注硫铵素的同时以每 6 小时 50mg 的剂量静脉给予亚叶酸或者叶酸,以增加其体内甲酸的清除。

由于甲吡唑价格比较高、使用频率较少,一些医院可能没有库存。在这种情况下,乙醇可作为备选药物。静脉给予乙醇作为解毒剂操作起来很困难,可能会造成患者中枢神经系统(CNS)抑制[48,51]。对于 G.D.,首先在 30 分钟内静推 0.6g/kg 乙醇溶液,之后持续静脉滴注,对嗜酒者应给予 150mg/(kg·h)的剂量;对非嗜酒者则给予 70mg/(kg·h)的剂量。调节静脉滴注的速度以维持血清乙醇浓度约为 100mg/dl[26,50]。可考虑使用木炭以吸附可能共同摄入的其他物质[26,53]。

当不存在其他低分子量有毒物质如乙醇、乙二醇时,可以用患者渗透间隙与标准转换因子 2.6 的乘积来估算血清甲醇水平。G.D. 的渗透间隙是 37mOsm/L,因此可以得出甲醇水平大概是 96mg/dl(37mOsm/L×2.6)。当血液甲醇水平高于 50mg/dl,应进行血液透析治疗,以迅速降低甲醇及其有毒代谢物的浓度。由于透析会增加甲吡唑和乙醇的清除,进行血液透析治疗的患者应加大解毒剂的剂量[26,50]。乙二醇中毒也可使用甲吡唑和乙醇治疗。

碳酸氢盐

一般而言,重症酸中毒造成心肌收缩力下降,儿茶酚胺应答受损,而且会因为 2,3-二磷酸甘油酯的耗竭而影响组织供氧。因此,一些临床医生会谨慎地给患有代谢性酸中毒的患者静脉补充碳酸氢钠,使动脉血 pH 升高到 7.20 左右[15,54,55]。在 G.D. 的案例中,碳酸氢盐疗法旨在提升其 pH 至 7.3,从而将甲酸(甲醇的非离子化代谢产物)转化为甲酸盐(离子化形式)以降低其组织透过性。如果静脉应用碳酸氢钠,可使用公式 26-7 来估算纠正血清 HCO_3^- 和动脉血 pH 所需要的剂量。

$$碳酸氢盐剂量(mmol) = 0.5(L/kg) \times 体重(kg) \times$$
$$计划增加的血清 HCO_3^-(mmol/L)$$

（公式 26-7）

碳酸氢盐分布于 50% 的体重范围内（因此，公式 26-7 里面的因子是 0.5L/kg）。为了避免补充过量，所用碳酸氢盐剂量应使碳酸氢盐的浓度仅增加 4~8mmol/L（见案例 26-2，问题 4）[54]。对于 G.D. 来说，其血清碳酸氢盐的浓度从 8mmol/L 增加至 12mmol/L，需要 120mmol 碳酸氢盐（0.5L/kg × 60kg × 4mmol/L；公式 26-7）。补充碳酸氢盐 30 分钟后可进行临床疗效评估[54]。在获得其动脉血 pH 和血清碳酸氢盐浓度之后才能进行其他治疗。

补充碳酸氢盐的风险

案例 26-2，问题 4： G.D. 进行碳酸氢盐治疗时有何种风险？

考虑到碳酸氢盐治疗方案的风险以及有研究表明此种治疗短期作用不明显，对于代谢性酸中毒，尤其是酮症酸中毒和心脏骤停或其他缺氧引起的乳酸性酸中毒的患者中进行补碳酸氢盐治疗是否适宜这一问题上存在一定争议[55-61]。补碳酸氢盐后会造成过碱化以及矛盾性的一过性细胞内酸中毒。动脉血 pH 在补充碳酸氢盐后快速升高，而细胞内 pH 却因碳酸氢根负离子穿过细胞膜较慢而上升更为缓慢。在血浆中，碳酸氢盐快速转化为碳酸，导致二氧化碳分压升高（公式 26-2）。由于 CO_2 扩散进入细胞的速度快于 HCO_3^-，因此细胞内 HCO_3^-/CO_2 比值下降，导致细胞内 pH 降低。只要碳酸氢盐的入量大于 CO_2 排出的量，这种细胞内酸中毒就会持续下去；因此，当患者的 CO_2 排出减少时（例如，心功能或肺功能衰竭），应保证有足够的组织灌注以及通气[56]。

碱中毒还会造成氧-血红蛋白解离曲线左移，使得血红蛋白与氧结合的亲和性增加，氧向组织的弥散减少，并可能增加乳酸的产生与蓄积[26]。补充碳酸氢钠也会造成高钠血症、高渗透压、容量超负荷；然而服用袢利尿剂可避免水钠潴留[26,49]。低钾血症则是碳酸氢盐治疗的另一个可能的副作用。酸中毒导致钾以与氢离子交换的方式从细胞内运动到细胞外液中。当酸中毒纠正后，钾离子运动到细胞内，从而导致低钾血症。钾的这种迁移导致 pH 每增加 0.1，血钾水平则降低 0.4mmol/L 到 0.6mmol/L，当然在不同患者间这种关系不尽相同[5,8]。在 G.D. 或其他有机酸中毒的患者中，细胞外 pH 的升高有助于提供一个梯度以逐步转移中枢神经系统中有毒物质，使其到达血液和尿液中，以加速清除。为了防止出现碳酸氢盐治疗过程中的危险，应该密切关注 G.D. 的精神状态、监测血钠、血钾水平和动脉血气分析。

代谢性碱中毒

代谢性碱中毒与血清碳酸氢盐浓度升高以及 $PaCO_2$ 代偿性升高（由肺通气不足所致）有关。基于患者的血容量状态、血压、尿氯浓度，代谢性碱中毒分为盐水反应型碱中毒和盐水抵抗型碱中毒两大类（表 26-6）。

表 26-6

代谢性碱中毒的分类

盐水反应型碱中毒	盐水抵抗型碱中毒
利尿剂治疗	正常血压性
细胞外容量浓缩	钾耗竭
胃酸丢失	高钙血症
呕吐	高血压
鼻胃管吸引	盐皮质激素
摄入外源性碱性药物	醛固酮增多症
输血	高肾素症
	甘草

盐水反应型代谢性碱中毒与富氯、少碳酸氢盐的体液丢失（例如，呕吐、鼻胃管抽吸、利尿剂治疗、囊性纤维化）的疾病相关。查体可发现血容量不足（例如，直立性低血压、心动过速、皮肤弹性差），尿氯浓度常常低于 10~20mmol/L（但在最近使用过利尿剂的患者，尿氯水平可能会大于 20mmol/L）[10,27,62]。

严重的低钾血症或盐皮质激素活性过强会造成盐水抵抗型代谢性碱中毒，但与盐水反应型碱中毒相比，这种紊乱相对罕见。当碱血症患者有细胞外液增多、高血压、高尿氯（>20mmol/L）且近期未使用过利尿剂时，应怀疑盐水抵抗型代谢性碱中毒的可能[10,62]。

评价

案例 26-3

问题 1： S.J.，女性，75 岁，体重 60kg。4 天前因充血性心力衰竭恶化所致外周性水肿、肺充血住院。入院后，患者每日都静脉注射 80~120mg 呋塞米，每日大约排出 3L 尿液。虽然利尿治疗后胸片检查结果以及外周性浮肿明显改善，但患者现主诉下床去浴室时出现眩晕。查体发现心动过速（心率，100 次/min），皮肤弹性差，轻度肌乏力。S.J. 的心电图显示 T 波低平和 U 波。实验室检查如下所示：

血钠：138mmol/L

血钾：2.5mmol/L

血氯：92mmol/L

血肌酐：0.9mg/dl

血液尿素氮（blood urea nitrogen，BUN）：28mg/dl

pH：7.49

$PaCO_2$：46mmHg

HCO_3^-：34mmol/L

尿氯浓度为 60mmol/L。S.J. 患有何种酸碱紊乱？

使用如前所述的评价酸碱紊乱的逐步分析法，S.J. 的 pH 升高，符合碱中毒表现。

呋塞米引起的多尿可能是她酸碱紊乱的原因。血清 HCO_3^- 及 $PaCO_2$ 升高提示为伴有呼吸代偿的原发性代谢性碱中毒。S.J. 的阴离子间隙为 12，显示不存在其他代谢性酸碱异常。PaCO$_2$ 为 46mmHg 说明对原发代谢性碱中毒的呼吸代偿在正常范围内。如果患者没有潜在的肺疾病，对代谢性碱中毒的适当治疗应可使 PaCO$_2$ 回到正常值。

病因

利尿剂诱发的碱中毒

> **案例 26-3　问题 2**：S.J. 酸碱紊乱的最有可能的原因是什么？

代谢性碱中毒的常见原因如表 26-6 所列。S.J. 的低钾低氯性代谢性碱中毒可能是利尿剂导致容量减少的结果。这种副作用的发生率受利尿剂类型、剂量以及给药频率的影响。

利尿剂通过以下机制引起代谢性碱中毒（有时称作"浓缩性碱中毒"）。首先，利尿剂促进氯化钠与水的排出使细胞外液容量减少。单独的容量减少只会造成血浆碳酸氢盐浓度轻度升高；然而，容量浓缩同时会刺激醛固酮的释放。醛固酮促进远端肾小管钠的重吸收并排泄氢离子与钾离子，从而导致碱中毒及低钾血症。除此之外，利尿剂引起的低钾血症会刺激氢离子向细胞内运动以使钾转运到细胞外，从而引起细胞外碱中毒。低氯对维持代谢性碱中毒也有重要的作用。在低氯血症状态，钠会被重吸收，同时伴有由氢离子分泌所致的碳酸氢盐生成（见图 26-1）[62-64]。

治疗

> **案例 26-3，问题 3**：应该如何纠正和监测 S.J. 的酸碱紊乱？

代谢性碱中毒的治疗基础在于祛除病因。应暂时停止 S.J. 的利尿治疗，直到其容量和电解质恢复正常。初始目标是通过静脉输注氯化钠和氯化钾来纠正体液不足并补充钾和氯。只要低氯血症存在，肾脏就不会排泄碳酸氢盐，碱中毒就不能纠正[63]。液体和电解质补充的速度由碱中毒的严重程度决定。对于患有肝衰竭或肾衰竭或充血性心衰的患者，大量输入钠盐钾盐会造成体液负荷过重或高钾血症。因此，应该小心谨慎的补充体液和电解质，并密切监测这类患者有无这些并发症出现。

为了纠正 S.J. 的低钾血，应给予氯化钾。由于体内 98% 的钾分布在细胞内，所以很难计算补足体内钾储存所需的量。尽管人体之间存在很大的变异，但是一般来说，细胞外液 K$^+$ 一般为 4mmol/L，每减少 1mmol/L，整个身体 K$^+$ 减少 4~5mmol/kg[10]。S.J. 的血钾为 2.5mmol/L，则相当于体内总减少 350mmol。S.J. 应该用氯盐进行治疗以确保钾的储存并对碱血症进行纠正。以分剂量口服或持续静脉输注的方式补充 100~mmol/d，则在几天内能够达到补钾的效果。在氯化钠和氯化钾治疗过程中，应该监测 S.J. 的血液尿素氮、肌酐、氯、钠以及钾等实验室指标。如上所述，碱血症纠正后高碳酸血症也会缓解，如有必要，也可通过动脉血气分析证实。

> **案例 26-3，问题 4**：如果补充体液以及电解质仍未改善脉血 pH，还有什么其他的药物能够治疗 S.J. 的碱血症？

对氯化钠及氯化钾无反应的患者或是这些药物并发症的高危险人群，可以使用乙酰唑胺、盐酸（HCl）或盐酸前体进行治疗。最常用的药物是乙酰唑胺，它是一种碳酸酐酶抑制剂，能够阻断肾小管中氢离子的分泌从而增加钠和碳酸氢盐的排出。虽然使用乙酰唑胺通常能使血清碳酸氢盐浓度得以改善，但并不一定能完全纠正代谢性碱中毒。使用乙酰唑胺的其他问题包括促进尿钾排泄，以及对肾功能不全的患者相对无效[62,65,66]。

需要迅速纠正碱血症的患者可以选用 0.1N HCl 溶液。通常使用公式 26-8 估计 HCl 所需剂量，公式中的因子 0.5×体重（kg）代表的是估计的碳酸氢盐间隔[10,62,63,65]。

$$HCl 量（mmol）= 0.5×体重（kg）×（血浆碳酸氢盐-24）$$
（公式 26-8）

注射用盐酸是现配现用的，配制过程是通过 0.22μm 滤膜将适量 1N HCl 加入到一瓶 5% 葡萄糖或生理盐水中。为了减少药物外渗及组织损伤的风险，盐酸稀溶液应该通过插到上腔静脉的中心静脉导管给药，其滴注速率不应该超过 0.2mmol/（kg·h）[65]。在输注过程中，应该至少每 4 小时便复查一次动脉血气状况。此外，不能将 HCl 加到肠外营养液中[66]。

呼吸性酸中毒

呼吸性酸中毒是肺通气不足的结果。当肺不能有效的排出 CO$_2$，PaCO$_2$（功能性酸）会升高，进而导致 pH 下降（公式 26-3）。呼吸性酸中毒的常见原因如表 26-7 所列。它们大致可分成气道阻塞、呼吸中枢抑制、心力衰竭或肺功能衰竭、参与通气的外周神经或骨骼肌的疾病[67]。

表 26-7

呼吸性酸中毒的常见原因

气道阻塞	心肺原因
异物吸入	心脏骤停
哮喘	肺水肿或浸润
慢性阻塞性肺疾病（COPD）	肺栓塞
肾上腺素能阻滞剂	肺纤维化
中枢神经系统紊乱	**神经肌肉性**
脑血管意外	肌萎缩性脊髓侧索硬化症
睡眠呼吸暂停	格林-巴利综合征
肿瘤	重症肌无力
中枢神经系统抑制药物	低钾血症
巴比妥类	低磷酸血症
苯二氮䓬类	药物
阿片类	氨基糖苷
	抗心律失常药
	锂
	苯妥因

评价

案例 26-4

问题 1：B. B.，男性，70 岁，因慢性阻塞性肺疾病（COPD）恶化住院治疗。B. B. 主诉近 3 日气短加重，伴有痰液增多；近 24 小时内有轻微的头痛、面色潮红和嗜睡。B. B. 有慢性阻塞性肺疾病、高血压、冠心病以及背痛病史。目前他的药物治疗方案是：噻托溴铵吸入剂，每日 1 喷，沙美特罗干粉吸入剂 1 吸/次，每日两次，氯噻酮 12.5mg/次，每日 1 次，地尔硫草长效制剂 240mg/次，每日 1 次，地西泮 5mg/次，每日 3 次（背痛时临时服用）。

生命体征：呼吸 16 次/min、心率 90 次/min。胸部听诊可以闻及广泛喘鸣和干啰音。实验室检查结果如下所示：

血钠：140mmol/L

血钾：4.0mmol/L

血氯：100mmol/L

pH：7.32

$PaCO_2$：58mmHg

PaO_2：58mmHg

HCO_3^-：29mmol/L

上个月 B. B. 健康检查的动脉血气基础数据是：pH，7.35；$PaCO_2$，51mmHg；PaO_2，62mmHg；HCO_3^-，28mmol/L。B. B. 的哪项指标和症状符合呼吸性酸中毒的诊断？

逐步分析法显示 B. B. 患有呼吸性酸中毒。慢性阻塞性肺疾病病史以及查体所示呼吸困难、头痛、嗜睡及颜面潮红都支持动脉血气分析的结果。呼吸性酸中毒还可引起更严重的症状，包含中枢神经系统作用，如出现定向障碍、意识错乱、谵妄、幻觉、昏迷。中枢神经系统的异常可能部分由二氧化碳直接引起。呼吸性酸中毒通常伴有的低氧血症（PaO_2 降低）也与这些症状相关。$PaCO_2$ 增高会造成脑血管扩张，进而导致血流量增加以及颅内压升高，这些便是头痛的原因所在。典型的心血管表现包括：心动过速、心律失常以及外周血管扩张[68]。

案例 26-4，问题 2：B. B. 的呼吸性酸中毒是慢性还是急性酸中毒？

根据逐步分析法，B. B. 患有呼吸性酸中毒。他的阴离子间隙是正常的。将现在与之前的数值（例如，pH、$PaCO_2$、HCO_3^-）进行比较可以发现，B. B. 的 $PaCO_2$ 由 51mmHg 迅速上升到 58mmHg，由此可以得出 B. B. 患有慢性病程伴急性加重的呼吸性酸中毒。在呼吸性酸中毒中，肾脏增加对碳酸氢盐的重吸收以代偿 $PaCO_2$ 的升高，但是该代偿机制需要至少 48 小时到 72 小时才能完全发挥作用[10]。与 B. B. 相似，慢性阻塞性肺疾病患者常常有慢性呼吸性酸中毒伴急性加重的情况。

病因

案例 26-4，问题 3：B. B. 出现呼吸性酸中毒可能的原因？

呼吸性酸中毒常常由气道阻塞引起，如表 26-7 所示[67,68]。慢性气道阻塞疾病是急性及慢性呼吸性酸中毒的常见原因。上呼吸道感染，如急性支气管炎，可加重气道阻塞，并引起急性呼吸性酸中毒。

药物诱发的呼吸性酸中毒

B. B. 服用的药物治疗也是呼吸功能不全的部分原因。很多药物（表 26-7）会降低通气量，但是这些药物只对因基础疾病易出现呼吸功能紊乱的患者产生严重影响。由于 B. B. 患有慢性阻塞性肺疾病，因此他对影响呼吸系统的药物更加敏感。苯二氮䓬类、巴比妥类、阿片类药物在给予正常治疗剂量时，对正常受试者和大多数患有慢性阻塞性肺疾病的患者有轻度呼吸抑制作用。然而，当大剂量使用或与其他呼吸抑制药物合用时，这些药物可引起明显的呼吸功能不全[68]。B. B. 服用的地西泮会引起通气不足以及呼吸性酸中毒，因此应立即停用。慢性阻塞性肺疾病的患者应避免使用非选择性肾上腺素能阻滞剂。

治疗

案例 26-4，问题 4：B. B. 的呼吸性酸中毒应该怎样治疗？

与大多数呼吸性酸中毒患者的治疗一样，B. B. 的治疗主要是纠正引起呼吸功能不全的基础病因。对本案例而言，急性支气管痉挛的治疗方案是 β-肾上腺素能药物，例如沙丁胺醇吸入剂。慢性阻塞性肺疾病急性加重期住院患者常使用糖皮质激素如甲基强的松龙（起始剂量为每 6~12 小时 60~125mg）[69]。对于产生大量脓性痰液的住院患者，应考虑使用 β-内酰胺类或 β-内酰胺酶抑制剂的抗生素疗法[70]。住院期间应该密切观察 B. B. 的呼吸功能状态。如果酸中毒、高碳酸血或低氧血症加重，则需要无创性正压通气或气管插管行机械通气[54]。

因为碳酸氢盐治疗方案的危险性（见案例 26-2，问题 4）且并不存在碳酸氢盐的绝对不足，对大多数急性呼吸性酸中毒情况不推荐静脉应用碳酸氢钠。当过量 CO_2 排出后，动脉血 pH 即可恢复正常。高碳酸血症不应该矫枉过正，因为低碳酸血症会导致肺顺应性降低、肺泡表面活性物质合成失调、氧合血红蛋白解离曲线左移并限制组织输氧[60,61,71]。

呼吸性碱中毒

呼吸性碱中毒通常不是一种严重的疾病。呼吸的过快过深都会造成二氧化碳排出增加，$PaCO_2$ 降低以及动脉血 pH 升高。呼吸性碱中毒的常见原因见表 26-8。很多情况可以刺激中枢神经系统的呼吸中枢产生冲动而引起呼吸性

表26-8

呼吸性碱中毒的常见原因

中枢神经系统紊乱	肺部疾病
细菌性败血症	肺炎
脑血管意外	肺水肿
发热	肺栓塞
肝硬化	**组织低氧**
过度通气	高海拔
焦虑诱发	低血压
自发性	充血性心力衰竭
脑膜炎	**其他**
妊娠	机械通气过度
创伤	代谢性酸中毒过快纠正
药物	
黄体酮类衍生物	
呼吸兴奋剂	
水杨酸盐过量	

碱中毒。此外,肺的疾病能够刺激肺部的受体从而增加通气,组织输氧降低也可刺激通气,从而引起呼吸性碱中毒[72,73]。

评价

案例26-5

问题1:S.P.,女性,50岁,体重80kg,因疑有细菌性肺炎入院。就诊前24小时患者出现发热、咯黄色黏稠痰液及深吸气时胸痛,在此之前患者无不适。发热以来患者每3小时服用650mg阿司匹林,发热略有减轻。到急诊科后,患者感到焦虑、眩晕,手、足以及口唇刺痛。生命体征如下:体温,38℃;呼吸,24次/min;心跳,110次/min;血压,135/70mmHg。查体见左下肺叩诊浊音,呼吸音减弱,可闻及湿啰音。

实验室检查如下:

血钠:135mmol/L

血氯:105mmol/L

pH:7.49

$PaCO_2$:30mmHg

PaO_2:90mmHg

HCO_3^-:22mmol/L

痰革兰氏染色发现25个WBC/HP,大量革兰氏阳性双球菌。血WBC计数15 400个/μl伴核左移。胸片显示左下肺叶浸润影。S.P.患有什么类型的酸碱紊乱?

按照如前所述的逐步分析法中第1步到第3步对动脉血气结果进行分析,提示呼吸性碱中毒(pH升高,$PaCO_2$减少)。此外病史以及查体发现呼吸深、快以及刺痛感都为诊断提供依据。由于患者HCO_3^-的浓度正常,因此S.P.很可能患有急性呼吸性碱中毒。患者没有阴离子间隙这个数值,如果阴离子间隙过大,说明可能还合并存在代谢性酸中毒,可能由水杨酸盐中毒(见案例26-5,问题3)引起。

案例26-5,问题2:S.P.的哪项体征和症状与急性呼吸性碱中毒的诊断一致?

S.P.肢端和口周麻木、头晕、心动过速、呼吸过快过深,这些都是呼吸性碱中毒的常见体征和症状。神志混乱、意识清晰度下降也可出现[5,6,10]。单纯型呼吸性碱中毒极少危及生命。

病因

案例26-5,问题3:S.P.出现酸碱紊乱的原因是什么?

呼吸性碱中毒的常见原因如表26-8所示[5,6,10,72-74]。基于查体、实验室检查以及胸片结果,S.P.患有急性细菌性肺炎。肺炎和其他肺部疾病可以刺激通气引起呼吸性碱中毒,甚至在PaO_2正常的情况下也可以发生,本例患者即是如此。S.P.所表现的焦虑可引起焦虑-过度换气综合征,这也是呼吸性碱中毒的原因。尽管水杨酸盐对呼吸的直接刺激作用使其也可能是呼吸性碱中毒的原因之一[74],但是S.P.没有表现出水杨酸中毒的其他表现(例如,恶心、呕吐、耳鸣、精神状态改变以及AG增高型性酸中毒)。患者服用的阿司匹林总剂量(24小时65mg/kg)尚不足以引起中毒。

治疗

案例26-5,问题4:S.P.呼吸性碱中毒合适的治疗方案是什么?

类似于呼吸性酸中毒,呼吸性碱中毒的治疗通常为纠正其基础疾病。该案例中患者患有社区获得性肺炎,有指征启动合适的抗生素治疗(见第67章)。尽管患有这种疾病的重症患者的死亡率很高,但是单纯型呼吸性碱中毒通常不会产生威胁生命的症状[68]。众所周知,让患者吸入纸袋子中的呼出气体以治疗焦虑引起的过度换气所致的呼吸性碱中毒很有效,对S.P.也可能有帮助。

混合型酸碱紊乱

评价

案例26-6

问题1:B.L.,男性,65岁,2天前由于定向力障碍和嗜睡从老人院转入。入院前1周老人院的工作人员发现他嗜睡,此前情况良好。患者嗜睡逐渐加重,并且不再记得其他人的名字。B.L.有酒精性肝硬化、2型糖尿病、高血压的病史。入院前,患者服用药物如下:纳多洛尔80mg/次、每日1次,单硝酸异山梨酯20mg/次、每日2次,格列本脲10mg/次、每日1次,螺内酯50mg/次、每日2次。入院时,B.L.时间地点人物定向力丧失,难以唤醒。生命体征数值如下：体温，37℃；呼吸，16 次/min；心跳，70 次/min；血压，154/92mmHg。查体见扑翼样震颤和少量腹水。实验室检查结果如下：

血钠：133mmol/L	白蛋白：3.2g/dl
血钾：4.3mmol/L	血氨：120μmol/L
血氯：106mmol/L	pH：7.43
血液尿素氮：5mg/dl	$PaCO_2$：30mmHg
肌酐：0.7mg/dl	PaO_2：90mmHg
空腹血糖：150mg/dl	HCO_3^-：19mmol/L

入院时，螺内酯用量增加到 200mg/次、每日 1 次，开始口服乳果糖 60mg/次，每日 4 次，治疗肝性脑病。在乳果糖治疗最初 24 小时，B.L. 排出了 4 次稀水便。但是他的意识状态恶化，对外界无反应，血压降到 100/60mmHg，出现呼吸吃力，最终需要机械通气。在插管时，其实验室检查结果如下：

血钠：137mmol/L	pH：7.06
血钾：4.5mmol/L	$PaCO_2$：48mmHg
血氯：105mmol/L	PaO_2：58mmHg
血液尿素氮：10mg/dl	HCO_3^-：13mmol/L
肌酐：1.2mg/dl	

腹水革兰氏染色发现大量白细胞以及革兰氏阴性杆菌，因此诊断为自发性细菌性腹膜炎并可能伴有败血症。试描述 B.L. 入院和目前的酸碱平衡情况？

使用第 1 步和第 2 步（见酸碱紊乱的评估一节）对 B.L. 的动脉血气结果进行分析，发现 $PaCO_2$ 与血清碳酸氢盐浓度异常，提示存在酸碱紊乱。$PaCO_2$ 与血清碳酸氢根的改变及 pH 为 7.43 表明，原发的酸碱紊乱是呼吸性碱中毒。他的阴离子间隙计算值为 8，没有增高。根据表 26-3 查找预期的代偿范围可以发现这些数值确实与慢性呼吸性碱中毒一致（$PaCO_2$ 每减少 1mmHg 血清 HCO_3^- 减少 0.5mmol/L）。B.L. 酒精性肝病史符合慢性呼吸性碱中毒的诊断（表 26-8）[8,10]。

第二次动脉血气分析显示患者有严重的酸中毒。B.L. 的血清碳酸氢盐浓度从 19mmol/L 下降到 13mmol/L，而 $PaCO_2$ 从 30mmHg 快速的上升到 48mmHg。由于这些数值向相反的方向改变，应该考虑混合型酸碱紊乱。

使用前述的逐步分析法，可以作出代谢性酸中毒伴呼吸性酸中毒的混合性酸中毒的诊断。如果酸中毒仅为代谢性的，那么血清碳酸氢盐为 13mmol/L 将导致高通气，使 $PaCO_2$ 降低。而 B.L. 的 $PaCO_2$ 值为 48mmHg，高于正常，与合并存在的呼吸性酸中毒结果相符合。阴离子间隙为 19，显示存在阴离子间隙代谢性酸中毒。过量的阴离子间隙（AG-10＝9）加上 B.L. 的 HCO_3^- 13 得到 HCO_3^- 校正值 22，在正常范围，这表明不存在其他类型的代谢紊乱。

病因

案例 26-6，问题 2：B.L. 出现混合型酸中毒的可能原因有哪些？

在所有代谢性酸中毒的患者中，都应该计算阴离子间

隙。B.L. 的阴离子间隙计算值从 8mmol/L 上升到 19mmol/L（经过低蛋白血症校正后分别为 11mmol/L 和 22mmol/L），提示为 AG 增高型酸中毒。细菌性腹膜炎引起的败血症会产生严重的低氧血症，进而导致组织灌注不足、乳酸产生以及阴离子间隙升高。AG 增高型代谢性酸中毒的其他原因可通过进一步的实验室检查进行排除（例如，血酮体、血糖、渗透间隙）。

虽然在鉴别诊断时，应该将腹泻以及螺内酯的因素考虑进来，但它们常常与高氯 AG 正常型代谢性酸中毒相关（表 26-2）[75]。合并存在的呼吸性酸中毒很可能是 B.L. 意识改变以及呼吸减弱的结果。

案例 26-6，问题 3：在随后的 6 个小时里，用乳果糖、抗生素、补液以及机械通气对 B.L. 的肝性脑病、腹膜炎以及酸碱紊乱进行积极治疗。患者最近的动脉血气分析如下所示：

pH：7.45

$PaCO_2$：24mmHg

PaO_2：90mmHg

HCO_3^-：16mmol/L

呼吸机参数设置为辅助控制模式，呼吸频率为 16 次/min，潮气量为 700ml，吸入氧气浓度为 40%。我们发现 B.L. 更醒觉、焦虑、呼吸 25 到 30 次/min。现在患者的酸碱状态怎样，可能的原因是什么？

动脉血气测定显示 pH 在正常高限，$PaCO_2$ 和血清 HCO_3^- 浓度都有显著的下降。这种临床状态符合急性呼吸性碱中毒合并进行性代谢性酸中毒。B.L. 的 $PaCO_2$ 从 48mmHg 降到 24mmHg 的时间窗与其急性呼吸性碱中毒相符。B.L. 的血 HCO_3^- 浓度明显降低，提示败血症引起了代谢性酸中毒。在足量的抗菌治疗，并以相应的支持手段来维持血压、增加组织输氧之后，代谢性酸中毒情况可逐渐好转。

本例患者的急性呼吸性碱中毒很可能是由于机械通气和患者的焦虑或是败血症引起的。在辅助-控制模式下[76]，B.L. 的任何自主吸气努力都会触发呼吸机的完全辅助呼吸支持。B.L. 的焦虑及由此产生的呼吸急促刺激呼吸机提高通气，使 CO_2 排出过多而引起呼吸性碱中毒。恰当的治疗方式包括抗焦虑药的使用、镇痛药的使用、改变呼吸机模式或同时应用这些方法。

（李瑞娜 译，蒋艾豆 校，汪林 审）

参考文献

1. Kellum JA. Disorders of acid–base balance. *Crit Care Med.* 2007;35(11):2630.
2. Rose BD, Post TW. Acid–base physiology. In: Rose BD, Post TW, eds. *Clinical Physiology of Acid–Base and Electrolyte Disorders.* 5th ed. New York: McGraw-Hill Medical; 2001:299.
3. Greenlee MM et al. The renal H,K-ATPases. *Curr Opin Nephrol Hypertens.* 2010;19(5):478.
4. Rose BD, Post TW. Regulation of acid–base balance. In: Rose BD, Post TW, eds. *Clinical Physiology of Acid–Base and Electrolyte Disorders.* 5th ed. New York: McGraw-Hill Medical; 2001:325.
5. Koeppen BM. The kidney and acid–base regulation. *Adv Physiol Educ.* 2009;33(4):275.

6. Gluck SL. acid–base. *Lancet*. 1998;352(9126):474.

7. Adrogue HJ et al. Assessing acid–base disorders. *Kidney Int*. 2009;76(12):1239.

8. Rose BD, Post TW. Introduction to simple and mixed acid–base disorders. In: Rose BD, Post TW, eds. *Clinical Physiology of Acid–Base and Electrolyte Disorders*. 5th ed. New York, NY: McGraw-Hill Medical; 2001:535.

9. Reddy P et al. Clinical utility of anion gap in deciphering acid–base disorders. *Int J Clin Pract*. 2009;63(10):1516.

10. Ayers P et al. Diagnosis and treatment of simple acid–base disorders. *Nutr Clin Pract*. 2008;23(2):122.

11. Kelly AM et al. Venous pH can safely replace arterial pH in the initial evaluation of patients in the emergency department. *Emerg Med J*. 2001;18(5):340.

12. Paulson WD et al. Wide variation in serum anion gap measurements by chemistry analyzers. *Am J Clin Pathol*. 1998;110(6):735.

13. Story DA et al. Estimating unmeasured anions in critically ill patients: anion-gap, base-deficit, and strong-ion-gap. *Anaesthesia*. 2002;57(11):1109.

14. Balasubramanyan N et al. Unmeasured anions identified by the Fencl-Stewart method predict mortality better than base excess, anion gap, and lactate in patients in the pediatric intensive care unit. *Crit Care Med*. 1999;27(8):1577.

15. Hood VL et al. Protection of acid–base balance by pH regulation of acid production. *N Engl J Med*. 1998;339(12):819.

16. Gabow PA. Disorders associated with an altered anion gap. *Kidney Int*. 1985;27(2):472.

17. Kraut JA et al. Serum anion gap: its uses and limitations in clinical medicine. *Clin J Am Soc Nephrol*. 2007;2(1):162.

18. Winter SD et al. The fall of the serum anion gap. *Arch Intern Med*. 1990;150(2):311.

19. Feldman M et al. Influence of hypoalbuminemia or hyperalbuminemia on the serum anion gap. *J Lab Clin Med*. 2005;146(6):317.

20. Oster JR et al. Metabolic acidosis with extreme elevation of anion gap: case report and literature review. *Am J Med Sci*. 1999;317(1):38.

21. Chang CT et al. High anion gap metabolic acidosis in suicide: don't forget metformin intoxication – two patients' experiences. *Ren Fail*. 2002;24(5):671.

22. Henger A et al. acid–base and endocrine effects of aldosterone and angiotensin II inhibition in metabolic acidosis in human patients. *J Lab Clin Med*. 2000;136(5):379.

23. Smulders YM et al. Renal tubular acidosis. Pathophysiology and diagnosis. *Arch Intern Med*. 1996;156(15):1629.

24. Fall PJ. A stepwise approach to acid–base disorders. Practical patient evaluation for metabolic acidosis and other conditions. *Postgrad Med*. 2000;107(3):249.

25. Kraut JA et al. Approach to patients with acid–base disorders. *Respir Care*. 2001;46(4):392.

26. Rose BD, Post TW. Metabolic acidosis. In: Rose BD, Post TW, eds. *Clinical Physiology of Acid–Base and Electrolyte Disorders*. 5th ed. New York: McGraw-Hill Medical; 2001:578.

27. Gabow PA et al. Diagnostic importance of an increased serum anion gap. *N Engl J Med*. 1980;303(15):854.

28. Goodkin DA et al. The role of the anion gap in detecting and managing mixed metabolic acid–base disorders. *Clin Endocrinol Metab*. 1984;13(2):333.

29. Swenson ER. Metabolic acidosis. *Respir Care*. 2001;46(4):342.

30. DuBose TD, Jr. Hyperkalemic metabolic acidosis. *Am J Kidney Dis*. 1999;33(5):XLV.

31. Waters JH et al. Cause of metabolic acidosis in prolonged surgery. *Crit Care Med*. 1999;27(10):2142.

32. Izzedine H et al. Drug-induced Fanconi's syndrome. *Am J Kidney Dis*. 2003;41(2):292.

33. Kellum JA. acid–base disorders and strong ion gap. *Contrib Nephrol*. 2007;156:158.

34. Bobulescu IA et al. Na^+/H^+ exchangers in renal regulation of acid–base balance. *Semin Nephrol*. 2006;26(5):334.

35. Verhelst D et al. Fanconi syndrome and renal failure induced by tenofovir: a first case report. *Am J Kidney Dis*. 2002;40(6):1331.

36. Kamel KS et al. A new classification for renal defects in net acid excretion. *Am J Kidney Dis*. 1997;29(1):136.

37. Prough DS. Physiologic acid–base and electrolyte changes in acute and chronic renal failure patients. *Anesthesiol Clin North America*. 2000;18(4):809.

38. Luft FC. Lactic acidosis update for critical care clinicians. *J Am Soc Nephrol*. 2001;12(Suppl 17):S15.

39. Kellum JA. Metabolic acidosis in the critically ill: lessons from physical chemistry. *Kidney Int Suppl*. 1998;66:S81.

40. Boton R et al. Prevalence, pathogenesis, and treatment of renal dysfunction associated with chronic lithium therapy. *Am J Kidney Dis*. 1987;10(5):329.

41. Rose BD, Post TW. Metabolic acidosis. In: Rose BD, Post TW, eds. *Clinical Physiology of Acid–Base and Electrolyte Disorders*. 5th ed. New York: McGraw-Hill Medical; 2001:619.

42. DuBose TD, Jr. et al. Validation of the difference in urine and blood carbon dioxide tension during bicarbonate loading as an index of distal nephron acidification in experimental models of distal renal tubular acidosis. *J Clin Invest*. 1985;75(4):1116.

43. Bell AJ et al. Acute methyl salicylate toxicity complicating herbal skin treatment for psoriasis. *Emerg Med (Fremantle)*. 2002;14(2):188.

44. Koulouris Z et al. Metabolic acidosis and coma following a severe acetaminophen overdose. *Ann Pharmacother*. 1999;33(11):1191.

45. Moyle GJ et al. Hyperlactataemia and lactic acidosis during antiretroviral therapy: relevance, reproducibility and possible risk factors. *Aids*. 2002;16(10):1341.

46. Reynolds HN et al. Hyperlactatemia, increased osmolar gap, and renal dysfunction during continuous lorazepam infusion. *Crit Care Med*. 2000;28(5):1631.

47. Caravaca F et al. Metabolic acidosis in advanced renal failure: differences between diabetic and nondiabetic patients. *Am J Kidney Dis*. 1999;33(5):892.

48. Brent J et al. Fomepizole for the treatment of methanol poisoning. *N Engl J Med*. 2001;344(6):424.

49. Hantson P et al. Ethylene glycol poisoning treated by intravenous 4-methylpyrazole. *Intensive Care Med*. 1998;24(7):736.

50. Adrogue HJ. Mixed acid–base disturbances. *J Nephrol*. 2006;19(Suppl 9):S97.

51. Brent J et al. Fomepizole for the treatment of ethylene glycol poisoning. Methylpyrazole for Toxic Alcohols Study Group. *N Engl J Med*. 1999;340(11):832.

52. Poldelski V et al. Ethylene glycol-mediated tubular injury: identification of critical metabolites and injury pathways. *Am J Kidney Dis*. 2001;38(2):339.

53. Rao RB et al. Acid–base disorders. *N Engl J Med*. 1998;338(22):1627; author reply 1628.

54. Adrogue HJ et al. Management of life-threatening acid–base disorders. First of two parts. *N Engl J Med*. 1998;338(1):26.

55. Adrogue HJ et al. Management of life-threatening acid–base disorders. Second of two parts. *N Engl J Med*. 1998;338(2):107.

56. Kraut JA et al. Use of base in the treatment of severe acidemic states. *Am J Kidney Dis*. 2001;38(4):703.

57. Laffey JG. Acid–base disorders in the critically ill. *Anaesthesia*. 2002;57(2):198.

58. Levy MM. An evidence-based evaluation of the use of sodium bicarbonate during cardiopulmonary resuscitation. *Crit Care Clin*. 1998;14(3):457.

59. Vukmir RB et al. Sodium bicarbonate in cardiac arrest: a reappraisal. *Am J Emerg Med*. 1996;14(2):192.

60. Laffey JG et al. Carbon dioxide and the critically ill – too little of a good thing? *Lancet*. 1999;354(9186):1283.

61. Laffey JG et al. Buffering hypercapnic acidosis worsens acute lung injury. *Am J Respir Crit Care Med*. 2000;161(1):141.

62. Rose BD, Post TW. Metabolic alkalosis. In: Rose BD, Post TW, eds. *Clinical Physiology of Acid–Base and Electrolyte Disorders*. 5th ed. New York: McGraw-Hill Medical; 2001:551.

63. Galla JH. Metabolic alkalosis. *J Am Soc Nephrol*. 2000;11(2):369.

64. Khanna A et al. Metabolic alkalosis. *Respir Care*. 2001;46(4):354.

65. Corey HE. Bench-to-bedside review: Fundamental principles of acid–base physiology. *Crit Care*. 2005;9(2):184.

66. Bistrian BR et al. Acid–base disorders. *N Engl J Med*. 1998;338(22):1628.

67. Rose BD, Post TW. Respiratory acidosis. In: Rose BD, Post TW, eds. *Clinical Physiology of Acid–Base and Electrolyte Disorders*. 5th ed. New York: McGraw-Hill Medical; 2001:647.

68. Epstein SK et al. Respiratory acidosis. *Respir Care*. 2001;46(4):366.

69. Niewoehner DE et al. Effect of systemic glucocorticoids on exacerbations of chronic obstructive pulmonary disease. Department of Veterans Affairs Cooperative Study Group. *N Engl J Med*. 1999;340(25):1941.

70. Global Initiative for Chronic Obstructive Pulmonary Disease. Global strategy for the diagnosis, management, and prevention, of chronic obstructive pulmonary disease. Executive Summary. 2015. **http://www.goldcopd.com.** Accessed September 1, 2015.

71. Laffey JG et al. Hypocapnia. *N Engl J Med*. 2002;347(1):43.

72. Orr-Walker BJ et al. Hormone replacement therapy causes a respiratory alkalosis in normal postmenopausal women. *J Clin Endocrinol Metab*. 1999;84(6):1997.

73. Foster GT et al. Respiratory alkalosis. *Respir Care*. 2001;46(4):384.

74. Rose BD, Post TW. Respiratory alkalosis. In: Rose BD, Post TW, eds. *Clinical Physiology of Acid–Base and Electrolyte Disorders*. 5th ed. New York: McGraw-Hill Medical; 2001:673.

75. Milionis HJ et al. Acid–base abnormalities in a patient with hepatic cirrhosis. *Nephrol Dial Transplant*. 1999;14(6):1599.

76. Tobin MJ. Mechanical ventilation. *N Engl J Med*. 1994;330(15):1056.

27 第 27 章 体液和电解质代谢紊乱

Alan H. Lau and Priscilla P. How

核心原则	章节案例

体液和钠代谢紊乱

1 水摄入和排出的精细平衡使血浆渗透压维持在正常范围。抗利尿激素（antidiuretic hormone，ADH）在维持人体体液平衡中起重要作用。 — 案例 27-1（问题 1） 图 27-1

2 血容量不足的体征包括直立性低血压、黏膜干燥、皮肤弹性差。由于水与钠存在内在相关性，因此在评估容量状态和选择补充液时需要检查血钠浓度。 — 案例 27-2（问题 1 和 2） 案例 27-3（问题 1 和 2）

3 醛固酮为钠稳态的主要调节激素。取决于血浆渗透压的不同，患者可能出现低渗性、等渗性或高渗性低钠血症。正常的血钠浓度为 135～145mmol/L。 — 案例 27-4～案例 27-7 图 27-1

4 低血容量低渗性低钠血症可发生于血容量不足和细胞外液减少。可通过钠缺乏量的计算来确定需补充钠的量。 — 案例 27-5（问题 1 和 2）

5 高血容量低渗性低钠血症由于水相对于钠的异常增多而导致。主要见于心力衰竭、肝肾衰竭和肾病综合征的患者。治疗措施包括限制水钠摄入及使用利尿剂。 — 案例 27-6（问题 1）

6 抗利尿激素分泌不足综合征是正常血容量低渗透性低钠血症的常见致病原因。持续的 ADH 分泌和水摄取共同导致了低钠血症。 — 案例 27-7（问题 1 和 2）

7 急性或重度低钠血症可出现神经系统症状。较低的血浆渗透压促使水进入脑部，导致脑水肿、颅内压增加和中枢神经系统症状。快速或过度纠正低钠血症可导致渗透性脱髓鞘病变。 — 案例 27-7（问题 3 和 4）

钾代谢紊乱

1 钠-钾三磷酸腺苷酶（Na^+/K^+ ATP 酶）泵在保持钾稳态中起重要作用。正常血钾浓度为 3.5～5.0mmol/L。低钾血症的临床表现包括肌无力和心电图（electrocardiography，ECG）改变。 — 案例 27-8（问题 1 和 2）

2 补钾治疗应在严密监测血钾浓度下进行。通常应用的剂型为口服补充剂，对口服钾不耐受、严重或症状性低钾血症的患者可静脉补钾。一般而言，为预防发生静脉炎，钾滴注的速率不应超过 10mmol/h。 — 案例 27-8（问题 3）

3 高钾血症一般由慢性肾病和使用肾素-血管紧张素-醛固酮系统抑制剂引起。静脉注射钙剂以拮抗高钾血症引发的心脏反应（ECG 改变和室性心律失常）。其他的治疗措施包括使用胰岛素-葡萄糖制剂、β_2 受体激动剂、聚苯乙烯磺酸钠、碳酸氢钠和血液透析。 — 案例 27-9（问题 1） 案例 27-10（问题 1 和 2） 表 27-3

钙代谢紊乱

1 正常的血钙浓度为 8.5～10.5mg/dl（经血清白蛋白校正蛋白结合的部分）。高钙血症见于脱水、恶性肿瘤、甲状旁腺功能亢进、维生素 D 中毒、结节病和其他的肉芽肿类疾病。高钙血症的临床表现涉及神经系统、心血管系统、肺脏、肾脏、胃肠道和肌肉骨骼系统。高钙血症的一线治疗方法为水化和利尿，降钙素和双磷酸盐类制剂为备选治疗药物。 — 案例 27-11（问题 1～3） 表 27-4

磷代谢紊乱

❶ 低磷血症可由肠道磷吸收障碍、肾排磷增加或磷由细胞外向细胞内转移而引起。正常的血磷浓度为2.7~4.7mg/dl。｜案例27-12(问题1和2)

❷ 低磷血症的临床表现可涉及多脏器系统并出现继发于ATP耗竭的细胞能量储存受损和组织缺氧。磷补充剂有口服和静脉给药剂型，其选择取决于患者的症状、体征以及低磷血症的严重程度。治疗时应密切监测肾功能及血清中磷离子、钙离子和镁离子浓度。腹泻是口服磷补充剂常见的剂量相关的副作用。｜案例27-12(问题3和4)

镁代谢紊乱

❶ 镁缺乏(正常血镁浓度,1.8~2.4mmol/L)可导致神经系统、神经肌肉系统和心血管系统的功能异常,典型的症状包括Chvostek征和Trousseau征、肌颤、战栗、肌肉痉挛、抽搐,还可能出现强直。因为血镁浓度不能反映人体镁储备总量,所以症状是判断紧急程度和治疗强度的决定因素。｜案例27-13(问题1和2)

❷ 口服镁补充剂可用于轻度缺乏的无症状患者。静脉补充时,镁的尿排泄量同时增加,因此,镁储备的完全补充通常需要数日时间。静脉给予镁剂后,应密切监测患者是否发生低血压、深腱反射的显著抑制、ECG和呼吸系统的改变和高镁血症。｜案例27-13(问题3和4)

❸ 肾功能损害的患者使用含镁的通便剂和抗酸剂是高镁血症的常见原因之一。严重高镁血症可能导致危及生命的症状,包括呼吸麻痹、低血压和完全性心脏传导阻滞。应静脉注射钙剂拮抗高镁血症引起的呼吸系统和心脏系统表现。对于肾脏功能良好的患者,应给予利尿剂以增强镁通过尿的排泄。｜案例27-14(问题1~3)

基本原则

体内水分布和电解质的组成

在新生儿中水的重量大约占体重的75%~85%。青春期之后随着年龄增大,脂肪组织增多,每千克体重的含水百分比也会随之降低[1,2]。成年男性体内水含量占去脂体重(lean body weight,LBW)的50%~60%,而由于成年女性脂肪组织占比更大,故含水量占LBW百分比为45%~55%。随着年龄的增大,每千克体重的水含量将进一步降低。男性体内含水总量(total body water,TBW)的计算方法通常为0.6×LBW,女性为0.5×LBW。

体内总水量的三分之二储存在细胞内(细胞内液)。细胞外液存于不同腔隙,两个主要部分包括组织间液(占12% LBW)和血浆(占5% LBW)。除此之外,细胞外液还包括结缔组织和骨中的水分、跨细胞液(如各种腺体分泌液)以及其他封闭腔隙内的液体(如脑脊液[1])。

细胞内液和细胞外液的电解质组成是不同的。细胞内液的主要电解质有钾离子、镁离子和磷酸根离子,而细胞外液主要的电解质是钠离子、氯离子和碳酸氢根离子[2]。水可以自由通过身体大多数组织的细胞膜,但细胞膜对溶质的透过具有选择性。不能透过细胞膜的溶质具有渗透活性,产生的渗透压将决定水在不同区域中的分布。水会从低渗透压的区域穿过细胞膜进入高渗透压的区域。当渗透压达到平衡时,水的净移动也会停止。身体不同部位具有渗透活性的主要溶质种类也不同:细胞内液为钾离子,细胞外液为钠离子。细胞内、外液的容积差异反映了细胞内具有更多的溶质数量或更高的渗透压[2,3]。

毛细血管壁将细胞间液和血浆隔开。由于钠离子可以自由穿过毛细血管壁,其在毛细血管壁两侧的浓度是相同的,因此不会产生渗透压梯度,不会影响水在毛细血管两侧的分布。血管内的血浆蛋白是影响水在细胞间液和血浆中分布的主要渗透性物质[2]。相反,尿素可以自由透过毛细血管壁和大多数的细胞膜,因此不具有渗透活性[2,3]。

血浆渗透压

渗透压的定义为每千克水中所溶解的微粒数量(mOsm/kg)。它的数值大小取决于溶液中微粒的数量,而不是微粒大小或化合价。不可解离的溶质如葡萄糖或血清白蛋白产生1mOsm/mmol的渗透压,而等量的可解离性盐(如氯化钠),在溶液中可释放出2个离子从而产生2mOsm/mmol的渗透压。人体体液的渗透压维持在280~295mOsm/kg。不同腔隙的体液是等渗的,因而血浆渗透压可以反映总体液的渗透压。血浆渗透压可以用凝固点降低法来测定,也可以用以下公式来估算,此公式考虑了钠、葡萄糖和尿素的渗透作用[2,3]：

$$P_{osm} = 2(Na)(mmol/L) + \frac{葡萄糖(mg/dl)}{18} + \frac{BUN(mg/dl)}{2.8}$$

（公式 27-1）

　　此公式预测已测定血浆渗透压的误差在 5~10mOsm/kg 范围内。尽管计算渗透压时需考虑尿素的影响，但因为尿素易能自由穿过各种细胞膜，不能在体内引起大量液体流动，因此其贡献的渗透压是无效的。故有效血浆渗透压（与张力同义，总渗透压中具有引起水跨膜运动能力的部分）可用以下公式估计：

$$P_{osm} = 2(Na)(mmol/L) + \frac{葡萄糖(mg/dl)}{18}$$　（公式 27-2）

　　当渗透压的测定值和计算值的差异大于 10mOsm/kg 时，存在渗透性间隙（osmolal gap）[4]，这意味着有未发现的微粒存在。如果鉴定出了某一单个溶质，它对实测渗透压的贡献可估算为其浓度（mg/dl）除以分子量的十分之一。渗透性间隙的计算常用来检测某些具有高渗性物质的存在，如乙醇、甲醇和乙二醇等。有时，严重高脂血症和高蛋白血症所致的血钠虚假性降低也可导致渗透性间隙的出现。

案例 27-1

问题 1：J. F.，男性，31 岁，因甲醇中毒入院治疗。常规实验室检查结果如下：

　　钠（Na）：145mmol/L

　　钾（K）：3.4mmol/L

　　尿素氮（BUN）：10mg/dl

　　肌酐：1.1mg/dl

　　葡萄糖：90mg/dl

　　患者血液甲醇浓度为 108mg/dl，血浆渗透压的测量值为 333mOsm/kg。请问 J. F. 的血浆渗透压计算值为多少？是否有其他未知的具有渗透活性的微粒存在？

　　使用公式 27-1，患者 J. F. 的总渗透压计算值为

$$P_{osm} = 2(145mmol/L) + \frac{90mg/dl}{18} + \frac{10mg/dl}{2.8}$$

$$= 290 + 5 + 3.6$$

$$= 299mOsm/kg$$　（公式 27-3）

渗透性间隙 $= 333mOsm/kg - 299mOsm$

$$= 34mOsm/kg$$　（公式 27-4）

　　甲醇的存在可以解释 J. F. 全部的渗透性间隙（因为 108mg/dl 的甲醇可产生 108/3.2 = 33.7mOsm/kg 的渗透压），因此可以判断应该没有其他未测定的渗透性物质存在（如乙二醇、异丙醇或乙醇）。实验室渗透压检查测定的是具有渗透活性粒子的总数量，而不是其穿过细胞膜的渗透能力。因为甲醇是可以透过细胞膜的，故甲醇增加了血浆渗透压但未增加血管内液体张力，细胞内和细胞外水不会发生净移动。相反的，存在于细胞外的甘露醇对血浆渗透

压和张力均有影响。

肾小管的功能

　　肾脏可调节水和各种电解质的排泄，因而对维持细胞外环境的持久稳定发挥重要作用。当体液穿过肾单位小管时，由于肾小球的滤过作用，容量和成分都会发生改变。

　　肾小管由一系列结构和功能各异的节段组成：近曲小管、髓质和皮质 Henle 环升支粗段、远曲小管以及皮质和髓质集合管（图 27-1）[2]。每一节段重吸收钠的机制不同，但都是由载体蛋白或位于肾小管管腔细胞膜上的钠通道介导的[2]。Na^+/K^+ ATP 酶以 3：2 的比例向主动肾小管细胞外泵出钠离子并向细胞内泵入钾离子，故细胞内钠离子的浓度可保持较低水平。泵入细胞内的钾离子可通过细胞膜上的钾离子通道排出细胞，以保持细胞内的负电位。细胞内低钠离子浓度和负电位有利于钠离子被动进入细胞内[3]。Na^+/K^+ ATP 酶同时间接为钠离子主动转运及其他离子跨过肾小管管腔膜的重吸收和分泌提供能量。远曲小管部分主要参与钠离子、氯离子的重吸收和氢离子、钾离子的分泌[2]。

　　经肾小球滤过的各种等渗性物质在近曲小管重吸收，例如，经肾小球滤过的 2/3 的钠离子和水，以及 90% 的碳酸氢根离子在此段被重吸收。管腔膜上的 Na^+/H^+ 反向转运体（交换体）有助于氯化钠、碳酸氢钠和水的重吸收。大部分非解离性溶质如葡萄糖、氨基酸或磷酸盐的重吸收是与钠离子转运相耦合而进行的[2,5]。

　　由于髓袢升支粗段和远曲小管管壁对水的不可渗透性，所以此段作为肾单位中的稀释段。在此部位，氯化钠可被吸收而水不能被重吸收。钠离子在髓袢升支粗段和远曲小管的转运具有流量依赖性，随钠离子在肾单位近段转运数量的变化而不同。如果肾小管液中钠离子减少会限制钠在髓袢升支粗段和远曲小管的转运[2,6]。

　　髓袢升支粗段部分的钠重吸收量约占钠重吸收总量的 25%。钠、氯和钾在髓质和皮质的升支部分重吸收，经重吸收后钾离子可通过钾离子通道流回管腔，使管腔内保持正电性。这种电梯度可促进钠、钙和镁等阳离子在远曲小管的被动重吸收。髓袢升支粗段对水不通透，有助于维持髓质的间质渗透压。这种高渗透压对抗利尿激素（ADH）作用下的髓质部分集合管水分的重吸收起关键作用，因此髓袢升支粗段在尿的浓缩和稀释中非常重要[6]。

　　如前所述，远曲小管对水也不能通透，因此随着钠离子的重吸收，滤液的渗透压会继续降低。在远曲小管和集合管，钠离子通过与氢离子和钾离子交换而进行重吸收。当钠离子被重吸收时，管腔液变为负电性，从而促进钾离子通过钾离子通道分泌入管腔。醛固酮通过增加开放的钠通道的数量而增强集合管中钠的重吸收[2,7]。

　　集合管通常对水不通透。然而，在抗利尿激素的影响下，随着管腔膜水通道数量的增加，水的通透性也会相应增强。水重吸收的量取决于髓质间质的有效渗透压，而后者则取决于在髓袢升支粗段的重吸收的钠和尿素[2,7,8]。

渗透压调节

　　细胞内容积的减少常会使有效血浆渗透压增加；相反，

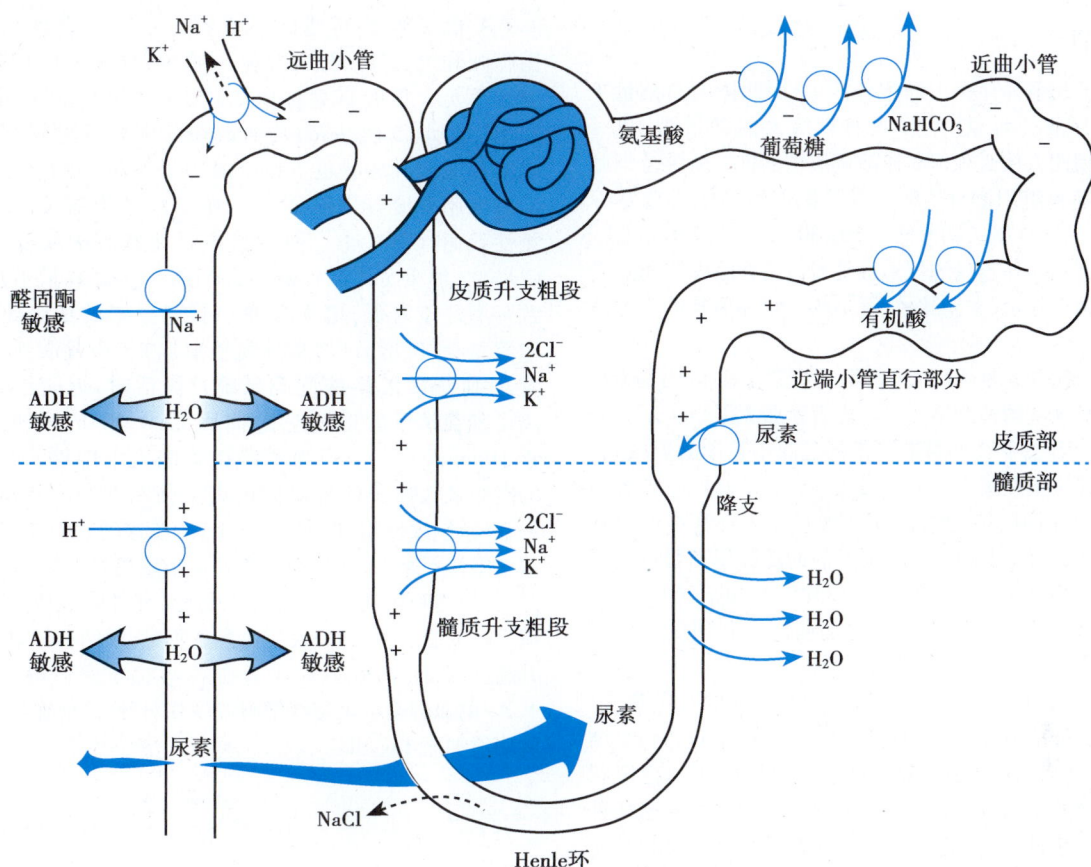

图 27-1 盐和水在肾小管重吸收的部位。钠离子于近曲小管在管内负电位的电势下,随无机阴离子、氨基酸和葡萄糖被重吸收。在近曲小管的远端部分(直行部分),少量钠离子和水被重吸收,有机酸(马尿酸、尿酸)和尿素分泌到尿液中。近曲小管直行部分的管腔内为正电位,水(而不是盐)从髓袢降支细段被吸收,而盐(无水)在升支部分被重吸收,造成了肾小管液相对于间质液的低渗透性。钠离子、钾离子和氯离子在升支的髓质和皮质部分被重吸收,此处管腔为正电位。在远端小管和集合管中,钠被重吸收,钾和氢离子被分泌入管腔液。上述部位的水分重吸收由 ADH 调节。皮质部分的管内电位为负电位而髓质部分为正电位。尿素在髓质的间质被浓缩,并协助产生最大浓缩度的尿液

有效血浆渗透压的降低往往与细胞的水化相关。水的动态平衡对血浆渗透压的调节有重要作用,血浆通过水的摄取和排出的精细平衡使有效渗透压维持在正常的范围。

水的日常摄取包括饮水(显性水摄入)、食物中含的水和代谢产生的水(非显性摄入)[2]。为了维持平衡,这些摄入的水量应该等于从肾脏和消化道排泄的水量(显性失水)加上从皮肤和呼吸道损失的水量(非显性失水)[2,3]。

下丘脑的渗透压感受器能感知血浆有效渗透压的变化,同时下丘脑也是口渴中枢和 ADH 合成的场所[9,10]。当水摄入过多使血浆有效渗透压降低到 280mOsm/kg 以下时,ADH 的释放受到抑制[2],水在集合管不再被重吸收,大量的稀释尿液被排出。相反的,当位于下丘脑的渗透压感受器检测到血浆渗透压的升高时,ADH 将加速释放以增加水的重吸收,仅有少量的浓缩尿液被排出。开始释放 ADH 的有效渗透压阈值为 280mOsm/kg,当血浆渗透压为 295mOsm/kg 时[9],ADH 的分泌达到最大值。因此,尿渗透压为 50mOsm/kg(无 ADH 分泌)~1 200mOsm/kg(ADH 分泌最多时)。尿量和尿渗透压取决于需要被排泄

掉的溶质负荷[2,3,9,10]。

$$尿体积(L) = \frac{溶质(mOsm)}{尿渗透压(mOsm/kg)} \times \frac{1}{水密度(kg/L)}$$
(公式 27-5)

因此,当日常的溶质负荷为 600mOsm 时:尿体积为

$$= \left(\frac{600mOsm}{50mOsm/kg}\right)\left(\frac{1}{1kg/L}\right)$$
$$= 12L(无\ ADH)$$
(公式 27-6)

$$= \left(\frac{600mOsm}{1\ 200mOsm/kg}\right)\left(\frac{1}{1kg/L}\right)$$
$$= 0.5L(ADH\ 最大值时)$$
(公式 27-7)

虽然肾脏有强大的排泄自由水能力,但保水能力有限。ADH 可使水的流失最小化,但不能纠正水缺乏。因此,理想的渗透压调节需要通过口渴刺激增加水的摄入。ADH 和口渴均可由非渗透性途径来刺激。例如,血容量不足是强烈的导致 ADH 释放的非渗透性刺激,以至于可抵消血浆渗透压改变对 ADH 释放的作用。恶心、疼痛和缺氧都是对 ADH 分泌的有效刺激[11]。

容量调节

钠离子几乎都存在于细胞外液中,因此体内总钠量决定了细胞外液的容量[2,11]。人每日摄入的钠量为 100~250mmol,因此人体必须依靠尿液调节钠的排泄来维持细胞外液的容量和组织灌注[2,11]。肾脏保存钠的能力非常惊人,以至于人每日摄入钠量低至 20~30mmol 时仍可生存。

监测有效循环容量的传入感受器包括胸腔内容积感受器和位于颈动脉窦、主动脉弓、肾小球入球小动脉的压力感受器[11]。

当有效循环容量降低时,肾素-血管紧张素-醛固酮系统和交感神经系统均被激活[2,11]。血管紧张素 II(angiotensin type 2,AT_2)和去甲肾上腺素将增强近曲小管钠的重吸收;醛固酮会促进钠在集合管的重吸收;同时,动脉内有效容量的降低促进 ADH 的释放,进而增加水在集合管中的重吸收。相反的,当体内钠量过多时,升高的动脉压和肾灌流压将抑制肾素的产生,进而抑制 AT_2 和醛固酮的产生。心房充盈压和肾内尿道扩张因子的增加使心房利钠肽释放增多,促进多余的钠通过尿液排泄[12,13]。

尽管肾脏可以在 4 小时内排泄 20ml/kg 的水负荷,但是第 1 日只能排泄掉 50% 的过量钠[3]。钠排泄量将持续增加,直到第 3~4 日后摄入和排出平衡时才能达到稳定状态[3,12]。渗透压调节和容量调节彼此是独立的[2,3],这两种平衡系统分别调节不同的参数,并有不同的感受器和效应器,但可同时被激活。

容量调节紊乱

钠缺乏

案例 27-2

问题 1:A.B.,女,17 岁,因诉食欲缺乏,恶心,呕吐和全身乏力 3 日,入急诊科治疗。否认有其他疾病史和接受过任何药物。经检查,患者卧姿血压(blood presure,BP)为 105/70mmHg,心率为 80 次/min。站姿 BP 为 85/60mmHg,心率为 100 次/min,诉站姿头晕。患者黏膜干燥,皮肤弹性正常。颈静脉无充盈,外周或骶部无水肿。
实验室血液检查如下:
　　血清钠:134mmol/L
　　钾:3.5mmol/L
　　氯:95mmol/L
　　总 CO_2 含量:35mmol/L
　　BUN:18mg/dl
　　肌酐:0.8mg/dl
　　葡萄糖:70mg/dl
随机尿中钠浓度为 40mmol/L,钾浓度为 40mmol/L,氯浓度小于 15mmol/L。血红蛋白浓度为 14g/dl,白细胞和血小板计数正常。基于临床和实验室的数据,如何解释 A.B. 的症状表现?

A.B. 的症状和体征与血容量不足的表现相一致。因呕吐和厌食症所致食物摄入减少,导致了中到重度血容量不足。患者直立位血压(收缩压降低 20mmHg)和心率(增加 20 次/min)均有改变。干燥的黏膜、颈静脉塌陷和无水肿症状也支持了血容量不足,站立位眩晕提示有细胞外液容量不足[14]。呕吐所致胃酸丢失造成低氯性代谢性碱中毒。血容量不足使肾脏碳酸氢盐重吸收增加,加重了代谢性碱中毒的状况。血容量不足而导致肾灌注量降低,增强近曲小管对尿素的重吸收,导致尿素氮/肌酐增大(肾前性氮质血症)。当肾灌注不足且肾素-血管紧张素-醛固酮系统被激活时,近曲小管对钠离子和氯离子的重吸收增加,因此,A.B. 的尿钠浓度低于 10mmol/L[15]。但为了保持管腔内电中性,渗透性差的碳酸氢根离子的排泄使钠离子强制性经尿排出,因此 A.B. 尿钠浓度增加(40mmol/L)。在这种状态下,尿中氯浓度维持低水平,这是表示血容量不足更好的指标[15]。但是,在应用利尿剂、进行渗透性利尿、有肾脏疾病或醛固酮减少症的患者中,即使发生血容量不足,尿钠和尿氯浓度均升高。因此,查体必须作为血容量状态评估的一部分。A.B. 的血容量不足使红细胞浓度相对升高,使血红蛋白浓度略增加至 14g/dl。

案例 27-2,问题 2:如何治疗 A.B. 的血容量不足?

需要找到并祛除 A.B. 呕吐的原因。患者既无高钠血症也无低钠血症,故可静脉给予生理盐水以补充细胞外液并改善组织灌注[2,14]。如果患者有高钠血症(失水多于失钠),应给患者使用包含更多水的低渗盐水或葡萄糖溶液。相反,低血容量性低钠血症表明失钠多于失水,应给予等渗或高渗生理盐水治疗。血容量缺乏的量常难以确定。由于 A.B. 已有严重的体位性低血压,故可在 2~4 小时内给患者补充 1~2L 液体。后续的补液量和速度取决于 A.B. 对治疗措施的临床症状改善情况。应监测患者的体重、皮肤充盈度、卧位和直立位的血压、颈静脉充盈情况、尿量、尿氯浓度,以评估是否达到正常血容量状态。由于治疗是为达到正向的体液平衡,所以补液速率应该比排尿、非显性液体丢失和其他液体丢失速率(如呕吐和腹泻)的总和大 50~100ml/h[2]。

钠过量

案例 27-3

问题 1:L.J.,男,45 岁,因主诉腿部和眼部肿胀到诊所就诊,同时患者注意到近期尿液呈泡沫状。通过检查,患者血压为 180/100mmHg,脉搏为 80 次/min。双侧眼眶周围浮肿,下肢 2+ 指压性水肿。听诊显示其心跳正常,双侧肺部湿罗音。颈静脉压升高到 $10cmH_2O$。实验室检查显示结果如下:
　　血清钠:132mmol/L
　　钾:3.8mmol/L

氯:100mmol/L
碳酸氢根离子:26mmol/L
BUN:40mg/dl
肌酐:2.5mg/dl
葡萄糖:120mg/dl
白蛋白:2g/dl
血清胆固醇:280mg/dl
甘油三酯:300mg/dl
血清转氨酶、碱性磷酸酶和胆红素均在正常范围内。尿液检验结果如下:
尿比重:1.015
pH:7.0
尿蛋白:>300mg/dl
24小时尿蛋白排泄量:6g
肌酐清除率(CrCl):40ml/min
尿检查显示含卵圆形脂肪体和脂肪管型。L.J. 没有使用其他药物,否认使用非法药物。血清乙型肝炎病毒和人类免疫缺陷病毒(human immunodeficiency virus,HIV)抗体阴性。初步诊断为肾病综合征继发全身性水肿。何为肾病综合征?导致 L.J. 钠潴留的原因是什么?

肾病综合征的特征为低蛋白血症、尿蛋白排泄量大于3.5g/d、高血脂、脂肪尿和水肿。重度蛋白尿由肾小球的选择性屏障破坏引起[16,17]。引起肾病综合征的病因是复杂而多样的[16],可能是先天性疾病(原发性肾小球疾病),也可能继发于慢性系统性疾病(如糖尿病、淀粉样变、镰状细胞血症[18]和红斑狼疮等)、癌症(如多发性骨髓瘤、霍奇金病等)、各种感染(如 HIV 感染[19],乙肝病毒感染,梅毒感染和疟疾感染等)、静脉注射毒品和某些药物的使用(如金化合物、青霉胺、卡托普利和非甾体抗炎药等)[20]。

大量蛋白尿可导致多种肾外并发症[16,17]。低蛋白血症降低血浆渗透压,从而促使肝脏合成白蛋白和脂蛋白量增加,脂蛋白分解代谢减少,导致了 L.J. 的高脂血症[16,21]。凝血抑制物通过尿流失使这些患者易患血栓栓塞性疾病[16]。

肾病综合征的具体治疗方式包括祛除病因和治疗合并症,对特定肾小球疾病的患者还应使用免疫抑制剂治疗。

L.J. 的全身性水肿是由毛细血管血流动力学特征改变和肾钠水潴留引起的[22]。低蛋白血症(2g/dl)和蛋白尿(>300mg/dl)严重破坏了毛细血管壁两侧 Starling 力(即毛细血管和组织间隙的静水压和胶体渗透压)的平衡。毛细血管胶体渗透压的降低促使液体由血管内向组织间隙移动[23]。这导致了动脉有效血容量的减少,而动脉有效血容量的减少继而激活体液、神经和血流动力学的机制,导致肾脏钠和水潴留[24,25]。然而,有数据显示,低蛋白血症对肾病性水肿影响微弱[26,27],还有学者观察到同样患有肾病综合征的患者可能分别会有增加的、正常的和减少的血容量,这些使上面提到的"充盈不足假说"受到挑战[23]。

肾钠处理机制的缺陷导致钠潴留异常也是肾病性水肿

产生的原因之一[23,26]。根据"过度灌注"假说,伴蛋白尿的肾病使钠在远端肾单位的重吸收增加。其机制尚未完全清楚,可能与细胞对心房钠利尿肽的抵抗有关[23]。因此而导致钠过量和水肿。有可能是"充盈不足"和"过度灌注"两种机制的相互作用而导致肾性水肿的产生[28]。血浆胶体渗透压严重降低的重度低蛋白血症患者(即血清白蛋白水平<1.5g/dl)最有可能出现充盈不足现象[22]。

案例27-3,问题2:应该如何治疗 L.J. 钠过量的状态?

应找到 L.J. 肾病综合征的病因,并对病因进行治疗。尽管 L.J. 的血清钠浓度偏低为132mmol/L,但它反映的是继发于液体潴留而引起的钠稀释。因此限制食盐摄入是控制 L.J. 全身性水肿的重要措施[23]。对于大部分肾病患者来说,将饮食中的钠限制在大约50mmol/d 即可维持中性钠平衡[22,23]。对有严重钠缺失的肾病患者(尿钠浓度<10mmol/L),难以达成理想的钠摄入限制,因此,对于这些患者来说治疗目的应为减慢水肿形成进程,而非快速消除水肿[23]。卧床休息可减轻对肾素-血管紧张素-醛固酮系统和交感神经系统的直立性刺激,有利于液体从组织间隙向血管腔内的转移[23]。中心血量因此增多,容易实现尿钠排泄和尿量增加。然而,长期卧床休息可能使有高凝血倾向的患者易患血栓栓塞性疾病[16]。同样的道理,穿护腿长袜可使血液重新分配至中心循环而减少对钠潴留的刺激[23,29]。

利尿剂

通常,袢利尿药是治疗肾病性水肿的基石[2,23]。对于大多数此类患者来说,水肿可通过快速利尿安全消除,而不影响系统循环,这可能是由于血浆容量被组织间隙液迅速填充的缘故[23]。随着水肿的缓解,利尿的速度也应减慢,以避免影响有效循环血量。治疗时应监测患者以防发生直立性低血压。

白蛋白注射液可以增加血浆容量,但价格昂贵,且只能暂时缓解,故仅用于缓解顽固性水肿[30]。对以上治疗无效的患者,需进行超滤(体外液体清除)治疗[23,31]。

L.J. 的初始治疗为静脉注射呋塞米60mg 每日2次,低钠(50mmol)、低脂肪、高复合碳水化合物饮食(包含高生物学效价的蛋白质0.8g/kg,以及与尿蛋白损失等量的额外蛋白质)。液体应限制在1 000ml/d[32]。治疗后,在2日中排尿达5L,呼吸系统症状缓解,全身性水肿消退。在住院后第5日停止注射呋塞米,开始口服呋塞米120mg,每日2次。总体重降低12kg 后,患者出院,医生嘱其保持上述饮食并继续口服呋塞米。

渗透压调节紊乱

低钠血症

血钠浓度反映的是人体总钠量和总水量的比例,而不是精确指示人体总钠量。人体总钠量偏低、正常和偏高时均可出现低钠血症和高钠血症[33,34]。

肾脏每日排泄自由水的量可大于 12~16L，因此低钠血症一般不会发生，除非每日摄取水量大于肾排泄自由水的能力（如心理性烦渴）[35,36]，或自由水排泄能力受损[2,37]。

自由水形成所需要的生理过程有：正常的肾小球过滤率（glomerular filtration rate，GFR），在髓袢升支粗段和远曲小管的氯化钠重吸收而不伴有水的重吸收，以及在 ADH 缺乏状态下稀释尿液的排泄（见图 27-1）[37]。因此当由于容量不足、非渗透性刺激引起 ADH 释放、或不恰当的刺激 ADH 生成，导致肾脏稀释能力被超过或受损时，低钠血症才会发生[2,37]。

尽管血浆钠离子是血浆渗透压的主要决定因素，然而低钠血症并不总是代表低渗透压[2,37]。在重度高脂血症或高蛋白血症（如多发性骨髓瘤）的患者中可出现假性低钠血症，这是由于增多的脂肪和蛋白质占用了血浆水（钠的溶质）的空间，而导致每单位体积血浆的钠离子浓度降低[34,37,38]。正常情况下，水占血浆体积的93%，剩余的为脂肪和蛋白质[37]。增加的脂肪和蛋白质扩张了血浆容量，置换了水，并增加了血浆中固态物质的百分比[34,37]。钠只在水相中分布，因此每升脂质和蛋白质增多的血浆中钠含量减少，从而导致血浆钠浓度降低[34,37,38]，而钠在血浆水中的浓度并未改变。因为渗透压取决于血浆水中溶质的浓度，所以血浆渗透压保持不变[34]，测量的渗透压正常。另一个等渗性低钠血症的例子是前列腺手术中的大剂量等渗甘露醇冲洗，冲洗溶液的吸收可导致严重的低钠血症，而渗透压却可保持正常。在泌尿科手术时[34,37]，使用大剂量等渗山梨醇和等渗或略低渗的甘氨酸溶液可导致低渗透压这一迟发并发症[34,37]。与甘露醇类似的是，山梨醇和等渗甘氨酸开始只分布在细胞外空间，因此并不影响渗透压[37]。不同的是，山梨醇和甘氨酸后来可被代谢，剩下的水导致了低渗透压。重度低渗透压性低钠血症加上由甘氨酸及其代谢产物产生的神经毒性，可使患者出现严重神经系统症状（表 27-1）[37,39]。

表 27-1

低钠血症的临床表现和治疗

Na⁺和水的状态	临床表现/病因	治疗
水肿，液体过多（高血容量，低渗）		
体内钠总量↑ 体内水总量↑↑	肝硬化/心力衰竭/肾病综合征：肾灌注下降可活化肾素血管紧张素系统；醛固酮分泌增多导致钠重吸收增加；ADH 分泌增多导致自由水潴留。尿钠低（0~20mmol/L）、尿渗透压降低。利尿剂可以影响尿钠及渗透压。这种情况也可见于肾衰患者大量饮水后。患者出现容量过多的症状（腹水、颈静脉充盈、水肿）	限钠及限制液体入量。纠正基础疾病（如腹水时腹膜穿刺放液）；谨慎使用利尿剂；避免细胞外液及组织灌注的减少。BUN 升高可以提示利尿过量和过快 考尼伐坦：20mg IV 的负荷剂量治疗 30 分钟，随后的 1~3 日继续每 24 小时给予 20mg IV；可使用的最大剂量 40mg/d；最大持续至给予负荷剂量后 4 日。应使用专用的静脉通道，静脉通道的外周穿刺位点应每 24 小时更换一次。与液体限制联用时应谨慎 托伐普坦：15mg 开始，PO，每日 1 次。间隔至少 24 小时后可将剂量增加至 30mg，PO，每日 1 次，如有需要时可继续增至 60mg，PO，每日 1 次。与液体限制联用时应谨慎。起始治疗应在医疗机构开展
无水肿性低容量（低渗伴细胞外液减少）		
体内钠总量↓↓ 体内水总量↓	见于：胃肠道液体丢失（如腹泻）而补低张液；过度利尿；艾迪生病；肾小管酸中毒；渗透性利尿。在这些患者中进行无溶质补液易致低钠血症。肾脏为保水而致尿液浓缩（尿钠<10mmol/L） 症状：无水肿；细胞外液减少（颈静脉塌陷、脱水、体位性低血压）。神经症状：见本章低钠血症	间断利尿；补充丢失的液体及电解质（尤其是钾）；如果钠的缺失不严重ᵃ，推荐用 0.9% 的生理盐水，然后用 3%~5% 的盐水

表 27-1

低钠血症的临床表现和治疗(续)

Na⁺和水的状态	临床表现/病因	治疗
无水肿,血容量正常(正常血容量,低渗)		
体内钠总量↓ 体内水总量↑	SIADH[b]:低钠血症,低渗透压,肾脏失钠(>40mmol/L),无液体丢失。尿渗透压大于血浆渗透压,肾脏及肾上腺功能正常。自由水潴留而钠丢失。病因:ADH 分泌过多(感染性疾病、血管疾病、中枢神经系统肿瘤、肺癌、胰腺癌、十二指肠癌);外源性给予 ADH;药物;心因性烦渴	见上文中 VRA(考尼伐坦和托伐普坦)的用药慢性治疗:限制水摄入。去甲金霉素(300～600mg bid)可引起可逆性尿崩症。急性期治疗包括使用呋塞米利尿以促使负水平衡,同时注意用高张盐水补充钠、钾等[c]

ᵃ 静注呋塞米(1mg/kg)以去除估算的多余水,如有需要,可重复使用。由于呋塞米利尿的尿液性质类似 0.5% 的氯化钠,应注意估算伴随尿液丢失的钠钾并用高渗盐水补充。纠正速率:有症状患者 1～2mmol/h;无症状患者 0.5mmol/h。

ᵇ 估计钠的丢失量:(mmol)= TBW(需求钠量–测得钠量)。钠和体液的补充速率取决于失钠的严重程度。轻度:补充生理盐水,在开始的 6～12 小时内补入液体总量的 1/3,每小时速度<0.5mmol/L,剩余的 2/3 液量在 24～48 小时补完。重度:用 3%～5% 的盐水,补液速度根据患者可耐受钠和容量负荷的程度调整。治疗时需检测中枢神经系统功能,皮肤弹性、血压、尿钠等,对于患有心血管疾病、肾脏及呼吸系统疾病的患者更要加强监测。

ᶜ 体内总水量(TBW)= 0.6L/kg×体重 kg(男性)或 0.5L/kg×体重 kg(女性)。

多余 TBW = TBW−[TBW(血钠实测值)/(血钠需求值)]。

ADH,抗利尿激素;bid,每日 2 次;IV,静脉注射;PO,口服;SIADH,抗利尿激素分泌异常综合征;TBW,体内总水量。

案例 27-4

问题 1:T. T. ,男,63 岁,因糖尿病肾病导致的肾衰终末期,正接受长期腹膜透析。患者因未遵从饮食控制,诉气短(shortness of breath, SOB),其透析方案调整为 2.5% 腹膜透析的 6 个循环。其今日实验室检查指标如下:

血钠:128mmol/L

钾:4mmol/L

氯:98mmol/L

总 CO_2:24mM

BUN:50mg/dl

肌酐:6mg/dl

葡萄糖:600mg/dl

估算 T. T. 的血浆渗透压。T. T. 低钠血症的发病机制是什么?

经计算,T. T. 的有效血浆渗透压为 289mOsm/L,其中 33mOsm/L 是因高血糖症产生的。因缺乏胰岛素,葡萄糖的利用速度减慢,增加的渗透压导致水从细胞内向血管腔移动,因此降低了血浆钠浓度[34,37]。尽管血浆钠浓度降低,但血浆渗透压因高血糖症保持正常。因此没有观察到低渗透压导致的症状。事实上,当血糖水平因胰岛素和水化而正常化时,血清钠水平将增加到约 136mmol/L,因为血糖每增加 100mg/dl,血钠将减少 1.3～1.6mmol/L[34,37]。当脑水肿患者应用高渗甘露醇或甘氨酸溶液时,也会导致高渗性低钠血症[34]。

细胞外液减少的低渗性低钠血症

案例 27-5

问题 1:Q. B. ,男,30 岁,运动员,近几日患多发性腹泻,饮用某种运动饮料以防止脱水。查体:仰卧位血压,145/80mmHg,脉搏,70 次/min;直立位血压,128/68mmHg,脉搏,90 次/min;呼吸频率(respiratory rate, RR)为 12 次/min;无发热症状;皮肤弹性轻度下降。实验室检查数据如下:

血钠:128mmol/L

钾:3.0mmol/L

氯:100mmol/L

碳酸氢盐:17mmol/L

BUN:27mg/dl

肌酐:1.2mg/dl

尿钠和尿氯均小于 10mmol/L。评价 Q. B. 的电解质和体液状态。Q. B. 低钠血症的发病机制是什么?

Q. B. 患有伴细胞外液减少的真性低渗性低钠血症,说明其身体总钠量的缺乏大于身体总水量的缺乏[34]。患者较差的皮肤弹性、立卧位血压心率的变化、肾前性氮质血症和低尿钠浓度符合容量不足的特征。尿钠浓度有助于鉴别水和钠缺乏的原因是肾性损失还是非肾性损失[15,34,40]。当血浆容量不足,尿钠浓度小于 10mmol/L,提示其肾脏储钠功能正常[15]。此类情况多见于像 Q. B. 一样因呕吐、腹泻引起的消化液丢失或大量出汗的患者[34,37,40]。

Q. B. 基本排除其他诱发低渗性低钠血症的原因,包括成分不明的泻药滥用或急性胰腺炎、肠梗阻、或假膜性结肠炎时伴发的腹腔积液[37,40]。如果容量不足时尿钠浓度低于20mmol/L,则应考虑到有无肾脏盐的损耗[15,37,40],后者的可能原因包括使用利尿剂[41-44]、肾上腺功能不全[44]和盐消耗性肾病[35](例如,慢性间质性肾炎、肾髓质囊性病、多囊性肾病、尿路梗阻性疾病和顺铂中毒[44,45])。在肾功能不全患者中尿钠浓度或尿氯浓度都不是反映容量状态的可靠指标[15]。

容量不足导致钠和水在近端小管重吸收增多,转运到稀释段的钠量减少,从而影响自由水的生成[34,37,40]。减少的动脉有效循环血量对ADH的释放也是一个非渗透性刺激[9,10]。尽管血清钠浓度很低,上述因素共同减弱了肾脏产生稀释尿液的能力,从而导致了尿液的高渗透压[34,37,40]。因腹泻而损失的水分是低渗透性的,但更低渗透性的液体代替了丢失的体液,如运动饮料或自来水,这导致了患者的低钠血症(如Q. B.)[37,40]。

Q. B. 的腹泻可能导致了钾离子和碳酸氢根离子在胃肠道的损失,从而引起了低钾高氯代谢性酸中毒。钾缺乏增强了ADH分泌对血容量减少的敏感性,低钾血症也可导致低钠血症[37]。细胞钾外流使其对钠的摄取增多,进一步降低了血清钠的浓度。

案例27-5,问题2:应如何治疗Q. B. 的低钠血症?

低血容量性低钠血症的治疗包括补充钠以纠正缺乏。钠的缺乏量可用以下公式来估计:

$$钠缺乏量 = TBW×(正常血钠浓度-实测血钠浓度)$$
$$= 0.6L/kg×70kg×(140-125mmol/L)$$
$$= 630mmol \quad (公式27-8)$$

(说明:TBW在男性中为0.6L/kg×体重千克数,在女性中为0.5L/kg×体重千克数)

大约三分之一的钠缺乏量可在初始12小时内,以小于0.5mmol/L/小时的速率补充。剩下的钠缺乏量可在接下来的几日内继续补充。

等渗氯化钠溶液是治疗低血容量性低钠血症的理想药物。随着肾脏灌注的恢复,自由水排出同时适当地保留钠[40]。因为Q. B. 只有轻微的血容量不足,可以给予口服补充液治疗。包含电解质和葡萄糖的口服补液盐[46],或谷类补液盐[47]是持续体液丢失的患者理想治疗方式。葡萄糖不仅可以提供热量,还可促进肠道对已摄入钠的吸收[48]。谷类补液盐能提供更多的葡萄糖和氨基酸,而后两者都可以促进肠道钠的吸收,因此这种方案比单用葡萄糖更为有效[2,48]。

盐消耗性肾脏患者,估计补液盐的量时,应将每日持续损失的钠量考虑在内。对低钾的患者应给予钾,也有助于改善低钠血症。治疗过程中血清钠浓度的升高可能比预想中更快,这是因为随着组织灌注的改善,往远端小管传递的钠量增多,ADH的分泌也会受到适当抑制[34,37,40]。ADH缺乏的情况下,自由水排泄的增多将使血清钠浓度增加得比先前估计的更快。

高血容低渗透性低钠血症

案例27-6

问题1:T. W.,男性,55岁,有长期酒精性肝硬化病史,因渐进性气短而入院治疗。患有门静脉高压和食管静脉曲张,对饮食控制和治疗措施依从性不佳。他的血压为120/60mmHg;心率,100次/min;呼吸,20次/min。无发热、呼吸窘迫、黄疸。颈静脉无充盈,双侧肺底湿啰音。腹部检查显示腹水、肌紧张、伴有肝肿大和蜘蛛痣。双下肢1+度凹陷性水肿。实验室检查数据如下:

Na:127mmol/L

K:3.4mmol/L

Cl:95mmol/L

CO_2 结合力:24mmol/L

BUN:10mg/dl

血清肌酐(serum creatinine,SCr):1.2mg/dl

白蛋白:2.5g/dl

尿Na:<10mmol/L

渗透压:380mOsm/L

分析T. W. 低钠血症可能的原因,讨论其病理生理学。应如何治疗?

T. W. 没有呕吐或腹泻的病史,且入院前停止使用利尿剂。腹水和双下肢水肿与容量不足不相符合,但提示存在钠过量。水和钠均有潴留,但水潴留更多,导致了低钠血症的发生[34,37,40]。

肝硬化患者易发生低钠血症,有效动脉血容量减少[24,37,46,47]。尿钠浓度降低提示有效动脉血容量减少[15]。而在低渗性低钠血症患者出现高尿渗透压提示ADH的释放增多,自由水排出受到抑制。尽管心输出量正常或偏高,外周血管舒张都将导致全身动脉血压降低,加之内脏静脉淤血和低白蛋白血症导致的血浆渗透压降低,以上因素共同降低了像T. W. 这样的肝硬化患者的肾脏灌注压[22,28,46]。肾灌注压降低可激活肾素-血管紧张素-醛固酮系统、交感神经系统并促进ADH的释放。钠和水在近曲小管的重吸收增强,而转运到肾单位远端部分的量减少,肾的稀释能力因此而降低。ADH分泌的增加促进自由水在集合管的重吸收,导致尿高渗透压和低钠血症。高血容性低钠血症也可见于心衰和肾病综合征患者[24-28]和过量饮水的慢性肾病患者(见第19章)[37,40]。随着GFR的降低,钠的远端转运减少,产生自由水的能力也降低。此外,这些患者保钠的能力也下降[15]。

大多数的水肿和低钠血症病人是无症状的,但低钠血症的程度可大致反映基础疾病的严重程度[46,47,49]。除非血清钠急性降低,否则不需要进行快速纠正治疗[37,40,46,47,50]。限制饮水为主要治疗措施,但需依据低钠血症和症状的严重程度来确定。限制钠摄入和谨慎使用利尿剂可能会有助于缓解水肿状态,但应密切监测患者,以避免过度利尿导致肾前性氮质血症。值得注意的是,利尿剂可通过抑制肾的稀释功能诱发或加重低钠血症[43~47]。

T.W.行腹部穿刺抽液术以缓解其呼吸系统的不适,无后遗症。随后处方含1 000mg钠的饮食,限制饮水500ml/d,恢复利尿治疗。

血容量正常的低渗性低钠血症

案例 27-7

问题1:C.C.,男性,50岁,近期诊断小细胞肺癌。因进行性嗜睡和木僵1周被家人送往急诊科治疗。实验室检查数据如下:

　　血清Na:110mmol/L

　　K:3.6mmol/L

　　Cl:78mmol/L

　　碳酸氢盐:22mmol/L

　　BUN:10mg/dl

　　SCr:0.9mg/dl

　　葡萄糖:90mg/dl

　　血浆渗透压:230mOsm/kg

　　尿渗透压:616mOsm/kg

　　尿Na:60mmol/L

在室内空气下动脉血气分析(Arterial blood gas,ABG)显示pH,7.38;PCO_2,38mm Hg;PO_2,80mm Hg。身体检查显示C.C.血压正常,血容量似乎正常,未发现水肿。患者医疗记录显示其肾上腺和甲状腺功能正常。目前未服用任何药物。入院以来,体重60kg,给予1L正常生理盐水后其血浆钠浓度为108mmol/L。分析C.C.低钠血症的原因,并描述其病理生理学机制。

对血容量正常、低渗性低钠血症的患者,常需与以下疾病鉴别诊断[40]:甲状腺机能减退症[51]、皮质醇缺乏症[52]、渗透调定点重设[53]、心因性烦渴[36,38]、ADH分泌异常综合征(syndrome of inappropriate antidiuretic hormone secretion,SIADH),后者是一种排除诊断[54~56]。C.C.的甲状腺和肾上腺功能检查排除了甲状腺功能减退症和皮质醇缺乏症作为低钠血症诱因的可能。尿渗透压异常增高(>100mOsm/kg)与心因性烦渴和渗透调定点重设不相符,因为在此类紊乱中,自由水的排泄通常不受抑制。以上情况,加上尿钠浓度大于40mmol/L、正常的酸碱平衡与钾平衡,都与SIADH符合[37,55,56]。

在SIADH患者中,在缺乏适当的渗透压和血流动力学刺激时ADH仍持续分泌,因此被视为不适当分泌。水的摄入对SIADH患者发生低钠血症是关键因素,因为持续激活的ADH抑制了水的排泄,导致体液容积的扩张和低渗性低钠血症。此类患者很少发生明显水肿,因为仅有1/3的潴留水分存在于细胞外间隙,且钠的稳态平衡机制并未受损[34,40]。细胞外液扩张刺激容量感受器,导致尿钠增多。在稳定的状态下,尿钠排泄反映了钠的摄入,通常大于40mmol/L,如C.C.案例。但是,如果钠的摄入严重减少,尿钠浓度可能会小于40mmol/L[37]。

造成SIADH的原因是多种多样的,见表27-1。现已发现4种不同的ADH释放异常模式[37]。然而,这些ADH释放异常模式与SIADH的潜在病因并无相关性。药物诱导SIADH的机制包括对集合管的ADH样作用、中枢刺激引起ADH释放,以及增强ADH的效应[37,57]。小细胞肺癌是C.C. SIADH最可能的发病原因。

案例27-7,问题2:为何输注盐水后C.C.的血浆钠浓度反而降低?

输入等渗氯化钠溶液(钠离子和氯离子各154mmol/L,或共308mOsm/L)最初会增加血浆钠浓度,因为其渗透压大于C.C.的血浆渗透压[58]。然而,由于ADH的持续作用,C.C.有一个相对固定的616mOsm/kg的尿渗透压,因此,在稳定状态下,其1 000ml尿液将排泄616mOsm的渗透压负荷。因为输注1L液体的渗透压为308mOsm,其中所有溶质随500ml尿液排出体外,剩下的500ml自由水导致了进一步的钠稀释和血浆钠浓度的降低[37,58]。

神经系统表现

案例27-7,问题3:C.C.为何会出现神经系统症状,低钠血症的神经系统表现有哪些?

随着血浆渗透压的降低,产生的跨血脑屏障渗透压梯度有利于水向脑组织及其他细胞运动[37,40]。水从脑脊液进入脑间质组织导致了脑水肿。脑的肿胀受到脑膜和头骨的限制,使颅内压升高并引起神经系统症状。脑水肿的程度和其进展速度与症状的严重程度呈现相关性[37,40]。

当低钠血症在2~3日内发生或血清钠的降低速度大于每小时0.5mmol/L时,可认为是急性的[37,59,60]。患者常常在血清钠浓度降低到125mmol/L时出现症状,早期主诉包括恶心、呕吐和精神萎靡[37,61]。当血清钠浓度降低到不足120mmol/L,且降低速率大于0.5mmol/L/h时常常会出现严重症状:头痛、震颤、运动失调、谵妄、嗜睡和反应迟钝。随着血钠浓度降低到小于110~115mmol/L,可引起惊厥和昏迷[37,61]。有时,严重脑水肿可致小脑幕疝,最终死亡。与男性相比,女性,尤其是绝经前女性,更易出现严重神经系统症状和不可逆神经系统损伤[62,63]。

与急性低钠血症相比,慢性低钠血症患者通常无症状[37,59]。即使出现症状,也一般是轻微和非特异的,且发生时的血钠浓度通常比急性低钠血症患者出现症状时更低[37,59,61]。患者可能会出现厌食、恶心、呕吐、肌无力和痉挛,也可能会出现易怒、敌意、精神混乱及性格改变。在极低钠水平时可出现木僵,少见的惊厥也曾被报道过。

脑对低钠血症的适应

急性和慢性低钠血症出现的症状轻重与脑对低渗状态的适应程度相关。两个适应机制对减轻脑水肿有重要作用[37,40,64,65],首先,脑组织水分过多将增加脑间质的静水压,使水从脑间质间隙向脑脊液流动;第二,细胞内溶质被挤出细胞,将降低细胞内渗透压,转而增强水向细胞外的运动。最先被挤出细胞的溶质为钠离子和钾离子,随后的几个小时或几日流出的溶质为渗透性物质如肌醇、谷氨酰胺、谷氨酸盐和牛磺酸[64]。因此,当血钠浓度的降低速度比大脑渗透压调节程序的启动更快时,可发生严重而持久的神经系统损伤[37,40,64,65]。另外,当低钠血症发展进程超过2~3日时,除非血钠浓度显著降低,一般不会出现临床症状。

通常很难判断低钠血症是急性还是慢性。除非有明显的急性低钠血症的发病原因,一般假定患者的状况属于慢性[37,59,60,65]。快速的血钠浓度降低常常提示对肾排水功能超负荷或受损的患者使用了低渗性液体,包括:心因性烦渴[35,36]、术后低钠血症[62,63,66,67]、前列腺摘除术后综合征[39]和使用噻嗪类利尿药[41,42]、环磷酰胺注射剂[68]、催产素[69]和精氨酸加压素或其类似药物[57]。C.C.的症状发展进程超过了7日,符合慢性低钠血症。

低钠血症的纠正速率

案例 27-7,问题 4:C.C.的低钠血症应如何治疗?

应计算 C.C.的水潴留程度以便估计达到目标钠浓度所需移除的水量

$$水潴留量 = TBW - TBW\left(\frac{钠的实测值}{钠的期望值}\right)$$
$$= 36L - 36L\left(\frac{110mmol/L}{120mmol/L}\right)$$
$$= 3.0L \qquad (公式 27-9)$$

其中
$$TBW = 0.6L/kg \times 60kg = 36L \qquad (公式 27-10)$$

低钠血症的治疗目前尚有争议。重度低钠血症与高病残率和病死率相关,而治疗措施也可能导致并发症增加。纠正的速率被认为是并发症的主要原因[59~61,65,70~72]。

低钠血症状态下,大脑组织通过失去渗透性溶质以降低脑肿胀是需要时间的;相反,这些渗透性溶质的再积累速率也要与血钠浓度的提高同步,以避免脑脱水和脑损伤。低钠血症的快速纠正可导致一系列被称为渗透性脱髓鞘综合征(osmotic demyelination syndrome,ODS)的神经系统问题[71,72]。临床症状常为迟发性,在治疗开始后1日到数日出现。神经症状包括:轻者出现短暂行为改变、惊厥、无动性缄默症,重者可出现桥脑功能失调(假性延髓麻痹,四肢麻痹和昏迷)。对某些病人来说,损伤是不可逆的,致死病例中可发现脑桥中央髓鞘溶解。严重低钠血症持续两日以上的患者和低钠血症纠正速率在任意24小时内超过12mmol/L的患者发生ODS的风险最高[65,71,72]。与快速纠正低钠血症相关ODS患者90%有低钾血症,怀疑是发生ODS的易患因素[72]。由于ODS的病因学并不明确,因此在纠正严重低钠血症之前先纠正低钾血症可能会使患者受益[72]。

回顾性分析显示,在治疗急性低钠血症开始阶段以1mmol/L/小时的纠正速率是安全的,直到血清钠浓度达到120mmol/L。而后,纠正速率应被降低到小于或等于每小时0.5mmol/L,这样在首个24小时内钠浓度的增加才不会超过12mmol/L[59,73]。重度慢性低钠血症宜采用缓慢纠正治

疗。对严重低钠血症患者,平均血钠纠正速率低于每小时0.55mmol/L,或24小时内血钠增加量低于12mmol/L,或48小时内低于18mmol/L时,不会出现神经系统并发症[73]。

对 C.C.,血钠浓度纠正应使用高渗盐水补钠和呋塞米利尿,以约每小时0.5mmol/L的纠正速率增加到约120mmol/L。由于计算水潴留的公式没有考虑到非显性损失,而非显性损失可增加钠的纠正速率,故应严密监测血钠浓度。

对 C.C.来说,因为其盐排泄正常(尿钠,60mmol/L),故使用正常生理盐水是没有效果的。C.C.的钠缺乏量计算如下:

$$(0.6L/kg)(60kg)(120-110mmol/L) = 360mmol$$
$$(公式 27-11)$$

1L 的 3%氯化钠溶液包含513mmol钠,所以大约700ml 3%盐溶液(含约360mmol钠)可纠正钠缺乏。由于推荐的血钠浓度纠正速率是每小时0.5mmol/L,所以欲使血钠浓度升高10mmol/L(从110到120mmol/L),最少需要20个小时。为达到安全补充血钠浓度的目的,钠补充量应由补充速率(每小时0.5mmol/L)乘以TBW(36L,公式27-10)来计算,即18mmol/h。每毫升3%生理盐水包含了0.513mmol钠,其最大输注速率应为35ml/h(18mmol/h)/(0.513mmol/ml)。因此,30ml/h为安全纠正C.C.钠缺乏的输注速率。

因为水潴留和钠缺乏的计算值仅仅是近似值,所以必须严密监测患者的血浆渗透压、血清钠浓度和临床反应。尿液损失可用3%氯化钠和适当数量的钾来补充。

抗利尿激素异常分泌综合征的长期管理

案例 27-7,问题 5:如何长期治疗 C.C.的 SIADH?

如果能够控制基础疾病,SIADH常常可在短时期内消除。然而,像 C.C.一样的慢性SIADH患者,严格限制水的摄入以形成一个负向水平衡是治疗SIADH的基础,并应首先尝试[37,40]。总的来说,不仅仅是水,所有液体都应该被列入限制摄入范围内,而盐的摄入不应降低,否则会发生溶质缺乏。液体限制的程度取决于尿量、非显性水损失量和尿渗透压。由于溶质排泄量是一定的,高尿渗透压的患者(更多的水被保留)所产生的尿量比低尿渗透压患者(更少的水被保留)更少。因此,对高尿渗透压的患者来说,应更加严格地限制水摄入。通常需要限制液体摄入数日时间,才能观察到血浆渗透压的显著升高。

当液体限制不能逆转低渗状态及患者不能或不愿意依从严格的液体限制时,可以使用对抗ADH作用的药物[37,40],包括袢利尿药[74,75]、地美环素[76]和锂剂[77]。呋塞米(20~40mg/d)可通过抑制肾浓缩功能而降低尿渗透压[74]。地美环素和锂剂直接削弱集合管对ADH的应答,诱导肾性尿崩症[76,77]。一般地美环素(300~600mg,每日2次)比锂更易耐受,其对水排泄的作用会延迟数日,停药后也需经相近的时间才会停止作用。有报告称地美环素对肝硬化患者有肾毒性[78]。有限的数据显示,苯妥英钠可会抑制ADH的分泌,但其效果存疑[79]。尿素可通过增加无

溶质水的排泄并降低尿钠排泄而纠正低渗透压[80]，短期和长期使用30~60g/d的剂量均有疗效，可降低对患者液体限制的要求[81]。临床上可获得尿素的静脉注射剂型，而口服时，可用30g尿素结晶溶解于10ml铝镁抗酸剂和100ml水中，亦可添加橘子汁或其他气味浓郁的液体以改善口感。

血管加压素受体拮抗剂

非肽类血管加压素受体拮抗剂（nonpeptide vasopressin receptor antagonists，VRAs），被称为"vaptans"或"促水排泄药"，包括一系列治疗低钠血症药物。精氨酸加压素（arginine vasopressin，AVP），是一种神经肽激素，对维持血浆渗透压、循环系统和钠平衡发挥着重要作用[82,83]。AVP通过活化V1A、V1B和V2受体而分别产生血管收缩[84,85]、促肾上腺皮质激素释放[86]和抑制水排泄的作用[87]。V2受体位于肾集合管上，介导AVP的抗利尿效应。拮抗V2受体可促排水，此过程是肾脏的一种独特的无溶质的、无电解质（钠和钾）的水排泄过程。SIADH、肝硬化和心衰患者的血液中AVP水平升高，因此VRA有益于患有以上疾病的低钠血症患者。

考尼伐坦是一个混合型V1A和V2受体拮抗剂，它是首个被美国食品药品管理局（US Food and Drug Administration，FDA）批准用于治疗临床上正常血容量和高血容量性低钠血症的VRA类药品[88]。随机、双盲、安慰剂对照临床试验证实了它在由SIADH、心衰引起的正常血容量或高血容量低钠血症患者中升高血钠浓度的有效性[88,89]。给药途径为静脉注射，且仅限短期（4日）用于住院病人。治疗时，必须严密监测血钠浓度，以防止过快纠正低钠血症而引起的桥脑中央髓鞘溶解。因为考尼伐坦是细胞色素P-450 3A4（CYP3A4）酶的抑制剂，所以可能会与通过CYP3A4代谢的药物发生相互作用[82]。另外，由于有机溶剂聚丙二醇，患者在使用考尼伐坦时可能会出现注射部位不良反应。

托伐普坦，为选择性VRA口服制剂，于2009年被FDA批准用于心力衰竭、肝硬化和SIADH引起的高血容量或正常血容量性低钠血症。由于其选择性作用于V2受体，托伐普坦增加尿自由水的排泄，血压降低作用更少，因此更适合用于血压较低或正常的患者，如心衰或肝硬化患者。托伐普坦可明显升高SIADH患者、慢性心力衰竭患者和肝硬化患者的血钠浓度、纠正低钠血症[90]。另外，在慢性心衰患者中的广泛研究已证实托伐普坦可改善症状和体征，如减轻水肿、降低体重及纠正血钠浓度[91,92]。然而，托伐普坦在心衰领域的应用未能降低长期心血管死亡率和心衰住院率[93]。最新研究显示，托伐普坦对于常染色体显性的多囊肾病患者有潜在的益处[94,95]。然而，一些患者被发现有肝脏损害，故FDA发布了安全警告，限制托伐普坦的应用不得超过30日，且删除了对肝硬化病人的适应症[96]。该药也不能用于有潜在肝脏疾病的患者。

利希普坦和沙坦伐坦是正在研发中的另外两个V2受体选择性VRAs。与托伐普坦类似，也是口服制剂，用于需要长期治疗或倾向于口服治疗的患者。利希普坦在伴低钠血症的心衰，肝硬化和SIADH患者的研究结果显示，其对于门诊和住院病人都有显著的增加排水和升高血钠浓度的

作用[97~101]。但该药尚未获得FDA批准。

VRAs的常见不良反应包括口渴、口干、多尿和血压下降。促排水药通过升高血浆渗透压和增加尿量而产生口渴感，也有直立性低血压的报道[83,102]，因此这些制剂禁用于低血容量性低钠血症患者。使用VRAs，尤其是与液体限制联合治疗时，存在过度纠正低钠血症引起渗透性脱髓鞘导致神经系统并发症的风险。因此这些药物应该在住院患者使用，起始剂量尽可能低，严密监测血钠浓度和血容量状态，缓慢滴定至目标剂量。另外，VRAs是CYP3A4酶的底物和抑制剂，因此，当与中度或强CYP3A4诱导剂或抑制剂联用时，可能会出现明显的药物相互作用。

VRAs应用于伴有轻度到中度神经系统症状的低钠血症患者。其不仅可以使患者短期或长期维持正常的血钠浓度，还可以降低或消除患者对液体限制的需求[90,103]。已有研究显示了VRA纠正正常血容量或高血容量性低钠血症的疗效，然而，它们长期应用的安全性和对降低致病率和致死率的潜在获益还有待评估。此外，这类制剂的高额费用也是限制临床常规应用的主要障碍。

高钠血症

可能会出现高钠血症的情况有：①体内总钠量正常而有单纯的水丢失；②体内总钠量偏低而伴有低渗性液体丢失；③单纯盐摄取导致体内总钠量高[104]。因此评估高钠血症时应如同低钠血症一样，首先评估细胞外液的容量状态。

单纯水丢失可能来自肾脏保水能力丧失（如尿崩症）和经呼吸道或皮肤的肾外水丢失[105]。通常，单纯水丢失不会导致高钠血症，除非口渴中枢受损或自由水的获取受限[104]。

导致肾性低渗液体丢失的原因有：渗透性利尿、使用襻利尿药、梗阻后利尿或内源性肾病。肾外性的低渗液体丢失多见于腹泻、呕吐、烧伤和过量出汗。

单纯的钠摄取可由以下因素引发：流产时使用高渗盐水、心肺复苏时使用碳酸氢钠、婴儿的高渗喂养，以及较罕见的盐皮质激素过量。

高钠血症的治疗包括纠正引起高渗透压状态的的原发疾病、水缺乏的补充和给予足量水以平衡正在发生的水丢失。单纯水缺乏可用以下方法估计：

$$水缺乏 = TBW\left(\frac{血钠观测值}{血钠期望值}\right) - TBW$$
$$= TBW\left(\frac{血钠观测值}{血钠期望值} - 1\right) \quad （公式27\text{-}12）$$

其中血钠浓度期望值通常为140mmol/L。

高钠血症的纠正速率取决于症状的严重程度和高渗透压的程度。纠正太快会导致突发性的脑水肿、惊厥和不可逆的神经系统损伤，并可危及生命。对于无症状的患者，纠正速率不应使血钠浓度的变化超过约0.5mmol/L/小时。经验法则是，使用低渗溶液在12~24小时内补充计算得到的水缺乏量的一半。任何正在发生的水丢失，包括非显性丢失，也应在密切监测神经系统状态的前提下予以补充。剩下的水缺乏量可以在接下来的24~48小时内补充完全。伴随的溶质缺乏和持续发生的溶质丢失也应适当补充。如

果高钠血症仅由单纯水丢失造成,可用 5%的葡萄糖溶液补充。如果伴有钠缺乏,可用 1/2 或 1/4 张力的生理盐水来补充。对于伴有低血压或休克的患者,应在完成血浆渗透压纠正前,用生理盐水或胶体液补充动脉有效循环血量。

利尿药的临床应用

利尿剂可降低钠离子和氯离子在肾小管的重吸收,从而增加排尿量。通过渗透性利尿或抑制肾小管转运可增加溶质和水的排泄。利尿剂可根据其抑制肾小管钠重吸收的部位来分类(参见第 9 章和第 28 章)。

袢利尿药

袢利尿药(如呋塞米、布美他尼、托拉塞米和依他尼酸)是最强效的利尿剂。因其可抑制高达 20%～25%的滤过钠负荷量的重吸收,它们也被称为强效利尿剂。袢利尿药作用于髓质和皮质部的髓袢升支粗段,抑制管腔膜上 $Na^+/K^+/2Cl^-$ 载体介导的钠离子和氯离子的转运。钙离子和镁离子的重吸收因氯化钠转运量的降低而减少。袢利尿药还具有血管舒张作用,这也有利于其利尿效果。

噻嗪类利尿药

噻嗪类利尿药是一系列结构相似、作用机制相同的化合物。一些其他的磺胺类利尿剂,如氯噻酮、吲达帕胺和美托拉宗,虽然化学结构不同,但利尿效果与噻嗪类药物类似。这些利尿剂的主要作用靶点位于远曲小管的近端部位,通过竞争转运蛋白上的氯离子位点,阻断 Na^+/Cl^- 协同转运蛋白介导的钠离子重吸收。其中的一些药物,如氯噻嗪,也可以减少近曲小管钠离子的转运,但由于在近曲小管未被重吸收的钠离子将在髓袢部位被继续重吸收,所以这一效应的净利尿作用可以忽略不计。噻嗪类利尿药可通过直接作用于远端小管的近端部位而增加钙离子的重吸收,因此这些药物可用于降低肾结石患者的尿钙浓度。相反的,噻嗪类药物可增加镁离子的排泄量,可能会导致低镁血症。

保钾利尿剂

螺内酯、氨苯蝶啶和阿米洛利

螺内酯、氨苯蝶啶和阿米洛利是保钾利尿药,它们可以在皮质的集合管通过不同机制抑制钠重吸收。螺内酯是位于肾小管远端部分的醛固酮受体位点竞争性拮抗剂,尤其对继发于肾灌注量降低的高醛固酮血症特别适合。高醛固酮血症患者可通过尿电解质筛查鉴别,表现为高尿钾、低尿钠或尿钠缺失。作为醛固酮受体拮抗剂,螺内酯可抑制钠的重吸收,降低钾离子和氢离子的排泄。高醛固酮血症的患者用它诱导尿钠排泄时,剂量可能需要高达 200～400mg/d。

与螺内酯不同,氨苯蝶啶和阿米洛利不受醛固酮活性的影响,可直接作用于远端肾小管细胞的钠离子和钾离子转运过程,减少钠离子穿越管腔膜。氨苯蝶啶和阿米洛利比螺内酯起效更快。

螺内酯起效时间往往会在服药后延迟 2～3 日,并于数日后才达到最大利尿效果。疗效延迟的一部分原因是药物需在体内产生活性代谢产物坎利酮,后者贡献了约 70%的螺内酯抗盐皮质激素活性。坎利酮在正常受试者中的消除半衰期为 13.5～24 小时,慢性肝病(59 小时,范围:32～105 小时)或心衰患者(37 小时,范围:19～48 小时)[106]半衰期会延长。尽管坎利酮在这些患者中的消除半衰期延长,但是他们血浆坎利酮的浓度与正常受试者无显著性差异,这是因为坎利酮的检测方法是非特异性的,同时检测有活性和无活性的代谢物[107,108]。

氨苯蝶啶在胃肠道中不完全吸收,药物的半衰期仅有 1.5～2.5 小时,因快速且大量的肝内代谢而导致体内总清除率很高。原形药物和代谢产物均可通过胆汁和肾排泄。与螺内酯一样,氨苯蝶啶在肝硬化患者中的肝脏代谢会被改变[109]。氨苯蝶啶在用药后 2～3 小时开始出现利尿效果,维持时间可长达 12～16 小时。

阿米洛利不经肝脏代谢,近 50%的阿米洛利从尿中以原形排泄,剩下的未吸收的药物经胆汁或粪便排泄。血清阿米洛利浓度在口服 3 小时后达到峰值,半衰期为 6 小时。尽管一般的治疗剂量范围是 2.5～10mg,但其排尿的增加范围要大得多。阿米洛利的起效时间为 2 小时,最大效应时间为 4～6 小时。药效的持续时间呈剂量依赖性,可维持 10～24 小时。阿米洛利不经肝脏代谢,肾功能不全的患者会出现药物蓄积。

通过保钾利尿药的作用最多能够排泄出肾小球滤过钠量的 1%～2%。因此,与噻嗪类和袢利尿药相比,它们排泄钠的作用相对有限。这些制剂常与噻嗪类及袢利尿药合用以减少钾丢失。肝硬化和肝腹水患者可能会有更高的醛固酮水平,因此使用螺内酯更为适宜。

乙酰唑胺

乙酰唑胺可抑制碳酸酐酶,后者可调节近曲小管钠离子、碳酸氢根离子和氯离子分泌。此药可增加碳酸氢根离子的分泌从而升高尿液的 pH。与保钾利尿药类似,乙酰唑胺的净利尿和促尿钠排泄的效果有限,这是因为药物作用位点在近端,没有被重吸收的钠离子将在接下来于髓袢和远曲小管被重吸收。另外,使用乙酰唑胺可能出现代谢性酸中毒,可减弱其利尿作用。

渗透性利尿药

渗透性利尿药是不能在肾小管重吸收的溶质。它们主要作用于近曲小管,其在近曲小管产生的渗透压可阻止水和溶质的重吸收。与其他利尿剂不同,它们导致水的丢失量大于钠离子和钾离子。甘露醇用于缺血性急性肾衰竭少尿期的早期治疗,以增加排尿量。尿素是另一种渗透性利尿剂,与甘露醇一样可致细胞内脱水而用于降低颅内压。

利尿治疗的并发症

体液、电解质和酸碱平衡的紊乱是利尿剂治疗时的常见副作用。这些副作用,包括低钾血症,将在第 14 章、第 19 章和第 45 章中详细介绍。另外两个并发症,低钠血症和代谢性碱中毒和酸中毒,因为与液体平衡的关系密切,将在本章接下来的部分进行讨论。

低钠血症

噻嗪类药物因抑制钠和水在肾小管中的重吸收而诱导利尿。因为钠和水均流失，故过度利尿本身不会导致低钠血症。容量不足诱导的 ADH 活性升高使自由水重吸收过多，稀释血浆钠，进而导致低钠血症。大剂量利尿剂的使用、过量饮水和重度钠限制摄入都会加重低钠血症。老年患者对利尿剂诱导的这一并发症尤其敏感，这是由年龄相关的肾单位损害及钠钾交换功能障碍引起。

代谢性碱中毒和酸中毒

代谢性碱中毒经常与使用利尿剂所导致的低血钾症伴随发生。利尿剂诱导的细胞外液容量减小将刺激醛固酮的分泌，后者促进肾小管对钠的吸收并加速氢离子的排出。氢离子排入尿液而造成的净流失引起代谢性碱中毒。总的来讲，降低利尿药的剂量可以恢复酸碱平衡。

乙酰唑胺抑制碳酸酐酶的作用，促进碳酸氢钠的尿排泄，因此导致代谢性酸中毒。螺内酯、阿米洛利和氨苯蝶啶通过减少钾离子和氢离子在肾小管的分泌可导致高氯性代谢性酸中毒。肾功能不全患者、服用钾补充剂或血管紧张素转化酶抑制剂（可减少醛固酮分泌）的患者，发生高钾血症和代谢性酸中毒的风险较高。

钾

体内平衡

人体内储存的总钾量大约为 45~55mmol/kg，并因年龄、性别和肌肉量不同而不同。体内钾量低的情况见于老年人、妇女和肌肉脂肪比较低的个体。钾不均匀地分散在细胞内和细胞外空间，98% 的钾存在于细胞内，以肌肉为主，只有 2% 位于细胞外[34,110,]。钾不成比例地分布于细胞内的状态由 Na^+/K^+ ATP 酶泵维持，后者将钠离子转运出细胞而使钾离子进入细胞[110~113]。细胞内外的钾离子浓度比值决定了细胞膜的静息电位，当此比值增大时，细胞膜会发生超极化，比值减小时，细胞去极化，两种情况均将损害动作电位的发生。

血钾浓度维持在 3.5~5.0mmol/L 的狭窄范围。尽管血钾浓度会受到体内总钾量的影响，然而体内总钾量的过量或缺乏不能仅以血浆钾浓度来准确估计。事实上，血浆钾浓度正常不能表示体内总钾量正常，因为有很多因素可影响血浆钾浓度而与机体总体钾量无关[111]。

钾通过肾内和肾外两种途径保持体内动态平衡。肾内途径使肾排泄钾与食物摄取的钾相匹配，从而调节体内总钾量（外部平衡）[114]，而肾外途径则调节钾的跨膜分布（内部平衡）[111,112]。

正常每日摄取钾量的范围为 50~100mmol。摄取的钾中，约 90% 通过肾脏排泄，10% 通过胃肠道排泄[114]。钾可自由地经肾小球滤过然后被重吸收。当滤过液到达远曲小管时，90% 以上的滤出钾都已被重吸收。钾的排泄量取决于在皮质集合管主细胞上的远曲小管钾分泌量，这一过程

受到醛固酮的影响。高钾血症、钾负荷量增加和 AT_2 都可以刺激醛固酮的分泌[111]。

影响肾钾分泌的因素包括肾小管液体流量、肾单位远端部分的钠转运量、难吸收的增加管腔负电性的阴离子的存在、酸碱状态和醛固酮活性[114]。高血钾时钾的排泄增多，低血钾时排泄减少。急性钾负荷的排泄是一个缓慢的过程，在 4~6 小时内只有负荷量的一半被排泄。如果没有调节细胞内外钾分布的肾外过程，就会发生致命性高钾血症[111]。

可从细胞内泵出钠而泵入钾的 Na^+/K^+ ATP 酶泵，是维持内部钾平衡的关键[114]。多种激素可调节 Na^+/K^+ ATP 酶泵的活性：胰岛素、儿茶酚胺和醛固酮。胰岛素是最重要的调节激素，它通过刺激 Na^+/K^+ ATP 酶增强肌肉、肝脏和脂肪组织对钾的摄取[115]。事实上，基础的胰岛素分泌对钾的体内平衡是必不可少的[111]。β_2-肾上腺素受体激动剂通过环磷酸腺苷活化 Na^+/K^+ ATP 酶泵，导致低钾血症，而 α-肾上腺素受体激活剂可增加肝脏的钾释放导致高钾血症[116]。肾上腺素同时具有 α 激动剂和 β 激动剂的活性，可导致短暂的血钾升高（α-激动作用），继之伴随持久的血钾降低（β-激动作用）[116,117]。醛固酮不仅可以促进尿钾排泄和增加结肠分泌钾的作用，还可刺激 Na^+/K^+ ATP 酶。

其他可影响钾跨细胞膜分布的因素包括全身 pH、血浆渗透压和锻炼[111,113]。酸碱平衡对钾分布的影响不易准确预测，它取决于基础疾病的性质和影响。酸碱平衡紊乱对肾钾排泄的影响使血钾浓度和 pH 的关系更加复杂[111,118]。在急性无机酸中毒时，pH 每降低 0.1 单位，血钾浓度增加 0.2~1.7mmol/L。然而，慢性无机酸代谢性酸中毒却常与低血钾症同时发生，这是因为近端（1 型）和远端（2 型）的肾小管酸中毒都会导致尿钾流失[111,118]。相反，有机酸中毒通常对钾分布没有影响[119]。

但是，有机酸中毒的其他相关因素可能会影响细胞钾分布[118]。例如，糖尿病酮症酸中毒的高血糖症可增加血钾浓度，这是由于葡萄糖的高渗透性作用而引起的[120]。高渗透压导致细胞缩水，增加细胞内、外液的钾离子梯度，更利于钾的外流。急性代谢性碱中毒仅仅轻度降低血钾浓度：pH 每增加 0.1 单位，血钾将降低 0.3mmol/L[111,118]。像慢性代谢性酸中毒一样，慢性代谢性碱中毒导致显著的肾钾消耗，出现低血钾症。呼吸性的酸碱平衡紊乱引起的血钾浓度变化常不如代谢性酸碱平衡紊乱显著[118]。锻炼常可使血钾浓度升高，升高的程度因锻炼的强度不同而异[121]。

低血钾症

病因学

案例 27-8

问题 1：J.P.，女性，60 岁，因诉萎靡不振、全身乏力、恶心和呕吐 3 日入急诊科治疗。病史显示其有高血压 20 年。正在进行的治疗有氢氯噻嗪 25mg/d，硝苯地平控释片 30mg/d。但过去几日 J.P. 因呕吐未能服药。患者否认近期有腹泻或服用过泻剂。坐位血压为 130/70mm Hg，

脉搏 80 次/min,而站立位血压 120/70mmHg,脉搏 95 次/min。体格检查示老年女性,消瘦,皮肤弹性差,黏膜干燥、颈静脉平坦。心电图(ECG)显示 T 波平坦。实验室检查结果如下:

血清 Na:138mmol/L

K:2.1mmol/L

Cl:100mmol/L

碳酸氢盐:32mmol/L

BUN,30mg/dl

SCr:1.2mg/dl

葡萄糖:100mg/dl

ABG 显示室内空气中:pH,7.5;PCO_2,45mmHg;PO_2,70mmHg。尿电解质:钠,30mmol/L;钾,60mmol/L;氯,不足 15mmol/L。患者的临床表现与肠胃炎相似。J.P. 的低钾血症是由什么导致的?

在评价低钾血症时,应确定低钾血症的原因是钾的摄入过少、细胞内摄取过多还是经肾、胃肠道、皮肤的过量钾流失[34,122]。钾缺乏相关的病史和体格检查、服药史(包括非处方药)、血压、血容量和酸碱状态有助于提供低钾血症可能病因的线索[34,122]。

因为 J.P. 几日未能进食,故进食减少可能是其低钾血症的原因之一。然而,因为大多数食物中富含钾,所以除非有持续的肾内和肾外钾丢失,或钾摄入被严格限制到低于 10~15mmol/d[122],否则食物摄取不足很少成为低血钾症的唯一诱因。碱中毒[122]、胰岛素治疗[111]、高渗溶液治疗、周期性麻痹[123]、β_2 受体激动剂[124]、钡中毒[125]以及用维生素 B_{12} 治疗巨红细胞贫血症[126]时都可引起细胞对钾摄取增多(表 27-2)。尽管低血钾的程度与血 pH 升高之间的关系变化很大[118],J.P. 的代谢性碱中毒可能增强细胞的钾摄取。然而,钾的跨细胞转移不会导致体内总钾量的流失。

表 27-2

常见的诱发低钾血症的药物

药物	机制	易患因素
乙酰唑胺	经肾失钾显著增加	短期应用作用最明显
两性霉素	经肾失钾(肾小管酸中毒)	同时应用哌拉西林、替卡西林
β_2 受体激动剂	钾向细胞内转移	—
顺铂	肾小管损伤继发的肾钾丢失	可能与剂量相关,但单次 $50mg/m^2$ 的剂量即可引发
皮质类固醇	经肾失钾。在远曲小管和集合管增加钠的重吸收而排出钾和氢离子	超过生理剂量的合并中到高度盐皮质激素活性的药物(如泼尼松和氢化可的松)
胰岛素和葡萄糖	细胞内钾的转移	使用胰岛素治疗糖尿病酮症酸中毒时一个可预知的效应。可联合使用以治疗高钾血症
青霉素类(哌拉西林、替卡西林)	高钠负荷和不可吸收的阴离子增加钾的丢失	应用羧苄西林时更常见,新型青霉素类目前应用剂量较低,较少导致低钾血症
噻嗪类利尿剂和襻利尿剂	经肾失钾。远端肾小管钠浓度增加,导致钠钾交换增多	具有高醛固酮血症的患者(如肝硬化、心力衰竭)易发生;可能与药物剂量相关

胃肠道是钾丢失的一个重要部位,尤其是通过呕吐和腹泻。因为胃液中钾含量(5~10mmol/L)比肠液(高达 90mmol/L)少得多[122],所以需要损失很大体积的胃液才能造成钾的显著缺乏。尽管呕吐可以导致钾缺乏,但相比于肾钾流失常是次要的,尤其是最初的 24~48 小时内[127]。胃液中氢离子的丢失导致血中碳酸氢根离子浓度升高。作为不可吸收的阴离子,碳酸氢根离子数量的增加将导致

转运到远端肾单位的水增加,并增强钠的重吸收和钾的分泌,引起低钾血症。但这种钾丢失是暂时的,因为近端肾单位增多的钠离子和碳酸氢根离子重吸收将减少碳酸氢根离子向远端部位的转运,所以通常在 48~72 小时之内,钾的分泌就会降低。随后的钾丢失则主要由胃液丢失所致。

因为 J.P. 无腹泻症状,故可排除源于肠道的钾丢失。

汗液中的钾浓度不足 10mmol/L，因此通过皮肤造成的钾丢失也是不太可能的。因此，导致实质性的钾丢失需要极大量出汗（如在炎热、潮湿的环境中进行高强度锻炼）或重度烧伤。

J. P. 尿钾浓度的异常增高说明肾脏流失是钾丢失的主要因素[34,122]。尿钾浓度是区分不同低血钾综合征的理想指标。尿钾排泄不足 20mmol/d 时提示存在钾流失的肾外途径。但肾钾排泄也不应被排除，除非低尿钾排泄与至少 100mmol/d 的钠摄取同时发生，这是因为低钠饮食可降低肾的钾排泄[34]。对 J. P. 来说，代谢性碱中毒和血容量不足将促进肾的钾消耗[34,122]。大量碳酸氢钠的远端转运和醛固酮活性增高（由血容量不足引起），可增强钾排泄并严重削弱肾保留钾的能力。而 J. P. 直到入院前 3 日才停用的氢氯噻嗪，也可通过降低血容量、低氯代谢性碱中毒和肾钾消耗诱发低钾血症。但利尿可能不是 J. P. 低钾血症产生的原因，因为她已经停止了相关药物治疗，低尿氯浓度印证了这一点[15]。以正常血压、低血钾、低氯代谢性碱中毒和肾钾丢失为表现的巴特综合征（Bartter syndrome），主要特征是钠离子和氯离子重吸收作用减弱。J. P. 的低尿氯浓度排除了巴特综合征的可能。可造成低钾血症的其他原因见表 27-2。

无症状低钾血症患者，如果未找到明显的钾缺乏或跨细胞膜重分布原因，则应在继续精确评估前排除假性低钾血症[102]。白细胞计数在 100 000～250 000 个/μl 的白血病患者可出现假性低钾血症[128]，这是因为血样品在室温下放置时，血浆中大量的白细胞可摄取钾离子。

临床表现

案例 27-8，问题 2：对于 J. P. ，低钾血症明显的临床症状是什么？

低钾血症的临床表现取决于钾缺乏的严重程度，是细胞膜极化作用变化的结果[122]。当血钾浓度为 3.0～3.5mmol/L 时患者通常是无症状的，但可能会出现精神萎靡、乏力、疲劳和肌肉疼痛。J. P. 的肌肉无力和 ECG 变化分别反映了低钾血症的肌肉和心脏表现[129,130]。

钾缺乏可导致心肌细胞超极化和不应期延长。当血清钾浓度降低到 3mmol/L 以下时，ECG 可见 T 波平坦、ST 段降低和突出的 U 波[130]。

轻度的低钾血症（钾浓度在 3.0～3.5mmol/L）对有冠状动脉基础疾病的患者可能是致心律失常性的。室性心律失常的发生率随低钾血症的严重程度而增加。没有基础心脏疾病的患者，在做运动时，尤其是运动前钾离子浓度小于 3.5mmol/L 时也有可能出现这些心脏方面的问题，因为运动时 β_2 肾上腺素受体介导的细胞对钾的摄取增加，可使血钾浓度降低到不足 3.0mmol/L[122]。钾缺乏也可升高血压[123]，但可随着钾的补充而降低[131]。

当血钾浓度不足 2.5～3.0mmol/L 时，会出现肌肉无力、痉挛、全身乏力、疲劳、不宁腿综合征和感觉异常，这可能是因为钾离子是骨骼肌血管舒张所必需的。此外，严重的钾缺乏（<2.5mmol/L）可导致血肌酸磷酸激酶、醛缩酶和天冬氨酸氨基转移酶的水平升高。当血钾浓度降低到 2.0mmol/L 以下时，可出现横纹肌溶解[122,129]。

慢性钾缺乏可改变肾的功能和结构，表现为肾小球滤过率和肾灌注降低、肾小管钠处理紊乱、伴多饮症的尿浓缩能力受损及 ADH 抵抗性肾性尿崩症[106,115]。慢性缺钾可导致可逆性生理学变化包括肾肥大和近曲小管上皮细胞囊泡。有报道称长期钾缺乏会伴有间质性瘢痕和肾小管萎缩[122]。

低钾血症和钾缺乏的其他影响包括胰岛素分泌减少造成的碳水化合物不耐受[132]、代谢性碱中毒和肾的生氨作用增强，后者可参与对肝性脑病的发展[133]。

治疗

案例 27-8，问题 3：应如何治疗 J. P. 的低钾血症？

应纠正 J. P. 持续的呕吐，补充液体和电解质（钠离子、钾离子和氯离子）以纠正容量不足、低钾血症和低氯性代谢性碱中毒。继续停用氢氯噻嗪。

应确定钾缺乏的量和持续的钾丢失速率以指导治疗。据估计，血钾浓度从 4mmol/L 到 3mmol/L，降低 1mmol/L 时代表身体总钾量约缺乏 200mmol。当血钾降低至不足 3mmol/L 时，血浆浓度每降低 1mmol/L，体内总缺乏量增加 200～400mmol。另有数据提出了更高的钾流失程度即血钾浓度每降低 0.27mmol/L 代表 100mmol 钾的缺乏[110]。钾的跨细胞膜重分布可能会显著改变其血清浓度和体内总缺乏量的关系[122]。因此，钾的补充应密切监测血清浓度作为指导，并应分析 J. P. 尿中的钾量以评估继续补充治疗的需求量。

钾剂治疗的方案取决于低钾血症的急性程度和严重程度[134]，但通常倾向于口服途径的补充。非口服治疗通常用于无法耐受高剂量口服钾补充剂的患者及重度或症状性低钾血症患者。J. P. 的钾缺乏量估计为 300～500mmol，但是由于她仅有中等程度症状，不具有过于积极治疗的指征。可在她的静脉注射液中加入浓度为 40mmol/L 的氯化钾，并以不超过 10mmol/小时的速度滴注。对于危及生命的患者、低钾血症导致心律失常的患者或血钾浓度低于 2.0mmol/L 的患者，可应用浓度更高的钾离子溶液（60mmol/L），以不超过 40mmol/小时的速率滴注治疗。浓度太高或滴注太快，可导致外周静脉的静脉炎和心律失常，尤其是通过中心静脉给药时。钾离子浓度应每 4 小时监测一次，如果有严重钾缺乏或滴注速度较快时，应实施更高的监测频率[135]。必须监测 ECG，以及时发现因过度纠正导致危及生命的高钾血症。

胃肠外钾剂可以氯化盐、醋酸盐或磷酸盐的形式给药。对于合并低氯代谢性碱中毒的 J. P. 而言，使用氯化盐更为合适。醋酸盐制剂可用于合并代谢性酸中毒的患者。磷酸钾在患者伴有低磷酸血症时使用。在后者的治疗中应监测血清钙浓度,因为可能会继发低钙血症。应避免使用葡萄糖作为载液,因为葡萄糖诱导的胰岛素分泌可增加细胞内的钾摄取[136]。

一旦 J.P. 的血钾水平恢复正常并能口服药物时,可开始给予口服氯化钾(见第9章和第14章)。

高钾血症

病因学

案例 27-9

问题 1: A.B.,25岁,女性,因1型糖尿病和高血压返院随访。她的血压为170/90mmHg,心率80次/min,体格检查显示足部水肿2+。实验室检查数据如下:

血清 Na:135mmol/L

K:5.8mmol/L

Cl:108mmol/L

总 CO_2:20mmol/L

BUN:28mg/dl

肌酐:2mg/dl

葡萄糖:200mg/dl

正在进行的治疗措施包括口服卡托普利25mg,每日3次;氢氯噻嗪25mg/氨苯蝶啶37.5mg胶囊,每日1粒;人低精蛋白锌胰岛素30单位,每日清晨皮下注射;布洛芬200mg,痛经时按需使用,偶尔会使用盐替代品。她高钾血症的发病原因是什么?

在进行检查以明确高钾血症病因之前,应复查血钾浓度以确认高钾血症的存在。同时应排除假性高钾血症的各种原因,包括重度白细胞增多症(>500 000/μl)[136]、血小板增多症(>750 000/μl)[137] 或在血液采集时的溶血[138]。假性高钾血症是一种试管现象,当血液凝固时,钾从白细胞、血小板或红细胞释放而导致其发生。通过比较同一血样血清(凝固的)和血浆(未凝固的)的钾离子浓度,可以很容易判断这些异常:这两个值的差异不应超过 0.2~0.3mmol/L。采血时止血带捆扎不当,使患者手臂捆扎过紧,也可导致假性高钾血症[139]。

通过系统地评价可能的肾内和肾外钾平衡紊乱可明确高钾血症的病因。肾内钾平衡紊乱主要涉及钾离子从细胞内向细胞外空间的跨细胞膜外流,而肾外钾平衡紊乱涉及摄取增加,包括内源性钾负荷增加(如横纹肌溶解症[140],肿瘤溶解综合征[141])、或清除减少。完整详细的病史对鉴别高钾血症是否由药物引起有重要作用[142~144](对高钾血症的更多信息也可见第28章)。

饮食方面,应确定 A.B. 是否增加了富钾食物、盐替代品或钾补充剂的摄入量。除非有肾的排泄功能受损,单是饮食摄取不会造成高钾血症。通常,肾小球滤过率应低于10到15mmol/min,除非合并醛固酮减少症或远曲小管钾分泌缺乏[1]。A.B. 的肾功能不全为轻度,肌酐清除率估计为

40ml/min。

肾素和醛固酮水平较低的疾病可减少肾的钾分泌,常常表现为高钾血症和高氯性代谢酸中毒。这些疾病包括糖尿病[145]、梗阻性尿路疾病、镰状细胞贫血病、狼疮性肾病和各种肾小管间质性疾病(如痛风性肾病和镇痛药物性肾病)。肾上腺机能不全患者由于盐皮质激素缺乏通常表现为高钾血症[146]。A.B. 因糖尿病控制不佳而导致高血糖症,可因渗透压升高,使富钾液体从细胞内间隙向细胞外间隙转移。血浆渗透压每升高 15~20mOsm/kg 可导致血钾浓度升高 0.8mmol/L[147]。糖尿病患者、盐皮质激素缺乏患者或晚期肾衰竭患者可引起低肾素型低醛固酮血症,对上述作用尤为敏感。

A.B. 也服用了几项可能会损伤肾排钾功能的药物。卡托普利通过降低 AT_2 而间接降低了醛固酮的分泌[148]。布洛芬抑制前列腺素生成的同时抑制了肾素和醛固酮的分泌[149]。其他可通过抑制肾素和醛固酮生成而导致高钾血症的药物有 AT_2 受体拮抗剂[150]、β 肾上腺素阻滞剂[151]、锂剂[152]、肝素[153,154]和喷他脒[155]。她所服用的利尿剂氨苯蝶啶可抑制肾小管钾分泌,具有相似作用的还有阿米洛利、螺内酯、大剂量甲氧苄啶[156,157]、环孢素[158]、他克莫司[159]和洋地黄制剂[160]。洋地黄通过抑制 Na^+/K^+ ATP 酶而减少肾小管的钾分泌并降低细胞的钾摄取。精氨酸[161]、琥珀酰胆碱[162]、β 受体阻滞剂、α 受体激动剂和高渗溶液也可通过抑制钾离子跨膜进入细胞内而引起高钾血症。

临床表现

案例 27-10

问题 1: V.C.,44岁,女性,患有慢性肾衰竭,在门诊部进行常规血液透析时诉严重的肌肉无力。其主要指标有:血压,120/80mmHg;脉搏,90次/min;呼吸频率,20次/min;体温,36.7℃。实验室检查数据如下:

血清钾:8.9mmol/L

总 CO_2:15mmol/L

BUN:60mg/dl

肌酐:9mg/dl

葡萄糖:100mg/dl

心电图显示 PR 间期延长和 QRS 波群增宽。V.C. 主要的高钾血症临床表现有哪些?

高钾血症时,细胞内、外钾的比值减小。细胞膜静息膜电位负值减少,更接近于兴奋阈电位。当静息膜电位接近阈电位时,可使兴奋细胞无法产生动作电位,导致肌肉无力和弛缓性瘫痪。

高钾血症的心脏毒性是其病残率和死亡率的主要原因,其 ECG 的表现与血钾水平相平行。血钾超过 5.5~6mmol/L 时,ECG 可见高尖 T 波和 QT 间期缩短。当血钾浓度进一步升高时,QRS 波增宽,P 波波幅降低。当血钾达到

8mmol/L 时，P 波消失，QRS 波增宽并与 T 波融合，形成正弦波形。如果没有识别心电图的这种改变，也没有采取治疗措施，接下来就会发生室颤和心脏停搏。低钠、低钙、低镁均可降低阈电位，从而增加高钾血症的心脏毒性[140]。V.C. 的肌肉无力、疲乏、ECG 的表现、慢性肾衰的病史及血钾浓度都符合重度高钾血症。

治疗

案例 27-10，问题 2：如何治疗 V.C. 的高钾血症？

伴有心电图改变的高钾血症需进行紧急治疗，可有 3 种治疗方法：①拮抗高血钾所致心脏毒性的药物；②促进钾由细胞外向细胞内转移的药物；③增加钾排出的药物。根据 V.C. 的重度心电图改变，应在 1 ~ 3 分钟内静脉给予 10% 的葡萄糖酸钙 10 ~ 20ml，钙可以提高心肌细胞的阈电位，使其负值减少并远离静息电位，从而对抗高钾血症所致的去极化效应。静脉注射后数分钟内起效，但持续时间较短，仅能维持 15 ~ 60 分钟。ECG 改变未消失以及消失后又重新出现者可于 5 分钟后重复上述剂量。然而，若第二次静脉注射后仍无效，再次注射是无益的。洋地黄中毒的高钾患者应用钙剂时需谨慎，因钙剂可增强地高辛的心脏毒性作用[140,163]。

由于血清钾的浓度不受钙的影响，应采取措施使钾由血浆转移至细胞内。有三种药物可供选用：胰岛素和葡萄糖、β₂ 受体激动剂以及碳酸氢钠。

胰岛素可以剂量依赖性方式将钾迅速转移至细胞内，当其浓度为基础水平的 20 ~ 40 倍以上时可达到最大效应。因此，输注葡萄糖后反应性的内源性胰岛素分泌是不够的，必须给予外源性胰岛素[111]。尽管高糖可加重高钾血症（尤其对糖尿病患者而言，细胞内的钾由于血浆渗透压增高可被转移至细胞外[164]），然而，葡萄糖仍常与胰岛素联用以防止低血糖的发生。可用 50ml 50% 的葡萄糖内加普通胰岛素 5 ~ 10U 静脉推注，之后以 10% 的葡萄糖以每小时 50ml 的速度持续静滴以防迟发低血糖的出现[111]。透析患者容易发生空腹高钾血症，可在 1 000ml 10% 的葡萄糖液中加 20U 胰岛素，以每小时 50ml 的速度静滴以防高钾血症的出现[165]。胰岛素与葡萄糖联用可通过直接刺激细胞对钾的摄取和增强 β 肾上腺素降钾作用来发挥降低血钾浓度效果。治疗后一般 15 ~ 30 分钟起效，并可维持 4 ~ 6 小时[165]。对既有高血钾又有高血糖的糖尿病患者，单纯胰岛素治疗是不够的。如果患者患有终末期肾病，胰岛素-葡萄糖溶液比碳酸氢钠在降低血钾浓度方面更有效[110,163,165]。

β₂ 受体激动剂，通过与 β₂ 肾上腺素能受体结合可活化腺苷酸环化酶，与胰岛素-葡萄糖联合疗法在降血钾方面有协同效应。单独应用沙丁胺醇雾化吸入时，降血钾的作用可能是不一致的[166]。虽然沙丁胺醇雾化吸入副作用较小，但可致心动过速，故冠心病患者需慎用[167]。尽管沙丁胺醇的静脉注射剂市面上较为少见，但其起效更快（30 分

钟相对 90 分钟）[168]。相比之下，雾化吸入比较易于使用且发生心动过速的概率较低，但常需多次给药才能达到足够的效果。如有必要，沙丁胺醇（20mg 溶于 4ml 盐水）可与胰岛素-葡萄糖溶液联用，以雾化形式给予，吸入时间为 10 分钟，以进一步降低血钾[169]。

尽管，碳酸氢钠长期被推荐用于高钾血症的急性治疗，但其真正的疗效尚值得怀疑[110,163]。常用剂量为 44 ~ 50mmol，在 5 分钟内缓慢注入，必要时可在 30 分钟后重复使用。此外，它也可以加入糖盐溶液中，配制为等渗碳酸氢钠注射液[170]。碳酸氢钠的降血钾作用变异性很大，且可延迟到 4 小时后才出现，曾有报道对维持性血透的患者无效。尽管碳酸氢盐在治疗急性高钾血症时并非一个可靠的选择，但其对于存在严重代谢性酸中毒（pH<7.20）[110] 的患者可能是有益的。碳酸氢钠治疗潜在的并发症为容量负荷过重和代谢性碱中毒。

高钾血症的特效治疗是去除体内多余的钾。山梨醇-聚苯乙烯磺酸钠（SPS）是一种离子交换树脂，可以结合肠道的钾并促进其在肠道的排泄[171]。每克 SPS 可用 0.5 ~ 1.0mmol 的钠置换等量的钾，可口服给药或直肠给药，症状明显的高钾患者中更推荐使用后一途径，因为肠道钾交换主要发生在回肠和结肠。50g SPS-山梨醇可作为灌肠剂，保留至少 30 ~ 60 分钟，每 4 ~ 6 小时应用一次。对于非急性的钾移除，亦可将 50 ~ 60g SPS-山梨醇混悬液口服，必要时可重复给药。一般用药后约 1 ~ 2 小时起效。此法主要的副作用是胃肠道不耐受，表现为腹泻、钠超载。虽然少见，但有致死性小肠坏死的报道[172]。尚不清楚小肠损伤是由 SPS 还是山梨醇引起，但 FDA 已经发布了针对肠功能受损患者使用 SPS 的安全警告[173]。

血液透析是去除高钾最有效的方法，疗效优于腹膜透析[174]。其降血钾的效应即刻起效，且可维持整个血液透析过程[163]，但排出的钾的量不尽相同[175]。用无糖透析液比用含 200mg/dl 葡萄糖的透析液可多清除 30% 的钾[176]。表 27-3 总结了高钾血症可选择的治疗方法。虽然 V.C. 正在接受长期维持性血液透析，然而高钾血症所导致的严重心脏副作用要求在准备透析期间迅速采取前述治疗措施。祥利尿剂虽然可增加尿钾的排泄，但在严重高钾血症时作用不大，尤其是对肾功能不全的患者。

目前，两种新型口服制剂，patiromer 和环硅酸锆钠正在研发过程中，它们均显示出显著的降低轻中度高钾血症病人血钾浓度的作用[177,178]。到目前为止的研究都是短期试验，且排除了重度高钾血症病人，故这些药物的长期获益及不良反应仍有待进一步评估。

在 V.C. 情况稳定后，她承认在过去的几日摄入了大量的水果。因为透析患者出现急、慢性高钾血症的常见原因就是对限钾饮食依从性不好，故 V.C. 应适当控制进食富含钾的食物。V.C. 应避免服用损害肾外排钾的药物。如 V.C. 仍存在慢性高钾血症，可使用 SPS 治疗，每周 3 ~ 4 次。如高钾同时伴代谢性酸中毒，需加用碱性制剂将血中的碳酸氢盐维持在 24mmol/L 左右。

表 27-3

高钾血症的治疗

药物	机制	剂量	注释
葡萄糖酸钙	逆转钾离子所致心脏毒性	10%葡萄糖酸钙 10~20ml 静脉推注,时间 1~3 分钟。可重复一次	起效时间:1~3 分钟 持续:30~60 分钟
胰岛素和葡萄糖	细胞内钾的重分布	5~10U 常规胰岛素加入 50ml 50% 葡萄糖,然后每小时 50ml 输注	起效时间:15~30 分钟 持续:数小时 注意防止低血糖和低钾,该方法并不降低机体总钾量
β_2 受体激动剂(如沙丁胺醇)	钾向细胞内重分布	口服剂:2mg 或 4mg tid 或 qid 吸入:20mg 加入 4ml 盐水雾化	起效时间:30~60 分钟 持续:2 小时
聚苯乙烯磺酸钠(SPS)	阳离子结合树脂,1gm 树脂结合钾 0.5~1mmol(钠钾交换)	口服:15~20g 加入 20~100ml 70% 山梨醇中 间隔 4~6 小时,推荐必要时按需使用 保留灌肠:50g 加入 50ml(70%山梨醇和 150ml 水的溶液),保留 30 分钟后无盐溶液灌洗	起效时间:50g SPS 在 4~6 小时内可降低血钾 0.5~1mmol/L,注意防止钠超载(1g SPS 含 100mg 钠)
碳酸氢钠	细胞内钾的重分布	50mmol 静脉注射,时间 5 分钟;如有必要可重复	起效时间:不定,约 30 分钟,在合并酸中毒时更为有效,注意防止钠超载和高渗状态。对机体总钾量无影响
透析	清除体内的钾	—	该法可作为最后的治疗手段

高血糖患者无需用葡萄糖。

钙

体内平衡

健康成年人体内大约有 1 400g 钙,99%以上储存在骨骼中。血浆和细胞外液中钙量仅占体内总钙量的 0.1%,却在很多生理和代谢过程中起到关键作用。钙在维持神经组织的兴奋性和肌肉组织的收缩性方面极为重要。它可以调节内、外分泌腺的分泌活动,可作为酶系统和凝血级联反应的辅因子。它也是骨代谢中一个必不可少的组成部分。

血浆钙离子通常维持相对狭窄的浓度范围:8.5~10.5mg/dl。要维持此种平衡,需通过以下因素之间复杂的相互作用来完成:甲状旁腺素(PTH)、维生素 D、降钙素以及这些激素对骨骼、胃肠道和肾脏中钙代谢的影响。

一般情况下,血浆中 40%的钙与蛋白质结合,主要是白蛋白,且不可解离[121]。剩下 60%可解离的钙中大约 13% 与各种小配位体结合:磷酸、枸橼酸或硫酸。剩余的 47%为离子化钙,具有生理活性。血浆蛋白浓度的改变可使蛋白结合钙及体内总钙量都发生改变。因此,需要监测血浆白蛋白的浓度,才能很好地解释体内总血钙的浓度。血白蛋白浓度每增加 1g/dl,大约可使蛋白结合钙升高 0.8mg/dl,总的血清钙浓度亦相应增加相等的量。因此总血清钙的校正值可经以下公式计算:

$$血钙校正值 = 钙实测值 + 0.8(正常白蛋白值 - 白蛋白实测值)$$
（公式 27-13）

其中正常白蛋白=4g/dl。

钙也可与血浆球蛋白结合,每克球蛋白可结合 0.16mg 钙。当总球蛋白浓度超过 6g/dl 时,可出现中度高钙血症。PH 的改变会影响钙与蛋白的结合,酸中毒可减少结合钙,导致游离钙比例增多;相反,PH 的升高会减少血浆游离钙量。血清磷酸盐和硫酸盐浓度的改变可使游离钙比例发生变化,因为钙可与这些阴离子形成复合物。多发性骨髓瘤患者血中存在大量高亲和力的异常血浆蛋白,同样影响前述公式中血浆钙浓度校正值的计算[179]。

以下因素共同参与调节血清钙浓度:胃肠道的吸收和分泌、肾脏重吸收以及骨骼钙储存的周转。一些激素,如 PTH、1,25-二羟基维生素 D_3 和降钙素对上述过程发挥重要作用。虽然机体日需求钙量最少是 400~500mg,均衡的膳食一般可含 600~1 000mg。钙主要通过饱和及非饱和途径在十二指肠与空肠吸收[180]。非饱和途径吸收是弥散性的,而且随着消化道内钙离子的浓度而变化。载体介导的饱和途径受 1,25-二羟维生素 D_3 刺激。当钙的摄入量减少及机体需求增加时,如妊娠、体内总钙量不足,可使钙的吸收增加。相反蛋白质缺乏可减少小肠中钙的吸收,这可能是由于结合钙的特异性蛋白减少所致[181]。钙也可分泌入肠腔,这可以解释当没有钙摄入时机体负钙平衡的出现[182]。

血浆中不与蛋白结合的钙可被肾小球滤过。滤过的钙中有大约 97%～99.5% 被重吸收:60% 在近曲小管,20% 在髓袢升支,10% 在远曲小管,另 3%～10% 在集合管。肾小管中大约 20% 的钙是离子化的,其余的则与一些阴离子如枸橼酸盐、硫酸盐、磷酸盐及葡萄糖酸盐结合在一起。钙重吸收的程度取决于一些特定阴离子的存在和尿液 pH,其中尿液 pH 影响阴离子与钙的结合率。近曲小管被动重吸收与钠离子转运紧密关联,且当细胞外液容量不足时增加,容量负荷过重时减少。在近曲小管直行部分,转运过程是主动的且独立于水钠转运。不依赖于钠的重吸收,PTH 可增加远曲小管、集合管对钙的重吸收。酸中毒可通过抑制肾小管重吸收,以及减少钙与血浆蛋白结合使超滤钙增加,来增加钙的肾排泄。相反,碱中毒可促进钙离子与蛋白的结合,因此将减少超滤钙量。这也导致非 PTH 依赖的低尿钙症。摄入磷可减少肾钙排泄,反之磷耗竭则增加尿钙排出。正常情况下,肾脏每日排泄 50～300mg 钙,亦可高达 600mg[183]。

骨的代谢是调节血浆钙浓度的另一个重要因素。骨的代谢更新程度和钙的重吸收程度受 PTH、1,25-二羟维生素 D_3 和降钙素的影响。

高钙血症

病因学

案例 27-11

问题 1:A. C.,女,62 岁,因最近几日愈加嗜睡和反应迟钝,入院治疗。患者约 4 年前因乳腺癌行根治性乳腺切除术和淋巴结清扫术,并随后进行了放疗和化疗。尽管如此,几次化疗后依然出现骨转移。大概在入院前 1 周,曾主诉疲乏、肌无力和厌食。之后 A. C. 大部分时间卧床,进食很少。入院前服用药品包括氢氯噻嗪,口服硫酸吗啡和他莫昔芬。体格检查发现患者处于脱水、消瘦状态,仅对疼痛刺激有反应。生命体征数据包括血压 100/60mmHg,呼吸 16 次/min,实验室检查数据如下:

Na:138mmol/L

K:4.5mmol/L

氯:99mmol/L

CO_2:33mmol/L

BUN:40mg/dl

肌酐:1.2mg/dl

钙:19mg/dl

磷:4.5mg/dl

白蛋白:3.0g/dl

心电图提示:Q-T 间期缩短。高钙血症常见的原因是什么,其中哪种是 A. C. 发生高钙血症的病因?

恶性肿瘤

恶性肿瘤和原发性甲状旁腺功能亢进是高钙血症的最常见原因。血液系统肿瘤,如多发性骨髓瘤比实体瘤更易导致高钙血症。常见的与高钙血症相关的实体瘤包括乳腺癌、肺癌、头颈癌、肾细胞癌。恶性肿瘤经骨转移后继发副肿瘤性高钙血症,结果导致骨吸收增加。另外,没有发生骨转移的患者由于肿瘤细胞可产生溶骨性体液因子亦可发生高钙血症。这些分泌的介质可能有 PTH、PTH 类似物、前列腺素、细胞因子、转化生长因子-α 和肿瘤坏死因子等[184]。

甲状旁腺功能亢进

甲状旁腺功能亢进是高钙血症的另一常见原因。尽管原发性甲状旁腺功能亢进的发病机制不明,但已知女性更易患病,尤其是 40～60 岁妇女。约 75% 的患者有单一腺瘤,极少部分患者有多发性内分泌腺病、增生甚至癌[184]。其余的导致高钙血症的情况包括肾移植术后、内固定术后、维生素 A 过量、甲状腺功能亢进、艾迪生病和嗜铬细胞瘤。维生素 D 中毒、结节病及其他肉芽肿样疾病造成的肠道钙吸收增多,亦可继发高钙血症。使用噻嗪类利尿剂、锂剂、雌激素和他莫昔芬,以及碱相关的钙吸收过多(乳-碱综合征),都可导致高钙血症。

A. C. 的乳腺癌骨转移、血容量不足、服用氢氯噻嗪和他莫昔芬,这些因素均与高钙血症有关。

临床表现

案例 27-11,问题 2:A. C. 高钙血症的临床表现是什么?

高钙血症临床表现因人而异,但症状的严重程度与血中游离钙的浓度是相关的[185]。特定的症状取决于血钙浓度上升的速度、是否存在恶性肿瘤、PTH 的浓度和患者的年龄。合并电解质和酸碱平衡代谢紊乱及基础疾病也对其有影响。钙是很多细胞功能的重要调节物,因此高钙血症可以使神经系统、心血管系统、肺、肾脏、胃肠道和肌肉骨骼系统产生异常。正如 A. C. 所表现的一些非特异性症状和体征:疲乏、肌肉无力、厌食、烦渴、多尿、脱水及 ECG 上 Q-T 间期缩短。

高钙血症对中枢神经系统的影响包括:嗜睡、昏睡、神经错乱、头痛、惊厥、小脑共济失调、性格改变、急性精神障碍、抑郁和记忆减退。神经肌肉方面的表现包括无力、肌痛、反射减退或消失以及关节疼痛。

肾功能受损的症状包括多尿、夜尿和烦渴。这些症状表明肾脏浓缩功能受损,这可能是由对 ADH 作用的拮抗所致[186]。由于入球小动脉血管收缩,GFR 可能会降低,如果高钙血症持续,可能会出现肾结石病、肾钙质沉着症、慢性间质性肾炎、肾小管酸中毒。也有可能出现高镁血症和代谢性碱中毒[183]。

钙具有与强心苷类似的正性肌力和降低心率作用。ECG 改变示传导减慢,PR 间期延长,QRS 增宽,Q-T 间期缩短。重度高钙血症时,Q-T 间期延长,T 波增宽,可出现心律失常[183,187]。

高钙血症的胃肠道症状主要与钙对平滑肌及神经传导的抑制作用有关。胃肠运动减弱和胃排空延迟可导致便秘、厌食、恶心和呕吐。胃酸和胃泌素分泌增多可导致十二指肠球部溃疡。管内钙沉积使胰管阻塞所致的急性高钙血症可出现胰腺炎。钙也可激活蛋白水解酶,从而引起组织损伤[183]。与原发性甲状旁腺功能亢进有关的高钙血症更易出现溃疡病和胰腺炎,在恶性肿瘤引起的高钙血症中则较为少见[179]。

治疗

案例 27-11,问题 3:经过静脉注射盐水纠正容量不足后,A. C. 开始进行生理盐水和呋塞米利尿的联合治疗。她的血钙浓度下降非常缓慢,故使用降钙素。尽管开始时有效,但血钙浓度在 24 小时内又恢复至治疗前的水平。这种情况虽然可尝试将降钙素加大剂量使用,但选择改用普卡霉素,治疗数日后 A. C. 的血钙浓度最后稳定于 8mg/dl。上述治疗高钙的各种药物的基本原理是什么,还有其他药物适用于本症治疗吗?

降低血钙的几种常用治疗手段如下:增加尿钙排泄、抑制钙从骨骼中释放、减少肠道钙的吸收、促进钙与螯合剂形成复合物。还应对引起高钙血症的基础疾病进行治疗。根据血清游离钙浓度、患者症状、体征、高钙的严重程度和持续时间可采用不同的治疗方法。对 A. C. 而言,已有严重高钙血症的症状,需立即治疗。

在后续段落会详述特殊治疗,但总的来说,水化和呋塞米利尿通常来讲是高钙血症紧急治疗的第一步。若这些手段无法降低血清钙浓度,则需加用其他药物。降钙素降低血钙起效迅速,但效应持续时间相对较短。因此,可以应用双膦酸盐诱导较长时间的降钙效应。硝酸镓可作为备选药品但并不常用,其余药物如无机磷酸、糖皮质激素和前列腺素抑制剂也可应用于高钙血症的治疗(表 27-4)。

表 27-4
高钙血症的治疗

方法	剂量	意见
盐水和呋塞米	1～2L 生理盐水;然后每隔 2～4 小时给予 80～100mg 呋塞米 恢复并维持血容量的正常,根据需要补充其他电解质	生理盐水利尿和容量扩张可以抑制钙离子在肾小管的重吸收;在 24 小时内降低钙离子浓度;适用于无充血性心力衰竭和肾衰的患者
降钙素	每隔 12 小时以 4IU/kg 的剂量皮下注射或肌内注射;24 小时后如无反应可增加剂量或用其他治疗手段。(最大剂量为每 6 小时 8IU/kg)	抑制破骨细胞及肾脏重吸收钙;由于起效快(6 小时)亦无毒性可作为二线用药;可安全用于充血性心力衰竭及肾衰的患者;恶心是主要的副作用。24～72 小时内会出现耐受现象;同时应用普卡霉素可导致低血钙;只有鲑鱼源的降钙素可用
双膦酸酯(依替膦酸盐、帕米膦酸盐)	依替膦酸盐:7.5mg/kg,连续使用 3 日,静脉滴注时间至少 2 小时维持剂量:每日口服 20mg/kg 帕米膦酸盐:60～90mg,静脉输注 1 次需要 4 小时,7 日后可再次给药,长期服用	抑制恶性肿瘤状态的破骨细胞重吸收,有效率 75%～100%;48 小时起效,持续数日;必须同时进行水化;肾衰患者禁用;副作用为血磷升高、血清肌酐升高和恶心呕吐(口服)
唑来膦酸	4mg 静脉给药,给药时间至少 15 分钟	强力抑制骨吸收;治疗恶性肿瘤相关高钙血症的首选双膦酸盐;在继发于骨转移的骨骼并发症方面可能有较好疗效
硝酸镓磷酸盐	100～200mg/(m²·d),24 小时持续滴注,连续 5 日(视高钙血症严重程度而定);如果 5 日内血钙回复正常水平,则停止治疗 不推荐磷酸盐静脉给药 逐渐滴定口服剂量至每日 30～60mmol(每日 1～3g 分剂量服用)	抑制骨吸收;治疗期间患者需水化处理;由于肾毒性(10%),需维持每日 2L 排尿量 抑制骨吸收;引起软组织钙化;静脉注射 24 小时起效,但不建议选择;口服制剂用于长期治疗;禁用于肾衰患者
皮质固醇	泼尼松:60～80mg/d 氢化可的松:5mg/(kg·d),静脉注射 2～3 日	影响胃肠道的吸收及骨吸收;数日起效,多发性骨髓瘤、维生素 D 中毒和肉芽肿性疾病患者效果最好;可用于充血性心力衰竭与肾衰患者
吲哚美辛	75～150m/d	有效率报道不一

水化作用和利尿剂

如上所述，高钙血症的一线紧急治疗是进行水化和血容量扩张。大多数高钙血症的患者，由于伴有多尿、恶心、呕吐等造成容量不足。通常输入 1~2L 的普通生理盐水以治疗体液不足并扩张细胞外液容量，这一措施可通过增加 GFR 和抑制近曲小管钙的重吸收而促进尿钙排出。由于钠和钙两种离子的重吸收都位于近曲小管的相同部位，生理盐水的水化作用可同时减少这两种阳离子的重吸收。由于 A.C. 血压偏低，并处于脱水状态，因此此盐水输注是治疗的第一步。但对于肾衰竭或心力衰竭的患者，应避免使用盐水及强力利尿。

充分补充液体后，静注呋塞米可进一步促进钙从尿中排出。呋塞米抑制钠、氯、钙在髓袢升支粗段的重吸收。每隔 2~4 小时以 80~100mg 的剂量给药，直到血钙浓度下降至理想程度[188]。使用更小剂量（20~40mg）的呋塞米可避免过度治疗引起显著体液丢失和电解质紊乱。治疗时应给予充足的钠、钾、镁和液体以补充因治疗而引发的电解质异常；必须密切监测体液平衡状态以及这些电解质在尿液和血清中的浓度。必须维持尿流量，必须补充经肾丢失的氯化钠，以保证呋塞米的排钙作用[189]。A.C. 的血钙浓度降得较慢，原因可能是血容量恢复不足和/或肾钠丢失过多。在钠量充足基础上的更积极的水化可保证呋塞米的最佳效果。

降钙素

当水化作用和呋塞米利尿治疗降低血钙浓度不充分，或有治疗禁忌证时可用降钙素治疗。降钙素通过抑制破骨细胞骨吸收来降低血钙浓度。它也可以增加肾脏钙和磷的排泄。目前美国只有鲑鱼降钙素可以使用。

使用降钙素治疗后数小时血钙浓度下降，大约可持续 6~8 小时。与有机磷酸盐类药物相比，降钙素毒性相对较低，可应用于脱水、心力衰竭或肾衰的患者[189]。常见的副作用为恶心、呕吐、腹泻和面色潮红，亦可出现注射部位疼痛和炎症[184]。由于鲑鱼降钙素可引起超敏反应，制造商推荐在首次使用前取 1IU 进行皮试。就像在 A.C. 的例子上看到的，降钙素降低血钙效应会在治疗后 24~72 小时出现耐受。这种"逃逸现象"可能继发于激素受体的反应性发生改变，同时应用皮质类固醇可防止此种改变[182]。长期治疗后，机体也有可能产生相应抗体[190]。

鲑鱼降钙素用法为每隔 12 小时以 4IU/kg 的剂量皮下注射或肌内注射，最大剂量为每 6 小时 8IU/kg。低血钙反应一般较少，血钙浓度很少降至正常范围以下[191]。

双膦酸盐类

双膦酸盐类是合成的焦膦酸盐类似物，形成的稳定键可抵抗膦酸酶在破骨细胞介导的骨质矿化和重吸收过程中的降解作用。该化合物可吸附骨骼中的羟基磷灰石结晶，抑制骨的生长和溶解。此外，双膦酸酯对破骨细胞有直接的影响。目前存在两类不同药理作用的双膦酸盐类，作用机制不同：不含氮原子的依替膦酸盐，代谢为具有细胞毒性且不能水解的 ATP 类似物；反之，含氮原子的双膦酸盐如帕米膦酸盐、唑来膦酸等可以抑制蛋白质的异戊烯化，并且对破骨细胞介导的骨质重吸收有较强的抑制作用[192]。另外，它们还可对破骨细胞及一些特定的肿瘤细胞产生诱导凋亡的作用。抗肿瘤活性可能是通过抑制新生血管生成、血中 γ-T 细胞部分激活、减少肿瘤细胞与骨基质的粘附完成的。目前依替膦酸钠、帕米膦酸钠、唑来膦酸已在美国获批用于治疗恶性肿瘤继发的高钙血症。

依替膦酸钠

依替膦酸钠的给药剂量为 7.5mg/kg，连续使用 3 日，静脉滴注时间 2~4 小时。一般 1~2 日后可见效，大多数患者血钙可降至正常，效应可持续 10 日以上[193]。由于给药方案的不便以及其疗效持续时间差异较大，目前多会选择其他类型的双膦酸盐类治疗恶性肿瘤相关的高钙血症。另外，依替膦酸钠可能会抑制骨的矿化，这点是其他双膦酸盐类所没有的。

帕米膦酸钠

在抑制骨质吸收方面较依替膦酸钠作用更强，但对骨质矿化方面作用轻微。对于中度高钙血症（白蛋白校正后血钙浓度为 12.0~13.5mg/dl），一般单次用量为 60~90mg，静脉输注 3~4 小时。对于重度高钙血症（白蛋白校正后血钙浓度大于 13.5mg/dl），剂量为 90mg。帕米膦酸钠的优势在于仅需单次用药就能获得优于依替膦酸钠 3 次用药量的效果[194]。

如果高钙血症复发，依替膦酸钠或帕米膦酸钠可于间隔大于或等于 7 日后再次使用。依替膦酸钠（每日口服 20mg/kg）可用于延长血钙正常的持续时间，但这种口服治疗常会出现恶心、呕吐等副作用。长疗程治疗可能会导致骨质软化症；但是，对大多数生存期有限的肿瘤患者而言，这种副作用是可以忽略不计的。

依替膦酸钠可导致肾衰竭[195]，可能是由于双膦酸盐类与钙在血清中形成复合物而引起的[196]。帕米膦酸钠仅需较低浓度即可达到与依替膦酸钠相同的作用，故对肾功能的损伤作用较小。实际上，小样本患者数据显示，帕米膦酸钠在终末期肾病患者的治疗中并未出现不良反应[196]。

唑来膦酸

治疗恶性肿瘤相关的高钙血症的双膦酸盐类药物中，唑来膦酸对骨吸收有最强的作用。较之帕米膦酸钠，它在完全有效的数量、血钙恢复正常所需的时间、效应的持久等方面具有更大的优势[197]。由于 8mg 与 4mg 相比并无优势，故目前常用 4mg 静脉使用，推注时间 15 分钟[198]。该药物在 4mg 剂量耐受良好。唑来膦酸的显著疗效和方便给药使之成为治疗恶性肿瘤相关高钙血症的首选双膦酸盐类药物。最新研究显示，唑来膦酸也可在减少乳腺癌、前列腺癌、非小细胞肺癌和多发性骨髓瘤相关的骨转移继发的骨骼并发症方面发挥较好的疗效[198]。

硝酸镓

镓是自然存在的Ⅲa族重金属。除了以其抗肿瘤作用而作为潜在的化疗药物外,它也可有效治疗恶性肿瘤相关的重度高钙血症。主要通过抑制骨吸收和增加尿钙排泄发挥降钙作用[199]。多个临床研究显示了硝酸镓相较其他药物如降钙素和双膦酸盐类在治疗癌症相关的高钙血症方面的有效性[199~203]。推荐剂量为 100~200mg/(m² · d),24 小时持续滴注,连续 5 日。必须进行强效的水化以防止肾毒性。总的来说,由于其给药方法的不便、较大的肾毒性风险以及价格,其临床使用受到限制。

磷酸盐

无机磷酸盐通过抑制骨吸收而降低血钙浓度。它们也可促进钙盐在骨组织和软组织沉积。口服给药时,磷酸盐可在肠腔形成难溶的复合物并通过酶抑制作用减少活性维生素 D 的形成,从而减少钙在肠道的吸收[204]。

静脉给药时,磷酸盐非常有效,但是需要关注肾衰竭及广泛的骨外组织钙化。因此,在高钙血症的急性治疗中不选择磷酸盐静脉给药。

口服磷酸盐(每日 1~3g 分剂量服用)可以用于长期维持治疗,按血钙浓度来确定最佳剂量。恶心、呕吐和腹泻是常见的副作用,尤其当剂量超过每日 2g 时。也需要关注软组织的钙化,剂量不当时亦可致高磷血症和低钙血症。高磷血症或肾衰的患者不适于用磷酸盐治疗,因为它能进一步使肾功能恶化。磷酸盐制剂中钾盐、钠盐的累积也可能会成为某些患者的治疗难题。

皮质类固醇

存在多种机制可解释皮质醇对高钙血症的作用:抑制维生素 D₃ 调节的肠道钙吸收[197];抑制恶性肿瘤时介导骨质吸收作用的破骨细胞活化因子的活性。皮质类固醇对肿瘤细胞有直接的细胞溶解作用,并可抑制前列腺素的合成。泼尼松的起始剂量为每日 60~80mg,之后根据血钙反应逐渐减量。另外,也可使用氢化可的松(每日 5mg/kg,连用 2~3 日)。降低血钙效果至少治疗 1~2 日后才会出现。血液系统肿瘤以及淋巴瘤的患者比实体瘤的患者对上述治疗的反应要好。皮质类固醇也对维生素 D 中毒[205]、良性淋巴肉芽肿病[206]和其他肉芽肿样疾病相关的高钙血症有效果。由于潜在的严重不良反应,疗程不宜过长。

前列腺素抑制剂

因为前列腺素 E 族,尤其是 PGE₂,与某些肿瘤相关的高钙血症有关联,NASIDs 可能对一些特定的高钙血症患者有效[207]。例如吲哚美辛,可以有效降低肾细胞癌患者的血清钙水平,但对其他类型肿瘤引起的高钙血症无效[194]。吲哚美辛,75~150mg/d,可试用于那些对其他治疗无反应的患者,尤其可作为癌痛患者姑息性治疗的一种手段。

磷

体内平衡

磷主要分布在骨骼(85%)和软组织(14%);仅有低于

1%的磷分布在细胞外液。所有的"游离"磷或活性磷都以磷酸盐的形式存在于血浆中。大多数临床实验室检测和表达的磷元素浓度是磷酸盐分子中的磷。1mmol 磷酸盐含 1mmol 磷,但 1mmol 磷酸盐质量上是 1mmol 磷的三倍。因此,认为 1mg 磷与 1mg 磷酸盐质量对等是错误的。血浆中的总磷约 70%以有机形式存在,30%为无机形式。有机磷与蛋白结合,主要以磷脂形式存在,少量为酯类。约 85%的无机磷或正磷酸盐,是不结合的或称之为"游离"的。两种正磷酸盐化合物 $H_2PO_4^-$ 和 HPO_4^{2-} 的相对含量因 PH 不同而改变。在 pH 7.40 时,二者比例为 1:4,使正磷酸盐的复合效价为 1.8。临床检测的血清磷酸盐浓度仅反映了血浆总磷酸盐中的无机磷部分。为避免 pH 对效价的影响引起混淆,磷酸盐的浓度最好以 mg/dl 或 mmol/dl 单位计量,而不用 mEq/体积。

健康成人的血清磷酸盐正常浓度范围在 2.5~4.5mg/dl 之间,儿童的数值稍高,这与儿童体内生长激素多、性激素少有关[208]。绝经后妇女的血磷酸盐浓度值轻微升高;老年男性则较低。血清磷酸盐的浓度受饮食的摄入影响,富含磷酸盐食物的摄入会使血清磷酸盐浓度暂时上升。反之,葡萄糖会使血清磷酸盐浓度降低,因为糖和磷酸盐可流入细胞且可发生葡萄糖磷酸化作用。因为胰岛素和肾上腺素对葡萄糖的影响,给予这些药物也同样可降低血磷酸盐浓度。碱中毒时血磷酸盐浓度降低,酸中毒时则增高[209]。

一份均衡膳食每日含 800~1 500mg 磷。牛奶中的磷大多是有机磷形式,而肉类、蔬菜及非乳制品中的磷是与蛋白、脂质和糖结合在一起的有机形式,通常先水解再吸收[210]。一般来说,食物摄取的 60%~65%磷主要在空肠和十二指肠以需能、可饱和的主动转运方式吸收[211]。日摄入量在 4~30mg/kg 时,磷的吸收与摄入量呈线性相关。磷摄取量可能是决定净吸收的最重要的因素。机体处于需磷期时,如生长活跃和妊娠期[212],也会促进磷的吸收。当摄入的钙、镁增多或服用抗酸药氢氧化铝时,由于形成无法吸收的复合物,可减少磷的吸收[213]。此外,维生素 D、PTH 和降钙素亦可影响其吸收[208]。

肾磷排泄取决于饮食中磷的摄入量。正常情况下,超过 85%的滤过磷被重吸收;而剩余部分的尿磷排泄变化较大,可从 0.2%到 20%[154]。磷在肾脏的排泄也受体内酸碱状态、细胞外液体量、钙和血糖浓度的影响[208]。此外,PTH、甲状腺素、降钙素、维生素 D、胰岛素、糖皮质激素和胰高血糖素也能改变磷的排泄[7]。

低磷酸血症

病因学

案例 27-12

问题 1: M. R. 女,72 岁,最近 1 周因日渐加重的周身不适、意识模糊和活动减少而入院。既往病史有心衰、高血压、2 型糖尿病及消化性溃疡,合并用药有氢氯噻嗪、铝-镁抗酸剂、硫糖铝以及胰岛素。患者发热并有显著呼吸窘迫。ABG 结果:pH,7.5,PO$_2$,42mmHg,PCO$_2$,20mmHg。呼吸功能持续恶化,需气管插管和机械通气。血清电解质检查结果如下:

钠:128mmol/L

钾:3.6mmol/L

氯:96mmol/L

二氧化碳结合力:23mmol/L

血糖:320mg/dl

磷:0.9mg/dl

试问:引起 M.R. 低血磷的原因是什么?

磷缺乏或虽然机体总量不变但磷从血浆间隙净流出时可引起低磷血症。中度低磷血症体内血磷浓度范围为 1.0~2.5mg/dl,像 M.R. 这样血磷浓度小于 1.0mg/dl 的患者则被认为是重度低磷血症[214]。由于血磷浓度日内波动范围较大,故不能仅用血浆磷浓度评估低磷血症的程度[215]。接受大剂量甘露醇治疗的患者也可出现假性低磷血症,这是因为采用比色法检测磷时,钼酸盐可与甘露醇相结合[216]。

肠道吸收磷减少、肾脏磷排泄增加以及细胞外磷进入细胞内是导致低磷血症的常见原因。由于磷在食物中的分布较广,故因食物摄入不足导致低磷血症的情况极为罕见[208]。而且磷摄入减少时,肾脏对磷的排泄量相对减少、肠道吸收量相对增加,以防止低磷血症的发生[217]。另外,因为血浆和肌肉中的磷水平通常是正常的,所以饥饿一般不会导致低磷血症的发生。然而,恢复进食的时候使用低磷的高热量食物可发生低磷血症。因此缺磷的高营养液可能造成严重的低磷血症[218]。

吸收不良、长期鼻饲以及持续呕吐继发的磷吸收障碍亦可导致低磷血症。患者 M.R. 由于长期服用含铝-镁的抗酸剂导致磷吸收减少。无论患者是否存在肾衰竭,抗酸剂均可与存在于肠道的外源性和内源性磷结合而造成低磷血症[219]。另外,M.R. 所服用的硫糖铝也可结合胃肠中的磷[220]。同理,铁剂也能结合磷,使吸收减少[221]。

对于 M.R.,高血糖症所致的渗透性利尿和使用利尿剂也可增加肾脏磷的流失。其他可导致肾脏磷流失的因素包括:肾小管酸中毒、甲状腺功能亢进、低钾血症、低镁血症及细胞外容量扩张等[208]。但 M.R. 并不存在这些因素。葡萄糖或胰岛素引发的磷向细胞内转移和严重的呼吸性碱中毒也可能与 M.R. 的低磷血症有关[222,223]。

案例 27-12,问题 2:与低磷血症相关的其他疾病有哪些?

与低磷血症相关的其他疾病还包括:糖尿病酮症酸中毒、慢性酒精中毒、慢性阻塞性肺疾病和大面积热灼伤等[224,225]。它们可通过多种因素联合导致磷丢失和细胞内磷的消耗。患有糖尿病酮症酸中毒的病人,代谢性酸中毒促进细胞内的磷进入血浆,同时,由于血糖升高导致的继发性渗透性利尿增加了血浆磷的肾脏排泄[226],最终导致体内总磷的缺失。纠正酸中毒以及给予胰岛素可促进组织对磷

的快速摄取,且充足的体液可稀释磷的浓度,这些最终导致严重的低磷血症。因急、慢性酒精中毒引起低磷血症的相关因素有:呕吐、腹泻和抗酸剂的使用导致的肠道磷吸收减少;反复的酸中毒导致尿磷排泄增加;呼吸性碱中毒导致磷向细胞内转运。低镁血症或乙醇的直接作用也可导致肾脏排磷增加[226]。

临床表现

案例 27-12,问题 3:低磷血症的常见指征和症状是什么?

慢性磷缺乏相关的临床症状较为隐匿,呈渐进式发展。但血浆中磷含量的急剧下降会导致严重的突发性脏器损伤。其主要原因为 ATP 和红细胞 2,3-二磷酸甘油酸盐耗竭,导致细胞能量储存受损和组织缺氧[227]。严重的低磷血症可导致全身肌无力、精神混乱、感觉异常、惊厥甚至昏迷,还可见心脏收缩性降低、低血压、呼吸衰竭、甚至是横纹肌溶解[208]。慢性低磷血症则常出现情绪低落、肌无力、骨软化、佝偻病、厌食、吞咽困难、心肌病、呼吸急促、胰岛素抵抗以及红细胞、白细胞、血小板功能降低。肾功能改变,表现为低磷酸盐尿、高钙尿、高镁尿、高碳酸氢盐尿以及糖尿。M.R. 意识下降、浑身无力和呼吸衰竭均与重度低磷血症相符。

治疗

案例 27-12,问题 4:如何诊断磷缺乏?请为 M.R. 制订一个可纠正低磷的安全有效的治疗方案,怎样监测她的治疗状态?

人体内的磷主要存在于细胞内,细胞外磷的含量仅占机体总磷含量的极少部分。由于患者的 pH、血糖水平和胰岛素活性均可对体内磷的分布产生影响,所以仅根据血清磷的浓度很难判断体内磷缺失的程度。如前所述,磷快速转移至细胞内时,可出现低磷血症,而机体总磷水平不变。低磷血症持续的时间通常较短,因为肾脏可发挥保磷的作用,并且可通过摄入含磷的食物进行补充。除了进行血磷浓度的检测,尿磷的检测也有助于进一步评估磷缺乏的程度。通常来讲,重度低磷血症的患者,肾脏磷排泄也显著降低。血磷低于 2mg/dl,但尿磷小于 100mg/L(磷排泄分数 <10%)时,说明肾脏保磷能力正常,同时也提示非肾性发病机制的存在(如胃肠道吸收减少)或某种原因所致的磷在体内重分布(如呼吸性碱中毒)[228]。

对预期可引发低磷血症的情况应预防性补充磷制剂,包括接受胃肠外营养、长期大量服用抗酸制剂、酗酒以及糖尿病酮症酸中毒。

特异性治疗方案取决于患者的症状和指征、以及预计的低磷血症持续时间和严重程度。对于无明显磷缺乏证据且无症状的轻度低磷血症患者(1.5~2.5mg/dl),磷的补充不是必需的,因为这种情况往往是自限性的[200]。对于轻中度低磷血症且有磷缺失证据的患者,通过口服途径补充磷

是安全适宜的方法。脱脂或低脂牛奶是较为便利的磷、钙补充剂。但由于全脂牛奶含有大量的脂肪,过多摄入可导致腹泻。不能耐受奶制品的患者可以采用其他的口服磷补充剂。

当存在重度低磷血症时,如 M. R.,或患者呕吐不能进行口服治疗,则需要进行静脉补磷。数个经验性治疗方案已获得评估。在 4~12 小时内静脉给予 0.08~0.5mmol/kg 磷对恢复血磷酸盐水平是安全有效的[228,229]。更积极的治疗方案,如将给药时间缩短至 30 分钟至 2 小时,可用于危重和和手术病人的治疗[230,231]。当血磷浓度升至 2.0mg/dl 则需停止静脉给药,改为口服治疗。总之,24 小时内补磷量不应超过 32mmol(1g)。由于静脉补磷可诱发进展迅速的高磷血症和低钙血症、低镁血症,所以无论采用何种治疗方案,均需在治疗过程中严密监测血液中磷、钙及镁的浓度。尿磷的监测也有助于患者的治疗。可发生转移性软组织钙化、低血压,且因所用补充剂不同可能出现钾、钠及体液的超负荷。像 M. R. 这类有心衰和高血压病史的患者更为显著。因此,治疗时还需监测肾功能以及容量状态。口服补磷最常见的剂量依赖性副作用是腹泻,将补充剂稀释并缓慢滴定剂量可减少副作用。大剂量的磷补充还可导致代谢性酸中毒[228]。

在使用各种可买到的磷口服制剂(如 Fleets 或 Neutra-Phos)时,剂量为 30~60mmol/d,通常分 2~4 次给药,以降低胃肠道不良反应的发生。Fleets Phospho-Soda(5ml,每日 2 次)可提供磷 40mmol。脱脂牛奶,作为稀释补充剂的理想液体,每杯可含 7mmol 磷,尚可同时补充钙和钾。

M. R. 因有间歇性的腹泻和呕吐,所以不适宜口服补磷。可在 0.45% 250ml 的盐水中加入磷酸钾 15mmol(含钾 22mmol),在 12 小时内静脉输注。上述方案可重复应用一次,直到血磷浓度达到 2.0mg/dl。然后可向其肠内饲管添加一茶匙 leets Phospho-Soda 进行口服补磷,每日 2 次。

高磷血症

参见第 28 章中"矿物质和骨异常"一节。

镁

体内平衡

镁是主要存在于细胞内的阳离子,在体内主要位于骨骼(占 65%)和肌肉(占 20%)。只有机体总镁量(21~28g 或 875~1 200mmol)的 2% 位于细胞外间隙。故血清镁的浓度不能精确反映体内镁的储量。健康成人的血清镁浓度约为 0.75~1.2mmol/L,其中约 20% 与蛋白相结合。

镁在机体各种代谢过程中都起重要作用,尤其是在能量转化、储存及利用方面。镁离子的缺乏可使许多 ATP 介导能量依赖的细胞作用过程受损,并可损害磷酸酶的活性[232]。镁是体内许多酶的必需物质,这些酶涉及碳水化合物、脂肪和蛋白质的代谢过程,以及 RNA 聚集、DNA 转录和降解过程。钠泵、质子泵、钙泵以及钾、钙通道的调节均依赖细胞内的镁[233,234]。此外,足够的镁在维持神经元正常

生理活动、神经肌肉的兴奋传导和心血管的张力方面也是必需的。

在北美洲,日常饮食含镁约 10~15mmol[235]。每日需要量对青年人约为 9~16.5mmol,妇女为 7.5~14mmol[236]。正常情况下,30%~40% 的元素镁可在胃肠道被吸收,吸收的主要部位是空肠和回肠。但机体在缺镁状态下时,吸收率可提高至 80%,而在镁摄入过多时则可降低至 25%。尿毒症的患者胃肠道吸收镁的能力降低,但如给予 1α,25-二羟维生素 D₃ 则可使空肠的吸收正常化[237]。此外,PTH 也可调节镁的吸收[238]。

镁主要通过肾脏排泄,仅有 1%~2% 的内源性镁经粪便排出[182]。镁经肾脏的排泄量是由 GFR 和肾小管的重吸收共同决定的。肾小管中镁约 20%~30% 的重吸收位于近曲小管,而总量的 65% 在髓袢,尤其是升支粗段被重吸收[238]。最终,滤过的镁仅有 5%~6% 随尿排出体外。镁重吸收的程度与钠的重吸收平行,后者受到细胞外容量的影响。肾镁的排泄阈值为 0.65~0.85mmol/L,与正常血浆镁的浓度接近。因此,血浆镁浓度的轻微变化即可改变镁的尿排泄量[239]。

尿液中镁的重吸收受许多因素的影响,包括:钠平衡、细胞外液容量、血清镁、钙和磷的浓度、代谢性酸中毒和代谢性碱中毒[240]。合用袢利尿剂和渗透性利尿剂也会影响镁的重吸收[241]。激素类物质,如 PTH、降钙素、胰高血糖素和盐皮质激素也对日常维持镁的机体平衡发挥一定作用[242,243]。

低镁血症

病因学

案例 27-13

问题 1:R. J.,男,61 岁,因在家摔伤以"前额外伤"收入院。患者既往因酗酒而导致的长期疾病有:肝脏疾病、癫痫、胰腺炎和吸收不良。患者主诉入院前几日开始腹痛、恶心、呕吐和腹泻。入院时患者表现为焦虑、易怒和好斗。有明显身体震颤,亦有精神症状,如幻觉、尖叫、妄想,并有多发性强直阵挛发作。既往病历显示患者近 2 个月一直在服用呋塞米。

相关实验室检查如下:

血钾:2.5mmol/L

血镁:0.4mmol/L

肌酐:0.8mg/dl

给予苯妥英控制患者癫痫发作,并予鼻饲。液体限制并给予呋塞米治疗以控制腹水。请问,导致 R. J. 低镁血症的原因是什么?

体内镁的总量较难估计,因为镁离子主要存在于细胞内,而血清镁的浓度并不能准确反映机体镁的总量。事实上,即使细胞内缺镁,血镁浓度可表现为降低、正常甚至增高[243,244]。反之,在机体没有失镁的情况下亦可出现低镁血症。如饥饿后进食时,由于"反跳性"组织摄镁增多,可出现低镁血症。同样,急性胰腺炎以及甲状旁腺切除术后,机体虽未丢失镁亦会出现低镁血症[245,246]。

在急诊和住院患者中低镁血症的发生率大约 6% ~ 12%[247]。在低钾患者中可达 42%[248],重症监护病房的患者则更高达 60% ~ 65%[249]。多种危险因素和临床因素可促成危重症患者低镁血症的高发病率。

镁缺乏及低镁血症可由胃肠道、肾脏和内分泌系统疾病引起。饮食中镁摄入严重受限[250]、蛋白质热量营养失调患者[251]易出现镁缺乏;长期静脉营养[252]和长期行鼻胃管吸入的患者[253]发生低镁血症的危险性增加。机体需镁增加时也可导致低镁,如孕妇和幼儿[254]。与脂肪泻相关的疾病,如非热带性口炎性腹泻、短肠综合征可减少镁在胃肠道的吸收,由于难溶性脂肪的存在,在胃肠道也可形成难溶的镁皂[255]。低镁血症也可见于肠切除[256]和严重腹泻患者[257]。有报道称一些少见的遗传疾病亦可导致胃肠道镁吸收障碍[258]。镁的转运系统存在缺陷时,可出现症状性低镁血症,此时需要口服大剂量的镁剂以补充。

经肾失镁可由原发性肾病引起或继发于全身疾病。很少有先天性的肾源性镁缺乏[259]。许多药物促进镁经肾排泄,如顺铂[260]、氨基糖苷类药物[261]、环孢菌素[262]和两性霉素 B[263]。使用祥利尿剂和噻嗪类利尿剂可导致低镁血症,若同时使用阿米洛利或氨苯蝶啶可以防止低镁血症。镁缺乏与磷缺乏[264]、输注钙[265]及酮症酸中毒[266]有关。急、慢性酒精中毒可导致镁经肾排泄量增加[253,267],多种内分泌系统疾病如 SIADH[268]、甲状腺功能亢进[269]、醛固酮增多症[244]和甲状旁腺切除术后[270,271]均与低镁血症的发生相关。

R. J. 的低镁有许多原因。他长期饮酒、营养不良、吸收障碍均可引起镁缺乏。入院后呕吐、腹泻可减少镁在胃肠的吸收。住院期间使用呋塞米和鼻胃管吸引可分别通过肾脏和胃肠道途径进一步加重镁丢失。

临床表现

案例 27-13,问题 2:R. J. 低镁血症的临床表现是什么?

镁缺乏可能导致神经系统、神经肌肉组织和心血管系统的功能异常。低镁可降低对神经刺激的阈值,导致易激状态。典型症状可有:Chvostek 征、Troussoau 征、肌颤、震颤、强直痉挛、甚至抽搐等。如 R. J. 案例所见,患者可出现虚弱无力、厌食、恶心和呕吐。亦可出现低钾血症、低钙血症和碱中毒。中度缺镁时可见 ECG 改变:包括 QRS 波群增宽、T 波变尖变高[272]。重度低镁时,PR 间期延长、T 波消失。某些患者可出现室性心律失常[273]。

治疗

案例 27-13,问题 3:为患者 R. J. 制定一个补充镁的治疗方案,以及评估治疗有效性和潜在副作用的监测方案。

具体补镁的方法应取决于患者的临床表现。有症状的患者需予静脉补镁,无症状的口服补镁即可。具有威胁生命如惊厥、心律失常等症状的患者,需立即静脉补镁。因为血清镁浓度并不能反映体内镁的总储备,患者的临床症状对指导治疗的紧迫性和积极程度尤为重要。

必须缓慢恢复机体的镁储备。血镁浓度可在最初 24 小时内恢复正常,但机体镁的总量恢复至正常则需要数日的时间。经静注补充的镁有大约 50% 的量会随尿液排出体外。尽管镁缺乏患者机体镁含量很低,但由于尿镁排泄的阈值较低,因此突然大剂量静脉补镁会导致尿镁排泄增多[273]。相反,患者有肾功能不全时,镁的排泄减少使患者有发生高镁血症的危险,故对肾功能不全患者应降低补镁速度,并频繁监测血清镁浓度。

无症状的轻度低镁患者可口服补镁。含镁的抗酸剂、含镁的乳品、氧化镁均为有效补镁剂。而缓释制剂如 Slow Mag(含氯化镁)及 Mag-Tab S. R(含乳酸镁)疗效更优。每片含镁 2.5 ~ 3.5mmol(或 60 ~ 84mg),重度缺镁的患者每日总量为 6 ~ 8 片,分次口服,而轻度缺镁或无症状的患者每日 2 ~ 4 片即可[274]。高镁饮食(谷类、坚果、肉类、水果、鱼、豆类和蔬菜等)也有助于恢复机体镁储备及预防镁缺乏[275]。

低镁血症如出现症状,如患者 R. J.,则需要静脉补镁。据估计慢性酒精中毒患者体内镁的缺失可达 0.5 ~ 1mmol/kg[269]。因为静注的镁有 50% 将随尿排出,要恢复 R. J. 的镁储备约需补镁 1 ~ 2mmol/kg[276]。使用 10% 硫酸镁溶液,以 0.5mmol/kg 镁的剂量,在第一个 24 小时内静脉输注。其中前 3 小时输注一半,剩下的则在余下时间补给。为维持血清镁的浓度大于 1.0mg/ml,这个剂量可以重复给予[277]。之后连续 4 日,每日以 0.5mmol/kg 的剂量再连续补给[277,278]。50% 镁溶液可用于肌注,但注射部位会有疼痛,并可能形成硬结,且需多次注射。故静脉注射途径是胃肠外补镁的较好途径。当患者有不稳定性低镁血症症状如惊厥或致命性心律失常,可于 2 分钟内给予 16mmol 的硫酸镁,此后 20 分钟再给予 8mmol 的硫酸镁,接下来 2 ~ 4 小时给予 16 ~ 24mmol 的硫酸镁[278,279]。

静脉给予镁剂后,患者须保持平卧位,以免低血压的发生,并需监测深腱反射抑制情况(血镁浓度 2 ~ 3.5mmol/L 时可出现)、ECG、血压、呼吸改变和高血镁水平。补镁速度过快时可出现面部潮红、周身温暖、出汗等血管舒张症状[277]。肾功能不全的患者补镁应缓慢且高度谨慎,并需严密监测以防高镁血症引起的毒性。对严重房室传导阻滞或双束支传导阻滞的患者静脉补镁时亦须谨慎,因镁与钙通道阻滞剂具有相似的药理学特性[277,279]。

对于继发于使用噻嗪类或祥利尿剂的低镁血症,可加用阿米洛利以增加肾皮质集合管对镁的重吸收,减少镁从肾脏流失[274]。

案例 27-13,问题 4:住院的最初两日,R. J. 接受的治疗是 1.5mmol/kg 硫酸镁静注,但他的血镁浓度仍小于 0.75mmol/L。请问镁治疗缺乏良好反应的原因是什么?

R. J. 最初两日的补镁量已远大于常规 4 ~ 5 日的推荐补镁量,导致大量镁经肾脏排泄[273]。在补充治疗阶段的鼻胃管吸入和呋塞米同样增加了镁的丢失[280]。同时,低钾血症可能降低了补镁的有效性。在常规补镁的情况下如果患者血镁未增加,需收集 24 小时尿液以评价肾脏排镁功能。低尿镁浓度符合镁缺乏,而若低镁症患者出现高尿镁则表明存在肾脏失镁增多。

高镁血症

病因学

案例 27-14

问题 1: J. O. ,男,63 岁,既往肾功能不全,因最近日出现渐进性无力入院。2 周前因胃部不适开始服用镁铝氢氧化物抗酸剂,每日数次。查体发现存在低血压,深腱反射减弱。ECG 示 PR 间期延长、QRS 周期延长。血镁浓度为 3.25mmol/L。J. O. 高镁血症最可能的原因是什么?

因为肾脏是镁排泄的主要途径,故肾功能受损是出现高镁血症的必需条件(参见第 28 章)。肾功能不全及老年患者使用含镁的药物如抗酸剂和导泻药是导致高镁的常见原因。在肾衰的患者(如 J. O.)中使用这些含镁药物,血镁浓度会快速上升,产生毒性。肌酐清除率小于 30ml/min 会出现血镁增高,血清镁水平和肌酐清除率二者呈反比[281]。急性肾衰竭的少尿期也可出现高镁血症,多尿期则不会出现[282]。其他导致高镁血症的潜在原因包括:肾上腺皮质功能不全[232]、甲状腺功能减退[283]、使用锂剂[283]、过量使用导泻药枸橼酸镁[284]和静脉用镁治疗先兆子痫[285]。

临床表现

案例 27-14,问题 2: 试描述高镁血症时常见的临床表现。

血镁升高可致神经系统、神经肌肉组织和心血管系统功能发生改变。当浓度大于 2mmol/L 时,深腱反射抑制;浓度超过 3mmol/L 时深腱反射消失。血镁浓度达到 4 ~ 5mmol/L 时会出现四肢软瘫,还可出现呼吸肌麻痹、低血压、说话和吞咽困难。ECG 改变包括 PR 间期延长、QRS 波增宽。浓度为 7.5mmol/L 左右时会出现完全性传导阻滞。轻度高镁血症时患者可出现恶心、呕吐。

血镁浓度更高时会出现困倦、嗜睡、出汗和意识改变。J. O. 渐进性无力、低血压、深腱反射抑制和 ECG 改变等症状与高镁血症相符合。

治疗

案例 27-14,问题 3: 如何治疗 J. O. 的高镁血症?

高镁血症患者停止使用含镁药物,血镁浓度会随着肾脏清除而逐渐恢复至正常。当如 J. O. 那样存在威胁生命的并发症时,需静注 5 ~ 10mmol 钙剂以拮抗镁对呼吸系统和心脏的毒性作用[285,286]。因药效持续较短,钙剂可按需要重复给予。肾功能正常且无威胁生命的并发症时,静注呋塞米,并使用 0.45% 的氯化钠补充丢失的尿量,既可增加尿镁排泄又可防止容量不足。血液透析或腹膜透析可用于肾功能不全和重度高镁血症的患者。

(吴行伟 译,汪林 校,徐珽 审)

参考文献

1. Fanestil DD. Compartmentation of body water. In: Narins RG, ed. *Maxwell & Kleeman's Clinical Disorders of Fluid and Electrolyte Metabolism.* 5th ed. New York, NY: McGraw-Hill; 1994:3.
2. Rose BD. Renal function and disorders of water and sodium balance. In: Rubenstein E, Federman DD, eds. *Scientific American Medicine.* New York, NY: Scientific American Inc., 1994; Section 10:1.
3. Rose BD. Introduction to disorders of osmolality. In: Rose BD et al, eds. *Clinical Physiology of Acid-Base and Electrolyte Disorders.* 5th ed. New York, NY: McGraw-Hill; 2000:682.
4. Oster JR, Singer I. Hyponatremia, hyposmolality, and hypotonicity: tables and fables. *Arch Intern Med.* 1999;159:333.
5. Rose BD, Post T. Proximal tubule. In: Rose BD, Post T. *Clinical Physiology of Acid-Base and Electrolyte Disorders.* 5th ed. New York, NY: McGraw-Hill; 2000:71.
6. Rose BD, Post T. Loop of Henle and the countercurrent mechanism. In: Rose BD, Post T. *Clinical Physiology of Acid-Base and Electrolyte Disorders.* 5th ed. New York, NY: McGraw-Hill; 2000:112.
7. Rose BD, Post T. Functions of the distal nephron. In: Rose BD, Post T. *Clinical Physiology of Acid-Base and Electrolyte Disorders.* 5th ed. New York: McGraw-Hill; 2000:143.
8. Sands JM et al. Vasopressin effects on urea and H_2O transport in inner medullary collecting duct subsegments. *Am J Physiol.* 1987;253(5 Pt 2):F823.
9. Gines P et al. Vasopressin in pathophysiological states. *Semin Nephrol.* 1994;14:384.
10. Zerbe RL et al. Osmotic and nonosmotic regulation of thirst and vasopressin secretion. In: Narins RG, ed. *Maxwell & Kleeman's Clinical Disorders of Fluid and Electrolyte Metabolism.* New York, NY: McGraw-Hill; 1994:81.
11. Rose BD, Post T. Regulation of the effective circulating volume. In: Rose BD, Post T. *Clinical Physiology of Acid-Base and Electrolyte Disorders.* 5th ed. New York, NY: McGraw-Hill; 2000:258.
12. Goetz KL. Renal natriuretic peptide (urodilatin?) and atriopeptin: evolving concepts. *Am J Physiol.* 1991;261:F921.
13. Goetz K et al. Evidence that urodilatin, rather than ANP, regulates renal sodium excretion. *J Am Soc Nephrol.* 1990;1:867.
14. Rose BD, Post T. Hypovolemic states. In: Rose BD, Post T. *Clinical Physiology of Acid-Base and Electrolyte Disorders.* 5th ed. New York, NY: McGraw-Hill; 2000:415.
15. Rose BD, Post T. Meaning and application of urine chemistries. In: Rose BD, Post T, eds. *Clinical Physiology of Acid-Base and Electrolyte Disorders.* 5th ed. New York, NY: McGraw-Hill; 2000:405.
16. Kaysen GA. Proteinuria and the nephrotic syndrome. In: Schrier RW, ed. *Renal and Electrolyte Disorders.* 6th ed. Philadelphia, PA: Lippincott Williams & Wilkins; 2003:580.
17. Harris RC, Ismail N. Extrarenal complications of the nephrotic syndrome. *Am J Kidney Dis.* 1994;23:477.
18. Saborio P, Scheinman JI. Sickle cell nephropathy. *J Am Soc Nephrol.* 1999;10:187.
19. Klotman PE. HIV-associated nephropathy. *Kidney Int.* 1999;56:1161.
20. Feinfeld DA et al. Nephrotic syndrome associated with the use of the non-steroidal anti-inflammatory drugs. Case report and review of the literature. *Nephron.* 1984;37:174.
21. Kaysen GA, de Sain-van der Velden MG. New insights into lipid metabolism in the nephrotic syndrome. *Kidney Int.* 1999;56(Suppl 71):S18.
22. Chonko AM et al. Treatment of edema states. In: Narins RG, ed. *Maxwell & Kleeman's Clinical Disorders of Fluid and Electrolyte Metabolism.* 5th ed. New York, NY: McGraw-Hill; 1994:545.
23. Glassock RJ. Management of intractable edema in nephrotic syndrome. *Kidney Int.* 1997;51(Suppl 58):S75.
24. Schrier RW. Body fluid volume regulation in health and disease: a unifying hypothesis. *Ann Intern Med.* 1990;113:155.
25. Schrier RW. An odyssey into the milieu interieur: pondering the enigmas. *J Am Soc Nephrol.* 1992;2:1549.
26. Brown EA et al. Sodium retention in nephrotic syndrome is due to an intra-renal defect: evidence from steroid-induced remission. *Nephron.* 1985;39:290.
27. Koomans HA et al. Renal function during recovery from minimal lesions nephrotic syndrome. *Nephron.* 1987;47:173.
28. Schrier RW, Fassett RG. A critique of the overfill hypothesis of sodium and water retention in the nephrotic syndrome. *Kidney Int.* 1998;53:1111.
29. Bank N. External compression for treatment of resistant edema. *N Engl*

J Med. 1980;302:969.

30. Davidson AM et al. Salt-poor human albumin in the management of nephrotic syndrome. Br Med J. 1974;1:481.

31. Fancheld P et al. An evaluation of ultrafiltration as treatment of diuretic-resistant oedema in nephrotic syndrome. Acta Med Scand. 1985;17:127.

32. Yeun JY et al. Nephrotic syndrome: nutritional consequences and dietary management. In: Mitch WE, Klahr S, eds. Handbook of Nutrition and the Kidney. 4th ed. Philadelphia, PA: Lippincott Williams & Wilkins; 2002:132.

33. Soupart A, Decaux G. Therapeutic recommendations for management of severe hyponatremia: current concepts on pathogenesis and prevention of neurologic complications. Clin Nephrol. 1996;46:149.

34. Narins RG et al. Diagnostic strategies in disorders of fluid, electrolyte and acid-base homeostasis. Am J Med. 1982;72:496.

35. Goldman MB et al. Mechanisms of altered water metabolism in psychotic patients with polydipsia and hyponatremia. N Engl J Med. 1988;318:397.

36. Illowsky B, Kirch DG. Polydipsia and hyponatremia in psychiatric patients. Am J Psychiatry. 1988;145:6.

37. Sterns RH et al. Hyponatremia: pathophysiology, diagnosis, and therapy. In: Narins RG, ed. Maxwell & Kleeman's Clinical Disorders of Fluid and Electrolyte Metabolism. New York, NY: McGraw-Hill; 1994:583.

38. Weisberg LS. Pseudohyponatremia: a reappraisal. Am J Med. 1989;86:315.

39. Rothenberg DM et al. Isotonic hyponatremia following transurethral prostate resection. J Clin Anesth. 1990;2:48.

40. Faber MD et al. Common fluid-electrolyte and acid-base problems in the intensive care unit: selected issues. Semin Nephrol. 1994;14:8.

41. Ashraf N et al. Thiazide-induced hyponatremia associated with death or neurologic damage in outpatients. Am J Med. 1981;70:1163.

42. Ashouri OS. Severe diuretic-induced hyponatremia in the elderly. A series of eight patients. Arch Intern Med. 1986;146:1355.

43. Shah PJ, Greenburg WM. Water intoxication precipitated by thiazide diuretics in polydipsic psychiatric patients. Am J Psychiatry. 1991;48:1424.

44. Vassal G et al. Hyponatremia and renal sodium wasting in patients receiving cisplatinum. Pediatr Hematol Oncol. 1987;4:337.

45. Hutchison FN et al. Renal salt wasting in patients treated with cisplatin. Ann Intern Med. 1988;108:21.

46. Vaamonde CA. Renal water handling in liver disease. In: Epstein M, ed. The Kidney in Liver Disease. 3rd ed. Baltimore, MD: Williams & Wilkins; 1988:67.

47. Papadakis MA et al. Hyponatraemia inpatients with cirrhosis. Q J Med. 1990;76:675.

48. Carpenter CCJ et al. Oral rehydration therapy—the role of polymeric substrates. N Engl J Med. 1988;319:1346.

49. Leier CV et al. Clinical relevance and management of the major electrolyte abnormalities in congestive heart failure: hyponatremia, hypokalemia, and hypomagnesemia. Am Heart J. 1994;128:564.

50. Gore SM et al. Impact of rice based oral rehydration solution on stool output and duration of diarrhoea: meta-analysis of 13 clinical trials. BMJ. 1992;304:287.

51. Allon M et al. Renal sodium and water handling in hypothyroid patients: the role of renal insufficiency. J Am Soc Nephrol. 1990;1:205.

52. Linas SL et al. Role of vasopressin in the impaired water excretion of glucocorticoid deficiency. Kidney Int. 1980;18:58.

53. DeFronzo RA et al. Normal diluting capacity in hyponatremic patients: reset osmostat or variant of the syndrome of inappropriate antidiuretic hormone secretion. Ann Intern Med. 1976;84:538.

54. Schwartz WB et al. A syndrome of renal sodium loss and hyponatremia probably resulting from inappropriate secretion of antidiuretic hormone. Am J Med. 1957;23:529.

55. Bartter FC, Schwartz WB. The syndrome of inappropriate secretion of antidiuretic hormone. Am J Med. 1967;42:790.

56. Cooke RC et al. The syndrome of inappropriate antidiuretic hormone secretion (SIADH): pathophysiologic mechanisms in solute and volume regulation. Medicine (Baltimore). 1979;58:240.

57. Marchioli CC, Graziano SL. Paraneoplastic syndromes associated with small cell lung cancer. Chest Surg Clin N Am. 1997;7:65.

58. Rose BD. New approach to disturbances in the plasma sodium concentration. Am J Med. 1986;81:1033.

59. Cluitmans FH, Meinders AE. Management of severe hyponatremia: rapid or slow correction? Am J Med. 1990;88:161.

60. Sterns RH. The treatment of hyponatremia: first, do no harm. Am J Med. 1990;88:557.

61. Gross P. Treatment of severe hyponatremia. Kidney Int. 2001;60:2417.

62. Arieff AI. Hyponatremia, convulsions, respiratory arrest, and permanent brain damage after elective surgery in healthy women. N Engl J Med. 1986;314:1529.

63. Ayus JC et al. Postoperative hyponatremic encephalopathy in menstruant women. Ann Intern Med. 1992;117:891.

64. Lien Y et al. Study of brain electrolytes and organic osmolytes during correction of chronic hyponatremia: implications for the pathogenesis of central pontine myelinolysis. J Clin Invest. 1991;88:303.

65. Berl T. Treating hyponatremia: damned if we do and damned if we don't. Kidney Int. 1990;37:1006.

66. Chung HM et al. Post-operative hyponatremia. Arch Intern Med. 1986;146:333.

67. Cochrane JP et al. Arginine vasopressin release following surgical operations. Br J Surg. 1981;68:209.

68. DeFronzo RA et al. Water intoxication in man after cyclophosphamide therapy. Time course and relation to drug activation. Ann Intern Med. 1973;78:861.

69. Morgan DB et al. Water intoxication and oxytocin infusion. Br J Obstet Gynaecol. 1977;84:6.

70. Cheng JC et al. Long-term neurologic outcome in psychogenic water drinkers with severe symptomatic hyponatremia: the effect of rapid correction. Am J Med. 1990;88:561.

71. Laureno R, Karp BI. Pontine and extrapontine myelinolysis following rapid correction of hyponatraemia. Lancet. 1988;1:1439.

72. Lohr JW. Osmotic demyelination syndrome following correction of hyponatremia: association with hypokalemia. Am J Med. 1994;96:408.

73. Sterns RH et al. Neurologic sequelae after treatment of severe hyponatremia: a multicenter perspective. J Am Soc Nephrol. 1994;4:1522.

74. Decaux G. Treatment of the syndrome of inappropriate secretion of antidiuretic hormone by long-loop diuretics. Nephron. 1983;35:82.

75. Decaux G et al. Treatment of the syndrome of inappropriate secretion of antidiuretic hormone with furosemide. N Engl J Med. 1981;304:329.

76. Cherill DA et al. Demeclocycline treatment in the syndrome of inappropriate antidiuretic hormone secretion. Ann Intern Med. 1975;83:654.

77. White MG, Fetner CD. Treatment of the syndrome of inappropriate secretion of antidiuretic hormone with lithium carbonate. N Engl J Med. 1975;292:390.

78. Miller PD et al. Plasma demeclocycline levels and nephrotoxicity. Correlation in hyponatremic cirrhotic patients. JAMA. 1980;243:2513.

79. Decaux G et al. Lack of efficacy of phenytoin in the syndrome of inappropriate antidiuretic hormone secretion of neurological origin. Postgrad Med J. 1981;65:456.

80. Decaux G et al. 5-year treatment of the chronic syndrome of inappropriate secretion of ADH with oral urea. Nephron. 1993;63:468.

81. Decaux G et al. Hyponatremia in the syndrome of inappropriate secretion of antidiuretic hormone. Rapid correction with urea, sodium chloride, and water restriction. JAMA. 1982;247:471.

82. Ali F et al. Therapeutic potential of vasopressin receptor antagonists. Drugs. 2007;67:847.

83. Lehrich RW et al. Role of vaptans in the management of hyponatremia. Am J Kidney Dis. 2013;62:364–376.

84. Verbalis JG. Vasopressin V2 receptor antagonists. J Mol Endocrinol. 2002;29:1.

85. Thibonnier M et al. The basic and clinical pharmacology of nonpeptide vasopressin receptor antagonists. Annu Rev Pharmacol Toxicol. 2001;41:175.

86. Knepper MA. Molecular physiology of urinary concentrating mechanism: regulation of aquaporin water channels by vasopressin. Am J Physiol. 1997;272:F3.

87. Burrell LM et al. Vasopressin receptor antagonism—a therapeutic option in heart failure and hypertension. Exp Physiol. 2000;85:259S.

88. Verbalis JG et al. Novel vasopressin V-1A and V2 antagonist (conivaptan) increases serum sodium concentration and effective water clearance inpatients with hyponatremia. Circulation. 2004;110:723.

89. Ghali J. Efficacy and safety of oral conivaptan: a V1A/V2 vasopressin receptor antagonist, assessed in a randomized, placebo-controlled trial in patients with euvolemic or hypervolemic hyponatremia. J Clin Endocrinol Metab. 2006;91:21.

90. Schrier RW et al. Tolvaptan, a selective oral vasopressin V2-receptor antagonist, for hyponatremia. N Engl J Med. 2006;355:2099.

91. Gheorghiade M et al. Vasopressin V2-receptor blockade with tolvaptan in patients with chronic heart failure: results from a double-blind, randomized trial. Circulation. 2003;107:2690.

92. Konstam MA et al. Effects of oral tolvaptan inpatients hospitalized for worsening heart failure: the EVEREST Outcome trial. JAMA. 2007;297:1319.

93. Gheorghiade M et al. Short term clinical effects of tolvaptan, an oral vasopressin antagonist, in patients hospitalized for heart failure: The EVEREST Clinical Status Trials. JAMA. 2007;297:1332.

94. Torres VE et al. Tolvaptan in patients with autosomal dominant polycystic kidney disease. NEJM. 2012;367:2407–2418.

95. Boertien WE et al. Short-term effects of tolvaptan in individuals with autosomal dominant polycystic kidney disease at various levels of kidney function. Am J Kidney Dis. 2015;65(6):833–841.

96. US Food and Drug Administration. Samsca (tolvaptan): drug safety communication: FDA limits duration and usage due to possible liver injury leading to organ transplant or death. http://www.fda.gov/Drugs/DrugSafety/ucm350062.htm . Accessed June 16, 2015.

97. Abraham WT et al. Aquaretic effect of lixivaptan, an oral, non-peptide,

selective V2 receptor vasopressin antagonist, in New York Heart Association functional class II and III chronic heart failure patients. *J Am Coll Cardiol.* 2006;47:1615.

98. Wong F et al. A vasopressin receptor antagonist (VPA-985) improves serum sodium concentration in patients with hyponatremia: a multicenter, randomized, placebo-controlled trial. *Hepatology.* 2003;37:182.

99. Gerbes AL et al. Therapy of hyponatremia in cirrhosis with a vasopressin receptor antagonist: a randomized double-blind multicenter trial. *Gastroenterology.* 2003;124:933.

100. Abraham WT et al. Oral lixivaptan effectively increases serum sodium concentrations in outpatients with euvolemia hyponatremia. *Kidney Int.* 2012;82(11):1215–1222.

101. Abraham WT et al. Lixivaptan safely and effectively corrects serum sodium concentrations in hospitalized patients with euvolemia hyponatremia. *Kidney Int.* 2012;82(11):1223–1230.

102. Decaux G et al. Non-peptide arginine-vasopressin antagonists: the vaptans. *Lancet.* 2008;371:1624.

103. Verbalis JG et al. Conivaptan, a novel arginine vasopressin antagonist, produced aquaresis and increased serum sodium concentration in patients with heart failure and euvolemic or hypervolemic hyponatremia. *Crit Care Med.* 2005;33(Suppl):A170.

104. Morrison G et al. Hyperosmolal states. In: Narins RG, ed. *Maxwell & Kleeman's Clinical Disorders of Fluid and Electrolyte Metabolism.* 5th ed. New York, NY: McGraw-Hill; 1994:617.

105. Snyder NA et al. Hypernatremia in elderly patients. A heterogeneous, morbid, and iatrogenic entity. *Ann Intern Med.* 1987;107:309.

106. Beermann B, Groschinsky-Grind M. Clinical pharmacokinetics of diuretics. *Clin Pharmacokinet.* 1980;5:221.

107. Merkus F. Is canrenone the major metabolite of spironolactone? *Clin Pharm.* 1983;2:209.

108. Skluth H, Gums JG. Spironolactone: a re-examination. *DICP.* 1990;24:52.

109. Pruitt AW et al. Variations in the fate of triamterene. *Clin Pharmacol Ther.* 1977;21:610.

110. Allon M. Treatment and prevention of hyperkalemia in end-stage renal disease. *Kidney Int.* 1993;43:1197.

111. Sterns RH et al. Internal potassium balance and the control of the plasma potassium concentration. *Medicine (Baltimore).* 1981;60:339.

112. Perrone RD et al. Regulation of extrarenal potassium metabolism. In: Narins RG, ed. *Maxwell & Kleeman's Clinical Disorders of Fluid and Electrolyte Metabolism.* 5th ed. New York, NY: McGraw-Hill; 1994:129.

113. Salem MM et al. Extrarenal potassium tolerance in chronic renal failure: implications for the treatment of acute hyperkalemia. *Am J Kidney Dis.* 1991;18:421.

114. Field MJ et al. Regulation of renal potassium metabolism. In: Narins RG, ed. *Maxwell & Kleeman's Clinical Disorders of Fluid and Electrolyte Metabolism.* 5th ed. New York, NY: McGraw-Hill; 1994:147.

115. Sterns RH et al. The disposition of intravenous potassium in normal man: the role of insulin. *Clin Sci (Lond).* 1987;73:557.

116. Williams ME et al. Impairment of extrarenal potassium 3 disposal by alpha-adrenergic stimulation. *N Engl J Med.* 1984;311:345.

117. Rosa RM et al. Adrenergic modulation of extrarenal potassium disposal. *N Engl J Med.* 1980;302:431.

118. Androgue HJ, Madias NE. Changes in plasma potassium concentration during acute acid-base disturbances. *Am J Med.* 1981;71:456.

119. Oster JR et al. Plasma potassium response to metabolic acidosis induced by mineral and nonmineral acids. *Miner Electrolyte Metab.* 1980;4:28.

120. Androgue HJ et al. Determinants of plasma potassium levels in diabetic ketoacidosis. *Medicine (Baltimore).* 1986;65:163.

121. Hazeyama Y, Sparks HV. A model of potassium ion efflux during exercise of skeletal muscle. *Am J Physiol.* 1979;236:R83.

122. Krishna GG et al. Hypokalemic states. In: Narins RG, ed. *Maxwell & Kleeman's Clinical Disorders of Fluid and Electrolyte Metabolism.* 5th ed. New York, NY: McGraw-Hill; 1994:659.

123. Johnsen T. Familial periodic paralysis with hypokalemia. *Dan Med Bull.* 1981;28:1.

124. Moravec MD, Hurlbert BJ. Hypokalemia associated with terbutaline administration in obstetrical patients. *Anesth Analg.* 1980;59:917.

125. Ketchersid TL, Van Stone JC. Dialysate potassium. *Semin Dial.* 1991;4:46.

126. Moore EW. Ionized calcium in normal serum, ultrafiltrates and whole blood determined by ion-exchange electrode. *J Clin Invest.* 1970;49:318.

127. Kassirer JP, Schwartz WB. The response of normal man to selective depletion of hydrochloric acid: factors in the genesis of persistent gastric alkalosis. *Am J Med.* 1966;40:10.

128. Adams PC et al. Exaggerated hypokalaemia in acute myeloid leukaemia. *Br Med J (Clin Res Ed).* 1981;282:1034.

129. Knochel JP. Neuromuscular manifestations of electrolyte disorders. *Am J Med.* 1982;75:521.

130. Surawicz B. Relationship between electrocardiogram and electrolytes. *Am Heart J.* 1967;73:814.

131. Smith SR et al. Potassium chloride lowers blood pressure and causes natriuresis in older patients with hypertension. *J Am Soc Nephrol.* 1992;2:1302.

132. Helderman JH et al. Prevention of the glucose intolerance of thiazide diuretics by maintenance of body potassium. *Diabetes.* 1983;32:106.

133. Tizianello A et al. Renal ammoniagenesis in humans with chronic potassium depletion. *Kidney Int.* 1991;40:772.

134. Stanaszek WF, Romankiewicz JA. Current approaches to management of potassium deficiency. *Drug Intell Clin Pharm.* 1985;19:176.

135. Kruse JA, Carlson RW. Rapid correction of hypokalemia using concentrated intravenous potassium chloride infusions. *Arch Intern Med.* 1990;150:613.

136. Bronson WR et al. Pseudohyperkalemia due to release of potassium from white blood cells during clotting. *N Engl J Med.* 1966;274:369.

137. Ingram RH Jr, Seki M. Pseudohyperkalemia with thrombocytosis. *N Engl J Med.* 1962;267:895.

138. Mather A, Mackie NR. Effects of hemolysis on serum electrolyte values. *Clin Chem.* 1960;6:223.

139. Romano AT et al. Mild forearm exercise during venipuncture, and its effect on potassium determinations. *Clin Chem.* 1977;23(2 Pt 1):303.

140. DeFronzo RA et al. Clinical disorders of hyperkalemia. In: Narins RG, ed. *Maxwell & Kleeman's Clinical Disorders of Fluid and Electrolyte Metabolism.* 5th ed. New York, NY: McGraw-Hill; 1994:697.

141. Cohen LF et al. Acute tumor lysis syndrome. A review of 37 patients with Burkitt's lymphoma. *Am J Med.* 1980;68:486.

142. Perazella MA. Drug-induced hyperkalemia: old culprits and new offenders. *Am J Med.* 2000;109:307.

143. Preston RA et al. University of Miami Division of Clinical Pharmacology therapeutic rounds: drug-induced hyperkalemia. *Am J Ther.* 1998;5:125.

144. Rimmer et al. Hyperkalemia as a complication of drug therapy. *Arch Intern Med.* 1987;147:867.

145. DeFronzo RA. Hyperkalemia and hyporeninemic hypoaldosteronism. *Kidney Int.* 1980;17:118.

146. Fraser R. Disorders of the adrenal cortex: their effects on electrolyte metabolism. *Clin Endocrinol Metab.* 1984;13:413.

147. Kurtzman NA et al. A patient with hyperkalemia and metabolic acidosis. *Am J Kidney Dis.* 1990;15:333.

148. Reardon LC, Macpherson DS. Hyperkalemia in outpatients using angiotensin-converting enzyme inhibitors. How much should we worry? *Arch Intern Med.* 1998;158:26.

149. Schlondorff D. Renal complications of nonsteroidal anti-inflammatory drugs. *Kidney Int.* 1993;44:643.

150. Bakris GL et al. ACE inhibition or angiotensin receptor blockade: impact onpotassium in renal failure. VAL-KStudy Group. *Kidney Int.* 2000;58:2084.

151. Lundborg P. The effect of adrenergic blockade on potassium concentrations in different conditions. *Acta Med Scand.* 1983;672(Suppl):121.

152. Goggans FC. Acute hyperkalemia during lithium treatment of manic illness. *Am J Psychiatry.* 1980;137:860.

153. Abdel-Raheem MM et al. Effect of low-molecular-weight heparin on potassium homeostasis. *Pathophysiol Haemost Thromb.* 2002;32:107.

154. Oster JR et al. Heparin-induced aldosterone suppression and hyperkalemia. *Am J Med.* 1995;98:575.

155. Briceland LL, Bailie GR. Pentamidine-associated nephrotoxicity and hyperkalemia in patients with AIDS. *DICP.* 1991;25:1171.

156. Velazquez H et al. Renal mechanism of trimethoprim-induced hyperkalemia. *Ann Intern Med.* 1993;119:296.

157. Alappan R et al. Trimethoprim-sulfamethoxazole therapy in outpatients: is hyperkalemia a significant problem? *Am J Nephrol.* 1999;19:389.

158. Caliskan Y et al. Cyclosporine-associated hyperkalemia: report of four allogeneic blood stem-cell transplant cases. *Transplantation.* 2003;75:1069.

159. Woo M et al. Toxicities of tacrolimus and cyclosporin A after allogeneic blood stem cell transplantation. *Bone Marrow Transplant.* 1997;20;1095.

160. Bismuth C et al. Hyperkalemia in acute digitalis poisoning: prognostic significance and therapeutic implications. *Clin Toxicol.* 1973;6:153.

161. Bushinsky DA, Gennari FJ. Life-threatening hyperkalemia induced by arginine. *Ann Intern Med.* 1978;89:632.

162. Cooperman LH. Succinylcholine-induced hyperkalemia in neuromuscular disease. *JAMA.* 1970;213:1867.

163. Blumberg A et al. Effect of various therapeutic approaches on plasma potassium and major regulating factors in terminal renal failure. *Am J Med.* 1988;85:507.

164. Nicolis GL et al. Glucose-induced hyperkalemia in diabetic subjects. *Arch Intern Med.* 1981;141:49.

165. Allon M et al. Effect of insulin-plus-glucose infusion with or without epinephrine on fasting hyperkalemia. *Kidney Int.* 1993;43:212.

166. Wong SL, Maltz HC. Albuterol for the treatment of hyperkalemia. *Ann Pharmacother.* 1999;33:103.

167. Allon M. Hyperkalemia in end stage renal disease: mechanism and management. *J Am Soc Nephrol.* 1995;6:1134.

168. Liou HH et al. Hypokalemic effects of intravenous infusion or nebulization of salbutamol in patients with chronic renal failure: comparative study. *Am J Kidney Dis.* 1994;23:266.

169. Allon M, Copkney C. Albuterol and insulin for treatment of hyperkalemia in hemodialysis patients. *Kidney Int.* 1990;38:869.

170. Gutierrez R et al. Effect of hypertonic versus isotonic sodium bicarbonate on plasma potassium concentration in patients with end-stage renal disease. *Miner Electrolyte Metab.* 1991;17:291.

171. Scherr L et al. Management of hyperkalemia with a cation-exchange resin. *N Engl J Med.* 1961;264:115.

172. Sterns RH et al. Ion-exchange resins for the treatment of hyperkalemia: are they safe and effective? *J Am Soc Nephrol.* 2010;21:733–735.

173. US Food and Drug Administration. Kayexelate (sodium polystyrene sulfonate) powder. http://www.fda.gov/Safety/MedWatch/default.htm. Accessed June 17, 2015.

174. Brown ST et al. Potassium removal with peritoneal dialysis. *Kidney Int.* 1973;4:67.

175. Sherman RA et al. Variability in potassium removal by hemodialysis. *Am J Nephrol.* 1986;6:284.

176. Ward RA et al. Hemodialysate composition and intradialytic metabolic acid-base and potassium changes. *Kidney Int.* 1987;32:129.

177. Weir MR et al. Patiromer in patients with kidney disease and hyperkalemia receiving RAAS inhibitors. *N Engl J Med.* 2015;372:211–221.

178. Packham DK et al. Sodium zirconium cyclosilicate in hyperkalemia. *N Engl J Med.* 2015;372:222–231.

179. Lindgarde F, Zettervall O. Hypercalcemia and normal ionized serum calcium in a case of myelomatosis. *Ann Intern Med.* 1973;78:396.

180. Favus MJ. Transport of calcium by intestinal mucosa. *Semin Nephrol.* 1981;1:306.

181. LeRoith D, Pimstone BL. Bone metabolism and composition in the protein-deprived rat. *Clin Sci.* 1973;44:305.

182. Bourdeau JE et al. Calcium metabolism In: Narins RG, ed. *Maxwell & Kleeman's Clinical Disorders of Fluid and Electrolyte Metabolism.* 5th ed. New York, NY: McGraw-Hill; 1994:243.

183. Benabe JE et al. Disorders of calcium metabolism. In: Narins RG, ed. *Maxwell & Kleeman's Clinical Disorders of Fluid and Electrolyte Metabolism.* 5th ed. New York, NY: McGraw-Hill; 1994:1009.

184. Mundy GR. Pathophysiology of cancer-associated hypercalcemia. *Semin Oncol.* 1990;17(2 Suppl 5):10.

185. Ladenson JH et al. Relationship of free and total calcium in hypercalcemic conditions. *J Clin Endocrinol Metab.* 1979;48:393.

186. Beck N et al. Pathogenic role of cyclic AMP in the impairment of urinary concentrating ability in acute hypercalcemia. *J Clin Invest.* 1974;54:1049.

187. Bajorunas DR. Clinical manifestations of cancer-related hypercalcemia. *Semin Oncol.* 1990;17(Suppl 5):16.

188. Suki WN et al. Acute treatment of hypercalcemia with furosemide. *N Engl J Med.* 1970;283:836.

189. Davidson TG. Conventional treatment of hypercalcemia of malignancy. *Am J Health Syst Pharm.* 2001;58(Suppl 3):S8.

190. Minstock ML et al. Effect of calcitonin and glucocorticoids in combination on the hypercalcemia of malignancy. *Ann Intern Med.* 1980;93:269.

191. Ritch PS. Treatment of cancer-related hypercalcemia. *Semin Oncol.* 1990;17(Suppl 5):26.

192. Major P. The use of zoledronic acid, a novel, highly potent bisphosphonate, for the treatment of hypercalcemia of malignancy. *Oncologist.* 2002;7:481.

193. Ryzen E et al. Intravenous etidronate in the management of malignant hypercalcemia. *Arch Intern Med.* 1985;145:449.

194. Gucalp R et al. Comparative study of pamidronate disodium and etidronate disodium in the treatment of cancer-related hypercalcemia. *J Clin Oncol.* 1992;10:134.

195. Bounameaux HM et al. Renal failure associated with intravenous diphosphonates. *Lancet.* 1983;1:471.

196. Francis MD, Slough CL. Acute intravenous infusion of disodium dihydrogen (1-hydroxyethylidene)diphosphonate: mechanism of toxicity. *J Pharm Sci.* 1984;73:1097.

197. Major P et al. Zoledronic acid is superior to pamidronate in the treatment of hypercalcemia of malignancy: a pooled analysis of two randomized, controlled clinical trials. *J Clin Oncol.* 2001;19:558.

198. Berenson JR. Advances in the biology and treatment of myeloma bone disease. *Am J Health Syst Pharm.* 2001; 58(Suppl 3):S16.

199. Warrell RP Jr et al. Metabolic effects of gallium nitrate administered by prolonged infusion. *Cancer Treat Rep.* 1985;69:653.

200. Warrell RP Jr et al. Gallium nitrate inhibits calcium resorption from bone and is effective treatment for cancer-related hypercalcemia. *J Clin Invest.* 1984;73:1487.

201. Warrell RP Jr et al. Gallium nitrate for treatment of refractory hypercalcemia from parathyroid carcinoma. *Ann Intern Med.* 1987;107:683.

202. Warrell RP Jr et al. Gallium nitrate for acute treatment of cancer-related hypercalcemia. A randomized, double-blind comparison to calcitonin. *Ann Intern Med.* 1988;108:669.

203. Warrell RP Jr et al. A randomized double-blind study of gallium nitrate compared with etidronate for acute control of cancer-related hypercalcemia. *J Clin Oncol.* 1991;9:1467.

204. Haussler MR, McCain TA. Basic and clinical concepts related to vitamin D metabolism and action. *N Engl J Med.* 1977;297:974.

205. Streck WF et al. Glucocorticoid effects in vitamin D intoxication. *Arch Intern Med.* 1979;139:974.

206. Baughman RP et al. Sarcoidosis. *Lancet.* 2003;361:1111.

207. Smith BJ et al. Prostaglandins and cancer. *Ann Clin Lab Sci.* 1983;13:359.

208. Dennis VW Phosphate disorders. In: Kokko JP, Tannen RL, eds. *Fluids and Electrolytes.* 3rd ed. Philadelphia, PA: WB Saunders; 1996:359.

209. Harrison HE, Harrison HC. The effect of acidosis upon renal tubular reabsorption of phosphate. *Am J Physiol.* 1941;134:781.

210. Moog F, Glazier HS. Phosphate absorption and alkaline phosphatase activity in the small intestine of the adult mouse and of the chick embryo and hatched chick. *Comp Biochem Physiol.* 1972;42A:321.

211. Fox J et al. Stimulation of duodenal and ileal absorption of phosphate in the chick by low-calcium and low-phosphate diets. *Calcif Tissue Int.* 1978;26:243.

212. Brommage R et al. Vitamin D-independent intestinal calcium and phosphorus absorption during reproduction. *Am J Physiol.* 1990;259:G631.

213. Sheikh MS et al. Reduction of dietary phosphorus absorption by phosphorus binders. *J Clin Invest.* 1989;83:66.

214. Levine BS et al. Hypophosphatemia and hyperphosphatemia: clinical and pathologic aspects. In: Narins RG, ed. *Maxwell & Kleeman's Clinical Disorders of Fluid and Electrolyte Metabolism.* 5th ed. New York, NY: McGraw-Hill; 1994:1045.

215. Portale AA et al. Dietary intake of phosphorus modulates the circadian rhythm in serum concentration of phosphorus: implications for the renal production of 1,25-dihyroxyvitamin D. *J Clin Invest.* 1987;80:1147.

216. Eisenbrey AB et al. Mannitol interference in an automated serum phosphate assay. *Clin Chem.* 1987;33:2308.

217. Lee DB et al. Effect of phosphorus depletion on intestinal calcium and phosphorus absorption. *Am J Physiol.* 1979;236:E451.

218. Crook MA et al. The importance of the refeeding syndrome. *Nutrition.* 2001;17:632.

219. Lotz M et al. Evidence for phosphorus depletion syndrome 5 in man. *N Engl J Med.* 1968;278:409.

220. Roxe DM et al. Phosphate-binding effects of sucralfate in patients with chronic renal failure. *Am J Kidney Dis.* 1989;13:194.

221. Cox GJ et al. The effects of high doses of aluminum and iron on phosphorus metabolism. *J Biol Chem.* 1931;92:xi.

222. Marwich TH et al. Severe hypophosphatemia induced by glucose-insulin-potassium therapy. A case report and proposal for altered protocol. *Int J Cardiol.* 1998;18:327.

223. Stein JH et al. Hypophosphatemia in acute alcoholism. *Am J Med.* 1996;252:78.

224. Lennquist S et al. Hypophosphatemia in severe burns. A prospective study. *Acta Chir Scand.* 1979;145:1.

225. Kebler R et al. Dynamic changes in serum phosphorus levels in diabetic ketoacidosis. *Am J Med.* 1985;79:571.

226. Massry SG. The clinical syndrome of phosphate depletion. *Adv Exp Med Biol.* 1978;103:301.

227. Lichtman MA et al. Reduced red cell glycolysis, 1,2-diphosphoglycerate and adenosine triphosphate concentration and increased hemoglobin-oxygen affinity caused by hypophosphatemia. *Ann Intern Med.* 1971;74:562.

228. Subramanian R, Khardori R. Severe hypophosphatemia. Pathophysiologic implications, clinical presentations, and treatment. *Medicine (Baltimore).* 2000;79:1.

229. Rubin MF, Narins RG. Hypophosphatemia: pathophysiological and practical aspects of its therapy. *Semin Nephrol.* 1990;10:536.

230. Rosen GH et al. Intravenous phosphate repletion regimen for critically ill patients with moderate hypophatemia. *Crit Care Med.* 1995;23:1204.

231. Charron T et al. Intravenous phosphate in the intensive care unit: more aggressive repletion regimens for moderate and severe hypophosphatemia. *Intensive Care Med.* 2003;29:1273.

232. Wacker WE, Parisi AF. Magnesium metabolism. *N Engl J Med.* 1968;278:658.

233. Kurachi Y et al. Role of intracellular Mg2+ in the activation of muscarinic K+ channel in cardiac atrial cell membrane. *Pflugers Arch.* 1986;407:572.

234. White RE, Hartzell HC. Magnesium ions in cardiac function. Regulator of ion channels and second messengers. *Biochem Pharmacol.* 1989;38:859.

235. Seelig MS. The magnesium requirement by the normal adult: summary and analysis of published data. *Am J Clin Nutr.* 1964;14:212.

236. Jones JE et al. Magnesium requirements in adults. *Am J Clin Nutr.* 1967;20:632.

237. Schmulen AC et al. Effect of 1,25-(OH)2D3 on jejunal absorption of magnesium in patients with chronic renal disease. *Am J Physiol.* 1980;238:G349.

238. Heaton FW. The parathyroid glands and magnesium metabolism in the rat. *Clin Sci.* 1965;28:543.

239. Massry SG et al. Renal handling of magnesium in the dog. *Am J Physiol.* 1969;216:1460.

240. Lennon EJ. Piering WF. A comparison of the effects of glucose ingestion and NH4Cl acidosis on urinary calcium and magnesium excretion in man. *J Clin Invest.* 1970;49:1458.

241. Wong NLM et al. Effects of mannitol on water and electrolyte transport in the dog kidney. *J Lab Clin Med.* 1979;94:683.

242. Massry SG, Coburn JW. The hormonal and non-hormonal control of renal excretion of calcium and magnesium. *Nephron.* 1973;10:66.

243. Lim P, Jacob E. Tissue magnesium levels in chronic diarrhea. *J Lab Clin Med.* 1972;80:313.

244. Horton R, Biglieri EG. Effect of aldosterone on the metabolism of magnesium. *Clin Endocrinol Metab.* 1962;22:1187.

245. Alfrey AC et al. Evaluation of body magnesium stores. *J Lab Clin Med.* 1974;84:153.

246. Thoren L. Magnesium metabolism. *Prog Surg.* 1971;9:131.

247. Jackson CE, Meier DW. Routine serum magnesium analysis: correlation with clinical state in 5100 patients. *Ann Intern Med.* 1968;69:743.

248. Rasmussen HS et al. Intravenous magnesium in acute myocardial infarction. *Lancet.* 1986;327:234.

249. Chernow B et al. Hypomagnesemia in patients in postoperative intensive care [published correction appears in *Chest.* 1989;95:1362]. *Chest.* 1989;95:391.

250. Shils ME. Experimental human magnesium depletion. *Medicine (Baltimore).* 1969;118:61.

251. Caddell JL et al. Studies in protein-calorie malnutrition. 1: Chemical evidence for magnesium deficiency. *N Engl J Med.* 1967;276:533.

252. Flink EB et al. Magnesium deficiency after prolonged parenteral fluid administration and after chronic alcoholism, complicated by delirium tremens. *J Lab Clin Med.* 1954;43:169.

253. Baron DN. Magnesium deficiency after gastrointestinal surgery and loss of excretions. *Brit J Surg.* 1960;48:344.

254. Coons CM, Blunt K. The retention of nitrogen, calcium, phosphorus and magnesium by pregnant women. *J Biol Chem.* 1930;86:1.

255. Booth CC et al. Incidence of hypomagnesaemia in intestinal malabsorption. *Br Med J.* 1963;2:141.

256. Hallberg D. Magnesium problems in gastroenterology. *Acta Med Scand.* 1981;661:62.

257. Thoren L. Magnesium deficiency in gastrointestinal fluid loss. *Acta Chir Scand.* 1963;306(Suppl):1.

258. Milla PJ et al. Studies in primary hypomagnesemia: evidence for defective carrier-mediated small intestinal transport of magnesium. *Gut.* 1979;20:1028.

259. Evans RA et al. The congenital "magnesium-losingkidney". Report of two patients. *Q J Med.* 1981;197:39.

260. Lam M, Adelstein DJ. Hypomagnesemia and renal magnesium wasting in patients treated with cisplatin. *Am J Kidney Dis.* 1986;8:164.

261. Keating MJ et al. Hypocalcemia with hypoparathyroidism and renal tubular dysfunction associated with aminoglycoside therapy. *Cancer.* 1977;39:1410.

262. Wong NL, Dirks JH. Cyclosporin-induced hypomagnesaemia and renal magnesium wasting in rats. *Clin Sci.* 1988;75:505.

263. Barton CH et al. Renal magnesium wasting associated with amphotericin B therapy. *Am J Med.* 1984;77:471.

264. Coburn JW, Massry SG. Changes in serum and urinary calcium during phosphate depletion. Studies on mechanisms. *J Clin Invest.* 1970;49:1073.

265. Quamme GA, Dirks JH. Magnesium transport in the nephron. *Am J Physiol.* 1980;8:393.

266. Butler AM et al. Metabolic studies in diabetic coma. *Trans Assoc Am Phys.* 1947;60:102.

267. Kalbfleisch JM et al. Effects of ethanol administration on urinary excretion of magnesium and other electrolytes in alcoholic and normal subjects. *J Clin Invest.* 1963;42:1471.

268. Hellman ES et al. Abnormal water and electrolyte metabolism in acute intermittent porphyria. The transient inappropriate secretion of antidiuretic hormone. *Am J Med.* 1962;32:734.

269. Tapley DF. Magnesium balance in myxedematous patients treated with triiodothyronine. *Bull Johns Hopkins Hosp.* 1955;96:274.

270. Potts JT Jr, Roberts B. Clinical significance of magnesium deficiency and its relationship to parathyroid disease. *Am J Med Sci.* 1958;235:205.

271. Heaton FW, Pyrah LN. Magnesium metabolism in patients with parathyroid disorders. *Clin Sci.* 1963;25:475.

272. Seelig MS. Magnesium deficiency and cardiac dysrhythmia. In: Seelig MS, ed. *Magnesium Deficiency in Pathogenesis of Disease.* New York, NY: Springer; 1980:219.

273. Iseri LT. Magnesium and cardiac arrhythmias. *Magnesium.* 1986;5:111.

274. Agus Z. Hypomagnesemia. *J Am Soc Nephrol.* 1999;10:1616.

275. Alfrey AC. Normal and abnormal magnesium metabolism. In: Schrier RW, ed. *Renal and Electrolyte Disorders.* 6th ed. Philadelphia, PA: Lippincott Williams & Wilkins; 2003:278.

276. Flink EB. Magnesium deficiency in alcoholism. Alcoholism: clinical and experimental research. *Alcohol Clin Exp Res.* 1986;10:590.

277. Oster JR, Epstein M. Management of magnesium depletion. *Am J Nephrol.* 1988;8:349.

278. Flink EB. Therapy of magnesium deficiency. *Ann N Y Acad Sci.* 1969;162:901.

279. Sachter JJ. Magnesium in the 1990s: implications for acute care. *Top Emerg Med.* 1992;14:23.

280. Rude RK et al. Renal tubular maximum for magnesium in normal, hyperparathyroid, and hypoparathyroidman. *J Clin Endocrinol Metab.* 1980;51:1425.

281. Coburn JW et al. The physicochemical state and renal handling of divalent ions in chronic renal failure. *Arch Intern Med.* 1967;124:302.

282. Massry SG et al. Divalent ion metabolism in patients with acute renal failure: studies on the mechanism of hypocalcemia. *Kidney Int.* 1974;5:437.

283. Mordes JP, Wacker WE. Excess magnesium. *Pharmacol Rev.* 1978;29:273.

284. Jones J et al. Cathartic-induced magnesium toxicity during overdose management. *Ann Emerg Med.* 1986;15:1214.

285. Pritchard JA. The use of magnesium ion in the management of eclamptogenic toxemias. *Surg Gynecol Obstet.* 1955;100:131.

286. Alfrey AC et al. Hypermagnesemia after renal homotransplantation. *Ann Intern Med.* 1970;73:367.

28

第 28 章　慢性肾脏病

Darius L. Mason

核心原则	章节案例
① 慢性肾脏病(chronic kidney disease,CKD)是进行性不可逆性的肾损伤,以估算肾小球滤过率下降或者有肾损伤 3 月以上证据为特点的疾病。	案例 28-1(问题 1)
② 根据改善全球肾脏病预后组织(the Kidney Disease:Improving Global Outcomes,KDIGO)指南的定义,通过肾功能对 CKD 进行分期。每一期有相应的执行规范。	案例 28-1(问题 1)
③ 许多公式可用于计算肌酐清除率(creatinine clearance,CrCl)或 eGFR。MDRD(Modification of Diet in Renal Disease)公式计算出的 GFR 值可用来确定 CKD、进行 CKD 分期以及随访其进展。Cockcroft-Gault(CG)公式可用来调整经肾脏排泄的药物剂量。	公式 28-3~公式 28-5
④ 在美国,糖尿病是导致 CKD 的首要病因。把血糖控制到理想范围是减缓 CKD 进展及减少发病率和死亡率的最根本方法。	案例 28-1(问题 2~4)
⑤ 继发于 CKD 的水潴留和电解质紊乱,常会使高血压的治疗变得复杂,且可能产生心脏毒性作用。	案例 28-1(问题 5~9)
⑥ CKD 晚期由于氢离子分泌和碳酸氢盐产生减少,会导致代谢性酸中毒出现,可能加重骨病和其他代谢紊乱。	案例 28-1(问题 8)
⑦ 治疗肾性贫血是减少心血管并发症(cardiovascular disease,CVD)的必要方法。贫血的管理包括铁剂的补充和促红细胞生成素的使用。	案例 28-1(问题 10~12)
⑧ CVD 是 CKD 患者发病率和死亡率的首位病因。心血管保护措施应贯穿于各期 CKD 的治疗。	案例 28-2(问题 1)
⑨ 在美国,高血压是 CKD 的第二大致病原因。把血压控制到靶目标是减缓 CKD 进展和减少死亡率的必要措施。	案例 28-2(问题 2、3)
⑩ 随着 CKD 进展,以生化指标异常、肾性骨病和血管钙化为特征的矿物质与骨代谢异常(mineral and bone disorders,MBD)日益普遍。生化指标异常导致血管钙化进展并增加心血管疾病死亡风险。	案例 28-3(问题 1、2)
⑪ 高磷血症的治疗包括限制饮食中磷摄入量和使用磷结合剂。	案例 28-3(问题 2)
⑫ 活性维生素 D 制剂(骨化三醇、帕立骨化醇和度骨化醇)或拟钙剂(西那卡塞)的应用对于获得生化指标平衡和改善骨代谢很有必要。	案例 28-3(问题 2~6)
⑬ 肾小球肾病(glomerulonephropathies,GN)是由各种免疫机制导致的肾小球疾病的总称,也是 CKD 的第三大病因。GN 患者可表现为肾病综合征并需要免疫抑制治疗。	案例 28-4(问题 1、2) 案例 28-5(问题 1、2) 案例 28-6(问题 1)

引言

慢性肾脏病（chronic kidney disease，CKD）泛指肾功能损伤的所有阶段，包括早期肾病一直到终末期肾病，估算肾小球滤过率（estimated glomerular filtration rate，eGFR）范围从早期的 90ml/（min·1.73m²）到终末期的 15ml/（min·1.73m²）以下。当患者需要进行透析或移植等肾脏替代治疗手段才能维持生命时，CKD 已经发展至晚期阶段，称之为终末期肾病（end-stage renal disease，ESRD）[1]。CKD 相关的许多并发症增加了其临床复杂性，这些并发症包括水电解质紊乱、贫血、心血管疾病（CVD）、矿物质与骨代谢异常（mineral and bone disorders，MBD）、营养不良等。对 CKD 患者的合理治疗需要多学科共同努力，从不同专科角度来解决不同的临床问题。由于不同肾脏损伤程度会导致药物在患者体内分布发生相应的变化，药物剂量调整对这类患者的合理用药至关重要。

临床实践指南的实施旨在提高患者预后和降低治疗差异[2]。因此，许多国家都为肾脏病的治疗制定了以循证医学为基础的临床实践指南。美国国家肾脏基金会（National Kidney Foundation，NKF）建立的肾脏病预后质量组织（Kidney Disease Outcomes Quality Initiative，K/DOQI）提供了所有阶段有关肾脏病和相关病症的循证治疗指南。由于肾脏病是全球公共卫生问题，而且全世界由于肾脏病带来的一系列问题具有普遍性，因此，2003 年成立了改善全球肾脏病预后组织（the Kidney Disease：Improving Global Outcomes，KDIGO）。KDIGO 的宗旨在于推进协调、合作和主动整合资源，提高全球肾病患者的治疗和预后。KDIGO 由 NKF 管理。K/DOQI 和 KDIGO 的联系方式及临床实践指南的相应网址可在表 28-1 中找到。

表 28-1

肾脏病临床操作指南索引

美国国家肾脏病基金会肾脏病预后质量组织
（National Kidney Foundation Kidney Disease Outcomes Quality Initiative） 30 东 33 大街 纽约，纽约 10016 电话：1-800-622-9010 网址：http://www.kidney.org/professionals/guidelines 改善全球肾脏病预后组织 （Kidney Disease：Improving Global Outcomes） 30 东 33 大街 900 室 纽约，纽约 10016 电话：212-889-2210 x288 网址：http://www.kdigo.org/home/

慢性肾脏病的定义和分期

慢性肾脏病是肾功能进行性恶化伴健存肾单位不可逆性结构损伤为特征的疾病。2012 年 KDIGO 慢性肾脏病评估与管理临床实践指南中，CKD 的定义是影响健康的肾脏结构异常（例如白蛋白尿）或功能损害（例如 GFR 下降），至少 3 个月（表 28-2）。该指南从肾脏病的病因、GFR 和白蛋白尿三方面对 CKD 进行分期（CGA 分期）（表 28-3 和表 28-4）[1]。尿中出现白蛋白（定义为白蛋白尿）是一个提示肾脏损害的早期及敏感指标（表 28-4）。与 K/DOQI 指南不同，为了更好地对患者进行预后风险分层，KDIGO 指南将 CKD 3 期分为 3a［GFR 45~59ml/（min·1.73m²）］和 3b［GFR 30~44ml/（min·1.73m²）］两个亚期。肾脏损伤可通过病理学异常或损伤标志物检测来确定，包括血液或尿液检查异常或影像学检查异常[1]。表 28-5 为 CKD 分期示例。

表 28-2

CKD 的诊断标准[1]

肾脏损伤的指标	GFR 下降
■ 白蛋白尿（AER ≥ 30mg/24h；ACR≥30mg/g［≥3mg/mmol]） ■ 尿沉渣异常 ■ 肾小管疾病引起的电解质及其他异常 ■ 组织病理学异常 ■ 影像学提示结构异常 ■ 肾移植病史	GFR<60ml/（min·1.73m²）

GFR 下降或肾脏损伤持续至少 3 个月。

AER，尿白蛋白排泄率；ACR，尿白蛋白/肌酐；CKD，慢性肾脏病；GFR，肾小球滤过率。

表 28-3

根据 eGFR 对 CKD 的分期[1]

GFR 分期	描述	范围/（ml·min⁻¹·1.73m⁻²）
G1	正常或升高	≥90
G2	轻度下降	60~89
G3a	轻中度下降	45~59
G3b	中重度下降	30~44
G4	重度下降	15~29
G5	肾衰竭	<15

CKD，慢性肾脏病；GFR，肾小球滤过率。

表 28-4

根据白蛋白尿对 CKD 分期[1]

描述	A1	A2	A3
	正常或轻度升高	中度升高	重度升高
尿白蛋白/肌酐	<30mg/g	30~300mg/g	>300mg/g
尿白蛋白排泄率	<30mg/24h	30~300mg/24h	>300mg/24h

肾功能大幅下降会导致氮质血症,这是内源性含氮废物如尿素在血浆中蓄积的结果,也使得 CKD 并发症增加。含氮废物与其他毒素的积累表现为血液中尿素氮(urea nitrogen,BUN)的升高,临床上出现尿毒症症状和体征,导致大量并发症并影响许多重要组织器官功能。实验室生化异常包括氮质血症、高磷血症、低钙血症、高钾血症、代谢性酸中毒、贫血加重。只有当 CKD 进展到 3~5 期,包括高血压、尿毒症症状(如恶心、厌食)和出血等在内的临床症状及相关并发症才被注意到。因此,干预并减缓肾脏病的进展至关重要,当患者 eGFR 小于 30ml/(min·1.73m²)时(4 期),ESRD 通常不可避免。

表 28-5

CKD 分期示例[1]

病因	GFR 分期	白蛋白尿分期	CKD 标准
糖尿病肾病	G5	A3	GFR 下降,白蛋白尿
特发性局灶硬化	G2	A3	白蛋白尿
肾移植受者	G2	A1	肾移植病史
多囊肾	G2	A1	影像学异常
膀胱输尿管反流	G1	A1	影像学异常
远端肾小管酸中毒	G1	A1	电解质异常
高血压肾病	G4	A2	GFR 下降和白蛋白尿
由糖尿病和高血压引起的 CKD	G4	A1	GFR 下降
由糖尿病和高血压引起的 CKD	G2	A3	白蛋白尿
由糖尿病和高血压引起的 CKD	G3a	A1	GFR 下降
不明原因 CKD	G3a	A1	GFR 下降

CKD,慢性肾脏病;GFR,肾小球滤过率。

慢性肾脏病的流行病学

发病情况及流行趋势

美国肾脏数据系统(US Renal Data System,USRDS)是一个国家性的数据系统,它收集、分析以及发布美国各期 CKD 的信息。USRDS 每年发布有关 CKD 发病率和患病率的数据,均为 2 年前的数据[3]。USRDS 于 2014 年报道,2012 年 CKD 患者占全国总人口的 14%,CKD 3 期患者增长最多,其患病率从 4.5% 升至 6.0%。美国国家肾脏病基金会(NKF)的肾脏早期评估项目(Kidney Early Evaluation Program,KEEP)在美国筛选高危人群,包括高血压、糖尿病或有肾衰竭家族史者。在 2000 年至 2011 年间 KEEP 筛选的高危人群中,24% 已发生 CKD[4]。

在 USRDS 于 2014 年发布的数据中,2012 年间有 114 813 例新发 ESRD,其中 102 227 例接受血液透析治疗。ESRD 患者包括腹膜透析、血液透析和肾移植者。ESRD 的发病率从 2009 年起逐年下降,2012 年 ESRD 的矫正发病率为 353/百万/年,为 1997 年以来最低。截至 2012 年 12 月 31 日,有 449 342 例患者接受透析治疗(408 711 例血液透析,40 631 例腹膜透析),年增长 3.8%,比 2000 年升高 57.4%。新英格兰和西北部地区 ESRD 的患病率最低,中西部地区 ESRD 的患病率最高。非裔美国人和美国原著居民肾衰竭的发病率分别为美国白人的 3.3 倍和 1.85 倍,西班牙裔美国人 ESRD 的发病率比非西班牙裔高[3]。

2012 年间 ESRD 患病率的增长主要来自超过 45 岁的人群[1]。ESRD 发病率最高的年龄段为 65~74 岁,在此年龄段每百万人中有 6 302 例 ESRD 患者。超过 75 岁人群中 ESRD 患者增长最多,自 2000 年以来增长了 50%。非裔美国人 ESRD 患病率最高,比美国原著居民高 2 倍、比亚裔美国人高 2.5 倍,比美国白人高 4 倍[3]。

在健康人群 2020(Healthy People 2020,HP2020)国家健康倡议中,CKD 为优先的目标预防疾病。CKD 控制目标中的一项指标为减少 ESRD 患者数量[5]。HP2020 的目标是将 ESRD 的患病率控制在 13.7% 以下,而在 1999 年至 2004 年间矫正的 ESRD 患病率为 15.2%[5]。HP2020 提出的其他目标包括提高对本病的认识、改善心血管治疗以及减少 CKD 患者死亡率（参见其网站 Healthy People. gov. website）。

病因学

CKD 的病因是原发性肾脏病或继发于某些系统性疾病（如糖尿病或高血压）所导致的肾单位持续进行性丢失，致使肾功能进行性下降，或是急性损伤导致不可逆的肾脏损害。2012 年，美国新确诊患者中导致 ESRD 的主要病因为糖尿病（44%）、高血压（28%）和慢性肾小球肾炎（7%）[3]。其余导致 ESRD 的病因多种多样：包括多囊肾、先天性肾脏畸形、肾结石、间质性肾炎、肾动脉狭窄、肾癌及人类免疫缺陷病毒相关性肾病。

危险因素

与 CKD 发生、发展及相关的各种风险因素已明确。身体状况是直接引起肾损害的启动因素，导致 CKD 进展及肾损害加重的危险因素与肾功能随时间的加速下降相关。大部分易感因素不可纠正，但可以确定哪些人群存在 CKD 高风险。与此相反，药物和生活方式干预已显示可调整 CKD 相关的启动和进展因素（见预防糖尿病肾病章节）。与 CKD 相关的风险因素汇总可在表 28-6 中找到。

表 28-6
慢性肾脏病的危险因素

可疑因素	启动因素	进展因素
年龄增大	糖尿病	高血糖
肾质量减少	高血压	高血压
出生时低体重	肾小球肾炎	蛋白尿
少数民族或种族	药物诱发或毒素	吸烟
家族史	吸烟	肥胖
低收入或低学历	肥胖	
系统性炎症		
血脂异常		

来源：KDOQI clinical practice guidelines for chronic kidney disease: evaluation, classification, and stratification. *Am J Kidney Dis.* 2002;39(2,Suppl 1):S73.

发病率和死亡率

肾脏病患者的住院率和死亡率比非 CKD 人群都高很多，且死亡率随 CKD 分期进展、患者健康复杂性以及年龄增加而升高。非透析 CKD 患者死亡率比非 CKD 者高 36%，透析患者的全因死亡率比一般人群高 6-8 倍[3]。

随着透析和移植的进展改善了患者情况，患者的死亡率持续下降。从 2003 年至 2012 年，死亡率下降了 25%，而从 1993 年至 2002 年，死亡率只下降了 9%[3]。心血管相关事件，尤其是心脏骤停和心肌梗死，仍是导致非透析 CKD 及 ESRD 人群住院和死亡的主要原因。由于肾脏病患者很

多合并心脏疾病，这些情况下的死亡率风险提高并不奇怪。然而，自 1999 年起 ESRD 人群心血管疾病的死亡率持续下降。感染是继心血管疾病之后导致 ESRD 患者发病和死亡的第二大原因（主要是败血症）[3]。

透析第一年死亡率最高，然而 2012 年透析第一年患者的全因死亡率、心血管疾病死亡率、感染死亡率分别比 2001 年下降 19%、30% 和 56%。虽然死亡率下降，但是血液透析和腹膜透析患者中分别只有 54% 和 65% 能在 ESRD 发生后存活超过 3 年[3]。

药物使用

肾脏病患者药物使用的流行病学调查数据显示非透析 CKD 患者处方药平均为 6~8 种，而血透患者约为 12 种（10 种家用药品和 2 种在透析中心使用药物）[5,6]。这反映了 CKD 后期并发症和合并症发病率高，因此需要额外的药物治疗。药物的使用程度和处方药的复杂性导致 ESRD 患者依从性差及药物相关问题（medication-related problems, MRP）的凸显[7]。

为了对 MRP 进行管理，一些透析中心聘用临床药师作为多学科医疗团队的一员，为 ESRD 患者提供药学监护。临床药师所提供的服务已被证明是有经济效益并与保持健康生活质量有关[8,9]。此外，一项包括 104 名 ESRD 患者在内的随机研究评估了药学监护（由一名临床药师全面评估后进行的个体化药物治疗）相比于标准治疗（由一名护士执行的简明药物治疗）在药物使用、药品费用、住院率和 MRP 方面的影响。随访 2 年后发现，接受药学监护的患者与接受标准治疗的患者相比服用更少的药物，全因住院率也减少[10]。

经济学

无论是非透析 CKD 患者还是 ESRD 患者的治疗费用都是巨大的。2012 年，非透析 CKD 患者的人均年医疗费用超过 20 162 美元，而 CKD 4~5 期患者医疗费用比 1~2 期患者高 1.4 倍[3]。此外，ESRD 患者的这部分医疗保健费用大部分由联邦政府支付。2012 年，ESRD 的治疗费用是 286 亿美元，占医疗保险预算的 5.6%[3]，这反映了 ESRD 的治疗费用近年来持续增加。费用增加也与 ESRD 的患病率增高、监护标准的改变、报销比例调整及当前接受治疗的患者类型（例如糖尿病患者 vs. 非糖尿病患者）高度相关。

ESRD 患者治疗费用的持续增长需要高度重视，医保中心提供补充和医疗补助服务新的捆绑支付系统，改变医疗保险支付透析服务的方式。根据新系统，医疗保险提供了一个单一的 ESRD 体系以支付每次透析相关的所有服务费用[10]。之前的报销制度，医保复合支付透析费用包括单次透析治疗、某些常规药物（如肝素）、实验室检查和耗材等。除了这些费用，医保还需支付其他分开计费的相关透析服务及项目（例如红细胞生成素［EPO］刺激剂）[8]。捆绑支付系统有可能减少政府对透析服务的报销，但可能会增加一些 ESRD 患者治疗的不便[10]。

病理生理学

肾脏病从开始到进展至 ESRD 通常在几个月到几年之

间,其进展速度可通过 GFR 下降速度来估算。每个肾脏含有约 100 万个肾单位(肾的功能单位),每个肾单位保持各自的单个肾单位 GFR。当出现肾单位丢失时,健存肾单位通过改变肾小球血流动力提高单个肾单位的 GFR 代偿维持肾功能[9]。随着时间推移,单个肾单位 GFRs 的这种代偿,会增加肾小球内压最终导致肾小球肥大和不可逆功能丧失。此外,随肾小球毛细血管内压力和肾小球内血流长期增加,肾单位会持续破坏,肾小球硬化症(肾小球动脉损伤)也会增加。无论何种原因,当 eGFR 下降到低于临界值,通常是正常人一半时,肾功能损害会持续进展[11]。对于每个个体而言,肾功能的下降速率是相对恒定的,但不同患者和病种间的肾功能丢失速率明显不同,如黑人、蛋白尿、男性、高龄、吸烟患者的肾功能下降速度会增快[12-14]。肾脏疾病快速进展定义为每年 GFR 下降持续超过 5ml/(min·1.73m^2)[1]。尽管采用常规的实验室检测可以发现早期的肾功能变化[血清肌酐(serum creatinine,SCr)],但大多数患者在疾病进展到很严重(CKD 4 期、5 期和/或 ESRD)阶段之前不会出现任何尿毒症临床症状和体征。

作为导致美国 ESRD 的重要原因,糖尿病、高血压、肾小球疾病的肾脏损伤机制是研究的重点。在糖尿病患者中,葡萄糖滤出增加,肾小球和肾小管细胞葡萄糖接触增加,使细胞渗透压增加、毛细血管袢基底膜增厚以及引起其他解剖学改变。系统性高血压是肾脏病发生和发展的潜在激发因素,与单个肾单位的 GFRs 增加有关[9,14]。无论高血压是导致肾脏病的主要原因或是伴随其他病因而产生,都可通过增加肾小球内压力加重肾脏损害。肾小球高灌注和高压力导致的肾单位持续损害是肾损害进展的原因。肾小球入球和出球小动脉损伤导致的肾小球缺血也是一方面原因。糖尿病与高血压同时存在时发生 ESRD 的概率是单纯高血压的 5～6 倍[11]。大部分肾小球疾病通过免疫机制调节,肾小球上免疫复合物的形成和沉积可导致肾小球损伤及对大分子物质(如蛋白质)的通透性增加[15]。

蛋白尿,不仅是诊断肾脏病的早期指标,也是加重肾功能损害的因素,疾病的快速进展与大量蛋白尿分泌有关[16]。已经证实免疫因素与血流动力学因素也参与肾小球损伤。肾血流量增加与大量蛋白尿和高蛋白饮食有关。炎性细胞因子很可能参与纤维化与肾脏瘢痕形成,最终导致肾单位丢失。

CKD 患者常伴血脂异常,且经常与蛋白尿同时存在。进展性肾病患者可见到升高的低密度脂蛋白(low-density lipoprotein,LDL)、高总胆固醇、高载脂蛋白 B 及低的高密度脂蛋白(high-density lipoprotein,HDL)[15]。CKD 患者无论是否合并糖尿病,高胆固醇血症与肾功能丢失均密切相关[17,18]。肾小球系膜细胞中的载脂蛋白积聚参与了细胞因子产生和巨噬细胞浸润,从而加速 CKD 进展,尤其是早期肾脏病出现或伴其他危险因素如高血压时[17]。LDL 通过诱发系膜细胞的一系列反应加速肾小球损伤,且当 LDL 进入这些细胞内部后将发生更具细胞毒性的氧化反应。尽管血清总胆固醇、甘油三酯、载脂蛋白 B 都与 eGFR 的下降速率相关,但并不清楚它们是否直接加速肾病进展,尤其是

合并存在其他引起肾损伤因素时。然而,仍然有一些证据表明应用他汀类药物治疗 CKD 患者高脂血症的同时可降低蛋白尿并延缓 CKD 进展[19]。

药物诱导的慢性肾脏病

止痛剂肾病

止痛剂肾病是由于多年服用止痛药的习惯所导致,尤其好发于混合服用两种解热镇痛剂,通常是合用咖啡因或可待因时。止痛剂肾病是一种小管间质性肾脏病,特点是最初出现肾乳头坏死,继而出现慢性间质性肾炎[20]。止痛剂肾病是一种缓慢渐进性疾病,临床症状和体征类似于其他非特异性病因引起的 CKD。非那西汀(phenacetin),一种对乙酰氨基酚前体药,是第一个被认为具有此副作用的药物。

目前在美国,绝大多数的病例都是由于长期使用或错误使用含有非那西汀及阿司匹林(aspirin)的复合止痛剂,通常是同时含有咖啡因或可待因。长期使用非甾抗炎药物(nonsteroidal anti-inflammatory drug,NSAIDs)也会引起类似肾脏损害[21]。对乙酰氨基酚、阿司匹林和 NSAIDs 的使用与 CKD 患者的肾病进展呈剂量依赖性方式[22]。与使用时间相比,累积剂量(至少 1～2kg 的对乙酰氨基酚)是导致慢性止痛剂肾病最主要的危险因素[23,24]。因此 CKD 患者使用止痛剂要谨慎,不提倡长期止痛治疗。KDIGO 指南推荐GFR<60ml/(min·1.73m^2)者需停用 NSAIDs[1]。

止痛剂肾病在女性较为常见,女:男为 5:1～7:1,发病年龄的高峰在 40～50 岁之间[20,24]。患者常常有病史或主诉慢性疼痛综合征,发展为止痛剂肾病的患者通常依赖止痛药治疗并可能呈现成瘾性行为。就诊时,患者可出现GFR 下降及相应 CKD 表现,如 SCr、BUN 及蛋白尿上升。出现急性坏死时,患者可表现为明显的腰痛、脓尿及血尿。随着坏死进一步加重,细胞碎片阻塞可导致输尿管梗阻。肾功能紊乱的特征性表现是伴有明显尿浓缩及酸化功能减退的失盐性肾病。肾脏损伤的具体机制不详,目前认为是由于对乙酰氨基酚在肾髓质积聚,其由髓质细胞色素 P450酶系统产生氧化代谢产物可与大分子物质结合,导致细胞坏死。尽管髓质中的还原型谷胱甘肽可阻止这一过程,但药物能够减少髓质谷胱甘肽的含量(如阿司匹林)从而促进肾脏损伤。这也可以解释单用对乙酰氨基酚不会引起止痛剂肾病。NSAIDs 可以减弱前列腺素介导的血管舒张,致肾髓质出现缺血状态,最终出现肾乳头坏死[21]。

与传统 NSAIDs 相比,长期使用选择性环氧化酶-2(cyclo-oxygenase-2,COX-2)抑制剂对肾功能影响的数据有限。一项包含了 114 项随机、双盲临床试验的 meta 分析评估了COX-2 抑制剂对肾脏的不良影响。报告显示,在被评估的 6 种药物中只有罗非昔布(rofecoxib)与肾脏不良反应有关,定义为尿素或肌酐水平显著变化,临床诊断肾病或肾功能不全。与此相反,塞来昔布(celecoxib)与肾损伤的相关性风险较低[21]。一项包括了 19,163 例新诊断 CKD 患者的队列研究分析了镇痛药使用与进展为 ESRD 风险之间的关联。显示 COX-2 抑制剂中,只有罗非昔布的使用与发展到

ESRD 的风险显著相关[22]。

对止痛剂肾病长期管理一般是支持性治疗,主要是停用相关药物,并严格限制 NSAIDs 及复合型止痛剂的使用;如果患者已出现 CKD 或 ESRD,应使用与其他原因所致肾脏病的相同方式来治疗肾脏病相关合并症。对于需要使用镇痛药的患者,单独使用阿司匹林可能是一个合理的选择。单用对乙酰氨基酚相对安全,但习惯性长期应用此药,则仍存在如肝脏毒性类似的肾损害[23,24]。需要长期应用止痛剂治疗的患者应尽量选择最低剂量缓解疼痛,尽可能避免联合应用止痛剂,维持足够水化。

锂中毒肾病

锂制剂可使肾脏出现急性功能性及组织学改变,破坏正常肾脏功能,导致肾脏慢性病理改变(如慢性间质性肾炎)。锂作为导致慢性肾脏病发展的病因一直备受争议,但目前已被各种流行病学、临床和病理学研究所明确[25]。长期使用锂制剂后肾脏的浓缩功能和 GFR 会下降[26]。锂中毒肾病进展缓慢(从首次锂的使用到发展为 ESRD 平均时间为 20 年),其进展速度也与锂治疗的持续时间有关。

锂中毒肾病患者一般无症状。通常在肾功能隐性下降多年后才有典型症状出现,蛋白尿通常不存在或极微量[25],且女性发病风险高于男性[26]。接受长期锂治疗的患者,建议密切监测血清锂浓度和定期测量 SCr 以发现肾功能改变。血清锂浓度的升高增加肾脏病风险[26]。目前的临床实践指南建议在锂治疗的前 6 个月,每 2~3 个月测定 1 次锂浓度,随后每年测量 1 次。患者一旦出现 CKD 或 ESRD,治疗肾病相关并发症的方法与其他原因所致肾脏病相似。停止锂治疗和启动另一种心境稳定剂应由心理医师、肾病学家及患者共同决定[25]。建议使用利尿剂阿米洛利以减少锂诱导的肾脏疾病[25]。

临床评估

肾小球滤过率的测定

最常用的反映基线肾功能和肾脏疾病随时间进展的临床指标之一是 eGFR。测量 eGFR 的理想标志物应是无毒性、能从肾小球自由滤过且不被肾脏分泌、重吸收和代谢的物质。菊粉和一些外源放射性物质如 ^{125}I-碘酞酸盐和 ^{51}CrEDTA,因符合以上标准被用来评估 GFR,然而它们不易获得、需要静脉注射(IV)且价格昂贵。

肌酐是体内以相对恒定速度产生的一种内源性物质,由肌肉内储存的氨基酸衍生物肌酸及磷酸肌酸经非酶水解产生。在稳定状态下,尿中排泄的肌酐量与体内产生量相等,因此体内 SCr 浓度相对稳定。肌酐主要由肾小球滤过,因此,肌酐清除率(creatinine clearance,CrCl)可作为 eGFR 的合理替代指标,但是用肌酐来评估 eGFR 仍存在一些不足。肌酐不仅可通过肾小球滤过,也可通过肾小管分泌,因此 CrCl 比 GFR 的真实值高出 10%~20%。且随着肾单位功能下降,肾小管分泌的肌酐占肌酐总排泄量的比例升高,导致 GFR 更被高估。肌酐通过胃肠道(GI)排泄是导致真实的 GFR 被高估的另一个因素[27]。以上因素往往导致肾

脏疾病的进展程度被低估。药物因素也可影响 Scr 值。例如甲氧苄啶通过抑制肾小管的肌酐分泌,引起 Scr 升高、CrCl 下降,然而 GFR 并未改变。另一方面,为了得到更准确的 GFR 值,在测量 CrCl 之前可使用西咪替丁阻断肾小管的肌酐分泌[16]。

可单独用 SCr 作为反映肾功能的指标,但在实际应用中存在许多问题。在肾脏疾病的早期阶段,SCr 可维持在正常范围。因此,SCr 在发现早期肾脏病方面并不敏感,在评估肾脏病的进展方面也不准确。由于肌酐的产生与肌肉总量成正比,并受到饮食(主要是肉类的摄入)、年龄及性别的影响。通常肌肉的总量随着年龄增长而下降,且在女性中较低。因此,对于年轻的男性运动员来说,虽然 SCr 为正常值上限(如 1.2mg/dl),其 CrCl 可能很高,然而同样的 SCr 水平在 70 岁妇女则提示肾功能受损。

在肝脏疾病患者中用 SCr 评估肾功能也可能高估 GFR[28],原因为肝脏产生肌酸(肌酐的前体)下降以及肾小管分泌肌酐升高。此外,不同的实验室的 SCr 校准值不同也导致了检测 SCr 值存在较大差异。全国肾脏病教育计划实验室工作组(National Kidney Disease Education Program Laboratory Working Group)提出了标准化方案以规范 SCr 的检测、减少实验室间的检测差异,使 eGFR 的测定更准确[29]。尽管 SCr 可粗略估计肾功能,但在有肾脏病风险的患者中也应该评估如蛋白尿等早期肾脏损害指标。

一些公式可用来计算 CrCl 或 eGFR。

Cockcroft-Gault 公式(CG 公式,公式 28-1)是评估肾功能以调整药物剂量的最常用公式,可计算肾功能稳定患者的 CrCl[27,30]。

$$CrCl = \frac{(140-年龄) \times 理想体重}{SCr \times 72} \qquad (公式\ 28\text{-}1)$$

此处体重为理想体重(IBW),单位为千克(kg)。男性理想体重=50+2.3×身高(身高>60 英寸的部分),女性理想体重=45+2.3×身高(身高>60 英寸的部分)。SCr 是血清肌酐浓度(为 mg/dl)。女性由于肌肉量少,需乘以系数 0.85。

CG 公式不适用于在 SCr 快速变化的患者中估计 GFR,因为此公式来源于肾功能稳定的健康人群。CG 公式在低肌肉量者中也不准确,如高龄、肥胖及恶病质。

Schwartz 公式[31]用于儿童(公式 28-2)。

$$CrCl(ml/min) = \frac{k \times 身长}{SCr} \qquad (公式\ 28\text{-}2)$$

公式中 k 值与年龄有关:1~52 周婴儿,$k=0.45$;1~13 岁儿童,$k=55$;青少年男性,$k=0.7$;青少年女性,$k=0.55$。身长单位为 cm。SCr 为血清肌酐浓度,单位 mg/dl。

最常用的评估肾功能的公式来源于肾脏病饮食调整(Modification of Diet in Renal Disease,MDRD)研究,此研究为评价饮食蛋白限制与血压控制对肾脏疾病进展影响的一项多中心研究。此公式称为 MDRD 公式,在公式生成和验证步骤中,其 GFR 均由尿中放射性物质(^{125}I-碘酞酸盐)的清除直接测量,纳入人数较多且涵盖不同人群(>500 例不同程度肾脏疾病的黑人与白人)。MDRD 公式[32]如下(公

式 28-3）：

$$eGFR[ml/(min \cdot 1.73m^2)] = 170 \times (Scr)^{-0.999} \times 年龄^{-0.176} \times$$
$$(BUN)^{-0.170} \times (Alb)^{0.318} \times$$
$$(0.762 女性) \times (1.18 黑人)$$

（公式 28-3）

SCr 为血清肌酐浓度，单位 mg/dl，年龄的单位为岁，BUN 为血尿素氮浓度，单位 mg/dl。Alb 为血清白蛋白浓度，单位 g/dl。

之后对 MDRD 公式进行简化，MDRD 简化公式[1]包含 4 个变量（公式 28-4）：

$$eGFR[ml/(min \cdot 1.73m^2)] = 186 \times (SCr)^{-1.154} \times 年龄^{-0.203} \times$$
$$(0.742 女性) \times (1.21 黑人)$$

（公式 28-4）

SCr 为血清肌酐浓度，单位 mg/dl，年龄单位是岁。2005 年对此公式进行修改，以适应用标准化 SCr 计算 eGFR，以减少实验室间的差异，增加准确性[27]（公式 28-5）。

$$eGFR[ml/(min \cdot 1.73m^2)] = 175 \times (标准化 SCr)^{-1.154} \times$$
$$年龄^{-0.203} \times (0.742 女性) \times$$
$$(1.21 黑人)$$

（公式 28-5）

SCr 为血清肌酐浓度，单位 mg/dl，年龄单位是岁。国家肾脏疾病教育计划（National Kidney Disease Education Program）推荐此公式适用于以同位素校正过的质谱法测定肌酐的实验室。

MDRD 公式在高 GFR 的情况下不准确，有将正常 GFR 者误判为肾功能不全的风险[1,33]。由国家糖尿病、消化和肾脏疾病研究所（National Institute of Diabetes and Digestive and Kidney Diseases）建立的慢性肾脏病流行病学协作组（Chronic Kidney Disease Epidemiology Collaboration, CKD-EPI）纳入涵盖不同人群的多项研究，生成并验证了一个更复杂的新公式，此公式包含与 MDRD 公式相同的变量[1,34]。CKD-EPI 公式比 MDRD 公式更准确，尤其是在 GFR 较高的人群中，并且适用于更宽泛的体重指数人群。

使用这些公式时需注意，MDRD 公式与 CG 公式计算的结果不可通用。MDRD 公式用来估算 GFR，以确定 CKD、对 CKD 进行分期以及随访 CKD 进展。CG 公式主要用来计算经肾脏清除药物的合适剂量[27]（参见第 31 章）。

胱抑素 C 是另一个反映肾功能的内源性标志物，可经肾小球自由滤过，之后在近端肾小管上皮细胞重吸收和代谢。与 SCr 不同，血清胱抑素 C 不受性别、年龄、体重和营养状态的影响。基于胱抑素 C，或胱抑素 C 联合 SCr 及其他人口学变量，已经制定了一些公式[1,35]。KDIGO 指南建议，当基于 SCr 计算的 eGFR 不准确时可用胱抑素 C 计算加以确认[1]。

蛋白尿

通常情况下，蛋白质因分子量比较大而不会通过肾小球滤出。因此，没有肾脏病的患者尿中只有微量蛋白。当出现肾小球损害，尿中蛋白量增加，且先于 SCr 升高前出现。因此，尿中蛋白的量已列为肾脏病发展的预测标志。对于一个肾病高危患者，应参照已出现疾病的患者一样监测蛋白尿排泄率。

蛋白尿是指蛋白的排泄率大于 200μg/min 或是 300mg/24h（如果尿中只有白蛋白时，则称之为白蛋白尿）。测定总蛋白则除了白蛋白外，还有其他蛋白如低分子量球蛋白、载脂蛋白。评估白蛋白尿是一个更好的早期肾脏病指标，原因是相对于总蛋白尿而言白蛋白尿基本上只提示肾小球损伤，而前者并非肾小球损伤所特有。其他检查，如尿液检查（UA）、放射学、活检等均在进一步评估肾功能方面具有一定价值。

白蛋白尿测定可使用计时尿的样本（表 28-4）。由于白天不同时段、不同体位的尿白蛋白排泄率存在差异（如体位性蛋白尿），夜间计时尿样本收集的方法更为可靠，但最经典的方法还是收集 24 小时尿液测定白蛋白排泄率（AER）。非计时或随机尿测定白蛋白肌酐比（ACR）的方法更为方便可行。与计时收集尿样本测定蛋白尿或白蛋白尿不同，这种方法克服了水化状态带来的偏差，因为其蛋白排泄量通过肾小球滤过率进行校正，这种方法更为准确。蛋白与肌酐浓度测定一般采用随机尿样本，最好是清晨第一次尿液，这是因为它与 24 小时尿白蛋白排泄具有良好的相关性。如果没有清晨第一次样本可用时，随机尿也可行。在估测患者尿白蛋白水平时，需考虑到与蛋白尿相关的因素如高蛋白饮食及剧烈活动。测量运动后的尿液会导致尿蛋白假阳性增加，这是肾小球滤过膜渗透性增加超过肾小管蛋白质重吸收能力的结果。为减少这种风险，至少在运动后 4 小时再进行蛋白尿检测[36]。可以对随机尿进行试纸法检测筛选白蛋白尿。试纸可由不同的公司提供，不同公司生产的试纸有各自的测试流程，在测定白蛋白尿的特异性、敏感性方面存在差异。这些试纸筛选试验阳性的患者必须查 ACR 等定量指标以确定蛋白尿的存在。KDOGI 发布的 CKD 评估与管理指南中提出白蛋白尿的分期标准（表 28-4）[1]。

慢性肾脏病的并发症

随着肾脏病进展，特别是患者进入到 CKD3 期[eGFR < 60ml/(min \cdot 1.73m^2)]后会出现各种并发症，包括水电解质紊乱、代谢性酸中毒、贫血、MBD、心血管并发症及营养不良等。通常这些并发症发生是由于在 CKD 早期不能被及时诊断与认识，处理也不恰当，待患者进入透析等替代治疗阶段时临床预后较差。新进入透析阶段的 CKD 患者中有 50% 存在低白蛋白血症与贫血，而这些并发症与患者的生活质量低下明显相关[37]。到肾病专科医师处就诊越晚，对 CKD 及相关并发症的处理相应越晚，ESRD 患者的死亡率就越高[37]。KDIGO 指南推荐当 CKD 患者出现以下情况时，需将患者推荐给肾病专科医师：AKI 或 GFR 突然下降、GFR < 30ml/(min \cdot 1.73m^2)、持续性白蛋白尿（ACR ≥ 300mg/g）、CKD 进展、不明原因持续性尿红细胞（RBC）管型或尿 RBC > 20 个/高倍镜、持续性血钾异常、弥漫性肾结石、遗传性肾脏病、CKD 伴有用四种或四种以上降压药治疗的顽固性高血压、预计一年后进展至 CKD 5D 期（CKD 5 期接受透析治疗）风险为 10% ~ 20% 或更高者[1]。这些和类似的一些报道都强调 CKD 并发症早期积极管理的必要性。

后文对这些并发症将继续进行详细描述。与透析相关的并发症将在第 30 章中进行详细阐述。

预防

合适的 CKD 管理包括延缓 CKD 进展措施、定期评价肾脏功能、以评估疾病严重程度的变化及治疗调整。其中包括针对导致肾损伤的基础疾病或加速 CKD 进展的疾病进行强化治疗,如糖尿病、高血压、高蛋白饮食、血脂异常(参见第 8 章、第 9 章和第 53 章)。

限制蛋白饮食

蛋白尿是 CKD 患者发生 ESRD 最为重要的预测因子[38,39]。蛋白质摄入的增加与肾小球滤过率上升相关,主要原因是高蛋白负荷导致肾小球结构与肾血流量的变化[40]。这使得我们去研究各种方法来降低蛋白尿程度。除了控制原发病(如糖尿病、高血压、肾小球疾病等)与应用血管紧张素转换酶(angiotensin-converting enzyme, ACE)抑制剂或血管紧张素受体阻滞剂(angiotensin receptor blocker, ARB)等药物进行治疗外,控制饮食中蛋白质的摄入也是降低蛋白尿与延缓肾病进展的措施。

不少研究就限制饮食中蛋白对病情进展的影响进行了研究与观察,结果并不完全一致[40-42]。导致不一致的可能原因包括设计方案、患者群体、肾功能的测定方法、蛋白限制程度以及饮食依从性等诸多方面的差异。MDRD 研究重点观察了患者蛋白质限制和严格血压控制对肾脏病进展的影响。结果显示接受常规蛋白饮食[1.3g/(kg·d)]治疗或低蛋白饮食[0.58g/(kg·d)]治疗的患者肾功能恶化没有差异[43];而低蛋白饮食组[0.58g/(kg·d)]相对于极低蛋白饮食[0.28g/(kg·d)]加酮酸或氨基酸治疗组肾功能下降更快。MDRD 研究的二次分析(有关饮食治疗的依从性)提示:严重肾脏病患者[eGFR<25ml/(min·1.73m^2)]能从 0.6g/(kg·d)的蛋白限制饮食中获益[44],而进一步分析未看到明显获益。

KDIGO 在 CKD 评估与管理指南中推荐,有进展风险的成人应避免高蛋白饮食[>1.3g/(kg·d)],并将蛋白摄入量降至 0.8g/(kg·d)[1]。适当的限制蛋白饮食可避免尿毒症毒素过多积累、瘦体重的减少和营养不良。低蛋白饮食对 CKD 患者的可能收益必须要同其在整体营养状态方面的潜在副作用进行权衡。因在刚开始透析时 CKD 患者营养不良的发生率很高,而且是该患者群体的一个重要死亡因素[45]。

降压治疗

无论是糖尿病还是非糖尿病患者,降压治疗都能防止肾脏损伤并减慢 CKD 进展速率[46]。此外,控制血压能降低心血管死亡率这一附加临床收益进一步支持了对进展性 CKD 患者给予抗高血压治疗是有益的。尽管知道血压控制能给 CKD 患者带来益处,但透析前患者的血压达标率还是不容乐观[46]。

2014 年美国成人高血压治疗指南(JNC-8)以及 KDI-GO 发布的慢性肾脏血压管理指南中均推荐,CKD 患者血压应控制在 140/90mmHg 以下[46,47]。伴有白蛋白尿(≥30mg/24h)的 CKD 患者血压控制的最优目标值还存在争议。KDIGO 指南推荐伴有白蛋白尿(≥30mg/24h)的 CKD 患者血压控制目标为≤130/80mmHg,而 JNC-8 建议伴有白蛋白尿的患者血压应控制在 140/90mmHg 以下。伴有白蛋白尿的患者血压需降得更低这一结论的证据大多是来源于大型研究的亚组分析。MDRD 研究指出,在尿蛋白排泄率高(>1g/d)的患者中,将血压进一步降至 125/75mmHg 以下(或平均动脉压<92mmHg)比常规的血压目标值获益更多[48]。一项针对非裔美国人中肾脏病和高血压情况的(African American Study of Kidney Disease and Hypertension, AASK)临床试验进一步观察了积极降压对延缓肾脏疾病进展的作用[49]。该研究纳入了 18~70 岁之间有高血压肾病的非裔美国人[eGFR 在 20 ~ 65ml/(min·1.73m^2)]。AASK 试验的后期分析表明蛋白尿大于 1g/d 的患者达到更低的目标血压值有助于延缓 ESRD 进程[50]。显而易见,控制血压对于延缓慢性肾脏病进展十分重要,大量数据支持对于严重蛋白尿患者更应积极降低血压,血压控制是这些患者人群延缓 CKD 进展的关键因素。考虑到白蛋白尿的出现,对伴有白蛋白尿的 CKD 患者血压控制目标为<140/90mmHg 是合理的。

在可应用的降压药物中,ACE 抑制剂(ACEIs,如依那普利、卡托普利、赖诺普利)以及 ARBs[如氯沙坦(losatan)、厄贝沙坦(irbesartan)、坎地沙坦(candesartan)]在保护肾功能方面具有额外益处。因此,KDIGO 高血压指南推荐 ACEIs 和 ARBs 为 CKD 患者、有 CKD 风险的患者(例如糖尿病)以及有白蛋白尿患者的一线降压药物[46]。在 eGFR 下降的情况下,血管紧张素 II 主要导致出球小动脉的代偿性收缩,进而增加肾小球毛细血管内压(P$_{GC}$)及 eGFR(图 28-1),这在急性肾功能不全时十分有益。然而,长期增加的 P$_{GC}$ 可引起肾单位肥大导致肾病进展。ACEI 和 ARB 可阻止血管紧张素 II 介导的肾小球内压力的慢性增高。伴有尿蛋白的糖尿病患者也会从 ACEI 治疗中获益,建议无论这些患者是否存在高血压均可应用 ACEI[46]。不伴糖尿病的患者,相比较其他降压药物,也已证实 ACE 抑制剂可降低血压、降低蛋白尿、延缓慢性肾病进展。应用 ACEI 治疗初期可观察到轻度 eGFR 的下降,因此,治疗的最初 2 个月内出现 SCr 上升 30% 之内可被接受[51]。低血压、急性肾衰、严重的高钾血症可能是停药的主要原因(参见第 14 章)。

血管紧张素 II 受体阻滞剂通过阻断血管紧张素 1 型受体(AT$_1$)降低出球小动脉阻力,从而起到与 ACEIs 相似的作用。在一项平均随访年限为 3.4 年的研究中发现,与安慰剂相比,氯沙坦可降低 2 型糖尿病患者 SCr 翻倍率 25%,降低 ESRD 发生率 28%[52]。在厄贝沙坦糖尿病肾病试验(IDNT)研究中,厄贝沙坦也得出了相似结论,可降低糖尿病患者 ESRD 发生率 23%[53]。在这两个研究中,这些均是独立于血压控制之外的临床收益。缬沙坦与坎地沙坦也可降低蛋白尿的严重程度[54]。ACEI 与 ARB 联用可增加进展至 ESRD、高钾血症以及急性肾损伤风险,应避免[55,56]。

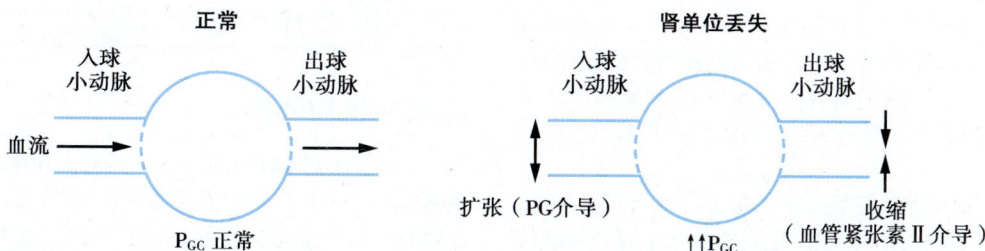

图28-1 肾脏血流动力学依赖于入球小动脉和出球小动脉管腔内径及肾小球毛细血管内压（P_{GC}）。随着肾单位丢失，残余有功能的肾单位会发生代偿性入球小动脉舒张（主要由前列腺素 I_2 和 E_2 介导），出球小动脉收缩（主要由血管紧张素 II 介导）。引起血液流动增加，肾小球内毛细血管滤过压增加（P_{GC}）和高滤过（单个肾单位有效 GFR 增加）。血液流动速度和静水压的持续升高引起高滤过性损伤和肾小球硬化。随着时间延长，这些变化会导致肾单位功能的继续丧失（如肾病进展）。血管紧张素转化酶抑制剂和血管紧张素受体阻滞剂通过阻断出球小动脉收缩，降低肾小球毛细血管内压（P_{GC}）

阿利吉仑（aliskiren）是唯一应用的直接肾素抑制剂，其单独使用利弊不明，但应避免与 ACEI 或 ARB 联用[57]。阿利吉仑在接受优化心衰治疗的患者中与 GFR 及滤过分数的下降相关[58]。

钙通道阻滞剂已被认为具有预防慢性肾病进展作用，这主要是因为它们有改善肾脏血流动力学、细胞保护、抗增殖等药物学特性（这些效应可预防系膜增生、肾脏瘢痕形成）。与二氢吡啶类钙通道阻滞药（氨氯地平，amlodipine）相比，非二氢吡啶类钙通道阻滞药（地尔硫䓬、维拉帕米）可降低蛋白尿，而前者会加重蛋白尿[59,60]。二氢吡啶类钙通道阻滞药有增加尿白蛋白的作用，因此不应单独用于有蛋白尿患者，但和 ACEI 或 ARB 联用是安全的。ACEI 与非二氢吡啶类钙通道阻滞药联合应用较任何一种药物单用更能明显减低糖尿病患者的蛋白尿，提示对于这些患者多种药物联合应用是合理的[59]。

英国糖尿病前瞻性研究证实，β-受体阻滞剂对糖尿病肾病的治疗有益，这一研究发现阿替洛尔与卡托普利在降低糖尿病患者白蛋白尿发生率方面相似[61]。β-受体阻滞剂对 CKD 患者有一些益处，例如降低交感神经活性并减少透析患者心源性猝死的发生[62,63]。使用 β-受体阻滞剂时需考虑到药物的透析清除率和/或药物的累积风险[64]。

血脂异常的治疗

CKD 患者血脂异常主要表现为 HDL 降低、HDL 功能受损、氧化型 LDL（高度致动脉粥样硬化 LDL 分子）比例升高以及脂蛋白 a（高度致动脉粥样硬化脂蛋白）升高[65]。与普通人群相似，CKD 患者中总胆固醇及非 HDL 胆固醇水平升高与住院率及心血管疾病死亡率升高相关。一项 meta 分析结果显示，他汀类药物的使用与蛋白尿下降有关，但对 eGFR 保护作用不确定[66]。尽管对延缓 CKD 进展的作用不明确，肾脏病患者出现血脂异常仍应治疗，因为脂代谢异常会使患者发生动脉粥样硬化。尽管升高的胆固醇在 CKD 患者中存在以上危害，提示降脂治疗是有益的，但是 CKD 患者心血管疾病的病理不同（如血管钙化、交感神经过度激活），因此限制了降脂治疗（如他汀类药物）在各期 CKD 患者中的获益。

KIDGO 的 CKD 血脂管理临床实践指南中对血脂异常的治疗提出指导意见。与普通人群相似，在非透析 CKD 患者中他汀类药物的治疗推荐并非基于基线 LDL 胆固醇水平[67]。≥50 岁的非透析 CKD 患者，KDIGO 指南推荐单用他汀类或他汀类与依折麦布联合使用；18～49 岁的非透析 CKD 患者中有 CVD 危险因素者推荐用他汀类药物治疗，如冠状动脉疾病（心肌梗死或冠脉血运重建）、糖尿病、缺血性卒中史或估计 10 年冠心病风险>10%。在他汀类药物的治疗过程中建议采取"发射后不管（fire-and-forget）"策略，即通常无需监测 LDL 胆固醇，除非需要根据此结果调整治疗方案。然而，近期 KDIGO 指南建议在开始他汀类药物治疗后 6 周～3 个月检测血脂，以发现对中等强度他汀类药物治疗反应不充分及需要滴定剂量的患者[68]。

SHARP 研究（The Study of Heart and Renal Protection）在 9 270 例 CKD 患者中评估了每日使用 10mg 依折麦布和 20mg 辛伐他汀（与安慰剂相比）5 年降低 LDL 胆固醇水平的效果。纳入患者平均 eGFR 为 27ml/(min·1.73m²)，其中 3 023 例（33%）接受透析治疗，2 094 例（23%）伴有糖尿病。观察结局为主要动脉粥样硬化事件的减少和肾脏病的进展。SHARP 研究结果表明：上述治疗方式可减少 25% 的主要动脉粥样硬化事件风险，然而对肾脏病的进展并没有影响[69]。主要动脉粥样硬化事件风险的下降主要源于非出血性卒中及冠脉血运重建风险降低。此试验在亚组分析中未发现差异，在透析患者中未发现明显获益。

使用他汀类药物在普通人群中的心血管获益并未在透析患者中取得一致性结论，可能由于多种因素参与肾脏疾病患者发生 CVD（如血管钙化）[65]。KDIGO 指南不推荐在 CKD 5D 期患者中使用他汀类药物，除非患者在透析前已经开始使用。

4D 试验（The Die Deutsche Diabetes Dialyse Studie）与 AURORA 试验是两项大型多中心随机双盲安慰剂对照试

验,分别研究用阿托伐他汀或瑞舒伐他汀降低 LDL 胆固醇水平对心血管事件及死亡的影响。两项试验共纳入超过 4 000 例患者,LDL 胆固醇水平均明显下降,然而主要终点事件并未下降。以上两项试验以及 SHARP 试验的阴性结果,促使 KDIGO 指南推荐避免在透析患者中开始他汀类药物治疗[67]。

KDIGO 指南推荐他汀类药物优先于贝特类药物使用。贝特类药物在 CKD 患者中需慎用,此类药物主要经肾脏代谢与清除,可能增加横纹肌溶解风险。然而,在甘油三酯很高(>1 000mg/dl)的 CKD 患者中可考虑使用贝特类药物。吉非贝齐在轻中度肾功能异常时慎用,在严重肾功能受损时不推荐使用[70]。

终末期肾病(CKD 5D 期)

临床症状和体征

患者进入到 CKD 4 期或 5 期后会出现尿毒症相关的一些临床症状与体征,称之为尿毒症综合征。其临床表现及所导致的代谢异常将分述如下(表 28-7)。这些临床表现在 CKD 较早阶段即可发生,随着 CKD 进展变得更加突出和明显,因此早期干预与处理非常重要。发病机制部分与尿毒症毒素蓄积有关。对尿毒症毒素的研究使人们进一步认识了肾脏病患者血清中持续存在的含氮化合物。遗憾的是,这些含氮化合物和尿毒症临床表现之间的因果关系并不十分明确[71]。

表 28-7

进展性肾病的代谢反应

心血管	恶心,呕吐
高血压	胃排空延迟
充血性心力衰竭	消化道出血
心包炎	溃疡
动脉粥样硬化	**血液系统**
心律失常	贫血
转移性钙化	出血并发症
皮肤	免疫抑制
色素沉着改变	**肌肉骨骼系统**
瘙痒	肾性骨病
内分泌系统	淀粉样变
钙-磷失衡	**神经系统**
甲状旁腺功能亢进	嗜睡
代谢性骨病	感觉中枢受抑
甲状腺功能异常	震颤
碳水化合物代谢异常	扑翼样震颤
垂体-性腺功能异常	肌肉刺激和抽搐(如不宁腿综合征)
胰岛素代谢下降	癫痫
红细胞生成素缺乏	运动障碍
水,电解质,酸碱平衡	周围神经病变
水潴留	昏迷
高钾血症	**精神系统**
高镁血症	抑郁
高磷血症	焦虑
低钙血症	精神病
代谢性酸中毒	混乱
胃肠道症状	运动耐量下降
厌食	

治疗

透析和肾移植

进展性肾病发展至 ESRD 无法避免。适宜的透析模式必须依据患者的意向、血管通路、腹腔通路条件，最终决定采用 HD 还是 PD。尽早为患者设计透析治疗方式，适时开始透析可降低患者的发病率和死亡率（第 30 章详细介绍了透析指征与透析模式的选择方法）。在没有绝对禁忌证前提下，只要存在合适的供体，所有 ESRD 患者均可接受肾移植（参见第 34 章）。

药物治疗

ESRD 患者的药物治疗包括针对伴随症状和并发症的治疗。药物使用根据透析过程中药物治疗、药物间可能的相互作用、不良反应以及治疗的不依从性进行调整[72]。肾功能减退对药物的吸收、分布、代谢以及清除的影响，加上透析本身对药物的清除，会使这类患者的药物治疗进一步复杂化（参见第 31 章）。合适的药物治疗管理包括基于适应证的合理选药、定期全面分析所有药物治疗情况和经常根据肾功能重新评价并调整方案。

糖尿病肾病

案例 28-1

问题 1：G. B. 44 岁非裔美国女性（体重 79.4kg，身高 165cm），2 型糖尿病病史 20 年，她带了季度检查报告至糖尿病诊所。患者未遵医嘱定期复诊，其血糖通常维持在 200mg/dl 以上，2 月前查糖化血红蛋白 10.1%（正常 <7%）。近期主诉恶心、食欲缺乏、全身不适。6 个月来因消化道溃疡接受治疗。实验室检查如下：

血清钠（Na）：143mmol/L

钾（K）：5.3mmol/L

氯（Cl）：106mmol/L

二氧化碳结合率（CO_2）：18mmol/L

肌酐（SCr）：2.9mg/dl

尿素氮（BUN）：63mg/dl

随机血糖：289mg/dl

体格检查示：BP160/102mmHg，双下肢水肿 2+，轻度肺充血，体重增加 4.5kg。其他的实验室检查示：

血磷：6.6mg/dl

钙（Ca）：8.8mg/dl

白蛋白（Alb）：3.6g/dl

镁（Mg）：1.4mmol/L

尿酸：8.8mg/dl

血液检查显示：

血细胞比容（Hct）：28%

血红蛋白（Hgb）：9.3g/dl

血白细胞（WBC）：9 600/μl

血小板计数：155 000/μl

红细胞计数正常，网织红细胞 0.5%。尿液检查（UA）示尿蛋白 4+，尿白蛋白定量 700mg/24h，请问 G. B. 哪些主观和客观指标符合进展期肾脏病的诊断？

G. B. 的 SCr、BUN、血清钾、镁、磷、尿酸、CO_2 结合力、血红蛋白的异常均符合肾脏疾病及其并发症的特点。假设肾功能相对稳定（例如没有肾功能的急性变化），根据 MDRD 公式，她的 eGFR 约为 21ml/（min·1.73m²），诊断为 CKD4 期 [eGFR 15~29ml/（min·1.73m²）]。当 eGFR 下降到 G. B. 这个程度，正常的水、电解质调节受到损害，而 SCr、BUN、钠、钾、镁、磷、尿酸升高的表现同体液潴留一样会显现出来。此患者血钾轻度升高符合 CKD 患者血钾增高的风险[73]。患者出现的大量蛋白尿与进展性肾小球损害有关。伴随持续摄入及钠水排泄减少，容量负荷增加，引起体重增加、高血压以及水肿。由于肾脏氨（氢离子的缓冲剂和促进氢的排泄）的合成下降，导致代谢性酸中毒。慢性肾脏病相关的贫血主要是由于肾脏产生 EPO 减少，也可能与尿毒症期 RBCs 半衰期缩短、铁缺乏有关。患者近期出现的恶心、反胃、全身不适可能与肾功能下降、尿毒症毒素（氮质血症）蓄积有关。

案例 28-1，问题 2：G. B. 肾脏病进展的原因是什么？

根据 G. B. 的病情，20 年糖尿病所导致的糖尿病肾病是导致肾脏病变的主要原因。而门诊复查不规律，依从性差，高血糖、高糖化血红蛋白、白蛋白尿均提示糖尿病控制不佳，是导致糖尿病肾病主要致病原因。对于 1 型糖尿病而言，发病的前 10 年很少发生糖尿病肾病，而 5%~20% 2 型糖尿病患者在诊断时就有不同程度的白蛋白尿。糖尿病发病约 20 年时每年肾病发病率最高，之后开始下降。G. B. 符合这种模式，她已有糖尿病 20 年，之后出现糖尿病肾病，尽管她的肾脏病很可能几年前就出现了。非裔美国人、美国原住民、西班牙裔美国人发展至 ESRD 的风险要比白种人高[5]。

糖尿病肾病是糖尿病的微血管并发症，引起白蛋白尿、肾脏微循环血流动力学改变、肾小球结构改变和进行性肾功能下降。1 型和 2 型糖尿病患者中有 1/3 发展成糖尿病肾病[72]。由于 2 型糖尿病更为普遍，他们是组成糖尿病肾病透析的主要人群。随着糖尿病的发病率的增加和这些患者平均寿命的延长，糖尿病肾病很有可能仍然成为美国 ESRD 的首位原因。然而大多数研究集中在 1 型糖尿病肾病的病理生理学、预防及治疗上，将预防糖尿病肾病的一些有效证据推广到 2 型糖尿病患者群也是合理的[74]。

糖尿病肾病的发生机制并不十分清楚。但是一些预测其发生与发展的因素已经明确。其中包括高血压、高血糖、高糖化血红蛋白、高胆固醇血症、吸烟、高龄、男性、高蛋白饮食为潜在诱因[75]。胰岛素缺失与酮体升高很可能也参与发病。高血糖状态下生成的糖基化终末产物（advanced glycosylation end products，AGE）很可能参与了晚期器官损伤。多聚 AGE 的聚积与糖尿病肾病患者的肾脏病严重程度密切相关[76]。遗传倾向表现为 2 型糖尿病的亲属更易发生糖尿病、肾病、高血压、心血管疾病、白蛋白尿、血压升高[77]。某些基因及其多态性与糖尿病肾病的发展密切相关,且该领域的进一步研究对确定高危人群有很大帮助[78,79]。

白蛋白尿是糖尿病患者肾脏受累的最早表现,与肾脏病的进展密切相关。白蛋白尿不仅提示肾脏损伤,还可预测心血管疾病的发病率和死亡率[1]。对于大多数患者来说,一旦出现蛋白尿,eGFR 就开始下降。正是由于这种关联性,1 型糖尿病患者病史达到 5 年以上或所有 2 型糖尿病患者确诊后,每年都要进行尿微量白蛋白测定[75]。白蛋白尿的出现提示肾脏损伤不可逆。G.B. 已经发展到肾脏损害不可避免的阶段,因其尿蛋白已超出早期肾脏病范畴。G.B. 的实验室检查数据提示其肾脏损害较为广泛,且已发生相关并发症。到这一阶段,发展成 ESRD 不可避免,但对 G.B. 来说,适当的干预措施可延缓 ESRD 进程。进展性糖尿病肾病包括不同程度的蛋白尿及有时可导致伴随氮质血症进展的肾病综合征,以大量蛋白尿、低白蛋白血症、水肿、循环 LDL 胆固醇升高为特征。

治疗

由于 G.B. 的肾脏病难以逆转,因此治疗的首要目标是尽可能延缓透析到来的时间和控制并发症。糖尿病肾病由亚临床阶段发展到显性临床阶段的 3 个主要危险因素是血糖控制不良、系统高血压以及高蛋白饮食$[>1.3g/(kg \cdot d)]$。G.B. 目前随机血糖是 289mg/dl,先前就诊的高血糖、高糖化血红蛋白提示糖尿病控制不佳,加速了糖尿病肾病进展并缩短进入 ESRD 时间。因此,其血糖应控制在靶目标水平,同时避免低血糖发生。G.B. 血压的增高可能是由于肾脏受累以及血管内容量改变的结果,降低血压能够阻止健存肾单位进一步损害和延缓发展至 ESRD 的进程。同样,为尽量降低损伤的进一步进展,蛋白摄入应适当限制[正常蛋白摄入 $0.8g/(kg \cdot d)$],但这又需对其整体营养状态进行评估。

强化血糖控制

严格的血糖控制可提高糖尿病管理、减少蛋白尿、延缓 eGFR 下降速度。在糖尿病控制及并发症试验(Diabetes Control and Complication Trial,DCCT)中,对 1 型糖尿病患者(n=1 441)进行随机对照临床试验,结果提示空腹血糖维持在 70~120mg/dl,餐后血糖低于 180mg/dl,可延缓微血管病的发生发展(例如糖尿病肾病)和降低 CKD 风险。试验中,患者被随机分成两组,一组接受传统治疗(每日 1~2 次胰岛素治疗),另一组接受强化治疗(每日 3 次或以上胰岛素治疗)。平均随访 6.5 年,胰岛素强化治疗组轻度蛋白尿

和大量蛋白尿风险分别下降 39% 与 54%。然而不幸的是严格控制血糖的患者易发生低血糖[80]。

英国糖尿病前瞻性研究(UK Prospective Diabetes Study,UKPDS)表明 2 型糖尿病患者(n=3 867)强化血糖控制是有益的。长达 10 年的治疗观察发现,与传统疗法(空腹血糖<270mg/dl)相比,应用胰岛素或口服磺酰脲类强化血糖控制(空腹血糖<108mg/dl)能更好地降低微血管并发症(例如视网膜病变和肾脏病),包括降低 33% 白蛋白尿。与 DCCT 一致的是,UKPDS 中强化治疗组更易发生低血糖[81]。

此外,最新的糖尿病试验如控制糖尿病心血管病风险行动(Action to Control Cardiovascular Risk in Diabetes,ACCORD)与糖尿病治疗和血管保护行动:Preterax 与达美康缓释片对照评估研究(Action in Diabetes and Vascular Disease,ADVANCE),对强化血糖控制的 2 型糖尿病相关的大血管和微血管病风险进行了评估。ACCORD 试验中,强化血糖控制使中等白蛋白尿发生风险降低 21%,大量白蛋白尿发生风险降低 32%[82]。ADVANCE 试验中,强化血糖控制使中等白蛋白尿发生风险降低 9%,进展至大量白蛋白尿风险降低 30%[83]。与其他研究相似,虽然严重低血糖发生率不高,但多发生于强化血糖控制组[83]。

KDIGO 发布的 CKD 评估与管理指南推荐将糖化血红蛋白控制在 7% 左右,以预防糖尿病微血管并发症包括糖尿病肾病的发生及延缓其进展。将糖化血红蛋白控制在 7% 以下增加低血糖风险,且并不改善心血管预后,应加以避免。若 CKD 患者伴发糖尿病,其预期寿命较短或低血糖风险较高,建议将糖化血红蛋白控制在 7% 以上[1]。

G.B. 将从血糖和血压控制等方面获益,以延缓因糖尿病引起的 CKD 进展。尽管 G.B. 已经出现严重肾病,但依然可从合适剂量的口服降糖药物和/或胰岛素治疗中达到以上目标。由于 G.B. 之前治疗依从性差,因此建议她学习一些家庭血糖监测技术。对于她而言,治疗的依从性除了自身的积极性,还依赖其家人的鼓励与健康服务人员的帮助(参见第 53 章)。

降压治疗

1 型糖尿病患者在尿蛋白正常或轻度升高时即可发生系统性高血压,2 型糖尿病在确诊时即有 1/3 合并高血压,高血压可加剧两类患者的肾脏病变。糖尿病合并高血压进一步增加心血管事件的风险。高血压可能是潜在的糖尿病肾病、高血容量、外周血管阻力增加的结果。即使不考虑原发病因,只要高血压(系统性高血压或肾小球内高压)没有得到控制,无论其水平如何,都与 eGFR 下降密切相关。因此,控制系统性高血压和肾小球内高压已成为延缓肾病进展最为重要的单因素,可以延长 1 型糖尿病患者寿命[84]。

糖尿病合并高血压的患者存在全身血管阻力增加与对血管紧张素 Ⅱ 过度血管收缩反应,这是糖尿病肾病的肾小球损害主要原因。尽管各种降压药物都可以延缓肾脏病进展损害,但 ACE 抑制剂和 ARB 是首选,因为 ACEI 可抑制血管紧张素 Ⅱ 的生成而 ARB 可阻滞血管紧张素 Ⅱ 受体 AT_1,对肾脏血流动力学的作用更有优势(图 28-1)。KDIGO 指南

推荐所有 AER > 300mg/24h 的 CKD 患者,以及 AER > 30mg/24h 伴有糖尿病的 CKD 患者,均应使用 ACEI 或 ARB 治疗高血压[46]。JNC-8 推荐各种族的 CKD 患者,如 ACR>30mg/g,均应使用 ACEI 或 ARB 以改善肾脏预后[47]。1 型与 2 型糖尿病患者应用 ACEIs 和 ARB 后可见蛋白尿的降低与 eGFR 下降速率的延缓[46]。基于以上研究及其他研究的结果,所有 AER>30mg/24h 的糖尿病患者,即使血压是正常的,都应使用 ACEIs 或 ARB[1,47]。合适剂量的 ACEI 与 ARBs 降压效果相似,两种药物联合治疗会增加透析和肌酐倍增的风险,应避免[56]。

此外,螺内酯联合 ACEI 或 ARB 可降低 2 型糖尿病患者的白蛋白尿,且这种作用非降压依赖性[85],然而高钾血症的风险增加明显限制了此疗法的获益。阿利吉仑是一种口服直接肾素抑制剂,研究发现在氯沙坦基础上加用阿利吉仑可降低白蛋白尿,但之后的研究因没有明确获益且不良事件风险增加而提前中止[57]。因此,阿利吉仑的治疗效果不明确,其获益可能无法与 ACEI 和 ARBs 相比。G.B. 的主要治疗目标是延缓进入 ESRD、降低心血管并发症与死亡风险。由于其存在大量蛋白尿(700mg/d)和高血压,应使用 ACEI(如雷米普利)。如果出现咳嗽及 ACEI 的其他副作用,可选用 ARB(如氯沙坦)进行替换。对以上两类药物的最初选择主要基于患者的耐受性和治疗费用。因 G.B. 患有糖尿病和肾脏疾病,她的血压控制目标为 130/80mmHg 以下[1],140/90mmHg 以下也是合理的[46]。由于 ACEI 发挥有利作用往往需要数月甚至数年,故 G.B. 应长期监测肾功能和白蛋白尿变化以及药物副作用,如高钾血症。在开始 ACEIs 或 ARBs 治疗后,SCr 轻度升高是可以接受的。ACEIs 与 ARBs 使用禁忌证包括双侧肾动脉狭窄和妊娠。在选用时需权衡利弊,除了考虑它们的益处,还需考虑高钾血症的风险。

一些资料显示,非二氢吡啶类钙离子阻滞药(如地尔硫䓬、维拉帕米)单独使用或联合 ACEI 均对肾脏有保护作用[51]。对糖尿病肾病合并水肿的患者,可根据肾功能状态选择合适的利尿剂。当肾功能损害如 G.B. 一样严重时[eGFR<30ml/(min·1.73m²)],袢利尿剂通常优于噻嗪类利尿剂,因其在 eGFR 降低的情况下仍可保持利尿作用(参考第 27 章和第 9 章)。根据肾功能状态及对初始治疗药物的反应也可选择其他降压药物。目前一些临床研究发现,对于已经使用最大剂量联合 ACEI 和 ARB 的糖尿病肾病及大量蛋白尿患者可适当加用醛固酮阻滞药(螺内酯)或选择性醛固酮阻滞药(依普利酮)来降低尿蛋白。这种降尿蛋白的作用已被一些研究所证实,但潜在高钾血症的风险增加,因此在已使用 ACEI 和 ARB 的患者中,是否加用醛固酮阻滞药尚需进一步评估。而使用这些药物是否可减慢肾脏病进程仍需进一步评估[85]。此外,应建议 G.B. 根据其心血管系统健康状况及耐受性制定运动方案。

限制蛋白摄入

高蛋白饮食加速糖尿病肾病进展,可能是增加肾小球滤过及球内压力的结果。一些研究数据表明,对伴有明显白蛋白尿的患者,限制蛋白质摄入[0.8g/(kg·d)]并维持等热量的饮食可以延缓尿白蛋白排泄与 eGFR 下降的速率[44]。然而,对伴有微量白蛋白尿的糖尿病患者,限制蛋白摄入的益处尚缺乏充分证据。尽管如此,由于限制蛋白摄入可延缓肾脏病进展,应建议 G.B. 在等热量膳食基础上蛋白质控制在 0.8g/(kg·d)(约每日热卡的 10%)[1]。典型的西方饮食往往是高蛋白的,对于这样一个低蛋白饮食疗法,因患者感觉口感不好而存在依从性困难。建议由营养师设计一个可行的限制蛋白饮食方案,同时符合糖尿病患者的营养需求。

水和电解质的并发症

钠水潴留

案例 28-1,问题 5:评估 G.B. 的钠水平衡问题,采用何种措施干预这个问题?

像 G.B. 一样的慢性肾脏病晚期患者往往出现钠水潴留。G.B. 的血压升高、双下肢水肿(2+)、轻度肺充血可说明这一点。钠水潴留还可导致体重增加。在 CKD 早期,肾小球和肾小管会出现代偿性改变,例如钠排泄分数(fractional excretion of sodium,FE_{Na})增加,这种代偿性机制可相对维持患者的钠水平衡。像 G.B. 一样,血清钠离子浓度正常,但这对于评估总体钠水负荷并没有意义。通常在这阶段,钠水潴留是等渗的,因此钠离子浓度也相对正常。然而,随着肾脏病进展,肾功能紊乱,最终会出现钠水潴留症状。因为此时为维持钠离子平衡,机体代偿性的细胞外液增加,导致高血压。随着血容量增加,如不控制会出现外周水肿、心力衰竭和肺水肿。因此,必须治疗钠水潴留,为达到这一目标,大部分晚期肾脏病患者要限制钠(2g/d)和水(约 1~2L/d)的摄入。当然这些限制也要根据患者目前的饮食状况、容量超负荷程度、尿量以及患者特殊的情况随时调整。

因为晚期肾脏病患者尿量有些正常,有些减少(血液透析的患者也会无尿),容量的限制需根据患者尿量情况而定。这时通常需要使用利尿剂,袢利尿剂(如呋塞米、布美他尼、托拉塞米)较为常用。如果患者对单一利尿剂不敏感,联合使用两种不同类型的利尿剂(如袢利尿剂联合噻嗪类利尿剂)也许会有效果。然而,在某些特定的情况下利尿剂的作用也有限(如 eGFR 下降和低白蛋白血症),因此在制定利尿剂方案时应考虑到这些情况。像 G.B. 这类 eGFR 低于 30ml/(min·1.73m²)的患者,噻嗪类利尿剂单药治疗通常无效。只有美托拉宗这个噻嗪类利尿剂在 eGFR 降低时可能有利尿效应[46]。随着肾功能不全进展,水负荷过重的情况逐渐表现出来(例如水肿、不能控制的高血压),当患者对常规干预治疗出现耐受时需用透析治疗来解决容量问题。

高钾血症

案例 28-1,问题 6:G.B. 血钾浓度 5.3mmol/L,描述一下像 G.B. 这样的进展性 CKD 患者钾平衡失调的机制。

导致高钾血症的原因是多方面的,包括肾脏排钾能力下降、代谢性酸中毒导致的钾离子在细胞外重新分布及钾摄入过多。对于 G. B. 而言,她的高钾血症可能与上述原因都有关系。

正常情况下,钾离子通过肾小球滤过,在肾小管又几乎全被重吸收。远端小管分泌钾是肾脏排钾的主要机制。很多因素都会影响远端小管分泌钾,包括醛固酮、远端小管重吸收位点钠负荷水平、氢离子的分泌、不能被重吸收的阴离子数量、尿液流速、利尿剂、盐皮质激素以及钾摄入[86]。CKD 患者血清钾浓度基本维持在正常范围。在没有内源性或外源性钾负荷的前提下,只要 eGFR 大于 10ml/(min·1.73m²),通常不会发生高钾血症。尽管肾单位丢失、eGFR 下降,依旧可以维持血钾的平衡,原因是残存肾单位发生适应性变化来提高远端小管分泌钾离子的能力(提高钾排泄分数 FE_K)[87]。胃肠道(gastrointestinal, GI)排钾也是很重要的一部分,因为在严重肾脏病患者中,胃肠道和粪便排泄的钾可能占每日总排钾量的 35%。G. B. 的 eGFR 为 21ml/(min·1.73m²),高于维持机体钾平衡阈值,但随着肾脏病的进展,应密切观察其高钾血症的临床表现。

包括代谢性酸中毒和呼吸性酸中毒在内的一些其他因素也会影响钾平衡。酸中毒可使细胞内钾离子重新分布到细胞外液中。G. B. 的碳酸氢根浓度为 18mmol/L,提示处于代谢性酸中毒状态,这种情况下可使其血钾浓度轻度升高。纠正代谢性酸中毒就可降低血钾浓度,血 pH 每改变 0.1 单位,血钾浓度就会反向改变约 0.6mmol/L(参考第 26 章)。

尽管为延缓慢性肾脏病进展而推荐 G. B. 使用 ACEIs 和 ARB,可能会影响血钾,但她目前没有服用任何可以导致血钾升高的药物。对于严重慢性肾脏病患者来说,保钾利尿剂氨苯蝶啶和阿米洛利是禁用的,螺内酯需慎用,因其会降低肾小管的排钾能力。

案例 28-1,问题 7:G. B. 的血钾情况是否需要治疗?对于严重的高钾血症该如何治疗?

高钾血症的治疗要根据血清钾浓度、有无临床症状及心电图(electrocardiographic, ECG)改变进行调整。高钾血症的临床症状主要包括乏力、意识模糊、肌肉和呼吸麻痹。不过这些症状也可能不会出现,尤其是血钾升高比较快的时候。早期心电图改变包括 T 波高尖、R 波幅度下降、QRS 波增宽及 P-R 间期延长。这些改变可能发展成完全性心脏传导阻滞、P 波消失,最终变成正弦波。如果对高钾血症不进行处理,会发生室性心律失常或心脏骤停。G. B. 的血钾浓度低于 6mmol/L,不会出现 ECG 的变化。

G. B. 的血钾浓度是 5.3mmol/L,有轻微升高,暂时不需要特殊治疗。通常血钾浓度低于 6.5mmol/L 且没有心电图改变时,不需处理。尽管 G. B. 的血钾水平不需要立即干预,但需密切监测血钾浓度及临床表现,尤其是开始使用 ACEI 治疗后,因 ACE 抑制剂通过减少醛固酮生成而导致高钾血症。当血钾浓度高于 6.5mmol/L,尤其伴有神经肌肉症状及心电图改变时必须马上处理。

高钾血症的治疗目标是防止因血钾过高出现不良事件,并把血钾浓度降至相对正常范围。预防高钾血症的一个长期疗法包括限制钾摄入及避免使用升高钾血症水平的药物。定期检测血钾浓度。血钾升高的紧急处理包括使用钙剂逆转高钾的心脏副作用及降低血钾浓度,后者可通过使用葡萄糖和胰岛素、β-肾上腺素激动剂、碱性药物(如果代谢性酸中毒是主要原因)促进钾离子转移至细胞内,或者使用离子交换树脂、透析治疗清除钾离子(参见第 27 章)。

代谢性酸中毒

案例 28-1,问题 8:评估 G. B. 的酸碱代谢状况,她的酸碱代谢紊乱该如何治疗?

G. B. 表现出的低 CO_2 结合力、高氯离子浓度,都符合代谢性酸中毒。正常的氢离子缓冲物包括细胞内外的缓冲体系,如蛋白质、磷酸盐、血红蛋白和碳酸氢根-碳酸系统,这些对维持正常的酸碱平衡(如正常 pH)非常重要。机体正常代谢情况下,每日所摄入的食物要生成约 1mmol/kg 的代谢酸,这些酸(主要以氨离子形式)必须经过肾脏排泄才能维持正常酸碱平衡。肾脏主要通过自身生成氨和滤过磷酸盐来排泄氢离子及重吸收碳酸氢根。肾脏病晚期,代谢性酸中毒的主要原因是重吸收碳酸氢根的能力降低和肾脏合成氨减少。当肾功能下降时,为了补偿分泌氢减少,氨代偿性合成增加。然而,一旦氨合成达到最大值,就会发展成酸中毒。早期阶段,通常可以发现轻度的高氯血症。随着肾脏病进展,有机酸蓄积,就会出现代谢性酸中毒、阴离子间隙增大(参考第 26 章)。骨碳酸盐的储备是碱的来源,但是随着时间推移,会逐渐失去其代偿能力而出现酸碱失衡。代谢性酸中毒可以促进骨的重吸收而导致骨病,也可通过降低白蛋白合成及促进负氮平衡而影响患者的营养状态[88]。

G. B. 的轻度代谢性酸中毒需要治疗,目标是血清碳酸氢根浓度正常,或至少达到 22mmol/L 的水平。酸中毒的治疗包括使用碳酸氢钠或柠檬酸钠。每 650mg 的碳酸氢钠片剂可以提供 8mmol 的钠以及 8mmol 的碳酸氢根。Shohl 溶液和 Bicitra 含 1mmol 的钠,并能够提供每毫升 1mmol 碳酸氢盐的枸橼酸盐/枸橼酸的量。对于服用碳酸氢钠后由于二氧化碳产生和消除过程中出现胃肠道明显不适的患者,可用后面提及的这些药。如果患者像 G. B. 一样有钠水超负荷的情况,还要考虑到使用碳酸氢钠会加重钠水潴留。也可以选择多枸橼酸钾盐或枸橼酸钾进行治疗,但在严重肾脏病时,患者的血钾浓度将限制其应用。柠檬酸盐可促进铝吸收,因此不能与含铝药物合用。为了达到碳酸氢根浓度 22mmol/L 的目标,碳酸氢盐补充量为 0.3～1mmol/(kg·d)[89-91]。常用方法是起始每日 2～4 片 650mg 的碳酸氢钠片,分 2～3 次口服。此后需根据目标碳酸氢根水平调整剂量。如果要立刻纠正代谢性酸中毒,可根据血清碳酸氢根浓度计算出相应的需要量[88]。

肾脏病患者一旦开始透析治疗,通常就不需要使用静脉(IV)或者口服碳酸氢盐或枸橼酸盐、枸橼酸制剂。此时,透析可作为长期治疗代谢性酸中毒的方法,主要原因是使用的透析液含有碳酸氢盐。碳酸氢盐加入透析液中,并通过扩散的方式转移到血浆(参考第30章)。如果 G. B. 开始透析治疗,是否需要继续口服碳酸氢盐还需重新评估。

慢性肾脏病其他的电解质和代谢紊乱

案例28-1,问题9: G. B. 还表现出哪些其他的电解质和代谢紊乱?

G. B. 的高磷血症主要是由肾脏排磷降低所致(参考案例28-3,问题2:详细论述高磷血症)。KDIGO 发布的 CKD 矿物质与骨异常诊断、评估、预防与治疗指南中推荐,在维持足够营养需求的情况下,磷应该限制在 800～1 000mg/d[92]。同时避免使用含磷的缓泻剂和灌肠剂。高磷血症与低钙血症有关。

G. B. 出现轻度高镁血症,在 CKD 患者中较为常见,主要原因是肾脏排泄镁的能力降低。eGFR 不低于 30ml/(min·1.73m^2)时,镁通过肾脏清除并可维持正常的血清浓度。镁的血清浓度低于 2mmol/L 时,很少引起症状。浓度增高可引起恶心、呕吐、昏睡、意识模糊、跟腱反射减弱。严重的高镁血症可抑制心脏传导。为降低高镁血症风险,应避免使用含镁的制酸剂和导泻剂。对于 CKD 5D 期需要透析的患者,可使用不含镁的透析液进行治疗。

G. B. 也表现出轻度的高尿酸血症。肾脏病患者常常发现无症状的高尿酸血症,主要是因为尿酸排泄减少。如果没有痛风或尿酸盐肾病病史,无症状性高尿酸血症无需治疗。

慢性肾脏病的贫血

案例28-1,问题10: G. B. 的哪些临床特点与 CKD 贫血的诊断相符,病因是什么?

G. B. 血红蛋白为 9.3g/dl,持续低于绝经前女性的正常范围,提示出现贫血。患者 RBC 正常,说明红细胞形态正常,但是网织红细胞计数没有相应升高,提示骨髓对贫血的反应不足。患者近期的消化性溃疡对贫血有一定影响,血液丢失导致血红蛋白和血细胞比容下降。贫血也导致其出现全身不适症状。

临床特点与病因学

大多数 CKD 患者都会出现贫血,主要是由于促红细胞生成素(erythropoiten,EPO)产生减少。EPO 是一种作用于骨髓刺激红细胞生成的糖蛋白,在低氧情况下产生增多。约 90% 的 EPO 是由管周细胞生成,其余由肝脏生成。在同等贫血程度下,即便对 EPO 生成和释放进行同等刺激,慢性肾功能不全患者 EPO 浓度也较肾功能正常者降低[93]。

肾性贫血通常始于 CKD 3 期,是正细胞(正常大小)正色素性(正常颜色)贫血,除非持续性存在铁、叶酸、维生素 B$_{12}$ 缺乏。eGFR 与血细胞比容直接相关,eGFR 每下降 10ml/(min·1.73m^2),血细胞比容下降 3.1%[94]。eGFR 低于 60ml/(min·1.73m^2)的患者,贫血相当普遍[1]。贫血的

早期临床表现为面色苍白、易疲劳;随着肾功能下降,贫血进行性加重,其他临床表现也陆续出现。贫血的一个严重后果是左心室肥大(LVH),后者进一步增加 CKD 患者心血管并发症的发生率和死亡率。当患者 eGFR 为 50～75ml/(min·1.73m^2)(CKD 2 和 3 期)时,左心室肥大的发生率为 30% 左右;当患者进入透析时,其发生率高达 74%[95]。这些发现提示在进展至 CKD 5 期前就应对肾性贫血进行早期、积极治疗。

对于血肌酐低于 60ml/(min·1.73m^2)的 CKD 患者应提倡进行详细的贫血相关检查[2,93]。这些检查包括血细胞计数(包括血红蛋白)、评估铁相关指标(如存在铁缺乏应纠正)以及评估失血原因,如胃肠道失血。由于贫血与 eGFR 之间存在相关性,应对此期 CKD 患者每年进行至少 2 次上述检查[93]。

铁代谢状态

铁缺乏可引起贫血,并且是红细胞生成刺激剂(erythropoiesis-stimulating agent,ESA)低反应的首要原因,因此在开始促红细胞生成素治疗之前评估铁状态非常重要。评估铁代谢参数最好的两项指标是转铁蛋白饱和度(TSAT)和血清铁蛋白[93]。转铁蛋白是一种转运蛋白,其浓度水平取决于营养状态。TSAT 是指转铁蛋白被血清铁结合的饱和程度,可以通过下面的公式进行计算(公式28-6):

$$\%TAST = \frac{血清铁(\mu g/dl)}{TIBC(\mu g/dl)} \times 100$$ (公式28-6)

总铁结合力(TIBC)是指转铁蛋白结合血清铁的总能力。TSAT 反映可用于生成红细胞的铁量。血清铁蛋白是体内铁储备的标志物,铁主要储存在网状内皮系统(例如肝脾)。CKD 患者铁替代治疗的目标是维持 TSAT 高于 30%、血清铁蛋白高于 500ng/ml,以提供充足的铁生成红细胞。以上两个指标均不达标提示铁的绝对缺乏;血清铁在高于 500ng/ml、TSAT 低于 20%,合适的 ESA 治疗情况下贫血仍持续存在,提示功能性铁缺乏。在上述情况下,补充铁可促进红细胞生成。其他指标如低色素红细胞百分比、网织红细胞血红蛋白含量、血清转铁蛋白受体、红细胞铁蛋白和锌原卟啉也是反映铁状态的指标[93]。虽然其中一些指标单独或与其他指标联合可评估铁状态,但仍需进一步研究以评估其有效性并使检验流程简便易行。

对于 CKD 相关的贫血,可应用重组人 EPO 直接刺激红细胞生成,以达到治疗目的。由于铁缺乏是应用红细胞生成刺激剂(erythropoiesis-stimulationg agent,ESA)后反应低下的首位原因,因此在使用 ESA 之前必须纠正铁缺乏。铁缺乏主要是因为使用 ESA 刺激红细胞生成时对铁的需求增加,或是出血、血透导致慢性失血。定期测定相关指标及补充铁是保证足量红细胞生成的重要条件(参考案例28-1,问题12:铁的治疗和第92章)[93]。

其他原因也会导致贫血,包括尿毒症期红细胞寿命缩短、反复静脉切开或血透导致的血液丢失、胃肠道失血、严重甲状旁腺功能亢进、蛋白营养不良、铝中毒、严重感染及炎性状态[93]。CKD 患者血清内蓄积的物质,统称为尿毒症

毒素，可以抑制 EPO 生成、骨髓对 EPO 反应及血色素合成。由于透析可清除毒素，这些副作用可通过透析改善从而促进造血。尿毒症环境可使红细胞寿命缩短，从正常的 120 天降至 60 天左右。来源于肾功能正常个体的红细胞输注到尿毒症患者体内，红细胞寿命会缩短；而来源于尿毒症患者红细胞输注到正常个体，红细胞寿命仍正常。

失血也是 CKD 相关贫血的原因，特别是需要血液透析的患者。通常血液透析 1 周 3 次，每次血透都会发生血液丢失。另外，血透过程中为防止血栓形成使用的肝素或抗血小板药物，也会增加出血风险。尽管 G. B. 没有做大便潜血实验，但很多尿毒症和 CKD 患者会出现大便潜血阳性，主要是由于尿毒症患者出血风险增加。G. B. 有消化性溃疡，这也增加了她的血液丢失。

其他物质的缺乏也会导致 CKD 患者贫血。叶酸缺乏（主要可以通过测定血清叶酸浓度及大细胞形态来确定），这种缺乏在早期肾脏病中少见，但在透析患者中相当常见，主要原因是叶酸在透析过程中可以被清除。因此必须每日预防性应用水溶性维生素包括 1mg 叶酸。每日应用脂溶性维生素 A 并不推荐，因其会导致高维生素 A 血症，加重贫血[93]。因此，肾功能不全患者可以补充不含维生素 A 的复合维生素（例如：nephrocaps）。在透析或者不透析的 CKD 患者中，都可能发生吡哆醛（维生素 B_6）缺乏，其临床症状与贫血相似，包括皮肤过度色素沉着和外周神经病变。目前对 CKD 5D 期患者，需给予包括充足维生素 B_6 在内的复合维生素进行治疗，以预防缺乏。

治疗目标

案例 28-1，问题 11：G. B. 肾性贫血的治疗目标是什么？

血红蛋白的目标值

避免将 CKD 患者血红蛋白维持在正常水平（即 ≥13g/dl）。2007 年初，美国食品药品管理局（FDA）对所有 ESA 提出安全黑框警告，使用 ESA 治疗将患者血红蛋白维持在 12g/dl 以上，可能增加死亡与严重心血管事件风险。此结论来源于 4 项有关癌症的临床试验，评估新剂量方案、在新患者群中使用 ESA 以及使用未获批的新 ESA 的疗效。有 3 项临床试验对非血透 CKD 患者的血红蛋白目标值进行有效性和安全性评估。在每个试验中，高血红蛋白目标组（血红蛋白 ≥13g/dl）的心血管事件、卒中及死亡发生率均升高。因此，FDA 提出的安全警告是合理的，应遵循[96-98]。将血红蛋白控制在 11g/dl 左右与改善生活质量、减少住院次数以及改善 LVH 有一定相关性[99-101]。将 CKD 患者的血红蛋白控制在此目标值可提高生存率、运动耐量、生活质量、心输出量及认知功能，并可降低 LVH 风险。KDIGO 在慢性肾脏病贫血临床实践指南中推荐血红蛋白目标值为 11.5g/dl[93]。对于血红蛋白<10g/dl 的非透析 CKD 患者，是否开始 ESA 治疗取决于血红蛋白下降的速度。

使用血红蛋白而不是红细胞容积，用于评估患者的贫血状况有多种原因。首先，红细胞比容为容量依赖性，可被血浆水分的波动影响结果（如透析时，容量负荷过重）。另外，温度、高脂血症、红细胞大小及用于检测的机器都可以影响红细胞比容的测定。而这些因素对血红蛋白的测定影响较小，因此使用后者评估贫血更适合[93]。

G. B. 的铁代谢状态要先行评估，必要时进行纠正。如果铁代谢状态纠正后仍有贫血，应开始使用 ESA 治疗（参见治疗部分，或第 92 章）。

治疗

案例 28-1，问题 12：治疗肾性贫血的可选择性方法，以及 G. B. 应该达到的治疗目标是什么？

铁的治疗

在 G. B. 开始使用 ESA 治疗之前，应检测铁指标。如果 TSAT 和血清铁蛋白以及其他实验室指标（参见第 92 章）表明 G. B. 铁缺乏，则需进行补铁治疗。如果缺铁是导致其贫血的主要原因，单独应用铁剂就可提高血红蛋白浓度，改善 G. B. 的贫血症状（也就是不需要进行 EPO 治疗）。消化性溃疡作为失血的原因也需进行评估。对于进行维持性血液透析而长期存在一定程度失血的患者，如口服铁的生物利用度低下或患者治疗依从性差时，单纯口服铁剂往往不能纠正铁耗竭情况[102]。对于早期 CKD 或 PD 患者而言，口服铁剂有可能纠正铁缺乏，因为这些患者不会有与血透患者同等程度的血液丢失。然而，一旦使用 ESA 刺激红细胞生成，就需要静脉铁剂来补充铁耗竭并满足铁需求的增加。静脉铁剂治疗需要静脉注射通路并需门诊定期复诊，这些是 CKD 3 期和 4 期患者静脉铁治疗的缺点。为解决这些问题，最近研究使用大剂量蔗糖铁静脉治疗（即 500mg，连续 2 天），这种方案可补充储存铁，且只有两例发生补铁相关性低血压[103]。然而，CKD 3 期和 4 期患者用蔗糖铁静脉治疗（200mg/2 周，总量 1g），与口服铁剂治疗相比，心血管疾病及感染风险均升高[104]。

通常静脉铁治疗相关的副作用包括低血压、肌肉酸痛、关节痛等。尽管早期 CKD 患者如何进行铁治疗仍存在争议，但对口服铁治疗无效的患者仍推荐使用静脉铁剂治疗[93]。因此，G. B. 使用口服铁剂治疗是合理的，初始剂量为每日补充元素铁 200mg，如果确实存在铁缺乏，此方案就维持下去保证体内铁充足，尤其在患者接受 ESA 治疗后。患者可选用多种不同口服铁剂。由于含铁量有差异，不同制剂每日所需的药片或胶囊数量也不一致（见表 28-8）。一些口服制剂包含抗坏血酸，以增加其口服的吸收。最近又研发出一种亚铁血红素铁制剂，Prorerrin-ES。后者更易吸收，但是补充 200mg 元素铁需要的药片数量多（见表 28-8）。建议 G. B. 在没有不良反应的前提下空腹口服铁剂，以达到最大吸收率，同时要注意潜在药物相互作用（如抗酸剂、喹诺酮类）及胃肠道不良反应（如恶心、腹痛、腹泻、便秘、黑便等）。口服铁剂失败的常见原因是依从性差。铁剂的吸收需要酸性环境，一些抑酸药物（如质子泵抑制剂）可以抑制铁吸收。口服铁制剂可损害黏膜，G. B. 的胃溃疡病史要求使用口服铁制剂时更需谨慎。

表 28-8

口服铁制剂

制剂	常用的商品名	常用的处方单位 （所含元素铁的量）[a]/mg	每日摄入 200mg 铁所需要的药量
硫酸亚铁	Slow-FE, Fer-In-Sol	325（65）	3 片
葡糖酸亚铁	Feratab	325（36）	5 片
富马酸亚铁	Femiron, Feostat	200（66）	3 片
多糖铁	Niferex, Nu-Iron	150（150）	2 片
多肽血红素铁	Proferrin-ES	12（12）	17 片
羰基铁	Fesol	45（45）	4 片

[a] 单位的大小反映了常用处方片/粒的大小，不是列出的商品名称所必需的。

如果 G. B. 对口服铁剂治疗反应差，使用足够剂量及疗程的 EPO 治疗后仍表现为铁参数不达标，则需应用静脉铁剂。目前可利用的静脉铁剂包括右旋糖酐铁（INFeD, dexFerrum）、葡糖酸钠铁蔗糖复合剂（ferrlecit）、蔗糖铁（venofer）、纳米氧化铁（feraheme）和羰基麦芽糖铁（injectafer）。此外，焦磷酸枸橼酸铁在 2015 年由 FDA 批准使用，此种铁剂可加入透析液在透析过程中使用。由于右旋糖酐产品存在过敏反应，其说明书中有一个黑框警告提醒静脉输注全量铁剂之前，先行输注一个 25mg 的试验剂量，观察 1 小时后没有出现过敏反应才可输入整个剂量[105]，右旋糖酐成分可能是过敏原因。纠正绝对铁缺乏的静脉铁剂的剂量为 1g，需要分次静脉注入或延长注入时间，以减少不良反应[93]。对于 HD 患者，使用右旋糖酐铁治疗时每次剂量递加 100mg，在 10 个透析治疗过程中完成 1g 总量的治疗。更大剂量铁剂（500mg，甚至 1g）一次性应用时，延长注入时间达 4~6 小时则也是安全的。

葡糖酸钠铁和蔗糖铁是 CKD 患者中应用最为广泛的铁制剂。这两种制剂已成功用于对右旋糖酐铁过敏的患者，且证据表明更安全：发生不良事件的概率，右旋糖酐为 8.7/1 000 000 剂，而葡萄糖酸是 3.3/1 000 000 剂[102]。为达到推荐的铁剂量 1g，HD 患者需要葡萄糖酸亚铁 125mg/次（10ml），持续 8 个连续透析治疗过程。这个剂量可采用 12.5mg/min 的速度缓慢静脉注射，或稀释于 100ml 的生理盐水内输注 1 小时。HD 患者右旋糖酐铁 125mg 注射 10 分钟（不需要用试验剂量）以上是一种被认可的且更为安全的使用方法。250mg 剂量应用时间不短于 1 小时也是安全用法[106]。对于门诊早期 CKD 患者或接受 PD 的患者也可采用一次较大剂量的方案，以保证治疗的有效性。

蔗糖铁（venofer）是一种多核氢氧化铁蔗糖复合体，推荐用法是 100mg/次（5ml），连续 10 次应用于血透过程中，从而达到总剂量 1g[106]。这个小剂量可以缓慢地静脉注射 5 分钟，或稀释于 100ml 生理盐中静脉输注至少 15 分钟。跟葡糖酸钠铁一样，不需要进行试验性注射剂量。已有研究表明，剂量为 250~300mg 的蔗糖铁，一次使用输注时间 1 小时以上是安全的，并且发现在接受 EPO 治疗的患者中，蔗糖铁与葡萄糖酸钠铁在维持血红蛋白水平上同样有效[106]。此外，蔗糖铁被认为是过敏性最低的铁剂，无论是在初次暴露还是在总治疗过程中[107]。

对于没有绝对铁缺乏的患者，较小剂量的静脉铁剂（递增剂量 25~200mg）可每周或 2 周使用 1 次，也可每月使用 1 次。这些剂量可维持足够铁储备、血红蛋白目标值及有可能减少 EPO 用量[106]。该治疗方案特别适合用于因慢性失血导致铁需要量较高的 HD 患者。这种维持治疗可满足这些失血导致的铁需求增加及最大限度减少总剂量为 1g 的强化治疗方案（主要用于铁元素绝对缺乏患者）。如果 G. B. 将来进行血透，最合理的方法是规律性静脉注射铁剂，可以满足其持续应用 EPO 时的铁需求。静脉铁剂治疗过程中，至少每 3 个月监测一次铁参数。然而，这种方法会使游离铁增加，从而导致副作用发生率增加（如炎症、氧化应激）[108]。

纳米氧化铁（feraheme）是一种半合成碳氢化合物包被物质，为超顺磁性的氧化铁纳米颗粒，目前被用于治疗 CKD 缺铁性贫血。由于游离铁浓度很低，因此 510mg 剂量的纳米氧化铁注射 17 秒以上是安全的，3~8 天后再次静脉注射 510mg。与之前的静脉铁制剂不同，1g 足量的纳米氧化铁只要两次就可完成。对 CKD（1~5 期）患者进行的随机前瞻性研究表明，与口服铁制剂相比，纳米氧化铁在提高血红蛋白水平上更有效[109]。纳米氧化铁的副作用与其他静脉铁剂相同，即低血压和超敏反应（包括过敏反应和过敏样反应）。纳米氧化铁的糖类包衣主要用于降低免疫致敏性，与其他大分子量静脉铁制剂（如，右旋糖酐铁）相比，发生过敏反应的风险明显降低[110]。但还是存在 0.2% 的药物不良反应风险。因此 FDA 增加了黑框警告，提醒使用此药存在严重致命性超敏反应风险，尤其在第一次使用时，需提高警惕[111,112]。此外，纳米氧化铁在一次剂量之后的 3 个月内会影响磁共振成像（MRI）诊断[111]。

促红素的治疗

如果 G.B. 的肾性贫血对静脉铁剂反应不佳的话，应开始使用重组人 EPO 治疗提高血红蛋白。规律透析可改善贫血，但不能使血红蛋白浓度恢复到正常水平，因贫血的主要原因是肾脏合成 EPO 减少。尽管输血曾是治疗肾性贫血的主要手段，目前尽量避免使用，原因是输血有可能导致病毒性感染[肝炎、人类免疫缺陷病毒(human immunodeficiency virus, HIV)]、铁超负荷和进一步抑制造血功能。但某些特定的患者需要输血治疗，如严重的组织缺氧、大量失血、或伴有持续的贫血症状(如全身无力、劳力性呼吸困难、心动过速)。G.B. 当前血色素是 9.3g/L 且没有特征性临床症状，尚不需输血治疗。雄激素可升高 EPO 浓度并一度用于治疗肾性贫血，由于治疗后红细胞生成效果不连贯，还会导致许多副作用，且重组 EPO 也已用于治疗，现已终止使用雄激素治疗肾性贫血。

人促红素——促红素 α

利用基因重组技术已经合成人类红细胞生成素或外源性 EPO。α 红细胞生成素在美国已经上市，而美国以外的国家主要应用 β 红细胞生成素。自 1989 年开始应用于临床后，促红素 α(Epogen, Procrit)因成功改善肾性贫血而成为主要选择，并大幅度降低输血需要。促红素 α 可刺激红系祖细胞的增殖与分化，促进血红蛋白合成，加速网织红细胞从骨髓释放。

像 G.B. 这样不需要透析或进行 PD 的患者，通常采用皮下注射(subcutaneous, SC)促红素 α 进行治疗。血透患者由于存在良好的静脉通路而经常采用静脉注射。EPO 的应用途径应首选皮下注射，原因是与静脉注射相比，可减少使用剂量、频率及治疗费用。促红素 α 的起始剂量是 50~100U/kg，每周 2 次[113]。当从静脉注射转换为皮下注射时(促红素 α 注射的半衰期 8.5 小时，皮下注射是 24.4 小时)，如患者血红蛋白值在目标范围内，皮下注射剂量为静脉剂量的 2/3；如果患者血红蛋白水平低于正常范围，则建议皮下剂量等同于静脉剂量。对接受促红素 α 皮下注射治疗的患者，应予包括注射的部位(如上臂、大腿、腹部)在内的适当技术指导。

阿法达贝泊汀

阿法达贝泊汀(aranesp)在 2001 年被批准用于肾性贫血治疗，无论患者是否需要透析。该药物是高度糖基化的一种促红素类似物，促进红细胞生成的机制与促红素相同。阿法达贝泊汀具有 5 个 N-连接的糖基链，而促红素 α 只有 3 个，这个结构增加了唾液酸残基与蛋白结合的能力。这种结合蛋白可降低机体对其清除力，增加最终半衰期(静脉注射时为 25.3 小时，皮下注射时为 48.8 小时)。与促红素 α 相比，维持相同目标血红蛋白浓度时，阿法达贝泊汀因半衰期较长，其用药频率显著减少。

对 CKD 3 期和 4 期患者的研究表明，没有接受过红细胞生成素治疗的患者，阿法达贝泊汀的起始剂量为每周 1 次皮下 0.45μg/kg 或每两周 1 次 0.75μg/kg，可确保血红

蛋白和红细胞比容在正常范围内[114]。当透析患者从促红素 α 转换成阿法达贝泊汀治疗时(IV 和 SC)，尽管用药频率明显减少，仍可维持血红蛋白达标(促红素 α 每周 3 次时，阿法达贝泊汀每周 1 次；促红素 α 每周 1 次时，阿法达贝泊汀每两周 1 次)。

在没有使用过 EPO 的前提下，阿法达贝泊汀初始剂量为 0.45μg/kg，每周 1 次，皮下或静脉注射[115]。已接受过促红素 α 治疗的患者可根据当前每周总的促红素剂量(表 28-9)换算成阿法达贝泊汀的量[115]。如患者接受促红素 α 治疗每周 2~3 次，阿法达贝泊汀则每周 1 次；如患者促红素 α 每周应用 1 次，则阿法达贝泊汀每两周 1 次。计算阿法达贝泊汀每两周的用量，用每周促红素 α 的剂量乘以 2，得到的数值放入表 28-9 的第 1 栏，从而得出相应的第 2 栏的阿法达贝泊汀的用量。例如一名患者每周应用促红素 α 6 000 单位，则阿法达贝泊汀的剂量为每两周 40μg(6 000 单位×2 = 12 000 单位，这个数值对应的阿法达贝泊汀的量为 40μg)[115]。

表 28-9

基于 EPO 的量计算阿法达贝泊汀的量

既往每周促红素 α 的量/(单位/周)	起始每周阿法达贝泊汀的用量/μg	
	成人	儿童
<1 500	6.25	a
1 500~2 499	6.25	6.25
2 500~4 999	12.5	10
5 000~10 999	25	20
11 000~17 999	40	40
18 000~33 999	60	60
34 000~89 999	100	100
≥90 000	20	200

a 当儿童接受 EPO 治疗的剂量<1 500 单位/周时，无法计算出相应的阿法达贝泊汀的用量。经 Facts & Comparisons eAnswers 允许引用

促红素 α 和阿法达贝泊汀的临床耐受性良好，最常见的不良反应是高血压。尽管血压升高不是治疗禁忌证，但仍需密切监测血压，必要时调整抗高血压药物和透析方案。如果红细胞生成反应不佳，则需对导致抵抗的原因进行评估：如铁缺乏、感染、炎症状态、慢性失血、铝中毒、营养不良或甲状旁腺功能亢进等。在接受 ACEI 治疗的患者中发现有 EPO 抵抗，但这些结果存在争议[116]。促红细胞生成素治疗后产生抗体的病例罕见，主要是美国以外的国家生产的一种 α-促红细胞生成素所致。有 13 例患者应用 α 或 β-促红细胞生成素一段时间后出现纯红细胞再生障碍性贫血并需要输血治疗，这些患者体内发现了中和性抗 EPO 抗体[117]。

考虑到 G.B. 的 CKD 病史及目前血红蛋白水平,需要治疗贫血。如果患者血色素低于 10g/dl,诊断及纠正铁和叶酸的缺乏、行大便隐血试验排除胃肠道活动性出血也都十分重要。补铁治疗不仅要补充缺乏的铁,还要维持红细胞生成素治疗时需要的铁负荷状态(参考铁治疗部分)。尽管单独使用铁剂可以改善患者贫血,但根据其贫血的严重程度及肾脏病进展,似乎也需促红素 α 或阿法达贝泊汀治疗。如果 G.B. 的铁状态尚可,可以开始皮下注射阿法达贝泊汀治疗,初始剂量 25μg(0.45μg/kg),每周 1 次。也可选择皮下注射 α-促红细胞生成素治疗,起始剂量为 6 000 单位(约 100U/kg),每周 1 次,或者分成每周两次,每次 3 000 单位。患者还应被告知如何进行皮下注射。由于用药后的反应需一段时间(那就是药物对红细胞稳态的药效学效应)剂量调整周期不应短于 4 周 1 次。红细胞水平达到稳态的时间(也就是红细胞产生与破坏速度相等时)取决于红细胞的寿命,后者在肾功能不全患者中可能缩短至 60 天左右。因此,需要 2~3 个月才能达到血红蛋白测定值平台期。G.B. 红细胞生长素剂量的调整应基于其血红蛋白水平,后者需在开始治疗或剂量调整后每 1~2 周监测 1 次。如果血红蛋白上升过快(血红蛋白在 2 周内升高>1g/dl)或接近 11.5g/dl,促红细胞生长素的剂量就要减少 25%。如果治疗后反应不足(2~4 周内血红蛋白上升小于 1g/dl),促红素 α 剂量则要加大 25%。一旦达到稳态,血红蛋白浓度每 2~4 周监测 1 次。如果进行了剂量调整而依然没达到理想的升血反应,则应评价反应不佳的可能原因(如缺铁、出血、铝中毒、甲状旁腺功能亢进、感染等)。

其他红细胞生成素

聚乙二醇肽是一种 ESA,2012 年 3 月由 FDA 批准用于透析患者贫血的治疗,此后由于严重的超敏反应由生产商从市场撤回。

持续性红细胞生成素受体激动剂(mircera)是一种长效 ESA,在美国已批准用于临床治疗。CERA 的分子量是 EPO 的两倍,有一条 30kDa 的单链插入到 EPO 分子内,从而导致 CERA 的半衰期较 EPO 明显延长(CERA:130 小时;EPO:4~28 小时)。由于这一特性,使用 CERA 可延长给药间隔,可每 2 周 1 次或每月 1 次。与其他临床可用的 ESA 相比,CERA 更具功效性和安全性。对于 CKD3 期和 4 期的患者,使用长间隔制剂,如 CERA,有很多优点,包括提高患者依从性、减少治疗费用、减少注射用量减轻患者负担以及减少需要接受静脉治疗患者的门诊随访次数[118]。

心血管并发症

案例 28-2

问题 1: H.B. 是一位 65 岁男性白人,CKD 5 期患者,新近开始血液透析治疗。此次因第 3 次透析而来院(透析方案为每周 3 次,每次 4 小时)。患者有高血压病史,近 4 个月控制欠佳(血压波动于 150~190/85~105mmHg)。近 1 个月出现气短、体重明显增加。相关病史显示,该患者有 14 年高血压病。其目前治疗方案包括酒石酸美托洛尔 50mg,每日 2 次,呋塞米 80mg,每日 2 次,碳酸钙 500mg,每日 3 次(进食时服用),nephrocaps 1(透析用维生素),每日口服。H.B. 透析前的血压为 195/100mmHg,透析后血压为 168/90mmHg。近期心电图示左心室肥厚(LVH)。

透析前实验室结果如下:
血清钠(Na):140mmol/L
钾(K):5.1mmol/L
Cl:101mmol/L
CO_2:23mmol/L
SCr:8.8mg/dl
BUN:84mg/dl
磷(P):6.5mg/dl
钙(Ca):8.6mg/dl
白蛋白:3.0g/dl
胆固醇(非禁食):345mg/dl
甘油三酯:285mg/dl
TSAT:18%
铁蛋白:250ng/ml
Hct:27%
Hgb:9.0g/dl

H.B. 的尿量是 50ml/d,是什么原因导致他心血管并发症及死亡率风险增加?

H.B. 的高血压,无论是经目前药物或透析治疗都没有得到很好控制。对于进行血透的 CKD 5 期患者而言,高血压与左心室肥厚(LVH)、缺血性心脏病、心力衰竭的发生有关,而这些因素均与 CKD 5D 期透析患者总体死亡率相关[4]。H.B. 的心电图提示左心室肥厚,因此有必要对其心脏受损程度及是否存在心力衰竭进行深入评估,这些因素对无论是糖尿病还是非糖尿病患者均与死亡率相关(参考第 14 章)[95]。CKD 早期即可发生 LVH,并随着肾脏病的进展而不断恶化。该患者处于 CKD 终末期,故极有可能存在 LVH。贫血也对 LVH、心力衰竭的发展有持续推动作用。H.B. 的血红素 9.0g/dl,低于目标值,因此需对其铁指标进行评估并进行治疗(参见贫血章节)。

促使 H.B. 心血管并发症发生率及死亡率增高的其他因素主要包括胆固醇和甘油三酯浓度升高以及低白蛋白血症(血清白蛋白正常值是 3.0g/dl)。肾功能不全患者中,高同型半胱氨酸血症很常见,也可增加发生冠心病(coronary artery disease,CAD)的风险[119]。由于高同型半胱氨酸血症与叶酸、维生素 B_{12} 浓度低下有关,因此建议对这些患者加强此类维生素的补充。H.B. 校正钙为 9.4mg/dl(低白蛋白血症的校正,见案例 28-3,问题 2,校正的解释说明),因此需经常监测其血钙水平,调整含钙磷结合剂的应用。肾脏病患者经常出现心脏钙化,后者与心血管并发症密切相关。据报道,80% 的 ESRD 患者可检测到冠状动脉钙化[120]。心血管疾病一直是肾衰竭患者死亡的首要原因[1]。

高血压

透析

CKD 患者常出现高血压,原因是多方面的,包括水钠潴留导致细胞外容量增加和肾素-血管紧张素-醛固酮系统的激活[116]。此外,尿毒症毒素增加引起交感神经系统激活以及血压升高[121]。

由于 H. B. 刚开始行透析治疗,尚不能确定去除多少液体才能控制血压。为控制与容量相关的高血压,H. B. 的透析方案应根据患者的干体重(也就是透析后的体重)进行调整,因为在干体重水平不会出现容量过多或过少的症状(也就是血容量正常,没有水肿)。H. B. 近期已出现容量负荷过重的表现(气急和体重增加),因此在调整透析方案时需考虑到这些情况。其次要确定是收缩期心衰还是舒张期心衰。此外还要强调在透析期间限制钠水摄入的重要性,从而最大限度控制体重增加、容量扩张和高血压。要求患者钠摄入量低于 2.4g/d,水低于 1L/d,并且要定期接受营养师指导。

抗高血压治疗

目前尚缺乏关于血液透析患者血压管理的指南,但是血压的控制和管理仍然很重要。H. B. 需要降压和透析联合治疗以达到目标血压。虽然没有相关指南推荐,将血液透析患者的透析前血压控制在<150/90mmHg 是合理的。

部分患者仅通过透析治疗就可使血压控制在目标值,因此降压药物可停用。CKD 5D 期患者在血透期间控制血压的目的是最大限度降低心血管并发症,但不增加低血压风险及相关并发症。对于降压药物的选择需基于患者伴有的并发症,因为没有哪个单药能持续证明减少血透患者死亡率。由于血压与死亡率之间的 U 形关系,使得血透患者的高血压治疗难度更大[122]。关于血透患者的一项研究发现,收缩压低于 110mmHg 或者高于 180mmHg,都会明显增加患者心血管疾病相关死亡风险[123]。另一项队列研究发现,收缩压在 100～125mmHg 之间死亡风险最低,收缩压高于 150mmHg 死亡风险增加[122]。透前低血压有死亡风险,说明患者很有可能在开始血透时就已存在严重的心脏疾病。如果患者在透析过程中出现过低血压,血压控制的目标值可以提高,但必须同时评价其他心血管疾病的危险性。由于容量的改变,透析间期的血压变化很大,使得测量透析患者血压(透析前与透析后)的最佳时间无法确定,目前倾向于应用透析前血压。

利尿剂在 CKD 早期应用很普遍。跟之前讨论的一样,利尿剂是否有效,取决于药物作用的肾小管对钠离子转运的量及患者肾功能。例如,理论上 eGFR 从 125ml/(min·1.73m²)下降至 25ml/(min·1.73m²),可以导致钠滤过量下降近 80%。在肾功能不全的早期,噻嗪类或其类似的利尿剂是有效降压药物。随着 eGFR 进一步下降[eGFR<30ml/(min·1.73m²)],噻嗪类利尿剂的作用降低,保钾利尿剂在这种情况下往往无效,还有可能增加高钾血症风险。

袢利尿剂(如呋塞米)主要作用于近端小管,可用于 CKD 4 期[eGFR:15～29ml/(min·1.73m²)]患者[124]。如果残肾功能较好(尿量>100ml/d)的情况下,这些药物都可以很好的控制血压和容量,不过要对其临床疗效不断地进行监测。H. B. 的尿量需要重新测定以确定继续应用呋塞米是否合理及所应用剂量是否合适,原因是处于这个阶段的 CKD 患者往往需要比 80mg BID 更大的剂量。由于 H. B. 的残肾功能下降,呋塞米很有可能需要停止使用。

根据肾素-血管紧张素系统在 CKD 患者高血压发病中的作用,ACEI 可作为抗高血压治疗的一个合理选择。ACEIs 是抗高血压的有效药物,并且可以逆转 LVH[125]。然而,这类药物在 CKD 患者中应用不够广泛。使用时必须评估个体治疗的反应以确定肾素-血管紧张素-醛固酮活性是否为高血压主要病因。因此,应以小剂量开始,并谨慎评估患者的反应性与耐受性。这些药物经常需要与其他抗高血压药物联合应用以达到理想目标值。其中绝大多数可以每日给药 1 次。由于这些药物及其活性代谢产物需通过肾脏排出,CKD 患者需调整用药剂量。在接受聚丙烯腈(AN69)膜透析的患者应避免使用 ACEI,因为 AN69 透析膜增加缓激肽的产生,而 ACEIs 可抑制缓激肽的降解,从而引起系统性或免疫性的过敏反应。

ARBs 类药物在非 CKD 患者中能有效降低血压及逆转 LVH[126]。当 ACEI 发生激肽相关的不良反应时,ARB 可作为一种很好的选择。然而,与此相似的不良反应在 ARB 中也有报道。

β 肾上腺素受体阻滞剂(β 受体阻滞剂)可抑制肾素释放,对 CKD 患者的高血压有效。β 受体阻滞剂可抑制透析患者的交感神经兴奋,从而降低心脏骤停风险,并提高心力衰竭的存活率[127]。遗憾的是,这类药物未被广泛应用,且针对透析人群的有利作用也还在研究[128]。当合并有其他疾病时(如哮喘、心力衰竭以及血脂异常),应用 β 受体阻滞剂的利与弊就应该慎重权衡。其中非亲酯类药物(如阿替洛尔、纳多洛尔)在肾脏病患者中需要调整剂量。

钙离子通道阻滞药是 CKD 患者有效的降压药物。由于非二氢吡啶类药物[地尔硫革、维拉帕米]对心肌有负面影响,伴有心脏病的患者应谨慎使用。肾脏病患者通常不需要调整剂量。

其他用于 CKD 患者降压治疗的药物包括中枢性降压药(如可乐定、甲基多巴)、血管舒张剂(米诺地尔、肼屈嗪)以及 α₁-肾上腺素受体阻滞剂(哌唑嗪、特拉唑嗪、多沙唑嗪)。然而,这些药物通常都是降压治疗的最后选择。

目前 H. B. 正在服用 β 受体阻滞剂美托洛尔和袢利尿剂呋塞米。美托洛尔可在透析过程中清除,在透析过程中需严密监测药物治疗效果。鉴于其残肾功能下降及利尿反应不足,可考虑停用呋塞米。如 H. B. 经调整透析方案可改善容量状态、达到干体重水平,但仍不能有效控制血压,则需选择其他降压方案。合理的降压治疗方案应包括 ACEI 类药物(如雷米普利),方案的选择在很大程度上决定于随访过程中心脏病、血透对血压的控制程度及药物相关副作用(参见第 9 章和第 14 章)。

血脂异常

案例 28-2,问题 3：如何治疗 H. B. 的血脂异常？

H. B. 的血清胆固醇和甘油三酯浓度升高,是 CKD 患者常见的并发症。血脂异常和氧化应激的增加加速动脉粥样硬化。目前认为有一些因素促进 CKD 患者动脉粥样硬化形成,包括动脉管壁损伤、血小板激活和黏附、平滑肌细胞增生和动脉内皮下胆固醇沉积。对于血液透析患者,降低血脂并未改善患病率和死亡率。因此,KDIGO 的 CKD 患者血脂管理最新指南中不推荐根据胆固醇水平决定是否需要治疗,并且不以胆固醇水平为治疗目标。目前 H. B. 未使用他汀类药物,其在透析患者中不降低患病率及死亡率。若 H. B. 的血脂异常有必要进行治疗,可选用小剂量他汀类药物。饮食干预可成功降低胆固醇和甘油三酯浓度,很多药物能够治疗 CKD 5D 期患者的血脂异常。

矿物质和骨异常

案例 28-3

问题 1： W. K. 是一位 24 岁西班牙裔女性,有 1 型糖尿病病史 18 年,伴糖尿病肾病、视网膜病变和神经病变。2 年前,诊断为 CKD 5 期并开始腹膜透析。目前使用药物包括胃复安 10mg TID,餐前服药。随餐注射 10 单位胰岛素,夜间 25 单位甘精胰岛素,多库酯钠 100mg/d,随餐服用醋酸钙 2 001mg PO TID,每周 2 次静脉注射 EPO 5 000 单位,每周 3 次静脉注射蔗糖铁 100mg,每周 3 次静脉注射帕立骨化醇 4μg,每日 1 粒 nephrocaps 1（透析用维生素）。最近的门诊随访中,体格检查结果为血压 128/84mmHg,伴有激光瘢痕的双侧糖尿病视网膜病变改变和膝关节以下双侧感觉减退。实验室检查结果如下：

血清电解质：正常

随机血糖：250mg/dl

BUN：45mg/dl

Scr：8.9mg/dl

Hgb：10g/dl

WBC 计数：6 200/μl

钙：10.2mg/dl

磷：6.8mg/dl

iPTH：950pg/dl

TSH：5mIU/L

总血清蛋白：5.0g/dl

血清白蛋白：3.1g/dl

尿酸：8.9mg/dl

分析导致 W. K. 骨异常及钙、磷、甲状旁腺素上述结果的原因。

病因学

慢性肾脏病-矿物质和骨代谢异常（mineral and bone disorder of CKD,CKD-MBD）是专业术语,用来总体描述成为 CKD 并发症的矿物质（如磷、钙、PTH）、骨（骨营养不良）和软组织钙化异常。更早的专业名词"肾性骨营养不良"未能充分描述与生物学指标异常和钙化相关的更多临床并发症,现在只用来特定地形容骨骼病理改变[92]。

CKD 患者常见的高磷血症、低钙血症、甲旁亢、活性维生素 D 产生减少及对维生素 D 治疗抵抗均是导致 CKD-MBD 并发症的原因。尽管钙、磷、维生素 D 和 PTH 之间的相互关系已被广泛探讨,近十年发现的成纤维细胞生长因子（fibroblast growth factor 23,FGF 23）,一种尿磷酸盐激素,为这一领域研究提供了一些新观点[129]。食物中磷摄入增加能刺激 FGF23 的分泌,而后者促进磷通过近端小管排泄,阻止维生素 D 活化,促进活性维生素 D 的分解代谢,与肾脏病进展有关[130]。

在 GFR 高于 30ml/（min·1.73m^2）时,升高的 FGF 23 和 PTH 可维持正常血磷。用"矫枉失衡"假说可以解释这一现象,维持正常血磷浓度的代价是发生继发性甲状旁腺功能亢进（SHPT）,PTH 与 FGF 23 分泌过多。然而,目前临床上不测定 FGF 23。只有在 CKD 晚期阶段肾脏代偿机制受损时［GFR<30ml/（min·1.73m^2）］,才出现有临床意义的血磷升高（有症状的高磷血症）。

肾脏是生成全身维生素 D 的主要器官,尿毒症出现时会改变维生素 D 代谢。持续的高磷血症刺激 FGF23 过度释放,阻止了在 1-α-羟化酶作用下 25-羟维生素 D$_3$ 向其生物活性形式 1,25-二羟维生素 D$_3$ 正常转化（图 28-2）。1-α-羟化酶存在于近端肾小管细胞内,是维生素 D 转化成活性形式所必需的酶。维生素 D 的活化形式,也称为骨化三醇,促进肠道对钙的吸收,与甲状旁腺上的维生素 D 受体相互作用来抑制 PTH 的释放。骨化三醇生成减少的结果是肠道对食物中钙的吸收减少。维生素 D 造成对 PTH 释放抑制的减少,与低血钙一起刺激钙从骨中动员出来。此外,尿毒症患者需要更高的细胞外钙浓度来抑制 PTH 的释放。这也可描述为钙"调定点"的升高,或用来抑制 50% 最大 PTH 释放量的钙浓度[131]。

甲旁亢对骨骼的长期影响导致骨痛、骨折和肌病。这些影响对儿童或许尤其严重,通常会减缓成长。肾病患者的代谢性酸中毒也能引起骨骼的负钙平衡。

根据所观察到的骨骼结构变化和血清磷、钙、PTH 异常提示 W. K. 的表现与 CKD-MBD 一致,均与其肾脏病有关。

CKD 3 期时应检测维生素 D 水平（如 25-OH-VD）。大多数 CKD 和 ESRD 患者中,维生素 D 不足（<30ng/ml）和缺乏（<15ng/ml）很常见。已有研究将维生素 D 水平下降与血管钙化、CVD 和死亡率上升联系起来[132]。

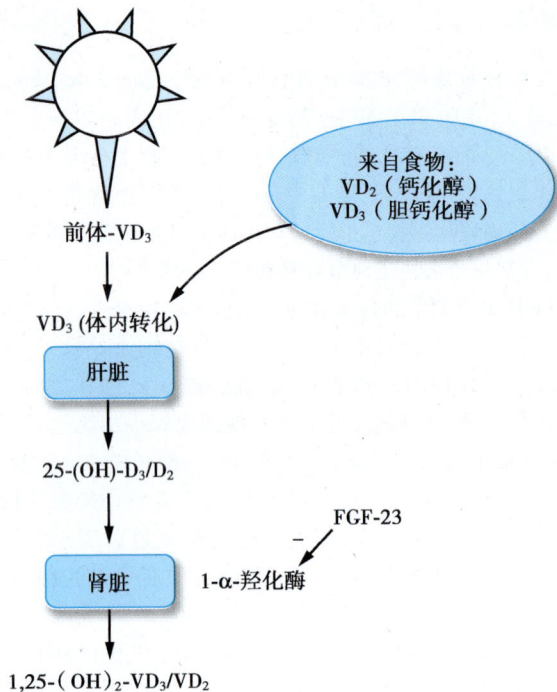

图 28-2 维生素 D 生物转化过程

（图中文字：前体-VD₃；来自食物：VD₂（钙化醇）、VD₃（胆钙化醇）；VD₃（体内转化）；肝脏；25-(OH)-D₃/D₂；FGF-23；1-α-羟化酶；肾脏；1,25-(OH)₂-VD₃/VD₂）

治疗

案例 28-3，问题 2：对 W.K. 的钙、磷和 PTH 异常的治疗目标是什么？可选择什么方案来治疗？

W.K. 的控制目标为：（a）控制血清钙、磷浓度；（b）预防或控制 SHPT；（c）恢复正常骨骼发展，不让其进展为低动力性骨病（或低转化性骨病）。这些目标最好通过限制食物中磷摄入，合理使用磷结合剂、维生素 D、钙增敏剂和透析来达成。

限制磷摄入

通常情况下，血清磷应低于正常水平。KDIGO 推荐任何 CKD 阶段均需维持正常血磷水平。限制磷摄入能防止高磷血症和维持目标磷浓度。食物中磷摄入应不超过 800~1 000mg/d[92]。磷的主要来源为富含蛋白质的食物，因而如何制定在降磷同时提供充足营养的合理饮食是一个挑战。但是，来源于有机食物（如植物种子、坚果、豆类和肉类）和无机食物（如快餐中的防腐剂和添加盐）的磷应区别对待。无机磷比有机磷更容易吸收（分别为 90% vs 50%），所以饮食中应尽量避免无机磷食物[133]。深色碳酸饮料是磷水平升高的常见原因，不提倡患者消费这类饮料，透析中心自动售卖机中的饮料应被撤走。此外，有机磷的来源不同作用也不同，摄入植物来源的有机磷相比摄入肉类来源的有机磷，血清磷与 FGF 23 水平更低。尽管透析能在一定程度上去除磷，但无论是常规 HD 还是 PD 都不能充分去除开放饮食中的磷。夜间血透是个例外，

由于透析时间长，可能需要额外补充磷。由肾脏营养学专家定期进行饮食讨论对强调限制磷的重要性和提供其他饮食建议是有必要的。

磷结合剂

单独饮食干预很难使血磷明显降低，尤其是对严重肾病患者[eGFR<30ml/（min·1.73m²）]。对于这些患者，必须饮食限制联合磷结合剂。磷结合剂通过结合胃肠道食物中的磷来限制其吸收，所以，这些药物必须随餐服用。可用的结合剂包括含钙、铁、镧、铝或镁等阳离子的制剂或聚合物药物，如司维拉姆（sevelamer）。

含钙制剂

含钙制剂，尤其是碳酸钙和醋酸钙常用于预防肾病患者的高血磷。很多可用制剂的钙含量不同（表 28-10）。含钙制剂的另一个优势是纠正低钙血症，然而，长期使用这些药物存在高钙血症和心脏钙化的风险[134]。碳酸钙中的钙生物利用度较高，可促进正钙平衡[135]。柠檬酸钙是一种钙盐，其磷结合能力与碳酸钙相似；然而，由于它能促进胃肠道中铝的吸收，不推荐肾病患者使用。

同时维生素 D 制剂和钙剂的使用也增加了高钙血症风险。治疗开始之前应测定校正的血钙浓度，在随后的治疗中也要定期测定。

许多临床医师在血清白蛋白水平低的时候矫正钙浓度。虽然矫正钙常用，但医疗保险质量改进是基于非矫正的血清总钙浓度。在血清白蛋白较低时通过游离钙和蛋白结合钙比例的变化来计算校正钙浓度（公式 28-7）。

$$校正钙浓度（mg/dl）= 测量的 Ca（mg/dl）+0.8[4g/dl-测量的白蛋白（g/dl）]$$

（公式 28-7）

钙化性尿毒症性小动脉病（calcific uremic arteriolopathy，CUA）或称钙化防御，是伴有内膜增生、血管纤维化的动脉及小动脉钙化症，主要发生于透析患者，占透析患者的 5%，主要表现为皮肤坏死。使用含钙的磷结合剂是促发 CUA 的因素之一。

如果患者有高血钙或钙化进展的证据，应将药物换为不含钙的磷结合剂。可替代的药物包括司维拉姆和阳离子制剂如碳酸镧、镁制剂。对于需要透析的患者，降低透析液中钙浓度可减少高血钙的风险。尽管避免高血钙会降低心脏钙化的风险，但由于 CKD 患者存在其他影响因素（如高磷血症），仍然会发生钙化。

含钙药物的其他副作用包括恶心、腹泻、便秘。因含钙的磷结合剂可与其他药物相互作用，故相对于其他药物必须考虑服用这类药物的时间。例如，氟喹诺酮和口服铁剂应在含钙磷结合剂服用前至少 1~2 小时使用，如果含钙药物是用来治疗低钙血症或骨质疏松症，那么应在两餐之间服用以提高肠道吸收。如果作为磷结合剂使用，则要求随餐服用。含钙磷结合剂常见起始剂量见于表 28-10。

表 28-10

磷结合剂

产品	可选药物（片数）	说明	副作用与注意事项
含铝磷结合剂			
氢氧化铝	320mg/5ml，混悬剂	非处方药	便秘，钠超负荷，铝中毒：中枢神经系统症状、贫血、骨病 警惕：消化道穿孔、粪便嵌塞、肠梗阻
含钙磷结合剂			
醋酸钙	667mg，片剂 （3~12 片） 667mg/5ml（15~20ml 随餐）	口服液体增高腹泻风险	N/V/D，高钙血症，血管钙化，口服液体增高腹泻风险
碳酸钙	500~1 250mg，片剂（3~6 片）	非处方药	N/V/D，高钙血症，血管钙化
含铁磷结合剂			
柠檬酸铁	210mg 三价铁，片剂（6~12 片）	210mg 三价铁＝1g 柠檬酸铁	N/V/D，粪便颜色变化，铁超负荷 警惕：胃/肝脏疾病 禁用：血色素沉着病
氢氧化蔗糖铁	500mg，咀嚼片（3~6 片）	500mg 亚铁＝2 500mg 氢氧化蔗糖铁	N/D，粪便颜色变化，铁超负荷 警惕：胃/肝脏疾病，血色素沉着病
含镧磷结合剂			
碳酸镧	500mg，750mg，1 000mg，咀嚼片（3~6 片）	咀嚼与压碎后服用效果相似	在骨、脑、肝脏蓄积，腹部 X 线可见，高钙血症 禁用：肠梗阻，粪便嵌塞
含镁磷结合剂			
氢氧化镁	311mg，片剂（1~6 片）	非处方药； 铁吸收受损	高镁血症；腹泻常见
含树脂磷结合剂			
碳酸司维拉姆	800mg，片剂（3~12 片） 0.8g/2.4g（袋），粉剂	降低低密度脂蛋白胆固醇	N/V/D，高钙血症 禁用：肠梗阻 警惕：消化道穿孔，粪便嵌塞
盐酸司维拉姆	400mg，800mg，片剂，1~2 片 TID（6~12 片）	降低低密度脂蛋白胆固醇	N/V/D，高钙血症 禁用：肠梗阻 警惕：消化道穿孔，粪便嵌塞，代谢性酸中毒

N/V/D，恶心、呕吐、腹泻。

司维拉姆

盐酸司维拉姆（renagel）或碳酸司维拉姆（renvela）是在胃肠道结合磷而不被吸收的聚合物药物[136,137]。因具有不会显著影响血钙而能降低血磷的优势，促进了司维拉姆在 CKD 患者的使用。司维拉姆还能降低 LDL 浓度和血清总胆固醇，具有能够降低患者心血管疾病风险的优势[92]。

司维拉姆有延缓冠脉钙化进展的潜在优势，这可能与降低 LDL 浓度和血清胆固醇及减轻钙负荷的优势有关。司维拉姆降低死亡率的优势具有争议。新近透析磷结合剂的事后分析试验（renagel in new dialysis，RIND）结果表明与碳酸钙相比，司维拉姆有生存优势；然而，透析临床结果再分析试验（dialysis clinical outcomes revisited，DCOR）未能表明两种药物有不同死亡率[138]。对这些结果不一致的解释为两个试验中 HD 人群分类不同。RIND 试验包括新发病 HD 患者,而 DCOR 试验可能包括了许多已患 CVD 的 HD 患者。

盐酸司维拉姆提供 400mg 和 800mg 两种剂量,碳酸司维拉姆有 800mg 片剂和 0.8g 粉状袋两种剂量。两种剂型的磷结合能力是等同的。根据血磷浓度的基线水平水平不同初始剂量也不同(若血磷<7.5mg/dl,则随餐服用 800mg TID;若血磷>7.5mg/dl,则随餐服用 1 600mg TID)[136,137]。根据血磷水平,每隔 2 周逐渐调整剂量。患者使用司维拉姆的剂量也可由醋酸钙剂量转化而来。基于一些研究,800mg 司维拉姆的降磷功效等同于 667mg 的醋酸钙(含 169mg 钙)[137]。

HD 患者使用盐酸司维拉姆可降低碳酸氢盐浓度,使用该药物时应考虑这一影响。碳酸司维拉姆避免了代谢性酸中毒(盐酸制剂中可引起代酸),提高血清碳酸氢盐浓度水平[139]。由于这类药物的副作用有粪便嵌塞、肠梗阻,故胃肠道疾病患者应谨慎使用。如同时服用其他药物,司维拉姆应在服用其他药物前 1 小时或后 3 小时服用[136,137]。

有关司维拉姆和其他药物相互作用的数据有限;在最近的评估中未观察到司维拉姆与地高辛、华法林、美托洛尔、依那普利存在相互作用。目前,推荐处方为:在服用其他药物 1 小时前或 3 小时后服用司维拉姆。

碳酸镧

碳酸镧(fosrenol)是一种新型不含钙、不含铝的磷结合剂。碳酸镧被吸收后,分离为三价阳离子,与铝盐有相似的结合力,镧作为标准治疗方案同样有效和可耐受。镧治疗组,钙和 iPTH 浓度均下降[140]。镧主要通过胆汁途径分泌,很少经肾脏清除。

有关镧的蓄积作用,研究评估了镧在骨骼、肝脏和大脑的沉积和毒性。尽管镧蓄积部位为肝脏溶酶体,但在接受镧治疗长达 6 年的患者中,其蓄积情况与肝酶活性升高和肝胆管副作用没有关联[141]。这可能与胆管分泌铁和铜的过程相似。对接受镧治疗 1 年的 HD 患者进行的前瞻性研究发现在骨骼中有极少量的镧沉积,与接受碳酸钙患者相比,镧对形成骨无力症的影响更小[142]。2 年期间,使用镧制剂的 HD 患者中,未见到出现认知功能恶化加速[143]。

镧有 4 种口服咀嚼片剂量:250mg、500mg、750mg、1 000mg。推荐初始总剂量随餐服用 750~1 500mg/d,根据血磷水平,逐渐调整至最大剂量 3 000mg/d。无论是咀嚼药物还是压碎成粉末状服用,均有相同磷结合力[144]。镧会使与其有相互作用的药物生物利用度下降,包括环丙沙星(约下降 50%)和左旋甲状旁腺素。临床试验最常见的副作用为恶心、呕吐[145]。

含铁磷结合剂

氢氧化蔗糖铁与柠檬酸铁是含铁磷结合剂,被证实可有效降低血液透析患者的血磷。柠檬酸铁是新型的含铁磷结合剂,有同时补充铁的优势,早期研究提示服用柠檬酸铁可减少静脉铁剂和红细胞生成素刺激剂的使用[146]。但是,氢氧化蔗糖铁咀嚼片中的铁不能被吸收,因此不影响贫血

的治疗[147]。

其他磷结合剂

铝制剂是非常有效的食物磷结合剂。尽管这类药物曾用作降磷的一线药物,但由于铝的蓄积和毒性限制了此类药物在 CKD 患者的使用。由于已吸收的铝不能通过有病变的肾脏清除,且会进入其他组织,与组织和血清蛋白相结合导致透析患者发生铝中毒。在骨、大脑和其他器官铝累积导致的毒性如软骨病(铝相关性骨病)、小细胞性贫血和与透析相关性脑病引起的致命性神经综合征[91]。铝中毒可通过去铁胺的螯合作用来治疗。含铝制剂只考虑在严重磷升高患者中短期(最多 4 周)使用[91]。然而,这种情况下使用高剂量镧会更合适。用于治疗消化性溃疡的硫糖铝也含铝,肾病患者应谨慎使用该药物。

镁制剂(氢氧化镁,碳酸镁)是有益的,但由于在控制血磷浓度时需高剂量镁制剂,严重腹泻和高镁血症会发生,因此与铝制剂相似,它们的使用会受到限制。然而,当其他磷结合剂不能充分控制血磷浓度时,可以考虑使用镁。这时,可增加使用含镁磷结合剂,并与降低透析液中镁浓度(在透析患者中)相结合。这类药物不应作为控制血磷的一线治疗药物,若治疗开始,需密切监测镁浓度。

需更加积极控制 W.K. 的血磷,以使其达标。目前,W.K. 正在服用含钙的磷结合剂。尽管多数钙在胃肠道内可与磷结合,但是钙的潜在吸收仍存在。而且她的非矫正血清钙浓度在正常范围的上限。该患者应开始使用司维拉姆来限制钙浓度及降低磷水平。推荐起始剂量为餐时 800mg TID,根据随后的磷浓度调整剂量。与维生素 D(参见维生素 D 章节)结合治疗时,也应考虑调整剂量。指导 W.K. 餐时服用磷结合剂。实施这个治疗方案应与限制食物中磷摄入相结合。必须强调患者依从性的重要,患者不能坚持限磷饮食和药物治疗是治疗失败的最重要因素之一。使用低钙透析液也可以帮助降低高血钙风险。

维生素 D

天然维生素 D

营养性维生素 D(NVD)是指由食物中获得的天然麦角钙化醇(维生素 D_2)和胆钙化醇(维生素 D_3),并在哺乳动物的皮肤内通过阳光照射活化,维生素 D_2 和维生素 D_3 均为活性维生素 D 的非活化前体。在肝脏经过活化步骤(25-羟化)产生的 25-羟维生素 D,相对没有活性(图 28-2)。在肾脏进行最后的活化(1-羟化),生成骨化三醇(1,25-二羟维生素 D_3),是维生素 D 的活性形式。因此,患者对维生素 D_2 和维生素 D_3 的反应随肾功能的不同而变化,取决于肾功能下降的程度和肾脏转化 25-羟维生素 D 为骨化三醇的能力。CKD 早期阶段,25-羟维生素 D 水平就会降低,导致生成骨化三醇的底物减少[91]。由于 CKD 患者发生的维生素 D 代谢改变,应检测 25-羟维生素 D 的浓度并补充 NVD。当 25-羟维生素 D 水平正常,PTH 浓度仍然持续升高时,也应口服活性维生素 D(口服骨化三醇)或类似物(口服度骨化醇)治疗[91]。最后,更严重肾病患者(CKD 5 期)需

服用活性维生素 D-骨化三醇（或其他维生素 D 活性形式）。

一些小型研究已表明 NVD 除有改善骨和矿物质代谢外,还有其他优点。透析患者给予补充 NVD 后,能减少 ESA 剂量,改善血糖控制,减少活性维生素 D 用量,调整炎性状态[148,149]。尽管在不同的研究中许多作用重复出现,但仍需随机对照试验来证实这些优势。

维生素 D 受体激动剂

骨化三醇

很多 CKD 患者为控制 CKD-MBD,在控制血钙和血磷的同时需使用维生素 D 受体激动剂(vitamin D receptor agonist,VDRA),活性维生素 D。骨化三醇与位于甲状旁腺、肠道、骨、肾脏的维生素 D 受体(vitamin D receptor,VDR)相互作用。通常认为骨化三醇通过降低 PTH 的转录 RNA (mRNA)减少其分泌。另外,骨化三醇能促进胃肠道内钙的吸收以纠正低钙血症和防止 SHPT。为避免高血钙,应使用最低有效剂量,至少每两周检测 1 次血钙,持续 1 个月,以后每个月检测 1 次血钙。另外,由于维生素 D 能够促进胃肠道磷吸收,因此在使用骨化三醇之前,控制血磷浓度十分关键。

骨化三醇可用类型为口服制剂(Rocaltrol)和静脉注射制剂(针剂 Calcijex)。无论口服还是静脉注射骨化三醇应使用常用剂量(通常 0.25 ~ 0.5μg/d)或冲击剂量(间歇给药 0.5 ~ 2μg,每周 2 ~ 3 次)。在更严重的 SHPT 患者(PTH > 1 000pg/ml),需要使用大剂量(如 4μg,每周 3 次)骨化三醇来减少 PTH 的释放。对于低血钙患者,每日 0.5 ~ 2μg 是适合剂量,因为这个治疗方案主要能够促进胃肠道内钙吸收。HD 患者可选择与透析保持一致的频率进行间断静脉注射。相反,未透析 CKD 患者和 PD 患者使用口服剂量更加方便。iPTH 和血钙浓度用于确定起始剂量和骨化三醇的剂量调整。医疗保险的变化导致更多的门诊血液透析单位使用口服的活性维生素 D 治疗。

全段 PTH(1-84 PTH)是含 84 个氨基酸的 PTH 生物活性形式,可被代谢分解为分子量更小,活性更低的片段(如 7-84 PTH),无明显活动特性。这些片段通过肾脏循环被清除,但在 CKD 患者体内蓄积。检测 iPTH 的试验既包括其完整结构,也包括生物活性和非活性 PTH 片段。因此,目前的临床指南中,iPTH 的建议范围是根据这些试验而确定的。仅测量其生物活性形式(1-84 biPTH)的试验已问世(第三代检测)。用第二代检测和第三代检测测出的 iPTH 值比例为约 2∶1,也就是 iPTH 150pg/ml 等同于 biPTH 75pg/ml[150]。这两种检测方法具有很好的相关性,因此第三代检测并没有比目前广泛应用的第二代检测更有优势。必须明确的是,临床医师要清楚使用哪种检测方法用以正确解释这些结果,尤其是在设定目标 PTH 范围和调整当前治疗时。

K/DOQI 临床指南推荐 CKD 3 期和 4 期 iPTH 水平维持在正常范围,CKD 5 期 iPTH 目标范围是正常高值的 2 ~ 9 倍,约 150 ~ 600pg/ml。

治疗早期阶段,骨化三醇的剂量调整通常为每 2 ~ 4 周增加 0.5 ~ 1μg,直到 iPTH 和血钙维持在目标水平。

如果高血钙进展,必须停止治疗或换用不升高血钙的 VDRA 治疗。血清 iPTH 应每 3 ~ 6 月检测一次,调整骨化三醇剂量以维持目标 iPTH 浓度,并防止高钙血症和高磷血症。

帕立骨化醇

维生素 D 和 VDR 的独特相互作用加速了维生素 D 类似物的开发,它们与 VDR 的亲和力不同。在 SHPT 治疗中,发展形成了许多维生素 D 类似物以抑制 PTH 释放,相对于骨化三醇,这类药物降低了潜在高血钙风险。目前,在美国得到认可的药物为帕立骨化醇(Zemplar),也可参考 19-去甲基-1,25-二羟维生素 D₂、度骨化醇(Hectorol)和 1-α 羟维生素 D₂。度骨化醇需要在肝脏转化为其活性形式 (1-α-25-二羟维生素 D₂)。

对于 SHPT 患者,帕立骨化醇可在不显著提高钙或磷的情况下,显著降低 iPTH。帕立骨化醇引起高血钙和高血磷的风险约比骨化三醇小 10 倍[151,152]。初次静脉注射帕立骨化醇的剂量为 0.04 ~ 0.1μg/kg(2.8 ~ 7μg),在透析当天或隔天 1 次使用[153]。口服帕立骨化醇胶囊有三种剂量 (1μg、2μg 和 4μg),每日或每周 3 次使用。如果 iPTH 的基线水平为 500pg/ml 或更低,初始剂量应为 1μg/d 或 2μg 每周 3 次;如果 iPTH 的基线水平高于 500pg/ml,初始剂量应为 2μg/d 或 4μg 每周 3 次。一些数据已表明帕立骨化醇的合理剂量应根据初始 PTH 水平(帕立骨化醇剂量 = PTH/80)而非体重决定[153]。根据 iPTH 的水平,每 2 ~ 4 周逐步增加剂量。

骨化三醇转换为帕立骨化三醇的建议转化比为 1∶4 (如每 1μg 骨化三醇,需要 4μg 帕立骨化三醇)。这个数据是基于所观察到的两者类似效能,使用骨化三醇治疗 SHPT 的患者在换用帕立骨化三醇时,可以用这个计算方法来确定其使用剂量[151,152]。对骨化三醇治疗抵抗的患者,倾向于更低比率即 1∶3。

度骨化醇

度骨化醇是另一种维生素 D 类似物,作为骨化三醇的可替代药物在 CKD 5D 期患者中进行了研究。度骨化醇同其他维生素 D 类似物一样对 PTH 有类似作用,但比帕立骨化醇升高血磷和血钙的幅度更大[154]。度骨化醇的可用剂型为胶囊和静脉注射剂。用法为:随 HD 次数,4μg 静注或 10μg 口服,每周 3 次。对于 SHPT 患者,口服和静脉注射治疗都能有效降低 iPTH 水平。然而,一些证据表明,与间歇口服治疗相比,间歇静脉注射治疗较少引起高血钙和高血磷[155]。对透析患者,建议度骨化醇的起始剂量为 4μg 静注或 10μg 口服,每周 3 次,并根据 iPTH 变化调整剂量[156,157]。

维生素 D 类似物为那些因骨化三醇治疗而持续血钙升高的患者提供了可替代药物。由于考虑到高血钙和其他副作用,在临床实践中这类药物的使用正在增加。重复性观察报告表明在接受活性维生素 D(不考虑药物类型)治疗比未接受维生素 D 治疗的患者有更低的总体死亡率和心血管疾病死亡率[158]。两个试验也比较了不同类型维生素 D 在 HD 患者中的预后优势。一项报告表明,与接受骨化三醇治疗的患者相比,接受帕立骨化醇治疗 36 个月的患者有预后优势,治疗 12 个月开始显现并随时间的延长而增大。另一个研究报告,与服用骨化三醇的患者相比,服用帕立骨化醇或度骨化醇的患者的死亡率有明显降低,尽管调整实验室数据和临床标准化死亡率后,在产品之间未发现不同[158]。

维生素 D 能够提高疗效的可能生物学原因包括对 RAAS 的抑制作用和免疫调节功能。需要前瞻性研究来证明维生素 D 治疗带来的预后优势。

钙敏感受体调节剂

钙敏感受体调节剂提高了细胞外钙离子对钙敏感受体(calcium sensing receptors,CaSR)的敏感性,抑制 PTH 释放,可在使用后数小时内降低 PTH 水平。细胞外 CaSR 的发现促进了别构调节 CaSR 的钙敏感受体调节剂的研究。CaSR 可见于甲状旁腺、甲状腺、肾脏、大脑、肠道、骨、肺脏和其他组织[159]。钙敏感受体调节剂西那卡塞是第一个被 FDA 认可的治疗 ESRD 患者 SHPT 的药物[160]。现已表明,西那卡塞(cinacalcet)能有效降低并维持 HD 患者的 iPTH 目标浓度[161]。当因钙和磷升高而不能增加维生素 D 剂量时,西那卡塞为降低 PTH 提供了另一选择。EVOLVE 试验是一项随机对照临床试验,在 3 883 例透析患者中观察了与安慰剂相比,西那卡塞对主要终点(包括死亡、心血管事件和住院)的影响。西那卡塞组的主要终点发生率下降 7%,但无统计学意义[162]。然而此试验中一些安慰剂组患者也接受了西那卡塞治疗,导致西那卡塞组的预后优势被低估。FDA 未批准西那卡塞用于未透析的 CKD 患者,原因是它与频繁发生的低钙血症相关[163]。

根据 W. K. 的血清钙,磷和 PTH 进行综合评估后开始合适的治疗。目前患者 PTH、磷和钙均升高,因此可开始使用西那卡塞并结合限磷饮食、磷结合剂和维生素 D 治疗。西那卡塞起始剂量为每日 30mg,每隔 2~4 周调整剂量至 60mg、90mg、120mg 或是最大剂量每日 180mg 以实现目标 iPTH 水平。开始治疗或剂量增加后,血清钙和磷应在 1 周内检测;开始治疗或剂量调整后,血清 PTH 在 4 周后检测。西那卡塞最常见的副作用为恶心和呕吐。恶心在使用任何剂量时均可发生,且发生率为呕吐的两倍,呕吐常发生于使用较高剂量时[162]。在 III 期临床试验中,接受西那卡塞治疗的患者,其中 66% 经历了至少一次低血钙(血 < 8.4mg/dl),尽管少于 1% 的患者未接受持续治疗[164]。低血钙的高发生率并非只由降低的 PTH 引起,也归因于西那卡塞的作用机制。现认为位于骨、肠道和其他组织的 CaSR 的激活或许引起了低钙血症。大多数低钙血症的发生在起始治疗阶段,缓慢调整剂量可降低风险。然而有报告低钙血症引起痉挛的发生。维生素 D 或含钙磷结合剂可用以升高血钙水平在 7.5~8.4mg/dl 间。如果血钙低于 7.5mg/dl 且有低钙血症的症状,而维生素 D 不能进一步升高血钙时,需停用西那卡塞,等到血钙升至正常或患者无症状时西那卡塞才能恢复使用。西那卡塞是体外细胞色素 P-450 同工酶 CYP 2D6 的强效抑制剂;因此,需要调整主要由 CYP 2D6 代谢的药物剂量。西那卡塞也是 CYP 3A4 的底物,现已表明酮康唑,一种 CYP 3A4 的强效抑制剂,能够使西那卡塞曲线下面积提高 2.3 倍。因此,

接受西那卡塞治疗的患者应谨慎使用其他 CYP 3A4 同工酶[160]。

甲状旁腺切除术

甲状旁腺增大是对 CKD 患者磷、钙和骨化三醇代谢的代偿性反应。由于维生素 D 治疗不能完全逆转已形成的甲状旁腺增生,因此及早使用维生素 D 以防止甲状旁腺增生十分重要。甲状旁腺切除术适用于严重的甲状旁腺功能亢进者,即 PTH 超过 1 000pg/ml,伴高钙血症,且对药物治疗反应差者[91]。甲状旁腺切除术可分部分切除、完全切除或完全切除加自体移植。术后早期低钙血症是甲状旁腺切除术主要并发症之一[165]。低血钙的临床症状包括肌肉兴奋性增加、疲乏、抑郁和记忆力降低。甲状旁腺切除术后应密切观察患者,有低血钙症状或体征的患者需补充钙(见第 27 章)。甲状旁腺部分切除患者,剩余甲状旁腺组织可充分发挥功能,因此急性低钙血症是暂时的,只持续几天。甲状旁腺全切的患者,低钙血症是永久性的,需要长期使用骨化三醇和口服钙剂(1~1.5g/d 元素钙)。用西那卡塞治疗 SHPT 的研究报道可降低甲状旁腺切除术的手术率[162,166]。

慢性肾脏病的其他并发症

尿毒症引起的内分泌异常

> **案例 28-3,问题 3**:W. K. 的甲状腺功能功能减退与 CKD 有关系吗?其他内分泌异常与尿毒症有关吗?

甲状腺功能紊乱常见于 CKD 患者,因为外周甲状腺激素代谢的全部过程都通过肾脏进行。通常实验室检查异常包括血清总甲状腺素(T_4)、3,5,3'-三碘甲状腺氨酸(T_3)和游离甲状腺指标(FTI)浓度降低。促甲状腺激素(TSH)浓度通常正常,但尿毒症患者外周 T_4 转化为 T_3 减少[167]。尽管有这些异常现象,但肾脏病并不一定会引起临床上甲状腺功能减退,因为血清中大量游离(未结合蛋白质)甲状腺激素仍然正常。肾功能不全患者的甲状腺功能减退需通过血清 TSH 浓度升高和游离 T_4 浓度降低来证实。

CKD 患者已被观察到的其他内分泌紊乱包括性腺异常导致的阳痿、睾丸缩小、月经紊乱及停止排卵[168]。男性和女性都会发生性欲减退和不孕症。由于 ESRD 患者怀孕会引起包括死亡率增高在内的很多并发症,育龄期尿毒症女性患者需要咨询怀孕风险[169]。

葡萄糖和胰岛素代谢的改变

> **案例 28-3,问题 4**:W. K. 除了有糖尿病引起的血糖改变外,肾病对糖代谢还有其他影响吗?

未患糖尿病的肾病患者出现尿毒症时往往在早期有糖耐量改变,这可以被叫做假性糖尿病。特别是 CKD 患者,通常出现对口服葡萄糖耐量的异常反应,并维持高胰岛素

血症[170,171]。空腹葡萄糖浓度常在正常范围内，但也观察到组织对胰岛素的敏感性下降。炎症和氧化应激可能是CKD患者胰岛素抵抗的促发因素[172]。大多数未患糖尿病的肾病患者往往不需要治疗高血糖，透析能够纠正糖代谢异常。

糖尿病患者随着肾病进展需要经验性的控制血糖和降低胰岛素使用，这是因为肾脏负责每日大量的胰岛素降解，随着疾病进展胰岛素清除减少，代谢的半衰期延长，而尿毒症患者肌肉组织内胰岛素清除也同样减少[173]。因此随着肾病进展，糖尿病患者应该监测血糖浓度，及时调整胰岛素剂量以避免低血糖。W. K. 现处CKD 5D期，接受腹膜透析液加胰岛素治疗。W. K. 也需要注意高血糖，因为CAPD过程中用于提高液体清除的葡萄糖将被吸收。胰岛素剂量的调整需根据多次家庭血糖测量、CAPD处方更改和糖化血红蛋白水平进行。

胃肠道并发症

案例28-3，问题5：门诊随访前1个月，W. K. 出现恶心、呕吐，尤其是进餐后，当时服用甲氧氯普胺（胃复安）。W. K. 的恶心、呕吐是否由肾功能不全引起？选择的治疗适合吗？

CKD患者中常见的GI功能异常，包括厌食、恶心、呕吐、呃逆、腹痛、胃肠道出血、腹泻和便秘。尿毒症患者也会发生胃动力不足，这个问题可以通过充分HD而改善。与HD患者和CKD早期患者相比，PD患者更常见消化不良和胃轻瘫[174]。W. K. 患糖尿病和糖尿病肾病，均可引起胃排空延迟（糖尿病性胃轻瘫）和食物在上消化道内滞留。这常常导致腹部膨隆、恶心和呕吐。尽管应考虑到药物的椎体外系副作用，推荐使用胃复安以缓解这些症状。W. K. 可在饭前服用5mg的低剂量胃复安。

严重尿毒症也会引起恶心和呕吐，这些症状在肾功能不全初期就可能出现。对于这一阶段出现的临床症状，透析是首选治疗。由于CKD患者通常服用多种药物并存在因肾功能降低引发的药物毒性风险（如洋地黄中毒），药物引起的恶心和呕吐也需要考虑到。

出血

案例28-3，问题6：在W. K. 随访期间，主诉黑便和柏油样便。直肠检查显示大便隐血试验阳性。消化道出血与肾功能不全有关吗？

估计W. K. 存在消化道溃疡和下消化道出血。尿毒症患者有消化道黏膜出血的风险，如胃。胃和十二指肠血管发育不良和糜烂性食管炎是引起CKD患者出血的最常见原因[175]。尿毒症患者上消化道出血的治疗常用H_2受体拮抗剂，并根据肾功能受损程度降低使用剂量。质子泵抑制剂大多不通过肾脏途径清除，故可使用标准剂量（见第23章）。

皮肤病并发症

CKD患者中所观察到的皮肤异常改变包括高色素沉着、出汗异常、皮肤干燥、持续瘙痒。在这些症状中，尿毒症性皮肤瘙痒是患者最为烦心的问题，会导致经常挠抓和皮肤破损。现已表明瘙痒的原因包括高甲状旁腺激素、高维生素A和组胺释放引起的皮肤肥大细胞增生[176]。

对患者和医师而言，皮肤瘙痒的治疗常常是挫败的经历。尽管很多治疗被提倡使用，但很少会发挥持续作用。推荐反复试验方法。有效的透析能够缓解部分患者的皮肤瘙痒，并能避免药物治疗。必要时开始药物治疗，通常为口服抗组胺药物（如羟嗪）。如果抗组胺药物治疗无效，局部使用润肤剂或激素可能会发挥作用。如瘙痒持续存在，也可尝试其他治疗，包括考来烯胺、紫外线B照射和口服活性炭。也提倡控制钙、磷和PTH浓度以缓解CKD患者的皮肤瘙痒[176]。

肾小球疾病

肾小球疾病可导致很多并发症，由正常肾小球结构和功能破坏引起。存在一些肾小球疾病的临床综合征，然而，最常见的是以肾小球内增生和炎症为特征的GN。根据最新USRDS报告，在美国GN仍然是引起ESRD的第三大原因[3]。在发展中国家，由GN引起的ESRD比各种感染导致的肾功能不全更为普遍。

肾病综合征

肾病综合征的特点是蛋白尿超过3.5g/d，伴低白蛋白血症、水肿和高脂血症。在更严重的情况下，会出现包括抗凝血酶Ⅲ、蛋白S、蛋白C等凝血蛋白的丢失而加剧高凝状态。这种综合征可以合并或不合并GFR的改变。肾病综合征可由原发性疾病引起，如以免疫复合物沉积为特征的膜性肾病或其他系统疾病引起，如糖尿病性肾小球硬化和淀粉样变。在蛋白尿>3.5g/d的患者血清中可观察到胆固醇和甘油三酯的升高。高脂环境会加速肾病综合征患者的动脉粥样硬化。高脂血症也会促进肾病进展。由于肾病综合征和很多因素相关，因此需要进一步系统评估患者病情再决定治疗方案和判断预后。

慢性肾小球疾病

GN可以作为一种原发性疾病［如局灶节段性肾小球硬化（focal segmental glomerulosclerosis，FSGS）］发病或继发于其他系统性疾病［如狼疮性肾炎（lupus nephritis，LN），Wegener肉芽肿病］。为明确诊断，往往需肾脏活检。与肾小球疾病相关的肾小球损害以弥漫性、局灶性、节段性为特征，这取决于单个肾小球受累的程度。根据对样本的观察，肾小球病理改变以增生性、膜性、硬化性为特征。增生性改变包括上皮细胞或系膜过度增生，膜性改变则为肾小球基底膜增厚。GN的症状和体征包括血尿、蛋白尿和肾功能下降。自身免疫反应是导致大部分原发性和继发性GN形成的主要病理过程。尽管大量自身抗体与GN有关，但在GN的发病过程中，自身抗体的准确作用仍不清楚[177]。

肾小球损伤通常有两个阶段：急性和慢性。急性期，肾小球发生免疫反应，刺激抗体产生最终导致肾小球损害。来源于对肾小球功能丢失反应和残存肾单位高滤过的非免疫机制是慢性阶段的主要特征。

GN 常引起急性肾功能不全。当患者的肾小球损害超过 50%时,会出现肾功能急剧下降(病程从几天到几周不等),这种情况即归为急进性肾小球炎(rapidly progressive glomerulonephritis,RPGN)[178]。如果肾脏受累很严重,可能会出现尿毒症症状和体征。根据肾小球损害的免疫病理,RPGN 病因可分为:①免疫复合物沉积(如狼疮性肾炎);②非免疫沉积介导的机制(如 wenerger 肉芽肿病);③肾小球的硬化性损害(如 FSGS)[177]。这章主要重点在于慢性 GN(如 LN、wegener 肉芽肿病、FSGS)的治疗。

狼疮性肾炎

系统性红斑狼疮(systemic lupus erythematosus,SLE)是一种多系统自身免疫性疾病,以细胞免疫异常为特征,如 B 细胞高应答、T 细胞介导的抑制活动缺乏。在易感个体中,SLE 可导致 LN 发病,是继发性 GN 的一种类型。LN 是一种典型免疫复合物介导的肾脏疾病,以循环或原位自身抗原-抗体复合物沉积于肾小球毛细血管网为特征。LN 仍然是其重要死亡原因。60%的 SLE 成年患者在疾病后期会出现不同程度的肾脏受累,用于鉴别肾脏损害的临床证据包括:大量蛋白尿、血尿、eGFR 下降和高血压。约 25%~50%的患者,在疾病早期可见实验室结果异常提示肾脏受累(参见第 33 章)。

案例 28-4

问题 1: S. L. 是一位有 7 年 SLE 病史的 34 岁黑人女性,为随访 LN 来肾脏门诊。BP 为 160/95mmHg,相关的实验室检查结果如下:

血清 Na:146mmol/L
K:4.2mmol/L
Cl:100mmol/L
二氧化碳含量:25mmol/L
SCr:2.0mg/L
BUN:20mg/L
白细胞计数,9 600/μl

红细胞指标正常。血小板计数 175 000/μl,24 小时尿白蛋白量为 2.3g(正常为<30mg/d)。尿液分析表明每高倍镜下 12 个红细胞(正常为 0~3 个/HPF)。与上周的随访相比,其肾功能和尿液指标(蛋白尿,血尿)表明她的肾炎明显恶化。S. L. 入院治疗,肾活检显示 40%的肾小球存在炎症反应。哪些主观和客观数据与 LN 的诊断一致?她的肾炎处于什么阶段?

S. L. 有肾脏损害的临床证据为蛋白尿、血尿、血肌酐轻度上升。肾小球损伤最明显的证据为检查结果发现尿中有红细胞或红细胞管型。

分类

2003 年国际肾脏学会和肾脏病理协会(the International Society of Nephrology/the Renal Pathology Society,ISN/RPS)更新了 LN 的分类系统,取代之前由世界卫生组织发布的分类系统(表 28-11)[179]。这个分类体系将 LN 的组织病理学、预后和疗效之间的关系合理联系起来。S. L. 有血尿、蛋白尿和少于 50%的肾小球炎症反应,故可诊断为Ⅲ/A(局灶增生性)GN。

表 28-11

国际肾脏病学会/肾脏病理学会(ISN/RPS)2003 年狼疮性肾炎分型[177]

分型	组织学特征	常见临床表现
Ⅰ型	轻微系膜性狼疮性肾炎	轻度蛋白尿
Ⅱ型	系膜增殖性肾小球肾炎	轻度蛋白尿和尿沉渣异常
Ⅲ型	局灶节段增殖性肾小球肾炎 A:活动性病变;A/C:活动性+慢性病变;C:慢性病变	蛋白尿和血尿
Ⅳ型	弥漫增殖性[节段性(S)或球性(G)]肾小球肾炎 A:活动性病变;A/C:活动性+慢性病变;C:慢性病变	大量蛋白尿;高血压;肾功能不全
Ⅴ型	膜性肾小球肾炎	蛋白尿;常见肾病综合征
Ⅵ型	晚期硬化性狼疮性肾炎	蛋白尿;肾功能不全;肾病综合征

来源:the 2003 International Society of Nephrology/Renal Pathology Society

治疗

案例 28-4,问题 2:S. L. 应如何治疗?

和不伴有肾脏损害的 SLE 患者不同,血清学标志与 LN 之间关系不大。因此,对 S. L. 来说,SCr 升高,高血压及血尿、蛋白尿加重,可作为评估疾病活动的初始标志。

LN 的治疗必须强调急性期的控制和更为稳定的慢性期维持。对于像 S. L. 这类有局灶性或弥漫增生性 GN(Ⅲ或Ⅳ型)患者,普遍共识是应进行积极治疗,首要目标为防止肾脏不可逆性损害。然而,黑人 SLE 的治疗效果比白人更差[180]。导致预后差的其他因素还有 SCr 升高、大量蛋白尿、贫血、儿童时期发病或年龄大于 60 岁的患者。药物治疗方案的进步(如更安全的免疫抑制治疗方案,抗高血压药)提高了患者整体预后。

LN 的治疗首先是经验性治疗,但一定程度上需根据病理结果来实施。KDIGO 发布的肾小球肾炎临床实践指南中推荐,治疗应基于疾病的活动性[177]。虽然适当的治疗能改善预后,但过于抑制 SLE 活动可能会引起药物相关并发症。LN 治疗的主要方法包括使用糖皮质激素和细胞毒药物如环磷酰胺(cyclophosphamide,CYC)、硫唑嘌呤(azathioprine,AZA)、钙调蛋白抑制剂(CNI,包括环孢素和他克莫司)和吗替麦考酚酯(mycophenolate mofetil,MMF)来抑制免疫系统。临床医师须注意与这些治疗相关的潜在并发症并细致观察患者对治疗的反应,从而提高预后。与免疫抑制剂相关的毒性取决于治疗的剂量和疗程。造血作用异常,如白细胞减少、血小板减少,是细胞毒药物的最常见副作用。通常情况下,免疫抑制作用增加了患者对大多数感染的易感性和淋巴细胞肿瘤的发病率。此外,烷基化类药物CYC 会引起恶心、呕吐、性腺毒性、出血性膀胱炎和秃头症。考虑将来怀孕的年轻女性中,比较 CYC 风险和优势后,必须认真权衡是否使用。抗代谢药物 AZA 能够导致胰腺炎和肝功能异常。虽然选择性抑制剂如肌苷单磷酸盐脱氢酶、MMF,相对副作用小,但也能引起胃肠道功能紊乱。

诱导治疗

对于肾功能正常和蛋白尿小于 1g 的 LN 患者,因预后良好通常不建议治疗。糖皮质激素是轻型 LN 患者治疗的基础。Ⅱ型 LN 伴有尿蛋白>3g/d 者用泼尼松(1mg/kg 或甲强龙)或 CNI 治疗。更严重类型的 LN(Ⅲ型和Ⅳ型)患者,可使用泼尼松 1mg/(kg·d) 联合 CYC 或 MMF 治疗。对于 LN 急性恶化患者可用甲强龙进行大剂量冲击治疗。鉴于 S.L. 的 LN 已经恶化,为降低蛋白尿程度,提高肾功能,患者应接受甲强龙冲击治疗(0.5~1g 静脉注射,不超过1g),持续 3 天[177]。虽然一般情况下患者可耐受,但快速甲强龙注射可引起短暂的颤动、面部潮红和味觉改变。为减少与注射速度相关的副作用,S.L. 在进行甲强龙注射时,应持续 30 分钟。甲强龙冲击治疗后,应开始每日一次口服10~20mg 泼尼松[177]。S.L. 的 LN 活动被抑制的表现为蛋白尿、血尿降低和 eGFR 上升。

对于单用糖皮质激素无效或不能耐受糖皮质激素毒性的患者,及存在肾功能恶化、严重增生性损害、肾活检有硬化证据的患者,应加用细胞毒药物。现已证明诱导治疗方案,激素联合使用大剂量静脉注射 CYC(0.5~1g/m²)每月1 次共 6 个月或单次剂量 0.5g/m² 每两周静脉注射 1 次共6 次,能改善肾脏预后和减少复发[177]。在静脉注射 CYC前和注射后 24 小时,应充分水化以防止膀胱毒性。最近已经证实在 LN 的诱导治疗中,使用 MMF[2 000~3 000mg/d,6 个月]或他克莫司[TAC,0.06~0.1mg/(kg·d)]和 CYC同样有效[181,182]。由于 CYC 存在显著毒副作用(如性腺毒性和出血性膀胱炎),MMF 或 TAC 因其有效的抗炎作用和低毒副作用而很有前景。近期研究发现,立妥昔单抗,一种抗 CD 20 的单克隆抗体,具有与 MMF 和 CYC 相似的疗效[183]。

维持治疗

一旦急性过程缓解(通常在 12 周内),应开始低剂量类固醇维持治疗,使用泼尼松 5~15mg/d,可根据 LN 的严重程度联合使用细胞毒药物。在一个评估 LN 药物治疗疗效的 meta 分析中,预后改善(总死亡率和 ESRD)与静脉注射CYC 联合口服泼尼松的使用有关。因此,美国国立卫生研究所推荐 LN 的维持治疗方案为:静脉注射 CYC 冲击治疗(0.5~1g/m²),每 3 个月 1 次,时间 2 年[177]。免疫抑制性药物联合治疗的另一个优势为降低类固醇剂量,由此也降低类固醇的潜在毒性风险。

为了避免糖皮质激素和 CYC 的不良作用,常希望采用无激素和 CYC 的治疗方案。鉴于 CYC 或激素的毒性,研究也评估了其他免疫抑制性药物(AZA,MMF)在维持治疗中的作用。KDIGO 发布的肾小球肾炎临床实践指南中推荐使用小剂量糖皮质激素(泼尼松≤10mg/d,或等效的其他糖皮质激素)联合 AZA[1.5~2.5mg/(kg·d)]或 MMF(1~2g/d)进行维持治疗[177]。

一项多方案研究对严重 LN 患者使用 CYC 诱导治疗后,在维持治疗中将同样联合类固醇治疗的 AZA(1~3mg/d)和MMF(500~3 000mg/d)与 CYC 进行比较。接受 AZA 治疗的患者比接受 CYC 治疗的患者有更低死亡率,MMF 治疗人群比 CYC 有更低复发率[184]。MMF 和 AZA 可用于对 CYC治疗抵抗的患者或严重 LN 类型的患者(Ⅲ 或Ⅳ型)。对于S.L.,一旦急性期缓解,应考虑在糖皮质激素治疗中增加AZA 或 MMF。当 S.L. 的 LN 活动被证明抑制后,鉴于其病情的严重性(Ⅲ型),应开始 AZA 或 MMF 联合类固醇治疗。治疗的持续时间取决于个体的反应,但通常患者须维持治疗 2 年。

可替代药物

KDIGO 指南推荐如果患者对 MMF 或 AZA 不耐受,可使用 CNI 进行维持治疗[177]。利妥昔单抗(rituximab),一种阻碍 B 细胞生成的单克隆抗体,正在被研究,因为 B 细胞过度活跃是 LN 主要的病理生理机制之一。少量研究表明对治疗抵抗的 LN 患者,使用利妥昔单抗可获益。对治疗无反应的患者在维持阶段,使用 5mg/(kg·d)的环孢素,或许也可作为一种替代治疗方法[177]。

Wegener 肉芽肿性疾病

病例 28-5

问题 1: J. M. ,一位 42 岁白人男性,因咳嗽、鼻塞、头痛、发热和嗜睡 1 月来门诊。在过去的 1 周中,他发现痰中带血,3 天前加重。相关实验室检查如下:

血清 Na:143mmol/L

K:5.1mmol/L

Cl:102mmol/L

二氧化碳含量:24mmol/L

SCr:2.8mg/dl

BUN:41mg/dl

去年其体检结果显示他的 SCr 和 BUN 在正常范围内。血液学检查显示 Hct 为 35%,Hgb 11.7g/dl,MCV

69μl，MCH 24%，网织红细胞 1.8%。RBC 计数正常，血小板计数 175 000/μl。24 小时尿白蛋白量为 3.8g（正常 <30mg），eGFR 经计算为 27ml/（min·1.73m²）。尿中有大量红细胞管型，红细胞 16 个/HPF（正常为 0~3RBC/HPF），胸片显示由肺门部扩展而来的肺泡阴影。J. M. 的 c-ANCA 检查结果为阳性。根据其主观和客观数据，J. M. 可能患有何种慢性肾小球疾病？

Wegener 肉芽肿是一种以上下呼吸道肉芽肿性炎和继发性 GN 为特征的原发性系统性血管炎。原发性系统性血管炎综合征如 Wegener 肉芽肿，经常引起 GN。尽管血管炎造成各种大小血管的炎症，但通常情况下小中型血管最常受累[185]。Wegener 肉芽肿的病因学并不清楚，人们猜想其病因为自身免疫反应基于以下两个原因：第一，Wegener 肉芽肿是无已知感染病因的系统性炎性疾病；第二，免疫抑制治疗能获得很好效果。

Wegener 肉芽肿的临床特征包括上呼吸道疾病如鼻窦炎、鼻出血、鼻咽炎和由咽鼓管堵塞引起的中耳炎。全身性症状包括发热、盗汗、关节痛、厌食和乏力。几个月之后，患者会更加虚弱伴明显身体活动受限。虽然肺部总是受累，可能会出现咳嗽和咯血，但大部分患者依然没有明显症状。J. M. 现在的症状与上述临床特征相符。实验室结果无特异性，只提示系统性炎性疾病。实验室结果包括红细胞沉降率升高、慢性贫血、血小板增多[185]。血尿和蛋白尿可为 wegener 肉芽肿主要特征，在 80% 的患者作为首发症状出现。约 10% 的患者可见严重肾功能下降，这是预后差的标志，其中约 1/3 患者进展为 ESRD。所有 Wegener 肉芽肿患者都有发展成不可逆的快速进展性肾功能不全的风险。肾脏病理结果是非特异性的，大部分患者表现为坏死性新月体性 GN[185]。

主要根据所出现的症状和体征来诊断 Wegener 肉芽肿。根据美国风湿病协会 1990 年分类，以下 4 条标准中出现 2 条，就可以诊断为 wegener 肉芽肿：①鼻腔或口腔炎症；②胸片异常；③在尿沉渣中出现镜下血尿（大于 5RBCs/HPF）或红细胞管型；④活检中有肉芽肿性炎症[185]。J. M. 已经满足了 4 条标准中的 3 条，诊断为 Wegener 肉芽肿。

治疗

> **案例 28-5，问题 2：** J. M. 所患的 Wegener 肉芽肿病应该如何治疗？

发现 c-ANCA 与 Wegener 肉芽肿密切相关有助于明确诊断。由于 c-ANCA 浓度显著上升通常先于 Wegener 肉芽肿的复发，因此检测 c-ANCA 是追踪疾病活动进程和指导诱导治疗最常用的方法。CYC 联合糖皮质激素的治疗能够改善约 80%~85% 患者的肾功能，而单独使用类固醇冲击治疗只有 75%[177]。影响治疗成功与否的主要因素是治疗前肾功能损害程度及症状出现后延误治疗的时间。

环磷酰胺

考虑 Wegener 肉芽肿为自身免疫性炎性疾病，免疫抑制治疗是主要治疗方法。KDIGO 指南推荐的治疗方案见表 28-12。在治疗过程中，若疾病缓解，通常需治疗 6 个月，

表 28-12

ANCA 血管炎合并 GN 的治疗方案[177]

药物	给药途径	初始剂量
环磷酰胺[a]	静脉注射	0.75g/m²，每 3~4 周 1 次 如年龄>60 岁或 GFR<20ml/（min·1.73m²），初始剂量降至 0.5g/m² 调整剂量以维持 2 周内白细胞计数最低值>3 000/mm³
环磷酰胺[b]	口服	1.5~2mg/（kg·d）。如年龄>60 岁或 GFR<20ml/（min·1.73m²），减量 调整剂量以维持白细胞计数>3 000/mm³
糖皮质激素	静脉注射	甲强龙冲击：500mg/d×3 天
糖皮质激素	口服	泼尼松 1mg/（kg·d），使用 4 周，每日不超过 60mg 在 3~4 月内减量
利妥昔单抗[c]	静脉注射	每周 375mg/m²，使用 4 周
血浆置换[d]		60ml/kg 体积替换 血管炎：14 天内血浆置换 7 次，如果存在弥漫性肺出血，每日 1 次血浆置换直至出血停止，共 7~10 次 血管炎伴有 GBM 抗体：每日 1 次，共 14 天或至 GBM 抗体转阴

[a] 联合激素冲击或口服治疗。替代方案为静脉注射环磷酰胺 15mg/kg，每 2 周 1 次，共 3 次；此后每 3 周 1 次，共 3 个月；根据年龄和 eGFR 减量。
[b] 联合激素冲击或口服治疗。
[c] 联合激素冲击或口服治疗。
[d] 避免与甲强龙冲击同时应用。置换液为 5% 白蛋白；若患者有肺出血或近期手术史（包括肾活检），在每次置换结束输入 150~300ml 新鲜冰冻血浆。

ANCA，抗中性粒细胞胞浆抗体；GBM，肾小球基底膜；GFR，肾小球滤过率。

而药物抵抗患者则需 12 个月[185]。J. M. 应开始口服 CYC 2mg/（kg·d），清晨顿服，联合糖皮质激素，防止不可逆性肾小球瘢痕的形成。摄入大量液体（>3L/d）和使用美司钠能降低出血性膀胱炎的风险。为检测到出血性膀胱炎引起的血尿，常规尿液分析应每 3~6 个月进行一次。

糖皮质激素

糖皮质激素的主要作用为诱导疾病缓解。除 CYC 外，J. M. 应使用泼尼松 1mg/（kg·d）。这种联合治疗应持续 2~4 周，直到 CYC 的免疫抑制作用变明显。然后，为降低感染风险，在接下来的 2 个月，泼尼松的量可降至 60mg 隔天 1 次。之后，在第 3~6 个月的疗程中，泼尼松剂量可每周减少 5mg，直至停药。急性期患者，应进行甲强龙冲击治疗，500mg/d，连续 3 天，如果病情未控制，可在 1~2 周内重复使用。

可替代方案

已经有两项随机对照试验评估了用利妥昔单抗用于诱导治疗的疗效。RITUXVAS 试验将 44 例患者随机分为两组，利妥昔单抗（每周 375mg/m²，共 4 周）联合静脉注射 CYC 组与单用静脉注射 CYC 组。两组均使用甲强龙静脉注射继以口服激素治疗。利妥昔单抗组缓解率为 76%，CYC 组的缓解率为 82%。RAVE 试验比较了利妥昔单抗和口服 CYC[2mg/（kg·d）] 3 个月加上 AZA[2mg/（kg·d）] 4~6 个月治疗的疗效。两组均使用甲强龙静脉注射以及口服激素治疗。利妥昔单抗组的疗效不亚于 CYC 组，两组的缓解率分别为 64% 和 53%，且两组的不良事件发生率无显著差别。尽管利妥昔单抗的有效性得到证实，但昂贵的价格限制了它的临床应用。

硫唑嘌呤和 MMF

当使用 CYC 达到缓解后，维持治疗中使用 AZA[1~2mg/（kg·d）] 和 MMF（最多 1g/d）同样有效。然而，一项对比性研究表明与 AZA 相比，在维持缓解中，MMF 的疗效较差，因此 AZA 为更优维持方案[186]。完全缓解患者的维持治疗应至少持续 18 个月。

可替代药物

甲氨蝶呤（methotrexate，MTX）对轻型患者可能有益。尽管一项研究表明初始治疗时每周使用 MTX 联合每日使用泼尼松的患者会有更高复发率，只有对特定患者，MTX 可控制其疾病[187]。但是 MTX 仍可用于对 AZA 和 MMF 不耐受，且 GFR>60ml/（min·1.73m²）的患者。在已缓解的患者或 CYC 联合泼尼松治疗后的患者中使用复方新诺明 1 年，评估其预防感染的效果，根据其结果推荐复方新诺明仅应用于合并上呼吸道感染的患者。尽管与使用安慰剂相比，使用复方新诺明的患者复发率下降，仍然不支持常规使用复方新诺明[187]。

局灶节段性肾小球硬化

病例 28-6

问题 1：A. G. 是一位 37 岁病态肥胖的黑人女性（BMI，40kg/m²），因下肢水肿进行性加重 2 周，尿量减少，粉红

色尿就诊。既往病史只有高血压，每日口服 5mg 氨氯地平，血压控制很好。没有服用其他药物或过量服用药物。相关实验室检查结果如下：

SCr：2.1mg/dl（正常 0.6~1.2mg/dl）

随机 ACR：1 200mg/g（正常小于 30mg/g）

尿红细胞：18RBC/HPF（正常为 0~3RBC/HPF）

eGFR：34ml/（min·1.73m²）

因其肾脏病为新发病，为明确诊断，肾内科专家计划进行肾活检。病理结果如下：光镜下显示肾小球袢左上方有大范围节段性硬化伴毛细血管塌陷，右下方节段则相对正常。电镜表明上皮细胞足突广泛融合，偶见上皮细胞丢失。其他主要发现为肾小球基底膜下大量玻璃样变沉积。病理学家认为很可能是 FSGS。FSGS 的表现是什么？FSGS 的控制方案是什么？

FSGS 以肾小球硬化性损害为特征，其性质可为局灶性或节段性。FSGS 的形成可为原发性或继发于其他疾病（如病态肥胖、镰刀型红细胞病、先天性心脏病、AIDS）。目前 FSGS 是引起原发性肾病综合征的主要原因，在原发性肾病综合征占 15%~20%。黑人患者得原发性 FSGS 的概率是白人患者的 2~4 倍，且有更高概率导致 ESRD[188]。载脂蛋白 L1（APOL1）的基因多态性是非洲人患该病的主要原因，现已确定其为主要风险因素[189]。

大多数 FSGS 患者出现蛋白尿，但只有一半患者开始就表现为肾病综合征。肾病综合征患者也会出现高血压、SCr 升高和血尿。FSGS 早期阶段，这些症状同微小病变性肾病，肾小球病变也与后者很相似。为明确诊断，必须进行肾活检。大量蛋白尿（>10g/d）、高肌酐水平（>1.3mg/dl）和黑色人种是 ESRD 进展风险上升的预测因素[188,190]。

治疗

糖皮质激素

除 ACEI 或 ARB 和利尿剂外，A. G. 还应使用类固醇，因其患有 FSGS 和肾病综合征[177]。推荐糖皮质激素 1mg/（kg·d）（最大剂量 80mg）或 2mg/kg（最大剂量 120mg）隔天使用，至少使用 4 周，最多不超过 4 个月，完全缓解后逐渐减量，在 6 个月内减停。完全缓解定义为尿白蛋白<0.3g/d，尿检及血清肌酐正常，血清白蛋白>3.5g/dl[177]。中位缓解时间为 3~4 个月，大部分患者达到完全缓解的疗程为 5~9 个月。经 4 个月的尝试性治疗后，蛋白尿仍然无变化的患者，考虑激素抵抗，应在 6 周内迅速减量[177]。

激素抵抗的治疗

钙调磷酸酶抑制剂

如果 A. G. 对激素抵抗，不耐受长期激素治疗，严重肾病，频繁复发或激素依赖，可考虑增加细胞毒药物（CYC、TAC）。支持这些药物治疗 FSGS 的数据很有限。

回顾性研究表明细胞毒药物的使用可使 50% 的患者达到完全缓解。这些药物治疗时间的长度可预测 FSGS 的缓解率。最近的前瞻性研究支持长时间治疗。支持环孢素（CsA）安全有效治疗 FSGS 的证据来源于随机对照研究。除了用于激素抵抗患者，CINs 能减少激素敏感性 FSGS 患者的激素用量。在 CNIs 中，研究最多的是环孢素。环孢素的治疗反应很大程度取决于前期类固醇的治疗反应。激素敏感患者使用环孢素可达到 73% 的完全缓解率[190]。与此相反，现已发现激素抵抗患者使用环孢素 5mg/（kg·d），持续 6~12 个月也有效，并可使缓解率达 69%[191]。环孢素的推荐剂量为 3~5mg/（kg·d），分 2 次使用，获得缓解后需继续治疗 1 年。然而，如果治疗 6 个月仍未获得缓解则停用环孢素。环孢素治疗的限制包括撤药后的高复发率（23%~100%）、副作用多（肾毒性，高血压）及治疗抵抗。他克莫司治疗 FSGS 的临床试验较少，并且缺乏随机对照试验。目前推荐他克莫司（TAC）的起始剂量为 0.1~0.2mg/（kg·d），分两次使用。与环孢素相比，他克莫司有相似的副作用[190]。西罗莫司与肾毒性有关，故不推荐在 FSGS 中使用。

霉酚酸酯

霉酚酸酯（MMF）有减少类固醇用量的作用，但易复发。在激素抵抗且对环孢素不耐受的患者中，推荐 MMF 联合大剂量地塞米松治疗。在一个小型研究中，给予对类固醇、细胞毒药物或两者和环孢素都抵抗的 FSGS 患者服用 MMF6 个月[177]。6 个月结束时，44% 的患者蛋白尿改善，但没有患者达到完全缓解。其他观察 MMF 剂量最多 2 000mg/d 的治疗作用的研究发现，其在缓解率上没有显著作用[192]。

（沈蕾 译，易玲 校，缪丽燕 审）

参考文献

1. Kidney Disease: Improving Global Outcomes (KDIGO) CKD Work Group. KDIGO 2012 clinical practice guideline for the evaluation and management of chronic kidney disease. *Kidney Int Suppl (2011)*. 2013;3(1):1–163.

2. Steinberg EP. Improving the quality of care—can we practice what we preach? *N Engl J Med*. 2003;348(26):2681–2683.

3. United States Renal Data System. *USRDS 2014 Annual Report: Epidemiology of Kidney Disease in the United States*. Bethesda, MD: National Institutes of Health, National Institute of Diabetes and Digestive and Kidney Diseases; 2014.

4. National Kidney Foundation. Kidney Early Evaluation Program (KEEP) 2012 summary figures. *Am J Kidney Dis*. 2013;61(4, Suppl 2):S33–S56.

5. Healthy People 2020. Chronic kidney disease. **http://www.healthypeople.gov/2020/topics-objectives/topic/chronic-kidney-disease/objectives**. Accessed July 6, 2015.

6. Manley HJ et al. Medication-related problems in ambulatory hemodialysis patients: a pooled analysis. *Am J Kidney Dis*. 2005;46(4):669–680.

7. Cardone KE et al. Medication-related problems in CKD. *Adv Chronic Kidney Dis*. 2010;17(5):404–412.

8. Aspinall SL et al. Impact of pharmacist-managed erythropoiesis-stimulating agents clinics for patients with non-dialysis-dependent CKD. *Am J Kidney Dis*. 2012;60(3):371–379.

9. Pai AB et al. Health-related quality of life is maintained in hemodialysis patients receiving pharmaceutical care: a 2-year randomized, controlled study. *Hemodial Int*. 2009;13(1):72–79.

10. Pai AB et al. Reduced drug use and hospitalization rates in patients undergoing hemodialysis who received pharmaceutical care: a 2-year, randomized, controlled study. *Pharmacotherapy*. 2009;29(12):1433–1440.

11. Zandi-Nejad K, Brenner BM. Strategies to retard the progression of chronic kidney disease. *Med Clin N Am*. 2005;89(3):489–509.

12. Hogan SL et al. Association of cigarette smoking with albuminuria in the United States: the third National Health and Nutrition Examination Survey. *Ren Fail*. 2007;29(2):133–142.

13. Jafar TH et al. Progression of chronic kidney disease: the role of blood pressure control, proteinuria, and angiotensin-converting enzyme inhibition: a patient-level meta-analysis. *Ann Intern Med*. 2003;139(4):244–252.

14. Parsa A et al. APOL1 risk variants, race, and progression of chronic kidney disease. *N Engl J Med*. 2013;369(23):2183–2196.

15. Segelmark M, Hellmark T. Autoimmune kidney diseases. *Autoimmun Rev*. 2010;9(5):A366–A371.

16. Andreev E et al. A rise in plasma creatinine that is not a sign of renal failure: which drugs can be responsible? *J Intern Med*. 1999;246(3):247–252.

17. Appel GB et al. Analysis of metabolic parameters as predictors of risk in the RENAAL study. *Diabetes Care*. 2003;26(5):1402–1407.

18. Boes E et al. Apolipoprotein A-IV predicts progression of chronic kidney disease: the mild to moderate kidney disease study. *J Am Soc Nephrol*. 2006;17(2):528–536.

19. Bianchi S et al. A controlled, prospective study of the effects of atorvastatin on proteinuria and progression of kidney disease. *Am J Kidney Dis*. 2003;41(3):565–570.

20. Henrich WL et al. Analgesics and the kidney: summary and recommendations to the Scientific Advisory Board of the National Kidney Foundation from an Ad Hoc Committee of the National Kidney Foundation. *Am J Kidney Dis*. 1996;27(1):162–165.

21. Bennett WM et al. The renal effects of nonsteroidal anti-inflammatory drugs: summary and recommendations. *Am J Kidney Dis*. 1996;28(1, Suppl 1):S56–S62.

22. Kuo HW et al. Analgesic use and the risk for progression of chronic kidney disease. *Pharmacoepidemiol Drug Saf*. 2010;19(7):745–751.

23. Roberts E et al. Paracetamol: not as safe as we thought? A systematic literature review of observational studies. *Ann Rheumat Dis*. 2016;75(3):552–559.

24. Perneger TV et al. Risk of kidney failure associated with the use of acetaminophen, aspirin, and nonsteroidal antiinflammatory drugs. *N Engl J Med*. 1994;331(25):1675–1679.

25. Grunfeld JP, Rossier BC. Lithium nephrotoxicity revisited. *Nat Rev Nephrol*. 2009;5(5):270–276.

26. Shine B et al. Long-term effects of lithium on renal, thyroid, and parathyroid function: a retrospective analysis of laboratory data. *Lancet*. 2015;386(9992):461–468.

27. Nyman HA et al. Comparative evaluation of the Cockcroft-Gault Equation and the Modification of Diet in Renal Disease (MDRD) study equation for drug dosing: an opinion of the Nephrology Practice and Research Network of the American College of Clinical Pharmacy. *Pharmacotherapy*. 2011;31(11):1130–1144.

28. Sherman DS et al. Assessing renal function in cirrhotic patients: problems and pitfalls. *Am J Kidney Dis*. 2003;41(2):269–278.

29. Myers GL et al. Recommendations for improving serum creatinine measurement: a report from the Laboratory Working Group of the National Kidney Disease Education Program. *Clin Chem*. 2006;52(1):5–18.

30. Cockcroft DW, Gault MH. Prediction of creatinine clearance from serum creatinine. *Nephron*. 1976;16(1):31–41.

31. Schwartz GJ et al. The use of plasma creatinine concentration for estimating glomerular filtration rate in infants, children, and adolescents. *Pediatr Clin North Am*. 1987;34(3):571–590.

32. Levey AS et al. A more accurate method to estimate glomerular filtration rate from serum creatinine: a new prediction equation. Modification of Diet in Renal Disease Study Group. *Ann Intern Med*. 1999;130(6):461–470.

33. Stevens LA et al. Evaluation of the modification of diet in renal disease study equation in a large diverse population. *J Am Soc Nephrol*. 2007;18(10):2749–2757.

34. Levey AS et al. A new equation to estimate glomerular filtration rate. *Ann Intern Med*. 2009;150(9):604–612.

35. Stevens LA et al. Estimating GFR using serum cystatin C alone and in combination with serum creatinine: a pooled analysis of 3,418 individuals with CKD. *Am J Kidney Dis*. 2008;51(3):395–406.

36. Poortmans JR et al. Renal protein excretion after exercise in man. *Eur J Appl Physiol Occup Physiol*. 1989;58(5):476–480.

37. Stack AG. Impact of timing of nephrology referral and pre-ESRD care on mortality risk among new ESRD patients in the United States. *Am J Kidney Dis*. 2003;41(2):310–318.

38. Keane WF, Lyle PA, Reduction of Endpoints in NwtAIIRALs. Recent advances in management of type 2 diabetes and nephropathy: lessons from the RENAAL study. *Am J Kidney Dis*. 2003;41(3, Suppl 1):S22–S25.

39. Wen CP et al. Relative risks of chronic kidney disease for mortality and

end-stage renal disease across races are similar. *Kidney Int.* 2014;86(4):819–827.

40. Brandle E et al. Effect of chronic dietary protein intake on the renal function in healthy subjects. *Eur J Clin Nutr.* 1996;50(11):734–740.

41. Menon V et al. Effect of a very low-protein diet on outcomes: long-term follow-up of the Modification of Diet in Renal Disease (MDRD) Study. *Am J Kidney Dis.* 2009;53(2):208–217.

42. Pedrini MT et al. The effect of dietary protein restriction on the progression of diabetic and nondiabetic renal diseases: a meta-analysis. *Ann Intern Med.* 1996;124(7):627–632.

43. Klahr S et al. The effects of dietary protein restriction and blood-pressure control on the progression of chronic renal disease. Modification of Diet in Renal Disease Study Group. *N Engl J Med.* 1994;330(13):877–884.

44. Levey AS et al. Effects of dietary protein restriction on the progression of advanced renal disease in the Modification of Diet in Renal Disease Study. *Am J Kidney Dis.* 1996;27(5):652–663.

45. Fouque D et al. Nutrition and chronic kidney disease. *Kidney Int.* 2011;80(4):348–357.

46. Kidney Disease: Improving Global Outcomes (KDIGO) Blood Pressure Work Group. KDIGO clinical practice guideline for the management of blood pressure in chronic kidney disease. *Kindey Inter Suppl.* 2012;2:337–414.

47. James PA et al. 2014 evidence-based guideline for the management of high blood pressure in adults: report from the panel members appointed to the Eighth Joint National Committee (JNC 8). *JAMA.* 2014;311(5):507–520.

48. Peterson JC et al. Blood pressure control, proteinuria, and the progression of renal disease. The Modification of Diet in Renal Disease Study. *Ann Intern Med.* 1995;123(10):754–762.

49. Wright JT Jr et al. Effect of blood pressure lowering and antihypertensive drug class on progression of hypertensive kidney disease: results from the AASK trial. *JAMA.* 2002;288(19):2421–2431.

50. Lea J et al. The relationship between magnitude of proteinuria reduction and risk of end-stage renal disease: results of the African American study of kidney disease and hypertension. *Arch Intern Med.* 2005;165(8):947–953.

51. Hart PD, Bakris GL. Hypertensive nephropathy: prevention and treatment recommendations. *Exp Opin Pharmacother.* 2010;11(16):2675–2686.

52. Brenner BM et al. Effects of losartan on renal and cardiovascular outcomes in patients with type 2 diabetes and nephropathy. *N Engl J Med.* 2001;345(12):861–869.

53. Lewis EJ et al. Renoprotective effect of the angiotensin-receptor antagonist irbesartan in patients with nephropathy due to type 2 diabetes. *N Engl J Med.* 2001;345(12):851–860.

54. Suzuki K et al. Renoprotective effects of low-dose valsartan in type 2 diabetic patients with diabetic nephropathy. *Diabetes Res Clin Pract.* 2002;57(3):179–183.

55. Fried LF et al. Combined angiotensin inhibition for the treatment of diabetic nephropathy. *N Engl J Med.* 2013;369(20):1892–1903.

56. Mann JF et al. Renal outcomes with telmisartan, ramipril, or both, in people at high vascular risk (the ONTARGET study): a multicentre, randomised, double-blind, controlled trial. *Lancet.* 2008;372(9638):547–553.

57. Parving HH et al. Cardiorenal end points in a trial of aliskiren for type 2 diabetes. *N Engl J Med.* 2012;367(23):2204–2213.

58. Schroten NF et al. Effect of additive renin inhibition with aliskiren on renal blood flow in patients with Chronic Heart Failure and Renal Dysfunction (Additive Renin Inhibition with Aliskiren on renal blood flow and Neurohormonal Activation in patients with Chronic Heart Failure and Renal Dysfunction). *Am Heart J.* 2015;169(5):693–701.e693.

59. Bakris GL et al. Differential effects of calcium antagonist subclasses on markers of nephropathy progression. *Kidney Int.* 2004;65(6):1991–2002.

60. Smith AC et al. Differential effects of calcium channel blockers on size selectivity of proteinuria in diabetic glomerulopathy. *Kidney Int.* 1998;54(3):889–896.

61. UK Prospective Diabetes Study Group. Efficacy of atenolol and captopril in reducing risk of macrovascular and microvascular complications in type 2 diabetes: UKPDS 39. *BMJ.* 1998;317(7160):713–720.

62. Chiu DY et al. Sudden cardiac death in haemodialysis patients: preventative options. *Nephrology (Carlton).* 2014;19(12):740–749.

63. Rubinger D et al. Sympathetic nervous system function and dysfunction in chronic hemodialysis patients. *Semin Dial.* 2013;26(3):333–343.

64. Weir MA et al. beta-Blocker dialyzability and mortality in older patients receiving hemodialysis. *J Am Soc Nephrol.* 2015;26(4):987–996.

65. Qunibi WY. Dyslipidemia in dialysis patients. *Semin Dial.* 2015;28(4):345–353.

66. Palmer SC et al. HMG CoA reductase inhibitors (statins) for people with chronic kidney disease not requiring dialysis. *Cochrane Database Syst Rev.* 2014;(5):CD007784.

67. Kidney Disease: Improving Global Outcomes (KDIGO) Lipid Work Group. KDIGO practice guideline for lipid management in chronic kidney disease. *Kidney Inter Suppl.* 2013;3:259–305.

68. Sarnak MJ et al. KDOQI US commentary on the 2013 KDIGO Clinical Practice Guideline for Lipid Management in CKD. *Am J Kidney Dis.* 2015;65(3):354–366.

69. Baigent C et al. The effects of lowering LDL cholesterol with simvastatin plus ezetimibe in patients with chronic kidney disease (Study of Heart and Renal Protection): a randomised placebo-controlled trial. *Lancet.* 2011;377(9784):2181–2192.

70. Gemfibrozil [package insert]. New York: Parke-Davis; 2010.

71. Vanholder R et al. Uremic toxins: do we know enough to explain uremia? *Blood Purif.* 2008;26(1):77–81.

72. KDOQI. KDOQI clinical practice guidelines and clinical practice recommendations for diabetes and chronic kidney disease. *Am J Kidney Dis.* 2007;49(2, Suppl 2):S12–S154.

73. Einhorn LM, Zhan M, Hsu VD, et al. The frequency of hyperkalemia and its significance in chronic kidney disease. Archives of Internal Medicine. 2009;169(12):1156–1162.

74. Bilous R. Microvascular disease: what does the UKPDS tell us about diabetic nephropathy? Diabetic Medicine. 2008;25(Suppl 2):25–29.

75. American Diabetes Association. Standards of medical care in diabetes—2012. *Diabetes Care.* 2012;35(Suppl 1):S11–S63.

76. Mallipattu SK, Uribarri J. Advanced glycation end product accumulation: a new enemy to target in chronic kidney disease? *Curr Opin Nephrol Hypertens.* 2014;23(6):547–554.

77. Agius E et al. Familial factors in diabetic nephropathy: an offspring study. *Diabet Med.* 2006;23(3):331–334.

78. Breyer MD et al. Insight into the genetics of diabetic nephropathy through the study of mice. *Curr Opin Nephrol Hypertens.* 2008;17(1):82–86.

79. McKnight AJ et al. Genetics of diabetic nephropathy: a long road of discovery. *Curr Diab Rep.* 2015;15(7):610.

80. The Diabetes Control and Complications Trial Research Group. The effect of intensive treatment of diabetes on the development and progression of long-term complications in insulin-dependent diabetes mellitus. *N Engl J Med.* 1993;329(14):977–986.

81. UK Prospective Diabetes Study (UKPDS) Group. Intensive blood-glucose control with sulphonylureas or insulin compared with conventional treatment and risk of complications in patients with type 2 diabetes (UKPDS 33). *Lancet.* 1998;352(9131):837–853.

82. Ismail-Beigi F et al. Effect of intensive treatment of hyperglycaemia on microvascular outcomes in type 2 diabetes: an analysis of the ACCORD randomised trial. *Lancet.* 2010;376(9739):419–430.

83. Group AC et al. Intensive blood glucose control and vascular outcomes in patients with type 2 diabetes. N Engl Journal of Medicine. 2008;358(24):2560–2572.

84. Strippoli GF et al. Role of blood pressure targets and specific antihypertensive agents used to prevent diabetic nephropathy and delay its progression. *J Am Soc Nephrol.* 2006;17(4, Suppl 2):S153–S155.

85. Toto RD. Aldosterone blockade in chronic kidney disease: can it improve outcome? *Curr Opin Nephrol Hypertens.* 2010;19(5):444–449.

86. Schaefer TJ, Wolford RW. Disorders of potassium. *Emerg Med Clin N Am.* 2005;23(3):723–747, viii–ix.

87. Gennari FJ, Segal AS. Hyperkalemia: an adaptive response in chronic renal insufficiency. *Kidney Int.* 2002;62(1):1–9.

88. Kraut JA, Madias NE. Metabolic acidosis: pathophysiology, diagnosis and management. *Nat Rev Nephrol.* 2010;6(5):274–285.

89. Goraya N et al. A comparison of treating metabolic acidosis in CKD stage 4 hypertensive kidney disease with fruits and vegetables or sodium bicarbonate. *Clin J Am Soc Nephrol.* 2013;8(3):371–381.

90. Yaqoob MM. Treatment of acidosis in CKD. *Clin J Am Soc Nephrol.* 2013;8(3):342–343.

91. de Brito-Ashurst I et al. Bicarbonate supplementation slows progression of CKD and improves nutritional status. *J Am Soc Nephrol.* 2009;20(9):2075–2084.

92. Kidney Disease: Improving Global Outcomes (KDIGO) CKD-MBD Work Group. KDIGO clinical practice guidelines for the diagnosis, evaluation, prevention, and treatment of chronic kidney disease-mineral and bone disorder (CKD-MBD). *Kidney Int Suppl.* 2009;76(Suppl 113):S1–S130.

93. Kidney Disease: Improving Global Outcomes (KDIGO) Anemia Work Group. KDIGO clinical practice guideline for anemia in chronic kidney disease. *Kidney Int Suppl.* 2012;2:279–335.

94. Kazmi WH et al. Anemia: an early complication of chronic renal insufficiency. *Am J Kidney Dis.* 2001;38(4):803–812.

95. Cerasola G et al. Epidemiology and pathophysiology of left ventricular abnormalities in chronic kidney disease: a review. *J Nephrol.* 2011;24(1):1–10.

96. Pfeffer MA et al. A trial of darbepoetin alfa in type 2 diabetes and chronic kidney disease. *N Engl J Med.* 2009;361(21):2019–2032.

97. Singh AK et al. Correction of anemia with epoetin alfa in chronic kidney disease. *N Engl J Med.* 2006;355(20):2085–2098.

98. Drueke TB et al. Normalization of hemoglobin level in patients with chronic

kidney disease and anemia. *N Engl J Med.* 2006;355(20):2071–2084.

99. Foley RN et al. Erythropoietin therapy, hemoglobin targets, and quality of life in healthy hemodialysis patients: a randomized trial. *Clin J Am Soc Nephrol.* 2009;4(4):726–733.

100. Collins AJ. Influence of target hemoglobin in dialysis patients on morbidity and mortality. *Kidney Int Suppl.* 2002(80):44–48.

101. Pascual J et al. Regression of left ventricular hypertrophy after partial correction of anemia with erythropoietin in patients on hemodialysis: a prospective study. *Clin Nephrol.* 1991;35(6):280–287.

102. Chertow GM et al. Update on adverse drug events associated with parenteral iron. *Nephrol Dial Transplant.* 2006;21(2):378–382.

103. Blaustein DA et al. The safety and efficacy of an accelerated iron sucrose dosing regimen in patients with chronic kidney disease. *Kidney Int Suppl.* 2003(87):S72–S77.

104. Agarwal R et al. A randomized trial of intravenous and oral iron in chronic kidney disease. *Kidney Int.* 2015;88(4):905–914.

105. INFeD (iron dextran injection, USP) [package insert]. Sorham Park, NJ: Schein Pharmaceutical; 2006.

106. Larson DS, Coyne DW. Update on intravenous iron choices. *Curr Opin Nephrol Hypertens.* 2014;23(2):186–191.

107. Wang C et al. Comparative risk of anaphylactic reactions associated with intravenous iron products. *JAMA.* 2015;314(19):2062–2068.

108. Gupta A et al. Effect of different intravenous iron preparations on lymphocyte intracellular reactive oxygen species generation and subpopulation survival. *BMC Nephrol.* 2010;11:16.

109. Schwenk MH. Ferumoxytol: a new intravenous iron preparation for the treatment of iron deficiency anemia in patients with chronic kidney disease. *Pharmacotherapy.* 2010;30(1):70–79.

110. Provenzano R et al. Ferumoxytol as an intravenous iron replacement therapy in hemodialysis patients. *Clin J Am Soc Nephrol.* 2009;4(2):386–393.

111. Feraheme [package insert]. Lexington, MA, AMGA Pharmaceuticals; 2013.

112. Schiller B et al. Safety and effectiveness of ferumoxytol in hemodialysis patients at 3 dialysis chains in the United States over a 12-month period. *Clin Ther.* 2014;36(1):70–83.

113. Epogen [package insert]. Thousand Oaks, CA: Amgen; 2012.

114. Suranyi MG et al. Treatment of anemia with darbepoetin alfa administered de novo once every other week in chronic kidney disease. *Am J Nephrol.* 2003;23(2):106–111.

115. Aranesp (darbepoetin alfa) [package insert]. Thousand Oaks, CA: Amgen; 2012.

116. Vlahakos DV et al. The role of the renin-angiotensin system in the regulation of erythropoiesis. *Am J Kidney Dis.* 2010;56(3):558–565.

117. Casadevall N et al. Pure red-cell aplasia and antierythropoietin antibodies in patients treated with recombinant erythropoietin. *N Engl J Med.* 2002;346(7):469–475.

118. Schmidt RJ. Methoxy polyethylene glycol-epoetin beta: worth waiting for or a novelty worn off? *Exp Opin Pharmacother.* 2009;10(9):1509–1514.

119. Lai S et al. Early markers of cardiovascular risk in chronic kidney disease. *Ren Fail.* 2015;37(2):254–261.

120. Kalpakian MA, Mehrotra R. Vascular calcification and disordered mineral metabolism in dialysis patients. *Semin Dial.* 2007;20(2):139–143.

121. Agarwal R. Hypertension in chronic kidney disease and dialysis: pathophysiology and management. *Cardiol Clin.* 2005;23(3):237–248.

122. Park J et al. A comparative effectiveness research study of the change in blood pressure during hemodialysis treatment and survival. *Kidney Int.* 2013;84(4):795–802.

123. Zager PG et al. "U" curve association of blood pressure and mortality in hemodialysis patients. Medical Directors of Dialysis Clinic, Inc. *Kidney Int.* 1998;54(2):561–569.

124. Wilcox CS. New insights into diuretic use in patients with chronic renal disease. *J Am Soc Nephrol.* 2002;13(3):798–805.

125. Paoletti E et al. Left ventricular geometry and adverse cardiovascular events in chronic hemodialysis patients on prolonged therapy with ACE inhibitors. *Am J Kidney Dis.* 2002;40(4):728–736.

126. Yasunari K et al. Comparative effects of valsartan versus amlodipine on left ventricular mass and reactive oxygen species formation by monocytes in hypertensive patients with left ventricular hypertrophy. *J Am Coll Cardiol.* 2004;43(11):2116–2123.

127. Masuo K et al. The role of sympathetic nervous activity in renal injury and end-stage renal disease. *Hypertens Res.* 2010;33(6):521–528.

128. Furgeson SB, Chonchol M. Beta-blockade in chronic dialysis patients. *Semin Dial.* 2008;21(1):43–48.

129. Gutierrez OM. Fibroblast growth factor 23 and disordered vitamin D metabolism in chronic kidney disease: updating the "trade-off" hypothesis. *Clin J Am Soc Nephrol.* 2010;5(9):1710–1716.

130. Wolf M. Update on fibroblast growth factor 23 in chronic kidney disease. *Kidney Int.* 2012;82(7):737–747.

131. Valle C et al. Cinacalcet reduces the set point of the PTH-calcium curve. *J Am Soc Nephrol.* 2008;19(12):2430–2436.

132. Nigwekar SU et al. Ergocalciferol and cholecalciferol in CKD. *Am J Kidney Dis.* 2012;60(1):139–156.

133. Kalantar-Zadeh K et al. Understanding sources of dietary phosphorus in the treatment of patients with chronic kidney disease. *Clin J Am Soc Nephrol.* 2010;5(3):519–530.

134. Tonelli M et al. Oral phosphate binders in patients with kidney failure. *N Engl J Med.* 2010;362(14):1312–1324.

135. Hill KM et al. Oral calcium carbonate affects calcium but not phosphorus balance in stage 3–4 chronic kidney disease. *Kidney Int.* 2013;83(5):959–966.

136. Renvela [package insert]. Cambridge, MA: Genzyme Corporation; 2011.

137. Renagel [package insert]. Cambridge, MA: Genzyme Corporation; 2011.

138. Block GA et al. Mortality effect of coronary calcification and phosphate binder choice in incident hemodialysis patients. *Kidney Int.* 2007;71(5):438–441.

139. Delmez J et al. A randomized, double-blind, crossover design study of sevelamer hydrochloride and sevelamer carbonate in patients on hemodialysis. *Clin Nephrol.* 2007;68(6):386–391.

140. Finn WF, SPD 405-307 Lanthanum Study Group. Lanthanum carbonate versus standard therapy for the treatment of hyperphosphatemia: safety and efficacy in chronic maintenance hemodialysis patients. *Clin Nephrol.* 2006;65(3):191–202.

141. Hutchison AJ et al. Lanthanum carbonate treatment, for up to 6 years, is not associated with adverse effects on the liver in patients with chronic kidney disease Stage 5 receiving hemodialysis. *Clin Nephrol.* 2009;71(3):286–295.

142. D'Haese PC et al. A multicenter study on the effects of lanthanum carbonate (Fosrenol) and calcium carbonate on renal bone disease in dialysis patients. *Kidney Int Suppl.* 2003(85):S73–S78.

143. Altmann P et al. Cognitive function in Stage 5 chronic kidney disease patients on hemodialysis: no adverse effects of lanthanum carbonate compared with standard phosphate-binder therapy. *Kidney Int.* 2007;71(3):252–259.

144. How PP et al. Efficacy of chewed vs. crushed lanthanum on phosphorus binding in healthy volunteers. *Clin Nephrol.* 2010;73(5):370–373.

145. Fosrenol (lanthanum carbonate) [package insert]. Wayne, PA: Shire US; 2014.

146. Lewis JB, Sika M, Koury MJ, et al. Ferric citrate controls phosphorus and delivers iron in patients on dialysis. *J Am Soc Nephrol.* 2015;26(2):493–503.

147. Velphoro [package insert]. Waltham, MA: Fresenius Medical Care North America; 2013.

148. Matias PJ et al. Cholecalciferol supplementation in hemodialysis patients: effects on mineral metabolism, inflammation, and cardiac dimension parameters. *Clin J Am Soc Nephrol.* 2010;5(5):905–911.

149. Blair D et al. Prevalence of vitamin D [25(OH)D] deficiency and effects of supplementation with ergocalciferol (vitamin D2) in stage 5 chronic kidney disease patients. *J Ren Nutr.* 2008;18(4):375–382.

150. Saab G et al. Targeting parathyroid hormone levels in dialysis patients. *Semin Dial.* 2014;27(6):562–565.

151. Wu-Wong JR. Potential for vitamin D receptor agonists in the treatment of cardiovascular disease. *Br J Pharmacol.* 2009;158(2):395–412.

152. Valdivielso JM, Ayus JC. Role of vitamin D receptor activators on cardiovascular risk. *Kidney Int Suppl.* 2008(111):S44–S49.

153. Zemplar (paricalcitol) [package insert]. Abbott Park, IL: Abbott Laboratories; 2014.

154. Joist HE et al. Differential effects of very high doses of doxercalciferol and paricalcitol on serum phosphorus in hemodialysis patients. *Clin Nephrol.* 2006;65(5):335–341.

155. Andress DL. Vitamin D in chronic kidney disease: a systemic role for selective vitamin D receptor activation. *Kidney Int.* 2006;69(1):33–43.

156. Hectoral (doxercalciferol) injection [package insert]. Cambridge, MA: Genzyme Corporation; 2012.

157. Hectoral (doxercalciferol) capsules [package insert]. Cambridge, MA: Genzyme Corporation; 2011.

158. Kalantar-Zadeh K, Kovesdy CP. Clinical outcomes with active versus nutritional vitamin D compounds in chronic kidney disease. *Clin J Am Soc Nephrol.* 2009;4(9):1529–1539.

159. Rodriguez M et al. The use of calcimimetics for the treatment of secondary hyperparathyroidism: a 10 year evidence review. *Semin Dial.* 2015;28(5):497–507.

160. Sensipar (cinacalcet) [package insert]. Thousand Oaks, CA: Amgen; 2014.

161. Lazar E et al. Long-term outcomes of cinacalcet and paricalcitol titration protocol for treatment of secondary hyperparathyroidism. *Am J Nephrol.* 2007;27(3):274–278.

162. EVOLVE Trial Investigators et al. Effect of cinacalcet on cardiovascular disease in patients undergoing dialysis. *N Engl J Med.* 2012;367(26):2482–2494.

163. Chonchol M et al. A randomized, double-blind, placebo-controlled study to assess the efficacy and safety of cinacalcet HCl in participants with CKD not receiving dialysis. *Am J Kidney Dis.* 2009;53(2):197–207.

164. Block GA et al. Cinacalcet for secondary hyperparathyroidism in patients receiving hemodialysis. *N Engl J Med.* 2004;350(15):1516–1525.

165. Ishani A et al. Clinical outcomes after parathyroidectomy in a nationwide cohort of patients on hemodialysis. *Clin J Am Soc Nephrol.* 2015;10(1): 90–97.

166. Cunningham J et al. Effects of the calcimimetic cinacalcet HCl on cardiovascular disease, fracture, and health-related quality of life in secondary hyperparathyroidism. *Kidney Int.* 2005;68(4):1793–1800.

167. Leavey SF, Weitzel WF. Endocrine abnormalities in chronic renal failure. *Endocrinol Metab Clin N Am.* 2002;31(1):107–119.

168. Holley JL, Schmidt RJ. Sexual dysfunction in CKD. *Am J Kidney Dis.* 2010;56(4):612–614.

169. Hladunewich MA et al. Intensive hemodialysis associates with improved pregnancy outcomes: a Canadian and United States cohort comparison. *J Am Soc Nephrol.* 2014;25(5):1103–1109.

170. Akalin N et al. Comparison of insulin resistance in the various stages of chronic kidney disease and inflammation. *Ren Fail.* 2015;37(2):237–240.

171. Kobayashi S et al. Insulin resistance in patients with chronic kidney disease. *Am J Kidney Dis.* 2005;45(2):275–280.

172. Banerjee D et al. Insulin resistance, inflammation, and vascular disease in nondiabetic predialysis chronic kidney disease patients. *Clin Cardiol.* 2011;34(6):360–365.

173. Bailey JL. Insulin resistance and muscle metabolism in chronic kidney disease. *ISRN Endocrinol.* 2013;2013:329606.

174. Shirazian S, Radhakrishnan J. Gastrointestinal disorders and renal failure: exploring the connection. *Nat Rev Nephrol.* 2010;6(8):480–492.

175. Galbusera M et al. Treatment of bleeding in dialysis patients. *Semin Dial.* 2009;22(3):279–286.

176. Mettang T, Kremer AE. Uremic pruritus. *Kidney Int.* 2015;87(4):685–691.

177. Kidney Disease: Improving Global Outcomes (KDIGO) Glomerulonephritis Work Group. KDIGO clinical practice guideline for glomerulonephritis. *Kidney Int Suppl.* 2012;2:139–274.

178. Greenhall GH, Salama AD. What is new in the management of rapidly progressive glomerulonephritis? *Clin Kidney J.* 2015;8(2):143–150.

179. Weening JJ et al. The classification of glomerulonephritis in systemic lupus erythematosus revisited. *Kidney Int.* 2004;65(2):521–530.

180. Somers EC et al. Population-based incidence and prevalence of systemic lupus erythematosus: the Michigan Lupus Epidemiology and Surveillance program. *Arthritis Rheumatol.* 2014;66(2):369–378.

181. Mok CC et al. Tacrolimus versus mycophenolate mofetil for induction therapy of lupus nephritis: a randomised controlled trial and long-term follow-up. Ann Rheum Dis. 2016;75(1):30–36.

182. Ginzler EM et al. Mycophenolate mofetil or intravenous cyclophosphamide for lupus nephritis. *N Engl J Med.* 2005;353(21):2219–2228.

183. Moroni G et al. Rituximab vs mycophenolate and vs cyclophosphamide pulses for induction therapy of active lupus nephritis: a clinical observational study. *Rheumatology.* 2014;53(9):1570–1577.

184. Contreras G et al. Sequential therapies for proliferative lupus nephritis. *N Engl J Med.* 2004;350(10):971–980.

185. Schilder AM. Wegener's Granulomatosis vasculitis and granuloma. *Autoimmun Rev.* 2010;9(7):483–487.

186. Hiemstra TF et al. Mycophenolate mofetil vs azathioprine for remission maintenance in antineutrophil cytoplasmic antibody-associated vasculitis: a randomized controlled trial. *JAMA.* 2010;304(21):2381–2388.

187. Walters GD et al. Interventions for renal vasculitis in adults. A systematic review. *BMC Nephrol.* 2010;11:12.

188. Lavin PJ et al. Therapeutic targets in focal and segmental glomerulosclerosis. *Curr Opin Nephrol Hypertens.* 2008;17(4):386–392.

189. Genovese G et al. Association of trypanolytic ApoL1 variants with kidney disease in African Americans. *Science.* 2010;329(5993):841–845.

190. Meyrier A. An update on the treatment options for focal segmental glomerulosclerosis. *Exp Opin Pharmacother.* 2009;10(4):615–628.

191. Cattran DC. Cyclosporine in the treatment of idiopathic focal segmental glomerulosclerosis. *Semin Nephrol.* 2003;23(2):234–241.

192. Gipson DS et al. Clinical trial of focal segmental glomerulosclerosis in children and young adults. *Kidney Int.* 2011;80(8):868–878.

29 第 29 章 急性肾损伤

Susan A. Krikorian and Oussayma Moukhachen

核心原则

		章节案例
1	急性肾损伤(acute kidney injury,AKI)是指肾功能在数小时至数日内急剧下降,从而导致含氮产物在体内聚积(氮质血症)以及体液、电解质和酸碱平衡失调的临床综合征。	案例 29-1(问题 1) 表 29-1
2	发生 AKI 的危险因素包括:高龄、高基线血清肌酐(serum creatinine,SCr)、慢性肾脏病(chronic kidney disease,CKD)、糖尿病、慢性呼吸道疾病、潜在的心血管疾病、心脏手术史、脱水导致的少尿、急性感染和接触肾毒性物质。	案例 29-1(问题 1) 案例 29-2(问题 1 和 2) 案例 29-3(问题 2 和 4) 表 29-5,表 29-6,表 29-7,表 29-8 案例 29-5(问题 2) 案例 29-6(问题 1)
3	AKI 可分为 3 个临床分期:少尿期——肾损伤后尿量进行性减少;多尿期——肾功能开始恢复,蓄积的尿毒症毒素、代谢废物和液体通过尿液排出;恢复期——肾功能的恢复取决于肾损伤的严重程度。	案例 29-1(问题 1~3)
4	根据引起 AKI 的生理过程,AKI 可分为:肾前性氮质血症——肾血流量下降;功能性——肾小球超滤功能或肾小球内静水压生成受损;肾实质性——肾脏实质受到损害;肾后性——泌尿道的梗阻。	案例 29-1(问题 1 和 2) 案例 29-2(问题 1 和 4) 案例 29-3(问题 1) 案例 29-5(问题 1) 案例 29-6(问题 1) 案例 29-7(问题 1) 案例 29-8(问题 1) 表 29-2
5	尿液分析是区分肾前性氮质血症、肾实质性和梗阻性 AKI 的重要诊断工具。尿液化学分析可用于区分肾前性氮质血症和肾实质性 AKI。	案例 29-1(问题 2) 案例 29-3(问题 1) 案例 29-6(问题 1) 案例 29-7(问题 1) 案例 29-8(问题 1) 表 29-3,表 29-4,公式 29-1
6	影响肾功能的药物[如血管紧张素转化酶(angiotensin-converting enzyme,ACE)抑制剂、血管紧张素 Ⅱ 受体阻滞剂(angiotensin Ⅱ receptor blockers,ARBs]和氨基糖苷类抗菌药物],在 AKI 的患者中应根据肾功能确定给药剂量,并严密进行监测。应避免使用肾毒性药物。	案例 29-1(问题 3) 案例 29-2(问题 1 和 4) 案例 29-3(问题 5) 案例 29-6(问题 2 和 3) 案例 29-9(问题 1)
7	非少尿型患者的临床预后明显好于少尿型患者,但通过药物干预使少尿型转变为非少尿型并不能改善患者的预后。	案例 29-9(问题 1)

8	水化治疗在以下几个方面中有效:增加肾灌注和避免肾前氮质血症转化为急性肾小管坏死(acute tubular necrosis,ATN);降低高危患者发生造影剂肾病(contrast-induced nephropathy,CIN)的风险;预防和治疗肾结石。	案例 29-2(问题 3) 案例 29-5(问题 3) 案例 29-8(问题 1) 案例 29-9(问题 1) 表 29-5
9	对已确诊的 AKI 患者几乎无有效治疗方法,因此预防非常关键。支持治疗的目的是降低 AKI 的发病率和死亡率,包括:严密的患者监护;严格的液体、电解质和营养管理;危及生命状况的治疗,如肺水肿、高血钾和代谢性酸中毒;避免使用肾毒性药物以及实施肾脏替代治疗(renal replacement therapy,RRT)。	案例 29-1(问题 3) 案例 29-5(问题 4) 案例 29-7(问题 2) 案例 29-9(问题 1)
10	尽管利尿剂并不能改善患者的预后,但可避免液体过量所引起的并发症。利尿治疗的同时需进行以下监测:钠盐的限制情况、每日容量状态、实验室化验、尿量和胃肠道及隐性丢失。	案例 29-1(问题 3) 案例 29-3(问题 3) 案例 29-4(问题 1) 案例 29-9(问题 1)
11	RRT 是 AKI 引起的严重酸-碱失衡、液体过量、高血钾或有症状性尿毒症的备选治疗方案。在 RRT 过程中会被清除的药物需进行相应的剂量调整。	案例 29-9(问题 2) 表 29-9

概念

急性肾损伤(acute kidney injury,AKI)是指肾功能在数小时至数日内急剧下降,导致含氮代谢产物在体内聚积(氮质血症)以及体液、电解质和酸碱平衡失调的临床综合征[1]。AKI 是一种由多种危险因素或原因引起的致死性综合征,它与多脏器功能障碍、增加的资源利用率、高成本和死亡率增加相关。类似于慢性肾病(chronic kidney disease,CKD),AKI 是非常常见和可以治疗的,而且大部分可以预防的。不仅 CKD 是 AKI 的潜在危险因素,而且 AKI 也有助于 CKD 的进展,并可能导致患者长期依赖透析。减少 AKI 的诱因、重视 AKI 的早期发现和治疗有助于改善 AKI 的预后。因为 AKI 发生后一般没有充裕的时间对其病因和并发症进行管理和逆转,所以目前临床医师们已经认识到应及早治疗 AKI[2-6]。

人们努力根据实验室检查、每日尿量以及是否需要肾脏替代治疗(renal replacement therapy,RRT)来客观评价 AKI 的程度,但是否使用这些参数还未达成共识。过去的十年里,AKI 的定义逐渐演变。目前,专家意见和共识推荐

使用与基线值相比较的血清肌酐(SCr)和尿量的变化来评估 AKI,因为它们是发现、诊断 AKI 以及判断其严重程度的重要临床指标。故患者住院期间需持续密切地监测。2004年,急性透析质量倡议(Acute Dialysis Quality Initiative,ADQI)国际专家组提出了一套名为 RIFLE 的新的分类系统[7],这个系统定义了 AKI 疾病不同阶段,其中包括高危、损伤、衰竭、丢失(衰竭后至少需要一个月的透析)和终末期肾脏病(ESRD)。2007年,由于认识到即使 SCr 的改变小于 RIFLE 所定义的范围也可能与不良预后和死亡率有关,急性肾损伤网络工作小组(Acute Kidney Injury Network,AKIN)对 AKI 又进行了新的定义[8]。AKIN 定义的三个 AKI 疾病阶段与 RIFLE 类似但却不完全相同。无论是 RIFLE 还是 AKIN 对肾功能评估的有效性均是科研价值大于临床。2012年,改善全球肾脏病及预后组织(Kidney Disease Improving Global Outcomes,KDIGO)融合了 RIFLE 和 AKIN 的标准提出了统一的 AKI 临床定义[9]。AKI 被定义为 48 小时内 SCr 升高>0.3mg/dl,或在 7 日内 SCr 升高>1.5 倍基线值或尿量减少<0.5ml/(kg·h)超过 6 小时。最新的指南为协助临床医师管理 AKI 提供了有用的工具(表 29-1)。

表 29-1

急性肾损伤的分级/分期标准

期别	SCr 和 GFR 标准	尿量标准
RIFLE 标准		
高危	SCr 升高>1.5 倍或 GFR 下降>25%	<0.5ml/(kg·h)超过 6 小时
损伤	SCr 升高>2 倍或 GFR 下降>50%	<0.5ml/(kg·h)超过 12 小时

表 29-1

急性肾损伤的分级/分期标准（续）

期别	SCr 和 GFR 标准	尿量标准
衰竭	SCr 升高>3 倍或 GFR 下降>75% 或 SCr≥4.0mg/dl 且急性升高至少 0.5mg/dl	<0.3ml/(kg·h) 超过 24 小时或无尿超过 12 小时
丢失	肾功能完全丧失(RRT)>4 周	
终末期肾脏病	RRT>3 个月	
AKIN 标准		
1 期	SCr 升高≥0.3mg/d 或升高≥1.5 到 2 倍	<0.5ml/(kg·h)>6 小时
2 期	SCr 升高>2~3 倍	<0.5ml/(kg·h)>12 小时
3 期	SCr 升高>3 倍或 SCr≥4mg/dl 且急性升高至少 0.5mg/dl 或需行 RRT	<0.3ml/(kg·h)24 小时或无尿 12 小时
KDIGO 标准		
1 期	在 48 小时内 SCr 升高≥0.3mg/dl 或在 7 日或更短时间内 SCr 升高 1.5~1.9 倍	<0.5ml/(kg·h) 持续 6~12 小时
2 期	SCr 升高 2~2.9 倍	<0.5ml/(kg·h)≥12 小时
3 期	SCr 升高≥3 倍或 SCr≥4mg/dl 或需行 RRT 或 eGFR <35ml/(min·1.73m^2)	<0.3ml/(kg·h)≥24 小时或无尿≥12 小时

SCr,血清肌酐;GFR,肾小球滤过率。

这些新的疾病定义相比传统的更有优势,意味着在发现和预防 AKI 上更迈进了一步。未来需要更多的基于临床证据而非意见或共识的研究来前瞻性地评价它们在不同临床环境下的实用性,以及对患者预后的预测作用。无论使用哪种定义,在肾脏不能调节水、电解质、酸碱或氮质平衡时,即使此时 SCr 正常,临床医师都应考虑 AKI 的存在。医疗技术信息系统也正在研究如何在护理期间警示临床医师发生 AKI 的可能性[3,10]。

流行病学

多变量模型已经确认发生 AKI 的危险因素包括高龄、高基线血清肌酐、糖尿病、慢性呼吸道疾病、潜在的心血管疾病、心脏手术史、脱水导致的少尿、急性感染和接触肾毒性物质[11]。社区获得性 AKI(住院前发生的 AKI)只占 1%,其中大约 75% 由肾血流量下降导致的肾前性氮质血症,其他少见的原因如梗阻性尿路改变(占 17%)及肾实质疾病(占 11%)等[12]。社区获得性 AKI 常可在纠正了潜在的容量不足或梗阻问题后好转。医院获得性 AKI 更常见,其发生率和严重程度在重症监护病房(intensive care unit,ICU)或非重症监护病房的情况也不尽相同[13]。一般患者中发生 AKI 的概率约为 2%~5%,最常见的原因是肾前氮质血症、手术并发症或接触肾毒性物质[14,15]。这些患者在其住院的整个过程中可能经历一次或多次这样的肾脏损害。相比之下 ICU 获得性 AKI 则更加普遍且更严重。资料显示,ICU 患者 AKI 发生率大约为 25%,危险因素很多,其中包括高龄、感染、接触肾毒性物质、男性、多脏器功能不全

及需要机械通气[16-18]。严重烧伤、横纹肌溶解、化疗、心脏直视手术也被认为是危险因素。AKI 患者的自然进程包括:①肾功能完全恢复;②发展为进展性的 CKD;③既往存在的 CKD 进展速度加快;④肾功能的不可逆丧失需要长期依赖透析[19]。虽然许多 AKI 3 期患者在初期需要透析治疗,但只有小部分患者会发展为终末期肾病而需要接受长期透析治疗。

预后

虽然透析治疗和复杂的连续性肾脏替代治疗(continuous renal replacement therapy,CRRT)在近几年都得到一些发展,但 AKI 患者的预后仍然比较差。ICU 患者 SCr 的轻度升高增加两倍的死亡风险[20],危重病患者发生 AKI 使死亡率至少增至 50%。更为严峻的是,每增加一个器官衰竭,患者死亡率相应增加 10%。在过去 50 年间,AKI 的死亡率下降很少,这种缓慢的下降一定程度上可由以下三个重要因素解释:第一,发生 AKI 的患者年龄更大了;第二,患者除 AKI 外常合并其他严重的潜在疾病;第三,目前患者 AKI 的严重程度比以前更高了。在肾脏替代(RRT)广泛应用以前,AKI 患者死亡的最常见原因是水、电解质失衡和严重尿毒症,现在最常见的死因是败血症、心力衰竭和缺血性心脏病导致的心血管疾病、恶性肿瘤和放弃生命支持[21]。

临床分期

AKI 分三个期:少尿期、多尿期和恢复期。少尿期一般 1~2 日内出现,特点是进行性尿量减少。尿量<400ml/d

为少尿，<50ml/d 为无尿。少尿期可持续数日到数周。非少尿型肾功能不全（每日尿量>400ml）同少尿型肾功能不全相比预后较好，其确切机制尚不清楚。同样，少尿期持续时间越短，成功治愈的可能性就越大，这可能是由于这些病例中肾脏损伤（如脱水、接触肾毒性物质、肾后性梗阻）的严重程度较轻。少尿期期间直至肾功能恢复正常前都必须对体液和电解质进行严密地监测和管理。

少尿期后数日内尿量逐渐增加，这段时间称为多尿期，这一期提示肾脏损伤得到了初步修复。形成多尿期部分是由于 GFR 恢复正常早于肾小管重吸收功能完全恢复，部分是尿毒症毒素导致渗透梯度的增高以及少尿期潴留的液体。尽管尿量逐渐增多，但患者在多尿期仍可持续数日明显的氮质血症。如果没有给予足够的替代治疗，尿量的增加可能会导致患者容量不足和电解质流失。所以，

在此期间应根据尿量确定患者每日所需的液体和电解质量。

恢复期根据患者 AKI 的严重程度，可持续数周到数月，这一时期表明肾脏基本功能、排尿及浓缩稀释功能恢复正常。

发病机制

尿液的生成和排泄需要三个基本的生理过程：

- 血流注入肾小球。
- 肾小球和肾小管细胞生成和处理超滤液。
- 尿液通过输尿管、膀胱和尿道排泄。

许多情况和药物可以改变上述生理过程而导致 AKI，据此可分为肾前性氮质血症、功能性、肾实质性和肾后性 AKI（表 29-2），有时多种情况可能合并存在[22,23]。

表 29-2
急性肾损伤的原因

分类	常见临床疾病	分类	常见临床疾病
肾前性氮质血症	**血管容量减少**	功能性急性肾损伤	**出球小动脉血管扩张**
	出血（外科手术、创伤）		血管紧张素转化酶抑制剂
	脱水（胃肠液丢失、强利尿剂的应用）		血管紧张素 II 受体阻滞剂
	严重烧伤	实质性急性肾损伤	**肾小球疾病**
	低血容量性休克		肾小球肾炎
	第三腔隙液形成（腹膜炎、胰腺炎）		系统性红斑狼疮
	有效循环血量减少		恶性高血压
	肝硬化腹水		血管炎（Wegener 肉芽肿）
	充血性心力衰竭		**急性肾小管坏死**
	低血压、休克综合征		持续肾前性缺血状态
	降压血管扩张药的应用		药物引起（碘化造影剂、顺铂、氨基糖苷类、两性霉素 B、阿德福韦、西多福韦、替诺福韦、HMG CoA 还原酶抑制剂、帕米磷酸盐、金盐）
	脓毒症性休克		
	心肌病		**急性间质性肾炎**
	肾血管闭塞或收缩		药物引起（青霉素类、β-内酰胺类抗菌药物、喹诺酮类、质子泵抑制剂、非甾体抗炎药、磺胺类药物）
	双侧肾动脉狭窄		
	孤立肾肾动脉狭窄		
	肾动脉或静脉血栓（栓塞、动脉粥样硬化）	肾后性急性肾损伤	**尿路阻塞（双侧、孤立肾单侧）**
	血管加压药物的应用（苯肾上腺素，去甲肾上腺素）		恶性肿瘤（前列腺癌或子宫颈癌）
			良性前列腺增生
功能性急性肾损伤	**入球小动脉血管收缩**		抗胆碱能药物（影响膀胱括约肌）
	环孢素		肾结石
	非甾体抗炎药		结晶（如甲氨蝶呤、阿昔洛韦、茚地那韦、阿扎那韦、磺胺类抗菌素和乙二醇等药物）

正常的肾功能依赖于充足的肾脏灌注。肾脏接收 25% 以上的心输出量,即大于 1L/min 的血流量。当到达肾脏的血流减少时即发生肾前性氮质血症,是 AKI 最常见的类型。其主要原因包括血管内容量减少[如出血、脱水(包括过度利尿)]、有效循环量减少[如肝硬化或心力衰竭(heart failure,HF)]、低血压(如休克或药物相关性低血压)以及肾血管闭塞或收缩。由于肾实质本身没有结构损伤,纠正潜在的病因后 GFR 即可快速恢复。但如果肾前性因素持续存在,则可导致肾小球缺血而引起急性肾小管坏死(acute tubular necrosis,ATN)。

功能性 AKI 往往由治疗或用药不当,导致肾脏自我调节功能受损而影响肾小球超滤或肾小球内静水压时引起。血液经过入球小动脉进入肾小球产生滤过,然后经出球小动脉排出(图 29-1),入球和出球小动脉协调工作维持足够的肾小球毛细血管静水压以形成超滤。许多药物可导致入球小动脉的收缩或出球小动脉的舒张从而明显降低肾小球内静水压及 GFR(图 29-2)。

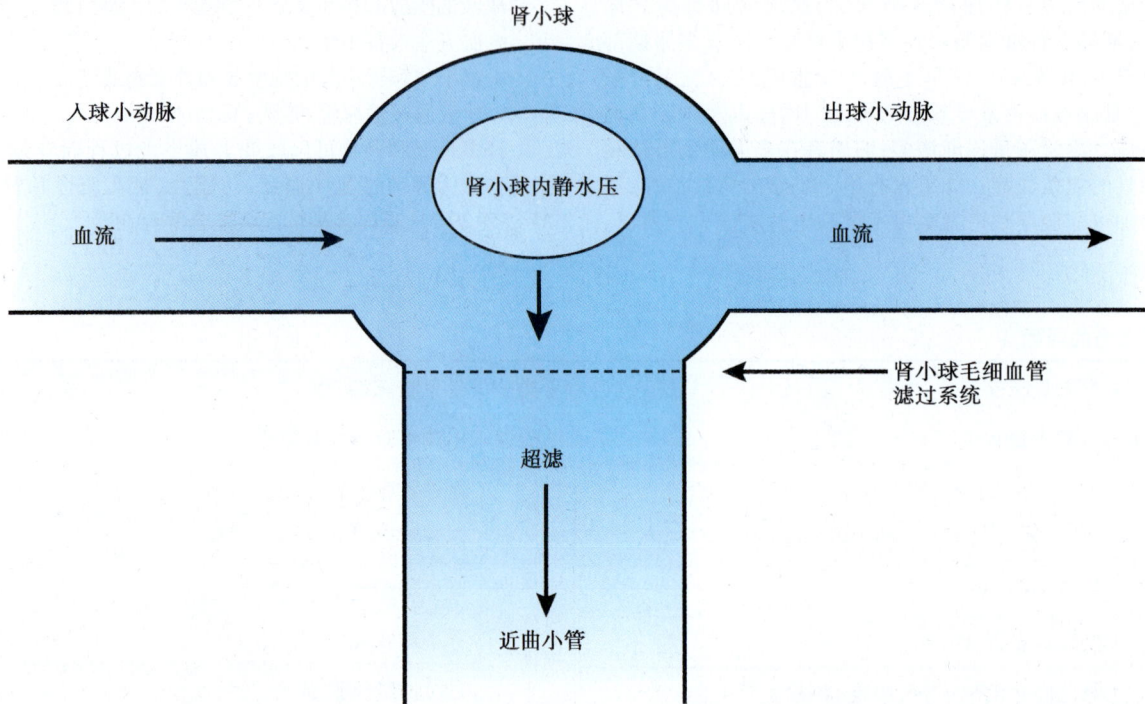

图 29-1 肾血流示意图。血液经入球小动脉进入肾小球。肾小球内静水压导致从肾小球到近曲小管的超滤。未超滤的血液经出球小动脉流出肾小球。肾灌注降低时,出球小动脉收缩使肾小球内静水压升高以维持超滤。入球小动脉舒张也可提高肾小球的血流量

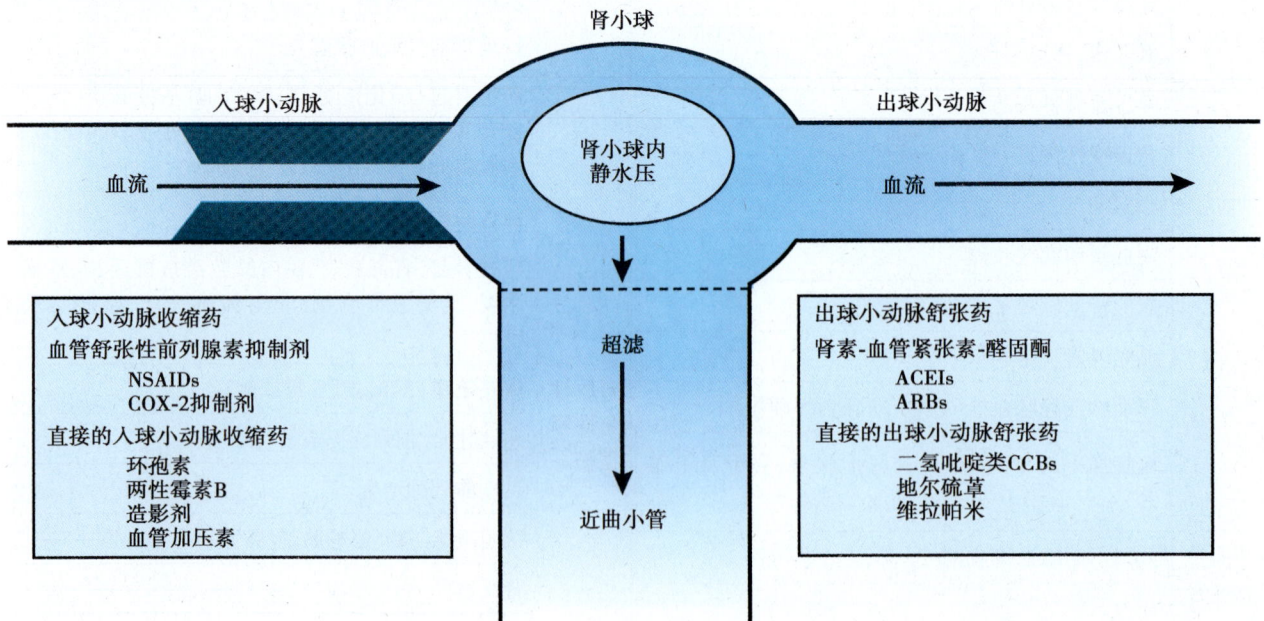

图 29-2 药物通过使入球小动脉收缩或使出球小动脉舒张改变血流动力学。ACEIs,血管紧张素转化酶抑制剂;ARBs,血管紧张素 Ⅱ 受体阻滞剂;CCBs,钙通道阻滞剂;COX-2,环氧化酶-2;NSAIDs,非甾体抗炎药

肾实质性 AKI 可发生在肾单位、肾小球、肾小管或肾间质的微血管水平。血管炎性疾病（如 Wegener 肉芽肿、冷球蛋白血管炎）会影响肾小血管；肾小球肾炎和系统性红斑狼疮等，尽管相对少见，但亦可导致肾小球损伤。ATN 是造成肾实质性 AKI 最常见的原因，实际上 ATN 经常被用来代指 AKI。ATN 发生的原因部分在于肾小管为维持其代谢活性需要较高的氧供，因此任何引起肾小管缺血的情况（如低血压、血流减少）均可导致 ATN。此外，肾小管还可能暴露于超高浓度的肾毒性药物中（如氨基糖苷类）。间质性肾炎、肾实质内的炎症常与药物应用有关（如青霉素类）。

肾后性 AKI 发生于上尿路或下尿路梗阻时，其中下尿路梗阻最常见，可由前列腺增生、前列腺癌、子宫颈癌、抗胆碱能药物引起的膀胱括约肌痉挛或肾结石引起。上尿路梗阻造成 AKI 较少见，只有当双侧输尿管梗阻或单侧有功能肾脏的输尿管梗阻时才会发生。一旦梗阻解除，肾后性 AKI 常会迅速恢复，尿量非常大（可达 3~5L/d）[23]。

临床评价

病史及体格检查

详细的病史和体格检查常可揭示 AKI 的病因，临床医师的责任是提出个体化的、开放式的问题，详细准确地采集患者的主诉、既往病史、就诊史、家族、社会和过敏史以及当前处方药和非处方药的使用情况。此外询问近期手术、接触肾毒性物质或合并用药的有关情况，也可有助于快速确定 AKI 的病因。例如，患者是否先前存在导致肾前性氮质血症的情况，如心力衰竭（heart failure，HF）或肝脏疾病？患者手术前是否预防性应用过抗菌药物？患者手术中是否有失血或者持续低血压？另外，对生命体征记录表中记录的体重下降、低血压、液体出入量等情况进行分析也有助于分析 AKI 的病因。

与病史相结合的全面的体格检查对确定 AKI 的原因也是非常有价值的。首先应对患者体液量的情况作出评估，脱水（如晕厥、体重下降、直立性低血压）或有效循环血量下降的表现（如腹水、肺水肿、四肢水肿、颈静脉充盈）常提示存在肾前性氮质血症。然而，心功能正常伴水肿常为肾病综合征的早期表现。肾病综合征将在第 28 章中进行详细讨论。近期服用抗菌药物的同时出现皮疹和 AKI，提示为药物引起的过敏性间质性肾炎。临床医师对创伤和挤压伤患者同时合并 AKI 的要考虑横纹肌溶解症的可能；疑似 AKI 的患者，早期使用超声诊断的目的是排除少尿的梗阻性原因。前列腺肥大、排尿疼痛和尿量波动大均提示为梗阻性 AKI。其中侧腹和下腹痛提示上尿路梗阻，而尿频、排尿延迟、滴尿和腹胀则提示下尿路梗阻。

实验室检查

肾小球滤过率测定

由于 SCr 波动而且不稳定，因此没有一个公式能够准确地估算 AKI 患者的 GFR。在第 28 章中，已经对 MDRD 公式和 Cockcroft-Gault（CG）公式进行了详述，而两者都需要一个稳定的 SCr 值。MDRD 公式用于评估基线 GFR、发现并对 CKD 进行分期和随访其进展。CG 公式最常用来评估经肾脏排泄药物的合适剂量[9]。CG 公式可能会明显高估 AKI 早期的肾脏功能，而在恢复期则低估[24]。例如 1 例 ATN 合并无尿的患者，最初几日由于肌酐积聚需要一定时间，所以肌酐水平上升缓慢，此时计算的肌酐清除率（creatinine clearance，CrCl）可能仍在正常范围，但实际 GFR 已经下降。在 ATN 恢复期同样存在这样的矛盾，ATN 多尿期时尿量可以很大，但患者明显的氮质血症仍将持续几日，此时使用 CG 公式会低估 CrCl。CG 公式对于低肌肉量人群而言也是不准确的，如老年人、肥胖或恶病质者。对于有肝脏疾病的患者如果使用 SCr 评估肾脏功能也会导致 GFR 的高估[25]，这可能由于肝脏生成的肌酸（肌酐前体）减少，也可能由于肾小管分泌的肌酐增加引起。因此，临床医师必需意识到估算公式都存在一定的局限性和缺陷。过去，曾有很多医师收集不同时间尿液样本以测定 AKI 患者的 CrCl。这似乎是一种简单可行的方法，但实际上该方法容易产生一些严重的错误，尤其是收集时间和患者尿液的完整性等难以保证，故目前已不再常规开展。但对于饮食摄入的肌酸来源变化大（如素食者）或肌肉量少（如营养不良或截肢）的人群，收集 24 小时尿液以评估 GFR 还是合理的[26]。此外，短期或随机尿液收集样品有时可被用于测定肌酐排泄率。

由于肾功能急剧下降的最初几小时并不能通过 SCr 的升高来反映，因此一些新型的血清和/或尿液 AKI 生物标志物有望被用于 AKI 的早期诊断中。中性粒细胞明胶酶相关脂质运载蛋白（neutrophil gelatinase-associated lipocalin，NGAL）、肾脏损伤分子-1（kidney injury molecule-1，KIM-1）、白介素-18（interleukin-18，IL-18）和胱抑素 C 已经被用来发现不同的 AKI 患者。未来需要更多的临床试验进一步明确和验证这些标志物在 AKI 及估算 GFR 中的预测作用[27-31]。

许多药物至少部分由肾脏排泄，所以必须根据肾功能调整使用剂量。第 31 章对肾功能受损情况下如何调整药物给药剂量进行了详细的讨论。AKI 时许多药物的标准剂量和给药间隔可能导致药物活性成分或代谢物的暴露增加。AKI 时推荐合适的药物剂量是非常重要的。当没有更多信息前，一些临床医师会基于 eGFR<15ml/min 为未接受 CRRT 的 AKI 患者进行初始药物剂量调整。应停止使用不必要的药物，以避免 AKI 时潜在的药物毒性。

需要仔细监测与疗效、毒性以及治疗药物监测（therapeutic drug monitoring，TDM）相关的临床和生化指标，尤其是那些经肾脏排泄的治疗窗狭窄的药物。高危治疗药物包括：氨基糖苷类、万古霉素和钙调磷酸酶抑制剂（如环孢素、他克莫司），已知具有肾毒性的药物及与超血清治疗浓度相关的其他潜在的药物。AKI 时氨基糖苷、万古霉素、β-内酰胺类抗菌药物（大多数头孢菌素、碳青霉烯类）等分布容量（volume of distribution，Vd）明显增加，因此，可能需要使用更大的药物负荷剂量以避免出现低预期血清浓度的亚治疗反应[32-34]。由于临床上大多数药物无法进行血清检测，因此需要利用肾功能指标（如 SCr、尿量）、容量状态和治疗反应的变化趋势来指导用药剂量。当实施 RRT 时,可能需要进一步调整药物剂量。

血液化验

测定血尿素氮(blood urea nitrogen,BUN)和肌酐浓度对指导 AKI 的诊断、治疗及监测有重要意义,尿素氮的测定将在第 2 章中详述。BUN:SCr 的值可用来鉴别肾前性 AKI 与肾性、肾后性 AKI。尿素重吸收与尿流率呈反比关系,正常稳定状况下 BUN:SCr 约为 10:1,肾前性 AKI 时 BUN:SCr>20:1,这是因为肾小管增加对钠和水的重吸收以扩充有效血容量,而水重吸收的增加则导致尿素的重吸收,但肌酐是不被重吸收的,尽管肾小球滤过下降时 SCr 升高,但 BUN 可由于近曲小管重吸收增加而升高得更明显。

高钙血症和高尿酸血症的存在提示血液系统恶性肿瘤。肿瘤溶解综合征(tumor lysis syndrome)发生在白血病患者化疗诱导后,癌细胞的破坏导致大量细胞内容物(如钾、尿酸)释放入血,这些物质可以损害肾脏功能,尤其在脱水的状况下。

其他酶的升高也有助于 AKI 的诊断。AKI 时肌酸激酶或肌红蛋白水平的增加常提示横纹肌溶解症,嗜酸性细胞血症提示药物接触后所致的急性过敏性间质性肾炎,AKI 时存在高水平的循环免疫复合物则提示肾小球疾病[22]。

尿液分析

尿液分析是区分不同类型 AKI(肾前性氮质血症、肾实质性 AKI 或肾后性 AKI)的重要诊断工具(表 29-3)。尿渗透压和比重升高说明尿液浓缩,提示肾前性氮质血症。脱水状态下血管加压素(抗利尿激素)分泌,肾素-血管紧张素-醛固酮系统(renin-angiotensin-aldosterone system,RAAS)被激活,促进了水钠在肾单位集合管的重吸收,从而扩充了有效循环血量以努力维持肾脏灌注。而尿量减少的结果则是尿渗透压和比重的明显增高。肾前性氮质血症和少尿的患者尿渗透压常>500mOsm/kg,最大可超过 1 200mOsm/kg。

表 29-3

急性肾损伤时的尿液检查

尿液检查	肾前性氮质血症	急性肾小管坏死	肾后性阻梗
尿 Na^+/(mmol/L)	<20	>40	>40
FE_{Na+}/%	<1	>2	>1
尿肌酐/血浆肌酐	>40	<20	<20
尿比重	>1.010	<1.010	不确定
尿渗透压/(mOsm/kg)	可高至 1 200	<300	<300

出现蛋白尿和血尿常提示肾小球损害。肾病综合征每日尿蛋白丢失>3.5g/1.73m²。蛋白尿也可由肾小管损伤引起,但蛋白的丢失量很少>2g/d。蛋白的成分可用来鉴别小球和小管

的损害,低分子量蛋白 β_2-微球蛋白经小球自由滤过,在近曲小管被重吸收,所以尿中出现大量 β_2-微球蛋白提示为肾小管源性的 AKI,如 ATN。相反,在正常情况下白蛋白不能从肾小球滤过,因此大量白蛋白的出现提示为肾小球源性的 AKI。

尿液显微镜检查可为确定 AKI 的原因提供有用的线索(表 29-4)。色素沉着的颗粒管型多见于缺血或中毒所致的 AKI;白细胞(white blood cell,WBC)和 WBC 管型可提示肾小球炎症过程,如急性间质性肾炎(acute interstitial nephitis,AIN)或肾盂肾炎;红细胞(red blood cell,RBC)和 RBC 管型可由剧烈运动造成,也可提示肾小球肾炎;尿中存在嗜酸性细胞可帮助发现过敏性间质性肾炎;梗阻性 AKI 如肾结石,可由尿中存在结晶确定,其中胱氨酸、亮氨酸、酪氨酸结晶被认为是病理性的,草酸钙结晶的存在提示有毒性物质乙二醇的摄入。

表 29-4

急性肾损伤尿液有形成分的临床意义

有形成分	临床意义
红细胞	肾小球肾炎
	IgA 肾病
	狼疮性肾炎
白细胞	感染(肾盂肾炎)
	间质性肾炎
	肾小球肾炎
	急性肾小管坏死
嗜酸性粒细胞	药物导致的急性间质性肾炎
	肾盂肾炎
	肾移植排斥
透明管型	肾小球肾炎
	肾盂肾炎
	心力衰竭
红细胞管型	急性肾小管坏死
	肾小球肾炎
	间质性肾炎
白细胞管型	肾盂肾炎
	间质性肾炎
颗粒管型	脱水
	间质性肾炎
	肾小球肾炎
	急性肾小管坏死
小管细胞管型	急性肾小管坏死
脂肪管型	肾病综合征
肌红蛋白	横纹肌溶解
结晶	无特殊意义

注:透明管型也可在肾功能正常时检测到。

尿液化学分析

分析尿液电解质浓度同时与血清钠、肌酐浓度进行比较可帮助鉴别肾前性氮质血症和 ATN（表 29-3）。钠的排泄分数（the fractional excretion of sodium，FE_{Na}）是一种检测肾脏重吸收钠的活性的方法，通过使用肌酐测得的 GFR 计算滤过的钠排泄入尿液的分数，正常情况下近曲小管重吸收 99% 的滤过钠。FE_{Na} 计算公式如下：

$$FE_{Na}(\%) = \frac{(U_{Na})(SCr)}{(U_{Cr})(S_{Na})} \times 100\% \quad （公式 29-1）$$

其中 U_{Na} 为尿钠浓度（mmol/L），SCr 为血清肌酐浓度（mg/dl），U_{cr} 为尿肌酐浓度（mg/ml），S_{Na} 为血清钠浓度（mmol/L）[35]。肾前性氮质血症时近曲小管的功能没有改变，实际上其钠的重吸收能力在循环中血管加压素和激活的 RAAS 的作用下明显增强，FE_{Na} 和尿钠浓度均明显降低（分别为 <1% 和 <20mmol/L）。相反，在 ATN 时二者均升高，FE_{Na} >2% 和尿钠浓度 >40mmol/L，这是由于肾小管失去其重吸收钠功能的缘故，FE_{Na} 在 1% 和 2% 之间时则不好判断。在计算 FE_{Na} 时应确定患者目前没有接受规律噻嗪类或袢利尿剂治疗，因为利尿剂可增加尿钠排出而影响结果的判定。尿素的排泄不受利尿剂的影响，所以对于使用利尿剂的患者，FE_{Urea} 检测肾前性氮质血症的准确性更高。FE_{Na} 公式中，用血和尿的尿素浓度代替血和尿的肌酐浓度。当 FE_{Urea} <35% 和 >50% 分别用于鉴别肾前性氮质血症和 ATN[36]。

肾前性和功能性急性肾损伤

慢性心力衰竭和非甾体抗炎药的使用

案例 29-1

问题 1：A. W. 为 71 岁白人男性（身高 183cm，体重 88kg），2 个月前患有 ST 段抬高心肌梗死（ST-segment elevation myocardial infraction，STEMI），目前的射血分数为 15%（正常：50% ~ 60%）。今日为 2 个月随访而就诊，主诉气短、劳力性呼吸困难且尿量减少。既往病史包括高血压、冠心病、骨关节炎以及心梗后近期出现的 CHF，在家服用药物包括：呋塞米 40mg，每日 1 次；赖诺普利 5mg，每日 1 次；琥珀酸美托洛尔 100mg，每日 1 次；地高辛 0.125mg，每日 1 次；阿托伐他汀 40mg，每日 1 次；萘普生 550mg，每日 2 次，所有这些药物均为口服。除了萘普生，A. W. 经常忘记服用其他药物。查体发现双下肢 3+ 可凹性水肿，肺部湿啰音和哮鸣音，颈静脉怒张和心脏杂音 S_3，生命体征：血压（blood pressure，BP）198/97mmHg，体重较 2 个月前增加了 4kg。上个月他的 BUN 和 SCr 分别为 23mg/dl 和 1.2mg/dl。A. W. AKI 的危险因素有哪些？

A. W. AKI 的危险因素在于 STEMI 导致的心输出量下

降（射血分数 15%）、心力衰竭（HF）以及萘普生的使用。HF 是功能性 AKI 的主要原因[37]。A. W. 心输出量降低导致有效循环血量下降，RAAS 的激活，因而肾灌注不足。在肾灌注不足的情况下，前列腺素 E_2 和 I_2 刺激入球小动脉扩张增加肾血流，而前列腺素的合成多数通过环氧化酶-1（cyclooxygenase-1，COX-1）介导，部分可能通过 COX-2 介导。非甾体抗炎药（NSAIDs）如萘普生作为 AKI 的原因常被忽略，NSAIDs 通过抑制前列腺素的合成发挥其药理学作用，从而抵消了肾脏代偿性的血管舒张。NSAIDs 在危险人群中可导致 GFR 的急剧下降，尤其是患有 HF、肝脏疾病、老年和脱水的患者。图 29-2 列出了通过引起入球小动脉收缩或出球小动脉舒张，从而改变肾脏血流动力的一些常用药。"三重打击"是指当 ACE 抑制剂或 ARB 与利尿剂和非甾体抗炎药联合使用时发生 AKI 的风险。这种情况可能出现在患有高血压、充血性心力衰竭、肾脏疾病合并关节炎或者其他轻中度疼痛的患者中[38,39]。

COX-2 抑制剂也抑制前列腺素的合成。一项研究比较了罗非昔布（2004 年已退市）、塞来昔布和非选择性 NSAIDs，结果表明它们对肾血管具有相似的作用[40]。在一项大型队列研究中，包含了美国退役军人事务部医疗系统中超过 140 万的服用新型 NSAID 药物的患者，发现非选择性 NSAIDs 相比 COX-2 选择性药物具有更高的 AKI 发生风险（依据 AKIN 标准）[41]。高剂量的阿司匹林（定义为不低于 400mg）发生 AKI 的风险最高，萘普生、吡罗昔康、酮咯酸、依托度酸、吲哚美辛、舒林酸、布洛芬和双水杨酯也存在较高的 AKI 发生风险，而塞来昔布、美洛昔康、双氯芬酸和其他 NSAIDs 和 AKI 的发生没有明显相关性。另外，最高的 AKI 风险发生于使用超过一种和转换使用 NSAID 药物的患者中；而持续使用同一种药物发生 AKI 的风险最小[41,42]。在时间上，起始用药治疗的最初 45 日时风险最高[40]。舒林酸可能具有肾脏保护作用，它是一种前体药物，在肝脏中能转换成活性的硫化代谢物，然后在肾脏中又能被可逆性氧化为其前体化合物，肾脏前列腺素的合成基本不受舒林酸影响。曾有报道肝硬化和腹水的患者服用舒林酸后引起了肾功能异常。

案例 29-1，问题 2：A. W. 的心内科医师检测了他的血地高辛浓度、血和尿电解质、尿液分析，结果血地高辛浓度为"未检测到"（正常 0.5 ~ 2.0ng/ml），血清化验值明显异常的是：

Na+：140mmol/L

BUN：56mg/dl

SCr：1.8mg/dl

尿检异常的为渗透压 622mOsm/kg，比重 1.092，尿液电解质明显异常的是 Na+ 12mmol/L，肌酐 102mg/dl。哪些实验室检查结果提示功能性 AKI？定义这个患者诊断 AKI 和 AKI 分期的标准。

A. W. 典型的实验室检查结果提示肾灌流不足（表 29-3）。对比当前和既往的检查结果对于判定肾功能急性改变是很重要的。与 1 个月前的结果相比，A. W. 的肾功能是恶化的,BUN 增高了近 2 倍,肌酐增高了 50%(血肌酐在 7 日内升高了 1.5 倍)。根据 AKIN/KDIGO 标准,患者处于 AKI 1 期。最有可能是功能性 AKI,因为 BUN:Scr 比值大于 20:1,提示肾血流减少,其他检查结果也证实了此结论,如尿 Na^+ 12mmol/L,尿比重升高为 1.090,尿渗透压 622mOsm/kg,计算得 FE_{Na} 为 0.1%。这些结果反映肾小管应答血管加压素和醛固酮激素以扩充有效循环血量并维持肾灌注的能力。

另一种考虑是呋塞米引起的容量不足,但未检测到血清地高辛浓度可能意味患者服用药物的依从性差。更可能的解释是由于心力衰竭(低心脏输出量)引起肾灌注不足。

案例 29-1,问题 3: 如何治疗 A.W. 的肾前性氮质血症?

容量负荷过量同时存在肾前性氮质血症提示有效循环血量的减少,多数是源于控制不佳的心力衰竭,恢复和提高 A.W. 的心输出量和肾灌注将很快纠正其肾前性氮质血症。可采取以下措施:(a)优化方案,确保心力衰竭药物的依从性(呋塞米、赖诺普利、琥珀酸美托洛尔和地高辛);(b)通过降低前后负荷控制血压在 <140/90mmHg;(c)调整所有影响肾脏血流动力学的药物(如 NSAIDs)。控制血压和增加心输出量的治疗参见第 9 章和第 14 章。A.W. 需停用萘普生,改用对乙酰氨基酚治疗其骨关节炎。上述潜在的致病因素纠正后数日内肾功能将恢复正常。

血管紧张素转化酶抑制剂和血管紧张素受体阻滞剂导致的急性肾损伤

案例 29-2

问题 1: G.B. 为 53 岁白人女性(身高 160cm,体重 77kg),患有高血压、冠心病、外周血管疾病和糖尿病,每日使用的药物有:氢氯噻嗪 25mg,每日 1 次,口服;阿托伐他汀 10mg,每日 1 次,口服;阿司匹林 81mg,每日 1 次,口服;甘精胰岛素 30U 每日早晨 1 次皮下注射。上周检查时连续两次间隔 20 分钟测得血压分别为 187/96mmHg 和 193/95mmHg,主管医师此时加用赖诺普利 5mg,每日 1 次,口服。其他显著的实验室结果包

括 HgA_{1c} 7.5% 以及尿白蛋白比肌酐(ACR)50mg/g。该地区长期处于温度超过 35℃ 的热浪中并且她声称没有摄入太多液体。1 周后的今日复查时,G.B. 主诉头晕、口干、尿量减少,测得血压 98/43mmHg,实验室检查:

> 血压:98/43mmHg
> Hg:15g/dl
> Hct:45%
> Na:145mmol/L
> K:5.2mmol/L
> BUN:62mg/dl
> SCr:2.7mg/dl
> 请问 G.B. 为什么会出现 AKI?

根据 AKIN/KDIGO 指南标准,G.B. 被诊断为 AKI 2 期且最有可能的原因是肾前性氮质血症。RAAS 的抑制导致肾血流减少是患者功能性 AKI 的常见原因,了解 RAAS 对肾脏血流动力学的影响是非常必要的(图 29-3)。当肾灌注不足时,球旁器细胞分泌肾素进入血液和淋巴,肾素分解循环中的血管紧张素原产生血管紧张素 I(angiotensin I,AT I),AT I 被血管紧张素转化酶(ACE)分解产生 AT II(angiotensin II,AT II),AT II 则通过两个生理事件增加肾脏灌注:第一,直接导致全身血管收缩,分配血液流向重要器官,同时通过血管加压素和醛固酮激素介导间接增加血容量;第二,加强出球小动脉的收缩维持足够的肾小球内静水压。动脉血压或有效循环血量下降时,RAAS 被激活,血浆肾素和 AT II 活性增高[43,44]。

案例 29-2,问题 2: 有无其他因素易致患者产生 ACE 抑制剂引起的 AKI?

冠心病和周围血管病变说明 G.B. 存在多发性动脉粥样硬化。动脉粥样硬化不仅影响大血管也影响肾脏的中小血管,事实上,动脉粥样硬化是肾动脉闭塞、肾灌注减少的主要原因。激活的 RAAS 通过水钠的重吸收及 AT II 介导的出球小动脉收缩来维持正常的肾灌注及肾小球内静水压。

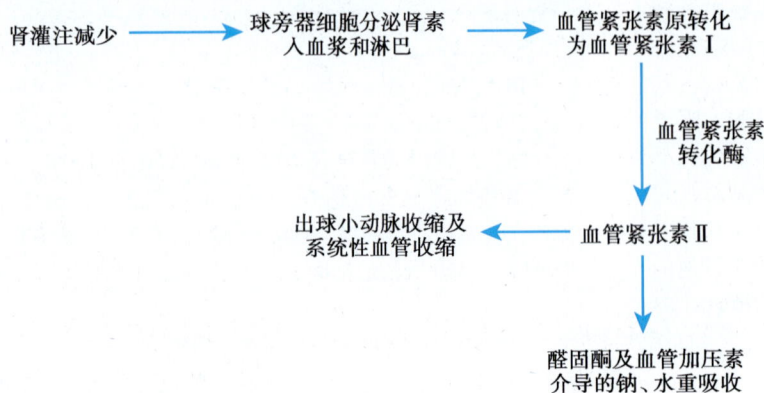

肾灌注减少 → 球旁器细胞分泌肾素入血浆和淋巴 → 血管紧张素原转化为血管紧张素 I

血管紧张素转化酶

出球小动脉收缩及系统性血管收缩 ← 血管紧张素 II

醛固酮及血管加压素介导的钠、水重吸收

图 29-3 肾灌注下降时的激素代偿机制

ACE 抑制剂的应用直接抑制了 AT Ⅱ 的形成,而 AT Ⅱ 对出球小动脉的收缩是至关重要的,维持患者 G. B. 肾血流的代偿机制受到了抑制,降低了其肾小球内静水压及 GFR。ACE 抑制剂对双侧肾动脉狭窄或有功能单肾的肾动脉狭窄患者是禁止使用的[45]。除了上述情况,另有三种情况可使 ACE 抑制剂引起的 AKI 进展。第一,一些水钠缺乏的情况(如脱水、过度利尿、液体入量不足、低钠饮食)可增加出球小动脉对 AT Ⅱ 的依赖,由于使用利尿剂导致的脱水及在热浪期间液体摄取的不足,引起了有效循环血容量下降从而减少了 G. B. 肾血流量。在这些情况下使用 ACE 抑制剂,GFR 会显著下降,SCr 将上升,但若此时暂缓给予 ACE 抑制剂(和/或利尿剂)1 日,并用含钠溶液(例如生理盐水或 0.45% 的盐溶液)补足血容量可避免发生 AKI,充分水化后,当 SCr 回归到基线时,可重新以相同剂量开始使用 ACE 抑制剂。第二,ACE 抑制剂可使平均动脉压降低到肾灌注不能维持的水平。这多发生在应用长效 ACE 抑制剂,或 ACE 抑制剂半衰期延长的情况(如既往已有肾脏疾病)。第三,ACE 抑制剂可能会加速 AKI 的形成,这种情况见于患者使用对肾入球小动脉收缩有协同作用的药物时,常见的如环孢素和 NSAIDs。AKI 中,另一个重要的因素是噻嗪类药物(美托拉宗除外)的使用,它们在 CrCl<30ml/min 时效果较差,而肾功能改善后可以重新启动。

案例 29-2,问题 3: 对于 G. B. 而言,由于 ACE 抑制剂引起的 AKI 该如何治疗?

应用 ACE 抑制剂的患者应定期监测血清肌酐及电解质浓度。当开始服用 ACE 抑制剂时,会使 SCr 增加 20%~30%[44],这样 SCr 的轻微上升临床医师不用担心,通常在 2~3 个月内会恢复正常。但 SCr 的升高超过上述比例并且伴有尿量减少,则可能是 AKI。然而,ACE 抑制剂引起的 AKI 通常是可逆的,此时的 AKI 是肾小球毛细血管压力不足造成的,一旦有足量的 AT Ⅱ 合成即可恢复,一般需要 2~3 日可达到再平衡。AKI 在低血压或血容量下降(如心力衰竭应用大剂量利尿剂,体液摄入不足合并使用利尿剂)的患者中比较常见,在这些情况下就应当考虑补充血容量,或暂时停止利尿治疗直至肾功能改善。G. B. 的 ACE 抑制剂治疗应暂停,当血容量正常、血流动力学稳定以及肾功能恢复至基线或稳定的肾功能建立后可恢复使用。参见第 14 章,其中将讨论关于 ACE 抑制剂及利尿剂治疗心力衰竭。

案例 29-2,问题 4: 血管紧张素 Ⅱ 受体阻滞剂(ARB)同 ACE 抑制剂相比造成 AKI 的概率小吗?

ARB 竞争性抑制 AT Ⅱ 受体,AT Ⅱ 受体至少有两种亚型:AT₁ 和 AT₂。ARBs 多通过 AT₁ 受体亚型发挥其药理作用,AT₁ 受体对多数 AT Ⅱ 的心血管作用产生应答,如血管收缩、醛固酮释放和 β 肾上腺素能受体激活等。ACE 抑制剂和 ARBs 在引起 AKI 发生率方面并无显著差异[45],这两种药物之间的转换使用也无法降低 AKI 发生的风险。更多

讨论,参见第 14 章。

HgA₁c 和尿 ACR 的升高。患者可能会因未控制的糖尿病而有患糖尿病肾病的风险。白蛋白尿(指 3 个月内 3 次中至少 2 次 ACR 达到 30~300mg/g)被认为是早期 CKD 的标志物,伴有或不伴有基线 Scr 的升高。ACE 抑制剂和 ARBs 可以用于减少白蛋白尿以及延缓伴或不伴高血压的 CKD 进程,其中 ACE 抑制剂是 1 型糖尿病降尿蛋白的首选,然而在 2 型糖尿病以及不能耐受使用 ACE 抑制剂后咳嗽的患者中 ARBs 是首选。在 G. B. 的 AKI 恢复后,ACE 抑制剂仍可以用来治疗高血压以及延缓 CKD 进程的。

肾实质性急性肾损伤

肾实质性 AKI 一般是指肾实质水平的损伤,ATN 常用来描述这种类型的 AKI,但这只是多种实质损害中的一种组织学诊断。事实上,实质性 AKI 可分为血管性、小球性和小管性损害。

肾脏大血管的异常相对少见,血管炎、动脉粥样硬化栓塞、血栓栓塞、夹层或外科手术中升主动脉夹闭均可导致急性肾动脉或静脉阻塞。要影响 BUN 和肌酐,阻塞必须是双侧的,或者是单侧发生于伴肾功能不全或有功能单肾的患者。肾小血管和肾小球血流量的减少也可导致 AKI,常见的例子如急进性肾小球肾炎(rapidly progressing glomerulonephritis,RPGN)和血管炎。如果上述情况足够严重,便可引起缺血同时导致 ATN,任何产生肾小管缺血的异常情况,如持续低血压或休克综合征,均可导致 ATN。

肾毒性药物是 ATN 的常见原因,尤其脓毒血症或血容量减少患者应用这些药物时。药物导致 ATN 的不同机制将在后面部分详述。药物导致的急性间质性肾炎(acute interstitial nephritis,AIN)虽然少见但也可能是一种实质性 AKI,它是由药物-抗体复合物形成并沉积在肾小球膜上引起的高敏反应。

急性肾小球疾病

链球菌感染后肾小球肾炎

案例 29-3

问题 1: B. M. 是一名 18 岁白人男性,大学一年级学生(身高 173cm,体重 68kg),既往体健,最近患了链球菌性咽炎,服用了 10 日的阿莫西林,炎症消除。但他此时返回学生健康中心主诉眼睑浮肿、下肢浮肿、咳嗽咳白痰、尿量减少、茶色尿,除了阿莫西林他没有服用其他任何药物。2 个月前常规体检记录显示其血清 BUN 和肌酐分别为 10mg/dl 和 0.8mg/dl,血压 120/80mmHg。今日体检 BP 176/95mmHg,四肢水肿 2+ 以及双肺啰音,尿液分析:肉眼血尿、肾病范围的蛋白尿、RBC 和 WBC 管型、可见上皮细胞,SCr 升至 7.1mg/dl。根据病史、体格检查和实验室检查结果,该患者 AKI 最可能的原因是什么?

B. M. 近期有链球菌感染和目前 AKI 的表现提示其患有链球菌感染后肾小球肾炎（poststreptococcal glomerulonephritis, PSGN）。PSGN 是由抗链球菌抗原抗体形成所致，链球菌抗原免疫复合物沉积于肾小球，引起补体、细胞因子和凝血级联反应的激活，中性粒细胞和单核细胞攻击肾小球导致肾小球肾炎。PSGN 多在咽部感染后的 7~21 日发生，是最常见的急性起病、免疫介导的弥漫性肾小球疾病。虽可发生于任何年龄，但以儿童多见，且男性多于女性。血清亚型 A 组的溶血性链球菌被认为可引起 PSGN，该菌株被称为"致肾炎菌株（nephitogenic strains）"。位于细菌细胞壁上的 M 和 T 蛋白被用于链球菌分类，部分 M 型的血清亚型显示出具有致肾炎性（如 1、2、4、12、18、25、49、55、57 和 60）[46]。导致咽部感染的还有 1、3、4、6、12、25 和 49 型菌株，其中 49 型是世界上流行最广的菌株。当 M 型 49 亚型存在于喉部时，发生 PSGN 的总风险约为 5%，而如果发现于皮肤则增加至 25%。在美国以外的地区，急性 PSGN 也报道出现于血清 C 组链球菌感染之后[47]。PSGN 的诊断需要确定病原为致肾炎菌株，尿液客观检查结果提示肾小球损伤，如蛋白尿、血尿和管型等，同时有链球菌抗体滴度的升高。

B. M. 具有典型的 PSGN 相关的体格检查和实验室检查结果。阳性体检结果包括眼睑、肺和四肢水肿、茶色尿、高血压以及尿量减少。水肿是常见的临床表现，眼睑水肿常是首先出现的典型体征。GFR 下降、蛋白尿和肾脏对钠的重吸收都可引起水肿。当蛋白，主要是白蛋白，通过尿液流失，血管内渗透压下降导致液体流向血管外间质，血管内容量丢失刺激肾脏通过醛固酮和血管加压素重吸收钠和水，从而产生 1~2 级的高血压。

B. M. 的实验室检查结果中存在 SCr 升高以及血尿、蛋白尿、WBC 管型、上皮细胞等尿检异常。血尿可见于几乎所有 PSGN 病例，是尿液呈红棕色或茶色的原因。其他尿的有形成分一般有细胞管型、透明管型和颗粒管型。少尿在 PSGN 常见，而无尿则少见。

由于 B. M. 已经接受了 10 日阿莫西林的治疗，咽部培养出致肾炎 A 组溶血性链球菌的可能性很小，但即使没有症状，密闭接触培养链球菌菌株也可能是阳性。循环中存在致肾炎链球菌菌株的抗体提示近期有暴露史，临床可检测抗链球菌溶血素 O（antistreptolysin O, ASO）、抗透明质酸酶（antihyaluronidase, AHase）、抗脱氧核糖核酸酶 B（antideoxyribonuclease B, ADNase B）及抗烟酸腺苷酸二核苷酸酶（antinicotyladenine dinucleotidase, ANADase）抗体的滴度。ASO 在咽部感染后 2 周开始上升，4 周时达到高峰，1~6 个月缓慢下降。ASO 升高水平与肾脏病变程度没有相关性，实际上，ASO 滴度在早期应用抗菌药物或链球菌皮肤感染的患者中并不升高，此时应用 ADNase 和 AHase 滴度对确定近期感染具有更高的特异性。

案例 29-3，问题 2：有无其他可用于确诊 PSGN 的实验室检查？

链球菌酶的检测使用多种抗链球菌抗体，可用于临床快速筛选，但由于抗体和正常胶原间有交叉反应常会导致假阳性和假阴性。

连续补体的检测对诊断 PSGN 是有价值的，几乎所有 PSGN 患者都有补体 C3 和补体溶血活性（CH50）的下降，血清 C3 水平在感染的前几周中可下降至正常的 50%，并在感染后 8 周内恢复正常，但 C3 下降的水平与肾炎严重程度之间没有相关性。急性感染的患者可发现 C3 的循环免疫复合物。

PSGN 很少需要肾活检，但当患者存在一些不典型症状时，如无尿、持续少尿、血尿、明显的氮质血症持续大于 3 周或链球菌抗体阴性，应谨慎考虑是否进行肾活检。

案例 29-3，问题 3：PSGN 的治疗目标和方法是什么？

对 B. M. 的治疗目标是减少肾脏进一步损害并缓解症状。对于潜在的链球菌感染应给予适当的抗菌药物治疗，但正如 B. M. 所经历的，这对预防 PSGN 没有任何作用。家庭成员和与受感染患者密切接触的人也应使用抗菌药物进行预防。每日蛋白摄入限制在 0.8g/kg 对存在明显蛋白尿的患者是有利的，并短期应用降压药控制血压。限制水和钠的摄入对减轻水肿有利，症状性肺水肿或四肢水肿可应用袢利尿剂，应用时应严密监测电解质。PSGN 很少需要透析治疗。由于 B. M. 年轻且既往身体健康，他的预后很好。通常年轻的 PSGN 患者预后很好，但老年和存在其他 CKD 风险如糖尿病、高血压的患者预后较差[47]。

急进性肾小球肾炎

案例 29-3，问题 4：有其他可导致 AKI 的肾小球疾病吗？

有。急进性肾小球肾炎（RPGN）又称新月体性肾小球肾炎，是一种肾功能快速减退（数日到数周）伴血尿、肾病综合征伴蛋白尿、肾活检提示广泛肾小球新月体（>50% 肾小球）的临床综合征。RPGN 患者常常表现为数周内 GFR 下降 50%，RPGN 是内科急症，治疗成功与否取决于治疗开始的早晚，如果不治疗，发展至终末期肾病或死亡几乎是必然的。

根据免疫荧光显微镜所见，原发性 RPGN 可分为三型。Ⅰ 型原发 RPGN 有免疫球蛋白，多为 IgG，沿肾小球基底膜（glomerular basement membrane, GBM）线性沉着，提示为抗 GBM 抗体；Ⅱ 型 RPGN 有颗粒状免疫球蛋白和补体在肾小球毛细血管和系膜区沉积，提示为免疫复合物沉积；Ⅲ 型 RPGN 也称寡疫沉积型，缺乏特征性的免疫球蛋白及补体沉积，而以循环中存在抗中性粒细胞胞浆抗体（antineutrophil cytoplasmic antibodies, ANCA）为特征。Ⅳ 型被称为双抗体病，以同时存在 Ⅰ 型和 Ⅲ 型 RPGN 中抗 GBM 抗体和 ANCA 为特征[48]。

多系统的血管炎性疾病导致肾小球毛细血管炎症是 RPGN 最常见的原因[49]。许多患者存在不典型的流感症状，如发热、体重减轻、肌痛、伴有蛋白尿和血尿的不适等[50]，严重病例可发生尿毒症症状。AKI 伴肺淤血、咳嗽、咯血或呼吸困难提示 Wegener 肉芽肿。RPGN 的治疗常包括不同方案的免疫抑制剂的应用,包括皮质类固醇单药治疗(口服或"脉冲"静脉注射)以及联合环磷酰胺或利妥昔单抗。利妥昔单抗可改善 Ⅲ 型特发性 PRGN 的肾脏预后。除了抗 B 细胞治疗外,针对 T 细胞的治疗亦可改善肾脏预后[51]。在部分患者中,血浆置换也是一种非药物治疗的选择。肾小球肾炎已在第 28 章中详述。

NSAIDs 导致的肾小球疾病

> 案例 29-3,问题 5:有哪些药物可导致肾小球疾病?

微小病变和膜性肾病与 NSAIDs 的使用有关[52],其机制可能与 NSAIDs 导致环氧化酶通路抑制相关,从而造成花生四烯酸代谢增加和致炎产物白三烯增多有关。NSAIDs 导致肾病的特点是肾病范围的蛋白尿。一旦停用 NSAIDs,肾病将于数月后缓慢恢复。

小管间质性疾病

急性肾小管坏死

ATN 常由缺血或药物引起,持续的肾前性因素如低血压、手术、严重的脓血症或大面积烧伤,可导致缺血性 ATN[53]。与肾前性氮质血症不同,ATN 存在小管细胞坏死,迅速补充体液量并不能逆转这种损伤。ATN 的发病机制复杂且尚不明确。目前认为小管细胞死亡后脱落入管腔并形成管型,这些管型完全阻塞管并使小管内压力增高,进一步导致跨肾小管基底膜的超滤液反渗(图 29-4)。上述过程由多种物质介导,包括钙离子、磷酸酶、生长因子、活性基团和蛋白酶激活也可能参与其中。

应用利尿剂和多巴胺治疗

> **案例 29-4**
>
> 问题 1:V. B. 是一位 86 岁的白人男性(身高 157cm,体重 63kg),由于严重的主动脉狭窄而入院行主动脉瓣置换术。在手术中发生低血压进行了大量的液体复苏。V. B. 现在 ICU 病房,使用血管加压素以维持其血流动力学,他今日的 BUN 为 88mg/dl,SCr 为 3.5mg/dl,近 3 日来肾脏功能检测结果维持同一水平,手术前基线 SCr 为 1.2mg/dl。尽管予以静脉补液,但 D. F. 依然少尿,尿量为 15ml/h(350ml/d)。利尿剂和多巴胺对 ATN 有治疗作用吗?

如前所述非少尿型肾功能不全的预后比少尿型好,这可能是由于非少尿型患者较少有严重的肾脏损害,可较好的维持水和电解质平衡。祥利尿剂常被用于 ATN 以转变少尿状态为非少尿状态,尽管缺乏确凿证据证实其益处。但许多临床试验均证实少尿患者接受祥利尿剂治疗除了可增加尿量外,并不能改善死亡率或缩短氮质血症的时间[9]。两项对主要文献进行的大型系统性回顾显示,利尿治疗不能改变 AKI 病程和减少住院时间,也不能帮助恢复肾脏功

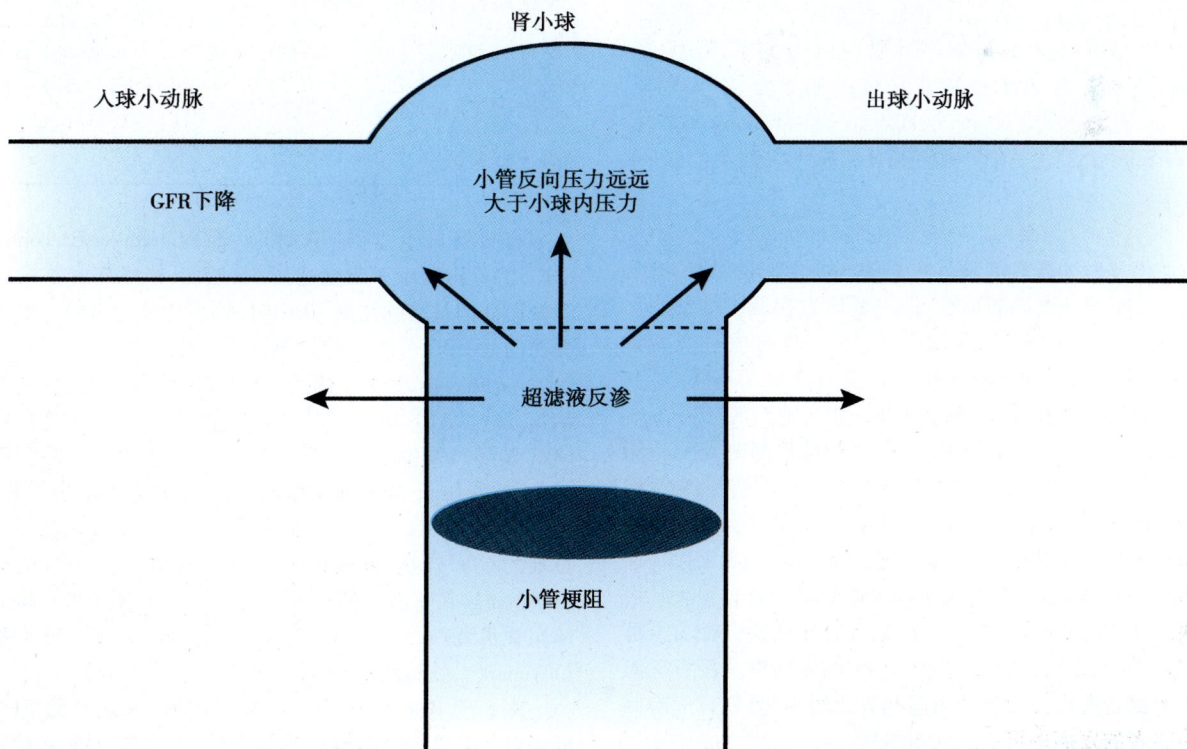

图 29-4　ATN 发病示意图。发病过程起始于缺血或肾毒性物质暴露导致肾小管细胞死亡,细胞碎片脱落后阻塞近曲小管腔。一旦肾单位被阻塞,就会出现跨肾小管基底膜的肾小球超滤液返渗并破坏肾小球滤过。在 ATN 恢复阶段,阻塞的细胞管型被释放至尿液,滤过开始正常。GFR,肾小球滤过率

能[54,55]。这些数据还显示,尽管非少尿者一般有较好的预后,但通过药物介入由少尿型转为非少尿型并不能改善患者的预后。目前 ATN 患者应用利尿剂的唯一作用是增加尿量,以利于水、电解质平衡及营养支持[9]。

另一个有广泛争议的问题是 ATN 患者应用多巴胺。多巴胺是一种儿茶酚胺,在小剂量时[1~3μg/(kg·min)]刺激多巴胺能受体,大剂量时[5~20μg/(kg·min)]刺激 α 和 β 受体。动物和人体研究表明小剂量多巴胺通过引起入球小动脉扩张增加肾血流量,但没有资料支持在 AKI 中应用多巴胺。一项对包含了近 3 500 位患者的 61 项临床试验进行的 meta 分析,也未能发现多巴胺可以显著改善 AKI 的发生、肾脏替代治疗的需求或死亡率[56]。毫无疑问,多巴胺对 AKI 的预防和治疗没有作用。

其他如非诺多巴或心房利钠肽(atrial natriuretic peptide,ANP)等药物尚未被证实对治疗 AKI 有确切的益处,因此不推荐使用[9]。一旦出现危及生命的体液、电解质、或酸碱平衡变化,使用 RRT 是最合适的选择。

造影剂引起的急性肾小管坏死

案例 29-5

问题 1: K. S. 为 74 岁黑人男性(身高 175cm,体重 95kg),主诉胸部疼痛住入急诊科,既往有严重的 2 型糖尿病并合并视网膜病变、外周血管病和严重的冠心病。根据心肌酶检测结果,K. S. 被认为患有 STEMI,因此将到心脏导管术室接受经皮冠状动脉介入治疗。在手术前,K. S. 口服了碘海醇(由美国新泽西州普林斯顿布拉克公司生产),一种非离子的、低渗的放射性造影剂,以增加心脏动脉的可视性。服用碘海醇前 BUN 为 37mg/dl,SCr 为 1.5mg/dl,2 日后的实验室检查发现 BUN 和 SCr 分别为 60 和 2.0mg/dl,尿量为 700ml/d。为什么 K. S. 会发生 AKI?哪些临床检查可以证实他的诊断结果?

使用放射性造影剂是最常见的药物引起的 ATN 的病因之一。尽管缺乏诊断标准,但一般认为在造影剂使用后出现 SCr 升高 0.5mg/dl 或在 24~48 小时内较基线增加 25%,于 3~5 日内达到峰值并在 1~3 日恢复至基线[57,58]。美国放射学会推荐 AKIN 标准来统一定义造影剂肾病(contrast-induced nephropathy,CIN)[59],该标准诊断时碘化造影剂使用后 48 小时内血清肌酐变化值更低。造影剂肾病(CIN)通常表现为非少尿型 ATN,如 K. S. 的尿量超过 400ml/d,而且与其他 ATN 也不同的是 FE_{Na} 通常<1%(通常为>2%)。肌酐升高的水平和少尿的程度差异很大。由于缺乏被广泛接受的 CIN 定义,以及临床试验设计与人群研究之间的差异,所以很难评估 CIN 的发病率。没有危险因素的患者发展为 CIN 的风险相对比较小,但具有危险因素的患者的发病率可能达到 50%[60]。

造影剂引起 AKI 的机制比较复杂。首先造影剂引起肾血管扩张及渗透性利尿,但随后在肾脏髓质引起血管强烈收缩,应用造影剂后髓质 PO_2 明显下降说明了这一点[61]。

由于渗透性利尿造成髓质氧耗增加,氧供应和需求的失衡而产生缺血性 ATN,多种血管活性物质可降低髓质血流,其中包括氧自由基、前列腺素、内皮素、氮氧化物、AT Ⅱ 及腺苷。暴露于造影剂的内皮细胞可直接释放内皮素和腺苷这些强效缩血管物质。

案例 29-5,问题 2: K. S. 具有哪些 CIN 的危险因素?

CIN 的危险因素列于表 29-5。任何降低肾血流的情况均增加肾损害的风险。危险人群包括糖尿病肾病、eGFR<60ml/(min·1.73m²)、心力衰竭、血容量不足或服用强效利尿剂的患者。在显影过程中给予的造影剂容量和类型仍然是危险因素之一[62]。同前面讨论的可明显降低肾灌注药物一样(如利尿剂、NSAIDs、COX-2 抑制剂、ACE 抑制剂和 ARBs),应用离子型高渗或离子型低渗造影剂也可增加肾损害的风险。新的非离子型低渗造影剂可能较老的肾毒性小,但仍具有引起肾脏损害的风险。非离子型等渗或低渗造影剂的耐受性相对较好[63]。

表 29-5

已证明促进造影剂所致急性肾小管坏死发展的危险因素

糖尿病肾病
慢性肾脏疾病
严重的心力衰竭
糖尿病与多发性骨髓病
容量减少和低血压
造影剂应用的剂量和频率
离子型造影剂

有文献显示,含钆造影剂(gadolinium-based contrast,GBC)的肾毒性小于碘化造影剂;然而,当晚期肾脏疾病患者使用高剂量动脉注射 GBC 时,仍可能发生 AKI。更令人关注的是 GBC 可能引起肾源性系统性纤维化(nephrogenic systemic fibrosis,NSF)的发生,NSF 有时可致命而且目前无治疗方法。AKI 或 CKD 中 GFR<30ml/min 的患者在使用 GBC 显影时发生 NSF 的风险较高。美国食品药品管理局(Food and Drug Administration,FDA)发布了一项黑框警告,建议避免在 AKI 和 CKD 4 期及 5 期的患者中使用已经获得批准的 GBC 药物[钆磷维塞三钠(Ablavar),钆特酸葡甲胺(doterem),钆塞酸二钠(eovist),钆喷替酸葡胺(magnevist),钆贝葡胺(multihance),钆双胺(omniscan),钆弗塞胺(optimark),钆特醇(prohance)][64-66]。

K. S. 具备造影剂 ATN 的高危因素,入院时的 BUN:SCr>20:1 提示存在容量不足,其次 SCr 的升高说明其患有潜在的糖尿病肾病。已有视网膜病变、周围血管疾病及冠心病提示糖尿病长期未得到控制,这也是肾病的危险因素。

预防

案例 29-5,问题 3:应该采取哪些措施来预防 K.S. 发生 CIN?

人们使用了许多方法来减少或预防 CIN。减少肾小管腔内的造影剂接触时间和浓度可减少其直接毒性作用。尿量越多高危患者发生 CIN 的风险就越低[67,68]。扩容理论上是一种可行的预防肾功能不全的方法,因为人体及动物实验数据表明脱水是造成造影剂肾病的主要危险因素。在高危患者中,静脉注射正常的生理盐水、低渗盐水(0.45% 氯化钠溶液)和含碳酸氢钠的 5% 葡萄糖溶液进行水化,被证明有利于预防 CIN。输注速度通常以 1ml/(kg·h)开始,维持尿量大于 150ml/h。

碳酸氢钠可能有益,但需要更多的多中心研究来证实其有效性[68]。由于碳酸氢钠能减少肾髓质中的氧自由基从而升高肾髓质的 pH,所以相对其他几种溶液能更有效的降低放射性造影剂肾病的发生。然而,考虑到钠超载的问题,碳酸氢钠应避免用于心脏有损伤的患者。

数据显示,正常生理盐水应该至少在影像学检查前 6 小时和检查后 12 小时输注,以充分降低患肾病的风险;相比之下,碳酸氢钠应该在造影前 1 小时以及造影后 6 小时输注。抗氧化剂 N-乙酰半胱氨酸(N-acetylcysteine, NAC)相对于放射性造影剂有一定的肾脏保护作用,但它在预防 CIN 中的作用尚不明确[69]。NAC 被认为是通过保护肾小管细胞免受与活性氧相关的凋亡而起作用的[70]。尽管有大量的数据,但其中的很多研究具有明显缺陷,如样本量小、实验设计为单中心、患者人群异质性高、剂量剂型和 NAC 治疗安排不一致、水化治疗方案不相同。考虑到高危患者的安全性、最小成本影响和与 CIN 相关的显著发病率,持续使用 NAC 是不恰当的。因此,目前很难从这些文献中得出一个一致性的结论,以及推荐一个明确的 NAC 的剂量。目前被众多机构所接受的给药方案为在造影前一日或当日后口服 600mg 或 1 200mg,每日 2 次,到达总共 4 次剂量并同时进行水化治疗[71]。高危患者(合并 CKD 或者 HF)中可能需要使用更大的剂量(48 小时内总量达 6 000mg),而且有待更多的研究支持[72]。

目前正在进行一项大型的随机、双盲、多中心的 PRE-SERVE 试验[73](The Prevention of Serious Adverse Events following Angiography, PRESERVE),将比较静脉注射碳酸氢盐与生理盐水、口服 NAC 与安慰剂在预防造影剂引起的 AKI 中的疗效。该试验(临床试验在 clinicalTrials. gov 上的登记号:NCT 01467466)将招募 8 680 名接受冠状动脉或非冠状动脉造影的高危患者。

此外,应避免使用利尿剂如甘露醇和呋塞米[74],这些利尿剂会导致容量下降和肾髓质需氧增加,从而削弱水化的作用。

其他也有很多关于预防 CIN 的研究。一项系统性的回顾和 meta 分析证实了氨茶碱和茶碱对潜在的慢性肾脏病患者有一定的肾脏保护作用,但缺乏大型临床试验数据证实[75]。使用钙通道阻滞剂预防造影剂引起的 ATN 理论上是可行的,但相应的临床数据有限。因为具有抗氧化和抗炎的作用,HMG CoA 还原酶抑制剂被建议用来预防 CIN,但近期的一些研究未发现获益[76,77]。少量数据显示,在造影前后使用抗坏血酸可以利用其抗氧化作用预防 CIN[78]。然而在最近的一篇报道中,相比于抗坏血酸,高剂量的 N-乙酰半胱氨酸(N-acetylcysteine, NAC)更能降低 AIN 的风险[79]。当患者不能接受口服 NAC 的不适感时,高危患者可短期使用抗坏血酸药,但应避免长期大剂量的使用,因为这会带来高草酸尿症、草酸尿结石和肾脏损害的风险。

首先应尽可能避免使用造影剂,如果可能,可尝试其他不需要使用造影剂的成像技术;如果不可避免,应使用最小有效剂量的非离子型等渗或低渗性造影剂。联合应用药物可导致肾灌注不足,如利尿剂、NSAIDs、COX-2 抑制剂、ACE 抑制剂及 ARBs,这些药物应在造影剂使用前 1 日及后 1 日期间停用。二甲双胍也是一个危险因素,它虽然不是肾毒性药物,但它与 AKI 的进展、系统性并发症和偶有致死病例有关。给予造影剂前 1 日应停用二甲双胍,并至少持续到造影后 2 日,因为如果发生 AKI,二甲双胍可引起乳酸酸中毒。如果患者因治疗心血管疾病而服用钙通道阻滞剂则无须改变或停药。所有患者在造影前后均应使用生理盐水或碳酸氢钠溶液进行水化来预防 CIN。可选择是否加用 NAC。

案例 29-5,问题 4:对造影剂所致 ATN 有哪些治疗措施?

目前造影剂所致 ATN 治疗方面的资料还很少,紧急处理多为支持治疗,包括严格控制液体和电解质管理,以预防严重后果。大约 25% 的患者需要临时透析治疗,少尿的患者一般需要长期的透析治疗。前述已提及使用呋塞米或甘露醇试图将少尿转为非少尿是非常不成功的。

氨基糖苷类引起的急性肾小管坏死

案例 29-6

问题 1:T. G. 为 81 岁,体重 80kg 的白人男性(身高 178cm),因牛链球菌感染的人工瓣膜心内膜炎而接受治疗。T. G. 患有收缩性充血性心衰,射血分数为 25%。T. G. 有低血压为 90/50mmHg,心率为 110 次/min。入院以来,T. G. 接受头孢曲松 2g 静脉注射,每日 1 次;庆大霉素 80mg 静脉注射,每 8 小时 1 次。今日(入院第 7 日)重要的实验室检查如下:

BUN:67mg/dl

SCr:5.4mg/dl(基线为 0.9mg/dl)

WBC 计数:16 700/μl 伴核左移

FE_{Na}:3%

最近的 2 日，T. G. 的尿量持续下降，今日达到700ml/24h。尿常规：大量 WBC，3%RBC 管型，可见刷状缘细胞和颗粒管型，渗透压为 250mOsm/kg。最后一次使用庆大霉素获得的血清谷浓度为 6mg/L（目标值<1.0mg/L）。根据病史和实验室检查，T. G. 患有 AKI 的可能原因是什么？

该病例 AKI 的发生是多因素的（表 29-2），首先低射血分数引起的肾脏低灌注可导致长期肾脏缺血。其次T. G. 接受了 1 周的肾毒性药物庆大霉素的治疗，发生氨基糖苷类药物所致肾毒性的危险因素列于表 29-6。最近测得的庆大霉素谷浓度 6mg/L，远远高出细菌性心内膜炎协同治疗的常规每日 3 次给药方案<1mg/L 的目标值[80]。根据实验室检查数据（表 29-3）以及持续低血压、升压药和氨基糖苷类药物的应用等情况，T. G. 最可能的诊断为非少尿型 ATN。

表 29-6

促进氨基糖苷类药物肾毒性的危险因素

患者因素
老年
潜在肾脏疾病
脱水
低血压/休克综合征
肝肾综合征
氨基糖苷类药物因素
药物的选择：庆大霉素>妥布霉素>阿米卡星
治疗时间>3 日
每日多次给药
血清低谷值>2mg/L
近期接受过氨基糖苷类药物治疗
联合用药
两性霉素-B
顺铂
环孢素
膦甲酸
呋塞米
造影剂
万古霉素

临床表现

案例 29-6，问题 2： 氨基糖苷类药物如何导致 ATN 及其毒理学机制如何？

T. G. 病例存在典型的氨基糖苷类药物致肾毒性表现，这类药物的肾毒性通常发生在治疗 5~7 日后，多表现为低渗尿、SCr 缓慢升高的非少尿型肾功能不全[81]。由于肾小管坏死，尿液分析常可见低分子量蛋白、小管细胞管型、上皮细胞、白细胞和刷状缘细胞[82]。T. G. 血浆及尿液的实验室指标与表 29-3 所列 ATN 的特点相符。

氨基糖苷类药物致 ATN 的机制很复杂。大约 5%肾小球滤过的氨基糖苷类药物被近曲小管细胞主动重吸收，这些药物为多价阳离子，可与小管腔刷状缘细胞的负电荷结合。一旦结合，这些药物通过胞饮作用进入细胞内，引发复杂的生化反应，导致髓样小体形成。随着髓样小体的不断形成，刷状缘细胞肿胀破裂，释放出高浓度的氨基糖苷类药物和溶酶体酶进入小管腔，开始进一步小管破坏的级联反应[81,83]。总结人和动物的数据，肾毒性排序为：新霉素（neomycin）>庆大霉素（gentamicin）=妥布霉素（tobramycin）=阿米卡星（amikacin）=奈替米星（netilmicin）>链霉素（streptomycin）[82]。

延长间隔给药

案例 29-6，问题 3： 氨基糖苷类药物延长间隔给药是否比每日多次给药的肾脏毒性要小？

延长间隔给药是指使用氨基糖苷类药物时，每日单次大剂量给药，而非每日多次给药。这种方式既利用其浓度依赖性杀伤活性及抗菌后作用，同时又减少其时间依赖性毒性作用，这种给药方式目的就是既提高了疗效，又降低药物的毒性作用。氨基糖苷类药物的肾毒性可通过延长给药间隔来减小，这是由于近曲小管具有饱和摄取的特性，即小管内无论存在多少氨基糖苷类药物，它们仅以最大剂量转运入小管细胞内，随后一旦发生饱和，剩余的氨基糖苷类药物可通过近曲小管而不被吸收，并随尿液排出，因此可避免聚积[84]。这一概念得到一些研究的支持。这些研究表明与延长间隔给药相比，持续速率注射庆大霉素可维持低的血浆浓度，近曲小管的摄取量和肾毒性均增大。这可能是因为其获得的药物浓度比摄取饱和量要低得多。延长间隔给药可产生较高的高峰浓度，增加了药物的有效性，而下次给药前的低谷浓度则一般检测不出，因此减少了药物的蓄积。大量的临床试验和 meta 分析对氨基糖苷类药物延长间隔和常规每日多次给药方案的有效性和毒性进行了对比。由于氨基糖苷类药物（如 1mg/kg 每 8 小时 1 次或是3mg/kg 每日 1 次的庆大霉素）与 β-内酰胺类抗菌药物有协同作用，美国心脏协会推荐在部分细菌性心内膜炎病例中需根据肾功能而调整用药剂量。延长间隔给药在心内膜炎中的研究资料较少[80]。总之，氨基糖苷类药物延长间隔给药似乎具有类似或者更好疗效，而毒性则相同或更小。从治疗药物监测、准备、管理成本方面考虑,这种给药方式也更经济。虽然对肾功能正常的患者,经典的延长间隔给药为每24小时给药1次,但在肾功能不全的患者中,给药间隔可延长至数日。

药物引起的急性间质性肾炎

药物引起的急性间质性肾炎(AIN)约占AKI的1%~3%[85-89]。许多抗菌药物如青霉素、头孢菌素、喹诺酮类、特别是环丙沙星、磺胺类及利福平,以及NSAID、髓袢利尿剂、噻嗪类利尿剂、质子泵抑制剂是引起AIN的常见药物。其病理生理学过程尚不十分清楚,可能与体液和/或细胞介导的免疫机制有关[90]。体液免疫反应发生于药物暴露后数分钟到数小时内,药物或其代谢产物作为半抗原与宿主蛋白结合使之成为抗原,药物-蛋白抗原在肾小管沉积,发起炎症级联反应。细胞介导的损伤多发生在药物暴露后数日到数周,可通过存在单核细胞炎症反应且缺乏免疫复合物来确定。这是一种迟发高敏反应而非源于所给药物的直接细胞毒性作用。两种免疫机制可能对药物引起的AIN的发展都有作用。

青霉素类药物引起的急性间质性肾炎

案例 29-7

问题1:J. S. 为50岁的西班牙裔女性(身高160cm,体重73kg),因右手被汽车门夹伤后蜂窝组织炎3日入院治疗。其血液及伤口处细胞培养为对甲氧西林(methicillin)敏感的金黄色葡萄球菌(staphylococcus aureus)。入院后给予萘夫西林(nafcillin)2g IV,每4小时1次共2日后,出院前给予双氯西林(dicloxacillin)500mg,每日4次(QID)口服共14日。出院10日后J. S. 返回急诊室主诉不适、发热、弥漫性皮疹、血尿及尿量减少,下列实验室检查指标明显异常:

BUN 39mg/dl

SCr 2.3mg/dl

WBC计数18 500/μl,其中嗜酸性粒细胞占18%

尿液分析:比重升高、WBC、RBC增高,嗜酸细胞尿,FE_{Na} 为3%。哪些客观检查数据提示为药物性AIN?

J. S. 最初的症状就提示药物性AIN。结合本例,青霉素类所致AIN的发生一般在药物暴露后的6~10日。抗菌药物相关的AIN的主观症状包括发热、斑疹及不适,发热几乎存在于所有AIN患者中,发生皮疹的患者占25%~50%。相反,NSAIDs、质子泵抑制剂以及利福平则很少出现皮疹、发热和嗜酸性粒细胞增多;且在药物暴露后,AIN的发病可能出现在数周到数月后甚至更长时间[89,90]。J. S. 提示AIN的客观检查实验室数据包括氮质血症、SCr升高、蛋白尿、细胞管型、嗜酸细胞血症和嗜酸细胞尿。其 FE_{Na} 为3%提示间质性肾脏病,嗜酸细胞尿及嗜酸细胞血症则提示免疫介导的过敏反应。药物AIN一般为非少尿型,但在严重的AIN患者中可出现无尿。

案例29-7,问题2:如何治疗J. S. 的青霉素类引起的AIN?

首先应立即停用双氯西林,因为多数患者一经停药肾功能可恢复正常。可以选用克林霉素或多西环素来完成蜂窝织炎的疗程。然而,J. S. 在14日的抗菌药物疗程中,已经完成了12日,所以是否使用替代药物是可选择的。维持水和电解质平衡等一般性的支持治疗措施是必要的。肾功能的恢复可能需要数周至数月。为缩短AKI的持续时间使用糖皮质激素可产生不同结果,目前对这类药物尚无临床指南说明何时使用及使用多久。一些临床医师更倾向于使用泼尼松1mg/(kg·d)共7日,在以后数周内逐渐减停。一些患者对糖皮质激素的反应可能延迟或缺失。无尿的患者可能需要透析,非少尿型的患者一般不需要。医师需在J. S. 的病例中记录J. S. 的过敏反应是由青霉素引起的,避免再给她使用相似化学结构的抗菌药物,因为重复接触可导致相同的反应。

肾后性急性肾损伤

由任何原因导致泌尿道任何部位尿路梗阻而产生的急性肾损伤称为肾后性AKI。肾后性AKI常见的原因有肾结石(结石形成)、结晶的形成、潜在的前列腺或子宫颈癌、前列腺增生及双侧输尿管狭窄,其中导致膀胱出口阻塞的情况(如前列腺增生)是肾后性AKI最常见的原因。其征象或症状的发生是逐渐的,经常表现为尿流力量的下降、尿淋漓或多尿。药物也可导致尿液中形成不溶性结晶,应被列入不同的诊断。

肾结石

肾结石一般包括尿酸、胱氨酸、磷酸镁铵(也称磷酸铵镁盐或三磷酸肾结石)及钙盐,其中钙盐结石最多[91]。钙盐结石大约占所有肾结石的70%~80%[92],其中主要为草酸钙和磷酸钙结石。在钙盐结石发展中,基因因素起着重要的作用。易患人群是30~50岁男性,其他危险因素包括尿量少、水化不足(如生活在热带气候和喝水不足)、高尿钙、高草酸尿、低枸橼酸尿、高尿酸尿和远端肾小管酸中毒(表29-7)。一般常有多种情况合并存在。肾结石的诊断和治疗超出了本章讨论的范围,药剂师可以在补水和预防措施方面提供合适的建议。

表 29-7

肾结石的危险因素

低尿量
高钙尿
高草酸尿
高尿酸尿
低枸橼酸尿
持续尿 pH 高或低

结晶形成

结晶引起的 AKI 最常见的原因是急性尿酸性肾病,以及因服用的药物或有毒物质其本身或代谢产物在尿液中可溶性差。此外,一些药物或有毒物质(例如抗坏血酸、乙二醇)可能代谢成不溶于水的产物如草酸盐,这与在肾小管尿液中沉积的草酸钙结晶引起的肾损伤相关[92,93]。

临床表现和治疗

案例 29-8

问题 1:T. C. 是一位既往有精神分裂症病史的 25 岁的男性,入院前 4 日在门诊诊断为带状疱疹,开始口服阿昔洛韦 800mg,每日 5 次。他因腰痛、血尿和排尿困难而被送至急诊科。进行血清生化检查发现只有 BUN 34mg/dl 和 SCr 1.5mg/dl 异常,分别高出其基线水平 15mg/dl 和 0.9mg/dl。留取的尿样在偏光显微镜下可见双折射针状晶体,这与阿昔洛韦引起的肾病是一致的。追问病史,他承认过去一周内因为工作忙没有喝足够多的水,尿量比平时明显要少。哪些药物能在尿中形成结晶并引起 AKI?

许多常用的处方药在尿液中是不溶解的,并可在远曲小管形成结晶(表 29-8)。尿中形成结晶的危险因素包括严重容量不足、潜在的肾功能不全、尿 pH 酸性或碱性。肾脏低灌注的情况下,药物浓度增高而停滞在小管腔内,弱酸性药物(如甲氨蝶呤、磺胺类药物)在酸性尿中发生沉淀,弱碱性药物(如环丙沙星、茚地那韦,其他蛋白酶抑制剂)可在碱性尿液中沉淀。药物相关的结晶引起的 AKI 患者通常无特征性症状,肾损伤是通过升高的 SCr 发现的。有些患者像 T. C. 这样在开始使用药物后的 1~7 日内出现肾绞痛或腹痛、恶心或呕吐等症状。尿分析常显示血尿,脓尿和结晶尿。诊断的依据是尿液中发现结晶,而结晶的形态取决于特定的使其形成的药物。预防结晶导致的 AKI 包括对潜在肾功能不全的患者应调整用药剂量、扩充容量增加尿量及碱化尿液以增加弱酸性药物的肾脏排泄或酸化尿液以增强弱碱药物的肾脏排泄。只有小部分患者需要透析。经过合理的药物治疗,结晶所致 AKI 常可逆而没有长期的后遗症[94]。

表 29-8

可导致结晶引起急性肾损伤的常用药物

阿昔洛韦
环丙沙星
茚地那韦
甲氨蝶呤
磺胺类抗菌药物
奥利司他
氨苯蝶呤

急性肾损伤的支持治疗

案例 29-9

问题 1:J. W. 为 75 岁的美国原住民,男性(身高 193cm,体重 91kg),于急诊室主诉气短和逐渐恶化的双下肢浮肿。既往病史包括糖尿病肾纤维化继发的肾病综合征、1 型糖尿病、高血压和慢性阻塞性肺疾病。既往手术史包括多年前的右肾切除。长期服用的药物为呋塞米 80mg 口服,每日 2 次;美托拉宗 10mg 口服,每日 1 次;赖诺普利 5mg 口服,每日 1 次;地尔硫草缓释剂 120mg 口服,每日 1 次;沙丁胺醇,必要时可吸入,20 单位的甘精胰岛素皮下注射睡前使用和门冬胰岛素餐前使用。生命体征:体温 36.3℃,脉搏 77 次/min,呼吸频率 16 次/min,BP 179/86mmHg。体格检查:眼睑浮肿、颈静脉怒张与颌骨呈 45° 角,双侧肺叩诊为浊音,以及四肢 4+凹陷性水肿。实验室检查结果如下:

钠:140mmol/L

钾:5.5mmol/L

氯:103mmol/L

碳酸氢根:19mmol/L

葡萄糖:249mg/dl

BUN:67mg/dl

SCr:5.2mg/dl

血清白蛋白:2.0g/dl

尿蛋白/肌酐:350mg/g

1 个月前,他的肾功能测试结果为:BUN 45mg/dl,SCr 3.0mg/dl。J. W. 表现为少尿,尿量为 10ml/h。肾内科医师想首选以优化利尿治疗进行 AKI 支持性治疗,若数小时后尿量没有增加,则进行 RRT。什么是 AKI 的支持治疗?

虽然研究了许多年,但目前仍没有药物可"治愈"AKI。因此,支持治疗主要针对减少其发病率及病死率,措施包括:对患者严密监测,维持液体和电解质平衡,营养支持,治疗威胁生命的情况如肺水肿、高血钾、代谢性酸中毒等,避免应用肾毒性药物以及透析或 CRRT 治疗。

所有 AKI 患者均应进行容量状态评估,因为纠正容量减少或过多可能逆转或改善 AKI。潜在的原因决定了如何处理 AKI,所以处理这些原因非常重要。例如,感染性休克引起的容量减少而诱发的肾前 AKI 需要输液和血管加压素以恢复肾灌注和增加尿量。另一方面,当肾前 AKI 合并充血性心力衰竭的容量过多状态时,需要使用利尿剂来减少前负荷来增加心排血量。

如前所述,利尿剂在防止 AKI 的进展和减少死亡率上没有任何益处,但其可预防并发症,如肺水肿。如果发生水肿,可以静脉注射呋塞米(如 80~120mg),因为这样可以发挥其利尿以及扩张肺部血管的作用。应避免口服呋塞米治疗,因为胃肠水肿会减少其生物利用度。托拉塞米(torsemide)和布美他尼(bumetanide)是另两种袢利尿剂,具有很好的口服生物利用度,且不受胃肠水肿的影响。利尿剂的剂量具有很强的患者特异性,尤其对那些单纯蛋白尿、肾小球肾炎或肾病综合征患者。低血清白蛋白会限制药物运输至肾脏,降低利尿剂的疗效。此外,呋塞米有很强的蛋白质结合力,因此可与滤过的蛋白结合,从而抵消对肾脏的作用。AKI 患者如果发生利尿剂抵抗可联合使用袢利尿剂和噻嗪类利尿剂,这种联合可在 Henle 袢和远曲小管阻断水和钠的重吸收过程中发挥协同作用。其他的方法包括连续袢利尿剂注射,如呋塞米每小时 1mg/kg,注射速率不能超过 4mg/min,因为该药与耳毒性有关,尤其在与氨基糖苷类药物合用时。当给予大剂量袢利尿剂时,应密切监测碳酸氢盐、钾、镁、钙。利尿剂的使用目标是每日减轻 0.5~1.0kg 的体重。如果利尿剂不能使容量过量达到理想的减少值,可以考虑透析或 CRRT。

AKI 患者常发生高钾血症,因为钾的动态平衡由肾脏来调节。高钾血症可能危及生命,它在高代谢或有明显细胞分解的少尿患者中常见,如横纹肌溶解和肿瘤溶解综合征。J.W. 患有轻度高钾血症,但使用呋塞米之后其血清钾浓度即会下降。高钾血症的治疗将在第 27 章中讨论。对于严重的高钾血症,一旦传统药物治疗不可行或疗效不佳时,将进行紧急透析。应避免使用可能导致高钾血症的药物,如 ACE 抑制剂、ARBs 或甲氧苄啶。

代谢性酸中毒是 AKI 的常见表现。因为肾脏负责排泄有机酸。其他因素也会引起 AKI 患者存在严重的酸中毒,而且这些患者通常病情危重。例如,由于感染性休克、创伤和多器官衰竭而导致 AKI 的患者常常伴有乳酸或酮酸的生成增加。J.W. 的血清碳酸氢根的浓度提示轻度酸中毒,但这时并不需要纠正。代谢性酸中毒的常用治疗方法包括碳酸氢盐和透析。碳酸氢盐在非危及生命和非容量过多的代谢性酸中毒时可作为首选的治疗方法。无尿或少尿以及容量过多状态下的严重代谢性酸中毒($pH<7.1$),应通过透析以纠正,因为使用碳酸氢钠可加重容量过多。

尿毒症会干扰血小板的聚集,从而导致出血性疾病。与服用阿司匹林的正常患者相比,尿毒症患者对阿司匹林的出血敏感性增加。尿毒症和大出血的患者可以通过静脉或皮下使用一到两次去氨加压素(dDAVP)0.3μg/kg 而获益。去氨加压素剂量依赖性地增加 vWF Ⅷ 和 t-PA 的水平,缩短活化的抗凝血活酶时间(activated antithromboplastin time,aPTT)及出血时间。出血时间的改善通常从 1 小时至 4~8 小时开始。快速抗药反应通常在第二次给药后发生。其他能改善 AKI 患者血小板功能和减少出血的方法包括透析、结合雌激素和冷沉淀[95]。

医师应每日多次密切监测患者的生命体征(如体重、体温、血压、脉搏及呼吸)。患者的容量状态也需要每日评估,并且所有的液体应依据实验室化验结果所发现的液体和电解质异常、尿量、胃肠道和其他隐性流失而进行调整。药剂师在关注电解质、酸中毒和容量平衡问题的同时应注意 AKI 患者的营养支持,以提供足够的能量、蛋白质和营养。每日应对患者的用药记录进行评估,以估算出肾功能不全情况下合适的用药剂量。由于肾功能变化快者的 CrCl 评估有所困难,在使用治疗窗窄的药物时应注意对其进行监测。应尽可能地避免使用肾毒性药物,但对脓毒血症和低血压的患者很难不使用具有肾脏毒性的抗菌药物及升压药。应当采取减少 AKI 发生的预防措施,如监测容量状态以确保充足的肾脏灌注、采用肾毒性小的给药方式和药物、避免加重肾脏毒性的药物联合使用(如 NSAIDs 和氨基糖苷类药物)。

体外连续性肾脏替代治疗

对于 AKI 患者,一般不常进行肾脏替代治疗(RRT),A-E-I-O-U 助记符用于帮助记忆 RRT 的适应证,其中“A”表示顽固性酸中毒(intractable refractory acidosis),“E”表示电解质异常(electrolyte abnormalities),特别是伴有心电图改变的钾离子异常,“I”表示水杨酸和乙二醇等毒素的摄入(ingestion of toxins such as salicylates and ethylene glycol),“O”表示液体过量导致的肺水肿(fluid overload causing pulmonary edema),“U”表示伴有意识混乱、血小板功能障碍和严重出血,以及癫痫等症状的尿毒症(symptomatic uremia with confusion,platelet dysfunction and severe bleed,and seizures)。

RRT 的风险包括低血压、心律失常、血管通路植入并发症以及 ESRD 风险的增加,因此,必须慎重考虑是否需要启动 RRT。RRT 目前也没有最合适的起始时间,早期启动可能会降低危重患者的死亡率以及出院时需要永久 RRT 的可能性[96]。

RRT 可分为间断血液透析和连续性肾脏替代治疗(CRRT),如连续性腹膜透析或体外 CRRT。具体决定采取何种方式进行 RRT,多由肾科医师根据经验及患者的舒适程度来决定。对于血流动力学不稳定或需要血管加压素支持的患者,CRRT 可能是首选。体外 CRRT 在溶质清除方面的机制与血透和腹透不同。透析的特征是溶质通过半透膜弥散,而 CRRT 则主要通过对流超滤清除溶质。下面主要讨论体外(血液滤过膜在体外)CRRT 治疗(对腹透和血透的全面阐述见第 30 章)。

并非所有体外 CRRT 都相似[97],它包括许多形式和方法,如连续性动脉-静脉血液滤过(continuous arteriovenous hemofiltration,CAVH)(现已废除)、连续性静脉-静脉血液滤过(continuous venovenous hemofiltration,CVVH)、连续性静脉-静脉血液透析(continuous venovenous hemodialysis,CVVHD)、连续性静脉-静脉血液透析滤过(continuous venovenous hemodiafiltration,CVVHDF,图 29-5),各自的特点见表 29-9。接受这些治疗的患者,尤其是既有血液透析又有血液滤过者(如 CVVHDF),其药物剂量的确定是非常困难的。

估算药物清除量

案例 29-9,问题 2:有没有计算体外 CRRT 药物清除的方法?

最近的一些综述对 CRRT 时的用药进行了很好的阐述[9,32,98-100]。药物在血滤及血透中的清除是基本一致的。CRRT 过程中的药物清除可通过对流、扩散和吸附来实现。对流和扩散对药物清除的影响最大。药物的清除和其与蛋白质结合的比例成反比。如果药物与>80% 的血浆蛋白结合,很少会被清除。这一原理适用于对流和扩散。超滤和透析流速比(UFR/DFR)也影响药物清除。由于 CRRT 使用

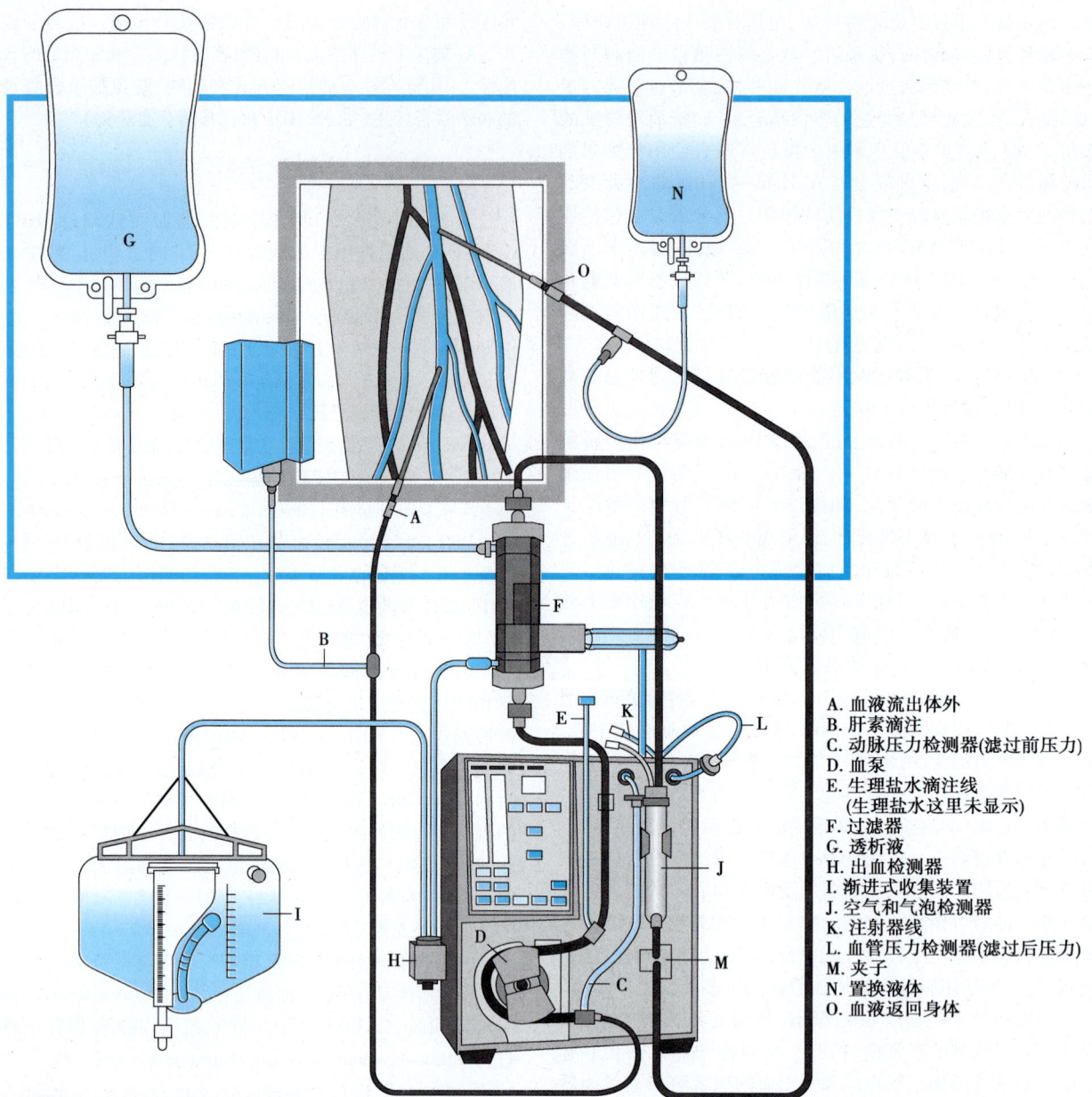

A. 血液流出体外
B. 肝素滴注
C. 动脉压力检测器(滤过前压力)
D. 血泵
E. 生理盐水滴注线
 (生理盐水这里未显示)
F. 过滤器
G. 透析液
H. 出血检测器
I. 渐进式收集装置
J. 空气和气泡检测器
K. 注射器线
L. 血管压力检测器(滤过后压力)
M. 夹子
N. 置换液体
O. 血液返回身体

图 29-5 连续性静脉-静脉血液滤过示意图(CVVHDF)。血液经双腔的中心静脉置管流出并通过滚筒式血泵完成体外循环。血泵保持恒定的静水压以维持超滤,即使在低血压的状态下。透析液逆流流向血流。患者经常在 ICU 中接受 CVVH 并同时进行胃肠外营养

表 29-9

不同体外 CRRT 的比较

对比指标	CVVH	CAVH	CVVHD	CVVHDF
高血压患者容量控制效果	好	不固定	好	好
高代谢患者溶质控制效果	充分	不充分	充分	充分
低血压患者血流速率	充足	不足	充足	充足
药物剂量的确定	可根据已发资料	困难	困难	困难
溶质的弥散清除	无	无	中量	中量
溶质的对流清除	好	好	极少	中量
相当于 GFR 值(ml/min)	15~17	10~15	17~21	25~26
血泵	需要	不需要	需要	需要

表 29-9

不同体外 CRRT 的比较（续）

对比指标	CVVH	CAVH	CVVHD	CVVHDF
置换液	需要	需要	需要	需要
花费	高	高	高	高

GFR,肾小球滤过率

的是高渗透析膜,大多数药物的分子量(molecular weight,MW)对整体清除影响不大。在对非结合药物的对流清除过程中,CVVH 可以很容易地清除 MW<15 000Da 的化合物。在 CVVHD 中,MW 对药物清除的影响大于在 CVVH 中的影响。CVVHD 中溶质的清除依赖于扩散,鉴于扩散与 MW 成反比,最大的影响出现在 MW<500Da 的药物中。许多药物的分子量都很低,因此 CVVHD 可以显著影响其清除。CVVH 中的清除是通过对流过程完成的,所产生的超滤液会被部分或全部更换。在 CVVH 期间清除的未结合药物可能较多,所以需要调整剂量以防止剂量不足。

一种药物的筛选系数(sieving coefficient,SC)是指血浆中该药非蛋白结合形式所占的比例,SC 的范围是从 0 到 1(0 代表没有对流清除)。例如 SC 为 0.8,即血浆中该药有 80% 是未结合的。药物的 SC 可从文献中获得,或通过同时测定预滤血液和超滤液中的药物浓度而算得,超滤液和血液中浓度比即为 SC。药物的清除量可用超滤率乘以 SC 进行计算。例如患者以 1L/h 的超滤速率进行 CVVH 治疗,同时应用万古霉素(SC 为 0.8)1g/d,则通过 CVVH 清除的万古霉素为 0.8×1 000ml/h=800ml/h 或 13ml/min。

在血液透析滤过方式(CVVHDF)中计算药物清除率非常困难,因为对流和弥散均参与药物的清除,很难精确预计药物的清除量。对小分子量药物使用 SC 有益,但像万古霉素这样的较大分子药物,使用该方法计算时其精确性会下降。在可能的情况下,治疗药物的监测可维持治疗浓度并使治疗效果最大化。

药物参考资料,如治疗肾衰竭的药物处方,以简洁的表格形式提供了有用的指南[101]。

(周玲 译,易玲 校,缪丽燕 审)

参考文献

1. Bellomo R et al. Acute kidney injury. *Lancet.* 2012;380:756.
2. Tolwani A. Continuous renal-replacement therapy for acute kidney injury. *N Engl J Med.* 2012;367:2505.
3. Thomas ME et al. The definition of acute kidney injury and its use in practice. *Kidney Int.* 2015;87:62.
4. Lakhmir S et al. Acute kidney injury and chronic kidney disease as interconnected syndromes. *N Engl J Med.* 2014;371:58.
5. Murugan R et al. Acute kidney injury: what's the prognosis? *Nat Rev Nephrol.* 2011;7:209.
6. Coca SG et al. Chronic kidney disease after acute kidney injury: a systematic review and meta-analysis. *Kidney Int.* 2012;81:442.
7. Bellomo R et al. Acute renal failure—definition, outcome measures, animal models, fluid therapy and information technology needs: the Second International Consensus Conference of the Acute Dialysis Quality Initiative (ADQI) Group. *Crit Care.* 2004;8:R204.
8. Mehta RL et al. Acute Kidney Injury Network: report of an initiative to improve outcomes in acute kidney injury. *Crit Care.* 2007;11:R31.
9. Kidney Disease: Improving Global Outcomes (KDIGO) Acute Kidney Injury Work Group. KDIGO Clinical Practice Guideline for Acute Kidney Injury. *Kidney Int Suppl.* 2012;2:1.
10. Colpaert K et al. Impact of real-time electronic alerting of acute kidney injury on therapeutic intervention and progression of RIFLE class. *Crit Care Med.* 2012;40:1164.
11. Waikar SS et al. The incidence and prognostic significance of acute kidney injury. *Curr Opin Nephrol Hypertens.* 2007;16:227.
12. Kaufman J et al. Community-acquired acute renal failure. *Am J Kidney Dis.* 1991;17:191.
13. Nash K et al. Hospital-acquired renal insufficiency. *Am J Kidney Dis.* 2002;39:930.
14. Lameire N et al. The changing epidemiology of acute renal failure. *Nat Clin Pract Nephrol.* 2006;2:364.
15. Chertow GM et al. Acute kidney injury, mortality, length of stay, and costs in hospitalized patients. *J Am Soc Nephrol.* 2005;16:3365.
16. Chawla LS et al. The severity of acute kidney injury predict progression to chronic kidney disease. *Kidney Int.* 2011;79:1361.
17. Zarjou A et al. Sepsis and acute kidney injury. *J Am Soc Nephrol.* 2011;22:999.
18. Brochard L et al. An official ATS/ERS/ESICM/SCCM/SRLF Statement: prevention and management of acute renal failure in the ICU patient: an International Consensus Conference in Intensive Care Medicine. *Am J Respir Crit Care Med.* 2010;181:1128.
19. Cerda J et al. Epidemiology of acute kidney injury. *Clin J Am Soc Nephrol.* 2008;3:881.
20. Thakar CV et al. Incidence and outcomes of acute kidney injury in intensive care units: a Veterans Administration study. *Crit Care Med.* 2009;37:2552.
21. Selby NM et al. Defining the cause of death in hospitalized patients with acute kidney injury. *PLoS One.* 2012;7(11):e48580.
22. Rahman M. Acute kidney injury: a guide to diagnosis and management. *Am Fam Physician.* 2012;86:631.
23. Hilton R. Acute renal failure. *BMJ.* 2006;333:786.
24. Brouchard J. Comparison of methods for estimating glomerular filtration rate in critically ill patients with acute kidney injury. *Nephrol Dial Transplant.* 2010;25:102.
25. Caregaro L et al. Limitations of serum creatinine level and creatinine clearance as filtration markers in cirrhosis. *Arch Intern Med.* 1994;154:201.
26. KDIGO 2012 Clinical Practice Guidelines for the evaluation and management of chronic kidney disease. *Kidney Int Suppl.* 2013;3:136.
27. Hewitt SM et al. Discovery of protein biomarkers for renal diseases. *J Am Soc Nephrol.* 2004;15:1677.
28. Vaidya VS et al. Urinary kidney injury molecule-1: a sensitive quantitative biomarker for early detection of kidney tubular injury. *Am J Physiol Renal Physiol.* 2006;290:F517.
29. Parikh CR et al. Urinary IL-18 is an early predictive biomarker of acute kidney injury after cardiac surgery. *Kidney Int.* 2006;70:199.
30. Mishra J et al. Identification of neutrophil gelatinase-associated lipocalin as a novel early urinary biomarker for ischemic renal injury. *J Am Soc Nephrol.* 2003;14:2534.
31. Herget-Rosenthal S et al. Early detection of acute renal failure by serum cystatin C. *Kidney Int.* 2004;66:1115.
32. Matzke GR et al. Drug dosing consideration in patients with acute and chronic kidney disease—a clinical update from Kidney Disease: Improving Global Outcomes (KDIGO). *Kidney Int.* 2011;80:1122.
33. Roberts JA et al. Pharmacokinetic issues for antibiotics in the critically ill patient. *Crit Care Med.* 2009;37:840.
34. Perazella MA. Drug use and nephrotoxicity in the intensive care unit. *Kidney Int.* 2012;81:1172.
35. Diskin CJ et al. The comparative benefits of the fractional excretion of urea and sodium in various azotemic oliguric states. *Nephron Clin Pract.* 2010;114:c145.
36. Carvounis CP et al. Significance of the fractional excretion of urea in the differential diagnosis of acute renal failure. *Kidney Int.* 2002;62:2223.
37. Chittineni H et al. Risk for acute renal failure in patients hospitalized for decompensated heart failure. *Am J Nephrol.* 2007;27:55.
38. Loboz KK et al. Drug combinations and impaired renal function—the "triple whammy." *Br J Clin Pharmacol.* 2005;59:239.

39. Lapi F et al. Concurrent use of diuretics, angiotensin converting enzyme inhibitors, and angiotensin receptor blockers with non-steroidal anti-inflammatory drugs and risk of acute kidney injury: nested case control study. *BMJ.* 2013;346:e8525.

40. Schneider V et al. Association of selective and conventional nonsteroidal antiinflammatory drugs with acute renal failure: a population based, nested case-control analysis. *Am J Epidemiol.* 2006;164:881.

41. Lafrance JP et al. Selective and non-selective non-steroidal anti-inflammatory drugs and the risk of acute kidney injury. *Pharmacoepidemiol Drug Saf.* 2009;18:923.

42. Winkelmayer WC et al. Nonselective and cyclooxygenase-2-selective NSAIDs and acute kidney injury. *Am J Med.* 2008;121:1092.

43. Gradman AH. Evolving understanding of the renin-angiotensin-aldosterone system: pathophysiology and targets for therapeutic intervention. *Am Heart J.* 2009;157(6 Suppl):S1.

44. Schoolwerth AC et al. Renal considerations in angiotensin converting enzyme inhibitor therapy: AHA Scientific Statement. *Circulation.* 2001;104:1985.

45. Mangrum AJ et al. Angiotensin converting enzyme inhibitors and angiotensin receptor blockers in chronic renal disease: safety issues. *Semin Nephrol.* 2004;24:168.

46. Rodríguez-Iturbe B et al. Pathogenesis of poststreptococcal glomerulonephritis a century after Clemens von Pirquet. *Kidney Int.* 2007;71:1094.

47. Rodriguez-Iturbe B et al. The current state of poststreptococcal glomerulonephritis. *J Am Soc Nephrol.* 2008;19:1855.

48. Levy JB et al. Clinical features and outcome of patients with both ANCA and anti-GBM antibodies. *Kidney Int.* 2004;66:1535.

49. Papiris SA. Bench-to-bedside reviews: pulmonary-renal syndromes—an update for the intensivist. *Crit Care.* 2007;11:213.

50. Couser WG. Glomerulonephritis. *Lancet.* 1999;353:1509.

51. Berden AE et al. Tubular lesions predict renal outcome in antineutrophil cytoplasmic antibody-associated glomerulonephritis after rituximab therapy. *J Am Soc Nephrol.* 2012;23:313.

52. Ravnskov U. Glomerular, tubular and interstitial nephritis associated with non-steroidal antiinflammatory drugs. Evidence of a common mechanism. *Br J Clin Pharmacol.* 1999;47:203.

53. Taber S et al. Drug-associated renal dysfunction. *Crit Care Clin.* 2006;22:357.

54. Davis A et al. Best evidence topic report. The use of loop diuretics in acute renal failure in critically ill patients to reduce mortality, maintain renal function, or avoid the requirements for renal support. *Emerg Med J.* 2006;23:569.

55. Bagshaw SM et al. Loop diuretics in the management of acute renal failure: a systematic review and meta-analysis. *Crit Care Resusc.* 2007;9:60.

56. Friedrich JO et al. Meta-analysis: low-dose dopamine increases urine output but does not prevent renal dysfunction or death. *Ann Intern Med.* 2005;142:510.

57. Lakhal S et al. Acute kidney injury network definition of contrast-induced nephropathy in the critically ill: incidence and outcome. *J Crit Care.* 2011;26:593.

58. McCullough A. Contrast-induced acute kidney injury. *J Am Coll Cardiol.* 2008;51:1419.

59. Davenport MS et al. Contrast material-induced nephrotoxicity and intravenous low-osmolality iodinated contrast material: risk stratification by using estimated glomerular filtration rate. *Radiology.* 2013;268:719.

60. Lameire NH. Contrast-induced nephropathy—prevention and risk reduction. *Nephrol Dial Transplant.* 2006;21(Suppl 1):i11.

61. Heyman SN et al. Reactive oxygen species and the pathogenesis of radio-contrast-induced nephropathy. *Invest Radiol.* 2010;45:188.

62. Marenzi G et al. Contrast volume during primary percutaneous coronary intervention and subsequent contrast-induced nephropathy and mortality. *Ann Intern Med.* 2009;150:170.

63. Aqeel I et al. Relative nephrotoxicity of different contrast media. *Interv Cardiol Clin.* 2014;3:349.

64. Idée JM et al. The role of gadolinium chelates in the mechanism of nephrogenic systemic fibrosis: a critical update. *Crit Rev Toxicol.* 2014;44:895.

65. Deo A et al. Nephrogenic systemic fibrosis: a population study examining the relationship of disease development to gadolinium exposure. *Clin J Am Soc Nephrol.* 2007;2:264.

66. U.S. Food and Drug Administration website. FDA drug safety communication: new warnings for using gadolinium-based contrast agents in patients with kidney dysfunction. **www.fda.gov/Drugs/DrugSafety/ucm223966.htm**. Published December 2010. Accessed June 13, 2015.

67. Solomon R et al. Contrast-induced acute kidney injury. *Circulation.* 2010;122:2451.

68. Massicotte A. Contrast medium-induced nephropathy: strategies for prevention. *Pharmacotherapy.* 2008;28:1140.

69. Pannu NM et al. Systematic review of the impact of N-acetylcysteine on contrast nephropathy. *Kidney Int.* 2004;65:1374.

70. Romano G et al. Contrast agents and renal cell apoptosis. *Eur Heart J.* 2008;29:2569.

71. Kshirsagar AV et al. N-acetylcysteine for the prevention of radiocontrast induced nephropathy: a meta-analysis of prospective controlled trials. *J Am Soc Nephrol.* 2004;15:761.

72. Briguori C et al. Standard vs double dose of N-acetylcysteine to prevent contrast agent associated nephrotoxicity. *Eur Heart J.* 2004;25:206.

73. Weisbord SD et al. Prevention of contrast-induced AKI: a review of published trials and the design of the prevention of serious adverse events following angiography (PRESERVE) trial. *Clin J Am Soc Nephrol.* 2013;8:1618.

74. Majumdar SR et al. Forced euvolemic diuresis with mannitol and furosemide for prevention of contrast-induced nephropathy in patients with CKD undergoing coronary angiography: a randomized controlled trial. *Am J Kidney Dis.* 2009;54:602.

75. Bagshaw SM. Theophylline for prevention of contrast induced nephropathy: a systematic review and meta-analysis. *Arch Intern Med.* 2005;165:1087.

76. Toso A et al. Usefulness of atorvastatin (80 mg) in prevention of contrast-induced nephropathy in patients with chronic renal disease. *Am J Cardiol.* 2010;105:288.

77. Bouzas-Mosquera A et al. Statin therapy and contrast-induced nephropathy after primary angioplasty. *Int J Cardiol.* 2009;134:430.

78. Spargias K. Ascorbic acid prevents contrast-mediated nephropathy in patients with renal dysfunction undergoing coronary angiography or intervention. *Circulation.* 2004;110:2837.

79. Jo SH et al. N-acetylcysteine versus ascorbic acid for preventing contrast-induced nephropathy in patients with renal insufficiency undergoing coronary angiography NASPI study—a prospective randomized controlled trial. *Am Heart J.* 2009;157:576.

80. Baddour LM et al. Diagnosis, antimicrobial therapy, and management of complications: a statement for healthcare professionals from the Committee on Rheumatic Fever, Endocarditis, and Kawasaki Disease, Council on Cardiovascular Disease in the Young, and the Councils on Clinical Cardiology, Stroke, and Cardiovascular Surgery and Anesthesia, American Heart Association. *Circulation.* 2005;111:e394.

81. Mingeot-Leclercq M et al. Aminoglycosides: nephrotoxicity. *Antimicrob Agents Chemother.* 1999;43:1003.

82. Barclay ML et al. Once daily aminoglycoside therapy: is it less toxic than multiple daily doses and how should it be monitored? *Clin Pharmacokinet.* 1999;36:89.

83. Swan SK. Aminoglycoside nephrotoxicity. *Semin Nephrol.* 1997;17:27.

84. Rybak MJ et al. Prospective evaluation of the effect of an aminoglycoside dosing regimen on rates of observed nephrotoxicity and ototoxicity. *Antimicrob Agents Chemother.* 1999;43:1549.

85. González PM. Acute interstitial nephritis. *Kidney Int.* 2010;77:956.

86. Ray S. Proton pump inhibitors and acute interstitial nephritis. *BMJ.* 2010;341:c4412.

87. Blank ML et al. A nationwide nested case–control study indicates an increased risk of acute interstitial nephritis with proton pump inhibitor use. *Kidney Int.* 2014;86:837.

88. Naughton CA. Drug-induced nephrotoxicity. *Am Fam Physician.* 2008;78:743.

89. Rossert J. Drug-induced acute interstitial nephritis. *Kidney Int.* 2001;60:804.

90. Sierra F et al. Systematic review: proton pump inhibitor-associated acute interstitial nephritis. *Aliment Pharmacol Ther.* 2007;26:545.

91. Goldfarb DS. In the clinic. Nephrolithiasis. *Ann Intern Med.* 2009;151:ITC2.

92. Manthey DE et al. Nephrolithiasis. *Emerg Med Clin North Am.* 2001;39:383.

93. Brent J. Current management of ethylene glycol poisoning. *Drugs.* 2001;61:979.

94. Frassetto L et al. Treatment and prevention of kidney stones: an update. *Am Fam Physician.* 2011;84:1234.

95. Hedges SJ et al. Evidence based treatment recommendations for uremic bleeding. *Nat Clin Pract Nephrol.* 2007;3:138.

96. Karellas C et al. A comparison of early versus late initiation of renal replacement therapy in critically ill patients with acute kidney injury: a systematic review and meta-analysis. *Crit Care.* 2011;15:R72.

97. Cerda J et al. Modalities of continuous renal replacement therapy: technical and clinical considerations. *Semin Dial.* 2009;22:114.

98. Churchwell MD et al. Drug dosing during continuous renal replacement therapy. *Semin Dial.* 2009;22:185.

99. Heintz BH et al. Antimicrobial dosing concepts and recommendations for critically ill adult patients receiving continuous renal replacement therapy or intermittent hemodialysis. *Pharmacotherapy.* 2009;29:562.

100. Schetz M. Drug dosing in continuous renal replacement therapy: general rules. *Curr Opin Crit Care.* 2007;13:645.

101. Aronoff GR et al. *Drug Prescribing in Renal Failure: Dosing Guidelines for Adults.* 5th ed. Philadelphia, PA: American College of Physicians—American Society of Internal Medicine; 2007.

30 第 30 章 肾脏透析

Myrna Y. Munar

核心原则

		章节案例
1	终末期肾病(end-stage renal disease,ESRD),指肾功能在几个月到几年期间内呈进行性丢失,直至肾脏不能清除废物,浓缩尿液,维持水、电解质、酸碱平衡,亦不能发挥其他重要机体功能的阶段。	案例 30-1(问题 1)
2	透析是帮助清除体内过多的水和溶质,这两者在肾功能不全时会蓄积。血液中的溶质可通过扩散和对流得以清除;蓄积的水则会通过超滤进行清除。	案例 30-1(问题 1) 图 30-1
3	透析器清除溶质和水的能力由它的组成成分、孔径、表面积和构型决定。	案例 30-1(问题 1) 图 30-1
4	透析液是类似于血浆的电解质溶液。透析液中电解质的浓度可人为调节,以控制电解质从血液到透析液的扩散程度,从而维持体内平衡。代谢性酸中毒可以通过在透析液中加入碳酸氢盐来进行控制。	案例 30-1(问题 1) 图 30-1
5	多种类型的血管通路可以选择:动静脉瘘(arteriovenous,AV)、动静脉移植人工血管(AV graft)、双腔导管或隧道导管。首选动静脉瘘,因其具有更长的存活率和更低的并发症发生率。	案例 30-1(问题 2)
6	在血液透析(hemodialysis,HD)时为了防止血液在体外管路凝固,抗凝是必需的。多种不增加出血风险的方法已被用来进行充分的抗凝。	案例 30-1(问题 3~5)
7	在 HD 过程中并发症会增加。最常见的并发症是低血压和肌肉痉挛。植入物血栓和植入物感染是常见的慢性并发症。	案例 30-1(问题 6~9) 案例 30-2(问题 1~2)
8	持续性不卧床腹膜透析(continuous ambulatory peritoneal dialysis,CAPD)是将无菌透析液通过手术放置的留置导管注入腹腔来完成的。透析液留置4~8 小时,然后放出并用新鲜的透析液代替。这种注入,留腹和排出在一天中进行 3~4 次,夜间留腹时间长些。	案例 30-3(问题 1) 图 30-2
9	腹透(Peritoneal dialysis,PD)的过程与 HD 类似。只是在这个过程中,覆盖在腹腔内容物上的腹膜是内源性透析膜,嵌在腹膜里的血管系统提供血液供给。通过调整腹透液里的葡萄糖浓度来控制清除液体的渗透压梯度。	案例 30-3(问题 1) 图 30-2
10	在 PD 的患者中,最严重的并发症是腹膜炎。经验性的抗菌药物可以通过腹腔途径给药(intraperitoneal,IP),并且必须覆盖革兰氏阳性和革兰氏阴性菌。	案例 30-3(问题 2 和 4)
11	其他药物也可以 IP 给药。肝素可以加到腹透液中用以防止在腹腔中形成纤维凝块堵塞流出管道。糖尿病患者也可以 IP 普通胰岛素。	案例 30-3(问题 3 和 7)
12	预防导管出口处的感染(和因此引起的腹膜炎)是导管出口护理的主要目的。常规护理包括在接触出口部位前用抗菌肥皂洗手、每日用抗菌肥皂清洗导管出口和在出口部位使用抗微生物乳膏。	案例 30-3(问题 5 和 6)

当肾功能经过几个月到几年时间的进行性丢失,直到肾脏不再能清除废物、浓缩尿液、维持酸碱平衡、调节水和电解质平衡和其他重要身体功能时就出现终末期肾病(end-stage renal disease,ESRD)。ESRD 属于慢性肾脏病(chronic kidney disease,CKD)5 期,指患者的估算肾小球滤过率(estimated glomerular filtration rate,eGFR)小于 15ml/(min·1.73m²),或者需要透析或移植[1,2]。由于 ESRD 患者有资格享受医疗保险,ESRD 的人口学特点来源于医疗保险和医疗补助中心的数据。当国会将终末期肾病项目作为医保的一项修正案颁布之后,从 1972 年开始医保就覆盖了 ESRD。美国肾脏病数据库系统每年均会报告来自于 ESRD 项目的数据。根据 2014 年的年度报告,糖尿病和高血压继续是 ESRD 的主要原因[3]。种族差异在 ESRD 的患病率中持续存在。ESRD 人群中以 45~64 岁的患者最多。ESRD 的发病率仍然存在着种族差异。从 2000 年开始 ESRD 的发病率在美国原住民中出现下降;但黑色人种/非洲裔美国人的发病率仍然远高于其他人种,约是美国原住民的 2 倍,亚洲人的 2.5 倍,白色人种的 4 倍[3]。

2012 年美国有 636 905 名 ESRD 患者,较 2011 年增加 3.7%。其中,402 514 名患者进行了血液透析(HD),40 605 名患者进行了腹膜透析(PD),17 305 名患者接受了肾移植[3]。肾移植的数量自 2005 年以来保持稳定。接受移植的患者数持续增长,2012 年达到 185 303 名,较 2011 年增加 3.6%。然而,肾脏供体的缺乏和不接受肾移植的 ESRD 患者的存在使得透析的需求始终存在。肾移植将在第 34 章中进一步讨论。

HD 和 PD 是透析的两种主要模式。HD 和 PD 均是通过半透膜清除代谢废物的方法。

HD 是体外循环过程(透析膜在体外),而 PD 利用的是患者的腹膜来清除水和溶质。PD 包括持续性不卧床腹膜透析(continuous ambulatory peritoneal dialysis,CAPD)和自动化腹膜透析(automated peritoneal dialysis,APD),这为患者居家透析治疗提供了极大的灵活性,是患者广泛接受的透析模式。在美国的 443 119 名透析患者中,91% 接受 HD[3]。绝大部分患者在透析中心接受每周 3 次透析,这些透析中心是医院或有独立透析设备的机构,主要服务于稳定的门诊 ESRD 患者。家庭 HD 占透析人群的比例小于 1%。尽管腹膜透析患者通常比血液透析患者少,但是腹透患者也通过透析中心进行常规护理管理。儿童最常用的透析方式是 APD。每位患者在选择透析方式时要考虑几个因素。通常首先考虑的因素是治疗方式与患者生活方式的适应性。如果患者需要从严格日程安排中获得灵活和自由的治疗,他就应该选择 PD 而不是 HD,从而避免在透析中心每周 3 次,每次 3~4 小时的血液透析治疗。其他要考虑的因素还包括血液透析血管通路位置的有效性、患者进行腹透液交换时自我护理的能力,以及患者、家属或照护人员在家操作 APD 的能力。

如果没有透析和肾移植,ESRD 患者将会死于由肾功能不全所引起的各种代谢性并发症。这些年透析患者的存活率提高了。1993 年以后,所有肾脏替代模式的死亡率均有所下降,HD 患者下降 28%,PD 患者下降 47%,移植患者下降 51%[3]。尽管这些数据令人振奋,但仅 54% 的 HD 患者

和 65% 的 PD 患者在 ESRD 发病后可存活超过 3 年。透析患者的全因死亡率比一般人群高 6.7~7.8 倍,在透析的第 2 个月和第 3 个月最高。透析患者的预期寿命是同龄普通人的 1/3。移植患者预期寿命约为普通人群的 83%~87%。

透析患者数量的快速增加引起了透析专业执业医师需求的增加。本章将就 HD 和 PD 的基本临床问题加以阐述,包括原理、并发症和处理。整个章节内容,参考了美国肾脏基金会(National Kidney Foundation)制定的肾脏病预后质量倡议(the Kidney Disease Outcomes Quality Initiative,K/DOQI)临床实践指南[4-6]。

血液透析

原理和转运过程

肾功能不全患者体内有过多的水分和毒素蓄积,透析就是将其从体内清除的过程。HD 过程中,患者经过抗凝的血液(从手臂的血管流向透析器)和模拟血浆的电解质溶液(透析液)同时以相反方向引入透析器(人工肾),分别流经透析膜两侧,患者血液中的溶质(如代谢废物、毒素、钾和其他电解质)顺浓度梯度扩散进入透析液。不同溶质从血液中的清除速率是由通过透析器的血液和透析液流速、血液和透析液中每种溶质的相对浓度(由此决定跨膜的浓度梯度)、透析膜的物理特性(如总的可用表面积、厚度和孔径)和被清除溶质的特性(如以道尔顿计的分子大小、分子量、分布容积和蛋白结合率)共同决定的。因为血液和透析液是反向流过透析器,每种溶质的跨膜浓度梯度被扩大了(图 30-1)。这个原理会在透析器特征部分详细阐述。

血液中溶质的清除通过扩散和对流两种方式。扩散(diffusion)就是溶质分子通过透析膜孔顺浓度梯度运动的过程[7]。一旦透析膜两侧溶质的浓度达到平衡,溶质从血液向透析液移动的速率等于透析液向血液的移动速率,溶质的净移动为零。对大多数的溶质而言,这种转运平衡并不存在,原因一方面是血液和透析液流速太快,另一方面是由于溶质分子太大不容易通过透析膜孔。

过多的水通过超滤过程清除。通过控制半透膜两边的压差可允许水通过透析膜孔的同时也携带溶质进入透析液,从而进一步加强溶质的清除。流量(flux)是水通过透析器的速率。对流(convection)是透析中通过从血液中超滤水来清除毒素和其他已溶解溶质的过程。通常在超滤期间,对流方式清除的溶质相对于扩散方式要少。

透析器的特征

透析器特性取决于很多因素,如透析膜的成分、面积的大小和溶质清除能力。它们的主要部分是透析膜,透析膜类型包括纤维素膜(如铜铵纤维素)、改良纤维素膜(如醋酸纤维素,三乙酸纤维素)、合成纤维素膜、多聚合成膜(如聚砜类,聚丙烯腈和聚甲基丙烯酸甲酯)[8]。这些膜不仅成分不同,而且膜的面积、厚度和透析器内的构型也不尽相同。透析器最常见的构型是中空纤维(hollow fiber),透析膜由数以千计的中空纤维组成,中空纤维和透析器长度一

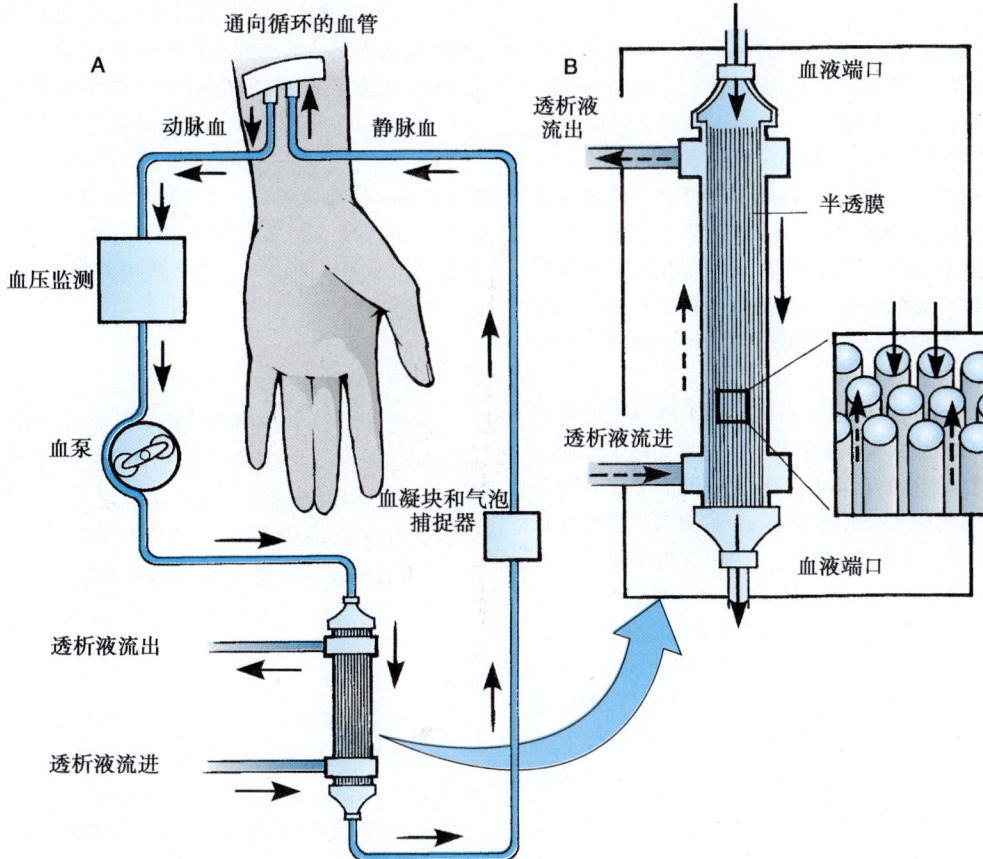

图 30-1 血液透析系统。A. 血液从动脉被泵入一台流经作为半透膜(内置)的透明管的透析器(B)。除了尿素和废物,透析液具有和血液相同的化学组分,流经管周。血液中的废物弥散通过半透膜进入透析液。来源:Adapted with permission from Smeltzer SC, Bare BG. *Textbook of Medical-Surgical Nursing*. 9th ed. Philadelphia, PA: Lippincott Williams & Wilkins;2000.

样。透析器中,血液在纤维中流动,透析液在纤维周围的间隙内流动。结果,这样的模式极大增加了扩散的表面积,其扩散能力通过血液和透析液在相反方向上的流动而进一步增加,使得浓度差始终存在,即一直处于非平衡状态。另一种不常见构型设计是平板构型,血液和透析液分别在膜两侧流动。

从功能上讲,可以根据透析滤器清除水和溶质能力的不同对透析器进行分类。流经透析器的水流量与中等分子量大小的分子清除有关。因此,透析器可以根据孔径大小和清除小分子和大分子的能力分为低通量或高通量透析器。一种分类和比较透析器单元效能(通量)的方法是体外和体内清除不同分子大小溶质标志物的相对速率。这个信息通常印在透析器表面或包装说明书中(规格参数表中)。例如,尿素(分子量 60Da)是小分子跨膜转运的标记物。尿素[血液中是尿素氮(BUN)]自由分布于体液中,即使使用标准的低通量透析器时,也可被快速清除。因为大部分透析器膜的孔径足够大,可以让这种小分子物质自由扩散。尿素清除的限速步骤是流经透析器的血液流速。维生素 B_{12}(VB$_{12}$),具有更大的分子量(分子量 1 355Da),也用作测量透析效能的标记物。因为 VB$_{12}$ 太大而不能轻易通过传统的透析膜。与尿素相比,VB$_{12}$ 的透析清除较少依赖于血液流速,其整体清除更多依赖于膜的类型(如厚度和孔径)和透析时间。比 VB$_{12}$ 分子量更大的 β$_2$-微球蛋白(分子量 11 800Da)的清除也被用来描述透析器的通量特性[4,8]。高通量透析器(high-flux dialyzers)以 β$_2$-微球蛋白的清除速率至少达 20ml/min 来定义[4]。然而,β$_2$-微球蛋白清除率并不是在所有透析器的规格参数表中均有报道。与低通量膜的小孔径相比,高通量膜具有更大的孔径,能够更有效地清除更大的分子(如中分子 β$_2$-微球蛋白和瘦素)和药物(如万古霉素或 VB$_{12}$,分子量在 1 000~5 000Da 范围)。高通量膜对水也有更好的渗透性,用 KUf 值(后文有定义)>10ml/(h·mmHg)来反映。

与此类似,药物的分子量也是透析清除的预测参数。分子量<500Da(如氨基糖苷类和茶碱)的药物,预期透析率较高。对这些药物,实际透析量随蛋白结合率(即可以透过透析膜的游离药物总量)、分布容积(volume of distribution, Vd)(如大的 Vd 提示血液中相对少量的药物会被透过)、通过透析器的血流速率、透析流量和透析器的表面积的变化而变化。分子量在 500~1 000Da(如吗啡和地高辛)的药物不太好透析。如地高辛(digoxin),突出的问题是它的 Vd 较大并且血清药物浓度较低。即使血液中的药物能够有效清除,当透析停止时与组织相结合的药物将会迅速地重新分布回血液,这一现象称为反弹(rebound)。最后,大分子量的药物如万古霉素,普通透析很难被透过,但是运用高通量技术可以清除,这章节稍后会阐述

这一技术。

透析器的效能也与它的表面积有关。高效膜通常具有较大的表面积,能清除大量小分子,如尿素。高效能的透析器也有小孔径或大孔径,导致大分子溶质的低清除或高清除。这些膜的生物相容性也不相同。纤维素膜生物相容性差,当与血液接触时,会引起非修饰纤维素膜上的游离羟基完全激活和细胞因子释放,导致低血压、发热、血小板活化[9]。目前,这些膜的使用率有所下降。当游离羟基被其他化学结构代替时,如醋酸盐,可以改善生物相容性。经修饰后的纤维素膜或纤维素合成膜的生物相容性有所改善,合成膜的生物相容性更好。

一个标准透析器的说明书应提供各种不同分子的清除率(如尿素、肌酐、磷酸盐和维生素 B_{12})。尿素清除率已经成为比较不同透析膜特性的常用方法;但是清除率也受其他多种因素的影响,如血液和透析液流速。一种更为标准的比较方法是尿素总转运面积系数(KoA_{urea})。以透析器说明书上尿素清除率数据为基础,KoA_{urea} 可以在一定血流量的基础上加以估算。使用这些信息可以实现透析方案的个体化。

典型的长期血液透析患者是每周透析 3 次,每次 3~4 小时,即每周一、三、五或者每周二、四、六透析。在透析间期,饮食和代谢产生的液体蓄积在患者体内。尽管患者都在饮食上进行了液体限制,但在透析间期,患者液体的蓄积通常达到 1~5L(增加 1~5kg 的体重),必须在下一次透析时清除。

血液和透析液流速

尽管小分子物质的清除主要取决于血流量,但两者的关系并非严格的线性关系。增加血流量只能小幅度增加尿素的清除[10]。这可能是因为在血液和透析液之间没有足够的平衡时间,且透析膜两侧不流动层的增厚也阻碍了分子的扩散。血液透析标准血流速度是 400~500ml/min,这主要取决于透析患者血管通路和心血管系统的状态,一些患者并不能耐受这种高流速,需要使用较低的流速。透析液流通常是 500ml/min,高流量透析时透析液流速能够增加到 800ml/min,此时尿素的清除可以增加约 10%[11]。

案例 30-1

问题 1:R. W.,男性,55 岁,因控制不佳的高血压导致 CKD 4 期,到肾脏科进行肾功能的重新评价。患者身高 177.8cm,体重 70kg。从 3 个月前最后一次就诊至今,他的肌酐清除率(CrCl)从 22ml/min 下降到 12ml/min,血浆尿素氮(BUN)升高到 89mg/dl。血清钾离子(K)浓度 4.5mmol/L,HCO_3 浓度 17mmol/L。他选择了血液透析治疗方式,等待合适的供体进行肾移植治疗。他希望在接下来的 1~3 个月内开始透析治疗。开始透析时,他的透析方案是:每周透析 3 次,每次 4 小时;使用费森尤斯 F-60S 透析器,碳酸氢盐透析液,血液和透析液流速分别为 400ml/min 和 500ml/min。费森尤斯 F-60S 透析器的什么特点使其成为 R. W. 的较好选择?什么决定了透析液的成分?

费森尤斯透析器是高通量透析器。和普通的纤维素膜相比,聚砜膜是一种膜孔径较大的合成膜。F-60S 透析器的 KUf 值[超滤系数(是每毫米汞柱跨膜压每小时清除水的量)]是 45ml/(mmHg·h),表示其具有较高的超滤能力;体外 KoA_{urea} 是 1 064,表明透析器对尿素的清除效率;在 300ml/min 的血流量时,尿素的清除率是 266ml/min;表面积是 1.5m²[2,8]。这些信息主要记录在产品说明书或在一般的透析参考说明中[8]。患者透析方案的个体化需要用到这些数据。

透析液的配方

透析液配方中,电解质含量通常有一定的标准的限制,但必要时允许个体化。透析用水通常是经过反渗装置处理后的公共用水系统,反渗水经过离子交换、活性炭吸附等过程去除水中的污染物,如铝、铜、氯、细菌和内毒素[12]。透析膜可以将血液和透析液分隔开,因此透析溶液不需要消毒。但是可能发生热原反应,特别是高通量透析膜由于膜孔径增大,发生致热反应的危险性也随之增大。

最终透析液中溶质和反渗水在透析机中被配比成透析液所需浓度,形成最终的产品。最终的透析液的标准成分参见表 30-1。通过调整透析液中电解质浓度,可以人工调节特殊化合物的透析效能。如,高钾血症状态的患者,则需要低钾浓度的透析液将钾离子从血液扩散到透析液中。另一方面,如果透析时患者钾是正常的,则透析液的钾浓度就应设定在正常生理浓度,使钾离子跨膜量最小化。如果透析液中的溶质浓度高于血液,则溶质净移动进入血液,而不会从血液中移出。在透析液中加入碳酸氢钠作为缓冲,可以治疗 ESRD 患者由于酸性物质排泄障碍引起的代谢性酸中毒。在输送前,为了避免溶血和保持体温,透析液将被加热到 37℃,过度加热会产生溶血。透析液也会在真空状态下除去溶解在溶液中的空气。

表 30-1

血液透析和 CAPD 透析液的电解质组成

溶质	血液透析/(mmol/L)	CAPD/(mmol/L)
钠	135~145	132
钾	0~4	0
钙	1.25~1.75	1.75
镁	0.25~0.5	0.75
氯	100~124	102
碳酸氢盐	30~38	
乳酸		35
pH	7.1~7.3	5.5

CAPD,持续性不卧床腹膜透析。

血管通路

案例 30-1,问题 2:为了获得透析中充足的血流量,R.W. 必须有一根血管作为长期血管通路。R.W. 可选择什么作为长期血管通路呢?

一个永久的血管通路可以方便地提供充足的血流量,常规浅静脉穿刺则不行。有多种不同的血管通路可供选择:连接手臂中动脉和静脉形成的动静脉(AV)瘘管,动静脉人造血管,即由聚四氟乙烯合成的连接手臂中动脉和静脉的软管,双腔导管或隧道导管,即通常埋藏在脖子大静脉里的袖口导管。AV 瘘管和人工血管是埋在非惯用手臂上。理想的血管通路应可以满足长期 HD 所需的血流量,可以长期使用并且具有较低的并发症(如感染、狭窄、血栓形成、动脉瘤和肢体缺血)。

AV 内瘘是通过外科手段,将皮下动脉和静脉进行吻合。AV 内瘘并不适合血管条件差的患者,如老年患者或糖尿病、动脉粥样硬化或血管较细的患者。K/DOQI 指南提倡瘘管首选在手腕部(桡动脉-头静脉),次选在肘部(肱动脉和头静脉)。当内瘘建立后,在用于 HD 前血管通路需要时间来生长成熟。动静脉内瘘建立 3~4 个月,成熟后方可使用。尽管吻合口的愈合需要两周或更长时间,但人造血管植入后仍可很快使用。在高流量情况下,AV 内瘘较人造血管更难成熟;然而,为了维持长期 HD,人造血管需要每年 4 倍以上的干预(选择性血管成形术、血栓清除术或外科修补术)[13]。由于较高的感染率和闭塞率,对慢性血管通路不鼓励使用中心静脉留置导管。

在透析过程中,使用一根针或者导管放置在内瘘处,将血液引向透析器。通常将去往透析器的称为"动脉管路"(arterial line)。血液从透析器流出,通过第 2 根导管或者针再回到患者内瘘血管处,从透析器出来的被称为"静脉管路"(venous line)。

如果 R.W. 有很好的血管条件,应该创建自体动静脉内瘘作为长期通路。血管通路是长期 HD 的关键,是透析治疗的薄弱环节。血管通路相关并发症是长期 HD 患者的一个重要问题。其中最常见的是血栓形成,这经常是静脉硬化的结果[6]。如果不治疗,血栓将导致内瘘功能的丧失。血管相关并发症不仅是住院主要原因,而且对于临床和医疗经济问题也有重要意义。

抗凝治疗

案例 30-1,问题 3:在 HD 初始阶段,为 R.W. 推荐一种合理的抗凝方法。高危出血患者的选择是什么?

大多数 HD 患者在透析过程中应用静脉注射肝素(heparin)抗凝。为预防体外循环中的血液凝固,抗凝是必要的。有几种方法被尝试用于提供足够的抗凝作用又不增加出血的风险。抗凝手段包括透析过程中使用适量的肝素来抗凝,或间断注射,或初始剂量后进行持续注射[14]。现代透析输送系统和肝素注入系统已经整合为一,透析中肝素的注入可以按照设定的程序提供期望的注入速度。

如果患者没有出血性疾病、近期手术史或应用肝素抗凝的其他危险因素,在透析开始前 3~5 分钟,抗凝治疗给予首次剂量 IV 肝素 2 000U,随后以每小时 1 200U 维持[14]。透析过程中目标是活化凝血时间(activated clotting time,ACT)维持在基础值以上的 40%~80%(如,ACT 正常值是 120~150 秒,透析时 ACT 保持在 200~250 秒)。医师应监测出血的指标,并每间隔 1 小时测定 1 次 ACT。为预防透析后的过度出血,在透析结束前 1 小时停止使用肝素。在前述的标准应用剂量范围内,肝素正常清除的半衰期是 50 分钟,和目标 ACT 呈现一个线性的量效关系[14]。

有出血倾向的患者包括近期的外科手术、视网膜病变、消化道出血和脑血管出血的患者。对于这些患者,治疗的目标就是阻止透析体外循环凝血的形成,降低活动性出血的风险。这些患者透析时,可以用"最小剂量"的肝素(需严格监测 ACT),甚至无肝素抗凝。小剂量肝素法是一种个体化的方法:在首剂给予 750U 肝素后,保持 ACT 高于基线值 40%[14]。考虑到肝素在血管内分布完全,给肝素后 3 分钟测定 ACT。如果目标 ACT 水平没有达到,可以根据线性量效关系来调整再次给予肝素的剂量,以取得期望的抗凝效果。如首剂给予 750U 的肝素达到了目标 ACT 值的 75%,则第 2 次 250U 的剂量较为合适。与此类似,初始肝素维持注射速度保持在 600U/h,也可以根据每 30 分钟测定 1 次 ACT 的结果来调整,以保证足够的抗凝效果。注射速度应该和注射剂量成一定比例,以保证 ACT 大于基线的 40%。测定 ACT 的血样应在注射肝素前从动脉管路采集,以反应系统的抗凝效果。

对于具有中到高出血风险或有活动性出血的高血流量透析患者来说,无肝素抗凝是另一种选择[14]。这种方法需要在透析前将透析器用 3 000U/L 浓度肝素生理盐水进行预冲洗,用以覆盖体外循环表面。在透析开始可以在循环管路中用患者的血液或单用生理盐水将含肝素的预冲洗液排出。患者如能耐受,可以设定 300ml/min 至 400ml/min 的高血流量血透。在透析期间,每 15~30 分钟用生理盐水冲洗 1 次透析器,以冲掉已经形成的微血栓。无肝素透析凝血发生率约为 5%。

在动脉端局部使用枸橼酸钠是系统抗凝的一种合理选择。枸橼酸钠可以结合游离钙离子,钙离子是凝血过程必需的因子。枸橼酸钙复合物可以被透析液清除。根据监测的患者血浆钙离子浓度,在静脉端使用氯化钙以补充枸橼酸结合钙的丢失,可防止发生低钙或高钙血症。部分枸橼酸盐进入患者体内,代谢成碳酸氢盐,可能出现代谢性碱中毒。枸橼酸钠也可导致高钠血症。局部使用枸橼酸盐抗凝主要适用于有出血倾向的患者,需要额外监测两路注射系统[14]。在一项 59 例患者的前瞻性研究中,1 009 次连续高通量透析过程中,长期枸橼酸抗凝可获得极好的抗凝效果(99.6%),出现较少不良反应(0.2%),主要是游离钙含量、电解质和酸碱平衡方面[15]。

案例 30-1,问题 4:低分子肝素(LMWH)可以用于透析吗?

依诺肝素(enoxaparin)、达肝素钠(dalteparin)和亭扎肝素(tinzaparin)均是低分子肝素(low-molecular-weight heparins,LMWH),可以购买,但是尚未经美国食品药品管理局(Food and Drug Administration,FDA)批准用于透析。一项包含11个临床随机对照研究的meta分析对低分子肝素和普通肝素在进行血液透析和血液滤过的ESRD患者中进行了对比,结果显示与普通肝素相比,LMWH并未显著影响出血事件[相对风险(RR),0.96;95%置信区间(CI),0.27~3.43]或影响体外循环的血栓形成(RR,1.15;95% CI,0.70~1.91)[16]。在一项随机交叉研究中,依诺肝素和标准肝素的安全性和抗凝效能进行对比,1.0mg/kg剂量的依诺肝素可以减少透析器中小的纤维蛋白或血栓凝块的形成,但是在透析间期经常出现小的出血。依诺肝素剂量减少到0.7mg/kg时,可以产生同样的抗凝效能,而没有小出血的发生[17]。高通量时达肝素钠单剂量给于60U/kg可以有效预防透析管路中的血栓凝块,同时不发生出血[18]。亭扎肝素在透析前根据体重IV给予75U/kg的剂量或IV给予固定剂量2 500U,也显示了其作为抗凝剂在HD中的有效性[19,20]。

虽然LMWH可以用于HD期间的血栓预防,但在HD患者中使用LMWH预防和治疗静脉血栓栓塞时,需要考虑一些因素。因为LMWH经肾脏清除,在ESRD患者中需要剂量调整,并严密监护患者。LMWH会抑制X_a因子、XII_a因子和激肽释放酶,而抗Xa因子的活性(antifactor Xa activity)是唯一可测定的实验室监测指标;此外,因活性肝素代谢物在透析患者中可以蓄积,而使用LMWH后则不能通过X_a因子试验来进行代谢物的检测评估,所以这个试验的临床效用尚不清楚[21-23]。

另一个需要关注的是透析患者较健康人对LMWH更敏感[23]。此外,在CKD 4期和CKD 5期的患者中给予固定剂量的LMWH而不监测时可出现不可预知的抗凝作用。在一系列伴有急性冠脉综合征的HD患者使用LMWH的案例中,有2例患者仅使用2~3次LMWH,即出现血管通路出血、血尿和大量黑便。另有患者接受了10次剂量后出现出血性心包积液,导致死亡。仅有1例患者一共接受5次剂量,但没有出现出血性并发症[24]。基于这些发现,推荐普通肝素而非LMWH,用于透析患者中预防和治疗血栓栓塞性疾病[25,26]。

> **案例30-1,问题5:**哪些药物可以用于透析患者出现肝素诱导的血小板减少症(HIT)时抗凝?

据报道,接受肝素抗凝的HD患者中,肝素诱导性血小板减少症(heparin-induced thrombocytopenia,HIT)的发生率是0%~12%。在HIT患者中所有形式的肝素必须停药,包括"无肝素"透析。另一类对于HD中需要抗凝的患者而言具有潜在利用价值的药物是直接凝血酶抑制剂(direct thrombin inhibitors),即阿加曲班和重组水蛭素。这些药用于那些出现HIT的患者。阿加曲班(argatroban)是左旋精氨酸的合成衍生物,是被FDA批准适用于有HIT病史,易发血栓的患者。大多数阿加曲班的给药方案是在HD开始时给予首次剂量,然后在透析过程中给予维持剂量[27]。因为阿加曲班通过非肾脏途径消除,故肾衰患者和肾功能正常患者的剂量是相同的[28]。然而,肝损伤时需要调整剂量。Murray等[29]评价了高通量透析中3种阿加曲班的给药方案,无论有无250μg/kg的首剂,以2μg/(kg·min)维持注射都可以获得更稳定的抗凝效果(ACT>140%基线),该输注在HD结束前1小时停止。在HD中,大约20%的阿加曲班会被清除。HD过程中,阿加曲班治疗可以提供适当、安全的抗凝作用,避免血栓形成、出血或其他严重的不良事件发生[29]。

重组水蛭素(lepirudin)是另外一种通过重组DNA技术获得的抗凝血酶产品,在生物学上类似于从水蛭的唾液中分离出的水蛭素。与阿加曲班不同,重组水蛭素主要经肾脏清除,也可通过大多数高通量透析器进行清除[30]。有HIT病史的间断透析患者为预防透析中的血栓进行抗凝治疗时,需给予负荷剂量0.2至0.5mg/kg(5~30mg),同时需要基于残余肾功能进行个体化方案调整[14,31]。在下次透析前检测活化部分凝血活酶时间比(activated partial thromboplastin time ratio,APTTr),保持APTTr<1.5作为目标值,并且如果可以的话,lepirudan试验目标治疗范围在0.5~0.8μg/ml可用于指导剂量调整[14]。尽管对于严重出血是没有解药的,然而,如果出现严重出血时可使用新鲜冰冻血浆或VIIa因子浓缩液。比伐卢定是有严重出血风险的HIT患者抗凝的另一个潜在选择。比伐卢定的半衰期是25分钟(在无肾功能不全的患者中),在直接凝血酶抑制剂中最短,但其使用剂量仍需阐明。一项对24名进行间断血液透析的ICU患者的回顾性队列研究发现,平均剂量0.07mg/(kg·h)可获得1.5~2.5倍基线值的APTT目标值[32],而比伐卢定以低至1.0~2.5mg/h(0.009~0.023mg/(kg·h))的输注速率可获得大约1.5的目标APTTr以保持血液透析管路通畅[33]。

两种肝素类似物,达肝素钠(danaparoid)和磺达肝癸钠(fondaparinux),也可以用于HIT患者的抗凝治疗。然而,达肝素钠已从美国撤市,磺达肝癸钠目前也没批准用于血液透析。初步研究发现磺达肝癸钠仅能用于使用低通量聚砜透析器的患者的抗凝治疗[34]。高通量透析器中血栓风险增加归因于磺达肝癸钠的清除增加,导致抗凝不足。这些新兴药物在长期HD患者中的作用仍需进一步研究。

并发症

低血压

> **案例30-1,问题6:** R. W. 的干体重是69.1kg。在最近的透析过程中,透析3小时时,他主诉恶心、轻度头痛。他的舒张压从85mmHg下降到60mmHg。停止超滤后,他没有进一步的不适症状,病情很快恢复。R. W. 透析后体重是69.6kg。他发生低血压可能的病因是什么呢?

除溶质清除外,人工肾还必须能够维持这些患者的液体平衡。一旦进入稳定HD,绝大多数患者将会出现无尿,需要在透析间期控制液体的摄入。透析清除过多的液体后获得"干体重",或患者低于此数值即会因容量耗竭而出现症状的体重。超滤可以通过调整跨膜压来实现干体重。

R. W. 的干体重设定在 69.1kg。低于这个体重，R. W. 会出现体位性低血压。

透析相关低血压（intradialytic hypotension，IDH）有多种临床症状和体征，包括恶心、呕吐、眩晕、肌肉痉挛和头痛。报道低血压的发生率是 10%~30%。如果患者有糖尿病自主功能紊乱和心脏疾病等特殊危险因素，其发病率会更高。主要原因是血液中的水分清除过多，超过了身体存储水的移动速度。因此，如果患者透析中对容量耗竭引起的血流动力学反应不足，透析后将有低血压或其他相应的临床症状。发现超滤速率 > 10ml/（h·kg）与 IDH 的高发生率（OR = 1.30；p = 0.045）和高死亡风险（RR，1.02；P = 0.02）相关[35]。如果患者有透析后的低血容量及相关症状，那么干体重有必要上调。

低血压的另一重要原因是中心体温升高。交感神经系统激活加强了机体对超滤的反应，导致皮肤血管循环收缩和散热系统的受损。透析过程中出现中心热量的增加，导致中心体温的上升，其影响大于外周血管的收缩，从而出现低血压。透析液过多的热量也会导致血管舒张。尽管许多患者感到不舒服或难以耐受低温效应，但将透析液温度降到略低于体温就可以校正这一问题。透析期间进食导致内脏的血管舒张也可导致血压的降低。通常透析期间禁止进食，对于易出现 IDH 的患者则应在透析开始前禁食。透析前患者的降压治疗可能加重透析低血压现象，故一些患者透析前必须停止降压治疗，透析后再继续。低血压的快速治疗包括将患者倾斜，静脉注射小剂量（100ml）生理盐水，并降低超滤速度。

一些药物已经被建议用于 IDH，这些药物包括盐酸麻黄素、醋酸氟氢可的松、咖啡因、后叶加压素、左旋肉碱、舍曲林和米多君。Perazella[36] 回顾分析了这些药物在治疗透析相关低血压方面的作用，得出结论认为只有左旋肉碱、舍曲林和米多君对患者有潜在的益处。米多君（midodrine）是一种口服药，可以转化为选择性 α_1 受体激动剂脱甘氨酸米多君。透析前 30 分钟口服剂量 10~20mg 对大多数患者来说是有效，但是活动性的心肌缺血是其主要的禁忌证[36]。舍曲林（sertraline）是一种选择性 5-羟色胺再摄取抑制剂，它治疗 IDH 的剂量为每日 50~100mg，其机制可能是自主神经功能的改进。然而，无论是米多君还是舍曲林对冷透析液均无额外的效用[37,38]。透析后 IV 左旋肉碱 20mg/kg 可以用来治疗 IDH，其作用机制仍不清楚，可能是与血管平滑肌和心脏功能的改善有关[36]。然而，一项包含 5 个研究的 meta 分析评价了左旋肉碱对 IDH 的辅助作用，结果并未确认有获益[39]。

对 R. W. 干体重的准确评估至关重要。R. W. 额外增加了几磅。如果体重增加与容量的增加有关，那么需要限制钠摄入以减少由于透析间期液体的潴留增加的体重。另外需要考虑的是他的瘦体重。当询问他的饮食时，R. W. 说他食欲改善了。在评价干体重和容量状态时，患者"真实"体重的变化是很重要的。在治疗时如果没有根据R. W. 增加的真实体重去适当增加干体重，R. W. 就会出现低血容量和低血压。他的干体重应该上调（至约 70kg），直到不再出现低血压症状。

肌肉痉挛

透析中出现的肌肉痉挛或许也与液体的移动有关。透析中过度超滤可以导致肌肉组织灌注不足进而引起肌肉痉挛。可以尝试的治疗方法包括减少超滤、静脉注射高渗盐水或葡萄糖（非糖尿病患者中）用以缓解透析快结束时出现的肌肉痉挛[40]。痉挛肢体的锻炼和伸展对改善症状也有帮助。短期每日服用维生素 E 400U，单用或联用维生素 C 可有效减少痉挛的发作[41,42]。维生素 E 可引起出血，和华法林合用时亦会有潜在的出血。维生素 C 的治疗可以引起高草酸尿症、草酸尿结石和肾损伤。因此，维生素 C 补充剂应每日限制在 60~100mg。透析患者服用维生素 E 和维生素 C 的长期有效性仍不清楚。

透析失衡综合征

透析失衡综合征（dialysis disequilibrium）是 30 多年前在透析初始阶段被认识的一种临床综合征。它的病因和脑水肿有关，新近透析的患者由于血浆尿素水平很高，因而有较高的风险[43]。细胞外尿素的快速清除降低血浆渗透压，进而导致自由水进入脑组织。透析过程中细胞内 pH 的降低也是透析失衡综合征的病因。临床症状出现在透析过程中或透析后，包括对中枢神经的影响，例如头痛、恶心、幻视，部分患者出现抽搐和昏迷。治疗的目的在于预防，方法包括在初始透析时新患者采用短时、低血流速度的渐进性透析。直接治疗可以静脉注射高渗盐水或者甘露醇[43]。

血栓形成

血管通路功能丧失是血栓形成最常见的结果，也是静脉狭窄的结果。血管通路功能的前瞻性监测（如血管内流量；静态或动态静脉压；血管内再循环的测定和一些物理体征，例如前臂肿胀、移植血管的凝血、穿刺针拔出后的延迟出血、血管搏动或杂音性质的改变）是预防血栓形成的重要手段。一般讲，内瘘血管血流量比移植血管要大得多，但是，二者都可以发生血栓形成和功能丧失[6]。血管狭窄通过经皮腔内血管成形术（PTA）或必要时外科直视手术加以校正。成功的手术是预防血栓形成的有效方法。一旦有血栓形成，可以通过外科手术进行血栓切除或用溶栓药物去除血栓。阿替普酶（alteplase）、瑞替普酶（reteplase）和萘替普酶（tenecteplase）对溶解血管通路内血栓是有效的[44-46]。有出血倾向的患者应避免溶栓治疗。

据报道，对那些进行隧道血液透析、涤纶套导管血透的患者，他们的溶栓治疗中，瑞替普酶清除闭塞的成功率最高，达 88%±4%，其次是阿替普酶，为 81%±37%，再次为萘替普酶，41%±5%，均无严重的出血事件[47]。肝素每周 3 次或代替肝素的重组组织型纤维蛋白酶原激活剂每周中间一次血透时给予 1 次的血液透析封管方案可以减少导管故障和菌血症的发生率[48]。

案例 30-1,问题 8: 口服抗凝药或抗血小板药物在预防 R.W. 血液透析血管通路的血栓中有作用吗?

抗凝剂和抗血小板药物被评估用于预防植入物血栓。一项大型、多中心、随机、安慰剂对照试验发现了缓释双嘧达莫(dipyridamole)和小剂量的阿司匹林(aspirin)在减少 HD 移植血管植入后这段时间的血管狭窄,延长血管通畅达 6 周之久[49]。然而,约 3/4 的患者在 1 年时血管不再通畅。治疗组和安慰剂组出血发生率相似(12%)。在一个成本效用分析中,单用阿司匹林被认为是具有最佳成本效用的方法[50],但没有前瞻性的研究评价单用阿司匹林在预防移植物血栓形成中的作用。在两个独立随机、安慰剂对照试验中,使用低剂量的华法林,控制目标 INR 值在 1.4~1.9 范围,或在使用聚四氟乙烯移植物的患者联合氯吡格雷和阿司匹林,结果在预防血栓形成或延长血管存活时间方面没有显示获益[51,52]。在这两项研究中,接受积极治疗的患者的出血风险显著增加。一个小规模单中心、随机、安慰剂对照临床研究发现鱼油可以减少移植物血栓形成[52],然而,这个获益在一项大型、多中心、随机对照研究中没有被证实[53]。

基于这些研究,口服抗凝剂或抗血小板药物对预防移植物血栓形成没有明确的作用。

感染

案例 30-1,问题 9: 每次治疗时对血液透析穿刺点进行评估,用以辨别任何体征和通路感染的症状。R.W. 应该给予抗菌药物(如,每次透析给予头孢唑林)预防移植物感染吗? 说明你的理由。

一般移植血管通路感染概率比自体血管要高,主要由金黄色葡萄球菌或表皮葡萄球菌引起。革兰氏阴性菌和肠球菌感染发生率较低[6]。血管通路的感染可以导致菌血症和脓毒血症,伴或不伴有局部感染灶。

没有证据表明用抗菌药物预防是有价值的。相反,随意使用抗菌药物可引起耐药菌的定植。因此,R.W. 不应该接受抗菌药物预防。然而,如果感染明确,积极处理很重要。K/DOQI 血管通路临床实践指南提倡外科切除感染的移植血管。内瘘感染较少见,一旦出现,应像亚急性细菌性心内膜炎那样使用抗菌药物治疗 6 周[6]。

案例 30-2

问题 1: D.B.,女性,56 岁,75kg。每周进行 3 次高通量透析,现出现发热、寒战和白细胞增多。对怀疑的血液透析导管相关性感染,你推荐什么抗感染经验治疗方案?

应选择在每次透析期间或之后药动学不受透析影响的抗菌药物。开始治疗时经常在透析最后的 60~90 分钟内输注 20mg/kg 负荷剂量的万古霉素(vancomycin),然后在随后的每次透析的最后 30 分钟内给予 500mg,这取决于透析的类型[54]。高通量透析较普通透析可以更多地清除万古霉素。在高通量透析患者透析时给予万古霉素是较为方

便的方法。这样可以避免需要额外的静脉通路,也免去长时间待在透析室或是家庭抗菌药物的使用。在耐甲氧西林葡萄球菌发生率较低的透析场所,可以每次透析后给予头孢唑林 20mg/kg 以替代万古霉素[54]。抗菌药物的经验治疗也应覆盖革兰氏阴性杆菌,药物选择应基于当地的细菌谱。如在每次透析后可输注庆大霉素(或妥布霉素)1mg/kg,不超过 100mg 用于经验性覆盖革兰氏阴性菌,同时进行合适的血清药物浓度监测[54]。

案例 30-2,问题 2: 对 D.B.,你推荐的静脉用万古霉素和庆大霉素剂量是多少? 如何准备输注?

D.B. 体重 75kg,因此她应接受负荷剂量 1 500mg 的万古霉素。注射用万古霉素准备如下:用 96ml 无菌水溶解 10g 无菌万古霉素粉末形成 100mg/ml 浓度的溶液用于注射。取 15ml 的 100mg/ml 浓度的万古霉素溶液稀释到 500ml 葡萄糖或 0.9% 氯化钠注射液中,在透析的最后 90 分钟进行输注。对于维持剂量,在随后的每次透析的最后 30 分钟输注万古霉素 500mg IV(预混袋)。D.B. 透析后应给予庆大霉素 75mg,输注需超过 30 分钟。注射用庆大霉素准备如下:庆大霉素 75mg 稀释到 50~100ml 的 5% 葡萄糖或 0.9% 氯化钠注射液中。万古霉素和庆大霉素剂量应根据下次透析前测定的血清药物浓度进行调整,万古霉素目标浓度是 20mg/ml,庆大霉素是 3mg/ml。随后的抗菌药物治疗方案应根据培养和药敏结果进行调整。抗菌药物治疗应持续到血培养阴性,未发现其他途径的感染,感染的症状和体征得到解决(如发热和白细胞增多缓解)。

其他与 HD 相关的长期并发症还包括铝中毒、淀粉样变性和营养不良。

铝中毒

在透析水处理充分祛除铝之前,透析患者体内铝的蓄积是一个重要的问题。铝中毒(aluminum toxicity)的主要并发症包括铝中毒性痴呆、铝中毒性骨病和贫血。尽管目前和透析用水并无太多关联,但使用含铝抑酸剂和胃肠道磷结合剂的患者仍可出现铝的蓄积(参见第 28 章)。

淀粉样变性

淀粉样变性(amyloidosis)是由含有 β_2-微球蛋白的淀粉样物质在关节和软组织的长期沉积引起,是 ESRD 具有痛感的并发症。腕管综合征是最常见症状,主要表现为由于正中神经受压引起的拇指无力和疼痛。骨囊肿表现为沿关节淀粉样物质沉积,进而引起慢性关节痛、关节活动障碍、骨折和严重残疾。一般而言,透析病程 12 年,淀粉样变的发病率约 50%;透析病程 20 年,淀粉样变发病率接近 100%。β_2-微球蛋白(分子量是 11 800Da)正常在完整的肾单位过滤和小管代谢中清除。肾衰竭时,即使是在透析过程中也能引起 β_2-微球蛋白的清除减少和体内蓄积。高通量滤膜较传统的透析膜能更有效的清除 β_2 微球蛋白。遗憾的是即使是高通量透析膜,β_2 微球蛋白的产生也超过了消除。腕管综合征的初始治疗包括用夹板固定手腕和止痛剂缓解疼痛。新一代的透析

膜可在减少淀粉样变发展方面带来希望。

营养不良

慢性肾脏病患者处在一个高分解代谢状态，连同 ESRD 的多种因素引起的并发症，都能够导致营养不良。与更高的值相比，血清白蛋白浓度小于 3.0g/dl 可以增加死亡率。饮食摄入不足和透析中氨基酸的丢失引起蛋白营养不良，并导致其他的并发症，例如伤口的愈合障碍、感染的易感性和其他并发症（参见第 28 章）。

左旋肉碱

ESRD 患者补充左旋肉碱来缓解透析相关症状。左旋肉碱（L-carnitine）是一种代谢辅因子，它能促进转运长链脂肪酸进入线粒体并产生能量。血浆和组织中均可以发现这种辅因子以活性成分游离肉碱存在，或以酰基肉碱形式和脂肪酸结合。肉碱主要来源于饮食摄入，主要是红肉和奶制品。肉碱（carnitine）是水溶性小分子，可以透析清除，因此血液透析中其浓度是降低的。目前正在研究长期 HD 患者纠正相对肉碱缺乏的潜在益处。尽管一些研究建议补充肉碱对肌肉痉挛、透析相关低血压（同时减少疲劳、骨骼肌无力、心肌病和对大剂量 EPO 抵抗的贫血）有益，但并没有证据支持长期 HD 患者常规使用肉碱[55]。

腹膜透析

腹膜透析有几种不同的形式，包括最常见的 CAPD。

为了便于液体交换和改善患者操作的方便性，一些特殊装置得到了发展，特别是自动化腹膜透析 APD，包括持续循环腹膜透析（continuous cycling peritoneal dialysis，CCPD）和夜间间断腹膜透析（nocturnal intermittent dialysis，NIPD）。CAPD 是目前长期 PD 的几种最常见形式，但是 APD 的方法也在快速增加，特别是在儿童群体。虽然 APD 的腹膜炎发生率低于 CAPD[56]，但是其他结果如转向 HD 的需求和死亡率均相似[57]。

透析原理和转运过程

CAPD 是通过预先手术留置的腹透管将 2~3L 无菌透析液灌入腹腔来实现。透析液在腹腔中留置 4~8 小时，然后引出腹腔，并用新鲜透析液来替换。在患者正常的生活和工作环境中，灌注、留置、引流的过程每日进行 3~4 次，夜间透析液留腹（图 30-2）。从概念上讲，这一过程和 HD 相似，二者都是尿毒症毒素顺浓度梯度通过透析膜扩散进入透析液从而被清除的过程。在这种情况下，覆盖在腹腔内容物表面的腹膜充当了内源性透析膜，埋在腹膜中的脉管系统提供了与透析液平衡的血流。一个最主要的不同是，由于透析液存留腹腔，平均透析液流速非常缓慢，每日引流液体 10L，约相当于 7ml/min。大、中分子通过对流，小分子物质通过扩散方式清除。

血液和透析液流量

血液透析中有连续的新鲜透析液不断灌注，因而整个透析过程始终保持一个较大的浓度梯度。与血液透析不同，

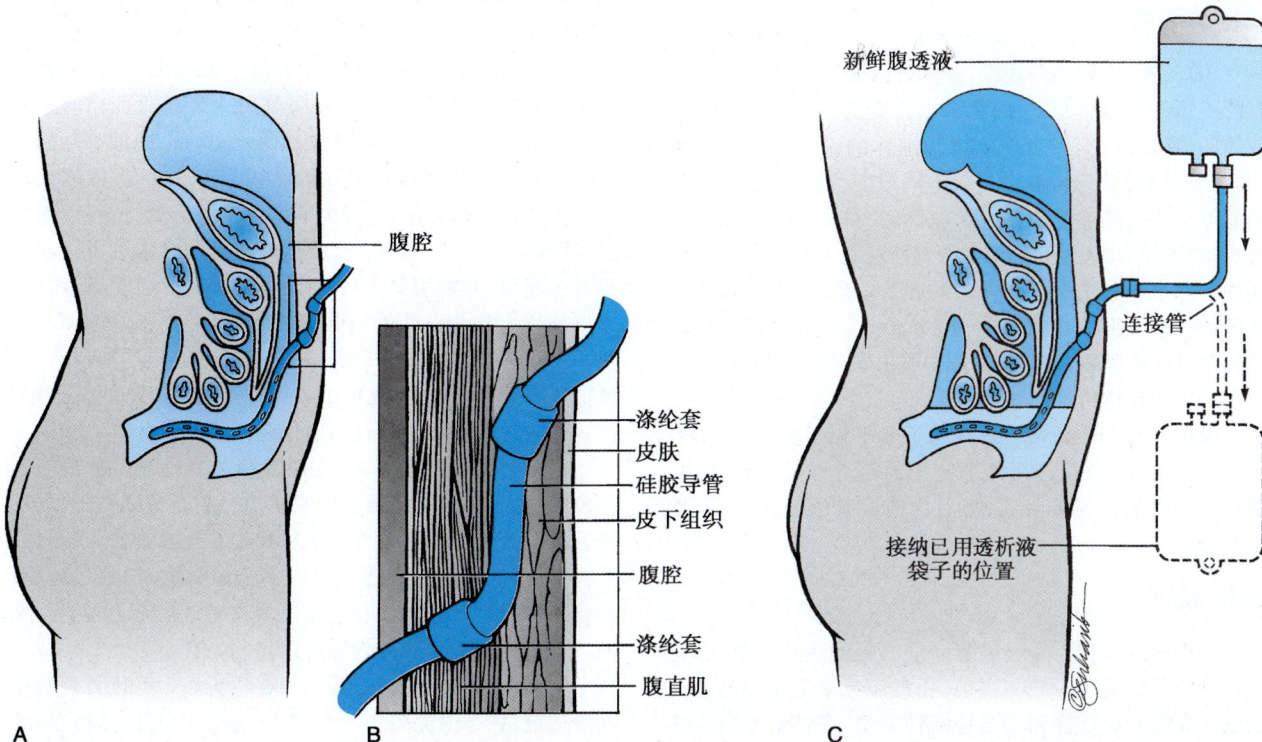

图 30-2 持续不卧床腹膜透析。（A）腹透管通过腹壁植入体内。（B）涤纶套和皮下隧道提供防止细菌感染的保护。（C）透析液靠重力流经腹透管进入腹腔。在规定的时间后，腹透液靠重力排出并丢弃。然后新的腹透液再注入腹腔，直到下一次排液期。如此，透析可以持续 24 小时。患者可以自由活动，进行他或她的日常活动。来源：Textbook of Medical-Surgical Nursing. 9th ed. Philadelphia, PA：Lippincott Williams & Wilkins；2000.

图中标注：
- 腹腔
- 涤纶套
- 皮肤
- 硅胶导管
- 皮下组织
- 腹腔
- 涤纶套
- 腹直肌
- 新鲜腹透液
- 连接管
- 接纳已用透析液袋子的位置

在典型的 CAPD 留腹期中，透析液中尿素和其他物质相对于非结合的血浆浓度出现增加。日间 4 小时的留腹期，透析液和血浆尿素浓度几乎相等，因而溶质清除率非常小。新鲜透析液的注入将重新建立浓度梯度，增加尿素的清除。对于每日交换 4 次，每次交换 2L 的腹膜透析患者而言，如果透析液和血浆尿素浓度相等，超滤除水 2L，尿素的清除率约为 7ml/min。这一尿素清除率大幅低于 HD 的尿素清除率，因此 CAPD 必须每周持续（即每日）进行以取得足够的尿素清除量。溶质的清除取决于血流量、透析液流量和腹膜的特性，例如膜的大小、渗透性和厚度。透析液流量是改善溶质清除的唯一便于调控的变量。在急性腹膜透析时，为获得相对较高的溶质清除率，在透析液循环过程中透析液保留存腹的 30~60 分钟就进行交换，从而有效提高溶质的清除率。CCPD 就是利用这一概念，在睡眠期用自动的灌注、留腹和引流程序，缩短留腹时间，而日间则将高糖透析液存留腹腔，直到下一个循环开始前。NIPD 是相似的，它是夜间交换，日间空腹或干潮。因此 NIPD 的尿素清除率较低，但是或许适合更多患者，特别是全天腹腔容量负荷过重的 CCPD 患者[58]。透析液中电解质浓度接近于生理浓度，来预防血清电解质的重大变化（表 30-1）。相对于 HD，PD 的潜在优势是大、中分子量物质的持续透析清除，进而消除它们的毒性效应。随着水的超滤，大、中分子通过对流清除，这些分子的清除较少依赖于血液和透析液流量，而更多依赖于透析时间。尽管 PD 溶质清除率低，但 PD 是一个持续的过程，与血透提供的间断治疗相比，更符合患者的生理条件。

液体的清除

HD 过程中，调整跨膜压，液体可以通过超滤清除。PD 时跨膜压并不容易调整，因此可以改变透析液渗透压实现液体的清除。依据患者需要清除液体的量来增加葡萄糖（水合葡萄糖）到透析液中形成不同浓度，进而实现对液体的超滤。透析液浓度包括 1.5%、2.5% 和 4.25% 葡萄糖浓度。1.5% 和 2.5% 葡萄糖浓度的透析液在 4 小时的存腹时间中净除水量分别是 200ml 和 400ml，4.25% 葡萄糖浓度透析液留腹整夜后的出水量约为 700ml[59]。如果持续留腹，葡萄糖可以被吸收，并且被血液中析出水分所稀释，因此超滤主要发生在透析液留腹的早期。

碳酸氢盐和透析液中钙镁离子是不相容的，二者结合可以产生沉淀，因此透析液中使用的是乳酸盐。在体内，透析液中乳酸盐可被吸收，随后代谢成碳酸氢盐，达到酸碱平衡。

透析通路

透析液注入腹腔是通过腹壁上内置的腹透管来实现。最常见的设计是 Tenckhoff 导管，由硅胶或聚氨基甲酸乙酯制成。导管分成直管和卷曲管两种类型，导管末端有许多微孔以供液体出入。导管可以有一个或两个涤纶套（cuff），涤纶套可以在内外附着处刺激纤维组织的生长，帮助固定导管；涤纶套的另一作用是阻止细菌迁移。对原来导管改进的产品已经在市场上出现，大多数改进品尝试着去克服

透析液引流相关的问题。保持腹透管的通畅是腹膜透析成功的必要条件。

透析液通过腹透管的灌入使用了 Y 形连接管和双袋系统。Y 转接头使用三臂结构，新鲜透析液和 Y 形连接管的上臂相连，另一空袋和下臂相连，主干与导管相连。夹闭流入管，打开主干和出液口，将废液从腹腔引流进空袋。将夹子反向夹闭，在新鲜透析液冲洗管路后就可以向腹腔内注入新鲜透析液。夹闭腹透管就可以去除 Y 形管和废液袋。双袋系统使用预先连接的空袋，分别连接 Y 形管路的两臂，而与腹透管则只单向连接。Y 形管的使用降低了腹膜炎的发病率，从过去的每 9~12 患者-月 1 例降低到 24~36 患者-月 1 例[60]。周期性的 PD 仅包含两个分离的系统，而 CAPD 有 4 个。

透析处方

案例 30-3

问题 1：M. J.，女性，27 岁，胰岛素依赖性糖尿病病史 14 年，身高 165.1cm，体重 65kg。糖尿病的并发症之一是导致 ESRD，需要透析治疗。到目前为止，她进行 CAPD 治疗 1 年，治疗进展顺利，没有出现任何并发症。透析方案是每日 1.5% 的葡萄糖透析液交换 3 次，第 4 次是夜间使用 4.25% 的葡萄糖透析液。使用双涤纶套 Tenckhoff 导管，透析液交换使用 Y 形连接管。患者血压控制良好，无水肿表现，无残余肾功能。对 M. J. 的透析额外增加 1.5% 葡萄糖透析液的目的是什么？为什么有时候要使用高达 4.25% 浓度的透析液？

大多数患者初始 CAPD 方案是白天用 1.5% 葡萄糖的透析液交换 3 次，第 4 次为夜间使用 4.25% 葡萄糖的透析液留腹过夜。按照白天每次交换除水 200ml，夜间交换除水 700ml 的量，每日透析预期除水量约为 1 300ml。依据患者体液负荷状态的评估，可根据需要增减透析液方案，以保持患者液体平衡。增加白天交换透析液葡萄糖浓度可以改善患者水潴留，开始用 2.5% 的来替换 1.5% 的腹透液。这种方法能够增加 200ml 的清除量，如果有必要可以进一步调整。对于水清除过度的患者，只要保证有充足的溶质清除，就可以减少每日交换液体的次数。如果每日需要交换 4 次，液体的摄入可以更自由，以保持充足的水分。

右旋葡萄糖（dextrose）是葡萄糖的右旋体。葡萄糖是小分子物质，可以迅速通过腹膜扩散。随着葡萄糖的吸收，腹透液的渗透压梯度逐步消失，降低了超滤效果。长时间留腹结束时，吸收的腹透液可能多于超滤量，导致负超滤，即排出体积小于注入体积。这种负超滤是临床上需要避免的。更多的超滤和液体管理可以预测生存率[61]。

艾考糊精（icodextrin）是一种在透析液中可代替葡萄糖的渗透剂，它是由淀粉衍生出来的，水溶性葡萄糖聚合物，大约 40% 被吸收并被代谢成麦芽糖低聚糖。艾考糊精在美国被批准在 CAPD 或 APD 患者的留腹期间使用。与葡萄糖不同，艾考糊精不容易扩散通过腹膜，但可以通过对流被腹膜淋巴管缓慢吸收而从腹腔清除[62]，在超滤方面优于葡

萄糖透析液[63]。与葡萄糖的 PD 透析液相比,艾考糊精透析具有较少的葡萄糖吸收、碳水化合物暴露、脂肪蓄积和体重增加[64]。

使用艾考糊精时需要考虑如下因素。一方面,在较长的留腹期间用艾考糊精代替葡萄糖,则胰岛素的需求可能会降低。另一方面,更令人担忧的是,艾考糊精能导致葡萄糖监测仪不能区分葡萄糖和麦芽糖,从而造成葡萄糖浓度的假性升高[65]。这种情况下,胰岛素和其他降糖药物可能会不必要的增加,进而导致医源性的低血糖。一份药物警戒报告确认了使用艾考糊精进行腹膜透析的患者中有 3 名患者出现了医源性的低血糖[66]。艾考糊精的其他非预期作用还包括皮疹、无菌性腹膜炎以及血清淀粉酶浓度的假性降低使得胰腺炎的诊断变得复杂[65]。

腹膜炎

PD 患者最严重的并发症是腹膜炎。患者经常表现为腹痛、恶心、呕吐、发热伴或不伴有透析液混浊。腹透流出液应送到实验室进行细胞计数、革兰染色和培养,在此期间开始抗菌药物治疗。细菌性腹膜炎通常伴有透析液 WBC 计数升高,WBC>100/μl,中性粒细胞百分比>50%。国际腹膜透析协会腹膜炎管理咨询委员会一致的推荐意见请登录 http://www.ispd.org.[67]。

经验性治疗必须同时覆盖革兰氏阳性和革兰氏阴性菌[67]。万古霉素耐药性菌株越来越普遍,促使经验治疗从万古霉素转向一代头孢菌素(头孢唑林、头孢噻吩)。如果没有革兰染色的结果,初始治疗应将头孢唑林(cefazolin)或头孢噻吩(cephalothin)(覆盖革兰氏阳性菌)与头孢他啶(ceftazidime)(覆盖革兰氏阴性菌)联合加入到同一袋腹透液中,腹腔内(IP)给药,剂量为 15mg/kg(约 500mg),每日 1 次[67]。M. J. 体重 65kg,因此 1g 头孢唑林和头孢他啶 IP 是合适的。两药均有 1g 的小瓶规格。为了准备 IP 给药的剂量,每种无菌抗菌药物粉末用 3~10ml 无菌水溶解并充分摇晃。用注射器将该溶液抽出并注入到腹透液中。必须使用不同注射器将抗菌药物加入透析液中。也可以应用氨基糖苷类抗菌药物以代替头孢他啶,未发现氨基糖苷类对残余肾功能有不利影响[68]。在使用庆大霉素的腹膜炎患者中发现,此类患者体内庆大霉素的系统吸收较高,药物半衰期延长,这可导致药物蓄积[69]。短期使用庆大霉素似乎是安全和有效的,但长期治疗仍有潜在的毒性风险,如耳和/或前庭毒性。庆大霉素(gentamicin)、妥布霉素(tobramycin)或奈替米星(netilmicin)都可以选用,剂量是每袋 0.6mg/kg,每日 1 次。而阿米卡星(amikacin)的剂量是每

袋 2mg/kg,每日 1 次。抗菌药物应该留腹至少 6 小时,最少治疗疗程为 2 周[67]。M. J. 应在过夜的腹透液中加入抗菌药物,因为过夜腹透的留腹时间最长。随后的抗菌药物治疗应该以细菌培养的结果和药物敏感性试验结果为依据,按照治疗指南制定针对性治疗方案。

这是 M. J. 首次发作腹膜炎。最有可能的病原菌是葡萄球菌,和革兰氏阳性染色的结果相一致。治疗方案为单独使用头孢唑林(或头孢噻吩)每日腹腔给药 15mg/kg。头孢他啶应停用。万古霉素不宜经验性使用,但可应用于甲氧西林耐药金黄色葡萄球菌的感染以及甲氧西林耐药表皮葡萄球菌感染,或 M. J. 对经验性治疗无反应时再使用万古霉素。

除抗菌药物外,肝素 500U/L 应加入到每次更换的透析液中用以预防纤维凝块的形成,腹膜腔流出受阻和腹透管的堵塞[67]。由于感染可以引起胰岛素抵抗,腹膜炎又会使葡萄糖和胰岛素吸收增加,因此治疗中应监测 M. J. 的血糖。血糖浓度不易控制的患者需暂时停止腹腔内(IP)注射胰岛素,并进行其他途径给药。参见案例 30-3,问题 7,关于胰岛素给药的其他考虑。

APD 中循环机器自动循环透析液进出腹腔。CCPD 的患者在睡眠时使用循环机夜间通常需要交换 3~5 次,每次持续约 2 小时。日间透析液存留腹腔,夜间重复这一过程。NIPD 的患者白天干腹,不需要持续透析,每晚交换 6~8 次,每次交换留置时间 1~2 小时,由于增加了透析液的流量,因此小分子物质清除率明显增加[58]。

由于 APD 患者腹膜炎感染的病原微生物和 CAPD 患者相似,因此 APD 患者一线抗菌药物的选择和 CAPD 患者一样。但是两者药物给药方案不同,因为 CCPD 患者和 NIPD 患者只在夜间进行腹膜透析,并且 NIPD 患者腹透液白天并不留腹。APD 的快速交换可能会导致没有足够的时间来达到治疗药物浓度。APD 患者的白天腹透液长时间留腹期间,头孢唑林的剂量是每日 20mg/kg(约 500mg)[67]。M. J. 应在漫长的白天留腹时间里 IP 头孢唑林 1 500mg。这样操作有个问题,即患者在漫长的白天留腹时间里接受了单剂量的头孢菌素,可能会导致晚上 IP 水平低于大多数致病菌的 MIC,这会无法抑制生物被膜相关的致病菌,导致复发性腹膜炎[67]。更安全的方法是在 APD 每次交换中均添加头孢菌素。由于缺乏 APD 患者使用其他抗菌药物的临床试验,从 CAPD 的文献进行类推是有必要的。有一篇新的综述详述了 APD 患者腹膜炎时抗菌药物的药代动力学相关知识[70]。

腹透管出口的感染：预防

案例 30-3，问题 5：腹透管出口感染是出现腹膜炎的重要危险因素。教育 M. J. 每日进行导管护理时应提供哪些信息？为 M. J. 推荐合适的抗菌药物乳膏涂抹在导管出口处。

预防导管出口处的感染（和因此发生的腹膜炎）是出口处护理的主要目的。一些预防措施很重要：如恰当的置管、精心的术后导管护理和出口处的日常护理。透析护士使用无菌技术对新放置的导管进行敷料更换，直到出口部位完好愈合，这通常需要 2 周时间。一旦出口部位愈合良好，就需要对 M. J. 进行教育，培训出口处的常规护理。常规护理包含在接触出口部位前用含至少 70% 乙醇或抗菌肥皂搓双手至少 15 秒[71]。每日需用抗菌肥皂清洗出口部位，尽管使用防腐剂（如，聚维酮碘或氯己定）也是一种合理选择，只要其使用浓度无细胞毒性[72]。过氧化氢因会导致干燥而应避免作为常规防腐剂。每日清洗后，可以要求 M. J. 用棉签将抗微生物乳膏（如莫匹罗星、庆大霉素）涂在导管出口周围。莫匹罗星（mupirocin）油膏，而非乳膏，会导致聚氨酯导管的结构破坏，应避免在使用这些导管的患者中应用该制剂[72]。

导管出口处感染最常由金黄色葡萄球菌和铜绿假单胞菌属引起[67]。在一项随机、双盲试验中，发现含 0.1% 硫酸庆大霉素乳膏与含 2% 莫匹罗星乳膏在预防金黄色葡萄球菌感染具有同等效果[73]。庆大霉素乳膏在减少铜绿假单胞菌和其他革兰氏阴性菌引起的导管感染也有较好效果，而莫匹罗星乳膏则不是。使用庆大霉素还可以延长第一次导管感染出现的时间，减少特别是革兰氏阴性菌引起的腹膜炎。基于这些原因，PD 患者每日在出口部位使用庆大霉素乳膏被认为是预防的较好选择，将是 M. J. 治疗的优先选择。最后，导管应该用小块辅料和胶带固定，防止牵拉和损伤出口部位，导致感染。

腹透管出口的感染：治疗

案例 30-3，问题 6：尽管精心护理导管，但如果 M. J. 出现导管出口处感染，需要口服治疗或腹腔治疗吗？

出口部位感染的经验治疗应立即开始，通常覆盖金黄色葡萄球菌。除耐甲氧西林的金黄色葡萄球菌感染外，口服抗菌药物治疗和 IP 治疗同样有效[67]。单纯的出口局部红斑可以使用经典药物来治疗，但如果有脓性分泌物则表明感染严重需要系统的抗菌药物治疗。革兰氏阳性菌可口服一代头孢或口服耐青霉素酶的青霉素。感染治疗缓慢可以加用口服利福平（rifampin）600mg/d（单次或分次）。避免单用或在结核流行的地区使用利福平。利福平是药物代谢酶的诱导剂，合用时应评估潜在的药物相互作用。在治疗铜绿假单胞菌导致的导管出口感染时，口服喹诺酮类抗菌药物是一线用药。铜绿假单胞菌感染很难治疗，通常需要联合两种抗菌药物并延长治疗，不推荐单药治疗，因为耐药发展很快。如果感染治疗缓慢或复发（recurrence）的情况下，则应增加第二种抗铜绿假单胞菌的药物（如头孢他啶，IP）。革兰氏阴性菌可以用口服环丙沙星

500mg，每日 2 次治疗[74]。安排喹诺酮服用的时间表很重要，因其可与其他药物或食物在胃肠道内形成螯合物，需避免。潜在的螯合物包括钙制剂、铁剂、多种维生素、抗酸药、锌、硫糖铝和奶制品。抗菌药物治疗应持续至少 2 周，直到出口部位完全恢复正常。

体重增加

案例 30-3，问题 7：M. J. 注意到自从腹透开始后体重出现增加。除了液体潴留之外，体重增加的其他可能的原因有哪些？这可能会如何影响她的胰岛素需求呢？

葡萄糖在透析液中主要是作为渗透剂使用，每次交换时清除液体。高浓度的葡萄糖透析液可清除更多的液体。每日约 500～1 000kcal 的热量从腹透液中以葡萄糖的形式被机体吸收，这会导致患者体重增加。一些患者需要调整口服热量的摄入，以避免过度增重。一般来讲，由于额外的能量摄入，糖尿病患者胰岛素的需要量明显增加。经腹腔内注射给药时，胰岛素的生物利用度会降至 20%～50%，因此所用剂量是通常皮下给药剂量的 2～3 倍。参见案例 30-3，问题 3，有关胰岛素剂量的其他考虑。

（杭永付 译，易玲 校，缪丽燕 审）

参考文献

1. The National Kidney Foundation–Kidney Disease Outcomes Quality Initiative. NKF-K/DOQI clinical practice guidelines for chronic kidney disease: evaluation, classification, and stratification. *Am J Kidney Dis*. 2002;39:S1.
2. Andrassy KM. KDIGO clinical practice guideline for the evaluation and management of chronic kidney disease. *Kidney Int Suppl*. 2013;3(1):1.
3. U.S. Renal Data System. *USRDS Annual Data Report: An Overview of the Epidemiology of Kidney Disease in the United States*. Bethesda, MD: National Institutes of Health, National Institute of Diabetes and Digestive and Kidney Diseases; 2014.
4. The National Kidney Foundation–Kidney Disease Outcomes Quality Initiative. NKF-K/DOQI clinical practice guidelines for hemodialysis adequacy: update 2006. *Am J Kidney Dis*. 2006;48(Suppl 1):S2.
5. The National Kidney Foundation–Kidney Disease Outcomes Quality Initiative. NKF-K/DOQI clinical practice guidelines for peritoneal dialysis adequacy: update 2006. *Am J Kidney Dis*. 2006;48(Suppl 1):S91.
6. The National Kidney Foundation–Kidney Disease Outcomes Quality Initiative. NKF-K/DOQI clinical practice guidelines for vascular access. *Am J Kidney Dis*. 2006;48(Suppl 1):S176.
7. Yeun JY et al. Hemodialysis. In: Brenner BM et al, eds. *Brenner and Rector's The Kidney*. Philadelphia, PA: Elsevier Saunders; 2012:2294.
8. Ahmad S et al. Hemodialysis apparatus. In: Daugirdas JT et al, eds. *Handbook of Dialysis*. Philadelphia, PA: Wolters Kluwer Health; 2015:66.
9. Uda S et al. Biocompatible characteristics of high-performance membranes. *Contrib Nephrol*. 2011;173:23.
10. Daugirdas JT et al. A nomogram approach to hemodialysis urea modeling. *Am J Kidney Dis*. 1994;23:33.
11. Hauck M et al. In vivo effects of dialysate flow rate on Kt/V in maintenance hemodialysis patients. *Am J Kidney Dis*. 2000;35:105.
12. Ward RA et al. Dialysis water and dialysate. In: Daugirdas JT et al, eds. *Handbook of Dialysis*. Philadelphia, PA: Wolters Kluwer Health; 2015:89.
13. Allon M. Current management of vascular access. *Clin J Am Soc Nephrol*. 2007;2(4):786.
14. Davenport A et al. Anticoagulation. In: Daugirdas JT et al, eds. *Handbook of Dialysis*. Philadelphia, PA: Wolters Kluwer Health; 2015:252.
15. Apsner R et al. Citrate for long-term hemodialysis: prospective study of 1,009 consecutive high-flux treatments in 59 patients. *Am J Kidney Dis*. 2005;45:557.
16. Lim W et al. Safety and efficacy of low molecular weight heparins for hemodialysis in patients with end-stage renal failure: a meta-analysis of

randomized trials. *J Am Soc Nephrol*. 2004;15(12):3192.

17. Saltissi D et al. Comparison of low-molecular-weight heparin (enoxaparin sodium) and standard unfractionated heparin for hemodialysis anticoagulation. *Nephrol Dial Transplant*. 1999;14:2698.

18. Sridharan S et al. Dalteparin dosing in high-flux haemodialysis and haemodiafiltration. *Nephron Clin Pract*. 2012;122(1/2):53.

19. Hainer JW et al. Intravenous and subcutaneous weight-based dosing of the low molecular weight heparin tinzaparin (Innohep) in end-stage renal disease patients undergoing chronic hemodialysis. *Am J Kidney Dis*. 2002;40:531.

20. Bramham K et al. Comparison of Tinzaparin and unfractionated heparin as anticoagulation on haemodialysis: equal safety, efficacy and economical parity. *Nephron Clin Pract*. 2008;110(2):c107.

21. Harenberg J. Is laboratory monitoring of low-molecular weight heparin therapy necessary? Yes. *J Thromb Haemost*. 2004;2:547.

22. Bounameaux H et al. Is laboratory monitoring of low-molecular weight heparin therapy necessary? No. *J Thromb Haemost*. 2004;2:551.

23. Brophy DF et al. The pharmacokinetics of enoxaparin do not correlate with its pharmacodynamic effect in patients receiving dialysis therapies. *J Clin Pharmacol*. 2006;46:887.

24. Farooq V et al. Serious adverse incidents with the usage of low molecular weight heparins in patients with chronic kidney disease. *Am J Kidney Dis*. 2004;43:531.

25. Hirsh J et al. Heparin and low-molecular weight heparin: the Seventh ACCP Conference on Antithrombotic and Thrombolytic Therapy. *Chest*. 2004;126:188S.

26. Garcia DA et al. Parenteral anticoagulants: antithrombotic therapy and prevention of thrombosis, 9th ed: American College of Chest Physicians Evidence-Based Clinical Practice Guidelines. *Chest*. 2012;141(2 Suppl):e24S.

27. Hursting MJ et al. Argatroban anticoagulation in renal dysfunction: a literature analysis. *Nephron Clin Pract*. 2008;109(2):c80.

28. Tang IY et al. Argatroban and renal replacement therapy in patients with heparin-induced thrombocytopenia. *Ann Pharmacother*. 2005;39(2):231.

29. Murray PT et al. A prospective comparison of three argatroban treatment regimens during hemodialysis in end-stage renal disease. *Kidney Int*. 2004;66:2446.

30. Benz K et al. Hemofiltration of recombinant hirudin by different hemodialyzer membranes: implications for clinical use. *Clin J Am Soc Nephrol*. 2007;2(3):470.

31. Bucha E et al. R-hirudin as anticoagulant in regular hemodialysis therapy: finding of therapeutic R-hirudin blood/plasma concentrations and respective dosages. *Clin Appl Thromb Hemost*. 1999;5:164.

32. Tsu LV et al. Bivalirudin dosing adjustments for reduced renal function with or without hemodialysis in the management of heparin-induced thrombocytopenia. *Ann Pharmacother*. 2011;45(10):1185.

33. Davenport A. What are the anticoagulation options for intermittent hemodialysis? *Nat Rev Nephrol*. 2011;7(9):499.

34. Sombolos KI et al. Use of fondaparinux as an anticoagulant during hemodialysis: a preliminary study. *Int J Clin Pharmacol Ther*. 2008;46(4):198.

35. Saran R et al. Longer treatment time and slower ultrafiltration in hemodialysis: associations with reduced mortality in the DOPPS. *Kidney Int*. 2006;69:1222.

36. Perazella MA. Pharmacologic options available to treat symptomatic intradialytic hypotension. *Am J Kidney Dis*. 2001;38(Suppl 4):S26.

37. Cruz DN et al. Midodrine and cool dialysate are effective therapies for symptomatic intradialytic hypotension. *Am J Kidney Dis*. 1999;33(5):920.

38. Brewster UC et al. Addition of sertraline to other therapies to reduce dialysis-associated hypotension. *Nephrol*. 2003;8(6):296.

39. Lynch KE et al. Effects of L-carnitine on dialysis-related hypotension and muscle cramps: a meta-analysis. *Am J Kidney Dis*. 2008;52(5):962.

40. Raymond CB et al. Treatment of leg cramps in patients with chronic kidney disease receiving hemodialysis. *Cannt J*. 2011;21(3):19.

41. El-Hennawy AS et al. A selected controlled trial of supplementary vitamin E for treatment of muscle cramps in hemodialysis patients. *Am J Ther*. 2010;17(5):455.

42. Khajehdehi P et al. A randomized, double-blind, placebo-controlled trial of supplementary vitamins E, C and their combination for treatment of haemodialysis cramps. *Nephrol Dial Transplant*. 2001;16:1448.

43. Arieff AI. Dialysis disequilibrium syndrome: current concepts on pathogenesis and prevention. *Kidney Int*. 1994;45:629.

44. Tseke P et al. Thrombolysis with alteplase: a non-invasive treatment for occluded arteriovenous fistulas and grafts. *Artif Organs*. 2011;35(1):58.

45. Falk A et al. Reteplase in the treatment of thrombosed hemodialysis grafts. *J Vasc Interv Radiol*. 2001;12:1257.

46. Falk A et al. Tenecteplase in the treatment of thrombosed hemodialysis grafts. *Cardiovasc Intervent Radiol*. 2005;28(4):472.

47. Hilleman D et al. Efficacy, safety, and cost of thrombolytic agents for the management of dysfunctional hemodialysis catheters: a systematic review. *Pharmacotherapy*. 2011;31(10):1031.

48. Hemmelgarn BR et al. Prevention of dialysis catheter malfunction with recombinant tissue plasminogen activator. *N Engl J Med*. 2011;364(4):303.

49. Dixon BS et al. Effect of dipyridamole plus aspirin on hemodialysis graft patency. *N Engl J Med*. 2009;360(21):2191.

50. Nee R et al. Cost-effectiveness of antiplatelet therapy to prolong primary patency of hemodialysis graft. *Clin Nephrol*. 2014;81(1):38.

51. Crowther MA et al. Low-intensity warfarin is ineffective for the prevention of PTFE graft failure in patients on hemodialysis: a randomized controlled trial. *J Am Soc Nephrol*. 2002;13:2331.

52. Schmitz PG et al. Prophylaxis of hemodialysis graft thrombosis with fish oil: double-blind, randomized, prospective trial. *J Am Soc Nephrol*. 2002;13(1):184.

53. Lok CE et al. Effect of fish oil supplementation on graft patency and cardiovascular events among patients with new synthetic arteriovenous hemodialysis grafts: a randomized controlled trial. *JAMA*. 2012;307(17):1809.

54. Mermel LA et al. Clinical practice guidelines for the diagnosis and management of intravascular catheter-related infection: 2009 Update by the Infectious Diseases Society of America. *Clin Infect Dis*. 2009;49(1):1.

55. Wasserstein AG. L-carnitine supplementation in dialysis: treatment in quest of disease. *Semin Dial*. 2013;26(1):11.

56. Rabindranath KS et al. Automated vs continuous ambulatory peritoneal dialysis: a systematic review of randomized controlled trials. *Nephrol Dial Transplant*. 2007;22(10):2991.

57. Cnossen TT et al. Comparison of outcomes on continuous ambulatory peritoneal dialysis versus automated peritoneal dialysis: results from a USA database. *Perit Dial Int*. 2011;31(6):679.

58. Brophy DF et al. Automated peritoneal dialysis: new implications for pharmacists. *Ann Pharmacother*. 1997;31:756.

59. Blake PG, ed. Adequacy of peritoneal dialysis and chronic peritoneal dialysis prescription. In: Daugirdas JT et al, eds. *Handbook of Dialysis*. Philadelphia, PA: Wolters Kluwer Health; 2015:464.

60. Port FK et al. Risk of peritonitis and technique failure by CAPD connection technique: a national study. *Kidney Int*. 1992;42:967.

61. Brown EA et al. Survival of functionally anuric patients on automated peritoneal dialysis: The European APD Outcome Study. *J Am Soc Nephrol*. 2003;14:2948.

62. Moberly JB et al. Pharmacokinetics of icodextrin in peritoneal dialysis patients. *Kidney Int*. 2002;62(Suppl 81):S23.

63. Finkelstein F et al. Superiority of icodextrin compared to 4.25% dextrose for peritoneal ultrafiltration. *J Am Soc Nephrol*. 2005;16:546.

64. Cho KH et al. Effect of icodextrin dialysis solution on body weight and fat accumulation over time in CAPD patients. *Nephrol Dial Transplant*. 2010;25(2):593.

65. Silver SA et al. Practical considerations when prescribing icodextrin: a narrative review. *Am J Nephrol*. 2014;39(6):515.

66. Firanek CA et al. Avoidable iatrogenic hypoglycemia in patients on peritoneal dialysis: the risks of nonspecific glucose monitoring devices and drug-device interaction. *J Patient Saf*. 2014;10(4):218.

67. Li PK et al. Peritoneal dialysis-related infections recommendations: 2010 update. *Perit Dial Int*. 2010;30(4):393.

68. Badve SV et al. Use of aminoglycosides for peritoneal dialysis-associated peritonitis does not affect residual renal function. *Nephrol Dial Transplant*. 2012;27(1):381.

69. Varghese JM et al. Pharmacokinetics of intraperitoneal gentamicin in peritoneal dialysis patients with peritonitis (GIPD study). *Clin J Am Soc Nephrol*. 2012;7(8):1249.

70. Manley HJ et al. Treatment of peritonitis in APD: pharmacokinetic principles. *Semin Dial*. 2002;15:418.

71. Piraino B et al. ISPD position statement on reducing the risks of peritoneal dialysis-related infections. *Perit Dial Int*. 2011;31(6):614.

72. Piraino B et al. ISPD guidelines/recommendations. Peritoneal dialysis-related infections recommendations: 2005 update. *Perit Dial Int*. 2005;25:107.

73. Bernardini J et al. Randomized, double-blind trial of antibiotic exit site cream for prevention of exit site infection in peritoneal dialysis patients. *J Am Soc Nephrol*. 2005;116:539.

74. Keane WF et al. Adult peritoneal dialysis-related peritonitis treatment recommendations: 2000 update. *Perit Dial Int*. 2000;20:396.

31 第31章 肾功能不全患者的药物剂量调整

David J. Quan

核心原则

	核心原则	章节案例
1	许多药物的药动学和药效学在肾功能受损(如肾小球滤过率下降)或正在进行肾脏替代治疗的患者中都发生了改变。	案例31-1(问题1和2) 案例31-2(问题1) 案例31-3(问题1和3) 案例31-4(问题1和2) 案例31-5(问题1和4) 案例31-8(问题1~3)
2	临床医师应了解肾功能不全情况下需要调整剂量的药物,以避免药物不良事件和患者治疗结果不佳。	案例31-1(问题1和2) 案例31-3(问题1和3) 案例31-4(问题1和2) 案例31-5(问题1和4)
3	经肾脏排泄的药物剂量应根据患者的肾功能进行调整(如肌酐清除率)。初始剂量可根据厂家的处方信息、已出版的指南或发表的文献来决定。	案例31-1(问题1和4) 案例31-3(问题3) 案例31-4(问题1) 案例31-5(问题1、4和5)
4	许多药物的治疗窗比较窄(即,获得所需疗效的药物浓度范围)。这些药物在亚治疗浓度水平达不到疗效,高于治疗范围又会出现不良事件,所以需要进行治疗药物浓度监测以达到所需的靶浓度。	案例31-1(问题2和3) 案例31-5(问题2) 案例31-7(问题1) 案例31-8(问题3)
5	肾脏替代治疗(如血液透析、连续性静脉-静脉血液滤过)对药物的体外清除有重大影响。临床医师应该了解肾脏替代治疗的方法及对药物剂量的影响。	案例31-1(问题5~8) 案例31-2(问题1和2) 案例31-3(问题1和4) 案例31-5(问题3和4) 案例31-6(问题1)
6	药物的生物转化在肾功能不全患者中可能会发生改变。活性或毒性代谢产物在肾功能不全患者中可能会蓄积,从而导致不良影响。辅料如稀释剂在肾功能不全情况下也会蓄积,从而产生毒性。	案例31-3(问题2) 案例31-8(问题1和2)

基本原则

肾脏在许多药物的处置中发挥着重要作用。对肾功能损伤的患者而言,制定个体化的药物治疗方案非常重要。如果不对这些患者进行仔细的药物治疗方案调整与监测,则可能发生药物或毒性代谢产物的蓄积,导致严重的药物不良反应。许多患者同时接受多种药物治疗,故需要更多

地关注这些患者药物剂量的调整。

除药物清除的改变外,许多和肾脏疾病有关的因素可影响药物的药动学和药效学特征,导致这些患者易于出现潜在的药物毒性反应。如与尿毒症相关的生理学变化能改变药物的吸收、蛋白结合率、分布或清除。这些生理学的影响能够改变血浆或者血液中的药物浓度及其在靶组织的药物活性,从而影响药物的疗效和毒性。

关于肾脏病对药物药效学影响的研究较少,如药理作用

或毒性作用的产生与药物浓度是否相关尚不清楚。肾脏病患者可能对一些药物更敏感，发生不良反应的频率也更高。

肾功能不全对药物分布的影响

生物利用度

虽然多种因素可潜在影响肾病患者的药物吸收过程，但描述生物利用度变化的数据却有限。例如，尿毒症患者的药物吸收因恶心、呕吐、腹泻、胃炎和胃肠（gastrointestinal，GI）道水肿（肾病综合征的一种并发症）而受损。尿毒症相关的神经病变也会导致胃肠动力学以及胃排空时间的改变。同时，尿毒症也可以增加胃氨水平，导致胃液中 pH 升高，从而影响需在酸性环境下吸收的药物的生物利用度，如硫酸亚铁（ferrous sulfate）[1]。与此类似，肾功能不全患者常因胃肠道症状以及高磷血症而使用含钙抗酸剂，此类制剂也可中和胃内盐酸，增加胃内 pH 水平。终末期肾病（ESRD）患者常口服磷结合剂，如司维拉姆（sevelamer）和碳酸镧（lanthanum carbonate），也会影响其他药物的吸收[2,3]。

口服药物的生物利用度也依赖于药物首过（系统前）消除的程度。肾病患者口服普萘洛尔（propranolol）时首过肝代谢下降，生物利用度增加[4]。然而，后来的研究中将肾功能不全患者口服普萘洛尔后血药浓度升高归因于全血/血浆比值的显著升高[5]，肠道 P-糖蛋白活性也降低[6]。其他会因肾脏疾病导致生物利用度增加的药物还包括氯唑西林（cloxacillin）、丙氧芬（propoxyphene）、二氢可待因（dihydrocodeine）、恩卡尼（encainide）和齐多夫定（zidovudine，AZT）。例如在肾功能受损的患者中，二氢可待因的浓度-时间曲线下面积可增加 70%[7]。

蛋白结合率和分布容积

药物药理作用的强度取决于游离或非结合态药物在靶组织的分布数量。肾功能不全患者的蛋白结合率经常发生变化，这有可能增加非结合态药物的数量[8]。临床上，上述变化对高蛋白结合率的酸性药物（>80%）至关重要，反之，在肾病中碱性药物的结合率通常不改变或可能下降。蛋白结合率下降将导致体内药物游离部分数量增加，表观分布容积（apparent volume of distribution，Vd）增加，低萃取率的药物血浆清除率（clearance，Cl）升高。然而，在 Vd 与清除率同时增加的前提下，这些药物的消除半衰期（$t_{1/2}$）将不变或变化很小。此外，对于萃取率较高的药物而言，可能 Vd 增加而清除率没有相应增加。这种情况下，鉴于以下公式，药物半衰期就会相应延长，其中 Kd 是药物的消除速率常数：

$$Kd = Cl/Vd \qquad （公式 31-1）$$

$$t_{1/2} = 0.693 \times Vd/Cl \qquad （公式 31-2）$$

肾功能不全患者中，尿毒症毒素的蓄积也可能改变蛋白结合率。当高蛋白结合率药物的游离浓度发生变化时，总的血药浓度就要重新评价。也就是说，随着游离药物浓度的增加，达到治疗效果所需要的总体血药浓度低于常规状态时的药物浓度。

低白蛋白血症是肾功能不全患者的常见并发症。因为酸性药物（而不是碱性药物）常与血浆白蛋白结合，所以在肾功能不全患者中酸性药物蛋白结合率将会发生变化（表 31-1）[9]。尿毒症患者常存在酸性代谢产物的蓄积，这些酸性物质很可能抑制或取代酸性药物与白蛋白结合位点的结合。经血液透析清除了酸性物质后，酸性药物的蛋白结合率升高也支持这一论点。此外，尿毒症患者存在白蛋白构像或结构的变化，这也可能减少药物结合位点数量或降低亲和力。已有研究证明尿毒症患者与正常人的白蛋白氨基酸序列存在差别[10]。抗惊厥药物苯妥英钠（phenytoin）就是一个典型的例子，在肾病中它的蛋白结合率出现了变化[11]。更多的细节问题将会在本章后面讨论。

表 31-1

肾功能不全时酸性药物的血浆蛋白结合率（%）

药物	正常	肾功能不全
头孢唑林	85	69
头孢西丁	73	25
氯贝丁酯	97	91
二氮嗪	94	84
呋塞米	96	94
戊巴比妥	66	59
苯妥英钠	88~93	74~84
水杨酸盐	87~97	74~84
磺胺甲噁唑	66	42
丙戊酸	92	77
华法林	99	98

肾脏疾病可以改变多种药物的分布容积。Vd 或"表观分布容积"指的是体内全部药物分布所需要的一个腔室的大小或"容积"，此时假定血浆中的药物浓度即代表药物在机体不同组织中的分布浓度。蛋白结合率高的药物，一旦血浆蛋白结合率下降就会导致表观分布容积的增加，如苯妥因。

蛋白结合率不高的药物（如庆大霉素、异烟肼），在患者发生肾病时，其 Vd 变化不大。但地高辛（digoxin）是个例外，肾脏病患者的 Vd 是下降的。这归因于心肌组织对地高辛的摄取率下降，导致心肌或组织中地高辛浓度相对于血清浓度的比值下降[12]。

排泄

肾脏病对药物排泄率的影响程度取决于正常状态下尿液中原型药物清除量以及肾功能的损伤程度。随着肾脏疾病的进展，尿毒症患者毒素排泄能力不断下降，某些主要经肾脏清除的药物清除能力就会明显降低。此时，如果这些药物的剂量不根据患者肾功能程度变化进行调整，就会造成蓄积,从而潜在增强药理作用和毒性反应。

肾脏主要是通过滤过与主动分泌来排泄药物。决定药物肾脏滤过能力的特性包括蛋白结和力及其分子量(molecular weight,MW)。蛋白结合率低的药物,或肾病状态下那些易于从蛋白质上被置换下来的药物(如苯妥英钠),更易于被肾小球滤过。大分子药物(MW > 20 000Da)由于较大的尺寸则不易从肾小球滤过。至于肾脏疾病如何选择性改变某些特殊药物的肾小球滤过率或肾小管分泌的机制并不清楚。因此,通常用测定肾脏清除某些物质以肌酐的能力[即,肌酐清除率(CrCl)]来评估肾病时的药物清除率(参见第 29 章)。

有机阴离子转运体(organic anion transporters,OATs)是在肾小管基底膜上发现的主要转运体。OATs 能够将小的阴离子转运至肾小管上皮细胞内。急性肾损伤导致的 OAT 活性降低会引起许多药物的肾脏分泌下降,如甲氨蝶呤(methotrexate)、非甾体抗炎药和阿司匹林[13]。

对于那些主要依靠肝脏代谢进行排泄的药物,肾脏病也会明显影响其清除过程[14]。例如羟基化与葡萄糖醛酸化的代谢过程中,通常会产生无生物活性、极性更高的化合物,这些物质可经肾脏清除。某些药物的代谢产物(如哌替啶、吗啡、普鲁卡因胺)具有药理活性或毒性。在肾病患者中,这些代谢产物很可能在体内蓄积,导致药理活性和毒副反应的增强[15,16]。如肾病时,吗啡的中枢神经系统(central nervous system,CNS)毒性正是源于其代谢中间产物吗啡-6-葡萄糖醛苷酸在体内的蓄积。因此,肾功能损伤患者在使用这些药物时要进行认真细致的剂量调整,或者尽量避免使用这些药物。研究者在肾组织内还发现了一些代谢酶类,可能在一些药物的代谢方面也具有重要的作用[17,18]。在肾功能受损的患者中,一些药物(如阿昔洛韦)的非肾脏清除率降低,这一现象被认为与"肾脏代谢"下降有关[19]。

用于制药的赋形剂也应该考虑。在肾功能不全的情况下,伊曲康唑与伏立康唑的药动学并没有明显的改变。然而,伊曲康唑、泊沙康唑与伏立康唑注射剂中含有增溶剂——β-环糊精,在肾功能正常时可以快速经过肾小球滤过清除,但是在肾损伤患者中会蓄积,并导致胃肠道反应[20]。

透析对药物的清除

对透析患者进行药物治疗时,必须考虑到透析对药物清除的影响。透析结束后患者很可能需要追加剂量,或者对其药物治疗方案进行必要的调整,从而维持治疗药物浓度。在用药过量时,透析也可加速某些药物从体内清除。

在应用透析疗法处理药物过量时,患者可能产生一些与药物透析清除过程不相关的临床表现。如血浆药物浓度水平下降很可能与同期肝脏代谢性清除或肾脏排泄有关,这些过程独立于透析过程本身。此外,临床症状的改善很可能与透析清除药物的活性代谢产物有关,而不一定是母体药物本身。

透析对药物清除能力的影响可参阅一些早期文献。但令人遗憾的是,过去的文献资料与特定的临床状态之间存在一定差距,而适合于某一特定药物透析治疗的研究资料更是少之又少。

将过去的文献资料应用于某一特定患者时,必须考虑到透析器的特性(透析机器的类型、膜面积、膜孔径、血流速与血液透析液流速)(参见第 30 章,肾脏透析)。同时,也应评估一些个例报道中有关患者的特殊信息(如服药时间、肝、肾功能),还应考虑用于计算透析药物清除率的方法。此外,临床研究者们经常应用透析前与透析后血清药物浓度来评价药物的透析清除率,而没有考虑药物代谢与排泄对药物清除率的影响。

药物特性

药物的理化特性可用来预测透析对该药物清除的效能[21-23]。常规血液透析可以有效去除小分子量(molecular-weight,MW)化合物,因为这些化合物更易于透过透析膜。应用铜纺膜进行透析时,分子量 ≤500Da 的化合物相对于分子量大的化合物(如万古霉素,分子量约 1 400Da)更容易被清除。而新的高通量透析器使用聚砜膜,能够更有效地清除分子量较大的化合物(参见第 30 章)。此外,水溶性化合物(如氨基糖苷类,锂)较脂溶性化合物(如地西泮)或那些分布在红细胞里的化合物(如他克莫司)更易于被清除。

药代动力学特性(如 Vd、蛋白结合率)也影响药物的透析清除效能。分布容积大的药物,在外周组织分布广泛,血浆中含量较少,因此,药物的透析清除效果差。脂溶性药物更是如此,如地高辛(Vd = 300 ~ 500L)和胺碘酮(Vd = 60L/kg)。此外,蛋白结合率高的药物如华法林(99%)和头孢曲松(83% ~ 96%)透析也不能显著清除,因为蛋白质-药物复合物的分子量太大而不能透过透析膜。

除了额外的透析清除率,药物的肝脏和其他非肾血浆清除率也应考虑。对于患者自身清除率,仅仅当透析清除率具有显著的额外清除作用时,患者的药物清除率才增加。如齐多夫定(aidovudine,AZT)在重症肾病患者的非肾血浆清除率较大(约 1 200ml/min)。因此,尽管血液透析清除率达 63ml/min,透析清除率对于 AZT 总体清除率而言仍然是可以忽略不计的。

高通量血液透析

与常规方法相比,高通量血液透析(high-flux hemodialysis)的血流量与透析液流量更高。由于高通量透析效能提高、所用聚砜膜的孔径更大,可以部分清除小分子与中分子化合物(如万古霉素)。一些药物,如庆大霉素(gentamicin)与膦甲酸(foscarnet)可以通过常规透析清除,改为高通量血液透析时也能有效清除[24,25]。很多情况下,高通量透析的药物净清除量比常规透析多,这主要归因于高通量透析过程中的高血流量。两者的主要区别是高通量透析较常规透析能更有效地清除分子量较大的药物。

连续不卧床腹膜透析

连续不卧床腹膜透析(continuous ambulatory peritoneal dialysis,CAPD)是利用患者自身腹膜作为透析膜。CAPD 是通过置入患者腹腔内的导管将透析液灌入患者腹腔内,然后保留数小时。体内潴留的液体与尿毒症废物将从血液扩散至透析液内。灌入的透析液每4~8小时进行1次交换(参见第30章)。

某些药物,如抗菌药物,在CAPD患者中可直接加入腹透液进行腹腔内用药。这对于腹膜炎患者尤其有利,这些患者需要较高腹透液药物浓度来治疗感染。在腔内应用药物后,血浆与腹腔内药物浓度将会最终达到平衡,如氨基糖苷类。尽管腹腔内药物可以系统吸收,但腹膜透析(peritoneal dialysis,PD)清除血浆中的药物通常效率很低[26]。因CAPD对大多数药物的整体清除微乎其微,故进行CAPD的患者并不总需要调整药物剂量。

连续肾脏替代治疗

连续静脉-静脉血液滤过(continuous venovenous hemofiltration,CVVH)是用于伴有肾功能不全的重症患者进行连续性肾脏替代治疗(continuous renal replacement therapy,CRRT)的一种方法,常用于因为血流动力学不稳定而不能耐受常规血液透析的患者。正如血液透析一样,该方法可以有效地清除液体、电解质、小分子与中分子物质。利用中空纤维制成的半透膜,水与溶质在静水压的作用下滤过清除。对流的透析液能增加到回路中以提高溶质清除率(连续静脉-静脉血液透析滤过)。

有关CVVH对药物清除率影响方面的研究资料很少。筛选系数(sieving coefficient)(指药物透过半透膜的渗透能力)较大的药物如氨基糖苷类、头孢他啶、万古霉素与普鲁卡因胺很容易通过CVVH清除[27-29]。但基于血液透析的药物清除率数据不能用来推断CVVH的数据,因为两者有许多不同:透析膜、血流速、超滤速率、透析液流量以及同间断血液透析相比过程的持续性。CVVH清除率能够通过基于特殊药物的药理学特性来评估,然后决定合适的药物治疗方案(参见案例31-1,问题8)。

血液灌流

血液灌流(hemoperfusion)是清除药物的另一种方法,可用于一种药物过量情况下清除药物的治疗[30,31]。血液灌流过程中,血液通过充填有吸附剂(如活性炭、树脂)的柱子去结合毒物和药物。血液灌流对于大分子量化合物或高蛋白结合率的药物特别有效,这些药物不能被血液透析有效清除。当血液流经吸附柱时,大分子化合物和药物-蛋白复体物被吸附在大面积树脂表面。血液灌流也可以清除难以被血液透析清除的脂溶性药物。脂溶性药物常具有较大的Vd,但由于大量的脂溶性化合物分布在外周组织,因此,血液灌流的清除能力十分有限。

药效学和肾脏疾病

有关肾病患者药物药效学研究的相关文献较少。临床观察发现,肾病患者对多种药物均比较敏感。如吗啡在肾功能不全患者中的神经抑郁明显增加[32,33]。吗啡可以增加尿毒症患者的CNS抑制效应,其主要机制是血-脑屏障的通透性变化导致CNS内吗啡与吗啡-6-葡萄糖醛酸苷浓度水平升高。

另外一个在尿毒症状态下药效学发生变化的例子是硝苯地平(nifedipine)。在游离药物浓度相似的情况下,硝苯地平对肾脏疾病患者的降压作用明显强于普通患者[34]。在对照组与严重肾功能不全患者组中,舒张压的平均最大变化值分别是12%与29%。因此,肾病患者应用硝苯地平时就要进行剂量调整,这种调整是基于药效学的变化而不是药动学的变化。

华法林(warfarin)的药动学在肾功能不全患者中没有显著改变。然而,使用华法林的肾功能不全患者具有更高的出血并发症发生率,可能由于尿毒症引起的血小板功能异常和联合用药的药物-药物相互作用所导致[35,36]。

特定药物在肾功能不全状态下的药动学与药效学

头孢他啶

剂量调整:影响因素

案例 31-1

问题1:G.G.,女性,31岁,70kg。系统性红斑狼疮病史3年,5日前因疲乏无力、恶心、面部红斑恶化、高热40℃于急诊科(ED)就诊。她的系统性红斑狼疮病情曾一度得到良好控制,直至这次发作。其入院实验室报告如下:

钾(K):6.0mmol/L

钠(Na):142mmol/L

血清肌酐(SCr):3.4mg/dl

血尿素氮(BUN):38mg/dl

全血细胞计数显示红细胞比容为32%,血红蛋白为9.2g/dl。血小板计数为50 000/μl,红细胞沉降率为35mm/h。体格检查:血压为136/92mmHg,2+足部水肿。泼尼松开始使用剂量为1.5mg/(kg·d)。

住院期间,G.G.的状况恶化,出现脓毒症症状。尿细菌培养为铜绿假单胞菌。开始应用头孢他啶治疗,1g,每8小时1次,该剂量是肾功能正常患者的常用剂量。鉴于G.G.的肾功能稳定,估算CrCl是27ml/min,对该患者进行剂量调整前应该考虑哪些因素?该患者的头孢他啶最佳剂量是多少?

对任何药物进行剂量调整之前,应该先行确立其排泄途径。一般来说,肾损伤影响药物排泄的程度取决于原型药物通过肾脏排泄的比率。大多数药物通过肾脏排泄,因此,肾损伤时药物的排泄率将会下降。对于大多数经过肾脏排泄的药物而言,肾功能测定(如CrCl)与药物清除参数(如血浆清除率或半衰期)间的关系可帮助临床医师决定如何对肾病患者进行药物剂量调整。

相反,那些主要通过非肾机制清除的药物(如肝脏代谢),其清除率在肾病时变化不明显。然而,一些药物的水溶性代谢产物具有药理活性或潜在毒性,在肾功能不全时可能会蓄积,因此需要剂量调整或完全避免使用该药(如哌替啶;参见案例31-8,问题1)。

肾周组织中也已发现具有代谢能力的酶,这可使得肾脏在某些药物代谢过程中具有一定的作用(参见案例31-3,问题2)。这个排泄途径的临床重要性尚不清楚。

另外一个非常重要且需要考虑的因素是特定药物的"治疗窗"(therapeutic window)。也就是药物发挥最大疗效的药物浓度范围。药物的浓度低于这一范围时往往产生亚临床药性疗效,而高于这一范围时发生毒副反应的概率增加。治疗窗较宽的药物,产生毒性作用与临床疗效的浓度间差值很大。对于主要经过肾脏排泄的药物来说,尽管肾功能不全的患者需要调整其药物剂量,但如果药物的治疗窗宽,则不一定需要过分降低剂量,特别是药物(如氟康唑)的副作用相对轻微时。这明显不同于那些治疗窗较窄而又主要经肾脏排泄的药物(如氨基糖苷类、万古霉素、膦甲酸)。这些药物由于治疗窗口较窄,其毒性血浆药物浓度与治疗药物浓度间的差别极小,较小的剂量变化即可产生明显的毒性反应。

头孢他啶(ceftazidime)是头孢菌素类中抗假单孢菌属最为突出的代表药物。就像大多数头孢菌素药物一样,头孢他啶主要是经过肾脏排泄,非肾脏途径或肝脏途径排泄很少。下面的公式可以用来推算头孢他啶的清除和CrCl之间的关系[37]:

$$Cl_{ceftaz}(ml/min) = (0.95)(CrCl) + 6.59$$

(公式31-3)

利用公式31-3,我们可算出G.G.头孢他啶的清除率大约是32ml/min,而正常人平均清除率大约是100ml/min。由于她的头孢他啶清除率大约只有正常人的1/3,所以需要的头孢他啶的量大概是正常人日剂量的1/3(也就是每24小时2g)。正如其他头孢菌素类一样,头孢他啶具有相当宽的治疗窗[38]。但如果不从每8小时2g的正常人剂量减小,尽管可能安全,却很可能会导致头孢他啶蓄积,G.G.有可能出现与β-内酰胺类抗菌药物中毒血浆水平相关的癫痫样发作或其他副作用[39,40]。与氨基糖苷类不同,后者必须严格按照特殊的药代动力学计算结果来进行剂量调整。因此,头孢他啶应进行常规或者经验性的剂量调整。

氨基糖苷类

案例31-1,问题2:G.G.的医疗小组认为必须加用氨基糖苷类抗菌药物去控制感染。考虑到她的肾功能维持稳定,那么G.G.的庆大霉素剂量应该如何应用?那么到底是改变剂量大小,还是改变用药间期呢?

剂量调整与给药间期调整的比较

氨基糖苷类[如妥布霉素(tobramycin)、庆大霉素(gentamicin)、阿米卡星(amikacin)]对于像假单胞菌属等革兰氏阴性菌引起的严重全身性感染十分有效。然而,它们不像头孢菌素类与青霉素类那样,其治疗窗较窄。应用药动学原理,剂量方案应该达到一个特定的血清药物谷浓度与峰浓度。血清峰浓度($Cp_{峰}$)(庆大霉素或妥布霉素5~8mg/L)与临床最佳效果相关。而毒性则与升高的谷浓度水平相关($Cp_{谷}$),谷值反映了机体内高药物浓度持续时间长短。为了降低毒性反应风险,应该将谷浓度维持在2mg/L以下。肾功能正常患者中,氨基糖苷类应用常规剂量(1.5mg/kg)8小时1次给药通常可以达到血清靶浓度。当血药浓度达稳态时才进行峰浓度与谷浓度水平测定,典型者一般在24小时内达到血浆稳态浓度[41-44]。

现在许多医师在肾功能正常的患者中应用氨基糖苷类(aminoglycosides)每日1次(如5mg/kg每24小时)的给药方法,试图降低氨基糖苷类的体内蓄积与肾脏毒性。这种方法的理论依据是基于氨基糖苷类浓度依赖性杀菌效应与抗菌药物后效应。然而,这种用药方法不推荐用于肾功能不全的患者。当采用每日1次给药时,监测峰浓度没有多大帮助;然而,目标值低于检测限(<1mg/L)时应监测谷浓度。下面涉及氨基糖苷类在肾损害患者中的应用讨论,都是基于传统每8小时1次的给药方案。

氨基糖苷类几乎全部从肾脏排泄。因此,这些药物的清除基本与肾小球的滤过率(glomerular filtration rate,GFR)相同。庆大霉素与妥布霉素的药代动力学特性基本一致。CrCl(替代GFR)与庆大霉素总体清除率间存在良好的相关性。随着肾功能不断恶化,氨基糖苷类药物的剂量必须进行相应的调整,以期获得所需的血浆峰浓度与谷浓度。在肾功能不全情况下如果未能适当地调整氨基糖苷类药物剂量,将导致高的药物谷浓度水平,从而产生肾脏毒性与耳毒性。

很多情况下,氨基糖苷类剂量的调整是延长给药间隔,而不是简单地减少药物剂量。这有利于维持足够的血清药物峰浓度以维持疗效,同时又有足够的给药间期来排泄药物以使谷浓度<2mg/L。调整给药间隔与减少给药剂量的优缺点详见表31-2。

图31-1显示了像G.G.这样肾功能只有正常人30%的患者增加给药间隔后的临床效果。尽管对于氨基糖苷类药物,这是一种优选的剂量调整方法,但对于其他多种需要调整剂量的药物而言,简单的降低剂量就足够了。通常使用的药物参考文献,如 Facts and Comparisons 可以用作肾功能不全患者药物剂量调整的参考[45]。

最佳剂量的确定

有多种方法可用来确定氨基糖苷类药物在患者中的合适剂量[46],其中一个方法就是贝叶斯预测(Bayesian forecasting),这个系统是将一个特定个体的药动学数据与群体的参数相整合。开始时,药物的剂量根据群体药代动力学资料结合个体患者的某些特点如SCr升高的具体情况来制定,然后,在特定的时间测定个体患者血药浓度(如峰浓度与谷浓度),将测定结果与群体所获得的预测值进行对比分析,应用贝叶斯学说推算出个体化的药代动力学参数估测值,从而计算出患者更加个体化的药物治疗方案[47]。

因为氨基糖苷类药物的代谢动力学参数个体间变异很大,且这些药物的治疗指数又非常窄,剂量的确定应该建立在药代动力学原则(如贝叶斯算法或本章后面介绍的方法)及个体测定的血浆药物浓度基础之上。

表 31-2

肾病时剂量调整方法的优缺点

方法	优点	缺点
频次改变		
剂量不变,但↑给药间隔	相同的 Cp_{ave}, Cp_{max}, Cp_{min} 正常剂量	对于那些给药间期>24 小时的患者,延长给药间隔时可能达不到有效治疗的浓度水平
剂量改变,但 Cp_{ave} 不变		
↓剂量以期达到 Cp_{ave} 靶值,给药间隔不变	相同 Cp_{ave} 正常给药间隔	↓峰浓度,则很可能低于治疗水平;↑谷浓度,则很可能↑潜在毒性

Cp_{ave},平均血浆浓度;Cp_{max},最大血浆浓度;Cp_{min},最小血浆浓度。

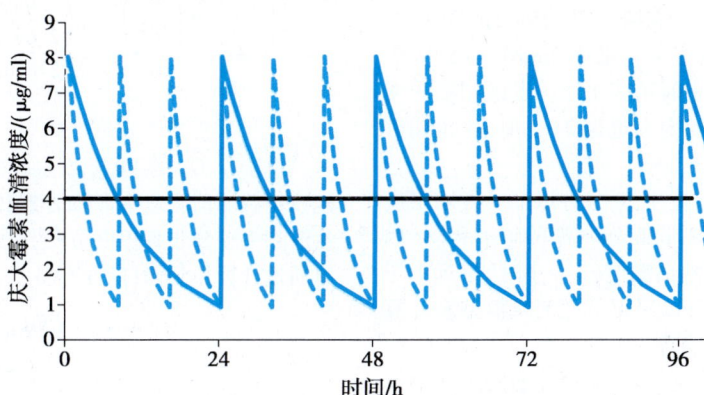

图 31-1 正常肾功能的患者(虚线)和估算肌酐清除率是 27ml/min 的患者 G.G.(实线)的血清药物浓度-时间曲线图

个体化方法

Sawchuk 等发明了一种方法,可以利用患者的体重大小与估测 CrCl 值去推算出患者个体化的 Vd 值与清除率[43]。通过这些参数可以计算出 G.G. 的个体化治疗方案,从而产生预期的庆大霉素谷浓度与峰浓度。如果已知庆大霉素的稳态血清药物浓度值,可以进一步计算出更为特异性的参数指标。在开始进行庆大霉素治疗时,应该首先从群体资料去估算药动学参数。

根据 G.G. 的 CrCl 值可以计算出庆大霉素的清除率(Cl_{gent})。采用 Cockcroft-Gault 公式[48],CrCl 估算如下:

$$CrCl(男性) = \frac{(140 - 年龄)(IBW)}{(SCr)(72)} \quad (公式 31-4)$$

$$CrCl(女性) = \frac{(140 - 年龄)(IBW)}{(SCr)(72)}(0.85) \quad (公式 31-5)$$

其中 IBW 是理想体重,单位是 kg,年龄单位是岁,SCr 是血清肌酐,单位是 mg/dl。

G.G. 的 SCr 值为 3.4mg/dl,理想体重为 70kg,年龄为 31 岁,其 CrCl 是 27ml/min。

出于实际使用的需要,通常将 Cl_{gent} 与 CrCl 视为相同。因此,也可以粗略地认为 Cl_{gent} 为 27ml/min 或 1.6L/h。无论肾功能正常与否,庆大霉素的 Vd(Vd_{gent})大约为 0.25L/kg[43,48,49]。

对于肥胖或液体负荷过多的患者,庆大霉素的分布容积将发生变化。尽管 G.G. 确实存在一定程度的体液潴留,但程度较轻,应该不会显著影响她的 Vd_{gent}。因此,G.G. 的 Vd_{gent} 计算如下:

$$Vd_{gent} = (0.25L/kg)(体重)$$
$$= (0.25L/kg)(70kg)$$
$$= 17.5L \quad (公式 31-6)$$

庆大霉素的负荷量(LD_{gent})可以根据下面的公式进行计算:

$$LD_{gent} = (Vd_{gent})(目标 Cp_{峰}) \quad (公式 31-7)$$

为了治疗假单胞菌的感染,庆大霉素的理想峰浓度应该为 6~8mg/L:

$$LD_{gent} = (17.5L)(7mg/L)$$
$$= 122.5mg 或约 120mg \quad (公式 31-8)$$

利用 Cl_{gent} 和 Vd_{gent} 两个数值,可以根据下面的公式计

第五篇 肾脏疾病

算出庆大霉素的半衰期与清除速率常数（Kd）：

$$Kd = \frac{Cl_{gent}}{Vd_{gent}}$$

$$= \frac{1.6L/hour}{17.5L}$$

$$= 0.091 hour^{-1} \quad （公式 31-9）$$

$$t_{1/2} = \frac{0.693}{Kd}$$

$$= \frac{0.693}{0.091 hour^{-1}}$$

$$= 7.6 hours \quad （公式 31-10）$$

就氨基糖苷类而言，用药间期（τ）可以根据半衰期乘以2的方法来确定，因为在两个半衰期后，有75%的药物已经排泄。这样通常可以使目标谷浓度低于2mg/L。因此，应用庆大霉素应至少为每16小时给药1次。考虑到临床使用方便，我们可以将其用药间期设定为24小时，这也能够提供理想的谷浓度。

庆大霉素通常需要静脉滴注30分钟以上。为确定庆大霉素的峰浓度，在滴注结束后30分钟需取血清标本。因为 G. G. 的庆大霉素半衰期的估测值（7.6 小时）远远大于滴注时间（0.5 小时），所以可以采用一次剂量模型来计算该患者庆大霉素的最佳维持剂量。

为了达到 7mg/L 的峰浓度，可以应用下面的公式测算用药剂量：

$$剂量 = \frac{(Cp_{peak})(1-e^{-Kd\tau})(Vd_{gent})}{(e^{-Kdt_{样品}})}$$

$$= \frac{(7mg/L)(1-e^{-(0.091hour^{-1})(24hour)})(17.5L)}{(e^{-(0.091hour^{-1})(1hour)})}$$

$$= 119.2mg \text{ 或约 } 120mg \quad （公式 31-11）$$

公式中的 $t_{样品}$ 通常相当于1小时（指滴注30分钟后间隔30分钟取血的时间）。

现在我们就可以应用下面的公式对 G. G. 的预期谷浓度进行计算：

$$Cp_{谷} = (Cp_{峰})(e^{-Kd\tau_{样品}})$$

$$= (7mg/L)(e^{-(0.091hour^{-1})(24hours)})$$

$$= 0.8mg/L \quad （公式 31-12）$$

虽然 G. G. 不属于肾功能正常的患者，但即使对于肾功能正常的患者而言，30分钟的滴注过程中还是有相当数量的庆大霉素被排泄，故对于这些患者，应采用间歇式滴注的方法，来弥补输注过程中损失的药量。$t_{输入}$ 是药物滴注的时间：

$$剂量 = \frac{(Cl_{gent})(Cp_{峰})(1-e^{-Kd\tau})(t_{输入})}{(1-e^{-Kd\tau_{输入}})(e^{-Kd\tau})}$$

$$（公式 31-13）$$

修正参数

案例 31-1，问题 3： 在庆大霉素治疗 72 小时后，G. G. 的峰浓度与谷浓度分别为 7.6 和 2.6mg/L。她的主治医师将此归咎于肾功能进行性恶化的结果（她最近的 SCr 为 4.8mg/dl）。基于这种情况你如何来调整她的给药方案呢？

庆大霉素的谷浓度高于 2mg/L，提示 G. G. 的用药间隔时间太短。尽管其峰浓度在 5~8mg/L 的正常范围内，其谷浓度水平提示她正处于发生氨基糖苷毒副作用的水平。她的药动学参数能够根据这些值推算出来，并且一个新的 Kd 也可以由以下方程式去估算：

$$Kd = \frac{\ln\left(\frac{CP_1}{CP_2}\right)}{\Delta t} = \frac{\ln\left(\frac{7.6mg/L}{2.6mg/L}\right)}{23hours} = 0.047 hour^{-1}$$

$$（公式 31-14）$$

由于 G. G. 的 Vd_{gent} 发生改变的可能性较小，可以通过她校正后的消除速率常数估测出一个新的 Cl_{gent}（$Cl_{校正}$）（虽然清除率较分布容积更易发生改变，但是如果需要的话，可以通过计算得到修订后的 Vd_{gent}，以保证 Cl_{gent} 保持不变）：

$$Cl_{校正} = (Vd_{gent})(Kd)$$

$$= (17.5L)(0.047hour^{-1})$$

$$= 0.82L/hour \quad （公式 31-15）$$

将校正后的 Kd 与 Cl 应用到公式 31-11 中，计算校正后的维持剂量以保证谷浓度低于 2mg/L：

$$剂量 = \frac{(7mg/L)(1-e^{-(0.047hour^{-1})(48hours)})(17.5L)}{e^{-(0.047hour^{-1})(1hour)}}$$

$$= 115mg$$

$$Cp_{谷} = (7mg/L)(e^{-(0.047hour^{-1})(48hours)})$$

$$= 0.73mg/L \quad （公式 31-16）$$

校正后的剂量现在为每 48 小时 115mg（或者约 110mg）。

案例 31-1，问题 4： 以 G. G. 的 SCr 为基础计算 CrCl 存在哪些局限呢？这个估测值对于预测庆大霉素的清除率是否安全可靠呢？

关于计算 CrCl 和估算 GFR 的公式内容，参见第 28 章。对肾功能稳定的患者，我们可通过 Cockcroft-Gault 公式（参见公式 31-4 和公式 31-5）从 SCr 水平来计算 CrCl。然而，像 G. G. 这样的患者，其住院期间的肾功能进行性下降，基于持续升高的 SCr 水平来估测其肾功能相当困难。其 SCr 水平并不能反映一个稳定的状态水平，因而前面提到的那些公式已不能精确评估其肾功能。由于 G. G. 的 SCr 在几日内由 3.4mg/dl 快速上升至 4.8mg/dl，她的 CrCl 很可能远低于通过 Cockcroft-Gault 公式的推算结果。血清肌酐进行性升高很可能提示肾功能的进行性下降,而肾功能的下降经常表现为肌酐的蓄积。

虽然像肾病饮食改良公式(Modification of Diet in Renal Disease,MDRD)这样的预测公式是一种很好的测定 GFR 方法[50],但它们是在慢性肾脏病人群中开发出来的,因此限制了在健康患者中的使用。此外,但在肾功能不全情况下,使用 MDRD 公式对大部分药物的剂量进行调整并未获得验证[51,52]。用 MDRD 和 Cockcroft-Gault 方法估算肾功能时,在药物剂量调整方面可能会有显著差异[53,54]。1998年,设计药代动力学临床试验和药物剂量方案时,FDA 推荐使用 Cockcroft-Gault 公式去评估肾功能。Cockcroft-Gault 公式是评估肾功能的标准方法,用于确定是否需要调整药物剂量。2010年,FDA 发布了一份指南草案,包括了 Cockcroft-Gault 和 MDRD 公式去确定肾功能。需要注意的是 Cockcroft-Gault 公式计算的 CrCl 单位是 ml/min,而 MDRD 公式计算的 eGFR 单位是 $ml/(min \cdot 1.73m^2)$。基于患者的肾功能,应评估厂家的处方信息和可用的文献来决定最佳剂量方案。

血液透析的影响

常规透析

庆大霉素

> 案例 31-1,问题 5:G. G. 的肾功能不断恶化到需要血液透析的程度。在她进行透析时她的庆大霉素用药方案需要哪些额外的调整呢?

庆大霉素分子量大约是 500,相对低的 Vd(平均 0.25L/kg),蛋白结合率约 10%,这些都有利于庆大霉素通过常规血液透析清除[44]。对给定的病人,使用常规方法观察到的庆大霉素的清除率也取决于所用透析器的物理特性、血液和透析液流速和透析时长等因素。研究表明庆大霉素在终末期肾病(end-stage renal disease,ESRD)患者透析清除率平均为 45ml/min,而血浆平均清除率只有 5ml/min[55,56]。因此,G. G. 的庆大霉素剂量必须进行适当的调整,从而弥补透析时清除掉的药量。因为此时的药物清除率是透析清除与自身清除的总和,可以使用下面的公式:

$$Cl_{总} = Cl_{透析} + Cl \qquad (公式 31-17)$$

其中 $Cl_{总}$ 是指在透析状态下药物的总体清除率,$Cl_{透析}$ 是指透析清除率,Cl 是指血浆清除率。如果透析清除率高于血浆清除的话,透析过程将明显提高药物的清除水平。在严重肾功能不全的患者中,庆大霉素的总体清除率大约是 50ml/min(45ml/min + 5ml/min),或者是非透析时的 10 倍。血浆与透析清除率与血浆清除半衰期的关系应用下面的公式进行估测:

$$t_{1/2} = \frac{(0.693)(Vd)}{Cl_{透析} + Cl} \qquad (公式 31-18)$$

因此,假设 Vd 是 17.5L(即 0.25L/kg×70kg),透析状态下的药物半衰期大约是 4 小时,而非透析状态时为 40 小时。此外,通过下面的公式还可以估测出一个定时透析过程中药物清除(FD)的程度(分数):

$$FD = 1 - e^{-(Cl + Cl_{透析})(t/Vd)} \qquad (公式 31-19)$$

其中 t 为透析时长。常规 4 小时的透析过程中庆大霉素的清除量(FD)大约是 50%。如果没有更为特异性的透析清除率与血浆清除率数据,那么可以应用透析过程中的清除半衰期参数从下面的公式预测透析过程中丢失的药量:

$$FD = 1 - e^{-(0.693/t_{1/2on})(t)} \qquad (公式 31-20)$$

通过公式计算出来的清除量约为 50%,这与文献报道基本符合。文献报道在 4 小时的透析过程中,可以清除庆大霉素 1 次用药量的 50%~70%。然而,这个公式也存在一定局限性,因其并没有考虑透析结束后药物从组织返回血浆的重新分布过程。

总而言之,血液透析患者计算维持峰浓度与谷浓度的剂量是非常困难的。要想使他们达到与肾功能正常者同样理想的水平很难做到。部分原因是氨基糖苷类药动学参数具有较大的变异性[56,57]。血浆中庆大霉素水平持续大于 2mg/L 将明显增加毒副反应风险。然而,为了达到血液透析患者庆大霉素血浆谷浓度水平低于 2mg/L 而改变用药剂量时,血浆药物低于治疗要求水平的时间会明显延长,因为你不得不使用更小的剂量,获得更低的峰浓度使谷浓度在下一次给药前下降。另一个实际的考虑是,除非你预计患者未来的肾功能会恢复,才可较少关注药物的肾毒性。作为血液透析患者的一个折中的办法,庆大霉素的剂量要求常常是以透析前谷浓度在 3mg/L 水平左右为参照标准。这可以通过给予 2mg/kg 的负荷剂量,在每次透析结束后使用 1mg/kg 的维持量才能达到要求。

头孢他啶

> 案例 31-1,问题 6:头孢他啶的治疗窗很宽,那么为何要对 G. G. 在透析状态下的头孢他啶剂量进行调整呢?

头孢他啶的蛋白结合率只有 21%,并且它的 Vd 为 0.2L/kg,所以它很容易通过血液透析清除。头孢他啶的平均透析清除率为 55ml/min,常规 4 小时的血液透析可以清除 55% 的药物[58]。对 G. G. 来说为了维持治疗药物浓度,在每次透析后应该给予一个头孢他啶的补充剂量。每次透析后给予头孢他啶日剂量的一半。

高通量血液透析

> 案例 31-1,问题 7:G. G. 的主治医师正在考虑将她的常规透析改为使用高效聚砜膜高通量透析。与常规透析相比,高通量血液透析对于庆大霉素与头孢他啶的常规血液透析清除有何区别?

高通量血液透析与普通透析相比对于一些药物的清除更有效(参见第 30 章),因为透析膜更高效、通过透析器的血流量更多。尽管可参考的资料不多,但高通量透析与普通透析比较,有更大比例的药物能够被清除,如氨基糖苷类、万古霉素、头孢他啶[59,60]。高通量透析 2.5 小时可以清除 50%~70% 的庆大霉素[24]。高通量透析时头孢他啶的透析清除率为 75~240ml/min,而常规血液透析时只有 55ml/min[59]。因此,当 G.G. 从常规血液透析变换为高通量血液透析时,有必要对庆大霉素与头孢他啶的剂量进行进一步调整。

连续性静脉-静脉血液滤过

案例 31-1,问题 8: 如果 G.G. 开始 CRRT 治疗如 CVVH,庆大霉素的剂量又需要如何调整?

因为 CVVH 具有连续性特点,CRRTs 清除药物的程度不同于间断透析如血液透析。接受 CVVH 的患者中,一个药物的清除率可用类似于公式 31-17 的公式来描述,此时 $Cl_{透析}$ 用 Cl_{cvvh} 代替:

$$Cl_{总} = Cl + Cl_{cvvh} \qquad \text{(公式 31-21)}$$

对 G.G. 而言,来自于公式 31-15 的 $Cl_{校正}$ 可当作血浆清除率应用(Cl)。而 CVVH 的清除率可以通过下面的公式进行测算:

$$Cl_{cvvh} = Fu \times UFR \qquad \text{(公式 31-22)}$$

其中,Fu 代表药物的非结合部分,UFR 代表超滤速率。庆大霉素的血浆蛋白结合率低(Fu=0.95)。经典 CVVH 的超滤率大约是 1L/h,但可以变化。

$$Cl_{cvvh} = Fu \times UFR = 0.95 \times 1L/h = 0.95L/h \qquad \text{(公式 31-23)}$$

$$Cl_{总} = Cl_{校正} + Cl_{cvvh} = 0.82L/h + 0.95L/h$$

$$= 1.77L/h = 29.5ml/min \qquad \text{(公式 31-24)}$$

由于庆大霉素的清除率与 CrCl 基本相似,G.G. 的总体清除率大约是正常清除率 100ml/min 的 1/3。因此,G.G. 的庆大霉素的剂量也应当是正常剂量的 1/3,也就是每日总剂量 100mg 或 1.5mg/(kg·d)[正常人的剂量应为 5mg/(kg·d)]。一定要监测庆大霉素的谷浓度水平,调整剂量以维持谷浓度低于 2mg/L。

持续性不卧床腹膜透析

案例 31-2

问题 1: J.J.,男性,24 岁,ESRD 患者,进行 CAPD 治疗。因发热 38.2℃ 伴严重腹痛就诊。主诉数日来腹透液混浊。所有这些症状与腹膜炎一致,这是 CAPD 最常见的并发症。细菌培养为大肠杆菌,对庆大霉素敏感。那么,该患者需如何应用庆大霉素呢?

不同的医疗机构对透析相关腹膜炎的管理模式不同。通常,患者通过腹腔内给药(IP)途径应用抗菌药物,并同期加用或不用全身抗菌药物治疗。对病情不严重的患者,仅 IP 用药就已足够。在 IP 应用抗菌药物时,其目标是腹腔内的药物浓度要达到治疗系统性感染时所应达到的血浆水平。因此,推荐每 1L 透析液内可以加入 8mg 的庆大霉素(或 16mg 加入到 1 袋 2L 的腹透液内)。一旦达到平衡或者稳态,透析液中庆大霉素的浓度可以与血浆中的浓度相当。尽管腹膜炎时腹膜渗透性增加,药物从腹透液向血浆的转运速率明显增快,但达到稳态浓度仍然需要相当的一段时间。对更严重的腹膜炎病例,在局部应用的同时,还需全身应用抗菌药物。

案例 31-2,问题 2: CAPD 是否可以清除庆大霉素呢?

一般而言,CAPD 对大多数药物并不能很好地清除,特别是对于那些蛋白结合率高或 Vd 大的药物更是如此。另一方面,CAPD 可以有效地清除庆大霉素以及其他氨基糖苷类药物,因为它们的蛋白结合率低,Vd 小。据推测 CAPD 可以清除 10%~50% 的庆大霉素[61]。

阿昔洛韦

肾脏清除率

案例 31-3

问题 1: D.M.,28 岁男性,获得性免疫缺陷综合征,因为严重的疱疹感染需要静脉(IV)应用阿昔洛韦治疗。由于 HIV 感染的其他并发症,D.M. 在住院期间出现了肾功能不全。其 SCr 为 4.5mg/dl,CrCl 为 20ml/min。现在 D.M. 应用阿昔洛韦时最重要的考虑是什么?如果他需要透析治疗,则需要考虑些什么?

阿昔洛韦(acyclovir)主要用于预防或治疗各种病毒感染,如单纯疱疹病毒、水痘带状疱疹病毒[62]。该药主要通过肾脏清除,70%~80% 以原型形式经尿排泄。因此,肾病患者应进行相应的剂量调整[19,63]。肾小管的分泌与肾小球的滤过均参与了阿昔洛韦的排泄过程。该药的肾脏清除率要比估测的 CrCl 高 3 倍以上。

阿昔洛韦可以沉积于肾小管内而加剧 D.M. 的肾功能不全,特别是在肾功能不全患者中大剂量快速静脉输注时更易发生[63]。为减轻阿昔洛韦的肾毒性,给药时间应不少于 1 小时,同时对患者进行水化以保证足够尿量。停药或减量通常可以逆转该药的肾脏毒性。此外,阿昔洛韦的神经毒性与血浆中药物浓度过高有关,因此肾功能不全时必须进一步强调充分剂量调整的必要性[64]。

阿昔洛韦的清除率与 ClCr 密切相关,见下面的公式:

$$Cl_{acyclovir}[ml/(min \cdot 1.73m^2)] =$$

$$3.4 \times \{CrCl[ml/(min \cdot 1.73m^2)] + 28.7\} \qquad \text{(公式 31-25)}$$

肾功能正常的患者中,阿昔洛韦的清除率为 210~330ml/min;而在 ESRD 患者中,其清除率将下降至 29~34ml/min[19,63,65]。虽然清除率的改变主要是因为药物肾脏清除率的下降,同时这些患者中阿昔洛韦的非肾清除也出现下降[19,65]。因此,ESRD 患者药物清除半衰期由肾功能正常时的大约 3 小时显著延长至 20 小时。严重单纯疱疹病毒感染时,患者用药剂量应该由正常使用剂量 15mg/kg(5mg/kg,每 8 小时)降至 ESRD 时的 2.5mg/(kg·d)(作为单次日剂量给予)[66]。因为 D. M. 的 CrCl 只有 20ml/min,其 $Cl_{acyclovir}$ 估测值可能只有 97ml/min(是正常人的 1/3),阿昔洛韦 5mg/kg(正常人的 1/3)的单次日剂量对该患者应该是合适的。

透析

常规血液透析对阿昔洛韦的清除能力中等,经过 6 个小时的透析后,血浆药物浓度水平下降 60%[67]。透析和非透析时的药物清除半衰期分别为 6 小时和 20 小时。平均透析清除率约为 80ml/min。因此,推荐在透析结束后给予 2.5mg/kg 的剂量以补充被透析清除的药量。目前尚无有关高通量血液透析对阿昔洛韦清除率方面的资料。

肾功能异常对代谢的影响

> 案例 31-3,问题 2:D. M. 的肾功能状态对于阿昔洛韦的代谢是否有影响?其他药的代谢是否也受到类似的影响?

大约 20% 的阿昔洛韦会通过非肾机制清除[19,65]。已经分离出来唯一重要的阿昔洛韦代谢产物是 9-羧甲基鸟嘌呤,占用药量的 9%~14%。过去认为这个物质是肝脏代谢产物;然而,肾脏也起着重要的作用[19]。肾功能不全是否改变肝脏代谢或影响肾脏内的代谢酶,仍不清楚。肾脏组织内存在多种与肝脏相同的代谢酶。在肾脏近端肾小管上皮细胞内发现混合性多功能氧化酶类,而肾脏内也存在其他一些代谢过程,如葡萄糖苷酸结合反应、乙酰化反应、水解反应等[17,18,68]。

肾功能不全能够影响肝脏药物代谢酶活性和药物转运功能[69,70]。这些研究多在动物体内进行,而且这些动物的微粒体、线粒体及胞浆酶活性均低下。肾功能不全很大程度上改变了一些抗菌药物的非肾清除率,如头孢唑肟、头孢噻肟和亚胺培南[71-74],以及苯二氮䓬类、地西泮、去甲西泮[75,76]。

替诺福韦

> 案例 31-3,问题 3:D. M. 也在接受替诺福韦治疗,作为 HIV 感染的抗逆转录病毒治疗方案的一部分,那么替诺福韦的剂量需要进行调整吗?

剂量调整

替诺福韦(tenofovir)是一种单磷酸腺苷的核苷酸类似物。替诺福韦通过磷酸化激活成活性形式二磷酸替诺福韦。二磷酸替诺福韦链终止来灭活 HIV 逆转录酶和 HBV DNA 聚合酶[77]。它被用作 HIV 感染治疗抗逆转录病毒方案的一部分,也可用于治疗慢性乙肝感染的治疗[78]。约 70%~80% 的替诺福韦以原型形式从尿排出。消除半衰期

约 17 小时,在肾功能不全时清除显著降低。据报道,其肾毒性包括急性肾功能不全和范可尼综合征(肾小管损伤和低磷血症)。近端小管中的有机转运体被认为可调节肾毒性[79]。肾功能不全时替诺福韦的剂量必须进行调整以防止蓄积,以及潜在的肾功能恶化。替诺福韦也可以和其他抗逆转录药物组合成单剂量形式用于治疗 HIV 感染。在肾功能不全情况下应咨询替诺福韦或复方药物具体的剂量推荐。

血液透析

> 案例 31-3,问题 4:透析能够显著清除替诺福韦吗?

血液透析能有效清除替诺福韦,清除系数约 54%。300mg 替诺福韦在 4 小时的血液透析后约清除 10%。替诺福韦的推荐剂量是 300mg,口服,每 7 日 1 次(在 12 小时血液透析后或 3 次 4 小时血液透析期后)[78,80]。

青霉素

剂量调整

> **案例 31-4**
>
> 问题 1:T. H. ,57 岁的男性患者,体重为 85kg。肾脏病继发于控制不佳的高血压。因发热(39℃)、意识改变、恶心、呕吐 24 小时入院就诊。体格检查:患者有颈强直、布氏征阳性。实验室结果如下:
>
> WBC 计数:22 000/μl,中性粒细胞为 89%
>
> BUN:45mg/dl
>
> SCr:4.4mg/dl
>
> 腰穿显示脑脊液(CSF)WBC 计数为 2 000/μl(90% 为多形核中性粒细胞),葡萄糖为 36mg/dl,蛋白含量为 280mg/dl。CSF 涂片为革兰氏阳性双球菌。诊断为流行性脑脊髓膜炎,应用青霉素 G 钾盐治疗,应使用多少剂量?

在肾功能正常的患者中,流行性脑脊髓膜炎可以给予 2 000 万~2 400 万单位的青霉素 G 静脉滴注治疗。和许多 β-内酰胺类抗菌药物一样,青霉素主要以原型从尿液排泄,几乎不进行肝脏代谢。因此,在正常人中平均半衰期小于 1 小时,而在 ESRD 患者中,可达 4~10 小时[81-83]。

很多学者对肾功能不全患者青霉素剂量调整的方法进行了研究。青霉素(penicillin)的清除率与 CrCl 直接相关,关系式如下[83]:

$$Cl_{pen}(ml/min) = 35.5 + 3.35 \times CrCl(ml/min)$$

(公式 31-26)

这种相关性是基于各种不同肾功能状态下的数据结果。

总结得到的公式可用于估算 CrCl 低于 40ml/min 的患者所需的药物剂量。这一肾功能不全患者使用的日剂量可以达到肾功能正常者在应用大剂量青霉素(2 000 万~2 400 万 U/d)时所能达到的血清水平。T. H. 的每日总剂量应平均分次给予,每次间隔 6 或 8 小时:

$$剂量_{pen}（百万\ U/d）= 3.2+（CrCl/7）$$

（公式 31-27）

根据 Cockcroft-Gault 公式，T. H. 的 CrCl 约是 20ml/min。因此，他的青霉素日剂量应该是 600 万单位。对 T. H. 来说，每 4 小时给予 100 万单位应是较适宜的方案。青霉素 G 通常是钾盐（青霉素 G 钾），每 100 万单位青霉素包含大约 1.7mmol 的钾。肾损伤时钾的蓄积可以导致高钾血症。青霉素 G 钠是一种较为合适的替代形式。

与其他药物一样，这些剂量方面的调整方案具有经验性特点，而且是基于慢性肾功能不全患者药动学资料基础之上。目前这些推荐尚缺乏严谨的能够确立治疗效果的临床试验验证。因此，在制定个体化治疗方案时，应充分考虑到那些干扰宿主反应的因素。这些因素中包括了宿主的免疫功能状态、合并存在其他疾病、微生物的敏感性、药代动力学的变化（如：伴发的肝脏疾病、体液过多、脱水）。

青霉素诱导的神经毒性

案例 31-4，问题 2：T. H. 的医师在开具青霉素时，没有考虑到他的肾功能状态，青霉素应用方案为 400 万单位，每 4 小时 1 次。4 日后，患者出现了脑病（识别能力下降、方向感消失、嗜睡等）以及右侧面颊间抽搐。这些毒性症状与青霉素剂量过高有关吗？哪些诱发因素参与了这些神经毒性反应？

T. H. 出现的神经毒性症状与血浆、CSF 中升高的青霉素浓度相一致。青霉素通常没有严重的不良反应。然而在肾损害患者中大剂量应用青霉素，即可导致诸如 T. H. 所出现的毒性症状。青霉素导致的神经毒性症状与体征包括了肌阵挛、复杂性或全身性癫痫样发作、脑病，并逐渐发展至昏迷[39,40]。

诱发因素

T. H. 肾功能不全致使他更易于出现青霉素诱导的神经毒性反应。在一篇有关 46 例青霉素神经毒性病例报道中，用药前存在肾功能不全者为 35 例[40]。导致这一现象有几种可能的解释。首先，肾功能不全患者体内出现青霉素蓄积；其次，酸性药物（如青霉素）与白蛋白的结合力下降，导致可进入到了 CSF 的游离型或活性型药物浓度增加；第三，尿毒症患者血-脑屏障发生变化，导致 CSF 中药物浓度进一步增高[39]；第四，血浆中青霉素浓度过高本身也会改变血-脑屏障对青霉素通透性的变化[39]。所有这些因素，再加上肾功能不全患者对中枢性作用的药物敏感性增加，最终导致 CNS 毒性反应发生的可能性更大。既往有过神经创伤、癫痫病史、老年、当前药物降低了癫痫发作的阈值也导致了神经毒性。正如青霉素一样，碳青霉烯类抗菌药物组合亚胺培南-西司他丁，在肾功能不全患者中使用与较高的癫痫发生率有关[84,85]。其他 β-内酰胺类抗菌药物如头孢他啶、头孢吡肟和哌拉西林/他唑巴坦也与癫痫发作有关[86,87]。

抗假单孢菌属青霉素类

哌拉西林

案例 31-5

问题 1：M. H.，女性，44 岁，体重 70kg，患急性非淋巴细胞白血病，因为更换化疗用西克曼导管而入住肿瘤病房。在应用阿糖胞苷与柔红霉素治疗 7 日后，体温达 39.4℃。体格检查如血压为 102/68mmHg，脉搏 112 次/分，呼吸 27 次/分，这些表现与败血症的临床特点相一致。WBC 计数 1 400/μl（3% 为多形核细胞，70% 为淋巴细胞，22% 为单核细胞）。血小板计数为 16 000/μl。M. H. 同时还表现为肾功能不全，SCr 和 BUN 分别为 2.6mg/dl 和 38mg/dl。败血症的起始经验性治疗可选妥布霉素、哌拉西林/他唑巴坦和万古霉素。对 M. H. 应该如何选择哌拉西林/舒巴坦的剂量？

哌拉西林（piperacillin）是一种抗假单孢菌属的青霉素，通常与氨基糖苷类联合应用治疗革兰氏阴性菌引起的严重感染[88]。它经常同时与他唑巴坦联合应用，后者是一种 β-内酰胺酶抑制剂[89]。肾功能正常的患者，哌拉西林主要以原型从肾脏排泄，清除率 2.6ml/（min·kg），半衰期约 1 小时[90,91]。在治疗假单孢菌重症感染时，哌拉西林/他唑巴坦的用量可高达每 6 小时 4.5g。对 ESRD 患者，哌拉西林的平均清除率与半衰期分别是 0.7ml/（min·kg）和 3.3 小时[90-92]。尽管这些参数具有显著差异，但变化幅度仍低于那些主要通过肾脏排泄药物的预期水平，提示体内肯定存在其他代偿性机制。哌拉西林可以部分通过胆道排泄，该清除途径在肾功能不全时会有所增加[92,93]。所以，没有必要积极的减少 M. H. 的哌拉西林剂量。哌拉西林/他唑巴坦每 8 小时 3.375g 对 M. H. 来说是较合适的剂量。广泛应用的药物参考文献诸如 *Facts and Comparisons* 可以用来作为肾功能不全患者药物剂量调整的指南[45]。

万古霉素

根据药动学进行剂量调整的计算方法

案例 31-5，问题 2：M. H. 除了上面提到的治疗方案，万古霉素初始剂量 500mg，每 24 小时 1 次，用于覆盖对青霉素耐药葡萄球菌的感染，如萘夫西林。对于 M. H. 来讲这个剂量方案合适吗？

万古霉素（vancomycin）是一种杀菌性抗菌药物，对大部分革兰氏阳性菌都具有极好的活性，如耐甲氧西林金黄色葡萄球菌（methicillin-resistant Staphylococcus aureus，MRSA）和链球菌，包括一些肠球菌属。它也是中性粒细胞减少伴发热患者的经验用药，因为这类患者继发耐药细菌感染的概率相当高。然而，耐万古霉素的肠球菌病例已经出现，且发生率高达 50%，这引起了重视，并且尽可能地减少其经验性用药[94]。

万古霉素口服吸收率低,在治疗系统性感染时必须采用 IV 途径给药。与其他许多抗菌药物一样,万古霉素主要是通过肾脏排泄[95]。严重的毒性反应与过高的血清浓度密切相关,因此,对于肾功能不全患者应用万古霉素时有必要进行仔细的剂量调整[96]。

与氨基糖苷类一样,万古霉素也需要根据药动学参数制定个体化治疗方案,以达到一个理想的峰浓度与谷浓度。然而与氨基糖苷类不同的是,万古霉素的治疗范围不太清楚。通常所应用的剂量控制在峰浓度 25~40mg/L,而谷浓度为 10~15mg/L[97,98]。万古霉素的毒性(如耳毒性)与血浆药物浓度之间的关系还不是很清楚。一些临床医师认为,万古霉素的血浆浓度达 80mg/L 或更高时与听力功能异常有关。

肾功能正常的患者,万古霉素的清除半衰期为 3~9 小时[99]。而在 ESRD 患者,半衰期则延长至 129~189 小时[100-102]。应用药动学原则,考虑到万古霉素的血浆清除率大约为 CrCl 的 60%~70%[97],平均 Vd 为 0.7L/kg[97,99,103]。那么估算的 Vd_{vanco} 和 Cl_{vanco} 可通过以下公式计算:

$$CrCl = 30.5ml/min(用公式 31-5 计算)$$

$$Cl_{vanco} = 0.65 \times CrCl = 0.65 \times 30.5ml/min$$
$$= 19.8ml/min 或约 1.2L/h \quad (公式 31-28)$$

$$Vd_{vanco} = 0.7L/kg \times 体重$$
$$= 0.7L/kg \times 70kg$$
$$= 49L \quad (公式 31-29)$$

根据上面的 Cl_{vanco} 和 Vd_{vanco} 估算值,可用以下公式计算出清除速率常数:

$$Kd = \frac{Cl_{vanco}}{Vd_{vanco}}$$
$$= \frac{1.2L/hour}{49L}$$
$$= 0.024hour^{-1} \quad (公式 31-30)$$

$$Cp = \frac{\frac{剂量}{Vd_{vanco}}}{1 - e^{-Kdt}}$$
$$= \frac{\frac{500mg}{49L}}{1 - e^{-(0.024hour^{-1})(24hours)}}$$
$$= 23mg/L \quad (公式 31-31)$$

$$Cp_谷 = Cp_峰(e^{-Kdt})$$
$$= (23mg/L)(e^{-(0.024h^{-1})(24h)})$$
$$= 13mg/L \quad (公式 31-32)$$

因为 M.H. 的预测峰浓度值低于 40mg/L,谷浓度介于 10~15mg/L 之间,所以 M.H. 初始剂量 500mg,每 24 小时 1 次是合适的。

在肾功能正常的患者中,常规监测万古霉素血药浓度的必要性仍存在争议,因为这些患者发生毒性反应的概率相对较低。然而,像 M.H. 这样的肾功能不全患者,可以建议在初始用药数日后进行血药浓度测定,以保证血药浓度在可接受范围内[99,101,102,104]。这在延长用药治疗时间的情况下特别重要。万古霉素静脉滴注时间一般为 60 分钟以上。

万古霉素的血液透析

案例 31-5,问题 3:M.H. 的肾功能进行性恶化,达到了需要血液透析的程度。此时,应如何进行剂量调整?

常规血液透析的 ESRD 患者,即使使用 1 次万古霉素剂量,3 周内血药浓度仍然在可测定水平以上[102]。提示此类患者对万古霉素的清除能力极低,而且常规透析对药物的清除也很少。在这些患者中,万古霉素的平均清除半衰期为 5~7 日,这个结果与患者残留的万古霉素清除率仅为 3~4ml/min 一致[100-102]。肾功能正常的患者经肝脏代谢的万古霉素只有 5%左右。

常规血液透析 4 小时,万古霉素的清除只有 7%左右[105]。接受透析或未接受透析时万古霉素的清除半衰期以及血液透析前后的药物血浆水平均没有明显区别。常规血液透析不能有效地清除该药主要归因于其 1 400Da 的大分子量。

常规血液透析的患者应用万古霉素方案为:每 7~10 日应用 1g 剂量[99,102,104]。M.H. 的估算分布容积为 49L,该剂量所产生的初始血浆峰浓度大约为 20mg/L。如果每周给药一次,可以预测稳态峰浓度与谷浓度将分别为 40mg/L 与 16mg/L。

高通量血液透析清除万古霉素的能力明显强于常规血液透析,因此,高通量透析患者应该增加给药频次以维持有效的治疗浓度。采用 Fresenius 聚砜膜透析器进行高通量透析时,万古霉素的清除率大约是 45~160ml/min,而且随膜面积变化而变化[60,106]。一次给药后,4 小时的高通量血液透析可以清除 50%的万古霉素,而常规透析 4 小时仅可清除 6.9%。透析后的反跳现象提示药物的清除总量很可能比过去报告的少[107,108]。任何情况下,高通量透析对万古霉素的清除率均高于常规透析。因此,这些患者应该密切监测万古霉素的血浆水平,并且透析后可能需要追加 500mg 的剂量(大约 10~15mg/kg)。

卡泊芬净

剂量

案例 31-5,问题 4:尽管接受了三联抗菌治疗,但 M.H. 仍发热。根据临床经验,医师对其应用卡泊芬净以防治潜在的真菌感染。此外,加用喷他脒以防治卡氏肺囊虫肺炎。对于像 M.H. 这样的肾功能不全患者如何应用卡泊芬净呢?

卡泊芬净的血液透析

卡泊芬净(caspofungin)是一种棘白菌素类抗真菌药

物,通过水解和 N-乙酰化缓慢代谢,几乎没有原型从尿排出[109]。卡泊芬净不能被血液透析或持续血液滤过显著清除。在肾功能不全或在肾脏替代治疗时不需要剂量调整[110]。然而,在中度肝功能不全情况下,维持剂量需要减少。

两性霉素(amphotericin)是一种对各种各样真菌均具有活性的多烯类抗真菌药物。两性霉素 B 广泛分布到外周组织,具有长达约 15 日的消除半衰期[111,112]。肾病与肝病患者中该药分布没有显著变化。由于肾毒性,两性霉素 B 的使用受到了限制[113]。脂类为基础的制剂与更低的肾毒性发生率和其他系统性副反应有关[114]。三唑类抗真菌药(如,氟康唑、泊沙康唑、伏立康唑)或棘白菌素类(如,阿尼芬净、卡泊芬净、米卡芬净)也是一种选择,没有潜在肾毒性,肾功能不全时也不需要调整剂量(氟康唑除外)。对于肾功能不全或 CrCl 低于 50ml/min 的患者,不能给予静脉制剂,而要给予口服伏立康唑和泊沙康唑,从而防止磺丁基醚 β-环糊精的蓄积,因为此环糊精是静脉制剂的溶解载体[115]。

头孢唑林

腹膜透析

革兰氏阳性球菌如金黄色葡萄球菌是 PD 相关感染的常见原因。经验性抗菌药物的选择应基于患者既往微生物及其敏感性的病史。一代头孢菌素如头孢唑林(cefazolin)对 M. J. 是一个合理的选择,甲氧西林耐药微生物发生率高时应使用万古霉素。

每次交换可以通过 IP 应用抗菌药物(连续给药)。在这种情况下,给予头孢唑林 1 次 500mg/L 单独的负荷剂量,在接下来的交换中以 125mg/L 作为维持剂量。抗菌药物也可以间断给药(每次交换时给药,每日 1 次)。间断给药时,含有抗菌药物的腹透液应留腹中至少 6 小时,以进行充分的吸收。头孢唑林 15mg/kg(约 750mg)一次交换是经典的给药方案。对自动 PD 患者,一个长的白天周期给予头孢唑林的剂量是每日 20mg/kg。对于有残余肾功能的患者(如尿量>100ml/d),剂量应经验性的增加 25%。PD 相关感染的管理和各种抗菌药物的剂量在国际腹膜透析协会指南中进行了讨论[116]。

苯妥英钠

蛋白结合率

R. S. 有严重的肾脏病,影响了其总体苯妥因血浆药物浓度测定(结合态加游离态)。患者总体血清苯妥英钠浓度水平低下的主要原因是患者的血浆蛋白结合率下降,而估算的表观 Vd 也会增加。肾功能正常患者,大约测定量的 90% 是与白蛋白结合的,只有 10% 为游离态。尿毒症患者的游离态苯妥英钠水平将增加到 20% ~ 25%[11,117-121]。由于尿毒症患者血浆中游离态的苯妥英钠水平增加,低血浆水平的苯妥英钠产生的治疗效果与肾功能正常患者高血浆水平的疗效相当[8,122]。苯妥英钠是一种酸性药物,蛋白结合率高。蛋白结合率低下的可能机制包括:①血清白蛋白浓度水平低下;②尿毒症毒素的蓄积并替代了药物在白蛋白上的结合;③尿毒症患者白蛋白结构与构象的变化,导致白蛋白上药物的结合位点减少或亲和力下降(参见第 60 章)。其他肾病状态下蛋白结合率发生变化的酸性药物见表 31-1。

图 31-2 阐述了当尿毒症患者和非尿毒症患者给予相同剂量的苯妥英钠后浓度水平的变化[123]。

下面的公式可以用于纠正像 R. S. 这类由于低白蛋白血症与肾功能不全导致药物的蛋白结合率变化[120]:

$$Cp_{\text{Normal Binding}} = \frac{Cp'}{0.48 \times (1-\alpha)\left(\dfrac{P'}{P_{\text{NL}}}\right) + \alpha}$$

(公式 31-33)

其中 Cp' 为实验室报道的实测血浆药物浓度,$Cp_{\text{Normal Binding}}$ 是校正后的血浆药物浓度值(相当于肾功能正常与血浆白蛋白正常患者的血浆药物浓度)。α 为正常游离分数(0.1),P' 是患者的血清白蛋白,P_{NL} 为正常白蛋白(4.4g/dl)。因子 0.48 来源于血液透析患者,代表已经降低了的白蛋白亲和力。

对于 R. S. 而言,总的血浆苯妥英钠浓度 5mg/L 相当于

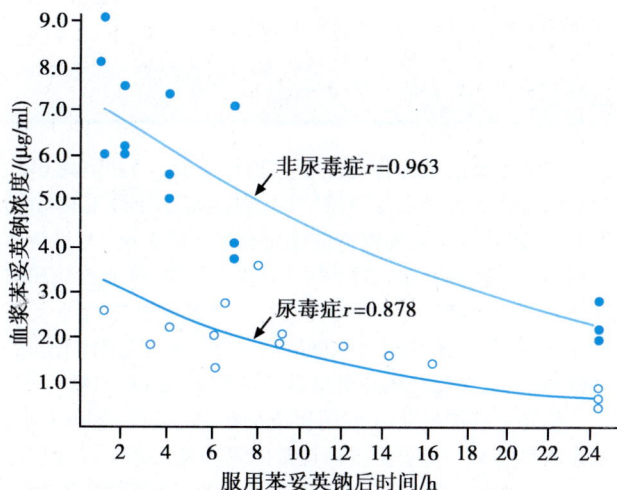

图 31-2　静脉注射苯妥英钠 250mg 后，尿毒症（○）与非尿毒症（●）患者血浆苯妥英钠浓度。（引自：Diphenylhydantoin metabolism in uremia. N Engl J Med. 1971；285：648. Copyright © 2001 Massachusetts Medical Society. All rights reserved. ）

肾功能正常患者的 13mg/L。由于这种下降仍在标准的治疗范围内（10~20mg/L），所以他的检测浓度并非亚治疗浓度。

因子 0.48 只能用于评估接受血液透析的 ESRD 患者蛋白结合率的改变。中度肾脏病患者的资料十分有限，苯妥英钠与蛋白结合特性的变化规律尚不清楚[118]。对于肾功能正常或中度肾功能损害的患者，只有当血清白蛋白下降时，才能用下面的公式进行估测，但因子 0.48 应舍去：

$$Cp_{Normal\ Binding} = \frac{Cp'}{(1-\alpha)\left(\frac{P'}{P_{NL}}\right)+\alpha} \quad （公式\ 31\text{-}34）$$

磷酸苯妥英钠是苯妥英钠的前体，不需溶于丙二醇中进行给药，因此可以更快地给药。这对癫痫治疗具有重要的优势，即可以快速控制病情。磷酸苯妥英钠到苯妥英钠的转变效率对于肾脏病患者和健康人而言都相同[124]。然而，一旦磷酸苯妥英钠转变为苯妥英钠后，肾脏病对蛋白结合率的影响则类似于对苯妥英钠的影响，因此肾功能不全患者应用磷酸苯妥英钠时也应该同样考虑相关影响。

肾功能不全对药物代谢产物的影响

哌替啶

案例 31-8

问题 1：F. G. ，56 岁女性，为进行颈椎板切除术而入院。病史中有慢性肾功能不全（CrCl 20ml/min）与心律失常（应用普鲁卡因胺维持治疗）。入院时的实验室指标如下：

SCr：4.4mg/dl

BUN：6mg/dl

红细胞压积：34%

血红蛋白：12.6g/L

手术后，主诉剧痛而应用哌替啶，剂量为 50~100mg，每 3~4 小时肌内注射 1 次。手术 3 日后，F. G. 出现了全身强直-阵挛性发作。但她没有癫痫病史。那么发生突发事件的原因是什么呢？

表 31-3

由肾脏排泄的活性药物或毒性代谢产物

药物	代谢产物
醋酸己脲	乙酸己脲
别嘌呤醇	别嘌呤二醇
安非他酮	苏式/赤式-氢化安非他酮
头孢噻肟	去乙酰头孢噻肟
氯磺丙脲	羟基代谢产物
氯贝丁酯	氯苯氧基异丁酸盐
环磷酰胺	4-氧化环磷酰胺
柔红霉素	柔红霉素醇
哌替啶	去甲基哌替啶
甲基多巴	甲基-O-硫酸盐-α-甲基多巴胺
咪达唑仑	α-羟基咪达唑仑
吗啡	吗啡-3-葡萄糖醛酸
	吗啡-6-葡萄糖醛酸
保泰松	羟基保泰松
扑米酮	苯巴比妥
普鲁卡因胺	N-乙酰普鲁卡因胺（NAPA）
丙氧芬	去甲丙氧酚
利福平	去乙酰基代谢产物
硝普钠	硫氰酸盐
磺胺类	乙酰化代谢产物
曲马朵	O-去甲基-N-去甲基曲马朵

哌替啶（meperidine）是麻醉性镇痛剂，经常用于控制急性疼痛。它主要在肝脏经 N-脱甲基酶的催化，代谢成去甲基哌替啶。后者在肾功能不全时可以蓄积[15,125]。虽然哌替啶对 CNS 具有兴奋与抑制双重作用，但去甲哌替啶是 CNS 强效兴奋剂，所以当肾功能不全患者接受多种母体药物时均可能引起患者癫痫样发作[126]。哌替啶对于肾功能不全的患者具有更强的神经系统作用[126]。因为去甲哌替啶的清除率与 CrCl 明显相关，肾功能不全则导致蓄积，从而导致神经系统毒性。在另一个研究中发现，肾功能不全患者的血浆去甲哌替啶/哌替啶比值持续升高，平均为 2，而肾功能正常者的比值则大约为 0.6[126]。表 31-3 列出一些容易在肾病时蓄积于体内的活性药物或代谢产物。

麻醉性镇痛剂

案例 31-8，问题 2：在肾功能不全时其他麻醉性镇痛剂的药效学或药动学是不是也发生变化？

吗啡

肾功能不全时,吗啡的药动学分布可能没有明显的变化[127];然而,吗啡的活性代谢产物吗啡-6-葡萄糖醛酸与主要代谢产物吗啡-3-葡萄糖醛酸会蓄积于体内。在肾功能不全患者中,吗啡-6-葡萄糖醛酸的清除半衰期从正常人的 3~4 小时增加到 89~136 小时[128],而且它易于穿透血-脑屏障,与 CNS 中的受体亲和力强于吗啡,其镇痛作用是吗啡的 3.7 倍[129]。因此,肾功能不全患者用药后出现的昏迷可能与吗啡-6-葡萄糖醛酸在体内的蓄积有关[32,33]。

可待因

其他可以引起肾功能不全患者 CNS 毒性反应的麻醉性镇痛剂还有可待因、丙氧芬、氢可酮[125]。肾功能不全患者口服可待因时体内药物代谢过程可能没有明显的变化;但有可待因引起患者昏迷的报道[130]。这些患者可待因的用量并没有超过 120mg/d,停用可待因后患者 CNS 与呼吸抑制作用仍然持续了 4 日,并且需要进行纳洛酮治疗。对于长期血液透析患者,可待因的体内消除半衰期会延长;尽管可待因的 Vd 增大了 1 倍,但药物总体清除率的下降并不十分明显[131]。可待因会代谢为吗啡,故初始剂量应更低。

氢吗啡酮

氢吗啡酮在肝内代谢为氢吗啡酮-3-葡萄糖醛酸(hydromorphone-3-glucuronide)、二氢异吗啡(dihydroisomorphone)、二氢吗啡(dihydromorphine)、少量的氢吗啡酮-3-硫酸盐(hydromorphone-3-sulfate)、非氢化吗啡酮(norhydromorphone)和非二氢异吗啡(nordihydroisomorphone)[132]。所有代谢产物均经肾脏消除。氢吗啡酮能用于肾功能不全患者,然而,较小的初始剂量也许更能确保安全[131]。

依诺肝素

案例 31-8,问题 3:因为 F. G. 术后不能行走,她的主治医师准备开始依诺肝素预防深静脉血栓,对该患者应用依诺肝素需考虑剂量影响吗?

依诺肝素(enoxaparin)是一种低分子量肝素,经常用于预防和治疗血栓性疾病如深静脉血栓形成、不稳定性心绞痛及非 Q 波心肌梗死等。肾脏在依诺肝素的清除过程中发挥主要作用[133],肾功能不全的患者应用该药时出血并发症的风险非常高[134]。ESRD 患者应用依诺肝素后清除半衰期明显延长,但其他药代动力学参数却与健康者相似[135,136]。因此,较高的出血并发症并不能完全用药代动力学的变化来进行合理的解释,很可能与依诺肝素的抗因子Ⅱa、抗凝血酶Ⅲ方面的效应有关,而且尿毒症本身对机体凝血稳定的影响也是一个重要的因素[137]。

当患者 CrCl 低于 30ml/min 时,应用依诺肝素要非常谨慎。推荐每日低于 30mg 的剂量进行皮下给药。对于临床稳定的患者不必监测抗-Xa 活性,但对肾功能不全的患者及存在其他因素可能增加出血并发症风险的患者监测抗-Xa 活性仍然不失为一种较好的选择。

评估老年人的肾功能

随着年龄的增长肾功能呈生理性下降,合并高血压和糖尿病也会导致肾功能下降[138]。肾功能的下降对药物的排泄、代谢和潜在的药物不良反应有很大的影响,尤其是通常服用很多药的老年人群[139]。老年人群中,抗血栓药和抗糖尿病药物是高风险的药物,往往会因此类药物的不良事件而住院[140]。磺酰脲类抗糖尿病药物主要是经肾脏消除,如格列本脲,在肾功能减退患者中可导致持续低血糖[141]。

估算肾功能的公式使用血清肌酐值。但在老年人中,低血清肌酐不一定总是提示正常的肾功能。老年人往往比年轻人的肌肉含量更低,血清肌酐低可能不是正常的肾功能,而是肌肉含量减少了。老年人中,MDRD 和 Cockcroft-Gault 公式评估 eGFR 的差异可能会导致推荐剂量的不一致[142]。

上述情况凸显了获取全面用药史,评估患者肾功能和评估现有药物信息资源在为患者推荐合适剂量时的重要性。

总结

肾脏是维持机体内环境稳定至关重要的器官,它具有调节水与电解质平衡、排泄代谢废物等重要的生理作用。此外,肾脏是许多药物排出体外的主要途径。肾功能不全时,多种药物药动学会发生变化,如生物利用度、蛋白结合率、药物分布及清除等。同时,这些患者群中也可能发生药效学的变化,如机体对药物的敏感性或反应性的变化。肾脏替代治疗如血液透析、CAPD、CVVH 不仅有助于清除体内多余的水分、电解质和代谢产物,同时也会增加药物的清除。来自于临床研究的资料对肾功能不全患者药物体内过程提供了非常有价值的信息。制定肾功能不全患者最佳的用药方案时应该遵循药动学原则。

(杭永付 译,易玲 校,缪丽燕 审)

参考文献

1. Gabertoglio JG. Effects of renal disease: altered pharmacokinetics. In: Benet LZ et al, eds. *Pharmacokinetic Basis for Drug Treatment*. New York, NY: Raven Press; 1984:149–171.

2. Kays MB et al. Effects of sevelamer hydrochloride and calcium acetate on the oral bioavailability of ciprofloxacin. *Am J Kidney Dis*. 2003;42:1253.

3. How PP et al. Effects of lanthanum carbonate on the absorption and oral bioavailability of ciprofloxacin. *Clin J Am Soc Nephrol*. 2007;2:1235.

4. Bianchetti GM et al. Pharmacokinetics and effects of propranolol in terminal uremic patients and patients undergoing regular dialysis treatment. *Clin Pharmacokinet*. 1978;1:373.

5. Wood AJ et al. Propranolol disposition in renal failure. *Br J Clin Pharmacol*. 1980;10:561.

6. Pichette V, Leblond FA. Drug metabolism in chronic renal failure. *Curr Drug Metab*. 2003;4:91.

7. Barnes JN et al. Dihydrocodeine in renal insufficiency: further evidence for an important role of the kidney in handling of opioid drugs. *Br Med J (Clin Res Ed)*. 1985;290:740.

8. Reidenberg MM. The binding of drugs to plasma proteins and the interpretation of measurements of plasma concentrations of drugs in patients with

poor renal function. *Am J Med*. 1977;62:466.

9. Lam YW et al. Principles of drug administration in renal insufficiency. *Clin Pharmacokinet*. 1997;32:30.

10. Boobis SW. Alteration of plasma albumin in relation to decreased drug binding in uremia. *Clin Pharmacol Ther*. 1977;22:147.

11. Reidenberg MM et al. Protein binding of diphenylhydantoin and desmethylimipramine in plasma from patients with poor renal function. *N Engl J Med*. 1971;285:264.

12. Jusko WJ, Weintraub M. Myocardial distribution of digoxin and renal function. *Clin Pharmacol Ther*. 1977;16:449.

13. Sun H et al. Effects of renal failure on drug transport and metabolism. *Pharmacol Ther*. 2006;109:1.

14. Verbeeck RK et al. Drug metabolites in renal failure. *Clin Pharmacokinet*. 1981;6:329.

15. Szeto HH et al. Accumulation of normeperidine, an active metabolite of meperidine, in patients with renal failure or cancer. *Ann Intern Med*. 1977;86:738.

16. Gibson TP et al. N-Acetylprocainamide levels in patients with end-stage renal failure. *Clin Pharmacol Ther*. 1976;19:206.

17. Gibson TP. Renal disease and drug metabolism: an overview. *Am J Kidney Dis*. 1986;8:7.

18. Gibson TP. The kidney and drug metabolism. *Int J Artif Organs*. 1985;8:237.

19. Laskin OL et al. Acyclovir kinetics in end-stage renal disease. *Clin Pharmacol Ther*. 1982;31:594.

20. Willems L et al. Itraconazole oral solution and intravenous formulations: a review of pharmacokinetics and pharmacodynamics. *J Clin Pharmacol Ther*. 2001;26:159.

21. Heintz BH et al. Antimicrobial dosing concepts and recommendations for critically ill adult patients receiving continuous renal replacement therapy or intermittent hemodialysis. *Pharmacotherapy*. 2009;29:562.

22. Gibson TP, Nelson HA. Drug kinetics and artificial kidneys. *Clin Pharmacokinet*. 1977;2:403.

23. Gwilt PR, Perrier D. Plasma protein binding and distribution characteristics of drugs as indices of their hemodialyzability. *Clin Pharmacol Ther*. 1978;24:154.

24. Amin NB et al. Characterization of gentamicin pharmacokinetics in patients hemodialyzed with high-flux polysulfone membranes. *Am J Kidney Dis*. 1999;34:222.

25. Aweeka FT et al. Effect of renal disease and hemodialysis on foscarnet pharmacokinetics and dosing recommendations. *J Acquir Immune Defic Syndr Hum Retrovirol*. 1999;20:350.

26. Keller E et al. Drug therapy in patients undergoing continuous ambulatory peritoneal dialysis: clinical pharmacokinetic considerations. *Clin Pharmacokinet*. 1990;18:104.

27. Bickley SK. Drug dosing during continuous arteriovenous hemofiltration. *Clin Pharm*. 1988;7:198.

28. Golper TA et al. Removal of therapeutic drugs by continuous arteriovenous hemofiltration. *Arch Intern Med*. 1985;145:1651.

29. Trotman RL et al. Antibiotic dosing in critically ill adult patients receiving continuous renal replacement therapy. *Clin Infect Dis*. 2005;41:1159.

30. Pond S et al. Pharmacokinetics of haemoperfusion for drug overdose. *Clin Pharmacokinet*. 1979;4:329.

31. Panzarino VM et al. Charcoal hemoperfusion in a child with vancomycin overdose and chronic renal failure. *Pediatr Nephrol*. 1998;12:63.

32. Bigler D et al. Prolonged respiratory depression caused by slow release morphine. *Lancet*. 1984;1:1477.

33. Shelly MP, Park GR. Morphine toxicity with dilated pupils. *Br Med J (Clin Res Ed)*. 1984;289:1071.

34. Kleinbloesem CH et al. Nifedipine: influence of renal function on pharmacokinetic/hemodynamic relationship. *Clin Pharmacol Ther*. 1985;37:563.

35. Levine MN et al. Hemorrhagic complications of anticoagulant treatment. *Chest*. 2001;119(1 Suppl):108S.

36. Brinkman WT et al. Valve replacement in patients on chronic renal dialysis: implications for valve prosthesis selection. *Ann Thorac Surg*. 2002;74:37.

37. Welage LS et al. Pharmacokinetics of ceftazidime in patients with renal insufficiency. *Antimicrob Agents Chemother*. 1984;25:201.

38. Gentry LO. Antimicrobial activity, pharmacokinetics, therapeutic indications and adverse reactions of ceftazidime. *Pharmacotherapy*. 1985;5:254.

39. Nicholls PJ. Neurotoxicity of penicillin. *J Antimicrob Chemother*. 1980;6:161.

40. Fossieck B Jr, Parker RH. Neurotoxicity during intravenous infusion of penicillin: a review. *J Clin Pharmacol*. 1974;14:540.

41. Dahlgren JG et al. Gentamicin blood levels: a guide to nephrotoxicity. *Antimicrob Agents Chemother*. 1975;8:58.

42. Goodman EI et al. Prospective comparative study of variable dosage and variable frequency regimens for administration of gentamicin. *Antimicrob Agents Chemother*. 1975;8:434.

43. Sawchuk RJ et al. Kinetic model for gentamicin dosing with the use of individual patient parameters. *Clin Pharmacol Ther*. 1977;21:362.

44. Zaske DE et al. Gentamicin pharmacokinetics in 1,640 patients: method for control of serum concentrations. *Antimicrob Agents Chemother*. 1982;21:407.

45. *Drug Facts and Comparisons, Facts & Comparisons eAnswers [online]*. St. Louis, MO: Wolters Kluwer Health, Inc., 2015. Accessed June 29, 2015.

46. McHenry MC et al. Gentamicin dosages for renal insufficiency. *Ann Intern Med*. 1971;74:192.

47. Sheiner LB et al. Forecasting individual pharmacokinetics. *Clin Pharmacol Ther*. 1979;26:294.

48. Cockroft DW, Gault MH. Prediction of creatinine clearance from serum creatinine. *Nephron*. 1976;16:31.

49. Aronoff GR et al. *Drug Prescribing in Renal Failure: Dosing Guidelines for Adults and Children*. 5th ed. Philadelphia, PA: American College of Physicians; 2007.

50. Levey AS et al. A more accurate method to estimate glomerular filtration rate from serum creatinine: a new prediction equation. Modification of Diet in Renal Disease Study Group. *Ann Intern Med*. 1999;130:461.

51. Bailie GR et al. Clinical practice guidelines in nephrology: evaluation, classification, and stratification of chronic kidney disease. *Pharmacotherapy*. 2005;25:491.

52. Kuan Y et al. GFR prediction using the MDRD and Cockroft and Gault equations in patients with end-stage renal disease. *Nephrol Dial Transplant*. 2005;20:2394.

53. Golik MV, Lawrence KR. Comparison of dosing recommendations for antimicrobial drugs based on two methods for assessing kidney function: Cockcroft-Gault and modification of diet in renal disease. *Pharmacotherapy*. 2008;28:1125.

54. Hermsen ED et al. Comparison of the Modification of Diet in Renal Disease and Cockcroft-Gault equations for dosing antimicrobials. *Pharmacotherapy*. 2009;29:649.

55. Danish M et al. Pharmacokinetics of gentamicin and kanamycin during hemodialysis. *Antimicrob Agents Chemother*. 1974;6:841.

56. Halpren BA et al. Clearance of gentamicin during hemodialysis: comparison of four artificial kidneys. *J Infect Dis*. 1976;133:627.

57. Dager WE, King JH. Aminoglycosides in intermittent hemodialysis: pharmacokinetics with individual dosing. *Ann Pharmacother*. 2006;40:9.

58. Nikolaidis P, Tourkantonis A. Effect of hemodialysis on ceftazidime pharmacokinetics. *Clin Nephrol*. 1985;24:142.

59. Toffelmire EB et al. Dialysis clearance in high flux hemodialysis with reuse using ceftazidime as the model drug [abstract]. *Clin Pharmacol Ther*. 1989;45:160.

60. Lanese DM et al. Markedly increased clearance of vancomycin during hemodialysis using polysulfone dialyzers. *Kidney Int*. 1989;35:1409.

61. Somani P et al. Unidirectional absorption of gentamicin from the peritoneum during continuous ambulatory peritoneal dialysis. *Clin Pharmacol Ther*. 1982;32:113.

62. Richards DM et al. Acyclovir: a review of its pharmacodynamic properties and therapeutic efficacy. *Drugs*. 1983;26:378.

63. Blum MR et al. Overview of acyclovir pharmacokinetic disposition in adults and children. *Am J Med*. 1982;73(1A):186.

64. Almond MK et al. Avoiding acyclovir neurotoxicity in patients with chronic renal failure undergoing haemodialysis. *Nephron*. 1995;69:428.

65. Laskin OL et al. Effect of renal failure on the pharmacokinetics of acyclovir. *Am J Med*. 1982;73(1A):197.

66. Jayasekara D et al. Antiviral therapy for HIV patients with renal insufficiency. *J Acquir Immune Defic Syndr*. 1999;21:384.

67. Krasny HC et al. Influence of hemodialysis on acyclovir pharmacokinetics in patients with chronic renal failure. *Am J Med*. 1982;73(1A):202.

68. Lohr JW et al. Renal drug metabolism. *Pharmacol Rev*. 1998;50:107.

69. Vilay AM et al. Clinical review: drug metabolism and nonrenal clearance in acute kidney injury. *Crit Care*. 2008;12:235.

70. Yeng CK et al. Effects of chronic kidney disease and uremia on hepatic drug metabolism and transport. *Kidney Int*. 2014;85:522.

71. Ings RMJ et al. The pharmacokinetics of cefotaxime and its metabolites in subjects with normal and impaired renal function. *Rev Infect Dis*. 1982;4(Suppl):S379.

72. Fillastre JP et al. Pharmacokinetics of cefotaxime in subjects with normal and impaired renal function. *J Antimicrob Chemother*. 1980;6(Suppl A):103.

73. Cutler RE et al. Pharmacokinetics of ceftizoxime. *J Antimicrob Chemother*. 1982;10(Suppl C):91.

74. Gibson TP et al. Imipenem/cilastatin: pharmacokinetics profile in renal insufficiency. *Am J Med*. 1985;78(6A):54.

75. Ochs HR et al. Clorazepate dipotassium and diazepam in renal insufficiency: serum concentrations and protein binding of diazepam and desmethyldiazepam. *Nephron*. 1984;37:100.

76. Ochs HR et al. Diazepam kinetics in patients with renal insufficiency or hyperthyroidism. *Br J Clin Pharmacol*. 1981;12:829.

77. Pham PA, Gallant JE. Tenofovir disoproxil for the treatment of HIV infection. *Expert Opin Drug Metab Toxicol*. 2006;3:459.

78. Tenofovir disoproxil fumarate (Viread) [prescribing information]. Foster City, CA: Gilead Sciences Inc.; 2013.

79. Fernandez-Fernandez B et al. Tenofovir nephrotoxicity: 2011 update. *AIDS Res Treat*. 2011;2011:354908. doi:10.115/2011/354908.

80. Kearney BP et al. Tenofovir disoproxil fumarate: clinical pharmacology and pharmacokinetics. *Clin Pharmacokinet*. 2004;43:595.

81. Barza M, Weinstein L. Pharmacokinetics of the penicillins in man. *Clin Pharmacokinet*. 1976;1:297.

82. Melikian DM, Flaherty JF. Antimicrobial agents. In: Schrier RW, Gambertoglio JG, eds. *Handbook of Drug Therapy in Liver and Kidney Disease*. Boston, MA: Little Brown and Company; 1991:1445.

83. Bryan CS, Stone WJ. "Comparably massive" penicillin G therapy in renal failure. *Ann Intern Med*. 1975;82:189.

84. Calandra G et al. Factors predisposing to seizures in seriously ill infected patients receiving antibiotics: experience with imipenem/cilastatin. *Am J Med*. 1988;84:911.

85. Norrby SR. Carbapenems in serious infections: a risk-benefit assessment. *Drug Saf*. 2000;22:191.

86. Chow KM et al. Retrospective review of neurotoxicity induced by cefepime and ceftazidime. *Pharmacotherapy*. 2003;23:369.

87. Lin CS et al. Piperacillin/tazobactam-induced seizure rapidly reversed by high flux hemodialysis in a patient on peritoneal dialysis. *Am J Med Sci*. 2007;333:181.

88. Reyes MP, Lerner AM. Current problems in the treatment of infective endocarditis due to Pseudomonas aeruginosa. *Rev Infect Dis*. 1983;5:314.

89. Perry CM, Markham A. Piperacillin/tazobactam: an updated review of its use in the treatment of bacterial infections. *Drugs*. 1999;57:805.

90. Aronoff GR et al. The effect of piperacillin dose on elimination kinetics in renal impairment. *Eur J Clin Pharmacol*. 1983;24:543.

91. Welling PG et al. Pharmacokinetics of piperacillin in subjects with various degrees of renal function. *Antimicrob Agents Chemother*. 1983;23:881.

92. Thompson MI et al. Piperacillin pharmacokinetics in subjects with chronic renal failure. *Antimicrob Agents Chemother*. 1981;19:450.

93. Giron JA et al. Biliary concentrations of piperacillin in patients undergoing cholecystectomy. *Antimicrob Agents Chemother*. 1981;19:309.

94. Austin DJ et al. Vancomycin-resistant enterococci in intensive-care hospital setting; transmission dynamics, persistence, and the impact of infection control programs. *Proc Natl Acad Sci USA*. 1999;96:6908.

95. Moellering RC Jr et al. Pharmacokinetics of vancomycin in normal subjects and in patients with reduced renal function. *Rev Infect Dis*. 1981;3(Suppl):S230.

96. Farber BF, Moellering RC Jr. Retrospective study of the toxicity of preparations of vancomycin from 1974 to 1981. *Antimicrob Agents Chemother*. 1983;23:138.

97. Rotschafer JC et al. Pharmacokinetics of vancomycin: observations in 28 patients and dosage recommendations. *Antimicrob Agents Chemother*. 1982;22:391.

98. MacGowan AP. Pharmacodynamics, pharmacokinetics, and therapeutic drug monitoring of glycopeptides. *Ther Drug Monit*. 1998;20:473.

99. Matzke GR et al. Clinical pharmacokinetics of vancomycin. *Clin Pharmacokinet*. 1986;11:257.

100. Tan CC et al. Pharmacokinetics of intravenous vancomycin in patients with end-stage renal failure. *Ther Drug Monit*. 1990;12:29.

101. Golper TA et al. Vancomycin pharmacokinetics, renal handling and nonrenal clearances in normal human subjects. *Clin Pharmacol Ther*. 1988;43:565.

102. Cunha BA et al. Pharmacokinetics of vancomycin in anuria. *Rev Infect Dis*. 1981;3(Suppl):S269.

103. Krogstad DJ et al. Single-dose kinetics of intravenous vancomycin. *J Clin Pharmacol*. 1980;20(4 Pt 1):197.

104. Masur H et al. Vancomycin serum levels and toxicity in chronic hemodialysis patients with staphylococcus aureus bacteremia. *Clin Nephrol*. 1983;20:85.

105. Lanese DM, Molitoris BA. Removal of vancomycin by hemodialysis: a significant and overlooked consideration. *Semin Dialys*. 1989;2:73.

106. Foote EF et al. Pharmacokinetics of vancomycin when administered during high flux hemodialysis. *Clin Nephrol*. 1998;50:51.

107. Torras J et al. Pharmacokinetics of vancomycin in patients undergoing hemodialysis with polyacrylonitrile. *Clin Nephrol*. 1991;36:35.

108. Quale JM et al. Removal of vancomycin by high-flux hemodialysis membranes. *Antimicrob Agents Chemother*. 1992;36:1424.

109. Caspofungin (Cancidas) [prescribing information]. Whitehouse Station, NJ: Merck & Co, Inc.; 2014.

110. Weiler S et al. Pharmacokinetics of caspofungin in critically ill patients on continuous renal replacement therapy. *Antimicrob Agents Chemother*. 2013;57:4053.

111. Daneshmend TK, Warnock DW. Clinical pharmacokinetics of systemic antifungal drugs. *Clin Pharmacokinet*. 1983;8:17.

112. Starke JR et al. Pharmacokinetics of amphotericin B in infants and children. *J Infect Dis*. 1987;155:766.

113. Sacks P, Fellner SK. Recurrent reversible acute renal failure from amphotericin. *Arch Intern Med*. 1987;147:593.

114. Mistro S et al. Does lipid emulsion reduce amphotericin B nephrotoxicity? A systematic review and meta-analysis. *Clin Infect Dis*. 2012:54:1774.

115. von Mach MA et al. Accumulation of the solvent vehicle sulphobutylether beta cyclodextrin sodium in critically ill patients treated with intravenous voriconazole under renal replacement therapy. *BMC Clin Pharmacol*. 2006;6:6.

116. Li PK et al. Peritoneal dialysis-related infections recommendations: 2010 update. *Perit Dial Int*. 2010;30:393.

117. Tiula E et al. Serum protein binding of phenytoin, diazepam and propranolol in chronic renal diseases. *Intern J Pharmacol Ther Toxic*. 1987;25:545.

118. Allison TB, Comstock TJ. Temperature dependence of phenytoin-protein binding in serum: effects of uremia and hypoalbuminemia. *Ther Drug Monit*. 1988;10:376.

119. Asconape JJ, Penry JK. Use of antiepileptic drugs in the presence of liver and kidney diseases: a review. *Epilepsia*. 1982;23(Suppl 1):S65.

120. Liponi DF et al. Renal function and therapeutic concentrations of phenytoin. *Neurology*. 1984;34:395.

121. Odar-Cederlöf I, Borgå O. Kinetics of diphenylhydantoin in uraemic patients: consequence of decreased protein binding. *Eur J Clin Pharmacol*. 1974;7:31.

122. Browne TR. Pharmacokinetics of antiepileptic drugs. *Neurology*. 1998;51(5 Suppl 4):S2.

123. Letteri JM et al. Diphenylhydantoin metabolism in uremia. *N Engl J Med*. 1971;285:648.

124. Aweeka FT et al. Pharmacokinetics of fosphenytoin in patients with hepatic or renal disease. *Epilepsia*. 1999;40:777.

125. Davies G et al. Pharmacokinetics of opioids in renal dysfunction. *Clin Pharmacokinet*. 1996;31:410.

126. Kaiko RF et al. Central nervous system excitatory effects of meperidine in cancer patients. *Ann Neurol*. 1982;13:180.

127. Chan GLC, Matzke GR. The effects of renal insufficiency on the pharmacokinetics and pharmacodynamics of opioid analgesics. *Drug Intell Clin Pharm*. 1987;21:773.

128. Osborne RJ et al. Morphine intoxication in renal failure: the role of morphine-6-glucuronide. *Br Med J (Clin Res Ed)*. 1986;292:1548.

129. Shimomura K et al. Analgesic effect of morphine glucuronides. *Tohoku J Exp Med*. 1971;105:45.

130. Matzke GR et al. Codeine dosage in renal failure. *Clin Pharm*. 1986;5:15.

131. Dean M. Opioids in renal failure and dialysis patients. *J Pain Symptom Manage*. 2004;28:497.

132. Zheng M et al. Hydromorphone metabolites: isolation and identification from pooled urine samples of a cancer patient. *Xenobiotica*. 2002;32:427.

133. Buckley MM, Sorkin EM. Enoxaparin: a review of its pharmacology and clinical applications in the prevention of treatment of thromboembolic disorders. *Drugs*. 1992;44:465.

134. Gerlach AT et al. Enoxaparin and bleeding complications: a review in patients with and without renal insufficiency. *Pharmacotherapy*. 2000;20:771.

135. Cadroy Y et al. Delayed elimination of enoxaparin in patients with chronic renal insufficiency. *Thromb Res*. 1991;63:385.

136. Brophy DF et al. The pharmacokinetics of subcutaneous enoxaparin in end-stage renal disease. *Pharmacotherapy*. 2001;21:169.

137. Norris M, Remuzzi G. Uremic bleeding: closing the circle after 30 years of controversies? *Blood*. 1999;94:2569.

138. Weinstein JR, Anerson S. The aging kidney: physiological changes. *Adv Chronic Kid Dis*. 2010;17:302–307.

139. Patterns of medication use in the United States, 2006. A report from the Slone Survey. Boston: Slone Epidemiology Center at Boston University. http://www.bu.edu/slone/files/2012/11/SloneSurveyReport2006.pdf. Accessed September 5, 2015.

140. Budnitz DS et al. Emergency Hospitalizations for adverse drug events in older Americans. *New Engl J Med*. 2011;365:2002–2012.

141. Krepinsky J et al. Prolonged sulfonyurea-induced hypoglycemia in diabetic patients with end-stage renal disease. *Am J Kid Dis*. 2000;35:500–505.

142. Hudson JP et al. Estimated glomerular filtration rate leads to higher drug dose recommendations in elderly compared with creatinine clearance. *Int J Clin Pract*. 2015;69:313–320.

第六篇　免疫失调

Steven Gabardi

32 第32章 药物过敏反应

Greene Shepherd and Justinne Guyton

核心原则	章节案例
① 药物变态反应是药物不良反应的一种,通常由免疫系统所介导。虽然变态反应通常不可预测,但仍然有一些已知的因素可以影响变态反应发生的频率,如年龄、性别、遗传因素、既往药物暴露史、用药剂量和途径等。详细的药物使用史是协助诊断药物变态反应的关键。	案例 32-1(问题 1 和 2) 表 32-1
② 青霉素皮试是协助判断患者是否会对此类药物真正发生变态反应的一个重要的诊断工具。有青霉素变态反应史的患者再次使用青霉素时,如皮肤划痕试验和皮内试验结果均为阴性,仍可以安全地使用 β-内酰胺类抗生素。	案例 32-1(问题 3) 表 32-4
③ β-内酰胺类抗生素之间存在不同程度的交叉反应。在不能进行皮试的情况下,了解交叉反应的发生频率对于确定治疗方案非常重要。据报道,青霉素和头孢菌素之间发生交叉反应的频率为 5%~15%,但实际可能低得多。随着新的头孢菌素的使用,青霉素过敏的患者在使用头孢菌素时,发生过敏反应的风险逐渐降低,使用三、四代头孢菌素时风险最低。青霉素类和碳青霉烯类或单环 β-内酰胺类之间交叉反应的频率很低(约 1%)。	案例 32-1(问题 4)

过敏反应

① 过敏反应是一种严重的变态反应,发作迅速并可导致死亡。它是由组织肥大细胞和外周血嗜碱性粒细胞产生的免疫介质快速释放所致。症状表现为接触过敏原(最常见为食物、昆虫叮咬及药物)的数分钟内,出现手、足及腹股沟瘙痒、潮红、头晕、低血压及心动过速、呼吸困难等。迅速识别和治疗是确保良好预后的关键。	案例 32-2(问题 1 和 2) 表 32-2
② 肾上腺素是治疗过敏反应的首选药物,一旦怀疑发生过敏反应,应立即给予。每隔 5 分钟在大腿外侧肌肉注射一次肾上腺素以控制症状。由于肌内注射吸收迅速且易于给药,故优于皮下注射及静脉注射。将患者置于头低足高位,可根据需要给予二线治疗,包括吸氧、静脉补液以及雾化吸入 β-受体激动剂。虽然没有数据显示抗组胺药物和糖皮质激素对治疗结果有影响,但这两种药物也常用于治疗过敏反应。	案例 32-2(问题 3) 表 32-5

全身性反应

① 全身性的超敏反应可表现为各种方式,包括药物热、血清病、溶血性贫血、血管炎和自身免疫功能紊乱。肺、肝、肾、造血系统等特定的器官和系统也可能成为药物变态反应作用的靶点。	案例 32-3(问题 1) 案例 32-4(问题 1 和 2) 案例 32-5(问题 1 和 2) 表 32-6,表 32-7,表 32-8

假性变态反应

① 假性变态反应是指表现为变态反应的临床症状和体征,但并非免疫机制介导的药物反应。假性变态反应可以是相对良性的(如万古霉素引起的红人综合征),也可有潜在的危及生命的可能,临床上类似于免疫介导的变态反应,例如由造影剂所引起的假性变态反应。许多药物都可引起假性变态反应,如阿司匹林、非甾体抗炎药、阿片类、血管紧张素转换酶抑制剂和注射性铁剂。

案例 32-6(问题 1、2 和 5)
案例 32-7(问题 1)
表 32-9

② 假性变态反应的处理与真正的变态反应相同。

案例 32-6(问题 3 和 4)
案例 32-7(问题 2)

变态反应的预防与处理

① 对变态反应及其诱因详细的描述,鉴别药物变态反应和药物不耐受,并做好关于该反应的记录及沟通,是预防有变态反应史的患者发生变态反应的关键。

案例 32-1(问题 1 和 2)
案例 32-8(问题 1)

② 在一些案例中,患者必须使用曾导致明显变态反应的药物进行治疗时,为使治疗顺利进行,可能需要诱导耐受(或脱敏)。诱导耐受是指开始给予患者亚致敏剂量的过敏药物,然后逐渐增大剂量,直至达到调整患者反应的目的为止。一旦成功诱导耐受,患者必须持续使用该药物以保持耐受状态。诱导耐受不能用于有严重非 IgE 介导反应病史的患者,如肝炎、溶血性贫血、Stevens-Johnson 综合征或中毒性表皮坏死松解症等。

案例 32-9(问题 1、2 和 4)

③ 经口服诱导耐受优于静脉注射途径。在脱敏过程中患者可能会有轻微的反应,但严重的反应是很罕见的。即便是成功脱敏后,患者在足量治疗时仍然可能发生变态反应。

案例 32-9(问题 2 和 3)

④ 分级药物激发试验(又叫增量试验)是指给予患者亚治疗剂量的药物,以确定他们是否过敏。与诱导耐受相比,分级药物激发试验通常初始剂量更高,涉及步骤更少。分级药物激发试验更适用于以下患者,药物过敏史较为久远或者不清楚,反应较轻微或者无法采用诊断测试,又或者预计发生交叉反应的可能性很低。药物激发试验不能用于有严重非 IgE 介导反应史的患者,如肝炎、溶血性贫血、Stevens-Johnson 综合征或中毒性表皮坏死松解症等。

案例 32-9(问题 1)

药物不良反应发生率在住院患者中高达 20%,门诊患者中高达 25%。研究发现,6% 的住院患者其入院原因是药物不良事件。免疫机制介导的药物不良反应(通常也叫药物变态反应或过敏反应)约占药物不良反应的 1/3,可能影响 10%~15% 的住院患者[1-4]。一项超过 36 000 例住院患者的研究发现,明确发生意外不良事件为 731 例,其中 1% 为严重的、危及生命的变态反应[5]。与药物变态反应相关的潜在的发病率和死亡率非常显著。

定义

类似免疫反应的药物不良反应被称为药物超敏反应(drug hypersensitivity reactions,DHRs)。真正的药物变态反应都会涉及药物特异性抗体或 T 细胞[1]。临床上,通常根据 DHRs 在药物治疗中的发生时间将其分为速发型和迟发型反应。速发型反应在药物暴露的几小时内发病,通常由 IgE 介导。而迟发型反应在药物治疗开始后的几日之后发

病,通常由 T 细胞介导。见表 32-1。

发病机制

DHRs 的发生不能归因于单一的免疫病理学机制。传统认为,药物变态反应的发生有 2 个阶段:早期致敏及后期诱发[6]。大多数药物都是小分子物质(<1 000Da),不足以激发免疫应答。药物或者代谢物与转运蛋白共价结合,即发生致敏[1,7]。这种药物-蛋白(或者药物代谢物-蛋白)复合物足以诱导药物特异性的 T 或者 B 淋巴细胞以及 IgM、IgG 和 IgE 的产生。一旦再次接触该药物,患者可能出现过敏症状[7]。这就是 β-内酰胺类抗生素引发的变态反应的发生机制。然而,这种理论并不能解释某些过敏现象。例如,一些化学惰性的药物(既不能形成稳定的共价键也没有活性代谢物的药物)仍然可以引发变态应答。例如利多卡因及甲哌卡因。此外,某些患者初次接触一个药物时就发生严重的变态反应,一些变态反应在药物暴露后迅速发

表 32-1

药物变态反应的免疫分型

类型	免疫反应类型	病理学	临床症状	反应发生的时间
I	IgE	肥大细胞和嗜碱性粒细胞脱颗粒	过敏性休克 血管性水肿 荨麻疹 支气管痉挛	服药后的 1~6 小时内
II	IgG 和补体	IgG 和补体依赖性细胞毒性	血细胞减少	使用激发药物后的 5~15 日
III	IgM、IgG、补体或 FcR	免疫复合物沉积	血清病 荨麻疹 血管炎	血清病或荨麻疹发病在使用激发药物后的 7~8 日，血管炎在使用激发药物后的 7~21 日
IVa	Th1（IFN-γ）	单核细胞性炎症	湿疹	使用激发药物后的 1~21 日
IVb	Th2（IL-4 和 IL-5）	嗜酸性粒细胞性炎症	斑丘疹 DRESS 综合征	斑丘疹在使用激发药物的 1 日到数日内发病，DRESS 综合征在开始使用激发药物的 2~6 周内发病
IVc	毒性 T 细胞（穿孔素、颗粒酶 B FasL）	由 CD4 或 CD8 介导的角质形成细胞凋亡	斑丘疹 脓疱疹 Stevens-Johnson 综合征（SJS/TEN）	固定型药疹在使用激发药物的 1~2 日后 SJS/TEN 在使用激发药物后的 4~28 日发病
IVd	T 细胞（IL-8/CXCL8）	中性粒细胞性炎症	急性泛发性发疹性脓疱病	通常在使用激发药物后的 1~2 日（但也可能更长）

来源：Demoly P et al. International consensus on drug allergy. *Allergy.* 2014;69:420.

生，时间短于产生新抗体预期所需时间。为了阐明这些现象，已经提出了其他模型来解释变态反应。直接药理相互作用概念为这些现象提供了一种解释。此模型表明，一些药物可以直接以可逆、非共价键的方式连接到 T 细胞受体上[8]。药物-T 细胞受体复合物与主要组织相容性复合物（MHC）分子相互作用，导致针对该药物的 T 细胞激活与扩增[9]。

最近的研究证明了药物变态反应发生的另外的机制。其中，在具有特定 HLA 变体的患者中，阿巴卡韦和卡马西平可以通过非共价相互作用而改变抗原结合槽的形状和化学性质。这些改变导致内源性多肽被识别为外源性物质并激活 T 细胞。该过程被称为改变的谱系模型[10,11]。毫无疑问，过敏反应涉及的过程很复杂，可能包含各种理论的组合。半抗原致敏，直接药理学相互作用和改变的谱系模型三者之间互不排斥，有兴趣的读者可以参考更加深入的文献[12]。

易感因素

已知可影响变态反应发生率的因素可分为药物相关因素及患者相关因素[3]。有过敏性鼻炎、哮喘或者变应性皮炎史的患者发生全身性药物变态反应时，程度往往比其他人更严重[3,13,14]。

年龄和性别

儿童致敏性较成人低，推测是因为儿童累积的药物暴露更少[1,13]。女性比男性患者更易发生变态反应（2.3:1），但因反应类型、药物、患者年龄和环境的不同而有所差异[3,14]。

遗传因素

家族性变态反应虽然罕见，但已有报道[15]。一个人的基因排列将影响其药物代谢能力，也可能影响 DHRs 的发生率[12,16-18]。人类主要组织相容复合物由 6 号染色体上的一组被称为人类白细胞抗原（human leucocyte antigen，HLA）系统的基因编码。HLA 的变异可能是药物过敏的最重要的遗传决定因素[12]。

药物代谢酶的遗传差异可以解释某些个体对药物变态反应和超敏反应的易感性[12]。这些多态性的表达的表型包括弱代谢者（具有非功能性等位基因而代谢活性减弱）和超快代谢者（具有多个功能基因而代谢活性增强）[18,19]。

慢乙酰化型的人有磺胺类药物过敏的风险，并且在使用普鲁卡因胺或者肼屈嗪治疗时，更易产生抗核抗体（antinuclear antibodies，ANA）和系统性红斑狼疮（systemic lupus erythematosus，SLE）的症状[20]。抗惊厥药物超敏综合征，特点为发热、全身皮疹、淋巴结肿大和内脏器官受累，与其相关性最高的是芳香族抗惊厥药物（如苯巴比妥、苯妥英钠及卡马西平）。这些化合物通过细胞色素 P-450 酶氧化为具有抗原性的芳烃氧化物。环氧化物水解酶遗传缺陷的患者不能清除形成的抗原，发生药敏综合征也叫 DRESS 综合征

(drug rash with eosinophilia and systemic symptoms,药物性皮疹伴嗜酸粒细胞增多和全身症状)的风险增加[21]。多态性也可能是头孢克洛引起的血清病样反应的原因[19]。

虽然药物代谢酶的基因多态性可以解释某些变态反应,但是主要组织相容性复合体(major histocompatibility complex,MHC)的基因变异可能更为重要[12,16]。HLA 多态性主要涉及抗原结合槽,从而使不同 HLA 同种异型选择的肽抗原库变得多样化。一些重要的 DHRs 与特异的 HLA 等位基因有关。例如,HLA-B ∗ 1502 与卡马西平(CBZ)、苯妥英和拉莫三嗪引发的 SJS 风险增加(OR 17.6)有关[16]。HLA-B ∗ 1502 在中国南部、泰国、马来西亚、印度尼西亚、菲律宾和中国台湾的发生率为 10% ~ 15%,在其他南亚人群中的包括印度人中的发生率为 2% ~ 4% 或更高。在日本和韩国(<1%)和欧洲高加索人(0 ~ 0.1%)中并不常见。

与阿巴卡韦相关的潜在危及生命的超敏综合征与 HLA-B ∗ 5701 单倍型密切相关[12,22-25]。HLA-B ∗ 5701 预测阿巴卡韦超敏反应的阳性概率可达 100%,而缺失 HLA-B ∗ 5701 的阴性预测值为 97%[25]。这种单倍型在白种人中比其他人种更为常见,这解释了白人患者对这种严重反应的易感性。在使用阿巴卡韦治疗前对这种单倍体进行基因筛查显著减少了超敏反应的发生率[25]。将来,希望有更多的基因筛查以识别那些与危及生命的超敏反应(如过敏反应、肝毒性、恶血质、Stevens-Johnson 综合征、中毒性表皮坏死松解症)有关的基因。

更加全面和最新的与免疫介导的药物不良反应相关的等位基因列表可在以下网站查询:https://www.pharmgkb.org/。

相关疾病

虽然基因毫无疑问在超敏反应中发挥了作用,但是环境因素(例如伴随疾病)同样也发挥了一定作用。例如,伴有 Epstein-Barr 病毒感染(如传染性单核细胞增多症)、淋巴细胞白血病或者痛风的患者在使用氨苄西林治疗时更易出现斑丘疹样皮疹[26]。疱疹病毒或者 Epstein-Barr 病毒感染也被认为与 DRESS 综合征相关[26];HIV 阳性患者中,甲氧苄啶-磺胺甲噁唑变态反应的发生率比 HIV 阴性人群高 10 倍[22]。肝脏或肾脏疾病可能会改变活性药物代谢物的代谢与消除,从而增加变态反应的风险。

既往用药史

使用以前有变态反应史的药物,或采用与其免疫化学反应相似的药物,是导致诱发变态反应的最可能的危险因素[1,26]。一个常见的例子,例如对青霉素有严重变态反应史的患者,应该避免使用所有与青霉素结构相关的化合物,而且在使用 β-内酰胺类抗生素时,应考虑发生过敏反应的可能性[1,26]。

药物相关因素

药物剂量、暴露频率以及给药途径都可以影响药物变态反应的发生率。例如,青霉素引起溶血性贫血需要持续的高浓度药物诱发[27]。对于 β-内酰胺类抗生素 IgE 相关的变态反应而言,频繁地间歇性用药,比持续用药更易导致药物过敏[21]。给药途径对于既往已经致敏患者的致敏以及变态反应都是很重要的。局部给药的致敏风险最大,其次是皮下、肌内及口服给药。静脉注射(intravenous,IV)是最不易致敏的给药途径[23]。但是,如果患者已被某种药物致敏,静脉注射该药物发生变态反应的风险最大,口服给药的风险最小。这是由于药物传递速度不同引起的[28]。多种药联合使用发生变态反应的风险更高。这可能与多种药合用时,对代谢途径的需求增加,导致活性代谢物的蓄积有关[28]。

作为过敏原的药物和免疫分型

虽然有修改药物变态反应命名和分型的建议[29],但 Gel 和 Coombs 分类依旧是最为常用的。在这个分类法中,药物变态反应可分为四个类型(见表 32-1)[1]。

类型Ⅰ:速发型超敏反应

Ⅰ型反应通常是由免疫球蛋白 IgE 所介导的。初次接触某种抗原导致组织肥大细胞及血液嗜碱性粒细胞表面产生特异性 IgE 抗体。再次接触该抗原时,抗原与两个或者更多的表面结合 IgE 抗体交叉连接,引发包括组胺、类胰蛋白酶、白三烯、前列腺素及细胞因子在内的多种化学介质的释放[28]。

在初次接触和致敏之后,需要几周时间才能引发Ⅰ型反应。但是,一旦致敏,由于抗体已存在,Ⅰ型反应可以在数分钟之内暴发。此外,通过任何途径再次与少量致敏药物相接触,均可发生Ⅰ型反应[28,30]。免疫介导的过敏反应是Ⅰ型反应的经典案例。临床上与过敏反应相似但不涉及免疫介质(抗体)的反应,被称为过敏样反应(anaphylactoid)或假性变态反应(pseudoallergic reactions)(见案例 32-6,问题 1)。

类型Ⅱ:细胞毒性反应

细胞毒性反应涉及与 IgG 或 IgM 的相互作用,有三种不同的发生机制(见表 32-1)。细胞毒性反应常见的临床表现包括溶血性贫血、血小板减少、粒细胞减少症。青霉素引起的溶血性贫血是细胞毒性药物反应最为人所知的例子。此反应一般在大剂量青霉素治疗的 7 日后出现[27]。

类型Ⅲ:免疫复合物介导的反应

血清中形成的药物-抗体复合物通常沉积在血管壁,诱发免疫复合物介导反应,导致补体激活和血管内皮细胞损伤[30]。该反应暴露后 7~21 日内出现,通常表现为发热、荨麻疹,关节痛和淋巴结肿大,这些反应也被称为血清病[26,30]。

类型Ⅳ:细胞介导(迟发型)反应

在细胞介导(迟发型)反应中,抗原与致敏 T 淋巴细胞结合。尽管可能发生全身反应,细胞介导反应最常见的还是接触性皮炎。由于被激活的 T 细胞类型不同,相应的释放的细胞因子及效应细胞募集的模式不同,所以迟发型超敏反应的临床表现多样。每种细胞因子释放模式募集特定的效应细胞,例如巨噬细胞,中性粒细胞或者其他 T 细胞,从而引发该反应的特定临床表现。基于这一认识,Ⅳ 型反应被进一步分为 Ⅳa、Ⅳb、Ⅳc 和 Ⅳd,对应各自所涉及的 T 细胞和效应细胞的 4 种特定模式[31]。

理解免疫发病机制有助于变态反应的诊断及治疗。但是,许多药物发生变态反应的确切免疫机制还不清楚[26]。另外,患者经常表现为多于前述一种反应的多种症状。多种药物同时使用,也使致敏药物的确定变得困难。因此,详细的用药史和诊断试验对于患者得到恰当的诊断和治疗是非常必要的。

诊断

变态反应的特点

从诸多药物不良反应中识别和区分药物变态反应是诊断的第一步。为了达到这个目的,需要充分了解药物变态反应的区别性特征(表 32-2)[26]。

表 32-2
药物变态反应的临床特点

- 不可预见
- 只在易感个体中发生
- 与已知的药理学特性无关
- 初次接触抗原时需要经历诱导阶段,再次接触时则不需要
- 剂量远低于治疗剂量时即可发生
- 可影响大多数器官,但常常累及皮肤
- 最常见临床表现包括红斑或斑丘疹样皮疹,也包括血管性水肿、血清病综合征、过敏反应和哮喘
- 在小部分人群中发生(10% ~ 15%)
- 停止治疗后消失,再次给予小剂量与可疑药物化合物结构相似的药物后复发
- 脱敏疗法可能有效

来源:Schnyder B. Approach to the patient with drug allergy. *Immunol Allergy Clin North Am.* 2009;29:405;Demoly P et al. International consensus on drug allergy. *Allergy.* 2014;69:420.

案例 32-1

问题 1:J. A. ,73 岁,女性,因褥疮感染入院。培养结果为金黄色葡萄球菌,对苯唑西林、头孢唑林和万古霉素均敏感。询问病史时,J. A 自诉过去使用青霉素时发生过皮疹。她目前的药物治疗方案包括:多库酯钠 100mg 口服,每日 2 次,依那普利 5mg 每日清晨口服,泼尼松 20mg 口服,每日 1 次,布洛芬 800mg 口服,每日 3 次。为了判断 J. A 的皮疹是否是药物变态反应,应该收集哪些信息?

采集详细的用药史是诊断变态反应最有价值的一步(表 32-3)。这有助于获取必要的信息,用以判断此反应是

否是药物变态反应,并确定可疑药物。询问患者以前的变态反应和药物治疗情况时,记录患者以前用过有反应或无反应的药物非常重要。有时,这可以提醒临床医师该患者可能对某些特定类型的化合物有反应。另外,获得的信息能帮助临床医师了解药物反应的特征,并了解今后患者接触到相同或免疫学类似的化合物时会有什么表现。

表 32-3
详细用药史

- 药物名称
- 给药途径
- 用药原因
- 反应特性和严重程度
- 药物和反应之间的时间关系(剂量、起始时间、持续时间、在治疗过程中何时发生反应)
- 既往过敏史
- 何时发生反应(数日、数周、数月还是数年)
- 家庭成员中类似反应的发生情况
- 以前是否接触过相同或结构相似的药物
- 同时使用的药物
- 发生反应后的处理方法(停药后反应如何;处理反应所需的治疗方案)
- 治疗效果
- 既往诊断试验或再激发试验的结果
- 其他药物问题(如果有)

来源:Khan DA,Solensky R. Drug allergy. *J Allergy Clin Immunol.* 2010;125(2 Suppl 2):S126;Celik G. Drug allergy. In:Adkinson NF,ed. *Middleton's Allergy:Principles and Practice.* 7th ed. St. Louis,MO:Mosby;2008:1205.

用药与过敏反应发生之间的时间关系通常是证明对于某种药物发生变态反应最有力证据。如果在反应发生之前,患者已长期服用某种药物,那么与近期初次或再次服用的药物相比,该药与过敏反应的相关性较低[26]。确定不良反应何时发生同样重要。多年来,很多化合物被重构,从而去除了其中的致敏杂质(如青霉素、万古霉素)。因此,再次接触该制剂可能不会出现不良事件。通过询问患者在首次发作后是否接触过同一类其他药物的过敏反应,有助于判断患者再次服用该药是否会发生过敏反应。将患者正在服用的所有药物、剂量和起止日期罗列出来,将其与该反应发生和消失的时间进行比较会很有帮助。

案例 32-1,问题 2:通过进一步询问,J. A. 说大约 2 年前,使用氨苄西林治疗肾脏感染时出现过荨麻疹。开始用抗生素后,1 日之内皮疹遍布全身,停药 2 日后皮疹消失。后来选择环丙沙星完成治疗。在氨苄西林致皮疹期间,她否认有病毒感染。她否认在这次药物反应之前使用青霉素有任何的不良反应。否认皮疹出现前近期的治疗方案曾有变化。为什么 J. A. 很可能对青霉素过敏呢?

从 J. A. 的用药史中获取的一些有用的信息,可以用来判断青霉素引起变态反应的可能性。J. A. 开始使用氨苄西林后不到 1 日就出现皮疹,且没有额外使用其他药物,所以,皮疹很可能是由氨苄西林引起的。

另一种确定潜在药物诱发变态反应的方法是检查患者的用药记录,判断患者是否使用了一种经常引发变态反应的药物。例如,阿莫西林和氨苄西林是三种最易引起皮疹的药物中的两种[27]。

J. A. 过去使用青霉素从未出现过任何药物不良反应,直到再次接触时出现荨麻疹(一种常见的过敏表现)。这种反应出现的顺序遵循变态反应的典型模式。变态反应通常需要一个诱导期使患者对抗原致敏。然而,一旦致敏,只要再次接触,变态反应症状通常会迅速出现[26]。因此,既往接触过相同或结构相似的化合物都需要被记录下来。

最后,评估其他可能引发类似药物变态反应的医疗问题(见"相关疾病")也很重要。氨苄西林诱发的皮疹通常发生在伴有 EB 病毒感染的患者[32]。J. A. 否认其出疹时伴有病毒感染,因此,这更加证明在她身上发生的皮疹是变态反应的表现。

皮试

案例 32-1,问题 3:J. A. 适合做青霉素皮肤过敏试验吗?

虽然 J. A. 的用药史强烈提示她对青霉素过敏,但是,

皮试和药物激发试验将更加确定她的药物变态反应。青霉素降解为主要抗原决定簇(95%)和次要抗原决定簇(5%)。青霉噻唑是青霉素的主要代谢产物,称为主要抗原决定簇。其他的衍生物被称为次要抗原决定簇。其中,母体化合物(青霉素)、青霉噻唑盐和青霉吡唑酸盐是与变态反应最相关的次要抗原决定簇。"主要抗原决定簇"和"次要抗原决定簇"是指针对这些具有抗原性的青霉素代谢产物-蛋白质复合物形成抗体的频率。这些名词并不能描述变态反应的严重程度。实际上,主要抗原决定簇负责加速反应而不是引起过敏反应。次要抗原决定簇负责引发过敏反应与速发型全身反应。

含有这些决定簇皮试可用于确定患者是否有青霉素特异性的 IgE 抗体。在市售的针对青霉素主要抗原决定簇的皮试抗原是青霉噻唑酰多聚赖氨酸(PPL;Pre-Pen)。在断货多年后,它最近被重新引进美国[33]。使用 Pre-Pen 进行皮试是安全有效的方法(表 32-4),只有不到 1% 的阳性反应者发展为全身反应[34]。在那些假阴性患者中,即使给予青霉素后,反应也较轻微,并且大多数患者不需要停药[26,34]。PPL 皮试可确定 80% 对青霉素过敏的患者。在补充针对青霉素次要抗原决定簇的皮试后,99.5% 对青霉素过敏的患者可被确诊[26]。在次要抗原决定簇中,在美国只有青霉素 G 可以使用,而欧洲及澳大利亚已经有一种次要抗原决定簇混合物上市[35]。

表 32-4

青霉素皮试过程

制剂	过程	解释
青霉噻唑酰多聚赖氨酸(Pre-Pen)	划痕试验,一滴原液(6×10⁻⁵mol/L)ᵃ	没有风团或红斑,或 15 分钟后风团直径<5mm:进行皮内注射试验
主要抗原决定簇		15 分钟内风团或红斑直径为 5~15mm 或者更大:选择替代制剂,如果没有替代药物进行脱敏疗法
PPL	皮内注射试验:注射足量 PPL 以产生一个直径 3mm 的硬结ᵃ 生理盐水:阴性对照 组胺:阳性对照(非强制;怀疑患者无反应性时有用)	20 分钟后观察:阴性结果:初始硬结大小未增加,或不大于对照部位 阳性结果:瘙痒且初始硬结增大至 5mm 以上,且大于生理盐水对照;选择替代制剂,如无替代药物,进行脱敏疗法
青霉素 G 钾(>1 周)最重要的次要抗原决定簇	划痕试验,1 滴 10 000U/ml 溶液	与用 PPL 划痕试验相同(同上)
青霉素 G 钾	皮内注射试验:0.002ml 10 000U/ml 的溶液 使用 10 100 或 1 000U/ml 溶液进行系列测试,即便是有明显过敏史或严重反应的人亦可使用	与用 PPL 皮内注射试验相同(同上)

ᵃ开始用 PPL 进行皮肤划痕试验,如果没有风团或皮肤红斑出现,再行皮内试验。
PPL,青霉噻唑酰多聚赖氨酸。

来源:*Pre-Pen benzylpenicilloyl polylysine injection solution*[*package insert*]. Round Rock,TX:ALK-Abelló,Inc;2015. http://penallergytest.com/app/_uploads/sites/2/Pre-Pen-Package-Insert.pdf Accessed July 20,2017.

关于34位据称是"青霉素过敏"的患者在住院期间需要使用β-内酰胺类抗生素报导,证实了皮试的阴性预测价值。每一个随后的青霉素皮试结果为阴性的患者均未发生药物过敏反应[36]。

青霉素及其代谢产物与蛋白质结合后就具备抗原性,当患者再次接触时就发生过敏反应。在有青霉素过敏史的患者中,皮试结果受既往变态反应距今时间和既往反应特性的影响。反应后6~12个月皮试阳性率最高,而后随时间逐渐下降。一项研究发现,皮试阳性的患者只有40%有过敏史,17%有荨麻疹史,7%有斑丘疹样皮疹史[37]。使用抗组胺药物的患者不宜做皮试,因为此类药物会阻碍机体对抗原的反应而导致误诊。对于正在服用抗组胺药物(如H_1或H_2受体拮抗剂)或因患有严重的皮肤病而不能做皮试的患者,可采用体外方法检测针对青霉素主要及次要抗原决定簇的特异性IgE抗体。

为了确定皮试是否适合J. A.,必须权衡利弊。因为上一次过敏反应大约发生在2年前,如果那次反应真的是对氨苄西林的变态反应,那么J. A.仍有皮试阳性的可能性。用PPL(主要抗原决定簇)和青霉素G(次要抗原决定簇)进行皮试有助于确定J. A.是否由青霉素或其衍生物引发荨麻疹或过敏反应。J. A.目前正在服用泼尼松,这不会改变皮试结果,因为皮质类固醇类药物对IgE介导的速发型超敏反应影响很小。青霉素皮试造成严重全身反应的风险很小。

对青霉素过敏的患者最实用的方法就是避免使用此药。在必须使用青霉素的情况下,青霉素皮试将会很有用处。

交叉反应

> **案例32-1,问题4:** J. A. PPL划痕试验,结果为阴性;但是做皮内注射试验结果却为阳性。对于J. A.的感染应该选用哪种治疗方案呢?

J. A.皮试为阳性反应,因此应避免使用所有的青霉素衍生物。针对头孢菌素和其他β-内酰胺类抗生素的皮试尚未投入商业使用。虽然已经有人提出头孢菌素皮试(即点刺后皮内注射),但是尚无前瞻性试验评价过这种方案,且这一操作并非完全没有风险[38,39]。因此,临床医师们必须依靠交叉反应资料来决定青霉素过敏的患者是否可以应用非青霉素类β-内酰胺类抗生素(如头孢菌素)。

据报道,5%~15%的患者存在青霉素和头孢菌素之间的交叉反应(如交叉抗原性)[34,37]。但是,因为上述比例是通过回顾患者的药物过敏史而获得的,而不是客观的皮试结果,因此,真正的交叉反应发生率可能低得多。

青霉素过敏的患者发生头孢菌素过敏的风险随着新的头孢菌素的使用而逐渐减小:一代头孢菌素为5%~16.5%,二代头孢菌素为4%,三、四代头孢菌素为1%~3%[40]。青霉素过敏的患者使用更高级别头孢菌素发生严重变态反应的风险不会比使用其他任何抗生素的风险更高[51]。青霉素及头孢菌素之间的交叉反应归因于它们共同的β-内酰胺环结构,然而很大一部分青霉素类、头孢菌素类以及青霉素类和头孢菌素类之间的交叉过敏反应可以用侧链特异性反应来解释[38,41,42]。对30位头孢速发变态反应患者的研究发现,对青霉素决定簇产生反应的数量低于20%(皮试阳性和/或放射变应原吸附试验阳性)[42]。(放射变异原吸附试验是检测与超敏反应相关的IgE抗体的放射性免疫试验。)这一交叉反应率明显低于早期的报道(高达50%)。但是,该研究的结果可能是由于更多地使用三代头孢菌素而不是一代头孢菌素,因为一代头孢菌素的结构与青霉素更加相似。观察资料提示30%对青霉素发生速发反应的患者使用过阿莫西林,这更加支持β-内酰胺类侧链特异性反应的重要性[43]。研究发现2%~38%的阿莫西林过敏的患者中与头孢羟氨苄有交叉反应,二者都有相同的侧链[30]。氨苄西林过敏的患者对于有相同侧链的头孢菌素类抗生素(如头孢氨苄、头孢克洛、头孢拉定及劳拉卡帕)也可能发生变态反应[7]。一些患者可能对多种药物过敏,在应用这些药物(以及其他非β-内酰胺类药物)时表现出类似于青霉素反应的变态反应[37]。

研究人员对青霉素与碳青霉烯类(亚胺培南,美罗培南,厄他培南,多利培南)以及单环β-内酰胺类(例如,氨曲南)之间的交叉反应也进行了相关研究。112名对青霉素有速发反应病史且青霉素皮试阳性的患者,接受亚胺培南西司他丁皮试,只有一名患者(0.9%)皮试结果为阳性。逐渐增加亚胺培南西司他丁的肌注剂量,剩下的111名患者中110人仍未观测到任何反应[44]。与之类似,108名对青霉素有速发超敏反应且青霉素皮试阳性的儿童,接受了美罗培南的皮下注射皮试,1名儿童(占比0.9%)皮试结果为阳性,对剩下的107名儿童逐渐增大美罗培南的肌注剂量,未发现变态反应[45]。青霉素类和单环β-内酰胺类(氨曲南)之间似乎也没有严重的交叉反应[46]。然而,头孢他啶和氨曲南有一个相同的侧链,这两种抗生素存在交叉过敏反应的证据[47]。

虽然选用合适的头孢菌素进行脱敏治疗对于J. A.(见案例32-9,问题1)来说是一种选择,但她的感染并非是致命的,其病原体可能对其他抗菌药物也敏感。在这种情况下,使用其他的非β-内酰胺类抗生素治疗是明智的。如果J. A.进行了头孢皮试且结果为阴性,那么可以不考虑其过去的阳性史,谨慎地以小剂量(即"试验"剂量)作为初始剂量,开始头孢菌素的治疗[37]。

全身性反应

药物变态反应分为3大类:全身性反应、器官特异性反应和假性变态反应。全身性反应涉及多个器官和系统,临床表现多样。本章中介绍的全身性药物反应包括过敏反应、血清病性反应、药物热、过敏性血管炎、药物性血管炎及自身免疫性药物反应。

过敏反应

案例 32-2

问题 1: L. P. ,85kg,29 岁,男性。因"前臂猫咬伤 2 日"到急诊科就诊。查体发现其处于中度应激状态,右手臂掌面有多处刺伤。伤口周围肿胀、红斑、触痛。L. P. 的病史中值得注意的是有运动性哮喘,按需使用沙丁胺醇气雾剂控制。3 年前行过腹腔镜阑尾切除术。既往无过敏史。予以杀菌肥皂清洁伤口,静脉注射 3g 氨苄西林/舒巴坦。氨苄西林/舒巴坦静滴 3 分钟后,L. P. 觉四肢针刺感和瘙痒感,皮肤潮红。1 分钟后出现头晕、呼吸困难及咽喉堵塞感。生命体征为:血压(BP)100/60mmHg(正常值 125/85);心率 70 次/min(正常值 60);呼吸频率 27 次/min(正常值 12)。胸部听诊发现气流受限和喘鸣音。诊断为过敏反应,并立刻给予抢救。以上有哪些主观和客观依据支持 L. P. 发生过敏反应的诊断?

过敏反应是一种严重的变态反应,起病迅速并且可以导致死亡[48]。如果满足以下 3 条临床标准中的一条,可拟诊为过敏反应[49]。

1. 急性发作(数分钟到数小时),累及皮肤、黏膜组织或二者均受累,并且至少有一种以下的反应:
   a. 呼吸障碍
   b. 血压下降或终末器官功能障碍症状
2. 患者接触可能的致敏原后,迅速发生以下 2 种或 2 种以上症状:
   a. 累及皮肤/黏膜
   b. 呼吸障碍
   c. 血压下降或相关症状
   d. 持续的胃肠道症状
3. 接触已知的过敏原后血压下降

过敏反应是由组织肥大细胞及外周血嗜碱性粒细胞迅速释放免疫介质而引起的。

过敏反应的症状多变,与给药途径、给药速度和变应原的剂量有关[30]。就像 L. P. 那样,症状通常在接触变应原后数分钟内出现,绝大多数反应在 1 小时内发生。少数情况下过敏反应可在接触过敏原几小时后发生,在首次发生后的 1~72 小时(通常在 8 小时内)可发生迟发反应或双相反应。总而言之,过敏反应的严重程度与发生速度直接相关。L. P. 多个器官发生过敏反应的症状。尽管几乎任何器官系统均可受影响,但皮肤、胃肠道(GI)、呼吸系统和心血管系统涉及频率最高,可单发或多发[30]。这些"休克器官"中含有的肥大细胞数量最多,故而最易受影响。

L. P. 表现的红斑(皮肤潮红)和手脚瘙痒,这些都是常见的过敏反应初发症状,腹股沟通常也可能受累。这些症状可发展为荨麻疹和血管性水肿,尤其多见于手掌、脚底、眶周组织和黏膜。L. P. 描述的咽喉堵塞感其实即为血管性水肿的早期表现(喉头水肿)(一部分患者描述为咽喉发紧或压迫感)。

过敏反应可累及上呼吸道和下呼吸道。L. P. 所出现的喘鸣音表明其上呼吸道受累。声嘶是上呼吸道受累的另一表现。另外,L. P. 感到呼吸急促、气流受阻,这说明其下呼吸道亦受累。L. P. 没有表现出哮喘或者急性肺气肿等其他累及下呼吸道的症状。呼吸系统症状可导致窒息和死亡。一项尸检调查报告显示,喉头水肿占死因的 25%,另外 25% 为急性肺水肿[50]。心血管系统症状同样凶险。循环衰竭和低血压性休克(过敏性休克)是由于外周血管扩张、血管渗透性增高、血浆渗漏、心输出量降低和血管内容量不足所致。因此,L. P. 出现的低血压是一种常见的心脏表现。心动过速也是常见的心脏并发症。L. P. 没有出现心率明显增快,可能是因为他正在服用 β-受体阻滞剂。过敏反应的其他心脏受累表现包括直接的心脏抑制效应和一系列心电图改变,如心律失常和心肌缺血。

尽管 L. P. 并未出现消化道症状,但诸如痉挛性腹痛、腹泻(可能为血便)、恶心和呕吐这些常见的 GI 症状,都属于过敏反应的临床表现[30]。总的来说,L. P. 累及多器官系统(如皮肤、呼吸、心血管系统)症状的迅速发作和进展,俊宇过敏反应相符合。从反应发生速度、涉及器官系统的数量和程度来看,L. P. 的过敏反应非常严重。尤其是他的呼吸系统和心血管系统症状,表明此反应可能会危及生命。

案例 32-2,问题 2: 过敏反应的发生机制是什么?是什么导致 L. P. 过敏反应的发生?

过敏反应发生的机制主要有三种[30]。第一型反应中,接触外源性蛋白质,无论是其自然状态,还是与转运蛋白相结合的半抗原,引起 IgE 抗体的形成。IgE 抗体与肥大细胞和嗜碱细胞表面受体相结合。当再次接触该抗原时,通过抗原-IgE 抗体形成和交联刺激细胞脱颗粒,从而导致肥大细胞和嗜碱细胞释放大量免疫介质。组胺是过敏反应的主要介质和主要的预先形成的细胞成分。组胺有多重效应,可引起血管扩张、荨麻疹、血管性水肿、低血压、呕吐、痉挛性腹痛和冠状动脉血流变化[30]。细胞脱颗粒可迅速生成白三烯(例如白三烯 C4 和 D,即众所周知的过敏反应中的慢反应物质)、血小板活化因子以及前列腺素,其他过敏介质(例如,类胰蛋白酶、糜酶、羧肽酶 A、肿瘤坏死因子及其他细胞因子和趋化因子)也同样会释放[30]。膜翅目毒液(如蜜蜂叮蜇)、胰岛素、链激酶、青霉素、头孢菌素、局部麻醉药和磺胺药等引起的过敏反应就是通过这种 IgE 介导的机制引起的。

过敏反应同样可以通过激活补体系统产生免疫复合物,随后形成过敏毒素 C3a、C4a 和 C5a 的途径发生。这些过敏毒素可以直接激活肥大细胞和嗜碱性粒细胞脱颗粒,释放免疫介质。2008 年,国际上报道了近 100 例接受肝素治疗,特别是那些进行透析治疗的患者发生过敏样反应最终死亡的案例,罪魁祸首是一种杂质(多硫酸软骨素),通过第二种机制引起相关症状[51,52]。

第三种机制是通过某些物质,如造影剂和其他一些高渗药物,直接刺激介质(主要为组胺)释放,导致过敏反应。此途径的具体机制尚不清楚,但不依赖 IgE 和补体系统。

此外,无法用某一特定机制解释过敏事件时,就可称之为特发性过敏反应[30]。

食物、昆虫叮咬和药物是引起过敏反应最常见的原因[53]。抗生素（尤其是 β-内酰胺类和氟喹诺酮类）、非甾体抗炎药（nonsteroidal anti-inflammatory drugs，NSAIDs）、神经肌肉阻滞剂、造影剂、化疗药物及单克隆抗体是药物性过敏反应最常见的原因。L.P. 过敏反应的发生最可能与第一个机制（即 IgE 抗体形成）有关。L.P. 正在使用的药物是已知能导致过敏反应的抗生素。具体来说，L.P. 可能在进行阑尾切除术之前按照标准操作流程预防性使用了 β-内酰胺类抗生素，当时就激发了 IgE 抗体的形成。在急诊使用氨苄西林/舒巴坦之后，由于抗原-抗体复合物形成，导致细胞脱颗粒并发生过敏反应。L.P. 的过敏反应和给予抗生素之间的时间关系同样强烈提示氨苄西林/舒巴坦是诱发剂。另外，L.P. 也没有接触过已知的能通过其他机制引发过敏反应的药物。应回顾 L.P. 的手术记录，以确认他之前确实接触过致敏抗生素。

案例 32-2，问题 3：根据上述 L.P. 的症状和体征及对他过敏反应原因的推测，应该采取什么样的治疗措施？

正如 L.P. 的临床表现，过敏反应具有迅速危及生命的特征，因此有效地控制过敏反应需要迅速识别和积极治疗干预。必须迅速评估过敏反应的严重程度，确定可能的药物，停止继续使用该药，如有可能，尽量减少可疑药物的吸收。最新的过敏反应治疗指南中，按照重要性顺序列出了以下治疗措施：肾上腺素、患者体位、吸氧、静脉补液、雾化吸入治疗、血管加压素、抗组胺药物、皮质类固醇和其他药物[49]。所有这些干预措施必须迅速进行，并严密监测患者状况。应立即并持续监测生命体征、心肺功能、氧合状况、心输出量，特别是组织灌注情况[30,49]。

虽然尚未完全明确氨苄西林/舒巴坦是过敏的真正原因，但仍应停用氨苄西林/舒巴坦，以避免进一步接触可疑的诱发药物。此外，应使用生理盐水冲洗前臂伤口，以清除残留的清洁剂，因为这也可能是过敏反应的原因。

过敏反应的药物治疗通常包括几类药物，如肾上腺素、抗组胺药物及皮质类固醇，旨在逆转过敏反应的临床表现并阻断相关的生物通路。然而，在最近的文献综述中，未能找到精心设计并妥善实施的，能够为这些药物的使用提供依据的随机对照试验[54-56]。这些药物的使用建议都是基于惯例、个例报道、案例分析和专家建议。

L.P. 出现过敏性休克的早期征象，必须立即处理。肾上腺素是治疗过敏反应的首选药物，所有国家和国际指南都推荐将肾上腺素作为一线治疗药物[30,49,57]。研究表明，在过敏早期未及时使用肾上腺素是不良预后的危险因素。急诊科使用标准处方和自动注射器可增加过敏患者的肾上腺素利用率[58]。

肾上腺素的 α-肾上腺素能效应可增加全身血管阻力，升高血压，同时减少黏膜水肿并缓解上呼吸道阻塞、血管性水肿及荨麻疹。这些作用可以对抗组胺和其他过敏反应介质的舒张血管及低血压效应。此外，肾上腺素的 β-肾上腺素能效应可以促进支气管扩张及增加心率和心肌收缩力。

肾上腺素也能抑制嗜碱性粒细胞和肥大细胞释放介质。

肾上腺素的给药途径非常重要。大多数指南推荐肌内注射肾上腺素，使用 1mg/ml（1：1 000）的溶液，按照 0.01mg/kg 计算用量，成人最大剂量为 0.5mg，儿童为 0.3mg。根据需要每 5~10 分钟于大腿外侧注射[58,59]。肾上腺素的剂量应该用质量浓度表示（例如，1mg/ml）而不是用比例（例如 1：1 000）表示，因为这容易与心脏骤停时使用的肾上腺素浓度（1：10 000）混淆，造成剂量计算错误[57]。肾上腺素在骨骼肌中具有舒张血管的作用，且骨骼肌富含血管，所以吸收迅速。虽然某些指南推荐采用皮下注射途径给予肾上腺素，但由于皮下组织比骨骼肌的血管少，因此，肾上腺素的吸收速度不如骨骼肌快。另外，肾上腺素会导致皮下组织的血管收缩，导致吸收速度下降。研究表明，在健康受试者的大腿肌内注射肾上腺素，比皮下或在手臂肌内注射能够更迅速地达到较高的血药浓度[49]。目前，尚无针对过敏患者进行肾上腺素肌内或皮下注射给药的吸收速度和程度的研究，所以，无法提供在前臂肌内或皮下注射肾上腺素是否无效的证据[49]。当过敏患者多次肌注肾上腺素无效并/或进展为休克，或者心跳呼吸骤停迫在眉睫时，应静脉注射肾上腺素。休克所致的低心输出量和血容量不足，导致组织灌注减少，可能会影响皮下或者肌内注射的吸收。动物研究发现，间断静脉注射肾上腺素的获益是短暂的，持续静脉输入才能提供理想的结果[59]。对 L.P 而言，应在其大腿外侧按照 0.5mg 的初始剂量注射 1mg/ml 的肾上腺素溶液。然后每 5 分钟重复一次直到症状改善。

有证据表明，在过敏性休克期间，保持直立体位的患者往往预后不良[60]。将 L.P. 置于头低足高位（患者仰卧，头低脚高倾斜约 45°）可能会通过增加重要器官的灌注而提高生存率。调整体位后，开始给氧，并静滴生理盐水，滴速应足以维持重要器官的灌注。生理盐水是补液首选，因为它比葡萄糖在血管内停留的时间更长，且不含能加重代谢性酸中毒的乳酸（如乳酸林格液）。由于血管舒张及液体由血管内向血管外的转移，过敏性休克的前十分钟，循环血液容量减少可达 35%[49]。因此，强有力的液体复苏非常必要（例如，在第一个 5 分钟内，以 5~10ml/kg 的速度输入 1~2L 生理盐水）。治疗休克时，保障脑灌注必须始终优先于提高血压读数。

此外，还应考虑 L.P. 服用阿替洛尔的影响。当发生过敏反应时，服用 β 受体阻滞剂（无论是心脏选择性的还是非心脏选择性的）的患者，都会比未服用 β 受体阻滞剂的患者更加严重，更加难以治疗。这可能是由于 β 受体阻滞剂对治疗过敏反应时注射的肾上腺素产生钝化效应，从而导致顽固性低血压、心动过缓及支气管痉挛[49]。如果给予初始剂量的肾上腺素后，L.P. 的血压和心率没有迅速发生实质性改善，应静脉注射胰高血糖素（表 32-5）。因为它不受 β 肾上腺素能阻断剂的影响，从而能提高心率和心肌收缩力。因为胰高血糖素可以引起呕吐，导致误吸风险，所以呼吸道保护很重要，尤其是对昏迷或反应迟钝的患者。研究者发现，对少数合并难治性低血压的过敏反应患者，亚甲蓝可能通过降低一氧化氮（一种已知的血管扩张剂）的浓度起效[53,60]。如果对肾上腺素及胰高血糖素反应不佳，可能需要使用其他血管加压剂[如多巴胺,2~20μg/(kg·min)]维持血压。过敏反应的二线治疗包括雾化吸入β受体激动剂、H_1和H_2受体拮抗剂,以及皮质类固醇。鉴于 L. P. 严重的肺部反应,他应该接受雾化吸入β受体激动剂(如沙丁胺醇)。如果 L. P. 的呼吸状况在药物干预后没有改善,应该考虑气管插管。阿替洛尔不会降低沙丁胺醇的效果,

因为阿替洛尔是一种心脏选择性β1受体阻断剂,而且剂量很低。由于组胺是过敏反应的主要介质,应该考虑静脉注射H_1受体拮抗剂例如苯海拉明(50mg,每6小时1次直到症状消失)。同样的,给予H_2受体拮抗剂也是常用的方法。两种治疗方法对患者都没有严重的风险,但正如前面提到的,也没有证据支持它们在治疗过敏反应中具有确切的疗效[55]。

表 32-5

过敏反应的药物治疗

药物	适应证	成人剂量	并发症
一线治疗			
肾上腺素	低血压、支气管痉挛、喉头水肿、荨麻疹、血管性水肿	肌内注射 1mg/ml(1:1 000)的肾上腺素溶液,按照 0.01mg/kg 计算用量,最大剂量为 0.5mg,5min,PRN;若发展为心跳呼吸骤停,3min 内静脉注射 1~3ml 1:10 000 肾上腺素(0.1~0.3mg)250ml 生理盐水中加入 1ml 1mg/ml(1:1 000)肾上腺素,以 4~10μg/min 的速度静脉输入 3~5ml 的 0.1mg/ml(1:10 000)溶液气管内给药,10~20min,PRN	心律失常、高血压、神经质、震颤
氧气	低氧血症	吸氧浓度 40%~100%	无
沙丁胺醇		0.5ml 0.5%沙丁胺醇溶液加入 2.5ml 的生理盐水中雾化吸入(即 2.5mg)	心律失常、高血压、神经质、震颤
静脉补液	低血压	静脉输入 1L 生理盐水,20~30min PRN(可能需要高达 1~2ml/(kg·min)的输注速度)	肺水肿、CHF
二线治疗			
抗组胺药物	低血压,荨麻疹		
H_1 受体拮抗剂[a]		静脉注射苯海拉明 25~50mg,持续 10~15min 口服 H_1 受体拮抗剂在不太严重的情况下使用	嗜睡、口干、尿潴留、可能干扰后续反应症状
H_2 受体拮抗剂[a]		静脉注射雷尼替丁 50mg,持续 10~15min 或静脉注射法莫替丁 20mg,持续 10~15min	
糖皮质激素[a]	支气管痉挛、患者经历长时间复苏或严重的过敏反应	肌肉/静脉注射氢化可的松琥珀酸酯 100mg,q3~6h,共 2~4 次或静脉注射甲泼尼龙 40~125mg,q6h,共 2~4 次	高血糖、液体潴留
多巴胺	肾上腺素难治性低血压	400mg 加入 500ml 5%葡萄糖溶液中,以 2~20μg/(kg·min)的速度输入	高血压、心动过速、心悸、心律失常
去甲肾上腺素	肾上腺素难治性低血压	4mg 加入 1L 5%的葡萄糖溶液中,以 2~12μg/min 的速度输入	心律失常、高血压、神经质、震颤
胰高血糖素[b]	难治性低血压	5min 内静脉注射 1mg 溶液,然后以 5~15μg/min 的速度输注	恶心、呕吐

[a] 这些制剂用作肾上腺素的添加治疗,虽然还没有对照试验证明其在治疗中的获益。要立即给予肾上腺素治疗,后续根据时间安排吸氧、静脉补液及二线药物治疗。

[b] 胰高血糖素对那些正在服用β-肾上腺素能阻滞剂的患者可能特别更有用,因为它能同时增加心率和心肌收缩力而不依赖β-肾上腺素能受体的阻断。药物选择和开始剂量应该是个体化的,需衡量安全性和有效性。

PRN,如果需要。

最后，鉴于 L.P. 过敏反应的严重程度和肺部受累的情况，他也有静脉注射糖皮质激素的指征。甲泼尼龙 125mg，每 6 小时 1 次，共 4 次，可能对其病情有益且危险性最小。尽管使用普遍，但由于药物的延迟起效（起效时间一般为用药后 4~6 小时），糖皮质激素不会在反应的急性期起作用。虽然尚未得到较好的对照试验证实，糖皮质激素可影响过敏反应的延迟发作，可以防止或者减少双相反应的发生。他的病情已经危及生命，无需顾虑甲泼尼松对于 L.P. 糖尿病的影响。一旦病情稳定，L.P. 应马上转至重症监护病房，至少监护 24 小时，因为过敏反应有可能再次复发[30,49]。

血清病

血清病属Ⅲ型超敏反应。它是由于异种蛋白质或药物半抗原引起相应抗体的产生继而沉积于组织所引起的反应。典型的血清病临床表现包括发热、皮疹（95%）、淋巴结肿大、关节肿胀（10%~50%）[61-64]。症状一般出现于接触后 1~2 周，但对于已致敏的患者，在 2~4 日内可发生加速反应。实验室检查相对来说无特异性，诊断价值较低。例如，红细胞沉降率（erythrocyte sedimentation rate，ESR）和循环免疫复合物的血清浓度常常会升高。补体 C3 和 C4 浓度通常降低，而活化产物 C3a 和 C3a 右旋精氨酸升高。尿液检测可能会出现蛋白尿，血尿，或偶见管型[61-64]。

在大多数情况下，血清病反应轻微且具有自限性，在停用致敏剂后的数日到数周之内可消失。抗组胺药物和阿司匹林可用于减轻皮肤瘙痒及关节痛。一些病情严重的病例，可能需要应用糖皮质激素，并在 10~14 日内逐渐减量[61-64]。曾有一段时间，异源血清（例如，用兔或马血清制备抗胸腺细胞球蛋白）的使用是导致血清病的主要原因。然而，随着这些产品使用的减少，如今血清病最常见的诱因是青霉素和头孢菌素，同时生物制品（例如利妥昔单抗、英夫利昔单抗单抗及那他珠单抗）与血清病的关系也越来越密切[65,66]。

药物热

案例 32-3

问题 1：M.M.，57 岁，女性。痛苦病容，因呼吸困难，吸气时左侧胸痛、发热、寒战，伴咳嗽 3 日入院。既往有高血压病史，予氢氯噻嗪治疗，血压控制良好；无药敏史。入院查体示：体温 38℃；呼吸频率 20 次/min；左侧胸部听诊可闻爆裂音；不吸氧情况下氧饱和度 85%；心率 85 次/min。胸片示左下肺叶渗出影。血白细胞计数 17 500/μl，分型为：多核中性粒细胞（PMN）83%（正常值 45%~79%）；杆状细胞 12%（正常值 0~5%）；淋巴细胞 10%（正常值 16%~47%）；嗜碱性粒细胞 0%（正常值 0~1%）；嗜酸性细胞 1%（正常值 1%~2%）。诊断为社区获得性肺炎，开始经验性治疗，给予头孢曲松 1g，每日 1 次静脉注射；阿奇霉素 500mg 静脉注射，每日 1 次，2L/min 流速吸氧治疗。其他药物包括对乙酰氨基酚 325mg 口服，体温>38℃时，每 4~6 小时 1 次；法莫替丁 20mg 口服，

每日 2 次；氢氯噻嗪 12.5mg 口服，每日 1 次。72 小时后，M.M 伴随呼吸的胸痛症状消失，呼吸频率降至 12 次/min。肺部听诊呼吸音清晰，不吸氧条件下氧饱和度升至 98%。患者明显好转且没有新发症状。然而她的体温较前 48h 有所升高，从 38.6℃升至 40℃，脉搏从 90 次/min 升至 100 次/min，白细胞计数为 22 000/μl，分型为：多核中性粒细胞 89%；杆状细胞 5%；淋巴细胞 12%；嗜碱性细胞 0%；嗜酸性细胞 7%。考虑为药物热。有哪些证据支持该判断？药物热的发病机制是什么？

药物热被描述为一种不伴有皮肤表现的因药物所致的发热反应，据估计发生率占住院患者的 3%~5%[67]。确诊药物热并不容易，它可能被误认为是一种新的感染或现存感染治疗失败的表现。对药物热的错误认识可能导致患者住院时间的延长和进行不必要的检查和治疗[68]。表 32-6 列

表 32-6

药物过敏反应：药物热

发病率	真正的发病率尚不可知，因为发热是一种常见的临床表现，且几乎任何一种药物都可引起发热。据估计住院病人药物不良反应的约占 3%~5%，有的只有发热表现，有的表现为多种症状中的一部分
临床表现	体温可能≥38℃而且热型不一。尽管患者可能有高热伴寒战，但通常症状较少或很少合并严重的全身疾病。发生药物热的患者可能合并皮疹（18%）、嗜酸细胞增多（22%）、寒战（53%）、头痛（16%）、肌痛（25%）和心动过缓（11%）。接触致敏药物后出现的发热程度不同，发热时间不等，从使用抗肿瘤药后的平均 6 日到使用心血管系统药后的平均 45 日。发热的出现与于致敏药物的剂量无关
治疗	尽管药物热可对症治疗（例如用退热药、冰毯），停止应用致敏药物才是惟一可中止发热的方法。停用可疑药物后患者通常在 48~72 小时后退热
预后	尽管一项回顾性调查显示[57]，发生药物热的住院患者平均住院日会增加 9 日，但药物热通常是良性的。再次接触致敏药物可迅速复发。虽然以前认为再次接触可疑药物可能会有潜在危险，但发生严重后遗症的可能性很小

来源：Patel RA, Gallagher JC. Drug fever. *Pharmacotherapy*. 2010;30;57;Tabor PA. Drug-induced fever. *Drug Intell Clin Pharm*. 1986;20;413;Mackowiak PA, LeMaistre CF. Drug fever: a critical appraisal of conventional concepts. An analysis of 51 episodes in two Dallas hospitals and 97 episodes reported in the English literature. *Ann Intern Med*. 1987;106;728;Cunha BA, Shea KW. Fever in the intensive care unit. *Infect Dis Clin North Am*. 1996;10;185.

出了过敏反应诱发药物热的特征。尽管她仍有高热且白细胞持续增高，在 M. M. 案例中最重要的发现是其临床症状及肺部体征的改善；即使她患有未经治疗的感染，她看起来也比预料的要好。尽管她呼吸功能有所改善，但白细胞计数没有像预期的那样下降，仍然较高，这些特点与过敏性药物热相符合。值得注意的是，她的嗜酸性粒细胞数增加，这常常是过敏反应的标志。尽管她有高热，但心率相对过缓；如果仍存在感染，她的心率并没有像预期的那样上升。症状出现的时间更进一步支持药物导致发热的诊断（例如，在开始使用一种新药后几日之内出现）。只有停用可疑药物才能明确诊断。如果未出现皮疹，发热通常在停药后 48～72 小时缓解。另一方面，如出现皮疹，停用相关药物后发热可能持续数日。

尽管药物热通常被认为是一种过敏反应，但是它可由不同的发病机制引起。其他发病机制包括药物的药理作用（如抗肿瘤药致细胞破坏释放内源性致热因子）、改变温度调节功能（如甲状腺激素增加代谢率）、抗胆碱能药物（如阿托品、三环类抗抑郁药或吩噻嗪作用）导致出汗减少、药物相关性发热（如两性霉素 B、博来霉素）和特异性反应（如氟哌啶醇导致的神经阻滞剂恶性综合征，吸入麻醉药后恶性高热）[67]。

案例 32-3，问题 2：哪种药物最可能引起 M. M. 的药物热？

大多数关于药物热的可用信息都是基于案例报道、小规模的病例分析和文献回顾[68,69]。遗憾的是，文献关于药物热的发生率的报告并不一致（例如，非常常见、常见、罕见），这样的描述缺乏完善的临床数据支持。不过，有一些药物比其他药物更容易发生药物热。这些药物包括抗感染药物（尤其是 β-内酰胺类）、抗癫痫药物及抗肿瘤药物。据报道，两性霉素 B、咪唑硫嘌呤、羟基脲、甲基多巴、普鲁卡因胺、奎尼丁和奎宁引起药物热的频率较高[68-70]。

在 M. M. 的案例中，考虑到反应发生的时间与抗生素治疗开始时间之间的相对关系，以及它们（尤其 β-内酰胺类抗生素）导致发热反应的频率，因而可以推测，头孢曲松或者阿奇霉素是最可能引起她持续发热的原因。目前尚无对乙酰氨基酚引起发热反应的报道，法莫替丁很少引起发热而又不伴有其他的变态反应症状。尽管如氢氯噻嗪这样的利尿药可以引起发热，但 M. M. 出现反应前就已经使用它进行治疗并且没有任何不适症状，因此利尿药不像是罪魁祸首。

案例 32-3，问题 3：应该如何治疗 M. M. 的药物热？今后她还能使用头孢菌素类药物吗？

由于 M. M. 反应明显，故应停止使用抗生素，并且随访其发热曲线、白细胞计数、心率和呼吸状态。考虑换用另一种类型的口服抗生素（如氟喹诺酮），疗程 7～10 日。除非

M. M. 因为发热感到不适，否则应尽量避免使用对乙酰氨基酚和其他退热药，因为这些药物可以掩盖撤除抗生素之后的反应。

同任何过敏反应一样，再次应用致敏药物可引起相似的或更重的反应。在 M. M. 的案例中，再次应用头孢曲松（或其他 β-内酰胺抗生素）或者大环内酯类抗生素可能导致发热反应。然而再次接触致敏药物后的危险性有多大还不清楚。虽然药物热有时会先于更加严重的超敏反应出现，但是证据表明，再次接触几乎没有风险。如果 M. M. 今后需要应用头孢曲松（或其他 β-内酰胺类和大环内酯类抗生素），必须在可以进行监护的医疗机构中谨慎使用，以确保一旦发生速发过敏反应能够得到及时处理。

过敏性血管炎

案例 32-4

问题 1：M. G.，26 岁，女性。患有囊性纤维化，因肺炎入院。入院前痰培养示，产碱杆菌属，只对米诺环素和氯霉素敏感。M. G. 开始按常规剂量服用这两种抗生素，疗程 2 周。治疗第 8 日，M. G. 诉腿上开始出现皮疹。体格检查发现其双下肢远端出现明显的紫癜和斑丘疹。实验室检查发现 ESR 增高和白细胞增多。是什么原因引起 M. G. 的皮疹和实验室检查异常？

M. G. 的临床表现提示过敏性血管炎的诊断。

过敏性血管炎又叫做皮肤白细胞破碎性血管炎，特点为小血管壁炎症。由于免疫复合物沉积在小静脉和小动脉，导致补体激活并释放趋化因子，吸引多形核白细胞，从而造成血管损伤[71-74]。

药物诱导性血管炎

约 10% 的皮肤血管炎的案例被认为是与药物相关的[73]。近 100 种药物已被确认可以引起血管炎，包括 β-内酰胺类、氟喹诺酮类、非甾体抗炎药、抗癫痫药物和肿瘤坏死因子受体阻断剂[72-75]。有兴趣的读者可以深入查阅相关文献[74-76]。过敏性血管炎的诊断基于 5 个诊断标准（表 32-7），符合其中的 3 条即可诊断[76]。M. G. 满足了 5 条标准中的 3 条，包括年龄大于 16 岁，明显的紫癜和斑丘疹。此外，皮疹出现时她正在服用的米诺环素，已被认为和血清病及血管炎型反应相关。典型症状出现在开始服药后 7～10 日，再次服药后也可更快出现。紫癜和斑丘疹是最常见的表现，通常对称性地出现在四肢末端（表 32-8）[71]。过敏性血管炎可累及多器官系统。播散性疾病患者常见肾损害，程度从镜下血尿到肾病综合征和急性肾衰竭不等[76]。肝肿大并伴有酶学指标的升高是肝细胞受累的表现。尽管也可累及肺和耳部，但临床表现通常比较轻微[71]。关节疼痛也很常见。实验室检查通常为非特异性炎性指标异常，如 ESR 增高和白细胞增多。对急性肺炎合并囊性纤维化的患者，这些实验室检查的异常可能早就存在，因此，对 M. G. 过敏性血管炎的诊断没有帮助。

表 32-7

过敏性血管炎的诊断标准

16 岁后出现症状

疾病发作时的正在使用可能是促发因素的药物

一处或多处皮肤出现轻微突出皮面的紫癜（出血性）皮疹：按压后不褪色，且与血小板减少无关

一处或多处皮肤出现斑丘疹

活检显示小动脉或小静脉周围出现粒细胞

如果患者具备这些标准中的 3 条，可诊断过敏性血管炎。

来源：Calabrese LH et al. The American College of Rheumatology 1990 criteriafor the classification of hypersensitivity vasculitis. *Arthritis Rheum.* 1990;33;1108.

表 32-8

药物所致的过敏反应：药物性血管炎的临床表现

- 肢端对称性出现明显的紫癜和斑丘疹
- 多器官系统受累
  - 肾脏：表现为镜下血尿、肾病综合征到急性肾衰竭等不同程度损害
  - 肝脏：肝肿大，酶学指标升高
  - 关节：关节痛
  - 胃肠道：腹痛
- 实验室检查通常显示为非特异性炎症：ESR 增高和白细胞增多。外周血可出现嗜酸性细胞，血清补体浓度降低。组织学改变通过活检结果发现在小血管壁可见白细胞碎裂或坏死
- 典型症状出现在开始服药后 7~21 日

来源：Valeyrie-Allanore L et al. Drug-induced skin, nail and hair disorders. *Drug Saf.* 2007;30;1011.

案例 32-4，问题 2： 为了明确 M.G. 的药物诱导性血管炎的诊断还应做些什么？

除了前述工作外，其他的实验室检查和诊断程序可以证明外周血嗜酸性粒细胞增多和血清补体浓度降低。如果活检发现小静脉或小动脉血管壁上有粒细胞沉积，且任何位置可见嗜酸细胞，可提供更确定的信息。

案例 32-4，问题 3： 怎样治疗 M.G. 的过敏性血管炎呢？

第一步是停止服用米诺环素。药物介导性血管炎反应通常可自行康复而不需要其他额外干预。如果反应程度严重，可使用皮质类固醇治疗。

自身免疫性药物反应

案例 32-5

问题 1： R.F.，24 岁，男性，白人，医学生。因结核皮试阳性使用异烟肼治疗 5 个月。现因新发肌痛和关节痛就诊。当日早晨的实验室检查结果除了 ANA 滴度阳性和 ESR 增高以外，其他指标都在正常范围内。什么是引起 R.F. 的症状及实验室检查异常的可能原因？

一些药物可以诱导自身免疫性过程，其特征是出现自身抗体，某些情况下，还伴有自身免疫性疾病的临床表现。药物诱导类系统性红斑狼疮综合征，通常以肌痛、关节痛、ANA 滴度阳性和 ESR 升高为特征（见第 33 章）。所有的这些特征 R.F. 都具备。

第一个药物诱导性红斑狼疮（drug-induced lupus erythematosus，DILE）的案例是在 60 年前诊断的，被认为与磺胺嘧啶的使用有关[77]。后来，超过 80 种药物都被确认与 DILE 有关，包括异烟肼、氯丙嗪、奎尼丁、甲基多巴和米诺环素。然而，肼屈嗪和普鲁卡因胺是最常引起这种综合征的药物[78-80]。正如特发的系统性红斑狼疮一样，DILE 可以分为全身性、亚急性皮肤性和慢性皮肤性狼疮。因为药物使用模式的变更，DILE 的准确发病率很难确定。然而，估计 10% 的 SLE 案例是由药物引起的。在美国，大约每年为 15 000~30 000 例患者[73]。

案例 32-5，问题 2： 对于 R.F.，如何鉴别诊断是药物诱导性红斑狼疮还是 SLE？

与特发性 SLE 相反，DILE 很少累及女性和黑人[79]。DILE 患者的平均诊断年龄是特发性 SLE 患者年龄的两倍。慢乙酰化表现型的患者发生 DILE 的倾向更大；在接触诱导狼疮性药物后 ANA 水平升高更快[81]。总的来说，DILE 症状略轻于特发性 SLE。但是，很多 DILE 患者符合美国风湿病协会制定的 SLE 诊断标准[81-83]。关节痛或肌痛，且伴有 ANA 检测阳性，可能是一些 DILE 患者惟一的临床表现。症状通常在持续服用可疑药物数月至数年后突然发生。患者常诉发热、不适、关节痛、肌痛、胸膜炎症状和轻微体重下降。偶尔有轻度脾肿大和淋巴结肿大。约有 25% 的患者会有皮肤症状，表现为光暴露表面的光敏性。与特发性 SLE 相比，典型的颊部蝶形红斑、盘状皮损、口腔黏膜溃疡、雷诺现象和脱发在 DILE 案例中并不常见。另外，中枢神经系统和肾脏鲜有累及[84]。实验室检查异常通常包括贫血和 ESR 升高。支持 R.F. 诊断为药物诱发性红斑狼疮的证据包括：白人，男性，突然发生且相对较轻的症状，以及缺乏典型的颊部蝶形红斑。更多的确诊实验包括确定是否有单链 DNA（提示药物性狼疮）或双链 DNA（提示 SLE）的存在。

案例 32-5，问题 3： 该患者是否在早期阶段就应该监测 ANA 以便发现药物诱发性狼疮？

没有必要。虽然所有出现症状的药物性狼疮患者的 ANA 试验都为阳性（主要包括单链 DNA 和抗组织抗体）[84]，然而，也有许多服用导致狼疮药物的患者虽然 ANA 阳性，但是没有出现狼疮的症状。大约 50%~75% 使用普

鲁卡因胺的患者在 12 个月后会出现 ANA 检测阳性,治疗 2 年或更长时间,90% 患者会呈现 ANA 阳性,而这些患者中只有 10%~20% 会有狼疮的症状[84-86]。同样的,使用肼屈嗪治疗 3 年后,44% 的患者 ANA 阳性,但 DILE 发病率只有 6.7%[84]。对于无症状但 ANA 阳性的患者无需停药,因为他们中的大多数不会出现临床症状[79]。

> **案例 32-5,问题 4**: 怎样治疗 R. F. 的药物性红斑狼疮?

肌肉骨骼系统症状可以使用阿司匹林或者 NSAIDs 治疗。累及肺胸膜或心包的严重症状可能需要应用糖皮质激素。停用致敏药物后数日或数周,DILE 的临床症状通常会逐渐减退和消失。偶尔,这些症状在彻底消失之前也可绵延数月或间断复发。血清学恢复正常需要的时间更长:ANA 水平可能持续 1 年或更久[79,87]。药物诱导的狼疮不会发展为特发性的 SLE[88]。在大多数案例中,诱导狼疮的药物不会增加特发性 SLE 恶化的风险[89]。然而,长时间使用异烟肼治疗,可能会使已经存在的 SLE 发生恶化[90]。R. F. 尚未完成他的 6~9 个月的异烟肼疗程,应在适当监测下使用替代药物完成治疗(见第 68 章)。

器官特异性反应

本章所述及的药物变态反应可分为全身反应、器官特异性反应和假性变态反应。前面已经讨论了全身反应,接下来将介绍器官特异性反应(包括血液、肝脏、肺、肾脏和皮肤等),最后是假性变态反应。

血液:免疫性血细胞减少

药物诱发的免疫性血细胞减少(如粒细胞减少、血小板减少、溶血性贫血)是由 II 型变态反应引起的(表 32-1)。药物或药物代谢产物与粒细胞、血小板及红细胞表面的成分相结合。机体产生针对这些与血细胞相结合的药物或药物代谢产物的 IgG 或者 IgM 抗体(即半抗原-细胞反应)[27]。免疫性血小板减少的典型症状包括寒战、发热、瘀点和黏膜出血。粒细胞减少的常见表现为寒战、发热、关节痛和白细胞计数迅速下降。溶血性贫血的症状可以是亚急性或急性,甚至可严重到引起肾衰竭。Coombs 试验有助于确定抗红细胞抗体或者针对红细胞的循环免疫复合物的存在。抗生素是最常见的导致中性粒细胞减少症和溶血性贫血的药物。

肝脏

累及肝脏的过敏反应可分为胆汁淤积型和细胞毒型。黄疸通常是胆汁淤积型反应的首发症状,此外还有皮肤瘙痒、白陶土大便和酱油尿。停用致敏药物后胆汁淤积型反应一般是可逆转的。细胞毒型反应常涉及肝细胞坏死和脂肪变性,如未早期识别,可导致不可逆的损害。

肺

药物过敏反应的肺部表现包括哮喘和浸润性反应。哮喘通常看作是全身反应的一部分。大多数只有哮喘症状的

药物反应是药物不良反应的表现,而非真正的变态反应。

浸润性反应通常在接触致敏药后 2~10 日内发生,多表现为咳嗽、呼吸困难、发热、寒战和乏力[26]。浸润性反应表现不一,可表现为从嗜酸性细胞肺炎到急性肺水肿多种反应。

肾脏

最常见的累及肾脏的过敏反应是间质性肾炎。典型表现包括发热、皮疹和嗜酸性细胞增多。甲氧西林是迄今报道最多的导致间质性肾炎的药物,其他已确定的药物还包括青霉素类、磺胺类和西咪替丁[27](见第 29 章)。

皮肤

累及皮肤的不良反应是药物过敏最常见的临床表现。尽管可存在许多不同类型的皮肤反应,但大多数药物性皮疹根据外观可分为红斑样皮疹,麻疹样皮疹和斑丘疹样皮疹[27]。一项药物导致皮肤反应的调查显示,阿莫西林是最常见的原因,其他依次为甲氧苄啶-磺胺甲噁唑和氨苄西林。总的来说,2% 的住院患者发生过皮肤过敏反应[14]。

皮肤过敏反应的治疗包括停用致敏药和一般支持治疗(见第 39 章)。

假性变态反应

> ### 案例 32-6
>
> **问题 1**: C. C. ,37 岁,男性。既往无过敏史。因中心静脉置管感染耐甲氧西林金黄色葡萄球菌(MRSA)住院治疗。他有明确的短肠综合征病史,需要予胃肠外营养,曾经因导管感染 MRSA 予以万古霉素治愈。这次与上次入院相似,开始给予万古霉素 750mg 静脉输注,输注时间为 60 分钟,每 12 小时 1 次。第 5 次给药后测量的药物谷浓度为 8mg/L,所以将万古霉素剂量加倍至 1 500mg 静脉输注,输注速度相同,每 12 小时 1 次。开始给予新剂量的万古霉素 15 分钟后,C. C. 出现低血压(100/70mmHg)、心动过速(85 次/min)、全身瘙痒和面部潮红。C. C. 被诊断为对万古霉素的假性变态反应。哪些主观和客观资料对鉴别假性变态反应和真正的变态反应是重要的?

假性变态反应(又叫做非变态性超敏反应)是一种药物反应,表现出变态反应的临床症状和体征,但不由免疫机制介导[91]。它的临床表现可轻可重,当发生危及生命的反应时不易与过敏反应鉴别(表 32-9)[91]。危及生命的反应被称为过敏样反应,除了不产生 IgE 之外与真正的过敏反应很相似[27,91]。当使用这些已知可能导致过敏样反应的药物时,医务人员需要考虑到引起严重反应的潜在风险。例如,在脑膜炎球菌感染暴发期间预防性使用抗生素如环丙沙星时,发生严重过敏样反应的比例相对较高(1:1 000)[92]。这对于对抗炭疽的大型预防项目的医疗机构更为重要。真正的变态反应需要一个患者对某种抗原致敏的诱导阶段,而假性变态反应在初次接触药物后即

可发生。假性变态反应的发生与药物剂量有关,当大剂量使用药物、给药剂量增加、或药物静脉输注速度增快时可发生假性变态反应[26]。

表 32-9

药物引起的超敏反应:假性变态反应

发病率	多少不一,取决于涉及的药物种类。例如:服用阿司匹林的患者中有 30% 会出现皮肤假性变态反应。另一方面,其他药物(例如植物甲萘醌和硫胺素)很少引发假性变态反应
临床表现	范围可从良性反应(例如瘙痒和皮肤潮红)到难以与过敏反应鉴别的危及生命的临床综合征。通常需要比真正 IgE 介导的更高的药物剂量来引发。比真正的变态反应发生要慢(接触药物 15 分钟后)
诊断检查	皮试和特异性抗体检测均为阴性
治疗	假性变态反应的治疗与真正的变态反应一样(即根据病人的临床表现)。因此,某些反应仅需撤除可疑药物即可,而一些过敏样反应则需要进积极治疗(例如应用肾上腺素、抗组胺类药、皮质类固醇)
预后	与真正的变态反应一样,有药物假性变态反应史的病人再次使用致敏药后可发生类似的反应。然而,反复给予药物后,反应的严重程度可能减轻。此外,对某些药物而言,反应发生的频率和严重程度受剂量或静脉输注速度的影响。对已知能引起假性变态反应的药物(例如造影剂),可采取用药前预防治疗以降低反应的发生率和严重程度

来源:Pichler WJ et al. Drug hypersensitivity reactions:pathomechanism and clinical symptoms. *Med Clin North Am.* 2010;94;645;Schnyder B. Approach to the patientwith drug allergy. *Immunol Allergy Clin North Am.* 2009;29;405;Sanchez-Borges M. NSAID hypersensitivity (respiratory, cutaneous, and generalized anaphylactic symptoms). *Med Clin North Am.* 2010;94;853.

C. C. 发生的是一种由万古霉素引起的常见假性变态反应,通常称作"红人综合征"或"红颈综合征"。这种情况通常在大剂量快速给予万古霉素时发生。区别真正的变态反应和假性变态反应很困难,因为二者的临床症状和体征没有差别。例如,C. C. 的每一种症状(面部潮红、心动过速、全身瘙痒和低血压)都是由组胺释放引起,而且都可以在过敏反应时出现(见案例 32-2,问题 2)。为最终确定反应的诱因,需对可疑药物或制剂的相关抗体进行免疫学检测,这并不总是可行或可实现的。针对这个案例,C. C. 以前使用万古霉素无不良反应,而且这次住院期间,使用了 5 次药物后也无不适,因此,该反应不大可能是由免疫介导

的(真正的变态反应)。此外,该反应发生在万古霉素剂量增加之后,这也进一步支持假性变态反应的诊断。

案例 32-6,问题 2:为什么 C. C. 使用万古霉素会引起假性变态反应?

万古霉素所致假性变态反应药物是药物诱导组胺释放所致,具体的途径尚属未知。直接的药物诱导的组胺释放不涉及补体激活或 IgE 抗体的形成。已知许多其他药物可直接刺激组胺释放(如去铁胺、阿片类、戊烷脒、植物甲萘醌、鱼精蛋白、造影剂)[13,91]。

某些药物(如造影剂和鱼精蛋白)可通过补体激活和直接组胺释放两种机制引起假性变态反应。另外,某些药物(如万古霉素、胺类肌松剂和环丙沙星)既可引起真正的变态反应也可引起假性变态反应[7]。

案例 32-6,问题 3:如何治疗 C. C. 的假性变态反应? 治疗假性变态反应的措施与真正的变态反应有所不同吗?

治疗 C. C. 假性变态反应的第一步是消除潜在病因。因此,先停止输注万古霉素直到反应消失。因为此反应是由组胺介导的,可考虑使用抗组胺药,如苯海拉明 50mg 静脉输注。同时务必观察他的血压和心率变化。如果他的血压持续下降或不稳定,应考虑静脉补液治疗。变态反应患者的治疗原则应基于他们的临床症状和体征,而不必考虑反应的发病机制。因此,从目的和意图上来讲,假性变态反应和真正的变态反应在治疗方式上是一致的。

案例 32-6,问题 4:C. C. 还能继续应用万古霉素治疗吗? 今后如何预防此反应的发生?

C. C. 没有必要停用万古霉素的治疗。可以通过小剂量多次给药(如 1 000mg,每 8 小时 1 次,而不是 1 500mg,每 12 小时 1 次),或者增加给药时间(通常为 2 小时)来避免该反应的发生。另外,在万古霉素给药前 1 小时用抗组胺药物预处理也是有效的。但对万古霉素导致红人综合征的快速反应与抗组胺药预处理无关,这也是假性变态反应区别于真正的变态反应的另一特征。预防性用药对抗其他许多药物(如造影剂)引起的假性变态反应也已经证实有效。

案例 32-6,问题 5:其他哪些药物经常引起假性变态反应?

已发现其他许多药物都可以引起假性变态反应[7]。下面将介绍经常引起假性变态反应的药物。

阿司匹林/非甾体抗炎药

继青霉素后,阿司匹林是最常被报道导致"变态"反应的药物。由阿司匹林引起的反应可分为三大类:呼吸道反

应,皮肤反应和过敏反应。上述这些反应没有一个与 IgE 有相关性[26,93]。

呼吸道反应

阿司匹林致敏导致儿童支气管痉挛伴结膜炎的发病率为 0~28%。成人哮喘患者中,阿司匹林过敏的发病率约为 5%~20%。既往曾有阿司匹林所致呼吸道反应病史的成人哮喘患者行阿司匹林激发试验显示,约 66%~97% 对阿司匹林过敏[94]。症状通常在服用阿司匹林后 30 分钟至 3 小时内发生。许多阿司匹林敏感的患者中可表现为三联征:阿司匹林过敏、鼻息肉和哮喘。所有的环氧化酶强效抑制剂都可使阿司匹林致敏患者发生呼吸道症状。因此,阿司匹林过敏患者应被视为对 NSAIDs 药物过敏,反之亦然。阿司匹林过敏患者通常能耐受弱的环氧化酶抑制剂,如对乙酰氨基酚、水杨酸胆碱镁、丙氧芬、水杨酸胺、双水杨酯、水杨酸钠等[93]。

皮肤反应

阿司匹林皮肤反应发生率取决于反应的类型和所研究的人群。例如儿童荨麻疹血管神经性水肿发生率为 0.5%,一般成人为 3.8%,而在既往有慢性荨麻疹史的患者中则为 21%~30%。对有慢性荨麻疹病史的患者而言,阿司匹林激发试验时疾病的活动程度非常重要。一项研究显示,在荨麻疹活跃期间使用阿司匹林的患者,约有 70% 发生皮肤反应,而荨麻疹不活跃的患者使用阿司匹林,其发病率约为 6.6%。而且,阿司匹林或 NSAIDs 可使已存在的荨麻疹恶化[93-95]。其他阿司匹林所致皮肤反应发生率较低,如湿疹、紫癜和多形性红斑,在人群中发生率分别为 2.4%、1.5% 及 1%。

过敏反应

阿司匹林或 NSAIDs 所致的过敏反应的真实发生率尚不清楚,可能从普通人群的 0.07% 到有过敏症状患者的 10%。虽然 IgE 与阿司匹林或 NSAIDs 所致反应(包括过敏反应)并非总存在相关性,但阿司匹林/NSAIDs 所致的过敏反应与免疫介导过敏反应有以下 3 个共同特点,提示其原因与 IgE 有关:第一,反应发生在 2 次或 2 次以上致敏制剂暴露后,这表明与 IgE 抗体形成有关;第二,患者无鼻息肉、哮喘或荨麻疹史;第三,对阿司匹林或一种 NSAIDs 药物发生反应的患者,对其他化学结构不相似的 NSAIDs 药物可以耐受,提示已经形成药物特异性的 IgE 抗体[93,96]。

选择性抑制环氧酶-2（cyclo-oxygenase-2，COX-2）而不抑制环氧酶-1（cyclo-oxygenase-1，COX-1）的 NSAIDs 药物包括塞来昔布、罗非昔布和伐地昔布。其中,塞来昔布是唯一在美国上市的选择性 COX-2 抑制剂。选择性 COX-2 抑制剂有抗炎作用,同时避免了 COX-1 抑制剂对肾脏的影响,胃肠道毒性和抗血小板效应。阿司匹林和老的 NSAIDs 都是非选择性的环氧化酶抑制剂,同时抑制 COX-1 和 COX-2。塞来昔布引起的过敏样反应或过敏反应已有报道,并且发生率与传统非 NSAIDs 药物相当[96]。此外,与其他 NSAIDs 一样,塞来昔布的说明书声明该药禁用于既往有哮喘、荨麻疹或服用阿司匹林或其他 NSAIDs 药物过敏的患者。然而,也有许多关于对患有阿司匹林过敏性哮喘或对传统 NSAIDs 过敏的患者成功使用塞来昔布和其他 COX-2 选择性抑制剂的报道,表明抑制 COX-1 而非 COX-2 才是引发这些反应的关键[97-100]。不过,COX-2 选择性抑制剂仍然可以通过其他途径（例如，IgE 介导的超敏反应）引起变态反应。因此,对任何既往有阿司匹林或其他 NSAIDs 药物过敏史的患者启动治疗时,都应有适当的预防措施和监测手段。

血管紧张素转化酶抑制剂和血管紧张素 Ⅱ 受体拮抗剂

案例 32-7

问题 1：K.J.，48 岁，女性。在急救中心进行救治,表现为言语不清,但吞咽正常；口唇和舌头红肿、眼睛浮肿。病史包括高血压、心房颤动以及最近诊断的高胆固醇血症（血浆胆固醇，290mg/dl）。虽然使用氢氯噻嗪后血压控制良好,但是由于利尿剂对胆固醇的影响,在 3 周前已停止使用该药,而开始使用依那普利 5mg,每日 1 次。K.J. 同时还服用复合维生素片（1 片/d）及华法林（5mg,每日 1 次）。查体结果显示：血压 130/87mmHg,心率 70 次/min,肺部听诊及叩诊音清晰,呼吸 12 次/min,皮肤无潮红和荨麻疹。诊断为继发于依那普利的血管神经性水肿。什么是血管神经性水肿？支持这一诊断依据是什么？血管神经性水肿的发生机制是什么？

血管神经性水肿是指深层皮肤或上呼吸道或胃肠道黏膜的短暂的局部水肿。表现为局部红斑水肿,通常累及舌头、嘴唇、眼睑和嘴、鼻及咽喉的黏膜,但是很少发生于下消化道。血管性水肿可由多种机制引起,包括补体、组胺、P 物质和缓激肽,可为遗传性、免疫获得性或药物性。ACEI 类是最常见的引起血管神经性水肿的药物,使用 ACEI 的患者中有 0.1%~0.7% 会出现该药物不良反应,占急诊科血管性水肿就诊案例的 60%[101]。此反应非剂量相关,且所有 ACEI 类药物均可发生。ACEI 引起过量缓激肽累积,导致毛细血管渗漏。缓激肽受体 B₂ 是一种在血管中发现的 G 蛋白偶联受体,由人类 *BDKRB2* 基因编码[102]。

K.J. 出现了血管神经性水肿的典型症状,而没有真正的过敏反应表现,这进一步支持了药物所致血管神经性水肿的诊断。血管神经性水肿的症状大多在开始治疗的第一周出现,但也可在任何时候发生,甚至是数年之后。因此,虽然 K.J. 开始使用依那普利 3 周后才出现血管神经性水肿,但时间关系也是合理的。

案例 32-7,问题 2：应该如何治疗 K.J.？血管紧张素受体拮抗剂（angiotensin receptor blocker，ARB）是 ACEI 的合理替代药物吗？

虽然血管性水肿可能危及生命,但是症状一般较轻,可在停用致敏药物的数小时到数日内缓解。血管神经性水肿最常见的危及生命的并发症是气道阻塞。累及上呼吸道的更加严重的反应必须紧急给予恰当的治疗以保持气道开放。一项小规模的关于 ACEI 诱导血管神经性水肿的临床试验比较了使用糖皮质激素及抗组胺药物（泼尼松龙500mg IV 和氯马斯汀 2mg IV）和使用艾替班特（30mg 皮下注射）治疗血管神经性水肿的疗效，结果显示症状开始缓解和完全消失的时间艾替班特都更短。目前正在开展进一步的研究评估艾替班特，希望有助于确定哪些患者最有可能从这种药物中受益。

因为 K. J. 没有任何呼吸道受累和吞咽困难的表现，所以不需要住院。但是，她应该留在急救中心观察，以确保她的血管性水肿不会恶化。她可以选择可以皮下注射 30mg艾替班特治疗或者观察后回家，告知她若出现呼吸或吞咽困难应寻求紧急帮助。应建议她停用依那普利，并尽快与她的主治医师联系，并且要求她的社区药师将此次依那普利引起的不良反应记录在她的用药史中。由于所有的ACEI 药物都可以引起血管神经性水肿，K. J. 必须避免使用所有此类药物。

虽然不如 ACEI 频繁，但也有 ARBs 引起血管性水肿的报道[103,104]。许多 ARBs 导致血管性水肿的案例中，患者都曾有 ACEI 引发血管性水肿的病史，但并不总是这样。与ACEI 相似的是，ARBs 所致血管性水肿可在治疗中的任何时段发生。对于 K. J. ，最好避免使用 ACEI 和 ARBs 药物。作为替代，应使用其他对胆固醇影响不大的抗高血压药物（例如，钙通道阻滞剂）。

许多其他的药物如阿司匹林、NSAIDs、抗生素、造影剂和 DPP-IV 抑制剂（如西他列汀和沙格列汀）均会引起血管神经性水肿[101]。这些药物引起血管神经水肿的机制尚未完全清楚，但通常继发于 ACEI 引起的血管神经性水肿。K. J. 以后如果需要使用这些药物需要谨慎。

> **案例 32-7，问题 3：** ACEI 和 ARB 类还会发生其他假性变态反应吗？

除了血管性水肿，咳嗽也是 ACEI 所致的假性变态反应。多达39%的患者在治疗1周到6个月之后可能会出现咳嗽。有趣的是，这种现象不吸烟者比吸烟者更为常见。有慢性呼吸道疾病或者哮喘病史的患者，咳嗽的发生率并不会增高。女性发生咳嗽的现象比男性更普遍，且为非剂量依赖性。正如血管性水肿一样，所有 ACEI 药物都可以引起咳嗽[93,101,105]。有几种发病机制可能涉及其中，如对肺内缓激肽降解的抑制和局部炎性介质（如前列腺素和 P 物质）的增加。虽然曾经提出了许多方法来解决 ACEI 诱发的咳嗽[105]，但是血管紧张素 Ⅱ 受体拮抗剂是最有前景的选择[122]。ARBs 也可引起咳嗽，但是发生频率不高于安慰剂。此外，大多数对比 ACEI 和 ARBs 的试验表明，ARB 引起咳嗽的频率比 ACEI 低很多[105]。

造影剂

造影剂是广泛使用的诊断试剂，使用人数每年超过7 500万。造影剂的不良反应可被分为速发型反应（在注射后的 1 小时内发生，包括恶心、面部潮红、血压改变、支气管痉挛、荨麻疹、血管神经性水肿、心律失常、惊厥、心绞痛和与真正的过敏反应难以区分的症状）以及非速发型反应（在注射后的 1 小时到 10 日内发生，包括皮肤瘙痒、斑丘疹药疹、Stevens-Johnson 综合征、中毒性表皮坏死松解症和脉管炎）。虽然组胺释放、补体激活和终末器官直接的毒性反应都可能起一定的作用，但造影剂不良反应的原因仍然未知。因为没有证据支持这些反应是 IgE 介导的，既往将很多造影剂的不良反应归为假性变态反应。然而，近期的皮肤试验和实验室证据提示造影剂反应涉及免疫机制[106]。造影剂不良反应的整体发生率为 0.7%～13%，取决于所选择造影剂的类型和患者在给药前是否进行预处理[107]。使用传统离子型高渗性造影剂发生不良反应的概率为 4%～13%，而使用非离子型低渗性造影剂引起的不良反应发生率较低（0.7%～3.1%）。造影剂引起的死亡率是 1～2 例/100 000 名使用者，离子型和非离子型制剂的死亡率相同[108]。

女性、哮喘病史、造影剂过敏史都是发生造影剂过敏反应的危险因素。其中，造影剂过敏史最为重要。大约21%～60%有造影剂过敏史的患者在再次接触时会发生反应[106]。为了降低此类反应的发生，目前已经提出了多个预处理方案。例如，在应用高渗性造影剂前的 12 小时和 2 小时分别给予口服甲泼尼龙 32mg，不良反应发生率可以降低45%[107]。另一种预处理方案为给药前 13 小时，7 小时和 1小时口服泼尼松 50mg，在检查前 1 小时再口服或者肌注苯海拉明 50mg[109]。后一种方案能降低高渗性造影剂引起的假性变态反应的发生率，即便是高危患者（即有严重假性变态反应病史）也同样有效。注意，"海鲜过敏"并不是造影剂反应的危险因素。有食物过敏的患者在使用这些造影剂的过程中不需要特殊的预处理[108,110]。

麻醉镇痛药

一些阿片类制剂可刺激组胺释放，导致低血压、心动过速、面部潮红、大汗或瘙痒。但是，严重的反应并不常见。在许多案例中，给予抗组胺药物控制这些症状后，阿片类药物可以继续使用。如果反应很明显，可考虑应用非麻醉镇痛药或不引起组胺释放的阿片类药物作为替代。体内和体外研究显示，吗啡和哌替啶可导致组胺大量释放。可待因、氢化吗啡酮、羟氢可待酮和布托啡诺通常较少刺激组胺释放，左啡诺、芬太尼、舒芬太尼、美沙酮和羟吗啡酮对组胺水平几乎没有影响。硬膜外或鞘内应用阿片制剂的更常见反应之一是皮肤瘙痒，但该反应似乎不像是由组胺介导的，因为椎管内应用阿片类药物（例如芬太尼、舒芬太尼）不会导致组胺的释放，但仍可导致皮肤瘙痒。此外，应用阿片类药物后瘙痒会持续数小时，即便此时血清组胺水平已经很低。椎管内给予阿片类制剂引起瘙痒的原因仍不清楚。当需要椎管内持续应用麻醉药时，可使用抗组胺药和小剂量的纳洛酮或纳布啡控制反应[91]。

右旋糖酐铁注射液

非口服铁剂用于无法口服补铁或口服补铁无效的铁缺

乏患者的补铁治疗。这类制剂最常用于治疗慢性肾功能不全患者的贫血，特别是正在使用促红细胞生长素或者达依泊汀的透析患者（见第 28 章）。铁制剂存在很多不良反应（如胸痛、低血压、高血压、腹痛、恶心、呕吐、乏力、晕厥、背痛、关节痛、肌痛和过敏反应）。过敏反应可以表现为荨麻疹、出汗、呼吸困难、皮疹、发热及致命性的过敏样反应。与其非免疫性机制相一致，右旋糖酐铁引起的超敏反应为非剂量依赖性，第一次接触后即可发生[111]。

各种铁剂使用的盐基或者碳水化合物载体不同，分子量不同，引发过敏反应的速度也有所差异。最常用的铁剂是右旋糖酐铁，为高分子量的羟基氧化铁和右旋糖酐溶液（Dexferrum），随后为低分子量的氢氧化铁和右旋糖酐溶液（INFeD）。与非右旋糖酐制剂相比，使用右旋糖酐铁制剂时不良反应的发生率更高，且使用高分子右旋糖酐铁时不良反应发生率最高。回顾 2001 年到 2003 年 FDA MedWatch 项目的数据，以确定右旋糖酐铁制剂和 2 种非右旋糖酐铁制剂（葡萄糖酸亚铁钠和蔗糖铁）的不良反应的发生率。相对于 InFeD 品牌的右旋糖酐铁，患者使用葡萄糖酸亚铁钠或者蔗糖铁发生变态反应或者其他任何不良事件（ADE）的概率降低一半。使用葡萄糖酸亚铁钠或者蔗糖铁发生变态反应或 ADE 的概率是相同的。尽管葡萄糖酸亚铁钠和蔗糖铁比右旋糖酐铁要安全，但研究的四种制剂中每一种都至少有 1 例死亡，5 例危及生命的过敏反应报告[112]。Ferumoxytol 是一种在 2009 年批准的药物，设计有经修饰的右旋糖壳以减少过敏反应。在一项比较性研究中，其安全性与蔗糖铁相当，但是出现了一例过敏样反应，没有死亡病例[113]。自从被批准上市，FDA 的上市后监测已经证实了一些危及生命的严重的过敏样反应，包括在一个 10 个月的报告期内死亡 6 人[114]。该药的处方信息已经更新，包括对致命和严重超敏反应的黑框警告[115]。目前使用的最新的铁剂是羧酸铁络合物，它将铁从糖类聚合物中释放出来。因为不含有右旋糖酐或修饰后的右旋糖酐组份，所以预期其过敏反应的发生率会更低。但是和蔗糖铁相比，过敏反应或过敏样反应的发生率并没有明显的差异[116,117]。虽然因为安全性与死亡风险潜在的不平衡而被 FDA 延迟批准，但是随后的汇总分析并没有证实早期结果，所以在带有超敏反应风险警告的前提下获准上市[118,119]。

所有应用右旋糖酐铁的患者都需要使用试验剂量来评估其耐受性。其他的铁剂根据说明书并不需要使用试验剂量。右旋糖酐铁耐受的患者，使用葡萄糖酸亚铁钠和蔗糖铁时发生严重过敏或过敏样反应的风险很小，可以安全的使用而不需要先给予试验剂量。同样，从未使用过肠外铁剂的患者，在注射葡萄糖酸亚铁钠和蔗糖铁时，也都不需要试验剂量。虽然研究支持对右旋糖酐铁过敏患者注射葡萄糖酸亚铁钠和蔗糖铁的安全性，但这类患者发生过敏样反应和其他严重超敏反应的风险较高，对此类人群给予试验剂量也是合理的。鉴于任何一类肠外铁剂相关的风险，用药之后，应密切监测至少 30 分钟，并确保急救药物和经过培训能评估和确认过敏反应的人员的可获得性。

变态反应的预防和处理

案例 32-8

问题 1：A. M. , 40 岁，女性。入院诊断为社区获得性肺炎。6 个月前因耳部感染使用氨苄西林，余无特殊。经验性治疗给予 A. M. 头孢呋辛 0. 75g 静脉注射，每 8 小时 1 次。在治疗的第 2 日，患者背部、腹部和上肢出现了逐渐增多的伴瘙痒感的斑丘疹。在应用头孢呋辛的同一日，还使用了抑酸剂、多库酯钠、沙丁胺醇吸入剂以及复合维生素。怎样治疗 A. M. 的变态反应？如何预防变态反应的发生？

寻找预防变态反应发生的方法时，有三种可能的情况存在：（a）患者曾经在不知道的情况下被某种药物致敏，再次使用该药或相似药物后发生变态反应；（b）患者既往有对某种药物过敏的病史，再次误用同种或同类药物而引发变态反应；（c）患者既往有对某种药物过敏的病史，有意地再次应用同种或同类药物。A. M. 的变态反应属于第一种情况，不可预期，难以避免。为了预防今后变态反应（像第二种情况）的发生，应该将 A. M. 的反应情况详尽地记录在医疗表格和药房档案中。另外，所有患者住院时都必须提供详尽的用药史。医生应仔细鉴别药物耐受不良（如胃部不适）和真正的变态反应，并在每次接诊时恰当记录任何过敏反应的诱发情况。针对变态反应的发生与患者进行充分沟通是阻止再次发生相同情况的最重要途径。

如上所述，处理变态反应的第一步是明确诱因。结合 A. M. 曾经使用氨苄西林的病史、反应发生的时间，加之她服用的其他药物导致变态反应的可能性低，头孢呋辛是最可能的引起变态反应的原因。第二步，要决定是否终止可疑药物的应用。这个决定取决于反应的严重程度、治疗的疾病以及是否有合适的替代药物。如果可能，应该使用等效的替代药物替换可疑的药物，最好是一种免疫反应机制不同的药物，以避免交叉反应（见案例 32-1，问题 4，关于交叉反应的讨论）[120]。如果有合适的替代药物，就应停用致敏药物。如有必要，可采取对症治疗。A. M. 的病案中，可用其他抗菌药物（如阿奇霉素、克拉霉素、复方新诺明）替代头孢呋辛（见第 67 章），且辅以口服或肠外抗组胺药物对症处理，如果需要，可以局部应用低效的糖皮质激素。

一些患者属于第三种情况。患者已有变态反应（或有确定的药物过敏史）但更换药物不适当或不可能。如果反应严重，甚至危及生命，应该考虑脱敏治疗（案例 32-9，问题 1 和 2），预防性用药对于阻止或减轻过敏反应是无效的[29]。如果反应轻微（如瘙痒、皮疹或者胃肠道症状），可预防性用药或使用抗过敏药物（如抗组胺药）来处理反应，可能足以使治疗得以完成。此类案例很少会发展为更加严重的变态反应症状（如过敏反应）[120]。但是，抑制变态反应的症状应谨慎，因为很多免疫反应不是 IgE 介导的，而且尽管进行了治疗，仍有可能进展为严重反应。总而言之，抑制变态反应可应用于预防已知的或高度怀疑由 IgE 介导的轻症反应[7,120]。

脱敏疗法

β-内酰胺类药物

案例 32-9

问题 1: K. A. ,24 岁,早孕第 8 周,既往有继发于青霉素的血管性水肿病史。初孕筛查显示:性病实验结果为阳性,梅毒螺旋体荧光抗体吸收试验滴度为 1∶64。K. A. 否认有生殖道疾病史,最近也没有梅毒的临床症状和体征,否认曾经进行梅毒的治疗。根据血清学检查结果和她的生活史,诊断为早期潜在梅毒感染。最新的治疗指南推荐选择青霉素治疗。如何防止可能发生在 K. A. 身上的青霉素反应? 预防用药是阻止反应的备选方案吗?

有时存在这样的情况,患者已知或者怀疑对某药物过敏,但是该药物是治疗所必需的,没有可用的替代治疗,也不存在诊断性的测试剂量。在这种情况下,有两种选择:诱导耐受(又叫做脱敏)或者分级药物激发试验。脱敏是指逐渐增加给药剂量,尝试改变患者对于该药物的反应,从而达到安全给药的目的[108]。这种方法已经被成功应用于免疫介导及非免疫介导反应的处理。分级药物激发试验(又叫增量试验)是指谨慎给予亚治疗剂量的药物,以确定患者是否真正对该药过敏的过程。虽然两者听起来很像,但这两个过程存在明显的不同[108]。例如,和诱导耐受不同,分级药物激发试验并不改变患者对药物的应答。诱导耐受的初始剂量是亚致敏剂量——低至最终剂量的 1/10 000,整个过程在数小时内会给予多种剂量,每一剂量都比前一剂量略大一点。分级药物激发试验的初始剂量可能是最终剂量的 1/100。此过程一般包括更少的步骤(可少至 2 个步骤),且通常更快得以完成。如果分级药物激发试验已完成,并且药物的治疗过程得以耐受,将来在使用该药物时就不再需要分级药物激发试验了。另一方面,诱导耐受只能在患者使用可疑药物期间维持,只要中断治疗,就必须再次进行诱导耐受(见案例 32-9,问题 4)。

选择使用药物脱敏疗法还是分级药物激发试验,取决于患者发生真正过敏反应的可能性。分级药物激发试验适用于以下情况的患者:过敏史太久远或者不清楚;反应症状很轻微或者无法提供诊断测试;预期的交叉反应的可能性很低。例如,使用头孢曲松后出现斑丘疹的患者,可能需要进行亚胺培南西司他丁的分级药物激发试验来评估耐受性。另一方面,对某一药物有确定的严重的 IgE 介导反应的患者,更适合进行诱导耐受。重要的是,由于存在诱发危及生命的反应的风险,分级药物激发试验或诱导耐受都不适用于有严重非 IgE 介导反应的患者,如肝炎、溶血性贫血、Stevens-Johnson 综合征、中毒性表皮坏死溶解或者 DRESS 综合征[108]。因为 K. A 对青霉素的反应可能会很严重,所以预防性用药不可取,应该启动青霉素的脱敏疗法(见第 72 章)。

案例 32-9,问题 2: 怎样对 K. A. 进行脱敏疗法? 为什么在脱敏疗法前要进行皮试?

如果可能,在诱导耐受开始之前,应对 K. A. 进行皮试(见案例 32-1,问题 3 和 4)以确定她对青霉素的变态反应性[7,34,120]。如果患者有青霉素过敏史,但是皮试阴性,可以接受足量治疗而不需要脱敏,且发生变态反应的风险很低。例如,一位研究者曾报道,对大于 1 500 例皮试阴性的患者使用足量青霉素,仅发生 1 例过敏反应。其他研究者也有类似发现[34,120]。如果无法实施皮试或者 K. A. 的皮试结果为阳性,就必须开始脱敏疗法。短期口服脱敏对青霉素或其他 β-内酰胺类抗生素是有效的方法[121]。

β-内酰胺类药物的口服脱敏疗法优于胃肠外途径,这是因为:(a)口服途径给药引起全身变态反应的可能性低于胃肠外给药;(b)口服 β-内酰胺类药物引起致死性过敏反应的情况非常少见;(c)青霉素主要和次要决定簇与青霉属蛋白所形成的聚合物和结合产物在口服给药途径不易被吸收;(d)血药浓度逐步增高,有利于单价半抗原形成;(e)使用现有给药方式尚未发生致死或危及生命的案例。此外,口服脱敏疗法可以在数小时内完成[7]。如果口服脱敏疗法不可行(例如口服药吸收障碍的患者),可以胃肠外方式给药。虽然皮下给药和肌肉注射也时有应用,但静脉途径更加快速,也可以更好地控制给药速度和浓度,并且可以及时发现并快速治疗不良反应[7,122]。但是,尚未将口服和胃肠外脱敏疗法进行正式比较。脱敏前,患者不应预防性给药,因为这样可能掩盖发生于严重反应之前的轻微变态反应。另外,只有具备相关经验的医师才允许在能够提供急救复苏设备的合适的医疗机构中实施脱敏治疗,因为随时可能发生严重反应[120]。因此,如果 K. A. 皮试阳性或无法进行皮试,应该采取口服脱敏疗法。

案例 32-9,问题 3: K. A. 在诱导耐受期间有发生变态反应的危险吗? 如果诱导耐受成功,给予足量青霉素治疗时她还有发生变态反应的危险吗?

无论选择何种途径或方案,β-内酰胺类药物短期脱敏疗法都存在风险。大约 5% 的患者在脱敏期间有轻微的皮肤反应,而一项研究报道称,口服脱敏期间 20% 的患者会发生反应[7,123]。如果在脱敏过程中发生变态反应,应该对症处理,并在反应减轻后,用减低药物剂量和/或延长给药间隔继续脱敏。脱敏期间严重致命性反应鲜有报道[122]。

然而,β-内酰胺类药脱敏治疗期间无异常,并不能保证患者采用足量药物治疗时就不发生反应。大约 25%~30% 的患者在治疗期间有轻微反应,5% 有严重反应,包括药物导致血清病、溶血性贫血或荨麻疹[7]。尽管对于那些患有囊性纤维化的患者来说,脱敏可能比较困难,因为他们发生变态反应的可能性较高,但是患有严重疾病或怀孕患者余病情稳定或没有妊娠的患者相比较,反应发生率并无明显差异[123,124]。尽管可能发生反应,绝大多数药物经脱敏后都可用足量治疗,但可能需要使用一些药物来抑制反应(如苯海拉明)[122]。诱导耐受是剂量依赖性的,在诱导耐受完成后,如果剂量陡然增加,仍然可以出现变态反应症状[7]。

案例 32-9,问题 4: 如果 K. A. 今后需要用青霉素,那时她还需再做脱敏治疗吗? 什么是长期脱敏?

一旦达到脱敏状态,在最后一次应用足量抗生素后可持续约 48 小时左右。这段时间过后,将重新出现药物过敏[7,122]。因此,如果 K. A. 今后需应用青霉素就要再次行脱敏疗法。某些情况下,患者需要较长时间使用抗生素治疗(如心内膜炎患者),或今后可能需要使用 β-内酰胺类药物的患者(如囊性纤维化患者)或 β-内酰胺类药物的职业接触者,都应考虑保持脱敏状态。长期每日口服两次青霉素可安全促成"长期脱敏"。然而,与短期脱敏疗法相似,一旦治疗中止,过敏状态就会复现[7,27]。

其他药物

案例 32-9,问题 5: 对非 β-内酰胺类药物过敏的患者也可以成功脱敏吗?

虽然大多数脱敏疗法的经验来自于青霉素和其他 β-内酰胺类,但是还有很多其他的药物也可成功实施脱敏疗法,如别嘌醇、万古霉素、抗肿瘤药物、阿司匹林和单克隆抗体等[66,123,124]。有趣的是,并非所有案例都表现为 IgE 介导的超敏反应。例如,甲氧苄啶-磺胺甲噁唑所致的反应通常发生在 HIV 感染的患者中,可能不是 IgE 介导的。然而,由于甲氧苄啶-磺胺甲噁唑对治疗和预防卡氏肺囊虫性肺炎的作用,常常需要成功实施甲氧苄啶-磺胺甲噁唑的脱敏治疗[124]。

(刘惠 译,吴斌 校,王凌 审)

参考文献

1. Demoly P et al. International consensus on drug allergy. *Allergy*. 2014;69:420.
2. Gandhi TK et al. Adverse drug events in ambulatory care. *N Engl J Med*. 2003;348:1556.
3. Gomes ER, Demoly P. Epidemiology of hypersensitivity drug reactions. *Curr Opin Allergy Clin Immunol*. 2005;5:309.
4. Lazarou J et al. Incidence of adverse drug reactions in hospitalized patients: a meta-analysis of prospective studies. *JAMA*. 1998;279:1200.
5. Classen DC et al. Computerized surveillance of adverse drug events in hospital patients [published correction appears in *JAMA*. 1992;267:1922]. *JAMA*. 1991;266:2847.
6. de Weck A. Pharmacological and immunochemical mechanisms of drug hypersensitivity. *Immunol Allergy Clin North Am*. 1991;11:461.
7. Celik G. Drug Allergy. In: Adkinson NF, ed. *Middleton's Allergy: Principles and Practice*. 7th ed. St. Louis, MO: Mosby; 2008:1205.
8. Pichler WJ et al. Pharmacological interaction of drugs with immune receptors: the p-i concept. *Allergol Int*. 2006;55:17.
9. Gerber BO, Pichler WJ. Cellular mechanisms of T cell mediated drug hypersensitivity. *Curr Opin Immunol*. 2004;16:732.
10. Illing PT et al. Immune self-reactivity triggered by drug-modified HLA-peptide repertoire. *Nature*. 2012;486:554.
11. Wei CY et al. Direct interaction between HLA-B and carbamazepine activates T cells in patients with Stevens–Johnson syndrome. *J Allergy Clin Immunol*. 2012;129:1562.
12. Pavlos R et al. HLA and pharmacogenetics of drug hypersensitivity. *Pharmacogenomics*. 2012;13:1285.
13. Adkinson NF Jr. Risk factors for drug allergy. *J Allergy Clin Immunol*. 1984;74(4 Pt 2):567.
14. Bigby M et al. Drug-induced cutaneous reactions. A report from the Boston Collaborative Drug Surveillance Program on 15,438 consecutive inpatients, 1975 to 1982. *JAMA*. 1986;256:3358.
15. Johnson-Reagan L, Bahna SL. Severe drug rashes in three siblings simultaneously. *Allergy*. 2003;58:445.
16. Man CB et al. Association between HLA-B*1502 allele and antiepileptic drug-induced cutaneous reactions in Han Chinese. *Epilepsia*. 2007;485:1015.
17. Barbarino JM et al. PharmGKB summary: very important pharmacogene information for human leukocyte antigen B. *Pharmacogenet Genomics*. 2015;25:205.
18. Ma MK et al. Genetic basis of drug metabolism. *Am J Health Syst Pharm*. 2002;59:2061.
19. Evans WE, McLeod HL. Pharmacogenomics—drug disposition, drug targets, and side effects. *N Engl J Med*. 2003;348:538.
20. Breathnach SM. Mechanisms of drug eruptions: Part I. *Australas J Dermatol*. 1995;36:121.
21. Svensson CK et al. Cutaneous drug reactions. *Pharmacol Rev*. 2001;53:357.
22. Pirmohamed M. Genetic factors in the predisposition to drug-induced hypersensitivity reactions. *AAPS J*. 2006;8:E20.
23. Mallal S et al. Association between presence of HLA-B*5701, HLA-DR7, and HLA-DQ3 and hypersensitivity to HIV-1 reverse-transcriptase inhibitor abacavir. *Lancet*. 2002;359:727.
24. Hung SI et al. HLA-B*5801 allele as a genetic marker for severe cutaneous adverse reactions caused by allopurinol [published correction appears in *Proc Natl Acad Sci USA*. 2005;102:6237]. *Proc Natl Acad Sci USA*. 2005;102:4134.
25. Lucas A et al. HLA-B*5701 screening for susceptibility to abacavir hypersensitivity. *J Antimicrob Chemother*. 2007;59:591.
26. Chirac A, Demoly P. Drug allergy diagnosis. *Immun Allergy Clin North Am*. 2014;34:461.
27. Anderson JA. Allergic reactions to drugs and biological agents. *JAMA*. 1992;268:2844.
28. Scherer K, Bircher AJ. Danger signs in drug hypersensitivity. *Med Clin North Am*. 2010;94:681.
29. Johansson SG et al. Revised nomenclature for allergy for global use: Report of the Nomenclature Review Committee of the World Allergy Organization, 2003. *J Allergy Clin Immunol*. 2004;113:832.
30. Kuruvilla M, Khan D. Anaphylaxis to drugs. *Immunol Allergy Clin North Am*. 2015;35:303.
31. Meth MJ, Sperber KE. Phenotypic diversity in delayed drug hypersensitivity: an immunologic explanation. *Mt Sinai J Med*. 2006;73:769.
32. Shiohara T, Kano Y. A complex interaction between drug allergy and viral infection. *Clin Rev Allergy Immunol*. 2007;33:124.
33. *PRE-PEN Benzylpenicilloyl Polylysine Injection Solution [package insert]*. Round Rock, TX: ALK-Abello, Inc; 2010. http://penallergytest.com/app/uploads/sites/2/Pre-Pen-Package-Insert.pdf accessed 7/20/17
34. Lin RY. A perspective on penicillin allergy. *Arch Intern Med*. 1992;152:930.
35. Kranke B, Aberer W. Skin testing for IgE-mediated drug allergy. *Immunol Allergy Clin North Am*. 2009;29:503.
36. Perencevich EN et al. Benefits of negative penicillin skin test results persist during subsequent hospital admissions. *Clin Infect Dis*. 2001;32:317.
37. Sheperd G. Allergy to β-lactam antibiotics. *Immunol Allergy Clin North Am*. 1991;11:611.
38. Romano A et al. Immediate hypersensitivity to cephalosporins. *Allergy*. 2002;57(Suppl 72):52.
39. Riezzo I et al. Ceftriaxone intradermal test-related fatal anaphylactic shock: a medico-legal nightmare. *Allergy*. 2010;65:130.
40. Greenberger PA. Drug allergy. *J Allergy Clin Immunol*. 2006;117(2 Suppl Mini-Primer):S464.
41. Robinson JL et al. Practical aspects of choosing an antibiotic for patients with a reported allergy to an antibiotic. *Clin Infect Dis*. 2002;35:26.
42. Romano A et al. Immediate allergic reactions to cephalosporins: cross-reactivity and selective responses. *J Allergy Clin Immunol*. 2000;106:1177.
43. Blanca M et al. Side-chain-specific reactions to betalactams: 14 years later. *Clin Exp Allergy*. 2002;32:192.
44. Romano A et al. Imipenem in patients with immediate hypersensitivity to penicillins. *N Engl J Med*. 2006;354:2835.
45. Atanaskovic-Markovic M et al. Tolerability of meropenem in children with IgE-mediated hypersensitivity to penicillins. *Allergy*. 2008;63:237.
46. Frumin J, Gallagher JC. Allergic cross-sensitivity between penicillin, carbapenem, and monobactam antibiotics: what are the chances? *Ann Pharmacother*. 2009;43:304.
47. Perez Pimiento A et al. Aztreonam and ceftazidime: evidence of in vivo cross allergenicity. *Allergy*. 1998;53:624.
48. Sampson HA et al. Second symposium on the definition and management of anaphylaxis: summary report—Second National Institute of Allergy and Infectious Disease/Food Allergy and Anaphylaxis Network symposium. *J Allergy Clin Immunol*. 2006;117:391.
49. Lieberman P et al. The diagnosis and management of anaphylaxis practice parameter: 2010 update [published correction appears in *J Allergy Clin Immunol*. 2010;126:1104]. *J Allergy Clin Immunol*. 2010;126:477.
50. Delage C, Irey NS. Anaphylactic deaths: a clinicopathologic study of 43 cases. *J Forensic Sci*. 1972;17:525–540.

51. Kishimoto TK et al. Contaminated heparin associated with adverse clinical events and activation of the contact system [published correction appears in *N Engl J Med*. 2010;362:1056]. *N Engl J Med*. 2008;358:2457.

52. Liu H et al. Lessons learned from the contamination of heparin. *Nat Prod Rep*. 2009;26:313–321.

53. Ben-Shoshan M, Clarke AE. Anaphylaxis: past, present and future. *Allergy*. 2011;66:1.

54. Sheikh A et al. Adrenaline (epinephrine) for the treatment of anaphylaxis with and without shock. *Cochrane Database Syst Rev*. 2008(4):CD006312.

55. Sheikh A et al. H1-antihistamines for the treatment of anaphylaxis with and without shock. *Cochrane Database Syst Rev*. 2007(1):CD006160.

56. Choo KJ et al. Glucocorticoids for the treatment of anaphylaxis: Cochrane systematic review. *Allergy*. 2010;65:1205.

57. Kemp SF et al. Epinephrine: the drug of choice for anaphylaxis. A statement of the World Allergy Organization. *Allergy*. 2008;63:1061.

58. Manivannan V et al. A multifaceted intervention increases epinephrine use in adult emergency department anaphylaxis patients. *J Allergy Clin Immunol Pract*. 2014;2:294.

59. Brown SG. Cardiovascular aspects of anaphylaxis: implications for treatment and diagnosis. *Curr Opin Allergy Clin Immunol*. 2005;5:359.

60. Evora PR, Simon MR. Role of nitric oxide production in anaphylaxis and its relevance for the treatment of anaphylactic hypotension with methylene blue. *Ann Allergy Asthma Immunol*. 2007;99:306.

61. Buhner D, Grant JA. Serum sickness. *Dermatol Clin*. 1985;3:107.

62. Lawley TJ et al. A study of human serum sickness. *J Invest Dermatol*. 1985;85(1 Suppl):129s.

63. Erffmeyer JE. Serum sickness. *Ann Allergy*. 1986;56:105.

64. Lin RY. Serum sickness syndrome. *Am Fam Physician*. 1986;33:157.

65. Pichler WJ et al. Drug hypersensitivity reactions: patho-mechanism and clinical symptoms. *Med Clin North Am*. 2010;94:645.

66. Schnyder B. Approach to the patient with drug allergy. *Immunol Allergy Clin North Am*. 2009;29:405.

67. Johnson DH, Cunha BA. Drug fever. *Infect Dis Clin North Am*. 1996;10:85.

68. Patel RA, Gallagher JC. Drug fever. *Pharmacotherapy*. 2010;30:57.

69. Mackowiak PA, LeMaistre CF. Drug fever: a critical appraisal of conventional concepts. An analysis of 51 episodes in two Dallas hospitals and 97 episodes reported in the English literature. *Ann Intern Med*. 1987;106:728.

70. Cunha BA, Shea KW. Fever in the intensive care unit. *Infect Dis Clin North Am*. 1996;10:185.

71. Calabrese LH. Differential diagnosis of hypersensitivity vasculitis. *Cleve Clin J Med*. 1990;57:506.

72. Semble EL et al. Vasculitis. A practical approach to management. *Post Grad Med*. 1991;90:161.

73. Dedeoglu F. Drug-induced autoimmunity. *Curr Opin Rheumatol*. 2009;21:547.

74. Wiik A. Drug-induced vasculitis. *Curr Opin Rheumatol*. 2008;20:35.

75. Bircher AJ, Scherer K. Delayed cutaneous manifestations of drug hypersensitivity. *Med Clin North Am*. 2010;94:711.

76. Carlson JA et al. Cutaneous vasculitis update: diagnostic criteria, classification, epidemiology, etiology, pathogenesis, evaluation and prognosis. *Am J Dermatopathol*. 2005;27:504.

77. Antonov D et al. Drug-induced lupus erythematosus. *Clin Dermatol*. 2004;22:157.

78. Perry HM Jr et al. Relationship of acetyl transferase activity to antinuclear antibodies and toxic symptoms in hypertensive patients treated with hydralazine. *J Lab Clin Med*. 1970;76:114.

79. Skaer TL. Medication-induced systemic lupus erythematosus. *Clin Ther*. 1992;14:496.

80. Valeyrie-Allanore L et al. Drug-induced skin, nail and hair disorders. *Drug Saf*. 2007;30:1011.

81. Tan EM et al. The 1982 revised criteria for the classification of systemic lupus erythematosus. *Arthritis Rheum*. 1982;25:1271.

82. Petri M et al. Derivation and validation of the systemic lupus international collaborating clinics classification criteria for systemic lupus erythematosus. *Arthritis Rheum*. 2012;64:2677.

83. Yu C et al. Diagnostic criteria for systemic lupus erythematous: a critical review. *J Auto Immunity*. 2014;48:10.

84. Cameron HA, Ramsay LE. The lupus syndrome induced by hydralazine: a common complication with low dose treatment. *Br Med J (Clin Res Ed)*. 1984;289(6442):410.

85. Henningsen NC et al. Effects of long-term treatment with procaine amide. A prospective study with special regard to ANF and SLE in fast and slow acetylators. *Acta Med Scand*. 1975;198:475.

86. Kosowsky BD et al. Long-term use of procaine amide following acute myocardial infarction. *Circulation*. 1973;47:1204.

87. Blomgren SE et al. Antinuclear antibody induced by procainamide. A prospective study. *N Engl J Med*. 1969;281:64.

88. Solinger AM. Drug-related lupus. Clinical and etiologic considerations. *Rheum Dis Clin North Am*. 1988;14:187.

89. Machold KP, Smolen JS. Interferon-gamma induced exacerbation of systemic lupus erythematosus. *J Rheumatol*. 1990;17:831.

90. Alarcon-Segovia D et al. Clinical and experimental studies on the hydralazine syndrome and its relationship to systemic lupus erythematosus. *Medicine (Baltimore)*. 1967;46:1.

91. VanArsdel P. Pseudoallergic drug reactions. Introduction and general review. *Immunol Allergy Clin North Am*. 1991;11:635.

92. Burke P, Burne SR. Allergy associated with ciprofloxacin. *BMJ*. 2000;320:679.

93. deShazo RD, Kemp SF. Allergic reactions to drugs and biologic agents. *JAMA*. 1997;278:1895.

94. Manning M. Pseudoallergic drug reactions. Aspirin, non- steroidal anti-inflammatory drugs, dyes, additives, and preservatives. *Immunol Allergy Clin North Am*. 1991;11:659.

95. Sanchez-Borges M. NSAID hypersensitivity (respiratory, cutaneous, and generalized anaphylactic symptoms). *Med Clin North Am*. 2010;94:853.

96. Berkes EA. Anaphylactic and anaphylactoid reactions to aspirin and other NSAIDs. *Clin Rev Allergy Immunol*. 2003;24:137.

97. Pacor ML et al. Safety of rofecoxib in subjects with a history of adverse cutaneous reactions to aspirin and/or non- steroidal anti-inflammatory drugs. *Clin Exp Allergy*. 2002; 32:397.

98. Quiralte J et al. Safety of selective cyclooxygenase-2 inhibitor rofecoxib in patients with NSAID-induced cutaneous reactions. *Ann Allergy Asthma Immunol*. 2002;89:63.

99. Szczeklik A et al. Safety of a specific COX-2 inhibitor in aspirin-induced asthma. *Clin Exp Allergy*. 2001;31:219.

100. Woessner KM et al. The safety of celecoxib in patients with aspirin-sensitive asthma. *Arthritis Rheum*. 2002;46:2201.

101. Hoover T et al. Angiotensin converting enzyme inhibitor induced angio-oedema: a review of the pathophysiology and risk factors. *Clin Exp Allergy*. 2010;40:50.

102. Bas M et al. A randomized trial of icatibant in ACE-inhibitor–induced angioedema. *N Engl J Med*. 2015;372:418.

103. Sica DA, Black HR. Angioedema in heart failure: occurrence with ACE inhibitors and safety of angiotensin receptor blocker therapy. *Congest Heart Fail*. 2002;8:334.

104. Kyrmizakis DE et al. Angiotensin-converting enzyme inhibitors and angiotensin II receptor antagonists. *Arch Otolaryngol Head Neck Surg*. 2004;130:1416.

105. Pylypchuk GB. ACE inhibitor-versus angiotensin II blocker-induced cough and angioedema. *Ann Pharmacother*. 1998;32:1060.

106. Brockow K. Immediate and delayed reactions to radiocontrast media: is there an allergic mechanism? *Immunol Allergy Clin North Am*. 2009;29:453.

107. Laser EC. Pseudoallergic drug reactions. Radiographic contrast media. *Immunol Allergy Clin North Am*. 1991;11:645.

108. Khan DA, Solensky R. Drug allergy. *J Allergy Clin Immunol*. 2010;125(2 Suppl 2):S126.

109. Greenberger PA et al. Two pretreatment regimens for high- risk patients receiving radiographic contrast media. *J Allergy Clin Immunol*. 1984;74(4 Pt 1):540.

110. Schabelman E, Witting M. The relationship of radiocontrast, iodine, and seafood allergies: a medical myth exposed. *J Emerg Med*. 2010;39:701.

111. Fishbane S et al. The safety of intravenous iron dextran in hemodialysis patients. *Am J Kidney Dis*. 1996;28:529.

112. Chertow GM et al. Update on adverse drug events associated with parenteral iron. *Nephrol Dial Transplant*. 2006;21:378.

113. MacDougall IC et al. A randomized comparison of ferumoxytol and iron sucrose for treating iron deficiency anemia in patients with CKD. *Clin J Am Soc Nephrol*. 2014;9:705.

114. Baile GR. Comparison of rates of reported adverse events associated with IV iron products in the United States. *Am J Health Syst Pharm*. 2012;69:310.

115. *FERAHEME Ferumoxytol Injection [package insert]*. Waltham, MA: AMAG Pharmaceuticals Inc; 2015. http://www.feraheme.com/pdfs/Feraheme Full_Prescribing_Information_2015.pdf. Accessed June 1, 2015.

116. Onken JE et al. Ferric carboxymaltose in patients with iron-deficiency anemia and impaired renal function: the REPAIR-IDA trial. *Nephrol Dial Transplant*. 2014;29(4):833–842.

117. Onken JE et al. A multicenter, randomized, active-controlled study to investigate the efficacy and safety of intravenous ferric carboxymaltose in patients with iron deficiency anemia. *Transfusion*. 2014;54(2):306–315.

118. *INJECTAFER Ferric Carboxymaltose Injection [package insert]*. Shirley, NY: American Regenet, INC; 2013. http://www.injectafer.com/pdf/Prescribing_Information.pdf. Accessed June 1, 2015.

119. Bregman DB et al. Experience with intravenous ferric carboxymaltose in

patients with iron deficiency anemia. *Ther Adv Hematol*. 2014;5(2):48–60.

120. Wedner HJ. Drug allergy prevention and treatment. *Immunol Allergy Clin North Am*. 1991;11:679.

121. Castells M. Rapid desensitization for hypersensitivity reactions to medications. *Immunol Allergy Clin North Am*. 2009;29:585.

122. Solensky R. Drug desensitization. *Immunol Allergy Clin North Am*. 2004; 24:425.

123. Stark BJ et al. Acute and chronic desensitization of penicillin- allergic patients using oral penicillin. *J Allergy Clin Immunol*. 1987;79:523.

124. Earl HS, Sullivan TJ. Acute desensitization of a patient with cystic fibrosis allergic to both beta-lactam and aminoglycoside antibiotics. *J Allergy Clin Immunol*. 1987;79:477.

33

第 33 章　系统性红斑狼疮

Jerika T. Lam, Ann M. Lynch, and Mary A. Gutierrez

核心原则

	章节案例
1 系统性红斑狼疮(systemic lupus erythematosus, SLE)对多器官系统造成影响,其诊断基于美国风湿病学会(American College of Rheumatology, ACR)和系统性红斑狼疮研究中心(Systemic Lupus Collaborating Clinics, SLICC)的临床发现和客观标准。	案例 33-1(问题 1~4) 案例 33-2(问题 1) 表 33-2,图 33-1
2 SLE 的治疗非常复杂且涉及多个专业领域,包括心脏病学和风湿病学。	案例 33-2(问题 2)
3 SLE 的治疗包括非甾体抗炎药、皮质类固醇、抗疟药和免疫抑制剂的使用。应根据 SLE 的治疗目标来制订治疗方案。	案例 33-2(问题 3) 案例 33-3(问题 1~3 和 5~6) 表 33-4
4 女性 SLE 患者在选择药物治疗时应考虑到妊娠因素。	案例 33-3(问题 7 和 8)
5 羟氯喹和环磷酰胺可能引起不良反应。对于 SLE 患者应考虑到这些药物在治疗过程中带来的副作用并对其进行分析监测。	案例 33-3(问题 4 和 9~11) 表 33-4
6 贝利木单抗是第一种通过美国食品药品管理局认证的可以用于 SLE 的生物治疗药物。适当的使用和持续监测能够优化其治疗。	方案 33-3(问题 12~17) 表 33-3,表 33-4
7 治疗 SLE 的过程中会出现多种药物的相互作用,同时使用羟氯喹和抗酸剂可能会产生潜在的不良影响。	案例 33-4(问题 1 和 2) 表 33-5
8 药师在 SLE 的宣教、副作用的治疗和药物相互作用的监测方面起到了重要作用。	案例 33-3(问题 2、3、5~9 和 13) 案例 33-4(问题 2 和 3) 表 33-4,表 33-5,表 33-6

一般原则

系统性红斑狼疮(systemic lupus erythematosus, SLE)是一种慢性自身免疫性炎症疾病,影响多器官系统,主要是结缔组织。它的表现和病情发展是不可预测且高度可变的。这种多器官疾病的特征是炎症反应、自身抗体的产生、补体固定免疫复合物的沉积以及疾病发作和缓解期之间交替的临床模式[1]。从本质上说,免疫系统攻击自身的细胞和组织,导致持续的炎症反应以及组织和/或器官损伤。而 SLE 可以影响所有器官如肺脏、神经系统、心血管系统,主要影响皮肤、关节和肾脏[2]。SLE 患者十年生存率约为 70%[3]。

流行病学

SLE 在女性中比男性中更常见(9:1),一般发生在育龄期,发病高峰年龄在 15~45 岁之间[4,5]。据估计,美国每年报道超过 16 000 例新发 SLE 病例,平均患者数量为 150 万人。在全球约有 500 万人受到 SLE 的折磨[6]。SLE 的发病通常是缓慢的,它通常以良性疾病开始,没有体征或症状(临床前阶段),到轻至中度症状,病情加重或恶化,导致影响到其他器官并造成损伤(临床阶段)。随着时间的推移,该疾病将不断地复发和缓解,直到成为严重的潜在性致命疾病(并发症阶段)[7]。与累及肾脏和中枢神经系统的患者相比,单独的皮肤或是肌肉骨骼出现症状的患者病情发展较慢、存活率更高,而那些影响到了肾脏和中枢神经的患者则更严重。

病理生理学

SLE的病因至今尚未明确,遗传、种族、环境和激素水平等被认为是潜在的致病风险。在SLE的遗传学研究中显示,没有明显的孟德尔遗传定律模式。SLE患者的兄弟姐妹发病率约为2%[8]。同卵双胞胎的发病率约为异卵双胞胎的10倍[4],SLE患者的一级亲属比健康人群的一级亲属发病风险高20倍[9,10]。该疾病的遗传风险在多基因的缺陷方面多于单一的基因缺陷。有趣的是,全基因组研究已经确定了SLE和其他自身免疫性疾病之间存在共有的危险性等位基因,如类风湿性关节炎、Graves病、多发性硬化、1型糖尿病和银屑病[11]。SLE在有色人种中的发病率比白人女性高2~3倍[6]。此外,在非裔美国人、亚裔美国人、美洲土著人和西班牙裔妇女中,发病现象更为严峻[4,12]。然而,所有年龄、性别和祖先背景的个体都容易患上这种疾病。

环境因素与SLE的关系尚不清楚。与SLE有关的一些暴露性因素包括吸烟和紫外线辐射[13]。假设提出吸烟与抗双链DNA(anti-dsDNA)的形成间接相关,并且烟草暴露可影响免疫调节。因此,在遗传易感个体中,吸烟降低了清除凋亡细胞的能力,细胞内抗原的过量可能导致自身抗体,如抗双链DNA的产生[14]。

紫外线辐射

暴露在阳光下可能会导致SLE的产生,并可能加剧已经存在的症状。紫外线辐射与SLE的皮肤临床表现有关,如黄斑、丘疹或大疱性病变和红斑[15]。

通过紫外线照射所诱发的系统性疾病是罕见的。可能与紫外辐射和SLE的病理有关的发病机制是干燥综合征A型(anti-Ro/SSA)和B型(anti-La/SSB)循环抗体与抗原颗粒结合导致免疫应答[2,15]。然而,与SLE相比干燥综合征Ro/SSA和La/SSB循环抗体与干燥综合征更相关。

病毒感染

多年来,人们一直认为病毒,尤其是疱疹病毒和EB病毒(EBV)可以通过多克隆免疫激活SLE,导致自身免疫系统的激活[16]。EBV可驻留在B细胞中,并与B细胞相互作用,促进干扰素α的产生,并有助于炎症反应。

雌激素

女性患病率高表明雌激素或孕酮等激素可能与疾病加重有关。孕期雌激素和孕酮水平在整个孕期内均有所增加。这些激素可以导致成熟的、高亲和力的自身反应性B细胞的增加,从而导致自身免疫反应[17]。数据表明,SLE在怀孕期间会加重的表现无法支持该理论,因为妊娠中晚期合并SLE的患者的雌激素和孕酮水平低于健康孕妇[17]。有趣的是,激素替代疗法与绝经后妇女SLE症状恶化有关[18]。X染色体也可能独立参与SLE的发生,其中两个

X染色体的结合比XY的结合增加了SLE的严重性[19]。基因CD40位于X染色体上,已被认为和疾病的发病机制呈正相关。

免疫异常

大量自身抗体的产生表明SLE是一种整体失调,免疫功能异常的疾病。免疫系统的异常包括免疫复合物、T淋巴细胞、细胞因子和抗体异常[13]。SLE患者的T细胞和B细胞改变了抗原受体介导的活性。B细胞在SLE中起到了关键作用。它们产生自身抗体的同时,促进炎症并介导组织损伤。自身抗体是免疫球蛋白G(IgG)介导的,T淋巴细胞有助于刺激B细胞产生抗体。此外,B细胞处理并向T细胞呈递抗原和自身抗原,促进了疾病的发生[20]。先天免疫系统(即toll受体、浆细胞样树突状细胞和干扰素α)和适应性免疫网络也有助于产生自身反应性B细胞和自身抗体[21]。同样,来自细胞凋亡的细胞碎片进一步刺激免疫系统的激活。细胞碎片的清除减少可能与低补体水平有关,如C1q、C2和C4,它们通常帮助吞噬细胞和巨噬细胞清除凋亡物质和自身反应性B细胞。因此,免疫复合物的沉积会导致器官损伤、全身炎症和疼痛[5,13]。

分类标准

1971年,美国风湿病学会(American College of Rheumatology,ACR)的诊断和治疗标准委员会开发了疾病分类标准系统。由于尚没有单独诊断SLE的试验,这个分类标准已被用于SLE的诊断。1982年初修订和1997年的再修订,都囊括了更多器官而不仅仅是皮肤受到影响(表33-1)[22]。2012年,系统性狼疮国际协作组(Systemic Lupus International Collaborative Clinics,SLICC)修订和验证了ACR的SLE分类标准,以提高其临床相关性并纳入SLE中关于免疫学的最新信息(表33-2)[23]。无论是分类系统,ACR1997,或者是SLICC 2012,都可以作为参考的分类标准。

临床表现

SLE的临床特征多种多样,并且在不同患者中有所不同。征兆和症状在疾病的早期可能非常敏感,在疾病过程中,会随着病情的缓解,可能出现轻微到严重症状的波动[24]。这种疾病的临床表现可以分为全身症状,肌肉骨骼症状和皮肤黏膜症状。

全身症状通常包括疲劳、全身不适、发热和体重减轻。这些可能发生在疾病的早期。疲劳是最常见的表现,并且可能是早衰的症状[25,26]。肌肉骨骼症状包括关节炎、关节疼痛和肌肉疼痛。在疾病早期,症状可能与类风湿性关节炎混淆,尤其是间歇性对称关节炎和关节疼痛。与SLE相关的关节炎是无侵蚀性的,并且对关节不会造成损伤,即使它对手、腕、膝盖和脚的关节有所影响。肌肉症状可能出现在活动期,或继发于羟氯喹和皮质类固醇的治疗[27]。

表 33-1

美国风湿病学会修订的系统性红斑狼疮分类标准,1982 和 1997 修订版[22,46]

标准	定义
1. 颧皮疹	固定红斑,扁平或隆起,超过颧骨隆起,保留鼻唇沟
2. 盘状皮疹	红斑隆起性斑块伴粘连性角化性鳞屑和滤泡堵塞;萎缩性瘢痕可在老年性病变中出现
3. 光敏性	根据患者的病史或医生观察,对日光的异常反应导致皮疹
4. 口腔溃疡	口腔或鼻咽溃疡,通常是无痛的,由医生观察
5. 非糜烂性关节炎	发生在两个或多个外周关节,以压痛、肿胀或积液为特征
6. 浆膜炎	胸膜炎:证实有胸膜炎疼痛史或由医生听到的摩擦或胸腔积液的证据 或 心包炎:通过心电图或摩擦音或心包积液的证据记录
7. 肾脏疾病	连续尿蛋白>0.5g/d 或者如果不进行定量>3+ 或 细胞铸型:可分为红细胞、血红蛋白、颗粒状、管状或混合状
8. 神经系统病变	癫痫:没有违禁药物或已知代谢紊乱(如尿毒症,酮症酸中毒或电解质失衡) 或 精神病:没有违禁药物或已知代谢紊乱(如尿毒症,酮症酸中毒或电解质失衡)
9. 血液系统异常	溶血性贫血:伴网织红细胞增多症 或 白细胞减少:$<4\,000/mm^3$ 2 次以上 或 血细胞减少:$<1\,500/mm^3$ 2 次以上 或 血小板减少症:在没有违禁药物的情况下$<100\,000/mm^3$
10. 免疫学异常	抗 DNA:天然 DNA 的抗体浓度异常 或 抗 Sm:SM 核抗原抗体的存在 或 抗磷脂抗体的阳性发现 ■ 血清 IgG 或 IgM 的心磷脂抗体异常 ■ 用标准方法测定狼疮抗凝剂的阳性试验结果 或 ■ 梅毒螺旋体固定化或荧光螺旋体抗体吸收试验证实的至少 6 个月的假阳性结果
11. 抗核抗体阳性	在没有使用可引起狼疮综合征相关药物的情况下,通过免疫荧光或在任何时间点进行等效测定抗核抗体的浓度异常

抗 DNA,抗脱氧核糖核酸;抗 Sm,抗史密斯抗体;IgG 和 IgM,免疫球蛋白 G 和 M。

表 33-2

系统性红斑狼疮国际合作 2012 临床分类标准用于系统性红斑狼疮的分类[23]

患者(男性或女性)被定义为 SLE	■ 满足表 33-1 中列出的标准中的 4 项,且包括至少一个临床标准和一个免疫标准 或 ■ 活检证实的肾炎与 SLE 和抗核抗体(ANA)或抗双链 DNA 抗体兼容

SLICC 分类标准中的临床和免疫学标准[a]

临床标准

1. 急性皮肤狼疮(包括狼疮性皮疹,不包括颧盘皮疹)及以下:	■ 大疱性狼疮 ■ SLE 中毒性表皮坏死松懈性变异体 ■ 斑丘疹性红疹 ■ 无皮肌炎的光敏性狼疮皮疹 或 ■ 亚急性皮肤狼疮 　■ 非硬化性银屑病和/或环状多环病变,虽然偶尔伴有炎后色素脱失或毛细血管扩张,但愈合后无瘢痕
2. 慢性皮肤狼疮包括下列内容:	■ 经典盘状皮疹 　■ 局部(颈部以上) 　■ 整体(包括颈部以上和以下) ■ 肥厚(疣状)狼疮 ■ 狼疮性脂膜炎(深部) ■ 黏膜狼疮 ■ 肿瘤性红斑狼疮 ■ 冻疮狼疮 ■ 盘状狼疮/扁平苔癣重叠
3. 口腔溃疡包括以下几种:(在没有其他原因的情况下,如血管炎、白塞病、感染(疱疹病毒)、炎症性肠病、反应性关节炎和酸性食物)	■ 腭 　■ 颊 　■ 舌 或 ■ 鼻溃疡
4. 无瘢痕脱发(无其他原因如斑秃、药物、铁缺乏和雄激素性脱发)	■ 弥漫性变薄或毛发脆弱,伴可见的头发破坏
5. 滑膜炎	■ 涉及两个或多个关节 ■ 特征性的 　■ 肿胀或积液 或 　■ 两个或多个关节的压痛和至少 30min 的晨僵
6. 浆膜炎	■ 典型胸膜炎 1 日以上 或 ■ 心包积液 或 ■ 心包损伤 或 ■ 心电图显示的心包炎

表 33-2

系统性红斑狼疮国际合作 2012 临床分类标准用于系统性红斑狼疮的分类[23]（续）

7. 肾（无其他原因，如感染、尿毒症和德雷斯勒心包炎）	■ 尿蛋白与肌酐比值（或 24 小时蛋白）为 500mg 蛋白/24 小时 或 ■ 红细胞铸型
8. 神经病学	■ 癫痫 ■ 精神病 ■ 在没有其他已知情况下的多发性单神经炎，例如原发性血管炎 ■ 脊髓炎 ■ 在没有其他已知原因下的周围或颅神经病变，如原发性血管炎、感染和糖尿病 ■ 在没有其他原因下的急性中毒，包括毒性/代谢、尿毒症、药物
9. 溶血性贫血	
10. 白细胞减少症	■ 至少 1 次化验白细胞 <4 000/mm^3（在没有其他已知病因的情况下，如 Felty 综合征、药物、门静脉高压症和血栓性血小板减少性紫癜）
免疫学标准	
1. ANA	■ 实验室参考范围以上
2. 抗双链 DNA 抗体	■ 抗体高于实验室参考范围（或通过 ELISA 检测的参考范围 >2 倍）
3. 抗 SM 抗体	■ Sm 核抗原抗体的存在
4. 抗磷脂抗体阳性率由下列各项决定：	■ 狼疮抗凝剂阳性试验结果 ■ RPR 的假阳性检验 ■ 中或高滴度抗 β_2 蛋白抗体水平（IgA、IgG 或 IgM） ■ 抗 β_2 糖蛋白 I（IgA、IgG 或 IgM）的阳性检验结果
5. 补体低	■ 低 C3 ■ 低 C4 ■ 低 CH50
6. 直接 Coombs 试验	■ 在没有溶血性贫血的情况下

a 标准是累积的，不需要同时存在。

ELASA，酶联免疫吸附试验；抗双链 DNA，抗双链脱氧核糖核酸；抗 Sm，抗 Smith 抗体；RPR，快速血浆反应素。

SLE 患者经常表现出皮肤黏膜症状。面部的颧或蝴蝶皮疹是经典的皮肤征象之一，但是它可能不存在于所有的 SLE 患者中。这种红色皮疹分布在脸颊和鼻梁，但保留鼻唇沟褶皱。它可以持续数周，并在治疗后不会留有瘢痕。颧皮疹应该与冲洗、皮质类固醇引起的皮肤萎缩、酒渣鼻、脂溢性、特应性和接触性皮炎区分开来[2]。其他皮肤症状包括脱发、盘状病变、光敏反应、甲周红斑、甲襞梗死和碎片出血[28,29]。相比之下，黏膜症状包括了血管炎和口腔、鼻和生殖腔的疼痛、复发性溃疡[27]。Raynaud 现象也可能发生在 SLE 患者身上，它表现为四肢血管痉挛性疾病，主要特征为手的温度降低或压力过大导致其颜色改变[18]。它也可导致无血管性骨坏死，这是 SLE 患者残疾的主要原因[2]。

SLE 的其他临床表现可包括抗磷脂抗体（例如，狼疮抗 β_2-糖蛋白、IgG 和 IgM 抗心磷脂抗体，以及 IgG 和 IgM 抗 β_2-糖蛋白 I）在血液中的进展，并使 SLE 患者处于发展为血凝块的高风险中[30]。网状青斑病是抗磷脂综合征（antiphospholipid syndrome，APS）的共同特征，这将在血液学部分进一步讨论。SLE 的常见症状如图 33-1 所示。其他一些主要器官系统也可能受到 SLE 的影响，包括神经系统、心血管、肺、胃肠道、肾脏和血液系统。

神经系统

SLE 影响中枢神经系统和外周神经系统。大约三分之二的 SLE 患者表现出中枢神经系统症状[30]。总的来说，这两种症状都被描述为神经精神综合征。这些症状的病理机制

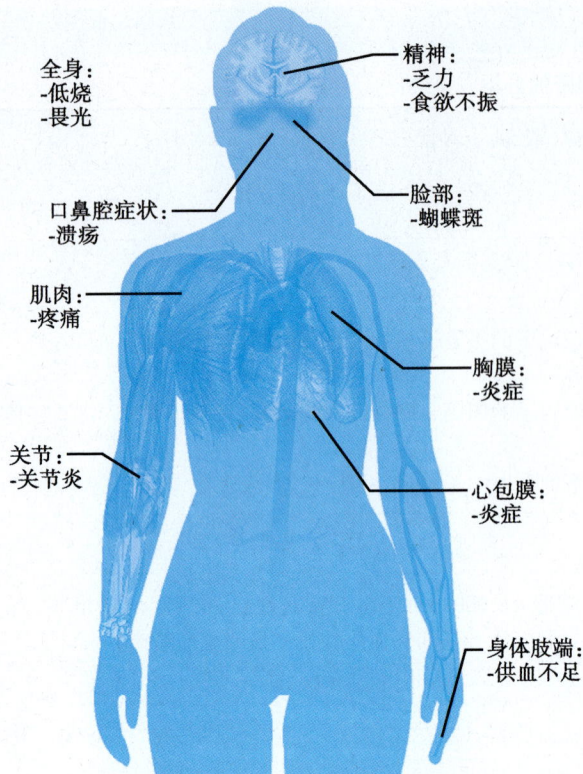

全身：
-低烧
-畏光

精神：
-乏力
-食欲不振

口鼻腔症状：
-溃疡

脸部：
-蝴蝶斑

肌肉：
-疼痛

胸膜：
-炎症

关节：
-关节炎

心包膜：
-炎症

身体肢端：
-供血不足

图 33-1　系统性红斑狼疮的常见全身症状。来源：Haggstrom，Mikael/Wikipedia Commons/Public Domain. http://www. commons. wikipedia. org/wiki/File：SymptomsofSLE. png. Accessed July 26,2015.

尚不清楚。这些症状可归因于 SLE 的自身免疫特性，其中免疫性抗神经元抗体攻击神经元，造成神经元损伤并导致认知功能障碍，或产生抗磷脂抗体，该抗体损伤血管并可能导致脑栓塞[28]。神经精神病学表现是非特异性和可变的。它们可能出现在不到 40% 的 SLE 患者中，而其余症状则是由于疾病的并发症、治疗和与治疗相关的副作用、感染和代谢异常引起[31]。SLE 患者中焦虑和抑郁的发生率较高。抑郁症在那些因并发症和药物相关的副作用而出现外观变化患者中更为常见[32]。其他症状包括偏头痛、记忆力丧失和癫痫发作。也可能出现其他少见症状，如精神病、精神错乱、周围神经病变、情绪障碍、自主神经功能障碍、运动障碍、格林-巴利综合征和脑血管疾病[27]。与 SLE 相关的神经系统疾病的诊断和实验室测试以及用于 SLE 的治疗仍然具有挑战性[33]。

心血管系统

　　心血管疾病，特别是与动脉粥样硬化相关的疾病，增加了 SLE 患者的发病率和死亡率。早发动脉粥样硬化与狼疮的病程越长，损害越大，免疫抑制治疗的效果越差[34,35]。与健康人群相比，他们患心肌梗死或卒中的风险更高。此外，心包炎和心包积液是 SLE 最常见的心脏并发症，大约 45% 的患者会发生[28,29,30,36]。发病症状从轻度到重度不等。患者可能出现发热、呼吸困难、心动过速和充血性心力

衰竭。在 80% 以上的 SLE 患者中可能出现其他临床特征，包括左室功能障碍、节段性室壁运动异常、非特异性 ST-T 波改变和射血分数降低[2]。瓣膜异常也是常见的，并与抗磷脂抗体有关。最常见的异常是二尖瓣和主动脉瓣的弥漫性增厚，其次是无菌性赘生物（Libman-Sacks）、心内膜炎性、瓣膜反流和狭窄[2]。这些危险因素，除了合并疾病筛查之外，还包括减少皮质类固醇的长期使用，因为它与高血压的发生有关，戒烟，补充叶酸降低同型半胱氨酸水平，以及 APS 患者用阿司匹林或抗凝药预防血栓形成有关[27]。通过减少炎症性动脉粥样硬化效应，有助于降低心血管风险和控制疾病活动。

案例 33-1

问题 1：T. C. 是一名 45 岁的西班牙裔女性，患有高血压、高胆固醇血症和 18 年的 SLE 病史。在诊断出 SLE 后的前 10 年中，她经常出现 SLE 红斑，使用高剂量泼尼松治疗。结果出现了皮质类固醇诱导的糖尿病和骨质疏松症。在过去的 2 年中，SLE 病情相对稳定，但是 1 个月前她感到不适。T. C. 否认这和以往的 SLE 症状一致，但是据她描述，在躺下时疼痛加剧，在身体前倾时有所缓解，活动不多时仍感到严重疲劳和呼吸急促，在休息后有所缓解但没有恢复至平时状态。遵医嘱服药，包括以下药物：

　　阿仑磷酸钠 70mg 每周
　　氢氯噻嗪 25mg 每日早晨
　　氢氯喹 400mg 每日
　　赖诺普利 40mg 每日
　　二甲双胍 1 000mg 每日 2 次
　　辛伐他汀 40mg 每日
　　对乙酰氨基酚 650mg 每次疼痛
　　除了血压升高外，患者的检查结果没有其他显著异常，狼疮抗凝抗体在正常范围内，请问困扰 T. C. 的疲劳和体位性胸痛最可能的原因是什么呢？

　　长期 SLE 患者患心血管疾病的风险增加，鉴于 T. C. 的 SLE 病情是稳定的，心血管疾病是最有可能导致她目前症状的原因。

案例 33-1,问题 2：哪些检查能证实你的怀疑？

　　包括心电图、运动负荷试验和超声心动图。心脏负荷检查是确定她心血管疾病的存在和程度的最佳方法，特别是对有症状的患者。

案例 33-1,问题 3：除了向心脏专家咨询外，你还建议 T. C. 现在进行哪些治疗？

　　推荐使用阿司匹林，因为她最可能的诊断是心血管疾病。她没有活动性 SLE 的证据，所以阿司匹林将是目前预防血栓形成的最佳药物。过早出现动脉粥样硬化伴心血管

症状往往是 SLE 患者的晚期并发症。如果 T. C 已产生抗磷脂抗体和 APS,则可以考虑口服抗凝药物。

案例 33-1,问题 4: SLE 晚期导致高死亡率的最常见原因是什么?

在疾病早期,死亡率主要与受累的器官系统的炎症有关。随着时间推移,死亡率主要与冠状动脉疾病和长期的皮质类固醇治疗以及免疫抑制引起的并发症有关。除了用全身性类固醇治疗 SLE 疾病可能会加重胆固醇的变化外,SLE 疾病本身还会造成低密度脂蛋白的升高和高密度脂蛋白水平的降低。

肺

30% 的 SLE 患者会累及肺部[30],胸膜炎或胸肋膜炎是 SLE 最常见的肺部表现。它与胸痛、咳嗽和呼吸困难有关。胸腔积液是典型的表现,通常与低补体状态下的抗核抗体(ANA)阳性有关[37]。肺泡出血是 SLE 患者的常见表现,尤其是那些具有高滴度抗 dsDNA 抗体和活动性肺外疾病的患者[30]。另一种呼吸系统并发症被命名为"萎缩肺综合征",有 25% 的 SLE 患者会发生此类疾病[2]。其特征是进行性呼吸困难(仰卧位更严重)且膈肌和呼吸肌无力。急性狼疮性肺炎和肺动脉高压虽然罕见,但也可能进展为肺部并发症。

胃肠道

非特异性胃肠道症状包括腹痛、恶心、呕吐、腹泻和胃部不适。这些症状发生在 25% 到 40% 的 SLE 患者中,这可能是并发症或药物副作用[2]。其他临床表现包括消化不良和消化性溃疡。

肾

70% 的 SLE 患者会出现某种形式的肾并发症,这是一个反应预后很差的指标。大约 60% 的患者在患病后的最初 10 年出现肾脏并发症[18]。35% 的患者在 SLE 诊断时将发展成肾病综合征或狼疮肾炎(lupus nephritis,LN)[38]。它是一种严重的肾脏并发症,增加了肾衰竭、心血管疾病的发生率和死亡率[39]。LN 是由炎症和肾小球中由抗 dsDNA 组成的免疫复合物沉积引起的。它包括蛋白尿(>0.5g/24 小时)和/或血尿,表现为活动性尿沉渣(>5RBC/高倍视野,脓尿,或细胞铸型),此外还会显著降低肌酐清除率。对于无活性沉淀物且 >500mg/d 的蛋白尿患者,建议每 3~6 个月进行 1 次尿液分析,持续 3 年。对于有抗 dsDNA 抗体和/或低补体血症的患者需要进行更频繁地监测,建议每 3 个月进行 1 次[40]。

除了进行尿液分析外,还需要对所有合并肾并发症的狼疮患者进行肾活检,以确定狼疮性肾炎的组织学亚型和疾病的严重程度[41,42]。病理报告可以阐明炎症(可逆)和慢性(不可逆瘢痕)变化的程度。LN 是一种长期疾病,伴有红斑往往需要反复活检和反复治疗(参见第 28 章,案例 28-4)。

血液系统

SLE 患者可能发生血液系统疾病。最常见的血液学表现是正细胞正色素性贫血,这在年轻的月经期妇女中经常被忽视。缺铁也可能发生。贫血的一个常见原因是慢性炎症抑制了红细胞生成。患者可能 Coombs 实验阳性而无明显的溶血现象[42]。白细胞减少和血小板减少也是常见的表现,这可能是并发症的一种或是 SLE 的药物治疗的副作用。白细胞减少症通常是由淋巴细胞减少引起的,不是粒细胞减少症[43]。SLE 患者也可能发展成血栓性疾病,称为 APS。APS 的特征是血清中磷脂自身抗体的增多。抗磷脂抗体干扰凝血系统,特别是蛋白 C 和内皮细胞的功能[13]。APS 特征表现为静脉或动脉血栓形成、流产或自然流产,以及抗磷脂抗体引起的血小板减少[27]。欧洲风湿病联盟(European League Against Rheumatism,EULAR)建议 SLE 患者服用小剂量阿司匹林和抗磷脂抗体,作为预防血栓形成和流产的首选治疗方法[7]。长期使用口服抗凝剂被认为是 SLE 合并 APS 合并血栓形成的非妊娠患者的二级预防措施。另一方面,妊娠合并 SLE 和 APS 患者应使用低分子肝素和阿司匹林。

淋巴结病变是 SLE 的常见表现,其中 15% 至 26% 的患者会发生淋巴结病变。但是,弥漫性淋巴结肿大是一种非常罕见的现象[44,45]。淋巴结活检可以被考虑用来排除其他疾病可能。

诊断

诊断是基于 ACR 分类的 11 个标准中,连续或同时存在 4 个或 4 个以上。修订后的标准对 SLE 诊断的敏感性为 83%,特异性为 96%,但仍存在一些缺点[22,46]。例如,许多经活检证实的 LN 患者不符合标准。此外,在影像学、血清学和脑脊液检测方面也有许多进展,使得现有的中枢神经系统定义已经过时。SLICC 指导性地提出了该疾病的新标准[23]。根据 SLICC 标准,一个患者当 11 项标准中至少有 4 项存在时被诊断为 SLE,其中一项必须是临床标准,一项必须是免疫学标准[23]。此外,还可以通过活检确定 LN 和抗核抗体(ANA)或抗 dsDNA 抗体的存在来进行分类。抗 Sm(anti-Sm)和抗双链 DNA 抗体对诊断 SLE 具有高度特异性,但抗 Sm 抗体缺乏敏感性[1]。抗 dsDNA 和抗 Sm 抗体分别在约 70% 和 30% 的 SLE 患者中发现[47]。其他标志物,如狼疮抗凝物和抗心磷脂的 IgG 和 IgM 抗体是 APS 的特异性标志物。它们的存在可能会增加血栓形成或流产的风险。与 ACR 分类相比,SLICC 标准具有更高的敏感性(97%)但特异性低(84%)(表 33-2)[18]。

由于疾病的复杂性和许多其他自身免疫性疾病(如多发性肌炎、类风湿性关节炎和硬皮病)的重叠特征,诊断工作可能具有挑战性。诊断应包括临床表现、身体检查和实验室检测。大约 80% 的患者有皮肤受累,表现为光敏、脱发、颧骨和盘状皮疹(皮肤上厚厚的、红色的、鳞片状的斑块),以及口腔和鼻腔或阴道有溃疡,所有这些都是 ACR 诊断标准的一部分[22]。

案例 33-2

问题 1：P. J.，26 岁，肥胖（体重 80kg，身高 152.3cm）非州裔美国女性，在急诊因胸痛就诊。据描述胸骨后尖锐疼痛，随着深呼吸而加重且疼痛弥漫。2 个月前，她因疲劳、低烧、脱发、突发关节疼痛、口腔溃疡 6 周而去急诊就诊，她的实验室检查显示 ANA 阳性。血培养对感染呈阴性，血尿分析呈阴性，尿培养阴性。胸部 X 线显示非肺浸润。在症状缓解 10 日后逐渐减少泼尼松的用量。由于感觉症状缓解，上周 P. J. 决定不再和医生跟进病情。今天，医生检查发现她疾病面容，体温 38.06℃，口腔溃疡、脱发及远端心动过速。请问 P. J. 哪些症状和 SLE 的症状一致？

根据美国风湿病学会 1982 年和 1997 年修订的《系统性红斑狼疮分类标准》，11 项标准中有 4 项符合 SLE 的诊断。该标准包括 4 种皮肤表现、4 个全身症状和 3 个实验室指标（表 33-1）。P. J. 的 ANA 检测结果阳性、口腔溃疡、心包炎和关节炎（关节痛）符合标准。此外，她的临床症状与 SLE 一致，包括疲劳、脱发和低热（排除感染）。

案例 33-2，问题 2：在 P. J. 开始治疗和进一步进行检查之后，此时，你还需要其他哪些专业专家来参与治疗？

因为 P. J. 患有心包炎，所以需要风湿性心脏病和心脏病专家。心脏病专家可以评估患者的心血管危险因素，如高血压、血脂异常和肥胖。合并心包积液的心包炎最常与心血管受累和 SLE 有关。症状包括剧烈的胸痛和心脏周围积液，随着深呼吸和某些体位加重。心内膜炎、心肌炎和瓣膜病并不常见。随着时间的推移，包括胃肠病学家、神经病学家、肺病学家和肾脏病学家在内的其他专家均需要参与到 P. J. 诊疗的多学科团队中。

药物与非药物治疗

SLE 的治疗方法将取决于疾病的严重程度和受累的器官。根据 SLE 管理、治疗和监测的临床指南制订治疗计划，应该考虑到药物与非药物治疗的明确目标。由于目前尚无治愈 SLE 的方法，因此治疗的目标是防止发作，延缓病情发展，减少药物毒性，并减少并发症和器官功能受损的风险。应根据患者的需求、症状、生活方式和并发症进行个性化的治疗。患者应该每隔 3 到 6 个月定期进行复查。

非甾体抗炎药和环氧合酶-2 抑制剂

应根据 SLE 的严重程度而选择不同的治疗方法。对于病情较轻的患者，可以使用非选择性非甾体抗炎药（NSAIDs）和选择性环氧合酶-2（COX-2）抑制剂，如塞来昔布。非甾体抗炎药和 COX-2 抑制剂由于具有抑制前列腺素和白三烯释放的能力，因此具有抗炎、镇痛和解热作用。

它们在减轻肿胀、减轻肌肉和关节疼痛、发热以及胸膜炎性胸痛方面有疗效[26,48]。有抗磷脂抗体并有血栓形成或动脉粥样硬化疾病高风险的患者可受益于用于一级预防的低剂量阿司匹林或用于二级预防的长期抗凝治疗[7]。非甾体抗炎药的长期使用会对胃肠道、心血管和肾脏有所影响。常见的胃肠道副作用包括消化不良、胃灼热和恶心。可能会出现更严重的胃肠道症状，如胃出血和黏膜病变等。与非甾体抗炎药相关的心血管副作用可包括高血压和出现心肌梗死风险。长期使用还可能出现液体潴留和急性肾小管坏死并肾衰竭，尤其是老年患者。

同样为非甾体药物，NSAID 以相同的方式起作用；然而，并非每种药对每个患者都有相同的效果。当使用非甾体抗炎药时，需要在 1 到 2 周内增加到其最大剂量。在患者服用最大剂量至少 2 周之内，不应停止使用该药物，这是非甾体抗炎药达到最大疗效的时间[27]。虽然所有的非甾体抗炎药似乎作用机制相同，但并不是每个药物对每个人都有相同的作用。此外，患者在一段时间内可能对一种非甾体抗炎药应答良好，但由于某些未知的原因，难以有进一步的疗效，给患者换用不同的 NSAID 却可以产生预期的效果。非甾体抗炎药可能适用于阿司匹林使用者的慢性疼痛管理，前提是需要在高危患者中使用适当的胃肠道保护措施。在任何时候患者应该只使用一种非甾体抗炎药以真正了解其益处。

塞来昔布，一种 COX-2 抑制剂，在抑制环氧合酶方面更具选择性，环氧合酶参与花生四烯酸向前列腺素前体的转化。塞来昔布具有与非甾体抗炎药相同的功效，但其胃肠道副作用减轻。它对血小板没有直接作用[49]。因此，在血小板减少症患者中优于其他非甾体抗炎药，有很多 COX-2 抑制剂与心血管风险（如卒中和心脏病发作）相关的研究和病例报告，尤其与从美国市场撤出的罗非昔布（Vioxx）有关[49-51]。

案例 33-2，问题 3：下列哪种治疗方法现在能够使 P. J. 的病情得到缓解？

大剂量的非甾体抗炎药可以缓解 P. J. 的病情。传统意义上讲，SLE 心包炎（心脏内膜炎或心包炎症）的初步治疗是大剂量非甾体抗炎药，如布洛芬。SLE 患者由于心血管危险因素增加（即慢性炎症、血脂异常、肥胖和身体不活动）而增加患冠心病的风险。伴有复发性心包炎的 SLE 患者需要免疫抑制药物治疗。

抗疟疾药物

目前抗疟疾药物使用是 SLE 的主要治疗方法，特别是硫酸羟氯喹（Plaquenil）和氯喹。它们通过降低 TNFα 和其他促炎细胞因子的产生而通过免疫调节起作用[52]。羟氯喹优于氯喹，因为它与较少的角膜沉积（混浊）和视网膜病变风险相关[33]。眼部副作用以剂量依赖性方式发生，当羟氯喹的剂量小于 600mg/kg 和小于 6.5mg/(kg·d) 时风险较低。它具有抗炎作用，并用于减少发作时间、体质（即发热和皮疹）、皮肤、疲劳和关节症状[53]。此外，羟氯喹可以帮助 SLE 患者起到抗血栓和降脂作用[54]。其他眼部症状包括视力模糊、夜盲、中央或周边视野缺失或变白、闪光和条纹以及畏光。羟氯喹相关的副作用也可能包括黄斑区的牛眼外观[33]。生产商建议眼科检查应在治疗开始时进行，随后每 3 个月进行 1 次长期羟基氯喹治疗。相比之下，美国眼科学会（American Academy of Ophthalmology, AAO）提出了更灵活的眼科检查标准。AAO 建议低危患者［那些服用羟氯喹小于 6.5mg/（kg·d），治疗时间小于 5 年的患者］在治疗开始时进行检查，如果正常，则之后每 5 年检查 1 次。高危患者［服用羟氯喹超过 6.5mg/（kg·d）剂量＞5 年、60 岁以上或儿童患者，或已存在视网膜疾病和肾脏或肝脏疾病的患者］应在治疗开始时进行评估，然后每年进行复查[55]。患者应该在预定的眼科检查中筛查是否存在"前驱症"抗疟疾视网膜病变或视网膜毒性，因为只要停止使用羟基氯喹，视网膜毒性是可逆的。

患者可能需要服用羟氯喹数月才能达到最大效果。对于 SLE，初始口服羟氯喹剂量为 400mg，根据患者反应每日给予 3~6 个月，然后逐渐减少到 200mg，用于维持治疗。如果患者应用羟氯喹 6 个月后没有任何疗效，则应停止用药。

案例 33-3

问题 1： R. W. ，一位有着 30 年 SLE 病史的 54 岁高加索女性，在她的风湿病医生那里进行治疗。她过去曾服用泼尼松、羟氯喹和硫唑嘌呤。她的 SLE 已经稳定了 2 年。因为感觉良好，R. W. 在 1 年多以前停止了所有的药物治疗。她最近从加勒比海度假回来。假期的第 1 日在阳光下晒了几个小时后，虽然涂了防晒霜，她脸上、耳朵和腿部暴露在光照下的区域还是出现了红斑。R. W. 回家之后，红斑开始愈合。尽管疲惫，但她没有不适且能回去工作。你判断她的皮疹是因为感光性。在 R. W. 的治疗中，应进行的措施是什么？

下一步治疗应为开始使用短疗程的小剂量泼尼松，因为它可以用来治疗 SLE 的感光性皮疹。皮疹的发生可能是因为 SLE 导致的身体的免疫系统功能不正常，炎症反应损伤患者自身系统。泼尼松是一种皮质类固醇，有助于减少炎症反应和免疫应答，从而防止对自身系统的进一步损伤。

案例 33-3，问题 2： 皮疹虽然消退了；但是，R. W. 一直感到疲劳和关节疼痛。没有其他临床症状或症状符合 SLE 耀斑出现。实验室检测结果显示抗 dsDNA 抗体浓度持续升高，补体水平降低。你对 R. W. 的下一步治疗方案是什么？

羟氯喹应是长期治疗 SLE 伴皮疹、疲劳和关节痛的有效药物。羟氯喹常与皮质类固醇联合用药，以减少皮质类固醇的用量。它针对皮疹、口腔溃疡、关节疼痛。羟氯喹通

过减少自身抗体的产生、保护免受来自太阳和其他来源的紫外线的破坏性影响，以及减轻皮肤病变来缓解 SLE。几项研究报告了羟氯嗪在治疗 sle 症状、预防疾病暴发和减少器官损伤方面的作用[56]。

案例 33-3，问题 3： R. W. 每日口服羟氯喹 400mg，她应该使用多久的初始剂量？

除非 R. W. 不能耐受副作用或没有好的治疗效果，否则建议以初始治疗剂量使用 3~6 个月的羟氯喹。在 R. W. 对初始剂量有效果之后，羟氯喹用量可以逐渐减少到每日 200mg，用于维持治疗。

案例 33-3，问题 4： R. W. 应多久进行 1 次眼科检查？

高剂量的羟氯喹随着时间推移，可能会损害眼睛的视网膜（视网膜毒性），引起视力问题。在开始使用羟氯喹之前，应进行眼科检查，并根据生产商的建议每 3 个月复查 1 次。如果基于 AAO，则应在开始时进行眼科检查之后，每 5 年复查 1 次。如果 SLE 治疗中使用低剂量的羟氯喹，出现视网膜毒性的风险较低。长期使用大剂量羟氯喹的人需要定期进行眼部检查，以防止视网膜毒性。

案例 33-3，问题 5： SLE 的治疗目标是什么？

由于没有治愈 SLE 的方法，治疗的目标是使患者的免疫系统恢复到缓解状态，减少药物毒性的发生，并防止多器官受累。

皮质类固醇

皮质类固醇用于治疗对非甾体抗炎药和羟氯喹没有反应的 SLE 患者。皮质类固醇具有抗炎作用，通过抑制 T 和 B 细胞反应发挥作用[57]。与免疫抑制剂治疗相比，它们能够立即缓解轻中度症状。小剂量皮质类固醇，如泼尼松，可能对轻中度症状有效。例如轻度症状推荐使用小剂量口服泼尼松（6~10mg/d）持续 4~6 周。短期内逐渐降低泼尼松用量的治疗将有助减少伴有或不伴有全身症状的急性发作，开始用量为成人剂量 1mg/（kg·d），每日最多 60mg，并在 8 周内逐渐减少。短期治疗可以最大限度地减少长期使用皮质类固醇相关的副作用的风险，如体重增加、骨密度降低、肌肉萎缩、高胆固醇血症和高血糖。与长期使用大剂量皮质类固醇相关的更严重的副作用可包括糖尿病、骨质疏松症、情绪变化（例如，焦虑、失眠、抑郁和妄想）、库欣综合征和心血管疾病，局部使用皮质类固醇用于治疗 SLE 的皮肤症状。非甾体抗炎药或塞来昔布的辅助治疗可与泼尼松联合使用，以减少其剂量和副作用，或允许它作为隔日治疗给药。大剂量口服皮质类固醇（例如，泼尼松 40~60mg/d）或静脉注射皮质类固醇（例如，甲泼尼龙 0.5~1g/d）被用于更严重的病情[27]。

随着大剂量皮质类固醇的使用,应当重点关注体重增加、高血糖、骨质疏松、青光眼、白内障、高胆固醇血症、情绪变化和过早动脉粥样硬化。皮质类固醇药物可能具有严重的长期副作用,并且副作用的风险随着剂量增加和治疗时间延长而增加。

缓解病情的抗风湿药物(disease-modifying antirheumatic drugs,DMADS)

氨甲蝶呤(MTX,Rheumatrex,Trexall)是一种叶酸拮抗剂,能够抑制二氢叶酸还原酶,是 DNA 合成的必需酶。MTX 通常被认为可以在关节炎和皮肤症状方面治疗类风湿性关节炎。对于 SLE 合并关节炎、皮疹或浆膜炎的患者,它是羟氯喹和皮质类固醇的有效替代药物[53,58,59]。当使用皮质类固醇或不使用皮质类固醇时,MTX 每周口服或皮下给药 7.5mg 和每周 15mg,但不超过 25mg/周。皮下注射用于对药物有恶心反应的患者。副作用的程度取决于药物的剂量,从轻度到重度不等。轻度副作用包括胃肠道效应(例如,恶心和呕吐),更严重的副作用有白细胞减少症或血小板减少症。甲氨蝶呤可引起肝毒性。患者应接受基线肝功能测试,并在整个治疗过程中定期复查。此外,还应该对先前是否存在肝脏疾病、过度饮酒或糖尿病进行筛查。患有肝脏疾病(如乙型肝炎或丙型肝炎)的患者应避免使用 MTX,因为存在肝脏毒性风险。同样,由于肾毒性风险增加,MTX 在肾病患者中也应谨慎使用。其他副作用可能包括肺毒性,如咳嗽、呼吸急促和肺部浸润[53,58]。MTX 有致畸性,孕妇禁止使用(妊娠 X 类)。服用 MTX 的男性和女性在准备怀孕前 1~3 个月应停止用药。3 个月可以完全清除体内的氨甲蝶呤。

来氟米特(Arava)是一种嘧啶合成抑制剂,它抑制人体细胞特别是免疫细胞中 DNA 的形成,这些细胞会导致炎症、肿胀、僵硬和关节疼痛。来氟米特可以用作 SLE 患者光敏皮疹和关节炎的皮质类固醇的替代治疗。它也可以用作单药治疗或与 MTX 联合治疗。根据患者发生 Arava 相关肝毒性和 Arava 相关骨髓抑制的风险,可在有或没有负荷剂量下的情况下开始治疗[60]。对于与 Arava 相关的肝毒性和与 Arava 相关的骨髓抑制风险较低的患者,口服负荷剂量为每日 100mg,为期 3 日,然后维持口服剂量为 20mg。或者,除了使用维持剂量之外,还可以每周 1 次口服负荷剂量 100mg,持续 3 周,以减少腹泻的发生。如果尽管使用止泻药物腹泻仍然很严重,那么用药剂量可以减少到每日 10mg。相反,与 Arava 相关的肝毒性(即同时使用 MTX)或与 Arava 相关的骨髓抑制(即同时使用免疫抑制剂)的高危患者,应接受每日 20mg 的口服剂量,而不需要任何负荷剂量[60]。与 MTX 筛查类似,服用来氟米特的患者应每 3~4 个月接受基线肝功能检查和 1 次血细胞计数检查。此外,还应筛查是否存在肝病和过度饮酒。来氟米特有致畸性,孕妇禁止服用(妊娠 X 类)。妇女在

服用药物时应使用口服避孕药或其他形式的有效节育方法。更重要的是,由于来氟米特的活性代谢物留在血浆中,患者应该继续避孕直到停止用药 2 年后。考来烯胺(questran)可用于加速来氟米特的消除,并降低来氟米特的血药浓度[61]。

免疫抑制剂

嘌呤类似物硫唑嘌呤(Imuran,Azasan)抑制 DNA 合成并阻断细胞增殖[58]。它用于治疗非肾性 SLE 表现,如光敏性皮疹,在开始硫唑嘌呤治疗之前,强烈建议对硫代嘌呤 S-甲基转移酶(TPMT)进行基因分型或表型分析[62]。对于硫嘌呤甲基转移酶活性降低的患者,建议谨慎使用,因为它们可能存在增加骨髓抑制的风险[57,63]。纯合子或携带两个非功能性 TPMT 等位基因的患者由于硫代鸟嘌呤核苷的高浓度,在硫唑嘌呤治疗时会出现危及生命的骨髓抑制。骨髓抑制可在任何患者中发生,且是剂量依赖性的,可以通过减少硫唑嘌呤的剂量来逆转[64]。副作用包括胃肠道(如恶心、呕吐、腹泻和胃痛)和白细胞减少。贫血和血小板减少可能是由于高剂量的硫唑嘌呤或药物代谢不良所致。

霉酚酸酯(MMF;CellCept)抑制淋巴细胞 DNA 合成的必需酶——磷酸肌苷脱氢酶。其活性代谢物抑制 T 细胞和 B 细胞增殖[57]。类似于甲氨蝶呤,MMF 可用于合并患有关节炎的 SLE 治疗。它也适用于患有肾功能不全的 SLE 患者。它已被证明作为 LN 的维持治疗优于硫唑嘌呤[65]。对 SLE 合并肾炎患者进行为期 6 个月的霉酚酸酯和硫唑嘌呤诱导实验,发现对于延长治疗失败的时间、延长出现肾脏耀斑时间和延长抢救治疗时间方面具有更好的疗效。MMF 有致畸性(妊娠 D 类),不应用于孕妇或计划怀孕的患者,它可能导致新生儿缺陷,也可能降低口服避孕药的有效性。服用这种药物的女性应在尝试怀孕前停药至少 1~3 个月。常见的副作用包括胃肠道反应(如恶心、呕吐和腹泻)、感染风险和白细胞计数减少[53]。

你解释说 MMF 不是一种好的选择,因为它具有致畸性,即使被归类为妊娠 D 类,也可能与不孕不育有关。如果在怀孕期间服用,有可能导致新生儿缺陷(例如唇腭裂或耳朵畸形),服用这种药物的女性应在停药后至少 1~3 个月才能怀孕。

细胞毒性药物

环磷酰胺是一种烷基化剂。其活性代谢产物醛磷酰胺干扰 DNA 链并导致细胞死亡[52]。它是治疗 LN、严重中枢神经系统、肺部或血液疾病的首选药物[53,66]。它具有致畸性(妊娠 D 类),不应用于孕妇或计划怀孕的人。

据报道,环磷酰胺会引起新生儿缺陷,尤其是在怀孕前三个月服用时。新生儿缺陷可能包括生长受限、耳朵和面部畸形、四肢发育不良和手指缺失[67]。环磷酰胺具有严重的不良反应,包括出血性膀胱炎、细菌性和病毒性(带状疱疹)感染和不孕。它的代谢物丙烯醛对膀胱有毒。出血性膀胱炎和膀胱癌的风险可以通过水化(口服和静脉注射)、频繁膀胱排空和静脉给药前使用美司钠作为保护剂来减低[53]。美司钠(2-巯基乙烷磺酸钠)是巯基供体,可以结合并解毒丙烯醛[68]。尿液分析和监测应定期进行。如果患者出现出血性膀胱炎,应停止使用环磷酰胺。总剂量达到 30g 后患膀胱癌的风险增加[58]。

由于免疫抑制剂和环磷酰胺可增加继发性恶性肿瘤的患病率,如女性 SLE 患者的宫颈癌,ACR 建议每年进行 Pap 检查作为实验室监测的一部分[53,69]。女性卵巢衰竭或男性无精子症所致的不育症可发生在 SLE 患者和生育年龄段[7]。促性腺激素释放激素类似物可以保护性腺,并且可以考虑用于与环磷酰胺有关的不孕症患者。

案例 33-3,问题 8:R.W. 向你询问,如果她的女儿想怀孕,她应该避免服用哪些常用的治疗 SLE 药物。

除了 MMF 之外,如果打算怀孕,她的女儿应该避免服用来氟米特(妊娠 X 类)、甲氨蝶呤(妊娠 X 类)和环磷酰胺(妊娠 D 类)。女性服用来氟米特时应使用口服避孕药或其他形式的有效节育方法。更重要的是,由于来氟米特的活性代谢物特立氟胺留在血浆中,他们应该继续避孕直到来氟米特停用 2 年。考来烯胺(Questran)可加速来氟米特的清除,降低特立氟胺的血药浓度[61]。服用 MTX 的男性和女性在尝试怀孕前应停药 1~3 个月。3 个月的时间可以完全消除体内的甲氨蝶呤。据报道,环磷酰胺会引起新生儿缺陷,尤其是在怀孕前 3 个月服用时。新生儿缺陷可能包括生长受限、耳朵和面部畸形、四肢发育不良和手指缺失[65]。

案例 33-3,问题 9:在接下来的几个月里,R.W. 尽管进行了羟氯喹治疗,但是由于 SLE,她的皮肤和关节仍然轻度到中度的发作。她的初级保健医生正在考虑给她使用环磷酰胺。应该关注什么样的毒性?

应监测膀胱毒性。丙烯醛是环磷酰胺活性代谢产物醛磷酰胺的一种化合物,对膀胱上皮有毒,可引起出血性膀胱炎[70]。出血性膀胱炎可能导致血尿或排尿困难。

案例 33-3,问题 10:如何降低膀胱毒性的风险?

通过给予美司钠和大量的液体(口服和静脉)降低膀胱毒性的风险。美司钠(2-巯基乙烷磺酸钠)是巯基供体,

可以结合并解毒丙烯醛。脉冲或间歇给药可减少药物剂量的累积,减少膀胱暴露于丙烯醛的风险。

案例 33-3,问题 11:考虑到目前的症状,R.W. 是否应该开始使用环磷酰胺?

因为她的症状仍然轻微到中等,没有出现中枢神经系统、肺部或肾脏并发症的迹象,所以不推荐使用环磷酰胺。环磷酰胺主要用于治疗 LN、与 SLE 相关的中枢神经系统疾病、肺或血液学疾病。

生物治疗

贝利木单抗(Benylsta)是第一种被批准用于部分 SLE 患者辅助治疗的生物制剂,这些患者为携带有活性自身抗体的 SLE 患者。它是一种人 IgG1λ 单克隆抗体,能够激活 B 淋巴细胞(BLYs)。贝利木单抗也被称为 B 细胞活化因子(BAFF)特异性抑制剂。B 细胞有三种膜受体:B 细胞成熟抗原、跨膜激活剂及钙调剂、亲环素配体相互作用物和 BAFF 受体[18]。BAFF 参与 B 细胞的生存、活化和分化。它在 B 细胞介导的自身免疫性疾病患者中升高,如 SLE[71]。据推测,贝利木单抗可降低异常 B 细胞的数量。

Ⅱ 期临床试验报道,与单纯使用标准治疗相比,贝利木单抗联合标准治疗对 SLE 患者的疗效更好[71,72]。贝利木单抗的疗效在两项 Ⅲ 期随机、安慰剂对照临床试验(BLISS-52 和 BLISS-76)中得到进一步证实。共有 1 684 名患者随机接受了贝利木单抗或安慰剂联合标准治疗[73,74]。贝利木单抗与标准疗法联合应用的疗效优于安慰剂联合标准疗法。此外,贝利木单抗与标准疗法的结合耐受性良好,SLE 应答率提高,疾病活动和严重发作的情况减少[73,74]。因为没有对患有严重活动性 LN 或严重活动性中枢神经系统狼疮的患者进行贝利木单抗的研究,所以该疗法不能被推荐用于这些患者。更重要的是,因为没有进行过相关研究,所以不推荐与其他生物制剂或静脉注射磷酰胺联合使用。

贝利木单抗可能出现的副作用(≥5%)包括腹泻、恶心、发热、失眠、鼻咽炎、咽炎、支气管炎、四肢疼痛、偏头痛和抑郁症[75,76]。贝利木单抗研究小组报道的较为常见的副作用是严重感染,主要是上呼吸道感染[75]。因此,患有慢性感染的患者不应开始使用贝利木单抗治疗。如果在接受贝利木单抗治疗时发生感染,建议暂时停药。从临床试验来看,与安慰剂治疗相比,接受贝利木单抗的患者的死亡率(由感染、心血管疾病和自杀引起的)更高[71-74]。可能会发生超敏反应、输液反应和过敏反应,应密切监测患者的潜在副作用和反应。

贝利木单抗经肠外静脉输液应持续 1 小时以上(表 33-3),作为治疗的一部分,推荐使用抗组胺药物预防输液相关反应和超敏反应。肝肾损害患者无需调整剂量。

表 33-3

贝利木单抗的制备及用药说明[18,76]

重新配制

从冰箱中取出贝利木单抗小瓶，让其静置 10 至 15 分钟，达到室温。然后用注射用无菌水（USP）重新溶解贝利木单抗粉末，如下，制成浓度为 80mg/ml 的贝利木单抗溶液

用 1.5ml 无菌用水重新配制 120mg 小瓶

用 4.8ml 无菌用水重新配制 400mg 小瓶

将无菌水流引导至小瓶的侧面以使发泡最小化

轻轻旋转小瓶 60 秒。在制备期间使小瓶静置在室温下，每 5 分钟轻轻旋转小瓶直至粉末溶解。切勿使劲摇晃。通常需要 10~15 分钟，但可能需要 30 分钟。溶液避免光照

如果使用机械重构装置（旋流器）重新制备贝利木单抗，转速不应超过 500rpm，并且小瓶旋转时间不应超过 30 分钟

一旦制备完成，溶液应为乳白色或无色至浅黄色且无颗粒。可能会出现小气泡

稀释

贝利木单抗应该用 0.9% 生理盐水稀释。葡萄糖溶液与贝利木单抗不相容。将重新配制的药物稀释至 250ml 的生理盐水中用于静脉输注。先从 250ml 输液袋或贝利木单抗重组溶液中抽出患者所需的剂量的体积的液体，然后将所需体积的重组溶液添加到输液袋或瓶中。丢弃未使用的溶液，并且在给药前目测检查是否有特殊的物质或变色。如果存在，则应该弃用

如果不立即使用重组溶液则应避光保存，并在 2~8℃ 的温度下冷藏。在生理盐水中稀释的贝利木单抗溶液可以在 2~8℃ 或室温下保存。从重新配制到完成输注的时间不应超过 8 小时

贝利木单抗与聚氯乙烯或聚烯烃袋之间不存在不相容性

用药说明

只能通过静脉输注贝利木单抗的稀释溶液，并且输注时间要超过 1 小时

贝利木单抗应由具有处理过敏反应能力的专业医疗人员进行输注

不要将贝利木单抗与其他药物注入相同的液体中进行输注

USP，美国药典。

案例 33-3，问题 12：在接下来的一年里，R. W. 尽管接受羟基氯喹治疗，她仍然被 SLE 症状所困扰。她拒绝使用皮质类固醇进行治疗，因为存在体重增加、骨质疏松和视力问题的风险。她很高兴听到最近获批的一种治疗 SLE 的药物—贝利木单抗。R. W. 向你询问贝利木单抗的作用机制。

贝利木单抗是一种单克隆抗体，可以抑制 B 细胞存活因子，B 淋巴细胞刺激因子（BLyS）。作为一种 BLyS 特异性抑制剂，贝利木单抗阻断 BLyS 与 B 细胞受体的结合，从而抑制 B 细胞包括自身反应性 B 细胞的存活。它还能够抑制 B 细胞分化成产生免疫球蛋白的浆细胞。当与标准疗法联合使用时，贝利木单抗可减少疾病活动，并可能减少一些严重的红斑和避免皮质类固醇的使用。它被批准用于联合标准疗法（即，羟氯喹、硫唑嘌呤和 MTX）治疗活动性、自身抗体阳性的狼疮患者。

案例 33-3，问题 13：贝利木单抗的给药剂量是多少？

贝利木单抗的推荐剂量为 10mg/kg，静脉注射 1 小时以上，前三次给药需间隔 2 周，之后间隔 4 周。

案例 33-3，问题 14：在贝利木单抗给药前应采取什么预防措施？

抗组胺药被推荐用来预防输液反应和过敏反应。患者应在用药前和用药后进行监测，对慢性感染患者应慎用贝利木单抗。感染是 BLISS52 和 BLIS-76 临床试验中最常见的不良事件，上呼吸道感染是最常见的感染部位，发生在超过 5% 的贝利木单抗治疗患者中。

案例 33-3，问题 15：何时不推荐贝利木单抗用于 SLE 患者的治疗？

在严重的活动性狼疮肾炎患者或患有严重活动性中枢神经性疾病的狼疮患者中，不推荐使用贝利木单抗，因为在这些类型的患者中，贝利木单抗的疗效尚未得到评估。此外，在临床试验中已有关于抑郁症和自杀的报道，因此不推荐用于精神失常的患者。不推荐贝利木单抗与其他生物制剂或环磷酰胺联合使用，因为尚未对这些药物的联合使用进行研究。

案例 33-3，问题 16：贝利木单抗与 SLE 的其他治疗用药是否存在药物相互作用？

在临床试验中，贝利木单抗没有发现显著的药物相互作用。试验包括皮质类固醇、抗疟疾药物、他汀类药物、非甾体抗炎药、血管紧张素转换酶抑制剂、免疫调节和免疫抑制剂联合应用。

案例 33-3，问题 17：R. W. 能在接受贝利木单抗治疗时接受免疫接种吗？

不应在治疗开始前或治疗后 30 日内接种活疫苗。贝利木单抗可能会干扰 R. W. 对疫苗的反应。

表 33-4 总结了目前用于治疗 SLE 的药物[53,57,69,75,76]。治疗 SLE 的药物间存在药物相互作用。表 33-5 总结了可能出现的明显的药物相互作用。

表 33-4

治疗系统性红斑狼疮的药物[53,57,69,75,76]

药物	美国食品药品管理局批准用于 SLE	剂量	副作用/毒性	监测指标
硫唑嘌呤	不推荐；超说明书	1~3mg/(kg·d)	骨髓抑制、肝毒性、淋巴细胞升高	临床:感染的症状 实验室:CBC 和血小板,开始时每隔 1~2 周然后随着剂量变化改变(然后每隔 1~3 个月);监测 LFT 和 SCR,定期进行 Pap 实验
贝利木单抗	批准	静脉注射:10mg/kg 前三次给药,每两周 1 次,然后每个月给药 1 次	严重的输液过敏反应;伴有自杀意念的抑郁症	临床:过敏反应症状,包括低血压、血管性水肿、皮疹、荨麻疹、瘙痒和呼吸困难。常见输液反应的症状,包括头痛、恶心和皮肤反应,感染症状,包括发热、恶心、腹泻;胸痛或呼吸急促 实验室:CBC 每月 1 次
皮质固醇类激素	不推荐；超说明书	泼尼松(或当量)0.125~1mg/(kg·d)	血压、血糖和胆固醇水平升高,低钾或钾水平降低;骨密度降低;白内障;体重增加;感染;液体潴留	临床:表现为高血糖、水肿、气短、高血压、视力变化、骨痛。中枢神经系统的抑郁症状,自杀意念,失眠或其他情绪变化在高剂量情况下(例如,泼尼松>60mg) 实验室:血糖检查每 3~6 个月,每年检查胆固醇,每次随访时检查血压,骨密度
环磷酰胺	不推荐；超说明书	静脉注射:每月 0.5~1mg/m² 口服:1~2mg/d	骨髓抑制、恶性肿瘤、免疫抑制、出血性膀胱炎、继发性不孕	临床:感染症状和血尿 实验室:CBC 和尿液分析,每月 1 次,尿细胞学检查和终生 Pap 检查
羟氯喹	批准	200~400mg/d,每日 2 次	眼部损害	临床:视觉改变 实验室:眼底检查和视力检查,频率由风险决定
来氟米特	不推荐；超说明书	负荷剂量:每日 100mg×3 日,然后每日 20mg 或每周 100mg×3 周,然后每日 20mg ARAVA 相关肝毒性或 ARAVA 相关骨髓抑制:每日 20mg 不加负荷剂量	腹泻、恶心、皮疹、肝毒性、骨髓抑制	临床:频繁且严重的腹泻 实验室:LFTs,CBC
氨甲喋呤	不推荐；超说明书	口服:5~15mg 作为每周单次剂量,或可分 3 次/周,每隔 12 小时服用,(即 2.5mg×3 次,间隔 12 小时)	骨髓抑制,肺和肝毒性,感染	临床:感染症状、呼吸急促、恶心、呕吐 实验室:初次检查胸部 X 线,每月检查 CBC 和血小板,LFTs,白蛋白,SCR 每 4~8 周检查 1 次

表 33-4

治疗系统性红斑狼疮的药物[53,57,69,75,76]（续）

药物	美国食品药品管理局批准用于 SLE	剂量	副作用/毒性	监测指标
霉酚酸酯	不推荐；超说明书	1 000~30 000mg/d	骨髓抑制,肝毒性与感染	临床:感染症状 实验室:CBC 和血小板,开始时每隔 1~2 周然后随着剂量变化改变(然后每隔 1~3 个月),监测 LFTs 和 SCR,监测血压变化
非甾体抗炎药	不推荐；超说明书[a]	取决于产品	消化道出血、肝肾毒性、血压升高	临床:深色/黑便,胃部不适,恶心,呕吐,腹痛,水肿 实验室:每年 1 次检查 CBC、LFTs 和 SCR,每次随访时检查血压

[a] 阿司匹林被批准用于 SLE 的治疗。

CBC,全血计数;LFTs,肝功能试验;SCR,血清肌酐。

表 33-5

系统性红斑狼疮药物与其他药物相互作用的归纳[77,78]

药物	可能产生相互作用的药物
硫唑嘌呤	别嘌呤醇,环孢素,依那西普,英夫利昔单抗,来氟米特,西罗莫司,他克莫司
贝利木单抗	药物相互作用尚未正式研究
皮质固醇类激素	西咪替丁,西沙必利,克拉霉素,二氢麦角胺,麦角胺,红霉素,伊曲康唑,酮康唑,洛伐他汀,米非司酮,奎尼丁,利福布汀,利福平,辛伐他汀,西罗莫司,圣约翰草,特非那定,托法替尼
环磷酰胺	卡马西平,依那西普,托法替尼
羟化氯喹	抗酸剂,硫唑嘌呤,环孢菌素,地高辛,依那西普,英夫利昔单抗,来氟米特,霉酚酸酯,西罗莫司,他克莫司
来氟米特	硫唑嘌呤,环孢菌素,依那西普,英夫利昔单抗,甲氨蝶呤,霉酚酸酯,西罗莫司,他克莫司
氨甲喋呤	塞来昔布,双氯芬酸,依托度酸,酮咯酸,来氟米特,美洛昔康,丙磺舒,磺胺甲噁唑,甲氧苄啶
霉酚酸酯	氨苄西林,抗酸剂,考来烯胺,考来替泊,依那西普,炔雌醇,英夫利昔单抗,来氟米特,萘夫西林,奎尼丁,西罗莫司,他克莫司
非甾体抗炎药	ACE 抑制剂,血管紧张素受体阻滞剂,β 受体阻滞剂,利尿剂,其他抗高血压药,锂剂

非药物治疗

ACR 和 EULAR 提出,非药物治疗是 SLE 治疗的一部分[22,79]。建议每日使用防晒系数为 15 或更大的防晒霜。有些患者对 UVA 光线敏感,可能需要更广谱的防晒剂。建议患者每日早上和日光照射前涂上防晒霜。鼓励 SLE 患者穿防护服和避免阳光。不鼓励 SLE 患者接受日光浴和在晒黑室使用日光浴床。此外,应建议 SLE 患者改善生活方式,如戒烟、控制体重和定期运动,以减少并发症,例如动脉粥样硬化、高血压和糖尿病[7]。心理支持也是治疗的一个重要方面,因为几种用于治疗 SLE 的药物可能会导致抑郁和焦虑。药物的副作用也可能影响患者坚持治疗和就医。

药物性红斑狼疮

部分药物可通过诱导自身抗体引起亚急性皮肤红斑狼疮或药物性狼疮(drug-induced lupus,DIL)(<1%)[4]。许多患者产生了这种抗体,意外的是有极少数的患者没有出现自身抗体相关性疾病[2]。超过 38 种药物可能引起这种疾病(表 33-6)[42,80-82]。大多数 DIL 病例与下列药物有关:肼屈嗪、普鲁卡因胺和奎尼丁。

DIL 的症状可能表现为关节痛或肌痛、疲劳以及抗组蛋白抗体的出现。症状与 SLE 相似,但一般不严重。通常情况下,症状是自限性的,或停药后缓解。非甾体抗炎药可用于加速康复。如果存在更严重的 DIL 症状,也可使用皮质类固醇。DIL 的进展是缓慢的,并且需要长期使用具有高致狼疮风险的药物。

这些药物发挥作用的机制尚不清楚。然而,作为缓慢的乙酰化物它可能归因于患者的遗传易感性,这会降低一些药物的代谢率,如普鲁卡因胺和肼屈嗪。基因表达受DNA 甲基化和组蛋白修饰调节的影响[81,82]。普鲁卡因胺,

表 33-6

可能诱发药物性狼疮的药物[81-83]

药物类别	极低风险	低至中等风险	高风险
抗心律失常药	丙吡胺,普罗帕酮	奎尼丁	普鲁卡因胺
抗菌剂/抗生素	呋喃妥因	异烟肼,米诺环素	
抗惊厥药	苯妥英钠,扑米酮,乙琥胺	卡马西平	
降压药	依那普利,可乐定,阿替洛尔,拉贝洛尔,吲哚洛尔,米诺地尔,哌唑嗪,氯噻酮,氢氯噻嗪	卡托普利,甲基多巴,醋丁洛尔	肼屈嗪
消炎药	保泰松	柳氮磺胺吡啶,D-青霉胺	
抗精神病药	奋乃静,苯乙肼,氯普噻吨,锂	氯丙嗪	
抗甲状腺药		丙硫氧嘧啶	
其他药物	洛伐他汀,左旋多巴,α 干扰素,噻吗洛尔滴眼液		

尤其是肼屈嗪,被认为可以抑制 DNA 甲基化,从而改变 T 淋巴细胞的基因表达。随后,这个过程会诱导淋巴细胞功能相关抗原 1(LFA-1 抗原)的过度表达,从而产生自身反应性[28,80]。

研发中的药物

除了目前用于缓解 SLE 症状的治疗方法外,利妥昔单抗和阿巴西普也被用于治疗 SLE 患者的研究。这两种药物都作用于 T 细胞和 B 细胞,并且已经被批准用于治疗类风湿性关节炎和其他适应证。最近,一些生物制剂正在被开发研究,并正在进行一、二、三期的临床试验。这些新的生物制剂特异性地针对 SLE 进程的不同阶段,具有不同的作用机制,并且副作用较轻。研究药物的类别包括免疫细胞靶向疗法、抗细胞因子疗法、靶向共刺激信号通路的疗法,以及中和抗干扰素 α 的单克隆抗体[57]。

治疗方法

治疗 SLE 的主要目标是控制急性发作,并采用维持策略来抑制症状并防止进一步的器官损伤。非甾体抗炎药、羟氯喹和低剂量皮质类固醇被认为是控制关节炎、皮炎和全身症状的轻中度症状的维持疗法。大剂量皮质类固醇、DMARDs、免疫抑制剂和贝利木单抗用于病情严重的患者,包括 LN 等对生命有威胁的情况[66]。某些 DMADS 和免疫抑制剂(即来氟米特、MTX、环磷酰胺和 MMF)因为具有致畸作用,应慎用于育龄和正在备孕的女性[7]。对于能够耐受药物,未怀孕且对其有反应的患者,MMF 是 LN 的首选维持疗法。它会降低口服避孕药的有效性,因此,应考虑其他或替代的非激素避孕方法。目前,美国食品药品管理局仅批准羟氯喹和贝利木单抗治疗 SLE。多年来,免疫抑制剂和 DMARDs(即硫唑嘌呤、环磷酰胺、来氟米特、MTX 和 MMF)是美国食品药品管理局批准外的用于治疗 SLE 症状的药物。对于有抗磷脂抗体且血栓形成风险增加的患者,应考虑使用阿司匹林或长期抗凝治疗[18]。病情较轻的患者需要每隔 3~6 个月进行医学评估。而非活动期的患者可能需要每隔 6~12 个月进行评估,他们可能会因此受益。

药剂师的作用

SLE 病情复杂,症状多变。成功有效地治疗 SLE 需要由不同领域(如风湿学、心脏病学、肾病学、皮肤学、心理学和眼科学)的专家和药剂师组成的多学科诊疗团队的参与。药师在管理 SLE 患者方面扮演着重要的角色,尤其是在教育、管理他们的用药以及监测药物-药物或药物-草药的相互作用方面。作为诊疗小组的一部分,药剂师可以向患者提供用药教育和咨询关于正确用药、常见副作用、副作用的处理以及加强其对药物的依从性和来院复诊。应提供关于某些 DMARDs 和免疫抑制剂致畸作用的指导和咨询,以及在患者受孕前至少 6 个月保持该疾病没有发病的迹象的信息[53]。更重要的是,药剂师可以提供教育,帮助 SLE 患者维持健康的生活方式和更好的生活质量(例如,定期负重锻炼、足够的膳食维生素摄入量、戒烟,以及限制酒精摄入量至每日两杯)[83,84]。

案例 33-4

问题 1: S. P. 是一位有着 10 年 SLE 病史的 35 岁亚洲妇女,她来咨询后续的药物使用情况。目前,她每日服用 200mg 羟氯喹作为其维持治疗方案的一部分。据 S. P. 描述,在过去的几日里她出现了胃灼热和腹胀症状,并购买了一种非处方抗酸剂 Tums。Tums 帮助她减轻了胃肠道症状,然而,她最近感觉越来越疲倦。羟氯喹与 Tums 之间潜在的药物相互作用是什么?

含有碳酸钙、镁或铝（即 Tums、Maalox）的抗酸剂会干扰羟氯喹的吸收，同时服用会降低其药效。

案例 33-4，问题 2：作为她的药剂师，你将就如何服用羟氯喹和 Tums 向 S.P. 提供什么建议？

应建议 S.P. 将羟氯喹和 Tums 的给药间隔开至少 4 小时，以减少药物相互作用的风险。目前临床上还没有明确的同时使用羟基氯喹和组胺（H_2）受体拮抗剂的药物相互作用的报告。

案例 33-4，问题 3：你能给 S.P. 什么其他关于健康的建议？

应该建议 S.P. 制订一个有益心脏健康的运动方案（低强度的有氧运动，如散步、游泳或普拉提）和饮食方案（低钠、低脂肪和低碳水化合物）来减少可改变的心血管疾病风险并且采取措施保持足够的休息。还应就防晒霜的使用、维生素 D 的补充和足够的钙的摄入量、戒烟、定期免疫接种，以及如何迅速控制感染提供指导建议。

（杨龙 张复波 译，徐彦贵 校，张雅敏 审）

参考文献

1. Kalunian K, Merrill JT. New directions in the treatment of systemic lupus erythematosus. *Curr Med Res Opin.* 2009;25:1501–1514.
2. Bertsias G et al. Systemic lupus erythematosus: pathogenesis and clinical features. *EULAR Textbook on Rheumatic Diseases.* 20th ed. Zürich, Switzerland: Eular Fpp. Indd.; 2012;476–505.
3. Pons-Estel GJ et al. Understanding the epidemiology and progression of systemic lupus erythematosus. *Semin Arthritis Rheum.* 2010;39:257–268.
4. Ghodke-Puranik Y, Niewold TB. Immunogenetics of systemic lupus erythematosus: a comprehensive review. *J Autoimmun.* 2015;64:125–136.
5. Rahman A, Isenberg DA. Systemic lupus erythematosus. *N Engl J Med.* 2008;358:929–939.
6. Lupus Foundation of America. What is Lupus? Available at http://www.lupus.org/answers/entry/what-is-lupus. Accessed July 21, 2015.
7. Bertsias G et al. EULAR recommendations for the management of systemic lupus erythematosus. Report of a Task Force of the EULAR Standing Committee for International Clinical Studies Including Therapeutics. *Ann Rheum Dis.* 2008;67:195–205.
8. Mohan C, Putterman C. Genetics and pathogenesis of systemic lupus erythematosus and lupus nephritis. *Nat Rev Nephrol.* 2015;11:329–341.
9. Harley JB, Kelly JA, Kaufman KM. Unraveling the genetics of systemic lupus erythematosus. *Spring Semin Immunopathol.* 2006;28:119–130.
10. Niewold TB. Advances in lupus genetics. *Curr Opin Rheumatol.* 2015;27:440–447.
11. Deng Y, Tsao BP. Genetic susceptibility to systemic lupus erythematosus in the genomic era. *Nat Rev Rheumatol.* 2010;6:683–692.
12. Fessel WJ. Systematic lupus in the community. Incidence, prevalence, outcome and first symptoms; the high prevalence in black women. *Arch Intern Med.* 1974;134:1027–1035.
13. Tsokos GC. Systemic lupus erythematosus. *N Engl J Med.* 2011;365:2110–2121.
14. Majka DS, Holers VM. Cigarette smoking and the risk of systemic lupus erythematosus and rheumatoid arthritis. *Ann Rheum Dis.* 2006;65:561–563.
15. Cohen MR, Isenberg DA. Ultraviolet irradiation in systemic lupus erythematosus: friend or foe? *Br J Rheumatol.* 1996;35:1002–1007.
16. Kang I, Quan T, Nolasco H, et al. Defective control of latent Epstein-Barr virus infection in systemic lupus erythematosus. *J Immunol.* 2004;172:1287–1294.
17. Doria A et al. Steroid hormones and disease activity during pregnancy in systemic lupus erythematosus. *Arthritis Rheum.* 2002;47:202–209.
18. Olenak JL, Russell TM. An introduction to systemic lupus erythematosus (SLE) for the practicing pharmacist. *PharmQD.* 2012;1–17.
19. Smith-Bouvier DL et al. A role for sex chromosome complement in the female bias in autoimmune disease. *J Exp Med.* 2008;205:1099–1108.
20. Odendahl M et al. Disturbed peripheral B lymphocyte homeostasis in systemic lupus erythematosus. *J Immunol.* 2000;165:5970–5979.
21. Christensen SR, Shlomchik MJ. Regulation of lupus-related autoantibody production and clinical disease by Toll-like receptors. *Semin Immunol.* 2007;19:11–23.
22. American College of Rheumatology. 1997 Update of the 1982 American College of Rheumatology revised criteria for classification of systemic lupus erythematosus. Available at http://tinyurl.com/1997SLEcriteria. Accessed July 20, 2017.
23. Petri M et al. Derivation and validation of the Systemic Lupus International Collaborating Clinics classification criteria for systemic lupus erythematosus. *Arthritis Rheum.* 2012;64:2677–2686.
24. Gill JM et al. Diagnosis of systemic lupus erythematosus. *Am Fam Physician.* 2003;68:2179–2186.
25. Wallace DJ, Hahn BH, eds. *Dubois' lupus Erythematous.* 6th ed. Philadelphia: Lippincott Williams & Wilkins, 2002.
26. Lahita RG, ed. *Systemic Lupus Erythematosus.* 4th ed. London: Elsevier Academic Press; 2004.
27. Krikorian S. Systemic lupus erythematosus. In: Helms RA et al, eds. *Textbook of Therapeutics: Drug and Disease Management.* 8th ed. Philadelphia: Lippincott Williams & Wilkins; 2006:1767–1787.
28. Schur PH, Gladman DD. Overview of the clinical manifestations of systemic lupus erythematosus in adults. In: Basow DS, ed. *UpToDate.* Waltham, MA: Wolters Kluwer Health; 2012.
29. McPhee SJ, Papdakis MA. *Current Medical Diagnosis and Treatment.* 48th ed. New York: McGraw-Hill; 2009.
30. Buyon JP. Systemic lupus erythematosus: clinical and laboratory features. In Klippel JR et al, eds. *Primer on the Rheumatic Diseases.* 13th ed. New York: Springer; 2008:303–313.
31. Hanly JG et al. Prospective analysis of neuropsychiatric events in an international disease inception cohort of patients with systemic lupus erythematosus. *Ann Rheum Dis.* 2010;69:529–535.
32. Auerbach C, Beckerman N. What social workers in health care should know about lupus: a structural equation model. *Health Soc Work.* 2011;36:269–278.
33. Bertsias GK et al. Therapeutic opportunities in systemic lupus erythematosus: state of the art and prospects for the new decade. *Ann Rheum Dis.* 2010;69:1603–1611.
34. Roman MJ et al. Rate and determinants of progression of atherosclerosis in systemic lupus erythematosus. *Arthritis Rheum.* 2007;56:3412–3419.
35. Salmon JE, Roman MJ. Subclinical atherosclerosis in rheumatoid arthritis and systemic lupus erythematosus. *Am J Med.* 2008;121(10, suppl 1):S3–S8.
36. Bourre-Tessier J et al. Features associated with cardiac abnormalities in systemic lupus erythematosus. *Lupus.* 2011;20:1518–1525.
37. Paran D et al. Pulmonary disease in systemic lupus erythematosus and the antiphospholpid syndrome. *Autoimmun Rev.* 2004;3:70–75.
38. Gordon C et al. European consensus statement on the terminology used in the management of lupus glomerulonephritis. *Lupus.* 2009;18:257–263.
39. Bertsias GK et al. Joint European League Against Rheumatism and European Renal Association-European Dialysis and Transplant Association (EULAR/ERA-EDTA) recommendations for the management of adult and pediatric lupus nephritis. *Ann Rheum Dis.* 2012;71:1771–1782.
40. Falk RJ. Treatment of lupus nephritis—a work in progress. *N Engl J Med.* 2000;343:1182–1183.
41. Faurschou M et al. Prognostic factors in lupus nephritis: diagnostic and therapeutic delay increases the risk of terminal renal failure. *J Rheumatol.* 2006;33:1563–1569.
42. Bernknopf A et al. A review of systemic lupus erythematosus and current treatment options. *Formulary.* 2011;46:178–194.
43. Sultan SM et al. Prevalence, patterns of disease and outcome in patients with systemic lupus erythematosus who develop severe haematological problems. *Rheumatology (Oxford).* 2003;42:230–234.
44. Kitsanou M et al. Extensive lymphadenopathy as the first clinical manifestation in systemic lupus erythematosus. *Lupus.* 2000;9:140–143.
45. Shapira Y et al. Lymphadenopathy in systemic lupus erythematosus. Prevalence and relation to disease manifestations. *Clin Rheumatol.* 1996;15:335–338.
46. Hochberg MC. Updating the American College of Rheumatology revised criteria for the classification of systemic lupus erythematosus. *Arthritis Rheum.* 1997;40:1725.
47. Benito-Garcia E et al. Guidelines for immunologic laboratory testing in the rheumatic diseases: anti-Sm and anti-RNP antibody tests. *Arthritis Rheum.* 2004;51:1030–1044.
48. Hahn BH. Systemic lupus erythematosus. In: Kasper DL et al, eds. *Harrison's*

Principles of Internal Medicine. 15th ed. New York: McGraw-Hill, 2001:1922–1928.

49. Funk CD, FitzGerald GA. COX-2 inhibitors and cardiovascular risk. *J Cardiovasc Pharmacol.* 2007;50:470–479.

50. Martinez-Gonzalez J, Badimon L. Mechanisms underlying the cardiovascular effects of COX-inhibition: benefits and risks. *Curr Pharm Des.* 2007;13:2215–2227.

51. Ross JS et al. Pooled analysis of rofecoxib placebo-controlled clinical trial data: lessons for postmarket pharmaceutical safety surveillance. *Arch Intern Med.* 2009;169:1976–1985.

52. Mirabelli G et al. One year in review 2015: systemic lupus erythematosus. *Clin Exp Rheumatol.* 2015;33:414–425.

53. Tassiulas I, Boumpas D. Clinical features and treatment of systemic lupus erythematosus. In: Firestein G et al, eds. *Kelley's Textbook of Rheumatology.* 8th ed. Philadelphia: Saunders Elsevier; 2009:1263–1300.

54. Wallace DJ et al. New insights into mechanisms of therapeutic effects of antimalarial agents in SLE. *Nat Rev Rheumatol.* 2012;8:522–533.

55. American College of Rheumatology (ACR). Position statement: screening for hydroxychloroquine retinopathy. Available at **http://www.rheumatology.org/Portals/0/Files/Screening%20of%20Hydroxychloroquine%20Retinopathy.pdf.** Accessed July 15, 2015.

56. Akhavan PS et al. The early protective effect of hydroxychloroquine on the risk of cumulative damage in patients with systemic lupus erythematosus. *J Rheumatol.* 2013;40:831–841.

57. Yildirim-Toruner C, Diamond B. Current and novel therapeutics in the treatment of systemic lupus erythematosus. *J Allergy Clin Immunol.* 2011;127:303–312.

58. McCune WJ, Marder W, Riskalla M. Immunosuppressive drug therapy. In: Wallace DJ, Hahn BH. *Dubois' Lupus Erythematosus.* 7th ed. Philadelphia: Lippincott Williams & Wilkins; 2007:1198–1124.

59. Fortin PR et al. and the Canadian Network For Improved Outcomes in Systemic Lupus. Steroid-sparing effects of methotrexate in systemic lupus erythematosus: a double-blind, randomized, placebo-controlled trial. *Arthritis Rheum.* 2008;59:1796–1804.

60. Brent RL. Teratogen update: Reproductive risks of leflunomide (Arava™); a pyrimidine synthesis inhibitor: counseling women taking leflunomide before or during pregnancy and men taking leflunomide who are contemplating fathering a child. *Teratotology.* 2001;63:106–112.

61. Arava (Leflunomide) [package insert]. Bridgewater, NJ: Sanofi-Aventis; 2011.

62. Azathioprine tablet [package insert]. Mahwah, NJ: Glenmark Pharmaceuticals Inc.; 2015.

63. Askanase AD et al. Use of pharmacogenetics, enzymatic phenotyping, and metabolite monitoring to guide treatment with azathioprine in patients with systemic lupus erythematosus. *J Rheumatol.* 2009;36:89–95.

64. Relling MV et al. Clinical pharmacogenetics implementation consortium guidelines for thiopurine methyltransferase genotype and thiopurine dosing. *Clin Pharmacol Ther.* 2013;93:324–325.

65. Dooley MA et al. Mycophenolate versus azathioprine as maintenance therapy for lupus nephritis. *N Eng J Med.* 2011;365:1886–1895.

66. Houssiau FA, Ginzler EM. Current treatment of lupus nephritis. *Lupus.* 2008;17:426–430.

67. Vaux KK et al. Cyclophosphamide, methotrexate, and cytarabine embropathy: is apoptosis the common pathway? *Birth Defects Res A Clin Mol Teratol.* 2003;67:403–408.

68. Monach PA et al. Incidence and prevention of bladder toxicity from cyclophosphamide in the treatment of rheumatic diseases: a data-driven review. *Arthritis Rheumatol.* 2010;62:9–21.

69. Guidelines for referral and management of systemic lupus erythematosus in adults. American College of Rheumatology Ad Hoc Committee on Systemic Lupus Erythematosus Guidelines. *Arthritis Rheum.* 1999;42:1785–1796.

70. Emadi A et al. Cyclophosphamide and cancer: golden anniversary. *Nat Rev Clin Oncol.* 2009;6:638–647.

71. Wallace DJ et al. A phase II, randomized, double-blind, placebo-controlled, dose-ranging study of belimumab in patients with active systemic lupus erythematosus. *Arthritis Rheum.* 2009;61:1168–1178.

72. Jacobi AM et al. Effect of long-term belimumab treatment on B cells in systemic lupus erythematosus: extension of a phase II, double-blind, placebo-controlled, dose-ranging study. *Arthritis Rheum.* 2010;62:201–210.

73. Navarra SV et al. for the BLISS-52 Study Group. Efficacy and safety of belimumab in patients with active systemic lupus erythematosus: a randomized, placebo-controlled, phase 3 trial. *Lancet.* 2011;377:721–731.

74. Furie R et al. for the BLISS-76 Study Group. A phase III, randomized, placebo-controlled study of belimumab, a monoclonal antibody that inhibits B lymphocyte stimulator, in patients with systemic lupus erythematosus. *Arthritis Rheum.* 2011;63:3918–3929.

75. Merrill JT et al. Long-term safety profile of belimumab plus standard therapy in patients with systemic lupus erythematosus. *Arthritis Rheum.* 2012;64:3364–3373.

76. Benylsta (belimumab) [package insert]. Triangle Park, NC: GlaxoSmithKline; 2012.

77. The Medical Letter Volume 53 (Issue 1366), June 2011.

78. The Medical Letter Volume 10 (Issue 15), March 2012.

79. Mosca M et al. European League Against Rheumatism recommendations for monitoring patients with systemic lupus erythematosus in clinical practice and in observational studies. *Ann Rheum Dis.* 2010;69:1269–1274.

80. Zandmann-Goddard G et al. Environment and lupus related diseases. *Lupus.* 2012;21:241–250.

81. Vedove CD et al. Drug-induced lupus erythematosus. *Arch Dermatol Res.* 2009;301:99–105.

82. Marzano A et al. Drug-induced lupus: an update on its dermatologic aspects. *Lupus.* 2009;18:935–940.

83. Hussaini MA et al. Optimizing pharmacotherapy of systemic lupus erythematosus: the pharmacist role. *Int J Clin Pharm.* 2014;36:684–692.

84. Grossman JM et al. American College of Rheumatology 2010 recommendations for the prevention and treatment of glucocorticoid-induced osteoporosis. *Arthritis Care Res (Hoboken).* 2010;62:1515–1526.

34 第34章　肾脏和肝脏移植

David J. Taber and Robert E. Dupuis

核心原则

		章节案例
1	成功的肾移植包括对供体和受体严谨的评估。按免疫学分类划分为高风险移植或低风险移植,由此决定受体应该接受的个体化免疫抑制治疗方案。大部分受体会接受钙调磷酸酶(calcineurin)抑制剂、抗增殖剂和糖皮质激素的联合治疗。	案例34-1(问题1和2) 表34-1
2	在大部分肾移植案例中多会用到免疫诱导治疗。兔抗人胸腺细胞免疫球蛋白、阿仑单抗和巴利昔单抗是常见的药物。这些药物的区别在于不同的给药剂量和不良反应。兔抗人胸腺细胞免疫球蛋白和阿仑单抗通常用于移植物功能延迟恢复的高风险受体,而巴利昔单抗常用于低风险受体。	案例34-1(问题2~6)
3	免疫抑制剂联合治疗的目的是预防排斥反应。急性排斥反应可以是T细胞介导或B细胞介导的反应。T细胞介导的排斥反应可以成功治愈,而B细胞介导的排斥反应则较棘手。尽管在减少急性排斥反应方面取得了成功,但是慢性排斥反应和慢性移植物功能障碍是移植物功能丧失的主要原因。	案例34-1(问题7~9)
4	环孢素是一种钙调磷酸酶抑制剂,它具有复杂的药代动力学特点和多种不良反应,需要进行治疗药物监测(therapeutic drug monitoring, TDM)。自他克莫司问世以来,环孢素的使用明显减少。	案例34-2(问题1和2) 案例34-3(问题1) 案例34-4(问题1)
5	mTOR抑制剂西罗莫司和依维莫司,具有复杂的药代动力学特点以及显著的不良反应,需要TDM。这些药物可减少或避免钙调磷酸酶抑制剂或其他免疫抑制剂的使用。	案例34-2(问题1和2) 案例34-3(问题1)
6	钙调磷酸酶抑制剂环孢霉素和他克莫司以及糖皮质激素均有显著的不良反应,尤其是在长期使用的时候。钙调磷酸酶抑制剂的主要不良反应是肾毒性。糖皮质激素对心血管、骨骼和内分泌系统都有负面的影响。现已有许多治疗策略以减少这些药物的不良反应。	案例34-5(问题1~4)
7	心血管系统并发症,包括高血压、高血脂、糖尿病,在肾移植受体中最为常见,这些都会导致受体生存率低和移植物丢失。其他并发症比如骨质疏松也很常见。监测和治疗这些可能由药物引起的并发症是移植后受者管理的一部分。	案例34-6(问题1~3)
8	BK多瘤病毒几乎仅在肾移植中出现,并且与移植物丢失有关。减少其发生的最佳方法是病毒监测。一旦出现感染,减轻免疫抑制似乎是最有效的治疗方法。	
9	肝移植被认为是治疗终末期肝病的首选治疗手段。通常移植术后早期并发症包括手术方面(胆漏和出血),神经方面(肝移植后脑病,药物毒性)和感染(肺炎、尿路感染和胆道感染)。	案例34-7(问题1和2)

⑩ 他克莫司被认为是大部分实体器官移植免疫抑制治疗的基石。由于其药代动力学的复杂性，需要进行 TDM 优化治疗。他克莫司是一种可以显著减少急性排斥反应发生率的有效药物，与环孢素相比，他克莫司的面部不良反应(多毛症，牙龈增生)更少，对血清脂蛋白和血压影响更小，但是对血糖水平的影响更严重，神经毒性更明显。

案例 34-7(问题 3~6)

⑪ 肝移植术后急性排斥反应较常见，但通常是可逆的。它通常无症状，但是可通过对血清转氨酶和胆红素的连续监测及早发现，最终通过肝穿刺活检来确诊。治疗方法通常包括使用冲击剂量的糖皮质激素，随后逐渐减量，以及在发生严重的排斥反应或糖皮质激素治疗无效时使用兔抗胸腺细胞球蛋白。

案例 34-7(问题 7 和 8)

⑫ 在实体器官移植中，麦考酚酯被认为是一种可选的辅助免疫抑制药物，用于减少钙调磷酸酶抑制剂的使用或增加免疫抑制的效果。一般不需要行 TDM，也没有证据表明其在优化治疗中有效。这种药物常见的不良反应包括胃肠道反应(恶心、呕吐、腹泻)和血细胞减少(白细胞减少症、血小板减少症)。

案例 34-7(问题 9)

⑬ 药物和免疫抑制剂的相互作用是多样的，也是移植受者常常遇到的困境。药剂师应该预先筛查这些相互作用，根据作用程度，前瞻性地调整用药方案。当增加或减少使用免疫抑制剂受者的某种与其有相互作用的药物时，始终需要密切进行 TDM 或临床监测。

案例 34-8(问题 1)

表 34-2

⑭ 包括机会性感染在内的感染是移植术后常见的并发症。对常见的和严重的病原体预防性应用抗菌药物至关重要。乙肝和丙肝病毒感染是肝移植术后的主要问题，在某些特定情况下需要进行预防或治疗。

案例 34-9(问题 1)

表 34-3

⑮ CMV 感染是实体器官移植术后最常见且具有致病性的机会性感染。新发感染或再激活这种病毒可能导致严重的组织侵袭性疾病，并存在潜在的死亡风险。间接影响包括急性排斥反应、慢性排斥反应、移植物丢失和潜在淋巴瘤发生的风险。使用抗病毒药物(更昔洛韦或缬更昔洛韦)预防是阻止移植后 CMV 感染的基础。治疗方法包括长期的抗病毒治疗，以及减少免疫抑制剂的用量。

案例 34-10(问题 1~4)

⑯ 移植后淋巴增殖性疾病(post-transplant lymphoproliferative disorder, PTLD) 是一种 B 细胞淋巴瘤，是器官移植后常见的恶性肿瘤。早期 PTLD 通常对免疫抑制剂的减量较敏感；晚期 PTLD 常对减少免疫抑制剂或传统化疗药物没有反应。利妥昔单抗是一种单克隆抗体，可定向对抗 B 细胞，给这个疾病的治疗带来了希望。

案例 34-11(问题 1 和 2)

移植概述

　　成人和儿童实体器官移植是治疗终末期肾病、肝病、心脏疾病及肺疾病的一种有效的治疗方案。对许多患者来说，移植是唯一的选择。这些器官移植受者的 1 年生存率是 85%~98%[1]。胰腺或胰肾联合移植可作为合并终末期肾衰竭糖尿病患者的治疗方法。

　　不幸的是，与可用的器官相比，需要移植的患者更多。2014 年，大约完成了 3 万例器官移植，而同一时间等待器官

移植的有 13 万人，等待肾移植的有 6 万人。因此，有很大一部分候选者在等待器官期间死亡。

　　20 世纪 60 年代，免疫抑制药物如硫唑嘌呤、泼尼松、抗淋巴细胞血清、抗淋巴细胞球蛋白使得肾移植成为可能。20 世纪 80 年代，环孢素的出现对实体器官移植具有显著影响，第一个批准用于人体的单克隆抗体 OKT3 被引入，但目前已不再使用。

　　自从 20 世纪 90 年代开始，大量新型药物获批上市。这些药物包括他克莫司、吗替麦考酚酯、霉酚酸钠、西罗莫司和依维莫司；单克隆抗体，如巴利昔单抗；多克隆抗体，抗

胸腺细胞球蛋白（兔抗胸腺细胞球蛋白）。最近，一些制剂如阿仑单抗、静脉注射免疫球蛋白（IVIG）、利妥昔单抗、伊库珠单抗和硼替佐米也已经纳入移植免疫治疗方案。许多新的制剂正在研发中。

虽然器官移植对大部分患者的生活质量有显著的积极影响，但是再入院、因移植器官衰竭或疾病复发而引起的再次移植、供体来源（活体器官和尸体器官）以及个人、保险公司和社会的成本是主要问题。例如，肾移植后第 1 年的平均医疗费用为 83 000 美元，第 2 年为 25 000 美元。肝移植术后第 1 年平均医疗费用为 190 000 美元，第 2 年为 30 000 美元[2]。另一个主要问题是，器官移植受体是否有能力支付药物费用、是否能够接受保险拒付或终止支付。

免疫抑制治疗的目的是预防器官排斥反应，延长移植器官和受者的生存率，提高生活质量。短期（移植术后 1~2 年）生存率显著提高。长期生存率也有所提高，但程度并不相同[3]。随着受者移植术后生存期的延长，治疗的重点已经转变到改善生存状况和管理长期并发症方面。免疫抑制剂可伴有明显的长期并发症。它们包括肾毒性、高血压、高脂血症、骨质疏松和糖尿病以及继发于二次感染、恶性肿瘤、原发性疾病的复发和依附性差的移植物丧失。许多受者在移植前、后还存在多种并发症以及复杂的用药方案，必须进行评估和管理。药剂师在这些受者的诊疗过程中扮演重要角色[4]。虽然急性排斥反应发生率已经显著降低，但是慢性排斥反应和/或慢性移植物损伤以及长期预后，仍然还是一个问题。仍需继续寻找更安全、更有效的免疫抑制剂，同时希望得到最优选择的长期免疫抑制疗法[5]。本章节将讨论实体器官移植的移植免疫和排斥、肝肾移植的适应证、免疫抑制剂的合理使用和术后及长期并发症的管理。虽然这些问题在不同类型的实体器官移植中相似，但是也有明显的不同。本章节将讨论肾移植与肝移植相关的一些问题。

移植免疫学

成功的器官移植来自对药理学、微生物学、分子细胞生物学、生物学、遗传学和免疫学的深刻理解和应用。抑制宿主免疫系统和防止排斥反应是宿主接受移植器官的关键。最终目的是达到永久接受或耐受，这是宿主免疫系统将移植器官视为"自体"的一种状态。通常，当前使用的免疫抑制药物提供了一个非永久的耐受形式，长期的免疫抑制是必需的。了解免疫系统和排斥反应机制是器官移植中有效使用免疫抑制药物的关键。

主要组织相容性复合体和人类白细胞抗原

同种异体移植（即供体和受体来自同一物种）的成功取决于供体器官与受体免疫系统间基因的相似性或差异性。受体识别移植器官为"自体"或"异体"。这种识别是基于受体对同种异体抗原或抗原（一种可以导致移植器官排斥的免疫应答物质）的反应。这种物质被称为组织相容性抗原，在器官移植中起到非常重要的作用。红细胞的 ABO 血型系统也非常重要，在大部分情况下，供体和受体应 ABO 血型相容；否则，由于抗体直接对抗 ABO 抗原，可能会立即发生移植物损伤。

组织相容性抗原是细胞膜表面的一种糖蛋白。由 6 号染色体短臂上的主要组织相容性复合物（MHC）基因所编码。人类的 MHC 被称为人类白细胞抗原（human leukocyte antigen，HLA）。HLA 编码的基因产物根据其组织分布、抗原结构和功能分为 I 级、II 级和 III 级。I 级抗原（HLA-A，HLA-B，HLA-C）表达于所有有核细胞表面，是细胞毒性 T 淋巴细胞对抗移植细胞和组织的主要靶点。三种 II 级抗原（HLA-DR，HLA-DQ，HLA-DP）限制性分布在巨噬细胞、B 淋巴细胞、单核细胞、活化 T 淋巴细胞、树突状细胞和一些内皮细胞中，所有这些细胞都能作为抗原提呈细胞（ntigen-presenting cells，APCs）。个体 HLA 基因位点具有广泛的多态性。每个移植受者都有两个 A, B 和 DR 抗原，分别来自于父母。这被称作单倍体。宿主 T 淋巴细胞识别这些多态性基因位点导致排斥发生。III 级抗原（C4,C2,Bf）是补体系统的一部分。

移植器官的排斥反应是免疫系统、天然免疫和适应性免疫对抗外来物质或抗原的自然反应结果，是一个复杂的过程，对这个过程的认识还在不断发展。这个过程包括外来抗原、T 淋巴细胞、巨噬细胞、细胞因子[通过淋巴细胞分泌的可溶性介质，也被称为淋巴因子（白细胞介素）]、黏附因子（也称为共刺激分子），以及表达在多种细胞上的膜蛋白之间的相互作用。虽然器官排斥这个过程最终包含免疫应答的所有要素，但是它主要是由 T 细胞介导的。这个过程可以分为抗原提呈、T 细胞识别、激活、增殖和免疫应答几个重要的步骤。为了使外来抗原与 T 细胞和 B 细胞受体相互作用，它们首先要被抗原提呈细胞呈送。这些抗原提呈细胞通常是受体巨噬细胞或树突状细胞（同种异体识别的间接通路），尽管供体细胞-树突状细胞、白细胞和移植内皮细胞也可以充当抗原提呈细胞（同种异体识别的直接通路）。这个过程发生在血液、淋巴结、脾脏和移植器官中。

一旦抗原被制备和呈递完成，下一步（信号 1）将涉及 T 细胞识别抗原提呈细胞表面的抗原。发生的主要部位是受体 T 细胞上的 CD3-T 细胞受体（TCR）复合物。该步骤涉及抗原，MHC 和 TCR 的结合，用于 T 细胞活化。这些 T 细胞还在其表面表达其他分子[分化簇（CD）]，这些分子与 CD3 一起识别并响应不同类型的抗原。这些 T 细胞被称作 CD4+ T 细胞（T_H，辅助性或诱导性 T 细胞）和 CD8+ T 细胞（T_C，抑制性或细胞毒性 T 细胞）。CD4+ 细胞与 II 类抗原相互作用。CD8+ 细胞与 I 类抗原相互作用。

此外（信号 2），被称为黏附因子或共刺激分子的蛋白质促进 T 细胞信号传导和活化。为了激活 T 细胞，需要共刺激分子的结合以及 TCR、呈现抗原和 MHC 三者的结合。这些结合的实例包括抗原提呈细胞上表达的细胞间黏附分子-1（ICAM-1），与 T 细胞表面表达的淋巴细胞相关抗原结合。抗原提呈细胞上的 ICAM-1 和 ICAM-3 与 CD2 结合；抗原提呈细胞上的 B7（现在称 CD80 和 CD86）与 T 淋巴细胞上的 CD28 或 CTLA4 结合；抗原提呈细胞上 CD40 与 CD40 配体（CD154）结合。共刺激因子的结合对 T 细胞活化至关重要。如果没有这种共刺激，T 细胞将会经历无效激活或程序性死亡（细胞凋亡）。

一旦抗原识别和共刺激结合启动，T 细胞的激活和增殖就开始了。在与 MHC Ⅱ 抗原相互作用,并受巨噬细胞分泌的 IL-1 刺激后,T_H 细胞产生和分泌细胞因子,例如 IL-2、IFNγ。T_H 细胞按其细胞因子分泌模式的不同分为 T_{H1}、T_{H2} 两种亚型。T_{H1} 细胞主要分泌白细胞介素(interleukin,IL)-2、干扰素(interferon,IFN)-γ、肿瘤坏死因子(tumor necrosis factor,TNF)-β 等,介导细胞毒性 T 细胞(T_C)激活。T_{H2} 细胞主要分泌 IL-4、IL-5、IL-6、IL-10 和 IL-13 等,主要刺激 B 细胞增殖。T_H 细胞和 T_C 细胞激活后表面产生 IL-2 受体和其他细胞因子。当 T_C 细胞表达 IL-2 受体时,IL-2 与 IL-2 受体结合,使信号转导,促进 T 细胞的增殖、分裂和激活(信号 3)。这些 T_C 细胞直接与同种异体细胞结合并发生细胞裂解。T_H 细胞分泌的细胞因子激活其他 T 细胞,进一步发挥细胞毒性作用。在上述过程中,T_H 细胞分泌的细胞因子也可以触发一系列事件,包括 B 细胞和抗体生成、补体结合、巨噬细胞浸润、中性粒细胞趋化、纤维蛋白沉积、血小板活化释放、前列腺素释放和炎症反应等。迟发型超敏反应和体液免疫应答可同时发生,相互间并不排斥,共同导致细胞、组织损伤和移植物破坏。

浆细胞产生的抗体在细胞因子的作用下转化为 B 细胞,与靶抗原细胞结合。上述过程导致补体局部沉积,免疫复合物和移植物损伤(补体介导的细胞裂解)。新形成的抗体与 T 淋巴细胞通过系列相互反应介导细胞毒性作用(抗体依赖,细胞介导的细胞毒性作用)。如果不进行治疗或干预,细胞介导的细胞毒性作用和体液免疫反应会明显损伤器官功能,甚至造成整个移植器官的功能丧失。在某些特定尚不明确的情况下,称为抑制性 T 细胞的 T_C 细胞可以下调对同种异体抗原的免疫应答[6]。

人白细胞抗原表型

供体和受体之间的基因相容性对急性排斥反应、移植物功能、移植物存活率及受者的生存具有重要影响。例如,在肾移植中,供受体 HLA 越匹配,预后越好,尤其是长期生存率。为了确定供体与受体是否相配,在器官移植前需进行一些实验室检测,包括血清学分型、流式细胞术、基于 DNA 基因检测,以及供体与受体之间血清和淋巴细胞的评估。上述过程称为组织分型。淋巴细胞分为 HIL-A、HLA-B 和 HLA-DR。HLA 分型是利用于供体与受体淋巴细胞,进行的基于血清学技术或组织、含有有核细胞体液的检测[7]。

由于受者可能曾经受到抗原刺激(例如输血、移植、妊娠等)从而产生 HLA 抗体,因此,在器官移植前通常进行群体反应性抗体(panel reactive antibodies,PRA)检测以评估组织器官的相容性。在 PRA 检测中,受体的待检血清与代表一般群体可能的 HLA 特异性抗原进行比对。细胞反应百分比(受体和潜在供体)决定了受者的 PRA。定期对等待器官移植的患者进行 PRA 检测,以确定等待者的免疫反应性。相比 PRA 小于 20%,等待器官移植患者的 PRA 百分比(>20%~50%)越高,排斥风险越大,通常等待肾脏的时间更长。随着近期(2014 年 12 月)肾脏分配系统的变化,这些患者的等待时间可能会发生改变。

在移植前还需要进行淋巴细胞的细胞毒性和/或流式细胞交叉匹配。在这种情况下,提取潜在受体的血清进行交叉配型,以确定是否已形成可损伤供体淋巴细胞的抗体。交叉匹配结果阳性表示受体中存在针对供体的细胞毒性 IgG 抗体。交叉匹配阳性通常被认为是肾移植的禁忌。最近,许多移植机构利用脱敏策略来降低潜在移植受者中存在的 HLA 抗体水平,以降低其与活体供体或潜在死亡供体发生阳性交叉匹配的可能性。减少预先形成的 HLA 抗体常用的方法包括连续血浆置换,同时联合 IVIG、利妥昔单抗和硼替佐米治疗[8]。而在肝移植中,阳性的交叉匹配结果并非绝对禁忌,原因之一是肝移植是迫切需要的,而且肝脏似乎对这种类型的反应具有更强的免疫性。但是,这些肝移植受者会出现严重的并发症和早期移植物失功。在肾移植中,现在利用虚拟交叉匹配来进行器官分配和匹配,即潜在受体列出已知的不可接受的 HLA 抗原(已在患者体内识别出)。如果潜在供体被识别出具有针对受体特定 HLA 抗原的抗体,则会从列表中跳过。

ABO 血型检测是评价所有实体器官移植基因相容性的最关键技术之一。尽管在肾移植中已有新的治疗方法成功克服 ABO 血型不相容的问题,但是在器官移植中,一旦 ABO 血型不相容,将导致超急性排斥反应和移植器官失功[7]。

免疫抑制药物

基于对免疫抑制剂和排斥反应的作用机制的进一步了解,免疫抑制剂在提高移植受者和移植物生存率上具有最显著的影响。表 34-1 列出了目前使用的免疫抑制剂,分为免疫诱导和维持治疗药物,讨论了目前正在应用的免疫抑制剂的作用位点和作用[8]。

表 34-1

当前使用的免疫抑制剂

药物(商品名)	常用剂量(规格)	治疗用途	不良反应
阿仑单抗(Campath-H1)	静脉注射 0.3mg/kg 或 30mg×1 支(30mg 瓶装注射)	预防和治疗急性细胞和抗体介导的排斥反应;免糖皮质激素方案	淋巴细胞减少症,白细胞减少症,感染
硫唑嘌呤(Imuran)	静脉注射或口服 1~3mg/(kg·d)(50mg 一片;100mg 瓶装注射)	作为预防急性排斥反应的基础用药	白细胞减少症,血小板减少症,肝毒性,恶心呕吐,腹泻,胰腺炎,感染

表 34-1

当前使用的免疫抑制剂（续）

药物（商品名）	常用剂量（规格）	治疗用途	不良反应
抗胸腺细胞球蛋白，马（Atgam）	静脉注射 10~20mg/（kg·d）（250mg/5ml，针剂注射）	治疗急性排斥反应（包括严重的或糖皮质激素抵抗）；作为在高风险患者预防急性排斥反应的诱导药	贫血，淋巴细胞减少症，血小板减少症，关节痛，肌痛，恶心、呕吐，腹泻，发热，寒战，低血压，心动过速，过敏，感染
抗胸腺细胞球蛋白，兔（Thymoglobulin）	静脉注射 1.5mg/（kg·d）给予 4~10 日（25mg/5ml，瓶装注射）	治疗急性排斥反应（包括严重的或糖皮质激素抵抗）；作为在高风险患者预防急性排斥反应的诱导药	发热，寒战，恶心、呕吐，低血压，中性粒细胞减少症，脸红，皮疹，瘙痒，关节痛，肌痛，血小板减少症，感染
巴利昔单抗（Simulect）	静脉注射 20mg×2 支 10mg：2 支用于体重低于 35kg 的儿童（10mg 和 20mg 瓶装注射）	作为预防急性排斥反应的诱导药	腹痛，头晕，失眠，过敏反应（少见）
贝拉西普（Nulojix）	静脉注射 初始维持：10mg/kg 第 0、4、14、28 日和第 8、12 周给药，之后每月 1 次 替代 CNI：5mg/kg 每 2 周给药 5 支，之后每 4 周给药 1 次	作为预防急性排斥反应的维持药物，作为不耐受 CNI 患者的替代药物	贫血，中性粒细胞减少症，腹泻，尿路感染，头痛，外周水肿，PTLD
环孢素（Sandimmune）	口服 5~10mg/kg，每日 2 次 静脉注射 1.5~2.5mg/kg（100mg/ml 口服溶液；25 和 100mg 胶囊；250mg/5ml 针剂注射）	作为预防急性排斥反应的基础用药	肾毒性，高血压，中性粒细胞减少症，毛发增多，牙龈增生，高血糖，高血钾，血脂异常，低镁血症，感染，肿瘤
环孢素（Neoral，Gengraf，等）	口服 4~8mg/（kg·d），每日 2 次（100mg 口服溶液；25mg，50mg，100mg 胶囊）	作为预防急性排斥反应的基础用药；服用他克莫司不耐受或无效患者的替代药物	同上
依维莫司（Zortress）	口服 0.5~1.5mg，每日 2 次（0.25mg，0.5mg，0.75mg，片剂）	作为预防急性排斥反应的基础用药；服用 CNI 不耐受或无效患者的替代药物	血脂异常，血小板减少症，中性粒细胞减少症，愈合障碍，口腔溃疡，蛋白尿，肺炎（少见）
甲泼尼龙琥珀酸钠（Solu-Medrol，various others）	10~1 000mg/剂量（40mg，125mg，250mg，500mg，1 000mg，2 000mg 瓶装注射）	作为预防急性排斥反应的诱导药和基础用药；治疗急性排斥反应	高血糖，精神错乱，欣快，伤口愈合不良，骨质疏松，痤疮，消化性溃疡，胃炎，流涎，电解质紊乱，高血压、血脂异常、白细胞增多，白内障，库欣综合征，感染，失眠，易怒
吗替麦考酚酯（CellCept）	1.5~3.0g/d，每日 2 次，静脉注射/口服（250mg 胶囊；500mg 片剂；200mg/ml 口服混悬剂；500mg 瓶装注射）	作为预防急性排斥反应的基础用药；服用硫唑嘌呤和雷帕霉素不耐受或低疗效患者的替代药物	腹泻，恶心、呕吐，中性粒细胞减少症，消化不良，溃疡，感染，血小板减少症，贫血
麦考酚钠（Myfortic）	360~720mg，每日 2 次，口服（180mg 和 360mg 片剂）	作为预防急性排斥反应的基础用药；吗替麦考酚酯替代药物	与吗替麦考酚酯相似的不良反应

表 34-1

当前使用的免疫抑制剂（续）

药物（商品名）	常用剂量（规格）	治疗用途	不良反应
泼尼松	口服 5～20mg/d（1mg,2.5mg,5mg,10mg,20mg,50mg,100mg 片剂）	作为预防急性排斥反应的基础用药	参照甲泼尼龙不良反应
雷帕霉素（Rapamune）	口服 2～10mg/d（0.5mg,1mg,2mg 片剂；1mg/ml 口服溶液）	作为预防急性排斥反应的基础用药；服用 CNI、麦考酚酯或硫唑嘌呤不耐受或低疗效患者的替代药物	血脂异常,血小板减少症,中性粒细胞减少症,贫血,腹泻,愈合障碍,口腔溃疡,蛋白尿,肺炎（少见）
他克莫司（Prograf, Astagraf XL,Envarsus XR）	口服 0.15～0.3mg/（kg·d），每日 2 次 静脉注射 0.025～0.05mg/（kg·d），持续滴注（0.5mg,1mg 和 5mg 胶囊；5mg/ml 瓶装注射）	作为预防急性排斥反应的基础用药；服用环孢素不耐受或低疗效患者的替代药物	肾毒性,高血压,神经毒性,脱发,高血糖,高血钾,血脂异常,低镁血症,感染,肿瘤
硼替佐米（Velcade）	1.3mg/m²,第 1、4、8 和 11 日静脉注射或皮下注射（3.5mg 一次性瓶装）	抑制浆细胞	骨髓抑制,血小板减少,神经病变,低血压,胃肠道反应
依库珠单抗（Soliris）	静脉注射 600～1 200mg［300mg 一次性瓶装（30ml,10mg/ml）］	抑制补体	输液反应,头痛,高血压,白细胞减少,感染
利妥昔单抗（Rituxan）	静脉注射 375mg/m²×1～5 次剂量或 500mg/m² 单剂量（100 和 500mg 一次性瓶装,浓度为 10mg/ml）	抑制 B 细胞产生	输液反应（发热,发冷,寒战）；输液部位疼痛,感染
静脉注射免疫球蛋白（Carimune NF,Flebogamma, Gammagard S/D,Gamunex, Iveegam EN,Octagam, Polygam）	静脉输注 100mg/kg～2g/kg（瓶装剂量根据制造商的不同而不同,范围为 1g、2.5g、5g、6g、10g、12g、20g、30g 和 40g；通常浓度为 5% 和 10%）	T 细胞和 B 细胞和/或免疫球蛋白的免疫调节替换	输液反应（发热,发冷,寒战）；输液部位疼痛,血栓形成,溶血性贫血,急性肾衰竭,脓毒性脑膜炎

CNI,钙调磷酸酶抑制剂。

维持药物

硫唑嘌呤

硫唑嘌呤是 6-巯基嘌呤（6-MP）的前体药物。硫唑嘌呤和 6-MP 是拮抗嘌呤的抗代谢剂。随着环孢素、他克莫司、麦考酚酯、西罗莫司的出现，硫唑嘌呤的应用逐渐减少，在制定免疫抑制方案时，甚至已不再使用硫唑嘌呤。但是，它仍然可以在某些情况下使用，因为价格便宜，或者用于不能耐受其他药物的患者。一些其他国家仍在继续应用硫唑嘌呤[9]。

硫唑嘌呤是一种同时抑制细胞免疫（T 淋巴细胞介导）和体液免疫（B 淋巴细胞介导）的抗代谢的非特异性免疫抑制剂。由于硫唑嘌呤作用于细胞分化、增殖的初期，因此对预防排斥反应有效，但对治疗急性排斥反应无效。6-MP 是一种被编入 DNA 和 RNA 中的活性代谢产物，从而干扰细胞内硫鸟嘌呤核苷酸（TGN）的生成。6-MP 在体内经次黄嘌呤-鸟嘌呤磷酸核糖转移酶转化为硫代肌苷酸和硫鸟嘌呤核苷酸。6-MP 具有两种免疫抑制的作用：抑制细胞增殖和细胞毒性。细胞内嘌呤核苷酸的减少阻碍细胞增殖，而硫鸟嘌呤核苷酸编入 DNA 会介导细胞毒性。

硫唑嘌呤转化为 6-MP 的主要代谢途径是通过谷胱甘肽的亲核攻击。肝脏和红细胞被认为是主要的代谢位点。6-MP 形成后进一步代谢生成硫嘌呤核苷酸和 6-硫鸟嘌呤核苷酸的类似物。这些活性代谢物具有较长的半衰期，并且具有免疫抑制活性。硫唑嘌呤药代动力学不受肾功能障碍影响，但 6-硫鸟嘌呤核苷酸的代谢物浓度可蓄积[1]。

硫唑嘌呤最常见的不良反应是骨髓抑制。骨髓抑制可能与硫嘌呤甲基转移酶的遗传缺陷有关。这种酶的低活性很罕见，但是在一些个体中，这会导致 6-MP 活性增高、6-硫鸟嘌呤的含量增多，容易发生骨髓抑制。在某些移植患者中，硫嘌呤甲基转移酶的低活性和该酶的特异性遗传多态性与硫唑嘌呤的骨髓毒性和疗效降低有关[10,11]；有人建议对遗传多态性进行检测。但是，只有极少数移植中心在使用药物之前进行基因检测。

吗替麦考酚酯和麦考酚钠

肾移植多中心注册试验结果表明，在肾移植方案中，吗替麦考酚酯（MMF）已经取代了硫唑嘌呤的应用。MMF 作为辅助治疗，与环孢素或他克莫司、泼尼松、西罗莫司、单克隆、多克隆抗体联合用于预防急性排斥反应，并且用于停用和最小化使用钙调磷酸酶抑制剂（CNI）。当受者对其他免疫抑制剂没有反应或者不能耐受不良反应时也可以应用 MMF。

MMF 是一种抑制嘌呤合成的抗增殖、抗代谢免疫抑制剂，但是比硫唑嘌呤的选择性更高。与硫唑嘌呤不一样的是，MMF 干扰嘌呤的从头合成途径。MMF 是霉酚酸（MPA）的具有活性的吗啉酯前体药物。MPA 选择性、非竞争性、可逆性阻断次黄嘌呤核苷酸脱氢酶（IMPDH）的作用。IMPDH 主要存在于活跃增殖的 T 淋巴细胞和 B 淋巴细胞中。T 淋巴细胞和 B 淋巴细胞依赖 IMPDH 和嘌呤从头合成途径产生嘌呤核苷酸，从而合成 DNA 和 RNA。因此，MPA 干扰 T 淋巴细胞和 B 淋巴细胞的增殖，比硫唑嘌呤更具选择性。MPA 也可能影响细胞因子的产生。其他次级效应包括抑制 B 淋巴细胞生成抗体，降低黏附分子的表达，减少平滑肌细胞增殖和中性粒细胞聚集、浸润[12]。（MMF 的药代动力学是复杂的，案例 34-7，问题 9 中详细记录）

MPA 的另一种口服制剂是肠溶包衣的麦考酚钠，得到美国食品药品管理局（FDA）的批准，常与钙调磷酸酶抑制剂（CNI）和糖皮质激素联合应用，预防肾移植受者排斥反应的发生。设计肠溶包衣制剂的最初目的是减少或防止 MMF 的胃肠道（GI）不良反应。然而多数研究表明，MMF 和霉酚酸钠的有效率和不良反应几乎相同。这两种药物非生物等效性[12]。关于 MMF 的使用，仿制产品和治疗药物监测以及不良反应将在本章节的后面加以描述（案例 34-7，问题 9）。

糖皮质激素

泼尼松、甲泼尼龙、泼尼松龙都是氢化可的松的合成类似物，是用于预防和治疗器官移植排斥反应的主要糖皮质激素。通常按固定剂量或根据体重（mg/kg）给药。虽然糖皮质激素是免疫抑制方案中的重要组成部分，但是由于具有较多显著的不良反应，大多移植中心的目标是尽量减少、尽早停止或避免使用糖皮质激素。

糖皮质激素对人体大多数细胞和组织具有多种作用，但它的抗炎作用，更重要的是，它的免疫抑制特性是其成为在器官移植受者中应用的基础。糖皮质激素与特异性细胞内糖皮质激素受体结合，干扰 RNA 和 DNA 的合成及特定基因的转录。细胞功能被改变，导致基因转录被抑制或激活。糖皮质激素还能影响 RNA 转录、蛋白质合成、细胞因子的产生和分泌，以及蛋白质和细胞因子受体的表达。

即使单剂量使用后，糖皮质激素也可以通过循环淋巴细胞重新分布到其他淋巴组织（如骨髓），并不是仅仅因为淋巴细胞的溶解而减少。然而，糖皮质激素也可短暂地增加外周循环中的中性粒细胞数量。糖皮质激素抑制抗原提呈细胞表达 IL-1 和 IL-6，以及 T 细胞活化、IL-2 和 IFN-γ 产生等系列事件。糖皮质激素干扰 IL-2 和 IL-2R 对活化 T 细胞的作用，从而抑制 T_{H1} 细胞功能。它们可以增强 IL-10 的调节功能及 T_{H2} 细胞功能。中等剂量到高剂量的糖皮质激素还会通过抑制细胞因子的生成及 T 细胞的裂解来抑制细胞毒性 T 细胞的功能。它们还能够抑制 B 细胞的早期增殖，但是对活化的 B 细胞和分泌免疫球蛋白的浆细胞的抑制作用较小。糖皮质激素影响大部分与急性排斥反应及炎症反应相关的细胞和物质。抑制白细胞在炎症反应中积聚；抑制巨噬细胞迁移及吞噬作用；抑制 INF-γ 诱导 Ⅱ 级 MHC 抗原表达；阻断 IL-1、IL-6 和 TNF 的释放；抑制共刺激分子的上调和表达以及中性粒细胞对内皮细胞的黏附作用；抑制补体 C3 分泌；抑制磷脂酶 A2 的活性；减少前列腺素的生成[13]。

钙调磷酸酶抑制剂

环孢素

环孢素的活性表现为可逆性抑制 T 细胞功能，尤其是 T_H 细胞介导的。它的主要作用是抑制 IL-2 和包括 INF-γ 在内的其他细胞因子的产生，从而早期抑制 T 细胞活化、致敏和增殖。环孢素对活化的成熟的细胞毒性 T 细胞几乎无作用。因此，它对治疗急性排斥反应作用不大。在抗原识别和信号转导发生后，其作用位点在 T 细胞胞质内。环孢素与细胞内一种叫做亲环蛋白的蛋白质（亲免蛋白）相结合。虽然与亲环蛋白结合是必需的，但是仅仅这样对免疫抑制还不够。环孢素-亲环蛋白复合体再和钙调磷酸酶相结合。这被认为可以阻止 IL-2 和包括 IFN-γ 在内的其他细胞因子基因转录过程中核基因的激活。并且由于这种抑制作用，环孢素间接削弱其他细胞如巨噬细胞、单核细胞和 B 细胞在免疫应答中的活性。环孢素对造血细胞和中性粒细胞没有影响。环孢素在肝脏中广泛代谢，代谢产物超过 25 种。其中有两种代谢产物在体外表现出较弱的免疫抑制作用。这些代谢产物的毒性还不是很清楚[14]。环孢素的药代动力学、剂量和治疗药物监测在案例 34-3，问题 1 和案例 34-4 中描述。

他克莫司

他克莫司是一种大环内酯类药物，与环孢素的分子结构不同。他克莫司效用强于环孢素，在肝脏和肾脏移植中作为主要的免疫抑制剂，常与糖皮质激素、麦考酚酯、硫唑嘌呤、mTOR 抑制剂和抗体合用。对于因标准免疫抑制治疗失败出现急性或慢性排斥反应的一些肝、肾移植受者，他克莫司可用于挽救治疗。作为钙调磷酸酶抑制剂，大部分移植中心更愿意选择他克莫司而非环孢素[2]。

他克莫司的活性与环孢素相似，但其抑制 IL-2 所需浓度要比环孢素低 10~100 倍。他克莫司也可抑制其他细胞因子的产生，包括 IL-3、IL-4、INF-γ、TNF 和粒细胞-巨噬细胞集落刺激因子。它对 B 细胞有着不同的影响，并且有抗炎作用。与环孢素类似，他克莫司与细胞内一种蛋白相结合：FK 结合蛋白 12。这种蛋白与钙调磷酸酶相互作用，抑制细胞因子基因转录和 T 细胞激活[15]。他克莫司的药代动力学、剂量和治疗药物监测在案例 34-7，问题 3-6 中描述。

mTOR 抑制剂

西罗莫司，以前称为雷帕霉素，是 FDA 批准的预防肾移植中急性排斥反应和替代环孢素的药物。在其他移植人群中也观察到西罗莫司相似的阳性结果；与其他药物，包括抗体、他克莫司、麦考酚酯、泼尼松等联合应用；当被用于紧急治疗排斥反应时，它的主要作用是避免使用或最小剂量应用钙调磷酸酶抑制剂。

与在 T 细胞活化早期起作用并抑制细胞因子产生的钙调磷酸酶抑制剂不同，西罗莫司作用于 T 细胞活化的晚期。它不抑制细胞因子生成，而是阻断信号转导，阻断 T 细胞和 B 细胞对 IL-2 等细胞因子的应答。西罗莫司与和他克莫司结合的 FK 结合蛋白 12 类似的蛋白结合，这种复合体干扰参与细胞增殖信号转导的某种酶或蛋白。环孢素和他克莫司都抑制钙调磷酸酶，而西罗莫司影响哺乳动物雷帕霉素靶蛋白（mammalian target of rapamycin, mTOR），西罗莫司还能抑制一种叫做 P7056 的蛋白激酶，这种酶参与微粒体蛋白质合成。这些效应导致细胞周期阻滞，信使 RNA 的合成受阻，从而阻断细胞增殖。西罗莫司还能抑制平滑肌细胞的增殖，尽管现在下结论还为时过早，但西罗莫司可能还会减少慢性排斥反应和癌症的发生。

西罗莫司表现出显著的药代动力学变异性。其平均生物利用度为 15%；C_{max} 和 AUC 在很宽的剂量范围内是线性的。西罗莫司分布广泛，主要分布在红细胞中，与血浆蛋白高度结合，约 92%。它还与脂蛋白结合。西罗莫司在肠道和肝脏中被细胞色素 P-450 3A4 同工酶代谢，并且它是 P-糖蛋白的底物。其药物相互作用与环孢素和他克莫司类似。仅 2% 的药物经肾脏清除。终末半衰期约为 57~63 小时，成人血药浓度达稳态的时间为 10~14 日，儿童则较短。

依维莫司是 FDA 最新批准的用于肾移植和肝移植的 mTOR 抑制剂，其作用机制与西罗莫司相似。用于避免使用或最小剂量应用钙调磷酸酶抑制剂。

依维莫司通过细胞色素 P-450 3A4 代谢，半衰期更短，平均 30 小时，给药剂量和频率与西罗莫司不同。尽管目标范围也不同于西罗莫司，但两者均需要血药浓度监测。它在移植中的作用与西罗莫司相似，但与西罗莫司的直接比较仍有待研究[16]。关于这种药物将在案例 34-4，问题 2 中讨论。

贝拉西普

贝拉西普是 FDA 批准的第一种静脉注射（IV）维持剂。贝拉西普是一种 CTL4-Ig，可以阻断 CD28 或 CTL-A4 与 CD80/CD86 结合相互作用的共刺激通路。CTLA4-Ig 与 CD80/CD86 结合力强于 CD28，导致共刺激和 T 细胞活化的抑制。贝拉西普每隔几周与其他药物（如麦考酚酯和泼尼松）联合使用，通常耐受性良好。它已被用作初始治疗，或用于避免或停止（转换）使用钙调磷酸酶抑制剂，以减少 CNI 诱导的肾功能减退。其对肾功能的益处以及避免 CNI 相关的副作用已被证实。然而，应该注意的是，与基于环孢素和麦考酚酯的方案相比，当贝拉西普与麦考酚酯合用时，急性排斥的风险增加。目前没有大样本研究将其与基于他克莫司的治疗方案或与细胞溶解诱导治疗相结合进行比较。在临床实践中，一些移植中心使用贝拉西普作为不能耐受 CNI 受者的替代药物。有一项意在评估其疗效的多中心研究正在进行中。其他一些小样本使用贝拉西普和 mTOR 抑制剂治疗的研究已经发表。应该注意的是，由于移植后患淋巴组织增生性疾病（post-transplant lymphoproliferative disorder, PTLD）的风险，贝拉西普在 EB 病毒抗体阴性的受者中是禁用的。上市前的 III 期研究表明，EBV 血清学阴性的移植受者，接受贝拉西普治疗患 PTLD 风险较高，特别中枢神经系统 PTLD 值得关注。最近来自 III 期临床研究的随访数据表明，对于移植超过 7 年的受者，与环孢素组相比，贝拉西普组的移植物存活率得到改善。因此，该药物可以为某些低风险肾移植受者带来益处，但不推荐用于其他器官移植受者，尤其是肝移植，因为既往的研究显示，与基于 CNI 的治疗方案相比，其预后较差[17]。

诱导药物

多克隆抗体

抗胸腺细胞球蛋白

多克隆抗体已经用于预防和治疗急性排斥反应数十年。目前使用的多克隆抗体通常通过静脉注射给药，主要有马（淋巴球蛋白）和兔抗胸腺腺细胞球蛋白。

从山羊和绵羊提取的抗胸腺细胞球蛋白（ATG）也被用于研究。然而，下面的讨论仅限于来自马和兔的提取物。无论 ATG 来自何种生物，都有相似的药理作用。然而效价和抗体特异性因批次和产品的不同而不同。马或兔的多克隆抗体生产首先是将同质化的人脾脏或胸腺制剂注射到动物体内，诱导动物体内产生针对人 T 淋巴细胞的免疫应答，再从动物体内收集含 T 细胞抗体的血清进行纯化。然而也会产生其他一些对抗人类细胞的抗体。这些抗体可以和除 T 淋巴细胞和 B 淋巴细胞以外的所有正常的血液单核细胞结合，这将消耗外周循环中的淋巴细胞、血小板和白细胞。这些机制被认为与外周循环淋巴细胞的溶解破坏、网状内皮细胞系统对淋巴细胞的吞噬、淋巴细胞受体的掩盖、细胞凋亡和免疫调节相关。这些制剂含有针对淋巴细胞表面标记物的抗体，包括 CD2、CD3、CD4、CD8、CD11a、CD25、CD44、HLA-DR 和 I 级 HLA 抗原。它们干扰白细胞黏附和转运，并作用 CD20+ B 细胞。ATG 制剂通常在初始给药的 24 小时内快速且完全地耗尽循环 T 细胞，一个疗程结束后疗效仍可以持续数周，尤其是应用兔抗胸腺细胞球蛋白。

对这些产品也可以产生抗体,然而这并不会影响临床效果(详见案例34-1)[18]。

单克隆抗体

巴利昔单抗

巴利昔单抗是一种IL-2受体拮抗剂,单克隆抗体被批准用于联合其他免疫抑制剂来治疗肾移植中的急性细胞排斥反应。巴利昔单抗是一种嵌合抗体,包括小鼠和人的抗体序列。在肾移植受体中,这种制剂可以预防急性排斥反应的发生。偶尔也被应用在肝移植中。已经进行了巴利昔单抗和其他抗体如兔抗胸腺细胞球蛋白相比较的研究。与其他制剂相比的优势包括便于给药、副作用小、免疫原性低、感染或恶性肿瘤发生率低,并且所需剂量小。虽然有过敏报道,但是它的耐受性较好。巴利昔单抗在免疫低风险受者中似乎更有效,而在高风险受者中,它的使用是受限制的。它与仅表达在激活的T淋巴细胞上的IL-2受体α亚基(亦称CD25抗原或TAC亚基)相结合,这个亚基对IL-2激活T细胞至关重要,从而阻断IL-2与其受体相结合最终阻断T细胞激活。它不会导致淋巴细胞耗尽。在肾移植术后第0日和第4日,静脉注射两剂巴利昔单抗,可使IL-2受体位点饱和并维持30~50日(详见案例34-1,问题4)[19]。

阿仑单抗

阿仑单抗是一种定向对抗T细胞、B细胞、NK细胞、巨噬细胞和单核细胞表面CD52抗原的人源化单克隆抗体。与CD52的结合可以引发这些细胞的抗体依赖性裂解。它被批准用于治疗某些类型的白血病,但是在器官移植中没有被批准使用。因其可减少淋巴细胞尤其是T_H淋巴细胞的显著降低或消耗,大量研究评估了其作为诱导治疗预防肾移植术后急性排斥反应的疗效。一些研究调查了它在低、高免疫风险移植中、糖皮质激素和CNI撤除或停药方案中的应用。一些机构已经研究它在糖皮质激素停用或减量以及CNI减量甚至停用的免疫抑制方案中的作用。它很少用于肝移植。这种制剂的使用方案通常是手术时给予一个单剂量的静脉注射或皮下注射。应用这个剂量在一些受者中可能会发生显著的中性粒细胞减少症和淋巴细胞减少症,并且持续数月至数年。尽管单剂量方案仍然可导致感染,但与多剂量方案相比,单剂量方案可以成功地减少真菌和病毒感染的发生率[20,21]。详见案例34-1,问题4。

其他药物

肾移植虽然不是使用这些药物的适应证,但目前仍被用于肾移植。静脉注射免疫球蛋白和一种抗B细胞CD20单克隆抗体-利妥昔单抗,在移植前、后用于ABO血型不合或高致敏性的移植受者。C5补体抑制剂依库珠单抗和蛋白酶体抑制剂硼替佐米也用于这种情况并被研究,以及用于抗体介导的急性细胞排斥反应的治疗[22,23]。

肾移植

适应证和评估

除非有禁忌证,终末期肾病患者均是肾移植术的适应人群。禁忌证(绝对或相对)由各个移植中心确定。绝对禁忌证包括患有恶性肿瘤、严重的活动性感染、活动性肝病、乙肝表面抗原阳性、严重或有症状的心脏或肺部疾病,还包括一些复发快、药物滥用、心理异常以及违规行为所导致的特殊肾病。肾移植受体的相对禁忌证包括慢性肝病、活动性感染、丙肝阳性、HIV阳性、病态肥胖、交叉配型阳性和年龄大于70岁的患者。高龄作为终末期肾病行肾移植治疗的相对禁忌证存在争议,因为大约40%的终末期肾病患者的年龄超过65岁,越来越多的此类患者正在接受肾移植治疗。终末期肾病患者不需要等到接受透析时才考虑肾移植,因为与等待移植的透析患者相比,早期肾移植的成本更低,同时患者可以拥有更好的生活质量和更长的生存期。导致终末期肾病和肾移植的主要疾病包括糖尿病、高血压、肾小球肾炎和多囊肾。

糖尿病和高血压是引起终末期肾病的最常见的病因。肾移植可以使患者的肾功能恢复到接近正常水平(即肾小球滤过率在50~80ml/min),从而提高生活质量,并可以纠正因终末期肾病引起的一系列并发症如贫血、低血钙、高磷血症,但不包括糖尿病、高血压、高脂血症。

评估一个患者是否需要接受器官移植时都需要考虑风险-收益比。一般情况下,肾移植手术能够提高患者的生活质量,避免因透析和肾衰竭所引发的并发症及后果。同时也比透析更经济有效。相反的,行肝移植手术的患者如果移植肝失功将会走向死亡。因此,当对进行器官移植的患者仔细评估移植标准。

供体与受体的匹配

无论对于活体供肾还是尸体供肾,供受体在HLA-A、HLA-B和HLA-DR位点上相匹配可以增加移植物的存活率并延长其半衰期。6抗原位点匹配是一种理想状况,而0抗原位点匹配对肾移植则不太有利。半衰期是指移植物从存活到死亡所经历时间的一半。活体供肾的半衰期(平均15.9年)要长于尸体供肾(平均11.9年)[24]。对于匹配度相似的肾移植受体而言,首次接受尸体供肾的1年移植物存活率要大于90%,而3年的存活率要大于80%。然而,这些积极的因素可能会被种族因素所抵消。与其他人群相比,非洲裔美国人肾移植术后受者和移植物的存活率较低,这可能与免疫学、医学、药理学、药代动力学、药物基因组学以及社会经济原因有关。除了非洲裔美国人,其他导致移植术后存活率低的原因还包括高龄供体、15岁以下或50岁以上的受体、二次移植、PRA较高(>20%~50%)和移植物功能延迟恢复。存在这些情况的受体往往被认为是高危受者。

由于供体数量有限,器官移植委员会试图安全利用边缘供体来增加供体资源。最近,该分配系统已经开始结合预测工具来确定供体的边缘程度,称为供体者档案指数(Kidney Donor Profile Index,KDPI)。KDPI 采集供体信息,包括年龄、身高、体重、种族、高血压、糖尿病、死因原因、血清肌酐、丙肝状态和循环衰竭状况,对肾脏的评分从 0% 到 100%。与 KDPI 较低的肾脏相比,百分数较高的供体移植后更容易失败。在目前的分配制度中,具有高 KDPI(85% 或更高)的供体被保留给年长的受体[25]。

免疫抑制治疗

案例 34-1

问题 1:G. P. 是一位 52 岁的非洲裔美国人,体重 72kg,他患有终末期肾脏疾病(end-stage renal disease,ESRD),继发 2 型糖尿病、高血压和高脂血症。他连续 4 年每周行 3 次血液透析治疗。其他并发症包括:贫血、低血钙和高磷血症。G. P. 使用的药物包括:氨氯地平 10mg(每日 1 次),雷米普利 10mg(每日 2 次),立普妥 20mg(每日 1 次),餐时和睡前服用两片碳酸钙,餐时服用司维拉姆 800mg,皮下注射 30 单位甘精胰岛素,餐时注射 8 单位普通胰岛素,静脉给 8 000 单位促红细胞生成素(每周 3 次)。该患者等待肾移植手术 2 年,近期移植中心通知他入院接受尸体供肾移植手术。G. P. 与捐献者的血型一致,他最近的 cPRA 配型是 10%。交叉配型为阴性,并且 HLA 配型显示供受体之间有 3 种抗原(A1,A2,B35)相匹配。入院时化验指标如下:

钠:141mmol/L

钾:4.7mmol/L

氯:102mmol/L

碳酸氢根:23mmol/L

血尿素氮:44mg/dl

血肌酐:13.9mg/dl

钙:3.9mmol/L

磷:6.2mg/dl

葡萄糖:225mg/dl

白蛋白:3.5g/dl

白细胞计数:8.4cells/μl

血红蛋白:10.8g/dl

红细胞压积:32%

患者有 HIV、乙肝表面抗原(HbsAg)、丙肝、巨细胞病毒(CMV)的血清学检测均为阴性,乙肝表面抗体(anti-Hbs)阳性,EB 病毒(EBV)抗体阳性。

在移植手术前,G. P. 口服 MMF 1g 并静脉输注头孢唑林 1g。术中在他的新肾即将再灌注之前,静脉给予甲泼尼龙 500mg 和兔抗胸腺细胞球蛋白 100mg。术后静脉给予呋塞米 100mg。手术后的当日静脉给予甲泼尼龙 250mg,术后第 2 日甲泼尼龙剂量减到 100mg。随后口服 60mg 泼尼松[1mg/(kg·d)],到术后第 7 日减为 20mg[0.3mg/(kg·d)],在 1 个月内递减至每日 5mg。如果肾功能得到改善,在术后 12 小时内就应当按 0.1mg/(kg·d)或每 12 小时 3mg 的剂量口服或鼻饲他克莫司,随后的给药剂量应根据血药谷浓度进行调整。MMF 应继续按 1g(每日 2 次)口服。该患者在术后第 1、2、3 日仍需继续使用兔抗胸腺细胞球蛋白 100mg 来进行抗体诱导治疗。为什么 G. P. 需要使用这种免疫抑制治疗方案?

免疫抑制治疗的主要目标是防止发生排斥反应和尽可能减少感染发生,并确保受者和移植物的长期存活,提高生活质量。肾移植术后第 1 年的总体急性排斥反应发生率为< 15%。出现排异时大多数按照急性排斥反应治疗。

目前关于最佳的诱导和维持免疫抑制方案尚未达成共识,方案的选择主要取决于手术过程和移植的器官种类。虽然有研究综合评估了不同的治疗方案,但结果往往受到供体选择和条件、器官保存和获取、器官缺血(冷、热)情况、受体的术前状况、合并症及高低危险因素、手术过程、术后管理、监测及随访等方面差异的影响。另一个需要注意的问题是许多药物在术后第 1 年表现出较好的疗效,但在慢性排斥和移植物存活等远期效果上并没有显著的影响[3]。治疗方案的选择通常基于移植时存在的危险因素。在移植术后早期,由于发生急性排斥反应的风险在术后数周至数月内最高,免疫抑制剂的种类、剂量和靶浓度均要高于移植后期。

虽然某些情况选用了单一疗法,但大多数初始免疫抑制治疗方案联用 2 种或 3 种维持药物,这取决于器官移植的种类和危险因素。常见的组合方案包括 CNI(环孢素或他克莫司)与 MPA 或西罗莫司,以及泼尼松。最常见的方案是他克莫司、MMF 和泼尼松以及短期给予单克隆抗体(阿仑单抗,巴利昔单抗)或多克隆抗体(兔抗胸腺细胞球蛋白)。另一种选择是避免使用糖皮质激素和 CNI,或在移植早期短程使用,在移植后一段时间(通常是几个月)停药,以避免这些药物的长期不良作用。在 HLA 相同的活体肾移植中,双药疗法(例如他克莫司或麦考酚酯和泼尼松)获得了很好的疗效;然而,与其他方案一样,急性排斥反应仍可能会发生。联合治疗可以利用不同的药物作用机制,通过序贯治疗和使用小剂量而不是单独使用较大剂量的药物来降低药物毒性。然而,多药联合可能导致药物成本增加、依从性问题、感染和恶性肿瘤的发生率增加,以及难以评估和控制不良反应[9]。

由于 G. P. 接受了一个死亡供体的捐赠,并且被认为是一个免疫排斥高危的受体(他是非洲裔美国人),所以使用一种抗体联合几种维持药物是比较合适的。他一开始服用他克莫司、麦考酚酯和泼尼松。基于文献报道,这种药物组合是最有效的[15]。

在移植后的 6 个月,用药剂量会随时间推移逐渐减小并维持在一个稳定剂量,持续 6 个月到 1 年。对于 G. P. 而言,他克莫司、环孢素、西罗莫司和依维莫司剂量根据谷浓度进行调整,目标谷浓度值也随时间降低。稍后可能会停止使用麦考酚酯。虽然停药可以减少不良反应发生,但必须权衡发生排斥反应和移植肾丢失的风险。单药治疗一般使用他克莫司或环孢素,该疗法可以在低危的肾脏、肝脏移植受者中使用。大多数受者需终身服用免疫抑制药物。

案例 34-1,问题 2：什么是诱导治疗？哪一种药物最适合 G.P.？

移植后诱导治疗是指在移植时或术后最初几日使用抗体诱导免疫耐受。兔抗胸腺细胞免疫球蛋白、阿伦单抗、巴利昔单抗都是诱导药物。移植早期可能会发生急性排斥反应和移植物功能延迟恢复（移植后最初 7 日内需要透析）。两者都对移植肾的存活有负面影响。抗体诱导可以减少急性排斥反应和移植肾功能延迟恢复的发生，通常用于免疫高风险受者。允许使用较低的剂量，或缓慢引入，或在维持药物后顺序使用。抗体诱导是高危者早期治疗的主要组成部分。现在低至中风险的受者使用抗体诱导治疗也逐渐增多，其常作为一种避免使用 CNI 和糖皮质激素药物的替代疗法。目前，大约 80% 的肾移植受者接受免疫诱导治疗，而兔抗胸腺细胞球蛋白的使用率约占 60%[2,26]。

选择兔抗胸腺细胞球蛋白作为诱导药物是因为 G.P. 是非洲裔美国人，他发生急性排斥反应的风险更高。通常，兔抗胸腺细胞球蛋白似乎比 ATGAM（马抗胸腺细胞球蛋白）更有效。当用于诱导时，兔抗胸腺细胞球蛋白可减少急性排斥反应的发生，提高受者存活率，并且副作用可控。在肾脏移植中，与马抗胸腺细胞球蛋白相比，该药物可有效减少急性排斥反应的发生，提高移植物短期和长期存活率，特别是对高风险受者[26]。

抗胸腺细胞球蛋白

剂量和给药方式

案例 34-1,问题 3：对于患者 G.P.，兔抗胸腺细胞球蛋白该如何给药和监测？

虽然 FDA 没有批准，但是兔抗胸腺细胞球蛋白和马抗胸腺细胞球蛋白对免疫诱导治疗或急性排斥治疗均有效。兔抗胸腺细胞球蛋白的剂量范围为 1~6mg/kg，但是常规剂量为 1.5mg/(kg·d)，而马抗胸腺细胞球蛋白的使用剂量范围为 10~20mg/(kg·d)，常规剂量为 15mg/(kg·d)。这两种药均可以使用 0.9% 氯化钠注射液稀释，静脉持续给药 4~6 小时。两者通常注入流速较高的中心静脉，从而减少疼痛、红斑和静脉炎的发生。目前兔抗胸腺细胞球蛋白已经可以通过外周静脉输注[27]。建议使用马抗胸腺细胞球蛋白前进行皮试，而兔抗胸腺细胞球蛋白则不需要。既往对马血清敏感的患者有可能会产生过敏反应，但不断改进的产品纯化技术使得过敏反应的发生率有所下降。皮试阳性的患者可以进行脱敏，也可以使用兔抗胸腺细胞球蛋白来替代治疗[18]。

剂量和疗程

通常在术中给予首剂兔抗胸腺细胞球蛋白。与术后给药相比，术中给药可以降低移植肾功能延迟恢复的风险。使用兔抗胸腺细胞球蛋白或马抗胸腺细胞球蛋白进行免疫诱导治疗的疗程一般为 3~10 日。治疗排斥反应的疗程一般为 7~10 日。对于类似 G.P. 的患者，给予四倍剂量预防治疗被证实跟长期用药一样有效[18]。

不良反应

许多不良反应与使用兔抗胸腺细胞球蛋白或马抗胸腺细胞球蛋白有关。通常会发生局部静脉炎和疼痛，过敏反应较罕见。常见症状有寒战、发热、红斑、皮疹、荨麻疹、皮肤瘙痒、头痛、白细胞减少和血小板减少。发热寒战、低血压、恶心呕吐可能是因为裂解的淋巴细胞释放出 TNF、IL-6 等细胞因子而引起的。这些症状可以通过给药前服用对乙酰氨基酚和苯海拉明来控制。

可以在头两剂兔抗胸腺细胞球蛋白用药前 1 小时给予最大剂量 500mg 的甲泼尼龙来减小输液反应。机会性病毒（CMV 和 EB 病毒）和真菌感染是主要的迟发出现的副作用。对恶性肿瘤的易感性，如 PTLD 也是一个问题。因为 CMV 感染风险的增加，患者常常需要在诱导治疗期间口服缬更昔洛韦或静脉输注更昔洛韦，治疗结束后仍需继续口服缬更昔洛韦长达数月时间[18]。

监测

在输液期间，应当每小时监测 1 次患者的生命体征，并且应每日监测其白细胞和血小板计数。如果患者的白细胞计数下降到小于 3 000/μl，那么就需要将给药剂量减少一半或完全停药直到白细胞计数恢复至理想水平。使用兔抗胸腺细胞球蛋白来治疗急性排斥反应的患者可能会基于血小板和白细胞计数来调整药量，但是这种调整需慎重考虑。

用药剂量也可以根据淋巴细胞绝对计数或淋巴细胞亚群计数来调整，以求最大限度提高疗效并且尽可能地降低感染并发症。例如，药物剂量可以根据目标 T 淋巴细胞（CD2 或 CD3）绝对计数来调整，当其小于 25~50/μl 时需要减量，尤其是在使用该药来治疗急性排斥反应时。类似 G.P. 的案例，用马抗胸腺细胞球蛋白进行诱导治疗时，很少基于 CD2 或 CD3 计数来调整剂量。但基于 CD2 和 CD3 计数来调整给药剂量，会使用药减少，用药频率降低（例如，隔一日而不是每日），成本降低，并且病毒感染概率减小。与马抗胸腺细胞球蛋白相比，兔抗胸腺细胞球蛋白对淋巴细胞的影响更大，持续时间更长，却不会增加感染和恶性肿瘤发生的风险[18]。

案例 34-1,问题 4：巴利昔单抗或阿伦单抗可作为兔抗胸腺细胞球蛋白的替代药物吗？

巴利昔单抗已经被批准用于肾移植的免疫诱导治疗，然而它也可以用于其他器官移植受者。它与环孢素或他克莫司、糖皮质激素以及 MMF 或西罗莫司联合应用。与安慰剂相比，巴利昔单抗具有类似的安全性，并且比兔抗胸腺细胞球蛋白安全性更高。但对高危人群例如 G.P.、高 PRA 或器官缺血时间过长、移植肾功能延迟恢复、曾经接受过移植手术的受者作用有限。对于这类受者，大多数移植中心都使用多克隆抗体进行诱导治疗。最初针对 IL-2R 单抗进行的试验只纳入极少数的高危受者，或完全排除在外。更加有效的药物如兔抗胸腺细胞球蛋白，仍是高危受者的首选。一项前瞻性研究比较了兔抗胸腺细胞球蛋白与巴利昔单抗在高危肾移植受者中的疗效，结果显示前者的急性排斥反应的发生率低[20]。巴利昔单抗通常用于低、中危受者以及那些最小剂量 CNI 或避免糖皮质激素方案的受者。

阿仑单抗作为另一种替代方案被一些移植中心用于治疗低危和中高危受者。研究显示其在高危受者中的效果不亚于兔胸抗腺细胞球蛋白，而在降低低危受者急性排斥反应方面疗效优于巴利昔单抗[28]。不良反应包括频繁和长期的中性粒细胞减少、淋巴细胞减少、血小板减少、贫血、恶心、呕吐和腹泻。尽管是在移植术中麻醉状态下单剂量给药，但仍可发生输液反应。与兔胸抗腺细胞球蛋白一样，机会性感染和发生恶性肿瘤的风险也会增加。利妥昔单抗也被用于研究非致敏或 ABO 血型相容移植受者的潜在诱导治疗，但对 ABO 不相合的受体其疗效并不太明显[22]。

术后病程和移植肾功能延迟恢复

案例 34-1，问题 5：G. P. 术后转入移植病房，在接下来的 3 个小时，他的尿量从 300ml/h 降至 40ml/h。他静脉补液的速度与排尿速度保持一致。他在手术中补液量为 3L。其血压为 140/83mmHg，心率 87 次/min，体温 36.9℃，没有脱水迹象。他的血尿素氮为 56mg/dl，血肌酐为 12.8mg/dl。在给予 100mg 呋塞米后他的尿量增加到 140ml/h，但数小时后又减少到 40ml/h。再次给予补液及呋塞米结果同前。肾脏超声结果显示没有尿漏、积液或输尿管梗阻。二亚乙基三胺五乙酸肾动态显像显示肾脏灌注良好，但累积和清除率有所下降。在接下来的 2 日，G. P. 的血压为 150/93mmHg，体重 76kg（较术前增加 4kg），尿量减少到每日 200ml，相关的化验指标如下：

　　血尿素氮：85mg/dl
　　血肌酐：13.2mg/dl
　　钾：5.8mmol/L

我们医生决定对 G. P. 进行血液透析治疗。G. P. 的肾功能为什么会这样？最可能的诊断是什么？

肾移植术后早期的肾功能可以很好地反映出移植肾的功能好坏以及是否出现功能延迟恢复。如果受体具有良好的肾功能，那么利尿会很顺利，并且血肌酐会在移植后的几日迅速下降到 2.5mg/dl 以下。大多数的活体移植与 30%～50% 的尸体移植均可在术后获得良好的肾功能。肾功能中度或恢复较慢的肾移植受者血肌酐下降也较慢，可在术后一周内稳定下来。移植肾功能延迟恢复的受者通常少尿或无尿，需要尽早行血液透析治疗，并且要数日到数周时间才能恢复。移植肾功能延迟恢复最常见于接受死亡供体捐赠的受者，其发病率为 10%～50%[29]。

移植肾功能延迟恢复的诊断依赖于临床表现和实验室检测，各中心的诊断标准可能有所不同。传统意义上移植肾功能延迟恢复被定义为移植术后 7 日内需要进行透析治疗。移植肾功能缓慢恢复被用来描述肾功能改善滞后的状态，但无需行透析治疗。移植肾功能延迟恢复与供体（年龄、器官状况、缺血时间延长）、术中情况（低血压、体液失

衡、缺血再灌注损伤）和受体情况（二次移植、术后低血容量或低血压、使用肾毒性药物）有关[29]。

对于 G. P. 而言，移植术后第一个小时尿量少，随后出现少尿并排除了急性肾小管坏死可能，肾扫描结果，血尿素氮和血肌酐恢复欠佳，以及需要行透析治疗均提示其移植肾功能延迟恢复。移植肾功能延迟恢复将降低移植肾长期存活的时间，增加发生急性排斥反应的风险，以及因为透析影响术后早期治疗，延长住院天数，并且增加治疗费用。同时它也会增加评估急性排斥反应的困难，因为受者的肾功能已经受损。对于移植肾功能延迟恢复的患者，如果术后第 7 日血肌酐水平仍没有改善则有必要行肾脏穿刺活检[29]。

案例 34-1，问题 6：此时 G. P. 的免疫抑制治疗方案需要做怎样的调整？是否有治疗措施可以预防和治疗移植物功能延迟恢复？

CNI 类药物的肾毒性可能导致移植肾功能延迟恢复的发生，并延长疗程。因此，他克莫司需要暂时停药或减少用量。由于它的这种影响，一些治疗方案不包含 CNI 类药物，或仅在术后第 1 周少量使用，或推迟使用直到肾功能得到改善。这些方案通常包含抗体，并且在发生移植肾功能延迟恢复和急性排斥反应风险最高的移植术后早期就给予较强的免疫抑制药物。兔抗胸腺细胞球蛋白常用于移植肾功能延迟恢复的受者，因为它与 CNI 类药物相比，可能会缩短病程并且减少透析的次数。另一可行的选择是使用巴利昔单抗，其已被证实可以减少急性排斥反应发生率并推迟首次排斥的时间。值得关注的是，与使用兔抗胸腺细胞球蛋白不同，使用巴利昔单抗时需要及早应用 CNI 类药物，因为其不能长期有效地防止排斥反应。此外，还应维持 MPA 剂量并继续逐渐减少泼尼松剂量。对于 G. P. 而言，根据他的血肌酐和尿量改善情况以及当前泼尼松和 MMF 的治疗方案，可以给予兔抗胸腺细胞球蛋白 5～10 日。常规剂量为每日或隔日 1.5mg/kg，取决于他的 CD3+ 水平以及白细胞、血小板的计数。直到血肌酐水平下降才能够使用他克莫司。

最近的研究集中在预防或逆转移植物功能延迟恢复的疗法，结果喜忧参半。在此背景下有几种疗法正在进行测试，其中包括抑制 p53（I5NP）、补体（依库珠单抗）、TLR2（OPN-305）和肝细胞生长因子（BB3）。其他已经试用过的疗法包括阿替普酶、依那西普、缺血预处理、促红细胞生成素和多巴胺，后者显示可以减少透析，但尚无一例证实可提高移植物存活率。由于移植物功能延迟恢复是一个常见且重要的临床难题，它仍然是一个重要的研究的热点[29]。

排斥反应

案例 34-1，问题 7：G. P. 在术后第 0、1、2 和 3 日按 1.5mg/kg 的剂量静脉滴注 6 小时兔抗胸腺细胞球蛋白作为诱导用药，但因为他出现移植肾功能延迟恢复，所以在术后第 5 日给予了额外剂量。这个额外剂量联合泼尼松和 MMF 一同给药。术后第 5 日开始给予他克莫

司 3mg 口服（每日 2 次）。停止使用兔抗胸腺细胞球蛋白后，G. P. 的尿量逐渐增加到每日 1 600ml，体重减少到 73kg。其他指标如下所示：

血压：142/84mmHg

心率：82 次/min

体温：36.7℃

血尿素氮：23mg/dl

血肌酐：2.3mg/dl

钾：4.6mmol/L

在停止使用兔抗胸腺细胞球蛋白 60 日后，G. P. 开始规律饮食，并且可以服用所有口服药物。他当前使用的药物包括 MMF750mg（每日 2 次）、泼尼松 5mg（每日 1 次）、他克莫司 5mg（每日 2 次）、雷尼替丁 150mg（睡前）、琥珀辛酯磺酸钠 100mg（每日 2 次）、氨氯地平 10mg（每日 1 次）、美托洛尔 50mg（每日 2 次）、甘精胰岛素 40 单位（每日 1 次）、诺和锐 10 单位（每日 3 次随餐）、缬更昔洛韦 450mg（每日 1 次）和甲氧苄啶-磺胺甲噁唑（trimethoprim-sulfamethoxazole，TMP-SMX）的双剂量片剂，于每周一、周三和周五各服用 1 片。他的体重增加到了 75.6kg，指标如下：

血压：160/94mmHg

心率：98 次/min

体温：37.6℃

血尿素氮：30mg/dl

血肌酐：3.4mg/dl

钾：4.8mmol/L

他克莫司谷浓度：5ng/ml（目标范围：8~10ng/ml）

最近一次 24 小时尿量下降到 750ml

患者感到疲惫、食欲缺乏，但在过去的 1 日里他的液体入量充足。有什么证据表明 G. P. 出现了排斥？

虽然在过去的 10 年里急性排斥反应发生率有所下降、移植肾存活率提高，但某些类型的急性排斥反应和慢性排斥反应仍然是导致移植肾失功的主要原因。排斥反应可以分为超急性、加速性、急性和慢性。肾脏活检是诊断肾移植后排斥反应的金标准。目前已有相应的标准来对排斥反应的类型和严重程度进行分类和分级。

超急性排斥反应

超急性排斥反应通常发生在同种异体移植后数分钟到数小时内，是一种细胞毒抗体对供体特异性 I 类抗原发生的排斥反应。这种类型的排斥反应比较罕见，因为供受体在术前会进行 ABO 血型匹配和 HLA 配型，但它的预后很差。临床上，此类患者表现为无尿、高钾血症、高血压、代谢性酸中毒、肺水肿等，而且在某些情况下伴有弥散性血管内凝血。肾脏灌注扫描显示无摄取。如果已排除其他导致无尿的可能原因并明确诊断，那么必须摘除移植的肾脏。

加速性排斥反应

加速性排斥反应通常发生在器官移植后的数日内。这是由于供体存在与受体预先致敏原类似的抗原物质，并且

产生了新的供体特异性抗体。肾移植加速排斥反应主要发生于那些曾接受过移植的、多次妊娠或输血的受者。这些受者通常在发生急性肾衰之前的数日维持良好的肾功能。加速排斥反应一般对药物的耐受性更高。

急性排斥反应

急性排斥反应是最常见的肾移植排斥反应类型，大多对治疗有反应。大多数急性排斥反应是 T 细胞介导的，有一些是 B 细胞介导的，另外一部分是由两者共同介导的。肾移植后急性排斥反应会显著降低活体和尸体供肾的半衰期和存活时间。急性排斥反应可以发生在肾移植后 1 周到数月时间。G. P. 案例表明，预防性地应用抗体进行免疫诱导可以将急性排斥反应的发生推迟数周。如果发生急性排斥反应，一般发生在移植后第 1 年内，大多数发生于术后 60 日内。然而，受者不规律服药和监测，也可使急性排斥反应发生在移植术后的任何时间。发生急性排斥反应受者的临床表现包括无症状、仅有血肌酐升高的肾功能轻度受损，这比较常见，也可以表现为类似流感的症状、高血压或出现急性少尿肾衰竭。G. P. 表现为不适、乏力和食欲下降。这种非特异性主诉常见于发生排斥反应的患者，并且可伴有肌痛以及移植部位的压痛。客观来讲，G. P. 体重增加、高血压、尿量减少、血肌酐增高均符合急性排斥反应表现。此外，他克莫司血药浓度较低，提示免疫抑制不充分。必须区分移植肾急性排斥反应和 CNI 类药物肾毒性，以及除外感染（如肾盂肾炎、CMV、BK 多瘤病毒）。虽然临床证据表明 G. P. 可能出现急性排斥反应，但肾活检仍是明确诊断的金标准。活检结果通常需要等待 6~8 小时。如果确实存在急性排斥反应，活检将显示单核细胞间质浸润，严重时伴有肾小管炎症或动脉内膜炎。急性排斥反应的严重程度将根据病理标准进行分类和分级，这将决定后续的治疗方案。不太严重的受者可以使用大剂量糖皮质激素治疗，而严重的受者则应给予兔抗胸腺细胞球蛋白治疗[6]。

抗体介导的排斥反应

抗体介导的（也被称为体液）排斥反应包括由抗体介导的急性或慢性排斥反应。在过去的几年中，人们越来越认识到这种类型的排斥反应对移植的重要性和不利影响。抗体介导的排斥反应（antibody-mediated rejection，AMR）的发生率不到急性排斥反应的 10%，但移植物失功率接近 30%。AMR 的组织学标准与 ACR 不同。C4d 补体成分染色阳性，提示是抗体介导的排斥反应，尽管这种类型的排斥反应在 C4d 阴性时也可能发生。许多受者在移植前后都有供体特异性抗体（donor-specific antibodie，DSA），这些抗体可能在移植后数小时到数年内出现。抗体介导的排斥反应通常与血流动力学改变有关，并且对药物治疗的抵抗力更强[30]。

慢性排斥反应

慢性排斥反应是导致肾移植 1 年以上远期移植肾丢失的主要原因。它可以是细胞介导的，也可以是体液介导的。在多数案例中慢性排斥反应进展缓慢，往往持续数年时间。

慢性排斥反应的特征症状是高血压、蛋白尿和肾功能逐渐受损直至肾衰竭。由于没有特定有效的治疗手段，只能采取支持治疗（例如肾移植后透析）。最终，二次移植是必要的。一些数据表明，部分患者可能受益于一些新型药物，如MMF和西罗莫司等无肾毒性的药物，但有待进一步研究。慢性排斥反应的诊断依赖于临床表现及活检发现移植肾管腔结构和血管的纤维化。肾移植慢性排斥反应必须与慢性CNI类肾毒性、慢性感染、原发肾病的复发及其他原因引起的同种异体移植物损伤区分开。

慢性移植物损伤

慢性移植物损伤（chronic allograft injury，CAI）通常是排他性诊断，是指肾移植后数月到数年肾功能进行性减退恶化，确切原因不明，导致移植物丢失。CAI的发病包括免疫机制和非免疫机制。导致CAI发病的免疫因素包括急性排斥反应病史、免疫抑制不充分、不依从免疫抑制治疗、既往发生过如CMV等的感染。非免疫性因素包括供体状况（年龄、高血压、糖尿病）、缺血时间增加、受体高血压、高脂血症、CNI类药物肾毒性和体重指数升高。间质纤维化/肾小管萎缩（interstitial fibrosis/tubular atrophy，IF/TA）是用于描述这种情况的另一个术语。它通常被认为是不可逆的，并且不受加强免疫抑制治疗的影响[31]。

急性排斥反应的治疗

> **案例34-1，问题8：** 对G. P. 移植后的肾脏行穿刺活检提示其发生1A级中度急性排斥反应。随后G. P. 开始接受甲泼尼龙500mg（每日1次）静脉给药。同时终止口服维持剂量的泼尼松，增加MPA和他克莫司的剂量。之后口服高剂量的泼尼松递减方案将替代静脉给药后。为什么甲泼尼龙可以用于治疗G. P. 的首次急性排斥反应？

高剂量或静脉冲击给予甲泼尼龙，静脉注射兔抗胸腺细胞球蛋白，静脉滴注ATG和口服泼尼松均可以用于治疗各种实体器官移植后的急性排斥反应。大剂量糖皮质激素（通常静脉注射甲泼尼龙）被认为是治疗急性排斥反应的一线药物，因为它可以快速降低淋巴细胞反应，给药途径简单，并且能够逆转至少75%的急性排斥反应。兔抗胸腺细胞球蛋白通常适用于激素抵抗的排斥反应或更加严重的排斥反应。静脉注射免疫球蛋白同样也可以用来治疗激素抵抗的排斥反应。理想的激素剂量、给药途径和用药方案尚不清楚，而且不同的移植糖皮质激素的使用方案各不相同。静脉注射甲泼尼龙和口服泼尼松在逆转排斥反应方面的疗效是相似的，但是口服糖皮质激素的时间长，不良反应发生率较高。虽然静脉注射50mg与静脉注射1g甲泼尼龙对淋巴细胞的抑制作用是相似的，大多数机构使用250~1 000mg（最常用500mg）甲泼尼龙静脉注射（每日1次）连用3剂，并且相应地调整注射前口服泼尼松的剂量。例如将口服泼尼松的剂量每日减少100~200mg，持续1~3周，最终降至维持剂量。对于G. P. 而言静脉注射甲泼尼龙比较合适，因为糖皮质激素是公认的治疗肾移植急性排斥反

应的一线药物，并且首次发生的排斥反应对该药十分敏感。此外，G. P. 此前曾预防性地使用过兔抗胸腺细胞球蛋白，应尽量避免给予额外剂量。兔抗胸腺细胞球蛋白会增加CMV感染和恶性肿瘤的风险，而且它的给药较不便，需要更密切的监测，并且价格更贵，通常只用于治疗激素抵抗或更为严重的排斥反应。

尽管如此，使用大剂量糖皮质激素并非没有风险。它会增加感染的风险，并且长期使用将诱发眼、骨骼、心血管和内分泌的异常。虽然G. P. 仅接受3日的大剂量甲泼尼龙静脉注射，但由于他患有糖尿病，需要监测血糖和调整胰岛素的用量，因为糖皮质激素会改变葡萄糖代谢。短期使用甲泼尼龙也可以掩盖感染症状（例如发热、白细胞计数改变、炎症相关性疼痛），延误诊断。还会引起失眠、紧张、兴奋、情绪变化、急性精神病和躁狂。如果甲泼尼龙方案对G. P. 的急性排斥反应有效，那么他的血肌酐浓度应当在2~5日内下降，同时尿量会增加。

此外，可以适当地将G. P. 的他克莫司使用剂量增至7mg（每日2次），因为其血药浓度较低（5ng/ml），浓度低可增加发生急性排斥反应的风险。由于他克莫司剂量微小改变将不成比例地增加血药浓度，所以应在2~3日内重新检测评估其血药浓度。MMF用量可以增加到1g（每日2次）甚至增加到1.5g（每日2次），因为此剂量的MMF与CNI类药物联合应用可以减少非洲裔美国人的急性排斥反应发生，尤其是接受环孢素治疗的患者。有限的数据支持在以他克莫司为基础的方案中将霉酚酸酯的剂量增加到1g BID以上[32,33]。如果G. P. 既往一直使用环孢素，另一种选择是使用他克莫司来代替环孢素，这样能够降低将来急性排斥反应的发生率。预防再次发生排斥反应的另一个重要方面是评估G. P. 对其治疗方案的理解和依从性。患者依从性差是发生急性排斥反应和移植肾失功的主要原因[34]。

> **案例34-1，问题9：** 6个月后医生注意到，SCR再次升高。同时，血中也检测到供体特异性抗体，肾组织活检显示为AMR吗？这种急性排斥反应怎样治疗？

AMR相对更难治疗，治疗方法更多样。它与最初用于治疗的激素以及胸腺球蛋白类药物无关。最为常见的治疗方法为血浆换置或者免疫吸附。这些治疗形式通常用于祛除循环系统中的抗体以及作为静脉中残留抗体抑制剂的低/高浓度免疫球蛋白给药通常在该治疗过程之后。由于对其认识与诊断的不断提高，以及治疗的耐药性增加，大量研究不断涌现。血浆置换和IVIG常用于该病，利妥昔单抗也被联合用于治疗急性AMR。其他药物暂未批准用于器官移植，正处于研究阶段。一些药物（如硼替佐米，一种可以导致细胞凋亡的药物；依库丽单抗，一种抗C5抗体药物），已用于少量大规模的AMR治疗监测的随机性评估，对于这些药物是否能用于AMR的一线治疗，目前尚未达成一致，尽管很多医生选择伴IVIG的血浆置换作为起始治疗，并且在后续的各阶段中加入上述的药物治疗[35]。

钙调磷酸酶抑制剂-诱导肾毒性

案例 34-2

问题 1： C.C. 是一位 60 岁的男性，3 年前接受了尸体肾移植。移植后第 1 年的血肌酐为 1.5mg/dl；第 2 年，为 1.7mg/dl；现在是 1.9mg/dl。他说感觉良好。血压控制较好，尿蛋白阴性。此时的肾活检显示没有急性或慢性排斥反应的迹象，但有 CNI 中毒性肾损害表现。目前的方案是环孢霉素 275mg（每日 2 次），MMF 500mg（每日 2 次），泼尼松每日 5mg。他目前的实验室检查显示如下：

环孢素的血药谷浓度：220ng/ml（目标值为 100～150ng/ml）

钾：5.5mmol/ml

镁：2.3mg/dl

尿酸：8.0mg/dl

为什么 C.C. 会出现 CNI 中毒性肾损害呢？

CNI 的肾毒性是最常见的不良反应之一，在所有服用该药的受者中都有不同程度的发生。血清肌酐的上升是渐进的，且不像排斥反应的血肌酐值那么高。CNI 的药物浓度可能升高，然而有些出现 CNI 肾毒性的受者 CNI 浓度可能在目标治疗范围内，甚至低于目标治疗范围。已经确定 CNI 肾毒性存在两种形式：功能性或急性肾衰竭和慢性中毒性肾损害[36]。

急性 CNI 肾毒性更可能发生在移植后的第一个月，因为 CNI 的用药剂量和浓度水平在这个时间最高。功能性肾衰竭和急性肾毒性是肾功能不全最常见的形式，特征是停用 CNI 或降低剂量时病情快速逆转。该综合征通常与组织病理学异常无关。反复发作的短暂性急性肾功能不全可导致持续性的急性肾功能不全。即使停用 CNI，经反复发作的肾功能，通常是不能完全恢复的。持续性急性肾功能不全可导致肾小管毒性，可能与肾小球小动脉血栓形成或弥漫性间质纤维化有关。

慢性肾毒性与蛋白尿和肾小管功能障碍有关。CNI 相关的慢性肾病患者行肾活检显示移植肾小管间质异常，有时伴局灶性肾小球硬化。这些发现被认为是非特异性的。最近，CNI 的慢性肾毒性在进展为不可逆的慢性肾功能障碍中的作用受到质疑，并且认为许多受者被过度诊断。但是，长期使用 CNI 的确可导致慢性肾毒性，通常在用药 6 个月后出现，并且可能是不可逆的。在这种情况下，肾功能逐渐下降到需要透析或再次移植的程度。环孢素或他克莫司引起的短暂性急性肾衰竭的病理生理机制尚未完全明了，但似乎与其对肾血管的影响有关。例如，CNI 可导致肾小球灌注不足，继发性引起肾小球入球小动脉收缩，从而降低肾小球的滤过作用。其中一个可能的解释是，环孢素打破前列环素和血栓素 A2 在肾皮质组织内的平衡。血栓素 A2 分泌增加导致肾血管收缩。由 CNI 刺激肾血管细胞分泌内皮缩血管肽，也可以通过其强大的缩血管特性导致这种急性反应。激活的肾素-血管紧张素-醛固酮系统也可以发挥重要的作用。CNI 还可引起可逆性的肾小管功能降低。肾小管功能的改变，导致镁的重吸收减少及钾、尿酸的排泄减少。这可能是由于直接的肾小管毒性和可能的血栓素 A2 刺激血小板活化和聚集的结果。

C.C. 血清肌酐和环孢素浓度升高，提示环孢素的急性毒性是其发病的最有可能原因。在这种情况下，环孢素的总剂量应该减少约 25% 至 225mg（每日 2 次），保持在目标浓度范围内，如果 C.C. 减少剂量导致排异反应，则应密切监测症状的缓解或恶化。如果是急性的 CNI 中毒，他的高钾、高尿酸、低镁应该会随着剂量的减少而得到纠正。如果是因环孢素引起的肾毒性，当减少环孢素剂量时，血清肌酐水平将明显降低。如果血清肌酐浓度没有出现这样的降低，或者继续上升，则应考虑其他非免疫或免疫原因，并且还需要使用西罗莫司、依维莫司或贝拉西普等药物替代钙调磷酸酶抑制剂。

钙调磷酸酶抑制剂的避免使用、停用及最小化使用

案例 34-2，问题 2：C.C. 能够适当的停用环孢素吗？如果进行尝试，应该怎样去做？

环孢素和他克莫司有许多代谢方面、心血管系统、神经系统及皮肤的不良反应，但最重要的是肾毒性，它是移植物丢失的主要原因。停用环孢素的潜在好处是减少其毒性作用，但必须权衡排斥反应、移植物失功以及替代药物毒性作用的风险。

对慢性肾毒性以及其他长期副作用的关注，促进了环孢素或他克莫司最小化、停用或替代/转换方案的发展，可以使用的药物有麦考酚酯或西罗莫司、依维莫司、贝拉西普或使用低剂量的环孢素或他克莫司。

抗体诱导、西罗莫司、依维莫司、麦考酚酯和贝那西普等不伴有肾毒性的药物，已在试图避免使用、停用或使用最低剂量 CNI 的联合方案中进行评估。完全避免使用 CNI 的方案通常包含这些药物。在低风险人群中进行的研究观察到血清肌酐水平较低，CNI 导致的中毒性肾损害较少，但急性排斥反应发生率较高，尤其是完全不用 CNI。其他研究显示，兔抗胸腺细胞球蛋白或巴利昔单抗、西罗莫司、麦考酚酯及糖皮质激素与避免使用、停用、或最低剂量使用环孢素或他克莫司的治疗方案比较，具有相同的效果[37,38]。

早期停用环孢素，急性排斥反应的风险增加 10%～20%，但不会影响移植物的存活。可采取停用 CNI 或用药剂量最小化的方案。有许多尝试在移植后的前 3～12 个月内进行，试图在严重慢性损伤发生之前将肾毒性作用逆转。这些方法包括在停用 CNI 或减少剂量时，使用麦考酚酯、西罗莫司，或两药联合，但这些研究主要在低风险受者中进行[65]。西罗莫司的数据表明，受者在移植后第 1 年无蛋白尿，估算肾小球滤过率大于 40ml/min，具有较好的肾功能。这是否适用于其他替代药物仍有待确定。通常，当西罗莫司添加到包含 CNI 的方案时，CNI 剂量最初减少 50%，某些情况下，在几周到几个月的时间内，可逐渐完全停用。初始就可以看到血清肌酐的改善，这可能是由于减少 CNI 的缩

血管作用。

使用最低剂量或停用 CNI 不可能扭转 C. C. 活检所观察到的肾损害，但它可以减缓肾功能继续恶化的速度。因为 C. C. 目前服用麦考酚酯，一种方案是继续减少环孢素用量，增加麦考酚酯用量，并维持糖皮质激素用量。另一种方案是用西罗莫司/依维莫司替换麦考酚酯，因为他没有蛋白尿并且他的 eGFR>40ml/min，维持糖皮质激素用量，缓慢减少或停用环孢素。贝拉西普也可用作环孢菌素的替代品，同时继续使用麦考酚酯和糖皮质激素。一些研究表明，与 CNI 相比，使用贝那西普的移植受者 eGFR 更好，移植后糖尿病的发生率更低，血压更低，胆固醇更低，但存活率没有明显差异[37]。对于像 C. C. 这样的患者，最优方案未知，因为这些调整的治疗方案长期效果尚不明确。如果尝试这种方案，应该对 C. C. 的急性排斥反应进行仔细的观察，对药物的不良反应（如患者不耐受）和可能感染进行密切监测。此外，减少或停用环孢素，高血压、高脂血症和高血糖可以得到改善，对最小化肾损伤也发挥作用。

糖皮质激素的避免使用及停用

案例 34-3

问题 1： D. T.，一位 65 岁的高加索女性，接受活体肾移植，她与供者交叉配型阴性，术前的 cPRA 小于 10%。术中静脉注射一剂 30mg 阿仑单抗和一剂 500mg 甲泼尼龙。移植后，她将服用他克莫司，初始剂量为 0.05mg/kg（每日 2 次），在头 3 个月内目标谷浓度为 8~12ng/ml，同时服用 MMF 750mg（每日 2 次）。术后第 1 日甲泼尼龙静脉注射 250mg，术后第 2 日和第 3 日静脉注射 125mg，之后未使用维持剂量。D. T. 适合避免使用或停用糖皮质激素吗？

肾移植术后的另一个重要问题是短期和长期使用糖皮质激素的作用。大多数移植术后治疗方案都会联合使用糖皮质激素，尽管有 30% 的移植中心只在手术后早期使用激素[2]。无论是避免使用还是停用糖皮质激素的理念，都是很有吸引力的，因为糖皮质激素可导致严重的不良反应，诸如糖尿病、白内障、感染、高血压、高脂血症、骨质疏松、缺血性坏死，以及精神、神经系统及颜面部的不良反应。但是，停用或避免使用糖皮质激素，有增加急性排斥反应的风险，危及长期的移植物功能，并需要更高剂量的其他免疫抑制剂。糖皮质激素的避免使用，被定义为没有使用糖皮质激素或仅在移植后的前几日使用过糖皮质激素。短期研究表明，对于低危受者，在不包含糖皮质激素的维持治疗方案中，对移植物的短期存活率没有不利影响，不需要更高剂量的其他免疫抑制剂。这些治疗方案的药物包括诱导药物如阿仑单抗、巴利昔单抗或兔抗胸腺细胞球蛋白，以及他克莫司和环孢素、麦考酚酯或西罗莫司、依维莫司[39]。

糖皮质激素的停用，是指移植后完全停止使用泼尼松。在环孢素（Sandimmun）和硫唑嘌呤为基础方案的时代，停用糖皮质激素会导致很高比例急性排斥反应、移植物丢失的发生。随着新药的出现，糖皮质激素不使用或尽早停用

越来越被学者关注。至少 50% 的肾移植受者成功糖停用皮质激素，从而降低了血压和血脂水平。一些方案是在移植后的最初几日内停用糖皮质激素，而另一些方案是在移植后 3~6 个月或更长时间内停用。成功的移植不仅取决于免疫抑制剂的使用，还包括对不同的人群（排斥高风险和低风险）实施的停药时间。大多数成功的移植是那些接受抗体诱导的低风险受者，例如使用兔抗胸腺细胞球蛋白联合他克莫司和麦考酚酯以及短期糖皮质激素（≤1 周）。非洲裔美国人、儿童受者、再次移植受者、高度致敏受者、具有较高血清肌酐的受者（>2.5mg/dl），和那些近期出现排斥反应的受者更难停用糖皮质激素。移植后早期（<3 个月）尤其如此。在这些情况下停用糖皮质激素会有较高的排斥反应发生率。对于此类患者，移植后更长的时间后可以尝试，但在不良反应方面的获益可能不大。此外，并非所有研究均显示糖皮质激素停药和继续使用在不良反应方面存在显著差异。这种方案对长期预后的作用也有限。糖皮质激素避免使用或停用方案适用于低风险人群。首次移植、活体移植、配型良好的移植、高龄以及移植物功能稳定、没有发生排斥反应，是停用糖皮质激素可能获益的因素[39]。

由于 D. T. 首次移植、活体供肾、低 PRA、高龄和种族因素，其免疫活性低，被认为是低风险受者。因此，这种情况下糖皮质激素回避方案是合适的。与其他移植受者一样，必须密切监测她的排斥反应和不良反应。

环孢素

案例 34-4

问题 1： B. B. 是一位 27 岁，体重 55kg 的非洲裔美国人，他接受了尸体肾移植。在移植后 12 小时内，他的免疫抑制方案包括改良的环孢素（Sandimmun Neoral）300mg 口服（每日 2 次），MMF1.5g 口服（每日 2 次）以及泼尼松。同时他还使用了一些其他药物来治疗高血压和预防感染。使用环孢素时应考虑哪些药代动力学参数和不良反应？

环孢素的药代动力学参数表现出显著的个体内和个体间差异。已知的有许多因素会影响它的药代动力学作用，包括年龄、种族、移植方式、潜在的疾病、距移植的时间、胃肠道运动及代谢、肝胆功能、代谢、体重、胆固醇、白蛋白、红细胞计数，以及药物的相互作用和剂型[40]。例如，儿童、非洲裔美国人及囊性纤维化的受者环孢素的吸收可能会减少，清除率增加。肥胖或肝功能受损的受者药物的清除率下降。环孢素口服吸收慢、不完全和高度变异性，是影响环孢素口服吸收的主要原因。吸收情况有赖于移植方式、距移植的时间、供给的食物及其成分、肠功能（如腹泻、肠梗阻）、小肠长度和有无胆汁引流。生物利用度从小于 5% 至 90% 不等[41]。对于大多数移植受者，环孢素的吸收会随时间逐渐增加。

因为最初的环孢素（Sandimmun）吸收性差且不稳定，所以在移植后的数日内采取静脉给药的方式，尤其是在肝移植术后。环孢素可以连续静脉输注[2~3mg/（kg·d）]，也

可以分为两等份隔 2~6 小时间断给药[2.5mg/（kg·d）]。现如今 Sandimmun 很少在临床上使用了。

Neoral 和 Sandimmun 不等效，因此不能互换。与 Sandimmun 相比，Neoral 的最大血药浓度（C_{max}）更高，达到 C_{max} 所需时间（T_{max}）更短，浓度-时间曲线下面积（AUC）更大。它在个体间和个体内的药代动力学变化更小，并且单剂量和最低浓度以及 AUC 之间的相关性更强。Neoral 的生物利用度大约比 Sandimmun 高 20%。现在其他几种胶囊和液体制剂都可获得。

环孢素广泛分布在红细胞中，而在血浆中则与脂蛋白高度结合。它在肠道和肝脏中由细胞色素 P-450 3A4 酶代谢，通过 P-糖蛋白（Pgp）来转运。其平均半衰期为 15~20 小时。环孢素是一种 CYP3A4 和 Pgp 抑制剂，因此它可以与其他药物相互作用[41]。

环孢素可引起许多不良反应，其中肾毒性是最常见的和令人担忧的。其他主要不良反应包括高血压、高脂血症、震颤、头痛、癫痫发作、感觉异常、低镁血症、低钙血症或高钾血症、高尿酸血症、高血糖、痛风、牙龈增生、多毛症、溶血性尿毒症性综合征以及肝毒性。如果发生这些情况，一般会减少剂量，但有时需要停用环孢素[42]。

对环孢素血药浓度进行监测，以防止毒性、优化疗效及评估受者对治疗方案的依从性。大多数机构是监测环孢素浓度的。在术后早期，环孢素浓度应每日测量，这个浓度可能不是稳态血药浓度，且每隔几日都要对用药剂量做相应的调整。目标是移植后 2 个月期间全血检测的环孢素血药谷浓度为 150~300ng/ml。移植后 1~6 个月，环孢素谷浓度目标降至 150~250ng/ml。6 个月后，环孢素谷浓度进一步降低至 50~150ng/ml。这个药物浓度范围因机构不同而不同，也取决于移植的类型、移植后的时间及使用的其他药物。随着移植后时间的推移，需要的免疫抑制剂减少及药代动力学改变，浓度范围也将降低。一些程序可以通过监测 C_2 水平，在给药后 2 小时获得或确定 AUC。然而，这样更麻烦。有多种用来测量环孢素浓度的检测方法，大多数机构使用的是移植医生最熟悉的方法[43]。

在所有情况下，药代动力学数据和药物浓度水平必须结合患者的临床情况进行解释。此外，监测多次药物浓度时，必须保证患者的依从性。因为存在多种可变因素，比如给药方法、取样时间、技术和检测方法等，单次药物浓度会引起误导。

B. B. 开始时服用 Neoral 10mg/（kg·d），分两次给药。因为他是非洲裔美国人，他可能需要服用更大的剂量，因为这个群体中环孢素肠道代谢较快。需要密切监测它的谷浓度，并在必要时调整剂量。B. B. 出院后就不需要频繁监测环孢素浓度，最终只需每 1~2 个月监测 1 次。此外，应密切关注他的排斥反应和药物毒性的症状。

> **案例 34-4，问题 2：** B. B. 对霉酚酸制剂（吗替麦考酚酯和麦考酚钠）产生胃肠道不耐受，出现恶心、呕吐、腹泻，不能再次服用，决定使用 mTOR 抑制剂（西罗莫司或依维莫司）替代。该药重要的药代动力学特征是什么，其适当的治疗方案和监测参数是什么？

mTOR 抑制剂

西罗莫司和最新的依维莫司可用作其他免疫抑制剂的替代品。西罗莫司的使用经验和文献报道更为丰富[16]。西罗莫司可直接用于移植术后，虽然伤口愈合不良及淋巴囊肿的发生限制了其早期使用。在肝移植中，移植后早期是禁止使用的，因为有形成肝动脉血栓的可能。西罗莫司可以之后添加，如同许多中心的实践那样，用于替代或最小化环孢素、他克莫司、糖皮质激素及霉酚酸酯剂量。此外，西罗莫司可用作易患恶性肿瘤受者的免疫抑制药物的替代[44]。早期的经验主张初始负荷剂量，然后每日 1 次的维持剂量；然而，由于其不良反应，并不是所有的中心都使用负荷剂量。开始的维持剂量为 2~5mg。负荷剂量一般为 6mg，每日 2mg 的维持量。对高风险受者，如非州裔美国人，推荐 15mg 的负荷剂量和每日 5mg 的维持剂量，并联合使用环孢素。其他中心都采用 10~15mg 的负荷剂量，后面第 1 周改为每日 5~10mg，目标谷浓度为第 1 个月 10~15ng/ml，联用他克莫司后为 5~10ng/ml。通常在早晨给予环孢素 4 小时后，给予西罗莫司。如果在同一时间服用环孢素，西罗莫司浓度平均高 40%[45]。

与其他免疫抑制剂类似，西罗莫司伴有一些不良反应，包括伤口愈合缓慢、淋巴水肿、口腔溃疡、高胆固醇血症、高甘油三酯血症、腹泻、关节痛、鼻出血、皮疹、痤疮、白细胞减少、血小板减少、恶心和呕吐、淋巴囊肿、低钾血症、贫血、高血压、肺炎、生殖内分泌失调和感染。剂量相关的高甘油三酯血症和高胆固醇血症发生在治疗的最初几周，需要应用降脂药物进行充分的干预，通过减药可能会使不良反应减轻。白细胞减少和血小板减少也与剂量有关。西罗莫司与肾移植后蛋白尿的发生发展相关，确切的机制尚不清楚，但许多移植中心现在对接受西罗莫司治疗的受者给予常规监测蛋白尿，避免对已有蛋白尿的受者使用。不幸的是，不良反应通常是许多受者停用该药的原因[46]。

血浓度监测在西罗莫司的使用中发挥重要的作用。西罗莫司的谷浓度与 AUC 有良好的相关性。因为与 CNI 相比，它有一个较长的半衰期，其浓度不必频繁监测，只在调整剂量后 5~7 日进行。目标谷浓度通常为 5~15ng/ml；然而，这还要用更多的经验来证实。早期的研究浓度超过 15ng/ml，尤其是未使用 CNI 时，这与更强的免疫抑制和不良事件相关。由于西罗莫司与 CNI 具有协同作用，所以这些药物一起使用时，CNI 的目标浓度需相应降低。他克莫司的目标谷浓度是 5~10ng/ml，当西罗莫司与环孢素联用时后者目标谷浓度是 75~100ng/ml，部分患者可能更低[46]。

B. B. 西罗莫司的起始剂量为每日 2~5mg。血药谷浓度应在开始用药后 5~7 日监测。如果浓度超过 100ng/ml，B. B. 的环孢素用量应减少。监测指标应包括空腹血脂、血常规、生化、电解质。如果使用依维莫司，则起始方案为 0.5mg 每日 2 次。依维莫司血药浓度应在开始给药后 3~4 日监测。目标谷浓度为 3~8μg/ml。监测指标与西罗莫司相似。

移植后代谢和心血管并发症

案例 34-5

问题 1：J. F. 是一位 28 岁的非洲裔美国人，8 周前接受肾移植，继发局灶节段性肾小球硬化。他的病史提示和高血压及肾病综合征有密切关系。移植前口用赖诺普利 20mg，每日 1 次，氨氯地平 10mg，每日 1 次。移植后继续口用氨氯地平 10mg，每日 1 次，开始口用他克莫司 8mg，每日 2 次，MMF 1g，每日 2 次。他还口用泼尼松 10mg，每日 2 次，并将在接下来的 6 个星期内逐渐减少至到 5mg，每日 1 次。他克莫司血药谷浓度波动于 10ng/L 和 14ng/L 之间。在接下来的 12 周内，J. F. 将继续服用他克莫司，以达到血药浓度 8ng/L 和 12ng/L 之间。J. F. 目前体重 95kg，高 182.9cm。他的体重指数（BMI）为 28.5kg/m²。移植术后，他需要一个在一定剂量范围内的规律胰岛素用药方案，以维持适当的血糖水平，并且出院后继续使用赖脯胰岛素和甘精胰岛素联合的治疗方案。在过去的 2 个星期，他的血压波动于 145～155/90～95mmHg。空腹血脂：总胆固醇，261mg/dl；LDL，161mg/dl；HDL，40mg/dl；甘油三酯，200mg/dl。

为什么 J. F. 会在控制血糖、血压、血脂水平和移植后预防骨折方面存在问题？

移植后糖尿病（post-transplantation diabetes mellitus，PTDM）也被称为移植后新发糖尿病（new onset diabetes after transplant，NODAT），是移植受者出现的另一个常见问题。糖尿病对移植受者的发病率和死亡率有明显的影响。它通常是肾移植受者预先存在的疾病，也是引起终末期肾病的原因之一。在肝移植等其他器官移植，糖尿病也很常见，既可能是一个预先存在的疾病，也可能是移植术后并发症。在不同的研究中，PTDM 的定义也不尽相同。它取决于症状、血糖、糖化血红蛋白水平及口服葡萄糖耐量测定结果，或者移植后是否需要注射胰岛素或口服降糖药。报道中，发生率在 3%～40% 以上，大多数情况下 PTDM 发生在移植后的第 1 年。危险因素除了移植前糖尿病，还包括高龄、家族史、CMV 感染、HLA 表型、种族（非裔美国人和西班牙裔）、较高的 BMI 以及肝移植人群中的丙型肝炎病毒感染。在 PTDM 的发展过程中，免疫抑制方案是一个最关键的因素。环孢素、他克莫司、泼尼松都可导致 PTDM。CNI 似乎对胰腺 β 细胞有直接的毒性作用，从而降低胰岛素的合成和分泌；这种作用可能与剂量相关，通常是可逆的。虽然仍有争议，但文献表明，他克莫司比环孢素更容易引起 PTDM。此外，对某些 PTDM 受者来说，将他克莫司转换为环孢素是有益的。泼尼松通过对降低 β 细胞对葡萄糖的敏感性以及在多个组织中释放胰岛素并产生胰岛素抵抗而成为 PTDM 罪魁祸首。西罗莫司也与 PTDM 的进展有关，尽管其作用和机制尚不清楚。其他危险因素，如 CNI 药物浓度、糖皮质激素的剂量、移植类型以及移植后的时间推移也必须加以考虑[47]。如同普通的糖尿病患者，需要采取一种

类似的强化方法控制血糖。此外，其他情况（例如，高血压和高脂血症）也应积极控制，以减轻对心血管和肾脏的损害。在不损害移植物功能的前体下，尽量减少或停用可导致糖尿病的免疫抑制药物，或使用不导致糖尿病的替代药物（如麦考酚酯）是有益处的。移植后糖尿病管理的一个重要方面是认识到这一人群与非移植患者在药物管理方面的差异性。通常移植后即刻开始，由于器官功能的快速变化和糖皮质激素的急剧递减，受者的降糖药物可能需要频繁调整。在移植后的前几周，由于临床医生的用药经验，多种胰岛素产品的可选择性，以及调整剂量的容易性，使得胰岛素成为最主要的可选药物。一旦患者的免疫抑制方案达到稳定，他们的器官功能也运行良好时，可以改为口服降糖药。二甲双胍、格列酮类、列汀类和磺脲类药物已用于肾脏移植，但口服药物的使用通常由取决于受者的肾功能，其他因素还包括体重增加和肝功能[48]。

J. F. 在移植术前没有糖尿病，但现在需要注射胰岛素进行治疗。根据一些临床医生的诊断被定义为 PTDM。在免疫抑制方案逐渐降低至较低水平时，观察 J. F. 是否仍需要胰岛素，其他因素则根据情况而定。无论如何，因为 J. F. 是非洲裔美国人，他被认为是发展 PTDM 的高风险人群。在这一点上，J. F. 的糖尿病应继续使用胰岛素治疗控制。一旦 J. F. 的免疫抑制方案达到稳定状态，如果需要，他可以切换到口服降糖药。应该建议 J. F. 控制饮食及增加锻炼来控制他的血糖水平。其他可能有助于 J. F. 防止长期糖尿病的药物干预措施包括，将他克莫司替换为环孢素、减少或停用泼尼松。必须权衡改变免疫抑制方案的风险和益处。例如，将他克莫司替换为环孢素，减少或停用泼尼松，可能降低血糖水平，防止 PTDM，但也会显著增加 J. F. 发生急性排斥反应的风险。

移植后高血压

案例 34-5，问题 2：针对 J. F. 的高血压可以选择什么药物？

心血管疾病在终末期肾病（end stage renal disease，ESRD）患者和肾移植术后是很常见的。术前 ESRD 的患者可患有冠心病、左室肥厚和心力衰竭，以及心律失常和心脏瓣膜病。移植后的心血管疾病与移植物失功和受者生存率降低相关。在那些接受移植的受者中，有 40% 死于心血管事件。一些免疫抑制剂，包括环孢素、他克莫司和糖皮质激素，促进高血压病的发生发展。研究表明，与他克莫司相比，服用环孢素的受者血压更高，夜间收缩压较高，更难以控制[49]。适当的血压控制目标，类似于一般人群，即没有蛋白尿的患者血压低于 140/90mm Hg（见本例）。非药物治疗也应实施；但在移植后药物治疗是关键，需要联合应用多种降压药物。

移植受者的用药，与普通人群的用药相同。在移植受者中，必须考虑药物相互作用的特点和合并症。例如，与地尔硫䓬或维拉帕米相比，非二氢吡啶类钙拮抗剂（CCB），如氨氯地平与 CNI 相互作用更少。CCB 还可以改善因 CNI 产生的血管收缩作用。在许多方案中，CCB 被认为是一线治

疗药物。β-受体阻滞剂如美托洛尔也常在移植受者中使用。许多移植受者有冠状动脉疾病或存在冠状动脉疾病的风险，在这些情况下，这些药物是有效的。血管紧张素转换酶抑制剂（ACEI）和血管紧张素受体阻滞剂（ARB）可用于左心室肥厚的移植受者。历史上这些药物是避免使用的，因为担心它们会引起肾功能损害。然而，对于合并糖尿病、蛋白尿和慢性充血性心力衰竭的受者，这些药物对心血管和肾脏具有显著的益处。这些药物在移植受者的使用有所增加，并在移植后短期至数月内使移植肾功能更加稳定。当然应用 ACEI 或 ARB 时，应密切监测血清肌酐及血钾水平。已证实在液体入量过多的受者中，利尿剂是有用的。对于难治性受者，可能需要给予可乐定、肼屈嗪和米诺地尔等。对于 J. F.，因为他已经服用氨氯地平，此时加用第二种药物如赖诺普利或美托洛尔将更加合适，同时密切监测和随访。

移植后高脂血症

案例 34-5,问题 3：针对 J. F. 的高脂血症，什么样的降脂治疗是合适的？

高脂血症是移植受者必须解决的另一个心血管问题。如同高血压那样，高脂血症在移植前和移植后都是相当普遍的。高脂血症与心血管并发症的发生率、减少移植受者和移植物的存活期有关。免疫抑制剂包括环孢素、他克莫司、糖皮质激素、西罗莫司和依维莫司，能使总胆固醇、低密度脂蛋白和甘油三酯升高，同时降低低密度脂蛋白（LDL-C）。降脂治疗的目标是 LDL-C 小于 100mg/dl。治疗是包括控制日常饮食，但作用似乎比较微小，因此通常需要药物治疗。在普通人群中使用的药物，也可以在移植受者中有效降脂。选择高脂血症的治疗方案时考虑因素包括降血脂药物与免疫抑制剂的相互作用以及不良反应。他汀类药物被认为是一线治疗药物，并有大量的证据支持它们的使用。环孢素能增加辛伐他汀和瑞舒伐他汀的血药浓度从而增加不良反应的发生，因此合用时应降低它们的用量。阿托伐他汀和普伐他汀经常被使用，在这类人群中似乎安全有效。贝特类药物、依折麦布、胆汁酸结合剂和烟酸是二线药物[49]。对 J. F. 来说，阿托伐他汀是一种合适的选择。

移植后骨质疏松症

案例 34-5,问题 4：是否需要关注骨质疏松症和骨折，这位患者的治疗方法是什么？

骨质快速流失导致的骨量减少和骨质疏松症是另一种常见的移植后并发症。骨质疏松症可以使骨脆性增加，最终引起骨折。研究显示骨质疏松症发生率为 11%~56%，骨折发生率为 5%~44%，并且随移植时间延长而逐渐增加。移植受者发生骨质疏松症的危险因素类似于正常人群。肾移植的其他危险因素包括移植前血液透析的时间、维生素 D 缺乏、移植前 PTH 和 FGF-23 水平、糖尿病、使用糖皮质激素的剂量。ESRD 患者通常有一些肾性骨营养不良的表现，包括甲状旁腺功能亢进、骨软化、骨硬化或再生障碍性骨病。许多肾移植受者已经接触过可能影响骨骼和矿物质代谢的药物，例如糖皮质激素和/或袢利尿剂。

用于防止器官排斥的药物易诱发受者发生骨质疏松症，特别是糖皮质激素类药物。发生骨质流失最显著的时间是移植后的前 3~6 个月，当高剂量的糖皮质激素逐渐减少至相当于每日 7.5~10mg 的泼尼松剂量。因此，无糖皮质激素或快速撤退糖皮质激素的免疫抑制方案被用于预防移植后骨病。大多数研究表明 CNI 对骨骼有轻微影响。其他目前使用的药物几乎没有影响。大多数建议是基于美国风湿病学会关于预防和治疗糖皮质激素诱导的骨质疏松症的指南。这些建议的重点是为接受持续糖皮质激素治疗的患者提供钙和维生素 D（根据肾脏和肝脏功能调整剂量）。受者经过双能 X 线骨密度仪（dual-energy X-ray absorptiometry,DXA）扫描诊断为骨质减少或者骨质疏松，建议钙和维生素 D 类似物与双磷酸盐或降钙素或特立帕肽联合使用[50,51]。

临床试验证明，双磷酸盐和维生素 D 或活化维生素 D 类似物在减少或稳定骨质流失方面有效，但在骨折率、骨痛或因骨病导致的行动不便方面的没有显著改善。

虽然 J. F. 年轻，可能不会患严重的骨病，但仍然需要行 DXA 骨扫描，并且需要计算 FRAX 评分。在开始任何治疗之前，应评估磷酸盐、钙和甲状旁腺素水平、25OH 维生素 D 水平和 eGFR。由于他正在接受糖皮质激素治疗，除非有禁忌证，可以给他服用钙和维生素 D。基于对 J. F. DXA 扫描的结果，他可能需要接受二磷酸盐或活化的维生素 D 类似物（如骨化三醇）治疗，并可尽能的补钙。在 1~2 年后复查 DXA 扫描。应仔细指导 J. F 如何正确服药，监测不良反应。

BK 多瘤病毒感染

案例 34-6

问题 1：K. T. 是一位 45 岁的白人男性，移植术后 16 个月。移植后发生两种类型排斥反应，使病情复杂。第一种排斥反应较为严重，需要兔抗胸腺细胞球蛋白治疗；第二种是发生于数月后的轻度排斥反应，用了 3 次甲泼尼龙 500mg 冲击治疗。他目前的免疫抑制剂方案为：口服他克莫司 8mg（每日 2 次），MMF 1g（每日 2 次），泼尼松每日 10mg。此外，他还服用氨氯地平每日 10mg，贝那普利每日 10mg，普伐他汀 40mg 睡前服用，及钙与维生素 D 500mg（每日 2 次）。今日，他在移植门诊进行常规随访。他没有抱怨，说他感觉"很好"，虽然在过去几周他已发现有血尿。正因为如此，除了常规的实验室检查之外，还要进行一次尿检。结果如下：

钠：145mmol/L

钾：4.2mmol/L

氯：104mmol/L

碳酸氢根：26mmol/L

血尿素氮：32mg/dl

血肌酐：2.7mg/dl

钙:10.1mmol/L

磷:4.5mg/dl

血糖:110mg/dl

淀粉酶:50U/L

脂肪酶:32U/L

白细胞计数:7.7 个/μl

血红蛋白:10.4g/dl

红细胞比容:31%

他克莫司血药谷浓度:9ng/ml

尿液颜色:黄

尿比重:1.013

pH:7.0

尿蛋白:100mg/dl

尿糖:阴性

酮体:阴性

胆红素:阴性

尿隐血:中度

亚硝酸盐:阴性

白细胞:阴性

鳞状上皮细胞:3 个/高倍视野

细菌:阴性

尿检显示"诱饵"细胞(感染了 BK 多瘤病毒的泌尿道上皮细胞)和血浆 BK 病毒 PCR 均大于 10^4。由于血清肌酐的升高进行了肾活检。病理学家检查组织样本后,认为与 BK 病毒性肾炎一致。什么是 BK 病毒?诊断和临床表现如何?

BK 病毒是一种人类多瘤病毒,1971 首次分离发现。多瘤病毒是小的无包膜病毒,具有一个封闭的、环状的、双链 DNA 序列。关于 BK 病毒的传播或原发性感染,尚未有明确的认识。据认为,病毒血症在初次暴露过程中导致全身播散,随后潜伏感染。健康人的肾脏是 BK 病毒潜伏分布的部位。超过 50%的人 3 岁时就有 BK 病毒抗体。移植后服用免疫抑制剂可导致病毒再激活,但其他因素,如器官缺血和其他病原体共同感染,可能有助于激活。BK 病毒的激活,不可避免的导致病毒尿症,或病毒脱落到尿液。约 10%~45%的肾移植受者可发生无症状的病毒尿症[52]。

BK 病毒性肾炎,是通过仔细观察临床表现、实验室检查及病理结果确诊的。患者通常无症状,但有些患者可有血尿。临床表现上,BK 病毒性肾炎与急性排斥反应非常相似,血清肌酐升高,往往需要进行肾组织活检。组织病理学表现也类似于急性排斥反应,以单核细胞浸润为主。大量的浆细胞,明显肾小管上皮细胞凋亡,集合管破坏,但没有动脉内膜炎,是 BK 病毒性肾炎的病理特征,可与急性细胞排斥反应相区分。虽然 BK 病毒性肾炎在间质性肾炎中所占比例高达 5%(其中 30%将会导致移植物失功),但仍不清楚肾移植受者肾活检结果无症状是否是预后的指标。可利用尿液中"诱饵"细胞(感染了 BK 多瘤病毒的泌尿道上皮细胞)和血液中 BK 病毒 PCR 检测进行筛查。血液或血浆 BK 病毒-PCR 检测的灵敏度和稳定性更好,且与肾功能

不全的相关性优于"诱饵"细胞(感染了 BK 多瘤病毒的泌尿道上皮细胞)。美国移植协会建议,只要发生不明原因的血清肌酐升高和预防治疗下发生急性排斥反应,所有肾脏移植受者均应筛查 BK 病毒,在移植后的前 3~6 个月每月连续检测 BK 病毒-PCR,然后每 3 个月检测 1 次,直到移植后第 1 年结束。如果 BK-PCR 始终>10 000 拷贝/ml,应减少免疫抑制剂量[53]。

多数多瘤相关性肾病发生在移植后头 3 个月内,尽管也有一些移植术后 2 年多才发生 BK 病毒性肾炎的报道。发生 BK 病毒性肾炎和移植物功能障碍或丢失的主要危险因素是免疫抑制的程度。此外,已经证明 BK 病毒性肾炎被误诊为急性排斥反应并给予抗淋巴细胞抗体治疗的受者,会加速移植物失功。K.T. 像许多 BK 病毒患者一样,血清肌酐升高却无临床症状。K.T. 最近接受了更高剂量的免疫抑制剂来治疗两次急性排斥反应,所以他发展为 BK 病毒性肾炎的风险更高。

治疗

案例 34-6,问题 2:K.T. 被告知停止服用 MMF,并减少他克莫司剂量至 4mg,口服,每日 2 次,目标血药谷浓度低于 6ng/ml。为什么 K.T. 的免疫抑制方案可以显著减少?

由于 BK 病毒再激活和 BK 病毒性肾炎与免疫抑制剂的使用程度密切相关,免疫抑制剂被认为是一线治疗最有效的方法。已被证实当 CNI 剂量减少和/或其他替代药物停用时,在一些受者中可出现有益的临床反应。然而并非所有受者都对这种方法产生反应。此外,减少免疫抑制会增加受者发生急性排斥反应的风险。减少免疫抑制剂后密切的临床随访对于确保充分的反应和保证受者不发生急性排斥反应是很重要的。像 K.T. 这种情况,肾功能的改善是可以预期的,正如所看到的,血清肌酸酐随时间的推移有所降低。此外,监测尿液和血清中的病毒载量,已被证明与临床疾病有关[54]。

案例 34-6,问题 3:在之后的两周,K.T. 的血肌酐仍没有变化,而且血清和尿液中的病毒载量也保持大致相同。针对 K.T. 的 BK 病毒性肾炎,还有没有其他的治疗方案可以选择?

抗病毒治疗

西多福韦,治疗 CMV 性视网膜炎的一种抗病毒药物,在体外实验中,它可阻止多瘤病毒的复制;然而,迄今为止没有任何临床试验证明这一药物可有效治疗或预防移植人群中的 BK 病毒性肾炎。在少数的病例报告和病例队列研究中,这种药物是有效的,但合适的剂量和给药间隔仍然不确定。大多数报道使用非常低的剂量(0.25~1.0mg/(kg·dose))以减少肾毒性。每周或每隔一周静脉给药,通常持续到肾功能不全的缓解及病毒载量的减少。

西多福韦可导致较高的肾毒性发病率,特别是高剂量

时；因此，患者通常在用药前及用药后接受 0.9%氯化钠静脉注射水化。如果使用该治疗方案，建议对患者进行密切的临床监测。因为目前使用西多福韦的剂量约为治疗 CMV 常规剂量（5mg/（kg·dose））的 5%～10%，不提倡在术前就使用丙磺舒来预防大剂量西多福韦导致的肾毒性。其他已尝试过的治疗方法有联用 IVIG 和来氟米特，替代停用的抗代谢药物如麦考酚酯。也有一些案例行二次移植后成功治愈[54]。

肝移植

适应证

案例 34-7

问题 1： E. P.，男性，58 岁，体重 78kg。继发于丙型肝炎病毒感染的慢性肝脏病史 18 年，意识模糊两日就诊于急诊，发热高达 102.2°F，皮肤巩膜黄染，伴黄疸进行性加重。因为该患者具有严重的腹胀，进行腹腔穿刺，腹水引流 7L。诊断为自发性细菌性腹膜炎。

在接下来的几日，E. P. 的临床状况逐渐恶化，转移到重症监护病房进行密切的监测及进一步地支持治疗。E. P. 黄疸进行性加重，肝功能进一步恶化，意识逐渐消失，最终昏迷，紧急气管插管。重症监护病房治疗 3 日后，找到大小和 ABO 血型相匹配的合适供体肝脏，进行原位肝移植术（胆总管端端吻合）。E. P. CMV 血清学检查阴性，而供体肝脏是 CMV 阳性。

移植术后，给予 E. P. 0.45%生理盐水补液治疗。他克莫司，每日 2 次，2mg 口服。大剂量甲泼尼松龙快速减量：第 1 日 50mg 静脉注射，每 6 小时 1 次，共 4 次；第 2 日 40mg 静脉注射，每 6 小时 1 次，共 4 次；第 3 日 30mg 静脉注射，每 6 小时 1 次，共 4 次；第 4 日 20mg 静脉注射，每 6 小时 1 次，共 4 次；第 5 日 20mg 静脉注射，每 12 小时 1 次，共 2 次；之后每日 20mg 静脉注射，1 次。法莫替丁 20mg 静脉注射，每 12 小时 1 次。更昔洛韦 150mg 静脉注射，每日 1 次。从手术开始，哌拉西林/他唑巴坦 3.5g 静脉滴注，每 6 小时 1 次，持续 48 小时。限制所有的止痛药和镇静剂的使用。手术结束后保留 3 根腹腔引流管，1 根胃管，1 根导尿管，以及 1 根中心静脉导管。那么该患者接受肝移植的适应证是什么？

E. P. 被诊断为慢性丙型肝炎感染引起的终末期肝功能衰竭（伴有肝硬化）。每个移植中心肝移植的指征不尽相同，但在美国全国范围，丙型肝炎和酒精性肝炎分别位于肝移植适应证的第一位和第二位。然而，近年来，非酒精性脂肪性肝病（NASH）的发病率一直在增加，并有望成为未来 10 年内最常见的适应证。成人肝移植的适应证包括：胆汁淤积性肝病（例如，原发性胆汁性肝硬化和原发性硬化性胆管炎），肝细胞肝病（例如，慢性乙型或丙型病毒性肝炎，自身免疫性肝病，药物性肝病，隐源性肝硬化），血管疾病（例如，布-加综合征），肝恶性肿瘤，遗传性代谢紊乱，以及暴发性肝衰竭（例如，病毒性肝炎，Wilson 病，药物诱导的或

毒素引起的肝衰竭）。有争议的适应证包括酒精性疾病和某些类型的肝脏恶性肿瘤。适应证存在争议的原因是这些疾病的复发，如肝恶性肿瘤，或酗酒者再度饮酒[55,56]。

在过去的几年里，移植的禁忌证不断减少。目前肝移植的禁忌证主要包括肝癌腹腔转移，胆管癌，胆道系统外的活动性感染，继续酗酒的酒精性肝病患者，心理疾病，严重的神经系统疾病，以及进展性心肺疾病。活动性感染的患者在感染得到控制后可考虑进行移植[56]。HIV 感染者不被视为移植的绝对禁忌证[57]。

E. P. 没有超出移植的年龄限制（在一般情况下不超过 75 岁，但也常有例外）；他有严重的进行性疾病，如果不接受肝移植就有死亡的危险。同时因为他没有合并任何上述列出的肝移植禁忌证，因此可以紧急行肝移植术。移植后预期 1 年存活率超过 85%；5 年存活率超过 70%[56]。

患者监护

案例 34-7，问题 2：如何对 E. P. 在手术后初期进行监护？

理想情况下，E. P 应在术后 12～24 小时内苏醒及保持清醒，在 1～2 日内从重症监护室转移至普通病房，在 5～10 日内出院回家。由于移植肝功能对受者的生存至关重要，因此需要密切的临床、实验室和影像学监测。同时 E. P. 3 根腹腔引流管的引流量也需要监测。血清尿素氮、肌酐、移植肝功能、钾、钠、镁、钙、磷酸盐和血糖应在术后第 1 日每 6 小时监测 1 次[58]。肝脏移植手术成功与否与出凝血也息息相关。因此，血小板、凝血酶原时间、纤维蛋白原和凝血因子 V 的水平也必须监测，如若缺乏应及时纠正[58]。

最初肝功能变化较大；在术后的第 1 日或第 2 日，由于供肝的缺血-再灌注损伤，肝功能指标可能会升高，也可能因为高容量的血液置换将初始浓度稀释而使肝功能指标降低。如果肝脏功能良好，那么移植肝功能、胆红素和凝血酶原时间都应该在术后几日内开始趋于正常。

镁、磷酸盐和钙的水平在移植术后早期会降低，应密切监测。因为大多数受术后常常出现低蛋白血症，因此需经常监测血清钙离子浓度而不仅仅是总钙的含量。受者由于输血血液里有大量的柠檬酸，可与钙离子结合，降低血清钙浓度，最终导致低钙血症的发生。镁缺乏症在终末期肝病患者中比较常见，并且受移植术后早期他克莫司或利尿剂的影响而加重。为什么受者会出现低磷血症目前尚不完全清楚，一个可能的解释是大量的磷酸盐用来合成三磷酸腺苷。低钾血症或高钾血症的发生主要取决于肾功能和液体状态。电解质浓度也应密切监测，如果需要及时纠正（见第 27 章）。

高血糖，这是监测肝功能的一个良好指标，因为肝脏起到葡萄糖稳态（糖原异生和糖酵解）的作用，高血糖最初可能需要连续静脉注射胰岛素来控制，然后根据血糖周期性测量值转为皮下注射。与此相反，持续性难治性低血糖预示肝脏功能较差。在此期间有时也会出现高血压，原因是多因素的，并可通过钙通道阻滞剂或 β 受体阻滞剂来控制。肾功能障碍和神经系统并发症也会时常发生[58]。包括药物在内引起的神经系统并发症表现为过度镇静，急性精神

病、抑郁、震颤、头痛、周围神经病变、皮质盲、感觉异常、麻痹和癫痫发作[59]。

肝移植术后第 3 日至 3 个月内常见的其他并发症包括呼吸窘迫、腹腔出血、胆漏和胆道狭窄、肝动脉栓塞和原发性移植物功能失功。由于感染也是术后早期的并发症，E. P. 应定期监测细菌、真菌和病毒的感染[58]。

他克莫司

药代动力学

案例 34-7,问题 3：肝脏移植术后 7 日,E. P. 的腹腔引流管、导尿管和中心静脉均已拔除。目前应用的药物：他克莫司每 12 小时 1 次,4mg 口服；泼尼松每日 20mg 口服；复方磺胺甲噁唑单剂量片,每日 1 片,口服；更昔洛韦每日 450mg 口服。E. P. 目前的实验室检查结果如下：

血尿素氮:27mg/dl
血肌酐:0.9mg/dl
谷草转氨酶:170U/L
谷丙转氨酶:154U/L
Γ-谷氨酰转肽酶:320U/L
总胆红素:3.4mg/dl
他克莫司:9.4ng/dl(高效液相光谱-质谱联用法监测全血)

在移植后使用他克莫司时,应考虑哪些重要的药代动力学因素?

他克莫司是一种高亲脂性化合物,口服后吸收迅速,约 0.5 至 1 小时血药浓度达到峰值。口服生物利用度较差,变化大,范围从 4%~89%(平均 25%)。蛋白结合率约 99%,主要是与红细胞和 α1-酸性糖蛋白结合。因此全血浓度明显高于血清浓度。他克莫司分布广泛,在肺、脾、心脏、肾脏、大脑、肌肉和肝脏等组织中有较高的浓度。他克莫司主要通过肝脏细胞色素 P-450 3A4/5 同工酶系代谢,并以几种无活性代谢产物从体内排出。不足 1% 的他克莫司经尿液排出,所以肾功能不全不会改变它的药代动力学。他克莫司的半衰期从 5.5 至 16.6 小时不等,平均 8.7 小时。不同程度的肝功能障碍,例如肝硬化和胆汁淤积性疾病,都会降低他克莫司的代谢和排泄。儿科患者他克莫司的药物清除率较高,半衰期缩短,与成人相比分布更加广泛[60]。非洲裔美国患者可能需要更高的剂量[0.2~0.4mg/(kg·d),口服]而非(0.1~0.2mg/(kg·d),口服],如 E. P.[61]。

给药剂量

案例 34-7,问题 4：如何为 E. P. 调整他克莫司的剂量?

虽然他克莫司在移植术后可以通过中心或外周静脉连续给药,初始剂量 0.025mg/(kg·d)~0.05mg/(kg·d),但这种给药方法会带来诸多的并发症：如头痛、恶心、呕吐、神经毒性和肾毒性,相比之下,通过鼻肠管给药或口服给药

更加安全。因此他克莫司尽快由初始的静脉给药转换成口服治疗(初始剂量成人 0.1~0.3mg/(kg·d),儿童 0.15~0.3mg/(kg·d),间隔 12 小时给药)[62]。

对于 E. P.,他克莫司的起始剂量约为 0.1mg/(kg·d)口服或通过鼻肠管给药,每 12 小时 1 次。他克莫司口服应空腹或与吃饭时间间隔开。由于条件的限制,大多数中心都临时配置口服溶液用于鼻胃管给药[61]。

治疗药物监测

案例 34-7,问题 5：E. P. 的他克莫司血药浓度通过高效液相光谱-质谱联用法测定。为什么监测他克莫司的浓度很重要? 如何进行监测治疗?

由于个体间和个体内差异大,治疗指数窄,以及较多的潜在药物相互作用,因此需对所有接受他克莫司治疗的受者监测血药浓度。通过监测可预防药物毒性,优化疗效,评估受者的依从性。浓度和疗效、毒性之间存在一定的关系[62]。临床使用的主要监测参数是谷浓度,因为谷浓度与全身药物暴露量(AUC)密切相关。前 3 个月他克莫司的目标谷浓度范围是 5~12ng/ml,之后为 4~10ng/ml,不同的移植中心和肝移植适应证要求的浓度范围略有差异。大多数中心现在使用质谱法监测所有免疫抑制剂浓度。高效液相光谱-质谱联用法是一种不受代谢物干扰的更可靠的分析方法；能够做到只对药物原型成份进行定量检测[63]。

在所有情况下,药代动力学数据必须结合受者的临床表现进行解释。此外,还需考虑多个他克莫司浓度所呈现的变化趋势,而不是单一浓度点。

药物不良反应

案例 34-7,问题 6：与他克莫司相关的不良反应有哪些? E. P. 需要监测哪些临床指标?

肾毒性通常是限制他克莫司使用的副作用,在一些研究报道中,超过 50% 的受者发生肾毒性[64]。这种高发生率可能与在早期试验中使用的剂量高有关。幸运的是,减少使用剂量通常可以逆转急性肾毒性。由于 20% 的受者急性肾衰竭与术后第一周静脉输注他克莫司有关,因此极少数中心使用这种途径给药或采取快速转换为口服治疗方案。据估测,移植物功能不良的肝移植受者具有较低的他克莫司清除率,发生急性肾衰竭的风险更高[64]。在一项纳入 529 例受者的多中心研究中,比较了肝移植术后使用他克莫司和环孢素的疗效和肾毒性。两种药物都能使血肌酐上升,从而使肾小球滤过率降低[65]。因此应密切监测 E. P. 的肾功能。

主要的神经毒性反应(如精神错乱、癫痫、构音障碍、持续性昏迷)发生在大约 10% 的受者中。大约 20%~60% 的受者有轻微的神经毒性,包括震颤、头痛和睡眠障碍[65]。高血压(40%)是另一种使用他克莫司比较常见的不良反应。与环孢素相比,大多使用他克莫司的受者能够减少或停止降压药的使用。其他不良反应包括腹泻、恶心、呕吐、厌食、低镁血症、高钾血症、溶血性尿毒症综合征、脱发、易

感染、恶性肿瘤和高血糖。据报道,他克莫司发生高血糖的概率远超过环孢素。这些不良反应主要发生在大剂量使用他克莫司、糖皮质激素的受者以及非裔美国人。随着他克莫司和糖皮质激素使用剂量的减少,高血糖可逆转或降低其严重程度。多毛症和牙龈增生主要与环孢素有关,不多见于他克莫司。

他克莫司仿制药

2009 年 8 月,FDA 批准了第一个他克莫司仿制药。从那时起,市面上有多达五种仿制药。关于他克莫司仿制药的生物学和临床等效性一直存在争议,研究为争论的双方均提供了证据。然而,最近在器官移植受者中完成的多中心交叉研究已经证明了生物等效性。尽管临床医生仍然警告不要频繁更换生产商,大多数移植中心已经常规使用他克莫司仿制药[66]。

他克莫司缓释片

有两种新产品,即每日 1 次的他克莫司缓释制剂,最近已被批准在美国使用(Astragraf XL 和 Envarsus XR)。研究表明,当使用 Astragraf XL 时,按 1:1 转化服用后的峰浓度较低,但是 24 小时生物利用度相似。随机临床试验显示他克莫司缓释片和普通释放制剂之间的急性排斥反应发生率、移植物丢失和死亡率相似;然而,特别是在女性肝移植受者中,缓释组的死亡率明显较高,这导致 FDA 在 Astragraf XL 的标签上添加了警示。一些小型随访研究证明每日 1 次服药可以改善受者的依从性,尽管这在临床医生中的有争议。速释他克莫司与 Envarsus XR 的转换率为 1:0.8,这意味着当使用 Envarsus XR 药物时,应给予每日速释他克莫司 80%的等效转换剂量[67,68]。

排斥反应

案例 34-7,问题 7: E.P. 出院后与他的兄弟住在一起,并且每周化验 3 次。以下是 2 周后的实验室化验结果:

谷草转氨酶:36U/L

谷丙转氨酶:52U/L

γ 谷氨酰转肽酶:65U/L

总/直接胆红素:1.0/0.3mg/dl

下一周后:

谷草转氨酶:158U/L

谷丙转氨酶:322U/L

γ 谷氨酰转肽酶:321U/L

总/直接胆红素:3.6/3.2mg/dl

E.P. 再次入院移植中心,因为他的肝功能值上升,意味着急性肝功能不全,经皮肝穿活检以确定原因。入院时,主述嗜睡、严重头痛、轻度颤抖和移植区疼痛。E.P. 还自诉厌食 2~3 日。病理证实中度排斥反应,给予静脉注射甲泼尼龙 500mg,随后迅速递减剂量:50mg 每 6 小时 1 次;40mg 每 6 小时 1 次;30mg 每 6 小时 1 次;20mg 每 6 小时 1 次;20mg 每 12 小时 1 次;然后改为口服泼尼松。3 日治疗后,E.P. 肝酶值没有得到改善,

并给予兔抗胸腺细胞球蛋白治疗。经过 10 日的抗胸腺细胞球蛋白 1.5mg/(kg·d) 治疗,实验室值如下所示:

谷草转氨酶:35U/L

谷丙转氨酶:108U/L

γ 谷氨酰转肽酶:169U/L

总/直接胆红素:1.0/0.6mg/dl

他克莫司给药后 12 小时谷浓度是 15.2ng/ml。E.P. 出院,遵循医嘱:他克莫司 5mg,口服,每日 2 次;泼尼松 20mg,口服,每日 1 次;可乐定 0.3mg,口服,每日 2 次;非洛地平 10mg,口服,每日 1 次;呋塞米 20mg,口服,每日 1 次;复方磺胺甲噁唑周一、周三和周日每日 1 片;缬更昔洛韦 450mg,口服,每日 1 次。该患者肝排斥反应的主观和客观证据是什么?

肝移植很少发生超急性排斥反应,当发生时,需给予支持治疗并再次行肝移植[69]。与其他器官不同,当跨血型(ABO 血型不相容)或 HLA 抗原致敏的情况下移植时,虽然肝功能可能正常,但是生存率降低[70]。

急性肝排斥反应

虽然急性肝排斥反应可以发生在移植术后的任何时间,但通常发生在移植术后 3~6 个月,约 20%~50%的受者接受环孢素或他克莫司联合泼尼松治疗[68]。数据表明接受他克莫司,麦考酚酯和泼尼松治疗的受者排斥反应发生率较低[71]。迟发性急性排斥反应通常是由于依从性差,服药剂量减少或免疫抑制中断所致。这些排斥反应,虽然比较常见,但很少造成移植物失功。

E.P. 提出了一些排斥反应的主诉。通常受者感觉不佳,厌食、腹部不适、头痛。其他症状如低烧、背痛或呼吸窘迫可能很少发生。随着使用更有效的免疫抑制剂,急性排斥反应并不总是具有症状,因此不能依赖排斥反应的早期征兆。E.P. 排斥反应的客观证据包括转氨酶及胆红素的突然升高和肝活检显示"中度排斥"。这些发现明确了排斥反应的诊断。急性排斥反应与移植物单核细胞浸润、水肿和实质坏死有关。排斥反应应该根据肝穿刺组织活检诊断。通常排斥反应损害胆管、静脉和动脉,称为门脉三体炎[72]。

慢性肝排斥反应

慢性肝脏排异也称为胆道排异,见于不到 5%的移植受体,通常在移植后数月到数年发生。慢性肝排斥反应的特征包括闭塞性动脉病变、肝内小胆管的破坏(通常称作胆管消失综合征)、胆汁淤积、门脉窦内泡沫样巨噬细胞积聚、纤维化,从而导致肝硬化[72]。慢性排斥反应几乎不可逆,不受增加免疫抑制剂治疗的影响。再次移植被认为是唯一可行的选择。一些早期胆道排斥的受者对环孢素治疗无效对他克莫司有反应[73]。

排斥反应的治疗

案例 34-7,问题 8: 对 E.P. 移植肝排斥反应的治疗合适吗?

E.P. 被给予他克莫司联合泼尼松的免疫抑制剂维持治疗。他克莫司联合泼尼松的二联或三联疗法通常用作慢性免疫抑制治疗。虽然 E.P. 的他克莫司浓度正常，由于临床证据支持移植物排斥反应的诊断，仍需大剂量甲泼尼龙静脉注射治疗。这种治疗是合理的，因为高剂量糖皮质激素可逆转绝大多数急性排斥反应[69]。在进行进一步治疗前，确定 E.P. 对初始剂量糖皮质激素的反应及通过活检检查排斥反应的严重程度的决定是恰当的。E.P. 发生了移植肝中度排斥反应，因为其对糖皮质激素治疗无充分反应，随后开始使用兔抗胸腺细胞球蛋白治疗是合理的。

成人肝移植排斥反应的治疗通常静脉给予每日 200mg~1 000mg 甲泼尼龙，随后迅速递减剂量，类似于 E.P.。当受者对重复使用糖皮质激素治疗无效时，可以尝试其他方案。E.P. 开始使用兔抗胸腺细胞球蛋白治疗；其他选择包括使用阿仑单抗。如果对高剂量糖皮质激素或一线治疗严重排斥反应的药物无反应时，大多数中心把兔抗胸腺细胞球蛋白作为二线用药。常规剂量是 $1.5mg/(kg \cdot d)$ 输注 4~6 个小时，持续 7~14 日。对于约 70%~80% 的糖皮质激素抵抗的肝移植受者给予兔抗胸腺细胞球蛋白治疗排斥反应是有效的。其他免疫抑制方案的调整包括增加麦考酚酯或 mTOR 抑制剂的剂量[69]。

吗替麦考酚酯

案例 34-7，问题 9：发生排斥反应后，E.P. 开始使用麦考酚酯。描述 MMF 的药代动力学特征及不良反应。这些特征将如何影响 MMF 的使用剂量和血药浓度监测？

在绝大多数移植中心，MMF 已取代硫唑嘌呤，作为与抗体、CNI 和泼尼松联合使用的抗增殖剂。对于 E.P.，移植术后并没有立即开始使用 MMF，因为他有丙肝感染史，移植后可能复发，尤其是免疫抑制过强。因此根据他的情况，初始免疫抑制最小化，尽量减少严重丙型肝炎复发的机会。

药代动力学

吗替麦考酚酯是活性成分 MPA 的前体药物。吗替麦考酚酯吸收良好（生物利用度 94%），吸收后迅速水解为 MPA。1~3 小时达 MPA 的峰浓度，经肝、肾葡萄糖醛酸化转为失活的 MPAG，由肾脏清除，但主要经胆汁排泄。一旦 MPAG 排泄到胆汁，可能会在胃肠道进行肠肝循环（重新吸收进入体循环），重新形成 MPA。由于这种循环，第二个高峰发生在给药后的 6~12 小时。MPA 消除半衰期平均为 17 小时；分布容积为 4L/kg，与白蛋白高度结合（98%）。蛋白结合与白蛋白有关，游离 MPA 浓度与免疫抑制作用有关。肾功能损害，肝功能不全和移植受者 MPAG 浓度升高可以降低蛋白结合。这可能与这些患者中低白蛋白浓度有关[12]。

不良反应

MMF 最常见的不良反应包括胃肠道（厌食、恶心、呕吐和腹泻、胃炎）、血液系统（白细胞减少症、血小板减少、贫血）和感染。胃肠道副作用较为常见，在高剂量下更易发生。有胃肠道不适的受者可以在不使用其他药物的情况下，采取更频繁地、更小剂量地，在耐受情况下降低剂量向上滴定的方法给药[74]。如果白细胞计数少于 $3\ 000/\mu l$ 或中性粒细胞绝对值小于 $1\ 300/\mu l$，MMF 剂量应减少或停药。

给药剂量

通常 MMF 成人初始剂量是 1~1.5g，每日口服 2 次。对于高危受者一些人主张使用高剂量（例如，接受另一个移植手术，高 PRA，非洲裔美国人）。肾小球滤过率小于 25ml/min，推荐方案是 1g 每日口服 2 次。儿童，推荐剂量为 $300\sim600mg/m^2$ 或 $23mg/(kg \cdot d)$ 每日口服 2 次。由于药物相互作用，相比他克莫司（0.75~1g），与环孢素（1~1.5g）联用时应给予更高的剂量[12,32]。

治疗药物监测

MPA 血药浓度监测尚有争议，由于缺乏数据证明血药浓度监测能够获益，通常不建议 TDM。一些研究显示进行 TDM 是有益的，而其他研究表明 MPA 血药浓度监测无临床意义。肾移植受者，MPA 低 AUCs 与谷浓度已被证明与急性排斥反应相关。在定期进行 MPA 血药浓度监测的中心，常规 AUC_{0-12} 目标是 30~60mcg·h/ml 和谷浓度 1~3.5mcg/ml。MPA 监测似乎对采用 CNI 的保留、停药或尽量减量的方案更有益。一旦开始 MMF 治疗，E.P. 应监测胃肠道和血液系统不良反应以及监测感染和排斥反应的任何体征和症状[33]。

MMF 仿制药

2009 年 FDA 批准了 MMF 仿制药用于实体器官移植。已有多家获得批准生产 MMF 仿制药的药厂。这些产品均符合 FDA 的生物等效性标准，并被认为是 CellCept 250mg 胶囊和 500mg 片的 AB 级仿制药[75]。目前，没有研究表明 MMF 仿制药产生不利的临床作用或增加药物不良反应的风险，大多数临床医生对 MMF 仿制药的使用满意，不建议频繁更换生产商。

与免疫抑制相互作用的药物

案例 34-8

问题 1：C.C. 是一位 42 岁女性，5 日前行肝移植术。突发高热伴白细胞升高，引流液培养为白色念珠菌。C.C. 开始使用氟康唑每日 400mg。其他药物包括：他克莫司 3mg，每日 2 次，泼尼松每日 20mg，MMF 500mg 每日 2 次（由于新发感染低剂量使用），缬更昔洛韦每日 450mg，每日单剂量片复方磺胺甲噁唑和埃索美拉唑每晚 20mg。他克莫司谷浓度值是 11ng/ml。哪些药物与免疫抑制剂有相互作用？由于氟康唑的使用初始剂量需不需要调整？

由于免疫抑制剂具有复杂和高度多变的药代动力学特征与相对窄的治疗指数，药物-药物相互作用就成为重要的临床问题。药物相互作用可以分为两个主要类别:药代动力学和药效学。当一种药物改变免疫抑制剂的吸收、分布、代谢或消除时,则会发生药代动力学相互作用[76,77]。表34-2展示了可能会遇到的临床相关的药代动力学药物相互作用以及如何处理。包括能够改变免疫抑制剂的吸收或代谢的药物。请注意,此表并不全面。

当一种药物增强了免疫抑制剂的不良反应或者改变了药理作用时,就会发生药效学的相互作用[77]。CNI 与 ACEI 的合用就是一个例子。由于两种药物都会引起血钾升高和潜在的肾功能下降,因此当联合用药时毒性可能会更加明显[78]。药效学相互作用通常很难鉴别,需要彻底了解药物的药理作用。通常文献中很少或没有关于这种类型的药物相互作用信息,用以指导临床医生确定是否会发生这种药物相互作用。一般来说,如果已知一种药物具有与免疫抑制剂类似的毒性,则很有可能发生药效学相互作用。另一个例子是甲氧氯普胺和吗替麦考酚酯间的相互作用。这两种药物都是已知能导致腹泻,当这些药物一起使用时腹泻的发生率或严重程度可能会更高[77]。

对可能改变免疫抑制剂疗效的药物予以重视和警惕是十分重要的[77]。举个例子,一种具有免疫抑制特性的药物,比如环磷酰胺,可能导致移植受者的过度免疫和增加机会性感染的发病率或严重程度。相反,一种具有免疫增强特性的药物,例如草本药物紫雏菊,也可能降低免疫抑制剂的疗效,增加移植受者排斥反应的风险[76,77]。尽管与免疫抑制剂发生药效学相互作用的药物并不是绝对禁忌,但当这些药物联合使用时,应当严密监测移植受者药物中毒风险的增加或药效的降低。当移植受者加用新药时,无论是处方药、非处方药还是草药,都应当进行彻底的调查研究,以确定与免疫抑制方案是否存在潜在的相互作用。

对于 C. C.,氟康唑的使用将通过抑制细胞色素 P-450 3A4 酶系发生药动学相互作用,增加他克莫司的药物浓度。这种相互作用通常在 2~5 日内非常明显,并且在初用氟康唑的 1 周内观察到最大效应。因此,当开始使用氟康唑时,C. C. 他克莫司的使用剂量应当减少。应当监测他克莫司血药浓度,密切观察药物的毒性表现及受者的临床症状。氟康唑也会影响糖皮质激素的代谢,但没有具体的建议。总而言之,药物的相互作用要明确控制,甚至在某些情况下

表 34-2
免疫抑制剂药物间的相互作用

免疫抑制剂	相互作用的药物	机制	结果	临床治疗
钙调磷酸酶抑制剂(环孢素和他克莫司),西罗莫司和依维莫司	克拉霉素[a],红霉素[a],泰利霉素[a],酮康唑[a],伊曲康唑,氟康唑,伏立康唑[a],氟西汀,氟伏沙明,西酞普兰,奈法唑酮,地尔硫草[a],维拉帕米[a],地拉韦定,利托那韦[a],西咪替丁,葡萄柚汁[a],胺碘酮,沙奎那韦,奈非那韦,茚地那韦,安泼那韦,氯霉素[a]	抑制肝脏和肠道中的 CYP 3A 同工酶	血液中 IS 浓度增加	前瞻性地降低 IS 的剂量,或更密切地监测谷浓度和 AUC,并相应地调整剂量
钙调磷酸酶抑制剂(环孢素和他克莫司),西罗莫司和依维莫司	卡马西平[a],地塞米松,苯巴比妥,苯妥英[a],圣约翰草,利福平[a],利福布汀[a],依法韦仑,奈韦拉平,萘夫西林,克林霉素[a]	诱导肝脏和肠道中的 CYP 3A4 同工酶	血液中 IS 浓度降低	前瞻性地增加 IS 的剂量,或更密切地监测谷浓度和 AUC,并且相应地调整剂量
钙调磷酸酶抑制剂(环孢素和他克莫司),西罗莫司,吗替麦考酚酯和麦考酚钠	考来烯胺,考来替泊,普罗布考,司维拉姆,抗酸剂(含镁和铝),含铁制品	与 IS 结合,防止吸收	血液中 IS 浓度降低	避免与 IS 同时给药并监测谷浓度
硫唑嘌呤	别嘌醇	通过抑制黄嘌呤氧化酶来抑制代谢	增加硫唑嘌呤的血药浓度	避免同时使用或前瞻性地将硫唑嘌呤剂量减少至正常剂量的三分之一或四分之一,并监测毒性增加

[a] 这些被认为是有效的抑制剂或诱导剂。AUC,曲线下面积;CYP,细胞色素 P450;IS,免疫抑制剂。

应单独用药。在其他情况下,可以使用与这些药物不发生相互作用的某类药物的替代药物。

预防感染

案例 34-9

问题 1:S. C. 是一位 20 岁男性,因慢性乙肝病毒感染继发的终末期肝病行肝移植术。除免疫抑制剂外,他还在围术期给予氨苄西林舒巴坦 1.5g 每日 3 次,用药 24 小时预防感染。术后,周一、周三、周五予以复方磺胺甲噁唑双剂量片(DS 800/160mg)一片,制霉菌素 5ml 每日 3 次;拉米夫定每日 100mg;缬更昔洛韦每日 900mg 口服。术中注射乙肝免疫球蛋白 10 000IU,移植术后 8 日内连续应用。上述治疗方案的依据是什么?还需要其他预防感染的处理措施吗?

感染仍是发病率和死亡率高的一个重要原因。与其他外科手术一样,接受器官移植的受者同样有感染的风险。自从环孢素问世以来,移植受者感染的发生率虽然已经得到了控制,但仍高达 50%[79]。

预防性抗菌药物的使用降低了外科手术感染的风险,然而,不应过分依赖使用高级别的抗菌药物[80]。肾移植受者通常使用第一代头孢菌素,如头孢唑林,覆盖尿道病原体和葡萄球菌。通常,在手术前、皮肤切开之前以及移植后持续给予 1~3 次剂量的抗生素预防。由于肝硬化患者在进行移植时病情严重,而且手术需要在非无菌环境(肠道)中进行多次吻合,因此肝脏移植与危及生命的细菌感染的高发病率息息相关。哌拉西林他唑巴坦通常用于抑制葡萄球菌、肠球菌和肠杆菌。基于受者术后恢复状况不同,疗程长短不一,通常为 24~96 小时[80]。感染可以发生在移植术后的任何时间,但是对于某些类型的感染是可以预测的[79]。移植术后的前 6 个月由于受者在这个阶段接受高剂量的免疫抑制药物,感染的风险最高。另一个高风险时间是在治疗急性排斥反应期间和之后,由于使用高剂量的免疫抑制剂。受者会获得新发感染(肺孢子菌肺炎,CMV),再度激活陈旧性感染(例如,CMV、BK 病毒),或者原发病(乙型肝炎或丙型肝炎)的再复发。机会性感染在此期间十分普遍(见表 34-3)。由于表 34-3 所示的感染发生率如此高,因此许多特效预防也就必不可少。例如,肾移植受者术后 1 个月每日 3~4 次含漱并吞咽制霉菌素混悬液 500 000IU;肝、胰腺移植受者每日使用氟康唑 100mg 减少胃肠道真菌定植;阿昔洛韦、更昔洛韦、伐昔洛韦和免疫球蛋白广泛应用于 CMV 和疱疹病毒感染;复方磺胺甲噁唑用于肺孢子菌肺炎的预防。对于磺胺类药物过敏的受者,可以给予每日口服 50~100mg 氨苯砜或每月吸入 300mg 的喷他脒。这些药物一般在术后 3~6 个月使用,在某些情况下可延长至一年甚至终生[81]。就 S. C. 而言,术后预防治疗包括:使用复方磺胺甲噁唑预防肺孢子菌肺炎;缬更昔洛韦预防 CMV;乙型肝炎免疫球蛋白、拉米夫定、阿德福韦酯、恩替卡韦、替诺福韦或替比夫定预防乙肝复发[81]。

表 34-3

移植术后常见的机会性感染

病原体	移植术后的发病时间
CMV	1~6 个月
单纯疱疹病毒	2 周~2 个月
EB 病毒	2~6 个月
带状疱疹病毒	2~6 个月
真菌	1~6 个月
分枝杆菌	1~6 个月
肺孢子菌肺炎	1~6 个月
李斯特菌	1 个月~无限期
曲霉菌	1~4 个月
奴卡菌	1~4 个月
弓形虫	1~4 个月
隐球菌	4 个月~无限期

乙型肝炎

对 S. C. 而言需要担心的一个主要问题是移植术后乙肝病毒的复发。如果乙肝再次复发,则预后较差。有效的治疗策略是术前使用拉米夫定、阿德福韦酯、恩替卡韦、替诺福韦或替比夫定,术后予以乙型肝炎免疫球蛋白治疗联合或不联合口服抗病毒治疗。S. C. 之所以术后联合应用拉米夫定和乙型肝炎免疫球蛋白,是因为研究指出单用乙型肝炎免疫球蛋白和 10%~50% 的受者术后乙肝复发相关,而拉米夫定和乙型肝炎免疫球蛋白联合应用复发率更低。据报道每年 15%~30% 服用拉米夫定的患者出现耐药,拉米夫定耐药的患者,阿德福韦酯、恩替卡韦、替比夫定或替诺福韦已被证明是有效的。术后第 1 周使用乙型肝炎免疫球蛋白后,S. C. 将继续接受每周给予 10 000IU,静脉输注 1~2 小时,连续 4 周,然后改为每月静脉给予 10 000IU,直到移植术后的 6~12 个月。在此期间,定期监测抗乙型肝炎表面抗原抗体滴度并且维持大于 500IU/L 的标准。由于乙型肝炎免疫球蛋白价格昂贵(每位受者每年花费 50 000 美元),而且出现更新型、更有效的口服抗病毒药物,现在更多的移植中心以较低的滴度(>100IU/L)为目标,采取每 3~4 周肌内注射 1 500IU 的乙型肝炎免疫球蛋白联合拉米夫定[82]。

丙型肝炎

另一种引起重视的病毒是丙型肝炎病毒。丙型肝炎是目前最常见的肝移植原因,并且术后丙型肝炎病毒复发感染十分普遍[83]。移植后过度使用免疫抑制剂对这类疾病具有明显不利影响。与非丙肝肝移植受者相比，丙肝肝移植术后 5 年生存率显著降低[83]。最近，随着非干扰素的直接抗病毒（direct-acting antiviral，DAA）疗法的出现，丙型肝炎的治疗取得了显著进展。初步研究表明，与干扰素疗法 30%～50% 的应答率相比，DAA 疗法的持续病毒学应答率>70%。此外，与干扰素和利巴韦林相比，DAA 疗法的耐受性更佳，血细胞减少和全身反应较少出现，从而大大减少了暂停或终止治疗的可能[84,85]。

巨细胞病毒

案例 34-10

问题 1： A. A.，男性，58 岁，76kg，因酒精性肝硬化引起的终末期肝疾病，于 4 个月前接受原位肝移植。他向移植中心提交了 7 日的病史，包括全身不适、疲劳、恶心、呕吐、腹泻、低热和厌食。移植时供肝 CMV 抗体阳性，但是受体血清学检测为阴性。术后免疫抑制剂治疗方案包括泼尼松和他克莫司 5mg 口服每日 2 次，调整剂量以使 12 小时谷浓度保持在 6～12ng/ml。他还给予了缬更昔洛韦 450mg，口服，每日 1 次，维持 3 个月。

他术后进程很复杂。术后 19 日发生急性排斥反应，经使用糖皮质激素冲击随后递减治疗好转。同时，免疫抑制方案中增加 MMF 1g 口服每日 2 次。他术后 24 日出院，4 日后返回医院进行复查。此后，该受者维持治疗至今 4 个月无并发症出现。入院时体格检查显示口腔温度：38.8℃，血压：112/79mmHg，心率：104 次/min，呼吸：22 次/min，轻度震颤。其他检测良好。相关的实验室检查如下：

白细胞计数：3 400/μl

血小板计数：34 000/μl

尿素氮：29mg/dl

血肌酐：1.4mg/dl

总胆红素：2.2mg/dl

谷草转氨酶：62U/L

谷丙转氨酶：126U/L

CMV PCR：184 000 拷贝数/ml（正常 < 500 拷贝数/ml）

12 小时他克莫司谷浓度：18.3ng/dl

他目前用药：他克莫司 6mg，口服，每日 2 次；MMF 750mg，口服，每日 2 次；泼尼松 10mg 口服，每日 1 次；复方磺胺甲噁唑 80mg，周一、周三和周五口服；碳酸钙 1.25g，口服，每日 3 次；维生素 D，每日 800IU，口服；阿司匹林肠溶片，每日 325mg，口服；尼扎替丁，150mg，口服，每日 2 次。A. A. 最可能的诊断是什么？

移植后此时 A. A. 需要关注的是 CMV 感染，通常出现于实体器官移植及骨髓移植后 1～6 月内。CMV 属于疱疹病毒类并且广泛存在。在免疫功能正常的健康成人中，病毒感染通常没有症状，然而在免疫功能不全的患者中，CMV 感染的发病率和死亡率升高。该病毒能够增加细菌和真菌感染

的风险，诱导移植器官的慢性损伤（心脏动脉粥样硬化、肺闭塞性支气管炎、肝内胆管消失综合征和慢性肾动脉病变）[86]。

病因

移植受者 CMV 感染通常发生于血清学阳性的供体器官，由于免疫抑制潜伏病毒被激活。如果没有采取预防，CMV 从阳性供体向阴性受体的传播可导致约 80%～100% 的感染和 40%～50% 的发病率；阳性供体到阳性受体导致 40%～60% 的再激活率和 20%～30% 的发病率；阴性供体到阴性受体有 0～5% 的感染率。高危发病的移植受体是：（a）移植时，血清学阳性供体和阴性受体（D+/R-）；（b）年老者；（c）接受抗淋巴细胞抗体者；（d）因急性排斥反应再次移植者；（e）接受大剂量免疫抑制剂者[86]。A. A. 是 CMV 感染和 CMV 病的高危者，因为他的 CMV 血清学是 D+/R-，他接受了抗排斥治疗，他的免疫抑制方案对肝移植受者来说强度比较高。

诊断

CMV 诊断基于临床表现和实验室检查。CMV 可以通过体液培养来检测，如支气管肺泡灌洗液、尿液、血液和组织活检。CMV 存在于宿主白细胞内，并有大量的核内包涵体。大多数中心应用 CMV-PCR 检测能够很容易测得受者血清的病毒载量。然而，没有临床症状和体征仅凭病毒脱落的检测结果是无法诊断活动性疾病的[87]。A. A. 的实验室检查结果与该病毒感染一致：PCR 检测载量 184 000 拷贝数/ml，提示病毒脱落，白细胞减少、血小板减少以及与 CMV 感染相一致的临床症状，包括不适、疲劳、恶心、呕吐、腹泻和厌食。

临床表现

对免疫功能正常的健康成人，CMV 感染通常无症状，但可能会出现轻微的不适、发热、肌痛，以及不正常的肝酶和淋巴细胞增多。更严重的反应较为罕见[86,87]。然而，在免疫功能不全的患者中该病毒能够致命。研究表明，CMV 感染与移植排斥相关，并且免疫抑制条件下移植排斥又进一步加剧了 CMV 感染。目前尚不清楚孰先孰后。临床上 CMV 感染可能限于发热和单核细胞增多症，也可能累及器官，表现为肺炎、肝炎、肠胃炎、结肠炎、播散性感染、脑病或白细胞减少症。

A. A. 的临床表现符合 CMV 感染诊断标准：有临床症状和体征的病毒血症。目前尚不清楚 A. A. 是否累及终末器官或疾病。他的肝酶浓度升高，有许多胃肠道症状（恶心、呕吐、腹泻和厌食症），这可能提示 CMV 肝炎、CMV 肠胃炎或 CMV 结肠炎。另外，血清总胆红素、转氨酶的升高可能是急性排斥反应引起的，胃肠道问题和白细胞减少症可能是他正在服用药物产生的不良反应（例如，MMF）。为鉴别 CMV 肝炎、CMV 肠胃炎、CMV 结肠炎、急性排斥反应和药物不良反应，应该进行组织活检。

案例 34-10，问题 2： 对于 A. A. 诊断为 CMV 疾病有什么治疗方案？应该使用什么剂量，以及如何监测这些药物的疗效？

更昔洛韦

在更昔洛韦问世之前,临床一般通过降低免疫抑制的水平来应对 CMV 感染。这可能是 CMV 感染导致免疫排斥反应发生率增加的原因之一。肾移植受者移植物丢失是无法预判的,但不会立即危及生命,因为可以进行肾脏透析。然而,减少肝移植受者的免疫抑制剂,可能会导致移植物丢失进而死亡。阿昔洛韦、阿糖腺苷和免疫球蛋白的治疗大多不成功。更昔洛韦是实体器官移植受者治疗 CMV 感染的一线药物。尽管更昔洛韦高度有效,但肝移植受者应用更昔洛韦治疗后仍有 20% 的 CMV 复发率。

更昔洛韦是一种核苷类似物的抗病毒药物,在受感染的细胞中磷酸化成活性形式,然后干扰病毒 DNA 的复制过程。虽然已经分离到耐更昔洛韦的 CMV 毒株,但多见于艾滋病患者;目前,在实体器官移植中并不需要过多关注于更昔洛韦耐药的 CMV。A. A. 应该静注更昔洛韦或口服缬更昔洛韦;最近的一项研究表明更昔洛韦静注和口服缬更昔洛韦等效。由于 CMV 疾病治疗后复发是值得关注的,一些专家建议应该在静注疗程结束后用缬更昔洛韦或口服阿昔洛韦来维持治疗[88]。

剂量

肾功能正常的患者,更昔洛韦的常规剂量是 5mg/kg 每 12 小时 1 次,缬更昔洛韦的常规剂量是 900mg,口服,每日 2 次,疗程均为 14~21 日。肾功能不全患者剂量需要调整。A. A. 肌酐清除率为 60ml/min,应静注更昔洛韦 2.5mg/kg(约 190mg)每 12 小时 1 次,维持 2~3 周,之后维持缬更昔洛韦每日 450mg 口服 2~4 周。

更昔洛韦治疗最常见的不良反应是中性粒细胞减少症,发生率高达 27%[87]。中性粒细胞减少症定义为绝对中性粒细胞数少于 500~1 000/μl。中性粒细胞减少症的处理通常是减少药物的剂量或停药,而集落刺激因子可增加白细胞的总数[88]。由于 CMV 感染也可以引起中性粒细胞减少症,因此往往难于鉴别原因。如果 CMV 实验室检查、临床症状和体征正在好转而患者仍粒细胞减少,最可能的原因就是更昔洛韦。血小板减少症在接受更昔洛韦治疗的患者中发病率大约为 20%。初始血小板计数低于 100 000/μl 的患者风险最大。其他不良反应包括中枢神经系统的影响、发热、皮疹及移植肝功能异常[86,87]。治疗期间 A. A. 的白细胞和血小板计数应每 3~4 日进行 1 次评估,如果中性粒细胞下降到低于 500/μl 或血小板少于 25 000/μl,更昔洛韦应暂停使用。为了监测 A. A. 的 CMV 疾病是否好转,应每周检查 CMV 的血清学和 DNA 拷贝数。

免疫球蛋白

在实体器官移植中使用免疫球蛋白治疗 CMV 是有争议的。不仅价格昂贵且有时供不应求。免疫球蛋白通过增强抗体依赖、细胞介导的细胞毒反应提供被动免疫。原则上,免疫球蛋白改变了破坏宿主组织的免疫反应。一些证据表明免疫球蛋白与当前抗病毒药物治疗 CMV 可能有协同或附加作用[88]。目前,非选择性免疫球蛋白和 CMV 超免疫球蛋白同更昔洛韦联合应用已被研究。CMV 超免疫球蛋白是由高滴度混合血清制备的,与未筛选的免疫球蛋白相比,富含 4~8 倍的 CMV 免疫球蛋白滴度。

CMV 免疫球蛋白可以按隔日 100mg/kg 剂量给药,维持 14 日,与更昔洛韦联合应用于治疗 CMV。与输注免疫球蛋白相关的最常见的不良反应包括发热、寒战、头痛、肌肉酸痛、眩晕、恶心和呕吐。

膦甲酸钠

膦甲酸钠是一种抑制病毒 DNA 合成的焦磷酸盐类似物;然而与更昔洛韦不同,激活不需磷酸化。由于这种药物具有高度肾毒性,且大多数移植受者已使用了肾毒性药物,因此膦甲酸钠在实体器官移植中的应用经验性有限。在大多数中心,膦甲酸是二线或三线药物,仅应用于不耐受更昔洛韦治疗或出现耐药的受者。

膦甲酸钠的常规治疗剂量是 60mg/kg 每 8 小时 1 次,维持 14~21 日。肾功能不全患者应减量。膦甲酸钠最严重的不良反应是肾毒性,它的发生率高达 50%,可能是急性肾小管坏死引起的,因此使用前建议水化以减少或避免肾毒性。其他的不良反应还有胃肠道影响、血红蛋白和红细胞压积减少、移植肝功能恶化、血清电解质紊乱。停药后不良反应大都可逆。在膦甲酸钠治疗期间需定期监测血肌酐[87]。

预防

> **案例 34-10,问题 3:** 对高危患者如 A. A. ,有什么办法可以预防 CMV 呢?

由于其严重的后果,应竭力预防 CMV 疾病。许多研究试图探索最简单、最经济的方案来预防 CMV 感染。这些研究集中于不同药物的联合应用及静脉注射序贯口服给药疗法。有试验还研究了针对高风险患者通过 PCR 监测 CMV 而无需常规预防治疗(抢先治疗策略)[88]。

更昔洛韦

静注和口服更昔洛韦预防 CMV 感染已经在肝、肾移植受者中进行了研究[89]。然而极少有大型试验对此进行研究,实体器官移植中的大多数数据来自小型的非对照试验。另一个困难在于,不同试验对于预防治疗和高危患者的定义存在较大差异。在引入缬更昔洛韦前,更昔洛韦是使用最广泛的预防用药。

在美国,口服更昔洛韦治疗多年来尚未商业化。因此,大多数移植中心现在仅使用缬更昔洛韦作为一线药物。如果患者不能耐受口服治疗,静脉注射更昔洛韦仍然可以短期使用。

缬更昔洛韦

因为口服更昔洛韦的生物利用度(<10%)极低,缬更昔洛韦因此得到有效的开发应用。缬更昔洛韦是更昔洛韦的前体药,是一种 L-缬氨酰酯,一经胃肠道吸收后,便迅速地完全由肝脏和肠道酯酶转化成更昔洛韦。缬更昔洛韦的

绝对生物利用度大约为 60%，与食物一起口服单剂量 900mg 的 AUC 等同于静脉注射更昔洛韦 5mg/kg 的 AUC。这大约是更昔洛韦 1 000mg 每日 3 次口服的 AUC 的两倍。目前 FDA 批准缬更昔洛韦用于 HIV 相关的 CMV 视网膜炎治疗，并用于预防心脏、肾和胰腺移植后 CMV 感染[90,91]。虽然缬更昔洛韦经常被用在肝移植术后 CMV 的感染预防，但并没有经过 FDA 批准。几项小型研究证明缬更昔洛韦对 CMV 感染抢先治疗和阻止发展为潜在 CMV 病有效[90]。

由于缬更昔洛韦价格非常昂贵，并具有血液毒性，一些研究已经尝试减少给药剂量。在大多数肾功能良好的患者中，使用推荐剂量（每日口服 900mg）的一半即显示出相同的临床治疗效果，且降低了治疗成本和潜在毒性。这些研究是在肾移植受者中进行的，给药剂量基于移植中心特定的机构协议[92]。

伐昔洛韦

一项已发表的纳入 1 574 名患者的共 12 项试验的 meta 分析评价了伐昔洛韦作为移植受者预防用药的作用[93]。在预防包括 CMV 在内的疱疹病毒方面，伐昔洛韦比阿昔洛韦更有效。然而大多数移植中心，并没有使用伐昔洛韦作为 CMV 的常规预防药物，仍然认为缬更昔洛韦是一线药物。

CMV 超免球蛋白

CMV 超免球蛋白预防 CMV 感染的作用是有争议的。许多研究已将该药与口服阿昔洛韦或更昔洛韦联合使用，但是由于成本较高以及需静脉给药，其作为预防用药已逐渐减少。此外，在 D+/R-受者中，效果喜忧参半[87,94]。

> 案例 34-10，问题 4：A. A. 是否需要接受预防性治疗？如果需要，应该使用哪种用药方案？

A. A. 具有一些 CMV 感染的危险因素。在移植时，A. A. 是 CMV D +/R-，这意味着他有 80% 的机会感染 CMV 和有 40% 的机会进展为 CMV 病。此外，A. A. 有过早期急性排斥反应，这意味着他需要接受更高剂量的免疫抑制剂，这也使他有更高的风险进展为 CMV 病。因为这些危险因素，在移植后 A. A 应该（也确实）接受至少 3 个月的 CMV 预防治疗。像 A. A 这样的受者，一些中心可能会将预防治疗延长到移植后 6 个月。A. A. 因进展为 CMV 病，而给予更昔洛韦 190mg 每 12 小时 1 次静脉注射的治疗。一旦 A. A. 耐受口服更昔洛韦治疗，他可以开始口服缬更昔洛韦，剂量为每日 900mg，与食物同服。因为 A. A. 有肾功能不全，口服缬更昔洛韦的剂量将调整为每日 450mg[92]。

CMV 对抗病毒治疗的耐药性

尽管 CMV 对抗病毒治疗耐药并不常见，但由于疗程长病毒仍持续复制，仍可能在 5% 至 12% 的高风险受者（D+/R-）中发生耐药。导致耐药的主要基因突变有两种，一种针对 UL97 激酶，另一种针对 UL54 DNA 聚合酶基因。绝大多数（90%）对更昔洛韦耐药的毒株存在 UL97 基因突变，通常不会对其他抗病毒药物产生交叉耐药性，包括西多福韦或膦甲酸[95]。

正如 A. A. 的案例所示，接受预防治疗的受者，在预防治疗停止后，或甚至极少数情况在预防治疗时，不能除外发展为 CMV 感染的可能。相比口服更昔洛韦，接受缬更昔洛韦的受者 CMV 的发病率显著降低，这可能是因为药物的暴露增加了约两倍[90-92]。

抢先治疗

由于鉴别和量化 CMV 的实验技术的进步；预防性治疗并不总是有效；而且由于药物往往有毒并且价格非常昂贵，因此抢先疗法也被用来预防 CMV 感染。该策略包括不再进行预防性治疗，监测实验室指标以确定 CMV 病毒血症，通常通过 PCR 检测血清 CMV DNA 拷贝数。一旦受者出现病毒血症（CMV PCR 病毒载量>2 000 拷贝数/ml），需接受静脉注射更昔洛韦或口服缬更昔洛韦治疗。这一策略已有前瞻性研究，其与常规预防治疗同样有效，并且具有一些潜在的成本优势。然而，最近的一些研究表明抢先治疗组 CMV 的间接效应发生率较高，其中一项研究中最令人担忧的是关于移植物丢失。因此，抢先治疗的作用是有争议的，很多中心仍坚持对实体器官移植受者常规预防 CMV[88]。

移植后淋巴组织增殖性疾病

危险因素

> **案例 34-11**
>
> 问题 1：A. L. ，一个 16 岁女孩，42kg，1 年前因胆道闭锁行 Kasai 手术（肝门-空肠吻合术）失败后进行肝移植。她现在表现为低热、不适、疼痛、食欲差一周。她经历了两次排斥反应，每次给予 1~2g 甲泼尼龙治疗，并在第二次排斥反应时加用了兔抗胸腺细胞球蛋白治疗。移植后她接受了他克莫司和泼尼松治疗，在发生第二次免疫排斥反应后增加了 MMF 治疗。她刚刚完成了静脉注射更昔洛韦治疗 CMV 感染的疗程（4 周）。供体是 CMV 阳性，她也是 CMV 阳性。目前她的 EB 病毒 DNA 是 18 000 拷贝数/ml（正常，<500 拷贝数/ml）；而移植时 EB-DNA 是阴性的，但自从她最后一次排斥反应以来，该数值一直在上升。体检时发现她有纵隔淋巴结肿大。她否认寒战、出汗、恶心、呕吐或腹泻。胸部计算机断层扫描 CT 显示纵隔肿块。生命体征和所有实验室检查在正常范围内。他克莫司谷浓度为 9.8ng/ml。入院 7 日后，该肿块活检显示胸部淋巴组织增生性病变，鉴定为胸部免疫母细胞性淋巴瘤伴心脏右侧粘连。10 日后，她发展为快慢综合征（tachy-brady syndrome，心动过速心搏迟缓综合征），植入心脏起搏器。鉴于淋巴瘤的位置和症状，手术和放射治疗是不可行的，于第 2 日给予化疗。那么 A. L. 的哪些临床症状和危险因素与淋巴瘤有关？

A. L. 发展为移植后淋巴组织增殖性疾病（post-transplantation lymphoproliferative disorder，PTLD），据实体器官

移植术后的报告显示它是移植术后多种类型恶性肿瘤其中之一。这种情况的确切病因尚不清楚，可能是多因素所致。PTLD 的表现差异很大，患者可无症状，或出现轻度单核细胞增多或多器官功能衰竭。A. L. 表现为发热、淋巴结肿大、全身乏力和食欲缺乏。虽然这些症状都与 PTLD 表现一致，但也与感染的症状一致。由于 PTLD 涉及各种器官系统，患者可以表现出器官特异性症状（如果肿瘤在胃肠道可出现急性腹痛、穿孔、梗阻、消化道出血）。如 A. L. 所示，肿瘤的位置可能影响其他器官的功能[97]。除免疫抑制外，与 PTLD 相关的 2 个因素是 EB 病毒的存在和患者的年龄。儿童有较高的发生率[97]。A. L. 发展为 EB 病毒血症，这表明她在移植中或移植后暴露于这种病毒。EB 病毒也可以通过供体肝脏和/或血液制品传播。此外，由于免疫抑制剂的使用，EB 病毒阳性者在移植时病毒可能会再度被激活。

A. L. 接受了大量的免疫抑制治疗。这可能导致无法通过细胞毒性 T 细胞抑制活化病毒感染，也可能导致不受控制的 B 细胞增殖及多克隆和单克隆扩增。除 T 细胞缺陷之外，因感染 B 淋巴细胞的 EB 病毒引起的细胞因子分泌的不平衡或改变，可能是 B 细胞扩增和转变的原因；大部分非霍奇金淋巴瘤也主要是 B 细胞来源，小部分是 T 细胞来源，然而这部分较难治疗[96]。PTLD 的发病率和检出率都在逐渐上升。这归因于更新、更有效的免疫抑制剂不同组合应用，移植程序增加以及监测更密切。当以环孢素为基础的方案与硫唑嘌呤或环磷酰胺为基础的方案相比，淋巴瘤的发生率分别占全部肿瘤的 26% 和 11%。环孢素组淋巴瘤平均发生在移植后 15 个月内，而硫唑嘌呤组为 48 个月。三分之一恶性肿瘤发生在环孢素组的前 4 个月，硫唑嘌呤组为 11%[96]。

随着兔抗胸腺免疫球蛋白疗法的应用，PTLD 的发病率升高，这也与累积剂量增加以及多种药物联合使用有关。PTLD 不是由单一药剂所引起的，但可能反映了多种药物的免疫抑制剂强度。外来抗原的慢性刺激、反复感染、遗传易感性和间接或直接 DNA 损伤是可能影响 PTLD 发展的其他变量[98]。A. L. 最近有过 CMV 感染，这也会促成这种情况的发生。

在实体器官移植中，PTLD 在胸部的发生率远高于其他恶性肿瘤，在儿童更常见。大约 1% 的肾移植和 2% 的肝移植会发生淋巴瘤。这些肿瘤常出现较早，进展迅速。恶性肿瘤在移植人群中的平均发病率约为 6%，移植后肿瘤的风险随时间推移而增加。器官移植受者肿瘤患病率是普通人的 100 倍。此外，移植受者最常见的癌症类型（如淋巴瘤、皮肤和口腔癌）在一般人群中是罕见的。移植受者皮肤癌和口腔癌的发生部分归因于暴露于阳光，以及硫唑嘌呤代谢物甲基硝基硫代咪唑引起的皮肤光敏作用[96]。

治疗和成果

案例 34-11，问题 2：应该对 A. L. 采取怎样的治疗策略，预后如何？

PTLD 的治疗取决于治疗的时机、临床表现、症状、受累程度、组织学类型以及移植类型。早期 PTLD 的临床治疗

经验显示，减少或停止使用免疫抑制可使肿瘤缩小。因此，治疗 PTLD 的第一步是考虑停止使用所有免疫抑制剂，糖皮质激素可能除外。这一方案对于 A. L. 是行不通的，因为移植肝是她继续存活的希望。肾移植受者可以停用免疫抑制剂，因为可以重新开始透析。A. L. 需要化疗。因此，她应停用 MMF，以减少潜在的严重骨髓毒性。此外，A. L. 的他克莫司剂量将适当的减少，达到治疗范围最低的药物浓度即可（4~6ng/ml）；泼尼松也应减少到最低剂量。如果她的免疫抑制药物减少，应需密切监测排斥反应[99]。

静脉注射阿昔洛韦或更昔洛韦进行抗病毒治疗已用于抑制 EBV 复制以及 PTLD。疗效因人而异，也可能取决于 PTLD 的类型和程度。A. L. 已经接受了更昔洛韦治疗 4 周，治疗期间出现 PTLD。视情况而定手术、放射治疗和化疗治疗 PTLD。干扰素和免疫球蛋白在其他治疗无效的情况下可能有效。单克隆或免疫母细胞性、散发性、急进性 PTLD 对传统疗法效果差，死亡率高达 70%。利妥昔单抗（抗 B 细胞，抗 CD20 抗体）被认为是治疗 CD20 阳性 B 淋巴细胞 PTLD 的一线药物，如果可能，还可减少或停用免疫抑制剂。患者通常给予每周 $375mg/m^2$，连续 4 周的治疗；一些中心已经长期治疗。对化疗方案有反应的患者也可能复发或病情恶化，如 CHOP 方案：环磷酰胺，阿霉素，长春新碱，泼尼松或地塞米松；CHOP-R 方案：CHOP+利妥昔单抗；PROMACE-cytaBOM 方案：环磷酰胺，阿霉素，依托泊苷，泼尼松，阿糖胞苷，博来霉素，长春新碱，甲氨蝶呤。移植患者发生骨髓毒性的风险较高，这主要取决于他们免疫抑制的维持治疗。考虑到 A. L. 的 PTLD 的类型和程度，其预后较差，如果在转移之前诊断出 PTLD 并及早治疗，则治疗效果较好。减少或停用免疫抑制剂，并采用高剂量阿昔洛韦或更昔洛韦治疗数周至数月对多克隆型 PTLD 有很好的疗效。目前，预防性抗病毒制剂、免疫球蛋白和 EBV PCR 监测对预防 PTLD 发生的作用是有争议的，相关研究文章的结果喜忧参半[99]。

（朱立勤　杨龙　译，杨龙　朱立勤　校，
张雅敏　徐彦贵　审）

参考文献

1. Wolfe RA et al. Trends in organ donation and transplantation in the United States, 1999–2008. Am J Transplant. 2010;(4, Pt 2):961.
2. Schnitzler MA et al. OPTN/SRTR 2013 annual data report: economics. Am J Transplant. 2015;15(Suppl 2):1–24.
3. Stegall MD et al. Through the looking glass darkly: seeking clarity in preventing late kidney failure. J Am Soc Nephrol. 2015;26:20–29.
4. Maldonado AQ et al. Assessing pharmacologic and nonpharmacologic risks in candidates for kidney transplantation. Am J Health Syst Pharm. 2015;72(10):781–793.
5. Kidney Disease: Improving Global Outcomes (KDIGO) Work Group. Clinical practice guidelines for care of kidney transplant recipients. Am J Transplant. 2009;9(Suppl 3):S1–S155.
6. Nankivell BJ, Alexander S. Rejection of the kidney allograft. N Engl J Med. 2010;363:1451.
7. Graff RJ et al. The role of the crossmatch in kidney transplantation: past, present and future. J Nephrol Therap. 2012;S4. doi:10.4172/2161-0959.S4-002.
8. Bassan G, Jawbeh A. Desensitization in kidney transplantation: review and future perspectives. Clin Transplant. 2014;28:494–507.
9. Lee RA et al. Current trends in immunosuppressive therapies for renal

transplant recipients. *Am J Heath-Syst Pharm.* 2012;69:1961–1975.

10. Lennard L. The clinical pharmacology of 6-mercaptopurine. *Eur J Clin Pharmacol.* 1992;43:329.

11. Kurzawski M et al. The impact of thiopurine s-methyltransferase polymorphism on azathioprine-induced myelotoxicity in renal transplant recipients. *Ther Drug Monit.* 2005;27:435.

12. Staatz CE et al. Pharmacology and toxicology of mycophenolate in organ transplant recipients: an update. *Arch Toxicol.* 2014;88:1351–1389.

13. BergmannTK et al. Clinical pharmacokinetics and pharmacodynamics of prednisolone and prednisone in solid organ transplantation. *Clin Pharmacokinet.* 2012;51:711–741.

14. Faulds D et al. Cyclosporine. A review of its pharmacodynamics and pharmacokinetic properties, and therapeutic use in immunoregulatory disorders. *Drugs* 1993;45:953.

15. Rath T. Tacrolimus in transplant rejection. *Exp Opin Pharmacother.* 2013;14:115–122.

16. Moes DJ et al. Sirolimus and everolimus in kidney transplantation. *Drug Disc Today.* 2015;20(10):1–7.

17. Satyananda V et al. Belatacept in kidney transplantation. *Curr Opin Organ Transplant.* 2014;19:573–577.

18. Thiyagarajan UM et al. Thymoglobulin and its use in renal transplantation: a review. *Am J Nephrol.* 2013;37:586–601.

19. McKeage K et al. Basiliximab: a review of its use as induction therapy in renal transplantation. *Biodrugs.* 2010:24(1):55–76.

20. Hanaway MJ et al. Alemtuzumab induction in renal transplantation *N Engl J Med.* 2011;368:1909–1919.

21. Cianco G et al. Alemtuzumab(Campath 1H) in kidney transplantation. *Am J Transplant.* 2008;8:15.

22. Macklin PS et al. A systematic review of the use of rituximab as induction therapy in renal transplantation. *Transplant Rev.* 2015;29:103–108.

23. Salvadori M et al. Impact of donor specific antibodies on the outcomes of kidney graft: pathophysiology, clinical therapy. *World J Transplant.* 2014;4:1–17.

24. Matas AJ et al. OPTN/SRTR 2013 annual data report: kidney. *Am J Transplant.* 2015;15(s2):1–34.

25. http://optn.transplant.hrsa.gov/contentdocuments/kas_faqs.pdf Accessed November 15, 2015.

26. Hardinger KL et al. Selection of induction therapy in kidney transplantation. *Transpl Int.* 2013;26:662–672.

27. Erickson Al et al. Analysis of infusion site reactions in renal transplant recipients receiving peripherally administered rabbit antithymocyte globulin. *Transpl Int.* 2010;23:636–640.

28. Morgan RD et al. Alemtuzumab induction therapy in kidney transplantation: a systematic review and meta-analysis. *Transplantation.* 2012;93:1179–1188.

29. Schroppel B, Legendre C. Delayed graft function. *Kidney Int.* 2014;86:251–258.

30. Djamali A et al. Diagnosis and management of antibody—mediated rejection: current status and novel approaches. *Am J Transplant.* 2014;14:255–271.

31. Solez K et al. BANFF 05 meeting report; differential diagnosis of chronic allograft injury and elimination of chronic graft nephropathy (CAN). *Am J Transplant.* 2007;7:518.

32. Neylan J. Immunosuppressive therapy in high-risk transplant patients: dose dependent efficacy of mycophenolate mofetil in African American renal allograft recipients. *Transplantation.* 1997;64:1277–1282.

33. Van Gelder T, Shaw LM. The rationale for and limitations of therapeutic drug monitoring for mycophenolate mofetil in transplantation. *Transplantation.* 2005;80:s244–s253.

34. Prendergast MB et al. Optimizing medication adherence: an ongoing opportunity to improve outcomes after kidney transplantation. *Clin J Am Soc Nephrol.* 2010;5:1305–1311.

35. Burton SA et al. Treatment of antibody-mediated rejection in renal transplant patients: a clinical practice survey. *Clin Transplant.* 2015;29:118–123.

36. Issa N et al. Calcineurin inhibitor nephrotoxicity; a review and perspective of the evidence. *Am J Nephrol.* 2013;37:602–612.

37. Mulgaonkar S, Kaufman DB. Conversion from calcineurin inhibitor based immunosuppression to mammalian target of rapamycin inhibitors or belatacept in renal transplant recipients. *Clin Transplant.* 2014;28:1209–1224.

38. Snanoudji R et al. Immunological risks of minimization strategies. *Transpl Int.* 2015;28(8):901–910.

39. Adesina S et al. Steroid withdrawal in kidney allograft recipients. *Expert Rev Clin Immunol.* 2014;10:1229–1239

40. Lindholm A et al. Influence of cyclosporine pharmacokinetics, trough concentrations, and AUC monitoring on outcome after kidney transplantation. *J Clin Pharm Ther.* 1993;54:205

41. Dunn CJ et al. Cyclosporine: an updated review of its pharmacokinetic

properties, clinical efficacy, and tolerability of a microemulsion-based formulation (neoral) in organ transplantation. *Drugs.* 2001;61:1957.

42. Jose M. Calcineurin inhibitors in renal transplantation: adverse effects. *Nephrology.* 2007;12:S66–S74.

43. Kuypers DRJ. Immunosuppressive drug monitoring—what to use in clinical practice today to improve renal graft outcome. *Transpl Int.* 2005;18:140–150.

44. Knoll GA et al. Effect of sirolimus on malignancy and survival after kidney transplantation; systematic review and meta-analysis of individual patient data. *BMJ.* 2014;349:6679.

45. Augustine JJ et al. Use of sirolimus in solid organ transplantation. *Drugs.* 2007;67:369–391.

46. Kaplan B et al. Strategies for the management of adverse drug events associated with mTOR inhibitors. *Transplant Rev.* 2014;28:126–133.

47. Sharif A et al. Proceedings from an international consensus meeting on post transplantation on diabetes mellitus: recommendations and future directions. *Am J Transplant* 2014;14:1992–2000.

48. Palepu S et al. New onset diabetes mellitus after kidney transplantation: current status and future directions. *World J Diabetes.* 2015;6(3):445–455.

49. Syoumpos S et al. Cardiovascular morbidity and mortality after kidney transplantation. *Transpl Int.* 2015;28:10–21.

50. Alshayeb MM et al. CKD—mineral and bone disorder management in kidney transplant recipients. *Am J Med Sci.* 2103;345:314–320.

51. Grossman JM et al. American College of Rheumatology recommendations for the prevention and treatment of glucocorticoid-induced osteoporosis. *Arthritis Case Res.* 2010;62:1515.

52. Randhawa P, Brennan DC. BK virus infection in transplant recipients: an overview and update. *Am J Transplant.* 2006;6:2000.

53. KDIGO. KDIGO Clinical Practice Guideline for the Care of Kidney Transplant Recipients. *Am J Transplant.* 2009;9(Suppl 3):S44–S46.

54. Johnston O et al. Treatment of polyomavirus infection in kidney transplant recipients: a systemic review. *Transplantation.* 2010;89:1057.

55. Tran TT et al. Advances in liver transplantation. New strategies and current care expand access, enhance survival. *Postgrad Med.* 2004;115:73.

56. Neuberger J. Developments in liver transplantation. *Gut.* 2004;53:759.

57. Roland ME et al. Review of solid-organ transplantation in HIV-infected patients. *Transplantation.* 2003;75:425.

58. Keegan MT, Plevak DJ. Critical care issues in liver transplantation. *Int Anesthesiol Clin.* 2006;44:1.

59. Wijdidicks EFM. Neurotoxicity of immunosuppressive drugs. *Liver Transpl.* 2001;7:937.

60. Venkataramanan R et al. Clinical pharmacokinetics of tacrolimus. *Clin Pharmacokinet.* 1995;29:404.

61. Mancinelli LM et al. The pharmacokinetic and metabolic disposition of tacrolimus: a comparison across ethnic groups. *Clin Pharmacol Ther.* 2001;69:24.

62. Kershner RP, Fitzsimmons WE. Relationship of FK506 whole blood concentrations and efficacy and toxicity after liver and kidney transplantation. *Transplantation.* 1996;62:920.

63. Holt DW et al. Clinical toxicology working group on immunosuppressive drug monitoring. *Ther Drug Monit.* 2002;24:59.

64. Porayko MK et al. Nephrotoxic effects of primary immunosuppression with FK-506 and cyclosporine regimens after liver transplantation. *Mayo Clin Proc.* 1994;69:105.

65. The U.S. Multicenter FK506 Liver Study Group. A comparison of tacrolimus (FK506) and cyclosporine for immunosuppression in liver transplantation. *N Engl J Med.* 1994;331:1110.

66. Hajj SE et al. Generic immunosuppression in transplantation: current evidence and controversial issues. *Expert Rev Clin Immunol.* 2015;11(5):659–672.

67. Barraclough KA et al. Once versus twice-daily tacrolimus: are the formulations truly equivalent? *Drugs.* 2011;71:1561-77.

68. Kuypers DR et al. Improved adherence to tacrolimus once-daily formulation in renal recipients: a randomized controlled trial using electronic monitoring. *Transplantation.* 2013;95:333–340.

69. Shaked A et al. Incidence and severity of acute cellular rejection in recipients undergoing adult living donor or deceased donor liver transplantation. *Am J Transplant.* 2009;9:301.

70. Neumann UP et al. Significance of a T-lymphocytotoxic crossmatch in liver and combined liver-kidney transplantation. *Transplantation.* 2001;78:1163.

71. Fisher RA et al. A prospective randomized trial of mycophenolate mofetil with Neoral or tacrolimus after orthotopic liver transplantation. *Transplantation.* 1998;66;1616.

72. Demetris AJ et al. Update of the International Banff Schema for Liver Allograft Rejection: working recommendations for the histopathologic staging and

reporting of chronic rejection. An international panel. *Hepatology*. 2000;31:792.

73. Sher LS et al. Tacrolimus as rescue therapy in liver transplantation. *Transplantation*. 1997;64:258.

74. Behrend M. Adverse gastrointestinal effects of mycophenolate mofetil. Aetiology, incidence, and management. *Drug Saf*. 2001;24:645.

75. US Food and Drug Administration. *Orange Book: Approved Drug Products with Therapeutic Equivalence Evaluations*. **http://www.accessdata.fda.gov/scripts/cder/ob/docs/tempai.cfm**. Accessed March 9, 2011.

76. Manitpisitkul W et al. Drug interactions in transplant patients: what everyone should know. *Curr Opin Nephrol Hypertens*. 2009;18:404.

77. Dresser GK. Pharmacokinetic-pharmacodynamic consequences and clinical relevance of cytochrome P450 3A4 inhibition. *Clin Pharmacokinet*. 2000;38:41.

78. Campana C et al. Clinically significant drug interactions with cyclosporine. An update. *Clin Pharmacokinet*. 1996;30:141.

79. Fishman JA. Infection in solid-organ transplant recipients. *N Engl J Med*. 2007;357:2601.

80. American Society of Health-System Pharmacists. ASHP therapeutic guidelines on antimicrobial prophylaxis in surgery. *Am J Health Syst Pharm*. 1999;56:1839.

81. Gordon SM et al. Should prophylaxis for Pneumocystis carinii pneumonia in solid organ transplant recipients ever be discontinued? *Clin Infect Dis*. 1999;28:240.

82. Cholongitas E, Goulis J, Akriviadis E, et al. Hepatitis B immunologlobulin and/or nucleos(t)ide analogues for prophylaxis against hepatitis b virus recurrence after liver transplantation: a systematic review. *Liver Transpl*. 2011;17:1176–1190.

83. Gallegos-Orozco JF et al. Natural history of post-liver transplantation hepatitis C: A review of factors that may influence its course. *Transplantation*. 2009;15:1872.

84. Marino Z et al. Hepatitis C treatment for patients post liver transplant. *Curr Opin Organ Transplant*. 2015;20:251–258.

85. Coilly A et al. Optimal therapy in hepatitis C virus liver transplant patients with direct acting antivirals. *Liver Int*. 2015;35(suppl 1):44–50.

86. Griffiths P et al. The pathogenesis of human cytomegalovirus. *J Pathol*. 2015;235:288–297.

87. Einsele H et al. Diagnosis and treatment of cytomegalovirus 2013. *Curr Opin Hematol*. 2014;21:470–475.

88. Hodson EM et al. Antiviral medications for preventing cytomegalovirus disease in solid organ transplant recipients. *Cochrane Database Syst Rev*. 2013;(2):CD003774.

89. Biron KK. Antiviral drugs for cytomegalovirus diseases. *Antiviral Res*. 2006;71:154.

90. Asberg A et al. Oral valganciclovir is noninferior to intravenous ganciclovir for the treatment of cytomegalovirus in solid organ transplant recipients: the victor trial. *Am J Transplant*. 2007;7:2106.

91. Brown F et al. Pharmacokinetics of valganciclovir and ganciclovir following multiple oral dosages of valganciclovir in HIV- and CMV-seropositive volunteers. *Clin Pharmacokinet*. 1999;37:167.

92. Gabardi S et al. Evaluation of low versus high-dose valganciclovir for prevention of cytomegalovirus disease in high-risk renal transplant recipients. *Transplantation*. 2015;99:1499-505.

93. Fiddian P et al. Valacyclovir provides optimum acyclovir exposure for prevention of cytomegalovirus and related outcomes after organ transplantation. *J Infect Dis*. 2002; 186(Suppl 1):S110.

94. Maldonado AQ et al. Efficacy of valganciclovir plus cytomegalovirus immune globulin for prevention of cytomegalovirus disease in high-risk renal transplant recipients. *Ann Pharmacol*. 2014;48:548–549.

95. Chou S. Approach to drug-resistant cytomegalovirus in transplant recipients. *Curr Opin Infect Dis*. 2015;28:293–299.

96. Jagadeesh D et al. Posttransplant lymphoproliferative disorders: risk, classification, and therapeutic recommendations. *Curr Treat Options Oncol*. 2012;13:122–136.

97. Nourse JP et al. Epstein-Barr virus-related post-transplant lymphoproliferative disorders: pathogenetic insights for targeted therapy. *Am J Transplant*. 2011;11:888–895.

98. Gutierrez-Dalmau A et al. Immunosuppressive therapy and malignancy in organ transplant recipients: a systematic review. *Drugs*. 2007;67:1167.

99. Parker A et al. Management of post-transplant lymphoproliferative disorder in adult solid organ transplant recipients—BCSH and BTS Guidelines. *Br J Haematol*. 2010;149:693.

第七篇　营 养 支 持

R. Rebecca Couris and Susan L. Mayhew

35 第35章 营养学基础和患者评估

Jeff F. Binkley

核心原则

		章节案例
1	在特殊营养支持开始之前,需要对患者做全面的营养评估。评估内容涵盖:营养史和体重史、体格检查、人体测量和生化检查,以及营养不良风险。	案例35-1(问题1)
2	患者营养状态评估可以使用能较好预测预后的主观全面评定法(subjective global assessment,SGA),该方法与其他主观和客观营养测定方法的相关性好。	案例35-1(问题1)
3	对于靠进食无法满足每日营养需求的患者需要考虑使用特殊营养支持,如肠外或肠内营养。	案例35-1(问题2)
4	蛋白质和热量的目标量要根据患者的疾病状态和体重决定。	案例35-1(问题3)
5	营养支持方案要根据患者的营养需求、机体对治疗的反应和耐受性来制定。炎性肠病患者特别容易发生维生素和其他微量营养素缺乏,需要额外补充。	案例35-1(问题4)
6	患者液体需求量由以下因素决定:(a)纠正液体失衡;(b)维持液体需求量;(c)补充不断丢失的液体。	案例35-1(问题5)
7	营养支持治疗开始后,可以通过恰当的营养评估来实现营养支持方案的持续成功。调整治疗方案时需要考量的参数有患者体重变化情况、氮平衡和前白蛋白水平。	案例35-1(问题6)
8	所有患者都应当避免过度喂养,因此应当采用渐进的、保守的方法来启动营养支持,以预防潜在的代谢异常的发生。	案例35-1(问题7)

对充足而合理的营养的重要性的认识,对于维持理想健康状态而言至关重要。机体在营养和能量供需失衡时就会出现营养障碍。多年的研究和临床实践为医师提供了多种营养筛查工具、评估方法和相关指南来延缓或者预防患者因为营养异常而引发的严重后遗症[1]。尽管营养学取得了许多进展,但是在发展中国家,尤其在这些国家的幼童中,营养不良仍然有很高的发病率和死亡率。

营养学基础

充足的能量和必需营养素的供应对维持人体结构和生化功能完整有极其重要的作用。日常食物中,能量由宏量营养素提供,如碳水化合物、蛋白质和脂类。必需营养素不提供任何热量,但给人体提供水、电解质、维生素和矿物质。

宏量营养素

人类需要通过消耗食物来维持生命。细胞的独特结构和功能使人类能将日常食物中的化学自由能转化为具有高能量和生物活性的化合物。这种通过细胞呼吸作用把食物能量转化成可利用的自由能量的过程极其低效。有关食物能量在人体分布的深入研究结果显示,大约50%的能量以热量的形式丢失,45%转化为三磷酸腺苷,剩余5%的能量因热动力原因转化为热量。最终,所有从食物中获取的能量都以外功和热量的形式消耗殆尽。

营养学中用"卡路里"（calorie）来表示人体从食物中获取的能量。1 卡路里指使 1g 水升高 1℃所需要的热量。但从食物角度来看，这个单位太小了。1 食物卡路里（通常用首字母大写的 Calorie 来表示，但这种约定俗成并没有严格执行）等同于 1 000 calorie 或者 1 kilocalorie（kcal）。1 食物卡路里也等于 4.184 千焦[2]。在讨论食物所含能量的时候，1 千卡被误认为是 1 卡的情况并不少见。在与同行、患者和公众的交流中，临床医师要认识到这种概念混淆的存在。患者和公众可能没有意识到这种微妙的差别，在阅读营养标签时看到的是卡而在教科书、科学论文、病史和网络上看到的是千卡的时候会感到困惑。

碳水化合物

碳水化合物，又称为糖类，是由氢、氧、碳组成的有机化合物，主要分成单糖、双糖、寡糖和多糖四大类。营养学家通常把碳水化合物分为简单糖类（单糖和双糖）和复杂糖类（寡糖和多糖），然而对于这些分类，目前没有明确的界定。碳水化合物除了为机体提供能量以外，还是复杂基因分子的结构成分和组成人体组织结构的重要成分。

单糖（如葡萄糖）是最简单的碳水化合物，不能再水解成更小的糖分子，是热量的主要来源。葡萄糖是最常用、最容易获得的卡路里来源。在营养学中，单糖和双糖通常被称为糖，可以从糖果和甜点中获得。天然来源的单糖包含在水果和蔬菜中，这些化合物也存在于市面上销售的人造产品中，如高果糖谷物糖浆。后者是加工食品中蔗糖的常用替代品，这些加工食品中果糖含量比葡萄糖要高。

寡糖是短链的单糖，通常由 3~10 个经糖苷键连接的单糖组成。这些分子作为细胞识别的化学标记物，与蛋白和脂类的功能有关，例如它们在血型分类中起重要作用。聚合碳水化合物结构称为多糖，其功能包括：储备能量，如动物体内的糖原和植物中的淀粉；作为结构成分，如植物中的纤维素。人体摄入的食物中的多糖必须分解成相应的单糖才能被吸收[3]。

膳食中的碳水化合物，大约 60% 是以淀粉为主的多糖，其余为 30% 的双糖蔗糖和 10% 的乳糖。每 1 克碳水化合物可提供 4 千卡的热量。尽管膳食中含多少碳水化合物可以满足维持机体健康的需求尚无定论，但是目前认为，混合能量饮食中，碳水化合物占每天摄入总热量的 45%~65% 是比较适宜的范围[4]。

蛋白质

多肽是直链氨基酸，可以通过单独或共同扭曲、折叠成三维球状或者纤维状结构形成生物化学复合物，即蛋白质。蛋白质对所有生命机体都至关重要，同时还参与很多生理过程。许多蛋白质具有酶的功能，成为人体生化反应的催化剂，并且在代谢中发挥重要作用。此外，蛋白质在结构和功能上亦有作用，例如肌动蛋白和肌球蛋白是高等动物机体最大的蛋白质来源。有些蛋白质通过调整血液黏度和渗透压来稳定血液，而有些蛋白质参与细胞信号传导和免疫应答。

蛋白质是人体内仅次于脂肪组织的第二大能量储备库[5]。由于蛋白质含有氮，使其与其他两种主要食物中的能量来源有所不同，然而，在机体糖原耗尽时，蛋白质来源的氨基酸残基可通过糖异生作用转化为葡萄糖，从而保证机体葡萄糖的持续供应。与碳水化合物相仿，每 1 克蛋白质能提供 4 千卡的热量。当人体蛋白质丢失大于 30% 时，会出现肌力减弱，影响呼吸功能，并抑制免疫系统，这些都将导致器官功能障碍和死亡。值得注意的是，机体对蛋白质和能量的需求是密切相关的。在感染和外伤情况下，机体代谢率增加，体内蛋白质迅速氧化成氨基酸，并进一步调动供能。大多数情况下，患者的外伤是轻微的，机体具有自限性。然而，当患者存在慢性疾病或者由于复杂因素导致长期处于高代谢状态时，会导致体内氮的严重流失。

脂质

脂质是包括了从疏水的甘油三酯和固醇酯到亲水的磷脂和心磷脂，以及食物中的胆固醇和植物固醇在内的一大批分子种类的总称。脂质的生理功能包括储备能量，构成细胞膜的结构成分，作为信使参与重要的细胞信号转导。

在营养学中，把室温下为液态的脂肪称为油，固态的脂肪称为脂肪。虽然脂质经常被等同于脂肪，但事实上脂肪，有时也被认为是甘油三酯，它只是脂质中的一种。甘油三酯是由甘油和 3 个脂肪酸分子通过化学合成的物质。这些脂肪酸通常是含有 4~26 个偶数个碳原子的无支链碳氢化合物。脂肪组织由不同长度的脂肪酸构成。

不饱和脂肪酸是指脂肪酸链中至少含有一个双键，因此，饱和脂肪酸是指脂肪酸链中不含双键。与等当量的饱和脂肪酸相比，不饱和脂肪酸经细胞氧化代谢后产生的能量少。加工食品的生产商倾向于使用饱和脂肪酸，因为它们不易酸败（脂质过氧化作用），且在常温下能保持固体状态。含有不饱和脂肪酸的食物有：牛油果、坚果和植物油，如菜籽油和橄榄油。肉制品中同时含有饱和脂肪酸和不饱和脂肪酸。

每 1 克脂肪可产生 9 千卡的热量，是碳水化合物和蛋白质的 2 倍。人体平均每天大约有 35%~40% 的能量由脂质提供。高脂饮食更加有利于体重的快速增加，这对营养不良和低体重个体是有利的，而对试图减重的个体是不利的[6]。目前，甘油三酯占人类食用油脂的比重最大。尽管人体本身有合成脂质的生物学途径，但有 2 种必需脂质，即亚油酸和 α-亚麻酸，必须要从食物中摄取，以避免必需脂肪酸的缺乏。

必需营养素——水

水几乎在生命所需的每一个生物学功能中都扮演着重要角色。一个体液和电解质正常的成年男性，体内总的含水量大约占净体重的 50%~60%[7]。婴儿和儿童的含水量更高，但随着年龄增长含水量会逐渐下降。对于体脂含量较高的个体，如女性和肥胖患者，体重相同时，含水量较低。

人体中的液体可分为细胞内液和细胞外液。由于细胞内液是代谢活动的主要场所，机体通过内稳态调节机制使细胞内液处于合适的离子环境之中。细胞外液的主要功能是连通细胞和器官。细胞外液中大量的离子改变有时不会对人体功能造成明显的具有临床意义的影响。细胞外环境还可以分成三部分:组织间隙容量、血浆容量和透细胞液容量。组织间隙液在细胞间流动,让整个细胞表面都能参与物质交换。血浆是体内快速转运的通道。透细胞液在细胞外液中所占比重最少,是体液的一部分,分布在上皮细胞间隙中,它包括消化液、脑脊液、眼部的分泌液及浆膜表面的润滑液。

机体的基础需水量取决于个体显性(尿)和不显性失水的量。尿液的渗透压和其中溶解的体内排泄物的总量决定了尿液中水的含量。发热会导致脱水加速,这是由于发热时机体的基础代谢率增加以及呼出气体的蒸气压和出汗增加所导致的呼吸道和皮肤失水量增加所致。除了发热和出汗以外,经由皮肤的失水量相对比较固定,但是经由尿液排出的失水量差异很大。

必需营养素——微量营养素

电解质

细胞内环境和细胞外环境之间存在着微妙、复杂的电解质平衡。由于电解质浓度梯度能调节水合作用和 pH,并最终影响神经和肌肉功能,因此,精确维持电解质浓度梯度至关重要。钠、氯和碳酸氢盐是细胞外液的主要成分,钾、镁、磷酸盐和蛋白质则是细胞内液的主要成分。

水可以自由进出细胞膜,但细胞膜本身仅对溶质选择性渗透。由于渗透活性物质不能透过细胞膜,因此,这些物质能形成一定的渗透压,这将导致不同液体间隔之间水的分布有所差异。

维持电解质平衡通常取决于口服摄入含电解质的物质种类。食物,如果汁、运动饮料、牛奶和许多蔬菜水果都富含电解质。在口服补液治疗中,运动、过度饮酒、出汗、腹泻、呕吐、醉酒或饥饿所引起的脱水可通过口服含有钠盐和钾盐的电解质饮料来补充机体的水和电解质。抗利尿激素、醛固酮和甲状旁腺素等激素可一过性调节体内电解质水平,并通过调节肾功能来清除多余的离子。

维生素

维生素是维持生命的必需营养素,人体不能通过体内生物合成提供足量的维生素。维生素的生化功能多种多样。有些维生素用于辅助调节电解质代谢,而有些维生素参与调控细胞的增殖和分化。大部分维生素作为辅助因子与酶结合在一起能增强酶的催化活性。

根据生物和化学活性,维生素可分为水溶性维生素和脂溶性维生素。人体有 4 种脂溶性维生素(A、D、E 和 K)和 9 种水溶性维生素(8 种 B 族维生素和维生素 C)。水溶性维生素能被人体迅速利用,过量的维生素也能由尿液迅速排除体外。机体对脂溶性维生素的吸收与对脂质的吸收是紧密相伴的。脂溶性维生素更容易导致中毒和维生素过多症。调控囊性纤维变性患者的脂溶性维生素具有重要意义。

人体可通过食物和营养补充剂获取维生素。人体只能合成 3 种非食物来源的维生素:维生素 D、K 和 H(B 族维生素、生物素)。处于代谢应激状态下的危重症患者对维生素的需求量会陡增。许多疾病状态,包括炎性肠病、肝肾疾病、短肠综合征、癌症、获得性免疫缺陷综合征相关的体质消耗,都会造成维生素需求量的增加。对于这些患者,可以静脉输注配方中含有水溶性和脂溶性维生素的胃肠外复合维生素。

微量元素

食物中矿物质的适量摄入对维持机体健康状态非常重要。这些食物中的矿物质被称为微量元素或超微量元素。铁、锌、铜、锰和氟都属于微量元素。成年人对这些矿物质的日需求量在 1 ~ 100mg 之间。超微量元素或者食物中日需求量小于 1mg 的矿物质包括砷、硼、铬、碘、硒、硅、镍和钒。

一般推荐通过食用富含所需矿物质的食物来满足人体对微量营养素的需求。许多微量元素在食物中本身就含有,但有些微量元素需要添加进食物中来预防营养缺乏,例如加碘的食盐可以预防甲状腺功能减退和甲状腺肿大。如果饮食摄入的微量元素不能满足人体每日所需,或者由于病理和损伤造成的慢性或者急性微量元素不足,膳食中额外补充微量元素不失为一个合适的选择。额外补充的配方可以包含多种微量元素,复合维生素或者一种微量元素。

营养不良

任何营养状态的破坏都可能导致营养不良的发生,这包括喂养过度、喂养不足或者营养素代谢障碍所致的多种疾病。临床上常用的营养不良的定义是:膳食摄入变化导致亚细胞、细胞或者器官功能改变,使机体的并发症和死亡风险增加,但可以通过合适的营养干预进行逆转的一种状态[8]。在住院患者当中,营养不良的发生率高达 30% ~ 50%[9,10]。在这些住院患者中,由于营养摄入普遍不足,营养储备耗竭或者同时伴发损伤和应激(如外伤、感染、大手术),急性营养不良发生的风险更高。急性应激和损伤情况下,机体需要更多的能量来修复组织。当处于应激状态的患者不能获得外源性能量时,骨骼肌会分解释放氨基酸,并进一步转化为葡萄糖为机体供能。在应激事件发生后,即使是营养状态良好的患者也会很快具有这类医源性营养不良的风险。通常情况下,随着疾病或损伤的改善以及正常营养素摄入的恢复,急性营养不良也相应会得到纠正。

与应激所致的营养不良产生鲜明对比的是,长期处于饥饿或者半饥饿状态的患者能逐渐适应营养素的摄入不足。这种情况下,患者内源性脂肪储备用于供能,继而是慢性的肌肉蛋白质的丢失。尽管如此,机体的能量和蛋白质储备不是无限的。体重正常的个体会在饥饿状态持续 60 ~ 70 天左右死亡[11,12]。慢性营养不良患者在面临应激或创伤时,发生营养不良的风险极高。

住院患者最常见的营养不良类型为蛋白质-热量营养不良,包括组织的热量储备和体蛋白的耗竭。由于器官消耗和功能损害,有营养不良的住院患者更容易出现并发症,如虚弱、伤口愈合延迟、肝脏对药物的代谢改变、呼吸衰竭发生率增加、心脏收缩力减弱以及诸如肺炎、脓肿等感染并发症。并发症的发生将增加患者的住院时间和医疗费用[13-15]。

营养摄入不足 7~14 天或在发病前无意识体重下降 10% 的患者可能会出现营养不良或发生营养不良风险。对于这些患者，需要考虑予以适当的营养干预[16,17]。对于进食无法满足每日营养需求的患者，应当考虑选择其他营养支持方式。特殊的营养支持是通过肠内或肠外途径提供特殊配方的营养素，以维持或恢复患者的营养状态[18]。对于不能经口进食但胃肠道功能正常的患者，营养干预的首先方式是通过适当装置进行肠内喂养（详见第 37 章和第 38 章）。

在条件允许的情况下，应通过胃肠道提供营养素来模拟正常生理状态。与肠外营养相比，使用肠内营养患者的获益更多，且费用更低廉[19]。肠内营养能刺激肠道，进而维持黏膜屏障结构和功能完整。在危重症患者中，使用肠内营养的患者感染性并发症明显低于使用肠外营养的患者[20-24]。因此，肠外营养适用于胃肠道功能丧失或者肠内途径不能建立，或者无法通过胃肠道吸收足够营养以维持机体合适营养状态的患者[16]。

营养筛查

根据联合委员会认证标准（http://www. jiontcommis-sion. org），医院应当在患者入院 24 小时内对患者进行营养筛查，确定他们是否存在营养不良或者发生营养不良的风险。营养筛查结果决定了患者是否需要进一步营养干预或者基于营养风险予以何种监测。营养筛查的具体内容由患者种群、医疗机构以及个人的医疗保险等因素决定。文献报道有许多可靠性、特异性和敏感性各异的筛查工具。相对于住院患者来说，营养筛查中的一些参数在门诊患者中适用范围更广[1,9]。

患者评估

患者营养评估包括病史采集、人体成分分析、生理功能评价和全面的体格检查。合理的患者评估应该是多因素考查而不是基于某一个单独的参数。患者营养评估是用来确定患者当前是否存在营养不良及其严重程度，或者患者发生营养不良的风险。由训练有素的医师完成的一份完整的患者评估能帮助我们确定治疗目标，以及决定是否有使用特殊营养支持的需要。治疗目标可以是维持目前营养状态，增加脂肪和瘦体组织含量以及预防营养不良相关的并发症。

营养史

营养史对一份有效的营养评估至关重要。医师可以通过对患者或者患者家属的问诊、查阅病史获得有价值的信息，从而确定造成患者营养不良或者发生营养不良风险的原因。

许多因素会导致营养不良的发生，包括患者潜在的疾病状态、既往病史和社会经济状况。药物治疗对营养状态往往有不利的影响，这是因为药物可能会减少营养素的合成，改变患者的食欲和味觉使患者进食量减少，改变营养素的吸收或代谢，或增加机体对营养素的需求量。全面评估患者现在和过去的体重情况是合理采集营养史的重要一环。

营养史内容见表 35-1，其中部分内容将在后续章节中进行扩展。

表 35-1

营养史内容

内容
病史
慢性疾病
手术史
心理社会史
社会经济状况
胃肠道疾病史（恶心、呕吐或腹泻）
饮食习惯，包括减肥或增肥饮食
偏食和不耐受
药物治疗史
体重史
增加或减轻
有意或无意
体重变化的时间
机体功能

体重史

体重史对评价患者营养状态非常重要。体重下降往往是提示热量和蛋白失衡的信号，也是住院患者预后不良的信号[9,25]。通常用患者实际体重与标准理想体重（ideal body weight，IBW）作比较。实际体重占理想体重的百分比的计算公式为公式 35-1：

$$\%IBW = 实际体重(100)/理想体重 \quad （公式 35-1）$$

这种体重评估方式的主要局限性是用患者的体重与人群总体的标准作比较，而不是用患者本身的体重作为参考指标。例如一个超重的患者，即使体重明显下降了很多，但实际体重仍大于 IBW，可能就不会被认定为有发展成营养不良的风险。一种更加具有患者特异性的评估方式就是用患者的实际体重与患者的常规体重比较。计算公式为公式 35-2：

$$\%常规体重 = 实际体重(100)/常规体重 \quad （公式 35-2）$$

用这个公式，对于肥胖患者，实际体重小于常规体重 90% 时，可以认为有营养不良风险。同时，评估体重变化在多长时间内发生同样重要。通常认为，如果 1 个月内无意识的体重下降超过常规体重的 5% 或者 6 个月内无意识的体重下降超过常规体重的10%,这样的无意识体重丢失是严重的。另外,无意识的体重减轻超过原来体重10%就足以认为患者存在营养不良[18]。此时必须评估体重丢失的方式来确定体重下降是固定的还是持续的,后者的问题更为严峻。然而,体重显著下降后开始出现的体重增加可能是一个积极信号。

体格检查

体格检查可以确定存在营养缺乏,但体格检查发现的征象还需要进一步的评估。肌肉和脂肪的消耗(通常发现于颞区)、肩部皮下脂肪和肌肉丢失以及骨间和手掌的皮下脂肪丢失是比较容易发现的。其他一些体格检查参数可能没有那么明显,例如评价:头发的颜色变化和稀疏程度;皮肤肿胀、色素沉着和皮肤炎;口腔的舌炎、牙龈炎、口角炎和舌苔颜色;指甲脆弱程度及其纹理;腹部的腹水和肝肿大。此外,患者的液体状态也是体格检查必须评估的项目。

人体测量

人体测量学是通过测量体重、身高、身体周长和皮下脂肪厚度了解人体组成的科学。体格检查包括测量皮下脂肪和骨骼肌总量。评估脂肪储备能提供脂肪丢失或者积聚的信息,可以相应地推断出整个机体脂肪丢失或积聚情况。皮下脂肪大约占机体脂肪总量的50%。通常用肱三头肌皮褶厚度和肩胛下皮褶厚度评估皮下脂肪,进而估计整个机体的脂肪含量。

体格检查获得的参数值可以用来和参考标准值进行比较[26]。体蛋白总量或者骨骼肌总量可以通过测定上臂中点围和上臂肌围估算。把这些测量值与标准值进行比较,然后再估算肌肉总量。

对营养状态稳定的大样本人群进行长期比较发现,人体测量能准确地反映机体脂肪和骨骼肌的总量。然而,对于住院患者,人体测量的价值不大。急性疾病和应激时机体的变化可能会导致皮下脂肪和体重测量不准确,同时外周水肿可能会增加皮褶厚度和上臂中点围的测定值[9,25]。

生化评价

营养状态的生化评价包括蛋白质水平的检查。目前并不推荐用单一或一组检查作为蛋白质水平的常规或可靠指标。需要各种测定方法的组合,包括生化检查、人体测量、饮食情况和临床表现,才能完整的反应机体的蛋白质状态。

人体的蛋白质组成可以分为躯体蛋白和内脏蛋白两种。躯体蛋白用于组成骨骼肌,大约占人体蛋白质总量的75%。剩余的25%为内脏蛋白,分布在内脏和血清中。白蛋白、前白蛋白、转铁蛋白和视黄醇结合蛋白是最常用来评估营养状态的内脏蛋白。这些蛋白质都由肝脏合成,并反映肝脏的合成功能。当出现肝功能障碍或者蛋白质合成底物摄入不足时,血清中的内脏蛋白含量会下降。应激或损伤情况下,炎性细胞因子释放,使得原本用于合成这些蛋白质的底物转而合成如C-反应蛋白、结合珠蛋白、纤维蛋白原等其他急性时相蛋白[27]。急性应激或者炎症以及长期饥饿状态下,血清蛋白质的浓度会发生变化[25,27]。

白蛋白是评价营养状态最经典的内脏蛋白,同时也是一个预后预测指标。血清白蛋白含量低于3g/dl与患者预后不良以及住院时间延长具有相关性[28]。白蛋白是脂肪酸、激素、矿物质和药物的载体蛋白,同时有维持胶体渗透压的作用。机体白蛋白储存量大,约为3~5g/kg,其中30%~40%分布在血管内。肝脏合成白蛋白的正常速率为150~250mg/(kg·d)。由于白蛋白的半衰期为18~21天,所以一般要在氮摄入不足数周之后才会出现血清白蛋白含量的降低。在应激(导致白蛋白由血管内向血管外转移)、烧伤、肾病综合征、失蛋白性肠病、水中毒以及肝病引起的蛋白质合成减少情况下,血清白蛋白会迅速下降[25,27]。

转铁蛋白参与体内铁的运输,半衰期为8~10天。在营养状态发生急性变化情况下,转铁蛋白比白蛋白更为敏感。血清转铁蛋白的正常浓度为250~300mg/dl。

前白蛋白(甲状腺素运载蛋白)对热量和蛋白质摄入变化更为敏感,但机体储存量小(10mg/kg),半衰期为2~3天。前白蛋白参与视黄醇和视黄醇结合蛋白的转运。血清前白蛋白的正常浓度为15~40mg/dl。

视黄醇结合蛋白的半衰期最短,只有12小时,血清中的正常浓度为2.5~7.5mg/dl。由于血清视黄醇结合蛋白浓度能随着营养素摄入的变化而迅速发生变化,因此,临床上对其监测受限。用于评价营养状态的内脏蛋白总结见表35-2。

表35-2

用于营养状态评价的内脏蛋白

内脏蛋白	半衰期/d	血清含量正常范围
白蛋白	18~21	3.5~5g/dl
转铁蛋白	8~10	250~300mg/dl
甲状腺素运载蛋白(前白蛋白)	2~3	15~40mg/dl
视黄醇结合蛋白	0.5	2.5~7.5mg/dl

其他一些蛋白质,如纤维结合蛋白和生长介素-C(胰岛素样生长因子-1),也是用于评价营养状态的标志物。纤维结合蛋白是一种存在于血液、淋巴和许多细胞表面的糖蛋白。生长介素-C在生长调控中有重要作用。纤维结合蛋白和生长介素-C的半衰期都小于1天,在禁食和再喂养情况下会发生变化。3-甲基组氨酸是肌肉代谢的副产物,经尿液定量排泄,因此,测定尿液中3-甲基组氨酸的含量可用于估算骨骼肌总量。尽管这些标志物能用于评估机体营养状态,但它们更多用于科研,尚未在临床常规应用[25]。

由于比肝脏合成率更为重要的其他因素也能导致血清蛋白质浓度的变化,因此,解释住院患者血清蛋白质含量的变化较为困难。这些因素包括:肝肾或心脏功能不全,水合状态和代谢应激。与任何一个营养评估参数一样,内脏蛋白应当与其他参数结合起来,并综合考虑患者的临床状况。医师应当检测感染和应激标志物,如C-反应蛋白,并定期与内脏蛋白标志物结合起来评估,从而保证评估的准确性。

通过用人体测量和生化参数确定机体组成来评价营养状态具有许多局限性。测定机体组成的新技术(如生物电阻抗、双能源 X 线吸收测定、同位素稀释、中子激活)层出不穷。由于机体组成和机体功能具有相关性,可能会使用如握力和前臂力测定等其他一些参数来评估骨骼肌功能[1,9,25]。

主观全面评定法(subjective global assessment,SGA)是整合了客观参数和生理功能的另一种营养评估方法[29]。这种易用的营养不良诊断方法是基于患者的体重变化、饮食摄入、是否存在明显的胃肠道症状、活动能力和体格检查来评估水肿和皮下脂肪及肌肉的丢失。SGA 把患者划分成营养状态良好、中度营养不良和重度营养不良三类。

营养不良的分类

营养不良的分类方法很庞杂,每种方法都有各自的特点。有一种经典的分类方法将营养不良分为三类,即消瘦型营养不良、恶性营养不良和蛋白质-能量混合型营养不良。慢性能量(卡路里)缺乏或者部分饥饿会导致消瘦,类似于"濒死状态"。体格检查能发现消瘦型营养不良患者具有严重的恶病质,伴有脂肪和肌肉的双重丢失,但机体仍保持内脏蛋白的生成能力,使血清蛋白水平保持在正常或者接近正常范围。患有癌症或厌食症等慢性消耗性疾病的患者一般比较容易发生消瘦型营养不良。

恶性营养不良通常是由饮食中没有摄入足够的蛋白质造成的,但热量的摄入是足够的。这类营养不良通常发生在由于并发症(如脓毒症)或者损伤(如外伤、热损伤)使机体分解代谢加快的住院患者之中。碳水化合物代谢包含了内源性胰岛素的产生,这将阻止脂肪分解并促进氨基酸转移到肌肉组织中。为了满足蛋白质需求量的增加,蛋白质可以从内脏器官和循环内脏蛋白中动员生成。因此,恶性营养不良患者可能会有合适的脂肪和肌肉含量,但血清蛋白会出现耗竭。

住院患者常常表现为消瘦型和恶性营养不良两种都有的营养不良类型,这种类型叫做蛋白质-能量混合型营养不良。急性损伤或应激并伴有慢性饥饿或者半饥饿将导致脂肪和肌肉消耗以及血清蛋白质耗竭,这种情况将会出现蛋白质-能量混合型营养不良。

能量消耗的估算

估算能量消耗是患者评估的重要组成部分。最常用的方法是按公斤体重估算能量需求。但在实际工作中,应根据患者的具体代谢状态对患者的能量需求进行标准化和个体化的估算。

文献报道了很多预估能量消耗的公式[30,31]。传统的估算方法是使用基础能量消耗(basal energy expenditure,BEE)。BEE 是指在禁食 12 小时以及刚唤醒情况下,机体在完全静息状态时为维持基础代谢功能所需的能量总量。计算 BEE 最常用的是 Harris-Benedict 公式(表 35-3)。另外,可以按照 20~25kcal/(kg·d)来估算 BEE。

表 35-3

能量消耗估算

基础能量消耗(BEE)
Harris-Benedict 公式
$BEE_{男性}(kcal/d) = 66.47 + 13.75W + 5.0H - 6.76A$
$BEE_{女性}(kcal/d) = 655.10 + 9.56W + 1.85H - 4.68A$
或
20~25kcal/(kg·d)

能量需求量	
住院患者,轻度应激	20~25kcal/(kg·d)
中度应激,营养不良	25~30kcal/(kg·d)
重度应激,危重症	30~35kcal/(kg·d)

A,年龄(岁);BEE,基础能量消耗;H,身高(cm);kcal,千卡;W,体重(kg)。

基础代谢率(basal metabolic rate,BMR)是指机体在营养吸收之后(大约餐后 2 小时)的能量消耗。BMR 一般比 BEE 高 10%。BEE 或者 BMR 的计算都不包括应激或活动所消耗的额外能量。应激和体力活动状态下的能量消耗可以通过修正的 Harris-Benedict 公式进行计算,或者可以按照 20~35kcal/(kg·d)来估算中重度应激状态下机体的能量消耗。

间接测热法是通过仪器,即代谢车,测定患者呼吸或者呼吸道的气体成分变化来确定热量消耗。当标准测试条件稳定时,代谢车测定出耗氧量和二氧化碳产生量。碳水化合物、脂肪和蛋白质代谢所消耗的氧气量和产生的二氧化碳量都是固定和确定的。在规定时间内,仪器测得的信息导入一系列公式,然后估算出包括应激所需在内的 24 小时能量消耗量[17,25]。这就是测定能量消耗(measured energy expenditure,MEE)。由于 MEE 通常是在患者静息状态下测定的,因此不包括活动状态下机体的能量消耗。

间接测热法对很多临床医师来说具有可行性,并被认为是确定能量消耗的金标准,尤其对危重症和肥胖患者能量消耗的估算具有重要价值。重症医学会(the Society of Critical Care Medicine,SCCM)和美国肠外肠内营养学会(American Society of Parenteral and Enteral Nutrition,ASPEN)在 2016 年发布了成人危重症患者营养支持治疗实施和评价指南[32]。根据专家共识,指南推荐对预期自主进食不足的所有 ICU 患者都要进行营养风险评估。高营养风险患者可能从早期的肠内营养支持治疗中获益。另外,指南还建议营养评估应包括对合并症、胃肠道功能以及误吸风险的评估。由于没有在危重症患者中进行验证,传统的营养指标和替代标志物一般不用于评估危重症患者的营养状态。

蛋白质需求量的估算

蛋白质需求量的估算在营养评估中相当必要。蛋白质的需求量可通过体重、应激程度和疾病状态来确定。根据主观和临床判断对蛋白质需要量进行初步估算,然后再根据患者的治疗反应进行调整。美国推荐膳食中蛋白质的供给量为0.8g/(kg·d)。营养状态良好并处于最低应激状态的住院患者每天应需要1~1.2g/kg的蛋白质来维持瘦体组织含量。继发于外伤或者烧伤的患者,机体处于高分解高代谢状态,每天蛋白质的需求量可高达2g/kg。此外,肝肾功能不全的患者由于代谢发生改变,蛋白质的补充可能需要调整或者减量。蛋白质需求量的相关指南参见表35-4。

表35-4

蛋白质需求量估算

美国推荐膳食供给量	0.8g/(kg·d)
住院患者,轻度应激	1~1.2g/(kg·d)
中度应激	1.2~1.5g/(kg·d)
重度应激	1.5~2g/(kg·d)

微量营养素

微量营养素是指机体代谢所需的电解质、维生素和微量矿物质。全面评估是要在结合患者特殊营养状态和当前疾病治疗的基础上,确定患者是否存在微量营养素不足或中毒的风险。这些营养素可以单个或多个混合在一起通过肠内和肠外途径进行补充。目前有许多厂家能提供这些营养素,但要特别注意各家医疗机构使用的具体产品,以防止各类微量营养素摄入的缺乏或者过量。

患者评估:女性克罗恩病患者

案例35-1

问题1:S.P.,34岁恶病质女性,因腹痛、恶心、呕吐和腹泻入院。既往有中度克罗恩病病史4年。自确诊以来,该患者接受全面药物治疗,但未行外科手术干预。她已经出现包括皮肤损害和关节疼痛在内的胃肠外症状。此次入院是因为患者近3月来体重持续下降,伴反胃、呕吐和食欲缺乏。大约6个月前S.P.的体重为54.43kg。入院时体重41.73kg,身高约152cm。既往用药史主要涉及治疗消化道溃疡疾病和偶尔发作的抑郁症。体检发现患者消瘦,颞区和肩部皮下脂肪消耗。患者诉发现近期有明显的脱发。患者曾尝试使用肠内补充剂增加经口摄入,但由于反胃,最终效果欠佳。

入院实验室检查结果:

钠:135mmol/L

钾:4.0mmol/L

氯:100mmol/L

碳酸氢盐:25mmol/L

血尿素氮:4mg/dl

肌酐:0.6mg/dl

葡萄糖:87mg/dl

钙:8.2mg/dl

镁:1.7mg/dl

磷:2.8mg/dl

总蛋白:6.0g/dl

白蛋白:3.5g/dl

前白蛋白:14mg/dl

该患者的血白细胞计数为12 600/μl。根据患者病史和体检结果,S.P.目前的诊断为克罗恩病,累及皮肤、关节和胃肠道。她目前的营养状况如何呢?

全面的病史采集和合理的体格检查对准确评估患者的营养状态至关重要。虽然病史和体格检查是最重要的,但是实验室检查也是评估S.P.营养状态的重要组成部分。S.P.的营养史显示,目前她由于呕吐无法进食,并且该患者克罗恩病的诊断也进一步提示她具有营养吸收不良问题。S.P.病史中最显著的是她在6个月内体重下降了12.7kg。根据公式35-2,她目前只有常规体重的77%。从另一个角度分析,她丢失了原始体重的23%,属于重度体重丢失。体检发现她有明显的恶病质表现,同时肩部皮下脂肪和肌肉在短期内出现消耗和丢失,这具有非常重要的临床意义。人体测量数据未及。S.P.的内脏蛋白都在正常值的下限,提示存在短期(前白蛋白)和长期(白蛋白)的营养不良。综合考虑这些因素,认为S.P.处于重度营养不良。这个评估结果可以通过SGA等其他评估工具进一步进行验证[29]。

由于营养评估通常比较困难,所以医师会选择使用SGA给患者适当的分类。运用SGA可以把患者分为3类:A类(营养状态良好患者)指体重丢失小于5%,或者体重丢失>5%但是近期体重有增加,食欲有改善的患者;B类(中度营养不良患者)指体重丢失5%~10%,并且近期体重仍不稳定或未增加,同时饮食摄入少,有轻度皮下组织丢失的患者;C类(重度营养不良)指体重持续下降超过10%,伴有严重的皮下组织丢失和肌肉消耗,通常伴有水肿。SGA简单易行,并且与主观和客观的营养测定指标具有强烈相关性[29]。

医师根据病史和体格检查这两个因素的主观分级,将患者归为这3种营养不良类型中的一种。病史包括4个组成部分:(a)体检前6个月的体重丢失,用丢失体重占原始体重的百分比表示;(b)相对于既往的饮食结构的改变;(c)目前存在的明显胃肠道症状;(d)患者的活动能力或者精力,范围包括从完全自理到卧床。应用以上4条,首先发现S.P.在过去6个月已经有23%的体重丢失。识别体重丢失的方式也很重要。询问患者近期体重下降(结合6个月的体重变化),通常是过去2周的体重变化,有助于确定慢性体重丢失的类型。S.P.主诉过去3个月中体重丢失增加,确定为持续性体重下降。建议医师在采集体重史的时候可以询问患者在特定时间的最大体重,如1年前、6个月前、1个月前和目前的体重。为证实患者的体重史,可以询问患者衣服尺寸的变化或者衣服是否合身。

至于第二个因素,即在饮食方面,S.P.主诉食欲缺乏,曾尝试额外补充但效果不佳。根据 SGA,患者属于在检查前几周到几个月饮食正常或饮食不正常这一类。该案例中,S. P. 显然属于饮食不正常,但是医师也可以通过询问 S. P. 一些特定问题来确定患者的饮食结构,例如"在过去几周到几个月时间里,你的食量有什么变化?"或者"有什么食物你已经不能吃了?"以及"举一个例子,告诉我你一餐一般都吃什么?"同时,搞清楚患者为什么食量减少也很重要,是刻意为之还是无意识的。S. P. 的体重减轻并非刻意,她的食量减少与其慢性疾病有关。

作为病史的第三个要素,严重的胃肠道症状是指几乎每天都出现的胃肠道症状,并持续时间超过 2 周。根据 S. P. 的主诉,她在入院前有 3 个月的呕吐症状,这高度符合严重胃肠道症状的定义要求。然而,医师总是可以询问更多的特定问题来明确这些症状产生的原因。

医师应该对病史的最后一个要素活动能力进行进一步探究,然而,由于营养评估优先考虑患者的客观指标,因此,活动能力似乎不能影响最终的营养评估结果。进食情况不好的患者会主诉有虚弱和疲乏——很多时候会达到卧床的地步。通过观察患者的活动水平、整体情绪、骨骼肌功能和呼吸运动能为医师判断患者功能障碍情况提供线索。如果患者有关节痛以及肌肉和皮下组织丢失所致的方肩表现,S. P. 的活动能力很有可能会下降。

完成了 SGA 中关于病史的所有内容,接下来医师要转向 SGA 的第二个组成部分:体格检查。这部分内容是要求医师通过体格检查发现患者营养不良的征象,例如三头肌和胸部的皮下脂肪丢失,股四头肌和三角肌的肌肉消耗,踝关节或骶部的水肿以及最终的腹水征象。对于每一个征象,如果存在,医师应当考虑其严重性。在 S. P. 的案例中,患者明确存在肌肉消耗。根据 SGA 中病史和体格检查的内容,S. P. 应归为严重营养不良(C 类),因为她具有明显营养不良的征象,如皮下组织丢失和肌肉消耗以及明确的超过 10% 的进行性体重下降。

案例 35-1,问题 2: S. P. 是否需要特殊营养支持治疗?

特殊营养支持治疗的根本目的就是满足代谢过程的能量需求,支持危重症患者的高代谢状态以及尽量减少蛋白质的分解代谢。克罗恩病是一种炎性肠病,具有潜在的严重营养损害风险。吸收不良、食量减少、药物和肠道损失会使克罗恩病患者出现营养异常。胃肠道的病灶部位、症状和饮食受限都会造成蛋白质能量营养不良,并伴有特定营养素的不足。S. P. 入院后进行了相关检查,以此来评估她的克罗恩病、体重减轻和相关的症状。主观和客观的证据都表明 S. P. 的胃肠道功能丧失。如果克罗恩病进展恶化的诊断是准确的,那么 S. P. 在肠内营养可以使用前需要使用肠外营养治疗(见第 38 章)。另外,此前由于持续增加的恶心和呕吐,进行肠内营养的尝试已经失败,提示患者胃肠道动力下降。根据 S. P. 目前的营养状态,住院期间持续营养摄入不足会导致营养不良状况恶化,因此,需要实施特殊营养支持干预。

治疗目标

案例 35-1,问题 3: 计算 S. P. 热量和蛋白质的目标量。

营养支持开始前,需要对患者的热量需求进行估算[30,31]。准确估算热量需求对营养治疗发挥疗效的最大化至关重要,同时还能防止喂养过度和喂养不足等问题。Harris-Benedict 公式是最常用的热量或者 BEE 估算方法之一。然而,估算患者热量需求最准确的方法仍存在争议。对于某些危重症患者,尤其是临床状况发生变化或者由于体液变化造成体重发生波动的患者,运用 Harris-Benedict 公式可能会导致对静息能量消耗估算过量或不足。最常用的方法是按患者公斤体重估算。能量需求是标准化的,可以根据患者的代谢状态来确定。S. P. 最初的热量目标是要满足她目前基础代谢和行走活动时所需要的能量消耗。她属于"中度应激,营养不良"这一类,因此需要 25~30kcal/(kg·d)。根据这种计算方法,应使用实际体重(41.8kg)来估算患者的能量需要量,以使她的新陈代谢和当前的能量消耗与下降的体重相适应。在有严重体重丢失的患者中,如果使用常规体重或 IBW 来估算能量需要量会导致能量过剩。S. P. 的热量目标量应该是 1 045~1 255kcal/d。

蛋白质是生命的基石。一旦肝糖原储备耗竭,肌肉蛋白会降解成三碳骨架用于肝糖异生。蛋白质分解代谢一开始会对外源性氨基酸补充发生抵抗,因此,患者有时需要几周时间才会表现为正氮平衡状态。除了满足蛋白质分解代谢以外,还需要外源性补充蛋白质来帮助伤口愈合和补充由伤口和瘘所丢失的蛋白质。蛋白质目标量的估算应根据患者体重、应激程度和疾病状态进行,目的在于尽量减少瘦体组织的丢失,一般原则为根据患者疾病和损伤的程度进行估算,需求量一般为 1.0~1.5g/(kg·d)。S. P. 没有接受手术,应激程度最低,她的蛋白质补充的目标在于维持其目前的蛋白质状态。根据表 35-4 所列的指南推荐,S. P. 的蛋白质需求量为 1.2~1.5g/(kg·d),或者 50~63g/d。正如能量消耗的估算一样,蛋白质需求量的计算也只可能是估算,因此,治疗过程中要监测患者的临床疾病过程,以便相应地调整蛋白质用量。如果 S. P. 要接受手术,那么她的热量和蛋白质目标需求量都要重新评估,此时要考虑到额外的应激因素。

微量营养素

案例 35-1,问题 4: S. P. 可能存在哪些维生素和矿物质的缺乏?医师有哪些处理方法可以选择?

同时补充宏量营养素和微量营养素方可使特殊营养支持发挥治疗效果。这些营养素有利于维持重要细胞和脏器的功能、机体免疫、组织修复、蛋白质合成以及骨骼肌、心肌和呼吸肌的收缩力。正如药物治疗一样,应根据患者的需求、治疗反应以及耐受程度来调整营养支持方案。炎性肠病患者很容易出现维生素和其他微量营养素变化的风险。从病因学角度来看,这种微量营养素的丢失是多因素的,包括进食减少、继发于腹泻的丢失增加和吸收不良。需要特别注意的是，这类患者常发生维生素 D、叶酸、维生素 B$_{12}$、钙、镁和锌的缺乏。

S. P. 存在这些微量营养素的普遍缺乏，因此，她需要复合维生素和矿物质的补充。如果 S. P. 确定有脂肪吸收障碍的话，应考虑联合使用水溶性维生素和脂溶性维生素。克罗恩病患者骨质疏松的发生率较高（无论是否使用皮质类固醇），因此，S. P. 需要接受评估来确定钙和维生素 D 的摄入是否正常。每天口服钙剂的推荐剂量为 800～1 500mg，但当需要补充体内不足时，则需要增加到 1 500～2 000mg/d。S. P. 需要每天口服 400 国际单位的维生素 D。然而，如果血清 25-羟基维生素 D 水平低于治疗剂量，则需要更大剂量的钙剂，具体剂量应根据 S. P. 特定的疾病进程以及胃肠道功能来决定。

用于炎性肠病治疗的药物，如甲氨蝶呤（叶酸拮抗剂）和柳氮磺胺吡啶（抑制叶酸吸收）会增加患者对叶酸的需求量。如果 S. P. 正在使用这些药物，那么每天口服补充 1mg 叶酸是有益的。

由于胃和末端回肠分别是内因子产生和吸收的部位，因此，接受胃或末端回肠切除手术的患者具有维生素 B$_{12}$ 缺乏的风险。S. P. 目前没有进行手术干预，因此，比较明智的做法是在积极的补充治疗前应监测患者维生素 B$_{12}$ 的水平，并观察是否有维生素 B$_{12}$ 缺乏的表现（如巨红细胞性贫血）。

正如炎性肠病的许多患者一样，肠道损失增加的患者需要注意是否存在镁缺乏。当镁通过肠内补充时，应考虑到胃肠道 pH 值的变化、胃肠道传输时间以及食物的脂肪含量都会影响镁的吸收。经肠道大剂量补充镁会导致腹泻，因此，采用小剂量长时间给药，可以增加耐受性和治疗效果。推荐选择镁含量为 150mg 的补充剂，每日分 4 次口服。

炎性肠病患者会因为排便增多造成锌的丢失。S. P. 应当每天口服含锌量为 50mg 的锌补充剂。

维持液体

案例 35-1，问题 5：确定 S. P. 在接受特殊营养支持时所需的液体量。

在确定患者需要多少液体的时候，医师需要考虑以下问题：（a）纠正液体失衡；（b）维持液体需求量；（c）补充不断丢失的液体。

炎性肠病患者长期的腹泻，呕吐或者两者兼有会导致脱水。脱水的结果是体重下降、尿量减少、口干和进行性干渴。低血压、心动过速和皮肤弹性差是脱水的临床表现。如果不补充液体，那么淡漠、木僵、昏迷和死亡就会接踵而至。液体缺乏量要根据患者的临床表现、近期下降的体重和血清钠以及血尿素氮浓度来估算，并在 8 小时内静脉补充液体估算量的一半。8 小时后要重新估算液体缺乏量，并在接下来的 8 小时内继续补充液体估算量的一半。这个过程要一直持续到患者恢复正常的水合作用（见第 10 章）。

维持液体是指每天摄入液体的量应包括用每天非显性失水的量和每天机体代谢所产生的以尿液（与血浆渗透压

相似）形式排出的过剩液体量。估算维持液体量的方法有若干个。最简单的方法就是按 30～35ml/（kg·d）来估算液体的基础需要量。另一种估算液体量的方法是：患者第一个 20kg 体重按 1 500ml 计算，实际体重超出 20kg 的部分按 20ml/kg 计算，两者相加的总和为估算的维持液体的量。两种方法都能估算出维持基本需求的液体需要量。S. P. 的液体需要量估算如下：

$$
\begin{aligned}
ml/d &= 1\,500ml+[\,(20ml/kg)(41.8kg-20kg)\,] \\
&= 1\,500ml+(20ml/kg)(21.8kg) \\
&= 1\,500ml+436ml \\
&= 1\,936ml \qquad \text{（公式 35-3）}
\end{aligned}
$$

如果 S. P. 有呕吐、胃管中有引流液排出、腹泻或者其他明显的液体丢失时，需要额外补充液体。有些液体丢失是可以测定的，丢失多少补充多少。而有些是不可测定的，只能估计。丢失液体中的电解质成分应该引起医师的重视，并且这能指导医师最终选择补充液体的种类。

评价营养支持的效果

案例 35-1，问题 6：用哪些参数来评价 S. P. 营养支持的效果？

成功的营养支持治疗开始前应对患者进行正确的营养评估，之后再建立患者的营养目标，即确定宏量营养素、微量营养素和液体需要量。营养支持治疗开始后，患者后续的支持治疗和监护对营养支持治疗的完整性和有效性有重要作用。

营养治疗之前必须纠正所有的电解质异常，以尽可能降低 S. P. 再喂养综合征（严重营养不良患者营养补充后出现的代谢和电解质紊乱）的发生风险。S. P. 的电解质都在正常范围，因此不需要纠正。营养治疗要循序渐进，并且要常规补充维生素。营养治疗的第一周应对包括磷、钾、镁在内的电解质和葡萄糖至少每天测定一次。尽管电解质和矿物质紊乱可能难以避免，但是仔细识别和严密监测再喂养综合征可以预防严重并发症的发生[33,34]。

尽管有时候很难获得患者可靠的体重数据，但是体重仍是帮助我们评价液体平衡和长期热卡摄入合理性的重要参数。大部分患者在接受营养治疗后每周体重增加或者减少应该不超过 1kg（假定在标准液体状态）。然而，医师应当注意液体对患者体重的影响。大量的液体摄入或丢失都会影响体重的测定结果，并且会掩盖体质量的变化趋势。记录 S. P. 每天的体重以及出入液量，并监测这些指标的变化趋势，是确定营养治疗方案是否有效的重要方法之一。

氮平衡是另一个用于确定患者分解代谢水平和蛋白质需求量的参数。氮平衡是指氮的摄入和氮的排泄之间的差值，通过氮的摄入和患者 24 小时尿液中的尿氮量来估计。使患者恢复正氮平衡是营养支持治疗的一个合理目标，但同时需要定期评估来增加热负荷。如果 S. P. 需要做氮平衡分析的话，若她存在负氮平衡，则需增加蛋白质的摄入量。然而，在重度应激状态时，无论补充多少营养素，负氮平衡往往是不可避免的。

最后,通过每周监测 S. P. 的前白蛋白水平来确定短期的热量和蛋白质摄入总量是否合理。前白蛋白不增加是患者预后不良的信号。营养补充足够的情况下,前白蛋白每周的增加量应该超过 4mg/dl。值得注意的是,本案例中 S. P. 患有克罗恩病,可能会口服或者静脉使用皮质类固醇,皮质类固醇的使用会使前白蛋白水平异常升高,从而低估了 S. P. 实际的营养风险。

案例 35-1,问题 7:治疗团队的成员都急于让 S. P. 体重增加并且对她的营养不良状态表示担忧,因此渴望增加对她的热量供给。如果出现喂养过度,S. P. 会出现哪些潜在的并发症?

所有患者都应该尽量避免喂养过度,因为它会产生许多并发症,尤其是呼吸道方面的并发症[35]。尽管恢复和维持体细胞质量是营养支持治疗的目的,但还是要采用渐进和保守的方法,这样会减少代谢异常的发生。对于需要营养支持治疗的患者,若给予他们大量的热量,则会加快患者的代谢率,反过来也会给心肺和氧化增加负担。因为二氧化碳的产生量与耗氧量相关,碳水化合物过量尤其有害,会造成二氧化碳潴留,导致酸碱失衡。高血糖症也是继发于碳水化合物过量供给所致的常见的代谢异常,可能会导致渗透性利尿和免疫功能紊乱。

(金知萍 译,吴国豪 校,吕迁洲 审)

参考文献

1. Mueller C et al. A.S.P.E.N. clinical guidelines: nutrition screening, assessment, and intervention in adults. *J Parenter Enteral Nutr.* 2011;35:16.
2. Ames SR. The joule—unit of energy. *J Am Diet Assoc.* 1970;57:415.
3. Dahlqvist A, Semenza G. Disaccharidases of small-intestinal mucosa. *J Pediatr Gastroenterol Nutr.* 1985;4:857.
4. Institute of Medicine, Food and Nutrition Board. *Dietary Reference Intakes for Energy, Carbohydrate, Fiber, Fat, Fatty Acids, Cholesterol, Protein, and Amino Acids (Macronutrients).* Washington, DC: National Academy Press; 2005.
5. Cahill GF, Jr. Starvation in man. *N Engl J Med.* 1970;282:668.
6. Posner BM et al. Diet and heart disease risk factors in adult American men and women: the Framingham Offspring-Spouse nutrition studies. *Int J Epidemiol.* 1993;22:1014.
7. Carroll HJ, Oh MS. *Water, Electrolyte, and Acid-Base Metabolism: Diagnosis and Management.* Philadelphia, PA: JB Lippincott; 1989.
8. Grant JP. Nutritional assessment in clinical practice. *Nutr Clin Pract.* 1986;1:3.
9. Jensen GL, Hsiao PY. Nutrition screening and assessment. In: Mueller CM, ed. *The A.S.P.E.N. Adult Nutrition Support Core Curriculum.* 2nd ed. Silver Spring, MD: American Society for Parenteral and Enteral Nutrition; 2012:155.
10. McWhirter JP, Pennington CR. Incidence and recognition of malnutrition in hospital. *BMJ.* 1994;308:945.
11. Leiter LA, Marliss EB. Survival during fasting may depend on fat as well as protein stores. *JAMA.* 1982;248:2306.
12. Keys A et al. *The Biology of Human Starvation.* Minneapolis, MN: University of Minnesota Press; 1950.
13. Robinson G et al. Impact of nutritional status on DRG length of stay. *JPEN J Parenter Enteral Nutr.* 1987;11:49.
14. Reilly JJ, Jr et al. Economic impact of malnutrition: a model system for hospitalized patients. *JPEN J Parenter Enteral Nutr.* 1988;12:371.
15. Detsky AS et al. The rational clinical examination. Is this patient malnourished? *JAMA.* 1994;271:54.
16. Brantley SL, Mills ME. Overview of enteral nutrition. In: Mueller CM, ed. *The A.S.P.E.N. Adult Nutrition Support Core Curriculum.* 2nd ed. Silver Spring, MD: American Society for Parenteral and Enteral Nutrition; 2012:170.
17. Russell MK et al. Standards for specialized nutrition support: adult hospitalized patients. *Nutr Clin Pract.* 2002;17:384.
18. [No authors listed]. Definitions of terms used in A.S.P.E.N. guidelines and standards. A.S.P.E.N. Board of Directors. *Nutr Clin Pract.* 1995;10:1.
19. Lipman TO. Grains or veins: is enteral nutrition really better than parenteral nutrition? A look at the evidence. *JPEN J Parenter Enteral Nutr.* 1998;22:167.
20. Braunschweig CL et al. Enteral compared with parenteral nutrition: a meta-analysis. *Am J Clin Nutr.* 2001;74:534.
21. Beier-Holgersen R, Boesby S. Influence of postoperative enteral nutrition on postsurgical infections. *Gut.* 1996;39:833.
22. Hernandez G et al. Gut mucosal atrophy after a short enteral fasting period in critically ill patients. *J Crit Care.* 1999;14:73.
23. Kudsk KA et al. Enteral versus parenteral feeding. Effects on septic morbidity after blunt and penetrating abdominal trauma. *Ann Surg.* 1992;215:503.
24. Moore FA et al. Early enteral feeding, compared with parenteral, reduces postoperative septic complications: the results of a meta-analysis. *Ann Surg.* 1992;216:172.
25. Charney P. Nutrition assessment in the 1990s: where are we now? *Nutr Clin Pract.* 1995;10:131.
26. McDowell MA et al. Anthropometric reference data for children and adults: United States, 2003–2006. In: *National Health Statistics Reports: No. 10.* Hyattsville, MD: National Center for Health Statistics; 2008. http://www.cdc.gov/nchs/data/nhsr/nhsr010.pdm. Accessed March 9, 2016.
27. Gabay C, Kushner I. Acute-phase proteins and other systemic responses to inflammation [published correction appears in N Engl J Med. 1999;340:1376]. *N Engl J Med.* 1999;340:448.
28. Vanek VW The use of serum albumin as a prognostic or nutritional marker and the pros and cons of IV albumin therapy. *Nutr Clin Pract.* 1998;13:110.
29. Detsky AS et al. What is subjective global assessment of nutritional status? *JPEN J Parenter Enteral Nutr.* 1987;11:8.
30. Garrel DR et al. Should we still use the Harris and Benedict equations? *Nutr Clin Pract.* 1996;11:99.
31. Wooley JA, Frankenfield D. Energy. In: Mueller CM, ed. *The A.S.P.E.N. Adult Nutrition Support Core Curriculum.* 2nd ed. Silver Spring, MD: American Society for Parenteral and Enteral Nutrition; 2012:22.
32. McClave SA et al. Society of Critical Care Medicine (SCCM) and American Society for Parenteral and Enteral Nutrition (A.S.P.E.N.). *JPEN J Parenter Enteral Nutr.* 2016;40(2):159–211.
33. Solomon SM, Kirby DF. The refeeding syndrome: a review. *JPEN J Parenter Enteral Nutr.* 1990;14:90.
34. Brooks MJ, Melnik G. The refeeding syndrome: an approach to understanding its complications and preventing its occurrence. *Pharmacotherapy.* 1995;15:713.
35. Kumpf VJ, Gervasio J. Complications of parenteral nutrition. In: Mueller CM, ed. *The A.S.P.E.N. Adult Nutrition Support Core Curriculum.* 2nd ed. Silver Spring, MD: American Society for Parenteral and Enteral Nutrition; 2012:284.

36 第 36 章　肥胖

Dhiren K. Patel and Kaelen C. Dunican

核心原则		章节案例
①	每次应测量患者的体重指数(body mass index, BMI),并评估患者超重、肥胖以及相关合并症的风险。	案例 36-1(问题 1 和 3)
②	从体脂角度评价患者的健康程度对理解机体的组成成分必不可少。	案例 36-1(问题 1)
③	应明确体重增加患者的药物清单中是否有能引起体重增加的药物,应考虑使用不影响或能降低体重的替代药物。	案例 36-1(问题 1)
④	肥胖是一种慢性病,治疗干预是一个漫长的过程。	案例 36-1(问题 2 和 7)
⑤	适当的减肥目标是在 6 个月内降到体重基线的 5%~10%。	案例 36-1(问题 4)
⑥	超重和肥胖的管理和治疗应该包括饮食并联合多运动和行为改变。	案例 36-1(问题 4 和 5)
⑦	对于体重指数大于 $30kg/m^2$ 但无危险因素的患者或体重指数大于 $27kg/m^2$ 且伴有肥胖相关危险因素如高血压、血脂异常、睡眠呼吸暂停、心血管疾病和 2 型糖尿病的患者,应考虑使用药物治疗。	案例 36-1(问题 6、7 和 9)
⑧	短期减肥药物临床效果未必有用,不应该推荐。	案例 36-1(问题 6)
⑨	用于长期体重管理的药物包括奥利司他、芬特明/托吡酯、氯卡色林、纳曲酮/安非他酮和利拉鲁肽。	案例 36-1(问题 7)
⑩	临床文献不支持使用营养保健品进行减肥,从安全角度和缺乏监管方面考虑应避免使用。	案例 36-1(问题 8)
⑪	当 BMI>40 或 BMI>35 且有肥胖相关并发症存在的情况下,患者可考虑减重手术。	案例 36-1(问题 10)
⑫	减重术后胃肠道和胃大小的改变可引起药物药代动力学的变化,从而使患者面临使用某些药物时产生不良事件的风险。	案例 36-1(问题 10)

　　肥胖是一种由于身体脂肪过多给健康带来损害的一种慢性疾病[1,2]。肥胖已成为一种流行病。在美国有超过三分之二的成年人体重超重,其中超过三分之一的人被认为属于肥胖[3]。全世界则有超过三分之一的人体重超重[4]。世界卫生组织(WHO)和美国联邦政府意识到这是一个日益严重的问题,它给健康管理机构及经济带来沉重的负担。

据分析估算,美国每年在肥胖相关的疾病治疗中的花费超过了 2 150 亿美元[5]。

定义

超重和肥胖是由体重指数(body mass index,BMI)来界定的。BMI 是体重与身高的比值,等于体重(kg)除以身高(m)的平方。BMI 介于 18.5~25kg/m² 者为正常体重;BMI 大于或等于 25 但小于 30kg/m² 者为超重;BMI 大于或等于 30kg/m² 者为肥胖(表 36-1)[6,7]。肥胖又分为三个等级:BMI 大于或等于 30kg/m² 但小于 35kg/m² 为 Ⅰ 级、大于或等于 35kg/m² 但小于 40kg/m² 为 Ⅱ 级、大于或等于 40kg/m² 为 Ⅲ 级。Ⅲ 级肥胖也被称为极度肥胖或严重肥胖,在以前被称为病态肥胖。肥胖是一种由多种生物和环境因素、致胖的生活方式和遗传因素决定的慢性代谢紊乱。肥胖的广泛增加以及给健康带来的不良后果是全世界面临的主要公共卫生问题[1,8]。

表 36-1

体重指数与体重分级指南

体重状态	体重指数[a]	肥胖分级
低体重	<18.5	
正常	≥18.5~25	
超重	≥25~30	
肥胖	≥30~35	Ⅰ
	≥35~40	Ⅱ
极度或严重肥胖	≥40	Ⅲ

[a] 换算公式使用的单位是 kg 和 m:BMI=体重(kg)/身高(m)²。BMI,体重指数。

来源:Jensen,Michael D etal. 2013 AHA/ACC/TOS guideline for the management of overweight and obesity in adults:a report of the American College of Cardiology/American Heart Association Task Force on Practice Guidelines and The Obesity Society. *J Am Coll Cardiol.* 2014;63:2985-3023.

BMI 是公认的体重分类标准。然而,BMI 的一个主要缺陷是它未考虑机体成分。根据 BMI 的定义,如果一个人的肌肉质量足够大,能够显著增加总的体重,那么他就可以被归类为"超重"。另一方面,具有脂肪过量堆积和肌肉质量降低的患者可能被认为属于"正常体重"。使用 BMI 评估某些人群的体脂以及发病率和死亡率的风险特别成问题,因为 BMI 不能反映体脂分布的差异。例如,研究表明在亚洲人群中用 BMI 来评价体脂是不足的[9]。

腹部脂肪分布与肥胖的许多代谢结局有关[10]。测量腰围(waist circumference,WC)可以用来评估腹部脂肪累积的增加和健康风险。WC 大于 102cm 的男性和 88cm 的女性罹患代谢性疾病的风险增加[10]。WC 增加可用于预测糖尿病、高血压、血脂异常和心血管疾病等与肥胖相关疾病的发生[10-12]。腰臀比(waist-to-hip ratio,WHtR)也提供了局部脂肪分布的评估方法。男性腰臀比>1,女性腰臀比>0.8 说

明腹内脂肪高。一些研究表明,WHtR 在确定肥胖相关的心血管代谢风险方面要优于 WC 和 BMI。独立于 BMI 分类,高 WC 与死亡率增加有一定的相关性[13]。因此,测量 WC 和 WHtR 有助于鉴别出那些由于腹部脂肪堆积增加而患有健康风险的体重正常或超重的个体。

流行病学

肥胖是世界范围内的主要公共卫生问题,是大量医疗事件(例如心血管疾病、高血压、血脂异常、糖尿病、睡眠呼吸暂停)和过早死亡的主要原因(表 36-2)。据 WHO 统计,2014 年全球大约有 19 亿体重超重和 6 亿肥胖的成年人[1]。在美国,肥胖的发生率已作为国家健康和营养调查(National Health and Nutrition Examination Survey,NHANES)的一部分。NHANES 2011 至 2012 年的数据显示,美国成年人中有 68.5% 属于超重或肥胖,34.9% 属于肥胖,6.4% 属于极度肥胖[3]。成人肥胖通常是由于 20 至 30 岁的中间年龄段到 40 至 59 岁年龄段之间的体重稳定增加,这个年龄段也是肥胖发生的高峰期。严重肥胖在妇女中更为常见[3]。NHANES 最新的数据显示超重、肥胖和极端肥胖人群在非西班牙裔黑人妇女中更为普遍[3]。尽管 20 世纪 80 年代和 90 年代肥胖患病率激增,但最近的 NHANES 数据显示目前的肥胖患病率尚保持稳定,与 NHANES 2003 至 2004 年的数据相比无明显增加[3]。

儿童和青少年肥胖也是一个重要的问题,患病率高得惊人。儿童和青少年(2~19 岁)的超重和肥胖判定是基于美国疾病预防控制中心的生长图表;超重定义为 BMI 在第 85 至 95 个百分点之间,肥胖定义为 BMI 大于第 95 个百分点[7]。据 WHO 估计,超过 4 200 万 5 岁以下的儿童体重超重[1]。NHANES 2011 至 2012 年的数据显示,31.8% 的儿童和青少年(2~19 岁)要么超重要么肥胖,其中 16.9% 属于肥胖[3]。非西班牙裔白人青年的肥胖率明显低于非西班牙裔黑人和西班牙裔青年。与成年人一样,儿童和青少年的肥胖患病率目前尚保持稳定,与 NHANES 1999 至 2000 年的数据相比没有显著变化[3]。然而,由于这一患病率仍然高得惊人,并且肥胖儿童进入成年后会带来健康后果,因此,必须解决儿童肥胖问题。儿童期和青少年期患有肥胖能预示成人后超重和肥胖的风险会增加[14]。此外,研究显示,儿童期和青少年期若有超重和肥胖,那么成年后患有糖尿病、高血压、缺血性心脏病、卒中及过早死亡的风险会增加[15]。

病因学和病理生理学

简单地说,肥胖是由能量摄入和消耗不平衡造成。当一个人摄入的卡路里比燃烧的卡路里多时将发生体脂的堆积。然而,肥胖的确切原因很难确定,可能是与遗传、环境、行为和神经激素等因素有关。调查人员试图通过研究社会、文化、社会经济地位、医疗条件、刺激食欲的药物、父母的体重以及饮食习惯和身体活动的遗传特征来解释这种疾病的起源[16]。上述每一个潜在的因素将被继续研究以作

表36-2
肥胖相关疾病

心血管疾病	皮肤病
高血压	皱缩纹
心力衰竭	皮赘
冠心病	黑棘皮病
卒中	红斑
肺部疾病	**胃肠道疾病**
阻塞性睡眠呼吸暂停	胆石症
哮喘	胃食管反流
代谢性疾病	**心理疾病**
血脂异常	进食障碍
糖尿病	抑郁
高胰岛素血症	社交障碍
癌症	**妇科及产科并发症**
食管癌	妊娠期糖尿病
结肠癌	先兆子痫
肝癌	不育症
前列腺癌	**骨骼肌疾病**
子宫癌	骨关节炎
乳腺癌	**其他**
卵巢癌	非酒精性脂肪肝
胆囊癌	阳痿
肾癌	
宫颈癌	

来源：Hildago LG. Dermatologic complications of obesity. *Am J Clin Dermatol*. 2002;3;497-506; Malnick SD, Knobler H. The medical complications of obesity. *Q J Med*. 2006;99;565-579.

为治疗和预防这种慢性疾病可能的靶目标。

几项相关研究表明，睡眠缺乏与肥胖、胰岛素抵抗和糖尿病等代谢性疾病具有相关性[17,18]。一项研究表明，30个月大或者更小的幼儿若缺乏睡眠，在7岁时会有罹患肥胖的危险[19]，另一项对成年人的试验发现，睡眠时间与BMI呈负相关[20]。睡眠不足导致了下丘脑对食欲和能量消耗的调控发生改变可能是睡眠缺乏导致肥胖的一个原因。一般来说，一个人吃饱后，大脑中的神经递质或肽将向下丘脑的饱食中枢发出减少饮食的信号。睡眠不足还与瘦素水平降低和早饥饿素水平增加有关；这两个因素都有利于能量缺乏和饥饿信号传导，从而引起暴饮暴食和肥胖[21]。

最近开展了肠道微生物对机体影响的研究。数据表明，对肠道微生物多样性产生负面影响的一些干预措施，如剖宫产（与阴道分娩相比）、孕前母体BMI和早期使用抗生素，可能增加肥胖的风险[22]。一项大型队列研究发现，2岁前反复使用广谱抗生素会增加儿童早期发生肥胖的风险[23]。

基因特征

针对双胞胎和寄养家庭的大多数研究发现，无论是在儿童期还是成年期，肥胖和遗传都有明确的相关性[24-29]。Wardle等[26]的研究表明，BMI和WC的遗传预估值分别占77%和76%。遗传学研究已经鉴别出可能与体重相关的基因[24-30]。由于腰臀比的遗传预估值达60%以上，因此，也有证据表明体脂分布受遗传因素控制[31]。

下丘脑调节异常

下丘脑通过控制饱食（饱腹感）、饥饿及食物摄取量，在调节体重方面起着关键作用。有关进食障碍的神经生物学理论关注的是下丘脑-垂体-肾上腺、下丘脑-垂体-性腺和下丘脑-垂体-甲状腺轴的调节失衡以及神经递质、神经肽、内源性阿片类物质、生长激素、胰岛素及瘦素的调节失衡[32]。下丘脑功能变化与食欲改变、情绪障碍和神经内分泌紊乱有关[33]。下丘脑是大脑食欲和饮食的主要控制中心，对大脑和胃肠道分泌的各种兴奋性和抑制性神经递质以及多肽类神经激素较为敏感。下丘脑能接受来自外周饱食部位（如食物通过胃肠道将刺激胃和胰腺分泌和释放多肽类物质）、脂肪细胞产生的瘦素以及大脑中的儿茶酚胺神经递质系统的输入信号[33,34]。

神经递质失调

5-羟色胺

5-羟色胺在餐后饱食感、焦虑、睡眠、情绪、强迫症和冲动控制障碍中起重要作用。5-羟色胺具有抑制食欲的作用，在摄取食物后产生厌食或饱食感[35,36]。降低5-羟色胺的活性有助于增加食物摄入量和对碳水化合物的需求[35]。5-羟色胺活性的降低可以上调大脑食欲或饱食中枢从而增加了食物的摄入量。阻断突触后5-羟色胺活性的药物（如氯氮平、米氮平、非典型抗精神病药）可以刺激食欲并可能导致体重增加。

多巴胺

增加多巴胺活性的药物（如阿扑吗啡、多巴胺激动剂、左旋多巴、多巴胺的代谢前体、安非他明、突触前多巴胺释放刺激剂）已被证明具有厌食作用[37]。多巴胺激动剂能加快多巴胺的传输并增加其生理活性，从而导致食欲缺乏和活动增加。多巴胺能药物的中枢神经系统效应发生在大脑皮层、网状激活系统和下丘脑摄食中枢。中脑边缘叶-中脑皮质多巴胺能回路对于行为奖赏和强化很重要，并且与"成瘾性"行为有关[37]。多巴胺增强剂如安非他明曾经用于治疗外源性肥胖，但有耐药、成瘾及停药反应。相反的是，多巴胺受体拮抗剂如氯丙嗪和氯氮平则可引起烦躁且往往与体重增加有关。

去甲肾上腺素

由于下丘脑接受去甲肾上腺素能神经通路支配,因此,去甲肾上腺素也参与了进食行为的调节和下丘脑对促甲状腺激素释放激素的分泌、促肾上腺皮质激素释放激素的释放以及促性腺激素分泌的调控[37],D-安非他明能抑制去甲肾上腺素再摄取、减少饥饿感和食物摄入。瘦素和 β_3-肾上腺素能活性异常与肥胖和糖尿病有关[38]。β_3-肾上腺素能受体参与了瘦素调节能量平衡、脂肪细胞的脂解作用、血清胰岛素水平和摄食有关的反馈回路[39]。具有遗传性肥胖、2 型糖尿病的人群可能存在 β_3-肾上腺素能受体和瘦素的活性、信号或受体异常[38]。人体中 β_3-肾上腺素能受体的遗传变异与严重肥胖和 2 型糖尿病相关。一些肥胖可能是继发于棕色脂肪细胞上 β_3-肾上腺素受体对瘦素介导的交感神经活性的无应答。目前正在研究使用 β_3-肾上腺素能受体激动剂来诱导产热并通过热量控制性饮食来促进减肥[39]。

神经肽和瘦素调节异常

瘦素

瘦素是由脂肪细胞、胃主细胞、骨骼肌和其他器官合成的蛋白质。它作用于下丘脑受体,并被大脑发送传入饱腹信号来调节体脂质量[33,40,41]。瘦素通过减少神经肽 Y(NPY,一种由下丘脑和肠道细胞分泌的强效厌食兴奋剂)活性来减少食物摄取、降低血清葡萄糖和胰岛素水平、增加代谢率以及降低体脂质量和体重[40,42]。瘦素的血清水平与 BMI 和体脂高度相关。与其他激素相似,瘦素的分泌具有昼夜节律和脉冲的特点[38,41,43]。

有学者认为瘦素可以向大脑发出减少进食欲望的信号,但在肥胖患者中不会发生[40]。据推测,一些肥胖患者可能存在部分下丘脑受体抵抗或血-脑屏障转运系统障碍使瘦素无法转运至脑内[33,40,43,44]。与血清瘦素水平相比,一些肥胖患者脑脊液瘦素水平要明显低于预期值,这提示大脑摄入瘦素的功能存在缺陷[33]。其他研究显示,肥胖患者可能会因喂养过度而导致机体对瘦素的调节发生障碍,进而使血清瘦素水平无法相应的增加。这提示,与瘦者相比,肥胖患者缺乏一种使血清瘦素水平随着热量摄入增加而增加从而防止体重增加的保护机制[45]。研究显示,增加血清瘦素的基线水平不能起到减肥的效果[46]。另一个潜在机制是肥胖患者骨骼肌中瘦素受体蛋白表达的降低使机体对增加的血清瘦素水平产生瘦素抵抗[47]。研究发现,瘦素及瘦素相关产品可以促进瘦身,但瘦素抵抗阻碍其临床应用[40,48]。

神经肽和神经激素

下丘脑通过能传递饥饿信号的促进食欲的神经肽和能传递饱食信号的降低食欲的饱食神经肽对食欲进行部分调节。神经肽 Y(NPY)和刺鼠肽基因相关蛋白(AGRP)存在于中枢神经系统中,是食欲的有力刺激因子[49,50]。POMC(pro-opiomelanocortin)是 α-促黑激素(α-MSH)的前体蛋白,可与黑皮质素 3 型受体(MC3R)和黑皮质素 4 型受体(MC4R)结合来抑制食物摄入[34,49]。目前有关 MC4R 的类似物正在研究中,但有研究表明,MC3R 的选择性激动剂并不能抑制摄食[34,49]。

其他一些神经激素信号和多肽物质在食欲调节中也起作用。胃饥饿素是一种在餐前从胃中释放的激素,它通过刺激 NPY 和 AgRP 来增加食欲[49]。胃饥饿素增加的肥胖患者,即使在体重下降后,胃饥饿素水平仍然保持增高的水平,这类肥胖患者的胃饥饿素和 BMI 呈负相关[49]。酪酪肽(肽 YY 或 PYY)和胰多肽(PP)存在于胰腺,在化学上与 NPY 相关,但作用是抑制食欲[49,50]。早期研究发现,PYY 通过鼻内给药减肥效果不好且肥胖患者耐受性差[51]。一项小型的剂量递增研究通过皮下注射两种 PYY(PYY1-36,PYY3-36)发现,使用 PYY3-36 可以降低主观饥饿感和口渴的等级,并增加饱食感的等级[52]。胰淀素是在进食时释放的一种胰腺激素,也是一种厌食激素[49]。已有研究表明,胰淀素干预可减少食物摄入和减轻体重[53]。胰高血糖素样肽-1(GLP-1)是机体在进食时由肠道分泌,有减少食物摄入、抑制胰高血糖素分泌和延缓胃排空[49]的作用。胆囊收缩素(CCK)是在进食时由小肠释放的一种激素,起到进一步抑制摄食的作用[49]。

环境影响及行为因素

尽管遗传因素能使某些个体患有肥胖,但环境的影响也起到一定的作用,因为它能使个体处于能促进能量失衡的生活方式之中,并可能会影响机体的表观遗传因素。现代社会提供了大量廉价及随处可得的高卡路里食物。久坐不动的生活方式导致能量消耗的降低变得越来越普遍,进一步加剧了肥胖的发生。Silventoinen 等对双胞胎和寄养家庭进行研究,结果清楚地表明,环境因素能引起儿童时期BMI 的变化,但常见环境因素的影响在青春期会消失[25]。这些结果表明遗传因素对成年期肥胖的发病率具有更强影响。

躯体疾病及药物

临床上躯体疾病不常见,但某些躯体疾病可能导致超重和肥胖[6]。遗传综合征如 Prader-Willi 综合征、Bardet-Biedl 综合征、Cohen 综合征、Alström 综合征及 Froehlich 综合征可能是肥胖的主要原因。其他一些肥胖的主要原因包括单基因遗传病如黑皮素-4 受体变异、瘦素和 POMC 缺乏。肥胖的次要原因包括神经系统问题,如大脑损伤、脑肿瘤和下丘脑损伤等。内分泌紊乱也可能是超重和肥胖的次要原因,如多囊卵巢综合征、库欣综合征和生长激素缺乏。由于肥胖与 TSH 升高具有相关性,因此,甲状腺功能减退常被认为是肥胖的次要原因[54]。但是,由于瘦素和黑皮质素能影响 TSH 的释放,其中的原因尚有待进一步研究[54-56],因此,甲状腺功能减退与肥胖之间的关系较为复杂。引起肥胖的心理因素包括饮食失调和抑郁以及同时出现的暴饮暴食。一些药物与体重增加有关。这些药物包括抗精神病药、类固醇、胰岛素、磺酰脲类、噻唑烷二酮类、一些抗抑郁剂和一些抗惊厥药物[57]。当治疗超重和肥胖时,如果发现有导致体重增加的药物,则应尝试使用可能的替代品。表 36-3 列出了可能导致体重增加的药物清单,以及可能的替代方案。

临床特征

问题1：S.B.，48 岁，女性，既往有高血压+、睡眠呼吸暂停、骨关节炎、抑郁症。患者幼年时就超重，过去 30 年来尝试过多种节食方法，效果很差，体重极易反弹。身高 168cm，体重 91kg，WC 96cm，日常接受常规体检。患者因对自身体重不满意，在过去 20 多年间尝试过多种节食方式减肥，但是收效甚微，且极易反弹。因此，她希望通过药物治疗来减重，现用药包括氢氯噻嗪、美托洛尔、萘普生、帕罗西汀。血压 162/98mmHg，患者因为睡眠呼吸暂停而感到整日疲劳。像 S.B. 这样的患者，如何进行肥胖的诊断和评估？

初始评估

目前指南建议，应对所有患者的体重状况进行评估[6,7]。初始评估包括体格检查和患者访谈，以评价是否存在超重或肥胖以及任何肥胖相关的并发症。对超重或肥胖进行分类的首选方法是计算 BMI。此外，WC 的测定也有助于确定肥胖合并症的风险。然而，对于 BMI 大于 $35kg/m^2$ 的患者，测量 WC 不是必须的，因为它可能升高且不会增加额外的风险信息[7,12]。BMI、WC 和肥胖相关的并发症决定是否需要

启动初始治疗。S.B. 的 BMI 是 $32.2[91kg/(1.68m)^2]$，属于 I 级肥胖。其 WC 大于 88cm，这意味着腹部脂肪会增加其致病率和死亡率。S.B. 还患有高血压、睡眠呼吸暂停和骨性关节炎，这些疾病可能与肥胖有关，需要在她的整体治疗计划中加以考虑。

在患者访谈期间，应获取患者有关饮食习惯和体育锻炼的信息。重要的是建立基线数据，以便在整个治疗过程中注意饮食和运动的变化。成功的减肥包括通过减少热量摄入或增加能量消耗来改变能量平衡。就 S.B. 而言，评估她目前的饮食情况和锻炼情况以确定最合适的生活方式建议将是有益的。在开始治疗前评估患者的"减肥准备工作"或自我激励也很重要。患者的减肥动机是体重管理计划成功或失败的重要预测因素。因此，我们应该评估 S.B. 为实现减肥目标而做出重大生活方式改变的愿望和意愿。

还应对患者进行筛查，了解可能增加肥胖风险的躯体疾病或药物，并在治疗前纠正这些潜在因素。S.B. 既往病史中没有显著诱发肥胖的医源性因素，但应该排除她是否因抑郁而暴饮暴食以及检查甲状腺功能以排除甲状腺功能减退症。尽管肥胖和甲状腺功能障碍之间的因果关系尚待确定，但甲状腺功能减退症是女性的常见病，且可能与体重增加或无法减肥有关。S.B. 目前正在服用帕罗西汀治疗抑郁症，该药可能与体重增加有关[6,58]。S.B. 的医生可能要考虑改用体重增加副作用最小的 SSRI 类药物氟西汀，或者改用能使体重减少的安非他酮（表 36-3）[6,57,58]。

表 36-3

常用药物及其对体重的影响

	降低体重	微弱体重增加或保持不变	增加体重
抗抑郁药	安非他酮	氟西汀，丙咪嗪	TCAs，MAOIs，帕罗西汀，氟伏沙明，文法拉辛，度洛西汀，米氮平
抗精神病药	/	阿立哌唑，喹硫平，齐拉西酮	氯氮平，奥氮平，利培酮
神经系统类药	托吡酯，唑尼沙胺，非氨酯	拉莫三嗪	丙戊酸，加巴喷汀，普瑞巴林，卡马西平，氨己烯酸，锂盐
降糖药	GLP-1 激动剂，二甲双胍，普兰林肽，SGLT-2 抑制剂	DPP-4 抑制剂，α-葡萄糖苷酶抑制剂	胰岛素，磺酰脲类药物（特别是格列本脲），氯茴苯酸类，噻唑烷二酮类药物
降压药	/	ACEIs，ARBs，CCBs，多沙唑嗪	β-肾上腺素能受体阻滞剂（特别是普萘洛尔），α-肾上腺素能受体阻滞剂（哌唑嗪，特拉唑嗪）
避孕药	/	避孕套，口服避孕药	注射避孕针（特别是甲羟孕酮）
抗组胺药	/	第二代	第一代
抗炎药	/	NSAIDs，DMARDs	皮质类固醇

ACEI，血管紧张素转换酶抑制剂；ARB，血管紧张素受体阻滞剂；CCB，钙通道阻滞剂；DMARD，抗风湿药物；DPP-4，二肽基肽酶-4；GLP-1，胰高血糖素样肽-1；MAOI，单胺氧化酶抑制剂；NSAIDs，非甾体抗炎药；SGLT-2，sodium-glucose-linked transporter-2；TCA，三环抗抑郁药。

病程与预后

案例 36-1,问题 2：S. B. 主诉她一生都在与体重作斗争。自 20 岁以来,她每年大约增加 2kg。肥胖的典型病程和预后是什么?

　　肥胖是一种慢性疾病,通常始于儿童或青少年时期,其特点是成年后体重缓慢而稳定地增加。大多数肥胖患者一生都在与减肥和体重反弹做斗争。减肥的生物学反应通过增加胃饥饿素和降低 GLP-1、CCK、瘦素及 PYY 水平导致饥饿感增加,从而促进体重反弹[6,59]。维持体重降低是肥胖长期治疗的关键。S. B. 应该相信肥胖患者与体重反复斗争是很普遍的现象,她需要坚持通过长期改变生活方式来控制肥胖。

并发症

案例 36-1,问题 3：S. B. 知道自己已经患有肥胖相关的高血压、睡眠呼吸暂停综合征和骨关节炎,这些并发症会增加她患病和死亡的风险。如果不减肥或继续增重,她会患有其他肥胖相关并发症的风险。与肥胖相关的其他常见躯体疾病有哪些?减肥对肥胖并发症有什么影响?

　　肥胖能增加并发症和死亡。肥胖相关的一些疾病通常不会威胁生命,包括皮肤并发症,妇科疾病、骨关节炎、生殖系统并发症,胆结石及其并发症、压力性失禁[2]。其他的肥胖相关疾病对生理功能和病情有着巨大的影响。肥胖与许多重大疾病相关,如 2 型糖尿病、呼吸系统疾病、胆囊疾病、癌症、骨关节炎、心脏病(高血压、卒中、充血性心力衰竭和冠心病)、血脂异常和皮肤病(皮肤擦烂和皮肤拉伸),以及妇科和产科并发症(见表 36-2)[60,61]。减肥有助于控制肥胖相关疾病,甚至有助于预防这些疾病的进展。

　　适度持续的减肥对健康是有益的。体重减轻 2% 至 5% 会使肥胖或超重患者血红蛋白 A1C 降低 0.2% 至 0.3%,而体重减轻 5% 至 10% 导致 A1C 降低 1% 以上[7]。体重减少 5% 会使收缩压降低 3mmHg 以及舒张压降低 2mmHg。研究显示,体重减轻 5 至 8kg 可使低密度脂蛋白胆固醇(LDL-C)降低约 5mg/dl,并将高密度脂蛋白胆固醇(HDL)提高 2 至 3mg/dl,而体重减轻 3kg 可使甘油三酯降低 15mg/dl[7]。对 S. B. 来说,减轻体重可以有助于减少或停用降压药物,减轻骨关节炎相关疼痛,减少睡眠呼吸暂停的症状,并降低 BMI 和 WC,从而改善发病和死亡风险。与此同时,其高血压目前尚未得到控制,应根据现行指南积极管理。

管理和治疗

　　肥胖是一种需要长期治疗的慢性疾病[6,7]。根据患者特定的情况,通常需要多学科的联合治疗,如全科医师专家、膳食学家或营养学专家、药师、心理医生或外科医生。减肥和体重管理的总体目标是减轻体重和防止体重增加,并长期保持。

治疗方案

案例 36-1,问题 4：S. B. 称她从未进行过专业的饮食咨询,并且一直通过限制脂肪摄入来控制饮食。她希望接受减肥治疗。S. B. 减肥的适当目标是什么?初始治疗计划应包括哪些?

　　对于肥胖(BMI ≥ 30)或超重以及患有肥胖相关并发症或 WC 增加的患者,推荐其进行减肥[7]。减重合适的初始目标是在 6 个月内减少基线体重的 5% 至 10%[7]。设定合适的可实现的减肥目标对减肥成功至关重要;抱有不切实际的期望,奢望更加显著的减肥效果,可能会使患者感到沮丧,并最终使患者放弃所有的减肥努力。S. B. 的适当的减重目标是在 6 个月内减 4.55 到 9.1kg。促进减肥的治疗方法包括生活方式干预和抗肥胖药物。S. B. 咨询过医生关于减肥药物的问题,但是她从来没有尝试过系统的减肥计划。初始治疗计划必须始终包括减少高热量饮食,增加锻炼和改变日常行为。在启动药物治疗之前,以上措施必须尝试维持至少 6 个月。

非药物治疗

案例 36-1,问题 5：S. B. 称她从未进行过专业的饮食咨询,并且一直通过限制脂肪摄入来控制饮食。虽然 S. B. 最近没有在减肥,但是她希望尝试减肥治疗项目,并开始锻炼。什么样的非药物疗法可用于减肥以及预防反弹?

　　全面的生活方式干预是减肥治疗的基础,包括限制高热量饮食摄入、增加锻炼和改变日常行为。

饮食

　　减肥期间的饮食提倡限制卡路里的摄入。处于减重期的女性,推荐的卡路里摄入为 1 200 至 1 500kcal/d,而男性为 1 500 至 1 800kcal/d;或者每日少摄入的热量减少 500 至 750kcal 有助于减肥[7]。由于肥胖患者的较高需求,现在有多种类型的减肥方案,饮食和产品,针对具体患者以上疗法可能有效,也可能无效。各种饮食干预措施包括低脂饮食,高蛋白饮食,低碳水化合物饮食,限制碳水化合物饮食,代餐和液体饮食以及地中海饮食已在减肥方面取得了很好的效果[7]。研究表明,无论饮食中宏量营养素的组成如何,减少卡路里的摄入在减重方面是有临床意义的[62]。

锻炼

　　增加锻炼有助于达到减肥所需的负能量平衡,对防止体重增加至关重要。超重的儿童和成年人应该每日至少进行 30 分钟中等强度的体育锻炼(每日逐步增加几分钟的运动,直到 30 分钟/天)。适度的运动(如每周 4kcal/g)可以改善生理状况[63,64]。

行为疗法

　　最有效的生活方式干预包括每月经常参加专家(注册营养师、营养顾问、心理学家、运动专家、健康顾问或其他受过培训的专业人员)开展的小组或个人咨询辅导活动(>14)。

想要减肥的人经常会寻求比较流行的减肥项目(例如 Jenny Craig,Weight Watchers),而这些项目在减肥方面确实是有效的。目前的临床试验比较了各种饮食干预方式,结果显示,最有效的饮食干预方式是患者能够长期坚持的饮食方式[62,65]。

总的来说,在专业人员指导下,通过减少饮食中卡路里摄入和加强体育锻炼是减肥和维持体重降低最有效的方法。鉴于肥胖是一种慢性疾病,S.B. 必须选择一种对她最具吸引力的生活方式干预措施,以便她能够长期坚持下去。

药物治疗

> 案例 36-1,问题 6:6 个月后,医生对 S.B. 进行了随访,她目前体重为 84kg,已经成功减重 7kg。根据其 BMI(29.8kg/m²)值,她尚处于超重的级别。其抑郁症,骨关节炎,睡眠呼吸暂停和高血压也得到一定的改善(目前的血压值为 142/88mmHg)。S.B. 目前的用药情况为安非他酮,氢氯噻嗪,美托洛尔和对乙酰氨基酚(需要时服用)。尽管其已经达到减重目标并且现在被认为是超重而不是肥胖,但是 S.B. 对于其减肥遇到平台期而感到非常沮丧,希望能够再减少体重。她又咨询医生一些短期的且有助于增加其减肥速度的药物。短期药物治疗是否适合 S.B.?它们的作用机制、效果和潜在的不良反应是什么呢?

如前所述,全面的生活方式干预是减肥管理的基础。虽然大多数患者可以减肥成功,但是却很难坚持,且容易发生体重反弹现象[66]。肥胖是一种慢性终身性疾病,可能需要长期的药物治疗。对于 BMI≥30kg/m² 且没有危险因素的患者或 BMI≥27kg/m² 伴有肥胖相关并发症如高血压、血脂异常、2 型糖尿病和阻塞性睡眠呼吸暂停的患者才考虑采用药物治疗(见表 36-2)[6]。药物不应被视为饮食和行为方式改变以及体育锻炼的替代品,而应该作为一种辅助治疗措施。目前,市场上的减肥药主要通过抑制食欲或降低脂肪吸收来减轻体重[67]。

S.B. 的 BMI 为 29.8 而且伴有肥胖相关并发症(高血压、睡眠呼吸暂停),所以可以采用药物治疗。必须基于 S.B. 目前的用药情况和并存疾病情况选择最适合她的药物。

短期治疗方案

肥胖是一种慢性疾病,因此,短期治疗很难产生有意义的临床疗效。美国食品药品管理局(FDA)批准了几种可短期(<12 周)使用的减肥药,其中包括芬特明,安非拉酮,苯甲曲秦和苄非他明,均为拟交感神经药,有抑制食欲的作用[68,69]。以上这些药物中,芬特明是最常开具的处方药,且经常被超说明书用药用来长期肥胖治疗[68]。

芬特明被批准用于 16 岁以上患者减肥的辅助治疗,使用方法为早餐后 2 小时服用 18.75 至 37.5mg。也可以每日服用 2 次,每次 18.75mg[70]。芬特明最常见不良反应是失眠和口干[68]。此外,芬特明还有可能发生心血管相关不良事件,曾经有过肺动脉高压的病例报道,因此在心血管疾病和高血压患者中是禁忌的[71,72]。芬特明有被滥用的可能,作为一种管制药品(附表 IV),进一步限制了它作为减肥药物的使用[69]。

与芬特明类似,安非拉酮、苯甲曲秦和苄非他明也有食欲抑制的作用,但是应用比较少[68]。不良反应和禁忌证也与芬特明相似[68,69]。这些药物的被滥用可能性很高,安非拉酮被归类为附表 IV 药物,苯甲曲秦和苄非他明被归类为附表 III 药物[69]。基于批准的短期使用方案,不良事件以及滥用的可能性,不应该推荐以上药物用于减肥治疗。

S.B. 的医生不应该给其开具短期的减肥药,因为,短期的减肥药可能会升高她的血压。此外,短期药物也不能为 S.B 的慢性疾病提供必要的长期治疗。

> 案例 36-1,问题 7:S.B. 意识到她的肥胖是一种慢性疾病,询问有关减肥的长期药物。哪些药物可用于肥胖的长期治疗(表 36-4)?

表 36-4

肥胖治疗药物

通用名	商品名	用法用量
奥利司他	Xenical	120mg PO tid
	Alli	60mg PO tid
芬特明/托吡酯	Qsymia	3.75/23mg PO qam×14 日;之后 7.5/46mg PO qam×12 周,之后评估体重是否减轻。若体重减轻<3%,剂量可增加至 11.25/69mg qam×14 日,之后 15/92mg qam
氯卡色林	Belviq	10mg PO bid
纳曲酮/安非他酮	Contrave	8/90mg PO qam×1 周,之后 8/90mg bid×1 周,之后 16/180mg qam 和 8/90mg qpm,之后 16/180mg bid
利拉鲁肽	Saxenda	0.6mg/d SC×1 周,每周增加 0.6mg 直至达到 3mg/d 的治疗量
盐酸芬特明[a]	Adipex-P	tid;30~37.5mg qam

[a] 不推荐日常或长期使用。
Bid,每日 2 次;PO,口服;qam,每日早上;qpm,每日晚上;SC,皮下注射;tid,每日 3 次。

长期治疗方案

奥利司他

奥利司他(Xenical,Alli)获 FDA 批准用于长期肥胖管理,作为生活方式改变的辅助治疗手段[73]。奥利司他(120mg)最初上市时的商品名是 Xenical。2007 年 2 月 FDA 批准了奥利司他 60mg 规格的 OTC,商品名为 Alli[74]。奥利司他通过抑制胃肠道(胃和胰腺)脂肪酶活性来减少膳食脂肪的吸收[75,76]。胃和胰腺的脂肪酶是消化膳食脂肪(甘油三酯)的关键酶。通过抑制这些脂肪酶,奥利司他可以阻断甘油三酯的水解和吸收[73,77],导致大约 30% 的摄入脂肪经粪便排泄[68]。奥利司他无食欲抑制作用,无中枢神经系统损害,无全身吸收[76]。给药后 24~48 小时,奥利司他在胃和小肠中发挥治疗活性。

一项 meta 分析结果显示,与安慰剂相比,奥利司他可使患者的平均体重减少 2.9kg 或 2.9%[78]。此外,一项为期 4 年的前瞻性、双盲、随机研究(XENDOS)发现,在超过 3 300 名高危肥胖患者中,奥利司他联合生活方式改变的方案与 2 型糖尿病风险降低 37.3% 相关[79]。另外,奥利司他还与血压以及代谢指标(例如空腹血清脂质谱和 C-反应蛋白)的改善有关[78,80,81]。

奥利司他最常见的不良反应有胃肠道反应(稀便、油性斑点、胃肠排气增多、大便紧急感、脂肪性大便、脂肪泻、大便次数增多和大便失禁、腹胀、痉挛)[82]。最常见的非胃肠道不良反应为头痛(6%)。不良反应通常发生在治疗初期并持续 1 至 4 周,但偶尔持续超过 6 个月。由于高脂饮食会加重胃肠道不良反应,因此,奥利司他可能会增加患者对低脂饮食的依从性。持续存在的不良反应与患者中途放弃奥利司他治疗有关,因此患者预后存在差异。罕有使用奥利司他引起草酸盐相关急性肾损伤和肝损伤的报道[83,84]。

奥利司他可能会减少脂溶性维生素(A、D、E 和 K)的吸收,患者在服用时应该摄入含有这些维生素的复合维生素补充剂[82]。复合维生素补充剂应在服用奥利司他前或服药后至少 2 小时服用一次,如睡前服用。奥利司他可降低维生素 K 的吸收,因而有可能增加华法林的出血风险。维生素 D 的吸收减少可能导致代谢性骨病,因此,可能需要补充高剂量的维生素 D[85]。奥利司他还可以减少脂溶性药物的吸收,包括胺碘酮、环孢素、拉莫三嗪和丙戊酸[76,86]。奥利司他禁用于妊娠期,慢性吸收不良综合征或胆汁淤积症患者[73]。

芬特明/托吡酯缓释剂

芬特明/托吡酯缓释剂(Qsymia)是 FDA 批准的用于肥胖长期管理的复方制剂,作为生活方式改变的辅助治疗药物[87]。芬特明是一种拟交感神经药,通过增加中枢神经系统去甲肾上腺素的浓度起到抑制食欲的作用[88]。托吡酯是第二代抗癫痫药,也被批准用于治疗偏头痛,是 γ-氨基丁酸(GABA_A)受体的激动剂和非 N-甲基-D-天冬氨酸(NMDA)谷氨酸受体的拮抗剂[89]。托吡酯的减肥机制尚不清楚,但可能与直接作用于脂肪组织有关[90]。

初始治疗剂量为每日 3.75mg 芬特明和 23mg 托吡酯,维持 14 日,之后维持剂量增加至每日 7.5mg 芬特明和 46mg 托吡酯。如果患者在维持剂量治疗 12 周后体重减轻 <3%,则应该停止使用或者剂量逐渐增加至每日 15mg 芬特明和 92mg 托吡酯。再继续治疗 12 周后,如果患者体重减轻 <5%,则应停止使用该药[87]。

芬特明/托吡酯缓释剂的疗效已在两项 3 期临床试验(CONQUER,EQUIP)和一项扩增试验(SEQUEL-CONQUER 试验的延伸)中得到证实[91,92]。使用芬特明/托吡酯缓释剂(7.5/46mg)1 年能使患者的基线体重降低 7.8%,2 年则降低 9.3%[91,93]。使用芬特明/托吡酯缓释剂(15/92mg)1 年和 2 年分别能使患者的基线体重降低 9.8% 和 10.5%[91,93]。使用芬特明/托吡酯缓释剂(15/92mg)也可改善心脏代谢参数[91,92]。服用芬特明/托吡酯缓释剂 ≥7.5/46mg 的患者也可延缓其 2 型糖尿病的进展[93]。

芬特明/托吡酯缓释剂最常见的不良反应包括感觉异常,头晕,味觉障碍,失眠,便秘和口干[87]。托吡酯与先天畸形的发生有关,尤其是妊娠前三个月期间服用可增加婴儿发生唇腭裂的风险,因此,FDA 通过风险评估和减低策略(risk evaluation and mitigation strategy,REMS)来批准芬特明/托吡酯缓释剂的应用。REMS 的目的是告知医生和患者使用芬特明/托吡酯缓释剂具有致先天畸形的风险,服药期间避孕的重要性,以及患者在服药期间如果怀孕则需要立即停止用药[94]。芬特明/托吡酯缓释剂在妊娠期、青光眼、甲状腺功能亢进、过去 14 日内使用过单胺氧化酶抑制剂和对拟交感神经胺过敏的患者中禁用[87]。

氯卡色林

氯卡色林(Belviq)获 FDA 批准用于长期肥胖管理,作为生活方式改变的辅助治疗手段[95]。氯卡色林是一种选择性 5-羟色胺 2C(5-HT2C)受体激动剂,可通过激活下丘脑 5-HT2C 受体来促进饱腹感[96,97]。氯卡色林规格为 10mg 的片剂,用法为每日 2 次,每次 10mg。如果患者在服用维持剂量 12 周后体重减轻 <5%,应停止使用该药[95]。

氯卡色林的临床疗效已在三项 Ⅲ 期临床试验(BLOOM、BLOSSOM 和 BLOOM-DM)中得到证实[98-100]。服用氯卡色林 1 年和 2 年能使患者的基线体重分别降低 5.8% 和 7.2%[98,99]。使用氯卡色林可显著改善血脂和血糖参数,包括降低空腹血糖和 HbA1c 水平[98,100]。

在非糖尿病患者中,氯卡色林最常见的不良反应包括头痛,头晕,疲劳,恶心,口干以及便秘。在糖尿病患者中,氯卡色林最常见的不良反应是低血糖、头痛、背痛、咳嗽和疲劳[95]。过去由于心脏不良事件,非选择性 5-羟色胺激动剂(芬氟拉明和右芬氟拉明)从市场撤出,其中最显著的不良事件是瓣膜病变[98,101]。基于此,FDA 要求提交氯卡色林瓣膜病变发生率的数据;对前面提到的三个临床试验汇总分析发现,超声心动图结果显示氯卡色林和安慰剂组的瓣膜病变发生率相似[102]。罕有报道的副作用包括阴茎异常勃起,高泌乳素血症,认知障碍,幻觉和精神分裂症。

鉴于氯卡色林的 5-羟色胺能活性,建议避免使用其他

5-羟色胺类药物,如 SNRIs、MAOIs 和曲坦类[95]。氯卡色林是肝药酶 CYP2D6 的抑制剂,应谨慎合用经该酶代谢的药物。氯卡色林与右美沙芬联合使用时应特别注意,因为右美沙芬不仅经 CYP 2D6 代谢,且可能具有 5-羟色胺能活性。妊娠期禁止使用氯卡色林[95]。

纳曲酮/安非他酮

纳曲酮/安非他酮(Contrave)是 FDA 批准的用于肥胖长期管理的复方制剂,作为生活方式改变的辅助治疗药物[103]。安非他酮是一种抑制多巴胺和去甲肾上腺素再摄取的抗抑郁药,当用于治疗抑郁症和戒烟时,具有减肥的副作用[104]。目前认为安非他酮是通过刺激下丘脑促阿黑皮素原神经元引起食欲抑制从而达到减肥的效果[105]。纳曲酮是一种阿片受体拮抗剂,通过阻断分布在这些相同的促阿黑皮素原神经元上的阿片受体来加强食欲抑制[104]。市售的纳曲酮/安非他酮为 8/90mg 规格的复方制剂。纳曲酮/安非他酮的初始剂量为每日早晨服用 1 片,4 周内逐渐增加至每日 2 次,每次 2 片的剂量,日剂量为 32/360mg[21]。如果患者使用维持剂量治疗 12 周后体重减少<5%,则应停止用药[103]。

纳曲酮/安非他酮的临床疗效已在四项为期 1 年的安慰剂对照Ⅲ期临床试验(COR-I、COR-II、COR-BMOD 和 COR-Diabetes)中得到证实[103]。纳曲酮/安非他酮(32/360mg)可使患者基线体重降低 6.1%~6.4%[106,107]。当与强化行为改变相结合时,服用纳曲酮/安非他酮(32/360mg)的患者基线体重降低了 9.3%[104]。使用纳曲酮/安非他酮也可改善患者心脏代谢参数,包括降低 HbA1c 水平[104,107,108]。

纳曲酮/安非他酮最常见的不良反应为恶心、便秘、头痛、呕吐、头晕、失眠、口干和腹泻[103]。在Ⅲ期临床试验中观察到纳曲酮/安非他酮能使患者血压和心率略有升高,因此,在使用纳曲酮/安非他酮治疗期间应监测这些参数[103,109]。纳曲酮有关于自杀念头和行为的黑框警告,尽管在Ⅲ期临床试验中发生率跟安慰剂组相比没有显著差异[103,109]。安非他酮是肝药酶 CYP2D6 的抑制剂,应谨慎合用经该酶代谢的药物[103]。纳曲酮/安非他酮在以下情况中禁止使用:妊娠期,未控制的高血压,癫痫,神经性厌食症或贪食症,突然停用酒精,苯二氮䓬类药物,巴比妥类药物或抗癫痫药物,长期使用阿片类药物,在过去 14 日内使用过 MAOI,以及目前正在服用其他含安非他酮的产品[103]。

利拉鲁肽

利拉鲁肽(Saxenda)是一种注射剂药物。FDA 批准利拉鲁肽用于肥胖的长期管理,作为生活方式改变的辅助治疗药物[110]。利拉鲁肽治疗肥胖的剂量滴定至 3mg/d。另外,市场上利拉鲁肽还有另一个品牌叫 Victoza,每日 1.8mg Victoza 可用于 2 型糖尿病的治疗[111,112]。利拉鲁肽是胰高血糖素样肽-1(GLP-1)受体激动剂,该受体激活后通过中枢神经系统起作用以促进饱腹感,从而减少食物摄入[110,113]。如果患者使用利拉鲁肽 16 周后,体重减轻<4%,则应停止使用[110]。

利拉鲁肽对于肥胖的临床疗效已在 3 项Ⅲ期临床试验(SCALE Maintenance, SCALE Obesity and Pre-Diabetes 和 SCALE Diabetes)中得到证实[114-116],其中 SCALE Diabetes 试验结果尚未发表。SCALE Maintenance 试验结果显示,治疗 12 周后,利拉鲁肽使患者基线体重减轻较安慰剂高出 6.0%[114]。SCALE Obesity and Pre-Diabetes 试验结果和迄今为止 SCALE Diabetes 试验数据表明,在治疗 56 周结束时,利拉鲁肽组基线体重降低量比安慰剂组高 3.9%~5.4%[115,116]。利拉鲁肽可显著改善 HbA1c,空腹血糖和空腹胰岛素的水平[110,115]。

利拉鲁肽最常见的不良反应为恶心、低血糖、腹泻、便秘、呕吐、头痛、食欲减退、消化不良、疲劳、头晕、腹痛和脂肪酶升高。为减少胃肠道不良反应的发生率,利拉鲁肽的初始给药剂量为 0.6mg/d,并在 5 周内滴定至 3mg/d 的有效剂量[110]。由于利拉鲁肽可增加甲状腺髓样癌和急性胰腺炎的发生风险,因此,利拉鲁肽也被纳入到 REMS 项目中,以确保从业者了解其风险[117]。利拉鲁肽禁止用于妊娠期患者,对利拉鲁肽或其任何成分过敏的患者,以及具有甲状腺髓样癌个人或家族史或 2 型多发性内分泌肿瘤综合征个人或家族史的患者。

研究中的新药

最近几种尚在研究中的新药在减肥药物疗法中显示出良好的前景。一项为期 24 周的Ⅱb 期临床试验中,安非他酮/唑尼沙胺缓释剂组患者的基线体重降低了 9.9%,而安慰剂组仅降低了 1.7%[118]。与纳曲酮/安非他酮非常相似,这种复方制剂通过双重机制发挥作用:安非他酮刺激下丘脑中的促阿黑皮素原神经元,而唑尼沙胺则通过抑制刺激食欲的神经通路起协同作用[118]。该复方制剂最常见的不良事件是头痛,失眠和恶心[118]。

新利司他是一种脂肪酶抑制剂,其作用与奥利司他相似,但是耐受性更好[119,120]。一项为期 12 周的Ⅱ期临床试验结果显示,对于肥胖的糖尿病患者,新利司他 120mg/d,每日 3 次,可使体重平均减轻 4.32kg[120]。新利司他最常见的不良事件为轻,中度的胃肠道副作用[54,120]。

特索芬辛是去甲肾上腺素、多巴胺和 5-羟色胺再摄取抑制剂,在最初用于治疗神经退行性疾病时,发现可使肥胖的帕金森氏症或阿尔茨海默病患者体重减轻[121,122]。早期的一些研究评估了特索芬辛联合热量限制对减肥的效果,结果显示,治疗 24 周后基线体重降低高达 10.6%,并且体重下降呈剂量依赖性。特索芬辛不良反应有恶心、便秘、腹泻、失眠和口干[125]。

目前认为牛磺熊去氧胆酸也是减肥剂,其主要通过增加对瘦素(一种抑制食欲的激素)的敏感性而导致体重下降[57,123]。然而,目前尚缺乏临床数据。

选择最合适的减肥药物取决于患者的具体情况,包括其他并存疾病、合并用药、不良反应、患者偏好和成本。S. B. 应避免使用可能会升高其血压的药物,因此,S. B. 不应该服用芬特明/托吡酯和纳曲酮/安非他酮。另外,S. B. 目前服用安非他酮,这和纳曲酮/安非他酮用药治疗发生了重复,会和氯卡色林一起导致 5-羟色胺综合征。S. B. 可以选择的药物只有奥利司他和利拉鲁肽,以上两个药物对其血压以及合并用药（安非他酮）无影响。S. B. 选择最合适的药物要基于她的个人喜好，包括生活方式（奥利司他有较多的胃肠道副作用且会限制脂肪摄入量以及每日需多次给药）或利拉鲁肽给药的皮下注射路径。

案例 36-1，问题 8：S. B. 在使用奥利司他治疗 6 个月后体重降低 8kg，又 6 个月之后，她的减重速度开始逐渐变慢，并反弹 2kg，相当于 1 年间减重 6kg。S. B. 目前的体重使 78kg，BMI 降低到 27.6kg/m²，但是她对于体重的反弹感到很沮丧，因此，她咨询了有关能减肥的膳食补充剂。我们应该建议 S. B. 选择什么类型的膳食补充剂？（表 36-5）

目前市场有各种各样具有减肥功效的膳食补充剂。有关这些产品有效性的可靠证据是有限的，且缺乏安全性数据。现有的临床数据不支持使用这些产品，因此，不建议 S. B. 使用膳食补充剂来减轻体重。

案例 36-1，问题 9：S. B. 的医疗保险发生变化，不再能够继续使用奥利司他，体重慢慢发生了反弹。停药 2 年后，S. B. 体重反弹了 7kg。她目前的体重是 85kg，BMI 是 30.1kg/m²。尽管她遵医嘱采取了全面的生活方式干预措施，但是体重仍然发生了反弹，这让 S. B. 感到很沮丧。S. B. 询问医生她的这种情况是否正常，以及是否有其他的减肥措施可供选择？

S. B. 这种在停用奥利司他后体重发生反弹的现象是很具代表性。交叉设计试验结果表明，使用减肥药所达到的减肥效果在中断用药后很难维持[6]。由于肥胖的基本病理学并未发生改变，停止使用减肥药物会出现预期的体重反弹。

表 36-5

减肥的膳食补充剂

膳食补充剂	可能机制	临床数据	副作用及安全性
壳聚糖	纤维素型多糖与膳食脂肪结合并阻止其吸收	Meta 分析（14 项试验）显示与安慰剂组相比，平均体重多减轻 1.7kg；疗程超过 4 周的情况下，平均体重多减轻 0.8kg	常见胃肠道不良反应（便秘，腹泻，痉挛，腹胀，恶心，胃灼热）贝类过敏患者避免使用
咖啡因	通过抑制 cAMP 的分解来增加产热	一些临床试验表明，当与麻黄（不再使用）一起使用时，可使体重短期减轻	常见副作用：失眠，烦躁，心动过速，焦虑
绿茶	茶多酚和咖啡因协同作用以减少脂肪吸收，减少脂肪生成并引起产热	几项临床试验表明可使体重减轻达 2kg	见咖啡因 有肝毒性的报道
瓜拉纳（巴西可可）	见咖啡因（种子中含有 2.5%~7% 的咖啡因）	见咖啡因	见咖啡因
巴拉圭茶（巴拉圭冬青）	见咖啡因	见咖啡因	见咖啡因 热饮可能会增加食管癌的发生风险
酸橙（苦橙、塞维利亚橙、酸橙）	含有辛弗林（结构上与肾上腺素相似）	单独使用时没有临床证据；有限的数据表明，当与咖啡因和圣约翰草合用时，体重减轻效果很小（不到 1kg）	心血管事件（心率增加，血压升高）有发生心绞痛，QT 间期增加，癫痫发作和缺血性结肠炎的报道 由于抑制肠道 CYP3A4 酶，因此存在潜在的药物相互作用
羟基柠檬酸（藤黄，藤黄果）	理论上抑制脂质的产生	无证据	有肝毒性，横纹肌溶解症（避免服用他汀类药物）的报道 可能抑制血小板聚集
葡甘露聚糖（魔芋）	纤维多糖可能与纤维类似（促进/延长饱腹感）	有限的数据支持其有极小的减重效果（1~2kg）	胃肠道不良反应（恶心，腹胀，痉挛）
仙人掌	未知，报道称是食欲抑制剂	无临床试验支持其使用	未知

cAMP，环磷酸腺苷。

治疗肥胖的医疗器械

最近,FDA 批准了一种名为 vBloc Maestro Rechargeable System 的装置,是过去 5 年内至少有过 1 次实施监督重量管理程序失败经历的极度肥胖患者(BMI≥40 或≥35kg/m²且具有并发症)的治疗选择[124]。该装置通过外科手术植入腹部,可在植入部位发出间歇性电脉冲来阻断迷走神经的信号传导[124, 125]。在最近的一项随机,双盲,安慰剂对照临床试验中,vBloc 系统可使患者基线体重降低 9.2%,而安慰剂组仅降低 6.0%[126]。该装置最常见的不良事件为胃灼热,消化不良和腹痛[126]。

S. B. 当前的 BMI 为 30.1kg/m²,并未达到使用 vBloc 装置的最低条件,因此,她目前无使用 vBloc 装置的适应证。为了维持减重的状态,S. B. 必须继续接受长期的药物治疗。

案例 36-1,问题 10:3 年后 S. B. 来看医生,此时她的体重又增加了 16kg,目前的 BMI 为 35.4kg/m²。S. B. 称在她完成行为改变项目后,还是无法通过饮食和运动疗法保持体重。实验室检查结果如下:

血压:154/92mmHg

空腹血糖:162mg/dl

甘油三酯:354mg/L

总胆固醇:227mg/dl

高密度脂蛋白胆固醇:35mg/dl

低密度脂蛋白胆固醇:182mg/dl

S. B. 要求转诊到肥胖诊所进行减肥手术评估。S. B. 是否具有实施减肥手术的适应证?手术又会怎样影响其术后的药物治疗呢?

手术

对于极度肥胖(BMI≥40 或≥35kg/m²且具有并发症)患者,若单独采用生活方式改变或联合药物辅助治疗对减肥无效,手术可能是一种治疗选择[7,127]。对于严重肥胖的患者(超出正常体重>100%),最有效的治疗方法是胃减容手术。减肥外科手术是减少胃肠通道的吸收表面积从而导致吸收障碍或者减少胃容量从而让患者在少量进食后就有饱腹感。手术操作方式包括胃捆绑术、垂直捆绑胃成形术、Roux-en-Y 胃旁路术和胆胰分流术;尽管各种操作方式体重减轻的程度和并发症可能不同,但均具有一定的临床疗效[128]。与胃成形术相比,胃旁路术减肥效果更佳[129]。此外,与开放手术相比,腹腔镜手术可能会减少术后并发症和住院时间[128]。

减肥手术的死亡率估计为 0.3% 至 1.9%,而减肥手术量大的单位患者具有更好的预后[67]。减肥手术的并发症包括恶心、胃溃疡、狭窄、贫血和胆石症。术后注意事项主要包括:仔细评估用餐份量及食物成分,定时用餐,尤其是在刚刚做完手术后。应该让患者意识到,他们将无法恢复以往正常的饮食习惯,并应适当地教育他们改变生活方式,以保持减重状态。另外,手术后药物和必需营养素的摄入也是考虑的重要方面。药物如非甾体抗炎药、水杨酸盐、双磷酸盐可能会导致溃疡。由于胃的大小会发生改变,缓

释药物可能很难被吸收。药物应该用液体形式或其他途径给予,经皮途径给药时应仔细考虑术后体表面积改变所需的合适剂量。

虽然根据 S. B. 的 BMI(35.4kg/m²)及其肥胖合并症(高血压和睡眠呼吸暂停),她有减肥手术的适应证,不过她也可以考虑药物替代治疗方案。S. B. 的空腹血糖水平升高,说明她可能患有 2 型糖尿病。利拉鲁肽是一种治疗选择,既可以降低血糖又可以显著减轻体重。

（李晓宇　陈灿 译,吴国豪 校,吕迁洲 审）

参考文献

1. WHO obesity and overweight. http://www.who.int/mediacentre/factsheets/fs311/en/. Accessed July 24, 2015.
2. Mechanick J et al. American association of clinical endocrinologists' position statement on obesity and obesity medicine. *Endocr Pract*. 2012;18:642–648.
3. Ogden CL et al. Prevalence of childhood and adult obesity in the United States, 2011–2012. *JAMA*. 2014;311(8):806–814.
4. Ng M et al. Global, regional, and national prevalence of overweight and obesity in children and adults during 1980–2013: a systematic analysis for the global burden of disease study 2013. *Lancet*. 2014;384(9945):766–781.
5. Hammond RA, Levine R. The economic impact of obesity in the United States. *Diabetes Metab Syndr Obes*. 2010;3:285–295.
6. Apovian CM et al. Pharmacological management of obesity: An endocrine society clinical practice guideline. *J Clin Endocrinol Metab*. 2015;100(2):342–362.
7. Jensen MD et al. 2013 AHA/ACC/TOS guideline for the management of overweight and obesity in adults: a report of the american college of cardiology/American heart association task force on practice guidelines and the obesity society. *J Am Coll Cardiol*. 2014;63(25_PA):2985–3023.
8. Bhaskaran K et al. Body-mass index and risk of 22 specific cancers: a population-based cohort study of 5 24 million UK adults. *Lancet*. 2014;384(9945):755–765.
9. Deurenberg P et al. Asians are different from Caucasians and from each other in their body mass index/body fat per cent relationship. *Obes Rev*. 2002;3(3):141–146.
10. Janssen I et al. Body mass index, waist circumference, and health risk: evidence in support of current national institutes of health guidelines. *Arch Intern Med*. 2002;162(18):2074–2079.
11. Canoy D et al. Body fat distribution and risk of coronary heart disease in men and women in the European prospective investigation into cancer and nutrition in Norfolk cohort: a population-based prospective study. *Circulation*. 2007;116(25):2933–2943.
12. Ko GT, Tang JS. Waist circumference and BMI cut-off based on 10-year cardiovascular risk: evidence for "Central Pre-Obesity". *Obesity*. 2007;15(11):2832–2839.
13. Cerhan JR et al. A pooled analysis of waist circumference and mortality in 650,000 adults.*Mayo Clin Proc*. 2014;89(3):335–345.
14. Guo SS et al. Predicting overweight and obesity in adulthood from body mass index values in childhood and adolescence. *Am J Clin Nutr*. 2002;76(3):653–658.
15. Reilly J, Kelly J. Long-term impact of overweight and obesity in childhood and adolescence on morbidity and premature mortality in adulthood: systematic review. *Int J Obes*. 2011;35(7):891–898.
16. Wright SM, Aronne LJ. Causes of obesity. *Abdom Imaging*. 2012;37(5):730–732.
17. Taheri S. The link between short sleep duration and obesity: we should recommend more sleep to prevent obesity. *Arch Dis Child*. 2006;91(11):881–884.
18. Cappuccio FP et al. Meta-analysis of short sleep duration and obesity in children and adults. *Sleep*. 2008;31(5):619–626.
19. Reilly JJ et al. Early life risk factors for obesity in childhood: Cohort study. *BMJ*. 2005;330(7504):1357.
20. Moraes W et al. Association between body mass index and sleep duration assessed by objective methods in a representative sample of the adult population. *Sleep Med*. 2013;14(4):312–318.
21. Taheri S et al. Short sleep duration is associated with reduced leptin, elevated ghrelin, and increased body mass index. *PLoS Med*. 2004;1(3):210.
22. Ajslev T et al. Childhood overweight after establishment of the gut microbiota: the role of delivery mode, pre-pregnancy weight and early administration of antibiotics. *Int J Obes (Lond)*. 2011;35(4):522–529.
23. Bailey LC et al. Association of antibiotics in infancy with early childhood obesity. *JAMA Pediatr*. 2014;168(11):1063–1069.

24. Yang W et al. Genetic epidemiology of obesity. *Epidemiol Rev.* 2007;29:49–61.

25. Silventoinen K et al. The genetic and environmental influences on childhood obesity: a systematic review of twin and adoption studies. *Int J Obes.* 2010;34(1):29–40.

26. Wardle J et al. Evidence for a strong genetic influence on childhood adiposity despite the force of the obesogenic environment. *Am J Clin Nutr.* 2008;87(2):398–404.

27. Bouchard C. Childhood obesity: are genetic differences involved? *Am J Clin Nutr.* 2009;89(5):1494S–1501S.

28. Segal N et al. Genetic and environmental contributions to body mass index: comparative analysis of monozygotic twins, dizygotic twins and same-age unrelated siblings. *Int J Obes (Lond).* 2009;33(1):37–41.

29. Ortega-Alonso A et al. Genetic influences on adult body mass index followed over 29 years and their effects on late-life mobility: a study of twin sisters. *J Epidemiol Community Health.* 2009;63(8):651–658.

30. Guo Y et al. Gene-centric meta-analyses of 108 912 individuals confirm known body mass index loci and reveal three novel signals. *Hum Mol Genet.* 2013;22(1):184–201.

31. Schleinitz D et al. The genetics of fat distribution. *Diabetologia.* 2014;57(7):1276–1286.

32. Licinio J et al. The hypothalamic-pituitary-adrenal axis in anorexia nervosa. *Psychiatry Res.* 1996;62(1):75–83.

33. Gurevich-Panigrahi T et al. Obesity: pathophysiology and clinical management. *Curr Med Chem.* 2009;16(4):506–521.

34. Valassi E et al. Neuroendocrine control of food intake. *Nutr Metab Cardiovasc Dis.* 2008;18(2):158–168.

35. Jimerson DC, Wolfe BE. Neuropeptides in eating disorders. *CNS Spectr.* 2004;9(07):516–522.

36. Blundell JE, Halford JC. Serotonin and appetite regulation. *CNS Drugs.* 1998;9(6):473–495.

37. Gorwood P et al. Genetics and anorexia nervosa: a review of candidate genes. *Psychiatr Genet.* 1998;8(1):1–12.

38. Sinha MK, Caro JF. Clinical aspects of leptin. *Vitam Horm.* 1998;54:1–30.

39. Sawa M, Harada H. Recent developments in the design of orally bioavailable β_3-adrenergic receptor agonists. *Curr Med Chem.* 2006;13(1):25–37.

40. Ferron F et al. Serum leptin concentrations in patients with anorexia nervosa, bulimia nervosa and non-specific eating disorders correlate with the body mass index but are independent of the respective disease. *Clin Endocrinol (Oxf).* 1997;46(3):289–293.

41. Houseknecht KL et al. The biology of leptin: a review. *J Anim Sci.* 1998;76(5):1405–1420.

42. Campfield LA et al. Strategies and potential molecular targets for obesity treatment. *Science.* 1998;280(5368):1383–1387.

43. Considine RV et al. Serum immunoreactive-leptin concentrations in normal-weight and obese humans. *N Engl J Med.* 1996;334(5):292–295.

44. Flier JS, Maratos-Flier E. Obesity and the hypothalamus: novel peptides for new pathways. *Cell.* 1998;92(4):437–440.

45. Cooper JA et al. Serum leptin levels in obese males during over-and under-feeding. *Obesity.* 2009;17(12):2149–2154.

46. Crujeiras AB et al. Weight regain after a diet-induced loss is predicted by higher baseline leptin and lower ghrelin plasma levels. *J Clin Endocrinol Metab.* 2010;95(11):5037–5044.

47. Fuentes T et al. Leptin receptor 170 kDa (OB-R170) protein expression is reduced in obese human skeletal muscle: a potential mechanism of leptin resistance. *Exp Physiol.* 2010;95(1):160–171.

48. Heymsfield SB et al. Recombinant leptin for weight loss in obese and lean adults: a randomized, controlled, dose-escalation trial. *JAMA.* 1999;282(16):1568–1575.

49. Suzuki K et al. Obesity and appetite control. *Exp Diabetes Res.* 2012;2012:824305.

50. Zhang Y et al. Obesity: pathophysiology and intervention. *Nutrients.* 2014;6(11):5153–5183.

51. Gantz I et al. Efficacy and safety of intranasal peptide YY3–36 for weight reduction in obese adults. *J Clin Endocrinol Metab.* 2007;92(5):1754–1757.

52. Sloth B et al. Effect of subcutaneous injections of PYY1-36 and PYY3-36 on appetite, ad libitum energy intake, and plasma free fatty acid concentration in obese males. *Am J Physiol Endocrinol Metab.* 2007;293(2):E604–E609.

53. Smith SR et al. Sustained weight loss following 12-month pramlintide treatment as an adjunct to lifestyle intervention in obesity. *Diabetes Care.* 2008;31(9):1816–1823.

54. Reinehr T. Obesity and thyroid function. *Mol Cell Endocrinol.* 2010;316(2):165–171.

55. Verma A et al. Hypothyroidism and obesity cause or effect? *Saudi Med J.* 2008;29(8):1135–1138.

56. Krotkiewski M. Thyroid hormones in the pathogenesis and treatment of obesity. *Eur J Pharmacol.* 2002;440(2):85–98.

57. Domecq JP et al. Drugs commonly associated with weight change: a systematic review and meta-analysis. *J Clin Endocrinol Metab.* 2015;100(2):363–370.

58. Fava M et al. Fluoxetine versus sertraline and paroxetine in major depressive disorder: changes in weight with long-term treatment. *J Clin Psychiatry.* 2000;61(11):863–867.

59. Sumithran P et al. Long-term persistence of hormonal adaptations to weight loss. *N Engl J Med.* 2011;365(17):1597–1604.

60. Malnick SD, Knobler H. The medical complications of obesity. *QJM.* 2006;99(9):565–579.

61. Hidalgo LG. Dermatological complications of obesity. *Am J Clin Dermatol.* 2002;3(7):497–506.

62. Sacks FM et al. Comparison of weight-loss diets with different compositions of fat, protein, and carbohydrates. *N Engl J Med.* 2009;360(9):859–873.

63. Church TS et al. Effects of different doses of physical activity on cardiorespiratory fitness among sedentary, overweight or obese postmenopausal women with elevated blood pressure: a randomized controlled trial. *JAMA.* 2007;297(19):2081–2091.

64. Dansinger ML et al. Comparison of the atkins, ornish, weight watchers, and zone diets for weight loss and heart disease risk reduction: a randomized trial. *JAMA.* 2005;293(1):43–53.

65. Yager J, Powers P, eds. *Clinical Manual of Eating Disorders.* Arlington, VA: American Psychiatric Publishing; 2007.

66. Snow V et al. Pharmacologic and surgical management of obesity in primary care: a clinical practice guideline from the American College of Physicians. *Ann Intern Med.* 2005;142(7):525–531.

67. Yanovski SZ, Yanovski JA. Long-term drug treatment for obesity: a systematic and clinical review. *JAMA.* 2014;311(1):74–86.

68. Zhang Z, Wang M. Obesity, a health burden of a global nature. *Acta Pharmacol Sin.* 2012;33(2):145–147.

69. Kang J et al. Randomized controlled trial to investigate the effects of a newly developed formulation of phentermine diffuse-controlled release for obesity. *Diabetes Obes Metab.* 2010;12(10):876–882.

70. Cosentino G et al. Phentermine and topiramate for the management of obesity: a review. *Drug Des Devel Ther.* 2013;7:267.

71. Bang W et al. Pulmonary hypertension associated with use of phentermine. *Yonsei Med J.* 2010;51(6):971–973.

72. Xenical PI, ed. Xenical (orlistat) capsules for oral use [prescribing information]. South San Francisco, CA: Genentech USA; 2013.

73. Williams G. Orlistat over the counter. *BMJ.* 2007;335(7631):1163–1164.

74. James WP et al. A one-year trial to assess the value of orlistat in the management of obesity. *Int J Obes Relat Metab Disord.* 1997;21(Suppl 3):S24–S30.

75. Guerciolini R. Mode of action of orlistat. *Int J Obes Relat Metab Disord.* 1997;21(Suppl 3):S12–S23.

76. Bray GA, Ryan DH. Update on obesity pharmacotherapy. *Ann N Y Acad Sci.* 2014;1311(1):1–13.

77. Rucker D et al. Long term pharmacotherapy for obesity and overweight: updated meta-analysis. *BMJ.* 2007;335(7631):1194–1199.

78. Torgerson JS et al. XENical in the prevention of diabetes in obese subjects (XENDOS) study: a randomized study of orlistat as an adjunct to lifestyle changes for the prevention of type 2 diabetes in obese patients. *Diabetes Care.* 2004;27(1):155–161.

79. Yancy WS et al. A randomized trial of a low-carbohydrate diet vs orlistat plus a low-fat diet for weight loss. *Arch Intern Med.* 2010;170(2):136–145.

80. de Castro JJ et al. A randomized double-blind study comparing the efficacy and safety of orlistat versus placebo in obese patients with mild to moderate hypercholesterolemia. *Rev Port Cardiol.* 2009;28(12):1361–1374.

81. Padwal RS, Majumdar SR. Drug treatments for obesity: orlistat, sibutramine, and rimonabant. *Lancet.* 2007;369(9555):71–77.

82. Weir MA et al. Orlistat and acute kidney injury: an analysis of 953 patients. *Arch Intern Med.* 2011;171(7):702–710.

83. Morris M et al. An integrated analysis of liver safety data from orlistat clinical trials. *Obes Facts.* 2012;5(4):485–494.

84. Kaplan LM. Pharmacologic therapies for obesity. *Gastroenterol Clin North Am.* 2010;39(1):69–79.

85. Bigham S et al. Reduced absorption of lipophilic anti-epileptic medications when used concomitantly with the anti-obesity drug orlistat. *Epilepsia.* 2006;47(12):2207.

86. Qsymia PI, ed. Qsymia (phentermine and topiramate extended-release) capsules [prescribing information]. Mountain View, CA: Vivus; 2014.

87. Jordan J et al. Cardiovascular effects of phentermine and topiramate: a new drug combination for the treatment of obesity. *J Hypertens.* 2014;32(6):1178–1188.

88. Werneke U et al. Options for pharmacological management of obesity in patients treated with atypical antipsychotics. *Int Clin Psychopharmacol.* 2002;17(4):145–160.

89. Eliasson B et al. Weight loss and metabolic effects of topiramate in overweight and obese type 2 diabetic patients: Randomized double-blind placebo-controlled trial. *Int J Obes (Lond).* 2007;31(7):1140–1147.

90. Gadde KM et al. Effects of low-dose, controlled-release, phentermine plus topiramate combination on weight and associated comorbidities in overweight and obese adults (CONQUER): a randomised, placebo-controlled, phase 3 trial. *Lancet*. 2011;377(9774):1341–1352.

91. Allison DB et al. Controlled-Release phentermine/topiramate in severely obese adults: a randomized controlled trial (EQUIP). *Obesity*. 2012;20(2):330–342.

92. Garvey WT et al. Two-year sustained weight loss and metabolic benefits with controlled-release phentermine/topiramate in obese and overweight adults (SEQUEL): a randomized, placebo-controlled, phase 3 extension study. *Am J Clin Nutr*. 2012;95(2):297–308.

93. Risk evaluation and mitigation strategy (REMS) qsymia® (phentermine and topiramate extended-release) capsules CIV. **http://www.qsymiarems .com/**. Accessed July 25, 2015, 2015.

94. Belviq PI, ed. Belviq (lorcaserin hydrochloride) [prescribing information]. Woodcliff Lake, NJ: Eisai; 2014.

95. Thomsen WJ et al. Lorcaserin, a novel selective human 5-hydroxytryptamine2C agonist: In vitro and in vivo pharmacological characterization. *J Pharmacol Exp Ther*. 2008;325(2):577–587.

96. Heisler LK et al. Serotonin reciprocally regulates melanocortin neurons to modulate food intake. *Neuron*. 2006;51(2):239–249.

97. Smith SR et al. Multicenter, placebo-controlled trial of lorcaserin for weight management. *N Engl J Med*. 2010;363(3):245–256.

98. Fidler MC et al. A one-year randomized trial of lorcaserin for weight loss in obese and overweight adults: the BLOSSOM trial. *J Clin Endocrinol Metab*. 2011;96(10):3067–3077.

99. O'Neil PM et al. Randomized placebo-controlled clinical trial of lorcaserin for weight loss in type 2 diabetes mellitus: the BLOOM-DM study. *Obesity*. 2012;20(7):1426–1436.

100. Smith SR et al. Lorcaserin (APD356), a selective 5-HT2C agonist, reduces body weight in obese men and women. *Obesity*. 2009;17(3):494–503.

101. Weissman NJ et al. Echocardiographic assessment of cardiac valvular regurgitation with lorcaserin from analysis of 3 phase 3 clinical trials. *Circ Cardiovasc Imaging*. 2013;6(4):560–567.

102. Contrave PI, ed. Contrave (naltrexone HCl and bupropion HCl) extended release tablets [prescribing information]. Deerfield, IL: Takeda Pharmaceuticals America; 2014.

103. Wadden TA et al. Weight loss with naltrexone SR/bupropion SR combination therapy as an adjunct to behavior modification: the COR-BMOD trial. *Obesity*. 2011;19(1):110–120.

104. Greenway FL et al. Rational design of a combination medication for the treatment of obesity. *Obesity*. 2009;17(1):30–39.

105. Greenway FL et al. Effect of naltrexone plus bupropion on weight loss in overweight and obese adults (COR-I): a multicentre, randomised, double-blind, placebo-controlled, phase 3 trial. *Lancet*. 2010;376(9741):595–605.

106. Apovian CM et al. A randomized, phase 3 trial of naltrexone SR/bupropion SR on weight and obesity-related risk factors (COR-II). *Obesity*. 2013;21(5):935–943.

107. Hollander P et al. Effects of naltrexone sustained-release/bupropion sustained-release combination therapy on body weight and glycemic parameters in overweight and obese patients with type 2 diabetes. *Diabetes Care*. 2013;36(12):4022–4029.

108. Katsiki N et al. Naltrexone sustained-release (SR) bupropion SR combination therapy for the treatment of obesity: 'A new kid on the block'? *Ann Med*. 2011;43(4):249–258.

109. Saxenda PI, ed. Saxenda (liraglutide [rDNA origin] injection) [prescribing information]. Plainsboro, NJ: Novo Nordisk; 2014.

110. Victoza. Victoza (liraglutide injection) [prescribing information]. Plainsboro, NJ: Novo Nordisk; 2013.

111. Press announcements—FDA approves weight-management drug saxenda. **http://www.fda.gov/NewsEvents/Newsroom/PressAnnouncements/ ucm427913.htm**. Accessed July 25, 2015.

112. van Bloemendaal L et al. Effects of glucagon-like peptide 1 on appetite and body weight: focus on the CNS. *J Endocrinol*. 2014;221(1):T1–T16.

113. Wadden TA et al. Weight maintenance and additional weight loss with liraglutide after low-calorie-diet-induced weight loss: the SCALE maintenance randomized study. *Int J Obes*. 2013;37(11):1443–1451.

114. Pi-Sunyer X et al. A randomized, controlled trial of 3.0 mg of liraglutide in weight management. *N Engl J Med*. 2015;373(1):11–22.

115. Effect of liraglutide on body weight in overweight or obese subjects with type 2 diabetes: SCALE™—diabetes. **https://clinicaltrials.gov/ct2/show/ NCT01272232**. Accessed July 24, 2015.

116. REMS program. **http://www.saxendarems.com/**. Accessed July 25, 2015.

117. Orexigen Therapeutics—Empatic. **http://www.orexigen.com/products/80-orexigen /product-candidates/92-empatic.html**. Accessed August 3, 2015.

118. Hainer V. Overview of new antiobesity drugs. *Expert Opin Pharmacother*. 2014;15(14):1975–1978.

119. Kopelman P et al. Weight loss, HbA1c reduction, and tolerability of cetilistat in a randomized, placebo-controlled phase 2 trial in obese diabetics: comparison with orlistat (xenical). *Obesity*. 2010;18(1):108–115.

120. Halford JC et al. Pharmacological management of appetite expression in obesity. *Nat Rev Endocrinol*. 2010;6(5):255–269.

121. Astrup A et al. Effect of tesofensine on bodyweight loss, body composition, and quality of life in obese patients: a randomised, double-blind, placebo-controlled trial. *Lancet*. 2008;372(9653):1906–1913.

122. Ozcan L et al. Endoplasmic reticulum stress plays a central role in development of leptin resistance. *Cell Metab*. 2009;9(1):35–51.

123. Obesity treatment devices—FDA approved obesity treatment devices. **http://www.fda.gov/MedicalDevices/ProductsandMedicalProcedures/ ObesityDevices/ucm350134.htm#maestro**. Accessed March 8, 2015.

124. Enteromedics—USA—about about VBLOCTM™ therapy. **http://www .enteromedics.com/usa/about_vbloc_therapy.asp**. Accessed March 8, 2015.

125. Ikramuddin S et al. Effect of reversible intermittent intra-abdominal vagal nerve blockade on morbid obesity: the ReCharge randomized clinical trial. *JAMA*. 2014;312(9):915–922.

126. Seger J et al. Obesity algorithm®—American society of bariatric physicians. **http://www.asbp.org/obesityalgorithm.html**. Accessed March 8, 2015.

127. Sauerland S et al. Obesity surgery: evidence-based guidelines of the european association for endoscopic surgery (EAES). *Surg Endosc*. 2005;19(2):200–221.

128. Maggard MA et al. Meta-analysis: surgical treatment of obesity. *Ann Intern Med*. 2005;142(7):547–559.

129. Miller AD, Smith KM. Medication and nutrient administration considerations after bariatric surgery. *Am J Health Syst Pharm*. 2006;63(19):1852–1857.

37 第 37 章 成人肠内营养

Carol J. Rollins and Jennifer H. Baggs

核心原则	章节案例
1 需要评估患者营养支持的适当时机和途径。	案例 37-1(问题 1 和 2)
2 喂养管放置位置和营养液输注部位的确定受多种因素影响。	案例 37-2(问题 1)
3 要根据营养需求、液体限制和消化吸收受损程度选择制剂。	案例 37-2(问题 2~5)
4 喂养方案受喂养途径、制剂选择和喂养时间影响。	案例 37-2(问题 6~8)
5 尽管危重症患者营养干预最好的方式是肠内营养,但是理想的制剂组成依然是个问题。	案例 37-3(问题 1~4)
6 糖尿病患者选择肠内营养制剂时要考虑宏量营养素的含量。	案例 37-4(问题 1)
7 适当的监测对发现和防止肠内营养相关并发症至关重要。	案例 37-4(问题 2)
8 治疗药物管饲时需要选择合适的剂型并进行适当的准备工作。	案例 37-4(问题 3)
9 喂养管堵塞是一个常见问题,受药物和非药物因素影响。	案例 37-4(问题 4)
10 家庭肠内营养必须严格遵守医保规定。	案例 37-5(问题 1)
11 导致使用肠内营养患者腹泻的原因多种多样,包括管饲相关性和非管饲相关性因素。	案例 37-6(问题 1)

肠内营养(enteral nutrition,EN)是指通过胃肠道途径提供营养物质。由于这个名词经常使用,因此,通过管饲(如鼻胃管或者空肠造口管饲)将营养物质输送至胃肠道也叫肠内营养。正常口服摄入营养过程中的一个或者多个环节出现障碍时,可以通过管饲继续发挥胃肠道的作用。表 37-1 列出了胃肠道各个解剖学部位在营养物质吸收过程中的主要作用,并列举了可能造成各部分损伤的疾病。选择使用管饲的患者的咀嚼和吞咽功能可以完全丧失,但必须仍有部分消化和吸收的功能。

患者选择和喂养途径

案例 37-1

问题 1: G. W. ,59 岁女性,身高 157cm,体重 88kg。昨晚因"左上腹剧烈疼痛"入急诊。经检查诊断为急性胰腺

表 37-1

胃肠道功能单元

功能单元	主要功能	影响功能的病情/疾病
口和咽部	咀嚼润滑食物;吞咽;味觉	肌萎缩性脊髓侧索硬化,肌肉营养不良,严重的类风湿性关节炎,脑血管意外、终末期帕金森病、麻痹、昏迷、由其他疾病引起的厌食症:心脏或癌性恶病质、肾衰竭和尿毒症、肝衰竭、神经系统疾病
食管	运输食物到胃部	食管溃疡、癌症、梗阻或瘘;食管切除术;脑血管意外
胃	混合、研磨食物;添加酸和酶;释放食糜到小肠;调节渗透压	严重的胃炎或溃疡、胃瘫、胃出口梗阻、胃癌、严重胃-食管反流
十二指肠	调节渗透压;中和胃酸	严重的十二指肠溃疡或瘘;癌症:胃癌、胰腺癌;手术切除或十二指肠分流:胰管十二指肠切除术
小肠:空肠和回肠	消化;吸收	肠外瘘、严重肠道感染、营养不良、吸收不良、克罗恩病、脂泻病、肠梗阻和肠动力障碍综合征
胰腺	分泌消化酶	胰腺炎、胰腺癌、胰腺损伤、胰瘘
结肠	吸收液体;酶解可溶性纤维素和不吸收的碳水化合物;吸收水分	溃疡性结肠炎、克罗恩病、结肠癌、结肠皮肤瘘、结肠阴道瘘、憩室炎、任何原因引起的结肠炎、结肠手术

炎。G. W. 随即收治入院并嘱"禁食"(nothing by mouth, NPO)。经消化科会诊,明日行内窥镜逆行胰胆管造影术(endoscopic retrograde cholangiopancreatography,ERCP)。请营养科会诊。目前 G. W. 以 125ml/h 的滴速静脉滴注氯化钾浓度为 20mmol/L 的葡萄糖(5%)氯化钠(0.9%)注射液,同时通过患者自主控制的镇痛泵予以氢吗啡酮。

G. W. 近 3 周有反复右上部痉挛样疼痛发作,1 周前到初级保健医师处就诊。G. W. 有磺胺类药物过敏史(皮疹)。当时医生告知她可能是胆囊的问题,如果症状持续或者疼痛加重需要做手术。此外,医生还建议她要进一步控制血压和血糖,这可能与她体重增加了 4.5kg 有关。患者戒烟 6 个月,每日晚餐有饮酒习惯(1 杯葡萄酒)。

今早实验室检查结果如下:

钠:139mmol/L

钾:3.8mmol/L

血尿素氮(BUN):10mg/dl

血清肌酐(SCr):0.8mg/dl

葡萄糖:175mg/dl

白蛋白:3.4g/dl

淀粉酶:705U/L(急诊检查时为 1 200U/L,浓度下降了)

脂肪酶:698U/L(急诊检查时为 1 198U/L,浓度下降了)

甘油三酯:185mg/dl

白细胞计数(WBC):12.7×10³/μl

血红蛋白(Hgb):12.4g/dl

红细胞压积(Hct):37.3%

C-反应蛋白(CRP):2.2mg/dl

现在 G. W. 是否需要营养干预? 何时需要考虑营养干预?

当患者营养摄入急剧下降(少于每日所需的 50%~75%)5~7 日或者 1 个月内体重下降超过 5%、3 个月内体重下降超过 7.5% 或者 6 个月内体重下降超过发病前体重的 10% 时,通常认为患者存在营养耗竭的风险,发病率和死亡率会增加[1,2]。对于营养状态良好的患者,预计使用时间少于 7~10 日时,通常不一定需要特殊营养支持[3]。而营养状态不佳的患者则需要尽快开始营养干预。参见第 35 章中关于营养不良的内容。根据 G. W. 入院时的身高体重和血清白蛋白判断,她的营养状态良好。每次门诊都发现她体重有增加,虽然水肿这个原因应该排除,但目前患者禁食少于 24 小时,因此,目前她不一定需要营养支持。然而,ERCP 术后对患者营养干预的必要性需要重新评估。如果 G. W. 需要禁食一周或一周以上,就需要营养干预。肥胖患者同样有营养干预的需要。

案例 37-1,问题 2:如果 G. W. 不能及时恢复饮食,那么哪种途径的营养支持是最适合的?

营养干预的途径包括调整饮食,如口服营养补充剂或者稠度改变的饮食(如浓缩液体、食物泥),通过管饲实施肠内营养或者使用肠外营养。对存在口服营养素有禁忌或者口服营养素仍不能满足每日消耗,且胃肠道功能尚存的患者,管饲是可以考虑选择的营养支持途径[3]。除了潜在的胆石性胰腺炎,可以认为 G. W. 的胃肠道是有功能的。

ERCP 和疼痛的症状能帮助医师判断 G. W. 是要继续禁食还是可以恢复饮食。从淀粉酶和脂肪酶的检测值来看，G. W. 的胰腺炎正在好转。对于重症急性胰腺炎患者，危重症学会（Society of Critical Care Medicine, SCCM）和美国肠内肠外营养学会（American Society for Parenteral and Enteral Nutrition, ASPEN）危重症（Critical Care, SACC）指南推荐在体液复苏后立刻使用肠内营养[4]。对于像 G. W. 这样轻中度急性胰腺炎患者，在需要营养支持前，症状通常都已经解决了。如果症状持续，需要营养支持时，肠内营养是首选途径，因为肠内营养能降低炎性反应，减少并发症[4-6]。

根据营养物质摄入、运输、消化和吸收受损的程度，肠内营养可能适用于表 37-1 中列出的患者。临床的具体情况应该是开始管饲的决定性因素，而不是患者的具体诊断。重症坏死性或出血性胰腺炎、远端高流量肠外瘘、需要强心药支持的低血压、胃肠道缺血和不完全肠梗阻的患者，慎用肠内营养[3,4]。肠内营养的禁忌证包括弥漫性腹膜炎、完全性肠梗阻、严重麻痹性肠梗阻、顽固性呕吐或腹泻、严重吸收障碍、严重胃肠道出血、无法建立胃肠道营养支持途径以及不需要或者不希望有创干预的患者。随着病情的改善或者恢复，患者可能会适合使用肠内营养，因此，应该建议对患者反复评估。

喂养管放置和管饲部位

案例 37-2

问题 1：D. S. , 80 岁老年男性，7 日前在杂货店晕倒后入院，诊断为缺血性脑卒中，入院以来病情改善不明显。估计 D. S. 身高 178cm，体重 62kg。6 个月前的病历记录显示当时的体重为 69.3kg。患者消瘦，伴中度手臂和腿部肌肉丢失。维持补液为：以 80ml/h 滴速静脉滴注氯化

钾浓度为 10mmol/L 的葡萄糖（浓度为 5%）氯化钠（浓度为 0.45%）溶液。今天实验室检查结果如下：

    钠：141mmol/L

    钾：3.7mmol/L

    氯：106mmol/L

    葡萄糖：88mg/dl

    血清肌酐：0.9mg/dl

    血清白蛋白：3.2g/dl

由于今天的吞咽试验失败，D. S. 在下一次吞咽试验前，需要禁食至少 7 周。为度过口服饮食启动之前的这段时间，医生给他开具了经管饲营养支持的医嘱。

最恰当的喂养管放置位置和管饲部位是什么？

肠内营养喂养管放置的位置和管饲部位要根据管饲的预计时间、胃肠道受损的部位或功能、误吸的风险来确定。图 37-1 所示是两种最常见的喂养管放置位置（鼻与造瘘）和管饲部位（如胃、十二指肠、空肠）。管饲途径通常是根据喂养管放置部位和管饲部位来命名。例如，鼻胃管（nasogastric, NG）是指将喂养管经鼻放置到胃内，营养物质通过喂养管到达胃内的一种营养支持途径，而胃造瘘管是指通过造瘘使营养物质到达胃部的一种营养支持途径。

经鼻喂养管是有望恢复进食且无鼻、咽或食管阻塞患者短期喂养的首选途径。经鼻喂养管放置到位后要固定在鼻部或者脸颊，防止喂养管移位。

经鼻放置喂养管所致的临床损伤很小，但患者可能会出现鼻咽部的黏膜损伤[7-9]。咽炎、鼻窦炎、中耳炎、食管下括约肌关闭不全与经鼻喂养管有关，尤其是粗管径的经鼻喂养管。管径较细的喂养管误置入肺的发生率不高于 4%[7]。在意识不清的患者中，必须要使用放射性检查来确定喂养管放置是否正确，以除外胸膜穿孔和误置入肺部。

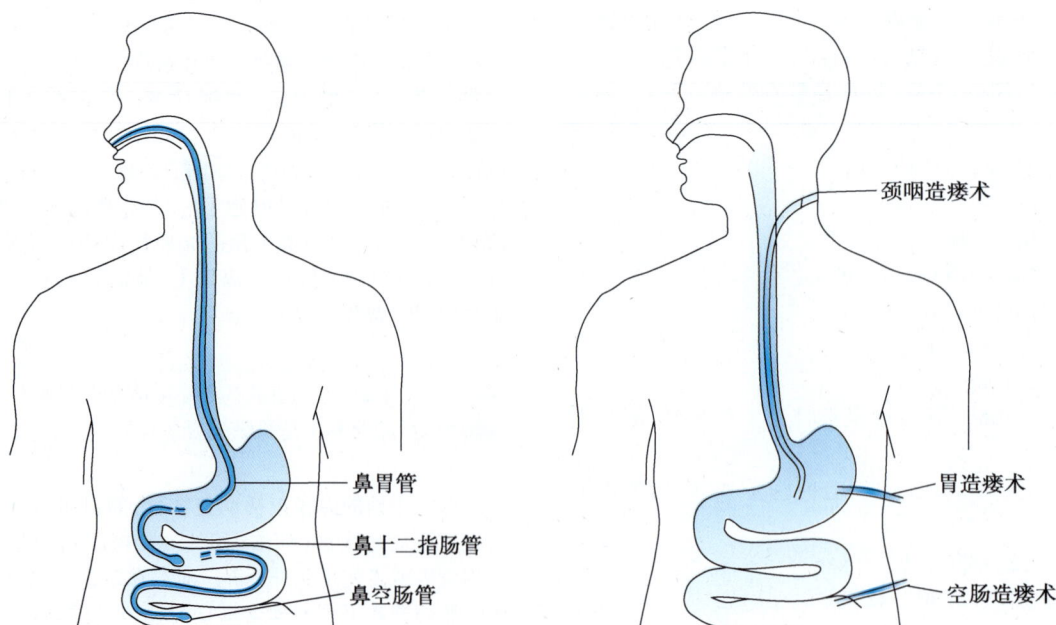

图 37-1 鼻肠管和肠造瘘管的位置

放射性检查同样也可作为判断所有患者喂养管是否放置正确的标准。喂养管放置错误是潜在的并发症,其发生率为25%~41%[7]。

根据患者临床情况和肠造瘘管放置的类型,用于喂养的造瘘管(肠造瘘管)一般适用于需要长期肠内营养(喂养时间在4周到6个月)的患者。肠造瘘术的手术方式有开放性外科手术、腹腔镜或者经皮手术。经皮造瘘管的放置通常是在局麻或者镇静状态下进行,一般采用内窥镜[如经皮内镜胃造瘘术(percutaneous endoscopic gastrostomy,PEG)或经皮内镜空肠造瘘术(percutaneous endoscopic jejunostomy,PEJ)]或包括X线透视、超声或CT[7,10,11]在内的放射影像技术[如经皮放射辅助的胃造瘘术(percutaneous radiologic gastrostomy,PRG)或经皮放射辅助的空肠造瘘术]来进行。与内窥镜相比,借助放射影像技术置管的主要优势在于降低了口咽部微生物对手术部位的污染,这些微生物可能导致5.4%~30%的手术部位感染[9]。绝大部分需要长期肠内喂养的患者都采用PEG或者PRG。不到5%的患者会联合使用胃管和空肠管(PEGJ或G-J)[12]。

管腔梗阻使内镜无法进入是内镜置管的禁忌证,这时可以借助放射影像技术进行置管。经鼻喂养管放置的相对禁忌证包括经腹壁无法看到内镜的光亮(如病态肥胖、大量腹水)、腹膜透析、凝血功能障碍、胃静脉曲张、门静脉高压、肝肿大和胃或空肠壁的肿瘤性或浸润性疾病[7-11,13]。曾接受全胃或者次全胃切除术的患者,包括接受过Roux-en-Y胃旁路术和用于减肥的胃袖状切除术,无法经皮胃造瘘置管,但可以通过经皮空肠造瘘置管。经皮置管的主要优点在于操作时间短、成本低,与外科手术置管的并发症发病率和病死率相仿[13]。经皮置管的主要并发症有误吸、腹膜炎、出血、胃外瘘、坏死性筋膜炎、胃穿孔和喂养管从胃壁移位,这些并发症发生率一般较低,但有报告显示发生率可高达2.5%[7]。

将营养物质输送到胃内是首选的营养支持方式,因为经胃喂养最符合正常生理状态。进食能刺激正常的消化过程和激素反应。胃是食物的储存库,使患者可以耐受快速进食、间歇或者连续进食。经胃喂养要求胃有足够的动力以防止营养物质在胃内潴留。有胃出口梗阻、胃瘫、胃胀或胃-食管反流的患者不适合经胃喂养。

具有胃功能不全或病变、术后早期胃排空受损可能、需要减少胰腺刺激或者误吸风险高的患者,可采用将营养物质输入至十二指肠或空肠的幽门后喂养。重症患者存在误吸和呼吸机相关肺炎的风险,其中需要长期鼻饲的患者误吸的发生率为25%~40%[14]。但是幽门后喂养能降低误吸和改善预后的证据仍存在争议[4]。有一项包含428例病例的研究以胃蛋白酶作为判断误吸的标志物,结果表明在胃蛋白酶阳性的患者中,喂养途径不同的患者,从胃(34.4%)到十二指肠的近端、中端、远端(20.8%、17%、7.6%),胃蛋白酶持续减少[15]。与之相悖的,有一项meta分析纳入17个随机、对照试验,结果显示经幽门后喂养不能减少误吸风险和呼吸机相关肺炎[16]。许多研究很难区分口腔分泌物误吸和胃肠道误吸,而用蛋白酶作为标志物可以避免这样的情况。对于有喂养管移位和误吸风险的患者,最好

将喂养管置于Treitz韧带以下,但是研究尚未给出结论性意见。对于危重症患者,经胃或小肠喂养都是可以考虑的选择。

D. S. 需要使用至少7周的肠内营养,根据之后吞咽试验结果,可能使用的时间会更长。他目前适合通过造瘘进行喂养。因为不存在经胃喂养的禁忌,D. S. 适合接受胃造瘘术。他可以采用PEG或者PRG置管,而不需要进行外科手术。

制剂选择

案例37-2,问题2: D. S. 肠内营养制剂选择时需要考虑哪些因素?

肠内营养制剂的选择取决于营养的需求、液体限制和消化吸收功能受损的程度。肠内营养制剂种类繁多,介于各类产品相似度较高,医疗机构中可用的制剂通常有限,但仍能满足各类患者的需求。表37-2列出了各种制剂种类,同时也简要地说明了具体的制剂如何选择。肠内营养制剂有3种主要类型:(a)聚合物制剂;(b)低聚物制剂;(c)特殊制剂。

聚合物制剂

聚合物制剂适用于消化功能完好的患者,是最常用的肠内营养制剂。使用包括整蛋白在内的,相对完整的营养物质,可以降低这些制剂的渗透压,改善口味。对于大多数聚合物制剂营养液而言,使用大约1.5L~2L即可100%满足每日参考摄入量(dietary reference intakes,DRI)中对维生素和矿物质的要求,因此这类制剂又被称为全营养制剂[17]。如表37-2所示,尽管由于某些特殊成分(如ω-3脂肪酸、纤维素)的添加造成价格各异,但与低聚物制剂和特殊制剂相比,聚合物制剂的肠内营养液价格更低。

低聚物制剂

低聚物制剂又叫预消化,单体或化学组成明确的制剂,适用于消化功能下降的患者。低聚糖和脂肪的消化有赖于胰酶和肠绒毛刷状缘的双糖酶活性。患者需要保留一点消化功能,用以消化制剂中的水解蛋白和中链甘油三酯(medium-chain triglyceride,MCT)成分。这类制剂可用于胰腺功能不全、黏膜吸收功能下降或水解功能下降的患者。尽管加拿大临床实践(Canadian Clinical Practice,CCP)指南中提到,对于有消化道并发症的患者,如短肠综合征和胰腺炎,使用低聚物制剂可能会有获益,但仍没有足够临床证据支持推荐使用这类制剂[18-20]。对于某些胰腺功能不全的患者(如囊性纤维化、慢性胰腺炎),可以在使用低聚糖制剂前尝试使用聚合物制剂并补充胰酶。

根据蛋白质来源,可以把低聚物制剂分成两个亚类,即含游离氨基酸的真正的"要素"制剂和含有低聚肽加二肽、三肽和蛋白质水解而成的游离氨基酸的"肽类"制剂。氨基酸不需要消化,但是其钠依赖的主动转运机制比较缓慢、低效,饮食中的蛋白质只有大约1/3以游离氨基酸的形式

被吸收;剩余的 2/3 则以二肽和三肽的形式被吸收[21,22]。位于小肠黏膜吸收二肽和三肽的特殊转运系统不与游离氨基酸的转运系统竞争。3 个以上氨基酸的多肽链需要在小肠壁内水解后才能吸收。大多数肽类制剂都含有一定比例的多肽,因此吸收前都需要水解。目前没有设计良好的随机对照试验来揭示要素制剂(游离氨基酸)和肽类制剂的临床差异。要素制剂通常脂肪含量最低(不高于 10% 的热量由脂肪提供)。虽然肽类制剂中通常有 1/4 ~ 1/3 的热量由脂肪提供,但是为尽可能降低吸收不良,脂肪中 20% ~ 70% 为 MCT。

由于部分消化的特性,低聚物制剂通常是高渗的,而含肽制剂比游离氨基酸制剂的渗透性低。渗透压高可能导致渗透性腹泻;然而 CCP 指南的 meta 分析结果显示,在接受整蛋白制剂和富含肽类制剂治疗的患者中,腹泻的发生率没有差异[18]。口感差和价格高是低聚物制剂的两大劣势。尽管配有调味包和改良的新制剂,口服这类营养剂时,仍有许多患者抱怨味苦。一般情况下,患者是无法耐受单靠口服足量低聚物制剂的营养剂来满足每日营养需求的。如表 37-2 所见,低聚物制剂的花费是聚合物制剂花费的 10 倍以上。

表 37-2

肠内营养制剂的分类、亚类以及相对费用

制剂类型	相对费用[a,b]	举例
聚合物制剂[c]		
标准热卡密度,标准(或高氮)成分,纤维素含量不同		
无纤维素,口服补充或管饲	$	Ensure;Nutren 1.0
低纤维素(1~9g/1 000kcal)	$	Nutren Probalance[d]
中等纤维素(>9~<14g/1 000kcal)	$	Ensure(含纤维素);Fibersoure HN[d]
高纤维素(≥14g/1 000kcal)	$	Glucerna;Jevity 1.2 Cal[d];Nutren 1.0(含纤维素)
标准氮含量,无纤维素(或低纤维素),热卡密度不同		
标准热卡密度(1~1.2kcal/ml)	$	Ensure;Nutren 1.0
中等热卡密度(1.5kcal/ml)	$	Boost Plus;Ensure Plus;Isosource 1.5 Cal[e];Nutren 1.5
高热卡密度(1.8~2kcal/ml)	$	Nutren 2.0
标准热卡密度,无纤维素,氮(蛋白质)含量不同		
低氮(蛋白总热卡 6%~10%)	$	Resource Breeze
标准氮(蛋白总热卡 11%~16%)	$	Ensure;Nutren 1.0
高氮(蛋白总热卡 17%~20%)	$	Isosource HN;Osmolite 1.2 Cal
极高氮(蛋白总热卡>20%)	$$	Boost High Protein;Promote;Replete
低聚物制剂		
要素制剂(无氨基酸)[f]	&&	f.a.a;Tolerex;Vivonex;T.E.N
肽类制剂		
标准蛋白	&	Peptamen;Peptamen with Prebio
高蛋白	&	Peptamen 1.5
极高蛋白(NPC∶N<100∶1;蛋白总热卡>20%)	&&	Crucial;Peptamen AF
特殊制剂		
肾衰竭		
富含必需氨基酸[f]	&&&&	Renalcal
聚合物,低电解质(钾、磷、镁低于标准)	$$$$	
• 低氮		Suplena

表 37-2

肠内营养制剂的分类、亚类以及相对费用（续）

制剂类型	相对费用[a,b]	举例
• 标准氮		Novasource Renal
• 高氮（用于透析患者）		Nepro
肝衰竭（高 BCAA，低 AAA[f]）	&&&&	Nutrihep
应激/危重症		
富含支链氨基酸	&&&	
高氮加条件必需营养素	$$	
免疫调节	&&	Oxepa
肺部疾病（标准；非 IMP）	$$	Nutren Pulmonary；Pulmocare
葡萄糖控制	$$$$	Diabetisource AC；Glucerna；Nutren Glytrol

[a] 根据 2008-2010 亚利桑那州大学医学中心数据，同等制剂每提供 1 000 卡热量的平均费用。
[b] 标准产品为标准热卡密度、标准氮含量、无纤维素制剂；标准产品的相对费用为 1。
$ = 与标准产品相比，提供每 1 000 卡热量的费用相同或不高于 1.5 倍。
$$ = 与标准产品相比，提供每 1 000 卡热量的费用高 1.6~2.5 倍。
$$$ = 与标准产品相比，提供每 1 000 卡热量的费用高 2.6~3.5 倍。
$$$$ = 与标准产品相比，提供每 1 000 卡热量的费用高 3.6~4.5 倍。
& = 与标准产品相比，提供每 1 000 卡热量的费用高 11~15 倍。
&& = 与标准产品相比，提供每 1 000 卡热量的费用高 16~20 倍。
&&& = 与标准产品相比，提供每 1 000 卡热量的费用高 21~24 倍。
&&&& = 与标准产品相比，提供每 1 000 卡热量的费用高 25~30 倍。
[c] 表中所列产品都不含乳酸。
[d] 高氮。
[e] 低纤维素。
[f] 特殊医嘱，不能用于制剂费用统计。
IMP，免疫调节肺；NPC：N，非蛋白热卡：氮。

特殊制剂

特殊制剂是指为特定疾病或者疾病状态设计的营养制剂，但这类制剂的临床获益尚存争议。通常这类制剂应用的理论基础很好，但与标准制剂相比，尚缺乏能证明特殊制剂有效性的临床证据。设计良好的研究能提示使用等氮和等热量的特殊制剂和标准制剂能带来不同的临床结局，但是目前尚缺乏这样的试验来研究大部分的特殊制剂。如表 37-2 所示，特殊制剂有许多不同的类型，这些制剂在花费和适用人群方面有很大差别。

由于 D.S. 在吞咽时无法充分保护气道，因此他需要使用肠内营养。目前没有证据证明 D.S. 存在消化和吸收障碍，所以可以选用医院里聚合物制剂肠内营养中的一种。聚合物制剂的选择受到若干个因素的限制，包括热卡、蛋白质、液体、纤维素的需求量以及潜在的营养素不耐受。

> **案例 37-2，问题 3：** D.S. 热卡、蛋白质和液体的需求量是多少？他是否需要补充特殊的营养物质？

在着手选择肠内营养制剂前，需要对 D.S. 的营养需求进行评估。根据 D.S. 的身高/体重比，6 个月体重下降 10%，CPR 轻度升高以及轻度肌肉丢失，结合合并慢性疾病，D.S. 属于中度营养不良。血清白蛋白水平降低是发病率和死亡率升高的危险因素，但它并不是体现营养状态的可靠指标[2]。体重下降至理想体重（ideal body weight，IBW）的 85% 与慢性营养摄入不足的相关性最大，但也可能与肌肉含量明显减少有关，尤其是老年人[23]。

按照 D.S. 的身高，他的实际体重低于理想体重，所以要以他的实际体重来估算能量和蛋白质需要量。用理想体重估算营养不良患者的营养素需要量会导致液体和电解质失衡。患者的营养支持一旦稳定，如有必要，可以考虑增加热量来增加体重。

D.S. 的代谢应激相对较弱。尽管 CRP 升高提示有轻度炎症，但他没有手术伤口、骨折或骨骼损伤、烧伤或者严重的感染情况。因此，他的热卡需要量只需略高于基本需求。在有关营养学的文献中经常会互换地用到"calorie"和"kilocalorie（kcal）"，但是从学术层面来讲，正确的表述应该是"Calorie"（首字母大写）和"kilocalorie（kcal）"，应当用 kcal/d 或者 kcal/kg 来表述患者具体需要的热量。患者对营养素需要量的确定方法请参见第 35 章。基于 D.S. 目前的低水平代谢应激状态，D.S. 的能量需要量为每千克实际体重 20~25kcal，但当 D.S. 情况稳定体重增加之后，可能需要提高热卡的摄入[25~30kcal/（kg·d）]。

健康老年人对蛋白质的需要量目前尚存在争论，但估计每日需要蛋白质的量约为 1~1.2g/kg,略高于膳食营养素参考摄入量(DRI)所规定的 0.8g/(kg·d)这个量[24]。由于存在炎症和慢性营养不良,D.S. 对蛋白质的需要量估计至少为 1~1.2g/(kg·d)。D.S. 的肾功能完好,可以耐受 1.2g/(kg·d)的蛋白质补充而不出现氮质血症。然而,对于肌肉少于正常人的低体重患者,用血清肌酐清除率来评价肾功能是不可靠的。

老年人每日液体的需要量可以按 30~35ml/kg 估算,每日不少于 1 500ml,还要加上由于高热、呕吐或者腹泻的额外丢失[24]。用第一个 20kg 体重的基本需求量为 1 500ml,剩余体重按 20ml/kg 计的方法也可以估算液体需要量。目前 D.S. 没有任何额外液体丢失的情况,因此,基础液体需要量就能满足他的需求。

D.S. 每日营养素需要量的估值为:热量 1 240~1 550cal,蛋白质 62~74g,液体 1 860ml。这些是目前的估算值,要经常根据 D.S. 对治疗的反应和临床情况的变化重新评估并进行调整。为了改善体重和蛋白质不足的状态,可能需要补充更多的热量和蛋白质。

D.S. 入院前明显不佳的营养状况增加了他维生素缺乏的风险(详见第 35 章)。可以通过对患者的病史、药物治疗史和饮食史的评估来确定在特定情况下患者存在的营养风险。D.S. 的年龄,急性起病和慢性营养不良这些因素,增加了他维生素缺乏的风险。目前他至少存在亚临床维生素缺乏。他每日至少需要 100% 补充 DRI 中建议的维生素和矿物质的量[17]。如果确定有维生素缺乏,D.S. 需要补充更高治疗剂量的所缺乏的特殊维生素。

D.S. 有发生再喂养综合征的风险。尽管他的体重指数(body mass index,BMI)为 19.5kg/m²,但他的体重偏轻(85%IBW)。慢性营养不良会导致细胞内的钾、磷和镁的耗竭,而血清的浓度保持不变。当特殊营养支持开始后,可能会出现再喂养综合征,这可能是因为上述电解质从胞外转移到胞内,导致在治疗开始的几日会出现血清内浓度的降低[25]。没有监测和调整这些电解质可能导致严重的电解质紊乱。了解 D.S. 的体重史,特别是近期的体重下降,以及他的饮食史,有助于评估他出现与再喂养综合征相关的潜在的有临床意义的电解质和液体紊乱。

> **案例 37-2,问题 4:** 根据估算的营养需求,哪种类型的聚合物制剂最适合 D.S.?

根据营养素来源、热卡密度和蛋白质含量不同,聚合物制剂可以分为多种类型。各类制剂之间有重叠的特征,因此每种类型都要进行评估。

营养素来源

聚合物制剂可以根据乳酸的含量分成若干亚组。住院患者处于禁食、营养不良和各种胃肠道疾病状态时,由于双糖酶生成不足,导致乳糖不耐受[26,27]。此外,除了北欧人种,大部分人种成年后乳糖酶产生减少,导致乳糖不耐受。对于短期或长期乳糖不耐受的患者,乳糖摄取可能导致腹胀、肠胃气胀、腹部痉挛和水样腹泻。不含乳糖的制剂是成人管饲的标准制剂。大多数肠内营养产品都不含乳糖,但有些用牛奶加工而成的粉末状产品除外,这些制剂通常用于口服。由于乳糖属于碳水化合物,因此,蛋白质即便是从牛奶中提取,也与乳糖含量无关。为避免脂泻病相关的胃肠道症状,大部肠内营养也不含有谷蛋白。

热卡密度

热卡密度影响所需营养制剂的剂量。标准热卡密度为 1~1.2kcal/ml。表 37-3 列出了肠内营养制剂一般所含的热卡密度和宏量营养素的量。热卡密度提高会增加制剂的渗透压。当渗透压大于 800mOsm/kg 时,胃排空会减弱,可能导致喂养不耐受[28]。输入高热卡密度的营养制剂能抑制肠道内酶的活性,进而可能导致胃肠不耐受(如恶心、胃肠气胀、腹部不适)。

热卡密度反映了肠内营养制剂的自由水含量。随着热卡密度增加,脱水的风险也增加;然而,在充血性心力衰竭、肾衰竭或其他液体敏感性疾病的患者中,使用标准热卡密度制剂也可能导致液体过量。计算肠内营养中水的含量有助于确定为满足每日必需液体量而需额外补充的液体体积。对于热卡密度为 1~1.2kcal/ml 的制剂,自由水含量通常为 80%~85%(每升营养制剂 800ml~850ml)。表 37-3 列出了其他热卡密度时自由水的含量。根据现有病史,D.S. 不需要限制液体,因此,喂养起初适合选用标准热卡密度的产品(1~1.2kcal/ml)。

蛋白质含量

在创伤和危重症患者中,蛋白质需求的增长与热卡需求的增长不成比例。在其他情况下,蛋白质耐受会限制蛋

表 37-3

肠内营养制剂中宏量营养素的基本参数

	低	标准	中等	高	极高
热卡密度/(kcal/ml)	<1	1~1.2	1.5	1.8~2	>2
自由水(%)	65%~75%	80%~85%	75%~80%	>85%	
氮(蛋白质)含量:蛋白质供热百分比	6%~10%	11%~16%		17%~20%	>20%
氮(蛋白质)含量:NPC:N	>200:1	200:1~130:1		125:1~100:1	<100:1
纤维素含量/(g/1 000kcal)	1~9	无	>9~<14	≥14	

NPC:N,非蛋白热卡:氮

白质的供应量。为满足不同的热卡蛋白质供热比，有蛋白质含量从低到极高的多种聚合物制剂可供选择。蛋白质供热百分比或者非蛋白热卡∶氮（NPC∶N）都可以用以表示蛋白质含量。表37-3列出了蛋白质含量的基本参数。高氮肠内营养制剂适用于对蛋白质需求量增加，同时对热卡的需求没有成比例增加的患者。氮含量极高的制剂通常适用于危重症或有大伤口需要愈合的患者。低氮制剂适用于限蛋白的患者。有些低氮制剂是为肾功能减退患者设计的，可以划归为特殊制剂。

D. S. 可以从含标准蛋白质含量的制剂中获取足够的蛋白质。蛋白质含量略高的制剂（蛋白质供热百分比为17%~18%）也可以使用。能满足 D. S. 热卡需求的高氮制剂能满足他蛋白质估计需要量的上限[1.2g/（kg·d）]，然而标准氮制剂提供的蛋白质的量为0.8~1g/（kg·d）。高氮制剂能在短期内改善患者躯体和内脏蛋白水平，但不足以提供足够的热量为患者增加体重。究竟选择高氮制剂还是标准氮制剂取决于肠内营养制剂中具体的营养成分。

案例 37-2，问题 5：D. S. 的肠内营养是否需要含纤维素，如果需要选择哪种类型，多少剂量？

纤维素有潜在的生理益处，包括增加粪便量、缩短易便秘者的肠道通过时间、增加腹泻患者的肠道通过时间、降低血清胆固醇并能改善糖尿病患者的血糖控制。美国健康成人推荐纤维素摄入量为：女性21~25g，男性30~38g，对于年龄≥51岁的人群，使用推荐剂量的下限[29]。纤维素是否足量摄取取决于热卡摄入的多少。研究观察到，摄入纤维素能防止冠状动脉疾病（14g/1 000kcal）。患者最佳的纤维素摄入量尚无定论。有多种纤维素含量不同的纤维素补充的制剂。低纤维素含量、标准纤维素含量和高纤维素含量目前还没有标准的学术划分。然而，表37-3所列的纤维素的量可以视为一般指南。

肠内营养制剂中可以包含可溶性纤维素、不溶性纤维素或两者皆有。不溶性纤维素可以改变粪便量以及肠内通过时间，而可溶性纤维素则在胆固醇和葡萄糖控制方面起作用。可溶性纤维素，如果胶、欧车前和某些树胶，易形成凝胶，所以仅用做低纤维素含量制剂中的单纤维素成分。寡聚糖（fructo-oligosaccharides，FOS）是天然糖源，作为可溶性纤维素添加入一些肠内营养制剂中，用以改善制剂特性（减少凝胶）。可溶性纤维素和 FOS 能被结肠中的双歧杆菌分解成短链脂肪酸[30,31]。短链脂肪酸能刺激结肠血流，提高液体和电解质吸收，并给结肠提供营养。

肠内营养中最常用的纤维素来源是大豆多糖或大豆纤维素。大豆多糖不论是作为可溶性纤维素还是不溶性纤维素，对健康人群和非危重症患者都有确切的益处，但研究尚无法证明其在危重症患者改善肠道功能方面的作用[31]。现有的数据不支持在危重症患者中常规使用含纤维素的制剂[18-20]。对于大部分长期肠内营养喂养且情况稳定的患者，有数据表明他们能从使用含纤维素的制剂中获益。没

有胃肠道病变的短期肠内营养患者，如果存在大便硬度改变，可以从纤维素补充中获益。

在肠内营养中添加纤维素有一些潜在的问题。相对于不含纤维素的制剂，添加了纤维素的制剂黏度更大，因此营养液通常需要通过泵经喂养管输入。与纤维素补充相关的胃肠道症状包括产气增加和腹部不适[27,31]。使用 FOS 可以改善便秘，但摄入量超过45g/d 时，可能导致腹泻[32]。肠胃胀气和腹部胀气会降低一些患者对 FOS 的耐受性。逐步添加纤维素可能会有助于减轻这些症状。据报道，在服用肠胃道动力抑制剂的患者中管饲含纤维素的肠内营养时，有胃石形成[31]。因此建议在胃肠道动力差或者有潜在胃肠道功能障碍的患者中慎用含纤维素的制剂。危重症患者应避免使用不可溶性纤维素，对于可能出现肠缺血或者严重动力缺乏的高风险患者，可溶性和不可溶性纤维素都不能使用[4]。液体摄入不足也可以导致胃石形成以及使肠道被纤维素堵塞的风险增加。

D. S. 属于非危重症患者，同时也没有限制使用含纤维素制剂的肠道疾病。他预计使用中等时长的肠内营养，长期使用的可能不除外。因此，选用至少中等纤维素含量的制剂是合理的。然而，D. S. 有可能出现与使用纤维素相关的胃肠道症状，尤其是如果他之前的饮食都是低纤维素的。必要时，D. S. 在肠内营养启动之初可以使用低纤维素含量的制剂，一旦胀气和产气症状改善，可以从低纤维素含量的制剂逐渐过渡到相对高纤维素含量的制剂。

案例 37-2，问题 6：适合 D. S. 的管饲方案是什么？

管饲途径、制剂选择和预计管饲时间均影响管饲实施方案的确定，同时还要考虑到患者的治疗地点（如医院、护理院、家）和花费。管饲方案包括初始和强化喂养的比例和喂饲方式（如注射、滴注、泵）。

有关管饲实施方案的科学研究资料有限，因此专家意见起重要作用，在不同情况下使用的不同方案均是为了满足患者需求和工作人员实际情况而制定的。根据喂养不耐受的情况，应及时调整实施方案。目前有4种可供选择的营养液输注方式：（a）连续输注；（b）循环输注；（c）间断输注；（d）间隙推注。

连续输注

连续输注是指每日24小时持续输入营养制剂，适于各种途径喂养。住院患者最常用的方式是胃内持续输注，某些情况下（如 ICU）小肠喂养可能更适合[18-20]。相较于间断输注，连续输注发生胃膨胀和误吸的风险小[14]。此外，根据大便频率和达到全营养支持的时间来判断，连续输注因其输注速度较慢而具有更好的耐受性，尤其是对老年和代谢不稳定的患者[33-35]。然而，CCP 指南指出，目前在危重症患者中，与其他输注方式相比，尚无足够的证据支持优先推荐使用连续输注[18-20]。对于十二指肠或空肠管饲的患者，起始阶段应使用连续输注，因为短时间内大量营养液输入到小肠会导致出现倾倒综合征症状，包括出汗、眩晕、腹胀、痉挛、蠕动亢进和水样腹泻。随着时间的推移，空肠能逐渐

适应短时间内输入大量营养液,并耐受循环输注营养液或较长时间的间断输注营养液。

循环喂养

循环喂养是指每日持续输入营养制剂时间小于 24 小时,这种方式通常适用于在向进食过渡阶段,不能通过进食获取足够营养素而需使用营养补充剂的患者和需要长期家庭喂养的患者。为尽可能减少对白天饮食和正常生活的影响,循环喂养的时间一般在晚上,持续 8~12 小时,也可以持续 20 小时。大部分患者不会在一开始就选择循环喂养的方式,而是从连续喂养转换到循环喂养。制剂的容量和渗透压限制了循环喂养的耐受性,尤其是空肠喂养的患者,根据循环时长和患者的耐受性,从连续喂养转换到循环喂养的时间可以从几日到几周不等。对于经胃喂养患者,这个转换仅需几日。

间断喂养和间隙推注式喂养

间断喂养和间隙推注式喂养是把每日经胃喂养的制剂分 3~8 次给予患者。间断喂养使用带或不带肠内泵的喂养容器或袋子,每次持续 30~60 分钟。间隙推注式喂养则是通过注射器依靠重力给药,每次持续 15 分钟[34-37]。胃的容量可以承受间断喂养和间隙推注式喂养所提供的较大剂量营养液。与连续喂养相比,这更接近于生理状态,更便于住在护理院和居家非卧床的患者使用肠内营养。

喂养的启动

肠内营养的启动方案主要取决于喂养部位和患者胃肠道情况。对于起始治疗,推荐使用全浓度营养液(如未稀释的)[34-37]。稀释的营养液会延缓给机体输注足量营养素,但对胃肠道不耐受的发生率没有明显影响。高渗制剂在胃肠道迅速被稀释,在到达 Treitz 韧带(十二指肠末端)前或略超过 Treitz 韧带时达到等渗。虽然状态稳定的患者可以耐受一开始就用肠内营养目标速率喂养,但出于耐受方面的考量,通常连续喂养起始速率为 10~50ml/h,之后每 4~24 小时增加 10~50ml/h[3,34,35]。对于存在胃肠道功能异常、胃肠道长期未使用以及有再喂养综合征发生风险的危重症患者,虽然只是基于共识而不是由设计精良的研究所提供的证据,在使用高热量或高渗制剂时应该首选低速率,缓慢加快速率的输注方式(如起始输注速率为 10~20ml/h,此后每 12 或 24 小时增加 10~15ml/h)[25,33-36]。

如果可以,患者通常是先使用连续喂养,然后过渡到间断喂养,最后使用在间隙推注式喂养方式。间隙推注式喂养方式至少需要 15 分钟,以免发生胀气、痉挛、恶心和腹泻。为尽可能降低间隙推注式喂养引起的胃肠道不耐受,建议输注速率不超过 60ml/min[36,37]。间断喂养通常以每 4~6 小时 200~300ml 的速率输注,患者是可以耐受的,但体积高达 750ml 时也可能会耐受[33,36,37]。尽管对大多数患者而言,一开始用较低速率喂养比较合适,但有些患者可以耐受一开始就按目标速率喂养。

D.S. 接受的是经胃喂养的方式,因此连续喂养、间断喂养或间隙推注式喂养方式都可以使用。尽管与间断喂养相比在耐受性方面没有明显差异,连续喂养仍是住院患者中最常用的方式。初始喂养时应使用足量制剂。D.S. 肠内营养的目标剂量为每日 1 440ml 标准热卡密度制剂(1.06kcal/ml,蛋白质 0.44g/ml,83.5% 自由水),或者以 60ml/h 进行连续输注。喂养可以从 30ml/h(目标速率的一半)开始,然而 D.S. 有出现再喂养综合征的风险,因此更倾向于以更慢的速率开始喂养。以 15ml/h 输注 12 小时后,每 12 小时增加 15ml/h,在 48 小时内可以达到目标速率 60ml/h。如果 D.S. 发生了腹泻或者腹胀,出于耐受性方面的考量,喂养速率需在 15ml/h 维持 24 小时,之后每 12~24 小时只能增加 10ml/h。在达到目标速率之前,需要特别关注以确保 D.S. 摄入足够的液体。

可以采用重力滴注和肠内营养泵进行肠内喂养的连续输注。使用重力滴注时,需要经常调整滴速以保持输入速率的一致,还要经常检查来确保营养液的输注不会中断。重力滴注不能提醒护士输注管道有扭曲或营养液已经输注完毕。肠内营养泵能保证一致的输入速率并在营养液出现问题时向护士发出警报,但在价格方面比重力滴注贵很多。肠内营养泵通常用于住院患者,以保证达到医生处方所规定的肠内营养输注剂量。重力滴注和肠内营养泵都适用于 D.S.,但具体要取决于医院肠内喂养的规定。

为了避免非静脉药物通过静脉输注这种严重错误的发生,在"保持连接"行动的倡议下,目前正在引入能与 non-Leuer 兼容的全球设计新标准来规范包括肠内喂养连接器在内的一些小口径液体和气体医疗器械的接头[38]。2012 年肠内营养制剂袋与输入管道的连接装置已经更换。给药管道和喂养管道之间的新接头 ENFit 有望在 2016 年完成全部的更新。口服注射器和新型连接器 ENFit 将不再匹配,因此,需要有与 ENFit 匹配的注射器才能完成给药、管道冲洗和间隙推注式喂养。

从连续喂养过渡到间断喂养/间隙推注式喂养

案例 37-2,问题 7:D.S. 接受肠内营养已经 10 日。他对连续喂养耐受性良好,在过去的 4 日中,没有补充电解质。计划在未来几日后将 D.S. 转入特殊护理机构(skilled nursing facility,SNF)。SNF 要求 D.S. 在转入前要过渡到间断喂养/间隙推注式喂养。D.S. 应该怎样从连续喂养过渡到间断喂养/间隙推注式喂养?

由于费用较高,许多护理机构都不常规使用肠内营养泵。如果不使用泵的话,以恒定速率输注处方规定剂量的营养液可能得不到保证,同时可能需要更多的护理时间用以防止喂养管堵塞和确保制剂足量输入。D.S. 目前使用连续喂养,过渡到间断喂养可以通过多种方式实现。逐渐减少连续喂养速率,同时增加间断喂养的量,这种重叠方案是一种经济有效的过渡方案[33]。对于 D.S.,可以将连续喂养的速率从 60ml/h 减慢到 40ml/h,同时加 4 次间断喂养,每次 120ml,持续 60 分钟,每 6 小时一次。如果 D.S. 可以耐受,可以减慢连续喂养速率到 20ml/h,并增加间断喂养的量至每次 240ml。最终停止连续喂养,将间断喂养加至每次 360ml,或者为保证间断喂养的量,加第 5 次喂养 285~300ml。为方便保持 120ml(8 盎司容器的一半)增量的喂养,如果每日需要 5 次胃养,D.S. 可以采用 2 次 360ml 和 3 次 120ml。

另一种过渡方式是先停止连续喂养,然后以间断喂养的方式来重启喂养。一般最初的 2~3 次喂养 60~120ml,每次间隔 4 小时。如果可以耐受,每 6~12 小时增加 60~120ml,直至到达目标剂量[35]。当达到目标剂量后,可以延长喂养间隔。D.S. 起始可以 60 分钟喂养 120ml,每 4 小一次,喂养 2 次,然后每次喂养加至 240ml。如果他可以耐受,每次喂养可以加至 360ml,每 6 小时喂养一次。达到每日预期喂养次数后,可以根据耐受情况减少每次的输入时间。如果 D.S. 能很好耐受 30 分钟的喂养,那么他可以过渡到 15~20 分钟的间隙推注式喂养方式。

出院的肠内营养处方应当清楚地罗列出目标热卡密度、蛋白质含量、每 1 000kcal 中纤维素含量和制剂剂量,或者每日所需的热量、蛋白质、纤维素和液体量。可以写明商品名,但 SNF 可能没有一样商品名的制剂。喂养计划中一些特别需要注意的问题也需要进行沟通(如 D.S. 不能耐受晚上 9 点之后的喂养;每日最后一次喂养结束需要抬高床头至 45 度保持 3 小时,以防止反流)。

液体补充

案例 37-2,问题 8: 为满足 D.S. 预计的每日液体需要量,他需要额外补充多少液体?

在决定额外补充多少液体时,需要计算肠内营养中自由水的量。如前文所述,标准热卡密度的制剂通常自由水含量为 80%~85%。D.S. 使用的制剂中自由水含量为 83.5%,因此,目标体积每日 1 440ml(6 罐)中,肠内营养制剂提供大约 1 200ml 的自由水。D.S. 的液体需要量(参见案例 37-2,问题 5)按每日 1 860ml[30ml/(kg·d)×62kg]计算,除肠内营养液外,他每日需要补充 660ml 额外液体。如果有呕吐、腹泻或其他原因造成 D.S. 额外的水分丢失,那么要在 660ml 的基础上加上这些丢失的水分来确定他除肠内营养外需要补充的液体量。这些额外液体一般通过药物治疗和喂养管冲洗进行补充。连续喂养时每 4 小时,或每次间断/间隙推注式喂养前后,需要用 30ml 液体冲洗一次喂养管[34,35]。在每次给药前后和不同治疗药物交替时,都需要至少 15ml 的水冲洗管道[34-37]。治疗药物给药前,需要使用液体稀释。对于 D.S. 而言,他需要增加冲洗次数或者冲洗液剂量,因为每 4 小时一次冲洗管道和稀释治疗药物所需的液体总量也只有 30ml,不能达到除肠内营养外需额外补充 660ml 液体的要求。由于 D.S. 使用的是经胃喂养,相对于空肠喂养,不必担心液体高渗方面的问题[39]。根据 D.S. 药物治疗需要的液体量,每次冲管用 100~150ml 液体可以满足他每日液体的需要量。不推荐通过稀释肠内营养液的方式补充液体,因为这样会增加错误发生和污染的风险。

危重症患者的营养支持

营养支持是危重症患者治疗中的重要组成部分,这些患者通常处于分解代谢的应激状态,新陈代谢发生改变。多器官功能障碍、液体和电解质紊乱增加了这类患者情况的复杂性,增加了实施营养支持的困难。虽然理想的制剂组成仍未确定,但一般来说危重症患者的营养支持方式首先的是肠内营养。相关指南都定期更新,本章的推荐意见均参考最新版的指南,尤其是关于特殊组分部分的讨论。

案例 37-3

问题 1: 患者 J. B.,男性,68 岁,有高血压病史。因气短、咳嗽咳痰、喘息伴发热急诊就诊。就诊后给 J. B. 安排了插管并转入了 ICU,诊断为"肺炎"。在之后的 24 小时,他呼吸状况继续恶化,诊断为急性呼吸窘迫综合征(acute respiratory distress syndrome,ARDS)。因为预计他机械通气时间会比较长,所以在小肠内置入营养喂养管。病史记录显示他身高 178cm,入院体重 75kg。

今天实验室检查结果如下:

钠:140mmol/L

钾:3.9mmol/L

氯:109mmol/L

二氧化碳含量:22mM

血尿素氮:18mg/dl

血清肌酐:0.8mg/dl

葡萄糖:118mg/dl

白蛋白:3.6g/dl

门冬氨酸氨基转移酶:32IU/L

丙氨酸氨基转移酶:37IU/L

碱性磷酸酶:64IU/L

总胆红素:0.7mg/dl

白细胞计数:15.3×10³/μl

血红蛋白:13.4g/dl

红细胞压积:39.9%

J. B. 起始是否需要使用危重症患者适用的特殊肠内营养制剂?

J. B. 属于危重症患者,目前有一些适用于危重症患者的肠内营养制剂。然而特殊制剂的肠内营养和某些特殊成分的添加,在危重症患者中的应用仍然存在争议。表 37-4 列出了目前市场上用于危重症患者的营养制剂以及其与标准聚合物制剂不同的营养成分。由于危重症患者的分解代谢特征,这类制剂通常蛋白质含量高。许多制剂的 NPC:N 小于 100:1(如高或极高蛋白含量制剂)。其他蛋白质含量相对低一些(如 NPC:N 介于 100:1 到 125:1)的制剂,针对危重症患者的炎症因素添加了缓解炎症反应的成分。虽然有很少的制剂中含有水溶性纤维素,但用于危重症患者的制剂通常都不含纤维素。是否要在危重症患的肠内营养中添加包括支链氨基酸(branched-chain amino acids,BCAAs)、谷氨酰胺和精氨酸在内的特殊氨基酸尚无定论。

增加支链氨基酸的含量

标准肠内营养制剂中15%~20%的蛋白质以BCAAs形式提供,适用于危重患者的BCAAs加强型制剂这个比例大于35%,而用于肝衰竭患者的制剂则为45%~50%。适用于应激/危重症患者的高BCAA制剂与适用于肝衰竭患者的制剂在治疗上是不可以互相代替的,因为适用于肝衰竭患者的制剂中芳香氨基酸(aromatic amino acids,AAAs),尤其是苯丙氨酸的含量,低于常规含量。

SCCM-ASPEN指南推荐有急性或慢性肝病的ICU患者使用标准制剂的肠内营养[4]。目前用于危重症患者的高蛋白或极高蛋白制剂中加强的是BCAA含量。

谷氨酰胺

谷氨酰胺在危重症患者中使用目的在于增强中性粒细胞功能并维持肠屏障功能,以防止细菌和内毒素从胃肠道易位至全身循环系统,减少败血症的发生[40]。一般情况下,由于谷氨酰胺通过机体合成足够的数量用于转氨作用、介导糖异生和肾脏产氨等多种代谢通路、为淋巴细胞和肠上皮细胞快速分裂提供能量来源以及参与合成谷胱甘肽。谷氨酰胺属于非必需氨基酸,然而,代谢应激时可能出现内源性合成可能不足。

危重症患者中补充谷氨酰胺效果的科学研究结果存在争议。过去的研究证明补充谷氨酰胺可以有许多临床获益,而最新的两项研究(REDOXs和METAPLEX)结果显示,接受肠外或/和肠内补充谷氨酰胺会增加危重症患者的死亡率[41-44]。现在CCP指南已经不推荐在危重症患者中肠内补充谷氨酰胺[19]。此外,由于氨的排泄功能受损,在总胆红素>10mg/dl或肌酐清除率<30ml/min的患者中也要尽量避免使用谷氨酰胺[45]。在使用谷氨酰胺时,监测可能出现的并发症非常重要。

所有的肠内营养制剂中含有的是蛋白质结合型谷氨酰胺。由于稳定性差,游离的谷氨酰胺在即用型制剂中不稳定,因而没有市售的可供静脉使用的游离的谷氨酰胺。然而,谷氨酰胺能以组件的形式补充,可以不通过加入到肠内营养制剂中给予。谷氨酸在水中稳定,许多功能是以谷氨酰胺形式实现的。目前尚需要进一步研究确定谷氨酸、蛋白质结合型谷氨酰胺和游离谷氨酰胺的生理学功能是否相同。

精氨酸

精氨酸是氨解毒过程中由尿素循环合成的非必需氨基酸,通常能满足生长和组织修复的需要。然而在代谢应激时,内源性合成可能不足,使精氨酸成为条件必需氨基酸。精氨酸对于危重症患者的益处在于增强蛋白质合成、细胞生长和支持免疫系统。与之相反的是,一些研究提出补充精氨酸后可能出现不良反应的一些机制,例如,精氨酸是合成一氧化氮的底物,一氧化氮是强效扩血管物质,还可能与线粒体破坏和器官功能障碍有关,增加肠黏膜渗透性[46]。尽管在脓毒症时一氧化氮合成增加(因而造成精氨酸负平衡),这个效应分子的确切作用仍存在争议。许多人认为一氧化氮过量是适应性反应的一部分,用于限制感染、缺血、凝血、炎症和组织损伤。

由于多项研究的结果存在争议,在危重症患者肠内营养中添加精氨酸还存在不确定性[4,18-20,47]。指南、专家共识和推荐意见可以帮助医师确定具有循证医学证据的营养治疗方案,但在实际操作过程中仍有许多障碍[4,18-20,48,49]。CCP指南不推荐危重症患者使用含精氨酸和免疫增强组分的制剂,因为高质量研究结果显示,使用此类制剂并不能改善死亡率,而且有些研究结果显示,使用此类制剂反而会增加脓毒症患者的死亡率[18-20]。

免疫调节制剂

表37-4中一些NPC:C≤125:1的制剂也含有精氨酸、谷氨酰胺,或核苷酸,或改良脂肪成分。由于其在应激反应中表现为有临床获益的调节作用,这类制剂通常被称为"免疫调节"制剂。目前研究的制剂中通常含有2种或2种以上比例不等的可能的免疫增强成分,因此很难判断是哪一种成分起的作用。用于急性呼吸窘迫综合征(acute respiratory distress syndrome,ARDS)和急性肺损伤(acute lung injury,ALI)患者的免疫调节制剂和其他制剂是不同的,这部分内容将单独在肺部疾病这部分详细展开。

一些临床研究观察了免疫调节肠内营养制剂对死亡率、住院时间(length of stay,LOS)、ICU住院日、医院感染发生率、机械通气维持时间和胃肠道并发症方面的影响,但结果存在争议[4,18-20,40-47]。尽管有一些meta分析结果显示有临床获益(如感染性并发症,机械通气天数,LOS),但是危重症患者使用免疫增强制剂与使用标准肠内营养制剂相比,在死亡率方面没有获益[4,18-20,48]。

接受择期大手术,特别是上消化道恶性肿瘤手术的患者,使用免疫调节肠内营养制剂时会有比较好的预后。一项meta分析结果显示,高风险择期手术患者,尤其是大部分上消化道恶性肿瘤患者,使用同时含精氨酸和鱼油的免疫调节肠内营养的患者,感染风险和住院时间都减少[47]。SCCM-ASPEN联合发布的指南强烈推荐,接受择期大手术、外伤、烧伤和头颈部恶性肿瘤患者应使用免疫调节制剂,但在病情危重、机械通气和非手术ICU患者中推荐级别稍弱[4]。与之相反的是,CCP指南反对在危重症患者中使用含有精氨酸或者其他成分的制剂,因为有研究结果显示使用这些制剂没有降低患者的感染率和死亡率,反而有增加败血症患者死亡率的可能[18-20]。CCP指南和SCCM-ASPEN指南都不推荐严重脓毒症患者使用添加精氨酸的免疫调节制剂[4,18-20]。想要确定免疫调节成分(精氨酸、谷氨酰胺、核苷酸、ω-3脂肪酸)不同组合的效果,最佳成分和剂量组合,以及免疫调节成分的最佳给予时间,需要界定明确的患者人群来进一步研究。

表 37-4

不同蛋白质或脂肪来源的高蛋白质肠内营养制剂[a]

制剂	kcal/ml (mOsm/kg)	自由水/%	蛋白质/[g/L](% kcal)	NPC:N	蛋白质来源	ARG/(g/L)[d]	GLN/(g/L)[d]	脂肪/[g/L](% kcal)	脂肪来源	MCT占脂肪供热比/%	ω-6FA:ω-3FA[d]	纤维素/(g/L)[d]
Crucial[c]	1.5(490)	77	94(25)	67:1	水解酪蛋白;L-精氨酸	15	—	67.6(39)	MCT油;鱼油(<2%);大豆油;卵磷脂	50	1.5:1	—
f.a.a[c]	1.0(850)	85	50(20)	100:1	晶体氨基酸	—	—	11.2(10)	大豆油;MCT	25	—	—
Impact with Fiber[c]	1.0(375)	87	56(22)	71:1	酪蛋白钠盐和钙盐;L-精氨酸	12.5	—	28(25)	棕榈仁油;鲱鱼油	—	1.4:1	10
Impact 1.5[c]	1.5(550)	78	84(22)	71:1	酪蛋白钠盐和钙盐;L-精氨酸	18.7	—	69(40)	MCT;棕榈仁油;鲱鱼油	33	1.4:1	—
Impact Glutamine[c]	1.3(630)	81	78(24)	62:1	乳清蛋白水解产物;游离氨基酸;酪蛋白钠盐;L-精氨酸	16.3	15	43(30)	棕榈仁油;鲱鱼油	—	1.4:1	10
Optimental[b]	1.0(540)	83.2	51(20.5)	97:1	大豆蛋白水解产物;部分水解的酪蛋白钠盐;L-精氨酸	5.5	—	28.4(25)	结构脂肪乳(互酯化的沙丁鱼油[EPA,DHA]和MCT);油菜籽油;大豆油	NA	—	5 FOS
Osmolite 1.2 Cal[b]	1.2(360)	82	55.5(18.5)	110:1	酪蛋白钠盐和钙盐	—	—	39(29)	高油酸红花油;油菜籽油;MCT油;卵磷脂	20	—	—
Oxepa[b]	1.5(535)	78.5	62.5(16.7)	125:1	酪蛋白钠盐和钙盐	—	—	93.8(55)	油菜籽油;MCT油;沙丁鱼油;琉璃苣油	25	—	—
Peptamen AF[c]	1.2(390)	81	75.6(21)	76:1	水解乳清蛋白	—	—	54.8(39)	MCT油;大豆油(<2%);鱼油;卵磷脂	50	1.8:1	5.2(FOS和其他纤维素)
Pivot 1.5 Cal[b]	1.5(595)	75.9	93.8(25)	75:1	部分水解的酪蛋白钠盐;乳清蛋白水解产物	13	6.5	50.8(30)	结构脂肪乳(互酯化的沙丁鱼油[EPA,DHA]和MCT);大豆籽油	20	—	7.5FOS

a 因为营养物质来源和含量会定期发生变化,所以该表仅供一般参考,不针对特殊疾病患者。
b 雅培（Ross）产品。
c 雀巢产品。
d "—"表示没有或未知。

AF,改良制剂;ARG,精氨酸;DHA,二十二碳六烯酸;EPA,二十五碳五烯酸;FOS,低聚果糖;GLN,谷氨酰胺;MCT,中链甘油三酯;NPC:N,非氨质热卡:氮;ω-3FA,ω-3脂肪酸;ω-6FA,ω-6脂肪酸。

改变脂肪成分

应激/危重症和免疫调节制剂中含有不同来源的脂肪可用于改变脂肪酸的类型。脂肪来源通常包括 MCTs，主要是油菜籽油、高油酸油或者鱼油。MCTs 吸收不依赖胰酶和胆盐，也不依赖肉毒碱，因此，适用于长链甘油三酯吸收不良的患者。MCTs 占脂肪供热比例相对较高的制剂通常用于伴有吸收不良的危重症患者。

油菜籽油和高油酸油含较多的单不饱和脂肪酸（monounsaturated fatty acid，MUFAs），由于食用橄榄油的人群患有心血管疾病者较少，使得 MUFAs 得到了广泛应用，但是这类脂肪酸在有疾病患者中的作用仍需进一步研究。ω-6 是介导炎性反应、血管收缩和血小板聚集的前体物质，因此为了限制 ω-6 脂肪酸（ω-6FA）的摄入，在危重症患者中应当避免或者尽量少用多不饱和植物油（如玉米、大豆和红花油）[50,51]。有些 ω-6FAs 可转化成 γ-亚油酸（γ-linolenic acid，GLA），然后转化成双高-GLA，继而生成花生四烯酸[52]。双高-GLA 与花生四烯酸竞争前列腺素的合成通路，生成炎性作用较弱的"1"系列前列腺素，这和 ω-3FAs 的"3"系列前列素相仿。亚油酸是一种不能由 MCT 和鱼油提供的必需脂肪酸，为防止亚油酸缺乏，需要补充小剂量的 ω-6FAs。

鱼油，包括鲱鱼油，主要提供 ω-3 家族脂肪酸（ω-3FAs），以二十五碳五烯酸（eicosapentaenoic acid，EPA）和二十二碳六烯酸（docosahexaenoic acid，DHA）为主的长链脂肪酸。在危重症患者中使用 ω-3FAs 的目的在于减少特定患者群体感染性并发症和死亡的发生。ω-3FAs 是"3"系列前列腺素、前列环素、血栓素和"5"系列白三烯的前体。与 ω-6FAs 相比，以 ω-3FAs 作为前体物质的化合物总体上致炎作用较弱，而扩张血管的作用较强[50-52]。

目前还尚缺乏肠内营养中脂肪成分的改变对危重患者影响的研究数据，免疫调节成分的组合使用与单独使用相比，可能产生不同的效用。术后和危重症患者使用添加 ω-3FAs 的肠内营养，一般也会与其他免疫调节成分一起使用，能改善患者的临床预后，但 ω-3FAs 的临床疗效目前仍然存在争议[4,18,26]。研究结果显示，没有足够证据支持常规使用鱼油。有些研究还发现在含免疫调节成分的肠内营养中，精氨酸有抵消鱼油益处的可能[53,54]。

研究建议含 ω-3FAs 的免疫调节制剂至少使用 5~7 日才能观察到其在改善术后预后方面的效果[49-51]。因为在使用 5 日后的人群中已经证实，疗效可能需要 ω-3FAs 渗入到细胞膜后方能显现[55]。针对 ARDS 和 ALI（见"肺部疾病"部分）患者，也有关于通过改变脂肪成分提高 ω-3FAs 含量的研究。

J. B. 是否需要使用免疫调节制剂的肠内营养这个问题没有确切的答案。现有数据没有提示 J. B. 存在脓毒症，因此，根据 SCCM-ASPEN 指南，他属于适合使用免疫调节制剂的患者[4]。比较保守的 CCP 指南则不推荐使用含有精氨酸的免疫调节制剂[18-20]。决定是否使用免疫调节制剂可能取决于医院内部的实践经验和免疫调节制剂的供应情况。J. B. 因肺炎入院，现在出现 ARDS，因此另一个需要考虑的问题就是，使用针对肺部疾病患者的特殊肠内营养制剂是否更合适他。

肺部疾病

案例 37-3，问题 2：肺部疾病制剂与标准聚合物制剂有什么差别？如果 J. B. 使用针对肺部疾病的特殊制剂，那制剂中应该含有哪些营养改良成分？

目前有两种适用于肺部疾病患者的肠内营养制剂。这两种制剂都是中等热卡密度（1.5kcal/ml），脂肪类型不尽相同，但脂肪供热比都相对较高（40%~55%）。之所以脂肪含量高是因为脂肪代谢比碳水化合物代谢时产生的二氧化碳（CO_2）少，从而减轻肺的工作负荷。早期的一些研究结果显示，等热量的高脂肪低碳水化合物饮食与高碳水化合物饮食相比，前者能改善非卧床的慢性阻塞性肺疾病（chronic obstructive pulmonary disease，COPD）患者的呼吸参数，同时能减少机械通气患者使用呼吸机的时间，降低动脉 CO_2 浓度[26,56,57]。这些研究中热量的摄入量为能量消耗测定值的 1.7~2.25 倍，这超出了现在的标准。过多的热量会产生过多的 CO_2，因此早期的研究结果受到质疑。在临床实践中，为控制 CO_2，防止过度喂养与高脂肪低碳水化合物饮食一样重要[26,27]。此外，在没有 CO_2 生成过量或潴留的患者中，很难观察到使用高脂肪含量的肠内营养能改善呼吸参数这样的结果。一项在 60 例营养不良，体重下降的 COPD 患者中的研究结果显示，与高碳水化合物制剂（60%~70%热量）相比，高脂肪低碳水化合物（28%热量）制剂能改善这类患者的呼吸状态[58]。尽管在脂肪供热比方面高脂肪制剂（55%）与传统肺部疾病制剂相仿，但是两种制剂的脂肪成分比例显著不同，高脂肪制剂中的脂肪 20% 为 MCTs，且主要成分是 MUFAs。目前市面上专用于肺部疾病患者的产品制剂中，MCTs 占脂肪供热比为 20%~40%，脂肪的成分主要是 MUFAs。在以增加体重为目的的过度喂养期间，使用肺部疾病制剂是合理的，但不适于大多数患者常规使用。

免疫调节型肺部疾病制剂（immune-modulating pulmonary，IMP）是第二类肺部疾病的肠内营养制剂，其中添加了抗炎脂肪成分（富含 ω-3FAs 的鱼油，富含 GLAs 的琉璃苣油），抗氧化剂（维生素 C 和 E，β 胡萝卜素），同时不含谷氨酰胺或精氨酸。IMP 在 ARDS 和 ALI 患者中的使用已有研究[4,18-20]。Pontes-Arruda 等做的一项 meta 分析纳入了 3 个比较 IMP 制剂和添加任意的 ω-6FAs 成分的高脂肪含量的肺部疾病制剂的研究，分析结果显示使用 IMP 制剂的患者，在新发器官衰竭、机械通气维持时间、ICU 住院时间和死亡率方面都有显著下降[59]。

根据当时仅有的一项研究结果，CCP 指南发布时，专家委员会认为在 ARDS 患者中可以考虑使用含有鱼油、琉璃苣油和抗氧化剂的 IMP 制剂[18]。2009 年 SCCM-ASPEN 和 CCP 更新指南时，在评估了许多新的研究后，都推荐在 ARDS 和 ALI 患者中使用 IMP 制剂[4,20]。然而另一些的高质量研究质疑了这些控制制剂的选择，因为有证据表明摄入富含 ω-6FA 的脂肪对危重症患者有不利的影响[18]。

Grau-Carmona 等做了一项研究，比较了患者使用 IMP 和标准肠内营养制剂后的差别，而没有和高脂肺部疾病制剂进行比较。该研究纳入了 132 例 ARDS 或 ALI 的患者，结果显示，使用两种营养制剂的患者在气体交换、机械通气天数方面没有差异，但使用 IMP 的患者在 ICU 住院天数略短[60]。基于此研究结果和前一版 CCP 指南曾经纳入评价的另外一篇文献，CCP2013 版指南降低了 IMP 在 ARDS 和 ALI 患者中使用的推荐级别[20]。CCP2015 版指南引用了另一项研究结果[19]。该研究在严重外伤患者中创新使用 IMP，结果显示在氧合水平、进展成 ARDS 或 ALI、机械通气天数、ICU 住院时间和死亡率方面，组间没有差异。然而，实验组中有更多的患者发展成菌血症[61]。2015 版指南与 2013 版指南的推荐意见一致[19]。

J. B. 诊断为 ADRS，因此根据 CCP 和 SCCM-ASPEN 指南，他可以使用 IMP 制剂[4,19,20]。制剂中应含有鱼油以提供大量 ω-3FA，琉璃苣油以提供 GLA 和大量抗氧化维生素。在权衡高脂肪肠内营养利弊时，必须考虑到高脂饮食可导致胃排空延迟，这在 IMP 和常规肺疾病制剂中都要注意。胃排空延迟可导致腹胀、胃残留增加、恶心和呕吐。J. B. 的喂养管放置在小肠，因此不需要考虑胃排空延迟方面的问题。然而，在高脂肪含量的制剂，尤其是长链甘油三酯输入小肠时，需要注意胰脂肪酶活性受抑制可能导致的脂肪吸收不良。对于大多数患者而言，与其他喂养方式相比，连续喂养是更容易耐受，灌注速度更快的方式。从表 37-2 可以看到，常规肺疾病制剂比标准聚合物制剂的费用略高一些，IMP 制剂的费用明显更高。

肾衰竭

案例 37-3，问题 3： J. B. 入住 ICU 已经 10 日。他 ADRS 的情况有改善，但出现了急性肾损伤，今天将开始血透。早上实验室检查结果如下：

> 钠：131mmol/L
> 钾：5.7mmol/L
> 血尿素氮：80mg/dl
> 血清肌酐：3.8mg/dl
> 葡萄糖：100mg/dl 使用过胰岛素
> 镁：2.9mg/dl
> 磷：5.6mg/dl
> 白细胞计数：9.7×10³/μl
> 血红蛋白：11.4g/dl
> 红细胞压积：34.3%
>
> 医师开具了肾功能不全的肠内营养。与标准聚合物制剂相比适用于肾脏疾病患者的肠内营养制剂在成分上有什么不同？肾脏疾病制剂是否适用于 J. B.？

目前有两种专用于肾脏疾病/损伤患者的肠内营养制剂，为限制液体量，它们都是热量密集型（1.8~2kcal/ml）制剂。这类极特殊的制剂一定要增加必需氨基酸的含量，因为尿素氮再利用合成非必需氨基酸会减少 BUN 累积[26,56,57]。然而在临床上似乎没有明显的氮再利用和非必需氨基酸合成发生。必需氨基酸制剂适用于肾小球滤过率（GRF）<25ml/（min·1.73m²）且接受低蛋白饮食以及不能做透析的慢性肾衰竭患者[56]。长期使用可能导致高氨血症和代谢性脑病，因此使用时间不超过 2~3 周。这类制剂不适用于像 J. B. 一样的急性肾损伤或接受透析的患者。这类制剂 NPC：N 大约为 300：1。现有的高必需氨基酸制剂中都含有水溶性维生素，不过有些必需氨基酸制剂中没有水溶性维生素，所以在使用时需要确认其含量。Renalcal 含有大量必需氨基酸，2/3 是必需氨基酸和 1/3 是非必需氨基酸。

为肾衰竭或肾功能不全患者设计的聚合物肠内营养制剂是肾功能受损的住院患者的标准制剂。这些制剂中含有均衡的氨基酸成分，没有强化必需氨基酸含量。NPC：N 从 130：1（适用于因为透析致氮流失增加的患者）到 230：1（适用于非透析患者）不等。为尽可能减少电解质紊乱，这类制剂中钾、磷、镁都低于常规浓度。许多因为急性肾损伤而接受透析的危重症患者可以耐受非肾脏疾病的制剂，而有钾、磷、镁升高的患者通常就需要使用肾脏疾病制剂来控制电解质水平。根据 J. B. 的电解质情况，他需要使用肾脏疾病制剂。由于需要透析，选择 NPC：N 低的聚合物制剂比较适合。每日不到 2 000ml 的适用于肾脏疾病患者的聚合物制剂就可以 100% 满足 DRI 所推荐的剂量。

组件型肠内营养制剂

案例 37-3，问题 4： 在使用了几日的肾病患者适用制剂（NPC：N 140：1）后，有征象表明 J. B. 需要提高蛋白质的摄入量。今天血清电解质检查结果如下：

> 钠：137mmol/L
> 钾：5.1mmol/L
> 磷：4.5mg/dl
> 镁：2.6mg/dl
> 增加蛋白质的补充可以选择哪些方法？

J. B. 正在使用蛋白质含量中等的肾病患者适用制剂（NPC：N 为 140：1）。目前市面上没有蛋白质含量很高，同时钾、磷、镁含量较低的产品，那些含大量蛋白质的产品中电解质含量明显高于 J. B. 目前使用的制剂。目前他肾脏消除血清电解质的能力接近正常值的上限，而且很有可能因为使用非肾脏疾病患者专用肠内营养后超过正常值。在透析患者中使用低钾透析液有助于维持钾的血清浓度在正常范围。治疗过程中还要考虑到磷酸盐胶结的问题，磷酸盐胶结可能会使喂养管堵塞的风险增加。为增加蛋白质的摄入量，使用单元蛋白质成分是一个比较好的选择，尽管喂养不当可能也会增加喂养管堵塞的风险。

组件型肠内营养制剂是专为加入口服饮食或肠内营养制剂而设计的单一营养成分或两种营养成分的组合。它们只提供宏量营养素，不含有电解质或维生素，仅供饮食或肠内营养的补充，不能用作唯一的营养来源。蛋白质组件是粉状的,每汤匙含 3~5g 蛋白质。大多数蛋白质组件是整蛋白。独立包装的精氨酸和谷氨酰胺可以用作单一氨基酸成分的补充剂。葡萄糖多聚体可以用作碳水化合物补充剂提供热量。它们不会增加渗透压,不会改变食物或制剂的味道。粉状的碳水化合物组件每汤匙含 20~30kcal 热量,而液体的碳水化合物组件每毫升含 2kcal 热量。蛋白质和碳水化合物的联合组件通常是与水混合后管饲给患者,而不是直接加入肠内营养制剂当中。额外补充脂肪时可以使用 50% 的红花油乳剂(脂质微粒)或者 MCT 油。如果碳水化合物和脂肪提供的热量合理的话,两者的组合组件也是可以使用的。纤维素组件也有上市的产品,产品中含有以部分水解的瓜尔豆胶形式存在的可溶性纤维素。

葡萄糖控制制剂

案例 37-4

问题 1: M. P. 59 岁男性,因脱水拟行消化道检查,以明确患者 3 个月内无意识体重下降约 16kg(35 磅)的原因收治入院。患者诉由于持续的恶心,至少近一周内他无法进食,没有呕吐。M. P. 在急诊接受静脉输液治疗,目前使用 0.9% 氯化钠溶液每小时 125ml 静脉滴注。既往有高血压、高脂血症、胃反流和 2 型糖尿病病史。M. P. 身高 180cm,入院体重 130kg。今早实验室检查结果如下:

葡萄糖:230mg/dl

血尿素氮:20mg/dl,较急诊时 31mg/dl 有下降

血清肌酐:1.2mg/dl,较急诊时 2.3mg/dl 有下降

钠:141mmol/L

钾:4.3mmol/L

氯:105mmol/L

M. P. 的小肠通过试验结果显示他存在严重的胃排空延迟。现在小肠放置喂养管,尝试肠内喂养。

是否要选用"葡萄糖控制"或"糖尿病患者适用"的制剂作为管饲起始的选择? 葡萄糖控制制剂与标准聚合物肠内营养制剂有什么不同?

糖尿病患者饮食中宏量营养素的理想配比目前还不确定,或可参照为健康饮食而制定的通用饮食指南[62]。然而高血糖患者制剂,即糖尿病患者适用制剂不需要遵循这一指南推荐。糖尿病患者适用制剂,碳水化合提供 31%~40% 的热量,脂肪提供 42%~49% 的热量,蛋白质提供 16%~20% 的热量。与大多数标准聚合物制剂相比,糖尿病患者适用制剂中碳水化合物含量更低,脂肪含量更高。高 MUFA 制剂中超过 60% 的脂肪是 MUFAs。糖尿病患者适用制剂中碳水化合物来源和种类各异,主要是比较复杂的碳水化合物(如低聚糖、玉蜀黍淀粉、纤维素)和非胰岛素依赖性的糖类(如果糖)。纤维素能改善血糖,这类制剂中主要含有可溶性纤维素,也有大豆多糖,有助于防止餐后高血糖。纤维素含量介于 14~21g/L,制剂热卡密度为 1kcal/ml,因此,每日摄入热量低过 2 000kcal 时也能满足纤维素的每日推荐摄入量 25~38g[29]。

有许多研究对提供同等热量和蛋白质的糖尿病患者适用制剂和标准肠内营养制剂进行了比较。一项大型的 meta 分析纳入了 23 项研究,其中 19 项是使用糖尿病患者适用制剂来控制葡萄糖摄入的随机对照研究[63]。结果显示,糖尿病患者适用制剂有助于控制血糖,表现为能明显降低餐后血糖、血糖曲线下面积和峰值血糖浓度。然而,糖尿病患者适用制剂对总胆固醇、高密度脂蛋白或甘油三酯以及总的并发症发生率没有明显改善。另外,仅有一个为期 2 周的试验报道了危重症患者的死亡率,结果显示两种制剂在危重症患者死亡率方面没有差异。这项 meta 分析的结果在临床上的应用受到一定限制,因为许多研究方法学质量不高,如采用单餐试验和健康人群口服营养补充剂。在 APSEN 制定指南时,还没有针对高血糖症住院患者设计合理的大样本临床研究,从而无法对成人高血糖症患者使用糖尿病患者适用制剂做出推荐[64]。

M. P. 既可以使用糖尿病患者适用制剂也可以使用标准制剂。之前讨论的 meta 分析建议,使用糖尿病患者适用制剂能对控制血糖比较好。然而,在 ASPEN 制定指南时,还发现没有充分的证据支持在高血糖症住院患者中推荐使用糖尿病患者适用的制剂。营养和膳食学会建议糖尿病患者应遵循常规健康饮食[62-64]。根据现有的数据,糖尿病患者适用制剂和标准制剂都适合 M. P. 使用。在选择使用糖尿病患者适用制剂时,要权衡胃排空延迟或脂肪吸收不良造成的问题和制剂使用能控制血糖所带来的临床获益这两方面的情况。而这个问题在 M. P. 身上不需要考虑太多,因为他目前是小肠置管而且也没有脂肪吸收不良史。糖尿病患者使用肠内营养需要个体化的宏量营养素供给,防止热卡过量,并维持血糖平稳[62-64]。M. P. 可能会从一份包括逐步减肥在内的治疗计划中获益,这或许会影响到制剂的选择,是选择糖尿病患者适用制剂还是总热量较低但蛋白质足量的高蛋白质制剂。

肠内营养监测

案例 37-4,问题 2: 管饲会有哪些并发症? 可以采取哪些措施防止 M. P. 出现并发症,应当如何监测?

对接受肠内营养的患者予以适当的监测对发现和预防并发症至关重要。并发症可以划分成三类:机械性并发症、代谢性并发症和胃肠道并发症(表 37-5)。

机械性并发症

喂养管阻塞和误吸是最主要的机械性并发症。机械性并发症可以通过良好的护理技术和仔细观察喂养耐受情况而避免。足够的喂养管冲洗对防止喂养管堵塞至关重要。推荐连续喂养时每 4 小时用 30ml 水冲洗一次喂养管,间断喂养时每次管饲前后都要冲洗喂养管[34,35]。每次喂饲治疗药物前后以及清除胃内容物后也要冲洗喂养管。M. P. 的喂养管冲洗应当参照上述准则。经常通过听诊确定喂养管位置,确认喂养管标识的位置以及清除胃内容物对防治喂养管移位至食管和咽部引起的肺部误吸至关重

表 37-5

管饲并发症

并发症	原因/诱发因素	治疗/预防
机械性并发症		
误吸	气管切开处漏气	喂养前堵住气管切开处的漏气;喂养后保持气管切开处不漏气 1 小时;在 Treitz 韧带后放置小管径喂养管
	喂养管移位	重置喂养管并确认放置位置;注意用手控制或束带固定喂养管
	胃排空减少	每 4~6 小时检查胃残留;抬高床头 30°~45°;使用低脂制剂;使用促动力药;小肠内置管
	缺乏呕吐反射;昏迷	空肠内置管;抬高床头 45°;采用连续喂养
鼻咽刺激或坏死;食管侵蚀;中耳炎	喂养管管径粗,聚氯乙烯管长期放置	每日重置喂养管并更换胶布;使用细管径喂养管;置管时避免对组织的压迫;每日湿润口鼻数次
喂养管堵塞	药物未充分研磨	彻底研碎药物并溶于水;尽可能使用液体剂型;确认药物与喂养管和制剂的相容性
	给予药物或浓制剂后冲洗不充分	给予药物或浓制剂后用 50~150ml 水冲洗喂养管并且每 4~6 小时用 30ml 水冲洗喂养管
	制剂溶解或混合不佳	使用搅拌器混匀粉末状制剂(参考厂商的混配指南);使用即用型制剂
	制剂与低 pH 物质混合	安全性可以保证的情况下不要检查胃残留;用粗管径喂养管检查胃残留;避免使用细管径喂养管喂饲酸性药物;考虑使用非酸性药物替代;给药前和用药后立即使用至少 30ml 水冲洗喂养管
胃肠道并发症		
恶心、呕吐、胀气、绞痛	输入速度过快	减慢输入速度;改团块式喂养为间断喂养
	渗透压过高;制剂剂量不耐受	改用等渗制剂;增加团块式或间断喂养的次数以减少每次喂养的剂量,或者改成连续喂养;如果剂量过大是主要问题,可以考虑使用高热卡密度的制剂(高热卡密度的制剂通常渗透压也会增高)
	胃潴留;胃肠道动力差	幽门后置管;考虑使用促动力药,如甲氧氯普胺;评估治疗药物,可以的话替换掉可能导致胃动力不足的药物
倾倒综合征(虚弱、出汗、心悸)	高渗团块式喂养或过快输入小肠	不要用团块式喂养方式进行小肠喂养;暂时降低连续喂养的速度,症状缓解后逐渐加快速度;使用等渗制剂
	喂养的速率或者剂量增加过快	暂时减慢连续喂养的速度或者减少间断/团块式喂养的剂量,症状缓解后逐渐增加
腹泻	微绒毛萎缩;与疾病进程相关的营养吸收不良(如胰腺炎、短肠综合征、克罗恩病)	营养吸收不良改善前使用低聚物制剂;使用相对等渗的制剂并缓慢增加;当存在脂肪吸收不良时使用长链脂肪酸含量少的制剂和/或补充胰酶
	高渗制剂	改成渗透压低的制剂
	倾倒综合征	见表"倾倒综合征"部分
	制剂剂量增加过快	暂时降低灌注速度或剂量并缓慢增加;为更好控制输入速度可以考虑使用肠内营养泵

表 37-5

管饲并发症（续）

并发症	原因/诱发因素	治疗/预防
腹泻	乳糖不耐受	如果之前用过含乳酸制剂的话，可以改用不含乳酸的制剂；对于不是严格要求 NPO 的患者，需评估治疗药物和饮食中乳酸的含量
	制剂污染	如果使用开放的给药系统，每 4~6 小时换新鲜的制剂；不要将新鲜营养液放入有营养液残留的容器中；每日更换营养液储存容器和喂养管；在制剂和喂养管操作时遵守洁净/无菌规范；尽量减少喂养管的操作；考虑使用封闭的肠内营养系统；避免使用需要再配置的粉末状制剂
	药物治疗；抗生素；含镁的抗酸剂；高渗液体药物	检查粪便的艰难梭菌，如果有则给予治疗；考虑使用益生菌；没有禁忌的话使用止泻药；考虑其他替代治疗如 H_2 受体阻断剂或质子泵抑制剂；用含钙抑酸剂；如果可以的话，减少剂量或者分成每日 3~4 次喂养；给药前用水先稀释；改变给药方式（经皮，静脉注射）；改用研碎的药片和采取适当的预防措施来防止喂养管阻塞
便秘	液体或自由水摄入不足	通过增加冲洗液的体积和/或次数增加液体摄入；如果可以的话，改用低热卡密度制剂
	纤维素摄入不足	改用含纤维素或者纤维素含量高的制剂；给予果汁或容积性泻药（如欧车前），使用时需注意以防出现喂养管阻塞
	粪便嵌塞	使用大便软化剂，如果经喂养管给药时要注意防止喂养管堵塞
	胃/胃肠道动力不足	鼓励下床活动；考虑使用促动力药
	治疗药物，特别是麻醉剂和抗胆碱能药物	如果可以的话，使用治疗药物的最小有效剂量，或替换成便秘不良反应小的药物
代谢性并发症		
高血糖、高尿糖（能导致脱水、昏迷或死亡）	应激反应；糖尿病	每 6 小时监测一次指尖血糖，使用滑动胰岛素注射法联合适量的常规胰岛素注射（如危重症患者静滴胰岛素）
	高碳水化合物制剂	改制剂
	药物治疗（类固醇）	准确地监测出入量
CO_2 产生过度（呼吸商高）	碳水化合物产热比高或其他能量来源物质摄入过度	降低总热量摄入防止过度喂养；考虑使用脂肪供热比高的制剂
低钠血症	稀释（液体过量，SIADH）；钠摄入不足；胃肠道丢失过多	使用全剂量制剂或者改用 1.5~2kcal/ml 的制剂；在管饲中添加盐（1tsp = 2g Na = 90mmol）；适当使用利尿剂；补充胃肠道丢失
高钠血症	自由水摄入不足	使用 1kcal/ml 的制剂；准确地监测出入量；每日测定体温和体重；增加冲洗液体的量
	水分过度丢失（尿崩症，高血糖引起的渗透性利尿，发热）	纠正高血糖和引起发热和尿崩症的原因
低钾血症	治疗药物（利尿剂；抗假单胞青霉素类，两性霉素 B）	监测血钾；需要时口服或静脉补充钾
	细胞内/外转移	纠正基础病因
	胃肠道过度丢失（鼻胃引流，小肠瘘，腹泻）	常规在补液中补充钾

表 37-5

管饲并发症（续）

并发症	原因/诱发因素	治疗/预防
高钾血症	保钾药物（氨苯蝶啶、阿米洛利、螺内酯、ACEI）；含钾的药物（青霉素 G 钾）	监测血钾；改用没有保钾作用或者不含钾的药物
	肾衰	监测肾功能；改用含钾量低的制剂
高凝状态	制剂所致的华法林拮抗	在使用华法林前后 1~2 小时停用肠内营养；监测凝血状况；确认制剂中维生素 K 的含量，可以的话换用维生素 K 含量低的制剂（大部分肠内营养维生素 K 含量较低）

ACEI，血管紧张素转化酶抑制剂；NPO，禁食；SIADH，抗利尿激素分泌异常综合征。

要。连续喂养时，每 4~6 小时需要确认一次喂养管的位置，间断/间隙推注式喂养时在每次喂饲前要确认喂养管位置[34,36,37,39,57]。

用注射器清除胃内容物可以估计胃容量［胃残留量（gastric residual volume，GRV）］。一个正常进食的成年人每日大约分泌 4 500ml 唾液和胃液。在胃排空受损时，体内分泌的唾液和胃液的量对 GRV 有影响。前次喂养（尤其是间断/间隙推注式喂养）的量和时间、喂养管本身的特性和患者的体位及活动能力都会影响 GRV[36,37]。因为置于胃部较前端的位置，胃造瘘管比 NG 引起的 GRV 要少。质软、内径小的喂养管在检测 GRV 时可能会塌陷，导致 GRV 偏小。一般幽门后置管不用于检测 GRV，因为：（a）有喂养管塌陷问题的报道；（b）小肠不能储存残留物。M.P. 使用的是空肠管，因此通过喂养管测定的 GRV 结果不可靠。如果除了小肠置管外，M.P. 还有 NG，那么可以通过 NG 喂养管检测 GRV 来判断营养液有无反流到胃内。早前，有在制剂中加入亚甲蓝或者蓝色食用色素来判断是否存在反流的做法，然而有报道称这会增加死亡率，因此这样的做法已经废止[4,14,34,35]。用葡萄糖氧化酶试纸测定支气管分泌物中肠内营养制剂的存在缺乏敏感性和特异性，而且测试结果与误吸没有相关性，因此不推荐使用[33,34,35,36]。现有的临床实践指南对 GRV 达到多少量需要控制喂养的推荐意见不一致。CCP 指南建议在 250~500ml 时应控制喂养。而 SCCM-ASPEN 指南建议 GRV 大于 500ml 时要控制喂养，当 GRV 持续大于 500ml 时则应考虑空肠置管[4,19,20,35]。此外，当第二次检测结果 GRV 仍大于 250ml 时可以考虑使用促动力药，推荐使用甲氧氯普胺[19,20]。这类药物有助于改善喂养的耐受性和营养液的输送，减少误吸的风险，但使用这类药物的获益仍受到质疑。如果因为 GRV 过高停止喂养时，建议每小时评估一次 GRV，直到 GRV 小于 200~250ml 后再开始喂养。为尽量减少电解质紊乱的发生，用以评估 GRV 而抽出的液体应经由喂养管输回胃部。然而根据 CCP 指南，弃去 GRV 或者回输 250ml 都可以[19,20]。同时建议在喂养前后抬高床头 30°~45°，危重症患者最好是 45°，可以降低误吸发生的风险[19,35,39]。

代谢性并发症

肠内营养最主要的代谢性并发症有高血糖、电解质紊乱和液体失衡。尽管缺乏对监测频次方面的细致研究，推荐在发生严重代谢异常前，用与肠外营养评估相似的常规生化检查指标来判定和纠正代谢异常。用血糖、SCr、BUN 和电解质的基线值来指导肠内营养制剂的选择。M.P. 现有的实验室检查结果不足以用作基线值，但在开始营养支持治疗之前，为了肠内营养监测需完善其他实验室检查。

对于糖尿病、高血糖或者可能出现高血糖的患者，在肠内营养开始之前建议每 6 小时测定一次毛细血管血糖或者做胰岛素使用记录。M.P. 有糖尿病病史，血糖基线值高于 200mg/dl，他在肠内营养开始之前，需要积极地监测血糖和处理高血糖。M.P. 需要长期的血糖监测。然而对于没有糖尿病病史的患者而言，在肠内营养的剂量和输入方式达标后，一旦血糖正常状态稳定就可以停止监测血糖。

危重症、存在电解质紊乱风险或肾功能不全的患者，开始肠内营养后通常需要每日完成一组基础代谢的检查（BMP；血糖、钠、钾、氯、碳酸氢盐、钙、BUN 和 SCr）。比较稳定的患者可以监测血糖和电解质（钠、钾、氯、碳酸氢盐）而不用监测 BMP。在肠内营养开始的第一周，不论是住院还是在其他地方（SNF 或者家里），存在体重下降的患者，至少需要每周检测 2~3 次 BMP、磷和镁，没有体重下降的患者，检测 1~2 次即可。当患者可以耐受管饲同时没有代谢异常时，可以降低检测频次。基于 M.P. 近期有脱水的情况，最好每日检测 BMP 持续至少 4~5 日。由于 M.P. 有明显的体重下降和出现再喂养综合征的风险，因此需要考虑在一段时间内每日检测磷和镁（参见第 38 章中对再喂养综合征部分的详细介绍）。尽管 M.P. 属于肥胖患者，但他仍存在发生与再喂养综合征相关的电解质紊乱的风险[25]。没有监测或者补充所需的电解质，可能导致 M.P. 出现严重的电解质紊乱。一旦 M.P. 的 BMP、磷和镁达到稳定，检测的频次可以下降到每周 1~2 次。对于入住 ICU 的危重症患者，通常需要每日或隔日监测一次。需要长期肠内营养支持的患者，实验室检查指标监测的频次通常会下降。对于没有代谢问题的稳定的患者，实验室检查指标监测可以每年做 1~2 次。一些患者的疾病能影响机体对营养素、电解质或微量元素的吸收及耐受性,根据治疗的需要,应该对这些患者进行适当的监测。

体重和液体状况是肠内营养治疗过程中重要的监测参数,尤其是对存在体重和液体的异常丢失,无法感知口渴或者无法自由调整口服液体摄入的患者。对于住院患者而言,体重是液体状态的主要反应指标。连续3日或者4日出现体重增加,可能提示液体摄入需要减量,而体重下降可能提示需要增加液体摄入,除非患者已经液体过量。通常液体总的摄入量可以通过每日喂养管冲洗次数和每次冲洗液体的量来调整。对于长期肠内营养支持的患者,液体量是判定热量摄入是否充足的重要参数。持续增加或减少机体所需的肠内营养制剂的量对体重有明显影响。例如,每日比必需摄入量少补充120ml热卡密度为1kcal/ml的制剂,1年后体重可能减轻5.67kg。如果改变喂养管冲洗次数和每次冲洗液体的量无法满足液体控制需要,那么改变制剂热卡密度可以是一个选择。对于液体状态稳定的患者,可以用间期体重变化来判断热量摄入是否合适。除非体重增加是治疗的目标,否则体重出现上升趋势时(如体重持续增加≥3周)可能提示需要减少热量的摄入。如果体重出现下降趋势则提示需要增加热量摄入,同样要除外治疗目标是减重的情况。M.P.是肥胖患者,因此选择逐渐减重的计划是比较合适的。

住院患者需要每8小时评估一次呼吸状态,用以帮助发现是否存在肺部水肿和误吸。每周至少需要2次听诊,而平时简单地观察患者的呼吸参数足矣,除非患者出现明显的呼吸改变。咳嗽或者呼吸窘迫可能提示有误吸或者出现其他呼吸问题。生命体征也可以提示发生了误吸或其他问题,如脱水、液体过量或感染。

除了并发症的监测之外,还推荐对肠内营养治疗反应及营养状态改变进行监测。不论短期营养支持还是长期营养支持都需要做这方面的常规监测。第35章有关于营养评估参数和营养状态评估方法的内容。

胃肠道并发症

评估胃肠道症状对决定肠内营养耐受情况有重要意义,因为管饲经常会导致胃肠道并发症。M.P.住院后,至少每8小时需要评估一次腹胀、胀气情况。腹胀提示可能有营养液滞留。当GRV过低但有腹胀症状时,需要考虑在清除胃液时导管移位或塌陷所导致的GRV过低的假象的存在。腹胀还可能是因为继发于乳糖不耐受或者纤维素摄入过快导致气体生成和继发于使用高脂肪制剂、药物治疗、近期手术、危重症疾病或者包括糖尿病在内的基础疾病所相关的胃排空能力减弱。当出现严重的腹胀时,需要暂时停止肠内营养,并进一步评估以除外患者有使用肠内营养的禁忌。

恶心、呕吐、腹部绞痛、腹泻和便秘是另一些可以用于监测肠内营养耐受性的胃肠道症状。M.P.因为胃瘫已经有一些上述症状,但与疾病相关的症状不应干扰对肠内营养耐受性的评估。呕吐需要给予立即关注处理,因为呕吐能引起喂养管移位和肺部误吸。恶心和呕吐通常会在以下情况下发生:高GRV,严重的胃胀,经胃喂养时胃排空减弱,

胃肠道梗阻以及胃肠动力不足。根据不同的腹泻定义,腹泻的发生率为2%~70%。腹泻是最困扰患者和医护人员的问题之一[35-40,74]。与肠内营养液相比,疾病因素,如2型糖尿病、消化道感染、胰腺功能不全和吸收障碍综合征,可能更容易导致接受肠内营养的患者出现腹泻[30,33,36]。M.P.有2型糖尿病,但目前他并没有腹泻的情况。

与制剂相关的胃肠道感染可能是与开启的储药罐或包装袋的污染有关。污染的来源可能是用于配置或稀释的水,转入输液袋的操作过程,营养液在输液袋中放置时间过长和输液袋或者输液装置消毒不合格。冲洗喂养管的水也有可能是污染源,因此现在临床上推荐在免疫抑制的患者中使用灭菌水冲洗喂养管[35]。目前在医疗机构中普遍使用的即用型输液袋是一种封闭型肠内喂养体系,减少了输液袋和制剂间的操作,降低了污染的机会。在管饲患者中,同步的药物治疗(如抗菌药物)是另一个造成腹泻的主要原因,可能有61%腹泻事件与此有关[30,36]。

空肠的间隙推注式喂养会导致腹泻、腹部绞痛、恶心和呕吐。因为M.P.采取的是空肠喂养,所以需要坚持使用连续喂养的方式。起始使用高渗制剂的肠内营养,灌入速度过快或剂量过大以及使用冰的营养液是导致胃肠道症状另外一些原因。虽然对比研究不支持这些因素与胃肠道不耐受有明显的相关性,但是主观证据表明它们很重要。便秘最常发生在需要长期管饲的卧床患者中。液体摄入不足和纤维素缺乏也是导致便秘的原因。糖尿病患者适用的肠内营养制剂中含有纤维素。如果M.P.确定要使用极高蛋白质含量制剂的话,结合他的病史,选择含纤维素的制剂是合理的。

药物治疗与肠内营养的管饲

使用肠内营养的患者通常使用同一根喂养管接受药物治疗。喂养管堵塞,由于药物剂型改变导致的不良反应以及治疗药物药代动力学和药效学的改变都是潜在的问题[65,68]。治疗药物和肠内营养素之间也可能会发生药理学或生理学的相互作用。基于这些原因,除非严格要求NPO,否则都应考虑口服用药。M.P.有严重的胃瘫,该诊断不要求严格NPO,然而治疗团队认为,口服用药可能会因为患者的胃排空延迟造成药物吸收不稳定和疗效不佳。因此决定M.P.的治疗药物经喂养管给予。

> **案例37-4,问题3:** M.P.已经使用了5日肠内营养,并且在2日前已经达到目标速率。今天实验室检查结果如下:
>
> 钠:137mmol/L
>
> 钾:2.8mmol/L(呈下降趋势,昨天3.7mmol/L,前天4.1mmol/L,肠内营养开始时4.8mmol/L)
>
> 氯:97mmol/L
>
> 钙:7.8mg/dl
>
> 镁:0.65mmol/L(比2日前1.25mmol/L有下降)
>
> 磷:2.5mg/dl(比2日前4.7mg/dl有下降)
>
> 白蛋白:2.4g/dl

医师开具 Micro-K（每粒胶囊含 8mmol KCl）6 粒管饲和碳酸钙（每片含 260mg 钙）每日 2 次每次 2 片管饲。同时病历中还有开始使用华法林的医嘱。尽管他从入院起已经预防性的使用了肝素，但他还是出现了左腿深静脉血栓（deep vein thrombosis，DVT），所以从昨天开始已经滴注肝素。之前在家使用的药物开始重新服用，包括肠溶阿司匹林片每日 81mg；法莫替丁片 20mg，每日 2 次；辛伐他丁片每日 20mg；琥珀酸美托洛尔片每日 95mg；维拉帕米胶囊每日 240mg。M. P. 在使用肠内营养期间，如何进行药物治疗呢？

药物选择

固体药物的管饲是一个挑战。把药物研碎与水混合改变了制剂的给药剂型，这可能会影响到药物的疗效和患者的耐受性。通常推荐使用液体剂型管饲，但这并不代表液体剂型没有问题，液体剂型未必总是最好的选择。为了避免覆盖喂养管内壁，一般液体药物在管饲前需要与水按 1:1 稀释后使用。高黏度的液体，如混悬液则需用水 3:1 稀释。在使用 pH≤4 的糖浆时要特别注意，因为有报道称营养液与糖浆混合时有立即出现聚集和黏附的情况[76,77]。如果药物没有液体剂型，那可以考虑使用其他有液体剂型的等效药物。也可以考虑临时制备液体剂型，但这会明显增加费用。软胶囊剂型药物最好避免管饲。如果没有其他选择，这种胶囊可以溶于温水。由于会堵塞喂养管，不能溶解的胶囊不可以管饲。在管饲前即刻研碎并溶解于水不影响片剂药物的安全性和有效性。片剂药物可以研成细微的粉末，然后溶解或悬浮在水中用以管饲。可以把硬胶囊中的粉末倒入水中充分混合后用于管饲。这些剂型的药物在管饲前没有完全悬浮或者充分溶解会导致喂养管堵塞。钙盐、铁盐、兰索拉唑、奥美拉唑、复合维生素、己酮可可碱、氯化钾、苯妥英钠、蛋白质补充剂、硫糖铝和锌盐是护士们认为最容易导致喂养管堵塞的药物[67,68]。M. P. 今天需要开始补充钙和钾。

碳酸钙片是片剂，可以研碎放入 30ml 水中管饲。如果条件允许，为降低由于片剂研磨不充分而导致的喂养管阻塞，可以使用碳酸钙混悬液（含钙 500mg/5ml）。不论是将药片研碎溶于水形成混悬液还是使用商品化混悬液型药物都要在给药前后用 15ml 水冲洗喂养管[35]。混悬液至少要用水按 1:1 稀释，最好是 3:1 稀释，建议用 75~100ml 冲洗喂养管，否则混悬液会覆着在喂养管内壁。M. P. 补充钙的适应证应该受到质疑，因为在血清白蛋白纠正后，他的血清钙浓度在正常范围内，而且他的钙离子浓度也在正常范围内。任何药物管饲都有可能堵塞喂养管，因此，应当避免非必需使用的药物通过管饲给药来降低没有必要的喂养管堵塞风险。如果 M. P. 不能口服用药，而钙剂和电解质类药物只有口服和静脉剂型，那么最简单最经济的方法就是经喂养管给药。

由于血钾低，今天开始 M. P. 要补充钾。由于他的血钾从管饲开始后呈下降趋势，昨天患者就应该考虑开始补钾。患者选用的钾补充剂不适于管饲，因为 Micro-K 是缓释剂。任何一种缓释或者控释剂研碎后都会破坏药物缓释机制，导致原本需要几个小时释放的药物瞬间释放。最初可能出现药效增强，但在之后的给药间隔期内却没有疗效。曾有控释剂或长效药物研磨后使用致死的案例，因此这类剂型的药物不能研磨后使用[69]。可以通过适当调整给药剂量和给药间隔，使用即释型药物作为替代，或者改变给药途径（如静脉、栓剂、透皮贴剂）应对。相对于缓释剂，可以制成溶液的氯化钾粉剂（15mmol KCl/袋，3 袋）或液体氯化钾（10% KCl 35ml，15% KCl 25ml 或 20% KCl 15~20ml）可能是更好的选择。把钾补充剂分成 2~3 个更小的剂量，每个剂量用 60ml 水稀释后使用，患者的耐受性会更好。单次给予 45~50mmol 的钾会导致恶心、呕吐、腹部不适或者腹泻。这些症状可能会被误认为是肠内营养不耐受，致使管饲暂时停止。给予较大的液体量可能会减少与钾相关的胃肠道刺激。

钾的补充可以部分通过磷酸钾来完成。250mg 磷酸钾胶囊含 8.1mmol 磷和 14.2mmol 钾。M. P. 有轻度再喂养综合征的表现，磷、镁都略低于正常值并且在最近 2 日内下降明显[25]。在电解质严重降低之前，应当从今天起每日小剂量补充。这也可以降低由口服磷、镁导致的腹泻和胃肠道不适的风险。每粒磷酸钾胶囊里所包含的药物都可以用 75ml 水溶解后服用，因此不存在不溶解的问题。每日 2 次每次 1 粒磷酸钾加上含 20mmol 钾的液体 KCl 所提供的钾的总量与目前医嘱中钾的补充量是一样的。为尽可能减少胃肠道反应，液体 KCl 要与磷酸钾分开使用。

镁可以通过使用氧化镁片（400~500mg）每日 2~4 次来补充。这些都是简单的片剂，可以研碎溶解后管饲。补镁的另一种方法是使用氢氧化镁混悬液 5ml 每日 2~4 次。为降低腹泻的风险，镁的补充量要在全天分散使用。在补充电解质的前后都要充分冲洗喂养管。每次冲洗至少要 15ml 的液体，但补充镁之后，为保证电解质配置液能完全流出喂养管，用 75~100ml 液体冲洗可能更好。其他冲洗喂养管的液体量应当根据估计的液体摄入总量进行调整。由于继发的胃肠道不耐受，通常很难通过管饲补充大量的钾、磷和镁。因此，在 M. P. 目前不能耐受口服补充电解质的情况下，如果细胞内电解质大量消耗时，需要静脉补充电解质。

法莫替丁是一种片剂，可以研碎使用。然而，M. P. 使用的维拉帕米和美托洛尔需要每日多次给药以达到缓慢释放的目的。每日一次的给药方案说明了这两种药物是缓释剂，另外，美托洛尔是琥珀酸盐制剂，也进一步证明它与其他剂型的美托洛尔不同。如果 M. P. 不能口服的话，那么维拉帕米和美托洛尔都应当换成速释剂，同时需要相应地调整给药剂量和频次。

由于一些药物在酸性条件下不稳定并可以对胃产生刺激，因此，设计了肠溶片剂型，使这些药物在小肠中释放。当将肠溶片研碎后通过管饲进入胃内，这种剂型对药物或者胃的保护作用就丧失了，这可能会导致药物疗效下降或对胃的刺激增加。如果刺激性药物一定要通过管饲投入胃内的话，建议至少用 60ml 的水稀释药物[65]。医生给 M. P. 开具了通过管饲将肠溶阿司匹林投入空肠内的医嘱。肠溶片能在小肠中溶解,且在小肠给药前可以先溶于碳酸氢盐溶液。然而,如果选择非肠溶型的等效剂量的阿司匹林片会更好。如果是肠溶丸(某些质子泵抑制剂中可以看到这类剂型)需要管饲时,可以使用酸性的液体(如果汁)以防止肠溶丸黏附在喂养管内壁。这种剂型只适用于像胃造瘘管这样粗管径的喂养管,否则肠溶丸会堵塞喂养管。薄膜衣片在研碎时也存在问题,因为包衣很难研细,遇水后会变得黏稠。M.P. 使用的辛伐他丁有膜包衣,在研磨后管饲给药可能存在问题。

通过峡部或舌下给药的药物管饲后,胃酸可能会使机体对药物的吸收发生改变或破坏药物。因此,需要用等效的药物替换(如用硝酸异山梨酯替代舌下服用的硝酸甘油)或改变给药途径(如选择硝酸甘油软膏或经皮贴剂而不是舌下含服)。不可研碎使用的药物列表参见 http://www.ismp.org/Tools/DoNotCrush.pdf[70]。不能研碎使用的致癌、致畸和细胞毒性药物也列在表中。

药物管饲后药物代谢动力学参数也会发生改变。M.P. 是空肠置管,药物管饲入空肠可能会改变药物的生物利用度,但涉及这方面的研究很少。药物口服以后进入胃部,在胃部大部分药物会溶解,有些药物会发生水解。药物直接进入小肠可能会改变这个过程,从而影响药物的生物利用度。例如,地高辛空肠内给药的回收率比口服给药高,最主要的原因就是胃内水解减少[28,65]。药物的生物利用度还受胃肠道内肠内营养液的影响。受食物影响的药物,可以认为同样也会受营养液的影响[66,68]。例如,使用肠内营养时给予四环素,由于与二价阳离子之间存在相互作用,四环素的生物利用度会下降。环丙沙星和肠内营养液之间也有类似的相互作用,然而,也有证据提示环丙沙星与肠内营养合用时浓度会降低不是因为环丙沙星会与二价阳离子结合的缘故,还有其他一些原因存在[28]。

在接受肠内营养的患者中使用苯妥英钠尤为困难,很多病例报告和小型研究中都有关于苯妥英钠浓度降低的报道。解决这个问题有几种建议,包括使用肉基配方制剂,使用苯妥因胶囊而不是混悬液,以及在给药前后1~2小时暂停使用肠内营养[65,71]。尽管有学者认为足量的稀释能减少药物的损失,但在苯妥因给药前后暂停使用肠内营养仍是最常推荐的做法。然而以上没有一种方式能明确地防止苯妥因浓度下降,因此在肠内营养启动时或肠内营养制剂有改变时,需要监测血清药物浓度。解决苯妥英钠和肠内营养之间相互作用的最佳方法还需要通过大规模对照研究来确定。

管饲患者使用华法林也是一个难题。M.P. 因为新诊断为DVT,需要开始使用华法林。肠内营养中含有的维生素 K 能逆转华法林的抗凝作用,这是重要的药理学相互作用[28]。如今大部分肠内营养制剂中维生素 K 的含量基本相同,而且似乎对抗凝没有影响,但在难以达到足够抗凝效果时需要进行评估。此外,华法林会与肠内营养制剂中的某些成分(可能是蛋白质)结合,这或许可以解释使用低维生素 K 含量的肠内营养制剂时所出现的华法林抵抗。还有人认为可能与华法林在饲管表面吸附有关[28,66]。在华法林给药前后 1 小时停止肠内营养似乎可以防止此类药物的相互作用。很可惜,目前还没有关于如何处理这类潜在药物相互作用的严格的随机研究。

液体剂型的药物通常是高渗的。腹泻是高渗药物导致的一种生理反应。建议给药前用 30~60ml 水稀释高渗药物(如氯化钾)。将药物分成多个剂量,间隔两小时的多次给药也能减轻高渗药物的胃肠道反应。此外,选择山梨醇含量最少的产品或剂型也能降低腹泻的风险。山梨醇是许多液体剂型中常用的不可吸收的糖醇。山梨醇累积剂量大于 5g 时会导致腹胀和胃肠胀气,而更大剂量会引起腹泻[35,65,66]。

喂养管堵塞

案例 37-4,问题 4:M.P. 的喂养管堵塞了(塞满了)。导致喂养管堵塞的原因是什么?应当如何处理?应当采取什么措施防止 M.P. 的喂养管再次堵塞?

喂养管堵塞发生率为 1.6%~66%[9,34,35,37]。泵故障、缺少定期喂养管冲洗、制剂特性和喂养管特性是导致喂养管堵塞的非药物性因素。喂养管特性主要包括内部直径(内径)、喂养管材质以及喂养管末端输液孔道的分布和数量。制剂特性方面最主要的因素是蛋白质来源。体外实验结果表明使用整蛋白尤其是酪蛋白或大豆的制剂,在 pH 酸性条件下会凝固和结块,而水解蛋白没有这种现象[28,65]。

导致喂养管堵塞的药物相关因素包括给药途径、药物剂型、pH 和黏度。药物在给药前必须研磨成细微的粉末,与水混合成均匀的浆质并充分稀释。药物与肠内营养制剂混合最容易导致喂养管堵塞,因为药物或者肠内营养制剂的结构、黏度或者物理形态发生了改变。因此治疗药物不能直接与制剂混合。给药时应停止肠内营养,给药前后以及两种不同药物给药之间,至少要用 15ml 水冲洗喂养管[34,35,36,39,65]。为降低喂养管堵塞的风险,应尽量避免药物与制剂在喂养管内部接触。为降低药物相互作用发生的风险,每种药物都应分开给药。

当喂养管堵塞后,除非能恢复通畅,否则应当重置喂养管。经常更换喂养管会导致营养输入中断,增加患者的不适感,同时增加治疗费用。为避免压力过大而导致喂养管断裂,喂养管堵塞后最先的处理方式是用大容量注射器用温水冲洗管道,至少 20ml,最好 50ml。确定堵塞的具体原因(如某个具体药物)以及明确堵塞管道物质的生化特征(如溶解度、pH),可能会使医生能选择比水更适合的冲洗液。然而在大多数情况下,使用酸性或碱性的冲洗液会加重喂养管堵塞。酸性液体(如红莓汁、无糖饮料和普通苏打水),尤其当堵塞是由蛋白质引起的时候,可能会使堵塞不可逆或范围扩大[65,66]。当水不能恢复喂养管通畅时,使用活化的胰酶可能有效。以前的做法是,将一片研碎的胰脂肪酶与一片碳酸氢钠溶解于 5ml 温水中,然后缓慢灌注进堵塞的喂养管中[36,65]。目前市面有一种产品(Clog Zapper),是一种含有复合酶、缓冲剂和抗菌药物的粉剂。遵守冲洗规定和恰当的药物喂饲技术对于保持疏通后喂养管的通畅尤为重要。

转成家庭肠内营养

案例 37-5

问题 1：D. S. ,80 岁老年男性,为评估因为跌倒造成右侧手臂和肩膀的严重挫伤和可能存在的骨折情况,于 2 日前从 SNF 转入院。他通过 PEG 接受间断肠内营养,每日 1 680ml。D. S. 的病史提示他大约 5 周前因为缺血性脑卒中住院,出院后进入 SNF（详见案例 37-2）。D. S. 肠内营养的量比出院时的 1 440ml 有增加,但制剂没有改变（1.06kcal/ml, 蛋白质 0.044g/ml, 纤维素 15g/1 000kcal, 聚合物制剂）。他自出院后体重增加 2kg, 而且他整体状态有改善。骨折已除外,他可以接受物理治疗（physical therapy, PT）。PT 医师认为 D. S. 借助助步车走动是安全的,他可以从床上移动到椅子上,也可以在极少的帮助下移动到床边的洗漱台。他适合在出院后做门诊 PT。今天早上吞咽试验结果显示,直到下次吞咽试验之前,D. S. 还必须再禁食至少 4 个月。D. S. 的女儿已经安排他出院后与她的家人一起居住。她希望医疗保险能支付她父亲肠内营养治疗的费用,她父亲有 Medicare 的医疗保险,包括 D 部分的处方计划。医疗保险能支付肠内营养吗?

在确定医疗保险是否能支付 D. S. 家庭肠内营养治疗费用前,先要确定回家还是回 SNF 对他而言更适合。根据 PT 评估结果,假如有人照看和帮助的话,D. S. 适合出院后回家。通常需要一名病案管理员或者社工参与到合理安排出院事宜的工作当中,如有需要,医疗机构内负责营养支持的专业医护人员需要在患者出院时协助完成营养支持部分的工作。药剂师需要审核药物治疗方案,确保药物适合管饲。

在美国,有严格的指南规定了家庭肠内营养的医保支付范围。如果满足条件,医保 B 部分（不是 D 部分）可以报销 80% 的费用[72-74]。肠内营养必须是医疗上必需的用以"维持与整体健康状况相称的体重和力量",以及患者必须有胃肠道功能障碍（如吞咽困难、吞咽障碍）,可能需要"永久"管饲。肠内营养液必须管饲（不能口服）,必须能提供患者绝大部分的营养需求（不是作为辅助营养补充）。医疗保险的批复是个体化的,需要医师手写处方并提供充分的文件证明患者有使用肠内营养的必要。热卡低于 20kcal/（kg·d）或高于 35kcal/（kg·d）的患者需要额外的证明文件。治疗时间必须大于 90 日才能满足"永久"的条件。D. S. 的治疗满足这些要求。而且 D. S. 使用的制剂不需要他符合与制剂相关的额外资格要求。如果 D. S. 要使用肠内营养泵的话,则需要提供额外的证明文件。

根据报销的范围,Medicare B 部分把肠内营养分为 5 类（表 37-6）。肠内营养的生产商一般都会将报销种类列在了产品的标签上。大部分含整蛋白,热卡密度 1~1.2kcal/ml 的聚合物制剂都属于 I 类。这些产品不需要提供与制剂本身相关的临床必须使用的证明文件,但要提供患者需要必须使用肠内营养的证明文件。使用特殊类别（如 III 类和 IV 类）中的制剂时,需要提供明确的临床必须使用的证明文件才能获得比较高的报销比例。要 Medicare 支付肠内营养治疗费用,需要填妥 Medicare 和 Madicaid 中心的相关表格[75]。

管饲不耐受的评估

案例 37-6

问题 1：J. N. ,30 岁男性患者,70 日前因车祸收治入院。他有持续多发外伤性损伤,并出现多种并发症。J. N. 已经接受多次剖腹探查术,并接受抗多重感染的治疗,包括肺炎、脓毒症和伤口感染。3 周前,医生结束了针对难辨梭状芽孢杆菌所致腹泻的治疗,治疗结束到现在 J. N. 没有再发生过腹泻。患者 9 日前开腹手术行粘连松解术、小肠皮肤瘘闭合术并行空肠置管（J 形管）。4 日前患者开始经 J 管使用肠内营养,并在 24 小时内达到 90ml/h 的目标速率。他使用的肠内营养制剂中不含乳糖和纤维素,15% 的热量由 50% MCT 和 50% 长链甘油三酯混合脂质提供,共提供 35kcal/（kg·d）的热量以及 1.6g/（kg·d）的蛋白质,略低于他每日的蛋白质需要量。他使用的是带有密封袋的即用型肠内营养。J. N. 住院期间大部分时候都在使用肠外营养作为营养支持,但当肠内营养比例增加时,肠外营养使用比例将会相应的减少。在肠内营养达到目标速率后大约 12 小时,J. N. 出现了腹泻。最有可能导致腹泻的原因是什么?还有哪些与肠内营养方案相关的信息可以帮助医师决定是否需要停用肠内营养并重新开始使用肠外营养?

住院患者中有 12%~32% 的患者会出现腹泻,在高危患者中,这一比例可达 80%。12.4% 这个比例接受程度较高[76]。在使用肠内营养的患者中,15%~40% 会出现腹泻,腹泻的原因多种多样。与肠内营养无关的导致腹泻的因素有：药物、小肠部分梗阻或粪便嵌塞、胆盐吸收不良、肠萎缩、低蛋白血症、营养不良、感染（如难辨梭状芽孢杆菌）和影响胃肠道的基础疾病[4,30,36,37,39,65,66,76-78]。住院时间（尤其是住院时间超过 3 周）和使用肠内营养超过 11 日,与腹泻发生有一定的相关性[77,79]。与管饲相关的导致腹泻的原因有制剂脂肪含量高、制剂含有乳酸和细菌污染。尽管因果关系尚不明确,但制剂温度、热卡密度、渗透压、制剂浓度,缺乏纤维素成分以及灌注方式也与腹泻有关[78,79],然而也有一些研究表明这些因素不能影响腹泻的发生。

J. N. 住院时间长,病情复杂。有许多原因可能导致腹泻,然而他的腹泻与管饲开始和加量几乎同时发生。由于长期缺乏胃肠道刺激,他可能存在肠萎缩和吸收功能受损。他接受了包括胃肠道手术在内的多次外科手术,这可能导致出现与并发症和手术相关的吸收能力下降、胆盐吸收不良、倾倒综合征或胰酶减少。至少从理论上讲,在上述任意情况出现时,低聚物制剂的吸收会更好。SCCM-ASPEN 指南中对于不满足指南中使用免疫调节制剂的患者,推荐使用标准制剂的肠内营养[4]。CCP 指南 2013 版中对聚合物

表 37-6

Medicare 肠内营养制剂分类

分类及代码[a]	描述	举例（部分罗列）
Ⅰ类　B4150	半合成整蛋白或游离蛋白（通用制剂）	Boost，Isosource HN，Jevity 1.0 Cal，Nutren 1.0 Fiber，Osmolite 1.2 Cal
Ⅱ类　B4152	整蛋白或游离蛋白；高热卡	Boost Plus，Ensure Plus HN，Isosource 1.5 Cal，Jevity 1.5 Cal，Nutren 1.5，Nutren 2.0，Resource 2.0
Ⅲ类[b]　B4153	水解蛋白或氨基酸	Optimental，Peptamen 1.5，Peptamen AF，Perative，Vital HN 证明使用合理的文件：倾倒综合征，无法控制的腹泻，对半合成制剂（如等渗、长链脂肪酸含量低、不含乳糖）吸收不良但可以通过使用低聚物制剂得到解决的证据或者有证明疾病导致营养不良的文件
Ⅳ类[b]　B4154	特殊代谢需要的限定制剂（如特殊疾病制剂）	Advera，Alitraq，Glucena 1.0，Glucerna 1.5，NutriHep，Nepro with Carb Steady，Nutren Renal，Oxepa，Peptamen，Pulmocare，Renalcal，Suplena with Carb Steady 证明使用合理的文件：证明在不损害患者安全的前提下，Ⅰ类或者Ⅱ类中的产品不能达到营养目标的证据和与计划使用制剂相对应的特殊诊断文件
Ⅴ类[b]　B4155	蛋白质、脂肪和碳水化合物组件	蛋白质：全氨基酸混合物，ProMod Liquid Protein 碳水化合物：Modical，Polycal，Polycose 碳水化合物和脂肪：Duocal 脂肪：MCT油 证明使用合理的文件：市面上供应的制剂不能满足特殊的营养需求（如蛋白质、碳水化合物或脂肪）

[a]代码是指医疗护理提供者向 Medicare 和 Medicaid 中心要求付款的卫生保健程序代码系统（HCPCS）的记账代码。
[b]如果无法提供足够的文件证明使用特殊制剂的必要性，可能会导致申请被拒或者按 Medicare B 部分保险覆盖范围内较低的Ⅰ类支付
MCT，中链甘油三酯。

制剂的推荐意见从原先的推荐使用降级为考虑使用，尽管两种制剂的临床结果没有差别[18-20]。然而目前的研究都没有涉及患者在肠内营养开始前数周胃肠道使用的情况。制剂的选择通常由医师的意愿和医疗机构处方中制剂的热量、蛋白质和脂肪含量决定。J.N. 已经有超过 2 个月的时间没有使用过胃肠道，因此，他起始应该选用不含乳糖和纤维素的低聚物制剂。

J.N. 选用的肠内营养制剂略微高渗。因为制剂中脂肪含量低、混合有 MCT，所以脂肪吸收不良导致腹泻的风险应该是最小的。肠内营养在 24 小时内增加到目标速率可能是导致腹泻的原因。J.N. 已有 2 个月没有使用过胃肠道，因此起始以 10~20ml/h 速率喂饲，然后每 8~12 小时增加 10ml，在 48~72 小时内达到目标速率会比较适合 J.N.[35-37]。空肠对营养液的剂量或浓度适应慢，24 小时内的制剂剂量增加都可能导致腹泻。同时需要使用泵以维持肠内营养匀速灌注。如果是剂量变化导致的腹泻，那么可以减少用量，这样能减少 24 小时内粪便的排出。如果 J.N. 对减少剂量没有反应，那么需要停用肠内营养 24 小时，并观察他的腹泻是否减少或停止。与肠内营养直接相关的腹泻通常是渗透性腹泻，停药 24 小时内会停止[39]。比停用肠内营养更客观的方法是检测大便的渗透压。肠内营养制剂导致的腹泻伴有较大的渗透压间隙，而分泌性腹泻（如感染性腹泻）的渗透压间隙较低或为负值[39]。

J.N. 选用的是置于密封袋中的即用型低聚物制剂，因此不需要考虑与混合操作相关的细菌污染问题。制剂转移到输液袋过程中的洁净情况、制剂在输液袋中储存的时间以及输液袋的清洁方式都与制剂细菌污染有关。J.N. 采用肠道封闭系统的方式给药（如可直接使用的含制剂的输液袋），在操作得当的前提下，基本消除了转移所致的制剂污染。使用前往预冲输液袋中添加任何东西（如药物、碳水化合物、脂肪或蛋白质、MCT 油）都会造成系统污染，此时应当遵循开放肠道系统的操作指南（如使用时间、设置更改）。即使是与制剂分开使用，渗透压以及营养液配置和输注过程中潜在的污染都是营养组件可能导致腹泻的原因。J.N. 选用的制剂不能满足他对蛋白质的需求，因此需要在肠内营养中添加蛋白质组件。营养计划包括了蛋白质组件的添加，然而查阅药物治疗记录，目前已经开始使用蛋白质组件。

药物是导致管饲患者腹泻的主要原因[30,36,77-79]。J.N. 目前正在使用抗菌药物而且已经使用了一段时间。然而，因为没有记录大便次数和持续时间，也没有对腹泻做明确定义，所以抗菌药物相关性腹泻的发生率很难确定。在 J.N. 前次治疗之后，他的难辨梭状芽孢杆菌感染现在可

能复发。大便样本需送检培养难辨梭状芽孢杆菌以及检测难辨梭状芽孢杆菌的毒素。评估 J. N. 的药物治疗方案可能有助于发现与药物（如含山梨醇的药物、抗酸剂、口服镁、氯化钾、磷补充剂或 H_2 受体拮抗剂）相关的腹泻，这有助于考虑改变治疗方案或者选用不同的给药途径[28,36]。为减少胃肠道不良反应，高渗的液体剂型药物在使用前要稀释[34,35,65,66]。

J. N. 要尽可能继续使用他的胃肠道。为保持胃肠道屏障和宿主免疫功能，使用肠内营养显然比使用肠外营养更好[4,18-20,49,55]。在危重症患者中，CCP 和 SCCM-ASPEN 指南都推荐使用肠内营养替代肠外营养[4,18,18]。两份指南都认为当肠内营养不能满足患者每日营养需求时可以适当补充肠外营养，但没有一份指南中涉及与 J. N. 类似的长期慢性危重症患者。胃肠道没有肠内刺激会增加脓毒症发生的风险。目前还不清楚这是细菌易位还是其他什么原因造成的。细菌易位是一个尚未得到验证的体内过程，即肠内细菌或内毒素经胃肠道黏膜进入肠系膜淋巴结和门脉循环。此外，胃肠道还有免疫功能，尤其是分泌免疫球蛋白 A（IgA）。在胃肠道缺乏适当刺激时，IgA 的有效保护减少，呼吸道感染，如肺炎的发生会增加。与肠外营养相比，肠内营养能减轻严重应激患者的分解代谢，而为达到这种效果，必须在应激事件后尽快开始肠内喂养。在决定 J. N. 是否需要停用肠内营养之前，所有可能导致腹泻的原因都要排查。需要权衡停用肠内营养对改善液体和电解质平衡方面可能的获益，和继续使用肠内营养刺激胃肠道减少感染方面潜在的获益。肠内营养联合肠外营养也是可以考虑的方法，尤其在 J. N. 可以耐受部分肠内营养但无法加量至目标速率的情况下。如果肠内营养停用超过 1～2 日，则需要开始使用全肠外营养。

（金知萍 译，吴国豪 校，吕迁洲 审）

参考文献

1. White JV et al. Consensus statement of the Academy of Nutrition and Dietetics/American Society for Parenteral and Enteral Nutrition: characteristics recommended for the identification and documentation of adult malnutrition (undernutrition). *J Acad Nutr Diet*. 2012;112:730.

2. Jensen GL et al. Nutrition screening and assessment. In: Mueller C et al, eds. *The A.S.P.E.N. Adult Nutrition Support Core Curriculum*. Silver Spring, MD: American Society for Parenteral and Enteral Nutrition; 2012:156.

3. Brantley SL, Mills ME. Overview of enteral nutrition. In: Mueller C et al, eds. *The A.S.P.E.N. Adult Nutrition Support Core Curriculum*. Silver Spring, MD: American Society for Parenteral and Enteral Nutrition; 2012:171.

4. McClave SA et al. Guidelines for the Provision and Assessment of Nutrition Support Therapy in the Adult Critically Ill Patient: Society of Critical Care Medicine (SCCM) and American Society for Parenteral and Enteral Nutrition (A.S.P.E.N.). *JPEN J Parenter Enteral Nutr*. 2009;33:277.

5. McClave SA et al. Nutrition support in acute pancreatitis: a systematic review of the literature. *JPEN J Parenter Enteral Nutr*. 2006;30:143.

6. Parrish CR et al. Pancreatitis. In: Mueller C et al, eds. *The A.S.P.E.N. Adult Nutrition Support Core Curriculum*. Silver Spring, MD: American Society for Parenteral and Enteral Nutrition; 2012:473.

7. Bankhead RR et al. Enteral access devices. In: Mueller C et al, eds. *The A.S.P.E.N. Adult Nutrition Support Core Curriculum*. Silver Spring, MD: American Society for Parenteral and Enteral Nutrition; 2012:207.

8. Stayner JL et al. Feeding tube placement: errors and complications. *Nutr Clin Pract*. 2012;27:738.

9. Baskin WN. Acute complications associated with bedside placement of feeding tubes. *Nutr Clin Pract*. 2006;21:40.

10. Vanek VW. Ins and outs of enteral access: part 2-Long term access—esophagostomy and gastrostomy. *Nutr Clin Pract*. 2003;18:50.

11. Vanek VW. Ins and outs of enteral access. Part 3: Long-term access—jejunostomy. *Nutr Clin Pract*. 2003;18:201.

12. Poteet SJ et al. Inpatient mortality and length of stay comparison of percutaneous endoscopic gastrostomy and percutaneous endoscopic gastrojejunostomy. *J Laparoendosc Adv Surg Tech*. 2010;20:587.

13. Bankhead RR et al. Gastrostomy tube placement outcomes: comparison of surgical, endoscopic, and laparoscopic methods. *Nutr Clin Pract*. 2005;20:607.

14. McClave SA et al. North American summit on aspiration in the critically ill patient: consensus statement. *JPEN J Parenter Enteral Nutr*. 2002;26(6 Suppl):S80.

15. Metheny NA et al. Relationship between feeding tube site and respiratory outcomes. *JPEN J Parent Enteral Nutr*. 2011;35(3):346.

16. Zhang Z et al. Comparison of postpyloric tube feeding and gastric tube feeding in intensive care unit patients: a meta-analysis. *Nutr Clin Pract*. 2013;28(3):371–380.

17. Food and Nutrition Board, Institute of Medicine, National Academies. Dietary Reference Intakes (DRIs): summary tables. **http://www.nationalacademies.org/hmd/~/media/Files/Activity%20Files/Nutrition/DRI-Tables/5Summary%20TableTables%2014.pdf?la=en**. Accessed August 1, 2017.

18. Heyland DK et al. Canadian clinical practice guidelines for nutrition support in mechanically ventilated, critically ill adult patients. *JPEN J Parenter Enteral Nutr*. 2003;27:355.

19. Canadian Clinical Practice Guidelines Committee. 2015 Canadian Clinical Practice Guidelines. Highlights of the 2015 Canadian Clinical Practice Guidelines. **http://www.criticalcarenutrition.com/index.php?option=com_content&view=category&layout=blog&id=25&Itemid=109**. Accessed August 27, 2015.

20. Dhaliwal R et al. The Canadian critical care nutrition guidelines in 2013: an update on current recommendations and implementation strategies. *Nutr Clin Pract*. 2014;29(1):29.

21. Matthews DE. Protein and amino acids. In: Shils ME et al, eds. *Modern Nutrition in Health and Disease*. 10th ed. Baltimore, MD: Lippincott Williams & Wilkins; 2005:23.

22. Young LS et al. Protein. In: Mueller C et al, eds. *The A.S.P.E.N. Adult Nutrition Support Core Curriculum*. Silver Spring, MD: American Society for Parenteral and Enteral Nutrition; 2012:84.

23. Newman AB et al. Weight change and the conservation of lean mass in old age: the health, aging and body composition study. *Am J Clin Nutr*. 2005;82:872.

24. Posthauer ME et al. Enteral nutrition for older adults in healthcare communities. *Nutr Clin Pract*. 2014;29(4):445.

25. Kraft MD et al. Review of the refeeding syndrome. *Nutr Clin Pract*. 2005;20:625.

26. Cresci G et al. Enteral formulations. In: Mueller C et al, eds. *The A.S.P.E.N. Adult Nutrition Support Core Curriculum*. Silver Spring, MD: American Society for Parenteral and Enteral Nutrition; 2012:186.

27. Marian M, Carlson SJ. Enteral formulations. In: Merritt R et al, eds. *A.S.P.E.N. Nutrition Support Practice Manual*. 2nd ed. Silver Spring, MD: American Society for Parenteral and Enteral Nutrition; 2005:63.

28. Rollins CJ. Drug-nutrient interactions in patients receiving enteral nutrition. In: Boullata JI, Armenti VT, eds. *Handbook of Drug Nutrient Interactions*. 2nd ed. Totowa, NJ: Humana Press; 2010:367.

29. Food and Nutrition Board, Institute of Medicine, National Academies. Dietary, functional, and total fiber. Dietary Reference Intakes for Energy, Carbohydrate, Fiber, Fat, Fatty Acids, Cholesterol, Protein, and Amino Acids (Macronutrients). Washington, DC: National Academies Press; 2005. **http://www.nap.edu/openbook.php?record_id=10490&page=339**. Accessed July 22, 2015.

30. Btaiche IF et al. Critical illness, gastrointestinal complications, and medication therapy during enteral feeding in critically ill adult patients. *Nutr Clin Pract*. 2010;25(1):32.

31. Bliss DZ, Jung H-JG. Fiber. In: Gottschlich MM et al, eds. *A.S.P.E.N. Nutrition Support Core Curriculum: A Case-Based Approach—The Adult Patient*. Silver Spring, MD: American Society for Parenteral and Enteral Nutrition; 2007:88.

32. Speigel JE et al. Safety and benefits of fructooligosaccharides as food ingredients. *Food Technol*. 1994;48:85.

33. Thompson C. Initiation, advancement, and transition of enteral feedings. In: Charney P, Malone A, eds. *ADA Pocket Guide to Enteral Nutrition*. Chicago, IL: American Dietetic Association; 2006:123.

34. Boullata J et al, eds. *A.S.P.E.N. Enteral Nutrition Handbook*. Silver Spring, MD: American Society for Parenteral and Enteral Nutrition; 2010.

35. Bankhead R et al. Enteral nutrition practice recommendations. *JPEN J Parenter Enteral Nutr*. 2009;33:122.

36. Lord L, Harrington M. Enteral nutrition implementation and management. In: Merritt RJ et al, eds. *A.S.P.E.N. Nutrition Support Practice Manual*. 2nd ed. Silver Spring, MD: American Society for Parenteral and Enteral Nutrition; 2005:76.

37. Malone AM et al. Complications of enteral nutrition. In: Mueller C et al, eds. *The A.S.P.E.N. Adult Nutrition Support Core Curriculum*. Silver Spring, MD: American Society for Parenteral and Enteral Nutrition; 2012:219.

38. Global Enteral Device Supplier Association (GEDSA). Stay Connected initiative. Enhancing patient safety. http://www.StayConnected2015.org. Accessed August 20, 2015.

39. Russell MK. Monitoring complications of enteral feedings. In: Charney P, Malone A, eds. *ADA Pocket Guide to Enteral Nutrition*. Chicago, IL: American Dietetic Association; 2006:155.

40. Coeffier M, Dechelotte P. The role of glutamine in intensive care unit patients: mechanisms of action and clinical outcome. *Nutr Rev*. 2005;63:65.

41. Grimble RF. Immunonutrition. *Curr Opin Gastroenterol*. 2005;21:216.

42. Pattanshetti VM et al. Enteral glutamine supplementation reducing infectious morbidity in burn patients: a randomized controlled trial. *Indian J Surg*. 2009;71:193.

43. Heyland DK et al. A randomized trial of glutamine and antioxidants in critically ill patient. *New Engl J Med*. 2013;368:1489.

44. van Zanten AR et al. High-protein enteral nutrition enriched with immune-modulating nutrients vs standard high-protein enteral nutrition and nosocomial infections in the ICU: a randomized clinical trial. *JAMA*. 2014;312:514.

45. Sacks GS. The data in support of glutamine supplementation. *Nutr Clin Pract*. 2003;18:386.

46. Mizock BA. Immunonutrition and critical illness: an update. *Nutrition*. 2010;26:701.

47. Marik PE, Zaloga GP. Immunonutrition in high-risk surgical patients: a systematic review and analysis of the literature. *JPEN J Parenter Enteral Nutr*. 2010;34:378.

48. Heyland D, Dhaliwal R. Immunonutrition in the critically ill: from old approaches to new paradigms. *Intensive Care Med*. 2005;31:501.

49. Cresci G. Targeting the use of specialized nutritional formulas in surgery and critical care. *JPEN J Parenter Enteral Nutr*. 2005;29:S92.

50. Hise ME, Brown JC. Lipids. In: Mueller C et al, eds. *The A.S.P.E.N. Adult Nutrition Support Core Curriculum*. Silver Spring, MD: American Society for Parenteral and Enteral Nutrition; 2012:64.

51. Stapleton RD et al. Fish oil in critical illness: mechanisms and clinical application. *Crit Care Clin*. 2010;26(3):501, ix.

52. Lee S et al. Current clinical applications of omega-6 and omega-3 fatty acids. *Nutr Clin Pract*. 2006;21:323.

53. Kurmis R et al. The use of immunonutrition in burn injury care: where are we? *J Burn Care Res*. 2010;31(5):677.

54. Marik PE, Zaloga GP. Immunonutrition in critically ill patients: a systematic review and analysis of the literature. *Intensive Care Med*. 2008;34:1980.

55. Senkal M et al. Preoperative oral supplementation with long-chain omega-3 fatty acids beneficially alters phospholipid fatty acid patterns in liver, gut mucosa, and tumor tissue. *JPEN J Parenter Enteral Nutr*. 2005;29:236.

56. Matarese LE. Rationale and efficacy of specialized enteral and parenteral formulas. In: Matarese LE, Gottschlich MM, eds. *Contemporary Nutrition Support Practice: A Clinical Guide*. 2nd ed. Philadelphia, PA: WB Saunders; 2003:263.

57. Rollins CJ. Basics of enteral and parenteral nutrition. In: Wolinsky I et al, eds. *Nutrition in Pharmacy Practice*. Washington, DC: American Pharmaceutical Association; 2002:213.

58. Cai B et al. Effect of supplementing a high-fat, low-carbohydrate enteral formula in COPD patients. *Nutrition*. 2003;19:229.

59. Pontes-Arruda A et al. The use of an inflammation-modulating diet in patients with acute lung injury or acute respiratory distress syndrome: a meta-analysis of outcome data. *JPEN J Parenter Enteral Nutr*. 2008;32:596.

60. Grau-Carmona T et al. Effect of an enteral diet enriched with eicosapentaenoic acid, gamma-linolenic acid and anto-oxidants on the otcome of mechanically ventilated, critically ill, septic patients. *Clin Nutr*. 2011;30:578.

61. Kagan I et al. Preemptive enteral nutrition enriched with eicosapentaenoic acid, gamma-linolenic acid and antioxidants in severe multiple trauma: a prospective, randomized, double-blind study. *Intensive Care Med*. 2015;41(3):460.

62. Franz MJ et al. The evidence for medical nutrition therapy for Type 1 and Type 2 diabetes in adults. *J Am Diet Assoc*. 2010;110:1852.

63. Elia M et al. Enteral nutritional support and use of diabetes-specific formulas for patients with diabetes: a systematic review and meta-analysis. *Diabetes Care*. 2005;28:2267.

64. McMahon MM et al. A.S.P.E.N. clinical guidelines: nutrition support of adult patients with hyperglycemia. *Nutr Clin Pract*. 2013;37910:23.

65. Rollins CJ. Drug-nutrient interactions. In: Mueller C et al., eds. *The A.S.P.E.N. Adult Nutrition Support Core Curriculum*. Silver Spring, MD: The American Society for Parenteral and Enteral Nutrition, 2012:299.

66. Nyffeler MS et al. Drug-nutrient interactions. In: Merritt R et al, eds. *A.S.P.E.N. Nutrition Support Practice Manual*. 2nd ed. Silver Spring, MD: American Society for Parenteral and Enteral Nutrition; 2005:118.

67. Williams NT. Medication administration through enteral feeding tubes. *Am J Health Syst Pharm*. 2008;65:2347.

68. Seifert CF, Johnston BA. A nationwide survey of long-term care facilities to determine the characteristics of medication administration through enteral feeding catheters. *Nutr Clin Pract*. 2005;20:354.

69. Schier JG et al. Fatality from administration of labetalol and crushed extended-release nifedipine. *Ann Pharmacother*. 2003;37:1420.

70. Institute for Safe Medication Practices (ISMP). Oral dosage forms that should not be crushed. http://www.ismp.org/Tools/DoNotCrush.pdf. Accessed July 23, 2015.

71. Au Yeung SC, Ensom MH. Phenytoin and enteral feedings: does evidence support an interaction? *Ann Pharmacother*. 2000;34:896.

72. Pattinson A, Bucholtz J. Home enteral nutrition. In: Charney P, Malone A, eds. *ADA Pocket Guide to Enteral Nutrition*. Chicago, IL: American Dietetic Association; 2006:193.

73. Winkler M et al. Home nutrition support. In: Mueller C et al, eds. *The A.S.P.E.N. Adult Nutrition Support Core Curriculum*. Silver Spring, MD: American Society for Parenteral and Enteral Nutrition; 2012:640.

74. Rollins CJ. Nutrition therapies: parenteral nutrition, enteral nutrition, and hydration. In: Counce J, ed. *NHIA Home Infusion Therapy Module 4*. 4th ed. Alexandria, VA: National Home Infusion Association; 2015.

75. Department of Health and Human Services. Centers for Medicare and Medicaid Services. DME Information Form. CMS-10126-Enteral and Parenteral Nutrition. http://downloads.cms.gov/medicare-coverage-database/lcd_attachments/11576_17/DMEInformationFormParenteralNutrition.pdf. Accessed August 24, 2015.

76. Polage CR et al. Nosocomial diarrhea: evaluation and treatment of causes other than *Clostridium difficile*. *Clin Infect Dis*. 2012;55(7):982.

77. Hollander JM, Mechanick JI. Nutrition support and the chronic critical illness syndrome. *Nutr Clin Pract*. 2006;21:587.

78. Whelan K, Schneider SM. Mechanisms, prevention, and management of diarrhea in enteral nutrition. *Curr Opin Gastroenterol*. 2011;27:152.

79. Halmos EP et al. Diarrhoea during enteral nutrition is predicted by the poorly absorbed short-chain carbohydrate (FODMAP) content of the formula. *Aliment Pharmacol Ther*. 2010;32:925.

38 第 38 章 成人肠外营养

Susan L. Mayhew and Richard S. Nicholas

核心原则

		章节案例
1	肠外营养(parenteral nutrition,PN)液是一种静脉(intravenous,IV)混合复方制剂,需要严格遵守安全的混合规章制度。	案例 38-2(问题 5~8) 案例 38-3(问题 8) 案例 38-4(问题 7) 表 38-1、表 38-2 和表 38-4
2	肠外营养主要适用于胃肠道功能缺失的患者,在患者使用肠外营养前,应先评估患者是否有使用肠外营养的适应证。	案例 38-2(问题 1) 表 38-3
3	热卡、蛋白质、液体、电解质、维生素及矿物质要根据患者个体化的需要进行补充,具体要取决于患者的基础营养状况、病史、临床表现及静脉通路。	案例 38-1(问题 1~6) 案例 38-2(问题 4) 案例 38-3(问题 1、4、5 和 9) 案例 38-4(问题 1、2、4 和 5) 表 38-6~表 38-8
4	在肠外营养启动之前,医生必须了解患者潜在的代谢及呼吸系统的并发症,包括再喂养综合征、二氧化碳排泄增加及高血糖症。实施特殊营养支持要对营养液的剂量、宏量营养素和微量营养素进行合理调整以避免或减少并发症的发生。	案例 38-2(问题 3 和 9) 案例 38-3(问题 2、3、6 和 7) 案例 38-4(问题 3)
5	合理监测患者生命体征、体重、体温、血生化指标、血液学指标、营养物质摄入和液体出入量对肠外营养疗法的顺利实施以及适当调整治疗方案是至关重要的。	案例 38-2(问题 9) 案例 38-3(问题 7) 表 38-5
6	家庭肠外营养输注技术的进步使越来越多的患者接受家庭肠外营养治疗,并使得患者能自己照护自己。医生需要对患者的液体和营养需求量详细了解后给予最佳的家庭肠外营养治疗方案,以确保患者获得良好的临床结局和最佳的生活质量。	案例 38-4(问题 5 和 6)
7	医生需要了解家庭(或长期)肠外营养治疗的并发症,主要为肝胆疾病、代谢性骨病及中心导管相关并发症。	案例 38-4(问题 7~9)
8	液体量、宏量营养素的选择、电解质含量、维生素、矿物质变化都应当依据患者是否存在肝肾功能不全、短肠综合征、肥胖、糖尿病、胰腺炎及呼吸衰竭进行调整。	案例 38-1(问题 2) 案例 38-3(问题 1~3) 案例 38-4(问题 3 和 5)

长期以来,人们一直认为患者的营养状况直接影响了疾病或损伤的康复。营养不良与诸多并发症相关,包括伤口愈合不良、感染、住院时间的延长及死亡率的增加[1]。营养支持的首选途径是经胃肠道供给。如果胃肠道途径不可行,可选择肠外营养。几个世纪以来,临床医生通过静脉插管和橄榄油或牛奶等营养物质进行静脉喂养。不幸的是,历史经验表明利用血管系统进行营养补充极具挑战。临床医生在实施肠外营养的时候受到以下几个方面的限制:热

卡的供给总量,缺乏可靠的静脉通路,以及不能保证无菌而增加感染的风险[2]。

20世纪60年代,中心静脉导管(central vein catheters, CVCs)的出现开辟了当代的静脉喂养——肠外营养治疗。CVCs使能迅速溶解在循环系统中的浓缩营养混合剂得以应用。在有中心导管之前,为了安全考虑,通过外周导管补充的能量和营养素的剂量有限[3]。

静脉途径的种类

肠外营养可以通过外周或者中心静脉进行输注,具体选择哪一种静脉通路要取决于患者所需肠外营养治疗的持续时间和营养需求量[1]。

外周静脉通路

一般来说,当预期肠外营养治疗的时间不超过10日,或者患者仅处于较低程度应激状态及机体对能量和蛋白质的需要量在中等以下时,可考虑使用外周静脉通路。由于肠外营养需要添加低浓度的葡萄糖和氨基酸溶液,因此患者必须有良好的外周静脉通路以承受大量的输液[4]。

肠外营养对外周静脉产生高渗刺激。对于成人而言,肠外营养制剂渗透压应当始终维持在900mOsm/L以下以减少在滴注过程中对周围静脉的刺激和患者不适感(一般正常人血浆渗透压为280~300mOsm/L)。传统的经外周静脉输注的肠外营养液通常由低浓度葡萄糖(5%~10%)和氨基酸(3%~5%)构成,经外周静脉输注的肠外营养需要经常变换静脉通路的位置(至少每48~72小时1次)。由于通过外周静脉输注的肠外营养液需要被稀释,因此患者每日需要输液数升以满足人体能量和蛋白质的需要。经外周静脉输注的肠外营养液提供的热量小于1kcal/ml,但是可以通过同时静脉输注脂肪乳剂或将脂肪乳剂添加到葡萄糖和氨基酸的混合液中来增加热量的供给。脂肪乳剂可以通过它的稀释作用以及缓冲效应来减少营养液对静脉的刺激[5,6]。

中心静脉通路

中心静脉通路是下列人群进行肠外营养治疗的首选途径:胃肠道功能缺失的患者,7日以上不能利用胃肠道功能的患者,外周静脉通路有限的患者以及通过外周静脉不能满足机体能量和蛋白质需要的患者[1,4,7]。

传统的方法是将中心静脉导管经皮肤穿刺置入锁骨下静脉并沿着静脉走行将导管尖端留置于右心房上腔静脉的上部。一种新的导管技术可以通过外周静脉置入中心静脉插管(peripherally inserted central catheter, PICC),即通过穿刺肘前静脉并导入静脉导管直至导管尖端到达上腔静脉的上部[7-9]。也可以通过穿刺颈内和颈外静脉置入中心静脉导管并将导管送至上腔静脉上部,但是保持这些穿刺部位覆盖敷料的无菌状态要比通过锁骨下静脉穿刺或者PICC建立中心静脉导管要更加困难。上腔静脉血流速度快,可以快速稀释高浓度的肠外营养液以减少静脉炎或血栓形成。一些不能将中心静脉导管置于上腔静脉的患者可以行

股静脉穿刺并将导管尖端放置在下腔静脉。但是这种置管方式导致导管感染的风险较大[6,7]。

与通过外周静脉输注肠外营养不同的是,通过中心静脉输注的肠外营养液中葡萄糖(20%~35%)、氨基酸(5%~10%)和脂肪乳剂的浓度相对较高。通过中心静脉输注的肠外营养液可以提供的热量大于1kcal/ml,渗透压大于2 000mOsm/L。由于患者每日所需的营养素都能通过中心静脉给予,因此,中心静脉肠外营养通常也称为全肠外营养。

肠外营养制剂的成分

肠外营养制剂是由40多种不同的营养物质组成的复杂的混合物,包括碳水化合物(葡萄糖)、蛋白质(氨基酸)、脂肪(脂质或静脉脂肪乳剂),以及水、电解质、维生素和微量元素。肠外营养制剂的配置过程必须基于患者的个体化需求,并在无菌环境下进行[10,11]。肠外营养中的三大宏量营养素在供应商处都有不同浓度的产品规格。灭菌注射用水不但用于稀释三大宏量营养素以达到处方要求的葡萄糖、氨基酸和脂肪乳剂的浓度,同时也可用于满足肠外营养制剂最终的容量要求。

肠外营养的配置可以应用以下两种方式冲配:一种方法就是在葡萄糖氨基酸混合溶液(二合一)中混入背负式静脉脂肪乳剂(IV fat emulsion, IVFE);另一种为全肠外营养液(三合一),即葡萄糖、氨基酸及静脉脂肪乳剂在同一个输液袋中混合。市场上也有葡萄糖和氨基酸构成比不同的预混肠外营养溶液。预混无菌的肠外营养溶液通常具有较长的保存时间,但是这类产品无法满足患者个体化的营养治疗需求。

在配置和管理这种复杂治疗方法中发生的错误会导致患者伤害甚至死亡。医院药剂师有责任确保肠外营养在配置过程中的安全性、准确性及无菌性。目前已出台肠外营养安全操作规则来防止营养液配置不规范导致的潜在危害。药理学主要关注的是肠外营养液的混合、制剂组成、标签、稳定性及肠外营养制剂的过滤,这些内容在肠外营养制剂的安全操作规则中已进行讲解[12]。

肠外营养治疗的费用昂贵,其花费不仅用于各种药物的混合还用于准备静脉通路、实验室检查和处理治疗过程中出现的并发症。正是由于肠外营养治疗的高昂费用和复杂性,临床应严格审查患者的适应证。

碳水化合物

葡萄糖注射液是最常应用的经静脉输注的碳水化合物。葡萄糖溶液浓度从2.5%~70%不等。这些葡萄糖溶液与肠外营养液中的其他成分混合,并被灭菌注射用水稀释到不同的最终浓度。水合葡萄糖能提供3.4kcal/g的热量,而膳食碳水化合物的能量密度则为4kcal/g。

甘油是一种糖醇,能量密度为4.3kcal/g,是另外一种碳水化合物能量底物。配置外周肠外营养液时,甘油可以作为预混的肠外营养制剂的成分(3%甘油与3%氨基酸混合)。由于这种预混合制剂的浓度较稀,通常需要输注大量预混制剂才能满足机体的能量需求。

脂质

脂质或静脉脂肪乳剂是能量密度最大的宏量营养素，也是必需脂肪酸的来源。目前，临床应用静脉脂肪乳剂还存在一些争议，主要是由于其会对免疫系统、炎症反应以及肝功能产生影响。这也促进了新型脂肪乳剂（结构脂肪乳剂）的出现，例如部分 n-6 多不饱和脂肪酸（polyunsaturated fatty acid，PUFA）已经被生物活性较低的脂肪酸所替代，如椰子油（富含中链结构脂肪酸）、橄榄油（富含 n-9 单不饱和脂肪酸）或者鱼油（富含 n-3 多不饱和脂肪酸），这些新型的脂肪乳剂的出现对传统的大豆油和大豆/红花油乳剂（n-6FA）形成了巨大冲击。结构脂肪乳剂在美国以外已经使用多年，美国食品药品监督管理局最近批准了橄榄油和豆油 4：1 混合的静脉脂肪乳剂以及另一种含有豆油、中链甘油三酯、橄榄油及鱼油的注射用脂肪乳剂[13,14]。

市面上传统的脂肪乳剂的规格主要有 10%（1.1kcal/ml）、20%（2.0kcal/ml）和 30%（3.0kcal/ml）。每克脂肪可提供 9kcal 能量，而加入甘油的脂肪乳剂能量密度略增，每毫升 10% 静脉脂肪乳剂可产生 1.1kcal，而每毫升 20% 和 30% 静脉注射用脂肪乳剂分别可产生 2.0kcal 和 3.0kcal。脂肪乳剂中的其他成分还包括调节渗透压的甘油、作为乳化剂的蛋磷脂、维生素 K 和调节溶液最终 pH 的氢氧化钠。10% 和 20% 静脉脂肪乳剂可以与葡萄糖和氨基酸的混合溶液分别同时输注，或者将其加入到肠外营养液中与葡萄糖和氨基酸一起混合输注（背负式静脉输注）。30% 静脉脂肪乳剂只能用于与葡萄糖、氨基酸混合配制成复合制剂[15]。

氨基酸

合成的结晶氨基酸能提供人体所需蛋白质和氮源（6.25g 蛋白质＝1g 氮）。氮是细胞结构的基本组成部分，也是机体合成酶、肽类激素、结构蛋白和血清蛋白的原料。当蛋白质氧化供能时，每克可提供 4kcal 能量。在计算肠外营养患者所需的能量时通常不计入蛋白质或氨基酸提供的能量。理想状态下，氨基酸用于刺激蛋白质合成及人体组织修复而非氧化产能；然而，机体不会按照这样的方式进行能量代谢。因此，现在常规的做法还是把蛋白质产生的热量计算到总热量中去。表 38-1 总结了营养素和它们的能量密度。

市售的氨基酸产品浓度从 3.5% 到 20% 不等，各种产品的氨基酸含量、电解质浓度和 pH 有细微的差别。通常，氨基酸产品分为标准型或者特殊型。标准型由必需氨基酸、非必需氨基酸、半必需氨基酸均衡搭配而成，特殊型则为特殊疾病而修改配方制成。

特殊型氨基酸产品目前常被用于治疗新生儿和成人肝性脑病、肾功能不全及重症患者。与标准型氨基酸相比，为肝功能衰竭患者设计的特殊型氨基酸中支链氨基酸的含量增加，而芳香族氨基酸的含量减少。这种制剂能用来纠正肝衰竭导致的芳香族和支链氨基酸比例的失衡。芳香族氨基酸的增加会引起患者精神状态异常。但是目前没有临床研究证据表明，支链氨基酸加强型制剂较标准型制剂能有

表 38-1

肠外营养素的能量密度

营养素	kcal/g	kcal/ml
氨基酸	4	
5% 氨基酸		0.2
10% 氨基酸		0.4
葡萄糖	3.4	
10% 葡萄糖		0.34
50% 葡萄糖		1.7
70% 葡萄糖		2.38
脂肪	10	
10% 脂肪乳剂		1.1
20% 脂肪乳剂		2
30% 脂肪乳剂		3
甘油	4.3	
3% 甘油		0.129
中链甘油三酯	8.3	

效改善患者的预后[16-18]。支链氨基酸加强型制剂可用于标准治疗（腔内抗生素或乳果糖）无效的肝性脑病患者[16]。肾衰竭患者使用的特殊型氨基酸以必需氨基酸为主[19]，其临床应用的理论依据主要是非必需氨基酸能通过尿素和必需氨基酸的再循环而生成。肾病用特殊型氨基酸制剂的适应证有限[20]。急性肾损伤患者需要使用标准型氨基酸。

改良的氨基酸制剂也可用于处于高分解代谢状态如创伤或灼伤的重症患者。这些制剂中支链氨基酸（亮氨酸、异亮氨酸和缬氨酸）的含量丰富，从而纠正严重代谢应激状态下骨骼肌分解代谢的增加。虽然这些支链氨基酸强化型制剂也许能略微改善患者体内的氮平衡，但是尚未有临床研究证据表明能改善患者的预后[21,22]。不同氨基酸制剂请参见表 38-2。

微量营养素

微量营养素包括代谢所需的电解质、维生素、微量矿物质。生产商可以提供这些微量营养素的单一组分，也可以提供多个微量营养素的复合物。例如微量元素锌既可以作为单一组分，也可以与其他微量元素如铜、铬、镁和硒组成复合制剂。同样的是，电解质既能以单个盐的形式，也能以复合物的形式供临床使用，进而方便混合配置。目前，市售可添加至肠外营养制剂中的维生素通常为多种维生素复合物，但一些维生素也可制成单品。使用中应当注意各种不同制剂中的微量营养素的含量以避免某种微量营养素的不足或者过多。

表 38-2

氨基酸产品比较

品种	商品名	成品浓度/%
标准型制剂		
含必需氨基酸[a]和非必需氨基酸[b]，部分产品含电解质[c]	Aminosyn, Aminosy II	3. 5[c]、5. 7[c]、8. 5[c]、10[c]、15
	FreAmine III	3、8. 5、10
	Novamine	15
	Prosol	20
	Travasol	3. 5[c]、5. 5[c]、8. 5[c]、10
肝功能衰竭制剂		
含必需氨基酸和非必需氨基酸，以及一定比例的支链氨基酸（亮氨酸,异亮氨酸和缬氨酸）	HepatAmine	8
	Hepatasol	8
肾衰竭制剂		
主要含必需氨基酸，RenAmin 也含非必需氨基酸	Aminess	5. 2
	Aminosyn-RF	5. 2
	Nephramine	5. 4
	RenAmin	6. 5
应激状态氨基酸制剂		
除必需氨基酸和非必需氨基酸外，含较多亮氨酸、异亮氨酸、缬氨酸	Aminosyn HBC	7
	FreAmin HBC	6. 9
其他		
仅含支链氨基酸（亮氨酸,异亮氨酸和缬氨酸）的制剂，必须与常规制剂合用	Branch Amin	4

[a] 必需氨基酸：异亮氨酸、亮氨酸、赖氨酸、蛋氨酸、苯丙氨酸、苏氨酸、色氨酸、缬氨酸、组氨酸。
[b] 非必需氨基酸：半胱氨酸、精氨酸、丙氨酸、脯氨酸、甘氨酸、谷氨酰胺、天门冬氨酸、丝氨酸、酪氨酸。
[c] 可包含或不包含电解质。

来源：Zerr KJ et al. Glucose control lowers the risk of wound infection in diabetics after open heart operations. Ann Thorac Surg. 1997；63：356；Rose BD. *Clinical Physiology of Acid-Base and Electrolyte Disorders.* 4th ed. New York，NY：McGraw-Hill；1994：891.

肠外营养

患者评估：基于人群的制剂

案例 38-1

问题 1：A. A. ，70 岁，男性，因左侧面瘫不能言语，左侧上下肢肌肉萎缩被送至急诊室。被诊断为缺血性脑卒中收治入院。改良的钡吞咽检查提示其误吸的风险增加。利用肠内管饲预防误吸。在接受肠内营养时，A. A. 出现腹痛和腹胀。改用其他肠内营养制剂和方案也导致同样的结果。于是停用肠内喂养，开始进行短期的外周肠外营养。他当日体重 82kg，身高 178cm。

实验室检查结果如下：

钠（Na）：142mmol/L
钾（K）：4. 1mmol/L
氯（Cl）：100mmol/L
碳酸氢盐（HCO_3^-）：25mmol/L
血尿素氮（BUN）：10mg/dl
肌酐（Cr）：1.0mg/dl
葡萄糖（GLU）：91mg/dl
钙（Ca）：9.4mg/dl
镁（Mg）：2.1mg/dl
磷（P）：3.4mg/dl
总蛋白（TP）：6.0g/dl
白蛋白（ALB）：3.6g/dl
前白蛋白（PA）：18mg/dl
白细胞计数（WBC）：8 800/μl
评估他的营养状况。

A.A. 入院前是一名健康、营养状况良好的男性。然而，A.A. 的内脏蛋白水平为正常范围偏低，提示他可能存在营养不良的风险。关于营养不良患者评估方法更详细的描述参见第 35 章。第 35 章的原则适用于本案例及本章其他案例。他处于极低的应激水平，且基线电解质水平在正常范围内。

案例 38-1，问题 2：利用人群估算法为 A.A. 计算热量和蛋白质目标。

A.A. 开始的热量目标需满足他目前的基础代谢和脑卒中恢复相关的轻度应激所产生的能量消耗。A.A. 满足"住院患者，轻度应激"的分类，需要每日 20~25kcal/kg 的能量（参见表 35-3，第 35 章）。在计算能量需要量时，应使用 A.A. 的实际体重 84kg，因为他的代谢和目前能量消耗会随着他体重下降而有所下降。对于体重明显降低的患者而言，使用日常或理想体重计算将会导致喂养过度。A.A. 每日的热量目标应为 1 690~2 113kcal。

蛋白质目标是基于体重、应激程度和疾病状态来估算的。A.A. 有脑卒中史，并且存在轻度代谢应激。他的蛋白质目标应能维持他目前的蛋白质水平。根据表 35-4（第 35 章）中指南推荐，A.A. 的蛋白质需求量为每日 1.0g/kg（范围 1.0~1.2）或 85g。由于能量消耗和蛋白质需要量的计算都仅仅是估计；应监测患者的临床状况并据此调整蛋白质需求量。肠外营养中蛋白质来源是合成的氨基酸。通常情况下，1g 蛋白质等于 1g 氨基酸。A.A. 每日需要 85~101g 氨基酸。

对于慢性肾脏病患者，蛋白质摄入量需要依据分解代谢率、肾功能及透析过程中可能损失的蛋白量进行调整[23-25]。肾功能受损的患者需要限制蛋白质的摄入量以减缓肾脏疾病的进展。对于接受持续肾功能替代治疗的患者，每日蛋白质摄入量应控制在 1.8~2.5g/kg[23-25]。接受血液透析的急性肾损伤患者每日需要摄入蛋白 1.5g/kg 以保持正氮平衡[26]。对于接受持续血液透析患者，目前推荐每日蛋白质摄入量为 1.2g/kg[27,28]，而进行长期自动腹膜透析患者每日需要 1.3g/kg[29]。

案例 38-1，问题 3：A.A. 有外周静脉导管且外周静脉通路似乎挺适合。他可以考虑使用外周肠外营养制剂吗？

A.A. 的外周通路良好，所以他符合外周肠外营养的标准之一。另外，他应该能够耐受满足他营养需求所需肠外营养制剂的液体量。外周肠外营养的一种常见并发症为血栓性静脉炎（发生率高达 70%），通常在 72 小时内就会发生[5,30]。静脉炎通常是因为肠外营养制剂呈高 pH 或高渗性所致。常见的外周肠外营养制剂渗透压为 600~900mOsm/L，而血浆渗透压为 280~300mOsm/L。葡萄糖-氨基酸混合液的渗透压可通过将葡萄糖浓度乘以 50 和氨基酸浓度乘以 100 来快速进行估算。电解质、维生素和微量矿物质的渗透压大约为 150~200mOsm/L。虽然合并输注脂肪乳剂可以降低渗透压、缓冲 pH、提高外周静脉的耐受性，但仍不能消除血栓性静脉炎的风险[31]。如果 A.A.

需要长期的肠外营养治疗，应该选择中心静脉通路。

案例 38-1，问题 4：基于先前确定的蛋白质和热量目标，为 A.A. 设计肠外营养制剂配方，并且计算配置肠外营养制剂所需的各种宏量营养素的所需的液体量。

A.A. 每日热量和蛋白质目标大约在 1 900kcal 和 85g。每日 85g 蛋白质可以提供 340kcal 能量（1g 蛋白质＝4kcal）。用总能量需求减去蛋白质提供的能量就是非蛋白质能量需求（由碳水化合物和脂肪提供）。对于 A.A.，就是总能量 1 900kcal 减去蛋白质提供的 340kcal，非蛋白质需要提供 1 560kcal。通常葡萄糖占非蛋白质热量 60%~70%，脂质占 30%~40%。1 092kcal 葡萄糖（约 321g 葡萄糖；1g 葡萄糖＝3.4kcal）可为 A.A. 提供 70% 的非蛋白质热量。剩余的 30% 非蛋白质热量由 468kcal 脂质提供（46.8g 脂质；1g 静脉注射用脂质＝10kcal）。

对于 70% 的葡萄糖溶液每 100ml 可提供 70g 葡萄糖。为获得 321g 葡萄糖，需要提供 459ml 葡萄糖溶液。

$$葡萄糖容量（ml）= 321g 葡萄糖 \times 100ml/70g 葡萄糖 = 459ml$$ （公式 38-1）

同样的是，为获得 85g 氨基酸，需要 10% 的氨基酸溶液 850ml。20% 的静脉脂肪乳剂提供的热量为 20kcal/ml 或 20g/100ml，234ml 的 20% 的静脉脂肪乳剂能够提供 46.8g 脂肪。每日葡萄糖、氨基酸和脂肪混合液总量为 1 543ml。最后的制剂中还包括电解质、维生素、微量元素和水。

案例 38-1，问题 5：医疗机构使用三合一肠外营养液（total nutrient admixture，TNA）以 100ml/h（2 400ml/d）的速度输注外周肠外营养。这个方案符合营养目标中的大部分要求。请问这能满足 A.A. 的维持液体需求吗？

维持液体需求量可以利用几种方法计算。最简单的方法是用每日 30~35ml/kg 作为基础来计算。另一种方法是按 20kg 体重需要 1 500ml，实际体重超过 20kg 的部分按 20ml/kg 来计算。这两种方法都能估算维持基本代谢所需的液体量，但同时应补充液体的额外丢失量，如呕吐、鼻饲管引流、腹泻和大面积开放性伤口的失液量。A.A. 的液体需求量估算如下：

$$ml/d = 1 500ml + [（20ml/kg）\times（84.5kg - 20kg）]$$
$$= 1 500ml + （20ml/kg）\times 64.5kg$$
$$= 1 500ml + 1 290ml = 2 790ml$$ （公式 38-2）

外周肠外营养制剂略少于 A.A. 每日所需的 2 790ml。他对液体的需要量可以通过将外周肠外营养增加到每日 2 600ml 来满足，这样也使他的热量和蛋白质摄入量略为增加，使其更接近目标需要量。但是另外一种选择是通过单独的静脉通路来补充所需的额外液体量。由于液体摄入过量会使患者处于液体超载的危险之中，因此，补液不要过量，这对患者非常重要。因此，应监测 A.A. 是否有液体超载的迹象，包括外周水肿、气促、每日的液体入量超过液体出量、低钠血症及体重骤升。

利用脂肪提供一部分热量可以减少过量摄入葡萄糖引起的代谢问题。成年人葡萄糖代谢的最大速率是每分钟5~7mg/kg 或每日约7g/kg。当每日葡萄糖剂量大于7g/kg时,葡萄糖将不能被充分利用,最后会转化为脂肪[32]。转化为脂肪的过程可能引起呼吸系统损伤及肝功能异常[33-35]。高血糖症是过量摄入葡萄糖的另一个并发症,与电解质和酸碱平衡紊乱、渗透性利尿、感染风险增加、吞噬细胞和补体功能的改变相关。此外,利用混合供能系统可以每日补充少量静脉脂肪乳剂,而无需每周两次大剂量补充脂肪以避免必需脂肪酸缺乏(essential fatty acid deficiency, EFAD)。迅速给予静脉脂肪乳剂与网状内皮组织系统的改变相关,但持续给予小剂量静脉脂肪乳剂没有观察到这种现象[36]。静脉脂肪乳剂应以小于每小时0.11g/kg的速度输注以避免不良反应,包括肝、肺、免疫系统和血小板的损伤[11]。为避免EFAD,必需脂肪酸应占总热量摄入的1%~4%(如每周2次补充20%的脂脂肪乳剂250ml)。

必需脂肪酸、亚麻油酸和α-亚麻油酸不能由人体自身合成。其中只有亚麻油酸是成年人所必需的。EFAD的临床症状包括皮肤干燥、增厚、鳞屑、脱发、伤口愈合不良和血小板减少,这些症状会在给予不含脂肪的肠外营养的数周到数月后出现[29]。三烯与四烯的比值大于0.4是EFAD的生化证据,可在给予不含脂肪的肠外营养的一周后出现。肠外营养治疗时,持续输注高渗葡萄糖溶液可引起胰岛素浓度升高。这是由于胰岛素能够促进脂肪生成而非脂肪分解以及亚麻油酸不能从脂肪组织中释放所致[34]。

患者评估：中度应激

问题1：B.B.,64岁,女性,4年前被诊断为卵巢癌后接受化疗和体外放疗的联合疗法,并因此患上慢性放射性肠炎。她因饭后腹痛7日逐渐加剧入院,已有5日未排便。进一步询问得知过去几周因恶心呕吐只喝了少量液体,在此期间,她的体重也减低了2.7kg。系统回顾有阳性发现,患者具有腹痛。体格检查示患者消瘦,腹部胀大。生命体征：体温38.5℃,心跳88次/min,血压102/68mm/Hg。她身高168cm,体重50kg。病史显示1个月前她的体重52.7kg,6个月前是55.4kg。

入院时实验室检查结果如下：

Na：133mmol/L

K：4.5mmol/L

Cl：100mmol/L

HCO_3^-：25mmol/L

BUN：15mg/dl

Cr：0.7mg/dl

GLU：103mg/dl

Ca：9.3mg/dl

Mg：2.2mg/dl

P：4.5mg/dl

ALB：3.1g/dl

WBC：11 800/μl

Hct：46%

ALT：31U/L

AST：27U/L

ALP：65U/L

T-Bil：0.6mg/ml

腹部CT显示B.B.肠道梗阻处远端狭窄,提示慢性炎症。B.B.被诊断为慢性放射性肠炎。为什么B.B.适合给予肠外营养？

当患者营养摄入不足达到7日或更长时间以及胃肠道功能异常时,应当考虑给予肠外营养。B.B.在过去几周里只有少量进食,而且她的体重下降了5%。此外,在过去6个月,她的体重下降超过10%,可以认为是重度体重减少。B.B.由于放射性肠炎需要进行肠道休息的保守疗法,故无法口服进食。

对于体重下降的评估应包括对脱水情况的评估,尤其是B.B.由于有呕吐且在过去几周只有少量进食而存在的脱水风险。净体重(去脂体重)的减少可能不如体重减轻那么明显。除此之外,B.B.入院时血清白蛋白浓度低至3.1g/dl。当评估这一内脏蛋白水平时,应考虑到她的脱水情况,因为当她补水时可能导致血清白蛋白浓度进一步降低。由于B.B.的胃肠道不能发挥正常功能,因此具有肠外营养的指征。住院病人应用肠外营养最常见的主要诊断参见表38-3。

表38-3

住院成人患者应用全肠外营养最常见的临床诊断

应用全肠外营养的前10位疾病诊断
肠道或腹膜粘连伴梗阻
急性胰腺炎
败血症
憩室炎
急性呼吸衰竭
肠梗阻
吸入性肺炎
胃肠并发症
冠状动脉粥样硬化
肺炎

来源：Wischmeyer PE et al. Characteristics and current practice of parenteral nutrition in hospitalized patients. *JPEN J Parenter Enteral Nutr*. 2013;37:56-67.

案例38-2,问题2：B. B. 营养不良的主要类型是什么？

B. B. 丢失了部分脂肪和肌肉，还消耗了内脏蛋白。她同时有消瘦和恶性营养不良的表现。因此，应当考虑她是蛋白质能量混合型营养不良（见第35章）。

案例38-2,问题3：医疗团队成员希望 B. B. 能增重，同时也担忧她营养不良的状态。给 B. B. 过度的营养可能会导致哪些并发症？

B. B. 可能有再喂养综合征的风险。慢性营养不良可能会导致细胞内磷、钾和镁的消耗，在检测血清电解质浓度时这些现象不明显。当能量被集中消耗时，磷、钾和镁会从细胞外转化至细胞内，导致再喂养综合征。碳水化合物能转化为葡萄糖，引起胰岛素分泌，反过来也会促进葡萄糖、水、磷和其他胞内电解质的摄取。这种现象是在二战中给慢性营养不良的幸存者提供正常食物和液体食品时首次发现的。再喂养综合征的并发症包括高血压、心功能不全、癫痫、昏迷甚至死亡。这些并发症在20世纪70年代和80年代曾经被报道过，当时已经开始为慢性疾病尤其是不能进食的住院患者提供肠外营养。了解患者体重减少和饮食习惯的病史有助于评估再喂养综合征的风险。应开始为"有风险"患者启动并缓慢增加特殊营养支持，同时密切监测以避免严重的电解质异常和相关的心血管疾病。

为将 B. B. 发生再喂养综合征的风险降至最低，在开始营养支持治疗之前应纠正所有的电解质紊乱。因为 B. B. 的电解质水平尚在正常范围，因此不必对基础水平进行调整。之后需要缓慢实施营养支持，并按常规补充维生素。起始治疗第一周需要每日监测实验室指标包括磷、钾、镁和葡萄糖[38,39]。

所有患者都应当避免过度喂养，尤其是存在呼吸系统问题的患者（如机械通气、慢性阻塞性肺疾病）。过度摄入碳水化合物尤其有害，因为产生的二氧化碳量与消耗的氧气量相关。二氧化碳潴留可能导致酸碱平衡的改变。当葡萄糖溶液以4~5mg/(kg·min)[20~25kcal/(kg·d)]的速度输注时，碳水化合物能够被氧化完全。而输注速度超过这一限度时会增加二氧化碳的生成并可能引起呼吸窘迫。在为 B. B. 设计肠外营养方案时，重要的是提供合适的热量并将葡萄糖的输注速度控制在4mg/kg(kg·min)以内[40,41]。对于成年人来说，每日脂肪摄入量不应超过2.5g/(kg·d)。然而，现有的文献更支持不超过1g/(kg·d)的剂量。同样重要的是，需要对血清甘油三酯水平进行监测，以评估患者对该剂量静脉脂肪乳剂的耐受程度。如果血样是在输注甘油三酯或全肠外营养液期间采集的，即使血清甘油三酯浓度达到稍高的400mg/dl这个水平那也是可以接受的[42]。高甘油三酯血症有时可以通过肉眼观察到血样浑浊来快速判断。

案例38-2,问题4：在 B. B. 通过静脉输液完成水化后，她的体重为51.5kg，因为患者入院后24小时内腹痛和

腹胀严重，需要手术治疗，肠外营养治疗不得不推迟。医生行剖腹探查术，切除25cm 的回肠以去除严重肠炎病灶和引起梗阻的狭窄部分。患者术后无肠鸣音。患者在右侧开通了植入式静脉给药系统，从术后第1日开始应用肠外营养。请为她计算热量和蛋白需求量。

能量需求可根据预测方程、简化公式[25~30kcal/(kg·d)]或间接量热法（最准确的算法）来进行估算。目前文献报道的预测方程超过200个，其中包括 Harris-Benedict 公式。利用女性的 Harris-Benedict 公式（见第35章中的表35-3）进行计算，B. B. 目前体重51.5kg，身高167.7cm，年龄64岁，基础能量消耗（BEE）为1 158kcal/d。为估算 B. B. 每日消耗的总能量，基础能量消耗必须进行修正：因限制卧床，活动参数为1.2；因手术，应激参数为1.2。修正后的总能量消耗值比基础能量消耗高44%，达1 668kcal/d。因此1 600kcal/d 的能量需求是合理的。以类似的方法计算（见第35章中的表35-4），由于处于中度应激，她的蛋白质需求量为62~77g/d[1.2~1.5g/(kg·d)]。

案例38-2,问题5：为 B. B. 设计了一个单日剂量包装的全肠外营养液制剂，这能提供1 600kcal 热量和70g 氨基酸，且其中75%的非蛋白质热量由碳水化合物提供，25%由脂质提供。肠外营养制剂的宏量营养素由70%的葡萄糖，30%的脂肪乳剂和10%的氨基酸混合而成。

（1）氨基酸

$$氨基酸（蛋白质）热量 = 70g \times 4.0kcal/g$$
$$= 280kcal$$
$$10\%氨基酸容量（ml）= 70g/(0.1g/ml)$$
$$= 700ml \qquad （公式38-3）$$

（2）葡萄糖

$$葡萄糖热量 = (1 600-280) \times 0.75$$
$$= 990kcal$$
$$葡萄糖需要量（g）= 990kcal/(3.4kcal/g)$$
$$= 291g$$
$$70\%葡萄糖容量（ml）= 291g/(0.7g/ml)$$
$$= 416ml \qquad （公式38-4）$$

（3）脂肪乳剂

$$脂肪热量 = (1 600-280) \times 0.25 或 1 320-990$$
$$= 330kcal \quad 30\%脂肪乳剂容量（ml）$$
$$= 330kcal/(3.0kcal/ml)$$
$$= 110ml \qquad （公式38-5）$$

（4）能量物质的总容量

$$700ml10\%氨基酸+416ml70\%葡萄糖+110ml30\%脂肪乳剂$$
$$= 1 226ml 总液体量 \qquad （公式38-6）$$

B. B. 的肠外营养制剂每日可提供291g 葡萄糖和约33g 脂肪。如果肠外营养是24小时持续输注的，B. B. 每分钟将摄入3.9mg/kg 葡萄糖，每日摄入0.6g/kg 脂肪。葡萄糖和脂

肪的剂量都没有超过问题 3 中推荐剂量的限制。其他的一些成分如电解质、维生素、微量矿物质等加入后可微增营养液容量至 1 680ml/d。输注速度可以通过下列公式计算：

$$每小时输注速度（ml/h）= 1\ 680ml/24h$$
$$= 70ml/h \quad \text{（公式 38-7）}$$

B. B. 每日 1 680ml 的营养液并不能够满足她每日维持液体量 2 130ml 的需要（参见案例 38-1，问题 5）。她需要额外补充液体以满足所需液体量，这些液体需要从另外的静脉通路输入或以灭菌注射用水的形式加入全肠外营养液中。

案例 38-2，问题 6： 将葡萄糖、脂肪和氨基酸混合在一个容器中的好处和坏处是什么？

肠外营养可选择以下两种方法之一进行配制：一是葡萄糖-氨基酸混合液（二合一），静脉脂肪乳剂以背负式输注的方式独立进行输液；二是静脉全营养混合液（三合一），将葡萄糖、氨基酸和静脉脂肪乳剂混合在一个袋中进行输注[43]。

虽然全肠外营养液由于其便捷性和价格优势受到了许多家庭医生和医疗机构的欢迎，但是，在传统的葡萄糖-氨基酸混合液中添加脂肪乳剂，会使得混合溶液变为混合乳剂，其生理学差异将影响产品的稳定性[44]。因此，我们必须考虑到这两种制剂之间的差异。二合一和三合一肠外营养液各自的优势和劣势参见表 38-4。

案例 38-2，问题 7： 与二合一肠外营养液相比，全合一肠外营养液的稳定性如何？为什么输液过滤器是必需的？

静脉脂肪乳剂会随着时间逐渐酸败，这是由于游离脂肪酸的生成增加而导致 pH 的下降。当脂肪与葡萄糖和氨基酸混合时，这一过程会加速。静脉脂肪乳剂的稳定性由同一脂滴的极性和非极性区域共同维持。脂滴的极性区域带负电，会排斥所有其他带负电的脂滴。当表面失去极性时，脂滴会聚集成更大的脂球，而这时脂肪乳就会变得不稳定且不安全，存在导致肺血管栓塞的危险。美国市场上销售的静脉脂肪乳剂使用一种阴离子型的卵磷脂乳化剂，以保持脂滴的分散性和稳定性。乳剂的不稳定常常是逐步发生的，从乳化开始，到脂肪颗粒聚合结束，亦可称为乳剂的"破裂"。pH 的下降和二价阳离子（Mg^{2+}，Ca^{2+}）的加入会改变脂滴表面电荷，增加乳剂的稳定性被破坏的风险。尽管葡萄糖可以降低 pH，但氨基酸的加入足以缓冲 pH 的变化。应当限制全营养混合液中二价阳离子的添加量以使脂肪乳剂稳定性下降的风险降到最低。三价阳离子如 Fe^{3+} 绝不可加入三合一肠外营养液制剂中。含有脂肪的营养液必须通过视觉观察评估它是否有相位分离的表现，即乳剂是否处于"出油"的不稳定状态：连续的油层或分散的脂滴。脂肪乳化颗粒的平均直径为 $0.5\mu m$，不稳定脂肪乳剂中的脂滴不可见，但合并成 $40\sim50\mu m$ 的脂肪颗粒肉眼是可见的。$5\mu m$ 大小的脂肪颗粒可以造成肺部毛细血管的阻塞[43,44]。

表 38-4

二合一和三合一肠外营养液的优点和缺点

	二合一	三合一
优点	■ 改善整体稳定性 ■ 提高配置不同浓度的葡萄糖和氨基酸的灵活性 ■ 可按需加入更高浓度的电解质 ■ 药物配伍性更佳 ■ 高渗透压和酸性环境降低细菌繁殖的风险 ■ 颗粒物和沉淀物更易观察，可使用细菌过滤器（$0.22\mu m$） ■ 若非每日使用肠外营养，导管阻塞的风险更低	■ 所有组分在药房内无菌条件下配制 ■ 为居家治疗患者提供简化制剂 ■ 降低供应和设备成本 ■ 降低输液所需的护理时间 ■ 减少配置制剂的成本 ■ 降低污染的风险 ■ 与单独输注静脉脂肪乳剂相比，可抑制细菌生长 ■ 滴速更慢可将静脉脂肪乳剂输液反应发生率降至最低 ■ 滴速更慢可增加脂质清除 ■ 降低外周肠外营养的静脉炎风险
缺点	■ 若脂肪乳剂需单独输注，则输液的时间和经济成本增加 ■ 接触污染的风险升高 ■ 静脉炎风险升高，尤其是外周肠外营养未与静脉脂肪乳剂联合输注的情况下 ■ 背负式输注肠外营养最长时间限制在 12 小时内[45]	■ 静脉脂肪乳剂的不透明性将降低颗粒物或沉淀物的可见度 ■ 静脉脂肪乳剂稳定性较差，易发生脂质分离，加入高浓度电解质后混合物的稳定性更差 ■ 静脉脂肪乳剂混合物的微粒粒径更大，必须使用 $1.2\mu m$ 的细菌过滤器，不可使用 $0.22\mu m$ 的细菌过滤器 ■ 药物配伍性更差 ■ 需避免使用含邻苯二甲酸二乙基己酯的容器，因为该毒性物质可被脂质萃取，并对患者造成伤害

因此推荐使用直径 1.2μm 的过滤器以防止增大的脂肪颗粒输入患者体内[12,43]。

使用双腔袋可以延长全营养混合液的保存期限,因为在开始输注前,它可以将脂肪与葡萄糖、氨基酸及其他物质进行物理隔绝。双腔袋对于那些居家治疗者有极大的优势,因为一周用的营养液可以一次准备好[43]。

全营养混合液制备好后要放入冰箱(4℃)以保持稳定性。当营养袋从冰箱拿出后,需要加热到室温并且充分混合后才能使用。混合营养液最好的办法是轻轻地上下颠倒袋子,使袋内的液体从顶部流到底部。应当避免剧烈摇动袋子以免空气进入破坏乳剂的稳定性[43,44]。

案例 38-2,问题 8:全营养混合液(三合一)中微生物的繁殖和二合一营养液有什么不同?

葡萄糖和氨基酸肠外营养混合液的高渗透压(>2 000mOsm/L)和酸性 pH 不利于大部分微生物生长。单纯的脂肪乳剂是等渗的并具有生理性 pH,是微生物生长的理想介质。将三种营养物质混合而成的全营养混合液为微生物提供了一个介于上述二者之间的生长环境[43,44]。中心静脉导管穿刺和操作次数与导管相关的感染发生率有明确的相关性。出于对控制感染的考虑,使用单日剂量包装的肠外营养液可以使对中心静脉导管的操作次数减少到每日 1 次,从而减少接触性污染。疾病预防控制中心的指南中允许全营养混合液输注 24 小时。然而,考虑到脂肪乳剂有利于微生物的生长,与二合一肠外营养液以背负式单独输注的时间不得超过 12 小时[43]。

案例 38-2,问题 9:为 B.B. 设计一个方案,以监护其营养支持的有效性并鉴别和预防不良并发症。

对接受肠外营养治疗的患者,常规监测和评估营养状态和代谢反应是必要的。营养支持的目标是患者营养需求的估算,并需要定期常规评估以判断治疗是否充分。日常监测的指标包括生命体征、体重、体温、血生化指标、血液学指标、营养摄入量和液体出入量。

营养治疗的充足与否需要每周进行评估,这可以通过测定血清内脏蛋白如前白蛋白、白蛋白浓度(参见第 35 章中的表 35-2)的浓度来完成。前白蛋白的半衰期只有 2~3 日,因此血清前白蛋白浓度应随着充足的营养供应和临床状态的改善而逐周增加。白蛋白的半衰期更长,可达 14~20 日,这使得它不适合用于反映肠外营养治疗的合成代谢反应,但是它是预估发病率和死亡率的良好指标[46]。间接测热法在测定方法正确的情况下,是重新评估能量消耗的最准确方法。判断蛋白质摄入量是否充足可以通过评估氮平衡量,即比较氮的摄入量和排出量(出入量)来实现。氮是由肠外营养制剂中的氨基酸所提供。每一种市售氨基酸制剂中每克氨基酸氮含量略有不同,应查阅制造商的产品信息来获得这个数值。平均来说,氨基酸中 16% 为氮或每 6.25g 蛋白质中含 1g 氮。大部分氮以通过尿液以尿素的形式排泄,尿素是蛋白质能量代谢的副产物。肾脏对尿素氮的排泄随着应激反应的增强而增加。为评估氮平衡量必须收集 24 小时尿并测量尿中尿素氮(urine urea nitrogen,UUN)的量。一些实验室可以测定总的尿氮量(尿中所有氮的含量)。此外,还有一些氮通过皮肤、呼吸和粪便排泄,无法具体测定,但每日大约为 2~4g。

$$\begin{aligned}氮平衡 &= 氮摄入量 - 氮排出量\\ &= 氨基酸(g)/6.25 - [UUN(g)+3g]\\ &= g \qquad (公式\ 38\text{-}8)\end{aligned}$$

在危重症患者中实现正氮平衡很困难,其计算结果可能为负数或零。对于恢复期患者,超出氮平衡量 2~4g 是可以接受的。负氮平衡患者需重新评估其蛋白质和能量的摄入量。对于负氮平衡患者,增加热量和蛋白质的摄入可能是有益的。

正如其他检测一样,评估需要对多个指标及患者临床状态进行监测。识别那些可能警示临床医生即将发生并发症的趋势是最重要的。推荐的监测指标参见表 38-5。

表 38-5

肠外营养常规监测指标

指标	\<推荐 TPN 的监测方案\> 开始治疗时	每日(危重症)	每周 2~3 次(稳定)	每周	每月(居家)	按需
体重	×	×	×			
尿素氮、肌酐、葡萄糖	×	×	×			
电解质(Na,K,Cl,HCO₃⁻,Ca,P,Mg)	×	×	×			
白蛋白、AST、ALT、LDH、ALP、总胆红素,结合胆红素	×			×		×
前白蛋白	×			×		×
甘油三酯	×					
血常规(RBC,Hgb,Hct,WBC,PLT)	×			×		×

案例 38-3

问题 1：C.C.,56 岁,男性,因腹痛加重和呕吐入院,被诊断为急性胰腺炎。这是他近一年来第 3 次因胰腺炎入院治疗。既往史包括酒精滥用、慢性阻塞性肺疾病和 2 型糖尿病。社会史主要为吸烟 2 包/日。已置鼻胃管,禁食状态,予静脉补液治疗。经过 5 日治疗,C.C. 的腹痛减轻,胰腺炎好转,开始恢复进食。进食 2 日后,C.C. 感觉剧烈腹痛和呕吐。他有发热,WBC 升至 21 000/μl;低血压,需要大量静脉补液。此外还出现呼吸窘迫,需要气管插管和机械通气。最近的动脉血气分析结果:pH 7.44;PCO₂ 40mmHg;PO₂ 88mmHg;HCO₃⁻ 28mmol/L。C.C. 的临床表现也与重度胰腺坏死相一致。为他置入小口径鼻空肠饲管开始肠内营养治疗,但 C.C. 出现剧烈腹痛、腹胀、肠鸣音消失,所以停止肠内营养治疗。因其住院期间营养摄入不足且预计近期胃肠功能难以恢复,因此给予肠外营养治疗。C.C. 身高为 175cm,平时体重为 98kg。

在确定 C.C. 的能量需求时,应该如何调整?

首先,C.C. 为肥胖患者,应使用调整后的体重来计算能量需求。肥胖的定义是体重超过理想体重的 120% 或体重指数(body mass index,BMI)大于 30kg/m²。C.C. 体重为 98kg,是理想体重 69kg 的 142%。BMI 计算方式参见公式 38-9：

$$BMI = 体重(kg)/身高(m)^2$$
$$= 98kg/(1.73m)^2$$
$$= 32.7kg/m^2 \qquad (公式\ 38-9)$$

肥胖患者计算能量需求时应该调整体重,因为脂肪组织不具有代谢活性。但大约四分之一的脂肪组织是由一些具有代谢活性的支持组织所组成。肥胖患者可以通过公式 38-10 来调整体重[47]：

$$调整后的体重 = 0.25×(实际体重-理想体重)+理想体重$$
$$= 0.25×(98kg-69kg)+69kg$$
$$= 76kg \qquad (公式\ 38-10)$$

使用调整后的体重来计算能量需求,可以降低喂养过度造成脂肪组织进一步增加及血糖管理复杂化的风险,特别是对于糖尿病患者。还可使用 Ireton-Jones 预测公式(将肥胖因素考虑在内)计算体重。应用间接测热量法来计算能量消耗可以更准确地估算能量需求,避免喂养过度。

C.C 属于危重症患者。美国肠外和肠内营养学会(American Society for Parenteral and Enteral Nutrition,ASPEN)指南支持对危重症患者实施允许性摄入不足(能量需求估算量的 80%),以使胰岛素抵抗、感染和延长机械通气时间的风险降到最低。当患者情况稳定时,可以将肠外营养方案增加至能量需求估算量的 100%[21]。对于重症肥胖患者,ASPEN 指南进一步支持将 BMI 超过 30 的患者的目标热量摄入控制在机体目标能量需求的 60%~70% 或每日 11~14kcal/kg 实际体重(每日 22~25kcal/kg 理想体重)。对于 BMI Ⅰ 级和 Ⅱ 级的患者,蛋白质摄入应大于 2.0g/kg 理想体重;BMI Ⅲ 级的患者则应大于 2.5g/kg 理想体

重[21,48]。对于 C.C. 而言,他的 BMI 为 32.7(BMI Ⅰ 级),他的能量需求目标为 22kcal/kg 理想体重或约 1 500kcal/d。

案例 38-3,问题 2：胰腺炎是否是使用脂肪乳剂的禁忌证?

一些研究已引起人们对胰腺炎患者应用静脉脂肪乳剂的关注。经口摄入脂肪可以刺激胰腺外分泌功能,但不适用于胰腺炎患者。尽管酒精性胰腺炎患者存在高脂血症,但高脂血症似乎不是引发胰腺炎的主要因素。急性胰腺炎合并高甘油三酯血症最常见于遗传性或获得性脂类代谢缺陷的患者。另外,胰腺炎可能与高甘油三酯血症有关[49]。

一些研究者评估含静脉脂肪乳剂的肠外营养制剂在急性胰腺炎患者中的作用,并未发现其能刺激胰腺外分泌功能。此外,有胰腺炎病史患者使用静脉脂肪乳剂也并未导致腹痛或胰腺炎复发。现有数据表明,静脉脂肪乳剂对于胰腺炎患者来说是一种安全有效的供能形式[49]。

虽然尚未就脂肪乳剂的最佳组成达成共识,但危重症医学学会(Society of Critical Care Medicine,SCCM)和 ASPEN 最近的指南建议,在危重症监护病房入住的第一周内,患者应接受不含大豆脂质的肠外营养制剂[49]。由于对细胞膜和炎症过程的积极影响,推荐在脂肪乳剂中加入 n-3 脂肪酸、二十碳五烯酸(eicosapentaenoic acid,EPA)和二十二碳六烯酸(docosahexaenoic acid,DHA)[50]。

监测血清甘油三酯浓度应是胰腺炎患者和接受含脂质肠外营养制剂患者常规管理的一部分。对于持续输注静脉脂肪乳剂的患者,血清甘油三酯浓度应维持在 400mg/dl 以下;而对于间歇输注静脉脂肪乳剂的患者,在输完 4 小时后检测的血清甘油三酯浓度应小于 250mg/dl[1,42,49]。若超出上述范围,应考虑从肠外营养方案中去除静脉脂肪乳剂或减少其用量。

案例 38-3,问题 3：对于 C.C. 肠外营养治疗起始和配方设计还有什么需要考虑的地方?

轻中度胰腺炎患者一般不需要营养支持治疗。重症急性胰腺炎患者应该在容量复苏完成后立即放置鼻肠管并开始管饲喂养。如果管饲不可行,则应考虑在入院的 5 日后(炎症反应高峰期过后)开始肠外营养治疗[21]。急性胰腺炎是一种复杂的疾病,其严重程度也不尽相同。重症急性胰腺炎可引起全身炎症反应综合征(systemic inflammatory response syndrome,SIRS),影响多器官系统,最终往往导致器官衰竭。受损或衰竭的器官可能需要调整肠外营养制剂中的宏量营养素和微量营养素。

高血糖是肠外营养治疗最常见的并发症,可由多种因素引起。没有糖尿病史的患者在应激状态下可能表现出高血糖。糖尿病患者在危重症时的糖代谢变化更大。应激诱导的高血糖可由胰岛素抵抗、胰岛素分泌减少、糖异生和糖原分解增加所引起[51]。治疗的最初 24 小时内葡萄糖摄入量应限制为 150g,在血糖浓度持续低于 180mg/dl 之前不应

增加葡萄糖的量,并应经常监测毛细血管血糖浓度。因有糖尿病并伴有急性胰腺炎,预计 C. C. 在输注肠外营养时需要补充胰岛素。胰岛素治疗可以皮下注射、静脉注射或直接加入到肠外营养制剂中[52,53]。常规胰岛素可以 0.1U/g 葡萄糖的剂量作为合理的起始点添加到肠外营养制剂中并按需调整以将血糖浓度维持于 140~180mg/dl 之间[54]。也可单独输注胰岛素以便更积极地控制血糖。在肠外营养治疗期间,高血糖患者应至少每 6 小时一次,甚至更频繁的监测毛细血管葡萄糖浓度,必要时可能需要额外皮下注射胰岛素[53,55,56]。

案例 38-3,问题 4: C. C. 目前实验室检查结果如下:

　　Na:137mmol/L

　　K:4.5mmol/L

　　Cl:102mmol/L

　　HCO$_3^-$:26mmol/L

　　BUN:9mg/dl

　　Cr:0.8mg/dl

　　GLU:148mg/dl

　　Ca:8.9mg/dl

　　Mg:1.9mg/dl

　　P:2.8mg/dl

　　ALB:3.0g/dl

C. C. 的肠外营养制剂应包含哪些电解质呢?

一旦宏量元素目标达成且耐受性已建立,肠外营养治疗的日常管理围绕着维持患者的液体和电解质需求进行。必须考虑所有同时给予的静脉补液和药物,并复核精确的出入液量。加入肠外营养制剂的电解质包括钠、钾、氯、醋酸盐(被代谢成碳酸氢盐)、镁、钙和磷酸盐。电解液的需求个体差异较大,应基于患者个体需求加入肠外营养制剂。然而,没有明显液体和电解质丢失、肝或肾功能不全、酸碱平衡紊乱的患者,使用标准维持剂量的电解质效果良好。电解质可以个体化补充或作为市售复合产品用于维持剂量。肠外营养中电解质需求量的指南参见表 38-6。

表 38-6

每日电解质需求量指南

电解质	需求量
钠	80~100mmol
钾	60~80mmol
氯	50~100mmol *
醋酸盐	50~100mmol *
镁	4~10mmol
钙	5~7.5mmol
磷(磷酸盐)	20~40mmol

* 根据需要添加,以保持酸碱平衡

案例 38-3,问题 5: C. C. 的肠外营养制剂需包含多少剂量的复合维生素和微量元素?

维生素和微量元素是正常代谢和营养素利用所必需,应被加入肠外营养制剂。美国医学协会营养顾问组已制定囊括 13 种必需维生素的应用指南[57](表 38-7)。

表 38-7

成人肠外营养每日维生素推荐剂量

维生素	剂量
脂溶性维生素	
维生素 A	3 300IU(相当于 990 视黄醇)
维生素 D	200IU(5mg 维生素 D$_3$)
维生素 E	10IU(6.7mg/dl-α-生育酚)
维生素 K	150μg
水溶性维生素	
维生素 B$_1$(硫胺素)	6mg
维生素 B$_2$(核黄素)	3.6mg
维生素 B$_3$(烟酸)	40mg
维生素 B$_6$(吡哆醇)	6mg
维生素 B$_{12}$(氰钴胺)	5μg
叶酸	600mg
泛酸	15mg
生物素	60μg
维生素 C(抗坏血酸)	200mg

目前也已制定针对铬、铜、锰和锌等微量元素每日使用剂量的指南[58]。除了这些微量元素外,根据患者每日的基础需要量,许多从业人员也会给患者补充硒。微量元素推荐剂量参见表 38-8。与维生素一样,微量元素可以单独添加或使用复合产品。钼和碘也有商业化产品。

表 38-8

成人肠外营养每日微量元素用量

微量元素	计量
铬	10~15μg
铜	0.3~0.5mg
锰	60~100μg
硒	20~60μg
锌	2.5~5mg

案例 38-3,问题 6: C.C. 的肠外营养初始输注速度为 40ml/h。为什么选择这么慢的输注速度呢?

应用含高渗葡萄糖的肠外营养制剂的标准操作是在开始输注的最初 24 小时内以缓慢输注速度滴速启动:大多数患者小于 250g 葡萄糖;糖尿病或高血糖患者小于 150g 葡萄糖。如果患者可以耐受,输注速度可以在接下来的 24~48 小时缓慢增加至目标输注速度 1 800ml/d。临床医生可以在初始阶段评估患者对营养制剂成分的耐受性并避免代谢并发症(主要是高血糖)[37]。如果 C.C. 的血糖持续低于 180mg/dl,则肠外营养输注速度可提升至目标速度。

案例 38-3,问题 7: 此后 24 小时由于大量胃液从鼻胃管流失,导致体液出入量为负平衡。此时的实验室检查结果如下:

Na:138mmol/L

K:3.1mmol/L

Cl:91mmol/L

HCO_3^-:33mmol/L

BUN:28mg/dl

Cr:0.9mg/dl

GLU:279mg/dl

Ca:7.8mg/dl

Mg:1.4mg/dl

P:1.8mg/dl

ALB:2.8g/dl

动脉血气分析结果:pH 7.46;PCO_2 47mmHg;PO_2 98mmHg;HCO_3^- 31mmol/L。是什么因素导致这些代谢异常呢?

肠外营养治疗可能导致多种代谢并发症。最常见的异常包括低钾血症、低镁血症、低磷酸血症和高血糖。肠外营养治疗计划应包括常规监测这些血清化学成分以便尽早发现并发症并制定管理或预防并发症的方法。

低钾血症

低钾血症是肠外营养治疗启动初期常见的代谢并发症,通常发生于最初的 24~48 小时。钾和葡萄糖一起从细胞外转移至细胞内。另外,构建净体重即去脂体重(例如合成代谢)时每克氮(源自氨基酸)约需消耗 3mmol 钾。利用葡萄糖促进糖原合成时也需要钾[37,39,59]。

C.C 的血清钾浓度降低与代谢性碱中毒有关。代谢性碱中毒可增加肾脏的钾排泄量。应通过肠外营养或另一条静脉通路补充额外的钾。

低镁血症

镁和钾一样也是主要的细胞内阳离子,是参与合成代谢的电解质。使用肠外营养制剂时出现血清镁浓度降低非常常见,非脂肪组织合成时每克氮需消耗 0.25mmol 镁[37,39,59]。可以在肠外营养制剂中补充额外的镁。但使用

TNA 制剂时,镁的用量必须符合指南规定的阳离子浓度以保持脂肪乳剂的稳定性。

低磷血症

三磷酸腺苷(adenosine triphosphate,ATP)是一种重要的能量载体。当磷进入细胞内参与 ATP 合成时,患者会发生低磷血症。输注高渗葡萄糖会使磷迅速消耗,尤其是营养不良的患者(参见案例 38-2,问题 3,关于再喂养综合征的讨论)。磷主要在肝脏和骨骼肌中用于合成 ATP。碱中毒时碳水化合物的磷酸化也会使磷的储备相应减少。作为红细胞中 2,3-二磷酸甘油酸(2,3-diphosphoglycerate,2,3-DPG)的组成成分,磷是氧从血红蛋白中分离所必需的[59]。

当血磷浓度降至 1.0mg/dl 以下时会出现低磷血症的临床症状和体征:嗜睡、肌无力、白细胞功能缺陷、糖耐量异常、横纹肌溶解、癫痫发作、溶血性贫血、膈肌松弛和死亡。中重度低磷血症可通过静脉输注 0.625mmol/kg 磷酸来控制[39,59-61]。尽管 C.C 的血磷浓度没有低于 1.0mg/dl,但仍偏低(1.8mg/dl),因此每日肠外营养制剂中应加入 15~30mmol 的磷酸盐。他可能还需要额外补充磷酸盐来丰富磷的储备[60]。

代谢性碱中毒

基于动脉血气分析结果,C.C. 具有代谢性碱中毒的证据:低氯血症、碳酸氢盐升高。从鼻胃管持续流失的液体和盐酸是引起他代谢性碱中毒的主要原因。此类代谢性碱中毒的治疗需要从其他静脉通路补充液体和氯离子。由于醋酸盐可转化为碳酸氢盐并促进碱中毒,肠外营养制剂中的醋酸盐可改为氯盐[59]。然而,一般来说,肠外营养制剂不是调节和补充电解质和液体的主要载体。液体和电解质平衡可以通过持续静脉补充液体和电解质来调节。

高血糖

高血糖是肠外营养治疗最常见的代谢并发症,特别是对于应激患者。代谢应激可增加糖异生和糖原分解。内源性葡萄糖产生的增加和肠外营养制剂中高渗葡萄糖的使用都将增加高血糖发生的可能性[62]。C.C. 作为糖尿病患者合并发作胰腺炎并处于外科手术恢复应激期,发生高血糖的风险尤其高。

持续性高血糖可引起尿糖升高和渗透性利尿,导致脱水和电解质异常。高血糖损害免疫反应如改变趋化作用和吞噬作用及削弱补体功能,从而增加感染的风险。在极端情况下,高血糖发展为高渗性非酮症酸中毒和昏迷,死亡率可达 40%。

控制葡萄糖输注速度小于 4mg/kg[20kcal/(kg·d)] 可以最大限速地减少高血糖的发生[63]。临床证据表明,治疗高血糖和维持血糖正常可以降低发病率和死亡率、缩短住院时间和减少住院费用[53,55,64-66]。

案例 38-3,问题 8: 根据血生化检查结果,C.C. 的肠外营养制剂中每升所含电解质浓度调整为:氯化钠,160mmol;氯化钾,140mmol;磷酸钾,60mmol;硫酸镁,

27mmol；葡萄糖酸钙，15mmol。钙和磷酸盐剂量与每日维持剂量相比是否合适？应该怎样避免钙和磷酸盐不相溶？钙和镁的存在是否会影响脂肪乳剂的稳定性？

钙和磷酸盐的可溶性是事关肠外营养制剂的安全问题。给予 C. C. 的钙剂量超过常规维持剂量的 3 倍以上（表38-6）。事实上却无需如此高的剂量，因为观察到的低钙血症是由于 C. C 血清白蛋白浓度降低导致与之结合的钙也相应减少。其实 C. C. 并非真正存在低钙血症，对生理功能非常关键的游离（或离子）钙浓度并未改变。如果可行的话，建议监测离子钙浓度。然而，一些实验室并未开展这项检测。这种情况下可以使用"经校正"的钙计算公式。如血清白蛋白浓度每降低 1g/dl，血清钙浓度就会降低约 0.8mg/dl[67]。对于 C. C. 而言，他的血清钙浓度应由 7.8mg/dl 校正为 8.8mg/dl[（4.0g/dl-2.8g/dl 白蛋白）×0.8+7.8mg/dl 钙]。

此时给予 C. C. 的磷酸盐剂量已经超过通常的推荐剂量 20~40mmol/d（表38-7）。虽然 C. C. 的血清磷浓度很低，需要额外补充磷酸盐，但是将肠外营养制剂中磷的剂量增加到 60mmol/d，这可能会导致磷与钙离子不相溶，引起磷酸钙沉淀。

许多因素都能影响钙和磷酸盐的溶解度，在制备肠外营养制剂时需要谨慎操作以确保不会超过溶解度上限。如果溶解度降低，微沉淀可能会发生并可能引起弥漫性肺栓塞，导致呼吸窘迫或死亡。钙和磷酸盐沉淀曲线能帮助操作人员安全地混合这些溶液。这些指南有助于预测磷酸钙沉淀可能发生时磷和钙各自的临界浓度。确定钙和磷酸盐的溶解度必须基于两者混合时的液体量，而非最终的液体量。例如，如果将含钙和磷酸盐的电解质添加到 1 000ml 葡萄糖-氨基酸混合溶液中，然后添加 300ml 静脉脂肪乳剂，则钙-磷酸盐溶解度的考虑是基于 1 000ml，而非最终的 1 300ml 体积。此外，一些氨基酸产品含有磷酸根离子，在测定钙-磷酸盐溶解度时应将其考虑在内[12,68]。

磷酸钙在体外的沉淀取决于钙盐的种类、钙和磷酸盐的浓度、氨基酸浓度、制剂的温度和 pH 及输注时间。葡萄糖酸钙比氯化钙更能增加磷酸钙的溶解度。在等摩尔浓度的溶液中，氯化钙比葡萄糖酸钙解离得更多，从而释放出更多的游离钙离子与磷酸盐结合。钙和磷酸盐在肠外营养制剂中添加的时间应有一定间隔。推荐最先加入磷酸盐，最后加入钙，从而最大限度地利用肠外营养的容量。肠外营养制剂在配置过程中应定期搅拌摇匀并检查有无沉淀产生[69]。其他改善钙溶解度的指南还规定氨基酸最终浓度应大于 2.5%且 pH 小于 6。环境温度的升高可以促进磷酸钙的沉淀，在新生儿重症监护病房中的保温箱中可观察到这种现象。保存于室温的肠外营养制剂应在配置后 24 小时内输注完毕；冷藏保存的肠外营养制剂也应在复温后 24 小时内输注完毕。即使在输液容器中未发生沉淀，室温升高和输液速度减慢也会导致静脉导管中产生磷酸钙沉淀[12]。

二价阳离子钙（10mmol）和镁（15mmol）超过了指南一般所推荐的最大剂量（钙和镁可以安全加入到 TNA 中而不破坏脂肪乳剂的稳定性）。一般来说，指南规定每升二价阳离子不超过 20 个。由于 1.8L 营养液中含 50 个二价阳离子（28 个二价阳离子/L），C. C. 的肠外营养中二价阳离子已过量，这可能会导致混合液的不稳定。

最后，输注 TNA 肠外营养制剂时应使用 1.2μm 的空气滤网过滤，输注不含脂的混合物应使用 0.22μm 的空气滤网过滤[12]。

案例 38-3，问题 9： C. C. 的胰腺炎正逐步好转，由于气管插管和机械通气，不能经口进食，故为他重新置入小口径鼻空肠喂养管准备管饲进食。他应该如何顺利从肠外营养过渡到肠内营养呢？

管饲开始时可使用等渗的全肠内营养制剂缓慢持续输注，速度为 10~50ml/h，每 4~24 小时逐渐增加 15~25ml/h（参见第 37 章）。同时，应减少肠外营养制剂，避免液体摄入过多，并保持热量和蛋白摄入量恒定。C. C. 预期可以在 24~48 小时内从肠外营养过渡到肠内营养。

案例 38-4

问题 1： D. D. ，43 岁，男性，患克罗恩病（CD）17 年，近 2 年来因克罗恩病恶化而多次入院治疗。近 1 年来体重无意识地下降 12%。这次是因为腹痛加剧、恶心、呕吐、停止排便 9 日入院。入院前口服美沙拉嗪，1g/次，每日 4 次；泼尼松，10mg/次，每日 1 次来控制病情。体格检查示患者消瘦，腹部胀大。基线实验室检查结果如下：

Na：142mmol/L

K：4.2mmol/L

Cl：99mmol/L

HCO_3^-：15mmol/L

BUN：12mg/dl

Cr：0.9mg/dl

GLU：114mg/dl

Ca：9.1mg/dl

Mg：1.9mg/dl

P：5.8mg/dl

ALB：2.8g/dl

PA：28g/dl

请解读 D. D. 的 PA 水平。

虽然 D. D. 的前白蛋白水平表明他的营养储备状况良好，但在解读时仍应谨慎。20 世纪 60 年代的研究表明泼尼松可以升高前白蛋白水平[70]。尽管 D. D. 的前白蛋白水平正常，但其他指标提示他为慢性营养不良。他的白蛋白水平仅为 2.8g/dl。仅 1 年来他的体重无意识地下降 5.4kg，并非常消瘦。皮质激素治疗在可能使用肠外营养溶液的患者中相当普遍，包括炎症性肠病、肿瘤和呼吸系统疾病患者。

案例 38-4，问题 2： D. D. 住院时间较长且并发腹腔内脓肿、伤口愈合不良和肠坏死，需要切除小肠仅保留 82cm，但回盲瓣和结肠可以保留。D.D 被诊断为短肠综合征（short bowel syndrome，SBS）。D.D. 回盲瓣和结肠存在的临床意义是什么？

小肠切除术后末段回肠和结肠的存在对于营养和水分管理至关重要，因为在没有 TPN 支持的情况下，这类患者可能会耐受非常短的小肠。回盲瓣的存在可以延长肠道转运时间并且作为防止细菌回流至小肠的屏障。电解质、微量元素和维生素的缺乏在克罗恩病患者中非常常见，并受到回肠末端和结肠的功能状态的影响。这些缺乏常提示机体存在慢性失血（如缺铁）、慢性腹泻（如缺镁、硒、锌）或特定吸收部位的缺失（如维生素 B_{12}）。克罗恩病患者维生素 D 缺乏的发生率很高。

案例 38-4，问题 3： 该患者的营养和代谢管理应注意哪些问题？

短肠综合征是指由于广泛的肠切除导致肠功能不足以满足机体对营养和液体的需求。当约 75% 的小肠被切除时，短肠综合征的临床表现非常明显。最近的研究表明保留小肠的平均长度可能比之前认为的更短（约 335cm），所以短肠综合征最好根据患者的症状和表现而不仅仅是小肠的剩余长度来定义[71]。克罗恩病患者常发生腹泻、脱水及矿物质、微量元素和维生素等营养元素的缺乏（参见第 28 章）。在成人中，短肠综合征常见于克罗恩病、放射性肠炎、肠系膜动脉梗死、粘连性肠阻和创伤患者[72]。如果没有足够的营养支持将会发展为重度营养不良。

为了维持良好的营养状态，D.D 需要肠外营养支持直至剩余小肠逐步适应。这种适应期可能需要数周至数月至数年，大部分患者的小肠可以在大部分肠道切除后的二年内适应。通过使用营养素刺激肠细胞可以加快肠道的适应性，最好是少量、多次经口进食或管饲喂食[1,73,74]。有时残存的小肠可能永远也无法适应，这些短肠综合征患者可能就需要终生的肠外营养支持来维持生命。

短肠综合征的一个潜在并发症是胃液分泌过多。胃分泌物容量和酸度与切除肠道的长度成正比[79-81]。患者可遭受反流症状，类似呈上腹部疼痛和胃灼烧表现的卓-艾综合征。通常有必要服用可以减少胃肠道运动（止泻药）和胃液分泌（H_2 受体阻断剂和质子泵抑制剂）的药物，以减少胃分泌物的容量和胃酸分泌过多造成的损害。由于胃肠道体液大量流失，这些药物在液体和电解质失衡的管理中也很重要。像 D.D. 这样小肠被广泛切除而结肠保存完整的患者可能由于胆盐耗尽而遭受腹泻[1,73,74]。

奥曲肽可能有助于减少短肠综合征患者的腹泻。奥曲肽可减少多种胃肠道分泌物，减缓空肠的转运，但往往作用持续时间较短且并未显示出改善营养吸收的效果[82]。需要提醒的是，大多数口服药物在空肠的前 50cm 被吸收。应避免给予缓释药物。

短肠综合征患者存在维生素和矿物质缺乏的风险，尤其是叶酸、维生素 B_{12}、维生素 D、硒和锌。这些患者应额外补充维生素 B_{12} 和静脉或口服复合维生素液体制剂。短肠综合征患者会经胃肠道丢失更多的微量矿物质，尤其是锌和硒，应注意补充这些矿物质[73,74]。

D.D. 应该继续接受肠外营养支持并且很可能需要在家接受肠外营养治疗来维持他的营养和液体需求。由于无法口服雷尼替丁，治疗小组将雷尼替丁 150mg 加入 D.D. 的肠外营养制剂中以控制胃液分泌过多和腹泻。必须每日监测 D.D. 的体液容量状况并评估脱水或液体负荷过多的临床症状。应预先考虑电解质异常包括低钠血症、低钾血症、低镁血症、低钙血症和代谢性酸中毒的发生[74]。

案例 38-4，问题 4： 住院第 10 日出现发热，有绿色脓液从腹部切口处流出。他被诊断为肠外瘘。D.D. 每日从瘘管流失的液体约为 600ml，这会如何影响他的肠外营养？

肠外瘘是肠道和皮肤之间的异常通道。肠外瘘大多数发生于术后第 7~10 日，可根据瘘管起始部位、漏出量、病因和瘘管数量进行分类。从肠外瘘丢失的液体、电解质和微量元素随瘘管起始部位的不同而各异。必须考虑这些液体、电解质和微量元素的丢失，并通过将其添加到肠外营养制剂中或通过另外的静脉输液来进行补充。

案例 38-4，问题 5： D.D. 的情况已经稳定，他的医生打算在数日内让他出院回家继续接受 TPN。D.D. 身高为 175cm，出院时体重为 64kg。请设计一种合适的家庭肠外营养治疗方案。

家庭全肠外营养可以让 D.D. 这样的患者更快出院。居家治疗的患者必须生理和病理状况都稳定，家中有强力支持团队来协助护理，以及有适当的家庭环境，并就家庭肠外营养治疗接受相关教育[75]。

制定肠外营养治疗方案的第一步是估计能量和蛋白质需求（参见第 35 章）。D.D. 已术后第 10 日，估算他每日的能量需求为 25~30kcal/kg 或约 1 600~1 920kcal。蛋白质的目标需要量必须包括用于伤口愈合和通过肠外瘘流失的氮元素（蛋白质）。每日 1.5~1.8g/kg（96~115g）的目标是合理的。长期接受全身皮质激素治疗在克罗恩病患者中非常常见并可能会导致肌肉萎缩。皮质激素造成净体重的丢失可能会增加氨基酸的需求量。

为简化他的营养和补液方案，D.D. 每日所需的所有液体包括肠外营养液、电解质、维生素、微量元素和水应加入同一个 TNA 容器中来输注。D.D. 的家庭肠外营养制剂应包括维持基础需要量所需的 3 000ml/d 的液体（参见案例 38-1，问题 5）以及补充肠外瘘丢失所需的 600ml/d 的液体。肠外营养液所提供的营养素包括 100g 氨基酸（400kcal）、264g 葡萄糖（884kcal）、50g 脂肪（500kcal）、电解质、维生素和矿物质以维持血生化指标正常。开始时必须每日监测出入液量并应该根据这些信息和 D.D 的临床状况调整治疗方案。

治疗过程中可能需要调整补液和电解质。胃肠道分泌的液体含有丰富的电解质,包括钠、钾、氯化物和碳酸氢盐。检测通过肠外瘘丢失的液体中的电解质成分有助于明确需要补充的电解质种类及具体的剂量。液体和电解质都需要补充以防止脱水、电解质紊乱和酸碱失衡。

除了体液和电解质流失外,微量元素锌也会从小肠液中流失。每升小肠液中约含 12mg 锌,必须给予补充以预防锌的缺乏。此外,锌可能在伤口愈合中起作用[76]。肠外瘘的治疗可以包括皮下注射奥曲肽 50~100mg,每日 2 或 3 次,或添加到肠外营养制剂中以减少肠外瘘的丢失[77]。

居家输液药房将负责配置 D. D. 的肠外营养制剂。通常会准备 7 日量的肠外营养制剂(7 袋)并送至患者家中。这些制剂都必须冷藏保存直至使用,制剂在使用前应加热至室温并目视检查是否有颗粒物。因为一些添加剂如复合维生素长期稳定性较差,患者或医务人员必须在肠外营养输注前将其加入到肠外营养制剂中。

准备进行家庭肠外营养治疗的患者和及其照护者必须学会如何进行家庭治疗的管理,包括机体液体状态的评估、中心静脉导管的护理、感染及肠外营养输注的相关技术问题。家庭肠外营养的准备工作还包括放置中心静脉导管以用于长期的全肠外营养治疗[7,8]。

案例 38-4,问题 6:还有哪些方法可以简化 D. D. 的肠外营养方案并方便他活动呢?

必须考虑将 D. D. 从 24 小时连续肠外营养输注过渡到周期性输注。当 D. D. 的肠外营养方案可以满足他每日所需全部的营养和补液需求并能稳定下来之后就可以给予他周期性肠外营养方案了。周期性治疗是指每日输注肠外营养制剂的时间少于 24 小时,这样每日可以有一些时间从肠外营养治疗中解放出来。周期性治疗通常在出院前开始循序渐进并取决于患者对每日开始和停止全肠外营养治疗时输液量和葡萄糖摄取量变化的耐受能力。例如,周期性治疗开始第 1 日将 24 小时肠外营养输注减为 20 小时输注(如 20:00 至次日 16:00),然后第 2 日减为 16 小时输注(如 20:00 至次日 12:00),第 3 日减为 12 小时输注(如 20:00 至次日 8:00)。随着每一次输注时间的递减,输注速度则相应增加,以确保每日总的肠外营养溶液量不变。肠外营养方案的输注速度一般在开始输注后 1~2 小时后逐渐加快以避免高血糖,并在停止输注前 1~2 小时逐渐减慢以避免低血糖。例如,16 小时的周期性肠外营养输注需要 1 小时来加快或减慢输注速度,可以将总的全肠外营养液容量除以输注时间减去 1 小时来估算目标输注速度。然后将目标输注速度除以 2 来获得 1 小时加速或减速的速度。对于 D. D. 的 3 000ml 全肠外营养液,先从 20:00 开始以 100ml/h 的速度输注 1 小时,然后在 21:00 将滴速增至 200ml/h 并持续 14 小时,次日 11:00 将滴速降至 100ml/h 至中午 12:00 输注结束。大多数的居家输液泵可以自动完成对以上输注速度的调节。最终,营养制剂可以在夜间 10~12 小时内输注完毕,使 D. D. 白天可以从肠外营养输注中解放出来。

应继续监测患者生命体征、出入量、血清电解质和血糖浓度。在肠外营养输注结束后 30 分钟至 1 小时应评估血糖浓度以确保没有发生低血糖。

案例 38-4,问题 7:除了他的肠外营养液和静脉注射雷尼替丁 150mg 外,D. D. 每 8 小时静脉注射氢化可的松 100mg,而且现在他需要胰岛素治疗。这些药物或任何其他药物可以与他的肠外营养液混合以简化他的药物治疗方案吗?

接受肠外营养治疗的患者通常需要合并其他药物治疗。大多数患者有足够的静脉通路或具有多腔的中心静脉导管,因此将药物与肠外营养液混合不是问题。然而对于一些静脉通路受限的患者,可以考虑在肠外营养液中直接加入其他药物或通过二次输液进行背驮式给药。

尽管有些情况下,肠外营养制剂中可以添加常规胰岛素、H_2 受体拮抗剂和肝素,但并不鼓励常规将药物添加到肠外营养制剂中。临床上经常会有向肠外营养混合液中添加其他药物的一些需求。将药物与肠外营养液混合的特殊准则如下[83]:

1. 在加入药物之前,必须确定药物与特定的肠外营养混合液的 24 小时稳定性和相容性。

2. 药物必须具有合适的药代动力学特点,并有证据支持连续输注有效。

3. 药物在与肠外营养混合之前 24 小时剂量必须保持恒定。

4. 在加入药物之前与,肠外营养输注速度应保持稳定至少 24 小时。

5. 肠外营养应有适当的标记以避免肠外营养突然中断带来的药物治疗问题。

案例 38-4,问题 8:在接受家庭肠外营养 3 周后,D. D. 的肝功能检查指标升高,如下:

　　Bil:0.8mg/dl

　　AST:70U/L

　　ALT:90U/L

　　ALP:100U/L

这些异常是由他的肠外营养所致吗?

接受长期肠外营养治疗的成年人肝功能检查指标升高很常见,可以在开始治疗后 2~3 周即被注意到。通常表现为轻微和短暂的升高,并不会发展为明显的肝功能障碍。肝胆功能障碍主要类型为脂肪变性(脂肪肝),其他患者则发展为胆汁淤积或胆石症(胆道梗阻)。肝酶升高通常在肠外营养治疗停止后恢复,很少发展为肝衰竭[35,78]。

除了避免过量摄入碳水化合物和脂肪外,其他能预防或处理肠外营养相关肝功能异常的方法不多。目前可能的预防措施包括甲硝唑和补充熊去氧胆酸、胆碱和肉碱,转用含 n-3 脂肪酸的脂肪乳剂也可以考虑。进展性肝病患者可考虑给予肝移植和小肠移植[78]。

D. D. 的肝酶升高此时并不是关注的重点,因为肝酶目前低于 3 倍正常值。然而,D. D. 已接受家庭肠外营养 3 周,而且他的伤口已经愈合,是时候把他的能量和蛋白质摄入量减少至维持目标［20~25kcal/(kg·d)和 0.8~1.0g/(kg·d)］。肝酶应每周定期监测。因为他可能不需要终身接受肠外营养治疗,轻微的升高很可能会恢复。

必须牢记肝脏是机体消化、代谢和营养素储备的主要器官。当肝脏功能受损(如肝硬化)时,机体可能会对宏量营养素不耐受以及出现宏量营养素失衡。患者可能出现高血糖、低血糖、血脂水平变化及氨基酸代谢物(氨)的累积。

> **案例 38-4,问题 9:** 在接受家庭肠外营养 10 个月后,D. D. 摔倒并造成腕关节骨折,由此怀疑他是否骨密度降低。随即进行的双能源 X 线吸收法(DEXA)扫描显示其骨密度 T 值为 -3.1。这些结果是因长期接受肠外营养治疗引起的吗? 长期肠外营养治疗的其他并发症是什么?

肠外营养治疗的长期并发症是指肠外营养治疗持续时间超过 3 个月所出现的不良反应。最常见的并发症包括中心导管相关并发症(感染或堵塞)、代谢性骨病和肝胆疾病[84]。

长期肠外营养治疗患者代谢性骨病的确切病因尚不清楚,然而其起源似乎与多种因素有关。D. D. 的代谢性骨病的主要危险因素包括克罗恩病以及用于治疗它的药物(如皮质激素),同时包括长期的肠外营养治疗[85]。骨质疏松症和骨软化症都与长期使用肠外营养有关。骨质疏松症是最常见的代谢性骨病,由骨量减少引起。骨软化症为骨骼软化,通常由于维生素 D 缺乏而导致。骨质疏松症和骨软化症有时候可能会同时发生。钙、镁和维生素 D 等微量元素的缺乏是代谢性骨病的危险因素。曾经认为骨骼病变由铝的毒性引起。然而当 TPN 制剂中几乎不再含有铝之后,代谢性骨病仍然存在。高浓度氨基酸和 TPN 循环使用会导致肾脏对钙排泄量增加。代谢性骨病的其他危险因素包括机体内钙、磷及维生素 D 和 K 的代谢异常。

中心导管相关并发症可表现为从导管堵塞到中心导管相关脓毒症等多种类型。这两种并发症都与 CVC 护理有关,应采用整体导管护理措施进行预防[86]。堵塞由纤维蛋白和/或脂质沉积发展而来。导管堵塞轻则流量减少,重则完全闭塞,需要拔除导管。中心导管感染与导管用于肠外营养输注和抽取血样的次数有关。CVC 感染的患者通常会在肠外营养输注过程中伴有发热和心动过速等症状和体征。中心导管感染由细菌引起,通常为皮肤菌群(表皮葡萄球菌和金黄色葡萄球菌)。如果怀疑为 CVC 相关脓毒症,那么应停止使用 CVC,采集外周和中心静脉血标本进行培养,开始抗菌治疗并等待培养结果[85]。

长期接受肠外营养治疗相关的肝胆并发症发生率为19%~75%。这些并发症轻则表现为慢性的肝酶升高,重则为终末期肝病(肝纤维化和肝硬化)。与肠外营养相关的肝病被称为肠衰竭相关性肝病(intestinal failure-associated liver disease,IFALD)。IFALD 的病因分为非营养相关和营养相关两种。IFALD 的非营养相关病因包括药物、胆道梗阻、细菌过度繁殖和内源性肝病。营养相关的 IFALD 可由喂养过度、营养素毒性和营养素缺乏引起。与 IFALD 相关的营养素毒性包括锰、铝和大豆油。与 IFALD 相关的营养素缺乏包括牛磺酸、胆碱、肉碱和必需脂肪酸。IFALD 最常见的组织学表现为脂肪变性,继发胆汁汁淤积、肝纤维化,最终发展为肝硬化。肝脂肪变性与喂养不足或喂养过度均有关,因此,确保正确剂量的卡路里至关重要[84]。

(李晓烨、王春晖 译,吴国豪 校,吕迁洲 审)

参考文献

1. Board of Directors and the Clinical Guidelines Task Force. Guidelines for the use of parenteral and enteral nutrition in adult and pediatric patients [published correction appears in JPEN J Parenter Enteral Nutr 2002;26:144]. *JPEN J Parenter Enteral Nutr.* 2002;26(Suppl):1SA.
2. Dudrick SJ. History of parenteral nutrition. *J Am Coll Nutr.* 2009;28:243–251.
3. Dudrick SJ et al. Long-term parenteral nutrition with growth, development and positive nitrogen balance. *Surgery.* 1968;64:134.
4. Krzywda EA et al. Parenteral access devices. In: Gottschlich MM et al, ed. *The Science and Practice of Nutrition Support: A Case-Based Core Curriculum.* Dubuque, IA: Kendall/Hunt Publishing; 2001:225.
5. Payne-James JJ, Kwahaja HT. First choice for total parenteral nutrition: the peripheral route. *JPEN J Parenter Enteral Nutr.* 1993;17:468.
6. Kane KF et al. High osmolality feedings do not increase the incidence of thrombophlebitis during peripheral IV nutrition. *JPEN J Parenter Enteral Nutr.* 1996;20:194.
7. Vanek VW. The ins and outs of venous access: part I. *Nutr Clin Pract.* 2002;17:85.
8. Vanek VW. The ins and outs of venous access: part II. *Nutr Clin Pract.* 2002;17:142.
9. Alhimyary A et al. Safety and efficacy of total parenteral nutrition delivered via a peripherally inserted central venous catheter. *Nutr Clin Pract.* 1996;11:199.
10. [No authors listed]. ASHP Technical Assistance Bulletin on quality assurance for pharmacy-prepared sterile products. *Am J Hosp Pharm.* 1993;50:2386.
11. Total parenteral nutrition/total nutrient admixture. USP DI Update. Rockville, MD: United States Pharmacopeial Convention; 1996:66.
12. Mirtallo J et al. Safe practices for parenteral nutrition [published correction appears in JPEN J Parenter Enteral Nutr. 2006;30:177]. *JPEN J Parenter Enteral Nutr.* 2004;28:S39.
13. Goulet O et al. A new intravenous fat emulsion containing soybean oil, medium chain triglycerides, olive oil, and fish oil: a single-center, double-blind randomized study on efficacy and safety in pediatric patients receiving home parenteral nutrition. *JPEN J Parenter Entern Nutr.* 2010;34:485–495
14. Reimund JM et al. Efficacy and safety of an olive oil-based intravenous fat emulsion in adult patients on home parenteral nutrition. *Aliment Pharmacol Ther.* 2005;21:445–454.
15. Driscoll DF. Intravenous lipid emulsions: 2001. *Nutr Clin Pract.* 2001;16:215.
16. Marchesini G et al. Nutritional treatment with branched chain amino acids in advanced liver cirrhosis. *J Gastroenterol.* 2000;35(Suppl 12):7.
17. Fabbri A et al. Overview of randomized clinical trials of oral branched-chain amino acid treatment in chronic hepatic encephalopathy. *JPEN J Parenter Enteral Nutr.* 1996;20:159.
18. Skeie B et al. Branch-chain amino acids: their metabolism and clinical utility. *Crit Care Med.* 1990;18:549.
19. Kearns LR et al. Update on parenteral amino acids. *Nutr Clin Pract.* 2001;16:219.
20. Brown RO, Compher C. A.S.P.E.N. clinical guideline: nutrition support in adult acute and chronic renal failure. *JPEN J Parenter Enteral Nutr.* 2010;34(4):366–377.
21. McClave SA et al. Guidelines for the provision and assessment of nutrition support therapy in the adult critically ill patient. Society of Critical Care Medicine and American Society for Parenteral and Enteral Nutrition. *JPEN J Parenter Enteral Nutr.* 2009;33:277–316.
22. Melnick G. Value of specialty intravenous amino acids solutions. *Am J Health Syst Pharm.* 1996;53:671–674.
23. Neyra R et al. Increased resting energy expenditure in patients with end-stage renal disease. *JPEN J Parenter Enteral Nutr.* 2003;27:36–42.
24. Scheinkestel CD et al. Impact of increasing parenteral protein loads on amino acid levels and balance in critically ill anuric patients on continuous renal replacement therapy. *Nutrition.* 2003;19:733–740.
25. Scheinkestel CD et al. Prospective randomized trial to assess caloric and protein needs of critically ill, anuric, ventilated patients requiring continuous

renal replacement therapy. *Nutrition*. 2003;19:909–916.

26. Fiaccadori E et al. Effects of different energy intakes on nitrogen balance in patients with acute renal failure: a pilot study. *Nephrol Dial Transplant*. 2005;20:1976–1980.

27. Cano N et al. ESPEN guidelines on enteral nutrition: adult renal failure. *Clin Nutr*. 2006;25:295–310.

28. Kopple J. The National Kidney Foundation K/DOQI clinical practice guidelines for dietary protein intake for chronic dialysis patients. *Am J Kidney Dis*. 2001;38(4 Suppl 1):S68–S73.

29. Blumenkrantz MJ et al. Metabolic balance studies and dietary protein requirements in patients undergoing continuous ambulatory peritoneal dialysis. *Kidney Int*. 1982;21:849–861.

30. Bayer-Berger M et al. Incidence of phlebitis in peripheral parenteral nutrition: effect of the different nutrient solutions. *Clin Nutr*. 1989;8:81.

31. Daly JM et al. Peripheral vein infusion of dextrose/amino acid solutions ± 20% fat emulsion. *JPEN J Parenter Enteral Nutr*. 1985;9:296.

32. Driscoll DF. Clinical issues regarding the use of total nutrient admixtures. *DICP*. 1990;24:296.

33. Wolfe RR. Glucose metabolism in burn injury: a review. *J Burn Care Rehabil*. 1985;6:408.

34. Delafosse B et al. Respiratory changes induced by parenteral nutrition in postoperative patients undergoing inspiratory pressure support ventilation. *Anesthesiology*. 1987;66:393.

35. Quigley EM et al. Hepatobiliary complications of total parenteral nutrition. *Gastroenterology*. 1993;104:286.

36. Seidner DL et al. Effects of long-chain triglyceride emulsions on reticuloendothelial system function in humans. *JPEN J Parenter Enteral Nutr*. 1989;13:614.

37. Matarese LE. Metabolic complications of parenteral nutrition therapy. In: Gottschlich MM et al, ed. *The Science and Practice of Nutrition Support: A Case-Based Core Curriculum*. Dubuque, IA: Kendall/Hunt Publishing; 2001:269.

38. Solomon SM, Kirby DK. The refeeding syndrome: a review. *JPEN J Parenter Enteral Nutr*. 1990;14:90.

39. Brooks MJ, Melnik G. The refeeding syndrome: an approach to understanding its complications and preventing its occurrence. *Pharmacotherapy*. 1995;15:713.

40. Mowatt-Larssen CA, Brown RO. Specialized nutritional support in respiratory disease. *Clin Pharm*. 1993;12:276.

41. Talpers SS et al. Nutritionally associated increased carbon dioxide production. Excess total calories vs high proportion of carbohydrate calories. *Chest*. 1992;102:551.

42. Sacks GS, Mouser JF. Is IV lipid emulsion safe in patients with hypertriglyceridemia? *Nutr Clin Pract*. 1997;12:120.

43. Barber JR et al. Parenteral feeding formulations. In: Gottschlich MM et al, ed. *The Science and Practice of Nutrition Support: A Case-Based Core Curriculum*. Dubuque, IA: Kendall/Hunt Publishing; 2001:251.

44. Driscoll DF. Total nutrient admixtures: theory and practice. *Nutr Clin Pract*. 1995;10:114.

45. Centers for Disease Control and Prevention. Guidelines for the prevention of intravascular catheter-related infections. *MMWE*. 2002;51(No. RR-10):1–28

46. D'Erasmo E et al. Serum albumin level at admission: mortality and clinical outcome in geriatric patients. *Am J Med Sci*. 1997;314:17–20.

47. Choban PS et al. Nutrition support of obese hospitalized patients. *Nutr Clin Pract*. 1997;12:149.

48. Choban PS, Dickerson RN. Morbid obesity and nutrition support: is bigger different? *Nutr Clin Pract*. 2005;11:300–311.

49. Seidner DL, Fuhrman MP. Nutrition support in pancreatitis. In: Gottschlich MM et al, ed. *The Science and Practice of Nutrition Support: A Case-Based Core Curriculum*. Dubuque, IA: Kendall/Hunt Publishing; 2001:553.

50. Singer P et al. ESPEN guidelines on parenteral nutrition: Intensive care. *Clin Nutr*. 2009;28:387–400.

51. Lewis KS et al. Intensive insulin therapy for critically ill patients. *Ann Pharmacother*. 2004;38:1243–1251.

52. McMahon MM. Management of hyperglycemia in hospitalized patients receiving parenteral nutrition. *Nutr Clin Pract*. 1997;12:35.

53. van den Berghe G et al. Intensive insulin therapy in the critically ill patients. *N Engl J Med*. 2001;345:1359.

54. McMahon MM et al. ASPEN clinical guideline: nutrition support of adult patients with hyperglycemia. *JPEN J Parenter Enteral Nutr*. 2013;37(1):23–36

55. Montori VM et al. Hyperglycemia in acutely ill patients. *JAMA*. 2002;288:2167.

56. McMahon MM, Rizza RA. Nutrition support in hospitalized patients with diabetes mellitus. *Mayo Clin Proc*. 1996;71:587.

57. Federal Register. April 20, 2000 (Volume 65, Number 77).

58. Task Force for the Revision of Safe Practices for Parenteral Nutrition. Safe practices for parenteral nutrition. *JPEN J Parenter Enteral Nutr*. 2004;28:S54.

59. Baumgartner TG. Enteral and parenteral electrolyte therapeutics. *Nutr Clin Pract*. 2001;16:226.

60. Brown KA et al. A new graduated dosing regimen for phosphorus replacement in patients receiving nutrition support. *JPEN J Parenter Enteral Nutr*. 2006;30:209.

61. Rosen GH et al. Intravenous phosphate repletion regimen for critically ill patients with moderate hypophosphatemia. *Crit Care Med*. 1995;23:1204.

62. Mizock BA. Alterations in carbohydrate metabolism during stress: a review of the literature. *Am J Med*. 1995;98:75.

63. Rosemarin DK et al. Hyperglycemia associated with high, continuous infusion rates of total parenteral nutrition dextrose. *Nutr Clin Pract*. 1996;11:151.

64. van den Berghe G et al. Outcome benefit of intensive insulin therapy in the critically ill: insulin dose versus glycemic control. *Crit Care Med*. 2003;31:359.

65. Furnary AP et al. Continuous intravenous insulin infusion reduces the incidence of deep sternal would infection in diabetic patients after cardiac surgical procedures. *Ann Thorac Surg*. 1999;67:352.

66. Zerr KJ et al. Glucose control lowers the risk of wound infection in diabetics after open heart operations. *Ann Thorac Surg*. 1997;63:356.

67. Rose BD. *Clinical Physiology of Acid-Base and Electrolyte Disorders*. 4th ed. New York, NY: McGraw-Hill; 1994:891.

68. Knowles JB et al. Pulmonary deposition of calcium phosphate crystals as a complication of home parenteral nutrition. *JPEN J Parenter Enteral Nutr*. 1989;13:209.

69. McKinnon BT. FDA safety alert: hazards of precipitation associated with parenteral nutrition [published correction appears in Nutr Clin Pract. 1996;11:120]. *Nutr Clin Pract*. 1996;11:59.

70. Oppenheimer JH, Werner SC. Effect of prednisone on thyroxine-binding proteins. *J Clin Endocrinol Metab*. 1966;26:715–721.

71. Gondolesi G et al. What is the normal small bowel length in humans? first donor-based cohort analysis. *Am J Transplant*. 2012;12:S49–S54.

72. Dabney A et al. Short bowel syndrome after trauma. *Am J Surg*. 2004;188:792–795.

73. Bernard DK, Shaw MJ. Principles of nutrition therapy for short-bowel syndrome. *Nutr Clin Pract*. 1993;8:153.

74. Kelly DG, Nehra V Gastrointestinal disease. In: Gottschlich MM et al, ed. *The Science and Practice of Nutrition Support: A Case-Based Core Curriculum*. Dubuque, IA: Kendall/Hunt Publishing; 2001:517.

75. Hammond KA et al. Transitioning to home and other alternative sites. In: Gottschlich MM et al, ed. *The Science and Practice of Nutrition Support: A Case-Based Core Curriculum*. Dubuque, IA: Kendall/Hunt Publishing; 2001:701.

76. Malone AM. Supplemental zinc in wound healing: is it beneficial? *Nutr Clin Pract*. 2000;15:253.

77. Seidner DL, Speerhas R. Can octreotide be added to parenteral nutrition solutions? Point-counterpoint. *Nutr Clin Pract*. 1998;13:84.

78. Buchman A. Total parenteral nutrition-associated liver disease. *JPEN J Parenter Enteral Nutr*. 2002;26(5 Suppl):S43.

79. Osborne MP et al. Massive bowel resection and gastric hypersecretion: Its mechanism and a plan for clinical study management. *Am J Surg*. 1967;114:393–397.

80. Frederick PL et al. Relation of massive bowel resection to gastric secretion. *N Engl J Med*. 1965;272:509–514.

81. Osborne MP et al. Mechanism of gastric hypersecretion following massive intestinal resection. Clinical and experimental observations. *Ann Surg*. 1966;164:622–634.

82. Ladefoded K et al. Effect of a long-acting somatostatin analogue SMS 201-995 on jejunostomy effluents in patients with severe short bowel syndrome. *Gut*. 1989;30:943–949.

83. Driscoll DF et al: Parenteral nutrient admixtures as drug vehicles. Theory and practice in the critical care setting. *Ann Pharmacother*. 1991;25:276–283.

84. Dibb et al. Review article: the management of long-term parenteral nutrition. *Aliment Pharmacol Ther*. 2013;37:587–603.

85. Hamilton C, Seidner DL. Metabolic bone disease and parenteral nutrition. *Curr Gastroenterol Rep*. 2004;6:335–341.

86. Sutton CD et al. The introduction of a nutrition clinical nurse specialist results in a reduction in the rate of catheter sepsis. *Clin Nutr*. 2005;24:220–223.

第八篇　皮　肤　疾　病

Timothy J. Ives

39 第39章 皮肤病治疗和药物诱导的皮肤病

Richard N. Herrier and Daniel R. Malcom

核心原则

		章节案例
1	皮肤病的准确评估主要基于外观和病变部位,以及年龄、性别、症状、现病史、既往史和家族史。	案例 39-1(问题 1) 图 39-1 表 39-3、表 39-4 和表 39-5
2	皮肤干燥(干燥症)是一种常见的症状,可单独发生,也可伴发于各种皮肤病,需要根据发病部位做适当的处理。	案例 39-2(问题 1) 表 39-6
3	外用糖皮质激素的选择基于皮损的性质(湿或干)、糖皮质激素的浓度、溶媒的性质、糖皮质激素的效力、病变的位置和表皮的厚度。	案例 39-3(问题 1 和 2) 图 39-1,表 39-1、表 39-2、表 39-3、表 39-4、表 39-5 和表 39-7
4	外用糖皮质激素会引起各种各样的药物不良反应,需要调整治疗如更换药物或停药。	案例 39-4(问题 1~3) 表 39-7、表 39-8 和表 39-9
5	特应性皮炎是一种常见的皮肤疾病,表现为湿疹样病变、皮肤干燥和强烈的瘙痒。大多数患者有家族史或其他过敏性疾病,如哮喘和变应性鼻炎的个人史。特应性皮炎的治疗主要使用皮质类固醇和润肤剂。	案例 39-5(问题 1~5) 表 39-3、表 39-5、表 39-6、表 39-7 和表 39-10
6	变应性接触性皮炎是一种常见的皮肤病。药物(新霉素)、植物(漆树)、化学品、清洁剂、金属(镍)和有机产品(乳胶)是常见的致病原因。治疗包括去除抗原和局部或全身应用糖皮质激素。	案例 39-6(问题 1) 案例 39-7(问题 1 和 2) 表 39-3、表 39-5、表 39-7、表 39-10 和表 39-11
7	药物常可引起各种皮肤疾病。药物摄入的时间和皮肤病学的评估原则对识别潜在的危及生命的不良反应是非常重要的。	案例 39-8(问题 1) 表 39-8 和表 39-11

皮肤的解剖和生理

皮肤是人体最大的器官,平均占体重的 17%。皮肤厚度为 3~5mm。图 39-1 显示了人类皮肤横切面的解剖结构。生理学方面,皮肤的主要功能是防止皮下组织受到外伤、温度变化、机械的渗透、潮湿、湿气、射线以及微生物的侵袭。皮肤分为 3 层:表皮、真皮和皮下组织[1-6]。

表皮

表皮的主要功能是屏障作用,它可以阻止化学药品和其他物质渗透入体内,防止皮肤和其下组织的水分丢失。由死亡细胞组成的角质层是阻止化学物质和药物经皮进入

体内的最主要屏障。它像一个半透膜,药物通过被动扩散经角质层吸收入体内。影响药物吸收的因素包括皮肤的含水量和角质层有无损害。通常,角质层损害面积越大,局部药物吸收的也就越多。累及至表皮的皮肤损害愈后无瘢痕[1-5]。

真皮

真皮的厚度为 1~4mm,由胶原纤维构成。真皮层的主要功能是保护机体免受机械性损伤,并营养皮肤附属器(汗腺、皮脂腺及毛囊)和表皮。它也为皮肤及其附属器官提供毛细血管、淋巴及神经。真皮含有大量的水分,因此可以作为水分储存器。重要的是,真皮一旦受损,即使是浅层受伤,也会留有瘢痕[1-5]。

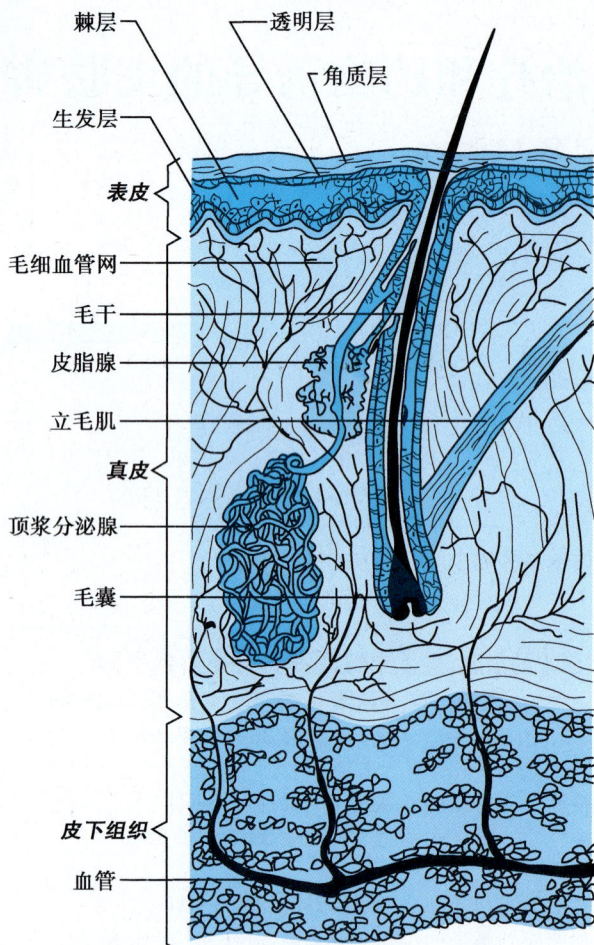

图 39-1　人类皮肤横切面的解剖结构

药物可以经过表皮渗透入真皮,并可经毛细血管网吸收进入全身循环。通常情况下,很少有局部外用药经过汗腺或毛囊皮脂腺进入真皮。

皮下组织

皮下组织支持着真皮和表皮,是脂肪的储存库。皮下组织能够调节体温,提供营养,并为外层皮肤提供缓冲[1-6]。

炎症性皮损

在皮肤病治疗中制剂的选择有一个重要的原则:如果皮损是湿性的,就把它变干;如果是干性的,就湿润它。然而,湿敷(如 Burow 溶液)却是急性、炎症性皮损的有效干燥法,因为该法可使得皮损处液体随着敷料的蒸发而挥出。软膏型基质通过减慢皮肤水分蒸发增强水化作用,对慢性苔藓化、鳞屑性皮损非常有效。对于慢性皮损患者而言,药物基质的选择,取决于患者已证实过有效或患者的意愿。一般来说,此类患者在白天会同时使用多种类型的药物[如乳膏(干性的)],这样如同应用化妆品易于接受,晚上使用软膏(油性的,但有更好的软化作用)。

急性皮损

急性炎症性皮损以水疱形成、红斑、肿胀、温热、瘙痒、渗出或脓性分泌物为特点。多数情况下,根据病变部位,皮炎越严重,初始治疗应该越要温和。例如,温热性的红斑渗出性皮炎初始治疗以水为赋形剂的凉性水剂湿敷、浸泡或淋浴要比局部应用强效激素要好。具体的治疗方法取决于皮损的部位。

亚急性和慢性皮损

亚急性炎症性皮损相对于急性皮损来说,水疱和渗出减少,但常伴有皮肤肥厚;仍需水剂等治疗,进行清洁和干燥,但持续时间较急性要短些。慢性炎症性皮损以红斑、结痂、苔藓样变、干燥及瘙痒为特点。其治疗尚无绝对的标准。如果皮损是干燥的,那就应该应用油脂性的药物或封包疗法,甚至是角质松解剂治疗。

皮肤外用药的选择

皮肤外用治疗方法有很多种:湿敷、药浴、粉剂、洗剂、乳剂、凝胶、乳膏、软膏及气雾剂等。每一种皮肤外用药的基质均有其特殊的作用,故可以根据病变的类型、急缓、部位选择不同基质的外用药。

湿敷

湿敷有冷却、血管收缩及温和的止痒作用。湿敷可缓解并冷却炎症性的皮损,使皮损干燥,痂皮软化,帮助清洁创面并引流化脓性伤口。湿敷对于急性炎症渗出的损伤、糜烂和溃疡非常有效。大多数情况下,在皮损渗出消退前均应单用湿敷疗法。如果将其他的局部外用药(如某些膏剂)涂于渗出的皮损表面,渗出液将会将药物冲掉,达不到治疗效果。最常用的湿敷药物有生理盐水(0.9%)和按1:10~1:40 稀释后使用的5%醋酸铝溶液(Burow 溶液)。

湿敷常使用溶液。溶液中最重要的成分是水。尽管可以加入很多活性或惰性物质,但是水的清洁、干燥、冷却作用在湿敷中起主要的治疗作用。一些制剂(如 Burow 溶液)还有收敛作用,可以使皮肤表层和细胞间隙发生变化,引起皮肤收缩和皱纹。水的渗透作用可以大量减少水肿、炎症和渗出。

表 39-1 列出了几种可用于湿敷的溶液。硼酸不应该当作局部药物使用,因为它能经皮肤吸收,引起全身毒性反应[7]。

基于受损的部位和面积,患者可以将受损部位直接用溶液浸泡 15~30 分钟,每日 3~6 次。若涉及的面积比较大,或受损部位(如肩部)不容易被浸泡,可以用一块干净的毛巾或敷料放在溶液中浸湿后,取出并轻轻地把水拧干,然后直接放在皮损处湿敷,5~10 分钟后,再将敷料放在溶液浸泡一次继续湿敷。以上过程每日可以重复 3 次,每次 15~30 分钟。如果可能的话,溶液使用时应该用敷料把皮损包裹。若皮损面积较大,患者可以浸浴,在浸浴液中加入适量的药物,浸泡 15~30 分钟,每日 3~6 次。以 1:10~1:40

表 39-1

湿敷或干燥渗液所用的溶液

药物[a]	浓度	制法（水）	杀菌力	收敛能力	注释
生理盐水	0.9%	一茶匙氯化钠溶于 500ml 水	无	无	廉价，易制备
醋酸铝（Burow 溶液）（Domeboro 包/片）	5%	按 1∶10～1∶40 稀释（0.5%～0.125%）一包或一片溶于一品脱水中，配成 1∶40，或 2 份配成 1∶20 溶液	轻	+	
高锰酸钾	65mg/片或 330mg/片	按 1∶4 000～1∶16 000 稀释；65mg 药片对 250～1 000ml；330mg 药片对 1500～5 000ml	中	无	易污染皮肤，衣服
硝酸银	0.1%～0.5%	一茶匙 50% 的原液对 1 000ml 水配成 0.25% 的溶液	好	+	有污渍，引起疼痛
醋酸[b]	1%	5% 的普通醋按 1∶5 稀释	好	+	气味难闻，有刺激性

[a] 虽然许多物质被加于湿敷料中，但水的清洁干燥作用是主要的。
[b] 主要用于绿脓杆菌感染。
来源：Arndt KA，Hsu JHS，eds. *Manual of Dermatologic Therapies：With Essentials of Diagnosis*. 7th ed. Philadelphia，PA：LippincottWilliams & Wilkins；2006.

稀释的 Burow 溶液浸浴是不切实际的，溶液的浓度可能无关紧要，因为溶液的主要成分是水。通常，浸泡不超过身体的 1/3。另外，应该认识到，蒸发可以使溶液浓缩，而浓缩的溶液可能对皮肤有刺激因而无法使用。例如一份 1∶40 浓度的 Burow 溶液在室温下放置 30～60 分钟就变为 1∶10 浓度了。这个问题可以通过增加溶液的量或者装在密闭的容器中解决。因此，湿敷液应该现配现用（如 24 小时之内），放在密闭容器中，不能反复使用。湿敷液可以稍微凉一点或温一点，这取决于患者的耐受程度。湿敷后应使局部皮损干燥。但要保护炎症的皮肤不要受到刺激如不能使用毛巾摩擦，可以用柔软干净的毛巾轻拍患处从而使局部干燥[7]。

药浴

除了湿敷和浸泡外，身体较大面积的皮疹还可以通过药浴来进行局部治疗。在使用这种治疗时，浴缸的水一半左右即可。对于广泛皮疹如扁平苔藓、玫瑰糠疹、荨麻疹以及其他渗出性或结痂性湿疹，可以使用具有减轻疼痛和止痒作用的胶体添加剂（1 杯 Aveeno 燕麦加入 2 杯凉的自来水混合后，灌入 15cm 深的微温的洗澡水中）可以产生舒适和滑润的感觉。或者，可用 2 杯水解的淀粉做淀粉浴（如 Linit，混合等量的小苏打和水解的淀粉）。泻盐浴——在 15cm 深的微温的洗澡水中溶解 3 杯硫酸镁——用于治疗脓皮病、疖和坏死性痤疮（尤其是累及背部、肩部和臀部时）。通过药浴的形式使用水溶性煤焦油制剂治疗银屑病，这种疗法比较易于接受。含有煤焦油的软膏或乳膏除了有恶臭味外，与之接触的物质可能会被染色。

可在药浴中使用的油剂种类繁多：α 克瑞（AlphaKeri）、多默尔（Domol）、卢比德姆（Lubriderm）和纽特德姆（Nutraderm）。不主张直接在洗澡水中加入油性物质，因为这样会使浴盆变滑，增加潜在危险性。水中油的浓度不太重要（20～40 加仑水中放入 5～10ml 油剂），药浴后约 5～ 10ml 药浴油可以直接涂抹于湿润的皮肤，用毛巾拍干以达到更好的效果。这些都可以很有效地预防和治疗轻度皮肤干燥。对于中度至重度的干燥性皮肤，局部还需要使用油性制剂来改善皮肤干燥。患者也可以自己制作药浴油，如在 1 杯牛奶中加入约 500ml 橄榄油或妮维雅油，以备洗澡时使用[7]。

粉剂

粉剂有干燥和散热作用，可以吸收水分并为其蒸发创造较大的表面积。由于摩擦能产生机械性刺激，故粉剂主要用于间擦部位（如腹股沟、乳房下和皮肤皱褶部位）以减少摩擦。有时粉剂用在软膏上面，以防止衣服接触软膏。粉剂也广泛用于长期卧床患者防止褥疮发生。粉剂对于治疗磨损、足癣、股癣及尿布疹也很有效。

粉剂可以用棉花团蘸涂或使用摇动器撒于皮肤表面。用粉剂时注意不要吸入，因为粉末会引起呼吸道刺激症状，尤其是婴儿。含有淀粉或纤维素的粉剂在重复用药前应该先将局部清洗干净，因为这些粉末的连续堆积能产生机械性刺激。另外，如果局部有溃烂（褶皱处如大腿、腋窝、乳房下或肥大腹部的炎症，可因加热、湿润和浸渍恶化），就不要使用含有玉米淀粉的粉剂，因为淀粉可以为某些微生物提供生存环境（如白色念珠菌感染）。粉剂也不应用于有渗出的皮损，因为粉剂会在有渗出的皮损表面凝结成坚硬的颗粒，很难把它们去除掉，而且在去除时还会引起疼痛，加重浸渍。日常常规应用滑石粉与卵巢癌和肺部肉芽肿有无关系尚无相关证据[8]。最常用的粉剂是滑石粉。

洗剂

洗剂是水性基质的药粉悬浊液，通常有散热和干燥作用，还可以起到一定的润滑作用，这些作用取决于其配方的不同。洗剂可以治疗浅表的皮肤病，特别是有轻度渗出的皮肤病。对于大面积或间擦部位皮损很有效,尤其对于局部炎症性的和敏感的皮损效果更佳。在这些情况下,使用乳膏或软膏会引起局部的疼痛。暴晒、急性接触性皮炎、毒性常春藤或毒性橡树皮炎就是应用这个原则的范例。而且,洗剂适合身体多毛处和头皮。通常情况下,洗剂每日使用 3~4 次,除非有明显严重渗出,尽可能每次在原先用药的地方继续用药,这样可以使干燥的固态成分结痂。如果局部有结痂,重复用药前应将原皮损处清创。由于许多洗剂都是悬浮液,所以在使用前先把它充分摇匀。通常大约 180ml 的洗剂就可以覆盖一个成年人的整个平均体表面积[7]。

液体乳剂

乳剂是固体或液体的,可以分为两种类型:水包油和油包水。乳膏制剂通常是水包油乳剂,而许多软膏是油包水乳剂。随着油量的增加,乳剂的黏性也会增加。

液体水包油乳剂除了其封闭性更好外其适应证与洗剂相似,尤其对干性皮肤。液体油包水乳剂也有与洗剂类似的适应证,但它们使用起来比洗剂更方便,对干性皮肤更有效;但多毛或擦烂区域应避免使用。同洗剂一样,约 180ml 的液体乳剂可以覆盖一个成年人所有暴露的皮肤[7]。

凝胶

凝胶是软膏的一种类型(半固体乳剂),含有丙二醇和羟甲基纤维素,是清洁、无油、无色、非封闭性的、干燥较快的一种制剂。凝胶具有摇溶性(涂擦于皮肤后变的较薄,有时会有刺痛)。凝胶在多毛区域或其他如面部或头皮区域非常有用,因为从美容方面考虑,患者不易接受在这些部位的皮肤上有药物的残留迹。由于凝胶成分的缘故,凝胶更易干。

霜剂

霜剂是皮肤病中应用最多的剂型。大多数是水包油乳剂,使用时应该将其在皮肤上揉匀至药物消散(雪花膏)。因霜剂通常没有多少封闭作用,故常应用于亚急性炎症及无严重苔藓化的慢性炎症。患者在使用霜剂时最常见的错误是用量过多或没有把它们充分揉匀。一般来说,用完药后如果皮肤上还可以看见霜剂,就说明该患者用药过多或没有充分揉匀。既浪费了药物,又不能取得最充分的治疗效果。

软膏

软膏以凡士林为惰性基质或在水性液滴悬浮在连续性油性基质中(即油包水乳剂,例如 Aquaphor 或 Polysorb。在治疗慢性皮损、缓解干燥、防止干裂及保护裂痕中非常有用。但不应该用于急性炎症性皮损,也不应用于间擦或多毛区域皮肤,因为它会使皮肤局部温度增高、易于浸渍。由于软膏含油脂较多,从美容角度考虑不易被患者接受。

气雾剂

气雾剂是皮肤病外用药中最昂贵而效果最差的。比其他剂型优越的方面就是不需要与皮肤直接进行机械性接触。当机械性接触会给患者带来难以忍受的疼痛时,这种剂型就很显优势。使用气雾剂前应该充分摇匀,并嘱患者不要把药物喷在面部周围,这样容易进入眼睛和鼻子里,或是被吸进体内。喷射气雾剂时应该在皮肤上方大约 15cm 的地方喷射 1~3 秒。如果使用特殊的喷射装置,那么气雾剂也可以用于多毛区域。气雾剂有干燥作用,不能长期使用。

其他剂型

加入溶剂如二甲基亚砜(DMSO),可以增加皮肤的吸收,使许多药物可以直接经皮肤渗透。透皮贴剂也可使药物直接经皮肤渗透。东莨菪碱、硝酸甘油、可乐定、烟碱、阿片以及各种激素,这些经皮药物转运系统或类似的剂型,可维持药物长时间渗透。

外用药物的选择

皮肤科药物剂型的选择应与皮损类型相适应。急性皮损应选择水剂,直到皮损干燥。亚急性皮损可选择水剂,一段时间后换用乳膏或者凝胶。慢性皮损常较干燥并有苔藓样改变,常选用软膏。虽然也有例外,这些原则列于表 39-2。

表 39-2

根据皮损变化选择用药剂型

皮损变化	剂型选择
急性炎症: 渗出、渗液、起疱、水肿、瘙痒	液体制剂和水,然后应用混悬剂、洗剂、喷雾剂和气雾剂
亚急性炎症: 痂、渗出减少、瘙痒	乳膏、凝胶
慢性炎症: 苔藓化、干燥、红斑、瘙痒、鳞屑	软膏

皮肤病患者的评估

案例 39-1

问题 1:C. B. 是一个 23 岁的女性,体重 66kg,主诉有皮疹。应该向 C. B. 提出什么样的问题,以帮助我们做出适当的诊断并决定治疗方案呢?

皮肤病的诊断通常可以简化为以下 6 个方面来考虑:皮损形态(皮损的外观及进展过程)、皮损在身体的位置和分布、局部和全身症状、现病史和既往病史及患者的年龄和性别。这 6 个因素及它们的重要特征将在接下来的章节中讨论。通过直接观察皮疹,加上 C. B. 对这些因素的回答,我们会给出一个合适的诊断及治疗的方案。

表现（皮损形态）

表 39-3 列举了常见皮损和相关概念及常见的临床例子。皮损也可分为原发性和继发性，原发皮损指开始呈现于皮肤的表现，继发皮损由原发皮损进展而来。丘疹（原发性皮疹）也可以进展为脓疱（继发性皮疹）。疱疹可以是原发皮损，也可以是继发皮损。辨认和描述特殊皮损的能力对于诊断和治疗都有重要意义。

另外，许多皮损呈现特异的分布或形态。常春藤毒素皮损常呈线状。由于疱疹的皮损很典型，可用于描述其他疱疹样分布的皮损。皮损的特定大小也用来评估患者的病情。有关皮损分布和形态的皮肤病学词汇已在表 39-4 中列出。皮损的一致性（软硬度）、边界或颜色在诊断中也很重要。

部位

部位是皮肤病诊断过程中的又一重要方面。有些特定的皮损常发生于特定的身体部位。表 39-5 列举了特定解剖部位常发生的皮肤病。例如，皮脂腺疾病（如痤疮、脂溢性皮炎、酒渣鼻）只发生于皮脂腺密集的部位，如头皮、面、颈、胸和脐。特应性皮炎较易分布于皮肤屈侧部位（如肘前和腘窝）。

表 39-3
皮肤病皮损的定义和临床举例

名称	定义	举例
原发性皮损		
斑疹	不可触及，扁平，颜色变化，直径小于 1cm	雀斑、扁平痣
斑片	不可触及，扁平，颜色变化，直径大于 1cm	白癜风、咖啡斑、黄褐斑
丘疹	可触及，充实，颜色可变化，直径小于 1cm	疣、非炎性痤疮（粉刺）、隆起痣
结节	可触及，充实，常低于皮面，直径 1~2cm	结节性红斑、严重的痤疮
肿块	可触及，充实，低于或高于皮面，直径大于 2cm	新生物
斑块	扁平，隆起的浅表性损害，直径大于 1cm	银屑病、脂溢性角化
风团	皮肤浅层水肿，液体不限于空腔	荨麻疹、昆虫咬伤
水疱	可触及，内含浆液，直径小于 1cm	单纯疱疹、带状疱疹、接触性皮炎
大疱	可触及，内含浆液，直径大于 1cm	寻常型天疱疮、二度烧伤
脓疱	与水疱相似，但内含脓液	痤疮、脓疱病、毛囊炎
特殊的原发性皮损		
粉刺	阻塞的皮脂腺开口	痤疮、黑头、白头
囊肿	可触及，内含液体或半液体物质	皮脂腺囊肿
脓肿	真皮或皮下组织中脓性物聚集，脓性物在皮肤表面不可见	
疖	几个毛囊的炎症性结节，继发毛囊炎	小疖
痈	数个疖的融合	大疖
继发性皮损		
糜烂	表皮部分或全部缺损	深脓疱
溃疡	表皮和真皮的缺损	淤积性溃疡
裂隙	从表皮到真皮的线状裂口	足癣
抓痕	搔抓引起的线性外伤性皮损	特应性皮炎、瘙痒症
萎缩	真皮缺损后引起的皮肤变薄	细沟
痂	创伤，脓疱，水疱后的脓，浆液，血液干涸后附着物	脓疱病、痂
苔藓样变	表皮增厚，通常为搔抓和慢性炎症所致	特应性皮炎、过敏性接触性皮炎

表 39-4

描述性皮肤病术语

术语	特征	举例
环状	戒指形	癣
痘疮样的	痘疮样	寻常型痤疮
弓形	如弓形	梅毒
漩涡状	环状的	癣
融合的	皮损融合	银屑病、癣
分离的	皮损仍分散的	银屑病、癣
湿疹性	囊泡形成、痂、苔藓化的总称	接触性皮炎、特应性皮炎
地图形	如岛屿或大陆形,地图形	泛发的银屑病
群集性	皮损丛集性聚集	疱疹
疱疹样的	如单纯疱疹样皮损	单纯疱疹
摩擦性的	皱褶处刺激性皮炎	尿布皮炎
虹膜形	如公牛眼形、病灶内病变、靶向病变	多形红斑
角化性	角质增厚	银屑病、鸡眼、胼胝
线性	线性	常春藤毒素
多形性	多种类型或形状的皮损	多形红斑
丘疹鳞屑性	伴有脱屑的丘疹	银屑病
匍行形	蛇形皮损	皮肤幼虫移行症
带状疱疹样的	像带状疱疹样皮疹	带状疱疹

表 39-5

不同部位常见皮肤疾患

部位	皮肤疾患
头皮	脂溢性皮炎、皮屑
面部	痤疮、酒渣鼻、脂溢性皮炎、口周皮炎、脓疱病、单纯疱疹、特应性皮炎
耳	脂溢性皮炎
胸/腹	花斑癣、体癣、玫瑰糠疹、痤疮、带状疱疹
后背	花斑癣、体癣、玫瑰糠疹
生殖器部位	股癣、疥疮、虱病、尖锐湿疣
四肢末端	特应性皮炎(前臂的和腘窝)
手	手癣、疥疮、原发性刺激性接触性皮炎、疣
足	足癣、接触性皮炎、甲癣
泛发或局限的	原发性刺激性或接触性皮炎、日光性皮炎

症状

大多数皮肤症状是局部的,最多的表现是瘙痒。有时局部的烧灼感和疼痛很明显。

病史

虽然大多数的皮肤病诊断依赖于形态学、位置和症状,但病史也常为诊断和治疗提供重要的依据。类似于其他疾病中病史的相关情况,以下问题应该问清:

1. 患者什么时候和怎么开始出现问题?
2. 开始后怎样进展和变化? 皮损在大小、颜色、外观和严重性上有无变化?
3. 患者有无既往史和现病史? 此表现是否为系统性疾病的皮肤表现?
4. 患者的症状?
5. 患者有无过敏史?
6. 什么情况下可以使病情变好或变坏?
7. 有无与此种病变的发生或加重相关的因素? (近期有无压力增大、接触新物质、外出或气候变化)?
8. 患者有无治疗过,治疗效果如何?
9. 患者既往治疗的时间和具体方法?

年龄

许多疾病在特定的年龄阶段较为突出,如痤疮常发生于 11~20 岁的年龄群,脂溢性皮炎常发生于 11~12 岁的孩子,酒渣鼻常发生于 30 岁以上者,异位性皮炎常见于 6 岁以下的孩子。实际上,95% 的异位性皮炎患者在 6 岁之前发生并痊愈。变态反应和过敏性接触性皮炎常与年龄无关。另外,小儿和超过 65 岁的患者的皮肤穿透力较强,因此,对局部用药比较敏感,易产生更多的不良反应,在用药前必须仔细地评估药物疗效和给药方式。

性别

大多数的皮肤病为男女皆患,有些病的发病率和严重程度与性别有关。酒渣鼻多见于女性,但男性皮损的程度更严重。

干燥病

案例 39-2

问题 1: C. R. 是一位 64 岁的女性,主诉手臂和背部的皮肤干燥。她的这个问题已经存在很多年了,夏季好转,冬季加重。没有可见的皮疹,药浴可以暂时缓解症状。既往体健,因"关节炎"偶尔服用阿司匹林。你将给 C. R. 什么治疗意见?

C. R. 的症状是皮肤科老年人常见的干燥病(皮肤干燥)的典型表现。这种明显的季节变化现象被称为"冬痒"。干性皮肤的大多数病例是由角质层脱水引起的[7,8]。

由于中央供暖系统的使用增加,空调可以降低室内湿度,或生活在低湿度环境,如在亚利桑那州,皮肤的外层会干燥。鉴于洗澡(水分)暂时缓解症状,最可能的病因是干燥病[7,8]。瘙痒的位置、缺乏明显的皮疹、洗澡可以缓解、没有慢性疾病排除干燥病的其他原因(如过敏性皮肤炎、糖尿病)。但考虑到她的年龄和性别,还有可能是甲状腺功能减退。表39-6列出了治疗干性皮肤的通用建议。

表39-6
治疗干性皮肤的通用建议

1. 使用空气加湿器
2. 保持室温凉爽舒适,防止皮肤出汗丢失水分
3. 尽量少洗澡(每1~2日1次),用温水而不能用热水洗。洗完后应立即用润肤剂。当皮肤浸泡5~10分钟后,角质层可以吸收相当于它六倍重量的水分。洗澡后立即用润肤剂可以把水分锁定在皮肤内,并缓解干燥
4. 少接触溶剂、干性化学物质、劣质肥皂及清洁剂。这些物质可以去掉皮肤上的油,并减弱皮肤的屏障功能。由于失去了屏障功能,皮肤的水分丢失会比正常增加75倍。寒冷干燥的风也会增加水分丢失
5. 每日用3~6次润肤霜,特别是洗完澡后使用,可锁住水分
6. 润肤霜的选择主要依据当地空气中的湿度,在美国西部干燥地区,油包水润肤霜如路比丽登、优塞林或妮维雅这类,由于其含有大量油性成分,可有效防止皮肤水分的流失。在这些地区,润肤霜选择的基本原则就是避免使用甘油成分作为主成分位列前四的产品,因为甘油是吸湿的,在干燥地区,会带走表皮的水分,导致皮肤更加干燥、开裂。在美国东部湿度比较高的地区,甘油可以将空气中的湿气带到皮肤表面。不管什么地区,如果润肤霜没有效果,更换另外一种少甘油,或者更油的产品,可以解决干燥问题
7. 如果存在脱屑问题,可以使用角质松解剂(Lac-Hydrin,AmLactin)或更强效力的含有尿素(20%)的制剂

局部外用皮质类固醇

表39-7根据Stoughton-Cornell药效分级系统列举了常见的局部外用皮质类固醇制剂。

适应证

局部外用皮质类固醇是许多炎症性和瘙痒性皮疹的常用选择。此外,它们对增生性和浸润性皮损也有较好的效果。以下疾病通常对局部用激素反应良好:过敏性接触性皮炎、过敏性皮炎、银屑病及脂溢性皮炎。

表39-7
Stoughton-Cornell药效分级的局部外用皮质类固醇制剂

皮质类固醇	商品名(举例)	剂型	皮质类固醇	商品名(举例)	剂型
1 最强效(使用不超过2周)			氟轻松	利代斯0.05%	霜剂、软膏、凝胶
二丙酸倍他米松	地珀雷尼0.05%	软膏、自主剂型	哈西奈德	哈西奈德0.1%	霜剂
丙酸氯倍他索	特莫维特0.05%	霜剂、软膏、自主剂型	糠酸莫米松[a]	艾洛克0.1%	软膏
双醋酸二氟拉松	索康0.05%	软膏	曲安奈德	曲安缩松0.5%	霜剂、软膏
丙酸卤倍他松	丙酸卤倍他索0.05%	霜剂、软膏	**3**		
2			安西奈德	环戊炎松0.1%	霜剂、洗剂
安西奈德	环戊炎松0.1%	霜剂、洗剂、软膏	倍他米松	泼尼松0.025%	凝胶
			苯甲酸倍他米松	托皮克LP0.05%	霜剂
二丙酸倍他米松	地普莱尼0.05%	霜剂	二丙酸倍他米松	地普罗松0.05%	霜剂
二丙酸倍他米松	地普罗松0.05%	软膏	戊酸倍他米松	维里松0.1%	软膏
去羟米松	托皮尼0.25%	霜剂、软膏	双醋二氟拉松	弗洛龙0.05%	霜剂
去羟米松	托皮尼0.05%	凝胶	氟轻松	克廷肤0.005%	软膏
双醋二氟拉松	伏劳隆0.05%	软膏	丙酸氟替卡松	利代斯E0.05%	霜剂

表 39-7

Stoughton-Cornell 药效分级的局部外用皮质类固醇制剂（续）

皮质类固醇	商品名（举例）	剂型	皮质类固醇	商品名（举例）	剂型
哈西奈德	氯氟舒松 0.1%	软膏	氯可托龙	可露德姆 0.1%	霜剂
曲安奈德	阿里斯托克 A 0.1%	软膏	醋酸氟轻松	仙乃乐 0.025%	霜剂
曲安奈德	阿里斯托克 HP 0.5%	霜剂	氟氢缩松	可得兰 0.05%	霜剂
4			丙酸氟替卡松	克廷肤 0.05%	霜剂
苯甲酸倍他米松	泼尼松 0.025%	软膏	丁酸氢化可的松[a]	来可得 0.1%	霜剂
戊酸倍他米松	维里松 0.1%	洗剂	戊酸氢化可的松[a]	外斯考特 0.2%	霜剂
去羟米松	托皮克 LP 0.05%	霜剂	泼尼卡松	德莫陶普 0.1%	霜剂
醋酸氟轻松	仙乃乐 HP 0.2%	霜剂	曲安奈德	阿里斯托克 0.25%	霜剂
醋酸氟轻松	仙乃乐 0.025%	软膏	**6**		
氟氢缩松	可得兰 0.05%	软膏	二丙酸阿氯米松	艾可乐维特 0.05%	软膏
哈西奈德	氯氟舒松 0.25%	霜剂	戊酸倍他米松	维里松 0.1%	洗剂
戊酸氢化可的松[a]	韦斯科特 0.2%	软膏	地奈德[a]	塔的斯龙 0.05%	霜剂
糠酸莫米松[a]	艾洛松 0.1%	霜剂	醋酸氟轻松	仙乃乐 0.01%	溶液
曲安奈德	阿里斯托克 0.1%	软膏	曲安奈德	凯洛松 0.1%	霜剂、洗剂
5			**7 最弱效**		
苯甲酸倍他米松	泼尼松 0.025%	霜剂	氢化可的松[a]	一般 0.5%，1.0%，2.5%	霜剂、软膏
二丙酸倍他米松	地普罗松 0.02%	洗剂			
戊酸倍他米松	维里松 0.1%	霜剂	地塞米松	地卡特隆 0.1%	霜剂

[a] 不含氟激素。

禁忌证

局部外用皮质类固醇会加重以下情况（主要为感染性原因）：寻常型痤疮、溃疡、疖疮、疣、传染性软疣、真菌感染、病毒感染和龟头炎。但如果存在明显的炎症，急性期常局部类固醇联合其他药物（如抗真菌制剂）应用数日。

案例 39-3

问题 1：A. J. 是一名 54 岁的男性，斑块状银屑病断断续续发作近 20 年。多为不同部位（主要是肘部和膝盖）硬币大小的病变。通常，温和地去除鳞屑，并应用 1% 氢化可的松软膏，是有效的，几周内病症就消失。他平均 1 年会产生不到 1 处的病灶。他曾于 18 年前看过皮肤科医生。6 周前，他的手肘部出现了一个手掌大小的病灶。常规治疗无效。

为 A. J. 选择一个局部用皮质类固醇时，应该考虑哪些相关的生物制药学因素？

局部用皮质类固醇按药效分类（见表 39-7）。一种局部用皮质类固醇的相对药效由该药从基质中释放出来后穿透皮肤的能力、在受体处的固有活性以及受体部位的清除率来决定[10]。使用更易包合的溶剂、添加提高渗透性的物质（如凡士林、丙二醇）以及修饰类固醇分子，均可提高皮质类固醇的活性。自从发现氢化可的松以后，人们通过多种方式对其分子式进行了修饰。在 6 位、9 位和 12 位引入氟原子可以使类固醇分子避免首过效应，增强了药效。丙酮基团和/或亲油基的引入，提高了皮肤穿透性。许多新的局部外用皮质类固醇激素，在改变了其分子结构式后，药效得到提高[9-13]。

局部用皮质类固醇是通过被动扩散的形式穿过角质层的，而这种形式的扩散与用药部位有关。身体不同部位使用标准氢化可的松制剂时，足底部可以吸收 0.14%，前臂吸收 1%，头皮吸收 4%，额部吸收 7%，面颊吸收 13%，阴囊吸收 36%。因为腹股沟、腋窝和面部的穿透力较高，所以药效较低的局部用激素制剂（0.5%～1% 的氢化可的松）可用在这些部位[9-13]。在穿透力较差的部位，如肘部、膝部、手掌或足底，因其角质层较厚，应该用强效制剂[9-13]。

角质层作为蓄水层，不需要每日 2 次以上的用药。在低效制剂中，这种蓄水效应会持续几日，而最高效制剂，这种效应可能会持续 14 日[9-13]。这种蓄水效应对慢性疾病的临床影响是使用局部皮质类固醇的累积效应。因此，每日的用药次数可以减少，在控制急性炎症后，可以使用效力较低的制剂。允许不太频繁的用药以保持病症的缓解状态。

对于 A. J. 来说，因为肘部较厚的角质层，存在的鳞片和隆起的斑块减少渗透，应该使用高效霜剂（表 39-7 中 Stoughton-Cornell 分级为 2 或 3 的药物）。

如果将等量的皮质类固醇分别与软膏、凝胶、霜剂、洗剂的基质混合在一起,凝胶和软膏的活性通常较高[9-13]。然而通过优化载体,可以改变这个原则。某些物质的添加会提高药物的穿透性和药效。利用这些原则,制药工业通过优化基质促进皮质类固醇渗透进角质层。因此,对于一个新产品,确定其药效的唯一方法就是查阅其说明书中的 Stoughton-Cornell 分级。提高制剂中皮质类固醇的浓度也可以提高它的药效,但并不呈线性关系。

封包

案例 39-3,问题 2:考虑到 A. J. 皮损范围较大,通常的治疗无效,可否用封包疗法? 封包会引发什么并发症? 如何向 A. J. 描述封包疗法?

封包可以提高皮肤的水合作用,增强皮质类固醇的吸收,增强治疗效果。通常,以下 3 种方法中任意 1 种方式都可以完成封包:(a)选择一个软膏基质的皮质类固醇;(b)在一种不含药物基质中加入皮质类固醇制剂(凝胶、霜剂、洗剂或气雾剂);(c)用塑料(如塑料封皮、手套或塑料衣)包裹用药部位即可完成封包。封包对增厚结痂的慢性皮损,如银屑病最有用,这些区域药物吸收作用差。在沐浴或淋浴后立即使用药物,也可以通过提高皮肤的水合性而提高药效。适合 A. J. 的封包方法是:0.05%氟辛奈德软膏,仅在银屑病斑块上每日使用 2 次[4,6,9-13]。对于其他情况,如特应性皮炎,几个小时的封包即可提高药效,因而,短时间的封包在临床上很有用。但封包可能让患者不舒服,会导致汗液潴留,还会提高细菌及念珠菌感染的危险性。为了减少这些问题及全身不良反应发生的概率,每 24 小时内封包的时间不应该超过 12 小时。封包不应该用于急性皮损,因其已有较高的吸收能力,应先应用血管收缩剂提前"冷却"局部。

药师和医生往往低估了布和一次性尿布都是强大的封包装置。因此,对于罕见的严重尿布皮炎,保守治疗无效的情况下,可以仅在尿布区域使用弱效的非氟化皮质类固醇,不超过 24~48 小时。局部使用皮质激素以提高抗真菌药物治疗尿布性皮炎并发真菌感染的有效性仅是理论上的,并不会提高抗真菌药物的疗效,但会增加局部、可能不可逆转的局部副作用的风险。

不良反应

虽然比较少见,局部皮质类固醇可引起局部(如应用部位)和全身(经皮吸收)不良反应。制剂的效力、使用频率、使用时间、应用部位和患者个体因素均可影响不良反应的风险。先前讨论过的任何增强效力的因素,如炎症和闭塞,都会增加不良反应的概率[9]。

案例 39-4

问题 1:K. L. 是一名 54 岁的男性,最近被诊断为轻度帕金森症,耳朵、头皮、前额和鼻唇沟处出现了严重的皮脂腺炎。皮肤红肿,有黄色油垢。K. L. 对这种外观很不满意。由于病因未名,酵母、马拉色菌均有可能,决定初步

使用外用皮质类固醇来减少红肿和改善 K. L. 的外观。哪种外用皮质类固醇适合 K. L.?

K. L. 最大的问题是表皮和真皮萎缩(皮肤变薄)、毛细血管扩张(毛细血管扩张的红色或紫色小团)、局部细毛生长、淤青、色素沉着和萎缩纹。这些局部并发症可能是局部使用皮质类固醇引起的[12]。治疗几日后,开始出现包括细胞大小减少在内的表皮变化,停药后可恢复[10]。暴露区域(脸)和皮肤薄的区域(腹股沟)最容易发生真皮和表皮萎缩。

通常皮肤萎缩会在几周内发生,并在某些情况下可以逆转,这取决于患者使用皮质类固醇的时间以及患者个体因素(如皮肤年龄)。在停用皮质类固醇后 2 个月内皮肤萎缩可逆转[12]。

毛细血管扩张,最常发生在面部、颈部、腹股沟和胸部上部,在停用皮质类固醇后可能不可逆转。萎缩纹,通常发生在肘、腘窝、腹股沟、腋窝和大腿内侧,通常是永久性的。女性患者脸上使用皮质类固醇制剂可能特别麻烦。这个问题在停止治疗后通常是可逆的。色素沉着,主要是深色皮肤患者的一个问题,在停止治疗后通常是可逆的[12]。

特别是在皮肤较薄的区域,如脸部,氟化皮质类固醇比非氟化皮质类固醇更容易引起局部反应,因为它们的效力更强。因此,在可能的情况下,薄皮区域应尽可能短时间的使用非氟化皮质类固醇。由于皮质类固醇的使用预计不会超过一周,因此非氟化皮质类固醇发生局部并发症的风险很小。

由于病灶在面部,应使用非氟化皮质类固醇,如氢化可的松戊酸盐或莫米松,以减少在这一敏感皮肤区域的潜在副作用。虽然渗液和流泪很少,但由于敏感性,使用一种面霜可能更合适。

案例 39-4,问题 2:K. L. 第 2 日打电话,诉说:每次使用后,灼烧感持续 30 分钟。他想知道这是否是潜在的过敏反应。

由于 L. K. 的灼烧感持续了一段时间(从第 1 日开始,持续 30 分钟),所以他是否真的是过敏值得怀疑的,有可能是霜剂引起的。为了确诊,L. K. 应该继续用药 24 小时后再打电话。涂在发炎部位的药膏最初会引起灼烧感。炎症减轻,灼烧一般会消退。如果灼烧感持续,可以更换药膏或霜剂。如果新产品继续出现过敏反应,可能需要进行过敏检查并考虑进行斑片测试。

皮质醇是肾上腺内源性分泌的,对生命至关重要。因此,对局部皮质类固醇制剂的过敏反应是罕见的。当出现过敏症状时,通常不是由皮质类固醇引起的,而是其他成分,如防腐剂(如尼铂金)或配方中的其他辅料或基础成分(如羊毛脂)引起的。过敏敏化可能发生在治疗的 2 周内,但可能难以诊断,因为皮质类固醇可以改变过敏反应[14]。如果开始治疗后病变外观发生变化、在预期时间内未出现愈合或者病情好转又突然恶化,应该怀疑是过敏反应。在特应性皮炎中,大多数病例报告的外用皮质类固醇的过敏反应(干燥、瘙痒、灼烧或刺激)都是非特异性反应[14]。使

用面霜或凝胶可能导致过度干燥、灼烧和刺激。改用软膏可以减轻这些症状。过敏性体质的个体对制剂载体比对于皮质类固醇更易过敏。

痤疮

> **案例 39-4,问题 3:**在坚持应用皮质类固醇几个周后,K. L. 的脂溢性皮炎小时,但他的前额有 4 个脓疱和 2 个闭锁的黑头粉刺,双侧面颊有许多脓疱,面部使用激素治疗会出现什么问题?

面部易发生皮质类固醇的副作用,因为这个部位的皮肤穿透力强[12]。在用药几周至几个月后会发生痤疮、玫瑰痤疮和口周皮炎。根据皮损部位的性质,可以把皮质类固醇诱导皮损与自身发生的皮损区别开。前者只出现在使用激素治疗的区域。一般来说,类固醇痤疮、玫瑰痤疮和口周皮炎在停药后好转。在眼部周围使用皮质类固醇制剂(尤其是高效药),能使眼压增高、青光眼、白内障、眼内真菌感染的危险性增高以及加重以前存在的单纯疱疹病毒感染[12]。

因为 K. L. 还在不适的面部和头皮上使用了经典的硫化硒洗发水来抑制他的脂溢性皮炎,所以皮质固醇类药物可以停用。

肾上腺轴的抑制和感染的危险性

除了应用最强效的皮质类固醇[15]或有另外的危险因素存在外,成人局部使用皮质类固醇而抑制全身肾上腺轴的实际可能性很低(表 39-8)。虽然也有报告表明,使用低效至中效药物也能引起抑制,但这些病例可以归咎于过量用药,或长期大面积封包使用激素。若发生了抑制,在停药2~4 周内可以逆转。

表 39-8

局部外用皮质类固醇制剂发生全身不良反应的危险因素

用药时间
　延长用药时间(大于 3~4 周)
药效
　较弱或中等强度,100g/周不封包
　高效,大于 45g/周不封包
用药部位
　较薄的角质层容易穿透(眼睑、前额、面颊、腋窝、腹股沟、生殖器)
患者年龄
　年龄太小的儿童和年龄较大的人表皮较薄
使用方式
　封包
添加提高穿透能力的物质
　丙二醇、水杨酸、尿素
皮肤状况
性别因素
肝功能损伤
尿毒症

高效皮质类固醇每周用量超过 45g 的患者有发生肾上腺轴抑制的危险[15]。因此,氯倍他索等制剂应该限定其使用不超过两周,每周不能超过 45g。另外,这些制剂不应用于封包治疗,且应该用于低浓度制剂反应不佳的皮肤病的治疗。

幼儿吸收皮质类固醇的程度较大,因此发生肾上腺轴抑制及其他系统性副作用的危险性更大[15]。为了降低该危险性,儿童应该局部使用低效能局部制剂,而且应限制在短期内使用。对于激素清除率减弱(如肝功能衰竭)的患者也可用氢化可的松,但应该严密监测他们全身系统毒性反应[12]。

在外科手术或其他情况下局部应用皮质类固醇继发肾上腺皮质危象的危险性非常低。大面积(>30%体表面积)局部用皮质类固醇或封包的患者(见上文)危险性较大,这些患者通常在外科手术前接受全身氢化可的松作为预防性用药[15]。

局部皮质类固醇的合理应用

过度使用局部皮质类固醇会导致局部或系统反应,使用不足会导致疗效不足。治疗特定部位的皮质类固醇的用量一直需要讨论[16,17]。为了避免过度使用,通常建议"节约使用"或"薄薄一层",并由患者或者护理人员自行解释。

指尖单元(fingertip unit,FTU)是一种标准化的方法,使执业医师和药师在开局部皮质类固醇处方和建议病人适当使用时的思维方式标准化。一个 FTU 是指一个直径为5mm 的管(标准制造)中挤出的软膏(或其他半固态外用配方),从第一个远端皮肤折痕应用到成人的示指尖端[18-20]。

这个量大约相当于 500mg 的药物。FTU 可以作为一个有用的起点,以了解用了多少产品。由于病变很少符合表 39-9 中精确的解剖区域,因此需要根据所涉及的特定区域进行调整。

表 39-9

成人和儿童的指尖单位表

成人的指尖单位[3]

身体部位	次剂量的 FTU
面部和颈部	2.5
躯干和腹部(躯干前面)	7
背部和臀部(躯干后面)	7
一只胳膊(正面和背面)	3
一只手	1
一只腿(正面和背面)	6
一只脚	2

儿童的指尖单位[4,5]

身体部位	3~6 个月	1~2 岁	3~5 年	6~10 年
面部和颈部	1	1.5	1.5	2
胳膊和手	1	1.5	1	2.5
腿和脚	1.5	2	3	4.5
躯干(前面)	1	2	3	3.5
躯干(背部和臀部)	1.5	3	3.5	5

例如,双臂肘窝特应性皮炎的成人患者中,该表不能提供准确的测量数据。由于一个 FTU 覆盖了一只手的两侧,而肘窝大约是手大小,因此应根据具体的情况,每个肘窝应用 0.5FTU,每日 1~2 次。虽然 FTU 不是万能的,但它确实提供了一个更客观的标准,帮助患者确定正确的剂量,避免过度使用。在使用 FTU 概念的同时,还必须根据所接受的药物类型、病灶的大小和位置以及预期的治疗目标进行咨询和强化。此外,FTU 的概念还可用于确定一个治疗周期的用量。

局部使用皮质类固醇的原则总结

以下原则用于指导如何选择制剂和使用方法(表 39-7 和表 39-9):

■ 局部外用皮质类固醇应该每日不超过 2 次,从每日 2 次增加到每日 4 次,不会产生更好的反应,但费用更高,且可能会增加局部和系统出现不良反应的概率[10]。

■ 制剂应充分涂抹,最好是在皮肤湿润时应用(如沐浴后)[6]。皮肤湿润时能提高经皮吸收能力并提高局部外用激素的治疗作用。

■ 应选择适当药效的制剂来控制病情。大多数皮肤病需中、低强度的皮质类固醇制剂治疗(如 1% 的氢化可的松或低强度的不含氟皮质类固醇如 0.025% 的曲安奈德)[10,11]。

■ 身体被遮挡的部位及身体的某些皮肤较薄的部位,如脸部和屈曲部位,比较容易发生不良反应[9,11]。如果必须在这些部位使用皮质类固醇,应使用氢化可的松或不含氟的局部皮质类固醇,以减少副作用。表 39-6 列出来非氟皮质类固醇。

■ 儿童、老人和肝功能异常的患者有发生皮质类固醇全身不良反应的危险。另外,使用强效皮质类固醇大于 2 周的患者易于经皮吸收和发生全身毒副反应,如突然停药发生 Addison 综合征[9-14]。

■ 对于慢性疾病,如特应性皮炎或过敏性接触性皮炎,最好逐渐地停止治疗。这样可以减少局部皮损复发的机会[6]。

特应性皮炎

案例 39-5

问题 1:P. K. 是一个 17 岁的男孩,来皮肤科就诊,痒的湿疹占体表面积的 5%,广泛累及双侧腘窝和肘窝,自觉痒感,双侧肘窝和脸颊皮损影响了面部美容。P. K. 的母亲和姨妈患有支气管哮喘。其中一个妹妹 L. K.,15 岁,患有花粉热及特应性皮炎。他的父亲和 11 岁的弟弟没有表现出过敏的迹象。第一次湿疹的皮疹发生在 P. K. 出生 1 个月时,皮损主要分布在头皮、面部和颈部。皮损时轻时重,一直持续到他 2 岁半时皮损自发缓解。12 岁时相似的湿疹样皮疹再次出现,自从那以后皮损就没再消失。P. K. 在 6 岁时患有季节性过敏性鼻炎。他曾依从建议对于湿疹进行非药物干预方式,但这给他带来很大困扰。湿疹暴发时他使用非处方药品氢化可的松霜使皮疹消退。

体格检查:青春期男性、营养良好、发育正常,过敏性黑眼圈、鼻黏膜苍白、丹-莫眼皱褶,广泛的皮损,无其他异常。面部、颈部、双臂及双腿伸侧、双手及胸部可见渗出,陈旧的、搔抓引起的擦破,红斑的、湿疹的、苔藓化

的、斑丘疹及丘疹水疱疹。双侧前臂肘窝及左腿的部分区域有继发性细菌感染。根据病史、症状、体征可以确诊为湿疹。请描述特应性皮炎的特征,并阐明 P. K. 的家族史和用药史,因为这与他的疾病相关。

特应性皮炎可以是急性、亚急性的,但更常见的是慢性瘙痒性的表皮和真皮炎症,三分之二的患者有哮喘、过敏性鼻炎或哮喘的个人史或家族史。婴儿期的湿疹可能是特应性皮炎(过敏性鼻炎或哮喘)的前奏。80% 的特应性皮炎被认为是一种 I 型(IgE 介导的)变态反应:抗原与 IgE 发生反应,激活肥大细胞和嗜碱性粒细胞,释放出血管活性物质,从而引发变态反应。过敏原检查确诊意义不大。这种病在儿童中占 5%~10%,在普通人群中发病率为 0.5%~1.0%。婴儿和幼儿的皮炎经常发生在头皮、面部和躯体伸侧。而在儿童及成人中,往往局限于屈侧区域,尤其是腿的屈侧和腘窝及更严重的时候颈部和面部。瘙痒是特应性皮炎的特点。持续的搔抓会导致瘙痒—抓—皮疹—瘙痒的恶性循环,并伴随着皮疹的苔藓化。因此此病一度被认为是瘙痒所致的皮肤病。换句话说,瘙痒先于皮疹。不断抓挠导致痒—刮伤—皮疹—痒的恶性循环,与细菌繁殖和感染相互交织在一起。长期地,未经治疗的过敏性皮肤炎导致受损部位苔藓样硬化。羊毛、清洁剂、肥皂、室温的变化以及精神或生理压力会加重瘙痒。患者的皮肤有干燥化的趋势(干燥病)。这是由于皮肤结合水分的能力下降,透过皮肤丢失的水分增多。干燥病在低湿度时期,如北方的冬季,会加重。治疗干燥病能在症状温和的或不定期发作的患者中防止或控制这种病症[21,22]。

P. K. 的家族史和用药史符合典型的特应性皮炎。他的家族史中有明显哮喘、花粉热及特应性皮炎史。他在 1 个月时首次发病,还患有季节性过敏性鼻炎和哮喘,直到皮炎缓解。体格检查中皮损的部位和表现,提示他同时患有急性和慢性特异性湿疹。

药物的选择

案例 39-5,问题 2:给予 P. K. 0.25% 哈西奈德霜 30g,每晚一次,用于非颜面部,0.1% 糠酸莫米松霜 30g,每日 2 次,用于颜面部。从相关生物药代学方面考虑,请评价这个处方的恰当性。

对于 P. K. 而言,在炎症控制之前,每日 2 次使用高效制剂可能会较好的改善病情。一旦病情控制后,就应改用低效药物,而且用药次数也需减少,来进行维持治疗。因为药物的累积效应,故在许多案例中可以采取间断用药的方案,如每日 1 次、隔日 1 次或每 3 日 1 次应用局部外用皮质类固醇。另外,间断用药的方案可以是交替使用皮质类固醇和其他制剂如吡美莫司或他克莫司,两者的副作用均可以降低。

钙调磷酸酶抑制剂与中等强度局部皮质类固醇效果类似,但不会引起萎缩、毛细管扩张或萎缩纹,相对于莫米松,许多皮肤科医生更喜欢使用他克莫司或吡美莫司[22]。

局部联合用抗生素和皮质类固醇

> **案例 39-5,问题 3:**与 P. K. 的遗传过敏性湿疹伴发,在其前额、四肢部位出现了红斑样蜜黄色结痂样皮损。这种情况下,可以合用皮质类固醇和抗生素吗? 与局部用抗生素相关的危险因素是什么?

P. K. 在慢性湿疹基础上出现了脓疱病。皮质类固醇-抗生素药物(如莫匹罗星)联合应用是脓疱化的湿疹局部治疗的一个选择。虽然莫匹罗星可能是局部皮肤感染的一个适当选择,目前非处方药局部抗生素(杆菌肽、新霉素和多黏菌素)对大多数皮肤感染无效,只用于皮肤感染的预防。但葡萄球菌毒素作为超级抗原,可引起 IgE 的产生,从而加重了异位性皮炎,几乎所有临床医生在治疗异位性皮炎相关的脓疱病时,使用口服抗生素:如双氯西林、大环内酯类或头孢氨苄,联合应用局部皮质类固醇[22]。与局部应用相比,口服的抗生素可迅速减少细菌数量,还可以减少脓疱病的复发。在一些耐甲氧西林金黄色葡萄球菌高发地区,可以应用其他更为有效的抗生素。P. K. 最有可能受益于治疗的口服抗生素+局部皮质类固醇制剂。

因为葡萄球菌定植于他的皮肤,P. K. 容易反复感染和过敏性皮炎。许多皮肤科医生会开具稀释的漂白浴来治疗脓疱病。每次 5~10 分钟的洗澡,每周 2 次,添加 120ml(半杯)的家用漂白剂(6%)到一浴缸水(大约 150L),形成 0.005% 的溶液。由于浴盆大小不一,漂白剂的量需要根据浴盆的容量修改[23]。

瘙痒

> **案例 39-5,问题 4:**就像案例 39-5 问题 1 中所说的,P. K. 的主诉中有一个是瘙痒,有什么建议可以减轻瘙痒?

如前所述,瘙痒(搔抓)是变应性皮炎最常见的皮肤症状[21]。

搔抓可能会导致感受器神经末梢损伤或麻痹,但还是缓解瘙痒的最常用方法。因此人们会期望有局部应用的麻醉剂或抗组胺剂来有效地缓和瘙痒的感觉。但这个方法常使人失望,可能是因为完整的皮肤很少吸收这些药物,同时也因为许多非处方药品的浓度都很低。如果局部麻醉剂的浓度足够(3%~4% 利多卡因),瘙痒或疼痛感可以被阻断长达 45 分钟。当患者非常需要在短期内缓解瘙痒或疼痛的时候(例如当夜间想入睡时),这些制剂非常有用[21]。使用苯佐卡因和局部抗组胺药的严重缺点是会诱导过敏性接触性皮炎的发生[24]。

P. K. 也可以尝试冷水或冰袋,通过收缩血管可有效地缓解瘙痒,就像含有醋酸铝(Burow 溶液)、鞣酸或炉甘石的药物那样。冷浴可能对缓解广泛分布的皮损瘙痒很有效。

能增加水分的混合物,如优塞林、妮维雅、路比丽登,或单纯的矿物质或婴儿油,治疗特应性皮炎皮肤干燥引起的瘙痒症有效。老年人和某些冬季发病的患者常常存在这类问题。对于这些患者,应该限制沐浴,以避免洗掉正常身体表面的油质,避免因水的干燥作用、碱性肥皂的刺激作用以

及毛巾擦拭而造成的损伤[6]。

如果有皮损存在,局部使用皮质类固醇治疗瘙痒是非常有效的,它可以减少炎症反应,其基质对局部有安抚作用。

虽然全身应用抗组胺药有镇静作用,但能有效地止痒。新的无镇静作用的抗组胺药不能有效的止痒,西替利嗪例外[25]。也有人认为抗组胺或抗血清素药物对治疗瘙痒症无明显效果[21,25,26]。口服羟嗪可作为治疗瘙痒症的抗组胺药,常用剂量为每次 10~25mg,每日 3~4 次。口服赛庚啶也是一个选择。没有证据显示抗组胺药对治疗非组胺介导的瘙痒症有效,而其镇静效果可能在某种程度上对瘙痒症状有缓解作用。多塞平,一种三环抗抑郁药,具有 H₁ 受体阻断作用。在其他药品无效的情况下,该药可作为局部或系统的二线抗组胺药物[27]。由于 P. K. 在晚间瘙痒加重,就像特应性皮炎一样,上述 3 种 H_1 阻断剂都可以使用[22]。

特应性皮炎的非药物性治疗

> **案例 39-5,问题 5:**对于 P. K. 的治疗,除了局部外用皮质类固醇激素,全身用抗生素(头孢氨苄 500mg,每日 4 次,应用 7~10 日),口服抗组胺药(羟嗪 25mg,根据需要夜间 1 片或 2 片),还应给 P. K. 什么非药物性治疗建议?

特应性皮炎的一般治疗目的是减少瘙痒、抑制炎症及润滑皮肤。另外,表 39-10 中给予的非药物治疗建议对 P. K. 这样的特应性皮炎患者,或其他刺激性皮炎患者非常有用。需要注意的是,非药物治疗可减少疾病的发生。因为特应性皮炎患者即使是非病变的皮肤,其湿度也低,应该全身皮肤使用润肤剂[28]。

表 39-10

对特应性皮炎或其他刺激性皮炎患者的非药物建议[28]

- 衣服应柔软而轻便。最好穿棉质或灯芯绒的,应避免穿毛纺织品和人造粗质厚重的衣服
- 避免炎热,因为这样常会加重湿疹。周围环境应通风良好,凉爽,湿度也低一些(30%~50%)。避免周围环境温度变化过快
- 洗澡时间尽量缩短(不超过 5 分钟),患者应该使用无刺激性的肥皂(如普通肥皂)。胶体浴或者使用适量沐浴油可能有好处
- 应该经常使用润肤剂(路比丽登、妮维雅、阿考芙、优塞林或凡士林)保持皮肤湿润
- 避免刺激物,如涂料、清洁剂、溶剂和化学喷雾剂

应该警告 P. K. 要避免接触活动性单纯疱疹感染的患者,否则 P. K. 可能会发生严重的播散性感染。

快速耐受/钙调神经激酶抑制剂

临床医生会经常误诊皮质类固醇的快速耐受。局部外用皮质类固醇治疗难治性异位性皮炎失败时,医生可能会认为是快速耐受,事实上错误的是初始治疗方案[29]。这可能是由于患者的使用方法不当或者药物的药效强度选择不

恰当。快速耐受能在治疗的 1 周内发生，但大多数情况需要几周到 1 个月时间[29]。为了解决这个问题，P. K. 应该停用皮质类固醇 1 周，然后以合适的剂量再重新开始正规治疗。此外，病人可以换为外用他克莫司或吡美莫司。

局部外用皮质激素他克莫司或吡美莫司是一种安全有效的选择，对儿童也较安全[22,23,27]。除了抑制细胞因子产生之外，局部外用钙调蛋白激酶抑制剂可以抑制免疫应答反应。吡美莫司和他克莫司均不会引起皮肤萎缩，适用于面、颈的皮损。近期，关于这些产品长期安全性的争论，使得 FDA 在说明书中添加黑框警示，提醒其潜在的致癌风险[22]。

过敏性接触性皮炎：毒藤、毒橡树或者毒漆树

接触性皮炎是一种物质与皮肤表面直接接触时发生的皮肤炎症。最常见的形式是溶剂或其他化学物质引起的刺激性接触，刺激皮肤红、痛，如菜盘手、尿布皮炎。过敏性接触性皮炎是一种过敏原特异性 T 细胞引起的Ⅳ型延迟性超敏性反应。因此导致皮疹瘙痒，很多时候表现为水疱[1-6]。

在美国，毒性常春藤（漆树）是引起过敏性接触性皮炎的主要原因，超过其他所有原因。据估计，50%～95% 的人在某种程度上都对这种植物过敏。临床表现从轻微的不适到剧烈的疼痛与衰弱状态。漆树皮炎是对毒性常春藤、橡树、漆树植物的叶、茎、根中的致敏物发生过敏反应而引起的。这 3 种植物都含有相同的致敏树脂油、漆酚油。因此，这 3 种不同植物引起的皮炎完全相同。

皮疹发生并不是一定直接接触该植物。高度敏感的个体只要接触含有漆树油性树脂的花粉或燃烧树叶产生的烟灰，就能发生严重的皮炎。这种油性树脂在衣服、鞋子、工具及运动器械上可以保持活性几个月。一旦毒性物质与皮肤接触，就可以经手散播到身体其他部位（如生殖器或眼睛上），或者传播给与之有亲密接触的人。即使在接触后15 分钟之内用肥皂和水冲洗，也不能防止皮炎发生，但这样可以阻止树脂油散播到身体其他部位。

应该告诫敏感者避免接触那些植物。如果无法避免，应以适当的衣服尽量保护暴露的皮肤区域。

暴露于这类环境中的工作人员从户外归来需尽快洗浴或淋浴，且应将衣服洗净。非处方外用清洗剂（Tecnu、Zanfel 和 Mean Green 洗手液）声称可以通过微细擦洗珠和表面活性剂的作用去除嵌入皮肤的漆树油，从而能防止或限制皮疹传播。这类制剂可用于皮肤暴露部位，大力擦洗，然后洗净。

初次接触油性树脂后的潜伏期为 5～21 日，再次接触后的潜伏期为 12～48 小时。敏感患者轻微接触这些植物后 2～3 日出现典型的红色斑疹状、水疱、线性和伴渗出的皮疹，一般 1～3 周痊愈。

若是大面积接触，6～12 小时内将出现皮损，可以表现为水疱和糜烂；有些病例可以出现溃疡。愈合将比较缓慢，常常需要 2～3 周才能完全好转。以下因素影响毒性常春藤/橡树/漆树皮炎的发生：皮肤接触树脂油的浓度、接触面积、接触时间、接触部位、遗传因素以及免疫耐受性。确定

受累身体部位的面积很重要。若眼部、生殖器部位、口部、呼吸道或 >15% 的体表受累，患者应该接受一个疗程的系统激素治疗。见下面的案例 39-6。

治疗

案例 39-6

问题 1：K. P. ，27 岁女性，最近刚从森林旅行回来。现在她的一侧手臂和一只手上出现了线状小疱。她认为自己得了毒性橡树皮炎，需要治疗。在这个问题上应该给予什么建议？如果症状加重了，又该给予什么建议呢？

湿润性皮损应该用湿敷治疗（如 Berow 溶液或生理盐水），如本章开始叙述的那样。非湿润性的皮损应该用炉甘石洗剂治疗，每日 2～4 次。氧化锌炉甘石洗剂可以作为温和的收敛剂，但一些人因其粉色会染脏衣服而不愿接受。另外，还可以局部用氢化可的松。如果 K. P. 的皮疹变得越来越严重，就需要另外加上泼尼松 1mg/（kg·d），至少治疗2～3 周；这样的治疗应该逐渐降量指导停药（经过 1～2 周），以防止皮损的复发。

系统性治疗

案例 39-7

问题 1：Z. T. ，19 岁男性，刚捕鱼回来，现在腿部和手臂上出现干燥的线状红斑，双手和脸部泛发性皮疹。他曾经去过有稠密的毒性常春藤的地方，营火会的时候肯定烧过这种植物。Z. T. 已经彻底地洗了澡，还把衣服也洗干净了。应该怎样治疗他的病呢？

Z. T. 面部的皮疹不是线状的（如果他曾接触过那些植物，也应该出现线状皮疹），说明他可能接触过燃烧毒性常春藤产生的烟雾。这很危险，因为树脂油可以被携带在烟灰中，如果被吸入，可以导致严重的呼吸困难。应该观察 Z. T. 的呼吸症状，而且应该全身用一个疗程的皮质类固醇来治疗。

复发

案例 39-7，问题 2：Z. T. 的医生给他开了泼尼松。他在医生的指导下每日用药 80mg，连续 14 日，此后每日减量5mg。医生还给他开了炉甘石洗剂（受累部位每日用3 次）。12 日以后，Z. T. 主诉皮损似乎加重了。经过8 日的治疗皮损本来已经消失了，但那时他就急着开始减药了。为什么他会复发？

全身用皮质类固醇治疗严重的毒性常春藤/橡树/漆树皮炎时，两周绝对是最短疗程。油性树脂仍然存在于皮肤内，如果过快停用皮质类固醇，皮损将再次出现。这可能就是系统使用皮质类固醇治疗失败的最常见原因。另外，系统性皮质类固醇可以在治疗后的 2 周内停止使用，在停止系统激素治疗前 24 小时内用一个中等效力的局部皮质固醇类制剂，持续 7～10 日可以防止复发。

药疹

发生在皮肤上的药物不良反应,比发生在其他器官的更常见[30-33]。据估计,1%~5%的住院患者会发生药疹[31]。门诊患者的统计数据较难获得,但可能药疹发生率与住院患者相似。

许多常见的皮肤反应,可以由药物也可由其他病因诱导,所以完整的检查必须包括其他非药物病因。病毒、真菌、以及细菌感染、还有某些系统性疾病、食物,都可能是引起药疹(如风团样、多形红斑、结节性红斑)的原因。药疹的诊断是通过鉴别所观察到的皮损的类型并了解患者所用的药物加以确定。最重要的诊断标准是正确的评估皮损,这样可以帮助临床医生把近期或既往应用的药物与出现的皮损联系起来进行分析(参见第32章)。

痤疮样药疹

痤疮样药疹看起来非常像寻常型痤疮,其发病突然、受累区域原先无粉刺、表现一致(在同一发展阶段),可以发生在身体的任何部位,可以与痤疮相区别。囊肿和瘢痕与药物引起的痤疮几乎无关。痤疮样药疹可以在患者生命中的任何时期内出现;因而,当痤疮发生于非典型年龄阶段时应当考虑药物引起的可能性。这些药物有:促肾上腺皮质激素、合成类固醇、硫唑嘌呤、达那唑、糖皮质激素、卤化物(碘化物、溴化物)、异烟肼、锂、吉非替尼、厄洛替尼、拉帕替尼、口服避孕药。有痤疮的患者,以上药物可以加重已经存在的皮损(参见第40章)。

光敏性皮疹

光敏性皮疹是药物(或化学物质)和特定波长的光源同时为诱发因素。这些皮疹分为两个亚型:光变应性和光毒性。光毒性反应是最常见的由药物引起的光照性皮肤病,由于过度的阳光照射或光敏性增高所致。紫外线A(UVA)改变药物性质,成为一种毒性形式,产生与过敏反应无关的组织损伤,可以发生在任意一个人身上,只要他在皮肤中蓄积了足够量的药物。患者第一次接触药物即可出疹,与剂量相关,只要皮肤药物浓度超过阈值水平就会继续出疹。光变应性药疹非常少见,可以表现为各式各样的皮损,包括荨麻疹、大疱和日晒伤。UVA使药物变成一种抗原或半抗原。光变应性皮疹患者大多既往接触过该药,与剂量无关,化学结构类似的化合物之间存在交叉过敏反应,继发于局部用药。不幸的是,外源的UVA可以穿过窗户,日光灯可以发出UVA。另外,目前还没有什么局部药物可以充分保护皮肤遭受UVA的损伤。阿伏苯宗虽然能覆盖大部分UVA谱,但对光不稳定,在1小时内会失去60%的保护能力。目前许多产品通过增加某些添加剂如氰双苯丙烯酸辛酯来提高阿伏苯宗的光稳定性,以稳定阿伏苯宗的光敏性,称为"稳定的UVA保护剂"。新产品包括依茨舒,可有效防护低谱UVA射线。在某些情况下,一种药可以同时产生光变应性和光毒性两种反应。大多数光变应性和光毒性反应一旦接触阳光,发病很快。此类药物很多,包括抗生素类(四环素类、氟喹诺酮类、磺胺类)、抗抑郁药(三环抗抑郁剂)、降压药(氢氯噻嗪、β受体阻滞剂)、降糖药物(磺脲类)、非甾体抗炎药、防晒霜(对氨基苯甲酸)、口服避孕药和抗精神病药(酚噻嗪类)(参见第42章)。

过敏性接触性皮炎

致敏剂的局部使用可发生丘疹水疱,这些皮损局限在接触范围内,新霉素、苯佐卡因和苯海拉明都是常见的致敏物(表39-11)[34-36]。既往局部用药致敏的患者,全身给药可以激起广泛的皮炎。全身或局部给药后与过敏性接触性皮炎密切相关的药物包括普鲁卡因、苯佐卡因、放射造影剂或碘、链霉素、庆大霉素或新霉素等。

表 39-11

常见的接触性致敏物

物质	存在形式
氨	肥皂、化学制品、染发剂
抗组胺剂	局部止痒的霜剂和软膏
秘鲁香胶	化妆品
苯甲醇	药物、化妆品
卡因类麻醉剂	药物(如非处方药物苯佐卡因)
卡巴	橡胶
铬	珠宝
环氧树脂	树胶
乙二胺	许多局部产品的稳定剂(如氨茶碱)
甲醛	鞋、衣服、肥皂、绝缘体
麦卡托苯唑司唑	橡胶
萘基	橡胶
新霉素	局部用药物(如新斯波林)
硫酸镍	珠宝、纽扣
苯甲酸酯类	许多局部的防腐剂
对苯二胺	染发剂、皮革制品
重铬酸钾	鞋、皮革制品
硫柳汞	防腐剂、接触镜产品
福双美	橡胶产品
松脂	涂料产品
羊毛脂醇	含有羊毛脂的产品、衣服

多形红斑

顾名思义,多形红斑型药疹呈现为多样性的形态。从最温和的微小的斑疹水疱到更加严重的形态,如史蒂文斯-约翰逊综合征(Stevens-Johnson syndrome,SJS)和中毒性表皮坏死松解症(toxic epidermal necrolysis syndrome,TENS),后者表现为广泛的大疱性病变并累及黏膜。尽管所有的形式的多形红斑型药疹均有口腔的病变,但是SJS和TENS口腔病变更加严重,此外还累及生殖器、鼻和眼黏膜。通常所有形式的病变都存在靶病变,典型的皮损为红斑、虹膜状丘疹、小水疱,多形红斑主要累及四肢末端(尤其是手掌和足底),而 SJS 和 TENS 主要累及躯干。病变的圆形靶心中央呈牛眼样,因此称为靶形损害。而目前的观点认为这些多形红斑的病理性质相同[37]。多形红斑最轻微、轻微及主要的病变,常见于儿童和青年人,且是自限性的,只有短暂的色素减退或色素沉着并发症。这种类型的皮疹有时伴有乏力不适、低热及发痒或烧灼感。多形红斑相关的发病原因包括药物、支原体和疱疹病毒感染、放射治疗、食物及某些肿瘤。最常引起多形红斑药疹的药物是别嘌呤醇、巴比妥类、吩噻嗪和磺胺类药物。

史蒂文斯-约翰逊综合征(SJS)

SJS 是最常见的重症药疹类型。症状通常表现为中度的黏膜和全身反应。不到 10% 体表面积会出现水疱和非典型性靶病变,伴有某些表皮脱落,可能会导致局部瘢痕的形成。

临床表现更严重时需与 TENS 相鉴别。皮肤容易出血,可能发生肺炎和关节痛。严重的眼部受累很常见,重者导致部分失明或全盲。除了药物,SJS 还与感染、怀孕、食物、深度放射治疗及肿瘤有关。死亡率估计在 5%~18% 之间。病程通常是 4~6 周。最易引起 SJS 的药物是长效磺胺药物,此外,别嘌呤醇、卡马西平、氟喹诺酮类、乙内酰脲、保泰松、吡罗昔康也可引起此型药疹。

中毒性表皮坏死松解症(TENS)

表皮坏死松解是严重的、危及生命的黏膜和系统反应,其特征性的先驱症状为:不适、嗜睡、发热以及偶尔有喉咙或黏膜疼痛。随之出现表皮的改变,表现为红斑和显著的大疱,易破裂脱落,皮肤呈烫伤样。

通常不累及身体的多毛区域,但常累及黏膜。多于 30% 的体表面积出现水疱,伴有广泛表皮脱落,可导致瘢痕形成。近 30% TENS 患者死亡,通常在大疱出现后的 8 天内。常见致死原因是感染伴大量水电解质丢失,与大面积烧伤病人类似。虽然皮肤表现很重,但近 70% 的患者在 2 周内痊愈,可能会出现瘢痕。除了药物外,某些细菌感染和食物也可以引起这种类型的皮疹。儿童 TENS 的最常见原因是感染(如金黄色葡萄球菌)。HIV 阳性患者这类药疹的发生率较高。引起 TENS 的常见药物有:别嘌呤醇、氨基青霉素、卡马西平、乙内酰脲、保泰松、吡罗昔康以及磺胺类药物。

结节性红斑

结节性红斑型药疹表现为胫骨前区和膝盖处的红色、结节性、炎症性结节。

皮损分布与众不同,触诊是柔软的。偶尔伴有轻度的全身症状,但通常不累及黏膜。结节性红斑型药疹的病因包括药物、性别、风湿热、肉样瘤变、麻风病、某些细菌感染(如结核菌)以及系统性真菌感染(球孢子菌病)。一般情况下,皮损在停药后几周内痊愈。口服避孕药常与这类药疹相关。其他的药物还有磺胺类药和镇痛药。

药物超敏反应综合征

这种严重的全身反应也被称为抗惊厥药物超敏综合征

与嗜酸性粒细胞增多及全身症状的药物反应(drug reaction with eosinophilia and systemic symptoms, DRESS)。早期的症状为高热,进而躯干、手臂、腿出现广泛的斑丘疹脓疱疹,可能导致剥脱性皮炎伴大面积的皮肤脱落。50% 以上会有嗜酸性粒细胞增高,30% 有异常淋巴细胞增多,20% 有淋巴结的肿大。内脏器官损害出现较晚,表现为肝功能或肾功能指标升高。可伴有其他全身性的症状,如头痛和不适。也可伴发继发性细菌感染。大约 10% 的患者死亡,多是因为感染。如发生剥脱性皮炎,即使停用药物,也可能需要数周或数月来恢复。最常引起该症状的药物有磺胺类药物、抗疟药、抗惊厥药与青霉素类药物。虽然该药物反应在文献中鲜有报道,但基于存在广泛的症状,混乱的术语,并与其他类型的药物相关不良反应症状的重叠,故可能漏诊和误报。

发疹型药疹

发疹型药疹分为两种类型:猩红热样和麻疹样。大多数药疹属于这两种类型中的一种。猩红热样药疹表现为红斑样,可累及身体的广泛区域。与链球菌所致的猩红热的区别在于,药疹所致的没有其他诊断性体征和实验室检查的支持。麻疹样药疹通常以散在的红棕色斑疹开始,它们可以渐渐接合形成弥漫性皮疹。同样的,麻疹样药疹与麻疹的区别也在于没有发热和其他典型的临床体征。不管是哪种类型的药疹,都可以伴有或不伴有瘙痒。通常情况下,这种类型的药疹在用药后 1 周内出现(青霉素是 2 周或更长),停药后 7~14 日完全消失。常见的引起麻疹样药疹的药物有由氨苄西林、阿莫西林和别嘌呤醇。

荨麻疹型药疹

荨麻疹样药疹是快速超敏反应(IgE 调控的),通常表现为边界清楚的水肿性的隆起于皮肤的红斑,发作突然。

在大多数情况下,皮损会在 24 小时内消失,但不断有新皮损取代旧皮损,除非抗原已从身体里清除。荨麻疹型药疹一般会有剧烈的痒感、刺痛及针刺感。荨麻疹样药疹常与某些药物、食物、精神紊乱及血清疾病密切相关。寄生虫或肿瘤很少引发荨麻疹。最易引起荨麻疹型药疹的药物是阿司匹林、青霉素及血液制品。曾经发生荨麻疹型药疹的患者,如果未来重新暴露在相同的药物下,发生药物过敏反应的风险会增加。

血管神经性水肿

血管神经性水肿(又被称为血管性水肿)是荨麻疹型药疹一种更为严重的形态,其致病更深,并渗透到周围组织,发生巨大的荨麻疹。

常见的发病部位是唇、口腔、舌及眼睑,广泛累及舌、喉或者喉头,往往可致命。

血管紧张素转换酶抑制剂(ACEI)是引起的血管性水肿最常见的药物。患者服用 ACEI 时应该注意面部或口腔区域,如果存在任何不寻常的肿胀,应立即到最近的急诊室治疗。虽然通常发生在治疗的前几个月,但也有报道了经 ACEI 治疗 3 年后才开始发病的情况(详见 14 章和第 32 章)。

案例 39-8

问题 1：D. Z.，42 岁男性，患有慢性癫痫并长期焦虑，近来服用青霉素 V 250mg，每日 4 次治疗 α 溶血性链球菌感染引起的咽炎。另外长期服用的药物有卡马西平 200mg，每日 3 次，氯硝西泮 2mg，每日 2 次。1 周以后，胸部和手臂出现了荨麻疹型皮损。以时间上来说，这是药物引起的皮肤反应吗？应该如何处理 D. Z. 的药疹？

大多数药疹发生在开始治疗后的 1~2 周内，初始接触药物到发生药疹可能需要 3~4 周的时间。反复暴露于同一种药物，可以使反应的时间减少到几日甚至在几小时内。由于 D. Z. 长期服用卡巴西平和氯硝西泮，而青霉素只用了 8 日，根据时间关系我们得出这样一个结论：青霉素是引起药疹的原因。几乎所有的荨麻疹嗜酸性粒细胞都是增多的，但并不是抗原特异性的。在确诊青霉素作为他的药疹的原因时，应彻底排除其他常见的非药物因素。

对于 D. Z. 来说，应该用另一种抗生素（大环内酯类）代替青霉素（来完成 10 日的治疗），这样皮疹应该在 24 小时内开始消退（如果药疹是由青霉素引起的）。若短时间内皮疹还没开始消退，就应该寻找别的原因。

首先开始支持治疗，口服些抗组胺药（苯海拉明 25~50mg，每日 4 次），连续治疗几日。如果症状较重，则使用泼尼松 40~60mg/d，连续用 1~2 周，可以在 48 小时内控制症状。

（房文通 译，凌雨婷 校，鲁严 审）

参考文献

1. Hall JC et al, eds. *Sauer's Manual of Skin Diseases*. 10th ed. Philadelphia, PA: Lippincott Williams & Wilkins; 2010.
2. James WD et al, eds. *Andrews' Diseases of the Skin: Clinical Dermatology*. 12th ed. Philadelphia, PA: WB Saunders; 2015.
3. Burns DA et al, eds. *Rook's Textbook of Dermatology*. 8th ed. Oxford, England: Blackwell Scientific; 2010.
4. Freedberg IM et al, eds. *Fitzpatrick's Dermatology in General Medicine*. 8th ed. New York, NY: McGraw-Hill; 2012.
5. Habif TP, ed. *Clinical Dermatology: A Color Guide to Diagnosis and Therapy*. 6th ed. St. Louis, MO: Mosby; 2015.
6. Arndt KA, Hsu JHS, eds. *Manual of Dermatologic Therapies: With Essentials of Diagnosis*. 8th ed. Philadelphia, PA: Lippincott Williams & Wilkins; 2014.
7. Berger TG et al. Pruritus in the older patient: a clinical review. *JAMA*. 2013;310:2443.
8. White-Chu EF, Reddy M. Dry skin in the elderly: complexities of a common problem. *Clin Dermatol*. 2011;29:37.
9. Morley KW, Dinulos JG. Update on glucocorticoid use in children. *Curr Opin Pediatr*. 2012;24:121.
10. Lee NP, Arriola ER. Topical corticosteroids: back to basics. *West J Med*. 1999;171:351.
11. Giannotti B, Pimpinelli N. Topical corticosteroids. Which drug and when? *Drugs*. 1992;44:65.
12. Fisher D. Adverse effects of topical corticosteroid use [published correction appears in *West J Med*. 1995;162:476]. *West J Med*. 1995;162:123.
13. Tadicherla S et al. Topical corticosteroids in dermatology. *J Drugs Dermatol*. 2009;8:1093.
14. Butani L. Corticosteroid-induced hypersensitivity reactions. *Ann Allergy Asthma Immunol*. 2002;89:439.
15. Levin C, Maibach HI. Topical corticosteroid-induced adrenalcortical insufficiency: clinical implications. *Am J Clin Dermatol*. 2002;3:141.
16. Bewley A; Dermatology Working Group. Expert consensus: time for a change in the way we advise our patients to use topical corticosteroids. *Br J Dermatol*. 2008;158:917.
17. Nelson AA et al. How much of a topical agent should be prescribed for children of different sizes? *J Dermatolog Treat*. 2006;17:224.
18. Long CC, Finlay AY. The finger-tip unit—a new practical measure. *Clin Exp Dermatol*. 1991;16:444.
19. Long CC et al. A practical guide to topical therapy in children. *Br J Dermatol*. 1998;138:293.
20. Kalavala M et al. The fingertip unit: a practical guide to topical therapy in children. *J Dermatol Treat*. 2007;18:319.
21. Eichenfeld LF et.al. Guidelines for the diagnosis and management of atopic dermatitis: section 1, diagnosis and assessment of atopic dermatitis. *J Am Acad Dermatol*. 2014;70:338.
22. Eichenfeld LF et.al. Guidelines for the diagnosis and management of atopic dermatitis: section 2, management and treatment of atopic dermatitis with topical therapies. *J Am Acad Dermatol*. 2014;71:116.
23. Tollefson MM, Brucker AL. Atopic dermatitis: skin directed management. *Pediatrics*. 2014;134:e1735.
24. Prystowsky SD et al. Allergic contact hypersensitivity to nickel, neomycin, ethylenediamine, and benzocaine: relationships between age, sex, history of exposure, and reactivity to standard patch tests and use tests in a general population. *Arch Dermatol*. 1979;115:959.
25. Dimson S, Nanayakkara C. Do oral antihistamines stop the itch of atopic dermatitis? *Arch Dis Child*. 2003;88:832.
26. Herman SM, Vender RB. Antihistamines in the treatment of dermatitis. *J Cutan Med Surg*. 2003;7:467.
27. Gupta MA, Guptat AK. The use of antidepressant drugs in dermatology. *J Eur Acad Dermatol Venereol*. 2001;15:512.
28. Lio PA. Non-pharmacologic therapies for atopic dermatitis. *Curr Allergy Asthma Rep*. 2013;13:528.
29. Miller JJ et al. Failure to demonstrate therapeutic tachyphylaxis to topically applied steroids in patients with psoriasis. *J Am Acad Dermatol*. 1999;41:546.
30. Fiszenson-Albala F et al. A 6-month prospective survey of cutaneous drug reactions in a hospital setting. *Br J Dermatol*. 2003;149:1018.
31. [No authors listed]. Cutaneous drug reaction case reports: from the world literature. *Am J Clin Dermatol*. 2003;4:727.
32. Ahmed AM et al. A review of cutaneous drug eruptions. *Clin Geriatr Med*. 2013;29:527.
33. Song JE, Sidbury R. An update on pediatric cutaneous drug eruptions. *Clin Dermatol*. 2014;32:516.
34. Kimura M, Kawada A. Contact sensitivity induced by neomycin with cross-sensitivity to other aminoglycoside antibiotics. *Contact Dermatitis*. 1998;39:148.
35. Yung MW, Rajendra T. Delayed hypersensitivity reaction to topical aminoglycosides in patients undergoing middle ear surgery. *Clin Otolaryngol Allied Sci*. 2002;27:365.
36. Heine A. Diphenhydramine: a forgotten allergen? *Contact Dermatitis*. 1996;35:311.
37. Williams PM, Conklin RJ. Erythema multiforme: a review and contrast from Stevens-Johnson syndrome/toxic epidermal necrolysis. *Dent Clin North Am*. 2005;49:67.

40

第 40 章　痤疮

Jamie J. Cavanaugh and Kelly A. Mullican

核心原则

		章节案例
①	痤疮是一种皮肤毛囊皮脂腺单位被堵塞和扩张的病症,表现为粉刺、丘疹、脓疱或结节。	案例 40-1(问题 1 和 2) 案例 40-2(问题 1) 案例 40-3(问题 1) 案例 40-4(问题 1)
②	药物主要通过减少皮脂产生、促使毛囊皮脂腺正常角化、抑制痤疮丙酸杆菌及减轻炎症反应来起效。	案例 40-1(问题 1 和 2) 案例 40-3(问题 1) 案例 40-4(问题 1) 案例 40-5(问题 1)
③	患者需被告知药物治疗是预防皮损的发生而不是消退已发的皮损,因此,患者须在整个痤疮易感区域规律地使用外用药,而不仅仅在皮损处使用。根据不同的治疗方案需等待数周至数月来评估整个治疗效果。	案例 40-1(问题 3) 案例 40-2(问题 1)
④	合理的选择药物载体可确保外用药的效果及耐受性。凝胶应该用于皮肤中性至油性的患者,乳液和乳霜应该用于皮肤干燥的患者。	案例 40-1(问题 4) 案例 40-3(问题 2)
⑤	外用维 A 酸是针对粉刺性痤疮的一线单药治疗,也是斑丘疹性痤疮的联合治疗的关键组成,并且一旦痤疮得到控制,可作为维持治疗的优先选择。如果单独使用外用维 A 酸不能控制粉刺性痤疮,那么可以使用水杨酸或壬二酸作为辅助治疗。	案例 40-1(问题 2 和 3) 案例 40-2(问题 1) 表 40-1
⑥	斑丘疹性痤疮的初始治疗需要外用维 A 酸及联合抗生素(口服或外用)治疗。如果选择外用抗生素治疗必须联合外用过氧苯甲酰,以减少抗生素耐药性的发生。抗生素应使用至痤疮病情得到控制,此后单独使用维 A 酸或联合过氧苯甲酰继续维持治疗。	案例 40-3(问题 1 和 2) 表 40-1
⑦	抗雄激素治疗,如联合口服避孕药或安体舒通,对于斑丘疹性痤疮的非妊娠妇女是一种疗效较好的选择。	案例 40-4(问题 1) 表 40-1
⑧	结节性痤疮可口服异维 A 酸单药治疗。异维 A 酸非常有效并且有利于痤疮的长期缓解,但是由于其不良反应和实验室监测的需要,不在粉刺或脓疱痤疮治疗中使用。iPLEDGE 风险管理项目控制异维 A 酸分布,以防止意外开具给孕妇,导致严重致畸。	案例 40-5(问题 1~6) 表 40-1

定义和流行病学

痘痘、粉刺、白头和黑头都是常用于寻常痤疮或简单痤疮的术语。痤疮是皮肤的毛囊皮脂腺单位被堵塞和扩张的状态,表现为粉刺、丘疹、脓疱或结节。除非另有说明,本章中提及的痤疮均指寻常痤疮。

据估计,痤疮影响了世界 9.4% 的人口,其中包括美国

90% 以上的青少年[1,2]。虽说痤疮能发生在各个年龄阶层，但主要影响青少年和青年。痤疮的开始发展通常与青春期所致的皮脂腺活跃有关。由于近年来青春期的提前，痤疮发病年龄也有所下降。现在可以看到痤疮早在 8~9 岁就可发病，发病高峰期发生在 16~20 岁[3,4]。痤疮在 30 多岁时往往会消失。然而，高达 20% 的患者痤疮持续到成年期[5]。目前尚无治疗痤疮的方法，但治疗可以减轻痤疮的严重程度并减少瘢痕。

病理生理学

痤疮有 4 种主要机制：①皮脂分泌增加；②角化过度；③痤疮丙酸杆菌（P. acnes）定植；④炎症介质释放到皮肤。痤疮始于皮脂的过量产生，通常继发于雄激素水平的增加。

雄激素如硫酸脱氢异雄酮（dehydroepiandrosterone，DHEAS），在皮肤内代谢生成双氢睾酮（dihydrotestoster-one，DHT）后，可促进皮脂的合成。DHEAS 水平在青春期开始时上升，并在成年后开始递减[6]。皮脂增生引起角质化，角质化即角质生成细胞在毛囊内增殖。角质化作用增加细胞与细胞间的黏附，干扰正常的脱落。来自角质化的细胞碎片和皮脂的积聚堵塞毛囊皮脂腺后形成临床上无易察觉的微粉刺。当毛囊开口的表浅部位因压力作用而扩张时即形成开放性粉刺（黑头）。开放性粉刺发黑是因光线折射引起，而非污垢。粉刺可挤出白色的内容物[7]。开放性粉刺较少演变成炎症，因为皮脂及细胞内积聚形成一定的压力可使毛囊内容物迁移至皮肤表面[8]。若毛囊开口较狭窄可形成闭合性粉刺（白头），增大的压力可使毛囊壁破裂，致使外源性物质浸润真皮层引发局部炎症反应。炎症发生的深度及广度决定了丘疹、脓疱或结节的产生[9]。

毛囊膨胀和皮脂分泌增加使得革兰氏阳性厌氧菌痤疮丙酸杆菌能够定殖和增殖。痤疮丙酸杆菌占据毛囊后刺激细胞因子的上调及释放蛋白酶、透明质酸、脂肪酶及趋化因子等，这些物质可吸附在中性粒细胞、T 细胞及巨噬细胞上[10]。巨噬细胞释放的水解酶可弱化毛囊壁，加速毛囊壁的破裂，导致粉刺向炎性皮损发展[8]。而炎症介质在毛囊壁破裂之前便可通过毛囊壁进入真皮加重炎症反应程度[7]。

临床表现

痤疮呈粉刺状或炎性丘疹、脓疱或结节（见第 39 章）。在严重的情况下例如斑丘疹性痤疮，多种皮损甚至能合并成脓肿并由窦道相连。痤疮病变通常出现在毛囊皮脂腺单位密度最高的区域，包括面部、颈部、上胸部、肩部和背部[11]。

阳光和饮食可能是导致痤疮恶化的危险因素，但存在争议[11]。紫外线可使皮脂更易产生粉刺，而一些可见光却能降低毛囊内的细菌数[12]。对于饮食，研究发现低牛奶及低糖摄入饮食对痤疮有潜在的益处[13]，但饮食调整的研究并没能证明需要改变患者的日常饮食护理。

痤疮的风险因素包括家族史和体重指数增加。痤疮恶化与压力增加的时间有关[11]。

诊断

痤疮样皮疹的鉴别诊断包括：（a）寻常痤疮；（b）酒渣鼻；（c）革兰氏阴性杆菌毛囊炎、糠疹癣菌属毛囊炎或机械性毛囊炎；（d）药物性痤疮（药疹样痤疮），如因局部或系统应用皮质类固醇或合成类固醇引起的痤疮；（e）口周皮炎。本章不讨论重度痤疮的变异，如聚合性痤疮和暴发性痤疮[9,14]。此外，痤疮也可继发于系统性疾病，如 SAPHO（滑膜炎、痤疮、脓疱病、骨肥大、骨炎）和 Apert 综合征[15]。

痤疮严重程度分级没有标准。初始治疗应根据患者特定因素决定，包括粉刺、斑丘疹和结节性痤疮，这些因素用于指导治疗决策。临床医生可以选择采用痤疮严重程度量表来帮助评估治疗效果[16]。

治疗概述

治疗必须依据每个患者的临床表现因人施宜。治疗的目的是减轻症状，改善皮肤的外在表现，预防瘢痕以减轻心理痛苦。

治疗主要是预防性的，药物对现有的皮损作用很小。所有治疗的改善效果大都很缓慢，通常从几周到几个月。因此，在 6~8 周内不应该经常改变治疗方案。尽管一些痤疮可以在消退后没有遗留症状，但是有必要告知患者炎症性痤疮可能导致瘢痕或色素沉着，虽然可逆，但可能需要数月才能完全消退。在评估药物的有效性时，认识到继发症状的改善很重要，因为患者可能无法认识到这种改善[17]。应该告知患者有关痤疮基础病理生理知识、治疗药物正确的服药方式或用药技巧、治疗效果较慢、潜在的不良反应，以及不良反应发生时应该采取的措施。可参考临床实践指南。表 40-1 概述了治疗痤疮的一般方法[10,16,18]。

表 40-1

不同痤疮类型的治疗选择

类型	治疗选择
粉刺性痤疮	外用维 A 酸，壬二酸或水杨酸
斑丘疹性痤疮	外用维 A 酸+局部抗菌（抗生素或过氧化苯甲酰） 或 外用维 A 酸+口服抗生素+过氧化苯甲酰 或（女性患者的其他选择） 复方口服避孕药，雄激素受体拮抗剂
结节性痤疮	异维 A 酸

非药物治疗

非药物治疗在痤疮的治疗过程作用轻微。没有好的证据支持痤疮可能由于卫生条件差而引起或治愈。每日 2 次用温水和温和的洗面奶就足够了,应避免过度洗涤和擦洗。使用刺激性清洁剂会破坏皮肤屏障,促进细菌定植和促进去除皮肤上的油脂,从而进一步刺激皮肤产生细菌和油脂[17]。为了减少瘢痕的形成,患者必须避免对痤疮皮损的挤压或抠、挖。应尽可能避免已知会引起痤疮的药物,如皮质类固醇、雄激素和合成代谢类固醇[19]。此外,应避免使用油性化妆品和其他已知的沉淀剂。无油、不致粉刺性保湿霜用于面部后可通过提高皮肤水合作用来增强许多痤疮外用药物的渗透性及耐受性,尤其对敏感皮肤的患者。

皮肤病专家会使用外科粉刺切除术、化学换肤和微晶磨削术作为辅助治疗来提高美容外观。目前的治疗指南推荐药物治疗优于光与激光治疗,这是因为这些设备跟药物相比缺少严格的临床试验研究,也担忧长期应用光和激光治疗对皮脂腺的影响,迄今为止也没有充足的临床试验证据证实有效[10]。瘢痕性痤疮可用各种显微外科技术、磨皮、激光治疗、化学换肤及组织填充等治疗[20]。

药物治疗

现有的药物治疗存在以下 1 种或多种机制:①使毛囊的角化正常(如维 A 酸、过氧化苯甲酰、壬二酸);②减少皮脂的产生(如异维 A 酸、激素控制);③抑制痤疮丙酸杆菌(如抗生素、过氧化苯甲酰、壬二酸、系统性使用异维 A 酸);④减轻炎症(如抗生素、维 A 酸)。

粉刺性痤疮病例

案例 40-1

问题 1:L. Y.,15 岁,她向药剂师求助要用最好的办法治疗面部"青春痘"。这些问题在她今年年初加入田径队的时候出现的。经过检查,可以看到她的鼻子和下巴上有几个闭合的粉刺,并且在她化过妆的前额上散在开放性的粉刺。她的皮肤是油性皮肤,她的头上戴着一根防汗带。她想知道你推荐什么来使得她摆脱"痘痘"。哪些因素可能会导致她的痤疮?

有几个因素可能导致 L. Y. 的痤疮。由汗带引起的机械刺激可能导致机械性痤疮。在跑道上跑步增加的汗液和潮湿条件为痤疮丙酸杆菌定植的创造有利条件。最后,询问 L. Y. 她的化妆品是否是油性的,因为油性产品可以引起粉刺。

药物治疗

案例 40-1,问题 2:L. Y. 的痤疮在治疗上有什么选择?

局部外用药是适合粉刺性痤疮的一线疗法。外用药选择上包括维 A 酸、壬二酸和水杨酸。

外用维 A 酸

维 A 酸属于维生素 A 衍生物,能通过减少角质细胞内聚力及刺激表皮细胞更替来达到正常角化。这些都能疏通毛囊口并防止粉刺的形成。外用维 A 酸同时可以通过抑制炎性介质来降低炎症反应,但药物本身没有抗菌性[21]。

作为强有力的粉刺溶解剂,外用维 A 酸在粉刺性痤疮患者中很受欢迎[18]。它们也是斑丘疹/脓疱痤疮联合治疗的核心组成部分,也是痤疮控制后维持治疗的一线药物。全反式维 A 酸,是维 A 酸的一种天然形式,是第一代外用维 A 酸。它通常具有良好的耐受性,如果在肤色较深的患者过度使用,它会导致维 A 酸类皮炎,从而加剧色素沉着。从低剂量开始使用或在凝胶上使用乳膏可以最小化色素沉着过度恶化的风险[22]。或者可以使用与特定维 A 酸核受体结合的维 A 酸类产品阿达帕林。它通常具有良好的耐受性,除了能降低色素沉着过度的风险,还比维 A 酸具有更强的抗炎作用。他扎罗汀是第二代外用维 A 酸,虽然有效,但是本文中耐受性最差的药物[23]。

外用维 A 酸类和维 A 酸类似物应每晚一次,以避免被紫外线降解[24]。常见的不良反应包括皮肤刺激、脱皮、红斑和干燥[23]。刺激可能与药物浓度和载体有关。建议患者在使用这些药物时应每日使用防晒霜和温和的保湿霜[24]。患者需被告知,治疗的早期痤疮可能会恶化,因为可能会出现脓疱疮。

壬二酸

壬二酸是一种二羧酸,能使角化功能正常,并通过抑制痤疮丙酸杆菌的增殖来减少炎症反应[25]。20% 浓度配方用于治疗痤疮,而 15% 壬二酸凝胶,Finacea 用于治疗玫瑰痤疮(酒糟鼻)。虽然壬二酸会影响形成痤疮的几种途径,但使用的证据并不如其他外用药物强力[21]。通常每日 2 次涂抹在皮肤上,对于那些无法耐受其他局部治疗的患者可能是一种选择。

水杨酸

外用水杨酸作为浓度依赖性角质层分离剂起作用。研究表明它们的有效性低于外用维 A 酸或过氧化苯甲酰,因此通常用于不能耐受其他治疗方法的粉刺性痤疮患者,或用于增强其他治疗方法[26]。它通常每日应用 2 次,如果根据需要使用则无效。应警告患者勿长期大面积使用,因为经皮吸收后会增加全身性水杨酸盐毒性的风险[27]。

案例 40-1,问题 3:什么治疗方案最合适 L. Y.?

她的痤疮类型的一线药物是外用维 A 酸。每个患者选择哪一种外用维 A 酸是不同的,通常取决于什么是患者最能负担得起的。对于肤色较深的患者,应考虑使用阿达帕林,以减少色素沉着的风险。应该指导她在前两周每隔 1 日将药物涂抹在她的整个面部,如果耐受,之后可每日 1 次。让 L. Y. 知道必须按时应用,是而不是按需应用才能有效,并且她需要等待几周才能判断有效性,这一点很重要。

她应该睡前使用药物,最好在用温和的清洁剂洗脸后 30 分钟再使用,并在早上清洗掉(如果发生过度的皮肤干燥或脱皮,几个小时后即可清洗)。

> **案例 40-1,问题 4:** 你会为 L.Y. 推荐什么基质的药物?

L.Y. 是轻微的油性皮肤,因此,凝胶是首选的基质,因为与乳液相比,它的干燥效果更好。

案例 40-2

> **问题 1:** M.G. 是一名 27 岁的女性,她因为脸颊和额头上的开放和闭合性粉刺去皮肤病诊所就诊。她最近配了 0.1% 阿达帕林乳液,过去 6 个月一直在使用,但没有什么效果。她不知道还能做些什么来控制她的粉刺。你会推荐 M.G. 什么去更好地管理她的痤疮?

虽然外用维 A 酸是粉刺性痤疮一线治疗药物,但是一些患者需要联合其他药物才能获得满意的结果。应指导 M.G. 继续使用阿达帕林并开始每日外用水杨酸。这种洗面奶应该每日 2 次用在她的整个面部,而不仅仅是有明显痘痘的部位。重要的是要提醒她,在看到效果之前可能需要坚持几周时间。

斑丘疹性痤疮

药物治疗

抗生素

虽然痤疮丙酸杆菌是皮肤的正常菌群,但在一些情况下它能使粉刺转换为炎症性的丘疹及脓疱。抗生素不能缓解现有的皮损,但能通过减少痤疮丙酸杆菌的增殖及减少炎症反应来防止皮损的发展。抗生素作用于痤疮最有效的是其抗氧化作用。另外,抗生素抑制痤疮丙酸杆菌释放活性氧,从而减少白细胞聚集[10]。由于痤疮发病机制跟多因素相互制约,抗生素的临床效果与其杀菌量不直接相关;一个成功的抗生素疗程也未必要根除痤疮丙酸杆菌[28]。

局部使用抗生素

局部使用抗生素不仅能避免系统使用的不良反应,而且容易在毛囊口累计高浓度。对于粉刺和脓疱痤疮患者有炎性皮损或单独治疗效果不佳时,可增加外用维 A 酸。应避免抗生素单独应用于痤疮治疗中,因为需关注细菌的耐药性。

外用抗生素通常每日涂 2 次,疗程为 3 个月。虽然罕有全身不良反应的报道,但局部出现刺痛的不良反应较为常见,尽管这种局部刺激的发生率已经小于其他的外用药物。

多西环素是最便捷及有效的,四环素也是另一种选择[29]。四环素类药物严禁在 9 岁以下的儿童中使用,因为

该类药物会影响骨骼发育和导致四环素牙。同样,由于会影响胎儿骨骼发育,孕妇也应避免使用此类药。若上述效果不好,可尝试米诺环素,但该药价格贵且疗效并不优越,并且米诺环素的严重不良反应发生率较其他四环素类药物高[30]。

甲氧苄啶/磺胺甲噁唑也有效,但不良反应比四环素多。它适用于其他抗生素无法使用的情况[16]。对于无法口服上述抗生素的患者(包括怀孕患者),尽管有较高的耐药率,但红霉素可能是一种选择。

大多数抗生素剂量为每日 2 次,3 个月为一个疗程。然后继续使用外用维 A 酸进行维持治疗。

口服抗生素

口服抗生素不应作为单一疗法使用。对于患有斑丘疹或结节性痤疮的患者,可以联用过氧化苯甲酰。如果病变广泛或难以达到,口服抗生素通常优于局部用药。当局部抗生素方案不能抑制痤疮时,口服抗生素也可用作为一种升级的疗法。

抗生素耐药性

对痤疮丙酸杆菌的抗生素的耐药性正在增加,这与处方模式相关。对红霉素的耐药性最严重。对四环素的耐药性不常见,并且耐药性以相对其他抗生素来说更慢的速度在增加。为了最大限度地减少耐药性,指南越来越强调抗生素应该至少用于治疗斑丘疹亚型痤疮。抗生素应与其他作用机制的药物一起使用,最好是外用维 A 酸,不推荐抗生素单药治疗,抗生素须用能控制病情的最短疗程(尝试每 3 个月停用)。抗生素不能作为维持治疗的药物(外用维 A 酸可作为维持药物)。在含有抗生素的方案中加入过氧化苯甲酰可以减少耐药性的发展,与过氧化苯甲酰同时使用能减少抗生素耐药性,特别建议联合用于抗生素治疗在 3 个月以上并需要维持治疗的病例[21]。如果用抗生素、局部维 A 酸及过氧化苯甲酰三药联合持续治疗的话,过氧化苯甲酰沐浴液是很好的选择[31,32]。双联使用抗生素不合适,因为它不仅没有特别疗效,还增加耐药性。杀灭所有细菌并不是痤疮的治疗目标。

过氧化苯甲酰

过氧化苯甲酰是斑丘疹性痤疮患者的另一种有效药物。它通过 3 种机制起作用:抗菌、抗炎和角质溶解作用。值得注意的是,没有报道痤疮丙酸杆菌对过氧化苯甲酰的耐药性。过氧化苯甲酰可通过非处方和处方获得各种剂型。过氧化苯甲酰会灭活一些维 A 酸,所以两者不能一起使用,或者至少应该在不同时间(早晚分别使用)使用[33]。与此同时,过氧化苯甲酰还可与阿达帕林或他扎罗汀联合使用以增强药效。过氧化苯甲酰通常每日 1 次或 2 次用于患处。过氧化苯甲酰最常见的不良反应包括接触性皮炎(多达 2.5% 的患者发生)、红斑、脱皮和皮肤干燥[27]。发生接触性皮炎的患者应停药。应该建议患者在使用这种药物时要小心,因为它可以漂白头发和染色织物。

案例 40-3

问题 1：R. P. 是一名 18 岁的男性，从青春期早期就开始患有痤疮。他开始时只患有粉刺性痤疮，但现在他的前额和鼻子上都有许多炎症性脓疱。经过进一步检查，还可以看到他皮肤干燥，下巴上有许多粉刺。R. P. 过去使用 0.1% 维 A 酸凝胶，但由于皮肤刺激和干燥停用了。他现在每日都在外用水杨酸，没有成功。你推荐如何改变 R. P. 的药物治疗方案？

指南目前推荐外用维 A 酸作为治疗粉刺和炎性痤疮患者的基石。R. P. 过去一直无法耐受维 A 酸凝胶，因为他配的药物在基质和浓度方面是并不最优。凝胶往往会使皮肤干燥，对于皮肤干燥的患者并不是优选的载体。建议 R. P. 用乳膏或乳液配方重新开始外用维 A 酸。还可以建议他从较低强度的维 A 酸开始，以便于耐受（强度低至 0.02%）。因为 R. P. 也有脓疱，他也可以开始使用外用抗菌剂，如外用抗生素或过氧化苯甲酰。

案例 40-3，问题 2：1 年后，R. P. 主诉他的痤疮治疗"不起作用"。他 1 年前就诊了他的皮肤科医生，在过去的 1 年中每日早上使用 1% 克林霉素乳液，每晚 0.1% 阿达帕林乳膏，每日 4% 过氧化苯甲酰乳液。经检查，可以注意到除了少数结节外，他还有斑丘疹。你对他的治疗方案有什么建议？

R. P. 应该停用外用抗生素并开始口服抗生素，如多西环素。如果他能够耐受多西环素，他应该继续用药 6~8 周，在这一点上，如果没有改善就应该做出改变[34,35]。如果药物有效，R. P. 应在 3 个月后停用多西环素。在多西环素治疗期间应继续外用维 A 酸和过氧化苯甲酰治疗，在抗生素疗程结束后继续使用，以维持治疗效果。如果 R. P. 将来复发，在成功使用口服抗生素后，应使用相同的抗生素进行另一个疗程，转换抗生素不能提供有效治疗，还促进多药耐药性[31]。仅有少数结节存在，如果没有充分验证其他治疗方案就开始口服异维 A 酸是不合适的。

案例 40-4

问题 1：M. J. 是一名 24 岁的女性，她患有斑丘疹性痤疮。她说痤疮通常在月经周期前 1 周恶化，一旦月经开始就会改善。她说已经厌倦使用她的所有面霜，并正在寻找另一种方法来控制她的粉刺。你会为她推荐什么治疗方案？

激素治疗

激素疗法有抗雄激素作用，如口服雄激素受体拮抗剂联合避孕药，是除了口服异维 A 酸以外唯一能抑制皮脂腺过度分泌的疗法。激素疗法对正常及偏高的血清雄激素水平的患者都是有效的，这是因为有些患者尽管血清雄激素水平正常，但毛囊局部对雄激素过分敏感[32]。对于那些没

怀孕且近期不想怀孕，正在避孕，有多囊卵巢综合征或有高雄激素综合征的女性中重度痤疮患者来说，激素治疗是一个很好的选择[32]。激素疗法的全身作用排除了在男性患者中的使用。由于激素疗法是通过抑制皮脂腺过度分泌这一早期痤疮致病机制产生药效的，所以疗效的产生需要 3~6 个月[36]。

雄激素受体拮抗剂

螺内酯是一种雄激素受体拮抗剂，且能抑制 5-α 还原酶。每日 25~100mg 的剂量可以通过抗雄激素作用减少痤疮。应每 3 周监测耐受性和血清钾，以 25mg 的增量滴定直至达到最大耐受剂量或 100mg/d。虽然可能发生男性乳房发育、月经不调和高钾血症，但通常螺内酯具有良好的耐受性[32]。女性患者应采取避孕措施，因为使用抗雄激素可能损害男性胎儿的性发育。对于男性患者，效果不如女性患者且有乳房发育的风险，应谨慎使用螺内酯[37]。

联合口服避孕药

雌激素通常与炔雌醇组成复方口服避孕药。它通过减少卵巢雄激素的产生和增加血清中性激素结合球蛋白浓度，从而降低游离睾酮水平，改善痤疮。美国食品药品管理局批准 Ortho 生产的 Tri-Cyclen（炔雌醇，诺孕酮）、Gianvi、Loryna（屈螺酮，炔雌醇）、Nikki、Vestura（屈螺酮，炔雌醇）、Estrostep（炔雌醇，醋酸炔诺酮）和 Yaz（炔雌醇，屈螺酮）这几种药物可用于治疗痤疮。含有左炔诺孕酮、醋酸炔诺酮、屈螺酮、地诺孕素、诺美孕酮、醋酸环丙孕酮、去氧孕烯或孕二烯酮（美国未获批准）的复方口服避孕药的研究已证明对痤疮有效[38]。对照研究并没有发现上述哪一种药物疗效更优。在一些病例中，含有孕酮的一些制剂，如炔诺酮、左炔诺酮，它们的雄激素样效应会掩盖炔雌醇的效应，加重痤疮。相反，使用口服复方避孕药的患者更换复方，这种复方中包含的是有较小雄激素样作用的孕酮如诺孕酯或去氧孕烯后，痤疮症状会好转[39]。其他含雌激素的避孕方式（皮下埋植避孕，避孕环）可能与口服避孕药效果相似，但无相关研究数据证实。

如果 M. J. 近期不想怀孕，激素治疗可能是治疗痤疮的一个很好的选择。由于激素治疗的初始效果缓慢，应该建议她继续使用目前的治疗至少 3 个月。此后，她可以尝试停止局部治疗，继续激素治疗作为痤疮的单一疗法。

结节性痤疮

案例 40-5

问题 1：K. S. ，一位 24 岁女性，在 10 岁那年首次发现痤疮。十多岁时，她尝试过外用过氧苯甲酰，外用阿达帕林和口服红霉素治疗，但是疗效不理想。2 年前，她被确诊为多囊卵巢综合征后开始使用 Ortho 的 Tri-Cyclen（炔雌醇，诺孕酮）联合阿达帕林治疗。面部痤疮有好转，但未根治。10 个月前，她曾口服 100mg 米诺环素，每日 2 次。几个月后她感觉有明显好转，但怕复发一直不敢停药。

现在她面部和背部至少散在分布 12 个结节,其间含有丘疹和脓疱。你为 K. S. 推荐什么药理上有效的治疗方案?

药物治疗

口服异维 A 酸

异维 A 酸(Absorica, Amnesteem, Claravis, Myorisan, Ze-natane),是治疗结节性痤疮的唯一有效药物,部分原因在于其作用机制。它展示了目前所有用于治疗痤疮的四种作用机制,使其成为唯一有效的单一疗法。口服胶囊的规格有 10、20、30、40mg 四种。大多数患者在系统使用异维 A 酸 1~2 个疗程(每个疗程需 5 个月时间)后,痤疮症状可以缓解数月至数年。虽然这种药物在抑制痤疮方面非常有效,但由于其副作用大,不建议用于轻症的痤疮病例。对于结节性痤疮和痤疮易致瘢痕的患者,应保留它作为最后一线治疗。

对于 K. S. 来说最有效的治疗方法是口服异维 A 酸,初始剂量每日 20mg[相当于 0. 5mg/(kg·d)]。如果可以耐受,1 个月后剂量应该增加到每日 40mg[1mg/(kg·d)]。每日剂量分两次服用,与食物同服。为了达到最好的疗效和减少复发,异维 A 酸需要持续治疗至总累计剂量为 120mg/kg,通常需要 5 个月的疗程[33]。剂量越大,产生不良反应的风险越大。K. S. 开始口服异维 A 酸的时候应停用米诺环素,因为异维 A 酸单药治疗有效率高,而且与米诺环素联用会增加颅内高压的风险[34]。一旦开始口服异维 A 酸,也不必继续外用阿达帕林。K. S. 的痤疮在治疗 1 个月后就会有明显的改善,在治疗 3~4 月后皮损渐渐消退。通常不需要治疗第二个疗程。

案例 40-5,问题 2:K. S. 的医生建议她加入 iPLEDGE 项目。什么是 iPLEDGE 项目?当 K. S 口服异维 A 酸时需要了解哪些避孕知识?

异维 A 酸有严重的致畸性[40]。美国食品药品管理局授权的风险评估及缓解策略(Risk Evaluation Mitigation Strategy,REMS)严格控制的风险管理项目,叫 iPLEDGE,管理美国异维 A 酸的处方及分布[41]。这个项目需要所有的患者、医生、药剂师甚至药品销售人员参与,录入药品使用情况和所在地上传至国家数据库。对患者进行全程监护和教育,包括有生育能力但妊娠测试阴性的女性患者,每个月上传数据,包括患者最初及随后的异维 A 酸治疗情况。由于口服异维 A 酸具有致畸性,还应建议患者(男性和女性)在治疗期间和治疗后至少 1 个月内不献血,以防孕妇使用了被异维 A 酸污染的血液制品。

有生育能力的女性患者必须在口服异维 A 酸前 1 个月、使用期间及停药后 1 个月内使用两种避孕方法避孕。其中至少有一种是“首选”的避孕办法。K. S 已经使用一种首选的避孕方法-Ortho Tri-Cyclen(炔雌醇,诺孕酮)避孕。

其他被核准的“首选”的避孕方法包括两侧输卵管结扎、伴侣输精管结扎术、宫内节育器或激素疗法(除了紧急避孕药)。不过,她也应该加上备用方法,如避孕套。这个项目要求所有有生育能力的女患者在异维 A 酸治疗前必须提供两次妊娠测试阴性结果(在有资格的实验室筛选),1 个月后选择避孕方案。该项目还要求每月治疗前、当日治疗后和治疗后 1 个月进行妊娠实验。K. S. 和她的医生每月都需进行项目的验证,并提醒 K. S. 注意避孕。

案例 40-5,问题 3:如何向 K. S. 说明异维 A 酸的不良反应?

除了其致畸作用外,口服异维 A 酸还可引起许多皮肤病,包括干燥、红斑、脱皮和光敏性[40]。为了尽量减少这种情况,应指导患者在外出时使用日常保湿霜,防晒霜和防护服。还应建议 K. S. 在治疗结束后 6 个月内避免打蜡、皮肤磨削和任何其他皮肤科手术。K. S. 应该知道的其他常见的副作用包括头发干燥、头发稀疏和指甲脆弱。

案例 40-5,问题 4:在开始口服异维 A 酸之前应该进行哪些实验室检测?

在患者进行异维 A 酸治疗前,无论男女,都应做以下基线实验室检查:血脂、肝功能(包括血清转氨酶和胆红素)、血细胞计数(包括血小板)[40]。为了得到甘油三酯准确的结果,应尽量在饮酒 36 小时后及进食 10 小时后采集血标本。在开始使用异维 A 酸 4~8 周内可能会引起血脂水平的改变,也是治疗有效的证明。大约 20% 的患者会有明显的甘油三酯升高[9,42]。甘油三酯水平升高(>400mg/dl)时应采用饮食疗法,并减少酒精摄入。在异维 A 酸治疗过程中需每月监测。血清甘油三酯高至 700~800mg/dl 非常少见。当出现这种情况,需停药或减量并同时口服吉非贝齐,降低血清甘油三酯以减少胰腺炎的发生风险[9]。如果发生胰腺炎,必须停止使用异维 A 酸。对于肝功能及血细胞计数,尽管有的指南建议在异维 A 酸治疗过程中应周期监测,但通常在临床有肝炎或血液恶病质表现时,才需要进行检测[9,16]。

案例 40-5,问题 5:K. S 从未有过抑郁症的相关问题,但医生问询她精神病史和最近状况,并且在 iPLEDGE 患者教育材料中有提及药物能导致抑郁的内容。这让她担心是否会突然有暴力或自杀的冲动。这种风险大吗?

异维 A 酸的注意事项中指出,异维 A 酸可能引起抑郁症(包括自杀倾向)、精神病和暴力行为。这个警告是基于异维 A 酸导致精神症状的案例报道。无论是前瞻性研究还是回顾性分析尚未确定异维 A 酸与抑郁症状之间的因果关系[43]。虽然发生抑郁症的绝对风险很低,但是异维 A 酸导致的抑郁症仍然是服药患者中可能出现的个体化不良反应。所有的重度痤疮患者无论是否口服异维 A 酸都应该随时监测是否出现抑郁症状或加重已有的抑郁症[16]。K. S.

应该被进一步告知,因药物引起的精神症状发生率是很低的。如果她出现了跟药品说明书描述的相似精神症状,她需立即联系医生并停止服用异维A酸。

> **案例 40-5,问题 6:**治疗 3 周后,K.S. 抱怨说眼睛发干,皮肤干,嘴角皲裂出血。该如何处理这些不良反应?

K.S. 应该使用人工泪液来缓解眼睛的干涩,如果几天后仍然感到不适,可以在睡前使用润滑眼膏。她应该多对她干燥的皮肤进行保湿,尤其是洗澡后(见第 39 章)。唇膏或润肤剂的频繁使用,特别是带有防晒功能的,可以用来治疗唇炎。如果症状变得难以忍受,小幅度地减少(如减少 10～20mg/d)异维 A 酸的剂量可以降低皮肤和黏膜反应的强度。极少需要终止治疗[40]。

(邹颖 译,丁高中 校,鲁严 审)

参考文献

1. Tan JK et al. A global perspective on the epidemiology of acne. *Br J Dermatol.* 2015;172(S1):3–12.
2. Ghodsi SZ et al. Prevalence, severity, and severity risk factors of acne in high school pupils: a community-based study. *J Invest Dermatol.* 2009;129:2136.
3. Mourelatos K et al. Temporal change in sebum excretion and propionibacterial colonization in preadolescent children with and without acne. *Brit J Dermatol.* 2007;156:22.
4. Friedlander SF et al. Acne epidemiology and pathophysiology. *Semin Cutan Med Surg.* 2010;29(2, Suppl 1):2.
5. Yentzer BA et al. Acne vulgaris in the United States: a descriptive epidemiology. *Cutis.* 2010;86:94–99.
6. Nelson AM, Thiboutot DM. Biology of sebaceous glands. In: Wolff K et al, eds. *Fitzpatrick's Dermatology in General Medicine.* 7th ed. Vol. 1. New York, NY: McGraw-Hill; 2008:687.
7. Gollnick H. Current concepts of the pathogenesis of acne: implications for drug treatment. *Drugs.* 2003;63:1579.
8. Kerkemeyer K. Acne vulgaris. *Plast Surg Nurs.* 2005;25:31.
9. Zaenglein AL et al. Acne vulgaris and acneiform eruptions. In: Wolff K, et al. *Fitzpatrick's Dermatology in General Medicine.* 7th ed. Vol. I. New York, NY: McGraw-Hill; 2008:690.
10. Burkhart CN, Burkhart CG. Microbiology's principle of biofilms as a major factor in the pathogenesis of acne vulgaris. *Int J Dermatol.* 2003;42:925.
11. Williams HC et al. Acne vulgaris. *Lancet.* 2012;379:361–372.
12. Magin P et al. A systematic review of the evidence for 'myths and misconceptions' in acne management: diet, facewashing, and sunlight. *Fam Pract.* 2005;22:62.
13. Spencer EH et al. Diet and acne: a review of the evidence. *Int J Dermatol.* 2009;48:339.
14. Archer CB et al. Guidance on the diagnosis and clinical management of acne. *Clin Exp Dermatol.* 2012;37(1):1–6.
15. Chen W et al. Acne-associated syndromes: models for better understanding of acne pathogenesis. *J Eur Acad Dermatol Venereol.* 2011;25:637–646.
16. Zaenglen AL et al. Guidelines of care for the management of acne vulgaris. *J Am Acad Dermatol.* 2016;74:945–973.
17. Eichenfield LF et al. Evidence based recommendations for the diagnosis and treatment of pediatric acne. *Pediatrics.* 2013;131(S3):S163–S168.
18. Gollnick H et al. Management of acne: a report from a Global Alliance to Improve Outcomes in Acne. *J Am Acad Dermatol.* 2003;49(1 Suppl):S1–S31.
19. Du-Thanh A et al. Drug-induced acneiform eruption. *Am J Clin Dermatol.* 2011;12(4):233–245.
20. Rivera AE. Acne scarring: a review and current treatment modalities. *J Am Acad Dermatol.* 2008;59:659.
21. Gamble R et al. Topical antimicrobial treatment of acne vulgaris: an evidence-based review. *Am J Clin Dermatol.* 2012;13(3):141–152.
22. Davis EC, Callender VD. Postinflammatory hyperpigmentation. *J Clin Aesthet Dermatol.* 2010;3(7):20–31.
23. Kosmadaki M, Katsambas S. Topical treatments for acne. *Clin Dermatol.* 2017;35(2):173–178.
24. Zaenglein AL. Topical retinoids in the treatment of acne vulgaris. *Sem Cutan Med Surg.* 2008;27:177–182..
25. Thiboutot D. Versatility of azelaic acid 15% gel in treatment of inflammatory acne vulgaris. *J Drugs Dermatol.* 2008;7:13–16.
26. Degitz K, Ochsendorf F. Pharmacotherapy of acne. *Expert Opin Pharmacother.* 2008;9(6):955–971.
27. Akhavan A, Bershad S. Topical acne drugs: review of clinical properties, systemic exposure, and safety. *Am J Clin Dermatol.* 2003;4:473.
28. Eady EA et al. Is antibiotic resistance in cutaneous propionibacteria clinically relevant? Implications of resistance for acne patients and prescribers. *Am J Clin Dermatol.* 2003;4:813–831.
29. Webster GF, Graber EM. Antibiotic treatment for acne vulgaris. *Semin Cutan Surg.* 2008;27:183.
30. Garner SE et al. Minocycline for acne vulgaris: efficacy and safety. *Cochrane Database Syst Rev.* 2012;(8):CD002086.
31. Del Rosso JQ, Kim G. Optimizing use of oral antibiotics in acne vulgaris. *Dermatol Clin.* 2009;27:33.
32. Betolli V et al. Is hormonal treatment still an option in acne today? *Br J Dermatol.* 2015;172(1):37–46.
33. Dawson AL, Dellavalle RP. Acne vulgaris. *BMJ.* 2013;346:1–7.
34. Tan HH. Antibacterial therapy for acne: a guide to selection and use of systemic agents. *Am J Clin Dermatol.* 2003;4:307.
35. Ozolins M et al. Comparison of five antimicrobial regimens for treatment of mild to moderate inflammatory facial acne vulgaris in the community: randomised controlled trial. *Lancet.* 2004;364:2188.
36. James WD. Clinical practice: acne. *N Engl J Med.* 2005;352:1463.
37. Sato K et al. Anti-androgenic therapy using oral spironolactone for acne vulgaris in Asians. *Aesthetic Plast Surg.* 2006;30(6):689–694.
38. Arowojolu AO et al. Combined oral contraceptive pills for treatment of Acne. *Cochrane Database Syst Rev.* 2012;(7):CD004425.
39. Katsambas AD, Dessinioti C. Hormonal therapy for acne: why not as first line therapy? Facts and controversies. *Clin Dermatol.* 2010;28:17.
40. Layton A. The use of isotretinoin in acne. *Dermato Endocrinol.* 2009;1(3):162–169.
41. iPLEDGE: Committed to Pregnancy Prevention. **https://www.ipledge program.com/**. Accessed August 18, 2015.
42. Kaymak Y, Ilter N. The results and side effects of systemic isotretinoin treatment in 100 patients with acne vulgaris. *Dermatol Nurs.* 2006;18:576.
43. Marqueling AL, Zane LT. Depression and suicidal behavior in acne patients treated with isotretinoin: a systematic review. *Semin Cutan Med Surg.* 2007;26:210.

41 第41章 银屑病

Jill A. Morgan，Rachel C. Long and Timothy J. Ives

核心原则

	核心原则	章节案例
1	银屑病是一种慢性增生性皮肤病，皮损特点为局部性或全身性的轮廓清晰的鳞屑状红斑。目前认为银屑病是一种发生于皮肤改变前的由血管和炎症介导的免疫反应导致的疾病。	案例41-1(问题1)
2	银屑病的诱发因素有：寒冷、焦虑和压力、病毒或细菌感染、表皮损伤、药物等。	案例41-1(问题2和4)
3	局部外用糖皮质激素是轻症银屑病的首选疗法，优点为可迅速起效、方便，同时有着抗炎、抑制免疫、止痒的功效。	案例41-1(问题5)
4	轻症银屑病可选的外用疗法有：焦油制剂、蒽林软膏、卡泊三醇、骨化三醇和他扎罗汀。光疗虽然不如外用皮质类固醇方便，但对初期治疗的患者有很好的疗效。	案例41-1(问题6)
5	重症银屑病的治疗目标包括安全有效的治疗疾病和长期维持用药以诱导免疫抑制或恢复细胞的改变。	案例41-2(问题1和2)
6	银屑病性关节炎可以在40%的银屑病患者中发生，症状轻时首选非甾体抗炎药治疗，其次选择免疫抑制剂，如甲氨蝶呤。	案例41-3(问题1)
7	免疫抑制剂常由于其严重的副作用、需长期监测或药物毒性而使用受限，现尚无有效证据显示该类药物对慢性疾病的病情缓解有显著效果。免疫调节疗法，包括T细胞介导剂和TNF-α抑制剂的使用，都是以银屑病的免疫介导机制为理论基础的。	案例41-3(问题2)

流行病学

银屑病(psoriasis)是一种慢性增生性皮肤病，是最常见的免疫介导的疾病之一。在世界范围的发病率为1.5%~3%，常见于北欧人和斯堪的纳维亚人[1-4]。它的皮损特点为轮廓清晰、增厚的红色斑块，或表皮覆有银白色鳞屑。75%的银屑病患者在46岁之前发病[2]。近50%的患者有家族史。现证实染色体上的银屑病易感基因位点至少有36处[5-7]，诱导因素(如烟草和酒精、压力、肥胖、皮肤损伤、激素变化)也是银屑病发病的重要原因[3,8]。

发病机制

固有免疫和适应性免疫都参与了银屑病斑块的形成和发展。表皮是身体抵御外界的主要屏障，表皮增殖是固有免疫表达的重要环节。自然杀伤细胞和自然杀伤T细胞参与到银屑病表皮的炎症反应[3,9]。

目前有证据表明银屑病与自身免疫功能异常有关，因为在早期皮损的斑块中发现浸润着大量CD4⁺和CD8⁺T淋巴细胞的白细胞。在斑块中同时还发现细胞因子如干扰素-α₂和白细胞介素-2[10]。在皮肤淋巴相关性抗原中T细胞呈阳性反应，这是皮肤归巢白细胞的标记。发病机制还包括血管和炎症改变，从而促进表皮的变化[11]。真皮血管改变显示为血管的增生，这同许多其他包括肿瘤生长在内的一些疾病过程类似。许多常用的治疗药物都有抗血管生成的作用[1]。

银屑病表皮的改变是因为表皮细胞移行到皮肤表面并脱落所需的时间发生异常变化，病变的表皮细胞迁徙至皮肤表面并脱落的时间显著缩短(3~4日，而正常细胞需26~

28日)[12]。这个时间较正常减少了6~9倍，使细胞不能正常的成熟并发生角化，临床上表现为弥漫的鳞屑。T淋巴细胞通过分泌各种生长因子促使角质细胞过度增生[13,14]。记忆T淋巴细胞表面有皮肤淋巴细胞相关抗原，可以记住首次抗原位点，故当发生轻微外伤后，T细胞在角质形成细胞产生的一系列免疫和炎症机制作用下迁移到表皮。在进入皮肤时，这些T细胞与由主要组织相容性复合体分子构成的表皮自身抗原复合而构成银屑病的风险。随后T细胞因子的释放会进一步加重炎症，增加有标记的（即含有皮肤淋巴细胞相关抗原的）T细胞，并最终在易感人群中导致银屑病的发生[13,14]。

预后

与糖尿病、癌症和心脏病相似，银屑病患者生活质量的降低涉及社会、心理、生理等方面[15-17]。银屑病虽然是一种可治疗的疾病，但该病无法治愈。乐观的心态和旁人积极的鼓励有利于此病的治疗，使患者易于从心里接受并配合使用一些混乱又困窘的局部治疗，或使用一些有严重不良反应的药物。治疗的目标应该是使银屑病皮损完全消退，尤其是在患者情绪不稳定的时期，如刚开始上学、青春期和暑假期间。

银屑病的临床表现

案例 41-1

问题1：M.M.，35岁，男性，主诉银屑病近期加重，肘部和膝部存在数片较厚的界限清、表面覆盖银白色鳞屑的红色斑块，伴瘙痒，除去鳞屑有红色出血点。这些症状已持续一段时间，一直外用非处方的氢化可的松乳膏和朋友的0.025%曲安西龙霜止痒。他觉得自从他去多米尼加共和国度假后，病情变得更严重，而且"晒伤很严重"，他的病史是非诊断性的。用药无法减轻症状，该患者未经过规范治疗，除了局部用类固醇皮质激素外，他仅仅在最近的旅行中服用了一个疗程的氯喹用来预防疟疾。体检时发现，患者双臂和双腿的屈侧表面可见散在、圆形的覆有鳞屑的红色斑块，头皮和前额易见较厚鳞屑。皮损面积大约占身体总面积（BSA）的4%。其他的体格检查和实验室检查未见明显异常。

实验室检查和体格检查结果：
血压：132/78mmHg
心率：64次/min
Na：140mmol/L
K：4.3mmol/L
血尿素氮（BUN）：13mg/dl
肌酐：0.9mg/dl
M.M的临床表现提示了银屑病的哪些典型症状和体征？

大多数银屑病皮损无自觉症状，但也有例外。例如，50%的患者有较明显瘙痒感，还可能发展到严重瘙痒[18]。

还有部分患者反映有刺痛或灼烧感[19]。银屑病的原发皮损为表面覆有鳞屑的丘疹，这些丘疹迅速融合或增大形成圆形红斑或覆有鳞屑的斑块。这种鳞屑是黏着性的，呈银白色，刮去鳞屑后会出现点状出血（被称为Auspitz征）。鳞屑可以在头皮变得非常厚密，或在擦烂区出现浸渍和弥散性分布。

活动期银屑病患者的正常皮肤可因皮肤外伤出现新的皮损，如抓痕、晒伤或手术伤口愈合后，其上出现了银屑病的皮损，被称为Koebner现象。肘部、膝盖、头皮、臀裂隙、手指甲和脚趾甲都是易发病部位。伸肌表面比屈肌表面受影响更大，但该病通常不影响手掌、脚底和面部。大约50%的患者甲床可以表现为点状凹陷或聚集丰富的角质化物质。约50%的患者会出现一种黄棕色的甲下污点（"油点"），或出现甲剥离（甲板与甲床分离）[20]。将近25%的银屑病患者会并发关节炎，同时具有风湿性关节炎和血清阴性脊柱关节病的特征[2,18]。

大多数患者（90%）表现为慢性局限型（斑块型或寻常型），但还有其他几种表现存在[3]。最严重的一型是红皮病型银屑病，一种急性炎症性红斑和鳞屑，大于90%的体表面积受影响。其次是脓疱型银屑病，皮损常局限于手掌和足底，但也有泛发性的。泛发性脓疱型银屑病和红皮病型银屑病都可以伴发全身症状（高热、心动过速、浮肿、脱水、呼吸短促），如果没有适当的及时治疗会出现生命危险（血容量过低、电解质失平衡、败血症）[21]。点滴状银屑病是指表面覆有鳞屑的点状红斑性银屑病（典型症状出现在β-溶血链球菌性咽炎之后），常常发生在躯干和四肢。屈侧或皮褶银屑病是红色的有光泽的，皮损鳞屑不明显，外观呈间擦样皮损改变[2]。有趣的是，银屑病皮损很少有继发感染，原因与内源性抗菌肽和β-防御素的过表达有关[20]。

系统性疾病可能诱发银屑病，包括2型糖尿病、克罗恩病、代谢综合征、抑郁和心血管疾病[2,15-17]。内皮细胞、促炎细胞因子的激活及高脂血症使得银屑病发病风险增大[2,17,21]。相较于轻症患者，银屑病加重的同时也增加了代谢性疾病、心血管疾病及卒中的发病风险[15]。

M.M.临床表现涵盖了银屑病的许多典型症状，如系统的、境界清楚的、慢性的、在肘部和膝盖的伸侧及上下肢的曲侧有覆盖银白色鳞屑的红色斑块，除此之外皮疹还累及头皮部位，但躯干和指甲及器官未累及。因为在皮肤晒伤后皮疹加重，Auspitz征和Keobner现象阳性，像50%的银屑病患者一样，该患者也同时伴有瘙痒症状。

案例41-1，问题2：促进M.M.银屑病症状进展或加重的因素是什么？M.M.银屑病病情恶化的潜在原因是什么？

详尽的病史可以显示银屑病皮损加重的原因。大多数患者表示炎热的天气、日光和湿度有助于缓解银屑病，而寒冷的天气皮损有加重趋势。焦虑或心理上的压力也是不利于健康的。病毒或细菌感染，尤其是链球菌所导致的咽炎会使银屑病加重或突然发作。切伤、烧伤、磨损、注射以及其他创伤均可以引出此反应。任何引起皮疹发生的药物都可以发生此反应而加重银屑病。

药物诱导的银屑病

大量药物已被报道既可加重先前存在的银屑病,引起皮损增多,还可促使有或无银屑病家族史的人发病(表41-1)[23]。抗疟药如氯喹(M. M. 所服用的)有可能在银屑病中起不利作用,而且可引起剥脱性红皮病[24]。而羟基氯喹不会这样(除了一例病例报道),75%银屑病性关节炎患者对其反应较好[24]。因此,当使用羟基氯喹和氯喹用于对抗当地的疟原虫(参见第 81 章),进行疟疾的预防性给药时,建议银屑病患者使用羟基氯喹[24]。

表 41-1

据报告能诱导银屑病的药物

麻醉剂	普鲁卡因
抗生素	阿莫西林,氨比西林,咪喹莫特,青霉素,磺胺类,特比萘芬,四环素,万古霉素,伏立康唑
抗炎药	皮质类固醇(停药后),非甾体抗炎药(吲哚美辛、水杨酸盐),美沙拉明
抗疟药	氯喹,羟基氯喹
心血管药物	乙酰唑胺,胺碘酮,血管紧张素转换酶抑制剂(依那普利,赖诺普利),β-受体阻滞剂(阿替洛尔,美托洛尔,普萘洛尔,噻吗洛尔),钙通道阻滞剂(二氢吡啶,地尔硫草,维拉帕米),可乐定,地高辛,吉非罗齐,奎尼丁
H_2 受体拮抗剂	西咪替丁,雷尼替丁
激素	氧雄龙,孕酮
阿片类镇痛剂	吗啡
精神药物及神经药物	碳酸锂,文拉法辛,氟西汀,卡马西平,奥氮平,加巴喷丁,奥卡西平,替加滨,丙戊酸,扎来普隆
其他药物	碘化钾,汞,α-干扰素,β-干扰素,粒细胞-巨噬细胞集落刺激因子(GM-CSF)

来源:Kim GK, Del Rosso JQ. Drug-provoked psoriasis: is it drug induced or drug aggravated? *J Clin Aesthet Dermatol*. 2010; 3: 32-38; Basavaraj KH et al. The role of drugs in the induction and/or exacerbation of psoriasis. *Int J Dermatol*. 2010; 49: 1351; Facts & Comparisons eAnswers. Accessed August 21, 2015, with permission.

锂也可促发银屑病,而且可通过对细胞动力学的影响(增加循环的中性粒细胞、加速中性粒细胞的生长、促进表皮细胞增殖)而对抗治疗作用[22]。然而,银屑病并非锂治疗的常见禁忌证。一旦这些反应发生了,可以应用更强效的银屑病治疗方法,而锂治疗仍可继续下去[22]。

β 受体阻滞剂和一些非甾体抗炎药(NSAIDs)也可以促发银屑病样损害[22]。因为锂和普萘洛尔都能抑制环磷酸腺苷(cAMP),所以环核苷类可能参与了银屑病的发病和临床过程。趋化物质——包括 12-HETE(羟甘碳四烯酸)和白三烯类——可以在一些使用吲哚美辛的患者表皮中积累,从而促发银屑病[22]。

与其他非甾体抗炎药相比,吲哚美辛选择性抑制环氧化酶,该作用强于它对花生四烯酸代谢途径中脂氧合酶的作用。因此,虽然报道某些 NSAIDs 药物可改善银屑病症状,但是吲哚美辛对银屑病患者有更显著的不利影响[22]。

脓疱型银屑病也可因停用系统性皮质类固醇药物或停用大面积封包的强效局部外用类固醇皮质激素而突然发作[25]。除此以外,由于系统性使用皮质类固醇后停用该药可能有致命风险,因此已不再将系统使用类固醇皮质激素作为银屑病的常规治疗方法。

氯喹的预防性用药、加勒比海晒伤、曲安西龙快速耐受是导致 M. M. 银屑病的加重因素。

银屑病的分类

案例 41-1,问题 3: 如何对 M. M. 所得的银屑病进行分类?

银屑病皮损面积及严重程度的自我评估指数(Self-Administered Psoriasis Area and Severity Index, SAPASI)是一种有效的评价方法,可以用来评估患者疾病的严重程度以及对治疗的反应。它与标准的临床评估工具密切相关,即——银屑病皮损面积及严重程度指数(Psoriasis Area and Severity Index, PASI),包括受累部位所占的比例和皮疹的严重程度的量化[26,27]。PASI 75(PASI 评分降低 75%)在 3 个月的基线值已经成为评估系统用药疗效的重要指标(见 http://escholarship. org/uc/item/18w9j736,*Dermatol Online J*. 2004 Oct 15;10(2):7,这个参考是学习 PASI 和 SPASI 很好的参考)[28]。

美国银屑病基金会已经发布了临床关于疾病严重程度的共识声明。相较于使用一个轻度(小于 5% 的 BSA)、中度(5%~10%)、重度(大于 10% 的 BSA)的分类方法,声明建议分为两类患者,一类是局部用药的患者(小于 5% 的 BSA),一类是使用系统用药或光疗的患者(大于 5% 的 BSA)[27,28]。

M. M. 为轻症银屑病患者,因其目前的 BSA 中只有不到 5% 的银屑病受到影响,所以应选用局部用药。

轻症银屑病的治疗

目前有许多用于治疗银屑病的局部和全身使用的药物,如从单一局部润肤剂到用于治疗比较顽固的皮损的系统的强效免疫抑制剂。治疗方案是由病变的严重性、成本、便利性和患者对药物的反应来决定。症状轻的患者可以采用局部治疗(表41-2)。面积大于 5% 体表面积的患者需要更专业的全身治疗或光疗(表41-3)。非药物治疗也很重要,可用水疗辅助治疗。

表 41-2

银屑病(轻度至中度,小于5%的BSA)治疗的局部用药

治疗方法	优点	缺点
润肤剂	是所有治疗的基本辅助方法;安全;价格不高;可减少鳞屑、痒感及相关的不适感	单用时缓解效果作用差
角质松解剂(水杨酸,尿素,α-羟基酸[如羟基乙酸和乳酸])	减少角化过度;使其他局部用药更好地穿透皮肤;价格不高	单用时缓解效果很较低;非特异性,大面积应用水杨酸时可出现水杨酸中毒反应(耳鸣、恶心、呕吐)
局部用皮质类固醇制剂	起效快;可控制炎症反应和痒感;适于摩擦部位及面部;使用方便;清洁;是银屑病局部治疗中应用最普遍的	短暂缓解;连续使用效果较差(快速抗药反应);停药后可引发疾病突然发作;在皮肤恢复正常状态后连续使用会出现皮肤萎缩、毛细血管扩张、萎缩纹;价格高;可能有肾上腺抑制作用
煤焦油	对头部轻度少许鳞屑的皮损尤其有效;新制剂外观更有吸引力;与 UVB 联用(如 Goeckerman 方案)可提高功效	只对轻度或头皮银屑病有效;使用不便;易污染衣物和被褥,不包括皮肤;强烈的气味;毛囊炎和接触性过敏症(遗传性过敏症患者哮喘吸入蒸汽后会发生支气管痉挛);在动物中有致癌性
蒽林(地蒽酚)	对广泛分布的、难控制的斑块有效;能长期缓解症状;推荐用于短期集中治疗;与 UVB 联用(如 Ingram 方案)可以提高功效	棕紫色染色(皮肤、衣物和洗澡装置);刺激正常皮肤和身体屈侧皮肤;使用时要小心;能促发全身银屑病
钙泊三醇及骨化三醇	和局部外用皮质类固醇有同样效果,虽然见效慢,但没有长期使用皮质类固醇的不良反应;使用方便;耐受性好	起效慢;价格高;对骨代谢有潜在作用(高血钙);面部和摩擦区域发生刺激性皮炎;孕妇禁用
他扎罗汀	长期有效;使用方便(每日1次,凝胶);维持治疗;可用于头皮和面部;与局部皮质类固醇联合使用	起效慢;局部刺激和瘙痒;有致畸性(做好充分的节育措施)
UVB	在维持治疗时有效;可以消除局部类固醇药物出现的问题	价格高;必须在专门的部门治疗;晒伤(加剧银屑病);光老化;皮肤癌

表 41-3

重症银屑病的治疗用药(大于5%的BSA)

治疗方式	优点	缺点
PUVA	有效率80%;"晒黑"效果在美容的方面是令人满意的	时间较长;价格高;必须在专门的部门治疗(有限制性);晒伤(加剧银屑病);光老化;黑色素瘤和非黑色素瘤;孕期和哺乳期禁忌
阿维 A	效果比其他全身药物差;如果使用 PUVA 或 UVB(如 RePUVA 或 ReUVB)可提高疗效;比甲氨蝶呤的肝毒性小	有致畸性(做好充分的避孕措施);禁忌证:肝肾功能障碍、药物或酒精滥用、高甘油三酯血症、维生素 A 过多症
甲氨蝶呤	对皮损、关节炎和银屑病指甲损害均有效	肝毒性(定期肝活检);骨髓毒性;叶酸有助于控制口腔炎(但不能抵抗肝肺毒性);药物间相互作用;孕期和哺乳期禁忌;药物或酒精滥用禁忌;急性感染期慎用
环孢素	毒性大且缓解时间短暂,已被用于病变广泛的对其他药物无反应的疾病;然而,低剂量时可以改变病理生理学并改善病情,可在变换治疗时使用;能缓解症状,在交替疗法中的地位逐渐提高	肾损伤;抑制性治疗(停药后复发);提高皮肤癌、淋巴瘤及实体癌发生的危险;光毒性;禁忌证:孕期和哺乳期、高血压、高尿酸血症、高钾血症、急性感染
免疫调节药物(依那西普,英夫利昔单抗,阿达木单抗,戈利木单抗,苏金单抗,碘克珠单抗)	特异性靶组织治疗作用;对中重度皮损和关节炎有效;持续缓解作用	价格昂贵;肠胃外疗法(需要在专门的地方进行);长期安全性未知;严重感染的危险性增加

PUVA,补骨脂素联合 UVA;RePUVA,维 A 酸 PUVA;UVA,紫外线 A;UVB,紫外线 B。

初始疗法

非药物方式

> **案例 41-1,问题 4:** 情感支持在 M. M. 银屑病的整个治疗中起什么作用?

银屑病对情绪或心理的干扰通常比人们所认识的严重,该病使患者不愿参加有可能使皮肤暴露于阳光下的体育活动或其他户外活动。即使日光照射对大多数患者有益,但因这样可能会暴露皮损处,所以他们仍不愿意去晒太阳。此外,如果银屑病皮损出现瘙痒,并经搔抓后,病变部位有可能进一步恶化(如外伤部位出现银屑病皮损)。许多患者常常最终绝望地改变了他们的生活方式或盲目地使用一些非传统药物和治疗方法。

情感的支持应该从解释银屑病的状况开始。需要让 M. M. 安心,许多银屑病患者和他一样承受痛苦,银屑病不是传染性或致命性的疾病;虽然至今仍不能治愈,但病情还是可以被控制的[29]。患者一旦知道临床有很多可供选择的治疗方法,心理上会得到一定程度的慰藉。心理上的鼓励和支持使患者更易于接受较复杂又污浊的局部治疗或口服副作用较大的药物。

局部用糖皮质激素

> **案例 41-1,问题 5:** 什么样的局部皮质类固醇适用于 M. M.?

局部外用类固醇皮质激素可以有效地治疗银屑病,因为它们具有抗炎、抗有丝分裂、免疫抑制和止痒的作用[25,30,31]。这些特性可以用磷脂酶 A_2、DNA 合成和表皮有丝分裂活性的减少以及它们引起的血管收缩来解释。它们能迅速缓解症状,患者认为此类药使用方便、容易被接受。另外一种优势,轻度和中等强度的皮质类固醇在短期内可以用于面部的皮肤损害或间擦区域或用于维持治疗[32]。但由于速发型过敏效应,局部外用皮质类固醇连续使用会削弱药物疗效,而且长期用药会引起典型的皮质类固醇不良反应(皮肤萎缩、毛细血管扩张以及出现紫纹)。皮肤较薄的部位(面部和间擦区域)尤其易受影响[33]。

通常银屑病是皮质类固醇抵抗性疾病。因此,必须使用更高效的类固醇皮质激素,并在药物治疗部位进行塑胶封包(例如,在局部使用类固醇皮质激素治疗的区域上方覆盖塑料食品袋)(参见第 39 章的表 39-7,表中有局部外用皮质类固醇制剂的分类)。较低效的药物更适用于间擦区域及面部以维持治疗。强效氟化皮质类固醇使用需要谨慎,如果必须使用只能短期用于面部和屈侧皮肤处。应用高效皮质类固醇后 25% 银屑病患者皮损可以在 3~4 周内清除,50% 患者的皮损清除率为 75%[34]。

间断用药或"脉冲式治疗"似乎可以发挥更好的长期效果,还可以减少快速抗药反应和副作用的发生。持续使用皮质类固醇治疗的另一个缺点是停止治疗后会出现银屑

病的急性发作[35]。因此使用类固醇皮质激素不能持续用药超过 3~4 周,而且不能在全身用皮质类固醇治疗[33,34]。局部用皮质类固醇有时可以引起下丘脑-垂体-肾上腺(HPA)轴的可逆性抑制,以清晨血清皮质醇水平的降低为标志[33]。对于较轻的广泛的皮损,局部用皮质类固醇最好是作为辅助治疗。在发病期间,皮质醇有助于减少炎症、消退红斑和减少刺激,使受累区域在使用其他刺激性药物时不发生刺激反应,如煤焦油、蒽林、卡泊三醇或他扎罗汀。

短期局部使用高效皮质类固醇使得 M. M. 的这种红色斑块性银屑病的"突然发作"。对于慢性皮损局部使用如钙泊三醇、煤焦油或蒽林联合中波紫外线(UVB)治疗前,局部用皮质类固醇有助于减轻炎症、发红及刺激感。局部皮质类固醇制剂也可持续用于面部和屈侧皮肤,这些部位对于以上局部药物耐受性差。头皮的银屑病可以用皮质类固醇凝胶、洗剂或气雾剂治疗,在头皮内涂揉煤焦油香波 5~10 分钟,然后冲洗干净,这样对脱屑和瘙痒疗效更好。

人们观察到每日使用皮质类固醇 1~2 次,同每日频繁使用(皮质类固醇水库效应)有相同的效果,或前者更有效,而且还比后者价廉。患者应该在洗澡后上药,睡觉前封包,可能的话白天再用一次,但不用封包,随着皮损的消退,封包应该逐渐减少或停用,并应增加润肤剂的使用,皮质类固醇的作用要减弱。皮损消失后,可以间歇地继续使用皮质类固醇[如用 1~2 周,停 1~2 周;或隔天使用(如第 1、3、5、7 日)]。

局部替代疗法

> **案例 41-1,问题 6:** 局部用高效类固醇皮质激素短期治疗对减轻急性发作有效,那么还有什么局部治疗方案可供 M. M. 这类局限轻中度病变患者选择?

适合病变局限的轻中度银屑病患者的有效局部疗法用药包括天然煤焦油、蒽林、钙泊三醇、骨化三醇和他扎罗汀[31]。虽然蒽林有刺激性,而且煤焦油和蒽林都常常污染衣服和皮肤,且使用不方便,但它们的有效性是经过临床长期验证的,可以作为初始治疗的一个用药方案。而且长时间应用这些药物中的任何一种都不会发生快速抗药反应。皮质类固醇一旦减轻了炎症和红斑,或者当高效皮质类固醇每日 2 次联合睡前使用煤焦油作用不明显时,钙泊三醇软膏每日 2 次或他扎罗汀凝胶每日 1 次对治疗银屑病的突然发作及继续减轻症状都有效。软膏制剂对银屑病患者是有益的,因为软膏有助于增加斑块的水分(与霜剂相比,后者使斑块更干燥)。单独使用保湿剂或润肤剂均对银屑病有帮助[31]。

煤焦油

天然的煤焦油是分子量上万碳氢化合物的混合物[31,36]。它是经过长期临床验证的一种治疗银屑病的有效药物。它通过酶抑制作用和抗有丝分裂作用(抗增生和抗炎作用)[36]。焦油和中波紫外线(UVB)(如 Goeckerman 方案)联合应用的效果使焦油在 20 世纪 20 年代开始越来越流行。2%~10% 的焦油被加工成霜剂、软膏、洗剂、凝胶、油剂、香波以及煤焦油溶液(液状含碳清洁剂)。最新纯化制剂用的是精炼的煤焦油,相较以前不太污秽,更容易被接

受,但治疗效果可能不如以前[36]。焦油对轻中度患者效果较好,焦油香波对头皮的银屑病很有效。大体上说,焦油潜在的副作用比蒽林低,与局部用皮质醇相比更低。然而,由于焦油的任何一种剂型都比较污秽,会沾污皮肤和衣物,而且还有异味,与蒽林相比作用弱,所以虽然它价格适中,有更新的外观更吸引人的产品出现,但对大多数银屑病患者来说仍被列为治疗的二线药[33,37]。

通常每日用药1次或2次,睡前用药(夜用的香波或霜剂)对头皮银屑病尤其有效。应该提醒患者注意焦油污染衣物和被褥的特性。其他副作用包括光敏感性、痤疮型药疹、毛囊炎和刺激性皮炎。应该注意避免在面部、屈侧和外阴部使用焦油,由于焦油的刺激性,此类制剂也不用于炎症性银屑病。

存在于煤焦油中的大量芳香族碳氢化合物可能被表皮微粒体酶代谢为活性致癌物质。由于工业上接触焦油的时间逐渐延长,角化过度性皮损——包括鳞状细胞癌——的发生率有所提高;然而,对已经使用过焦油制剂的银屑病患者的广泛回顾尚未发现癌症发生的危险升高[38]。

蒽林(地蒽酚)

蒽林(在英国被称为地蒽酚),通过抑制DNA的合成、有丝分裂活性以及相关抑制细胞增生的重要的酶起作用[31,34]。治疗泛发的银屑病斑块很有效,但最近几年因为各种吸引眼球的化妆品制剂蒽林的使用而减少,夜间应用硬糊膏(Lassar贴中的蒽林)或与煤焦油浴和UV光(如Ingram方案)联合使用,大多数慢性斑块型银屑病病例皮损大约在3周内消退。蒽林主要的缺点是有刺激性,而且会沾污皮肤和衣物。如果用于不稳定型银屑病(如斑块型转变成脓疱型),蒽林也可以促成全身性银屑病突然发生。

标准的蒽林治疗方案为每日1次应用1%或1.2%的霜剂(分别为Dritho-Crème HP及Zithranol-RR),用于短暂接触治疗(SCAT;应用20~30分钟,然后洗掉)。限制其使用的一个因素是皮肤、头发、衣服、家具和床上用品在使用后被染成棕褐色到紫色。应该使用塑料手套,使用旧的床单和旧衣服睡觉。因为它有刺激性,故应该避免接触面部、眼睛、黏膜及非银屑病皮肤。刺激性是一个问题,应每48小时内进行一次评估。患者可在病灶周围涂抹凡士林以隔离蒽林与健康皮肤。应每日使用蒽林用于银屑病的清除,然后以每周1次或2次进行维持治疗,在2~3周后起效。短疗程治疗5周后,50%的患者能清除32%的病灶,改善率超过75%。这些方案在治疗效果上与Ingram方案及局部用皮质类固醇方案相当,并且相关不良反应较少[33,39]。

钙泊三醇

钙泊三醇(在欧洲称为卡泊三醇),一种局部外用维生素D₃类似物,可以抑制角质细胞增生,有抗炎作用[31,40]。以乳霜、软膏、泡沫或溶液的形式使用,每日2次。虽然钙泊三醇全身吸收很少,且钙泊三醇对钙和骨代谢的维生素D的作用(骨代谢的维生素D样效果)比1,25-二羟维生素D₃低100~200倍,但是仍应该监测血清钙水平和尿钙排泄,以防止钙和骨代谢方面的严重不良反应。每周使用剂量应不超过100g,超过该剂量对钙和骨的代谢有不良反应。

其他不良反应发生在大约30%使用卡泊三醇的患者身上,包括对皮损和皮损周围的刺激、烧灼感、刺痛感、瘙痒感、红斑及脱屑,妨碍了在面部和间擦部位的使用。当同时外用水杨酸时,钙泊三醇将失活[41]。

对于大多轻到中度银屑病患者,钙泊三醇是主要选择的外用药物。该药有效、易用、无味、不染色(乳霜、软膏或头部溶液)。在使用卡泊三醇治疗时,通常同时结合外用糖皮质激素,钙泊三醇应用2周后,大多数患者的银屑病斑块虽不能根治,但可明显改善[42]。最显著的效果见于6~8周。接受治疗的57%患者中,75%以上的斑块消退,这与皮质类固醇治疗达到的效果有可比性(虽然效力发生缓慢,并且相关的皮肤刺激感较重)[30,39]。该药尚未出现快速抗药反应问题[42]。

骨化三醇

骨化三醇是一种抑制角质形成细胞增殖的维生素D3活性形式。药膏每日涂抹2次,避免面部、眼睛和嘴唇部位。使用剂量不应超过每周200g。约25%的患者可出现高钙血症,在钙水平恢复正常之前,骨化三醇应坚持使用。据报道,骨化三醇也可导致肾结石、高钙尿症和皮肤刺激,其皮肤刺激症状小于卡泊三烯。值得注意的是,当骨化三醇联合光治疗时,由于骨化三醇会被紫外线及其载体灭活[43],应在光治疗后应用骨化三醇。骨化三醇疗效最早见于2周,峰值在8周左右,与钙泊三醇效果类似。约65%的患者继续在治疗52周时症状改善[44]。

他扎罗汀

他扎罗汀是一种局部使用的人工合成的维A酸,可以快速代谢为生物活性代谢产物——他扎罗汀酸[31,45]。通过与皮肤表面维A酸受体的相互作用调节基因转录,维A酸可以调节不正常角质细胞的分化,减少过度增生和银屑病相关的炎症反应[45]。治疗成功率与类固醇皮质激素有可比性(可清除全身皮损的52%;清除躯干和四肢皮损的70%)。与类固醇皮质激素相比较,他扎罗汀治疗银屑病的优点在于治疗后可以维持较长时间[34,46]。因为局部皮肤刺激感和瘙痒感是使用该药的常见不良反应,它与皮质类固醇的联合治疗不仅提供相加效果,而且还减少维A酸所致的刺激感[47]。口服用维A酸被认为是致畸剂,他扎罗汀作为一类X药物,怀孕期间应禁用;应该警告女性患者本药有潜在危险,必须充分避孕[45,46]。

与钙泊三醇相似,他扎罗汀也起效缓慢。它通常被制成凝胶状,比起乳膏状的外观,凝胶对患者更具有吸引力。他扎罗汀每日只需用药1次,这可以帮助提高患者的用药依从性。

光疗法

紫外线(UV)光疗法治疗银屑病具有悠久的历史。与免疫抑制治疗不同,光治疗被认为是靶向免疫效应细胞并上调调节性T细胞。光疗也可逆转表皮屏障异常,从而恢复皮肤稳态[48]。如果在当地可以使用紫外线,则可以将其作为门诊治疗手段和家庭治疗的新选择[49]。与生物制剂治疗相比较而言,光治疗可长效缓解症状,而且在合理成本内较生物制剂产生的毒性小[50]。不同的方案需要每日照射或每周多次照射，每次照射的时长也不同，这取决于患者的个体差异性。UVB 对银屑病患者有优质疗效，它可以在 24 小时产生最小的红斑，通常在 4~6 周可清除银屑病的皮损。

紫外线 B(UVB)

UVB(日晒伤光谱，290~320nm) 可诱导嘧啶二聚体形成，抑制 DNA 合成，减少银屑病表皮中的 T 细胞(如 UVB 有抗增生作用和局部免疫作用)[25]。UVB，不同于 UVA，它不需要额外的增敏剂(如补骨脂素) 就可以起效。UVB 通常被认为是比较舒适的治疗方法，而且相对无毒。通常，60% 的慢性斑块型银屑病患者可以痊愈，而另外有 34% 的患者在治疗 7 到 8 周后 75% 的皮损消退[35]。日光的热量和湿度可以加强 UVB 的治疗作用。窄谱中波紫外线(NB-UVB)，波长 311nm，已发现比中波紫外线(BB-UVB) 更有效[51]；但相对于补骨脂素联合 PUVA 在清除银屑病损害方面并没有优势[52]。补骨脂素短期的不良反应(如恶心，头痛)，高发生率的光毒性(红斑) 和在治疗后佩戴护目镜引起的不便，可能会抵消掉 PUVA 良好的疗效。比较 PUVA 和 NB-UVB 的文献综述认为，PUVA 能更好地清除银屑病病灶，疗程较短，维持缓解时间更长；但必须平衡 PUVA 疗效和 PUNA 诱发皮肤癌的风险[53]。在另一篇文献中，NB-UVB 比 BB-UVB 更有效，也比 PUVA 更安全[54]。

然而，PUVA 的更大疗效可能会被补骨脂素的短期副作用(如恶心、头痛)、更大的光毒性反应(红斑) 发生率以及治疗后佩戴光防护眼镜的不便所抵消。目前，现有数据表明选择 NB-UVB 更好，与 PUVA 相比，NB-UVB 致癌风险小，对儿童和孕妇来说是安全的，它没有药物相关的(补骨脂素) 不良事件，并且不要求使用保护镜。尽管没有明确证据，但据推测，相较于 PUVA 疗法，NB-UVB 产生的长期光损伤和皮肤癌的发生率更低。每周使用 UVB 治疗 3 次。人们一直认为在照射 UVB 前使用润肤剂(例如凡士林，矿物油或"婴儿"油，优色林) 预处理，可以通过除垢或增强 UVB 渗透来改善效果，实际上会抑制其渗透，因此不宜使用[55]。皮损清除后，2~4 个月后逐渐减少用量，直至最后停药。紫外线辐射和日光照射的危险性相似，可以导致晒伤、光老化及皮肤癌。联合 UVB 和蒽林(Ingram 方案) 或 UVB 和焦油(Goeckerman 方案) 的治疗方案已被应用多年，从理论上说，它们吸取了焦油和蒽林光敏性的优点。Goeckerman 方案指联合使用 UVB 光和 1%~10% 的粗煤焦油，包括每日使用煤焦油至少 4 小时，同时进行 UVB 治疗。粗煤焦油已被证明优于清洁的焦油制剂和其他焦油衍生物，在宽带 UVB 光照射之前 2 小时使用即可。相对于油腻的凡士林软膏来说，亲水性软膏在美容和使用简易方面更具优势[56]。Ingram 方案结合了每日使用蒽林加煤焦油洗浴并照射 UVB，比 UVB 单独治疗效果好。Goeckerman 方案和 Ingram 方案都能在 6 周内清除 75% 慢性斑块银屑病患者的皮损(仅用 UVB 照射只能清除 56%)。在联合组中，清除病变所需的总的治疗用量和总的 UVB 量要少很多[57]。经典治疗方法并不规范，不同的治疗方案用于不同的病情。如果全身治疗无效或有禁忌，可首选蒽醌与强效皮质类固醇或煤焦油联合方案[58]。Goeckerman 方案和 Ingram 方案

都能在 3~4 周内减轻广泛分布的皮损程度，促使症状减轻，可以维持几周到几个月，还可减少 UVB 照射的长期不良反应[57]。目前新的关注点在于 Goeckerman 方案在生物制剂耐受的患者中的应用[59]。总的来说，M. M. 治疗的首选方法是每日 2 次高效皮质类固醇软膏和夜间使用焦油软膏。如果这样无效，可以每日加用 2 次钙泊三醇软膏，或者连续 8 周每日 1 次他扎罗汀凝胶。一旦病情控制，M. M. 可用钙泊三醇或他扎罗汀，而不应局部用皮质类固醇制剂；这些产品不会引起皮质类固醇所致的萎缩症，而且也没有潜在的与局部皮质类固醇相关的系统性不良反应的可能性。顽固病例可以局部使用蒽林，可联合或不联合 UVB。

重症银屑病的治疗

案例 41-2

问题 1：G. L.，42 岁，男性，有多年银屑病史(通常是局部)，目前超过 80% 的体表面积呈现弥漫的红色斑块样皮损。这些区域均发炎，而且他用于维持治疗的局部药物(蒽林) 引起了疼痛和刺激感。他对最近局部疗法出现的不适感很灰心。为了减轻红肿和瘙痒，他已经重新开始使用局部皮质类固醇治疗，但价格太高，不能长期使用。他无心血管、肾脏或肝脏疾病，未服用系统性药物。他是一个商业顾问，自己经营事业。目前 G. L. 最适合哪种系统治疗方法？

银屑病的系统治疗方法包括 PUVA、阿维 A(全身性维 A 酸)、甲氨蝶呤、环孢素和阿普斯特。生物制剂抗细胞因子药物包括 TNF-α 抑制剂(英夫利昔单抗、依那西普、阿达木单抗、戈利木单抗、乌司奴单抗和塞库单抗) 目前也已经用于银屑病的治疗[60]。尽管 PUVA 和甲氨蝶呤应用较多，但环孢素和免疫调节药物的使用亦逐渐增多，因为这些药物治疗重度银屑病取得越来越多的经验[25,61]。药物的选择取决于患者及药物的特点。由于银屑病患者通常终身患病，所以治疗的目的不仅仅是在特定时间内安全而有效地稳定病情，而且还要在长时期维持安全有效的治疗。即使终止 UVB、PUVA 和甲氨蝶呤治疗后，通常也可以实现银屑病的长期维持治疗。从组织学观点来看，这些药物能诱导生长周期细胞的改变。相反，部分至相对足量的阿维 A 或环孢素两种药物有必要应用维持量保持这两种药物的疗效，可能是因为它们导致的是抑制性而非生长周期细胞的组织病理学改变。例如很多患者在停用环孢素 2~4 个月后，病情会复发且恶化[62]。同样的，生物疗法显示出了令人满意的抗银屑病效果。然而已有报道发现，随着使用时间的延长，其治疗的效果在逐渐减弱。值得注意的是，已经证明将 NB-UVB 加入已经对免疫调节剂失去疗效的成人中度至重度病例中，可以恢复初始的疗效[63]。

光化学疗法

光化学疗法把补骨脂素和 320~400nm UVA(PUVA) 结合在一起。补骨脂素(甲氧沙林、8-甲氧补骨脂素、三甲沙

林)是一组光敏性化合物,吸收 UV 后同时具有抗增殖和免疫调节的功能。当它们被 UVA 光催化后,补骨脂素形成单功能化合物及与嘧啶基的交联物。PUVA 还抑制细胞因子的释放,并减少表皮和真皮 T 细胞。如果用 T 细胞减少的程度和在迟发超敏反应的减少量来衡量,PUVA 对皮肤的免疫调节效果比 UVB 好得多。由于低曝光率,对头皮和指甲使用 PUVA,效果并不明显[64]。使用该疗法后症状减轻持续的时间比 UVB 长。在无 UVA 的情况下补骨脂素单用无活性。光化学疗法用来控制严重的顽固性、致残性斑块型银屑病。经过 4~8 周的 10~20 次治疗,超过 80% 的患者的症状得以改善,可以用间歇式(每月 2 次)治疗方法来维持[64]。UVA 比 UVB 更能穿透更深的皮肤,而且对真皮有显著效果。PUVA 的使用需要谨慎,并要坚持严格的光保护措施。不愿意接受 PUVA 相关预防措施的患者可以选择 UVB 治疗,因为 UVB 的应用没那么严格。UVA 治疗作用的峰值范围为 320~335nm。甲氧补骨脂素是应用最广泛的药物,口服剂量是 0.6~0.8mg/kg 体重,四舍五入至最接近的 10mg,在照射 UVA 前 1.5 小时使用[52]。起始剂量据患者的皮肤类型(如晒伤的容易程度、先天的皮肤颜色)来选择。其他联合 UVA 的治疗包括卡泊三醇-PUVA(D-PUVA)和维 A 酸-PUVA(RePUVA),这两种方案比单独用 PUVA 效果更好[51]。急性光毒性不良反应,如部分深度烧伤、红斑和水疱,与剂量有关,因此急性不良光毒性效应是 PUVA 光化学疗法的严重但可预防的并发症[65]。其他急性不良反应包括呕吐、无力、头痛、瘙痒及色素沉着。应当继续使用局部糖皮质激素治疗,直到银屑病得到控制。如果在 PUVA 开始时停用局部类固醇皮质激素,通常会加剧银屑病。PUVA 治疗后,患者应该穿上保护性衣服(长袖、高领),涂上可过滤 UVA 和 UVB 的防晒剂,并戴上阻挡 UVA 的太阳镜(参见第 42 章)。因为甲氧沙林的半衰期短,6~8 小时内削减 80%,所以,在 PUVA 治疗后 8 小时内物理屏障的作用非常重要。更令人担忧的是它潜在的长期不良反应:诱变性、致癌性及白内障形成。一项研究综述表明:PUVA 治疗后非黑色素瘤皮肤癌的风险增加[66],累积的 PUVA 治疗与鳞状细胞癌有关(治疗次数大于 260 次的患者与小于 160 次的相比,癌症发生率提高 11 倍)[67]。男性患者发生生殖器鳞状细胞癌的危险性增高。照射 PUVA 与发生恶性黑色素瘤的危险性有一定的关系。目前看来,黑色素瘤发生的危险性增加与高剂量照射 PUVA 有关,呈剂量相关性。在首次照射 PUVA 后,危险性首次出现在 15 年以后[67-69]。一项对超过 13 000 患者参与的队列研究评估了治疗方案与其诱发肿瘤的风险发现,无论是在皮肤病或非皮肤病方面,使用煤焦油治疗的患者都没有增加恶性肿瘤的风险,因此煤焦油疗法被认为是一种安全的治疗方案[70]。PUVA 治疗应该避免长期维持治疗和累积剂量过大。治疗时应遮住面部和会阴部,早期阶段每年进行体格检查以防皮肤癌的发生,并减少其他光化学疗法的远期不良反应。局部补骨脂素治疗有很强的光敏性,因此难以控制。然而,应用 0.1% 甲氧沙林后小剂量 UVA(如小于通常 PUVA 口服剂量的 20%)局部照射治疗已被应用,并可防止胃肠道不良反应[64]。

系统治疗

阿维 A

第二代全身使用的阿维 A 能够有效治疗顽固性银屑病。这种药的抗银屑病作用是:除抗炎作用外,还可调节表皮分化的能力和免疫功能[71]。后者可减轻银屑病伴发的关节炎[25,64]。阿维 A 是阿维 A 酯的主要代谢物,是重症银屑病的二线用药。它比阿维 A 酯的亲脂性小 50 倍,半衰期相对较短,然而,患者服用任何维 A 酸类产品仍应密切监测。阿维 A 适用于接受过 PUVA 广泛照射的患者,可以在 PUVA 治疗前给药(1~3 周),这样可加快反应速度,还可以用于对 UVB 联合蒽林或焦油治疗无反应的患者,或用于不适合甲氨蝶呤治疗的患者[72]。为防止复发恶化,大多数患者都需要维持治疗或间歇治疗[73]。评估患者对阿维酸的反应应以 4 周为间隔进行剂量滴定,以便以最小的不良反应达到治疗效果[74]。阿维 A 还有很多其他副作用,包括维生素 A 过多综合征(如皮肤干燥、变薄、变脆弱、口唇皲裂、鼻黏膜干燥,脱皮,秃头,以及甲营养失调)、类维生素 A 过多症的皮疹、儿童脊髓外肌腱和韧带的钙化以及骨骼的改变、血清甘油三酯和胆固醇水平增高的高脂血症,以及肝酶的改变和肝炎[75]。目前发现许多患者因维 A 酸治疗量不当和突然停止治疗出现不良反应。局部用皮质类固醇制剂可以减少部分阿维 A 对皮肤的副作用。阿维 A 是致畸剂,并可在脂肪中累积,在最终给药后,可在血液中存留长达 1 年[71]。因此,用药期间应严格避孕,且育龄妇女应在停药后继续避孕 2~3 年[69,76]。在用药期间及停药后 1 年内不提倡献血[71]。

免疫抑制剂

甲氨蝶呤

甲氨蝶呤(MTX),一种叶酸类似物,它抑制几种氨基酸合成所需的二氢叶酸还原酶、嘧啶、嘌呤,从而影响 DNA、RNA 和蛋白质的合成。MTX 可抑制增生迅速的细胞,如银屑病皮肤内的某些细胞。MTX 抗银屑病的作用机制包括:抑制角质细胞分化及通过破坏淋巴细胞来调节免疫[25,77]。MTX 与其他细胞毒性药物不同,它产生抗银屑病作用所需的剂量比用于癌症化疗中的剂量少得多。MTX 相对安全,耐受性好,但因其长期肝毒性(纤维化和硬化)需要定期肝活检的副作用,使许多患者和临床医生不愿使用此药[78,79]。酒精会加重甲氨蝶呤引起的肝毒性。接受 MTX 治疗的银屑病患者晚期肝病变的发生率比用同样方法治疗类风湿性关节炎患者高 2.5~5 倍甲氨蝶呤的肝毒性可能与累积的剂量和持续的血液浓度有关[80]。因此,每日 1 次的治疗计划已经被每周用药的方案取代了。即使在出现了甲氨蝶呤诱导的肝脏疾病后肝功能生化检查[如血清丙氨酸转氨酶(ALT)、血清天门冬氨酸转氨酶(AST)、血清白蛋白、胆红素]也可以在"正常"范围内[77]。因此,共识指南提倡所有银屑病患者在使用 MTX 前和 MTX 累积剂量达到

1.0~1.5g 时行肝活检进行风险分层评估。在用药的前 6 个月,应每月检测一次肝功能、胆红素和血清白蛋白,随后每 1~2 个月检测一次[77]。骨髓抑制、恶心、腹泻及胃炎是 MTX 有关的其他不良反应。在治疗早期可以发生局限性肺炎,尤其是当 MTX 的剂量较高、达到癌症化疗用量时。叶酸每日 1mg 可能会减少副作用,但不能减少肝、肺毒性。还曾有发生畸形和流产的报道,MTX 还会引起可逆性的精子减少。临床上因药物间相互作用,很多药会增加 MTX 的毒性,尤其是肾功能不全者更易发生[77]。MTX 治疗的相对禁忌证包括肾功能减低、重度肝功能不正常(如纤维化、硬化、肝炎)、怀孕及哺乳、贫血、白细胞减少症、血小板减少症、活动性胃溃疡或感染性疾病(肺结核、肾盂肾炎)、酒精滥用及依从性不好的患者[77]。在接受 MTX 治疗的患者,男性至少在停用后 3 个月,女性停用后至少一个排卵周期内必须避孕[77]。开始治疗后的 7~14 日,应每月检测全血细胞计数和血小板计数,在前几个月的每 2~4 周,之后每 1~3 个月检测一次血小板计数。应当 2~3 个月检测一次肾功能(血肌酐,BUN)。

环孢霉素

环孢霉素对皮肤病的疗效从另一方面显示了免疫功能异常在银屑病发病机制中的重要性。但免疫抑制剂环孢霉素和他克莫司的毒性和缓解的持续时间较短,限制了它们的使用。环孢霉素通常用于那些对局部用药、UVB、PUVA 及其他全身用药疗效不佳的泛发性银屑病患者。对银屑病患者,环孢霉素可能是通过作用于钙调神经磷酸酶而起效的,它是产生白细胞介素(IL)-2 所必需的。IL-2 的扩增能辅助 T 细胞和细胞毒性淋巴细胞增殖。IL-2 生成的减少会导致表皮内有活性的 CD4 和 CD8 细胞的衰退。环孢霉素还抑制可能与炎症细胞的趋化现象有关的肿瘤坏死因子-α(TNF-α)和 α2-干扰素(IFN-α2)产生,能抑制细胞毒的释放,并抑制角化细胞的生长[81]。环孢霉素在治疗银屑病时所用的剂量比用于防止器官移植排斥反应的剂量低。推荐初始剂量通常是 2.5~6mg/kg,分 1~2 次使用,很快就能使斑块状皮损显著改善,10 周内 2~3mg/(kg·d),就能有 30% 的患者完全清除皮损,50% 患者的清除率大于 75%。大多数人在停用环孢霉素 2~4 个月后复发[82]。环孢素在银屑病患者中显示出与甲氨蝶呤相当的功效,平均剂量分别为 4.5mg/(kg·d) 和 20.6mg/周[78]。环孢霉素所致的肾损害很常见,但通常可逆。因药物对肾脏血管平滑肌的血管收缩作用或药物引起小动脉的透明变性而继发的高血压,是剂量依赖性的,发作隐匿。应该密切监测接受环孢霉素治疗患者的血压和血清肌酐浓度的变化[79]。环孢霉素的其他副作用包括低血钾、低血镁、血尿酸过多、齿龈增生、血胆固醇增高、血甘油三酯过多、胃肠道不良反应、多毛症、乏力、肌痛及关节痛[80]。皮肤癌、淋巴瘤及实体瘤发生的危险性也可增高[81,82]。在进行环孢霉素治疗期间,患者应该避免过度的日光照射,不应该同时接受 UVB 或 PUVA 治疗,以免增加患上非黑色素瘤的风险[83]。总之,PUVA 对 80%~90% 的患者有效,因此 G. L. 泛发的重度斑块型银屑病应该对它有反应。如果 G. L. 出现了全身症状(如银屑病性关节炎),可以首选全身用药(如甲氨蝶呤、环孢素)。虽然每周 3 次的 PUVA 治疗可能会打乱工作安排,但 G. L. 是个体经营者,他的工作时间可能比较灵活,PUVA 对他而言是一个不错的选择。

磷酸二酯酶 4 抑制剂

阿普司特是一种口服磷酸二酯酶 4(PDE4)抑制剂,可治疗中重度斑块型银屑病,并通过增加 T 细胞中的 cAMP 来减少免疫应答。这导致细胞因子和其他促炎介质的表达降低,而抗炎介质的表达增加[84]。表达 PDE4 的间充质细胞存在于真皮、平滑肌和血管内皮的角质形成细胞中[85],两项 Ⅱb 期研究显示,随机分组后,患者给予每日 2 次 20mg 阿普司特后,在 12 和 16 周分别达到 24% 和 29% 的 PASI 75,相比之下,安慰剂对照组分别是 10.3% 和 6%[86,87]。值得注意的是,所有入选的患者均有过其他治疗失败的经历或同时接受银屑病治疗。因此,阿普司特不应被认为是治疗斑块型银屑病的一线药物[86]。阿普司特的推荐用药方法为 5 日滴定法,每日 30mg,每日 2 次。阿普司特最常见的不良反应包括胃肠道反应(腹泻和恶心)和头痛。其他不良反应包括上呼吸道感染及 0.3% 的患者撤药后出现反跳性银屑病。阿普司特通过 CYP 3A4 途径代谢,因此在开始治疗之前,应评估药物与药物的相互作用。肾功能受损(如肌酐清除率小于 30ml/min)的患者应减少阿普司特的剂量[85-87]。

交替疗法

案例 41-2,问题 2:什么治疗方案可以使 G. L. 减少不良反应和减少 PUVA 治疗的费用?

现今,没有哪种治疗银屑病的方式是无毒的。交替疗法包括交互使用各种单一疗法,这样使患者在每个特定的治疗方式结束后可以经历一段长时间的间隔[88]。用于长期维持治疗时,交替疗法既可以限制与长期使用一种特效药所致的不良反应,也可以限制多种药物同时使用时相互间的附加或协同作用导致的不良反应。如前所述,PUVA 治疗大于 160 次后,皮肤癌发生的危险性会相对增加。如果经过 100 次照射后已经缓解的患者终止 PUVA 治疗,开始用另一种疗法,皮肤就有时间从光疗中复原,并且 PUVA 可在较小的风险下反复使用。交替疗法的前提是患者可以接受 3~4 种没有相关毒性的选择疗法[88]。在 12~18 个月的累积治疗后交替每种疗法,就可使任何一种单一疗法潜在的长期毒性降低到最小。基于此理论,环孢素使用可限制在 3~6 个月,这样可以减轻病情。然后患者转换使用另一种疗法(如甲氨蝶呤或 PUVA)维持治疗。补骨脂素和 UVA 照射治疗 6~8 周后,可以在 80%~90% 患者中出现明显效果[25]。这种治疗需要大量时间,因为 UV 照射疗法至少要每周 3 次。注射甲氧补骨脂素(8-MOP)(0.6~0.8mg/kg),大约 75~90 分钟后血中补骨脂素水平达高峰时照射 UVA(剂量选择以皮肤类型—晒伤的难易程度及先天皮肤颜色为基础)。PUVA 诱导的红斑通常比 UVB 出现得晚,48 小时达高峰。因此治疗频率不应多于两日 1 次。PUVA 清除银屑病斑块所需时间比 UVB 治疗长(平均 10 周,UVB

≤3 周)[64]。一旦斑块被清除,PUVA 就必须缓慢减量(治疗频率在 2~3 个月后减少),以防止银屑病斑块重新出现。相反,UVB 疗法可以突然停止。每周从工作时间中挪出 3 次时间用来光疗会影响某些患者的工作和学习。家庭光疗技术的发展为患者提供了在熟悉和舒适的环境中进行治疗的选择,此外还不断提高了疗效和安全性[41]。家庭光疗的优点包括:改善生活质量,增加便利性,降低成本,以及减少因工作和社交活动而浪费的时间。有皮肤癌病史的患者、儿童、孕期妇女、免疫抑制的患者及容易晒伤的浅色皮肤患者,应避免补骨脂素和 PUVA 治疗。用 PUVA 治疗的绝对禁忌证包括光过敏疾病史(如红斑狼疮、卟啉症)、补骨脂素引起的异质性反应或过敏反应、摄入砒霜、接触电离辐射、皮肤癌(相对禁忌证)、孕妇及哺乳妇女。减少长期持续治疗及辐射累积量的方法包括使用防晒霜、防护服及太阳镜,还可采用联合疗法(RePUVA)。接受 PUVA 治疗的患者应避免其他光敏感药物(如氟喹诺酮类、吩噻嗪、磺胺药物、磺脲类、四环素类、噻嗪类)。交替疗法可以根据 G. L. 对 PUVA 的反应和耐受力,再行决定是否应用。

银屑病性关节炎

案例 41-3

问题 1:R. T. ,46 岁,男性,宇宙航空机械师,患有银屑病,并出现了关节问题。他说大约最近 1 个月以来疾病"突然发作",主要累及右手中指、肩部、膝盖和双手其余关节也痛。尽管每晚都应用二丙酸倍他米松,皮损仍复发。他有慢性抑郁症和酒精中毒病史,但他现在很正常,未服用抗抑郁病药治疗。体格检查发现右手第三指的掌指关节有明显压痛,不伴有严重活动性滑膜炎。右腿膝盖还有中度渗出,但其余关节检查都是阴性。足部、膝盖、肘部有活动期银屑病皮损,而且有典型的银屑病甲改变。红细胞沉降率轻度升高。R. T. 的皮肤和关节疾病最适合哪种系统治疗?

　　银屑病性关节炎是炎症性关节炎的一种特殊形式,通常对类风湿因子呈血清反应阴性。在不同的报道中,6%~39%患者会发生银屑病关节炎,严重皮肤病患者的患病率较多[18]。银屑病性关节炎患者中有大于 80%的人指/趾甲受到影响,与之相比,甲受影响情况在只有皮肤型银屑病的患者中占 30%[18,89]。银屑病性关节炎的五个临床类型已被确定如下:远端指间关节炎(典型,占 5%~10%,常伴有指甲改变)、残毁型关节炎(占 5%,早年发病,伴有骨质溶解所致的严重手指和足趾畸形)、对称性多发性关节炎(风湿病样的,发生率<25%,进程较缓和)、非对称性少发性关节炎(最常见,占 70%,影响到近端和远端指间关节、掌指关节、膝盖和髋部)、脊柱关节炎型(占 5%~40%,常无症状)[90]。R. T. 属于非对称性少关节炎,该种银屑病性关节炎常规治疗包括 NSAIDs、局部皮质内固醇注射和免疫抑制剂(如 TNF 抑制剂)。尽管缺少有效的临床依据,但 NSAIDs 可抑制 PsA 的肌肉骨骼症状,但不能缓解[89]。应

避免使用全身用皮质类固醇药物,因为它们会使银屑病不稳定(转化为脓疱型),引起疾病抵抗其他有效的治疗方法,并在停药期间再次加重皮肤症状[91]。PUVA 和阿维 A 抗关节炎作用甚微。

甲氨蝶呤

　　甲氨蝶呤是长期以来被认为是对银屑病关节炎有治疗作用(约 30%)的药物,但对其疗效报道的数据却很少[91,92]。TNF-α 抑制剂也被证实可延缓或终止其影像学进展[93]。对于轻微的关节疾病,可用 NSAIDs 和关节内糖皮质激素注射。中度至重度关节病最佳治疗方法是系统性口服抗风湿药物或生物制剂。经过 NSAID 的足量治疗,对 R. T. 肩部、膝盖、手部的关节痛以及其活动期皮肤疾病,甲氨蝶呤是合理的二线治疗药物。了解病史并完成体格检查后,应完善常规血细胞计数、尿常规、肾功能(血肌酐,BUN)、肝功能(LETs:丙氨酸转氨酶、天冬氨酸转氨酶、碱性磷酸酶、胆红素)、HIV 抗体检测和纯化蛋白衍生物(PPD)试验。以往所有使用甲氨蝶呤药物的患者在治疗前要进行肝脏针吸活检,而现在只有严重肝脏疾病的患者需要做活检[77]。患者有一个或一个以上肝纤维化危险因素时(如肝功能持续异常,肝毒性药物用药史,肥胖,高脂血症,糖尿病,遗传性肝脏病的家族史),应该进行治疗前和 2~6 个月后的肝活检,直到确定该药对患者有效且无毒。重复肝活检在甲氨蝶呤累积 1.0~1.5g 进行,因为甲氨蝶呤引起的危及生命的肝脏疾病通常在低于该累积剂量时罕见发生[94]。甲氨蝶呤治疗通常从 2.5~5mg 的试验剂量开始[77]。如果没有特质性反应发生,就可逐步增加剂量,然后维持在每周 10~25mg。甲氨蝶呤最好给予单周口服剂量,或在一个 24 小时期间每隔 12 小时给 2.5~7.5mg 剂量,共 3 次(如早上 8 点,晚上 8 点,然后早上 8 点)。随着生物制剂在银屑病及其伴随症状中的应用,已经有了逐渐完善的监测方法。但是,常规实验室评估中肝毒性发生的可能性不明显。每 4~12 周检测一次肝功能,至少应该在最后一次用药后间隔 1 周,因为肝生化值常常在甲氨蝶呤治疗后 1~2 日内升高。如果出现明显异常,应该停止甲氨蝶呤治疗 1~2 周,而且应该重复这一套肝生化检查。肝生化值应该在 1~2 周内恢复正常。如果肝生化数值明显异常持续 2~3 个月,应该考虑进行肝活检。当累积剂量达到 1~1.5g 及随后每次累积增加 1.5g 时,建议应行肝活检。肝功能异常在停止 MTX 治疗 6 个月后可能有所改善。

免疫调节疗法

案例 41-3,问题 2:R. T. 几个月后再去看他的家庭医生,一些躯体上的不适导致抑郁症的复发。后来 R. T. 又开始饮酒。他往往在周末或情绪不好时一晚上喝 4~5 瓶啤酒,虽然他承认他的酒量有时确实较大。他的皮肤病症状控制得相对较好,但关节病仍然持续。现在 R. T. 还有什么别的选择?

　　应停用甲氨蝶呤,因为现在其危险性可能超过了治疗作用,尤其是因为他在风湿疾病未被控制住时又开始饮酒。

甲氨蝶呤和环孢素 A 均可在短期内降低炎症反应,但仍需观察两者是否真正改变了疾病的长期发病过程。因毒性作用限制了环孢素 A 的使用,故使用时需密切监测病情。应建议 RT 进行物理和专业的治疗,鼓励其锻炼,并在需要时进行器械矫形。可以根据症状应用 NSAIDs 来缓解。柳氮磺胺吡啶和羟氯喹可能对关节症状有益,而皮肤损害表现可以用局部药物控制。其他可供选择的二线药物包括免疫调节药物、抗细胞因子药物、TNF-α 抑制剂、英利昔单抗和依那希普。对于 R.T. 这个病例,很明显,需要有更好的治疗银屑病关节炎的方案。

免疫调节剂

随着生物技术免疫调节治疗的发展,对其他系统治疗耐受的中重度银屑病和银屑病关节炎治疗也有了重要的治疗选择。这些药物被认为起免疫介导作用,且可增高银屑病的 TNF 浓度。

单克隆抗体和 TNF-α 抑制剂:英夫利昔单抗、依那西普,阿达木单抗、戈利木单抗、乌司奴单抗、苏金单抗和碘克珠单抗

TNF-α 是炎症和关节破坏过程中重要的细胞因子。抑制此细胞因子可以减少炎症反应并抑制其他促炎细胞因子的作用。TNF-α 抑制剂,英夫利西单抗,依那西普和阿达木单抗,是经过 FDA 验证的可用于治疗斑块型银屑病合并银屑病关节炎治疗的药物。戈利木单抗只对银屑病关节炎有效。乌司奴单抗被批准用于银屑病和银屑病关节,而苏金单抗目前仅批准用于斑块型银屑病。这些药物的作用机制是通过阻断细胞表面的 TNF 受体上的 TNF-α[95],乌司奴单抗是白细胞介素-12(IL-12)和抗白细胞介素 23(IL-23)的特异性抑制剂[95]。苏金单抗和碘克珠单抗抑制白介素-17A(IL-17A)。剂量为皮下注射或静脉输注(英夫利昔单抗),在开始阶段,每周、每 2 周、每隔 1 周或每月治疗 1 次。

在一项为期 24 周的研究中,对依那西普的疗效与安全性进行评估,发现中到重度斑块型银屑病患者每周给予患者 50mg 依那西普,在第 12 周,有 37.5% 的患者 PASI 评分为 75,在第 24 周,有 71.1% 的患者 PASI 评分为 75,没有死亡病例,无严重感染,无机会性感染,无脱髓鞘病变,无恶性肿瘤的报道[96]。据报道,多达 18% 的患者会产生抗体,但是,它们不会影响依那西普的疗效[97]。

英夫利昔单抗是一种人/鼠嵌合体抗 TNF-α 抗体。一项 186 位患者为期 46 周给予英夫利昔单抗来治疗中到重度斑块银屑病和指甲银屑病的研究表明:在第 50 周,有 74.6% 的患者 PASI 评分为 75,有 54.1% 的患者 PASI 评分为 90[98]。尽管临床上症状有显著改善,但抗核抗体和抗双链 DNA 抗体的诱导只常见于接受英夫利昔单抗的患者中。为了调查使用英夫利昔单抗来治疗重症、顽固性银屑病的患者的自身免疫的进展过程,28 例用 3 种或 3 种以上系统性治疗方案难以根治的银屑病患者为期 22 周给予英夫利昔单抗 5mg/kg,在开始和第 22 周检测抗核抗体和 IgG、IgM 抗双链 DNA 抗体[99]。阳性率从 12%(起始周)上升到 72%(22 周),同时检测到 IgM 抗双链 DNA 抗体。3 例患者为非糜烂性关

节炎,没有符合系统性红斑狼疮的其他诊断标准。该项研究表明在接受英夫利昔单抗的患者更容易产生自身免疫[99]。

在为期 52 周的阿达木单抗有效性和安全性评估实验中,在给予银屑病患者 80mg 的负荷剂量后每隔 1 周给药 40mg,在第 16 周,71% 的患者 PASI 评分改善。只有 5% 的患者持续使用阿达木单抗到第 52 周才对阿达姆单抗失去反应[100]。阿达木单抗为人单克隆抗体,多达 50% 的患者会形成抗阿达木抗体,从而可能降低该药物的疗效[97]。在 3 期临床试验中,碘克珠单抗治疗轻度至中度银屑病效果优于依那西普。每周 1 次服用碘克珠单抗,持续 12 周,90% 的患者获得 PASI 75 评分,而依那西普组为 48%。最常见的不良反应为感染(26%)和注射部位反应(10%)[101]。

银屑病关节炎在抗风湿药物(DMARDs)中 TNF-α 抑制剂的药物疗法有最佳毒效比值,即最小的起效剂量(NNTB)与最大的有害剂量(NNTH)的比值,这可以缓解至少 30% 患者的临床症状。有趣的是在这些临床研究中,NNTB 与安慰剂组的疗效相当。许多 TNF-α 抑制剂治疗的研究也涵盖了一些除局部治疗外未用过其他系统治疗的患者[102]。分析 TNF-α 抑制剂的 NNTB 时,应与其他系统疗法的 NNTB 相比较。同时,必须有一个比较指标(如 PASI 75 评分),尤其是大多数无安慰剂组相对照的治疗方案[103]。为了确定患者使用何种 TNF-α 抑制剂,综合考虑 3 个 meta 分析的结果,英夫利昔单抗最有可能达到 PASI 75 评分。此外,乌司奴单抗和阿达木单抗的 PASI 75 评分显著高于依那西普。需要指出重要的一点是,这一结论是基于长达 16 周的临床治疗而得到的[104-106]。

对于类似 R.T. 这样使用甲氨蝶呤不能很好控制病情并安全应用的患者,应考虑抗 TNF-α 物质。与安慰剂对照,这些药物起效迅速、耐受性好、作用明显。至少有 80% 的患者(10 周的英利昔单抗治疗后)、50% 的患者(12 周的依那西普治疗)、50% 的患者(48 周的阿达木单抗治疗)可持续维持 2~12 周 PASI 75 评分[107,108]。R.T. 无任何禁忌证,如活动性感染或纽约心脏协会(NYHA)Ⅲ级或Ⅳ级心脏衰竭。条件允许的情况下,在前 3 个月依那西普 25~50mg 皮下注射每周 2 次(每隔 3 或 4 天),然后改为 50mg、每周注射 1 次的相对方便的给药方式;然而,在最近的乌司奴单抗(第 0 周、第 4 周)和依那西普(12 周,每周 2 次给药)对照研究中发现,使用乌司奴单抗的患者有更好的疗效(PASI 75 评分)[109]。

在使用 TNF-α 抑制剂前,需谨慎筛查患有肺结核的患者,若先前有肺部感染或结核皮试阳性者,需预防性抗结核治疗。

磷酸二酯酶 4 抑制剂

因为临床试验显示阿普斯特可中度减轻 PSA 包括关节疼痛和肿胀在内的症状,所以阿普斯特近期被 FDA 批准用于治疗活动性 PSA。Ⅱ期和Ⅲ期临床试验的结果显示,与安慰剂相比,被随机分到阿普司特治疗组的患者,在症状、生活质量和疼痛感方面均有所改善[110]。在参加Ⅲ期临床研究的患者中,超过一半的患者接受了 DMARDS(如甲氨蝶呤)的伴随治疗,并有 10%~15% 为 TNF-α 抑制剂的治疗失败的患者[111]。阿普斯特给药量与斑块型银屑病相似,滴定量高达

30mg，每日 2 次。临床试验中报告的最常见的副作用是胃肠道反应（即腹泻、恶心）、疲劳、头痛和鼻咽炎。其中胃肠道不良事件本质上是暂时性的，且通常在治疗早期出现[85]。

联合治疗

银屑病基金会推荐的联合治疗主要包括甲氨蝶呤联合 TNF-α 抑制剂（依那西普或英夫利昔单抗）、阿维 A 和英夫利昔单抗，其次是 TNF-α 抑制剂（依那西普或阿达木单抗）联合光治疗[112]。目前尚无临床数据支持使用两种生物制剂或一种生物制剂与环孢霉素联用的治疗方法[112]。

（徐华娥 译，熊喜喜 校，鲁严 审）

参考文献

1. Bowcock AM, Krueger JG. Getting under the skin: the immunogenetics of psoriasis. *Nat Rev Immunol.* 2005;5:699.

2. Griffiths CE, Barker JN. Pathogenesis and clinical features of psoriasis. *Lancet.* 2007;370:263.

3. Boehncke WH, Schön MP . Psoriasis [published online May 26, 2015]. *Lancet.* 2015;386(9997):983–994. doi:10.1016/S0140-6736(14)61909-7.

4. Takeshita J et al. Psoriasis in the U.S. medicare population: prevalence, treatment, and factors associated with biologic use [published online August 20, 2015]. *J Invest Dermatol.* 2015;135(12):2955–2963. doi: 10.1038/jid.2015.296.

5. Das RP et al. Current concepts in the pathogenesis of psoriasis. *Indian J Dermatol.* 2009;54:7.

6. Dika E et al. Environmental factors and psoriasis. *Curr Probl Dermatol.* 2007;35:118.

7. Tsoi LC et al. Identification of 15 new psoriasis susceptibility loci highlights the role of innate immunity. *Nat Genet.* 2012;44:1341–1348.

8. Manczinger M et al. Novel factors in the pathogenesis of psoriasis and potential drug candidates are found with systems biology approach. *PLoS One.* 2013;8:e0751.

9. Landgren E et al. Psoriasis in Swedish conscripts: time trend and association with T-helper 2-mediated disorders. *Br J Dermatol.* 2006;154:332.

10. Gaspari AA. Innate and adaptive immunity and the pathophysiology of psoriasis. *J Am Acad Dermatol.* 2006;54(Suppl 2):S67.

11. Micali G et al. Cutaneous vascular patterns in psoriasis. *Int J Dermatol.* 2010;49:249.

12. Rácz E, Prens EP. Molecular pathophysiology of psoriasis and molecular targets of antipsoriatic therapy. *Expert Rev Mol Med.* 2009;11:e38.

13. Leonardi CL et al. Etanercept as monotherapy in patients with psoriasis. *N Engl J Med.* 2003;349:2014.

14. Reich K et al. Infliximab induction and maintenance therapy for moderate-to-severe psoriasis: a phase III, multicentre, double-blind trial. *Lancet.* 2005;366:1367.

15. Kimball AB et al. Coronary heart disease and stroke risk in patients with psoriasis: retrospective analysis. *Am J Med.* 2010;123:350.

16. Schmitt J, Ford DE. Understanding the relationship between objective disease severity, psoriatic symptoms, illness related stress, health-related quality of life and depressive symptoms in patients with psoriasis—a structural equations modeling approach. *Gen Hosp Psychiatry.* 2007;29:134.

17. Parisi R et al. Psoriasis and the risk for major cardiovascular events: cohort study using the clinical practice research datalink. *J Invest Dermatol.* 2015;135:2189–2197.

18. Gladman DD et al. Psoriatic arthritis: epidemiology, clinical features, course, and outcome. *Ann Rheum Dis.* 2005;64(Suppl 2):ii–14.

19. Lebwohl M et al. The psoriasis symptom diary: development and content validity of a novel patient-reported outcome instrument. *Int J Dermatol.* 2014;53:714–722.

20. Jiaravuthisan MM et al. Psoriasis of the nail: anatomy, pathology, clinical presentation, and a review of the literature on therapy. *J Am Acad Dermatol.* 2007;57:1.

21. Neimann AL et al. Prevalence of cardiovascular risk factors in patients with psoriasis. *J Am Acad Dermatol.* 2006;55:829.

22. Dika E et al. Drug-induced psoriasis: an evidence-based overview and the introduction of psoriatic drug eruption probability score. *Cutan Ocul Toxicol.* 2006;25:1.

23. Kim GK, Del Rosso JQ. Drug-provoked psoriasis: is it drug induced or drug aggravated? *J Clin Aesthet Dermatol.* 2010;3:32–38.

24. Sorbara S et al. Hydroxychloroquine in psoriasis: is it really harmful? *Acta Derm Venereol.* 2006;86:450.

25. Menter A, Griffiths CE. Current and future management of psoriasis. *Lancet.* 2007;370:272.

26. Naldi L. Scoring and monitoring the severity of psoriasis. What is the preferred method? What is the ideal method? Is PASI passe? Facts and controversies. *Clin Dermatol.* 2010;28:67.

27. Her M et al. A review of disease activity measures for psoriatic arthritis: what is the best approach. *Expert Rev Clin Immunol.* 2014;10:1241–1254.

28. Pariser DM et al. National Psoriasis Foundation clinical consensus on disease severity. *Arch Dermatol.* 2007;143:239.

29. Magin P et al. The psychological sequelae of psoriasis: results of a qualitative study. *Psychol Health Med.* 2009;14:150.

30. Mason J et al. Topical preparations for the treatment of psoriasis: a systematic review. *Br J Dermatol.* 2002;146:351.

31. van de Kerkof PC. An update on topical therapies for mild-moderate psoriasis. *Dermatol Clin.* 2015;33:73–77.

32. van de Kerkhof PC et al. Psoriasis of the face and flexures. *J Dermatolog Treat.* 2007;18:351.

33. Laws PM, Young HS. Topical treatment of psoriasis. *Expert Opin Pharmacother.* 2010;11:1999.

34. Horn EJ et al. Topical corticosteroids in psoriasis: strategies for improving safety. *J Eur Acad Dermatol Venereol.* 2010;24:119.

35. Menter A et al. Guidelines of care for the management of psoriasis and psoriatic arthritis. Section 3. Guidelines of care for the management and treatment of psoriasis with topical therapies. *J Am Acad Dermatol.* 2009;60:643.

36. Roelofzen JH et al. Coal tar in dermatology. *J Dermatolog Treat.* 2007;18:329.

37. Brouda I et al. Tolerability and cosmetic acceptability of liquor carbonis distillate (coal tar) solution 15% as topical therapy for plaque psoriasis. *Cutis.* 2010;85:214.

38. Zackheim HS. Should coal tar products carry cancer warnings? *Cutis.* 2004;73:333.

39. Thielen AM, Laffitte E. Topical treatments for psoriasis in 2009 [in French]. *Rev Med Suisse.* 2009;5:876.

40. Pearce DJ et al. Trends in on and off-label calcipotriene use. *J Dermatol Treat.* 2006;17:308.

41. Segaert S, Duvold LB. Calcipotriol cream: a review of its use in the management of psoriasis. *J Dermatolog Treat.* 2006;17:327.

42. Saraceno R et al. Calcipotriene/betamethasone in the treatment of psoriasis: a review article. *Expert Opin Pharmacother.* 2009;10:2357.

43. Lebwohl M et al. Topical calcitriol is degraded by ultraviolet light. *J Invest Dermatol.* 2003;121:594–595.

44. Weiss JS et al. A consecutive treatment regimen of clobetasol propionate 0.05% spray followed by calcitriol ointment for the management of moderate to severe plaque psoriasis. *J Am Acad Dermatol.* 2009;60(suppl):Abstract 3362.

45. Talpur R et al. Efficacy and safety of topical tazarotene: a review. *Expert Opin Drug Metab Toxicol.* 2009;5:195.

46. Dando TM, Wellington K. Topical tazarotene: a review of its use in the treatment of plaque psoriasis. *Am J Clin Dermatol.* 2005;6:255.

47. Rigopoulos D et al. Treatment of psoriatic nails with tazarotene cream 0.1% vs. clobetasol propionate 0.05% cream: a double-blind study. *Acta Derm Venereol.* 2007;87:167.

48. Tartar D et al. Update on the immunological mechanism of action behind phototherapy. *J Drugs Dermatol.* 2014;13:564–568.

49. Anderson KL, Feldman SR. A guide to prescribing home phototherapy for patients with psoriasis: the appropriate patient, the type of unit, the treatment regimen, and the potential obstacles. *J Am Acad Dermatol.* 2015;72:868–878.

50. Lapolla W et al. A review of phototherapy protocols for psoriasis treatment. *J Am Acad Dermatol.* 2011;64:936–949.

51. Leon A et al. An attempt to formulate an evidence-based strategy in the management of moderate to severe psoriasis: a review of the efficacy and safety of biologics and prebiologic options. *Expert Opin Pharmacother.* 2007;8:617.

52. Sezer E et al. Comparison of the efficacy of local narrowband ultraviolet B (NB-UVB) phototherapy versus psoralen plus ultraviolet A (PUVA) paint for palmoplantar psoriasis. *J Dermatol.* 2007;34:435.

53. Archier E et al. Efficacy of psoralen UV-A therapy vs. narrowband UV-B therapy in chronic plaque psoriasis: a systematic literature review. *J Eur Acad Dermatol Venereol.* 2012;26(Suppl 3):11–21.

54. Almutawa F et al. Efficacy of localized phototherapy and photodynamic therapy for psoriasis: a systematic review and meta-analysis. *Photodermatol Photoimmunol Photomed.* 2015;31:5–14.

55. Jacobi A et al. Keratolytics and emollients and their role in the therapy of psoriasis: a systematic review. *Dermatol Ther (Heidelb)*. 2015;5:1–18.

56. Petrozzi JW. Letter to the editor: comment on Goeckerman regimen for psoriatic patients refractory to biologic therapy. *J Am Acad Dermatol*. 2014;71:195.

57. Menter A et al. Guidelines of care for the management of psoriasis and psoriatic arthritis: section 5. Guidelines of care for the treatment of psoriasis with phototherapy and photochemotherapy. *J Am Acad Dermatol*. 2010;62:114.

58. Hendriks AG et al. Combinations of classical time-honoured topicals in plaque psoriasis: a systematic review. *J Eur Acad Dermatol Venereol*. 2013;27:399–410.

59. Fitzmaurice S et al. Goeckerman regimen for management of psoriasis refractory to biologic therapy: the University of California San Francisco experience. *J Am Acad Dermatol*. 2013;69:648–649.

60. Brezinski EA, Armstrong AW. An evidence-based review of the mechanism of action, efficacy, and safety of biologic therapies in the treatment of psoriasis and psoriatic arthritis. *Curr Med Chem*. 2015;22:1930–1942.

61. Jabbar-Lopez ZK, Reynolds NJ. Newer agents for psoriasis in adults. *BMJ*. 2014;349:g4026.

62. Carretero G et al. Guidelines for the use of acitretin in psoriasis. Psoriasis Group of the Spanish Academy of Dermatology and Venereology. *Actas Dermosifiliogr*. 2013;104:598–616.

63. Belinchón I et al. Recovery of the response to biological treatments using narrow band ultraviolet-B in patients with moderate to severe psoriasis: a retrospective study of 17 patients. *Photodermatol Photoimmunol Photomed*. 2014;30:316–322.

64. Stern RS. Psoralen and ultraviolet A light therapy for psoriasis. *N Engl J Med*. 2007;357:682.

65. Tilkorn DJ et al. Severe burn injuries induced by PUVA chemotherapy. *J Burn Care Res*. 2013;34:e195–e200.

66. Archier E et al. Carcinogenic risks of psoralen UV-A therapy and narrowband UV-B therapy in chronic plaque psoriasis: a systematic literature review. *J Eur Acad Dermatol Venereol*. 2012;26(Suppl 3):22–31.

67. Patel RV et al. Treatments for psoriasis and the risk of malignancy. *J Am Acad Dermatol*. 2009;60:1001.

68. Hearn RM et al. Incidence of skin cancers in 3867 patients treated with narrow-band ultraviolet B phototherapy. *Br J Dermatol*. 2008;159:931.

69. Maire C et al. Multiple basal cell carcinomas after etanercept treatment for psoriasis [in French]. *Ann Dermatol Venereol*. 2009;136:355.

70. Roelofzen JH et al. No increased risk of cancer after coal tar treatment in patients with psoriasis or eczema. *J Invest Dermatol*. 2010;130:953–961.

71. Ormerod AD et al. British Association of Dermatologists guidelines on the efficacy and use of acitretin in dermatology. *Br J Dermatol*. 2010;162:952.

72. Cather J, Menter A. Novel therapies for psoriasis. *Am J Clin Dermatol*. 2002;3:159.

73. Lee CS, Li K. A review of acitretin for the treatment of psoriasis. *Expert Opin Drug Saf*. 2009;8:769.

74. Carretero G et al. Guidelines for the use of acitretin in psoriasis. *Actas Dermosifiliogr*. 2013;104:598.

75. Chroni E et al. Neuromuscular adverse effects associated with systemic retinoid dermatotherapy: monitoring and treatment algorithm for clinicians. *Drug Saf*. 2010;33:25.

76. Weatherhead S et al. Management of psoriasis in pregnancy. *BMJ*. 2007;334:1218.

77. Kalb RE et al. Methotrexate and psoriasis: 2009 National Psoriasis Foundation Consensus Conference. *J Am Acad Dermatol*. 2009;60:824.

78. Flytstrom I et al. Methotrexate vs. ciclosporin in psoriasis: effectiveness, quality of life and safety. A randomized controlled trial. *Br J Dermatol*. 2008;158:116.

79. Collin B et al. Methotrexate: prescribing and monitoring practices among the consultant membership of the British Association of Dermatologists. *Br J Dermatol*. 2008;158:793.

80. Visser K, van der Heijde DM. Risk and management of liver toxicity during methotrexate treatment in rheumatoid and psoriatic arthritis: a systematic review of the literature. *Clin Exp Rheumatol*. 2009;27:1017.

81. Haider AS et al. Identification of cellular pathways of "type 1," Th17 T cells, and TNF and inducible nitric oxide synthase-producing dendritic cells in autoimmune inflammation through pharmacogenomic study of cyclosporine A in psoriasis. *J Immunol*. 2008;180:1913.

82. Rosmarin DM et al. Cyclosporine and psoriasis: 2008 National Psoriasis Foundation Consensus Conference. *J Am Acad Dermatol*. 2010;62:838.

83. Naldi L. Malignancy concerns with psoriasis treatments using phototherapy, methotrexate, cyclosporin, and biologics: facts and controversies. *Clin Dermatol*. 2010;28:88.

84. Schafer PH et al. Apremilast is a selective PDE4 inhibitor with regulatory effects on innate immunity. *Cell Signal*. 2014;26:2016.

85. Hansen RB et al. Novel treatments with small molecules in psoriatic arthritis. *Curr Rheumatol Rep*. 2014;16:443.

86. Papp K et al. Efficacy of apremilast in the treatment of moderate to severe psoriasis: a randomized controlled trial. *Lancet*. 2012;380:738.

87. Papp K et al. Efficacy and safety of apremilast in subjects with moderate to severe plque psoriasis: results from a phase II, multicenter, randomized, double-blind, placebo-controlled, parallel-group, dose comparison study. *J Eur Acad Dermatol Venereol*. 2013;27:e376.

88. Saccomani C et al. Experience with biologics for psoriasis in daily practice: rotational therapy is required. *J Dermatolog Treat*. 2011;22(3):151–152.

89. Nash P, Clegg DO. Psoriatic arthritis therapy: NSAIDs and traditional DMARDs. *Ann Rheum Dis*. 2005;64(Suppl2):ii–74.

90. Moll J et al. Psoriatic arthritis. *Semin Arthritis Rheum*. 1973;3:55.

91. Mease PJ. Psoriatic arthritis: pharmacotherapy update. *Curr Rheumatol Rep*. 2010;12:272.

92. Kingsley GH et al. A randomized placebo-controlled trial of methotrexate in psoriatic arthritis. *Rheumatology*. 2012;51:1368.

93. de Vlam K, Lories RJ. Update in treatment options for psoriatic arthritis. *Expert Rev Clin Immunol*. 2009;5:779.

94. Rosenberg P et al. Psoriasis patients with diabetes type 2 are at high risk of developing liver fibrosis during methotrexate treatment. *J Hepatol*. 2007;46:1111.

95. Reddy M et al. Modulation of CLA, IL-12R, CD40L, and IL-2Ra expression and inhibition of IL-12- and IL-23-induced cytokine secretion by CNTO 1275. *Cell Immunol*. 2007;247:1.

96. van de Kerkhof PC et al. Once weekly administration of etanercept 50 mg is efficacious and well tolerated in patients with moderate-to-severe plaque psoriasis: a randomized controlled trial with open-label extension. *Br J Dermatol*. 2008;159:1177.

97. Hsu L et al. Antidrug antibodies in psoriasis: a systematic review. *Br J Dermatol*. 2014;170:261–273.

98. Reich K et al. Skin and nail responses after 1 year of infliximab therapy in patients with moderate-to-severe psoriasis: a retrospective analysis of the EXPRESS trial. *Dermatology*. 2010;221:172.

99. Poulalhon N et al. A follow-up study in 28 patients treated with infliximab for severe recalcitrant psoriasis: evidence for efficacy and high incidence of biological autoimmunity. *Br J Dermatol*. 2007;156:329.

100. Menter A et al. Adalimumab therapy for moderate to severe psoriasis: a randomized, controlled phase III trial. *J Am Acad Dermatol*. 2008;58:106–115.

101. Griffiths C et al. Comparison of ixekizumab with etanercept or placebo in moderate-to-severe psoriasis (uncover-2 and uncover-3): results from two phase 3 randomised trials. *Lancet*. 2015;386:541–551.

102. Dharamsi JW et al. Using 'number needed to treat' to help conceptualize the magnitude of benefit and risk of tumour necrosis factor-alpha inhibitors for patients with severe psoriasis. *Br J Dermatol*. 2009;161:605.

103. Dawe RS. Using 'number needed to treat' to express the magnitudes of benefit of ultraviolet B phototherapy and of antitumour necrosis factor-alpha therapies for psoriasis. *Br J Dermatol*. 2010;162:456.

104. Signorovitch JE et al. Comparative eddicacy of biological treatments for moderate-to-severe psoriasis: a network meta-analysis adjusting for cross-trial differences in reference arm response. *Br J Dermatol*. 2015;172:504–512.

105. Lin VW et al. Comparison of ustekinumab with other biological agents for the treatment of moderate to severe plaque psoriasis: a Bayesian network meta-analysis. *Arch Dermatol*. 2012;148:1403–1410.

106. Reich K et al. Efficacy of biologics in the treatment of moderate to severe psoriasis: a network meta-analysis of randomized controlled trials. *Br J Dermatol*. 2012;166:179–188.

107. Gladman DD et al. Adalimumab for long-term treatment of psoriatic arthritis: forty-eight week data from the adalimumab effectiveness in psoriatic arthritis trial. *Arthritis Rheum*. 2007;56:476.

108. Tyring S et al. Long-term safety and efficacy of 50 mg of etanercept twice weekly in patients with psoriasis. *Arch Dermatol*. 2007;143:719.

109. Griffiths CE et al. Comparison of ustekinumab and etanercept for moderate-to-severe psoriasis. *N Engl J Med*. 2010;362:118.

110. Schett et al. Oral apremilast in the treatment of active psoriatic arthritis: results of a multicenter, randomized, double-blind, placebo-controlled study. *Arthritis Rheum*. 2012;64:3156.

111. Kavanaugh A et al. Treatment of psoriatic arthritis in a phase 3 randomized, placebo-controlled trial with apremilast, an oral phosphodiesterase 4 inhibitor. *Ann Rheum Dis*. 2014;73:1020.

112. Armstrong AW et al. Combining biologic therapies with other systemic treatments in psoriasis. *JAMA Dermatol*. 2015;151:432–438.

42

第 42 章　光过敏、光老化和烧伤

Katherine G. Moore, Molly E. Howard, and Timothy J. Ives

核心原则

		章节案例
光过敏		
①	紫外线辐射(ultraviolet radiation,UVR)与很多不良反应有关,其中包括恶性黑色素瘤。	**案例 42-1**(问题 1 和 2)
②	光防护包括所有阻挡紫外线的方法,包括防晒霜、防晒衣和太阳镜。虽然穿防晒衣和避免阳光直射已经提供了很大的保护,防晒霜仍广泛用于防止晒伤和降低过早衰老和癌变的发病率。	**案例 42-1**(问题 3~9)
③	使用人工紫外线(ultraviolet A,UVA)的晒黑床并未显示出降低长期紫外线辐射对皮肤造成的损害或起到提供防护紫外线的作用。以减少对皮肤的长期破坏或从天然紫外线辐射提供保护。应尽量减少晒黑床的使用,并应鼓励遵守美国食品药品管理局(Food and Drug Administration,FDA)建议的曝光时间。	**案例 42-2**(问题 1 和 2)
④	晒伤通常是自限性疾病,通常以对症治疗为主,包括口服止痛药、外用止痛药和局部麻醉药。晒伤有全身症状、Ⅱ度或Ⅲ度烧伤或继发感染时,就有必要去医院就诊。	**案例 42-3**(问题 1)
⑤	光毒反应和光变反应一般是药物或化学诱导的紫外线照射反应,占药物不良反应的 8%。	**案例 42-4**(问题 1~3)
光老化		
①	光损伤的皮肤特点是皱纹、暗黄和松弛。	**案例 42-5**(问题 1)
②	外用维 A 酸治疗最适用于 50~70 岁的皮肤中至重度光老化的患者,以及光老化初期的预防。	**案例 42-5**(问题 2~5)
烧伤		
①	大多数烧伤是轻微的,在门诊处理即可。	**案例 42-6**(问题 1)
②	严重的Ⅱ度或Ⅲ度烧伤患者应立即送入能够处理所有潜在并发症的多学科烧伤中心。	**案例 42-6**(问题 1)
③	合成敷料和皮肤替代物改进了烧伤治疗的手段、改善了烧伤的预后。	**案例 42-6**(问题 2)

紫外线辐射

发病率、患病率和流行病学

现代人户外娱乐活动增多，更注重日光浴、更追求长寿，并随季节迁移到阳光地带，这些生活方式的改变大大增加了日晒量，另外维生素 D 缺乏也促使人们多晒太阳。然而流行病学证据明确显示，光是许多皮肤病的致病因素。人们对日光浴和光暴露的态度也随之慢慢改变。皮肤癌是最普遍并且最可以预防的。鳞状细胞癌（squamous cell carcinoma，SCC）和基底细胞癌（basal cell carcinoma，BCC）加起来占美国所有恶性肿瘤的一半以上，这两种癌与紫外线辐射密切相关[1]。美国黑色素瘤的发病率从 1982 年至 2011 年增加了一倍，至 2011 年，发病率达 65 647 例，死亡 9 128 例。到 2030 年，如不干预，每年对新诊断黑色素瘤的治疗花费将增加 3 倍。美国疾病预防控制中心估计一项综合皮肤癌预防计划可预防 230 000 例黑色素瘤病例[2]。在 2014 年 7 月，代理卫生局局长递交了"卫生局局长对预防皮肤癌的呼吁（the Surgeon General's Call to Action to Prevent Skin Cancer）"。呼吁的目的在于联合各部门将皮肤癌作为公共健康问题来解决，提高对皮肤癌的认识，降低风险[3]。

此外，紫外线辐射后常见的光敏性反应包括日晒伤、光老化、皮肤免疫学变化、白内障、光照性皮肤病、光毒反应和光变反应等[4]。光毒反应和光变反应是药物或化学物质诱发的对紫外线的反应，占药物不良反应的 8%[4]。恰当地使用遮光剂或采取其他防晒措施可以降低紫外线辐射后不良反应的发生率。但是，防晒剂的使用率依然很低，最近研究表明，脸部和暴露部分皮肤使用防晒剂的男性低于 15%，女性低于 30%。据报道，有 42% 的男性从未使用过防晒用品[5]。

病因学

紫外线辐射光谱

紫外线辐射是人们光敏感性反应的主要诱因。根据紫外线的效应将其划分成以下四个波段：UVA1（340～400nm）、UVA2（320～340nm）、UVB（290～320nm）、UVC（200～290nm）（图 42-1，表 42-1）。波长 320～400nm 的 UVA 与可见光的波长最接近[5]。白天 UVA 辐射水平波动幅度较小，从日出到日落都存在，不管是冬天还是阴雨天，全年不间断。同等剂量下，UVB 比 UVA 更易引起红斑[7,8]。但长波紫外线 UVA 可以穿透到真皮层，并可能导致 UVB 无法引起的损伤[5]。到达地面的 UVA 的量大约是 UVB 的 10～100 倍，因此，正午发生的红斑反应约 15% 是由 UVA 引起的[6,9]。三个紫外线辐射带中，UVB 最容易引发红斑和黑素生成[6,10]。90% 的 UVB 被地球平流层中的臭氧吸收，也能被皮肤表皮层完全吸收[11,12]。此外，紫外线辐射可以改变免疫系统[12]，从而增加包括皮肤癌在内的某些癌症的发病率。唯一已知的紫外线辐射的益处是少量的 UVB 辐射（通常通过日光照射）有助于将 7-去氢胆固醇转换为维生素 D_3。维生素 D 有助于维持钙稳态，还能直接或间接作用于骨质重建细胞。因此，维生素 D 可以减少儿童佝偻病和成人骨折、骨软化症的发生风险[13]。

紫外线的 UVC 波段能够完全被臭氧层吸收。人工紫外线已经被用于食物的储存和灭菌，实验室和医院手术室的杀菌灯也用人工紫外线来抑制细菌的生长，但如果使用不当可以引起红斑或白内障[6,10]。

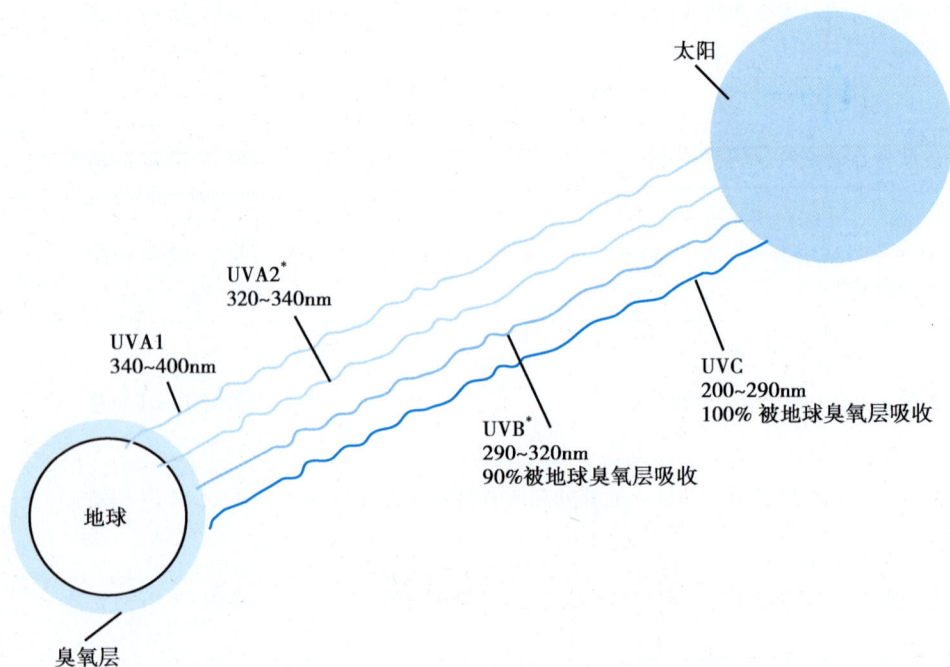

图 42-1　紫外线辐射（UVR）光谱。* UVR 引起红斑和色素沉着的光谱

表 42-1

紫外线类型及特点

类型	波长/nm	特点
UVA1(长 UVA;长波辐射)	340~400	不被臭氧层吸收 可穿透玻璃 可引起晒黑、光老化、光致癌; 较 UVA2 致癌率低,但长期暴露有害;一天中水平相对稳定
UVA2(短 UVA)	320~340	特点类似于 UVA1 但是致癌、产生红斑的能力类似于 UVB
UVB(日照辐射范围)	290~320	到达地面之前,部分被臭氧层吸收 不能穿透玻璃 能够引起红斑、晒伤、晒黑,光老化、皱纹和皮肤癌变 强度随季节和时间改变,中午最强

环境对紫外线辐射的影响

臭氧和氯氟代烃

到达地球表面的紫外线辐射量受很多因素影响。臭氧层由于各种氟氯代烃(chlorofluorocarbons,CFCs)、NO 及其他温室效应气体(greenhouse gases,GHGs)造成[9,14]。1983 年这种效应被首次发现,十年后,南极上空的臭氧含量下降到正常值的 50%[13]。20 世纪 90 年代初,美国环境保护署(Environmental Protection Agency,EPA)预测,全球每减少 1% 臭氧,到达地球表面的 UVB 辐射量将增加 2%,可能会导致每年非黑色素瘤皮肤癌的发生率增加 1%~3%[15]。温室效应气体导致了臭氧层的减少,由于臭氧层吸收 UVA 的量很少,因此 UVA 量波动较小[16]。臭氧层被温室气体破坏后,到达地球的 UVB 量会成倍增加,波动较大。

日间、云层和地表反射

到达地球的表面紫外线辐射量和白天时间有关:上午 11 点至下午 1 点的紫外线辐射量占全天的 20%~30%,上午 9 点到下午 3 点的辐射量占 75%。云层可降低 10%~80% 的紫外线强度,可降低红外辐射的程度更大。大量的红外线被云层阻挡后,人体吸收的红外线量减少,转化成的热量也减少,人体无法发出预警,感觉不到已过度暴露于紫外线辐射,从而导致紫外线辐射过量吸收的风险增加。通常,只要日照时,影子长度短于身高,就必须注意晒伤,影子越短,晒伤可能性越大。反射紫外线辐射的物质(如沙、水、雪)也不容忽视。例如,沙子可以反射大约 25% 的 UVB。因此,在沙滩上,即使坐在遮阳伞下的也得不到足够的保护。刚下的雪可以反射入射阳光的 50%~95%。水能够反射大约 5% 的引起红斑的紫外线量,而 75% 的辐射能够穿透 2m 深的水,这也就无法给游泳者提供防护[6]。季节变化、地理纬度和海拔高度也影响到达地球表面的紫外线辐射量。

UV 指数

美国环保署、国家气象局及疾病预防控制中心联合开发了紫外线指数/全球紫外线指数(http://www.epa.gov/sunwise/uvindex.html)。这是一项公益健康宣教服务,旨在计算全美乃至全世界范围内的每个 ZIP 代码地区的第二天紫外线指数[17]。该指数范围是 1(低)~11+(极高),预报正午时到达地表的引起皮肤损伤的 UVR 强度。理论上,紫外线指数范围可以从 0(例如夜间)到 15 或 16(在热带高海拔地区,晴朗的天空下)。紫外线指数越高,皮肤和眼睛受到的辐射量越大,发生皮肤损伤所需时间就越短。

损伤皮肤所需的紫外线辐射量受太阳的高度、平流层中的臭氧量和当时的云层影响。天气晴朗无云时,到达地球表面紫外线辐射量为 100%,云层稀疏时为 89%,多云天气 73%,以及阴天时 32%。皮肤越黑的人,产生红斑所需的时间越长(所需紫外线辐射的量越大)。

病理生理学

红斑、晒伤和晒黑

红斑和氧自由基

皮肤的表皮层或真皮层过度暴露于紫外线辐射可导致红斑炎症反应。过量的 UVA 和 UVB 引起血管舒张因子的释放(如组胺、前列腺素、细胞因子),进而导致血流量增加、红斑形成、组织渗出、水肿、局部皮温升高以及特征性的晒伤[6,10]。UVB 为主的严重紫外线辐射可以导致水疱形成、脱屑、发热、寒战、乏力及休克等一系列反应。紫外线照射 3~5 个小时后皮肤开始出现红斑,12~24 小时后达到高峰,一般在随后的 3 天内逐渐恢复正常[10]相比之下,UVA 引起的红斑发生迅速,6~12 小时达到高峰,持续 24 小时。UVA 引起的皮肤真皮层变化,主要表现为血管损伤和浸润到皮肤深层的大量细胞渗出物[9]。皮肤的内源性成分吸收紫外线辐射产生的能量后,和氧气反应形成氧自由基,进而导致真皮受损[11]。

晒伤的组织学改变

暴露于紫外线辐射时,皮肤会发生一系列适应性变化。

当表皮内角质细胞被损坏,失去典型结构时,表皮层及角质层会增生并形成一道屏障,以阻挡紫外线辐射,尤其是UVB[9]。然而皮肤正常的保护性免疫反应会在照射UVR后被改变。小剂量的紫外线辐射照射就可以诱导产生金属蛋白酶(蛋白水解酶),可以降解真皮内的胶原蛋白和弹性蛋白[18]。即使是小剂量的UVB,也会使朗格汉斯细胞(即皮肤的抗原提呈细胞)数量下降,功能减退[18]。这些细胞异常地激活了抑制物T淋巴细胞,而失去了激活免疫系统正常效应途径的能力[19]。

快速黑色素沉着和延迟晒黑

皮肤被晒黑是皮肤对紫外线辐射的一种适应性反应。其发生有两种不同的机制:快速色素沉着(Meirowsky现象)和迟发晒黑。黑素细胞是参与晒黑反应最主要的细胞,它可以产生吸收辐射的黑色素蛋白[6,9]。快速色素沉着发生于在暴露于UVA和某个可见光谱[6,9],表皮内的黑色素被氧化后,瞬间皮肤就会变成浅灰棕色。快速黑色素沉着的程度取决于光照的时间和强度,已经晒黑的程度(或已有黑色素量)和个体的皮肤类型[5]。快速黑色素沉着对UVB引起红斑无保护作用[9]。

延迟晒黑发生在UVA或UVB照射后的48~72小时内。紫外线照射后的7~10天时,延迟晒黑反应最强烈,可持续几周到几个月[6]。延迟性晒黑是黑色素产生增多的结果,也是黑素细胞大小和树突体积增大,以及黑素小体(黑色素的颗粒)转化为角质形成细胞的速度增高的结果[6,9]。被黑素小体染色的角质形成细胞迁移到表皮就形成了特征性的晒黑。因为UVA不会引起表皮增生,所以与UVB相比,UVA引起延迟性晒黑后更容易引起晒伤[6]。

光致癌

鳞状细胞癌和基底细胞癌

人类皮肤癌和紫外线辐射的关系主要基于临床和流行病学证据。非黑素瘤皮肤癌,如鳞状细胞癌和基底细胞癌,最常见于光照最多的部位(例如面部、颈部、手臂、前臂背部和手部)[5]。非黑素瘤皮肤癌的发病率与距离赤道的地理距离及皮肤黑色素含量成负相关。与BCC相比,SCC与紫外线辐射的相关性更大[6,20]。对光照敏感的皮肤类型和室外工作的人,非黑素瘤皮肤癌发病率较高[6]。有鳞状细胞癌和基底细胞癌家族史的人患皮肤癌的风险至少增加两倍[21]。此外,组织学、病变程度及侵袭力等级也影响患病风险。白化病是一种以皮肤、头发和眼睛的部分或完全色素缺失为特点的遗传性疾病,这种遗传病与皮肤癌发生率的增高及提早出现有关[6]。

皮肤恶性黑色素瘤

皮肤恶性黑色素瘤(cutaneous malignant melanoma, CMM)的发生也可能与紫外线照射有关,尤其是引起晒伤的照射。青春期有五次及以上严重晒伤史的人患CMM的风险比普通人至少增加一倍以上[20]。和其他皮肤癌一样,黑色素瘤的发病率和纬度及皮肤黑色素含量呈负相关[6]。

与非黑色素皮肤癌不同的是,黑色素瘤与紫外线的累积照射量没有明确相关性。CMM常见于身体间断照射日光的部位(如男性的背部和女性的小腿)[20]。另外,它常见于中年人群和室内工作者,以及那些仅周末和假期外出有日光接触的人群。黑色素瘤家族史是一个高危因素,8%至12%的患者有黑色素瘤家族史[22]。

致癌机制

紫外线辐射的致癌机制可能包括DNA损伤和免疫系统改变。表皮和真皮的DNA吸收紫外线后会生成异常的嘧啶二聚体。在正常情况下,这些嘧啶二聚体会被剪切并修复。如果DNA序列异常或者p53肿瘤抑制基因失活,就会导致转录中断,进而可能诱发基因突变而产生恶性肿瘤[23]。

光照效应对眼睛的影响

暴露于紫外线可以导致各种视觉的不良后果包括白内障,结膜的退变或增生,角膜或结膜的鳞状细胞癌[24]。证据表明,年龄相关的晶状体混浊或老年白内障和长期日光暴露有关。50岁后白内障的发生率随年龄持续增加,74岁以上老人中近30%患有白内障[25]。UVB主要是被角膜和晶状体吸收,它能够导致蛋白质逐渐氧化并沉积在晶状体内。UVA能够穿透晶状体,并对眼睛的深部结构产生累积性损害。晶状体混浊会导致透光率降低和散光增加,并会一步步进展为视物模糊、出现环或光晕、颜色感知障碍甚至是失明[24]。到目前为止,白内障唯一的治疗方法是手术切除。

眼睛暴露于强紫外线照射(可以是几秒钟的电弧焊,也可以是几分钟的紫外线杀菌灯、专业晒黑床或由雪或沙子反射的紫外线辐射)能导致结膜炎或光角膜炎(一种疼痛明显的角膜炎症)。光角膜炎通常从接触紫外线照射30分钟~24小时后发作,症状起始时间取决于辐射强度[26]。结膜炎一般和光角膜炎一起发作,以眼中异物感或沙粒感为特点。光角膜炎还可能伴发不同程度的畏光、流泪和眼睑痉挛[26]。因为角膜上皮的再生能力很强,光角膜炎往往是自限性的,24~48小时内可恢复。治疗包括湿敷、冷敷和作用较弱抗炎镇痛药,如布洛芬、阿司匹林或萘普生钠。

光毒反应和光变反应

光毒反应是最常见的药物诱导的光敏反应类型。当暴露于特定波长的光时,皮肤会吸收足够的紫外线,然后发生速发性或迟发性的炎性反应,也就是光毒反应[27,28]。当光敏剂沉积于皮肤表面时,它就会充当吸收紫外线辐射的载色体。当皮肤中的载色体达到足够的浓度,皮肤暴露在适当波长的紫外线辐射时,能量就会被释放并传输到周围的分子,损害周围组织,引起光毒反应。产生这种反应所需的波长取决于致病因子的吸收谱[29]。

光变态反应和光毒反应的机制类似,但多了免疫系统的参与。一般来说,它是由多环芳烃类光敏剂与UVA反应后形成抗原大分子,进而引起的一种迟发变态反应。光变态反应中,紫外线辐射会使某些药物或化学药剂转变为抗原或半抗原（即可以与组织抗原结合起来的不完整的抗原）。这些抗原抗体反应和免疫介导的过程就是光变态反应和光毒性反应的不同所在。光变态反应在首次接触到药物时并不会发生，和其他变态反应一样，光变态反应也需要长期暴露于致病因素（致敏阶段）[27,28]。一旦致敏，即使是少量的药物暴露也会引发光变反应。

光防护

　　光防护包括所有阻挡紫外线的方法，包括防晒霜、防晒衣和太阳镜。虽然穿防晒衣和避免阳光直射已经提供了很大的保护，防晒霜仍广泛用于防止晒伤和降低过早衰老和癌变的发病率[30-32]。防晒剂的有效成分能吸收95%以上的UVB，并能防止晒伤。晒黑剂含有能吸收85%～95%的UVB的有效，它可以辅助人们晒黑而不被晒伤。化学防晒剂包括上述两种防晒剂。遮光剂，即物理防晒霜，能够反射或散射所有长波紫外线（UVA）、中波紫外线（UVB）和可见光，从而预防或尽量减少晒伤和晒黑[33]。最初，人们还没认识到UVA的危害，防晒剂主要用于避免UVB辐射的危害。UVA在许多与紫外线辐射相关的不良反应中起了重要作用，市场上已经可以买到吸收UVA或UVB的广谱防晒产品。有些光敏反应由特定波长的紫外线诱发，而且其波长不在成分单一的防晒霜的吸收谱内，对这些患者来说，广谱防晒产品就更有用。表42-2列出了目前市场上在售的化学成分安全有效的防晒产品。

表 42-2

防晒产品及其吸收光谱

防晒产品	吸收光谱波长/nm
邻氨基苯甲酸盐	
美拉地酯（氨基苯甲酸甲酯）	260～380
二苯甲酮类	
二羟苯酮	250～390
氧苯酮（二苯甲酮-3）	270～350
舒利苯酮（Eusolex 4360）	260～375
桂皮酸盐类	
西诺沙酯（二乙醇胺-对-甲氧基肉桂酸酯）	280～310
奥克立宁	250～360
奥西诺酯（甲氧肉桂酸辛酯）	290～320
二苯甲酰甲烷类	
阿伏苯宗（帕索1789）	320～400
对氨基苯甲酸酯衍生物	
对氨基苯甲酸（PABA）	260～313
二甲氨苯酸辛酯（辛基二甲基对氨基苯甲酸）	290～315

表 42-2
防晒产品及其吸收光谱（续）

防晒产品	吸收光谱波长/nm
水杨酸（盐）类	
胡莫柳酯（水杨酸三甲环己酯）	295～315
奥替柳酯（水杨酸辛酯）	280～320
水杨酸三乙醇胺	260～320
樟脑及其衍生物	
依茨茨舒（对苯二亚甲基二茨酮磺酸，麦色滤）	290～400
其他类	
苯基苯并咪唑磺酸	290～340
物理防晒霜	
二氧化钛	290～700
氧化锌	290～700

　　基底细胞癌和鳞状细胞癌的发生与紫外线的照射有着明确的相关性[34]，从儿童时期就开始使用防晒霜以减少紫外线辐射是降低一生当中皮肤癌发生风险的关键措施。然而也有一些研究认为，晒霜的使用可能导致了黑色素瘤，因为防晒霜使用者往往会更长时间的暴露于阳光下[35,36]，而且以往的防晒产品通常没有防护UVA的作用[37]。痣是黑色素瘤的一个重要的危险因素，痣（色素痣）的发生也被认为与防晒霜的应用存在关联[38]。然而，一项对有痣并长时间暴露于紫外线且疏于防护的人群的流行病学调查分析结果并不支持上述关联[39,40]。

光敏性的临床应用

皮肤类型

案例 42-1

问题1：26岁的R.J.和她28岁的丈夫J.J.，准备在8月份带着他们的两个孩子，6个月大的女儿P.J.和18个月大的儿子L.J.，去北卡罗莱纳州的外滩度一周的假。他们计划了海滩度假、骑自行车及帆船运动等项目。为了这次旅行他们来到你的药店询问防晒霜的相关问题。R.J.有着淡棕色的皮肤、棕色的头发和棕色的眼睛。J.J皮肤白皙，有着金色的头发和一双蓝色眼睛。只要在正午烈日下暴露大约1个小时，J.J.的皮肤就会出现深红色伴疼痛的日灼伤，最后留下轻微的黝黑。他暴露在阳光下的时候皮肤很容易长雀斑，记得小时候曾多次被严重晒伤。R.J.在夏天第一次暴晒时，通常会出现轻度红斑，紧接着就是中度晒黑。她不记得小时候是否被严重晒伤过，但记得无论是儿童时期还是成年后，每逢夏天都被中度晒黑。R. J. 是一家会计公司的前台，而 J. J. 是当地律师事务所的一名律师。他们都需要花大量时间参加户外活动。请根据这些主客观的病史资料确定 J. J. 和 R. J. 的皮肤类型，并据此为他们推荐个性化的防晒产品。

最重要的信息资料主要包括患者的病史和患者的皮肤类型[41]。根据患者的起初对紫外线辐射的反应、皮肤颜色、灼伤反应、黝黑反应以及个人的晒伤史，患者的皮肤可以划分为六个光感型（表 42-3）。这种皮肤分类系统已经被 FDA 应用于防晒剂使用指南中。J. J. 以皮肤白皙、易晒伤和不易晒黑的皮肤特点而被归类为 II 型皮肤光感型。R. J. 以浅棕色肤色、不易晒伤并伴有中度的晒黑倾向的皮肤特点而被归属于 IV 型皮肤光感型。

头发和眼睛的颜色也能够提示皮肤对光照反应如何。相对于深色头发或眼睛的人，拥有金色、红色、浅棕色头发或蓝色、绿色眼睛的人的皮肤对光照反应要强烈一些。严重的晒伤史也与皮肤对光的反应性有一定的关联，但患者对皮肤晒伤或是晒黑的自述不一定可信，当面诊断的参考价值更大。容易出现雀斑以及小时候严重的日灼伤史暗示 J. J 的皮肤对光照比较敏感。在推荐特定的防晒产品之前还需要考虑其他重要信息，例如用药史、光敏相关的皮肤病史、过敏史（尤其是接触到化妆品或其他的外用药物的过敏）和防晒霜使用期间的既定活动。

危险因素

案例 42-1，问题 2：看来 R. J. 和 J. J. 有许多危险因素会使他们长期暴露在紫外线照射下产生相关不良反应的风险加大。那么长期暴露在紫外线照射下出现相关不良反应的危险因素有哪些？

长期紫外线辐射的效应包括光致癌和皮肤的过早老化（光老化）。这些长期效应发生的相关风险与个人天生的肤色（包括皮肤类型、头发和眼睛的颜色）、紫外线的强度、紫外线辐射持续时间及紫外线辐射的频率直接相关。作为 II 类光感型皮肤，J. J. 发生癌变和光老化的风险很高，而属

于 IV 类光感型皮肤的 R. J. 相关的风险则较低。过多的光照（尤其是在儿童早期）增加了皮肤发生非黑色素瘤皮肤癌和黑色素瘤的风险。18 岁以内的孩子接受中波紫外线（UVB）辐射的平均剂量是成人的平均剂量的 3 倍[23,42,43]。因此，人的一生中大多数光照发生在儿童时期。频繁的日灼伤或间歇高强度紫外线辐射史可能与恶性黑色素瘤的发生有关，然而在一生中大量累积的紫外线辐射剂量也可能造成皮肤非黑色素瘤皮肤癌的发病率增加。儿童时期的几次严重的日灼伤史使 J. J 发生皮肤恶性黑色素瘤的风险加倍[42,43]。户外工作或参加户外娱乐活动时无意间累积的紫外线辐射剂量也大大增加了光致癌和光老化的发生风险[7]。大量的痣、直径大于 1.5cm 的先天性痣和异常痣也是发生恶性黑素瘤的危险因素[20]。皮肤癌的患者的直系亲属发生皮肤癌的风险会增加，因为有皮肤癌个人史或家族史的人在儿童时期发生频繁日灼伤、防晒产品选用不当、频繁使用晒黑床的现象很常见[45]。

光防护

防晒系数

案例 42-1，问题 3：在决定为 R. J. 、J. J. 和他们的孩子提供特定的防晒产品前，R. J. 和 J. J. 想要知道如何区分这些产品、如何理解产品的防晒系数。你怎么给他们解释这些？

防晒产品的效果是基于其防晒系数和皮肤亲和力[44]。防晒系数（SPF）是测量在使用防晒产品防护的皮肤上产生晒斑所需紫外线剂量，与未加任何防护的皮肤上产生相同程度晒斑所需剂量的比值。随着 SPF 值的增加，其防晒效果增加。它的定义为在涂有防晒产品的皮肤上产生最小红斑所需紫外线剂量与未加任何防护的皮肤上产生相同程度红斑所需紫外线剂量之比[30]。防晒系数是根据 I 至 III 类光感型皮肤的志愿者的试验结果而制定的，该实验是通过使用自然光或产生 UVB 和 UVA 的太阳能光源模拟器来完成的[30,46]。防晒系数受到防晒产品的成分、化学性质、润肤性能和基质 pH 的影响，因此防晒产品的评估必须考虑到个体的差异[46]。防晒系数通常被误解并且也受到涂抹于

表 42-3

不同光感型皮肤推荐的 SPF

肤色	皮肤类型	皮肤特点	推荐产品的 SPF
很白皙	I	总有灼伤反应，从无黝黑反应	20~30
白皙	II	通常有灼伤反应，有时有黝黑反应	15~20
浅	III	有时有灼伤反应，常有黝黑反应	10~15
中等	IV	从无灼伤反应，总有黝黑反应	8~10
深	V	中度的全身皮肤色素沉着	8
很深	VI	明显的全身皮肤色素沉着	8

SPF，防晒系数。

皮肤表面的防晒产品的剂量、紫外线照射前首次使用防晒产品的时间、防晒产品应用的频率和环境因素（如紫外线照射下的光降解）的影响。因此，防晒产品在使用时的有效SPF明显小于标签的SPF值[47-51]。实际上，消费者通常只使用防晒产品推荐的厚度的四分之一到二分之一[52-55]。

一个普遍的误区是以为SPF与光辐射的时间有关。例如，很多人认为如果他们通常在1小时内被晒伤，然后使用SPF 15的防晒产品后可以让他们在阳光下暴露15个小时而不被晒伤（即15倍的时间）。这个表述并不确切，因为SPF并非与光照时间直接相关，而是与光照量有关。虽然光辐射与暴露时间有关，但是其他因素也会影响到光辐射量。例如，光照强度对光辐射量有影响。一般来说，中午接收等量的光辐射所需的时间比清晨或傍晚少，因为中午光照强度大。以下光辐射量可能是相等的：上午9点1小时的光辐射量与下午1点15分钟的光辐射量。光照强度也与地理位置有关，纬度低的地方光照强度大。此外，云层对阳光也有吸收作用，因此一般情况下晴天的光辐射量比阴天大。

1978年，FDA非处方药物防晒产品专家组将防晒产品归类为药品类，而不再属于化妆品范畴。该药物旨在保护皮肤的结构和功能免受光化学损害。1999年，FDA对非处方类防晒产品制定了最终的规章条例（具体可查询 http://www.fda.gov/downloads/Drugs/DevelopmentApprovalProcess/DevelopmentResources/Over-the-CounterOTCDrugs/Statusof-OTCRulemakings/ucm090244.pdf）。1999年制定的条例列出了的防晒产品的有效成分、标签和测试要求，并对所有非处方类防晒产品提供了统一、简化的标识，旨在方便消费者选择合适的防晒产品。

此外，化妆品条例要求不包含防晒成分的晒黑产品必须注明以下警告："警告——本产品不含防晒成分并不能防止晒伤。晒黑时若无防晒措施，即使不被晒伤，亦可能会增加皮肤老化、皮肤癌以及其他不良反应的发生风险"。

2006年，FDA再次对防晒产品的标签条例进行了修订。遮光剂的定义为：含有能够通过吸收、反射和散射太阳光中有害的射线，改变皮肤对射线的正常的生理反应，从而能够保护皮肤的结构和功能的有效成分的产品。这些有效成分有助于预防一些疾病（如晒伤）和减少皮肤老化、皮肤癌变和其他不良反应的发生。防晒产品中的活性成分也有除治疗或生理之外的用途，如一种颜色添加剂或颜色保护剂（如作为颜色添加或产品颜色的保护）。

2007年，FDA对原先的产品配方标准、测试要求、标签等方面的条例进行了新的修订[56]。此次修订于2012年执行，将SPF最大值限定至"SPF 50+"，根据标准，防水性必须能够告诉使用者在出汗或游泳时，所期望的SPF值可保持的时间[57]。标准要求不得在防晒产品中标"防水"或"防汗"，也不能标"阳光隔离"。标明"广谱"必须有明确的规定，即必须提供UVA和UVB的保护。非广谱或SPF<15的产品必须标识关于皮肤癌及皮肤老化的警告。SPF的最大值50+，是由于无证据表明SPF高于50以上的值不能提供额外的保护[57]。尽管出台了新的规定，SPF>50的产品依然在售。

2014年11月，防晒技术创新法案（SIA）颁布，对作为非处方药的防晒剂制定了新的标准，规范了其有效性及安全性[58]。该法案修订了食品、药物及化妆品中，所使用防晒成分的时间及期限做了规定。该规定明确了之前未决定成分[58,59]。针对该法案，2015年早期，FDA对8种成分进行了试验，包括二氧化钛、甲酚曲唑、三硅氧烷、辛基、三嗪酮、阿米洛酯、UVA防晒剂、依莰舒、恩扎卡明。这些成分在使用浓度上缺乏足够的有效性及安全性的证据，需要更多证据来证明其在非处方防晒产品中的安全性及有效性[60]。

防晒产品的评价

亲和力是评价防晒产品有效性的一个指标。防晒产品的亲和力是指在游泳或出汗时其仍能被皮肤吸收或黏附于皮肤的能力。防晒产品的亲和力很大程度上依赖于赋形剂和活性成分的类型[61]。一种防晒产品对皮肤角质层中角蛋白层的亲和力与角蛋白或赋形剂的分配系数直接相关。防晒产品活性成分在角蛋白中的饱和度取决于它的脂溶性，然而其亲和力却与脂溶性无关。高度溶解于赋形剂的防晒复合物更容易渗透入皮肤。通常情况下，油包水型乳剂或油膏类赋形剂往往有较高的亲和力。一些新的防晒产品通过加入聚丙烯酰胺之类的聚合物而改善了产品的亲和力。

摩尔吸光系数、吸收光谱和耐光性

防晒产品活性成分的化学结构决定了其摩尔吸光系数和吸收谱，进而决定了产品的防晒效果。摩尔吸光系数是衡量防晒产品对紫外线辐射吸收量的一个指标，它依赖于防晒产品中活性成分的浓度以及涂抹于皮肤表面的量。吸光谱在UVB波段的防晒产品可以预防日灼伤，吸收峰在310～320nm尤其有效[46]。吸光谱在中波紫外线（UVB）范围的防晒产品主要包括对氨基苯甲酸（PABA）及其酯类衍生物、肉桂酸系列酯、水杨酸类。吸光谱在长波紫外线（UVA）范围的防晒产品包括氨基苯类（如美拉地酯）、二苯甲酰甲烷类（如偶氮苯）、苯甲酮类（如氧苯酮）。防晒产品的耐光性是指其暴露在阳光下的稳定性。耐光性是防晒产品发挥防晒作用的关键因素。防晒产品的耐光性高意味着该产品能够长时间阻挡长波紫外线（UVA）辐射，不会像其他防晒产品一样在紫外线辐射下很快降解。

表42-2显示了美国FDA认可的17种防晒产品的有效成分以及FDA允许的最大浓度和吸收光谱。

有机化学防晒剂

有机化学防晒剂是能够吸收紫外线辐射化合物制剂，它选择性吸收某些波长的紫外线从而保护皮肤结构免受相应波长紫外线的不利影响[30]。把防晒剂涂抹于皮肤表面后，它所含的芳香族化合物会将高能量的紫外线辐射转换成无害的长波辐射，然后部分再转化为热能[30]。由于有机化学防晒剂不吸收可见光，因此通常是透明的。

UVB吸收剂

氨基苯甲酸酯类

PABA是第一个被广泛用来吸收作紫外线的化合物，它能够吸收260～313nm波段的中波紫外线，吸收峰在290nm左右，摩尔吸光系数也很高[46]。PABA容易渗透入皮肤的角质层并与之结合。即使是在游泳、出汗或沐浴后，几天前使用的 PABA 仍可能残留在皮肤上并发挥防晒作用。这种特性使 PABA 成为拒水防晒产品的理想成分[46]。PABA 通常是和酒精一起配制，这可引起刺痛、干燥或紧绷感，涂抹于面部时尤其明显。它的主要不良反应可能引起接触性皮炎或光接触性皮炎，发生率在 4% 左右[62]。除了比其他防晒产品引起的过敏反应更多外，PABA 还会与苯佐卡因类、噻嗪类、磺胺类药物、对苯二胺（染发剂中的常见成分）和其他对氨基苯甲酸衍生物等发生交叉过敏反应[49]。PABA 也可以引起衣服褪色。市场上含有 PABA 的防晒产品越来越少了，新型防晒产品大都以不含 PABA 作为卖点。

PABA 酯类衍生物包括辛基甲基对氨基苯甲酸和甘油对氨基苯甲酸。这些衍生物更容易融入其他剂型中，具有亲和力高、不引起衣物褪色的特点。其吸光谱和 PABA 类似（表 42-2），吸收峰在 311nm 处。相对于其他的 PABA 酯类衍生物，辛基甲基对氨基苯甲酸引起交叉过敏反应、接触性皮炎以及光接触性皮炎的风险最低[63]。

肉桂酸酯类

奥西诺酯（甲氧肉桂酸辛酯）摩尔吸光系数高，吸收峰在 305nm 处，是最常用的肉桂酸酯类强效 UVB 吸收剂[64]。肉桂酸酯类的化学结构和以下成分相似：秘鲁香脂、妥鲁香胶、古柯叶、肉桂酸、肉桂醛、肉桂油，以及香水、外用药物、化妆品、香料的某些成分[65]。这些成分与皮肤的角质层结合不佳，因而其亲和力较差。包含肉桂酸成分的防晒产品有可能引起粉刺，因为其赋形剂内往往添加易堵塞毛孔的成分来提高它的亲和力。肉桂酸酯类常常与苯甲酮类的联用，这样能够使制剂不易染色，并且很少引起接触性皮炎[64]。

水杨酸类

水杨酸类吸收中波紫外线（UVB）的能力较弱，常常用于不含 PABA 的产品中。虽然只有高浓度外用水杨酸类才能达到 SPF 的要求，但其仍被认为是最安全的防晒产品之一[66]。水杨酸类药物摩尔吸光系数较低，溶解性好，常用来提高复合产品的 SPF，尤其是氧苯酮和阿伏苯宗[67]。奥替柳酯和胡莫柳酯不溶于水、亲和力高。水杨酸类药物的过敏反应是很罕见[66]，但也有对奥替柳酯过敏的报道[68]。

氰双苯丙烯酸辛酯

氰双苯丙烯酸辛酯和水杨酸类以及肉桂酸酯类的吸光谱相似，其吸收峰在 307nm 处。氰双苯丙烯酸辛酯刺激性小、亲和力低，但它因为能提高阿伏苯宗的光稳定性而越来越受欢迎[69]。

UVA 吸收剂

苯甲酮类

以氧苯酮和二羟苯宗为代表的苯甲酮类，既是中波紫外线（UVB）吸收剂，又是长波紫外线（UVA）吸收剂[70]。洗发水、肥皂、发胶、涂料和油漆中也含有苯甲酮类。氧苯酮和二羟苯宗的吸收峰都约为 290nm，但因为亲和力和感光性差用途比较受限[70]。氧苯酮常引起光接触性皮炎，而二羟苯宗常引起接触性皮炎并且常以接触性荨麻疹为首发症状[71]。需要指出的是，氧苯酮可以被全身多系统吸收，尿液和血液中就能检测到[72]。

氨基苯类

氨基苯类，例如美拉地酯，是弱效 UVB 吸收剂，也 UVA 吸收剂。正如水杨酸类一样，氨基苯类摩尔吸光系数也很低，吸收峰值在 336nm 处[46]。美拉地酯致敏风险低、吸收谱宽，尤其是当它与其他防晒成分复配时能够提供广谱防护作用。

二苯甲酰甲烷类

阿伏苯宗（丁基甲氧基二苯甲酰基甲烷）是典型的二苯甲酰甲烷类有机物，它的摩尔吸光系数很高，只吸收 UVA，其吸收峰值在 360nm 处[73]。阿伏苯宗一般和 UVB 吸收剂复配来扩宽防晒产品的紫外线吸收谱。但复合物的光稳定性差。阿伏苯宗在暴露于紫外线中 15 分钟就会丧失约 35% 的吸收能力，因此实际的 UVA 防护效果会减弱[74]。每个阿伏苯宗分子仅能吸收一次紫外线，吸收后就失去活性了，相反，氧化锌或二氧化钛每次反射 UVA 的衰减极小，因而可以持续发挥作用。涂抹于皮肤表面的阿伏苯宗在 5 个小时的 UVA 暴露后几乎全部失去活性。阿伏苯宗与最强的 UVB 吸收剂奥西诺酯不能配伍[75]。和紫外线吸收剂或非紫外线吸收剂复配后，阿伏苯宗的耐光性均可增加。露得清品牌旗下产品 Helioplex 即采用了这项技术，它起初配伍了氧苯酮和 2,6-萘二甲酸二乙基己酯（DEHN）使得所含的阿伏苯宗稳定，但现在新一代产品中融合了其他技术并增加了相关成分。

依茨舒

依茨舒是能够吸收短的长波紫外线（UVA）的樟脑衍生物，具有耐光性和耐水性，并且药物全身吸收较少[76]。FDA 仅仅批准依茨舒用于特定的配方，如 2% 依茨舒、2% 阿伏苯宗、10% 氰双苯丙烯酸辛酯组合的防晒乳（Anthelios SX，L'Oreal USA）。这种非处方类产品仅在美国以 SPF 15 的润肤霜进行销售。FDA 认为其他浓度的有效性及安全性需要考证[60]。这种组合能够提供的防护更持久、吸光谱更宽（290~400nm），其中依茨舒的吸光谱较窄（320~340nm），能够弥补氰双苯丙烯酸辛酯（吸光谱 210~290nm）和阿伏苯宗（吸光谱 320~340nm）吸光谱之间的间隙。依茨舒、阿伏苯宗和氰双苯丙烯酸辛酯的组合的耐光性能使其在 1 小时、5 小时仍有残余保护效应（1 小时时阻隔 100% 的 UVB 和 97% 的 UVA；5 小时时阻隔 90% 的 UVB 和 80% 的 UVA）。这种组合的不良反应包括痤疮、皮炎、干性皮肤、湿疹、红斑、瘙痒、皮肤不适和晒伤等，但不常见。

此外，还有两种包括依茨舒的配方。Mexoryl SX 是一种水溶性防晒产品，适合白天防晒，适用于保湿和面部的基础防晒。Mexoryl XL 是脂溶性制剂，适用于防水的防晒配方，适合沙滩和户外锻炼时防晒。

无机防晒产品

无机防晒产品是一种不透明制剂，其基质中会融入特殊的不可溶化合物，起到散射和吸收紫外线的作用。颗粒的大小和薄膜的厚度决定了防晒等级[77]。迄今为止，FDA 仅批准了两种无机防晒产品，即二氧化钛和氧化锌[77,78]。其他无机防晒产品还包括氧化镁、红色兽医用矿脂、铁氧化物、高岭土、鱼石脂和滑石粉。氧化铁和滑石仍是市售的防晒产品和化妆品中的成分，而高岭土和鱼石脂则存在于洗面奶、保湿剂及软膏中。这些化合物常和化学防晒剂配伍，以提高防晒产品的SPF;或制成单一成分的防晒霜。单独使用时,它们通常被做成药膏,专门用于身体的脆弱部位,如鼻子、脸颊、嘴唇、耳朵和肩膀[33]。有些人对UVA和可见光异常敏感,如白癜风、正常皮肤包绕的无色素性病变(如白斑)患者,对他们而言,无机防晒剂就显得十分重要。适当颜色配方的防晒产品可以用来修饰和保护这些脆弱的无色素性病变[33]。无机防晒剂是那些需要严格避光的人员的首选(如幼儿、需要持续暴露于紫外线下的Ⅰ到Ⅳ型光感型皮肤的人群,以及药物光敏反应、着色性干皮病、红斑狼疮和其他皮肤光敏反应的人群)[33]。

尽管无机防晒剂有许多优点,但因为它厚重、易脏,而且容易堵塞毛孔而并没有被广泛使用。它们亲和力很高,在日光照射下会融化,这种情况下它的有效防晒时间会缩短到几小时。物理防晒产品大都是容易引起闭塞的,可能会引发痤疮或加剧其恶化再或堵塞汗腺[33]。生产厂家不断努力以减小颗粒尺寸,进而改善外观来改进这些产品。用纳米颗粒做二氧化钛和氧化锌的载体是目前的研究热点,这样可以兼有很强的紫外线防护力和良好的外观。也有人质疑这些无机防晒剂的毒性,因为它们可能渗透入皮肤进而增加与皮下组织的相互作用,但体内实验和体外实验都否定了这一观点[79-83]。美国目前还没有关于测试或标记纳米钛和氧化锌的规章条例。

抗氧化剂

相比于传统的防晒产品,添加植物的抗氧化剂以及维生素C和维生素E的广谱防晒产品,由于其氧自由基的中和作用,可能会进一步减少紫外线引起的损害[78,84]。人们越来越重视抗氧化剂在防晒中的作用,尤其是观察到紫外线辐射后皮肤中维生素C的水平明显下降后[85]。无论是口服还是局部应用维生素C和维生素E(已被纳入市场销售的防晒产品),可以额外减少UVA和UVB引起的光损伤[85,86]。局部应用抗氧化剂并不能完全扩散到皮肤表皮层,而且其化学性质不稳定[67]。外用抗氧化剂只推荐与足量的防晒产品配伍使用。在市售产品中可以发现抗氧化剂及广谱防晒剂的联合使用,尤其是面部产品。

鉴于他们计划的一周的假期和紫外线辐射量,R.J.和J.J.应该选择亲和力高、防水能力强的广谱防晒产品,以期提供最好的防护。

交叉过敏

向R.J.和J.J.推荐合适的防晒产品,首先应考虑的是他们的皮肤类型。R.J.的皮肤为Ⅳ型光感型,那SPF15以上的防晒产品就可以满足她的需求(表42-3)。J.J.是Ⅱ型光感型皮肤,SPF在30到50之间的防晒产品才能为他提供足够的防护。此外,推荐防晒产品时,R.J.的接触性皮炎以及J.J.的光敏反应病史也需要考虑在内[87]。R.J.有使用染发剂和某些洗发露时出现的接触性皮炎的病史[88],目前考虑可能与染发剂中的对苯二胺或存在于染发剂和洗发露中的苯甲酮有关[70]。

由于对苯二胺与对氨基苯甲酸或其衍生物之间可能存在交叉反应,所以应该向R.J.推荐不含对氨基苯甲酸或苯甲酮成分的防晒产品。肉桂酸酯和对氨基苯甲酸酯类很少引起接触性皮炎,是推荐给R.J.的理想产品。

PABA和TMP-SMX都含有磺胺基团,而J.J.服用TMP-SMX后有光敏反应,这意味着J.J.可能对PABA及其衍生物的也有交叉过敏反应。对磺胺类药物的这种反应也表明J.J.可能在服用氢氯噻嗪时出现光敏反应。对容易发生光敏反应的人,建议使用SPF30以上的防晒产品。药物诱导的光敏反应是由UVA引发,为了得到更加充足的防护,J.J.需要一种不含PABA又能同时吸收UVA和UVB的广谱防晒产品。广谱化学防晒产品通常含有苯甲酮类和肉桂酸类成分。含有这两类成分的防晒产品才被认为是广谱防晒产品。另外,二甲基辛基苯甲酸很少像PABA及其衍生物一样引起光接触性皮炎[63],包含该成分的广谱防晒产品也可推荐给J.J.。如果光敏反应是由可见光引起的,那就有必要用无机物理防晒产品来阻挡所有的光线[50]。除了考虑上述影响因素外,还可以建议J.J.选择另外一种降压药替换氢氯噻嗪,这样可以进一步降低J.J.发生光敏反应的风险。

儿童光防护

人一生中的大部分光照发生在儿童时期,而且紫外线辐射的危害有累积效应,因此儿童时期的光防护是非常重要的[38]。婴幼儿与成人相比暴露的皮肤更多,因此局部暴露于防晒产品的机会更多,吸收入体内更多,但是药物在婴幼儿体内代谢能力是低于成人的[89,90]。因此不建议6个月以下的婴儿使用防晒产品[91]。P.J.应避免阳光直射,在户外时需要衣物或遮阴棚等进行保护[91-95]。

L.J.需要用不含PABA成分、SPF15以上的防晒产品。无机防晒产品由于全身吸收少,可安全用于6个月至2岁的儿童[89,90]。儿童时期常规使用SPF15以上的防晒产品直到18岁的人群,其非黑素瘤皮肤癌的发生率较其他人低75%左右[95]。如果L.J.在太阳最强的时候暴露6小时(即10AM-4PM)或更长时间,他应该穿防晒衣,身体覆盖面越大越好[81]。紧密编织的长袖衣服和长裤几乎能保护皮肤免受所有的紫外线辐射,而松散编织衣服或浸湿的T恤仅能阻挡70%的紫外线辐射。水虽然不能完全阻挡紫外线,但可以减少散射,并使它能量衰减。普通质量的棉T恤只能提供 SPF7 到 8 的防护[94]。

织物的紫外线透过率可以用分光光度计或光谱仪测量。紫外线防护系数(UPF)(而不是防晒系数)已被作为衡量面料的防晒性能的指标[96,97]。紫外线防护系数根据透过面料的紫外线量以及皮肤的红斑反应来计算的。例如,如果一种面料的紫外线防护系数(UPF)是 20,那么只有二十分之一紫外线穿透面料。某些合成面料的紫外线防护系数值可超过 500,远远优于防晒霜[94]。表 42-4 列出了紫外线防护系数与紫外线透过率和吸收率的关系。

由于面料的小孔隙仍允许紫外线通过,因此没有任何一种面料能够提供 100%的紫外线防护。一个棒球帽的防护区域仅有前额中央。镶边宽的帽子能够保护耳朵、颈部、鼻子和脸颊,但对头颈部皮肤的保护不够,无法降低其鳞状细胞癌发生的风险[98]。织物柔顺剂中加入紫外线吸收剂(如二氧化钛、Tinosorb-M,BASF)可以减少穿透衣物到达皮肤的过量 UVB 和 UVA,这样既能吸收紫外线又可以防晒美白。这种柔软剂的化学成分在任何水温下均能和棉纤维结合得很好。柔顺剂也可用作洗衣添加剂(如 Sun Guard,Phoenix 牌),它能够结合并累积于所洗的衣物上。20 次的漂洗后该化学成分能够将衣物的紫外线防护系数增加至 30[99,100]。

防晒产品的选择

两种类型的防晒产品适合儿童使用。全身防晒首选乳剂,酒精洗剂或凝胶可能引起皮肤和眼睛的刺痛、灼伤和激惹,因此不作为儿童首选。物理防晒霜(如氧化锌)有各种亮色可选,建议用于身体的特殊部位,如鼻子,脸颊和肩膀。PABA 及其衍生物可能对儿童稚嫩的皮肤有害。对于患有痤疮的成年人,推荐使用无油、不致粉刺的防晒产品(如 Neutrogena Healthy Defense Oil-Free Sunblock)以及 SPF15 以上的唇膏(如 ChapStick or Blistex Regular[SPF15],Blistex Ultra[SPF 30],or ChapStick Ultra[SPF 30])。

应用

案例 42-1,问题 6:关于你所推荐的防晒产品使用方法,你需要给 R.J. 和 J.J. 什么指导?

由于 R.J. 和 J.J. 计划在沙滩上度假,抗水的防晒产品是合适的选择。对于儿童而言,防晒产品可能存在交叉过敏反应,家长在给儿童使用前可以进行斑贴试验(把小剂量的防晒霜涂抹于前臂内侧并覆盖一小块绷带,第二天观察其反应)。

大多数人只用到能达到该产品 SPF 值的剂量的 20%~60%[48,51-54]。鉴于以上情况,目前提出一个方法用来确定防晒产品提供足够防护时所需的大致剂量[101]。该方法指出:在使用防晒产品时,额头、颈部、手臂区域的每一处使用量要半茶匙以上,而躯干前部和躯干后部、腿部的使用量要一茶匙以上。这个剂量的确定是参照美国 FDA 进行防晒产品测试时所使用的剂量(2mg/m²)。一项关于沙滩防晒产品应用方法的研究发现,身体各部位应用的防晒剂量均不达标[52-54,102]。其中耳朵和脚尖的防护最不充分。如果防晒产品是自己涂抹的,那背部的防护也欠佳。在应用防晒产品时,应该提醒患者注意那些经常容易遗忘的区域,如手、面颊、颈部、耳朵和足背。防晒产品最好每过 1~2 小时重新使用一次,出汗、游泳以及洗澡后也要重抹。证据表明提前 20~30 分钟内能部分的起到补偿作用[47,103-105]。

案例 42-1,问题 7:J.J 在应用防晒产品后能起到多久的保护作用?

如果 J.J(Ⅱ型光感型皮肤)在未做防护的情况下暴露于紫外线 30min 即可出现灼伤,SPF15~30 的防晒产品能够提供 7.5 小时(0.5 小时×15[SPF15])的 UVB 防护。然而,防晒系数很高的产品也仅仅能提供少量的 UVA 防护和极少量甚至是零红外线防护[46]。因此,外出活动时即使使用了合适的防晒产品,也应该把光照时间控制在 90~120 分钟以内。此外,环境因素(如大气湿度增加)和防晒产品使用剂量不足也可能使防晒效果下降多达一半。

既含化学防晒剂又含物理防晒剂的防晒产品的防晒指数可以高达 50⁶。对光照极度敏感的人能够从高防晒系数的防晒产品中获益,但是皮肤正常的人使用 SPF30 的产品即满足日常生活或日光浴的需要[48]。

案例 42-1,问题 8:J.J. 能够从防晒系数高于 50 的产品中获益更多吗?

表 42-4

紫外线防护系数与紫外线透过率、吸收率

紫外线穿透率(%)	紫外线吸收率(%)	紫外线防护系数(UPF)	防护能力级别
10	90.0	10	中等强度防护
5	95.0	20	高强度防护
3.3	96.7	30	很高强度防护
2.5	97.5	40	极高强度防护
<2.0	>98.0	50	最大强度防护

防晒系数越高,预防日晒伤的能力越强。但有一点需要提醒 J. J.,那就是防晒系数与 UVA 引起的皮肤损伤程度并不相关。有研究表明:在同样光照下,用 SPF85 的产品的患者的晒伤要小于用 SPF50 的产品的[106]。根据 FDA2012 年生效的修订条例,由于并不能证明更高的 SPF 值更有效,因此 SPF 的最大值限定为 50+[57]。需要提醒 J. J.,防晒产品只有正确并足量使用才能达到它 SPF 值的相应防晒效果。

护目镜

案例 42-1,问题 9:请向 R. J.、J. J. 及其家庭成员推荐合适的太阳镜以备度假使用。

R. J. 和 J. J. 需要佩戴太阳镜,这样户外活动时可以减少终生累计紫外线量,沙滩度假时可以阻挡高剂量紫外线辐射并预防光性角膜炎或结膜炎。许多太阳镜生产商把太阳镜归类为以下三种:装饰用、普通用途和特殊用途。装饰太阳镜能够阻挡至少 70% 的 UVB、至少 20% 的 UVA 以及不到 60% 的可见光,适合于无高剂量紫外线暴露的休闲场所使用。普通太阳镜能够阻挡至少 95% 的 UVB、至少 60% 的 UVA 以及 60%~92% 的可见光,适用于大部分有光照的活动[107]。特殊太阳镜能够阻挡至少 99% 的 UVB、至少 60% 的 UVA 和 97% 的可见光,适用于光照强烈的情况,例如滑雪斜坡或热带沙滩[107]。R. J. 和 J. J. 和他们的孩子度假时适合佩戴特殊太阳镜或普通太阳镜。

人工日光浴场

案例 42-2

问题 1:32 岁的女性 B. P. 准备去坎昆出差。她正在寻求关于利用日晒床刺激黑色素形成来防止晒伤的建议。B. P. 有着 III 型光感型皮肤、浅棕色头发和绿色眼睛。不过,她最近听说用于晒黑的人造日光也可能会导致皮肤晒伤,甚至可能导致皮肤癌。你将给她提些什么意见?

大多数日晒床、日晒箱或日晒沙龙使用的是发射约 95% 的 UVA 与很少的(即 1% 至 5%)UVB 人造光源[108,109]。过去通常认为,与 UVB 相比,UVA 很少会引起皮肤老化或癌变。但是现在发现 UVA 也会引起许多和 UVB 一样的皮肤改变,包括皮肤免疫、退行性变、癌变以及 DNA 损伤和氧自由基形成[110]。UVA 也会引发白内障和疱疹性病变[25]。晒黑期间接受的高剂量的 UVA 以及平时不断累积的 UVA 辐射剂量使 UVA 的长期效应备受关注[111]。此外,UVA 可能增加 UVB 的光致癌作用[74]。大量的证据也表明,室内晒黑和黑色素瘤之间有一定关联[112]。在过去的 20 年里,美国人中日晒床的使用量大大增加,从 1988 年的不足 1% 上升至 2007 年的 27%[113]。然而,全国健康访谈调查的结果显示,经常光顾日光浴沙龙的成年人从 2010 年的 5.5% 下降到 2013 年的 4.2%。这可能是由于越来越多的人意识到日光浴的危害。但美国选择日光浴的人数众多,仍让人担心,尤其是青少年人群[114]。CDC 进行的 2013 青年危险行为调查的参与者报告说,大约 13% 的高中生,包括 20% 的

高中女生,一年内一次或多次使用室内日光浴设备[115]。最近有证据表明,过多的紫外线照射(特别是日晒床的使用)可能有一个类似于导致行为成瘾性的物质成分[116]。多达 10% 至 53% 的年轻人对室内晒黑行为上瘾[117-121]。为了遏制室内晒黑在年轻人中的流行,FDA 在 2014 年将紫外线灯重新归类为 II 类医疗器械,并加以黑框警告,表明 18 岁以下的未成年人不应该使用紫外线灯[122]。该规定对日晒床进行了管理,但将日晒设备作为医疗设备管理意味着肯定了其治疗效果,这使得日晒设备有别于其他几乎没有明确疗效的致癌产品[123]。

B. P. 的 III 型光感型皮肤可以通过逐渐黑化来提供紫外线防护,她能够以最小程度的晒伤逐渐达到中度晒黑。但 UVA 诱导的晒黑反应并不像阳光引起的那样具有保护作用,因为 UVA 并不能使皮肤角质层增厚[118]。与仅通过日光浴获得的晒黑反应相比,人造的晒黑反应加上后续的光照尚未发现能减少的长期皮肤损害[118]。因此,B. P. 并不应该通过使用人工晒黑获得具有保护作用的晒黑,她应该在旅途中使用适当的光防护措施。

案例 42-2,问题 2:如果 B. P. 决定去晒黑沙龙,你需要向她推荐什么防护措施?

如果 B. P. 无视你的建议,仍决定去人工晒黑,那么她应该采取一些预防措施。皮肤类型决定了紫外线辐射的最小红斑量(MED),FDA 据此对首次人工晒黑者给出了推荐的曝光计划。最小红斑量是指在 24 小时曝光后能够产生任何可见的皮肤泛红所需的紫外线照射的剂量。FDA 推荐在第一周的 3 次晒黑中,每次照射剂量不超过 0.75MED,然后逐步增加至每周或每两周 1 次最大维持剂量 4.0MED[124]。值得注意的是最小红斑量具有个体差异,与皮肤类型有关。将 FDA 规定的时间限制与个体情况相结合,视个体的皮肤类型和照射时所使用的剂量而定。为了减少白内障的发生,B. P. 需要佩戴专业的护目镜来吸收 UVA、UVB 以及波长达 500nm 的可见光,而单纯的闭上眼睛或者普通的太阳镜是起不到保护眼睛的作用。

免晒美黑产品

案例 42-2,问题 3:B. P. 决定接受你的建议不再考虑使用晒黑床,然而她仍然想在去坎昆之前有一个晒黑的皮肤。使用免晒美黑产品能够向 B. P. 提供防护、避免晒伤吗?

免晒美黑产品是一个商业术语,是指在无需接受光照或其他紫外线照射的情况下提供一个黝黑外观的产品。这些产品中常见的一种成分是二羟丙酮(DHA),它是一种颜色添加剂,通过与角质层中的氨基酸成分起反应使皮肤颜色加深呈橙棕色。术语"古铜粉"被用来描述旨在实现临时晒黑外观的各种产品。例如,古铜粉类的在售产品都会有着色的保湿剂和粉末刷。类似于其他类型的化妆,这些产品能够产生一个临时的效果,并随着时间而慢慢褪掉。

除了提供晒黑外观的 DHA，一些在售的产品还包含其他的成分。免晒美黑产品或者古铜粉均不能提供对紫外线的保护作用，除非特别标明 SPF 数值[125]。如前所述，FDA 要求所有不含防晒成分的晒黑产品必须在产品标签上注明该产品不能防止晒伤。

晒黑药片是通过摄入大剂量的色素添加剂而促进皮肤着色，如通常使用的角黄素。在大剂量使用时，角黄素会沉积在不同的组织器官，沉积在皮肤上则使皮肤呈现出橙棕色。这种呈现的颜色因人而异。这种着色并不是皮肤黑色素增加产生的结果。尽管，角黄素被 FDA 批准小剂量用于食物颜色添加剂，而这种所谓的晒黑药片并未得到批准。作为药片大剂量使用时也出现相关不良事件，其中报道的包括：药物诱导的视网膜病变，恶心，胃肠痉挛，腹泻，皮肤瘙痒，荨麻疹。上述提到的但未经批准的药物不应推荐使用。

晒伤的治疗

案例 42-3

问题 1：31 岁的 G. B.，有着 Ⅳ 型光感型皮肤，几个小时前在午后日光下活动。他的肩膀、背部、颈部和手臂都呈鲜红色，并且开始感觉发热、牵拉感、疼痛。G. B. 平素身体健康，无重大疾病史及药物过敏史。针对 G. B. 的晒伤，你有何治疗建议？

晒伤通常是自限性疾病，以对症治疗为主[126]。针对一级晒伤，治疗建议包括：口服药物（如布洛芬、阿司匹林）或者局部应用止痛剂（如樟脑、薄荷醇）、局部消炎药（如氢化可的松乳膏或芦荟凝胶）、冷敷[自来水、生理盐水或醋酸铝溶液（Burow 溶液）]或冷保护剂浴（如胶态燕麦片）。在非甾体抗炎药（NSAIDs）（如阿司匹林、布洛芬），由于通过抑制晒伤炎症性过程介导的前列腺素的合成，对乙酰氨基酚常作为首选药。尽管糖皮质激素、非甾体抗炎药、抗氧化剂、抗组胺药或润肤剂能够缓解症状，但是在缩短晒伤恢复时间上作用甚微[126]。

局部麻醉药只能提供短暂的止痛效果（15~45 分钟），如苯佐卡因或利多卡因。这些外用局麻药不能大剂量使用或者每日超过 3~4 次的频繁应用。此外，局麻药不能用于发炎的、起疱或破损的皮肤。苯佐卡因全身毒性小，但是可引起皮肤接触性过敏[127]。与之相反，利多卡因引起皮肤接触性过敏的发生率则很低[128]。有研究证明，紫外线引起的损伤局部应用糖皮质激素来治疗的临床获益很少[129]。如果 G. B. 想选择使用外用制剂，通常建议在疼痛明显的时候给药，如睡前。口服抗组胺药有助于控制晒伤引起的瘙痒症状，如果睡前服用还能够帮助改善睡眠。然而，并无确切的研究表明其能够减少症状或者临床获益。

通常，自我护理以外的治疗措施不是必需的。如果晒伤范围广并伴有持续的症状（如发热、寒颤、恶心或呕吐）、Ⅱ 度或 Ⅲ 度的晒伤（尤其是眼睛或生殖器）或继发感染时，应及时转诊至家庭医生，并且需要短期内（最多 3 日）口服糖皮质激素（如泼尼松，1mg/kg，每日 1 次）。

光毒性或光变反应的临床应用

光毒反应具有剂量依赖性，只要应用了足够剂量的光敏物，几乎任何人都可能发生。产生光毒反应的剂量因人而异，但主要取决于以下因素：肤色、头发和眼睛的颜色、通常晒黑的能力、皮肤的光感型及紫外线的剂量。光毒反应并非免疫介导的或真正意义上的过敏反应，它们可以发生在首次使用光敏物时，而且通常与其他化学制剂无交叉过敏。

光毒反应通常发生迅速，往往发生在紫外线暴露后几个小时以内，多呈现出红斑、疼痛、刺痛或烧灼等强烈的晒伤反应。病变较重时也可以出现起疱、脱皮以及色素沉着等表现[27,28]。相关症状通常在初次暴露后 24~48 小时内达峰，通常仅局限于紫外线照射的区域。由于光毒反应并不涉及免疫系统，之前接触的光敏剂与本次光敏反应并不相关。常见的导致光毒性的药物包括氟喹诺酮类、四环素、磺胺类抗菌药物、利尿剂、磺酰脲类、非甾体抗炎药。

从临床角度来讲，皮肤光敏不同于光毒反应，多表现为强烈的瘙痒以及皮炎湿疹[28]。瘙痒多出现于皮疹之前，而且往往可在一小时内消退。有 5%~10% 的案例中，尽管引起皮肤光敏的光敏物已经消除，皮肤光敏仍然持续存在[27]。皮肤光敏不具有剂量依赖性，其发生通常由光敏物通过交叉过敏反应所引起。作为 Ⅳ 型迟发型变态反应，由于免疫反应过程需要一定时间，通常皮肤光敏的发生会延迟 1~3 日。皮肤光敏可表现为黄斑、大疱或紫癜性病变。急性荨麻疹多发生在紫外线照射后的数分钟内。皮肤光敏的恢复过程较光毒反应慢，即使光敏物去除后皮肤光敏反应仍可持续存在。这些反应可表现为红斑以及继发于炎症反应的水肿，但是最常见的是湿疹、以红斑为特征，而皮肤瘙痒（病变可能很重），丘疹、水疱或两者都有，并伴有漏液、渗液和结痂，晚些时会发生脱皮、苔藓样变和色素沉着。

案例 42-4

问题 1：D. L. 是个 16 岁少年，金发，蓝眼睛，属于 Ⅱ 型光感型皮肤。此次表现为严重的晒伤。据他讲述，他两天前找到了一个暑假工作，该工作需要暴露于强光下。他很吃惊此次晒伤会如此严重，这次病变比以往同等光照下的反应要严重。在制定治疗建议之前，你需要进一步了解哪些信息？

由于 D. L. 描述此次症状不同于以往情况，需要进一步了解当前发病的病史。此次疾病的病史信息相当重要，包括光照与症状出现的时间关系、症状的性质和持续时间、近期口服或局部用药史、可能接触的光敏剂、化学物质或者引起接触性皮炎的植物（如毒葛）以及节肢动物咬伤的可能性等。体格检查获得的信息也很重要，主要包括晒伤反应的分布和形态以及其他部位区域的反应。

药物诱导的光敏反应通常表现的晒伤反应要比正常情况下光照或者晒黑箱引起的皮疹的严重。该反应可能继发于口服药物。记住这些具有光敏潜力的化学物质很重要，这些化学物质主要存在于化妆品、洗发露、润肤乳、染发剂或染料、肥皂及其他的外用制剂。

药物诱导的光敏反应可分为光毒反应和光敏反应。同一种药物既可以光毒反应，也可以引起光敏反应。临床上有时候很难将两者区分开来。

案例 42-4，问题 2：通过进一步的询问，你发现 D. L. 在开始他的户外新工作数小时以内即在手和前臂、颈部的前面部分以及部分面颊处出现了红斑，并伴有疼痛。除了红斑之外，他的症状还包括即可出现的刺痛和灼烧感。症状持续到次日早晨，并有所加重。D. L. 并不能回忆起曾经口服或局部应用过什么药物，也不记得接触过任何化学物质、有毒的常春藤和橡树。皮肤损害的形态类似于严重的晒伤。D. L. 的前臂和手掌部的皮肤病变强度较面部和颈部严重。他的颈部的后面部分和其他有衣服覆盖的部分皮肤正常。他的严重晒伤反应的原因可能是什么？

D. L. 严重的晒伤反应的原因可能是光毒反应，继发于接触了含有补骨脂素类的化学物质的植物。这些植物可能是其在户外花园或温室工作中接触到的。光敏反应可能是引起 D. L. 其他症状的另一个原因。尽管比光毒反应少见得多，光敏反应的发生需要先前的或更长时间暴露于光敏物中。

据推测，D. L. 可能在接触到含补骨脂素的植物，并同时暴露于阳光下。他的手掌、前臂、颈部及面颊部等不寻常的病变分布范围，以及未接触到植物或者光照的皮肤没有病变、光照与症状出现的时间关系，都是高度提示发生光毒反应的鉴别诊断。由于症状出现和接触光照以及含有补骨脂素类的化学物质的植物之间的时间上没有延迟，D. L. 不太可能是发生了光敏反应。不同于光毒反应，光敏反应可以扩散至没有光照的皮肤，然而，D. L. 的病变仅限于光照部位皮肤。

案例 42-4，问题 3：此时你会向 D. L. 提供哪些非药物性的补救措施？

针对光毒反应和光变反应的治疗，通常的建议主要是移除潜在的光敏物和减少光照。在患者没有咨询其家庭医生以减少光敏物的接触之前应该告知其不应使用任何药物，包括口服和外用制剂。他应该穿长袖衬衫、长裤以及戴手套，以减少接触植物中的光敏物。同时他也应该应用广谱的防晒产品来保护皮肤免受紫外线（UVB 和 UVA）的损害。如果以上这些措施仍不能进一步预防其光敏反应的发生，那么 D. L. 应该考虑换一个不同类型的工作。他出现的症状应该以类似于严重晒伤的方式来处理。

光老化

发病率、患病率和流行病学

光老化（或皮肤的过早衰老）所涉及到的皮肤的改变不同于正常生理状态下的老化[130,131]。除年龄的增长之外，与皮肤光老化有关的危险因素包括白皙的皮肤类型、性别、过度暴露、吸烟[115,132]。光老化和光损伤可能可以预防皮肤癌的发生或发展，因此光老化及光损伤被认为是医学问题，而不仅仅是出于对化妆及美丽的考虑。

病因学

正常的皮肤老化过程包括细纹的出现、真皮的萎缩以及皮下脂肪组织的减少，最终导致了皮肤细胞的减少[131]。光老化是由于长期紫外线照射、氧自由基活化而引起长期炎症状态，最终导致了皮肤高代谢状态[133]。皮肤光损伤的组织学特点是皮肤增厚和结缔组织纤维的退行性变（弹力纤维增生）[131]。在正常皮肤组织中，Ⅰ型胶原纤维占主要地位，而在光损伤的皮肤中，Ⅲ型胶原纤维的量增加了 4 倍，而基质中Ⅰ型胶原纤维的量有所下降[110]。这些结缔组织的退行性变很可能是由于炎症部位皮肤的极度活跃的成纤维细胞或者通过细胞内渗透出来的酶的降解作用所致。此病变过程中弹性结缔组织取代了真皮上层的胶原蛋白[133]，故蛋白多糖和多糖组成的基质在光老化的皮肤中含量也急剧增加[6]。真皮内毛细血管扩张和迂曲最终导致微血管扩张、紫癜和瘀斑[131]。最终表皮逐渐增厚、表皮细胞增生和新生物形成。一生中，大剂量的 UVA 和 UVB 的积累以及红外线的辐射都与光老化皮肤的这些改变的原因密切相关[6]。

光损伤皮肤的改变以皱纹形成、发黄和松弛为特点。轻度病变的皮肤变得不规则色素沉着、粗糙、干燥和细纹。中度病变的皮肤则表现为深皱纹、松弛、增厚、皮革样变及血管损害[131]。大量不可逆的、严重的病变表现为深皱纹和永久性不规则色素沉着，有可能进展为癌前病变或者发生癌变[131]。光损伤最常见的影响部位包括面部、颈部的后面、手掌和手臂的背部、女性颈部的 V 型区域以及男性脱发区域头部皮肤。

光老化的临床应用

案例 42-5

问题 1：P. B. 是一位 38 岁的女性，她多年来参加了许多的户外活动。她生活在一个气候温和、炎热、夏天阳光明媚和冬天寒冷的地方。由于皮肤皱纹和肤色的变化，她感觉自己要比同龄女性显老。她的面部皮肤发黄，眼角和嘴唇的细纹尤为明显。她的面部、手掌和前臂也出现了棕色的小斑点。P. B. 有着浅色皮肤，属于Ⅲ型光感型皮肤类型，并且对肥皂、浓化妆品及香水敏感。对于 P. B. 的光老化的治疗，你有什么非处方性的建议？

许多非处方性制剂被称为药妆品，是指含有生物活性成分的化妆品，旨在减轻皮肤老化的迹象。这些产品包括 α-羟基酸、视黄醇、维生素 C、透明质酸、脂肪酸。其中被广泛使用的是 α-羟基酸和多羟基酸。含正常浓度（5% ～17%）果酸类（α-羟基酸）和多羟基酸类的产品主要用于减轻损害皮肤的外观表现，而高浓度时由于其角质特性而用作脱皮剂。有研究表明，它们可以减轻皮肤粗糙和发黄，但是在皱纹和日光性角化中的作用甚小[131,134]。局部多羟基酸以及脂肪酸也能改善皮肤质地及细纹[135-137]，辅酶Q_{10}衍生物（艾地苯醌）可改善皮肤粗糙度，细纹同时增加皮肤保湿度[138]。对于选择这些产品的消费者，应该强烈建议他们选择防晒系数在15~30的产品，能够帮助吸收更多的紫外线。这些产品并不受FDA的管理，缺乏足够的证据证明它们的效果，但是价格多较昂贵。应该重视应用前面讲到的防护措施以预防紫外线的损害。

案例42-5，问题2：你有想要推荐给P.B.与其家庭医生讨论的处方类产品吗？

目前市售的产品中有几种外用维生素A衍生物制剂（维A酸类）对改善光老化迹象有效（见第41章）。维A酸（全反式维A酸）可以作为霜剂（0.02%、0.025%、0.0375%、0.05%和0.1%）、凝胶［0.01%、0.025%、0.04%（凝胶微球）、0.08%（凝胶微球）、0.1%（凝胶微球）］来使用。他扎罗汀（0.05%或0.1%的霜剂，0.1%泡沫剂，0.05%或0.1%凝胶）与维A酸是FDA唯一许可的两种用于光老化的局部维A酸类药物，目前只能作为霜剂使用。这些药物通过减轻光老化相关的细纹、斑点色素沉着以及皮肤粗糙，部分逆转光老化的临床和组织学改变，其作用机制包括抑制了金属蛋白酶的表达等[139-142]。维A酸的其他好处还包括促进新生真皮胶原纤维和血管的形成、减少雀斑的数量和减轻雀斑黑化程度、促进退化的结缔组织纤维的吸收以及治疗癌前病变和癌变组织[143]。在一个最初的临床试验中，所有受试者（100%）均显示出光老化迹象的改善，其中53%的受试者改善较明显，其余受试者均有轻微的改善。根据临床相关指标的评估，面部皮肤发黄的迹象改善最为明显，随着受试者健康状况的好转，面部皮肤逐渐呈现出玫瑰红[140]。这些药物比非处方产品如视黄醇酯、视黄醇和视黄醛中的类维生素A更有效，因此产生更长远的效果。

案例42-5，问题3：P.B.是使用外用维A酸产品治疗的合适人选（如维A酸）吗？

外用维A酸治疗最适用于年龄在50至70岁之间的、中至重度光老化的患者，以及光老化患者初始改变预防性使用[139]。最近，P.B.注意到了她的皮肤改变与早期光老化表现一致，因此她是使用外用维A酸预防性治疗的合适人选。通过治疗可以改善她的皮肤发黄现象、减轻面部和前臂的斑点以及眼角和嘴角的细纹，同时也能防止目前皮肤光老化的进一步恶化。

案例42-5，问题4：P.B.的家庭医生想向你咨询维A酸的推荐剂量，你有什么建议？

由于外用维A酸的疗效和副作用都呈剂量依赖性，最终的目的是在引起皮肤最小刺激的前提下通过使用最大治疗剂量从而获得最大的疗效。由于P.B.的皮肤对肥皂、浓

化妆品以及香水敏感，她的皮肤很可能也容易受到维A酸的刺激。因此，从低浓度剂型开始治疗是合适的（如0.025%维A酸霜，或者选用另一种维A酸类药物他佐罗汀霜0.5%）。这些药物通常是每晚睡前使用。但在某些情况下，起始治疗阶段时经常隔日一次晚上睡前使用，直至皮肤适应的药物刺激性影响。刺激发生可能性取决于赋形剂的类型，而不是药物的浓度[143]。霜剂或微球凝胶最少引起皮肤刺激反应，可以作为P.B.的首选起始治疗药物。微球凝胶剂型首选用于持续性痤疮或有局灶性光化性病变的患者。年轻患者往往推荐使用凝胶制剂，因该剂型无残留，且与大多数化妆品相容。溶液和凝胶剂型在老年人油性、增厚和色素沉着的皮肤中有更好地耐受性。

案例42-5，问题5：你正在给P.B.配制维A酸乳膏（0.025%）。使用中有哪些建议提供给P.B.？

在睡前面部使用维A酸乳膏之前，P.B.应该用指尖和肥皂轻轻的清洗面部然后用毛巾拍打并擦干皮肤。如果用手指清洗面部时不能去除干燥、脱皮的皮肤，可以用毛巾轻轻的擦拭面部。需要治疗部位的皮肤角质层比较脆弱，如果P.B.清洗的时候不够小心很有可能导致皮肤糜烂。清洗结束15分钟后，她应该使用豌豆大小剂量的乳膏涂抹于前额，然后均匀的涂抹至整个面部。涂抹靠近眼睛和嘴唇部位的区域时要格外小心，因为维A酸可引起黏膜的刺激和灼烧感。

首次使用维A酸的3~5日内可能出现皮肤刺激症状，多在1~3个月内消退。刺激症状可表现为红斑、脱皮、烧灼感和刺痛。如果P.B.感到明显不适，她可以以一个较慢的时间周期重新开始使用该药。例如首次使用的2周内可以每隔1日或每隔2日的频率使用该药，从而减少对皮肤的刺激。她也可以局部应用糖皮质激素乳膏（如1%氢化可的松乳膏）。当她开始耐受该治疗方案时，维A酸乳膏的使用频率和浓度应该慢慢调整，直至皮肤出现轻微脱屑或偶尔出现轻度红斑。光损伤区域可以涂抹较厚的维A酸乳膏。在接受9~12个月的治疗后，她的治疗开始进入维持期。在此期间，维A酸乳膏可以每周使用2~3日，并需要长期维持。

由于这些药物会导致皮肤干燥，P.B.应该在白天使用保湿霜，帮助减少皮肤的干燥和刺激症状。因为保湿霜产生的pH和维A酸乳膏不兼容，而且很可能稀释外用维A酸的浓度，不提倡晚上使用保湿霜。随着皮肤角质层的变薄，P.B.的皮肤更容易遭受紫外线辐射的影响。出于这个原因，P.B.白天应该开始预防性使用防晒产品，以防止进一步的光损害。考虑到她的皮肤类型（Ⅲ型）以及过早老化的皮肤改变，P.B.适合应用防晒系数在30以上的防晒产品。应告知P.B.不应该因缺乏明显的改善而放弃治疗。她的皮肤损伤轻微，治疗反应也是渐进的，而且治疗目的之一也是防止进一步的光损害。治疗早期，由于角质层的形成，她的皮肤皱纹实际上可能会恶化。P.B.应避免面部桑拿和使用刺激性的肥皂和化妆品。维A酸被认为是致畸的，尽管风险与更常用于痤疮的口服剂型密切相关，但通常应避免在任何怀孕或计划怀孕的患者中使用[144]。

烧伤

发病率、患病率和流行病学

在美国,每年约有 486 000 人发生烧伤[145]。虽然烧伤患者的住院率和死亡率在逐年下降,急诊就诊人数却在逐渐增加,其中 40 000 人仍需要住院治疗。烧伤引起的每年死亡人数在 3 200 左右[146]。随着烧伤中心的多学科发展,以及烧伤的病理生理学的发展,Ⅱ度及Ⅲ度烧伤患者生存率在过去 30 年里提高了 5~6 倍[147]。2015 年全美烧伤年度报告中回顾了 2005—2014 年的急性烧伤入院患者的数据[147]。主要的发现如下:

- 超过 68% 的烧伤患者是男性。平均年龄 32 岁。5 岁以下的幼儿占 19%,60 岁以上占 13%。
- 两个最常见的烧伤病因是火/火焰及烫伤,约占 80%,烫伤最常见于 5 岁以下的儿童。火/火焰是其他年龄段烧伤的主要原因。
- 超过 75% 的报告显示总烧伤面积小于体表面积(TBSA)的 10%,死亡率 0.6%,火/火焰的总死亡率分别为 3.2% 和 5.7%。
- 报告显示 73% 的烧伤发生在家中,22% 的烧伤是意外事故造成,与工作无关。

烧伤程度,轻则仅为表皮损伤,重则可因接触到高温固体和液体、蒸汽、化学制剂、电或其他如紫外线或红外线辐射之类的物理因素,而导致大面积的皮肤坏死。报道的虐待儿童的案例中 8%~12% 存在烧伤,这也引起医务人员的关注[148]。17 岁到 30 岁之间的青少年和成年人的烧伤事件通常与易燃液体有关,但是随着衣服布料中阻燃成分的使用,因服装燃烧而引起的死亡人数逐年下降。年龄过小或过大者、男性、黑人和社会地位低下者烧伤发生率很高,此外,嗜酒者、智障儿童或有烧伤史的儿童烧伤发生率也很高[149]。

烧伤案例住院的主要原因是由于其引起的并发症,包括水电解质平衡失衡、代谢紊乱、呼吸衰竭、败血症、瘢痕和功能障碍。大多数烧伤是轻微的,在门诊处理即可,对烧伤患者的严重程度进行仔细而准确的评估及恰当的护理是治疗的保障。

在美国,因为有更好的预防措施(烟雾探测器,水温控制条例,限制吸烟),严重烧伤事件正在减少。烧伤处理技术的改善如药物治疗、局部抗菌药物使用、早期切除、清除失活组织、皮肤移植或人造皮肤也使得严重烧伤事件发生率下降[150,151]。

病因学

损伤区域

皮肤是有利的保护屏障,使其下各器官系统机体免受创伤、温度变化、有害渗透、水分、湿度、辐射和微生物侵袭等有害因素的伤害(参见第 39 章,图 39-1)。皮肤还参与碳水化合物、蛋白质、脂肪和维生素 D 的代谢;产生润滑皮肤的物质;参与机体的免疫反应,具有感觉功能。

热引起的烧伤可以用不同的损伤区描述[152]。损伤部位的最边缘区域是充血区。该区的组织以炎症性改变为特征,仅有很少量的组织受损。烧伤停滞带是烧伤的下一个区域,由充血区延伸而来。此区域的病变涉及组织损伤缺血和血管的不完全栓塞。该损伤区的血管内皮细胞破损会进一步促进血管内血栓形成,导致进一步的缺血、细胞凋亡及烧伤创面的加深。这个进一步损伤的过程可在烧伤后的 24~48 小时内发生。烧伤创面变干或感染不利于损伤组织内血流的重建,从而进一步使创面加深。烧伤中央区或凝固坏死区以血管栓塞和组织坏死为特征。这个区域吸收大部分热量,组织损伤最严重。轻微的烧伤往往只累及最边缘区域,而严重的烧伤常包含所有损伤的三个区域。

烧伤程度

九分法

体表面积(TBSA)被用于评估烧伤皮肤面积的大小。烧伤表面积按照占体表面积的百分比来确定烧伤的严重程度。九分法能大致估算出烧伤的大小。烧伤的严重程度与烧伤的体表面积(TBSA)和烧伤深度成正比。成人的 TBSA 可以由"九分法"来估算:一侧上肢占 9%,头颈部占 9%,一侧下肢占 18%,躯干前面和背面各占 18%,会阴部占 1%[153]。因为 10 岁以下的儿童身体各部位所占比例与成人不同,其 TBSA 比例需有所调整。因此,该人群主要使用 Lund-Browder 图表[154]。刚出生时,婴儿的头部约占 TBSA 的 19%,每增加一岁,头部所占比例减少 1%,而下肢的占总体表面积(TBSA)的比例增加 1%。根据此方法能很快评估烧伤面积所占比例。

烧伤的分级

烧伤亦可根据组织损伤的深度分类。在烧伤发生的 24~48 个小时以内,由于组织水肿、持续的组织缺血和感染的存在,且这些病变又能进一步导致创面加深,烧伤创面深度的确定存在一定困难。同一烧伤区域的组织破坏深度各有不同,而且皮肤表面的病变特征与深层组织损伤不相称,这些都增加了烧伤评估的难度[152]。

Ⅰ度烧伤

Ⅰ度烧伤为表皮浅层的损伤,常见的如轻度晒伤。烧伤的皮肤不形成水疱,可有红斑和轻微疼痛。一般在 3~4 日后愈合,不留瘢痕。

Ⅱ度烧伤

Ⅱ度烧伤可浅可深,主要取决于真皮受累的深度。浅Ⅱ度烧伤仅累及表皮和真皮的浅层。创面常见红斑、水疱和渗出,伴有剧烈疼痛,并且对外界刺激非常敏感。红斑受压褪色,毛囊、汗腺和皮脂腺常不受累。浅Ⅱ度烧伤多在 3 周内愈合,可形成浅瘢痕。深Ⅱ度烧伤累及真皮深层组织,有时很难与Ⅲ度烧伤区别。创面苍白、微湿、触之较韧、压之不褪色。痛觉较浅Ⅱ度减轻。有些部位对刺激不敏感。深Ⅱ度烧伤愈合缓慢,常超过 35 天,可伴焦痂形成、严重的瘢痕挛缩以及毛囊、汗腺和皮脂腺的永久性丧失。

Ⅲ度烧伤

Ⅲ度烧伤多为全层皮肤组织破坏,累及所有的皮肤成分。创面蜡白、灰色或褐色,干燥且缺乏弹性。深压时可有疼痛。如果创面较小,愈合过程多在几个月以上,多由创面边缘的上皮细胞爬行而修复,愈合后多形成瘢痕挛缩。Ⅲ度烧伤的修复多采用切除创面和创面植皮的方法,以防止皮肤挛缩[155]。

Ⅳ度烧伤

除了失活组织深达皮下、筋膜以及骨骼外,Ⅳ度烧伤和Ⅲ度烧伤很相似。创面焦黑、干燥,而无痛觉(由于神经末梢的破坏),继发感染的风险很高。

严重烧伤的并发症

体液丢失

严重烧伤时,血管活性物质的释放以及毛细血管损伤造成大量体液、血浆、电解质积聚于血管外隙,结果造成局部或全身水肿。体液的重新分布意味着大量体液、电解质以及伤口聚集的蛋白的丢失,所有这些都能导致血容量显著下降、心输出量减低以及组织器官灌注不足。在严重烧伤的前24~48小时内,必须充分补液以代偿丢失的体液,以避免休克、多器官功能衰竭甚至死亡的发生[156]。

感染

休克纠正之后,感染成为了威胁烧伤患者生命的最主要的因素,其中烧伤引起的脓毒血症和肺炎是致死的首要原因[156]。烧伤患者皮肤和呼吸道的局部机械性屏障常被损坏,致使这些普通部位成为致命的感染灶。烧伤区域的血液循环障碍,使得细胞免疫和体液防御机制的功能失常,增加了感染的易感性。坏死组织和渗出液成为了细菌良好的培养基。如果未及时局部应用抗生素,革兰阳性菌很快会在创面定植繁殖,烧伤5天后革兰阴性杆菌的感染占优势[156]。全身应用抗菌药物在Ⅳ度烧伤中的作用有限,一般只用于由伤口组织活检证实的感染,即该处每克组织载菌量大于10^5[157]。局部应用抗生素、伤口局部护理以及严格的感染控制措施是控制烧伤创面感染的关键。在没有明确的感染灶时,坏死组织是引起长期脓毒血症的源头[156]。因为这个原因,同时也为了控制感染,很多烧伤中心已经开始采取早期切除坏死组织和植皮保护创面的方法。

吸入性损伤

烧伤合并吸入性损伤常导致死亡率的大大增加。吸入的烟雾或火焰常造成支气管黏膜的损伤,可引起支气管痉挛、黏膜溃疡、细胞膜损伤、水肿和纤毛清除功能障碍。即使轻微烧伤的患者也可能发生吸入性损伤,并且常需要住院治疗。在烧伤的24~48小时内,肺损伤的早期症状(声音嘶哑、呼吸困难、呼吸急促和喘息)可不明显,所以对怀疑有吸入性损伤患者(即面部烧伤或烧伤现场)必须仔细检查。鼻毛烧焦、烟灰色舌或口咽及上呼吸道黏膜水肿是吸入性损伤的特征。吸入性损伤的诊断主要靠经纤维支气管镜检查,治疗措施主要包括气管插管和机械通气。维持烧

伤患者的体液状态的稳定是很重要的。糖皮质激素类药物并不改善烧伤患者的生存率,不应常规应用于吸入性损伤患者。糖皮质激素类会增加感染的风险,从而增加烧伤及吸入性损伤相关的发病率和死亡率[156]。

轻微烧伤的临床管理

分诊

> **案例 42-6**
>
> 问题1:S. T. ,17岁男孩,体型不胖,刚刚被摩托车消声器烫伤了右腿。烧伤后,S. T. 即刻用花园水龙软管中的冷水冲洗了小腿患处。烧伤面积约两个巴掌大小,伴有红斑和渗出。他无其他的损伤,但现在疼痛明显。S. T. 无重大疾病史。他应该求助于他的保健医生吗?还是安全的自我处理创面呢?在作出这个决定时还应该考虑患者的哪些情况?

在向轻微烧伤患者提供治疗建议之前,准确地评估患者的情况很重要,这样才能决定他或她能否安全的自我处理患处,或者是否进一步咨询或住院治疗。烧伤的部位和严重程度、患者的年龄、健康状况以及烧伤的原因等因素都必须考虑。

美国烧伤协会治疗分级

美国烧伤协会建议将烧伤级别分为3类:重度烧伤、中度无并发症的烧伤、轻度烧伤[158]。

■ 重度烧伤:Ⅱ度烧伤面积成人>25%TBSA(儿童>20%);Ⅲ度烧伤面积≥10%TBSA;累及手掌、面部、眼部、耳部、足部和会阴部,并导致其功能或外观受损的烧伤;高压电损伤;合并有吸入性损伤、重大创伤或高危患者(老年患者和体质衰弱者)的烧伤。

■ 中度无并发症的烧伤:Ⅱ度烧伤面积15%~25%TBSA(儿童10%~20%);Ⅲ度烧伤面积2%~10%TBSA;未累及特殊功能区的烧伤,如眼部、耳部、面部、足部或会阴部。

■ 轻度烧伤:Ⅱ度烧伤面积<15%TBSA(儿童<10%);Ⅲ度烧伤面积<2%TBSA;未累及特殊功能区的功能或外观的烧伤。

如无其他创伤,无颈部、躯干、手臂或下肢周围的烧伤或者能够依从治疗时,轻度烧伤的患者多在门诊接受治疗。由保健医生初步评估后,烧伤患者可以自我处理烧伤面积<1%的Ⅱ度或Ⅲ度烧伤。

重度或中度无并发症的烧伤必须住院处理。所有烧伤面积超过3%的深Ⅱ度或Ⅲ度烧伤均建议转入外科处理。

美国烧伤协会和美国外科医师协会建议,符合下列任一标准的所有急性烧伤患者都应该转诊到烧伤中心处理[159]:

■ 烧伤面积>20%的局部皮层烧伤,患者年龄在10~50岁;

■ 烧伤面积>10%的局部皮层烧伤,患者年龄<10岁或>50岁;

■ 任何年龄的烧伤面积大于5%的Ⅳ度;

■ 手掌、面部、眼睛、耳朵、会阴部或大关节部位的局部皮层或全层烧伤;

■ 高压电损伤的患者,包括雷电电击伤;

■ 腐蚀性化学物质的严重烧伤患者;

■ 合并多发伤的患者,且烧伤是造成死亡的最大危险因素(在这种情况下,如果创伤造成即刻危险较大,患者可先在创伤中心治疗,病情稳定后再转诊到烧伤中心);

■ 合并吸入性损伤的患者;

■ 合并重大疾病的患者可能会增加治疗的难度、延长愈合时间或者导致死亡;

■ 缺乏专业护理人员或设备的医院的患儿;

■ 需要特殊的社会支持、情感支持或长期康复支持的烧伤患者,包括可疑的儿童虐待或滥用药物的情况。

年龄及疾病相关性建议

2岁以下的婴幼儿和老年烧伤患者应该被认真评估,因为这些患者可能无法忍受与烧伤相关的任何创伤。除了医疗因素外,因涉嫌虐待儿童而引起的儿童烧伤应该住院治疗并给予法律、心理和其他的保护。伴有其他疾病状况可能会增加烧伤并发症的发生或延缓伤口的愈合,如糖尿病、心血管疾病、免疫缺陷性疾病(如HIV相关性疾病,正在接受化疗的患者)、肾脏疾病、肥胖或者酒精中毒。

病因学

处理烧伤患者时,烧伤的病因应该被考虑在内,因为它能使我们更加深入了解烧伤的临床表现以及烧伤的管理。电烧伤时,由于表皮的损伤可能只发生在电流入口和出口的部位,其损伤看起来似乎很表浅。然而,这类烧伤可能会导致深层的神经和肌肉组织的广泛损害,这些损害刚开始往往表现得不明显。除极轻微的电烧伤外,这些患者应该接受进一步的评估。S. T. 是浅Ⅱ度烧伤,烧伤面积超过体表面积的2%。尽管S. T. 的腿部烧伤是由热损伤引起的,而且创面相对轻微,他仍需接受进一步的评估和治疗。

治疗

> **案例42-6,问题2:** S. T. 的烧伤该如何治疗? 还有哪些可供选择的治疗措施? 应该向 S. T. 询问哪些免疫接种史?

治疗及即可处理的目的

Ⅰ度和Ⅱ度烧伤的治疗目的是缓解烧伤引起的疼痛、防止伤口干燥、创面的加深和感染的发生,为伤口愈合营造一个保护性环境。创面即可的处理应该是冷敷、湿敷或浸泡于冷水中。

S. T. 立即用冷水冲洗了创面,阻止了烧伤进一步向深层组织扩散,并缓解了烧伤所致的疼痛。接下来,烧伤区域应该用温和性(低敏)的肥皂(如Basis,Purpose)和清水冲洗。然后灭菌的、非粘连性的凡士林的细孔纱布敷料(Xeroflo,Kendall;3%三溴酚铋)覆盖在伤口上。这种敷料能够防止纱布与创面粘连,但可允许创面渗液顺着敷料自由的排出,防止浸渍的发生。

应该在凡士林油沙上再覆以可吸收纱布,然后用绷带包裹一下,把敷料固定在适当的位置。外层敷料不能太紧,而且应该每48小时清创一次,并检查创面有无感染迹象,然后重新更换敷料。如果S. T. 的伤口仍持续渗液,那么应该用浸有清水、生理盐水或复方醋酸铝溶液(稀释1:20或1:40)的毛巾浸润创面,每次持续15~30分钟,每天至少4次(参考第39章)。应该避免使用黄油、油脂或类似的家庭治疗,因为这些措施会使得热量持续残留在创面,可能会增加热损伤的区域。由于烧伤患者容易继发破伤风感染,如果S. T. 近10年内没有接种过破伤风疫苗,他应该接受破伤风类毒素的治疗。

皮肤替代品和合成敷料

皮肤替代品的发展进步为寻找一个皮肤替代品以完全模仿真皮和表皮的相互作用和功能。虽然尚未研发成功,但已经有越来越多的合成产品和生物产品在治疗烧伤患者时发挥了重要的作用[159]。目前的一些产品形式如下。

尸体皮

新鲜尸体的皮肤(同种异体移植物)被视为暂时封闭创面的必要条件。它能够很好地附着在一个健康的伤口床上,从而减少污染,减少蛋白质、热量和水的丢失。随着技术的改进,排异反应和疾病的传播(如肝炎)可以被延迟到3~5周,疾病传染(如肝炎)的风险也大大减小了。

表皮替代物:同种异体表皮细胞培养移植物

累及深层皮肤组织的损伤(如Ⅲ度或深度烧伤)会损害皮肤的愈合能力以及再生能力。烧伤切除后的自体皮肤移植被作为当前烧伤治疗的金标准。由于自体皮肤或合适的自体皮肤的缺乏,治疗烧伤就需要临时使用敷料或皮肤替代品,以促进伤口愈合、减少疼痛、防止感染和异常瘢痕形成。这些皮肤替代品包括死者的供体皮肤移植、异种移植、培养的上皮细胞和生物合成的皮肤替代品。异体移植是指移植的细胞、组织和器官来源于同一物种不同个体的供体。尸体皮肤移植是较合适并且较多使用的暂时性皮肤替代物。主要的优点包括提供皮肤保护、促进创面的上皮再生,能够充当正常的皮肤覆盖于创面直到自体移植或者获得供体。缺点是供体有限、可能造成疾病传播、排异反应以及供体的处理、储存、运输及其相关的费用昂贵。自体表皮细胞培养技术已经由单一的全层皮肤活检发展到融合角质化薄膜移植,这项技术以应用达20年之久,尤其适用于大面积烧伤的患者[160]。目前,培养的皮肤缺乏机械稳定性而造成覆盖物不太完美仍然是自体表皮细胞培养技术一个主要问题。因此,与同种异体表皮细胞培养移植相结合的真皮替代物(如带血管的异体真皮)的研发,可以进一步增加其机械稳定性,降低了创面的挛缩,实验源性的同种异体复合物目前仍在继续实验研究阶段[161]。

动物替代物:猪皮

来源于猪皮的异体移植物价格低廉、取材方便,目前已被广泛接受、用作暂时性皮肤替代物[161]。在0℃下冰冻猪皮能够保存 6~18 个月。就像同种异体移植物一样，猪皮也具有黏附在清洁创面的特性，可以覆盖神经末梢、减少疼痛，充当自体移植物的功能，并有助于减少热量、蛋白质和电解质的丢失。猪的异体移植皮的使用在烧伤治疗中是一种经济有效的替代方法，特别是在中度的皮肤缺失，自体移植前的覆盖和网状自体移植的保护。虽然猪皮与人类皮肤有很多生理相似性，但也容易因产生抗体而发生超急性排斥反应。可以利用预先打孔、去上皮的胶原基质可室温储存（EZ-Derm, Mölnlycke Health Care），更能防止细菌降解。

真皮替代物：同种异体真皮移植物

不同于表皮，真皮可以表现为非细胞形态，而仍发挥其基本的保护和支持作用。去除真皮层细胞后，它的抗原成分也随之被去除了，因此异体移植可以不发生排异反应。同种异体真皮移植的原理是将超薄（0.01cm）的网状自体移植物被加在同种异体真皮上，该方法提供的皮肤质量可与厚中厚皮片移植相媲美。同种异体真皮移植（Life-Cell）是储藏的、冻干的、脱细胞的人类尸体真皮基质层。Integra（Integra LifeSciences）是一种交联牛的多孔基质肌腱胶原蛋白与糖胺聚糖及半透性聚硅氧烷（硅胶）层。这种材料的内层是由 2mm 厚的从牛组织中分离出来的胶原纤维与含有 70~200μm 的能使宿主血管增生的小孔的氨基葡萄糖-6-硫酸软骨素的复合物组成。材料的外层是 0.2mm 厚的模拟正常的上皮细胞并具有气体传输作用的有机硅复合物。这一网状双层结构允许引流伤口渗出物，并为伤口表面提供了一个灵活的贴壁覆盖物。胶原-葡糖胺聚糖可生物降解基质为细胞侵袭和毛细血管生长提供了支架[161]。

半合成或合成敷料

Biobrane（Smith & Nephew），是由硅树脂黏结在尼龙网上构成的，常被用于局部皮层烧伤。它是一种双层的、半合成的暂时性皮肤替代物[162,163]。它的黏着因为胶原肽黏在尼龙底层上而变得容易。这种替代品已经显示出与冷冻的人类同种异体移植物有同样的效果。在自体移植前，这种替代物作为暂时性皮肤替代物覆盖于切除的创面[163]。其他生物敷料为 AWBAT（Aubrey）and AWBAT Plus（Aubrey），材质为硅胶-尼龙胶原。Silon TSR（BioMed Sciences）是一种合成共聚物，是一种临时的皮肤替代物，具有弹性、渗透性和细菌隔离。这些药物在大约 2 周内随着创面的再生而脱落[162]。

对于浅度及中度烧伤，可以购买非处方药，Duoderm（ConvaTec）是一种水状胶体敷料，而 OpSite（Smith & Nephew）和 Tegaderm（3M）是人造橡胶的聚氨酯薄膜。Comfeel（Coloplast）是一种聚氨酯半透性膜，表面包有一层富有弹性的交叉结合的粘性团块，团块内含有羧甲基纤维素钠（NaCMC）作为主要的吸收剂和凝胶形成剂。本产品可允许水蒸气透过，但渗出物和微生物不能透过。在出现渗出液时，NaCMC 吸收液体后膨胀，在创面上形成一种不分解、无残留的粘性凝胶。

透明质酸

由成纤维细胞产生，这组真皮基质对无瘢痕胎儿创面愈合有促进作用，也用作商业上的真皮填充物。透明质酸可以通过链球菌发酵或从公鸡鸡冠中提取，它可以作为胶质细胞的骨架（Laserskin）、脱细胞真皮基质（Hyalomatrix）以及细胞真皮基质（Hyalogr aft-3D）[164]。

治疗 S.T. 的 II 度烧伤还可以选择使用合成敷料和局部抗菌药物。合成敷料作为皮肤替代品，适用于新鲜、清洁和湿润的伤口。它们被裁剪成伤口大小的尺寸覆盖于创面上，并保持在适当的位置，直至创面愈合或敷料从创面上自然脱落。应用于浅 II 度烧伤时，合成敷料能够保持伤口温暖、湿润，促进创面愈合。这些敷料能够使伤口的感染率显著降低，减少更换敷料次数，减轻疼痛和减少电解质、蛋白的丧失。

组织工程皮肤生物敷料

组织工程皮肤生物敷料（如 Dermagraft, Organogenesis；OASIS Wound Matrix, Smith & Nephew）在治疗烧伤、慢性溃疡、手术伤口以及其他的脱皮性皮肤病中有一定的前景[165,166]。使用合适的生物活性基质促进伤口愈合和实现皮肤再重建的原理现已被很好的阐述。细胞成分从预先存在邻近组织中的细胞群迁移到伤口上。越来越多的证据表明，循环系统中的骨髓干细胞和先前存在的器官特异性干细胞可都以促进组织的再生[165]。

外用抗菌药物

磺胺嘧啶银

1%磺胺嘧啶银霜[Silvadene, generic；Aquacel Ag（hydro-fiber dressing with silver）；ConvaTec]是常被选择使用的药物，因为它具有广谱抗革兰氏阳性和阴性菌的活性，可以理想的穿透焦痂，而且使用和清洗方便，且不引起疼痛。磺胺嘧啶银霜是混合于水的 1%磺胺嘧啶银悬浮液。由于水溶性较差，活性成分仅能扩散至焦痂。在热烧伤后即可涂抹于伤口处，磺胺嘧啶银乳膏能有效的阻止伤口处细菌的繁殖，为内焦痂的形成提供条件。本剂的优点是涂抹于创面时不造成酸碱失衡及电解质紊乱，且不引起疼痛。因其含有磺胺嘧啶基团，磺胺嘧啶银乳膏的局限性包括可能引起过敏反应、伤口银染、局部高渗、高铁血红蛋白血症和先天性葡萄糖-6-磷酸脱氢酶缺乏症患者的溶血[167]。白细胞减少症，以前被认为是使用磺胺嘧啶银相关的不良事件，主要发生在烧伤治疗中同时使用了其他外用药物的时候[167]。一项对磺胺嘧啶银使用疗效的回顾性研究证据表明：磺胺嘧啶银虽然具有抗菌活性，但并无直接证据表明其与正常敷料相比能够降低感染发生率和改善伤口的愈合[168]。在中度烧伤中，与磺胺嘧啶银相比，使用 Aquacel 银可减少100%的再上皮化烧伤，疼痛更少[169]。该药物不能涂抹于眼睛或嘴巴周围，不能用于对磺胺类药物过敏的患者、孕妇或哺乳期妇女。

醋酸磺胺米隆

醋酸磺胺米隆（磺胺米隆）是一种 11.1% 的水液乳膏剂，或 5% 粉溶液剂。最近一项针对儿童烧伤人群的调查显示，使用 2.5% 的溶液，改变菌血症或伤口感染的发生率没有改变，也没有出现不良药物事件[170]。作为一种水溶性制剂，磺胺米隆能够自由的扩散，并在焦痂处以及存活和失活组织交界面达到有效抗菌浓度,从而在细菌入侵增殖前起到保护作用。由于这一特性,在治疗烧伤创面污染严重、烧伤后延误治疗或焦痂处已经存在大量细菌生长的患者,磺胺米隆是最好的选择。其不良反应包括:7%患者(通常对抗组胺药敏感者)发生过敏反应;用在局部皮层烧伤的创面上时会出现持续 20~30 分钟的疼痛或不适感(这很少是停药的原因);抑制碳酸酐酶活性。碳酸酐酶活性抑制可产生早期重碳酸盐性多尿和烧伤后过度通气的加重。血清碳酸氢盐水平整体下降会使患者极易从碱中毒迅速转变成酸中毒的状态。如果在使用磺胺米隆的过程中出现酸中毒,那么用药频率应该减少到每日 1 次,或暂停用药 24~48 小时,如有必要可以使用缓冲剂,并努力提高肺功能。

无论是外用磺胺嘧啶银或磺胺米隆,都应在伤口初步清创或护理后立即用无菌手套在创面涂抹 0.3cm 厚的一层乳膏。为了确保长期的局部疗效,12 小时后应该在衣服摩擦掉药物的创面再涂抹一次药物。外用药膏应每天清洗一次,动作要轻柔,清洗时再次检查伤口。应该给出血或疼痛部位进行清创,无需麻醉。清创后应该再次涂抹外用乳膏。

在 S.T. 烧伤案例中,如果医生认为他存在感染的特殊风险,那么可以在门诊治疗时选择使用磺胺嘧啶银乳膏。在使用时主要在伤口上涂抹一层薄薄的乳膏,然后覆盖上可吸收的纱布,再用纱布绷带包裹。为了保持磺胺嘧啶银乳膏的生物活性,敷料必须每天更换两次。局部应用杆菌肽或多黏菌素 B 以及杆菌肽的复方制剂都是透明制剂,由于疗效有限,仅用于面部创面较小的 Ⅱ 度烧伤。

口服镇痛药和外用防护剂

S.T. 的烧伤疼痛可口服非处方类止痛药、阿司匹林、对乙酰氨基酚或布洛芬治疗。如果这些药物不能充分缓解疼痛,羟考酮或对乙酰氨基酚(或同类制剂)可能效果更好一些[171]。外用防护剂,如尿囊素、炉甘石、白凡士林或氧化锌,在治疗 Ⅰ 度烧伤和轻微的 Ⅱ 度烧伤时是安全、有效的。这些药物保护伤口免受摩擦引起的机械性刺激,并可以防止角质层干燥。

伤后护理

伤后护理是整个烧伤管理中必不可少的部分,能充分确保伤口后续的愈合,包括心理支持。良好的烧伤护理,有助于缓解身体不适、疼痛和疤痕形成,促进伤口的良好愈合,也将为患者提供心理上的获益。愈合的伤口应该定期保湿。皮肤瘙痒是烧伤后的一个主要问题。为了减轻瘙痒可以使用保湿剂,必要时可以口服抗组胺药[172]。避免光照将有助于预防进一步的热损伤或烧伤区的色素沉着改变。烧伤患者应尽可能避免光照,推荐使用 SPF50 以上的防晒产品[173]。如果烧伤表面发生改变(如皮肤增厚、出现水泡或出现新的伤口),建议患者返回治疗中心进行再次评估。

（熊喜喜 译，张吉 校，鲁严 审）

参考文献

1. Rigel DS. Cutaneous ultraviolet exposure and its relationship to the development of skin cancer. *J Am Acad Dermatol.* 2008;58(5, Suppl 2):S129.
2. Centers for Disease Control and Prevention (CDC). Vital signs: melanoma incidence and mortality trends and projections-United States, 1982-2030. *MMWR Morb Mortal Wkly Rep.* 2015;64:1–6.
3. Department of Health and Human Services. *The Surgeon General's Call to Action to Prevent Skin Cancer.* Washington, DC: U.S. Department of Health and Human Services, Office of the Surgeon General; 2014. www.surgeongeneral.gov/library/calls/prevent-skincancer/call-to-action-to-prevent-skin-cancer.pdf. Accessed May 15, 2015.
4. Bylaite M et al. Photodermatoses: classification, evaluation and management. *Br J Dermatol.* 2009;161(Suppl 3):61.
5. Holman DM et al. Pattersns of sunscreen use on the face and other exposed skin among US adults. *J Am Acad Dermatol.* 2015;73(1):83–92.
6. Harmful effects of ultraviolet radiation. Council on Scientific Affairs. *JAMA.* 1989;262(3):380.
7. Mahmoud BH et al. Impact of long-wavelength UVA and visible light on melanocompetent skin. *J Invest Dermatol.* 2010;130(8):2092.
8. Wang SQ et al. Photoprotection: a review of the current and future technologies. *Dermatol Ther.* 2010;23(1):31.
9. Consensus Development Panel. National Institutes of Health summary of the consensus development conference on sunlight, ultraviolet radiation, and the skin. *J Am Acad Dermatol.* 1991;24(4):608.
10. Diffey BL. Human exposure to solar ultraviolet radiation. *J Cosmet Dermatol.* 2002;1(3):124.
11. Leiter U, Garbe C. Epidemiology of melanoma and nonmelanoma skin cancer—the role of sunlight. *Adv Exp Med Biol.* 2008;624:89.
12. Murphy GM. Ultraviolet radiation and immunosuppression. *Br J Dermatol.* 2009;161(Suppl 3):90.
13. Ashwell M et al. UK Food Standards Agency Workshop Report: an investigation of the relative contributions of diet and sunlight to vitamin D status. *Br J Nutr.* 2010;104(4):603.
14. Norval M et al. The effects on human health from stratospheric ozone depletion and its interactions with climate change. *Photochem Photobiol Sci.* 2007;6(3):232.
15. Steinbrecht W et al. Ozone and temperature trends in the upper stratosphere at five stations of the Network for the Detection of Atmospheric Composition Change. *Int J Remote Sens.* 2009;30(15/16):3875.
16. Rivas M et al. Prediction of skin cancer occurrence by ultraviolet solar index. *Oncol Lett.* 2012;3(4):893–896.
17. United States Environmental Protection Agency. SunWise Program. http://www.epa.gov/sunwise/uviresources.html. Accessed May 22, 2015.
18. Quan T et al. Ultraviolet irradiation induces CYR61/CCN1, a mediator of collagen homeostasis, through activation of transcription factor AP-1 in human skin fibroblasts. *J Invest Dermatol.* 2010;130(6):1697.
19. Fourtanier A et al. Protection of skin biological targets by different types of sunscreens. *Photodermatol Photoimmunol Photomed.* 2006;22(1):22.
20. Lee TK et al. Occupational physical activity and risk of malignant melanoma: the Western Canada Melanoma Study. *Melanoma Res.* 2009;19(4):260.
21. Hemminski K et al. Familial invasive and in situ squamous cell carcinoma of the skin. *Br J Cancer.* 2003;88(9):1375.
22. High WA, Robinson WA. Genetic mutations involved in melanoma: a summary of our current understanding. *Adv Dermatol.* 2007;23:61.
23. Rass K, Reichrath J. UV damage and DNA repair in malignant melanoma and nonmelanoma skin cancer. *Adv Exp Med Biol.* 2008;624:162.
24. Norval M et al. The human health effects of ozone depletion and interactions with climate change. *Photochem Photobiol Sci.* 2011;10:199.
25. Sacca SC et al. Gene-environment interactions in ocular diseases. *Mutat Res.* 2009;667(1/2):98.
26. Bosnar D. Sunshine on holidays—eye risks. *Coll Antropol.* 2007;31(Suppl 1):49.
27. Elkeeb D et al. Photosensitivity: a current biological overview. *Cutan Ocul Toxicol.* 2012;31(4):263.
28. Dawe RS, Ibbotson SH. Drug-induced photosensitivity. *Dermatol Clin.* 2014;32(3)363-8.
29. Onoue S et al. Drug-induced phototoxicity; an early in vitro identification of phototoxic potential of new drug entities in drug discovery and development. *Curr Drug Saf.* 2009;4(2):123.
30. Moyal DD, Fourtanier AM. Broad-spectrum sunscreens provide better protection

from solar ultraviolet-simulated radiation and natural sunlight-induced immunosuppression in human beings. *J Am Acad Dermatol*. 2008;58(5 Suppl2):S149.

31. Darlington S et al. A randomized controlled trial to assess sunscreen application and beta carotene supplementation in the prevention of solar keratoses. *Arch Dermatol*. 2003;139(4):451.

32. Hawk JLM. Cutaneous photoprotection [editorial]. *Arch Dermatol*. 2003;139(4):527.

33. Jain SK, Jain NK. Multiparticulate carriers for sun-screening agents. *Int J Cosmet Sci*. 2010;32(2):89.

34. Kütting B, Drexler H. UV-induced skin cancer at workplace and evidence-based prevention. *Int Arch Occup Environ Health*. 2010;83(8):843.

35. Gorham ED et al. Do sunscreens increase risk of melanoma in populations residing at higher latitudes? *Ann Epidemiol*. 2007;17(12):956.

36. Westerdahl J et al. Sunscreen use and malignant melanoma. *Int J Cancer*. 2000;87(1):145.

37. Diffey BL. Sunscreens and melanoma: the future looks bright. *Br J Dermatol*. 2005;153(2):378.

38. Bauer J et al. Effect of sunscreen and clothing on the number of melanocytic neviin 1,812 German children attending day care. *Am J Epidemiol*. 2005;161(7):620.

39. Manganoni AM et al. Repeated equally effective suberythemogenic exposures to ultraviolet (UV)A1 or narrowband UVB induce similar changes of the dermoscopic pattern of acquired melanocytic nevi that can be prevented by high-protection UVA-UVB sunscreens. *J Am Acad Dermatol*. 2008;58(5):763.

40. Dennis LK et al. Sunscreen use and the risk of melanoma: a quantitative review. *Ann Intern Med*. 2003;139(12):966.

41. Roberts WE. Skin type classification systems old and new. *Dermatol Clin*. 2009;27(4):529,viii.

42. Gallagher RP et al. Broad-spectrum sunscreen use and the development of new nevi in white children: a randomized controlled trial. *JAMA*. 2000;283(22):2955.

43. Harrison SL et al. Baseline survey of sun-protection knowledge, practices and policy in early childhood settings in Queensland, Australia. *Health Educ Res*. 2007;22(2):261.

44. Geller AC et al. Skin cancer prevention and detection practices among siblings of patients with melanoma. *J Am Acad Dermatol*. 2003;49(4):631.

45. Geller AC et al. Sun protection practices among offspring of women with personal or family history of skin cancer. *Pediatrics*. 2006;117(4):e688.

46. Garoli D et al. Sunscreen tests: correspondence between in vitro data and values reported by the manufacturers. *J Dermatol Sci*. 2008;52(3):193.

47. Diffey BL. When should sunscreen be reapplied? *J Am Acad Dermatol*. 2001;45(6):882.

48. Autier P et al. European Organization for Research and Treatment of Cancer Melanoma Co-operative Group. Quantity of sunscreen used by European students. *Br J Dermatol*. 2001;144(2):288.

49. Teichmann A et al. Investigation of the homogeneity of the distribution of sunscreen formulations on the human skin: characterization and comparison of two different methods. *J Biomed Opt*. 2006;11(6):064005.

50. Kong BY et al. Assessment of consumer knowledge of new sunscreen labels. *JAMA Dermatol*. 2015;151(9):1028–1030.

51. Wright MW et al. Mechanisms of sunscreen failure. *J Am Acad Dermatol*. 2001;44(5):781.

52. Diaz A et al. The Children and Sunscreen Study: a crossover trial investigating children's sunscreen application thickness and the influence of age and dispenser type. *Arch Dermatol*. 2012;148:606–612.

53. Petersen B et al. Sunscreen use and failures–on site observations on a sun-holiday. *Photochem Photobiol Sci*. 2013;12:190–196.

54. Petersen B, Wulf H. Application of sunscreen–theory and reality. *Photodermatol Photoimmunol Photomed*. 2014;30:96–101.

55. Faurschou A, Wulf HC. The relation between sun protection factor and amount of sunscreen applied in vivo. *Br J Dermatol*. 2007;156(4):716.

56. Food and Drug Administration, Sunscreen Drug Products for Over-the-Counter Human Use; Proposed Amendment of Final Monograph; Proposed Rule. Federal Register 21 CFR Parts 347 and 352. http://edocket.access.gpo.gov/2007/pdf/07–4131.pdf. Accessed May 10, 2015.

57. Department of Health and Human Services: Food and Drug Administration. Sunscreen drug products for over-the-counter human use; final rules and proposed rules. *Fed Regist*. 2011;76(117):35620–35665. Accessed May 10, 2015.

58. US Congress Senate. Health, Education, Labor, and Pensions. 2014. *Sunscreen Innovation Act*. 113th Congress. S2141.

59. Michele TM. Shedding some light on FDA's review of sunscreen ingredients and the Sunscreen Innovation Act. FDA Voice Blog. February 24, 2014. http://blogs.fda.gov/fdavoice/index.php/2015/02/shedding-some-light-on-fdas-review-of-sunscreen-ingredients-and-the-sunscreen-innovation-act/. Accessed August 22, 2015.

60. FDA Website. Regulatory Policy Information for the Sunscreen Innovation Act.

http://www.fda.gov/Drugs/GuidanceComplianceRegulatoryInformation/ucm434843.htm. Accessed June 1, 2015.

61. Poh Agin P. Water resistance and extended wear sunscreens. *Dermatol Clin*. 2006;24(1):75.

62. Lowe NJ. An overview of ultraviolet radiation, sunscreens, and photo-induced dermatoses. *Dermatol Clin*. 2006;24(1):9.

63. Shaw T et al. True photoallergy to sunscreens is rare despite popular belief. *Dermatitis*. 2010;21(4):185.

64. Pentinga SE et al. Do 'cinnamon-sensitive' patients react to cinnamate UV filters? *Contact Dermatitis*. 2009;60(4):210.

65. Avenel-Audran M. Sunscreen products: finding the allergen.... *Eur J Dermatol*. 2010;20(2):161.

66. Singh M, Beck MH. Octyl salicylate: a new contact sensitivity. *Contact Dermatitis*. 2007;56(1):48.

67. Kullavanijaya P, Lim HW. Photoprotection. *J Am Acad Dermatol*. 2005;52(6):937.

68. Shaw DW. Allergic contact dermatitis from octisalate and cis-3-hexenyl salicylate. *Dermatitis*. 2006;17(3):152.

69. Nash JF. Human safety and efficacy of ultraviolet filters and sunscreen products. *Dermatol Clin*. 2006;24(1):35.

70. Schram SE et al. Allergic contact cheilitis from benzophenone-3 in lip balm and fragrance/flavorings. *Dermatitis*. 2007;18(4):221.

71. Deleo VA. Photocontact dermatitis. *Dermatol Ther*. 2004;17(4):279.

72. Janjua NR et al. Systemic absorption of the sunscreens benzophenone-3, octyl-methoxycinnamate, and 3- (4-methyl-benzylidene) camphor after whole-body topical application and reproductive hormone levels in humans. *J Invest Dermatol*. 2004;123(1):57.

73. Wang SQ et al. In vitro assessments of UVA protection by popular sunscreens available in the United States. *J Am Acad Dermatol*. 2008;59(6):934.

74. Chang NB et al. Skin cancer incidence is highly associated with ultraviolet-B radioation history. *Int J Hyg Environ Health*. 2010;8(5, Suppl 2):S129.

75. Chatelain E, Gabard B. Photostabilization of butyl methoxydibenzoylmethane (Avobenzone) and ethyl-hexyl methoxycinnamate by bis-ethylhexyloxyphenol methoxyphenyl triazine (Tinosorb S), a new UV broadband filter. *Photochem Photobiol*. 2001;74(3):401.

76. Fourtanier A et al. Sunscreens containing the broad-spectrum UVA absorber, Mexoryl SX, prevent the cutaneous detrimental effects of UV exposure: a review of clinical study results. *Photodermatol Photoimmunol Photomed*. 2008;24(4):164.

77. Nohynek GJ et al. Grey goo on the skin? Nanotechnology, cosmetic and sunscreen safety. *Crit Rev Toxicol*. 2007;37(3):251.

78. Matsui MS et al. Non-sunscreen photoprotection: antioxidants add value to a sunscreen. *J Investig Dermatol Symp Proc*. 2009;14(1):56.

79. Sadrieh N et al. Lack of significant dermal penetration of titanium dioxide from sunscreen formulations containing nano- and submicron-size TiO_2 particles. *Toxicol Sci*. 2010;115(1):156.

80. Senzui M et al. Study on penetration of titanium dioxide (TiO(2)) nanoparticles into intact and damaged skin in vitro. *J Toxicol Sci*. 2010;35(1):107.

81. Cross SE et al. Human skin penetration of sunscreen nanoparticles: in-vitro assessment of a novel micronized zinc oxide formulation. *Skin Pharmacol Physiol*. 2007;20(3):148.

82. Schilling K et al. Human safety review of "nano" titanium dioxide and zinc oxide. *Photochem Photobiol Sci*. 2010;9(4):495.

83. Mavon A et al. In vitro percutaneous absorption and in vivo stratum corneum distribution of an organic and a mineral sunscreen. *Skin Pharmacol Physiol*. 2007;20(1):10.

84. Chen L et al. The role of antioxidants in photoprotection: a critical review. *J Am Acad Dermatol*. 2012;67(5);1013–1024.

85. Burke KE. Interaction of vitamins C and E as better cosme-ceuticals. *Dermatol Ther*. 2007;20(5):314.

86. Murray JC et al. A topical antioxidant solution containing vitamins C and E stabilized by ferulic acid provides protection for human skin against damage caused by ultraviolet irradiation. *J Am Acad Dermatol*. 2008;59(3):418.

87. Scheuer E, Warshaw E. Sunscreen allergy: a review of epidemiology, clinical characteristics, and responsible allergens. *Dermatitis*. 2006;17(1):3.

88. McFadden JP et al. Clinical and experimental aspects of allergic contact dermatitis to para-phenylenediamine. *Clin Dermatol*. 2011;29(3):316–324.

89. Jansen R et al. Photoprotection: part II. Sunscreen: development, efficacy, and controversies. *J Am Acad Dermatol*. 2013;69:867.e1–e14.

90. Julian E et al. Pediatric sunscreen and sun safety guidelines. *Clin Pediatr* 2015;54(12):1133-40. doi:10.1177/0009922815591889.

91. U.S. Food and Drug Administration. Should you put sunscreen on infants? Not usually. http://www.fda.gov/ForConsumers/ConsumerUpdates/ucm309136.htm. Updated May 6, 2014. Accessed August 26, 2015.

92. Hexsel CL et al. Current sunscreen issues: 2007 Food and Drug Administration sunscreen labelling recommendations and combination sunscreen/insect repellent products. *J Am Acad Dermatol*. 2008;59(2):316.

93. Berneburg M, Surber C. Children and sun protection. *Br J Dermatol*. 2009;161(Suppl 3):33.

94. Ghazi S et al. What level of protection can be obtained using sun protective clothing? Determining effectiveness using an in vitro method. *Int J Pharm*. 2010;397(1/2):144.

95. Dadlani C, Orlow SJ. Planning for a brighter future: a review of sun protection and barriers to behavioral change in children and adolescents. *Dermatol Online J*. 2008;14(9):1.

96. Van den Keybus C et al. Protection from visible light by commonly used textiles is not predicted by ultraviolet protection. *J Am Acad Dermatol*. 2006;5(1)4:86.

97. Sarkar AK. An evaluation of UV protection imparted by cotton fabrics dyed with natural colorants. *BMC Dermatol*. 2004;4(1):15.

98. Gambichler T et al. Role of clothes in sun protection. *Recent Results Cancer Res*. 2002;160:15.

99. Edlich RF et al. Revolutionary advances in sun-protective clothing—an essential step in eliminating skin cancer in our world. *J Long Term Eff Med Implants*. 2004;14(2):95.

100. Schleyer V et al. Prevention of polymorphic light eruption with a sunscreen of very high protection level against UVB and UVA radiation under standardized photodiagnostic conditions. *Acta Derm Venereol*. 2008;88(6):555.

101. Schneider J. The teaspoon rule of applying sunscreen. *Arch Dermatol*. 2002;138(6):838.

102. Lademann J et al. Sunscreen application at the beach. *J Cosmetic Dermatol*. 2004;3(2):62.

103. Pruim B, Green A. Photobiological aspects of sunscreen re-application. *Australas J Dermatol*. 1999;40:14–18.

104. De Villa D et al. Reapplication improves the amount of sunscreen, not its regularity, under real life conditions. *Photochem Photobiol*. 2011;87:457–460.

105. Pruim B et al. Do people who apply sunscreens, re-apply them? *Australas J Dermatol*. 1999;40:79–82.

106. Russak JE et al. A comparison of sunburn protection of high-sun protection factor (SPF) sunscreens: SPF 85 sunscreen is significantly more protective than SPF 50. *J Am Acad Dermatol*. 2010;62(2):348.

107. Sliney DH. Photoprotection of the eye UV radiation and sunglasses. *J Photochem Photobiol*. 2001;64(2/3):166.

108. Gerber B et al. Ultraviolet emission spectra of sunbeds. *Photochem Photobiol*. 2002;76(6):664.

109. Culley CA et al. Compliance with federal and state legislation by indoor tanning facilities in San Diego. *J Am Acad Dermatol*. 2001;44(1):53.

110. Fisher GJ et al. Mechanisms of photoaging and chronological skin aging. *Arch Dermatol*. 2002;138(11):1462.

111. Levine JA et al. The indoor UV tanning industry: a review of skin cancer risk, health benefit claims, and regulation. *J Am Acad Dermatol*. 2005;53(6):1038.

112. Lazovich D et al. Indoor tanning and risk of melanoma: a case-control study in a highly exposed population. *Cancer Epidemiol Biomarkers Prev*. 2010;19(6):1557.

113. Robinson JK et al. Indoor tanning knowledge, attitudes, and behavior among young adults from 1988–2007. *Arch Dermatol*. 2008;144(4):484.

114. Guy GP Jr et al. Recent changes in the prevalence of and factors associated with frequency of indoor tanning among US adults. *JAMA Dermatol*. 2015;151(11):1256–1259. doi:101.1001/jamadermatol.2015.1568.

115. Kann L et al. Youth risk behavior surveillance—United States, 2013. *MMWR Surveill Summ*. 2014;63(Suppl 4):1–168.

116. Fell GL et al. Skin beta-endrophin mediates addiction to UV light. *Cell*. 2014;17(7):127–1534.

117. Warthan MM et al. UV light tanning as a type of substance-related disorder. *Arch Dermatol*. 2005;141(8):963.

118. Poorsattar SP, Hornung RL. UV light abuse and high-risk tanning behavior among undergraduate college students. *J Am Acad Dermatol*. 2007;56(3):375.

119. Heckman CJ et al. A preliminary investigation of the predictors of tanning dependence. *Am J Health Behav*. 2008; 32(5):451.

120. Ashrafioun L, Bonar EE. Tanning addiction and psychopathy: further evaluation of anxiety disorders and substance abuse. *J Am Acad Dermatol*. 2014;70(3):473–480.

121. Hillhouse J et al. Evaluating a measure of tanning abuse and dependence. *Arch Dermatol*. 2012;148(7):815–819. doi:10.1001/archdematol.2011.2929.

122. General and plastic surgery devices: reclassification of ultraviolet lamps for tanning, henceforth to be known as sunlamp products and ultraviolet lamps intended for use in sunlamp products. US Food and Drug Administration. Final Order. *Fed Regist*. 2014;79(105):31205–31214.

123. Mays D, Kraemer J. FDA regulation of indoor tanning devices and opportunities for skin cancer prevention. *JAMA*. 2015;313(24):2423–2424.

124. Food and Drug Administration. Quality control guide for sunlamp products. 1988. http://www.fda.gov/downloads/MedicalDevices/Device Regulationand-Guidance/GuidanceDocuments/UCM119279.pdf. Accessed May 10, 2015.

125. US Food and Drug Administration. Sunless tanners & bronzers. http://www.fda.gov/Cosmetics/ProductsIngredients/Products/ucm134064.htm. Accessed August 27, 2015.

126. Han A, Maibach HI. Management of acute sunburn. *Am J Clin Dermatol*. 2004;5(1):39.

127. Warshaw EM et al. Patch-test reactions to topical anesthetics: retrospective analysis of cross-sectional data, 2001 to 2004. *Dermatitis*. 2008;19(2):81.

128. Zug KA et al. Patch-test results of the North American Contact Dermatitis Group 2005–2006. *Dermatitis*. 2009;20(33):149.

129. Faurschou A, Wulf HC. Topical corticosteroids in the treatment of acute sunburn: a randomized, double-blind clinical trial. *Arch Dermatol*. 2008;144(5):620.

130. Farage MA et al. Clinical implications of aging skin: 3 cutaneous disorders in the elderly. *Am J Clin Dermatol*. 2009;10(2):73.

131. Antoniou C et al. Photoaging: prevention and topical treatments. *Am J Clin Dermatol*. 2010;11(2):95.

132. Green AC et al. Factors associated with premature skin aging (photoaging) before the age of 55: a population-based study. *Dermatology*. 2011;222(1):74–80.

133. Burke KE, Wei H. Synergistic damage by UVA radiation and pollutants. *Toxicol Ind Health*. 2009;25(4/5):219.

134. Green BA et al. Clinical and cosmeceutical uses of hydroxyacids. *Clin Dermatol*. 2009;27(5):495.

135. Fitzpatrick RE, Rostan EF. Double blind, half face study comparing topical vitamin C and vehicle for rejuvenation of photodamage. *Dermatol Surg*. 2002;28:231–236.

136. Humbert PG et al. Topical ascorbic acid on photoaged skin: clinical topographical and evaluation: double blind study vs placebo. *Exp Dermatol*. 2003;12:237–244

137. Beitner H. Randomised placebo-controlled, double blind study on the clinical efficacy of a cream containing 5% alpha-lipoic acid related to photoageing of facial skin. *Br J Dermatol*. 2003;149:841–849.

138. Ghosh DK, Murthy UV. Antiageing benefits of a topical formulation contining coenzyme Q10: results of two clinical studies. *Cosmet Dermatol*. 2002;28:231–236.

139. Jurzak M et al. Influence of retinoids on skin fibroblasts metabolism in vitro. *Acta Pol Pharm*. 2008;65(1):85.

140. Mukherjee S et al. Retinoids in the treatment of skin aging: an overview of clinical efficacy and safety. *Clin Interv Aging*. 2006;1(4):327.

141. Talpur R et al. Efficacy and safety of topical tazarotene: a review. *Expert Opin Drug Metab Toxicol*. 2009;5(2):195.

142. Ogden S et al. A review of tazarotene in the treatment of photodamaged skin. *Clin Interv Aging*. 2008;3(1):71.

143. Leyden JJ et al. Cumulative irritation potential of topical retinoid formulations. *J Drugs Dermatol*. 2008;7(8, Suppl):S14.

144. Panchaud A et al. Pregnancy outcome following exposure to topical retinoids: a multicenter prospective study. *J Clin Pharmacol*. 2012;52(12):1844–1851.

145. National Hospital Ambulatory Medical Care Survey: 2011 Emergency Department Summary Tables. http://www.cdc.gov/nchs/ahcd/web_tables.htm#2011. Accessed May 25, 2015

146. Healthcare Cost and Utilization Project. National Inpatient Sample (HCUP-NIS: 2012 data); National Hospital Care Survey (2014 data). Rockville, MD: Agency for Healthcare Research and Quality.

147. National Burn Repository Report: Report of Data from 2005–2014, Version 11.0. Chicago, IL: American Burn Association; 2015. www.ameriburn.org/NBR.php. Accessed May 25, 2015.

148. Oral R et al. Illicit drug exposure in patients evaluated for alleged child abuse and neglect. *Pediatr Emerg Care*. 2011;27:490.

149. Peck M et al. The correlation between burn mortality rates from fire and flame and economic status of countries. *Burns*. 2013;39:1054.

150. Snell JA et al. Clinical review: the critical care management of the burn patient. *Crit Care*. 2013;17:241.

151. Wolf SE et al. On the horizon: research priorities in burns for the next decade. *Surg Clin North Am*. 2014;94:917.

152. Evers LH et al. The biology of burn injury. *Exp Dermatol*. 2010;19:777.

153. Knaysi GA, et al. The role of nines: its history and accuracy. *Plast Reconstr Surg*. 1968;41:560.

154. Yu CY et al. Human body surface area database and estimation formula. *Burns*. 2010;36:616.

155. Richards WT, et al. Acute surgical management of hand burns. *J Hand Surg*

Am. 2014;39(10):2075.

156. Spanholtz TA et al. Severe burn injuries: acute and long-term treatment. *Dtsch Arztebl Int.* 2009;106(38):607.

157. Barajas-Nava LA et al. Antibiotic prophylaxis for preventing burn wound infection. *Cochrane Database Syst Rev.* 2013;(6):CD008738.

158. Gibran NS. American Burn Association Consensus Statements. *J Burn Care Res.* 2013;34:361.

159. Kagan RJ et al. Surgical management of the burn wound and use of skin substitutes: an expert panel white paper. *J Burn Care Res.* 2013;34(2):e60.

160. Leon-Villapalos J et al. The use of human deceased donor skin allograft in burn care. *Cell Tissue Bank.* 2010;11(1):99.

161. Lohana P et al. Integra™ in burns reconstruction: Our experience and report of an unusual immunological reaction. *Ann Burns Fire Disasters.* 2014;27(1):17.

162. Jeschke MG, et al. Wound coverage technologies in burn care: established techniques. *J Burn Care Res.* 2014. doi:10.1097/BCR.0b013e3182920d29.

163. Austin RE et al. A comparison of Biobrane™ and cadaveric allograft for temporizing the acute burn wound: cost and procedural time. *Burns.* 2015;41(4):749.

164. Voigt J et al. Hyaluronic acid derivatives and their healing effect on burns, epithelial surgical wounds, and chronic wounds: a systematic review and meta-analysis of randomized controlled trials. *Wound Repair Regen.* 2012;20(3):317.

165. Lu G et al. Bioengineered skin substitutes: key elements and novel design for biomedical applications. *Int Wound J.* 2013;10(4):365.

166. Mogoşanu GD et al. Natural and synthetic polymers for wounds and burns dressing. *Int J Pharm.* 2014;463(2):127.

167. Fuller FW. The side effects of silver sulfadiazine. *J Burn Care Res.* 2009;30(3):464.

168. Hussain S, Ferguson C. Best evidence topic report. Silver sulphadiazine cream in burns. *Emerg Med J.* 2006;23(12):929.

169. Yarboro DD. A comparative study of the dressings silver sulfadiazine and Aquacel Ag in the management of superficial partial-thickness burns. *Adv Skin Wound Care.* 2013;26(6):259.

170. Ibrahim A et al. A simple cost-saving measure: 2.5% mafenide acetate solution. *J Burn Care Res.* 2014;35(4):349.

171. de Castro RJ et al. Pain management in burn patients. *Braz J Anesthesiol.* 2013;63:149.

172. Zachariah JR et al. Post burn pruritus--a review of current treatment options. *Burns.* 2012;38(5):621.

173. Bronfenbrener R. Simplifying sun safety: a guide to the new FDA sunscreen monograph. *Cutis.* 2014;93(4):E17–E19.

第九篇　骨关节疾病

Kamala M. Nola

第43章 骨关节炎

Dominick P. Trombetta and Christopher M. Herndo

核心原则

	章节案例
① 骨关节炎是一种慢性、进展性的疾病,好发于女性。会导致手、膝、髋、颈椎和腰椎关节软骨的损伤。骨关节炎会导致明显的疼痛和功能障碍,会增加医疗保健系统的(经济)成本。	案例 43-1(问题 1)
② 骨关节炎的病理机制是由于细胞因子调控下的软骨修复和破坏之间的失衡,目前并没有缓解疾病的方法。	案例 43-1(问题 2 和 3) 图 43-1
③ 典型的症状包括单个或多个关节在静止一段时间后出现少于 30 分钟的僵硬和疼痛,从而造成日常活动受限并影响整体生活质量。	案例 43-1(问题 1)
④ 保守治疗策略包括减肥、自我管理、有氧运动、力量训练及物理和专业康复疗法以达到最佳的功能状态。	案例 43-1(问题 4)
⑤ 常规剂量的对乙酰氨基酚、外用制剂、非甾体抗炎药和膝关节腔内局部注射糖皮质激素可作为骨关节炎的一线药物治疗。	案例 43-1(问题 5 和 6) 案例 43-2(问题 1~4) 表 43-1~表 43-3 图 43-2
⑥ 一线药物治疗后症状缓解不明显或者功能恶化的骨关节炎患者,可以尝试关节腔注射内透明质酸或者口服曲马多和度洛西汀。	案例 43-2(问题 1~6)
⑦ 对骨关节炎所致的慢性疼痛进行连续和系统的治疗和管理,有助于识别日常活动受限的患者,防止进一步残疾。可以适时评估现有疗效,及时更新治疗方案。	案例 43-1(问题 5 和 7) 案例 43-2(问题 1~6) 案例 43-2(问题 1 和 2)

发病率、患病率和流行病学

骨关节炎(osteoarthritis,OA)是一种慢性进行性疾病,主要特点是在手、膝、髋和脊柱关节的软骨和骨的改变。手关节骨关节炎的发病率大约为 100 例/(10 万人·年),髋关节骨关节炎为 88 例/(10 万人·年),膝关节骨关节炎为 240 例/(10 万人·年)。截止到 80 岁,骨关节炎的发病率均随着年龄增长而增加。美国疾病预防控制中心(Centers for Disease Control and Prevention,CDC)于 2005 年报道,大约 2 690 万 65 岁以上的人口受到骨关节病的影响,特别是年龄超过 50 岁以后容易发病[1]。女性大于 50 岁以后受膝关节骨关节炎的影响比男性更严重[2]。而且女性在影像学上更为严重;但是更严重的放射学改变并不预示更严重的疼痛或残疾。男性膝关节和髋关节的骨关节炎的发病率较女性低[1]。最近的研究显示,2013 年报道关节炎是美国成人最常见的致残原因,患者常合并多种慢性疾病如心脏病

和糖尿病。有报道称 5 250 万大于 18 岁的成人(22.7%)自述患关节炎,2 270 万(9.8% 的所有成人,43.2% 患有关节炎)自述有关节炎导致的活动障碍[3]。关节炎可导致住院、关节置换及劳动力丧失,从而会带来严重的医疗保健系统经济负担。在美国,每年用于骨关节炎的医疗花费或因失去劳动力导致的经济损失大概有 2 000 亿美元[4]。

关节炎患者健康生活质量更低。由于关节炎导致的体力活动受限以及之后带来的肥胖,也是目前的研究方向[3]。关节炎的发生率与 2 型糖尿病以及冠心病发病率明显相关。随着疾病的缓解以及干预,不仅可以在骨关节炎治疗上获益而且可以减少肥胖相关的并发症。

病因

骨关节炎曾经被描述为一种软骨消耗和撕裂的疾病。现在发现这是一个更复杂和动态的过程。原发性骨关节炎的病因不清,但是继发性骨关节炎的病因已经明确。骨关

节炎不仅侵袭关节软骨而且会累及周围肌肉、软骨下骨、韧带、关节滑液及整个关节囊,是细胞、生化及机械共同作用导致的疾病。骨关节炎的多种危险因素有很多种,且分为可控与不可控。骨关节炎的可控风险因素包括肥胖和关节创伤。体重增加会增加膝关节骨关节炎的风险,但不增加髋关节骨关节炎的风险。体重过重给膝关节带来生物力和应力。疼痛增加导致功能进一步丧失,造成进一步肥胖,形成难打破的恶性循环。减肥和适度运动可以改善膝关节骨关节炎的症状,改善整体健康状况。不可控因素包括年龄增长、性别、遗传及关节位置。通常情况下,骨关节炎症状的发展随着年龄增加,主要累及负重关节,但是许多女性还受到近端和远端指节间关节局部炎症(分别称为 Bouchard 结节和 Heberden 结节)的影响。超过 75 岁者约 80% 患有骨关节炎。

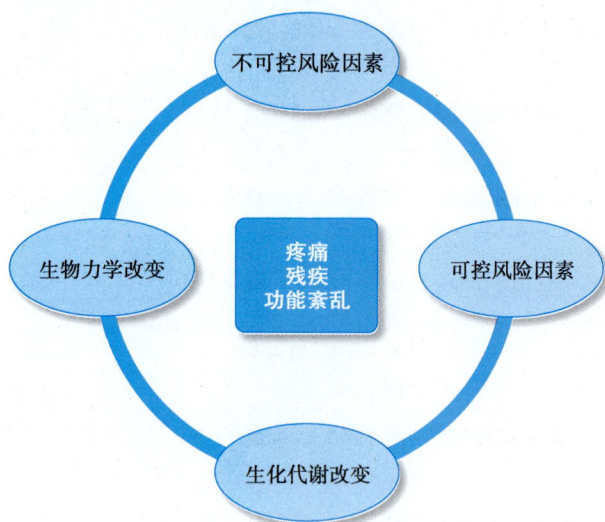

图 43-1　可控和不可控风险因素与骨关节炎形态学改变汇总示意图

流行病学研究证实遗传因素参与骨关节炎发病,且与 Heberden 结节和 Bouchard 结节临床特征有关。对双胞胎的研究也支持遗传学对骨关节炎的发展的影响。许多基因被确认与骨关节炎的风险增加相关,同时一些基因突变证明和骨关节炎的早期发病相关。随着特定基因型确定检测及药物基因组学的发展,越来越多有针对性的干预措施可以阻止疾病的进程。骨关节炎特别是髋和膝关节骨关节炎比踝关节炎更常见。关节创伤可导致骨关节炎的进展。生物化学和机械变化可导致特征性的关节疼痛和僵硬。其后果是关节软骨功能丧失,以及软骨、关节囊和软骨下骨质出现不同于正常骨的特性。经常运动和体力活动并不增加骨关节炎风险,对维持软骨功能是必需的[5]。

骨关节炎的影像学改变可先于临床症状出现,因此初期表现可能与疾病预后并不一致。软骨细胞维持和修复关节软骨功能减弱,导致软骨降解。这一与年龄相关的软骨功能的改变是与对合成刺激激素例如胰岛素样生长因子(insulin like growth factor-1,IGF-1)敏感性的降低相关的。因此,生化信号刺激使产生维持软骨强度的蛋白聚糖和胶

原下降,最终导致软骨破坏和修护之间的不平衡。年龄增长与软骨细胞凋亡是密切相关的。或许因为职业或日常中更易受伤的原因,男性更易在 50 岁之前患骨关节炎[5]。

发病机制

在骨关节炎的早期阶段,关节囊,软骨下骨和韧带关节周围肌肉和滑膜会出现一系列复杂变化的早期改变。随着时间推移反复的创伤可造成关节软骨的损伤。此外通过检查浅表或深部穿透伤后的关节衍生了另外一种理论。反复性或者创伤性损伤累及关节表面都会触发炎症细胞因子(inflammatory cytokines)、肿瘤坏死因子(tumor necrosis factor,TNF)、IL-1、一氧化氮、酶类阻断细胞外基质的级联反应。细胞外基质的降解导致软骨弹性下降和支撑关节的负荷能力下降以及使软骨下骨硬化。软骨的承重性能下降,与关节润滑能力下降以及整个关节的重量分配相关。软骨无血管,但却含有软骨细胞,正常情况下负责软骨的降解和修复。在骨关节炎早期,软骨细胞尝试通过形成骨赘来修复关节损伤,试图稳定关节或改变软骨的生化性质。骨赘形成可以增加表面积来分散全关节压力。囊肿形成可能是通过软骨下骨上的裂隙或其他结构缺陷导致滑液压力增高所引起[5]。

在疾病早期,软骨的含水量增加。然而,这种低黏性的软骨比正常软骨的结构脆弱。有很多结构改变会导致胶原蛋白网络强度下降。相对于那些结构完整的无病关节来说,早期的改变发生在较小直径的 II 型胶原。随着病情的进展,蛋白多糖浓度降低与葡萄糖胺侧链变短导致蛋白聚合网络的减少。细胞外基质中 I 型胶原的增加和硫酸角蛋白浓度降低。其中一些生化改变可以通过未成熟组织培养试验进行验证。钙结晶的沉积是一个奇怪的发现,还不清楚是否钙沉积直接参与或反映软骨细胞活性的增加。最终,软骨细胞的初期水肿被性能减低的软骨所替代来分担骨上受力和滑动[5]。软骨基质代谢发生改变而倾向于分解代谢。软骨细胞无法持续供应生成健康软骨所必须的大分子物质。而软骨细胞增加分解基质的酶系的合成。这些降解蛋白聚糖和胶原的酶分别被称为蛋白聚糖酶和胶原酶。这些酶的调控是通过潜在蛋白的激活和蛋白酶抑制剂共同作用的复杂过程。在骨关节炎患者中蛋白酶的表达和产生是增加的。胶原通常被基质金属蛋白酶(matrix metalloproteinases,MMPs):MMP-1、MMP-8 和 MMP-13 裂解。近来软骨产生的炎症和炎症介质的作用正被密切关注和研究。IL-1 和 TNF 可以上调 MMP 裂解胶原并且分解其他重要的细胞外基质成分。最终软骨维护和破坏之间的平衡被打破,导致软骨侵蚀的破坏[5]。

药物治疗概述

目前骨关节炎的治疗主要是通过镇痛药物来维持患者日常活动,配合物理或职业治疗,同时推荐适当的自我管理锻炼项目。目前没有公认的安全和有效的缓解骨关节炎的治疗方法。针对骨关节炎引起的疼痛和关节僵硬,除非存

在临床禁忌,初始治疗是 2~3 周对乙酰氨基酚试验性治疗,一般每日剂量小于 4g/d,大于 65 岁患者小于 3g/d。对乙酰氨基酚在治疗轻到中度骨关节炎与其他非甾体抗炎药(anti-inflammatory drugs,NSAIDs)相比有很高的安全性[6]。但是,一些临床试验发现对于一些特定的人群,例如:同时存在疼痛和炎症反应的患者,对乙酰氨基酚的效果不如NSAIDs,因为对乙酰氨基酚缺乏显著的抗炎作用[6-8]。这些患者可能更容易出现中到重度的疾病[5,9,10]。过量服用、联合使用含对乙酰氨基芬的 OTC 药品或含阿片-对乙酰氨基酚复方制剂可导致肝损伤。一项研究认为使用选择性或非选择性的 NSAIDs 对于对乙酰氨基酚镇痛不充分或者存在炎性疼痛的患者可能更为合适。患者在开始一种 NSAIDs 或COX-2 抑制剂之前要进行仔细的风险和获益分析。不良事件包括胃肠道出血、肾功能减退、肝毒性和某些药物存在心血管风险,都需要仔细评估,并且制定治疗和监测计划。而且需要考虑药物-药物相互作用和药物-疾病相互作用的影响。专家和指南推荐对于无法耐受口服 NSAIDs 的患者也可考虑局部治疗[11,12]。局部治疗包括辣椒碱乳膏、辣椒碱凝胶、辣椒碱溶液、辣椒碱洗剂、辣椒碱局部贴膏、利多卡因局部贴膏、利多卡因乳膏、软膏和凝胶。双氯芬酸的局部凝胶,局部贴膏和外用溶液剂。对于出现膝关节积液的患者,一旦排除了感染的病因,抽取受累关节内积液并注射糖皮质激素可能是有效的治疗。对于症状缓解不足和功能恶化的患者,除了外科干预外,几乎没有其他选择。关节内注射透明质酸衍生物是手术干预之前的最后一种保守策略。曲马多对许多患者来说可能是有效的选择,除非有癫痫或滥用药物史或存在药物相互作用。目前尚不推荐使用口服糖皮质激素治疗骨关节炎。为期 6 个月的口服氨基葡萄糖和硫酸软骨素也是可以使用的疗法,可以与适合的患者进行讨论。并不建议使用口服或经皮给药的阿片制剂或者阿片对乙酰氨基酚复方制剂用于疼痛控制,因为证据有限而且存在更高的药物不良反应风险。

临床表现

骨关节炎的临床表现

案例 43-1

问题 1:患者 R.T.,女性,64 岁,不吸烟,近期家庭医生发现其右膝疼痛伴僵硬。疼痛清晨严重,15~20 分钟之后减轻,但是持续整天。患者说在她女儿工作期间她照顾孙子困难增加。她既往有甲状腺功能减退、高血压,血脂异常,否认吸烟和饮酒。目前每日服用氨氯地平 5mg,左甲状腺素 88μg,辛伐他汀 40mg。体格检查:膝关节内翻,右膝无肿胀和积液,被动运动时可闻及骨擦音。X 线检查示:右膝关节间隙变窄在关节边缘有骨赘形成。

本次就诊的实验室检查和生命体征指标包括:

血压(BP):135/78mmHg

心率(HR):80 次/min

身高:163cm

体重:93kg

BMI:35.2kg/m²

血钠:140mmol/L

血钾:4.5mmol/L

尿素氮(BUN):10mg/dl

血清肌酐:0.9mg/dl

肾小球滤过率(eGFR):63ml/min

促甲状腺激素(TSH):3.08mIU/ml

白细胞计数(WBC):$5×10^3/\mu l$

红细胞计数(RBC):$4.7×10^6/\mu l$

血红蛋白:12.7g/dl

红细胞比容:38.2%

尿酸:5mg/dl

C-反应蛋白(CRP):0.9mg/dl

血沉(ESR):18mm/h

抗 CCP 抗体:阴性

总胆固醇:160mg/dl

高密度脂蛋白(HDL):45mg/dl

哪些症状和体征提示患者 R.T. 存在骨关节炎?

案例 43-1,问题 2:R.T. 发生骨关节炎的主观和客观原因有哪些?

R.T. 表现为单侧膝关节(右)疼痛,晨起加重且全天持续疼痛。骨关节炎诊断可由病史和体格检查得出。骨关节炎的诊断并不依赖于实验室检查,但是血沉正常可以排除免疫疾病,如痛风或化脓性关节炎。X 线检查提示关节间隙变窄符合骨关节炎,但是 X 线检查不能可靠地评估疾病的严重程度。

骨关节炎在 X 线检查上表现为特征性的关节间隙变窄不伴有关节破坏。骨赘形成和摩擦可能引起疼痛、僵硬以及体格检查时出现摩擦音。捻发音是在主动和被动运动过程中关节出现的"噼啪"声。与正常情况下相向关节面相对滑动不同,受累的关节活动出现了特征性的摩擦音和噼啪音。而且 R.T. 向她的家庭医生报告的内翻畸形加重了膝关节压力和功能损伤。内翻畸形表现为站立时双膝距离增加(弓形腿),而外翻时双膝距离靠近。这两种畸形都会影响患者的功能和生活质量。

骨关节炎常常临床表现为单侧的疼痛、僵硬,累及膝、髋或颈腰椎;远端指间关节通常不出现疼痛。通常骨关节炎累及至少一个关节。膝、手关节骨关节炎及膝、髋关节骨关节炎之间存在一些分布相关性。肘、腕和肩很少出现骨关节炎。美国风湿病学会（American College of Rheumatology, ACR）诊断标准中髋关节骨关节炎的诊断标准敏感性和特异性可达到91%和89%，在膝关节骨关节炎方面敏感性91%，特异性86%。这些标准并没用于研究之外的临床实践。临床试验提供的结果一般是基于一些评价工具，如西安大略和麦克马斯特大学（Western Ontario and McMaster Universities，WOMAC）评价工具，主要用于评价膝关节骨关节炎。WOMAC功能量表主要用于评价功能性残疾[13]。患者常常向家庭医生诉说在清晨或者长时间不活动后出现疼痛加剧或持续小于30分钟关节僵硬。他们通常会主诉日常活动减少，功能受限和整个生活质量的下降。典型的日常活动如跪、爬楼梯和行走活动受限。与活动、运动范围、整体体育活动减少相关的，相应的肌肉会无力和不稳。

睡眠问题和抑郁问题也可能发生，一种保守的方法是让患者减重，增加活动，参与体育运动，接收专业理疗，或者练习太极。关节受累可以表现为肿大，在手部和膝关节很容易观察到。当在主动活动或施加压力检查时，关节通常是柔软的。滑囊炎、肌腱炎、肌肉痉挛和关节盘撕裂会导致活动受限，需要鉴别排除。滑液渗出可以慢性持续存在也可伴随疾病恶化。髌骨轻叩实验或浮髌实验可以说明存在关节积液。疾病加重的患者可以表现为可预期的软骨丢失，同时表现为影响韧带的周围骨和软组织的畸形。关节错位常见并且导致关节不稳定。患者手指可出现典型的Bouchard结节和Heberden结节，导致手指变形。肌肉萎缩可以通过简单的测量四头肌的周长来评价。应用X线检查不是诊断骨关节炎必要的，而是更多的用于排除股骨头坏死和Paget病，类风湿关节炎或痛风性关节炎。但是，X线可以用于评估疾病的严重程度或监测疾病进展；另外X线检查并不是完全令人满意的，也不能提供额外的信息。骨关节炎的X线检查结果表现为关节间隙变窄，关节边缘骨赘形成，软骨下骨硬化。通过以上病例研究表明，R.T.的膝关节X线检查表现为关节间隙变窄骨赘形成。

超声检查可以发现或证实关节积液，腘窝囊肿，或其他侵蚀性炎性状态。实验室检查不是必需的，ESR、CRP通常在参考范围内。血尿酸可以帮助区分与炎症相似的关节症状。如果怀疑感染性或炎性关节炎，可以抽取滑液检查。骨关节炎患者，白细胞计数小于2 000/μl，滑液颜色清亮，没有结晶。目前还没有相关骨或软骨重塑的生物标志物可以用于指导骨关节炎患者的常规护理。MRI扫描用于评估软骨、滑膜和骨关节是一个令人兴奋的研究领域，但不常规用于骨关节炎诊断。

> **案例43-1，问题3**：细胞因子参与了骨关节炎的病理生理过程，那么是否可以通过调节细胞因子来延缓疾病的进程使R.T.在情况恶化前获益？

IL-1和TNF在类风湿关节炎的发病的机制研究，带来了令人兴奋的疾病高度缓解。但在骨关节炎的这些炎症因子上调MMP的机制及在骨关节炎发病中的作用尚未明确，细胞因子上调MMP和它们在疾病过程中发挥的确切机制尚不明确，也未产生有效的骨关节炎治疗方法。

骨关节炎的治疗

> **案例43-1，问题4**：应该给R.T.推荐哪些非药物治疗方法？

骨关节炎的非药物治疗

非药物治疗是骨关节炎的主要治疗方法。正如之前讨论的，并没有什么干预措施能够有效的延缓疾病进程。药物治疗策略在骨关节炎的疼痛和失能治疗中有显著的不良反应和有限的疗效。患者通常很难在自我管理、有氧运动或力量训练方面有很好的依从性。很多时候非药物治疗仅在药物治疗无效或出现不良反应需要中断才被尝试。

ACR指南提出了各种各样的患者教育、自我管理、减肥、有氧运动和职业疗法方案[14]。一项中年膝关节骨关节炎患者研究证实在自我管理中力量训练和联合训练的区别并不明显。研究终点是评估试验两年后的疼痛、残疾和身体状况[13]。另外一项临床试验对比NSAIDs治疗和在家进行股四头肌训练，在生活质量调查和疼痛评分这一小范围试验内，并没有发现两组有显著差异[15]。在老年患者中，随机对照试验已确立通过太极治疗膝关节骨关节炎的疗效。Wang等证明太极不仅可以改善身体功能而且能够减轻骨关节炎的疼痛，而且对精神健康和生活质量都有积极作用。试验的局限性在于样本量少（40位患者）和观察时间较短（3个月）。所以并不清楚这一获益是否有持续性[16]。患者可以参考关节炎基金会网站（Arthritis Foundation website）（http://www.arthritis.org）来获得在其所在区域的各种计划和活动[19]。国际骨关节炎研究协会（The Osteoarthritis Research Society International，OARSI）重申非药物干预的效果，包括自我管理、减重、运动、专业的理疗和内翻外翻畸形的矫正[11,12]。非药物治疗对于骨关节炎患者是有效的，但是目前并没有充分应用[11,17]。

应该鼓励R.T.减重，参加自我管理，或者进行结构化的锻炼计划，包括有氧运动和力量训练。而且可以鼓励R.T.参加当地的太极课程。对于膝关节骨关节炎的患者减重是非常有效的。运动可以改善肌肉力量从而减少摔倒。针对膝力线异常的患者，支具可以提供一定程度的支撑。

> **案例43-1，问题5**：R.T的初始药物治疗方案是什么？

骨关节炎的药物治疗管理

可以先试用1 000mg对乙酰氨基酚，每日3~4次，服用2~3周。其他不良反应更大的药物可能需要对乙酰氨基酚治疗失败后再考虑。NSAIDs可升高血压，导致消化道溃疡、抑制前列腺素、降低肾功能和潜在的增加心血管风险。R.T.既往用药史存在消化性溃疡病史而且在体格检查时未表现出膝关节的炎症，因此初始治疗选择对乙酰氨基酚是合适的。

对乙酰氨基酚

对乙酰氨基酚目前仍然是轻中度手及膝关节骨关节炎

的首选治疗。美国风湿病学会（American College of Rheumatology, ACR）、美国矫形外科学会（American Academy of Orthopedic Surgery, AAOS）、欧洲抗风湿病联盟（European League Against Rheumatism, EULAR）、国际骨关节炎研究协会（Osteoarthritis Research Society International, OARSI）等临床实践指南对于对乙酰氨基酚的的推荐强度、剂量、疗程有所不同[11,14,18,19]。

治疗推荐对乙酰氨基酚每24小时总剂量不应超过4g，长期使用对乙酰氨基酚的同时饮酒（每日大于3杯）的患者胃肠道出血风险增加，而且肝酶会增高[20]。2007年一项12周的随机对照试验报道髋关节骨关节炎和膝关节骨关节炎的患者对乙酰氨基酚缓释片每日3 900mg是安全可耐受的，而且比1 950mg/d的日剂量疗效好[21]。最近，建议那些同时存在疼痛和炎症的没有禁忌证的患者使用NSAIDs代替对乙酰氨基酚[12]。

案例 43-1，问题 6： R.T 治疗方案中局部治疗的地位如何？

局部治疗

可用于局部止痛的处方药与非处方有很多种，包括辣椒碱、双氯芬酸、利多卡因或者水杨酸甲脂。ACR 和 OARSI 实践指南在某些情况下推荐局部 NSAIDs 作为特定关节骨关节的一线治疗。局部辣椒碱软膏外用每日3~4次，涂抹手和膝关节。如果使用，应该告知 R.T. 使用方法，可能开始会有灼烧和敏感的反应，预期的疗效可能在几周后出现。外用的辣椒碱软膏没有全身系统作用和药物相互作用[11]。

目前，在美国市场上有3种双氯芬酸的外用制剂，包括1%的凝胶、1.5%的溶液和1.3%的贴膏。局部使用1%双氯芬酸凝胶，单独或者和口服对乙酰氨基酚合用，是另一种代表性的选择。局部1%双氯芬酸凝胶在治疗上肢骨关节炎包括手、肘、腕和下肢骨关节炎（踝、足和膝）证明是有效的。这种凝胶使用时应用"剂量卡"用于量取2g或4g。上肢应用2g，每日4次，下肢每次4g，每日4次[22]。

双氯芬酸外用溶液含1.5%w/w双氯芬酸和二甲亚砜（USP DMSO）45.5%w/w，可以作为近年来用于改善膝关节骨关节炎的症状和体征的另外一个选择。在一项为期12周的随机安慰剂对照试验中，对比口服和局部外用双氯芬酸溶液，评价的指标包括疼痛和躯体功能。患者接受局部外用双氯芬酸溶液出现较轻的皮肤刺激，但是胃肠道的不良反应和肝功能异常比接受口服双氯芬酸的患者少[23,24]。和这一研究相似的，另一个对照研究对比双氯芬酸外用溶液发现较安慰剂和二甲亚砜溶液更具优势，和口服双氯芬酸疗效相似而有更好的耐受性。

双氯芬酸1.3%的贴膏虽然可用，但仅用于治疗肌肉骨骼扭伤和劳损引起的急性疼痛。

案例 43-1，问题 7： R.T. 需要监测哪些指标？

虽然局部给药的毒性有所降低，但是对于局部 NSAIDs 相关不良反应的警告与口服给药是相似的[25]。尚缺乏局部给药和口服给药引起上消化道出血或心血管事件的真实数据。除了短期疗效试验外，还没有长期治疗引起全身并发症风险的研究。另外比较局部双氯芬酸和口服非甾体类消炎药或局部辣椒碱的有效数据也很有限。口服和局部NSAIDs 不推荐联合使用，除非获益大于风险，因为有报道联用会增加直肠出血的风险[26]。对乙酰氨基酚和局部双氯芬酸联合使用可以避免这种不良反应风险，但疗效和安全性尚未在随机试验中得到证实。由于局部给药全身吸收少，会显著减少胃肠道出血的风险[12,23,24,27]。一项2010年系统回顾研究中，口服和局部 NSAIDs 有相似的停药率，因为后者局部不良反应发生率高[28]。目前还不清楚是否皮肤反应与处方、载体或者制剂中其他成分有关。

R.T 没有肝病或者丙肝病史，所以以短期尝试使用对乙酰氨基酚并不需要用药安全的监测。但是很重要的一点就是告知患者做好每日的疼痛情况记录，在下次就诊时完成一份舒适度的评估。这些工具从网上多种资源都可获得。这些可以有助于患者参与自己的照护，并向临床医生提供基线数据，药物疗效和用药对功能损害的作用等信息。而且可以反应出日常活动的受限和改善情况。将日常生活活动（instrumental activities of daily living, IADLs）量化可以帮助临床医生在改变治疗计划时提供有用的信息。

非甾体抗炎药和其他药物治疗

案例 43-2

问题 1： S.L. 67 岁女性患者，向家庭医生反映最近左膝出现疼痛加重和僵硬感。S.L. 主诉她的左膝"无力"而且早上起床困难和有时从摇椅上起身困难。她已经服用对乙酰氨基酚1 000mg，每日4次，共1个月，但是症状并没有充分缓解。她同时服用琥珀酸美托洛尔每日50mg，赖诺普利每日20mg，雷尼替丁150mg每日2次，西酞普兰每日20mg。她的既往史包括：高血压，骨量减少，抑郁症，胃食管反流病，骨关节炎，右膝关节置换术后2年。近期的实验室和体征检查结果如下：

血压：160/78mmHg
心率：76 次/min
身高：168cm
体重，86kg
BMI：30.7kg/m²
Na：145mmol/L
K：4.8mmol/L
BUN：16mg/dl
血清肌酐：1.2mg/dl
eGFR：48ml/min
WBC：$4.5×10^3/\mu l$
RBC：$4.2×10^6/\mu l$
血红蛋白：12.1g/dl
血细胞比容：36.6%

挑选和推荐一个药物来充分缓解 S.L. 的疼痛。

这个患者应用充足剂量的对乙酰氨基酚仍旧治疗失败，那么治疗可选择的包括塞来昔布和非选择性的 NSAIDs、曲马多或阿片类镇痛药。没有数据表明任何一种 NSAIDs 较其他的更具优势[29]。S. L. 并没有已知的冠心病史或消化性溃疡病。基于可识别的危险因素（表 43-1），S. L. 的年龄风险因素使她置于胃肠道溃疡的中度风险。

为了降低长期服用 NSAIDs 患者的消化道溃疡的风险，根据数据建议根治幽门螺杆菌[30]。因此，如果决定使用非选择性的 NSAIDs，那么需要中断雷尼替丁，因为缺乏该药能够预防胃溃疡发生的证据，可以应用质子泵抑制剂（proton-pump inhibitor，PPI）（如奥美拉唑或米索前列醇）来预防胃肠道出血。任何选择需要合理的治疗推荐。

表 43-1

基于胃肠道和心血管风险的 NSAIDs 选择建议[30]

风险类别	低胃肠道风险	中胃肠道风险	高胃肠道风险
	0 种风险因素	1~2 种风险因素	多种风险因素，溃疡病史，或持续使用糖皮质激素或抗凝药
低心血管事件风险	单独使用 NSAIDs	NSAIDs+PPI/米索前列醇	替代治疗或 COX-2 抑制剂+PPI/米索前列醇
高心血管事件风险（需要服用小剂量阿司匹林）	萘普生+PPI/米索前列醇	萘普生+PPI/米索前列醇	推荐替代治疗

对于对乙酰氨基酚或局部用药无法充分缓解疼痛的患者，可以考虑口服 NSAIDs。任何药物治疗方案，都需要根据患者的个体化情况进行评估和选择。关于 COX-2 抑制剂的一些增加心血管和胃肠道安全性问题历史事件对这些药物的临床使用起到了很大影响。目前可以获得的 NSAIDs 之间在 COX-1（结构的）和 COX-2（诱导的）方面比较特征。表 43-2 用于选择 COX-2 抑制剂。

表 43-2

环氧合酶抑制剂的相对选择性[67]

5~50 倍以上抑制 COX-2	小于 5 倍抑制 COX-2	主要抑制 COX-1
依托度酸 美洛昔康 塞来昔布	双氯芬酸 舒林酸 甲氯芬酯 吡罗昔康 二氟尼柳	非诺洛芬 布洛芬 托美丁 萘普生 阿司匹林 吲哚美辛 酮洛芬 氟比洛芬 酮咯酸

基于 $\log IC_{80}$ 抑制率 COX-2/COX-1。

能够增加患者心血管疾病风险包括：不稳定心绞痛，心肌梗死，冠状动脉旁路（搭桥）手术，缺血性卒中，高 Framingham 风险评分[31]。一些临床医师推荐添加低剂量阿司匹林 81mg 来抵消增加的心血管疾病风险；但是这一方法并没有临床强有力的证据。加用阿司匹林可能潜在增加胃肠道溃疡的风险同时使保护心血管作用打折扣[32]。另外，随机对照研究还没有明确的证明该方法的有效性和安全性[31,33]。

在为期 52 周的双盲研究中比较了骨关节炎患者应用布洛芬、萘普生、罗美昔布心血管事件结果显示。首先使用布洛芬的患者服用阿司匹林对比罗美昔布，具有更高的发生心血管疾病和心力衰竭的风险。这支持布洛芬会干扰阿司匹林对血小板的乙酰化作用，抑制血小板的聚积[34]。其次使用萘普生同时未使用阿司匹林的患者的心血管结局最好。是否由于萘普生本身的心血管不良反应风险最低，还没有明确的解释。事实上，最近对妇女健康倡议的分析发现萘普生不仅具有 COX-2 优先抑制作用，还表现出心血管事件的风险增加[35]。由于剂量、持续的治疗时间、方法不同，这些试验数据的结果是矛盾的，目前还没有特别明确的证据[36]。最后，使用布洛芬的患者心衰发生率较罗美昔布或萘普生更高[37]。在最近的 AHRQ 报告中，报道了塞来昔布增加心肌梗死的风险，特别是高剂量时更易发生[27]。另外一些研究却没有得到上述结论[38]。综上所述，对于低心血管风险和中-高度胃肠道出血风险的患者，推荐使用每日 1 次的塞来昔布或 NSAIDs+PPI/米索前列醇。但是，对于心血管疾病高危的患者，可以考虑使用曲马多或萘普生或非乙酰水杨酸类（如二氟尼柳或双水杨酯）同时密切监测血压和肾功能（应用阿司匹林同时使用萘普生需要进一步评价其必要性）[39,40]。

案例 43-2，问题 2： S. L. 在药物治疗的过程中需要监测哪些参数？

很多临床医生推荐老年患者检查基础代谢水平和根据患者的不同情况，在开始 NSAIDs 治疗 2~4 周后检测全血细胞计数。根据初始的实验室结果，下一年可每 3~4 个月检查 1 次。消化道不良事件风险在 1 个月之后下降，但是会持续存在。肝功能需要在第 1 年中规律监测之后也需要

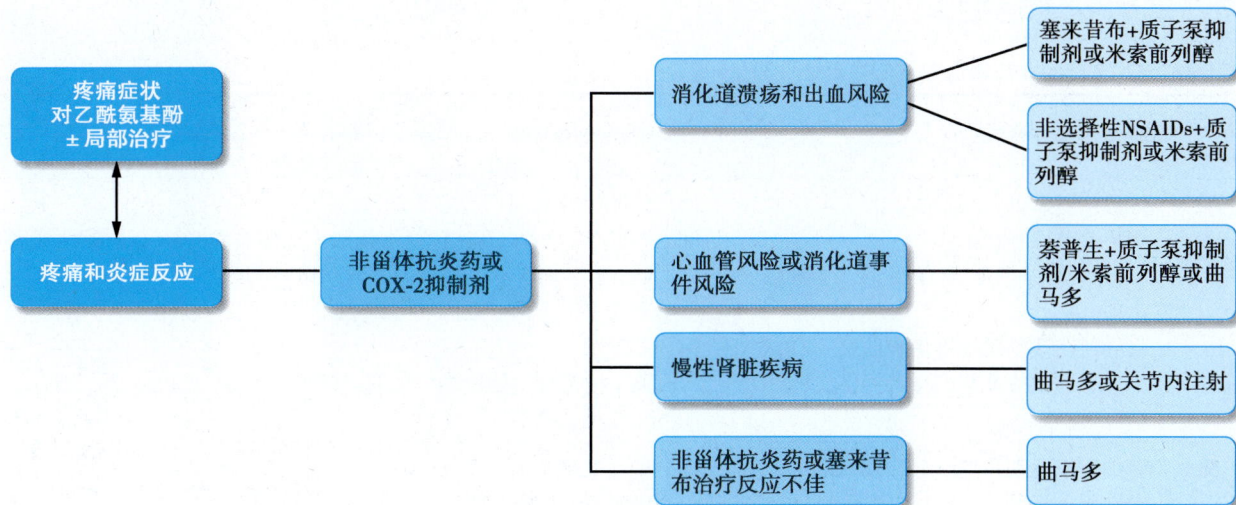

图 43-2　骨关节炎药物治疗概观[11,12,14,18,30]

持续监测。患者如果有明确的合并症需要更严格的监测。镇痛药物的效果最好应用一致的系统评价方法。如果 S. L. 需要维持长期的 NSAIDs 治疗，那么在治疗的第 1 年需要每 3 个月监测一下肝肾功能。

案例 43-2, 问题 3： 在萘普生 500mg 每日 2 次开始治疗 1 周后, S. L. 遵照医嘱进行治疗, 在此次就诊前完成了基础化验检测, 患者主诉开始使用萘普生后疼痛减低。此次就诊获得的实验室值和生命体征如下：

　BP：155/78mmHg

　HR：88 次/min

　身高：168cm

　体重：88kg

　BMI：30. 7kg/m²

　Na：135mmol/L

　K：5. 5mmol/L

　BUN：40mg/dl

　肌酐：2. 2mg/dl

　红细胞：4. 7×10⁶/μl

　血红蛋白：10. 3g/dl

　血细胞比容：33. 8%

　她的骨关节炎治疗需要做哪些改变？

胃肠溃疡和出血仍然是骨关节炎慢性疼痛治疗需要考虑的问题。非选择性 NSAIDs 加用 PPI 可能较单用选择性 COX-2 抑制剂塞来昔布更便宜。有伴随疾病的老年骨关节炎患者可能在使用 COX-2 或 NSAIDs 同时需要使用阿司匹林。Goldstein 等[41]的研究对比了塞来昔布+阿司匹林与萘普生+兰索拉唑+阿司匹林, 治疗内窥镜诊断溃疡的患者 12 周后, 发现胃肠溃疡的发生率两者之间无显著差异。相反, 另一项随机对照双盲实验给骨关节炎和类风湿关节炎患者服用塞来昔布或双氯芬酸加奥美拉唑为期 6 个月。通过评估小盘来评价胃肠道出血风险[42]。

在塞来昔布治疗组上下消化道出血发生率更低。对于贫血患者, 考虑到十二指肠远端对抑酸治疗（PPI）无反应, 这可能为临床医生治疗胃肠道溃疡和出血风险增加的患者时提供更多的证据。结果提示：塞来昔布比双氯芬酸+奥美拉唑有更好的临床结果[42]这个结果由于与之前的研究作为对比显得非常有趣。而且, 并不清楚应用双氯芬酸得出的结果是否可以推论到萘普生或其他 NSAIDs。显然, 在改变实践之前还需要进一步研究。一项基于流行病学的 meta 分析说明了塞来昔布对于胃肠道溃疡和出血风险的安全性。而且, 长半衰期和缓释剂型的 NSAIDs 证明有更高的胃肠道事件风险。萘普生、吲哚美辛、酮洛芬、酮咯酸和吡罗昔康表现出较高的胃肠道出血相对风险值（RR>5）, 而布洛芬、双氯芬酸、塞来昔布、美洛昔康、罗非昔布和醋氯芬酸表现较低的胃肠道出血相对风险值（RR<5）[43]。

退出这项为期 1 年的试验的最常见原因是两种药物的胃肠道不良事件；然而, 肝功能检查异常导致更多服用双氯芬酸的患者退出研究。双氯芬酸与谷丙转氨酶和谷草转氨酶升高有关；然而, 仅肝酶水平升高并不预示肝损伤。FDA 将胆红素和转氨酶共同升高作为药物导致肝脏疾病的指标。Laine 等[44]完成的研究发现, 与双氯芬酸相关的住院风险为 0. 023%/（10 万患者·年）。虽然住院率发生率很低但是临床也应警觉。这项研究还发现在治疗初始的 4~6 个月肝功能指标升高, 但是临床肝损害程度和化验值并不见得平行。

曲马多和阿片类

在过去的 1 周, 她的血钾、血清肌酐和尿素氮都有所增加。萘普生和 COX-2 抑制剂对于肾脏的潜在风险是相似的。萘普生应该停药, 并且监测她的实验室指标确保回落到基线。血红蛋白的下降也值得关注, 应考虑随访并进行内窥镜检查或便潜血试验。

案例 43-2, 问题 4： S. L. 看见过电视上的商业广告写着"膝关节注射"请描述可供选择的治疗方案。

表 43-3

不同部位骨关节炎的非药物治疗与药物治疗推荐

骨关节炎部位	非药物治疗推荐	药物治疗推荐
手	评估执行 ADLs 的能力 指导关节保护技术 根据需要提供辅助设备，以帮助患者完成 ADLs 指导使用热剂缓解疼痛和僵硬 为患有腕掌骨关节的患者提供夹板	局部辣椒碱 局部/口服 NSAIDs，包括水杨酸三乙醇胺和 COX-2 选择性抑制剂（患者≥75 岁应使用局部 NSAIDs） 曲马多 **不鼓励** 关节内治疗（皮质类固醇，透明质酸） 阿片类止痛药
膝	**参加有氧运动和/或抗阻力训练** **参加水上运动** **减肥（如果超重）** 参与自我管理计划±心理社会干预 使用热剂和手法治疗结合物理治疗训练 使用中间对向髌骨的绑带 参加太极拳 根据需要接受助行器 如果是外侧间室的骨关节炎，穿内侧楔形鞋垫 如果是内侧间室的骨关节炎，穿外侧楔形踝下系带鞋垫 一些中-重度疼痛的患者可选择针灸或经皮神经电刺激	对乙酰氨基酚 口服/局部 NSAIDs ≥75 岁的患者应使用局部 NSAIDs h/0 期上消化道溃疡的患者应使用 COX-2 选择性抑制剂或非选择性 NSAIDs+PPI ≤1 年内的上消化道出血患者应使用 COX-2 选择性抑制剂+PPI 曲马多 关节内注射皮质类固醇 阿片类药物或度洛西汀可用于其他治疗失败而不准备行全关节置换术的患者 **不鼓励** 硫酸软骨素 氨基葡萄糖 局部辣椒碱
髋	**参加心血管和/或抗阻力训练** **参加水上运动** **减肥（如果超重）** 参与自我管理计划±心理社会干预 使用热剂和手法治疗结合物理治疗训练 根据需要接受助行器	对乙酰氨基酚 口服 NSAIDs 曲马多 关节内注射糖皮质激素 阿片类药物可用于其他治疗失败而不准备行全关节置换术的患者 **不鼓励** 硫酸软骨素 氨基葡萄糖

很多患者有禁忌证或对对乙酰氨基酚、NSAIDs 或 COX-2 抑制剂反应不佳，这时应该考虑使用曲马多。那么对于 S. L. 止痛治疗只能选用阿片类或曲马多。曲马多是一种中枢作用的镇痛药，可与 μ 阿片受体结合，并且还抑制去甲肾上腺素和血清素的摄取[45]。ACR 推荐 NSAIDs 治疗失败或存在禁忌的患者使用曲马多[14]。曲马多不能用于有癫痫病史或接受 5-羟色胺类药物治疗的患者，肾功能不全的患者需调整剂量[45,46]。曲马多可以与对乙酰氨基酚合用，这种联合是有治疗意义的[47]。但是患者正在服用西酞普兰治疗抑郁，这与曲马多存在相互作用，这种相互作用需要谨慎考虑。阿片类/对乙酰氨基酚复方制剂可以作为 S. L. 在此期间的一个短期选择，由内科医生评估 S. L. 是否可以在关节腔内注射皮质激素或黏度补充剂（透明质酸注射液）。

对于曲马多治疗无效或者有禁忌的患者，可以考虑使用阿片类或阿片类/对乙酰氨基酚复方制剂[48]。阿片类的副作用包括便秘、精神错乱、幻觉、呼吸抑制、耐受和成瘾。一项近期循证评价应用口服或经皮的阿片类药物用于髋关节骨关节炎和膝关节骨关节炎的治疗[49]。虽然发现阿片药物是有效的但是它的获益被带来的副作用抵消，所以需要避免使用。尽管目前长期安全性的结论还未得出，但是已经有随机，安慰剂对照研究来评价透皮丁丙诺啡联合或不联合使用对乙酰氨基酚治疗髋关节或膝关节骨关节炎的疗效和耐受性[50,51]。

度洛西汀

度洛西汀是一种 5-羟色胺和去甲肾上腺素再摄取抑制剂，除了一些其他适应证外，还被批准用于治疗慢性肌肉骨髋疼痛。在一项13周的随机、双盲、安慰剂对照试验中，包括了231名患者，度洛西汀能够明显地减少骨关节炎患者的膝关节疼痛[52]。在报告的终点，度洛西汀降低疼痛的幅度和安慰剂对照组的降幅差异是有限的，但这种药物的耐受性和不良反应优于其他的治疗方式。S. L. 目前接受西酞普兰用于严重抑郁状态。如果用度洛西汀来替代西酞普兰需要进行风险效益分析。抑郁治疗以及患者的重要用药史需要仔细评估。S. L. 既往用药史发现患者复发的抑郁对一些不同的药物发生抵抗，直到去年开始使用西酞普兰疾病才稳定。接下来，需要评估耐受性和成本，因为度洛西汀可能具有比西酞普兰更高的花费，尽管两种药物都可用非原研产品可供选择。S. L. 应该为了治疗骨关节炎相关的疼痛和抑郁症，改用度洛西汀治疗，应告知可能会引起短暂性头痛，恶心和腹泻的风险。还推荐定期监测肝酶。还应告知患者预期治疗结果，因为度洛西汀镇痛的起效的时间可能比服药时间延迟。鉴于她同时诊断为抑郁症，应该在过渡期间经常重新评估她的情绪。

关节内治疗

最终，很多患者口服或局部治疗失败，关节内（intra-articular，IA）注射是在外科手术干预治疗骨关节炎前最后一种保守治疗措施。抽取滑液和注射糖皮质激素或黏度补充剂透明质酸可以用于严重的膝关节骨关节炎。注射曲安奈德或甲泼尼龙和1%利多卡因，药效可以持续4~8周。一般，关节内糖皮质激素的注射频率不大于每3个月1次。副作用是异常的局部炎症反应[53]。

在一项小规模的多中心随机试验中，关节注射透明质酸用于膝关节骨关节炎的治疗的安全性和有效性得到了肯定。但是，这项试验的安慰剂组疗效相当大而治疗组有效数量较少[54]。在2005年的一项meta分析，膝关节骨关节炎患者关节内辅助注射透明质酸没有显示出临床有效性[55]。相反，更多的近期循证评价发现关节内注射透明质酸较关节内注射糖皮质激素更为有效和疗效持久。作者认为目前品种多样，相应的临床反应时间也不同[56]。2009年一项多中心随机对照试验没有发现透明质酸在髋关节骨关节炎患者中的疗效[57]。一项meta分析回顾了关节内糖皮质激素和透明质酸治疗膝关节骨关节炎的治疗。共纳入7项研究606名受试者，结果显示关节内注射糖皮质激素在4周时较基线更为有效，关节内注射透明质酸疗效更为持久[58]。

案例43-2，问题5：两年过去了，S. L. 所有的保守方案包括膝关节内注射均失败了。在与她的医生讨论所有的选择之后，S. L. 转诊到骨科医师进行了择期左全膝关节置换手术，她正等待从急诊护理院出院，进入短期的康复机构，有助于她回家和恢复到以前的功能水平。S. L. 目前的药物包括琥珀酸美托洛尔50mg/d，赖诺普利20mg/d，西酞普兰20mg/d，依诺肝素30mg 皮下注射每日2次，羟考酮控释片10mg 每12 小时1次，番泻叶/多库酯，每次1片每日2次。氨酚羟考酮5mg/325mg 中度疼痛时4小时吃1片，严重疼痛时每4小时吃2片。S. L. 询问药师，为什么她还需要在"肚皮上注射"？

美国胸科医师学会（American College of Chest Physicians，ACCP）最高级别的证据推荐无显著的出血风险的患者膝关节置换术后应用低分子肝素、磺达肝癸或华法林（INR 目标2.5）。手术后最短的治疗至少需要10天，一些患者需要应用35天[59]。对于 S. L. 的教育非常重要，告知患者应用依诺肝素的原因是为了预防腿部和肺部的血栓。在这个案例中，患者的肌酐清除率小于30ml/min，依诺肝素的剂量应为30mg 每日皮下注射[60]。

案例43-2，问题6：S. L. 的羟考酮控释片和氨酚羟考酮片需要服用多久？

患者通常需要规律服用缓释的阿片类药物来发挥镇痛的作用，同时在外科术后立即接受积极的物理治疗或康复疗法。对于大多数患者来说，返回家中后在进行短期康复的过程中可能会在必要时联合氨酚羟考酮片来进行镇痛。但是不鼓励长期使用阿片类药物治疗慢性疼痛，除非获益大于风险。

老年人合并症

案例 43-3

问题1：L. P. 是一名76岁的老年女性，近期由于要接受右髋关节置换术而入院。她之前的所有的保守治疗都失败了。她的既往病史包括2型糖尿病，高血压，高脂血症，左膝和右髋关节骨关节炎及2年前进行右膝置换术，冠心病以及1年前心肌梗死。药物治疗包括格列吡嗪10mg 每日早饭前服用，二甲双胍850mg 每日2次，赖诺普利每日20mg，阿托伐他汀每日40mg，琥珀酸美托洛尔每日100mg，利伐沙班10mg 每日晚餐时服用1次，阿司匹林81mg 每日1次，塞来昔布200mg 每日1次，羟考酮/对乙酰氨基酚5mg/325mg（右髋疼痛时每4小时1次）。确定 L. P. COX-2 抑制剂使用相关的风险。

合并冠状动脉疾病的老年人使用非选择性 NSAIDs 或 COX-2 抑制剂相关的风险包括血压升高、心力衰竭和心血管疾病恶化。另外，还有肾功能减退和胃肠道出血风险，需要严密监测。推荐最低有效剂量的 NSAIDs 或 COX-2 抑制剂，并尽可能缩短持续治疗的疗程。

案例43-3，问题2：判断 L. P. 髋关节置换术后为预防深静脉血栓所用药物间的相互作用。

应该警惕如果合用利伐沙班会增加出血风险[61]。在这个案例中，L. P. 在心梗后需要使用阿司匹林用于保护心血管。另外在髋关节置换术后加用塞来昔布控制疼痛。抗血小板药物的加入以及 NSAIDs 与口服抗凝药物合用会增加出血风险。仔细评估这种联用的风险和获益建议停用 COX-2 抑制剂。

膳食补充剂

膳食补充剂可作为患者的处方药物的替代选择。一些患者多种处方药治疗失败，或者有不能忍受的副作用。某些患者将膳食补充剂和天然产品混淆，觉得比传统的药物更为安全。在骨关节炎的治疗中，氨基葡萄糖、软骨素和复合制剂被很多患者选择。与很多 OTC 的膳食补充剂一样，这些制剂的生产质量标准和 FDA 批准的药品是不同的。研究者们在评估中发现，氨基葡萄糖、软骨素以及他们的复合制剂在治疗膝关节骨关节炎缓解疼痛方面是无效的。然而值得注意的是，在中度至重度疼痛的亚组中，表现得更为有效。这项试验也包括塞来昔布组，也没有达到满意的治疗结果[62]。一些相似的发现已经公开发表，包括在髋部骨关节炎以及退行性腰椎骨关节炎的治疗中氨基葡萄糖无效[63-65]。最近，在一项双盲多中心试验将氨基葡萄糖和软骨素的组合与塞来昔布用于膝关节骨关节炎进行了比较[66]。这个试验大概纳入了 600 名患者，6 个月后，在减轻疼痛方面，氨基葡萄糖与软骨素联合用药与塞来昔布相比并不劣效。

用于骨关节炎疼痛、僵硬和不适的非传统替代治疗很少且通常缺乏大规模证据。但是，可以对于特定的患者，对于传统药物治疗失败或拒绝传统药物治疗且希望尝试猫爪草或氨基葡萄糖/软骨素的患者，可进行短期的试验治疗。但是这种推荐不适用于所有患者。

（毛璐 译，满斯亮 校，伍沪生 审）

参考文献

1. Centers for Disease Control and Prevention. Osteoarthritis. http://www.cdc.gov/arthritis/basics/osteoarthritis.htm. Accessed May 18, 2015.

2. Srikanth VK et al. A meta-analysis of sex differences prevalence, incidence and severity of osteoarthritis. *Osteoarthritis Cartilage*. 2005;13:769–781.

3. Barbour KE et al. Prevalence of doctor-diagnosed arthritis and arthritis-attributable activity limitation-United States, 2010–2012. *MMWR Morb Mortal Wkly Rep*. 2013;62(44). http://www.cdc.gov/mmwr/pdf/wk/mm6244.pdf. Accessed May 18, 2015.

4. Ma VY et al. Incidence, prevalence, costs, and impact on disability of common conditions requiring rehabilitation in the United States: stroke, spinal cord injury, traumatic brain injury, multiple sclerosis, osteoarthritis, rheumatoid arthritis, limb loss, and back pain. *Arch Phys Med Rehabil*. 2014;95:986–995 e981.

5. DiCesare PE et al. Pathogenesis of osteoarthritis. In: Firestein GS et al, eds. *Kelley's Textbook of Rheumatology*. Vol 2. 9th ed. Philadephia, PA: Elsevier Saunders; 2013:1617–1635.

6. Bannuru RR et al. Pharmacologic interventions for knee osteoarthritis. *Ann Intern Med*. 2015;162(9):672.

7. Bannuru RR et al. Comparative effectiveness of pharmacologic interventions for knee osteoarthritis: a systematic review and network meta-analysis. *Ann Intern Med*. 2015;162(1):46–54.

8. Machado GC et al. Efficacy and safety of paracetamol for spinal pain and osteoarthritis: systematic review and meta-analysis of randomised placebo controlled trials. *BMJ*. 2015;350:h1225.

9. Nelson AE, Jordan JM. Clinical features of osteoarthritis. In: Firestein GS et al, eds. *Kelley's Textbook of Rheumatology*. Vol 2. 9th ed. Philadelphia, PA: Elsevier Saunders; 2013:1636–1645.

10. Lozada C. Treatment of osteoarthritis. In: Firestein GS et al, eds. *Kelley's Textbook of Rheumatology*. Vol 2. 9th ed. Philadelphia, PA: Elsevier Saunders; 2013:1646–1659.

11. McAlindon TE et al. OARSI guidelines for the non-surgical management of knee osteoarthritis. *Osteoarthritis Cartilage*. 2014;22:363–388.

12. Zhang W et al. OARSI recommendations for the management of hip and knee osteoarthritis, Part II: OARSI evidence-based, expert consensus guidelines. *Osteoarthritis Cartilage*. 2008;16:137–162.

13. McKnight PE et al. A comparison of strength training, self-management, and the combination for early osteoarthritis of the knee. *Arthritis Care Res (Hoboken)*. 2010;62:45–53.

14. Hochberg MC et al. American College of Rheumatology 2012 recommendations for the use of nonpharmacologic and pharmacologic therapies in osteoarthritis of the hand, hip, and knee. *Arthritis Care Res (Hoboken)*. 2012;64:465–474.

15. Doi T et al. Effect of home exercise of quadriceps on knee osteoarthritis compared with nonsteroidal antiinflammatory drugs: a randomized controlled trial. *Am J Phys Med Rehabil*. 2008;87:258–269.

16. Wang C et al. Tai Chi for treating knee osteoarthritis: designing a long-term follow up randomized controlled trial. *BMC Musculoskelet Disord*. 2008;9:108.

17. Fernandes L et al. EULAR recommendations for the non-pharmacological core management of hip and knee osteoarthritis. *Ann Rheum Dis*. 2013;72:1125–1135.

18. Zhang W et al. EULAR evidence based recommendations for the management of hip osteoarthritis: report of a task force of the EULAR Standing Committee for International Clinical Studies Including Therapeutics (ESCISIT). *Ann Rheum Dis*. 2005;64:669–681.

19. Brown GA. AAOS clinical practice guideline: treatment of osteoarthritis of the knee: evidence-based guideline, 2nd edition. *J Am Acad Orthop Surg*. 2013;21:577–579.

20. Draganov P et al. Alcohol-acetaminophen syndrome. Even moderate social drinkers are at risk. *Postgrad Med*. 2000;107:189–195.

21. Altman RD et al. Three-month efficacy and safety of acetaminophen extended-release for osteoarthritis pain of the hip or knee: a randomized, double-blind, placebo-controlled study. *Osteoarthritis Cartilage*. 2007;15:454–461.

22. Herndon CM. Topical delivery of nonsteroidal anti-inflammatory drugs for osteoarthritis. *J Pain Palliat Care Pharmacother*. 2012;26:18–23.

23. Simon LS et al. Efficacy and safety of topical diclofenac containing dimethyl sulfoxide (DMSO) compared with those of topical placebo, DMSO vehicle and oral diclofenac for knee osteoarthritis. *Pain*. 2009;143:238–245.

24. Tugwell PS et al. Equivalence study of a topical diclofenac solution (pennsaid) compared with oral diclofenac in symptomatic treatment of osteoarthritis of the knee: a randomized controlled trial. *J Rheumatol*. 2004;31:2002–2012.

25. Stanos S. Osteoarthritis guidelines: a progressive role for topical NSAIDs. *J Am Osteopath Assoc*. 2013;113:123–127.

26. Horizon. Pennsaid prescribing information. 2015.

27. Chou R et al. Comparative Effectiveness and Safety of Analgesics for Osteoarthritis. Rockville, MD; 2006.

28. Makris UE et al. Adverse effects of topical nonsteroidal antiinflammatory drugs in older adults with osteoarthritis: a systematic literature review. *J Rheumatol*. 2010;37:1236–1243.

29. Lohmander LS, Roos EM. Clinical update: treating osteoarthritis. *Lancet*. 2007;370:2082–2084.

30. Lanza FL et al; Practice Parameters Committee of the American College of G. Guidelines for prevention of NSAID-related ulcer complications. *Am J Gastroenterol*. 2009;104:728–738.

31. Barthelemy O et al. Impact of non-steroidal anti-inflammatory drugs (NSAIDs) on cardiovascular outcomes in patients with stable atherothrombosis or multiple risk factors. *Int J Cardiol*. 2013;163:266–271.

32. Bennett JS et al. The use of nonsteroidal anti-inflammatory drugs (NSAIDs): a science advisory from the American Heart Association. *Circulation*. 2005;111:1713–1716.

33. Solomon DH. Selective cyclooxygenase 2 inhibitors and cardiovascular events. *Arthritis Rheum*. 2005;52:1968–1978.

34. Ellison J, Dager W. Recent FDA warning of the concomitant use of aspirin and ibuprofen and the effects on platelet aggregation. *Prev Cardiol*. 2007;10:61–63.

35. Bavry AA et al. Nonsteroidal anti-inflammatory drugs and cardiovascular outcomes in women: results from the women's health initiative. *Circ Cardiovasc Qual Outcomes*. 2014;7:603–610.

36. Fosbol EL et al. Cause-specific cardiovascular risk associated with nonsteroidal antiinflammatory drugs among healthy individuals. *Circ Cardiovasc Qual Outcomes*. 2010;3:395–405.

37. Farkouh ME et al. Cardiovascular outcomes in high risk patients with osteoarthritis treated with ibuprofen, naproxen or lumiracoxib. *Ann Rheum Dis*. 2007;66:764–770.

38. Hirayama A et al. Assessing the cardiovascular risk between celecoxib and nonselective nonsteroidal antiinflammatory drugs in patients with rheumatoid arthritis and osteoarthritis. *Circ J*. 2014;78:194–205.

39. Danesh BJ et al. Comparison of the effect of aspirin and choline magnesium trisalicylate on thromboxane biosynthesis in human platelets: role of the acetyl moiety. *Haemostasis*. 1989;19:169–173.

40. Antman EM et al. Cyclooxygenase inhibition and cardiovascular risk. *Circulation*. 2005;112:759–770.

41. Goldstein JL et al. Celecoxib plus aspirin versus naproxen and lansoprazole plus aspirin: a randomized, double-blind, endoscopic trial. *Clin Gastroenterol Hepatol*. 2007;5:1167–1174.

42. Chan FK et al. Celecoxib versus omeprazole and diclofenac in patients with osteoarthritis and rheumatoid arthritis (CONDOR): a randomized trial. *Lancet*. 2010;376:173–179.

43. Masso Gonzalez EL et al. Variability among nonsteroidal antiinflammatory drugs in risk of upper gastrointestinal bleeding. *Arthritis Rheum*. 2010;62:1592–1601.

44. Laine L et al. How common is diclofenac-associated liver injury? Analysis of 17,289 arthritis patients in a long-term prospective clinical trial. *Am J Gastroenterol*. 2009;104:356–362.

45. Ultram. Full Prescribing Information. 2008. http://www.accessdata.fda.gov/drugsatfda_docs/label/2009/020281s032s033lbl.pdf. Accessed November 24, 2015.

46. Park SH et al. Serotonin syndrome: is it a reason to avoid the use of tramadol with antidepressants? *J Pharm Pract*. 2014;27:71–78.

47. Farquhar-Smith P, Gubbay A. Tramadol and acetaminophen combination for chronic non-cancer pain. *Expert Opin Pharmacother*. 2013;14:2297–2304.

48. Chou R et al. Clinical guidelines for the use of chronic opioid therapy in chronic noncancer pain. *J Pain*. 2009;10:113–130.

49. Nuesch E et al. Oral or transdermal opioids for osteoarthritis of the knee or hip. *Cochrane Database Syst Rev*. 2009:CD003115.

50. Conaghan PG et al. Transdermal buprenorphine plus oral paracetamol vs an oral codeine-paracetamol combination for osteoarthritis of hip and/or knee: a randomised trial. *Osteoarthritis Cartilage*. 2011;19:930–938.

51. Munera C et al. A randomized, placebo-controlled, double-blinded, parallel-group, 5-week study of buprenorphine transdermal system in adults with osteoarthritis. *J Opioid Manag*. 2010;6:193–202.

52. Chappell AS et al. Duloxetine, a centrally acting analgesic, in the treatment of patients with osteoarthritis knee pain: a 13-week, randomized, placebo-controlled trial. *Pain*. 2009;146:253–260.

53. Bellamy N et al. Intraarticular corticosteroid for treatment of osteoarthritis of the knee. *Cochrane Database Syst Rev*. 2006:CD005328.

54. Chevalier X et al. Single, intra-articular treatment with 6 mL hylan G-F 20 in patients with symptomatic primary osteoarthritis of the knee: a randomised, multicentre, double-blind, placebo controlled trial. *Ann Rheum Dis*. 2010;69:113–119.

55. Arrich J et al. Intra-articular hyaluronic acid for the treatment of osteoarthritis of the knee: systematic review and meta-analysis. *CMAJ*. 2005;172:1039–1043.

56. Bellamy N et al. Viscosupplementation for the treatment of osteoarthritis of the knee. *Cochrane Database Syst Rev*. 2006:CD005321.

57. Richette P et al. Effect of hyaluronic acid in symptomatic hip osteoarthritis: a multicenter, randomized, placebo-controlled trial. *Arthritis Rheum*. 2009;60:824–830.

58. Bannuru RR et al. Therapeutic trajectory of hyaluronic acid versus corticosteroids in the treatment of knee osteoarthritis: a systematic review and meta-analysis. *Arthritis Rheum*. 2009;61:1704–1711.

59. Falck-Ytter Y et al. Prevention of VTE in orthopedic surgery patients: Antithrombotic therapy and prevention of thrombosis, 9th Edition: American College of Chest Physicians Evidence-Based Clinical Practice Guidelines. *Chest* 2012;141(2, suppl):e278s–e325s. http://www.sciencedirect.com/science/article/pii/S0012369212601263?via%3Dihub doi:10.1378/chest.11-2404. Accessed July 25, 2017.

60. Barras MA et al. Individualized dosing of enoxaparin for subjects with renal impairment is superior to conventional dosing at achieving therapeutic concentrations. *Ther Drug Monit*. 2010;32:482–488.

61. Davidson BL et al. Bleeding risk of patients with acute venous thromboembolism taking nonsteroidal anti-inflammatory drugs or aspirin. *JAMA Intern Med*. 2014;174(6):947–953.

62. Clegg DO et al. Glucosamine, chondroitin sulfate, and the two in combination for painful knee osteoarthritis. *N Engl J Med*. 2006;354:795–808.

63. Rozendaal RM et al. Effect of glucosamine sulfate on hip osteoarthritis: a randomized trial. *Ann Intern Med*. 2008;148:268–277.

64. Sawitzke AD et al. The effect of glucosamine and/or chondroitin sulfate on the progression of knee osteoarthritis: a report from the glucosamine/chondroitin arthritis intervention trial. *Arthritis Rheum*. 2008;58:3183–3191.

65. Wilkens P et al. Effect of glucosamine on pain-related disability in patients with chronic low back pain and degenerative lumbar osteoarthritis: a randomized controlled trial. *JAMA*. 2010;304:45–52.

66. Hochberg MC et al. Combined chondroitin sulfate and glucosamine for painful knee osteoarthritis: a multicentre, randomised, double-blind, non-inferiority trial versus celecoxib. *Ann Rheum Dis*. 2016;75:37–44.

67. Warner TD et al. Nonsteroid drug selectivities for cyclo-oxygenase-1 rather than cyclo-oxygenase-2 are associated with human gastrointestinal toxicity: a full in vitro analysis. *Proc Natl Acad Sci U S A*. 1999;96(13):7563–7568.

44

第 44 章　类风湿关节炎

Steven W. Chen, Rory E. Kim, and Candace Tan

核心原则

		章节案例
①	类风湿关节炎(rheumatoid arthritis, RA)是一种可引起关节畸形的多关节炎和各种关节外表现的慢性全身性炎性疾病。RA 的诊断是基于受累关节、血清学、急性期反应物及症状持续时间判断的。	案例 44-1(问题 1 和 2)
②	RA 的治疗包括非药物治疗(热疗或冷疗、关节活动度训练、物理治疗、职业治疗)和药物治疗[非甾体抗炎药(nonsteroidal anti-inflammatory drugs, NSAIDs),合成(传统和靶向)和生物型缓解病情抗风湿药(disease-modifying antirheumatic drugs, DMARDs),皮质激素],NSAIDs 只能缓解症状,必须谨慎使用,因为有可能导致严重的健康风险,包括胃肠道并发症和心血管血栓栓塞事件。	案例 44-1(问题 3~5) 案例 44-2(问题 1) 案例 44-3(问题 1 和 2) 案例 44-4(问题 1) 案例 44-5(问题 1~3)
③	由于该病有关节破坏的特点,需要在诊断后立即使用 DMARDs。由于疗效肯定、安全、起效快速及很好的成本效益,甲氨蝶呤(methotrexate, MTX)是最普遍的选择。其他传统 DMARDs 或 DMARDs 复方制剂需要根据疾病的严重程度、疾病的持续时间及预后指标来选择。一些传统 DMARDs 由于疗效不好或者潜在的不良反应已经不再使用。无论如何选择 DMARDs,都需要严密的监测。	案例 44-5(问题 4~7) 案例 44-6(问题 1~7) 案例 44-7(问题 1~5)
④	RA 患者如果应用传统单药 DMARDs 效果不理想,无论单独或联合,或有无法忍受的不良反应,则需要考虑加用或换用生物型 DMARDs。这种情况下由于存在严重的不良反应如感染和淋巴瘤的风险,同样需要严密的监测。	案例 44-7(问题 6~8) 案例 44-8(问题 1) 案例 44-9(问题 1)
⑤	糖皮质激素需要谨慎使用,应用最小有效剂量和最短的治疗时间,糖皮质激素可以在等待 DMARDs 治疗发挥作用的时候非常快速的控制炎症反应。一些罕见的病例,长时间使用糖皮质激素,需要预防激素相关的骨质疏松。虽然全身使用糖皮质激素可以用于短期 RA 活动期,关节内注射糖皮质激素可以非常有效控制疾病暴发但是只限于少数几个关节,关节内注射没有全身使用的不良反应。	案例 44-10(问题 1 和 2)
⑥	幼年特发性关节炎(juvenile idiopathic arthritis, JIA)描述为影响儿童及青少年的各种关节炎。16 岁以下的患者出现症状包括关节炎症和活动范围受限。与 RA 相比,JIA 的诊断基于临床表现,并且需要排除感染,外伤和其他原因。	案例 44-11(问题 1 和 2)
⑦	一些非药物的治疗也同样适用于 JIA 作为药物治疗的补充,包括运动,按摩和物理治疗和作业疗法。	案例 44-11(问题 3)
⑧	JIA 的药物治疗包括 NSAIDs、传统和生物型 DMARDs 及糖皮质激素。	案例 44-11(问题 4~9) 案例 44-12(问题 1) 案例 44-13(问题 1 和 2)

流行病学

关节炎一词涵盖了 100 多种可以引起疼痛、肿胀及导致关节和结缔组织损伤的疾病[1]。类风湿关节炎(rheumatoid arthritis,RA)是一种慢性的系统性的以免疫异常为特点的疾病,可能导致关节破坏和出现广泛的关节外表现。RA 的发生率在世界范围内的发病率是 0.5%~1%,但是不同的地区发病率差异很大[2,3]。在美国,大约有 130 万人患 RA,其中女性是男性的 2~3 倍[3,4]。RA 随着年龄增长患病率增加,平均患病年龄从 1965 年的 63.3 岁,增加到 1995 年的 66.8 岁。RA 相关的年患病率、死亡率和残疾患者随着美国人口年龄的增长在未来还会增加[4]。

病因

RA 的病因目前仍然不明,但是像很多自身免疫性疾病一样可能是多种因素共同作用的结果(如遗传易感性、环境影响、随着年龄增长带来的骨骼肌肉和免疫系统改变)[3]。RA 的发病可能在临床症状发生的几年前,特定基因激活导致先天免疫活动导致的级联反应[3]。遗传因素可能占到 50%~60%。最强相关的基因包括:主要组织相容复合体(major histocompatibility complex,MHC)的 HLA-DRB1 基因和染色体 1 的 PTPN22 基因。目前吸烟与 RA 的关联性还没有得到流行病学的明确证实,但吸烟会增加类风湿因子(rheumatoid factor,RF)和抗环状瓜氨酸肽抗体(anti-cyclic citrullinated peptide antibody,anti-CCP)。RA 相关的临床标志物已被证实可使 RA 的风险增加 1 倍[5,6]。女性性激素也可能在 RA 发展中发挥作用。女性 RA 的发病高峰是 50 多岁,就是女性进入绝经期或围绝经期的时候。雌激素有激活免疫系统的作用;孕妇的 RA 症状常常得到缓解,而妇女口服避孕药对于 RA 的进展有保护作用[2,6]。同时饮食中富含鱼类、橄榄油或其他欧米伽-3 脂肪酸的食物会降低RA 的风险[5]。

病理生理学

RA 的药物治疗靶点是导致滑膜衬里的持续炎症并最终导致关节破坏的炎症级联的组分[7]。RA 导致关节破坏,开始是由于包绕关节间隙的滑膜出现炎症。通常是滑膜增生和血管翳形成。血管翳是一个充满了高度腐蚀性的炎症渗出物,渗入关节软骨(导致关节间隙变窄),侵蚀骨骼(导致骨质疏松),破坏关节周围结构(韧带,肌腱),导致关节变形(图 44-1)[7,8]。

正常情况下,机体可以区别自我(例如,自身产生的蛋白)和非我(例如,异物如细菌和病毒)。在某种情况下,免疫细胞(T 或 B 淋巴细胞)在胸腺或骨髓发育过程中可以对自体蛋白做出应答。这种发育中的细胞通常在释放前被杀死或者灭活,但有时,自身免疫细胞可以逃脱破坏而在数年后开始活化从而导致自身免疫反应。一些专家认为 RA 最开始的激活是由细菌(可能是链球菌属)或病毒包含的蛋白引起,由于它们和组织蛋白有相似的氨基酸序列,但是这种假设仍然有争议[5]。当活化的物质(包括自身视为目标的免疫细胞)到达关节,发生复杂的细胞与细胞相互作用,导致 RA 的病理改变。

开始的自身免疫反应发生在抗原呈递细胞(antigen-presenting cells,APC)之间,由 II 型 MHC 分子和 CD4 家族 T 淋巴细胞产生(图 44-2)。再者,B 细胞(之前认为在免疫应答中没有什么作用)可以活化,导致抗体(包括 RF 和 anti-CCP)、促炎细胞因子产生和多形核白细胞聚集,释放细胞毒素和其他物质来侵蚀滑膜和关节结构。B 细胞同样扮演了 APCs 的角色,导致 T 细胞活化和加速免疫反应过程[7,8]。T 细胞活化需要两个信号:①APC 上的 II 型 MHC 抗原分子与 T 细胞受体结合产生特殊的抗原信号;②结合了 CD39 的 T 细胞和 APC 上的 CD80 或 CD86 结合。T 细胞活化可导致巨噬细胞活化和细胞因子分泌,并可产生介导炎症反应的多肽类物质和直接破坏细胞和组织的细胞毒素。致炎细胞因子如白介素-1 和 TNF-α 刺激滑液成纤维细胞和软骨细胞在附近的关节软骨分泌酶类,导致蛋白聚糖和胶原组织分解。在健康人群,这种免疫促炎细胞因子

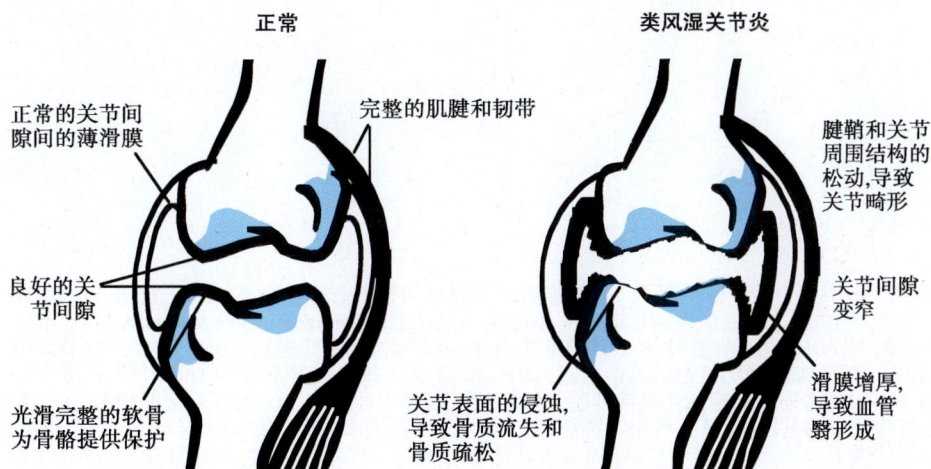

图 44-1 类风湿关节炎的关节改变

正常

类风湿关节炎

正常的关节间隙间的薄滑膜

完整的肌腱和韧带

腱鞘和关节周围结构的松动,导致关节畸形

良好的关节间隙

关节间隙变窄

光滑完整的软骨为骨骼提供保护

关节表面的侵蚀,导致骨质流失和骨质疏松

滑膜增厚,导致血管翳形成

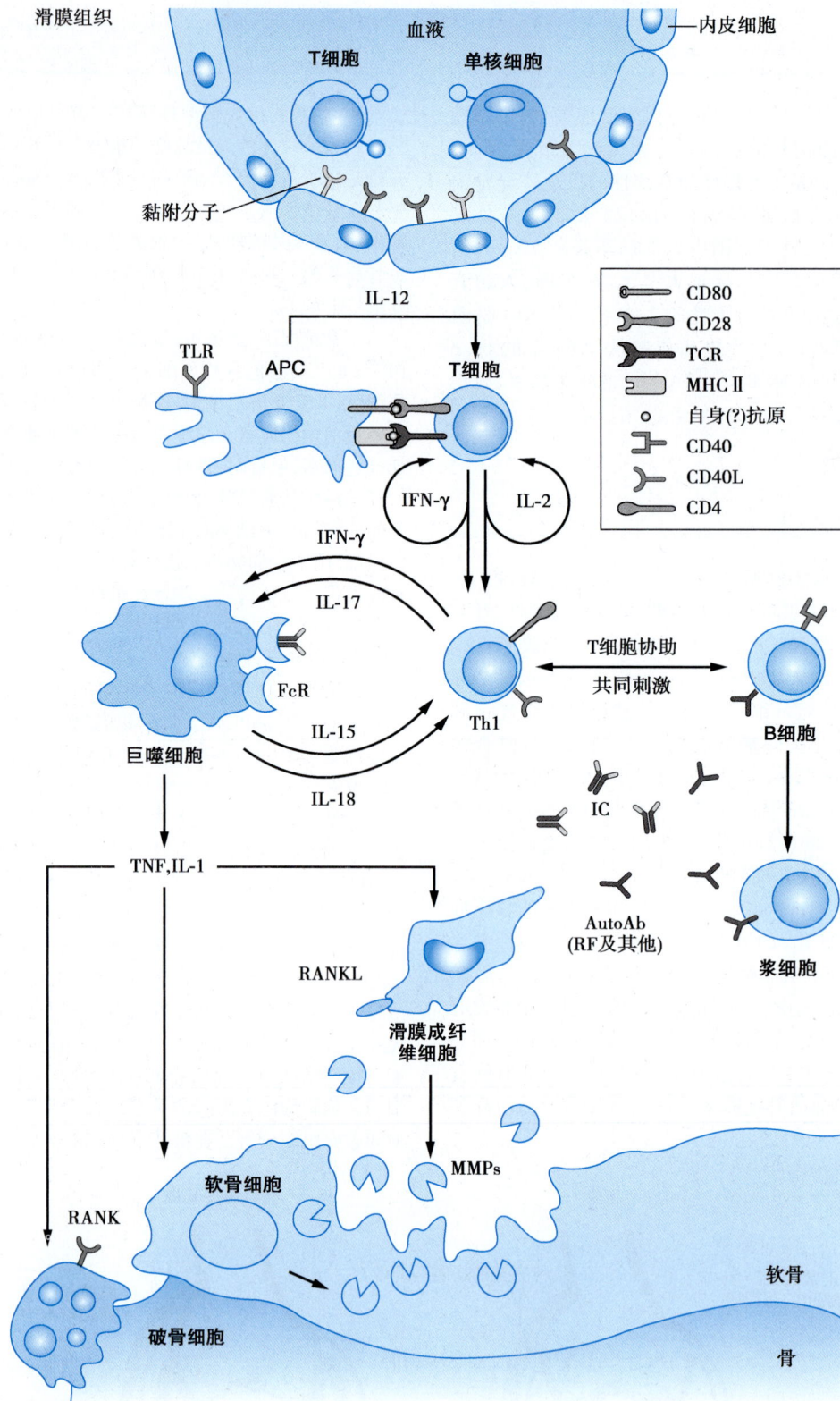

图44-2 类风湿关节炎中发生的事件示意图。T 细胞浸润滑膜最初是由产生白介素-2 和干扰素-γ 的 CD4+记忆细胞或相似的滑膜抗原 T 细胞产生的,这些已经预活化或进一步被抗原呈递细胞(antigen-presenting cells,APCs)激活。与关节源性的自身抗原和适当的主要组织相容性复合体(MHC)Ⅱ类分子,共同刺激(主要通过 CD80、CD81 和 CD28)和一些细胞因子(IL-1,IL-15,IL-18)。细胞-细胞间的接触(例如,通过 CD11-和 CD69-调解)通过不同的细胞因子,例如 IFN-γ、肿瘤坏死因子(TNF-α)和 IL-17 完成,这些 T 细胞活化单核细胞,巨噬细胞,滑膜成纤维细胞。通过复杂的信号传导通路,这些细胞因子通过激活多种炎症反应的基因,包括各种组织降解的细胞因子类和基质金属蛋白酶类(matrix metalloproteinases,MMP)基因编码。肿瘤坏死因子-α 和 IL-1 还包括巨噬细胞表达的 RANK,干扰在间质细胞或 T 细胞上的 RANKL,分化成导致骨吸收和骨破坏的破骨细胞。而且,软骨细胞变的活跃,导致 MMPs 释放。初始的事件可能还涉及:在 T 细胞参与前,通过激活 Toll 样受体(TLRs)使 APCs 活化。RANK,受体活化的核因子-κB;RANKL,RANK 配体;RF,类风湿因子;TCR,T-cell 受体

（如 IL-1、IL-6 和 TNF-α）和抗炎细胞因子［如 IL-1 受体抗体（IL-1Ra）、IL-4、IL-10 和 IL-11］之间的调节过程是平衡的。在 RA 患者的滑膜上，这种平衡中促炎细胞因子增加，导致了持续的炎症反应和组织破坏。

临床表现、诊断和疾病进程

案例 44-1

问题 1：T. W.，女性，42 岁，60kg，既往体健，自觉晨僵数小时，疲劳，全身肌肉关节疼痛 4 个月。患者还诉眼睛发红，而且眼干明显。她的症状从 1 个半月前逐渐加重，导致她活动受限。她手关节肿胀无法带结婚戒指。体格检查示双手掌指关节（metacarpophalangeal，MCP）和近端指间关节（interphalangeal，PIP）和双足跖趾关节对称性肿胀压痛和局部皮温增高。相关实验室检查包括：

血沉：52mm/h（参考范围：男性 0~15mm/h，女性 0~20mm/h）

CRP：2.1mg/dl（参考范围 0~0.5mg/dl）

血红蛋白：10.6g/dl

红细胞比容：33%

血小板：480 000/μl

白蛋白：3.8g/dl

血清铁：40μg/dl

总铁结合量：275mg/dl

抗-CCP 阳性：82units（参考范围<20units/ml）

RF 阳性：1:320 乳胶固定法（参考范围<1:80）

检测抗核抗体（antinuclear antibodies，ANA）以及结核菌素实验阴性。她的尿酸正常。X 线片显示手和足软组织肿胀，关节间隙变窄，双侧 MCP 和 PIP 关节边缘侵蚀，无钙化。其他实验室检查及查体正常。那么哪些症状和体征证明 T. W. 是 RA。

超过 50% 的 RA 病例，像 T. W. 一样，在几周到几个月内症状缓慢发作，但是也有多达 15% 的患者出现急性发作的 RA，症状在几天内迅速发展。症状可能局限在关节也可能是全身，包括非特异性症状，如疲乏、虚弱、肌肉疼痛、体重减轻和低热。关节受累的特征是软组织肿胀和皮温升高，活动范围（range of motion，ROM）受限，有时受累关节周围肌肉萎缩。最常见的主诉包括多个关节的疼痛和僵硬。典型的症状，正如 T. W. 一样表现为对称性腕关节，近端指间关节和掌指关节肿痛，虽然随着疾病的进展后期可能出现不对称的关节受累。通常首先累及手，手腕和足等外周关节。对于关节炎症反应，患者通常表现为清晨持续至少 30~45 分钟的晨僵，随后可以持续全天，但是强度降低[10,11]。持续超过 1 小时的晨僵很少发生在 RA 以外的其他疾病中[12]。

基本上，任何或所有的活动关节（肘、膝、肩、踝关节、髋关节、颞下颌关节、胸锁关节、盂肱关节）都可能受累（图 44-3）。关节受累的表现是软组织肿胀和皮温增高，活动范围受限，有些时候关节周围的肌肉会发生萎缩。疾

病进展的特点是不可逆的关节畸形，如尺偏（图 44-4）、钮扣花畸形（DIP 关节过伸和 PIP 关节屈曲），或者天鹅颈样畸形（PIP 关节过伸和 DIP 关节屈曲）（图 44-5）。相似的不可逆畸形也可以发生在足部。患有更多侵袭性疾病（多关节受累，RF 阳性）的患者在发病后 2 年内发生关节损伤或破坏的概率大于 70%[13]。

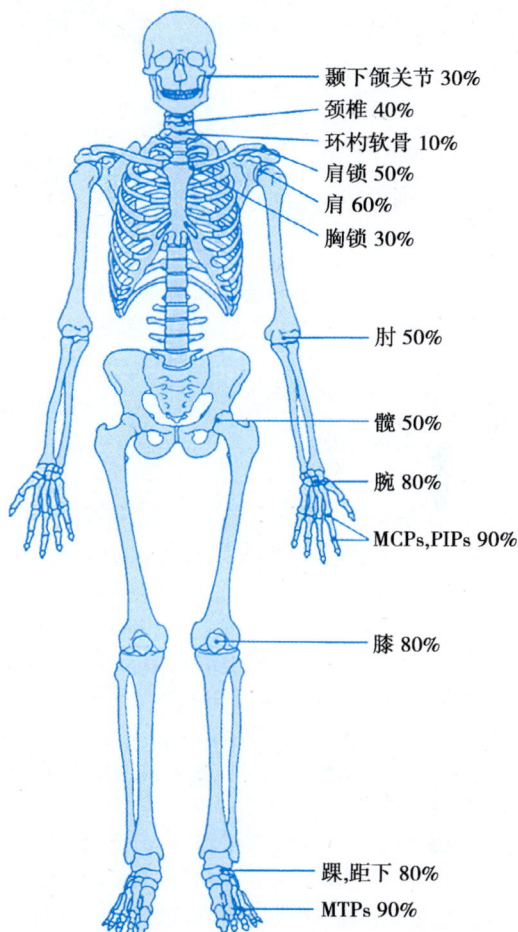

图 44-3 类风湿关节炎不同关节累及的频率。MCPs，掌指关节；MTP，跖趾关节；PIPs，近端指间关节

颞下颌关节 30%
颈椎 40%
环杓软骨 10%
肩锁 50%
肩 60%
胸锁 30%
肘 50%
髋 50%
腕 80%
MCPs,PIPs 90%
膝 80%
踝,距下 80%
MTPs 90%

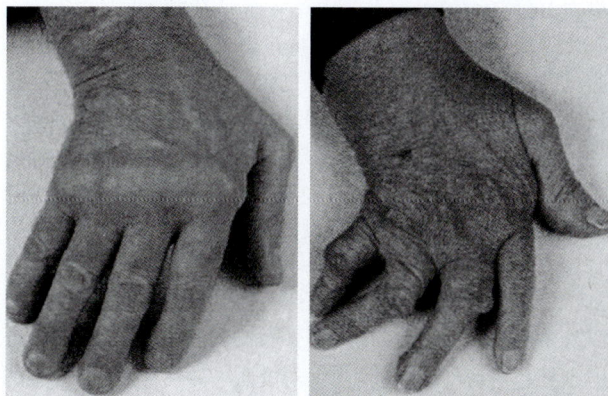

图 44-4 尺偏和掌指关节（左图）可能会发展为更明显的侧偏与伸肌腱半脱位（右手指；右图）

MCP
("knuckle")   PIP   DIP

正常手指

天鹅颈样畸形
(PIP过伸,DIP
屈曲过度)

钮扣花畸形
(PIP屈曲过度,
DIP伸展过度)

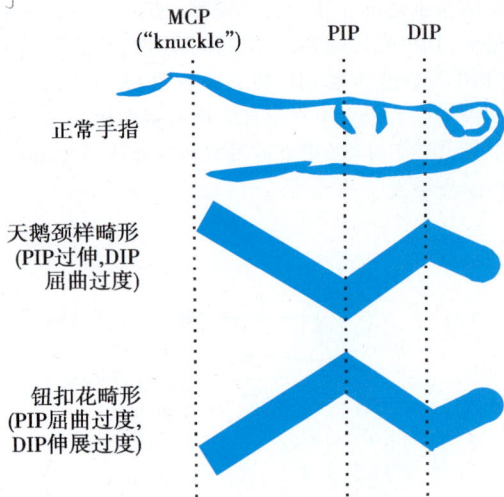

图 44-5　类风湿关节炎特有的指畸形。DIP,远端指间关节;MCP,掌指关节;PIP,近端指间关节

案例 44-1,问题 2: 哪些试验检查指标可以用于监测 T.W. 的 RA 疾病进展?

对 RA 患者体检评估是监测和评估患者病情的基础。选择膝盖、肩膀、手、臀部或下背部进行基本肌肉骨骼检查可以参看 http://meded.ucsd.edu/clinicalmed/joints.htm。

2010 年,美国风湿病学会(American College of Rheumatology,ACR)和欧洲抗风湿病联盟(European League Against Rheumatism,EULAR)制定了新的 RA 分类标准。与先前在 1987 年概述的标准相比,新分类的目的是在疾病早期识别患者,以便尽快开始治疗干预,最终减少疾病进展并改善预后[14]。

因该病无特异性生化实验室指标,因此 RA 的诊断基于多种临床标准(表 44-1)。出现临床滑膜炎(肿胀)的个体,如果其他鉴别诊断疾病如系统性红斑狼疮、银屑病性关节炎或痛风等无法解释时,则应进行 RA 检测。新分类系统中的 RA 标准包括量化关节受累数目、症状持续时间以及自身抗体检测和急性期反应物[11,14-16]。基于这四个类别的分数计算,总分大于 6 分或者更高,如 T.W. 10 分,表明患有 RA。

尽管类风湿因子(RF)和抗瓜氨酸肽(抗 CCP)比红细胞沉降率(ESR)或 C 反应蛋白(CRP)更具特异性,但是单独看每个慢性系统自身免疫病的实验室指标都不是 RA 特异性的。自身免疫性疾病通常以自身抗体为特征,50%~80% 的 RA 患者具有 RF 或抗 CCP 阳性或两者均阳性。

自身抗体的 IgM 或 IgG 型、RF 与 IgG 的 Fc 部分异常结合形成免疫复合物。在 75%~80% 的 RA 患者中发现免疫复合物。但是它也可能存在于高达 5% 的健康个体和 RA 以外的疾病患者中,包括几乎任何与免疫复合物形成或高丙种球蛋白血症相关的病症[如慢性感染、淋巴组织增生性疾病和肝脏疾病、系统性红斑狼疮和干燥综合征(Sjögren's syndrome)]。至少 1:160 的 RF 滴度被认为是阳性,并且大多数 RA 患者(例如 T.W.)通常滴度至少 1:320[9,17]。总

体而言,RF 既不敏感也不足以独立诊断 RA,但是在大多数患者中发现它,并且疾病早期的较高滴度通常与疾病严重性和进展相关[18]。

表 44-1

类风湿关节炎分类标准

标准	评分[a]
累及关节	
1 个大中关节[b]	0
2~10 个大中关节	1
1~3 个小关节[c]	2
4~10 个小关节	3
>10 个小关节	5
血清学[d](必需 ≥1 项)	
RF 阴性 anti-CCP 阴性	0
RF 低滴度阳性或 anti-CCP 低滴度阳性	2
RF 高滴度阳性或 anti-CCP 高滴度阳性	3
急性期反应物	
正常 CRP 和正常 ESR	0
异常 CRP 或异常 ESR	1
症状持续时间	
<6 周	0
≥6 周	1

[a] 基于分数的算法:将所有类别的分数累加;各类分数相加分数≥6/10 明确为 RA。

[b] 肩、肘、髋、膝和踝。

[c] 掌指关节,近端指间,第二至第五跖趾关节,拇指指间关节和腕关节。

[d] 阴性 IU ≤正常上限(ULN);弱阳性,IU 高于 ULN 但是 ≤3 倍 ULN;强阳性,>3 倍 ULN;如果 RF 检测只能得出阳性或阴性,则阳性解释为弱阳性。

瓜氨酸是一种非标准氨基酸,也是 RA 抗原性的关键组分,比 RF 更具特异性。瓜氨酸蛋白和抗-CCP 抗体在炎症的滑膜聚集。抗-CCP 抗体在 50%~60% 的早期 RA 的患者中可以检测到,而抗-CCP 抗体特异性很高,可以达到 90%~95%[9]。早在症状出现前 1.5~9 年就存在抗 CCP 抗体,提示这些抗体在 RA 中具有致病作用[19,20]。anti-CCP 阳性较 anti-CCP 阴性或者 RF 阳性的 RA 患者更可能和关节侵蚀的严重程度相关。总体而言,anti-CCP 抗体检测阳性对于 RA 有更高的特异性,可以预示 RA 的进展,是侵蚀性疾病过程的标志物,同时合并 RF 阳性时 RA 特异性高达 99.5%,这使 T.W. 不是 RA 的可能性极小[9,21]。

非特异性炎症标志物包括 ESR 和 CRP,但不幸的是,这些急性期的反应物并非疾病特异性的。

T. W. 的血液学检查与轻度、慢性炎症相一致。虽然她的血清铁浓度降低，但她铁结合力正常，因此不能诊断缺铁性贫血。她的贫血可能是由于网状内皮组织释放铁障碍，对铁剂治疗预期效果不佳。轻度的红细胞增多症是全身炎症反应的另一个证据。炎症指标可以通过有效的药物治疗来改善，和许多RA的临床特征一起，是监测疾病活动和治疗反应的指标。

最后，T. W. 的ANA检测排除了系统性红斑狼疮。但是，ANA在10%~70%的RA患者中可能是阳性的[14]。

关节外表现和并发症

经典的RA表现为关节受累；然而，高达46%的患者表现出慢性的关节外器官系统受累的全身性系统性疾病。这些表现与较高的疾病活动度相关[22]。全身受累的患者死亡率高于非全身受累的患者，提示早期治疗可降低RA并发症的风险和严重程度[22,23]。

类风湿结节发生在15%至20%的患者中，通常出现在伸肌表面，肌腱附着点上。胸膜肺部表现包括肺结节，肺纤维化和胸膜炎；间质性肺炎和肺血管系统动脉炎虽然罕见，但可能会危及生命。血管炎很少发生，但常在长病程且严重患者中更常见。并发症包括皮肤溃疡、周围神经病和器官动脉炎[10]。

一些关节外表现以综合征的形式出现。Sjögren综合征包括干眼症（干燥性角膜结膜炎）、口干（口干症）和结缔组织病。T. W. 的眼部疾病可能是她RA的关节外表现。Felty综合征的特征是慢性关节炎、脾肿大和中性粒细胞减少症；也可能存在血小板减少症、贫血和淋巴结病[10]。

患有RA的个体的平均预期寿命比非RA人群短3~10年，预期寿命与疾病的严重程度相关[5,24]。死亡率可能与心血管疾病相关，成年RA死亡患者中，约1/3~1/2是由于心血管疾病，而未患RA人群死亡中仅1/5~1/4是由于心血管疾病。RA患者发生心肌梗死的概率增高2~3倍，同时心肌梗死的存活率也更低。RA患者心血管疾病风险管理包括每年对所有的患者进行心血管风险的评估，将存在大于一个严重疾病的患者风险评分乘以1.5，应用他汀类和心血管药物来降低心血管风险，当处方非甾体抗炎药（nonsteroidal antiinflammatory drugs，NSAIDs）时需要考虑心血管风险，同时要戒烟（表44-2）[25]。最后，心包炎和心肌炎虽然罕见，但也可能发生。

表 44-2

RA患者减少心血管风险推荐[a]（证据等级[b]）

1. RA是一种会增加心血管风险的疾病，增加心血管病的发生率是由于增加传统的心血管风险因子以及炎症负荷。虽然循证数据较少，但是同样适用于强直性脊柱炎和银屑病关节炎（2b~3/B）
2. 为了降低心血管风险，需要充分的控制类风湿关节炎疾病的活动（2b~3/B）
3. 所有的类风湿关节炎患者需要每年应用全国的指南进行心血管风险的评估。对于强直性脊柱炎的患者和银屑病关节炎的患者也需要如此。当抗风湿治疗改变时，需要再次做风险评估（3~4/C）
4. 对于RA患者，如果具备以下3项，则危险因素评分应该乘以1.5：病程超过10年，RF或抗CCP阳性，存在确定的关节外表现（3~4/C）
5. 当使用系统的冠状动脉粥样硬化风险评价模型用于心血管风险的评估时，需要应用甘油三酯与高密度脂蛋白胆固醇的比值（3/C）
6. 根据国家指南进行心血管危险因素管理的干预（3/C）
7. 首选的治疗方案是他汀类药物、血管紧张素转换酶抑制剂或血管紧张素II受体阻滞剂（2a~3/C~D）
8. COX-2抑制剂和非甾体抗炎药对心血管风险不完全确定，有待进一步研究，因此临床需要谨慎使用这些药物，特别是对于有心血管疾病高危因素和有心血管疾病的患者（2a~3/C）
9. 当使用糖皮质激素时，需要使用最低的允许剂量（3/C）
10. 需要鼓励患者戒烟（3/C）

[a] 保护心血管的治疗目标是10年内心血管风险达到"稳定"的标准。

[b] 证据等级：1A，来自随机对照实验的meta分析；1B，至少根据一项随机对照试验；2A，来自至少一项对照非随机试验；2B，至少1项准试验研究；3，来自描述性研究，如对比研究，统计学研究或病例对照研究；4，来自专家委员会的报告或来自临床专家的意见，直接推荐的建议；A级，1级证据；B级，2级证据或1级证据的外推建议；C类，3级证据或由1和2级证据的推断建议；D类，4级证据或有2和3类证据的推断建议。

来源：Peters MJ et al. EULAR evidence-based recommendations for cardiovascular risk management in patients with rheumatoid arthritis and other forms of inflammatory arthritis. *Ann Rheum Dis.* 2010;69;325.

治疗

RA的治疗目标是通过维持或改善症状（例如关节疼痛和肿胀）来实现功能最大化，保持关节功能，并防止畸形以最终改善生活质量和延迟残疾。缓解或控制疾病活动度的治疗涉及综合干预。从诊断开始早期药物治疗对于RA护理质量至关重要[26-28]。其他支持性干预措施包括休息，运动和物理治疗，职业治疗和情感支持。

> **案例44-1，问题3：** 在T. W. 治疗RA的过程中可以使用哪些非药物治疗？

全身和关节休息（通过夹板固定受累关节实现）可以显著减少炎症。在慢性疲劳诱发的疾病如 RA 中，休息和充足的睡眠尤为重要。因此，T.W. 应经常休息，特别是在急性炎症期时，但白天休息时间应限制在 30～60 分钟，因为长时间休息也会导致力量和耐力的快速丧失。关节夹板通常在炎症活动期间的白天和晚上都要使用，然后在炎症停止后仅在夜间使用持续数周[29]。

应为 T.W. 规定被动 ROM 练习。因为它们可以最大限度地减少肌肉萎缩和屈曲挛缩，保持关节功能，而不会增加炎症或疾病的影像学进展[29,30]。规律有氧运动，如骑自行车，游泳或步行，也可以增强肌肉功能和关节功能[31]。总而言之，锻炼身体和作业治疗可以为日常生活活动受损的患者提供有价值的帮助，从而最大限度地提高自理能力。一些矫形器——固定在患者身体任何部位的医疗设备，旨在支撑、固定、定位、纠正或预防畸形，或改善功能——可以减轻 RA 患者的目标关节疼痛和炎症或改善关节功能[32]。

最后情绪支持疗法应该应用于所有的患者包括 T.W.。和所有的慢性疾病一样，可能导致生活不能自理、失去自尊、失业和朋友家人人际关系的改变，可导致抑郁症 2～3 倍的增加[33,34]。

不同专业的专家们（如物理治疗师、职业治疗师、社会工作者、健康教育工作者、精神科医生、临床心理学家、医师、职业康复治疗师、药剂师）根据 T.W. 的需要，应该进行会诊。例如，药师在门诊可以对 RA 患者的药物治疗和不良反应进行监测，与其他专业的人员一起指导患者选择恰当的药物治疗并且明确治疗预期[35]。

文献证据不支持使用水疗和热疗法，如超声波，电疗法（例如经皮神经刺激和肌肉电刺激），以及激光疗法治疗 RA。在活动性关节炎症期间应该避免一般的热疗，因为热可以进一步加剧疼痛和肿胀[36]。

虽然可以通过保守治疗来控制 RA 的症状，但是需要更积极的治疗来预防疾病进展和残疾。非甾体抗炎药（NSAIDs）通常用于提供快速的抗炎和镇痛作用。然而，与 DMARDs 相比，它们不能预防或减缓关节破坏，应当用于在等待 DMARDs 起效期间快速缓解症状。DMARDs 改变了长期的疾病进程。因此，它们是药物治疗的支柱，应该在所有患者被诊断出 RA 后立即开始使用[26-28]。根据关节功能、疾病活动程度、患者年龄、性别、职业、家庭负担、药物成本和以前治疗的结果等选择具体的治疗方案。DMARDs 分为两类：合成型 DMARDs（sDMARDs）和生物型 DMARDs（bDMARDs）。随着最近托法替布的出现，EULAR 进一步将 sDMARDs 细分为传统 sDMARDs（csDMARDs）和靶向 sDMARDs（tsDMARDs）[26,27]。

csDMARDs[如羟氯喹（HCQ）、柳氮磺胺吡啶（SSZ）、甲氨蝶呤（MTX）和来氟米特（LEF）]已证明具有减缓疾病进展的能力。这些药物单独或组合被认为是大多数患者的初始治疗，并且在没有禁忌证的情况下，MTX 因其强大的疗效和良好的安全性而成为首选治疗方法。其他 csDMARDs 如硫唑嘌呤（AZA）、金制剂和 d-青霉胺由于起效缓慢和毒性很少使用[26,27]。第一个也是唯一的 tsDMARDs 制剂，托法替布，可以用于甲氨蝶呤治疗失败或不耐受的中重度

患者[37]。

bDMARDs，也称为抗细胞因子，生物制剂，生物修饰剂或生物反应调节剂，针对炎症介质的生理促炎和关节损伤作用，包括 TNF-α、IL-1、IL-6、T 细胞和 B 细胞。该类药物包括 TNF-α 抑制剂[阿达木单抗（ADA）、赛托珠单抗（CZP）、依那西普（ETA）、戈利木单抗[GLM]和英夫利昔单抗（IFX）]、抗 IL-1 受体拮抗剂（阿那白滞素）、抗 B 细胞疗法[利妥昔单抗（RXB）]、IL-6 受体拮抗剂[托珠单抗（TCZ）]和 T 细胞调节剂[阿巴西普（ABT）]。bDMARDs 通常用于 csDMARDs 单一疗法失败或反应不佳的患者[28]。

糖皮质激素也是有效的抗炎剂，可减缓 RA 中关节损伤的进展。但是，由于长期治疗导致严重不良反应，应避免长期全身使用。短期口服治疗可作为早期中到高度活动期，等待 DMARDs 制剂起效时的桥接治疗，或治疗失败的活动期的短期治疗[28]。局部关节内注射可用于单个的关节的炎性发作治疗。

非甾体抗炎药

NSAIDs 在 RA 治疗中具有长期使用历史。它们可以有效缓解疼痛和控制炎症，但不会改变疾病进程[38]。此外，NSAIDs 与 COX 抑制相关的副作用如胃肠道不耐受、肾毒性、出血和心血管事件风险增加有关。由于 RA 患者的心血管死亡风险较高，因此与某些药物相关的心血管风险尤其令人担忧。因此，鉴于安全性和缺乏对疾病的长期控制作用，NSAIDs 的使用应该权衡利弊，并且仅作为 DMARDs 治疗的辅助手段[38,39]。

虽然 NSAIDs 的化学结构不同，但它们通常具有相似的药理学特性（如退热、镇痛、抗炎和抑制前列腺素合成）、作用机制（即抑制 COX 活性）、药代动力学特性（如蛋白结合率高，广泛代谢，以非活性代谢物形式从肾脏清除）和副作用[40]。阿司匹林，一种乙酰化水杨酸盐，是衡量所有其他 NSAIDs 有效性的标准。可以使用其他 NSAIDs，包括非乙酰化水杨酸盐（如双水杨酸酯、水杨酸胆碱和水杨酸镁）和非水杨酸盐或非阿司匹林 NSAIDs（如布洛芬、萘普生和 COX 抑制剂）。[注意：为简单和清楚起见，NSAIDs 在后文用于描述除乙酰化水杨酸（即阿司匹林）和非乙酰化水杨酸盐以外的 NSAIDs[38-40]。

选择哪种 NSAIDs 需要根据患者的情况、易获得性、花费和安全性等几个方面。几种不同的 NSAIDs 的治疗，甚至是同一化学类别的 NSAIDs 都不同，需要根据患者的个体化选择最佳的治疗方案。

传统合成的缓解病情抗风湿药物（csDMARDs）

除了极少数的例外，每个 RA 患者在诊断后都需要快速的接受 csDMARDs 治疗，来最大限度地减少关节损伤和保持功能，降低心血管疾病风险[26,28]。虽然 csDMARDs 具有潜在的毒性，但是它能够从本质上减轻关节炎症，减少关节破坏，维持关节功能和完整性，最终减少生活不能自理带来的护理开销，而且可以让患者可以保持劳动能力[26,27]。大多数 csDMARDs 起效是很慢的（大约 3～6 个月），但是 SSZ、MTX 和 LEF 可以在 1～2 个月内起效[38]。选择

csDMARDs 时必须考虑一些因素,包括:给药的方便性、是否需要监测、药物和监测的花费、治疗起效的时间及不良反应发生的频率和严重程度。

MTX 是一种叶酸代谢的拮抗物,具有免疫抑制和抗炎的性质,一直保持着在 DMARDs 治疗中的一线地位,因为它相对起效快疗效好而且安全性高[26,28],如果存在 MTX 禁忌证,或者对 MTX 不耐受,则建议使用 LEF 和 SSZ。LEF 的初级代谢产物 A77 1726(M1)几乎具有全部的药理活性。虽然 M1 的确切机制还不清楚,但是 M1 抑制二氢-乳清酸脱氢酶,这是一种在细胞线粒体中的酶,负责催化嘧啶从头合成的重要步骤;这可能是最主要的作用机制。SSZ 似乎通过其一种活性代谢物美沙拉嗪发挥抗炎作用,美沙拉嗪抑制 COX 和脂氧合酶。HCQ 作为单一疗法或与其他药物联用可用于相对较轻的 RA 病例[26]。HCQ 的抗炎作用机制可归因于抑制中性粒细胞和嗜酸性粒细胞的迁移,抗组胺和血清素,或抑制前列腺素合成。由于其他 csDMARDs、bDMARDs 和托法替布具有优越的风险-效益比,因此不再推荐使用硫唑嘌呤、环孢菌素、米诺环素和金制剂等老一代的 csDMARDs[28]。

靶向合成型 DMARDs(tsDMARDs)

最近,ACR 和 EULAR 将托法替布置于其药物目录中,因为 janus 激酶(JAK)抑制剂(一种参与抑制信号转导途径的靶向分子)在机制上与 csDMARDs 不同。托法替布抑制 JAK,即刺激炎性细胞因子的酶;因此,抑制调节白细胞功能和免疫反应,适用于中度至高度疾病活动且 csDMARDs 单药治疗失败的患者[26,28]。

生物型 DMARDs(bDMARDs)

通常,bDMARDs 保留给使用一种或多种 csDMARDs 无反应或反应不佳的患者。ACR 和 EULAR 指南推荐 bDMARDs 用于那些既往已经使用 csDMARDs 单药治疗但仍有中度或高度疾病活动度的 RA 患者中使用[26,28]。ACR 指南还建议在早期的 RA 患者(<6 个月)虽然使用 csDMARDs 单药治疗仍有中到高度疾病活动度的患者使用 bDMARDs[28]。从 20 世纪 90 年代开始,一共 9 种生物制剂先后用于 RA 的治疗。最早的生物治疗的目标是致炎细胞因子如 TNF-α 和 IL-1,它们在 RA 的免疫发病过程中扮演了重要的角色[41]。这些细胞因子在类风湿的滑膜组织和滑液中大量存在。大多数的细胞因子可以独立的诱导表达,IL-1 可以自我上调表达[42]。巨噬细胞产生的细胞因子(例如 TNF-α、IL-1、IL-6、IL-8)和 RA 疾病的活动程度和严重程度密切相关。最重要的是,当 TNF-α 或者不同的白介素受到抑制则 RA 得到缓解。近年来,新剂型发展起来,能够针对 RA 的疾病过程更好的靶向治疗,包括 T 细胞共刺激因子抑制剂、耗竭 B 细胞 CD20⁺ 的单抗、及 IL-6 抑制剂[39]。

在被 RA 侵犯的关节中,促炎细胞因子 TNF-α 由活化的巨噬细胞和 T 细胞产生。它在阻止感染播散中扮演了重要的角色,它能够增加血小板的活力和黏附性,导致局部血管栓塞来防止感染的扩散。TNF-α 由于有坏死肿瘤的性质,因而得名。TNF-α 通过结合两个不同炎症细胞的细胞表面受体 p55 和 p75 来发挥生物效应。这些受体,部分从细胞质扩散到细胞外,与 TNF-α 结合然后延伸到细胞表面。这些受体的可溶性物质可以在血浆和关节滑液中出现,可以调控 TNF-α。

两种方法可以激活 TNF-α:①应用可溶解的 TNF 受体和与高 TNF 结合率的物质(如依那西普);②能对抗 TNF-α 的抗体(如英利昔单抗、阿达木单抗、戈利木单抗和赛妥珠单抗)[39]。依那西普是一种重组 TNF 受体-Fc 融合蛋白,可以和细胞外人免疫球蛋白(Ig)-G1 两个 P75 受体 Fc 融合蛋白结合[43,44]。英夫利昔单抗是一种嵌合的 IgG 抗体,可以直接拮抗 TNF-α;阿达木单抗是遗传工程专家合成的人源化 IgG1 单克隆抗体[45,46]。赛妥珠单抗是聚乙二醇(PEG)的人源化抗 TNF 单克隆抗体 Fab 的片段。戈利木单抗是完全人源化抗 TNF-α IgG1 单克隆抗体,它可以中和的是可溶型的和与膜结合的 TNF-α[48,49]。所有的 5 种 TNF-α 抑制剂使 TNF 无法发挥生物活性,这样可以显著延缓 RA 的疾病活动。现在还没有很好的随机对照试验能够证明某一种 TNF-α 抑制剂疗效或安全性优于其他品种[50]。对比几种药物的疗效和安全性,将在"药物治疗"部分中进一步讨论。TNF-α 抑制剂选择可以由成本,保险范围,提供者偏好和患者特异性因素来共同影响。

对于至少对一种 csDMARDs 没有反应的 RA 患者,还推荐了三种非 TNF 生物制剂,包括阿巴西普、利妥昔单抗和托法替布[28]。这些药物中的每一种都具有 T 细胞靶向,B 细胞靶向或 IL-6 靶向的新作用机制。阿巴西普和托珠单抗可与肿瘤坏死因子-α 抑制剂一起视为一线生物型 DMARDs。然而,利妥昔单抗相对于其他 bDMARDs,仅应被视为一线存在禁忌证(如近期淋巴瘤史,存在治疗禁忌的潜伏结核病或脱髓鞘病史)时使用[26]。最后还有一个 bDMARDs,阿那白滞素,由于缺乏相对疗效而很少使用。阿那白滞素是一种重组人白细胞介素-1(IL-1)受体拮抗剂,可抑制细胞因子 IL-1a 和 IL-1b 与其受体的结合[39]。在健康个体中,天然存在的 IL-1Ra 可阻止 IL-1 过表达[41,51]。因此,IL-1Ra 相对 IL-1 产生不足被认为在 RA 活动中有重要作用。除了促炎性质外,IL-1 还会增加软骨损伤并抑制骨形成。尽管有些人可能仍然对阿那白滞素有反应,但是在 meta 分析中并没有显示出与其他 bDMARDs 相当的疗效,并且很少使用[20,27]。阿那白滞素未被收录在最新的 ACR 2015 指南中,主要是因为自 2012 年起没有任何新数据并且临床并不常用于 RA 的治疗[28]。

阿巴西普是一种选择性共同刺激调节剂,抑制 T 细胞活化[52]。T 细胞要想完全活化需要 CD80/CD86:CD28 共同刺激信号[53]。这种共同刺激信号被细胞毒性 T 淋巴细胞相关抗原 4 锁定。阿巴西普,是一种可溶性融合蛋白标记物包括胞外细胞毒性 T 淋巴细胞相关抗原 4 黏附于 IgG1 的 Fc 部分,抑制 T 细胞活化是通过保护 APCs 表面的 CD80 和 CD86 配体不与 T 细胞表面的 CD28 感受器结合[53]。

利妥昔单抗是一种(人鼠)嵌合单克隆抗体,可以和原始 B 细胞和成熟的 B 细胞表面的 CD20 抗原结合,导致外周血,淋巴和骨髓中 B 细胞耗竭[54]。骨髓干细胞,原始 B 细胞和抗体产生的浆细胞不表达 CD20,因此不受 RXB 的影响。B 细胞在 RA 发病机制中扮演什么角色还不确定。一些研究发现 B 细胞可能通过产生 RF、充当 APCs、激活 T 细胞和产生促炎细胞因子来促进自身免疫和炎症过程[54]。由于其嵌合组合物,RXB 必须与 MTX 一起使用来降低人抗嵌合抗体(human antichimeric antibody,HACA)的形成[55,56]。由于抑制 T 细胞激活和耗竭促炎反应中的 B 细胞,导致该药可以明显减弱 RA 相关炎症反应和关节破坏。

托珠单抗是人源化抗 IL-6 受体抗体。多效致炎细胞因子,IL-6,是由多种细胞包括淋巴细胞、单核细胞和成纤维细胞在复杂的免疫过程(包括 T 细胞和 B 细胞增殖等)中产生。当它与可溶性的 IL-6 受体结合时,IL-6 激活趋化因子产生并上调黏附分子的表达[57]。这导致白细胞在炎症部位聚集,因此 IL-6 在 RA 发生中起很重要的作用[58,59]。在 RA 患者的血清和滑液内发现了高水平的 IL-6。而且 IL-6 可能会诱导破骨细胞增殖,这可能是导致 RA 患者骨破坏的一个因素[58,59]。TZB 是人源性的单克隆抗体,可以和细胞膜上以及可溶性的 IL-6 受体结合。这可以封闭阻止 IL-6 与 IL-6 受体结合,从而阻断 RA 疾病过程中的炎症通路[58,59]。

由于这些药物都有免疫抑制作用,严重感染的患者直至感染得到控制之前应避免使用所有 bDMARDs。所有 5 种 TNF-α 抑制剂及托珠单抗都有严重感染的黑框警告。尽管这些感染主要发生在具有显著感染风险因素的患者中(例如,糖尿病控制不佳,同时使用糖皮质激素或合并 csD-MARDs 治疗),但仍然不应给予下列患者使用生物制剂,包括活动性感染,感染复发病史或者存在医源性易感因素的人群。与 csDMARDs 相比,关于 bDMARDs 是否与严重感染风险增加相关,存在一些争论。最近的一项 meta 分析包括所有现有的 bDMARDs,结论是与 csDMARDs 相比,标准和高剂量生物型 DMARDs 与严重感染风险增加有关。无论患者是否同时使用 csDMARDs,风险都会增加。然而,低剂量 bDMARDs 与风险增加无关[60]。建议所有患者在开始使用 bDMARDs 或托法替布之前进行潜伏性结核感染(LT-BI)筛查。如果确定 LTBI,患者应在开始使用 bDMARDs 或托法替布前至少接受 1 个月的抗结核治疗。患有活动性 TB 的患者应在开始使用 bDMARDs 或托法替布之前完成治疗。治疗期间应监测患者的活动性结核病[28]。

建议患者在开始接受 csDMARDs 或 bDMARDs 治疗前接种以下疫苗:肺炎球菌、流感、乙型肝炎、人乳头瘤病毒和带状疱疹。然而,如果在开始治疗之前没有完成,可以在 csDMARDs 或 bDMARDs 开始后给予除了带状疱疹以外的疫苗。带状疱疹以及任何其他活疫苗不应在接受 bD-MARDs 的患者中使用[28]。

糖皮质激素

糖皮质激素(例如低剂量口服用于多关节受累或关节注射用于单关节受累)可以在疾病发作时根据需要使用,如在等待 DMARDs 起效期间或者疾病发作,或者优化治疗失败时用来控制疼痛和肿胀的症状。糖皮质激素在 RA 中有很长的使用历史,因为它具有强大的抗炎和免疫抑制作用,作为 csDMARDs 或 csDMARDs 联合 bDMARDs 疗法的临床

的治疗基础[26]。低剂量口服糖皮质激素或通过局部注射有效地迅速降低疾病活动和缓解 RA 症状。

糖皮质激素用于那些等待 DMARDs 发挥作用的患者(称为桥接治疗)[28,61]。口服糖皮质激素可以延缓疾病的进程,能够减少影像学的改变 1~2 年[36,61,62]。应用糖皮质激素联合 DMARDs 治疗可以改善临床结局(症状和体征,关节功能和影像学上的破坏)对于 RA 患者优于单独使用 DMARDs[36,61,62]。此外,与较老的标准速释剂相比,针对炎症介质 IL-6 和皮质醇,夜间增加新型改良释放糖皮质激素已经证明可以减少晨僵[63-65]。长期应用糖皮质激素,会发生一些严重的不良反应(如骨质疏松、体重增加、糖尿病、白内障、肾上腺抑制、高血压、感染和伤口难愈)[66]。因此,口服糖皮质激素的剂量需要严格限制,泼尼松 ≤10mg(或相当剂量)需要尽量缩短给药疗程[28]。频繁的糖皮质激素注射可能造成骨和软骨破坏;因此,同一关节注射间隔不要小于 3 个月[66]。

很少使用的 DMARDs 和其他治疗

一些因为不常使用和缺乏任何支持临床获益的新数据,特别是考虑到其他广泛使用的有更好获益风险比的药物出现,一些 DMARDs,包括金制剂、硫唑嘌呤、环孢菌素、米诺环素和阿那白滞素,已经不再纳入 EULAR 和 ACR 的治疗推荐[20-28]。

两类新的 NSAIDs 可以提供胃肠道保护而没有 COX-2 选择特异性[54]。第一类是一氧化氮 NSAIDs,也被称为 COX 抑制一氧化氮供体,是标准的非甾体类抗炎药的结构连接了一氧化氮基团。通过给胃黏膜提供一氧化氮,一氧化氮 NSAIDs 产生具有像前列腺素似的保护胃肠作用而且与传统药物相比胃肠道风险更低[67]。另一类是双重抑制剂的非甾体抗炎药(如 COX 和花生四烯酸盐 5-脂氧合酶),更加拓宽了 NSAIDs 的药理活性。虽然 COX 抑制剂已经明确有胃肠道毒性,花生四烯酸双重酶通路的抑制在动物和人体安全性实验中表现出对胃肠道更小的影响[68,69]。

RA 疫苗也在开发中[70]。目前只完成了 II 期研究,但最近的一项试验证实大多数接受 T 细胞免疫治疗的 RA 患者的临床改善[71]。该 RA 疫苗诱导 T 细胞的特异性免疫应答与抗原结合[70]。针对抗 CCP 抗体自身抗体的免疫调节疗法的另一项试验也证实了患者的临床改善[72]。

DMARDs 药物的临床应用

ACR[27,28](图 44-6)和 EULAR[27] 都为 RA 中使用 DMARDs 提出了基于证据的建议,分别于 2015 年和 2013 年更新。这两套指南的相似之处比差异更多。最终,治疗方式的选择将基于疗效和安全性数据以及患者的个体化参数。

RA 诊断后应尽快开始 DMARDs 治疗。MTX 仍然是金标准,因为它具有高反应率,轻微副作用,低成本和长期持续疗效,不仅可作为单一疗法,还可与糖皮质激素,其他 cs-DMARD 和 bDMARDs 联合使用[26,28]。此外,MTX 疗法可以降低 RA 患者的心血管发病率和死亡率,这一点很重要,因为 RA 与心血管疾病之间存在密切关联[25]。MTX 治疗

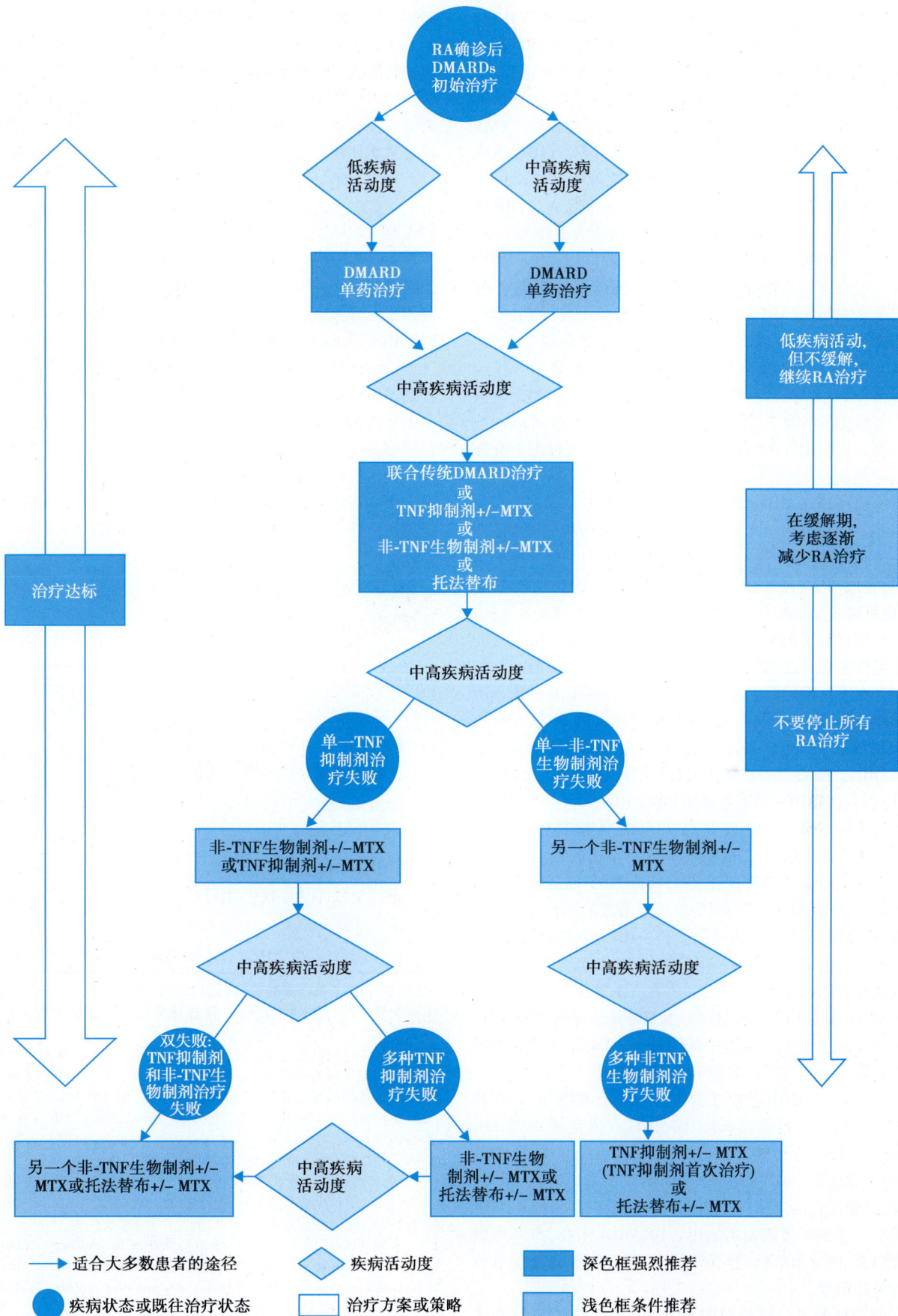

图 44-6　2015 年美国风湿病学会建议用于治疗类风湿关节炎确诊病例。（Redrawn from Singh JA et al. 2015 American College of Rheumatology guideline for the treatment of rheumatoid arthritis. *Arthritis Rheumatol*. 2016；68（1）：12. ）

的优化还包括适当的剂量滴定,足够的疗程和叶酸补充。无论疾病持续时间如何,ACR 建议在低、中或高疾病活动的情况下,最初都可以试验性的开始 MTX 作为单药治疗,预计 25%～50% 的患者在一年内可获治疗成功[28]。

在对 csDMARDs 单药治疗无反应的中度或高度疾病活动中,EULAR 建议使用 csDMARDs 联合治疗。csDMARDs 与 MTX 的联合治疗也可考虑在中度或高度疾病活动的情况下具有不良的预后特征(即功能受限,关节外表现,RF 或抗 CCP 阳性,骨破坏)时使用。最常见的组合是 MTX、SSZ 和 HCQ,与 MTX 单药治疗相比,MTX、SSZ 和 HCQ 已被证明可以更快地达到治疗目标并且治疗强度更低[73]。当前数据的表明 csDMARDs 联合治疗可能优于 MTX 单药治疗,但结果仍然由于研究本身的局限性而备受争议。最终,MTX 作为单一疗法或与其他 csDMARDs 组合都适合作为一线治疗,选择取决于患者个体的因素[26]。在 MTX 禁忌证或不耐受的情况下,单独或组合的 LEF 或 SSZ 可以被视为一线 csDMARDs 的替代。与 MTX 相比,这两种患者都表现出相似的疗效[74,75]。除了联合 csDMARDs 治疗外,ACR 还考虑加入 bDMARDs(TNF 抑制剂或非 TNF bDMARDs)作为 csDMARDs 单药治疗失败的可行治疗策略用于早期(疾病持续时间<6 个月)或确诊(疾病持续时间≥6 个月)RA 患者。对于具有确诊的 RA 和中度至高度疾病活动的患者,也可以考虑加用托法替布[28]。

如果在期望的时间范围内通过优化的一线治疗方法的剂量仍然不能实现预期的反应,则需要进行升级治疗。如果不存在不良预后因素,EULAR 建议患者试用另一种 csDMARDs(即 LEF、SSZ 和/或 MTX 作为单一或联合治疗)。如果预后较差,则需要在当前的 csDMARDs 治疗中添加 bDMARDs。最终,对于持续无反应的 csDMARDs 治疗患者,应在 csDMARDs 基础上加用 bDMARDs。

对于初始 bDMARDs 的选择,EULAR 推荐 TNF 抑制剂,阿巴西普或托法替布,并且在某些临床情况下,可以加用利妥昔单抗[26]。虽然与非 TNF 药物相比,TNF 抑制剂具有更多的证据基础和更长的使用历史,但是最近的试验数据并没有发现新药的安全性问题[76-79]。利妥昔单抗可能被认为是患有某些禁忌证患者的第一线 bDMARDs,如新发的淋巴瘤,因为这种药物与恶性肿瘤无关[80-82]。ACR 并未推荐某个 bDMARDs 与其他相比更具优势,由于与其他 bDMARDs 相比缺乏疗效,并且在临床实践中使用最少,因此 IL-1 抑制剂阿那白滞素并未纳入在 ACR 或 EULAR 建议中[26,28]。

三联 csDMARDs 治疗已被证明不劣于 MTX 和 TNF 抑制剂联合治疗。目前没有 csDMARDs 与其他非 TNF bDMARDs 药物进行比较的试验数据[82]。优选将 bDMARDs 与 MTX 或其他 csDMARDs 联合使用而不是单药治疗[28]。此外,即使联合治疗出现了临床反应也不应停止使用 csDMARDs。如果患者确实不能用 csDMARDs 治疗,可考虑依那西普、阿达木单抗、赛妥珠单抗、阿巴西普或托珠单抗进行单药治疗。

如果患者对最初的 bDMARDs 反应不充分,可以尝试另一种 bDMARDs。并没有优选的升级 bDMARDs 方案,药物选择取决于患者个体差异。但是,如果最初选择 TNF 抑制剂,或者如果患者连续 TNF 抑制剂治疗失败,建议更换为非 TNF bDMARDs。如果最初选择非 TNF bDMARDs,则优选转换为另一种非 TNF bDMARDs。最后,虽然对于中度至重度 RA 的 MTX 治疗失败的个体,与 bDMARDs 相比缺乏临床经验和安全性数据,但在多种 bDMARDs 治疗失败后可考虑使用托法替布(如至少一种 TNF 抑制剂和两种非 TNF bDMARDs)[26,28]。

药物治疗的量化反应

RA 疾病缓解是治疗的最高目标,并且变得更为现实,因为能够阻止或减缓疾病进展的药物现在更易获得并且常规用于临床实践。如果出现以下任何一种情况,ACR 和 EULAR 认为临床试验中 RA 患者已达到缓解:①疼痛关节计数,肿胀关节计数(28 个关节),C 反应蛋白(mg/dl)和患者整体评估分数(0～10 分)均小于 1;②简化疾病活动指数小于 3.3.37(表 44-3)。使用这种经过验证的临床评估工具能够达到缓解的患者比例足以鼓励正在采用这些标准治疗实践的人们。如果疾病缓解无法实现,那么最大限度地减少疾病活动以缓解疼痛,维持日常生活活动,最大限度地提高生活质量,减缓关节损伤成为主要目标。

表 44-3

美国风湿病学会/欧洲风湿病联盟临床试验中类风湿关节炎缓解的暂行标准

如果类风湿关节炎的患者符合以下任何一种情况则认为进入"缓解期"

1. Boolean-based 定义

    患者必须满足以下所有条件:

    触痛关节数≤1[a]

    肿胀关节数≤1[a]

    CRP≤1mg/dl

    患者全面评估≤1(0～10 分)[b]

2. Index-based 定义

    在任何时候,患者的简化疾病活动指数得分必须≤3.3[c]

[a] 对于触痛和肿胀的关节计数,使用 28 关节计数可能会错过主动关节,特别是脚和脚踝,并且在评估缓解时也最好包括脚和脚踝。

[b] 对于缓解评估,建议对总体评估问题采用以下格式和措辞。格式:水平 10cm 视觉模拟或利克特量表,左侧最好点和最低分数,右侧最差点和最高分数。问题:对于患者的总体评估,"考虑你的关节炎对你的所有影响,你今天感觉关节炎怎么样?"(非常好→非常差)。对于医生或评估员总体评估,"您对患者当前疾病活动的评估是什么?"(无→非常活跃)。

[c] 定义为压痛关节计数(使用 28 个关节)、肿胀关节计数(使用 28 个关节)患者全面评估(0～10 分量表)、医师总体评估(0～10 分量表)和 C-反应蛋白水平(mg/dl)的简单总和。

来源:Felson DT et al. American College of Rheumatology/European League Against Rheumatism provisional definition of remission in rheumatoid arthritis for clinical trials. *Arthritis Rheum Dis*. 2011;70:404-413.

在疾病活动期,成功实施针对目标方法的治疗需要每 1～3 个月重新评估 1 次药物治疗。在治疗过程中最长

3个月就需要进行治疗调整,因为如果此时没有改善,那么继续相同的疗程将不可能获得满意的结果。一旦达到治疗目标就不用那么频繁的检测可以每6~12个月监测1次。对于反应良好的患者,糖皮质激素可以逐渐减量或停用,如果持续缓解,则可以考虑逐渐减量和停止DMARD治疗(所有类型)[28]。这是ACR有条件推荐,支持该建议的证据质量较低虽然有疾病恶化/复发的风险方面,但是潜在不必要的持续治疗的长期风险和成本也是需要考虑的因素。

使用经过验证的临床评估工具评估治疗反应可以更准确地评估疾病活动,并通过改变药物治疗来提高疾病缓解的可能性[87,88]。ACR已经确定了响应标准;然而,这些是专为临床研究而设计的,可能不适用于临床实践[89]。虽然在临床环境中没有采用单一工具作为实践标准,但有各种其他经过验证的评估工具有利于客观评估疾病活动并跟踪疾病进展(表44-4)。这些工具使用28-压痛关节计数、急性期反应物、疼痛和功能评估以及疾病活动的患者和医生总体评估的各种组合来确定疾病活动。例如,临床疾病活动度评分(Clinical Disease Activity Index,CDAI)简化疾病活动度(SDAI)评分是非常相近的,他们通过简单的统计肿胀关节个数,压痛关节个数以及整体疾病活动度进行评估(都是通过视觉量表测量)。SDAI包括CRP,但是CDAI不包括CRP[90]。非常值得注意的是,所有的工具都有明确的阈值定义:不同分数对应的高疾病活动度、低-中等活动度、低活动度和缓解。不同的工具之间在RA活动水平的分级上差别很小。工具的选择通常是基于实际情况而定。

表 44-4

类风湿关节炎活动度测量工具

测量工具	评分范围	起始的活动度		
		低	中	高
28个关节疾病活动性评分	0~9.4	≤3.2	>3.2且≤5.1	>5.1
疾病活动性指数	0.1~86	≤11	>11且≤26	>26
临床疾病活动度	0~76.0	≤10	>10且≤22	>22
类风湿关节炎疾病活性指数	0~10	≤2.2	>2.2且≤4.9	>4.9
患者运动评级法(PAS)或PASII	0~10	≤1.9	>1.9且≤5.3	>5.3
患者日常评价指数	0~30	≤6	>6且≤12	>12

工具包含多个变量如肿胀关节数目、触痛关节数目、血沉,以及一般身体状况或整体疾病活动度评分。

来源:Saag KG et al. American College of Rheumatology 2008 recommendations for the use of nonbiologic and biologic disease-modifying antirheumatic drugs in rheumatoid arthritis. *Arthritis Rheum.* 2008;59:762

上面列出的评分工具应与放射学评估结合使用,以确定RA病程和治疗策略。常规X线检查是以前的金标准,相比之下,CT、核磁和超声等检查对提高分辨率有一些帮助[91]。超过一半的患者在治疗期间出现放射学改变,并追踪这些可以帮助临床医生客观评估关节炎相关的关节损伤[92]。

药物治疗

NSAIDs

案例44-1,问题4:T. W. 需要使用DMARDs和NSAIDs联合作为初始治疗来迅速控制炎症和肿胀。那么T. W. 治疗中NSAIDs扮演什么角色,她应该选择哪种NSAIDs呢?

T. W. 的临床表现提示她需要DMARDs治疗(见案例44-5,问题4,以及临床使用DMARDs部分)NSAIDs治疗的目的是当DMARDs还没有起效时,进行快速的止痛以及减轻关节炎症,主要是作为桥接疗法,同时等待DMARDs起效,这可能需要数周到数月[39]。一般而言,没有哪一种NSAIDs是特别适合RA的[13,93]。NSAIDs在效果上没有明显的差异,很难估计患者对某一种NSAIDs治疗后的反应。

选择哪种NSAIDs需要根据患者的情况、易获得性、花费和安全性等几个方面[39,40]。1~2周的任何一种NSAIDs(表44-5)试验性的治疗,采用中高剂量规律服用(而不是按需服用)是最好的确定抗炎效果的方法。解热镇痛效果在这期间迅速发挥作用。

虽然高剂量的阿司匹林与其他NSAIDs一样有效,但由于有充分证据证明其有胃肠道(GI)毒性以及目前有其他更安全和更方便的NSAIDs可用,因此目前很少使用[39,40,94]。血清水杨酸水平与疗效和毒性有很好的相关性[93]。当血清水杨酸盐水平达到15~30mg/dl时阿司匹林发挥抗炎作用。通常,达到稳态血清浓度需要5~7天。合理的初始阿司匹林剂量为45mg/(kg·d),以4或6小时为给药间隔。然而,由于代谢的个体差异,阿司匹林的抗炎剂量变化很大。非乙酰化水杨酸盐在体外对COX抑制较弱,并且具有比阿司匹林更少的GI毒性,但GI和肾毒性的风险类似于非选择性NSAIDs[40,94]。

非阿司匹林NSAIDs各具特点,因此在为患者如T. W. 进行个体化选药时需要考虑这些特点[93]。例如,一些NSAIDs会增加心肌梗死(MI)的风险,如双氯芬酸,美洛昔康,和吲哚美辛都显示出了最高的血栓风险,塞来昔布和布洛芬在高剂量时也与心血管风险相关。萘普生似乎具有最佳的心血管安全性[95,96]

表 44-5

部分非甾体抗炎药

NSAIDs 通用名	常用剂型剂量	给药间隔	每日最大剂量/mg
水杨酸类[a]			
肠溶阿司匹林[b]	片剂:325mg;325,500,800,975mg	QID	4 000
双水杨酯[b]	片剂:500,750mg	BID~TID	4 800
胆碱水杨酸镁[c]	片剂:500,750,1 000mg	QD~TID	4 800
	液体滴剂:500mg/5ml		
丙酸类[b]			
非诺洛芬[b]	胶囊:200,300mg	TID~QID	3 200
氟比洛芬酯[b]	片剂:50,100mg	BID~QID	300
布洛芬[b]	片剂:200,400,600,800mg	TID~QID	3 200
	混悬液:100mg/5ml		
萘普生[b]	片剂:250,375,500mg;375,500mg SR	BID	1 500
	混悬液:125mg/5ml		
萘普生钠[b]	片剂:275,550mg	BID	1 375
奥沙普秦[b]	片剂或胶囊:600mg	QD	1800
乙酸类			
双氯芬酸[b]	片剂:25,50,75mg DR;100mg XR	BID~TID	200
依托度酸[b]	胶囊:200,300mg	BID~TID	1 200
	片剂:400,500mg;400,500,600mg XL	XL:每日	XL:1 000
吲哚美辛[b]	栓剂:50mg	TID	
	混悬液:25mg/5ml	TID~QID	200
	胶囊:25,50mg;75mg SR	SR:每日~BID	SR:150
酮咯酸[b]	片剂:10mg	QID	40
萘丁美酮[b]	片剂:500,750mg	每日	2 000
舒林酸[b]	片剂:150,200mg	BID	400
托美丁[b]	片剂:200,600mg		
	胶囊:400mg	TID~QID	1 800
昔康类			
吡罗昔康[b]	胶囊:10,20mg	QD	20
美洛昔康[b]	片剂:7.5,15mg	QD	15
选择性 COX-2 抑制剂			
塞来昔布	胶囊:50,100,200,400mg	BID	400

[a]高度可变的半衰期;抗炎剂量与血清水杨酸浓度相关,15~30mg/dl。

[b]通用名可用。

BID,每日 2 次;COX-2,环氧化酶-2;DR,延迟释放;NSAIDs,非甾体抗炎药;QID,每日 4 次;SR,缓释制剂;TID,每日 3 次;XL/XR,延长释放。

来源:Medical Letter.org. Drugs for Rheumatoid arthritis. Treat Guidel Med Lett. 2009;7:37.

长效 NSAIDs 如吡罗昔康和酮咯酸与更高频率的消化性溃疡病和胃肠道出血有关,应该避免使用。其他 NSAIDs,根据其 COX-2 选择性,具有不同的 GI 毒性,萘普生具有中度风险,布洛芬风险较低[97,98]。选择性 COX-2 抑制剂塞来昔布,至少可以短期使用,它比其他的 NSAIDs 可以降低 20% 的胃肠道出血的不良反应[99]。因为这种药物不会干扰 COX-1——负责产生胃黏膜内层和减少酸分泌的同工酶。理论上 COX-2 抑制剂相对非选择性的 NSAIDs 可以有效减少炎症的同时降低 GI 毒性的风险。然而,如果同时每日服用低剂量阿司匹林会降低 COX-2 抑制剂对降低溃疡风险的任何益处[100]。

吲哚美辛的血-脑屏障渗透性比其他药物高,脑脊液的药物浓度可以达到血药浓度的 50% 以上。因此,吲哚美辛的中枢神经系统不良反应如头晕常常限制了它的使用,使患者特别是老年人无法耐受最佳的抗炎剂量[101]。

低成本又有良好的安全性的 NSAIDs(如萘普生、布洛芬)对 W. T. 是一个很好的选择,因为她比较年轻,没有伴随疾病。给药是否方便是一个重要的考虑因素。长效的 NSAIDs(如萘普生)是首选,如果最初的选择方案无效或者不能耐受,可以考虑其他的 NSAIDs。

> 案例 44-1,问题 5:医生向 T. W. 处方萘普生 500mg,每日 2 次。若她在以往治疗中遇到过消化不良,是否需要给予抗溃疡药物,或 COX-2 选择性 NSAIDs,以预防 NSAIDs 治疗可能引起的胃肠道并发症?消化不良与胃十二指肠黏膜损伤之间的相关性是什么?考虑 NSAIDs 治疗可能引起的胃肠道问题,应向 T. W. 处方何种 NSAIDs?

患者应知悉,给予 NSAIDs 治疗可减轻 RA 相关的疼痛和炎症,但不会阻止疾病的进展。应向患者说明,后者只能由 DMARDs 治疗来实现。患者也应了解,每日中高剂量的 NSAIDs 有抗炎作用,而单一或低剂量 NSAIDs 则用于镇痛和解热作用。

约 5%～15% 的 RA 患者因消化不良中止 NSAIDs 治疗,约 1.3% 的 RA 患者服用 NSAIDs 后发生严重的胃肠道并发症。而骨关节炎患者,服用 NSAIDs 后严重胃肠道并发症发生率稍低(0.7%),因为这些患者通常只在需要时才服用止痛药。在美国,每年因 NSAIDs 引起严重胃肠道并发症而住院的大约有 103 000 人,以及每年大约 16 500 人的死亡与 NSAIDs 相关[98,102]。尽管这些数字令人关注,但大部分患者遇到的 NSAIDs 引起的胃病只是浅表和自限性损伤。然而,预防 NSAIDs 引起的消化道出血特别是高危患者仍是十分重要的。

患者应学会识别胃肠道出血的标志(如恶心、呕吐、厌食、胃痛),黑便(患者形容为"暗色的柏油样"),以及呕吐凝结的血液(患者形容为"咳嗽或呕吐咖啡渣")。应当强调的是,胃肠道出血可能不伴随胃痛。患者应知悉,出现上述症状或体征时需立即就医。

NSAIDs 通过抑制黏膜内 COX-1 引起胃十二指肠黏膜损害[102]。这种对 COX-1 的抑制导致碳酸氢根的分泌、胃黏膜血流量减少,保护性黏液的形成、上皮的增殖和黏膜对抗损伤的能力均有下降。对胃肠黏膜的局部损害可能发生于 NSAIDs,但造成的直接损害比 COX-1 抑制要小得多。表 44-6 提供了 COX-1 和 COX-2 的亚型比较。

表 44-6

COX-1 和 COX-2 的亚型比较

	COX-1	COX-2
表达:持续或被诱导	主要是持续表达,某些情况下被诱导	主要被诱导的,但在多个器官中持续表达
通常存在的器官/组织	几乎所有的器官,包括胃,肾脏,血小板,血管	在炎症和肿瘤部位诱导
		在肾脏、小肠、胰腺、脑、卵巢、子宫等持续表达
主要作用	维护和修复	炎症,修复,瘤样病变
	在诱导炎症反应中起到重要作用	在组织维护和修复中持续表达 COX-2 十分重要

消化不良可通过随餐服用 NSAIDs 或喝一大杯水进行处理。但这些措施对防止胃肠溃疡无效。此外,内镜检查表明消化不良与黏膜损伤的相关性较低[102-104]。H_2 受体拮抗剂(如雷尼替丁或法莫替丁)显著降低服用 NSAIDs 引起的消化不良;然而,服用 NSAIDs 的 RA 患者若同时服用 H_2 受体拮抗剂,发生严重胃肠道并发症的危险性高于那些未服用 H_2 受体拮抗剂的患者(比值比,2.14;95% 的置信区间,1.06～4.32)[105]。原因是消化不良的控制给患者和医生带来安全性的错觉,易增加 NSAIDs 剂量,从而增加发生胃病的危险性。而且,常规服用 H_2 受体拮抗剂随着使用时间的延长会发生快速耐受[106]。因此,对于无明显消化不良症状的患者,在接受 NSAIDs 治疗时,不推荐常规使用 H_2 受体拮抗剂。质子泵抑制剂(质子泵抑制剂(PPIs;如索拉唑、

奥美拉唑)缓解消化不良的效果优于 H_2 受体拮抗剂,同时防止 NSAIDs 引起的胃十二指肠溃疡[105,107]。若 T. W. 出现 NSAIDs 诱导的消化不良时,考虑使用质子泵抑制剂治疗是相对安全且有效的。

降低 NSAID 诱导的溃疡和相关并发症风险的有效预防选择包括 PPI、双倍最大剂量的 H_2 受体拮抗剂和米索前列醇。PPIs 是最有效可降低消化性溃疡和溃疡并发症风险,提高 NSAIDs 耐受性的药物。双倍最大剂量的 H_2 受体阻断剂已经证明可减少 NSAIDs 诱导的内镜下消化性溃疡;但是没有研究证明双剂量 H_2 受体拮抗剂可预防溃疡并发症,PPI 仍然更有效。米索前列醇是一种前列腺素 E_1 类似物,每日 4 次给予 200μg 全剂量效果最佳;但是在此剂量,患者往往因难以忍受的胃肠不适,特别是腹泻和腹部绞痛,

导致停药。通常较低剂量(200μg 每日 2 次或 3 次)可以获得更好的耐受性,但疗效欠佳[107]。

不是所有服用 NSAIDs 的患者都需要常规合并预防性抗溃疡治疗[8]。需要评估患者胃肠溃疡发展的风险,以确定是否需要采取预防溃疡治疗。已确定的 NSAIDs 导致消化道出血的危险因素包括高龄(>65 岁)、溃疡病史(复杂性溃疡,特别是近期发生的,将患者纳入高风险)、同时使用其他促进溃疡药物(糖皮质激素、阿司匹林、抗凝剂),以及高剂量 NSAIDs 治疗。基于以上风险因素,患者发生 NSAIDs 引起的胃肠毒性风险的可能性分为高、中、低型。高风险患者(>2 危险因素)应避免 NSAIDs 治疗,或采取 PPIs 或米索前列醇联合 COX-2 抑制剂治疗。中度风险患者(具有一个或两个风险因素)应使用 PPI 或米索前列醇联合 NSAIDs;萘普生是心血管高风险患者的首选 NSAIDs。低风险患者(无风险因素)无需联合胃肠保护治疗,可使用最低有效剂量,接受相对胃肠毒性较小的 NSAIDs 治疗[107]。T. W. 没有使用 NSAIDs 以外的风险因素,可以选择萘普生或布洛芬等毒性较低的药物,不需要同时进行溃疡预防或 COX-2 选择性 NSAIDs。

幽门螺旋杆菌会增加服用 NSAIDs 导致的胃肠道出血风险[107]。一项 meta 分析表明,针对未开始 NSAIDs 治疗的患者,根除幽门螺旋杆菌显著减少内镜下溃疡的风险,然而针对已经接受 NSAIDs 治疗患者,这种根除并不能降低风险[108]。因此,在开始慢性 NSAIDs 治疗之前应对所有患者进行幽门螺旋杆菌感染检测,如果阳性要进行治疗[107]。

NSAIDs 导致活动性胃十二指肠溃疡时最好停用 NSAIDs,同时使用一种 PPIs 治疗。而由于 PPIs 更好的疗效、快速治愈率,以及与 H₂ 受体拮抗剂相比,所需的治疗时间更短(4~8 周)[109],PPIs 被作为治疗首选。如果不能停止 NSAIDs 治疗,溃疡愈合仍然可以通过 PPIs 治疗实现,只是需要更长的治疗时间(8~12 周)[109,110]对幽门螺旋杆菌检测呈阳性的患者,必须进行清除幽门螺旋杆菌的治疗。其他胃肠道治疗,如米索前列醇和抗酸剂,对由 NSAIDs 引起的溃疡是无效的。

案例 44-2

问题 1: C. S. 是一名为了评估和治疗 RA 而住院的患者,有阿司匹林过敏史,是否考虑此患者禁用其他 NSAIDs?

医生应询问 C. S. 对阿司匹林的反应,以判断他的症状是否为过敏反应还是轻度不耐受。许多声称对阿司匹林过敏的患者,仅仅只是胃肠道不适。阿司匹林对这类患者并不禁忌,如果与食物同服或改用肠溶制剂,耐受性是可能得到改善的。

阿司匹林过敏,特别是与哮喘有关的,值得引起高度重视;阿司匹林在这类患者中可能引起急性的、危及生命的、支气管痉挛反应[111]。6%~15% 的哮喘患者具有因阿司匹林引起支气管痉挛的病史;女性患者的发生率大于男性,儿童很少见。鼻息肉可增加阿司匹林导致的哮喘的发生率。

对阿司匹林敏感的患者对所有非选择性 NSAIDs 有较高程度的交叉反应;因此,曾因阿司匹林引起哮喘的患者应避免使用非选择性 NSAIDs。

另一方面,阿司匹林敏感的哮喘患者使用 COX-2 抑制剂是安全的[112-114]。理论上,因 COX-2 抑制剂可让 COX-1 持续产生前列腺素 E₂,它可能是更安全的。前列腺素 E₂ 是多种生理过程的重要介体,包括白介素合成的减少,抑制炎性因子从肥大细胞中的释放,以及预防阿司匹林引起的支气管痉挛。

每日使用阿司匹林进行阿司匹林脱敏治疗,对于大多数阿司匹林引发哮喘的患者是一个有效的治疗选择[111]。获益最大的患者是那些高度依赖全身性类固醇或有复发性鼻息肉的患者。

案例 44-3

问题 1: A. L.,一名 53 岁的 RA 女性患者,回忆曾在很久前接受阿司匹林治疗,但因"总是耳鸣"而停止。这一症状是否与阿司匹林相关?

大多数听力正常的患者当血清阿司匹林水平达到 10~30mg/dl 时,会发生由阿司匹林引起的耳鸣(如在头部有振铃或高音调的嗡嗡作响的感觉);而一部分患者血清水平未超过 25mg/dl 前,耳鸣可能不会发生[93]。当耳鸣发生时,血清水杨酸浓度通常在正常范围内。因此,耳鸣可以作为阿司匹林滴定剂量的判断。值得注意的是,即使有潜在耳毒性浓度,既往存在听力损失的患者可能不会发生耳鸣[115]。

案例 44-3,问题 2: A. L. 计划进行牙科手术。她提出她目前正在服用阿司匹林类的药物治疗关节痛疼。为什么了解她正在服用的 NSAID 种类对牙科治疗是重要的?

阿司匹林、非乙酰水杨酸盐、非阿司匹林的 NSAIDs 和 COX-2 抑制剂对血小板功能有不同的影响。非阿司匹林 NSAIDs 可通过抑制血小板聚集延长出血时间,但这类药物可逆黏附 COX,导致血小板短暂的抑制[93]。因此,如果 A. L. 正在服用非阿司匹林 NSAIDs,那么她应该在手术前至少 5 个半衰期停药。对于大多数非阿司匹林 NSAIDs,停药 2 天后血小板聚集可恢复。

非乙酰水杨酸盐对 COX 和血小板功能的影响最小,术前患者较少考虑。同样的,COX-2 未在血小板中发现,因此 COX-2 抑制剂并不影响血小板功能[116]。

阿司匹林是一种不可逆的 COX 抑制剂,并在血小板的整个生存期损害血小板聚集。它可以延长出血时间,直到新的、未结合的血小板释放到循环。从中断阿司匹林到恢复这个过程可能需要 3~6 天,但也不绝对,如果 A. L. 也长期服用小剂量阿司匹林,手术前是否继续服用阿司匹林取决于阿司匹林的用药目的和手术类型。对于小的牙科手术,小剂量阿司匹林通常可以继续使用[117,118]。

案例 44-4

问题1：R. Z. 是一位计划怀孕的 28 岁女性 RA 患者，她关心 NSAIDs 对婴儿可能产生的影响。持续使用 NSAIDs 可能对婴儿造成什么风险？这些药物会对孕妇和哺乳期的妇女有什么相关影响呢？

尽管 NSAIDs 类药物包括阿司匹林不致畸，但对于怀孕或计划母乳喂养婴儿的女性患者都应谨慎使用[119]。NSAIDs 对婴儿的影响包括动脉导管过早闭合、增加皮肤和颅内出血、短暂性肾损伤，以及尿量减少等风险。高剂量阿司匹林（大于 3g/d）和 NSAIDs 可以抑制子宫收缩，造成生产时间延长。使用 NSAIDs 也会增加围产期失血和贫血。阿司匹林和非阿司匹林 NSAIDs 在怀孕期间应保守使用，且以最低有效剂量使用，并在分娩前至少 6~8 周停用，以尽量减少对胎儿和母体的不良影响。

因发现水杨酸盐血清浓度在母乳喂养的婴儿中升高，考虑有代谢性酸中毒、出血和瑞氏综合征（Reye syndrome）的潜在风险，阿司匹林通常避免在母乳喂养的妇女中使用。非阿司匹林 NSAIDs 适用于哺乳期，布洛芬、吲哚美辛和萘普生的使用已得到很好的证据证明[120,121]。

案例 44-5

问题1：T. Z. 是一位 68 岁心脏衰竭的男性 RA 患者，曾用 40mg/d 呋塞米、0.125mg/d 地高辛、每日 2 次 50mg 美托洛尔，以及 40mg/d 赖诺普利，而后使用每日 3 次 600mg 布洛芬治疗 RA。在过去 2 周，他注意到腿部肿胀增加，体重增长了一些，气短加剧，以及易疲劳。为什么这些症状和体征可能与布洛芬的使用有关？

使用 NSAID 的患者有 5% 发生轻度的液体潴留，小于 1% 的患者发生 NSAIDs 引起的肾脏疾病[120,121]。如果可能的话，对于已有心脏衰竭、肾脏疾病，或肝硬化的患者应避免使用 NSAIDs 治疗[122]。如果患者具有以上情况，需要 NSAIDs 治疗，或患者正在服用血管紧张素转换酶抑制剂和血管紧张素受体阻断剂，应在开始 NSAIDs 治疗后监测血清肌酐。NSAIDs 通过抑制 COX 减少肾脏前列腺素浓度和促进血管收缩，最终导致尿量下降、血清尿素氮和血清肌酐水平升高，以及液体潴留。此外，较高剂量的布洛芬与增加心肌梗死风险有关，这是 T. Z 所担心的，因为他有发生血栓性心血管事件的风险[95]。心血管医生应告知 T. Z. 液体超负荷的体征，以及换用其他方法替代 NSAIDs 治疗。

案例 44-5，问题2：如果中断 NSAIDs 治疗，对于 T. Z. 用什么止痛药或抗炎药可以替代？还有什么肾脏合并症与使用 NSAIDs 有关？

在一些研究中，与其他 NSAIDs 相比，舒林酸对肾脏的副作用相对较少[123]。这种情况的原因不明，但一种解释是舒林酸在体内代谢为具有活性的硫化物，此硫化物的浓度不足以影响肾脏前列腺素的合成[124]。不幸的是，患者不能从舒林酸中得到同其他 NSAIDs 一样的获益，而且整体上舒林酸在肾损伤安全性方面的证据较弱。COX-2 抑制剂在肾损伤患者中并未呈现优势[123]。尽管塞来昔布与传统 NSAIDs 相比，在死亡和心力衰竭恶化方面有稍低的风险，但因塞来昔布与心肌梗死的风险增加有关，且它加剧心力衰竭，T. Z. 并不适用塞来昔布[125]。

对于 T. Z.，NSAIDs 应在最低有效剂量和最小周期使用。应避免使用高剂量 NSAIDs 增加心肌梗死的风险。尽管对乙酰氨基酚不是抗炎剂，但它可镇痛。当炎症关节数有限时，可在关节内注射皮质类固醇，或短疗程口服皮质类固醇，来快速控制炎症，同时减少抗炎治疗的疗程。若 T. Z. 未经 DMARDs 治疗，应考虑对他使用 DMARDs 治疗，因所有 RA 患者都应使用 DMARDs 进行治疗，并且 DMARDs 可帮助 T. Z. 避免 NSAIDs 的使用。若已使用 NSAIDs 或短疗程的全身皮质类固醇，应密切监测肾功能和液体滞留状态。

除了急性肾功能衰竭，NSAIDs 可诱发各种肾脏不良反应（如肾病综合征，间质性肾炎，低钠血症，水代谢异常，高钾血症）[126]。肾病综合征，不同于 NSAIDs 诱发的急性肾衰竭，在开始治疗后随时会出现（即从几天到几年），并且在该 NSAIDs 停用后短则 1 个月，长则 1 年，即可恢复。先前没有肾疾病的血尿、脓尿和蛋白尿的肾病综合征与 NSAIDs 诱发的其他肾脏问题相鉴别。组织学上，NSAIDs 诱导的肾病综合征特征是间质淋巴细胞浸润、近端和远端小管空泡变性，和肾小球上皮足突融合等。

前列腺素介导的抑制活化氯化物的转运、肾脏内髓质血流的调节和抗利尿激素的调节等作用可被 NSAIDs 抑制。因此，可能发生尿液最大限度地浓缩，自由水被有限地清除，且水潴留导致不成比例的钠潴留。其结果可能是严重的低钠血症，并可由噻嗪类利尿剂加重[126]。局部前列腺素的合成也可刺激肾脏内肾素的产生。在某些情况下，NSAIDs 治疗会显著削弱这种调节机制，导致醛固酮介导的钾排泄减少和高钾血症。

尽管对机制还了解甚少，但一些 NSAIDs 与持续的平均动脉血压增加 5~6mmHg 相关[123,127]，推测是与 COX-2 抑制和钠/水潴留相关。一些研究表明，只有服用降压药的患者会发生 NSAIDs 引起的平均动脉血压升高，但现在很清楚，即使血压正常的人使用 NSAIDs 也可能导致血压升高。

案例 44-5，问题3：在 NSAIDs 治疗期间，T. Z. 应多久进行肾和肝功能的监测？

因肾功能不全通常发生在治疗早期而不是后期，NSAIDs 诱发肾脏疾病的高风险患者，如 T. Z.（见案例 44-5，问题 1 和 2），应在开始 NSAIDs 治疗后几周内定期（如每周）监测他们的血清肌酐水平[128]。NSAIDs 诱导的肾病综合征和过敏性间质性肾炎平均分别发生在 NSAIDs 治疗开始后 6.6 个月和 15 天后[126]。

在大多数情况下，肝功能测试（liver function testing，LFT）并不是必须的[128]。尽管 NSAIDs 会升高肝酶，但严重的肝毒性是少见的。无临床症状的 LFT 异常对患者的预后无影响，且与严重的肝毒性无关。已确诊或怀疑有肝脏疾病和服用双氯芬酸的患者,具有最大的肝毒性风险。因肝脏的毒性发生在治疗早期,这些患者须在开始治疗后不超过 8 周内进行 LFT 检测。

传统改善病情的抗风湿性疾病药物

案例 44-5,问题 4: T. Z. 18 个月前确诊 RA,刚刚出现症状,未表现出预后不良的特点,且为低疾病活动度。哪种传统 DMARD 治疗最适合他?

根据 ACR 的建议,除非有禁忌存在,每个 RA 患者都应接受 DAMRDs 治疗。对于大多数 RA 患者来说,MTX 单药治疗是首选的初步治疗。MTX 适用于各种程度的 RA 患者,成本和毒性都相对较低,且 MTX 有减缓关节糜烂的放射学证据,反应率高且迅速(尤其在前几年快速进展的活动期)。这些都是首选 MTX 的原因[28](见图 44-6)。其他可以考虑的传统 DMARDs 有 HCQ、SSZ 和 LEF。尽管大部分 DMARDs 与潜在的严重不良反应相关,但这些通常是可逆的,且若患者适当监测可减少严重并发症。

此外,低剂量口服糖皮质激素或 NSAIDs 在严重的疾病活动期或等待 DMARDs 起效时依据需要进行短暂处方。在疾病缓解期,可以停止使用糖皮质激素或 NSAIDs。安全性和有效性数据反映了几年 DMARDs 治疗联合生物制剂的效果非常好,而且对 MTX 单药无效的患者(见案例 44-7,问题 6~8)[28],这种联合用药是目前普遍的治疗方法。DMARDs 选择的指南先前已讨论(见治疗部分)。联合 DMARDs 治疗用于更重或进展更快的 RA 患者(见案例 44-7,问题 5)。

抗疟疾药剂量

案例 44-5,问题 5: 虽然 MTX 被认为是新诊断 RA 的首选 DMARDs,但 HCQ 治疗已开始,多大剂量是合适的?多久后可以见到临床改善?

尽管生产厂家的文献推荐 HCQ 成人初始剂量为 400~600mg/d(基于 310~465mg),但 HCQ 的剂量通常是 2~6.5mg/(kg·d)[28]。如果患者反映良好,维持剂量可降低 50%,且药物可继续以 200~400mg/d(基于 155~310mg)剂量使用。约三分之二可以耐受 HCQ 的患者反映良好。治疗 2~4 个月开始起效,但可在 1~6 个月间发生变化[8]。因缺乏有效性,约 37% 的患者在 1 年内中断 HCQ 治疗,54% 的患者 2 年内中断治疗[128]。

视网膜病变的风险

案例 44-5,问题 6: 使用 HCQ 治疗时,T. Z. 被告知该药可能引起视力问题。在用于治疗 RA 时,抗疟药引发的视网膜病变风险有多大?监测哪些指标合适?

HCQ 通常耐受性良好。严重的毒性反应、视网膜损伤以及后续的视力障碍是罕见的[20,110]。视网膜病风险随累积剂量增高(>800g)、年龄增长(>60 岁)、肝脏疾病和视网膜疾病等因素而增加。老年人视网膜疾病风险的增加与这个年龄组黄斑病变的发病率增加有关。HCQ 每日剂量<5mg/kg,增加相关视网膜损害风险在前 5 年是非常罕见的,特别是患者无肝肾功能损害时。有严重肾损伤的患者不应使用 HCQ。

如果患者出现抗疟药相关视网膜病变的症状(例如,难以看到面孔和文字,眩光不耐受,夜视觉较差,外周性视觉丧失),应立即告知患者停药,并进行眼科检查[129]。抗疟药视网膜病变在眼底镜下视斑区发现以“公牛眼”为特征的色素障碍。因 4-氨基喹啉结合黑色素,聚集在葡萄膜和视网膜色素上皮细胞。即使停药,视网膜病变也有可能进展。

建议在开始 HCQ 治疗前进行完整的眼科检查;然后在治疗 5 年后每年进行 1 次检查[130]。对以下情况患者建议更频繁的检查:

- 每日服用超过 6.5mg/kg
- 累积剂量超过 200mg
- 肾功能不全
- 老年人
- 较差的视敏度

柳氮磺胺吡啶

案例 44-5,问题 7: 如果为 T. Z. 选择 SSZ 作为初始治疗药物,何时会出现明显的治疗效果,预期可能会有什么不良反应?

SSZ 起效通常比 HCQ 快速,通常 2~3 个月内起效[130]。总体而言,SSZ 的不良反应相对温和,但 SSZ 被认为比 HCQ 毒性更强。不良反应包括恶心、腹部不适、胃灼热、头晕、头痛、皮疹和罕见的血液系统影响,如白细胞减少(1%~3%)或血小板减少。在开始治疗的前 3 个月,每 2~4 周建议进行 1 次全血细胞计数(CBC)检查,随后每 3 个月进行 1 次。白细胞减少症、粒细胞缺乏症,或肝炎是 SSZ 较罕见但严重的副作用,且通常在开始治疗头 2~3 个月出现。为了最大限度减少胃肠道相关不良反应,SSZ 初始使用 500mg 每日或 1g 每日,剂量每周增加 500mg,直到 1 000mg,每日 2~3 次。

甲氨蝶呤

案例 44-6

问题 1: S. S. 是一位 41 岁的亚洲女性 RA 患者,双手(MCP 和 PIP)关节、双腕、双肘、双肩、双膝、双髋、双踝关节和 MTP 关节存在炎症。客观检查包括双手和双肘关节侵蚀的影像学证据,RF 阳性(滴度 1∶1 280),抗-CCP 阳性 102 单位,ESR 为 78mm/h。她的 SDAI 评分为 30。在过去一年,使用布洛芬 800mg 每日 3 次控制症状;但在最近几个月疼痛和炎症持续加重。ROM 测试显示,双侧腕关节屈伸能力 20°(正常分别为 90 和 70 度),肘两侧屈曲挛缩且活动度 90°(正常为 160°),肩关节外展右边 70°,左边 90°(正常为 180°),以及双踝跖曲 20°(正常 45°)。双侧肘关节尺侧发现 3 个硬质、豌豆大小、无压痛可移动的皮下结节,2 个在右,1 个在左。SS 将接受 MTX 治疗,为什么 MTX 是她最好的选择?

MTX 被推荐作为所有 RA 患者的初始 DMARDs 治疗[28]。S.S. 有许多病情严重的指征[例如,SDAI 评分显示高疾病活动性(见表 44-4),多关节受累,关节外表现(如皮下结节),影像学上的骨侵蚀表现,血沉增快,抗-CCP 阳性,高滴度 RF(+)1∶1 280(高滴度与疾病严重程度相关)]。MTX 是理想的选择,MTX 起效快(通常给药 1~2 个月后出现稳定的疗效平台期),在治疗症状和减缓疾病进展方面的效率高,毒性低,以及长期成功的使用史[28]。

剂量

案例 44-6,问题 2:治疗 S.S. 的 RA 时如何使用 MTX?

一般情况下 MTX 初始剂量为口服 7.5mg 每周 1 次,通常每周 1 次。对不能耐受不良反应的患者,特别是肝毒性,此剂量也可平分为 3 次给予(如初始每 12 小时 2.5mg,连续 3 次)[40]。如果 S.S. 的 RA 在 1~2 个月没有客观响应,剂量提高到每周 15mg(或每 12 小时 5mg 连续 3 次)持续至少 12 周。如果这期间没有反应,随后可以采取以下措施:(a)剂量可增加到最大量每周 25mg;(b)可用皮下或肌注此剂量来解决生物利用度的问题;(c)相同剂量可持续更长的时间;(d)使用另一种 DMARDs 药物联合 MTX 或替换 MTX[131]。

在 6 个月随机对照研究中,皮下用 MTX 与口服 MTX 相比,对照组 384 名未接受过 MTX 治疗的活动性 RA 患者[132],78% 的患者接受皮下用 MTX 获得 ACR-20 疗效,仅有 70% 接受口服 MTX 的患者有类似疗效。在研究的第 16 周,未能获得 ACR-20 表现的口服 MTX 患者转入皮下用组;皮下用 MTX 的患者若未能获得 ACR-20 疗效,则给予更大剂量的皮下注射 MTX(20mg)。24 周时口服转为皮下用的患者和增加 MTX 剂量的患者获得 ACR 反应的分别为 30% 和 23%。因此,皮下用 MTX 似乎比口服更有效,且不增加不良反应发生率。

不良反应

案例 44-6,问题 3:哪些客观和主观指标可用来评价 MTX 对 S.S. 的不良反应?

S.S. 应监测是否出现恶心、其他胃肠道紊乱、不适、头晕、黏膜炎和轻微脱发,这些是小剂量 MTX 治疗常见的不良反应[128]。更严重但不常见的不良反应有骨髓抑制、肺炎和肝纤维化、肝硬化。全血细胞计数、肝功能,以及血清肌酐浓度应在基线时检测,在 MTX 治疗开始后的前 6 个月中每月检测 1 次,随后每 4~8 周检测 1 次。肾功能障碍可以导致 MTX 蓄积,增加骨髓抑制的风险。1%~2% 的患者发生过敏性肺炎,尽管可能在有肺炎既往病史的患者中更易发生,但致病的危险因素还未明确[130]。此外,间质性肺炎可在治疗的任何时期发生,且在任一 MTX 剂量都可发生。在 MTX 开始治疗前一年内建议做胸部 X 线检测。若患者发现有已存在的肺部疾病,因进一步的肺损害可能导致严重的伤害,MTX 治疗需重新考虑。S.S. 每次随访时也应注意是否出现咳嗽、劳累后气促和呼吸困难。

MTX 导致肝脏疾病是罕见的,但年龄、长期的治疗、肥

胖症、糖尿病、酗酒和乙肝或丙肝病史,都可增加肝毒性的风险[131]。患者若已存在肝脏疾病,处方 MTX 应谨慎。使用 MTX 后 1~2 天患者肝酶血清浓度通常略有增加。但若肝酶较基线水平升高 3 倍以上,或在治疗期间肝酶血清浓度长时间持续升高,应停用 MTX。使用 MTX 治疗的患者应避免饮酒,一旦出现黄疸或尿色加深时,应立即向医生报告。没有必要进行常规肝活检监测 MTX 引起的肝毒性(见案例 44-6,问题 4)。

肝活检和甲氨蝶呤

案例 44-6,问题 4:如下实验室检测结果是 S.S. 在开始使用 MTX 前得到的:

> 谷丙转氨酶:28IU/L
> 谷草转氨酶:30IU/L
> 碱性磷酸酶:100IU/L
> 白蛋白:4.5g/dl
> 总胆红素:0.8mg/dl

在 S.S. 开始 MTX 治疗前是否需要进行基线肝活检?

对使用 MTX 患者肝活检只推荐在基线时有慢性肝病、有酗酒史,肝功能检查持续升高[12 个月内 9 次检测有 5 次 AST 升高超过正常值(或若每月检测,12 次检测中 6 次超过正常值),或血清白蛋白低于正常值]或慢性乙型肝炎或丙型肝炎。在治疗期间,肝功能试验持续升高或血清白蛋白低于正常范围的患者应重复肝活检。否则,常规肝活检是不必要的,也不符合成本效益[131]。肝功能测试已经证明在预防肝损伤方面是高效的[133]。当开始或增加甲氨蝶呤剂量时,ALT 有或无 AST、肌酐和 CBC 应每 4~6 周检查 1 次,直到达到稳定剂量,然后应每隔 1~3 个月检查 1 次,并在每次随访时筛查不良反应和肝毒性危险因素。

因为 S.S. 的 LFT 是正常的,并且没有肝病史,所以没有必要基线肝活检。

甲氨蝶呤和叶酸或亚叶酸

案例 44-6,问题 5:何时应对 S.S. 使用叶酸(或亚叶酸),来降低与 MTX 相关的毒性风险?

叶酸的补充可减少 MTX 引起的一些不良反应,包括胃肠功能紊乱、黏膜炎(口腔或胃肠道溃疡),以及 LFT 升高[133]。目前的共识和循证的建议是每日 5mg 叶酸。每日 1mg 的叶酸剂量可以减少肝毒性,但胃肠道紊乱最好每日 5mg 以上的剂量预防。虽然亚叶酸也被证明对减少胃肠紊乱和肝毒性有效,但剂量超过 5mg/周与关节炎症状加重有关,这与 MTX 是叶酸拮抗剂的事实相一致,叶酸补充可能对疗效产生不利影响[130,133]。

甲氨蝶呤相关的肺部疾病

案例 44-6,问题 6:S.S. 口服 MTX 每周 7.5mg 和叶酸每周 7mg。9 周后,她回到诊所就诊,其在晨僵、疲劳和关节压痛、肿胀的主观和客观指征都有所改善。但她指出在过去 1 周,出现气短和呼吸困难。为什么这些症状的出现可能与 MTX 有关?

肺炎是 MTX 治疗中的一种罕见并发症,特点是干咳、全身不适、发热、进展到严重的呼吸困难[134]。危险因素包括年老(60 岁以上)、以前使用 DMARDs、低白蛋白和糖尿病。识别这种不常见的反应对于在肺炎发展为呼吸衰竭前停用 MTX 是非常重要的。停用 MTX 后,肺功能可以改善。糖皮质激素可帮助改善肺炎引起的肺部症状。S. S. 的呼吸困难和气促可能与 MTX 相关。如果适当的检查排除了其他因素引起的肺部不适,应考虑 MTX 引起肺毒性,同时停用 MTX 治疗。

甲氨蝶呤与其他药物的相互作用

案例 44-6,问题 7: S. S. 的处方医生应与其讨论哪些 MTX 与食物及其他药物的相互作用?

NSAIDs 增加 MTX 血清浓度和 MTX 毒性风险[131]。如果 S. S. 同时服用 NSAIDs 来控制她的 RA 疼痛,MTX 剂量应谨慎调整。甲氧苄啶经常用于治疗尿路感染,它可以增加 MTX 导致骨髓抑制的风险。MTX 和 LEF 联用与严重肝损伤有关,甚至可能致命,应避免这种联用。可乐饮料中的无机酸可能会延迟 MTX 的清除,可能增加毒性风险,包括肾毒性;因此,MTX 治疗时应避免饮用可乐饮料[135]。因为 MTX 是与蛋白结合通过肾排泄,其他药物(如水杨酸盐、丙磺舒、青霉素、环丙沙星)也可能与 MTX 相互作用。

来氟米特(LEF):治疗中的地位

案例 44-7

问题 1: B. W.,一位 36 岁严重的进展性 RA 女性患者,MTX 治疗效果不佳。LEF 对她是一个合理的选择吗?

LEF 是传统口服 DMARD,在 ACR-20、影像学疗效和药物有效率上与 MTX 作用相似[28]。LEF、MTX 和 SSZ 的起效时间(早到 4 周开始起效),以及因为疗效不佳或药物毒性停止治疗的患者百分比是相似的。由于长期的安全性和有效性的历史观察,首选的初始 csDMARDs 仍然是 MTX,但是 LEF 可以替代 MTX 不耐受患者,与生物制剂(bDMARDs)合用。

剂量和监测

案例 44-7,问题 2: 如何对 B. W. 开始 LEF 治疗?如何监控不良反应?

LEF 的活性代谢物,A77 1726 或 M1,负责引起所有 LEF 的药理活性[131]。M1 代谢物的血清半衰期大约是两周。因此,为减少达稳时间,LEF 初始的负荷剂量 100mg 每日口服 1 次,连续 3 日达稳态,随后是 20mg 每日 1 次。如果这个剂量不耐受,剂量应减少到 10mg 每日 1 次。

监控不良反应

LEF 常见的不良反应包括腹泻(20% ~ 30%)、皮疹(10%)、脱发(10% ~ 17%),可逆的超过正常上限(ULN)3 倍以上的肝酶升高(2% ~ 4%)[131]。常规实验室检查包括一个基线 ALT,随后每月 ALT 监测,持续几个月。当很明显

ALT 结果稳定且在正常范围内,可以根据临床医生的判断减少化验次数。因为其在肝脏毒性的风险和需要被肝脏激活成 M1 活性代谢物,故不推荐肝脏疾病(包括乙肝或丙肝)的患者使用 LEF。

使用 LEF 治疗最担心的是潜在的肝脏毒性;然而 LEF 引起的肝酶升高和 MTX 没有明显差异。如果 ALT 升高超过 ULN 两倍,指南建议处理潜在肝脏毒性的措施包括给药剂量从 20mg 减少至 10mg/d[131]。如果 ALT 升高保持稳定超过最大正常值 2 ~ 3 倍之间,可以继续治疗,建议做肝脏活检。如果减少剂量,ALT 升高仍持续超过 3 倍 ULN,则使用考来烯胺促进排泄(案例 44-7,问题 3),这时可能需要停药,但是需要再进行一个疗程的考来烯胺来促进排泄。

通过考来烯胺促进排泄

案例 44-7,问题 3: B. W. 经过 2 个月治疗,对 LEF 没有反应而停药,她考虑怀孕,那么当中断 LEF 治疗时必须采取什么预防措施?

LEF(妊娠分级为 X)尚未在孕妇身上使用,但当试验动物接受人类等效剂量的 1% 时,大大增加动物胎儿死亡或致畸的风险[131]。然而,停药后,仍需 2 年时间 LEF 的血浆 M1 代谢物水平才能检测不到。因此,对停止 LEF 且希望怀孕的所有女性建议使用考来烯胺。停止治疗后,考来烯胺每次 8g,每日 3 次,使用 11 天(不需要连续)。在 24 ~ 48 小时内等离子体 M1 代谢物血浆水平减少 40% ~ 65%,治疗结束时应该检测不到 M1 代谢产物(< 0.02mg/L)。B. W. 的应该至少间隔 14 天化验 2 次血,以验证代谢物的减少。如果等离子体 M1 水平仍大于 0.02mg/l,应该使用更多的考来烯胺。考来烯胺也可以用在发生肝毒性或 LEF 过量的患者用以增强排泄。活性炭也可以在 48 小时后减少血浆 M1 水平 50%,并且在 LEF 过量时可以有效替代考来烯胺。

羟氯喹和柳氮磺胺吡啶

案例 44-7,问题 4: B. W. 由 MTX 改为 HCQ 或者 SSZ 是否合理?

虽然 HCQ 和 SSZ 都是治疗轻中度 RA 药物中的一线 DMARDs 药物,但临床上多单独或者联合应用于 MTX 治疗控制不佳的 RA 患者[28]。HCQ 常规用量为每日 200 ~ 400mg,通常耐受性良好。视网膜病变是最令人担忧的不良反应,该反应发生率低,同时在严密监测以及剂量限制的情况下是可以预防的。总剂量 2 ~ 3g 的 SSZ 分为 2 ~ 3 次服用后的耐受性也是良好的,尽管 SSZ 的毒性高于 HCQ。消化道症状(恶心、食欲缺乏)和皮疹是常见的不良反应。尽管白细胞减少、粒细胞缺乏症以及肝炎均为 SSZ 的严重不良反应,但是它们发生率低,并且通常在用药后的最初 2 ~ 3 个月出现。因此,在治疗疗程的早期,需要经常进行 CBC、LFTs 和肾功能的检查。HCQ 和 SSZ 在妊娠患者中似乎是安全的。

虽然 B. W. 对 MTX 和 LEF 反应不佳,但 csDMARDs 和 bDMARDs 的组合可以提供更好的疗效和更低的毒性,因此

这是优选的方法[28]。

传统合成型缓解病情抗风湿药联合治疗

案例 44-7，问题 5： 对 B. W. 来说，是否有证据支持早期安全联合应用 DMARDs？

由于大多数 RA 患者在疾病的最初 2 年内会出现关节侵蚀，早期应用改善病情药物以及它们之间的联合应用已经被认为可以改善患者的预后。联合治疗是基于不同的药物作用机制或者作用靶点不一的观点。药物联合使得在保证或可能增加疗效的基础上每种药物的用量减少，进而将药物毒性反应的发生风险降低。但是早期将这些有效的药物联合应用同样可能增加患者药物不良反应的风险。

目前的 ACR 指南支持将 csDMARDs 组合作为未能在单个 csDMARDs 上达到治疗目标但给予同等权重考虑其他治疗选项，如 bDMARDs 与 MTX 和托法替尼合用或不合用[28]，但很少有研究对 csDMARDs 联合使用与 bDMARDs 治疗比较。然而，一项研究发现，MTX 治疗失败的患者随机接受 MTX+SSZ+HCQ 或 MTX+英夫利昔单抗治疗，在 24 个月后两组在临床指标和严重不良反应方面没有差别，虽然接受 MTX+SSZ+HCQ 的患者的疾病进展的放射学证据稍微大但不显著[136]。

总之，每个 RA 患者，包括 B. W.，应该在诊断时或诊断后不久接受 csDMARDs 治疗，MTX 单药治疗是首选的初步治疗方案。MTX 治疗失败或不能忍受其副作用的患者可以添加一到两个 csDMARDs，或添加或替代 bDMARDs 或托法替尼治疗，这将在后续章节中进行讨论。

生物型 DMARDs 治疗

案例 44-7，问题 6： 在经过 6 个月非生物型 DMARDs（MTX 联合 LEF，然后是 MTX 联合 HCQ）治疗后，B. W. 对于治疗反应不佳，RA 仍然处于高度活动中，她有早期关节损伤的迹象。医生想尝试使用 TNF-α 抑制剂。TNF-α 抑制剂是治疗 B. W. 的合适方法吗？

根据 EULAR 指南，生物型 DMARDs 应该被考虑用于第一种 csDMARDs 策略（单独使用 MTX 或与其他 csD-MARDs 联合使用）治疗 6 个月失败的中度到高度疾病活动且有预后不良因素的患者；或者虽没有预后不良因素，但第二种 csDMARDs 治疗策略也未能达标的患者[28]。ACR 指南建议 csDMARDs 单药治疗后仍然中度或高度疾病活动患者使用 bDMARDs 治疗[28]。有 5 种 TNF-α 抑制剂可用于治疗 RA，包括依那西普、阿达木单抗、英夫利昔单抗、赛妥珠单抗和戈利木单抗。鉴于 B. W. 已经尝试了两种不同的 csDMARDs 组合，并且持续具有高疾病活动度，且预后因素较差，现在应该考虑 bDMARDs 治疗了。事实上，在 3 个月内对 csDMARDs 或 bDMARDs 治疗无效的患者应该考虑替换其他治疗方案。根据 EULAR 指导方针，TNF-α 抑制剂、阿达木单抗或托珠单抗对于第一线 bDMARDs 都是合适的

选择。然而，TNF 抑制剂在市场上已存在较长时间，因此具有更可靠的长期安全数据，这可能影响处方医生对这些药物的信心。TNF-α 抑制剂是治疗 B. W. 的合适选择。她的 MTX 应继续与选定的抗 TNF 抑制剂药物共同使用。

案例 44-7，问题 7： 应该给 B. W. 开始使用哪种 TNF-α 抑制剂？

有 5 种 TNF-α 抑制剂可用于治疗类风湿关节炎，包括依那西普、阿达木单抗、英夫利昔单抗、赛妥珠单抗和戈利木单抗。虽然有多项研究描述了这些药物的有效性和安全性，但对于首选的初始 TNF-α 抑制剂尚无一致意见。这些药物的使用以及它们之间的比较将在这里讨论。

TNF-抑制剂在治疗中的作用和给药剂量

依那西普（ETA）是首个通过 FDA 批准的生物反应调节药物，其单药治疗或者联合 MTX 能够减少中到重度活动期 RA 患者的症状和体征[44]。依那西普是一种可溶性的 TNF 受体，其能够竞争性地与 2 个 TNF 分子结合进而使得这 2 个分子失活。每周皮下注射 1 次，剂量为 50mg[44]。ETA 单独或与 MTX 联合使用治疗 RA，可使主观和客观指标迅速显著改善[43,137]。与 MTX 单药相比，MTX 与 ETA 合用显示出更好的临床疗效[138]。在 RA 症状改善和减少疾病活动的方面，ETA 也被证明优于 MTX 单药治疗[139,140]。ETA 可以减少 RA 放射学进展，同时有长期的安全性和有效性[141,142]。依那西普是 B. W. 的合理选择，并且应该与 MTX 联合使用以获得最佳效果。

阿达木单抗（ADA）是一种基因工程的、完全人源化的 IgG1 单克隆抗体，已被证明能抑制 RA 的结构损伤，同时减少临床症状和体征。推荐剂量为每 2 周 1 次皮下注射 40mg。建议将阿达木单抗与 MTX 联合使用[45]。不能使用或不愿使用 MTX 的患者可以尝试每周给药[45]。同时，接受稳定剂量 MTX 治疗的 RA 患者每 2 周加用 ADA 40mg，24 周后 ADA 治疗的患者 ACR-20 反应率（67%）明显多于仅接受 MTX 治疗的患者（14.5%，$P<0.001$）[143]。在 RA 症状缓解和疾病进展控制方面，ADA 和 MTX 联合治疗显示优于 MTX 或 ADA 单药治疗[144]。在反映 1 年或 2 年治疗的放射学资料中，ADA 被证明能延缓关节损伤的进展。数据还支持 ADA 的长期疗效和安全性超过 8 年[145]。所以 ADA 也是一个合适 B. W. 的选择，相比 ETA 注射次数减少。

英夫利昔单抗（IFX）是一种抗 TNF 的嵌合型（鼠-人）IgG 抗体，推荐联合 MTX 治疗中到重度活动性 RA。推荐剂量为在第 0、2 和 6 周，按照 3mg/kg 静脉注射，然后每 8 周注射 1 次，一些患者增加剂量至 10mg/kg 或治疗间隔减少至每 4 周 1 次[46]。英夫利昔单抗应该与 MTX 联合应用以减少英夫利昔单抗抗体的产生。一个随机双盲多中心安慰剂对照的临床试验纳入了活动期 RA 患者，这些患者对至少每周 12.5mg 的 MTX 治疗反应不佳。这些患者在联合 MTX 治疗情况下，随机分为每 4~8 周应用 3 或 10mg/kg 的 IFX 治疗或者安慰剂治疗。IFX 组与单独 MTX 组相比，在 RA 症状和体征的改善方面均优于 MTX 单独给药组。该研

究在 1 年后揭盲,原因是接受 IFX 的患者出现了疾病改善的影像学证据。2 年后对影像学结果的分析发现,IFX 能够有效地保护骨关节不被侵蚀[146]。IFX 也将是 B. W. 一个合适的生物制剂选择,特别是如果她不喜欢频繁注射给药。当选择抗 TNF 药物时,患者的偏好也是考虑的重要因素。

赛妥珠单抗(CZP)具有一个 Fab 片段能够与 PEG 的 40-kDa 部分结合。这种结合使得 CZP 的半衰期增加到大约 2 周,这使得该药物可以每 2~4 周应用 1 次[147]。推荐的给药方案初始为 400mg,第 2 周和第 4 周给药,随后每 2 周 200mg 或 4 周 400mg 皮下注射[47]。此外,CZP 缺乏 Fc 域的独特结构,因此它可能不会诱导补体-或者抗体-依赖的细胞介导的毒性反应,而这种反应在阿达木单抗、依那西普和英夫利昔单抗的体外试验中都能观察到[148]。CZP 被证明在单药治疗或者联合 MTX 治疗中到重度的活动性 RA 是有效的[149-151]。在一项纳入了 619 名活动性 RA 患者的随机、双盲、安慰剂对照的研究中,应用 CZP 联合 MTX 治疗患者达到 ACR 反应率明显高于安慰剂联合 MTX 组(P<0.001)[150]。运动能力方面,HAQ 功能障碍指数(disability index,DI)以及 DAS28 评分平均值的改变也是联合治疗优于 MTX 单药治疗[150]。CZP 在活动性 RA 患者中显示了持续 5 年的疗效和安全性[152],B. W 也可以选择 CZP。与 ETA 和 ADA 一样,CZP 是皮下注射自我给药。

戈利木单抗(GLM)是一种针对人 TNF-α 的人源 IgG1 单克隆抗体。它是通过基因工程技术将人 TNF 免疫鼠而获得。GLM 能够同时与可溶性和跨膜生物活性的人 TNF 相结合。这种结合能够阻止 TNF-α 与它的受体相结合,进而抑制 TNF-α 的生物活性[49]。GLM 与阿达木单抗和英夫利昔单抗具有类似的特点。与阿达木单抗类似,GLM 是一种全人源的二价免疫球蛋白单克隆抗体[153]。GLM 由轻链和重链构成,这和英夫利昔单抗类似,但是英夫利昔单抗同时来源于人和鼠,而 GLM 是全人源的。GLM 批准用于联合 MTX 治疗中重度活动性 RA[49]。它可以通过皮下注射或静脉输注给药。皮下注射是每 4 周注射 50mg[49]。静脉输注量为 2mg/kg,给药时间超过 30 分钟,在第 0 周、4 周,此后每 8 周给药[154]。临床试验证明了 GLM 在既往未应用 MTX、对 MTX 或者另外的 TNF-α 反应不佳患者中的有效性[155-157]。一项随机、安慰剂对照的临床试验纳入了 444 名患者来检测 GLM 联合 MTX 在活动性 RA 患者中的有效性[158]。研究发现在 ACR-20 反应率上,GLM 联合 MTX 组患者高于 MTX 联合安慰剂组(55.6% vs 33.1%,P<0.001)。这个结果一直持续到了 52 周的时候[158]。在另一项研究中,评估了 GLM 对停止使用 TNF-α 抑制剂的 RA 患者的长期安全性和有效性,GLM 治疗维持持续有效性和安全性数据达到 5 年[158]。鉴于这些信息,GLM 也是 B. W. 的一个合适的治疗选择,她还可以在静脉注射或皮下给药之间选择。

目前还没有明确的指南推荐一种 TNF-α 抑制剂。缺乏抗 TNF 药物之间的直接头对头比较,因此,医生必须依靠监测数据、系统回顾和 meta 分析来作出关于比较有效性和安全性的临床决策。

在抗 TNF 药物的混合治疗比较中,所有药物在所有结果测量中显示出临床反应显著改善。然而,与英夫利昔单抗、阿达木单抗和戈利木单抗相比,依那西普和赛妥珠单抗表现出改善的优势结果。所有抗 TNF 药物均优于英夫利昔单抗[160]。来自国家注册的证据也提供了临床实践中 TNF-α 抑制剂之间差异的见解。与英夫利昔单抗相比,在捷克国家登记处接受阿达木单抗和依那西普治疗的患者具有更高的生存率[161]。来自丹麦和瑞典国家登记处的数据表明,依那西普和阿达木单抗的药物延续率显著高于英夫利昔单抗[145,162,163]。在 Cochrane 对 6 种 RA 生物制剂(阿巴西普、阿达木单抗、阿那白滞素、依那西普、英夫利昔单抗和利妥昔单抗)综述的 meta 分析中,发现依那西普与较低的停药率有关,因为不良反应事件比阿达木单抗或英夫利昔单抗都要少,并且与英夫利昔单抗相比,阿达木单抗和依那西普的生存率更好[164]。系统性的评价似乎表明,与其他的 bDMARDs 相比,依那西普耐受性良好,并且具有更高的疗效。没有患者其他的特定因素来要求另一种药物,依那西普将是一个合适的选择(TNF-α 抑制剂的剂量信息见表 44-7)。

表 44-7

生物型 DMARDs 剂量信息

通用(品牌)	作用机制	剂量范围	给药频率	给药途径	是否能自己用药
英夫利昔单抗(类克)	TNF-α 抑制剂	3mg/kg[a]	第 0、2 和 6 周,然后每 8 周	静脉注射	否
依纳西普(恩利)	TNF-α 抑制剂	50mg	每周	皮下注射	是
阿达木单抗(修美乐)	TNF-α 抑制剂	40mg	每隔 14 日	皮下注射	是
赛托珠单抗(Cimzia)	TNF-α 抑制剂	初始:400mg 第 0、2 和 4 周 随后:每 2 周 200mg 或每 4 周 400mg	第 0、2 和 4 周,然后每 2 周或 4 周	皮下注射	是
戈利木单抗(Simponi)	TNF-α 抑制剂	50mg	每 4 周	皮下注射	是
戈利木单抗(Simponi Aria)	TNF-α 抑制剂	2mg/kg 静脉滴注 30 分钟以上	第 0 和 4 周,然后每 8 周	静脉注射	否

表 44-7

生物型 DMARDs 剂量信息（续）

通用（品牌）	作用机制	剂量范围	给药频率	给药途径	是否能自己用药
阿巴西普（Orencia）	共同刺激调节剂，T-细胞活化抑制剂	根据体重： <60kg：500mg 60~100kg：750mg >100kg：1 000mg	第 0、2 和 4 周，然后每 4 周	静脉注射	否
		或			
		125mg	每周 1 次（可使用或不使用静脉负荷剂量）	皮下注射	是
利妥昔单抗（Rituxan）	CD20+ B-细胞抑制剂	1 000mg 静脉滴注 起始 50mg/h，每 30 分钟增加，最大速度 400mg/h 之后：100mg/h，每 30 分钟增加最大速度 400mg/h[b]	14 日重复给药 1 次之后停药	静脉注射	否
托珠单抗（Actemra）	IL-6 抑制剂	初始：4mg/kg 每 4 周 之后：8mg/kg 滴定，根据临床反应，最大 800mg/剂（8mg/kg）	每 4 周	静脉注射	否
		或			
		根据体重皮下给药： <100kg：162mg，隔周 1 次，根据临床反应每周增加 1 次 ≥100kg：162mg，每周 1 次		皮下注射	是
阿那白滞素（Kineret）	IL-1 抑制剂	100mg	每日 1 次	皮下注射	是

[a] 如果效果不佳，可以增加 10mg/kg 每 4 周给药 1 次。
[b] 最大：每次给药前给予激素，对乙酰氨基酚和抗组胺药物。
IL，白介素；TNF，肿瘤坏死因子。
来源：Drud Facts and Comparisons. Facts & Comparisons eAnswers [database online]. St. Louis. MO：Wolters Kluwer Health. Inc. Updated periodically. Accessed August 4,2015.

案例 44-7,问题 8： 当 B. W. 开始依那西普时,需要监测哪些副作用?

TNF-α 抑制剂：副作用和监测

依那西普治疗的最大关注点是免疫抑制和随后的严重感染的风险,包括败血症。TNF-α 是炎症的关键介质,在免疫系统调节中起重要作用。关于感染,如结核、分枝杆菌感染和真菌感染的上市后报告进一步加强了建议,反对在脓毒症或任何慢性或局部活动性感染患者中开始使用依那西普治疗[44]。在开始抗 TNF 治疗前应做结核分枝杆菌皮肤试验,应进行基线胸片检查。对于确诊为潜在结核的患者,应推迟治疗,直到完成适当的抗结核治疗之后[28]。临床医生在给有反复感染史或潜在感染倾向疾病(即糖尿病)的患者处方依那西普(或任何 bDMARDs)也必须谨慎。B. W. 应该接受结核皮肤试验,接受胸片检查,并警惕依那西普的

潜在副作用,特别是免疫抑制和随后感染的风险。任何感染迹象必须立即报告给她的医疗保健提供者。

TNF-α 参与了心力衰竭的病理生理过程,血清 TNF-α 水平的升高似乎与心力衰竭的恶化有关[165]。提出的导致心力衰竭发生或恶化的机制包括加速左心室重构、负向变力影响。心肌细胞和内皮细胞凋亡增加。然而,尽管 TNF-α 与心力衰竭恶化有关,抗 TNF 治疗的临床试验(包括依那西普和英夫利昔单抗)并没有降低患者心力衰竭死亡率和与心力衰竭相关的住院率。此外,一些试验显示心血管风险增加[165]。所以,对于患有中度至重度[纽约心脏协会(NYHA) Ⅲ 和Ⅳ级]心力衰竭的 RA 患者,不推荐抗 TNF 治疗。轻度(NYHA Ⅰ 级和Ⅱ级)心力衰竭的患者抗 TNF 治疗可谨慎使用,但应密切监测患者心脏代偿失调[26,28]。

在所有抗 TNF(bDMARDs)说明书标记中有一个警告,是增加淋巴瘤的风险。应用目前现有的所有抗 TNF 制剂都会使得 RA 患者罹患淋巴瘤的风险增加,但是这种因果关系并没有明确,因为 RA 和 MTX 都与淋巴瘤发生增加有

关。在评估接受 csDMARDs 治疗的患者与接受抗 TNF 药物治疗的患者的淋巴瘤风险的观察研究中，没有证据表明接受抗 TNF 药物治疗的患者的淋巴瘤的发病率风险增加[166]。对接受抗 TNF 药物的患者的 meta 分析提示淋巴瘤发病率可能增加；然而，鉴于淋巴瘤总体发病率低，这未能达到统计学显著差异[167]。此外，FDA 报告了应用 TNF 抑制剂、AZA 或者硫嘌呤的患者出现肝脾 T 细胞淋巴瘤（一种特殊的白细胞肿瘤）[168]。这些案例大部分为患有克罗恩病或者溃疡性结肠炎的青春期患者或者年轻成人。如果患者同时应用免疫抑制剂，这种情况将更为常见。因此虽然目前还很难评估应用抗 TNF 抑制剂所带来的额外风险，但是应用这种药物还是需要小心并且需要严格监测[168]。其他的不良反应按照发生率由高到低依次为头痛、鼻炎、头晕、咽炎、咳嗽、乏力、腹痛和皮疹。

案例 44-8

问题 1：S. K. 是一位 71 岁的老年女性患者，大约在 15 年前诊断为 RA。她的起始治疗药物包括 MTX，接着加上了 SSZ 和 HCQ，近 5 年她的 RA 一直处于接近缓解的状态。她开始应用依那西普联合 MTX（没有使用 SSZ 和 HCQ）取得了良好的效果并保持到了 1 年前。由于治疗反应性下降，换用英夫利昔单抗替代 ETA 取得了良好的效果。上个月，她 RA 病情复发，同期检查结果发现，她的 CRP 是 5.1mg/dl，ESR 是 90mm/h，抗 CCP 抗体是阳性 112 单位。同时她还出现了持续数小时的晨僵以及多关节的肿胀（n = 26）和疼痛（n = 38）。值得注意的是，S. K. 有 2 年前治疗过的皮肤黑色素瘤的历史。S. K. 在这个阶段的合理治疗方案是什么？

临床研究一致性地证明了 TNF-α 抑制剂能够改善 RA 患者的症状和体征，同时能够延缓结构破坏。TNF-α 抑制剂长期以来被认为是第一线 bDMARDs，因为与非 TNF bDMARDs 相比，具有长期数据和临床经验。然而，正在进行的注册和试验数据表明，非 TNF bDMARDs、阿巴西普、利妥昔单抗和妥西单抗的安全特性与临床试验结果是一致的[26]。一些试验表明这些药物中的一些优于 TNF-α 抑制剂。但是，TNF-α 抑制剂在大概 30% 的患者中不能达到 ACR-20 反应（原发失败）。还有更多的患者经过治疗后出现耐药，即所谓的继发失败，这定义为：随着应用时间延长出现反应消失，类似于 S. K. 的情况[169]。大多数患者对一种起初试用的抗 TNF 药物无效后改为另外一种抗 TNF 药物通常能够获得良好的临床效果[170]。然而，研究也表明序贯抗 TNF 治疗的应答率可能较低，并且初始抗 TNF 失败（无效或不良影响）复发的可能原因[170,171]。因此，对于 S. K. 等抗 TNF 治疗失败的患者，考虑其他治疗方案是很重要的[170,171]。

阿巴西普（T 细胞激活的抑制剂），RXB（选择性 CD20⁺ B 细胞拮抗剂）以及 TZB（IL-6 受体拮抗剂）都是很好的解决方案。这些药物对于对传统 DMARDs 药物（如 MTX）以及抗 TNF 药物效果不佳的患者具有良好的临床效果[26,28]。由于作用机制不同，每种药物都具有独特的性质，对疗效和安全性都有重新认识。（bDMADS 的详细剂量信息见表 44-7）。

阿巴西普

阿巴西普（ABT）是一种选择性的 T 细胞激活因子的共同刺激抑制剂，用于治疗中到重度的活动性 RA[52]。ABT 可以单药治疗也可以与其他除了 TNF 拮抗剂以外的 DMARDs 联合治疗。它可以静脉注射或皮下注射。ABT 剂量根据患者体重进行调整（体重<60kg 患者为 500mg，60～100kg 患者为 750mg，体重>100kg 患者为 1 000mg），并且必须静脉输注 30 分钟。阿巴西普首剂后可以在 2 周和 4 周的时候重复给药，然后每 4 周 1 次[52]。皮下注射的剂量是每周 125mg。两种制剂之间的疗效和安全性已被证明是相似的[172]。

阿巴西普治疗 MTX 疗效不佳患者以及对 TNF-α 抑制剂疗效不佳的患者都显示出疗效[52]。在比较 ABT 加 MTX 与安慰剂加 MTX 的研究中，与 ABT 加安慰剂组相比，ABT 加 MTX 组获得更多的 ACR-20 重新应答（分别为 73.1% 和 39.7%，P<0.001），与安慰剂组相比，12 个月随访时结构损伤进展明显减缓[53]。该研究 5 年开放标签延长研究发现，阿巴西普的效果得到保持。与第一年相比，结构性损伤进展在第二年减少了 50%，完成所有 5 年 ABT 治疗的患者中大约有一半没有结构性损伤进展[173]。7 年 ABT 治疗的有效性和安全性数据表明，在此期间，ABT 在疾病活动和 ACR-70 评分方面保持持续的改善，而安全性无显著改变[174]。ABT 也证实了对一种或多种 TNF-α 抑制剂缺乏应答的患者如 S. K 是有效的[175,176]。

最后，还将 ABT 与 TNF-α 抑制剂阿达木单抗进行头对头比较。在对 MTX 反应不足的 RA 患者进行的为期 2 年的研究中，发现 ABT 和 ADA 在疗效和安全性方面相似。总体而言，患者在临床指标、疾病控制和疾病进展上得到了类似的改善。虽然两组的不良事件发生率相似，但 ADA 组由于不良事件而停用的次数（9.5%）比 ABT 组（3.8%）多（95% CI，9.5～1.9）[177]。

最令人担忧的副作用包括感染如肺炎、蜂窝织炎、泌尿系感染、支气管炎、憩室炎和急性肾盂肾炎。阿巴西普联合其他抗 TNF 治疗时感染更为常见，因此不推荐这种联合治疗方法[52]。有些个案报道了阿巴西普与恶性肿瘤可能有关，同安慰剂比较，罹患慢性阻塞性肺疾病患者在接受阿巴西普治疗期间有出现更多的呼吸道相关和非呼吸道相关的不良反应[52]。

利妥昔单抗

利妥昔单抗（RXB）是一种与 B 细胞表面 CD20 抗原相结合的嵌合型单克隆抗体，被批准用于同 MTX 联合治疗对一种或者一种以上 TNF 拮抗剂反应欠佳的中到重度活动性 RA 患者[54]。根据 EULAR 建议，利妥昔单抗可被用于有其他 bDMARDs 禁忌证的患者的第一线 bDMARDs，如最近淋巴瘤病史、有治疗禁忌的潜伏性结核、生活在结核病流行区或有神经脱髓鞘疾病病史的患者[26]。RXB 提供了 100mg 和 500mg 两种规格的浓度为 10mg/ml 的一次性使用安瓿。间隔 2 周，分别 2 次 1 000mg 静脉输液给药[54]。RXB 必须用 0.9% 氯化钠或 5% 葡萄糖稀释到 1～4mg/ml 的浓度。为了减少输液相关副作用的发生率和严重程度，建议在每次输液前 30 分钟用静脉注射甲泼尼龙 100mg 或其等效物进行预处理;其他预处理用药(如对乙酰氨基酚和抗组胺药)也可能有一定帮助。在应用 RXB 前需要停用降压药物 12 小时以避免一过性低血压,这种情况在以前输注 RXB 时候出现过。RXB 必须给予 MTX 以根据临床试验获得最大疗效,并降低发生 HACA(降低宿主抗嵌合体单抗)的风险,大约有 9% 接受 RXB 治疗的患者会出现这种抗体。建议 RXB 的后续治疗每 24 周给药 1 次。给药间隔可根据临床评估而减少,但必须不少于每 16 周[54]。

利妥昔单抗已被证明对 MTX 治疗反应不足的患者以及抗 TNF 药物反应不足的患者有效[178]。REFLEX 试验(评估利妥昔单抗在 RA 患者中的长期有效性的随机试验)比较了应用 RXB 联合 MTX 与安慰剂联合 MTX 在 499 名对一种或者一种以上抗 TNF 药物失效的(像 S. K. 这样的)活动性长病程 RA 患者的效果[179]。经过 24 周的随访,RXB 组在 ACR-20 反应上显著高于安慰剂组(分别为 51% 和 18%)。REFLEX 试验 56 周随访报告发现 RXB 能够显著抑制关节损害的影像学进展[180]。该研究 2 年延长随访发现,MTX 能够显著稳定抑制关节损害。这些发现都证明了 RXB 对于像 S. K. 这样的对抗 TNF 药物耐药的 RA 患者的有效性和安全性。

在一种 TNF-α 抑制剂失败的情况下,患者可以切换到另一种抗 TNF 剂或非 TNF 试剂。虽然没有随机对照试验提供转用利妥昔单抗与第二种抗 TNF 药物之间的头对头比较,但有一些观察研究可以指导治疗。在 SWITCH-RA 试验中,一项全球观察性比较有效性研究,将利妥昔单抗与先前对一种 TNF 抑制剂反应不足的 RA 患者的替代 TNF 抑制剂进行比较。结果发现,利妥昔单抗患者 6 个月时 DAS28-3-ESR 的变化明显大于第二种 TNF 抑制剂患者(−1.5 vs −1.1;$P = 0.007$)。然而,这种显著性差异只存在于对因无效而停止使用初始 TNF 抑制剂的患者,而对于因不耐受而停止使用初始 TNF 抑制剂的患者则不明显[181]。在初始 TNF 无应答患者的其他观察研究中也发现了类似的结果[182]。临床医生在选择合适的治疗方案时,应考虑治疗失败的原因、潜在的副作用、给药途径、使用方便性、费用和患者特定的因素。目前没有明确的建议给出 bDMADs 的使用顺序。正在进行随机对照试验,比较抗肿瘤坏死因子失败后 ABT、RXB 和其他抗 TNF 治疗,预期在完成后会提供进一步的数据[183]。

RXB 可能引起输液反应,包括严重的反应。严重的反应通常发生在第一次输液时,因此,需要仔细监测,建议每次输液前 30 分钟用甲泼尼龙 100mg 或其当量进行预用药。如果发生严重反应,应停止 RXB。在接受 RXB 治疗的患者中也可能发生严重的皮肤黏膜反应。另外,在接受 RXB 治疗的患者中还可能发生乙型肝炎病毒(HBV)再激活。因此,所有患者都应在开始用药前对 HBV 感染情况进行筛查。接受 RXB 治疗的类风湿关节炎患者最常见的不良反应包括上呼吸道感染、鼻咽炎、泌尿道感染和支气管炎[54]。RXB 与恶性肿瘤增加无关,因此,在最近有癌症病史患者中使用 RXB 比抗 TNF 药物更适合[26]。

由于 S. K. 使用两个 TNF 抑制剂治疗无效,无论是 ABT 或 RXB 都是一个合适的选择。鉴于 S. K. 2 年前有皮肤黑素瘤的病史,RXB 会更适合。

案例 44-9

问题 1:Q. O. 是一位 55 岁的女性,在过去一年中患有高度活动性 RA,不能耐受 MTX 治疗。她的医生想使用 bDMADs 作为单一疗法,并想知道哪种药物是最好的?

托珠单抗

托珠单抗(TCZ)是一种人源抗 IL-6 受体抗体,主要用于治疗对一种或者以上 csDMARDs 反应不佳的中到重度活动性成人 RA 患者[57]。TCZ 可以静脉注射或皮下注射。TZB 的推荐起始剂量为 4mg/kg,每 4 周静脉输注 1 次。根据临床反应情况剂量可以增加到 8mg/kg。皮下制剂的剂量是每周或每隔 1 周注射 162mg,这取决于患者的体重和疗效[57]。静脉和皮下制剂的安全性和有效性已被证实是相同的。但是,皮下注射 TCZ 组的注射部位反应增加[184]。如果患者中性粒细胞绝对计数小于 2 000/μl、血小板计数小于 100 000/μl,或者 ALT、AST 值是正常值的 1.5 倍的,TZB 不应使用[57]。如果患者出现严重感染,TZB 治疗应该停止,一旦感染控制,可以继续治疗[57]。

TCZ 在 RA 的单一治疗、联合 csDMARDs 以及抗 TNF 药物难治性患者中均显示出疗效[185,186]。在 8 个 RCTS 的系统回顾中,与 MTX 加安慰剂相比,8mg/kg 剂量的 TCZ 联合 MTX 可以显著降低疾病活动和改善身体功能[187]。与 csDMARDs 相比,TCZ 还可减少 RA 的放射学进展[185,188]。在 RADIATE 试验中,纳入了对一种或以上 TNF-α 抑制剂反应不佳的 RA 患者,这些患者被随机分组到每 4 周 TCZ 8mg/kg、4mg/kg 以及安慰剂组治疗 24 周[186]。TCZ 8mg/kg 组、4mg/kg 组和安慰剂组患者在 24 周时达到 ACR-20 反应的比例分别为 50.0%、30.4% 和 10.1%($P < 0.001$)[186]。鉴于这些信息,TCZ 对于已经失效一种或多种 TNF 抑制剂的 RA 患者也是合理的选择,如病例 44-8 的 S. K.。

TCZ 也被批准可以单药治疗 RA。在 AMBITION 试验中,TCZ 单药治疗与 MTX 单药治疗和 TCZ 治疗相比,在第 24 周 ACR 20 反应更明显(69.9% vs 52.5%,$P < 0.001$),DAS28 < 2.6%(33.6 vs 12.1%)[84]。在一项比较 TCZ 8mg/kg 加 MTX、TCZ 4mg/kg 加 MTX、TCZ 8mg/kg 单药和 MTX 单药治疗的研究中,所有包含 TCZ 的治疗组均显示出优于单药 MTX 的 DAS28 缓解率。然而,只有 TCZ 8mg/kg 加 MTX 组在临床、功能和影像学方面具有一致性优势[85]。

根据 ACR 和 EULAR 治疗指南,当加用 bDMARDs 时,患者应同时维持 MTX 或 csDMARDs 的治疗[26,28]。然而,多达 40% 的患者,由于 MTX 不耐受或患者偏好而中断使用,多达三分之一的患者可能采用 bDMARDs 作为单药治疗[86]。3 种 TNF 抑制剂(依那西普、阿达木单抗和赛妥珠单抗)和两种非 TNF bDMARDs(阿巴西普和妥珠单抗)被批准为可以用于单药治疗。在一项研究中,比较 ADA 和 TCZ 单药治疗对 MTX 不耐受或 MTX 不适用的患者,发现 TCZ 组的患者在 DAS28 和大多数临床指标方面优于 ADA 组[86]。因此,TCZ 作为类风湿关节炎单药治疗,对 Q. O 是合理的选择,且 TCZ 优于至少一种抗 TNF 药物[186,188]。

当开始 TCZ 治疗时,应监测 QO 的副作用。应用 TCZ

治疗最严重的副作用包括严重的感染、胃肠道穿孔及实验室检查异常。同 TNF-α 抑制剂一样,TCZ 也有增加严重感染风险尤其是机会性病原体的黑框警告。当 TCZ 与其他免疫抑制(如 MTX、激素等)联合应用的时候会增加感染的风险。如同抗 TNF 药物一样,TB 皮肤实验结果和胸部影像学结果必须在开始治疗前完善。在临床研究中,致死性严重感染的概率是 0.13 例/(100 患者·年),是很低的[57]。

TCZ 同样与一些血生化检查指标异常有关,包括中性粒细胞减少、血小板减少、LFT 升高以及血脂改变。临床试验发现应用 TCZ 能够增加血脂(总胆固醇、低密度脂蛋白、高密度脂蛋白和甘油三酯),这可能部分是由于 TCZ 能够降低炎症活性导致的。虽然临床试验没有表明心血管风险增加,但需要进一步研究以评估 TCZ 对心血管危险因素的影响[189,190]。

皮质激素

案例 44-10

问题 1:W. M. 是一位 57 岁的男性,患者进展期 RA 并且应用 SSZ 无反应。他目前不能全天工作,因此在寻找一个替代治疗方案。经过对治疗方案的讨论,W. M. 拒绝了应用 MTX 治疗,要求开始应用 HCQ。那么同时使用激素是否合适呢? 需要什么剂量?

尽管长期应用激素可能产生严重的不良反应,但合理使用小剂量皮质类固醇也是非缓解期疾病治疗的重要组成部分。另外,低剂量激素可能具有一些调节疾病的功能,但是这一点是有争议的[65]。只要治疗过程短,低剂量皮质类固醇治疗是有利的。考虑到 W. M. 先生的 RA 病情活动影响到他的工作的能力,MTX 是一个更好的 DMARDs 选择。不管怎么样,联合应用 DMARDs 和中等作用强度的激素(如泼尼松 5~10mg 每日 1 次或者分开服用)是合适的[191]。Cochrane 综述显示,当量 ≤15mg 强的松龙的皮质类固醇剂量是优于安慰剂和 NSAIDs 作用的[192]。在大型队列研究中,泼尼松的剂量在超过 7.5mg/d 的时候与心血管事件(如心肌梗死、脑卒中、心力衰竭)风险增加 2 倍相关,同时长期应用(至少 6~12 个月)也增加了发生高血压的风险[193,194]。因此,尽量应用最小的有效剂量使用最短的时间[28]。激素的起效时间相对迅速,并且这种药物的即刻效果能够使得 W. M. 先生继续他的目前工作,并且承担照顾家庭的工作。随着 W. M. 开始对 HCQ 起反应,激素的剂量应该逐渐减量然后逐渐停用。低剂量激素治疗能够为 DMARDs 治疗起效之前提供桥接作用,然后逐步减量直至停用。

案例 44-10,问题 2:关节内注射激素对于 W. M. 来说是否为安全和有效的治疗选择?

关节腔内注射激素

对 RA 患者来说,关节内皮质类固醇注射是安全和有效的疼痛缓解方法。该治疗方案对于一个或者几个少数关节复发的情况最为敏感有效[195]。与口服皮质类固醇治疗相比,全身副作用最小。虽然能够迅速起效,但效果往往短暂。对于 W. M. 来说,他可以从间断关节腔内激素注射治疗 RA 复发中获益。

幼年特发性关节炎

幼年特发性关节炎(juvenile idiopathic arthritis,JIA)是一组病因不明的异质性慢性关节炎疾病,发生在 16 岁以前。它是儿童期最常见的慢性风湿性疾病,在美国大约有 30 万儿童患有这种疾病,对所有种族的影响都一样,发病高峰年龄在 2 到 4 岁之间。然而,新的病例在整个儿童时期都可见,并且经常持续到成年,导致显著的发病率和身体残疾[196-198]。

临床表现与分类

从定义来说,JIA 的症状(关节炎症表现为肿胀、疼痛、关节活动受限、发热、皮肤红斑)出现在 16 岁之前,并且在至少一个关节上持续至少 6 周[199]。同其他风湿性疾病分类类似,JIA 的诊断也是排他性诊断,需要除外感染性、外伤性以及其他原因导致的[200]。

就像成人的 RA 一样,JIA 从滑膜炎症开始。由于儿童经常不能够描述关节不适、晨僵以及关节疼痛,而表现为关节的敏感性增加,出现受累关节的保护性反应或者拒绝行走。乏力和低热、食欲缺乏、体重减轻以及生长受抑都是其临床表现。根据国际风湿病学协会(International League of Associations for Rheumatology,ILAR)的建议,JIA 患者可归类于以下 7 种类型中的 1 种:①全身型;②寡关节炎型;③多关节炎型(RF+);④多关节炎型(RF-);⑤银屑病型;⑥附着点炎相关型;⑦未分化型(患者不完全满足其他 JIA 亚型的诊断标准)[201]。有关 JIA 图像的目录,包括射线照相和眼科照片,请访问 http://images.rheumatology.org/search.php?searchField=ALL&searchstring=JIA。

大约 50%~60% 的 JIA 病例为寡关节炎或者为寡关节型 JIA,这也是 JIA 最常见的类型。该型典型表现为发病在 6 岁之前,80% 的患者为女孩。寡关节炎患者是指具有 4 个或者更少的关节受累,大多数为踝关节,那些始终没有超过四个关节受累的患者被归类为持续性少关节炎,但是 50% 的患者最终会出现其他关节的受累,进而使得疾病分类发生改变[198,201]。

当在疾病的前 6 个月,JIA 累及 5 个或者 5 个以上关节而没有或很少有全身表现的时候就归类为多关节炎[201]。多关节炎可以是 RF+或者 RF-,此类患者占据大约 40% 的 JIA 患者。大多数患者为 RF-[202]。两种类型均女孩多于男孩。典型表现起病时间在 8 岁或者更大年龄,多数是在青春期。RF+的多关节炎表现类似于成人起病的 RA,表现为进展性、侵蚀性、全身关节的炎症同时伴有乏力、晨僵和炎性标志物的升高[196,198]。

银屑病型 JIA 只占据所有 JIA 病例中的很少的一部分(大约 5%),该诊断必须同时存在慢性关节炎和银屑病。如果存在以下几个条件中的两条,儿童可以诊断为银屑病型 JIA:指(趾)炎、甲床剥离或者指甲凹陷或者家族中有银屑病家族史[196,201]。

附着点炎相关的 JIA 表现为附着点的炎症(肌腱附着与骨头的部位)同时伴有关节炎。通常在下肢。附着点炎相关 JIA 的儿童除了关节炎或者附着点炎以外还至少需要同时满足以下条件中的两个:腰骶部或者骶髂关节炎性疼痛,6 岁以上男性起病,HLA-B27 阳性,症状性前葡萄膜炎或者有附着点炎相关 JIA 或者强直性脊柱炎家族史(一级亲属)[201,203]。

最后一类 JIA 是系统性 JIA,与其他类型不同,其典型表现为全身反应如皮疹、淋巴结肿大、肝肿大或脾肿大、浆膜炎和周期性高峰热。J. R. 表现出这些明显的症状,此外,她还表现有膝关节疼痛,其他常见的关节包括手腕和踝关节受累,经常随着体温的升高而加重,但是也有可能在疾病起病的时候不明显。系统性 JIA 在男孩和女孩发病率类似,大约占据所有 JIA 的 15%。此类亚型 JIA 患儿可以同时具有正细胞、低色素性贫血、ESR 升高,以及血小板增多症、白细胞增多症常见,偶尔可见白细胞计数到 30 000~50 000 个/μl。RF 阳性在 JIA 中不常见,大约只有 5%~10%的病例有 RF 阳性[197,198]。

预后

JIA 预后较差的患者特点通常包括颈椎或者髋关节受累的关节炎、累及踝关节或者腕关节同时 ESR 或者其他炎性标志物显著或者长期升高,以及影像学破坏证据[199]。疾病缓解表现为活动性关节炎的减少、全身症状的消失(皮疹、发热、淋巴结肿大等)、不存在症状性的葡萄膜炎、ESR或者 CRP 正常、总体评定量表评估没有疾病活动。虽然只有 5%的患者能实现真正的缓解,但随着治疗进步,持续的良好控制变得越来越普遍,多达 35%~50%的患者通过药物治疗实现了临床缓解。尽管在护理方面有所改善,但完全缓解是很少见的,大约有 1/3 的 JIA 患儿出现长期失能以及生活质量的下降。保留关节功能对于 RF+多关节炎患

者来说希望不大[204-206]。尽管 J. R. 表现出了一些预后较差的指征(髋关节和腕关节受累、ESR 升高),对于这些是否会长期影响还不清楚,ANA 和 RF 滴度正常以及没有影像学破坏的表现都是有利于 J. R. 预后的方面。

治疗

JIA 的治疗目标是将关节炎症及其破坏效果最小化,控制疼痛,最大限度地保留或者重建 ROM,构建一个可以接受的生活治疗,达到长期缓解。药物治疗策略需要考虑到JIA 的类型、目前的治疗、疾病进展的程度、疾病活动水平以及预后[199]。

非药物治疗

除了药物治疗外,许多 JIA 患者还可以从非药物治疗中获益,以帮助保持关节活动性,维持关节活动度,并防止成年残疾。JIA 患者通常比无疾病的同龄人身体活动较少,更容易疲劳,而且他们可能比同龄儿童发育晚[207]。JIA 的儿童骨密度也比他们的同龄人更容易降低。

热疗和冷疗、按摩及常规物理活动训练均有助于达到减少关节炎症、控制疼痛、改善生活质量的治疗目的。有规律的体育活动,包括肌肉强化、ROM 活动、伸展和耐力训练,是安全的,不会加重关节炎。适当负重的锻炼有助于预防骨质丢失,但是在关节处于急性炎症期的时候应该避免活动。在这种情况下,对关节影响小的活动,如游泳或骑自行车都是推荐的。物理治疗和作业疗法都是有助于患儿掌握大体或者精细运动能力、平衡和协调能力[207,208]。一旦J. R. 的情况改善,应该鼓励她参加定期锻炼和有组织的治疗课程,以提高锻炼能力和保持关节功能。

药物治疗和治疗选择

虽然国际风湿病学协会(ILAR)将 JIA 区分为七种疾病类型,但 ACR 治疗建议根据不同的系统将进行分类治疗,因为几乎没有证据支持按照疾病分类的治疗决策。5个治疗组包括:①≤4 个关节的关节炎史;②≥5 个关节炎史;③活动性骶髂关节炎;④没有活动性关节炎的全身性关节炎;⑤有活动性关节炎的全身性关节炎[199]。然而,2013年 ACR 对系统性关节炎的更新将治疗类别分为 3 个不同的临床类型:①具有活跃的系统性特征和不同程度的滑膜炎;②没有活跃的系统性特征和不同程度的活动性滑膜炎;③巨噬细胞活化综合征(MAS)相关临床表现。

病程中≤4 个或关节受累的治疗组包括 ILAR 疾病分类的扩展性寡关节炎、RF(-)多关节炎、RF(+)多关节炎、银屑病关节炎、附着点相关型关节炎和未分化型关节炎,在病程中,所有受影响的关节均不超过 4 个。非甾体类抗炎药早期可考虑用于那些疾病活动性低的患者,然而,加强治

疗包括关节内注射糖皮质激素,然后是甲氨蝶呤,最后在疗效差的患者中可以使用 TNF-α 抑制剂。非甾体抗炎药可作为任何 JIA 患者的辅助治疗;然而,在没有其他治疗的情况下,单药治疗不应超过 2 个月。曲安奈德是关节内糖皮质激素的首选,可以达到至少 4 个月的临床改善;如果症状在这个时期内没有得到控制,可以加用 csDMARDs 治疗[209,210]。MTX 可用于那些非甾体抗炎药和关节内注射治疗失败的患者或那些具有高疾病活性和预后差的患者。对于那些附着点炎相关的 JIA 患者,SSZ 是比 MTX 更好的初始 csDMARDs 选择,因为它有临床症状改善和长期预后控制的证据[203]。最后,在那些经过 3~6 个月的常规 MTX 治疗后仍然病情得不到控制的人,应该使用 TNF-α 抑制剂。自 ACR 治疗建议发表以来,托珠单抗已被批准用于多关节的 JIA。除系统性 JIA 外,未指定治疗部位,但作为初始治疗的补充,可以单独或联合甲氨蝶呤使用[57]。

病程中 ≥5 个关节受累的治疗组的患者应首选 MTX 为一线治疗。非甾体抗炎药在这个治疗组中作用不大;患者可能经历短暂的 1~2 个月的 NSAIDs 治疗过程,但是迅速增加 DMARDs 治疗对减缓疾病进展非常重要。由于对 LEF 的经验较多,LEF 可被用于 MTX 的替代药物或那些有高疾病活性和预后差的患者。对于那些经过 3 至 6 个月 DMARDs 治疗失败的患者,可以使用 TNF-α 抑制剂,如效果不佳,可更换另一个 TNF-α 抑制剂,或者如果在 bDMARDs 治疗 4 个月后疾病活动度仍然得不到有效控制,则可以选择阿巴西普。如果 TNF-α 抑制剂和阿巴西普失败,最后可用利妥昔单抗。

活动性骶髂关节炎的患者可能包括任何 JIA 疾病类别的个体,但是治疗组必须由该疾病的临床和影像学证据来定义。在 NSAIDs 或 csDMRADs(MTX 或 SSZ)治疗失败后可以选择 TNF-α 抑制剂[199]。

全身型 JIA 根据临床表型分为 3 个治疗类别。对于那些没有活动性全身症状且疾病活动性低的的患者,NSAIDs 起始可作为单药使用,但不应作为单药持续治疗超过 2 个月。如果受累关节 ≤4 个,可同时考虑注射糖皮质激素,如果受累关节 ≥5 个多,应优先选择 MTX 或 LEF。如果 csDMARD 治疗失败,可以选择阿巴西普、阿那白滞素和托珠单抗等几种 bDMARDs。

大约 10% 的 JIA 患儿发生 MAS,这是一种致命的并发症,特征是发热、全血细胞减少、肝功能不全和凝血系统疾病等,它有 6% 的死亡率。在这些患者中,应该考虑使用阿那白滞素、钙调磷酸酶抑制剂和全身糖皮质激素治疗[197]。

案例 44-11,问题 4:NSAIDs 是治疗像 J.R. 这样全身型 JIA 患者的首选药物吗?

NSAIDs 在大多数少关节和多关节 JIA 病人中可作为一线治疗 1~2 个月[199]。但不建议在活动性关节炎患者中使用 NSAIDs 作为超过 2 个月的单药治疗,无论是否存在不良预后特征[199]。像 J.R. 这样的全身型 JIA 患者,受累关节<5 个,NSAIDs 可作为单一治疗。对于 NSAIDs 单药治疗 1 个月后仍具有持续疾病活动的患者,应加强治疗[197]。NSAIDs 对于全身型 JIA 很有用,它们可以针对关节炎症以

及全身型 JIA 中常见的发热症状[198,211]。这些药物通过抑制前列腺素的合成来控制疼痛、发热和炎症,通常儿童能够很好地耐受。镇痛作用最快起效,持续使用 NSAIDs 其抗炎作用将在几周内开始出现。

许多传统的 NSAIDs 以及塞来昔布已被用于治疗 JIA。JIA 常用的 NSAIDs 是萘普生和布洛芬。萘普生被批准用于治疗 JIA≥2 岁的患者,剂量为 5mg/kg,每日 2 次口服,这对学龄儿童使用是有利的,因为其给药间隔合适,且液体或片剂两种剂型的方便性好[211]。布洛芬用于治疗年龄在 1 岁以上的患者。对于 1~12 岁的患者,布洛芬建议分 3~4 次给予 30~40mg/(kg·d)。布洛芬也可有片剂和溶液制剂[212]。

多数情况下,在认为患儿对此类药物无效或者有耐受性之前应该至少尝试两种不同的 NSAIDs[213]。对一种化学类型的 NSAIDs 反应失败不能够排除对此种类型的其他药物的有效性。和成人患者一样,无法预测患儿对任何一种 NSAIDs 的反应性。

由于存在活跃的全身特征(发热、淋巴结肿大、脾肿大和一过性皮疹)以及 MD<5 和 AJC4(右髋、左膝和右膝、右腕),非甾体抗炎药或阿那白滞素是 J.R. 合适的一线药物[197]。对于 J.R. 来说,布洛芬似乎是首选的药物,因为该药为 OTC 药物,并且有溶液以及咀嚼片两种剂型,这对于 4 岁的儿童来说是一个非常重要的因素。萘普生也口服混悬液的剂型,但是必须需要处方才能获取,该药也可以作为起始治疗选择。

糖皮质激素

案例 44-11,问题 5:体重为 15kg 的 J.R. 口服萘普生,剂量 75mg,每日 2 次,剂型为 125mg/5ml 口服悬液。在过去的 4 周里,她的父母每日给她 2 次药物治疗,但是她仍然有持续发热的疾病活动。J.R. 的下一步治疗应该是什么?

在 1 个月后仍有疾病活动的患者,继续使用 NSAIDs 单药治疗是不合适的。因此,应选择替代治疗方案。ACR 指南建议对全身型 JIA 患者使用全身性糖皮质激素治疗,对非全身型 JIA 患者不适用[199]。

尽管应用大剂量或者长期应用激素可能会有一些严重不良反应,但是低剂量激素有时候在控制疾病复发,或者在 DMARDs 药物缓慢起效控制疾病前起桥接作用。全身糖皮质激素可作为全身性 JIA 的辅助治疗[197]。

目前建议患者应用最低有效剂量的激素尽量使用最短时间以避免激素长期用带来的副作用,如高血压或者骨质疏松症。晨起口服每日 1 次的激素剂量是为了模拟生理状态下人体激素的释放规律,以最小的抑制下丘脑-垂体-肾上腺轴。对于 J.R. 来说,全身性糖皮质激素是合适的下一步治疗,如果必要的话,可以考虑作为辅助治疗贯穿整个疗程。

案例 44-11,问题 6:J.R. 应该注意激素的不良反应有哪些呢?

激素常见的不良反应包括消化道不适和对消化道黏膜的损伤,情绪的变化包括抑郁或者兴奋性增加,以及升高血

压和血糖水平[212]。激素同时可以抑制皮肤的愈合、诱发骨质疏松(尤其是长期应用),视力的问题如青光眼和白内障。J. R. 的父母同时应该就在激素治疗期间接受疫苗的问题进行咨询,因为免疫抑制能够减弱正常的免疫反应。灭活疫苗对于免疫抑制的患者来说是安全的,可以根据需要进行免疫[212]。免疫抑制患者同健康人群比较对于疫苗的免疫反应较弱。因此这些患者可能需要更大剂量或者更频繁的免疫疫苗治疗。

对于免疫抑制患者应用活病毒疫苗需要引起极大的关注。接受激素治疗患者的免疫抑制风险取决于激素剂量、时间长短以及使用途径。局部的激素应用(如外用、吸入及关节腔内)不会增加患者的风险[214]。短期接受激素治疗的患者(如<2周),隔日1次应用短效的激素或者剂量不超过中等程度范围的患者可以应用活毒疫苗。如果应用激素的剂量为泼尼松 2mg/(kg·d)或者 20mg/d 及其等效剂量及以上的患者,其免疫抑制的风险极高,这些患者不应该接受活疫苗。接受大剂量激素的患者和超过2周以上的患者应该至少等待3个月才能接受活疫苗[214]。

关节腔内激素治疗

案例 44-11,问题 7: J. R. 的双膝疼痛一直限制着她走路。她的父母很担心她缺乏活动,想知道是否有办法更快的减轻她的痛苦。关节腔内激素治疗是减少 J. R. 膝关节疼痛的合适选择吗?

关节腔内注射激素治疗对于 JIA 患者来说是一种高效的治疗方法。这种治疗针对于传统 NSAID 治疗效果不佳或者表现为单关节炎或者寡关节炎的患者。目前的临床指南建议疾病活动的单关节或少关节的 JIA 患者推荐应用关节腔内注射,并且与疾病活动程度、预后以及关节变形情况无关[199]。关节内注射激素也被推荐为其他类型 JIA 的辅助治疗,包括 5 个或更多关节受累的活动性疾病和全身型 JIA 患者。同 NSAIDs 相比较,激素注射治疗能够更好地减少关节疼痛的时间[213]。对于 JIA 患者来说,应用关节腔内注射能够使超过 80% 的患者在注射关节得到完全的疾病缓解超过 6 个月,60% 的患者治疗后能够停用所有的口服药物[215]。一项研究在平均随访 30 个月之后发现,激素治疗的长期不良反应(如影响关节稳定性、骨质疏松症、软组织萎缩)均未发生。因此,对于寡关节疾病就是病变局限于少数几个关节的患者来说关节内注射是安全而有效的选择[198]。

对于关节腔内激素注射治疗对于受累关节有限的 H. Y. 来说是一个安全的有效的方法。在注射后的几天,他的膝关节和踝关节应该限制活动,但是鼓励继续进行非负重的物理治疗来保证治疗后关节的灵活性和活动度[213]。每隔数个月后可重复关节腔内注射治疗。不良反应包括局部脂肪萎缩、关节钙化,这两个都不会产生特别的临床问题。

缓解病情的抗风湿药物

案例 44-11,问题 8: 糖皮质激素单药治疗 2 周后,J. R. 仍有中度的疾病活动。她的医生想开始使用 DMARD 治疗,但不确定 csDMARDs 还是 bDMARDs 首选。如何选择?

不多于 4 个关节炎受累(如持续性少关节炎)的 JIA 患者以及有 5 个或更多的关节炎受累[如持续性少关节炎和多关节炎(RF 阳性和 RF 阴性)]的 JIA 患者都应考虑早期 csDMARDs 治疗[199]。MTX 是这些类型 JIA 的治疗选择。对于全身型 JIA,MTX 或 LEF 在没有全身症状和 AJC>4 的患者中应视为一线治疗,有任何数量关节受累的活动关节炎作为二线治疗。MTX 或 LEF 也可被认为是没有系统症状的全身型 JIA 的二线治疗。但是,csDMARDs 还没有被证明对全身型 JIA 有效[216,217]。对于像 J. R. 这样的全身型 JIA,又具有活动性全身症状的患者,可以考虑 MTX 或 LEF,但是考虑到缺乏有效证据,可以首选 bDMARDs。

生物制剂

案例 44-11,问题 9: 鉴于 csDMARDs 不是 J. R 的最佳治疗选择,对于 J. R.,哪个 bDMARDs 最适合治疗全身型 JIA?

目前 FDA 批准治疗 JIA 的生物制剂有四种:依那西普、阿达木单抗和阿巴西普用于 JIA,卡那津单抗用于全身型 JIA。也有一些 bDMARDs 未被 FDA 批准用于治疗 JIA,但 ACR 指南中有推荐,包括阿那白滞素、列洛昔普、利妥昔单抗、TNF-α 类抑制剂和托珠单抗[197]。尽管 TNF-α 抑制剂在治疗成人类风湿关节炎和多关节炎型 JIA 方面显示出优异的疗效,但是在治疗全身型 JIA 方面它们没有显示出类似的效果。全身型 JIA 的确切病理生理学机制尚不清楚,但促炎细胞因子 IL-1 和 IL-6 已被确定,并为药物治疗的目标[197,217-219]。因此,IL-1 抑制剂阿那白滞素、卡那津单抗和列洛昔普以及 IL-6 抑制剂托珠单抗已证明对全身型 JIA 的治疗有效,ACR 治疗指南中也阐述了它们的使用方法[197]。

IL-1 抑制剂阿那白滞素和卡那津单抗被推荐用于全身型 JIA 的治疗,而列洛昔普在治疗中的地位尚不清楚。阿那白滞素通过抑制 IL-1 与白细胞介素-1 型受体(IL-1R1)的结合而阻断 IL-1α 和 IL-1β 的活性。虽然阿那白滞素在成人类风湿关节炎治疗中没有达到最理想的疗效,但全身型 JIA 患者对阿那白滞素治疗反应很好。阿那白滞素治疗难治性全身型 JIA 患者效果良好的病例报告逐渐在增加[217,220]。在一项针对全身型 JIA 患者的小型随机、对照试验中,阿那白滞素组 12 名患者中有 8 名获得初步治疗效果(临床症状改善 30%,发热消退,CRP 和 ESR 均减少 50% 或正常),而对照组 12 名患者中有 1 名获得初步治疗效果。此外,对照组有 10 名患者在 1 个月后转为阿那白滞素,其中 9 名患者也对阿那白滞素治疗有效[220]。虽然阿那白滞素没有 FDA 批准用于 JIA,在临床试验中使用的剂量是每日皮下注射 2mg/kg,最大每日剂量为 100mg[220]。与所有的 bDMARDs 一样,患者在使用阿那白滞素时被监测到感染的风险增加。像 J. R. 这种对 NSAID 和激素单一疗法疗效不佳的患者,阿那白滞素是一种合适的治疗方法。

卡那津单抗是一种人单克隆抗体,它结合 IL-1β 并阻断其与 IL-1 受体的相结合。FDA 批准的剂量是,体重 ≥7.5kg 患者每 4 周皮下注射 4mg/kg 治疗全身型 JIA(最大剂量 300mg)[221]。在一项评价卡那津单抗治疗全身型 JIA 的随机、安慰剂对照试验中,在给药 15 天后,84% 的受试者在卡那津单抗组中得到了 30% 的临床缓解,而安慰剂组仅有 10% 的临床缓解(P<0.001)[221]。在另一个开放性试验中,32 周后,卡那津单抗治疗组患者病情活动显著降低,而卡那津单抗治疗组的平均糖皮质激素使用剂量也降低[222]。卡那津单抗和其他 bDMARDs 一样,与感染风险增加有关。也与 MAS 有关。这可能由于用卡那津单抗治疗的患者的严重程度不同,目前还没有确定确切的因果关系[222]。卡那津单抗也可以是 J. R. 的一种治疗选择。每月 1 次的给药方法比阿那白滞素更方便。

列洛昔普是白细胞介素 1 抑制剂它结合 IL-1β 以及 IL-1α,使其和 IL-1 受体结合力下降[223]。虽然列洛昔普已证明对全身型 JIA 有效,但它在治疗中的地位仍不能确定[224]。它不应用作一线治疗,根据 ACR 指南,其对持续疾病活动的 JIA 患者使用也是不确定的[197]。

托珠单抗是一种抗 IL-6 受体的单克隆抗体。推荐用于活动性全身型 JIA 患者,以及在糖皮质激素单药疗法、csDMARDs 或阿那白滞素治疗后仍持续疾病活动的 JIA 患者[197]。也推荐用于在阿那白滞素或 csDMARDs 治疗后 AJC>0 但没有全身症状的全身型 JIA 患者中[197]。全身型 JIA 在临床试验中使用 TCZ 的剂量为体重 ≥30kg 的 8mg/kg 或体重<30kg 的 12mg/kg,每 2 周静脉注射[225]。在 TCZ 治疗全身型 JIA 的随机试验中,接受 TCZ 治疗的儿童中有 71% 在临床状况上得到 70% 的改善,而接受安慰剂的儿童只有 8%[227]。与卡那津单抗一样,TCZ 和 MAS 发生之间存在联系,而阿那白滞素已被证明对治疗 MAS 有效[217]。

J. R. 已经尝试过 NSAIDs 和全身糖皮质激素,但她仍然有活动性全身型 RA。阿那白滞素、卡那津单抗和托珠单抗都是治疗 J. R. 的适当选择。卡那津单抗是 FDA 批准的全身型 JIA 的治疗药物,并且在这三种选择中是最方便的给药方案。因此,卡那津单抗是 J. R. 的最佳选择。

案例 44-12

问题 1:7 岁的 C. E. 有多关节炎,一直对 NSAID 或 MTX 治疗没有满意疗效。考虑到许多潜在的副作用,C. E. 的父母拒绝让女儿服用激素。他们担心永久性关节损伤,希望尝试一种生物制剂,希望能够抑制疾病活动。他们听说生物药物"比激素更安全",他们想知道哪些药物可以治疗 C. E.。

目前 FDA 批准治疗 JIA 的生物制剂有 3 种:依那西普、阿达木单抗和阿巴西普。如前一节所讨论的,卡那津单抗用于治疗全身型 JIA。

依那西普是一种重组的 TNF 受体 Fc 片段融合蛋白,适用于 2 岁以上 JIA 患者,经过最大耐受剂量 MTX 治疗 3 个月,仍然具有活动的 RA 少关节或多关节型 JIA 患者推荐使用 ETA[199]。推荐使用剂量为每周 0.8mg/kg(最大剂量为 50mg)皮下注射[44]。与成人相比较,依那西普在儿童中的安全性类似,但是儿童患者腹痛(17% 的 JIA 患者 vs 5% 的 RA 成人患者)和恶心(14.5% 的 JIA 患者 vs <3% 的 RA 成

人患者)的发生率明显升高。JIA 患者在使用依那西普治疗前,应强化他们的免疫接种,因为应用依那西普后对疫苗的反应性未知。JIA 长期应用依那西普的有效性和安全性已经有超过 10 年的治疗数据所支持[226]。

阿达木单抗是一种人源性的单克隆 TNF-α 抗体,被批准用于 2 岁及 2 岁以上中度至重度活动性多关节 JIA 患者[45]。该药以体重计算药物剂量(体重 10~15kg 的患儿为 10mg,体重 15~30kg 的患儿为 20mg,体重 ≥30kg 的患儿为 40mg),每隔 1 周皮下注射 1 次[45]。一项纳入 171 名 JIA 患者,阿达木单抗单药治疗以及联合 MTX 治疗的研究显示,患儿采用联合治疗对疾病改善的效果优于阿达木单抗单药治疗[45]。在应用阿达木单抗期间可以继续应用激素、水杨酸类、NSAIDs,或者其他镇痛药。

阿巴西普是一种注射用生物制剂,主要通过抑制 T 细胞的激活起作用。该药在 2008 年批准用于治疗 6 岁或者以上的中度至重度活动性多关节型 JIA 患儿。患者体重轻于 75kg 的用法为静脉输注 10mg/kg,持续时间为 30 分钟,对于体重 75kg 以上的患者应接受成人静脉给药量,最大剂量为 1 000mg[52]。所有患儿在首次输注后的 2 周和 4 周再次接受输注治疗,以后每隔 4 周治疗 1 次[52]。与 TNF-α 抑制剂不一样,阿巴西普不是立刻起效,而是在重复数个月的疗程后效果逐渐显现[213]。

其他的生物制剂包括 TNF-α 抑制剂,目前 FDA 没有批准用于 JIA 患者,但已被研究。从临床研究中的数据发现这些治疗对于 JIA 都是有效的,并且没有增加严重不良反应的风险。由于药物作用机制的关系,所有的生物制剂都存在降低感染抵抗力的不良反应,因此应用的时候必须严格监测患者感染的征象。

所有 FDA 批准的生物制剂,C. E. 适合应用的有依那西普、阿达木单抗或阿巴西普。因为阿巴西普不能立即发挥作用,依那西普或阿达木单抗可能是首选。并且因为阿达木单抗可以每 2 周使用的方法与依那西普每周 2 次的使用方法比较更易于接受。在阿达木单抗应用期间,她同时可以继续应用 NSAID 和 MTX 治疗,因为和这些药物联合应用与阿达木单抗单药治疗比较更易得到临床改善。

案例 44-13

问题 1:T. T. 从她的社区医生处转诊到风湿病专科诊所。她今年 9 岁,一直抱怨在家里鞋子弄伤了脚,在学校不能和同学一起跑步。体格检查发现她有多关节肿胀和关节处红斑皮疹(双足跗跖关节和跖趾关节,双踝以及双膝)。她的 CBC 值都是正常的,她的 ESR 是正常的,RF 阳性。除了 NSAIDs 和类固醇激素治疗之外,风湿病医生还想开始使用 DMARDs 药物。什么 DMARDs 适用于治疗 T. T 的 JIA?

RF+多关节炎和早发 JIA 患者在关节功能方面预后差,应尽早考虑 DMARDs 治疗。MTX 是多关节炎 JIA 的首选药物[227]。T. T. 表现出典型的 RF+多关节炎的症状,选择 MTX 作为一线药物治疗是合适的。MTX 治疗 JIA 的推荐剂量为每周口服或皮下注射 10mg/m²。食物会减少 MTX

的生物利用度，因此 MTX 应在空腹服用。在使用 MTX 治疗 2 年的 JIA 患者中，关节损伤改善或减缓的放射学证据被证实了[228]。其他的 DMARDs 选择包括氟来米特、柳氮磺吡啶或羟氯喹。MTX 优于这些替代的 csDMARDs，来氟米特是治疗次选的 csDMARDs[199]。

案例 44-13，问题 2： MTX 治疗 T. T. 预期反应是什么？

长期或者永久的 JIA 相关关节损伤相对于成人 RA 来说会少一些，因此当疾病缓解时候可以尝试停用 MTX。停用 MTX 的最佳时机目前还不清楚，但是该药不应该在 1 年内停用，对于复发高危人群更应该缓慢停药[229,230]。确诊时年龄较小（<4.5 岁）和寡关节炎进展到多关节炎 JIA 是复发的最大危险因素[229,231]。

儿童耐受 MTX 良好，严重的不良反应（如一过性的肝酶升高、恶心、呕吐和口腔溃疡）发生率低[230]。这些不良反应可以通过每日服用叶酸（1mg）或者每周服用叶酸（MTX 治疗后次日服用）来减少。JIA 患者应用 MTX 时的肝毒性监测以及活检的建议和成人 RA 患者指南推荐的一样。联合 MTX 与其他 DMARDs 的效果在儿童患者中没有相关研究。

（毛璐　伍沪生　译，满斯亮　校，伍沪生　审）

参考文献

1. Arthritis Foundation. What is arthritis? http://www.arthritis.org/about-arthritis/understanding-arthritis/. Accessed July 25, 2015.
2. Myasoedova E et al. Is the incidence of rheumatoid arthritis rising?: results from Olmsted County, Minnesota, 1955-2007. *Arthritis Rheum*. 2010;62(6):1576–1582.
3. Firestein G. Etiology and pathogenesis of rheumatoid arthritis. In: Kelley W, ed. *Kelley's Textbook of Rheumatology*. 9th ed. Philadelphia, PA: Saunders/Elsevier; 2013:1059–1108.
4. Helmick CG et al. Estimates of the prevalence of arthritis and other rheumatic conditions in the United States. Part I. *Arthritis Rheum*. 2008;58(1):15–25.
5. Tobón GJ et al. The environment, geo-epidemiology, and autoimmune disease: Rheumatoid arthritis. *Autoimmun Rev*. 2010;9(5):A288–A292.
6. Carlens C et al. Smoking, use of moist snuff, and risk of chronic inflammatory diseases. *Am J Respir Crit Care Med*. 2010;181(11):1217–1222.
7. Hale L. Pathology of rheumatoid arthritis and associated disorders. In: Koopman WJ ML, ed. *Arthritis and Allied Conditions: A Textbook of Rheumatology*. 15th ed. Philadelphia, PA: Lippincott Williams & Wilkins; 2005:1117.
8. Carter RH. B cells in health and disease. *Mayo Clin Proc*. 2006;81(3):377–384.
9. Lee M. *Rheumatic Diseases. Basic Skills in Interpreting Laboratory Data*. 5th ed. Bethesda, MD: American Society of Health-System Pharmacists; 2013.
10. Sweeney S et al. Clinical features of rheumatoid arthritis. In: Firestein G, ed. *Kelley's Textbook of Rheumatology*. 9th ed. Philadelphia, PA: Sanders/Elsevier; 2013:1109–1136.
11. Wasserman AM. Diagnosis and management of rheumatoid arthritis. *Am Fam Physician*. 2011;84(11):1245–1252.
12. Edworthy SM. Morning stiffness: sharpening an old saw? *J Rheumatol*. 1999;26(5):1015–1017.
13. Guidelines ACoRSoRA. Guidelines for the management of rheumatoid arthritis: 2002 Update. *Arthritis Rheum*. 2002;46(2):328–346.
14. Aletaha D et al. 2010 Rheumatoid arthritis classification criteria: an American College of Rheumatology/European League Against Rheumatism collaborative initiative. *Arthritis Rheum*. 2010;62(9):2569–2581.
15. Balsa A et al. Influence of HLA DRB1 alleles in the susceptibility of rheumatoid arthritis and the regulation of antibodies against citrullinated proteins and rheumatoid factor. *Arthritis Res Ther*. 2010;12(2):R62.
16. Scott DL et al. Rheumatoid arthritis. *Lancet*. 2010;376(9746):1094–1108.
17. Andrade F et al. Autoantibodies in rheumatoid arthritis. In: Firestein G, ed. *Kelley's Textbook of Rheumatology*. 9th ed. Philadelphia, PA: Saunders/Elsevier; 2013:504–817.
18. Jansen LM et al. Predictors of radiographic joint damage in patients with early rheumatoid arthritis. *Ann Rheum Dis*. 2001;60(10):924–927.
19. Wild N et al. Diagnosis of rheumatoid arthritis: multivariate analysis of biomarkers. *Biomarkers*. 2008;13(1):88–105.
20. Rantapää-Dahlqvist S et al. Antibodies against cyclic citrullinated peptide and IgA rheumatoid factor predict the development of rheumatoid arthritis. *Arthritis Rheum*. 2003;48(10):2741–2749.
21. Sun J et al. Diagnostic accuracy of combined tests of anti cyclic citrullinated peptide antibody and rheumatoid factor for rheumatoid arthritis: a meta-analysis. *Clin Exp Rheumatol*. 2014;32(1):11–21.
22. Turesson C et al. Extra-articular disease manifestations in rheumatoid arthritis: incidence trends and risk factors over 46 years. *Ann Rheum Dis*. 2003;62(8):722–727.
23. Turesson C, Jacobsson LT. Epidemiology of extra-articular manifestations in rheumatoid arthritis. *Scand J Rheumatol*. 2004;33(2):65–72.
24. Gerli R et al. Precocious atherosclerosis in rheumatoid arthritis: role of traditional and disease-related cardiovascular risk factors. *Ann N Y Acad Sci*. 2007;1108:372–381.
25. Peters MJ et al. EULAR evidence-based recommendations for cardiovascular risk management in patients with rheumatoid arthritis and other forms of inflammatory arthritis. *Ann Rheum Dis*. 2010;69(2):325–331.
26. Smolen JS et al. EULAR recommendations for the management of rheumatoid arthritis with synthetic and biological disease-modifying antirheumatic drugs: 2013 update. *Ann Rheum Dis*. 2014;73(3):492–509.
27. Singh JA et al. 2012 update of the 2008 American College of Rheumatology recommendations for the use of disease-modifying antirheumatic drugs and biologic agents in the treatment of rheumatoid arthritis. *Arthritis Care Res (Hoboken)*. 2012;64(5):625–639.
28. Singh JA et al. 2015 American College of Rheumatology Guideline for the Treatment of Rheumatoid Arthritis. *Arthritis Rheumatol*. 2016;68(1):1–26.
29. Vliet Vlieland TP. Non-drug care for RA—is the era of evidence-based practice approaching? *Rheumatology (Oxford)*. 2007;46(9):1397–1404.
30. Häkkinen A et al. A randomized two-year study of the effects of dynamic strength training on muscle strength, disease activity, functional capacity, and bone mineral density in early rheumatoid arthritis. *Arthritis Rheum*. 2001;44(3):515–522.
31. Van Den Ende CH et al. Dynamic exercise therapy for rheumatoid arthritis. *Cochrane Database Syst Rev*. 2000;(2):CD000322.
32. Egan M et al. Splints/orthoses in the treatment of rheumatoid arthritis. *Cochrane Database Syst Rev*. 2003;(1):CD004018.
33. Rogers MP et al. Psychological care of adults with rheumatoid arthritis. *Ann Intern Med*. 1982;96(3):344–348.
34. Dickens C et al. Depression in rheumatoid arthritis: a systematic review of the literature with meta-analysis. *Psychosom Med*. 2002;64(1):52–60.
35. Astin JA et al. Psychological interventions for rheumatoid arthritis: a meta-analysis of randomized controlled trials. *Arthritis Rheum*. 2002;47(3):291–302.
36. Felson DT et al. American College of Rheumatology/European League Against Rheumatism provisional definition of remission in rheumatoid arthritis for clinical trials. *Arthritis Rheum*. 2011;63(3):573–586.
37. Xeljanz (tofacitinib citrate) [package insert]. New York: Pfizer Laboratories; 2016.
38. O'Dell J. Treatment of rheumatoid arthritis. In: Firestein G, ed. *Kelley's Textbook of Rheumatology*. 9th ed. Philadelphia, PA: Saunders/Elsevier; 2013:1137–1160.
39. TheMedicalLetter.org. Drugs for rheumatoid arthritis. *Treat Guidel Med Lett*. 2012;10(117):37–44.
40. TheMedicalLetter.org. Drugs for rheumatoid arthritis. *Treat Guidel Med Lett*. 2009;7(81):37–46.
41. Jenkins JK, Hardy KJ. Biological modifier therapy for the treatment of rheumatoid arthritis. *Am J Med Sci*. 2002;323(4):197–205.
42. Moreland LW et al. T cell receptor peptide vaccination in rheumatoid arthritis: a placebo-controlled trial using a combination of Vbeta3, Vbeta14, and Vbeta17 peptides. *Arthritis Rheum*. 1998;41(11):1919–1929.
43. Moreland LW et al. Etanercept therapy in rheumatoid arthritis. A randomized, controlled trial. *Ann Intern Med*. 1999;130(6):478–486.
44. Enbrel (etanercept) [package insert]. Thousand Oaks, CA: Immunex; 2015.
45. Humira (adalimumab) [package insert]. North Chicago, IL: Abbott Laboratories; 2016.
46. Remicade (infliximab)[package insert]. Horsham, PA: Centocor; 2015.
47. Cimzia (certolizumab pegol) [package insert]. Smyrna, GA: UCB; 2016.
48. Nurmohamed MT. Newer biological agents in the treatment of rheumatoid arthritis: do the benefits outweigh the risks? *Drugs*. 2009;69(15):2035–2043.
49. Simponi (golimumab)[package insert]. Horsham, PA: Janssen Biotech; 2016.
50. Singh JA et al. A network meta-analysis of randomized controlled trials of biologics for rheumatoid arthritis: a Cochrane overview. *Can Med Assoc J*. 2009;181(11):787–796.
51. Louie SG et al. Biological response modifiers in the management of rheu-

matoid arthritis. *Am J Health Syst Pharm.* 2003;60(4):346–355.

52. Orencia (abatacept) [package insert]. Princeton, NJ: Bristol Meyer Squibb; 2015.

53. Kremer JM et al. Results of a two-year followup study of patients with rheumatoid arthritis who received a combination of abatacept and methotrexate. *Arthritis Rheum.* 2008;58(4):953–963.

54. Rituxan (rituximab) [package insert]. South San Francisco, CA: Biogen Idec and Amgen; 2016.

55. Genovese MC et al. Longterm safety and efficacy of tocilizumab in patients with rheumatoid arthritis: a cumulative analysis of up to 4.6 years of exposure. *J Rheumatol.* 2013;40(6):768–780.

56. van Vollenhoven RF et al. Longterm safety of patients receiving rituximab in rheumatoid arthritis clinical trials. *J Rheumatol.* 2010;37(3):558–567.

57. Actemra (tocilizumab) [package insert]. South San Francisco, CA: Genentech; 2014.

58. Lipsky PE. Interleukin-6 and rheumatic diseases. *Arthritis Res Ther.* 2006;8(Suppl 2):S4.

59. Nakahara H, Nishimoto N. Anti-interleukin-6 receptor antibody therapy in rheumatic diseases. *Endocr Metab Immune Disord Drug Targets.* 2006;6(4):373–381.

60. Singh JA et al. Risk of serious infection in biological treatment of patients with rheumatoid arthritis: a systematic review and meta-analysis. *Lancet.* 2015;386(9990):258–265.

61. Gorter SL et al. Current evidence for the management of rheumatoid arthritis with glucocorticoids: a systematic literature review informing the EULAR recommendations for the management of rheumatoid arthritis. *Ann Rheum Dis.* 2010;69(6):1010–1014.

62. Kirwan JR et al. Effects of glucocorticoids on radiological progression in rheumatoid arthritis. *Cochrane Database Syst Rev.* 2007;(1):CD006356.

63. Buttgereit F et al. Low-dose prednisone chronotherapy for rheumatoid arthritis: a randomised clinical trial (CAPRA-2). *Ann Rheum Dis.* 2013;72(2):204–210.

64. Buttgereit F et al. Targeting pathophysiological rhythms: prednisone chronotherapy shows sustained efficacy in rheumatoid arthritis. *Ann Rheum Dis.* 2010;69(7):1275–1280.

65. Buttgereit F et al. Efficacy of modified-release versus standard prednisone to reduce duration of morning stiffness of the joints in rheumatoid arthritis (CAPRA-1): a double-blind, randomised controlled trial. *Lancet.* 2008;371(9608):205–214.

66. Saag KG. Resolved: Low-dose glucocorticoids are neither safe nor effective for the long-term treatment of rheumatoid arthritis. *Arthritis Rheum.* 2001;45(5):468–471.

67. Crofford LJ. Use of NSAIDs in treating patients with arthritis. *Arthritis Res Ther.* 2013;15(Suppl 3):S2.

68. Rovati GE et al. Dual COXIB/TP antagonists: a possible new twist in NSAID pharmacology and cardiovascular risk. *Trends Pharmacol Sci.* 2010;31(3):102–107.

69. Rao P, Knaus EE. Evolution of nonsteroidal anti-inflammatory drugs (NSAIDs): cyclooxygenase (COX) inhibition and beyond. *J Pharm Pharm Sci.* 2008;11(2):81s–110s.

70. Ivanova IP et al. Characterization of immunogenic properties of polyclonal T cell vaccine intended for the treatment of rheumatoid arthritis. *Bull Exp Biol Med.* 2007;144(4):630–634.

71. Ivanova I et al. Immune responses induced by T-cell vaccination in patients with rheumatoid arthritis. *Hum Vaccin Immunother.* 2014;10(5):1221–1227.

72. Benham H et al. Citrullinated peptide dendritic cell immunotherapy in HLA risk genotype-positive rheumatoid arthritis patients. *Sci Transl Med.* 2015;7(290):290ra287.

73. de Jong PH et al. Randomised comparison of initial triple DMARD therapy with methotrexate monotherapy in combination with low-dose glucocorticoid bridging therapy; 1-year data of the tREACH trial. *Ann Rheum Dis.* 2014;73(7):1331–1339.

74. Dougados M et al. Combination therapy in early rheumatoid arthritis: a randomised, controlled, double blind 52 week clinical trial of sulphasalazine and methotrexate compared with the single components. *Ann Rheum Dis.* 1999;58(4):220–225.

75. Strand V et al. Treatment of active rheumatoid arthritis with leflunomide compared with placebo and methotrexate. Leflunomide Rheumatoid Arthritis Investigators Group. *Arch Intern Med.* 1999;159(21):2542–2550.

76. Hishitani Y et al. Retention of tocilizumab and anti-tumour necrosis factor drugs in the treatment of rheumatoid arthritis. *Scand J Rheumatol.* 2013;42(4):253–259.

77. Alten R et al. Long-term safety of subcutaneous abatacept in rheumatoid arthritis: integrated analysis of clinical trial data representing more than four years of treatment. *Arthritis Rheum.* 2014;66(8):1987–1997.

78. Horák P et al. Abatacept and its use in the treatment of rheumatoid arthritis (RA) in the Czech Republic-data from the ATTRA registry. *Clin Rheumatol.* 2013;32(10):1451–1458.

79. Mok CC. Rituximab for the treatment of rheumatoid arthritis: an update.

Drug Des Devel Ther. 2014;8:87–100.

80. Buch MH et al. Updated consensus statement on the use of rituximab in patients with rheumatoid arthritis. *Ann Rheum Dis.* 2011;70(6):909–920.

81. Slimani S et al. Rituximab in rheumatoid arthritis and the risk of malignancies: report from a French cohort. *Joint Bone Spine.* 2011;78(5):484–487.

82. Parida JR et al. Is non-biological treatment of rheumatoid arthritis as good as biologics? *World J Orthop.* 2015;6(2):278–283.

83. Jones G et al. Comparison of tocilizumab monotherapy versus methotrexate monotherapy in patients with moderate to severe rheumatoid arthritis: the AMBITION study. *Ann Rheum Dis.* 2010;69(1):88–96.

84. Nishimoto N et al. Study of active controlled monotherapy used for rheumatoid arthritis, an IL-6 inhibitor (SAMURAI): evidence of clinical and radiographic benefit from an x ray reader-blinded randomised controlled trial of tocilizumab. *Ann Rheum Dis.* 2007;66(9):1162–1167.

85. Burmester G et al. Tocilizumab in combination and monotherapy versus methotrexate in MTX-naive patients with early rheumatoid arthritis. *Ann Rheum Dis.* 2013;72(Suppl 3):A63.

86. Gabay C et al. Tocilizumab monotherapy versus adalimumab monotherapy for treatment of rheumatoid arthritis (ADACTA): a randomised, double-blind, controlled phase 4 trial. *Lancet.* 2013;381(9877):1541–1550.

87. Singh JA et al. Development of classification and response criteria for rheumatic diseases. *Arthritis Rheum.* 2006;55(3):348–352.

88. van der Kooij SM et al. Probability of continued low disease activity in patients with recent onset rheumatoid arthritis treated according to the disease activity score. *Ann Rheum Dis.* 2008;67(2):266–269.

89. Daul P, Grisanti J. Monitoring response to therapy in rheumatoid arthritis—perspectives from the clinic. *Bull NYU Hosp Jt Dis.* 2009;67(2):236–242.

90. Aletaha D, Smolen J. The Simplified Disease Activity Index (SDAI) and the Clinical Disease Activity Index (CDAI): a review of their usefulness and validity in rheumatoid arthritis. *Clin Exp Rheumatol.* 2005;23(5, Suppl 39):S100–S108.

91. Hicks A et al. Medical imaging and radiographic analysis of the rheumatoid patient. *Clin Podiatr Med Surg.* 2010;27(2):209–218.

92. Cohen G et al. Radiological damage in patients with rheumatoid arthritis on sustained remission. *Ann Rheum Dis.* 2007;66(3):358–363.

93. Koopman WJ Moreland LW. NSAIDs for RA. In: Koopman WJ, Moreland LW, eds. *Arthritis and Allied Conditions: A Textbook of Rheumatology.* 15th ed. Philadelphia, PA: Lippincott Williams & Wilkins; 2005.

94. Mann JL, Evans TS. Gastrointestinal-related complications in a long-term care population taking NSAIDs versus COX-2 inhibitor therapy. *Consult Pharm.* 2004;19(7):602–613.

95. McGettigan P, Henry D. Cardiovascular risk and inhibition of cyclooxygenase: a systematic review of the observational studies of selective and nonselective inhibitors of cyclooxygenase 2. *JAMA.* 2006;296(13):1633–1644.

96. Bhala N et al. Vascular and upper gastrointestinal effects of non-steroidal anti-inflammatory drugs: meta-analyses of individual participant data from randomised trials. *Lancet.* 2013;382(9894):769–779.

97. Massó González EL et al. Variability among nonsteroidal antiinflammatory drugs in risk of upper gastrointestinal bleeding. *Arthritis Rheum.* 2010;62(6):1592–1601.

98. Roth SH. NSAID gastropathy. A new understanding. *Arch Intern Med.* 1996;156(15):1623–1628.

99. García Rodríguez LA, Barreales Tolosa L. Risk of upper gastrointestinal complications among users of traditional NSAIDs and COXIBs in the general population. *Gastroenterology.* 2007;132(2):498–506.

100. Silverstein FE et al. Gastrointestinal toxicity with celecoxib vs nonsteroidal anti-inflammatory drugs for osteoarthritis and rheumatoid arthritis: the CLASS study: a randomized controlled trial. Celecoxib Long-term Arthritis Safety Study. *JAMA.* 2000;284(10):1247–1255.

101. Brooks PM, Day RO. Nonsteroidal antiinflammatory drugs—differences and similarities. *N Engl J Med.* 1991;324(24):1716–1725.

102. Wolfe MM et al. Gastrointestinal toxicity of nonsteroidal antiinflammatory drugs. *N Engl J Med.* 1999;340(24):1888–1899.

103. Singh G et al. Gastrointestinal tract complications of nonsteroidal anti-inflammatory drug treatment in rheumatoid arthritis. A prospective observational cohort study. *Arch Intern Med.* 1996;156(14):1530–1536.

104. Singh G, Triadafilopoulos G. Epidemiology of NSAID induced gastrointestinal complications. *J Rheumatol Suppl.* 1999;56:18–24.

105. TheMedicalLetter.org. Treatment of peptic ulcers and GERD. *Treat Guidel Med Lett.* 2008;6(72):55–60.

106. Graham DY et al. Ulcer prevention in long-term users of nonsteroidal anti-inflammatory drugs: results of a double-blind, randomized, multicenter, active- and placebo-controlled study of misoprostol vs lansoprazole. *Arch Intern Med.* 2002;162(2):169–175.

107. Lanza FL et al. Guidelines for prevention of NSAID-related ulcer complications. *Am J Gastroenterol.* 2009;104(3):728–738.

108. Vergara M et al. Meta-analysis: role of Helicobacter pylori eradication in the prevention of peptic ulcer in NSAID users. *Aliment Pharmacol Ther.* 2005;21(12):1411–1418.

109. Albeldawi M et al. Managing acute upper GI bleeding, preventing recurrences. *Cleve Clin J Med.* 2010;77(2):131–142.

110. Lanas A. Prevention and treatment of NSAID-induced gastroduodenal injury. *Curr Treat Options Gastroenterol.* 2006;9(2):147–156.

111. Szczeklik A, Stevenson DD. Aspirin-induced asthma: advances in pathogenesis, diagnosis, and management. *J Allergy Clin Immunol.* 2003;111(5):913–921; quiz 922.

112. Woessner KM et al. The safety of celecoxib in patients with aspirin-sensitive asthma. *Arthritis Rheum.* 2002;46(8):2201–2206.

113. Martín-García C et al. Safety of a cyclooxygenase-2 inhibitor in patients with aspirin-sensitive asthma. *Chest.* 2002;121(6):1812–1817.

114. Gyllfors P et al. Biochemical and clinical evidence that aspirin-intolerant asthmatic subjects tolerate the cyclooxygenase 2-selective analgetic drug celecoxib. *J Allergy Clin Immunol.* 2003;111(5):1116–1121.

115. Anderson RJ et al. Unrecognized adult salicylate intoxication. *Ann Intern Med.* 1976;85(6):745–748.

116. May N et al. Selective COX-2 inhibitors: a review of their therapeutic potential and safety in dentistry. *Oral Surg Oral Med Oral Pathol Oral Radiol Endod.* 2001;92(4):399–405.

117. Douketis JD et al. Perioperative management of antithrombotic therapy: Antithrombotic Therapy and Prevention of Thrombosis, 9th ed: American College of Chest Physicians Evidence-Based Clinical Practice Guidelines. *Chest.* 2012;141(2, Suppl):e326S–350S.

118. Ortel TL. Perioperative management of patients on chronic antithrombotic therapy. *Hematol Am Soc Hematol Educ Program.* 2012;2012:529–535.

119. Janssen NM, Genta MS. The effects of immunosuppressive and anti-inflammatory medications on fertility, pregnancy, and lactation. *Arch Intern Med.* 2000;160(5):610–619.

120. Dunn MJ et al. Nonsteroidal anti-inflammatory drugs and renal function. *J Clin Pharmacol.* 1988;28(6):524–529.

121. Rossat J et al. Renal effects of selective cyclooxygenase-2 inhibition in normotensive salt-depleted subjects. *Clin Pharmacol Ther.* 1999;66(1):76–84.

122. Risser A et al. NSAID prescribing precautions. *Am Fam Physician.* 2009;80(12):1371–1378.

123. Chou R et al. *Comparative Effectiveness and Safety of Analgesics for Osteoarthritis.* Rockville, MD: Agency for Healthcare Research and Quality (US); 2006.

124. Miller MJ et al. Renal metabolism of sulindac: functional implications. *J Pharmacol Exp Ther.* 1984;231(2):449–456.

125. Hudson M et al. Differences in outcomes of patients with congestive heart failure prescribed celecoxib, rofecoxib, or non-steroidal anti-inflammatory drugs: population based study. *BMJ.* 2005;330(7504):1370.

126. Clive DM, Stoff JS. Renal syndromes associated with nonsteroidal antiinflammatory drugs. *N Engl J Med.* 1984;310(9):563–572.

127. Johnson AG. NSAIDs and increased blood pressure. What is the clinical significance? *Drug Saf.* 1997;17(5):277–289.

128. American College of Rheumatology Ad Hoc Committee on Clinical Guidelines. Guidelines for monitoring drug therapy in rheumatoid arthritis. *Arthritis Rheum.* 1996;39(5):723–731.

129. Plaquenil (hydroxychloroquine) [package insert]. Laval, Quebec: Sanofi-Aventis; 2015.

130. TheMedicalLetter.org. Drugs for Rheumatoid Arthritis. *Treat Guidel Med Lett.* 2014;56(1458):6.

131. Micromedex Healthcare Series [Internet database]. Greenwood Village, CO: Thomson Micromedex. Updated periodically.

132. Braun J et al. Comparison of the clinical efficacy and safety of subcutaneous versus oral administration of methotrexate in patients with active rheumatoid arthritis: results of a six-month, multicenter, randomized, double-blind, controlled, phase IV trial. *Arthritis Rheum.* 2008;58:73–81.

133. Visser K et al. Multinational evidence-based recommendations for the use of methotrexate in rheumatic disorders with a focus on rheumatoid arthritis: integrating systematic literature research and expert opinion of a broad international panel of rheumatologists in the 3E Initiative. *Ann Rhuem Dis.* 2009;68(7):1086–1093.

134. Imokawa S et al. Methotrexate pneumonitis: review of the literature and histopathological findings in nine patients. *Eur Respir J.* 2000;15(2):373–381.

135. Bauters T et al. Delayed elimination of methotrexate by cola beverages in a pediatric acute lymphoblastic leukemia population. *Leuk Lymphoma.* 2013;54(5):3.

136. van Vollenhoven RF et al. Conventional combination treatment versus biological treatment in methotrexate-refractory early rheumatoid arthritis: 2 year follow-up of the randomised, non-blinded, parallel-group Swefot trial. *Lancet.* 2012;379(9827):1712–1720.

137. Weinblatt ME et al. A trial of etanercept, a recombinant tumor necrosis factor receptor:Fc fusion protein, in patients with rheumatoid arthritis receiving methotrexate. *N Engl J Med.* 1999;340(4):253–259.

138. Emery P et al. Comparison of methotrexate monotherapy with a combination of methotrexate and etanercept in active, early, moderate to severe rheumatoid arthritis (COMET): a randomised, double-blind, parallel treatment trial. *Lancet.* 2008;372(9636):375–382.

139. Bathon JM et al. A comparison of etanercept and methotrexate in patients with early rheumatoid arthritis. *N Engl J Med.* 2000;343(22):1586–1593.

140. Genovese MC et al. Etanercept versus methotrexate in patients with early rheumatoid arthritis: two-year radiographic and clinical outcomes. *Arthritis Rheum.* 2002;46(6):1443–1450.

141. Koike T et al. Postmarketing surveillance of safety and effectiveness of etanercept in Japanese patients with rheumatoid arthritis. *Mod Rheumatol.* 2011;21(4):343–351.

142. Furst DE et al. Updated consensus statement on biological agents for the treatment of rheumatoid arthritis and other immune mediated inflammatory diseases (May 2003). *Ann Rheum Dis.* 2003;62(Suppl 2):ii2–ii9.

143. Weinblatt ME et al. Adalimumab, a fully human anti-tumor necrosis factor alpha monoclonal antibody, for the treatment of rheumatoid arthritis in patients taking concomitant methotrexate: the ARMADA trial. *Arthritis Rheum.* 2003;48(1):35–45.

144. Breedveld FC et al. The PREMIER study: A multicenter, randomized, double-blind clinical trial of combination therapy with adalimumab plus methotrexate versus methotrexate alone or adalimumab alone in patients with early, aggressive rheumatoid arthritis who had not had previous methotrexate treatment. *Arthritis Rheum.* 2006;54(1):26–37.

145. Hetland ML et al. Direct comparison of treatment responses, remission rates, and drug adherence in patients with rheumatoid arthritis treated with adalimumab, etanercept, or infliximab: results from eight years of surveillance of clinical practice in the nationwide Danish DANBIO registry. *Arthritis Rheum.* 2010;62(1):22–32.

146. Maini R et al. Infliximab (chimeric anti-tumour necrosis factor alpha monoclonal antibody) versus placebo in rheumatoid arthritis patients receiving concomitant methotrexate: a randomised phase III trial. ATTRACT Study Group. *Lancet.* 1999;354(9194):1932–1939.

147. Mease PJ. Certolizumab pegol in the treatment of rheumatoid arthritis: a comprehensive review of its clinical efficacy and safety. *Rheumatology (Oxford).* 2011;50(2):261–270.

148. Nesbitt A et al. Mechanism of action of certolizumab pegol (CDP870): in vitro comparison with other anti-tumor necrosis factor alpha agents. *Inflamm Bowel Dis.* 2007;13(11):1323–1332.

149. Fleischmann R et al. Efficacy and safety of certolizumab pegol monotherapy every 4 weeks in patients with rheumatoid arthritis failing previous disease-modifying antirheumatic therapy: the FAST4WARD study. *Ann Rheum Dis.* 2009;68(6):805–811.

150. Smolen J et al. Efficacy and safety of certolizumab pegol plus methotrexate in active rheumatoid arthritis: the RAPID 2 study. A randomised controlled trial. *Ann Rheum Dis.* 2009;68(6):797–804.

151. Strand V et al. Rapid and sustained improvements in health-related quality of life, fatigue, and other patient-reported outcomes in rheumatoid arthritis patients treated with certolizumab pegol plus methotrexate over 1 year: results from the RAPID 1 randomized controlled trial. *Arthritis Res Ther.* 2009;11(6):R170.

152. Keystone E et al. Long-term safety and efficacy of certolizumab pegol in combination with methotrexate in the treatment of rheumatoid arthritis: 5-year results from the RAPID 1 trial and open-label extension. *Ann Rheum Dis.* 2014;73(12):2094–2100.

153. McCluggage LK, Scholtz JM. Golimumab: a tumor necrosis factor alpha inhibitor for the treatment of rheumatoid arthritis. *Ann Pharmacother.* 2010;44(1):135–144.

154. Simponi Aria (golimumab) [package insert]. Horsham, PA: Janssen Biotech; 2016.

155. Emery P et al. The effects of golimumab on radiographic progression in rheumatoid arthritis: results of randomized controlled studies of golimumab before methotrexate therapy and golimumab after methotrexate therapy. *Arthritis Rheum.* 2011;63(5):1200–1210.

156. Kay J et al. Golimumab in patients with active rheumatoid arthritis despite treatment with methotrexate: a randomized, double-blind, placebo-controlled, dose-ranging study. *Arthritis Rheum.* 2008;58(4):964–975.

157. Smolen JS et al. Golimumab in patients with active rheumatoid arthritis after treatment with tumour necrosis factor alpha inhibitors (GO-AFTER study): a multicentre, randomised, double-blind, placebo-controlled, phase III trial. *Lancet.* 2009;374(9685):210–221.

158. Keystone EC et al. Golimumab, a human antibody to tumour necrosis factor {alpha} given by monthly subcutaneous injections, in active rheumatoid arthritis despite methotrexate therapy: the GO-FORWARD Study. *Ann*

Rheum Dis. 2009;68(6):789–796.

159. Smolen JS et al. Golimumab in patients with active rheumatoid arthritis after treatment with tumor necrosis factor α inhibitors: findings with up to five years of treatment in the multicenter, randomized, double-blind, placebo-controlled, phase 3 GO-AFTER study. *Arthritis Res Ther.* 2015;17:14.

160. Schmitz S et al. A mixed treatment comparison of the efficacy of anti-TNF agents in rheumatoid arthritis for methotrexate non-responders demonstrates differences between treatments: a Bayesian approach. *Ann Rheum Dis.* 2012;71(2):225–230.

161. Pavelka K et al. Comparison of survival rates of TNF alpha antagonists in rheumatoid arthritis, anklyosing spondylitis, juvenile idiopathic arthritis and psoriatic arthritis in Czech national registry ATTRA. *Ann Rheum Dis.* 2010;6(Suppl 3):525.

162. Neovius M et al. Drug survival on TNF inhibitors in patients with rheumatoid arthritis comparison of adalimumab, etanercept and infliximab. *Ann Rheum Dis.* 2015;74(2):354–360.

163. Kristensen LE et al. The LUNDEX, a new index of drug efficacy in clinical practice: results of a five-year observational study of treatment with infliximab and etanercept among rheumatoid arthritis patients in southern Sweden. *Arthritis Rheum.* 2006;54(2):600–606.

164. Singh JA et al. Biologics for rheumatoid arthritis: an overview of Cochrane reviews. *Sao Paulo Med J.* 2010;128(5):309–310.

165. Danila MI et al. Biologics and heart failure in rheumatoid arthritis: are we any wiser? *Curr Opin Rheumatol.* 2008;20(3):327–333.

166. Mercer LK et al. The risk of lymphoma in patients receiving anti-tumor necrosis factor therapy for rheumatoid arthritis: results from the British Society for Rheumatology Biologics Register—rheumatoid arthritis. In: *ACR 2012: Abstract 1593*, Presented November 12, 2012.

167. Wong AK et al. Risk of lymphoma in patients receiving antitumor necrosis factor therapy: a meta-analysis of published randomized controlled studies. *Clin Rheumatol.* 2012;31(4):631–636.

168. FDA Drug Safety Communication: Safety Review update on reports of Hepatosplenic T-Cell Lymphoma in adolescents and young adults receiving tumor necrosis factor (TNF) blockers, azathioprine and/or mercaptopurine. 2011. Accessed September, 2015.

169. Rubbert-Roth A, Finckh A. Treatment options in patients with rheumatoid arthritis failing initial TNF inhibitor therapy: a critical review. *Arthritis Res Ther.* 2009;11(Suppl 1):S1.

170. Lloyd S et al. The effectiveness of anti-TNF-alpha therapies when used sequentially in rheumatoid arthritis patients: a systematic review and meta-analysis. *Rheumatology (Oxford).* 2010;49(12):2313–2321.

171. Hyrich KL et al. Outcomes after switching from one anti-tumor necrosis factor alpha agent to a second anti-tumor necrosis factor alpha agent in patients with rheumatoid arthritis: results from a large UK national cohort study. *Arthritis Rheum.* 2007;56(1):13–20.

172. Genovese MC et al. Subcutaneous abatacept versus intravenous abatacept: a phase IIIb noninferiority study in patients with an inadequate response to methotrexate. *Arthritis Rheum.* 2011;63(10):2854–2864.

173. Schiff M. Abatacept treatment for rheumatoid arthritis. *Rheumatology (Oxford).* 2011;50(3):437–449.

174. Westhovens R et al. Long-term safety and efficacy of abatacept in patients with rheumatoid arthritis and an inadequate response to methotrexate: a 7-year extended study. *Clin Exp Rheumatol.* 2014;32(4):553–562.

175. Genovese MC et al. Abatacept for rheumatoid arthritis refractory to tumor necrosis factor alpha inhibition. *N Engl J Med.* 2005;353(11):1114–1123.

176. Schiff M et al. The 6-month safety and efficacy of abatacept in patients with rheumatoid arthritis who underwent a washout after anti-tumour necrosis factor therapy or were directly switched to abatacept: the ARRIVE trial. *Ann Rheum Dis.* 2009;68(11):1708–1714.

177. Schiff M et al. Head-to-head comparison of subcutaneous abatacept versus adalimumab for rheumatoid arthritis: two-year efficacy and safety findings from AMPLE trial. *Ann Rheum Dis.* 2014;73(1):86–94.

178. Edwards JC et al. Efficacy of B-cell-targeted therapy with rituximab in patients with rheumatoid arthritis. *N Engl J Med.* 2004;350(25):2572–2581.

179. Cohen SB et al. Rituximab for rheumatoid arthritis refractory to anti-tumor necrosis factor therapy: Results of a multicenter, randomized, double-blind, placebo-controlled, phase III trial evaluating primary efficacy and safety at twenty-four weeks. *Arthritis Rheum.* 2006;54(9):2793–2806.

180. Keystone E et al. Rituximab inhibits structural joint damage in patients with rheumatoid arthritis with an inadequate response to tumour necrosis factor inhibitor therapies. *Ann Rheum Dis.* 2009;68(2):216–221.

181. Emery P et al. Rituximab versus an alternative TNF inhibitor in patients with rheumatoid arthritis who failed to respond to a single previous TNF inhibitor: SWITCH-RA, a global, observational, comparative effectiveness study. *Ann Rheum Dis.* 2015;74(6):979–984.

182. Finckh A et al. Which subgroup of patients with rheumatoid arthritis benefits from switching to rituximab versus alternative anti-tumour necrosis factor (TNF) agents after previous failure of an anti-TNF agent? *Ann Rheum Dis.* 2010;69(2):387–393.

183. Navarro Coy NC, et al. The 'Switch' study protocol: a randomised-controlled trial of switching to an alternative tumour-necrosis factor (TNF)-inhibitor drug or abatacept or rituximab in patients with rheumatoid arthritis who have failed an initial TNF-inhibitor drug. *BMC Musculoskelet Disord.* 2014;15:452.

184. Burmester GR et al. A randomised, double-blind, parallel-group study of the safety and efficacy of subcutaneous tocilizumab versus intravenous tocilizumab in combination with traditional disease-modifying antirheumatic drugs in patients with moderate to severe rheumatoid arthritis (SUMMACTA study). *Ann Rheum Dis.* 2014;73(1):69–74.

185. Genovese MC et al. Interleukin-6 receptor inhibition with tocilizumab reduces disease activity in rheumatoid arthritis with inadequate response to disease-modifying antirheumatic drugs: the tocilizumab in combination with traditional disease-modifying antirheumatic drug therapy study. *Arthritis Rheum.* 2008;58(10):2968–2980.

186. Emery P et al. IL-6 receptor inhibition with tocilizumab improves treatment outcomes in patients with rheumatoid arthritis refractory to anti-tumour necrosis factor biologicals: results from a 24-week multicentre randomised placebo-controlled trial. *Ann Rheum Dis.* 2008;67(11):1516–1523.

187. Singh JA et al. Tocilizumab for rheumatoid arthritis: a Cochrane systematic review. *J Rheumatol.* 2011;38(1):10–20.

188. Hashimoto J et al. Humanized anti-interleukin-6-receptor antibody (tocilizumab) monotherapy is more effective in slowing radiographic progression in patients with rheumatoid arthritis at high baseline risk for structural damage evaluated with levels of biomarkers, radiography, and BMI: data from the SAMURAI study. *Mod Rheumatol.* 2011;21(1):10–15.

189. Schiff MH et al. Integrated safety in tocilizumab clinical trials. *Arthritis Res Ther.* 2011;13(5):R141.

190. Kume K et al. Tocilizumab monotherapy reduces arterial stiffness as effectively as etanercept or adalimumab monotherapy in rheumatoid arthritis: an open-label randomized controlled trial. *J Rheumatol.* 2011;38(10):2169–2171.

191. Haraoui B. Assessment and management of rheumatoid arthritis. *J Rheumatol Suppl.* 2009;82:2–10.

192. Gotzsche PC, Johansen HK. Short-term low-dose corticosteroids vs placebo and nonsteroidal antiinflammatory drugs in rheumatoid arthritis. *Cochrane Database Syst Rev.* 2004;(3):CD000189.

193. Wei L et al. Taking glucocorticoids by prescription is associated with subsequent cardiovascular disease. *Ann Intern Med.* 2004;141(10):764–770.

194. Panoulas VF et al. Long-term exposure to medium-dose glucocorticoid therapy associates with hypertension in patients with rheumatoid arthritis. *Rheumatology (Oxford).* 2008;47(1):72–75.

195. Weiss MM. Corticosteroids in rheumatoid arthritis. *Semin Arthritis Rheum.* 1989;19(1):9–21.

196. Prakken B et al. Juvenile idiopathic arthritis. *Lancet.* 2011;377(9783):2138–2149.

197. Ringold S et al. 2013 update of the 2011 American College of Rheumatology recommendations for the treatment of juvenile idiopathic arthritis: recommendations for the medical therapy of children with systemic juvenile idiopathic arthritis and tuberculosis screening among children receiving biologic medications. *Arthritis Rheum.* 2013;65(10):2499–2512.

198. Dannecker GE, Quartier P. Juvenile idiopathic arthritis: classification, clinical presentation and current treatments. *Horm Res.* 2009;72(Suppl 1):4–12.

199. Beukelman T et al. 2011 American College of Rheumatology recommendations for the treatment of juvenile idiopathic arthritis: initiation and safety monitoring of therapeutic agents for the treatment of arthritis and systemic features. *Arthritis Care Res (Hoboken).* 2011;63(4):465–482.

200. Haber L et al. Clinical manifestations and treatment of the pediatric rheumatoid patient. *Clin Podiatr Med Surg.* 2010;27(2):219–233.

201. Petty RE et al. International League of Associations for Rheumatology classification of juvenile idiopathic arthritis: second revision, Edmonton, 2001. *J Rheumatol.* 2004;31(2):390–392.

202. Martini A, Lovell DJ. Juvenile idiopathic arthritis: state of the art and future perspectives. *Ann Rheum Dis.* 2010;69(7):1260–1263.

203. Aggarwal A, Misra DP. Enthesitis-related arthritis. *Clin Rheumatol.* 2015;34(11):1839–1846.

204. Shenoi S, Wallace CA. Remission in juvenile idiopathic arthritis: current facts. *Curr Rheumatol Rep.* 2010;12(2):80–86.

205. Jiang K et al. Genomic characterization of remission in juvenile idiopathic arthritis. *Arthritis Res Ther.* 2013;15(4):R100.

206. Fantini F et al. Remission in juvenile chronic arthritis: a cohort study of 683 consecutive cases with a mean 10 year followup. *J Rheumatol.* 2003;30(3):579–584.

207. Long AR, Rouster-Stevens KA. The role of exercise therapy in the management of juvenile idiopathic arthritis. *Curr Opin Rheumatol.* 2010;22(2):

213–217.

208. Houghton K. Physical activity, physical fitness, and exercise therapy in children with juvenile idiopathic arthritis. *Phys Sportsmed*. 2012;40(3):77–82.

209. Zulian F et al. Triamcinolone acetonide and hexacetonide intra-articular treatment of symmetrical joints in juvenile idiopathic arthritis: a double-blind trial. *Rheumatology (Oxford)*. 2004;43(10):1288–1291.

210. Zulian F et al. Comparison of intra-articular triamcinolone hexacetonide and triamcinolone acetonide in oligoarticular juvenile idiopathic arthritis. *Rheumatology (Oxford)*. 2003;42(10):1254–1259.

211. Goldmuntz EA, White PH. Juvenile idiopathic arthritis: a review for the pediatrician. *Pediatr Rev*. 2006;27(4):e24–e32.

212. Gold Standard. Clinical pharmacology [database online]; 2015. www.clinicalpharmacology-ip.com/. Accessed April 14, 2017.

213. Klein A, Horneff G. Treatment strategies for juvenile idiopathic arthritis. *Expert Opin Pharmacother*. 2009;10(18):3049–3060.

214. U.S. Department of Health and Human Services. Recommendations of the Advisory Committee on Immunization Practices (ACIP): use of vaccines and immune globulins for persons with altered immunocompetence. *MMWR Recomm Rep*. 1993:42(RR4):1.

215. Padeh S, Passwell JH. Intraarticular corticosteroid injection in the management of children with chronic arthritis. *Arthritis Rheum*. 1998;41(7):1210–1214.

216. Woo P et al. Randomized, placebo-controlled, crossover trial of low-dose oral methotrexate in children with extended oligoarticular or systemic arthritis. *Arthritis Rheum*. 2000;43(8):1849–1857.

217. Beukelman T. Treatment advances in systemic juvenile idiopathic arthritis. *F1000Prime Rep*. 2014;6:21.

218. Pignatti P et al. Abnormal regulation of interleukin 6 in systemic juvenile idiopathic arthritis. *J Rheumatol*. 2001;28(7):1670–1676.

219. Pascual V et al. Role of interleukin-1 (IL-1) in the pathogenesis of systemic onset juvenile idiopathic arthritis and clinical response to IL-1 blockade. *J Exp Med*. 2005;201(9):1479–1486.

220. Quartier P et al. A multicentre, randomised, double-blind, placebo-controlled trial with the interleukin-1 receptor antagonist anakinra in patients with systemic-onset juvenile idiopathic arthritis (ANAJIS trial). *Ann Rheum Dis*. 2011;70(5):747–754.

221. Ilaris (canakinumab) [package insert]. East Hanover, NJ: Novartis Pharmaceuticals Corporation; 2014.

222. Ruperto N et al. Two randomized trials of canakinumab in systemic juvenile idiopathic arthritis. *N Engl J Med*. 2012;367(25):2396–2406.

223. Arcalyst (rilonacept) [package insert]. Tarrytown, NY: Regeneron Pharmaceuticals; 2014.

224. Lovell DJ et al. Long-term safety and efficacy of rilonacept in patients with systemic juvenile idiopathic arthritis. *Arthritis Rheum*. 2013;65(9):2486–2496.

225. De Benedetti F et al. Randomized trial of tocilizumab in systemic juvenile idiopathic arthritis. *N Engl J Med*. 2012;367(25):2385–2395.

226. Lovell DJ et al. Long-term safety and efficacy of etanercept in children with polyarticular-course juvenile rheumatoid arthritis. *Arthritis Rheum*. 2006;54(6):1987–1994.

227. Hashkes PJ, Laxer RM. Medical treatment of juvenile idiopathic arthritis. *JAMA*. 2005;294(13):1671–1684.

228. Ravelli A et al. Radiologic progression in patients with juvenile chronic arthritis treated with methotrexate. *J Pediatr*. 1998;133(2):262–265.

229. Cassidy JT. Outcomes research in the therapeutic use of methotrexate in children with chronic peripheral arthritis. *J Pediatr*. 1998;133(2):179–180.

230. Wallace CA. The use of methotrexate in childhood rheumatic diseases. *Arthritis Rheum*. 1998;41(3):381–391.

231. Gottlieb BS et al. Discontinuation of methotrexate treatment in juvenile rheumatoid arthritis. *Pediatrics*. 1997;100(6):994–997.

45 第45章 痛风与高尿酸血症

Kimberly Ference and KarenBeth H. Bohan

核心原则	章节案例
① 痛风是一种由尿酸盐（monosodium urate, MSU）晶体在滑液及其衬里沉积所致的急性关节炎症及疼痛性疾病。临床上，急性痛风表现为单关节炎，85%~90%患者典型发作累及第一趾跖关节（大脚趾），即所谓的痛风足。患者急性痛风发作时可有或可无高尿酸血症。	案例 45-1（问题 1） 表 45-1
② 如滑液样本中存在 MSU 晶体可以确诊痛风。然而，这在临床实践中很少能做到，故可采用其他诊断标准。	案例 45-2（问题 1~3） 表 45-1
③ 治疗急性痛风发作的主要目标是缓解疼痛和炎症。没有必要立即降血尿酸（serum uric acid, SUA）。	案例 45-2（问题 3） 表 45-3
④ 痛风急性期的治疗主要包括非甾体抗炎药（nonsteroidal anti-inflammatory drugs, NSAIDs）、秋水仙碱，或糖皮质激素。	案例 45-2（问题 4 和 5） 案例 45-3（问题 1） 表 45-3
⑤ 低剂量口服秋水仙碱与传统的导致毒副作用（腹泻）的高剂量方案一样有效，且更安全；避免潜在的秋水仙碱药物-药物之间的相互作用。	案例 45-2（问题 4 和 5） 病例 45-3（问题 1 和 5） 表 45-3
⑥ 急性和慢性痛风的非药物治疗包括限制每日酒精性饮料、富含嘌呤的肉类和含果糖的饮料/食品。具体而言，啤酒和白酒与痛风发作的增加相关，葡萄酒不太可能是一个危险因素。增加低脂乳蛋白对 SUA 有利。	案例 45-1（问题 3） 病例 45-2（问题 6） 表 45-3
⑦ 急性痛风发作期治疗期间不应开始或终止降尿酸治疗（urate-lowering therapy, ULT）。仅当患者 1 年内有 2 次或 2 次以上的痛风发作，或患者出现并发症如肾衰竭、尿酸结石、或痛风石时应该开始长期 ULT。	案例 45-3（问题 2 和 3） 表 45-3
⑧ 患者治疗前应除外药物诱导的高尿酸血症。	案例 45-3（问题 3） 表 45-3
⑨ ULT 的目标是降低 SUA 至低于 6mg/dl。如果达到该目标，多数患者的急性痛风发作可"治愈"。	案例 45-3（问题 3~5） 表 45-3
⑩ 痛风和高尿酸血症的首选一线治疗是黄嘌呤氧化酶（xanthine oxidase, XO）抑制剂。监测药物-药物相互作用。	案例 45-3（问题 4 和 5） 表 45-3
⑪ 启动 ULT 后可导致痛风急性发作，因此建议给予秋水仙碱或 NSAIDs 预防，并应持续使用 6 个月。	案例 45-3（问题 5） 表 45-3

病理生理学

痛风是一种以急性关节疼痛和炎症反复发作为最常见表现的疾病，系由尿酸盐（monosodium urate, MSU）晶体沉积于滑膜液及其衬里所致。MSU 沉积于泌尿道可导致尿路结石和尿路梗阻[1]。痛风患者可交替出现急性关节疼痛及炎症发作与间歇性痛风（如无疾病症状的静止期）。此外，他们亦可表现为慢性痛风石性痛风和高尿酸血症。

痛风石是 MSU 晶体在软组织内沉积所致的硬性结节,最常见于足趾、手指和肘关节。虽然痛风常与高尿酸血症(是指血尿酸水平大于或等于 6.8mg/dl)相关[2],但血尿酸(serum uric acid,SUA)增高并非是痛风的先决条件[3]。在痛风的两项回顾性研究中,急性期时有 14% 的患者为小于 6mg/dl 的正常 SUA 浓度,32% 的患者 SUA 浓度小于 8mg/dl[4]。因此,痛风应当被视为临床诊断,而高尿酸血症则是生化诊断。这两个术语不是同义词,不能相互替换。

尿酸沉积

尿酸无生理功能;它仅仅是嘌呤代谢的终产物。不像其他动物,人类缺乏尿酸酶,该酶可将尿酸降解为更易溶的产物以利于排泄。其结果是,尿酸在人体内不能被代谢。尽管每日产生的尿酸中的近三分之一可经消化道(gastrointestinal,GI)清除[5,6],尿酸清除的主要途径是肾脏。因此,SUA 浓度的增高可由于产生增加或肾脏排泄尿酸减少,或两者兼而有之。

产生过多

痛风病例中尿酸产生过多者约占 10%[5,6],可因嘌呤从头合成过多所致,主要包括罕见的遗传性酶突变缺陷、一些肿瘤性疾病、激进的细胞毒性化疗(可引起肿瘤溶解综合征)和某些骨髓增殖性疾病。尿酸生成过多也可以是饮食中嘌呤摄取过多的结果,饮食中嘌呤来自肉类、海鲜、干豌豆及豆类、某些蔬菜(如蘑菇、菠菜、芦笋)、啤酒和其他酒精性饮料[7,8]。果糖(尤其是软饮料)摄入也与尿酸水平升高有关[9]。许多患者试图避免摄取这些食物;然而,饮食限制的获益并不多(除了避免过量的酒精、酵母,或肝脏补充剂),而且进食适量的肉、海鲜和蔬菜会让患者感到舒适。

排泄减少

肾脏尿酸清除缺陷是高尿酸血症和痛风患者的主要原因,占 90%。尿酸在肾小球滤过并几乎完全(98% ~ 100%)在近端肾小管重吸收。然后尿酸在近端肾小管重吸收部位的远端被分泌,并大多数被再次重吸收[3,6]。在正常人中,尿酸的重吸收和分泌保持稳态。然而,许多因素[如肾脏损害、某些药物、酗酒、代谢综合征、高血压(hypertension,HTN)和冠心病(coronary heart disease,CHD)]可引起该平衡的失衡,导致血尿酸浓度的过高和组织沉积[5,10]。

急性痛风

流行病学

痛风好发于中年。青春期前儿童、绝经前女性和小于 30 岁的男性痛风发作少见,而当这些人群出现痛风时临床医生应警惕存在肾实质性疾病的可能。在任一指定的 SUA 浓度下,男性和女性罹患痛风性关节炎的风险相仿;然而,更多的男性有高尿酸血症。例如,SUA 浓度>7mg/dl 的男性比女性高约 6 倍。总的来说,绝经后老年女性痛风的发生率与男性一样[11]。越来越多的证据表明,黑人人群中痛风的发病率呈上升趋势[12]。

临床表现

案例 45-1

问题 1:M. D. 是一位 60 岁的肥胖女性,被她的初级保健医生推荐至药物管理门诊。在第一次就诊时,她陈述有高血压、2 型糖尿病、高脂血症和痛风等既往史。M. D. 陈述 3 个月前因右侧大脚趾的剧烈肿痛而诊断为痛风。当问及那次发作过程,M. D. 描述道:"一天早上我刚醒我的右侧大脚趾出现肿胀、发红,非常痛苦。我甚至不能负重。前一晚我去了我丈夫的 50 年高中同学聚会,感觉不错,因为我们整夜跳舞。我有点喝多了,所以我想也许我有踢到脚趾而没有意识它骨折了"。M. D. 展现了典型的急性痛风的什么样的症状和体征呢?

M. D. 严重、急性疼痛的症状和显著的关节炎症与痛风常见表现一致。同时,M. D. 的年龄与痛风的流行病学一致。

疼痛

痛风的疼痛在发作后 6 ~ 12 小时内快速达峰,并常伴有局部发红[13]。疼痛常严重致患者甚至不能承受床单覆盖于发作部位。

受累关节数目和类型

M. D. 对剧痛大脚趾的表述是典型的,85% ~ 90% 的急性痛风发作累及单关节,最常累及下肢关节[6]。第一跖趾关节(大脚趾)是最常受累的关节,痛风足特指痛风累及该关节。

尽管初发痛风以单关节为主,一项研究表明 39% 的患者痛风的首发症状为多关节受累[14]。一般而言,复发性痛风的持续时间较初次发作更长,更易累及多关节,亦更多缓慢发病[15]。

夜间发作

急性痛风性关节炎常在夜间发作。根据 Simkin 的假说[16],在白天,大多数人忙于来回走动,少量渗出液体随重力进入足部(或其他关节)的退行性关节内;而在夜间,当下肢抬高时,渗出液又被重吸收。因此,M. D. 夜间发作的疼痛是痛风的典型表现。

物理性应力

痛风发作似乎也更常见于体力活动增加时。长时间步行、长途徒步旅行、高尔夫球运动或过紧的新鞋都曾与随后足痛风的发作相关[16]。因此，这次 M. D. 经历的晚上跳舞之后大脚趾的急性疼痛，与体力活动增加之后出现痛风发作相一致。

危险因素

案例 45-1，问题 2：M. D. 的哪些情况置她于痛风的风险中？

M. D. 所罹患的高血压、2 型糖尿病、高脂血症和肥胖均与痛风和高尿酸血症的风险增高相关。

常见的风险因素包括饮酒、使用尿酸盐升高药物，和某些合并症。与高尿酸血症和痛风风险增加相关的病症包括胰岛素抵抗、肥胖、代谢综合征、慢性肾脏疾病、心力衰竭、器官移植、尿路结石史和铅中毒[2,17]。

冠心病

高尿酸血症被认为是冠心病的独立危险因素，尽管不太可能是该病的主要病因。一些观察性研究表明高尿酸血症与冠心病（如 HTN、卒中、心力衰竭和缺血性心脏病）的增加之间存在联系[18-21]。研究人员继续研究其因果关系，注意到尽管有明显的强联系，但其因果关系存在争议。葡萄糖利用受损也与高尿酸血症相关。由于这些紧密的联系，有痛风和/或高尿酸血症的患者应严密监测，警惕其发展为冠心病和糖尿病。

肾功能不全

肾功能不全患者，由于肾小球滤过率降低致尿酸排泄减少，因此高尿酸血症较为常见。黄嘌呤氧化酶（xanthine oxidase，XO）在慢性肾病合并高尿酸血症患者中的应用已在低质量研究中进行了研究，结果不一致。目前，除非患者出现痛风性关节炎，否则不推荐对肾功能不全患者的高尿酸血症进行治疗[19,22]。通过血尿素氮（blood urea nitrogen，BUN）、血肌酐（serum creatinine，SCr）和电解质的结果对 M. D. 的肾功能进行适当监测，对评估其危险因素及确定治疗痛风的药物剂量具有重要作用。

案例 45-1，问题 3：在药物管理诊所就诊期间，M. D. 提到她的医生说可能是喝啤酒太多导致她痛风发作，她问你这是否是真的。

饮酒

过度饮酒与急性痛风发作相关。在一项针对新诊断的男性痛风的前瞻性队列研究中，该队列来自卫生专业人员随访研究，进行了酒精摄入量的检查，结果发现每日饮 2 杯或更多啤酒的患者的痛风风险是普通人的 2.5 倍[23]。乙醇导致的痛风或高尿酸血症已被归因于数个机制。M. D. 过度饮啤酒，剧烈活动后可能出现的脱水，以及肌肉能量消耗所致的乳酸血症使得急性痛风发作的诊断成为她大脚趾疼痛和炎症最可能的原因。

诊断

案例 45-2

问题 1：E. J. ，52 岁男性，校车司机，主诉右肘剧痛就诊于急诊。他昨天玩了几场篮球比赛，随后与朋友们喝了些啤酒。凌晨时分他因肘部疼痛和僵硬而惊醒，自服对乙酰氨基酚后再次入睡。但疼痛继续加剧，以至于局部不能触碰，动手臂困难，于是就诊。相关的病史包括近期诊断的高血压和肥胖症。1 个月前至初级保健医生就诊时，E. J. 被处方了氢氯噻嗪 12.5mg 每日 1 次，这是他唯一的用药。他还被鼓励进行节食和增加锻炼。无药物或食物过敏史，对降压药耐受性好。体格检查提示，右肘关节明显触痛和发红，生命体征均在正常范围内。右肘关节皮温增高伴中度肿胀。哪些客观检查有助于 E. J. 肘关节疼痛和炎症的诊断？

关节穿刺液

在受累关节的关节穿刺液中发现 MSU 晶体，则痛风的诊断确立。但是，关节液中未找到 MSU 晶体，并不能排除痛风的诊断。尽管关节穿刺液被视为诊断急性痛风的金标准，但在临床实践中极少做。一旦从炎症关节中抽取滑液，应进行细菌学分析并检测白细胞计数。在痛风性关节炎中，白细胞计数的范围从 5 000~50 000/L[3]。在感染性关节炎中，滑液中白细胞计数常大于 50 000/L。E. J. 的医生可能会在取得 E. J. 同意且医生具有操作能力的情况下，考虑行关节腔穿刺抽液检查作为诊断措施。

实验室检查

因为尿酸主要由肾脏排泄，肾脏损害是痛风的危险因素，E. J. 的血 BUN、SCr 浓度应该与血尿酸浓度一起检测，尤其是他有高血压史和氢氯噻嗪服用史。虽然感染，特别是化脓性关节炎，也可表现为突发的关节疼痛和炎症，但本病例表现不支持。全血白细胞（white blood cell，WBC）计数增高在感染或痛风中均可出现。如果高度考虑关节感染，滑液穿刺检查可鉴别感染和痛风。

影像学表现

在痛风早期阶段，影像学表现是非特异性的，一般特征为受累关节周围非对称性软组织肿胀。当长期罹患痛风时，X 线上可见骨质改变，伴随着软组织肿胀区内的钙质沉积和密度增加[24]。超声和计算机断层扫描也用于诊断，与传统放射片相比，后者可显示早期改变（见 http://www.healthinplainenglish.com/health/musculoskeletal/gout/forexamples）。如还考虑其他肌肉软组织疾病（如骨折），则应完善 E. J. 的右肘关节 X 线片。

假性痛风

微晶体(如焦磷酸钙、草酸钙、羟基磷灰石钙)在关节内的沉积可导致与 MSU 晶体沉积相似的急性或慢性关节炎[25]。由于晶体学技术(如电子显微镜、X 线衍射)的提高能将这些诊断从急性痛风性关节炎中区分出来,因此这些微晶体在急性滑膜炎病因中起的作用远大于之前的预想。晶体诱导的疾病好发于有基础关节疾病的老年患者,尤其是骨关节炎(这通常是一种老年病),易出现晶体沉积和关节炎症急性发作。由于这些微晶体一般需要长期积累以达到足够的浓度和大小才能沉淀到滑液中并引起炎症,因此老年人也更容易产生微晶体诱导的关节炎[26]。

诊断标准

美国风湿病学会(American College of Rheumatology,ACR)于 1977 年首次提出痛风的分类标准,这也是迄今为止最常用于诊断的标准[27]。2015 年,ACR 与欧洲抗风湿病联盟(European League Against Rheumatism,EULAR)联合发布了痛风的新分类标准[28]。新标准呈现了现有的最佳证据,并采用了多方面、客观的方法进行诊断。ACR/EU-LAR 标准可简化为 3 步。更新后的标准将有痛风症状的个体按是否行关节腔穿刺液检查划分开(表 45-1)。

表 45-1

ACR/EULAR 痛风分类标准

	分类	得分
步骤 1:准入标准(符合准入标准者方可应用下述标准)	至少有 1 次外周关节或滑囊肿胀、疼痛或压痛	
步骤 2:确定标准(如果符合,无需使用下述标准即可诊断痛风)	有症状关节或滑囊(如滑液里)或痛风石中存在 MSU 晶体。	
步骤 3:标准(适用于不符合确定标准者)		
临床特点		
在症状发作期间关节/滑囊受累的模式[a]	踝关节或足部(作为除第一跖趾关节外的单关节或寡关节的一部分)受累	1
	第一跖趾关节受累(作为单关节或寡关节的一部分)	2
症状发作时的特征		
■ 受累关节发红(患者主诉或医生查体)	符合 1 个特征	1
■ 受累关节不能忍受的触痛或压痛	符合 2 个特征	2
■ 受累关节剧痛不能行走或活动障碍	符合 3 个特征	3
典型发作的次数		
无论是否抗炎治疗,符合以下≥2 项:		
■ 疼痛达峰<24 小时	1 次典型发作	1
■ 症状缓解≤14 日	反复典型发作	2
■ 发作期间完全缓解		
痛风石的临床证据		
皮下灰白色结节,表面皮肤薄,血供丰富;典型部位:关节、耳廓、鹰嘴滑囊、手指、肌腱(如跟腱)	存在	4
实验室		
血尿酸:采用尿酸酶法测定		
理想情况下,应该在患者未接受降尿酸治疗时进行评分,且距离发作>4 周(即缓解期);如果可以,在这些条件下重复检测;以最高值为准	<4mg/dl(<240μmol/L)[b]	−4
	6~<8mg/dl(360~<480μmol/L)	2
	8~<10mg/dl(480~<600μmol/L)	3
	≥10mg/dl(≥600μmol/L)	4
关节液分析:由有经验的医生对有症状关节或滑囊进行穿刺[c]	MSU 阴性	−2
影像学[d]		

表 45-1

ACR/EULAR 痛风分类标准（续）

	分类	得分
（曾）有症状的关节或滑囊中尿酸盐沉积的影像学证据：关节超声可见"双轨征"[e] 或 DECT 显示尿酸盐沉积[f]	存在（任一方式）	4
痛风相关关节破坏的影像学证据：手和/或足 X 线片显示至少一处骨侵蚀[g]	存在	4

可通过以下网址访问网络计算器：http://goutclassifcationcalculator. auckland. ac. nz，以及美国风湿病学会（ACR）和欧洲风湿病联盟（EU-LAR）网站。

[a]症状发作是指包括周围关节或滑囊中的任何肿胀、疼痛和/或压痛等症状。

[b]如果血清尿酸盐水平<4mg/dl（<0.24mmol/L），减 4 分；如果血清尿酸盐水平≥4～<6mg/dl（≥0. 24～<0.36mmol/L），则将此项评为 0 分。

[c]如果有经验的医生在（曾）有症状关节或滑囊滑液的偏光显微镜检查未见 MSU 晶体，则减去 2 分。如果未行滑液检查，则此项评为 0 分。

[d]如不能获得影像学，则此项评为 0 分。

[e]透明软骨表面上的不规则强回声，且与超声探头角度无关[注意：假阳性"双轨征"（即伪影）可出现在软骨表面，但在超声探头角度变化时消失][31,32]。

[f]关节或关节周围部位出现颜色编码的尿酸盐。使用双能量计算机断层扫描（DECT）扫描仪获取图像，在 80kV 和 140kV 条件下采集数据，并使用痛风专属软件进行分析，使用 2-aterial 分解算法对颜色编码[33]。阳性扫描被定义为在关节或关节周围存在颜色编码的尿酸盐。甲床、亚毫米、皮肤、运动、射束硬化，和血管伪影不应被解释为尿酸盐沉积的 DECT 证据[34]。

[g]侵蚀是指具有硬化边缘和悬垂边缘的皮质断裂，不包括远端指间关节和鸥翼外观。

经授权转载自：Neogi T. 2015 Gout Classifcation Criteria. *Arthritis Rheum.* 2015;67(10):2564.

当要考虑痛风时，患者首先必须满足准入标准（步骤 1），即外周关节或滑囊一次或多次发作疼痛、肿胀或压痛。如果患者满足进入标准，则转至步骤 2。步骤 2 中阐述的确定标准是有症状的关节、滑囊或痛风石的穿刺液中存在 MSU 晶体。如果患者符合步骤 1 和 2 中阐述的条件，则痛风诊断确立。如果未进行关节腔穿刺抽液检查或结果为阴性，则进入下一步。第 3 步评价组成痛风的三个不同方面：临床特征（如症状、频次、疾病的临床证据），实验室发现（如滑膜液 MSU 检测）和影像发现（如尿酸盐沉积的表现、关节损伤的证据）。步骤 3 采用对痛风相关的不同特征进行评分的方法，当评分到达 8 分或更高时诊断痛风。该分类计算公式可见于：http://goutclassifcationcalculator. auck-land. ac. nz/。

> **案例 45-2，问题 2：** E. J. 实验室检查结果如下：
> SUA：10. 1mg/dl
> BUN：10mg/dl
> SCr：1. 0mg/dl
> WBC 计数：10. 2×10³/μl
> 他的肘部 X 线片显示软组织肿胀，没有痛风石的证据。E. J. 有痛风吗？

此外，表 45-2 讨论了 EULAR 痛风诊断建议[13]。

表 45-2

EULAR 2006 痛风诊断建议

建议		A+B(%)[a]
1	急性发作期,快速进展的急性疼痛、肿胀和压痛,6～12 小时内达峰,尤其伴局部发红,高度提示晶体性炎症（尽管并非是痛风所特异的）	93
2	对具有典型痛风表现者（如:伴高尿酸血症的复发性足痛风）,单纯的临床诊断是合理准确的,但无晶体确认不能确诊	100
3	滑液或痛风石中证实有 MSU 晶体可确诊痛	100
4	对来自诊断未明的关节炎的所有滑液建议常规检查 MSU 晶体	87
5	从无症状关节中检出 MSU 晶体有助于间歇期痛风的诊断	93

表 45-2

EULAR 2006 痛风诊断建议(续)

	建议	A+B(%)[a]
6	痛风和感染可共存。当怀疑感染性关节炎时,即便是检出 MSU 晶体,滑液仍需行革兰氏染色和细菌培养	93
7	血清尿酸浓度,尽管是痛风最重要的危险因素,不能确定或排除痛风。许多高尿酸血症并不发展为痛风,而且 SUA 浓度在急性发作期间可以正常	93
8	评估特定痛风患者的肾脏尿酸排泄,尤其是那些有早发痛风家族史,即发病年龄小于 25 岁者,或那些有肾结石者	60
9	虽然放射学检查有助于鉴别诊断和显示慢性痛风的典型特征,但它们无助于早期或急性痛风的确诊	93
10	评估痛风的危险因素和合并症,包括代谢综合征(肥胖、高血糖、高脂血症、高血压)的特征	100

[a] A+B(%)是基于 EULAR 顺序量表的完全推荐(A)和强烈推荐(B)之和的百分比。EULAR,欧洲抗风湿病联盟;MSU,尿酸盐;SUA,血清尿酸。

经授权改编自:Zhang W et al. EULAR evidence-based recommendations for gout. Part I:Diagnosis. Report of a task force of the Standing Committee for International Clinical Studies Including Therapeutics (ESCISIT). *Ann Rheum Dis.* 2006;65:1301.

E. J. 的客观检查和临床表现符合 ACR/EULAR 的诊断标准,见表 45-1。他的症状符合入选标准,但因未行关节腔穿刺检查,故不符合确定标准。进一步采用分类计分,最终标准分数为 8 分[包括关节受累的模式(1 分)、特征症状(3 分)和血尿酸浓度(4 分)]。得分为 8 分符合痛风诊断。

治疗指南

痛风属于对大多数患者而言是能成功治疗甚至是能治愈的少数几个风湿病之一[29]。然而,尽管有足够的药物干预措施,一项针对美国风湿病学家和内科医生的调查发现,在急性和慢性痛风中药物治疗常不按科学证据使用[30]。另一项针对美国初级保健医生的调查发现,仅有 52.8% 的急性痛风病例和 16.7% 的慢性痛风病例采用循证治疗建议[31]。由于这些常见临床实践与当前的科学数据相悖,催生了痛风管理 ACR 指南,以提供循证治疗建议。其他欧洲指南包括 EULAR 和英国风湿病学会和风湿病学英国卫生专业人员(British Society of Rheumatology and British Health Professionals in Rheumatology,BSR/BHPR)痛风管理指南[33,34]。表 45-3 中列出了这些指南建议的比较。

表 45-3

ACR、EULAR 和 BSR/BHPR 痛风指南的比较

ACR 痛风管理第一部分[17]和第二部分[32]	EULAR 痛风管理意见[33]	BSR/BHPR 痛风管理指南[34]:选择性推荐摘要
急性痛风的治疗		
用以下任何一种方法在发作 24 小时内治疗急性发作:口服 NSAID、秋水仙碱	尽快口服 NSAID 或秋水仙碱治疗。在没有禁忌证的情况下,NSAID 是一种方便且广为接受的治疗方法	用 NSAIDs、秋水仙碱或糖皮质激素治疗急性痛风,并持续至发作终止(1~2 周)
NSAIDs 或 COX-2 在 FDA 批准的剂量下有效,持续 1 周	NSAID 在最大剂量下有效	如无使用禁忌证,NSAIDs 是首选药物
给予秋水仙碱 1.2mg,然后在 1 小时后 0.6mg。每次 0.6mg,每日 1~2 次,直到发作缓解	高剂量秋水仙碱可引起副作用,而低剂量(如 0.5mg TID)已足够	使用秋水仙碱 0.5mg,每日 2~4 次
推荐泼尼松每日 0.5mg/kg,持续 5~10 日。关节内注射推荐用于 1~2 个关节受累的急性痛风	关节穿刺和注射长效糖皮质激素是治疗急性发作的有效和安全的方法	对于不能耐受 NSAID 或对其他治疗无效的急性痛风患者,糖皮质激素治疗有效:可以肌肉注射、静脉注射或关节内注射;后者在单关节痛风中非常有效

表 45-3

ACR、EULAR 和 BSR/BHPR 痛风指南的比较（续）

ACR 痛风管理第一部分[17]和第二部分[32]	EULAR 痛风管理意见[33]	BSR/BHPR 痛风管理指南[34]：选择性推荐摘要
治疗高尿酸血症预防痛风复发		
ULT 适用于确诊痛风性关节炎且每年>2 次急性发作、痛风石、尿路结石病史和 CKD（2 期及以上）的患者	ULT 适用于痛风复发性急性发作、关节病、痛风石或放射学改变	只有每年发作两次或以上时，才能在无并发症的痛风中开始长期的 ULT
治疗至最低 SUA<6mg/dl，对于<6mg/dl 但症状不缓解者，可考虑以<5mg/dl 为目标。一旦急性发作缓解就开始 ULT	ULT 的治疗目标（即，SUA 小于或等于 MSU 的饱和点 6mg/dl）是为了促进晶体溶解并防止晶体形成	血尿酸的目标<300mmol/L（<5mg/dl）。在炎症缓解后 1~2 周开始 ULT
推荐使用 XO 抑制剂（别嘌醇或非布司他）的 ULT。别嘌醇初始剂量应为 100mg/d，每 2~5 周调整一次，直至达到目标剂量 如果有适当的教育和监测，可以在肾损伤中使用>300mg 的剂量	别嘌呤醇，一种合适的长效尿酸降低剂，如果需要，应以 100mg/d 开始，每 2~4 周增加 100mg。在肾功能不全患者中必须调整剂量。如果发生毒性，选择包括其他黄嘌呤氧化酶（XO）抑制剂，促尿酸排泄剂或别嘌醇脱敏（如果轻度皮疹）	初始 ULT 应为别嘌醇，起始 50~100mg/d，每隔几周增加 50~100mg，直至 SUA<300mmol/L 的治疗目标或达到别嘌醇最大剂量 900mg/d（需根据肾功能不全进行调整）
丙磺舒可作为不能使用或不耐受至少 1 种 XO 抑制剂患者的一线替代药物。避免在 CrCl <50ml/min 的患者中使用	对于肾功能正常的患者，丙磺舒可以替代别嘌醇，但在尿石症患者中相对禁忌	促尿酸排泄剂仅作为二线药用于那些尿酸排泄减少以及那些对别嘌醇耐药或不耐受的患者
急性痛风的预防推荐 6 个月。用于预防急性痛风的一线药物是秋水仙碱或低剂量 NSAIDs。建议口服糖皮质激素作为二线药物	使用秋水仙碱（0.5~1mg/d）或 NSAID（如果有提示，加用保胃药）预防 ULT 启动后的急性发作，持续 6 个月	通过给予秋水仙碱 0.5mg，每日 2 次，持续 6 个月，预防痛风发作；如果患者不能耐受秋水仙碱，可予 NSAIDs 或 COX-2 抑制剂替代，但限 6 周
预防痛风复发的辅助治疗		
关于一般健康、饮食和改变生活方式的患者教育，包括限制每日酒精饮料，富含嘌呤的肉类和含果糖的饮料/食物。具体而言，啤酒和程度稍次的烈性酒与痛风发作增加有关；葡萄酒风险较小。增加低脂肪乳蛋白对 SUA 有好处	痛风的最佳治疗需要非药物和药物模式，以适应特定风险因素（SUA 水平、先前发作）；痛风的临床阶段；一般风险因素（年龄、合并症、药物相互作用）。 患者教育和生活方式的改变（如肥胖者减重、减少啤酒和其他含酒精消费）是重要的	膳食管理：包括脱脂牛奶和酸奶；大豆和植物蛋白；限制摄入高嘌呤食物（<200mg/d）；避免肝脏、肾脏、贝壳和酵母提取物；减少红肉的摄入量；多吃新鲜的或保存的樱桃 酒精消费量：限制在<21 个单位/周（男性）和<14 个单位/周（女性）；每日两杯 125ml 的葡萄酒通常是安全的；每日两瓶 25ml 的烈性酒比 25ml 的啤酒更安全

ᵃ 1 单位等于 10ml 纯酒精，因此每种饮料的单位数量取决于酒精含量；一般来说，6 盎司的葡萄酒约为 2 个单位，12 盎司的葡萄酒是 1.5 个单位，2 盎司的葡萄酒约为 1.2 个单位。

BSR/BHPR，英国风湿病学会/英国卫生专业人员风湿病学；COX-2，环氧合酶-2；CrCl，肌酐清除率；EULAR，欧洲抗风湿病联盟；GI，胃肠道；HTN，高血压；MSU，尿酸单钠；NSAID，非甾体抗炎药；SUA，血清尿酸；TID，每日 3 次；ULT，降尿酸治疗

急性痛风治疗

治疗目标

案例 45-2，问题 3：E. J. 急性痛风发作治疗的主要目标是什么？

E. J. 痛风急性发作治疗的主要目标是减轻他的疼痛和炎症。建议在症状出现后 24 小时内进行治疗，以迅速改善患者症状。治疗的直接目标不是通过降尿酸治疗（urate-lowering therapy，ULT）来降低 SUA 浓度。患者极可能已罹患高尿酸血症数月或数年，所以没有必要立即治疗高尿酸血症。此外，此时 SUA 浓度的降低可能会动员尿酸贮存和沉淀，导致再一次痛风急性发作。然而，如果患者已经接受

ULT,则在急性发作期间不必停止治疗[32-34]。

药物治疗概要

案例 45-2,问题 4:E.J. 急性疼痛治疗的药物选择是什么?

在大多数情况下,下述之一的单一药物可有效地治疗急性痛风性关节炎:非甾体抗炎药(NSAIDs)、秋水仙碱或皮质类固醇[32-34]。与安慰剂相比,每种治疗都被证明是有效的;然而,到目前为止,药物之间的头对头比较的研究有限。治疗应基于患者偏好、先前对药物的反应或经验,以及患者特定因素(例如,合并症、当前用药、肾或肝损伤)。在难治性病例中可考虑改用替代药剂或添加治疗。建议在严重的情况下进行联合治疗,尤其是多关节累及者。应持续治疗至患者症状缓解(通常为 7~10 日)。

非甾体抗炎药

NSAIDs 因其有效性和耐受性成为 ACR、EULAR 和 BSR/BHPR 指南推荐的急性痛风治疗的一线用药[32-34]。虽然只有少数几种 NSAIDs(如萘普生、吲哚美辛、舒林酸)被美国食品药品管理局(Food and Drug Administration, FDA)批准用于急性痛风发作的疼痛治疗,但大多数 NSAIDs 已被研究,专家认为它们同样有效[32,34]。NSAIDs 的选择取决于患者个体因素,用药剂量与 FDA 推荐的治疗急性疼痛及/或急性痛风的建议一致。胃肠道出血或溃疡以及抑制血小板聚集是非选择性 NSAIDs 最为常见的两种严重副作用。这两种副作用在合并用抗凝药(如华法林)时增加了出血风险。在非选择性 NSAIDs 中,布洛芬是最少引起胃肠道副作用的,对具有胃肠道出血风险的患者它可能是最安全的非选择性 NSAIDs,而吡罗昔康和吲哚美辛是最多的[35]。选择性环氧化酶-2(COX-2)抑制剂 NSAIDs 是具有胃肠道出血风险患者或服用慢性抗凝血剂患者的另一种选择,因为它们在常规剂量时不抑制血小板。在急性痛风性关节炎中,有数据支持其疗效的 COX-2 抑制剂是依托考昔和鲁米考昔(因其肝毒性在大多数国家被撤市),但这些药在美国未上市。尽管使用证据有限,塞来昔布和美洛昔康被美国 FDA 批准用于急性痛风的治疗。采用 Cochrane 系统评价对非选择性 NSAIDs 与 COX-2 抑制剂治疗急性痛风疼痛进行比较,两者疗效无差异。然而,该评价显示,非选择性 NSAID 使用会增加心血管风险和 GI 不良反应[36]。

NSAIDs 潜在的心血管副作用应予以关注。

与 NSAID 治疗相关的心血管风险已知一段时间(如心肌梗死、卒中);然而,较新的文献强调了这种风险的重要性。两项单独的队列研究表明,急性心肌梗死后使用 NSAIDs 的患者心血管疾病发病率和死亡率增加。接受抗血栓治疗者,即使短期(0~3 日)使用,也可观察到该种风险增加[37]。对于有心肌梗死病史的患者,在考虑使用 NSAID 时要谨慎。NSAIDs 还可以加重 HTN,引起肾衰竭,抑制利尿剂引起的肾钠排泄增加[38-41],降低利尿剂和其他抗高血压药物的降压作用[42,43]。尽管需要非常谨慎,冠心病和肾功能不全患者可以短期使用非选择性 NSAIDs。对于控制稳定的高血压患者,在仅使用数天并严密监测血压时,非选择性 NSAIDs 是安全的。

秋水仙碱

尽管少有发表的研究支持其疗效,秋水仙碱已成功用于治疗急性痛风长达 2 千多年[44]。通过抑制微管的聚合,它起到了降低炎症介质如细胞因子和趋化因子的作用。传统的使用方法,秋水仙碱的使用剂量是初始 1 或 2 个 0.5~0.6mg 片剂,随后每小时或每隔 1 小时 0.5~0.6mg,直至关节痛缓解或出现消化道反应(如腹泻、恶心、呕吐)停用。为了减少这些显著的不良反应,EULAR 和 BSR/BHPR 指南[33,34],建议低剂量 0.5mg 每日 2~4 次。然而,近期一项研究,AGREE 试验[45],比较了低剂量方案(初始 1.2mg 继之 1 小时内 0.6mg)与传统剂量方案,发现低剂量方案的不良反应显著减少,且疗效相当。一项 2014 年的系统回顾,结合 AGREE 试验和一项独立的随机试验,发现了类似的结果[46]。尽管秋水仙碱自 1961 年就在美国上市,但从未获得 FDA 安全性和疗效的肯定。AGREE 试验成为 FDA 批准美国新注册的秋水仙碱产品的基础。FDA 批准该产品的独家授权。因此,在美国无批准的通用替代品[47,48]。批准的剂量是初始剂量 1.2mg,继之 1 小时后 0.6mg 治疗急性痛风;0.6mg 每日 1~2 次预防痛风,且长期口服的最大剂量为每日 1.2mg,与 ACR 推荐相一致。秋水仙碱应慎用于肌酐清除率(CrCl)小于 30mL/min 以及肝功能受损的患者[32]。秋水仙碱具有许多显著的药物相互作用,可抑制细胞色素 P-450(CYP)3A4 或 P-糖蛋白[49]。全面的用药史对于确保安全处方至关重要。与秋水仙碱相互作用的一些常见药物包括地高辛、纤维酸、他汀类、非二氢吡啶类钙通道阻滞剂、红霉素和抗真菌药。表 45-4 列出了秋水仙碱主要的药物相互作用。常见的不良反应包括恶心、呕吐和腹泻。

表 45-4

秋水仙碱药物相互作用

相互作用药	描述
可比司他	可能会增加秋水仙碱的血清浓度。处理:秋水仙碱禁用于肾功能不全或肝功能受损,且已接受像可比司他这样强 CYP3A4 抑制剂的患者。在肾功能和肝功能正常的患者中,按照指示减少秋水仙碱剂量。需考虑调整治疗
考尼伐坦	可能会增加 CYP3A4 底物的血清浓度。避免合用

表 45-4

秋水仙碱药物相互作用(续)

相互作用药	描述
维生素 B$_{12}$	秋水仙碱可降低维生素 B$_{12}$ 的血清浓度。监测治疗
CYP3A4 抑制剂(中度)	可能会增加秋水仙碱的血清浓度。处理:当使用中度 CYP3A4 抑制剂时,按照指示减少秋水仙碱剂量,并增加对秋水仙碱相关的安全性监测。对肾功能受损和/或肝功能受损的患者要格外小心。需考虑改变治疗
CYP3A4 抑制剂重(度)	可能会增加秋水仙碱的血清浓度。处理:秋水仙碱禁用于肾功能不全或肝功能受损,且已接受强效 CYP3A4 抑制剂的患者。在肾功能和肝功能正常的患者中,按指示降低秋水仙碱剂量。需考虑改变治疗
达沙替尼	可能会增加 CYP3A4 底物的血清浓度。监测治疗
地高辛	可能会增加秋水仙碱的血清浓度。监测治疗
纤维酸衍生物	可能会增加秋水仙碱的肌病(横纹肌溶解)反应。监测治疗
福沙那韦	可能会增加秋水仙碱的血清浓度。处理:对接受利托那韦增强福沙那韦的肾功能不全或肝功能受损的患者禁用秋水仙碱。在具有正常肾和肝功能的患者中,按照指示减少秋水仙碱剂量。需考虑改变治疗
夫西地酸(全身)	可能会增加 CYP3A4 底物的血清浓度。避免合用
HMG-CoA 还原酶抑制剂	秋水仙碱可以增强 HMG-CoA 还原酶抑制剂的肌病(横纹肌溶解)效应。秋水仙碱可以增加 HMG-CoA 还原酶抑制剂的血清浓度。需考虑改变治疗
艾代拉里斯	可能会增加 CYP3A4 底物的血清浓度。避免合用
卢立康唑	可能会增加 CYP3A4 底物的血清浓度。监测治疗
米非司酮	可能会增加 CYP3A4 底物的血清浓度。处理:尽量减少 CYP3A4 底物的剂量,并监测米非司酮治疗期间和治疗后 2 周内浓度/毒性的增加。避免使用环孢菌素、双氢麦角胺、麦角胺、芬太尼、匹卡胺、奎尼丁、西罗莫司和他克莫司。需考虑改变治疗
多种维生素/氟化物	秋水仙碱可降低多种维生素/氟化物的血清浓度(使用 ADE)。具体而言,秋水仙碱可能会降低氰钴胺(维生素 B$_{12}$)的吸收。监测治疗
多种维生素/矿物质(含 ADEK,叶酸,铁)	秋水仙碱可降低多种维生素/矿物质(含 ADEK,叶酸,铁)的血清浓度。具体而言,秋水仙碱可降低氰钴胺素的血清浓度。监测治疗
多种维生素/矿物质(含 AE,无铁)	秋水仙碱可降低多种维生素/矿物质的血清浓度(AE,无铁)。具体而言,秋水仙碱可以减少氰钴胺素(维生素 B$_{12}$)的吸收。监测治疗
P-糖蛋白/ABCBI 诱导物	可降低 P-糖蛋白/ABCBI 底物的血清浓度。P-糖蛋白诱导剂可能还进一步限制 P-糖蛋白底物在特定细胞/组织/器官中的分布,其中大量存在 P-糖蛋白(例如脑、T-淋巴细胞、睾丸)。监测治疗
P-糖蛋白/ABCBI 抑制剂	可能会增加秋水仙碱的血清浓度。秋水仙碱在某些问题(例如,大脑)中的分布也可能增加。处理:在接受 P-糖蛋白抑制剂,且肾功能受损或肝功能受损的患者中禁用秋水仙碱。在具有正常肾和肝功能的患者中,按照指示减少秋水仙碱剂量。需考虑改变治疗
司替戊醇	可能会增加 CYP3A4 底物的血清浓度。处理:应避免使用司替戊醇与被认为具有较窄治疗指数的 CYP3A4 底物,因为不良反应和毒性的风险增加。与司替戊醇一起使用的任何 CYP3A4 底物都需要更密切的监测。需考虑改变治疗
特拉匹韦	可能会增加秋水仙碱的血清浓度。处理:在肾功能受损或肝功能受损的患者中,秋水仙碱不应与特拉匹韦一起使用。在具有正常肾和肝功能的患者中,如果与特拉匹韦一起使用,则需要按照指示减少秋水仙碱剂量。需考虑改变治疗
替拉那韦	可能会增加秋水仙碱的血清浓度。处理:对于肾功能不全或肝功能受损的患者,秋水仙碱不应与替拉那韦一起使用。在肾功能和肝功能正常的患者中,如果与替拉那韦一起使用,则需要按照指示减少秋水仙碱剂量。需考虑改变治疗

来源:Facts & Comparisons eAnswers; http://online. factsandcomparisons. com/MonoDisp. aspx? monoID=fandc-

糖皮质激素

从历史上看,由于长期使用存在潜在的严重不良反应和肾上腺抑制,以及突然停药疼痛复发的可能,糖皮质激素被认为是二线治疗药物[3,50]。但是,最近的系统评价发现泼尼松龙与 NSAIDs 一样可以减轻急性痛风引起的疼痛,并且没有观察到严重不良事件的发生[36,51]。糖皮质激素尤其适用于老年患者或肾脏疾病者或冠心病等不能耐受 NSAIDs 者[3,34,50,51]。糖皮质激素的不良反应(例如,骨质疏松、肌病、消化性溃疡病、中枢神经系统反应、高血压、易感染)不大可能因痛风发作短期治疗而发生。但是,糖耐量异常可发生于短期治疗时。如果急性痛风发作仅涉及一个或两个大关节,尽管证据有限,但 ACR[32]、EULAR[33] 和 BSR/BHPR[34] 指南推荐使用关节内注射糖皮质激素。还有证据支持使用肌肉注射糖皮质激素,特别是对于无法服用口服药物的患者[32]。

镇痛药

偶尔当有患者需要更多的疼痛控制时,1 剂或 2 剂非阿片或阿片类镇痛药是缓解非甾体抗炎药、秋水仙碱或糖皮质激素起效前的急性痛风性关节炎疼痛的一个合理辅助治疗[6]。然而,大多数患者在给予一剂非甾体抗炎药、秋水仙碱和糖皮质激素后即获益。

其他药物

替代方案包括使用促肾上腺皮质激素(ACTH)和白介素-1(IL-1)拮抗剂。ACR 指南建议使用 ACTH 药物,如促肾上腺皮质激素,作为因无法口服而需静脉注射/肌内注射糖皮质激素患者的替代药物;然而,昂贵的费用可能超过这种药物的益处[32]。白介素-1 药物(如阿那白滞素、列洛西普、卡纳单抗)尚未被 FDA 批准用于治疗急性痛风。一项系统综述比较了卡纳单抗与肌内注射曲安奈德,结果显示卡纳单抗对缓解急性复发时的疼痛更有效;然而,它具有明显更高的严重和非严重的不良反应[52]。ACR 指南建议在传统药物禁忌的情况下再考虑这些药物,直到更清楚地了解风险和收益的情况[32]。与使用 ACTH 药物一样,IL-药物的成本可能会阻碍其使用。

方案选择

案例 45-2,问题 5: 哪些治疗干预对此时的 E.J. 最适合?

对 E.J. 而言,因为肾功能正常,故非甾体抗炎药是治疗急性痛风的一线药物。如果他的血压控制良好,予布洛芬 800mg 即可,此后每 8 个小时 1 次,直至症状缓解(一般 7~10 日)的短疗程是适当的。布洛芬应按时给药,而非"按需"给药,以减少炎症和防止暴发性疼痛。每日剂量 2 400mg,不超过最大推荐剂量每日 3 200mg。

非药物干预

案例 45-2,问题 6: 哪些辅助性治疗将有利于 E.J.?

使用冰块、减少饮酒,和小的饮食调整可起作用,E.J. 可以考虑采用。

冰

冰在急性痛风性关节炎受累关节应用的好处不容忽视。来自系统评价的证据表明,在联合口服糖皮质激素或秋水仙碱时,在受累关节应用冰敷每次 30 分钟,每日 4 次,持续 1 周,减少了痛风发作的疼痛[53]。

饮酒

酒精过度摄取已被认为是急性痛风发作的一个危险因素。啤酒因其富含嘌呤而被认为比其他含酒精饮料更多的导致痛风问题。最近,卫生专业人员随访研究[23]对新诊断的痛风患者队列进行了 12 年的随访,对啤酒、烈酒和葡萄酒的摄入量进行检查时发现,啤酒风险最大,其次是烈酒。有趣的是,葡萄酒,即使超过了每日 2 杯,与痛风的风险增加无关。一项较小规模的独立研究发现,急性发作前的 24 小时内摄入酒精的量比摄入饮料的类型更重要[54]。当前 ACR[17]、EULAR[33] 和 BSR/BHPR[34] 指南均提倡适量饮酒,避免过度饮酒。ACR 建议男性每日不超过两份,女性每日不超过一份。尽管缺乏证据,ACR 还建议在急性发作期以及控制不良、反复发作痛风患者避免饮酒[32]。E.J. 应避免饮酒或至少限制他饮酒量每日不超过两份。

饮食调整

饮食对痛风的流行病学具有双重影响。首先,肥胖患者进展为血尿酸水平增高的风险更大,也更容易发生痛风,其中一部分,与肥胖所致的胰岛素抵抗相关[7]。在一项针对男性卫生专业人员的前瞻性、长期研究中,体重增加与痛风风险升高高度相关,而体重减轻与风险降低相关[55]。

其次,每日产生的尿酸大部分来源于食物的代谢。过多的摄入富含嘌呤的食物,而无相应的尿中排泄增加,可导致血尿酸浓度升高[7,8]。然而,局限于现有证据的质量,有害的蛋白质和富含嘌呤食物的类型以及这些食物对 SUA 升高和痛风发作的发生率的真实影响都是存在争议的问题[56,57]。尽管缺乏有力的证据,临床医生建议患者限制某些食物(如动物内脏、牛肉、羊肉、猪肉、贝类、含有高果糖玉米糖浆的产品)是合理的。有趣的是,低脂肪或脱脂乳制品和饮咖啡与痛风发病率降低有关[7,58]。应鼓励 E.J. 限制或避免富含嘌呤的肉类及含果糖的饮料/食品,并鼓励增加低脂乳制品的摄入。

案例 45-3

问题 1: V.D. 是一位 72 岁的妇女,主诉气短和头晕被送入急诊室。到达时发现她有新发心房纤颤,心率 130 次/min 和双下肢 Ⅱ 度水肿。后者可能是继发于其快速心室率导致的充血性心力衰竭。除给予地尔硫䓬控制心室率外,V.D. 被给予呋塞米每 12 小时 40mg 静脉注射,共 3 次。次日她主诉左侧大脚趾剧痛,查体见局部发红和肿胀。V.D. 的肌酐清除率为 70ml/min,血尿酸浓度是 7.5mg/dl,血压 160/96mmHg。什么治疗方案对于 V.D. 是适当的?

结合患者 V. D. 的高龄、心力衰竭急性加重和肾功能不全等特定情况是使用 NSAIDs 治疗急性痛风的相对禁忌证或慎用。所以，应该考虑替代疗法。秋水仙碱是接下来考虑的药物，但因为她现在正使用地尔硫革（一个中度 CYP3A4 抑制剂），所以秋水仙碱的剂量需要调整。因为 V. D. 是单关节肿痛，可给予关节内注射或口服糖皮质激素，但后者需在 10~21 日内逐渐减量，以避免痛风症状再发。所以决定给予 V. D. 单剂量 1.2mg 秋水仙碱治疗，以适当的避免地尔硫革药物相互作用[47]。

高尿酸血症

慢性痛风

案例 45-3，问题 2：V. D. 准备 3 日之后出院。她的脚趾不再有炎症，疼痛消失。是否应该进行 ULT 以防止再次痛风发作呢？

仅当痛风患者出现反复的急性发作（至少每年 2 次发作）、痛风石、尿酸结石，或慢性肾脏病（2 期或以上）既往痛风发作且现有高尿酸血症者才应该启动 ULT[17,34]。如没有这些情况，不应处方 ULT。对 V. D. 而言，此时不应启动长期 ULT，因为不符合治疗标准（见表 45-3）[17,33,34]，且在急性期启动 ULT 会从组织动员尿酸，将问题复杂化。

药物相关高尿酸血症

在加用药物降低血尿酸之前应检查患者的完整用药清单以除外药物相关高尿酸血症。也许，唯一需要的治疗就是停用这些药物。已知增加 SUA 的常用药物包括噻嗪类、祥利尿剂、烟酸、钙调磷酸酶抑制剂（如环孢菌素和他克莫司）和阿司匹林[17]。ACR 指南的作者建议在高尿酸血症患者中继续使用低剂量阿司匹林（用于心脏保护），除非停药的收益（即减少痛风发作的风险）大于风险[17]。

高尿酸血症和利尿剂之间的关系已众所周知，且与剂量有关[59]；但是，现在对利尿剂诱导的痛风发作的临床重要性还有些争议。临床医生经常停用利尿剂，而不顾利尿剂可能的辅助益处（特别是在 HTN 和 CHF）。一项 2012 年系统综述显示噻嗪类药物和祥利尿剂增加患急性痛风的风险；然而，风险的程度及其临床意义仍然未知。因此，作者指出尚无足够的证据支持在对其他合并症有利的人群中停用这些药物[60]。在某些情况下，利尿剂被认为是痛风发作的促发因素，停用利尿剂治疗可能是合理的，特别是如果有替代品可供患者使用时。

降尿酸治疗的目标

案例 45-3，问题 3：2 个月后 V. D. 再次发作急性痛风，予秋水仙碱治疗有效。她现在长期使用华法林以预防继发于房颤的脑卒中并继续地尔硫革控制心率。其血压为 130/70mmHg，肾功能稳定于肌酐清除率 70ml/min，血尿酸 7.2mg/dl。此时是开始降尿酸治疗（ULT）的合适时机吗？如果是，你将于什么时候开始治疗？

降低 SUA 水平的总体目标是消除急性痛风发作和动员软组织内的尿酸晶体。对有临床痛风的患者，SUA 浓度应降至 6mg/dl 或更低[17,34]，这低于 MSU 的饱和点。然而，由于有些患者即使在 SUA<6mg/dl 时痛风性关节炎仍持续发作，因此 ACR 和 BSR/BHPR 指南建议这些患者的目标是小于 5mg/dl[17,34]。由于复发风险，BSR/BHPR 指南推荐在急性发作后 1~2 周后开始 ULT 作为标准治疗[34]。一项小型的、短期试验研究了在急性期开始使用别嘌呤醇的效果，发现不会使疼痛恶化或增加反复发作的风险。V. D. 符合启动 ULT 的标准（不到 1 年内发作 2 次）；然而，在此之前应考虑药物引起的高尿酸血症是否是一个促成因素。V. D. 的初次痛风发作是在予积极静脉注射利尿剂呋塞米之后，这可能是其痛风首次发作的原因，但她目前没有服用任何引起高尿酸血症的药物。

高尿酸血症的药物治疗

黄嘌呤氧化酶抑制剂

别嘌醇

临床实践指南推荐别嘌醇作为预防痛风的一线药物[17,33,34]。它抑制尿酸生成，从而降低 SUA 浓度。2014 年对 2 项具有方法学局限的临床试验进行了系统综述，发现与安慰剂相比，别嘌醇在达到目标 SUA 浓度方面更优越，但不能显著降低急性痛风发作的频率[61]。别嘌醇降低 SUA 浓度的水平与剂量有关。别嘌醇 300mg/d 是典型的维持剂量，尽管有证据支持超过 50% 的患者在该剂量或更低剂量下不能达到目标 SUA[62,63]。病情严重者可能需要高达 800~900mg/d 的更高剂量[34]。

别嘌醇推荐的初始剂量是 50~100mg 每日 1 次，每 2~5 周增加 50~100mg/d 直至 SUA 浓度达到小于 6mg/dl 的目标值或患者不能耐受[17,33,34]。从低剂量开始并且缓慢滴定可以降低过敏反应的风险并改善肾损伤的耐受性。

别嘌醇与危及生命的过敏综合征有关，包括脱屑、红斑疹、发热、肝酶增高和肾衰竭。虽然过敏反应很少见（美国 1:1 000），但它们非常严重[17]。如果发生别嘌醇过敏反应，应立即停药，因为这可导致皮肤坏死、剥脱性皮炎、Stevens-Johnson 综合征、毒性表皮坏死松解症，甚至死亡[64]。一旦恢复，患者应避免再次使用别嘌醇，尽管有些患者可进行脱敏而耐受低剂量[65]。

这些副作用在合并使用利尿剂及已有肾功能不全的患者中更为常见；因此，对肾功能损害患者进行剂量调整是必要的[66]。在过去，为了减少这些副作用的风险采用了基于肌酐清除率的列线图，但随后的研究[67]挑战了它的有效性，ACR 指南[17]建议不要使用该方法。ACR 指南声明，通过缓慢滴定、密切监测和患者教育，大于 300mg 的剂量可用于肾功能不全（4 期或更高）患者[17]。详细的别嘌醇药物相互作用的表格见表 45-5。

表 45-5

别嘌醇药物相互作用

促变药	受变药[a]		描述
别嘌醇	氨苄西林、阿莫西林	↑	与别嘌醇联合给药后皮疹出现率明显高于单用任何一种药物
别嘌醇	抗血栓药,口服	↑	数据有争议。某些药物的抗凝血作用可能会增强,但华法林可能不会。
别嘌醇	环磷酰胺	↑	环磷酰胺的骨髓抑制作用可能会增强,从而增加出血或感染的风险
别嘌醇	茶碱	↑	大剂量别嘌醇(600mg/d)可降低茶碱清除率,导致血浆茶碱水平升高和可能的毒性
别嘌醇	硫唑嘌呤	↑	临床上口服硫唑嘌呤的药理学和作用显著增加
ACEI	别嘌醇	↑	与单药相比,这些药合用时,可能存在更高的超敏反应风险
铝制剂	别嘌醇	↓	别嘌醇的药理作用可能会降低
噻嗪类利尿剂	别嘌醇	↑	合用可能会增加别嘌醇的超敏反应的发生率
促尿酸排泄剂	别嘌醇	↓	增加尿酸盐排泄的促尿酸排泄剂也可能增加奥西嘌醇的排泄,从而降低黄嘌呤氧化酶黄嘌呤的抑制程度

　　[a] ↑=受变药增高；↓=受变药增加降低。

　　来源：Facts & Comparisons eAnswers；http://online. factsandcomparisons. com/MonoDisp. aspx? monoID = fandc-hcp1c5&search = 176221%7c5&isstemmed = True&NDCmapping = −1&fromTop = true#frstMatch. Accessed June 18,2015.

非布司他

　　非布司他,一种非嘌呤 XO 抑制剂,2009 年 2 月 FDA 批准用于痛风患者高尿酸血症的慢性治疗[68]。非布司他较别嘌醇对 XO 的选择性更高,对嘌呤和嘧啶代谢的其他酶无抑制作用。一项 2012 年 Cochrane 系统综述,具有方法学限定,评估了 6 项比较非布司他与别嘌醇降低 SUA 效果的临床试验,发现在达到血尿酸低于 6mg/dl 方面,非布司他优于别嘌醇 300mg。非布司他比 300mg 的别嘌呤醇更有效,实现 SUA 小于 6mg/dl。在评价这些试验时需要考虑到重要的一点,即这些试验允许上调非布司他剂量以到达最大限度的血尿酸降低,但别嘌醇的剂量上调至不超过每日 300mg[69]。由于已知别嘌醇的降尿酸效果是与剂量相关,有些患者需要每日 900mg 以到达血尿酸低于 6mg/dl,这些结果可能不允许这两种药物的有效性获得充分的比较。同一综述显示,与标准剂量的别嘌醇相比,高剂量的非布司他,每日 120mg 和 240mg,增加了痛风发作的风险;然而,长期随访研究并未发现发作风险增加。美国 FDA 批准的剂量是每日 80mg;然而,在其他国家批准的剂量可高达每日 240mg。

　　此外,在比较研究中,这两种药物的副作用被证明是轻微和相似的,包括肝酶增高、恶心、腹泻、关节痛,以及皮疹是最常见的副作用,发生率大于 1%[62,68,70,71]。由于非布司他的广泛应用,临床医师应警惕血栓栓塞性心血管事件,该事件已上报 FDA 不良事件报告系统。有两项评估别嘌醇和非布司他的心血管风险的临床试验正在进行中[72,73]。

　　非布司他的推荐起始剂量是 40mg 每日 1 次,如果治疗 2 周 SUA 浓度不低于 6mg/dl 则增加至 80mg 每日 1 次。对肌酐清除率大于 30ml/min 者无需调整剂量,而说明书中无对在更严重的肾功能损害者的使用建议[68]。详细的、主要的非布司他药物相互作用见表 45-6。

表 45-6

非布司他药物相互作用

促变药	受变药[a]		描述
抗酸剂(如铝、镁)	非布司他	↓	80mg 单剂非布司他与含有氢氧化镁和氢氧化铝的抗酸剂同时摄取后显示,非布司他的吸收延迟(约 1 小时)并导致 C_{max} 降低 31% 和 AUC 降低 15%。因为 AUC 而不是 C_{max} 与药物作用有关,所以在 AUC 中观察到的变化被认为没有临床意义。因此,服用非布司他时不用抗酸剂
非布司他	去羟肌苷	↑	同时给药增加了去羟肌苷的全身暴露。禁忌同时用药
非布司他	黄嘌呤氧化酶底物药物(如硫唑嘌呤,巯嘌呤,茶碱	↑	非布司他是一种黄嘌呤氧化酶抑制剂。非布司他对黄嘌呤氧化酶的抑制可导致这些药物的血浆浓度增加,从而导致毒性。与硫唑嘌呤或巯基牛磺酸同时使用是禁忌的。与茶碱一起使用时要小心

　　[a] ↑=受变药增高；↓=受变药增加降低。

药物选择

案例 45-3,问题 4: 由于 XO 抑制剂是降低 SUA 浓度的一线治疗,V.D. 应该选择哪种药物呢?

虽然非布司他能显著有效的降低血尿酸浓度,而别嘌醇可通过适当的剂量滴定至有效并达到目标血尿酸浓度,因此也是有效的。ACR 指南并未推荐一个优于另一个作为一线用药[17]。临床医生在选择药物治疗时应该牢记非布司他显著的高成本并考虑病人的承受能力。一项 2015 年成本效益分析(从美国付款人角度)发现,与别嘌醇达到 SUA 水平<6mg/dl 相比,尽管 5 年内别嘌醇治疗的总费用较低(药物之间的差异为 1 882 美元),但非布司他是一种具有成本效益的选择[74]。国家卫生与临床优化研究所(NICE),系英国的一个针对公共卫生体系的卫生保健工作者提供医疗指导的组织,2008 年最近发布了一份文件,建议非布司他仅用于那些对别嘌醇不能耐受或有禁忌证者,或者那些别嘌醇治疗后不能获得足够的血尿酸浓度降低的患者[75]。V.D. 无别嘌醇的禁忌证。她长期使用华法林,该药可与别嘌醇相互作用[76]。这需要在开始别嘌醇治疗后 5~7 日以及任何调整别嘌醇剂量的时候,监测其国际标准化比值。

促尿酸排泄药

丙磺舒是美国唯一可用的促尿酸排泄药。临床实践指南建议将其作为 XO 抑制剂的二线疗法,用于因耐受性、禁忌证或显著药物相互作用而无法服用至少一种 XO 抑制剂的患者[17]。该类促尿酸排泄药的临床证据仅限于与别嘌醇比较的苯溴马隆(其在美国尚未上市)。2014 年 Cochrane 评价得出结论,这些药物之间在预防急性痛风发作次数或由于副作用而停止治疗的患者数量方面没有差异[77]。然而,由于缺乏头对头比较,临床医生必须谨慎地将这些结果外推至丙磺舒。对于肾功能受损或尿石症患者,不应使用促尿酸排泄药。丙磺舒口服吸收良好,血浆浓度在 2~4 小时内达峰。其生物半衰期为 6~12 小时,且其活性代谢物延长了作用时间。丙磺舒常规初始剂量(治疗第一周 250mg 每日 2 次)可以增加至 500mg 每日 2 次。如果需要,剂量可进一步增加至每日 2~3g。促尿酸排泄治疗应从小剂量开始,因为大量尿酸排泄增加了肾脏尿酸结石形成的风险。大量饮水以维持尿液至少每日 2L,也可最大限度地减少肾结石的形成。这种渐进开始 ULT 的方式也可减少诱发痛风急性发作的风险。常见的不良反应包括头痛和胃肠不适。

丙磺舒抑制青霉素向肾小管内分泌,从而延长青霉素血浆半衰期,增加青霉素的血浆浓度。丙磺舒也可与水杨酸盐类竞争肾小管转运,但它与水杨酸盐类的相互作用涉及多种机制[78]。起心肌保护作用的低剂量阿司匹林不太可能干扰丙磺舒的治疗。有趣的是,大剂量(如超过 1g)阿司匹林有排尿酸作用[79]。

重组尿酸氧化酶类药(尿酸酶)

尿酸酶,一种除人类以外许多动物物种体内内源性酶,可将尿酸转化为尿囊素,后者比尿酸易溶得多,因此,更容易排泄到尿液中。最近,两种重组尿酸氧化酶类药已经用于高尿酸血症和痛风的治疗。然而,高发的(23%~24%)严重不良反应及成本阻碍了常规使用。当然,当所有其他 ULT 都失败时,它们应被视为替代方案[80]。

拉布立酶

拉布立酶最初是由 FDA 批准用于治疗儿童接受细胞毒性化疗可能导致的肿瘤溶解综合征所致的高尿酸血症,之后批准了成人相同的适应证。拉布立酶的给药是每日 0.2mg/kg 静脉注射至 5 日[81]。一项针对肾功能不全的患者的短期比较研究发现,拉布立酶在 7 日治疗结束时比别嘌醇更有效的降低血清尿酸浓度[82]。虽然低质量的研究显示 SUA 显著减少,但由于其半衰期短和免疫原性,拉布立酶不适用于治疗痛风患者的高尿酸血症。除非进一步的研究证实其在非化疗相关高尿酸血症的安全性和长期疗效,拉布立酶应只限于有肿瘤溶解综合征风险的高尿酸血症患者。

培戈洛酶

培戈洛酶,另一种可使用的重组尿酸酶类药物,已在一些小型随机对照试验中证实能有效降低常规治疗无效患者的血清尿酸浓度[83]。美国 FDA 于 2010 年批准用于这一有限人群的治疗。培戈洛酶的给药剂量是每 2 周 8mg,每次静脉注射 2 小时[84]。其显著风险是有过敏反应[85]和注射部位反应,所以每次剂量必须加用抗组胺药和皮质类固醇来预防。禁用于葡萄糖-6-磷酸脱氢酶缺乏症患者,且在治疗开始后的前 6 个月建议常规预防痛风发作。最后,在多数研究患者中出现了抗培戈洛酶抗体,它通过缩短培戈洛酶的半衰期从而减弱其降尿酸作用。但其全面的含义尚未知。

其他药物

用于治疗与痛风相关的常见病的一些药物(例如抗坏血酸、抗高血压药和非诺贝特)已被证明具有降尿酸特性。然而,目前可用于评估这些药物的试验具有显著的局限性,并且血尿酸降低很少。同样重要的是要注意到迄今为止尚未公布评估其对临床相关结果(如痛风发作)有效性的试验。如果未来的随机试验显示有希望,一些高尿酸血症患者可以通过选择治疗合并症的药物而不是要求使用更多的传统 ULT 来获得更好的治疗。

抗坏血酸

维生素 C 具有降尿酸作用,被认为是通过与尿酸竞争肾小管重吸收而介导的[86]。然而,临床实践指南并未解决其在治疗中的地位,并且缺乏支持常规用于预防痛风发作的高质量证据[87,88]。

抗高血压药

在病例对照研究中,钙通道阻滞剂和氯沙坦已被证明可降低痛风发病风险[89]。对其他抗高血压药(如β受体阻滞剂、利尿剂、血管紧张素转换酶抑制剂和非氯沙坦血管紧张素Ⅱ受体阻滞剂)也进行了研究,结果发现它们有增加痛风的风险。当与利尿剂一起使用时,氯沙坦似乎可以减轻利尿剂的高尿酸血症效果[86]。它似乎不是血管紧张素Ⅱ受体阻滞剂的经典效应,因为在一项研究中,氯沙坦组患者的SUA浓度显著低于厄贝沙坦治疗组[90]。在患有高尿酸血症和HTN的患者中,氯沙坦和钙通道阻滞剂可能是一种可行的选择,具体取决于患者个体差异。

非诺贝特

已经证明,非诺贝特通过增加肾脏尿酸排泄来降低SUA浓度[86]。除了治疗性质的生活方式改变之外,还通常使用贝特类(如,吉非贝齐,非诺贝特)或烟酸来治疗高甘油三酯血症。然而,对有痛风和高尿酸血症病史的患者,由于烟酸可以诱发高尿酸血症,所以贝特类比烟酸更受欢迎。对于需要降低甘油三酯和痛风病史的患者,非诺贝特是一种合理的选择;然而,选择用于治疗这种并发症的药物也涉及其他可能同样适用的临床差异[33,91,92]。

预防降尿酸期间的复发

> **案例45-3,问题5:** V. D. 的初始ULT是口服别嘌醇100mg,每日1次。2~4周后,她的血尿酸浓度将被检测,且如果需要,其别嘌醇将被加量50~100mg/d,直至达到小于或等于6mg/dl的目标浓度。当启动ULT时还需要其他什么药物治疗呢?

矛盾的是,开始ULT可诱发急性痛风发作。指南建议在开始ULT时对所有患者均使用抗炎药进行预防[32-34]。应按照优先顺序考虑以下抗炎药:秋水仙碱、低剂量NSAIDs和口服糖皮质激素[32]。然而,在选择预防性治疗时,还应考虑患者的合并症、潜在的药物-药物相互作用,和耐受性问题。在开始ULT时,抗炎治疗应持续至少6个月。对于达到SUA目标浓度而无痛风石证据的患者,3个月的短期可能是合理的。V. D. 将是预防复发的候选人。如上所述,V. D. 高龄、急性发作性心力衰竭和肾功能障碍是患者特异性参数,这些参数是长期使用NSAIDs治疗预防复发的相对禁忌证或需慎用。秋水仙碱是一种合理的选择,因为它被认为是一线药,并且在急性发作期间能耐受秋水仙碱。用于预防发作的秋水仙碱剂量为0.6mg,每日1次或2次,持续6周。应监测V. D. 的药物不良反应。

监测和随访

除了监测与药物相关不良反应的主观和客观证据之外,应每月监测SUA浓度直至达到目标,然后每6~12个月监测一次。ULT的最佳持续时间尚不清楚。轻度痛风患者可在停止使用ULT后多年没有反复发作。治疗期间SUA浓度越低,急性发作或再发痛风石的间隔越长。如果停止治疗,大多数长期接受ULT治疗的患者可能会出现复发性急性发作、痛风石或两者兼有[93]。在共享知情讨论后,何时终止ULT主要取决于患者偏好。

无症状高尿酸血症

> ### 案例45-4
>
> **问题1:** T. M. ,50岁,男性,至其医生处行常规评估。他的查体无特殊,且其实验室检查除血尿酸浓度为9.5mg/dl外,均在正常范围内。他的高尿酸血症应该治疗吗?

高尿酸的患者比血尿酸正常者更容易罹患急性痛风性关节炎。高尿酸血症患者有很大一部分可能从未经历过痛风急性发作[2]。然而,如果仅仅为预防痛风性关节炎的急性发作,终生给予降尿酸药物治疗所有高尿酸血症个体,这将是过度治疗。一旦发生急性发作,可以给予快速且轻松的治疗。如果患者1年内至少有2次发作,则可考虑ULT。由于缺乏有质量的证据,ACR指南选择不解决这一问题[17]。

高尿酸血症治疗中的关键问题是尿酸对肾功能的影响。肾脏疾病常与痛风有关,而肾衰竭被认为是多达25%痛风患者的最终死因。然而,痛风和肾功能不全并存但无高血压者极为罕见[94]。因此,现在的共识似乎是,高尿酸血症本身对肾功能并无有害的影响[95,96]。

药师的作用

药师在痛风的教育和管理中发挥着重要作用。正如本章多次提到的,用于治疗急性和慢性痛风的大多数药物具显著相关的药物-药物相互作用。一项2008年回顾性队列研究显示,28%的患者在开始ULT之前未与提供者会面,56%的患者对ULT不依从[97]。药物作用的患者教育,包括坚持的重要性以及如何监测和管理痛风治疗中的药物不良反应,是治疗的重要组成部分。如果在开始ULT之前没有进行提供者访问,则药剂师可能是患者教育的来源。药剂师具备监测药物-药物相互作用、监测和教育药物依从性,以及提供关于痛风和生活方式建议的一般教育的知识和技能。此外,与患者的初级保健提供者的开放式沟通有可能改善与此病症相关的患者体验。

(颜淑敏 译,满斯亮 毛璐 校,伍沪生 审)

参考文献

1. Terkeltaub R et al. Recent developments in our understanding of the renal basis of hyperuricemia and the development of novel antihyperuricemic therapeutics. *Arthritis Res Ther.* 2006;8(Suppl 1):S4.
2. Neogi T. Clinical practice. Gout. *N Engl J Med.* 2011;364(5):443.
3. Teng GG et al. Pathophysiology, clinical presentation and treatment of gout. *Drugs.* 2006;66:1547.
4. Schlesinger N et al. Serum urate during acute gout. *J Rheumatol.* 2009;36:1287.
5. Lee SJ, Terkeltaub RA. New developments in clinically relevant mechanisms and treatment of hyperuricemia. *Curr Rheumatol Rep.* 2006;8:224.
6. Wortmann RL. Gout and hyperuricemia. In: Firestein GS et al, ed. Kelley's Textbook of Rheumatology. Vol 2. 8th ed. Philadelphia, PA: WB Saunders; 2008:1481.
7. Choi HK et al. Purine-rich foods, dairy and protein intake, and the risk of gout in men. *N Engl J Med.* 2004;350:1093.
8. Fam AG. Gout, diet, and the insulin resistance syndrome. *J Rheumatol.* 2002;29:1350.

9. Choi HK, Curhan G. Soft drinks, fructose consumption, and the risk of gout in men: prospective cohort study. *BMJ*. 2008; 336:309.

10. Saag KG, Choi H. Epidemiology, risk factors, and lifestyle modifications for gout. *Arthritis Res Ther*. 2006;8(Suppl):S2.

11. Agudelo CA, Wise CM. Crystal-associated arthritis in the elderly. *Rheum Dis Clin North Am*. 2000;26:527.

12. Singh JA. Racial and gender disparities among patients with gout. *Curr Rheumatol Rep*. 2013;15(2):307.

13. Zhang W et al. EULAR evidence based recommendations for gout. Part I: Diagnosis. Report of a taskforce of the Standing Committee for International Clinical Studies Including Therapeutics (ESCISIT). *Ann Rheum Dis*. 2006;65:1301.

14. Hadler NM et al. Acute polyarticular gout. *Am J Med*. 1974; 56:715.

15. Hermann G, Bloch C. Gout. Philadelphia, PA: JB Lippincott; 1994.

16. Simkin PA. The pathogenesis of podagra. *Ann Intern Med*. 1977;86:230.

17. Khanna D et al. American College of Rheumatology guidelines for management of gout. Part 1: systematic nonpharmacologic and pharmacologic therapeutic approaches to hyperuricemia. *Arthritis Care Res*. 2012;64(10):1431.

18. Feig DI et al. Uric acid and cardiovascular risk. *N Engl J Med*. 2008;359:1811-21.

19. Bellomo G. The Relationship Between Uric Acid, Allopurinol, Cardiovascular Events, and Kidney Disease Progression: A Step Forward. *Am J Kidney Dis*. 2015;65(4):525.

20. Choi HK, Curhan G. Independent impact of gout on mortality and risk for coronary heart disease. *Circulation*. 2007;116:894.

21. Thanassoulis G et al. Gout, allopurinol use, and heart failure outcomes. *Arch Intern Med*. 2010;170:1358.

22. Brady HR et al. Acute Renal Failure. Philadelphia, PA: WB Saunders; 2007.

23. Choi HK et al. Alcohol intake and risk of incident gout in men: a prospective study. *Lancet*. 2004;363:1277.

24. Cardenosa G, Deluca SA. Radiographic features of gout. *Am Fam Physician*. 1990;4:539.

25. Reginato AJ. Gout and Other Crystal Arthropathies. New York, NY: McGraw-Hill; 2001.

26. Finch W. Acute crystal-induced arthritis: gout and a whole lot more. *Postgrad Med*. 1989;85:273.

27. Wallace SL et al. Preliminary criteria for the classification of the acute arthritis of primary gout. *Arthritis Rheum*. 1977; 20:895.

28. Neogi T et al. 2015 Gout Classification Criteria. *Arthritis Rheum*. 2015;67(10):2557.

29. Wortmann RL. The management of gout: it should be crystal clear. *J Rheumatol*. 2006;33:1921.

30. Schlesinger N et al. A survey of current evaluation and treatment of gout. *J Rheumatol*. 2006;33:2050.

31. Harrold LR et al. Primary care providers' knowledge, beliefs and treatment practices for gout: results of a physician questionnaire. *Rheumatology*. 2013;52:1623.

32. Khanna D et al. American College of Rheumatology guidelines for management of gout. Part 2: therapy and antiinflammatory prophylaxis of acute gouty arthritis. *Arthritis Care Res* 2012;64(10):1447.

33. Zhang W et al. EULAR evidence based recommendations for gout. Part II: Management. Report of a task force of the EULAR Standing Committee for International Clinical Studies Including Therapeutics (ESCISIT). *Ann Rheum Dis*. 2006;65:1312.

34. Jordan KM et al. British Society for Rheumatology and British Health Professionals in Rheumatology guideline for the management of gout. *Rheumatology (Oxford)*. 2007;46:1372.

35. Henry D et al. Variability in the risk of major gastrointestinal complications from nonaspirin nonsteroidal antiinflammatory drugs. *Gastroenterology*. 1993;105:1078.

36. van Durme CMPG, et al. Non-steroidal anti-inflammatory drugs for acute gout. Cochrane Database of Systematic Reviews 2014, Issue 9. Art. No.: CD010120. DOI: 10.1002/14651858.CD010120.pub2.

37. Schjerning Olsen AM, et al. Association of NSAID use with risk of bleeding and cardiovascular events in patients receiving antithrombotic therapy after myocardial infarction. *JAMA*. 2015;313(8):805.

38. Brater DC. Analysis of the effect of indomethacin on the response to furosemide in man: effect of dose of furosemide. *J Pharmacol Exp Ther*. 1979;210:386.

39. Frölich JC et al. Suppression of plasma renin activity by indomethacin in man. *Circ Res*. 1976;39:447.

40. Patak RV et al. Antagonism of the effects of furosemide by indomethacin in normal and hypertensive man. *Prostaglandins*. 1975;10:649.

41. Smith DE et al. Attenuation of furosemide's diuretic effect by indomethacin: pharmacokinetic evaluation. *J Pharmacokinet Biopharm*. 1979;7:265.

42. Durao V et al. Modification of antihypertensive effect of beta-adrenoceptor-blocking agents by inhibition of endogenous prostaglandin synthesis. *Lancet*. 1977;2:1005.

43. Facts & Comparisons eAnswers. http://online.factsandcomparisons.com/MonoDisp.aspx?monoID=fandc-hcp11516&quick=12%7c31&earch=12%7c31&isstemmed=True#druginters, Accessed May 31, 2015.

44. Terkeltaub RA. Colchicine update: 2008. *Semin Arthritis Rheum*. 2009;38:411.

45. Terkeltaub RA et al. High versus low dosing of oral colchicine for early acute gout flare: twenty-four-hour outcome of the first multicenter, randomized, doubleblind, placebo-controlled, parallel-group, dose-comparison colchicine study. *Arthritis Rheum*. 2010;62:1060.

46. van Echteld I, et al. Colchicine for acute gout. Cochrane Database of Systematic Reviews 2014, Issue 8. Art. No.: CD006190. DOI: 10.1002/14651858.CD006190.pub2.

47. Colcrys [prescribing information]. Philadelphia, PA: Mutual Pharmaceutical Company, Inc; 2009.

48. Kesselheim AS, Solomon DH. Incentives for drug development—the curious case of colchicine. *N Engl J Med*. 2010;362:2045.

49. Colchicine monograph. Facts & Comparisons eAnswers. St. Louis, MO: Wolters Kluwer Health; 2010. http://online.factsandcomparisons.com/MonoDisp.aspx?monoID=fandc-hcp12251&quick=275331%7c5&search=275331%7c5&isstemmed=True&NDCmapping=-1&fromTop=true#-firstMatch. Accessed June 2, 2015.

50. Cronstein BN, Terkeltaub R. The inflammatory process of gout and its treatment. *Arthritis Res Ther*. 2006;8(Suppl 1):S3.

51. Man CY et al. Comparison of oral prednisolone/paracetamol and oral indomethacin/paracetamol combination therapy in the treatment of acute goutlike arthritis: a double-blind, randomized, controlled trial. *Ann Emerg Med*. 2007;49:670.

52. Sivera F, et al. Interleukin-1 inhibitors for acute gout. Cochrane Database of Systematic Reviews 2014, Issue 9. Art. No.: CD009993. DOI: 10.1002/14651858.CD009993.pub2.

53. Schlesinger N, et al. Local ice therapy during bouts of acute gouty arthritis. *J Rheumatol*. 2002 Feb;29(2):331.

54. Zhang Y et al. Alcohol consumption as a trigger of recurrent gout attacks. *Am J Med*. 2006;119:800.e13.

55. Choi HK et al. Obesity, weight change, hypertension, diuretic use, and risk of gout in men: the health professionals follow-up study. *Arch Int Med*. 2005;165:742.

56. Choi HK et al. Intake of purine-rich foods, protein, and dairy products and relationship to serum levels of uric acid: the Third National Health and Nutrition Examination Survey. *Arthritis Rheum*. 2005;52:283.

57. Johnson RJ, Rideout BA. Uric acid and diet—insights into the epidemic of cardiovascular disease. *N Engl J Med*. 2004;350:1071.

58. Choi HK, et al. Coffee consumption and risk of incident gout in men: a prospective study. *Arthritis Rheum*. 2007;56:2049.

59. Sica DA. Diuretics should continue to be one of the preferred initial therapies in the management of hypertension: the argument against. *J Clin Hypertens*. (Greenwich). 2005;7:117.

60. Hueskes BA, et al. Use of diuretics and the risk of gouty arthritis: a systematic review. *Semin Arthritis Rheum*. 2012;41(6):879.

61. Seth R, et al. Allopurinol for chronic gout. Cochrane Database of Systematic Reviews 2014, Issue 10. Art. No.: CD006077. DOI: 10.1002/14651858.CD006077.pub3.

62. Becker MA et al. The urate-lowering efficacy and safety of febuxostat in the treatment of the hyperuricemia of gout: the CONFIRMS trial. *Arthritis Res Ther*. 2010;12: R63.

63. Reinders MK, et al. A randomised controlled trial on the efficacy and tolerability with dose escalation of allopurinol 300-600 mg/day versus benzbromarone 100-200 mg/day in patients with gout. *Ann Rheum Dis*. 2009;68:829.

64. Arellano F, Sacristán JA. Allopurinol hypersensitivity syndrome: a review. *Ann Pharmacother*. 1993;27:337.

65. Fam AG. Difficult gout and new approaches for control of hyperuricemia in the allopurinol-allergic patient. *Curr Rheumatol Rep*. 2001;3:29.

66. Hande KR et al. Severe allopurinol toxicity. Description and guidelines for prevention in patients with renal insufficiency. *Am J Med*. 1984;76:47.

67. Dalbeth N et al. Dose adjustment of allopurinol according to creatinine clearance does not provide adequate control of hyperuricemia in patients with gout. *J Rheumatol*. 2006;33:1646.

68. Uloric [package insert]. Deerfield, IL: Takeda Pharmaceuticals America; 2009.

69. Tayar JH, et al. Febuxostat for treating chronic gout. Cochrane Database of Systematic Reviews 2012, Issue 11. Art. No.: CD008653. DOI: 10.1002/14651858.CD008653.pub2.

70. Schumacher HR Jr et al. Effects of febuxostat versus allopurinol and placebo in reducing serum urate in subjects with hyperuricemia and gout: a 28-week, phase III, randomized, double-blind, parallel-group trial. *Arthritis*

Rheum. 2008;59:1540.

71. Becker MA et al. Clinical efficacy and safety of successful longterm urate lowering with febuxostat or allopurinol in subjects with gout. *J Rheumatol.* 2009;36:1273.

72. White WB et al. Cardiovascular safety of febuxostat and allopurinol in patients with gout and cardiovascular comorbidities. *Am Heart J.* 2012;164(1):14.

73. MacDonald TM et al. Protocol of the Febuxostat versus Allopurinol Streamlined Trial (FAST): a large prospective, randomised, open, blinded endpoint study comparing the cardiovascular safety of allopurinol and febuxostat in the management of symptomatic hyperuricaemia. BMJ Open. 2014 Jul 10;4:e005354. doi:10.1136/bmjopen-2014-005354

74. Pranav K, et al. Cost-Effectiveness analysis of allopurinol versus febuxostat in chronic gout patients: a U.S. payer perspective. *J Manag Care Pharm.* 2015;21(2):165.

75. National Health Service. National Institute for Health and Clinical Excellence. Febuxostat for the management of hyperuricaemia in people with gout. 2008; http://www.nice.org.uk/Guidance/TA164. Accessed June 6, 2015.

76. **Allopurinol monograph. Facts & Comparisons eAnswers. St. Louis, MO: Wolters Kluwer Health; 2010. http://online.factsandcomparisons. com/MonoDisp.aspx?monoID=fandc-hcp13090&quick=17622115&- search=17622115&isstemmed=True**. Accessed June 8, 2015.

77. Kydd ASR, et al. Uricosuric medications for chronic gout. Cochrane Database of Systematic Reviews 2014, Issue 11. Art. No.: CD010457. DOI: 10.1002/14651858.CD010457.pub2.

78. Yue TF et al. Mutual suppression of the uricosuric effects of sulfinpyrazone and salicylate: a study in interactions between drugs. *J Clin Invest.* 1963;42:1330.

79. Reyes AJ. Cardiovascular drugs and serum uric acid. *Cardiovasc Drugs Ther.* 2003;17:397.

80. Sundy JS et al. Efficacy and tolerability of pegloticase for the treatment of chronic gout in patients refractory to conventional treatment: two randomized controlled trials JAMA. 2011;306(7):711.

81. Elitek [prescribing information]. Bridgewater, NJ: Sanofi-Aventis U.S. LLC; 2010. **http://products.sanofi-aventis.us/elitek/elitek.pdf**. Accessed June 8, 2015.

82. De Angelis S et al. Is rasburicase an effective alternative to allopurinol for management of hyperuricemia in renal failure patients? A double blind-randomized study. *Eur Rev Med Pharmacol Sci.* 2007;11:179.

83. Sundy JS et al. Reduction of plasma urate levels following treatment with multiple doses of pegloticase (polyethylene glycol-conjugated uricase) in patients with treatment-failure gout: results ofa phase II randomized study. *Arthritis Rheum.* 2008;58:2882.

84. Krystexxa [prescribing information]. East Brunswick, NJ: Savient Pharmaceuticals; 2010. **http://www.crealtapharma.info/pdfs/krystexxa/ KRYSTEXXA_Prescribing_Information.pdf**. Accessed June 8, 2015.

85. U.S. Food and Drug Administration. FDA Approves New Drug for Gout. 2014. **http://www.fda.gov/NewsEvents/Newsroom/PressAnnouncements/ ucm225810.htm**. Accessed June 10, 2015.

86. Daskalopoulou SS et al. Effect on serum uric acid levels of drugs prescribed for indications other than treating hyperuricaemia. *Curr Pharm Des.* 2005;11:4161.

87. Andrés M, et al. Dietary supplements for chronic gout. Cochrane Database of Systematic Reviews 2014, Issue 10. Art. No.: CD010156. DOI: 10.1002/14651858.CD010156.pub2.

88. Stamp LK et al. Clinically insignificant effect of supplemental vitamin C on serum urate in patients with gout: a pilot randomized controlled trial. Arthritis Rheum. 2013;65(6):1636.

89. Choi HK, Soriano LC, Zhang Y, Rodríguez LA. Antihypertensive drugs and risk of incident gout among patients with hypertension: population based case-control study. *BMJ.* 2012;344.

90. Würzner G, et al. Comparative effects of losartan and irbesartan on serum uric acid in hypertensive patients with hyperuricaemia and gout. *J Hypertens.* 2001;19(10):1855.

91. Feher MD et al. Fenofibrate enhances urate reduction in men treated with allopurinol for hyperuricaemia and gout. *Rheumatology (Oxford).* 2003;42:321.

92. Ka T et al. Effects of a fenofibrate/losartan combination on the plasma concentration and urinary excretion of purine bases. *Int J Clin Pharmacol Ther.* 2006;44:22.

93. Gast LF. Withdrawal of longterm antihyperuricemic therapy in tophaceous gout. *Clin Rheumatol.* 1987;6(1):70.

94. Reif MC et al. Chronic gouty nephropathy: a vanishing syndrome? [editorial]. *N Engl J Med.* 1981;304:535.

95. Yu TF, Berger L. Impaired renal function in gout: its association with hypertensive vascular disease and intrinsic renal disease. *Am J Med.* 1982;72:95.

96. Yu TF et al. Renal function in gout. V. Factors influencing the renal hemodynamics. *Am J Med.* 1979;67:766.

97. Harrold LR, et al. Adherence with urate-lowering therapies for the treatment of gout. *Arthritis Res Therapy.* 2009;11:R46.

46 第46章 结缔组织病

Julie L. Olenak and Jonathan D. Ference

核心原则

		章节案例
①	90%的系统性硬化症患者具有雷诺现象的症状和体征。	案例 46-1（问题 1 和 2） 表 46-1
②	尼非地平、哌唑嗪和氯沙坦可减低雷诺综合征现象的严重性和频率。	案例 46-1（问题 3） 表 46-3
③	许多专家认为风湿性多肌痛和巨细胞动脉炎是同一疾病在临床过程不同时间里的表现。然而，它们各具特征性症状且治疗不同。	案例 46-2（问题 1~3） 表 46-4
④	反应性关节炎继发于某些泌尿生殖系统、胃肠道或呼吸系统感染。具有 HLA-B27 基因的患者更易患脊柱关节炎。	案例 46-3（问题 1） 表 46-5
⑤	活动性感染患者，以及性传播疾病患者的伴侣，应该予以抗生素治疗。然而，长期抗生素治疗反应性关节炎的疗效充满争议。	案例 46-3（问题 2）
⑥	非甾体类抗炎药适用于反应性关节炎的初始治疗，以控制疼痛和炎症。	案例 46-3（问题 2）
⑦	在严重或长期的反应性关节炎病例中，可考虑使用糖皮质激素、缓解病情抗风湿药物（disease-modifying anti-rheumatic drugs，DMARDs）和生物制剂。	案例 46-3（问题 3）
⑧	多发性肌炎和皮肌炎应初始高剂量糖皮质激素治疗。如单用糖皮质激素不能控制病情、或虽治疗有效，但需糖皮质激素维持效果，或者病初即出现肌肉外并发症，则推荐使用免疫抑制剂。	案例 46-4（问题 1 和 2）

概述

尽管对不同结缔组织病（connective tissue disease，CTD）的免疫和病理有了新的认识，这些疾病的病因仍然不明[1]。因为疾病的复杂性和症状表现各异，CTD 的诊断困难。患者对病史的叙述、体格检查的结果及实验室检查有助于指导 CTD 的诊断[1]。据报道，多达一半诊为 CTD 的患者被确诊为未分化结缔组织病[2]。患者可能需要数年才能被诊断并符合分类标准。弥漫性 CTD 包括系统性红斑狼疮（systemic lupus erythematosus，SLE）、硬皮病，多发性肌炎、皮肌炎、类风湿关节炎和干燥综合征。患者可有一种以上的 CTD，症状一般不同时出现。混合性结缔组织病是一种自身免疫性疾病特征的重叠，包括肌炎、硬皮病和系统性红斑狼疮[1,2]。

一般体征和症状

作为与 CTD 相关炎症性疾病的一部分，如 SLE，许多患者可有关节痛和关节炎。晨僵大于 1 小时（类似情况可发生于久坐或休息后）、肿胀，发热、虚弱和全身乏力等提示炎症性疾病。对一些患者而言，尽管有疼痛和畸形，但其日常生活活动能力和功能可以是好的；另一些患者，因为心理性和系统性疾病，即使是最少的关节受累也可导致功能变差。患者生活的其他社会心理方面，包括性行为，可能会受到许多炎症性疾病的影响。

皮肤的变化往往与特定的风湿性疾病相关。例如包括脱发之于 SLE、甲剥离和脓溢性皮肤角化病之于反应性关节炎、口腔或生殖器溃疡之于 SLE 或 Reiter 综合征、雷诺现象之于 SLE 或系统性硬化症症、钙质沉着症和指节处皮疹（Gottron 皮疹）之于皮肌炎，以及光敏感性颧部红斑之于 SLE。结节、痛风石、毛细血管扩张，或血管炎性改变也可以被检测到，从而帮助临床医生鉴别存在哪种炎症性疾病以及什么治疗是必需的。

结缔组织病常常与关节肌肉改变相关。关节可出现发热、发红和积液、滑膜增厚、畸形、运动范围缩小、运动时疼痛、触痛和功能下降。通常，患者的手和手臂的功能，以及步态,可能会改变。除了用于区分各种风湿性疾病的体征和症状外,对有风湿病性主诉的患者行实验室评估往往可以确定疾病的程度或检测其他可能累及的器官系统。

特定的结缔组织病

结缔组织病和风湿性疾病包涵了以炎症为本质且与免疫系统相关的广泛的疾病。以下是一些在临床实践中可遇到的疾病,并将在本章中进行讨论:硬皮病、风湿性多肌痛、颞动脉炎、反应性关节炎、多发性肌炎和皮肌炎。亦可参阅第33章,它涵盖了SLE。

系统性硬化症(硬皮病)

系统性硬化症,亦称系统性硬皮病,是一种自身免疫性CTD,其特征为皮肤及其他内脏器官细胞外基质过度沉积和血管损伤[3]。系统性硬化症依据皮肤和内脏器官受累的模式、自身抗体的产生和患者的生存率可分为不同的临床亚型[3]。最常见的亚型包括局限型硬皮病(约60%的患者)和弥漫型硬皮病(约35%的患者)[3]。重叠综合征指具有一个或更多的其他CTD共同特征的患者,约占确诊系统性硬化症患者的11%。当皮肤变厚仅限于肘和膝关节以远端时诊断局限型硬皮病亚型。表现为一系列功能障碍的CREST(皮肤钙质沉着症、雷诺现象、食管功能障碍、指端硬化、毛细血管扩张)综合征是局限型硬皮病的一个亚型[3]。

女性比男性更易患系统性硬化症(女性比男性为4.6:1),虽然平均诊断年龄男女无不同[4]。系统性硬化症的发病一般开始于30~50岁的成年人,在儿童和80岁以上的老年人中罕见[5]。患病率在美国估计为每百万成人276例[5]。非洲裔美国人患弥漫型硬皮病的概率是非非洲裔美国人的两倍,非洲裔女性年发病率是高加索女性的2倍[4,6]。疾病的可能的危险因素分别包括环境暴露于石英粉尘(例如,煤矿工人)和存在的结缔组织生长因子基因多态性[7]。目前,没有确凿的证据支持硅胶乳房植入物与系统性硬化症或任何其他CTD之间的相关性[7]。吸烟与系统性硬化风险增高无关[8]。

导致系统性硬皮病的潜在病理生理改变仍然不明,但很多人认为它是淋巴细胞介导的自身免疫反应的结果,内皮细胞、活化的免疫细胞和成纤维细胞在这个过程中起着关键的作用。推测这一过程是通过针对内皮细胞的免疫攻击发起,导致内皮细胞活化或损伤。随后,成纤维细胞活化,导致内皮下结缔组织增生、血管腔变窄和雷诺现象。然后,T细胞选择性地激活和填充受影响的部位如真皮和肺组织。这些细胞产生的细胞因子刺激固有的成纤维细胞产生过量的前胶原,然后转化为细胞外成熟胶原。之后,当炎症消退后,成纤维细胞恢复正常。系统性硬皮病最常见且严重的并发症是累及肺部,可包括纤维化或间质性肺病以及导致肺动脉高压的肺血管疾病。估计系统性硬皮病的肺部受累发生率为40%,占系统性硬皮病死因的13%~

17%[7]。其他并发症包括,但不限于,伤口愈合不良、心律失常、心力衰竭、肾衰竭和食管狭窄[7]。

案例 46-1

问题1: T. P. ,一名58岁非洲裔美国女性,既往有局限型硬皮病。主诉双手手指疼痛和变色就诊于门诊。她描述变色是一种从正常到苍白外观的间歇性颜色消失,且伴随着颜色消失有间歇性麻木和刺痛。T. P. 说上述症状只出现在她暴露于寒冷环境中时。这些症状影响了她的生活质量和日常活动。在其他症状方面,T. P. 还经历了间歇性发展的双肘远端皮肤斑块状增厚、坑坑洼洼、粗糙。她没有其他重要的既往病史,也没有定期服用任何药物。查体显示,上躯干斑块状皮肤增厚、无凹陷。这一区域还有毛细血管扩张。上周抽取的实验室样本显示,她的ANA是阴性的,基本生化代谢指标、全血细胞计数和肝功能检查都是正常的。在T. P. 的案例中,哪些主观和客观的数据是与局限性硬皮病一致的呢?

T. P. 主诉的雷诺综合征的典型症状,是局限性硬皮病的常见临床特征,可见于95%以上的患者。此外,发生于肘或膝关节远端的皮肤纤维化和毛细血管扩张,提示局限型硬皮病,而不是弥漫型硬皮病。因为ANA在未受累患者中可以是阳性,而在受累患者中是阴性,因此ANA检测结果的解释必须结合临床,而不能将其作为唯一的诊断标记[9]。

案例 46-1,问题2: 依据症状和体征,像局限型硬皮病的哪个亚型?

超过95%的系统性硬化症患者也有像在T. P. 中所见的雷诺现象的症状和体征。患者通常会主诉遇冷后因反复、间断的血管痉挛发作所导致的手指或足趾颜色改变。血管收缩可导致局部发绀,并伴随疼痛和麻木,保暖后出现发红。身体的其他部位也可累及,如鼻子、耳朵、舌头和乳头。

常见的临床特征可用来区分局限型和弥漫型系统性硬化症(表46-1)[3]。此外,依据其他症状,该疾病的变异型可存在于每一个亚型中。系统性硬化症的临床表现基于受累器官系统而不同(表46-2)[3]。在确诊系统性硬化症前,可能具有相似临床特征的其他疾病,如淀粉样变性和混合性结缔组织病,应予以考虑和排除。ACR/EULAR系统性硬化症的诊断标准要求符合1项主要标准(双手手指皮肤增厚,延伸到掌指关节近端)或2项次要标准(手指皮肤增厚、指尖病变、毛细血管扩张、甲襞毛细血管异常、肺动脉高压和/或间质性肺病、雷诺现象,或任何系统性硬化症相关自身抗体的存在)[10]。如果临床情况不明,推荐行皮肤活检以明确硬皮病。幼年系统性硬化症的诊断有其单独的标准[10]。系统性硬化症的整个病程是高度可变和不可预测的。然而,病情缓解之后,不易复发。

表 46-1

系统性硬化症的常见临床特点

亚型	皮肤纤维化	肺部受累	内脏受累	查体发现
局限型硬皮病	肘及膝以远区域[a]	肺动脉高压	严重 GERD 和雷诺现象	毛细血管扩张、皮肤钙质沉着症、硬皮指、指端缺血性并发症
弥漫型硬皮病	肘及膝近侧或以远区域[a]	肺间质病变	硬皮病肾危象	肌腱摩擦音、肤色改变

[a] 可累及颜面部。

GERD,胃食管反流病。

经许可引自:Hinchcliff M,Varga J. Systemic sclerosis/scleroderma:a treatable multisystem disease. *Am Fam Physician.* 2008;78:961.

表 46-2

系统性硬化症的临床表现

器官系统	临床表现
心血管	心脏传导异常、充血性心力衰竭、心包积液、指端缺血性改变、雷诺现象
胃肠道	Barrett 食管炎或狭窄、胃食管反流病、吞咽困难、口臭、慢性咳嗽、龋齿
泌尿生殖	性功能障碍、性交困难、阳痿
肌肉骨骼	屈曲挛缩、肌肉萎缩、手肿胀、无法握紧拳头、无力
肺	肺间质病变、肺动脉高压、基底部和移动性爆裂音、劳力性呼吸困难
肾	肾危象
皮肤	钙质沉着症、皮肤瘙痒、皮肤增厚、皮肤紧绷、抓痕、结痂、色素脱失

经许可引自:Hinchcliff M,Varga J. Systemic sclerosis/scleroderma:a treatable multisystem disease. *Am Fam Physician.* 2008;78:961.

案例 46-1,问题 3: 目前,推荐什么样的药物来治疗 T. P. 的系统性硬化症的临床表现呢?

临床实践指南可以在确定系统性硬化症的治疗时帮助临床医生[12]。系统性硬化症并无特异性治疗。而治疗在本质上主要是支持性和对症性的,是针对特定的受累器官的(表 46-3)[13]。因此,治疗的主要目标是提高生活质量,减少并发症的风险。基于 T. P. 当前的症状,二氢吡啶类钙通道阻滞剂硝苯地平的初始治疗以达到症状控制是一个恰当的选择。与安慰剂组相比,硝苯地平和哌唑嗪适度降低了雷诺缺血性发作的严重性和频率[14,15]。然而,在一项氯沙坦与低剂量的硝苯地平相比的非盲、随机对照试验(RCT)中,使用氯沙坦者在 12 周内雷诺症状的严重性和频率得以降低[16]。但这不应该被认为是氯沙坦更优胜的确证,因为缺乏盲法可能导致高估了氯沙坦的益处。虽然他达拉非单药治疗对统性硬化症所致的雷诺现象无效,但当联合钙通道阻滞剂时,与单用钙通道阻滞剂相比,这种组合能改善症状并减少手指溃疡[17,18]。波生坦(在美国是限制

类药,批准用于治疗症状性肺动脉高压)已被证明可减少雷诺现象所致的手指溃疡的发生[19]。与安慰剂相比,阿托伐他汀每日 40mg 可减少系统性硬化症合并雷诺现象患者的新发手指溃疡数,在一项 4 个月的随机试验中:阿托伐他汀与安慰剂相比,每位患者的新发手指溃疡数分别为 1.6 比 2.5[20]。对发生肺动脉高压的患者早期给予血管紧张素转换酶抑制剂治疗可改善硬皮病肾危象的预后[12,21]。对于发生肺动脉高压的患者,可考虑用波生坦、安立生坦、西地那非、依前列醇注射液或其他前列腺素(曲前列环素,伊洛前列素)治疗,因为它们都被证明可以改善功能[7]。环磷酰胺,一种抗肿瘤剂,其疗效的临床试验结果是相互矛盾的。在一项比较环磷酰胺与安慰剂治疗硬皮病肺疾病患者的 RCT 中,使用环磷酰胺者适度降低呼吸困难和残疾,并改善了肺功能[22]。然而,一项纳入了 3 项 RCT 和 6 项队列研究的 meta 分析表明,环磷酰胺未显著改善肺功能[23]。因为这是一种潜在的毒性药物,使用者需密切监测。

表 46-3

系统性硬化症临床表现的治疗

临床表现	治疗
雷诺现象	硝苯地平、维拉帕米、氯沙坦、哌唑嗪、伊洛前列素、钙通道阻滞剂+他达拉非
肺动脉高压	波生坦、西地那非、依那普利、伊洛前列素
肺间质病变	环磷酰胺、泼尼松
肾危象	血管紧张素转换酶抑制剂、透析或肾移植
皮肤纤维化	甲氨蝶呤、环孢素、青霉胺
关节疼痛	对乙酰氨基酚和 NSAIDs
GERD	质子泵抑制剂、H_2 拮抗剂、促胃肠动力药
瘙痒	抗组胺药、低剂量的外用皮质类固醇

GERD,胃食管反流病;NSAIDs,非甾体类抗炎药;H_2,2 型组胺受体。

经许可引自:Usatine RP,Diaz L. Scleroderma (progressive systemic sclerosis). Ebell MH et al. *Database Online.* October 15,2009. John Wiley & Sons. Accessed March 18,2011.

风湿性多肌痛和颞动脉炎（巨细胞动脉炎）

风湿性多肌痛（polymyalgia rheumatic PMR）和颞动脉炎，又称为巨细胞动脉炎（giant cell arteritis GCA），是密切相关的临床综合征，通常影响老年人并经常一起出现。许多专家认为他们是同一基础疾病进程的不同阶段。PMR 较 GCA 更常见，是 GCA 的 2~3 倍。然而约 27%~53% GCA 患者也有 PMR，并且 18%~26% 的 PMR 患者也有 GCA[24]。PMR 可发生于 GCA 之后、同时或之前。炎症是两种疾病的标志。PMR 的特点是颈部和肩部和骨盆带的疼痛和晨僵，可导致残疾[25]。GCA 导致的炎症最常累及颞动脉，但身体其他部位的动脉也可累及[26]。尽管存在某些相似性，但 PMR 和 GCA 具有明显不同的症状，糖皮质激素治疗剂量和预后也不同。

PMR 和 GCA 的发病率在 50 岁后增多，70~80 岁达峰[25]。GCA 是老年人最常见的血管炎，如未及时诊断和治疗，可导致失明。同样，如不治疗，PMR 可导致病情加重和残疾。PMR 患者外周动脉疾病的风险也增加。这两种疾病的主要危险因素是年龄，均是女性比男性更常见。PMR 主要见于北欧人，一般对白人的影响比非裔美国人、西班牙人、亚洲人和土著美国人更为普遍[26]。PMR 发病率在美国是 5.9/10 000/年，总患病率在美国约 740/100 000：男性为 532 和女性为 925[27]。GCA 的发病率在 50 岁以上人群为 0.17/1 000/年，患病率为 2/1 000[28]。

虽然 PMR 和 GCA 的确切病因尚未确定，它们都被认为是由自身免疫性或炎症性功能障碍所致，涉及来自 T 细胞、抗原呈递细胞、巨噬细胞来源的炎症因子、遗传性人类白细胞抗原分子和巨噬细胞的类似的细胞免疫应答。病毒因素对于 PMR 和 GCA 一直被怀疑但不确定，一些研究表明，PMR 发病的周期性模式指向环境感染触发因素（例如，细小病毒 B19、肺炎支原体和肺炎衣原体）作为潜在原因[25,29]。颈内和颈外动脉分支是 GCA 患者最常见的受累部位，活检往往显示炎性改变，从而导致血管的狭窄或闭塞，病变远端的缺血[26]。全身性炎症是 PMR 最突出的特点，但血管的炎症临床上往往检测不到的[26]。

案例 46-2

问题 1： D.C. 是一位 80 岁老年白人男性，因新发肩膀和上臂晨起疼痛和僵硬而就诊急诊科。他声称症状开始于 3 周前，并已发展到疼痛和运动范围受限致使他不能完成日常活动。D.C. 否认头痛或视力障碍，但主诉全身不适、乏力和厌食。他的既往病史有高脂血症、2 型糖尿病和高血压。过去 2 年里，他一直在服用目前药物，高脂血症、糖尿病和高血压控制良好。其目前药物包括辛伐他汀每日 40mg，二甲双胍每日 1 000mg 每日两次，赖诺普利/氢氯噻嗪每日 40/25mg 以及阿司匹林每日 81mg。针对肌肉力量下降的体格检查是阴性的。肩和上臂运动范围受限，伴有这些区域触诊时压痛。常规实验室检查均在正常范围内，除了 ESR 75mm/h。D.C. 被收入普通病房，诊断 PMR，并开始予泼尼松。该案例中出现的什么样的体征和症状可将 PMR 与 GCA 区分开呢？

没有确凿的实验室检测表明存在 PMR 或 GCA，而且临床特点的非特异性和体征的缺乏常使得诊断复杂化。正确诊断需要全面的病史和体格检查。区分这两种疾病极为重要，因为 GCA 可导致失明，故需要更高剂量的治疗药物。自然状态下，PMR 的典型起病是急性起病。然而，就像 D.C. 案例，大多数就诊患者描述他们的症状发生了 1 个月或更长的时间[26]。D.C. 也表现出 PMR 常见的主诉，包括疼痛和晨僵，发生在肩和上臂、臀部和大腿，或颈部和躯干。肩关节受累约占 95%。新发 GCA 往往表现为新的头痛或是不同于以往的头痛，持续 2 到 3 个月。GCA 中老年患者的乏力、厌食和体重减轻等症状常与头痛相伴[24]。D.C. 缺乏头痛进一步支持 PMR 的诊断。与这两种疾病相关的常见表现见表 46-4[26]。诊断 PMR 最有用的实验室检测是 ESR。GCA 患者通常 ESR 大于 40~50mm/h；大于 100mm/h 者常见。对未使用糖皮质激素的患者，ESR 正常对排除 GCA 很有帮助；然而，增高的 ESR（>100mm/h）对排除 GCA 的作用微乎其微[30]。出现 3 项或 3 项以上的下列标准即诊断 GCA 的敏感性 93% 和特异性 91%：发病年龄大于或等于 50 岁、新发头痛、颞动脉异常、ESR 大于或等于 50mm/h，或在颞动脉活检有异常发现[31]。BSR/BHPR 指南建议行颞动脉活检以诊断 GCA[32]。在表 46-4 中描述的阳性临床表现背景下的异常活检且 ESR 升高可强烈预测神经眼病的并发症。然而，如果存在强烈的临床怀疑，阴性活检结果并不排除 GCA 的诊断。

表 46-4

风湿性多肌痛和巨细胞动脉炎的常见表现

风湿性多肌痛	巨细胞动脉炎
年龄≥50 岁	年龄≥50 岁
ESR>50mm/h	ESR>50mm/h
贫血（轻度，正细胞正色素性）	贫血
发酸、疼痛和晨僵，累及肩和上臂、臀部和大腿，或颈部和躯干	头痛：颞部，当颞动脉受累时；或枕部，当枕动脉受累时
全身炎性症状	视觉症状或下颌间歇运动障碍
	发热、体重减轻、抑郁、乏力关节痛

ESR，红细胞沉降率。

经许可引自：Unwin B et al. Polymyalgia rheumatica and giant cell arteritis. *Am Fam Physician.* 2006；74：1547.

案例 46-2，问题 2： 对 D.C. 作出 PMR 或 GCA 诊断之前，有哪些炎性疾病需要考虑和排除的呢？

其他炎症性或自身免疫性疾病，如纤维肌痛、他汀类药物导致的肌痛、骨关节炎，多发性肌炎和类风湿关节炎，在诊断 PMR 或 GCA 之前，应予以考虑和排除[26]。在 PMR 的鉴别诊断中应包括甲状旁腺功能亢进症、帕金森病、甲状腺疾病、粘连性关节囊炎、假性痛风、颈椎病、SLE 或多发性骨髓瘤[24]。其他血管炎(韦格纳肉芽肿、结节性多动脉炎、显微镜下多血管炎)、大动脉炎、恶性肿瘤、带状疱疹和偏头痛(或其他头痛原因)应纳入 GCA 的鉴别诊断[33]。

> **案例 46-2,问题 3:** 对 D. C. 而言,PMR 的首选治疗方法是什么? 解释这种方法与 GCA 治疗方法相比的差异。

由于具有抗炎作用,糖皮质激素被视为是 PMR 或 GCA 的一线治疗。早期视力丧失发生率高达 20%,一旦出现,极少有改善者。因此,如果怀疑 GCA,不应拖延至颞动脉活检结果出来才开始糖皮质激素治疗[24]。当 PMR 和 GCA 同时发生时,需要更高的皮质类固醇剂量(即用于治疗 GCA 的剂量)以防止显著的并发症。对于 PMR 的治疗,英国风湿病学会(BSR)和英国风湿病专业人士(BHPR)推荐标准初始治疗,口服泼尼松 15mg/d,持续 3 周,12.5mg/d,持续 3 周,以及 10mg/d,持续 4~6 周,然后每 4~8 周减 1mg[29]。另一种治疗方案包括每 3~4 周肌肉注射甲泼尼龙 120mg,每 2~3 个月减 20mg。开始使用低剂量泼尼松可以在数天内改善 D. C. 的 PMR 症状,但要获得最佳的疗效可能需要数周,并且大多数患者需预期接受 1~2 年的治疗。治疗应根据患者症状进行调整,并应监测炎症标志物。一旦获得急性缓解,应该尝试逐渐减量,以避免长期用药的不良事件(如骨质疏松症、下丘脑-垂体-肾上腺轴抑制)。逐渐减量应该个体化并根据症状反应。因为,由于症状复发,它可能需要数年。风湿性多肌痛活动量表,作为一种疾病活动评估,可用于监测、调整治疗以及患者反应[26]。

与 PMR 相反,简单的 GCA(无颞颌关节或舌部运动障碍、视力改变)的治疗应从大剂量泼尼松(40~60mg/d)开始[29]。复杂的 GCA(进行性视力丧失或黑矇史)应予以甲强龙 1g/d,连续 3 日,继之泼尼松龙口服 60mg/d。在治疗 4 周症状消失且 ESR/CRP 正常后,可以开始糖皮质激素的减量。建议泼尼松龙每 2 周减 10mg,直至达到 20mg;然后每 2~4 周减 2.5mg,直至达到 10mg;然后每 1~2 个月减少 1mg[29]。治疗 6 个月后大多患者将达到 7.5~10mg/d 的剂量,但复发常见,并通过重新开始糖皮质激素治疗或将剂量增加至先前的受益量来控制[25]。使用低剂量阿司匹林可降低颅内缺血性并发症的发生率。

常规不建议甲氨蝶呤作为 PMR 和 GCA 的辅助治疗,其缓解症状获益的证据充满争议[26]。然而,一项 RCT 显示在 GCA 患者中除泼尼松外,给予甲氨蝶呤 10mg,每周 1 次,结果泼尼松用量和复发率总体下降[35]。在 PMR 和 GCA 中,复发较常见,可重新予以糖皮质激素治疗;如已经接受糖皮质激素治疗者,将剂量增加至控制症状的先前水平。所有长期糖皮质激素治疗的患者,均应补充钙(1 200mg/d)和维生素 D(800IU/d)以预防骨质疏松症,并监测糖皮质激素治疗的其他并发症。有胃炎风险的患者应接受质子泵抑制剂的预防性保护。

接受治疗的 PMR 或 GCA 患者应密切监测疗效和疾病进展。建议第一次随访应在予糖皮质激素后 1~3 周进行[29];之后应在 6 周以及 3 个月、6 个月、9 个月和 12 个月进行随访;如出现复发或不良事件时,根据需要进行随访。在每次就诊时,应评估患者特定症状的改善情况,常规血液检查应包括 ESR、CRP、CBC 和 CMP。接受长期糖皮质激素治疗的患者可以考虑每 2 年进行一次骨密度检查。专业指南建议每 2 年进行一次胸部 X 线检查,以评估 GCA 患者的主动脉瘤[29]。然而,对影像学研究的系统评价发现,胸部 X 线检查胸主动脉瘤/扩张的证据有限,因为胸部 X 线检测胸主动脉瘤可能敏感性不足[34]。

反应性关节炎

反应性关节炎被定义为泌尿生殖系统、胃肠道感染,或呼吸道感染后出现的外周关节炎,常伴有一个或更多的关节外表现。表 46-5 列出了与反应性关节炎发生相关的细菌病原体[36-39]。此外,它属于脊柱关节炎,与脊柱关节炎的其他类型有共同特征。Reiter 综合征以前用于描述这种情况,但反应性关节炎已成为首选术语。典型的"Reiter 三联征"包括关节炎、尿道炎和结膜炎[37]。关节炎的表现通常是大的单关节炎或下肢少关节炎和/或附着点炎。附着点是肌腱或韧带骨骼的部位[36]。通常情况下,炎性疾病会在感染后 1~6 周发生[37]。反应性关节炎的临床病程是多变的,通常是自限病程 3~12 个月[36]。反应性关节炎的死亡率不高,多是心脏并发症如主动脉炎所致。症状出现后的 2 年,大约 10%~20% 的患者可有慢性、破坏性和致残性关节炎或附着点炎。10%~15% 的患者可进展为强直性脊柱炎[39]。

表 46-5

与反应性关节炎的发生相关的细菌病原体

胃肠道
肠炎沙门菌和鼠伤寒沙门菌
志贺菌
小肠结肠炎耶尔森菌和假结核
空肠弯曲杆菌
大肠杆菌
艰难梭菌
泌尿生殖系统
沙眼衣原体
淋球菌
呼吸系统
肺炎衣原体
A 组 β-溶血性链球菌

来源: Hill Gaston JS. Reactive arthritis and undifferentiated spondyloarthritis. In: Firestein G et al, eds. *Kelley's Textbook of Rheumatology*. 9th ed. Philadelphia, PA: Saunders Elsevier; 2013:1221; Reactive arthritis. In DynaMed [Internet]. Ipswich (MA): EBSCO Information Services. 1995-[cited 2010 March 23]. http://www.dynamed.com. Registration and login required. Accessed July 8, 2015; Hannu T. Reactive arthritis. *Best Pract Res Clin Rheumatol*. 2011;25:347; Selmi C, Gershwin ME. Diagnosis and classifcation of reactive arthritis. *Autoimmun Rev*. 2014;13:546.

反应性关节炎的年发病率是(9~27 例)/(100 000 人·年)。急性衣原体感染患者会发生反应性关节炎。反应性关节炎可发生于任何年龄,最常发生在 20~40 岁之间的患者中。一般而言,泌尿生殖系感染(最常见的是性传播疾病)后,男性比女性更容易发生反应性关节炎。肠道感染后,男性和女性反应性关节炎的发病率相同[37]。

反应性关节炎是针对远程感染的一种无菌性炎症反应。反应性关节炎通常发生在基因易感者受感染后,已被确定为可能的危险因素。遗传可能在脊柱关节炎的发病机制中起作用;30%~50%患者的 HLA-B27 阳性,它可向 T 细胞呈递抗原肽。这些患者易患更严重和更长期的疾病[37]。HLA-B27 基因在高加索人群中的阳性率较高[39]。

症状通常发生在 1 到 3 周后,可隐匿或急性起病。患者通常主诉皮肤粘膜病变、关节僵硬、肌痛和休息后加重的腰痛。表 46-6 介绍了反应性关节炎的临床表现。它可表现为关节炎或出现眼、皮肤、泌尿生殖或心脏系统功能障碍。尿道炎、轻度排尿困难、尿道黏液脓性分泌物是男性中最常见的症状。女性可有排尿困难、阴道分泌物和脓性宫颈炎或阴道炎。关节炎通常是不对称的、累及下肢,并与出现"腊肠指(趾)"相关[36]。

表 46-6

反应性关节炎的临床表现

骨骼肌肉系统
关节炎,累及 1~4 个关节
附着点炎
关节外病变
皮肤表现
足掌和/或手掌溢脓性皮肤角化病
漩涡状龟头炎
眼部表现
黏膜溃疡
结膜炎
葡萄膜炎

来源:Hill Gaston JS. Reactive arthritis and undifferentiated spondyloarthritis. In:Firestein G et al,eds. *Kelley's Textbook of Rheumatology.* 9th ed. Philadelphia,PA:Saunders Elsevier; 2013:1221.

案例 46-3

问题 1:T. K. 是一名 37 岁男性,因低热 2 周至初级保健门诊就诊,伴左膝和右踝疼痛和僵硬、尿痛和双眼发红、怕光。他自诉近期无外伤。该患者自诉最后一次无保护的性行为发生于 3 周前。T. K. 否认胸痛、皮疹、光过敏、生殖器的病变,或尿道分泌物和尿血。左膝关节红肿和压痛,以及结膜炎征象,是体格检查唯一的发现。尿衣原体快速检测阳性。

他报告没有现患病和银屑病关节炎的家族史。

根据本案例表现的症状,哪些支持反应性关节炎的诊断?

T. K. 在沙眼衣原体感染后出现多种症状。他出现了下肢关节炎和结膜炎。尿道炎可以是反应性关节炎相关的症状,但在该病例中,还重叠有活动性衣原体感染的潜在症状。银屑病性关节炎属于脊柱关节炎范畴。如果 T. K. HLA-B27 基因阳性,银屑病性关节炎的家族史,可能是病情严重或慢性病程的危险因素。诊断无需基因检测[36,37]。

案例 46-3,问题 2: 适合 T. K. 的初始治疗策略是什么?

经验性抗生素治疗没有减少反应性关节炎复发的风险,因此对无并发症的病例,不建议常规使用抗生素。就像 T. K. 案例,有活动性感染如尿液中衣原体或胃肠道感染粪便中的细菌者,应该接受治疗。有可能当出现关节炎时,胃肠道食源性疾病后便培养是阴性。那些沙眼衣原体感染者及其伴侣们应给予抗生素(阿奇霉素 1g 口服单剂量或多西环素 100mg,每日 2 次,共 7 日)[37,38]。关于引起反应性关节炎感染的适当抗生素治疗的更多信息,请参阅第十四分册(篇)感染性疾病。尽管一些研究报道了在 Chylmadia 相关反应性关节炎中延长联合使用抗生素取得成功[37,40],一项评估抗生素在反应性关节炎常规治疗中有效性的 meta 分析显示,他们没有诱导缓解,但由于研究的异质性,这个问题仍不确定[41]。97%增加的胃肠道副作用与抗生素的使用有关[41]。

口服 NSAIDs 可能有助于控制疼痛,但没有证据表明他们影响关节炎本身或缩短临床病程[37]。

案例 46-3,问题 3: 3 周后,T. K. 诉他已无低热和尿痛,但膝痛缓解不明显。他诉说这限制了他的活动。还可以考虑哪些其他治疗?

因为 T. K. 仍有左膝疼痛,可考虑关节腔内注射糖皮质激素或如果受累关节较多,可口服糖皮质激素。关节腔内注射糖皮质激素不像类风湿关节炎那样具有戏剧性或持续的反应。然而,它们可能有助于治疗疼痛和肿胀。对于那些反应性关节炎持续存在的患者,改善疾病的抗风湿药如柳氮磺胺吡啶具有良好的耐受性,并且剂量为 1g,每日 2 或 3 次可能有效。如果患者反复发作反应性关节炎或 HLA-B27 阳性,可考虑在尽早开始 DMARDs 治疗[36]。如果确定初始感染被清除,侵袭性和持续的反应性关节炎可加用免疫抑制剂治疗。在严重病例中,通过之前治疗未获得足够缓解的患者,可考虑使用抗肿瘤坏死因子(TNF)-α 治疗。但证据有限,主要通过个案报告在文献中进行讨论。物理治疗方式是治疗的一个组成部分,可以提高活动能力和力量,并在必要时防止僵硬和畸形[36-38]。

多发性肌炎和皮肌炎

多发性肌炎(polymyositis,PM)和皮肌炎(dermatomyositis,DM)是特发性自身免疫性和炎症性疾病,其病因不明,同时累及多组骨骼肌。PM 和 DM 的特点是存在炎性肌病。此外,DM 有特定的皮肤表现,而 PM 没有[42,43]。皮肌炎还与恶性肿瘤风险增高相关。40 岁以上患者中现有恶性肿瘤或其后出现者占 15%[44]。治疗的目的是减少潜在并发症如呼吸衰竭、肾衰竭和心肌病的风险。部分患者(DM 中约占 11%～40%)亦符合其他结缔组织病的诊断标准。这种重叠综合征被认为在男性中较女性更常见(9:1)。肌炎患者更多,报道在 11%～40%,有另一种结缔组织病(如硬皮病、SLE、类风湿关节炎和结节病)[45]。

多发性肌炎通常发生于 50～60 岁,儿童罕见。皮肌炎呈双峰分布,影响 45～65 岁成人,以及 5～15 岁的儿童。非洲裔美国人患这些疾病的风险增加,女性和男性(2:1)均可累及[45]。对于皮肌炎而言,在美国的患病率为 5.8 例/100 000人。在英国,据报告儿童患病率为 3.2 例/1 000 000 人。多发性肌炎在美国的患病率为 9.7 例/100 000 人,但值得注意的是,多发性肌炎由于症状与其他肌病重叠而导致诊断更加困难[46]。估测特发性炎性肌病的患病率为 50～100例/1 000 000[42]。

其病因均不明,两者都被认为是在基因易感个体中,有环境因素(自身免疫或病毒)触发免疫介导过程的参与。皮肌炎被认为是补体介导的微血管病变,引起炎性浸润,从而导致缺血现象。在多发性肌炎患者中,肌纤维可能被细胞毒性 CD8 T 淋巴细胞损害。作为致病因素的病原体包括柯萨奇病毒、流感病毒、逆转录病毒,巨细胞病毒和 EB 病毒。病毒抗体被发现存在于高达 60% 的患者中。基因特异性 HLA 亚型表达(白人中的 HLA DRB1-03 和韩国人中的 HLA DRB1-14)使得来自特定种族中的个体的风险增加。暴露于紫外线辐射也会增加患皮肌炎的风险[45]。

多发性肌炎和皮肌炎的起病均为隐匿性的,患者最初的主诉是躯干、肩、髋部、上臂、颈部和咽部肌肉无力。这些患者通常诉说需要使用近端肌肉的日常活动的困难增加,如从椅子上站起、爬楼梯、迈过路边、搬重物和梳头。经常跌倒、疲劳、不适、体重下降,呼吸急促和低热也经常出现。PM 和 DM 的分类可以通过评估是否存在某些特征性表现来完成。与更多的皮肌炎相比,多发性肌炎很少影响儿童。特别地,它们主要通过皮肌炎的皮肤变化和钙质沉着而区分开。表 46-7 中描述了在 DM 中看到的特殊表现[47]。目前,没有多发性肌炎和皮肌炎诊断标准已经明确地定义和验证。在其他情况(如人类免疫缺陷病毒感染、扁平苔藓、系统性红斑狼疮、银屑病,或药物性因素)被考虑和排除之后,可经普遍接受的标准确定诊断,该标准包括存在近端肌无力、血清骨骼肌酶的浓度升高(如肌酸激酶、乳酸脱氢酶)、肌电图示肌源性改变、肌肉活检提示炎症证据,和皮疹(仅针对皮肌炎)[45,47,48]。

表 46-7

皮肌炎的皮肤表现

DM 特征性皮肤病变

1. Gottron 丘疹:指间和或掌指关节伸侧紫罗兰色丘疹。当完全成形时,这些丘疹在中心处变得略微凹陷,可呈现白色的、异质的外观。常伴有毛细血管扩张症
2. Gottron 征象:指间/掌指关节、鹰嘴、髌骨和内侧踝关节背侧对称性有或无水肿的紫罗兰色红斑

DM 特异性皮肤病变

1. 眶周紫罗兰(向阳疹)色红斑,伴或不伴眼睑和眶周组织水肿
2. 可见明显的甲周毛细血管扩张,伴或不伴角质层营养不良
3. 手和手指及前臂伸侧(可以延伸至伸肌腱鞘)对称性紫罗兰色皮疹,三角肌、肩部和颈部紫罗兰色皮疹(披肩征),颈前和上胸部 V 区,中央为面部和前额的紫罗兰色皮疹

DM 可见的皮肤病变

1. 血管萎缩性皮肤异色病(异色性皮肌炎)局限性紫红斑伴毛细血管扩张、色素减退、色素沉着和浅表性萎缩,最常见于后肩、背部、臀部以及颈前和胸部 V 区
2. 皮肤钙质沉着症

经许可引自:Iaccarino L et al. The clinical features,diagnosis and classifcation of dermatomyositis. *J Autoimmun*. 2014;48:122-127.

案例 46-4

问题 1:J. A. 是一名 45 岁白人女性,有多发性肌炎病史。她于 1 年前确诊,并予大剂量泼尼松口服 3 个月,并开始尝试减量泼尼松至最低有效剂量。从那时起,J. A. 已不能完全停用糖皮质激素而无肌无力的复发,这已影响她的日常活动能力。在过去的 3 个月,其症状进展,以至于她重新回到其最初的大剂量泼尼松方案以期获得充分的缓解。至此,在这一点上 J. A. 和他的初级保健医生正考虑症状控制的替代方案。什么样的一个合理药物治疗选择可以提供给 J. A. 缓解症状?

治疗的初期和长期目标是改善肌肉无力,从而提高日常活动能力。多发性肌炎和皮肌炎两者的病程在严重性方面是变化的,可从轻度到更严重的进展性疾病。轻型患者通常对治疗有一个快速反应,而那些更严重或缓慢进展型的患者更可能对治疗无反应;这是一个预后不良的标志。就像 J. A. 案例表明地,初始治疗予大剂量糖皮质激素(如1mg/kg),然后根据治疗反应,缓慢减量。该方法可包括在减量期间切换到隔日给药或每 2 周减少 10% 的剂量[45-49]。在重症病例中,首选甲泼尼龙静脉输注治疗 3～5 日,剂量为 1 000mg。对大剂量糖皮质激素早期即有反应的患者,通常将来对糖皮质激素减量的替代药物(如甲氨蝶呤、硫唑嘌呤)的反应更好。J. A. 对糖皮质激素治疗无效提示需进一

步排查其他可能的疾病包括肌营养不良、甲状腺功能减退症，或恶性肿瘤相关性肌病。如这些排查无肯定性的结果，如果单用糖皮质激素病情不能控制、病情进展迅速或出现肌肉外受累，可予以 J. A. 甲氨蝶呤、硫唑嘌呤、霉酚酸酯或环孢素作为推荐的免疫抑制剂和激素减量剂。如果并发肺间质疾病，可予以环磷酰胺或他克莫司。如果患者对糖皮质激素反应不充分，可予以静脉丙种球蛋白 2 ~ 5 日[42,45,49]。正在进行的试验将评估其他免疫调节疗法的潜在用途。

案例 46-4, 问题 2: 可以给 J. A. 提供什么样的预防保健措施，以增强她的药物治疗方案？

辅助治疗，如卧床休息、理疗、温水浴和受累区域湿热敷，可以改善肌肉僵硬。如果出现口腔黏膜损害，给予温盐水溶液冲洗病变部位是有益的。对所有患者的预防保健措施包括应用防晒霜、预防骨质疏松症、尽量减少食管运动障碍患者的误吸风险，以及对肌肉无力患者进行物理治疗或定制运动[45]。虽然之前一直担心会进一步损伤肌肉，但适当的运动包括被动运动、有氧运动和阻力运动已经显示出有益效果[44]。接受致畸免疫抑制剂治疗的女性患者应适时讨论避孕措施。

（颜淑敏 译，满斯亮 校，伍沪生 审）

参考文献

1. Alarcon GS. Unclassified or undifferentiated connective tissue disease. In: Koopman WJ et al, eds. *Clinical Primer of Rheumatology*. Philadelphia, PA: Lippincott Williams & Wilkins; 2003:213.
2. Mosca M et al. The diagnosis and classification of undifferentiated connective tissue diseases. *J Autoimmun*. 2014;48:50–52.
3. Hinchcliff M, Varga J. Systemic sclerosis/scleroderma: a treatable multisystem disease. *Am Fam Physician*. 2008;78:961.
4. Mayes MD et al. Prevalence, incidence, survival, and disease characteristics of systemic sclerosis in a large US population. *Arthritis Rheum*. 2003;48:2246.
5. Medsger TA Jr. Systemic sclerosis and Raynaud syndrome. In: Koopman WJ et al, eds. *Clinical Primer of Rheumatology*. Philadelphia, PA: Lippincott Williams & Wilkins; 2003:171.
6. Laing TJ et al. Racial differences in scleroderma among women in Michigan. *Arthritis Rheum*. 1997;40:734.
7. Systemic sclerosis. In *DynaMed* [Internet]. Ipswich (MA): EBSCO Information Services. 1995—[cited August 17, 2015]. http://www.dynamed.com. Registration and login required. Accessed August 17, 2015.
8. Chaudhary P et al. Cigarette smoking is not a risk factor for systemic sclerosis. *Arthritis Rheum*. 2011;63:3089.
9. Tan EM et al. Range of antinuclear antibodies in "healthy" individuals. *Arthritis Rheum*. 1997;40:1601.
10. Van den Hoogen et al. 2013 classification criteria for systemic sclerosis: an American college of rheumatology/European league against rheumatism collaborative initiative. *Ann Rheum Dis*. 2013;72:1747.
11. Zulian F et al. The pediatric Rheumatology European Society/american College of Rheumatology/European League against Rheumatism provisional classification criteria for juvenile systemic sclerosis. *Arthritis Rheum*. 2007;57:203.
12. Kowal-Bielecka O et al. EULAR recommendations for the treatment of systemic sclerosis: a report from the EULAR Scleroderma Trials and Research group (EUSTAR). *Ann Rheum Dis*. 2009;68:620.
13. Usatine RP, Diaz L. *Scleroderma (progressive systemic sclerosis)*. Barry HC, Smith M, Lind-bloom E, eds. http://www.essentialevidenceplus.com. Accessed August18, 2015.
14. Thompson AE, Pope JE. Calcium channel blockers for primary Raynaud's phenomenon: a meta-analysis. *Rheumatology (Oxford)*. 2005;44:145.
15. Pope J et al. Prazosin for Raynaud's phenomenon in progressive systemic sclerosis. *Cochrane Database Syst Rev*. 2000;(2):CD000956.
16. Dziadzio M et al. Losartan therapy for Raynaud's phenomenon and scleroderma: clinical and biochemical findings in a fifteen-week, randomized, parallel-group, controlled trial. *Arthritis Rheum*. 1999;42:2646.
17. Schiopu E et al. Randomized placeb-controlled crossover trial of tadalafil in Raynaud's phenomenon secondary to systemic sclerosis. *J Rheumatol*. 2009;36:2264.
18. Shenoy PD et al. Efficacy of tadalafil in secondary Raynaud's phenomenon resistant to vasodilatory therapy: a double-blind randomized cross-over trial. *Rheumatology (Oxford)*. 2010;49:2420.
19. Korn JH et al. Digital ulcers in systemic sclerosis: prevention by treatment with bosentan, an oral endothelin receptor antagonist. *Arthritis Rheum*. 2004;50:3985.
20. Abou-Raya A et al. Statins: potentially useful in therapy of systemic sclerosis-related Raynaud's phenomenon and digital ulcers. *J Rheumatol*. 2008;35:1801.
21. Denton CP et al. Renal complications and scleroderma renal crisis. *Rheumatology (Oxford)*. 2009;48(Suppl 3):iii32.
22. Tashkin DP et al. Cyclophosphamide versus placebo in scleroderma lung disease. *N Engl J Med*. 2006;354:2655.
23. Nannini C et al. Effects of cyclophosphamide on pulmonary function in patients with scleroderma and interstitial lung disease: a systematic review and meta-analysis of randomized controlled trials and observational prospective cohort studies [published correction appears in Arthritis Res Ther. 2009;11:408]. *Arthritis Res Ther*. 2008;10:R124.
24. Caylor TL et al. Recognition and management of polymyalgia rheumatica and giant cell arteritis. *Am Fam Physician*. 2013;88:676.
25. Salvarani C et al. Polymyalgia rheumatica and giant-cell arteritis. *N Engl J Med*. 2002;347:261.
26. Unwin B et al. Polymyalgia rheumatica and giant cell arteritis. *Am Fam Physician*. 2006;74:1547.
27. Lawrence RC et al. Estimates of the prevalence of arthritis and other rheumatic conditions in the United States. Part II. *Arthritis Rheum*. 2008;58:26.
28. Salvarani C et al. The incidence of giant cell arteritis in Olmsted County, Minnesota: apparent fluctuations in a cyclic pattern. *Ann Intern Med*. 1995;123:192.
29. Dasgupta B et al. BSR and BHPR guidelines for the management of polymyalgia rheumatica. *Rheumatology (Oxford)*. 2010;49:186.
30. Smetana GW, Shmerling RH. Does this patient have temporal arteritis? *JAMA*. 2002;287:92.
31. Hunder GG et al. The American College of Rheumatology 1990 criteria for the classification of giant cell arteritis. *Arthritis Rheum*. 1990;33:1122.
32. Dasgupta B et al. Management guidelines and outcome measures in polymyalgia rheumatica (PMR). *Clin Exp Rheumatol*. 2007;25(6 Suppl 47):130.
33. Giant cell arteritis (including temporal arteritis). In *DynaMed* [Internet]. Ipswich (MA): EBSCO Information Services. 1995—[cited August 17, 2015]. http://www.dynamed.com. Registration and login required. Accessed August 17, 2015.
34. Jover JA et al. Combined treatment of giant-cell arteritis with methotrexate and prednisone. a randomized, double-blind, placebo-controlled trial. *Ann Intern Med*. 2001;134:106.
35. Mackie SL et al. Should I send my patient with previous giant cell arteritis for imaging of the thoracic aorta? A systematic literature review and meta-analysis. *Ann Rheum Dis*. 2014;73:143.
36. Hill Gaston J.S. Reactive arthritis and undifferentiated spondyloarthritis. In: Firestein G et al, eds. *Kelley's Textbook of Rheumatology*. 9th ed. Philadelphia, PA: Saunders Elsevier; 2013:1221.
37. Reactive arthritis. In *DynaMed* [Internet]. Ipswich (MA): EBSCO Information Services. 1995—[cited March 23, 2010]. http://www.dynamed.com. Registration and login required. Accessed July 8, 2015.
38. Hannu T. Reactive arthritis. *Best Pract Res Clin Rheumatol*. 2011;25:347.
39. Selmi C, Gershwin ME. Diagnosis and classification of reactive arthritis. *Autoimmun Rev*. 2014;13:546.
40. Zeidler H, Hudson A. New insights into Chlamydia and arthritis. Promise of a cure? *Ann Rheum Dis*. 2014;73:637.
41. Barber C et al. Antibiotics for treatment of reactive arthritis: a systemic review and meta-analysis. *J Rheumatol*. 2013;40:916.
42. Idiopathic inflammatory myopathy. In *DynaMed* [Internet]. Ipswich (MA): EBSCO Information Services. 1995—[cited March 23, 2010]. http://www.dynamed.com. Registration and login required. Accessed July 8, 2015.
43. Dermatomyositis. In *DynaMed* [Internet]. Ipswich (MA): EBSCO Information Services. 1995—[cited March 23, 2010]. http://www.dynamed.com. Registration and login required. Accessed July 8, 2015.
44. Findlay A et al. An overview of polymyositis and dermatomyositis. *Muscle Nerve*. 2015;51:638.

45. Nagaraju K, Lundberg I. Inflammatory disease of muscle and other myopathies. In: Firestein G et al, eds. *Kelley's Textbook of Rheumatology*. 9th ed. Philadelphia, PA: Saunders Elsevier; 2013:1404.

46. Carsten P, Schmidt J. Diagnosis, pathogenesis and treat of mysositis: recent advances. *Clin Exp Immunol*. 2014:175:425.

47. Iaccarino L et al. The clinical features, diagnosis and classification of dermatomyositis. *J Autoimmun*. 2014;48:122.

48. Milisenda JC et al. The diagnosis and classification of Polymyositis. *J Autoimmun*. 2014;48:118.

49. Dalakas M. Inflammatory muscle diseases. *N Engl J Med*. 2015;372:1734.

第十篇 妇女保健

Trisha LaPointe

47

第 47 章　避孕

Shareen Y. El-Ibiary

核心原则	章节案例
1 选择避孕方式应根据多种因素做出综合判断,因素包括:避孕药剂型、激素含量、有效性、副作用、费用、使用可及性、既往疾病史、既往药物史、患者隐私保护、预防性传播疾病(sexually transmitted infections, STIs),以及期望排卵恢复时间的长短。	案例 47-1(问题 1)
2 复方激素避孕药(combined hormonal contraceptives, CHCs)是雌激素和孕激素的混合制剂。CHCs 有口服片剂、阴道环、贴剂等多种剂型。CHCs 根据雌激素含量分为高剂量(50μg 炔雌醇)、低剂量(30~35μg 炔雌醇)及极低剂量(10~25μg 炔雌醇);根据给药周期分为 21 日、24 日及 84 日。复方口服避孕药(combined oral contraceptives, COCs)根据雌、孕激素含量分为单相、双相、三相及四相口服避孕药。	案例 47-1(问题 3~5 和 7) 表 47-3
3 CHCs 除可避孕外,还可治疗粉刺、多毛症、经前期综合征(premenstrual syndrome, PMS)、经前期焦虑障碍(premenstrual dysphoric disorder, PMDD)、内膜癌、月经不调;预防卵巢癌及功能性卵巢囊肿。	案例 47-2(问题 1~3)
4 激素类避孕药最常出现的副作用为撤退性出血、恶心、粉刺和体重增加。其风险和副作用与激素类避孕药中含的孕激素、雌激素和雄激素的生理作用密切相关。	案例 47-2(问题 4~8) 案例 47-3(问题 1) 表 47-4
5 部分女性有使用 CHCs 的风险和禁忌证。以下女性不推荐使用含雌激素成分的避孕药:年龄≥35 岁、每日吸烟超过 15 支、血压控制不佳、胆囊疾病史、卒中史、先兆偏头痛、心血管疾病和血栓栓塞病史。	案例 47-1(问题 2)
6 若患者有 CHCs 禁忌证,可考虑使用仅含孕激素的避孕药,这种避孕药剂型包括口服片剂、凝胶、皮下注射、皮埋剂。常见副作用有体重增加、粉刺、情绪改变和月经不调。	问题 47-3(问题 2~6)
7 避孕药的使用效果建立在正确使用及定期随访基础上。使用者应当理解如何正确使用避孕药,如何处理突发情况(漏服、环剂从阴道滑出、贴剂脱出)及何时启动补救方案。例如漏服单纯孕激素避孕药与漏服 COCs 的处理方法大相径庭。	问题 47-1(问题 6 和 7) 问题 47-3(问题 2~6)
8 激素类避孕药与某些药物联合使用时,激素避孕药物浓度可能上升或下降。例如抗生素及肝酶诱导剂可能降低 CHCs 的效果,该情况下可选单纯孕激素避孕药或非激素类避孕方式。	问题 47-1(问题 8) 表 47-5
9 宫内节育器(intrauterine devices, IUDs)及宫内节育系统(intrauterine systems, IUSs)(包括带铜节育器、左炔诺孕酮宫内节育系统等产品)是长期避孕的首选。为降低盆腔炎发生风险,该类产品更适用于单一性伴侣的女性。	问题 47-3(问题 7)
10 非激素类避孕方式包括子宫帽、避孕套和杀精剂。避孕且同时预防性传播疾病的唯一方式是使用男式或女式避孕套。	问题 47-4(问题 1 和 2)

		章节案例
⑪	使用时机是有效紧急避孕（emergency contraception，EC）的关键。在无保护性交后越早使用效果越好，一般性交 120 小时内使用有效。紧急避孕药包括高剂量孕激素制剂、高剂量雌孕激素复方制剂（如 Yuzpe 方法）、选择性孕酮受体调节物（selective progesterone receptor modulator，SPRM）及带铜节育器等。	问题 47-4（问题 3）
⑫	药物流产包括米非司酮（mifepristone）联合米索前列醇（misoprostol）、甲氨蝶呤（methotrexate）联合米索前列醇（misoprostol）或三者联用。米非司酮和甲氨蝶呤使胚胎停止发育；米索前列醇诱发子宫收缩、促使妊娠物排出。	问题 47-4（问题 4）

流行病学

目前全球人口超过 73 亿，美国人口近 3.25 亿，每 8 秒新生 1 人，每 12 秒死亡 1 人，导致每 13 秒人口数量增长 1 人[1]。

避孕是全球关注的问题。预防意外妊娠是避孕药使用的重要目标，对需控制人口的国家尤为重要。据统计，2008 年至 2011 年美国约 45% 的妊娠为意外妊娠，其中 42% 的人选择流产[2]。故正确使用及推广避孕药对预防意外妊娠至关重要。

激素避孕药的背景和药理学

激素避孕药包括雌孕激素组合的复方激素避孕药（combined hormonal contraceptives，CHCs）和单孕激素避孕药。雌激素通过抑制卵泡刺激素（follicle-stimulating hormone，FSH）分泌阻止优势卵泡发育，稳定子宫内膜减少突破性出血（见第 50 章，获取更多月经周期相关知识）[3]。孕激素通过抑制黄体生成素（luteinizing hormone，LH）分泌阻止排卵。孕激素可联合雌激素，如复方口服避孕药（combined oral contraceptive，COCs）、避孕贴和节育环；也可单独使用，如单孕激素口服避孕药（progestin-only pill，POP）、贮库型肌内或皮下注射剂、皮下埋植避孕剂或作为宫内节育系统的一部分。单孕激素避孕药可增厚宫颈黏液阻止精子通过，改变输卵管环境影响卵子运输，改变子宫内膜影响受精卵着床。

复方激素避孕药

患者评估

案例 47-1

问题 1：S. F. ，女性，33 岁，体重 58kg，身高 163cm，健康，即将结婚，希望用口服避孕药避孕。目前没有孩子，但想在 1~2 年内有个孩子。用药史为偶尔头痛时口服 200mg 布洛芬。

生命体征：血压 122/72mmHg，心率 85 次/min

体温：36.9℃

社会史：每日抽烟 1 包，不喝酒

家族史：妹妹患妊娠糖尿病，母亲患高血压，父亲不明

对 S. F. 而言，选择避孕药应考虑哪些因素？

很多因素影响避孕方法的选择，其中最重要是避孕的有效性。应明确避孕对 S. F. 的重要性来选择合适方法。例如有些患者服用了致畸药或身体不适合妊娠，就需要极其有效的避孕方法或联合多种方法；有些患者虽不想妊娠，若意外妊娠也能接受，就不需要选择非常严格的避孕方法。

避孕方法的有效性取决于作用机制、可获得性（如处方要求）、联合用药、既往病史和药物接受度（如副作用、使用方便性、依从性、费用、宗教和社会信仰）等。任何一种因素均可造成在一年临床试验观察到的最低失败率（正确使用的失败率）和患者实际失败率的差异，因此，选择避孕方法时应考虑这些因素（表 47-1）[3]。停药后正常生育功能的恢复时间也是需要考虑的重要因素。有些避孕方法停用后不久女性就可妊娠，另一些则需更长时间才可恢复生育能力[4]。S. F. 想不久后妊娠，她已 33 岁（30 岁后生育能力快速下降）且希望以后继续生育，应选择能迅速恢复生育能力的避孕方法[4]，并考虑禁忌证和风险等其他因素。综合考虑以上因素以及 CHC 在女性中已广泛使用，可推荐 S. F. 使用 CHC。

复方激素避孕药的禁忌证

案例 47-1，问题 2：S. F. 适合使用 CHCs 避孕吗？使用时要考虑哪些禁忌证？

临床医生应先了解 S. F. 的基本健康信息，如既往史、社会史和家族史（图 47-1），以判断是否存在禁忌证和注意事项[5]（见图 47-1）。世界卫生组织制定了医学标准，该标准确定了不同情况下患者的具体避孕措施。2010 年美国疾病预防控制中心（http://who. int/reproductivehealth/publications/family_planning/MEC-5/en/. Accessed June 11，2017）采纳、推荐了这些标准并在 2016 年更新了该标准[6-7]。大部分禁忌证的数据来源于 COCs，但结论同样适用于所有 CHCs（如阴道环和透皮贴）。

吸烟和使用 CHCs

应强烈要求 S. F. 戒烟（参考 91 章，烟草的使用和依赖）。女性大于 35 岁且每日吸烟超过 15 支，不应选择 CHCs 避孕。尽管 S. F. 未满 35 岁，但她每日吸烟 1 包

表 47-1

美国女性常规和严格使用避孕药在第一年内意外妊娠的百分比以及在第一年后继续使用避孕药的百分比

方法	女性避孕第一年内意外妊娠的比例/%		女性连续避孕达一年的比例/%[c]	相关花费[k]
	常规使用[a]	严格使用[b]		
概率[d]	85	85	–	
易受孕期知晓法	24	–	47	无
标准日法[e]		5		
二日法[e]	–	4		
排卵法[e]	–	3	–	
基础体温法[e]	–	0.4	–	
体外射精	22	4	46	
杀精剂[f]	28	18	42	$ ~ $$
屏障法				
阴道海绵				$$
经产妇	24	20	42	
初产妇	12	9	57	
隔膜[g]	12	6	57	$$$
避孕套[h]				$
女性	21	5	41	
男性	18	2	43	
激素避孕药				
注射 MPA	6	0.2	56	$$$[l]
药片				
单孕激素	9	0.3	67	$$ ~ $$$
复方制剂	9	0.3	67	$$ ~ $$$
皮肤药贴	9	0.3	67	$$ ~ $$$
阴道环	9	0.3	67	$$ ~ $$$
IUD/IUS	–	–	–	$$$$[l]
含铜节育器	0.8	0.6	78	
左炔诺孕酮	0.2	0.2	80	
女性不孕	0.5	0.5	100	$$$$[m]
男性不育	0.15	0.10	100	$$$$[m]
紧急避孕药				$$$
在无保护措施的性交后 72 小时之内服用，可减少 75% 妊娠的风险[i]				
哺乳闭经避孕法（lactational amenorrhea method，LAM）[j]				无
LAM 是一种高效的临时避孕方法				

　[a] 夫妻在开始常规避孕（不因其他原因而停止使用）的第一年内发生意外妊娠的比例。在杀精剂、体外射精、隔膜法、避孕套、口服避孕药等避孕方法中的相关数据来源于 1995 年美国家庭增长调查。

　[b] 夫妻在开始严格避孕（坚持且正确使用，并不因其他原因而停止使用）的第一年内发生意外妊娠的比例。

　[c] 尝试避孕的夫妻连续使用一种方法持续一年的百分比。

　[d] 未避孕和停止避孕开始备孕的女性在一年内妊娠的比例约为 89%。但考虑到现代女性大都使用可逆的避孕方法，如果她们停止避孕不会立刻妊娠，该比例会略降至 85%。

　[e] 排卵法和二日法是基于宫颈黏液的评估。标准日法是指在月经周期第 8~19 天内不同房。体温法是通过体温以及评估宫颈黏液确定最易受孕日期。

　[f] 泡沫、乳霜、凝胶、阴道栓剂和阴道薄膜。

　[g] 杀精乳膏或凝胶。

　[h] 无杀精剂。

　[i] Ella（乌利司他）药品说明书指示适用于无保护性交后 120 小时内的紧急避孕。Plan B One-Step，Next Choice One Dose，MyWay，Take Action，Aftera，EContra Ez 和 After Pill 是美国销售的含左炔诺孕酮的紧急避孕产品。药品说明书指示适用于无保护性交后 72 小时内，但目前研究表明以上产品在 120 小时内使用均有紧急避孕效果，更有研究表明对于没有相关疾病人群，同时服用两片紧急避孕药并不会降低疗效或增加副作用。美国食品药品管理局宣布以下 19 个品牌的紧急口服避孕药安全有效：Ogestrel（1 剂是 2 粒白色药片）；Nordette（1 剂是 4 粒淡黄色药片）；Cryselle，Levora，low-Ogestrel，Lo/Ovral 或 Quasence（1 剂是 4 粒白色药片）；Jolessa，Portia，Seasonale 或 Trivom（1 剂是 4 粒粉红色药片）；Seasonique（1 剂是 4 粒浅蓝色药片）；Enpresse（1 剂是 4 粒橙色药片）；Lessina（1 剂是 5 粒粉红色药片）；Aviane 或 LoSeaonique（1 剂是 5 粒橙色药片）；Lutera 或 Sronyx（1 剂是 5 粒白色药片）；Lybrel（1 剂是 6 粒黄色药片）。

　[j] 若要维持有效避孕，应在恢复月经、哺乳频率或持续时间减少后、人工喂养或宝宝 6 个月以上时，尽快采用其他避孕方法。

　[k] $，每单位花费 10$；$$，每单位花费 50$；$$$，每单位花费 80$；$$$$（以上为大概费用，因购买地点等不同而变化）。

　[l] 未包括管理和临床费用。该数据指产品初始费用，但其总体计算后费用接近 $$（如注射一次 MPA150mg/ml 混悬剂大约花费 95$，但其效果持续 3 个月，使得每月花费和 COCs 或 POPs 花费（每次 20~45$）相当，含铜宫内节育器和左炔诺孕酮宫内节育器可能初始费用较高，但能分别连续使用 10 年和 5 年）。

　[m] 手术初始费用较高，但随时间推移可能会比其他经常使用的产品更具成本效益（如相当于每月使用避孕药、避孕套或杀精剂所产生的费用）。

　IUD，宫内节育器；IUS，宫内节育系统；LAM，哺乳闭经避孕法；MPA，醋酸甲羟孕酮。

　来源：Hatcher RA et al. *Contraceptive Technology*. 20th ed. New York，NY：Ardent Media；2011：24，Table 3-2；includes additional information from www.goodrx.com. Accessed August 25，2017；http://americanpregnancy.org/preventing-pregnancy/diaphragm/. Accessed June 11，2017；https://www.plannedparenthood.org/learn/birth-control/cervical-cap. Accessed June 11，2017.

避孕药的选择

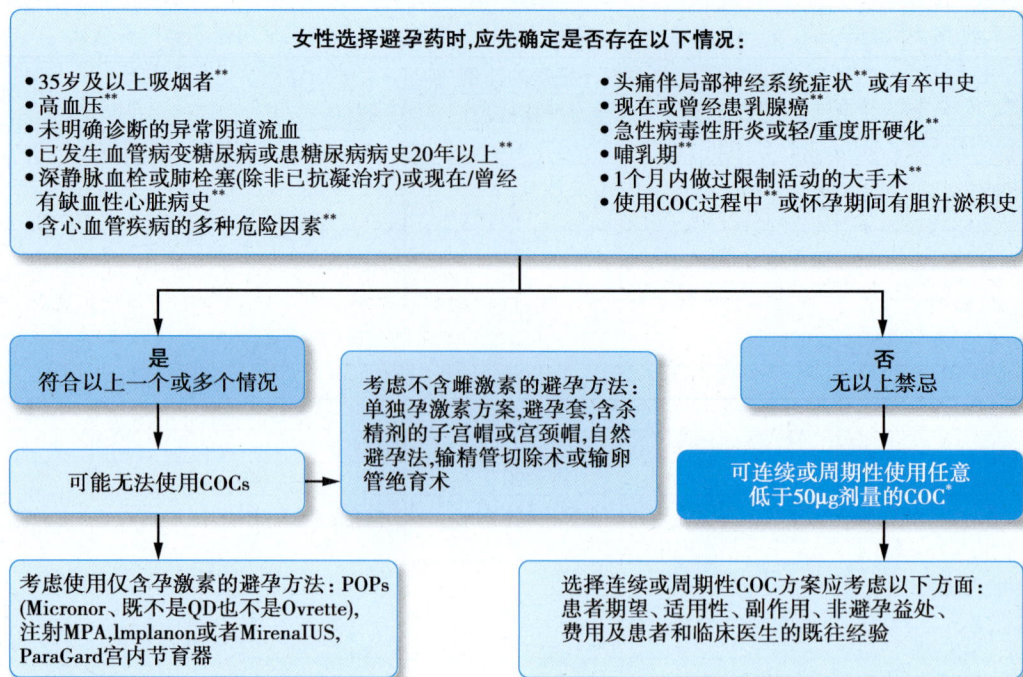

女性选择避孕药时,应先确定是否存在以下情况:

- 35岁及以上吸烟者**
- 高血压**
- 未明确诊断的异常阴道流血
- 已发生血管病变糖尿病或患糖尿病病史20年以上**
- 深静脉血栓或肺栓塞(除非已抗凝治疗)或现在/曾经有缺血性心脏病史**
- 含心血管疾病的多种危险因素**

- 头痛伴局部神经系统症状**或有卒中史
- 现在或曾经患乳腺癌**
- 急性病毒性肝炎或轻/重度肝硬化**
- 哺乳期**
- 1个月内做过限制活动的大手术**
- 使用COC过程中**或怀孕期间有胆汁淤积史

是
符合以上一个或多个情况

可能无法使用COCs

考虑不含雌激素的避孕方法:单独孕激素方案,避孕套,含杀精剂的子宫帽或宫颈帽,自然避孕法,输精管切除术或输卵管绝育术

考虑使用仅含孕激素的避孕方法:POPs(Micronor、既不是QD也不是Ovrette),注射MPA,Implanon或者MirenaIUS,ParaGard宫内节育器

否
无以上禁忌

可连续或周期性使用任意低于50μg剂量的COC*

选择连续或周期性COC方案应考虑以下方面:患者期望、适用性、副作用、非避孕益处、费用及患者和临床医生的既往经验

- 世界卫生组织和美国食品药品管理局均建议使用最低有效剂量避孕药。雌激素含量低于50μg的复方避孕药都被认为是"低剂量",有效安全

- 无研究证明女性服用20μg口服避孕药致DVT发生风险较低。对于更高剂量口服避孕药的研究证实雌激素剂量越低,DVT风险越低

- 所有COCs均能降低体内游离睾酮,加拿大复方避孕药药品标签注明可改善痤疮

- 应减少因点滴出血或突破性出血而停止服药的情况。应提前告知女性:随着时间推移,点滴出血或突破性出血会好转

*Yasmin和Yaz的药品说明书声明[Berlex-2001]:Yasmin有别于其他避孕药的地方在于其含有孕激素屈螺酮。因屈螺酮增加血钾浓度导致严重心脏问题,肾脏、肝脏或肾上腺疾病患者不应服用Yasmin。其他药物也会增加血钾浓度,若患有慢性疾病,长期每日服用下面任一药物,应咨询医生能否服用Yasmin,且在服用Yasmin首月应查血钾浓度。这些药物包括:非甾体抗炎药[布洛芬(Motrin®,Advil®)、萘普生(Naprosyn®,Aleve®和其他)用于每日长时间服用治疗关节炎或其他疾病时]、保钾利尿药(螺内酯和其他药)、钾补充剂、血管紧张素转化酶抑制剂(Capoten®,Vasotec®,Zestril®和其他药品)、血管紧张素Ⅱ受体拮抗剂(Cozaar®,Diovan®,Avapro®和其他药)和肝素。

**符合WHO:3或WHO:4(WHO避孕药使用标准,2015年第5版:第3章采取避孕措施,理论或已证实风险大于益处的情况;第4章采取避孕措施,有不可接受的健康风险情况)

图 47-1 选择避孕药。COC,口服避孕药;DVT,深静脉血栓;POP,仅含孕激素的避孕药。(来源:Adapted with permission from Zieman M,Hatcher RA. Managing Contraception. Tiger,GA:Bridging the Gap Communications;2012;Figure 23.1.)

(20 支烟),该情况下许多临床医生不会向她推荐 CHCs。虽 S.F. 无使用 CHCs 的禁忌证,仍应被告知若继续吸烟,2 年内不能使用 CHCs,S.F. 也被告知吸烟可降低生育能力,对妊娠结局有不良影响。这些对准备不久后组建家庭的她很重要。

心血管疾病

一些研究表明服用 COCs 的女性死于心血管疾病的风险增加[8-11]。一项研究显示:心血管疾病死亡率在不抽烟或不服用 COCs 的女性中,35 岁以下人群比例为 0.59/100 000,35 岁以上为 3.18/100 000;不吸烟但使用 COCs 的女性 35 岁以下人群风险比例上升为 0.65/100 000,35 岁以

上上升为 6.21/100 000;既吸烟又使用 COCs 的女性 35 岁以下人群比例为 3.3/100 000,35 岁以上为 29.4/100 000[12],可见 35 岁以上的吸烟女性使用 COCs 后死亡率明显增加。

因脂蛋白与动脉粥样硬化性心血管疾病之间的联系,一些研究已关注 COCs 对血清脂蛋白浓度的影响[13-15]。高浓度总胆固醇(total cholesterol,TC)、甘油三酯(triglycerides,TG)、低密度脂蛋白(low-density lipoprotein,LDL)胆固醇和极低密度脂蛋白(very low-density lipoprotein,VLDL)胆固醇可能导致动脉粥样硬化等循环系统疾病,而高密度脂蛋白(high-density lipoprotein,HDL)胆固醇作用则相反。载脂蛋白的水平也会影响动脉粥样硬化风险(例如风险随载脂蛋白浓度增加而增加)。

患者服用 COCs 比未服用者更易发生心肌梗死（myo-cardial infarction，MI）[16]。雌激素剂量越大风险越高，在吸烟及高血压人群中尤为明显。目前尚不清楚哪些类型的孕激素更易导致心肌梗死[10,17]。服用 COCs 的患者卒中风险也稍高，但数据尚存争议[16]。卒中的高风险人群为吸烟、高血压和 35 岁以上患者。

S. F. 和她的未婚夫应了解 CHC 增加心血管副作用风险，但无论使用哪种产品绝对风险都很低。吸烟是影响 S. F. 使用 CHC 更大的风险因素。

偏头痛和卒中

偏头痛患者服用 CHC 时，因雌激素成分更易发生缺血性卒中。先兆偏头痛或吸烟女性风险更高[3,18]。CHCs 应谨慎用于无先兆症状偏头痛的女性，避免用于吸烟或 35 岁以上者[7,19]。临床经验表明，CHCs 若导致偏头痛加剧，更换激素组合偏头痛症状不会得到改善。头痛或偏头痛可发生在 CHCs 使用初期（见案例 47-2，问题 6）；若患者使用 CHCs 期间出现先兆偏头痛，应停止服药并改成非雌激素方案[18,19]。目前尚无证据显示仅含孕激素的避孕药增加卒中风险，故建议可用于有卒中风险的女性[19]。

S. F. 有偶发头痛史，但未出现过先兆偏头痛。因此她可以使用 CHCs。但应警告她吸烟会增加卒中风险。

血栓栓塞事件

因为系列机制，CHCs 可能导致血栓栓塞。CHCs 所含雌激素增加血液凝固性，从而增加血栓形成可能，但其增加或减少凝血因子尚存争议[13,15]。因为雌激素的作用，长期服用 COCs 时可出现血小板数量升高、血小板聚集增加，这种症状类似于晚孕状态。最近更多证据显示，第三代孕激素[去氧孕酮和孕二烯酮（在美国未上市）]增加血栓形成率，提示孕激素也可增加血栓栓塞风险[20]。

女性静脉血栓栓塞（venous thromboembolism，VTE）的发生率低，每年 1/10 000，服用 COC 后增至 3/10 000～4/10 000[21]。系列高质量研究发现：大部分 COC 服用者发生浅或深静脉血栓或者肺栓塞（pulmonary embolism，PE）的风险增加 2～6 倍[20]；需紧急大手术的患者服用 COC 相对不使用更易发生 VTE；静脉血栓发生风险与服用 COC 的持续时间和用药史没有关系；炔雌醇（ethinyl estradiol，EE）剂量大于 35μg 时风险更高[20]。

与无遗传性凝血缺陷女性相比，存在凝血因子 V 突变（也称为凝血因子 V 莱顿突变）或缺乏蛋白 C、蛋白 S、抗凝血酶的女性服用 COCs 更易发生 VTE；相对无突变的女性，凝血因子 V 莱顿突变的女性发生 VTE 风险增加 30 倍[22]。

一般人群使用 CHCs 所致血栓风险极低，没有必要常规筛查凝血系统缺陷和突变。然而，血栓家族史患者应考虑检测抗凝血酶Ⅲ、蛋白 C、活化蛋白 C 抵抗率、蛋白 S、抗心磷脂抗体、凝血酶原 G 突变、凝血因子 V 突变和同型半胱氨酸水平[5]。

与其他孕酮相比，第三代孕酮（去氧孕烯，孕二烯酮）对 HDL 更有益而一度被认为导致血栓风险比其他孕酮更低，但静脉血栓栓塞风险是否更高尚存争议[20]。大多数第

二代和第三代孕酮比较研究发现，去氧孕烯和孕二烯酮致静脉血栓栓塞风险更大。目前针对第四代孕激素的研究表明：和其他产品相比，含有屈螺酮药品发生血栓风险明显增加，校正风险比的 95%CI 为 1.77（1.33～2.35）。与含左炔诺孕酮的产品相比较，屈螺酮发生血栓风险的校正风险比的 95%CI 为 1.57（1.13～2.18）。在所有使用者中，屈螺酮发生 VTE 的风险仍在增加，校正风险比的 95%CI 为 1.74（1.42～2.14）；和左炔诺孕酮相比，校正风险比的 95%CI 为 1.45（1.15～1.83）[23,24]。2011 年 12 月，FDA 认为屈螺酮使用的益处大于风险，含有屈螺酮的药品应标明其增加血栓形成的风险[24]。2012 年 4 月，FDA 还发布了含有屈螺酮的药品可增加血栓风险的安全性说明[25]。尽管风险增加，静脉血栓绝对风险仍然较低。应警告所有 CHCs 使用患者发生静脉血栓栓塞的可能性（表 47-2）[5]。

表 47-2
服用避孕药的早期危险症状（ACHES）[3]

症状	可能问题
腹痛（严重）	胆囊疾病、肝腺瘤、血凝块、胰腺炎
胸痛（严重）、气短或咳血	肺部血凝块或心肌梗死
头痛（严重）	卒中、高血压、偏头痛
眼部问题：视力模糊、闪光或失明	卒中、高血压或血管短暂问题
严重的腿部疼痛（小腿或大腿）	腿部血凝块

S. F. 无凝血功能紊乱病史，也未发生过血栓，适合使用 CHCs。吸烟导致她发生 VTE 风险增加，若发生 VTE，应停药并更换成仅含孕激素方案或不含激素的避孕方式。

高血压

CHCs 可升高血压。小样本研究发现，服用 CHCs 使血压正常或轻度高血压女性收缩压增加 7～8mmHg，舒张压增加 6mmHg，且难以控制血压[26,27]。其他研究显示不同的结论：无论是否患有高血压，女性服用 COCs 者都比未服用者更易患 MI[6,28]；另一项小样本研究显示青少年女性使用和未使用 COCs 收缩压或舒张压无差异[29]。

CHC 诱发高血压的机制可能是水钠潴留和增强肾素活性[30,31]。COCs 继发高血压可在 3～36 月内缓慢进展，停药后 3～6 个月血压无法下降[32]。高血压得到控制的女性应在使用 CHCs 期间监测血压。单一孕激素避孕药对血压影响不大，故更适合于血压控制不佳的女性[26]。

S. F. 血压未达到 122/72mmHg，故她适合使用 CHCs。若其血压高于 140/90mmHg，不含激素的避孕方式或仅含孕激素的方案更适合她。

肝毒性

复方口服避孕药可致肝脏良性肿瘤、肝腺瘤和肝

癌[3,33]。肝癌风险很低,但 COCs 可致肝癌发病率轻微升高[33,34]。欧洲一项研究发现,无肝硬化、乙肝和丙肝的女性常服 COC 患肝癌风险较未服用者有轻微增加(每年 1/15 00 000),差异具统计学意义[34]。应消除 S.F. 的疑虑,告知服用 COC 后发生良性或恶性肝肿瘤的可能性很小。

糖尿病

一般来说,低剂量 COCs 不改变葡萄糖耐量水平[15,35]。像 S.F. 的妹妹一样有糖尿病史或有糖尿病家族史的女性,都是服用 COC 诱导葡萄糖耐受不良的高风险人群[26]。COCs 对糖代谢影响复杂:孕激素减少胰岛素受体数量和改变受体亲和力,雌激素增加胰岛素受体数量。CHCs 中不同孕激素导致糖耐量异常的作用大小不同,去氧孕烯对血糖值的影响最小,但是否会影响胰岛素尚不明确[35]。

一项前瞻性随机对照研究显示,有妊娠糖尿病史的女性服用低剂量 CHC 6～13 个月后,糖和脂代谢无不利影响[36]。不管是否使用 CHCs,14% 患者出现糖耐量受损,17% 患糖尿病。低剂量 COCs 安全性好,无论如何选择避孕药,均应密切监测血脂和糖耐量。

世界卫生组织建议,糖尿病女性若病史超过 20 年或有终末器官损害(如视网膜病变、神经病变、肾病),应避免服用 COCs[6]。无糖尿病女性,服用 CHC 可预防糖尿病发生。一项大型前瞻性观察研究发现,服用 COCs 的女性空腹血糖水平和糖尿病患病概率都较低[37]。

S.F. 的妹妹有糖尿病史,但并不影响 S.F. 目前服用 CHC,低剂量 CHC 是较好选择。

胆囊疾病

据报道,服用 COC 增加胆结石发病率,但证据存在争议。雌孕激素通过降低胆固醇清除、改变胆汁酸成分导致胆汁淤积和胆结石[38]。报道指出胆囊疾病发生率在使用 COCs 第一年会增加,但随后发生率就以低于对照组的速度呈稳定下降趋势[39];但另一项大型研究显示,长期服用 COC 的女性患胆囊疾病比例略低于未使用者[40]。此外,有研究发现正持续服用 COCs 的女性可能出现胆结石症状,但曾服用但现已停服的女性不会出现该症状。牛津/计划生育协会分析 482 名患良性胆囊疾病女性的结论认为,COCs 引起胆囊疾病的可能性小[41]。

新型 COCs 孕激素和雌激素含量都较低,对正常患者胆囊结石形成影响轻微。年轻、肥胖或长期服用 COCs 的女性或更易患胆结石。目前这并非 S.F. 口服 COCs 初始治疗的考虑因素。

复方口服避孕药

> **案例 47-1,问题 3:** S.F. 已决定戒烟,基于病史,她适合使用 CHCs。她准备开始服用 COC,哪一种 COC 最适合她?

对 S.F. 而言,选择哪一种 COC 令人困惑,原因包括产品众多、缺乏产品直接比较的研究及医疗保险限制。服用 COCs 失败率从 0.3%(严格按说明书使用)到 9%(实际使用)不等(表 47-1)[3]。

COCs 中雌激素和孕激素类型不同。表 47-3 列出了美国 COCs 的商品名和通用名[42-51]。几乎美国所有 COCs 都包含合成雌激素 EE。EE 剂量通常范围为 10～50µg,一般认为 10～25µg 为极低剂量,30～35µg 为低剂量,50µg 为高剂量。另一个在美国和国际上使用的雌激素是美雌醇,是一个未活化的前体药物,在肝脏代谢成 EE。50µg 美雌醇大约与 35µgEE 活性相等[3]。戊酸雌二醇是第三种口服雌激素。现已有比较 2～3mg 戊酸雌二醇搭配 2～3mg 地诺孕素的配方和 20µg EE 搭配 100µg 左炔诺孕酮的配方[47,52]的临床试验。

表 47-3

口服避孕药和相关孕激素、雌激素和雄激素作用[42-51,53]

成分	商品名举例	孕激素活性	雌激素活性	雄激素活性	特性
单相组成					
左炔诺孕酮 0.1mg/EE 20µg	Amethia Lo, Aubra, Aviane, Camrese Lo, Delyla, Falessa, Falmina, Lessina, Levlite, LoSeasonique, Lutera, Sronyx	低	低	低	Amethia Lo, Camrese Lo, LoSeasonique 含 84 粒活性药片,7 粒 10µg EE 代替不含药的空白片药片
左炔诺孕酮 0.09mg/EE 20µg	Amethyst	低	低	低	Amethyst 每盒含 28 粒活性药片,是 1 年连续配方
诺孕酯 0.25mg/EE 35µg	Estarylla, Mono-Linyah, MonoNessa, Ortho-Cyclen, Previfem, Sprintec	低	中	低	
炔诺酮 0.5mg/EE 35µg	Brevicon, Modicon, Necon 0.5/35, Nortrel 0.5/35, Wera	低	高	低	

表 47-3

口服避孕药和相关孕激素、雌激素和雄激素作用[42-51,53]（续）

成分	商品名举例	孕激素活性	雌激素活性	雄激素活性	特性
炔诺酮 0.4mg/EE 35μg	Blaziva, Femcon Fe, Gildagina, Ovcon-35, Philith, Vyfemla, Wymzya FE, Zenchent FE	低	高	低	Femcon Fe, Wymzya FE 和 Zenchent FE 是咀嚼片，包含 7 粒 75mg 富马酸亚铁替代不含药的空白片
左炔诺孕酮 0.15mg/EE 30μg	Altavera, Amethia, Ashlyna, Camrese, Daysee, Chateal, Kurvelo, Levora, Introvale, Jolessa, Marlissa, Nor-dette-28, Portia, Quasence	中	低	中	Introvale, Jolessa 和 Quasence 含 84 粒活性药片，7 粒不含药的空白片。Amethia, Ashlyna, Camrese 含 84 粒活性药片，7 粒 10μgEE 替代不含药的空白片
炔诺孕酮 0.3mg/EE 30μg	Cryselle, Lo-Ovral, Low-Ogestrel	中	低	中	
炔诺酮 1mg/美雌醇 50μg	Necon 1/50, Norinyl 1/50,	中	中	中	
炔诺酮 1mg/EE 35μg	Alyacen 1/35, Cyclafem 1/35, Dasetta 1/35, Necon 1/35, Norethin 1/35, Norinyl 1/35, Nortrel 1/35, Ortho-Novum 1/35, Pirmella 1/35	中	高	中	
醋酸炔诺酮 1mg/EE 20μg	Gildess 24 FE, Gildess 1/20, Junel Fe 1/20, Junel 21 Day 1/20, Loestrin 21 1/20, Loestrin Fe 1/20, Loestrin24 Fe, Microgestin Fe 1/20, Minastrin 24 FE, Tarina Fe 1/20	高	低	中	"Fe" 或 "FE" 包含 75mg 富马酸亚铁替代不含药的空白片，Gildess 24 FE, Junel FE 24, Larin FE 24, Lomedia FE 24, and Minastrin 24 FE have 包含 24 粒活性药片
醋酸炔诺酮 1.5mg/EE 30μg	Gildess 1.5/30, Gildess 1.5/30 FE, Larin 1.5/30, Larin 1.5/30 FE, Loestrin 21 1.5/30, Loestrin Fe 1.5/30, Microgestin Fe 1.5/30	高	低	高	"Fe" 包含 75mg 富马酸亚铁替代不含药的空白片
双醋炔诺醇 1mg/EE 35μg	Kelnor 1/35, Zovia 1/35E	高	低	低	
去氧孕烯 0.15mg/EE 20μg	Azurette, Kariva, Kimidess, Pimtrea, Mircette, Viorele	高	低	低	仅 2 日不含药的空白片，其他 5 日为 10μgEE
去氧孕烯 0.15mg/EE 30μg	Apri, Desogen, Emoquette, Enskyce, Ortho-Cept, Reclipsen, Solia	高	中	低	
双醋炔诺醇 1mg/EE 50μg	Zovia 1/50 E	高	中	低	
炔诺孕酮 0.5mg/EE 50μg	Ogestrel	高	高	高	
炔诺酮 0.8mg/EE 25μg	Generess Fe, Layolis Fe	无数据	无数据	无数据	"Fe" 包含 75mg 富马酸亚铁替代不含药的空白片，Generess Fe 和 Layolis F 含 24 粒有效药片和 4 粒含富马酸亚铁的药片，咀嚼配方

表 47-3

口服避孕药和相关孕激素、雌激素和雄激素作用[42-51,53]（续）

成分	商品名举例	孕激素活性	雌激素活性	雄激素活性	特性
炔诺酮 1mg/EE 10μg	Lo Loestrin Fe，Lo Minastrin Fe	无数据	无数据	无数据	Lo Loestrin Fe 和 Lo Minastrin Fe 包含 24 粒活性药片和 2 粒含 10μg EE 的药片，2 粒含 75mg 富马酸亚铁
屈螺酮 3mg/EE 20μg 叶酸钙 0.451mg	Beyaz	无数据	无数据	无[a]	提供补充叶酸，FDA 批准用于治疗痤疮和 PMDD，24 粒活性药片和 4 日 0.451mg 的叶酸钙代替不含药的空白片
屈螺酮 3mg/EE 20μg	Gianvi，Loryna，Nikki，Vestura，YAZ	无数据	无数据	无[a]	抗盐皮质激素特性，FDA 批准用于治疗痤疮和 PMDD，仅含 4 日不含药的空白片
屈螺酮 3mg/EE 30μg 叶酸钙 0.451mg	Safyral	无数据	中	无[a]	提供补充叶酸，21 粒活性药片和 7 日 0.451mg 的叶酸钙代替不含药的空白片
屈螺酮 3mg/EE 30μg	Ocella，Yasmin，Zarah，Syeda	无数据	中	无[a]	抗盐皮质激素特性
双相组成					
炔诺酮 0.5 和 1mg/EE 35μg	Necon 10/11	中	高	低	
三相组成					
诺孕酯 0.18、0.215 和 0.25mg/EE 25μg	Ortho Tri-Cyclen Lo	低	低	低	
诺孕酯 0.18、0.215 和 0.25mg/EE 35μg	Ortho Tri-Cyclen，Tri-Estarylla，Tri-Linyah，TriNessa，Tri-Previfem，Tri-Sprintec	低	中	低	FDA 批准用于治疗痤疮
左炔诺孕酮 0.05、0.075 和 0.125mg/EE 35μg	Enpresse，Levonest，Myzilra，Trivora	低	中	低	
炔诺酮 0.5、1 和 0.5mg/EE 35μg	Aranelle，Leena，Tri-Norinyl	低	高	低	
炔诺酮 0.5、0.75 和 1mg/EE 35μg	Alyacen 7/7/7，Cyclafem 7/7/7，Dasetta 7/7/7，Necon 7/7/7，Ortho-Novum 7/7/7，Pirmella 7/7/7	中	高	低	
炔诺酮 1mg/EE 20、30 和 35μg	Tilia Fe，Tri-Legest 21，Tri-legest Fe 28	高	低	中	Estrophasic（雌激素含量改变），FDA 批准用于治疗痤疮，"Fe" 含 75mg 富马酸亚铁替代不含药的空白片
去氧孕酮 0.1、0.125 和 0.15mg/EE 25μg	Caziant，Cesia，Cyclessa，Velivet	高	低	低	

表 47-3

口服避孕药和相关孕激素、雌激素和雄激素作用[42-51,53]（续）

成分	商品名举例	孕激素活性	雌激素活性	雄激素活性	特性
四相组成					
地诺孕素 0、2、3 和 0mg/戊酸雌二醇 3、2、2 和 1mg	Natazia	无数据	低	无数据	含 2 粒不含药的空白片，2 粒 3mg 的戊酸雌二醇酯，5 粒 2mg 的地诺孕酮和 2mg 的戊酸雌二醇，17 粒 3mg 的地诺孕酮和 2mg 的戊酸雌二醇酯，2 粒 1mg 戊酸雌二醇
左炔诺孕酮 0.15、0.15、0.15 和 0mg/EE 20、25、30 和 10μg	Quartette	中	低	中	含 91 粒药片。其中 42 粒含 0.15mg 左炔诺孕酮和 20μg EE，21 粒含 0.15mg 左炔诺孕酮和 25μg EE，21 粒含 0.15mg 左炔诺孕酮和 30μg EE，7 粒含 10μg EE
仅含孕激素					
0.35mg 炔诺酮	Camila、Errin、Jolivette、Micronor、Nor-QD、Nora-BE、Deblitane、Heather、Jencycla、Norlyroc、Sharobel	低	无	低	无不含药的空白片，28 日活性药片

ª 临床前研究表明屈螺酮无雄激素、雌激素、糖皮质激素、抗糖皮质激素或者抗糖皮质激素作用。

EE，乙炔雌二醇；FDA，美国食品药品管理局；PMDD，经前期焦虑障碍。

来源：Facts and Comparisons eAnswers. http://online.factsandcomparisons.com/index.aspx. Dickey RP. *Managing Contraceptive Pill Patients.* 15th ed. Dallas, TX：Essential Medical Information Systems；2014.

COCs 包含下列孕激素之一：双醋炔诺醇、去氧孕烯、地诺孕素、屈螺酮、左炔诺孕酮、炔诺酮、醋酸炔诺酮、诺孕酯、炔诺孕酮（右旋炔诺孕酮和左旋炔诺孕酮的混合物；右旋炔诺孕酮是无活性的前体孕激素）[3]。不同孕激素的孕激素活性和代谢成雌激素的程度有明显差别。孕激素同时有雌激素、抗雌激素活性。因为和睾酮有类似化学结构，孕激素有不同程度雄激素活性（表 47-3）[53]。孕激素结构的细微变化会导致其孕激素，雌激素，抗雌激素和雄激素活性的明显差异，从而对患者造成不同影响（表 47-4）[3]。屈螺酮是唯一一个兼有抗雄激素和抗盐皮质激素活性的孕激素。

表 47-4

口服避孕药的雌激素样作用、孕激素样作用和雌孕激素联合样作用

口服避孕药达到适当的激素平衡			
雌激素		孕激素	
过量	缺乏	过量	缺乏
恶心、腹胀 宫颈黏液外流、息肉 黄褐斑 高血压 偏头痛 乳房胀大或压痛 水肿	早期或中期突破性出血 点滴出血增多 月经过少	食欲增加 体重增加 疲倦，疲劳 月经过少 粉刺，油性头发 脱发，多毛症ª 抑郁症 念珠菌阴道炎 乳房缩小	后期突破性出血 闭经 月经过多

ª 孕激素的雄激素活性。

来源：Facts and Comparisons eAnswers. http://online.factsandcomparisons.com/index.aspx.

屈螺酮化学结构与保钾利尿剂螺内酯类似，可增加钾水平。针对同时使用升钾药物［如高剂量的非甾体类抗炎（non-steroidal anti-inflammatory drugs，NSAIDs）、血管紧张素（angiotensin-converting enzyme，ACE）抑制剂、肝素、保钾利尿剂、醛固酮拮抗剂、血管紧张素 II 受体阻滞剂］的患者，应谨慎使用屈螺酮[43]。

因无一种 COC 被证明优于其他品种，任何炔雌醇含量低于 50μg 的 COC 都可用于 COC 的适用人群[54]。图 47-1 中的信息可帮助大多数患者选择初始 COC 或当副作用明显时更换其他 COC[6]。研究表明，体重大于 70.5kg 女性口服 COC 避孕失败率更高[55]。若 S.F. 较重，含高剂量 EE（如 35μg）的 COC 将是更好选择。因当前无并发症或合用药物，S.F. 可选择任何炔雌醇含量小于 50μg 的药物。

服用活性激素的周期：21 日、24 日或 28 日

不同 COCs 的用药周期不同。28 日周期最常见，包含 21 日活性药片（含有雌激素和孕激素）和 7 日不含药的空白片。一些新产品含 24 日活性药片和 4 日不含药的空白片。含 4 日空白片的 CHCs 可缩短月经，减少女性使用空白片时可能出现的激素撤退副作用如头痛、情绪变化[56]，疗效也可能提高，但未获临床试验证实。

21 日周期只包含活性药片，需患者连续 21 日每日服用 1 片，然后停药 1 周。许多临床医生更推荐使用 28 日剂型（无论是活性药物还是不含药的空白片，每日服用 1 片），以减少患者困惑。服完 28 日后，患者隔日开始服用新的一盒。治疗雌激素依赖疾病如子宫内膜异位症需要连续卵巢抑制时，因需连续服用活性药片，口服 21 日剂型较好；或服用 28 日剂型，但应将空白药片从包盒中取出丢掉。S.F. 不需连续服用 COCs，故可使用 24 或 28 日周期的避孕药。

多相口服避孕药

> 案例 47-1，问题 4：S.F. 开始应该服用单相还是多相 COC？单相和多相避孕药相比，优点和缺点是什么？

COCs 活性药片含激素量不同，可分为单相、双相、三相或四相（表 47-3）。

单相 COCs 每粒活性药片含相同剂量雌激素和孕激素，多相 COCs 激素含量不同。基于 COCs 中孕激素的代谢及生理作用，多相避孕药孕激素含量普遍较低。有些避孕药产品宣传其优势是整个周期雌激素含量不用，可减少雌激素的整体暴露和雌激素撤退导致的副作用［如炔诺酮/EE］。

两相 COCs 通常前半周期含固定量孕激素和雌激素，后半周期激素量不同，然后是 7 日不含药的空白片。三相 COCs 的 3 周周期中，每周活性药片激素含量均不同，但无研究显示三相相对于单相或其他组合有优势。有孕激素相关副作用（如食欲增加、痤疮、体重增加）、心血管疾病或代谢异常女性需降低孕激素含量[3]。患者若出现孕激素不足副作用（如后半期出血）或疾病治疗需以孕激素为主（如良性乳腺疾病），则使用单相 COCs 更好。最近，一种含 4 个不同含量的激素药组合的四相 COC（Natazia）上市，其优点

有待观察，但可能有助于减少激素撤退副作用和月经期间出血[47]。

三相和四相 COC 缺点是不同阶段药片颜色不同，易造成混淆，使漏服后的使用变得更复杂。因每周激素含量相同，单相是连续使用 COCs 女性的首选（无不含药的空白片）。

其他较特殊的避孕药包括 Mircette（见表 47-3），更适合定义为单相，因像其他单相配方一样，21 日周期中激素成分一致，但因不含 7 日空白片有时也被称为两相。这些药含 21 日 0.15mg 去氧孕烯+20μg EE 的混合制剂及 2 日不含药的空白片+5 日单独的 10μg EE[50]。当患者漏服药片时，不需补服漏服的 10μg EE 或使用其他方案。服用不含药的空白片时添加 5 日低剂量雌激素有助减少突破性出血和雌激素缺乏相关症状（如在无激素周头痛）。S.F. 之前未用过 CHC，也无与 COCs 有关的副作用史，可服用任一种类型的 COC。

延长月经周期

> 案例 47-1，问题 5：听说可跳过不含药的空白片，减少每年月经次数，S.F. 很感兴趣。这是合理的选择吗？

连续或长周期 COC 方案（即跳过不含药的空白片和周期之间不停药，从而不来月经）通常用于下列女性：贫血、痛经（月经周期缩短伴少量痉挛）、月经过多（经期大量出血）和子宫内膜异位症（减少影响子宫内膜组织的激素波动）。因方便和不影响生活方式，女性更愿采取不间断服用 COCs 以减少月经次数。因此，只要可使用 CHCs 的女性都可选择连续服用的方式。

任何一种 CHC（如药片、贴片、阴道环）都可连续使用；但推荐使用 COCs 单相药片，因其可保证整个周期激素含量稳定。虽连续服用药片时间无限制，但许多厂家建议患者服用 3~4 个月（3~4 盒）后停用 2~7 日，或使用需连续服用的 COCs 产品（如 Amethyst，Camerese Lo）。应告知患者，和传统服用 COC 方案相比，连续服用更易致突破性出血或点滴出血，高达 41% 女性在第一年前几个月出现不规则流血[51]。

连续方案可能对子宫内膜产生不利影响，但研究显示月经周期延长对子宫内膜无有害改变[57]。连续方案的长期副作用仍在研究中，若连续服用 COC 出现超过 6 个月的持续突破性出血，应考虑盆腔检查。若 S.F. 愿忍受前 6 个月因服药导致的不规则出血，依然可用连续方案。

患者须知

> 案例 47-1，问题 6：关于服用 COCs，应提供 S.F. 什么建议？

什么时间开始口服避孕药

S.F. 应按照药品说明书或以下建议之一开始第一个周期 COCs[3]：

1. 快速开始:无论在月经周期哪一日,尽快开始服用第 1 片[58]。

2. 第 1 日开始:月经周期第 1 日开始服用第 1 片。

3. 周日开始:月经周期开始的第 1 个周日服用第 1 片,若月经周期在周日开始,就从当日开始。

COC 药品说明书没有描述快速开始方案,但计划生育医生在应用这种方法[58,59]。快速开始方案可最小化患者何时开始服药的困惑,并提高依从性。同时,快速开始方案能尽快提供避孕保护,故可降低意外妊娠风险。在常规应用这种方案之前,尚需更多研究证据。

何时使用备用避孕方案

一些医生建议女性在第一个完整的 COC 周期使用备用避孕法,另一些认为若女性在月经周期第 5 日前开始服用 COC,则没必要使用备用避孕法。除 natazia(雌二醇戊酸酯/地诺孕素)外,大多数 COC 药品说明书标明若患者使用第 1 日开始方案,没必要使用备用避孕法(如男性或女性避孕套、杀精剂、子宫帽)[4]。若患者使用周日或快速开始方案,应在 COC 周期第 1 周使用备用避孕法。若漏服药片,也建议使用备用避孕法(将在之后讨论)。S. F. 决定使用快速开始方案,故她在使用 COC 第 1 周还需用另一种避孕方法。

COC 给药和遗漏剂量指导

S. F. 应在每日同一时间服用 COC。COC 最佳服用时间取决于患者,睡前服用或随餐服用可预防或减轻恶心。S. F. 最佳服药时间为每日事情最少时,以便记住服药。

若女性漏服 1 粒药片,应在想起后尽快服用,并查看药品说明书相关信息[3]。一些独特配方如戊酸雌二醇/地诺孕素(Natazia),关于漏服还有基于所在周期时间的具体建议。若正在服用 Natazia,应参照药品说明书(参考 http://www.natazia.com),其漏服建议和下文不同。

对大多数 COCs,多数生产商建议,若漏服 1 粒,女性应在记起当日服 2 粒(如周一忘记服用,周二应服 2 粒),然后正常服用剩余药片,没必要使用备用避孕法。若女性在第 1 或第 2 周内连续漏服 2 粒药片,必须在记起那日服 2 粒,第 2 日继续服 2 粒,且在漏服药后 7 日使用备用避孕法(可考虑紧急避孕)。

若在第 3 周连续漏服 2 粒药片,对第 1 日开始方案者而言,须舍弃剩余药片,同日开始服用新的一盒,并使用备用避孕法 7 日;对使用周日开始方案者而言,应继续每日服用至周日,然后在周日开始服用新的一盒,自漏服日起使用备用避孕法 7 日(可考虑紧急避孕)。该女性这个月可能不会来月经。

若在前 3 周连续漏服 3 粒或更多药片,对第 1 日开始方案者而言,须舍弃剩余药片,在同一日开始服用新的一盒,使用备用避孕法 7 日;对周日开始方案者,继续每日服用至周日,然后在周日开始服用新的一盒,自漏服日起使用 7 日备用避孕法(可考虑紧急避孕)。该女性这个月可能不会来月经。若漏服 2 粒低剂量 COC(少于 30μgEE),一些文献建议按照药品说明书漏服 3 粒的意见处理[3],但尚未达成共识。上文参考了药品生产厂家的建议。

避孕贴和避孕环

案例 47-1,问题 7:S. F. 3 个月后返回诊所,因无法每日记得服药,她担心会受孕。她想要一种有效避孕方法,但不知道是否有合适的选择。因听说高剂量雌激素会导致血凝块,她不想服用高剂量雌激素,希望尽可能降低剂量。你该怎样建议?

避孕贴

避孕贴失败率预计为 0.3%(严格按说明书使用)到 8%(实际使用)(见表 47-1)。避孕贴(Ortho Evra, Xulane)含 6mg 甲基孕酮和 750μg EE。此制剂设计为每日经皮向体循环转运 150mg 甲基孕酮和 20μg EE,现被认为转运了更高剂量的 EE(见下文)[60]。贴片为 4.4cm²,米色圆角方形薄贴,每周使用 1 片,连续 3 周后停 1 周,重复该循环。每周使用贴片的日子为换贴日。月经在不使用贴片的 1 周开始,若想月经不来潮,可不必停用贴片,即在第 4 周继续使用新贴片以形成连续方案。

避孕贴可贴在臀部、腹部、上半身或手臂上外部[60]。避孕帖不应用于胸部,以避免雌激素直接作用于乳房组织。为减少胶黏剂刺激,S. F. 应改变贴片位置而不要 1 个月都贴在相同位置。贴片的部位应洁净干燥,使用时牢牢按压贴片 10 秒,并用手指在贴片边缘检测一遍,以确认贴片牢固地贴在皮肤上。在日常活动时贴片应是贴紧状态,包括锻炼、游泳和洗澡时。若贴片脱落不到 24 小时,应立即重贴或尽快使用新贴片,换贴日不变,不需使用备用避孕法;若贴片脱落超过 24 小时,应开始新贴片周期,有一个新换贴日,且使用一周备用避孕法。

贴片可使用即刻、周日或第 1 日开始方案。推荐备用避孕法与前述 CHCs 一样[60]。若 S. F. 在一个新周期忘记使用第 1 片贴片,一旦记起应尽快使用,当日为新的换贴日,同时使用一周备用避孕法;若在第 2 周或第 3 周忘记更换贴片 1～2 日,一旦记起应立即使用新贴片,当日为她的新换贴日,不需使用备用避孕法;若忘贴超过 2 日,一旦想起应开始新的周期,同时使用一周备用避孕法。

体重超过 90kg 患者,贴片有效性降低,不推荐单独使用贴片避孕[60]。S. F. 体重低于 90kg,可仅使用贴片。

贴片最常见副作用为乳房胀痛、头痛、使用部位反应、恶心。大多数避孕贴片风险和获益与 COCs 相似,明显区别是 VTE 发生率。一个小样本药物动力学试验发现,贴片使用者整月 EE 血药浓度明显高于 COC 和避孕环使用者[61]。使用贴片时,雌激素峰浓度较低,但是稳态血药浓度更高。相比口服 35μg 药片,贴片多含 60% 炔雌醇[60]。值得注意的是贴片比起其他避孕方式更容易发生 VTE,但对此尚存争议。一项研究显示贴片和 COC 在非致命 VTE 发生率上无区别,另一项研究则显示使用贴片患者罹患 VTE 风险是 COC 使用者的 2 倍[62-65]。未来研究可能提供贴片和口服药片风险或获益的更多证据[63]。鉴于经皮贴片含大量 EE 且具 VTE 争议,贴剂不是 S. F. 最合适的选择,因其担心使用 COC 会发生 VTE。

避孕环

避孕环失败率为 0.3%(严格按说明书使用)到 9%(实际使用)(见表 47-1)[3]。避孕环(NuvaRing)每日经阴道黏膜释放 120μg 依托孕烯和 15μg EE[66]。环柔韧、透明,直径略大于 5.1cm。环置入阴道,连续使用 3 周,取出 1 周之后再置入新环(参考 http://www. spfiles. com/pinuvaring. pdf)。长期使用时可连续使用 3 周后,直接在第 4 周置入新环,无需间隔 1 周。

避孕环可置入阴道任意位置,故 S. F. 不用担心其具体位置[66]。置环时压住环使反面接触阴道,轻柔置入。若环位置恰当,大多数女性无异样感觉。若感觉不适,可能是环置入阴道不够深。移除环时,可两手指抓住环,或用一根手指勾住环后将其拽出。环取出 3 日内通常月经来潮。若环滑落,应用温水冲洗后重新置入。若环滑落不到 3 小时,不需使用备用避孕法;超过 3 小时,应使用备用避孕法 1 周。根据说明书,置环超过 3 周,而不到 4 周,应取出环,等待 1 周后再置入新环。虽然环约含 35 日药量,但不应使用超过 21 日[66]。若已超过 4 周,应取出环,确认未受孕后重新置入新环,再使用备用避孕法 1 周。

避孕环可在经的前 5 日任意时间置入,或使用快速开始方法置入[3,66]。第 1 周应使用备用避孕法。若从 COC 转换为此法,S. F. 应在服用最后一粒活性药 7 日内置入避孕环,且不需使用备用避孕法。

避孕环和 COCs 有相同禁忌证和注意事项。避孕环最常见副作用为阴道感染、刺激、溢液、头痛、体重增加和恶心。与贴片不同,无证据显示避孕环增加 VTE 风险或在肥胖的女性中药效降低[66]。一项纳入 1 950 位女性的研究发现女性对避孕环满意度和依从性高[67]。与其他 CHCs 相比,避孕环有最小的 EE 暴露[61]。另一项研究表明,相对于含有左炔诺孕酮的避孕药,尽管避孕环所含 EE 剂量小,但发生 VTE 的风险却增加[68]。虽然该研究指出了避孕环增加 VTE 的潜在风险,但是 FDA 并未针对避孕环安全性做出任何修改说明。鉴于避孕环良好的依从率和较低的 EE 水平,若 S. F. 能适应这种剂型,避孕环是一个适宜的选择。

药物相互作用

> **案例 47-1,问题 8:** S. F. 体重 59.9kg,身高 163cm,正在使用避孕环。2 个月后,因咽喉痛返回诊所。
>
> 生命体征:体温 38.4℃
>
> 血压 125/78mmHg
>
> 心率 97 次/min
>
> 呼吸频率 16 次/min
>
> 体格检查:头、眼睛、耳朵、鼻子和喉咙(扁桃体 2+,亮红,软腭有红斑)
>
> 实验室检验结果:快速链球菌抗原测试,阳性
>
> S. F. 初诊医生开了阿莫西林/克拉维酸(875mg/125mg),每日 2 次,口服 10 日。该药是否会影响避孕?应提供 S. F. 什么建议?应考虑 CHCs 与哪些药物有相互作用?

药物联合使用会改变 CHC 血药浓度,并影响其效果(表 47-5)[7,69-72]。目前,多数药物相互作用数据都源自 COCs,COCs 潜在药物相互作用也适用于其他 CHC 剂型(如阴道环和透皮制剂)。

抗菌药物

因可增加雌激素代谢,抗菌药物利福平和灰黄霉素会致避孕失败。其他抗菌药物可能的相互作用更复杂。

EE 在肝脏以结合型存在,通过胆汁分泌,经肠道细菌水解为活性药物后被重吸收[72]。抗菌药物通过减少肠道细菌数量、阻断雌激素肝肠循环,从而降低循环的雌激素浓度。理论上任何能影响肠道菌群的抗菌药物都会影响 COC 效果。大量文献报道了出血模式的改变和避孕失败的发生。联合使用抗生素与 COCs 病例中,妊娠的病例已被报道。约 30 篇病例报告显示服用 COC 时使用抗菌药物导致避孕失败,使用的抗菌药物为利福平、氨苄西林、青霉素 G、四环素和二甲胺四环素;一项诊所调查研究发现 20 例患者联合使用 COC 和抗菌药物导致避孕失败[72-74]。这些研究的主要局限在于依赖患者回忆,易造成回忆偏倚,通常不可靠。有学者认为 COCs 和抗菌药物发生有临床意义的相互作用可能性较低。根据美国 CDC 标准,在使用广谱且不影响肝酶代谢的抗生素时不必改变原来的节育方式[7,74,75]。

很多因素可能影响药物相互作用,如患者需要的 COC 激素含量、联用药物的剂量和疗程、患者对菌群改变的不同耐受性和夫妇的生育能力[72]。药物相互作用影响因素多且非常复杂使得预测患者的结局非常困难,即使一种药物使服用 COCs 女性的意外妊娠概率增加几倍,但具体到个人,妊娠概率仍很低。对于需长期低剂量使用四环素治疗痤疮的患者(如每日口服 250mg 四环素),COC 避孕效果也不太可能受影响[74];此外,使用外用抗菌药物也可控制痤疮,可作为口服抗菌药物的替代。

应基于现有证据对服用 COCs 和抗菌药物患者进行教育。保险起见,应建议 S. F. 服用阿莫西林/克拉维酸时采用备用避孕法,直到下次月经来临,不过建议仍存在争议且美国 CDC 标准未做要求[7]。对其他影响肝酶的抗菌药物如利福平和灰黄霉素,应在服药期间采取备用避孕法直至停药后 4 周[7]。

肝酶诱导

EE 经细胞色素 P-450 3A4(cytochrome P-450 3A4,CYP3A4)代谢,故诱导 CYP3A4 的药物可能会降低 COC 效果。早期的 COC 药物因激素含量很高,其他药物不会明显影响其效果。近年来 COCs 中雌、孕激素含量逐渐降低,因药物相互作用造成的月经失调(如点滴出血)和意外妊娠的报道逐渐增多。

CYP3A4 诱导剂如贯叶连翘,抗癫痫药卡马西平、奥卡西平、苯妥英、苯巴比妥、扑米酮和托吡酯,可加快 COCs 代谢(见第 60 章)[76-78]。COCs 和其他药物联用时,可相互影响活性和效果,如 COCs 降低拉莫三嗪血药浓度,影响癫痫控制,COC 停药后拉莫三嗪的血药浓度升高[79];其他药物也可提高 COCs 激素浓度,增加 COC 副作用(见表 47-4 和表 47-5)。

表 47-5

常见的复方口服避孕药[a] 相互作用[42,69-71]

增加 CHCs 效果和不良反应的药物	药物/草药降低 CHCs 疗效	药物可能降低 CHCs 疗效（有争议）	改变 CHCs 代谢或清除率的药物（不同患者药物浓度可能增加或减少）
对乙酰氨基酚（acetamino-phen）	安普那韦（amprenavir）	阿莫西林（amoxicillin）	对乙酰氨基酚（acetamino-phen）
维生素 C（ascorbic acid）	阿瑞匹坦（aprepitant）	氨苄青霉素（ampicillin）	安瑞那韦（amprenavir）
阿扎那韦（atazanavir）	巴比妥类（barbiturates）	环丙沙星（ciprofloxacin）	三环类抗抑郁药
阿托伐他汀（atorvastatin）	贝沙罗汀（bexarotene）	克林霉素（clarithromycin）	苯二氮䓬类（benzodiazepines）
人参（ginseng）	波生坦（bosentan）	考来维仑（colesevelam）	β-受体阻滞剂
茚地那韦（indinavir）	卡马西平（carbamazepine）	强力霉素（doxycycline）	咖啡因（caffeine）
红三叶草[b]（red cloverb）	地瑞那韦（darunavir）	红霉素（erythromycin）	氯贝酸（clofibric acid）
罗苏伐他汀（rosuvastatin）	依非韦伦（efavirez）	氟康唑（fluconazole）	糖皮质激素
氨甲环酸（tranexamic acid）	非尔氨酯（felbamate）	伊曲康唑（itraconazole）	环孢霉素（cyclosporine）
伏立康唑（voriconazole）	灰黄霉素（griseofulvin）	酮康唑（ketoconazole）	拉莫三嗪（lamotrigine）
	异维甲酸（isotretinoin）	甲硝唑（metronidazole）	左甲状腺素（levothyroxine）
	洛匹那韦（lopinavir）	米诺环素（minocycline）	吗啡（morphine）
	莫达非尼（modafinil）	青霉素（penicillins）	紫杉醇（paclitaxel）
	吗替麦考酚酯（mycopheno-late mofetil）	保泰松（phenylbutazone）	水杨酸（salicylic acid）
	奈非那韦（nelfinavir）	左氧氟沙星（ofloxacin）	司来吉兰（selegiline）
	奈韦拉平（nevirapine）	四环素（tetracyclines）	他克林（tacrine）
	奥卡西平（oxcarbazepine）	托吡酯（topiramate）	他克莫司（tacrolimus）
	苯巴比妥（phenobarbital）		茶碱类
	苯妥英钠（phenytoin/Fos-phenytoin）		替扎尼定（tizanidine）
	吡格列酮（pioglitazone）		丙戊酸钠（valproic acid）
	扑米酮（valproic acid/Primi-done）		伏立康唑（voriconazole）
	红三叶草[b]（red cloverb）		华法林[c]（warfarinc）
	利福霉素（rifamycins）		
	利托那韦（ritonavir）		
	卢非酰胺（rufinamide）		
	沙奎那韦（saquinavir）		
	贯叶连翘（St. John's wort）		
	替拉那韦（tipranavir）		

[a] 列表未含所有药物，一些药物相互作用可能存在但未在表中列出。

[b] 提示药物可能增加或减少 CHC 效果。

[c] 可能会降低华法林抗凝效果，但不影响其血药浓度。

CHC，复方激素避孕药。

来源：Borgelt L et al.，eds. *Women's Health Across the Lifespan：A Pharmacotherapeutic Approach.* Washington DC：American Society of Health Systems Pharmacists；2010.

不同于其他药物可依据治疗药物浓度监测来精确调整用药方案,避孕药雌激素和孕激素的血药浓度数据只能来自临床药物试验。因此,患者可通过监测用药后副反应的发生和月经周期的改变来调整剂量。一些医生建议使用有相互作用的药物时使用 50μg EE 的 COC,另一些则推荐使用除 COC 外的其他避孕方法。

复方激素避孕药避孕以外的益处

治疗痤疮

案例 47-2

问题 1: D. S. ,女性,20 岁,体重 53.5kg,身高 160cm,盆腔年检时向医生抱怨有中度痤疮,经各种方法治疗无效,目前正局部用药;常感疲惫和月经前情绪改变、生理欲望、痉挛和腹胀。她听说避孕药可治疗痤疮,特别是在经前出现的痤疮。

生命体征:体温 37℃,血压 118/75mmHg,心率 86 次/min,呼吸频率 13 次/min

既往史:痤疮(自 16 岁起)

社会史:不抽烟不喝酒,无性生活

家庭史:姐姐宫颈发育不良 2 级(26 岁),外祖母乳腺癌(61 岁)和卵巢癌(68 岁)

过敏史:无

目前用药:5% 过氧化苯甲酰乳膏,局部外用每日 2 次;2.5% 过氧化苯甲酰洗液,局部外用每日 2 次;0.1% 维甲酸微球体凝胶,局部外用每周 2 次;含铁剂复合维生素,每日口服

既往用药史:治疗痤疮每日口服强力霉素 100mg 2 次,因霉菌性阴道炎停药

体格检查:除面部中度的痤疮外无特殊

实验室检查:

白细胞:$6.0 \times 10^3/\mu l$

红细胞:$3.9 \times 10^6/\mu l$

血红蛋白:10.8g/dl

红细胞比容:32%

平均细胞容积:79μl

平均微粒血红蛋白浓度:31g/dl

红细胞直径宽度:15%

口服避孕药会对痤疮产生什么影响? D. S. 是否适合使用 CHC 治疗痤疮?如果适合,推荐她使用何种 COC?

由于患者的个体差异,CHC 可使痤疮出现、消失或明显改善[4]。FDA 批准 4 种 COC 产品[醋酸炔诺酮/EE(Tri-Legest 21,Tri-Legest Fe 28)、诺孕酮/EE(Ortho Tri-Cyclen)、屈螺酮/EE(YAZ、Beyaz)]用于治疗无 CHC 禁忌证、月经已来潮、有避孕愿望,且痤疮局部治疗(Tri-Legest 21,Tri-Legest Fe 28,Ortho Tri-Cyclen)无效的 15 岁以上女性的中度痤疮(在 Beyaz 和 YAZ 是 14 岁)。由于激素原因,痤疮极易出现在月经期间。多数 CHCs 所含高剂量雌激素能抑制皮脂

腺活动、减少雄激素产生、增加能够结合雄激素的性激素结合球蛋白(sex hormone-binding globulin,SHBG)合成,从而改善痤疮[80]。虽然有较强雄激素作用的孕激素因刺激皮脂腺产生更多皮脂,可能加重痤疮,但雄激素样作用少的去氧孕烯、诺孕酯 COC 和有抗雄激素样活性的屈螺酮均能改善痤疮[81]。D. S. 对 CHC 感兴趣,已 20 岁且月经已来潮,其他痤疮治疗药物效果不好,可选择使用 COC,尤其是含较强雌激素作用、低雄激素作用的该类药物(如 Beyaz、Safyral YAZ、Yasmin、Ortho Tri-Cyclen、Ortho Tri-Cyclen Lo、Mircette、Tri-Legest 21,见表47-3)。

改善月经周期

案例 47-2,问题 2: D. S. 患缺铁性贫血,可能因月经过多导致。COC 会减少月经出血或痛经吗?

COCs 使患者的子宫内膜进行性变薄且不规则出血减少[28],有助于规律月经周期和减少月经出血。孕激素/雌激素高的 COC 可使子宫内膜变薄,从而减少出血[53]。一些 COCs 用铁剂取代不含药的空白片,名称中常含"铁"(如 Tri-Legest Fe 28、Femcon Fe、Loestrin Fe、Lo Loestrin Fe),其他则含叶酸(如 Beyaz、Safyral)。D. S. 能从含铁的 COCs 中获益,也可选择连续服用 COCs 减少月经。

痛经发病原因不明,可能与子宫内膜异位症或腺肌症有关。COC 可缓解超过 60% 的痛经,孕激素/雌激素比例高的 COC 可能是缓解痛经的最佳手段[3](见第 50 章)。

经前期综合征和经前期焦虑障碍

案例 47-2,问题 3: D. S. 抱怨经前期症状如腹胀和情绪变化,有何解决办法?除了避孕,CHC 还有其他益处吗?

经前期综合征(premenstrual syndrome,PMS)在月经前周期性出现,表现为一种或多种症状。大多数女性抱怨至少经历一种经前综合征症状,如易怒、腹胀和抑郁[82]。经前焦虑障碍(premenstrual dysphoric disorder,PMDD)是更严重的经前综合征,美国精神病学协会制订了诊断标准。服用 COCs 可改善经前焦虑和其他经前症状,但用于 PMS 的效果尚存争议且难以预测,或因该症状本身个体差异大且难预测[83]。

孕激素可能增加焦虑和情绪波动,尽管低剂量时这种作用较轻微(见第 50 章《月经不调》中关于 PMS 的进一步讨论)。一些患者在经前期会感觉情绪低落,连续服用 COC 可获得改善。

因研究证据较多,FDA 批准两种药物 YAZ 和 Beyaz(drospirenone/EE)治疗 PMDD[42]。D. S. 可尝试任一种 CHC 来改善 PMS 症状,但 YAZ 和 Beyaz 治疗 PMDD 和痤疮更有效,且均为 24 日剂型,又可减少她经期出血并改善缺铁性贫血症状,故她可优选这两种药物的一种。

子宫内膜癌

临床证据显示 COCs 可降低子宫内膜癌发生率,停药

后 20 年仍有效果[83]。这种保护作用与使用疗程直接相关,并可持续到停药后数年[4]。一项纳入 11 个研究的 meta 分析结果显示,使用 4 年、8 年和 12 年 COC 后子宫内膜癌风险可分别降低 56%、67% 和 72%[84]。

卵巢癌和功能性卵巢囊肿

COCs 可减少排卵、抑制雄激素产生、增加孕酮水平,因此可降低患者患功能性卵巢囊肿的风险、加快已有囊肿消失和降低卵巢肿块手术率[85,86]。

COC 使用者每年发展为卵巢癌的相对危险度降低 7%~9%[86]。这种保护效果在使用 COCs 超过 15 年后停用的女性中仍存在[83]。鉴于其家族史,应告知 D.S. 服用 COC 可降低患卵巢癌风险。

复方激素避孕风险和不良反应

因用药风险和不良反应,一些患者可能不适合 CHC,另一些患者使用 CHCs 时可能出现轻微不良反应,这些不良反应可通过换成不同雌激素和孕激素含量的 CHC 而改善。需告知所有患者可能发生的严重不良反应如肺栓塞、静脉血栓、肝损伤、视觉损伤(视网膜和角膜病变前兆)和卒中。便于记忆的以上不良反应可缩写为"ACHES",适用于患者咨询,可提高患者对严重不良反应的意识,在发生时立即就医(表 47-2)[3]。

其他不良反应见表 47-4,大多数不良反应可在使用 3 月内缓解[53]。若患者发生除"ACHES"外的其他不良反应(表 47-2),建议继续使用 CHC 3 月后再换成其他避孕药。

突破性出血、点滴出血、闭经

> **案例 47-2,问题 4:** 服用雌二醇 20μg/屈螺酮 3mg(YAZ)2 个月后,D.S. 到计划生育诊所就诊。她起初使用 YAZ 治疗痤疮,感觉已有改善,但前 2 个月的月经周期中却出现无规则的月经间期出血,发生在服药第 3 周左右。该采取什么措施来改善出血呢?

月经间期出血是指发生在非月经期的出血,出血量多,需使用卫生巾或卫生棉条时称为突破性出血,量少时称为点滴出血。约 30%~50% 的女性在 COCs 使用的前几个月发生月经间期出血[3]。若患者服用避孕药不规律或同时使用降低 COCs 效果的药物时,也可导致月经间期出血(表 47-5)。

若患者仅有突破性出血或点滴出血,通常 3 月内自行好转,因此医生常建议继续使用至少 3 个月[3]。月经间期前期(月经周期前 14 日)出血(或淋漓出血)通常因雌激素不足所致,月经间期后期(月经周期后 14 日)出血则因子宫内膜分泌孕激素不足,其他月经间期出血的因素还有药物相互作用(更多药物间相互作用信息详见案例 47-1,问题 8)。

COC 雌孕激素含量决定子宫内膜活性,继而决定月经间期有无阴道出血倾向。雌激素使子宫内膜细胞增生,孕激素使子宫内膜细胞相互连接(把雌激素比喻为砖,是构建

子宫内膜的基本单位;孕激素是泥,把砖粘在一起)。孕激素的雌激素样效应使砖数量增加,抗雌激素效应使砖数量减少。若无足够的砖和泥或两者比例不当,子宫内膜这面墙就会崩溃,出现阴道出血(见表 47-3)。

若 D.S. 服药 3 月后出现月经间期后期出血,应换成含相同雌激素作用、高孕激素作用、低雄激素作用的另一种 COC。因孕激素作用增加、雌激素作用不变、雄激素作用减少,去氧孕烯 0.15mg/EE 30μg(如 Apri,Reclipsen)是较好选择(表 47-3)。若 D.S. 连续使用数月后出现月经间期前期出血,应换成另一种雌激素比例更高的 COC,如炔诺酮 0.4mg/雌二醇 35μg(如 Ovcon-35,Femcon Fe,Balziva,Zenchent)。D.S. 患有痤疮,应选雄激素作用低的药物。

其他疾病如宫颈癌或子宫肿瘤也可致月经间期出血。若患者月经间期出血且近期未行盆腔检查,医务人员可安排检查以排除其他引起月经间期出血的可能原因。由于 D.S. 在 2 个月前已做过盆腔检查,结合其服用 COCs 的时间,考虑其月经间期出血可能因服用 COC 所致。

某些患者服用 CHC 时出现闭经(无经血),若发生这种情况,首先应排除妊娠。若患者未孕且可接受闭经,则不必更换 CHC。

恶心

> **案例 47-2,问题 5:** D.S. 用药 3 个月后持续性月经间期后期出血,患者服用了另一种 COC(炔诺酮 0.4mg/EE 35μg)。换药 5 日后,出现服药后恶心。应怎样建议?

COC 的雌激素成分通常导致恶心。为减轻此副作用,D.S. 可在睡前服药,也可和食物混服或尝试另一种雌激素活性较低的 COC。与 YAZ(20μg EE)相比,Ovcon-35(35μg EE)的 EE 含量较高,可能正是导致 D.S. 恶心的原因。应告知 D.S. 恶心可能为药物不良反应,常在服药 3 个月后减轻。

头痛

> **案例 47-2,问题 6:** 3 月后,D.S. 回到诊所随访,自述服用不含药的空白片时每日头痛,但服用活性药片时不会,该如何处理?

与案例中的 D.S. 相似,服用 CHCs 或 COCs 的女性普遍抱怨头痛。有些女性服用活性药片时头痛,可能与雌激素敏感有关;有些患者服用空白药片时头痛,可能与雌激素撤退有关[3]。患偏头痛女性使用 CHCs 时头痛症状可能加重或减轻。

轻微头痛可随时间推移或换用更低剂量雌激素或孕激素药物而改善。服用空白药片头痛可用去氧孕烯 0.15mg/EE 10~20μg 控制,因其空白药片只有 2 日,雌激素撤退作用最小,或持续服用 CHCs(如跳过空白药片或无激素周)。严重头痛患者应停用 CHCs 并由医生评估(详见上述禁忌证)。D.S. 在空白药片周头痛,提示和雌激素撤退有关,采用跳过空白药片并用延长周期疗法可减轻头痛。

体重增加

> **案例 47-2,问题 7:** 在此次访视中,D.S. 自述在改用新避孕药后,出现体重增加且感觉"不时浮肿"。这是什么原因? 应提供怎样建议?

体重增加是 CHC 的又一常见不良反应。一项纳入 3 个临床试验的 Cochrane 系统评价结果显示,尚无充足证据证实 COC 导致体重明显增加[87]。若体重增加明显,应考虑使用雌激素和孕激素含量低的药物。EE 的盐皮质激素效应能刺激醛固酮受体保钠,出现水钠潴留而导致浮肿和周期性体重增加。孕激素过多可致食欲大增和非周期性体重增加。具有抗盐皮质激素效应的屈螺酮能对抗雌二醇效应,减少水钠潴留,且对食欲增加不明显,减少体重增加程度。D.S. 最近增加了雌激素用量,可能导致"不时"浮肿和体重增加。她之前服用含屈螺酮药物,这也可能是并未浮肿和体重增加的原因。应告知体重增加是 COC 使用的潜在副作用,和雌激素成分相关。因出现雌激素撤退头痛和体重增加,D.S. 可考虑更换 COC。去氧孕烯 0.15mg/EE 10~20μg(如 Mircette)的雌激素作用低于炔诺酮 0.4mg/EE 35μg(Ovcon-35;表 47-3),或许有助于减少周期性体重增加和头痛发生,同时控制痤疮。此外,去氧孕烯 0.15mg/EE 10~20μg 的高孕激素作用可解决 D.S. 先前的突破性出血,低雄激素作用将有助于控制痤疮。

乳腺癌、宫颈非典型增生和宫颈癌

> **案例 47-2,问题 8:** D.S. 病史和查体显示无乳腺和宫颈疾病,但其外祖母有乳腺癌史和姐姐具宫颈非典型增生史。D.S. 咨询使用 COC 是否具乳腺癌和宫颈非典型增生风险?

使用 COC 是否增加乳腺癌的发生尚存争议。美国女性患乳腺癌风险为 12%~13%[88],早期研究提示 COC 使用和乳腺癌之间可能有关[89-92],近期研究则显示长期(如 10 年)使用 COC 不增加乳腺癌风险[93,94],此外,其他研究结果显示使用 COC 不增加有乳腺癌高风险女性(乳腺癌易感基因 1 和 2 突变)或有乳腺癌家族史女性乳腺癌发病率[95,96]。美国妇产科协会(American Congress of Obstetricians and Gynecologists,ACOG)认为乳腺癌家族史,乳腺癌易感基因 1 和 2 突变或良性乳腺疾病不是 COC 使用的禁忌证[26]。

COCs 不增加 D.S. 患乳腺癌的风险。但是应告知 D.S. 每月行乳腺自检并每年体检。

应告知 D.S. 宫颈癌发病率与使用 COC 的关系。美国癌症学会预计 2017 年将诊断出 12 000 例浸润性宫颈癌且 4 000 多位女性将因此丧生[97]。通常导致宫颈癌的原因是行为因素而非遗传因素。

人类乳头瘤病毒(human papillomavirus,HPV)某些亚型阳性、特定性行为、免疫低下和吸烟是宫颈癌的高危因素[3]。与宫颈癌相关的性行为包括初次性行为年龄过小、多个性伴侣、其男性伴侣有多个性伴侣。有 2 个以下性伴侣者、性伴侣使用避孕套和不吸烟女性宫颈癌发生风险低。

8 项病例对照试验的合并数据显示,HPV 阳性者使用 COC 更可能发生宫颈癌[98]。曾使用 COCs 和使用超过 5 年以上的女性发展为宫颈癌的风险分别是未使用者的 1.5 和 3.4 倍,这与早期研究结果一致,显示 COC 使用者发生或死于宫颈癌危险增加。相反,英国一项大型队列研究发现,曾使用 COCs 的女性死于宫颈癌的风险并未增加[99]。

COC 使用者与未服用者间宫颈癌发病率的流行病学尚不清楚,COC 服用者每年体检和宫颈涂片检查可早期发现并治疗癌前病变。有 3 种 HPV 疫苗可用于 9~26 岁女性。D.S. 20 岁,可选择注射 HPV 疫苗(见第 64 章)。鉴于 D.S. 服用 COCs,应鼓励她做常规宫颈涂片检查,并告知宫颈癌风险因素及 HPV 疫苗利弊。

妊娠期和哺乳期用药

案例 47-3

> **问题 1:** P.K.,女性,35 岁,体重 64.9kg,身高 168cm,近期妊娠试验阳性,末次月经(last menstrual period,LMP)9 周前。她想确认是否妊娠并讨论其当前治疗药物是否影响胎儿?
>
> 体温:37℃
>
> 血压:128/82mmHg
>
> 心率:97 次/min
>
> 呼吸频率:16 次/min
>
> 既往史:月经不调,已使用 COC 疗法来规律月经
>
> 用药史:去氧孕烯 0.15mg/EE 30μg(Reclipsen)
>
> 实验室检查结果:查血示,人绒膜促性腺激素 > 25mIU/ml
>
> 因月经不调,P.K. 已于 3 个月前开始服用去氧孕烯 0.15mg/EE 30μg(Reclipsen),但于第 1 个月意外妊娠,她继续服用了 2 个周期至今已孕 8 周。CHC 对胎儿有何影响?

CHC 被列为妊娠药物 X 类(禁忌,胎儿风险明显高于母亲益处)有误导性[100]。虽早期低质量研究发现 COC 使用和胎儿心脏或肢体异常有关,但近期数据显示,和正常妊娠相比,CHC 不增加致畸性风险[4]。

怀疑妊娠的女性不应继续使用 CHC,应告知 P.K. 停用 COC。妊娠早期使用低剂量 CHC 胎儿发生畸形风险小,但没有药物完全无风险,应随访产科医生。

> **案例 47-3,问题 2:** P.K. 计划母乳喂养及出院后避孕。她过去使用避孕套联合杀精泡沫或凝胶时有阴道瘙痒和灼烧症状。她想尝试适合哺乳期间长期使用的避孕药。哪种避孕药最适合?

即使正在哺乳,P.K. 也可在分娩 6 周后服用 CHC,仅含孕激素的 CHC 更适合[26]。ACOG 推荐无论是否哺乳,应至少分娩 6 周后再服用任何含雌激素避孕药,此时孕期血

栓增加风险降至基线值。对于非母乳喂养的女性,产后可立即使用仅含孕激素的避孕药,纯母乳喂养的女性产后6周可服用,部分母乳喂养女性产后3周可服用[26]。然而,曾有COCs降低母乳量和母乳质量的报道[26],故许多人建议完全母乳喂养的女性避免使用CHCs。因孕激素可进入母乳,若P.K. 计划母乳喂养,可选择产后6周服用单孕激素避孕药,以确保婴儿能够代谢并清除药物。

单孕激素避孕药

单孕激素口服避孕药(小剂量药片)

案例47-3,问题3:应如何向P.K. 介绍使用小剂量药片的优劣势?

优点

小剂量药片规避了一些雌激素副作用(见表47-4,如头痛、黄褐斑)[3],更重要的是,避免了雌激素引起的高血压和凝血因子改变。因无不含药的空白片且每个包装内的28粒药片相同,患者服药更简单,无论何时漏服,漏服后说明均相同。小剂量药片除可以避孕外,还可以缓解痛经、减少出血,并可能预防盆腔炎和子宫内膜癌[3],因其不含雌激素,且停药后生育力很快恢复,故女性也可选择小剂量药片[3]。

理论上,产后孕激素下降诱发产奶,故产后早期使用孕激素可降低奶量,但研究证据不足[26]。无证据证实哺乳时孕激素影响奶量和质量,因此计划哺乳女性,非激素和仅含孕激素避孕方法最佳。

缺点

小剂量药片避孕失败率约为0.3%~8%[3],与COCs相似(表47-1)。但小剂量药片服用需比COCs更规律,故在非母乳喂养的女性中不常用(见下文患者使用说明)。部分女性在服用期间排卵规律,部分则不规律。服用后有持续月经的女性可能排卵,应使用备用避孕法或换另一种方法。

患者用药后通常出现月经周期不规律、经期缩短、经量减少、点滴出血或闭经[3],因此常担心是否妊娠。服药导致的经常性月经周期不规律可能掩盖潜在病情如子宫肌瘤或宫颈癌导致的不规则流血。纯母乳喂养女性通常会闭经。其他副作用还包括头痛、乳腺增生、情绪改变和恶心。

若有乳腺癌或不明原因阴道出血史,应避免使用小剂量药片。以下情况谨慎使用:肝病、多重危险因素的心血管疾病、缺血性心脏病、当前有深静脉血栓或肺栓塞、糖尿病并发症(如伴有肾病、神经病、视网膜病变的糖尿病)或同时服用与COCs可能存在相互作用的药物如肝酶诱导剂、贯叶连翘和波生坦(见表47-5)[101,102]。

单孕激素口服避孕药的患者使用说明

案例47-3,问题4:关于使用单孕激素口服避孕药,应提供P.K. 什么建议呢?

P.K. 正哺乳且产后不久,如需避孕,可在月经第1日开始服药[3];若未哺乳,则产后即可开始服药;若混合喂养,应在产后3周开始服药;若纯母乳喂养则应在产后6周开始服药。若P.K. 在产后6周月经第1日用药,则不需其他避孕方法。P.K. 也可使用快速开始方案,在月经周期任一日开始用药,但需在用药48小时内同时使用其他避孕方法[3]。

P.K. 每日应在同一时间服药,若服药晚3小时以上,则应在记得时尽快服药,并在48小时内使用其他避孕方法。这与COCs说明不同,需强调。

注射甲羟孕酮醋酸盐

仅含孕激素的避孕药有两种不同剂型,孕激素为醋酸甲羟孕酮(medroxyprogesterone acetate, MPA),150mg每隔11~13周在三角肌和臀大肌肌内注射[3,103]。最近,含MPA 104mg的药物也被批准使用,每隔12~14周皮下注射104mg[104]。MPA注射剂可抑制排卵、增稠子宫颈黏液、抑制子宫内膜生长,是非常有效的避孕药。药品说明书指导患者在月经前5日注射MPA且不需备用避孕法,也可在任何时间开始使用并使用其他避孕法一周[3,103]。

案例47-3,问题5:P.K. 正在哺乳,她3月前产后立即注射了第一针MPA,现回到产科诊所接受第二次MPA肌注。她有较长时间的月经间期阴道出血史且体重增加了1.4~2.3kg,这正常吗?注射MPA的利弊是什么?副作用如何解决?

优点

对P.K. 而言,因她正在哺乳且需长期避孕,MPA注射剂是理想选择。其优势是失败率低至0.3%~3%(表47-1)、使用方便、无雌激素副作用、减轻痛经、减少每月出血量及降低子宫内膜癌风险[3,26]。其他非避孕益处包括减少癫痫患者发作频率及可能降低卵巢癌发生率[3,26]。和COCs相同,即使同时使用抗癫痫药或抗菌药物,也不减弱其避孕效果[6,7]。含MPA 104mg的药物也可减轻子宫内膜异位所致疼痛[104]。

缺点

乳腺癌患者不应使用MPA注射剂,因乳腺癌对激素敏感,且使用MPA对部分女性预后可能更差[6,7]。以下情况谨慎使用MPA注射剂:不明原因阴道出血(MPA可能造成不规则出血且可能掩盖造成阴道出血的病情如宫颈癌)、合并多种危险因素的心血管病、缺血性心脏病、合并多种危险因素的脑血管病、静脉血栓栓塞或肺栓塞患者[7]。因MPA未显示影响凝血因子,有专家不支持药品说明书将血栓栓塞史列为禁忌证[5-7,103,104]。有临床医生按照药品说明书在患者产后立即注射MPA而非等到产后第6周[7]。

使用MPA注射剂女性雌激素减少,故应告知P.K. 注射MPA可能降低骨密度(bonemineral density, BMD)[103],青春期女性尤其应注意。研究发现使用MPA注射剂女性比未使用者骨密度低[105]。尽管有报道MPA使用者发生压力型骨折,但无证据显示髋关节或脊椎骨折发生率增加[106]。

停用后患者骨密度可恢复[4]。2 个 MPA 生产商建议使用 MPA 注射剂不要超过 2 年,患者不愿意或不能采用其他方法除外[103]。

因雌激素量不足以维持子宫内膜生长,使用 MPA 注射剂起初几月或更长时间,可能引起无规则出血或点滴出血。使用 MPA 150mg 1~2 年后,分别有 55% 和 68% 的女性出现闭经[111]。使用 MPA 104mg 1 年后 56.5% 患者出现闭经[103]。虽不严重,但 13% 患者因闭经而停药[103]。应告知所有使用 MPA 注射剂患者用药第 1 年可能有月经变化,若出血量异常增多或持续时间长,应进行评估。应告知 P. K. 月经间期出血会在几个月后消失,若出血问题令其困扰,可口服 4~21 日雌激素(如复方雌激素每日 0.625-2.5mg)或 20μg EE COC 以减少或消除出血[8]。停用雌激素后可能会再度出血,此时可继续使用低剂量雌激素。

体重增加是另一个 MPA 注射剂需关注的问题。使用 MPA 注射剂治疗 1 年后,2/3 患者体重平均增加约 2.3kg[103]。MPA 150mg 使用者 2 年内共增重约 3.6kg,4 年近 6.4kg,6 年近 7.5kg。MPA 104mg 使用者增重稍少,1 年内增重 1.6kg,2 年 3.4kg[104]。其他副作用包括情绪改变、脱发、头痛。P. K. 的体重增加可能与其注射 MPA 或分娩导致体重变化有关。

恢复生育时间长是 MPA 注射剂的另一个缺点。最后一次注射 150mg MPA 后,半数使用者 10 月后才妊娠[96],其余使用者妊娠需更长时间,多在 18 个月后。使用 104mg MPA 恢复生育时间数据较少,一项小样本研究显示多数患者最后一次注射后 1 年内恢复排卵,平均时间为 10 月[104]。P. K. 35 岁,若她想不久后妊娠,应告知她使用注射 MPA 恢复生育的时间。虽然她已表明不再想要孩子,仍应告知使用注射用 MPA 后生育能力恢复期长,尤其是 35 岁以上女性。

皮下埋植剂(subdermal implant)

> 案例 47-3,问题 6:P. K. 产后 7 个月回到诊所第 3 次注射 MPA,这是其月经第 1 日,繁忙家务和工作安排使她错过 2 次预约,现在她已晚于预定注射时间 1 个月。她讨厌过去几个月发生的体重增加和月经间期出血,想知道植入剂对她而言是否可能是更好选择。你应该给 P. K. 提供什么建议呢?

一支依托孕烯埋植剂(Nexplanon)内含 68mg 依托孕烯[107]。使用套管针和局部麻醉药放置埋植剂,置入后可放置 3 年,取出时需切一个小切口。依托孕烯埋植剂与 MPA 注射剂作用机制相同。Implanon 是最早的依托孕烯埋植剂,因射线无法透过,临床上很难将其精确取出。而 Nexplanon 的优势是射线可透过,因为这个原因导致 Implanon 逐渐退市。

优点

避孕埋植剂产品较新,故对癌症和其他疾病如心血管疾病影响的信息有限。有报道显示使用埋植剂女性闭经、经期疼痛和贫血症状减轻,未显示降低骨密度[3]。取出埋植剂后生育力恢复快,考虑年龄因素,若 P. K. 决定再要一个孩子,使用该产品有益。

缺点

避孕埋植剂的副作用包括头痛、情绪变化和痤疮等。不规则出血是可能中断用药的最常见原因。常见体重增加,使用者 1 年后增重 1.3kg,2 年后增重 1.7kg,故 P. K. 使用该产品后仍会增重。不推荐该埋植剂用于使用肝酶诱导剂药物(如抗癫痫药)患者,因这些药物可降低避孕效果[108];不推荐现患静脉血栓患者使用,但有静脉血栓个人史或者家族史的患者可使用[6,7]。

宫内节育器和宫内节育系统

> 案例 47-3,问题 7:P. K. 因担心体重增加不愿使用皮下埋植剂,还有其他长效、可逆的避孕方法适合她吗?宫内节育器(intrauterine device,IUD)或宫内节育系统(intrauterine system,IUS)适合 P. K. 吗?如果适合,应给她什么建议呢?

背景和作用机制

早期 IUDs 被认为是宫内避孕措施(intrauterine contraceptives,IUCs),因增加盆腔炎、输卵管瘢痕和不孕风险曾令人担忧,但近年来逐渐成为安全有效的避孕方法[110]。目前美国有以下产品上市:ParaGard T 380A(铜)IUD,Mirena、Skyla、Kyleena 和 Liletta 左炔诺孕酮(levonorgestrel)IUSs。尽管现有 IUDs 和 IUSs 安全有效,但在美国(1%~6% 女性使用)不如全球受欢迎(12% 女性使用)[110-112]。

含铜 IUD 以聚乙烯为支架,绕有铜丝或铜套,置入后可放置 10 年[113]。Mirena、Skyla、Kyleena 和 Liletta 左炔诺孕酮 IUSs 以聚乙烯作为 T 形支架,纵管储存和每日释放人工合成孕激素左炔诺孕酮。Mirena 和 Kyleena 每日分别释放左炔诺孕酮 20μg 和 17.5μg,放置后 5 年有效[114,115]。Skyla 尺寸更小,置入 24 天后每日释放左炔诺孕酮 14μg,放置后 3 年有效[116]。同样,Liletta 放置后 3 年有效,每日释放左炔诺孕酮 18.6μg,1 年后降为 16.3μg,2 年后降为 14.3μg,第 3 年降至 12.6μg[117]。

含铜 IUDs 第 1 年避孕失败率为 0.6%~0.8%,左炔诺孕酮 IUS 为 0.2%(见表 47-1)。在医院,医生置入 IUDs 和 IUSs 仅需几分钟且无需镇静。许多医生建议患者去医院置入前使用一剂非甾体抗炎药。

含铜 IUD 可能的作用机制为避免受精卵着床、干扰精子运动、生存或数量[113]。左炔诺孕酮 IUS 作用机制为增稠子宫颈黏液、阻止精子进入子宫、改变子宫内膜层、阻止排卵及改变精子活性[113]。

优点

含铜 IUD 和左炔诺孕酮 IUS 是有效、可逆、长期的避孕方式,患者依从性好[3]。对于想使用非激素避孕的女性而言,铜 IUD 是非常好的选择。左炔诺孕酮 IUS 因含孕激素还能减轻经期出血和疼痛。

虽然最初置入 IUD 和 IUS 费用高(设备加上置入费用

约 500 美元），但之后无需支付其他费用，因此 1 年后 IUD 和 IUS 性价比更高。

缺点

IUDs 和 IUSs 最常见的副作用是月经改变[3]。含铜 IUD 使用者更有可能加重经期出血和疼痛。左炔诺孕酮使用者置入 3 个月内可出现不规则出血和点滴出血，3 月后月经量减少、痛经减轻。

IUDs 和 IUSs 禁用于子宫解剖学异常（如子宫变形、子宫颈狭窄或子宫颈撕裂伤）、不明原因阴道出血、宫颈癌、盆腔炎或其他生殖器活动性感染女性，慎用于 HIV 阳性或免疫抑制患者[7]。左炔诺孕酮 IUSs 慎用于现患 VTE 或 PE 者。虽左炔诺孕酮的血清水平含量低，仍不建议用于现患或曾患乳腺癌女性。

因 IUD 使用者较未使用者更易患盆腔炎，故 IUDs 和 IUSs 更适用于已婚或严格使用避孕套的女性。对所有患者而言，盆腔炎在置入初期风险最大[118]，为避免该风险，置入前应做淋病和衣原体检查并做其他性传染病风险评估（如多伴侣或无保护的性交），有性传播疾病的女性应考虑其他避孕方式。一旦使用 IUD 和 IUS，应告知患者注意预防性传播疾病[6,7]。

若 IUD 或 IUS 使用者妊娠，异位妊娠可能性较高（即 IUD 或 IUS 使用者异位妊娠的发生率较高）[113,114]。IUD 常见副作用包括子宫过度出血、点滴出血或疼痛，1 年内约 2%~6% 女性因副作用取出该节育器[3]。IUD 或 IUS 嵌入子宫内膜或导致部分或全部子宫壁穿孔的发生率较低。应告知 P. K. 可能的并发症，如腹痛或阴道分泌物异常。

其他非激素避孕

案例 47-4

问题 1：C. J.，女性，22 岁，身高 168cm，体重 52.6kg，HIV 阳性，到诊所常规检查和注射长效醋酸甲羟孕酮（12 周 1 次）。她正服用 atripla（依法韦仑 600mg/替诺福韦 300mg/恩曲他滨 200mg），每日口服 1 片。

体温：36℃
血压：124/81mmHg
心率：89 次/min
呼吸频率：12 次/min
CD4：581
HIV-1 RNA：<75 滴度/ml（检查不到）

C. J. 想确保不受孕，医生建议采用屏障避孕联合长效醋酸甲羟孕酮。C. J. 担心性传播疾病，特别是 HIV。对 C. J. 而言可用哪些屏障避孕？哪个最好？

子宫帽和宫颈帽

子宫帽（diaphragm）由软乳胶或硅胶帽上加金属弧形圈制成[3]，靠弹簧张力、阴道肌张力和耻骨固定于宫颈口，阻止精子进入宫颈。

宫颈帽（cervical cap）由硅胶制成[119]，由宫颈和设备之间形成的吸力固定。因无法完全阻挡精子，置入前必须敷上杀精凝胶。

子宫帽使用第 1 年失败率为 6%~16%（见表 47-1）[3]。应告知 C. J. 子宫帽效果低于其他方法。母乳喂养对避孕有部分帮助，故哺乳女性可选择子宫帽避孕。宫颈帽失败率在未生育过的女性中为 9%~16%，生育过的女性为 20%~32%（见表 47-1）[3]。研究显示第 1 代宫颈帽的失败率约为 14%，第 2 代约为 8%[119]。

类型和装置

子宫帽的弧形圈构造不同（直径 50~95mm）导致型号不同。必须置入合适的子宫帽型号（患者感觉舒适的最大金属弧形圈）才能有效避孕[3]。因性兴奋时阴道深度增加，若隔膜太小，会在性交期间脱落；相反，隔膜太大可能造成阴道压力、腹痛、痉挛、阴道溃疡、复发性尿路感染。医生在双合诊期间评估女性合适的子宫帽大小，医生可给患者试用不同型号以选择最合适的类型。若 C. J. 体重增加或减少 4.5~9.0kg、妊娠、进行了腹部或骨盆手术，需重新选择隔膜型号。

宫颈帽形状像水手帽子[119]，有 3 个型号，选择型号取决于患者孕史。22mm 适于未怀过孕患者，26mm 适于流过产或剖宫产史女性，30mm 适于阴道分娩足月婴儿女性。

C. J. 可接受隔膜或宫颈帽，根据其具体选择来匹配适应的型号。但这些屏障方法不能防止性传播疾病。

患者使用指导和优缺点

子宫帽和宫颈帽避孕不需使用激素，女性只需在性活跃时使用[3,119]。该设备须通过处方购买，经期暂停使用，部分患者可能发生置入、取出困难，效果不如激素或 IUD。使用前应检查有无破洞或折叠（小范围起皱）

子宫帽在阴道放置时间不应超过 24 小时[5]。使用子宫帽可能导致中毒性休克综合征（toxic shock syndrome，TSS），应警惕其症状包括发热、腹泻、呕吐、肌肉疼痛及类似晒伤的皮疹。亦有报道使用者对乳胶或杀精剂过敏。

隔膜可在性交前 6 小时置入，性交后至少 6 小时再取出[3]。置入前应在隔膜圆顶处涂抹 1 茶匙杀精凝胶；若再次性交，不取出隔膜，再次加用杀精剂即可。

宫颈帽至少在性交前 15 分钟置入，48 小时内有效，性交后至少 6 小时再取出。置入前需涂抹杀精剂，宫颈侧的帽内涂抹 1/4 茶匙，阴道侧的帽缘和帽顶涂抹 1/2 茶匙，塞至宫颈口[119]，多次性交应加入更多杀精剂。

子宫帽和宫颈帽取出后用温和肥皂水冲洗，清洗干燥后存于相应容器。不宜使用油基质产品，因会分解该隔膜橡胶。应每年更换，有洞或破损时立即更换。

阴道海绵

阴道海绵（vaginal sponge）是另一种屏障方法，1995 年下市并于 2003 年重新上市。海绵包括聚氨酯泡沫塑料和 1g 壬苯醇醚-9（杀精剂），置入阴道并堵住宫颈可达 24 小时。性交后应保留 6 小时。海绵通过 3 种方式起作用：杀精剂、机械屏障和吸收精液。报道其失败率在未孕女性中为

18%，经产妇中为36%（见表47-1）[3]。可能发生宫颈、阴道黏膜的刺激或溃疡。若24小时内不取出海绵或移出后残留有碎片，会导致中毒性休克综合征。因阴道海绵可造成刺激且不能预防性传播疾病，故不适合C.J.。

男性避孕套

男性避孕套（male condoms）若使用恰当是一种有效的避孕方法。男性避孕套失败率为2%~18%（见表47-1）[3]。美国有许多不同品牌避孕套，品牌间不同之处在于型号、形状、颜色、材料、润滑剂及是否含杀精剂。乳胶避孕套主要的非避孕益处为预防性传播疾病（包括淋病、衣原体及HIV），可用于阴道、肛门和口腔性行为、无需处方且无激素副作用[6]。但一些人抱怨避孕套减少性交敏感性和主动性。男性乳胶避孕套最常用且经济[3]，若男性或女性对乳胶过敏则推荐聚氨酯和羊皮制成的男性避孕套。聚氨酯避孕套比乳胶避孕套贵且更易破，但导热好[120]。羊皮避孕套虽也导热良好但不像乳胶和聚氨酯可预防性传播疾病，故不建议用于担心性传播疾病者[120]。

因射精前分泌物可能含有精子，故男性避孕套应在和阴道接触前使用，使用时握住避孕套尖顶并向下展开至勃起的阴茎根部[6,120]。大多数医师建议使用润滑过且具有前端小囊的避孕套，以防避孕套破损和收集精液。油基质润滑剂可降解乳胶避孕套，故不建议使用，但可用于聚氨酯或羊皮避孕套。避孕套应在有效期前一次性使用，阴凉干燥处存放，避光避热。

为防性传播疾病，C.J.和她的伴侣最好选择乳胶避孕套。

女性避孕套

女性避孕套（female condoms）有效性较低，失败率为21%（表47-1）[3]。第1代女性避孕套FC1由聚氨酯制成，由丁腈及聚氨酯制成的第2代女性避孕套FC2将取代FC1[121]。两种避孕套都由一个较小的内层环（该环像隔膜一样在宫颈周围形成保护）和避孕套开口处一个较大的环组成。

内层环应尽可能深地插入阴道，较大的环保留在阴道外部保护外阴。女性避孕套性接触前插入，可提前8小时。FC2内层已含树脂润滑剂，也可加用额外润滑剂，油基质或水基质润滑剂均可。和男性避孕套一样，应在有效期前一次性使用且阴凉干燥存放，避光避热。

女性避孕套缺点包括价格贵（大约每个3美元）、用时有噪声及插入困难[3]。虽可能性较低，女性避孕套仍会破损。男性和女性避孕套不应一起使用，因会增加破损风险。

C.J.使用女性避孕套的优点是她可以自己掌握保护措施，不需对方配合。对C.J.而言，女性避孕套是不错选择。

阴道杀精剂

案例47-4，问题2：C.J.想使用避孕套同时使用阴道杀精剂（vaginal spermicides）。她有哪些选择？单独使用杀精剂效果如何？应该用何种剂型？应该如何指导她用阴道杀精剂？预计会有哪些副作用？

阴道杀精剂有凝胶剂、栓剂、泡沫、薄膜等类型[3,,120]，大多使用非离子表面活性剂壬苯醇醚-9作为杀精剂，第一年失败率为18%~29%（见表47-1）。

表47-6对比了不同杀精剂产品[3,120]。C.J.可根据不同产品特点选择合适剂型。不论哪种剂型，每次性交前都应重新使用杀精剂。

表 47-6

阴道杀精剂的比较[120]

成分	商品名举例	用法	开始时间	作用时间
凝胶剂	Conceptrol，Gynoll II	装满涂药器，将涂药器尽量插入阴道深处，按压涂药器将杀精剂涂抹在宫颈周围	立即	1h
薄膜	VCF	对折薄膜，卷在手指，用手指尽量放至阴道深处	15min	3h
泡沫剂	VCF	摇动泡沫剂，使用涂药器尽量放至阴道深处，按压涂药器将杀精剂涂抹在宫颈周围	立即	1h
栓剂	Encare	打开，用手指将其尽量放至阴道深处	15min	1h

杀精剂可能造成性器官刺激并导致溃疡，故可增加包括HIV、淋病和衣原体等性传播疾病的传播。对需防止性传播疾病的传播的C.J.而言，杀精剂不是最佳选择。

紧急避孕

案例47-4，问题3：C.J.4个月后到药店告知她错过了上月的MPA注射，4日前使用避孕套同房，现担心可能受孕。她想知道是否应该使用事后避孕药？关于紧急避孕你可提供C.J.哪些建议？C.J.需紧急避孕吗？

紧急避孕（emergency contraception，EC），也称事后避孕，用于未使用避孕方法（如忘记使用、被侵犯）或所用方法失败（如避孕套破损、忘记吃药）的女性性交后避孕。紧急避孕有几种方法可用，包括口服药或IUD。

紧急避孕药

紧急避孕药（emergency contraceptive pills，ECPs）有不同类型，如单孕激素制剂、Yuzpe和孕激素受体调节剂。

目前，任何年龄的患者均可买到一次剂量的单孕激素（左炔诺孕酮1.5mg）ECPs的非处方药[122]。药品说明书注明在无保护措施性行为后 72 小时内尽快服下一次剂量。然而,研究显示在无保护措施性行为后 120 小时内服下仍然有效[108,123]。

单孕激素 ECPs 作用机制可能是阻止排卵、受精或着床[3]。单次性行为后 72 小时内服药平均可减少 89% 妊娠率。性行为后服用 ECPs 越早效果越好,故不应耽误使用时间。BMI≥26 的女性使用单孕激素 ECPs 的效果可能降低,可使用替代 ECP,但不建议因 BMI 而放弃治疗[122]。最常见副作用为恶心呕吐[3],若 C. J. 服下 ECPs 1 小时内呕吐,应重新服用相同剂量。服药后 C. J. 的月经可能提前或推迟,若 3 周后月经未来应做妊娠测试。若 C. J. 又注射了下一剂 MPA,会导致情况更复杂。

单孕激素 ECPs 只用于 17 岁以上女性,药房 OTC 专柜有售,须出示身份证购买。17 岁以下女性通过处方也可买到上述两种产品。

作为单孕激素 ECPs 的备选,常规的 COCs 只要含有左炔孕诺酮或诺孕酮也可使用,称为 Yuzpe 法,由高剂量孕激素和高剂量雌激素组成。这种高剂量雌孕激素配方还未上市。根据不同的 COCs 品牌,须在无保护措施性行为后 120 小时内,间隔 12 小时分 2 次服用不同数量的药片(见表 47-1)[3]。相比单孕激素 ECPs,Yuzpe 恶心呕吐发生率更高,且每次服药前,患者可能需服用止吐药[108]。相比单孕激素 ECP 更广泛、容易使用、更有效、副作用少的优势,COCs 用于紧急避孕较少。

口服选择性孕酮受体调节剂(selective progesterone receptor modulator, SPRM)醋酸乌利司他(ulipristal acetate, Ella),作为一种新的 ECP 最近在美国获批[124]。醋酸乌利司他是一种处方药,使用方法为在无保护措施性行为后 120 小时内口服片剂 30mg[125]。醋酸乌利司他作用机制跟单孕激素 ECPs 略不同,具孕激素受体拮抗剂和激动剂双效应,但其主要机制是通过对子宫、宫颈、下丘脑、以及卵巢的受体拮抗作用,阻止黄体生成素高峰后的排卵,而单孕激素 ECPs 无此作用。其他唯一上市的 SPRM 是米非司酮(RU-486),因用于流产而为人所知。乌利司他可能影响已有妊娠、导致流产,当前尚无证据显示其增加流产率。BMI>30 的女性使用乌利司他效果存在差异,BMI≥35 的女性使用乌利司他可能无效,但不能因 BMI 而放弃治疗,建议采用其他紧急避孕方法[122,124]。临床试验最常报道的副作用为头痛、痛经、恶心以及腹痛[124,125]。若服药 3 小时内发生呕吐,建议重新服药[124]。

对处在 120 小时治疗窗内,年龄大于 17 岁的 C. J. 而言,单孕激素 ECPs 是更好选择,因她正在服用的治疗药物与 COCs 有相互作用。购买乌利司他需要处方,可能耽误 C. J. 服用 ECP 的最佳时间。

紧急避孕的宫内节育器

T 型铜-IUD 也是一种有效的紧急避孕方法,应在无保护措施性行为 5 日内置入患者体内[3,108]。尚无证据表明孕激素 IUD 是有效紧急避孕方法。IUD 须由医务人员置入,通常不用作紧急避孕。IUD 作为紧急避孕的最大优点是可为患者提供持续避孕。因 C. J. 为 HIV 阳性,存在感染风险,IUD 不是紧急避孕的最佳选择。同时,安置 IUD 需要就诊而不方便。就可获得性和及时性而言,ECP 是较好选择。

药物流产

案例 47-4,问题 4:C. J. 4 周后到诊所表示她没来月经,担心可能妊娠。其人绒毛膜促性腺激素试验阳性,证实妊娠。C. J. 考虑终止妊娠,她还未准备好生育并担心她服用的抗逆转录病毒药物对胎儿有影响。药物流产(medical abortion)有哪些选择?

据估计约一半妊娠属意外,故选择安全的避孕方式对女性非常重要[2]。应告知 C. J. 可有的所有选择,包括保留胎儿、领养以及药物或手术流产。与手术流产相比,药物流产无手术过程、感染可能性小、花费低[3],部分女性认为这种方式更可控。但这种方式通常需更多时间就诊和随访,通常出现持续 2 周的出血和疼痛,成功率稍低(94%~97%,失败者将需要手术),故部分患者可能不能接受。

有许多不同的药物流产方式,总体过程相似[3]。C. J. 应先行基础检查包括血型和血常规,可选择使用甲氨蝶呤或米非司酮,或两者同日使用。米非司酮是一种孕激素受体阻断剂,米索前列醇具有子宫兴奋和宫颈软化作用,用于诱导宫缩和产出胎儿。

一般孕龄小于 63 日,在第 1 日口服 200mg 米非司酮,第 2 日或第 3 日(首剂米非司酮 6~72 小时后)阴道给予米索前列醇 800μg[3]。米索前列醇也可 400μg 或 600μg 口服,同时口服更高剂量米非司酮(600mg)[3,126-128]。

若使用甲氨蝶呤,第 1 日肌注 50mg/m²,随后 3~7 日阴道给予米索前列醇 800μg[3]。药物流产副作用包括恶心、呕吐、腹泻、疼痛及阴道出血(比月经出血更严重)。不管使用哪种方法,患者均应随访约 15 日确认流产完全。若出现不完全流产,应使用诸如吸引术,吸出所有妊娠组织。

(王乔、陈敏 译,郭远超 校,张伶俐、赵霞 审)

参考文献

1. US Bureau of the Census, U.S. and World Population Clock. http://www.census.gov/popclock/. Accessed June 12, 2017.

2. Finer LB and Zolna MR, Declines in unintended pregnancy in the United States, 2008–2011, *New England Journal of Medicine*, 2016, 374(9):843-852, http://nejm.org/doi/full/10.1056/NEJMsa1506575.

3. Hatcher RA et al. *Contraceptive Technology*. 20th ed. New York, NY: Ardent Media Inc; 2011.

4. American College of Obstetricians and Gynecologists Committee on Gynecologic Practice and The Practice Committee of the American Society for Reproductive Medicine. Female age-related fertility decline. *Fertil Steril*. 2014;101:633–4.

5. Zieman M, Hatcher RA. *Managing Contraception*. Tiger, GA: Bridging the Gap Communications; 2012.

6. A WHO Family Planning Cornerstone. *Medical Eligibility Criteria for Contraceptive Use*. 5th ed. Geneva, Switzerland: World Health Organization; 2015. http://www.who.int/reproductivehealth/publications/family_planning/MEC-5/en/. Accessed June 16, 2017.

7. Curtis KM, Tepper NK, Jatlaoui TC, et al. U.S. Medical Eligibility Criteria for Contraceptive Use, 2016. *MMWR Recomm Rep*. 2016;65(No. RR-3):1–104.

https://www.cdc.gov/mmwr/volumes/65/rr/rr6503a1.htm?s_cid=
rr6503a1_w. Accessed June 11, 2017.

8. Baillargeon JP et al. Association between the current use of low-dose oral contraceptives and cardiovascular arterial disease: a meta-analysis. *J Clin Endocrinol Metab*. 2005;90(7):3863.

9. Gillum LA et al. Ischemic stroke risk with oral contraceptives: a meta-analysis. *JAMA*. 2000;284(1):72.

10. Tanis BC et al. Oral contraceptives and the risk of myocardial infarction. *N Engl J Med*. 2001;345(25):1787.

11. Khader YS et al. Oral contraceptives use and the risk of myocardial infarction: a meta-analysis. *Contraception*. 2003;68(1):11.

12. Schwingl PJ et al. Estimates of the risk of cardiovascular death attributable to low-dose oral contraceptives in the United States. *Am J Obstet Gynecol*. 1999;180(1, pt 1):241.

13. Endrikat J et al. An open label, comparative study of the effects of a dose-reduced oral contraceptive containing 20 microg ethinyl estradiol and 100 microg levonorgestrel on hemostatic, lipids, and carbohydrate metabolism variables. *Contraception*. 2002;65(3):215.

14. Merki-Feld GS et al. Long-term effects of combined oral contraceptives on markers of endothelial function and lipids in healthy premenopausal women. *Contraception*. 2002;65(3):231.

15. Knopp RH et al. Comparison of the lipoprotein, carbohydrate, and hemostatic effects of phasic oral contraceptives containing desogestrel or levonorgestrel. *Contraception*. 2001;63(1):1.

16. ESHRE Capri Workshop Group. Hormones and cardiovascular health in women. *Hum Reprod Update*. 2006;12(5):483.

17. Dunn N et al. Oral contraceptives and myocardial infarction: results of the MICA case-control study. *BMJ*. 1999;318(7198):1579.

18. Curtis KM et al. Use of combined oral contraceptives among women with migraine and nonmigrainous headaches: a systematic review. *Contraception*. 2006;73(2):189.

19. Harris M, Kaneshiro B. An evidence-based approach to hormonal contraception and headaches. *Contraception*. 2009;80(5):417.

20. Gomes MP, Deitcher SR. Risk of venous thromboembolic disease associated with hormonal contraceptives and hormone replacement therapy: a clinical review. *Arch Intern Med*. 2004;164(18):1965.

21. Vandenbroucke JP et al. Oral contraceptives and the risk of venous thrombosis. *N Engl J Med*. 2001;344(20):1527.

22. Mohllajee AP et al. Does use of hormonal contraceptives among women with thrombogenic mutations increase their risk of venous thromboembolism? A systematic review. *Contraception*. 2006;73(2):166.

23. FDA Office of Surveillance and Epidemiology. Combined hormonal contraceptives and the risk of cardiovascular disease endpoints. http://www.fda.gov/downloads/Drugs/DrugSafety/UCM277384.pdf. Accessed June 1, 2015.

24. Summary of Minutes of the Joint Meeting of the Advisory Committee for Reproductive Health Drugs and Drug Safety and Risk Management Advisory Committee, December 8, 2011. http://www.fda.gov/downloads/AdvisoryCommittees/CommitteesMeetingMaterials/Drugs/ReproductiveHealthDrugsAdvisoryCommittee/UCM288722.pdf. Accessed June 1, 2015.

25. FDA Drug safety communication: Updated information about the risk of blood clots in women taking birth control pills containing drospirenone. April 10, 2012. http://www.fda.gov/Drugs/DrugSafety/ucm299305.htm. Accessed June 1, 2015.

26. ACOG Committee on Practice Bulletins-Gynecology. ACOG practice bulletin. No. 73: Use of hormonal contraception in women with coexisting medical conditions. *Obstet Gynecol*. 2006;107(6):1453.

27. Lubianca JN et al. Oral contraceptives: a risk factor for uncontrolled blood pressure among hypertensive women. *Contraception*. 2003;67(1):19.

28. Petitti DB. Clinical practice. Combination estrogen progestin oral contraceptives. *N Engl J Med*. 2003;349(15):1443.

29. Paulus D et al. Oral contraception and cardiovascular risk factors during adolescence. *Contraception*. 2000;62(3):113.

30. Fisch IR, Frank J. Oral contraceptives and blood pressure. *JAMA*. 1977;237(23):2499.

31. Tapla HR et al. Effect of oral contraceptive therapy on the renin angiotensin system in normotensive and hypertensive women. *Obstet Gynecol*. 1973;41(5):643.

32. Chasan-Taber L et al. Prospective study of oral contraceptives and hypertension among women in the United States. *Circulation*. 1996;94(3):483.

33. [No authors listed]. Combined oral contraceptives and liver cancer. The WHO Collaborative Study of Neoplasia and Steroid Contraceptives. *Int J Cancer*. 1989;43(2):254.

34. Macdonald GA. Hepatocellular carcinoma. *Curr Opin Gastroenterol*. 1999;15(3):253.

35. Lopez LM et al. Steroidal contraceptives: effect on carbohydrate metabolism in women without diabetes mellitus. *Cochrane Database Syst Rev*. 2009;(4):CD006133.

36. Kjos SL et al. Contraception and the risk of type 2 diabetes mellitus in Latina women with prior gestational diabetes mellitus. *JAMA*. 1998;280(6):533.

37. Kim C et al. CARDIA Study. Oral contraceptive use and association with glucose, insulin, and diabetes in young adult women; the CARDIA Study. Coronary Artery Risk Development in Young Adults. *Diabetes Care*. 2002;25(6):1027.

38. Grodstein F et al. A prospective study of symptomatic gallstones in women: relation with oral contraceptives and other risk factors. *Obstet Gynecol*. 1994;84(2):207.

39. [No authors listed]. Oral contraceptives and gallbladder disease. Royal College of General Practitioners' Oral Contraception Study. *Lancet*. 1982;2(8305):957.

40. Ramcharan S et al. The Walnut Creek Contraceptive Drug Study: a prospective study of the side effects of oral contraceptives. Volume III, an interim report: a comparison of disease occurrence leading to hospitalization or death in users and nonusers of oral contraceptives. *J Reprod Med*. 1980;25(6, Suppl):345.

41. Vessey M, Painter R. Oral contraceptive use and benign gallbladder disease; revisited. *Contraception*. 1994;50(2):167.

42. YAZ [package insert]. Wayne, NJ: Bayer HealthCare Pharmaceuticals; April 2012.

43. Facts and Comparisons eAnswers. St. Louis, MO: Drug Facts and Comparisons, Clinical Drug Information; 2015. http://online.factsandcomparisons.com/Viewer.aspx?book=DFC&monoID=fandc-hcp15091. Accessed February 19, 2016.

44. Camrese Lo [package insert]. Sellersville, PA: Teva Pharmaceuticals USA Inc; October 2011.

45. Tri-Legest 21, Tri-Legest Fe 28 [package insert]. Sellersville, PA: Teva Pharmaceuticals USA Inc; August 2012.

46. Beyaz [package insert]. Wayne, NJ: Bayer HealthCare Pharmaceuticals; September 2012.

47. Natazia [package insert]. Wayne, NJ: Bayer HealthCare Pharmaceuticals; August 2013.

48. Safyral [package insert]. Wayne, NJ: Bayer HealthCare Pharmaceuticals; April 2012.

49. Lo Loestrin Fe [package insert]. Rockaway NJ: Warner Chilcott Company, LLC; June 2012.

50. Mircette [package insert]. Wayne, NJ: Bayer HealthCare Pharmaceuticals; June 2012.

51. Amethyst [package insert]. Corona, CA: Watson; August 2010.

52. Ahrendt HJ et al. Bleeding pattern and cycle control with an estradiol-based oral contraceptive: a seven-cycle, randomized comparative trial of estradiol valerate/dienogest and ethinyl estradiol/levonorgestrel. *Contraception*. 2009;80(5):436.

53. Dickey RP. *Managing Contraceptive Pill Patients*. 15th ed. Dallas, TX: Essential Medical Information Systems; 2014.

54. Moreau C et al. Oral contraceptive tolerance: does the type of pill matter? *Obstet Gynecol*. 2007;109(6):1277.

55. Holt VL et al. Body weight and risk of oral contraceptive failure. *Obstet Gynecol*. 2002;99(5, pt 1):820.

56. Mishell DR, Jr. Rationale for decreasing the number of days of the hormone-free interval with use of low-dose oral contraceptive formulations. *Contraception*. 2005;71(4):304.

57. Anderson FD et al. Endometrial microstructure after longterm use of a 91-day extended-cycle oral contraceptive regimen. *Contraception*. 2005;71(1):55.

58. Westhoff C et al. Initiation of oral contraceptives using a quick start compared with a conventional start: a randomized controlled trial. *Obstet Gynecol*. 2007;109(6):1270.

59. Lesnewski R, Prine L. Initiating hormonal contraception. *Am Fam Physician*. 2006;74(1):105.

60. Ortho Evra [package insert]. Raritan, NJ: Ortho-McNeil Pharmaceuticals; September 2014.

61. van den Heuvel MW et al. Comparison of ethinylestradiol pharmacokinetics in three hormonal contraceptive formulations: the vaginal ring, the transdermal patch and an oral contraceptive. *Contraception*. 2005;72(3):168.

62. Jick SS, Jick H. The contraceptive patch in relation to ischemic stroke and acute myocardial infarction. *Pharmacotherapy*. 2007;27(2):218.

63. Jick SS et al. Risk of nonfatal venous thromboembolism in women using a contraceptive transdermal patch and oral contraceptives containing norgestimate and 35 microg of ethinyl estradiol. *Contraception*. 2006;73(3):223.

64. Jick S et al. Further results on the risk of nonfatal venous thromboembolism in users of the contraceptive transdermal patch compared to users of oral contraceptives containing norgestimate and 35 microg of ethinyl estradiol. *Contraception*. 2007;76(1):4.

65. Cole JA et al. Venous thromboembolism, myocardial infarction, and stroke among transdermal contraceptive system users [published correction appears in Obstet Gynecol. 2008; 111(6):1449]. *Obstet Gynecol*.

2007;109(2, pt 1):339.

66. NuvaRing [package insert]. West Orange, NJ: Organon; November 2014.

67. Novak A et al. The combined contraceptive vaginal ring, NuvaRing: an international study of user acceptability. *Contraception*. 2003;67(3):187.

68. Lidegaard O et al. Venous thrombosis in users of non-oral hormonal contraception: follow-up study, Denmark 2001-10. *BMJ*. 2012;344:e2990.

69. El-Ibiary SY, Cocohoba JM. Effects of HIV antiretrovirals on the pharmacokinetics of hormonal contraceptives. *Eur J Contracept Reprod Health Care*. 2008;13(2):123.

70. Borgelt L et al, eds. *Women's Health Across the Lifespan: A Pharmacotherapeutic Approach*. Washington, DC: American Society of Health Systems Pharmacists; 2010.

71. DRUG-REAX System, DRUG-REAX System (electronic version). Greenwood Village, CO: Thomson Reuters (Healthcare) Inc. **http://www.thomsonhc.com**. Accessed May 27, 2015.

72. Dickinson BD et al. Council on Scientific Affairs, American Medical Association. Drug interactions between oral contraceptives and antibiotics. *Obstet Gynecol*. 2001;98(5, pt 1):853.

73. Sparrow MJ. Pregnancies in reliable pill takers. *N Z Med J*. 1989;102(879):575.

74. Helms SE et al. Oral contraceptive failure rates and oral antibiotics. *J Am Acad Dermatol*. 1997;36(5, pt 1):705.

75. Archer JS, Archer DF. Oral contraceptive efficacy and antibiotic interaction: a myth debunked. *J Am Acad Dermatol*. 2002;46(6):917.

76. Patsalos PN, Perucca E. Clinically important drug interactions in epilepsy: interactions between antiepileptic drugs and other drugs. *Lancet Neurol*. 2003;2(8):473.

77. Murphy PA et al. Interaction of St. John's wort with oral contraceptives: effects on the pharmacokinetics of norethindrone and ethinyl estradiol, ovarian activity and breakthrough bleeding. *Contraception*. 2005;71(6):402.

78. Hall SD et al. The interaction between St John's wort and an oral contraceptive. *Clin Pharmacol Ther*. 2003;74(6):525.

79. Christensen J et al. Oral contraceptives induce lamotrigine metabolism: evidence from a double-blind, placebo-controlled trial. *Epilepsia*. 2007;48(3):484.

80. O'Connell K, Westhoff C. Pharmacology of hormonal contraceptives and acne. *Cutis*. 2008;81(1, Suppl):8.

81. Arowojolu AO et al. Combined oral contraceptive pills for treatment of acne. *Cochrane Database Syst Rev*. 2009;(3):CD004425.

82. Johnson SR. Premenstrual syndrome, premenstrual dysphoric disorder, and beyond: a clinical primer for practitioners. *Obstet Gynecol*. 2004;104(4):845.

83. ACOG practice bulletin No. 110: Noncontraceptive uses of hormonal contraceptives. *Obstet Gynecol*. 2010;115(1):206.

84. Schlesselman JJ. Risk of endometrial cancer in relation to use of combined oral contraceptives. A practitioner's guide to meta-analysis. *Hum Reprod*. 1997;12(9):1851.

85. Susannel G et al. Declining ovarian cancer rates in U.S. women in relation to parity and oral contraceptive use. *Epidemiology*. 2000;11(2):102.

86. Siskind V et al. Beyond ovulation: oral contraceptives and epithelial ovarian cancer. *Epidemiology*. 2000;11(2):106.

87. Gallo MF et al. Combination contraceptives: effects on weight. *Cochrane Database Syst Rev*. 2008;(4):CD003987.

88. National Cancer Institute Fact Sheet. Probability of Breast Cancer in American Women. **http://www.cancer.gov/cancertopics/factsheet/Detection/probability-breast-cancer**. Accessed May 28, 2015.

89. Pike MC et al. Breast cancer in young women and use of oral contraceptives: possible modifying effect offormulation and age of use. *Lancet*. 1983;2(8356):926.

90. [No authors listed]. Breast cancer and oral contraceptives: findings in Royal College of General Practitioners' Study. *Br Med J (Clin Res Ed)*. 1981;282(6282):2089.

91. Grabrick DM et al. Risk of breast cancer with oral contraceptive use in women with a family history of breast cancer. *JAMA*. 2000;284(14):1791.

92. [No authors listed]. Breast cancer and hormonal contraceptives: collaborative reanalysis of individual data on 53,297 women with breast cancer and 100,239 women without breast cancer from 54 epidemiological studies. Collaborative Group on Hormonal Factors in Breast Cancer. *Lancet*. 1996;347(9017):1713.

93. Marchbanks PA et al. Oral contraceptives and the risk of breast cancer. *N Engl J Med*. 2002;346(26):2025.

94. Kahlenborn C et al. Oral contraceptive use as a risk factor for premenopausal breast cancer: a meta-analysis. *Mayo Clin Proc*. 2006;81(10):1290.

95. Milne RL et al. Oral contraceptive use and risk of early-onset breast cancer in carriers and noncarriers of BRCA1 and BRCA2 mutations. *Cancer Epidemiol Biomarkers Prev*. 2005;14(2):350.

96. Silvera SA et al. Oral contraceptive use and risk of breast cancer among women with a family history of breast cancer: a prospective cohort study. *Cancer Causes Control*. 2005;16(9):1059.

97. American Cancer Society. Cervical Cancer Overview. **http://www.cancer.org/Cancer/CervicalCancer/OverviewGuide/cervical-cancer-overview-key-statistics**. Accessed June 12, 2017.

98. Moreno V et al. International Agency for Research on Cancer. Multicentric Cervical Cancer Study Group. Effect of oral contraceptives on risk of cervical cancer in women with human papillomavirus infection: the IARC multicentric case-control study. *Lancet*. 2002;359(9312):1085.

99. Beral V et al. Mortality associated with oral contraceptive use: 25-year follow-up of cohort of 46,000 women from Royal College of General Practitioners' oral contraception study. *BMJ*. 1999;318(7176):96.

100. Briggs GG et al. *Drugs in Pregnancy and Lactation: A Reference Guide to Fetal and Neonatal Risk*. 10th ed. Philadelphia, PA: Lippincott Williams & Wilkins; 2014.

101. Roby CA et al. St John's wort: effect of CYP3A4 activity. *Clin Pharmacol Ther*. 2000;67(5):451.

102. Micronor [package insert]. Manati, Puerto Rico: Janssen Ortho, LLC; June 2014.

103. Depo-Provera [package insert]. New York, NY: Pharmacia & Upjohn; January 2015.

104. Depo-subQ provera [package insert]. Kalamazoo, MI: Pharmacia & Upjohn; January 2015.

105. Shaarawy M et al. Effects of the long-term use of depot medroxyprogesterone acetate as hormonal contraceptive on bone mineral density and biochemical markers of bone remodeling. *Contraception*. 2006;74(4):297.

106. Erkkola R, Landgren BM. Role of progestins in contraception. *Acta Obstet Gynecol Scand*. 2005;84(3):207.

107. Nexplanon[package insert]. Whitehouse Station, NJ: Merck &Co.; July 2014.

108. American Congress of Obstetricians and Gynecologists. ACOG Practice Bulletin No. 152: Emergency Contraception. *Obstet Gynecol*. 2015;126(3):e1–11.

109. Planned Parenthood Federation of America. A history of birth control methods. **https://www.plannedparenthood.org/files/2613/9611/6275/History_of_BC_Methods.pdf**. Accessed June 16, 2017.

110. Stanwood NL et al. Obstetrician-gynecologists and the intrauterine device: a survey of attitudes and practice. *Obstet Gynecol*. 2002;99(2):275.

111. Guttmacher Institute. In Brief: Facts on Contraceptive Use in the United States. June 2014. **http://www.guttmacher.org/pubs/fb_contr_use.html**. Accessed June 13, 2017.

112. Mosher WD, Jones J. Use of contraception in the United States: 1982–2008. *Vital Health Stat 23*. 2010;29:1.

113. ParaGard [package insert]. Sellersville, PA: Teva Pharmaceuticals USA, Inc.; June 2013.

114. Mirena [package insert]. Whippany, NJ: Bayer HealthCare Pharmaceuticals; May 2014.

115. Kyleena [package insert]. Whippany, NJ: Bayer HealthCare Pharmaceuticals; September 2016.

116. Skyla [package insert]. Whippany, NJ: Bayer HealthCare Pharmaceuticals; September 2013.

117. Liletta [package insert]. Parsippany, NJ: Actavis Pharma; February 2015.

118. Lee NC et al. The intrauterine device and pelvic inflammatory disease revisited: new results from the Women's Health Study. *Obstet Gynecol*. 1988;72(1):1.

119. FemCap Website. **http://www.femcap.com/index.php**. Accessed June 13, 2017.

120. Krinsky DL et al. *Handbook of Nonprescription Drugs: An Interactive Approach to Self-Care*. 18th ed. Washington, DC; American Pharmacists Association; 2014.

121. FC2 Female Condom Website. **http://www.fc2.us.com**. Accessed June 13, 2017.

122. Trussell J et al. Emergency Contraception: A Last Chance to Prevent Unintended Pregnancy. Jan. 2016. **http://ec.princeton.edu/questions/ec-review.pdf**. Accessed February 19, 2016.

123. Rodrigues I et al. Effectiveness of emergency contraceptive pills between 72 and 120 hours after unprotected sexual intercourse. *Am J Obstet Gynecol*. 2001;184(4):531.

124. ella [package insert]. Charleston, SC: Afaxys Inc.; March 2015.

125. Monroe S. Meeting of the Advisory Committee for Reproductive Health Drugs; June 17, 2010. **http://www.fda.gov/downloads/AdvisoryCommittees/CommitteesMeetingMaterials/Drugs/ReproductiveHealthDrugsAdvisoryCommittee/UCM217417.pdf**. Accessed May 28, 2015.

126. Tang OS, Ho PC. The pharmacokinetics and different regimens of misoprostol in early first trimester medical abortion. *Contraception*. 2006;74(1):26.

127. Gemzell-Danielsson K et al. Studies on uterine contractility following mifepristone and various routes of misoprostol. *Contraception*. 2006;74(1):31.

128. Schaff E. Evidence for shortening the time interval of prostaglandin after mifepristone for medical abortion. *Contraception*. 2006;74(1):42.

48 第48章 不孕症

Erin C. Raney

核心原则

		章节案例
①	不孕症指无避孕性生活1年及以上仍未受孕。患者年龄对诊断不孕症至关重要。不孕高危因素含:吸烟、肥胖等不健康生活习惯及原发或继发的性腺功能低下。	案例48-1(问题1~3和6) 案例48-2(问题1和2)
②	诊断女性不孕要结合垂体、卵巢功能与体格检查结果共同评估。诊断男性不育要检查精液及雄性激素水平以评估性腺功能。	案例48-1(问题3~6) 案例48-2(问题1和2) 图48-1 表48-2
③	不明原因不孕属排除诊断,需排除男女双方生殖系统功能异常。治疗多根据临床医师经验,常采用促排卵结合体外受精或胚胎移植。	案例48-1(问题7~10)
④	氯米芬是选择性雌激素受体调节剂,为不明原因不孕女性的一线促排卵药物。芳香化酶抑制剂作为可供选择的口服药物目前正在研究中。	案例48-1(问题8~10)
⑤	体外受精即在体外人工完成卵细胞和精子的受精过程,是最常用的辅助生殖技术。这一过程需使用促排卵药物促进卵泡发育以提高胚胎移植成功率。	案例48-2(问题3~9) 表48-4
⑥	用促性腺激素促排卵可单用促卵泡刺激素,也可联用黄体生成素。促性腺激素释放激素拮抗剂和激动剂可扰乱内源性激素的正常排卵周期。单用促绒毛膜性腺激素也能诱导排卵。	案例48-2(问题4~7) 表48-3,表48-5,表48-6和表48-7 图48-3
⑦	促排卵的并发症虽少见,但一旦发生卵巢过度刺激综合征,则后果严重。定期阴道超声检测卵泡生长及评估血清雌二醇水平,可降低卵巢过度刺激综合征的发生风险。	案例48-2(问题5和7)
⑧	行胚胎移植前,告知患者多胎妊娠可增加孕妇及新生儿风险,包括早产及转新生儿科治疗的可能性。	案例48-2(问题9)
⑨	不孕症的诊断和治疗可能会对夫妻的感情、经济状况、社会生活等造成影响。心理支持对不孕症早期评估和诊断至关重要,并应贯穿整个治疗过程。	案例48-2(问题10) 表48-8

引言

不孕症指未避孕正常性生活1年及以上仍未受孕[1]。该定义是因为研究发现1年内未避孕情况下正常妊娠的夫妻达85%[2]。2006年至2010年美国家庭增长调查(National Survey of Family Growth)发现,约6%的15~44岁已婚女性(大概153万人)患不孕症,其中12%需接受辅助生殖技术[3,4]。影响妊娠的因素众多,年龄是不可忽略的重要因素。15~24岁女性不孕症发病率为7%,而35~44岁女性高达27%[3]。随女性年龄增长,胎儿染色体异常和自发性流产发生率也随之增加[5]。这一生理现象也影响了美国生育率。1970年,100名女性中仅1名女性生产年龄≥35岁,而2006年,12名女性中即有1名女性生产年龄≥35岁[6]。年龄对男性生殖能力的影响与女性相似,39岁后逐渐下降[3]。但相比女性,年龄对男性生殖能力的影响更难评估。

不孕症对患者生理、心理及社会的影响使之成为一个共同关注的公共卫生问题[7]。不孕症的治疗需结合男性和女性自身情况,方案应个体化且充分权衡利弊,遵循风险最小、临床效益最佳原则。

病理生理和诊断

案例 48-1

问题 1:T. R.,女性,32 岁,丈夫 37 岁,夫妻每周 2~3 次无保护性生活,经 14 个月备孕后仍未受孕。既往她口服避孕药 12 年,2 年前停药,后来一直使用避孕套避孕直到 14 个月前。针对此情况,应提供 T. R 哪些建议?

评估不孕时,夫妻应至少无避孕性生活 12 个月仍未受孕。≥35 岁或有不孕相关病史如闭经、子宫内膜炎、盆腔炎等女性若未避孕未孕 6 个月则需要评估是否不孕[2]。

这对夫妻已有 14 个月未避孕且未孕,因此需要评估夫妻双方。首先应评估生活方式、用药史及既往病史,随后应行体格检查及实验室检查。

高危因素

案例 48-1,问题 2:以下信息是他们的社会史。T. R. 是一名银行工作人员,其丈夫是一名投资人。夫妻双方都无吸烟史,也未使用违禁药品。夫妻双方每日饮用咖啡 1~2 杯,每周饮酒 1~3 次。可能导致这对夫妻不孕的高危因素有哪些?

不良生活方式如吸烟、使用违禁药品、摄入咖啡因等可能导致不孕。不孕患者中,约 13% 有吸烟史[8]。吸烟除影响胎儿发育,还可导致排卵障碍,也可引起精子染色体及功能改变[8]。大量摄入咖啡因可能导致不孕,但适量摄入如每日 1~2 杯几乎无影响。虽酒精对不孕的影响尚不明确,但仍不建议大量饮酒,每日最好不超过 1 杯。一旦妊娠,则需立即戒酒[9]。使用大麻等违禁药品不仅降低生育能力且会降低不孕症治疗成功率[9,10],职业和环境暴露,如农药、重金属及用于干洗和印刷的有机溶剂等毒素,也是导致不孕症的原因[9]。

这对夫妻不吸烟、无违禁药物使用史、无职业暴露,因此不属于高危人群。他们虽少量饮酒及摄入咖啡因,但并不影响生育能力。因此需从其他方面评估不孕原因。

女性不孕

排卵功能障碍

案例 48-1,问题 3:T. R. 在 10 岁时诊断为哮喘,急性发作时使用沙丁胺醇。她身高 165cm,体重 63.5kg。13 岁时月经初潮,无妊娠及流产史。停用口服避孕药后月经周期为 25~26 日,持续时间为 4~5 日,无月经过多症状。盆腔查体无异常。上诉哪些因素可能导致不孕?

评估不孕首先应重点评估卵巢功能,40% 女性不孕由

卵巢功能障碍引起[2]。详细的月经生育史应包括月经初潮年龄、月经周期及持续时间、月经前症状、既往妊娠史。通常若月经周期规律(21~35 日)无论是否伴有经前症状或痛经,临床上均认为有规律排卵[2]。

卵巢功能是通过下丘脑-垂体-卵巢轴中复杂的反馈机制调节的(详见第 50 章,图 50-1),参与这一过程的激素包括下丘脑分泌的促性腺激素释放激素(gonadotropin-releasing hormone,GnRH)、垂体分泌的卵泡刺激素(follicle-stimulating hormone,FSH)和黄体生成素(luteinizing hormone,LH)及卵巢分泌的雌激素和雄激素。表 48-1 列出了不孕诊断与治疗的相关名词及缩写。

表 48-1

不孕诊断和治疗的相关缩写

ART	Assisted reproductive technology	辅助生殖技术
CC	Clomiphene citrate	氯米芬
COS	Controlled ovarian stimulation	控制性卵巢刺激
FSH	Follicle-stimulating hormone	卵泡刺激素
GnRH	Gonadotropin-releasing hormone	促性腺激素释放激素
hCG	Human chorionic gonadotropin	人绒毛膜促性腺激素
HSG	Hysterosalpingogram	子宫输卵管碘油造影
hMG	Human menopausal gonadotropin	人绝经期促性腺激素
IUI	Intrauterine insemination	宫腔内人工授精
ICSI	Intracytoplasmic sperm injection	胞浆内单精子注射
IVF	In vitro fertilization	体外受精
LH	Luteinizing hormone	黄体生成素
OHSS	Ovarian hyperstimulation syndrome	卵巢过度刺激综合征
OI	Ovulation induction	排卵
SO	Superovulation	超促排卵

甲状腺功能障碍、高泌乳素血症和多囊卵巢综合征(polycystic ovary syndrome,PCOS)可影响这些反馈机制而致排卵障碍。患者体检时可能发现甲状腺肿大(甲状腺功能减退)、异常泌乳(高泌乳素血症)、高雄激素等体征。肥胖是 PCOS 的重要特征,但体重过轻和锻炼过度也可影响下丘脑功能导致排卵障碍。增加体重可使低体脂所致排卵障碍患者月经规律。卵巢手术和放化疗可能导致原发性卵巢功能障碍。随年龄增加卵泡储备功能逐渐衰退[2]。

结合 T. R. 的生育史，月经周期正常，推测排卵正常。了解她是否有经前期综合征或痛经有助于了解其排卵周期。体格检查无异常，无排卵异常相关病史，体重无异常，BMI 在正常范围，约 23kg/m²，无放化疗史及卵巢手术史。T. R. 不孕可能与年龄相关，她目前 32 岁，处于卵巢功能减退初期阶段。

> **案例 48-1，问题 4：** 过去两次月经周期中，T. R. 用排卵试纸监测均为阳性。实验室检查结果如下：促甲状腺激素 3.2mIU/L，泌乳素 8.4ng/ml，月经周期第 3 日 FSH 4mIU/ml，月经周期第 3 日雌二醇 38pg/ml。从检查结果看，她的卵巢功能如何？

测定卵巢功能有多种方法。一种是基础体温测定，运用数字体温计或基础体温专用体温计于每天晨起前测量。女性基础体温随月经周期波动呈双相表现，在排卵后升高约 0.3~0.5℃。如果通过每日温度记录可明显看到体温呈这个模式变化，则可认为在月经周期有排卵发生。因该法准确性易受日温波动、测定技术和其他疾病影响，因此已被测量尿液中 LH 水平的家用排卵试纸法取代。患者在卵泡期开始行每天的尿液测试，最初的检测日取决于月经周期（图 48-1），一般在 LH 高峰后，平均 24 小时内将排卵[2,11]。家用排卵试纸法可检测宫颈黏液或唾液变化，通常不用于诊断，但可用于指导夫妻在接近排卵期安排同房以增加妊娠概率[9,11]。

此外还可用排卵间接测试法测定卵巢功能，但目前已不常用。该法是在黄体中期测量孕激素浓度，若浓度大于 3ng/ml 则提示排卵，也可在月经来潮前行子宫内膜活检，观察分泌期孕激素促子宫内膜生长程度判断是否排卵，该操作因有创性，故诊断的可行性差[2]。

无排卵患者还应检查甲状腺功能及泌乳素水平。高泌乳素血症引起的无排卵可口服多巴胺激动剂治疗，如卡麦角林[12]。睾酮升高可能与高雄激素血症和 PCOS 相关。PCOS 治疗将在其他章节讨论（详见第 50 章）。

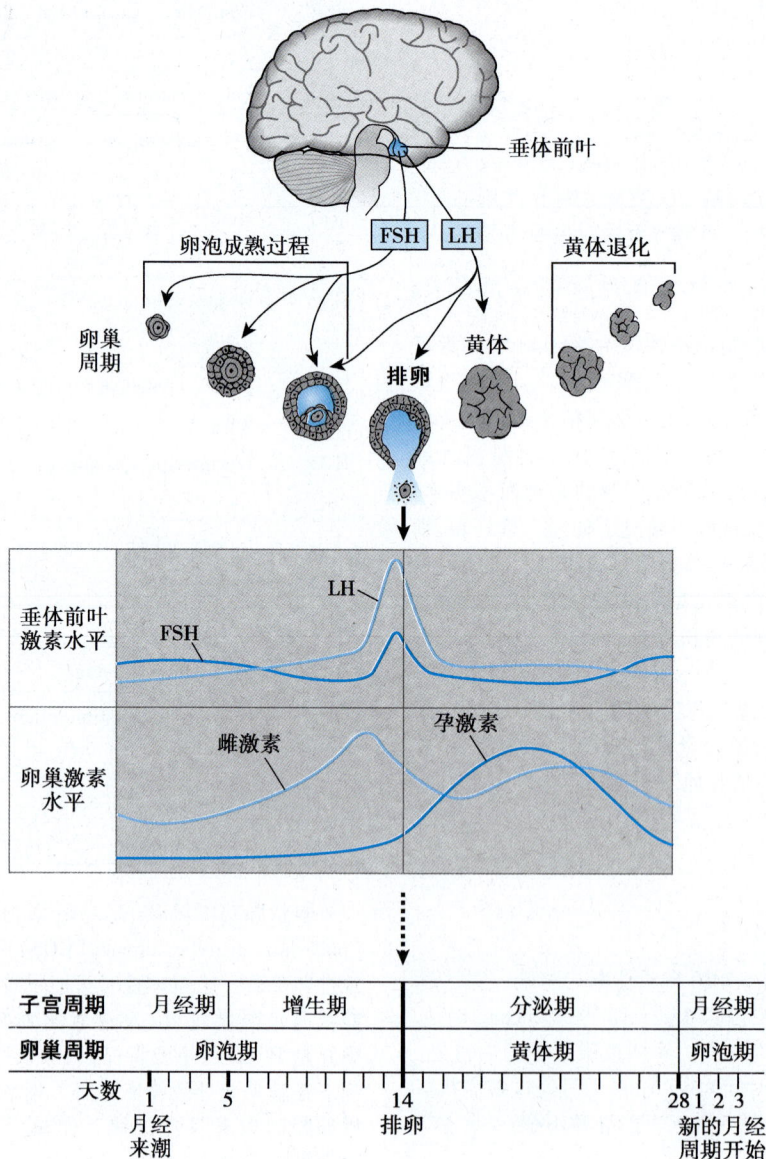

图 48-1　月经周期

35岁以上女性应常规评估卵巢储备功能以指导选择不孕治疗方案。评估办法有多种,其中之一在月经周期第2、3或4日测量血液FSH水平,或兼测雌二醇水平。因随年龄增加卵泡数量减少,FSH的释放相应增加,故若基础FSH升高(>10~20IU/L),则提示卵巢储备功能不足。然而各实验室测定标准以及周期间FSH水平的个体差异较大,因此这种评估方法准确性有限。若该种检测方法测得FSH浓度正常,而雌二醇浓度大于60~80pg/ml,提示对不孕治疗的反应较差[2,13]。卵巢颗粒细胞在卵泡期分泌的抑制素B是评估卵巢储备功能的标志物之一,其降低与FSH升高相关,提示可能存在卵巢功能减退。然而,由于测量结果差异性大,不推荐作为评价卵巢储备功能的常规方法[13]。

氯米芬刺激试验可用于评估卵巢功能。具体方法是在月经周期第5~9日,每日口服氯米芬(一种雌激素受体调节剂)100mg,在月经周期第3日检测FSH和雌二醇浓度,在月经周期第10日再次检测FSH浓度。正常情况下卵泡发育会抑制FSH水平,若出现第3日或第10日FSH水平升高则提示卵泡功能不足。但目前文献并不支持卵巢刺激法评估卵巢储备功能[2,13]。

经阴道超声可监测卵巢体积和窦卵泡数量,结合激素测定共同评估卵巢功能。窦卵泡或直径大于2mm的卵泡对卵泡早期的FSH有反应,但随年龄逐渐减少。若阴道超声检查仅见窦卵泡3~6个,提示窦卵泡数量较少,卵巢对各种不孕治疗反应较差[2,13]。

T. R. 的实验室检查结果反映了她的卵巢功能。尿LH试验阳性及第3日FSH、雌二醇水平正常提示排卵正常;甲状腺功能及泌乳素正常提示继发无排卵可能性低;年龄小于35岁,无其他证据表明排卵障碍,因此不需再进一步评估卵巢功能。从目前检查结果看,因卵巢功能障碍导致的不孕可能性较低。

生殖系统结构异常

案例48-1,问题5: T. R. 的卵巢功能正常,应当进一步检查生殖系统结构是否异常。如何检查呢?

子宫腔和输卵管结构异常也是不孕的因素,可能继发于子宫发育异常和子宫内膜异位症导致的粘连或病变。手术治疗子宫内膜异位症可提高妊娠概率,但手术效果与子宫内膜异位症位置和严重程度密切相关[14]。子宫内膜异位症相关问题将在其他章节讨论(见第50章)。衣原体、淋病感染所致的盆腔炎及性传播疾病也是不孕的危险因素[2]。

侵袭性操作检查可判断是否因结构异常导致不孕,检查前需详细收集患者生育史、体格检查及实验室检查结果。检查方法包括:①阴道超声,通过在阴道里放置探头直观观察卵泡的大小和数量;②子宫输卵管碘油造影(hysterosalpingogram,HSG),在子宫内注入造影剂然后行X射线成像,观察输卵管是否有堵塞和畸形;③宫腹腔镜,可直观观察子宫及其他盆腔解剖结构,因有创性,通常作为最终检查方法[2]。

宫颈黏液分泌障碍是影响精子活性及受精过程的额外因素。在卵泡期宫颈黏液分泌增加且变薄,有助于精子运输。性交后数小时提取宫颈黏液置于显微镜下观察,可确认是否存在活动的精子,但这种方法不作常规推荐[2]。

对 T. R. 而言,需筛查夫妻是否患有性传播疾病如衣原体感染,行子宫输卵管碘油造影明确子宫及输卵管形态和功能是否正常,若异常,可通过宫腔镜或腹腔镜检查进一步评估是否有子宫内膜异位症或盆腔粘连。但从她既往病史来看尚不需要此侵袭性操作。

男性不育

案例48-1,问题6: T. R. 的子宫输卵管碘油造影结果正常,现在需要进一步筛查她丈夫是否有不育症。他既往无慢性病史以及药物使用史,否认勃起功能障碍、性欲低下及射精障碍。T. R. 的丈夫生殖系统检查正常,精液检查结果如下:

　　精液量:5ml

　　精子数量:400×10^6

　　精子浓度:112×10^6/ml

　　精子总活力:65%

　　精子前向运动活力:61%

　　精子存活率:80%

　　精子形态:30%

再次行精液检查结果与上述结果相似,可能是何种原因导致 T. R. 不孕?

不孕案例中与男性有关的不育因素约占20%。而在30%~40%的不孕夫妻中,同时存在男性和女性不育因素[15]。男性不育是由多种因素引起的生精障碍或精子功能异常所致。生精障碍常与睾丸创伤、隐睾、辐射、抗雄激素治疗等造成的性腺机能减退相关[15,16]。高达40%不育男性有精索静脉曲张或阴囊静脉扩张,而由此导致的睾丸静脉灌注异常和温度过高会引起生精障碍[17]。此外,遗传因素也可能因雄激素合成障碍、LH或FSH受体缺陷造成生精障碍,比如某些遗传疾病(如Klinefelter综合征)中可见无精症。垂体瘤通过抑制FSH和LH分泌可抑制精子生成。阳痿、逆行射精、输精管附睾堵塞可引起输精障碍。其他因素如抗抑郁药、抗高血压药也会抑制性欲及射精[16]。

全面的体格检查(如观察睾丸大小、阴毛分布)可判断雄激素是否缺乏,精索静脉是否曲张,以便及时手术治疗。男性不育的主要检查仍是精液分析。虽然目前有家用的精液检查工具,但因只能计数不能评估精子形态及质量,故不推荐以此明确诊断。详细精液分析对充分评估男性不育因素十分必要,因此推荐不同时间行2次精液检查[15]。世界卫生组织根据正常生育男性(配偶停用避孕药12个月内成功受孕)的精液分析值,给出了精液各项指标的正常参考值及范围(表48-2)[18],当然低于参考值并不表示绝对不育,需行第二次精液明确[15]。

表 48-2

精液分析:相关指标的参考下限

参数	参考下限
精液体积/ml	1.5
精子总数/(10⁶/次)	39
精子密度/(10⁶/ml)	15
精子总活力(前向运动+非前向运动)/%	40
精子前向运动活力/%	32
存活率(存活的精子)/%	58
精子形态(形态正常)/%	4

来源:World Health Organization, Department of Reproductive Health and Research. *WHO Laboratory Manual for the Examination and Processing of Human Semen*. 5th ed. Geneva, Switzerland: World Health Organization Press;2010:224.

精液异常可能是男性不育的重要原因。精液量少可能由于射精功能障碍导致,需进一步检查激素,包括 FSH、睾酮和泌乳素水平,以明确精子量少或活性低的因素。若 FSH 和睾酮降低,则提示性腺功能不足[16]。泌乳素水平升高还可能由使用抗精神病药物、抗高血压药物及抗抑郁药物引起,因此备孕期间应更换为对泌乳素无影响的药物,若更换药物仍不能解决问题,则需用多巴胺受体激动剂如溴隐亭恢复睾丸功能[12]。

T. R. 丈夫无影响精子生成与功能的病史,未服用影响性功能、导致性欲减退或勃起功能障碍的药物,精液分析结果各项指标均正常,男性不育可能性小。T. R. 夫妇各项实验室检查均正常。

治疗方案

案例 48-1,问题 7:夫妇俩完成了检查评估,被诊断为不明原因不孕症。其初始治疗方案是什么?

不明原因不孕症(unexplained infertility)或评估未见明确病因者,约占不孕病因的 25%[19]。治疗方法为经验性单独使用药物刺激排卵,也可联用子宫内受精或本章后面提到的其他不孕症治疗方法。

无论采用何种治疗方案,均应建议所有备孕夫妻避免吸烟、饮酒、吸毒和限制咖啡因摄入量[9]。一旦受孕,女性应每日补充叶酸(folic acid)400~800μg 以降低神经管缺陷风险[20]。妊娠期使用任何药物均须评估潜在风险,风险高则停用或更换为更安全品种。应鼓励患者保持正常体重[9]。对 T. R. 的建议包括戒酒、限制咖啡因摄入、每日服用多种维生素制剂与叶酸 400~800μg、妊娠期监测哮喘症状,可继续使用沙丁胺醇(albuterol),但应注意用药频次[21]。

诱发排卵

促排卵有诱导排卵(ovulation Induction,OI)和超促排卵(superovulation,SO)两种方法,选取何种方法取决于患者的卵巢功能。OI 适用于排卵障碍患者,促其形成排卵周期,需结合定期自然性交或人工授精。SO 或控制性卵巢刺激(controlled ovarian stimulation,COS),使用药物与 OI 大致相同,适用于有排卵周期但仍不孕的患者。此外,SO 适用于需多个卵泡发育的患者(见案例 48-2)。下面分别介绍两种治疗方法。

OI 适用于有排卵障碍,但其卵巢储备充足且无其他治疗方法的不孕症患者。OI 模拟正常月经周期的激素水平,卵泡刺激素(FSH)在月经初期刺激早期卵泡发育随后形成优势卵泡,增加雌二醇水平,触发促黄体生成素(LH)激增,促使成熟卵泡排卵完成受精(见图 48-1)。OI 的目标是形成单个优势卵泡[22]。

OI 药物的选择取决于患者下丘脑-垂体-肾上腺功能,如功能正常,可使用药物包括:①枸橼酸氯米芬(clomiphene citrate,CC),CC 对雌激素有激动和拮抗双重作用,抑制下丘脑雌激素受体,促进 GnRH 和垂体促性腺激素释放,刺激卵泡生长发育,促排卵成功率达 75%[19],为下丘脑功能正常患者的一线用药;②芳香化酶抑制剂(aromatase inhibitors),可通过其雌激素拮抗作用,促进 GnRH 和垂体促性腺激素的释放,刺激卵泡发育[19],但美国食品药品管理局(FDA)尚未批准该用法。若下丘脑或垂体功能障碍或口服药物治疗失败,可使用注射用促性腺激素(gonadotropins)。常用的促性腺激素方案为单用 FSH 或 FSH 联合 LH(表 48-3)[23]。可在注射初始使用每日低剂量,直到优势卵泡成熟。也可联合注射人绒毛膜促性腺激素(human chorionic gonadotropin,hCG)模拟月经周期中期 LH 高峰,诱发排卵。这时可指导患者行自然性交或通过其他辅助生殖技术实现受孕[24]。

SO 方案使用的药物与 OI 相同,但目的并非形成单个优势卵泡,而在于促使多个卵泡发育,为受精准备更多的卵细胞。T. R. 排卵正常,但不孕原因不明,SO 应是最适合她的治疗方案。

案例 48-1,问题 8:应向 T. R. 提供何种 COS 药物方案?

促排卵药物剂型有口服和注射两种。枸橼酸氯米芬为一线用药,使用方便、性价比高、临床应用广泛。

枸橼酸氯米芬

枸橼酸氯米芬通过竞争性结合下丘脑雌激素受体,促进 GnRH 释放,刺激垂体前叶释放促性腺激素,诱导卵泡发育,增加雌二醇生成,发挥促排卵作用。如前所述,CC 发挥作用的前提是下丘脑-垂体-卵巢轴功能正常[25]。常用方案是在月经周期第 2~5 日,每日服用 CC 50mg,每日 1 次,共 5 日。排卵通常发生在第 5 次给药后的 5~12 日。若确认排卵但未能受孕,可在下一个月经周期再用相同剂量;若无排卵,则后面每个周期 CC 剂量增加 50mg。虽然该药品说明书不推荐日剂量超过 100mg,但有文献报道 CC 日剂量可用至 250mg[25]。

建议不明原因不孕症患者使用 CC 超促排卵时结合宫

表 48-3

用于诱导排卵和控制性卵巢刺激的促性腺激素

成分	商品名	剂型/规格	给药途径
hMG(尿促性素)	Menopur	粉针:每支含 75IU FSH 和 75IU LH	SC
尿 FSH(尿促卵泡素)	Bravelle	粉针:每支含 75IU FSH	IM/SC
重组 FSH(促卵泡素 α)	Gonal-f Multi-Dose	粉针:每支含 450、1 050IU FSH	SC
	Gonal-f RFF 75IU	粉针:每支含 75IU FSH	SC
	Gonal-f RFF pen	水针:每支含 300、450、900IU FSH	SC
重组 FSH(促卵泡素 β)	Follistim AQ Vial	水针:每支含 75、150 IUFSH	IM/SC
	Follistim AQ Cartridge for Follistim Pen	水针:每支含 175、350、650、975IU FSH (可供 150、300、600、900IU 使用)	SC
重组 LH(黄体生成素 α)	Luveris	粉针:每支含 75IU LH	SC
尿 hCG	Chorionic gonadotropin(generic)	粉针:每支含 10 000IU LH	IM
	Pregnyl	粉针:每支含 10 000IU LH	IM
	Novarel	粉针:每支含 10 000IU LH	IM
重组绒毛膜促性腺激素 α	Ovidrel	预冲注射器:250μg r-hCG/0.5mL	SC

FSH,卵泡刺激素;hCG,人绒毛膜促性腺激素;hMG,人尿促性素;IM,肌内注射;LH,黄体生成素;r-hCG,重组人绒毛膜促性腺激素;SC,皮下注射。

来源:Facts & Comparisons eAnswers. https://fco. factsandcomparisons. com/lco/action/doc/retrieve/docid/fc_dfc/5548530; https://fco. factsandcomparisons. com/lco/action/doc/retrieve/docid/1081/5546104; https://fco. factsandcomparisons. com/lco/action/doc/retrieve/docid/fc_dfc/5548528; https://fco. factsandcomparisons. com/lco/action/doc/retrieve/docid/fc_dfc/5548529; https://fco. factsandcomparisons . com/lco/action/search? q=pregnyl&t=name; https://fco. factsandcomparisons. com/lco/action/search? q=ovidrel&t=name. Accessed June 14,2017.

内人工授精(intrauterine insemination,IUI),因为与单用 CC 和不干预相比,可提高妊娠率和活产率[25]。IUI 是通过一根穿过宫颈管的导管将经过处理的精液直接注入子宫腔。在排卵时进行这一操作可为受精提供最大量的精子暴露。可通过家用排卵试纸测定 LH 高峰或者注射 hCG 触发排卵,并在 24~36 小时后行 IUI。基于 IUI 的特点,不适用双侧输卵管堵塞患者[26]。

在 T. R. 的评估检查中,未见下丘脑或垂体功能障碍,因此她适用 CC 治疗。在她的下一个月经周期的第 5 日即可开始连续 5 日每日口服 CC 50mg,在排卵后结合 IUI。

案例 48-1,问题 9: T. R. 开始 CC 治疗后出现潮热和恶心,但仍选择完成 5 日的疗程。这些症状可能由什么引起?

血管舒缩症状是短期使用 CC 常见不良反应,发生率约 10%。其他不良反应包括头痛、乳房胀痛、神经质、情绪波动、恶心。有报道视觉障碍发生率小于 2%,需及时报告患者视力模糊或光敏感等不良反应,以防严重并发症[19,25]。所有 SO 药物均可致多胎妊娠,CC 的多胎妊娠风险为 3%~7%,主要致双胎[25]。CC 使用超过 12 个周期曾被认为可增加卵巢肿瘤发生率,但近期研究已证实该风险较小[25]。

本案例 T. R. 的症状是 CC 常见的副作用,不影响继续治疗。她尚未出现视力障碍,若出现则需进一步评估视力。

目前她可完成疗程,通过家用排卵试纸监测 LH 高峰,并进行 IUI。

案例 48-1,问题 10: 第一个周期的 CC 和 IUI 治疗后妊娠测试阴性,这对夫妇还有什么其他选择?

通常 CC 和 IUI 的联合治疗需要多个周期,但尚无证据支持治疗超过 6 个周期[25]。部分患者因 CC 耐受性差或治疗失败,可选择其他方案,如 IUI 与芳香化酶抑制剂或促性腺激素联合的替代方案。

芳香化酶抑制剂

芳香化酶抑制剂来曲唑(letrozole)和阿那曲唑(anastrazole)虽未经 FDA 批准用于 OI 或 SO,但已成为 CC 的口服替代药物。芳香化酶是一种可将雄烯二酮转化为雌酮、睾酮转化为雌二醇的酶。芳香化酶抑制剂通过阻止卵巢进行转化,降低雌激素水平,使促性腺激素分泌增加,促进卵泡发育。卵巢中更高的雄激素浓度增加了卵泡对 FSH 的敏感性,进一步促进卵泡发育[27]。

芳香化酶抑制剂的给药方案与氯米芬类似,从月经周期的 3~5 日开始,每日 1 次,连用 5 日。来曲唑日剂量 2.5mg 或 5mg 或阿那曲唑日剂量 1mg,用于控制性卵巢刺激均有相关研究报告,来曲唑研究更多。使用来曲唑受孕率与 CC 类似[28]。短期使用芳香化酶抑制剂的不良反应与

CC 相似,包括血管舒缩症状、恶心和疲倦。芳香化酶抑制剂不影响宫颈黏液和子宫内膜生长,但在临床研究中未提高妊娠结局。与 CC 相比,芳香化酶抑制剂刺激卵泡发育较少,因此多胎妊娠发生率较少。因芳香化酶抑制剂潜在的胎儿致畸风险,其药品说明书中提到妊娠期或备孕女性禁用[27]。近期的监测研究发现来曲唑所致先天性畸形发生率与 CC 相似[27,29]。这些药物在月经周期早期给予可减少胎儿暴露风险,但应继续监测妊娠结局以进一步明确其安全性。

促性腺激素

若 SO 方案口服药物治疗失败,可选择注射促性腺激素,包括单独使用 FSH 或联合 LH(见表 48-3)[23]。标准方法包括每日注射 FSH,或 FSH 联合 LH 刺激卵泡发育。可单独注射人绒毛膜促性腺激素以完成卵泡发育和诱导排卵[19]。促性腺激素的推荐剂量、相关制剂的差异及其风险将在案例 48-2 中详细介绍。

T. R. 使用 CC 出现血管舒缩症状,虽可使用芳香化酶抑制剂替代,但二者均可能导致潮热。若 T. R. 夫妇连续使用 CC 联合 IUI 未能成功受孕,在使用促性腺激素注射剂之前,来曲唑可作为替代药物。通常先尝试多周期的 IUI 与 CC 或促性腺激素的联合方案,之后才考虑使用体外受精(in vitro fertilization,IVF)。

辅助生殖技术

概述

每对夫妻不孕因素不同,治疗方法也不同。辅助生殖技术(ART)或胚胎移植的授精过程可分为宫腔内、宫颈管内和阴道内(表 48-4)[30]。美国疾病控制和预防中心通过 ART 国家监测系统监测 ART。ART 从 2003 年仅 122 000 例增长到 2012 年超过 157 000 例[31]。

目前广泛应用的辅助生殖技术是 IVF,包括超促排卵后取出卵细胞,体外受精,不通过输卵管而直接通过宫颈将胚胎置入宫腔(图 48-2,表 48-4)[31]。当精子功能明显障碍时,可使用 IVF 联合卵细胞质内单精子显微注射技术,或在受精过程中直接将精子注射入卵子。每对夫妻可根据各自情况和临床症状选择不同的辅助生殖技术,包括遗传筛查和冷冻胚胎。若存在严重精子或卵巢功能障碍,也可使用捐赠者的精子和/或卵子行辅助生殖技术,如卵巢储备功能下降者可选用捐赠者卵细胞。

案例 48-2

问题 1:F. J.,女性,39 岁,她和 42 岁的新婚丈夫在不孕 6 月后进行了不孕症的综合评估。F. J. 的病史表明她有季节性变应性鼻炎、痛经,且在 21 岁时有过衣原体感染史。目前她的性传播疾病的筛查结果为阴性。F. J. 11 岁时月经初潮,无妊娠史,月经规律,周期为 30 日。她的体重指数(BMI)21kg/m²,体格检查无异常。氯米芬刺激试验时,在月经期第 3 日她的 FSH 和雌二醇水平分别为 7mIU/ml 和 46pg/ml。第 10 日 FSH 水平为 6mIU/ml。她的 HSG 显示左输卵管完全阻塞、右输卵管部分阻塞。F. J. 可能的不孕因素有哪些?

因 F. J. 高龄(≥35 岁)和有高盆腔炎风险的衣原体感染史,这对夫妻未避孕且未孕 6 个月便进行了不孕症评估。F. J. 的输卵管阻塞很可能是衣原体感染史所致,但因缺乏当时的检查结果尚无法确定。她需行腹腔镜检查以排除其他不孕因素如子宫内膜异位症,行宫腹腔镜手术明确阻塞位置和类型及明确是否可手术修复[32]。她月经周期规则提示她有正常的排卵周期,氯米芬刺激试验结果提示 FSH 和雌二醇水平正常,表明卵巢储备功能良好。她的体重属于正常范围,并且体格检查无异常。目前有必要进一步检查甲状腺和垂体功能是否正常及是否患 PCOS。

表 48-4

受精过程的描述

分类	过程	描述
授精	宫腔内、宫颈管内、阴道内	在排卵期将准备好的精液样本注入(阴道、宫颈、子宫)
辅助生殖技术	辅助胚胎附着	在体外胚胎发育的过程中用机械或化学方法将胚泡从透明带(围绕在卵细胞外围的膜性结构)分离出来
	胚胎冻存	冻存胚胎以便再行胚胎移植
	配子输卵管内移植	通过腹腔镜将未受精的卵细胞和精子移植到输卵管以供受精
	体外受精-胚胎移植	将一个或多个体外受精的胚胎通过宫颈管移植入宫腔
	单精子卵胞浆内注射	在体外将精子注入卵细胞内
	移植前遗传疾病诊断和筛查	对卵细胞、受精卵或胚胎进行特殊疾病的筛查
	合子输卵管移植	通过腹腔镜将受精的合子移植到输卵管内

来源:Zegers-Hochschild F et al. The International Committee for Monitoring Assisted Reproductive Technology(ICMART)and the World Health Organization(WHO)revised glossary on ART terminology,2009. *Hum Reprod.* 2009;24;2683.

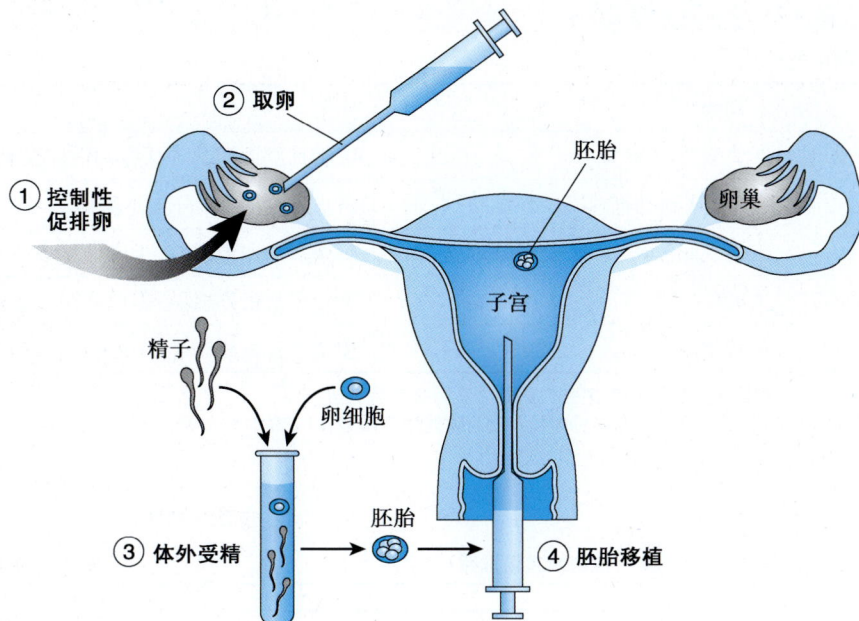

图 48-2　体外受精过程

案例 48-2,问题 2：F. J. 的丈夫生殖系统检查正常,精液检查结果如下：

精液量：3ml

精子数量：$41×10^6$

精子浓度：$18×10^6/ml$

精子总活力：35%

精子前向运动活力：30%

精子存活率：60%

精子形态：2%

再次行精液检查结果与上述结果相似,其他实验室检查结果如下：

睾酮：650ng/dl

FSH：4mIU/ml

催乳素：14.2ng/ml

哪些结果提示了男性不育因素？

当精子活力值和形态值低于 WHO 定义的参考值下限时,精液检查具有重要意义。F. J. 丈夫的精液量、精子数量和存活率略高于参考值下限(见表 48-2)[18]。常会针对病因采取干预措施提高精子质量,如治疗高泌乳素血症或补充睾酮。在一些案例中,通过使用影响下丘脑-垂体-睾丸轴的药物刺激精子产生。例如,氯米芬可通过刺激下丘脑释放 GnRH,提高促性腺素性功能减退症男性的精子浓度。氯米芬是经 FDA 批准用于女性促排卵的药物,应用于男性的用法和剂量尚无共识。小型临床研究表明氯米芬每日治疗剂量 12.5~25mg,隔日和周期性给药几个月,有一定疗效[33]。注射促性腺激素(FSH,LH 或 hCG)也能提高妊娠概率[33]。考虑到他的血清睾酮和 FSH 水平正常,不推荐氯米芬和促性腺激素为治疗方案。他的催乳素也处于正常水平,故可排除潜在的第二个原因。在这个案例中,没有明显的不孕异常因素,故可认为属于特发性不孕。

研究表明抗氧化剂,如维生素 C、维生素 E、叶酸、锌、硒和左旋肉碱等可抵消精子氧化应激的负面影响,增加精子活力、浓度、和正常形态的比例。一篇系统评价指出使用抗氧化剂可能会提高活产率[34]。F. J. 的丈夫可选择每日补充抗氧化剂以治疗不孕。

人工授精是治疗精液异常所致不孕的有效措施。在近排卵期之时绕过宫颈将精子置于近输卵管位置,从而解决精子活力低或精子数量不足的问题。但 F. J. 的输卵管造影显示输卵管阻塞,因此不适宜行 IUI。制定 ART 策略时需要结合女性和男性的不孕因素综合考虑。

根据 F. J. 的输卵管检查结果,IVF 比输卵管内植入精子或受精卵更适合。尽管修复阻塞的输卵管是可行的,但多数夫妻会直接选择 ART,尤其是合并男性不育因素时[32]。在行 ART 之前,需要评估 F. J. 是否需要先行手术治疗。F. J. 目前排卵正常,有良好的卵巢储备功能,故不需要供体卵子。其丈夫的精子异常可通过 ICSI 处理,将来必要时也可选择供体精子。

体外受精

IVF 的基本步骤包括 SO/COS、取卵、受精、胚胎培养和胚胎植入。

案例 48-2,问题 3：完成评估后,这对夫妇选择了卵细胞内精子注射的方法行体外受精。F. J. 迫切希望开始治疗,但她对治疗中注射多种药物感到担心。在初始的体外受精计划中,推荐哪些给药方案？

IVF 主要有 3 个步骤需使用药物：COS、取卵和黄体期支持(表 48-5)。治疗方案中药物、剂量和给药时机等差异很大。以 F. J. 为例,其体外受精计划如图 48-3 所示。

表 48-5

药物在体外受精周期中的作用

阶段	药物[a]	作用
第一步：控制性卵巢刺激	口服避孕药	控制月经周期并开始控制性卵巢刺激
	GnRH 激动剂或 GnRH 拮抗剂	阻止过早的 LH 分泌高峰，或中断控制性卵巢刺激
	促性腺激素（FSH 或 FSH 联合 LH）	刺激多个卵泡发育，为取卵做准备
第二步：取卵	hCG	诱导卵泡最终成熟，为取卵做准备
第三步：黄体期支持	黄体酮	控制子宫内膜增生，为胚胎植入和着床做准备

[a] 仅列出了各步骤中最为常用的药物，不同专家替代药物方案存在很大差异。
FSH，卵泡刺激素；GnRH，促性腺激素释放激素；hCG，人绒毛膜促性腺激素；LH，黄体生成素。

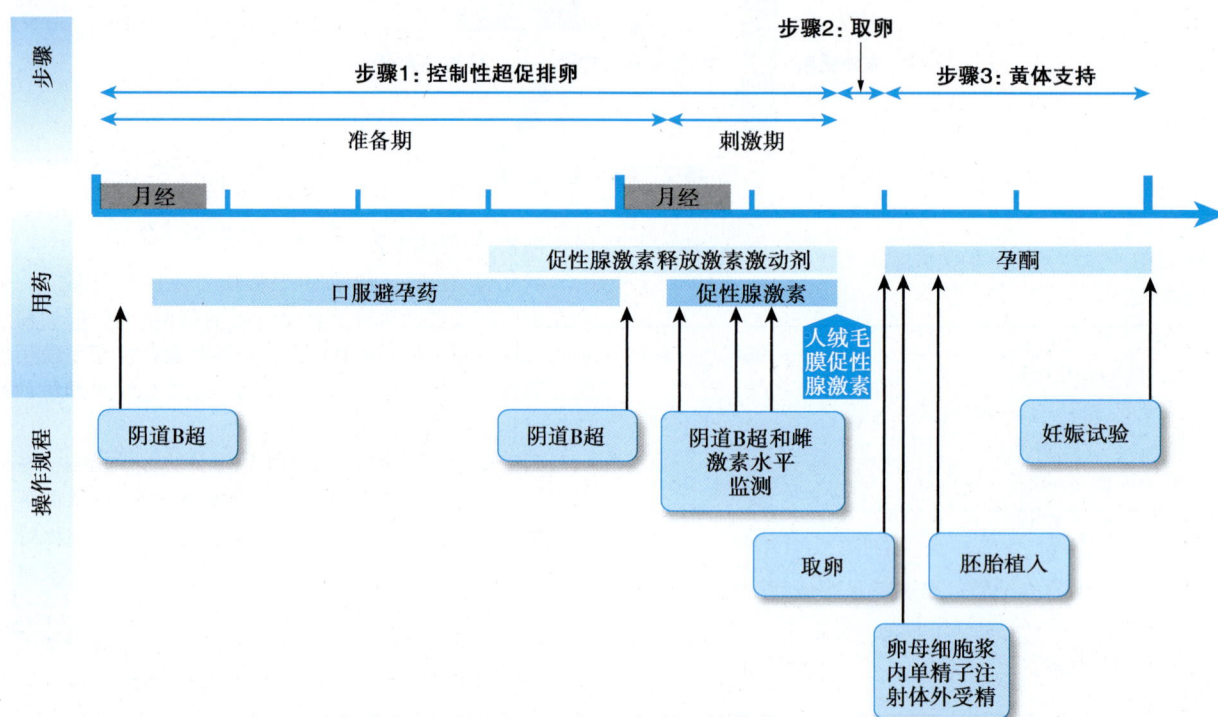

图 48-3　试管婴儿方案实例（案例 48-2）

第一步：控制性卵巢刺激/超促排卵

　　IVF 中 COS 可为取卵提供多个发育的卵泡。虽然取卵和受精也可在无刺激的正常月经周期完成，但通常多数情况下需要 COS。

口服避孕药

　　IVF 中 COS 是为了在卵泡成熟的最佳时期控制卵泡发育以获得卵母细胞。多数方案开始时给予口服避孕药 28 日，这样可控制下一月经周期的开始时间，为初始的 COS 计划做准备[35]。这一方案特别适用于有不规律或较长月经周期的妇女，但也常用于周期正常的妇女。F. J. 月经规律，但仍适用口服避孕药治疗，以配合完成后续治疗方案。

促性腺激素释放激素类似物

　　COS 开始后，可能因内源性 LH 激增所中断，导致过早

排卵，影响取卵，因此需用药物抑制内源性激素水平的影响，常用药物是促性腺激素释放激素类似物。给予促性腺激素释放激素类似物一开始可增加垂体促性腺激素的释放，通常被称为"一过性增高"，随后每日给予促性腺激素释放激素类似物可致受体向下调节并减少垂体黄体生成素 LH 和卵泡刺激素 FSH 分泌，为直接注射促性腺激素做准备[36]。

　　美国最常用于 IVF 的药物包括皮下注射亮丙瑞林（leuprolide）及鼻内给予那法瑞林（nafarelin）（表 48-6）[23]。亮丙瑞林制剂通常使用胰岛素注射器来调节剂量，规格为 1mg/0.2ml，用"U"来标示剂量，日剂量 10~20U 相当于 0.5~1mg。亮丙瑞林和戈舍瑞林常用于治疗子宫内膜异位症或激素依赖性肿瘤，当用于 COS 时，需要增加给药剂量和给药时长[37]。研究显示可鼻内给予那法瑞林 200~

表 48-6

体外受精中使用的 GnRH 类似物

分类	名称	规格	给药途径
GnRH 激动剂	醋酸那法瑞林(synarel)	2mg/ml 溶液(每喷 200μg)	鼻腔给药
	醋酸亮丙瑞林	1mg/0.2ml 溶液	SC
GnRH 拮抗剂	醋酸西曲瑞克[a](cetrotide)	0.25mg	SC
	醋酸加尼瑞克[a]	250μg/0.5ml 溶液	SC

[a]FDA 批准用于辅助生殖技术。GnRH,促性腺激素释放激素;SC,皮下给药。

来源:Facts & Comparisons eAnswers. https://fco.factsandcomparisons.com/lco/action/doc/retrieve/docid/fc_dfc/5548533; https://fco.factsandcomparisons.com/lco/action/doc/retrieve/docid/fc_dfc/5550316; https://fco.factsandcomparisons.com/lco/action/doc/retrieve/docid/fc_dfc/5548535; https://fco.factsandcomparisons.com/lco/action/doc/retrieve/docid/fc_dfc/5548534;Accessed June 14,2017.

400μg,每日 2 次[38]。鼻内给药吸收受给药技术、给药间隔、打喷嚏、使用鼻血管收缩药物影响[39]。研究显示不同 GnRH 的妊娠率相似[38]。

不同治疗方案的 GnRH 疗程不同。在传统长疗程方案中,GnRH 激动剂应在上一月经周期的卵泡期或黄体期开始给予。当内源性促性腺激素开始释放,应将 GnRH 激动剂日剂量减半,并继续给药直到诱发排卵。若治疗前使用了口服避孕药,GnRH 激动剂常在避孕药方案的最后一周内开始给药。在短疗程方案中,GnRH 激动剂与促性腺激素联合给药以启动周期,促性腺激素的一过性升高有助于卵泡的募集和发育,然后以低剂量维持,抑制 LH 激增。"超短"疗程方案仅保留了在前 3 日使用 GnRH 激动剂促性腺激素。短疗程方案中注射剂用量少可减少费用和提高患者依从性。在临床实际应用中,还可通过调节 GnRH 激动剂使用疗程、剂量和给药间隔时间形成不同方案[36,40]。

可选择使用西曲瑞克和加尼瑞克等 GnRH 拮抗剂,这类药物可迅速抑制促性腺激素分泌,缩短给药时间,提高使用依从性(表 48-6)[23]。另外,这类药物不会造成 FSH 和 LH 的高峰,可减少 GnRH 激动剂所致的卵巢囊肿。拮抗剂在促性腺激素诱导卵泡发育之后使用,既可大剂量单次给药也可小剂量每日给药直到触发排卵[36,40]。加尼瑞克用法为每日 250μg 皮下注射,西曲瑞克可每日 0.25mg 或单剂 3mg 皮下注射[23]。初始给药时间可依卵巢刺激时间确定,也可根据卵泡发育情况调整[40]。现有数据表明,GnRH 激动剂和拮抗剂方案在妊娠和活产率方面无差异[40,41]。

在本案例中,F.J. 可使用 GnRH 激动剂方案。在准备阶段,使用 GnRH 激动剂可选择使用注射给药(亮丙瑞林)或鼻内给药(那法瑞林)。在长疗程方案中使用 GnRH 类似物会出现因雌激素缺乏导致的潮热、头痛和睡眠障碍症状,同时服用口服避孕药有助于减轻这些症状[42]。由于 F.J. 抗拒注射给药,因此鼻腔给药可能更适合。皮下和鼻内给药的不良反应为注射部位的局部反应和鼻喉刺激[39,42]。因鼻腔给药的吸收受鼻塞、鼻充血及使用其他鼻腔给药的药物影响,所以需注意她的季节性变应性鼻炎的症状和持续时间。充分的患者沟通和示范皮下注射技术可减轻患者的途径恐惧。通过沟通,F.J. 同意使用亮丙瑞林注射。从

下一个月经周期开始,她将开始口服 21 日避孕药,从第 16 日开始,每日皮下注射亮丙瑞林 1mg 并联合口服避孕药。可用日历帮助记录每日剂量。

促性腺激素

案例 48-2,问题 4: F.J. 完成口服避孕药方案后月经来潮。超声结果排除了卵巢囊肿并确认卵巢抑制。在促性腺激素开始促进卵泡发育后,她继续每日注射亮丙瑞林 0.5mg(初始剂量的一半)。应提供 F.J. 何种促性腺激素治疗方案?

单独给予外源性 FSH 或联合给予 LH 是为模拟卵泡募集和成熟的自然过程。促性腺激素可从尿液中提取或重组方法得到(见表 48-3)[23]。人绝经期促性腺激素(human menopausal gonadotropin,hMG)在 20 世纪 50 年代成为首个在美国应用的促性腺激素。该药物从绝经后妇女的尿液中提取,标准化为包含活性 FSH 和 LH 各 75 IU。LH 和 hCG 均存在于制剂中,对 LH 活性有一定的促进作用。尿促卵泡素是 20 世纪 80 年代上市的尿来源的 FSH,其中保留了少量 LH 和其他无临床活性的尿蛋白。目前高纯度可皮下注射给药的尿促卵泡素已替代了早期肌内注射制剂。20 世纪 90 年代末重组 FSH 药物(卵泡刺激素 α 和 β)的发展提供了更多的治疗选择,虽然他们化学结构不同,但临床效果相似[43]。

因内源性 LH 水平低,不足以支持卵泡发育,有性腺功能减退的妇女需要同时给予 FSH 和 LH,可使用 hMG。垂体功能正常者可单独注射 FSH(尿促卵泡素或重组 FSH 均可)。一般认为尿源 hMG 和重组 FSH 妊娠率相似,哪一种更优尚无共识[44]。

促性腺激素治疗目的是促进多个卵泡发育为取卵做准备,临床使用剂量个体差异大。常规剂量方案中常用初始剂量为每日 150~225IU,后续根据卵泡发育状态调整剂量。治疗时间为 7~12 日,根据卵泡反应,可能需要更长疗程。若需更多治疗周期,后续治疗周期中初始剂量可根据第一个周期达到的刺激状态确定[36]。

F.J. 正处于 IVF 的第一个周期,无法根据上一周期的促性腺激素反应来指导剂量选择。她无明显的下丘脑或垂

体功能障碍,可接受单独的 FSH 或联合 LH。目前所有高纯度提取或重组的药物均需每日皮下注射。虽然 F.J. 对皮下注射给药有担心,但这已优于之前的肌注药物。除了重组卵泡刺激素 α 和 β 的某些制剂外,所有药物均需在注射之前于一个或多个安瓿中复溶冻干粉针。两个重组 FSH 制剂制成的注射笔装置,避免了复溶并降低了注射准备和注射过程的复杂性(见表 48-3)[23]。患者教育重点在于药物特殊装置的储存、注射准备及正确的皮下注射技术。可通过网络获得所有药物针对患者的示范视频或宣传册,使用药过程更加简单易行。在接受 COS 过程中,应告知患者可能出现与注射相关心理方面的不良反应,如易怒、情绪波动及低落[42]。

考虑到如上问题,为更方便使用,F.J. 选择了重组的 FSH 注射笔。她将开始每日皮下注射 225IU 重组卵泡刺激素 α。

案例 48-2,问题 5:在注射亮丙瑞林的同时,F.J. 开始每日皮下注射 225IU 的重组卵泡刺激素 α,在这一时期应提供哪些治疗监护?

促性腺激素治疗目的是为刺激多个卵泡发育为取卵做准备,同时避免增加卵巢过度刺激综合征(ovarian hyperstimulation syndrome,OHSS)风险。OHSS 是 COS 罕见但严重的并发症,严重时表现为全身血管通透性增加,并可导致卵巢破裂,血栓栓塞,肾功能衰竭及成人呼吸窘迫综合征。OHSS 与 COS 过程中多个卵泡发育直接相关,其他危险因素包括低小年龄、低体重及多囊卵巢综合征病史。临床医师需常规监测卵泡发育情况,以使治疗效果最大化并减少过度刺激风险[45]。

常用监测方法包括阴道 B 超和测定血清雌激素水平,在 COS 期间每 1~3 日监测 1 次。当卵泡开始发育后监测频率可增加,促性腺激素剂量可根据卵泡大小和数量进行增减。若反应过度亢进,应在取卵前终止该周期[45],或暂停促性腺激素直到雌激素高峰出现平台期或降低趋势[45]。

F.J. 开始治疗后,每隔 1 日查血清雌激素水平和阴道 B 超监测。在亮丙瑞林和卵泡刺激素 α 联合使用的第 7 日开始,因卵泡数量和尺寸的增长,监测频率增加为每日 1 次。

第二步:取卵

绒毛膜促性腺激素

案例 48-2,问题 6:在第 10 日监测显示 F.J. 已做好取卵准备,这时该选择何种药物治疗方案?

在为取卵做准备时,将给予绒毛膜促性腺激素以模拟卵泡成熟最后阶段的生理性 LH 高峰。必须仔细定时检查卵母细胞,以便在取卵前完成卵泡成熟过程。许多机构将取卵安排在绒毛膜促性腺激素注射后的 34~36 小时之间。

绒毛膜促性腺激素来源于尿液提取或重组合成。尿提取 hCG 单剂肌内注射给药 5 000~10 000IU[23]。OHSS 风险

高的患者可肌内注射尿提取 hCG 5 000IU[45],若使用重组 hCG 可皮下注射 250μg[23]。单剂量的 GnRH 类似物(包含 GnRH 激动剂和拮抗剂)是体外受精过程中触发 LH 释放的替代方法,这种方法似乎可以降低 OHSS 风险,但可能会降低妊娠概率[46]。F.J. 在预刺激期接受了 GnRH 激动剂亮丙瑞林,所以不适合这种方法。

考虑 F.J. 担忧注射给药的风险,且她已接受卵泡刺激素 α 皮下注射,应继续使用这一给药途径。F.J. 被给予重组绒毛膜促性腺激素单剂 250μg 皮下注射,同时停用亮丙瑞林和卵泡刺激素 α。

卵巢过度刺激综合征

案例 48-2,问题 7:重组绒毛膜促性腺激素给予 36 小时后,F.J. 接受了经阴道取卵术,有 9 个卵母细胞可供受精。在取卵术后,对 F.J. 有何建议?

如前所述,卵巢过度刺激综合征(OHSS)是 COS 相关的罕见并发症。密切监测雌激素水平和 B 超监测卵泡发育情况可控制发生风险。OHSS 通常在取卵术后 1~2 周内出现。OHSS 可分为轻、中、重度,早发型(取卵 9 日内)和晚发型(10 日后,常与妊娠相关)[45,47],临床症状被认为是高水平的血管内皮细胞生长因子所致毛细血管通透性增高所致。然而对其特定的病理机制仍知之甚少。OHSS 的轻微临床表现主要是胃肠道症状(腹痛、恶心、腹泻、腹胀)或体重增长,尤其是腹胀。若患者出现以上症状,应告知患者避免体力活动,每日口服至少 1L 液体,并监测体重和尿量。若患者出现体重增长 0.9kg 及以上情况,需报告医务人员,以便进一步监测肝肾功能、电解质和血液学参数;若情况继续进展,患者需住院监测,并积极治疗可能发生的严重后果,如血栓栓塞、肾衰竭、呼吸窘迫、卵巢破裂[45]。

F.J. 在 COS 阶段未出现过度刺激的症状,因此需告知她在取卵后 2 周内监测 OHSS 的相关症状。一旦出现胃肠道症状或体重增加(即使是轻微的症状)应立即应告知医师,这有利于尽早监测以最大程度确保 IVF 后续过程的安全。

第三步:黄体期支持

黄体酮(progesterone)

案例 48-2,问题 8:取卵后,F.J. 需要一个黄体期支持方案,她应选择什么药物?

取卵后应立即补充黄体酮以提供额外的"黄体期支持"。在月经周期中(见图 48-1),黄体期通过黄体分泌的黄体酮来控制子宫内膜增生,为受精卵着床准备。取卵操作可造成卵泡破坏而导致黄体生成延迟,故须及时补充黄体酮。此外,治疗周期中使用的 GnRH 激动剂在黄体期仍有残余影响,会抑制垂体黄体生成素分泌和黄体酮生成[48]。

黄体酮目前有口服、经阴道和肌内注射给药的 3 种制剂(表 48-7)[23]。每日肌内注射 50mg 油性黄体酮注射剂是最早、最广泛使用的黄体酮补充方法。然而,由于该方法常

导致皮疹和注射部位不适,研究者一直在寻找替代方案[49]。

表 48-7

用于辅助生殖技术的市售黄体酮制剂

名称	规格	给药途径
Crinone	8%阴道凝胶[a]	阴道用
Endometrin	100mg 阴道剂[a]	阴道用
FIRST-Progesteron-eVGS	50、100、200 和 400mg 阴道栓(组合套装)	阴道用
Progesterone	50mg/ml(油状)	肌内注射
Prometrium/micron-ized progesterone	100 和 200mg 胶囊	口服

[a]FDA 批准用于黄体支持。

因使用方便,且无注射部位反应,阴道用黄体酮制剂应用广泛。目前 FDA 批准用于 ART 的市售制剂仅有 8%的黄体酮阴道凝胶和 100mg 阴道黄体酮植入剂。凝胶剂 90mg 每日 1~2 次,阴道植入剂 100mg,每日 2 次(每 12 小时 1 次)或 3 次(每 8 小时 1 次)[48-50]。患者教育重点在于正确的阴道给药方法。两个药物均使用 1 次性给药器以便正确放置。两个生产厂家均提供了详细的患者教育资料。虽然阴道制剂都有局部刺激和阴道分泌物的不良反应,但凝胶剂较阴道栓或肛门栓剂的患者依从性更好。研究显示阴道给药和肌内注射的妊娠率无差异,因此选择哪种给药途径常根据医师和患者喜好决定[48-50]。

由于低吸收和低妊娠概率,不推荐使用口服制剂用于 ART 的黄体期治疗[48]。黄体酮复方制剂非常容易获得,包括口服微粒化黄体酮,黄体酮栓剂、凝胶和乳膏。有时患者被告知可将口服黄体酮制剂用于阴道。

取卵术后开始给予黄体酮直至妊娠检查,并持续到妊娠后至少的 8 到 10 周[48]。数据表明,在此期间补充黄体酮对母亲或胎儿无明显风险[50]。

F. J. 在取卵术后给予黄体期支持尤为重要,因她在长周期方案中使用了 GnRH 激动剂。因注射和阴道制剂的效果类似,患者更愿意选择阴道给药以避免接受注射。F. J. 更愿每日一次使用 8%黄体酮阴道凝胶,并接受了相关用药培训。

胚胎移植

案例 48-2,问题 9: 体外受精使用的是胞内单精子注射,获得 4 个卵裂期的胚胎。移植胚胎时需考虑什么?

胚胎植入的时机有赖于受精后其所处的发育阶段。卵裂期胚胎在受精后 2~3 日植入,囊胚期胚胎应在 5~6 日植入[51](要引用给出胚胎在不同阶段植入的说明,请参阅 http://visembryo.com/baby/pregnancyl.html)。选择植入胚胎的数量时一方面尽可能规避多胎妊娠的风险,另一方面尽可能提高移植成功率。

多胎妊娠会增加母亲和新生儿的发病率。母亲发生早产、妊娠高血压综合征、妊娠糖尿病的风险增加。胞内单精子注射术后早产概率约为 15%,而三胎妊娠的早产率为 75%。且新生儿可能合并宫内生长受限,需要对肺、胃肠道、神经系统并发症进行特殊护理[22]。另外新生儿结局不佳对经济和心理影响也极其巨大[22]。

F. J. 现年 39 岁,初次进行 IVF。ASRM 曾提出胚胎植入规范来限制多胎妊娠(植入 3 个或更多个胚胎)。根据 ARSM 指南,若胚胎形态良好,按照她的年龄可考虑植入不超过 3 个卵裂期或两个囊胚期胚胎[51]。胚胎植入的 9~12 日可行妊娠试验,以确认是否植入成功。

长期注意事项

替代方案

案例 48-2,问题 10: 认真考虑后,这对夫妇决定植入 2 个分裂期胚胎,并低温保存 2 个。不幸的是,胚胎植入失败,该夫妇计划做第 2 次,在下一个周期中有哪些必须考虑的问题?

在决定下一周期计划时,需全面评估患者在第一周期的治疗反应。若为取卵行重复 COS,应考虑激素水平、卵泡发育、受精率以及存活胚胎数量,以决定是否需要调整剂量或调整治疗方案。

在此案例中,F. J. 的卵泡发育良好,且未出现 OHSS 症状。取出的卵细胞已成功受精,另存有 2 枚胚胎低温保存备用。他们可选择植入冷冻胚胎,避免再行 COS。冷冻胚胎移植过程可以发生在自然周期中,也可以发生在使用雌激素和黄体酮诱导的周期中,无论是否使用 GnRH 激动剂,冷冻胚胎移植过程的药物治疗仍然重要[52]。

除上述方案各种操作外,还应考虑药物长期反复使用的安全性以及患者继续治疗的社会心理反应。应根据可用信息并权衡利弊确定每对夫妇的随访时间。

社会心理问题

辅助生殖技术的经济影响巨大。ASRM 指出美国一次体外受精周期的平均成本在 1 万到 1.5 万美元之间[53]。各诊所间的费用差别大,许多诊所都提供财务咨询和支付方案以帮助治疗。此外,诊断和治疗不孕症的所有阶段均应考虑患者心理压力。在一个 IVF 周期中,患者夫妇在取卵和妊娠试验时存在明显的情绪波动,心理压力达到高峰。情绪波动由药物潜在副作用和患者夫妇的心理健康基线水平共同决定[54]。接受连续 ART 治疗的夫妇,反复失败常伴随着忧伤和挫败情绪以及心理痛苦,这是放弃治疗的常见原因。情感抑郁的程度,包括抑郁和焦虑的症状,随着每一次不成功的周期而逐渐增长。一旦受孕成功,这种反应会迅速减轻,但在那些连续失败的患者中,这些症状可持续,甚至在治疗 6 个月以后仍显著[55]。

应在初始治疗前向夫妇提供个人咨询和社会支持,以促进产生积极的结果[56]。表 48-8 中的网站通过表格和视频的方式提供了一些不孕症治疗的经济费用、药物、心理问题等方面的信息。

表 48-8

患者关注的不孕症相关信息资源

机构	网址
Path2Parenthood（美国 P2P 生育健康慈善协会）	http://www. path2parenthood. org/
American Society of Reproductive Medicine（美国辅助生殖医学学会）	http://www. reproductivefacts. org/
Centers for Disease Control and Prevention（疾病控制预防中心）	http://www. cdc. gov/art/PreparingForART/index. htm
Resolve：The National Infertility Association（国家不孕协会）	http://www. resolve. org/
Society for Assisted Reproductive Technology（辅助生殖技术协会）	http://www. sart. org/

（彭鸿灵、黄亮 译，刘丹 校，张伶俐、赵霞 审）

参考文献

1. Practice Committee of the American Society for Reproductive Medicine. Definitions of infertility and recurrent pregnancy loss. *Fertil Steril*. 2013;99(1):63.
2. Practice Committee of the American Society for Reproductive Medicine. Diagnostic evaluation of the infertile female: a committee opinion. *Fertil Steril*. 2015;103(6):e44–e50.
3. Chandra A et al. Infertility and impaired fecundity in the United States, 1982–2010: data from the National Survey of Family Growth. *National Health Statistics Reports; No 67*. Hyattsville, MD: National Center for Health Statistics; 2013.
4. Chandra A et al. Infertility service use in the United States: data from the National Survey of Family Growth. *National Health Statistics Reports; No 73*. Hyattsville, MD: National Center for Health Statistics; 2014.
5. American College of Obstetricians and Gynecologists Committee on Gynecologic Practice and the Practice Committee of the American Society of Reproductive Medicine. Female age-related fertility decline. *Fertil Steril*. 2014;101(3):633–634.
6. Mathews TJ, Hamilton BE. Delayed childbearing: more women are having their first child later in life. *NCHS Data Brief, No 21*. Hyattsville, MD: National Center for Health Statistics; 2009.
7. Macaluso M et al. A public health focus on infertility prevention, detection, and management. *Fertil Steril*. 2010;93(1):16.e1–16.e10.
8. Practice Committee of the American Society for Reproductive Medicine. Smoking and infertility. *Fertil Steril*. 2012;98(6):1400–1406.
9. Practice Committee of the American Society for Reproductive Medicine in collaboration with the Society for Reproductive Endocrinology and Infertility. Optimizing natural fertility: a committee opinion. *Fertil Steril*. 2013;100(3):631–637.
10. Klonoff-Cohen HS et al. A prospective study of the effects of female and male marijuana use on in vitro fertilization (IVF) and gamete intrafallopian transfer (GIFT) outcomes. *Am J Obstet Gynecol*. 2006;194:369–376.
11. Stanford JB et al. Timing intercourse to achieve pregnancy: current evidence. *Obstet Gynecol*. 2002;100(6):1333–1341.
12. Melmed S et al. Diagnosis and treatment of hyperprolactinemia: an Endocrine Society clinical practice guideline. *J Clin Endocrinol Metab*. 2011;96(2):273–288.
13. Practice Committee of the American Society for Reproductive Medicine. Testing and interpreting measures of ovarian reserve: a committee opinion. *Fertil Steril*. 2015;103(3):e9–e17.
14. Practice Committee of the American Society for Reproductive Medicine. Endometriosis and infertility: a committee opinion. *Fertil Steril*. 2012;98(3):591–598.
15. Practice Committee of the American Society for Reproductive Medicine. Diagnostic evaluation of the infertile male. *Fertil Steril*. 2015;103(3):e18–e25.
16. Patel ZP, Niederberger CS. Male factor assessment of infertility. *Med Clin North Am*. 2011;95:223–234.
17. Practice Committee of the American Society for Reproductive Medicine. Report on varicocele and infertility: a committee opinion. *Fertil Steril*. 2014;102(6):1556–1560.
18. World Health Organization, Department of Reproductive Health and Research. *WHO Laboratory Manual for the Examination and Processing of Human Semen*. 5th ed. Geneva, Switzerland: World Health Organization Press; 2010.
19. Propst AM, Bates GW, Jr. Evaluation and treatment of anovulatory and unexplained infertility. *Obstet Gynecol Clin North Am*. 2012;39:507–519.
20. US Preventive Services Task Force. Folic acid for the prevention of neural tube defects: US Preventive Services Task Force recommendation statement. *Ann Intern Med*. 2009;150(9):626–631.
21. Dombrowski MP et al. ACOG Practice Bulletin No. 90. Asthma in pregnancy. *Obstet Gynecol*. 2008;111(2):457–464.
22. Practice Committee of the American Society for Reproductive Medicine. Multiple gestation associated with infertility: an American Society for Reproductive Medicine Practice Committee opinion. *Fertil Steril*. 2012;97(4):825–834.
23. Facts and Comparisons eAnswers. **http://online.factsandcomparisons.com/index.aspx?** Accessed June 14, 2017.
24. Von Hofe J, Bates GW. Ovulation induction. *Obstet Gynecol Clin North Am*. 2015;42:27–37.
25. Practice Committee of the American Society for Reproductive Medicine. Use of clomiphene citrate in infertile women. *Fertil Steril*. 2013;100(2):341–348.
26. The ESHRE Capri Workshop Group. Intrauterine insemination. *Hum Reprod Update*. 2009;15(3):265–277.
27. American College of Obstetricians and Gynecologists. ACOG Committee Opinion. Aromatase inhibitors in gynecologic practice. *Obstet Gynecol*. 2008;112:405–407.
28. Liu A et al. Letrozole versus clomiphene citrate for unexplained infertility: a systematic review and meta-analysis. *J Obstet Gynaecol Res*. 2014;40(5):1205–1216.
29. Tulandi T et al. Congenital malformations among 911 newborns conceived after infertility treatment with letrozole or clomiphene citrate. *Fertil Steril*. 2006;85(6):1761–1765.
30. Zegers-Hochschild F et al. The International Committee for Monitoring Assisted Reproductive Technology (ICMART) and the World Health Organization (WHO) revised glossary on ART terminology, 2009. *Hum Reprod*. 2009;24(11):2683–2687.
31. Centers for Disease Control and Prevention, American Society for Reproductive Medicine, Society for Assisted Reproductive Technology. *2012 Assisted Reproductive Technology: National Summary Report*. Atlanta, GA: US Department of Health and Human Services; 2014.
32. Practice Committee of the American Society for Reproductive Medicine. Role of tubal surgery in the era of assisted reproductive technology: a committee opinion. *Fertil Steril*. 2015;103(6):e37–e43.
33. Chebab M et al. On-label and off-label drugs used in the treatment of male infertility. *Fertil Steril*. 2015;103(3):595–604.
34. Showell MG et al. Antioxidants for male subfertility. *Cochrane Database Syst Rev*. 2014;(12):CD007411.
35. American Society for Reproductive Medicine. ART Step by Step Guide. **http://www.sart.org/patients/a-patients-guide-to-assisted-reproductive-technology/general-information/art-step-by-step-guide/**. Accessed June 14, 2017.
36. Huirne JAF et al. Contemporary pharmacological manipulation in assisted reproduction. *Drugs*. 2004;64(3):297–322.
37. Albuquerque LE et al. Depot versus daily administration of gonadotrophin-releasing hormone agonist protocols for pituitary down regulation in assisted reproduction cycles. *Cochrane Database Syst Rev*. 2013;(1):CD002808.
38. Wong JM et al. Efficacy of nafarelin in assisted reproductive technology: a meta-analysis. *Hum Reprod Update*. 2001;7(1):92–101.
39. Synarel (nafarelin acetate) [package insert]. New York, NY: Pfizer; 2012.
40. Nardo LG et al. Controlled ovarian hyperstimulation regimens: a review of the available evidence for clinical practice. Produced on behalf of the BFS Policy and Practice Committee. *Hum Fertil*. 2013;16(3):144–150.
41. Xiao J et al. Comparisons of GnRH antagonist versus GnRH agonist protocol in supposed normal ovarian responders undergoing IVF: a systematic review and meta-analysis. *PLoS One*. 2014;9(9):e106854.
42. Al-Shawaf T et al. Safety of drugs used in assisted reproduction techniques. *Drug Saf*. 2005;28(6):513–528.
43. Practice Committee of the American Society for Reproductive Medicine. Gonadotropin preparations: past, present, and future perspectives. *Fertil Steril*. 2008;90(Suppl 3):S13–S20.
44. Jee BC et al. Clinical efficacy of highly purified hMG versus recombinant FSH

in IVF/ICSI cycles: a meta-analysis. *Gynecol Obstet Invest*. 2010;70:132–137.

45. Practice Committee of the American Society for Reproductive Medicine. Ovarian hyperstimulation syndrome. *Fertil Steril*. 2008;90(Suppl 3):S188–S193.

46. Casper RF. Basic understanding of gonadotropin-releasing hormone-agonist triggering. *Fertil Steril*. 2015;103(4):867–869.

47. Humaidan P et al. Preventing ovarian hyperstimulation syndrome: guidance for the clinician. *Fertil Steril*. 2010;94(2):389–400.

48. Practice Committee of the American Society for Reproductive Medicine. Current clinical irrelevance of luteal phase deficiency: a committee opinion. *Fertil Steril*. 2015;103(4):e27–e32.

49. Mesen TB, Young SL. Progesterone and the luteal phase. *Obstet Gynecol Clin North Am*. 2015;42:135–151.

50. Practice Committee of the American Society for Reproductive Medicine in collaboration with the Society for Reproductive Endocrinology and Infertility. Progesterone supplementation during the luteal phase and in early pregnancy in the treatment of infertility: an educational bulletin. *Fertil Steril*. 2008;90(Suppl 3):S150–S153.

51. Practice Committee of the American Society for Reproductive Medicine and the Practice Committee of the Society for Assisted Reproductive Technology. Criteria for number of embryos to transfer. *Fertil Steril*. 2013;99(1):44–46.

52. Wong KM et al. Cryopreservation of human embryos and its contribution to in vitro fertilization success rates. *Fertil Steril*. 2014;102(1):19–26.

53. Society for Assisted Reproductive Technology. Frequently asked questions. http://www.sart.org/SART_Frequent_Questions/. Accessed June 14, 2017.

54. Burns LH. Psychiatric aspects of infertility and infertility treatments. *Psychiatr Clin North Am*. 2007;30:689–716.

55. Verhaak CM et al. A longitudinal, prospective study on emotional adjustment before, during and after consecutive fertility treatment cycles. *Hum Reprod*. 2005;20(8):2253–2260.

56. Peterson B et al. An introduction to infertility counseling: a guide for mental health and medical professionals. *J Assist Reprod Genet*. 2012;29:243–248.

49 第49章 产科药物治疗

Trisha Lapointe

核心原则	章节案例
① 产前保健的时间和质量可影响婴幼儿健康及生存率。早期综合照护包括早期危险因素筛查、疾病管理及健康行为倡导等,可提升妊娠结局。	案例 49-1(问题 1 和 2)
② 为支持胎儿生长发育,母体几乎所有器官均会在妊娠期发生重要生理变化。	案例 49-1(问题 4)
③ 孕期药物使用对胚胎、胎儿及新生儿存在潜在的不良反应,这使得临床医师在妊娠期用药时面临巨大挑战。应全面评估孕期用药风险,包括药物潜在致畸性、暴露关键阶段及风险级别,并与背景风险作比较。	案例 49-1(问题 5)
④ 妊娠期恶心、呕吐及胃酸反流等胃肠道紊乱十分常见。处理方法有静脉补充液体、吡哆醇(维生素 B_6)、抗组胺药及止吐剂等。碳酸钙、H_2 受体拮抗剂及质子泵抑制剂也可用于治疗胃酸反流。	案例 49-1(问题 6~10)
⑤ 妊娠期可频繁发生泌尿道感染。细菌培养敏感者可用呋喃妥因、头孢氨苄或青霉素治疗。	案例 49-1(问题 11)
⑥ 糖尿病是妊娠期最常见的内科并发症。严格控制血糖可使与糖尿病性胚胎病相关的胎儿及新生儿发病率和死亡率降至最低。	案例 49-2(问题 1~4) 案例 49-3(问题 1 和 2) 案例 49-4(问题 1~4)
⑦ 妊娠高血压疾病分为以下几类:慢性高血压、子痫前期-子痫、慢性高血压合并子痫前期及妊娠期高血压。	案例 49-5(问题 1~13)
⑧ 引产是人为刺激引起子宫收缩,进而启动分娩。	案例 49-6(问题 1~5)
⑨ 早产是新生儿死亡(小于 1 个月的婴儿死亡)的主要原因。保胎抑制宫缩,糖皮质激素可促胎肺成熟,抗生素用于胎膜早破等方法可延长妊娠时间。	案例 49-7(问题 1~7)
⑩ 细菌性阴道病和泌尿道感染等感染性疾病可致早产。发生绒毛膜羊膜炎,即阵痛分娩期间绒毛膜和羊膜感染伴体温升高时,应采用静脉注射抗生素治疗至分娩。人免疫缺陷病毒感染的孕妇应在分娩期静脉使用齐多夫定并持续抗逆转录病毒治疗。	案例 49-7(问题 8~11) 案例 49-8(问题 1 和 2)
⑪ 产后出血是美国孕产妇死亡的三大原因之一。治疗子宫收缩乏力的药物包括缩宫素、甲基麦角新碱、卡前列素、米索前列醇和地诺前列酮。	案例 49-8(问题 3 和 4)
⑫ Rh-D 阴性孕妇暴露于携带 D 抗原的胎儿红细胞可引起同种异体免疫反应,故所有 Rh-D 阴性的孕妇应在孕 28 周接受 Rho(D) 免疫球蛋白治疗。	案例 49-9(问题 1~5)
哺乳及母乳中的药物	
① 母乳是婴幼儿的最佳营养物质来源,文献显示其不仅有益于婴幼儿,也有益于产妇、家庭及社会。若可能,应大力提倡母乳喂养。	案例 49-10(问题 1 和 2) 案例 49-11(问题 1)
② 大多数药物可通过母乳分泌,药物对婴幼儿的药理作用和不良反应取决于药物在母体内的口服生物利用度、分布、代谢和清除率。母乳-血浆比可用于估计母乳中的药物浓度。以母乳摄入量为基础,可计算婴幼儿接受药物的相对剂量,从而估计婴幼儿的药物暴露量。	案例 49-8(问题 2) 案例 49-12(问题 1) 案例 49-13(问题 1)

妊娠

定义

孕产次

孕产次是描述女性孕产史的专业术语。产次是指妊娠20周以上分娩的次数，与分娩的胎儿数量（无论存活或死亡，单胎或多胎）无关，与分娩方式也无关。孕次则是指无论妊娠结局如何，孕妇的妊娠次数。例如，一个正在妊娠的妇女，既往分娩过一对双胞胎，同时有过两次自然流产，描述为孕4产1（G4P1）。

妊娠分期

从末次月经第1日开始计算，平均妊娠时间约为40周。妊娠通常划分为3个阶段，每个阶段约13~14周[1]。妊娠第一阶段包括了器官形成的关键时期，绝大多数重要器官在这个阶段的第5~10周内开始发育。从妊娠20周末到胎儿分娩后28日内被称为围产期。

分娩

根据分娩时胎儿的孕周龄，妊娠结局可分为流产、早产、足月产及过期产。流产是指胎儿在妊娠20周前分娩，足月产是指胎儿在妊娠37~42周分娩。胎儿在妊娠20~37周分娩称为早产，而胎儿在妊娠满42周后生产则称为过期产。分娩是指生产的过程，产褥期则指分娩后6~8周。

孕前保健

案例 49-1

问题1：S. C.，女性，29岁，G1P1，有生育要求。既往史有甲减，目前每日口服左旋甲状腺素88μg治疗。在S. C. 的孕前保健中，提供合理的建议。

2013年，据估计全美约390万新生儿登记注册，约70.8%的孕妇在孕早期便开始产前保健。这可能归功于旨在提高教育和产前保健可及性的几项全国性政策[2]。尽管妇女产前检查较既往相比有显著上升，但仍未实现全覆盖。通过早期危险因素筛查、疾病管理及健康行为倡导，早期综合保健不仅可促进健康妊娠，还有助于保障胎儿正常的器官生长。对于患病风险高的女性（如糖尿病、高血压、癫痫等），合理的孕前咨询和治疗可显著改善妊娠结局。2013年数据显示，全美范围内孕早期开始产检的孕妇所生婴儿从出生到1岁间的死亡率为5.96‰[3]。

在妊娠之前，S. C. 应到初级保健医师处规律体检，同时监测甲状腺功能。当她妊娠以后，应在妊娠8周时行第一次产检[4]。

维生素和矿物质补充剂

案例 49-1，问题 2：S. C. 需要你给她推荐维生素和矿物质补充剂，同时提供服用时间指导意见。

建议 S. C. 均衡膳食，包含多种B族维生素、脂溶性维生素（维生素A、维生素E、维生素D、维生素K）和叶酸、矿物质（铁、钙、磷、镁、碘、锌）。如果 S. C. 之前未使用复合维生素，她应服用孕期复合维生素。孕期复合维生素应在妊娠前数月开始服用，以满足胎儿器官发育和生长关键时期的营养需求。

铁

因妊娠期妇女血容量增加，胎儿、胎盘和脐带的需要和分娩时失血，妊娠期妇女对铁的需求增加[5]。妊娠期缺铁可导致妊娠初期贫血、自然流产、早产和低出生体重儿，同时还与新生儿铁贮备缺乏相关[5,6]。

妊娠期妇女铁需求约为每日18~21mg，通过机体代偿胃肠道吸收增加15%~50%的铁离子[5]。在美国，因1 000kcal食物中仅约6mg铁被吸收，女性普通饮食不能满足铁需求。此外，一些妇女孕前体内铁储备不足。因此，美国疾病预防控制中心（Centers for Disease Control and Prevention，CDC）推荐妊娠期间除常规补铁外还应行缺铁筛查，除非已出现遗传性疾病症状，如血色素沉着症[7]。孕期复合维生素通常包含铁元素30~60mg。缺铁性贫血妇女每日应摄入铁元素60~120mg。妊娠期间缺铁性贫血是指孕期第一阶段和第三阶段血红蛋白<11mg/dl，红细胞压积<33%；或孕期第二阶段血红蛋白<10.5mg/dl，红细胞压积<32%。在妊娠期诊断缺铁时，非妊娠期缺铁所致的红细胞典型性改变（小细胞、低色素）在妊娠期并不明显，而血清蛋白降低的敏感性和特异性最高[6]。S. C. 目前应检查血红蛋白和红细胞压积，并在妊娠26~28周时复查，若均正常，则表明她所服用的孕期复合维生素的铁含量足够。

叶酸

叶酸（folic acid）对DNA和RNA合成至关重要。妊娠早期每日服用0.4~0.8mg叶酸，可显著降低胎儿发生神经管缺陷（neural tube defects，NTDs）风险，如脊柱裂和无脑儿[8,9]。NTD可能引起死胎、新生儿死亡及严重残疾。美国每年约有4 000例妊娠会受到NTD影响[9]。

NTDs易发生在妊娠第1个月，此时大多数妇女还未意识到自己已受孕[9,10]。在1992年，美国公共卫生署推荐所有育龄期妇女每日补充0.4mg叶酸，以降低NTD妊娠风险[11]。

因食物中叶酸含量少，仅依靠食物很难达到叶酸每日推荐量（recommended daily allowance，RDA），且过度烹调和高纤维饮食也可能减少食物中可获取的叶酸量。多数复合维生素中含0.8~1mg叶酸。

补充叶酸对有NTD胎儿史的妇女尤为重要。有NTD胎儿史的妇女再次发生NTD妊娠的可能性高达2%~3%，因此，这些患者应接受遗传咨询，若有再次妊娠计划，应至少受孕前1个月开始每日补充4mg叶酸至妊娠前3个月[11]。如需每日补充4mg叶酸，应在含叶酸的复合维生素基础上加用叶酸片，而不能仅增加复合维生素片用量。若孕妇每日同时服用几种复合维生素片，应警惕摄入过多维生素A导致的潜在致畸性。而无NTD胎儿史的孕妇服用大剂量叶酸预防 NTD 的效果并不优于每日 0.4mg,还可能影响对维生素 B_{12} 缺乏的诊断[9]。

S. C. 应咨询 NTD 风险,考虑到她无 NTD 妊娠史,随后妊娠期中,她只需常规口服孕期复合维生素即可获得预防胎儿 NTD 的足量叶酸。

钙

妊娠期补钙对于胎儿骨骼和牙齿充分矿化是必需的,尤其在胎儿牙齿形成和骨骼生长高峰的妊娠晚期。已满19岁的女性在妊娠期钙的 RDA 为 1 000mg,未满 19 岁的女性为 1 300mg[12]。当饮食钙摄入不足时,可代偿性消耗母体内的贮存钙,然而这可能导致 S. C. 以后发生骨质疏松症的风险增加。富含钙的食物(如牛奶、乳酪、酸奶、豆类、坚果、干果)或钙补充剂可满足钙的 RDA。

市场上可买到的家用妊娠测试试纸

案例 49-1,问题 3:S. C. 立即开始服用含铁和叶酸的孕期复合维生素。2 个月后,S. C. 经期推迟了几周,她觉得自己受孕了。请推荐一种家用非处方早孕试纸,这种早孕试纸如何起效? 应给 S. C. 什么建议?

市面上家用早孕测试通过单克隆或多克隆抗体与尿液中人绒毛膜促性腺激素(human chorionic gonadotropin,hCG)结合,发生酶联免疫反应进行检测[13]。受孕后 8~10 日母体内血液和尿液中即可检测到 hCG[14],两者中的 hCG 浓度接近。hCG 血清浓度随妊娠迅速增加,每 2 日翻 1 倍,妊娠60~70 日达到峰值,此后开始下降,在 120 日左右达低限浓度,并维持这个浓度至妊娠结束[14]。

hCG 由一个 α 亚基和一个 β 亚基组成。α 亚基与其他垂体激素类相同(如促卵泡激素、促黄体激素、促甲状腺激素),而 β 亚基为 hCG 特有。特有的 β 亚基可用于妊娠诊断试验[1],在排卵后 1~2 周提供准确妊娠结果[1,13]。多种试剂盒可供选择,测试操作简便,在 1~5 分钟内可迅速获得结果,结果简单易懂,且在停经第一个周期之初即可获得。若正确使用家用早孕试纸,结果准确性可高达 98%~100%,但未严格按产品说明书使用时,准确率仅为 50%~75%[13]。许多家用早孕试纸提供第二次测试,若首次测试结果为阴性,可以在指定的时间间隔之后进行第二次测试。

S. C. 应购买包含两次检测的早孕试纸并严格按照说明书使用。如果 S. C. 的首次测试结果为阴性,且月经未来潮,可在 1 周内进行第二次测试。若是在停经第 1 日进行测试,或尿液测试未在室温下进行,可能出现假阴性[13]。此外,宫外孕、卵巢囊肿、接受过促性腺激素或绒毛膜促性腺激素,也可引起假阴性结果[13]。假阳性结果很少见,但若女性血液中存在嗜异性抗体与检测用动物来源抗原结合,则血清检测中可出现假阳性。由于尿液中无该抗体,故不影响尿液检测[15]。

因为 S. C. 已妊娠,所以她的检测结果为阳性。同时,应该询问 S. C. 是否使用过对胎儿有影响的药物,并建议她尽快到初级保健医师处就诊。

妊娠期药代动力学变化

案例 49-1,问题 4:S. C. 现妊娠 6 周,每日口服左旋甲状腺素片 88μg 和孕期复合维生素,她想了解妊娠期是否需改变这些药物使用的种类和剂量。请描述可能出现的因妊娠所致的药代动力学变化,及可能对她服用药物的影响,同时予以适当的调控。

妊娠期间,母体内几乎所有器官都将发生一系列生理变化以满足胎儿生长发育需要。这些生理变化影响循环系统、呼吸系统和胃肠道系统,及血容量、肾功能和肝酶,从而改变药物吸收、分布、代谢和清除[16]。药物药代动力学改变主要受到母体生理变化和胎盘-胎儿屏障两个因素影响[17]。

吸收

妊娠影响药物吸收表现为:①黄体酮可松弛胃部平滑肌,从而使胃动力降低,导致胃肠排空时间延长 30%~50%;②胃酸降低 40%,导致胃液 pH 增高;③妊娠期恶心呕吐发生率增加,影响生物利用度或吸收,此时对酸不稳定的药物生物利用度可能增高,对酸稳定的药物生物利用度可能降低。胃肠排空时间延长可降低药物峰浓度(maximum concentration,C_{max})和达峰时间,而妊娠期药物在小肠内吸收时间延长,可能增加药时曲线下面积(AUC),提高药物生物利用度。但妊娠所致呕吐可能减少药物摄入量,故为减少呕吐的影响,可选择直肠给药或晚上口服给药,因晚上呕吐发生率较低。总之,妊娠对药物吸收的影响主要取决于药物的理化性质[17]。此外,孕妇皮肤血流量增加以散发胎儿产热,这可能增加经皮给药的药物吸收[16]。

分布

妊娠期蛋白结合率改变及血容量增加,理论上可能增加药物表观分布容积(volumr of distribution,Vd)。血容量从妊娠 6~8 周开始增加,持续至妊娠 32~34 周,此时约比妊娠前增加 40%~50%[16,17]。多胎妊娠时,血容量增加更为显著。孕妇机体总水分(total body water,TBW)约增加8L,其中 40% 源于母体本身,另外 60% 则来源于胎儿-胎盘复合体。随 Vd 增加,TBW 也不断增加,从而导致水溶性药物(如氨基糖苷类)溶解增加,C_{max} 随之下降。

妊娠期血浆白蛋白浓度降低主要因血容量增加,血液稀释所致[16,17]。白蛋白浓度降低也可能因其合成减少和分解增加所致[16]。此外,类固醇和胎盘激素浓度的增加会减少药物蛋白结合位点[18],当药物清除依赖于游离药物浓度(free fraction of drugs,f_u)(如丙戊酸、卡马西平)时,蛋白结合位点减少的这种变化会导致其结合率下降,f_u 及药物清除增加[18]。当 f_u 和药物清除同时增强时,就像细胞色素 P450 酶活性增强一样,药物总浓度和游离浓度会同时下降(如苯妥英,苯巴比妥)[19],而总蛋白和 $α_1$-酸性糖蛋白浓度则保持不变。

代谢

蛋白结合率、肝酶活性及血流量决定了肝脏对药物的清除率。妊娠期间雌、孕激素的增加会刺激或抑制细胞色素 P-450(the cytochrome P-450,CYP) 系统不同的肝酶,进而影响肝脏代谢功能[20]。妊娠期间,CYP3A4 和 CYP2D6 活性增强会引起部分药物(如苯妥英)代谢增加[17,20]。此外,CYP1A2、黄嘌呤氧化酶和 N-乙酰转移酶活性降低会导致部分药物(如茶碱和咖啡因)肝清除率减少[19,21],其中咖啡因清除率可减少 70%[21]。此时,肝血流量占心输出量比例下降,但肝血流量绝对值(L/min)保持不变[16],而非肝脏来源的酶(如血浆胆碱酯酶)活性也会减弱[19]。妊娠期肝脏的这些生理变化对药物治疗的影响程度难以量化。

清除

肾小球滤过率(glomerular fltration rate,GFR) 于妊娠早期的前半期开始增加,到妊娠中期的起始阶段可增加 50%[19]。肾血流量在妊娠起始阶段也会增加 25%~50%,因此,肾脏对药物(如 β-内酰胺类、依诺肝素和地高辛)的清除率也会增加[17]。因肾小球滤过率增加,故为维持有效治疗浓度,这些经肾清除的药物剂量在妊娠期可增加约 20%~65%[20]。妊娠期心搏量的增加和心率的加快会导致心输出量和局部血流量(如肾血流量)增加,进而可加快药物的分布和清除。

在妊娠期间,GFR 的增高会导致血清肌酐浓度降低,妊娠初期和中期的正常血清肌酐浓度为 0.3~0.7mg/dl[20],而非妊娠期的正常血清肌酐浓度为 0.6~1.2mg/dl[22]。血清尿素氮和尿酸浓度与肌酐的变化相似。这些变化对于评估妊娠期肾功能具有重要作用,非妊娠期正常的血清肌酐水平对妊娠晚期而言,可能提示肾功能不全。

胎盘-胎儿屏障作用

从母体进入胎儿体内的药物浓度由药物透过胎盘的剂量、胎盘的代谢能力及胎儿体内的药物分布和清除率决定(图 49-1)[17,20]。胎盘扩散是母体内药物转运至胎儿体内的主要机制,非离子型的亲脂性药物更易于转运,而低脂溶性药物(如离子型)则不容易透过胎盘[17],蛋白结合率高或分子量大的药物[如肝素、胰岛素(insulin)]不能透过胎盘。未成熟的胎儿肝脏和胎盘均可代谢药物。因代谢酶活性有限,且从脐静脉流出的血液约有一半会绕开胎儿肝脏进入心脏和大脑循环,导致胎儿体内药物蓄积[17]。此外,离子捕获是胎儿体内药物作用时间延长的另一机制,这种现象是由于胎儿血浆 pH 比母体低,致弱碱性物质(大多数为非离子型脂溶性物质)扩散穿过胎盘屏障(placental barrier),在酸性更强的胎儿血液中转变为离子型引起。其净效应是药物从母体向胎儿转运。当某些药物需在胎儿体内达一定治疗浓度时(如地高辛治疗宫内胎儿的心律失常),母体胎儿屏障之间的这种平衡机制就显得非常重要。胎儿对药物的清除主要通过弥散的方式转运至母体而实现,随着胎儿肾脏发育成熟,药物的代谢产物排泄至羊水中[17]。

S. C. 应定期检测甲状腺功能,以评估是否需要增加左

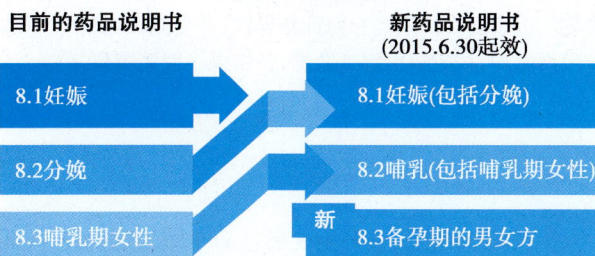

图 49-1 FDA 药品说明书。(来源:http://www.fda.gov/drugs/developmentapprovalprocess/developmentresources/labeling/ucm093307.htm)

旋甲状腺素剂量。妊娠期间,她可能出现以下情况:甲状腺素在血管、肝脏、胎儿中的表观分布容积增加,雌激素升高引起的甲状腺结合球蛋白增多,甲状腺素的胎盘转运率提高及母体代谢增强[22]。多数妊娠前已开始服用甲状腺激素的甲减女性,在妊娠期间需增加 30%~50% 的剂量,而分娩后逐渐降低剂量[22]。

致畸性

案例 49-1,问题 5:S. C. 妊娠 8 周,越发担心妊娠期间用药会造成胎儿出生缺陷。考虑到孕期使用左旋甲状腺素的潜在致畸性,应对她做何建议?

先天畸形的患病率

先天畸形起源于产前,是指在胎儿出生时即存在的严重影响身体功能和生存能力的结构异常,孕期用药最关注的就是其致先天性畸形风险[23]。据估计,每年有 12 万名婴儿出现先天性畸形或出生缺陷[10]。一些药物所致缺陷并非结构性异常而是功能改变,如精神发育迟滞、中枢神经系统发育迟滞、耳聋、肿瘤或一些生化改变[24]。胎儿异常发育中,广义的先天性异常涵盖 4 个主要临床表现:发育改变、功能缺陷、结构畸形及胎儿死亡[25]。

解释药物致畸风险时,须考虑普通人群出生缺陷发生率。普通人群中出生时或出生后短期被发现的主要先天畸形发生率约为 3%[25]。这一数据来源于过去数十年完成的大型流行病学研究,并取决于这些研究中定义的纳入标准(如主要/次要先天畸形),婴儿检查的全面性以及暴露人群生后的随访时间[25]。因存在大量误差和偏倚,畸形相关数据的收集极为复杂。如一些调查仅测定"明显异常",一些则测定"主要畸形",而一些调查仅记录"活胎""单胎"或"出生体重高于 500g"等信息。尽管死胎和自然流产通常与先天畸形相关,但常常被流行病学数据排除在外。神经发育延迟和生长缓慢不能在出生后立即诊断,需长期随访才能发现,故若考虑次要畸形和长期随访的异常结果,先天畸形发生率应该高于 3%。

尽管药物所致的出生缺陷值得关注,但很难通过随机

对照试验来评估人体药物暴露后对胎儿所致的风险,也不符合伦理要求。现有数据来源于流行病学研究、经验和动物研究。由于出生缺陷具有物种特异性,并受基因易感性等多种因素影响,故应慎重解读数据,且结果不应笼统概括。

畸形的原因

分类

先天畸形病因大致分为 5 类:(a)单基因起源;(b)染色体异常;(c)多因子遗传;(d)环境因素;(e)其他未知因素[25]。与单基因和染色体有关的缺陷约占所有活产婴儿先天畸形的 25%(单基因 7.5% ~ 20%;染色体 5% ~ 6%)[24-26]。多因子遗传泛指那些多基因起源,同时受环境因素影响所致的缺陷。一项监测项目估计:遗传和环境因素相互作用导致的出生缺陷约为 23%[26],如先天性髋关节脱位:髋臼盂深度和关节松弛度由遗传物质决定,而明显的关节错位则取决于环境因素[27]。然而,在大多数多因子遗传案例中,环境因素的影响仍然未知。

由环境因素导致的先天畸形约占 10%[28],包括母体条件、机械作用、化学和药物因素及已知的传染性病原体。与致畸相关的母体疾病包括糖尿病、苯丙酮尿症、男性化肿瘤和母体高热等。约 9%(6.6% ~ 13%)糖尿病母亲的胎儿罹患重要先天性缺陷,主要有心血管、神经管和骨骼畸形[29]。机械作用,如宫内压迫和异常脐带收缩,也可能致胎儿畸形[28,29]。

风疹病毒是众所周知的致畸病毒,可致胎儿患风疹综合征,包括白内障、心脏病和耳聋[30],妊娠前 3 个月子宫暴露于风疹病毒,胎儿致畸率高达 85%。在美国,新生儿巨细胞病毒感染率约为 0.5% ~ 1.5%,受感染婴儿耳聋及智力发育迟缓的发生率为 5% ~ 10%[24],巨细胞病毒所致综合征包括宫内发育迟缓(intrauterine growth restriction,IUGR)、小头畸形,偶尔也包括脉络膜视网膜炎、癫痫、眼萎缩和失明。单纯疱疹 I 型、Ⅱ型及水痘也与致畸相关[28]。

刚地弓形虫是公认的原虫致畸原,常出现在猫砂中[24],大多数感染刚地弓形虫的婴儿无临床表现且发育正常。但也可能在病毒毒力作用下出现肝脾肿大、黄疸、斑丘疹样皮疹、脉络膜视网膜炎、脑钙化、脑积水或小头畸形等异常情况[31],由于猫砂中可能存在刚地弓形虫,故女性妊娠期间应避免打扫或接触猫砂。苍白螺旋体(梅毒)可穿过胎盘导致先天性梅毒及其他缺陷,如脑积水、脉络膜视网膜炎和眼萎缩[30],妊娠 4 个月后子宫内梅毒暴露会增加致畸风险。

其他未知因素是先天畸形病因的最主要组成部分,约占总体的 60% ~ 65%[26]。

妊娠期用药及致畸性

致畸物是指在特定暴露条件下可能造成胎儿异常的物质[25]。很多女性普遍认为妊娠期间使用任何药物都会伤害胎儿发育[22],这个观念可能导致孕妇终止妊娠或拒绝妊娠期必要的药物治疗。药物对胎儿发育的影响取决于药物理化性质、剂量、疗程、给药途径、暴露时间、母亲与胎儿的基因结构和生物遗传易感性[33]。许多药物与先天异常相关,但仅有少量案例证明某些特定物质就是致畸物。表 49-1 列出了部分确定或可疑的人类致畸物[34-36]。然而,并非所有致畸物在暴露条件下都会造成生长发育毒性。

表 49-1

怀疑或证实对人类有致畸作用的药物

酒精	生长受限;智力发育迟滞;面中部发育不全;肾脏和心脏缺陷
雄激素(睾酮)	女性胎儿男性化
血管紧张素转换酶抑制剂和血管紧张素受体阻滞剂	肺发育不全;颅骨变形;羊水过少;胎儿肾衰竭;新生儿肾衰竭
抗甲状腺药	碘致胎儿和新生儿甲状腺肿;甲巯咪唑致皮肤发育不全的低风险
β 受体阻滞剂	β 受体阻滞剂有内在拟交感活性,在妊娠中、晚期使用会出现 IUGR 和胎盘重量减轻
卡马西平	神经管缺陷;小部分颅面缺陷;指甲发育不全
吸烟	IUGR;功能和行为缺陷
可卡因	肠闭锁;心、四肢、脸和泌尿生殖系统畸形;小头畸形;脑梗死;生长受限
类固醇(系统性)	器官形成期间使用会出现口唇腭裂
环磷酰胺	颅面、眼睛和肢体缺陷;IUGR;神经行为缺陷
己烯雌酚	阴道癌和其他泌尿生殖器的缺陷
拉莫三嗪	口唇裂和腭裂[33]
锂	三尖瓣畸形
甲氨蝶呤	CNS 和肢体畸形

表 49-1

怀疑或证实对人类有致畸作用的药物（续）

米索前列醇	Möbius 综合征（高剂量）和自然流产
非甾体类抗炎药	动脉血管收缩、唇腭裂、心脏缺陷和自然流产
帕罗西汀	心血管缺陷[34]
苯妥英	胎儿乙内酰脲综合征、生长迟缓、CNS 缺陷
链霉素、卡那霉素	听力损失，第八脑损伤；未见庆大霉素、妥布霉素、阿米卡星耳毒性的报道
系统性类维生素 A（异维 A 酸和阿维 A 酯）	CNS、颅面、心血管缺陷
四环素	乳牙永久变色
沙利度胺	肢体和骨骼缩短缺陷，内脏器官的缺陷
托吡酯	唇裂与腭裂[35]
甲氧苄啶	神经管缺陷和心脏缺陷
疫苗（活）	减毒活疫苗可能导致胎儿感染
丙戊酸	神经管缺陷、发育迟缓和缺陷
维生素 A	小耳症，无耳，胸腺发育不全，心血管缺陷（高剂量）
华法林	胎儿华法林综合征：鼻发育不全综合征，点状骨骺，骨骼和 CNS 缺陷

畸形产生的影响包括胎儿异常发育的四个主要临床表现：发育改变、功能缺陷、结构畸形及胎儿死亡。

该表只列出在临床推荐剂量使用时会产生畸形的药物，并不完整。

CNS，中枢神经系统；IUGR，宫内生长受限。

来源：Briggs G. et al. *Drugs in Pregnancy and Lactation：A Reference Guide to Fetal and Neonatal Risk*. 11th ed. Philadelphia，PA：Lippincott Williams & Wilkins. 2017；Koren G. et al. Drugs in pregnancy. *N Engl J Med*. 1998；338：1128.

无论是否有药物暴露，每位孕妇均存在胎儿畸形的可能，因此对孕期药物暴露数据的评价目的在于探究特定药物是否增加胎儿发育毒性风险。以下基本原则可用于评价药物的潜在致畸性。

暴露的关键阶段

受精后，胚胎和胎儿的发育分为 3 个主要阶段：胚胎前期、胚胎期和胎儿期[28]。

胚胎前期（0～14 日），即受精后前 2 周，目前此阶段药物对人体发育的影响研究知之甚少。该阶段致畸物暴露通常会对卵细胞造成"全或无"的影响[31]：卵细胞或死于致死量的致畸药物暴露，或在亚致死量的致畸药物暴露后完全修复。然而，有动物研究提出，胚胎在着床前阶段暴露于某些药物可终止其生长发育[36]。尽管此时的损伤可被修复，但后代仍有可能发生宫内发育迟缓。

胚胎期，即受精后 14～56 日，器官开始形成，此时的胚胎对致畸物或其他化学物质最敏感[25,31]。敏感期的药物暴露可产生重要的形态学改变（图 49-2）。该发育阶段与其他物种差异明显，且对该阶段的认知是解释先天性畸形与致畸药物之间关系的基础。比如，在某器官发育期之后将胚胎暴露于一些特定药物中，药物对该器官造成结构性缺陷的可能性将减小。

胎儿期，即受精 57 日后，是多数组织形成和功能成熟阶段，后者在出生后也会持续一段时间[28]。组织形成阶段仍可能发生一些微小的结构变化，但主要发生生长和功能异常，如影响大脑发育和生殖能力。

剂量反应曲线

所有的致畸物都遵循毒理学剂量-反应曲线[25]。所有致畸物均有阈值剂量，低于该值则不会产生不良反应。阈值剂量是指该剂量范围内，结构畸形的发生率、胎儿死亡率、生长受限和功能缺陷不超过普通人群发生率[25]。相反，如果胎儿致畸物暴露剂量高于阈值剂量就可能影响胎儿发育。暴露剂量增加可能会导致胎儿畸形的发生率和严重程度增加。例如，孕妇在妊娠期前 3 个月摄入丙戊酸超过 1 000mg/d，会增加胎儿罹患神经管缺陷（NTD）等先天畸形的概率[37]。

动物研究结果的外推

因缺乏人体试验，动物试验的数据常用于评估人类发育毒性风险，大多数新上市的药物需通过临床前动物研究数据做出致畸风险评估[38]。但实验动物所用药物剂量经常是人体单位体表面积浓度或血浆/血清 AUC 的数倍[39]。若动物毒性剂量（基于 AUC 或单位体表浓度比较）高于 10 倍预期人体剂量，则该药致畸风险较小[40]，运用动物研究评估风险不应单纯考虑药物剂量。此外，还应考虑其他因

人体发育的关键阶段*

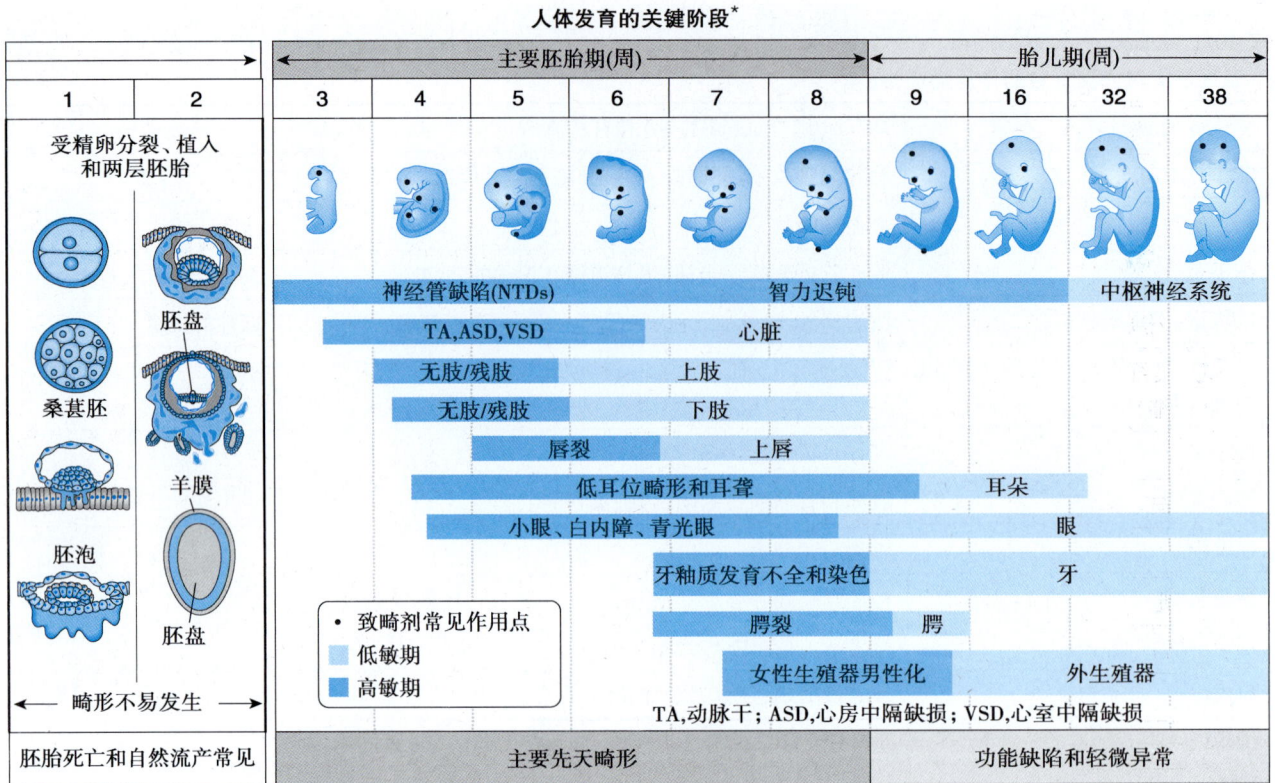

图 49-2　人体发育的关键阶段。（来源：Moore KL，Persaud TVN. *The Developing Human：Clinically Oriented Embryology*. 7th ed. Philadelphia，PA：Saunders. 2003. ）

素，如药物代谢及代谢物效应、物种差异、给药途径及缺陷类型等[25]。

遗传变异性

即使是致畸性最强的药物也不会所有个体暴露后均产生畸形[25]，其潜在致畸性受母亲和胎儿的基因型影响。尽管能提前预测已知药物在普通人群中的致畸性，但个体评估仍存在困难，同一药物的相同剂量即使在相同的暴露窗也会对不同个体产生不同结果。遗传变异使个体间在细胞易感性、胎盘运输、药物代谢、酶合成及受体结合（决定活性药物与胎儿组织的接触量）等方面存在差异[41]。研究表明，提高氧化代谢物（环氧衍生物）水平可增加机体对苯妥英钠致畸的易感性，该衍生物通常在机体系统循环中被微粒体环氧化物水解酶水解。隐性基因纯合子的女性具有低水平环氧化物水解酶，这会导致胎儿暴露于高水平环氧化物中，使胎儿患乙内酰脲综合征的风险更高[42]。

药物胎盘转运

胎盘曾被认为是阻止药物和有害化学物质进入胎儿的屏障，然而，现已发现大多数药物可通过胎盘，也就是说，胎儿对药物的摄取和母体相同。胎盘的工作原理和生物膜一样，具有 4 层结构，将两个独立的个体分隔开[41]，这 4 层结构分别为：(a)胎儿血管内皮细胞层；(b)绒毛中心连接组织；(c)细胞滋养层；(d)合体滋养层。妊娠期间，胎盘表面积增加，但其厚度在前 3 月由原有的 $25\mu m$ 减少至 $2\sim6\mu m$，

直至结束妊娠。以上两种变化均有助于化学物质转运至胎儿。

药物、营养素及其他物质通过胎盘常有 5 种方式：(a)简单扩散（如大多数药物）；(b)易化扩散（如葡萄糖）；(c)主动运输（如部分维生素和氨基酸）；(d)胞饮作用（如免疫抗体）；(e)细胞间破裂（如红细胞）[41,42,39]，后两种方式对药物转运意义不大。

多种因素均可影响药物的胎盘转运，如分子量、脂溶性、电离作用、蛋白结合率、子宫及脐血流和母体疾病等[39]。分子量小于 600 的药物可轻易通过胎盘，而分子量大于 1 000 的药物（如肝素）则难以通过，甚至无法通过。由于大多数药物分子量低于 600，故可认为大多数进入母体循环系统的药物均可接触胎儿。和其他生物膜一样，脂溶性物质可迅速通过胎盘，通过率由非电离分子的脂溶性调控。相反，在生理 pH 下会电离的分子（如胆碱季铵）通过胎盘屏障的速率就很缓慢，但电离常数（pKa）在 4.3～8.5 之间的弱酸和弱碱则迅速转移到胎儿。与蛋白结合的药物也无法通过胎盘，只有游离的、未结合的药物可通过[41,38,39]。

子宫血流量在整个妊娠期不断增加，并决定药物的转运率。多种因素可影响子宫血流量和药物转运率，包括母体血压、脐带压迫及药物治疗。母体血压过低可降低子宫血流量和物质运输至膜部位的速率；脐带压迫可减少胎儿侧膜部的血流量；使用 α-肾上腺素作用药物（如肾上腺素）可收缩子宫血管，造成血流减少[27]。母体疾病，如妊娠期高血压，幼红细胞增多症及糖尿病等，均可改变胎盘渗透

性,从而影响转运[36]。

FDA 风险分级

1979 年,美国食品药品管理局(Food and Drug Administration,FDA)发布了妊娠期药物风险评价系统。该系统对 1983 年以后核准入市的药物进行了妊娠期风险分类,共分为 A、B、C、D 和 X 五类,该系统在已知动物研究和人体数据的基础上建立起药物对胎儿的风险分层,并对每种药物强制标注警示等级[38,40-42]。但是该分类系统存在诸多限制。故 FDA 引进了妊娠标记和分类系统,该系统可提供更多基于动物及人体数据的临床用药建议(图 49-1),系统于 2015 年 6 月起生效[43]。每种药物的说明包括:①妊娠期使用说明(包括分娩过程注意事项);②哺乳说明(包括哺乳期母亲注意事项);③备孕期间男、女性使用说明[43]。更多 FDA 妊娠标记信息可访问[43]:http://www.fda.gov/drugs/developmentapprovalprocess/developmentresources/labeling/ucm093307.htm。

旧版 FDA 妊娠期风险分级将左旋甲状腺素分为 A 级,但未给出更多明确资料。新版 FDA 药物说明明确指出:左旋甲状腺素(T4)在妊娠期各个阶段均可使用,母体甲状腺功能低下未治疗或治疗不彻底,可导致胎儿低出生体重,其次是早产、子痫前期和胎盘早剥及后代的神经心理发育低下[38]。因左旋甲状腺素可安全用于包括器官形成期在内的妊娠期各个阶段,故 S.C. 不用担心孕 8 周时的服药风险,且服药不应中止,否则会因甲状腺功能不全损害胎儿和母体的发育。至今未发现左旋甲状腺素治疗增加先天性畸形的风险[38]。

妊娠期管理

恶心和呕吐

> **案例 49-1,问题 6:** S.C 女士现妊娠第 10 周,自诉整天均有恶心感并伴呕吐 2~3 次。现在她一日只能进食两餐和口服一些液体。自其妊娠以来,体重上升很少,现在的体重为 72kg。S.C. 还称某些食物的气味,如鱼、鸡蛋、意大利面酱和豆类均使她反胃。她的恶心、呕吐症状还可能持续多久?

妊娠期恶心呕吐(nausea and vomiting during pregnancy,NVP)是一类妊娠期常见症状,大约 70%~85% 孕期为 5~12 周的妇女会发生[44]。对大部分女性来说,NVP 是一种自限性疾病,通常在妊娠前 3 个月症状消失,并对胎儿没有远期不利影响[47]。大约 91% 的病例在妊娠 20 周前可痊愈[45]。NVP 对孕妇的日常生活、工作效率和生活质量均有一定影响。研究报道,每年对严重 NVP 住院患者的医疗投入约为 13 000 万美元[46]。NVP 的病因不明,与激素水平,心理因素和某些神经因子有关。雌激素、孕激素和 hCG 水平的变化可能是 NVP 的病因。相较于无 NVP 的女性,轻度至中度 NVP 女性流产、早产和死胎的风险较低[47]。

恶心和呕吐的非药物干预

> **案例 49-1,问题 7:** 什么样的非药物干预措施可用于治疗 S.C. 女士的恶心和呕吐症状?

大部分轻度的 NVP 可通过心理支持、生活习惯和饮食改变而好转。建议 S.C. 女士少食多餐,以低脂、温和、干燥的食物为主(如香蕉、薄脆饼干、大米和吐司等),避免辛辣和香料过多的食物。另外,晚上口服一些含铁的孕妇维生素可一定程度减轻症状。高蛋白饮食比高碳水化合物或高脂食物对减轻 NVP 症状更有帮助。充分休息及避免含敏感气味导致 NVP 加重的食物和洗涤剂[47]。建议 S.C. 女士避免接触一些特殊的可激发其恶心反应、进而诱导呕吐的食物(如鱼、豆类、鸡蛋和意大利面酱)。

恶心和呕吐的用药管理

> **案例 49-1,问题 8:** S.C. 尝试食用饼干,并避免食用引发她呕吐的食物,但这种非药物方式对其恶心呕吐并未奏效。她适合用什么药物?

止吐药适用于非药物干预无效或恶心呕吐威胁到母体新陈代谢或营养状况(如妊娠剧吐)的中度至重度病例。传统观念认为妊娠前 3 个月应避免使用药物治疗 NVP,以免致畸。大部分止吐药(如抗组胺药、复合维生素和吩噻嗪)可在妊娠期安全使用。表 49-2 列出了大部分常见妊娠期止吐药[38,46,48,50,51]。止吐治疗的目标是提供一种有效方案,在保证胎儿安全的同时,通过维持母体身体所需营养和水分改善孕妇生活质量。

FDA 最近批准的名为 Diclegis——10mg 多西拉敏(doxylamine)与 10mg 吡哆醇(维生素 B_6)合成的复合缓释片——是用于治疗 NVP 的一线药物。几项随机对照试验证实了其减轻 NVP 的有效性。因安全和有效,多西拉敏和吡多醇复合物仍被认为是一线止吐药物,并作为一种非处方药供消费者购买[48,52-54]。

其他 H_1 受体阻滞剂(H_1 receptor antagonists)(如茶苯海明、苯海拉明、羟嗪、氯苯甲嗪)已被纳入治疗 NVP 的研究。一项 meta 分析纳入了 200 000 多例妊娠初期暴露于抗组胺药的孕妇,结果未发现畸形风险增高。这类止吐药的镇静作用是限制其使用的主要副作用。

吩噻嗪类或甲氧氯普胺(metoclopramide)通常作为抗组胺药物治疗失败的替代疗法[50,51]。偶尔低剂量使用吩噻嗪类药物(phenothiazines)(如异丙嗪、普鲁氯嗪)对母亲和胎儿安全。最近一项比较静脉注射(IV)甲氧氯普胺与异丙嗪治疗妊娠剧吐效果的随机试验结果显示,两种药物疗效相似,但甲氧氯普胺较少引起嗜睡和头晕。甲氧氯普胺是多巴胺受体拮抗剂,具有促进胃肠动力的作用,可控制与妊娠相关的呕吐和胃食管反流症状[50]。口服甲氧氯普胺可再联用一种抗组胺药(antihistamine)(如羟嗪)或多西拉敏和吡哆醇复合物[50,51]。一项大型队列研究观察了妊娠早期使用甲氧氯普胺的 3 458 名孕妇,未发现有增加先天

表 49-2

孕期恶心呕吐常用止吐剂

药物	剂量	说明
维生素 B₆(吡哆醇)	10~25mg,PO,每日 3 次	一线疗法[45];有文献记载其孕期安全性
维生素 B₆(吡哆醇)-多西拉敏联用	吡哆醇 10~25mg,PO,每日 3~4 次 多西拉敏 12.5mg,PO,每日 3~4 次 吡哆醇 10mg/多西拉敏 10mg,PO,每日临睡前服用,每日最多 4 片	一线疗法 OTC 大型 meta 分析结果证明其孕期安全[54] 仅用于处方药
抗组胺药		
苯海拉明 氯苯甲嗪 羟嗪 茶苯海明	25~50mg,PO,每 8 小时 1 次 25mg,PO,每 6 小时 1 次 25~50mg,PO,每 4~6 小时 1 次 50~100mg,PO,每 4~6 小时 1 次	一线疗法 抗组胺药未表现致畸性[49-50]
吩噻嗪类		
异丙嗪 普鲁氯嗪	12.5~25mg,PO,每 6 小时 1 次 5~10mg,PO,每 6~8 小时 1 次	二线疗法 可获得的剂型为栓剂;也有栓剂和口含片;当抗组胺药治疗失败时常添加吩噻嗪或甲氧氯普胺[45,51];可能导致 EPS
多巴胺拮抗剂		
甲氧氯普胺	10mg,PO,每 6 小时 1 次	当抗组胺药治疗失败时常添加吩噻嗪或甲氧氯普胺[45,51];避免治疗超过 12 周的时间,有迟发型运动障碍风险;可导致 EPS
氟哌利多	1.25~2.5mg,IV/IM 或 1mg/h 持续静脉滴注治疗[56]	黑框警告:用药期间需监测 ECG。连续输注氟哌利多需同时使用苯海拉明 50mg,IV,每 6 小时一次
5-HT₃ 受体拮抗剂		
昂丹司琼	4~8mg,IV/PO,每 6~8 小时 1 次	可获得的剂型为 ODT 片;无镇静作用;研究表明低风险妊娠[38,55]
糖皮质激素		
甲泼尼龙	16mg,PO,每 8 小时 1 次,使用 3 日之后逐渐减量用至 2 周	是难治性病例的最后治疗方案。避免孕 10 周前使用,可能导致唇腭裂[38,45]
生姜提取物	125~250mg,PO,每 6 小时 1 次	可作为非处方保健品

ECG,心电图;EPS,锥体外综合征;IM,肌内注射;IV,静脉注射;ODT,口腔崩解片;OTC,非处方药;PO,口服。

来源:Briggs G et al. *Drugs in Pregnancy and Lactation:A Reference Guide to Fetal and Neonatal Risk*. 11th ed. Philadelphia,PA:Lippincott Williams & Wilkins. 2017;Niebyl JR. Clinical practice. Nausea and vomiting in pregnancy. *N Engl J Med*. 2010;363:1544;McKeigue PM et al. Bendectin and birth defects:I. A meta-analysis of the epidemiologic studies. *Teratology*. 1994;50:27;Seto A et al. Pregnancy outcome following first trimester exposure to antihistamines:meta-analysis. *Am J Perinatol*. 1997;14:119.

畸形风险。但 FDA 目前发出黑框警告:甲氧氯普胺有导致胎儿发生罕见迟发性运动障碍风险[50,51]。并且,迟发性运动障碍风险随治疗时间延长和总累积剂量增加而增加,因此治疗时间应避免超过 12 周[50,51]。

近年来,昂丹司琼(ondansetron)作为 5-HT₃ 受体拮抗剂在妊娠期的应用有所增加,因其可做成更方便的口腔崩解片,镇静副作用小,且患者易耐受,已越来越多地用于治疗 NVP 和妊娠剧吐[46,55]。甲泼尼龙也可用于治疗难治性 NVP,但在早孕期间服用会增加胎儿唇腭裂风险。

替代疗法(如维生素 B₆、姜、针灸、按摩)可改善少数 NVP 患者症状[38,45]。S.C. 可从起始剂量,即 10mg 多西拉敏和吡哆醇 10mg 开始睡前服。从药物安全性和有效性考虑,S.C. 可于下午增服 2 片,如有需要最多增服 4 片。S.C. 的用药主要依据她对于药物不良反应的耐受性。若 S.C. 服用止吐剂后仍有严重恶心呕吐,且不能进食流质或固态食物,应及时复诊,进行静脉补液和静脉止吐治疗。

> **案例 49-1,问题 9:** S.C. 在妊娠 12 周时复诊,主诉过去 3 周体重减轻约 4kg,近 2 周不能进食任何流质食物或药物,还感觉脱水和头晕。S.C. 被收入院治疗,为控制恶心和呕吐,她该接受什么治疗?

孕妇严重 NVP 发生率小于 1%,也称妊娠剧吐(hyperemesis gravidarum),对母体和胎儿均可能产生不利影响。其表现为体重减轻程度超过孕前体重的 5%,出现酮尿和水电解质紊乱。妊娠剧吐通常需住院治疗,以补充母体液体流失,纠正水电解质紊乱,补充维生素和止吐[47]。若不及时治疗,可能发生代谢性酸中毒、酮症、血容量减少、电解质紊乱和体重持续减轻[47]。降低食管压力、胃肠蠕动减弱和减慢排空速度将加剧恶心和呕吐。

除昂丹司琼外,氟哌利多这种静脉用多巴胺拮抗剂也被广泛用于治疗剧吐、预防和治疗术后恶心呕吐[38]。尽管 FDA 强制要求使用氟哌利多期间进行心电图监测,以防用药导致的 QT 间期延长风险,但大样本的 meta 分析显示,使用低剂量氟哌利多治疗恶心和呕吐不增加心律失常风险[45]。一项小样本量的对照研究显示,氟哌利多用于妊娠剧吐的实践经验不足[52]。人体和动物试验显示氟哌利多致畸风险低[38,50,51]。

S.C. 应静脉输液补充水、电解质和包括维生素 B_6 的复合维生素。若补充富含复合维生素的液体不能减轻恶心症状,应每 4~6 小时静脉滴注昂丹司琼 4~8mg。若昂丹司琼无效,可考虑使用氟哌利多。若症状仍无好转,应考虑是否存在其他导致恶心呕吐的原因(如肠胃炎、胆囊炎、胰腺炎、肝炎、消化性溃疡、肾盂肾炎和妊娠期脂肪肝)[47]。如 S.C. 经持续静脉补液和止吐治疗后仍不能进食,则需给予肠内营养。若因导管脓毒症(25%)和较大的血栓栓塞风险导致止吐治疗和肠内营养支持失败,应保证母体总的营养需求[45,46,50]。

反流性食管炎

> **案例 49-1,问题 10:** S.C. 现妊娠 30 周,恶心呕吐症状已消失。然而当她躺下时,烧心感更剧烈。妊娠期反流性食管炎的病因是什么? S.C. 该如何解决该问题?

约 2/3 的孕妇会出现反流性食管炎(reflux esophagitis)和胃灼热。妊娠期因子宫增大使腹腔内压力增加、雌激素和孕激素使食管括约肌松弛导致胃酸逆流至食管下段,当患者进食、平躺或弯腰时产生严重的胸骨下段烧灼感。S.C. 应首先尝试改变生活方式和饮食习惯,如少食多餐、避免睡前进食、且睡觉时垫高床头。避免摄入水杨酸类、咖啡因、酒精和尼古丁类物质,有助于减少反流症状,避免胎儿暴露于有害物质。

如这些方法不能缓解症状,S.C. 应尝试使用碳酸钙制剂。动物实验未发现抑酸剂致畸[38]。因可导致代谢性碱中毒和液体潴留,应避免使用碳酸氢钠溶液。虽有证据证实铝对胎儿有害,但现有数据仍显示,一般剂量的含铝药物对肾功能正常孕妇的胎儿无伤害。硫糖铝(sucralfate)是一种含铝药物,美国胃肠病学会权衡利弊后,认为其在妊娠期使用安全[38]。

因大量动物和人体实验均未发现西咪替丁、雷尼替丁、法莫替丁或尼扎替丁对胎儿有害,所以 H_2 受体拮抗剂在妊娠期也可安全使用[38]。如 H_2 受体拮抗剂无效,可考虑使用质子泵抑制剂(proton-pump inhibitors,PPIs)。近年研究表明,妊娠期间服用 PPI 不会增加胎儿畸形风险,因此 PPI 可安全用于妊娠各个阶段[56,57]。

尿路感染

> **案例 49-1,问题 11:** S.C. 现孕 31 周,常规尿沉渣检查发现白细胞和硝酸盐阳性。最近一次产检时,尿液检查发现小便中大肠埃希菌数呈 10^5 菌落形成单位(colony-forming units,CFU)阳性。她否认有任何尿频、尿急和发热等症状。她目前体温 37.2℃。她否认任何药物过敏。妊娠期泌尿道感染的高危因素是什么? S.C. 该接受何种治疗?

发病机制

尿路感染是最常见的妊娠期并发症之一,因激素和机械因素变化导致尿路感染风险增加。妊娠期间,孕激素水平增加导致输尿管平滑肌松弛,进而导致尿液停滞。增大的子宫对输尿管存在机械性压迫,可能导致尿潴留。大约 90% 的妊娠女性可出现尿路扩张或肾盂积水,导致膀胱和输尿管功能降低。这种生理性变化伴随的肾小球滤过率增加、尿液碱化及糖尿均有助于细菌滋生。

无症状性菌尿和急性膀胱炎

妊娠期尿路感染可表现为无症状性菌尿(asymptomatic bacteriuria,ASB)或急性膀胱炎。ASB 的定义为两次连续的清洁中段尿检查均出现细菌,数量大于 10^5 CFU 而没有表现出泌尿道感染的症状[58]。相反,急性膀胱炎的定义为膀胱感染并伴明显尿频、尿急、排尿困难和血尿,无发热或明显的全身症状,尿中菌落数至少为 10^5 CFU。尿中细菌数少于 10^5 CFU 并伴两种或两种以上的菌群可能是尿液受到了污染,而非真性细菌尿。

妊娠期 ASB 的发生率为 2.5%~15%,在美国,每年新发病例 80 000~400 000[58,59]。若 ASB 患者未获治疗,他们可能出现肾盂肾炎,低体重出生儿和早产等并发症[60]。妊娠期间,治疗 ASB 可将肾盂肾炎患病风险由 20%~35% 显著降到 1%~4%[60]。美国预防服务工作组建议对所有妊娠妇女行 ASB 筛查,可在孕 12~16 周期间或第一次产检时收集尿液培养筛查[61]。美国妇产科学会(Americcm College of

Obstetricians and Gynecologists，ACOG）进一步建议孕晚期复查一次尿培养[62]。

妊娠期 ASB 的高危因素包括糖尿病、贫血、免疫抑制、人免疫缺陷病毒（HIV）感染或获得性免疫缺陷综合征、尿道畸形和脊髓损伤[63]。感染泌尿道的病原菌来源于阴道和会阴定植菌群，往上迁移至尿道，从而引起 ASB 和膀胱炎，这些细菌包括大肠杆菌（最常见的单致病菌）、肺炎克雷伯菌、变形杆菌、肠杆菌属、肠球菌、葡萄球菌和 β 溶血性链球菌[63]。常用抗菌药物包括青霉素、头孢菌素和呋喃妥因，应根据药敏试验结果选择适宜的抗生素。为覆盖最常见的致病菌，即大肠杆菌，可口服呋喃妥因或头孢氨苄。因大肠杆菌已逐渐对阿莫西林和复方新诺明耐药[63,64]，因此应选择尿中浓度高、耐药率低和对胎儿安全的抗生素，且应尽可能使用 7 日疗法[63,64]。WHO 最近一项多中心随机非劣效试验发现，治疗妊娠期女性 ASB，呋喃妥因 7 日疗法比 1 日疗法更有效，细菌学治愈率分别为 86.2% 和 75.7%[64]。目前尚无最佳的抗菌药物和疗程，应根据细菌培养和药敏结果进行个体化治疗[60,63]。S.C. 很可能患 ASB，可使用呋喃妥因 7 日疗法。呋喃妥因对 31 周的妊娠妇女安全，但如果在临近分娩时使用则有导致新生儿溶血性贫血的轻微风险[38]。

糖尿病

糖尿病（diabetes mellitus）是妊娠期妇女最常见的内科并发症。妊娠期糖尿病可发生于妊娠前或妊娠期，包括两种情况：第一类，糖尿病合并妊娠，为妊娠期前已诊断的 1 型或 2 型糖尿病；第二类，妊娠期糖尿病（gestational diabetes mellitus，GDM），为妊娠期间首次发现的葡萄糖不耐受[65]。

妊娠期糖尿病占妊娠期间糖尿病 90% 以上，较糖尿病合并妊娠发病率更高，每年影响约 6% ~ 7% 的新生儿[66]。据估计，50% 的妊娠期糖尿病妇女在妊娠结束后的 22 ~ 28 年内发展为 2 型糖尿病[67,68]。

余下 10% 的妊娠期糖尿病是糖尿病合并妊娠。超过 80 万美国妇女患有糖尿病合并妊娠，每年影响约 1% 的新生儿[71]。糖尿病合并妊娠的大多数妇女患有以周围性胰岛素抵抗和相对胰岛素缺乏为特征的 2 型糖尿病[69]。过去几十年间，2 型糖尿病发病率迅速升高，最可能原因是肥胖患病率升高。与 2 型糖尿病相比，1 型糖尿病特征是胰岛 β 细胞的自身免疫破坏所导致的胰岛素完全缺乏[69]。在美国，低于 5% 的妊娠期妇女并发 1 型糖尿病[70]。

由于胰岛素抵抗增强及对胰岛素敏感性下降，血糖水平的波动可能是糖尿病合并妊娠患者进入妊娠早期的标志。妊娠期胰岛素抵抗的增强可能受到胎盘产生的激素（如人胎盘催乳素、孕酮、催乳素、胎盘生长因子及皮质醇）影响。ACOG 根据 White 分类法对妊娠期糖尿病进行了分类，并在分类中考虑血糖控制情况。White 分类法根据发病年龄、糖尿病持续时间及是否存在血管并发症进行分类（表 49-3）。

表 49-3

妊娠期糖尿病分级（改良的 White 分级法）

分级	发病年龄	病程	血管并发症	妊娠期治疗
A1 级	妊娠期首次诊断	妊娠期间	无	饮食疗法，运动
A2 级	妊娠期首次诊断	妊娠期间	无	饮食疗法，运动加口服降糖药或胰岛素
B 级	>20 岁	小于 10 年	无	胰岛素
C 级	10~19 岁	10~19 年	无	胰岛素
D 级	<10 岁	≥20 年	背景性视网膜病变 高血压 微量蛋白尿	胰岛素
F 级	任何年龄	任何病程	肾脏病变 大量蛋白尿（每日 >500mg）	胰岛素
H 级	任何年龄	任何病程	动脉硬化性心脏病	胰岛素
R 级	任何年龄	任何病程	增生性视网膜病变 玻璃体积血	胰岛素
T 级	任何年龄	任何病程	肾移植	胰岛素

来源：Cunningham FG et al. *Diabetes. In*：*Gary Cunningham F et al*，eds. *Williams Obstetrics*. 24rd ed. New York，NY：McGraw-Hill. 2014；White P. Classification of obstetric diabetes. *Am J Obstet Gynecol*. 1978；130；228.

糖尿病合并妊娠

胎儿及婴儿风险

案例 49-2

问题 1：K. H.，女性，27 岁，体重 60kg，1 型糖尿病病史 15 年，正处于婚后备孕阶段。患者很关心自己的血糖水平，每日自测空腹及餐后血糖 2~3 次。近 1 个月，空腹血糖水平在 90~140mg/dl 之间波动，目前诉脚趾刺痛，今日一些实验室检查结果如下：空腹血糖 134mg/dl，糖化血红蛋白（glycosylated hemoglobin，HgbA$_{1c}$）7.8%，肾功能正常，蛋白尿阴性，血压 145/94mmHg，血肌酐（serum creatinine）0.8mg/dl，患者目前使用赖诺普利，口服，每日 1 次，每次 5mg；甘精胰岛素，睡前皮下注射 16U；赖脯胰岛素每餐前皮下注射 2~10U。患者每日 2 餐，否认食用零食。患者糖尿病会如何影响她未来孩子的健康？

由于母体血糖的严格控制、胎儿监护及新生儿重症监护的发展，糖尿病患者分娩的新生儿围产期死亡率明显降低[71]。胎儿及新生儿死亡率约 2%~4%。若血糖控制良好，1 型糖尿病患者自发流产风险与健康妇女相同[72]。若母体血糖控制欠佳、有血管性疾病、酮症酸中毒（ketoacidosis）、先兆子痫（pre-eclampsia），或胎儿为巨大儿（见后续内容），其 36 孕周后发生死产的风险达到最高[65]。

患糖尿病的孕妇所产婴儿有 9%~14% 存在先天畸形，是造成新生儿围生期死亡的首要原因。最常见的先天畸形包括神经管畸形（NTD）、心脏、肾脏、消化系统畸形，以及罕见的尾部发育不全综合征（caudal regression syndrome）[66]。多数先天畸形发生在器官形成阶段，即妊娠 7 周以前，此时孕妇往往未察觉到自己已妊娠[73]。母体糖化血红蛋白（HgbA$_{1c}$）水平与胎儿先天畸形发病率直接相关[73]。与糖化血红蛋白接近 4.0%~5.6% 正常范围的妊娠期妇女相比，糖化血红蛋白升高的妊娠期妇女其胎儿畸形率明显升高[74]。当糖化血红蛋白水平接近 10% 时，胎儿发生畸形的风险骤升至 20%~25%[73]；当高于 12% 时，致畸风险与母体暴露于目前已知致畸物（酞胺哌啶酮、异维甲酸，酒精在胎儿器官生成阶段使用）的风险一致。

若婴儿出生体重大于 4kg，称为巨大儿（macrosomia），目前认为其发生的部分原因为胎儿高血糖及高胰岛素血症（hyperinsulinemia）[65]。当母体葡萄糖穿过胎盘即引起胎儿高血糖状态，继而刺激胎儿胰岛 β 细胞分泌过多胰岛素。高胰岛素血症促使过多的胎儿脂肪组织生长并聚集于胎儿肩胸部，使得胎儿在阴道分娩过程中发生产伤风险（如：肩难产）大大增加。

糖尿病患者所产婴儿在新生儿阶段发生低血糖（hypoglycemia）、呼吸窘迫综合征（respiratory distress syndrome，RDS）、低血钙（hypocalcemia）、红细胞增多症（polycythemia）及高胆红素血症（hyperbilirubinemia）的风险同样也增加[66]。

我们应告知 K. H.，血糖的严格控制对降低孕早期流产率及胎儿先天畸形风险至关重要[71]。妊娠前及妊娠期前 3 月严格控制血糖，可将生产健康婴儿的概率升至最高。在患者孕前对其进行健康教育有利于生产一个健康的孩子。

母体风险

案例 49-2，问题 2：K. H. 想知道妊娠对她的健康会产生什么影响？如果有影响，她可以采取什么措施来最大程度降低风险？

对 K. H. 来说，病史采集及体格检查等孕前评估对她妊娠风险及禁忌评估十分必要。需要评估其是否患有缺血性心脏病（ischemia heart disease）、神经系统疾病、视网膜疾病及评估其肾功能[71]。妊娠会使糖尿病患者的血管并发症恶化。例如：虽然严格控制患有糖尿病增殖性视网膜病变的妊娠期妇女血糖，其视网膜病变仍会恶化；患轻到中度肾功能不全（血肌酐 >1.5mg/dl 或蛋白尿 3g/24h）的妇女在妊娠期可能进行性发展至终末期肾病[66,69]。胃轻瘫可能会加大患者血糖的控制难度[71]。

K. H. 妊娠前维持血糖稳定有助于控制她的高血压及肾脏病变，进而最大程度上降低母体和胎儿的各方面风险。同时，维持血糖稳定能最大程度上减轻糖尿病进展[73]。

孕前管理

案例 49-2，问题 3：在尝试妊娠前，K. H. 需采取哪些措施干预她的糖尿病及整体身体情况？

对备孕的糖尿病患者采取孕前健康干预措施的最佳时间是孕前 6 个月[71]。健康指导包括在营养师帮助下制定个体化糖尿病饮食，以达到健康的体重目标；学会自测血糖，同时在血糖严格控制到理想范围之前采取有效避孕措施[71]。为了将几种主要的胎儿先天畸形风险降到最低，患者应先将血糖控制到理想范围（糖化血红蛋白接近正常），并维持这个状态数月后方可尝试妊娠。目前实验室检查显示 K. H. 血糖偏高，应开始胰岛素治疗，目标是将平均血糖水平降至 90~120mg/dl，将糖化血红蛋白控制到 6.5% 以下，且确保无频繁的低血糖发作[71,74]。同时，孕前应每日补充叶酸至少 400μg。

K. H. 目前血压为 145/94mmHg，高于正常范围，应将舒张压降到 80mmHg 以下，以降低发生先兆子痫风险（见案例 49-5，问题 6），并防止其他高血压并发症恶化。许多像 K. H. 一样妊娠前患有糖尿病的女性会在孕前服用血管紧张素转化酶抑制剂（angiotensin converting enzyme inhibitors，ACEI）或血管紧张素受体阻滞剂（Angiotensin Receptor Blocker，ARB）来控制血压、保护肾脏。最近有研究报道，妊娠早期 3 个月内服用 ACEI 类药物会增加胎儿患先天性心脏病风险，故 K. H. 应在妊娠前及妊娠期改为服用非 ACEI/ARB 类降压药，如甲基多巴（methyldopa）、拉贝洛尔（abetalol）或钙通道阻滞剂（calcium-channel blocker）。虽然目前还缺乏进一步试验证实 ACEI 类药物存在致畸风险，但妊娠仍是 ACEI 类药物使用的绝对禁忌证[38,75]。

妊娠合并 1 型糖尿病的治疗

案例 49-2，问题 4：K. H. 每日口服拉贝洛尔 200mg 2 次，在血压控制到 125/80mmHg、糖化血红蛋白水平 7.3% 之后，她开始备孕。5 月后，她到医院检查发现妊娠 4 周。此时应如何为其制订糖尿病治疗方案？

治疗目标

K. H. 的最终治疗目标是降低母体和胎儿糖尿病相关并发症的发病和死亡风险。治疗方案包括饮食管理、母体体重管理、胰岛素降糖及适当运动（见第 53 章）。

饮食管理

饮食管理目标包括：保证胎儿生长发育、适当增加母体体重、维持母体正常血糖水平。患者通常可从营养师制定的个体化饮食中获益。母体餐后血糖过高与巨大儿发生直接关联，故餐后血糖控制是重要治疗目标。

血糖及糖化血红蛋白调控

K. H. 应在空腹、饭前、餐后 1 小时、睡前及有高血糖症状时监测血糖，同时也应在凌晨 3 点监测血糖，以免黎明现象及 Somogyi 现象[76]。应控制其空腹血糖在 90mg/dl 以下、餐前血糖 100mg/dl 以下、餐后 1 小时血糖 100~120mg/dl，严格控制糖化血红蛋白到正常范围，同时防止低血糖发生[66,69]。还应根据餐后血糖而不是餐前血糖水平调整胰岛素剂量以保证糖化血红蛋白处于正常水平，从而降低巨大儿、新生儿低血糖及剖宫产风险。此后，患者应每 3 个月检测一次糖化血红蛋白水平，以反映其过去 3 个月血糖控制情况[68,69]。

胰岛素治疗

赖脯胰岛素（lispro）、门冬胰岛素（aspart）、甘精胰岛素（glargine）等胰岛素类似物（insulin analogs）通过基因工程及 DNA 重组技术生产，它们与人胰岛素在几个氨基酸上有区别。对妊娠期间使用胰岛素类似物的担忧包括药物的胎盘转运和抗体形成[77]。有研究证明，赖脯胰岛素和门冬胰岛素在妊娠期只有少量通过胎盘，并不产生抗体，对母体和胎儿的不良反应少。虽然糖尿病患者短期使用赖脯胰岛素及门冬胰岛素便可产生较高的满意度及依从性，但同时也增加患低血糖风险。甘精胰岛素是一种长效胰岛素类似物，每日只需使用 1 次便能维持体内胰岛素水平，同时不产生胰岛素高峰。目前，只有关于甘精胰岛素妊娠期使用的安全性和有效性病例报道[38]。甘精胰岛素通常用于体弱且敏感的胰岛素依赖 1 型糖尿病患者。中性精蛋白锌胰岛素（neutral protamine hagedorn insulin）作为基础型胰岛素，每日使用 2 次可更好控制空腹血糖，通常用于替代甘精胰岛素。地特胰岛素（detemir）、赖谷胰岛素（insulin glulisine）等一些新型胰岛素类似物在妊娠期的应用尚无充分研究，在确定其致畸风险前不应用于妊娠期妇女[39]。

因妊娠早期激素波动影响血糖水平，这个时期的血糖控制较难[66,69]。此时，为更好控制空腹血糖，应将 K. H. 的基础胰岛素由甘精胰岛素换为中性精蛋白锌胰岛素，同时根据碳水化合物摄入量在餐前确定赖脯胰岛素用量。妊娠期间很少使用胰岛素剂量浮动的治疗方式[66,69]。在妊娠前 3 个月，通常需更严格地制定胰岛素服用剂量，每 2~4 日调整 1 次，直到血糖控制在满意水平，并在之后妊娠期间的每 2~3 周缓慢上调。

妊娠合并 2 型糖尿病的治疗

案例 49-3

问题 1：V. W.，女性，36 岁，G3P0+2，孕 15 周，5 年前常规体检查出糖尿病，1 年前有 2 次自发流产史。患者身高 1.65m，体重 134kg，体重身高指数（BMI）49kg/m²，诊断为肥胖。她最近发现自己已受孕，尚未接受任何产前诊断与保健措施。目前服用药物有：二甲双胍，每日 2 次，每次 1 000mg；格列吡嗪，每日 1 次，每次 5mg。自述未规律服药和监测血糖，未严格遵从糖尿病饮食方案。她 2 个月前的最近一次糖化血红蛋白为 8.3%。现在，V. W. 的治疗方案应从哪种药物开始呢？

胰岛素治疗

由于胰岛素（insulin）不通过胎盘，且其对母体和胎儿的安全性已得到研究证实，故为妊娠期降糖药的理想选择，其治疗目标是将患者血糖降至妊娠期妇女的正常血糖范围。由于 V. W. 所处妊娠阶段是胎儿器官形成的重要阶段，因此快速控制血糖是她此时最重要的治疗目标[73]。

胰岛素需求量因患者而异，其剂量调整以 3 个月为单位进行。妊娠前 3 个月患者血糖水平常不稳定，之后相对稳定[65]。妊娠前 3 个月，部分母体血糖与糖异生物质被胎儿摄取，这可能降低母体胰岛素需求量，但会增加低血糖发生率。总体来说，这个时期胰岛素剂量的平均范围是 0.7~0.8U/(kg·d)[66,69]。若患者在这个时期频繁发生恶心呕吐，血糖控制水平可能出现波动，应密切监测血糖。到孕 24 周，患者胰岛素需求量增至 0.8~1U/(kg·d)，且每 5 到 10 天就需调整一次胰岛素用量[66,69]。孕 7~9 月，胰岛素用量继续增至 0.9~1.2U/(kg·d)，这可能是患者孕前的 2 倍剂量，部分原因是这个时期胎盘产生的激素（如催乳素、泌乳素、雌激素和黄体酮）会拮抗胰岛素作用。根据体重计算胰岛素用量的方法并不能准确反映妊娠妇女（尤其是肥胖群体）的实际胰岛素需求。胰岛素治疗必须在考虑文化水平、依从性及作息时间的基础上，为每个患者制订个体化方案。调整胰岛素剂量时，应将患者活动量、饮食习惯及其他可能影响血糖水平的因素（如激素使用情况、压力情况、是否感染等）纳入考虑。一些患有 2 型糖尿病的患者在妊娠前 3 月可能需要住院治疗，以达到以下目标：(a) 迅速控制血糖；(b) 准确评估其胰岛素需求量；(c) 在密切监测血糖的基础上制定个体化的胰岛素治疗方案[65]。

选择一种合适的胰岛素，每日注射 3~4 次，是一种能充分控制血糖的常用方案。常规胰岛素、中性精蛋白锌胰岛素等生物合成胰岛素在化学结构、生物作用及免疫作用等方面与人胰岛素等价,故常用于糖尿病合并妊娠患者[38]。这几种胰岛素是妊娠期间已知最安全的降糖选择,使用时患者需每日在严格的时间点进餐[38]。

V. W. 现应停用口服二甲双胍(metformin)与格列吡嗪(pioglitazone),改为生物合成常规人胰岛素与中性精蛋白锌胰岛素。胰岛素日用量应根据 V. W. 的孕周及实际体重来计算。其胰岛素日用量为 0.8U/kg×134kg=107U。按每日注射 3 次的用法,她应于每日早餐前 30 分钟皮下注射 47U 中性精蛋白锌胰岛素及 24U 短效胰岛素,晚餐前 30 分钟皮下注射 18U 短效胰岛素,睡前注射 18U 中性精蛋白锌胰岛素。除此之外,考虑到 V. W. 肥胖的情况,她的治疗计划还应包括饮食管理和孕期体重增加咨询,她还应掌握胰岛素的抽取、混合、注射方法,以控制血糖在正常范围内,同时适量运动,每餐后散步 20~30 分钟。糖尿病患者在妊娠期胰岛素皮下注射吸收的最佳部位是腹部区域,因此 V. W. 应学会在腹部区域皮下注射胰岛素。V. W. 还应掌握血糖测量仪器的用法,每日自测血糖 4 次——空腹、三餐后 1 小时(从最后一口饭后开始计时),血糖控制目标是空腹低于 90mg/dl,餐后 1 小时低于 120mg/dl。

2 型糖尿病患者妊娠期间口服降糖药的使用

口服降糖药(oral hypoglycemic agents)常用于非妊娠期 2 型糖尿病患者,很少单一应用于 2 型糖尿病合并妊娠的患者。因很多患者使用口服降糖药并不能充分控制血糖,故在可能的情况下,建议 2 型糖尿病患者在妊娠前或发现妊娠时立刻改用胰岛素降糖[66-69]。若无法改用胰岛素,应强烈建议患者继续口服降糖药物直到可以改用胰岛素降糖再选择备孕。很大一部分患者因对妊娠期服药有恐惧心理,在妊娠后停用包括降糖药在内的所有药物,这会造成母体在胎儿器官形成的重要阶段血糖过高。

ACOG 建议,在收集到更多关于安全性和有效性数据之前,2 型糖尿病合并妊娠患者应采用个体化的口服降糖药物[66-71]。口服降糖药物在妊娠合并 2 型糖尿病患者中的应用经验尚不足。二甲双胍目前可用于高胰岛素血症、胰岛素抵抗的妊娠期妇女及多囊卵巢综合征(polycystic ovarian syndrome,PCOS)致不孕的妇女(见第 50 章)。除特殊情况(妊娠第二或第三个月出现高胰岛素血症)需要使用二甲双胍外,妊娠期妇女应改用胰岛素降糖[77]。研究表明,磺脲类药物疗效次于胰岛素和二甲双胍,并增加新生儿低血糖风险[74]。

> **案例 49-3,问题 2:** V. W. 在使用胰岛素降糖的同时是否需要联用口服降糖药?

V. W. 应继续每日皮下注射胰岛素 3 次,每 2~3 日调整一次胰岛素用量,直到血糖达到理想目标,同时不产生明显低血糖症状,仅在胰岛素日用量超过 250~300U 的情况下加用二甲双胍。当加用二甲双胍时,如果患者的胰岛素敏感性增加,胰岛素日用量应至少减少一半。

妊娠期糖尿病

诊断标准

> **案例 49-4**
>
> **问题 1:** J. B. 亚裔女性,22 岁,首次妊娠,孕 24 周,身高 1.57m,体重 75kg(妊娠期体重),BMI 30kg/m²。其母亲有糖尿病史。在她常规的产检过程中,产科医师建议她进行妊娠期糖尿病筛查。她的糖化血红蛋白水平为 5.8%,尿中未检测出葡萄糖。
> 为什么 J. B. 有患妊娠期糖尿病的风险?

妊娠期糖尿病(GDM)是指在妊娠期发生或发现的碳水化合物不耐受(carbohydrate intolerance),与疾病程度、是否需要治疗、发生时间或持续时间无关[78]。妊娠期糖尿病发生率约为 7%(范围 1%~14%),发病率随着人口及测算方法的不同而变化[78]。患病妇女后代可能发生的并发症有巨大儿、低血钙、低血糖、红细胞增多症及黄疸(jaundice)。妊娠期糖尿病患者更容易患妊娠相关高血压疾病,同时剖宫产风险增高,妊娠结束后患者发生 2 型糖尿病风险增高,其后代发生肥胖及糖尿病的风险同样增高。

妊娠期糖尿病的危险因素包括年龄大于 25 岁、肥胖(BMI≥25kg/m²)、糖尿病家族史、前一胎体重大于 4kg、死产史、葡萄糖不耐受病史及目前存在尿糖[78]。黑种人、拉丁裔人、黄种人及印第安人发生妊娠期糖尿病风险更高[66,78]。

J. B. 有以下几点患妊娠期糖尿病的高危因素:黄种人、肥胖和糖尿病家族史。她孕 26 周的糖化血红蛋白水平正常,排除她患有显性糖尿病(overt diabetes)。她应先接受标准糖筛查试验:口服 50g 葡萄糖,1 小时后测静脉血糖值,检查前不必空腹。由于妊娠期糖尿病会增加胎儿发生高胰岛素血症及巨大儿风险,因此其诊断对母婴均十分重要。

妊娠期糖尿病治疗

> **案例 49-4,问题 2:** J. B. 50g 葡萄糖试验 1 小时血糖结果为 161mg/dl。因血糖升高,被要求隔日行 3 小时葡萄糖耐量试验(oral glucose tolerance test,OGTT),试验前需要禁食。结果为空腹血糖 96mg/dl,1 小时血糖 183mg/dl,2 小时血糖 140mg/dl,3 小时血糖 126mg/dl。检查结果确诊 J. B. 患妊娠期糖尿病,该如何治疗?

J. B. 需接受妊娠期糖尿病的健康教育,包括妊娠期糖尿病饮食、血糖仪使用、识别高血糖和低血糖的先兆和症状及低血糖的治疗方法。她应每日监测血糖 4 次,分别测空腹血糖和三餐后 1 小时血糖。1 周后复查血糖,评估是否需要药物治疗(胰岛素或格列苯脲)。

60%~85%的妊娠期糖尿病患者能通过饮食控制和常规运动控制血糖,但若通过饮食和运动不能使空腹血糖小于 95mg/dl,或餐后 1 小时血糖小于 140mg/dl,就需要开始药物治疗(胰岛素及口服降糖药)[74]。图 49-3 概述了筛查和诊断妊娠期糖尿病的建议。

筛查

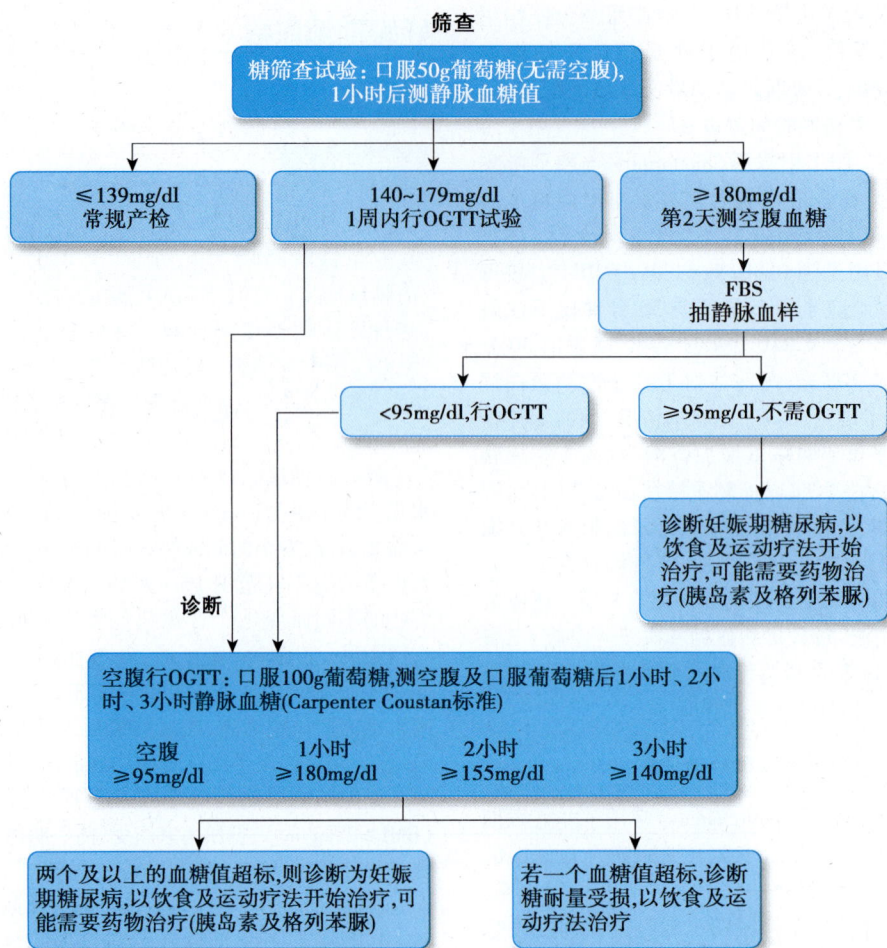

图 49-3　妊娠期糖尿病的参考筛查及诊断流程图。OGTT，口服葡萄糖耐量试验。来源：Screening and diagnosis of gestationaldiabetes mellitus. Committee Opinion No. 504. American College of Obstetricians and Gynecologists. *Obstet Gynecol*. 2011;118:751-753.

案例 49-4,问题 3： J. B. 在妊娠 30 周带着血糖监测结果复诊。在过去 4 周中,她通过控制饮食和餐后适量步行控制血糖,但空腹血糖平均值升至 98mg/dl,餐后血糖维持在 139mg/dl,此时,J. B. 该如何治疗?

　　与孕前糖尿病治疗一样,妊娠期糖尿病同样使用胰岛素治疗,但尚无胰岛素的最佳治疗方案。胰岛素剂量依然基于患者体重,并采用分次或混合多剂量方案。胰岛素治疗方案应根据患者需求个体化设定,以达到满意血糖水平。

　　近来,二甲双胍在妊娠糖尿病中的应用试验(Metformin in Gestational Diabetes Trial)检验了二甲双胍与胰岛素的等效性。在一项非盲随机试验中,20～33 周的妊娠期糖尿病患者被随机分配到二甲双胍治疗组(缓慢加药至 2 500mg,若血糖仍未得到控制,则加用胰岛素)或单独胰岛素治疗组[79],最终两组主要结局指标(新生儿综合评分)相似,但 46% 的二甲双胍组患者需加用胰岛素,且这些患者体重更重、血糖值更高。该研究结果提示,二甲双胍可用于治疗妊娠期糖尿病,但在血糖较高患者中单用效果欠佳[79]。综

上,二甲双胍适用于胰岛素需求量高(>每日 300U)的中晚孕期患者[38]。口服降糖药在妊娠期糖尿病患者的作用仍需更多随机试验证实。

　　其他口服降血糖药物,如磺脲类,证据质量较差,并增加不良反应风险[74]。

　　J. B. 因孕周超过 30 周,空腹血糖低于 110mg/dl,适合使用胰岛素,然后根据血糖值调整剂量。

糖尿病进展的风险

案例 49-4,问题 4： 为什么 J. B. 分娩后仍有进展为糖尿病的风险?

　　大多数妊娠期糖尿病患者分娩后糖耐量将恢复正常,但仍有 15%～50% 的患者在分娩后 5～16 年发展为糖尿病[72]。高危因素包括肥胖、妊娠 24 周前诊断为糖尿病、妊娠期间或分娩后血糖明显升高。下次妊娠时患妊娠期糖尿病的可能性为 50%[66,78]。

　　J. B. 可通过加强运动和维持正常体重降低发展为糖尿病的风险。产后 6 周行 OGTT 试验,产后 1～3 年筛查空

腹血糖或检查糖化血红蛋白（HgbA1c）。此外，应告知她使用有效避孕措施，避免计划外妊娠，并定期随访。

妊娠期高血压及子痫前期

慢性高血压

临床表现

案例 49-5

问题 1：T. D.，黑人女性，37 岁，G1P0，肥胖，妊娠前几个月诊断为高血压 1 级（135~145/90~95mmHg）。既往无心血管疾病危险因素（如吸烟、糖尿病、血脂异常等），医生建议改变生活方式（如减肥和运动等）。于孕 16 周首次产检，血压 130~135/82~85mmHg。现患者妊娠 28 周，血压 142/90mmHg，血生化：Scr 0.6mg/dl，尿酸 4mg/dl。随机尿检：尿蛋白（−）。超声证实符合孕周。该孕妇患何种类型高血压？发生子痫前期的可能性有多大？

妊娠期高血压疾病指间隔至少 6 小时的 2 次血压测量收缩压≥140mmHg 和（或）舒张压≥90mmHg。妊娠期高血压疾病在妊娠中的发生率为 5%~8%，是造成孕产妇和围生儿病死的重要原因之一[80]。发达国家 15%~24% 的孕产妇死亡是由妊娠期高血压疾病引起[81,82]。

妊娠期高血压疾病可分为妊娠合并慢性高血压、子痫前期-子痫、慢性高血压并发子痫前期和妊娠期高血压[80]。妊娠期高血压指整个孕期血压短暂性升高，但并未发展为子痫前期，且于产后 12 周内血压恢复正常。若产后 12 周内血压未恢复正常，应诊断为慢性高血压[80]。

妊娠合并慢性高血压的诊断标准为：妊娠前或妊娠前 20 周出现高血压或产后 12 周后血压未恢复正常[80]。如患者未定期产前检查和血压监测，在妊娠 20 周后首次发现高血压，诊断比较困难，需随访至产后 12 周才能确诊。

一般妊娠合并慢性高血压的孕妇由于妊娠中期血压的生理性下降，在妊娠前半期血压处于正常水平[83]。在妊娠晚期血压通常恢复到妊娠前的水平。T. d. 妊娠前的舒张压为 90~95mmHg，妊娠中期降为 86~90mmHg，妊娠晚期又恢复到妊娠前水平。因此，对于妊娠前和妊娠早期均未进行检查，妊娠晚期首次发现高血压的患者，与子痫前期的鉴别比较困难。仅靠测量血压，很难与慢性高血压合并子痫前期鉴别。T. D. 的收缩压急剧升高 30mmHg 或舒张压升高 15mmHg 可能与子痫前期相一致。尽管没有同时存在蛋白尿（≥0.3g/24 小时或随机尿蛋白+）和肾功能不全的证据，但不能完全排除子痫前期[83]。T. D. 无蛋白尿，并且血肌酐和血尿酸正常，故该患者诊断为慢性高血压，目前不考虑诊断为子痫前期。

子痫前期的危险因素

案例 49-5，问题 2：T. D. 发展为子痫前期的危险因素是什么？

子痫前期是一种妊娠期特发性疾病，通常于妊娠 20 周后出现高血压和尿蛋白[83]。子痫前期可造成多个器官受损，如肾脏、肝脏、血液系统和神经系统。由于这些症状和体征不具有特异性，因此子痫前期很难和其他疾病鉴别。水肿不再作为子痫前期诊断标准之一（正常妊娠情况下可出现水肿）。子痫前期是进行性胎盘和母体内皮细胞受损、血小板凝集增强及动脉血管收缩调节障碍等病理变化的结果。子痫前期的特殊类型—— HELLP 综合征，是以溶血、肝酶升高及血小板计数下降为主要临床表现的综合征，可不伴蛋白尿和血压升高，是妊娠期高血压疾病的严重并发症，常危及生命[84]。

当子痫前期的孕妇发生抽搐，称为子痫。少数患者病情进展迅速，可在几小时或几日内由轻度子痫前期进展成重度子痫前期和子痫。子痫是一种潜在的可预防的子痫前期并发症。大约 20% 的子痫孕妇舒张压低于 90mmHg，并且无蛋白尿[85]。

妊娠期高血压是指妊娠期或产后 24 小时内出现高血压，无高血压病史及子痫前期症状和体征[80]。患妊娠期高血压的女性在以后的妊娠中具有高复发风险。

子痫前期通常发生在首次妊娠（约 2/3 病例），其危险因素包括肥胖、高龄妊娠和慢性病，如糖尿病、胰岛素抵抗及肾脏疾病等[86]。妊娠相关的危险因素包括多胎妊娠、尿路感染、胎儿染色体异常及葡萄胎。家族史中姐妹或母亲患子痫前期的患者发生子痫前期风险升高。有子痫前期病史的患者在以后妊娠过程中复发风险高，尤其是妊娠前 30 周出现的子痫前期[86,87]。T. D. 的年龄、肥胖、慢性高血压病史使其患慢性高血压合并子痫前期的发病率为 25%[87]。

监测

案例 49-5，问题 3：应该监测哪些客观指标和主观指标以判断 T. D. 是否进展为子痫前期？

首先需定期监测血压。若在随机尿检中发现蛋白，则需收集 24 小时尿液测定蛋白和肌酐以准确评估尿蛋白的分级和疾病严重程度[80]。由于慢性高血压可导致胎儿宫内生长受限，因此需定期复查 B 超监测胎儿发育情况。医师应指导患者识别和报告所有出现的子痫前期症状，如原发性水肿（面部或手的水肿）、头痛、视物模糊等，后两个症状是重度子痫前期的征兆，预示可能进展为子痫。上腹部疼痛同样是重度子痫前期的征兆，提示肝包膜下血肿可能[86]。因为 T. D. 患有慢性高血压，单纯高血压恶化并不是合并子痫前期的可靠信号。在肾脏功能正常的慢性高血压妊娠妇女中，蛋白尿是反映是否合并子痫前期的最佳指标[85]。

降压药物治疗

案例 49-5，问题 4：T. D. 是否需要使用降压药物治疗慢性高血压以预防发生子痫前期？

妊娠合并慢性高血压的降压治疗目标是在不降低胎盘

灌注的前提下尽量减少患者血压升高的风险[84]。目前对妊娠合并慢性高血压的孕妇进行降压药物治疗仍存在争议。舒张压持续高于100mmHg将造成母体血管损伤，尤其是舒张压超过105~110mmHg时[86]。舒张压低于100mmHg则不易发病。因此，大多数医师推荐舒张压高于100~110mmHg的患者进行降压治疗[80]。对舒张压低于100mmHg同时合并靶器官损伤（如左心室肥大）或潜在肾损伤的慢性高血压患者进行降压治疗应谨慎，因降压治疗会减少胎盘血流灌注，可能增加胎儿生长受限发生[88,89]。轻中度的高血压经降压治疗后，进展为严重高血压的风险降低约50%，但其发展为子痫前期的总体发病率不会降低[90]。没有证据表明降压治疗可降低妊娠合并高血压（收缩压140~169mmHg，舒张压90~109mmHg）孕妇发生死产、胎儿宫内受限或早产的风险[90]。另外，与接受安慰治疗或不进行治疗的患者相比，降压治疗可给孕妇带来药物不良反应。然而，当妊娠期合并严重高血压（舒张压>110mmHg）时，降压治疗可用于减少心血管不良事件，如心力衰竭、肾衰竭或急性卒中等发生风险。

T. D. 肾功能正常且舒张压小于100mmHg，因此目前不需要降压药物。如果 T. D. 在妊娠前已开始使用降压药物，妊娠期可继续使用[80,85,88]。由于妊娠中期血压会生理性下降，此时应减少降压药物的剂量或停止联合用药，从而避免出现低血压。对未出现子痫前期的慢性高血压孕妇不进行降压治疗，其围产期发病风险和正常孕妇并无区别[85]。尽管慢性高血压是子痫前期的主要危险因素，但对轻度慢性高血压且无其他并发症的妊娠期妇女降压治疗并不降低子痫前期的发生率。

甲基多巴

案例 49-5，问题 5：T. D. 妊娠 30 周复诊，血压 160~165mmHg/85~92mmHg，应如何治疗？

甲基多巴（methyldopa）是中枢 α 受体激动药（centrally acting α-agonist），在美国广泛用于治疗妊娠合并慢性高血压。常用起始剂量为每日 750~1 000mg，分 3~4 次服用。根据具体情况可增大剂量至每日 2~3g。控制妊娠期血压可能需要更高剂量[91]。

甲基多巴的妊娠危险性分级为 B 级，在妊娠期使用的时间最长，安全性最好。尚无致畸性报道和很少有引起新生儿不良反应的报道[38]。

甲基多巴治疗初期易致孕妇头晕、镇静和乏力[91]，随着治疗进展，这些症状会逐渐消退，但随着剂量增大可重新出现这些不良反应[91]。一般不会出现体位性低血压。在治疗过程中应监测甲基多巴引起的肝脏功能损伤[87]。其他可治疗妊娠期高血压疾病的药物包括拉贝洛尔（labetalol）、钙通道阻滞剂。表 49-4 列出了妊娠期慢性高血压的药物治疗总结[92-97]。

表 49-4

妊娠期和哺乳期慢性高血压疾病的降压药物

药物	剂量	备注
甲基多巴	开始每日 750~1 000mg，分 2 次服用，可增加剂量至每日 2~3g，分 3~4 次服用[99]	一线药物[88]，应用最久，安全性最好。常见不良反应有头晕、镇静、乏力，可缓解；可引起肝脏毒性。极少量进入乳汁，故哺乳安全
拉贝洛尔	开始每日 200~400mg，可增至每日 2 400mg，分 2~3 次服用	一线药物[88]，同时阻断 α 和 β 受体途径，副作用少，比甲基多巴更受推荐。不良反应包括新生儿心动过缓和低血压。进入乳汁量极少，故哺乳安全[92]
其他 β 受体阻滞剂	视具体药物而定	阿替洛尔尤其与胎盘重量下降和胎儿宫内生长受限有关[94,95]。胎儿宫内生长受限可能与 β 受体阻滞剂诱导母儿血管阻力升高相关。阿替洛尔、醋丁洛尔、美托洛尔、纳多洛尔和索他洛尔可聚集于乳汁中，乳汁/血浆高，可能对新生儿造成影响[96,97]。普萘洛尔进入乳汁量少，较安全，但需警惕新生儿低血压、心动过缓及血糖改变
硝苯地平，长效	开始每日 30mg，可增至每日 120mg，每日 1 次	妊娠期使用硝苯地平和其他钙离子通道阻滞剂研究少。乳汁中硝苯地平浓度低，因此可在哺乳期使用[107,108]
利尿剂	视具体药物而定	虽然可能安全，但非一线用药[88]，可能会干扰妊娠期间母体正常血容量增加。已出现子痫前期和胎儿宫内生长受限应避免使用。乳汁中含量少，但可减少乳汁分泌
血管紧张素转化酶抑制剂和血管紧张素 II 受体阻滞剂	禁用	妊娠期间禁用。妊娠早期使用会引起胎儿肾衰竭造成羊水少、胎儿四肢挛缩、肺部发育不全、骨骼发育不良及不可逆转的新生儿肾损伤[38]。妊娠早期使用血管紧张素转化酶抑制剂将大大增加出生缺陷发生风险[75]。乳汁中卡托普利和依那普利浓度低，可在哺乳期间使用[229]。乳汁中贝那普利含量少

T. D. 应口服甲基多巴 500mg，每日 3 次，如不能耐受副作用，可改为口服拉贝洛尔 200mg，每日 2 次，妊娠期禁用血管紧张素转化酶抑制剂和血管紧张素Ⅱ受体阻滞剂，这两类药物会增加胎儿和新生儿的发病率和死亡率[88]。

轻度子痫前期

案例 49-5，问题 6： T. D. 孕 31 周产检时，发现四肢轻度水肿，血压 155/102mmHg，尿蛋白（+），血肌酐 0.9mg/dl，血尿酸 6.0mg/dl，AST 25U/L，ALT 16U/L，血小板 230×10⁹/L；超声检查示胎儿生长受限。给予拉贝洛尔 200mg，口服，每日 2 次，无明显不良反应。该患者哪些症状和体征可能与子痫前期相关？患有轻度还是重度子痫前期？

病因学和病理变化

目前，子痫前期病因尚不清楚。尽管妊娠早期就发生病理改变，但到妊娠晚期才会出现临床症状并持续至胎儿娩出后[98]。子痫前期病理变化主要包括不完全生理性胎盘血管床改变及内皮细胞功能受损。

胎盘缺血

正常妊娠早期，滋养层细胞迁移和侵入子宫螺旋动脉引起胎盘血管床发生生理性改变，使得绒毛间血流量达最大。螺旋动脉的生理性改变使血管循环阻力降低，从而增加胎儿血供。子痫前期时，螺旋动脉的生理性改变不完全，导致灌注下降，最终引起胎盘缺血[98,99]。

血管内皮损伤

完整的血管内皮可维持血管完整性，介导免疫应答及炎症反应，降低血管内凝血和调控血管平滑肌收缩[99]。

正常妊娠时，前列环素（prostacyclin）较孕前增加 8～10 倍，增大了前列环素与血栓烷 A₂（thromboxane A₂）的比值[98]。在整个妊娠期间，前列环素和一氧化氮的联合作用在舒张血管方面起着非常重要的作用，前列环素还可降低血管对血管紧张素Ⅱ的反应性。子痫前期发生时，前列环素和血栓烷 A₂ 的比值发生逆转，血栓烷 A₂ 发挥主要作用，从而导致血管对血管紧张素Ⅱ和去甲肾上腺素的敏感性增加，最终引起血管痉挛、血压升高[98]。因此，血管内皮损伤被认为与血栓烷 A₂ 的释放增加有关。一氧化氮合成酶活性下降和一氧化氮依赖或非依赖内皮衍生的舒张因子减少可增加血管紧张素Ⅱ等释放[80]。

氧化应激（oxidative stress）也可造成妊娠期间血管内皮细胞损伤。由胎盘灌注下降导致的间断缺氧和血流再灌注损伤增加了氧化应激反应[98,99]。内皮损伤最终可导致血管结构紊乱、毛细血管漏出增多、组织间液增加[99]。当发生重度子痫前期时，上述变化可导致低血容量、血浓缩及血细胞容积增加。血浆容量减少、血管痉挛和微血栓形成降低了肾脏、中枢神经系统、肝脏及其他器官组织的

血流灌注。肾脏损害导致尿蛋白出现，血浆蛋白减少导致血浆胶体渗透压下降，凹陷性水肿快速出现。内皮来源的凝血酶前体和抗凝因子失衡导致血小板减少，最终导致凝血障碍[99]。

T. D. 的血压高于妊娠前血压，在过去 3 周升高了 12mmHg。血压升高不作为诊断子痫前期必须条件，但新发生的蛋白尿可确诊。其他子痫前期的辅助诊断条件包括血尿酸浓度（子痫前期诊断敏感指标）和血肌酐超水平上升[86]。T. D. 未出现头痛、视物模糊及上腹部疼痛等重度子痫前期的症状。转氨酶水平和血小板计数均正常，说明未出现 HELLP 综合征。目前临床表现提示轻度子痫诊断成立，但需收集 24 小时尿液进行尿蛋白定量和记录出入量来排除重度子痫前期。

子痫前期的治疗

一般原则

案例 49-5，问题 7： T. D. 入院后查尿蛋白 500mg/24 小时，血压 140/95mmHg，血小板计数>200×10⁹/L，转氨酶水平正常，胎儿宫内生长受限。无其他子痫前期的症状和体征。该如何治疗 T. D. 的轻度子痫前期？

如果 T. D. 孕周大于 37 周，终止妊娠（delivery of the fetus）是子痫前期的最佳治疗方案。现 T. D. 有轻度子痫，但胎儿未足月，因早产会增加新生儿的发病率和死亡率，故需推迟分娩。不管是否伴有子痫前期的慢性高血压孕妇，常会出现胎儿生长受限。如果胎儿生长受限严重或胎儿生化检查异常，也应考虑提前分娩[80]。目前，T. D. 还未出现这两个症状，可入院密切观察，尽量延长妊娠时间。以 T. D. 为例，轻度子痫前期孕妇出现早产症状应入院治疗[80]，以防病情快速进展或产生并发症。门诊患者应定时监测胎儿，出现新症状需再入院治疗，以防病情进展[80]。

T. D. 应使用糖皮质激素促胎肺成熟（见案例 49-7，问题 7），建议她侧卧位卧床休息，减少血管收缩，增加肾脏和胎盘灌注，有助于降低血压和促进排尿。

T. D. 应每日规律监测血压，周期性检测肝转氨酶、血小板、血肌酐水平，并随时监测病情变化。同时，还应该严密观察是否出现重度子痫前期表现（如头痛、视物模糊、上腹部疼痛等），并监测胎儿情况[80]。每周二次 B 超监测胎动、胎心、羊水量，每 3～4 周一次超声观察胎儿生长情况。

重症子痫前期

临床表现

案例 49-5，问题 8： T. D. 卧床休息 2 周后，收缩压从 140mmHg 升至 150mmHg，舒张压从 90mmHg 升至 100mmHg，尿蛋白（1+～2+）。血压 2 天前开始升高，今日血压 160/112mmHg，尿蛋白（3+）。主诉头痛、眩晕、视物模糊及全身明显水肿。实验室检查：

血肌酐 1.3mg/dl

血尿酸 6.7mg/dl

AST 30U/L

ALT 16U/L

总胆红素 1mg/dl

血小板 95×10⁹/L

红细胞压积 38%

血红蛋白 13g/dl

随机尿蛋白 4+

患者立即转入产房待产。B 超评估胎儿体重 1 700g，在孕 34 周胎儿体重第 10 和第 25 百分位之间。T. D 哪些症状、体征及实验室检查支持重症子痫前期（severe pre-eclampsia）的诊断？可能出现哪些并发症？

T. D. 已发展为重度子痫前期[84]。头晕、视物模糊、血压≥160/112mmHg、随机尿蛋白超过 3+、血肌酐升高及血小板减少，这些症状均支持"重症子痫前期"的诊断。T. D. 虽然肝酶正常，但仍可能发展为 HELLP 综合征，可能增加母体和围产儿的发病率和死亡率。因此，娩出胎儿后，应继续监测 T. D. 的实验室指标。

并发症

重症子痫前期可能合并脑出血、脑水肿、脑病、凝血障碍、肺水肿、肝衰竭、肾衰竭及子痫发作[85,86]。因为子宫胎盘血流灌注不足，重症子痫前期不仅影响母体，也会影响胎儿。及时降压和适时终止妊娠可预防子痫。

重度高血压的急救

案例 49-5，问题 9：T. D 的重度高血压如何治疗？

抗高血压治疗的目的是预防脑损伤（如脑病、脑出血等）[85]。降压应循序渐进，以防血压急剧下降或降至过低，影响子宫胎盘灌注量，引起胎儿心动过缓[86]。因此，降压的同时应连续监测胎心。

肼屈嗪

肼屈嗪（hydralazine）是动脉平滑肌直接扩张剂，曾为孕期严重高血压紧急治疗的常用药物[85,91]。它引起压力受体介导的心动过速，使心输出量增加，通过降低母亲血压增加子宫血流量[86]。

肼屈嗪静脉给药后，起效时间为 10~20 分钟，作用维持 3~6 小时[86,100]，为防止药物蓄积，给药间隔时间不能小于 20~30 分钟[91]。不良反应包括恶心、呕吐、心动过速、潮红、头痛、颤抖，因与严重的先兆子痫和即将发作的子痫部分症状相似，故有时很难分辨是药物不良反应还是疾病症状[91]。有报道显示，胎儿血清中肼屈嗪的浓度与母体内一样或更高，但未造成胎儿畸形[38]。

拉贝洛尔

拉贝洛尔（labetalol）也是治疗妊娠期重度高血压疾病

的常用药物。每隔 10 分钟静脉给药 20mg、40mg 和 80mg，直至药物维持量为 300mg 或舒张压低于 100mmHg[101]。药物起效时间低于 5 分钟，达峰时间 10~20 分钟，作用持续时间 45 分钟~6 小时。

拉贝洛尔降压效果和肼屈嗪类似，但不良反应更少[91-102]。一项关于 β 受体阻滞剂治疗妊娠期高血压疾病的 meta 分析指出，拉贝洛尔的母体低血压发生率、剖宫产发生率及围产期死亡率（perinatal mortality）更少[102]。同时，拉贝洛尔降低母体血压时不会降低子宫胎盘灌注量[91]。此外，在 43%重度子痫前期的孕妇中发现，该药物可降低脑血流灌注压而不减少脑血流灌注量[103]。降低脑血流灌注压可预防子痫发生。但该药不适用于哮喘和失代偿性心力衰竭的患者[104,105]。与肼屈嗪相比，拉贝洛尔会增加新生儿心动过缓和低血压风险，但不会增加新生儿重症监护的概率[106,107]。

硝苯地平

硝苯地平（nifedipine）10mg 用于重度妊娠期高血压的急救是因为它能即时口服[91]。它能有效降低血压且不影响子宫胎盘血流灌注，也不会降低胎儿心率。但考虑到卒中和心肌梗死风险，FDA 不再推荐短效硝苯地平用于妊娠期重度高血压危象。由于妊娠期妇女继发于动脉粥样硬化的缺血风险较低，速效的硝苯地平仍被用于治疗妊娠期高血压[88]。为预防低血压，用药的同时需准备葡萄糖酸钙或氯化钙溶液。硝苯地平与硫酸镁具有协同作用，因此在用药过程中应警惕低血压和神经肌肉阻滞的发生[106]。

有研究表明，在治疗妊娠期高血压危象时速释的硝苯地平口服给药和拉贝洛尔静脉给药降压效果相同[107,108]。但是硝苯地平将收缩压降至 160/100mmHg 的速度更快[107]，并且能增加心脏指数[108]（见第 21 章）。因为硝苯地平缓释剂会延迟降压 45~90 分钟，所以不推荐使用[100]。

T. D 的处理措施：肼屈嗪（hydralazine）5mg，静脉给药，1~2 分钟完成，后每隔 20~30 分钟重复给药 5~10mg 直至给药总量达到 20mg[85]，每隔 15 分钟测一次血压。因为绒毛间的血流依赖母体灌注压，治疗目标应使舒张压不低于 90mmHg[85,100]。过度降压可能减少子宫胎盘灌注，危害胎儿。肼屈嗪可能会出现过度降压，尤其在血容量减少的情况下，应预防低血压[100]。如果单纯给予 1~2 剂肼屈嗪不能将舒张压降至 100mmHg 以下，可每 10~15 分钟加用拉贝洛尔 20mg。

子痫

硫酸镁的预防作用

案例 49-5，问题 10：T. D. 因重度子痫前期引产，应给予哪些治疗预防癫痫发作？

硫酸镁（magnesium sulfate）预防和治疗子痫抽搐的确切作用机制尚不清楚，抗惊厥活性可能部分是通过阻断兴奋性氨基酸受体 N-甲基-D-天冬氨酸（N-methyl-D-aspartate）介导[106]。抽搐是由于血管痉挛导致的脑血流量减少引起的。硫酸镁是有效的脑血管扩张剂，并且能增加血管内皮舒张剂前列环素合成。它还可降低全身血管阻力,起到降压作用,这种作用呈剂量依赖性,镁还可以保护内皮细胞,防止氧化性损伤[106]。

虽然终止妊娠是治疗重度子痫前期的有效措施,但分娩过程和产后也是最容易发生子痫的时期[84]。虽然子痫的发生率很低,但母亲的病死率却很高[109]。在美国,子痫前期的患者在分娩中和产后 12 至 24 小时给予硫酸镁治疗[80,85]。在英国,重度子痫前期常规使用硫酸镁已非常普遍[110]。硫酸镁能够预防轻度子痫前期进展已得到广泛证实。在 2002 年发表的一项纳入超过 10 000 例女性的大规模国际性研究发现,与安慰剂相比较,硫酸镁能使子痫前期进展为子痫的风险降低 58%[110]。一项纳入 2 500 例轻度子痫前期患者(血压 140/90mmHg,尿蛋白 1+)的观察性研究发现,在未预防抽搐的情况下,子痫的发生率大概为 1%[111]。

一项前瞻性的随机试验显示,预防妊娠期高血压发生子痫,硫酸镁优于苯妥英钠(phenytoin)[109],预防重度子痫前期发生抽搐,硫酸镁优于尼莫地平(nimodipine)[112,113]。

在美国,预防子痫的常用方案为先静脉给予 4～6g 负荷剂量的硫酸镁,然后以 2g/h 的速度持续滴注[115]。更低的滴注速度(如 1g/h)往往达不到效果[116]。先静脉给予 6g 负荷剂量,再以 2g/h 速度滴注,能使血清镁离子浓度维持在 4～8mg/dl[115]。因为镁离子通过肾脏排泄,若肾功能不全,易造成镁蓄积中毒,发现少尿或肌酐升高时应降低滴速。

因潜在的输液错误和硫酸镁意外过量使用可能造成患者伤害甚至死亡,美国医学研究所(Institute of Medicine)已将硫酸镁定义为高危药品[116]。连续输注硫酸镁必须使用输液泵控制输液速度,若没有输液泵,则使用肌内注射(IM)。在静脉配制中心,配制标准浓度硫酸镁和限制每袋输液硫酸镁的总剂量有益于防止疏忽引起的过量使用。将负荷剂量(4g/100ml)和维持剂量(20g/200ml)分开也有所帮助[117]。

T. D 在分娩时应使用硫酸镁预防子痫[80],先给予 4g 负荷剂量,静脉推注 30 分钟,再以 2g/h 持续输入。

硫酸镁毒性反应监测

案例 49-5,问题 11: 按上述方案给药后,应当监测 T. D. 的哪些主观和客观指标?

硫酸镁使用时应定时检查深腱反射(deep tendon reflex)(膝反射)、呼吸频率(respiratory rate)和尿量(urine output)[109]。膝反射减弱或消失是硫酸镁最先表现的毒性反应,一般出现在血镁浓度达到 8～12mg/dl 时,当高于 13mg/dl 时,患者可出现呼吸暂停。因此应每小时监测呼吸频率,使其大于 12 次/min。尿量至少 100ml/4h 或 25ml/h[109]。由于镁几乎完全从肾脏排出,因此除非出现明显肾功能不全时,如少尿或血肌酐升高,一般可不常规监测血镁浓度[106,109]。硫酸镁治疗时需备钙剂,一旦出现低钙血症或低钙抽搐,立即静脉注射 1g 葡萄糖酸钙(10% 葡萄糖酸钙 10ml),3 分钟内完成。当产妇使用硫酸镁时,新生儿可能出现神经肌肉抑制[38]。肠外给药安全性高,很少引起产妇和新生儿毒性反应,但需要严格、系统的安全保障措施来

避免疏忽导致的剂量错误[117]。

案例 49-5,问题 12: T. D. 的硫酸镁给药持续时间多长?

T. D. 硫酸镁给药持续时间取决于子痫前期的严重程度,一般至产后 24 小时[118]。如果给药时间不足,重症子痫前期或慢性高血压合并子痫前期患者病情可能恶化。

子痫的治疗措施

案例 49-5,问题 13: 由于医疗失误,T. D. 阴道分娩后 3 小时停止给予硫酸镁,4 小时后出现抽搐。子痫合理的治疗措施是什么?

子痫治疗用药包括劳拉西泮(lorazepam)、地西泮(diazempam)、苯妥英(phenytoin)和硫酸镁。硫酸镁解痉可降低母体和胎儿的死亡率[109,119]。治疗子痫需要的硫酸镁剂量一般要高于预防子痫发作的剂量。硫酸镁预防和治疗剂量范围相同[114]。然而,当硫酸镁治疗无效时,需警惕有无其他脑血管意外发生(如脑出血或脑梗死)[115]。当抽搐停止后,需静脉缓慢给予劳拉西泮 2～4mg。因此,T. D. 需重新给予硫酸镁,并且持续输注 24～48 小时。

分娩期用药

引产

足月分娩的机制

包括孕激素(progesterone)、前列环素、松弛肽(relaxin)、一氧化氮(nitric oxide)、甲状旁腺激素相关肽类(parathyroid hormone-relted peptide)在内的一系列激素和肽类在孕期会抑制子宫平滑肌收缩。足月后,子宫平滑肌不再受抑制,即分娩发动[120]。例如足月后孕激素浓度下降,雌激素便刺激子宫收缩。

子宫平滑肌的活动分为 4 期:静止期(0 期)、活化期(1 期)、兴奋期(2 期)和恢复期(3 期)。每个阶段均受多种因素调控,或刺激,或抑制[120]。在活化期(1 期)时,雌激素等其他促子宫收缩的激素会激发一系列复杂的过程(如:增加子宫肌层的前列腺素、缩宫素受体数量,增加子宫平滑肌细胞间的缝隙连接),促进子宫平滑肌协调收缩。这些变化将有利于缩宫素、前列腺素 E_2、前列腺素 $F_{2\alpha}$ 等兴奋子宫平滑肌和宫颈。宫颈软化、缩短和扩张的过程,称为宫颈成熟。子宫的兴奋表现为从不规律宫缩到规律宫缩的变化。在恢复期(3 期),在缩宫素介导下,子宫在分娩后发生复旧[120]。

分娩过程发生发展的准确生化机制仍然未知。宫内的胎儿可能通过机械扩张子宫来促进胎盘分泌甾体类激素(steroid hormone)和激活胎儿的下丘脑-垂体-肾上腺轴分泌甾体类激素来加速分娩的过程。这一系列过程最终介导胎儿-胎盘单位产生更多的缩宫素和前列腺素。

分娩分为三个产程。在分娩发动前几周,即可出现弱

的、不规律的、间歇性的宫缩（contraction）（又被称为"假临产"或"Braxton-Hicks 收缩"）。第一产程指从开始出现规律宫缩到宫口完全扩张为止，分为潜伏期、活跃期和减速期。潜伏期时，宫颈管缩短，但扩张不明显，宫缩进行性增加、延长，频率增加，也更为协调。潜伏期是产程中不可预测因素最多的阶段，可断断续续持续数日。进入活跃期后，宫缩每 2~3 分钟 1 次，变得强而规律。宫颈口扩张，从 3~4cm 一直开全至 10cm。第二产程指从宫口开全到胎儿娩出的全过程。第三产程为胎儿娩出后到胎盘娩出的全过程。

指征、禁忌证、要求

案例 49-6

问题 1：J. T. 是一名 28 岁初产妇，因临产收入院。定期产检，孕周核实为 42 周。宫颈检查提示宫颈成熟不好，Bishop 评分 4 分。引产的指征和禁忌证有哪些？

引产（induction of labour）指人工刺激引起子宫收缩使胎儿娩出的过程。当引产对母胎的益处超过继续妊娠时，即可引产。例如发生子痫前期、绒毛膜羊膜炎（chorioamnionitis）（即胎膜感染，见案例 49-7，问题 11）、死胎（fetal demise）、严重胎儿生长受限、母体疾病及过期妊娠（posterm pregnancy）等[121]。J. T. 的过期妊娠（≥42 周孕）是最常见的引产指征之一[121]。引产的禁忌证与自然分娩和阴道分娩相似，包括但不限于以下几项：活动性的生殖道疱疹病毒感染（active genital herps infection）、前置胎盘（placenta previa）（胎盘覆盖宫颈口）、前次妊娠古典式剖宫产分娩、胎儿横位（transverse fetal lie）（纵向横躺在子宫）、脐带脱垂（prolapsed umbilical cord）等。引产会导致母体的一些并发症，如增加绒毛膜羊膜炎和宫缩乏力（子宫肌肉收缩力丧失）（见案例 49-8，问题 4）所致的产后出血，同时引产也使剖宫产率增加 2~3 倍，尤其是对初产妇[122]。

引产前应全面评估母体和胎儿情况[121,123]。必须准确核实孕周，避免疏忽大意导致早产的发生[121,122]。34 周前胎膜完整或 32 周前胎膜早破，当分娩不可避免时，应在产前给予皮质类固醇（coticosteroids）以促进胎肺成熟（见案例 49-7，问题 7）[123,124]。

引产前应评估宫颈成熟度（degree of cervical ripeness）和引产的难易程度[121,125]。引产是否成功与宫颈成熟度直接相关[126,127]。Bishop 评分法根据胎头位置、宫颈扩张程度、宫颈管消退程度、宫颈软硬度及宫口位置评价宫颈成熟度[122,125]。评分大于 8 分者，阴道分娩率与自然临产相似[121]。评分小于 4 分者，比如 J. T. 的情况，更易发生引产失败和剖宫产。因此，已有研究旨在评估刺激子宫收缩前提高 Bishop 评分和子宫颈成熟度的方法。对于 Bishop 评分较低者，即使在引产前进行促宫颈成熟干预，其剖宫产率仍高于自然临产者[126]。但是促宫颈成熟仍有助于缩短产程，提高 Bishop 评分[121]。

促宫颈成熟可通过药物和机械刺激两种方式。药物包括前列腺素 E_1（prostaglandins E_1）和前列腺素 E_2（prostaglandins E_2）或小剂量的缩宫素。机械方法包括剥膜和宫颈内球囊[121,123,125]。渗透性和吸湿性扩张器吸收宫颈黏液后逐渐膨胀，从而扩张宫颈管[122,125]。达到理想的 bishop 评分后，一般通过人工破膜和滴注缩宫素进行引产[121,122]。

虽然 J. T. 需要通过引产降低胎儿不良结局和过期妊娠风险（如巨大儿、新生儿窒息、胎粪吸入和宫内感染），但她的宫颈条件不允许直接引产，而需要先促宫颈成熟。

促宫颈成熟

案例 49-6，问题 2：J. T. 可使用哪些药物促宫颈成熟？

米索前列醇

前列腺素通过促进胶原蛋白断裂和增加黏膜下层透明质酸和水分含量起到促进宫颈成熟的作用，并增加子宫平滑肌对缩宫素的敏感性[121,122,125]。米索前列醇（misoprostol）是前列腺素 E_1 的类似物（prostaglandin E_1 analog），用于预防非甾体抗炎药引起的溃疡性疾病。尽管还没有被美国 FDA 批准，但是米索前列醇也被用于促宫颈成熟和引产[128,129]。两项大样本的 meta 分析结果显示，米索前列醇用于促宫颈成熟和引产效果优于安慰剂和地诺前列酮（dinoprostone）[128,129]，阴道内使用米索前列醇可降低剖宫产率、缩短产程、增加 24 小时内的阴道分娩率，但发生异常子宫收缩的概率比阴道内使用地诺前列酮阴道剂（dinoprostone virginal insert）和宫颈凝胶剂（dinoprostone endocervical gel）要高[128-132]。与地诺前列酮相比，米索前列醇更易引起不伴胎心异常的子宫过度收缩，额外使用缩宫素的需求明显减少[131]，但两组母体和胎儿的结局相似。

有口服米索前列醇用于宫颈成熟的研究，但与阴道用药相比，口服用药的给药剂量和给药间隔更为复杂[132]，一项近期的 meta 分析结果显示，口服米索前列醇会降低 5 分钟时的 Apgar 评分，但新生儿重症监护治疗无差异。综合所有剂量的研究发现，米索前列醇口服使用与阴道使用，其 24 小时内阴道分娩失败率、胎心异常引起的子宫收缩过速和剖宫产率相似[122]。

米索前列醇 25μg 置于阴道后穹隆，必要时，3~6 小时重复一次[130,131]。50μg 易造成子宫异常收缩[128,132]，用药期间应该持续监测胎心率和宫缩情况[133]。使用米索前列醇至少 4 小时后才能使用缩宫素引产[121]。

因有子宫破裂风险，有瘢痕子宫（uterine scars）的女性不能使用米索前列醇[121,130,132]。在妊娠早期，米索前列醇是一种已知的致畸因素，尤其是在药物流产失败的情况下，但在妊娠中晚期，尚无相关报道[38,130]。与地诺前列酮相比，米索前列醇价廉使用方便，但 FDA 尚未批准其用于促宫颈成熟和引产。阴道用缓释剂型正在进行临床试验[133]。

前列腺素 E_2（地诺前列酮）

FDA 批准两种剂型的地诺前列酮（dinoprostone）用于促宫颈成熟。超过 50% 使用地诺前列酮的患者在 24 小时内分娩，有的甚至没有使用缩宫素[134,136]。每 3g（2.5ml）地诺前列酮宫颈凝胶（dinoprostone cervical gel）（prepidil 凝胶）含地诺前列酮 0.5mg，通过宫颈给药。地诺前列酮宫颈凝胶必须冷藏保存,地诺前列酮阴道栓必须冷冻保存。地诺前列酮阴道缓释剂(dinoprostone slow-release insert)(cervidil)含地诺前列酮10mg,通过阴道给药[137]。宫颈条件不佳的过期妊娠孕妇使用地诺前列酮与使用安慰剂或不使用药物相比,可以缩短产程,减少缩宫素用量[125,134-136]。一项纳入超过10 000例孕妇的meta分析发现,与安慰剂或不使用药物治疗相比,阴道使用前列腺素E_2可提高24小时阴道分娩率,宫颈成熟率,减少缩宫素使用,但剖宫产率差异不大,且增加子宫过度收缩伴胎心异常发生[138]。

地诺前列酮阴道凝胶和栓剂均可达到促宫颈成熟和成功引产的目的[125,134-136]。两种剂型只是在剂量和使用方法上有区别[139,141]。地诺前列酮阴道栓剂被置于一个可帮助栓体从人体内拉出的绳状聚酯网袋一端,含地诺前列酮10mg,以0.3mg/h的速度缓慢释放药物达12小时[137]。阴道栓的优点是方便医师放置和减少患者的不舒适感,另外,当分娩进入活跃期或子宫收缩过强并发胎心异常时可迅速取出药物。以下情况必须取出:放置12小时后,分娩进入活跃期,胎膜早破,子宫过度收缩伴胎心异常[141]。使用地诺前列酮宫颈凝胶时,如果用药6~12小时宫颈变化不明显或无明显宫缩,需重复给药一次,但总的给药次数不建议超过3次[141]。宫颈凝胶取出后6~12小时使用缩宫素,而栓剂取出后30~60分钟即可使用缩宫素。宫颈凝胶使用后监测胎心和宫缩情况至少2小时,出现规律宫缩后持续监测胎心和宫缩情况[121]。

地诺前列酮最严重的副作用为伴或不伴胎心异常的子宫过度刺激,使用阴道栓时的发生率约为5%,宫颈凝胶约为1%[121]。放置前Bishop评分>4分的患者发生率更高,放置后9.5小时仍可能发生[121,141]。因子宫过度刺激可发生在使用的任何时间,所以阴道栓使用过程中和取出后15分钟,需要持续监测胎心和宫缩情况,[135]这种过度刺激大多出现在进入分娩活跃期,撤药后数分钟缓解[136]。如果在进入分娩活跃期之前取出栓剂可避免子宫收缩异常[128]。两种地诺前列酮制剂都可能引起患者发热、恶心、呕吐、腹泻等副作用,尚无报道证实地诺前列酮影响新生儿结局[121,137,139]。

J. T. 可每隔3~6小时阴道使用米索前列醇25μg促宫颈成熟。米索前列醇是促宫颈成熟性价比最高的药物。

缩宫素

作用机制

案例49-6,问题3:使用2次25μg米索前列醇12小时后,J. T. 的宫颈成熟度增加,现在评分为9分,但她仍未出现规律宫缩,应如何治疗?

J. T. 可使用人工合成的缩宫素(oxytocin)促进宫缩。缩宫素可增加宫缩频率、强度和持续时间[142]。从孕20周起,子宫对缩宫素的敏感性逐渐增加,在孕30周以后敏感性极大增加[140]。缩宫素可用于引产和加速产程进展。活跃期子宫的低反应性所致产程延长或难产,是使用缩宫素的指征[140]。

剂量和用法

案例49-6,问题4:J. T. 如何使用缩宫素?

使用输液泵持续静脉滴注缩宫素,目的是诱发宫缩,扩张宫颈,使胎头下降,同时避免子宫过度刺激和胎儿宫内窘迫[142]。关于使用缩宫素引产和加速产程现有两种相反的观点。一种认为阴道分娩时应使用生理剂量2~6mU/min,尽量减少子宫过度刺激及胎儿宫内窘迫[121]。另一种观点认为应使用药理剂量来加强宫缩,缩短产程,及时纠正产程异常,减少剖宫产率及母亲发病率[121]。

缩宫素的血药浓度随着给药剂量直线增加,持续滴注20~40分钟后达稳态浓度。缩宫素的血药浓度与宫缩强度并无直接相关性[143],影响对缩宫素反应的因素包括产次、孕周及宫颈扩张程度[143]。

尽管有许多随机对照试验和缩宫素使用规范,但不同规范对缩宫素使用的最佳起始剂量、递增剂量、给药间隔和最大剂量的推荐意见不同[140,142,144]。起始剂量范围为0.5~6mU/min,剂量递增间隔范围在15~60分钟之间[121],剂量每次增加后等待30~40分钟评估药物稳态作用。大多数小剂量方案起始剂量为1~2mU/min,每30~40分钟增加1~2mU/min[142,145];大剂量方案的起始剂量为3~6mU/min,每20~40分钟加药3~6mU/min。缩宫素的最大使用剂量尚未确定。ACOG建议每家医院的产科部门统一制定缩宫素使用规范[121]。

增加缩宫素剂量和缩短药物调整间隔(15~20分钟)可加速产程,通常可降低剖宫产率[145-147]。与缩短药物调整间隔至20分钟和延长间隔至40分钟相比,增加缩宫素剂量(起始剂量6mU/min,增量6mU/min)[147]会使子宫过度刺激和因胎儿窘迫而行剖宫产的发生率增加,但引产失败和新生儿败血症发生率减少[147]。通常加速产程需要的最大药量比引产小[144,148]。

J. T. 应使用缩宫素引产,缩宫素应该以等渗溶液10U:1 000ml稀释,以1mU/min泵入。连续监测宫缩和胎心率。目标是每10分钟宫缩3~5次,每次持续60~90秒[146]。如果产程进展不快(宫口扩张速度<1cm/h),缩宫素应该每隔30~40分钟增加1~2mU/min[121,149]。同时每小时评估液体输入量和尿量。

不良反应

案例49-6,问题5:J. T. 使用缩宫素时应监测哪些不良反应及并发症?

因缩宫素用量过大或子宫对缩宫素敏感性过高引起的子宫过度刺激可能造成子宫破裂(uterine rupture)、阴道及宫颈裂伤(vaginal and cervical laceration)、急产(precipitous delivery)、胎盘早剥(abruptio planceta)、胎儿窘迫所致急诊剖宫产(emergency cesarean delivery for fetal distress)、宫缩乏力所致产后出血(postpartum hemorrhage)等。通常无论是否使用缩宫素,都不影响新生儿结局[146]。虽然缩宫素抗利尿作用微弱,但也有引起水中毒、水肿、死亡的报道[121]。缩宫素在结构和功能上与加压素相似,超过 40mU/min 的高剂量持续使用将导致低钠血症,诱发嗜睡、昏迷、抽搐和不可逆的神经损伤,静脉大剂量使用可引起血管平滑肌舒张,导致低血压及心动过速。J.T. 需要连续监测宫缩和胎心率,警惕出现伴胎心减速的子宫过度收缩这些缩宫素常见的不良反应[121,142]。

早产

美国 2006 年有 12.8% 的新生儿是早产(preterm labor),比 1990 年增加了 20%[3]。近 55% 的早产属于自发性早产,约 8% 的早产是继发于未足月胎膜早破[150]。早产是新生儿死亡(出生后一月以内的死亡)的主要原因,约占 70%[150]。同时,早产也是一岁以内婴儿死亡的第二大原因,根据美国 2006 年的数据,约占 17%[8]。若计算早产相关原因导致的婴儿死亡,占 36.1%[8]。

病因学

自发性早产有多种不同的症状,目前几个已知的原因包括子宫过度扩张(uterine distension)、蜕膜出血(decidual hemorrhage)、母胎下丘脑-垂体系统的激活、及宫内感染(intrauterine infection)引起的炎症等。以上因素最终都共同导致子宫、宫颈产生更多的蛋白酶和缩宫素,促进宫颈成熟和扩张,降低羊膜的韧性,从而导致破膜和宫缩,最终早产。如果存在感染,炎症反应会促进细胞因子、前列腺素、蛋白酶等的释放,从而促进子宫收缩、宫颈成熟和扩张,同时降低羊膜囊的韧性[152]。已在某些家族谱系和某些种族中发现了早产的易感基因,这些存在于母体或胎儿中的基因变异可编码一些早产相关的细胞因子[153]。凝血酶(thrombin)也是一种诱发宫缩的介质,可能与早产合并胎盘早剥、阴道流血有关[154]。研究显示,母体促肾上腺皮质激素释放激素(corticotropin-releasing hormone,CRH)的释放与分娩时间相关[155]。未足月时,母体或胎儿的应激均可刺激下丘脑垂体轴释放促肾上腺皮质激素释放激素,导致早产。感染同样也可以激动下丘脑垂体轴,导致促肾上腺皮质激素释放激素、皮质醇、前列腺素的释放[152,154]。虽然近年有一些早产相关的研究进展,但早产的病因仍然未知,对于如何预防早产也知之甚少。

临床表现与评估

案例 49-7

问题 1:B.B.,17 岁白人女性,G2P1,孕 29 周,因主诉背痛、痉挛、宫缩感收入院。没有未足月胎膜早破(preterm premature rupture of the membranes,PPROM)的症状。有早产史,前一胎 32 周时早产。胎儿纤连蛋白检测阳性。阴检显示宫颈消退 80%,宫口开大 2cm,一周前宫颈口仅 1cm。之前宫颈沙眼衣原体和淋球菌培养阴性。白带检查未发现细菌性阴道炎和滴虫性阴道炎。生命体征、尿常规、血常规无明显异常。正在监测宫缩和胎心率。超声提示胎儿约孕 30 周大小,约 1 200g。哪些体征、症状、实验室检查提示可以诊断早产?

B.B. 诉背痛和宫缩感,即是早产的症状。但是,多数女性足月前的宫缩不意味着临产,因此不能过度诊断。另一方面,早产的宫缩通常无痛,难以被察觉,因此宫缩并不是提示早产的敏感指标。纤连蛋白(fibronectin)是一种存在于羊膜与绒毛膜间起连接作用的蛋白,通常在孕期过半后从宫颈分泌物中消失,临产时才再次出现[156]。对于孕 24~34 周,未破膜且宫口<3cm 的孕妇,纤连蛋白检测阴性可排除早产的可能性[157]。纤连蛋白的检测可以避免过度诊断早产,因其对 1~2 周内发生早产的阴性预测值高达 95%以上。虽然阴道流血可使纤连蛋白检测产生假阳性,但是阴道流血本身也预示早产。B.B. 的纤连蛋白检测阳性,又有持续宫缩伴宫颈口扩张,符合早产临产的诊断标准,可以诊断早产临产。

危险因素

案例 49-7,问题 2:B.B. 自身有哪些早产的危险因素?

B.B. 的确有一些早产的危险因素。其中最重要的是早产史(ptior preterm labour),有早产史的女性再次早产的风险较一般人高出 2 倍以上[156]。如果此次妊娠也发生早产,她第三次妊娠早产的风险将高出一般人群 6 倍以上[156]。前次妊娠早产的孕周越小,此次妊娠早产的风险越高,特别是对于曾经有孕 32 周前早产史的女性。她年龄很小,也是早产的危险因素之一。虽然把年龄从混杂因素中分离出来较难,但研究显示小于 18 岁或高于 35 岁,早产的风险增加,[156]。黑色人种是早产和低体重新生儿的独立危险因素。其他危险因素包括孕前母亲的低体重、吸烟、中晚孕期出血(second or third trimester bleeding)、多胎妊娠(multiple gestation)和子宫畸形(uterine anomalies)等。这些 B.B. 都没有[120,156]。有研究采用阴道超声检查宫颈长度,结果显示宫颈越短早产风险越高,但宫颈管缩短的阳性预测值报道不一,波动较大。尿路感染、肺炎等母体感染也与早产相关[156,157]。另外,如加德纳菌(gardnerella vaginalis)、沙眼衣原体(chlamydiatrachoma)、淋球菌(neisseriagonorrhoeae)等阴道微生物也与早产相关[142]。虽然识别有自发性早产高危因素的孕妇很重要,但只有一半的早产孕妇合并了这些高危因素[156]。

宫缩抑制剂

治疗目的

案例 49-7,问题 3:B.B. 使用宫缩抑制剂(tocolysis)的目的是什么?

自发性早产的治疗手段主要是减缓或抑制宫缩,如控制宫缩有效,可延长孕周。很少有验证抑制宫缩药物有效性的安慰剂对照临床试验,大多数据显示,抑制宫缩药物最多延长孕龄 1~2 日[158]。原因是早产病因复杂,宫缩抑制剂并不能完全拮抗诱发宫缩的各种潜在原因。大多数研究并不能证明宫缩抑制剂能降低新生儿发病率和死亡率,因此选择一些其他替代指标,如孕周延长时间和各个时间点的早产数量[159]。孕周不同,延长孕周的价值也不同。延长孕周可以为使用糖皮质激素促进胎儿肺成熟和降低脑室出血风险赢得时间(见案例49-7,问题7)。孕周为24~34周,并且7日内可能早产的孕妇需要使用糖皮质激[124,159,160],延长孕周还可以为孕妇转移至具有新生儿照护条件的医疗机构。

使用宫缩抑制剂的影响因素很多。不宜使用宫缩抑制剂的胎儿因素有:异常胎监、严重的胎儿宫内生长受限(intrauterine growth retardation,IUGR)、致死性畸形(lethal congenital anomalies);母体因素有:绒毛膜羊膜炎(chorioamnioitnis)、其他母体感染或疾病(如子痫前期)、高龄产妇[156]。宫缩抑制剂对宫口开大3cm以上的孕妇治疗效果不佳,对产程已进展达宫口开大5cm以上无明显效果[156]。因为早产的病因多样,B. B. 需要经全面评估后,找出潜在可能引发早产的原因,并尽快对因治疗。例如尿路感染与早产相关,一旦确诊应积极治疗[156]。此外,对于怀疑有潜在的绒毛膜羊膜炎的患者,应先行羊水穿刺排除感染,再使用宫缩抑制剂治疗,也可同时检测羊水以判断胎肺成熟度[160]。B. B. 没有明显感染症状和使用宫缩抑制剂的禁忌证。即使只能延长几日妊娠,对于孕29周的 B. B. 也很有益处。

抑制宫缩方案

案例49-7,问题4: B. B. 应该如何治疗早产,应该使用哪一种宫缩抑制剂?

硫酸镁

在美国,硫酸镁是最常使用的宫缩抑制剂,亦可用于预防和治疗子痫。母亲血药浓度为5~8mg/dl 时可松弛子宫平滑肌[156],但其作用机制尚不清楚,可能是通过钙拮抗抑制肌球蛋白激酶活性,减少子宫肌层收缩[159]。

尽管硫酸镁被广泛使用,但用于延长孕周的证据不足。两项随机安慰剂对照研究结果显示,硫酸镁对延长孕周平均时间和增加新生儿平均体重并无明显作用。纳入两项安慰剂对照研究的 meta 分析结果显示,硫酸镁与其他宫缩抑制剂相比,并不能有效延长孕周[158,161]。4 项小样本的随机对照试验直接比较了硫酸镁和 β 受体激动剂(多数为利托君)[158],其中3项研究显示分娩结局无差异,1 项研究显示利托君加用硫酸镁比单用利托君更能使孕周延长。对 β 受体激动剂和安慰剂比较的研究表明,β 受体激动剂能够延长孕周48小时而不是7日。大多数研究将硫酸镁和利托君进行比较,两者延长孕周并没有差异,所以认为硫酸镁与利托君有相似的作用。但硫酸镁比利托君的耐受性好,副作用更少[158]。重症肌无力禁用硫酸镁,肾衰竭患者慎用硫酸镁。

β-肾上腺素能激动剂

由于费用高和不良反应大,β-肾上腺素能激动剂并未作为抑制宫缩的一线用药[156,158]。利托君(ritodrine)和特布他林均能抑制子宫平滑肌收缩。利托君是 FDA 唯一支持用于抗早产的药物,特布他林与子宫平滑肌上的 β₂-肾上腺素能受体结合。利托君的随机对照试验结果不一。一项纳入 1 320 例孕妇的 meta 分析显示,与对照组相比,使用β-肾上腺素受体激动剂后48小时内分娩减少,但7日内分娩率无统计学差异,新生儿的患病率和死亡率也无统计学差异,但这些研究的缺陷是样本含量少[162,163]。持续使用 β-肾上腺素能激动剂失败的原因可能是使子宫肌层对药物耐受[156,163]。

特布他林(terbutaline)可用于静脉注射,肌内注射和口服。特布他林 0.25mg 肌内注射多用于轻度宫缩和宫颈口扩张小于2cm 的情况。静脉注射 β-肾上腺素能激动剂用于更剧烈、频繁的宫缩和宫颈口扩张大于2cm 的情况。因潜在副作用(如心率加快、一过性高血糖、低血钾、心律失常、肺水肿和心肌缺血),FDA 在 2011 年发布警告,反对注射使用特布他林超过48~72小时。因缺乏有效性证据和对母体的潜在巨大副作用,FDA 也反对口服特布他林用于早产。

β-肾上腺素能激动剂的不良反应

药理剂量的 β-肾上腺素能激动剂(β-adrenergic agonists)并不是选择性作用于子宫平滑肌上的 β₂-肾上腺素能受体,这就使得它具有较高的不良反应发生率[164]。母体的不良反应,如肺水肿、心悸、心动过速、心肌缺血、高血糖、低血钾和肝毒性,导致超过 10% 的患者中止治疗[156]。如果不能及时确诊肺水肿将导致 ARDS 和死亡[156]。β-肾上腺素能激动剂禁用于有潜在心脏疾病或心律失常、高血压、糖尿病、严重贫血或甲状腺毒症的患者[156]。另外,如果患者有绒毛膜羊膜炎迹象,如母体发热、白细胞增多、胎儿心动过速时,应避免使用这些药物[155]。

β-肾上腺素能激动剂最常见的胎儿或新生儿不良反应包括心动过速、低血压、低血糖和低血钙,特别是在分娩前的几个小时内给药[156,164]。若不严密监控,孕妇高血糖引起的胎儿高血糖和高胰岛素血症可致新生儿低血糖。胎儿心动过速很少导致胎儿心肌缺血或肥大[164]。总之,虽然 β-肾上腺素能激动剂在过去常用,但因安全问题,现临床已少用[156]。

吲哚美辛

前列腺素 $F_{2\alpha}$,尤其是 E_2,是子宫肌层收缩和宫颈成熟的重要调节因子[120]。前列腺素的合成,需环氧化酶(COX)(也被称为前列腺素合成酶)使花生四烯酸转化为前列腺素 G_2。COX 抑制剂如吲哚美辛(indomethacin)可减少前列腺素的产生,从而降低收缩和抑制宫颈管改变。与其他宫缩抑制剂一样,这类药物还没有随机对照试验。一项纳入吲哚美辛与安慰剂比较的随机对照试验的综述发现,吲哚美辛明显减少妊娠小于 37 周孕妇的早产发生,并且延长分娩孕周,减少48小时和7日内分娩的情况发生[165]。在 8 个比较 COX 抑制剂和其他宫缩抑制剂的试验中,有 3 个发现 COX 抑制剂对妊娠 37 周之前的分娩率和母体药物不良反应的发生率较其他宫缩抑制剂均有所降低。另外,这些研究都表明,COX 抑制剂能够减少48小时内分娩[165]。吲哚美辛的耐受性好,胃肠不适可以用抗酸剂缓解。现有研究不足以评估新生儿的安全性和结局[165,166]。

虽然母亲耐受性好,但抑制前列腺素合成对胎儿及新生儿的影响不能确定。吲哚美辛快速穿过胎盘,胎儿体内药物浓度会迅速接近母体血液浓度[164,166]。因吲哚美辛可减少胎儿的尿量,导致羊水过少,故在使用中应监测羊水指数,当羊水指数小于 5cm(正常范围 5~25cm)时停用。吲哚美辛停用 48~72 小时后,羊水过少通常能够缓解。25%~50% 使用吲哚美辛的患者将出现胎儿动脉导管收缩,但一般是可逆的。动脉导管长时间封闭,可导致胎儿右心衰竭甚至胎死宫内。当使用吲哚美辛时间大于 48 小时,且孕周大于 32 周时,动脉导管封闭的风险增大[156]。有研究报道吲哚美辛增加产后出血发生率,但在 meta 分析中无统计学差异[165]。吲哚美辛禁用于羊水过少和怀疑胎儿肾脏/心脏异常患者(见第 105 章)。

一些回顾性的观察研究报道了更严重的胎儿及新生儿不良结局,包括新生儿坏死性小肠结肠炎、脑室内出血和肾衰竭[166-168]。但很难判断这些并发症与使用吲哚美辛有关,还是与因亚临床绒毛膜羊膜炎使用的其他药物有关[166,169]。分析表明,对于 24~32 周早产,在禁用其他宫缩抑制剂时,需要权衡利弊后使用吲哚美辛,将其作为二线治疗方案[166]。常规的吲哚美辛给药方案为:50~100mg 负荷剂量直肠或口服,继以每 4~6 小时口服 25mg,持续 24~48 小时[167]。

钙通道阻滞剂

钙通道阻滞剂(如硝苯地平和尼卡地平)通过减少钙离子流入子宫平滑肌,抑制子宫肌层收缩而抑制宫缩。硝苯地平是使用最广泛的钙通道阻滞剂,但是还没有硝苯地平用于抗早产的安慰剂对照试验。一项 meta 分析(包含 12 项随机试验,共 1 029 妇女)发现,钙通道阻滞剂在降低孕周小于 34 周孕妇 7 日内早产的效果优于其他宫缩抑制剂(主要是 β-肾上腺素能受体激动剂)[169]。最近一项纳入 192 例患者的研究发现,硝苯地平和硫酸镁在降低 48 小时早产、生产孕周、32~37 周前早产方面的差异无统计学意义[170]。与其他宫缩抑制剂相比,钙通道阻滞剂对孕妇的副作用明显减少[169,170]。

硝苯地平对母体的副作用包括心动过速、头痛、潮红、头晕、恶心及低血压患者出现低血容量[164],但是不影响子宫胎盘血流量或胎儿循环。由于可能导致神经肌肉阻滞,应避免同时使用硫酸镁和硝苯地平[106,160,164]。硝苯地平起始剂量通常为口服 10mg,对于持续宫缩,应该每 15~20 分钟重复给药 10mg,直到第 1 小时内的最大剂量达到 40mg[172,173];根据宫缩抑制效果,每 4~6 小时维持口服 10~20mg[172]。总之,因耐受性好,硝苯地平是短期抑制宫缩较好选择[174]。

B. B. 应在 30 分钟内静脉注射 6g 硫酸镁作为负荷剂量,继以 2g/h 静脉泵入维持,对于 B.B 而言,给药速度可能增加,直至 10 分钟仅有 1 次宫缩,或达到 4g/h 的最大给药速度。应定期监测 B. B. 的深腱反射,呼吸频率和尿量。因液体超负荷引起肺水肿,且药物经肾脏排泄,排出量少易蓄积中毒,应该密切监测 B. B. 的液体输入排出量[172]。

为减少药物不良反应,每 6~12 小时应监测血镁浓度[175]。血镁浓度达到 9~10mg/dl,膝反射消失。只要深腱反射存在,大多医务人员将不会检测血镁浓度。为防止血镁浓度过量,硫酸镁应使用输液泵输入。硫酸镁使用过程中可能出现低钙血症和手足搐搦。血镁浓度达到 15~17mg/dl,可发生神经肌肉阻滞和呼吸骤停,浓度更大时可出现心跳骤停。镁中毒时可肠外使用 1g 葡萄糖酸钙解救。因此,硫酸镁使用时必须备有葡萄糖酸钙[164]。

镁负荷剂量的最常见副作用是一过性低血压、潮红、发热、头痛、头晕、嗜睡、眼球震颤感、口干等[156,172]。有关硫酸镁的不良反应报道还包括低温、麻痹性肠梗阻和肺水肿,发生率大概在 1%~2%[172]。使用硫酸镁发生肺水肿比使用 β-肾上腺素能激动剂发生率低,但持续静脉滴注,多胎妊娠和联合使用宫缩抑制剂将增加发生风险[164]。一旦发生肺水肿,治疗方案包括立刻停用硫酸镁,使用利尿剂。

胎儿血镁浓度与母体的浓度相似[172]。最常见的新生儿不良反应是肌无力和嗜睡。持续使用 3~4 日,因经肾清除的镁含量减少,可致新生儿肌张力下降。少数情况下,需使用辅助机械通气[172]。

宫缩抑制剂使用疗程

急诊治疗

案例 49-7,问题 5: B. B. 已静脉滴注硫酸镁 48 小时,剂量逐渐增至 3g/h,宫缩已停止 24 小时。她还需要使用多久硫酸镁,是否应该停药?

B. B. 宫缩已停止 24 小时。一些手册建议维持使用硫酸镁至宫缩抑制后 12~24 小时或完成使用糖皮质激素后。因此 B. B. 停用硫酸镁即可[174]。

慢性维持治疗

案例 49-7,问题 6: B. B. 听说一旦停药可能再次出现宫缩,她想知道是否需要维持治疗?

抑制宫缩维持治疗用于预防早产的复发及延长孕周。β-肾上腺素能激动剂和口服钙通道阻滞剂均可用于维持治疗,但证据均不足。一项比较早产宫缩抑制后维持使用 β-肾上腺素能激动剂和安慰剂的 meta 分析结果显示,两者在延长孕周,减少 34 或 37 周前早产和新生儿并发症上的差异无统计学意义[181]。另外,β-肾上腺素能激动剂会增加母体心动过速,低血压和心悸等不良反应发生。无充分证据支持维持使用口服钙通道阻滞剂能减少早产发生[160]。因无可靠证据表明快速抑制宫缩后的持续治疗可降低早产或新生儿的发病率,B. B. 无需使用维持治疗[155,159]。

产前使用糖皮质激素

案例 49-7,问题 7: B. B. 孕周仅有 29 周,使用哪一种药物帮助胎儿肺成熟?

应给予 B. B. 倍他米松 12mg 肌内注射,24 小时后给予第二剂量。糖皮质激素通过增加胎肺表面活性剂,促进胎儿肺成熟,从而降低 RDS 的发生率和严重程度[124]。产前使用糖皮质激素(倍他米松和地塞米松)还可以减少脑室内出血、坏死性小肠结肠炎和新生儿死亡的发生率[124]。在生产前 24 小时到 7 日内使用糖皮质激素能够最大程度降低 RDS 发生率。不推荐 1 周后再次使用糖皮质激素,因糖皮质激素可降低出生体重、头围,抑制下丘脑-垂体-肾上腺轴,对脑髓鞘形成和肺的生长造成不良影响及引起新生儿死亡(特别是在产前使用 3 个疗程以上糖皮质激素)[125,185]。然而,一项随机临床试验显示,在 30 周前使用过一个疗程的糖皮质激素、胎膜完整有早产迹象的患者再次使用一个疗程糖皮质激素(倍他米松 12mg,肌内注射,每日 1 次,连续使用 2 日)将明显减少新生儿呼吸道发病率和总的新生儿发病率。因首次使用 2 周后,孕周仍小于 33 周[186]。如有早产迹象,应再次给予一个疗程。虽然没有关于长期结局的报道,但 ACOG 仍推荐产前使用单次疗程的糖皮质激素[125]。

美国国立卫生研究院(NIH)共识小组和 ACOG 建议,24~34 周早产患者产前使用倍他米松或地塞米松(地塞米松 4mg,肌内注射,每 12 小时 1 次,共 4 次)[124,125]。因肌注次数少,且 meta 分析结果显示更能降低 RDS 发生数,与地塞米松相比,倍他米松更为推荐[185]。但该结论并非基于直接比较,而是间接比较,因此应谨慎对待。一项回顾性研究同样证实,倍他米松比地塞米松减少与脑瘫风险增高有关的脑室周围白质化更有优势[187]。美国国立卫生研究院共识小组建议对 32 周前的未足月胎膜早破、但无绒毛膜羊膜炎的患者使用糖皮质激素[124,125]。最近的 meta 分析支持糖皮质激素在减少新生儿死亡、RDS、通气机使用持续时间及在胎膜破裂后出生的婴儿脑室内出血发生的有效性[185]。超过 32 周的妊娠妇女应进行羊水穿刺确定胎儿肺成熟指标,包括出现磷脂酰甘油或卵磷脂与鞘磷脂比大于 2[185]。不推荐超过 34 周的妊娠妇女使用糖皮质激素,除非有明显的胎肺不成熟证据(见第 105 章)。

妊娠与分娩期的感染并发症

案例 49-7,问题 8:早产通常与感染病源学相关联。是否因 B.B. 早产而开始对其使用抗生素治疗?

早产胎膜早破

越来越多的证据证明早产与羊膜腔感染相关[152,186]。20%~40% 的早产可能是炎症感染所致[156]。宫内感染与大约 80% 的早产相关[154]。大多数发现于羊膜与胎盘的细菌来自于阴道[156]。现认为导致早产的细菌在受精前或妊娠早期就已存在于子宫内膜,在最终导致早产的早产胎膜早破(preterm premature rupture of membranes,PPROM)或宫缩之前,引起慢性亚临床感染达数周到数月[154,156]。

当 PPROM 出现后,自然分娩平均发生在 7 日内,尽管对于更早的胎龄来说这个时间间隙更长一些[187]。研究显示,短期的抗生素使用能够延长 PPROM 到分娩之间的时

间间隙(潜伏期)并减少新生儿发病率[187]。设计完善的大规模抗生素治疗 PPROM 的研究显示,使用氨苄西林(ampicillin)和红霉素(erythromycin)治疗妊娠 24~32 周的女性,能够延长妊娠时间并降低绒毛膜羊膜炎发生率[188],同时,新生儿 RDS、坏死性小肠结肠炎(necrotizing enterocolitis)引起的发病率和死亡率,也有所降低。这些作用与解痉剂和激素无关,因使用这些药物的患者已被排除。虽尚不明确哪种抗生素是最优选择,但一项纳入超过 6 000 名女性的 meta 分析证实了这些作用[189,190]。因此,PPROM 的女性能够从广谱抗生素治疗中获益,合理的治疗方案为:先静脉注射氨苄西林与红霉素 48 小时,再口服阿莫西林(amoxicillin)加红霉素 5 日,整个治疗为 7 日[191]。

B.B. 的羊膜未破,还不应开始抗生素治疗。没有证据表明抗生素可以预防急性情况下的早产[158]。对于羊膜完整的情况,现在还没有发现抗生素能够延长妊娠或降低早产中的新生儿发病率,且还可能存在一些长期的隐患[158,192]。治疗产前的细菌性阴道病(bacterial vaginosis,BV)也许能够减少有自然早产史女性的早产风险。

细菌性阴道病

细菌性阴道病(bacterial vaginosis,BV)是妊娠期最常见的生殖系统感染之一,病因多为阴道内厌氧菌过度生长,可能增加早产的风险[193]。部分研究显示,筛查和治疗无症状 BV 也许能够降低早产的风险[158,160]。在一项随机临床试验中,甲硝唑(metronidazole)和红霉素联合口服用药治疗有早产史的 BV 患者可降低早产的发生,但并不能减少无早产史患者早产发生[197,198]。一项纳入 622 例有早产史患者的 meta 分析结果显示,使用抗生素治疗妊娠期 BV 可减少未足月胎膜早破发生,但未减少 37 周前早产发生。另外,BV 患者在孕 20 周前口服抗生素治疗后,37 周前的早产发生减少[198]。B.B. 没有 BV,因此不需使用甲硝唑治疗。

B 族链球菌分娩期预防疗法

对于可能发生早产的孕妇,无论羊膜是否破裂,都需给予抗生素预防新生儿 B 族链球菌(group B streptococcus,GBS)感染。但其他预防早产的广谱抗生素不应常规用于羊膜完整的早产孕妇。

大约 10%~30% 的孕妇阴道和直肠中定植有 GBS 和无乳链球菌(streptococcus agalactiae),这些孕妇产下的新生儿中有 1%~2% 会由于分娩没有使用静脉抗生素预防而出现早发侵袭性的 GBS 感染[199]。25% 的新生儿 GBS 感染发生在早产儿。因此,B.B. 的胎儿在分娩过程中有经母婴垂直传播患侵袭性 GBS 感染的风险。报道显示 GBS 感染的死亡率为 5%~20%。幸运的是,近年来因为预防措施的加强,GBS 感染率降低至 0.34‰~0.37‰[199]。妊娠期间,GBS 感染会造成孕妇尿道感染,羊膜炎,子宫内膜异位及伤口感染。在孕妇早产分娩期间给予抗生素能够预防 GBS 可能引起的脓毒症、肺炎和脑膜炎。在过去几十年内,在产程中对这些孕妇常规抗生素预防治疗可使 GBS 发病率下降 70%[199]。对阴道分泌物 GBS 阳性,或虽然没有培养结果但存在以下一个或几个危险因素的孕妇应在产程中使用

抗生素：(a)以前分娩的婴儿有过侵袭性 GBS 疾病；(b)本次妊娠过程中出现 GBS 菌尿症；(c)在分娩开始时的未知 GBS 状态或以下任一情况：不足 37 周分娩，PPROM18 小时以上，分娩期体温超过 38℃[199]。

B. B. 需要做阴道和直肠的 GBS 培养，在抑制子宫收缩和等待细菌培养结果的同时，她需要静脉输入初始剂量为 500 万 U 的青霉素 G(penicillin G)，接着每 4 小时以 250 万~300 万 U 维持直至分娩。美国疾病控制与预防中心的指南建议，最佳预防治疗为至少分娩前 4 小时给予抗生素。青霉素相较于氨苄西林更好，因为它的抗菌谱更窄。如果 B. B. 曾对青霉素严重过敏，在培养 GBS 时应做克林霉素(clindamycin)和红霉素的敏感性实验，因为 GBS 对这些药物的耐药性会逐步增强。若对于克林霉素和红霉素均敏感，则应每 8 小时静脉给予克林霉素 900mg 直至分娩。现已不推荐使用红霉素来进行治疗，因为它与克林霉素的诱导性耐药有关。若培养物对于克林霉素和红霉素均不敏感或敏感性不可得，同时对青霉素有高风险全身性过敏反应的孕妇，则应使用万古霉素(vancomycin)，每 12 小时静脉给药 1g 直至分娩。虽然对青霉素过敏，但全身性过敏反应风险较低的孕妇应给以头孢唑林(cefazolin)每 8 小时静脉给药 2g 作为初始剂量，之后每 8 小时静脉给药 1g 至分娩[192,193]。因为 B. B. 妊娠仅 29 周且正经历早产，故还未进行 GBS 培养实验(一般在妊娠 35~37 周时进行)。在她的快速 GBS 实验结果出来之前，她应接受每 4 小时静脉给予 300 万 U 的青霉素 G 直至分娩，以预防围产期的 GBS 感染。

> **案例 49-7，问题 9**：B. B. 的 GBS 培养结果为阴性。但她立刻分娩的风险仍然很高。她是否应该停止使用青霉素 G？

此时应停用青霉素。如果 B. B. 在 4 周内分娩，不需重做阴道和直肠的 GBS 培养。若保胎成功并且分娩延迟至大于 4 周，应立刻重复培养实验并开始青霉素治疗。分娩期预防性治疗只在临产前或分娩过程中给予抗生素治疗才有效。

> **案例 49-7，问题 10**：B. B. 的宫缩已抑制，但宫颈 48 小时都未发生变化。她获准出院回家，但需要卧床休息。B. B. 曾经有在孕 32 周早产的历史。有哪些方法可以降低 B. B. 再次早产的风险呢？

近期研究显示，补充孕酮可降低早产风险，但仅用于有一次 37 周前早产史的女性[194]。孕酮的使用方法有阴道用药、口服、肌注，但最佳途径尚不清楚。B. B. 应该服用孕酮[200]。近期的一项随机双盲安慰剂对照试验显示，有一次早产史的女性补充 17-α 羟孕酮(17-α hydroxyprogesterone，17-OHP)可明显降低早产率[195]。治疗组的早产率为 6.3%，而安慰剂组为 54.9%[195]。孕酮的用法为每周 1 次肌注 250mg/ml。治疗从孕 16~20 周开始，直到孕 37 周结束[195]。17-OHP 大部分可通过药房调剂获取，最近，FDA

批准商品名为 Makena 的药物上市[196]。虽然 B. B. 已孕 29 周了，但仍需每周肌注 17-OHP 直到孕 37 周。而且，她在下次妊娠时，应该从孕 16 周开始注射 17-OHP。人工合成的 17-OHP 是一种有效又便宜的药物，且可达到与 Makena 同样的治疗效果[196]。

绒毛膜羊膜炎

> **案例 49-7，问题 11**：B. B. 最终在 36+5 周发生胎膜早破，宫口扩张超过 4cm，临产。生命体征为血压 106/79mmHg，心率 80 次/min，呼吸 12 次/min，不吸氧时氧饱和度 99%。胎心监护显示变异减速。临产后 16 小时，体温 38.4℃。发热的危险因素是什么？目前应该如何处理？

绒毛膜羊膜炎(chorioamnionitis)指在产前、产时或产后即时，羊水、羊膜、胎盘发生的感染[197]。足月妊娠羊膜腔内感染的发生率为 1%~5%，早产时的发生率为 15%[204]。母体发热是最常见的症状。间隔 4 小时以上测得 2 次体温超过 38℃，或一次体温超过 38.3℃ 即可诊断为绒毛膜羊膜炎。部分患者也可表现为母体心动过速(>100 次/min)和胎儿心动过速(>160 次/min)、子宫张力高、羊水恶臭及母体血白细胞升高[197,198]。绒毛膜羊膜炎诊断必须排除尿路感染、病毒感染、脓肿和药物热等其他可能引起发热的情况。常见的引起上行感染宫内的微生物包括解脲脲原体(U. urealyticum)、人型支原体(mycoplasma hominis)、厌氧菌包括阴道加德纳菌(G. vaginalis)、革兰氏阴性菌、B 族链球菌[198,199]。阴查/肛查的次数和待产的时间长短是前两种微生物宫内感染的危险因素[197]。

宫内感染引起的母体并发症包括菌血症、不协调子宫收缩和产后出血[198]，同时也会增加新生儿败血症、肺炎、脑膜炎的发生率和死亡率，远期影响还包括神经发育延迟和脑瘫[200]。暴露于宫内感染的新生儿脑瘫发生率升高 2~4 倍[201]。

一经诊断为绒毛膜羊膜炎立即给予广谱抗生素治疗，相比产后再使用抗生素治疗可改善预后。常用的方案是氨苄西林 2g，静脉注射，每 6 小时 1 次，加用庆大霉素(gentamicin)至目标浓度高峰 8μg/ml、低峰 1μg/ml[198]。虽然暂无庆大霉素对胎儿的副反应报道，但还是主张庆大霉素每 8 小时 1 次使用，避免每日 1 次使用造成的胎儿血药峰浓度升高[202]。加用克林霉素 900mg，静脉注射，每 8 小时 1 次，可以抑制厌氧菌。如果联用氨苄西林、克林霉素、庆大霉素仍然持续发热超过 24 小时，则加用甲硝唑，有助于覆盖厌氧菌[198]。也可更换高级别的抗生素，如哌拉西林-他唑巴坦(piperacillin-pazobactam)、氨苄西林-舒巴坦(ampicillin-sulbactam)，或二代头孢菌素[如头孢西丁(cefoxitin)、头孢替坦(cefotetan)][198]。分娩前用药 1 小时后即可在胎儿体内和胎膜内产生有效的杀菌浓度。

B. B. 的体温已满足诊断绒毛膜羊膜炎的标准。除发热外，未表现出其他感染症状，如心动过速、子宫疼痛或胎心心动过速。B. B. 应立即使用氨苄西林和庆大霉素，以避免可能的新生儿败血症和神经损伤风险，另外还可增加克林霉素覆盖厌氧菌。B. B. 的宫内感染危险因素包括多次阴查肛查、早产、待产时间长等。抗生素应使用至体温正常后 24~48 小时或直至分娩后。应用抗生素和尽快分娩是确保胎儿健康和安全的重要手段。

分娩和哺乳中人免疫缺陷病毒感染

案例 49-8

问题 1：S. L.，23 岁，G1P0，孕 38 周，人免疫缺陷病毒（human immunodeficiency virus, HIV）阳性，现胎膜自然破裂，宫缩 5 分钟 1 次。患者近期 HIV RNA 水平不详，CD4 细胞计数为 400 个细胞/μl，目前使用的综合抗逆转录病毒治疗（combination antiretroviral therapy, cART）药物为齐多夫定（zidovudine, AZT）、拉米夫定（lamivudine）及洛匹那韦（lopinavir）/利托那韦（ritonavir），已使用 2 年。该患者分娩期母婴传播的危险因素有哪些，应该使用的药物有哪些？

目前推荐所有 HIV 感染或 HIV RNA 大于 1 000 拷贝/ml 的孕妇在孕期接受 AZT 治疗。而且，无论孕妇孕期是否接受过 AZT 治疗，新生儿均应在出生后立即给予 AZT 治疗至 6 周[203]。有关抗逆转录病毒药物的治疗，需考虑如下几方面问题：费用、药物的依从性、个体耐药性及潜在致畸性[204]。通常，孕前接受 ART 的妇女一旦妊娠，应继续治疗，包括在妊娠最初 3 个月[203]。而对于孕前未接受过 ART 治疗的妇女而言，应在孕 3 月后开始治疗，但不应晚于孕 28 周。在预防母婴传播方面，孕 28 周前进行 ART 治疗相比孕 36 周前进行治疗更有效[203]。无论 HIV RNA 水平如何，对于所有的 HIV 感染孕妇，均应建议并且提供 ART 治疗[203]。因其具有潜在致畸性，育龄期妇女及孕早期妇女应尽量避免联用司坦夫定（stavudine）和地达诺新（didanosine）及融合抑制剂（fusion inhibitors）[203]。最新证据显示，以依法韦伦（efavirenz）为基础治疗的妇女在孕期应继续使用依法韦伦，并行超声检测胎儿情况。ART 治疗方案的有效性及安全性需要进一步研究及探讨。为减少母婴垂直传播，强烈推荐剖宫产[203]。

S. L. 应继续其 ART 治疗（齐多夫定/拉米夫定/洛匹那韦-利托那韦），且剂量不变。新生儿 AZT 预防性使用剂量为 4mg/kg，每 12 小时口服 1 次，出生后 6~12 小时开始使用，至 6 周结束[203]。

案例 49-8，问题 2：S. L. HIV RNA 水平未知，CD4 细胞计数 400 个细胞/μl。在这种情况下，S. L. 能进行母乳喂养吗？

虽然 S. L. 目前接受了有效的 ART 治疗以抑制其体内的 HIV RNA 水平，并维持 CD4 细胞水平，但她仍不能进行母乳喂养。在美国，不推荐 HIV 感染孕妇母乳喂养，因为有更安全且实惠的替代品，如配方奶。对新生儿及产妇的预防性 ART 治疗并不能完全消除母乳喂养带来的母婴传播风险[203]。

产后出血

预防

案例 49-8，问题 3：S. L. 已顺产，产时出血约 400ml。产后 S. L. 应该接受哪些常规药物治疗？

胎盘娩出后常规应用缩宫素促进子宫及血管收缩。纳入随机对照试验的 meta 分析显示：在第三产程预防性使用缩宫素增强子宫收缩，能有效减少产后出血风险[205]。子宫收缩乏力是导致产后出血的主要因素[206]。导致子宫收缩乏力的危险因素有：引产、产程延长、子宫过度膨胀（如双胎妊娠、羊水过多等）、既往产后出血史等[206]。10~20U 缩宫素肌内注射或静脉滴注（10~20U 缩宫素溶于 500~1 000ml 晶体液中，以 200mU/min 静滴）能有效减少因子宫收缩乏力导致的产后出血[207]。不能使用未经稀释的缩宫素，因其能导致严重的低血压及心律失常[207]。

米索前列醇

在第三产程口服 400~600μg 米索前列醇可预防产后出血[208,209]。对比口服 600μg 米索前列醇与注射缩宫素预防产后出血，缩宫素更有效、副作用更少，两者效果的差异有统计学意义[210]。与口服给药相比，经直肠给予米索前列醇血药浓度达峰时间更短，全身浓度更低，可明显降低口服时常出现的发热和寒战[210]。虽不及缩宫素预防产后出血的效果，但米索前列醇更便宜，在室温下稳定，可非静脉用药，在缺乏资源的第三产程管理中，米索前列醇可能是首选。S. L. 应接受缩宫素 20U 溶于 1L 乳酸林格液中，以 125ml/h 静滴治疗。

治疗

案例 49-8，问题 4：S. L. 产后几小时出现阴道活动性出血。出血的原因为子宫收缩乏力。持续子宫按摩后仍未见好转。此时，除缩宫素外，还可使用哪些药物治疗产后出血？

麦角新碱

若使用缩宫素后产后出血仍不能控制，可使用具有强烈子宫收缩作用的马来酸麦角新碱（ergonovine maleate, ergotrate）及其衍生物马来酸甲麦角新碱（methylergonovine maleate, methergine）。与静脉给药相比，肌内注射的不良反应（如恶心、呕吐、高血压、头痛、胸痛、头晕、耳鸣、大汗等）发生率更小[207]。高血压及子痫患者禁用麦角新碱（ergot alkaloids），因其可能导致心律失常、痉挛发作、脑血管意外及罕见的心肌梗死。两种药物的使用剂量均为 0.2mg（肌内注射），如果需要，每隔 2 小时重复注射 1 次。随后，可继续口服 0.2~0.4mg，每日 2~4 次，持续 2~7 日，以促进子宫复旧（表 49-5）[207]。

表 49-5

治疗产后出血的子宫收缩药物

药物	剂量	评价
缩宫素 Pitocin	40U 溶解在 1L 的生理盐水或乳酸化林格试剂如无 IV 条件,可 10U,IM	禁忌给予大剂量未稀释的缩宫素,会导致高血压
马来酸甲麦角新碱 Methergine	0.2mg,IM,每 2~4 小时	禁忌给予高血压患者
卡前列素氨基丁三醇（Hemabate）	0.25mg,IM,每 15~90 分钟,不超过 8 次给药	谨慎适用于哮喘患者,会导致支气管收缩
米索前列醇	1 000μg PR,每日 1 次	可口服和舌下给药,但 PR 更好

IM,肌内注射;IV,静脉注射;NS,生理盐水;PR,直肠给药。
来源:Cunningham FG et al. *Obstetrical hemorrhage. In:Gary Cunningham F et al,eds. Williams Obstetrics*. 24rd ed. New York,NY:McGraw-Hill;2014.

15-甲基前列腺素 F$_{2α}$（卡前列素氨基三丁醇）

若使用缩宫素后产后出血仍不能控制,可使用 15-甲基前列腺素 F$_{2α}$（卡前列素氨丁三醇）[206]。卡前列素氨丁三醇,作为天然前列腺素衍生物,能刺激子宫收缩,减少产后出血。同前列腺素 F$_{2α}$ 相比,其作用更为有效、持久。

卡前列素氨丁三醇推荐肌内注射,但也被用于直接宫壁注射[207,211]。宫壁注射可能与严重的低血压及肺水肿有关[212]。其初始剂量为 0.25mg 肌内注射,以后每 15~90 分钟可再使用 0.25mg[207,211],总剂量不超过 2mg（8 次）[211]。卡前列素氨丁三醇对 60%~80% 的宫缩乏力患者有效[207],通常注射 1~2 次后即可起效。

卡前列素氨丁三醇的不良反应多与平滑肌的收缩作用有关[211],最常见不良反应为恶心、呕吐、腹泻、潮红、发热等,高血压较罕见,通常发生在既往已有高血压或子痫前期患者中。卡前列素潜在的支气管收缩及血管收缩作用可能导致子宫破裂、肺及心脏的不良结局,因此慎用于哮喘患者,禁用于肺病活动期、患心、肾或肝脏疾病、药物过敏及急性盆腔炎的妇女[206,211]。

米索前列醇

有系列病例报告及小样本随机对照试验显示,米索前列醇对于子宫收缩乏力所导致的产后出血可能有效,但仍需大样本随机对照试验比较米索前列醇与标准治疗方案的有效性、最佳剂量和给药途径[213]。最近,一项随机双盲临床试验评价了米索前列醇治疗产后出血的作用[214]。试验将患者分为两组,一组使用 800μg 米索前列醇舌下含服,另一组使用缩宫素 40U 溶于 1L 晶体液中静滴 15 分钟,结果显示两组 89%~90% 的患者活动性出血均在 20 分钟内停止,米索前列醇组未显示出效果优势,反而出现明显的寒战及高热（体温大于 40℃）。在资源匮乏地区,米索前列醇可能体现出优势（便宜、稳定、可口服给药）,但在已有缩宫素的条件下,是否使用米索前列醇尚不明确[207]。

S.L. 没有使用产后出血药物的禁忌证（如哮喘、高血压等）,应予 40U 缩宫素溶于 1L 乳酸林格氏液中静滴。若使用缩宫素后出血仍未控制,可给予甲基麦角新碱 0.2mg 肌内注射,米索前列醇 1 000μg 直肠给药。若最后出血仍未控制,可给予卡前列素氨丁三醇 0.25mg 肌内注射。

Rh-D 同种异体免疫的预防

母婴 Rh 血型不合

案例 49-9

问题 1: G.G.,34 岁初孕妇,初次产检确认血型为 O 型,Rh 阴性,其丈夫血型为 O 型,Rh 阳性。有哪些 Rh 血型不合相关风险将影响 G.G. 的胎儿呢?

母婴血型不合将造成孕妇同种异体免疫反应,导致胎儿溶血性贫血。同种异体免疫反应是指当孕妇受孕或分娩时,可能暴露于自身缺乏的胎儿某种红细胞特异抗原（如 AB、Rh 复合物）,孕妇将产生对抗胎儿抗原的抗体。这些抗体,尤其是 IgG 抗体,能通过胎盘与胎儿红细胞特异抗原发生交互作用。通常情况下,发生同种异体免疫反应时,第一胎常不受影响。但再次妊娠时,母体产生的抗体随着极少量的母血（<0.1ml）进入胎儿系统,破坏胎儿红细胞,导致新生儿溶血性贫血（hemolytic disease of the newborn,HDN）。最严重的 HDN 通常是由 D 抗原引起的 Rh 同种异体免疫反应导致。Rh 基因另外的 4 个等位基因编码的抗原 C、c、E 和 e 所致的同种异体免疫反应也十分严重,但并不常见[215]。

Rh-D 阴性的孕妇暴露于携带 D 抗原的胎儿红细胞时,将产生免疫反应。是否孕育 Rh-D 阳性的子代取决于其 Rh-D 阳性父亲是 D 抗原的纯合子,还是杂合子。若其父亲是纯合子,他所有的子代均为 D 抗原阳性（Rh 阳性）。若其父亲是杂合子,其子代有 50% 的概率为 Rh 阳性。

在孕 6 周~6 个月期间,孕妇体内可检测到针对 Rh 抗原的 IgG 抗体[216]。当再次妊娠时,这些抗体能够通过胎盘,破坏胎儿 Rh-D 阳性的红细胞。在孕期未接受 Rh-D 免疫球蛋白治疗的 Rh-D 阴性孕妇中,有 17% 在足月时会发生同种异体免疫反应,且大部分病例发生在分娩时[217]。

Rh 相关的 HDN 或胎儿红细胞增多症的严重程度取决于母体抗体的浓度。大量的抗体通过胎盘进入胎儿系统,可导致大量红细胞的破坏,最初导致贫血和高胆红素血症,继而发生代偿性髓外造血（如肝、脾）。严重的溶血病可致胎儿肝脾肿大、门静脉高压、水肿、腹水及肝衰竭、心力衰竭。重度贫血、全身水肿、肝脾肿大、心力衰竭、循环衰竭的临床综合征被称为胎儿水肿（hydrops fetalis）[216]。

对于已致敏的孕妇，其新生儿发生 Rh 相关溶血病更为严重。因此，对已致敏但又想要怀二胎的妇女讲明同种异体免疫反应的后果是非常重要的[217]。

抗 Rh-D 球蛋白

案例 49-9，问题 2：应采取什么措施预防 G.G. 发生同种异体免疫反应？

产前预防

G.G. 在妊娠初期及产后应行抗体筛查。虽然美国血库协会推荐孕 28 周也应行产前筛查，但此时筛查的成本效益尚不明确。而且，仅不足 0.18% 的孕妇在 28 周前致敏。因此，ACOG 推荐根据个体情况在孕晚期进行抗体筛查[217]。随着妊娠的进展，母胎出血的发生率及程度也随之增加。在 G.G. 暴露于胎儿 Rh-D 阳性红细胞之前或刚暴露不久即使用抗 Rh-D 球蛋白，能够预防 G.G. 发生同种异体免疫反应。在孕 28 周给予抗 Rh-D 球蛋白治疗已被证实能使孕妇产前致敏率大约从 2% 下降至 0.1%[217]。抗 Rh-D 球蛋白阻断致敏的机制为抑制针对 D 抗原的初次免疫反应[216]。抗 D 免疫球蛋白封闭了 D 抗原，形成的复合物在脾和淋巴结滤过，从而抑制 D 抗原特异性 B 细胞的增殖。

产后预防

产后 72 小时应再次给予抗 Rh-D 球蛋白治疗。若分娩时经过胎盘的血量大，所需的剂量也应该增大（0.4% 的病例）。所有分娩 Rho(D) 阳性新生儿的 Rho(D) 阴性产妇应该进行母血中胎儿红细胞检测（如 Klerhauer-Betke 实验），以计算合适的抗 Rh-D 球蛋白用量。对于有致敏风险的产妇，如 72 小时内未给予抗 Rh-D 球蛋白治疗，也应尽快给予抗 Rh-D 球蛋白，因为已证实部分个体在暴露于 Rh 阳性红细胞 13 日后进行治疗仍可产生保护作用[217]。

抗 Rh-D 球蛋白的不良反应

获取抗 Rh-D 球蛋白的血浆需进行病毒检测，生产过程中灭活了 HIV、乙肝、丙肝等病毒[218]。使用抗 Rh-D 球蛋白的不良反应很少。注射部位的疼痛、肿胀及皮疹是最常见的不良反应。因为产品中少量的 IgA，全身过敏反应虽然很少，但也有发生。抗 Rh-D 球蛋白不含乳胶和硫柳汞（无汞）[218]。

早孕、中孕期预防

案例 49-9，问题 3：G.G. 孕 16 周将进行羊水穿刺，她在此时需要给予抗 Rh-D 球蛋白治疗吗？

在以下情况下需给予抗 Rh-D 球蛋白治疗：自然流产、人工流产、羊水穿刺、胎儿脐血穿刺、绒毛膜取样等，因为这些情况均有发生母胎输血的风险[218]。虽然孕早期预防性治疗的证据少，但因不良反应很少，大部分专家认为使用利大于弊[217,218]。孕早期的使用剂量为 50μg（绒毛膜取样或流产后），但许多医院没有该剂量，通常使用标准剂量 300μg。

保护的时效

案例 49-9，问题 4：G.G. 在孕 16 周进行了羊水穿刺，为此她接受了抗 Rh-D 球蛋白 300μg 肌内注射。在孕 28 周时她是否需要再次注射 Rho(D) 免疫球蛋白？免疫保护的时效有多长？

G.G. 在孕 28 周时需再次注射抗 Rh-D 球蛋白 300μg，若其新生儿 Rho(D) 阳性，产后 72 小时还需再次注射。抗 Rh-D 球蛋白的半衰期大约 23~26 日[218]。若无大量的母胎输血，标准剂量 300μg 的保护时效可达 12 周。若注射时距离分娩大于 12 周，许多医师推荐产前再给予一剂[217,218]。

免疫预防失效

案例 49-9，问题 5：孕期导致 Rh-D 同种异体免疫反应的主要原因由哪些？

导致 Rh-D 同种异体免疫反应的主要原因有：(a) 孕 28 周未给予抗 Rh-D 球蛋白治疗；(b) 分娩 Rho(D) 阳性或未知血型新生儿的产妇在产后未能及时给予抗 Rh-D 球蛋白治疗；(c) 未能识别增加同种异体免疫反应风险的危险因素（如羊水穿刺、流产等）[216,217]。

因此，应告知 G.G. 恰当使用抗 Rh-D 球蛋白后，产生同种异体免疫反应的可能性很低，不需担心她目前及将来的妊娠。

泌乳

泌乳主要由泌乳素（prolactin，PRL）控制，但其整个过程受到了许多激素错综复杂的调控。孕期乳腺组织的成熟受许多因素影响，包括雌激素、孕激素、PRL、胰岛素、生长激素、皮质醇、甲状腺素及人胎盘催乳素等[219]。孕期 PRL 浓度逐渐增加，但高浓度的雌孕激素会通过阻断 PRL 对乳腺上皮细胞的作用抑制乳汁的分泌[219,220]。分娩后头 3 日孕激素的显著下降触发了乳汁的生成和分泌。分娩 3~4 日后婴儿吮吸乳房对维持泌乳非常重要。乳头的感觉信号传至下丘脑，刺激垂体前叶释放 PRL，垂体后叶释放缩宫素。PRL 能够促进乳汁的生成及分泌，而缩宫素能够促使乳腺腺泡及导管内的肌上皮细胞收缩，从而射出乳汁（泌乳反射）。缩宫素也能通过其他途径分泌，这也是为什么产妇能够通过听、闻，甚至想到自己的婴儿就能分泌乳汁。而 PRL 只能通过刺激乳头反馈释放。

PRL 的生成及释放取决于对下丘脑催乳激素抑制因子（prolactin inhibitory factor，PIF）的抑制。PRL 的分泌主要由多巴胺释放神经元调控。刺激垂体前叶 PRL 分泌细胞的多巴胺受体可抑制 PRL 的释放。PIF 也与多巴胺紧密相关[219,220]。

虽然 PRL 控制了奶量，但泌乳一旦建立，奶量会因婴儿需求调节。如缺乏新生儿的吮吸,乳汁没有及时从乳房吸出,泌乳停止,PIF 恢复正常。乳房血流降低减少了到达肌上皮细胞缩宫素的量,泌乳就会在数日后停止[219,220]。

刺激泌乳

非药物方法

案例 49-10

问题 1:C. C. ,22 岁,初次经阴道分娩一健康足月儿。C. C. 打算进行母乳喂养,也从产科医师及产前课程中学到了一些母乳喂养的知识。当 C. C. 分娩后,她尝试在产房进行母乳喂养,但遇到了困难。此后,她变得很焦虑,母乳喂养一直很困难。我们怎样鼓励 C. C. ,并帮助她进行哺乳呢?

对泌乳最有效的刺激就是吮吮。许多产妇阴道分娩后在产房即开始哺乳,因为哺乳能增加母婴之间的交流,促进乳汁的产生。若产妇产后没有立即哺乳,在其身体条件允许下应鼓励其尽早哺乳。C. C. 在分娩后尝试哺乳,但遇到了困难,可能与她情绪和身体状态有关,或是与新生儿的身体状态有关。照护人员应该鼓励并帮助 C. C. 放松,缓解她对哺乳产生的焦虑情绪。医护人员也应该向她讲授正确的喂养技巧及恰当的喂养姿势。让 C. C. 与新生儿母婴同室,而不是让新生儿单独在育婴房,能帮助 C. C. 建立母乳喂养的节律性。

大部分母乳喂养困难的初产妇需要的是照护人员对其情感上的支持及喂养知识方面的帮助。很少需要药物干预。

增加泌乳量

案例 49-10,问题 2: C. C. 成功开始母乳喂养,尽管有良好的喂养技巧及足够的营养,但她在 2~3 周后不能维持足够的奶量,被迫添加了配方奶。该如何增加 C. C. 的奶量呢?

甲氧氯普胺(metoclopramide)可用于刺激奶量不足的产妇泌乳[38,221-223],但未得到 FDA 批准。甲氧氯普胺是多巴胺的拮抗剂,能够增加 PRL 的分泌,用于不能进行有效母乳喂养的产妇(如新生儿为早产儿)[224]。口服甲氧氯普胺每日 3 次,每次 10mg,持续 1~2 周,能够重新恢复泌乳[38,221-223]。开始治疗 2~5 日后,乳量开始增加,并且停止使用甲氧氯普胺后,泌乳仍然持续。

若产妇每日使用 30mg 甲氧氯普胺,那么每日被新生儿摄入的量为 $1~45\mu g/(kg \cdot d)$ [38],低于推荐的婴儿最大使用剂量 $0.5mg/(kg \cdot d)$。产妇每日使用 30mg 甲氧氯普胺,也不会改变母乳喂养婴儿 PRL、促甲状腺激素、游离甲状腺素的血清浓度[224]。婴儿的不良反应仅有胃肠道产气的报道[38,225]。短期使用甲氧氯普胺刺激泌乳是安全的,甚至对于早产儿也是如此[38,221]。

近期的随机对照试验研究了在早产孕妇中,甲氧氯普胺在增加泌乳量及维持泌乳方面的作用。研究表明,虽然

使用了药物治疗,但母乳喂养效果仍不理想[225,226]。在此类人群中,需要更多的方式支持哺乳,如营养支持、药物治疗及精神干预。

抑制泌乳

案例 49-11

问题 1:J. G. ,26 岁,G2P2,孕 24 周已流产,无生机儿,要求退奶治疗。可采取哪些措施抑制乳汁分泌呢?

对不愿哺乳或分娩死婴的产妇可退奶治疗,有药物和非药物的方法。尽管如此,1988 年 FDA 反对使用药物抑制乳汁分泌[227]。FDA 推荐的唯一药物为镇痛药物,用于缓解乳房疼痛。溴隐亭(bromocriptine)曾被批准用于产后退奶。但是,因其可导致心血管并发症(如卒中、心肌梗死等),FDA 现已撤销了其应用于退奶[220]。

如果避免乳房刺激(用或不用乳房束缚带),乳汁继续产生致乳腺充盈和扩张,最终使泌乳在几日后停止。采用避免乳房刺激这种方法的妇女中约有 40% 出现乳房不适和疼痛,30% 从乳头向外渗乳[227,228]。必要时用冰袋放在乳房可缓解不适,并有轻度镇痛作用。

母乳中药物的排泄

母乳是婴儿最佳的食物来源,不仅对婴儿,对母亲、家庭及社会都有好处[229]。母乳喂养被证实可减少许多婴儿感染性疾病的发生或减轻其严重程度(如中耳炎、呼吸系统感染、泌尿道感染等),也能降低幼儿及成人时期发生肥胖、炎性肠道疾病、慢性腹泻、儿童白血病等疾病的风险[230]。母乳喂养对儿童和青少年的认知和智力的发展也有正面的影响[231]。母乳喂养对于母亲也有很多好处,如减少产后出血,促进子宫复旧,尽快恢复孕前体重,减少乳腺癌、卵巢癌及骨质疏松的发生风险[229]。

虽然仅极少数药物在哺乳期间是绝对禁忌的,但若母亲持续用药,应该停止哺乳[95]。与妊娠期间使用药物不同,药物在母乳的分泌量能够被大致估计。有关机构对母乳中药物浓度进行准确测量和对母乳喂养婴幼儿进行观察后,公布了可供选择的药物。

药代动力学

现有许多不同的有关母乳中药物排泄的药代动力学模型[233]。开放性二室模型将母亲体液看作一室,将母乳看作另一室。药物摄入后被母体吸收,一部分药物进入乳汁,另一部分逐渐排泄出母体。进入乳汁中的药物最终会弥散回母亲体液或经哺乳排出[232]。描述母乳中药物排泄的另一个应用更多的模型为三室模型,即母体、乳腺组织及婴儿三室[234]。婴儿的风险主要取决于母亲摄入的药物量、进入母乳中的药物量及婴儿摄入的确切药物量。

药物从血浆至母乳中的转运

药物从血浆转运至母乳主要依靠的是被动扩散[233]。

小分子量的水溶性物质通过充满水液的小孔而扩散,而脂溶性物质通过脂质膜扩散[232]。许多因素会影响乳汁中药物排泄,需要仔细评估后再给药。药物转运至乳汁中的程度通常定量表示为乳汁与血浆中药物含量的比率(M/P)。该比值并非评估药物哺乳期使用安全性的唯一决定因素(见婴儿暴露评估部分)。

几个参数影响着药物在母乳中的排泄(表49-6)。药物的pKa决定了进入乳汁中的药物量,只有非电离的游离药物才能被转运。母乳平均pH为7.1,与血浆比稍偏酸性。通常情况下,弱酸性药物(如青霉素)在血浆中的浓度高于乳汁中的浓度(M/P<1)。相反,弱碱性药物(如红霉素)在乳汁中的浓度高于或等于血浆中的浓度(M/P≥1)[38,219,233]。一旦乳汁偏酸性,解离的弱碱性基团比例就会增加,药物转运随即发生。对一些药物而言,存在药物的重吸收,阻止药物重吸收回血浆也具有临床意义。药物的脂溶性高低主要取决于电离程度,因为高脂溶性药物往往以非电离形式存在。通过脂质膜扩散可能是药物转运最重要的方式。虽然pH、pKa及药物的脂溶性是影响药物转运非常重要的因素,还有其他因素发挥作用,如蛋白结合力及分子量[38,233]。分子量大的药物,如胰岛素(MW>6 000)不太可能转运至母乳中,而分子量小于300的药物更容易转

运[38]。蛋白结合力强的药物,如格列本脲(glyburide)(99%蛋白结合率)不太可能转运至母乳中,尽管如此,仍需警惕婴儿出现低血糖症状。

药物的转运也受乳汁量影响,乳汁量又与血流量及PRL分泌相关[233]。泌乳与乳腺血流量相关,但是,哺乳时及哺乳间歇乳腺的血流量未知。乳汁量随着泌乳的持续时间及每日时间点的不同而发生变化。泌乳量存在一个昼夜模式,上午6:00产生量最多,下午6:00或10:00产生量最低。成熟母乳大约含87%水分,3.5%脂肪,8%碳水化合物(83%为乳糖),0.9%蛋白质及0.2%含氮化合物[233]。这些成分的比例在不同妇女间,甚至在同一妇女不同时期变化很大。例如,后期分泌的乳汁中脂肪含量是早期分泌的乳汁(含较多水、水溶性维生素、碳水化合物及蛋白质)的4~5倍,而初乳(孕后期与分娩后几日以内分泌的乳汁)中脂肪含量很少。脂肪的含量也有昼夜变化。

药物进入乳汁后,它在水相与脂相之间达到平衡。这样的平衡可决定实际进入婴儿体内的药物量。每个婴儿的喂养方式不同,如每侧乳房吸吮时间、吸吮量,这些都决定了婴儿摄入药物剂量。一旦婴儿通过母乳摄入药物,药物对婴儿的药理作用及不良反应就取决于药物的口服生物利用度、分布、代谢及清除率。这些药代动力学参数会随婴儿的年龄、是否早产等因素变化。

表 49-6

影响乳汁中药物存留和婴儿的因素

母体参数

- 药物剂量和治疗持续时间
- 给药途径和频率
- 代谢
- 肾清除
- 乳房的血流量
- 乳汁 pH
- 乳汁组成

药物参数

- 口服生物利用度(对母亲和婴儿)
- 分子量
- pKa
- 脂溶性
- 蛋白结合率

婴儿参数

- 婴儿年龄
- 喂养方式
- 摄入母乳量
- 药物吸收、分布、代谢和排泄

pKa,解离常数。

来源:Anderson PO. Drugs and breast milk [letter]. *Pediatrics.* 1995;95;957;Dillon AE et al. Drug therapy in the nursing mother. *Obstet Gynecol Clin North Am.* 1997;24;675;Begg EJ et al. Studying drugs in human milk;time to unify the approach. *J Hum Lact.* 2002;18:323;Bennett PN,ed. Drugs and Human Lactation. 2nd ed. New York, *NY*;*Elsevier.* 1996;Hale TW. Medications and Mothers' Milk. 16th ed. Amarillo,*TX*:*Pharmasoft Medical Publishing.* 2014.

案例 49-12

问题1:H. P.,25岁女性,G3P3,孕5周,经多普勒超声确诊患有左下肢深静脉血栓(deep vein thrombosis,DVT),既往妊娠有多发深静脉血栓史,血栓形成倾向检查阴性。她在妊娠期间接受了低分子肝素(low-molecular-weight heparin,LMWH)每12小时80mg(体重76kg)治疗。随后她的抗因子Xa水平在治疗量以下,LMWH使用剂量增至每12小时100mg。她接受硬膜外分娩镇痛前24小时停用了LMWH。分娩后H. P. 再次应用了LMWH,5日后换成华法林。H. P. 在进行母乳喂养。这些药物对婴儿有危害吗?

肝素分子量大(大约12 000),不能到达乳汁中,因此对于母乳喂养而言是安全的(见母乳中药物的排泄部分)。华法林是弱酸性药物(pKa 5.05),在血浆中呈高度解离状态(>99%)[233],又具有较强蛋白结合力(97%)[38]。这些药代动力学参数决定了华法林不易转运至乳汁中。病例报告也证实了在母乳及婴儿血浆中未发现华法林[38]。美国儿科协会(American Academy of Pediatrics,AAP)认为,服用华法林时可进行母乳喂养[92],华法林对于母乳喂养而言是安全的[92,235]。目前还没有研究来指导妊娠期深静脉血栓抗凝药物的使用时间,大部分学者推荐抗凝治疗最少至产后6周,如有血栓栓塞性事件发生,总抗凝时间至少6个月[235]。H. P. 在接受LMWH及华法林治疗期间母乳喂养是安全的。

评估婴儿暴露

因母体、药物及婴儿的参数不断变化,婴儿摄入的确切药物量很难确定。目前可用的数据大多源于单个或几个病

例的病例报告,或小样本药代动力学研究。M/P 比值有时用于单独评估药物含量,但这不正确,因为它受到很多因素的影响,例如母亲服药后的采样时点(峰浓度时还是达稳定浓度时)、服药剂量、治疗时间长短、给药途径及母乳成分[233]。有时在文献资料中可看到相对婴儿剂量(relative infant dose, RID)的概念,它是母亲剂量的一个百分比[233]。通常认为 RID<10% 可接受。尽管如此,仍需考虑其他一些变量,例如年龄、婴儿的健康状况及药物自身的安全性。另需注意的是,这些都是基于部分个体数据得出的估计值,将这些公式应用于某个体在临床上并不适用。同 M/P 比值相比,专家们认为 RID 更适用于评估婴儿暴露。

使用母体血药浓度峰值预测婴儿摄入药物剂量,这个假设在本质上存在缺陷,因为在母体中药物达峰浓度时并不等于母乳中药物也达到峰浓度[233,236]。婴儿实际摄入药物总量也取决于摄入的母乳总量。即使一个药物有较高的 M/P 值,倘若婴儿只摄入很少量的母乳,婴儿实际摄入的药物总量也会很少。因此,M/P 值描述的是药物排泄至母乳中的可能比例,但它不能用于预测婴儿的药物暴露剂量。通常情况下,对于母乳喂养而言,低 M/P 值(<1)的药物比高 M/P 值(>1)的药物更安全,但是,也应考虑其他一些参数,如母亲情况及治疗效果。

可以通过婴儿摄入的母乳评估一些药物的婴儿暴露量。M/P 比值可评估母乳中药物浓度(公式 49-1)及婴儿可能摄入的药物量(公式 49-2)[233,236,237]。公式 49-1 中的变量在已发表的文献中可以查到,但仅有部分药物有这些变量的数据。婴儿摄入母乳的确切总量很难得知,但是平均摄入量约为 150ml/(kg·d)。这样估算出的婴儿摄入量可用于计算 RID,它是母亲摄入量的一个百分比[236]。

$$母乳中药物浓度=血浆中药物浓度×M/P$$
(公式 49-1)

$$婴儿摄入量[mg/(kg·d)]=母乳中药物浓度×母乳体积[ml/(kg·d)]$$
(公式 49-2)

$$RID\%=婴儿摄入量[mg/(kg·d)]/母亲摄入量[mg/(kg·d)]×100$$
(公式 49-3)

案例 49-13

问题 1: K. J. 在进行母乳喂养,体重 91kg,现每日口服氢氯噻嗪(hydrochlorothiazide)50mg。该药有较长的半衰期(约 12 小时),服药后 5~10 小时药物浓度达到峰值。在一项近期研究中,该药在母乳中的平均药物浓度为 80ng/ml。基于这些数据,该药是否对 K. J. 的婴儿有危害呢?

母亲的摄入量可计算为 50mg/91kg,等于 0.55mg/(kg·d)。婴儿的摄入量可计算为 80ng/ml×150ml/(kg·d),等于 0.012mg/(kg·d)。RID 可计算为婴儿摄入量[0.012mg/(kg·d)]除以母亲摄入量[0.55mg/(kg·d)],再乘以 100,等于 2.18%。因此,该药对 K. J. 的婴儿没有危害。K. J. 可继续在哺乳期间服用氢氯噻嗪。AAP 认为服用氢氯噻嗪可以进行母乳喂养[38,92]。

减少药物暴露风险

如果需要对哺乳妇女进行药物治疗,应尽可能减少药物对婴儿的危害。减少暴露风险的方法在既往研究中已被提及[229,233,234]。表 49-7 总结了应考虑的关键因素。除了哺乳期禁用的药物外,应由母亲自己决定在用药后继续哺乳还是停止哺乳。因此,在该过程中,耐心教育非常重要。应告知母亲药物使用或不使用的潜在风险。她也应知晓可通过改变喂养方式、药物摄入时间及仔细观察婴儿早期不良反应等方式来降低风险。

表 49-7

减少婴儿接触乳汁中药物的危险性

除非婴儿已准备断奶,否则只有当必须用药及不能延迟治疗的情况下才应该使用药物
药物选择
考虑药物是否可以安全地直接给予婴儿
选择进入乳汁能力差的药物,最低的 M/P 比值,RID<10%
避免使用长效配方(如缓释剂)
考虑可以减少药物分泌进入乳汁的可能给药途径
决定治疗持续时间,避免长期使用
哺乳方式
避免在药物浓度达峰值时哺乳 尽可能把哺乳时间安排在下一次给药前
其他考虑
持续观察婴儿是否出现不常见的症状(如镇静,易激,皮疹,食欲不振,体重不增)
若药物对于婴儿的风险大于母乳哺乳带来的益处,则应在药物治疗期间停止哺乳
进行充分的患者用药教育来提高患者对于危险因素的理解

M/P,乳汁血浆比值;RID,相对婴儿剂量。

来源:Anderson PO. Drugs and breast milk [letter]. *Pediatrics*. 1995;95:957;Begg EJ et al. Studying drugs in human milk:time to unify the approach. *J Hum Lact*. 2002;18:323;Howard CR,Lawrence RA. Drugs and breastfeeding. *Clin Perinatol*. 1999;26:447.

有关药物及哺乳的资料

哺乳期间药物使用的回顾性资料有助于临床医师权衡哺乳期间用药的利弊。表 49-8 列举了一些哺乳期禁用的药物。AAP 定期核查一些药物和其他一些化合物在母乳中的转运,并且公布他们的研究成果[92]。协会明确了部分药物在哺乳期间应避免使用,部分药物应慎用,部分药物对婴儿的影响未知,还有部分药物在哺乳期应用是安全的。这些指南在不断更新,每几年就会出版新的指南。因此读者需关注最新的 AAP 指南。除 AAP 指南外,还有其他一些哺乳期用药指南[38,92,234]。

表49-8

哺乳期间应禁止使用的药物[a]

药物或药物类别	对婴儿的作用
苯异丙胺（amphetamines）[a]	在乳汁中富集可造成易激,睡眠差
抗肿瘤药物（antineoplastics）	潜在免疫抑制;对于分裂期细胞的细胞毒性作用未知[2]
可卡因（cocaine）[a]	排出在乳汁中;因中枢神经系统的刺激作用和毒性而禁止
麦角胺（ergotamine）	潜在的泌乳抑制;呕吐、腹泻和惊厥均有报道[92]。一些医师认为应该禁止。AAP建议谨慎使用
海洛因（heroin）	若摄入足够量有潜在成瘾作用
免疫抑制剂（immunosuppressants）	潜在免疫抑制作用
锂（lithium）	乳汁和血清浓度平均为母体浓度的40%,潜在毒性存在。一些医师认为应该禁止。AAP建议谨慎使用
麦角酸二乙胺（lysergic acid diethyl-amide,LSD）[a]	可能从乳汁中分泌
大麻（marijuana）[a]	在乳汁中分泌
米索前列醇（misoprostol）	乳汁中分泌并未得以研究,但因潜在的婴儿严重腹泻风险而禁止
环苯基哌啶（phencyclidine）[a]	明显的致幻作用
菲尼酮（phenidone）	在一个婴儿中产生大规模阴囊血肿及疝切开手术后伤口渗出而禁止使用
要求暂时停止哺乳	
放射性药物	暂时停止哺乳来允许放射性物质从乳汁中的消除。单个药物的建议使用时间为:铜-64（^{64}Cu）50小时;镓-67（^{67}Ga）2周;铟-111（^{111}In）20小时;碘-123（^{123}I）36小时;碘-125（^{125}I）12日;碘-131（^{131}I）2~14日;放射性钠96小时;锝-99m（^{99m}Tc）15小时~3日;（^{99m}TcO$_4$）（^{99m}Tc团聚体）15小时~3日

[a] 表中并未包含所有药物。所列的药物是按类别列出而不是具体药物名称。
[b] 在哺乳时所有药物都应禁止滥用。
AAP,美国儿科协会。
来源:Briggs G et al. *Drugs in Pregnancy and Lactation:A Reference Guide to Fetal and Neonatal Risk*. 11th ed. Philadelphia,PA:Lippincott Williams & Wilkins. 2017;Sachs HC and the American Academy of Pediatrics Committee on Drugs. Transfer of drugs and other chemicals into human milk. *Pediatrics*. 2013;132(3);e796-e809;Hale TW. *Medications and Mothers' Milk*. 16th ed. Amarillo,TX:Pharmasoft Medical Publishing. 2014.

大多数药物都会在一定程度上被分泌母乳中,读者可根据一些专业的资源对相关的药物问题进行深入的回顾分析。有关哺乳期用药的最好的数据库有:(a) Briggs, Freeman 及 Yaffe 编写的 Drugs in Pregnancy and Lactation:A Reference Guide to Fetal and Neonatal Risk[38];(b) TOXNET,一个在线的哺乳数据库,由NIH赞助,网址：http://toxnet. nlm. nih. gov。这两个数据库经同行评议,包含了很多参考文献出处。因不时需增添新的数据,其目录不断变化。

致谢

感谢 Kimey D. Ung, Jennifer McNulty, and Gerald G. Briggs,BPharm 在早期版本中对本章的贡献。

（李征宇、张川 译,曾力楠 校,张伶俐、赵霞 审）

参考文献

1. Cunningham FG et al. Prenatal care. In: Gary Cunningham F et al, eds. *Williams Obstetrics*. 24th. New York, NY: McGraw-Hill; 2014:167.
2. Martin JA et al. Births: final data for 2013. *Natl Vital Stat Rep*. 2015;64(1):1.
3. Mathews TJ, MacDorman MF. Infant mortality statistics from the 2013 period linked birth/infant death data set. *Natl Vital Stat Rep*. 2015;64(9):1.
4. Johnson TRB et al. Preconception and prenatal care: part of the continuum. In: Gabbe SG et al, eds. *Obstetrics: Normal and Problem Pregnancies*. 6th ed. Philadelphia, PA: Churchill Livingstone; 2012:101.
5. Cunningham FG et al. Hematological disorders. In: Gary Cunningham F et al, eds. *Williams Obstetrics*. 24th ed. New York, NY: McGraw-Hill; 2014:1101.
6. American College of Obstetricians and Gynecologists. ACOG Practice Bulletin No. 95: anemia in pregnancy. *Obstet Gynecol*. 2008;112:201.
7. Centers for Disease Control and Prevention. Recommendations to prevent and control iron deficiency in the United States. *MMWR Recomm Rep*. 1998;47(RR-3):1.
8. Czeizel AE, Dudás I. Prevention of the first occurrence of neural-tube defects by periconceptional vitamin supplementation. *N Engl J Med*. 1992;327:1832.

9. Centers for Disease Control and Prevention. Recommendations for the use of folic acid to reduce the number of cases of spina bifida and other neural tube defects. *MMWR Recomm Rep*. 1992;41(RR-14):1.

10. Centers for Disease Control and Prevention.Updated estimates of neural tube defects prevented by mandatory folic acid fortification in the United States 1995–2011. *Morb Mortal Wkly Rep*. 2015;64(1):1–5.

11. Centers for Disease Control and Prevention.CDC Grand rounds: Additional opportunities to prevent neural tube defects with folic acid fortification. *Morb Mortal Wkly Rep*. 2010;59(31):980–984.

12. Food and Nutrition Board of the Institute of Medicine. Dietary reference intakes for calcium and vitamin D. November 2010. http://www.iom.edu/Reports/2010/Dietary-Reference-Intakes-for-Calcium-and-Vitamin-D/Report-Brief.aspx. Accessed June 22, 2011.

13. Newton G. Section X: Home testing medical equipment. In: Krinsky et al, eds. *Handbook of Nonprescription Drugs*. 18th ed. Washington, DC: American Pharmaceutical Association; 2014.

14. Committee on Gynecologic Practice, The American College of Obstetricians and Gynecologists. ACOG. Committee opinion: number 278, November 2002. Avoiding inappropriate clinical decisions based on false-positive human chorionic gonadotropin test results. *Obstet Gynecol*. 2002;100(5, pt 1):1057.

15. Frederiksen MC. Physiologic changes in pregnancy and their effect on drug disposition. *Semin Perinatol*. 2001;25:120.

16. Loebstein R, Koren G. Clinical relevance of therapeutic drug monitoring during pregnancy. *Ther Drug Monit*. 2002; 24:15.

17. Little BB. Pharmacokinetics during pregnancy: evidence-based maternal dose formulation. *Obstet Gynecol*. 1999;93(5, Pt 2):858.

18. McAuley JW, Anderson GD. Treatment of epilepsy in women of reproductive age: pharmacokinetic considerations. *Clin Pharmacokinet*. 2002;41:559.

19. Anderson GD. Pregnancy-induced changes in pharmacokinetics: a mechanistic-based approach. *Clin Pharmacokinet*. 2005;44:989.

20. Harris RZ et al. Gender effects in pharmacokinetics and pharmacodynamics. *Drugs*. 1995;50:222.

21. Loebstein R et al. Pharmacokinetic changes during pregnancy and their clinical relevance. *Clin Pharmacokinet*. 1997;33:328.

22. Abalovich M et al. Management of thyroid dysfunction during pregnancy and postpartum: an Endocrine Society Clinical Practice Guideline. *J Clin Endocrinol Metab*. 2007;92(8, Suppl):S1.

23. Kalter H, Warkany J. Medical progress. Congenital malformations: etiologic factors and their role in prevention (first of two parts). *N Engl J Med*. 1983;308:424.

24. Schardein JL. *Chemically Induced Birth Defects*. 3rd ed. New York, NY: Marcel Dekker; 2000.

25. National Research Council. *Scientific Frontiers in Developmental Toxicology and Risk Assessment*. Washington, DC: National Academy Press; 2000.

26. Carter CO. Genetics of common single malformations. *Br Med Bull*. 1976;32:21.

27. O'Rahilly RR, Muller F. *Human Embryology & Teratology*. 3rd ed. New York, NY: Wiley-Liss; 2001.

28. Beckman DA, Brent RL. Mechanism of known environmental teratogens: drugs and chemicals. *Clin Perinatol*. 1986;13:649.

29. Seaver LH, Hoyme HE. Teratology in pediatric practice. *Pediatr Clin North Am*. 1992;39:111.

30. Shepard TH. Teratogenicity of therapeutic agents. *Curr Probl Pediatr*. 1979;10:1.

31. Koren G et al Perception of teratogenic risk by pregnant women exposed to drugs and chemicals during the first trimester. *Am J Obstet Gynecol*. 1989;160(5, Pt 1):1190.

32. American College of Obstetricians and Gynecologists. ACOG educational bulletin. Teratology. Number 236, April 1997 (replaces no. 233, February 1997). *Int J Gynaecol Obstet*. 1997;57:319.

33. US Food, US Food and Drug Administration. Information for Healthcare Professionals: Lamotrigine (marketed as Lamictal). 2006. http://www.fda.gov/Drugs/DrugSafety/PostmarketDrugSafetyInformationforPatientsandProviders/ucm126225.htm. Accessed June 16, 2011.

34. US Food, US Food and Drug Administration. Public Health Advisory: Paroxetine. 2005. http://www.fda.gov/Drugs/DrugSafety/PostmarketDrugSafetyInformationforPatients andProviders/DrugSafetyInformationforHeathcareProfessionals/PublicHealthAdvisories/ucm051731.htm. Accessed June 14, 2011.

35. US Food, US Food and Drug Administration. FDA: risk of oral birth defects in children born to mothers taking topiramate. 2011. http://www.fda.gov/NewsEvents/Newsroom/PressAnnouncements/ucm245594.htm. Accessed June 14, 2011.

36. Fabro S et al. Chemical exposure of embryos during the preimplantation stages of pregnancy: mortality rate and intrauterine development. *Am J Obstet Gynecol*. 1984;148:929.

37. Koren G et al. Major malformations with valproic acid. *Can Fam Physician*. 2006;52:441.

38. Briggs G et al. *Drugs in Pregnancy and Lactation: A Reference Guide to Fetal and Neonatal Risk*. 11th ed. Philadelphia, PA: Lippincott Williams & Wilkins; 2017.

39. Scialli AR et al. Communicating risks during pregnancy: a workshop on the use of data from animal developmental toxicity studies in pregnancy labels for drugs. *Birth Defects Res A Clin Mol Teratol*. 2004;70:7.

40. Buehler BA et al. Prenatal prediction of risk of the fetal hydantoin syndrome. *N Engl J Med*. 1993;329:1660.

41. Nishimura H, Tanimura T. *Clinical Aspects of the Teratogenicity of Drugs*. New York, NY: American Elsevier; 1976.

42. Polin RA et al. *Fetal and Neonatal Physiology*. 2nd ed. Philadelphia, PA: WB Saunders; 1998.

43. Food and Drug Administration. Pregnancy and Lactation Labeling (Drugs) Final Rule. Accessed at: http://www.fda.gov/Drugs/DevelopmentApprovalProcess/DevelopmentResources/Labeling/ucm093307.htm

44. [No Authors Listed]. Practice Bulletin Summary 153: nausea and vomiting of pregnancy. *Obstet Gynecol*. 2015;126(3):687–688.

45. Badell ML et al. Treatment options for nausea and vomiting during pregnancy. *Pharmacotherapy*. 2006;26:1273.

46. Niebyl JR. Clinical practice. Nausea and vomiting in pregnancy. *N Engl J Med*. 2010;363:1544.

47. Nelson-Piercy C. Treatment of nausea and vomiting in pregnancy. When should it be treated and what can be safely taken? *Drug Saf*. 1998;19:155.

48. McKeigue PM et al. Bendectin and birth defects: I. A meta-analysis of the epidemiologic studies. *Teratology*. 1994; 50:27.

49. Seto A et al. Pregnancy outcome following first trimester exposure to antihistamines: meta-analysis. *Am J Perinatol*. 1997;14:119.

50. Nageotte MP et al. Droperidol and diphenhydramine in the management of hyperemesis gravidarum. *Am J Obstet Gynecol*. 1996;174:1801.

51. Tan PC et al. Promethazine compared with metoclopramide for hyperemesis gravidarum: a randomized controlled trial. *Obstet Gynecol*. 2010;115:975.

52. Magee LA et al. Evidence-based view of safety and effectiveness of pharmacologic therapy for nausea and vomiting of pregnancy (NVP). *Am J Obstet Gynecol*. 2002;186(5, Suppl):S256.

53. Herrell H. Nausea and Vomiting of preganancy. *Am Fam Physcian*. 2014;89(12):965–970.

54. Koren G et al. Effectiveness of delayed release doxylamine and pyridoxine for nausea and vomiting of pregnancy: a randomized placebo controlled trail. *Am J Obstet Gynecol*. 2010;203:571.

55. Passternak B et al. Ondanestron in pregnancy and risk of adverse fetal outcomes. *N Engl J Med*. 2013;368:814–823.

56. Gill S et al. The safety of proton pump inhibitors (PPIs) in pregnancy: a meta-analysis. *Am J Gastroenterol*. 2009;104:1541.

57. Pasrernak B, Hviid A. Use of proton-pump inhibitors in early pregnancy and the risk of birth defects. *N Engl J Med*. 2010;363:2114.

58. Lumbiganon P et al. Screening and treating asymptomatic bacteriuria in pregnancy. *Curr Opin Obstet Gynecol*. 2010;22:95.

59. Mignini L et al. Accuracy of diagnostic tests to detect asymptomatic bacteriuria during pregnancy. *Obstet Gynecol*. 2009;113(2, Pt 1):346.

60. Mittal P, Wing DA. Urinary tract infections in pregnancy. *Clin Perinatol*. 2005;32:749.

61. Lin K et al. Screening for asymptomatic bacteriuria in adults: evidence for the U.S. Preventive Services Task Force reaffirmation recommendation statement. *Ann Intern Med*. 2008;149:W20.

62. American College of Obstetricians and Gynecologists. ACOG educational bulletin. Antimicrobial therapy for obstetric patients. Number 245, March 1998 (replaces no. 117, June 1988). *Int J Gynaecol Obstet*. 1998;61:299.

63. Guinto VT et al. Different antibiotic regimens for treating asymptomatic bacteriuria in pregnancy. *Cochrane Database Syst Rev*. 2010;(9):CD007855.

64. Lumbiganon P et al. One-day compared with 7-day nitrofurantoin for asymptomatic bacteriuria in pregnancy: a randomized controlled trial. *Obstet Gynecol*. 2009;113(2 Pt 1): 339.

65. Cunningham FG et al. Diabetes. In: Gary Cunningham F et al, eds. *Williams Obstetrics*. 24th ed. New York, NY: McGraw-Hill; 2014.

66. ACOG Committee on Practice Bulletins. ACOG Practice Bulletin. Clinical Management Guidelines for Obstetrician-Gynecologists. Number 60, March 2005. Pregestational diabetes mellitus. *Obstet Gynecol*. 2005;105:675.

67. Committee on Obstetric Practice. ACOG Committee Opinion No. 435: postpartum screening for abnormal glucose tolerance in women who had gestational diabetes mellitus. *Obstet Gynecol*. 2009;113:1419.

68. The American College of Obstetricians and Gynecologist. Practice Bulletin: Gestational Diabetes Mellitus Number 137. *Obstet Gynecol*. 2013;122(2):406–416.

69. England LJ et al. Preventing type 2 diabetes: public health implications for women with a history of gestational diabetes mellitus. *Am J Obset Gynecol*.

2009;200:365.

70. Garner P. Type I diabetes mellitus and pregnancy. *Lancet*. 1995;346:157.

71. Kitzmiller JL et al. Preconception care for women with diabetes and prevention of major congenital malformations. *Birth Defects Res A Clin Mol Teratol*. 2010;88:791.

72. [No authors listed]. Pregnancy outcomes in the diabetes control and complications trial. *Am J Obstet Gynecol*. 1996;174:1343.

73. Greene MF et al. First-trimester hemoglobin A1 and risk for major malformation and spontaneous abortion in diabetic pregnancy. *Teratology*. 1989;39:225.

74. American Diabetes Association. Management of diabetes in pregnancy. Sec 12. In Standards of Medical Care in Diabetes 2016. *Diabetes Care*. 2016; 39(Suppl 1): s94–s98.

75. Cooper WO et al. Major congenital malformations after first-trimester exposure to ACE inhibitors. *N Engl J Med*. 2006;354:2443.

76. de Veciana M et al. Postprandial versus preprandial blood glucose monitoring in women with gestational diabetes mellitus requiring insulin therapy. *N Engl J Med*. 1995;333:1237.

77. Homko CJ, Reece EA. Insulins and oral hypoglycemic agents in pregnancy. *J Matern Fetal Neonatal Med*. 2006;19:679.

78. American College of Obstetricians and Gynecology Committee on Practice Bulletins-Obstetricians. ACOG Practice Bulletin. Clinical management guidelines for obstetricians and gynecologist. Number 30, September 2001 (replaces Technical Bulletin Number 200, December 1994). *Obstet Gynecol*. 2001;98:525–538.

79. Rowan JA et al. Metformin versus insulin for the treatment of gestational diabetes [published correction appears in *N Engl J Med*. 2008;359:106]. *N Engl J Med*. 2008;358:2003.

80. Working Group on High Blood Pressure in Pregnancy. Report of the National High Blood Pressure Education Program. *Am J Obstet Gynecol*. 2000;183:S1.

81. Wildman K et al. Maternal mortality as an indicator of obstetric care in Europe. *Br J Obstet Gynecol*. 2004;111:164.

82. Chang J et al. Pregnancy-related mortality surveillance—United States, 1991–1999. *MMWR Surveill Summ*. 2003; 52:1.

83. ACOG Committee on Practice Bulletins. ACOG Practice Bulletin. Chronic hypertension in pregnancy. ACOG Committee on Practice Bulletins. *Obstet Gynecol*. 2001;98(1, Suppl):177.

84. ACOG Committee on Practice Bulletins—Obstetrics. ACOG practice bulletin. Diagnosis and management of preeclampsia and eclampsia. Number 33, January 2002. *Obstet Gynecol*. 2002;99:159.

85. Sibai BM. Treatment of hypertension in pregnant women. *N Engl J Med*. 1996;335:257.

86. Markahm K, Funai EF. Pregnancy-related hypertension. In: Creasy RK et al, ed. *Creasy and Resnik's Maternal-Fetal Medicine: Principles and Practice*. 7th ed. Philadelphia: Saunders; 2014:756.

87. Sibai B et al. Pre-eclampsia. *Lancet*. 2005;365:785.

88. James P et al.2014 Evidence based guidelines for the management of high blood pressure in adults: the JNC 8 report. *JAMA* 2014; 311(5): 507-520.

89. von Dadelszen P et al. Fall in mean arterial pressure and fetal growth restriction in pregnancy hypertension: a meta-analysis. *Lancet*. 2000;355:87.

90. Abalos E et al. Antihypertensive drug therapy for mild to moderate hypertension during pregnancy. *Cochrane Database Syst Rev*. 2007;(1):CD002252.

91. Kyle PM, Redman CW. Comparative risk-benefit assessment of drugs used in the management of hypertension in pregnancy. *Drug Saf*. 1992;7:223.

92. American Academy of Pediatrics Committee on Drugs. The Transfer of drugs and therapeutics into human breast milk: an update on selected topics. *Pediatrics*. 2013;132(3):e796–e809.

93. Butters L et al. Atenolol in essential hypertension during pregnancy. *BMJ*. 1990;301:587.

94. Lydakis C et al. Atenolol and fetal growth in pregnancies complicated by hypertension. *Am J Hypertens*. 1999;12:541.

95. Ito S. Drug therapy for breast-feeding women [published correction appears in *N Engl J Med*. 2000;343:1348]. *N Engl J Med*. 2000;343:118.

96. Shannon ME et al. Beta blockers and lactation: an update. *J Hum Lact*. 2000;16:240.

97. Shannon ME et al. Calcium channel antagonists and lactation: an update. *J Hum Lact*. 2000;16:60.

98. Dekker GA, Sibai BM. Etiology and pathogenesis of preeclampsia: current concepts. *Am J Obstet Gynecol*. 1998;179:1359.

99. Patrick T, Roberts JM. Current concepts in preeclampsia. *MCN Am J Matern Child Nurs*. 1999;24:193.

100. Vidaeff AC et al. Acute hypertensive emergencies in pregnancy. *Crit Care Med*. 2005;33(10, Suppl):S307.

101. Mabie WC. Management of acute severe hypertension and encephalopathy. *Clin Obstet Gynecol*. 1999;42:519.

102. Magee LA et al. Risks and benefits of beta-receptor blockers for pregnancy

103. Belfort MA et al. Labetalol decreases cerebral perfusion pressure without negatively affecting cerebral blood flow in hypertensive gravidas. *Hypertens Pregnancy*. 2002;21:185.

104. Magee LA et al. Hydralazine for treatment of severe hypertension in pregnancy: meta-analysis. *BMJ*. 2003;327:955.

105. Vigil-De Gracia P et al. Severe hypertension in pregnancy: hydralazine or labetalol. A randomized clinical trial. *Eur J Obstet Gynecol Reprod Biol*. 2006;128:157.

106. Idama TO, Lindow SW. Magnesium sulphate: a review of clinical pharmacology applied to obstetrics. *Br J Obstet Gynaecol*. 1998;105:260.

107. Vermillion ST et al. A randomized, double-blind trial of oral nifedipine and intravenous labetalol in hypertensive emergencies of pregnancy. *Am J Obstet Gynecol*. 1999;181:858.

108. Scardo JA et al. A randomized, double-blind, hemodynamic evaluation of nifedipine and labetalol in preeclamptic hypertensive emergencies. *Am J Obstet Gynecol*. 1999;181:862.

109. Lucas MJ et al. A comparison of magnesium sulfate with phenytoin for the prevention of eclampsia. *N Engl J Med*. 1995;333:201.

110. Altman D et al. Do women with pre-eclampsia, and their babies, benefit from magnesium sulphate? The Magpie Trial: a randomised placebo-controlled trial. *Lancet*. 2002;359:1877.

111. Alexander JM et al. Selective magnesium sulfate prophylaxis for the prevention of eclampsia in women with gestational hypertension. *Obstet Gynecol*. 2006;108:826.

112. Belfort MA et al. A comparison of magnesium sulfate and nimodipine for the prevention of eclampsia. *N Engl J Med*. 2003;348:304.

113. World Health Organization. *WHO Recommendations for Prevention and Treatment of Pre-eclampsia and Eclampsia*. Geneva: WHO; 2011. http://whqlibdoc .who.int/ publications/2011/9789241548335_eng.pdf

114. Witlin AG. Prevention and treatment of eclamptic convulsions. *Clin Obstet Gynecol*. 1999;42:507.

115. Sibai BM et al. Reassessment of intravenous $MgSO_4$ therapy in preeclampsia-eclampsia. *Obstet Gynecol*. 1981;57:199.

116. Kohn LT et al. *To Err Is Human: Building a Safer Health System*. Washington, DC: Institute of Medicine and the National Academy Press; 1999.

117. Simpson KR, Knox GE. Obstetrical accidents involving intravenous magnesium sulfate: recommendations to promote patient safety. *MCN Am J Matern Child Nurs*. 2004;29:161.

118. Isler CM et al. Postpartum seizure prophylaxis: using maternal clinical parameters to guide therapy. *Obstet Gynecol*. 2003;101:66.

119. [No authors listed]. Which anticonvulsant for women with eclampsia? Evidence from the Collaborative Eclampsia Trial [published correction appears in *Lancet*. 1995;346:258]. *Lancet*. 1995;345:1455.

120. Norwitz ER et al. The control of labor. *N Engl J Med*. 1999;341:660.

121. ACOG Committee on Practice Bulletins—Obstetrics. ACOG Practice Bulletin No 107. Induction of labor. *Obstet Gynecol*. 2009;114(2 Pt 1):386.

122. Cunningham FG et al. Induction and augmentation of labor. In: Gary Cunningham F et al, eds. *Williams Obstetrics*. 24th ed. New York, NY: McGraw-Hill; 2014:523.

123. NIH Consensus Development Panel on the Effect of Corticosteroids for Fetal Maturation on Perinatal Outcomes. Effect of corticosteroids for fetal maturation on perinatal outcomes. *JAMA*. 1995;273:413.

124. ACOG Committee on Obstetric Practice. ACOG Committee Opinion No. 475: antenatal corticosteroid therapy for fetal maturation. *Obstet Gynecol*. 2011;117(2 Pt 1):422.

125. Riskin-Mashiah S, Wilkins I. Cervical ripening. *Obstet Gynecol Clin North Am*. 1999;26:243.

126. Vrouenraets FP et al. Bishop score and risk of cesarean delivery after induction of labor in nulliparous women. *Obstet Gynecol*. 2005;105:690.

127. Vahratian A et al. Labor progression and risk of cesarean delivery in electively induced nulliparas. *Obstet Gynecol*. 2005;105:698.

128. Sanchez-Ramos L et al. Misoprostol for cervical ripening and labor induction: a meta-analysis. *Obstet Gynecol*. 1997;89:633.

129. Hofmeyr GJ et al. Vaginal misoprostol for cervical ripening and induction of labour. *Cochrane Database Syst Rev*. 2010;(10):CD000941.

130. Wing DA. A benefit-risk assessment of misoprostol for cervical ripening and labour induction. *Drug Saf*. 2002;25: 665.

131. Sanchez-Ramos L et al. Labor induction with prostaglandin E1 misoprostol compared with dinoprostone vaginal insert: a randomized trial. *Obstet Gynecol*. 1998;91:401.

132. Blanchette HA et al. Comparison of the safety and efficacy of intravaginal misoprostol (prostaglandin E_1) with those of dinoprostone (prostaglandin E_2) for cervical ripening and induction of labor in a community hospital.

Am J Obstet Gynecol. 1999;180(6, Pt 1):1551.

133. Wing DA et al. A comparison of orally administered misoprostol with vaginally administered misoprostol for cervical ripening and labor induction. *Am J Obstet Gynecol.* 1999;180:1155.

134. Alfirevic Z, Weeks A. Oral misoprostol for induction of labour. *Cochrane Database Syst Rev.* 2006;(2):CD001338.

135. Wing DA et al. Misoprostol vaginal insert for successful labor induction: A randomized controlled trial. *Obstet Gynecol.* 2011;117:533.

136. Rayburn WF. Prostaglandin E₂ gel for cervical ripening and induction of labor: a critical analysis. *Am J Obstet Gynecol.* 1989;160:529.

137. Witter FR et al. A randomized trial of prostaglandin E₂ in a controlled-release vaginal pessary for cervical ripening at term. *Am J Obstet Gynecol.* 1992;166:830.

138. Rayburn WF et al. An intravaginal controlled-release prostaglandin E₂ pessary for cervical ripening and initiation of labor at term. *Obstet Gynecol.* 1992;79:374.

139. Cervidil [package insert] St. Louis, MO: Forrest Pharmaceuticals; 1997.

140. Kelly AJ et al. Vaginal prostaglandin (PGE₂ and PGF₂ₐ) for induction of labour at term. *Cochrane Database Syst Rev.* 2009;(4):CD003101.

141. Prepidil Gel [package insert]. Kalamazoo, MI: Pharmacia & Upjohn Company; 1999.

142. Battista LR, Wing DA. Abnormal labor and induction of labor. In: Gabbe SG et al, eds. *Obstetrics: Normal and Problem Pregnancies.* 5th ed. Philadelphia, PA: Churchill Livingstone; 2007:322.

143. American College of Obstetricians and Gynecologists. ACOG practice patterns. Management of postterm pregnancy. Number 6, October 1997. *Int J Gynaecol Obstet.* 1998;60:86.

144. Dudley DJ. Oxytocin: use and abuse, science and art. *Clin Obstet Gynecol.* 1997;40:516.

145. Perry RL et al. The pharmacokinetics of oxytocin as they apply to labor induction. *Am J Obstet Gynecol.* 1996;174:1590.

146. Shyken JM, Petrie RH. The use of oxytocin. *Clin Perinatol.* 1995;22:907.

147. Satin AJ et al. High-dose oxytocin: 20- versus 40-minute dosage interval. *Obstet Gynecol.* 1994;83:234.

148. Satin AJ et al. High- versus low-dose oxytocin for labor stimulation. *Obstet Gynecol.* 1992;80:111.

149. Xenakis EM et al. Low-dose versus high-dose oxytocin augmentation of labor—a randomized trial. *Am J Obstet Gynecol.* 1995;173:1874.

150. Ananth CV et al. Trends in preterm birth and perinatal mortality among singletons: United States, 1989 through 2000. *Obstet Gynecol.* 2005;105(5, Pt 1):1084.

151. Alexander GR et al. US birth weight/gestational age-specific neonatal mortality: 1995–1997 rates for whites, Hispanics, and blacks. *Pediatrics.* 2003;111:e61.

152. Goldenberg RL et al. Intrauterine infection and preterm delivery. *N Engl J Med.* 2000;342:1500.

153. Esplin MS. Preterm birth: a review of genetic factors and future directions for genetic study. *Obstet Gynecol Surv.* 2006;61:800.

154. Bujimschi C, Norman C. Pathogenesis of spontaneous preterm labor. In: Creasy RK et al, eds. *Creasy and Resnik's Maternal-Fetal Medicine Principles and Practice.* 7th ed. Philadelphia: WB Saunders; 2014:599.

155. Smith R. Parturition. *N Engl J Med.* 2007;356:271.

156. Iams JD et al. Preterm labor and birth. In: Creasy RK et al, eds. *Creasy and Resnik's Maternal-Fetal Medicine.* 7th ed. Philadelphia, PA: Saunders; 2014:624.

157. American College of Obstetricians and Gynecologists. ACOG Practice Bulletin No 31. Assessment of risk factors for preterm birth. Clinical management guidelines for obstetrician-gynecologists. Number 31, October 2001. *Obstet Gynecol.* 2001;98:709.

158. Berkman ND et al. Tocolytic treatment for the management of preterm labor: a review of the evidence. *Am J Obstet Gynecol.* 2003;188:1648.

159. Simhan HN, Caritis SN. Prevention of preterm delivery. *N Engl J Med.* 2007;357:477.

160. ACOG Committee on Practice Bulletins. American College of Obstetricians and Gynecologist. ACOG Practice Bulletin No 43. Management of preterm labor. *Obstet Gynecol.* 2003;101(5, Pt 1):1039.

161. Crowther CA et al. Magnesium sulphate for preventing preterm birth in threatened preterm labour. *Cochrane Database Syst Rev.* 2002;(4):CD001060.

162. [No authors listed]. Treatment of preterm labor with the beta-adrenergic agonist ritodrine. The Canadian Preterm Labor Investigators Group. *N Engl J Med.* 1992;327:308.

163. Anotayanonth S et al. Betamimetics for inhibiting preterm labour. *Cochrane Database Syst Rev.* 2004;(4):CD004352.

164. Goldenberg RL. The management of preterm labor. *Obstet Gynecol.* 2002;100(5, Pt 1):1020.

165. King JF et al. Cyclo-oxygenase (COX) inhibitors for treating preterm labour. *Cochrane Database Syst Rev.* 2005;(2): CD001992.

166. Macones GA et al. The controversy surrounding indomethacin for tocolysis. *Am J Obstet Gynecol.* 2001;184:264.

167. Iannucci TA et al. Effect of dual tocolysis on the incidence of severe intraventricular hemorrhage among extremely low-birth-weight infants. *Am J Obstet Gynecol.* 1996;175(4, Pt 1):1043.

168. Norton ME et al. Neonatal complications after the administration of indomethacin for preterm labor. *N Engl J Med.* 1993;329:1602.

169. Loe SM et al. Assessing the neonatal safety of indomethacin tocolysis: a systematic review with meta-analysis. *Obstet Gynecol.* 2005;106:173.

170. King JF et al. Calcium channel blockers for inhibiting preterm labour. *Cochrane Database Syst Rev.* 2003;(1): CD002255.

171. Lyell DJ et al. Magnesium sulfate compared with nifedipine for acute tocolysis of preterm labor: a randomized controlled trial. *Obstet Gynecol.* 2007;110:61.

172. Cunningham FG et al. Preterm birth. In: Gary Cunningham F et al, eds. *Williams Obstetrics.* 24th ed. New York, NY: McGraw-Hill; 2014.

173. Glock JL, Morales WJ. Efficacy and safety of nifedipine versus magnesium sulfate in the management of preterm labor: a randomized study. *Am J Obstet Gynecol.* 1993;169:960.

174. Papatsonis DN et al. Nifedipine and ritodrine in the management of preterm labor: a randomized multicenter trial. *Obstet Gynecol.* 1997;90:230.

175. Lewis DF. Magnesium sulfate: the first-line tocolytic. *Obstet Gynecol Clin North Am.* 2005;32:485.

176. Lewis DF et al. Successful magnesium sulfate tocolysis: is "weaning" the drug necessary? *Am J Obstet Gynecol.* 1997;177:742.

177. Crowther CA et al. Effect of magnesium sulfate given for neuroprotection before preterm birth: a randomized controlled trial. *JAMA.* 2003;290:2669.

178. Nelson KB, Grether JK. Can magnesium sulfate reduce the risk of cerebral palsy in very low birthweight infants? *Pediatrics.* 1995;95:263.

179. Rouse DJ et al. A randomized, controlled trial of magnesium sulfate for the prevention of cerebral palsy. *N Engl J Med.* 2008;359:895.

180. American College of Obstetricians and Gynecologists Committee on Obstetric Practice; Society for Maternal-Fetal Medicine. Committee Opinion No. 455: Magnesium sulfate before anticipated preterm birth for neuroprotection. *Obstet Gynecol.* 2010;115:669.

181. Dodd JM et al. Oral betamimetics for maintenance therapy 5 after threatened preterm labour. *Cochrane Database Syst Rev.* 2006;(1):CD003927.

182. Carr DB et al. Maintenance oral nifedipine for preterm labor: a randomized clinical trial. *Am J Obstet Gynecol.* 1999;181:822.

183. Gaunekar NN, Crowther CA. Maintenance therapy with calcium channel blockers for preventing preterm birth after threatened preterm labour. *Cochrane Database Syst Rev.* 2004;(3):CD004071.

184. Thornton JG. Maintenance tocolysis. *Br J Obstet Gynecol.* 2005;112(Suppl 1):118.

185. Roberts D, Dalziel S. Antenatal corticosteroids for accelerating fetal lung maturation for women at risk of preterm birth. *Cochrane Database Syst Rev.* 2006;(3):CD004454.

186. Garite TJ et al. Impact of a 'rescue course' of antenatal corticosteroids: a multicenter randomized placebo-controlled trial. *Am J Obstet Gynecol.* 2009;200:248.e1.

187. Carey JC et al. Metronidazole to prevent preterm delivery in pregnant women with asymptomatic bacterial vaginosis. National Institute of Child Health and Human Development Network of Maternal-Fetal Medicine Units. *N Engl J Med.* 2000;342:534.

188. Goldenberg RL, Rouse DJ. Prevention of premature birth. *N Engl J Med.* 1998;339:313.

189. Mercer BM et al. Antibiotic therapy for reduction of infant morbidity after preterm premature rupture of the membranes. A randomized controlled trial. National Institute of Child Health and Human Development Maternal-Fetal Medicine Units Network. *JAMA.* 1997;278:989.

190. Kenyon S et al. Antibiotics for preterm rupture of membranes. *Cochrane Database Syst Rev.* 2010;(8):CD001058.

191. [No authors listed]. ACOG Committee Opinion No. 445: antibiotics for preterm labor. *Obstet Gynecol.* 2009;114:1159.

192. Hauth JC et al. Reduced incidence of preterm delivery with metronidazole and erythromycin in women with bacterial vaginosis. *N Engl J Med.* 1995;333:1732.

193. McDonald HM et al. Antibiotics for treating bacterial vaginosis in pregnancy. *Cochrane Database Syst Rev.* 2007;(1):CD000262.

194. American College of Obstetricians and Gynecologists. Use of progesterone to prevent preterm births. ACOG Committee Opinion No. 419 (Replaces No. 291, November 2003). *Obstet Gynecol.* 2008;112:963.

195. Meis P et al. Prevention of recurrent preterm delivery by 17 alpha-hydroxyprogesterone caproate [published correction appears in *N Engl J Med.* 2003;349:1299]. *N Engl J Med.* 2003;348:2379.

196. Armstrong J. Unintended consequences—the cost of preventing preterm births after FDA approval of a branded version of 17OHP. *N Engl J Med.* 2011;384:1689.

197. Newton ER. Chorioamnionitis and intraamniotic infection. *Clin Obstet Gynecol.* 1993;36:795.

198. Edwards RK. Chorioamnionitis and labor. *Obstet Gynecol Clin North Am.* 2005;32:287.

199. Sperling RS et al. Intraamniotic infection in low-birth-weight infants. *J Infect Dis.* 1988;157:113.

200. Gibbs RS, Duff P. Progress in pathogenesis and management of clinical intraamniotic infection. *Am J Obstet Gynecol.* 1991;164(5 Pt 1):1317.

201. Wu YW, Colford JM Jr. Chorioamnionitis as a risk factor for cerebral palsy: a meta-analysis. *JAMA.* 2000;284:1417.

202. Locksmith GJ et al. High compared with standard gentamicin dosing for chorioamnionitis: a comparison of maternal and fetal serum drug levels. *Obstet Gynecol.* 2005;105:473.

203. Panel on Treatment of HIV-Infected Pregnant Women and Prevention of Perinatal Transmission. Recommendations for Use of Antiretroviral Drugs in Pregnant HIV-1-Infected Women for Maternal Health and Interventions to Reduce Perinatal HIV Transmission in the United States. **http://aidsinfo.nih.gov/ContentFiles/PerinatalGL.pdf**. Accessed May 1, 2016.

204. Sturt AS et al. Antiretroviral therapy (ART) for treating HIV infection in ART-eligible pregnant women. *Cochrane Database Syst Rev.* 2010;(3):CD008440.

205. Elbourne DR et al. Prophylactic use of oxytocin in the third stage of labour. *Cochrane Database Syst Rev.* 2001;(4):CD001808.

206. American College of Obstetricians and Gynecologists. ACOG Practice Bulletin: Clinical Management Guidelines for Obstetrician-Gynecologists Number 76, October 2006: postpartum hemorrhage. *Obstet Gynecol.* 2006;108:1039.

207. Cunningham FG et al. Obstetrical hemorrhage. In: Gary Cunningham F et al, eds. *Williams Obstetrics.* 24th ed. New York, NY: McGraw-Hill; 2014: 780.

208. Khan RU, El-Refaey H. Pharmacokinetics and adverse-effect profile of rectally administered misoprostol in the third stage of labor. *Obstet Gynecol.* 2003;101(5, Pt 1):968.

209. Caliskan E et al. Oral misoprostol for the third stage of labor: a randomized controlled trial. *Obstet Gynecol.* 2003; 101(5 Pt 1):921.

210. Gülmezoglu AM et al. WHO multicentre randomised trial of misoprostol in the management of the third stage of labour. *Lancet.* 2001;358:689.

211. Hemabate [package insert]. Kalamazoo, MI: Pharmacia & Upjohn Company; 1999.

212. O'Brien WF. The role of prostaglandins in labor and delivery. *Clin Perinatol.* 1995;22:973.

213. Blum J et al. Treatment of postpartum hemorrhage with misoprostol. *Int J Gynaecol Obstet.* 2007;99(Suppl 2):S202.

214. Blum J et al. Treatment of post-partum haemorrhage with sublingual misoprostol versus oxytocin in women receiving prophylactic oxytocin: a double-blind, randomised, non-inferiority trial. *Lancet.* 2010;375:217.

215. American College of Obstetricians and Gynecologists. ACOG Practice Bulletin No. 75: management of alloimmunization. *Obstet Gynecol.* 2006;108:457.

216. Moise KJ Jr. Management of rhesus alloimmunization in pregnancy. *Obstet Gynecol.* 2008;112:164.

217. American College of Obstetrics and Gynecology. ACOG practice bulletin. Prevention of Rh D alloimmunization. Number 4, May 1999 (replaces educational bulletin Number 147, October 1990). Clinical management guidelines for obstetrician-gynecologists. *Int J Gynaecol Obstet.* 1999;66:63.

218. RhoGAM Ultra-Filtered PLUS [package insert]. Rochester, NY: Ortho Clinical Diagnostics.

219. Lawrence RA. Anatomy of the human breast. In: *Breastfeeding: A Guide for the Medical Professional.* 8th ed. St. Louis, MO: Mosby-Year Book; 2016:34.

220. Neville MC, Walsh CT. Effects of drugs on milk secretion and composition. In: Bennett PN, ed. *Drugs and Human Lactation.* 2nd ed. New York, NY: Elsevier Science; 1996:15.

221. Ehrenkranz RA, Ackerman BA. Metoclopramide effect on faltering milk production by mothers of premature infants. *Pediatrics.* 1986;78:614.

222. Gupta AP, Gupta PK. Metoclopramide as a lactogogue. *Clin Pediatr (Phila).* 1985;24:269.

223. Kauppila A et al. A dose response relation between improved lactation and metoclopramide. *Lancet.* 1981;1:1175.

224. Kauppila A et al. Metoclopramide and breast feeding: efficacy and anterior pituitary responses of the mother and the child. *Eur J Obstet Gynecol Reprod Biol.* 1985;19:19.

225. Fife S et al. Metoclopramide to augment lactation, does it work? A randomized trial. *J Matern Fetal Neonatal Med.* 2011;24(11):1317–1320.

226. Hansen WF et al. Metoclopramide effect on breastfeeding the preterm infant: a randomized trial. *Obstet Gynecol.* 2005;105:383.

227. Spitz AM et al. Treatment for lactation suppression: little progress in one hundred years. *Am J Obstet Gynecol.* 1998;179(6, Pt 1):1485.

228. Lawrence RA. Breastfeeding and medical disease. *Med Clin North Am.* 1989;73:583.

229. Gartner LM et al. Breastfeeding and the use of human milk. *Pediatrics.* 2005;115:496.

230. Zembo CT. Breastfeeding. *Obstet Gynecol Clin North Am.* 2002;29:51.

231. Mortensen EL et al. The association between duration of breastfeeding and adult intelligence [published correction appears in *JAMA.* 2002;287:2946]. *JAMA.* 2002;287:2365.

232. Anderson PO. Drugs and breast milk [letter]. *Pediatrics.* 1995;95:957.

233. Breitzka RL et al. Principles of drug transfer into breast milk and drug disposition in the nursing infant. *J Hum Lact.* 1997;13:155.

234. Dillon AE et al. Drug therapy in the nursing mother. *Obstet Gynecol Clin North Am.* 1997;24:675.

235. Bates SM et al. Venous thromboembolism, thrombophilia, antithrombotic therapy, and pregnancy: American College of Chest Physicians Evidence-Based Clinical Practice Guidelines. *Chest.* 2016;149(2):315–352.

236. Begg EJ et al. Studying drugs in human milk: time to unify the approach. *J Hum Lact.* 2002;18:323.

237. Bennett PN, ed. *Drugs and Human Lactation.* 2nd ed. New York, NY: Elsevier; 1996.

50 第50章 月经失调

Laura M. Borgelt and Karen M. Gunning

核心原则	章节案例
1 正常的月经周期是由下丘脑、垂体前叶、卵巢及子宫内膜共同形成的激素链调控。这一过程引起女性生育期中卵泡发育、排卵、妊娠抑或是每28日月经来潮1次。	
2 多囊卵巢综合征(polycystic ovary syndrome,PCOS)是一种以高雄激素血症相关临床表现(如痤疮、多毛症)或排卵障碍为特征的异质性疾病。	案例50-1(问题1) 图50-3
3 PCOS的远期并发症包括糖耐量减低、糖尿病、代谢综合征、不孕、子宫内膜癌及阻塞性睡眠呼吸暂停。	案例50-1(问题2)
4 PCOS的治疗包括非药物治疗和药物治疗。药物治疗主要针对综合征的不同病理表现并达到个体化治疗目标。当有避孕需求时,使用口服避孕药更为适合;当有生育需求时,可使用来曲唑和枸橼酸氯米芬。	案例50-1(问题3~7) 表50-1
5 在月经来潮和月经开始几日出现的痛经或疼痛性痉挛可根据不同情况分为原发性(无潜在子宫病理情况)或继发性痛经(子宫病理情况引起),其中继发性痛经主要是由子宫内膜异位症、子宫内膜息肉、子宫肌瘤、宫内节育器使用或盆腔炎性疾病等引起。通过详细询问病史可区分大多数原发性痛经与继发性痛经病例。原发性痛经可使用非处方药物获得有效治疗,继发性痛经则通常需进一步检查病因。	案例50-2(问题1和2) 表50-2
6 痛经是青年女性劳动力降低和在校女生缺课的最大原因。医务人员在教育患者及制定基于循证医学证据的药物治疗方案中作用至关重要,药物治疗方案包括应用非甾体抗炎药(nonsteroidal anti-inflammatory drugs,NSAIDs)或激素类避孕药以减少患者症状并提高患者功能。	案例50-2(问题3~8)
7 子宫内膜异位症是指功能性子宫内膜组织出现在宫腔外的疾病,这是年轻女性出现继发性痛经最常见的原因,并能导致慢性盆腔痛、不孕症及性交困难。子宫内膜异位症常因诊断延误,继而造成生育力下降及疼痛控制失败。详细询问病史及妇科查体对子宫内膜异位症的诊断尤为重要,这在医务人员为患者提供适宜治疗中至关重要。	案例50-3(问题1) 表50-3
8 子宫内膜异位症病灶可随雌激素变化周期性出血,从而导致炎症和疼痛,通过针对性抑制异位子宫内膜病灶减轻疼痛。药物治疗主要用于减少炎症(使用NSAIDs)及降低雌激素水平(使用激素类避孕药),或使用促性腺激素释放激素(gonadotropin-releasing hormone,GnRH)类似物诱导假绝经状态。子宫内膜异位症的治疗需考虑费用、治疗方便性及患者生育要求。	案例50-3(问题2~4) 案例50-4(问题1) 案例50-5(问题1) 表50-4
9 子宫内膜异位症的治疗方案包括GnRH类似物或芳香化酶抑制剂,可采用"反向添加"疗法。"反向添加"疗法是使用GnRH类似物和芳香化酶抑制剂的同时加入孕激素或雌激素以减少潮热、阴道干涩及骨密度降低等绝经症状。	案例50-4(问题1) 表50-4
10 月经开始前的数日中,可见200多种月经前症状(例如精力增加、性欲增加、放松力增加、腹胀、疲劳、头痛及哭泣等)。但只有当这些症状对女性生理、心理或社会功能造成负面影响时才能诊断为经前期综合征(premenstrual syndrome,PMS)或经前期焦虑障碍(premenstrual disphoric disorder,PMDD)。PMS与PMDD通常在黄体期出现症状并在月经前几日内消退,持续至少2个月经周期,可严重影响女性正常生活。	案例50-6(问题1和3) 表50-5和表50-6

		章节案例
⑪	已有研究证实,非处方药物治疗包括钙、镁、维生素 B₆、圣洁莓及心灵-身体疗法对 PMS 及 PMDD 有一定疗效。	案例 50-6(问题 2)
⑫	PMS 及 PMDD 的治疗包括改变生活方式、心理干预、选择性 5-羟色胺再摄取抑制剂(selective serotonin reuptake inhibitors, SSRIs)、其他精神类药物、口服避孕药、GnRH 激动剂及达那唑。因 5-羟色胺在这类疾病的发病机制中起重要作用,SSRIs 现已成为 PMDD 及严重 PMS 的治疗药物。	案例 50-6(问题 4) 表 50-7

月经周期生理

女性平均 28 日的月经周期主要受下丘脑、垂体前叶、卵巢及子宫内膜之间的生物反馈机制调控[1-3]。下丘脑合成 GnRH 并在月经周期中以不同频率的脉冲方式分泌此激素(通常每 60~90 分钟 1 次)。GnRH 能刺激垂体前叶产生并释放卵泡刺激素(follicle-stimulating hormone, FSH)和黄体生成素(luteinizing hormone, LH)。FSH 可刺激卵泡生长,LH 对排卵及性激素生成至关重要。FSH 和 LH 作用于卵巢以产生雌激素和孕激素。雌激素负反馈作用于下丘脑和垂体前叶,抑制 FSH 和 LH 的分泌(图 50-1)。

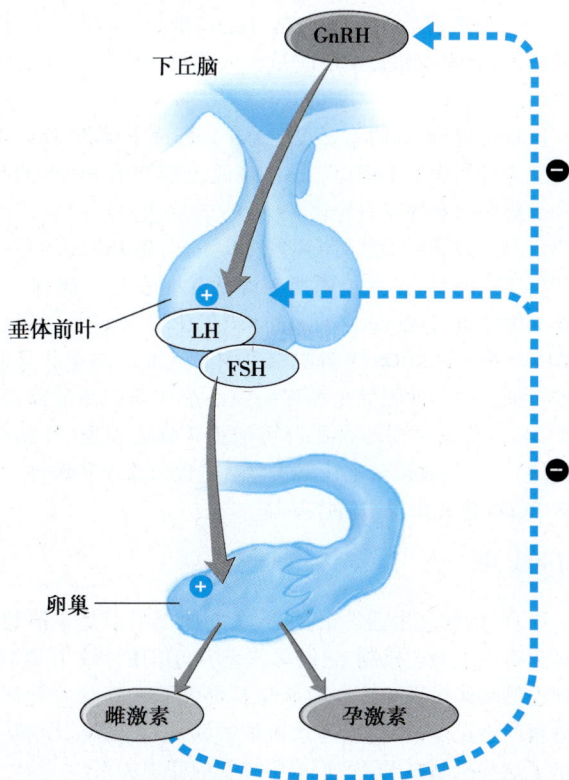

图 50-1　月经周期生理。FSH,卵泡刺激素;GnRH,促性腺激素释放激素;LH,黄体生成素。引自: Premkumar K. The Massage Connection: Anatomy and Physiology. Baltimore, MD: Lippincott Williams & Wilkins; 2004.

月经周期可分为 3 个阶段:卵泡期、排卵期和黄体期(图 50-2)[1-3]。开始出血的那日为月经周期第 1 日。出血

一般从月经开始持续 5 日,但在某些女性中可能会更长。卵泡期从月经第 1 日开始,并持续约 10~14 日(见图 50-2)。在卵泡期开始阶段,卵泡在卵巢内开始发育;在卵泡期第二阶

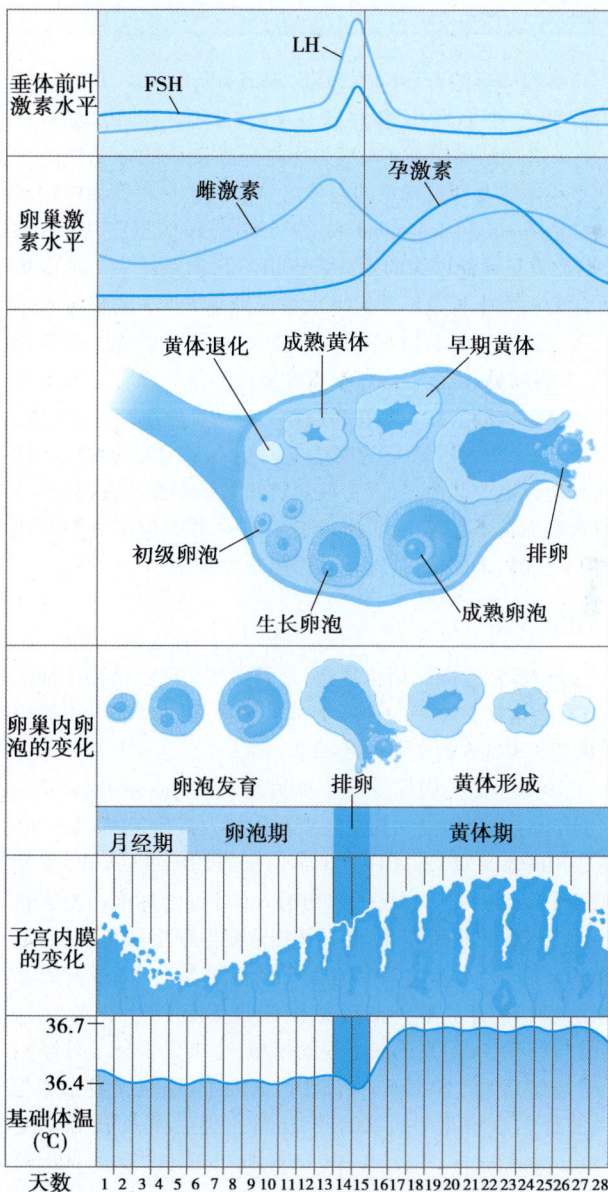

图 50-2　月经周期。FSH,卵泡刺激素;LH,黄体生成素。引自:Premkumar K. The Massage Connection: Anatomy and Physiology. Baltimore, MD: Lippincott Williams & Wilkins; 2004.

段,大多数发育中的卵泡开始萎缩,而其中占主导优势的卵泡进一步发育并产生雌激素。排卵期时,雌二醇水平增高并引起 LH 和 FSH 水平升高。LH 增高促使卵泡最后的生长和成熟、排卵及黄体形成。排卵通常在月经周期最后 1 日的前 14 日发生,之后是黄体期。黄体期通常持续 13～15 日,且是人类生殖周期中变化最小的部分[1]。在这个孕激素主导的时期里,黄体能产生孕激素和雌激素。孕激素使子宫内膜为受精卵着床做好准备。若着床未发生,黄体则会退化,并导致雌激素及孕激素水平下降。当激素水平下降,子宫内膜无法维持继而脱落(月经期)。以 28 日月经周期为例,第 28 日为周期的最后 1 日,且是下一次月经周期再次开始出血的前 1 日。

多囊卵巢综合征

多囊卵巢综合征(polycystic ovarian syndrome,PCOS)在生育期女性中发生率大概在 6%～15%(每 10 人中有 1 例),这一结果使 PCOS 成为无排卵性不孕的主要原因及这个年龄段女性最常见的内分泌异常问题[4]。其临床症状最早由 Stein 和 Leventhal 在 1935 年的病例报告中提出:7 名卵巢呈囊性增大的女性表现出不孕和停经[5]。过度男性化的毛发生长及肥胖后来也被认为是 PCOS 的临床表现之一[6]。PCOS 也被称为 Stein-Leventhal 综合征、多囊卵巢、多囊卵巢性疾病、高雄激素性慢性不排卵综合征及功能性卵巢高雄激素症。现在多囊卵巢综合征这一名称被广泛接受,因"综合征"很好的描述了该疾病多元化的性质。然而有建议更改其命名,因为该命名侧重于多囊卵巢形态,这对诊断而言不必要[7],此外有建议其命名应包括复杂的代谢、下丘脑、垂体、肾上腺相互作用的综合征。

诊断标准

PCOS 的诊断之所以复杂,是因女性呈现症状和体征的多样化,且缺乏统一的诊断标准。已有不同医学组织提出 3 种关于 PCOS 的主要诊断标准。

1990 年由美国国立卫生研究院(US National Institutes of Health)及美国国家儿童健康和人类发展研究所(US National Institute of Child Health and Human Development)发起的一个专家会议中提出了最初的 PCOS 诊断标准。专家组提出 PCOS 的诊断标准应包括(按重要性顺序排列):(a)高雄激素症(雄激素过多症的临床症状如多毛症)或高雄激素血症(睾酮水平升高等雄激素过多症的生化指标);(b)排卵稀少(罕见的或不规则排卵,每年少于 9 次月经);(c)排除其他已知疾病,如高泌乳素血症、甲状腺异常和先天性肾上腺增生[8]。2003 年欧洲人类生殖及胚胎学会(European Society for Human Reproduction and Embryology)和美国生殖医学协会(American Society for Reproduction Medicine)在鹿特丹召开的一次专家会议,制定了第 2 套诊断标准[9]。标准指出,排除相关疾病后,以下 3 条符合 2 条时,可诊断为 PCOS:(a)排卵稀发或无排卵;(b)雄激素过

多症的临床或生化指标;(c)多囊性卵巢。2006 年雄激素过多协会(Androgen Excess Society)制定了第 3 套诊断标准,并于 2009 年发布了涵盖完整分类的报告[10,11]。该标准包括雄激素过多症(多毛症或高雄激素血症)、卵巢功能障碍(排卵过少或多囊卵巢),并排除其他雄激素过剩或相关疾病。最近的诊疗指南支持鹿特丹的 PCOS 诊断标准[12]。

青春期诊断 PCOS 的标准可能因青春期的典型变化而难以评估,且青春期少女与年龄较大的育龄女性所用标准不同[4]。具体而言,鹿特丹诊断标准中 3 项条件均符合,或月经初潮的至少 2 年后(或 16 岁时原发闭经)出现月经过少或闭经,通过超声诊断检测卵巢是否增大(>10cm³)和是否患有高雄激素血症,而不仅仅是记录雄激素过高的症状。

临床表现

PCOS 的共同临床表现包括多毛症、痤疮及脱发。多毛症是这些特征中最常见的,在 PCOS 患者中的发生率为 60%～75%[4,10-11]。

多毛症主要是以男性化分布的深色体毛为特征,主要出现在上唇、下腹及乳头周围。因多毛症就诊的女性应评估是否患有 PCOS。PCOS 患者中 15%～25%会出现痤疮,但这一发生率与普通人群相仿。而据报告脱发症在 PCOS 患者中发生率为 5%～50%不等,主要以头顶脱发为主[10,13]。虽然多毛症被认为是诊断高雄激素症的一个很好的标志,但痤疮和脱发不应被认为是高雄激素血症的临床表现。

PCOS 的排卵障碍主要表现为少排卵或不排卵,临床主要表现为月经周期不规律。总体来说,95%患有 PCOS 的女性及少排卵的女性有月经障碍,通常表现为月经稀发或闭经[4]。月经障碍一般从青春期开始,然而,患 PCOS 的女性可随更年期的临近,月经周期变得更有规律[14]。肥胖[通常定义为体重指数(body mass index,BMI)≥30kg/m²]发生于 61%～76%的 PCOS 患者中[4]。中心性或腹部肥胖是最典型特征。中心性肥胖是糖尿病及心脏疾病的高危因素,当 PCOS 患者合并中心性肥胖可加重其临床表现(如胰岛素抵抗)[4,15]。故调整生活方式包括适宜的饮食和锻炼,对很多 PCOS 患者来说是治疗基础。

病理生理

PCOS 的病理生理学很复杂,主要原因目前尚不清楚,但至少有 3 个潜在机制,它们单独或协同作用导致了 PCOS 特征性的临床表现。这些机制包括促性腺激素释放异常、雄激素产生过多、伴高胰岛素血症的胰岛素抵抗。图 50-3 显示了这些机制在 PCOS 形成中存在的密切关系。

PCOS 的遗传基础已日渐明了,但其"传递方式"尚不清楚[7,16]。目前已有的理论包括常染色体显性遗传模型和多基因与基因环境交互作用模型。其复杂表现和不同机制使 PCOS 不可能只以一个基因位点为靶点;事实上,50 多个候选基因已被提出。PCOS 发病中可能存在家族模式,有患此疾病亲属的女性发病率更高。

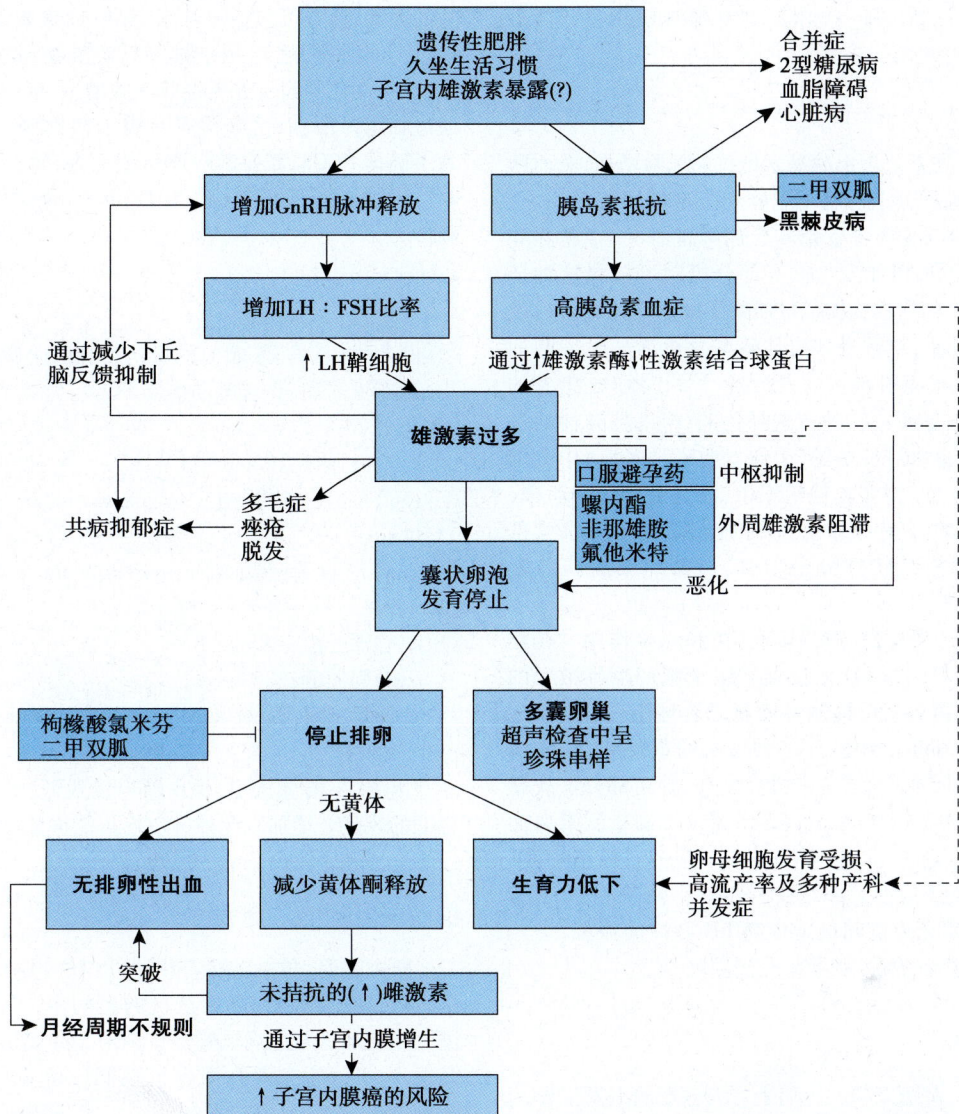

图 50-3　多囊卵巢综合征（PCOS）的病理生理学。（来源：Redrawn from Wong E. *McMaster pathophysiology review*. http://www.pathophys.org/pcos/pcos-2/. Accessed March 24, 2016）.

促性腺激素分泌

　　PCOS 患者中，GnRH 的刺激频率会增加，导致 LH 的脉冲频率和振幅增加，而 FSH 的分泌仍正常。在月经周期中 LH 分泌发生过早会导致不能形成优势卵泡，故 PCOS 患者只有若干不成熟的卵泡且通常不会排卵。目前尚不清楚的是，GnRH 的异常脉冲频率是存在于下丘脑脉冲发生器的内在问题，还是因不排卵导致的黄体酮浓度相对较低引起的[17]。有这种异常的女性不会进入月经周期的黄体期，使雌激素作用无法被拮抗。未被拮抗的雌激素会导致子宫内膜增生并增加子宫内膜癌的风险。LH 的刺激增加也会导致卵巢类固醇生成增加，引起雄激素生成过剩。闭经妇女的抗苗勒管抑制激素（antimullerian hormone, AMH）血清浓度和囊状卵泡计数均高于月经稀发的妇女和月经规律的 PCOS 患者[4]。此外，随着时间的推移，PCOS 患者的 AMH 浓度往往会持续升高。

雄激素生成过剩

　　雄激素生成于卵巢的卵泡膜细胞中，可促进卵泡生长及卵泡颗粒细胞中雌二醇的合成。在 PCOS 患者中，LH 和胰岛素的分泌过多会增加雄激素的生成，导致异常类固醇合成、高雄激素症和高雄激素血症。类固醇合成和代谢失调主要是因卵巢中细胞色素 P-450（cytochrome P-450, CYP）C17 酶的功能障碍，这是一种具有 17-羟化酶和 17, 20-裂解酶活性的酶，可用于合成雄烯二酮[17,18]。雄烯二酮可进一步转化为睾酮或通过芳香化酶芳构化为雌激素酮。与正常膜细胞相比，PCOS 患者的膜细胞能更高效地转换出睾酮[19]。类似的类固醇途径也发生于肾上腺皮质，当发生雄激素过多症或高胰岛素血症时，雄激素生成会进一步增多。

　　在约 60%~80% 的 PCOS 患者中可见雄激素水平升高，并以游离睾酮浓度增加为主[10,11]。然而，睾酮水平检测方法往往是多变和不准确的,故雄激素浓度检测只能作为辅助检查,不作为诊断的唯一标准。评估临床表现是评价雄激素过剩的主要方式。

胰岛素

PCOS 患者通常表现出胰岛素抵抗的风险增加,然而胰岛素抵抗的细胞和分子机制与肥胖和 2 型糖尿病不同[4]。胰岛素抵抗与 PCOS 患者生殖和代谢异常有关,在肥胖和不肥胖的女性中均可能发生。有部分机制可解释这种情况。一种机制是胰岛素受体信号通路中配体受体结合后发生异常[20],特别是,异常受体自体磷酸化可增加靶细胞的丝氨酸磷酸化,从而引起胰岛素抵抗[21,22]。PCOS 患者的胰岛素抵抗已被证明是一种有选择性的、组织特异性的过程,该过程的卵巢雄激素途径(引起雄激素过多症)中会增加胰岛素的敏感性,但在其他组织中,尤其是脂肪和肌肉,胰岛素抵抗可参与其中碳水化合物的代谢过程。胰岛素抵抗产生后,胰岛素代偿性分泌增多,从而导致高胰岛素血症。

在 PCOS 患者中,胰岛素具有直接和间接作用。在卵巢,胰岛素可单独或与 LH 协同增加膜细胞产生雄激素的作用。在肝脏,胰岛素可抑制性激素结合球蛋白(sex hormone-binding globulin,SHBG)(一种睾酮的重要结合蛋白)的合成,从而增加雄激素具有生物效应的游离部分。故高胰岛素血症是导致 PCOS 患者高雄激素症和高雄激素血症的主要原因。针对 PCOS 患者胰岛素抵抗的对症治疗,可改善患者的排卵功能、多毛症、雄激素水平和代谢功能[23,24]。胰岛素还可能间接地提高 LH 脉冲的振幅,进一步加剧 PCOS 患者的促性腺激素分泌缺陷[25]。

案例 50-1

问题 1: E. F. ,女性,27 岁,上唇上方有轻度的毛发生长,轻度痤疮,并有不规则的月经史。12 岁以来,她每年有 6~9 次月经,时间间隔在 30~90 日不等。当她处于月经期时,未有疼痛感或大出血,她认为这是"正常情况"。直到最近她的性生活活跃并担心受孕时,她才认为月经不调很麻烦。她采用避孕套避孕,除此之外无特殊病史。E. F. 身高 170cm,体重 81.6kg(BMI 28.2kg/m²)。当日她的生命体征如下:血压(blood pressure,BP)118/84mmHg,心率(heart rate,HR)70 次/min,体温 37℃,呼吸频率(respiratory rate,RR)18 次/min。除之前提到的面部毛发过多和轻度痤疮,其他身体检查正常。她每日摄取多种维生素,仅头痛时服用对乙酰氨基酚,已知无药物过敏史。E. F. 有哪些与 PCOS 相关的症状和体征?

E. F. 表现出的一些症状和体征表明她可能患有 PCOS。根据 PCOS 诊断标准,她的异常月经史(月经稀发)和高雄激素症的临床体征,包括多毛症和痤疮,提示其患 PCOS。此外,她表现出高雄激素血症和月经稀发,这两项表明她是代谢风险最高的 PCOS 患者[4]。E. F. 体重过重,这在 PCOS 患者中很常见,但并不能作为诊断标准。在做

出 PCOS 的诊断前,必须用实验室检查排除其他与症状相关的因素,检查可包括泌乳素、促甲状腺激素、睾丸激素和 17-羟孕酮水平测定,用于排除高泌乳素血症、甲状腺功能减退、男性化肿瘤及先天性肾上腺增生。PCOS 诊断主要是通过临床评估,故这些检查只用于协助确定或排除诊断。为了确诊 PCOS,需要做阴道彩超检查,每个卵巢内有超过 8 个以上卵泡,且卵泡直径小于 10mm(通常 2~8mm),即可确诊。

远期并发症

案例 50-1,问题 2:
E. F 的母亲患有糖尿病和高血压,父亲患有糖尿病、高血压和血脂异常。她的有关生化检查结果如下:

空腹血糖:102mg/dl

低密度脂蛋白(low-density lipoprotein,LDL):150mg/dl

高密度脂蛋白(high-density lipoprotein,HDL):52mg/dl

甘油三酯:130mg/dl

总胆固醇:228mg/dl

E. F. 会有哪些 PCOS 远期并发症风险?

因 E. F. 有家族史,她患糖耐量减低、糖尿病和代谢综合征的风险会增加。此外,PCOS 可能增加她患睡眠呼吸暂停综合征和子宫内膜癌的风险。

糖耐量减低和糖尿病

研究表明,与未患病者相比,PCOS 患者有更高的糖耐量减低、糖尿病和胰岛素抵抗的患病率[4,26,27]。家族史可进一步增加这些患病风险。一项对 254 名 PCOS 患者的研究发现,38.6% 患者有糖耐量减低(impaired glucose tolerance,IGT)或未确诊的糖尿病[28]。与未患病者相比,肥胖和非肥胖(BMI<27kg/m²)患者的糖耐量减低和糖尿病的患病率均明显增高。腰臀比和 BMI 是临床上葡萄糖耐受不良的重要预测指标。与常人相比,PCOS 合并 IGT 的患者患 2 型糖尿病的风险更高[26,27]。故这些疾病的筛查和诊断对 PCOS 患者很重要。E. F. 的超重及其空腹血糖轻度升高表明其患糖耐量减低的风险更高。

PCOS 患者应采用空腹和 2 小时口服(75g)葡萄糖耐量试验评估葡萄糖耐量[4,26,29]。作为糖尿病的常规筛查,应对所有 30 岁的 PCOS 患者进行口服葡萄糖耐量试验[30]。美国糖尿病协会(American Diabetes Association)或世界卫生组织(World Health Organization)的标准可用于恰当地诊断 IGT 或糖尿病。因临床测定的不准确性,胰岛素浓度通常不能测得。

代谢综合征和心血管疾病的风险

约有 1/3~1/2 的 PCOS 患者患有代谢综合征。按美国国家胆固醇教育计划-成人治疗组 Ⅲ(the National Cholesterol Education Panel-Adult Treatment Panel Ⅲ)标准[31-34],患者有下列症状的任意 3 个时,可确诊为代谢综合征:腹部肥胖

（男>101.6cm，女>88.9cm），甘油三酯≥150mg/dl，低 HDL 胆固醇（HDL-C）水平（男<40mg/dl，女<50mg/dl），血压≥130/85mmHg，空腹血糖≥110mg/dl。PCOS 患者代谢综合征发病率比美国普通人群的发病率明显增高（45% vs 6%，年龄 20~29 岁；53% vs 14%，年龄 30~39 岁），且与体重无关[34]。众所周知，胰岛素抵抗是 PCOS 患者患代谢综合征的主要原因[35]。代谢综合征中胰岛素抵抗与增加心血管疾病 2 倍风险和 2 型糖尿病 5 倍风险有关[36]。低 HDL-C 水平在 PCOS 患者中最常见（68%），其次是 BMI 和腰围增加（67%）、高血压（45%）、高甘油三酯血症（35%）和空腹血糖升高（4%）[32]。另有研究组织发现空腹胰岛素浓度升高、肥胖和糖尿病家族史使 PCOS 患者患代谢综合征的风险更高[33]。

与非患者相比，PCOS 患者伴有更多的心血管疾病高危因素，包括高血压、血脂异常及早期动脉粥样硬化替代标记物（如 C-反应蛋白浓度增加）[35]。随着年龄的增加，特别是随着 PCOS 患者绝经后，高血压的风险增加 2 倍[37]。PCOS 患者的血脂异常通常表现为 HDL-C 降低（心血管疾病的重要指标）、甘油三酯升高、LDL 胆固醇升高（LDL-C）及 LDL/HDL 比值升高[38]。与对照人群相比，PCOS 患者会出现更粥样化、更小、更稠密的 LDL-C，这会大幅增加心血管疾病的患病风险[39]。高雄激素症患者的胆固醇水平改变更为严重[4]。PCOS 患者可能有其他早期动脉粥样硬化和心血管疾病的标志物、内皮功能受损，以及其他与心血管疾病风险相关标志物，如冠状动脉钙化和颈动脉内层增厚[35]。当 PCOS 患者有以下任何风险因素存在时，即为危险人群：肥胖、吸烟、高血压、血脂异常、亚临床血管疾病、IGT 或早熟性心血管病家族史[40]。测量非高密度脂蛋白和腰围是心血管疾病风险的最佳预测指标[4]。当 PCOS 患者有代谢综合征、2 型糖尿病、明显的血管或肾脏疾病，即为高危人群。虽然这些心血管风险存在，但仍不能确定 PCOS 患者的心血管疾病发病率和死亡率是否一定增高。

阻塞性睡眠呼吸暂停

阻塞性睡眠呼吸暂停是指睡眠时出现的呼吸停止，可干扰睡眠，导致白天疲劳。患者可能未意识到他们有睡眠呼吸暂停的症状，包括打鼾、喘气或呼吸恢复时喷鼻。研究表明，阻塞性睡眠呼吸暂停在 PCOS 患者中的患病率明显升高，且不能单以肥胖进行解释[41-43]。与年龄、BMI、循环睾酮浓度相比，胰岛素抵抗是睡眠呼吸暂停的重要预测指标[43]。阻塞性睡眠呼吸暂停可通过持续正压通气（continuous positive airway pressure，CPAP）治疗，其可能有助于改善代谢功能障碍[7]。

子宫内膜增生和子宫内膜癌

PCOS 患者的慢性无排卵使子宫内膜长期暴露于雌激素作用下且无孕激素拮抗，故 PCOS 是子宫内膜增生的危险因素之一。PCOS 患者患子宫内膜癌的风险增加 2.7 倍（95%CI 1.0~7.3）[4]。可谨慎选择孕激素诱导人工撤退性出血（至少每 3 个月 1 次），以预防闭经或月经稀发的 PCOS 患者发生子宫内膜增生。此外，可每 6~12 个月使用超声波扫描测量子宫内膜厚度和形态。

治疗目标

> **案例 50-1，问题 3：**当 E.F. 月经周期不规律时，她担心会受孕。同样她也厌烦自己上唇上方轻微的毛发生长。鉴于这些问题，可为 E.F. 制定什么治疗目标？

E.F. 的治疗目标主要是避孕和治疗多毛症。此外，E.F. 的其他目标还包括维持正常的子宫内膜、拮抗雄激素对靶组织的作用、减少胰岛素抵抗和高胰岛素血症、减肥及预防远期并发症。PCOS 患者的其他治疗目标还包括纠正不排卵或排卵过少，提高生育能力。

因非药物治疗和药物治疗反应缓慢，通常需要 3~9 个月，故治疗目标应包括长期和短期目标。长期目标可制定为减少远期并发症的风险，短期目标可具体为提高治疗的主动性和持久性。

非药物治疗

> **案例 50-1，问题 4：**E.F. 表示想要减肥，她不抽烟，周末喝 1~2 瓶啤酒，每周 2 次 20 分钟的步行锻炼。何种非药物治疗对其最有效？

适度的减肥健身计划（体重减轻 5%~10%）能有效减少代谢疾病、心血管疾病的风险，提高排卵能力[40]。E.F. 应减轻体重的 5%~10%，即 4~8kg。改变饮食习惯和锻炼是最有效、最优成本效益、最安全的减肥方式，还可改善 PCOS 患者的内分泌和代谢参数[40,44]。对所有超重或肥胖的 PCOS 患者来说，减肥可作为一线治疗方案，故可向 E.F. 推荐。

减肥对多囊卵巢综合征的影响

在超重和肥胖的 PCOS 患者中，减重至少 5% 可恢复正常的月经周期和排卵[15,45,46]。当生活方式调整后，PCOS 患者的游离睾酮浓度降低，但痤疮和多毛症的临床结局很少报道[15]。PCOS 患者的肥胖与患子宫内膜癌的高风险有关，但极少证据证实减肥对子宫内膜癌发病率有影响[15]。研究表明，未患 PCOS 的女性减肥可使子宫内膜癌的风险降低 25%~50%，故减肥可能会降低这一风险合乎逻辑[47,48]。糖尿病预防计划（Diabetes Prevention Program）研究表明代谢综合征发病率为 53%，而在生活方式调整组中发病率降为 41%[49,50]，这明显优于二甲双胍治疗。研究特别提出 PCOS 患者减肥对改善心血管作用有限，但可改善血脂异常和胰岛素敏感性。

食物组成

单一饮食不适合 PCOS 患者，低饱和脂肪和高纤维的饮食是适宜和推荐的，主要是指低血糖指数的碳水化合物食物[15,51]。血糖指数是一种碳水化合物的分类参数，是基于餐后 2 小时血糖应答水平的指数。低血糖指数的食物包括麸谷类、混合谷物面包、椰菜、辣椒、扁豆和大豆。高血糖指数的食物,或其他应尽量少食用的食物,包括米饭、面包、土豆、薯条及含有单糖的食物(如果汁)。PCOS 患者口服摄取葡萄糖后会导致血糖大幅波动,增加高胰岛素血症,刺激肾上腺素分泌,而蛋白质是一种优于葡萄糖的营养成分[52]。合理的饮食应是以坚持和实现某特殊目标而制定的个性化组成。

锻炼

锻炼是实现和保持减肥的一个关键部分。肌力强化运动可提高胰岛素敏感性[15]。美国心脏协会(American Heart Association)推荐每周适度运动 150 分钟或每周剧烈运动 75 分钟[53]。E.F. 应继续健康饮食,应鼓励采用低饱和脂肪、高纤维、低血糖指数的饮食。E.F. 应增加运动量为每周至少 3 日,锻炼至少 75 分钟。若她继续选择走路方式锻炼,应采用轻快走法,逐步实现每日锻炼 60 分钟将帮助她减肥。

药物治疗

> **案例 50-1,问题 5**:E.F. 想改善月经不调,以确保有效避孕。若可能,她也想减少多毛和痤疮症状。可推荐给 E.F. 哪些药物治疗?

可向 E.F. 推荐的不同药物治疗方案(表 50-1)。复方口服避孕药(combined oral contraceptive,COC)可解决月经不调、高雄激素血症和避孕问题。胰岛素增敏剂可改善月经不调,并可能减少多毛和痤疮,但不能实现避孕。抗雄激素药物,如螺内酯,只能解决雄激素过多症,必须同时使用其他药物以达到避孕和调节 PCOS 中其他激素和代谢的目的。

表 50-1
多囊卵巢综合征治疗方案

药品分类(示例)	治疗目的	作用机制	有效剂量	副作用
复方口服避孕药(雌激素和孕激素)	月经周期性、多毛症、痤疮	抑制 LH(和 FSH),从而抑制卵巢雄激素;增加性激素结合球蛋白,从而降低游离睾酮	每日 1 片口服 21 日(或 24 日),随后 7 日(或 4 日)停服	乳房压痛、突破性出血、情绪波动、性欲变化
孕激素(甲羟孕酮)	月经周期性	将子宫内膜增生期转至子宫内膜分泌期创建撤退性出血	每 1~2 月服 10~14 日,每日口服 5~10mg	突破性出血、点滴出血、情绪波动
双胍类(二甲双胍)	糖耐量减低、2 型糖尿病	降低肝葡萄糖产生;降低胰岛素水平;可能对类固醇有直接作用	每日分次口服 1 500mg,(最多 2 550mg)	胃肠道反应、腹泻、腹痛
抗雄激素(螺内酯)	多毛症、痤疮	抑制雄激素与雄激素受体结合	每日 2 次,每次 50~100mg	高钾血症、月经频发、头痛、疲劳
抗雌激素(枸橼酸氯米芬)	促排卵	增加 GnRH 分泌,诱导 FSH 和 LH 的升高	连续 5 日,每日口服 50mg,可增至 150mg	血管舒缩症状、胃肠道反应
芳香酶抑制剂(来曲唑)	促排卵	阻断雌激素合成以直接作用于下丘脑-垂体-卵巢功能	连续 5 日,每日口服 2.5mg,可增至 7.5mg	

FSH,卵泡刺激素;GnRH,促性腺激素释放激素;LH,黄体生成素。

复方口服避孕药

使用 COC 以进行雌激素-孕激素联合治疗,是女性实现月经周期规律、缓解雄激素过多症(参见第 47 章,可能的治疗方法列表)的可选治疗方法。雌激素抑制 LH,从而减少雄激素产生,并增加肝生成 SHBG,最终降低游离睾酮。因不同 COC 中孕激素具有不同的雄激素样作用,故为减少雄激素作用,COC 的选择非常重要。COC 对胰岛素抵抗、葡萄糖耐受和脂质的潜在影响仍存争议,似乎不会增加代谢风险,在选择孕激素组分时应考虑这些影响[4,54-56]。有胰岛素耐受、2 型糖尿病高风险或血脂异常的患者应慎用。

COC 治疗 PCOS 时,初始应用含低剂量或极低剂量的雌激素(≤35μg 炔雌醇)和有弱雄激素作用或抗雄激素作用的孕激素制剂。现在生产的大多数 COC 含有低或极低剂量的雌激素。去氧孕烯和诺孕酯是具有低雄激素作用的孕激素,屈螺酮是一种抗雄激素药物。含有炔雌醇和屈螺酮的 COC 能避孕,改善月经周期规律性,减少 E.F. 的高雄激素症状(多毛和痤疮)。若 E.F. 希望月经规律,可采取经典的 21/7 方案(21 日活性药片,7 日空白药片)或 24/4 方案(24 日活性药片,4 日空白药片)。虽然未针对 PCOS 患者进行专门评估,但单相方案也可用于扩展周期,如 84 日,甚至 365 日。扩展方案在避孕同时减少每年月经期数。但无论选择何种 COC,长远好处之一是即使停药 20 年后,子宫内膜癌发生的风险仍将降低 50%[57-59]。故 E.F. 理想的复方避孕药可从含有 30~35μg 的炔雌醇和低雄激素作用或无雄激素孕激素（如屈螺酮或去氧孕烯）开始。若她希望月经规律，应先服用 21 片活性药片再用 7 片空白药片。若她希望月经停止，每日连续服用有活性药片最合适，这种疗法将解决其月经失调、避孕、多毛和痤疮问题。若她希望避孕并减少 PCOS 伴随的雄激素样作用，应坚持长期治疗。

> 案例 50-1,问题 6：E.F. 服用炔雌醇/去氧孕烯的口服避孕药 2 月后出现情绪波动和体重增加的症状。她犹豫是否需继续使用 COC,且希望尝试其他治疗方案。若 E.F. 无法耐受 COC,有哪些适合她的其他治疗方案?

二甲双胍

二甲双胍（metformin）抑制肝葡萄糖输出,可降低胰岛素浓度,减少卵巢雄激素产生,也可直接影响卵巢类固醇的合成[60,61]。二甲双胍主要用于与 PCOS 相关的 IGT 或 T2D。二甲双胍对多毛症或痤疮的疗效微乎其微,对改善无排卵的 PCOS 女性的流产率、生育率和活产率没有任何帮助[4,62-63],不推荐作为不孕症的常规治疗[4]。对 COC 和二甲双胍进行比较的 Cochrane 系统评价显示,与 COC 相比,二甲双胍能降低空腹胰岛素和甘油三酯水平,但 COC 对月经模式和血清雄激素水平有较大改善[56]。

二甲双胍用于 PCOS,最常用且最有效的方法为口服,每日 3 次,每次 500mg。应逐步加量至此有效剂量,对个别情况,可达到每日 2 000~2 550mg。腹泻、恶心、呕吐和腹胀的胃肠道（gastrointestinal, GI）副作用通常短暂且和剂量相关,可通过与食物同服尽量降低副作用。因二甲双胍禁用于肾小球滤过率估算值（estimated glomerular filtration rate, eGFR）<30ml/（min · 1.73m²）的患者,不建议用于 eGFR 在 30~45ml/（min · 1.73m²）的患者,故使用二甲双胍的女性应每年检查 1 次 eGFR 水平。

用于多毛症的药物

尽管经常使用抗雄激素药物,但美国 FDA 仍未批准抗雄激素药物用于治疗女性多毛症或痤疮。螺内酯常用于女性多毛症（hirsutism）。已发现 COC 中的屈螺酮（drospirenone）（螺内酯的一种衍生物）具有抗雄激素作用,在长期治疗多毛症中证实有效[64]。非那雄胺（finasteride）已用于女性多毛症,但缺乏对毛囊皮脂腺中Ⅰ型 5α-还原酶的特异性,且具毒性,并非最理想的治疗选择。氟他胺（flutamide）对多毛症有效,但因有肝毒性不推荐使用。盐酸依氟鸟氨酸（eflornithine hydrochloride）已被批准局部使用治疗面部多毛症,但在 PCOS 患者中一直未得到很好研究。电解和激光治疗应是 PCOS 患者可接受的物理脱毛方法。

螺内酯

螺内酯（spironolactone）通过竞争性抑制二氢睾酮（dihydrotestosterone, DHT）与雄激素受体结合而发挥作用,这将导致卵巢产生睾酮的活性降低。螺内酯可将毛发生长减慢 40%~88%,但达到改善需 6~9 月[65]。螺内酯可能致畸

（男性胎儿女性化）,应建议女性螺内酯停药后避孕至少 4 月。推荐螺内酯和 COC 联用,可避免使用螺内酯时妊娠致畸和单一疗法出现月经频繁的副作用,还可改善 PCOS 患者因激素和代谢紊乱的临床症状。螺内酯常用有效剂量为 50~100mg,每日 2 次,口服,连用 6~12 月。因这类醛固酮拮抗剂可引起高钾血症,故应监测血清钾和肾功能。此外,因有导致血钾过高的潜在风险,螺内酯不应与含屈螺酮的 COC 合用。

非那雄胺

非那雄胺是一种Ⅱ型 5α-还原酶抑制剂,能减少睾酮转化为 DHT,可使多毛症较基线水平下降约 30%。非那雄胺与螺内酯相比,治疗女性多毛症疗效相同或次之[66]。非那雄胺改善临床症状需连续 6 月每日口服 5~7.5mg。因非那雄胺有男性胎儿生殖器异常的潜在致畸作用,故服用此药时避孕至关重要。妊娠女性或可能妊娠的女性不应接触非那雄胺。因大部分女性处于育龄或有妊娠需求,故限制了非那雄胺在 PCOS 患者中的使用。

因 COC 的副作用大多在使用 3 月后逐渐耐受,故应鼓励 E.F. 继续使用 COC 至少 3 月。若 E.F. 确定 COC 的副作用无法耐受,合理建议是每日口服螺内酯 50mg。若她希望从这种方案获益,应坚持治疗。但这种方案不能避孕,E.F. 在服用螺内酯时应确保采取适当的避孕措施,以避免致畸。

> 案例 50-1,问题 7：E.F. 已使用口服避孕药顺利避孕 7 年,3 年前 E.F. 结婚,并和丈夫决定要孩子。结婚时,E.F. 通过饮食和锻炼减掉 13.6kg,并一直保持体重。过去 18 个月,他们一直尝试妊娠但未成功,已确定不孕原因与 PCOS 导致的排卵过少有关。E.F. 应使用什么治疗方法促排卵,为什么?

对于 PCOS 患者的无排卵或排卵较少的情况,首选治疗方法通常是节食、锻炼和减肥。减肥能提高妊娠率,并减少 PCOS 患者流产率。E.F. 已成功减肥,现在必须考虑促排卵药物。

促排卵药物

枸橼酸氯米芬

枸橼酸氯米芬（clomiphene citrate）通过作用于下丘脑产生抗雌激素效应而诱导排卵。GnRH 分泌的增加,可促进 LH 和 FSH 生成;而 FSH 浓度增加可促使卵泡发育和刺激雌激素分泌,并对下丘脑-垂体系统产生正反馈效应,促使 LH 激增进而促进排卵。

在自发或孕激素诱导月经开始的第 5 日开始服用枸橼酸氯米芬,通常初始剂量为口服 50mg,每日 1 次,连用 5 日。通过实验室检查或/和超声监测确定每个周期是否排卵。若无排卵,剂量每日增加 50mg,最大至每日 150mg,但说明书不建议在该基础（日剂量 100mg 连用 5 日）上超剂量和延长疗程[67]。若未妊娠,前一周期结束 30 日后可尽

早开始下一周期,可使用 3~4 个周期枸橼酸氯米芬。因有潜在的卵巢癌风险,故不推荐使用超过 6 个周期的长期循环疗法。大多数女性在 3~4 个排卵周期可对枸橼酸氯米芬产生反应,但已证明 5%~10% 女性存在枸橼酸氯米芬抵抗,需考虑选择其他药物[67]。对有枸橼酸氯米芬抵抗的女性,可配合使用枸橼酸氯米芬和地塞米松,或使用作为PCOS 不育替代治疗的芳香化酶抑制剂(如来曲唑、阿那曲唑)[68-71]。

芳香化酶抑制剂

来曲唑(letrozole)是一种芳香化酶抑制剂,可抑制雌激素的合成,直接影响下丘脑-垂体-卵巢功能,提高妊娠率。与枸橼酸氯米芬相比,来曲唑的潜在优势有以下 4 方面:对子宫内膜的生理激素刺激作用更强、血管舒缩和情绪症状等副作用更少、通过单卵泡募集反应降低多胎妊娠率、清除率快可降低围妊娠期暴露风险[72]。一项对 750 名 PCOS 患者的研究分别给予来曲唑或枸橼酸氯米芬 5 个周期后评估排卵和妊娠情况[73]。来曲唑治疗的患者活产率显著高于氯米芬组(27.5% vs 19.1%;$P = 0.007$),两者在先天性异常方面无显著性差异。来曲唑组排卵率也高于氯米芬组(61.7% vs 48.3%,$P < 0.001$)。药品不良反应方面,来曲唑的疲劳和眩晕发生率较高,枸橼酸氯米芬的潮热发生率较高。基于研究证据和相对于枸橼酸氯米芬的潜在优势,来曲唑可能成为 PCOS 患者促排卵的一线药物。

其他药物

若使用枸橼酸氯米芬或来曲唑治疗效果不佳,可在睡前服用 0.25mg 地塞米松联用枸橼酸氯米芬[74]。其他治疗方案依次为卵巢打孔术、服用促性腺激素药物或体外受精。卵巢打孔术是通过电流去除一小部分卵巢组织,以减少高雄激素血症及促排卵的腹腔镜手术,其作用只能维持几个月,且对高雄激素血症的临床症状(如多毛、痤疮)无益。促性腺激素虽有效但会导致卵巢过度刺激综合征,一般都作为最后选择。取卵和体外受精可与促性腺激素联用以提高妊娠率,并通过限制胚胎移植数量以最小化多胎妊娠的可能性[67]。

PCOS 患者具有独特的临床症状,应针对个体化需求提出适宜的治疗方案建议。患者评估应收集相关医学信息,如月经史、高雄激素症的体征和症状、症状时程、体重史、过往服用药物和家族史。若疑似 PCOS,应进行实验室检查以排除其他相关疾病。一旦确诊,治疗建议必须考虑患者的治疗目的和治疗方案的优先顺序。对 E. F. 来说,来曲唑可能为首选药物。PCOS 患者服用来曲唑的排卵率和活产率约为 48% 和 27%。于自发或孕激素诱导月经的第 3 日开始口服,初始剂量为 2.5mg,每日 1 次,连用 5 日。若无反应,可从下一周期开始,每日剂量增加 2.5mg 直至 7.5mg,连用5 日。即使存在副作用(如疲劳、眩晕),对 E. F. 来说该疗法的收益明显大于风险。对 E. F. 的随访应包括生活质量评价、必要时实验室检查及药物依从性监测。医务工作者应当作为教育者、服务者和善于倾听者,帮助 PCOS 患者知悉并积极参与治疗计划。

痛经

月经来潮及月经前几日出现痛经或疼痛性痉挛,可分为原发性痛经(无潜在子宫病理情况)和继发性痛经(子宫病理情况引起)。继发性痛经由子宫内膜异位症、子宫息肉或肌瘤、宫内节育器(intrauterine device, IUD)并发症、盆腔炎性疾病等子宫异常所致。

高达 93% 的青少年主诉经期疼痛,多达 15% 的青少年疼痛严重且影响日常生活[75]。痛经是青年女性劳动力降低和在校女生缺课的最大原因。通常开始于初潮后的 1~2 年内。高达 91% 的成年女性报告经期疼痛,其中 28% 的人经历过严重的疼痛和/或活动受限[76]。

临床表现

案例 50-2

问题 1:A. B. ,女性,17 岁,到药房主诉经期严重的痉挛性疼痛。疼痛从月经初潮开始至今已 5 年,且目前痛经已限制她在中学参加体育运动。A. B. 讲述她在11 岁月经来潮的经历:疼痛常呈痉挛性,开始在骨盆区域,辐射到她的腰背部。据她本人描述无头痛,但通常伴腹泻和轻微恶心,无呕吐。她的症状在月经开始的12~24 小时最严重,接下来几日内消退。当疼痛开始时,她通常服用 2 片对乙酰氨基酚片(325mg/片),之后若疼痛未缓解则每 4~6 小时服用 1 片。针对此症状她未使用其他药物,无药物过敏史,目前未使用任何药物,无其他疾病。其个人行为史有较重要信息,包括每周吸食少于 10 支香烟和 2~3 罐酒精饮料。最近一次体检在正常范围内。A. B. 的临床表现有哪些与原发性痛经一致?

原发性痛经无具体诊断标准。通常采用排除法,并基于患者对已知有效治疗方案的反应做出诊断。若患者对治疗无反应,那么应考虑为盆腔疾病或继发性痛经并做进一步检查[77,78]。A. B. 的表现是典型的原发性痛经症状,包括下腹部疼痉挛性疼痛(可能会辐射到背部和大腿)、恶心和腹泻。有些女性还会出现呕吐、疲劳、头痛、头晕、潮热、食欲缺乏、易怒、紧张和失眠[77]。症状严重程度与早发月经初潮(8 岁之前)、月经持续时间增长和月经量增多相关[79]。痛经的危险因素包括年龄小于 20 岁、抑郁或焦虑、生活或工作压力大、未生育、月经过多及吸烟[76,80]。

原发性痛经只发生在排卵期,通常从月经初潮后的第1 年开始。在月经初潮之后几年才开始的痛经则极可能是继发性痛经,应进一步检查确认。因 A. B. 的疼痛从月经初潮后 1 年内开始,且身体检查一切正常,则无须考虑继发性痛经可能,可开始有效治疗。痛经的典型模式是疼痛在月经前 12 小时开始,在 24 小时内疼痛加剧,在 24~72 小时内疼痛减轻[77]。A. B. 描述的疼痛,是一个痉挛-松弛周期,是典型的痛经,症状可能随年龄增长、发生性行为及分娩而减轻[79]。

病理生理

案例 50-2,问题 2:A. B. 症状的病理生理学解释是什么?

正常月经周期中,黄体后期时子宫内膜释放的前列腺素,可诱导子宫平滑肌收缩及随后的子宫内膜脱落,产生月经,并开始下一个月经周期的卵泡期。原发性痛经女性的前列腺素分泌会增加,诱发更强烈的子宫收缩,导致子宫血流量减少和子宫缺氧,引起痉挛和疼痛等痛经症状[78]。黄体期后期的黄体酮水平下降会引发细胞膜释放花生四烯酸,最终引起前列腺素和白三烯的产生[78]。

前列腺素分泌在原发性痛经病理学中的重要性,在前列腺素 $F_{2\alpha}$(prostaglandin $F_{2\alpha}$,$PGF_{2\alpha}$)和 PGE_2 的外源给药研究中被证实,$PGF_{2\alpha}$ 和 PGE_2 所产生疼痛和子宫收缩与原发性痛经的症状类似[81]。这些前列腺素,具有有效的血小板解聚和血管舒张特性,也可引起恶心、呕吐及腹泻。故 A. B. 的疼痛、恶心和腹泻可能是因前列腺素水平升高引起,这也解释了两种原发性痛经治疗有效的基本原理:NSAIDs 可抑制前列腺素合成,激素类避孕药可最小化,特别是黄体期黄体酮的增加。

最初认为接近 85%~90% 女性属于原发性痛经,无论是否使用口服避孕药,使用 NSAIDs 均有效。其余患者需考虑继发性痛经的潜在可能并作进一步检查[82]。

治疗

非药物治疗

案例 50-2,问题 3:哪些非药物治疗对治疗 A. B. 原发性痛经的症状有效?

应向 A. B. 进行以下内容的教育:原发性痛经的原因、相关症状、采用非药物治疗和药物治疗方案背后的基本原理。可用于缓解 A. B. 症状的非药物治疗包括有氧运动、加热疗法、戒烟、ω-3 多不饱和脂肪酸和高频经皮电神经刺激法。

观察性研究发现运动,特别是有氧运动,可减少痛经症状,且有益于所有患者身体健康[83]。此外,在黄体期每日进行 20 分钟的瑜伽运动,特别是眼镜蛇、猫和鱼的姿势,可减轻青春期女性的疼痛[84]。其原理可能是改善了盆腔血液流动和减少局部缺血或增加 β-内啡肽释放。3 个临床试验研究了对小腹进行局部热疗的方法[85-87]。2 项对照研究证明,与不联合局部热疗相比,口服布洛芬(每日 3 次,每次 400mg)联合局部热疗可缩减疼痛缓解时间[85,87]。局部热疗比对乙酰氨基酚(单次口服剂量 1 000mg)效果更好[85]。采用加热垫或加热贴片或缠绕装置进行加热没有不良反应;局部热疗和运动(有氧或瑜伽)的建议对痛经女性来说合理且安全。

应建议和协助女性戒烟。虽然无直接证据证明戒烟能改善痛经,但吸烟与痛经风险和严重程度有关[79]。增加 ω-3 多不饱和脂肪酸摄入量、选择低脂素食或同时采用两者能减少痛经强度和持续时间[88,89]。

A. B. 的治疗应基于她的具体症状、以前的治疗反应和

治疗中产生的不良反应而定。目前 A. B. 使用对乙酰氨基酚并未缓解疼痛,可能由于其对前列腺素活性抑制作用较弱。对 A. B. 而言,除药物治疗外,非药物疗法,特别是症状开始出现时使用持续低水平热疗法、锻炼/瑜伽、戒烟,是一种低风险、潜在有益、低成本的缓解疼痛方案。需告知 A. B.,糖尿病患者应谨慎使用连续热疗法包括加热包、热水瓶或加热垫,且睡觉时不得使用。

案例 50-2,问题 4:使用加热垫时,A. B. 的疼痛减轻了 50%,但她并不想一连几小时一动不动。她认为加热包不舒服且昂贵,希望服用痛经药 pamprin。有哪些非处方药物可推荐给 A. B.?

尽管非药物治疗如热疗、运动和戒烟有效,但大多数情况下药物治疗对提高疗效是必要的。

非处方药物治疗

非处方药物(over-the-counter,OTC)治疗原发性痛经的重点在于降低前列腺素活性,抗炎药物通过直接抑制前列腺素合成发挥作用。NSAIDs 能消除大多数女性原发性痛经症状(更多信息参见案例 50-2,问题 5)。萘普生(naproxen)(钠盐形式)、布洛芬(ibuprofen)被批准为治疗原发性痛经的非处方药。与 NSAIDs 或激素避孕药相比,对乙酰氨基酚(acetaminophen)对痛经疗效有限[90]。

其他疗法,包括说明书中标明用于治疗痛经或其他月经不调的 OTC 药物(如:Pamprin,Midol)(特别是含有利尿剂的复方制剂)、弱肌松药[如吡拉明(pyrilamine)、帕马溴(pamabrom)]、利尿剂[咖啡因(caffeine)]及对乙酰氨基酚,用于治疗痛经疗效有限。因复方制剂、麻醉性镇痛药和对乙酰氨基酚的治疗都未从病理生理学机理角度出发,故都不是治疗原发性痛经的适宜药物,疗效甚微且不良反应大。

患有痛经的青少年经常在没有咨询专业医护人员情况下,使用非处方药物治疗原发性痛经。这种缺乏专业建议的情况导致使用药物剂量太低,不足以有效缓解症状。许多女性选择无效的联合用药(联用或不联用对乙酰氨基酚)表明关于痛经非处方药治疗的专业建议将使患者受益。与未治疗相比,其他产品包括维生素 B_1、维生素 D、镁、维生素 B_6 和 ω-3 脂肪酸均有一定的缓解疼痛作用,其中维生素 D、维生素 B_1 和镁效果最好[89,91]。一些小型试验评价了其他膳食补充剂包括茴香、维生素 E、海王星磷虾油和 toki-shakuyaju-san 等,但仍需进一步研究[82]。在本案例中,非 NSAIDs 和非激素药物的疗效十分有限,故该治疗方法并不适于 A. B.。口服布洛芬,每日 3 次,每次 200~400mg 是适合她的治疗方案。

处方药物制剂:非甾体抗炎药

案例 50-2,问题 5:A. B. 一出现痛经就开始服用布洛芬(每日 3 次,每次 400mg),但症状未得到有效缓解。A. B. 向她的家庭医师请求指导。应向 A. B. 推荐何种治疗痛经的处方药?

非甾体抗炎药（NSAIDs）治疗痛经有效，但在某些案例中 OTC 药物效力不足，完全缓解需 NSAIDs 处方药或激素避孕药。激素避孕药能减少子宫内膜增生，从而降低前列腺素分泌。通过抑制排卵，激素避孕药能够抑制孕激素周期性变化从而抑制前列腺素分泌。治疗方案的选择取决于生育需求、其他医疗条件及患者偏好。治疗效果可通过评估疼痛缓解、功能改善、降低缺勤率及其他与痛经有关症状的缓解（如腹泻，恶心）情况进行监控。因 A. B. 为非性活跃患者，应使用处方剂量的 NSAIDs 2~3 个周期后再试用其他药物。

NSAIDs 初始治疗选择应根据有效性、不良反应发生率、成本、患者既往获益史和可用性。一项 Cochrane 系统评价，纳入了 73 个关于 NSAIDs 治疗原发性痛经的研究，以比较不同 NSAIDs 之间的有效性和安全性差异[92]。NSAIDs 与安慰剂组相比，明显更有效（OR 值［odds ratio, OR］，4.50；95% 置信区间［confidence interval, CI］，3.85~5.27）。NSAIDs 与对乙酰氨基酚相比，能更显著减轻症状（OR，1.90；95% CI，1.05~3.44）。在 NSAIDs 局限的两两比较研究中，除阿司匹林的疗效略弱于其他 NSAIDs 以外，其他均无明显差异。在这些研究中观察到的不良反应一般是轻微胃肠道反应（恶心、胃部不适）和神经系统症状（嗜睡、头晕、头痛）。当 NSAIDs 之间相互比较时，未发现某种 NSAID 有更好的耐受性。与布洛芬相比，萘普生显示出用药次数更少的优势。

一些研究提示口服负荷剂量的萘普生钠（550mg）能更好控制痛经。一项随机试验证实一开始使用负荷剂量的 NSAIDs 较维持剂量可加快缓解青少年的原发性痛经[93]。负荷剂量通常是维持剂量的 2 倍。若 A. B. 服用高剂量药物出现不良反应，可调整服药时间至月经来潮前 24 小时开始服药，前提是她的月经周期规律或有经前期反应。这种预先给药方式对导致缺勤或工作、学习效率降低的严重痛经非常有益[78,92]。虽然无明确证据支持这种 NSAID 定期给药方案，但这种方式能维持血药浓度以降低前列腺素水平，故应避免必要时才用药的方式。因这些治疗通常只需 2~3 日，负荷剂量给药、预防性给药及定期给药与必要时给药相比，不良反应风险可被潜在获益所抵消。

向 A. B. 推荐的治疗方案如下：在月经来潮时口服萘普生钠（550mg），随后每 8 小时服用 275mg，痛经期间连续服用 2~3 日。

不良反应

> **案例 50-2,问题 6：** A. B. 使用 NSAIDs 可能会出现哪些不良反应？

所有的 NSAIDs 都有类似不良反应，包括恶心、呕吐、消化不良、厌食、腹泻、便秘、腹痛、黑粪及胀气等常见的胃肠道问题。

因患者可能对某种 NSAID 反应更好，应关注此前患者治疗痛经或其他疼痛情况选择的何种 NSAID 药物。若 A. B. 按正常剂量服用 2~3 个月某种 NSAID 药物后效果不佳，应尝试换用其他 NSAIDs 药物。因痛经多发生于年轻女

性，她们的健康状态多数良好，发生不良反应的风险一般低于中老年人。

禁忌证

> **案例 50-2,问题 7：** 哪些病史信息对避免严重不良反应至关重要？

即便药物过敏史、溃疡及消化道出血史、心血管和肾病史在年轻女性中并不常见，但仍需询问 A. B. 这些情况，并在用药治疗前一一列出。应建立完整的既往用药史（包括 OTC 药物和膳食补充剂），应特别注意任何潜在的重复治疗（如处方药和 OTC 中均含有 NSAID）、药物之间（如华法林）及药物与疾病（高血压）的相互作用。

对阿司匹林过敏或对任何 NSAID 有过敏史的女性不能使用 NSAID 及塞来昔布。A. B. 无 NSAID 和阿司匹林的过敏史，未使用任何可能发生相互作用的药物，无相关病史，故可尝试 NSAID 治疗。

激素避孕

口服避孕药

> **案例 50-2,问题 8：** 在 6 个月的治疗后，A. B. 使用萘普生钠在一定程度上减轻了疼痛、恶心和腹泻，但并不满意每次月经期间因痛经需待在家里的时长。她寻求其他治疗方案来进一步减轻疼痛。可向 A. B. 提供什么其他建议？

如前所述，若 NSAIDs 不能有效缓解症状，激素避孕药也是一种选择。口服避孕药（oral contraceptives, OCs）可抑制排卵，减少月经量，同时减少前列腺素产物和子宫收缩[75,77]。无论是否有避孕需求，单用 OCs 或与 NSAID 联合用药是治疗首选[94]。OC 能在治疗后 3~6 个月缓解 50%~80% 的女性痛经症状[95]。一项研究比较了年轻健康女性分别使用口服避孕药（20μg 炔雌醇/100μg 左炔诺孕酮）和安慰剂，在 3 个月治疗期中对原发性痛经的有效性[96]。OC 组可降低疼痛严重程度并减少镇痛药物使用。一项关于口服避孕药和原发性痛经的 Cochrane 系统评价指出，服用低于 35μg 炔雌醇的避孕药能明显减轻疼痛，但在含 35μg 炔雌醇的不同 OC 复方制剂之间无显著性差异[95]。OC 的选择应依据第 47 章中的原则。一项随机对照试验评价了连续给药的口服避孕药组与传统方法（21 日活性药片/7 日空白药片）相比，使用 1 个月和 3 个月时减少疼痛的效果较好，在使用 6 个月后这种优势丧失[97]。

使用 OC 时必须注意不良反应和禁忌证（参见第 47 章）。尽管在年轻健康女性中一般不会出现严重不良反应，但突破性出血、点滴出血、恶心、乳房压痛仍可能出现，特别是在治疗早期的时候。A. B. 可联合服用 OC 和萘普生钠，这比单用其中任何一种药物更能减轻疼痛。若这些方案都无效，应考虑继发性痛经可能，并做腹腔镜检查。

其他激素避孕药

虽无严格的临床试验研究，抑制排卵的其他激素避孕

药也已用于治疗原发性痛经[82]。与含铜宫内节育器会引起疼痛增加、痉挛和出血的情况不同，使用左炔诺孕酮（levonorgestrel）宫内节育系统（intrauterine system，IUS），随着时间推移可能出现闭经或减轻痛经的状况。在放置左炔诺孕酮 IUS 3 年后，很少女性会痛经（基线 60%，3 年后 29%），但是其中 47% 女性出现闭经[98]。性传播病风险低且有长期避孕需求的原发性痛经女性，可选择左炔诺孕酮 IUS。

甲羟孕酮（medroxyprogesterone）长效注射液是另一种治疗原发性痛经的激素避孕药。每 3 月注射 1 次后，接近 2/3 的青年女性症状减轻[77]。当选用甲羟孕酮长效注射剂时，应权衡该药对于骨密度的负面影响与收益（参见第 47 章）。因 A. B. 使用 NSAIDs 处方药不能很好控制痛经，且其病史无复方口服避孕药的绝对禁忌，故可选用复方激素避孕药治疗。连续使用复方口服避孕药，可能会更好地控制她的痛经。除戒烟外，还应告诉 A. B. 需连续使用激素避孕药 3 月以上方可最大程度减轻痛经。应告知 A. B. 并在每次联系时重复说明：治疗目标是减轻疼痛和相关症状及提高功能。

子宫内膜异位症

子宫内膜异位症（endometriosis）是指功能性子宫内膜组织生长于子宫腔之外，这是年轻女性继发性痛经的最常见原因，可能导致慢性骨盆疼痛、不孕及性交困难[77]。子宫内膜异位部位一般在卵巢，也可在盆腔腹膜、宫颈、阴道、外阴，直肠乙状结肠和阑尾。

子宫内膜组织不常见的异位部位包括脐、手术后瘢痕组织、肾、肺，甚至手臂和腿[99]。多达 45% 不育女性中存在子宫内膜异位症。总体而言，很难确定子宫内膜异位症的患病率，因很多女性无症状或未就医，且目前正规诊断标准是需在手术过程中视觉识别子宫内膜组织。无论是因何种原因进行剖腹手术，这些女性中 5%~15% 存在子宫内膜异位症。在有慢性骨盆疼痛的女性中，比例增加至 33%[99]。与原发性痛经相比，子宫内膜异位症通常发生在月经来潮已有一段时间的女性中；子宫内膜异位症引起的疼痛是不受月经周期限制的，可发生在整个周期的任何时间。子宫内膜异位症在初次来潮前后、更年期之后或闭经女性中很少见。

诊断为子宫内膜异位症的女性平均年龄为 36.4 岁，甚至在诊断前更早发生，与同年龄段女性相比，其医疗成本和医疗资源（尤其是急诊）利用率更高[100]。

诊断标准

子宫内膜异位症的诊断较困难，从最初出现症状到确诊会延误 8~12 年[101]。子宫内膜异位症、间质性膀胱炎、肠易激综合征及盆腔粘连是慢性骨盆疼痛（定义为与月经无关的疼痛，自然加重，导致功能丧失，且持续至少 6 月）的 4 个最常见原因[102]。诊断延误是因缺乏实验室诊断标志物，且实验室指标与其他疾病情况相似。体检一般正常，但最常见的体检提示是子宫后位、伴瘢痕和压痛。以前认为，确诊只能是在腹腔镜检查中看到子宫内膜异位组织，但现在认为这不是绝对必要的[103]。尽管目前还无诊断标准，子宫内膜异位症可在腹腔镜检查时，根据美国生育协会修订的子宫内膜异位症分期系统（the Revised American Fertility Society Classification of Endometriosis）进行分期[104]，主要根据子宫内膜病变的位置、病变的大小、粘连程度及子宫直肠陷窝阻塞的程度（所有因素累积总和评价）分为最轻度（Ⅰ期）、轻度（Ⅱ期）、中度（Ⅲ期）和重度（Ⅳ期）。分期系统适用于说明子宫内膜异位的位置和程度，对预测不孕无用，可协助治疗选择、预测结果或预测疾病的复发。骨盆疼痛和功能障碍的严重程度与子宫内膜异位症的分期无关，这使诊断和预后更困难[99]。

病理生理

19 世纪 60 年代第一次描述了子宫内膜异位症，但其确切病因尚不清楚。异位子宫内膜来源有几种理论，可能与生理的和个体的特殊免疫因素之间复杂的相互作用有关[99]。

经血逆流学说是最常被引用的理论，指经期时子宫内膜细胞和其他组织碎片随经逆流，经输卵管进入盆腔，种植于盆腔腹膜。一旦子宫内膜细胞到达腹膜，就会刺激血管生成（主要为雌激素），这是决定病灶形成和增长的决定因素[105,106]。同时病灶刺激诱发免疫反应、激活巨噬细胞、刺激释放细胞因子和生长因子。腹膜病灶可能通过血液或淋巴向远处播散，甚至可能通过医源性原因转移，如剖宫产或其他妇科手术。经血逆流学说虽有一定科学依据，但无法解释 90% 经期女性发现有月经逆流却并非所有女性均患有子宫内膜异位症。这表明某些患者的子宫内膜异位症发病还与遗传易感性、免疫变化或激素受体功能变化如黄体酮抵抗的这些因素有关[107]。

体腔上皮化生学说是另一种子宫内膜异位症的病因理论。该理论认为体腔上皮是胎儿生殖系统组织的起源，保留了分化成多种细胞的能力[99,107,108]，在受到雌激素或环境因素刺激后激活转化为子宫内膜样组织。这个理论可解释青春期前女性、先天子宫缺失女性，甚至是男性中罕见子宫内膜异位的原因。

基因也是影响子宫内膜异位形成的因素。直系亲属中有严重子宫内膜异位症的女性，比无此类疾病亲属者发生子宫内膜异位的概率高 6 倍，并且这些女性出现疾病的时间更早和程度更为严重[101,109]。子宫内膜异位症女性中已知有超过 15 个不同基因位点和基因产物发生变异。如前所述，环境因素也是潜在的诱发因素，但非决定性因素[107,109]。

与子宫内的内膜组织一样，异位子宫内膜组织也有雌激素、孕激素及雄激素受体，生长受激素影响。但与正常子宫内膜组织相比，异位子宫内膜组织对激素刺激的反应可能不同。一般来说，雌激素刺激异位子宫内膜组织生长；雄激素或雌激素缺乏使异位子宫内膜组织萎缩；因孕激素复杂的激素效应，孕激素对异位子宫内膜组织具有不同影响[104,107,110]。此外，因异位子宫内膜可异常增加芳香化酶活性，提高雌激素生物合成，减少雌激素失活，最终导致病灶内雌激素浓度增高[107,111]。子宫内膜异位症的基本病理变化是异位子宫内膜随卵巢激素变化发生周期性出血，引起周围组织发炎。反复出血和炎症形成瘢痕组织和周围腹膜组织粘连。在腹腔镜下，可观察到由子宫内膜上皮、间质和腺体组织组成的多灶性出血病灶。卵巢最易被异位内膜侵犯,从显微镜下可见直径 10cm 左右的血囊肿(巧克力囊肿)。子宫骶骨韧带上可形成结节,伴随子宫内膜植入可出现纤维化,在盆腔结构之间形成广泛粘连[112]。

临床表现

案例 50-3

问题 1: N. H.,女性,32 岁,已婚 6 年,目前使用阴道避孕环避孕。她和丈夫正考虑妊娠时间,但目前并未试图妊娠。她与妇科医师讨论妊娠前的准备时,主诉一直有与月经周期相关的严重下腹部绞痛,发生在月经的第 1 日并持续到第 4 日或 5 日。以往月经周期无痛,直到最近 4 年开始,且最近疼痛加剧,口服布洛芬(每日 3 次,每次 400mg)可轻微缓解疼痛。过去 6 个月,因疼痛持续加剧,她每个月至少 1～2 日不得不在家工作。进一步询问得知,N. H. 在月经周期无规律出现轻度至中度疼痛,并伴有后腰处疼痛、便秘且排便疼痛和性交疼痛。她月经史显示 10 岁初潮,周期 26～27 日,月经期长为 6～7日。她与母亲讨论过以上症状,其母亲在生育年龄有类似症状。

N. H. 身高 170cm,体重 65.8kg。她每日抽半包香烟,不喝酒,打篮球和垒球,无定期锻炼课程,每日吃 5份水果或蔬菜,不喜欢喝牛奶。因其父亲在 40 岁时放置心脏支架,且她被告知有高胆固醇,故 N. H. 担心自己的心脏问题。

N. H. 除后穹窿触诊压痛和子宫后位,其余体检正常。妊娠测试、淋病和衣原体测试均为阴性,子宫颈抹片检查正常。N. H. 描述中有哪些主观和客观信息与子宫内膜异位症的诊断一致?

子宫内膜异位症的症状和体征很难从一开始就与原发性痛经区分[113](表 50-2)。当忽略其他病史,N. H. 伴月经周期的下腹部绞痛症状经常被误诊是原发性痛经。N. H. 的年龄和未生育情况与子宫内膜异位症女性特征一致。尽管子宫内膜异位症在所有年龄段女性中均有发生,但通常发生在 30 岁左右的晚育或少孕女性。

N. H. 月经周期短且月经期长,是典型的子宫内膜异位症特点。子宫内膜异位症的危险因素包括雌激素作用时长(如初潮早、停经晚)、月经周期短(<28 日)、月经期持续时间长(≥6 日)及有子宫内膜异位症的母亲或姐妹(如 N. H. 的母亲)[114]。妊娠 4 次或 4 次以上且妊娠持续时间大于 6 月的女性被诊断为子宫内膜异位症的风险降低 50%,子宫内膜异位症的风险随着母乳喂养时间增加而降低[114]。BMI 高和身材矮小可降低子宫内膜异位症发生风险,BMI 每增加 1 个单位(kg/m²),诊断可能性可降低 12%～14%[114]。已知风险因素包括经济状况、接触二噁英、摄入咖啡因和酒精,这些因素仅为潜在可能,尚未被完全证实[114]。吸烟可降低子宫内膜异位风险,但研究并不能确证[108,109]。与无免疫系统疾病的女性相比,有免疫系统疾病的女性,包括类风湿性关节炎、系统性红斑狼疮、甲状腺功能减退、甲状腺功能亢进和多发性硬化症,患子宫内膜异位症可能性更高[114]。

表 50-2

原发性痛经和继发性痛经

特征	原发性痛经	继发性痛经
初次出现	月经初潮时	任何年龄(月经来潮时)
月经周期中	第 1 日更严重,持续 24～48 小时	疼痛逐渐加剧,可持续数日
随时间变化	稳定且可预见	随着年龄增加疼痛加剧
症状	腰痛、经前期综合征、恶心、腹胀	腰痛、性交困难、腹泻或便秘、排尿困难、不孕
体征	盆骨检查正常	子宫后位、压痛,但也可能均为正常

来源:Reddish S. Dysmenorrhea. *Aust Fam Physician.* 2006;35:82.

N. H. 主诉的是在月经周期中连续且逐渐加剧的骨盆疼痛、月经期间更严重的疼痛、便秘和性交疼痛(性交困难)。女性性交疼痛一般是子宫后位(如 N. H.)或子宫内膜异位于阴道后穹窿或子宫骶骨韧带[99],这种疼痛会在性交后持续数小时。其他症状如 N. H. 经历的便秘和排便疼痛,与子宫内膜异位症有关,可能(但不总是)取决于子宫内膜组织植入的位置[115,116](表 50-3)。抑郁也是子宫内膜异位症的常见症状,尤其是那些患有慢性盆腔疼痛患者,表现为悲伤、躯体主诉、无法工作或继续正常生活[117]。

表 50-3

子宫内膜异位症的位置及相关症状

位置	症状
盆腔	
宫颈	异常子宫出血
卵巢	痛经
腹膜	性交疼痛
直肠阴道隔	不孕
子宫骶骨韧带	盆腔疼痛
肠壁	
腹部切口	肠梗阻
乙状结肠	腹中部疼痛
小肠	恶心
	排便疼痛
	直肠出血
泌尿道	
膀胱	周期性腰痛
输尿管	血尿
	肾积水
	输尿管积水

来源:American College of Obstetricians and Gynecologists. ACDG Practice Bulletin No. 114. Management of endometriosis. *Obstet Gynecol.* 2010;116:223.

虽然目前还不清楚 N. H. 是否会不孕,但多达 45% 子宫内膜异位症女性不孕[99]。子宫内膜异位症引起不孕的原因尚不清楚,很可能由多种因素共同引起的,包括盆腔生理结构畸变、炎症(包括前列腺素、细胞因子和生长因子可能会干扰正常生殖过程)、卵泡形成受损、受精或着床功能障碍[118,119]。子宫内膜异位症的其中一种治疗方法为假绝经疗法,可能在有效治疗疾病的同时对生育能力造成损伤。

N. H. 这部分有限的体检结果在子宫内膜异位症女性中并不少见;除在探查手术中对子宫内膜组织直接检视外,可能无其他体检结果,妇科检查结果可能与手术判定的子宫内膜异位症分期不符。子宫内膜异位症的很多症状和体检结果与其他妇科疾病或疾病(尤其是肠易激综合征)相似,若患者不同意经验治疗,那么腹腔镜检查可用于证实诊断。N. H. 的妊娠测试、衣原体和淋病测试为阴性,子宫颈抹片检查正常。CA125 试验因无足够灵敏度或专属性,故不能单独用于诊断子宫内膜异位症,虽然在研究的生物标记物较多,但目前没有一种生物标记物敏感性及特异性足以用于临床[120]。

治疗

案例 50-3,问题 2:在使用 3 种不同 NSAIDs 后(布洛芬、萘普生和美洛昔康),N. H. 的疼痛未得到控制,她想得到缓解,从而更好地工作和生活。鉴于子宫内膜异位症病理生理的潜在机制,适合于 N. H. 子宫内膜异位症的治疗方法是什么?

子宫内膜异位症治疗应个体化,应考虑 N. H. 的生育要求、症状严重程度、病变范围和不孕可能性。子宫内膜异位症复发率高且缺乏预后指标以评估远期严重程度。治疗目标是缓解症状,患者有生育要求时,保留或提高生育力。现有治疗子宫内膜异位症的选择包括根治性和保守性手术、雌孕激素联合或单用孕激素的激素治疗、达那唑、芳香化酶抑制剂或 GnRH 激动剂及期待疗法。子宫内膜异位症的药物治疗是基于激素反应导致内膜萎缩,包括达那唑、GnRH 激动剂、孕激素、芳香化酶抑制剂和雌孕激素联合。尚无一种治疗方法能保证停用后 100% 不复发,即使手术去除子宫和卵巢后复发率也达 10% 以上[106]。因大多数子宫内膜异位症治疗方法(尤其是新兴疗法)的证据质量差及研究不够深入,可用的循证治疗指南有限[121]。

疼痛管理:药物治疗

非甾体抗炎药

非甾体抗炎药(NSAIDs),特别是 OTC 药物,常被用作缓解子宫内膜异位疼痛的第一选择,并常在明确诊断前使用。NSAIDs 可缓解一些轻微症状,特别是对伴有周期性疼痛的子宫内膜异位症患者(见痛经部分),若症状轻微且无避孕需求,其为适宜的首选药物。对于确诊子宫内膜异位

症的女性,NSAIDs 并非唯一治疗方法[122]。应意识到子宫内膜异位症患者可能存在非周期性疼痛,包括对 NSAID 无效的疼痛。N. H. 尝试过 3 种不同 NSAIDs,仅有轻微缓解,此时加大剂量或尝试其他 NSAID 均不合适,应考虑其他治疗方案。

复方激素避孕药

对使用 NSAID 而疼痛未缓解且有避孕需求的女性,下一步合理选择是口服避孕药。和其他激素治疗比较,OC 长期使用耐受良好。OC 可单用或联合 NSAIDs,通过抑制排卵、降低激素水平、减少月经量、甚至造成闭经,来改善子宫内膜异位症状。机制是引起异位子宫内膜萎缩。用药时,最佳方案是连续服用 OC,可避免异位子宫内膜在"安慰剂周"期间生长。一项研究显示患者周期性使用 OC 无效,而连续性服用 OCs 疼痛显著缓解[123,124]。一项 Cochrane 系统评价显示 OCs(≤35μg 炔雌醇)与 GnRH 类似物(戈舍瑞林),缓解疼痛疗效相当[122]。术后,连续给药方案的镇痛效果要优于周期性方案[125]。

孕激素

和 OC 相似,注射孕激素主要通过抑制排卵、降低激素水平和诱导子宫内膜萎缩来减轻子宫内膜异位症状。特别对雌激素禁忌证患者,孕激素是有益的。常用药物包括口服甲羟孕酮、甲羟孕酮长效注射液(见案例 50-3,问题 4)或左炔诺孕酮 IUS。最近更多研究评价了左炔诺孕酮 IUS,该系统可提供持续孕激素释放,且有提供长效避孕的优点。与亮丙瑞林长效制剂(一种 GnRH 激动剂)比较,左炔诺孕酮 IUS 降低骨盆疼痛的效果相似,但可减少雌激素低的潜在影响,同时增加早期突破性出血可能性,最终导致闭经[126]。

一项持续 3 年针对中到重度子宫内膜异位症患者在保守性手术后使用药物控制症状的研究,直接比较左炔诺孕酮 IUS 和甲羟孕酮长效注射液[127],尽管两组症状均改善,但更多 IUS 患者仍坚持此方案,在使用后第 3 年,IUS 组骨密度增加,长效组骨密度降低。

孕激素尽管在治疗疼痛方面和 GnRH 激动剂同样有效,但和 OCs 比较,副作用增加,主要是体重增加(特别是长效制剂)、初始突破性出血、随之闭经,且长效制剂的长时间使用导致骨密度降低,故在选择治疗方案时,孕激素排在复方激素避孕药之后考虑[128]。

促性腺激素释放激素激动剂

促性腺激素释放激素激动剂(gonadotropin-releasing hormone agonists)引起假绝经状态,从而缓解子宫内膜异位症症状。因 GnRH 激动剂比内源性 GnRH 半衰期更长,可在垂体和 GnRH 受体结合后,使下丘脑-垂体-卵巢的功能下调,减少 FSH 和 LH 释放,导致低雌激素水平和闭经[129]。GnRH 激动剂使用剂量见表 50-4。在临床试验中,GnRH 激动剂的有效性和口服避孕药、孕激素、达那唑相似,但费用更高、不良反应更多(包括更年期症状和骨密度降低),使其成为 OCs 和孕激素后的二线药物[129]。

表 50-4

促性腺激素释放激素激动剂

GnRH 激动剂(商品名)	规格	给药途径	给药方案
那法瑞林(Synarel)	2mg/ml 装置 200μg/喷	鼻内	200~800μg,每日 2 次
亮丙瑞林(Lupron)	3.75mg,11.25mg	IM(国内 SC)	3.75mg,每个月 1 次或 11.25mg,每 3 个月 1 次
戈舍瑞林(Zoladex)	3.6mg,10.8mg	SC	3.6mg,每个月 1 次或 10.8mg,每 3 个月 1 次

GnRH,促性腺激素释放激素;IM,肌内给药;SC,皮下给药。

芳香化酶抑制剂

子宫内膜异位症治疗的最新研究方案是用芳香化酶抑制剂(aromatase inhibitors,AIs)。芳香化酶是一种雌激素合成酶,是雄烯二酮和睾酮转化为雌酮和雌二醇必需酶[130],起初用于治疗乳腺癌。尽管 AIs、OCs、孕激素和 GnRH 激动剂均可降低血清雌激素水平,但只有 AI 可降低子宫内膜组织本身的雌激素分泌和产生。阿那曲唑和来曲唑是 Ⅱ 型 AIs,与酶可逆性结合,对缓解子宫内膜异位症状产生有益作用[130]。尽管 AIs 能有效降低外周雌激素转化,但对绝经前女性来说添加一种药物以降低卵巢雌激素水平仍然必须,故对这类人群的大多研究包含两组药物:AIs 联用 OCs 或 GnRH 类似物。AIs 可单独用于绝经后妇女[130]。

尽管 GnRH 激动剂和 AIs 的最终结果相似,但 AIs 不良反应更少(少见潮热),主要表现为轻度头痛、恶心和腹泻。虽然缺乏长期试验研究证实,但 AIs 可能导致骨密度降低,故雌激素反向添加治疗是合理方案(见本章后文和案例 50-4,问题 1)。尽管规模小,但所有研究均证实 AI 可减轻疼痛和减小病灶大小。一项迄今为止最大型研究比较患者术后联用阿那曲唑和 GnRH 激动剂及单用 GnRH 激动剂[131]的结果显示,虽然联用对控制疼痛有效,但在使用 6 个月时与单独用药相比,会造成更严重的骨质流失,而在 2 年后随访时,疗效已无差异[131]。因目前 FDA 未批准 AIs 治疗子宫内膜异位症,还需更多研究来确定其治疗作用。AIs 可用于那些严重子宫内膜异位症且其他治疗无效的患者。

达那唑

达那唑(danazol)是一种从 17-乙炔睾酮衍生化的雄激素药物,通过升高雄激素水平和降低雌激素水平导致假绝经状态。达那唑抑制卵巢甾体激素合成酶的活性,加快雌二醇代谢清除,使体内雌激素和孕激素水平降低导致患者停止排卵、子宫内膜异位组织萎缩和闭经。尽管对减少盆腔疼痛有效,但体重增加、声音改变、水肿、痤疮、潮热、阴道干燥、多毛症、肝脏疾病及胆固醇升高等显著的副作用,使达那唑耐受性差,这种情况在治疗人群中发生率高达 85%[106]。出于安全性考虑,达那唑使用时间应限制在 6 月内,且应限于经其他治疗失败的人群。

新型药物

有两种新型药物有希望用于治疗子宫内膜异位症,且与目前治疗相比,可能不良反应更少。一项小型临床试验对比 HMG-CoA 还原酶抑制剂(他汀类药物)与 GnRH 类似物,结果发现二者在减轻疼痛方面效果相同[132]。对这些药物还需进一步研究,尤其是对希望保留生育力的女性。

另一种新型治疗药物是 GnRH 拮抗剂,研究认为其对缓解子宫内膜异位症疼痛方面效果良好,且副作用更小。一项研究首次将这类药物中的恶拉戈利(elagolix)用于治疗子宫内膜异位症(每日口服 1 次),与甲羟孕酮长效制剂相比,恶拉戈利缓解疼痛效果相当,但对骨密度影响更小[133]。

疼痛管理:非药物治疗

根治性手术

根治性手术,指将子宫、双附件及盆腔内所有可见异位内膜病灶予以切除和清除,理论上可消除疾病复发风险。这是一种侵入性外科手术,适用于对其他治疗或保守性手术无效的患者,但不适用于有生育需求的患者。此外,切除所有子宫内膜异位组织很困难,实际仍有复发可能。Sinaii 等研究了子宫内膜异位症患者的治疗和获益情况,发现 1 160 名被调研女性的 12% 经历根治性手术,其中 40% 手术成功,33% 获益有限,5.6% 无获益,6% 术后疼痛增加且症状加重[134]。

保守性手术

和根治性手术相比,保守性手术(涉及异位组织的切除和去除,如粘连松解术)可保留生育能力,通常可在最初的诊断性腹腔镜中实施。在 Sinaii 等的调查中,70% 患者经历过腹腔镜并去除病灶,30% 自觉手术成功,50% 自述获益有限,15% 症状无改变,10% 自述症状加重[134]。患者自述平均经历 3 次手术[134]。许多病变组织难以发现,且手术不可能去除所有病灶,故保守性手术后需药物治疗。

关于子宫内膜异位症治疗方案的临床试验并未证实何种方案适用于所有患者,在大多数研究中各种治疗方案效果相似。考虑到药物安全性,一种 NSAID 和复方激素避孕药(如 N. H. 的阴道避孕环)联用是初期适宜方案,且这个案例中,避孕药还具避孕的双重作用。孕激素、GnRH 激动剂和 AIs 可为下一步选择。因不良反应多和耐受性差,达那唑应是最后选择。若 N. H. 以后不想生育,手术绝育是一种选择。保守性手术,包括子宫内膜异位组织切除、粘连分解术及切除病变,疗效不理想,但 50%~95% 患者在 1 年内疼痛可得到缓解[129]。采用保守性手术,术后联用孕激素、复方激素避孕药、GnRH 激动剂或达那唑,可延长疼痛缓解的持续时间且降低术后复发[129]。

案例 50-3,问题 3：N. H. 过去使用各种避孕产品未出现问题,但每日服药依从性差,且要求尽量避免使用注射剂。如何根据这些信息为她推荐合适的子宫内膜异位症治疗方法?

N. H. 是吸烟者,钙摄入量低,且有一些心血管危险因素(家族史、高胆固醇),她不愿意接受注射剂且每日服药依从性差。达那唑会增加心血管危险因素,且副作用较多,不是理想选择。一些 GnRH 类似物的鼻喷剂或植入剂因增加骨密度降低风险和类似更年期的不良反而成为二线方案。孕激素,特别是长效孕激素,如醋酸甲羟孕酮 3 个月长效注射剂或左炔诺孕酮 IUS,都是 N. H. 的优先选择,但可能增加骨密度降低的风险。

案例 50-3,问题 4：N. H. 愿意开始使用左炔诺孕酮 IUS,因未获 FDA 批准,保险公司不会支付相关治疗的费用。她决定使用醋酸甲羟孕酮长效注射液。对于她的选择,可提供什么信息,其治疗的获益和风险是什么?

醋酸甲羟孕酮长效注射液(depot medroxyprogesterone acetate,DMPA)有两种不同规格:150mg 制剂用于肌内注射(IM),每 3 个月 1 次;104mg 制剂用于皮下注射(SC),每 3 个月 1 次。选择哪种规格基于保险范围或患者意愿(SC 制剂可能更受患者欢迎)。N. H. 不愿自我注射,应由有注射资格的人员注射。因 DMPA 有避孕作用,应告知 N. H. 在使用后若要妊娠可能需等待比平时(最多 1 年)更长的时间。超过 80% 使用孕激素的患者疼痛症状获部分或完全缓解[123]。尽管无其他治疗子宫内膜异位症药物类似更年期的不良反应,DMPA 仍可引起体重增加(个体差异大)、腹胀、不规则出血数月和闭经。DMPA 骨密度降低的不良反应明显但少于 GnRH 激动剂,为减少该不良反应,应建议 N. H. 保证每日通过饮食或补充剂摄入钙至少 1 000mg,维生素 D 至少 400~600IU。应建议 N. H. 戒烟、接受适应的药物治疗和开始定期负重锻炼[135]。治疗过程中,应监测 N. H. 疼痛缓解情况、体重增加情况、是否闭经,不规则出血情况及每季度注射依从性。当 N. H. 有生育需求时应认真规划,停用 DMPA 恢复生育力,换用其他治疗方案。

促性腺激素释放激素激动剂和反向添加治疗

案例 50-4

问题 1：M. F.,女性,24 岁,有中到重度子宫内膜异位症史,曾接受 NSAIDs(3 种不同 NSAIDs,适宜剂量)、复方口服避孕药和左炔诺孕酮 IUS 治疗。她无生育要求,希望缓解疼痛,已经历两次成功的保守性腹腔镜手术,疼痛缓解 6 个月~1 年。她最近经历了最后一次手术(据本人自述),她希望本次手术能得到更大改善。她不介意使用注射药物,但过去依从性差,对于 M. F. 的疼痛,哪种治疗比较合适?

M. F. 尝试过多种药物和手术(NSAIDs、复方口服避孕药和单一孕激素避孕药)治疗子宫内膜异位症,获益有限。她目前无生育要求,可选择 GnRH 类似物、芳香化酶抑制剂和达那唑。亮丙瑞林(leuprolide)、那法瑞林(nafarelin)和戈舍瑞林(goserelin)是 GnRH 类似物(激动剂),常用于治疗子宫内膜异位症(表 50-4)。尽管 GnRH 类似物并未证实比 M. F. 曾经使用的治疗方式效果更好,但仍可缓解疼痛。所有 GnRH 激动剂疗效相似,如何选择主要基于患者对给药方式的偏好(那法瑞林喷鼻每日 2 次,戈舍瑞林皮下植入每个月 1 次,或亮丙瑞林肌内注射每个月 1 次或每 3 个月 1 次)。亮丙瑞林每 3 个月 1 次的方案因不必每日给药,对于 M. F. 是最合适的方式。在用药前,应排除妊娠、不明原因阴道出血和哺乳。因 M. F. 无生育要求,且妊娠是使用 GnRH 激动剂的禁忌证,应告知她选择非激素的避孕方式。

初始治疗的反应取决于开始治疗时间处于月经周期哪个阶段。患者在黄体期开始治疗,2~3 周内雌激素水平下降,且在 4~5 周内出现闭经;在卵泡期开始治疗,6~8 周内出现闭经[99]。

GnRH 激动剂治疗超过 3~6 月,需使用反向添加疗法来降低低雌激素并发症的风险。通常雌激素反向添加治疗时间为 6 个月,虽然有一项小样本试验研究提示长期雌激素反向添加治疗(长达 10 年)未观察到主要不良反应,且疗效持续[136]。雌激素反向添加疗法基于 Barbieri 提出的雌激素阈值假说[112],他认为雌激素到达一个临界值会加重子宫内膜异位症,低于这个水平的雌激素会降低不良反应且对疾病本身无不良作用。雌激素反向添加疗法应在开始使用 GnRH 激动剂治疗时启动,以减少所有低雌激素引起的不良反应[136]。

以下雌激素反向添加疗法方案均被证实有效:相当于 0.625mg 结合雌激素(conjugated equine estrogen)的雌激素制剂联合甲羟孕酮(每日 2.5mg)或炔诺酮(norethindrone)(每日 5mg),每日单用 5mg 炔诺酮或每日单用 20mg 甲羟孕酮(medroxyprogesterone)[106]。包含雌激素的 OCs,因雌激素量高于阈值,故不能用于雌激素反向添加疗法。目前尚无证据证明何种方案具有更佳的有效性和安全性。孕激素联合双膦酸盐被证实有效预防骨质流失。女性使用反向添加疗法时应保证每日饮食或其他补充中钙总量达 1 000mg,且维生素 D 水平在正常范围[111]。

反向添加治疗期间需监测闭经情况、疼痛和性交疼痛是否减少及生活质量是否改善。停用 GnRH 激动剂后,月经和卵巢功能在 6~12 周内恢复正常,疗效还可维持 6~12 月[99]。

不良反应

因 M. F. 现用的治疗方案与以前尝试的治疗完全不同,应详细告知她治疗的不良反应。不良反应的发生和诱发假绝经状态有关。几乎所有患者都会出现潮热,阴道干涩和失眠也很常见。可能发生明显的骨质流失,需摄入足够的钙和维生素 D,联合雌激素反向添加疗法可减少骨质流失。因 GnRH 激动剂不影响 SHBG 或睾酮水平,无达那唑的雄激素副作用(包括脂质分布的改变)[99]。

使用 GnRH 激动剂时需特别注意患者骨密度降低的问题,甚至可能发生在治疗开始第 3 个月,尤其需要关注还未达到骨密度峰值的年轻女性。有研究证实腰椎骨密度在 GnRH 激动剂治疗 6 个月后流失 3.2%,治疗 12 个月后流失 6.3%[137]。尽管已有研究报道子宫内膜异位症本身是骨密度降低的高危因素,但一项长期研究通过 20 年随访,未发现子宫内膜异位症和骨折风险有相关性[138]。有趣的是,这项研究也未发现 GnRH 激动剂治疗和骨折风险有相关性,但在这个研究中大量女性使用了反向添加疗法。

若继续 GnRH 治疗,应建议 M.F. 每 2 年做 1 次双能 X 线骨密度仪扫描检查,监测骨密度减少情况,保证足够的钙和维生素 D 摄入,戒烟和进行负重锻炼。

综上,M.F. 应开始使用亮丙瑞林(11.25mg,肌注,每 3 个月 1 次)联合雌激素反向添加治疗(每日服用结合雌激素 0.625mg,甲羟孕酮 2.5mg),尝试使用 6 个月,随访评估症状缓解情况。

子宫内膜异位症相关不孕管理

案例 50-5

问题 1:K.L.,女性,32 岁,有 Ⅱ 期子宫内膜异位症史,目前正使用左炔诺孕酮 IUS,用于避孕和控制疼痛,疗效较好。她也规律服用布洛芬(每日 3 次,每次 800mg)。她和丈夫希望有个孩子。约 6 年前,他们尝试妊娠 2 年后未成功。鉴于她的年龄,K.L. 担心很难妊娠。对提高 K.L. 的生育能力,有何建议?

因不孕就诊的女性中,子宫内膜异位症患病率 25%~50%,子宫内膜异位症患者不孕率 30%~50%[139]。目前公认引起不孕的机制包括盆腔粘连影响卵母细胞运送、腹膜变化不适宜受孕、卵巢功能异常导致排卵障碍及着床障碍(参见第 48 章)。无证据显示激素治疗,包括 GnRH 激动剂治疗,能改善 Ⅰ/Ⅱ 期子宫内膜异位症患者(例如 K.L.)的妊娠率。但手术切除可见子宫内膜异位组织对提高 Ⅰ/Ⅱ 期子宫内膜异位症患者的妊娠率有利。

K.L. 可通过以下处理提高妊娠概率:排除其他影响不孕的因素(如 PCOS、输卵管不通、男性不育因素),移除 IUS,腹腔镜切除可见子宫内膜异位组织[140]。对于病情严重或超过 35 岁患者,应采取更积极的疗法,包括药物诱导排卵(枸橼酸氯米芬)或体外受精-胚胎移植技术(in vitro fertilization-embryo transfer,IVF-ET)。子宫内膜异位症患者比未患病妇女 IVF-ET 成功率降低 20%[99]。3 项前瞻性临床试验结果显示,Ⅱ~Ⅳ 期子宫内膜异位症患者在 IVF-ET 前给予 3~6 个月或更长时间 GnRH 激动剂具有潜在收益[114]。治疗组的妊娠率显著高于 IVF-ET 前未给予 GnRH 激动剂组[141]。

对尚未诊断为不孕的患者,可采取期待治疗,包括使用 NSAID 缓解疼痛、情感支持及安慰患者。对小于 35 岁的患者可观察 6~12 个月。

经前期综合征和经前期焦虑障碍

高达 95% 的育龄女性有经前期症状[142]。约 30%~40% 的女性有经前期综合征(premenstrual syndrome,PMS)的困扰,据估计,3%~8% 的患者符合经前期焦虑障碍(premenstrual dysphoric disorder,PMDD)的诊断标准。PMDD 是一种更严重的 PMS[142]。在月经来潮前几日,可发生超过 200 种已知的经前症状,包括正性症状如精力和性欲增加、感觉放松,负性症状如腹胀、疲劳、头痛和哭泣[143]。只有这些症状对女性身体、心理、社会功能产生明显负面影响时,才被认为是 PMS 或 PMDD。

诊断

无明确的体征或实验室检查可用作 PMS 的诊断。一些不同的组织提供了 PMS 与 PMDD 的诊断标准,但这些标准不统一且互相矛盾。2011 年国际经前期障碍学会(International Society for Premenstrual Disorders,ISPMD)发表了一项共识,将核心经前期障碍定义为与自发性排卵月经周期相关的典型的、单纯的或影射性的失调,并将多种经前期症状从核心经前期障碍中分离出来,它们的特征更加复杂(例如,由潜在障碍或外源性孕激素治疗引起的症状)[144]。核心经前期症状(身体和心理)出现于(整个或部分)月经前 2 周内,并在月经来潮后迅速减轻。在月经结束和排卵期之间有一个无症状的间隔。这些症状循环反复出现在大多数(通常是 2/3)月经周期中。严重症状需符合以下三点:①影响正常的日常功能;②干扰工作、学业或人际关系;③造成重大痛苦。核心经前期障碍是 PMS 和 PMDD 的总称。

2000 年美国妇产科医师学会(American College of Obstetricians and Gynecologists,ACOG)发表了一份实践公告,将症状周期性反复出现作为 PMS 诊断标准[145]。若在过去 3 个月经周期中,月经开始前 5 日,出现至少 1 项心理症状和 1 项身体症状(表 50-5)则可诊断为 PMS。症状至少在 2 个月经周期出现,月经开始后 4 日内停止,直到月经周期第 12 日后才复发。PMS 与正常经前期症状区分的关键是 PMS 对工作和社会活动产生不利影响。诊断时应与其他包括心理、甲状腺和妇科疾病等类似经前期的症状相鉴别[146]。

美国精神病学协会(American Psychiatric Association)发布了关于 PMDD 的诊断标准[147]。标准集中于情绪和心理健康症状,PMDD 比 PMS 造成更深程度的功能障碍。诊断要求:①前瞻性证实存在躯体和行为症状(采用日记),这些症状存在于此前 1 年的大部分时间。②必须有 5 项或更多症状在月经前 1 周期间出现,并在月经开始后数日内缓解。③PMDD 可能与其他精神障碍叠加,但不仅仅是这

表 50-5

经前期症状的 ACOG 诊断标准

心理症状	身体症状
沮丧	乳房压痛
突然气愤	腹胀
易怒	头痛
焦虑	四肢肿胀
多疑	
社交退缩	

注：①过去 3 个月经周期中月经开始前 5 日，出现至少 1 项心理症状和 1 项身体症状则可确诊；②症状必须是在月经开始后 4 日内停止，直到月经周期第 12 日后才复发；③症状至少在 2 个月经周期出现；④症状必须对社会或工作相关的活动产生不利影响。

ACOG，美国妇产科医师学会。

来源：Premenstrual syndrome. Number 15，April 2000. *Obstet Gynecol.* 2000；95（4）；Mishell DR. Premenstrual disorders：epidemiology and disease burden. *Am J Manag Care.* 2005；11：S473.

些障碍的恶化。④出现以下一种或多种心理症状：情绪波动、突然悲伤或对拒绝的敏感性增加；愤怒、易怒；绝望、沮丧、自责；紧张、焦虑或边缘感。⑤出现以下一种或多种身体、行为症状：注意力难以集中；食欲改变、食欲增加或暴饮暴食；对日常活动兴趣减退；容易疲劳或精力减退；感觉不知所措或失去控制；乳房压痛、腹胀、体重增加或关节/肌肉疼痛；睡眠过多或睡眠不足。⑥症状出现在前一年大多数月经周期中，且这些症状使患者非常痛苦或已干扰日常活动（如工作、学校、社会生活）。

虽然 PMS 和 PMDD 标准不同，但他们都具有 3 个基本特征：①症状必须发生在黄体期且在月经期内消除；②至少 2 个月经周期有症状记录，且不能由其他身体或心理状况解释；③症状足够严重并影响正常活动。

PMS 和 PMDD 的症状类型很广泛。PMS 的危险因素包括年龄（30 岁以上）和遗传因素[146]。但症状也可开始于 14 岁左右的青少年时期，或月经初潮后 2 年，持续到更年期[148]。一些研究表明，母亲患 PMS 的女性比母亲未患 PMS 的女性更容易患 PMS（分别为 70% 和 37%）[149,150]。一篇文献发现创伤事件，如身体威胁、儿童性虐待和严重事故，可增加 PMDD 的患病风险[151]。

病理生理

PMS 或 PMDD 患者症状广泛有多种可能的机制解释，最有可能的是性激素和中枢神经递质之间相互作用的结果[152]。月经周期中正常激素波动引起神经递质改变，主要是减少 5-羟色胺和其他神经递质，包括内啡肽和 γ-氨基丁酸（γ-aminobutyric acid，GABA）[153,154]。PMS 患者的雌激素、孕激素和睾酮水平均正常，但容易受到激素正常波动的影响[154]。这些潜在机制不仅为 PMS 和 PMDD 的症状提供了合理解释，还解释了提高 5-羟色胺或 GABA 水平的治疗

方案能获益的原因。很多治疗方法疗效有限且不稳定，说明 PMS 或 PMDD 受多重因素作用。此外临床试验中安慰剂反应可高达 50%~80%，这是重要的心理作用，说明 PMS 或 PMDD 与生理、心理和社会因素有关[143,155]。

案例 50-6

问题 1： C. P.，女性，27 岁，自诉月经期前 1 周发生严重情绪变化。她乳房压痛、腹胀，并易怒和焦虑。这些症状通常在她月经开始后的第 1 或第 2 日消退。月经期后的 2~3 周内，C. P. 一切正常，直到她下一次月经开始前又出现这些症状。她在过去几年里每个月都有这些症状。她说当出现这些症状时很不舒服，大部分时间能工作，但通常会避免和朋友出去。她月经周期规律，每 28~30 日 1 次，每次月经量较少，持续 3~4 日。

盆腔、心血管、神经系统检查和所有实验室检测均正常。血清妊娠试验阴性，性生活活跃并使用避孕套避孕。无重要既往病史，未使用药物。C. P. 有什么症状符合 PMS 诊断？

C. P. 的症状满足 ACOG 对 PMS 诊断标准。她的心理症状包括易怒和焦虑；身体症状包括乳房压痛和腹胀。这些症状发生在月经周期的黄体期，在月经期 4 日内消失，直到月经周期的第 12 日后才复发。C. P. 的症状似乎影响其社交活动。虽然 C. P. 未记录，但据她叙述的这些症状已出现很多年且每个月都有。因 C. P. 的症状不严重或也未明显影响日常活动，故不符合 PMDD 诊断标准。

治疗：经前期综合征

案例 50-6，问题 2：C. P. 询问非处方药治疗，哪些药适合她？

ISPMD 提出了经前期综合征的治疗方案[155]。治疗主要是对症治疗，尤其是一些特别的主要症状。非处方治疗方案（包括钙、镁、吡哆醇、圣洁莓及心灵-身体方法），经研究证实有益。对乙酰氨基酚和 NSAIDs 可能改善 PMS 的身体症状，但关于 OTC 药物中的利尿剂（如氯化铵、咖啡因、帕马溴）的研究数量有限且疗效未经证实。考虑到 PMS 的安慰剂反应率较高，只有经临床证实有效的制剂才能被使用。

钙

在一个正常月经周期的中期，雌激素的增加会降低钙水平。PMS 患者的全段甲状旁腺激素（parathyroid hormone，PTH）会随周期变化增加，但无 PMS 的女性其 PTH 无改变[156]。因 PMS 患者月经中期全段 PTH 一过性升高，短暂继发性甲状旁腺功能亢进增加了对钙的需求。补钙有助于这一过程恢复正常，这也解释了钙对 PMS 患者有益的原因。

3 项关于钙剂的试验结果显示均对 PMS 症状有效。一项随机双盲交叉临床试验纳入 33 名女性，分别每日服用 1 000mg 元素钙或安慰剂，持续 3 月，结果服用钙剂的女性比服用安慰剂的女性 PMS 症状降低 50%[157]。一项双盲试验纳入 10 名女性，使用膳食钙补充（每日摄入量 1 336mg），结果发现其月经周期的情绪、行为、疼痛和水钠潴留症状均显著获益[158]。最有说服力的证据来自一项纳入 466 名 PMS 患者的前瞻性多中心随机双盲安慰剂对照平行试验[159]，治疗组每日摄入元素钙 1 200mg（每日 2 次，每次 600mg），持续 3 个月经周期，与安慰剂组相比显著减少了患者消极情绪、水钠潴留、食欲增加和疼痛的发生，钙剂组降低黄体期症状 48%，而安慰剂组降低 30%。因钙剂耐受性好且可增加其他益处（如预防骨质疏松），推荐 PMS 患者使用，可通过饮食或药物补充。

镁

红细胞镁含量低与女性患 PMS 相关，故有研究评价了镁剂用于治疗 PMS 症状的疗效[160]。一项纳入 3 个小样本试验的 Cochrane 系统评价比较了镁剂和安慰剂用于女性痛经，结论认为镁剂对于伴 PMS 疼痛更有效，且服用镁剂可减少对其他药物的需求[89]。试验中镁剂用于 PMS 的剂量范围为每日口服 200～360mg。这些试验均报告了镁剂对液体潴留和消极情绪有改善作用，但结果不一致[161]。最常见副作用是胃肠道反应（如恶心、腹泻）。研究结果的不一致，可能是研究中镁的剂量方案不同及受试者镁的储存水平不同。因此，已有研究支持镁剂用于 PMS，但仍需要更多研究证实。

吡哆醇（维生素 B₆）

维生素 B_6 已证实对神经递质（如 5-羟色胺）有正面效应[162]。最全面的信息来自一项纳入了 9 个临床试验（n=940）的系统评价[163]。系统评价结果显示 PMS 患者可能从每日 50～100mg 维生素 B_6 补充中获益。一项纳入 4 项临床试验的研究专门考察了对抑郁症状的影响，显示维生素 B_6 在降低抑郁症状方面比安慰剂更有效（OR，1.69；95% CI，1.39～2.06），但作者认为仍缺乏高质量证据推荐维生素 B_6 用于 PMS。因有报道维生素 B_6 日剂量达到 200mg 时会发生神经病变，应建议患者监测症状，一旦发生就停止治疗并就医[163]。

圣洁莓

圣洁树（chastetree）是一种小型灌木，生长于中亚和地中海地区，圣洁莓（vitex agnus-castus，VAC）是圣洁树的果实。干燥成熟圣洁莓的液体或固体提取物可用于制备圣洁莓胶囊或片剂。虽然对 PMS 的作用机制不明，但有研究显示有效。在一项纳入 1 542 名 PMS 患者的研究中，患者服用圣洁莓提取物后，33% 报告总体症状缓解，57% 报告使用

4 个月后症状部分缓解[164]，2% 发生不良反应，包括恶心、过敏、腹泻、体重增加、胃灼热、月经过多和胃不适。一项随机双盲安慰剂对照试验，170 名女性每日服用圣洁莓提取物 20mg，持续 3 个月经周期，结果显示治疗组的有效率为 52%，而安慰剂是 24%（P<0.001）[165]；与安慰剂比，个人症状如烦躁、情绪改变、愤怒、头痛、乳房丰满等症状减少，而腹胀无显著性改变；副作用发生率较低，但长期安全性未知。一项前瞻性随机安慰剂对照试验，纳入 67 名中国女性，每日服用 1 片含有 40mg 草药的 VAC 片，在治疗 3 个月经周期后，根据症状评分有效率为 85%，而安慰剂有效率仅 56%[166]。总之，研究显示圣洁莓可能对 PMS 有效，但可能不应作为 PMS 的常规治疗[161]。

心灵-身体方法

心灵-身体方法治疗 PMS 的证据有限，但因这些方法无风险且通常可成为健康生活方式的一部分，在治疗 PMS 方面很受欢迎。已证实心灵-身体方法对 PMS 治疗有益，具体包括放松疗法、认知-行为疗法、瑜伽、有氧运动及光疗法[167]。有研究证实针灸对 PMS 患者有益，但因研究设计有显著缺陷，阻碍了针灸被推荐为 PMS 的治疗方式[168]。

非甾体抗炎药和利尿剂

非甾体抗炎药（NSAIDs）已被用于缓解 PMS 的身体症状（如头痛、关节痛），但不能改善心理症状[146]。方案包括在黄体期服用萘普生或甲芬那酸，并在月经开始后停止服用。OTC 药物中的利尿剂对 PMS 无效，如氯化铵、咖啡因、帕马溴。

综上，一些 OTC 方案对 C.P. 是可用的。临床试验结果显示钙、镁、吡哆醇和圣洁莓治疗 PMS 有效，但因研究方法的局限性，证据并不令人信服。这些治疗方案虽不被推荐用于 PMS 治疗，但已被纳入健康饮食或维生素疗法。心灵-身体方法，如瑜伽和放松疗法，是健康生活方式的一部分，可推荐给 C.P.。因 C.P. 有心理症状（如焦虑），不推荐 NSAIDs。

> **案例 50-6，问题 3：** 为治疗 PMS，C.P. 服用复合维生素已 3 个月，还包括足量的钙、镁和维生素 B_6。她同时每日服用萘普生钠片（每日 2 次，每次 220mg），但症状无显著改善。医师要求她保持每日写日记，持续 2 个周期以记录她的症状。记录中应包括什么信息？

C.P. 应坚持每日写日记，持续 2 个月经周期，以记录黄体期症状与时间的关系及这些症状的严重性（表 50-6）。此外，她应标明月经量、体重和每日基础体温，以帮助确定何时排卵。日记为每位患者建立基线并记录最烦恼的症状。一旦选择治疗方案，日记还可辅助评估患者的反应。

表50-6

月经周期日记表

症状[严]重程度分级

1＝轻微的；一般不适感但不影响日常活动

2＝中度的；影响日常活动但活动仍具体生活、工作能力

3＝严重的；失去生活、工作能力，不能完成日常社会、家庭或工作活动

＊＝月经出血

空白＝无症状

每日

1. 列出你在月经周期经历的主要症状(心情、身体、情绪、行为)
2. 根据现存症状的严重性分级(1~3)
3. 记录每日体重
4. 记录基础体温，有助于确定排卵日
5. 当月月经发生，确定在周期的哪一日

第1个月

日期	1	2	3	4	5	6	7	8	9	10	11	12	13	14	15	16	17	18	19	20	21	22	23	24	25	26	27	28	29	30	31
月经周期的天数	18	19	20	21	22	23	24	25	26	27	28	1	2	3	4	5	6	7	8	9	10	11	12	13	14	15	16	17	18	19	20
月经期												＊	＊	＊	＊	＊															
乳房压痛和疼痛				1	1	1	1	1	1	1	1																				
悲伤或沮丧			1	1	2	3	3	3	3	3	3																				
疲劳				3	3	3	3	3	3	3	3																				
易怒				2	2	2	2	3	3	3	3																				
无法集中精力									3	3	3	2	1																		
体重(kg)	59.02	59.02	59.02	59.02	59.02	59.02	59.02	59.02	59.02	59.02	59.02	59.47	59.47	59.02	59.02	59.02	59.02	59.02	59.02	59.02	58.57	58.57	58.11	58.11	58.11	58.57	58.11	58.11	58.11	58.11	58.11
基础体温(℃)	36.7	36.8	36.7	36.8	36.7	36.7	36.8	36.6	36.7	36.6	36.4	36.4				36.6	36.6	36.4	36.6	36.4	36.6	36.6	36.4	36.3	36.9	36.7	36.8	36.7	36.8	36.8	36.7

第2个月

日期	1	2	3	4	5	6	7	8	9	10	11	12	13	14	15	16	17	18	19	20	21	22	23	24	25	26	27	28	29	30
月经周期的天数	21	22	23	24	25	26	27	28	1	2	3	4	5	6	7	8	9	10	11	12	13	14	15	16	17	18	19	20	21	22
月经期									＊	＊	＊	＊																		
乳房压痛和疼痛		1	1	1	1	1	1	1																						
悲伤或沮丧	1	1	2	2	3	3	3	3	2	1																				
疲劳	1	2	2	3	3	3	3	3	3	2	1																			
易怒	1	2	2	2	3	3	3	3	3	2																				
无法集中精力	1	2	2	2	3	3	3	3	3	2	1																			
体重(kg)	58.11	58.11	58.11	58.11	58.11	58.11	58.11	58.11	58.57	58.57	58.11	58.11	58.11	58.11	58.11	58.11	58.11	58.11	58.11	58.11	58.11	58.11	58.11	58.11	58.11	58.57	58.11	58.11	58.11	58.11
基础体温(℃)	36.7	36.8	36.9	36.7	36.8	36.6	36.7	36.3					36.4	36.4	36.6	36.6	36.4	36.6	36.4	36.6	36.6	36.2	36.2	36.1	36.9	37	36.8	36.8	36.8	36.7

治疗:经前期焦虑障碍

案例 50-6,问题 4:C. P. 带着日记(表 50-6)复诊。医师诊断 C. P. 患 PMDD。什么证据支持这个诊断? 可推荐给 C. P. 什么治疗?

C. P. 在月经前 1 周(黄体期)的症状已符合 PMDD 的诊断标准。特别是,她有至少 5 个症状符合这个诊断:悲伤或抑郁(核心症状)、疲劳、易怒、无法集中精力、乳房压痛和腹胀。她认为其中一些症状很严重,说明这些症状伤害性大,已使她无法完成日常活动。基于她的疾病史,排除了其他疾病。因此,PMDD 应是 C. P. 最可能的诊断。

此时的治疗选择包括生活方式调整、社会方式干预和药物治疗。精神药物可治疗她最严重的症状,包括选择性 5-羟色胺再摄取抑制剂(selective serotonin reuptake inhibitors,SSRIs)、5-羟色胺三环类抗抑郁药和抗焦虑药。口服避孕药已被批准用于 PMDD,也可考虑使用。

选择性 5-羟色胺再摄取抑制剂

5-羟色胺是 PMDD 发病机制的关键因素,故 SSRIs 已成为 PMDD 和严重 PMS(表 50-7)的治疗选择[169]。SSRIs 已被证实有效缓解易怒、抑郁、烦躁不安情绪和改善心理社会功能及 PMDD 的身体症状(腹胀、乳房压痛和食欲变化)。氟西汀、舍曲林和帕罗西汀控释制剂均被批准用于 PMDD。

与治疗重性抑郁或焦虑症相比,SSRI 用于治疗 PMDD 或严重 PMS,起效更快[169]。患者在开始服用的数日内,其症状缓解或消除,而其他精神疾病将在 4~8 周内缓解[155]。已有关于不同剂量的治疗方案研究,包括连续给药(每日 1 次)、间歇给药(月经周期的最后 2 周或黄体期)和半间歇给药(整个周期连续给药,并在黄体期增加剂量)[169]。连续给药适用于并发情绪、焦虑障碍或那些难以记住间歇性给药时间的患者。间歇给药适用于月经周期正常、卵泡期无症状、担心远期并发症(如性功能障碍)或考虑每日治疗费用、依从性好、治疗期间无副作用的患者[169]。评估这些方案的研究显示连续或间歇性给药方案具有同等效果,应基于患者的既往病史,坚持治疗意愿和药物反应制定个体化方案[170]。

一项系统评价纳入 31 个随机对照试验,包括氟西汀、帕罗西汀、舍曲林、依他普仑、西酞普兰和 SSRIs,与安慰剂相比,这些药物显著减少整体自测症状(中等剂量 SSRI 的最终分数:SMD - 0. 65,95% CI - 0. 46~ - 0. 84,9 项研究,1 276 名女性)[170]。停药归因于明显的不良反应,尤其是 SSRI 组的不良反应呈剂量依赖性(中等剂量:OR 2. 55,95% CI 1. 84~3. 53,15 项研究,2 447 名女性),报道最常见的不良反应有恶心(NNH=7)、虚弱或乏力(NNH=9)、嗜睡(NNH=13)、疲劳(NNH=14)、性欲减低(NNH=14)及出汗(NNH=14)。证据的总体质量为低到中等,研究方法差为主要缺陷。

其他精神疾病药物

作用于 5-羟色胺的非 SSRI 抗抑郁药同样对治疗 PMS 和 PMDD 有益(表 50-7)。文拉法辛(日常剂量)在缓解 PMDD 心理和身体症状时显著优于安慰剂[171]。阿普唑仑是短效苯二氮䓬类药物,一些研究评价了阿普唑仑用于 PMS 的治疗效果,但研究结果不一致[172]。因结果有争议及考虑其依赖性,阿普唑仑可用于其他 PMS 治疗反应无效的女性。黄体期给药可降低这种苯二氮䓬类药物产生依赖性的风险,但剂量应逐渐减少,以将撤药反应降到最低。丁螺环酮,一种部分 5-羟色胺受体激动剂,每日给药可显著缓解易怒症状,但对 PMS 的身体症状无效[173]。

表 50-7

经前期综合征和经前期焦虑障碍的精神药品治疗

药品(商品名)	每日剂量方案(mg)	间歇剂量方案(mg)[a]
SSRI		
西酞普兰(citalopram)(Celexa)	5~30	10~30
依他普仑(escitalopram)(Lexapro)	10~20	10~20
氟西汀(fluoxetine)(Prozac or Sarafem[b])	20~60	每周 20 或 90
氟伏沙明(fluvoxamine)(Luvox)	50~150	NS
帕罗西汀(paroxetine)(Paxil)	10~30	NS
帕罗西汀控释制剂(Paxil CR)[b]	12. 5~25	12. 5~25
舍曲林(sertraline)(Zoloft)[b]	50~150	100
其他 5-羟色胺抗抑郁药		
萘法唑酮(nefazodone)(Serzone)	200~600	NS
文拉法辛(venlafaxine)(Effexor)	50	NS
抗焦虑药		
阿普唑仑(alprazolam)(Xanax)	NS	1~2[c]
丁螺环酮(buspirone)(BuSpar)	NS	25~60

[a] 月经前 14 日起直到月经来潮。
[b] 被 FDA 批准用于 PMDD 治疗的药物。
[c] 在月经开始后 2 日内剂量逐渐降低,以预防撤药反应。
NS,无研究;SSRI,选择性 5-羟色胺再摄取抑制剂

复方口服避孕药

含有 20μg 炔雌醇和 3mg 屈螺酮(一种抗盐皮质激素螺内酯类似物)的低剂量复方口服避孕药,包括 4 日无激素间隔的药物已被批准用于治疗 PMDD 的情绪和身体症状[174,175]。关于该药的研究显示其对降低 PMDD 的情绪、身体和行为症状有效,和安慰剂相比,改善率分别为 48% 和 36%($P = 0.015$)[176]。使用该药的女性至少 10% 发生副作用,包括月经期间出血、头痛、恶心、乳房痛和上呼吸道感染。另一种被批准用于 PMDD 的药物是含 20μg 炔雌醇、3mg 屈螺酮和 0.451mg 叶酸钙的 COC[176]。一项纳入 5 个随机对照试验的系统评价,对比了含屈螺酮的 COCs 与安慰剂或其他 COCs 用于 PMS 的疗效,结果表明含屈螺酮 3mg 加炔雌醇 20μg 治疗 PMDD 的效果优于安慰剂[177],但结果不能说明这种联用是否能够帮助症状不严重的患者,以及效果是否优于其他 COC。对有避孕要求的女性,这些药物只有在使用超过 3 个周期后才能评价其在 PMDD 中的有效性。其他避孕药用于 PMDD 症状的疗效目前正在研究中。

其他药物

GnRH 激动剂已用于治疗 PMS 的身体和心理症状[178]。然而,因血管舒缩症状和对骨骼的长期潜在负面作用,这些药物通常不可长时间使用。给药途径通常是注射或喷鼻,可能会影响患者的依从性。这种治疗方法可用于严重 PMDD 且对其他治疗无效的患者。

达那唑已用于治疗 PMS,疗效一般。口服达那唑(每日 2 次,每次 200mg)用于缓解严重 PMS 的症状,与安慰剂相比,疗效更好;但在黄体期时服用对 PMS 症状无效[179]。该药也有潜在的副作用,故通常仅限于其他治疗方案无效的患者。

C. P. 患有 PMDD,因使用避孕套而无避孕需求。心理症状占主导地位且影响她的日常生活。可采用一种 SSRI 连续给药或间歇给药的方案。因 C. P. 能坚持服药且未伴有抑郁或焦虑性障碍,故她适合间歇性治疗。推荐初始治疗方案是:在月经周期的最后 2 周,每日口服氟西汀 20mg,她在治疗 3 个周期后评估其治疗反应。若使用 SSRI 症状未缓解,可尝试抗焦虑药。

(周圣涛、王丽 译,黄蕊 校,张伶俐、赵霞 审)

参考文献

1. Hatcher RA et al. *Contraceptive Technology*. 20th ed. New York, NY: Ardent Media; 2011.
2. Hatcher RA et al. *Contraceptive Technology*. 17th rev. ed. New York, NY: Ardent Media; 1998.
3. Speroff L et al. *Clinical Gynecologic Endocrinology and Infertility*. 6th ed. Philadelphia, PA: Lippincott Williams & Wilkins; 1999.
4. Fauser BCJ et al. Consensus on women's health aspects of polycystic ovary syndrome (PCOS): the Amsterdam ESHRE/ASRM-Sponsored 3rd PCOS Consensus Workshop Group. *Fertil Steril*. 2012;97:28–38.
5. Stein IF, Leventhal ML. Amenorrhea associated with bilateral polycystic ovaries. *Am J Obstet Gynecol*. 1935;29:181.
6. Stein IF. Bilateral polycystic ovaries. *Am J Obstet Gynecol*. 1945;50:385.
7. National Institutes of Health. Evidence-based methodology workshop on polycystic ovary syndrome: final report. https://prevention.nih.gov/docs/programs/pcos/FinalReport.pdf. Accessed June 12, 2015.
8. Zawadski JK, Dunaif A. Diagnostic criteria for polycystic ovary syndrome: towards a rational approach. In: Dunaif A et al, eds. *Polycystic Ovary Syndrome*. Boston, MA: Blackwell Scientific Publications; 1992:377.
9. Rotterdam ESHRE/ASRM-Sponsored PCOS Consensus Workshop Group. Revised 2003 consensus on diagnostic criteria and long-term health risks related to polycystic ovary syndrome. *Fertil Steril*. 2004;81:19.
10. Azziz R et al. The Androgen Excess and PCOS Society criteria for the polycystic ovary syndrome: the complete task force report. *Fertil Steril*. 2009;91:456.
11. Azziz R et al. Position statement: criteria for defining polycystic ovary syndrome as a predominantly hyperandrogenic syndrome: an Androgen Excess Society guideline. *J Clin Endocrinol Metab*. 2006;91:4237.
12. Legro RS et al. Diagnosis and treatment of polycystic ovary syndrome: an Endocrine Society clinical practice guideline. *J Clin Endocrinol Metab*. 2013;98:4565–4592.
13. Azziz R et al. Androgen excess in women: experience with over 1,000 consecutive patients. *J Clin Endocrinol Metab*. 2004;89:453.
14. Dahlgren E et al. Women with polycystic ovary syndrome wedge resected in 1956 to 1965: a long-term follow-up focusing on natural history and circulating hormones. *Fertil Steril*. 1992;57:505–513.
15. Hoeger KM. Obesity and lifestyle management in polycystic ovary syndrome. *Clin Obstet Gynecol*. 2007;50:277.
16. Nam Menke M, Strauss JF 3rd. Genetics of polycystic ovary syndrome. *Clin Obstet Gynecol*. 2007;50:188.
17. Ehrmann DA. Polycystic ovary syndrome. *N Engl J Med*. 2005;352:1223.
18. Ehrmann DA et al. Polycystic ovary syndrome as a form of functional ovarian hyperandrogenism due to dysregulation of androgen secretion. *Endocr Rev*. 1995;16:322.
19. Nelson VL et al. The biochemical basis for increased testosterone production in theca cells propagated from patients with polycystic ovary syndrome. *J Clin Endocrinol Metab*. 2001;86:5925.
20. Dunaif A. Insulin resistance in women with polycystic ovary syndrome. *Fertil Steril*. 2006;86(Suppl 1):S13.
21. Corbould A et al. Insulin resistance in the skeletal muscle of women with PCOS involves intrinsic and acquired defects in insulin signaling. *Am J Physiol Endocrinol Metab*. 2005;288:E1047.
22. Dunaif A et al. Excessive insulin receptor serine phosphorylation in cultured fibroblasts and in skeletal muscle: a potential mechanism for insulin resistance in the polycystic ovary syndrome. *J Clin Invest*. 1995;96:801.
23. Baillargeon JP et al. Insulin sensitizers for polycystic ovary syndrome. *Clin Obstet Gynecol*. 2003;46:325.
24. Meyer C et al. Effects of medical therapy on insulin resistance and the cardiovascular system in polycystic ovary syndrome. *Diabetes Care*. 2007;30:471.
25. Tsilchorozidou T et al. The pathophysiology of the polycystic ovary syndrome. *Clin Endocrinol*. 2004;60:1.
26. Lorenz LB, Wild RA. Evaluation and management of diabetes and cardiovascular risks for today's clinician. *Clin Obstet Gynecol*. 2007;50:226.
27. Moran LJ et al. Impaired glucose tolerance, type 2 diabetes and metabolic syndrome in polycystic ovary syndrome: a systematic review and meta-analysis. *Hum Reprod Update*. 2010;16:347–363.
28. Legro RS et al. Prevalence and predictors of risk for type 2 diabetes mellitus and impaired glucose tolerance in polycystic ovary syndrome: a prospective, controlled study in 254 affected women. *J Clin Endocrinol Metab*. 1999;84:165.
29. Salley KE et al. Glucose intolerance in polycystic ovary syndrome—a position statement of the Androgen Excess Society. *J Clin Endocrinol Metab*. 2007;92:4546.
30. American Association of Clinical Endocrinologists Polycystic Ovary Syndrome Writing Committee. American Association of Clinical Endocrinologists position statement on metabolic and cardiovascular consequences of polycystic ovary syndrome. *Endocr Pract*. 2005;11:126.
31. Glueck CJ et al. Incidence and treatment of metabolic syndrome in newly referred women with confirmed polycystic ovarian syndrome. *Metabolism*. 2003;52:908.
32. Apridonidze T et al. Prevalence and characteristics of the metabolic syndrome in women with polycystic ovary syndrome. *J Clin Endocrinol Metab*. 2005;90:1929.
33. Ehrmann DA et al. Prevalence and predictors of the metabolic syndrome in women with polycystic ovary syndrome. *J Clin Endocrinol Metab*. 2006;91:48.
34. Expert Panel on Detection, Evaluation, and Treatment of High Blood Cholesterol in Adults. Executive summary of the third report of the National Cholesterol Education Program (NCEP). *JAMA*. 2001;285:2486.
35. Essah PA et al. The metabolic syndrome in polycystic ovary syndrome. *Clin Obstet Gynecol*. 2007;50:205.
36. Grundy SM et al. Diagnosis and management of the metabolic syndrome. An American Heart Association/National Heart, Lung, and Blood Institute

scientific statement [published corrections appear in *Circulation*. 2005;112:e297; *Circulation*. 2005;112:e298]. *Circulation*. 2005;112:2735.

37. Dahlgren E et al. Women with polycystic ovary syndrome wedge resected in 1956 to 1965: a long-term follow-up focusing on natural history and circulating hormones. *Fertil Steril*. 1992;57:505.

38. Talbott E et al. Coronary heart disease risk factors in women with polycystic ovary syndrome. *Arterioscler Thromb Vasc Biol*. 1995;15:821.

39. Pirwany IR et al. Lipids and lipoprotein subfractions in women with PCOS: relationship to metabolic and endocrine parameters. *Clin Endocrinol*. 2001;54:447.

40. Wild RA et al. Assessment of cardiovascular risk and prevention of cardiovascular disease in women with the polycystic ovary syndrome: a consensus statement by the Androgen Excess and Polycystic Ovary Syndrome (AE-PCOS) Society. *J Clin Endocrinol Metab*. 2010;95:2038.

41. Fogel RB et al. Increased prevalence of obstructive sleep apnea syndrome in obese women with polycystic ovary syndrome. *J Clin Endocrinol Metab*. 2001;86:1175.

42. Gopal M et al. The role of obesity in the increased prevalence of obstructive sleep apnea syndrome in patients with polycystic ovary syndrome. *Sleep Med*. 2002;3:401.

43. Vgontzas AN et al. Polycystic ovary syndrome is associated with obstructive sleep apnea and daytime sleepiness: role of insulin resistance. *J Clin Endocrinol Metab*. 2001;86:517.

44. Moran LJ et al. Lifestyle changes in women with polycystic ovary syndrome. *Cochrane Database Syst Rev*. 2011;(2):CD007506.

45. Huber-Buchholz MM et al. Restoration of reproductive potential by lifestyle modification in obese polycystic ovary syndrome: role of insulin sensitivity and luteinizing hormone. *J Clin Endocrinol Metab*. 1999;84:1470.

46. Moran LJ et al. Dietary composition in restoring reproductive and metabolic physiology in overweight women with polycystic ovary syndrome. *J Clin Endocrinol Metab*. 2003;88:812.

47. Schouten LJ et al. Anthropometry, physical activity, and endometrial cancer risk: results from the Netherlands Cohort Study. *J Natl Cancer Inst*. 2004;96:1635.

48. Trentham-Dietz A et al. Weight change and risk of endometrial cancer. *Int J Epidemiol*. 2006;35:151.

49. Knowler WC et al. Reduction in the incidence of type 2 diabetes with lifestyle intervention or metformin. *N Engl J Med*. 2002;346:393.

50. Orchard TJ et al. The effect of metformin and intensive lifestyle modification on the metabolic syndrome: the Diabetes Prevention Program randomized trial. *Ann Intern Med*. 2005;142:611.

51. Marsh K, Brand-Miller J. The optimal diet for women with polycystic ovary syndrome? *Br J Nutr*. 2005;94:154.

52. Kasim-Karakas SE et al. Relation of nutrients and hormones in polycystic ovary syndrome. *Am J Clin Nutr*. 2007;85:688.

53. American Heart Association. American Heart Association Guidelines. **http://www.heart.org/HEARTORG/GettingHealthy/PhysicalActivity/American-Heart-Association-Guidelines-UCM-307976-Article.isp**. Accessed March 1, 2011.

54. Cibula D et al. Insulin sensitivity in non-obese women with polycystic ovary syndrome during treatment with oral contraceptives containing low androgenic progestin. *Hum Reprod*. 2002;17:76.

55. Diamanti-Kandarakis E et al. A modern medical quandary: polycystic ovary syndrome, insulin resistance, and oral contraceptive pills. *J Clin Endocrinol Metab*. 2003;88:1927.

56. Costello M et al. Insulin-sensitising drugs versus the combined oral contraceptive pill for hirsutism, acne and risk of diabetes, cardiovascular disease, and endometrial cancer in polycystic ovary syndrome. *Cochrane Database Syst Rev*. 2007;(1):CD005552.

57. Pike MC et al. Estrogen-progestin replacement therapy and endometrial cancer. *J Natl Cancer Inst*. 1997;89:1110.

58. Vessey MP, Painter R. Endometrial and ovarian cancer and oral contraceptives—findings in a large cohort study. *Br J Cancer*. 1995;71:1340.

59. Weiderpass E et al. Use of oral contraceptives and endometrial cancer risk (Sweden). *Cancer Causes Control*. 1999;10:277.

60. Baillargeon JP et al. Effects of metformin and rosiglitazone, alone and in combination, in nonobese women with polycystic ovary syndrome and normal indices of insulin sensitivity. *Fertil Steril*. 2004;82:893.

61. Mansfield R et al. Metformin has direct effects on human ovarian steroidogenesis. *Fertil Steril*. 2003;79:956.

62. Thessaloniki ESHRE/ASRM sponsored PCOS consensus workshop group. Consensus on infertility treatment related to polycystic ovary syndrome. *Fertil Steril*. 2008;89:505–22.

63. Tang T et al. Insulin-sensitising drugs (metformin, rosiglitazone, pioglitazone, D-chiro-inositol) for women with polycystic ovary syndrome, oligoamenorrhoea and subfertility. *Cochrane Database Syst Rev*. 2010;(1):CD003053.

64. Bautukan C, Muderris II. Efficacy of a new oral contraceptive containing drospirenone and ethinyl estradiol in the long-term treatment of hirsutism. *Fertil Steril*. 2006;85:436.

65. Ganie MA et al. Comparison of efficacy of spironolactone with metformin in the management of polycystic ovary syndrome: an open label study [published correction appears in *J Clin Endocrinol Metab*. 2004;89:4655]. *J Clin Endocrinol Metab*. 2004;89:2756.

66. Moghetti P et al. Comparison of spironolactone, flutamide, and finasteride efficacy in the treatment of hirsutism: a randomized, double blind, placebo-controlled trial. *J Clin Endocrinol Metab*. 2000;85:89.

67. Guzick DS. Ovulation induction management of PCOS. *Clin Obstet Gynecol*. 2007;50:255.

68. Al-Omari WR et al. Comparison of two aromatase inhibitors in women with clomiphene-resistant polycystic ovary syndrome. *Int J Gynaecol Obstet*. 2004;85:289.

69. Elnashar A et al. Clomiphene citrate and dexamethasone in the treatment of clomiphene-resistant PCOS: a prospective placebo-controlled study. *Hum Reprod*. 2006;21:1805.

70. Holzer H et al. A new era in ovulation induction. *Fertil Steril*. 2006;85:277.

71. Mitwally MF, Casper RF. Aromatase inhibition: a novel method of ovulation induction in women with polycystic ovarian syndrome. *Reprod Technol*. 2000;10:244.

72. Casper RF, Mitwally MF. Review: aromatase inhibitors for ovulation induction. *J Clin Endocrinol Metab*. 2006;91:760–771.

73. Legro RS et al. Letrozole versus clomiphene for infertility in the polycystic ovary syndrome. *N Engl J Med*. 2014;371:119–129.

74. Palomba S et al. Ovulation induction in women with polycystic ovary syndrome. *Fertil Steril*. 2006;86(Suppl 1):S26.

75. Davis AR, Westhoff CL. Primary dysmenorrhea in adolescent girls and treatment with oral contraceptives. *J Pediatr Adolesc Gynecol*. 2001;14:3.

76. Ju H et al. The prevalence and risk factors of dysmenorrhea. *Epidemiol Rev*. 2014;36:104–113.

77. Harel Z. Dysmenorrhea in adolescents and young adults: etiology and management. *J Pediatr Adolesc Gynecol*. 2006;19:363.

78. Dawood MY. Primary dysmenorrhea. Advances in pathogenesis and management. *Obstet Gynecol*. 2006;108:428.

79. Latthe P et al. Factors predisposing women to chronic pelvic pain: systematic review. *BMJ*. 2006;332:749.

80. French L. Dysmenorrhea. *Am Fam Physician*. 2005;71:285.

81. Harlow SD, Ephross SA. Epidemiology of menstruation and its relevance to women's health. *Epidemiol Rev*. 1995;17:265.

82. Society of Obstetricians and Gynaecologists of Canada. Primary dysmenorrhea consensus guidelines. *J Obstet Gynaecol Can*. 2005;169:1119.

83. Brown J, Brown S. Exercise for dysmenorrhoea. *Cochrane Database Syst Rev*. 2010;(2):CD004142. doi:10.1002/14651858.CD004142.pub2.

84. Rakhshaee Z. Effect of three yoga poses (cobra, cat and fish poses) in women with primary dysmenorrhea: a randomized clinical trial. *J Pediatr Adolsec Gynecol*. 2011;24:192–196.

85. Akin M et al. Continuous low-level topical heat wrap therapy as compared to acetaminophen for primary dysmenorrhea. *J Reprod Med*. 2004;49:739.

86. Akin MD et al. Continuous low level topical heat in the treatment of dysmenorrhea. *Obstet Gynecol*. 2001;97:343.

87. Navvabi Rigi S et al. Comparing the analgesic effect of heat patch containing iron chip and ibuprofen for primary dysmenorrhea: a randomized controlled trial. *BMC Womens Health*. 2012;12:25.

88. Barnard ND et al. Diet and sex hormone binding globulin, dysmenorrhea, and premenstrual symptoms. *Obstet Gynecol*. 2000;95:245.

89. Proctor ML, Murphy PA. Herbal and dietary therapies for primary and secondary dysmenorrhea. *Cochrane Database Syst Rev*. 2001;(3):CD002124.

90. Zhang WY, Li Wan Po A. Efficacy of minor analgesics in primary dysmenorrhea: a systematic review. *Br J Obstet Gynaecol*. 1998;105:780.

91. Lasco A et al. Improvement of primary dysmenorrhea caused by a single oral dose of vitamin D: results of a randomized, double blind, placebo controlled study. *Arch Intern Med*. 2012;172:366–367.

92. Marjoribanks J et al. Nonsteroidal anti-inflammatory drugs for dysmenorrhoea. *Cochrane Database Syst Rev*. 2015;(7):CD001751. doi:10.1002/14651858.CD001751.pub3.

93. DuRant RH et al. Factors influencing adolescents' responses to regimens of naproxen for dysmenorrhea. *Am J Dis Child*. 1985;139:489.

94. Zahradnik HP et al. Nonsteroidal anti-inflammatory drugs and hormonal contraceptives for pain relief from dysmenorrhea: a review. *Contraception*. 2010;81:185.

95. Wong CL et al. Oral contraceptive pill for primary dysmenorrhoea. *Cochrane Database Syst Rev*. 2009;(4):CD002120.

96. Davis AR et al. Oral contraceptives for dysmenorrhea in adolescent girls: a randomized trial. *Obstet Gynecol*. 2005;106:97.

97. Dmitrovic R et al. Continuous compared with cyclic oral contraceptives for the treatment of primary dysmenorrhea: a randomized controlled trial. *Obstet Gynecol* 2012;119;1143–1150.

98. Baldaszti E et al. Acceptability of the long term contraceptive levonorgestrel releasing intrauterine system: a 3-year follow up study. *Contraception.* 2003;67;87.

99. Lobo R. *Endometriosis: Etiology, Pathology, Diagnosis and Management.* Philadelphia, PA: Mosby Elsevier; 2007.

100. Fuldeore M et al. Healthcare utilization and costs in women diagnosed with endometriosis before and after diagnosis: a longitudinal analysis of claims databases. *Fertil Steril.* 2015; 103:163–171.

101. Kennedy S. Should a diagnosis of endometriosis be sought in all symptomatic women? *Fertil Steril.* 2006;86:1312.

102. Boardman R, Jackson B. Below thebelt: approach to chronic pelvic pain. *Can Fam Physician.* 2006;52:1557.

103. Jackson B, Telner DE. Managing the misplaced: approach to endometriosis. *Can Fam Physician.* 2006;52:1422.

104. American Fertility Society for Reproductive Medicine. Revised American Fertility Society for Reproductive Medicine classification of endometriosis: 1996. *Fertil Steril.* 1997;67:817.

105. Ferrero S et al. Antiangiogenic therapies in endometriosis. *Br J Pharmacol.* 2006;149:133.

106. Winkel CA. Evaluation and management of women with endometriosis. *Obstet Gynecol.* 2003;102:397.

107. Bulun SE. Mechanisms of disease: endometriosis. *N Engl J Med.* 2009;360:268.

108. Farquhar C. Endometriosis. *BMJ.* 2007;334:249.

109. Missmer SA et al. Incidence of laparoscopically confirmed endometriosis by demographic, anthropometric, and lifestyle factors. *Am J Epidemiol.* 2004;160:784.

110. Lin SY et al. Reproducibility of the revised American Fertility Society classification of endometriosis using laparoscopy or laparotomy. *Int J Gynaecol Obstet.* 1998;60:265.

111. ACOG. Practice bulletin no. 114: management of endometriosis. *Obstet Gynecol.* 2010;116:223.

112. Barbieri RL. Endometriosis and the estrogen threshold theory: relation to surgical and medical treatment. *J Reprod Med.* 1998;43:287.

113. Reddish S. Dysmenorrhea. *Aust Fam Physician.* 2006;35:82.

114. McLeod BS, Retzloff MG. Epidemiology of endometriosis: an assessment of risk factors. *Clin Obstet Gynecol.* 2010;53:389.

115. Fauconnier A et al. Relation between pain symptoms and the anatomic location of deep infiltrating endometriosis. *Fertil Steril.* 2002;78:719.

116. Fauconnier A, Chapron C. Endometriosis and pelvic pain: epidemiological evidence of the relationship and implications. *Hum Reprod Update.* 2005;11:595.

117. Kaatz J et al. Coping with endometriosis. *J Obstet Gynecol Neonatal Nurs.* 2010;39:220.

118. Cahill DJ. What is the optimal medical management of infertility and minor endometriosis? Analysis and future prospects. *Hum Reprod.* 2002;17:1135.

119. Mahutte NG, Arici A. New advances in the understanding of endometriosis related infertility. *J Reprod Immunol.* 2002;55:78.

120. Fassbender A et al. Biomarkers of endometriosis. *Fertil Steril.* 2013;99:1135–1145.

121. Dunselman GA et al. ESHRE guideline: management of women with endometriosis. *Hum Reprod.* 2014;29:400–412.

122. Brown J, Farquhar C. Endometriosis: an overview of Cochrane Reviews. *Cochrane Database Syst Rev.* 2014;(3):CD009590. doi:10.1002/14651858. CD009590.pub2.

123. Verellini P et al. Continuous use of an oral contraceptive for endometriosis associated recurrent dysmenorrhea that does not respond to a cyclic pill regimen. *Fertil Steril.* 2003;80:560.

124. Seracchioli R et al. Long-term cyclic and continuous oral contraceptive therapy and endometrioma recurrence: a randomized controlled trial. *Fertil Steril.* 2010;93:52.

125. Muzil L et al. Continuous versus cyclic oral contraceptives after laparoscopic excision of ovarian endometriomas: a systematic review and metaanalysis. *Am J Obstet Gynecol.* 2016;214:203–211.

126. Petta C et al. Randomized clinical trial of a levonorgestrel-releasing intrauterine system and a depot GnRH analogue for the treatment of chronic pelvic pain in women with endometriosis. *Hum Reprod.* 2005;20:1993.

127. Wong AY et al. Levonorgestrel-releasing intrauterine system (Mirena) and Depot medroxyprogesterone acetate (Depoprovera) as long-term maintenance therapy for patients with moderate and severe endometriosis: a randomised controlled trial. *Aust N Z J Obstet Gynecol.* 2010;50:273.

128. The Practice Committee of the American Society for Reproductive Medicine. Treatment of pelvic pain associated with endometriosis. *Fertil Steril.* 2006;86(Suppl 4):S18.

129. Crosignani P et al. Advances in the management of endometriosis: an update for clinicians. *Hum Reprod Update.* 2006;12:179.

130. Pavone ME, Bulun SE. Aromatase inhibitors for the treatment of endometriosis. *Fertil Steril.* 2012; 98:1370–1379.

131. Soysal S et al. The effects of post-surgical administration of goserelin plus anastrozole compared with goserelin alone in patients with severe endometriosis: a prospective randomized trial. *Hum Reprod.* 2004;19:160.

132. Gibran L et al. Could statins constitute a novel treatment for endometriosis? Systematic review of the literature. *Eur J Obstet Gynecol Reprod Biol.* 2014;179:153–158.

133. Carr B et al. Elagolix, an oral GnRH antagonist, versus subcutaneous depot medroxyprogesterone acetate for the treatment of endometriosis: effects on bone density. *Reprod Sci.* 2014;21:1341–1351.

134. Sinaii N et al. Treatment utilization for endometriosis symptoms: a cross-sectional survey study of lifetime experience. *Fertil Steril.* 2007;87:1277.

135. Crosignani PG et al. Subcutaneous depot medroxyprogesterone acetate versus leuprolide acetate in the treatment of endometriosis associated pain. *Hum Reprod.* 2006;21:248.

136. Bedaiwy M, Casper RF. Treatment with leuprolide acetate and hormonal add-back for up to 10 years in stage IV endometriosis patients with chronic pelvic pain. *Fertil Steril.* 2006;86:220.

137. Matsuo H. Prediction of the change in bone mineral density induced by gonadotropin-releasing hormone agonist treatment for endometriosis. *Fertil Steril* 2004;81:149.

138. Melton LJ 3rd et al. Long-term fracture risk among women with proven endometriosis. *Fertil Steril.* 2006;86:1576.

139. The Practice Committee of the American Society for Reproductive Medicine. Endometriosis and infertility: a committee opinion. *Fertil Steril.* 2012;98(3):591–598.

140. Ozkan S et al. Endometriosis and infertility: epidemiology and evidence-based treatments. *Ann N Y Acad Sci.* 2008;1127:92.

141. Tavmergen E et al. Long term use of gonadotropin releasing hormone analogues before IVF in women with endometriosis. *Curr Opin Obstet Gynecol.* 2007;19:284.

142. Pearlstein T. Prevalence, impact, on morbidity and burden of disease. In: O'Brien P, Rapkin A, Schmidt P, eds. *The Premenstrual Syndromes: PMS and PMDD.* London: Informa Healthcarel; 2007:37–47.

143. Campagne DM, Campagne G. The premenstrual syndrome revisited. *Eur J Obstet Gynaecol Reprod Biol.* 2007;130:4

144. O'Brien PMS et al. Towards a consensus on diagnostic criteria, measurement and trial design of the premenstrual disroders: the ISPMD Montreal consensus. *Arch Womens Ment Health.* 2011;14:13–21.

145. American College of Obstetricians and Gynecologists. ACOG Practice Bulletin. Clinical management guidelines for obstetrician-gynecologists. Premenstrual syndrome. April 2000. *Obstet Gynecol.* 2000;95(4):1–9.

146. Braverman PK. Premenstrual syndrome and premenstrual dysphoric disorder. *J Pediatr Adolesc Gynecol.* 2007;20:3.

147. American Psychiatric Association. *Diagnostic and Statistical Manual of Mental Disorders.* 5th ed. (DSM-V). Arlington, VA: APA; 2013.

148. Mishell DR Jr. Premenstrual disorders: epidemiology and disease burden. *Am J Manag Care.* 2005;11(Suppl):S473.

149. Dalton K et al. Incidence of premenstrual syndrome in twins. *BMJ.* 1987;295:1027.

150. Van der Akker OB et al. Genetic and environmental variation in 2 British twin samples. *Acta Genet Med Gemellol.* 1987;36:541.

151. Perkonigg A et al. Risk factors for premenstrual dysphoric disorder in a community sample of young women: the role of traumatic events and posttraumatic stress disorder. *J Clin Psychiatry.* 2004;65:1314.

152. Mortola JF. Premenstrual syndrome-pathophysiologic considerations. *N Engl J Med.* 1998;338:256.

153. Halbreich U et al. Low plasma gamma-aminobutyric acid levels during the late luteal phase of women with premenstrual dysphoric disorder. *Am J Psychiatry.* 1996;153:718.

154. Steiner M, Pearlstein T. Premenstrual dysphoric disorder and the serotonin system: pathophysiology and treatment. *J Clin Psychiatry.* 2000;61(Suppl 12):17.

155. Nevatte T et al. ISPMD consensus on the management of premenstrual disorders. *Arch Womens Ment Health.* 2013;16:279.

156. Thys-Jacobs S, Alvir MJ. Calcium-regulating hormones across the menstrual cycle: evidence of a secondary hyperparathyroidism in women with PMS. *J Clin Endocrinol Metab.* 1995;80:2227.

157. Thys-Jacobs S et al. Calcium supplementation in premenstrual syndrome. *J Gen Intern Med.* 1989;4:183.

158. Penland JG, Johnson PE. Dietary calcium and manganese effects on menstrual cycle symptoms. *Am J Obstet Gynecol.* 1993;168:1417.

159. Thys-Jacobs S et al. Calcium carbonate and the premenstrual syndrome: effects on premenstrual and menstrual symptoms. *Am J Obstet Gynecol.* 1998;179:444.

160. Rosenstein DL et al. Magnesium measures across the menstrual cycle in premenstrual syndrome. *Biol Psychiatry.* 1994;35:557.

161. Stevinson C, Ernst E. Complementary/alternative therapies for premenstrual syndrome: a systematic review of randomized controlled trials. *Am J Obstet*

Gynecol. 2001;185:227.

162. Ebadi M, Govitrapong P. Pyridoxal phosphate and neurotransmitters in the brain. In Tryiates G, ed. *Vitamin B6: Metabolism and the Role in Growth.* Westport, CT: Food and Nutrition Press; 1980:223.

163. Wyatt KM et al. Efficacy of vitamin B-6 in the treatment of premenstrual syndrome: systematic review. *BMJ.* 1999;318:1375.

164. Dittmar G et al. Premenstrual syndrome: treatment with a phytopharmaceutical. *TW Gynakol.* 1992;5:60.

165. Schellenberg R. Treatment for the premenstrual syndrome with agnus castus fruit extract: prospective, randomised, placebo controlled study. *BMJ.* 2001;322:134.

166. Ma L et al. Treatment of moderate to severe premenstrual syndrome with Vitex agnus castus (BNO 1095) in Chinese women. *Gynecol Endocrinol.* 2010;26(8):612–616.

167. Girman A et al. An integrative medicine approach to premenstrual syndrome. *Am J Obstet Gynecol.* 2003;188:S56.

168. Cho SH, Kim J. Efficacy of acupuncture in management of premenstrual syndrome: a systematic review. *Complement Ther Med.* 2010;18:104.

169. Steiner M et al. Expert guidelines for the treatment of severe PMS, PMDD, and comorbidities: the role of SSRIs. *J Womens Health (Larchmt).* 2006;15:57.

170. Majoribanks J et al. Selective serotonin reuptake inhibitors for premenstrual syndrome. *Cochrane Database Syst Rev.* 2013;(6):CD001396. doi:10.1002/14651858. CD001396.pub3.

171. Freeman EW et al. Venlafaxine in the treatment of premenstrual dysphoric

disorder. *Obstet Gynecol.* 2001;98:737.

172. Kroll R, Rapkin AJ. Treatment of premenstrual disorders. *J Reprod Med.* 2006;51:359.

173. Landen M et al. Compounds with affinity for serotonergic receptors in the treatment of premenstrual dysphoria: a comparison of buspirone, nefazodone and placebo. *Psychopharmacology (Berl.).* 2001;155:292.

174. Brown C et al. A new monophonic oral contraceptive containing drospirenone: effect on premenstrual symptoms. *J Reprod Med.* 2002;47:14.

175. Beyaz [product information]. Wayne, NJ: Bayer HealthCare Pharmaceuticals. http://www.accessdata.fda.gov/drugsatfda_docs/label/2012/022532s004lbl.pdf Accessed June 20, 2015.

176. Yonkers KA et al. Efficacy of a new low-dose oral contraceptive with drospirenone in premenstrual dysphoric disorder. *Obstet Gynecol.* 2005; 106:492.

177. Lopez LM et al. Oral contraceptives containing drospirenone for premenstrual syndrome. *Cochrane Database Syst Rev.* 2012;(2):CD006586. doi:10.1002/14651858.CD006586.pub4.

178. Sundstrom I et al. Treatment of premenstrual syndrome with gonadotropin-releasinghormone agonist in a low dose regimen. *Acta Obstet Gynaecol Scand.* 1999;78:891.

179. O'Brien PM, Abukhalil IE. Randomized controlled trial of the management of premenstrual syndrome and premenstrual mastalgia using luteal phase-only danazol. *Am J Obstet Gynecol.* 1999;180(1, Pt 1):18.

第51章 绝经期过渡

Louise Parent-Stevens and Trisha LaPointe

核心原则

		章节案例
①	绝经是女性生殖系统衰老的自然进程。它的主要特征为卵巢功能衰退及性激素合成降低。	案例 51-1(问题 1) 图 51-1
②	许多女性在绝经期伴有不适症状,包括潮热和生殖泌尿道萎缩。对于这些女性的治疗主要是缓解症状,同时尽量减小风险。	案例 51-1(问题 1~6) 案例 51-2(问题 1~2) 图 51-2
③	雌激素治疗(estrogen therapy,ET)是治疗绝经相关症状最有效的手段,但会明显增加血栓性疾病、乳腺癌以及子宫内膜癌的风险。对于子宫完整的女性,雌孕激素联合治疗(estrogen progestogen therapy,EPT)可预防子宫内膜增生性疾病及内膜癌。在进行治疗前应充分告知患者利弊,以利于她做出合理选择。	案例 51-1(问题 3 和 5) 表 51-1
④	激素治疗(hormone therapy,HT),包括 ET 和 EPT,通过不同的剂量组合和给药方案实现。基于目前对 HT 利弊的认识,HT 应限于在最短时间内使用最低有效剂量控制绝经症状。	案例 51-1(问题 4 和 5) 表 51-2 和表 51-3
⑤	HT 的最佳时机目前仍有争议。一些研究认为绝经后尽快开始 HT 能够降低心血管风险,而另一些研究认为绝经后尽快开始 HT 会增加乳腺癌风险。	案例 51-1(问题 3)
⑥	非激素类药物,包括 5-羟色胺类抗抑郁药物以及抗癫痫类药物,可作为不愿或不能接受激素治疗患者的替代药物。虽然中药在治疗绝经症状中很常用,但这些药物的有效性以及安全性还有待考证。	案例 51-1(问题 2 和 6) 案例 51-2(问题 2) 表 51-4
⑦	由于绝经后女性阴道萎缩症状并不随时间减轻,因此推荐长期低剂量的雌激素阴道给药。	案例 51-2(问题 1 和 2)

发病率、患病率及流行病学

在女性的衰老过程中,围绝经期(女性从生殖期到非生殖期的过程)主要以逐渐衰退的卵巢功能以及不规律的月经周期为特征。更年期,作为女性生理性子宫出血的最后一个自然阶段,通常被认为是在停经 12 个月以后,并且是在围绝经期开始后的 4~5 年内。更年期内卵泡刺激素(follicle-stimulating hormone,FSH)水平通常大于 40IU/ml。绝经后期主要以显著的激素水平降低为特征,导致骨质疏松以及心血管疾病风险增高[1,2]。

尽管预期寿命显著增加,女性绝经平均年龄仍保持在约 51 岁[3]。现代女性约 1/3 的生存期处于绝经后状态。

据估计,美国约有 4 000 万绝经后女性面临与绝经相关健康问题的风险[3,4]。绝经年龄通常由基因决定,但可能因低体重和健康状况差而提前。吸烟可将绝经年龄提前 1~2 年[5]。较高的社会经济地位和使用口服避孕药可能延迟更年期年龄[5]。细胞毒性药物以及放疗可能引起卵巢功能衰退,双侧卵巢切除术可能导致手术性更年期。40 岁以前出现的绝经又称卵巢早衰。

病理生理

围绝经期是由卵母细胞(未成熟卵细胞)功能加速衰退及机体促性腺激素抵抗导致。衰老的卵泡减少产生抑制素,进而引起加速产生 FSH(图 51-1)[6]。尽管 FSH 水平升高,但衰老的卵巢不能持续产生成熟的卵泡,导致在接近更年期时频繁出现无排卵性周期。然而,自发性排卵仍然可能发生,所以如果无生育要求仍需避孕。当所有的

卵泡耗尽,更年期即开始。相应的,FSH 水平增长 10~20 倍,同时 LH 水平增长 3 倍,并于绝经后 1~3 年达到顶峰[7]。

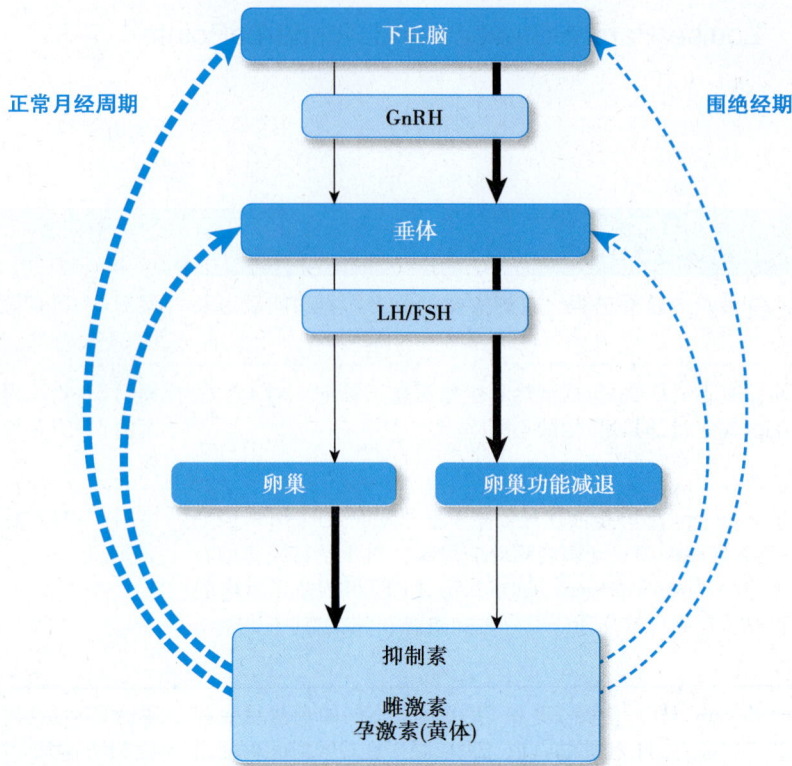

图 51-1 围绝经期下丘脑-垂体-卵巢轴变化。虚线表示抑制作用,实线表示刺激效果,宽线表示更明显的效果。FSH,促卵泡激素;GnRH,促性腺激素释放激素;LH,促黄体生成激素

绝经后雌激素水平大概是绝经前的 10%[7,8]。绝经后,体内主要的循环雌激素为雌酮,而不是作用更强的雌二醇(女性生殖期最主要的雌激素)[7]。绝经后雌激素水平不会像在生殖期时发生周期变化,其主要来源是雄烯二酮,经芳香酶作用转化为雌激素,这种酶主要存在于脂肪组织、肝脏及皮肤。芳香酶水平随着年龄和体重增长而增加,因此身体内脂肪含量多的女性雌激素水平更高[7,9]。因衰老的卵巢不生成黄体酮,绝经后孕激素主要来源于肾上腺。尽管绝经后雄激素水平只有正常年龄的 50%,但由于雌激素水平下降幅度较大,雄激素与雌激素的比例显著增高,往往导致绝经后女性出现轻微的高雄激素症状,比如多毛症[10]。

临床表现

与月经暂停相关的雌激素分泌减少可导致一系列临床症状,如潮热和泌尿生殖道的萎缩。心血管疾病是绝经后女性死亡的主要原因,其风险可能由于雌激素缺乏所致[1,2,5,11]。绝经后骨质疏松也可能是雌激素缺乏引起(见第110章)。雌激素缺失也可对认知、神经功能、幸福感以及性健康产生不良影响[2]。绝经后其他后果可能还未阐明。

体征和症状

潮热

案例 51-1

问题 1:L. K.,女性,50 岁,主要症状为在过去 1 个月会突感胸部潮热(hot flushes),伴随皮肤片状发红及发汗,特别是在饮用咖啡、饮酒后或焦虑时。她夜里经常因为这些症状醒来。她在 3 周前有经期,但最近月经不规律(过去 12 个月只有 5 次月经)。体检结果正常。6 个月前的最后一次乳房 X 线检查正常。无吸烟史,体重指数为 24kg/m²。患有高血压,每日服用 12.5mg 氢氯噻嗪(hydrochlorothiazide)控制血压,同时患无先兆偏头痛,并口服 50mg 舒马曲坦(sumatriptan)。有骨质疏松家庭史,但没有心血管疾病史和乳腺癌家族史。该患者的哪些症状与绝经相关?

L. K. 有潮热症,60% ~80% 的女性在更年期过渡期出现了这种血管舒缩性症状(vasomotor symptom, VMS)[12]。VMS 的发病可能早于最后一个月经期,但发病高峰在绝经

后 1 年才会下降,并随着时间推移而逐渐减弱[13]。这些症状平均持续 7 年时间,高达 30% 的女性症状可能超过 10 年[14]。肥胖和手术导致的绝经是严重潮热症状的危险因素[15]。症状主要包括胸部、颈部及脸部区域的潮热感受,可能伴随着明显的皮肤发红及多汗。夜间潮热(盗汗)可能会引起夜间苏醒,并可能导致失眠和睡眠不足。潮热持续时间平均约为 4 分钟,具偶发特征,而非连续,但在有严重症状的妇女中,可能每小时发生一次[10]。此外,环境温度增高、热饮或饮酒、精神压力也可能会引起潮热。

引起潮热症状的特异性因素目前尚不清楚,但显然与绝经期雌激素降低有关。据推测,雌激素降低导致 5-羟色胺水平降低以及去甲肾上腺素及其代谢物 3-甲氧基-4-羟基苯基乙二醇水平升高。这些激素参与体温调节,其波动会引发人体散热机制异常激活,导致皮肤血管扩张和出汗[10,16]。

虽然认知和情绪的变化,包括抑郁,不一定发生在绝经期,但在围绝经期发生的频率更高[17]。阴道萎缩和泌尿系统症状也与更年期有关(见案例 51-2,问题 1)。[10,18]

治疗概况

更年期症状可能会为妇女带来不适,但不增加死亡风险。因此,有症状的女性药物治疗的目标是在不增加治疗药物有关严重不良结果风险的情况下缓解症状,提高生活质量。

治疗

> 案例 51-1,问题 2:L. K. 希望缓解她的潮热症状,但她可能不太愿意使用药物。有什么非药物治疗方法可缓解 L. K. 的潮热症状?

治疗方案

改变生活方式

潮热的一线治疗方案是改变生活方式,包括避免诱因(例如热饮料、酒精、温暖的环境),穿着分层服装和使用个人降温设备。关于规律运动、针灸和放松技巧对 VMS 作用有效性的报道较少[19-21]。若患者持续出现令人困扰的症状,可考虑使用药物治疗。值得注意的是,评估潮热干预措施的临床试验中观察到患者对安慰剂的反应高达 50%[22]。

黑升麻

黑升麻(*Cimicifuga racemosa*),从毛茛科植物中提取的一味草药,用于治疗绝经期症状历史悠久。它无雌激素效应,可能是发挥了 5-羟色胺激动剂的作用[23]。黑升麻治疗潮热的作用存在争议,研究提示服用黑升麻标准化提取物(含三烯糖 1mg/20mg)2 次/天,治疗效果良好[24]。黑升麻

一般耐受性良好,但使用超过 12 个月的安全性尚不明确。最常见的不良反应是胃肠道不适和皮疹。有疑似肝毒性的个案报道,但并不能判定直接与黑升麻相关[23,24]。

植物雌激素

植物雌激素,包括异黄酮和木脂素类,为植物提取物,可发挥温和的雌激素效应。尽管流行病学研究发现膳食中较高的大豆摄入和更年期症状减轻有关,但几项纳入植物雌激素临床试验的 meta 分析结果认为植物雌激素改善 VMS 症状效果较小[22]。有多项研究表明,大豆中提取的异黄酮、异黄素可显著改善 VMS 相关症状,值得进一步研究[22]。通常,异黄酮的耐受性良好,最常见的不良反应是胃肠道不适,发生子宫内膜刺激较罕见,但在长期使用后的少数患者中却有此报告[25,26]。由于雌激素效应,植物雌激素应当避免或慎用于有雌激素依赖性疾病史的妇女。

L. K. 无任何雌激素依赖性疾病,因此,如果通过改变生活方式不能改善症状,可尝试黑升麻或者植物雌激素治疗潮热。但应告知她这些药物有效性证据不一致,且植物雌激素具有和激素替代治疗相似的潜在副作用。

激素治疗

> 案例 51-1,问题 3:2 个月后 L. K. 回到诊所,她改变了原有生活方式,并尝试使用黑升麻。但她的潮热症状持续恶化,并伴有夜间频醒及盗汗,以致她日间疲劳及焦躁。L. K. 咨询能否用激素治疗控制潮热症状。L. K. 是否适合激素治疗?

近 10 年来,激素治疗(HT)吸引了科学界及媒体界的广泛关注。女性健康倡议协会(the Women's Health Initiative,WHI)指导了一项关于雌激素(ET)和雌激素/孕激素治疗(EPT)绝经后女性的大规模前瞻性研究。此外几项大型队列研究提供了大量有关激素治疗更年期女性的风险和效益评价数据,结果不一致[27-29]。在选择激素治疗方案前,应评估患者是否有 HT 禁忌证,并就可能的风险和获益提供咨询(表 51-1)。

激素治疗的明确益处

血管舒缩性症状

现已明确雌激素单用或联合孕激素能够减少潮热症状发作的频率及强度。伴有潮热症状的女性,HT 已被证实能改善生活质量及缓解抑郁症状[27]。在围绝经期间,联合使用激素类避孕药能有效减轻血管舒缩性症状和避孕。

骨质疏松症

雌激素单用或联用孕激素(ET/EPT)都被证明可以防止与更年期相关的骨质流失,将髋关节及椎体骨折风险降低约 25%[29]。

表 51-1

绝经后激素治疗的风险与利益

	证据	绝对或相对禁忌证及患者考虑	参考文献
明确的益处[a]			
血管舒缩性症状	全身性 ET（无子宫的女性）或 EPT（有子宫的女性）被认为是治疗潮热最有效的手段。可能存在量效关系。口服或透皮给予雌激素等效	这是使用全身性激素治疗的主要指征	45,79
骨质疏松症	大量临床试验证实使用雌激素可减少脊椎和髋部骨折的风险	使用 ET/EPT 治疗更年期症状期间可提供骨骼保护。若其他治疗方法不可行，ET/EPT 可用于存在骨质疏松风险的近期绝经的女性	30,33,80
阴道萎缩	大量研究显示局部或全身使用雌激素都可逆转更年期引起的萎缩	局部治疗用于仅存在阴道萎缩症状的女性	74,78
明确的风险[a]			
血栓性疾病	患者发生 DVT 和 PE 的风险增加，在第 1 年风险最高，且使用 EPT 的患者风险可能比使用 ET 的风险更高 经皮给予的雌激素比口服雌激素风险更低	**绝对禁忌证**：吸烟，血栓史 **相对禁忌证**：肥胖，大于 65 岁的女性 术前或预期的制动期间应停止治疗	40-43,46
乳腺癌	大量临床试验表明用药 5 年后风险增加约 25%，并随继续使用而增加。绝经后越早使用 EPT，乳腺癌风险越高	**绝对禁忌证**：乳腺癌史 **相对禁忌证**：明确的乳腺癌家族史	27,36,37
心血管疾病	患者发生 MI 的风险增加，尤其是绝经超过 10 年或年龄超过 60 岁的女性（参见"不确定的益处"）	**相对禁忌证**：60 岁及以上的妇女，绝经超过 10 年	27
子宫内膜癌	风险与剂量及疗程相关。添加孕激素可降低或消除风险	对有子宫的患者可添加孕激素 **绝对禁忌证**：未诊断的绝经后阴道出血，子宫内膜癌史	34
缺血性卒中	缺血性卒中的风险增加约 30%～45%。ET 和 EPT 均存在与剂量相关的风险，非口服途径给药的风险可能较少。风险随着年龄的增长而增加（因为潜在的与年龄相关的卒中风险）。HT 不增加出血性卒中的风险	**绝对禁忌证**：卒中或短暂性脑缺血发作病史，吸烟 **相对禁忌证**：肥胖，未控制的高血压，未控制的糖尿病	33,81
胆囊疾病	ET 和 EPT 均可能使胆囊炎和胆石病（胆结石）风险增高约 60%，非口服途径给药的风险可能较少	**相对禁忌证**：胆囊疾病病史	29,47
高甘油三酯血症	口服雌激素可使患者甘油三酯水平升高。非口服给药影响较小。由于孕激素的衰减效应，EPT 的效果没有 ET 明显	**相对禁忌证**：高甘油三酯血症。如果雌激素用于 TG 增高的妇女，选择经皮途径，并监测 TG 水平	27,82
不确定的益处[b]			
心血管疾病	在 60 岁之前和绝经 10 年内开始使用时，风险不会增加或可能降低（参见"明确的风险"）	预防 CVD 不是使用的主要指征。这些信息可供需使用 HT 治疗更年期症状或卵巢功能早衰的女性参考	31,32

表 51-1

绝经后激素治疗的风险与利益（续）

	证据	绝对或相对禁忌证及患者考虑	参考文献
结直肠癌	使用 EPT 的患者结直肠癌风险降低,而使用 ET 的患者未观察到这一益处	可能为治疗潮热患者的次要益处	83
复发性尿路感染	低剂量局部雌激素可降低尿路感染复发风险	可能为治疗阴道萎缩症女性的次要益处	84
糖尿病	使用 EPT 或 ET 的女性新发糖尿病发病率降低	糖尿病不是使用 EPT/ET 的禁忌证	27
不确定的风险[b]			
卵巢癌	ET 与 EPT 导致卵巢癌风险增加,并且疗程越长风险越大	**相对禁忌证:** 明确的家族卵巢癌病史	85
肺癌	研究显示虽然有保护作用,但在 WHI 的报告中,肺癌死亡率增加主要由于吸烟或既往吸烟史	**绝对禁忌证:** 吸烟(由于 TED 风险增加)	27-28
尿失禁	全身性雌激素导致尿失禁或使之加重,超低剂量时没有出现	患尿失禁的女性避免使用全身性雌激素,新使用 HT 的女性应进行监测	48,86
认知功能	有研究报告,存在先兆痴呆的女性出现痴呆恶化,使用 HT 的年长女性未见认知功能改善	**绝对禁忌证:** 有痴呆症状的患者和大于 65 岁的女性避免使用	87
偏头痛	HT 可能导致偏头痛加重	**绝对禁忌证:** 有卒中预兆的偏头痛(卒中风险增加) **相对禁忌证:** 无卒中预兆的偏头痛——监测 HA 频率的变化	88

[a] 大量临床研究支持的证据充分的风险或益处。

[b] 有限临床研究支持的可能的风险或益处,还需更多数据支持。

CVD,心血管疾病;DM,糖尿病;DVT,深静脉血栓形成;EPT,雌激素+孕激素治疗;ET,雌激素单用治疗;HA,头痛;HT,激素治疗;MI,心肌梗死;PE,肺栓塞;TD,经皮;TED,血栓性疾病;TG,甘油三脂;UTI,尿路感染;WHI,女性健康倡议协会。

美国食品药品管理局(Food and Drug Administration,FDA)批准了多个用于预防(非治疗)骨质疏松症的雌激素制剂(表 51-2);近期进入更年期又不能使用骨质疏松疗法的妇女,即使没有症状也可以用 ET 或 EPT 预防骨质疏松[27]。全身雌激素治疗能够有效维持骨密度,但停止治疗后,骨质流失会复发。对于有骨质疏松症风险的妇女,应考虑采用替代疗法,应停止使用雌激素或完全避免使用(见第 110 章)[27,30]。

心血管疾病

HT 导致心血管疾病并没有得到充分证实。对 WHI 和其他研究数据的分析发现,在绝经后 10 年内开始治疗的 50~59 岁妇女患冠心病的风险没有增加,55 岁之前和绝经后 2~3 年内开始治疗的妇女患冠心病的风险可能会降低,而 60 岁以上、使用 HT 治疗超过 10 年妇女心血管疾病的风险增加[31,32]。像 L. K. 一样,在更年期一发生就开始接受 HT 治疗 VMS 的年轻患者的心血管疾病风险并没有明显增加。

其他可能的益处

HT 的其他可能的益处(见表 51-1),包括对尿路感染、糖尿病和结肠癌的疗效[33]。

激素治疗明确的风险

心血管疾病

如上所述,60 岁以上且绝经后使用 HT 治疗超过 10 年的妇女患心血管疾病的风险增加[31,32]。

子宫内膜癌

外源性雌激素的刺激可引起子宫内膜增生,雌激素使用 1~3 年导致子宫内膜增生发生率达 8%~62%[34]。在有子宫的女性中,单独使用 ET 患子宫内膜癌的风险增加 2~10 倍,若增加雌激素剂量和延长使用疗程,这一风险会更高[27]。停止使用雌激素后,这种风险会持续数年[27]。加入孕激素能显著减低或消除雌激素引起的子宫内膜癌风险。因此,应当建议具有完整子宫的女性使用 ET 时添加孕激素(参见案例 51-1,问题 4)[27,34]。

乳腺癌

大量研究证实 EPT 导致浸润性乳腺癌风险总体增加了约 25%,在使用 5 年后变得明显,持续使用风险继续增加,预计在停止治疗 5 年后恢复到基准水平[27,33,35]。使用

EPT 患者的乳腺癌风险大于 ET[36,37]。雌激素的口服给药和经皮给药引起乳腺癌风险相似,但剂量-效应关系尚不明确。间隔时间(从更年期初始到使用 HT 之前)短的患者患乳腺癌风险比间隔时间长的显著增高[27,33,38]。

表 51-2

用于 ET 和 EPT 的药物

药物(商品名)	给药途径,初始剂量
雌激素全身治疗[b]	
结合马雌激素(Premarin)[a]	口服 0.3mg
合成结合雌激素(Enjuvia)	口服 0.3mg
雌酮硫酸酯哌嗪(Ortho-Est)[a,c]	口服 0.75mg
微粉化雌二醇(Estrace)[a,c]	口服 0.5mg
雌二醇透皮系统(各种品牌产品)[a]	经皮 0.014(极低剂量)~0.025mg/24 小时贴片每周或每周 2 次
酯化雌激素(Menest)[a]	口服 0.3mg
醋酸雌二醇片(Femtrace)[c]	口服 0.45mg
醋酸雌二醇阴道环(Femring)[c]	HDV 0.05mg/24 小时阴道环每 90 日插入 1 次
雌二醇外用乳剂/凝胶/溶液(Divigel, Elestrin, Estrogel, Estrasorb, Evamist)[c]	经皮 0.012 5~0.75mg(视乎产品而定)
孕激素(预防子宫内膜增生的最小建议剂量)[34]	
醋酸甲羟孕酮(Provera 通用和组合产品)	口服序贯疗法 5mg,连续疗法 2.5mg
醋酸炔诺酮(Aygestin 通用和组合产品)	口服序贯疗法 2.5mg,连续疗法 1mg
微粉化黄体酮(Prometrium)[c]	口服序贯疗法 200mg,连续疗法 100mg
黄体酮阴道凝胶(Prochieve, Crinone)[c] 黄体酮阴道栓剂(第一孕酮 VGS)	阴道每隔 1 日涂 1 次 4%凝胶 阴道给药 200mg/d,连续 12 日
左炔诺孕酮宫内节育器(Mirena)	子宫内 0.02mg/d
雌孕激素联合产品的例子	
Prempro[a]	口服 0.3mg CEE,1.5mg MPA
Premphase[a]	口服 0.625mg CEE 28 日后 14 日用 5mg MPA
雌二醇透皮贴剂(雌激素)[a,c]	经皮 0.045mg 雌二醇/0.015mg 左炔诺酮/24 小时贴剂每周 1 次
低剂量阴道雌激素(仅局部作用)	
结合马雌激素霜(Premarin)	LDV 初始剂量每日 0.5~2g 乳膏(0.312 5~1.25mg CEE)
	维持剂量基于严重程度每周 1 次/2 次 0.5~2g 乳膏(0.312 5~1.25mg CEE)
雌二醇霜(Estrace)[c]	LDV 初始剂量:每日 2~4g 乳膏(0.2~0.4mg 雌二醇) 维持剂量:每周 2 次 1g 乳膏(0.1mg 雌二醇)
雌二醇环(Estring)[c]	LDV 2mg 环(0.007 5mg/d)每 90 日
雌二醇半水合物片剂(Vagifem and Vagifem LD)	每日 LDV 1 片(0.01mg),持续 2 周,然后每周 2 次,每次 1 片

[a]FDA 批准用于预防骨质疏松症。
[b]有子宫的妇女需要补充孕激素。
[c]FDA 批准的生物源性激素。
CEE,马雌激素;HDV,高剂量阴道雌激素,充分吸收以产生全身雌激素效应(如治疗潮热);IU,宫内;IUD,宫内节育器;LDV,低剂量阴道雌激素,提供局部雌激素的作用(如用于阴道萎缩),由于低剂量,全身吸收最小;MPA,醋酸甲羟孕酮;PO,口服;TD,经皮肤。
来源:Facts & Comparisons eAnswers. http://online.factsandcomparisons.com/index.aspx. Accessed June 23,2015.

血栓栓塞性疾病

使用 HT 会增加静脉血栓栓塞性疾病（venous thrombo-embolic disease，TED）的总体风险，包括形成深部静脉血栓和肺部栓塞的双重栓塞[27]。这种风险可能与抗凝因子（抗凝血酶、蛋白 S 和蛋白 C）在肝脏合成受到抑制相关[39]。雌激素的透皮给药较口服给药风险明显降低，原因在于经皮给药能有效避免口服药物的首过效应[33,40,41]。观察性研究显示，人工合成的黄体酮衍生物较生物合成进一步增加了 TED 风险[41,42]。年龄较大，体重指数较高或者有血栓风险的女性会面临更高风险[43]。治疗开始第 1 年血栓栓塞性疾病风险最大，治疗停止后风险逐步降低。当女性存在血栓栓塞性疾病史和 TED 高风险的情况下，应避免使用 HT[27,43]。

其他可能的风险

其他风险包括对认知能力和泌尿道功能的潜在不良影响，以及增加卒中、卵巢癌、肺癌和胆囊疾病的风险[33]（见表 51-1）。

建议

目前的指南建议系统 HT 只用于有中度到重度潮热症状的患者（图 51-2）[27]。对于卵巢功能早衰的女性，为避免雌激素缺乏的早期症状，建议 HT 一直用到自然绝经的正常年龄[28,44]。

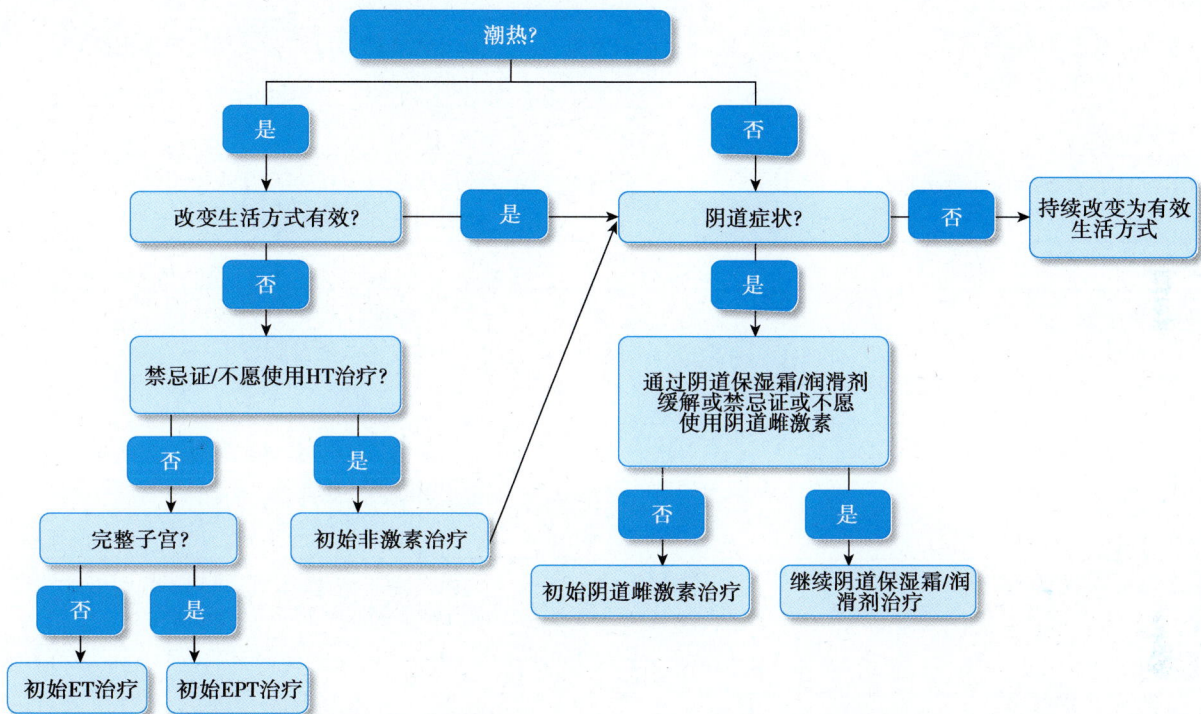

图 51-2 更年期综合征女性治疗方案流程图。EPT，雌激素/孕激素联合治疗；ET，雌激素治疗；HT，激素治疗

由于 L. K. 一直持续表现重度潮热，已影响到生活质量，且她已进入绝经期，亦无雌激素的绝对禁忌证（如 TED、乳腺癌史或子宫内膜癌史、顽固性高血压、先兆偏头痛、吸烟、肥胖等），因此可尝试使用 HT。

治疗方法的选择

案例 51-1，问题 4：L. K 潮热的最佳激素治疗方案是哪种？

雌激素

目前有许多雌激素药品对血管舒缩性症状有效（见表 51-2）。雌激素口服和非口服途径治疗血管舒缩性症状效果相似[27,45]。与口服给药途径相比，经皮给药可避免首过效应而降低 TED、高血压及胆囊疾病风险[42,46,47]。

当前推荐以低剂量雌激素开始治疗，如 0.3mg 结合马雌激素（conjugated equine estrogens）或 0.025mg 透皮雌二醇。极低剂量雌激素（0.014mg/d 透皮雌二醇）虽可以降低不良反应风险但可能无法完全控制更年期症状[48,49]。若症状在治疗开始后 2~3 周仍持续，则可使用更高剂量的相同产品（见表 51-2）[27]。

生物源性激素

目前消费者更青睐于使用天然（生物源性）激素（bio-identical hormone therapy，BHT）作为合成雌激素之外更安全的替代选择。生物源性激素与人类生殖系统产生的激素具有相同化学结构，包括雌二醇、雌酮、黄体酮和睾酮。研究发现上市的生物源性激素与合成雌激素功效类似，但缺乏安全性更高的临床证据[50,51]。应该建议希望使用生物源性激素的女性选择正规市售产品（见表 51-2）；临时配制的生物源性激素不带有 FDA 警告且产品质量不能保证[51,52]。

孕激素

对于有完整子宫的妇女,如 L.K.,必须在治疗方案中添加孕激素,以减少患子宫内膜癌风险(表51-3)[27]。对于没有子宫的妇女,目前尚无指征提示须在 ET 中添加孕激素。不同孕激素保护子宫内膜的效果并无明显区别。连续联合方案相比序贯疗法可产生更好的子宫内膜保护作用(见表51-3)。尽管 FDA 尚未批准,但孕激素阴道凝胶和宫内孕激素缓释系统可用于保护 ET 引起的子宫内膜增生[53,55]。

表51-3

ET/EPT 方案和预期阴道出血模式[56,89,90]

雌激素/孕激素剂量	无激素间期	典型出血模式
有完整子宫的患者的联合疗法(EPT)		
间歇序贯方案		
雌激素(PO 或者 TD):每月 1~25 日 孕激素:每月 10~25 日或 14~25 日	3~6 日	停用孕激素[a]1~2 日后出现撤退性出血[c] 约80%经历一般流血
联合序贯方案		
雌激素(PO 或者 TD)和孕激素:每月 1~25 日	3~6 日	停用孕激素[a]1~2 日后出现撤退性出血[c] 比周期性方案发生率低
连续序贯法		
雌激素(PO 或者 TD):每日 孕激素:每月 10~14 日	无	停用孕激素[a]1~2 日后出现撤退性出血[c] 约80%发生一般流血
长周期序贯法		
雌激素(PO 或者 TD):每日 孕激素:每 3 个月 14 日	无	停用孕激素[a]1~2 日出现后撤退性出血[c] 约70%出现一般流血
连续性联合法		
雌激素(PO 或者 TD)和孕激素:每日	无	约40%在前 6~12 个月[b]出现不规则出血 约75%~89%在 12 个月内出现闭经
连续脉冲法		
雌激素(PO)3 日,然后雌激素加孕激素(PO)3 日连续性重复	无	约70%在治疗早期出现点滴出血[d] 约80%在 12 个月后[b]出现闭经
无子宫的患者采用雌激素单独疗法(ET)		
连续性方案	无	
雌激素(PO 或 TD):每日	无	

[a] 出血发生于孕激素服用开始后 11 日内,应进行子宫内膜评估。
[b] 开始治疗后出血超过 1 年需要进行子宫内膜评估。
[c] 撤退性出血是阴道持续多日的出血(通常少于 10 日),类似月经周期出血,需要使用卫生棉或卫生巾。
[d] 点滴出血是轻微出血,持续时间少于 1 日。
EPT,雌激素添加孕激素治疗方法;ET,雌激素单独治疗法;PO,口服给药;TD,经皮给药。

EPT 可能导致子宫撤退性出血复发,出血模式和频率受 EPT 治疗方案影响(见表51-3)[56]。雌激素剂量越低,出血风险越小[57,58]。在选择 EPT 治疗方案时需考虑患者能接受的出血模式和频率。

孕激素单一治疗方案与雌激素缓解血管舒缩性症状的效果相似。有效方案包括口服醋酸甲地孕酮 40mg/d,口服微粒化孕激素 300mg/d,口服醋酸甲羟孕酮 10mg/d,醋酸甲羟孕酮每 3 月肌注 150mg 或一次性肌内注射 400mg[59-62]。孕激素副作用包括阴道出血、液体潴留、食欲增加、乳房胀痛、痤疮、多毛症、头痛、情绪波动、疲劳和抑郁。在缺乏 ET 的情况下,孕激素不会增加 TED 的风险[61],然而,目前缺乏孕激素的长期安全性数据,尤其是在致乳腺癌方面。孕激素单一治疗用于潮热症状,通常是有雌激素使用禁忌妇女的备用选择。

激素疗法的疗程

由于长期使用 HT 导致不良风险增加,一般不建议治疗超过 5 年。然而很多妇女在 5 年后仍会出现血管舒缩性症状,因此需权衡患者的治疗利益及风险以确定每位患者合适的疗程[63]。因为潮热的自限性,很难评估症状是因治疗而缓解或自然消失。潮热症状完全控制 6~12 个月后,L. K. 可考虑停止 EPT。没有专门指南指导如何中止激素治疗,一般的减量方案包括减少日雌激素剂量至可用剂量强度或增加给药间隔。如果在减量时症状复发,可恢复最低有效剂量并在未来 6 个月内再开始减量[64-66]。

副作用

> 案例 51-1,问题 5:为降低 TED 风险,医师为 L. K. 开了雌孕激素复合贴剂的处方,应如何教育她 EPT 可能出现的副作用?

除了教育 EPT 的严重风险,还应向 L. K. 告知 HT 的副作用。最常见的 HT 副作用主要包括反复阴道出血和乳房胀痛[27,56],也有患者出现恶心、体重增加、水肿、头痛、经前综合征样症状、阴道分泌物增加等症状的报道。使用透皮贴剂时可能会引起皮肤刺激。通常,这些副作用会随时间和剂量或剂型的改变而消失。尽管尚未发现 ET 和 EPT 能引起或加重高血压,但建议高血压患者如 L. K. 治疗过程中应该监测血压[67]。

组织选择性雌激素复合物

FDA 已批准将含有结合雌激素(conjugated estrogen,CE)、巴多昔芬(bazedoxifene,BZA)和一种选择性雌激素受体调节剂(selective estrogen receptor modulator,SERM)的组织选择性雌激素复合物(tissue-selective estrogen complex,TSEC)用于有子宫的停经后妇女血管舒缩性症状的治疗以及预防骨质疏松症。TSEC 的结合雌激素成分能减缓血管舒缩性症状并预防骨流失,而其雌激素拮抗成分 BZA 则能在乳腺和子宫内削弱雌激素的作用,因而无需同时使用孕激素[68]。尽管研究表明 CE/BZA 复合物能缓解阴道萎缩症状,但目前此应用尚未得到 FDA 批准[69]。临床试验显示 CE/BZA 复合物相比传统 CE/MPA 组合,出血事件和乳

腺症状减少[68]。对于有子宫但无法或因不良反应不愿使用 EPT 的妇女来说,这是一种潜在的替代选择。

非激素药物

> 案例 51-1,问题 6:L. K. 在 3 个月后复诊。她的潮热和夜间盗汗症状在 EPT 治疗下有了缓解,但偏头痛症状加剧,因此她停止了 HT。此后不久她的潮热症状复发。对于 L. K. 的情况,有什么替代治疗方法吗?

非激素药物,如 5-羟色胺抗抑郁药和抗癫痫药,对降低潮热发生频率和严重程度有一定效果(表 51-4)。雌激素水平下降被认为可调节下丘脑中的内啡肽浓度,从而影响下丘脑体温调节区域的血清素和去甲肾上腺素水平[70]。在临床试验中,5-羟色胺抗抑郁药用于缓解血管舒缩性症状时,比抗抑郁所需剂量更小且起效更快[71,72]。文拉法辛(venlafaxine)和帕罗西汀(paroxetine)是研究最广泛的抗抑郁药,也被认为是这种情况下的首选药物,其他选择性 5-羟色胺再摄取抑制剂以及 5-羟色胺和去甲肾上腺素再摄取抑制剂则是二线药物[72]。低剂量帕罗西汀甲磺酸盐经 FDA 批准用于治疗血管舒缩性症状,7.5mg 推荐剂量低于治疗精神疾病所需剂量[70]。研究表明,帕罗西汀甲磺酸盐可有效降低血管舒缩性症状的严重程度和频率。给药应以最低有效剂量开始(表 51-4)。如果患者反应不明显,可在 2~3 周后增加剂量。应告知患者不可突然中断治疗以免发生戒断综合征。常见非激素类药物副作用如表 51-4 所示。绝经后妇女较为关注性冷淡和性欲减退的风险;更年期也可能发生类似的性功能障碍。如果出现这些情况并给患者带来很大困扰,应建议患者与其医疗人员讨论该问题。多项研究表明抗癫痫药加巴喷丁(gabapentin)能够减少潮热症状,但机制尚不明确,治疗剂量为每日 900mg,起效时间约为开始治疗 4 周后。为降低副作用,初始剂量 300mg/d,且在耐受范围内以 300mg/d 的速度递增。尽管一项研究表明 2 400mg/d 剂量仍有效,但加巴喷丁治疗潮热的最佳剂量尚不明确[71,73]。

表 51-4

非激素制剂治疗血管舒缩症状[70-73,91]

药品	推荐剂量	已报道的不良反应
5-羟色胺的抗抑郁剂		
西酞普兰(Celexa)	10~30mg	口腔干燥,性欲减弱,皮疹/荨麻疹,失眠,嗜睡,膀胱痉挛,心悸,关节痛
去甲文拉法辛(Prista)	50~100mg	乏力,寒战,厌食,恶心,呕吐,便秘,腹泻,眩晕,神经质,瞳孔放大,口腔干燥
艾司西酞普兰(Lexapro)	10~20mg	眩晕,头晕,恶心,幻觉,出汗增加
氟西汀(Prozac)	10~20mg	恶心,口腔干燥
盐酸帕罗西汀(Paxil,Paxil CR)	10~20mg 12.5~25mg(CR)	头痛,恶心,失眠,困倦

表 51-4

非激素制剂治疗血管舒缩症状[70-73,91]（续）

药品	推荐剂量	已报道的不良反应
帕罗西汀甲磺酸盐ª（Brisdelle）	7. 5mg	
舍曲林（Zoloft）	50mg	恶心,疲劳/不适,腹泻,焦虑/紧张
文拉法辛（Effexor,Effexor XR）	37. 5~75mg 37. 5~150mg （XR）	口腔干燥,食欲下降,恶心,便秘,高剂量有可能导致血压升高
抗癫痫药		
加巴喷丁（Neurontin）	900mg,最高不超过2 400mg	嗜睡,疲劳,眩晕,皮疹,心悸,外周性水肿
普瑞巴林（Lyrica）	150~300mg	眩晕,嗜睡,体重增加,认知障碍
抗高血压药		
可乐定	PO:0. 05~0. 15mg TD:0. 1mg/24 小时	头痛,口腔干燥,困倦,皮肤反应/瘙痒（仅贴剂）,突然停药会有 HTN 反弹的风险

ªFDA 批准用于血管舒缩症状治疗。

HTN,高血压;PO,口服;TD,经皮。

L. K. 可尝试使用帕罗西汀甲磺酸盐,初始剂量每日 7. 5mg,如果 2~3 周后症状无好转,可将剂量逐步提高至每日 25mg 的最大剂量。

泌尿生殖道萎缩

症状与体征

案例 51-2

问题 1：B. L. ,女性,57 岁,对性生活期间伴随的持续性阴道干燥、刺激与疼痛困扰不已。为此她尝试使用阴道润滑剂,但这仅仅能解决性生活期间产生的疼痛,却无法缓解日常生活中的阴道症状。B. L. 在 50 岁时绝经,并在此后的 2~3 年间伴有中等程度的更年期潮热症状,随后此症状在无任何干预的情况下逐渐缓解。患者否认尿失禁症状,且平时无吸烟习惯。体格检查结果提示患者的小阴唇呈白色且干燥,大阴唇呈扁平状。患者的阴道较小,阴道上皮细胞色白且干燥。请问导致 B. L. 出现以上症状的病因是什么?

根据 B. L. 的表现可推断其出现泌尿生殖道萎缩。雌激素是维持阴道生理功能的主要激素。妇女绝经后雌激素分泌减少,阴道会随之变小且外形的褶皱减少,黏膜逐渐变薄变干,颜色变淡,阴道血流量减少。乳酸菌减少导致阴道 pH 增至 5.0 或更高（绝经前 pH 为 3. 5~4. 5）[18,74,75]。这些改变使阴道更易遭受细菌感染,也更易遭受因性生活造成的局部创伤。与潮热症状不同,阴道萎缩并不会随着停经后时间的推移而逐渐缓解。

萎缩性阴道炎的症状包括干燥、瘙痒、疼痛以及性交困难（如性交痛）。大约 10%~40% 绝经后妇女经历过以上症状,然而,仅有 7% 向医疗人员报告[74]。相同年龄和雌激素水平的绝经后女性,不规律性生活者比有规律性生活者更易遭受阴道萎缩的生理改变。

治疗

案例 51-2,问题 2：什么是减少 B. L. 阴道症状的适当方案呢?

非激素治疗

一线治疗方案包括阴道保湿霜（如 Replens）,可附着于阴道黏膜,改善阴道症状但无法逆转阴道萎缩[75,76]。人体润滑剂（如 KY 凝胶或液体）可用于妇女因阴道萎缩引起的性交困难。患者在连续治疗 3 个月后报告症状缓解。用于改善血管舒缩性症状的非激素治疗无法解决阴道萎缩症状[18,74,75]。

欧司哌米芬（ospemifene,商品名 Osphena）是一种阴道组织特异性雌激素激动剂/拮抗剂。使用欧司哌米芬 60mg/d 能显著改善性交困难和阴道萎缩。应根据患者的治疗目标将持续使用时间限制在尽可能短的时间内。虽然欧司哌米芬不含雌激素,但它具有雌激素激动剂作用,因此对于子宫完整的绝经后女性也应添加孕激素。严重不良反应包括增加子宫内膜癌和心血管疾病风险[77]。

局部雌激素治疗

雌激素治疗可逆转阴道上皮变薄,降低阴道 pH,并改善阴道萎缩症状。阴道雌激素治疗已被证明比全身口服雌激素治疗更有效,80%~90% 的阴道萎缩对治疗产生反应[74]。若仅针对阴道症状,低剂量阴道雌激素是首选治疗方法[74]。现有药品（见表51-2）在恢复阴道细胞学和 pH，缓解阴道干涩、瘙痒和性交困难方面疗效相当，产品选择应基于患者偏好[74]。阴道乳膏和片剂初始剂量为每日1次，症状消失后应采用维持剂量，每周给药1~2次；低剂量阴道环能持续释放90日固定剂量雌激素。

阴道雌激素最常见副作用是阴道刺激、阴道出血和乳房胀痛。有限研究表明，低剂量阴道雌激素引发子宫内膜增生的风险较小，通常认为无需添加孕激素[74,78]。子宫内膜癌的高危妇女，若使用高于常规剂量的阴道雌激素或进行阴道内雌激素治疗时出现阴道出血，应检查子宫内膜是否增生[74]。

因 B. L. 在非激素治疗后症状没有减轻，可采用局部雌激素（如结合雌激素）阴道给药，1g/d（0.625mg/g 乳膏），待症状消失后，可减为维持剂量，每周2次。

（韩璐、归舸 译，周圣涛 校，张伶俐、赵霞 审）

参考文献

1. Tan YY et al. Gender differences in risk factors for coronary heart disease. *Maturitas*. 2010;65:149.
2. De Vos M et al. Primary ovarian insufficiency. *Lancet*. 2010;376:911.
3. Gold EB. The timing of the age at which natural menopause occurs. *Obstet Gynecol Clin North Am*. 2011;38:425–440.
4. United States Census. Population by age and sex: 2012. http://www.census.gov/population/age/data/2012comp.html. Accessed June 16, 2015.
5. Gold EB et al. Factors related to age at natural menopause: longitudinal analyses from SWAN. *Am J Epidemiol*. 2013;178:70–83.
6. Hale GE et al. The perimenopausal woman: endocrinology and management. *J Steroid Biochem Mol Biol*. 2014;142:121–131.
7. Speroff L. The perimenopause: definitions, demography, and physiology. *Obstet Gynecol Clin North Am*. 2002;29:397.
8. Rothman MS et al. Reexamination of testosterone, dihydrotestosterone, estradiol and estrone levels across the menstrual cycle and in postmenopausal women measured by liquid chromatography–tandem mass spectrometry. *Steroids*. 2011;76:177.
9. Liedtke S et.al. Postmenopausal sex hormones in relation to body fat distribution. *Obesity (Silver Spring)*. 2012 20:1088–1095.
10. Nathan L. Chapter 59. Menopause & postmenopause. In: DeCherney AH et al, eds. *CURRENT Diagnosis & Treatment: Obstetrics & Gynecology*. 11th ed. New York, NY: McGraw-Hill; 2013. http://accessmedicine.mhmedical.com/content.aspx?bookid=498&Sectionid=41008663. Accessed June 16, 2015.
11. Shufelt C et al. Female-specific factors for IHD: across the reproductive lifespan. *Curr Atheroscler Rep*. 2015;17:481.
12. Thurston RC, Joffe H. Vasomotor symptoms and menopause: findings from the Study of Women's Health across the Nation. *Obstet Gynecol Clin North Am*. 2011;38:489–501.
13. Politi MC et al. Revisiting the duration of vasomotor symptoms of menopause: a meta-analysis. *J Gen Intern Med*. 2008;23:1507–1513.
14. Avis NE et al. Duration of menopausal vasomotor symptoms over the menopause transition. *JAMA Intern Med*. 2015;175:531–539.
15. Gallicchio L et al. Type of menopause, patterns of hormone therapy use, and hot flashes. *Fertil Steril*. 2006;85:1432.
16. Pinkerton JV, Zion AS. Vasomotor symptoms in menopause: where we've been and where we're going. *J Womens Health (Larchmt)*. 2006;15:135.
17. Nelson HD. Menopause. *Lancet*. 2008;371:760–770.
18. Van Voorhis BJ. Genitourinary symptoms in the menopausal transition. *Am J Med*. 2005;118(Suppl 12B):47S.
19. Daley A et al. Exercise for vasomotor menopausal symptoms. *Cochrane Database Syst Rev*. 2014;11:CD006108.
20. Dodin S et al. Acupuncture for menopausal hot flushes. *Cochrane Database Syst Rev*. 2013;7:CD007410.
21. Saensak S et al. Relaxation for perimenopausal and postmenopausal symptoms. *Cochrane Database Syst Rev*. 2014;7:CD008582.
22. Lethaby A et al. Phytoestrogens for menopausal vasomotor symptoms. *Cochrane Database Syst Rev*. 2013;12:CD001395.
23. Johnson TL, Fahey JW. Black cohosh: coming full circle? *J Ethnopharmacol*. 2012;141:775–779.
24. Natural Medicines. Black cohosh. https://naturalmedicines.therapeuticresearch.com/databases/food,-herbs-supplements/professional.aspx?productid=857. Accessed June 16, 2015.
25. Bedell S et al. The pros and cons of plant estrogens for menopause. *J Steroid Biochem Mol Biol*. 2014;139:225–236.
26. Quaas AM et al. Effect of isoflavone soy protein supplementation on endometrial thickness, hyperplasia, and endometrial cancer risk in postmenopausal women: a randomized controlled trial. *Menopause*. 2013;20(8):840–844.
27. North American Menopause Society. The 2012 hormone therapy North American Menopause Society. The 2012 hormone therapy position statement of The North American Menopause Society. *Menopause*. 2012;19:257.
28. de Villiers TJ et al; International Menopause Society. Updated 2013 International Menopause Society recommendations on menopausal hormone therapy and preventive strategies for midlife health. *Climacteric*. 2013;16(3):316–337.
29. Nelson HD et al. Menopausal hormone therapy for the primary prevention of chronic conditions: a systematic review to update the U.S. Preventive Services Task Force recommendations. *Ann Intern Med*. 2012;157(2):104–113.
30. Management of osteoporosis in postmenopausal women: 2010 position statement of The North American Menopause Society. *Menopause*. 2010;17(1):25–54; quiz 55-6.
31. Rossouw JE et al. Postmenopausal hormone therapy and risk of cardiovascular disease by age and years since menopause [published correction appears in *JAMA*. 2008;299:1426]. *JAMA*. 2007;297:1465.
32. Toh S et al. Coronary heart disease in postmenopausal recipients of estrogen plus progestin therapy: does the increased risk ever disappear? A randomized trial. *Ann Intern Med*. 2010;152:211.
33. Santen RJ et al. Executive summary: postmenopausal hormone therapy: an Endocrine Society Scientific Statement. *J Clin Endocrinol Metab*. 2010;95(7, Suppl 1):S1.
34. Furness S et al. Hormone therapy in postmenopausal women and risk of endometrial hyperplasia. *Cochrane Database Syst Rev*. 2012;8:CD000402.
35. Chlebowski RT et al. Estrogen plus progestin and breast cancer incidence and mortality in postmenopausal women. *JAMA*. 2010;304:1684.
36. Beral V et al. Breast cancer and hormone-replacement therapy in the Million Women Study [published correction appears in *Lancet*. 2003;362:1160]. *Lancet*. 2003;362:419.
37. Chen WY et al. Unopposed estrogen therapy and the risk of invasive breast cancer. *Arch Intern Med*. 2006;166(9):1027–1032.
38. Prentice RL et al. Estrogen plus progestin therapy and breast cancer in recently postmenopausal women. *Am J Epidemiol*. 2008;167:1207.
39. Połać I et al. Coagulation and fibrynolitic parameters in women and the effects of hormone therapy; comparison of transdermal and oral administration. *Gynecol Endocrinol*. 2013;29(2):165–168.
40. Olié V et al. Risk of venous thrombosis with oral versus transdermal estrogen therapy among postmenopausal women. *Curr Opin Hematol*. 2010;17:457.
41. Canonico M et al. Progestogens and venous thromboembolism among postmenopausal women using hormone therapy. *Maturitas*. 2011;70(4):354–360.
42. Archer DF, Oger E. Estrogen and progestogen effect on venous thromboembolism in menopausal women. *Climacteric*. 2012;15(3):235–240.
43. Tremollieres F et al; European Menopause and Andropause Society. EMAS position statement: managing menopausal women with a personal or family history of VTE. *Maturitas*. 2011;69:195–198.
44. Vujovic S et al; European Menopause and Andropause Society. EMAS position statement: managing women with premature ovarian failure. *Maturitas*. 2010;67:91–93.
45. Buster JE. Transdermal menopausal hormone therapy: delivery through skin changes the rules. *Expert Opin Pharmacother*. 2010;11(9):1489–1499.
46. Canonico M et al. Hormone therapy and venous thromboembolism among postmenopausal women: impact of the route of estrogen administration and progestogens: the ESTHER study. *Circulation*. 2007;115:840.
47. Liu B et al; Million Women Study Collaborators. Gallbladder disease and use of transdermal versus oral hormone replacement therapy in postmenopausal women: prospective cohort study. *BMJ*. 2008;337:a386.
48. Waetjen LE et al. The effect of ultralow-dose transdermal estradiol on urinary incontinence in postmenopausal women. *Obstet Gynecol*. 2005;106(5 Pt 1):946–952.
49. Diem S et al. Effects of ultralow-dose transdermal estradiol on postmenopausal symptoms in women aged 60 to 80 years. *Menopause*. 2006;13(1):130–138.
50. Cirigliano M. Bioidentical hormone therapy: a review of the evidence. *J Womens Health (Larchmt)*. 2007;16:600.
51. McBane SE et al. Use of compounded bioidentical hormone therapy in

menopausal women: an opinion statement of the Women's Health Practice and Research Network of the American College of Clinical Pharmacy. *Pharmacotherapy*. 2014;34:410–423.

52. Davis R et al. Risks and effectiveness of compounded bioidentical hormone therapy: a case series. *J Womens Health (Larchmt)*. 2014;23(8):642–648.

53. Fernández-Murga L et al. Endometrial response to concurrent treatment with vaginal progesterone and transdermal estradiol. *Climacteric*. 2012;15:455–459.

54. Di Carlo C et al. Transdermal estradiol and oral or vaginal natural progesterone: bleeding patterns. *Climacteric*. 2010;13(5):442–446.

55. Depypere H, Inki P. The levonorgestrel-releasing intrauterine system for endometrial protection during estrogen replacement therapy: a clinical review. *Climacteric*. 2015;18(4):470–482.

56. Archer DF et al. Bleeding patterns in postmenopausal women taking continuous combined or sequential regimens of conjugated estrogens with medroxyprogesterone acetate. Menopause Study Group. *Obstet Gynecol*. 1994;83(5 Pt 1):686.

57. Christodoulakos GE et al. A 5-year study on the effect of hormone therapy, tibolone and raloxifene on vaginal bleeding and endometrial thickness. *Maturitas*. 2006;53:413–423.

58. Archer DF et al. Effects of lower doses of conjugated equine estrogens and medroxyprogesterone acetate on endometrial bleeding. *Fertil Steril*. 2001;75(6):1080–1087.

59. Prior JC et al. Medroxyprogesterone and conjugated oestrogen are equivalent for hot flushes: a 1-year randomized double-blind trial following premenopausal ovariectomy. *Clin Sci (Lond)*. 2007;112:517.

60. Loprinzi CL et al. Phase III comparison of depomedroxyprogesterone acetate to venlafaxine for managing hot flashes: North Central Cancer Treatment Group Trial N99C7. *J Clin Oncol*. 2006;24:1409.

61. Prior JC, Hitchcock CL. Progesterone for hot flush and night sweat treatment—effectiveness for severe vasomotor symptoms and lack of withdrawal rebound. *Gynecol Endocrinol*. 2012;28 Suppl 2:7–11.

62. Hitchcock CL, Prior JC. Oral micronized progesterone for vasomotor symptoms—a placebo-controlled randomized trial in healthy postmenopausal women. *Menopause*. 2012;19(8):886–893.

63. Gass ML et al. NAMS supports judicious use of systemic hormone therapy for women aged 65 years and older. *Menopause*. 2015. http://www.ncbi .nlm.nih.gov/pubmed/26035151. Accessed June 17, 2015.

64. Lindh-Astrand L et al. A randomized controlled study of taper-down or abrupt discontinuation of hormone therapy in women treated for vasomotor symptoms. *Menopause*. 2010;17:72.

65. Grady D, Sawaya GF. Discontinuation of postmenopausal hormone therapy. *Am J Med*. 2005;118(Suppl 12B):163S.

66. Cunha EP et al. Effect of abrupt discontinuation versus gradual dose reduction of postmenopausal hormone therapy on hot flushes. *Climacteric*. 2010;13:362–367.

67. Mueck AO, Seeger H. Effect of hormone therapy on BP in normotensive and hypertensive postmenopausal women. *Maturitas*. 2004;49:189.

68. Mirkin S et al. Conjugated estrogen/bazedoxifene tablets for the treatment of moderate-to-severe vasomotor symptoms associated with menopause. *Womens Health (Lond Engl)*. 2014;10:135.

69. Kagan R et al. A randomized placebo and active controlled trial of bazedoxifene/conjugated estrogens (BZA/CE) for treatment of moderate to servere vulvar/vaginal atrophy in postmenopausal women. *Menopause*. 2010;17:281–289.

70. Simon JA et al. Low-dose paroxetine 7.5 mg for menopausal vasomotor symptoms: two randomized controlled trails. *Menopause*. 2013;20(10): 1027–1035.

71. Loprinzi CL et al. Newer antidepressants and gabapentin for hot flashes: an individual patient pooled analysis. *J Clin Oncol*. 2009;27:2831.

72. Freeman EW et al. Efficacy of escitalopram for hot flashes in healthy menopausal women: a randomized controlled trial. *JAMA*. 2011;305:267.

73. Carroll DG, Kelley KW. Use of antidepressants for management of hot flashes. *Pharmacotherapy*. 2009;29:1357.

74. The North American Menopause Society (NAMS) 2013 Symptomatic Vulvavaginal Atrophy Advisory Panel. Management of symptomatic vulvo-vaginal atrophy: 2013 position statement of The North American Menopause Society. *Menopause*. 2013;20(9):888–902.

75. MacBride MB et al. Vulvovaginal atrophy. *Mayo Clin Proc*. 2010;85:87.

76. Biglia N et al. Low-dose vaginal estrogens or vaginal moisturizer in breast cancer survivors with urogenital atrophy: a preliminary study. *Gynecol Endocrinol*. 2010;26:404.

77. Portman DJ et al. Ospemifene, a novel selective estrogen receptor modulator for treating dyspareunia associated with postmenopausal vulvar and vaginal atrophy. *Menopause*. 2013;20(6):623–630.

78. Suckling J et al. Local oestrogen for vaginal atrophy in postmenopausal women. *Cochrane Database Syst Rev*. 2006;(4):CD001500.

79. ACOG Practice Bulletin No. 141: management of menopausal symptoms. *Obstet Gynecol*. 2014;123(1):202–216.

80. Marjoribanks J et al. Long term hormone therapy for perimenopausal and postmenopausal women. *Cochrane Database Syst Rev*. 2012;7:CD004143.

81. Bushnell C, McCullough L. Stroke prevention in women: synopsis of the 2014 American Heart Association/American Stroke Association guideline. *Ann Intern Med*. 2014;160(12):853–857.

82. Baksu B et al. Do different delivery systems of estrogen therapy influence serum lipids differently in surgically menopausal women? *J Obstet Gynaecol Res*. 2007;33(3):346–352.

83. Barnes EL, Long MD. Colorectal cancer in women: hormone replacement therapy and chemoprevention. *Climacteric*. 2012;15(3):250–255.

84. Rahn DD et al; Society of Gynecologic Surgeons Systematic Review Group. Vaginal estrogen for genitourinary syndrome of menopause: a systematic review. *Obstet Gynecol*. 2014;124(6):1147–1156.

85. Collaborative Group on Epidemiological Studies of Ovarian Cancer; Beral V et al. Menopausal hormone use and ovarian cancer risk: individual participant meta-analysis of 52 epidemiological studies. *Lancet*. 2015;385:1835–1842.

86. Cody JD et al. Oestrogen therapy for urinary incontinence in postmenopausal women. *Cochrane Database Syst Rev*. 2009;(4):CD001405.

87. Maki PM, Henderson VW. Hormone therapy, dementia, and cognition: the Women's Health Initiative 10 years on. *Climacteric*. 2012;15(3):256–262.

88. Ibrahimi K, Couturier EG, MaassenVanDenBrink A. Migraine and perimenopause. *Maturitas*. 2014;78(4):277–280.

89. Jaakkola S et al. Endometrial cancer in postmenopausal women using estradiol-progestin therapy. *Obstet Gynecol*. 2009;114:1197–1204.

90. Mirkin S et al. Differential effects of menopausal therapies on the endometrium. *Menopause*. 2014;21:899–908.

91. Mintziori G et al. EMAS position statement: non-hormonal management of menopausal vasomotor symptoms. *Maturitas*. 2015;81:410–413.

第十一篇　内分泌系统疾病

Jennifer D. Goldman

52

第 52 章　甲状腺疾病

Eric F. Schneider and Betty J. Dong

核心原则		章节案例
①	甲状腺功能检查对于确诊甲状腺疾病是很重要的,但其会随着急慢性疾病和特定的药物而改变。促甲状腺激素(thyrotropin,TSH)是甲状腺功能最精确的指标。	案例 52-1(问题 1 和 2) 案例 52-2(问题 1) 案例 52-3(问题 1) 案例 52-4(问题 1) 案例 52-5(问题 5) 案例 52-23(问题 1) 案例 52-24(问题 1) 表 52-1,表 52-7 图 52-1,图 52-2
②	甲状腺激素缺乏可以引起甲状腺肿和甲状腺功能减退症,包括黏液性水肿昏迷、心力衰竭和高脂血症,导致甲状腺功能减退的主要原因是桥本甲状腺炎。	案例 52-5(问题 1) 案例 52-8(问题 2) 案例 52-9(问题 2) 案例 52-10(问题 1) 案例 52-11(问题 1 和 2) 案例 52-12(问题 1) 案例 52-13(问题 1) 案例 52-20(问题 1) 表 52-2,表 52-3
③	仿制的或原研的左甲状腺素钠制剂可作为纠正甲状腺功能减退时的治疗选择。包含三碘甲状腺原氨酸(T_3)的制剂并不是必需的,因为甲状腺素 T_4 可转换为 T_3。	案例 52-5(问题 2) 案例 52-6(问题 1) 案例 52-10(问题 2) 表 52-4,表 52-8
④	甲状腺功能减退的体征和症状通过服用左甲状腺素钠可被纠正。左甲状腺素钠的服用方法为空腹,平均口服替代剂量为 $1.6 \sim 1.7\mu g/(kg \cdot d)$ 或通过静脉注射给药。剂量要随着体重、合并症和药物相互作用而调整。	案例 52-5(问题 3~5) 案例 52-7(问题 1) 案例 52-8(问题 1) 案例 52-9(问题 1) 案例 52-10(问题 2) 案例 52-11(问题 3) 表 52-4,表 52-8,表 52-9
⑤	甲状腺功能亢进的体征和症状与肾上腺素分泌过多是相似的(如心动过速、颤动、甲状腺危象),但是老年甲状腺功能亢进症患者可能没有上述症状。造成甲状腺功能亢进的常见原因的 Graves 病,可同时并发眼病。	案例 52-14(问题 1 和 2) 案例 52-15(问题 1) 案例 52-21(问题 1 和 2) 案例 52-22(问题 1 和 2) 表 52-5,表 52-6,图 52-3

		章节案例
⑥	甲状腺功能亢进的治疗包括硫脲类、碘化物、放射性碘和手术。β受体阻滞剂可以作为对症的药物来缓解甲状腺功能亢进症患者的症状。	案例 52-15(问题 2~9 和 12) 案例 52-16(问题 1) 案例 52-19(问题 1 和 2) 案例 52-20(问题 1) 案例 52-22(问题 2) 表 52-10
⑦	除了早期妊娠和甲状腺危象的患者,甲巯咪唑比丙硫氧嘧啶(PTU)更好。硫脲类的毒性包括胃肠道的症状、皮疹、粒细胞缺乏和肝炎。	案例 52-15(问题 4~8、10 和 11) 案例 52-18(问题 1)
⑧	甲状腺功能减退和甲状腺功能亢进都可能改变同时服用药物的代谢(如地高辛、华法林等)。	案例 52-14(问题 2 和 3)
⑨	亚临床甲状腺功能减退和甲状腺功能亢进的管理应该是个体化的。	案例 52-12(问题 1) 案例 52-17(问题 1)
⑩	某些药物(如胺碘酮、干扰素、锂盐、酪氨酸激酶抑制剂)可造成甲状腺功能失调。	案例 52-23(问题 1) 案例 52-24(问题 1) 表 52-2,表 52-6

概述

甲状腺疾病,包括甲状腺功能亢进症、甲状腺功能减退症和甲状腺结节,是一类常见的疾病,大约影响了正常人群中 5%~15% 的人。女性的发病率是男性的 3~4 倍。甲状腺分泌两种有生物活性的甲状腺激素,分别为三碘甲状腺原氨酸(T_3)和甲状腺素(T_4)。当血液中甲状腺激素水平较低时,下丘脑分泌的促甲状腺激素释放激素(thyrotropin-releasing hormone,TRH)刺激垂体释放促甲状腺激素(thyroid-stimulating hormone,TSH)。TSH 反过来会通过增强甲状腺的活动来促进甲状腺激素的合成和释放。循环中高水平的甲状腺激素通过抑制 TSH 的释放而阻断甲状腺激素的合成(负反馈)。当血清甲状腺激素浓度降低时,下丘脑-垂体轴又会通过释放 TRH 和 TSH 来做出响应(图 52-1)。

T_3 的效价是 T_4 的 4 倍以上,是循环中甲状腺分泌的最主要的激素。每日总 T_3 的 80% 是来自于外周 T_4 向 T_3 的转化。甲状腺分泌的 T_4 约 35%~40% 在外周转化为 T_3,另外约 45% 在外周转化为没有活性的反 T_3(rT_3)。某些药物和疾病可以改变 T_4 向 T_3 的转化率,从而降低 T_3 的水平(表 52-1[1,2],参见案例 52-1,问题 2)。

T_4 在血液循环中有 0.03% 为游离形式(活性),99.97% 是结合形式(无活性),主要与甲状腺结合球蛋白结合。这种与血清蛋白的高亲和力使 T_4 的代谢降解速度缓慢,半衰期长达 7 日。相比之下,T_3 与血清蛋白结合力稍弱(99.7%),约 0.3% 以游离形式存在。T_3 与蛋白相对低的亲和力使其代谢速度比 T_4 快 3 倍,半衰期只有 1.5 日。

甲状腺功能减退症是由于甲状腺激素缺乏引起的临床综合征。甲状腺功能减退症在女性的发病率为 1.4%~2%,男性为 0.1%~0.2%。60 岁以上的患者发病率增加,老年女性发病率为 6%,老年男性为 2.5%。甲状腺功能减

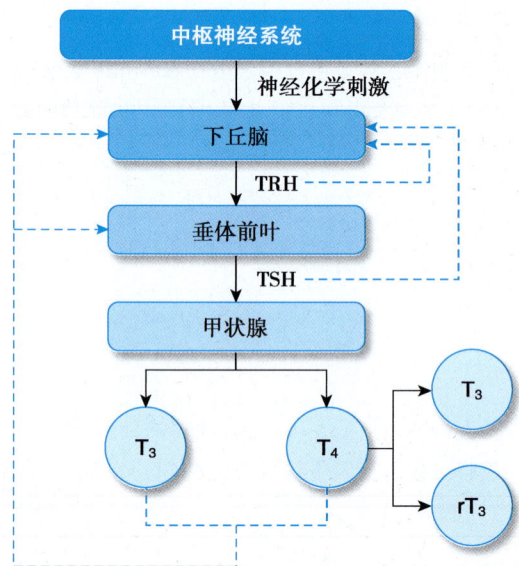

图 52-1　甲状腺激素分泌规律。甲状腺激素的释放是通过下丘脑-垂体-甲状腺轴的控制。虚线代表负反馈

退症病因有原发性(甲状腺)或更少见的继发性(下丘脑-垂体)。

桥本甲状腺炎,一种自身免疫性疾病,是原发性甲状腺功能减退症的最常见病因,并且该病有明显的遗传倾向。桥本甲状腺炎的发病机制是由于免疫监视功能受损导致正常的抑制性 T 淋巴细胞不能发挥抑制作用,并在浆细胞(区别于 B 淋巴细胞)的作用下生成过多的甲状腺自身抗体。循环中的甲状腺抗体破坏了甲状腺细胞,使甲状腺内碘的有机结合受损或者阻断了碘的有机结合过程。典型的临床表现是甲状腺功能减退和甲状腺肿(甲状腺腺体增大),但患者也可表现为甲状腺功能减退而无甲状腺肿,或者甲状

表 52-1

对甲状腺功能正常的患者可以明显改变甲状腺功能的因素

影响因素	药物/疾病状态
↑TBG 结合能力	
↑TT$_4$	雌激素[1,2],他莫西芬[55],雷诺昔芬[54]
↑TT$_3$	口服避孕药[21]
TSH 正常	海洛因[53]
FT$_4$I,FT$_4$ 正常	美沙酮维持治疗[53]
FT$_3$I,FT$_3$ 正常	遗传性的 TBG↑氯贝丁酯
	活动性肝炎[31]
↓TBG 结合能力/T$_4$ 结合位点被替换	
TT$_4$↓	雄激素[21]
TT$_3$↓	水杨酸[21,45,46],水杨酸内酯[46],双水杨酸酯[46]
TSH 正常	大剂量呋塞米
FT$_4$I,FT$_4$ 正常	肝硬化/肝衰竭 TBG 合成↓
FT$_3$I,FT$_3$ 正常	肾病综合征[21,31]
	达那唑[21,31]
	糖皮质激素[21,31,59]
↓外周 T$_4$→T$_3$ 的转换	
TT$_3$↓	PTU
TT$_4$ 正常	普萘洛尔[200]
FT$_4$I,FT$_4$ 正常	糖皮质激素[21,33,59]
正常 TSH	
↓垂体和外周 T$_4$→T$_3$	
TT$_3$↓	碘对比剂(如碘泊酸钠)[249-253]
TT$_4$↑	胺碘酮[3,12,17]
TSH↑(一过性)	非甲状腺性病态综合征[37,39,254]
FT$_4$I↑	
↑T$_4$ 随酶反应清除/↑排泄物丢失[a]	
TT$_4$↓	苯妥英[47,48]
FT$_4$I↓	苯巴比妥[47]
FT$_4$ 正常或↓	卡马西平[47-52]
TT$_3$ 正常或↓	考来烯胺,考来替泊[127]
TSH 正常或↑	利福平[47]
	贝沙罗汀 Bexarotene[20]
↓TSH 分泌	
	多巴胺[21,31],多巴酚丁胺[255]
	左旋多巴[21],卡麦角林[256]
	糖皮质激素[21,33,59]
	溴隐亭[21,33],普拉克索[58,59]
	罗匹尼罗[58,59]
	奥曲肽[32]
	二甲双胍[60,61]
	贝沙罗汀[10]
↑TSH 分泌	
	甲氧氯普胺[21,31,33]
	多潘立酮[21,31,33]

[a]可同样造成接受左甲状腺素钠治疗的患者甲状腺功能减退。
FT$_4$,游离甲状腺素;FT$_4$I,游离甲状腺素指数;FT$_3$,游离三碘甲状腺原氨酸;FT$_3$I,游离三碘甲状腺原氨酸指数;PTU,丙硫氧嘧啶;TBG,甲状腺素结合球蛋白;T$_4$,甲状腺素;TSH,促甲状腺激素;T$_3$,三碘甲状腺原氨酸;TT$_4$,总甲状腺素;TT$_3$,总甲状腺原氨酸。

腺功能正常合并甲状腺肿,或者少数(<5%)表现为甲状腺功能亢进症(桥本甲状腺毒症)。

其他的甲状腺功能减退症的病因见表 52-2[3-24],包括药物导致的甲状腺功能减退。

表 52-2

甲状腺功能减退的原因

不伴甲状腺肿大的甲状腺功能减退症
原发性甲状腺功能减退症(甲状腺功能紊乱)
特发性萎缩
医源性甲状腺破坏
手术
放射性碘治疗
X 线治疗
炎症后的甲状腺炎
呆小症(先天性甲状腺功能减退)
继发性甲状腺功能减退症
垂体功能不全导致 TSH 缺乏
下丘脑功能不全导致 TSH 缺乏
伴甲状腺肿大的甲状腺功能减退症(甲状腺增大)
激素生成障碍:激素合成、转运、作用缺陷
桥本甲状腺炎
先天性呆小症:母系诱发型
碘缺乏
天然致甲状腺肿的物质:芜青甘蓝、芜青、卷心菜
药物诱发
氨鲁米特[21]
胺碘酮[3,12,17]
贝沙罗汀[10,20]
乙硫异烟胺[18]
碘化物和含碘制剂[16]
利福平[22]
酪氨酸激酶抑制剂(如伊马替尼、舒尼替尼、索拉非尼)[8,9,14,19]
白介素[11,23]
干扰素-α[6,7,15,24]
锂[4,5,13]
硫氰酸酯,保泰松,磺脲类[21]

TRH,促甲状腺激素释放激素;TSH,促甲状腺激素。

临床甲状腺功能减退症的症状、体征和实验室检查异常见表 52-3。黏液性水肿昏迷是由于长期未矫正的甲状腺功能减退状态造成的临床急症(见案例 52-10)。黏液性水肿昏迷可以表现为低体温、神志不清、昏睡或昏迷、CO$_2$ 潴留、低血糖症、低钠血症和肠梗阻。甲状腺功能减退的程度越严重,临床表现越多,老年患者往往症状较轻,或临床表现不典型。亚临床甲状腺功能减退可以仅表现为轻微的症状或无临床表现。支持临床甲状腺功能减退症的实验室检

表 52-3

原发性甲状腺功能减退的临床症状和实验室指标

症状	体征	实验室指标
全身性的:虚弱,疲倦,无力,疲乏	指甲变薄变脆	TT_4 ↓
畏寒	皮肤变薄	FT_4 ↓
头痛	面色苍白	FT_4 ↓
味觉和嗅觉丧失	颜面及眼睑浮肿	TT_3 ↓
耳聋	皮肤黄染	FT_3 ↓
声音嘶哑	外侧眉毛稀少	TSH ↑
无汗	舌头肥大增厚	抗体阳性(桥本甲状腺炎)
体重中度增加	外周水肿	胆固醇 ↑
肌肉痉挛,酸痛	胸腔积液/腹水/心包积液	CPK ↑
呼吸困难	深部腱反射↓	Na ↓
语速变慢	黏液性水肿性心脏病	LDH ↑
便秘	心动过缓(HR↓)	AST ↑
月经过多	高血压	Hct/Hgb ↓
泌乳	甲状腺肿大(原发性甲状腺功能减退症)	

AST,谷草转氨酶;CPK,肌酸磷酸激酶;DTRs,深部腱反射;FT_4,游离甲状腺素;FT_4I,游离甲状腺素指数;FT_3I,游离三碘甲状腺原氨酸指数;Hct,红细胞比容;Hgb,血红蛋白;LDH,乳酸脱氢酶;Na,钠;TSH,促甲状腺激素;TT_3,总三碘甲状腺原氨酸;TT_4,总甲状腺素。

查包括 TSH 水平升高、游离甲状腺激素(FT_4)水平降低;亚临床甲状腺功能减退或甲状腺功能减退症的早期,TSH 升高、游离甲状腺激素(FT_4)正常。

每日空腹服用左甲状腺素 $1.6\sim1.7\mu g/(kg \cdot d)$,是甲状腺激素替代治疗的首选药物。目前市面上售有好几种原研和相对便宜的仿制制剂。对于大部分患者,可以互相替换使用。老年患者,重度甲状腺功能减退患者,还有合并心脏疾病的患者,为了避免心脏的毒性需要由小剂量起始(表52-4);故而想完全逆转这些甲状腺功能减退患者的症状可能很难实现或者说是不可能的。对于黏液性水肿昏迷的患者,静脉注射负荷剂量左甲状腺素(如 $400\mu g \times 1$)可使较高的死亡率降低。对于亚临床甲状腺功能减退症(见案例52-12),TSH>10IU/ml 时,使用甲状腺素替代治疗是可能获益的。

表 52-4

甲状腺功能减退症的治疗

患者类型/并发症	剂量(左甲状腺素钠)	备注
成人	$1.6\sim1.7\mu g/(kg \cdot d)$;平均替代量 $100\sim125\mu g/d$;每 $6\sim8$ 周增加 $25\mu g/d$	$2\sim3$ 周开始起效;$4\sim6$ 周达到最高效果。数月之后头发干枯和皮肤粗糙的症状会缓解。T_4 的半衰期为 7 日,达到稳态血药浓度需要 $3\sim4$ 个半衰期,因此开始治疗的前 $6\sim8$ 周需要监测 FT_4 与 TSH 的水平。在达到稳态血药浓度之前 FT_4 与 TSH 的水平不作为治疗依据。T_4 的生物利用度为 80%,因此静脉注射时剂量需要下调。可以采用不同的用药时间间隔来调整用药剂量(如每日 $150\mu g$,每周 6 日)
老年人	$\leq 1.6\mu g/(kg \cdot d)$($50\sim100\mu g/d$)	初始剂量必须谨慎。老年人甲状腺激素的需求量比成年人少。对小剂量的变化很敏感。超过 60 岁的患者每日需求量低于 $50\mu g$
心血管疾病(心绞痛,冠心病)	初始剂量 $12.5\sim25\mu g/d$。每 $2\sim6$ 周增加 $12.5\sim25\mu g/d$,直至维持剂量	对 T_4 较敏感,即使小剂量也可导致严重心绞痛、心肌梗死或死亡。心血管疾病患者需缓慢地纠正甲状腺功能减退症,不一定要将 TSH 控制至正常范围内

表 52-4

甲状腺功能减退症的治疗（续）

患者类型/并发症	剂量（左甲状腺素钠）	备注
长期甲状腺功能减退（>1年）	缓慢给药。初始剂量 $25\mu g/d$，每 4~6 周增加 $25\mu g/d$，直至维持剂量	长期甲状腺功能减退患者心血管系统对 T_4 很敏感。T_4 清除率的降低会推迟血药浓度达到稳态的时间[a]。可选择合适的替代剂量以预防黏液性水肿并避免心脏毒性的发生
妊娠	大部分需要较孕前加量45%，以确保甲状腺水平正常	监测 TSH、TT_4 和 FT_4I。目标：确保 TSH 为正常水平，TT_4/FT_4I 高于正常水平以防止胎儿甲状腺功能减退。怀孕前期 TSH 水平不超过 $2.5IU/ml$，在怀孕的中期和晚期不超过 $3IU/ml$
儿童（0~3个月）	$10\sim15\mu g/(kg\cdot d)$	甲状腺功能减退症患儿的表现有：皮肤色斑，嗜睡，声音沙哑，喂养困难，发育迟缓，便秘，舌大，新生儿黄疸，特殊面容，窒息，呼吸暂停，骨骼发育延迟（骨骺发育不全）。迅速升高血清 T_4 水平尽量减少认知功能损伤。每日补充 $37.5\sim50\mu g$ T_4 即可保持正常水平。T_4 的补充剂量随着年龄的增长而降低（表 52-9）

[a] 极少数黏液性水肿患者，T_4 达到稳态血药浓度可能需要 6 个月或更长时间。甲状腺功能正常伴 TT_4 和 FT_4I 升高的患者，以 TT_3 和 TSH 作为剂量调整的指标。

CAD，冠心病；FT_4，血清游离甲状腺素；FT_4I，游离甲状腺素指数；IV，静脉注射；MI，心肌梗死；T_4，甲状腺素；TSH，促甲状腺激素；TT_4，甲状腺素总量。

甲状腺功能减退症的治疗目标是逆转甲状腺功能减退症的症状和体征，使 TSH 和 FT_4 水平恢复正常。甲状腺功能减退症状常在 T_4 治疗后的 2~3 周内有所改善。左甲状腺素过量时（如 TSH 抑制治疗），多合并骨质疏松和心脏毒性。理想的 T_4 剂量需给予大约 6~8 周后才能达稳态药物浓度。干扰 T_4 吸收的药物（如铁剂、含铝制剂、部分钙剂（如碳酸钙、胆固醇树脂磷酸盐结合剂、雷洛昔芬）联合 T_4 服用时，至少要间隔 4 小时以上。

甲状腺功能亢进症或甲状腺毒症是由于甲状腺激素生成过多引起的高代谢综合征。甲状腺功能亢进症影响着 2% 的女性和 0.1% 的男性。甲状腺功能亢进症老年人的流行病数据约为 0.5%~2.3%，但根据人群调查分析，老年患者占总甲状腺毒症患者的 10%~15%。

甲状腺功能亢进症的经典临床表现总结见表 52-5，老年患者缺少典型表现，而是为面具脸或"淡漠"型表现。由于老年患者的非典型临床表现，隐匿性甲状腺功能亢进症尤其需注意，特别是患者具有新发的或进展性的心脏病变（如房颤）。未治愈的甲状腺功能亢进症可进展为甲状腺危象，危及患者生命，表现为严重的甲状腺毒症及突发的高热状态。甲状腺功能亢进症的诊断可通过血 FT_4、FT_3 高浓度及低于检测限的 TSH 水平进行确诊。甲状腺抗体阳性可确诊甲状腺功能亢进症的免疫病因（如 Graves 病）。

Graves 病作为自身免疫疾病，是甲状腺功能亢进症最常见的病因。临床特征主要包括甲状腺弥漫性肿大、眼病（突眼）、皮肤病变（胫前黏液水肿）、杵状指（手指和足趾肥大粗厚）。甲状腺激素生成过多是由于血液中一种 IgG 或促甲状腺激素受体抗体（TRAb）的作用，TRAb 具有 TSH 样作用，可以刺激甲状腺激素的合成。由于 T 淋巴细胞抑制因子的缺乏，在浆细胞（差异化的 B 淋巴细胞）的作用下，

TRAb 异常生成。其他甲状腺功能亢进的病因包括医源性，均总结于表 52-6[11,12,15,17,21,24-28]。

Graves 病可能与桥本甲状腺炎这两种疾病临床特征相似且并存于同一腺体：抗体阳性，甲状腺肿伴淋巴细胞浸润，家族性倾向，女性易感。甲状腺功能亢进症可以先于桥本甲状腺功能减退，并且 Graves 甲状腺功能亢进往往发展成甲状腺功能减退。

甲状腺功能亢进的有效治疗方案是硫脲类药物、放射性碘治疗和外科手术。治疗方案的选择应根据甲状腺功能亢进的病因、甲状腺肿的大小、是否有突眼、其他因素（例如心绞痛，怀孕）、患者年龄、患者意愿和医师的习惯决定。老年患者、合并心脏疾病或突眼的患者以及多结节性甲状腺肿导致甲状腺功能亢进症的患者首选放射性碘（RAI）治疗。有压迫症状或怀疑甲状腺恶性肿瘤的患者可以采取手术治疗。妊娠妇女甲状腺功能亢进症患者可以用硫脲类药物进行控制或者在孕中期进行手术，放射碘是绝对禁忌的。

硫脲类药物（如甲巯咪唑、丙硫氧嘧啶）主要抑制甲状腺激素的合成，但不影响已经合成的甲状腺激素的释放。因此，在甲状腺功能亢进症治疗的前 4~6 周，症状缓解并不明显，同时需联合 β 受体阻滞剂或碘化物治疗。甲巯咪唑可以每日 1 次给药，而丙硫氧嘧啶（PTU）要每日服 2~3 次，可出现严重而致命的肝损，因此，甲巯咪唑是硫脲类的首选药物，PTU 可保留用于妊娠早期、甲状腺危象和使用甲巯咪唑出现严重不良反应（除了粒细胞缺乏和肝炎）的患者。对于甲状腺危象的患者，PTU 比甲巯咪唑发挥作用要快速，因为 PTU 还有抑制外周 T_4 向 T_3 转化的作用。PTU 也是妊娠早期患者的首选药物，因为有报道称甲巯咪唑可造成先天性缺陷。虽然两种药物都可通过乳汁分泌，但对于暴露于两种药物的婴儿没有不良反应的报道。药物治疗的疗程

表52-5

甲状腺功能亢进症的临床表现和实验室指标

症状
不耐热
体重异常下降，或由于食欲↑引起的体重增加
心悸
下肢水肿
腹泻/肠蠕动加快
闭经/月经稀少
震颤
虚弱，疲乏无力
神经过敏，易怒，失眠
体征
毛发稀薄（细少）
眼突，眼睑落下延迟，眼睑后缩，凝视，球结膜水肿，结膜炎，眶周水肿，眼外肌运动丧失
甲状腺弥漫性肿大，杂音，震颤
脉压增大
胫前黏液性水肿
普拉默指甲（Plummer's nails）ᵃ
皮肤潮红，湿润
手掌红斑
深腱反射活跃
实验室指标
TT_4 ↑
TT_3 ↑
FT_4I/FT_4 ↑
FT_3I/FT_3 ↑
TSH 抑制
TSI 阳性
TgAb 阳性
TPA 阳性
RAIU>50%
胆固醇↓
碱性磷酸酶↑
钙↑
AST↑

ᵃ 指甲自甲床剥离，通常仅累及 1~2 个指甲。

AST，谷草转氨酶；DTRs，深部腱反射；FT_4，游离甲状腺素；FT_4I，游离甲状腺素指数；FT_3，游离三碘甲状腺原氨酸；FT_3I，游离三碘甲状腺原氨酸指数；RAIU，甲状腺摄碘试验；TgAb，甲状腺球蛋白抗体；TPA，甲状腺过氧化物酶抗体；TSI，甲状腺刺激免疫球蛋白；TSH，促甲状腺激素；TT_3，总三碘甲状腺原氨酸；TT_4，总甲状腺素。

表52-6

甲状腺功能亢进症的原因

Graves 病（毒性弥漫性甲状腺肿）；可能是由 TSH 受体多态性引起的[55]
毒性单结节性甲状腺肿（Plummer 病）
毒性多结节性甲状腺肿
碘致甲状腺功能亢进（Jod-Basedow 病）
外源性甲状腺激素服用过多
肿瘤（甲状腺腺瘤、滤泡状癌、促甲状腺激素分泌垂体瘤和葡萄胎分泌促进甲状腺激素释放的物质）
药物（碘化物[56]，胺碘酮[18-20]，白介素[5,46]，α 干扰素[48,51]，锂[57,58]）引起

主要依据经验，通常硫脲类药物要服用 12~18 个月以期达到停药后的长期自发性缓解。虽然硫脲类药物可以维持甲状腺功能正常，但不会改变疾病的自然病程，停药后自发性缓解率为 60%。人们期望硫脲类药物和 T_4 合用可提高缓解率，但结果令人失望，故不再推荐此方案。硫脲类药物和 T_4 合用无法提高缓解率，不推荐。硫脲类药物的主要不良反应包括皮疹、胃肠道反应（如恶心，胃部不适和金属味道）、粒细胞缺乏和肝炎。硫脲类药物之间的交叉过敏不完全，如果皮疹或胃肠道反应不能缓解，可以更换另一种药物。但对于粒细胞缺乏和肝损不推荐更换药物。

结节性甲状腺肿（多发结节或单发结节），是常见的甲状腺疾病。成年人发病率约为 4%~5%。结节性甲状腺肿通常是在常规体检时发现，一般无症状且甲状腺功能正常。冷结节是甲状腺无法摄碘的"低功能"区。热结节用于表述甲状腺"高功能"区或浓聚碘的区域。典型的高功能性自主性甲状腺结节会抑制腺体的其他组织功能，但并不表现出甲状腺功能亢进的临床和实验室证据，甚至多年保持不变。有的结节可能会进展为毒性甲状腺肿，引起明显的甲状腺毒症。多数热结节为良性结节，恶性结节很少有报道[29]。治疗方法包括手术、放射性碘治疗，如果有甲状腺功能减退给予甲状腺激素替代治疗。如果可能，应尽量去除所有致甲状腺肿的因素。左甲状腺激素抑制疗法不再推荐，是因为超出生理剂量的 T_4 带来的不良反应（如骨质疏松、潜在的心律失常）超出其获益。非毒性多发结节甲状腺肿人群的发病率约为 5%[29]。低危人群中，长期存在的无症状结节无明显进展的多为良性，可以观察随诊，同时若考虑外貌因素也可进行手术切除。若患者出现症状（吞咽困难或呼吸困难等压迫症状），可以选择手术治疗。对于多数良性多发结节甲状腺肿，需要密切观察随访[29]。

如有下列情况应考虑恶性的可能：近期生长的单发冷结节或是优势结节、体格检查时结节坚硬怀疑为癌症的、甲状腺放射线接触史、强烈的甲状腺髓样癌的家族史。多数冷结节会进展为良性肿瘤，而非癌变。冷结节癌变的发生率约为 10%~20%[30]。甲状腺结节针吸活检（FNA）可证实有无潜在恶性。如果高度怀疑恶性或有压迫症状时，或是有呼吸道症状，应选用手术治疗。甲状腺癌施行甲状腺全切术，术后给予放射性碘治疗以消除残存的甲状腺组织。一些甲状腺癌患者为了明确有无复发每年需要停用甲状腺激素4~6周，以便进行甲状腺吸碘试验扫描。如果有恶性组织存在，升高的TSH水平会使作为肿瘤标记物的甲状球蛋白水平升高。服用人重组TSH可以提高生活质量，因为它可以在不停用左甲状腺素的情况下提高TSH水平，减少甲状腺功能减退的持续时间。

甲状腺功能检查

最初评价甲状腺功能异常最主要的实验室检查是TSH和FT₄水平[31-33]。图52-2总结了实验室检查和甲状腺功能异常间的关系。甲状腺自身抗体阳性提示自身免疫性甲状腺疾病。除以上主要检查外还有辅助检查，包括总T_3（TT_3）、游离T_3（FT_3）或FT_3指数（FT_3I）、甲状腺吸碘试验（RAIU）、核素扫描、促甲状腺激素受体抗体（TRAb）、超声及针吸活检（FNA）等其他方面检查（表52-7）。

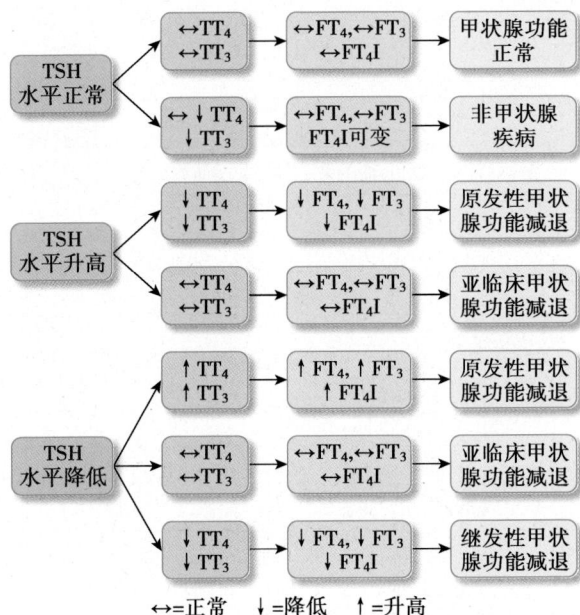

图 52-2 甲状腺功能检测的评估

↔=正常 ↓=降低 ↑=升高

表 52-7

常用的甲状腺功能检查

检查	方法	正常值[a]	影响因素	评价
血液中激素水平的测定				
FT₄	游离甲状腺素的直接检测方法	0.8~1.4ng/dl（10~18pmol/L）	不受TBG变化的影响	准确测定FT₄水平；甲状腺替代治疗时测定值比正常值高
FT₄I	计算的游离甲状腺素指数	T₄吸收法：6.5~12.5 TT₄×RT₃U法：1.3~3.9	甲状腺功能正常病态综合征（见案例52-1，问题2）	估算FT₄的直接测定值；抵消TBG变化的影响
TT₄	游离与结合甲状腺素的总和	4.8~10.4μg/dl（62~134mmol/L）	TBG水平变化（表52-1）	TBG不变时的特异和敏感的检查方法
TT₃	游离和结合T₃的总和	58~201ng/dl（0.9~3.1nmol/L）	TBG水平变化；T₄向T₃转化（表52-1）甲状腺功能正常病态综合征（见案例52-1，问题2）	有助于早期诊断甲状腺功能亢进症，甲状腺功能亢进症复发和T₃甲状腺功能亢进症；对于诊断甲状腺功能减退意义不大
FT₃	直接检测游离T₃	168~370pg/dl（2.6~5.7pmol/L）	对TBG的改变无干扰	更精确的检测FT₄水平；对于甲状腺素替代的患者值可能低于正常人
FT₃I	游离T₃指数计算	17.5~46	甲状腺功能正常病态综合征（见案例52-1，问题2）	直接检测FT₃的水平，抵消TBG的改变
甲状腺功能检测				
RAIU	给予¹²³I或¹³¹I测甲状腺对碘的利用	5%~35%	额外碘摄入时会假性下降；碘缺乏时会假性升高	用于决定Graves病RAI治疗的剂量。不能提供甲状腺激素合成的信息
扫描	给予¹²³I或⁹⁹ᵐTc后测定甲状腺的大小，形状和组织的功能		¹²³I扫描可以被抗甲状腺/甲状腺药物阻断	结节性甲状腺疾病判断"冷""热"区域

表 52-7

常用的甲状腺功能检查（续）

检查	方法	正常值[a]	影响因素	评价
下丘脑-垂体-甲状腺轴的功能检查				
TSH	垂体 TSH 水平	$0.4\sim4.1\mu U/ml$	多巴胺，糖皮质激素，甲氧氯普胺，甲状腺激素，胺碘酮（表 52-1）	甲状腺功能亢进症，甲状腺功能减退和甲状腺替代治疗的最敏感指标
自身免疫检查				
TgAb	甲状腺球蛋白自身免疫抗体	<2IU/ml	非甲状腺的自身免疫性疾病	自身免疫性甲状腺疾病时阳性，疾病缓解期转阴
TPOAb	甲状腺过氧化物酶抗体	<100WHO 单位	非甲状腺的自身免疫性疾病	敏感性更高。即使在疾病缓解期依然可以检测到
TSI	甲状腺刺激抗体	<140%		诊断 Graves 病；预测新生儿患 Graves 病的危险性
TRAb	甲状腺受体抗体	<1.75IU/L		诊断 Graves 病；预测新生儿患 Graves 病的危险性
其他检查				
甲状腺球蛋白	正常甲状腺产生的胶质样蛋白	<29.2μg/L（男性） <38.5μg/L（女性）	甲状腺肿；甲状腺的炎症性疾病	甲状腺切除术后诊断甲状腺癌复发和转移的标记物

[a] 在美国加州大学实验室。

FT_4，游离甲状腺素；FT_4I，游离甲状腺素指数；FT_3，游离三碘甲状腺原氨酸；FT_3I，游离三碘甲状腺氨酸指数；RAI，放射性碘；RAIU，甲状腺摄碘试验；TBG，甲状腺结合球蛋白；T_4，甲状腺素；TgAb，甲状腺球蛋白抗体；TPOAb，甲状腺过氧化物酶抗体；TRAb，促甲状腺素受体抗体；TSH，促甲状腺激素；TSI，促甲状腺抗体；T_3，三碘甲状腺原氨酸；T_3RU，三碘甲腺原氨酸树脂摄取量；TT_4，总甲状腺素；TT_3，总三碘甲状腺原氨酸。

游离和总血清激素水平的检测

游离甲状腺素、游离甲状腺素指数、游离三碘甲状腺原氨酸和游离三碘甲状腺原氨酸指数

FT_4、FT_3 是最可靠的评估激素浓度的方法，尤其是当甲状腺激素结合力异常时。检测 FT_3 在甲状腺功能亢进时是很有用的，但是一般甲状腺功能减退症时 FT_3 会正常或低于正常值。如果不能直接检测游离激素水平，评估游离激素指数（FT_4I，FT_3I）也可以获得类似的信息。然而，这些指数不能正确的观察到非甲状腺疾病（功能正常甲状腺病综合征）患者的改变，这些患者的 TBG 亲和力是改变，对于这些情况的患者，检测 FT_4、FT_3 更为准确[34,35]。

总甲状腺素和总三碘甲状腺原氨酸

总甲状腺素（TT_4）和 TT_3 测定的是全部血清游离和结合（总）T_4、T_3 的和。由于结合形式占的比例较大，所以改变甲状腺激素对 TBG 的亲和力和 TBG 的含量会影响 TT_4 和 TT_3 的结果。如例如甲状腺功能正常的孕妇，常常会出现 TT_4 和 TT_3 水平假阳性升高（见案例 52-3）。另外，对于一些老年患者和许多患有急、慢性非甲状腺疾病的患者，由于外周 T_4 向 T_3 转化减少，因此 TT_3 水平会降低（见案例 52-1，问题 2；案例 52-2）。因此，当存在影响甲状腺激素结合力、TBG 水平、T_4 向 T_3 转化的影响因素时，需要仔细解释这些检查结果（见表 52-1）。TT_3（和 FT_3）特别有助于诊断 Graves 病的早期复发和明确诊断甲状腺功能亢进症，即使 TT_4 水平还正常时。然而相反，TT_3 和 FT_3 不能作为诊断甲状腺功能减退的良好指标，因为甲状腺功能减退时 T_3 水平可以是正常的。检测游离激素水平，或当 TBG 有改变或非甲状腺疾病存在时检测游离激素水平，比只检测总的激素水平更可靠。

下丘脑-垂体-甲状腺轴的功能检测

促甲状腺激素或甲状腺刺激激素

血清中的促甲状腺激素（TSH）是评估甲状腺功能最敏感的指标[31-33]。促甲状腺激素是由垂体分泌的，在早期或亚临床甲状腺功能减退症的患者（这些患者往往甲状腺激素水平仍然正常）和甲状腺激素替代治疗不足时，促甲状腺激素往往是升高的。由于每个个体 TSH 的生理调定点很精确，因此即使 FT_4 仍然还在正常范围内，TSH 则可能已经异常。TSH 受体的多态性造成了个体间的差异性[27]。因此，正常范围值低限水平的游离激素，就会刺激垂体合成更多的 TSH。但 TSH 水平不能用来区分原发性甲状腺功能减退（甲状腺功能受损）和继发性甲状腺功能减退（垂体或下丘脑功能受损）。前者的特征是 TSH 水平升高，后者的

TSH 水平可以低于或在正常值范围内。TSH 检测结果可以定量正常值的上限和下限，这样 TSH 水平被抑制时，提示甲状腺功能亢进症或外源性甲状腺激素替代过量。但要注意的是，TSH 对于甲状腺疾病并不是绝对特异性指标，因为一些患有非甲状腺疾病的甲状腺功能正常患者和服用影响 TSH 分泌的药物的患者，TSH 也可以是异常的。TSH 在睡觉时分泌增加，并且缺乏睡眠和运动都会影响 TSH 的分泌。多巴胺可以通过对抗 TRH 的刺激作用而生理性的抑制 TSH 的分泌。因此，多巴胺受体激动剂和拮抗剂都可能影响 TSH 的分泌（见案例 52-4）。对于 TSH 的正常值上限是否应该降低到 2.5μU/ml，目前仍存在争议[27,36]。

甲状腺功能检查

放射性碘吸收试验

放射性碘吸收（RAIU），检测腺体摄取利用碘情况的方法，可以间接检测激素合成情况。在甲状腺功能亢进症时，以及甲状腺功能减退症早期，腺体尝试增加激素的合成失败时，吸碘率会升高。甲状腺功能减退症、人为造成的甲状腺毒症和亚急性甲状腺炎的患者，RAIU 会出现减低甚至无法测出的情况。RAIU 主要用计算于 RAI 治疗 Graves 病时的剂量以及明确一个或多个甲状腺结节的活跃度。RAIU 不是经典的 Graves 病或甲状腺功能减退的诊断所必须。

口服追踪剂量的 ^{131}I，并在摄取 5 小时和 24 小时后测定甲状腺的放射性。必须在 5 小时和 24 小时分别测定 RAIU，可以使那些快速转换碘的患者不被漏掉。对于一些甲状腺功能亢进的患者，5 小时的吸碘率会升高，但 24 小时的吸碘率降低，甚至低于正常水平。任何改变碘摄入的条件都会影响 RAIU 的正常范围（表 52-7）。过度的利尿治疗或缺碘饮食，因为需要补充体内碘池，所以使吸碘率增加。外源的含碘物质（如对比剂）补充了机体内碘池，会使吸碘率降低。

影像学研究

甲状腺扫描

甲状腺扫描推荐与吸碘率同时进行，或者在摄取锝-99m（^{99m}Tc）酸盐后进行。扫描可以显示甲状腺的大小、形状以及明确高代谢（热）和低代谢（冷）区域。如出现冷结节区域应怀疑甲状腺癌。患有结节性甲状腺疾病的患者应进行甲状腺扫描检查。

甲状腺超声检查

甲状腺超声检查可以提供甲状腺形状以及甲状腺中临床上可以触及或触及不到的结节或囊肿的数量。

自身免疫检测

甲状腺过氧化物酶和抗甲状球蛋白抗体

针对甲状腺的甲状腺过氧化物酶抗体（TPOAb）和甲状腺球蛋白自身抗体（TgAb）可提示自身免疫受损[31,33]。大约 60%~70% 的 Graves 病患者和 95% 的桥本甲状腺炎患者对两种抗原都有阳性的抗体。单纯抗体阳性并不一定有甲状腺疾病，因为 5%~10% 的无症状患者以及一些患有非甲状腺性的自身免疫病患者，也可以两种抗体阳性。

临床上，在评价疾病的活动性时，TPOAb 比 TgAb 的特异性更高。尽管两种抗体在疾病的急性发作期都升高，但在疾病的静止期，TPOAb 仍保持低滴度阳性，而 TgAb 则转为阴性。

促甲状腺激素受体抗体或甲状腺刺激性免疫球蛋白

促甲状腺激素受体抗体（TRAb）和甲状腺刺激性免疫球蛋白（TSI）都是一种免疫球蛋白 IgG，几乎所有 Graves 病患者该抗体均阳性[31,33]。像 TSH 一样，这种免疫球蛋白可以刺激甲状腺生成甲状腺激素。高浓度的 TSI 有助于诊断其他无症状的 Graves 病（如突眼），可以预测 Graves 病在停药后复发的危险性，以及预测 TSI 从母体通过胎盘进入胎儿体内而使新生儿患甲状腺功能亢进症的危险性。但是，TSI 检测费用昂贵，对于具有典型临床表现的 Graves 病患者并不能提供更多的信息。

临床应用和说明

甲状腺功能正常和非甲状腺性疾病综合征

案例 52-1

问题 1：R. K.，是一位 42 岁的肥胖女性，主因进行性乏力、懒动、气促（SOB）、双下肢可凹性水肿 3 周入院。胸片发现双侧胸腔积液，提示充血性心力衰竭加重（CHF）。还患有肝硬化、糖尿病、慢性支气管炎，该患者每日口服格列吡嗪 10mg/d 以及含碘的中药，每日 3 次。

相应的体征有：可以触及但正常大小的甲状腺，双肺湿啰音，心脏增大，肝大，可凹性水肿 4+，腱反射正常（DTRs）。根据以下的实验室检查结果，考虑甲状腺功能减退继发心力衰竭加重的可能性大：

胆固醇：385mg/dl

24 小时 RAIU：13%（正常值 5%~35%*）

甲状腺扫描：示腺体大小正常，吸收均一

TT_4：1.4μg/dl（正常值 4.8~10.4μg/dl）

TT_3：22ng/dl（正常值 79~149ng/dl）

TSH：4μU/ml（正常值 0.45~4.1μU/ml）

FT_4：1.0ng/dl（正常值 0.8~1.4ng/dl）

TPOAb：30WHO U（正常值 <100WHO U）

TgAb：0.3IU/ml（正常值 <2IU/ml）

根据 R. K. 的临床和实验室指标评估和解释她的甲状腺状态

虽然低排血量性心力衰竭可能是甲状腺功能减退症的表现，但 TSH、FT_4 值在正常范围内就明确表明 R. K. 的甲状腺功能正常，即使其他甲状腺功能检测的结果异常。

---

* 请注意，本章使用的正常值是加利福尼亚大学旧金山分校使用的值。其他地方的正常值可能不同。

RAIU 受抑制与患者摄入碘稀释了 ^{131}I 的吸收有关。TT_4 和 TT_3 的降低可以由肝硬化和甲状腺功能正常病态综合征解释(见问题 2)。甲状腺抗体阴性,甲状腺扫描正常,DTRs 正常均支持甲状腺功能正常的诊断。对于甲状腺功能减退的患者,胆固醇清除的速度降低可以引起血清胆固醇水平的升高。然而,由于许多甲状腺外的因素也会影响血清胆固醇的浓度,因此这个值不能精确地反映甲状腺的状态。在这个病例中,胆固醇水平升高与甲状腺功能减退症无关。

案例 52-1,问题 2: 评价和解释 R. K. 的 TT_4,FT_4I 和 TT_3 检测结果及其意义

R. K. 的甲状腺功能检测结果与非甲状腺性病态综合征一致。甲状腺功能检查异常结果可出现在一些患有各种严重的系统性疾病的甲状腺功能正常的患者中,如饥饿、感染、败血症、急性精神障碍、人体免疫缺陷病毒(HIV)感染、心肌梗死(MI),以及骨髓移植术和严重的慢性心、肺、肾、肝的疾病和肿瘤性疾病[21,31,33,37-42]。

甲状腺功能正常病态综合征可以在 37%~70% 的慢性病和住院患者中发生,应该充分认识这个疾病。总的来说,患者的病情越重,甲状腺功能检测异常发现越多,即使患者没有甲状腺疾病。

最常见的改变包括 TT_3 值的降低(例如 15~20ng/dl)和无活性的 rT_3 水平增高。其他典型的改变包括 TT_4 正常或降低,TSH 水平正常或抑制。TSH 随患者病情好转代偿性恢复达正常高限。在许多重症的患者中,TT_4、FT_4 和 FT_3 水平经常很低。游离的激素水平(例如 FT_4、FT_3)常常是正常或略低于正常值的。然而,这些不一致的发现会增加对于甲状腺激素治疗利弊的争议。这个发现可以由以下因素解释:下丘脑 T_3 的增加,从而导致下丘脑 TRH 减少形成的中枢性甲状腺减退症,外周 T_3 代谢的增加,或血清甲状腺激素结合蛋白的减少[38]。甲状腺蛋白合成受损和 TBG 低结合能力的比率增加可以解释激素结合水平的降低,但同时游离激素浓度水平的增加可以保持甲状腺功能的状态。此外,也会出现循环物质阻断了 T_4 和 T_3 与血清蛋白的结合。

在急性病毒性肝炎、精神疾病、肾衰竭和晚期 HIV 感染的患者中,偶尔出现 TT_4 和 FT_4 中度升高。TT_3 的结果常常是正常的,仅在病情危重时可能会降低。这个可以用激素结合亲和力适度升高和 TBG 合成的增加来解释。

许多研究都已经证明血清总 T_4、T_3 和 rT_3 水平与死亡率之间明确的负相关[39-41]。在 86 个住院的重症监护患者中,84% 的血清 T_4 小于 $3\mu g/dl$ 的患者死亡,而 85% 的血清 T_4 水平大于 $5\mu g/dl$ 的患者存活[40]。在 331 个急性心肌梗死的患者中,rT_3 水平大于 0.41nmol/L 与 1 年后死亡风险增加有明显的关系[41]。在恢复期间,TSH 水平增加以及激素水平开始恢复正常。因此,逆转激素指标可以获得一个有利的结局。

甲状腺疾病的专家对于非甲状腺疾病的病态综合征患者是否需要治疗的态度是有分歧的,并且尚无随机对照试验的结果来指导治疗决策的制定[37-42]。一些可以获得的研究发现激素治疗后并没有存活的获益或有利的临床结局,

虽然心脏血流动力学有所改善。激素替代的好处是未经证实,并且有可能是有害的。在一个试验中,有急性肾衰竭的患者,T_4 治疗的死亡率为 43%,而实验对照组为 13%[42]。还有一些小型研究结果显示甲状腺激素是可控且安全的。而相反的观点的认为 T_4 治疗通过阻断 TSH 可能干扰正常甲状腺恢复,其优先转换为 rT_3[43,44],而支持者认为可能具有心血管获益且没有明确的证据表明治疗是有害的[44]。

总之,对于患有严重的非甲状腺疾病的患者,检测 T_4、T_3 水平对诊断甲状腺功能异常的意义不大。患有非甲状腺疾病的患者,TSH 正常或接近正常对于维持甲状腺功能正常是必需的。现有数据不主张对这些患者使用激素替代治疗。随着 R. K. 的非甲状腺疾病的好转,各种异常的化验结果会恢复正常。要进一步明确甲状腺功能是否正常,应在 R. K. 病情好转后,复查之前轻度升高的 TSH。

药物干扰甲状腺功能检查

案例 52-2

问题 1: J. R. ,45 岁男性,主诉乏力、皮肤干燥和便秘。其他问题包括:饮酒 10 年,肝硬化,癫痫大发作,每日口服苯妥英钠 300mg/d,夜间服苯巴比妥 90mg;类风湿性关节炎,服用阿司匹林 325mg,12 片/d。甲状腺功能检查结果:

TT_4:$4.2\mu g/dl$(正常值 4.8~10.4)

FT_4:0.6ng/dl(正常值 0.7~1.9)

TSH:$2.5\mu U/ml$(正常值 0.4~4.0)

如何解释这些结果?哪些因素造成这些异常结果?

尽管患者的主诉与甲状腺功能减退的临床表现(如乏力、皮肤干燥、便秘)和血清激素水平降低相符合,但因为 TSH 正常,所以 J. R. 的甲状腺功能是正常的。该年龄段患继发性甲状腺功能减退的可能性很小,除非有中枢神经系统损伤和肿瘤的病史。一些甲状腺外因素可能引起 J. R. 的血清 TT_4 和 FT_4 水平降低[21]。抗炎剂量的水杨酸盐大于 2g/d,以及水杨酸衍生物(双水杨酯)可以取代 T_4 与 TBG 和 TBPA 结合,导致以上结果异常[21,45,46]。FT_4 水平升高和 TSH 被抑制可一过性出现(如不会超过服药后 3 周),但会随着服药时间延长而恢复正常。肝硬化、应激、严重感染和遗传因素也会减少 TBG 和 TBPA 的合成,导致 TT_4 降低。雄激素或糖皮质激素能降低 TBG 水平,所以有上述药物服用史时应测定 TT_4(见表 52-1)[21]。

肝酶诱导剂,例如利福平和抗惊厥药物(苯妥英,苯巴比妥,丙戊酸,卡马西平)能改变血清甲状腺激素水平[21,47-52]。长期接受抗惊厥药物治疗的患者由于甲状腺素代谢加速和激素转化,血清 TT_4 会降低 40%~60%。血清 T_3 水平正常或轻度下降。此外,在预计为甲状腺功能正常的患者中,治疗量的苯妥英和卡马西平会影响 FT_4 的检测,使 FT_4 比预计正常值下降 20%~40%[48]。TSH 水平正常,患者的甲状腺功能也是正常的,但是那些先前需要甲状腺激素替代治疗的患者要维持甲状腺功能正常则需要增加激素剂量。报道称丙戊酸对甲状腺功能的作用相似,

但影响相对小一些[51,52]。苯巴比妥能增加 T_4 在肝脏的摄取和从粪便中排泄。苯巴比妥不影响血清甲状腺激素的结合力。

总之，患者 J.R. 的肝脏疾病使血清 T_4 水平降低，又服用了几种药物使甲状腺激素水平进一步降低。甲状腺功能正常者服用苯妥英时 FT_4 水平低于正常。对于 J.R.，TSH正常可以确定甲状腺功能正常，不需要甲状腺素替代治疗。

案例 52-3

问题 1：S.T.，23 岁，性生活活跃妇女，主要服用的药物是避孕药，主诉神经过敏、多汗、月经稀发。尽管她看起来很健康，下列化验结果提示可能有甲状腺功能亢进症：

TT_4：16μg/dl（正常 4.8~10.4）

FT_4：1.2ng/dl（正常 0.7~1.9）

TSH：1.2μU/ml（正常 0.4~4.0）

根据这些结果，如何评价 S.T. 的甲状腺功能？

FT_4 和 TSH 正常，说明 S.T. 没有甲状腺功能亢进症。TT_4 与 TBG 水平一致性升高，可见于急性肝炎、妊娠、服用雌激素、含雌激素的口服避孕药、他莫昔芬、雷诺昔芬、海洛因、美沙酮等[1,2,21,53-55]。患者 S.T. 服用雌激素导致 TBG 水平升高，因此结合的 T_4 水平升高，血清 TT_4 水平假阳性升高，但 FT_4 水平仍然正常。当患者需要左甲状腺素时，使用雌激素会增加激素替代的剂量，因为垂体增加分泌的 TSH，不足以刺激甲状腺产生代偿增加的结合态 T_4[1]。停用口服避孕药后 4 周内甲状腺功能检测结果可恢复正常。只含有孕酮的避孕药不会影响蛋白结合力，因此不会影响甲状腺功能检测的结果，对于 S.T. 也不需要增加甲状腺的需求。

案例 52-4

问题 1：J.P.，55 岁，女性，主诉进行性震颤、头昏眼花、共济失调 3 个月。2 个月前，曾出现沉寂性急性心肌梗死和恶性室性心律失常，只有胺碘酮治疗有效。她同时还患帕金森病、2 型糖尿病、糖尿病胃轻瘫。近期用药有胺碘酮、胰岛素注射液、二甲双胍、甲氧氯普胺、美多芭和左旋多巴/卡比多巴。体检甲状腺无异常。甲状腺功能检测结果：

TT_4：14.5μg/dl（正常 4.8~10.4）

FT_4：2.3ng/dl（正常 0.8~1.4）

TSH：3.8μU/ml（正常 0.45~4.1）

TT_3：40ng/dl（正常 58~201）

TPOAb：40IU/L（正常<100）

如何解释 J.P. 的实验室指标？

尽管震颤、头昏、体重下降等症状均提示甲状腺功能亢进症，但 TT_3 水平低、抗体阴性、TSH 正常、甲状腺体查正常均不支持甲状腺功能亢进症的诊断。胺碘酮引起的不良反应可以解释 J.P. 的症状。她的药物治疗方案也可以解释其实验室检查结果。

胺碘酮造成甲状腺功能检测结果的改变是复杂的，如果不合理的解释就会很混乱[3,12,56,57]。因为对于甲状腺功能正常的患者，胺碘酮可以同时抑制外周和垂体内 T_4 向 T_3 转化，FT_4 水平升高，TT_3 水平低于正常。在胺碘酮治疗的初始几周内，会有 TSH 的一过性升高（通常<20μU/ml），大约在 3 个月内恢复正常。如果 TSH 不能恢复正常，应考虑是胺碘酮引起的甲状腺疾病。对易感患者，胺碘酮既可以引起甲状腺功能减退，也可引起甲状腺功能亢进。

J.P. 服用的其他药物，如美多芭、左旋多巴、二甲双胍、甲氧氯普胺，也给诊断增加了干扰。尽管这些药物并不影响血液中激素的实际水平，但会影响控制 TSH 和 TRH 分泌的多巴胺系统[21,32,33,58]。给甲状腺功能正常和甲状腺功能减退症的患者注射多巴胺、多巴酚丁胺，可以抑制 TSH 的分泌，降低 TSH 对 TRH 的敏感性[21,32,33,59]。因此，多巴胺激动剂如美多芭、卡麦角林和左旋多巴可以使正常 TSH 反应变得迟钝[21,32,58,59]。而且，1 年的二甲双胍治疗后可以导致明显的 TSH 抑制，而 FT_4 水平没有改变，这其中的机制目前还不清楚[60,61]。相反的，多巴胺拮抗剂如甲氧氯普胺、多潘立酮会升高 TSH 水平[21,32]。幸运的是，由这些药物引起的 TSH 水平的变化还不足以掩盖真正的甲状腺功能异常。更多对甲状腺功能检查结果影响的药物见表 52-2、案例 52-23 和案例 52-24。

J.P. 的甲状腺功能检查结果没有一个明确的结果，但是，TSH 在正常范围提示甲状腺功能正常。J.P. 应继续目前的治疗方案同时随访甲状腺功能检查。

甲状腺功能减退症

临床表现

案例 52-5

问题 1：M.W. 是一位体重 70kg，23 岁的声乐系学生，在过去的 3~4 个月，她感觉自己颈部增粗。体重增加了 10kg，感觉反应迟钝，易疲劳，而且不能再唱出高音。体检发现面部浮肿，皮肤发黄，DTRs 延迟，甲状腺肿大，质硬。实验室检查结果如下：

FT_4：0.6ng/dl（正常 0.8~1.4）

TSH：60μU/ml（正常 0.45~4.1）

TPOAb：136IU/L（正常<100）

请根据临床和实验室检查评价 M.W. 的甲状腺状态。

M.W. 表现出许多甲状腺功能减退症的临床特征（见表 52-3）。这些临床表现包括体重增加、懒言少动、易感疲劳、说话音调降低、颜面浮肿、皮肤发黄、DTRs 延迟和甲状腺肿大[62]。她的实验室检查证实了甲状腺功能减退症的诊断，FT_4 水平降低、TSH 水平升高、TPA 抗体阳性。

甲状腺肿大、甲状腺抗体阳性及甲状腺功能减退症的临床表现提示桥本甲状腺炎可能性大。该患者无服用抗甲状腺药物、手术和 RAI 治疗的病史，这些都是造成医源性甲状腺功能减退的常见原因。她也没有服用任何致甲状腺肿大的物质和致甲状腺功能减退的药物（见表52-2）。

甲状腺激素治疗

甲状腺激素制剂

案例52-5,问题2：用哪一种甲状腺制剂治疗 M.W. 的甲状腺功能减退症？各种仿制和原研的甲状腺激素制剂的优缺点有显著差异吗？

甲状腺激素治疗的基本目标是恢复和维持甲状腺功能正常状态。甲状腺制剂分为（表52-8[63-66]）人工合成（左甲状腺激素、L-三碘甲状腺原氨酸、复方甲状腺素）和天然（干甲状腺片）两类。后者来自动物组织。

干甲状腺片

干甲状腺片取自猪的甲状腺，虽然牛和羊的也可以用。目前,给予干甲状腺片作为初始治疗是不合理的。美国药典里只要求干甲状腺片有机碘的含量以重量为 $0.17\% \sim 0.23\%$ 。这个标准似乎不够严格,因为干甲状腺片的效力会随着有活性的激素（T_3 和 T_4）所占比例的变化而改变,或者随着有机碘的含量的改变而发生变化[67,68]。与严格执行生物制剂标准的 Armour 牌的干甲状腺片相比,仿制的干甲状腺素片产品效力很容易发生变化。在零售药店里和保健品商店里的非处方药柜台上发现了各种商标的无活性的干甲状腺片产品。这些药物只含有微量的 T_3 和 T_4,甚至用含碘酸盐的酪蛋白代替有活性的激素成分[68-70]。但是,有些产品由于 T_3 含量过高会导致甲状腺毒症的发生。

表 52-8

甲状腺制剂

药物/剂型	成分	等价性	备注
干甲状腺片（Armour 牌 USP） 片剂:0.25、0.5、1、1.5、2、3、4 和 5g	取自猪、牛、羊甲状腺 标准含碘	$1 \sim 1.67gr^a$	T_4/T_3 不可预知;T_3 含量过高超过生理剂量会导致中毒表现
左甲状腺素钠（Levoxyl, Levothroid, Synthroid, Unithroid, 不同厂牌） 片剂: 0.013、0.025、0.050、0.075、0.088、0.112、0.125、0.137、0.15、0.175、0.2 和 0.3mg 针剂:200 和 500μg	人工合成 T_4	60μg	稳定,效果可靠,易吸收;较干甲状腺片有效。由大剂量干甲状腺片（>2gr）换为左甲状腺素钠,只需很小剂量从而避免了毒性反应。用量与体重相关[$1.6 \sim 1.7$μg/(kg·d)]。左甲状腺素钠片吸收可能会受到含铁、铝化合物（例如抗酸药、硫糖铝）,聚磺苯乙烯,钙剂,质子泵抑制剂,胆固醇树脂,磷酸盐结合剂,雷洛昔芬,大豆,麸,咖啡,富含纤维的食物的影响。左甲状腺素钠片的代谢可能被抗癫痫药、利福平、伊马替尼、贝沙罗汀药以及妊娠而增加
左-三碘甲状腺氨酸（Cytomel 牌） 片剂:5、25 和 50μg 针剂:10μg/ml（Triostat 牌）	人工合成 T_3	$25 \sim 37.5$μg	完全吸收;每日需多次服用;毒副作用与其他 T_3 制剂相同（见干甲状腺素片）
复方甲状腺素（Thyrolar 牌） 片剂:0.25、0.5、1、2 和 3gr	60μg T_4:15μg T_3 50μg T_4:12.5μg T_3	Thyrolar-1	不需要复方甲状腺素的原因是 T_4 可以在外周转换为 T_3;价格贵;稳定;含量可预测

^{a} 既往应用中,60mg（1gr）甲状腺素片 = 60mg T_4。此换算关系在继往的 TSH 检验报告中应用,其中没有 FT_4 的直接监测结果,此换算关系存在学术争议。目前通常认为 60mg 的甲状腺素片等价于 80mg/88mg/100mg T_4。换算过程中甲状腺素片中的 T_3 成分应考虑在内,但目前尚无准确的换算关系。

gr,格令（1gr = 0.064 8g）;inj,注射剂;L-T_4,左甲状腺素;T_3,三碘甲状腺素;T_4,甲状腺素;Tab,片剂;USP,美国药典。

对动物蛋白的过敏反应也是值得关注的问题。同时,干甲状腺素片所面临的 2 个问题,是所有含有 T_3 的产品所固有的。因为 T_3 比 T_4 吸收的快,口服 T_3 后,血清中的 T_3 水平升高,超过了生理水平,会产生轻度的甲状腺中毒症状。服用 T_3 期间,FT_4 的水平降低,如果没有仔细分析,会错误地增加激素治疗剂量。这些由 T_3 引起的问题很容易被忽略,除非定期监测 T_3 水平。由于大量的 T_4 会在外周转化为 T_3,口服 T_3 并无益处处也不可取（参见"三碘甲状腺原氨酸")。

干甲状腺片存放过久,药物会失去效力,但这并不像原来想象得那么重要,因为干甲状腺片的主要优点是廉价,但它并不是甲状腺替代治疗的首选药物。用干甲状腺片治疗的患者应建议其换用左甲状腺激素(T_4)。虽然,60mg的干甲状腺片理论上相当于 75～100μg 的 T_4,如果干甲状腺片产品的活性低于规定的含量,那么这种等价关系就不成立。更换治疗时还要考虑患者的体重(见案例52-5,问题3)。

各种合成的甲状腺激素制剂在效力、起效时间和生物半衰期等方面均有不同。

左甲状腺素或 L-甲状腺素

左甲状腺素是甲状腺替代治疗的首选药[35,65,71]。优点有稳定、效力均一、相对廉价、无致敏性外源性蛋白成分。半衰期长达 7 日,故可以每日服药 1 次。必要时,可以采用更方便的服药方法,比如周末时停服 2 次。一般品牌的左甲状腺素的平均吸收率为 81%[72]。空腹服用吸收很充分[73]。目前的指南推荐在早饭前 60 分钟,或者晚饭后 3～4 小时服用以保证良好吸收[35,65]。要注意有些药物会影响左甲状腺素的吸收(见案例52-9,问题1)。

仿制和专利品牌左甲状腺素的稳定性、效价、生物利用度和互换性一直是受关注的问题,因为它是于 1938 年由美国食品、药物和化妆品管理法案最先批准生产的。为了解除对片剂含量及稳定性的担忧,美国食品药品管理局(FDA)要求到 2001 年 8 月之前,所有的左甲状腺素的生产商必须提交新药(NDA)申请,截至 2003 年,未能提交新药应用申请的所有产品都必须停产[74]。许多 FDA 批准的品牌和仿制配方批准在 NDA 获得 AB 或 BX 级,标示了某些仿制药和品牌药的互换性。为了提高对方法的重视,FDA 曾经确定了生物等效性,但美国甲状腺协会,美国内分泌协会和美国临床内分泌协会联合表达了对 FDA 的可互换结论的不满[75]。左甲状腺片的生产商雅培公司和其他公司也表达了对 FDA 结论的不满[76]。虽然这个议题仍然存在争议,但多数证据仍然支持 FDA 的评级,并建议这些药物在多数患者间是可以互换的[35,65,77-80]。

三碘甲状腺原氨酸

T_3(碘塞罗宁钠,Liothyronine Sodium,Cytomel)不作为常规的甲状腺激素替代治疗药物,主要是因为服用 T_3 带来的各种问题(参见"干甲状腺片")[71]。多数随机试验研究表明,合用 T_4 和小剂量的 T_3 与单独使用 T_4 的效果类似,除了一个初步研究表明了更有助于改善患者的认知能力和情感障碍[81,82]。并且,一个前瞻性研究发现 50 个患者,经甲状腺切除术后只服用左甲状腺钠片,T_3 水平与那些甲状腺功能正常的患者手术前的水平一样,这个试验证明了对于替代治疗的患者仅服用左甲状腺素钠片就足够了[83]。使用 T_3 来提高冠状动脉搭桥术患者的心肌收缩力仍然存在争议[84]。

尽管 T_3 吸收较好,但半衰期短(1.5 日),要获得稳定的药效需要每日多次给药。其他的缺点有价格昂贵,

潜在的心脏毒性。T_3 主要用于需要短期甲状腺激素替代治疗的患者和 T_4 向 T_3 转化受损的患者。有些支持者建议对于甲状腺功能正常病态综合征的患者使用 T_3 来做替代治疗。T_3 治疗时要监测 TSH 和 TT_3 或 FT_3 的水平。

复方甲状腺素

复方甲状腺素是人工合成的 T_4 和 T_3 按照 4:1 的生理比例混合而成。它与那些含有 T_3 的药物有着同样的缺点。该药很稳定,效力高,但价格比其他的甲状腺激素产品贵,因为不主张口服 T_3,并且添加 T_3、在 T_4 治疗的基础上添加 T_3 也没有好处,因此这种昂贵药物已经不推荐使用[81,82]。患者应该换用等剂量的左甲状腺素。

甲状腺素

剂量

案例 52-5,问题 3: 患者 M. W. 用甲状腺激素治疗,合适的初始剂量和维持量是多少?

M. W. 的维持剂量要根据他的体重而定。对于大多数患者,平均治疗量 1.6～1.7μg/(kg·d)(如 100～125μg)足以使 TSH 恢复正常[62,71]。为了防止骨质疏松或心脏方面毒性的出现,应避免应用使 TSH 低于正常或达到测不出的水平(亚临床甲状腺功能亢进)的左甲状腺素剂量[71,85-89]。左甲状腺素过量会导致心动过速、房性心律失常,受损的心室松弛,活动耐力下降,增加心血管事件死亡率[85]。对于甲状腺激素需要量较少的老年患者和那些对 T_4 剂量的变化反应灵敏的患者,用药时考虑以上的情况尤为重要(见案例 52-6)。随着年龄增长,应每年评价激素的用量,必要时减少用量以保证 TSH 正常。

在易感患者中,甲状腺激素替代治疗的速度取决于心脏毒性的可能。小量的 T_4(如<75μg),在甲状腺功能未达正常时就可以加快心率,增加每搏输出量,增加氧耗量和心脏做功。在一个双盲试验中,在相对年轻的无症状心脏病的甲状腺功能减退患者中分别采用起始全部替代剂量和 25μg 逐步增加剂量的治疗方案后,比较两者临床结局的不同。结果发现,接受起始全部替代剂量的患者的甲状腺功能检查的正常转归率更快(4 周)[90],并且没有任何毒性。由于 M. W. 没有发生心脏毒性的危险因素(见案例 52-11,问题 3),不需要缓慢加量(如老年、心脏病及长病程甲状腺功能减退患者则需缓慢加量),可以初始给予预计全剂量的左甲状腺素 125μg/d[70kg×1.7μg/(kg·d)= 120μg][35]。还可以选择较保守的方法,起始量 100μg/d 或者 112μg/d,治疗 6～8 周后测定 FT_4 或 FT_4I 和 TSH,如果 TSH 水平依然升高,又没有发生毒性反应,加量至 125μg/d。合适的替代剂量应该使 TSH 降到 1～2μU/ml、FT_4 或 FT_4I 恢复正常,临床症状好转。一般来说,调整剂量时,每月加量不能超过 12.5～25μg/d。即使没有冠心病的患者,若年龄在 50～60 岁,也应从小剂量开始服用 L-T_4(50μg/d),逐渐增至目标

剂量[35]。

治疗监测

甲状腺功能减退症的临床症状、体征的改善和化验指标恢复正常是治疗的最终目标。如果替代治疗的激素剂量充足，2~3 周后症状可有改善，但 4~6 周内不能达到最大疗效。贫血、毛发和皮肤改变等症状改善的较慢，一般需要几个月才能好转[60,66]。

严重的黏液水肿患者可能会在开始 6 周内出现 T$_4$ 的一过性升高，因为甲状腺功能减退症的低代谢状态使甲状腺激素的代谢清除降低。

应该在开始治疗后的 6~8 周检测 FT$_4$ 或 FT$_4$I 和 TSH，因为 T$_4$ 半衰期为 7 日，需要 3~4 个半衰期才能达到稳定的血药浓度。在这个时间之前的检测结果(如患者 M. W.)会引起误导，应该慎重对待。所以此时，不需要改变左甲状腺素的剂量。

许多左甲状腺素替代治疗的患者会有 TT$_4$ 和 FT$_4$ 水平升高，但没有出现明显的甲状腺功能亢进症的临床症状[83,91]。尽管这些激素水平升高，但 TSH 正常就可诊断患者的甲状腺功能是正常的。因为 T$_3$ 是不能从没有功能的甲状腺释放出来的，需要高浓度的 T$_4$ 来增加从外周转换获得的 T$_3$ 的总量。Jonklaas 等报道了对于术后接受左甲状腺素钠治疗的患者的平均 FT$_4$ 的含量(1.34ng/dl)要高于他们术前的水平(1.06ng/dl)[83]。同样也比较了术后左甲状腺素钠替代治疗与术前之间 T$_3$ 水平的差别。然而，只有 TSH 水平大于 4.5μU/ml 的患者的 T$_3$ 水平较低。表明 T$_3$ 水平较低可能是左甲状腺素钠替代治疗未达到优化剂量的结果。因此，TSH 是左甲状腺素钠替代治疗最佳指标。

甲状腺激素水平检测结果升高的另一种可能是由于标本采集时间造成的人工误差。在改变治疗方案之前，应该弄清 M. W. 的服药时间和采血时间之间的关系。随机标本与谷值标本相比，FT$_4$ 水平和 TSH 水平相差很大[92,93]。一项研究表明与谷值标本相比，随机标本的 FT$_4$ 水平高 12%，TSH 水平低 19%[93]。口服左甲状腺素后 9 小时，可以测到 FT$_4$ 的一过性升高。

M. W. 的疲劳症状可能与她的甲状腺功能减退症没有关系。患者可能会持续出现甲状腺功能减退的症状，尽管 TSH 的值已经恢复正常。虽然，有些人建议 TSH 的目标值滴定在 1~2μU/ml 或者更低，可以改善替代治疗的感受，但是这个结论还是存在争议的。一个研究发现，在甲状腺功能减退的患者中，改变 T$_4$ 的剂量，使得 TSH 的浓度在 2~4.8μU/ml、0.3~1.9μU/ml 或者低于 0.3μU/ml，这个变化并不能使得患者在心理上、甲状腺功能减退症的症状或生存质量上得到改善[94]。一个证明高剂量 T$_4$ 替代安全性的数据发现 TSH 的水平达到很低但是可以检测到的水平(0.04~0.4μU/ml)与那些 TSH 抑制的水平(<0.03μU/ml)或 TSH 升高的水平(>4μU/ml)相比，不会增加心血管疾病或骨折的风险[95]。

总之，如果 TT$_4$ 和 FT$_4$ 升高而没有甲状腺功能亢进症的症状(如患者 M. W.)，则不需要减少左甲状腺素钠的用量；应测谷值 FT$_4$ 和 TSH 水平来评价是否过量以及实验室的误差。另外，获得一个服用左甲状腺素钠至少 9 小时后的 TSH 水平的数据也是合适的。如果剂量正确，重复值应该在正常范围内。如果 TSH 水平过度的抑制说明这个药物的剂量过高。对于 M. W.，缺少甲状腺功能亢进的症状，提示其甲状腺功能是正常的。并且在测定谷值的实验室指标水平之前不需要调整治疗方案。需要更多的寻找和评估其他导致疲劳的原因。

三碘甲状腺原氨酸

如前所述，T$_3$ 不是甲状腺替代治疗的首选药。服用左甲状腺素钠可以简化用药方案和方便治疗监测过程。

FT$_4$ 水平低并不说明应增加 C. B. 的 T$_3$ 用量。因为她服用 T$_3$ 药物，FT$_4$ 始终是降低的，不可能达到正常水平。实际上，疲乏的症状可能与甲状腺功能亢进症有关，因为她相当于每日服用 0.2~0.3mg 的左甲状腺素。接受 T$_3$ 治疗的患者，监测 TSH 和 FT$_3$ 水平非常重要。监测 TSH 可以评价甲状腺的功能状态。TSH 降低，FT$_3$ 升高提示甲状腺功能亢进症。要注意老年人患甲状腺功能亢进症时因为交感神经系统反应不灵敏，可以没有典型症状。

对于老年患者，开始左甲状腺素钠治疗时要慎重，要避免先前被甲状腺功能减退所掩盖的心血管疾病的恶化(见案例 52-11,问题 2 和 3)。一般来说，老年患者替代治疗剂量[大概 $T_4 \leq 1.6\mu g/(kg \cdot d)$]要比年轻患者小[96-98]。大于60岁的患者一般 $T_4 \leq 50\mu g/d$。但这样的低剂量 T_4 适用于所有的老年患者[98]。为什么老年人需要的剂量小，原因还不清楚，普遍认为与甲状腺激素的代谢率随年龄增长而下降有关。由于用药剂量随年龄而变化，所以应该每年对患者进行随访，评价原来的剂量是否还合适。

患者 C.B. 一直服用 T_3，没有发生心脏毒性的证据，所以可以比较放心的换用 T_4。对于 C.B. 来说，左甲状腺素经验治疗剂量 $68\mu g/d$[$40kg \times 1.6\mu g/(kg \cdot d)$]是比较合适的剂量。停用 T_3，给予 T_4 初始剂量 $50\mu g/d$，根据 C.B. 的临床症状和甲状腺功能检测结果调整剂量。T_3 的作用会在停药后 3~5 消失。相反，T_4 的水平会在用药后 4~5 日缓慢升高，因此防治甲状腺功能减退时不会出现剂量重叠。

注射用药剂量

案例 52-7

问题 1：G.F.，70 岁男性，患甲状腺功能减退症多年。服用左甲状腺素 0.1mg/d。最近，因为脑卒中瘫痪住院，无法口服用药。最近的一次甲状腺功能检测结果正常。对 G.F. 应采用哪种合理的给药方法？

由于左甲状腺素的半衰期为 7 日，假如 G.F. 还可以恢复口服用药，可以先停药 1 周。但是如果需要注射用药，左甲状腺素有肌内注射（IM）或静脉注射（IV）两种剂型可供选择。静脉注射更常用，因为肌内注射吸收慢而且不可预测，尤其是存在循环衰竭的时候。由于口服 T_4 的吸收率大约 80%[72]，所以注射用药应适当减量。一旦静脉注射左甲状腺素治疗有效，如果无法口服用药，每周肌内注射 1 次也是有效的[99]。

孕期用药剂量

案例 52-8

问题 1：P.K. 是一位 35 岁患桥本甲状腺炎的女性，她目前已经怀孕 6 周。实验室检查结果提示：TT_4 5μg/dl（正常值，4.8~10.4），FT_4 0.7ng/dl（正常值，0.8~1.4）。她每日早晨服用左甲状腺素钠片 0.1mg/d，和富含铁和钙的孕妇维生素。妊娠中 P.K. 应如何调整左甲状腺素剂量？

未充分诊治的孕妇的甲状腺功能减退症对母亲和婴儿发育是有害的[100,101]。有报道母亲的甲状腺功能减退症可能造成小产、自发流产、高血压、子痫前期、剖宫产率和死胎率的升高等。母亲的甲状腺功能减退还可能造成婴儿先天的缺陷和甲状腺功能低下（见案例 52-8，问题 2），胎儿发育异常，新生儿认知形成受损。与甲状腺功能正常的母亲相比，在怀孕期间未诊断出的甲状腺减退会造成儿童的 IQ 平均降低 7 分[100]。在一个研究中还发现了如果母亲在怀孕的头 3 个月出现低甲状腺素血症但 TSH 正常，婴儿出生后

1~2 岁时出现精神和运动发育迟缓[101]。正常孕妇甲状腺功能在早期胎儿发育是至关重要。在早期妊娠的末期，胎儿开始分泌甲状腺激素，在这之前胎儿都依赖母亲的甲状腺激素。转运母体的甲状腺激素是在胎盘的控制下[102]。如果桥本甲状腺炎母亲的甲状腺抗体进入了胎儿的循环，婴儿患先天性甲状腺功能低下的风险是很低的。婴儿的脐带血在出生时应该检验分析来确保婴儿 TSH 水平是正常的并且其甲状腺功能也是正常的。

大多数患原发性甲状腺功能低下的妇女在怀孕后，需要将 T_4 的剂量增加 30%~50% 来维持妊娠前 3 个月的甲状腺功能正常[102-105]。只有在妊娠 5 周（也可以提前到 3 周）~16 周出现 TSH 水平升高的时候才需要增加 T_4 的剂量（如亚临床甲状腺低能症）。常常，不会出现明显的甲状腺功能减退的症状，并且 FT_4 和 FT_4I 的值是正常的。因为母体的甲状腺功能减退会造成一系列的不良反应，因此一些专家主张对于所有的怀孕妇女都筛查 TSH 的水平，同时一旦确定怀孕，经验性的将 T_4 的服用剂量增加 30%（每周增加 2 片）[106]。由于人绒毛膜促性腺激素有 TSH 类似的作用，导致怀孕期间 TSH 生理性的下降，所以对于孕期妇女，正常 TSH 的上限应该调整[102]。在怀孕的前 3 个月 TSH 不应该高于 $2.5\mu U/ml$，在怀孕中期和后期不应高于 $3.0\mu U/ml$[105]。

甲状腺激素需求增加的生理性解释包括：高雌激素水平导致 TBPA 增加两倍，甲状腺激素分布体积的增加，以及孕妇 T_4 转运的增加[102,105]。HCG 水平升高会引起甲状腺激素的分泌的增加[102]。血清蛋白的改变也会影响 T_4 水平的测定从而得到错误的结果。一种新的检测手段，通过液相质谱或串联质谱法，对血清滤液或超滤液中的 T_4 进行检测，制定出可靠的妊娠早期特异的 FT_4 参考范围，但是该检测方法常常不易开展。若缺乏妊娠早期特异的 FT_4 的参考范围，则可通过 FT_4 或 TT_4 指数对甲状腺素水平进行评价。同时服用含铁或含钙的孕妇维生素可以减少 T_4 的吸收（见案例 52-9，问题 1）。并且这些药物间会发生相互作用会导致剂量的调整。当含铁和钙的孕妇维生素与 T_4 分开 4 小时服用后，只有 31% 的妇女需要增加 T_4 的剂量[108]。需要增加甲状腺激素的需求的原因包括生理性的和药物相互作用两部分。在怀孕早期的 3 个月需要每月密切监测 FT_4 和 TSH 的水平，妊娠 26~28 周至少检测 1 次。必要时调整 T_4 的剂量来保持 TSH 在正常范围，FT_4 和 FT_4I 在正常值的上限。TT_4 作为参考指标时，参考范围需增加 50% 作为标准[35,107]。

现在关注一下 P.K. 的 TT_4 和 FT_4 降低的问题。妊娠时由于 TBG 升高，TT_4 应该更高。应该检测 TSH 水平，如果排除了患者未遵医嘱服药或药物干扰，应将 T_4 加量至 $125\mu g$。含铁和钙的孕期维生素与 T_4 的服用时间至少要隔开 4 小时。还应告诉 P.K. 为了更好地吸收，T_4 应该在晚上服用[73]。6 周内重复测定 TSH，为保证 TSH 在正常范围内，可以适当调整甲状腺激素的剂量。分娩以后，恢复至妊娠前的剂量，复查 FT_4 和 TSH 确保甲状腺功能正常。

先天性甲状腺功能减退症

> **案例 52-8，问题 2**：P. K. 产下一健康婴儿，T. K.，足月，顺产。生后检测 T. K. 的血清 T_4 水平为 $5\mu g/dl$（正常值，4.8～10.4）。TSH 为 $35\mu U/ml$（正常值，0.45～4.1）。在家里，T. K. 变得易瞌睡，哭声细弱，吸吮困难，生长停滞。如何评价（包括治疗方案和评价预后）？智力发育会受到怎样的影响？

T. K. 的症状提示先天性甲状腺功能减退症；尽管在大多数婴儿中，临床症状轻微而且不特异，很容易漏诊，往往在几个月以后才被诊断。早期的表现包括：黄疸时间延长，皮肤色斑（表皮的大理石花纹），昏睡，喂养困难，便秘，低体温，哭声嘶哑，囟门大，腹部膨胀，张力减低，反射减慢，猪样面容。可以出现呼吸困难，骨骼发育迟缓，窒息（但摸不到甲状腺肿大）。这些婴儿合并其他先天性缺陷或并发症的危险性增加[109]。大规模的新生儿筛查可以在出生后几个星期，即在出现明显的临床表现和不可逆的变化之前及时发现先天性甲状腺功能减退症。

T. K. 出生后血清 T_4 减低，TSH 水平升高（>$20\mu U/ml$），这个应引起注意，并予以证实。胎儿在宫内接触硫脲类药物或过多的碘，或者母体血液中的 TRAb 通过胎盘进入胎儿体内，均可导致一过性的甲状腺功能减退。随着婴儿体内 TRAb 的清除，甲状腺功能检测结果会在 3～6 个月内不经过治疗而恢复正常[109]。如果在随后的几周内血清 T_4 降低，FT_4 降低，TSH 升高，则可以诊断甲状腺功能减退症。血清 T_3 常在正常范围内，对诊断没有帮助。在出生后的前几周正常情况下的 T_4 水平较高，在生后 2～4 个月逐渐下降到正常。FT_4I 也可以升高。由于这些复杂的变化，血清甲状腺激素水平应该与相应的同龄儿的正常范围比较。

甲状腺激素对正常的生长发育，尤其对于 3 岁前的中枢神经系统的发育，起重要作用。如果不治疗，会造成身材矮小和不可逆转的智力低下。T. K. 的 IQ 和体格能否正常发育取决于开始治疗的年龄、起始治疗 T_4 的剂量、治疗期间血清 T_4 水平、治疗期间的维持是否适当以及造成甲状腺功能缺陷的原因和严重程度[110-116]。达到甲状腺功能正常的时间和出现神经发育障碍之间是成反比的[109]。

左甲状腺素钠是替代治疗的选择用药。可以将 T_4 药片碾碎混合到母乳或是配方奶中；混悬液不稳定，不主张使用。T_4 的片剂不应当与含有豆油的物质混合，因为可以导致其吸收降低，延长 TSH 水平降低到 $10\mu U/ml$ 以下所需时间。如果需要服用含豆油的物质，T_4 应该在 2 次喂食中途时服用[109]。T_3 不是理想的选择，因为它的半衰期短，血清 T_3 水平波动较大（见表 52-8）。T_4 替代治疗的首剂以尽可能快的提高血清甲状腺素浓度为目标，以便将甲状腺功能减退造成的认知功能障碍减小到最低限度。最初的治疗哪怕只是延迟几日也会产生低智商的严重后果[111,112,116]。7 日内使血清甲状腺素水平>$10\mu g/dl$（$129nmol/L$）的最小推荐剂量为每日 10～$15\mu g/(kg \cdot d)$[110]。但是，最近的研

究提示大于推荐剂量的甲状腺素用量[12～$17\mu g/(kg \cdot d)$]会更加有效，但存在神经系统的不良反应[109,111,112]。在足月的健康婴儿中，初始给予足够的替代剂量 T_4 是安全的，除非患儿有潜在的心脏病或者对甲状腺激素特别敏感。对于这些患儿，可减少起始量（大约为推荐剂量的 25%～33%），逐渐加量直至达到治疗剂量。甲状腺素替代治疗的推荐剂量随患儿年龄的增加而减少（见表 52-4 和表 52-9）。

表 52-9

T_4 推荐替代剂量

年龄	每日 T_4 剂量/（$\mu g/kg$）
3～6 个月	10～15
6～12 个月	5～7
1～10 岁	3～6
>10 岁	2～4

T_4，甲状腺素。

如果在生后 3 个月内开始替代治疗，血清 T_4 水平>$10\mu g/dl$，患儿的智力发育和体格生长就不会受到严重损害[109-112,114]。最严重的先天性甲状腺功能减退的儿童，他们的智商会低于他们的兄弟姐妹[113]。20 年后，这些先天性甲状腺功能低下的儿童若接受的是不很合适的 T_4 替代治疗[<7.8$\mu g/(kg \cdot d)$]，与同胞兄弟姐妹相比，他们会有运动和智力损伤的结局[114]。然而，那些接受最优治疗方案的儿童仍会有一些记忆力、注意力和行为上的缺陷[117]。通过新生儿筛查发现的患儿，如果能够在生后 4～6 周内开始替代治疗，患儿的平均智商水平会与对照组相似。如果在 6 周～3 个月（平均 IQ，95）或 3～6 个月（平均 IQ，75）开始替代治疗，患儿的智商会降低。如果 6 个月～1 年后才开始替代治疗，即便有后续处置，但智力发育已受到不可逆的损害。更高的 IQ 见于那些 T_4 服用剂量大于 $10\mu g/(kg \cdot d)$，治疗的第 1 个月血清平均 T_4 水平大于 $14\mu g/dl$ 的患儿[109,111,112,116,118]。那些甲状腺替代治疗延迟或不充分的患儿也更容易发生神经系统缺陷[治疗 30 日内 T_4<$8\mu g/dl$，TSH 延迟恢复正常（18～24 个月）]。即便替代治疗的很充分，但以下情况发生低智商、运动和言语障碍危险性仍然很高：新生儿期甲状腺功能减退症的临床症状明显、出生时 T_4 小于 $2\mu g/dl$、甲状腺发育不全和骨骼发育迟缓[109,110,112]。

治疗的目标是前两周内 T_4 在正常值上限（如 10～$18\mu g/dl$ 或 FT_4 2～$5ng/dl$）。此后的目标就是，T_4 达到 10～$16\mu g/dl$（或者 FT_4 为 1.6～$2.2ng/dl$）。如果 TSH 在治疗的第一个月内，或不晚于 3 个月内恢复正常，IQ 会有改善[111,112,116,118]。在治疗开始后每 2～4 周常规监测甲状腺功能。6 个月以内应每 1～2 个月监测 1 次甲状腺功能，然后每 3～4 个月监测 1 次直到 3 岁，最后每 6～12 个月监测 1 次直到发育完成[109]。尽管在大孩子中，TSH 水平受抑是替代治疗充分的可靠指标，但在婴儿中，TSH 正常不能作为唯

一的监测指标,是因为 TSH 可能会延迟落后于 T_4 和 FT_4 水平的纠正。应避免替代过量以防止大脑功能受损、骨龄增加和颅骨过早闭合(过早关闭颅缝合线)。生长和发育正常也是治疗的目标之一。其他的治疗效果包括行为、皮肤颜色、体温、面容的改善和其他甲状腺功能减退症的症状和体征的好转。孩子需要终身替代疗法。

左甲状腺素钠治疗无效和药物相互作用

案例 52-9

问题 1:R. T. ,45 岁女性,主诉体重增加,月经过多,行动迟缓,畏寒。患有桥本甲状腺炎,每日服用左甲状腺素钠 150μg;高胆固醇血症,服用考来烯胺 4g,每日 4 次;贫血,FeSO₄ 325mg,每日 2 次;痛经,每日服用含雌激素的避孕药;有消化性溃疡病史,服用抗酸药和硫糖铝 1g,每日 2 次。最近开始服用碳酸钙 1g,每日 2 次;雷洛昔芬每日 60mg 来保护骨骼。实验室检查结果:

血清胆固醇浓度:280mg/dl
TSH:21μU/ml(正常值为 0.45~4.1)
FT₄:0.6ng/dl(正常值为 0.8~1.4)
TgAb 和 TPOAb:阳性

R. T. 自己将左甲状腺素钠加量,因为较大剂量时她自觉症状要好一些。为什么 R. T. 对甲状腺激素的治疗反应不好?

R. T. 的症状和化验结果说明甲状腺激素替代治疗不足。治疗失败的可能原因包括患者依从性不好、误诊、吸收不好、药物失效、代谢过快、组织抵抗[71,119,120]。甲状腺抵抗非常少见,而依从性不好、误诊、代谢过快不能合理解释 R. T. 的问题。

最有可能的解释是药物的生物利用度低或药物失活。应该明确患者服用 T_4 与用餐的时间关系,因为空腹或晚上服药时,甲状腺素的生物利用度会提高[71,73,121,122]。左甲状腺素钠空腹服用,与饭同服或晚上服药相比,会使得 TSH 水平明显下降[122]。应避免 T_4 与大豆蛋白、咖啡或高纤维的食物(如燕麦麸、大豆)同时服用,因为可能破坏 T_4 的吸收[123-125]。患者既往无肠道切除手术史和胃肠道疾病史(如脂肪泻、吸收不良),比较 R. T. 对口服和注射 T_4 的反应,就可以明确其对激素的吸收是不完全的[119]。

R. T. 服用的其他药品也会降低左甲状腺素钠的生物利用度。雌激素治疗由于增加了 TBG 来增加 T_4 的结合,使得 T_4 的需求量增加[1]。当与甲状腺素同时服用时,考来烯胺、考来替泊、硫酸亚铁、抗酸药、硫糖铝、某些钙剂(尤其是碳酸盐)以及雷洛昔芬,会减少甲状腺素的吸收[71,126-133]。其他调脂药(如洛伐他汀)和磷酸盐结合剂也能干扰甲状腺素的吸收[129,134]。应该问清楚 R. T. 服用甲状腺药物的时间,并建议她空腹或晚上服用药物[73],至少要与雷洛昔芬间隔 12 小时,与铁剂、钙剂和考来烯胺间隔 4 小时以上服用[126-133]。应该停用含铝的药物(抗酸药,硫糖铝),因为分开服用 T_4 和含铝的药物并不能消除

两者的相互作用[130,131]。R. T. 应该换用不含铝和钙的抗酸药,必要时可以用 H_2 受体拮抗剂。但要避免使用质子泵抑制剂(如奥美拉唑),因为胃酸分泌的下降可以减少 T_4 的吸收,尽管有些数据是矛盾的[135,136]。为 R. T. 调整合适的服药时间后,6~8 周后应重新评价治疗反应和监测甲状腺功能。

案例 52-9,问题 2:R. T. 的高胆固醇血症是由甲状腺功能减退症引起的吗?

Ⅱa 型高胆固醇血症是甲状腺功能减退症患者中最常见的脂代谢异常[137]。甲状腺功能减退症患者的胆固醇合成速度正常,但清除速度减慢。甘油三酯的清除变慢可以导致高甘油三酯血症。高胆固醇血症发生在甲状腺功能减退症的临床表现出现之前。如果没有其他的因素参与,单纯的甲状腺素治疗可以降低胆固醇水平。

黏液性水肿昏迷

临床表现

案例 52-10

问题 1:R. B. 65 岁女性,躁动不安,持续胸痛,服硝酸甘油不缓解而来急诊室。患酒精性心肌病,心绞痛和甲状腺功能减退症。尽管医师多次嘱其应规律服药,R. B. 只是偶尔服药。4 个月前 FT₄ 为 0.5ng/dl(正常值,0.8~1.4)。肌内注射氟哌啶醇 2mg 和硫酸吗啡 10mg 来控制躁动症状。肌注后,护士注意到她精神萎靡,昏睡,呼吸变浅。R. B. 的口温为 34.5℃,出现寒战和颤动。如何解释 R. B. 的主观症状和客观检查结果?

R. B. 表现出黏液性水肿昏迷的症状[138]。典型的特征是低体温、腱反射迟钝,从恍惚到昏迷不同严重程度的精神障碍。其他的主要表现包括组织缺氧、二氧化碳潴留、严重的低血糖、低钠血症和偏执性精神病。典型的体征(见表 52-3)有颜面和眼睑浮肿、皮肤变黄、外侧眉毛脱落。可以出现胸腔积液,心包积液和心脏增大。黏液性水肿昏迷多发生于老年女性,就像 R. B 这样,症状与体征很难与老年痴呆和其他疾病鉴别。诱导因素包括:寒冷天气或低体温,应激(如手术、感染和创伤);伴随疾病如心肌梗死,糖尿病,低血糖,水电解质紊乱(尤其低钠血症);服用镇静剂、麻醉止痛剂、抗抑郁药和其他呼吸抑制剂和利尿剂。

氟哌啶醇和吗啡可能诱发了 R. B. 的黏液性水肿性昏迷。黏液性水肿严重的患者,呼吸抑制剂(麻醉剂,止痛剂,吩噻嗪类,镇静催眠剂)可以独立或者与吩噻嗪造成的低体温效应协同作用,进一步加重黏液性水肿性昏迷患者的低体温和二氧化碳潴留[138,139]。不应给予氟哌啶醇等镇静剂,必要时可以给予小剂量的抑制作用较弱的镇静催眠剂,如苯二氮䓬类。黏液性水肿患者对镇静剂(尤其吗啡)的呼吸抑制作用敏感。小剂量(如 10mg)的吗啡可以使甲状腺

功能减退症患者发生昏迷,也可以导致已经处于昏迷状态的患者死亡。如果需要使用吗啡,剂量应为常用量的1/3~1/2,同时密切观察呼吸频率。

治疗

案例 52-10,问题 2:针对 R.B. 的黏液性水肿性昏迷,给出什么样的合理治疗方案?

黏液性水肿性昏迷的急诊处理通常在 ICU,包括甲状腺素替代,维持重要脏器的功能,去除诱因。尽管及时积极地给予大剂量的甲状腺素替代治疗,仍然有 60%~70% 的死亡率[138]。

首选哪种药物,T_4 还是 T_3,来治疗黏液性水肿性昏迷,因为没有进行对照试验而依然存在争议。尽管 T_3 的心脏毒性更大,但由于它起效更快,可以更快地逆转昏迷,而且在严重的系统性疾病时,外周 T_4 向 T_3 转化会受到抑制,所以治疗黏液性水肿性昏迷时多推荐使用 T_3[139-143]。T_4 和 T_3 分别使用或两者合用,治疗黏液性水肿性昏迷均有效。但由临床上使用 T_4 比 T_3 的经验多,所以多选择左甲状腺素。并且在服用 T_3 以后,血清 T_3 达到较高的水平,仍然有一定的死亡率[143]。当 T_4 治疗无效,或合并系统性疾病(如心力衰竭)使 T_4 向 T_3 转化受损时,可以考虑使用 T_3。T_3 水平升高超过生理水平只见于口服 T_3 以后,静脉注射 T_3 不会出现。治疗后 1 个月内的高死亡率相关因素包括:高龄、心脏并发症、T_4 替代剂量 $\geq 500\mu g/d$ 或 $T_3 \geq 75\mu g/d$[139,143]。

对于年龄小于 55 岁无心脏病的患者,初始给予左甲状腺素 400~500μg 静脉注射,与 TBG 结合达到饱和,使血清 T_4 水平升高到 6~7μg/dl[138,144]。初始剂量可根据患者的体重和其他限制因素(如年龄、心脏病)进行调整。为防止心绞痛的恶化,可将 R.B. 的初始剂量减至 300μg。给予合适的剂量后,24 小时内意识开始清楚,生命体征恢复正常,TSH 水平下降。如果 T_3 是首选,通常的剂量是 10~20μg,静脉注射,随后的 24 小时内每 4 小时 10μg,接下来的几日内每 6 小时 10μg,直至可以开始口服治疗[138]。

药物的维持剂量应该根据患者临床反应调整。由于黏液性水肿患者口服给药时吸收不好,为保证适当的血药浓度多采用静脉给药。胃肠功能恢复正常后可口服给药。最小的剂量(无不良反应)为 T_4 50~100μg/d,或 T_3 10~15μg/12h[138,144]。

支持治疗包括辅助通气、纠正低血糖、限制液体量、纠正低钠血症、补充血容量防止循环衰竭和维持血压。不主张盖被取暖来纠正 R.B. 的低体温,因为会使血管扩张,可能导致心源性休克。糖皮质激素未被证明对原发性黏液性水肿患者有益,但对于垂体功能低下所致的黏液性水肿性昏迷有效。因为很难鉴别原发性和继发性黏液性水肿,所以经验上每 6 小时给予氢化可的松 50~100mg[138]。

积极减轻 R.B. 的胸痛症状的同时要除外急性心肌梗死的可能。抗麻醉剂纳洛酮可以对抗吗啡的作用,对该患者有益。纳洛酮还有助于唤醒醉酒后昏迷的患者。

甲状腺功能减退症合并充血性心力衰竭

临床表现

案例 52-11

问题 1:E.B. 45 岁女性,胸骨后压榨感,胸痛,气短,劳力性呼吸困难,端坐呼吸入院。各种主客观指标提示充血性心力衰竭合并心肌梗死。既往患劳力性心绞痛,Graves 病,10 年前性放射性碘治疗。体格检查发现心脏增大,舒张期高血压,肥胖,颜面浮肿,腱反射迟钝,胫前黏液性水肿。相应的实验室检查:

FT_4:0.2ng/dl(正常值 0.8~1.4)

TSH:100μU/ml(正常值 0.45~4.1)

CK:300U/L(正常值 32~267)

天冬氨酸转氨酶(AST):80U/L

乳酸脱氢酶(LDH):250U/L

肌钙蛋白:0.3ng/ml(正常值 0.3~1.5)

胸片示心脏增大和心包积液,心电图示心动过缓,T 波低平,ST 段压低。给予利尿剂、硝酸盐、血管紧张素转化酶抑制剂和洋地黄。E.B. 的症状好转,但心脏病变不可逆转。

为什么这些临床表现提示甲状腺功能减退症?

E.B. 的甲状腺功能检测异常、症状、体征、放射性碘治疗的病史均提示严重的甲状腺功能减退症。黏液性水肿性心脏病与低排性心力衰竭难以鉴别,因为两者症状相似:心脏增大、呼吸困难、水肿、心包积液和心电图异常[85,138]。所有的心血管疾病患者(如心绞痛、心律失常等),出现新的症状或原有症状恶化均应除外甲状腺功能减退症。单纯的甲状腺功能减退症很少引起充血性心力衰竭,但可以使原有的心脏病加重。长 QT 间期引起的间歇等室性心律失常则很少见。

尽管 E.B. 的心肌酶谱(AST、CK、LDH)水平升高提示心肌梗死,但甲状腺功能减退症时的慢性骨骼和心肌损害以及酶清除减慢也会导致各种酶轻度或显著升高。肌钙蛋白正常以及肌酸激酶消除缓慢可以除外心肌梗死。

治疗

案例 52-11,问题 2:E.B. 的甲状腺功能减退症对她的心脏病治疗和她目前的状况有何影响?

如果 E.B. 的心脏病是由甲状腺功能减退症引起的而不是器质性病变,那么给予足量的 T_4 治疗 2~4 周后,心脏大小、舒张压、心电图、血清酶均可以恢复正常。但是有心脏病的患者,对甲状腺激素的耐受较差,只能由 T_4 50~75μg/d 起始,心功能才能恢复。

关于甲状腺功能减退症时脂代谢异常和动脉粥样硬化的关系阐述的很少,还存在争议[137]。有趣的是,甲状腺功能减退症患者很少发生心绞痛和心肌梗死。理论上来说,甲状腺功能减退症时的低代谢状态可以降低需氧量,保护缺血心肌。但是,甲状腺功能减退症可以使红细胞生成 2,3-二磷酸甘油减少,使氧解离曲线左移,从而使心肌梗死时心内膜下缺血加重。这一效应会使缺血组织进一步缺氧。甲状腺素治疗时可以使加重心绞痛或期前收缩,所以用量要谨慎[145-147](见案例 52-11,问题 3)。没有器质性心脏病时,洋地黄无效,甚至是有害的。甲状腺功能减退时患者对洋地黄敏感性增强,如果不减少维持量,很容易发生洋地黄中毒(见案例 52-14,问题 3)[148,149]。因为甲状腺功能减退患者的有效循环血量低,而且对血管扩张剂反应灵敏,所以硝酸盐可以导致低血压和/或昏厥。需要使用 β 受体阻滞剂时,应使用作用于心脏的高选择性 β 受体阻滞剂。非选择性的 β 受体阻滞剂可以引起冠脉痉挛,其机制是甲状腺功能减退症患者的去甲肾上腺素水平升高,α 肾上腺素能神经张力增高,而 β 受体阻滞剂可以使之进一步升高。

案例 52-11,问题 3:像 E. B. 这样患心绞痛的患者,如何进行甲状腺激素替代治疗?心脏病患者应选择何种激素替代?

长期的甲状腺功能减退症,合并动脉粥样硬化性心脏病,以及老年患者,对甲状腺激素的心脏作用较敏感。给予正常的治疗量,甚至低于治疗量时,就可能发生严重的心绞痛、心肌梗死、室上性和心室期前收缩、心力衰竭或猝死。这些情况要求甲状腺替代治疗时应特别小心,有时候不能予以足量替代剂量,以避免心脏的毒性[145-147,150]。

在开始甲状腺素治疗之前,应控制心绞痛和心脏的功能状态。如果心绞痛控制得不好,在进行激素治疗前,可行心脏冠脉导管检查准确评价冠脉的病变。为控制心绞痛的发作,可以对甲状腺功能减退症的患者施行冠状动脉搭桥手术,安全有效,并发症少,术后可以给予足量的甲状腺激素替代,而不会发生心脏毒性[151]。

给予患者 E. B. T$_4$ 治疗,起始量 12.5~25μg,在患者能够耐受的情况下,每 4~6 周增加相似的剂量,直至达到治疗剂量。药物加量的速度取决于每次加量患者的耐受性。如果发生心脏毒性,应立即停药。如果症状好转,应重新开始启用小剂量治疗,延长 2 次加量的时间间隔。如果再次出现心脏体征,在心功能检查期间应停止进一步的甲状腺素治疗。那些心脏敏感性很高的患者,很难使甲状腺功能恢复正常。对于这些患者,合适的替代剂量为既要防止发生黏液性水肿同时又不出现心脏毒性反应[147]。用药期间要监测 E. B. 的临床症状和心电图。一旦出现心脏病变恶化的征兆,应立即停药或者减量。在加量的过程中不必监测甲状腺功能(TSH 或 FT$_4$),因为在达到足量之前,检测的结果会保持在较低水平。当达到最大的耐受剂量或者估计已经达到最大治疗剂量时,再检测甲状腺功能。

对于合并心脏病变的患者,考虑到其短效性,有些人主张选用 T$_3$ 作为替代。T$_3$ 停药后,T$_3$ 的作用在 3~5 日消失,T$_4$ 的作用 7~10 日才能消失。如果发生心脏毒性,停药后 T$_3$ 的作用消失得更快,理论上来讲,这对于心脏病患者是有益的。但 T$_3$ 的效力强,要保证稳定的血药浓度,加量的过程要更细致小心,实施起来很困难,所以一般不推荐使用

T$_3$。并且口服以后,较高的血清 T$_3$ 水平可以导致更严重的心脏毒性,尤其易引起心绞痛。

亚临床甲状腺功能减退症

案例 52-12

问题 1:M. P. 53 岁,健康女性,常规体检。否认甲状腺功能减退症状并感觉良好,无其他疾病,未服用其他药物,无过敏史。常规实验室检查的结果除了 FT$_4$ 1.2ng/dl(正常值 0.8~1.4),TSH 8μU/ml(0.45~4.1),其他均在正常范围内。根据 M. P. 的临床表现和实验室检查,他是否需要甲状腺治疗?

M. P. 的 FT$_4$ 在正常范围,TSH 升高,提示有亚临床甲状腺功能减退症。流行病学研究表明亚临床甲状腺功能减退的发病率为 4%~10%,但在老年人尤其是老年女性中会升至 26%[87,88]。亚临床甲状腺功能减退是否是甲状腺功能不全的早期阶段尚不十分清楚。使用 KaplanMeier 曲线分析,未经治疗的患者在 10 年后发展为临床甲状腺功能减退症的估计风险,当 TSH 4~6μU/ml 时为 0%,TSH 6~12μU/ml 时为 42.8%,TSH>12μU/ml 时为 76.9%。甲状腺抗体阳性的患者该风险有所增加[152]。由于临床上最常见的情况是无症状,TSH<10μU/ml,甲状腺抗体阴性且既往无甲状腺疾病史,所以建议进行常规的甲状腺功能筛查,尤其是老年女性[88]。

包括精神及认知障碍等在内的轻微症状在亚临床甲状腺功能减退患者内的发生率接近 30%,但 TSH 平均水平超过 11μU/ml。包括休息时心室舒张功能和活动时收缩功能减弱在内的心功能不全以及动脉硬化、心梗等事件的发生已经报道[85,88,153-155]。显示冠心病风险增加的数据是矛盾的,它受到亚临床甲状腺功能减退症的严重程度,实验设计和随访时间长度影响。一项 meta 分析指出冠心病的风险增加 1.6 倍[156],一项横断面分析结果认为仅 TSH 在 10μU/ml 以上的患者中,相对危险度为 2.2,然而一项长达 20 年纵向分析发现有较大风险(风险比为 1.7),且与 TSH 升高的程度无关[157]。然而,一项大型前瞻性群组研究,在 10 年随访过程中,发现与动脉粥样硬化或心脏性死亡无重要关联,但全因死亡率增加[158]。一项引人注意的数据显示,来自 11 个大型的前瞻性队列研究,涉及 3 450 例亚临床甲状腺功能减退患者,调整了常规心血管因素后,发现冠心病(风险比为 1.89)和死亡率(风险比为 1.5)风险增加,但是总死亡率仅在 TSH 在 1 010μU/ml 以上时才增加[159]。冠心病或冠心病死亡率未发现与 TSH 水平轻微增高有关。

其他的因身体某一部分功能不全而表现出的不典型、非特异的症状和体征也有可能出现,甚至有可能是老年人的主要症状。精力不足、神智混乱、食欲缺乏、体重下降、大小便失禁、抑郁、行动不能、腕管综合征、耳聋、肠梗阻、贫血、高胆固醇血症和低钠血症等均有报道[87,88,153-155]。

由于研究结果相互矛盾,所以应用甲状腺素治疗亚临床甲状腺功能减退尚存争议。应用甲状腺素治疗的好处

包括：①阻止向临床甲状腺功能减退的进展；②改善脂代谢异常并降低心血管事件风险；③逆转甲状腺功能减退的症状。TSH 高水平（>10μU/ml）、有明确甲状腺疾病史、高脂血症及甲状腺抗体阳性的患者可以从甲状腺素替代治疗中获得更多的收益[85,88,152,155,160]。左甲状腺素可以明显地使总胆固醇水平降低 7.9~15.8mg/dl、LDL 降低 10mg/dl，血清 HDL 及甘油三酯无明显改变[88,154,155,160]。甲状腺素治疗后对眼压升高、记忆减退、情感障碍、躯体不适以及心脏舒张功能的改善也有报道[157,159,160,165]。

治疗老年患者的亚临床甲状腺功能减退症需要评价治疗的利弊。甲状腺替代治疗可能会加重老年患者已有的心脏病。对于 TSH>10μU/ml 的无症状患者进行甲状腺替代治疗是合理的，而那些具有轻度的甲状腺功能减退症状、血脂异常、实验室检查异常和脏器病变的患者更应该进行甲状腺替代治疗[87,88,152,154,160]。对于症状较轻的亚临床甲低的患者（TSH 6~8μIU/ml），若合并心血管风险（舒张功能不全，动脉粥样硬化性疾病，糖尿病）或具有甲低的临床指征（如甲状腺肿、抗体），进行 25~75μg/d 的替代治疗可能获益[88]。80 岁以上症状较轻的亚临床甲状腺功能减退症治疗尚无证据支持[88]。无症状的亚临床甲状腺功能减退症且 TSH<10μU/ml 的患者不需要立即治疗，但有必要保持密切随访。

由于 M.P. 没有症状且 TSH 水平<10μU/ml，所以有理由推迟治疗，并在几个月后复查 TSH。

正常 TSH 水平下的垂体功能减退症及甲状腺素替代治疗

案例 52-13

问题 1：K.N. 65 岁，女性。易疲劳、怕冷、皮肤干燥、体重增加数月。甲状腺功能检查及 DTR 在正常范围内。TSH，2.5μU/ml（正常值 0.45~4.1）。否认特殊用药史。于是，给予经验性的左甲状腺素治疗 3 个月。如何解释其 TSH 结果？基于其临床表现的甲状腺素治疗是否必需？

尽管临床症状考虑为甲状腺功能减退（易疲劳、怕冷、皮肤干燥、体重增加），但 TSH 水平提示 K.N. 甲状腺功能正常。但是由于垂体功能低下（TSH 水平可以正常或稍低）不能除外，需检查 FT₄ 水平；如果低于正常，则垂体功能减退的可能性较大。垂体功能低下是否要诊断以及 FT₄ 是否应加入甲状腺功能筛查中还有争论[161]。

如果 FT₄ 水平正常，则提示甲状腺功能正常，则垂体功能低下可以除外，而甲状腺素替代治疗也不应提倡。一项随机双盲安慰剂对照交叉临床试验发现，对于甲状腺功能检查正常但存在甲状腺功能减退表现的患者，T₄ 治疗组与安慰剂对照组相比，尽管 TSH 及 FT₄ 水平有所变化但在认知及心理的改善上无明显优势[162,163]。

K.N. 的甲状腺素治疗没必要再继续下去，因为没有证据显示这种治疗对于甲状腺正常的个体有益。

甲状腺功能亢进症

临床表现

案例 52-14

问题 1：S.K. 48 岁，女性，因心肌梗死入院。主诉包括胸痛，服硝酸甘油不缓解，活动后气促增加，精神紧张，心悸，肌肉无力，食欲增加体重却下降，以及鼻出血；同时皮肤易发生瘀伤。患者有深静脉血栓病史，平素服用华法林 5mg/d；最近一次国际标准化比值（international normalized ratio，INR）1.8（正常值 1，治疗值 2~3）。患心绞痛，服用硝酸甘油 0.4mg；充血性心力衰竭，服用地高辛 0.25mg/d。

体格检查发现患者消瘦，面部潮红，运动功能亢进，精神紧张。血压 180/90mmHg，脉搏不齐，130 次/min；呼吸频率 30 次/min，体温 37.5℃。其他阳性体征包括：视物眼睑迟滞，眼球突出，视力下降，甲状腺弥漫性肿大，未见结节；甲状腺左叶可闻及杂音，颈静脉怒张，双肺底湿啰音，皮肤温暖潮湿，多处淤斑，新发房颤，轻度腹泻，肝脏增大，肢端病变，可凹性水肿 2+，细颤，近端肌乏力，月经稀少不规律。

实验室检查如下：
FT₄：2.9ng/dl（正常值 0.8~1.4）
TSH：<0.5μU/ml（正常值 0.45~4.1）
24 小时 RAIU：80%（正常值 5%~35%）
INR：4.8（正常值 1，治疗值 2~3）
TPA：200IU/ml（正常值<0.8）
ALP：200U/L
TBIL：1.1mg/dl
AST：60U/L
ALT：55U/L
RAI 扫描提示甲状腺弥漫性肿大，是正常大小的 3~4 倍。哪些实验室检查和临床表现提示 S.K. 患甲状腺功能亢进症？

S.K. 的临床表现和实验室检查结果[164]与 T₄ 过多引起的高代谢状态有关（见表 52-5）。她的眼部症状与 Graves 病的表现相一致，包括眼睑迟滞（向下看时，眼睑滞后于眼球下落，上眼睑和角膜之间可见一窄条白色的巩膜，呈凝视状）、眼病（眼球突出）及视力减退。甲状腺杂音、心悸、劳力性呼吸困难、充血性心力衰竭恶化（颈静脉怒张，双肺底啰音，水肿，肝大）、腹泻、月经稀少不规律、精神紧张、震颤、肢体乏力、体重下降、食欲亢进、多汗、皮肤潮红均与代谢亢进状态相关。尽管窦性心动过速是甲状腺功能亢进症最常见的心律失常表现，但 5%~20% 甲状腺功能亢进症患者以新发房颤为主要症状，尤其是大于 70 岁的患者[165]。结合 S.K. 的症状：FT₄ 升高，TSH 水平检测不出、RAIU 增高、TPO 抗体阳性，以及弥漫性甲状腺肿大可以确诊为 Graves 病。她的心功能状况和其他疾病因甲状腺功能亢进症而加

低凝血酶原血症

案例 52-14，问题 2：哪些因素导致了 S. K. 的低凝血酶原血症？这对她后续药物治疗有何影响？

S. K. 的低凝血酶原血症和出血倾向可能与华法林作用增强有关。这或许是因为华法林在肝脏的代谢减少（继发于肝脏淤血），但 S. K. 的症状更可能是甲状腺功能亢进症与华法林对维生素 K 依赖性凝血因子联合作用的结果。

华法林代谢

华法林和维生素 K 依赖性凝血因子的代谢过程会受到甲状腺功能状态的影响。甲状腺功能亢进症患者血液循环中的维生素 K 依赖性的凝血因子水平通常不会发生变化，因为这些因子的合成和分解都在增加。然而，当华法林诱导的凝血因子合成减少与甲状腺功能亢进症诱导的凝血因子分解加速同时发生时，华法林的抗凝作用就会增强[12,166]。这或许可以解释 S. K. INR 的升高、皮肤淤斑及鼻衄的病史。

甲状腺功能减退症则情况相反，其凝血因子的代谢和合成均减慢。由于甲状腺功能减退症患者的凝血因子清除较慢，因此口服抗凝药的起效时间就会相对延迟[12,166]。因此，想要达到相同的抗凝疗效，甲状腺功能亢进症患者需要减少华法林用量，而甲状腺功能减退症患者需要增加用量。甲状腺功能异常的患者使用华法林时，应密切监测凝血功能，并根据甲状腺功能的变化调整剂量。

硫脲类药物的作用

S. K. 的甲状腺功能亢进症最可能用硫脲类药物治疗，必须谨慎使用。硫脲类药物，尤其是丙硫氧嘧啶（propylthiouracil，PTU），尽管很少引起低凝血酶原血症、血小板减少和出血，但仍与其发生相关[167]。硫脲类药物能抑制骨髓及凝血因子 Ⅱ、Ⅲ、Ⅶ、Ⅸ、Ⅹ 和 Ⅻ 的合成；停药后长达 2 个月，维生素 K 和凝血酶原时间仍可能处于较低水平。上述这些影响可能是肝脏合成功能发生临床不明显的改变或者肝脏毒性造成的（见案例 52-15，问题 10）[30,168-171]。通常在开始治疗后 2 周~18 个月出现症状。服用维生素 K 或输血治疗出血有效（见案例 52-15，问题 3 和 4，硫脲类药物治疗的进一步讨论）。

地高辛反应

案例 52-14，问题 3：由于持续性房颤和室性心动过速，S. K. 的地高辛剂量增加到 0.5mg/d。为什么需要如此大剂量的地高辛？控制她的心室速率还有哪些其他选择？

甲状腺功能亢进症引起的房颤通常对洋地黄的反应较差。甲状腺功能正常的房颤患者如要维持心室率 70 次/min，地高辛的日剂量从给予外源性 T₃ 治疗前的 0.2mg 要

增加到给予外源性 T₃ 治疗后的 0.8mg[172]。甲状腺功能亢进症患者可以耐受更高剂量的地高辛而没有不良反应[148,149,172]。然而，为了将心脏毒性最小化，甲状腺功能亢进症合并房颤的患者，地高辛治疗的心室律目标（如 100 次/min）要比甲状腺功能正常的房颤患者高一些。如果需要进一步减慢心室律，可以加用 β 受体阻滞剂或钙离子通道拮抗剂（如地尔硫草或维拉帕米）。与钙离子通道拮抗剂相比，β 受体阻滞剂可以更有效地控制心室率，并且较少引起低血压，除非有严重的支气管痉挛等禁忌证，则 β 受体阻滞剂为首选。

这种明显的洋地黄抵抗是由于心肌功能自身的变化、地高辛的分布容积增加以及糖苷的肾小球滤过率增加造成的[148,149,172]。相反，甲状腺功能减退症患者对洋地黄的反应过度敏感，较小的剂量就可以达到治疗效果。无论作用机制如何，需要意识到，甲状腺功能亢进症患者需要高于正常剂量的地高辛，当甲状腺功能亢进症情况被纠正以后，则应减少地高辛的初始剂量。

S. K. 应该长期坚持使用华法林抗凝，因为甲状腺功能亢进症合并房颤的患者发生系统性栓塞的患病率较高。房颤一经诊断就应立即开始抗凝治疗，直到 S. K. 的甲状腺功能恢复正常并且心律转复为窦性心律。尤其是年轻患者服用华法林的出血风险较低，所以更应该及早开始抗凝治疗。治疗之前应权衡抗凝作用的风险和效益（参见第 16 章）。由于对华法林的敏感性增高，因此我们要保证密切监测其抗凝效果（见案例 52-14，问题 2）。如果她的甲状腺功能没有恢复正常则不应该尝试心脏复律，因为无论是药物复律还是电复律，其成功率都很低。如果要实施心脏复律，那么至少应该在甲状腺功能恢复正常后的 3~4 个月[165]。

T₃ 甲状腺毒症：临床表现

案例 52-15

问题 1：C. R.，27 岁女性，3 个月间断怕热、多汗、震颤、严重肌肉无力，不能上楼。食欲亢进，体重增加。心脏搏动增强，轻度吞咽困难。有甲状腺疾病的家族史，但否认甲状腺药物服用史和颈部射线接触史。C. R. 曾接受碘剂静脉滴注治疗，症状得到改善，但治疗的过程中病情反复。患有 2 型糖尿病，通过饮食来控制；患有关节炎，每 4 个小时口服阿司匹林 650mg。没有定期随诊。

相关体格检查包括血压 180/90mmHg，脉搏 110 次/min，腱反射亢进，上睑下落迟滞，甲状腺弥漫性肿大，约为正常大小的四倍（约 100g）。实验室检查：

TT₄：6μg/dl（正常值，4.8~10.4）

FT₄：2ng/dl（正常值，0.8~1.4）

TSH：<0.01μU/ml（正常值，0.45~4.1）

TPA：350IU/ml（正常值，<0.8）

GLU：350mg/dl

评估这些实验室检查和临床表现。

C. R. 的实验室检查 TPOAb 呈阳性，甲状腺激素水平升高，可确诊为自身免疫性甲状腺功能亢进状态。然而，血

清 FT$_4$ 仅显示轻微升高,这并不符合其严重的临床症状、TSH 水平显著降低,以及其他实验室检查。阿司匹林可将 T$_4$ 从 TBG 置换下来,因此可以解释为什么 TT$_4$ 处于正常范围的较低水平(见案例 52-2)。应该考虑可能是甲状腺功能亢进症的特殊类型——T$_3$ 型甲状腺功能亢进症。其临床特点包括甲状腺功能亢进症的体征和症状,FT$_4$ 正常或正常高限,TSH 水平检测不出,以及 T$_3$ 水平升高。T$_3$ 升高是由于甲状腺优先分泌 T$_3$,以及外周 T$_4$ 向 T$_3$ 转化。诊断此病必须检测 T$_3$ 水平。

无症状性的 T$_3$ 水平升高常在 T$_4$ 升高以及明显的甲状腺功能亢进症症状出现之前。T$_3$ 型甲状腺功能亢进症可能标志着典型 T$_4$ 型甲状腺功能亢进症的早期阶段,这有助于早期诊断,也可以作为硫脲类药物治疗中止后复发的早期标志。

碘剂

案例 52-15,问题 2:为什么起初滴注碘剂可改善 C. R. 的症状,而后来却无效? 何时使用碘剂治疗? 作用的机制是什么?

碘剂的作用包括:抑制甲状腺激素释放,通过阻断碘的有机化作用减少碘化酪氨酸和碘甲状腺原氨酸的合成,减少甲状腺的血流[173]。但是大剂量的碘为甲状腺激素的合成提供了大量的底物,从而使甲状腺功能亢进症加重(见案例 52-24)[28,173]。

外源性碘对甲状腺内碘的有机化过程的抑制作用称为 Wolff-Chaikoff 效应。这是甲状腺正常的内在自我调节功能,以防止碘负荷过大时过多地合成甲状腺激素。当甲状腺内碘的浓度达到临界水平时,Wolff-Chaikoff 效应就会发生,并且 TSH 刺激不会抵消这种效应。但是,正如 C. R. 所呈现的那样,如果继续使用碘剂,甲状腺可以"避开"这种阻断效应。甲状腺通过减少碘的转运或"漏出"碘而有效避开。这两种机制都可以降低甲状腺内碘的临界水平,从而减弱对碘有机化的阻断作用。C. R 的表现就很好地展现了这种作用。因此,碘不应作为 Graves 病的首选治疗方法。

相反,有些患者对碘剂治疗反应良好,例如:①患者甲状腺内已储存较大量的碘(如"热结节",Graves 病);②碘有机化过程中的结合机制受损(如桥本甲状腺炎);③药物引起的甲状腺功能紊乱(见案例 52-23 和案例 52-24);④Graves 病经过放射性碘或手术治疗后甲状腺功能正常,并且未曾接受过甲状腺替代治疗。

这些患者对碘较敏感,小剂量的碘就可以引起 Wolff-Chaikoff 效应,使甲状腺功能亢进症症状改善,或引起甲状腺功能减退症[16,28,173]。因此,手术或放射性碘后复发的甲状腺功能亢进患者可以单用碘剂治疗。

碘剂最重要的药理作用是当给予 6mg/d 的剂量时,能够迅速抑制甲状腺激素释放[16,173]。其机制尚未明确,但与 Wolff-Chaikoff 效应无关,因为后者在给药几周后才出现。与 Wolff-Chaikoff 效应不同,这一作用可受到 TSH 分泌增加的影响而被部分抵消。因此,正常的甲状腺可以在 7~14 日内避开这种作用,因为甲状腺激素释放受到抑制可以刺

激 TSH 分泌反射性增加。甲状腺功能亢进症患者在碘治疗初期的 2~7 日内症状会有所改善,主要是由于碘抑制甲状腺激素的释放。碘的这种快速起效的特点使其被用于治疗甲状腺危象,以及等待硫脲类药物和放射性碘起效之前用来改善症状。

甲状腺手术前 2 周给予大剂量的碘,可使腺体缩小、血流减少、脆性降低,从而增加甲状腺的韧性。碘通过诱导甲状腺状态恢复正常,使手术简单易行,并且降低术后并发症的风险[173]。

稳定的碘能够口服,包括味道较差的卢戈氏碘溶液(5%的碘和 10%的碘化钾),含碘量为 8mg/滴;口感较好的饱和碘化钾溶液(saturated solution of potassium iodide, SS-KI),含碘 50mg/滴[179]。最小有效日剂量为 6mg[173],但多用较大的剂量(如饱和碘溶液每次 5~10 滴,每日 4 次)。

碘治疗的优点有简单、廉价、相对无毒、无腺体破坏。缺点包括"逸脱"、加重甲状腺功能亢进症症状、过敏反应、停药后复发,如果放射性碘治疗前使用会影响治疗效果。

治疗方法

案例 52-15,问题 3:C. R. 可采用的各种治疗方法的优点和缺点分别是什么?

治疗 Graves 相关性甲状腺功能亢进症有 3 种主要方法:硫脲类药物、放射性碘和手术(表 52-10)[174]。大多数情况下,可以选择 3 种方法中的任意 1 种,但哪种治疗方法最有效仍具有争议。通常最终选择哪种治疗方法是经验性的,根据医师可获得的医疗资源及患者的意愿来决定。1 篇刊登在主流内分泌杂志上的治疗指南综述显示放射性碘是最常用的治疗方法,而手术是最少采用的[174]。高龄、心脏病、合并眼病以及毒性多结节性甲状腺肿引起的甲状腺功能亢进症患者最好选用放射性碘。对药物不耐受的妊娠妇女,存在梗阻症状时,或怀疑有恶性疾病时最好选用手术治疗。

硫脲类药物

对于儿童、妊娠妇女和没有并发症的 Graves 病年轻患者,倾向于用硫脲类药物治疗[164,175,176]。这是保留甲状腺完整性,不导致甲状腺功能永久性减退的唯一方法,而放射性碘和手术治疗则会带来这一风险。

因为 Graves 甲状腺功能亢进症有自限性,所以硫脲类药物主要用来控制症状直到发生自行缓解。放射性碘和手术治疗之前应给予硫脲类药物,耗竭甲状腺内储存的甲状腺激素,这可以防止继发甲状腺危象。尽管硫脲类药物对于毒性结节性甲状腺功能亢进症也有效,但后者无法进行自发缓解,因而还需要疗效更肯定的治疗方法(手术或放射性碘)。

硫脲类药物的缺点包括服用量大、患者依从性差、可能有药物毒性、疗程长、停药后缓解率低(见案例 52-16)。

C. R. 服用硫脲类药物还有一些潜在的弊端。她的甲状腺相对较大、病情严重,使得预后自发缓解的效果差;如

表 52-10

甲状腺功能亢进症的治疗[87-89]

治疗方法	药物/剂量	作用机制	毒性	适应证
一线治疗				
硫脲类药物				
甲巯咪唑（他巴唑）5 和 10mg 片剂；也可制成直肠栓剂[179]	甲巯咪唑 30～40mg 1 次或分成 2 次口服（最大量：60mg/d）坚持 6～8 周或至甲状腺功能正常，然后维持 5～10mg/d 口服，12～18 个月	阻断甲状腺激素合成过程的有机化，不阻断 T_4 转化为 T_3	皮疹，消化道症状，关节痛，胆汁淤积性黄疸，粒细胞缺乏，先天性皮肤发育不全，妊娠胚胎病综合征（只有甲巯咪唑）	适用于成人/儿童，不包括甲状腺危象和妊娠初期 3 个月（见 PTU）。每日服药 1 次可提高依从性
PTU 丙硫氧嘧啶 50mg 片剂；可制成直肠给药配方[177,178]	100～200mg 每 6～8 小时口服 1 次（最大量：1 200mg/d）坚持 6～8 周或直至甲状腺功能恢复正常；然后维持 50～150mg 每日口服 1 次，12～18 个月	与甲巯咪唑类似，并且阻断外周 T_4 转化为 T_3（只有 PTU）	肝炎，某些是致死性的。与甲巯咪唑类似	适用于甲状腺危象，妊娠初期 3 个月
手术				
	术前准备碘剂、甲巯咪唑或 β 受体阻滞剂；见详细术前准备	甲状腺近全切除术	甲状腺功能减退症，瘢痕，甲状旁腺功能减退，手术和麻醉风险，声带损害	肿物阻塞，窒息，恶性肿瘤，妊娠中期 3 个月，对放射性碘和甲巯咪唑有禁忌证
放射性碘				
	^{131}I 放射性同位素；80～100μCi/g 甲状腺组织。平均剂量约为 10mCi；眼病患者提前用糖皮质激素治疗	腺体破坏	甲状腺功能减退症；眼病恶化；辐射引起的白血病；基因损害；恶性肿瘤；罕见的辐射病	手术风险较低或有心脏病的成人和老年患者；有甲状腺手术病史；使用甲巯咪唑有禁忌证；在儿童中应用逐渐增加
一线治疗的辅助治疗				
碘				
卢戈溶液 8mg/滴（5%碘，10%碘化钾）；饱和的碘化钾溶液 50mg/滴	每次 5～10 滴，每日 3 次，术前 10～14 日坚持口服；最小有效剂量 6mg/d	↓腺体血流，↑坚韧度；阻断甲状腺激素释放	超敏反应，皮疹，黏膜溃疡，过敏反应，金属味觉，鼻液溢，腮腺和颌下肿胀；胎儿甲状腺肿大和死亡	甲状腺术前准备；甲状腺危象，症状性缓解。不可在放射性碘之前使用或妊娠期长期使用
β受体阻滞剂				
普萘洛尔或其他等效 β 受体阻滞剂。避免 ISA	普萘洛尔每 6 小时口服 10～40mg，必要时服用以控制心率<100 次/min；缓慢静脉滴注 0.5～1mg	阻断甲状腺激素在外周的作用，对原发病无效；阻断 T_4 向 T_3 转化	与 β 受体阻滞相关；心动过缓，CHF，阻断低血糖时的升血糖反应，支气管痉挛，高剂量时 CNS 症状；胎儿心动过缓	等待硫脲类药物和放射性碘起效时缓解症状；术前准备；甲状腺危象

表 52-10

甲状腺功能亢进症的治疗[87-89]（续）

治疗方法	药物/剂量	作用机制	毒性	适应证
钙离子通道拮抗剂				
	地尔硫草120mg 每日3～4次口服或必要时维拉帕米80～120mg每日3～4次以控制心率<100 次/min	阻断甲状腺激素在外周的作用，对原发病无效	心动过缓，外周水肿，CHF，头痛，潮红，低血压，头晕	对于不能耐受β受体阻滞剂的患者，作为替代剂来缓解甲状腺功能亢进症症状
糖皮质激素				
	泼尼松或等效糖皮质激素50～140mg每日分2次口服；甲状腺危象：每6小时静脉注射氢化可的松50～100mg或等效糖皮质激素	↓TSI，抑制炎症反应；阻断T₄向T₃转化	激素治疗并发症	眼部病变，甲状腺危象（静脉注射皮质类固醇），胫前黏液性水肿，合并眼病的患者行放射性碘治疗之前预处理

CHF，充血性心力衰竭；CNS，中枢神经系统；ISA，内在拟交感活性；PTU，丙硫氧嘧啶；T₃，三碘甲状腺原氨酸；T₄，甲状腺素；TSI，甲状腺刺激免疫球蛋白；μCi，微居里。

果先前的碘治疗增加了甲状腺内储存的甲状腺激素，则会使硫脲类药物起效延迟；另外，她的依从性差，吞咽困难，可能需要其他治疗手段。而硫脲类药物可制备后经直肠途径给药[177-179]。

手术

手术的适应证有[164,180-182]：①疑似恶性肿瘤；②食管阻塞，出现吞咽困难；③出现呼吸困难；④有使用硫脲类药物（例如过敏）和放射性碘（例如妊娠）的禁忌证；⑤甲状腺巨大，用放射性碘和硫脲类药物治疗很难逆转的甲状腺肿大；⑥患者意愿。一些争论认为手术在 Graves 病的治疗中未充分使用[180]。一项比较3种方法的前瞻性、随机试验显示，手术治疗较放射性碘和硫脲类药物而言，可以使甲状腺功能较快恢复正常，且复发率更低[181]。一项纳入35篇研究、7 241例 Graves 病患者的 meta 分析发现，甲状腺手术切除的成功率为92%，且甲状腺功能亢进症的复发率很低（7.2%）[183]。如果用药物治疗后甲状腺肿大不能逆转，C. R. 的吞咽困难持续存在，则应该进行手术治疗。如果择期手术，必须使 C. R 的甲状腺功能恢复正常，以防止术后 T₄ 水平骤然升高，继发甲状腺危象（见案例52-22，问题1）。有经验的外科医师应该选择甲状腺全切除或近全切除，而不是次全切除[180,182,183]。尽管甲状腺次全切除可以避免甲状腺全切除引起的甲状腺功能减退症风险，但是甲状腺功能亢进症复发的可能性会与残留甲状腺组织的多少成比例增加[180,181]。如果甲状腺次全切除后甲状腺功能亢进症复发，应选择放射性碘，因为2次手术会增加术后并发症的风险。

如果手术医师经验丰富，患者术前准备充分，术后并发症的发生率是很低的。手术治疗的不足是费用高、需要住院、会引起甲状腺功能减退症、有一定术后并发症的风险，以及患者对手术的恐惧（见案例52-15，问题12）[180,181,183]。

放射性碘

放射性碘（radioactive iodine，RAI），是在美国最常用的治疗方法，被首选用来治疗：①虚弱、心脏病变或者高龄不适合手术治疗的患者；②药物治疗无效或出现药物不良反应患者；③手术后甲状腺功能亢进症复发的患者[164,174,181,184]。

妊娠是放射性碘使用的绝对禁忌证。曾经因为担心放射性碘可能会导致遗传缺陷或肿瘤，而在所有年龄介于20～35岁的患者都限制使用放射性碘。然而，在经过50多年临床经验证实放射性碘安全、有效后，在青少年中的使用正在增加[184-187]。没有关于注射¹³¹I引起遗传缺陷的报道，并且性腺接受的辐射剂量<3rad，与其他辐射性诊断检查（例如钡灌肠）接受的剂量相当[188]。接受¹³¹I治疗患白血病和恶性肿瘤的发生率并不会比接受药物治疗或手术的患者高[185,189]。在一项98名青少年患者接受¹³¹I治疗后随访36年的回顾性研究中，没有发现甲状腺癌和白血病的报道[187]。有意思的是，接受放射性碘治疗的患者，在经过机场安检扫描终端时可能引发放射性检测器，因此这类患者应该在治疗后至少12周以内，需携带医疗文书通过安检[190,191]。

尽管放射性碘无痛、有效、经济、快捷，但是对其放射性、恶性肿瘤一些未经证实的担忧，以及甲状腺功能减退症高发生率都可能限制了该方法的应用。另外放射性碘可以安全的使用于非妊娠期的年轻患者。然而，C. R. 先前用过碘剂治疗，稀释了体内的¹³¹I。因此在3～6个月内放射性碘不可能达到治疗浓度。

硫脲类药物治疗

丙硫氧嘧啶和甲巯咪唑

案例 52-15,问题 4: C. R. 在检测了基线 FT₄ 和 TSH 水平之后开始服用 PTU,起始剂量每 8 小时 200mg。3 周后,她气愤地抱怨症状加重、药物无效;她很不情愿地承认因为吞咽困难、恶心、呕吐、腹泻、虚弱、咳嗽、咽喉痛等原因没有按时服药。PTU 和甲巯咪唑治疗甲状腺功能亢进症的优点有哪些?

两种硫脲类药物治疗甲状腺功能亢进症均有效。硫脲类药物的抗甲状腺作用主要是阻断碘的有机化过程,从而抑制甲状腺激素的合成[175,176]。甲状腺自身抗体的生成也可能会受到抑制。对于大多数甲状腺功能亢进症成人和儿童,应首选甲巯咪唑,因为有越来越多关于 PTU 导致肝炎的报道,其中某些甚至是致死性的。PTU 应该用于甲状腺危象和妊娠初期 3 个月(因为甲巯咪唑有罕见的致畸性)、对甲巯咪唑过敏的患者(除了粒细胞缺乏症和肝炎)以及不适于用放射性碘和手术的患者[30,169]。

剂量和服用方法

甲巯咪唑用药初期单剂量给药即可起效,而相比之下 PTU 则需多剂量给药才能使甲状腺功能达到正常[175,176]。尽管曾试过 PTU 单剂量给药,但每日多次给药才更有效。与 PTU 相比,甲巯咪唑肝毒性更小、价格更低,每日服用的量少,也没有苦味。然而在甲状腺危象时却更倾向于使用 PTU,因为与甲巯咪唑不同,PTU 还可以阻断外周 T₄ 向 T₃ 转化[192]。服用 PTU 24~48 小时以内,外周 T₃ 合成即可下降 25%~40%,这是由于 PTU 起效快速所致。与甲巯咪唑和碘剂合用相比,合用 PTU 和碘剂 T₃ 水平和 T₃:T₄ 的比值下降的更为显著。而且,妊娠初期 3 个月使用 PTU 优于甲巯咪唑(见案例 52-18)。

案例 52-15,问题 5: 为什么 C. R. 用硫脲类药物治疗无效? PTU 的剂量合适吗?

C. R. 的治疗反应欠佳表明她对硫脲类药物给药方案依从性较差,或是由于先前腺体内碘负荷造成的药物延迟反应。

硫脲类药物起效缓慢,因为它们主要阻断激素的合成而不是释放。因此,甲状腺激素会继续分泌直至腺体内储存的激素耗竭。如果给予足够的剂量,2~3 周后可以改善临床症状[176]。

PTU 的剂量要适当。硫脲类药物的剂量包括两个阶段:初始治疗达到甲状腺功能正常,然后维持治疗达到缓解。起始时,如同 C. R. 所采用的那样,PTU 要分 3~4 次给予高剂量来达到阻断作用(400~800mg/d,依据甲状腺功能亢进症的严重程度)[164,175,176]。在严重甲状腺功能亢进症或甲状腺危象时,偶尔需要 1 200mg/d 的 PTU 或等效药

物[192]。也可使用等效剂量的甲巯咪唑(相同毫克数的甲巯咪唑比 PTU 的效力大 10 倍)。然而,要使甲状腺功能恢复正常,通常甲巯咪唑的用量不必多于 40mg/d[164,175,176]。甲巯咪唑的毒性也很少见(见案例 52-15,问题 10 和 11)。硫脲类耐药现象很少发生,大多数疗效不佳是因为患者的依从性不好,就像 C. R. 那样。

PTU 服药次数多也妨碍了 C. R. 的依从性。PTU 的血浆半衰期较短(1.5 小时),但是给药间隔取决于甲状腺内的药物浓度,因为后者与药物的抗甲状腺作用有关[176]。PTU 必须每 6~8 小时给药 1 次,如果是严重的甲状腺功能亢进症或者甲状腺危象时可以每 4 小时给药 1 次。相比之下,甲巯咪唑的血浆半衰期为 6~8 小时,在甲状腺内可以维持 20 小时,作用可以持续长达 40 小时[176,193]。

当一日需要多次服药时,很难确定 PTU 依从性是否较差。对于 C. R. 的最佳选择是换用甲巯咪唑 30~40mg,每日 1 次来提高依从性,或者分 2 次服用减少胃肠道反应。在服用甲巯咪唑 4~6 周甲状腺功能恢复正常后,日常剂量可以每月逐渐减少 25%~30%,达到维持甲状腺功能正常的最小剂量,通常是甲巯咪唑 5~10mg/d。如果在给予足量的硫脲类药物的前提下 C. R. 的甲状腺功能亢进症仍不好转,最有可能的原因是依从性不好。

治疗监测

案例 52-15,问题 6: 监测硫脲类药物的疗效和毒副作用,需要额外获得哪些客观指标?

在给予硫脲类药物治疗前,应测定 FT₄ 和 TSH 的基线水平。白细胞计数(white blood cell,WBC)及分类亦有助于鉴别甲状腺功能亢进症合并白细胞减少症和药物引起的白细胞减少症或粒细胞缺乏症(见案例 52-15,问题 11)。基线肝功能检查能够协助评估硫脲类药物引起的肝脏毒性(见案例 52-15,问题 10)。治疗 4~6 周后或者改变治疗剂量 4~6 周后,应复查 FT₄ 和 TSH。服用维持量时如果患者的甲状腺功能保持正常,就可以 3~6 个月复查 1 次。

疗程

案例 52-15,问题 7: C. R. 服用硫脲类药物要多久?

尽管缺少关于最佳治疗周期的数据,按照传统,硫脲类药物的疗程为 1~2 年[164,175,176]。治疗的目标是控制 Graves 病的症状直到自发缓解。Graves 病的自发缓解率为 30%~50%,但是复发率较高[194]。因为不知道何时以及是否会发生自发缓解,所以可以理解为什么最佳治疗周期不明确。以前主张采用短程治疗(小于 6 个月)来节省时间和费用、改善依从性,因为早期的研究表明短程治疗的缓解率与长程治疗相当。然而,现在不推荐短程治疗,因为通过对短程疗法的患者进行长期随访发现这种方法缓解率较低[175,176]。

大部分数据都支持 12~18 个月的疗程以达到约 60% 的缓解率[175,176,195,196]。两项前瞻性随机试验表明由 6 个月

延长至 18 个月的治疗可使患者获益,而 42 个月的疗程与 18 个月相比未见显著获益[195,196]。然而,另一项回顾性研究观察到,疗程大于 12 个月的缓解率仅为 17.5%[197]。这些结果差异强调说明了最佳的治疗时间取决于自发缓解的时间,而自发缓解则受患者高变异性的影响。然而,对于依从性比较好的患者可以服药 1～2 年。如果停药不久甲状腺功能亢进症复发,可以重新开始治疗。如果没有发生不良反应,也不采取放射性碘或手术治疗,甲巯咪唑可以持续使用。对于 C. R. 来说,鉴于她的依从性不好,这个目标恐怕很难达到。

注意事项

> 案例 52-15,问题 8:甲巯咪唑对 C. R. 的其他疾病有何影响?

甲状腺功能亢进症主要是通过增加肝脏基础葡萄糖生成,以及胰岛素的新陈代谢,从而诱导或加重糖尿病[198]。因此,硫脲类药物的有效治疗有助于控制 C. R. 的 2 型糖尿病。

尽管硫脲类药物与红斑狼疮、狼疮样综合征和血管炎的发生相关,但 C. R. 的关节炎应该不会受到影响[176,199]。这些不良反应很罕见,其发生率<0.1%。狼疮样综合征的表现有皮肤溃疡、脾大、迁移性多发性关节炎、胸膜炎、心包炎、动脉周炎和肾脏病变。当结缔组织发生病变,相关血清学检查也会异常:血球蛋白过高,皮肤红斑狼疮阳性,抗核抗体阳性。给予充足糖皮质激素治疗,然后停止硫脲类药物后可以恢复。由于甲巯咪唑与 PTU 可能发生交叉反应,所以出现这些反应的患者应选择手术治疗或放射性碘治疗。C. R. 在治疗的过程中应注意监测狼疮样不良反应,但是这种综合征很少出现,治疗相对安全。

辅助治疗

> 案例 52-15,问题 9:在等待硫脲类药物起效之前可以给予哪些辅助治疗来减轻 C. R. 的症状吗?

碘剂(见案例 52-15,问题 2),没有内在拟交感活性的 β-肾上腺素受体阻滞剂或钙离子拮抗剂可以用来减轻一些 C. R. 的症状[200,201]。由于 C. R. 先前应用碘剂并无效,所以可以尝试 β 受体阻滞剂。

β 受体阻滞剂可快速减轻甲状腺功能亢进症相关的神经过敏、心悸、乏力、体重减轻、多汗、怕热和震颤等症状,这是因为许多症状和体征都是由于交感神经过度兴奋引起的[164,200]。而交感神经过度兴奋则是因为 β 肾上腺素受体数量增加,而非儿茶酚胺的水平升高。由于 β 受体阻滞剂不会显著影响原发病的进程及甲状腺激素的水平,所以患者一般仍保持轻微的甲状腺功能亢进症症状,体重也不会增加。所以,β 受体阻滞剂不能单独用来治疗甲状腺功能亢进症。

所有无内在拟交感活性的 β 受体阻滞剂(阿替洛尔、美托洛尔、普萘洛尔)都可以缓解甲状腺功能亢进症的症状,但只有普萘洛尔能够显著抑制 T_4 向 T_3 的外周转化[200]。除了 T_3 水平轻度下降,甲状腺功能检查结果不受影响。

总之,β 受体阻滞剂可作为:①甲状腺危象的有效辅助治疗药物;②术前准备用药;③妊娠期甲状腺功能亢进症的短期治疗[180,192,200]。惊喜的是,普萘洛尔还可以改善甲状腺功能亢进症的神经肌肉症状,包括甲状腺功能亢进症毒性的周期性瘫痪。目前的治疗指南推荐合并有心脏病或静息心率超过每分钟 90 次的老年患者,使用 β 受体阻滞剂作为辅助治疗[34]。

当存在 β 受体阻滞禁忌证时,地尔硫䓬或维拉帕米可以作为有效的替代物[201]。地尔硫䓬 120mg,每日 3～4 次。而二氢吡啶类钙离子通道拮抗剂未必有效。

由于 C. R. 有糖尿病病史,因此我们要考虑 β 受体阻滞剂对糖尿病患者的影响(参见第 53 章)。使用 β 受体阻滞剂时,如果在患者的治疗中可造成血糖过低,最好选用心脏选择性的 β 受体阻滞剂。应该基于甲状腺功能亢进症临床症状及客观指标的缓解,比如心率的减慢,来决定适宜的剂量。最初美托洛尔可以服用 25～50mg,每日 2 次,滴定剂量以维持心率降至 90 次/min 以下。另外还可以选择地尔硫䓬、维拉帕米或碘剂。

不良反应

> 案例 52-15,问题 10:体检时发现 C. R. 两腿胫前各有一块区域感觉瘙痒,可见几处红色斑丘疹,且腹胀。出现这些反应需要停用 PTU 吗?

硫脲类皮疹

C. R. 的表现可能是 PTU 引起的皮疹,但瘙痒区域的位置提示也可能为胫前黏液性水肿或者 Graves 病的皮肤病变。大约 4%合并浸润性突眼的 Graves 病患者也会出现皮肤病变。由于黏多糖沉积和毛囊粗大,皮肤增厚,出现红斑,按之不会凹陷。也会出现瘙痒和疼痛。治疗方法包括局部使用糖皮质激素,控制 Graves 病以及心理安慰。

服用硫脲类药物的患者中有 5%～6%可出现皮肤瘙痒性的红斑丘疹[176]。皮疹可出现在任何时间,但多见于治疗初期。如果皮疹很轻,可以不必停药,同时给予抗组胺药或局部使用糖皮质激素控制症状;这类型皮疹一般也会自发消退。或者,也可以换用另一种硫脲类药物,因为这种不良反应的交叉敏感性很少见。如果出现荨麻疹或者皮疹与药物的其他全身不良反应同时出现(如发热、关节痛),应停用硫脲类药物。

肝炎

C. R. 出现的恶心、呕吐、腹泻、乏力和腹胀等症状需要进一步评估。这些症状可能与 PTU 引起的轻微胃肠道反应有关或者是由于患者的依从性不好导致了甲状腺危象(见案例 52-22,问题 1),或者更加严重的是 PTU 引起了肝炎。PTU 引起严重肝脏毒性的发生率为 0.1%,由此导致的肝移植或肝衰竭，儿童多见[30,169,202,203]。尽管肝脏毒性本质上是肝细胞性的，但也有胆汁淤积、肝坏死和暴发性肝衰竭的报道[168,170,176]。给予 PTU 治疗的前 2 个月内，大约 30% 的患者会出现转氨酶一过性升高，但没有症状，不需要停药[168]。在 PTU 减到维持量后的 3 个月内肝酶可以降至正常。然而，如果患者出现了肝炎的临床表现则需要立刻停药，以保证肝功能完全恢复。PTU 诱导肝脏毒性的机制可能与自身免疫有关，因为血液循环中可以检测到自身抗体，体外可以检测到 PTU 致敏的外周淋巴细胞[170]。临床表现明显的肝炎多发生在 PTU 治疗的前 2 个月，与药物剂量无关。相反，甲巯咪唑很少引起胆汁淤积性黄疸，只有在老年患者或药物剂量较大时容易出现（>40mg/d）[171]。硫脲类药物引起肝炎时，不主张换用其他的硫脲类药物，因为有过死亡的报道。对于这样的患者，可以进行放射碘或手术治疗。

对于 C.R. 来说，在等待甲状腺功能检查、转氨酶和胆红素结果时就应该停用 PTU。由于患者没有临床症状，所以不推荐在服用硫脲类药物治疗期间常规监测肝功能。但是对于有肝病病史及有肝炎危险因素（如饮酒）的患者应该常规监测肝功能。所有服用硫脲类药物的患者在开始治疗的前 2 个月都要密切观察肝炎的临床症状，必要时可以检查肝功能。

粒细胞缺乏症

案例 52-15,问题 11：评估 C.R. 关于咽喉疼和咳嗽的主诉。

C.R. 的主诉不能被轻易忽略，因为这些症状可能预示着 PTU 引起的粒细胞缺乏。粒细胞缺乏（中性粒细胞 <500/μl）是硫脲类药物引起的最严重的血液系统不良反应，对于 C.R. 要高度怀疑是粒细胞缺乏症[176,204]。相比之下，硫脲类药物引起的白细胞减少通常是一过性的，不会进一步引起粒细胞缺乏，也不预示着治疗中断。应该仔细询问 C.R. 的病史。当患者的体温达到 40℃ 并持续 2 日以上、感到不适或出现咽喉疼等感冒样症状，医师应高度警惕粒细胞缺乏的可能。如果主观症状和实验室检查结果都提示粒细胞缺乏，应该立即停用 PTU，检查白细胞计数和分类。一般不推荐通过常规连续测定白细胞计数来监测粒细胞缺乏症，因为后者的发生是非常突然的。相反，应该告知患者，如果出现了皮疹、发热、咽喉痛或者感冒样症状要立即就诊。然而，一项研究表明在抗甲状腺治疗的前 3 个月内每周监测白细胞计数及分类可以在感染发生前及时发现无症状的粒细胞缺乏患者[204]。

粒细胞缺乏的发生率大概为 0.5%，但范围是 0.5%~6%[176,204]。发生粒细胞缺乏的危险因素还不清楚。这一反应没有性别差异，可能是异质性的或者剂量依赖性。一些报道提出大于 40 岁或使用大剂量甲巯咪唑（>40mg/d）的患者比那些服用任何剂量的 PTU 的患者更易发生粒细胞缺乏。尽管还存在争议，但接受小剂量甲巯咪唑（<40mg/d）的患者比接受大剂量或常规剂量 PTU 的患者发生粒细胞缺乏的危险性要低[176,204]。

粒细胞缺乏主要发生在治疗的前 3 个月内，但其他时间也可以发生，最晚可以在开始硫脲类药物治疗 12 个月以后[176]。甲巯咪唑在治疗时延迟发生粒细胞缺乏比 PTU 更常见。在 55 名硫脲类药物引起粒细胞缺乏的患者中，PTU 的治疗时间（17.7±9.7 日）显著短于甲巯咪唑的治疗时间（36.9±14.5 日）[204]。硫脲类药物引起粒细胞缺乏的机制还不清楚。过敏反应（异质性）和毒性反应（剂量依赖性）都有可能。但已经证实的是自身免疫反应，血液循环系统内存在抗中性粒细胞抗体和对抗甲状腺药物致敏的淋巴细胞[205]。死亡原因通常为严重感染。

粒细胞缺乏一经诊断，应停用抗甲状腺药物，密切监测患者的感染征象，必要时给予抗生素。粒细胞集落刺激因子有助于缩短恢复时间[176,206]。如果患者开始恢复，粒细胞在几日到 3 周内在外周出现；粒细胞计数会随后很快恢复正常[204,206]。

尽管一些粒细胞缺乏的患者替代或继续硫脲类药物治疗后仍可以恢复，但再次服药的危险明显大于益处，应该选用其他的治疗方法。避免换用其他的硫脲类药物，是因为这些药物之间可能存在交叉过敏[176]。

总之，所有接受硫脲类药物治疗的患者都应该了解粒细胞缺乏的症状。如果出现这些症状，应该及时与医师或药师联系。如果患者无法与他们的医师联系，要告诉急诊医师他们服用了硫脲类药物，并且检查白细胞计数和分类。在更多的临床试验证实其为有效性和经济性的可靠指征之前，不建议常规监测白细胞计数及其分类。

术前准备

案例 52-15,问题 12：因为发生了粒细胞缺乏和肝炎，C.R. 停用 PTU。粒细胞恢复正常后，准备进行手术。在进行甲状腺切除术之前，C.R. 需要做哪些术前准备？甲状腺切除术的术后并发症有哪些？

手术时 C.R. 的甲状腺功能要求达到正常水平，防止发生甲状腺危象，甚至是死亡。一般来说，碘剂（见案例 52-15,问题 2）、硫脲类药物或普萘洛尔均可以用来恢复甲状腺功能[173,192,200]。而碘剂和普萘洛尔合用比单药使用更有效。术后甲状腺危象通常单独使用普萘洛尔，且其降低甲状腺脆性和血流的效果比碘剂差[200]。

因为 C.R. 接受硫脲类药物治疗只有 1 周的时间，其甲状腺内可能还储存着大量的甲状腺激素；因此，术前准备很有必要。

除去麻醉意外和手术风险，术后并发症还包括甲状旁腺功能减退、粘连、喉神经损伤、出血、感染和伤口愈合不良。但有经验的外科医师操作可以将并发症的发生率减少到最低[180-183,207]。甲状腺全切除出现并发症的风险要高于次全切除，但甲状腺功能亢进症复发的风险较低。甲状腺功能减退症，尤其是亚临床甲状腺功能减退症经常发生在术后第 1 年，并且术后 10 年发生率呈隐匿性升高。永久性甲状腺功能减退症的发生率从 6%~75% 不等，与残留的甲状腺组织的量成反比[180-183,207]。因此,术后应每年检查 1 次甲状腺功能。在完成甲状腺全切除术后,术后患者应给予左甲状腺素 1.7μg/(kg·d)的剂量[34]。如果由于疏忽切除了甲状旁腺,则会造成血钙过低,威胁生命。甲状腺全切除术后的患者,应该测量其血清钙离子和甲状旁腺激素浓度[34]。

硫脲类药物的复发率

案例 52-16

问题 1:B. D. ,30 岁女性,服用甲巯咪唑每日 5mg 超过 2 年。期间甲巯咪唑曾停药 2 次,每次停药后甲状腺功能亢进症均复发。她拒绝手术和放射性碘治疗。尽管经过甲巯咪唑治疗,临床上达到甲状腺功能正常,但她的腺体没有随着治疗而减小,仍然比正常的大。近期的实验室检查示 FT_4 1ng/dl(正常值 0.8~1.4),TSH 6.5μU/ml(正常值 0.45~4.1)。为什么腺体依然肿大?对于 B. D. ,有何主观和客观表现将会影响她的缓解率并且意味着她需要更长疗程的甲巯咪唑的治疗?联合 T_4 治疗有帮助吗?

TSH 水平高于正常提示:甲巯咪唑过多地抑制激素合成导致 TSH 水平升高,后者刺激甲状腺腺体肿大。解决这个问题的最简单方法是减少甲巯咪唑的维持量至每日 2.5mg 以使 TSH 值降至最低并且将腺体刺激最小化。

甲巯咪唑的长期缓解效果不尽如人意。停药后 6 年内平均缓解率为 50%(范围 14%~75%)[175,176,195-197],而复发率却高达 80%。如果随访的时间足够长,永久性缓解率通常低于 25%[175,176,208]。为什么有些患者能够缓解而有些停药就复发,其原因还尚不清楚,就像有的患者停药后 10~15 年甲状腺功能仍保持正常不是因为治疗的结果,而是桥本甲状腺炎的自然病程所致[164]。换句话说,无论采取何种治疗,Graves 甲状腺功能亢进症的自然过程可能最终是甲状腺功能减退症。某些因素对预测甲状腺功能亢进症复发和缓解有一定的作用,并且可以用来指导治疗。

长期硫脲类药物治疗(见案例 52-15,问题 7)可能通过改变 Graves 病的基本潜在病变来改善甲状腺功能亢进症的缓解率[175,195-197]。大量的研究表明在硫脲类药物治疗期间,抗甲状腺受体(TSI)和抗甲状腺微粒体抗体的滴度会下降,但在安慰剂或 β 受体阻滞剂治疗时两者没有变化[175,176,196,209]。在硫脲类药物治疗最后的 12~24 个月内,TSI 滴度很低或检测不到的患者有 45% 的机会缓解,然而完成治疗后的 1~5 年内滴度居高不下的患者缓解率却小于 10%[208-211]。那些甲状腺肿大程度较小、症状轻、不吸烟的患者其治疗效果最好。大剂量的硫脲类药物不仅不能提高缓解率,还会带来更大的毒副作用,如粒细胞缺乏、关节痛、皮炎、胃炎及肝脏毒性[175,195,208]。

一些临床特征可以预测患者有更高的缓解率,并且也可帮助帮助医师确定哪些患者在改用放射性碘或手术前需要更长时间硫脲类药物的治疗。这些临床表现有甲状腺肿不明显、症状轻、病程短、治疗过程甲状腺体积变小、不吸烟、无眼病,以及 TSI 水平很低或检测不出[176,208,209]。另外建议吸烟者戒烟以提高缓解率(见第 91 章)[212]。

一项研究初步证实,左甲状腺素联合维持量的硫脲类药物服用 1 年,之后继续单独服用左甲状腺素 1 年可明显降低硫脲类药物停药后的复发率[211]。甲状腺素和甲巯咪唑联合治疗与甲巯咪唑单独治疗相比,TSH 受体抗体滴度显著下降。接受药物联合治疗 3 年与甲巯咪唑单独治疗 3 年相比,停药后复发率亦显著降低(1.7% vs 34.7%)。遗憾的是,几个评估了甲巯咪唑联合 T_4 疗效的前瞻性研究并未证实先前这些良好的结果[208,210,213,214]。因此对这种治疗方法的支持逐渐减少,也不推荐在已经服用甲巯咪唑的基础上联合应用 T_4。

B. D. 的甲状腺肿大明显,提示长期治疗的缓解率降低。尽管硫脲类药物在患者能够耐受的情况下可以继续使用,但 B. D. 使用硫脲类药物已大于 2 年,应该考虑手术或放射性碘的治疗方法。如果她打算在今后几年内怀孕,那么选择其他的疗法就至关重要(见案例 52-18)。

亚临床甲状腺功能亢进症

案例 52-17

问题 1:J. C. ,68 岁男性,常规血液检查发现 TSH 水平 0.15μU/ml(正常值 0.45~4.1),FT_4 和 FT_3 激素水平正常。其他方面均正常,否认曾有任何甲状腺功能异常的症状。体格检查甲状腺腺体正常。患者否认甲状腺疾病家族史,且无药物服用史。应该如何解释这些检查结果?应该如何管理 J. C. 的病情?

J. C. 实验室检查结果中,TSH 值低于正常范围,游离甲状腺素水平正常,这符合亚临床甲状腺功能亢进症(subclinical hyperthyroidism,SHyper)的表现[87-89]。对于 J. C 来说,不太可能引起其 TSH 值受到抑制的原因,包括药物(如二甲双胍、贝沙罗汀、糖皮质激素)(见表 52-1),中枢性甲状腺功能低下,以及非甲状腺疾病(见案例 52-1,问题 1 和 2)[10,60]。TSH 水平受到抑制也可能是健康老年患者的正常表现。

SHyper 的危险性和有临床症状的甲状腺功能亢进症相似,包括心脏表现(例如房性和室性期前收缩、房颤、左室肥厚、舒张期功能不全),骨质疏松,高骨折风险,尤其是绝经后妇女,还会表现轻微的甲状腺功能亢进症症状[85-89]。老年患者的甲状腺功能亢进症症状,即使是临床甲状腺功能亢进症,都有可能是"淡漠型",表现不明显,这是因为交感神经系统受到损害反应减退。SHyper 的程度和房颤之间有显著的关联性,但是与逐渐增加的动脉粥样硬化性心脏病或死亡率之间的关联较低[158]。SHyper 中房颤的相对风险为 5.2,并随年龄增长、男性、FT_4 升高水平,以及 TSH 受抑制的程度而增加。在两项分别随访 10 年和 13 年的队列性研究中发现,房颤的相对风险介于 1.6~3.1,这取决于 TSH 受抑制的程度[158,215]。内源性 SHyper 患者病情将来是否会发展为有临床症状的甲状腺功能亢进症,其可能性现在尚不明确。患者甲状腺功能也许会自发恢复到正常,也许发展为甲状腺功能亢进症，或者持续 SHyper 状态。如果患者 TSH 浓度低至测不出，其病情有很大可能会发展为临床甲状腺功能亢进，这种概率每年大概为 1%～5%[88]。一项对于 2 024 名 SHyper 患者随访 7 年的研究发现，有 36% 的患者 7 年内甲状腺恢复到正常，尤其是 TSH 水平在 0.1～0.4μU/ml 的患者[216]。

对于 SHyper 的管理饱受争议，尤其是无明显临床症状的患者，因为评估其治疗结果的根据很有限[87-89]。目前指南推荐对于 Shyper（TSH<0.1μU/ml）患者，以下情况给予治疗：65 岁以上老人、绝经后妇女未进行抗骨吸收治疗者（见第 10 章）、心脏病和骨质疏松者[34,87,88]。如果 TSH 水平介于 0.1～0.45μU/ml，合并 65 岁以上老人、心脏病及甲状腺功能亢进症症状的患者，可以考虑进行治疗[34]。对于绝经后妇女，60 岁及以上老年人，有心脏病史，骨质疏松，或者甲状腺功能亢进症症状的患者，最近一篇综述推荐当其 TSH 水平<0.1μU/ml 时进行放射性碘或硫脲类药物治疗[89]。对于 TSH 水平介于 0.1～0.4μU/ml 的患者，如果有符合上述条件可以考虑进行治疗；否则不推荐进行干预，因为 TSH 可能会自行恢复正常。

应该复查 J. C. 的甲状腺功能。通过 RAIU 和扫描来确定是否有活跃区或结节导致 TSH 受抑制。因为 J. C. 健康状况一般为良好，如果存在心脏病或骨质疏松则可以考虑进行治疗；否则基于目前的证据任何干预都是不合理的。建议密切监测甲状腺功能，每 6 个月到 1 年复查 1 次。如果出现甲状腺功能亢进症症状或者心脏病、骨质疏松，则推荐进行放射性碘治疗。

妊娠期甲状腺功能亢进症

案例 52-18

问题 1： N. N.，32 岁女性，怀孕 3 个月，想知道如何治疗自己的 Graves 病。妊娠期甲状腺功能亢进症的治疗方法是什么？

0.02%～1.4% 的妊娠期妇女合并甲状腺功能亢进症，并且多在怀孕之前就已患有甲状腺功能亢进症[217]。甲状腺功能亢进症的症状在妊娠中后期会有所改善，在产后初期会加重。治疗对于防止损害胎儿和维持妊娠都至关重要。放射性碘、长期碘治疗和含碘的复合物都是妊娠期甲状腺功能亢进症的禁忌疗法，因为这些物质能够通过胎盘导致胎儿甲状腺肿和甲状腺功能缺陷[217-219]。12mg/d 的碘就可以导致新生儿甲状腺肿大和死亡。也要避免长期使用 β 受体阻滞剂，因为它可以发生胎儿呼吸抑制、胎盘过小、胎儿宫内发育迟缓、缺氧反馈受损、产后心动过缓和血糖过低[217,218]。但是，如果需要迅速控制甲状腺功能亢进症，那么短期（1～4 周）使用普萘洛尔是安全的[102,105,217-219]。在妊娠期使用碘剂仅限于甲状腺切除术前暂时使用或仅用于控制甲状腺危象[105,220]。

妊娠期甲状腺功能亢进症患者可选择手术或者硫脲类药物治疗。孕中期做好充分的术前准备，手术是很安全的。孕早期和孕晚期更宜采用硫脲类药物治疗，因为手术会引起自然流产。与甲巯咪唑相比，PTU 更适合在孕早期使用，因为鲜少有其致畸的报告；孕早期过后推荐使用甲巯咪唑，因为可以降低与 PTU 相关的肝炎风险。两种硫脲类药物同样有效[221]，其胎盘穿透率相似[222]，并且在脐带血样中甲状腺激素浓度没有明显差异[223]。一则有趣的报道指出，甲巯咪唑与先天性头皮缺损（例如发育不全）和胚胎病综合征（食管和鼻孔闭锁）有关[224-227]。不过，应用甲巯咪唑引起可逆性发育不全的发病率（2.7%）并不比 PTU（3%）或甲状腺功能亢进症对照组（6%）高[221,224,225]。所以，如果不耐受 PTU 或服药依从性不佳，甲巯咪唑在整个妊娠期应用都是安全的[217,218,221]（参见第 49 章）。

当母亲接受了大剂量的硫脲类药物治疗，即使母亲仍在甲状腺功能亢进症状态，胎儿可以出现甲状腺功能减退症和甲状腺肿[217,218]。胎儿的甲状腺大概在妊娠的 12～14 周开始有功能，因此，为了避免胎儿的甲状腺肿或功能受到抑制，建议只给予最低有效剂量的硫脲类药物。如果能将母亲的 FT_4 维持在正常范围的上三分之一（1.5～1.9ng/L），那么超过 90% 的新生儿其 FT_4 水平都会正常[105,220]。相反，如果母亲的 FT_4 水平处于正常范围的下三分之二，超过 30% 的新生儿 FT_4 都会降低[105]。对母亲甲状腺功能亢进症的控制会增加胎儿甲状腺功能减退症的风险。最初给予大剂量 PTU（最大量 300mg/d，分 3 次给药）或甲巯咪唑（20～30mg/d，每日 1 次），一旦症状得以控制，就可逐渐减量至 PTU 50～150mg/d，孕早期过后改为甲巯咪唑 5～15mg/d 直至妊娠期结束。一些 Graves 病患者在孕中可以自行得到缓解，还有一些患者在妊娠后半期可以停止硫脲类药物治疗[217]。在孕中 22～26 周需要测量促甲状腺激素受体抗体（thyrotrophin receptor antibody，TRAb）水平，因为 TRAb 水平的消失表明硫脲类药物治疗可以终止[34]。硫脲类药物的这种适当剂量既可以使母亲的甲状腺功能亢进症症状控制满意，又可以避免新生儿发生临床上明显的甲状腺功能障碍。如果需要高于最大推荐剂量的硫脲类药物来控制症状的患者，则需要考虑在孕中期手术治疗。

然而，如果患 Graves 病的母亲在妊娠期接受 PTU 治疗，即使剂量很小（100～200mg），新生儿血清中甲状腺激素的水平也会有明显的轻度下降[217,218,226]。还不太清楚血清 T_4 水平的轻度一过性下降是否会损害智力发育或对新生儿的其他方面有害。迄今为止，在子宫内接触过 PTU 或甲巯咪唑的孩子与未曾接触过的孩子相比，还没有发现他们的智力发育有明显的差异[228-230]。但是，如果在母体内暴露于 PTU>300mg/d 的孩子，其 IQ 会较低[228,229]。

尽管胎儿或新生儿的一过性甲状腺功能减退症似乎不会对其造成危险，但母亲还是应当维持轻度的甲状腺功能亢进症状态[217,218]。或许对于母体轻度甲状腺功能亢进症可以耐受良好，但是甲状腺功能减退症时母亲和胎儿则都不能耐受（见案例 52-8，问题 1）。T_4 水平应该维持在正常范围的上三分之一以减少胎儿甲状腺功能减退症的风险，因为妊娠期甲状腺功能检测结果"正常"提示孕妇实际上是甲状腺功能减退症（TBG 和 TBPA 水平升高）。治疗目标是使 TSH 维持在抑制状态（目标 0.1～0.4μU/ml），因为完全的去纠正母体的甲状腺功能亢进症会增加胎儿甲状腺功能减退症的风险[34,102]。

为了防止胎儿甲状腺肿或甲状腺功能减退症,给母亲联合甲状腺素治疗是不恰当的,因为甲状腺激素并不能进入胎儿体内循环。甲状腺补充治疗会增加硫脲类药物的使用,这样会使母体的甲状腺功能亢进症治疗复杂化,并且进一步损害胎儿甲状腺素的生成[217]。如果母体在妊娠期间没有发生甲状腺毒性,则胎儿出生是正常的。所有有Graves病病史妊娠患者,在孕期都应该监测 TSI 来评估胎儿患甲状腺功能亢进的风险[217]。母亲患 Graves 病,新生儿中有 1%~5% 也患此病;因此所有新生儿都应该评估此类情形[105,220]。最后,甲巯咪唑和 PTU 都可安全使用在哺乳期母亲上,甲巯咪唑最大剂量不得超过 10~20mg/d,或者低剂量更合适;PTU 最大剂量不得超过 200mg/d(曾有报道高至 750mg/d)[231,232]。普萘洛尔和碘剂都能够分泌到乳汁里,所以应避免使用(见第 49 章)。

放射性碘治疗

治疗前准备

案例 52-19

问题 1:B. J. ,35 岁女性,最近诊断患有 Graves 病,合并充血性心力衰竭和心绞痛。在服用甲巯咪唑 30mg/d 和卢戈液 5 滴/d 短期治疗之后,B. J. 接受了放射性碘治疗。6 个月以后,她仍然有甲状腺功能亢进症症状。评价 B. J. 治疗前的预处理对放射性碘治疗疗效的影响。

严重甲状腺功能亢进症以及合并心脏病的虚弱或老年患者应该在 RAI 治疗前接受抗甲状腺预处理,目的是耗竭体内储存的甲状腺激素,并且减少 RAI 治疗后甲状腺功能亢进症(发生在使用[131]I 治疗后的 10 日内)和甲状腺破坏后释放甲状腺激素造成的甲状腺危象[176,192,233]。而其他的甲状腺功能亢进症患者无须预处理,可以安全地接受 RAI 治疗。

RAI 治疗前不应给予卢戈氏碘溶液或其他的碘剂,因为碘会减少甲状腺对 RAI 的摄取,从而降低后者的疗效。碘的这种效应要持续几个星期。如果需要快速控制甲状腺功能亢进症的症状的话,可以在 RAI 治疗后给与碘剂 1~7 日。

RAI 治疗前可以给予硫脲类药物使甲状腺功能达到正常状态,但是这样预处理可能会降低治愈率,并增加再次RAI 治疗的概率[176,184,234]。一项纳入 14 个临床试验的 meta 分析发现 RAI 治疗前后使用硫脲类药物(PTU,甲巯咪唑,卡比马唑)会增加治疗失败的风险(相对风险 1.28;95% 置信区间,1.07~1.52),并且无论是否应用硫脲类药物,都有 32% 的可能会降低甲状腺功能减退症的风险[184]。为了促进甲状腺更好的摄取和保留[131]I,至少要在 RAI 治疗开始之前 2~3 日停用硫脲类药物[234-236]。如果必要的话,硫脲类药物可以在 RAI 治疗之后的第 3~7 日重新开始服用而不会影响 RAI 的疗效。β 受体阻滞剂在 RAI 治疗前、

中、后都可以使用,不会影响 RAI 的吸收。

B. J. 仍然有甲状腺功能亢进症症状是因为用甲巯咪唑和碘剂进行前期治疗降低了 RAI 的疗效。在 RAI 治疗前,应该给予 B. J. 普萘洛尔来减轻甲状腺功能亢进症症状,因为她只是短期的使用过硫脲类药物。在 RAI 治疗后,如果 B. J. 的心力衰竭加重,碘剂优于普萘洛尔。对于后续的 RAI 剂量,用甲巯咪唑预先治疗应该在 RAI 治疗前 2~3 日停药,因此会有一段较短的甲状腺功能亢进症持续时间。

起效时间

案例 52-19,问题 2:B. J. 在进行第 2 次 RAI 治疗后的 2 周甲状腺功能亢进症症状还没有消失。RAI 治疗何时才能起效?关于放射安全性应该教育 B. J. 注意些什么?

尽管在 1 个月内 RAI 治疗的某些疗效显著,但一般需要 6~18 周才能达到最大疗效[164,184,233]。大约 80%~90% 的患者接受单次非剥离剂量的 RAI 治疗就可以达到甲状腺功能正常,或是更为常见的甲状腺功能减退症;10%~20% 要在 2 次或多次剂量后才能达到甲状腺功能正常或甲状腺功能减退。这种起效缓慢是 RAI 的不足之处,但是可以在接收[131]I 后 1~14 日给予 β 受体阻滞剂或碘剂来快速控制甲状腺功能亢进症症状。如果需要进行 2 次 RAI 治疗,则不宜使用碘剂。也可以使用硫脲类药物,但它的起效时间会延迟 3~4 周。

再次 RAI 治疗与第 1 次至少要间隔 3 个月,除非患者的甲状腺功能亢进症很严重,否则一般推荐的间隔时间是 6 个月。在第 1 次治疗的效果达到最大之前不要给予第 2 次 RAI 治疗。虽然 B. J. 在 RAI 治疗前使用了碘剂,可能会降低甲状腺内保留[131]I 的量,但也至少要等 3 个月以后才能进行第 2 次治疗。

RAI 治疗的安全保护措施在美国并不普遍,而且在不同的地区随着 RAI 的使用剂量不同也有所差异[184]。一般来说,B. J. 应该在 5 日内避免与儿童密切接触,在 10 日内避免与孕妇密切接触,在 5 日内避免与体液密切接触。B. J. 应该避免航空旅行、公共交通,以及如果在工作活动中需要密切接触,也应避免超过 2 个小时。其他建议包括单独使用浴室设施、使用坐便以防止尿液喷洒,以及如厕后盖好盖板至少冲水 2 次等。

医源性甲状腺功能减退症

案例 52-20

问题 1:S. D. ,54 岁女性,来甲状腺门诊复诊,在此之前已经 6 个月没有随访。3 年前开始接受 RAI 治疗,1 年前因甲状腺功能亢进症复发再次 RAI 治疗。目前没有其他疾病也没有服用任何药物。轻度肥胖,颜面浮肿,穿着很厚的衣服,主诉疲劳乏力、精神很差。她反射迟钝、皮肤发凉、干燥。如何解释她的这些症状?

S. D. 的临床表现与病史和 RAI 治疗后的继发甲状腺功能减退症一致。根据 FT_4 和 TSH 水平可以明确做出诊

断。虽然在治疗后的 3~6 周会出现一过性的甲状腺功能减退症,但是医源性甲状腺功能减退症是 ^{131}I 治疗的主要并发症[164]。据报道这种医源性黏液性水肿的发生率为 7%~8%,但每年以 2.5% 的恒定速率在增加。据报道这种并发症在治疗后 1~14 年的发病率为 26%~70%[233]。

发生甲状腺功能减退症的最好预测指标是使用 ^{131}I 的总剂量。预防医源性甲状腺功能减退症的方法是计算 ^{131}I 的剂量,这可以控制甲状腺功能亢进症复发及甲状腺功能减退症发生。但是,当我们使用了低剂量的 ^{131}I 为了避免发生甲状腺功能减退症时,甲状腺功能亢进症的治愈率反而会下降而且并不会影响到甲状腺功能减退症的发生率。因此,医源性甲状腺功能减退的发生与时间有必然的联系。甲状腺功能减退症很容易治疗,并其会有治疗终点。所以应该让患者清楚 RAI 治疗后的继发性甲状腺功能减退是存在潜伏期且表现隐匿的,需要每月进行密切监测。了解 RAI 治疗后不久出现的一过性甲状腺功能减退症,应该可以减少不必要的甲状腺激素替代治疗。

突眼病

临床表现

案例 52-21

问题 1: H. R.,50 岁男性,被诊断为 Graves 病时首次出现"大眼凝视"(图 52-3)、乏力、多汗、甲状腺增大。RAI 治疗后加重了眼睛的症状。虽然甲状腺功能正常,但体格检查发现双结膜水肿充血、右眼球突出、眼睑闭合不全、视力下降。主诉畏光、流泪、易怒,吸烟后症状加重。他其他疾病包括 2 型糖尿病,服用二甲双胍和吡格列酮。H. R. 眼部的病变与 Graves 病有什么关系?

H. R. 的表现是 Graves 病浸润性突眼的症状[237-239]。Graves 病的眼征是此病最显著的病变。少数情况下,突眼会单独发生而并没有发生甲状腺功能亢进症。好在只有 3%~5% 的患者发生严重的突眼,而 25%~50% 的患者只有眼睛的一些改变。老年患者及男性患者突眼情况比女性更严重。吸烟患者常常 TSI 水平更高,眼部症状更严重[212,238,240]。

还不清楚 Graves 病时为什么眼睛和眼肌会受累,可能和突眼患者体内发现的 TSH 受体抗体有关[239]。组织学检查可见球后组织淋巴细胞浸润、黏多糖、脂肪(因为脂肪和黏多糖生成增加)和水分含量增加。眼睛的症状包括水肿、结膜水肿、流泪过多、畏光、角膜突出(突眼)、瘢痕、溃疡、眼外肌麻痹使眼球运动障碍、视网膜和视神经损伤致盲。

眼部疾病可以发生在任何时期而且经常是双侧的。一旦甲状腺功能恢复正常,眼部症状常常可以恢复或保持稳定;但是,一些案例在甲状腺功能正常期间或 RAI 治疗后病情依旧会发展(见案例 52-21,问题 2)。吡格列酮通过刺激脂肪合成及增加球后脂肪量使眼球突出 1~2mm[241]。虽然在有甲状腺病史的患者里眼部病变相当普遍,但是与吡格列酮相关的眼部改变,其总体发病率尚不清楚[241]。

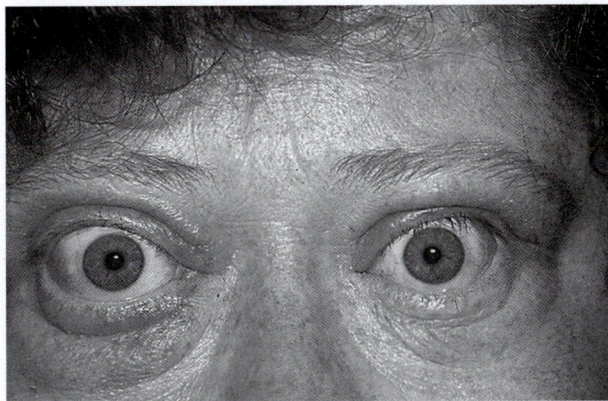

图 52-3　Graves 病眼病。(经授权引自 Goodheart HP. Photoguide of Common Skin Disorder. 2nd ed. Philadephia,PA: Lippincott Williams & Wilkins; 2003.)

眼部症状的管理

案例 52-21,问题 2: H. R. 先前治疗甲状腺功能亢进症的方法合适吗?目前他的眼睛症状应该如何处理?

甲状腺功能亢进症的最佳治疗方法以及各种治疗方法对于突眼的影响仍存有争议[237,238,242]。硫脲类药物可以通过免疫抑制作用,控制甲状腺功能亢进症而改善或者维持眼部症状[237]。但是,许多医师认为 RAI 腺体消融或手术切除的方法更好,因为这样可以去除抗原的来源,防止突眼进一步发展。然而几项研究已经证实了 RAI 治疗后眼部症状会立刻发展甚至恶化[240,242]。一项随机试验显示,对于轻度活跃的眼病患者,在 RAI 治疗开始后的 1~3 日开始使用泼尼松 0.4~0.5mg/kg,持续 1 个月,在随后的 2 个月逐渐减量,可以阻止眼部症状进一步恶化[34,240,242]。最近一项研究显示短期,给予低剂量泼尼松治疗[0.2mg/(kg·d),持续 6 周]与给与常规剂量同样有效[243]。6 个月后,临床活动评分、突眼或眼睑退缩的表现在临床上没有区别。如果患者在治疗期间眼病逐渐严重甚至威胁到视力的话,则应该使用手术治疗或硫脲类药物治疗类代替 RAI 治疗[34]。不管用哪种治疗方法,控制甲状腺功能亢进症可以改善眼睛的症状,但不会改善眼球突出。

对于 H. R.,应在 RAI 治疗之后服用泼尼松 40~60mg/d 并持续 2~3 个月,直到眼部症状有所缓解。由于突眼的病理生理机制还不清楚,当患者的甲状腺功能恢复正常以后,只能据经验性对症治疗突眼症状[237,238]。还应该建议 H. R. 戒烟,防止突眼进一步加重[212]。另外为防止加重眼病,应该停用吡格列酮。

由于长时间处于平卧位,眶周水肿和结膜水肿会在晨起时加重;抬高床头、使用利尿剂、限制盐的摄入有助于减轻上述症状。护目镜可以缓解畏光症状,减少外部刺激。糖皮质激素滴眼可以减轻局部的刺激,但需谨慎使用,因为会增加感染的风险。吸烟和粉尘会局部刺激眼睛,应该避免。人工泪液和润滑剂可以减轻由于眼睑回缩带来的不适症状(如眼干、红眼、流泪)[237]。眼睑闭合不全增加了角膜瘢痕和角膜溃疡发生的风险,因此要用润滑滴眼液每日滴眼数次以及临睡前滴眼以保持眼球湿润。夜间闭合眼睑有助于防止眼干和角膜瘢痕。必要时可行侧眼睑手术闭合(睑缘缝合术)。

当突眼严重并且恶化时,需要进行积极的治疗。急症治疗进展性突眼伴随视力下降时,全身给予糖皮质激素,其疗效结果往往不一致。泼尼松 35~80mg/d 通常有效,有时可能需要剂量高达 100~140mg/d[237,238]。疼痛、刺激、流泪以及其他的主观症状常在用药 24 小时内得到改善。为了恢复眼肌和视神经的功能,治疗时间需要达到 3 个月。达到预期的效果后应该迅速减量以减少激素的不良反应。而结膜下和球后注射糖皮质激素效果不好。

对眼眶部位行 X 线照射治疗也可以减轻充血和炎症症状[237]。眶部放疗结合全身使用糖皮质激素可以达到最大的治疗效果。血浆置换和免疫抑制剂如环磷酰胺、硫唑嘌呤、环孢素和甲氨蝶呤,也可以和激素联合使用,但效果不佳。未来多集中于研究抗肿瘤坏死因子和抗白介素受体抗体药物,它们可以中和眼部的某些炎症反应[237,239]。

如果上述方法和甲状腺消融术不能阻止视力下降和突眼病的发展,应该考虑行眶内减压手术。

甲状腺危象

临床表现

案例 52-22

问题 1:H. L.,48 岁女性,因乏力、虚弱、劳力性呼吸困难、气短、心悸、不能进食水入院 3 周。1 年前,她注意到自己开始喜欢寒冷天气、神经过敏、情绪不稳定。几日前她丈夫去世,她出现恶心、呕吐、易怒、失眠、震颤、40℃发热,她自己认为这些症状是上呼吸道感染引起的。否认近期服药史。入院时的实验室检查示 FT_4 4.65ng/dl(正常值 0.8~1.4),TSH 水平未检测出。分析 H. L. 的症状和检查结果。

她的临床表现提示甲状腺危象,这是一种危及生命的急症,可能是由于她丈夫去世造成的应激状态所促发的。甲状腺危象的临床表现[192]包括急性高热、心动过速、呼吸加快,下列脏器和系统受累:心血管系统(心动过速、肺水肿、高血压和休克),中枢神经系统(震颤、情绪不稳定、神志不清、精神错乱、淡漠、昏睡和昏迷),消化系统(腹泻、腹痛、恶心、呕吐、肝大、黄疸、胆红素和凝血酶原时间非特异性升高)。高血糖也是甲状腺危象常见的临床表现。

大约 2%~8% 的甲状腺功能亢进症患者会出现甲状腺危象。甲状腺危象的发病机制还不太清楚,但可以描述为甲状腺功能亢进症的一种"过激"或失代偿形式。"失代偿"是指身体系统不能充分抵抗甲状腺功能亢进症的影响。这个不单纯是由于在手术或 RAI 治疗后,甲状腺激素释放过多。儿茶酚胺也起重要作用;过量的甲状腺激素、交感神经兴奋和肾上腺合成激素增多,三者共同导致了甲状腺危象的临床表现。虽然甲状腺激素表现出独立的作用,但儿

茶酚胺阻滞剂如 β 受体阻滞剂和钙离子通道拮抗剂(如地尔硫䓬、维拉帕米),可以减轻甲状腺功能亢进症的许多症状。

治疗

案例 52-22,问题 2:H. L. 应该立即采取什么治疗方案(包括给药途径)?

强化、连续和及时的治疗可以显著降低甲状腺危象的死亡率。甲状腺危象的死亡率高达 20%~30%[192]。甲状腺危象的治疗应主要针对下面讨论的四个方面[192]。

减少激素的合成和释放

给予大剂量的硫脲类药物,适宜选用 PTU 800~1 200mg/d 或甲巯咪唑 60~100mg/d,每日分 4 次口服。如果 H. L. 无法口服,可以直肠给予 PTU 或甲巯咪唑(灌肠比栓剂生物利用度更高),与口服给药同样有效[177-179]。两种药都没有商业化的注射制剂,限制了其静脉给药的应用。PTU 是首选的硫脲类药物,因为它比甲巯咪唑起效快,抑制外周 T_4 向 T_3 转化,减少了甲状腺激素的主要来源。

碘剂可以快速阻断甲状腺内储存的 T_4 的释放,应该在硫脲类药物给药后至少 1 小时给予。这种给药方式不会增加甲状腺激素合成的底物,也不会阻断硫脲类药物的治疗效果。硫脲类药物治疗的同时添加碘剂(卢戈溶液 15~30 滴/d,分 2 次口服)常可以在 1 日内缓解症状。

考来烯胺 4g/次,每日 4 次口服,可以协助迅速降低甲状腺激素水平,可是需要和其他药物分开服用,以防止影响其他药物的吸收[244]。其他有效的治疗方法包括血浆除去法、活性炭吸附和血浆置换。

逆转甲状腺激素和儿茶酚胺的外周作用

减轻甲状腺危象中常见的心动过速、紧张、震颤和其他由肾上腺素过度刺激引起的症状,最好选择 β 肾上腺素受体阻滞剂。普萘洛尔是首选的 β 受体阻滞剂,因为其临床有效性已被证实,而且它可以抑制外周 T_4 向 T_3 转化[192,200]。如果需要快速起效,可以每 5 分钟给予普萘洛尔 1mg 缓慢静推,使心率降到约 90 次/min。随后予普萘洛尔 5~10mg/h 静脉滴注维持合适的心率,也可静脉滴注艾司洛尔 50~100μg/(kg·min)。如果灌注维持良好,可滴定或口服 β 受体阻滞剂(如普萘洛尔,40mg,每 6 小时 1 次;阿替洛尔,50~100mg,每日 2 次;美托洛尔,50~100mg,每日 1 次;纳多洛尔,40~80mg,每日 1 次)。

生命功能的支持治疗

支持治疗包括镇静、吸氧、静脉滴注葡萄糖和维生素、抗生素抗感染、洋地黄维持心功能、水化、冰袋、擦浴处理高热、合理使用退热剂。因为可能存在肾上腺功能减退,需要经验性每 6 小时静脉给予氢化可的松 100~200mg。药理剂量的激素会迅速抑制血清 T_3 的水平,这对甲状腺危象的治疗有益,所以建议常规应用。

去除危象诱因

甲状腺危象的诱因包括感染（最常见）、创伤、甲状腺切除术前准备不充分、外科手术、应激反应、糖尿病酮酸中毒、妊娠、栓塞、中途停止抗甲状腺治疗、药物治疗和 RAI 治疗[192]。

药物引起的甲状腺疾病

锂盐

案例 52-23

问题1： D. A. , 56 岁男性，诉行动迟缓、怕冷、乏力和感觉难受，医师把他的症状归结为双相情感障碍抑郁。他先前服用舍曲林 100mg/d，控制良好；但是 4 个月前由于出现过分欣快和不能控制的购物欲，加用碳酸锂 900mg/d。体格检查发现颜面浮肿和甲状腺肿大。如何合理评估患者的症状表现和检查结果？

需要对 D. A. 进行甲状腺功能（TSH，FT_4）检查和甲状腺超声，评估锂剂和舍曲林引起的甲状腺功能减退症和甲状腺肿大的可能性[4,5,13,245]。如果 TSH 升高，开始服用 T_4 甲状腺素，如果必要，继续锂剂治疗。尽管躁狂抑郁人群中甲状腺肿大和甲状腺功能减退症的发生率还不清楚，但 TSH 基线升高的概率明显高于普通人群，为 10%。

虽然锂可以在甲状腺内高度富集，但它抗甲状腺的作用机制还不清楚。与碘相似，长期的锂剂治疗能抑制腺体释放甲状腺激素。血清 T_3 和 T_4 水平下降会导致 TSH 水平代偿性和一过性升高，直至达到新的稳态[4,5,13]。

长期使用锂剂治疗被报道大约有 19% 的患者 TSH 水平会升高[13]。典型的表现是开始治疗的几个月内血清甲状腺激素水平降低，TSH 水平升高，1 年后恢复到治疗前的水平。在一个研究中，TSH 水平在开始治疗 10 日内升高。锂剂治疗前甲状腺抗体阳性的患者，TSH 水平恢复正常的可能性很小。长期锂剂治疗会诱导出现甲状腺抗体并使基线抗体滴度升高。由于甲状腺功能异常往往是一过性的，所以对亚临床甲状腺功能减退症患者进行治疗前应该进行较长时间的观察。

治疗 5 个月至 2 年后的患者会有一小部分出现临床甲状腺功能减退症；一项持续 15 年的研究发现与抗体阴性的患者相比，甲状腺抗体阳性的女性患者甲状腺功能减退症的发生率为 1.5%，相对风险 8.4[4,5,13]。锂剂诱导的甲状腺肿大伴或不伴甲状腺功能减退症在治疗后数周至数月都很常见。尽管有报道发生率小于 6%，但是如果应用特异性更高的成像技术（例如超声）诊断甲状腺肿大，发生率可高达 40%~60%[4,5,13]。锂通过诱导细胞增殖而直接导致甲状腺肿大或许可以解释甲状腺功能正常而甲状腺肿的发生原因。甲状腺肿在停用锂剂后消退，也可以在继续锂剂治疗的同时被甲状腺激素所抑制。如果有局部梗阻症状，应该手术切除肿大的甲状腺。在 D. A. 的案例中，舍曲林可

能增强或与锂协同发挥抗甲状腺作用，因为该药也有一定的抗甲状腺作用[245]。

锂引起的甲状腺功能减退症患者大多数都是 50 岁以上的女性，并且都有甲状腺功能异常的病史（如桥本甲状腺炎），锂剂治疗前甲状腺抗体阳性病史，或者明显的甲状腺疾病家族史[4,5,13]。因此，在锂剂治疗之前应检查甲状腺基线功能（FT_4、TSH）、抗体以及甲状腺超声，并且治疗后每年复查，如有临床指征复查需要更加频繁。应当询问患者有无甲状腺疾病史或家族史，以及是否同时服用其他有潜在致甲状腺肿大的药物（如三环类的抗抑郁药、碘剂、含碘的祛痰剂或草药）。

碘剂和胺碘酮

案例 52-24

问题1： C. Y. , 54 岁男性，患慢性房颤，感虚弱、无力、震颤、怕热、心悸加强 6 个月，之前服用胺碘酮 200mg/d 持续两年时间。体格检查发现甲状腺多发结节性肿大，约 50g，C. Y. 说结节一直有。否认甲状腺疾病家族史，否认服用任何甲状腺药物。他目前的症状开始出现于一次磁共振成像后，过程中使用了碘对比剂。C. Y. 的甲状腺功能亢进症症状是由什么引起的？

磁共振检查带来的碘负荷或胺碘酮均可能是导致 C. Y. 甲状腺功能亢进症症状的原因[3,12,17,28,57,173]。碘引起的甲状腺功能亢进症，即 Jod-Basedow 现象，首次被命名是在 19 世纪，当时给居住在碘缺乏地区的患者补充足够的碘以后，患者出现甲状腺毒症。此后又有其他的案例报道。T_3 甲状腺功能亢进症毒症和经典的 T_4 甲状腺功能亢进症毒症都曾经被报道发生在摄取碘剂或注射 X 线对比剂后。

虽然有人推测碘缺乏和多结节性甲状腺肿，如 C. Y. 所表现的那样，是发生 Jod-Basedow 现象的前提条件，但实际上，那些居住在碘充足的地区和甲状腺功能正常无明显危险因素的患者（如阳性家族史），也会发生碘甲状腺功能亢进症[28,173]。

胺碘酮含有大量的碘，所以在易感患者中能引起甲状腺功能减退症或甲状腺功能亢进症[3,12,16,17,28,57,173]。每 400mg 的胺碘酮可以释放出 12mg（37%）的游离碘。多结节性甲状腺肿的患者不能闭合碘负荷过高时碘的有机化过程（Wolff-Chaikoff 效应），这些患者最容易发生碘诱导的甲状腺功能亢进症。相反，抗体阳性或者隐形桥本甲状腺炎的患者都不能避免 Wolf-Chaikoff 效应，他们最可能发生甲状腺功能减退症。

胺碘酮引起的甲状腺功能减退可能发生在治疗过程的任何时期，似乎与药物的累积量无关。胺碘酮引起甲状腺功能减退症时 FT_4 正常偏低或低于正常，TSH 持续升高（见案例 52-4），这会发生在 6%~10% 的长期用药患者中。甲状腺功能减退症对 T_4 治疗的反应较好，一般无需停胺碘酮[3,17,57]。胺碘酮诱发的甲状腺功能减退症一般停药即可缓解，可是由于胺碘酮半衰期较长，所以缓解可能会延迟。

与此相反，1%~5% 的长期用药患者会发生胺碘酮引起

的甲状腺功能亢进症,且在治疗初期或在治疗过程中突然发生,所以常规监测甲状腺功能用处不大。甲状腺激素水平升高,TSH 水平检测不出,以及与甲状腺功能亢进症相关的临床表现是胺碘酮所致甲状腺功能亢进症的最好指标。快速性心律失常加重可能是胺碘酮所致甲状腺功能亢进症最早的临床提示。

胺碘酮所致甲状腺功能亢进症分为 Ⅰ 型和 Ⅱ 型两种[3,12,55,57]。Ⅰ 型发生在有潜在甲状腺疾病危险因素(如多结节性甲状腺肿的患者中),并且与碘负荷有关。大量的碘负荷导致甲状腺激素生成过多,延长了甲状腺功能亢进症的病程,这给治疗带来了困难。Ⅱ 型是由于胺碘酮引起破坏性的甲状腺炎导致过量的甲状腺激素进入血液循环。这种情况多发生在甲状腺正常的患者。特异性的实验室检查包括 RAIU 降低和 IL-6 水平升高。

胺碘酮所致甲状腺功能亢进症其治疗很复杂,因为常常很难明确甲状腺功能亢进症的类型,有时两种类型可同时存在。胺碘酮的半衰期较长(22～55 日)并会在脂肪中驻留,因此仅停用胺碘酮并不能立即改善甲状腺功能亢进症症状。而 RAI 切除治疗也不起作用,因为胺碘酮含大量的碘,其会抑制 RAI 的摄取。甲巯咪唑联合高氯酸钾是 Ⅰ 型甲状腺功能亢进症的首选治疗[3,12,17,28,57,173]。而联合糖皮质激素阻断 T_4 向 T_3 转化的效果却不理想,因为胺碘酮会抑制 T_4 向 T_3 转化。不管怎样,治疗 Ⅱ 型甲状腺功能亢进症的最佳选择,是抑制 T_4 向 T_3 转化的药物(如 β 受体阻滞剂、糖皮质激素,如果可以的话还有含碘对比剂),而非上述药物[3,17,28,57,246]。另外,甲状腺全切术可以快速控制甲状腺功能亢进症症状,如果必要的话可以继续给予胺碘酮治疗。由于这些患者伴有心脏疾病,因此如果在术前短期口服胆囊对比剂会使手术顺利进行,降低并发症[246]。强烈建议 C. Y. 将胺碘酮换成决奈达隆,后者不含碘,对甲状腺也没有不良反应。

非毒性多结节甲状腺肿的患者,有可能发生甲状腺功能亢进症,应避免使用大剂量的碘剂(见案例 52-4 和案例 52-15,问题 2)。

针对于甲状腺癌的促甲状腺激素-α 和甲状腺抑制疗法

案例 52-25

问题 1:J. R.,28 岁男性,去年因甲状腺乳头状癌行甲状腺全切术,随后进行了 RAI 治疗。服左甲状腺素 200μg/d,临床检查甲状腺功能正常,TSH 水平<0.2μU/ml(正常值 0.45～4.1)。他在犹豫是否停用甲状腺素,以便进行 RAIU 扫描和甲状腺球蛋白检测来评估肿瘤复发。他的医师关心他的 TSH 抑制水平,并且担心停用 L. H 的左甲状腺素,因为 L. H. 自述进行这些检查时他感到无力。在检查期间,就其 TSH 水平和是否需要停用左甲状腺素,你能向医师建议什么?

甲状腺癌患者,甲状腺全切除术后,予以 RAI 和左甲状腺素治疗来抑制 TSH 低于正常水平,这些可以提高患者整体存活率[247]。甲状腺抑制能达到的实际的程度较为复杂,取决于甲状腺癌的严重程度,以及无瘤预后的可能性。长期抑制促甲状腺激素来避免甲状腺癌复发,其疗效必须和长期抑制带来的风险以及不良反应(例如骨质疏松、心脏毒性)平衡。对于肿瘤复发或转移中高度危险的患者,需要将 TSH 水平长期抑制在<0.1μU/ml[29]。而无瘤患者可以考虑将 TSH 维持在正常低值 0.3～2μU/ml。每年复查是否有残余癌组织或正常甲状腺组织对于评估恶性肿瘤复发十分重要。这需要通过停止 T_4 抑制治疗、升高内源性 TSH 水平及给予重组人 TSH(如促甲状腺激素-α)来进行。如果存在有功能的滤泡细胞,那么 TSH 水平升高会使甲状腺球蛋白浓度升高或 RAIU 扫描阳性,这提示需要进一步 RAI 治疗。促甲状腺激素-α 可能为首选,因其筛查时,无需停用 T_4 治疗而造成令人困扰的甲状腺功能减退症症状[248]。促甲状腺激素-α 检测患者局部肿瘤复发有 7% 的失误,停用甲状腺激素的检出率则为 100%,但却可以 100% 检测到转移瘤患者[29,248]。

J. R. 应该继续当前抑制剂量服用左甲状腺素,因为其 TSH 被适当地抑制,而没有甲状腺功能亢进症的表现。

(唐彦 译,柴晓峰 校,梅丹、邢小平 审)

参考文献

1. Arafah BM. Increased need for thyroxine in women with hypothyroidism during estrogen therapy. *N Engl J Med*. 2001;344:1743.
2. Marqusee E et al. The effect of droloxifene and estrogen on thyroid function in postmenopausal women. *J Clin Endocrinol Metab*. 2000;85:4407.
3. Basaria S, Cooper DS. Amiodarone and the thyroid. *Am J Med*. 2005;118:706.
4. Bocchetta A et al. Fifteen-year follow-up of thyroid function in lithium patients. *J Endocrinol Invest*. 2007;30:363.
5. Bocchetta A, Loviselli A. Lithium treatment and thyroid abnormalities. *Clin Pract Epidemol Ment Health*. 2006;2:23.
6. Carella C et al. Long-term outcome of interferon-induced thyroid autoimmunity and prognostic influence of thyroid autoantibody pattern at the end of treatment. *J Clin Endocrinol Metab*. 2001;86:1925.
7. Dalgard O et al. Thyroid dysfunction during treatment of chronic hepatitis C with interferon alpha: no association with either interferon dosage or efficacy of therapy. *J Intern Med*. 2002;251:400.
8. deGroot JWB et al. Imatinib induces hypothyroidism in patients receiving levothyroxine. *Clin Pharmacol Ther*. 2005;78:433.
9. Desai J et al. Hypothyroidism after sunitinib treatment for patients with gastrointestinal stromal tumors. *Ann Intern Med*. 2006;145:660.
10. Golden WM et al. The retinoid receptor agonist bexarotene inhibits thyrotropin secretion in normal subjects. *J Clin Endocrinol Metab*. 2007;92:124.
11. Krouse RS et al. Thyroid dysfunction in 281 patients with metastatic melanoma or renal carcinoma treated with interleukin-2 alone. *J Immunother Emphasis Tumor Immunol*. 1995;18:272.
12. Kurnik D et al. Complex drug–drug–disease interactions between amiodarone, warfarin, and the thyroid gland. *Medicine*. 2004;83:107.
13. Lazarus JH. Lithium and thyroid. *Best Pract Res Clin Endocrinol Metab*. 2009;23:723–733.
14. Lodish MB, Stratakis CA. Endocrine side effects of broad-acting kinase inhibitors. *Endocr Relat Cancer*. 2010;17(3):R233–R244.
15. Mandac JC et al. The clinical and physiological spectrum of interferon alpha induced thyroiditis: toward a new classification. *Hepatology*. 2006;43:661.
16. Markou K et al. Iodine-induced hypothyroidism. *Thyroid*. 2001;11:501.
17. Martino E et al. The effects of amiodarone on the thyroid. *Endocr Rev*. 2001;22:240.
18. McDonnell Me BLE, Bernardo J. Hypothyroidism due to ethionamide. *N Engl J Med*. 2005;352:2757.
19. Rini BI et al. Hypothyroidism in patients with metastatic renal cell carcinoma treated with sunitinib. *J Natl Cancer Inst*. 2007;99:81.
20. Smit JW et al. Bexarotene induced hypothyroidism: bexarotene stimulates the peripheral metabolism of thyroid hormones. *J Clin Endocrinol Metab*. 2007;92:2496.

21. Surks MI, Sievert R. Drugs and thyroid function. *N Engl J Med.* 1995;333:1688.

22. Takasu N et al. Rifampin-induced hypothyroidism. *J Endocrinol Invest.* 2006;29:645.

23. Weijl NI et al. Hypothyroidism during immunotherapy with interleukin-2 is associated with antithyroid antibodies and response to treatment. *J Clin Oncol.* 1993;11:1376.

24. Wong V et al. Thyrotoxicosis induced by alpha-interferon therapy in chronic viral hepatitis. *Clin Endocrinol.* 2002;56:793.

25. Barclay ML et al. Lithium associated thyrotoxicosis: a report of 14 cases, with statistical analysis of incidence. *Clin Endocrinol.* 1994;40:759.

26. Dang AH, Hershman JM. Lithium-associated thyroiditis. *Endocrinol Pract.* 2002;8:232.

27. Peeters RP et al. Genetic variation in the thyroid hormone pathway genes; polymorphisms in the TSH receptor and the iodothyronine deiodinases. *Eur J Endocrinol.* 2006;155:655.

28. Roti E, Uberti ED. Iodine excess and hyperthyroidism. *Thyroid.* 2001;11:493.

29. The ATAGT. Management guidelines for patients with thyroid nodules and differentiated thyroid cancer. *Thyroid.* 2006;16:109.

30. Cooper DS et al. Revised American Thyroid Association management guidelines for patients with thyroid nodules and differentiated thyroid cancer. *Thyroid.* 2009;19(11):1167–1214.

31. Demers LM, Spencer CA. Laboratory Medicine Practice Guidelines. Laboratory support for the diagnosis and monitoring of thyroid disease. *Thyroid.* 2003;13:19.

32. Ross DS. Serum thyroid-stimulating hormone measurement for assessment of thyroid function and disease. *Endocrinol Metab Clin North Am.* 2001;30:245.

33. Surks MI et al. ATA guidelines for use of laboratory tests in thyroid disorders. *JAMA.* 1990;263:1529.

34. Bahn RS et al. Hyperthyroidism and other causes of thyrotoxicosis: management guidelines of the American Thyroid Association and American Association of Clinical Endocrinologists. *Endocr Pract.* 2011;17(3):456–520.

35. Garber JR et al. Clinical practice guidelines for hypothyroidism in adults: cosponsored by the American Association of Clinical Endocrinologists and the American Thyroid Association. *Endocr Pract.* 2012;18(6):988–1028.

36. Surks MI et al. The thyrotropin reference range should remain unchanged. *J Clin Endocrinol Metab.* 2005;90:5489.

37. deGroot LJ. Non-thyroidal illness syndrome is a manifestation of hypothalamic-pituitary dysfunction, and in view of current evidence, should be treated with appropriate replacement therapies. *Crit Care Clin.* 2006;22:57.

38. Warner MH, Beckett GJ. Mechanisms behind the non-thyroidal illness syndrome, an update. *J Endocrinol.* 2010;205:1–13.

39. Plikat K et al. Frequency and outcome of patients with nonthyroidal illness syndrome in a medical intensive care unit. *Metabolism.* 2007;56:239.

40. Slag MF et al. Hypothyroxinemia in critically ill patients as a predictor of high mortality. *JAMA.* 1981;245:43.

41. Friberg L et al. Association between increased levels of reverse triiodothyronine and mortality after acute myocardial infarction. *Am J Med.* 2001;111:699.

42. Acker CG et al. Thyroid hormone in the treatment of post-transplant acute tubular necrosis (ATN). *Am J Transplant.* 2002;2:57.

43. Lechan RM. The dilemma of the nonthyroidal illness syndrome. *Acta Biomed.* 2008;79(3):165–171.

44. DeGroot LJ. The non-thyroidal illness syndrome. [Updated 2015 Feb 1]. In: De Groot LJ, Beck-Peccoz P, Chrousos G et al., eds. *Endotext.* South Dartmouth, MA: MDText.com; 2000.

45. Wang R et al. Salsalate administration: a potential pharmacological model of the sick euthyroid syndrome. *J Clin Endocrinol Metab.* 1998;83:3095.

46. McDonnell RJ. Abnormal thyroid function test results in patients taking salsalate. *JAMA.* 1992;267:1242.

47. Curran PG, Degroot LJ. The effect of hepatic enzyme-inducing drugs on thyroid hormones and the thyroid gland. *Endocrinol Rev.* 1991;12:135.

48. Surks MI, DeFesi CR. Normal serum free thyroid hormone concentrations in patients treated with phenytoin or carbamazepine: a paradox resolved. *JAMA.* 1996;275:1495.

49. Isojarvi JIT et al. Thyroid function in men taking carbamazepine, oxcarbazepine, or valproate for epilepsy. *Epilepsia.* 2001;42:930.

50. Tiihonen M et al. Thyroid status of patients receiving long-term anticonvulsant therapy assessed by peripheral parameters: a placebo-controlled thyroxine therapy trial. *Epilepsia.* 1995;36:1118.

51. Blackshear JL et al. Thyroxine replacement requirements in hypothyroid patients receiving phenytoin. *Ann Intern Med.* 1983;99:341.

52. DeLuca F et al. Changes in thyroid function tests induced by 2 month carbamazepine treatment in L-thyroxine-substituted hypothyroid children. *Eur J Paediatr.* 1986;145:77.

53. English TN et al. Abnormalities in thyroid function associated with chronic therapy with methadone. *Clin Chem.* 1988;34:2202.

54. Hsu SHJ et al. Effect of long-term use of raloxifene, a selective estrogen receptor modulatory on thyroid function test profiles. *Clin Chem.* 2001;10:1865.

55. Kostoglour-Athanassiou I et al. Thyroid function in postmenopausal women with breast cancer on tamoxifen. *Eur J Gynaecol Oncol.* 1998;19:150.

56. Eskes SA, Wiersinga WM. Amiodarone and thyroid. *Best Pract Res Clin Endocrinol Metab.* 2009;23(6):735–751.

57. Cohen-Lehman J et al. Effects of amiodarone therapy on thyroid function. *Nat Rev Endocrinol.* 2010;6(1):34–41.

58. Samuels ER et al. Comparison of pramipexole and modafinil on arousal, autonomic, and endocrine functions in healthy volunteers. *J Psychopharmacol.* 2006;20(6):756–770.

59. Haugen BR. Drugs that suppress TSH or cause central hypothyroidism. *Best Pract Res Clin Endocrinol Metab.* 2009;23:793–800.

60. Vigersky RA et al. Thyrotropin suppression by metformin. *J Clin Endocrinol Metab.* 2006;91:225.

61. Cappelli C et al. TSH-lowering effect of metformin in type 2 diabetic patients: differences between euthyroid, untreated hypothyroid, and euthyroid on L-T4 therapy patients. *Diabetes Care.* 2009;32(9):1589–1590.

62. Roberts CGP, Ladenson PW. Hypothyroidism. *Lancet.* 2004;363:793.

63. Brent GA, Koenig RJ. Chapter 39. Thyroid and Anti-Thyroid Drugs. In: Brunton LL, Chabner BA, Knollmann BC, eds. *Goodman & Gilman's The Pharmacological Basis of Therapeutics, 12e.* New York, NY: The McGraw-Hill Companies; 2011.

64. Hoang TD et al. Desiccated thyroid extract compared with levothyroxine in the treatment of hypothyroidism: a randomized, double-blind, crossover study. *J Clin Endocrinol Metab.* 2013;98(5):1982–1990.

65. Jonklaas J et al. Guidelines for the treatment of hypothyroidism: prepared by the american thyroid association task force on thyroid hormone replacement. *Thyroid.* 2014;24(12):1670–1751.

66. Sawin CT et al. A comparison of thyroxine and desiccated thyroid in patients with primary hypothyroidism. *Metabolism.* 1978;27:1518.

67. Rees-Jones RW, Larsen PR. Triiodothyronine and thyroxine content of desiccated thyroid tablets. *Metabolism.* 1977;26:1213.

68. Rees-Jones RW et al. Hormonal content of thyroid replacement preparations. *JAMA.* 1980;243:549.

69. Csako GA et al. Therapeutic potential of two over-the-counter thyroid hormone preparations. *Drug Intell Clin Pharm.* 1990;24:26.

70. Sawin CT, London MH. "Natural" desiccated thyroid, a health food thyroid preparation. *Arch Intern Med.* 1989;149:2117.

71. Wiersinga WM. Thyroid hormone replacement therapy. *Horm Res.* 2001;56(Suppl 1):74.

72. Fish LH et al. Replacement dose, metabolism, and bioavailability of levothyroxine in the treatment of hypothyroidism. *N Engl J Med.* 1987;316:764.

73. Bolk N et al. The effect of thyroxine is greater when taken at bedtime. *Clin Endocrinol (Oxf).* 2007;66:43.

74. Hennessey JV. Levothyroxine a new drug? Since when? How could that be? *Thyroid.* 2003;13:279.

75. AACE, TES, and ATA joint position statement on the use and interchangeability of thyroxine products. *Thyroid.* 2004;14:486.

76. Blakesley VA. Current methodology to assess bioequivalence of levothyroxine sodium products is inadequate. *AAPS J.* 2005;7:E42.

77. Toft A. Which thyroxine? *Thyroid.* 2005;15:124.

78. Gibaldi M. Bioequivalence of thyroid preparations: the final word? *AAPS J.* 2005;7:E59.

79. Bolton S. Bioequivalence studies for levothyroxine. *AAPS J.* 2005;7:E47.

80. Klein I, Danzi S. Evaluation of the therapeutic efficacy of different levothyroxine preparations in the treatment of human thyroid disease. *Thyroid.* 2003;13:1127.

81. Escobar-Morreale HF et al. Review: treatment of hypothyroidism with combinations of levothyroxine plus liothyronine. *J Clin Endocrinol Metab.* 2005;90:4946.

82. Grozinsky-Glasberg S et al. Thyroxine-triiodothyronine combination therapy versus thyroxine monotherapy for clinical hypothyroidism: meta-analysis of randomized controlled trials.. *J Clin Endocrinol Metab.* 2006;91:2592.

83. Jonklaas J et al. Triiodothyronine levels in athyreotic individuals during levothyroxine therapy. *JAMA.* 2008;299(7):769–777.

84. Kaptein EM et al. Clinical review: Thyroid hormone therapy for postoperative nonthyroidal illnesses: a systematic review and synthesis. *J Clin Endocrinol Metab.* 2010;95(10):4526–4534.

85. Fazio S et al. Effects of thyroid hormone on the cardiovascular system. *Recent Prog Horm Res.* 2004;59:31.

86. Murphy E, Williams GR. The thyroid and the skeleton. *Clin Endocrinol.* 2004;61:285.

87. Surks MI et al. Subclinical thyroid disease: scientific review and guidelines

for diagnosis and management. *JAMA.* 2004;291:228.

88. Biondi B, Cooper DS. The clinical significance of subclinical thyroid dysfunction. *Endocr Rev.* 2008;29:76–131.

89. Mitchell AL, Pearce SHS. How should we treat patients with low serum thyrotropin concentrations? *Clin Endocrinol (Oxf).* 2010;72:292–296.

90. Annemieke R et al. The starting dose of levothyroxine in primary hypothyroidism treatment: a prospective, randomized, double-blind trial. *Arch Intern Med.* 2005;165:1714.

91. Grund FM, Niewoehner CB. Hyperthyroxinemia in patients receiving thyroid replacement therapy. *Arch Intern Med.* 1989;149:921.

92. Dong BJ et al. Bioequivalence of generic and brand-name levothyroxine products in the treatment of hypothyroidism. *JAMA.* 1997;277:1205.

93. Ain KB et al. Thyroid hormone levels affected by time of blood sampling in thyroxine-treated patients. *Thyroid.* 1993;3:81.

94. Walsh JP et al. Small changes in thyroxine dose do not alter well-being or symptoms in patients with hypothyroidism. *J Clin Endocrinol Metab.* 2006;91:2624.

95. Flynn RW et al. Serum thyroid-stimulating hormone concentration and morbidity from cardiovascular disease and fractures in patients on long-term thyroxine therapy. *J Clin Endocrinol Metab.* 2010;95(1):186–193.

96. Sawin CT et al. Aging and the thyroid: decreased requirements for thyroid hormone in older hypothyroid patients. *Am J Med.* 1983;75:206.

97. Davis FB et al. Estimation of a physiologic replacement dose of levothyroxine in elderly patients with hypothyroidism. *Arch Intern Med.* 1984;144:1752.

98. Kabadi UM. Variability of L-thyroxine replacement dose in elderly patients with primary hypothyroidism. *J Fam Pract.* 1987;24:473.

99. Grebe SKG et al. Treatment of hypothyroidism with once-weekly thyroxine. *J Clin Endocrinol Metab.* 1997;82:870.

100. Haddow JE et al. Maternal thyroid deficiency during pregnancy and subsequent neuropsychological development of the child. *N Engl J Med.* 1999;341:549.

101. Pop VJ et al. Maternal hypothyroxinemia during early pregnancy and subsequent child development: a 3-year follow-up study. *Clin Endocrinol.* 2003;59:282.

102. Galofre JC, Davies TF. Autoimmune thyroid disease in pregnancy: a review. *J Womens Health (Larchmt).* 2009;18(11):1847–1856.

103. Mandel SJ et al. Increased need for thyroxine during pregnancy in women with primary hypothyroidism. *N Engl J Med.* 1990;323:91.

104. Alexander EK et al. Timing and magnitude of increases in levothyroxine requirements during pregnancy in women with hypothyroidism. *N Engl J Med.* 2004;351:241.

105. Abalovich M et al. Management of thyroid dysfunction during pregnancy and postpartum: an Endocrine Society Clinical Practice Guideline. *J Clin Endocrinol Metab.* 2007;92(8, Suppl):S1–S47.

106. Vaidya B et al. Detection of thyroid dysfunction in early pregnancy: universal screening or targeted high-risk case finding? *J Clin Endocrinol Metab.* 2007;92:203.

107. Stagnaro-Green A et al. Guidelines of the American Thyroid Association for the diagnosis and management of thyroid disease during pregnancy and postpartum. *Thyroid.* 2011;21(10):1081–1125.

108. Chopra IJ, Baber K. Treatment of primary hypothyroidism during pregnancy: is there an increase in thyroxine dose requirement in pregnancy? *Metabolism.* 2003;52:122.

109. Rastogi MV, LaFranchi SH. Congenital hypothyroidism. *Orphanet J Rare Dis.* 2010;5:17.

110. Rovet JF. In search of the optimal therapy for congenital hypothyroidism. *J Pediatr.* 2004;144:698.

111. Salerno M et al. Effect of different starting doses of levothyroxine on growth and intellectual outcome at four years of age in congenital hypothyroidism. *Thyroid.* 2002;12:45.

112. Bongers-Schokking JJ et al. Influence of timing and dose of thyroid hormone replacement on mental, psychomotor, and behavioral development in children with congenital hypothyroidism. *J Pediatr.* 2005;147:768.

113. Rovet JF. Children with congenital hypothyroidism and their siblings: do they really differ? *Pediatrics.* 2005;115:e52.

114. Oerbeck B et al. Congenital hypothyroidism: influence of disease severity and L-thyroxine treatment on intellectual, motor, and school-associated outcomes in young adults. *Pediatrics.* 2003;112:923.

115. Simoneau-Roy J et al. Cognition and behavior at school entry in children with congenital hypothyroidism treated early with high-dose levothyroxine. *J Pediatr.* 2004;144:747.

116. Heyerdahl S, Oerbeck B. Congenital hypothyroidism: developmental outcome in relation to levothyroxine treatment variables. *Thyroid.* 2003;13:1029.

117. Oerbeck B et al. Congenital hypothyroidism: no adverse effects of high dose thyroxine treatment on adult memory, attention, and behavior. *Arch Dis Child.* 2005;90:132.

118. Selva KA et al. Initial treatment dose of L-thyroxine in congenital hypothyroidism. *J Pediatr.* 2002;141:786.

119. Ain KB et al. Pseudomalabsorption of levothyroxine. *JAMA.* 1991;266:2118.

120. Sherman SI, Malecha SE. Absorption and malabsorption of levothyroxine. *Am J Ther.* 1995;2:814.

121. Benvenga S et al. Delayed intestinal absorption of levothyroxine. *Thyroid.* 1995;5:249.

122. Bach-Huynh TG et al. Timing of levothyroxine administration affects serum thyrotropin concentration. *J Clin Endocrinol Metab.* 2009;94(10):3905–3912.

123. Liel Y et al. Evidence for a clinically important adverse effect of fiber-enriched diet on the bioavailability of levothyroxine in adult hypothyroid patients. *J Clin Endocrinol Metab.* 1996;80:857.

124. Bell DS, Ovalle F. Use of soy protein supplement and resultant need for increased dose of levothyroxine. *Endocr Pract.* 2001;7:193.

125. Benvenga S et al. Altered intestinal absorption of L-thyroxine caused by coffee. *Thyroid.* 2008;18(3):293–301.

126. Siraj ES et al. Raloxifene causing malabsorption of levothyroxine. *Arch Intern Med.* 2003;163:1367.

127. Harmon SM, Seifert CF. Levothyroxine-cholestyramine interaction reemphasized [letter]. *Ann Intern Med.* 1991;115:658.

128. Campbell NRC et al. Ferrous sulfate reduces thyroxine efficacy in patients with hypothyroidism. *Ann Intern Med.* 1992;117:1010.

129. Demke DM. Drug interaction between thyroxine and lovastatin [letter]. *N Engl J Med.* 1989;321:1341.

130. Sperber AD, Liel Y. Evidence for interference with the intestinal absorption of levothyroxine sodium by aluminum hydroxide. *Arch Intern Med.* 1992;152:183.

131. Havrankova J, Lahaie R. Levothyroxine binding by sucralfate [letter]. *Ann Intern Med.* 1992;117:445.

132. Singh N et al. Effect of calcium carbonate on the absorption of levothyroxine. *JAMA.* 2000;283:2822.

133. Singh N et al. The acute effect of calcium carbonate on the intestinal absorption of levothyroxine. *Thyroid.* 2001;11:967.

134. Diskin CJ et al. Effect of phosphate binders upon TSH and L-thyroxine dose in patients on thyroid replacement. *Int Urol Nephrol.* 2007;39:599.

135. Centanni M et al. Thyroxine absorption is decreased in patients with *Helicobacter pylori*-related gastritis and atrophic gastritis and by omeprazole therapy. *N Engl J Med.* 2006;354:1787.

136. Dietrich JW et al. Absorption kinetics of levothyroxine is not altered by proton-pump inhibitor therapy. *Horm Metab Res.* 2006;38:57.

137. Duntas LH. Thyroid disease and lipids. *Thyroid.* 2002;12:287.

138. Wartoksky L. Myxedema coma. *Endocrinol Metab Clin North Am.* 2006;35:687.

139. Yamamoto T et al. Factors associated with mortality of myxedema coma: report of eight cases and literature survey. *Thyroid.* 1999;9:1167.

140. MacKerrow SD et al. Myxedema-associated cardiogenic shock treated with intravenous triiodothyronine. *Ann Intern Med.* 1992;117:1014.

141. Pereira VG et al. Management of myxedema coma: report on three successfully treated cases with nasogastric or intravenous administration of triiodothyronine. *J Endocrinol Invest.* 1982;5:331.

142. Ladenson PW et al. Rapid pituitary and peripheral tissue responses to intravenous L-triiodothyronine in hypothyroidism. *J Clin Endocrinol Metab.* 1983;56:1252.

143. Hylander B, Rosenqvist U. Treatment of myxedema coma: factors associated with fatal outcome. *Acta Endocrinol (Copenh).* 1985;108:65.

144. Ariot S et al. Myxoedema coma: response of thyroid hormones with oral and intravenous high-dose L-thyroxine treatment. *Intensive Care Med.* 1991;17:16.

145. Kohno A, Hara Y. Severe myocardial ischemia following hormone replacement in two cases of hypothyroidism with normal coronary arteriogram. *Endocrinol J.* 2001;48:565.

146. Fadeyev VV et al. Levothyroxine replacement therapy in patients with subclinical hypothyroidism and coronary artery disease. *Endocr Pract.* 2006;12:5.

147. Levine D. Compromise therapy in the patient with angina pectoris and hypothyroidism. *Am J Med.* 1980;69:411.

148. Lawrence JR et al. Digoxin kinetics in patients with thyroid dysfunction. *Clin Pharmacol Ther.* 1977;22:7.

149. Doherty JE et al. Digoxin metabolism in hypo- and hyperthyroidism. *Ann Intern Med.* 1966;64:489.

150. Myerowitz PD. Diagnosis and management of the hypothyroid patient with chest pain. *J Thorac Cardiovasc Surg.* 1983;86:57.

151. Becker C. Hypothyroidism and atherosclerotic heart disease: pathogenesis, medical management and the role of coronary artery bypass surgery. *Endocrinol Rev.* 1985;6:432.

152. Staub HG et al. Prospective study of the spontaneous course of subclinical hypothyroidism: prognostic value of thyrotropin, thyroid reserve, and thyroid antibodies. *J Clin Endocrinol Metab.* 2002;87:3221.

153. McDermott MT, Ridgway EC. Subclinical hypothyroidism is mild thyroid failure and should be treated. *J Clin Endocrinol Metab.* 2001;86:4585.

154. Kong WM et al. A 6-month randomized trial of thyroxine treatment in

women with mild subclinical hypothyroidism. *Am J Med.* 2002;112:348.

155. Meier C et al. TSH-controlled L-thyroxine therapy reduces cholesterol levels and clinical symptoms in subclinical hypothyroidism: a double blind placebo-controlled trial (Basel Thyroid Study). *J Clin Endocrinol Metab.* 2001;86:4860.

156. Rodondi N et al. The risk of coronary heart disease is increased in subclinical hypothyroidism. *Am J Med.* 2006;119:541.

157. Walsh JP et al. Subclinical thyroid dysfunction as a risk factor for cardiovascular disease. *Arch Intern Med.* 2005;165:2467.

158. Cappola AR et al. Thyroid status, cardiovascular risk, and mortality in older adults. *JAMA.* 2006;295:1033.

159. Rodondi N, den Elzen WP, Bauer DC et al. Subclinical hypothyroidism and the risk of coronary heart disease and mortality. *JAMA.* 2010;304(12):1365–1374.

160. Danese MD et al. Effect of thyroxine therapy on serum lipoproteins in patients with mild thyroid failure: a quantitative review of the literature. *J Clin Endocrinol Metab.* 2000;85:2993.

161. Wardle CA et al. Pitfalls in the use of thyrotropin concentration as a first-line thyroid function test. *Lancet.* 2001;357:1013.

162. Pollock MA et al. Thyroxine treatment in patients with symptoms of hypothyroidism but thyroid function tests within the reference range: randomised double-blind placebo-controlled crossover trial. *Br Med J.* 2001;323:891.

163. Weetman AP. Thyroxine treatment in biochemically euthyroid but clinically hypothyroid individuals. *Clin Endocrinol.* 2002;57:25.

164. Brent GA. Clinical practice: Graves' disease. *N Engl J Med.* 2008;358:2594–2605

165. Shimizu T et al. Hyperthyroidism and the management of atrial fibrillation. *Thyroid.* 2002;12:489.

166. Loeliger EA et al. The biological disappearance rate of prothrombin factors VII, IX, X from plasma in hypo-, hyper-, and during fever. *Thromb Diath Haemorrh.* 1964;10:267.

167. Lipsky JJ, Gallego MO. Mechanism of thioamide antithyroid drug-associated hypoprothrombinemia. *Drug Metab Drug Interact.* 1988;6:317.

168. Liaw Y et al. Hepatic injury during propylthiouracil therapy in patients with hyperthyroidism: a cohort study. *Ann Intern Med.* 1993;118:424.

169. Hardee JT et al. Propylthiouracil-induced hepatotoxicity. *West J Med.* 1996;165(3):144–147.

170. Williams KV et al. Fifty years of experience with propylthiouracil-associated hepatotoxicity: what have we learned? *J Clin Endocrinol Metab.* 1997;82:1727.

171. Woeber KA. Methimazole-induced hepatotoxicity. *Endocr Pract.* 2002;8:222.

172. Frye RL, Braunwald E. Studies on digitalis III: the influence of triiodothyronine on digitalis requirement. *Circulation.* 1961;23:376.

173. Burgi H. Iodine excess. *Best Pract Res Clin Endocrinol Metab.* 2010;24:107–117.

174. Arbelle JE, Porath A. Practice guidelines for the detection and management of thyroid dysfunction: a comparative review of the recommendations. *Clin Endocrinol.* 1999;51:11.

175. Abraham P et al. Antithyroid drug regimen for treating Graves' hyperthyroidism [review]. *Cochrane Database Syst Rev.* 2005:CD003420.

176. Cooper DS. Antithyroid drugs. *N Engl J Med.* 2005;352:905.

177. Jongjaroenprasert W et al. Rectal administration of propylthiouracil in hyperthyroid patients: comparison of suspension enema and suppository form. *Thyroid.* 2002;12:627.

178. Yeung SCJ et al. Rectal administration of iodide and propylthiouracil in the treatment of thyroid storm. *Thyroid.* 1995;5:403.

179. Nabil N et al. Methimazole: an alternative route of administration. *J Clin Endocrinol Metab.* 1982;54:180.

180. Alsanea O, Clark OH. Treatment of Graves' disease: the advantages of surgery. *Endocrinol Metab Clin North Am.* 2000;29:321.

181. Torring O et al. Graves' hyperthyroidism: treatment with antithyroid drugs, surgery, or radioiodine: a prospective, randomized study. *J Clin Endocrinol Metab.* 1996;81:2986.

182. Boostrom S, Richards ML. Total thyroidectomy is the preferred treatment for patients with Graves' disease and a thyroid nodule. *Otolaryngol Head Neck Surg.* 2007;136:278.

183. Palit TK et al. The efficacy of thyroidectomy for Graves' disease: a meta-analysis. *J Surg Res.* 2000;90:161.

184. Ross DS. Radioiodine therapy for hyperthyroidism. *N Engl J Med.* 2011;364:542.

185. Ron E et al. Cancer mortality following treatment for adult hyperthyroidism: Cooperative Thyrotoxicosis Therapy Follow-up Study Group. *JAMA.* 1998;280:347.

186. Rivkees SA. The management of hyperthyroidism in children with emphasis on the use of radioactive iodine. *Pediatr Endocrinol Rev.* 2003;1(Suppl 2):212.

187. Read CH et al. A 36-year retrospective analysis of the efficacy and safety of radioactive iodine in treating young Graves' patients. *J Clin Endocrinol Metab.* 2004;89:4229.

188. Robertson J, Gorman CA. Gonadal radiation dose and its genetic significance in radioiodine therapy of hyperthyroidism. *J Nucl Med.* 1976;17:826.

189. Holm LE. Thyroid cancer after exposure to radioactive 131I. *Acta Oncol.* 2006;45:1037.

190. Zuckier L et al. Sensitivity of personal Homeland Security radiation detectors to medical radionuclides and implications for counseling of nuclear medicine patients. In: *Presented as part of SSJ19: Physics (Nuclear Medicine, PET, MR Imaging),* Chicago, IL; 2004.

191. Gangopadhyay KK et al. Patients treated with radioiodine can trigger airport radiation sensors for many weeks. *BMJ.* 2006;333:293.

192. Nayak B, Burman K. Thyrotoxicosis and thyroid storm. *Endocrinol Metab Clin North Am.* 2006;35:663.

193. Cooper DS et al. Methimazole pharmacology in man: studies using a newly developed radioimmunoassay for methimazole. *J Clin Endocrinol Metab.* 1984;58:473.

194. McIver B, Morris JC. The pathogenesis of Graves' disease. *Endocrinol Metab Clin North Am.* 1998;27:73.

195. Allannic H et al. Antithyroid drugs and Graves' disease: a prospective randomized evaluation of the efficacy of treatment duration. *J Clin Endocrinol Metab.* 1990;70:675.

196. Maugendre D et al. Antithyroid drugs and Graves' disease: prospective randomized assessment of long-term treatment. *Clin Endocrinol.* 1999;50:127.

197. Bolanos F et al. Remission of Graves' hyperthyroidism treated with methimazole. *Rev Invest Clin.* 2002;54:307.

198. Nijs HG et al. Increased insulin action and clearance in hyperthyroid newly diagnosed IDDM patient: restoration to normal with antithyroid treatment. *Diabetes Care.* 1989;12:319.

199. Aloush V et al. Propylthiouracil-induced autoimmune syndromes: two distinct clinical presentations with different course and management. *Semin Arthritis Rheum.* 2006;36:4.

200. Geffner DL, Hershman JM. Beta-adrenergic blockade for the treatment of hyperthyroidism. *Am J Med.* 1992;93:61.

201. Milner MR et al. Double-blind crossover trial of diltiazem versus propranolol in the management of thyrotoxic symptoms. *Pharmacotherapy.* 1990;10:100.

202. Rivkees SA, Mattison DR. Ending propylthiouracil-induced liver failure in children. *N Engl J Med.* 2009;360(15):1574–1575.

203. Bahn RS et al. The Role of Propylthiouracil in the management of Graves' disease in adults: report of a meeting jointly sponsored by the American Thyroid Association and the Food and Drug Administration. *Thyroid.* 2009;19(7):673–674.

204. Tajiri J et al. Antithyroid drug-induced agranulocytosis: the usefulness of routine white blood cell count monitoring. *Arch Intern Med.* 1990;150:621.

205. Wall JR et al. In vitro immunosensitivity to propylthiouracil, methimazole, and carbimazole in patients with Graves' disease: a possible cause of antithyroid drug-induced agranulocytosis. *J Clin Endocrinol Metab.* 1984;58:868.

206. Jakucs J, Pocsay G. Successful treatment of methimazole-induced severe aplastic anemia with recombinant human granulocyte colony-stimulating factor and high-dosage steroids. *J Endocrinol Invest.* 2006;29:74.

207. Gaujoux et al. Extensive thyroidectomy in Graves' disease. *J Am Coll Surg.* 2006;202:868.

208. Orgiazzi J, Madec AM. Reduction of the risk of relapse after withdrawal of medical therapy for Graves' disease. *Thyroid.* 2002;12:849.

209. Vitti P et al. Clinical features of patients with Graves' disease undergoing remission after antithyroid drug treatment. *Thyroid.* 1997;3:369.

210. Glinoer D et al. Effects of L-thyroxine administration, TSH-receptor antibodies and smoking on the risk of recurrence in Graves' hyperthyroidism treated with antithyroid drugs: a double-blind prospective randomized study. *Eur J Endocrinol.* 2001;144:475.

211. Hashizume K et al. Administration of thyroxine in treated Graves' disease: effects on the level of antibodies to thyroid-stimulating hormone receptors and on the risk of recurrence of hyperthyroidism. *N Engl J Med.* 1991;324:947.

212. Vestergaard P. Smoking and thyroid disorders—a meta-analysis. *Eur J Endocrinol.* 2002;146:153.

213. Hoermann R et al. Relapse of Graves' disease after successful outcome of antithyroid drug therapy: results of a prospective randomized study on the use of levothyroxine. *Thyroid.* 2002;12:1119.

214. McIver B et al. Lack of effect of thyroxine in patients with Graves' hyperthyroidism who are treated with an antithyroid drug. *N Engl J Med.* 1996;334:220.

215. Sawin CT et al. Low serum thyrotropin concentrations as a risk factor for atrial fibrillation in older patients. *N Engl J Med.* 1994;331:1249.

216. Vadiveloo T et al. The Thyroid Epidemiology, Audit, and Research Study (TEARS): the natural history of endogenous subclinical hyperthyroidism. *J Clin Endocrinol Metab.* 2011;96(1):E1–E8.

217. Mestman JH. Hyperthyroidism in pregnancy. *Best Pract Res Clin Endocrinol Metab.* 2004;18:267.

218. Atkins P et al. Drug therapy for hyperthyroidism in pregnancy: safety issues for mother and fetus. *Drug Safety.* 2000;23:229.

219. Bulletin AP. Thyroid disease in pregnancy. *Obstet Gynecol.* 2002;100:387.

220. Fitzpatrick DL, Russell MA. Diagnosis and management of thyroid disease in pregnancy. *Obstet Gynecol Clin North Am.* 2010;37(2):173–193.

221. Wing DA et al. A comparison of propylthiouracil versus methimazole in the treatment of hyperthyroidism in pregnancy. *Am J Obstet Gynecol.* 1994;170:90.

222. Mortimer RH et al. Methimazole and propylthiouracil equally cross the perfused human term placental lobule. *J Clin Endocrinol Metab.* 1997;82:3099.

223. Momotani N et al. Effects of propylthiouracil and methimazole on fetal thyroid status in mothers with Graves' hyperthyroidism. *J Clin Endocrinol Metab.* 1997;82:3633.

224. Momotani N et al. Maternal hyperthyroidism and congenital malformation in the offspring. *Clin Endocrinol.* 1984;20:695.

225. Van Dijke CP et al. Methimazole, carbimazole, and congenital skin defects [letter]. *Ann Intern Med.* 1987;106:60.

226. Momotani N et al. Antithyroid drug therapy for Graves' disease during pregnancy: optimal regimen for fetal thyroid status. *N Engl J Med.* 1986;315:24.

227. Wolf D et al. Antenatal carbimazole and choanal atresia: a new embryopathy. *Arch Otolaryngol Head Neck Surg.* 2006;132:1009.

228. Eisenstein Z et al. Intellectual capacity of subjects exposed to methimazole or propylthiouracil in utero. *Eur J Pediatr.* 1992;151:558.

229. Burrow GN et al. Intellectual development in children whose mothers received propylthiouracil during pregnancy. *Yale J Biol Med.* 1978;51:151.

230. Messer MP et al. Antithyroid drug and Graves' disease in pregnancy: long-term effects on somatic growth, intellectual development and thyroid function of the offspring. *Acta Endocrinol.* 1990;123:311.

231. Momotani N et al. Thyroid function in wholly breast-feeding infants whose mothers take high doses of propylthiouracil. *Clin Endocrinol.* 2000;53:177.

232. Azizi F et al. Thyroid function and intellectual development of infants nursed by mothers taking methimazole. *J Clin Endocrinol Metab.* 2000;85:3233.

233. Iagaru A, McDougall IR. Treatment of thyrotoxicosis. *J Nucl Med.* 2007;48:379.

234. Kubota S, Ohye H, Yano G, al. E. Two-day thionamide withdrawal prior to radioiodine uptake sufficiently increases uptake and does not exacerbate hyperthyroidism compared to 7 day withdrawal in Graves' disease. *Endocr J.* 2006;53:603–607.

235. Imseis RE et al. Pretreatment with propylthiouracil but not methimazole reduces the therapeutic efficacy of iodine-131 in hyperthyroidism. *J Clin Endocrinol Metab.* 1998;83:685.

236. Braga M et al. The effect of methimazole on cure rates after radioiodine treatment for Graves' hyperthyroidism: a randomized clinical trial. *Thyroid.* 2002;12:135.

237. Bartalena L et al. Management of Graves' ophthalmopathy: reality and perspectives. *Endocrinol Rev.* 2000;21:168.

238. Wiersinga WM. Management of Graves' ophthalmopathy. *Nat Clin Pract Endocrinol Metab.* 2007;3:396.

239. Bahn RS. Graves' ophthalmopathy. *N Engl J Med.* 2010;362(8):726–738.

240. Bartalena L et al. Relation between therapy for hyperthyroidism and the course of Graves' ophthalmopathy. *N Engl J Med.* 1998;338:73.

241. Dorkhan M et al. Treatment with a thiazolidinedione increases eye protrusion in a subgroup of patients with type 2 diabetes. *Clin Endocrinol (Oxf).* 2006;65:35.

242. Marcocci C et al. Relationship between Graves' ophthalmopathy and type of treatment of Graves' hyperthyroidism. *Thyroid.* 1992;2:171.

243. Lai A et al. Lower dose prednisone prevents radioiodine-associated exacerbation of initially mild or absent graves' orbitopathy: a retrospective cohort study. *J Clin Endocrinol Metab.* 2010;95(3):1333–1337.

244. Tsai WC et al. The effect of combination therapy with propylthiouracil and cholestyramine in the treatment of Graves' hyperthyroidism. *Clin Endocrinol.* 2005;62:521.

245. McCowen KC et al. Elevated serum thyrotropin in thyroxine treated patients with hypothyroidism given sertraline [letter]. *N Engl J Med.* 1997;337:1010.

246. Bogazzi F et al. Preparation with iopanoic acid rapidly controls thyrotoxicosis in patients with amiodarone-induced thyrotoxicosis before thyroidectomy. *Surgery.* 2002;132:1114.

247. Biondi B, Cooper DS. Benefits of thyrotropin suppression versus the risks of adverse effects in differentiated thyroid cancer. *Thyroid.* 2010;20(2):135–146.

248. Basaria M et al. The use of recombinant thyrotropin in the follow-up of patients with differentiated thyroid cancer. *Am J Med.* 2002;112:721.

249. Fontanilla JC et al. The use of oral radiographic contrast agents in the management of hyperthyroidism. *Thyroid.* 2001;22:561.

250. Wu SY et al. Comparison of sodium ipodate (Oragrafin) and propylthiouracil in early treatment of hyperthyroidism. *J Clin Endocrinol Metab.* 1982;54:630.

251. Bal CS et al. Effect of iopanoic acid on radioiodine therapy of hyperthyroidism: long-term outcome of a randomized controlled trial. *J Clin Endocrinol Metab.* 2005;90:6536.

252. Roti E et al. Sodium ipodate and methimazole in the long-term treatment of hyperthyroid Graves' disease. *Metabolism.* 1993;42:403.

253. Martino E et al. Therapy of Graves' disease with sodium ipodate is associated with a high recurrence rate of hyperthyroidism. *J Endocrinol Invest.* 1991;14:847.

254. Fliers E et al. The hypothalamic-pituitary-thyroid axis in critical illness. *Best Pract Res Clin Endocrinol Metab.* 2001;15:453.

255. Lee E et al. Effect of acute high-dose dobutamine administration on serum thyrotropin (TSH). *Clin Endocrinol.* 1999;50:486.

256. Keogh MA, Wittert GA. Effect of cabergoline on thyroid function in hyperprolactinaemia [letter]. *Clin Endocrinol.* 2002;57:699.

53

第 53 章　糖尿病

Jennifer D. Goldman, Dhiren K. Patel, and David Schnee

核心原则		章节案例
①	除空腹血糖或口服葡萄糖耐量试验外,糖化血红蛋白 HbA1c(glycosylated hemoglobin, HbA1c)水平也可用于糖尿病的诊断。每项检查需在第二日再次确定。	案例 53-2(问题 1) 案例 53-11(问题 1)
②	糖尿病的主要控制指标为 HbA1c<7%,收缩压<140mmHg,以及在大部分 40 岁以上患者中启用他汀治疗。胆固醇管理应包含他汀类药物,高血压管理应包含血管紧张素转化酶抑制剂(angiotensin-converting enzyme inhibitor, ACEI)或血管紧张素 Ⅱ 受体拮抗剂(angiotensin Ⅱ receptor blocker, ARB)。	案例 53-2(问题 2) 案例 53-11(问题 2)
③	血糖治疗目标应个体化。对于糖尿病病程较短、预期寿命较长及无严重血管疾病的患者,在不增加低血糖的基础上可考虑更严格的 HbA1c 控制目标。对于已存在血管疾病、其他严重大血管或微血管疾病、低血糖史、预期寿命有限或糖尿病病史较长难以降低 HbA1c 水平的患者,可考虑放宽 HbA1c 的控制目标。	案例 53-2(问题 2) 案例 53-4(问题 2) 案例 53-11(问题 2) 案例 53-18(问题 3)
④	营养治疗(medical nutrition therapy, MNT)和运动是糖尿病治疗的基石。	案例 53-2(问题 11 和 12) 案例 53-11(问题 3) 案例 53-18(问题 4)
⑤	所有 1 型糖尿病及大多数 2 型糖尿病患者应进行自我血糖监测(self-monitoring of blood glucose, SMBG),特别是那些接受易引起低血糖药物治疗或进行自我管理的患者。自我血糖监测的关键是教育患者如何应对他们的血糖水平变化。	案例 53-2(问题 9~11) 案例 53-4(问题 5) 案例 53-11(问题 6)
⑥	1 型糖尿病患者应使用基础+餐时胰岛素治疗方案。可采用每日多次胰岛素注射或胰岛素泵。基础+餐时胰岛素治疗方案也可应用于非胰岛素治疗 HbA1c 不能达标的 2 型糖尿病患者。	案例 53-2(问题 3~6) 案例 53-4(问题 3) 案例 53-13(问题 6)
⑦	二甲双胍是治疗 2 型糖尿病的一线药物,除非存在禁忌证或不能耐受该药。诊断明确后就应开始二甲双胍治疗及改变生活方式。	案例 53-11(问题 3~5)
⑧	开始单药治疗后,需要在治疗方案中增加第 2 个降糖药物。需考虑的因素包括 HbA1c 目标值、HbA1c 需要降低的幅度、患者肝肾功能、药物不良反应及治疗费用。	案例 53-11(问题 7) 案例 53-12(问题 1) 案例 53-13(问题 2~4)
⑨	对于 2 型糖尿病患者,在 HbA1c 极度难以控制(如 HbA1c>10%)、HbA1c 超过 8.5%~9% 或已经多种口服降糖药联合治疗的情况下,无论是否有症状,均应考虑胰岛素治疗。	案例 53-11(问题 7) 案例 53-12(问题 1) 案例 53-13(问题 5)
⑩	考虑到低血糖造成的伤害,以及新近研究指出对于危重患者严格控制血糖并未带来获益,目前建议住院患者的血糖控制目标为 140~180mg/dl(7.8~10.0mmol/L)。	案例 53-7(问题 1)
⑪	尽管糖尿病患者会发生急性的高血糖危象,但主要是数年后的慢性并发症影响发病率和死亡率,分为微血管病变(包括肾脏病变、神经病变及视网膜病变)和大血管病变(包括心血管疾病、脑卒中及周围血管病变)。	案例 53-19(问题 1~3) 案例 53-20(问题 1)

		章节案例
⑫	确诊血管病变的患者需终生阿司匹林治疗,未确诊血管病变的患者应谨慎考虑适当的抗血小板治疗。	案例 53-19(问题 6)
⑬	微血管并发症的发生率和严重程度与长期的血糖控制(HbA1c 水平)密切相关。大血管并发症会受血糖控制影响,但更取决于多种病因学因素,包括血脂异常、高血压和吸烟。	案例 53-11(问题 2)

目前估计美国有 2 910 万人口患有糖尿病,占美国总人口的 9.3%[1]。这其中约三分之一,也就是 810 万尚未诊断[1]。2012 年 1 年内,超过 170 万的成年人被新诊断为糖尿病。2000 年全球所有年龄的糖尿病总发病率估计为 2.8%,预计到 2030 年会增加至 4.4%[2]。2 型糖尿病的发病正在流行,成人及儿童的发病率均有惊人的增长。美国疾病预防控制中心(Centers for Disease Control and Prevention,CDC)预计到 2050 年,每年新诊断糖尿病的患者将由每 1 000 人中 8 人增加至每 1 000 人中 15 人,意味着到 2050 年三分之一的美国人患有糖尿病[3]。2 型糖尿病患者急剧增加与肥胖和体育活动减少有关,同时也与糖尿病患者生存期延长相关。其他个体化因素包括胰岛素抵抗增加和 β 细胞进行性衰退的遗传易感性。临床研究已经证明,2 型糖尿病在高危人群中的发病可以被推迟或预防,而良好的血糖控制及其他干预可以延缓并发症的发生[4]。

定义、分类和流行病学

糖尿病是一种由于胰岛素分泌受损和活性降低造成胰岛素相对或绝对不足的慢性疾病。其显著的临床特征为有症状的葡萄糖不耐受所导致的高血糖以及脂肪和蛋白质的代谢改变。从长远来看,这些代谢紊乱导致了诸如心血管疾病(cardiovascular disease,CVD)、视网膜病变、肾脏病变和神经病变等并发症的发生,同时也增加了肿瘤的风险[5,6]。

在临床上和遗传上有大量证据证明,糖尿病是一组不同种类的综合征。然而糖尿病中的大多数病例可以归类为 1 型或 2 型糖尿病(表 53-1)。妊娠期糖尿病(gestational diabetes mellitus,GDM)这一定义是用于描述妊娠过程中发生的葡萄糖耐量异常。如果糖耐量异常的原因不能用以上 3 种情况来解释,则归为更为特殊的类型,如胰岛 β 细胞功能遗传性缺陷及胰岛素作用遗传性缺陷(通常由于遗传性胰岛素受体缺陷导致)、胰腺外分泌功能疾病、内分泌疾病、药物或化学物质诱导、感染和其他遗传综合征。早期糖耐量异常或是糖尿病前期被定义为空腹血糖受损(impaired fasting glucose,IFG)或糖耐量受损(impaired glucose tolerance,IGT),它们被认为是未来发展成糖尿病的危险因素,以及与肥胖、高甘油三酯血症和/或低高密度脂蛋白(HDL)胆固醇、高血压有关[7]。

表 53-1

1 型和 2 型糖尿病

特点	1 型糖尿病	2 型糖尿病
其他名称	曾用名:Ⅰ型;胰岛素依赖性糖尿病(insulin-dependent diabetes mellitus,IDDM);青少年发病型糖尿病	曾用名:Ⅱ型;非胰岛素依赖性糖尿病(non-insulin-dependent diabetes mellitus,NIDDM);成人发病型糖尿病
占糖尿病患者的比例	5%~10%	90%
发病年龄	通常<30 岁;高峰在 12~14 岁;很少早于 6 个月;一些成年人在 50 多岁时发生 1 型糖尿病	通常>40 岁,但肥胖儿童患病率在增加
胰腺功能	通常无,但有时诊断时可发现一些残留 C 肽,尤其在成年人	存在少量,"正常"或大量胰岛素
发病机制	与特定人类白细胞抗原(human leukocyte antigen,HLA)型相关;胰岛细胞抗体的存在表明存在自身免疫过程	胰岛素分泌缺陷;组织对胰岛素抵抗;肝脏葡萄糖生成增多
家族史	通常不明显	明显
肥胖	不常见。除非外源性胰岛素造成"过度胰岛素化"	常见(60%~90%)
酮症酸中毒病史	常有	少见,除非在特殊应激状态下(例如感染)

表 53-1
1 型和 2 型糖尿病（续）

特点	1 型糖尿病	2 型糖尿病
临床表现	一般为进展相对较快的轻度到重度症状（几日到几周）：多尿，烦渴，乏力，体重减轻，酮症酸中毒	轻度多尿，乏力；经常在常规体检或牙科检查时被诊断
治疗	MNT 运动 胰岛素 胰淀粉样多肽类似物（普兰林肽 pramlintide）	营养治疗 运动 口服抗糖尿病药物（双胍类，格列奈类，磺脲类，噻唑烷二酮类，α 糖苷酶抑制剂，肠促胰素类似物，DPP-4 抑制剂，SGLT-2 抑制剂） 胰岛素 胰岛素类似物

DPP-4,二肽基肽酶-4 抑制剂；MNT,营养治疗。

大约 5%~10% 的已诊断的糖尿病患者为 1 型糖尿病，这是一种自身免疫性胰腺 β 细胞破坏引起的疾病。在临床表现上，这些患者只有很少的或没有胰腺储备，有酮症倾向，需要外源性胰岛素维持生命。1 型糖尿病的发病高峰期在儿童及青少年期，但它可在各个年龄段发病。少部分诊断为 1 型糖尿病的患者（主要为非洲裔或亚裔）可以没有自身免疫性疾病的证据，因此 1 型糖尿病的病因并不明确。在这些个体中，胰腺的破坏进程似乎更加缓慢，以致呈迟发或亚急性表现。

更多患者为 2 型糖尿病，这是一种以肥胖、β 细胞功能缺陷、胰岛素抵抗和肝脏葡萄糖生成增多为特征的综合性疾病。糖尿病的发病率和患病率都随年龄增长、肥胖以及缺乏体育锻炼而显著增长。在美国 20~44 岁人群中，已确诊及未诊断的糖尿病患者占人群比例为 4.1%，而 65 岁及以上人群中患病率增长至 25.9%。2 型糖尿病的患病率在不同种族之间也不同。与非西班牙裔白人（7.6%）相比，糖尿病的患病率在亚裔美国人（9%）、西班牙裔（12.8%）、非洲裔美国人（13.2%）、美国印第安人和阿拉斯加州土著居民（15.9%）中更高[1]。糖尿病是一种严重的疾病，与非糖尿病人群相比，它使人们面临更高的发病率和死亡率。糖尿病是美国排名第 7 位的主要死因，然而糖尿病及其并发症导致的死亡可能被低估。与普通人群相比，糖尿病患者的死亡率为非糖尿病患者群的 2 倍[1]。糖尿病患者医疗费用昂贵。2012 年，美国用于糖尿病的总支出约 2 450 亿美元，占全部医疗费用的 1/5[8]。糖尿病患者的人均医疗费用是非糖尿病患者的 2.3 倍，大部分（56%）用于 65 岁及以上的老年人。上述费用主要包括住院费、长期照料机构费用、家庭护理费、医师诊疗费及药费（不只包括降糖药物）。由于大部分医疗费用是用于慢性并发症的治疗，因此相当多的努力已经指向糖尿病患者的早期诊断和代谢控制方面的研究[8]。

碳水化合物代谢

对糖尿病相关症状和体征的理解，是基于葡萄糖代谢以及进食（餐后）和空腹（吸收后）状态下胰岛素在糖尿病及非糖尿病个体中的代谢作用的认识[9]。内环境稳定机制使血浆葡萄糖浓度维持在 55~140mg/dl（3.1~7.8mmol/L）。40~60mg/dl（2.2~3.3mmol/L）是能为中枢神经系统提供足够燃料的最低血糖浓度，中枢神经系统利用葡萄糖作为主要能源且其利用不依赖胰岛素。当血糖浓度超过肾脏近曲小管重吸收能力（约 180mg/dl）时，葡萄糖进入尿中导致热量和水分的损失。肌肉和脂肪也将葡萄糖作为主要能源，但这些组织摄入葡萄糖需要胰岛素的作用。当无法获得葡萄糖时，这些组织可以利用其他物质如氨基酸和脂肪酸作为能源[9]。

非糖尿病个体的餐后糖脂代谢

食物被摄取后，血糖浓度升高并刺激胰岛素分泌。胰岛素是葡萄糖有效利用的关键。它促进葡萄糖、脂肪酸和氨基酸的吸收以及它们向在大多数组织中的储备形式的转化。胰岛素还通过抑制胰高血糖素来抑制肝脏葡萄糖的输出。在肌肉中，胰岛素促进葡萄糖的摄取并以糖原形式储备。它还刺激氨基酸的摄取和向蛋白质的转化。在脂肪组织中，葡萄糖被转化为游离脂肪酸以甘油三酯的形式储备，胰岛素则可以抑制甘油三酯分解为游离脂肪酸（可被转运到其他组织加以利用的形式）。肝脏运输葡萄糖不需要胰岛素，但胰岛素可促进葡萄糖转化为糖原和游离脂肪酸[9,10]。

游离脂肪酸被酯化为甘油三酯，以极低密度脂蛋白（very-low-density lipoproteins, VLDLs）形式运输到脂肪和肌肉组织。正常情况下胰岛素通过降低肝脏生成脂肪酸来抑制 VLDL 的分泌[10]。而 VLDL 一旦经肝脏分泌，主要由肝脏中的肝脂肪酶和内皮细胞中的脂蛋白脂肪酶通过 VLDL 颗粒表面上的载脂蛋白 CⅡ（apolipoprotein CⅡ, apo CⅡ）激活[10]，这些脂酶会移除脂蛋白上的游离脂肪酸，将 VLDL 转化为中密度脂蛋白（intermediate-density lipoprotein, IDL），然后再转化为低密度脂蛋白（low-density lipoprotein, LDL）。胰岛素在刺激 apo CⅡ 表达方面发挥作用，这也部分解释了 2 型糖尿病患者会发生高甘油三酯血症的原因[10]。

非糖尿病个体的空腹糖代谢

空腹状态下血糖浓度下降至正常水平,此时胰岛素的释放被抑制。同时,大量对抗胰岛素作用并促进血糖升高的反向调控激素释放(如胰高血糖素、肾上腺素、生长激素、糖皮质激素)。最终,多种机制维持了中枢神经系统所需的最低血糖浓度。肝脏的糖原被分解为葡萄糖(糖原分解)。氨基酸从肌肉运输至肝脏,在那里通过糖异生转化为葡萄糖。胰岛素依赖组织减少了对葡萄糖的摄取,为大脑节约葡萄糖。最后甘油三酯被分解为游离脂肪酸,后者是另一种可利用的燃料来源[9,10]。

1 型糖尿病

发病机制

1 型糖尿病胰岛素分泌丧失是因为自身免疫破坏了产生胰岛素的胰腺 β 细胞,目前认为是环境因素(如病毒或毒素)作用于遗传易感者而触发了自身免疫[7,11]。这种类型的糖尿病与组织相容性抗原 [人类白细胞抗原(human leukocyte antigen,HLA)-DR3 或 HLA-DR4] 和存在于循环中的抗体 [包括胰岛素自身抗体、谷氨酸脱羧酶自身抗体 GAD65、胰岛细胞自身抗体 ICA、酪氨酸磷酸酶自身抗体(如胰岛细胞抗体 512)] 密切相关。正常胰腺 β 细胞分泌胰岛素的能力远超过控制糖类、脂肪和蛋白质代谢的正常需要量。因此,在 1 型糖尿病临床发病前,经历了漫长的 β 细胞破坏的无症状时期(图 53-1)。

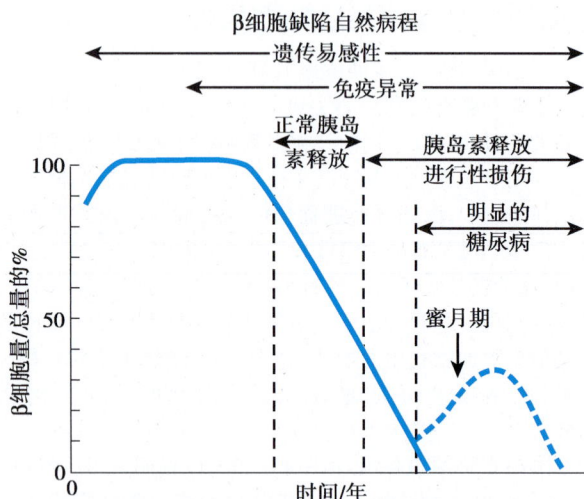

图 53-1　1 型糖尿病的发病机制。在遗传易感个体中,一个事件(如病毒或毒素)触发了胰腺 β 细胞的自身免疫性破坏,此过程可能经历数年的时间。当 β 细胞数量减少至大约 250 000 时,胰腺不能分泌足够的胰岛素,随之引起葡萄糖不耐受。此时一个应激事件(如病毒感染)可以导致高血糖和酮症酸中毒的急性症状。一旦急性事件结束,胰腺暂时恢复功能,使病情缓解(蜜月期)。但 β 细胞的持续性损害最终导致胰岛素依赖状态

临床表现

虽然 1 型糖尿病起病突然,但现在证据表明,在出现明显的临床表现前会有几年的临床前期。随着胰岛素分泌的逐渐减少,空腹血糖升高逐渐出现。当血糖水平超过正常肾糖阈,会出现尿糖并引起渗透性利尿,临床上出现典型的多尿症状,代偿性出现多饮表现。若不予治疗,糖不断随尿液丢失,身体储存的脂肪和蛋白质由于分解率升高逐渐被消耗掉,临床上出现消瘦的表现。肌肉开始代谢自己储存的糖原和脂肪酸作为燃料,肝脏也开始代谢游离脂肪酸,该过程受到肾上腺素和胰岛素水平下降的刺激。胰岛素的绝对缺乏会引起肝脏内游离脂肪酸过度代谢并转化为酮体,从而导致酮血症和酮尿症,甚至酮症酸中毒。患者表现出疲劳,明显的体重下降,多饮多尿。糖化血红蛋白的明显升高说明之前几周或几个月的高血糖情况。

葡萄糖是绝佳的微生物培养基,患者可能出现反复的呼吸道、阴道或其他系统的感染。由于眼晶状体渗透压的改变,患者还可能出现继发的视物模糊。使用胰岛素治疗是预防严重脱水、酮症酸中毒和死亡的关键。

蜜月期

在初诊并开始治疗的几日或几周内,很多 1 型糖尿病患者会有明显的缓解,这与血糖浓度下降和胰岛素需要量明显减少相关。由于只持续几周到几个月的时间,因此称为"蜜月期"。一旦高血糖、代谢性酸中毒和酮症缓解,内源性胰岛素的分泌可暂时性恢复(见图 53-1)。虽然蜜月期最长可长达 1 年,但不断增加的外源性胰岛素治疗是不可避免的,且是应被预料到的。在蜜月期,中断治疗可能导致较高的胰岛素抵抗率和过敏率,所以即使胰岛素用量很低,患者也应维持胰岛素治疗。

2 型糖尿病

发病机制

胰岛素分泌受损以及胰岛素抵抗是 2 型糖尿病的特征。在存在胰岛素抵抗的情况下,组织对葡萄糖的利用减少,肝脏葡萄糖和游离脂肪酸生成增加,过量的葡萄糖在循环中不断累积。这种高血糖会刺激胰腺分泌更多的胰岛素来对抗胰岛素抵抗。葡萄糖和胰岛素同时升高强烈提示胰岛素抵抗的存在。遗传易感性可能在 2 型糖尿病发病方面有重要影响。与 1 型糖尿病相比,2 型糖尿病患者有更强的家族史,其与 HLA 无关,且循环中无 ICA[7,12]。2 型糖尿病患者表现出不同程度的组织对胰岛素的抵抗、胰岛素分泌减少和基础肝脏葡萄糖生成增加。最后,环境因素如肥胖及久坐的生活方式也促进胰岛素抵抗的发生。

虽然糖尿病中最常见的是 2 型糖尿病,但对其发病原理却知之甚少。通常基础胰岛素水平在诊断时是正常或升高的。对葡萄糖反应的第一时相或早期时相胰岛素释放通常受损,并缺乏脉冲性胰岛素分泌,导致餐后血糖升高。其

他刺激餐后胰岛素分泌的促胰岛素样物质（如肠促胰岛素）的作用也改变[13]。渐渐的β细胞失去对血糖升高的反应能力，导致对血糖调节功能的逐步丧失。在严重高血糖的患者中，胰岛素分泌减少，且胰岛素抵抗加重（高糖毒性）。

大部分2型糖尿病患者均有组织对胰岛素反应下降的情况。超重或高血糖可能导致高胰岛素血症，接着可能引起靶组织或靶器官表面胰岛素受体数量的减少或下调。有证据显示肌肉对周围组织中葡萄糖吸收和利用的减少是胰岛素抵抗的主要部位，并导致餐后持续的高血糖。抵抗可能继发于细胞表面胰岛素受体数量的减少、胰岛素和受体亲和力下降或与受体结合后胰岛素信号转导或作用的减弱有关。胰岛素传导信号及其与受体结合后的作用减弱被称为受体后或结合后作用减弱，可能是发生胰岛素抵抗的主要部位。

2型糖尿病患者还存在肝脏葡萄糖生成增加（糖原分解及糖异生）的情况，表现为空腹血糖或血液葡萄糖浓度的升高[12]。肝脏葡萄糖生成是空腹状态葡萄糖的主要来源。2型糖尿病患者中，肝脏葡萄糖生成的改变同样会影响或造成餐后高血糖。胰高血糖素在低血糖时由胰岛α细胞分泌，刺激肝脏葡萄糖生成[14]，胰高血糖素的生成可被胰岛素抑制。在那些继发于β细胞功能障碍或衰竭的早期胰岛素反应缺陷或丧失的2型糖尿病患者中，胰高血糖素对碳水化合物摄取的应答改变。对于2型糖尿病患者，由于葡萄糖摄取降低和肝脏葡萄糖生成增多、高胰岛素血症及胰岛素抵抗造成的空腹及餐后高血糖，若未治疗会造成恶性循环，不断对组织及器官造成损伤。

2型糖尿病患者通常可根据体重分类。肥胖患者占2型糖尿病患者人群的80%以上[12]。非肥胖的2型糖尿病患者占2型糖尿病患者人群的近10%，通常存在腹部脂肪分布增多的情况。一般来讲，这组人群在儿童、青少年或青年（通常小于25岁）时期已发展为轻度糖尿病，他们的胰岛素对于血糖的反应性较差。这组人群包括青少年成年起病型糖尿病（maturity-onset diabetes of the young，MODY）。MODY与家族史密切相关，提示它是常染色体显性遗传，根本的缺陷是异质性的，目前已发现不同染色体上多种位点的异常，常见的包括肝脏转录因子和葡萄糖激酶（β细胞内的"葡萄糖感应器"）的缺陷。临床表现症状可轻可重，伴或不伴酮症。与1型糖尿病不同，此疾病一般较轻，饮食、口服药物或低剂量胰岛素即可控制。随着肥胖和2型糖尿病在儿童和青少年中发病率的增加，区分青少年2型糖尿病和肥胖的自身免疫性1型糖尿病显得更为重要[15]。

2型糖尿病与多种疾病有关，包括血脂异常、高血压和早期动脉粥样硬化（图53-2）。目前，代谢综合征（临床表现为高血压、空腹血糖升高及血脂异常）的提出都源于胰岛素抵抗本身和代偿性的高胰岛素血症[16]。命名这种三联征为独立的"综合征"的方式仍存在很大的争议，一部分原因是考虑到"代谢综合征"作为诊断的实用性不如高血压、空腹血糖升高及血脂异常[17]。代谢综合征在美国很普遍，20岁及以上人群的发病率估计大于34%，在60~69岁人群

中达高峰[18]。由于它与心血管事件高度关联，美国国家胆固醇教育计划（National Cholesterol Education Program，NCEP）制定了代谢综合征的诊断标准[19]。

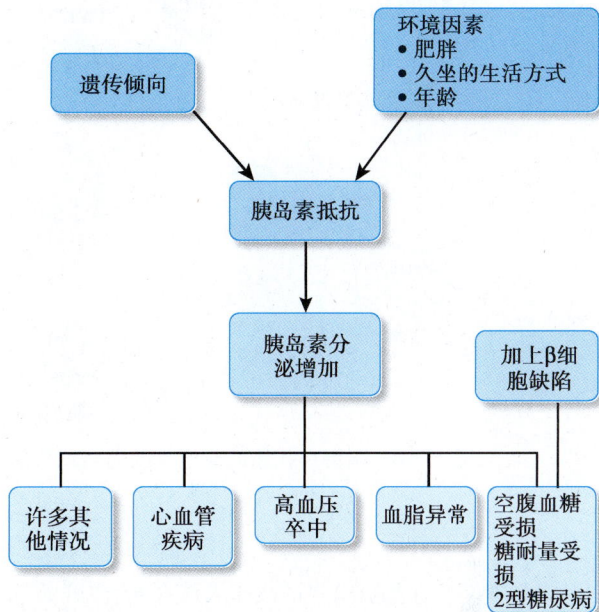

图53-2 代谢综合征。遗传和环境因素（内脏型肥胖、久坐的生活方式、年龄）使某些人有胰岛素抵抗的倾向。为了对抗这种抵抗，胰腺分泌更多的胰岛素，造成了高胰岛素血症。发生胰岛素抵抗和高胰岛素血症的人通常都有一组疾病表现和生化异常：心血管疾病、高血压、血脂异常、高尿酸血症和2型糖尿病。只有那些β细胞有衰竭遗传倾向的个体会继续发展为糖耐量受损（IGT）、空腹血糖受损（IFG）和2型糖尿病。许多2型糖尿病患者在诊断时就已经发现心血管疾病的证据。在胰岛素抵抗或高胰岛素血症以及这些临床情况之间的因果关系还不是很明确。详见正文

并非所有代谢综合征的患者都进展为IGT或糖尿病，但那些最终发展为IGT或糖尿病的患者都可能存在着β细胞衰竭的遗传倾向。图53-3展示了糖尿病患者中典型的血脂异常模式及胰岛素抵抗如何影响正常的脂蛋白代谢。

临床表现

2型糖尿病通常是在患者进行常规体检或当有其他不适时无意中诊断的。因为症状在发病时很轻微，患者极少会主诉乏力、多尿和多饮，但在临床检查过程中通常会承认这些症状。这些患者有足够浓度的胰岛素来防止脂肪分解，故除非遇到异常应激状态（如感染、外伤），通常无酮症病史。这些患者通常不会出现体重减轻，因为相对较高的内源性胰岛素水平会促进脂质合成。通常这些患者在诊断时就有明显的大血管病变，诊断时出现微血管并发症说明未诊断的或亚临床糖尿病已存在7~10年之久。因为2型糖尿病患者在诊断时胰腺仍存在一定功能，起初的几年他们可以通过营养治疗、运动和口服降糖药来治疗。然而，许多人最终仍需要胰岛素来控制症状。

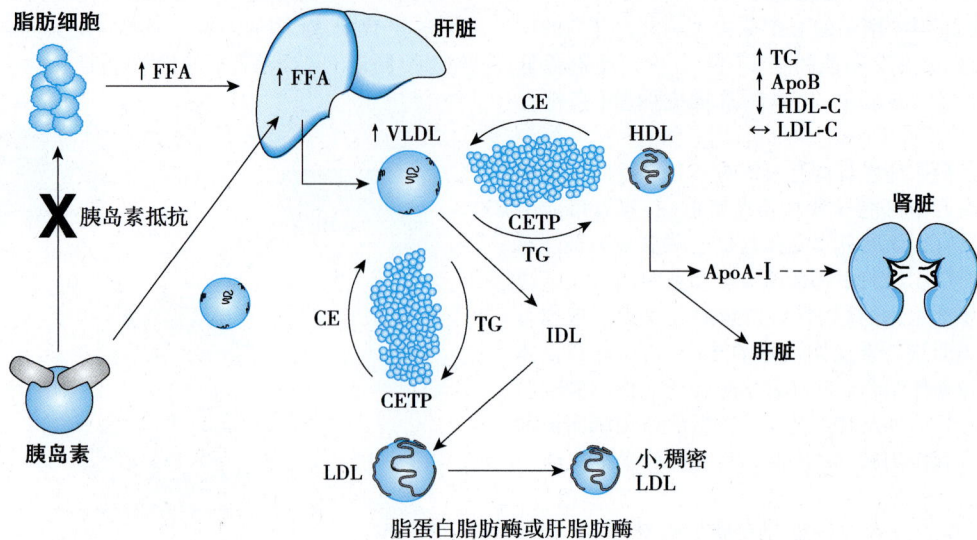

图 53-3 脂蛋白代谢的改变是胰岛素抵抗的直接后果,并且在发生明显的糖尿病前已经出现

筛查

ADA 建议没有危险因素的成年人应在 45 岁开始筛查[7]。如果检查结果正常,应每 3 年复查;若存在糖尿病前期,应每年复查。若存在超重(BMI≥25 或 35kg/m²)以及有 1 个或多个列在表 53-2 中的危险因素的成人,应在更年轻的时候进行更频繁的筛查。对糖尿病的筛查指标可选择较方便易行的空腹血糖或糖化血红蛋白。对于无症状的 10 岁儿童及 10 岁前青春期启动儿童,若存在超重(BMI 大于同年龄同性别 85th 百分位;体重相对于身高>85th 百分位;或体重相对于理想体重>120%)以及有两个或多个列在表 53-2 中的危险因素,应每两年筛查 1 次[7]。

表 53-2

2 型糖尿病的危险因素

成人	儿童[a]
超重(BMI≥25kg/m²,亚裔人群 BMI≥23kg/m²)	超重(BMI 大于同年龄同性别 85th 百分位;或体重相对于理想体重>120%)
糖尿病家族史(一级亲属)	糖尿病家族史(一级亲属或二级亲属)
缺乏锻炼	
种族易感性[b]	种族易感性[b]
曾经有空腹血糖受损、糖耐量异常或 HbA1c≥5.7%	
多囊卵巢综合征、妊娠糖尿病或巨大儿病史	母亲糖尿病史(包括妊娠糖尿病)
与胰岛素抵抗相关的临床情况,如严重的肥胖和黑棘皮病	胰岛素抵抗迹象(如黑棘皮病)
高血压(≥140/90mmHg 或抗高血压治疗中)	与胰岛素抵抗相关的临床情况,如高血压、血脂异常或多囊卵巢综合征
血脂异常	
HDL-C<35mg/dl(0.90mmol/L)	
甘油三酯>250mg/dl(2.82mmol/L)	
心血管疾病	

[a] 儿童:年龄小于 18 岁。
[b] 种族易感性包括非裔、拉丁裔美洲人以及美洲原住民、亚洲人或太平洋岛民的后裔。
HbA1c,糖化血红蛋白;BMI,体重指数;HDL-C,高密度脂蛋白胆固醇。

妊娠期糖尿病

妊娠期糖尿病（gestational diabetes mellitus，GDM）在所有孕妇中的发生率约为7%，它被定义为"妊娠期开始的或妊娠期发现的碳水化合物不耐受"[7,20]。糖尿病在妊娠期发病及持续的时间影响生产和围产期的结局（见第49章）。

诊断标准

表53-3分别列出了正常、糖尿病风险增加和糖尿病的空腹血浆葡萄糖、HbA1c和口服葡萄糖耐量试验（oral glucose tolerance test，OGTT）数值范围[7]。美国糖尿病协会专家委员会修订了非孕期的任何年龄糖尿病诊断标准，以下任何一条成立即可诊断为糖尿病[7]：

表 53-3

正常和糖尿病的血浆葡萄糖水平[mg/dl（mmol/L）]及HbA1c；正常和糖尿病的口服葡萄糖耐量试验中的血浆葡萄糖水平

	FPG	HbA1c	OGTT
正常	<100(5.6)	≤5.6%	<140(7.8)
糖尿病前期（如IFG,IGT）	100~125(5.6~6.9)	≥5.7%~6.4%	140~199(7.8~11.0)
糖尿病（非孕期成年人）	≥126(7.0)	≥6.5%	≥200(11.1)

相对应的静脉全血葡萄糖浓度略低12%~15%。餐后动脉血样值比静脉血样值高，因为葡萄糖还未从外周组织中转移走。毛细血管全血是静脉血和动脉血的混合。空腹水平和静脉全血相同。

HbA1c，糖化血红蛋白；FPG，空腹血糖；OGTT，口服葡萄糖耐量试验。

1. HbA1c≥6.5%。检测应在实验室内进行，而不是床旁检测，检测方法应经过美国国家糖化血红蛋白标准化计划认证。

2. 空腹血糖≥126mg/dl（7.0mmol/L）。空腹指至少8小时未摄取热量。

3. 糖尿病典型的症状和体征（多尿、多饮、酮尿和不能解释的体重下降）且随机血糖≥200mg/dl（11.1mmol/L）。

4. 口服葡萄糖耐量试验（成人75g无水葡萄糖或儿童1.75g/kg）2小时后静脉血浆葡萄糖浓度≥200mg/dl（11.1mmol/L）。

明确诊断需重复检测，最好为同一检测。如果进行了2项不同的检测（如FPG和HbA1c），2项都超过诊断阈值，糖尿病诊断即成立；若只有1项检测结果超过了诊断切点，那么这项检测应重复。诊断都是基于已经认证过的检查结果[7]。

有时区分1型还是2型糖尿病有一定困难。一般如果患者小于30岁、偏瘦、有糖尿病的症状和体征伴空腹血糖

升高，1型糖尿病可能性大。在非应激状态下表现为中度酮尿伴高血糖者也强烈支持1型糖尿病诊断，然而无酮尿并不能排除诊断。体内存在胰岛素或胰岛β细胞自身抗体提示可能最终需要胰岛素治疗[11]。相对偏瘦的年龄较大的成年人，因口服降糖药物或小剂量胰岛素有效，最初被认为是2型糖尿病，但随后被诊断发现是1型糖尿病。此外，临床上发现越来越多的肥胖儿童和青少年患有2型糖尿病[21]。

若HbA1c、FPG或OGTT的结果介于正常值和可诊断糖尿病的数值之间时，通常认为处于糖尿病前期。IFG和IGT两个学术名词不可互换，因为两者来源于不尽相同的生理过程。将表53-3中列出的分类应被解读为糖尿病风险逐渐增加的过程非常重要，而不应单纯关注糖尿病或糖尿病前期诊断切点。

许多因素影响葡萄糖耐量或使血糖升高，应在确立诊断前排除这些因素。如禁食时间小于8小时者FPG可能升高。患急性病（如心肌梗死）过程中或病愈短时间内，或正在服用糖皮质激素（如泼尼松、地塞米松）的患者，由于高浓度的激素导致血糖升高，进行葡萄糖耐量试验可能引起误诊，这些个体的葡萄糖耐量通常可回到正常。

慢性并发症

虽然糖尿病患者会出现急性高血糖危象，但主要是慢性并发症影响糖尿病患者的发病率和死亡率。并发症主要分为大血管病变和微血管病变。葡萄糖的毒性作用对微血管病变（视网膜病变、肾脏病变和神经病变）的发生和发展影响较大，因为这些组织的细胞对血糖升高具有特异敏感性[22]。糖尿病成为美国成人新发失明和肾脏衰竭的主要原因[1]。约60%~70%的糖尿病患者也有外周或自主神经系统病变表现。严重的周围神经病变再加上免疫功能异常可能是造成糖尿病患者下肢截肢率高的原因[1,23]。最后，血糖控制差会促进牙齿和口腔并发症，也会增加妊娠期母亲和胎儿发生并发症的风险[24,25]。大血管并发症在病因学方面是多因素的，较少依赖于血糖的升高。糖尿病本身就是一个众所周知的大血管疾病（周围血管疾病、心血管疾病、卒中）的危险因素。与非糖尿病患者群相比，糖尿病患者发生心肌梗死和心血管疾病死亡的风险增加了3~4倍[26]。胰岛素抵抗和因此导致的高胰岛素血症促进高血压、血脂异常和血小板高反应性的发展，以上这些又会增加糖尿病患者心血管疾病的风险[27]。因此，尽管严格的血糖管控（HbA1c<7.0%）会明显地降低微血管疾病的风险，它与大血管疾病的关系仍存在较多争议。

血糖控制与微血管病变和大血管病变的关系

流行病学研究已证实血糖控制和心血管事件间的关系，但近几年的随机试验表明，与标准血糖控制相比，严格的血糖控制未能获益，这强调了大血管病变的多因素性[28]。然而，随机临床试验已充分证实微血管疾病与血糖

控制之间存在明确的相关性。糖尿病控制与并发症研究（the Diabetes Control and Complications Trial，DCCT）和开放式随诊试验，糖尿病干预和并发症流行病学研究（Epidemiology of Diabetes Interventions and Complications，DCCT-EDIC）的结果证明了强化血糖控制可在微血管终点事件方面获益[29,30]。DCCT 中，强化治疗组（HbA1c 7.1%，对照常规组 9.0%）可使有临床意义的视网膜病变、肾脏病变和神经病变的发生风险降低近 60%。EDIC 为 DCCT 的进一步开放式随诊研究。尽管最初强化治疗组和常规治疗组在试验后期的血糖控制水平趋向同一水平，最初强化治疗组的患者显示出的微血管并发症风险持续性较低[30,31]。EDIC 研究还证实，最初入组 DCCT 强化治疗组的患者心血管并发症的发生率显著降低[32]。胰岛素强化治疗（这里称为生理性胰岛素治疗或基础-餐时胰岛素治疗）的血糖控制目标见表 53-4。英国前瞻性糖尿病研究（United Kingdom Prospective Diabetes Study，UKPDS）也证明了严格控制血糖对 2 型糖尿病患者在微血管并发症方面的持续性获益（见案例 53-11，问题 2）[33]。

表 53-4

生理性（基础-餐时）胰岛素治疗目标[a]

监测参数	成人/（mg/dl）（mmol/L）	学龄儿童（6～12 岁）/（mg/dl）（mmol/L）	青少年和青年（13～29 岁）/（mg/dl）（mmol/L）	妊娠期/（mg/dl）（mmol/L）
餐前	80～130（4.44～7.24）	90～130（5.01～7.24）	90～130（5.01～7.24）	60～99（3.34～5.52）
2h 餐后血浆葡萄糖	<180（10.03）	不推荐常规监测	不推荐常规监测	100～129（5.57～7.19）
睡前/夜间（2~4AM）血浆葡萄糖	>70（3.90）	90～150（5.01～8.36）	90～150（5.01～8.36）	60～99（3.34～5.52）
HbA1c[a]	<7.0%[b]	<7.5%[c]	<7.5%[c]	<6%
尿酮体[d]	无或极少	无或极少	无或极少	极少

见案例 53-2 问题 2 和案例 53-4 问题 2 中的讨论。基础-餐时胰岛素治疗是糖尿病管理中的一个完整的治疗计划，需要团队工作。

[a]HbA1c，糖化血红蛋白，参考 DCCT 研究的结果，定义非糖尿病的范围为 4%~6%。

[b]可接受的值应个体化，既可以通过控制达到又不会过度严格增加低血糖风险。这些结果与 DCCT 研究中达到的结果接近。ADA 建议对于糖尿病病程较短、预期寿命较长、无明确心血管疾病的患者可考虑较低的目标值（如<6%），对于无症状性低血糖、严重低血糖病史、反向调节障碍、大血管或微血管并发症晚期或其他并发症的患者（见表 53-10），较宽松的目标值可能更加合适。

[c]如果可达到且不产生过多低血糖风险，更低的目标值（<7%）是合理的。

[d]不适用于 2 型糖尿病患者。

改编自 American Diabetes Association. Standards of medical care in diabetes—2015. Diabetes Care. 2015;38（Suppl 1）:S5；American Diabetes Association. Preconception care of women with diabetes. *Diabetes Care.* 2004;27（Suppl 1）:S76；Kitzmiller JL et al. Managing preexisting diabetes for pregnancy: summary of evidence and consensus recommendations for care. *Diabetes Care.* 2008;31:1060；The Diabetes Control and Complications Trial Research Group. The effect of intensive treatment of diabetes on the development and progression of long-term complications in insulin-dependent diabetes mellitus. The Diabetes Control and Complications Trial Research Group. *N Engl J Med.* 1993;329:977.

血糖控制与大血管疾病间的关系一直不清晰。无血脂异常和高血压的 1 型糖尿病患者出现早发动脉粥样硬化的证据引发人们关于高血糖本身影响大血管疾病的发生或进展的争论[34]。UKPDS 最早报告了严格控制血糖对 2 型糖尿病心血管并发症的获益[35]。尽管微血管并发症方面的获益是明确的，研究中发现致命性或非致命性心肌梗死和猝死的相对危险降低了 21%，但无统计学意义（P=0.052）。尽管如此，10 年的随访研究发现，心肌梗死的危险率降低了 15%（P=0.01）[33]，随访 17 年的 DCCT-EDIC 研究也发现了类似的大血管获益[32]。因此，虽然血糖控制可以使大血管疾病获益，但需要超过 10 年的时间来看到获益。降低糖尿病患者大血管病变危险需要更综合的管理策略而不仅仅是血糖控制。STENO-2 试验是一项针对 2 型糖尿病的多危险因素管控研究，该研究发现同时适度控制高血压、血脂异常和高血糖可以使大血管事件显著降低 53%[36]。ADA 强调应综合管控所有主要心血管疾病的危险因素，因为其对于降低大血管疾病危险十分重要[37]。成人糖尿病代谢目标值见表 53-5[38,39]。

表 53-5

ADA 关于成人糖尿病的代谢目标[7]

血糖目标	
HbA1c	<7.0%（正常 4%~6%）[a]
餐前血浆葡萄糖	80～130mg/dl（4.4～7.2mmol/L）[b]
餐后血浆葡萄糖	<180mg/dl（<10.0mmol/L）[c]
血压	<140/90mmHg
血脂	参考第 8 章

目标值必须个体化，进一步讨论见案例 53-2（问题 2）、案例 53-14（问题 2）和案例 53-24（问题 1~4）[7]。

[a]特定的人群可考虑更严格的目标值（如<6%），美国临床内分泌医师协会（American Association of Clinical Endocrinologists，AACE）/美国内分泌学会（American College of Endocrinology，ACE）建议 HbA1c 目标值≤6.5%[39]。

[b]AACE 建议空腹血糖目标值<110mg/dl（<6.1mmol/L）[39]。

[c]AACE/ACE 建议目标值<140mg/dl（<7.8mmol/L）[39]。

HbA1c，糖化血红蛋白

3 项在 2008 年及 2009 年发表的研究提出有关 2 型糖尿病患者严格血糖控制的新问题。控制糖尿病患者心血管风险行动的临床试验（Action to Control Cardiovascular Risk in Diabetes，ACCORD）中，与标准治疗组（HbA1c 达到 7.5%）相比，强化治疗组（HbA1c 达到 6.4%）的死亡率却更高[40]。ACCORD 研究是一项美国国家心肺血液研究所的研究，纳入了超过 10 000 名已知心脏疾病或存在多个心血管危险因素的 2 型糖尿病患者。平均治疗周期 4 年中，强化治疗组（257 例死亡）的死亡率比标准治疗组（203 例死亡）高 3 人/（1 000 人·年）。较高的死亡率并非由特定的药物或严重低血糖造成[41]。第 2 项研究，糖尿病和心血管病的行动控制评估（the Action in Diabetes and Vascular Disease a Controlled Evaluation，ADVANCE）是一项超过 11 000 名患者的更大型的研究，与 ACCORD 研究的结果截然不同，强化血糖管理组的心血管死亡率和全因死亡率显著下降（糖化血红蛋白 6.3%vs 7.0%）[42]。最后，退伍军人糖尿病研究（Veterans Affairs Diabetes Trial，VADT）纳入了近 2 000 名患者，一级终点事件（大血管事件）相对危险度减少了 12%，但全因死亡率增加了 7%（死亡人数 95 例 vs 102 例）[43]，两者均无统计性差异[43]。在对 VADT 试验进行了大约 10 年的随访后，研究发现心血管事件每 116 人每年减少 1 例，而死亡率却没有降低。本研究强化治疗组平均 HbA1c 为 6.9%，而不是 <6.5%[44]。面对这些新的数据，ADA 联合美国心脏协会（American Heart Association，AHA）美国心脏病学会（American College of Cardiology，ACC）于 2009 年发表立场声明[45]，尽管承认 ACCORD 研究的结果，但以上 3 项研究中持续降低的大血管事件趋势是鼓舞人心的。该立场声明（同时也是 ADA 在 2015 年指南中的官方立场）表明，虽然强化血糖控制未改善大血管结局，考虑其微血管获益和未增加危害，因此将 HbA1c 目标值设定于 7% 以下是合理的[38]。然而，ADA 也指出 HbA1c 的目标值需有个体化调整的空间，与 HbA1c 7%～8% 相比，控制小于 7% 的大血管获益有限。2 型糖尿病合并心血管疾病或多种心血管疾病危险因素的患者，应与医师讨论来共同制定治疗目标，将目标值放宽松可能更合适，特别是针对那些达到 7% 以下有困难的患者[38]。

1 型和 2 型糖尿病的预防

在出现明显临床症状的几年前，1 型糖尿病隐匿的致病过程就已经开始了，因此研究者将注意力集中在改变疾病的自然病程的策略上（见图 53-1）。1 型糖尿病患者的一级亲属中有较高的危险发展为糖尿病，许多年来通过特异的免疫标记物可识别这些人群[11]。研究者试图在糖尿病前期（一级预防）或胰岛素抗体产生之后（二级预防）进行免疫干预。在 1 型糖尿病诊断之后的免疫治疗试验大多为三级预防。结果均不太理想，但可作为未来研究的方向。疫苗作为一级预防以及免疫调节剂作为二级预防将会继续作为研究领域[46]。糖尿病预防计划研究组（Diabetes Prevention Program Research Group）对 3 234 名糖尿病高风险人群进行了研究，以确定生活方式干预或二甲双胍（850mg 口

服，每日 2 次）是否能预防或延缓 2 型糖尿病的发生[47]。3 年后，相对于观察组，糖尿病的发病率在生活方式干预组和二甲双胍组分别降低了 58% 和 31%。而对糖尿病的 10 年发病率随访中，生活方式干预组（降低 34%）与二甲双胍组（降低 18%）持续低于观察组[48]。其他研究也证明了生活方式干预与其他药物（阿卡波糖，奥利司他，不同的噻唑烷二酮类降糖药）的应用在预防 2 型糖尿病中的价值，但最有力的证据是应用二甲双胍[49]。然而，终身药物治疗本身也有风险和并发症。目前对于糖尿病前期的治疗建议包括生活方式调整（减重 5%～10% 和每周 150 分钟中等强度体力活动）[50]。二甲双胍尽管效果弱于对生活方式的干预，但仍可考虑用于高风险人群[49]。

案例 53-1

问题 1： R. P. 43 岁非洲裔美国妇女，到保健门诊进行入职前的常规体检。她既往有明确的妊娠糖尿病病史，2 次妊娠过程中（最后一个孩子 3 年前出生）被告知处于"糖尿病临界"，每次均于生产后恢复正常。有明确的 2 型糖尿病（母亲、外祖母及堂姐患有糖尿病）、高血压和心血管疾病家族史。否认吸烟饮酒史。她自诉尝试每周步行 2 次，每次 15 分钟。体格检查提示明确的中度向心性肥胖（身高 163cm，体重 72.6kg，BMI 30.2kg/m²），血压 145/85mmHg。R. P. 否认多食、多尿或嗜睡症状，电子病历记录她有高血压，2 个月前检测的 FPG 119mg/dl（6.6mmol/L）。R. P. 的哪些病史和检查特征提示她发展为 2 型糖尿病的风险较高？

提示 R. P. 进展为 2 型糖尿病风险较高的病史特征包括年龄、种族、体重、糖尿病家族史、妊娠糖尿病史和 IFG。此外，2 型糖尿病还常与其他疾病相关，如高血压。R. P. 的高血压控制不佳，有高血压及心血管疾病家族史，这些因素提示她可能有胰岛素抵抗的倾向，进一步增加进展为 2 型糖尿病的风险。

案例 53-1，问题 2： 医师给 R. P. 开具了 HbA1c 检查，结果为 6.1%。这次 R. P. 应如何管理？

HbA1c 和 FPG 的数值均处于糖尿病早期的范围，医师应充分教育 R. P.，告知她进展为 2 型糖尿病的风险。医师与其他保健医师共同努力，鼓励和教育 R. P. 如何进行生活方式的调整（营养治疗、体育锻炼），帮助她减重，改善心血管健康，降低她进展为 2 型糖尿病的风险。应建议她在未来的 6～12 个月内的目标为体重减轻 5%～10%，增加中等强度锻炼，每周至少 150 分钟。应进行高血压管理。此时不建议她使用药物（如二甲双胍）来防止进展为 2 型糖尿病。

治疗

糖尿病治疗主要由三部分组成：饮食、药物［胰岛素

和降糖药（口服和注射）]和锻炼。三者相互联系，缺一不可。

营养治疗

原理

营养治疗在糖尿病治疗中起着非常重要的作用[50,51]。然而患者对饮食计划的接受度及依从性较差，但是修订后的循证建议比以前的方法更加灵活，为提高营养治疗的有效性提供了新的机会。

营养治疗方案的设计用来帮助患者达到更适当的代谢和生理目标（如血糖、血脂、血压、蛋白尿、体重），选择健康的食物，同时考虑到个人和文化的偏好。通过适当强度和形式的体育运动达到更健康的状态也是营养计划的一部分。

营养治疗与 1 型糖尿病

对于使用固定胰岛素方案的 1 型糖尿病患者，需要设计饮食计划，来匹配餐时外源性胰岛素达到峰值时所需的足够的碳水化合物。规律的正餐和零食应该确保一致的碳水化合物数量以预防低血糖反应。幸运的是新型胰岛素和胰岛素类似物为食物摄入时间和摄入量方面提供了更多的灵活性。已被教会如何计算碳水化合物含量的患者可注射适合饮食摄入量的速效或短效胰岛素的剂量。综合考虑食物摄入、运动和胰岛素剂量十分关键，在接下来的病例中我们将进行深入的讨论。

营养治疗与 2 型糖尿病

对于 2 型糖尿病患者，饮食计划强调控制正常的血糖、血脂及维持正常的血压同样重要，以便能够预防或降低心血管疾病发病率。减重可降低胰岛素抵抗和改善血糖控制，但包含低热量饮食的传统饮食策略对长期的减重没有明显的效果。通过改变生活方式、体育锻炼和适当减少饮食中热量和脂肪的方法可达到持续减重的目的[50,51]。

特殊的营养成分

营养治疗在糖尿病管理中占有相当重要的地位。关于营养治疗原理方面更深入的讨论，请读者参见其他专业书籍[51-53]。少部分关键的原理会在下文中简述，因为它们通常被错误的理解。

碳水化合物和人造甜味剂

碳水化合物包括糖（蔗糖）、淀粉和纤维素，被无限制地加入糖尿病患者的饮食中。事实上，一餐中碳水化合物的含量是决定餐前胰岛素剂量的主要因素，通常用来确定餐前胰岛素剂量。此外，使用固定剂量胰岛素或是口服降糖药（如磺脲类）的患者必须保持进食一致量的碳水化合物来避免低血糖。由于等热量的蔗糖和淀粉升高相同程度的血糖，因此蔗糖可替换部分碳水化合物的摄入，并与其他健康饮食相结合。

像对普通人群一样，同样推荐糖尿病患者进食富含纤维素的全麦谷物、水果和蔬菜。但没有数据显示大量进食该类食物可以带来代谢方面（如血糖、血脂水平）的获益。非营养性甜味剂（糖精、阿斯巴甜、纽甜、安赛蜜、三氯蔗糖）和糖醇已经 FDA 严格审查确定对糖尿病患者的安全性，同时也被证实批准的每日摄入量是安全的。果糖和低热型甜味剂（糖醇）对餐后血糖的影响比蔗糖、葡萄糖和淀粉小。摄入糖醇（如山梨醇、甘露醇、乳糖醇、木糖醇和麦芽糖醇）时，建议从碳水化合物总量中减去一半重量的糖醇，因为它们对血糖的影响较小。需要提醒患者的是，甜味剂在食品营养表上标注为"饮食的"或"无糖"，它们同样增加碳水化合物的量且提供大量的热量（2cal/g）。另外，过量摄入含有山梨醇的食物（如 30~50g/d）会引起渗透性腹泻，含果糖的食物摄入过多会升高总胆固醇及低密度脂蛋白水平。

计算碳水化合物

当教患者如何计算饮食中碳水化合物的克数时，将用到下列公式：1 份碳水化合物交换份 = 1 份淀粉类食物或 1 份水果或 1 份乳制品 = 15g 碳水化合物。患者的胰岛素与碳水化合物的比例随时间和每日的变化而变化，一般初始的比例是 1U 胰岛素 / 15g 碳水化合物。

脂肪

心血管疾病是引起糖尿病患者发病和死亡的主要原因。因此，饱和脂肪提供的热量应限制在总热量的 7% 以下，反式脂肪的摄入量更应最小化。推荐糖尿病患者每日胆固醇的摄入量应小于 200mg，建议每周摄入不少于 2 份的鱼肉来提供 n-3 多不饱和脂肪和 Ω-3 脂肪酸[50,51]。

蛋白质

对于肾功能正常的糖尿病患者，目前无充分的证据支持需要特殊的膳食蛋白质。在美国，一般每日摄入热量的 15%~20% 来自动物和植物中的蛋白质，对于妊娠、哺乳及老年人来说可能需要更多。肾脏病变早期应低蛋白饮食，认为每日 0.8~1g/kg 足够严格；对于晚期肾脏病变患者，建议每日摄入蛋白质 0.8g/kg。不建议采用长期高蛋白饮食的方法减重，因为尚不明确其对肾功能的影响[50,51]。

钠盐

ADA 建议血压正常及高血压人群钠摄入量小于 2 300mg/d，对于糖尿病及症状性心力衰竭患者，钠的摄入量应进一步控制在小于 2 000mg/d 来控制症状。对于其他患者，ADA 未对钠摄入进行特殊限制，建议根据对盐的敏感性和同时存在的疾病如高血压、肾脏病变，制定个体化摄入量[50,51]。

酒精

ADA 建议男性饮酒小于每日 2 份含酒精饮料,女性小于每日 1 份含酒精饮料。1 份含酒精饮料相当于 12 盎司(约 355ml)啤酒、5 盎司(约 147ml)葡萄酒或 1.5 盎司(约 44ml)烈性酒(每种含有约 15g 碳水化合物)。然而,酒的热量必须计算(1 份酒精饮料=2 份脂肪交换量),且应与食物一起食用,以减少它的低血糖作用。对于糖尿病患者群,少到中量(每日 1~2 份)的酒精摄入可降低心血管疾病风险。警示:晚上饮酒可能增加夜间和空腹低血糖的风险,特别在 1 型糖尿病患者群中[51]。

运动

运动在糖尿病治疗中有很重要的作用,尤其对于 2 型糖尿病,因为对于有糖尿病遗传倾向的个体,肥胖和缺乏锻炼促进了葡萄糖不耐受。规律锻炼的益处在于:降低胆固醇水平、升高 HDL-C、降血压,增加减重饮食可减少胰岛素或口服降糖药的需要量、增加胰岛素敏感性、通过减轻压力来改善心理健康。运动增加葡萄糖利用,葡萄糖开始由肌肉中糖原分解产生,随后由肝脏糖原分解和糖异生产生。这些反应由去甲肾上腺素、肾上腺素、生长激素、皮质激素和胰高血糖素介导,同时伴随胰岛素分泌的抑制。对于使用胰岛素的患者,运动所引起的不同的血糖情况,取决于血糖控制的程度、近期给予的速效胰岛素的量及食物摄入量。使用胰岛素的患者在运动时,必须配合增加食物摄入量、延迟胰岛素给药时间、减少胰岛素剂量或综合这些措施来减少低血糖的发生[50,51,54,55]。

在 2 型糖尿病患者中,运动通常使血浆葡萄糖浓度下降,而出现症状性低血糖并不常见。糖尿病患者为心血管疾病易感人群,运动带来的血管获益在这类人群中尤其重要。一般来说,建议起始目标每周 150 分钟中等强度运动(较静息心率增加 20%~40%),最终目标为达到年龄校正最大心率的 50%~70%[50]。

阻力运动可改善胰岛素敏感性,因此,鼓励无禁忌证的 2 型糖尿病患者进行每周 3 次的阻力训练。存在特殊疾病状态(例如冠心病、严重周围神经病变或足部损伤、视网膜病变晚期可能发生视网膜脱离)而不能进行一些特殊类型锻炼的患者应在制订运动计划前仔细评估。

药物治疗

胰岛素和饮食治疗对 1 型糖尿病患者的生存至关重要,对于单用饮食或加用口服降糖药症状仍不能控制的 2 型糖尿病患者,胰岛素在治疗中也起到主要作用。2 型糖尿病患者并发其他疾病或在应激(如手术、妊娠)状态下,也需要胰岛素治疗。2 型糖尿病患者首先需要通过饮食和运动控制,症状仍不能很好控制的情况下可考虑加用口服降糖药(但二甲双胍例外)。这些降糖药的临床应用及相关不良反应会在之后的章节中讨论。

治疗的总体目标

糖尿病管理的总体目标是防止急慢性并发症。应定期检测 HbA1c 和规律测定空腹、餐前及餐后血糖来评估治疗。大部分内分泌医师认同以下的治疗总体目标:

1. 几项有重大意义的干预性治疗。1 型和 2 型糖尿病随机前瞻性试验都明确证实,降低高血糖能够明显减少微血管并发症,在 UKPDS 及 DCCT 随诊研究中同时发现大血管并发症也显著下降。血糖目标值在频繁、严重低血糖,低血糖意识障碍(见案例 53-8,问题 1~3 和案例 53-9)或心血管疾病的患者中可能需要进行调整。除此之外,明确的肾功能不全、增殖性视网膜病变、严重神经病变及其他晚期并发症可能不会通过严格控制血糖而改善。表 53-5 为 ADA 的糖尿病血糖控制目标[38],美国临床内分泌医师协会/美国内分泌学会的血糖控制目标也在其中[39]。在本章我们选择讨论 ADA 指南。

2. 尽量使患者摆脱高血糖相关症状(多尿、多饮、体重下降、乏力、反复感染、酮症酸中毒)或低血糖相关症状(饥饿、焦虑、心悸、大汗)。

3. 确保儿童正常的生长发育。不推荐对于任何年龄组 HbA1c<7.5% 的患儿进行强化治疗。血糖目标可以个体化,在低血糖风险最小化的情况下,也可以将目标定为 HbA1c<7%(见案例 53-4,问题 2 和 3)。

4. 消除或最小化所有其他心血管危险因素(肥胖、高血压、吸烟、高脂血症,见表 53-5 中血压和血脂的目标值)。

5. 通过加强宣教使患者整合到治疗团队中。患者对疾病的认识和理解对结局有积极的影响(见表 53-14)。

监测血糖控制的方法

除了监测高血糖、低血糖和糖尿病慢性并发症相关的症状和体征,对代谢控制进行性评估也是糖尿病管理中不可缺少的部分。理想情况下,应根据自我血糖监测(self-monitoringof blood glucose,SMBG)结果结合急性和慢性高血糖的实验室检查,来评价和调整糖尿病的治疗[38,56]。SMBG 和 HbA1c 水平一直以来都是评估血糖控制情况的 2 项主要方法。连续葡萄糖监测(continuous glucose monitoring,CGM)也适用于糖尿病患者,CGM 在此简单介绍,是因为目前推荐此方法可考虑与 SMBG 联合使用,仅适用于 1 型糖尿病患者,特别是针对无症状性低血糖[38,56]。

酮体检查

推荐妊娠及 1 型糖尿病患者进行酮体检查。血糖持续大于 300mg/dl(16.7mmol/L)或急性疾病期间时需要评估尿酮体(乙酰乙酸)[56]。此外,可使用一些可测定血 β 酮体的血糖仪(如 precision Xtra 有一种试纸可以用于测定 β 羟丁酸)。显著的胰岛素缺乏造成的持续高血糖,相继引起脂肪分解和酮症酸中毒。试验阳性提示可能即将发生或已经存在的酮症酸中毒,但还需要更多的诊断依据。推荐妊娠及有酮症酸中毒症状者也进行该项检查。尽管一般情况下尿中不含酮体，但它可出现在那些极低热量饮食的人及妊娠妇女的晨尿中。参见本章关于"患病时处理"及"酮症酸中毒"部分（见案例53-7和案例53-13）。

血浆葡萄糖

FPG浓度可用来评估空腹状态下糖尿病控制的情况，因为此时葡萄糖可再生能力最强。FPG浓度一般可反映肝脏输出葡萄糖的情况，因为这是吸收后阶段葡萄糖的主要来源。FPG是患者自测血糖最常用的方法。当空腹血糖正常，或是需要评价食物或药物（如速效胰岛素、格列奈类）对进餐相关血糖影响时，应采用餐后（进食开始后1~2小时）血糖水平评估血糖控制情况。在非糖尿病个体中，餐后2小时葡萄糖浓度一般小于140mg/dl（7.8mmol/L），餐后2小时浓度主要反映周围组织胰岛素介导的葡萄糖摄取的有效性。

由于葡萄糖浓度受多种因素（如饮食、药物、应激）影响，所以一个时间点的血糖测定不能评估患者整体的血糖控制情况。大部分实验室会测血浆而不是全血的葡萄糖浓度，因为这些数值不会受红细胞压积影响。全血葡萄糖浓度比血浆葡萄糖浓度低约10%~15%，因为葡萄糖不分布于红细胞中。

自我血糖监测

通过SMBG可实现餐前和餐后血糖达到正常的目标。患者和他们的医师可以通过SMBG直接对药物剂量调整、饮食、运动和疾病对血糖的影响进行评估。随着技术进步、费用降低和医保计划的覆盖，SMBG成为所有糖尿病患者每日监测的选择。然而，SMBG对于非医保患者来说仍然是昂贵的，且是侵入性的检查，对于缺乏操作技能的患者来说可能存在一定困难。而且，为了实现SMBG的最大效益，医师和患者都必须愿意花时间分析得到的数据，并调整治疗方案，以改善血糖控制。SMBG的频率和时间应由个人的需要和目标来决定。案例53-2中问题9和10会讨论对SMBG检测材料的选择和应用。以下这些患者进行SMBG是极其有价值的：

- 1型糖尿病患者：经常进行血糖监测，帮助患者将饮食、运动和胰岛素剂量与血糖相联系。这种即刻的反馈使患者增强调控意识，从而改善血糖控制。
- 妊娠患者：新生儿的患病率和死亡率与母亲的整体血糖控制有关。通过SMBG，患糖尿病的母亲在妊娠前和妊娠过程中可以调整血糖至正常范围，增加了分娩健康婴儿的机会。
- 难识别的低血糖患者：随着时间的推移，糖尿病患者对低血糖的反向调节反应变迟缓，从而使低血糖症状不明显甚至消失。这就是常提到的无症状性低血糖。在这些个体中进行SMBG来检出无症状性低血糖十分重要。另外，急性焦虑发作或快速的血糖下降引起的症状体征与真正的低血糖反应相似，这通过指尖血糖检测很容易

区分。
- 使用生理性胰岛素治疗（如基础-餐时）的患者：每日多次胰岛素或使用胰岛素泵的患者应采用SMBG来评价胰岛素和饮食计划的效果，并检出低血糖或高血糖反应（见案例53-2，问题10）。了解餐前、餐后、睡前和夜间（如凌晨2点）血糖浓度对决定餐前和基础胰岛素用量至关重要。
- 使用会导致低血糖的药物的2型糖尿病患者：使用格列奈类、磺酰脲类或胰岛素治疗的患者在出现低血糖相关症状时应知道如何实施SMBG来检出低血糖。
- 进行糖尿病自我管理的2型糖尿病患者：即使使用非胰岛素治疗的个体也可从SMBG中获益，评价食物、运动和降糖药对血糖的影响。

连续葡萄糖监测

与SMBG类似，CGM提供葡萄糖浓度的实时信息。然而，不同的是CGM连续自动检测葡萄糖浓度（皮下组织液葡萄糖浓度）。CGM系统使用插入皮肤的电化学传感器，传感器探针的长度随传感器在皮肤中的停留时间（3~7日）而变化。感应器将信号传送给接收器（有线或无线），每1~5分钟记录显示数据。感应器需要有个初始化期且需要精确校正，校正通过血糖检测仪完成。组织液葡萄糖水平较血浆葡萄糖水平存在8~18分钟的延迟，取决于葡萄糖的变化率[38,57]。因此，如果一个人的血糖偏低或有降低的趋势，需要进行SMBG。CGM系统在血糖超过高限或低限时可报警，夜间可检测到低血糖并报警是使用CGM的一大优势。另外一个关键特性是可以跟踪血糖水平的变化趋势和程度，但任何急性治疗跟踪结果仍然需要SMBG。小型短期研究已证实其可改善成人及儿童1型糖尿病患者的HbA1c（降低0.3%~0.6%）[38]。然而，同SMBG一样，使用CGM需要有人积极地对血糖监测值作出评估和反应从而影响HbA1c。

糖化血红蛋白

糖化血红蛋白或HbA1c，已成为评估慢性高血糖状态的金标准，也是预测慢性并发症的临床标志物，尤其是微血管并发症。由于HbA1c是糖化血红蛋白的主要组成部分，且很少受到最近血糖波动的影响，因此最常用于检测。HbA1c检测的是血红蛋白A中β链氨基N末端被不可逆糖基化的比例，血浆葡萄糖水平和红细胞寿命（约120日）决定其数值。因此通过HbA1c可以了解过去2~3个月内血糖控制的情况。无糖尿病者HbA1c占血红蛋白的4%~6%，而糖尿病患者的数值可能为正常值的3倍[58]。

HbA1c与平均血糖间的换算公式：$28.7 \times HbA1c - 46.7 = eAG$（估算的平均血糖，estimated average glucose）。另一个与该公式计算结果接近但易于临床工作者使用的公式为$(HbA1c-2) \times 30$。目前ADA推荐同时报告eAG（mg/dl或mmol/L）和HbA1c。eAG计算器可在网页上查询（http://diabetes.org/professional/eAG），下表列出HbA1c与eAG的转换关系[59]。

HbA1c/%	估算的平均血浆葡萄糖/（mg/dl）	/（mmol/L）
6	126	7.0
7	154	8.6
8	183	10.2
9	212	11.8
10	240	13.3
11	269	14.9
12	298	16.6

血红蛋白病，如镰状细胞性血红蛋白、尿毒症中化学修饰（氨甲酰化）的血红蛋白，或高剂量阿司匹林导致的乙酰化血红蛋白，可能影响 HbA1c 数值（升高或降低取决于分析方法），误导血糖控制的方案调整。红细胞寿命的改变，如溶血性贫血和急性失血，会使 HbA1c 测定值偏低，同样，近期输血、使用静脉补铁或慢性肾病患者使用促红细胞生成素也会使 HbA1c 测定值偏低，这些患者可考虑测定糖化白蛋白（果糖胺）。抗氧化物如维生素 C 和维生素 E 也可干扰糖化过程[7,38,60,61]。

测定 HbA1c 无需患者做特殊准备（如空腹），且不受胰岛素剂量、运动或饮食的突然改变的影响。HbA1c 的值可用于评估糖尿病患者血糖控制的整体情况，或诊断糖尿病及糖尿病前期[62]。标准化的 HbA1c 值可提示是否达到正常血糖。然而 HbA1c 不能代替每日监测的血糖浓度，因为它不能评估血糖的急性变化，这些数值可指导调整饮食方案和药物剂量。有时，HbA1c 用于验证血糖控制情况的临床印象和患者依从性。未达到治疗目标的患者应每 3 个月检测 1 次 HbA1c，稳定的达标患者至少每半年 1 次。

糖化血清蛋白、糖化血清白蛋白和果糖胺

测定糖化血清蛋白反映了糖基化的各种血清蛋白的程度，包括糖化血清白蛋白[56]。测定果糖胺（正常为 2 ~ 2.8mmol/L）是应用最广泛的测定糖化血清蛋白的方法之一。由于白蛋白的半衰期接近 14 ~ 20 日，所以果糖胺反映较 HbA1c 短的时间内（1 ~ 2 周）血糖控制的情况。尽管果糖胺与 HbA1c 数值之间有很好的相关性，但 ADA 并不认为它与 HbA1c 有相同的价值。果糖胺可作为 HbA1c 的辅助手段，用来了解短期内患者病情的改善或恶化（如使用胰岛素治疗的患者进行多次剂量调整；孕期的 2 型糖尿病患者或妊娠糖尿病患者），或是 HbA1c 检测的结果不准确的时候（如溶血性贫血的患者）。

胰岛素

胰岛素是胰腺 β 细胞受到葡萄糖或其他刺激物（如氨基酸、游离脂肪酸、胃泌素、副交感神经刺激、β 肾上腺素能刺激）刺激时分泌的一种激素[63,64]。这种激素由两条多肽链（A 链有 21 个氨基酸，B 链有 30 个氨基酸）组成，并由两个二硫键连接起来。胰岛素原是胰岛素的前体，是一条单链，由 86 个氨基酸组成的多肽链，在 β 细胞内的高尔基体内加工，然后分泌至液泡中[63]，之后连接部分或 C 肽与胰岛素原分离，可产生等摩尔量的胰岛素和 C 肽。胰岛素和 C 肽共同释放，如此，测定 C 肽的水平就能够提示生成的内源性胰岛素水平和 β 细胞的功能。胰岛素对 β 细胞破坏的 1 型糖尿病患者的生存至关重要。对于 2 型糖尿病患者，胰岛素也常与其他降糖药物联用发挥重要作用。2 型糖尿病患者妊娠期或并发疾病或应激状态（如手术）时也需应用胰岛素。

市场上可买到的胰岛素产品在物理和化学特性、药代动力学方面不同于内源性胰岛素。之前关于胰岛素免疫原性的问题已随着现代的制造工艺和动物源性胰岛素的停用而被基本消除。因此，免疫介导的并发症，如由"阻断"抗体引起的脂肪代谢障碍、超敏反应和胰岛素抵抗都非常少见。

药代动力学：吸收、分布和消除

胰岛素的主要给药途径是皮下注射。常规胰岛素是一种溶液，可以通过以下任何肠道外途径给药：静脉、肌注或皮下。其他胰岛素大部分只能皮下给药，除了门冬胰岛素和赖脯胰岛素在稀释的情况下也可用于静脉注射。Afrezza（人胰岛素）是目前唯一可吸入的粉末状胰岛素。其他胰岛素的给药途径也有研究，包括皮肤、鼻腔、口腔和口服，但是在美国这些剂型均未被批准使用。

皮下注射后，胰岛素直接进入血管吸收，绕过淋巴管。胰岛素作用的限速步骤是从注射部位的吸收，这依赖于胰岛素给药的类型和其他很多因素。皮下给药吸收会发生多种变化，主要与注射部位周围的血流变化有关。

内源性胰岛素直接分泌至门脉循环，非糖尿病个体主要通过肝脏清除胰岛素（60%），而肾脏只清除 35% ~ 40%[63]。外源性胰岛素在肾内和肾外（肝脏和肌肉）降解。胰岛素的降解在胰岛素受体复合物内化后也可发生在细胞水平。与内源性胰岛素相比，达 60% 的外源性胰岛素从肾脏清除，而肝脏只负责 30% ~ 40% 的胰岛素清除。肾小球毛细血管滤过胰岛素，但大于 99% 的胰岛素在近曲小管被重吸收。胰岛素在肾小球毛细血管细胞及球后管周细胞内降解[65]。有关肾功能不全患者胰岛素需求量的改变请见案例 53-6。

药效动力学

临床上不同胰岛素产品最重要的区别在于它们起效时间、达峰时间和维持时间（并非实际的胰岛素水平，那属于药动学）。目前胰岛素产品可分为速效、短效、中效和长效。表 53-6 列出了美国市场上可见的胰岛素产品，表 53-7 列出了各种胰岛素的起效时间、峰值效应和维持时间。然而，这些数据是根据健康志愿者空腹状态或药物代谢研究病房的血糖控制稳定的糖尿病患者中得出的。实际上，对于胰岛素反应的个体间差异和个体内差异是非常重要的，因为个体对胰岛素的反应受到很多因素的影响（如胰岛素六聚体的形成、胰岛素结合抗体的出现、周围温度及混合在一起的胰岛素间相互作用，见表 53-8 和案例 53-2，问题 14）[66,67]。不过，了解何时用哪种胰岛素能发挥作用，对合理调整胰岛素剂量非常重要。

表 53-6

美国市场上可见的胰岛素[a]

类型/维持时间	商品名	生产厂家
速效胰岛素		
赖脯胰岛素	Humalog	Lilly
门冬胰岛素	NovoLog	Novo Nordisk
谷赖胰岛素	Apidra	Sanofi Aventis
短效胰岛素		
常规胰岛素	Humulin R[a]	Lilly
	Novolin R	Novo Nordisk
中效胰岛素		
NPH(低精蛋白锌混悬液)	Humulin N	Lilly
	Novolin N	Novo Nordisk
长效胰岛素		
甘精胰岛素	Lantus	Sanofi Aventis
	Toujeo（U-300）	Sanofi Aventis
地特胰岛素	Levemir	Novo Nordisk
德谷胰岛素	Tresiba（U-100 and U-200）	Novo Nordisk
预混胰岛素		
NPH/常规(70%/30%)	Humulin70/30	Lilly
	Novolin70/30	Novo Nordisk
精蛋白门冬胰岛素混悬液/门冬胰岛素(70%/30%)	NovoLog Mix 70/30	Novo Nordisk
精蛋白赖脯胰岛素混悬液/赖脯胰岛素(75%/25%)	Humalog Mix 75/25	Lilly
精蛋白锌赖脯胰岛素混悬液/赖脯胰岛素(50%/50%)	Humalog Mix 50/50	Lilly
德谷胰岛素/门冬胰岛素(70%/30%)	Ryzodeg 70/30	Novo Nordisk
吸入胰岛素		
常规胰岛素	Afrezza	MannKind

　　胰岛素是通过 DNA 重组技术生产的。只有常规胰岛素和 NPH 是人胰岛素,其他胰岛素均为人胰岛素类似物。所有美国市场上可见的胰岛素产品的浓度均为 100U/ml(U-100),除非有特别标明。

　　[a] U-500 规格的产品可用于极少数严重胰岛素抵抗需要很大剂量胰岛素的患者。

表 53-7

胰岛素药效学[a]

胰岛素	起效/h	峰值效应/h	维持/h	外观
速效(门冬、谷赖、赖脯胰岛素)	5~15 分钟	30~90 分钟	<5	澄清
常规	0.5~1	2~4	5~7	澄清
NPH	2~4	4~12	12~18	混浊
甘精胰岛素 U-100	1.5	无明显峰值	20~24	澄清[a]
甘精胰岛素 U-300	6	无	24	澄清[a]
地特胰岛素	0.8~2	相对平缓	5.7~23.2	澄清[a]
德谷胰岛素	1	无	42	澄清
吸入常规胰岛素	≤15 分钟	1	3~5	

　　胰岛素作用的起效、峰作用和维持时间可能与上表所列有很大不同,见正文和表 53-12。

　　[a] 不可与其他胰岛素混合。一些患者需要每日 2 次的给药方式。

　　来源:Levemir〔package insert〕. Bagsvμrd,Denmark:Novo Nordisk Inc;July 2009;DeWitt DE,Hirsch IB. Outpatient insulin therapy in type 1 and type 2 diabetes mellitus:scientific review. *JAMA*. 2003;289:2254.

表 53-8

影响胰岛素起效和维持时间的因素

因素	注解
给药途径	起效由快至慢,维持时间由短至长排序:IV>IM>SC[87,88]
	肺内吸入胰岛素的起效和维持时间与皮下注射速效胰岛素相当[89]
影响清除的因素	
肾脏功能	肾衰竭降低胰岛素清除,可能延长和增强外源性和内源性胰岛素作用[89]
胰岛素抗体	胰岛素吸收之后与 IgG 抗体结合,再慢慢释放,因此延迟或延长它的作用[90]
甲状腺功能	甲状腺功能亢进增加清除,但也增强胰岛素作用,血糖较难控制;甲状腺功能正常后病情可稳定
影响皮下吸收的因素	增加皮下血流的因素可增加常规胰岛素的吸收率,对中效和长效胰岛素影响不明显
注射部位	腹部吸收最快,手臂居中,大腿最慢[88]。2 型糖尿病患者的差异较小;速效和长效胰岛素的差异较小 部位吸收　　半衰期(分钟) 腹部　　　　87±12 手臂　　　　141±23 臀部　　　　153±28 大腿　　　　164±15
注射部位的运动	注射后 1 小时内注射部位的剧烈运动增加吸收率,常规胰岛素吸收率增加,但中效胰岛素影响较小
周围温度	加热(如酷热天气、热水澡、桑拿浴)增加吸收率,冷可起到相反作用
局部按摩	按摩注射部位 30 分钟增加常规胰岛素和长效胰岛素吸收率
吸烟	有争议,血管收缩可能降低吸收率[66]
喷射注射器	胰岛素吸收更快,可能与增加吸收面积有关
脂肪增生	脂肪增生处胰岛素吸收延迟
胰岛素制剂	胰岛素中可溶性成分多则吸收更快,维持时间更短(见正文及表 53-7),人胰岛素的作用比动物胰岛素更短
胰岛素混合物	若与 NPH 混合,速效胰岛素的短效特性会减弱(见案例 53-2,问题 15)
胰岛素浓度	低浓度的溶液(如 U-40、U-10)比高浓度的溶液吸收更快(U-100、U-500)
胰岛素剂量	低剂量比高剂量吸收快,维持时间更短

速效胰岛素

赖脯胰岛素

赖脯胰岛素是第一个速效胰岛素类似物,是将胰岛素 B 链上 28 位(脯氨酸)和 29 位(赖氨酸)氨基酸互换而产生的。胰岛素分子结构的改变,导致自身结合成的六聚体结构比普通胰岛素更松散。因此,更易解离为活性的单体结构,使起效时间(15 分钟)、峰值效应时间(60~90 分钟)及维持时间(3~4 小时)更接近由进餐刺激的生理性胰岛素分泌。因为它可以在进食前较短的时间注射(0~15 分钟),赖脯胰岛素及其他速效胰岛素在生活上给患者提供了方便。与常规胰岛素相比,这些胰岛素降低餐后 2 小时的血糖水平同时降低了餐后和夜间低血糖发生的风险[68]。使用胰岛素泵的患者通常选择速效胰岛素代替普通胰岛素。一项随机双向交叉开放研究比较了持续皮下注射赖脯胰岛素和常规胰岛素 3 个月后[69],赖脯胰岛素组 HbA1c 明显低于常规胰岛素组(分别为 7.41% 和 7.65%),不良事件两组间无差异。由于赖脯胰岛素维持时间较常规胰岛素短,如果胰岛素泵给药系统无意中被中断或未给予基础量胰岛素,1 型糖尿病患者可能很快发生高血糖和酮症。赖脯胰岛素被批准用于儿童(研究包括 3 岁及以上的儿童),妊娠分级为 B。赖脯胰岛素的规格有 100 和 200U/ml 两种,都可用作胰岛素笔(Kwikpen),但 100U/ml 还有笔芯剂型。规格 200U/ml 的赖脯胰岛素可允许患者仅注射少量液体的情况下注射更多的胰岛素[70]。

门冬胰岛素

门冬胰岛素是一种速效的胰岛素类似物,由人胰岛素 B 链 28 位替换为门冬氨酸而得。被批准用于 2 岁及以上的儿童[71],妊娠分级为 B。其控制餐后血糖的作用与赖脯胰岛素相似。门冬胰岛素目前有笔芯和预填充笔两种剂型(FlexPen and FlexTouch)。

谷赖胰岛素

谷赖胰岛素是一种速效的胰岛素类似物,与人胰岛素不同的是将 B 链 3 位的天冬酰胺替换为赖氨酸,23 位的赖氨酸替换为谷氨酸。目前已有谷赖胰岛素应用于 4 岁及以上儿童的研究[72],妊娠分级为 C。其控制餐后血糖的作用与赖脯胰岛素及门冬胰岛素相似。谷赖胰岛素目前有笔芯和预填充笔(Solostar)两种剂型。

吸入胰岛素

吸入人胰岛素粉末(Afrezza)是一种速效胰岛素,用于覆盖 1 型或 2 型糖尿病患者的餐后血糖[73]。它利用 DNA 重组技术生产,通过患者呼吸激活吸入器后吸入。Afrezza 吸入器使用的胰岛素为人常规胰岛素,代谢与消除类似常规胰岛素经肺吸收,但药动学特性与速效胰岛素近似。妊娠分级 C 级,尚未有研究用于 18 岁以下患者。吸入人胰岛素粉末目前有包含 4、8 或 12U 速效胰岛素的预充剂型,于饭前使用。禁止使用于有慢性肺部如哮喘或慢性阻塞性肺疾病的患者以及正在吸烟者。

短效胰岛素

常规胰岛素 100U/ml(Humulin R 和 Novolin R)的起效时间是 30~60 分钟,达峰时间是 2~4 小时,维持时间是 5~7 小时。达峰时间和维持时间的范围很广,反映了许多因素可影响胰岛素的作用(见表 53-7)。30~60 分钟的起效时间要求餐前使用常规胰岛素需计算好时间,这对大部分患者来说都比较困难。速效胰岛素上市之后,使用常规胰岛素的 1 型与 2 型糖尿病患者大大减少。

常规胰岛素 U-500(500U/ml)是一种仅限皮下注射的浓缩胰岛素。因其浓度 5 倍于 100U/ml 剂型,可用于每日胰岛素需要量大于 200U/d 的严重胰岛素抵抗患者,这样可以小得多的体积提供大剂量胰岛素。常规胰岛素 U-500 的起效时间约 30 分钟,达峰时间与常规胰岛素 U-100 类似,但作用维持时间更长(长达 24 小时),因此推荐给药频次为每日 2~3 次[74]。目前尚无 U-500 胰岛素专用注射器,因此,为避免混淆,建议 U-500 胰岛素使用结核菌素注射器定量给药,而不是 U-100 胰岛素专配注射器。另外,U-500 常规胰岛素制造商在 U-100 与 U-500 胰岛素的包装上加入多种差异,潜在的减少了配药错误。具体来说,常规胰岛素 U-500 小瓶容量为 20ml,而 U-100 小瓶只有 10ml;U-500 小瓶带有一条斜棕色条纹带而 U-100 没有[75]。FDA2016 年批准的 U-500 胰岛素笔(Humulin R U-500 KwikPen)应该可消除这些问题。

中效胰岛素

中性精蛋白锌胰岛素(neutral protamine Hagedorn, NPH)或低精蛋白锌胰岛素是一种中效胰岛素,商品名为 Humulin N 或 Novolin N。它起效时间约 2 小时(1~3 小时),达峰时间为 6~14 小时,维持时间为 16~24 小时。再次强调这些作用的时间只是一般情况下,患者对 NPH 的反应可能会有不同的模式,高剂量时峰作用会推迟,维持时间也会延长。高达 80% 的日间血糖波动可以用中效胰岛素吸收的变化差异来解释[66]。

长效胰岛素

甘精胰岛素

甘精胰岛素 100U(Lantus)是一种长效胰岛素,提供基础胰岛素水平。其妊娠分级为 C[76]。被批准用于成人及儿童(6 岁及以上)1 型糖尿病或成人 2 型糖尿病的治疗,每日 1 次皮下给药。可每日任意时间给药,重要的是需每日固定同一时间给药。通常睡前给药,少数情况下也可早晨给药。甘精胰岛素有 10ml 小瓶和预填充笔(注射笔)。

甘精胰岛素是胰岛素类似物,在人胰岛素 A 链 21 位用甘氨酸替换了天冬酰胺,B 链 C 末端加两个精氨酸。这种氨基酸序列的改变引起等电点从 pH 5.4 变为 6.7,使其在酸性环境中更易溶解[77]。一旦注射进去,甘精胰岛素(pH 4.0 时为澄清溶液)在生理 pH 下沉淀,形成的沉积物可在 24 小时内缓慢释放。与 NPH 相比,导致吸收的延迟和基本无峰值[78]。锌的加入更进一步延长甘精胰岛素的作用时间。1 型和 2 型糖尿病患者的临床试验表明,每日注射 1 次甘精胰岛素与 NPH 在降低 HbA1c 数值方面同样有效,且减少夜间低血糖发生[79]。但甘精胰岛素较 NPH 注射部位疼痛的发生率更高(一项研究中为 6.1% vs 0.3%,另一项研究中为 2.7% vs 0.7%),可能与其酸性相关[76,80]。

甘精胰岛素也有浓缩形式的 300U/ml(Toujeo),它被用于成人 1 型或 2 型糖尿病的治疗,每日 1 次皮下给药。Toujeo 还没有更多的研究用于儿科人群。甘精胰岛素 300U/ml 只适用预予填充笔(预填充装置),此装置甘精胰岛素从 100U/ml 转换为 300U/ml 时不需要剂量计算或转换[81]。

地特胰岛素

地特胰岛素(Levemir)是另一种美国上市可用的基础胰岛素,被批准用于成人及儿童(≥2 岁)1 型糖尿病或成人 2 型糖尿病的治疗,每日 1 次或 2 次皮下给药。妊娠分级为 B[82]。与其他胰岛素类似物通过改变氨基酸序列不同的是,地特胰岛素是通过在 B 链末端加上部分脂肪酸所得的。地特胰岛素是中性、可溶的胰岛素制剂,其 B 链 30 位苏氨酸被移除,29 位赖氨酸残基以共价键形式连接一个 14C 脂肪酸,由于脂肪酸部分与白蛋白结合,结果导致胰岛素从皮下组织吸收更缓慢,产生一种长效胰岛素[83]。地特胰岛素的药动学和药效学是剂量依赖性的[84]。用于 1 型糖尿病时,为提供充足的基础胰岛素量一般要求每日 2 次注射。地特胰岛素的个体间的差异少于 NPH 或甘精胰岛素[85]，但其临床意义和影响尚不明确。地特胰岛素有小瓶装型和笔（可调换）型两种样式。

德谷胰岛素

德谷胰岛素（Tresiba）是一种长效基础人体胰岛素类似物，于 2015 年在美国获得批准，用于成人 1 型或 2 型糖尿病的每日 1 次的皮下注射治疗。妊娠分级为 C 级，不建议在儿童中使用。德谷胰岛素不同于人胰岛素的是，它的氨基酸 B30 位的苏氨酸被删除了，而附加了一个由谷氨酸和 C16 脂肪酸组成的侧链[86]。德谷胰岛素的作用时间（>42 小时）比其他可用的基础胰岛素要长得多，并且可以作为预填充笔（可调换装置）使用，浓度为 100 和 200U/ml。FDA 也批准了德谷胰岛素与门冬胰岛素 70/30 的混合胰岛素（Ryzodeg 70/30），它是每日 1~2 次，于正餐前使用。

预混胰岛素

Humulin 70/30（Lilly）和 Novolin 70/30（Novo Nordisk）是 NPH 和常规胰岛素按固定的比例 70：30 预混而成。另外，赖脯胰岛素和门冬胰岛素也可通过与鱼精蛋白共结晶的方法制成类似于 NPH 的中效胰岛素，从而制成预混胰岛素。Humalog Mix 75/25 和 Humalog Mix 50/50 分别为精蛋白赖脯胰岛素和赖脯胰岛素按固定的比例 75：25 和 50：50 预混，NovoLog Mix 70/30 是精蛋白门冬胰岛素和门冬胰岛素按固定的比例 70：30 预混。这些预混产品可供那些准确抽取和混合胰岛素有困难的患者使用，每日给药 2 次。这些胰岛素混合时可相容且能保持它们各自的药效学特点。每一种混合胰岛素组合都可以作为小瓶和胰岛素笔使用，只有 Novolin 70/30 除外（见本章后面的表 53-19 和案例 53-2，问题 15）。

1 型糖尿病的治疗：胰岛素的临床应用

1 型糖尿病的临床表现

案例 53-2

问题 1：A. H. 是一位消瘦的 18 岁女性，最近因严重脱水和轻度酮症酸中毒治疗后出院，并被建议到糖尿病门诊就诊（无医疗记录可用）。空腹随机血糖分别为 190mg/dl（10.6mmol/L）和 250mg/dl（13.9mmol/L）。她住院前的 4 周，A. H. 从农村搬到大学，是她第 1 次远离家乡。她回忆这期间曾出现多饮、夜尿增多（一晚 6 次）、乏力和体重减轻 5.4kg，她曾认为这可能与远离家乡适应新环境有关。过去 6 个月，她的病史中有明确的反复发作的上呼吸道感染和 3 次阴道念珠菌感染。无糖尿病家族史，也未用药。

体格检查无异常，体重 50kg，身高 163cm。实验室检查：FPG 15.6mmol/L，HbA1c 14%，Keto-Diastix 查尿酮体为微量（trace）。根据她的病史和实验室检查，初步诊断为 1 型糖尿病。哪些结果支持此诊断？

A. H 符合几条糖尿病诊断标准。她有 1 型糖尿病的典型症状（多尿、多饮、糖尿、乏力、反复感染），随机血浆葡萄糖大于 11. 1mmol/L，FPG 至少 2 次大于 7. 0mmol/L，HbA1c 大于等于 6.5%[7]（见表 53-1 和表 53-2）。A. H. 的病史特点符合 1 型糖尿病，包括症状出现的相对较急，与重要生活事件（远离家乡）相关，近期体重下降，尿中出现酮体，无家族史，发病年龄相对年轻[7]。

治疗目标

> **案例 53-2，问题 2**：A. H. 此次就诊后会开始胰岛素治疗。治疗目标是什么？正常血糖可以预防慢性并发症的发生和发展吗？

糖尿病管理的目标是预防急慢性并发症。DCCT 和 DCCT-EDIC 研究成功证明了对于 1 型糖尿病患者，使用强化胰岛素治疗降糖可延缓或预防微血管并发症的发生[29,30]。ADA 推荐一般糖尿病患者 HbA1c 目标应小于 7%，在无明显低血糖发生的前提下，个人目标尽可能接近正常（<6.5%）。对于儿童和青少年，ADA 建议 A1C 的目标小于 7.5%，如果没有明显的低血糖，个体化的目标小于 7%[7]。

明白生理性胰岛素或基础-餐时胰岛素治疗是糖尿病管理策略的一部分很重要，策略还包括平衡膳食计划，体育活动，规律的自我血糖监测以及在这些因素基础上进行胰岛素调整（见表 53-4）。

综上，A. H. 是一名新诊断的 1 型糖尿病患者，目前还没有慢性并发症的症状和体征。因此，她是基础-餐时胰岛素治疗的理想对象，如果她积极配合，合理的长期目标是正常的血糖和极少出现低血糖反应。这个目标应该经过几个月的胰岛素治疗、饮食、教育和强有力的临床支持而逐渐实现。令人满意的目标是在尽量避免低血糖发生前提下使 HbA1c 接近正常。

基础-餐时（生理性）胰岛素治疗

> **案例 53-2，问题 3**：有哪些胰岛素治疗方法可以达到最佳的血糖控制？

生理性胰岛素治疗方法的设计目标是尽可能接近正常胰岛素分泌的模式。胰岛素给药系统的问题包括影响胰岛素皮下吸收的因素（表 53-8）[87,88]。在速效胰岛素类似物和基础胰岛素应用之前，缺乏胰岛素模拟生理模式的药效学资料。在非糖尿病个体中，胰腺在食物刺激下脉冲式分泌胰岛素，夜间及两餐之间，胰腺分泌少量基础胰岛素。目前临床医师已有更多可模拟这种基础-餐时胰岛素分泌的工具了。两种方法可以模拟胰岛素释放的模式：（a）胰岛素泵治疗（之前提到的持续皮下输注胰岛素）；（b）每日 1 次或 2 次基础胰岛素联合餐时速效或短效胰岛素（见案例 53-2，问题 3~5）。

胰岛素泵治疗

使用胰岛素泵是目前模拟正常胰岛素分泌的最精确的

方式。胰岛素泵由一个电池操作泵和一个电脑组成,电脑可控制泵输出计算好的胰岛素(如常规、赖脯、门冬或谷赖胰岛素)的量,使胰岛素从储存器通过植入皮下的导管或针头进入体内[89,90]。这个系统是便携的,并且设计成不但可以给予24小时全天的基础胰岛素,还可以给予饮食相关的脉冲式胰岛素。大部分使用胰岛素泵的患者选择速效胰岛素,而不是常规胰岛素,速效胰岛素可在餐前0~15分钟给予。脉冲式胰岛素可根据食物的种类(如是一块蛋糕还是一片比萨)进行调整。警告:若皮下给药系统停止,应在2~3小时后检测血糖是否升高,尿中是否有酮体,因为无皮下储备,胰岛素的作用很快消耗。

对于使用胰岛素泵的患者,饮食计划需要通过计算碳水化合物含量制定。必须确定胰岛素-碳水化合物比值,或1U胰岛素可中和的碳水化合物量。一种方法是"500法则"。用500(常规胰岛素使用450)除以患者全天胰岛素用量来确定胰岛素-碳水化合物比值(见案例53-2,问题10),除以患者全天胰岛素用量来确定胰岛素-碳水化合物比值(见案例53-2,问题11)。胰岛素泵可以多种速率给予基础胰岛素,基础胰岛素的输注速率需根据具体情况调整。很多患者发现它的优势是可降低夜间输注速率,因为这段时间最有可能发生夜间低血糖。为避免"黎明现象"引起的高血糖,也可将睡醒前的基础速率增加,使用传统皮下注射基础胰岛素不可能进行如此调整。

新的胰岛素泵的特点包括"大剂量向导(bolus wizard)"(根据预设的碳水化合物-胰岛素比值和胰岛素敏感系数来计算脉冲剂量)和"活性胰岛素(insulin-on-board)"(通过明确注射胰岛素后经一段时间残留的有活性的胰岛素来避免过量给予)。大多数保险可覆盖1型糖尿病患者和部分2型糖尿病患者的胰岛素泵的费用。泵的选择需要考虑安全性、耐用性、厂家提供服务的能力、是否提供培训、临床期望的特点和美观性[90,91]。ADA官网(www.dia-betes.org)上提供糖尿病患者包含有关胰岛素泵的有用信息。

每日多次注射

> **案例53-2,问题4:** 对于 A.H. 如何用注射胰岛素的方法模拟胰腺生理性释放胰岛素?

内分泌专家已经在试验多种胰岛素疗法,目的在于模仿胰腺胰岛素的释放[92,93]。这些例子在图53-4中说明。全天所用胰岛素的量可根据经验估计[如0.3~0.5U/(kg·d)用于1型糖尿病患者]或根据表53-9中所列原则估计。全天所用胰岛素总量可分为几个剂量。

一般基础量占总量的40%~50%,剩下的单次给药剂量总共占50%。如果一个患者每日吃3餐,那么总的单次给药剂量除以3可计算出每餐所需的胰岛素单次剂量的单位数。

一种1型糖尿病不经常采用的疗法是在早、晚餐前,每日2次注射中效和常规或速效胰岛素混合液(图53-4A)。早晨常规或速效胰岛素用于降低早餐后血糖;早晨NPH降低午餐后血糖,并提供全天基础胰岛素用量;晚间常规或速效胰岛素用于降低晚餐后血糖;晚上NPH的用量提供夜间基础胰岛素量并提供夜间加餐所需胰岛素。因为NPH为中效胰岛素且有峰效应,它不能提供真正的基础胰岛素。同时,早晨注射NPH,由于峰效应,患者必须按时吃午餐,否则患者可能出现低血糖。另外,当NPH晚餐前和餐时胰岛素合用,患者有可能因夜间NPH给药的峰效应而发生夜间低血糖。使用速效胰岛素(如赖脯、门冬或谷赖胰岛素)而非常规胰岛素的优势为该方案方便患者在餐前立即使用胰岛素。但是,复方中NPH成分的峰效应问题仍然存在。该类胰岛素给药方案不能模拟生理性胰岛素的释放。

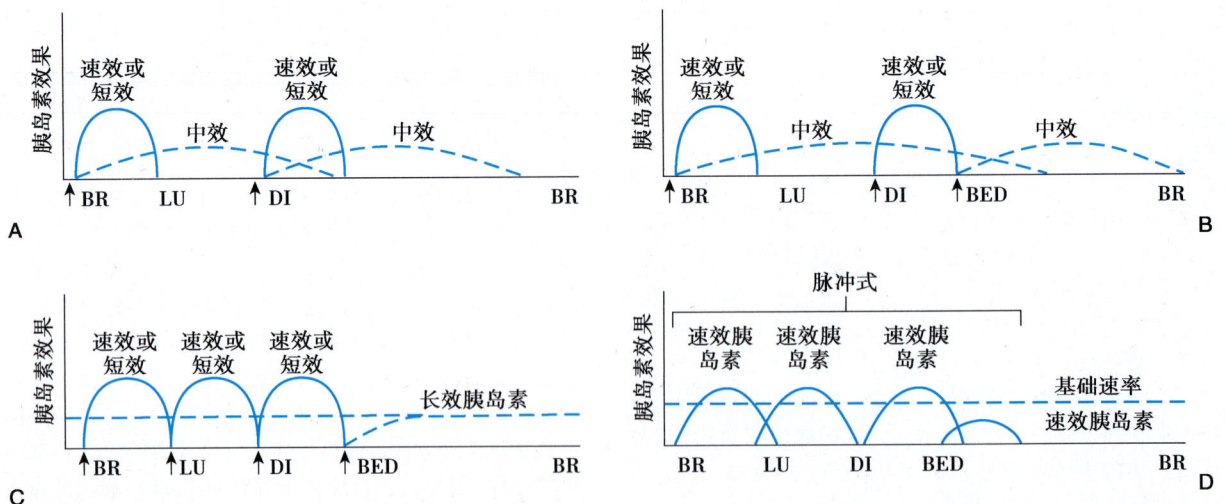

图53-4　不同胰岛素疗法中胰岛素理论效果。A. 每日注射2次速效(门冬、赖脯、谷赖胰岛素)或短效(常规)胰岛素和中效胰岛素(NPH);B. 早晨注射速效或短效胰岛素和中效胰岛素,晚餐前注射速效或短效胰岛素,睡前注射中效胰岛素。建议用于:出现清晨低血糖患者,或出现清晨高血糖患者(由于低血糖后的反弹现象);C. 餐前注射速效或短效胰岛素,睡前注射中效胰岛素(NPH)或长效胰岛素(甘精或地特胰岛素);D. 连续皮下胰岛素输注,例如图中所示为睡前加餐给予脉冲式胰岛素。BR,早餐;Bed,睡前;LU,午餐;DI,晚餐。箭头表示胰岛素注射时间(速效胰岛素应<餐前15分钟给药,短效胰岛素应<餐前30分钟给药)

表 53-9

经验性胰岛素用量

估计每日所需胰岛素总量

这只是最初的用量;根据 SMBG 结果调整。如果患者的血糖浓度很高(高糖毒性)则可能是胰岛素抵抗;一旦葡萄糖浓度开始下降,胰岛素的需要量就随之减少。体重按实际体重计算。胰岛素需要量随环境(快速生长、体重减轻或增加、活动状态改变、应激或疾病)的改变可发生很大变化

1 型糖尿病	
最初剂量	0.3~0.5U/kg
蜜月期	0.2~0.5U/kg
合并酮症、患病期间、生长期间	1.0~1.5U/kg
2 型糖尿病	
胰岛素抵抗	0.7~1.5U/kg

估计基础胰岛素需要量

这些是经验性的剂量,需要根据 SMBG 的结果(空腹或餐前)调整。全天的基础需要量不同,清晨需要量较多。基础需要量常受内源性胰岛素、胰岛素抵抗的程度和体重的影响。基础胰岛素需要量接近全天总量的 50%。因此,基础胰岛素剂量为全天剂量的 50%。保守的方法是在基础胰岛素剂量 50% 的基础上降低 20% 以避免低血糖

估计餐前胰岛素需要量

餐前胰岛素需要量约为全天用量 50%,起始时平均分到三餐前(即早餐、午餐和晚餐),然后每个餐前胰岛素的剂量根据血糖情况进行个体化调整

"500 法则"可用于估算 1U 速效胰岛素可中和的碳水化合物克数。如果应用普通胰岛素,则需变成"450 法则"

经验胰岛素量

500/胰岛素全天剂量=碳水化合物(g)

例如:患者每日应用 50U 胰岛素,500/50=10。所以,10g 碳水化合物需要 1U 赖脯、谷赖、门冬胰岛素中和。这种算法对于 1 型糖尿病患者确定餐前胰岛素用量非常有效。由于 2 型糖尿病患者存在胰岛素抵抗,这种算法的结果低于其真正需要量

确定"校正因子"

当血糖超过目标浓度时,可补充注射速效胰岛素,以快速降低血糖。依据患者对胰岛素的敏感性,需制定个体化的剂量。例如,餐前血糖目标为 120mg/dl(6.7mmol/L),而患者是 190mg/dl(10.6mmol/L),则餐前需要增加速效胰岛素的剂量。校正因子是指每 1U 胰岛素使血糖下降的速度,即"1 700 法则"。对于普通胰岛素,需改为"1 500 法则"。换算如下:

1 700/胰岛素全天剂量=每单位胰岛素使血糖下降的速度

例如:如果患者每日应用 28U 胰岛素,其校正因子(或胰岛素敏感度)为 1 700/28=60mg/dl(3.3mmol/L)。所以,该患者每增加 1U 速效胰岛素可降低血糖 60mg/dl。高胰岛素敏感度的患者需要的胰岛素量较少。敏感性低的(胰岛素需要量多)每单位胰岛素降糖效果稍低

SMBG,自我血糖监测;TDD,胰岛素日总剂量。

来源:DeWitt DE,Hirsch IB. Outpatient insulin therapy in type 1 and type 2 diabetes mellitus:scientific review. *JAMA*. 2003;289;2254;Walsh J,Roberts R. Pumping Insulin:Everything You Need For Success On A Smart Insulin Pump. 4th ed. San Diego,CA:Torrey Pines Press;2006;Walsh J et al. Using Insulin:Everything You Need for Success With Insulin. San Diego,CA:*Torrey Pine Press*;2003.

图 53-4B 对上述方法稍加改动。这种方法增加了临睡前给予夜间 NPH 作为第 3 次给药,从而使峰效应时间从凌晨 2~3 点变为早晨 7 点。通过临睡前给予 NPH,可尽量减少夜间出现低血糖,因为患者大多在清晨醒来并进食。这种方法对于夜间出现低血糖的患者有效,但对空腹高血糖患者特别麻烦。然而,此方案同样不能模拟生理性胰岛素释放。

每日 1 次基础胰岛素如甘精胰岛素、地特胰岛素或德谷胰岛素以提供全天基础胰岛素水平,并在餐前使用速效胰岛素(推荐)或常规胰岛素的方法(图 53-4C 描述临睡前给予长效胰岛素的过程,但也可选择在早晨给药)是除胰岛素泵以外最近似模拟生理性胰岛素释放的方法。当给予小剂量时,每日 2 次地特或甘精胰岛素可满足 24 小时血糖控制[94-96]。该方法理论上提供胰岛素的方式类似于胰岛素泵:稳定的基础胰岛素水平和小量餐时胰岛素。这种方法有用胰岛素泵的优点,患者可以拥有一定程度弹性的生活

方式。例如,如果一个糖尿病患者漏掉一餐,可以不注射餐前胰岛素;如果患者一餐比平时增加,他可以增加餐前胰岛素用量。遇到加餐、锻炼、急性病时同样需适当调整用量。表53-4中描述了该方案的替代方案长效胰岛素被中效胰岛素取代用于基础覆盖和/或用短效胰岛素代替速效胰岛素覆盖单次剂量。然而,这些选项不是优选的,因为它们不像通常那样模仿生理性胰岛素释放。

案例53-2,问题5: A. H. 可以用胰岛素泵或多次注射胰岛素吗?

表53-10列出强化胰岛素治疗的指征。1型糖尿病患者应采用强化治疗方案。A. H. 是强化治疗的理想人选,可将患者HbA1c降至6.5%。她是新诊断的糖尿病患者,尚未出现慢性并发症,正常血糖可以使其受益。假如A. H. 愿意接受强化胰岛素治疗,应努力达到血糖控制的最佳水平,并尽量减少低血糖出现的可能。她必须每日测量4次或更多次数的血糖,并接受每日4次注射,掌握胰岛素泵的使用和维护方法。她还必须做详细的血糖和饮食记录并参与强化教育课程,能使她根据血糖水平、锻炼强度和正餐及加餐碳水化合物含量来调节胰岛素用量。

表53-10

基础-餐时(生理性)胰岛素治疗:适应证和注意事项

患者选择标准
1型糖尿病患者,除血糖外其他方面健康(大于7岁),积极治疗、参与血糖自我管理、对多次胰岛素方案依从性好。必须愿意每日多次监测血糖,每日平均注射4次胰岛素
有妊娠打算的糖尿病妇女
妊娠的糖尿病患者
传统治疗每日注射2~3次控制不佳的患者(包括2型糖尿病患者)
具备测血糖的能力
可解读血糖浓度和适当调整胰岛素用量的智力水平
可接受医务人员的指导和监测
有严重低血糖反应或有这样致命反应倾向的患者禁用或慎用
负反馈调节能力不足的患者
使用β肾上腺素受体阻滞剂治疗
自主神经功能障碍
肾上腺或垂体功能障碍
患冠状动脉或脑血管疾病的患者(注:低血糖导致的负反馈调节激素的分泌可能对这类患者产生副作用)
不可信赖、依从性差的个体,包括酗酒或滥用酒精或药物以及精神障碍者

患者在确定使用胰岛素泵之前必须掌握以上每日多次皮下注射胰岛素的技能。ADA推荐胰岛素泵限于能动性强,能够在健康保健团队的指导下正确运用知识的人群中使用。胰岛素泵允许患者在24小时时间段内基础胰岛素速率不同,并可计算和校正餐时胰岛素剂量。大多数研究显示泵治疗和强化治疗是等效的,甚至有些时候与多次注射的强化降糖疗法相比可更好地控制血糖[97,98]。

胰岛素泵对于那些频繁发生不可预测低血糖或是明显黎明现象的患者特别有效(见案例53-3)。其他部分叙述了使用胰岛素泵患者确定和调整胰岛素剂量的方法[91,99]。由于A. H. 刚被诊断,她应首先进行基础-餐时胰岛素皮下注射治疗。一旦她掌握了这些技能,则可以考虑使用胰岛素泵。

胰岛素的临床应用

初始胰岛素治疗

案例53-2,问题6: 如何先对A. H. 进行多剂量胰岛素治疗?

对于新诊断的患者,通常根据经验保守估计胰岛素日总剂量(TDD),或根据表53-9这些指导原则的应用对1型和2型糖尿病是不同的。对于1型和2型糖尿病患者,表53-9中列出了许多基于体重的经验剂量计算方法;然而,这些方案是主要对1型糖尿病患者有利,因为这些患者完全缺乏胰岛素。对于2型糖尿病患者,基于患者特定的消息适当选择以体重为基础或开始剂量约每日10U的初始基础胰岛素剂量。然后基于HBG水平调整胰岛素剂量[100]。

对于基础-餐时胰岛素给药方案,甘精、地特或德谷胰岛素作为基础胰岛素,进餐时给予速效或短效胰岛素(赖脯、门冬或谷赖胰岛素)作为餐时胰岛素。首次就诊时,A. H. 需要学习如何注射胰岛素(案例53-2,问题8)、如何检测血糖(表53-11)、如何检测以及何时检测尿酮体、如何发现和处理低血糖(表53-12)。她还需要了解制定饮食计划的重要性,以及摄入碳水化合物的量和胰岛素作用的关系(表53-13)。不可在第1次就诊时给她过多的知识。对于A. H. 会对这个诊断所带来的精神打击十分敏感,解决她的主要问题,并在她下次就诊前提供必需的信息是十分重要的。就诊的间期,需通过电话评估和提供必要的基础信息。表53-14列出了对患者宣教的重要信息。

对于A. H. 合理的首选方案就是:每日提供胰岛素的总量为24U(约0.5U/kg),日剂量50%为基础胰岛素,速效胰岛素分为3部分,A. H. 应按照如下方案使用胰岛素:12U甘精胰岛素每日1次(早晨或睡前),每餐前约15分钟分别给予4U门冬胰岛素。或者,如果患者使用地特胰岛素,剂量应分为6U,每日2次,因为如此小剂量的地特胰岛素通常不能维持24小时。警告:当血糖浓度降至正常时葡萄糖毒性会减弱,此时患者胰岛素需要量会减少。

表 53-11

自我血糖监测:教育患者的内容

何时、间隔多久监测 1 次
技术
如何及何时校准机器
了解所有的"按钮"及其功能。识别电池类型。了解清洁步骤
准备
1. 校准机器,为检测条设置代码(若需要)
2. 插入检测条,开机(部分机器需要开机)
3. 准备材料:检测部位、试纸、刺血针
4. 记住马上盖上试纸瓶的盖子。暴露于空气和潮湿的试纸会很快变性
5. 暖水洗手。彻底擦干。潮湿的手指使血液扩散而不是形成一滴。从基底处压手指,以保证有足够的血液流出
6. 刺破指尖,避免压手指神经集中的地方
7. 使手指低于心脏,破口指向地面
8. 一旦提供了足够的血液,快速覆盖检测条上指定区域。血样覆盖的区域取决于检测条的类型,上面或侧面
在数据本中记录结果,门诊时带给医师。包括饮食和运动的相关信息
如何根据结果达到正常血糖;教育患者如何解读血糖结果(例如,调整胰岛素用量;更改碳水化合物的量)

表 53-12

低血糖

定义
血糖浓度<60mg/dl(3.3mmol/L):患者可能有或无症状
血糖浓度<40mg/dl(2.2mmol/L):患者通常有症状
血糖浓度<20mg/dl(1.1mmol/L):可能出现癫痫发作和昏迷
症状和体征
视物模糊,掌心出汗,全身大汗,发抖,饥饿感,意识混乱,焦虑,口唇发麻,肢体麻木。不同患者的症状不同。行为需与酗酒鉴别。患者可能出现攻击行为,判断力下降
夜间低血糖:噩梦,睡眠不安,盗汗,晨起头痛,宿醉。并非所有夜间低血糖的患者都有上述症状
临床考虑
饮食不规律
体力活动增加
胃轻瘫(胃排空延迟)
负反馈作用差
胰岛素或胰岛素促泌剂过量(磺脲类,格列奈类)
饮酒
药物
治疗
进食 10～20g 快速吸收的碳水化合物。如果血糖仍然低于 60mg/dl(3.3mmol/L),或如果患者有症状,应在 15～20 分钟后重复 1 次。之后如果不到进餐时间,应给予混合碳水化合物/蛋白质食物加餐

提供 15g 碳水化合物的食物如下:	
橙子,葡萄柚或苹果汁:普通碳酸饮料	1/2 杯
脱脂牛奶	1 杯
葡萄汁,蔓越莓汁鸡尾酒	1/3 杯
糖	1 匙或 3 块
急救糖	5～6 片
葡萄糖片	3～4 片
如果患者无意识,应采取以下措施:	
胰高血糖素 1mg SC,IM 或 IV(门诊患者通常 IM;平均起效时间 6.5 分钟)	
葡萄糖 25g IV(右旋葡萄糖 50%,50ml;平均起效时间 4 分钟)	

IM,肌内注射;IV,静脉注射;SC,皮下注射。

表 53-13

自我血糖监测结果解读

监测时间	目标胰岛素剂量	目标正餐/加餐
早餐前（空腹）	晚餐前/睡前中效或基础胰岛素	晚餐或睡前加餐
午餐前	早餐前普通或速效胰岛素	早餐或上午加餐
晚餐前	早餐前中效胰岛素或午餐前普通或速效胰岛素	午餐或下午加餐
睡前	晚餐前普通或速效胰岛素	晚餐
餐后 2 小时	餐前普通或速效胰岛素	前述的正餐或加餐
凌晨 2~3 点或之后	晚餐前中效或早晨给予的基础胰岛素	晚餐或睡前加餐

　　考虑：（a）采用正常用餐模式。对于旅行，工作或睡觉不规律，或不规律用餐的患者，这些规则不适合。（b）采用普通胰岛素餐前 30~60 分钟注射，或速效胰岛素餐前 0~15 分钟注射，以及正常胰岛素反应模式（见表 53-8 能影响胰岛素吸收和反应的因素）。（c）如果早餐前浓度高，排除反应性高血糖（Somogyi 效应或低血糖后高血糖），还应考虑黎明现象。任何时候血糖浓度升高，考虑反应性高血糖（胰岛素剂量过多）。（d）考虑测量结果的准确性：（i）结合 HbA1c 和患者的症状体征了吗？（ii）患者的依从性如何？结果是真实的吗？（iii）患者的技术正确吗？检查时间、足够的血样、机器、试纸、校对（表 53-11）。（iv）胰岛素动力学参数是否改变？（v）进食的碳水化合物含量、质量及进餐是否规律？

表 53-14

患者教育的内容

糖尿病：病因及并发症
高血糖：症状和体征
酮症酸中毒：症状和体征（见表 53-22 和表 53-23）
低血糖：症状、体征和恰当的治疗（见表 53-12）
运动：对血糖浓度和胰岛素剂量的影响（见表 53-19）
饮食：见正文。注意碳水化合物的换算，因为饮食中碳水化合物对餐后血糖升高的作用占 90%。
胰岛素：
注射技术
胰岛素类型
作用时间情况（起效、峰作用、维持时间）
储存
稳定性（检查 NPH 胰岛素的结晶和沉淀）
治疗目标：HbA1c、空腹餐前及餐后血糖、胆固醇、甘油三酯、血压（见第 8 章和第 11 章）
血糖自我监测：见表 53-13
解读自测血糖的结果
足部护理：每日检查双足，穿合适的鞋；避免自己处理向内生长的脚趾甲、鸡眼、脚气；看脚病专家
患病处理：见表 53-20
心血管危险因素：吸烟、高血压、肥胖、胆固醇升高
每年做眼科检查，测定微量白蛋白尿，及时接种疫苗

　　HbA1c，糖化血红蛋白；NPH，中效低精蛋白胰岛素；SMBG，自我血糖监测。

胰岛素注射器的选择

案例 53-2，问题 7：A. H. 应该用何种注射器？

　　胰岛素输注是通过使用注射器、预填充式胰岛素输送装置（笔）或口腔吸入来实现的。胰岛素注射器为塑料材质的 1 次性制品，其针头极细（通常为 30~31 量规），锋利且润滑良好，便于插入。针头和注射器已经进行改进，保证当使用方法恰当时，胰岛素注射几乎是无痛的。

　　针头的长度为 5/16 英寸（8mm）、3/8 英寸（9.5mm）或 1/2 英寸（12.7mm）[100]。研究表明，由于皮肤厚度在不同的人群中没有变化，因此没有医学上的理由来解释为什么患者需要使用超过 4~6mm 的针头来注射胰岛素。以前认为体型大的或肥胖的患者需要更长的针长来进行适当的胰岛素注射的想法已经被证明是错误的。制造商生产的 100U 胰岛素注射器分为 1ml、0.5ml 和 0.3ml。对于 A. H. 这样每次注射量小于 30U 的患者，可选用 0.3ml 注射器，因为注射器上的刻度标识更易识别，并可方便患者定量给予胰岛素。胰岛素注射器有 1U 或 0.5U 的刻度。0.5U 刻度对于儿科患者和碳水化合物定量摄入的患者是有意义的，因为餐时胰岛素剂量可 0.5U 调整[101]。

　　胰岛素笔在胰岛素注射时同样有用。笔装置特别对于需要离开家中使用胰岛素的患者更加方便。还可以精确增加剂量。笔装置尤其适用于：（a）每日多次给药，餐前使用速效短效胰岛素的患者（例如 A. H.）；（b）惧怕针头；（c）视力受损或灵活性差；（d）工作繁忙；（e）需要培训准备给予注射胰岛素的个体（如学校护士、兄弟姐妹）[102,103]。

　　胰岛素笔消除了抽吸胰岛素的操作，胰岛素的剂量通过装置上的按钮调整。笔装置可能为 1 次性预充笔或可更换胰岛素笔芯长期使用的笔。预充笔有一个已置入的、单独使用的胰岛素笔芯。U-100 制剂含有 300U 胰岛素，而浓缩胰岛素在每个装置中含有更多单位。（HumaPen Luxura 高清）笔装置可增加 1U（最普遍）、0.5U。笔针头有 30 号、31 号和 32 号针，5/32 英寸（4mm）、3/16 英寸（5mm）、1/4 英寸（6mm）或 5/16 英寸（8mm）的长度，但使用长度超过 6mm 的针头没有医学依据。建议患者每次注射使用新的 1 次性针头。但是由于医疗保险报销有限且费用较高，阻碍了笔的使用。详细的笔装置（包括胰岛素和非胰岛素）的综述于 2014 年发表[104]。

　　对于胰岛素泵的给药装置，详见案例 53-2，问题 3 和 5。

　　如果她选择使用注射器，应使用 0.3ml 的 U-100 胰岛素注射器，短针头。主观上，患者能"感觉"不同品牌的区别，或者他们可能因为"易于去除气泡"、物理特性甚至于注射器的包装来选择一种注射器。如果她选择使用胰岛素笔，可以使用甘精胰岛素预充笔和门冬胰岛素笔。A. H. 处方应为尽可能短的针长（笔针 4mm，注射器 6mm）。

量取及注射胰岛素

案例 53-2,问题 8: 如何指导 A.H. 注射胰岛素?

注射

A.H 应该准备一个部位进行注射。用酒精棉清洁胰岛素药瓶(或笔装置)的橡皮塞。为皮下注射胰岛素,A.H.一手应掐起一个注射区域(这样有个比较坚硬的表面),另一手如拿笔一样,握住注射器桶的中间或后部,迅速在这个区域的中心垂直(90°)进针。但是注意的是,只有在 A.H.使用的是 6mm 或更大的注射器情况时才需要掐[101]。注射器应该放在桶的中间或后面,像铅笔一样。精神紧张的患者容易死死握住注射器的针座,这样会影响顺利进针。对于婴儿、瘦弱者、皮下脂肪少的患者可用 45°注射法[101]。不要按摩注射部位,因为它可加速胰岛素吸收和起效(见表53-8)。当应用胰岛素笔时,在压下内芯约 5~10 秒之后再将针头拔出,以保证所需胰岛素剂量全部注射入皮下[101]。

轮换注射部位

起初建议患者在大腿外侧、腹部[避免肚脐周围 5cm 范围]和上臂轮换注射(图 53-5)。ADA 推荐在同一解剖部位轮换注射胰岛素,以避免胰岛素吸收的变化效应[101,105]。有些观点认为应在腹部注射胰岛素,因为这里胰岛素吸收受运动影响最小且更容易预测。A.H. 早晨注射胰岛素的部位可在一区域内轮换(如腹部),晚上的注射部位在另一解剖区域轮换。这样能使她对胰岛素反应的差异减到最小。

同时推荐顺序轮换注射部位,以避免胰岛素引起的脂肪营养不良(脂肪过多或过少);但是,由于胰岛素是提纯过的,这些并发症较少发生,轮换注射液就不那么重要了。另外,同一部位反复注射胰岛素还可能导致脂肪肥厚,引起皮肤硬化,导致针头注入困难。而且,脂肪肥厚处的胰岛素吸收会减缓[101]。

摇匀

A.H. 不需要摇匀甘精或门冬胰岛素,因其为澄清液。对于混悬液 NPH 胰岛素,使用前应摇匀药瓶或笔。药瓶应放在手掌中揉搓以减少泡沫。笔装置需要反复颠倒以混匀胰岛素。只有胰岛素混悬液需要摇匀(例如胰岛素混合物)。

量取

首先,A.H. 应确定她的手和注射部位均清洁(无需酒精消毒)。将注射器活塞停在她需要注射的胰岛素量的刻度上(例如,甘精胰岛素剂量为 12U),然后将针头插入药瓶中,注入空气阻止药瓶中出现真空。再次将注射器插入药瓶,抽出 12U 甘精胰岛素。倾斜针头,使其在胰岛素液面以下,从而避免注射器中抽入空气和泡沫。甘精胰岛素不能与门冬胰岛素在同一注射器中混合,如果注射时间相同则应注射在不同的部位[101]。

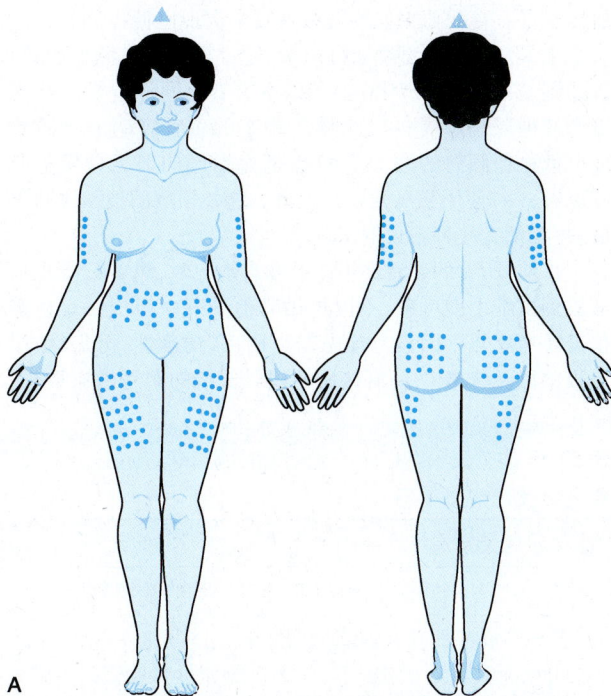

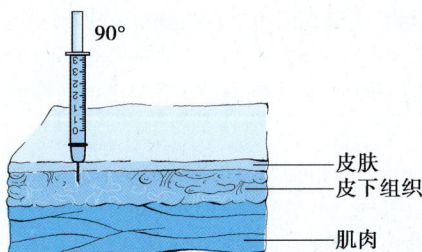

图 53-5 选择胰岛素注射部位。A. 胰岛素注射的最合适部位。实际注射点可在选定的身体部位区域变换。每次注射部位距离 2.5cm。患者应咨询医务人员或糖尿病教育者注射部位是否合适。B. 可以注射胰岛素的部位。胰岛素皮下注射(在皮肤和肌肉之间)。如果捏起皮肤,并将注射器针头全部注入,针头可到达正确的皮下位置

眼睛应与注射器筒水平,检查有无空气和气泡进入,并且使液面最高点恰好与 12U 刻度相吻合。如果出现气泡,轻弹注射器使其升到顶部,在那里将其注射回药瓶。每次使用胰岛素笔前先打出 2U 胰岛素以去除笔中的气泡(重复操作直到胰岛素液滴出现在笔的针头处)。同时在使用完毕后卸下针头防止气泡聚集。

自我血糖监测(SMBG)

案例 53-2,问题 9: 应该怎样教育 A.H. 自测血糖?提供何种类型的家庭血糖测量,它们之间的主要区别又是什么?从家庭血糖测试中得到的结果精确度有多少?应该同时开始 CGM 吗?

ADA 建议大多数糖尿病患者尽可能安全地达到正常血糖水平。自我血糖监测是患者安全实现血糖控制目标的一个工具。对于 1 型糖尿病患者，通过规范的自测血糖，可以达到这一标准。SMBG 对于以下患者也同样重要：(a)妊娠合并糖尿病患者；(b)血糖不稳定的患者；(c)有严重酮症或低血糖倾向的患者；(d)有低血糖倾向但无预警症状的患者；(e)使用胰岛素泵的患者。这一领域的技术飞速发展，每年都有几种新仪器出现[90]。

目前，所有的装置都用试纸和自动定时，患者只要把血液放到试纸上就可以，不用再做其他处理。评价一个血糖仪需要考虑几个因素。首先是易用性、精确性、可靠性、医保报销以及价格[90]。有些血糖仪对试纸的型号没有要求，这样有利于患者操作，避免测量的不可靠。便利因素包括仪器的尺寸、测量所需的血量、取血的部位(比如手指或者其他可选择的部位，例如前臂)、存储血糖数值的功能(记忆装置)及数据的处理、测量时间、读数大小、试纸的通用性、关掉声音信号的能力、对视力障碍者的数值读出和指导、提供技术支持的能力。一些仪器对于贫血患者的测量值不可靠(如肾移植患者)，所有的功能在一定的温度范围(通常 15.6~35.0℃)、湿度范围(通常小于 90%)内可靠。试纸对光、潮湿和温度敏感，必须妥善保存。

应教育患者，测试步骤、结果记录以及检测时间是很关键的。最后，应该教 A. H. 如何以及何时检查她的血糖水平以优化她的胰岛素治疗方案(表 53-15)。

表 53-15

胰岛素使用剂量指导

基础胰岛素剂量

首先，调整基础胰岛素剂量(即患者每日的常规剂量)

只有当平稳的饮食和锻炼的情况下，出现对胰岛素反应改变才调整胰岛素的剂量。也就是说，观察到同样的胰岛素反应≥3 日，尤其是基础胰岛素。同样，确定饮食和锻炼的稳定性也很重要，也可以考虑调整饮食和锻炼

每次只调整胰岛素中的一个组分，除非所有血糖都>200mg/dl(11.1mmol/L)

从影响 FBG 的胰岛素组分开始调整。通常这个血糖水平是最难控制的并且还影响每日中所有其他的血糖水平。通常基础胰岛素剂量是以控制 FBG 的量为准的。然而，如果晚餐胰岛素剂量(即速效胰岛素或短效胰岛素)不足，可能会导致高血糖，并且可以影响到第 2 日早上的血糖值。通常基础剂量每次调整 2~4U，并且不能快于 3~4 日

餐时胰岛素剂量：
- 对于食用一定组合碳水化合物的患者：基本上单次调整 1~2U 基础胰岛素。具体多少依据每个人对胰岛素的反应。这可以借助"500 法则"(见下和表 53-9)，从患者每日总的使用量反映出来
- 对于使用根据胰岛素调整碳水化合物的患者(如 1U 速效胰岛素或短效胰岛素对多少克碳水化合物)，还要根据患者对胰岛素的反应调整比例(例如 1:8,1:10,1:12,1:15,1:18,1:20)

一般原则

假定饮食和活动稳定，首先设定一个初始的合理目标值。当然这有可能意味着这个值是可接受范围内的高限(例如<200mg/dl,11.1mmol/L)，再慢慢向更理想的值改进

补充胰岛素剂量(使用速效或短效胰岛素)

一旦基础餐时胰岛素确定了，可使用速效或短效胰岛素的补充剂量来纠正餐前高血糖。例如，如果目标值为 140mg/dl(7.8mmol/L)，实际值为 190mg/dl(10.6mmol/L)，可追加 1U。当患者生病时也可以使用补充剂量(表 53-15)

根据患者对胰岛素的敏感性，使用"1 500 或者 1 700 法则"(表 53-9)确定正确的剂量算法

如果餐前血糖值<60~70mg/dl(3.3~3.9mmol/L)，那么餐前门冬、谷赖、赖脯或普通胰岛素应减量 1~2U；推迟胰岛素给药到餐前；如果<50mg/dl(2.8mmol/L)，餐中应加服 15g 葡萄糖

如果连续 3 日及以上需在正餐时补充胰岛素，那么基础胰岛素剂量应当被调整。例如，如果一名患者连续 3 日及以上在午餐前额外补充 2U 赖脯胰岛素，那么这 2U 应被加到早餐前剂量，或者早餐的胰岛素对碳水化合物的比例应当调整(例如，原先是 1:15，现在应该是 1:12)。速效胰岛素每 2~3 日调整 1 次剂量

预期胰岛素剂量(使用速效或短效胰岛素)

基础胰岛素剂量的增加或减少取决于预期饮食和活动量

每增加 15g 碳水化合物对应 1U 门冬、谷赖、赖脯或普通胰岛素剂量，饭量减少时减少 1~2U 胰岛素(表 53-9)

见表 53-19 根据运动调整胰岛素推荐表

FBG，空腹血糖。

选择适当且可用的仪器,能为患者控制其糖尿病提供准确的结果。每周实施1次质量控制测试并用一瓶新的试纸,可以检测仪器的问题。表53-16中列举了可影响自我血糖检测结果的因素。自测血糖值与患者症状或HbA1c的数值不相符时,应注意寻找错误的原因。A. H. 需定期复习血糖检测的操作技术,因为临床的决策是以患者血糖记录为基础的。

表53-16

可影响自我血糖检测结果的因素:故障排除

血糖仪所用试纸批次不符[a]
提供的血液量不足覆盖试纸[b]
试纸储存不当(温度和湿度)[a]
机器不清洁[a]
电池电量不足[a]
测试的海拔高度、温度和湿度超出设定范围[a]
低血氧[c] 或高血氧[b]
脱水[b]
高渗、非酮症状态[b]
高脂血症[a]
干扰物质
葡萄糖以外的糖(例如麦芽糖、木糖、半乳糖),并且使用 GDH-PQQ 试纸[115]
大量对乙酰氨基酚[c]
大量抗坏血酸或水杨酸盐(罕见)[b]

[a] 影响不可预测。
[b] 数值偏低。
[c] 数值偏高。
GDH-PQQ,葡萄糖脱氢酶。
来源:Heinemann L. Quality of glucose measurement with blood glucose meters at the point-of-care: relevance of interfering factors. *Diabetes Technol Ther.* 2010;12:847.

由于 A. H. 才刚开始胰岛素治疗和 SMBG,直到她能够熟练并适应这些操作技巧后可再考虑 CGM。然后,她和她的医师可评价 CGM 是否有用。

监测频率

案例 53-2,问题 10:A. H. 应多久测1次血糖?

尽管应该依据个体化的患者目标值制定精确的血糖检测频率和时间,但是根据 ADA 的推荐,大多数使用基础-餐时胰岛素治疗的1型糖尿病患者应该每日至少3次甚至更多自测血糖[38]。当患者运动前,怀疑低血糖,治疗后,或当患者做一件重要事情时,如开车,当治疗方案调整时,如有必要,葡萄糖监测也应该更频繁地进行。因为此时 A. H. 正处于胰岛素控制血糖的初始化阶段,她应该自我监测血糖每日4次(三餐前和睡前),持续2周,直到掌握血糖波动并调整完成。给予患者鼓励后,患者可能坚持这种水平的监测,但如果时间一长,很可能降到每日2次。更改监测的时间将使临床医师和患者决定如何做出调整。对于那些不

用强化胰岛素疗法的患者,例如使用胰岛素的2型糖尿病患者,因为低血糖风险的降低,并没有足够证据表明他们多久应该监测1次血糖。反而是患者和他们的提供者应该确定适当的频率和时间来检查血糖水平,以便最好地优化药物治疗和降低低血糖风险[106]。

不断的、频繁的血糖监测目的是观察血糖是否达到正常和胰岛素剂量是否合适以及饮食、疾病、运动对血糖水平的影响。检查血糖的典型时间可能包括:饭前和点心前,餐后2小时,睡前,偶尔在凌晨2点到3点。然而,大部分患者不能遵守如此严格的方案。A. H. 应该每周定2~3次闹钟,提醒她在凌晨3点测血糖。餐前血糖值的测定,能够让患者和医师判断速效胰岛素剂量能否与吸收的碳水化合物相当。FPG 水平来判断基础胰岛素是否足够;凌晨2~3点血糖水平监测夜间低血糖。例如,晚餐前血糖值能够反应午餐前给予的门冬胰岛素剂量是否足够,以及餐间肝脏葡萄糖的生成情况。越来越多的使用碳水化合物计算的患者在使用速效胰岛素后监测餐后2小时血糖来调整适当剂量的胰岛素(见表53-13)。

不能过分强调频繁测量血糖的重要性。如果每日测量小于4次,因为数据不完整,很难去调整胰岛素剂量或评价血糖水平变化趋势。如果患者拒绝每日测4次血糖,应该鼓励他在1周内有代表性的几日,每日测4次血糖,或者每日不同时间测血糖,这样也可得到1周的资料。还应鼓励 A. H. 在感到异常时监测血糖,如她正发生低血糖症状,或者评价异常情况对血糖的影响时测血糖(例如运动增加、节日用餐、期末考试,家庭重大事件)。

根据血糖评估胰岛素用量

案例 53-2,问题 11:A. H. 被指导每日晚上注射 12U 甘精胰岛素,每餐前注射 4U 门冬胰岛素。被要求每日测4次血糖(餐前和睡前),并记录结果以及每日出现的特殊事件或症状,并把记录带到门诊。同时 A. H. 还要坚持记录饮食日记,并计算每餐碳水化合物含量。该治疗的初始目标是降低血糖,消除高血糖症状,最终目标是实现空腹血糖在 80~130mg/dl(4.4~7.2mmol/L)且餐后血糖小于 180mg/dl(10mmol/L)。1周后血糖如下:

时间	血糖浓度/(mg/dl,mmol/L)
早晨7点	160~200,8.9~11.1
中午	220~260,12.2~14.4
下午5点	130~180,7.2~10
晚上11点	140~180,7.8~10

偶尔测凌晨3点的血糖平均为 160mg/dl(8.9mmol/L)且尿酮为阴性。她早餐进食大约4份碳水化合物(60g),午餐和晚餐进食 2~4份碳水化合物(30~60g)。A. H. 主观感觉好转一些,体重已经稳定,但夜尿次数仍为 2~3次。你如何解释这些结果,A. H. 应该如何更改胰岛素剂量?

胰岛素调整主要依据自我血糖监测结果。最终的目标是鼓励患者能够自我识别血糖变化趋势,并对胰岛素剂量做相应调整[56]。在根据 A. H. 血糖结果调整胰岛素剂量之前,观察和再评价她的测量技巧很重要。判断她的生活中是否有特殊的情况出现,如过去几周可能影响她对胰岛素反应的急性疾病、饮食变化、治疗药物的变化或运动模式。一旦排除了这些因素,就可以调整 A. H. 的胰岛素剂量,如果不建立稳定的饮食和运动模式,不可能做出很恰当调整。

根据血糖测量的结果调整基础胰岛素剂量时,必须遵循几个原则(表53-17)。因为许多因素能改变患者对胰岛素的反应,调整基础胰岛素剂量(患者每日用的剂量)需根据至少 3 日的血糖结果。这条原则的唯一例外,是当 A. H. 已经完全掌握了调整胰岛素的技巧以后,补打胰岛素纠正高血糖时(见案例53-2,问题 16)。评价结果时,需把自我血糖监测的结果和糖化血红蛋白结合起来。

表 53-17

影响血糖控制的因素

饮食
热量摄入不足(如酒精中毒、饮食障碍、厌食、反胃和呕吐)
饮食过量(如过节期间)
不规律饮食或用餐延迟
饮食成分(如纤维素、碳水化合物含量)
运动
见表 53-19
应激
感染
手术/外伤
心理
药物
某些药物能够提高或降低血糖水平。当开始使用新的药物时应评估其对血糖的潜在影响
激素改变
月经期:月经前期血糖可能升高,月经后回到正常水平
妊娠
青春期:高血糖可能与生长激素水平高有关
胃轻瘫
胃排空延长。胰岛素高峰与进餐相关的血糖波动不匹配
胰岛素药代动力学改变
见表 53-8
胰岛素注射技术
量取
时间
技术
胰岛素失效
胰岛素过期
不恰当储存胰岛素(热或冷)
胰岛素结晶

如果甘精胰岛素的剂量不足以控制 A. H. 的空腹血糖,那么应该增加 2~4U。更保守的方法是每晚(或者每日中患者指定的能够坚持的某个时间)增加到 14U 剂量,并且随需要增加[92]。通过午餐的门冬胰岛素剂量,可以看出胰岛素调整有了一定效果,但餐时胰岛素总量仍有改进空间。凌晨 3 点的血糖浓度为 160mg/dl(8.9mmol/L)提示反跳性高血糖不是空腹血糖高的原因(见案例53-2,问题 13 和案例53-3)。作为控制血糖的第一步,A. H. 每日甘精胰岛素应增加,以尽量控制空腹血糖。然而,这种方法不能解决午餐前高血糖。她每餐摄入的碳水化合物的量也不同。因此,更好的方法是计算胰岛素与碳水化合物的比率,根据每餐将摄入碳水化合物的量来决定餐前门冬胰岛素剂量。经典的起始比率是 1U 胰岛素对应 15g 碳水化合物。为计算胰岛素对碳水化合物的比率,可以运用"500 法则":500 除以每日的胰岛素剂量(14U 甘精胰岛素加 12U 门冬胰岛素=26U),即 500/26=1U 胰岛素对应 19g 碳水化合物。

因为大多数 1 份碳水化合物含量为 15g,所以 A. H. 以 1U 对应 15g 或 1 份碳水化合物的比率开始。如果 A. H. 餐时胰岛素很规律,那她可以运用"450 法则":450 除以每日的胰岛素量,得出的结果即为 1U 胰岛素对应碳水化合物的克数。

为了评价胰岛素对应碳水化合物比率的准确性,A. H. 需要每餐后 2 小时检测血糖。她同意每日测 8 次血糖,测 2 周。

> **案例 53-2,问题 12:** A. H. 计算碳水化合物和调整胰岛素剂量越来越好。通过查阅她的膳食记录,发现绝大多数时候,她能够恰当地算出碳水化合物的含量。她被允许外出用膳,并计算复杂的碳水化合物的量。结果,A. H. 发现她的餐前血糖偶尔超过 80~130mg/dl(4.4~7.2mmol/L)[7],有时甚至高到 200mg/dl(11.1mmol/L)。评价 A. H. 的血糖趋势,像这种情况,血糖偶尔超过 80~130mg/dl(4.4~7.2mmol/L)的目标值,应该如何处理?

一旦基础胰岛素剂量和胰岛素对碳水化合物的比例确定了,就可以教 A. H. 运用正确的方法去调整胰岛素的剂量,以便于应对餐前血糖波动超过已经确立的目标值范围(80~130mg/dl;表53-15)。

修正剂量的胰岛素是用来抵消异常升高的血糖浓度(高糖校正)。必须强调的是,这是假设患者饮食和运动模式没有异常改变的情况下(表53-18解释了运动对 BG 的影响)。相比普通胰岛素,许多医师更愿意使用速效胰岛素,因为作用时间短并且患者不用担心残存效应。对于睡前校正剂量胰岛素尤其有意义。

患者对胰岛素的敏感性对制定剂量算法很重要。常用的方法是血糖高于目标水平 30~50mg/dl(1.7~2.8mmol/L)额外给予补充速效胰岛素 1~2U。另一种估计每单位普通胰岛素降血糖的方法是"1 500 法则"[99]。计算出的数值被称为"敏感系数":当使用速效胰岛素(赖脯胰岛素、门冬胰岛素或谷赖胰岛素)时,该规则被修正为"1 800 法则"。因为此类胰岛素降血糖更快、更多,1 500 法则太过激进。也有推荐其他计算方法,例如 1 600、1 700、2 000 和 2 200[107]。对于该病例,应运用"1 700 规则"。计算如下:1 700/24=70mg/dl(3.9mmol/L)。

表 53-18

糖尿病患者的运动

1. 在运动前、中、后测血糖

2. 对于中等强度的运动（例如:骑自行车或慢跑 30 ~ 40 分钟），需降低之前普通胰岛素或速效胰岛素大约 30% ~ 50% 的用量。如果在运动前血糖正常或偏低，可进食含 10 ~ 15g 碳水化合物的食物

3. 为了避免运动带来的对普通胰岛素吸收的增加，选择腹部注射或是在注射胰岛素 30 ~ 60 分钟后运动。应避免在速效胰岛素作用达峰时进行运动

4. 糖原贮存量少的患者可以对运动带来的低血糖效应进行预先处理。包括酗酒，节食，低卡路里饮食（<800cal）或低碳水化合物饮食（<10g/d）

5. 使用胰岛素的患者比口服胰岛素促泌剂（磺脲类和格列奈类）的患者对低血糖更敏感，采用饮食治疗的 2 型糖尿病患者很少出现低血糖

6. 注意运动后的低血糖。在白天锻炼的患者应增加卡路里摄入并监测夜间血糖以防止夜间低血糖。低血糖可能发生在运动后 8 ~ 15 个小时

7. 如果血糖>240 ~ 300mg/dl（13.3 ~ 16.7mmol/L），患者不应进行锻炼。因为这预示着严重的胰岛素不足。这些患者应对运动引起的高血糖进行预先处理

8. 患有增生性视网膜病变或视网膜出血的患者应避免旋转运动及需要把头降至腰部以下的运动

这样，1U 门冬胰岛素可降血糖约 70mg/dl（3.9mmol/L）。与高敏感性（需要较低胰岛素）的人相比，低敏感性（需要更多胰岛素）的人每单位胰岛素降糖量更低。因此，以 1U 门冬胰岛素降 70mg/dl（3.9mmol/L）血糖，而血糖水平超过 120mg/dl（6.7mmol/L）作为加量起始时比较可行的方法。如果胰岛素剂量不够，可以降低每单位胰岛素降糖的预期（如 50mg/dl，2.8mmol/L）。校正胰岛素剂量可用于生病期间调整（见案例 53-5）。下面举例介绍高糖的校正算法。

葡萄糖浓度	门冬胰岛素
<80mg/dl（<4.4mmol/L）	减少 1U
80 ~ 120mg/dl（4.4 ~ 6.7mmol/L）	平常剂量
120 ~ 190mg/dl（6.7 ~ 10.6mmol/L）	增加 1U
191 ~ 260mg/dl（10.6 ~ 14.4mmol/L）	增加 2U
261 ~ 330mg/dl[a]（14.4 ~ 18.3mmol/L）	增加 3U
331 ~ 400mg/dl[a]（18.3 ~ 22.2mmol/L）	增加 4U

[a] 检查尿酮，如果尿酮阳性，并且血糖浓度>300mg/dl 持续时间 ≥12 小时，应向医师咨询。

评价空腹高血糖

案例 53-2,问题 13：1 个月后 A. H. 回到医疗中心。她目前每日晚上使用 14U 甘精胰岛素，餐时门冬胰岛素剂量为 1U 对应 15g 碳水化合物，并且血糖高于 130mg/dl（7.2mmol/L）时，每高 70mg/dl（3.9mmol/L）使用 1U 门冬胰岛素校正。假设她的饮食习惯是固定的，她的自测血糖如下：

时间	血糖浓度/[mg/dl（mmol/L）]
早晨 7 点	140 ~ 180（7.8 ~ 10.0）
中午	120 ~ 150（6.7 ~ 8.4）
下午 5 点	90 ~ 130（5.0 ~ 7.2）
晚上 11 点	90 ~ 120（5.0 ~ 6.7）
凌晨 3 点	60 ~ 90（3.3 ~ 5.0）

总的来说，A. H. 感觉糖尿病得到了很好的控制。她的能量水平开始恢复正常，她的夜尿已经消失，但是她偶尔夜间会起来排尿 1 ~ 2 次。A. H. 也已经注意到噩梦或者"大汗"有时会使她醒。当出现这种情况时，她通常是吃些东西，因为她感到"非常饥饿"。她可以继续睡觉，但第 2 日醒来时会有剧烈的头痛和轻飘飘的感觉。A. H. 的体重保持不变，在营养师的帮助下，她的饮食模式已经逐渐趋于稳定。她已经可以依据餐前血糖值对午餐前和晚餐前胰岛素剂量进行调整。她最后 1 次测得 HbA1c 是 7.3%。评估 A. H. 的血糖情况。A. H. 空腹高血糖有哪些原因？

当评估清晨高血糖时，有几个因素必须考虑：
- 基础胰岛素剂量不足。如果基础胰岛素剂量不足，空腹状态肝脏的葡萄糖输出将会过量，因此造成高血糖。
- 晚餐门冬胰岛素剂量不足，导致高血糖，并持续到早上，通过评估睡前血糖控制，可将此种情况与基础胰岛素不足区别开。
- 为适应夜间低血糖的反跳性高血糖（Somogyi 效应）。
- 过多的睡前加餐。
- 黎明现象（见案例 53-3）。

A. H. 睡前血糖正常，凌晨 3 点低血糖，并有夜间低血糖症状（噩梦，出汗，饥饿，晨起头痛）。这造成了清晨的反跳性高血糖反应（即低血糖后高血糖，Somogyi 效应）[108]。

理论上，这一现象发生于任何 1 次严重低血糖之后或继发于过多增加的肝脏血糖生成，这样的肝糖生成是由胰岛素反向调控激素激活的，如皮质醇、胰高血糖素、肾上腺素和生长激素。因为胰岛素需要抑制空腹状态下肝脏葡萄糖的输出，所以基础胰岛素的削弱效应也可以导致这一现象。但在这一病例中并非如此。患者夜间应用过多胰岛素会出现无症状的夜间低血糖，这也可能导致晨起反跳性高血糖。通过纠正夜间低血糖，A. H. 的空腹高血糖有可能恢复正常。因此，减少每日甘精胰岛素的剂量是合理的。

A. H. 应该继续监测凌晨 3 点血糖浓度,以判断血糖水平是否恢复正常。

警告:如果 A. H. 使用每日 2 次 NPH 来提供她的基础胰岛素,一种选择是将晚上注射 NPH 的时间从晚餐前改到睡前。该方法有效地将 NPH 的峰值转移到她醒着的清晨,同时也降低了夜间低血糖的风险[93,109,110]。这个峰作用与黎明现象(见案例 53-3)和早餐一致。

对于使用 NPH 并发生夜间低血糖的患者,还有一个办法,那就是将 NPH 改为甘精胰岛素或地特胰岛素,因为这些胰岛素较少引发夜间低血糖[111,112]。当从 NPH 转换到地特胰岛素,通常是 1 比 1 的转换,但可能需要更高剂量的地特胰岛素。一项 1 型糖尿病患者的交叉研究中,地特胰岛素平均用量约为 NPH 用量的 2 倍[113]。然而,当从 NPH 转换为甘精胰岛素时,只有当患者每日使用 1 次 NPH 胰岛素时,才会使用 1 比 1 剂量转换。如果患者每日使用 2 次 NPH,那么在改用甘精胰岛素时,每日总胰岛素剂量应减少 20%。在该病例中,保守起见,将每日 NPH 量减少 20% 来决定甘精胰岛素的剂量[76]。

尽管 A. H. 午餐前血糖升高,这可能是由于她空腹血糖升高,像多米诺骨牌效应一样接着出现上午血糖升高。因此,首先要纠正空腹高血糖,同时也就一并纠正其他血糖。

混合胰岛素

> **案例 53-2,问题 14:** 如果 A. H. 打算使用 NPH 作为基础胰岛素,应如何指导她测量和抽取胰岛素混合液?

随着基础-餐时治疗的运用(因为甘精胰岛素和地特胰岛素不能混合)和速效胰岛素笔装置的使用,已经很少将两种胰岛素同时混合到一支注射器中,混合和抽取 NPH 和餐时胰岛素(普通或速效胰岛素)的步骤基本与案例 53-2(问题 8)中描述的相同。最大的不同是,在常规胰岛素或门冬胰岛素测量和抽取之前,必须注射足够量的空气到 NPH 瓶中。而且,应该首先在注射器中量取餐前胰岛素,从而避免普通胰岛素或门冬、赖脯、谷赖胰岛素药瓶中混有 NPH。如果混入 NPH,最终会改变注射的 NPH 与常规胰岛素的比例。当患者先抽出 NPH 时,普通胰岛素药水瓶中最终会出现混浊。而 NPH 与普通胰岛素混合不会有明显的浑浊,因为 NPH 中含有鱼精蛋白能结合普通胰岛素(见案例 53-2,问题 15)。以早晨注射胰岛素为例,A. H. 应该用的胰岛素混合步骤如下:

- 先混匀 NPH 胰岛素溶液,向 NPH 药水瓶中注射 14U 空气,退出针头。
- 向门冬胰岛素瓶中注射 7U 空气,如案例 53-2(问题 8)中描述,抽出 7U 胰岛素。
- 向 NPH 药瓶中插入针头,拉橡胶塞至 21U 处(14U NPH 及 7U 常规胰岛素)。

混合胰岛素的稳定性

> **案例 53-2,问题 15:** 混合 NPH 及普通胰岛素或速效胰岛素会使餐时速效的胰岛素作用减慢吗?其他混合胰岛素的稳定性如何?

常规胰岛素和所有速效胰岛素类似物(门冬、赖脯、谷赖胰岛素)都能同 NPH 混合。通常来说,只建议在注射前混合。胰岛素混合物相容性和稳定性见表 53-19。然而,随着胰岛素笔装置使用的增加,将胰岛素混合到同一注射器也会越来越少。

表 53-19

胰岛素混合物的相容性[109]

混合物	比例	注解
普通+NPH	任何比例	普通和 NPH 胰岛素预混后最多可保持 3 个月的药效学特性
普通+生理盐水	任何比例	准备后 2~3 小时内使用
普通+胰岛素稀释液	任何比例	稳定性不确定
速效胰岛素+NPH[70-72]	任何比例	与 NPH 混合后,速效胰岛素的吸收率和峰作用会减低;然而,总的生物利用度未改变,应该在用前(15 分钟内)混合
甘精胰岛素和地特胰岛素[76,82]	不和其他胰岛素混合	药效学性质可能改变

NPH,中性鱼精蛋白锌。

餐前高血糖

> **案例 53-2,问题 16:** 每日晚上减少甘精胰岛素剂量到 14U 后,A. H. 的空腹血糖现在是 110~125mg/dl(6.1~6.9mmol/L)。然而,她的中午血糖浓度仍然是 120~150mg/dl(6.7~8.3mmol/L)。在这个时候,你还有什么其他的建议要做的改变吗?

当评估上午 10 点高血糖时,很重要的一点是要记住 50% 的原因是由空腹较高的血糖造成的。因此,控制上午 10 点高血糖关键一点是使空腹血糖正常。然而,对于 A. H.,减少甘精胰岛素剂量已经纠正了反应性空腹高血糖。

餐前高血糖可能由很多因素造成。以下是对上午 10 点左右高血糖的可能解释:

- 早餐前门冬胰岛素剂量不足。对 A. H. 来说,意味着她的胰岛素对碳水化合物的比例应当调整。

- 早餐时过量的碳水化合物摄取,或不准确(低估)的碳水化合物摄入量,如果患者不能够精确地计算她的碳水化合物,那她应该向营养师或糖尿病教育者请教;在他们的长期生活中,这种方式应该定期实施,不断更新,就像学习其他技能一样。
- 进食与胰岛素作用的同步性不好。这是由于餐前过早或者餐后使用速效胰岛素(例如≥30分钟),如果使用的是普通胰岛素,这可能是由于餐前较短时间内或餐后使用了普通胰岛素。
- 夜间甘精胰岛素的剂量不足以抑制空腹时肝糖原的生成(肝糖分解和糖异生)或者黎明现象(详见案例53-3)。然而,对于 A. H. 的情况,她的空腹血糖达标,因此不大可能是这个原因。

可以进行以下的干预措施:
- 调整胰岛素和碳水化合物的比例,增加早餐时门冬胰岛素的剂量。早餐时这个比例可以改变至每 10~12g(使用的常规比例)碳水化合物用 1U 门冬胰岛素。这需要患者可以非常有技巧的在不同吃饭时间使用不同的比例。
- 改变饮食中所包含的碳水化合物。包括减少早餐碳水化合物的含量,改变摄取碳水化合物的类型,或增加食物中的纤维以减少血糖波动。
- 如果血糖波动是由于晨起胰岛素的敏感性下降所致,那么需要调整高血糖的修正因素。例如:高糖的修正可以被调整为血糖每比 130mg/dl(7.2mmol/L)高出 50mg/dl(2.8mmol/L)就给予 1U 门冬胰岛素。

餐前低血糖

案例 53-2,问题 17: A. H. 现在每晚给予 12U 甘精胰岛素并根据每餐的碳水化合物水平给予胰岛素,午餐及晚餐按照 1:15 的比例给予胰岛素(每 15g 碳水化合物给予 1U 的门冬胰岛素),早餐按照 1:12 的比例给予。对于仍然存在的餐前高血糖问题,血糖每比 120mg/dl(6.7mmol/L)高出 70mg/dl(3.9mmol/L)就给予 1U 胰岛素。两周后,她带来了她的血糖记录:

时间	血糖水平/[mg/dl(mmol/L)]
早晨 7 点	110~120(6.1~6.7)
中午	90~115(5~6.4)
下午 5 点	60~110(3.3~6.1)
晚上 11 点	80~110(4.4~6.1)
凌晨 3 点	110~120(6.1~6.7)

A. H. 感觉她现在已经"恢复正常"了。她没有高血糖的症状和体征,并且体重保持稳定。偶尔她会出现晚餐前低血糖,但是这经常发生在她工作繁忙而延迟吃晚餐的时候。评估 A. H. 的血糖情况,她晚餐前低血糖的原因是什么及如何处理?

A. H. 的血糖浓度显示,她的基础胰岛素治疗方案一般足以实现她餐前血糖浓度低于 80~130mg/dl(4.5~7.2mmol/L)的总体目标。

A. H. 晚餐前出现的低血糖是由于午餐碳水化合物摄入不足(不精确的碳水化合物计算),全天增加了运动量,门冬胰岛素剂量过大(胰岛素与碳水化合物的比例过高)导致的。因此,这个问题可以这样解决,如:增加 A. H. 的午餐量,调整午餐胰岛素和碳水化合物的比例至 1U 胰岛素比 18g 或 20g 碳水化合物,或者于午后加餐。

黎明现象

案例 53-3

问题 1: R. D. ,37 岁男性,从 14 岁起患有 1 型糖尿病。在过去的两年多里,他已经按如下胰岛素使用方式很好地控制了血糖。每日早晨 20U 甘精胰岛素,以及餐前根据碳水化合物摄入量给予 3~4U 赖脯胰岛素。在这种方式下,他过去两周的血糖浓度如下:

时间	血糖水平/[mg/dl(mmol/L)]
早晨 7 点	140~170(7.8~9.4)
中午	100~120(5.5~6.7)
下午 5 点	100~130(5.5~7.2)
晚上 11 点	115~140(6.4~7.8)
凌晨 3 点	100~120(5.5~6.7)

R. D. 空腹高血糖的可能原因是什么?

正如在案例53-2,问题 13 中讨论的,空腹高血糖可能由于夜间胰岛素剂量的不足或者反应性高血糖造成的。在 R. D. 的个案中,黎明现象也必须考虑[98]。黎明现象是发生在凌晨 4 点到 8 点左右的,是在半夜至凌晨 3 点血糖浓度的生理最低点之后的血糖浓度升高。清晨血糖升高 30~40mg/dl(1.7~2.2mmol/L)不是由于继发于之前低血糖的拮抗激素的升高造成的,而可能是继发于生长激素水平的升高。这一现象在对 1 型和 2 型糖尿病患者和非糖尿病的个体观察中是不一致的,而且在不同日期中的出现也是不一致的[114]。

R. D. 凌晨 3 点血糖浓度正常表明低血糖后高血糖不是他空腹高血糖的真正病因。因此,凌晨 3~早晨 8 点血糖轻度升高可能是由于胰岛素效应的逐渐减弱或者是黎明现象导致的。这两种情况都应增加 R. D. 每日甘精胰岛素的剂量,另一种选择是改用胰岛素泵。他对于强化管理已经表现出了渴望和能力,包括每日多次注射、频繁自我血糖监测、结果记录以及适当调整胰岛素剂量和精确计算碳水化合物的能力。使用胰岛素泵的好处是能够有计划的增加凌晨的基础输注率(例如凌晨 2~3 点开始,并持续到早晨 7~9 点)。

儿童 1 型糖尿病

诊断及临床表现

案例 53-4

问题 1：J. C. 是一个 7 岁的女孩，体重 30kg（95 百分点），身高 127cm（90 百分点），因为恶心，呕吐和持续的感冒后"腹痛"被她的父母送到急诊室。在过去的一个星期里，J. C. 有类似感冒的症状，使得体重减少了 6kg。最初的化验结果显示血糖浓度为 600mg/dl（33.3mmol/L），血清 pH 6.8，碳酸氢根 13mmol/L，血浆酮体 5.2mmol/L，尿酮体阳性。J. C. 被诊断为新发的 1 型糖尿病并酮症酸中毒。往前回顾，J. C. 的父母意识到她可能早在她入院前四周就有症状了。在旅行中，她喝了大量的果汁而不得不频繁的排尿。她开始遗尿，她的父母认为是和她喝了过多的液体有关。什么症状和体征与儿童 1 型糖尿病的诊断一致？

诊断儿童 1 型糖尿病一般来说是简单的。表现出多饮、多食、多尿和体重下降的症状伴随着血糖、尿糖、血酮体及尿酮体。J. C. 的表现对于儿童新诊断糖尿病是非常典型的，这些儿童由于出现和感冒相关的严重症状而被送来就诊。急性的病毒性疾病触发了胰腺的自身免疫破坏和腹痛，腹痛可能误认为是胃肠炎。腹痛是糖尿病酮症酸中毒（DKA）的一个常见的临床表现[115]。J. C. 的体重减轻可能是继发于未控制的糖尿病造成的液体和卡路里丢失和由于感冒引起的摄入的减少。对于婴儿来说，多尿的症状不明显，经常是直到代谢紊乱了才被发现。和 J. C. 不同，新生儿经常表现为严重的脱水和代谢性酸中毒，尽管没有腹泻和明显的呕吐病史。

治疗目标

案例 53-4，问题 2：J. C. 的治疗目标是什么？DCCT 的结果适用于 J. C. 这样的儿童吗？有年龄特异性的目标吗？

最新 ADA 指南推荐像 J. C. 这样患有糖尿病的儿童和青少年（<19 岁）AIC 的目标<7.5%。当然也鼓励设定个性化的目标。

额外需要考虑的目标包括：(a) 保证正常的生长和发育；(b) 帮助糖尿病患者获得正确的社会心理指导；(c) 预防急性和慢性并发症。达到这些目标需要对患者父母进行良好的支持和教育，包括多学科的专家队伍来支持，这些专家包括儿科内分泌医师，护士教育者，药师，营养学家和心理学专家[116]。

生长发育是糖尿病儿童健康状况良好的最重要的临床指标。身高和体重应该在每次访视时测量并标注在标准生长坐标曲线上。如果在诊断时这个儿童已经在身高和体重上滞后了，适当且迅速的治疗应该很快使该儿童达到适当的生长百分数。一个肥胖的儿童应该建议他在完成课程的几个月的时间内达到一个更合适的体重百分数[117]。

尽管血糖控制的推荐目标大多数是基于成人糖尿病患者的研究数据，但是仍然推荐儿童和青少年应获得相同的接近正常的血糖水平。然而，需要充分考虑到儿童发生低血糖的特殊风险和结局。糖尿病控制与并发症研究（DCCT）中包括的一组青少年的队列数据被独立进行分析[118]。与成人相似，在 DCCT 终止时，青少年同样能在强化治疗中获益并且延缓视网膜病变 4 年[119]。因此，J. C. 的儿科医师应该尽可能地利用她本人，她的家庭环境，现有的所能利用的治疗方法将她的血糖控制到最佳状态。

低血糖的风险在小于 6 岁的儿童中被广泛关注，因为他们对低血糖没有意识，这可能是因为他们还没有能力表达低血糖症状，也可能因为他们尚未建立完善的拮抗机制[38]。另外，食物的摄取和体力活动在这个年龄段也不可预知。设定该该类患者的 AIC 目标必须考虑这些因素，需权衡控制较低 AIC 目标值的长期益处与低血糖风险[116]。根据 ADA 的建议，最佳的目标是在出现低血糖症状的情况下尽可能实现最佳的 AIC。像 J. C. 这样，6~12 岁的糖尿病儿童的治疗很具有挑战性，因为许多患儿在午餐时或者是在他们离开家的其他时间需要使用胰岛素。在学校使用胰岛素有赖于患者父母、医疗保健团队和学校人员之间灵活和紧密的交流配合（见表 53-4）[38,116,120]。目前已获得最大样本量的青少年（13~19 岁）糖尿病患者的循证医学数据。如上所述，DCCT 中纳入的青少年患者，在获得速效或基础胰岛素之前，平均 A1C 水平控制在 8.06%。推荐这个年龄组患者的 A1C 控制目标应低于 7.5%[38,116,120]。

胰岛素治疗

案例 53-4，问题 3：J. C. 怎样开始使用胰岛素？对于像 J. C. 这样的儿童适宜用胰岛素泵吗？

通常来说为了降低低血糖风险，儿童应使用速效胰岛素和基础胰岛素类似物。胰岛素的需求量通常基于体重、年龄和青春期状态。新诊断的 1 型糖尿病儿童通常需要全天的起始剂量大约为 0.5~1U/kg[116]。婴儿及学步期的儿童这种需要小剂量胰岛素的患者需要稀释的胰岛素（例如 10U/ml，U-10；或者 50U/ml，U-50）从而可测量出少于 1U 的剂量[70,71]。门冬胰岛素和赖脯胰岛素都是可以稀释的。0.5U 刻度的注射器和胰岛素笔在儿科患者中也是非常有用的。大多数儿童以基础-餐时胰岛素方案治疗。对儿童和青少年来说，这种方法与中效胰岛素治疗相比，空腹血糖更低而且夜间低血糖的发生率低[121]。

基础-餐时胰岛素方案结合碳水化合物计量对于初中和高中学生是很好的选择。由于儿童的饮食习惯难以确定，所以速效胰岛素要比普通胰岛素好，速效胰岛素可以根据就餐量的多少在饭前或饭后立即注射。J. C. 起始每日胰岛素总量大约 15U[0.5U/(kg·d)]，例如餐前 3U 的速效胰岛素和睡前甘精胰岛素 7U[116,122]。对于一些患者来说，甘精胰岛素可能无法维持 24 小时，这种情况下，甘精胰岛素的单日剂量可以被平均分成 2 份分别于早、晚 2 次给予，之后根据血糖调整[116]。尽管 U-300 甘精胰岛素和德谷胰岛素可持续 24 小时，但是 FDA 尚未批准它们用于儿童。

当 J. C. 和他的监护人对碳水化合物的计算，胰岛素药代动力学，基于摄入的碳水化合物计算胰岛素剂量，以及糖尿病管理都非常熟练后,可以考虑采用胰岛素泵治疗了。在儿童患者中,使用胰岛素泵治疗的人数正在快速增加,因为这种治疗更容易根据进餐时间进行灵活调整,因而更有利于血糖的控制并改善生活质量[123,124]。目前推荐儿童(不仅仅是青少年)考虑采用胰岛素泵治疗[123]。家庭成员和成人应该在家和学校给予支持,指导患儿能够合理地使用胰岛素泵直到患者本人能够独立处理他的糖尿病。

注射部位

案例 53-4,问题 4：J. C. 应该在什么部位注射胰岛素？推荐的注射部位对儿童来说有无不同？年龄是不是一个影响因素？

对于有丰富皮下组织的婴儿,注射部位有很多选择。对于一些已经失去了"婴儿脂肪"的初学走路的孩子,要确定一个适合的注射部位可能有困难。对于缺少腹部皮下脂肪的孩子或是年龄很小的孩子,不建议在腹部注射胰岛素。在上臂、大腿、臀部上外四分之一、臀部以及稍大儿童的腹部轮流进行注射也许是有益的。为了达到持续性的吸收,应进行有规律的注射;比如早上在上臂注射,晚上在大腿注射。儿童和青少年需要注意不应持续在同一部位注射,尽管这对于他们可能更加方便[125]。由于胰岛素对局部组织的作用造成了脂肪沉积和瘢痕组织形成。这些部位增生的组织对胰岛素吸收通常较差而且不可预测,这会引起血糖波动。胰岛素笔装置对儿童来说非常有用,因为这种装置易于使用,可以选择小一点的针头,使它们没那么令人生畏(见案例 53-2,问题 7)。

血糖监测

案例 53-4,问题 5：J. C. 应该多长时间测 1 次她的血糖？

对于糖尿病儿童,最终的目标是基于血糖结果的理解决定胰岛素剂量来进行自我管理。自我管理技巧和基础-餐时胰岛素治疗方案都依赖于频繁的自我血糖监测。对于 1 型糖尿病儿童,每日 4 次或更多次的血糖检测是必要的。许多家庭血糖测量仪器允许选择一些部位(手臂和大腿)进行血糖测试,这样可以减少指尖测试的不适。频繁监测血糖的热情可能会随时间而消退。通过对患儿家庭进行有关"糖尿病治疗是以血糖监测为基础"的宣教,有利于促使其进行自我血糖监测。有些时候也可以考虑使用动态血糖监测来改善代谢控制的评价状况,特别是在监测夜间低血糖方面。J. C. 需要至少在每顿饭前和睡前检测血糖。如果当 J. C. 出现低血糖、酮症或者患急性疾病时,就需要增加测量次数。

蜜月期

案例 52-4,问题 6：在接下来的 2 个月中,J. C. 的胰岛素用量减到了每日 10U(约 0.3U/kg),她的糖尿病好转了吗？

大约有 20%~30% 的 1 型糖尿病的患者在诊断后数日或数周进入一个缓解阶段(蜜月期)[116]。这一阶段可持续

数周或者数月。在这期间,胰岛素的需要量下降,低于常规 0.5~1U/(kg·d) 的起始剂量,并且可以检测到 C 肽,提示胰腺功能的恢复。患儿可能需要极少量或不需要基础胰岛素,并且餐时胰岛素的需要量也会减少。就像 J. C. 那样,表现为维持正常血糖水平所需的胰岛素剂量显著减少。J. C. 需要继续进行自我血糖监测并且密切监测上升的血糖水平,因为 β 细胞在蜜月期中会继续被破坏,她将最终恢复到较高的胰岛素需求量。

低血糖

案例 53-4,问题 7：J. C. 的父母联系医院说 J. C. 晚上做噩梦,而且会在半夜醒来抱怨说头疼和胃疼。这些症状在第 2 日中午前消失。她目前的胰岛素用量是餐前门冬胰岛素 2U+甘精胰岛素 3U 每日 2 次(早餐和睡前)。J. C. 是发生了夜间低血糖吗？低血糖的症状在成人和儿童有何不同？J. C. 如何尽量减小低血糖的风险？

J. C. 父母的担心是正确的。低血糖在儿童糖尿病管理中是一个严重的、经常威胁生命的并发症,而且过于严格的控制血糖会使低血糖的风险增加[116,126]。之前认为儿童在严重低血糖发生后可能出现认知功能障碍的风险,但根据目前的文献不支持这个发现。常见的引起低血糖的原因包括改变碳水化合物摄入,推迟进餐或不进餐,锻炼或非常规的运动,以及过量使用胰岛素。由于幼儿可能无法识别或表达低血糖症状,监护人必须严密观察及发现与血糖降低有关的症状和行为。低血糖症状可能包括:偏执,突然大哭,睡眠不宁,或者像 J. C. 一样做噩梦。

A1C 控制很低的儿童,曾经发作过严重低血糖,胰岛素剂量较大和年龄小的儿童更容易频繁发作低血糖[127]。据报道,14%~47% 的 1 型糖尿病的儿童存在夜间低血糖,这可能与睡眠期间拮抗低血糖的应答反应受损有关[128]。睡前血糖水平不是夜间低血糖的良好预测指标。应该告知 J. C. 的父母在之后的几日需要在凌晨 2 点监测她的血糖,并且之后每周至少 2 次进行持续的检测。在儿童中,甘精胰岛素在注射后的 3~5 个小时会出现一个小峰,这增加了夜间低血糖的风险[116]。如果是这种情况,甘精胰岛素需要被移到晚餐时或在早上使用。如果这样仍不能纠正夜间低血糖,那么应该减少甘精胰岛素剂量。在儿童和青少年中,与中效胰岛素相比,甘精胰岛素可以减少夜间低血糖(夜间无症状低血糖)的发生[120,121,129]。可能还需要睡前加餐。低血糖的治疗在案例 53-8,问题 3 中阐述。

患病时处理

案例 53-5

问题 1：G. M. 是一位 32 岁女性,患 1 型糖尿病,过去 6 个月她使用基础-餐时胰岛素治疗(每日注射 4 次)控制血糖。然而,2 日前她开始出现感冒的症状,这使她恶心,现在还出现呕吐。接下来,她只吃少量食物。G. M. 现在没有进食,她是否应该停止胰岛素？

胰岛素的需要量在感染和急性病时总是增加,即使进食减少。像 G.M. 这样的 1 型糖尿病患者,在这种情况下减少或停止使用胰岛素可能会诱发酮症酸中毒。

因此 G.M. 应该使用常用剂量的胰岛素且每 3~4 小时测血糖和尿酮体。如果血糖超过平时范围,应根据之前推荐的算法基于她自身对胰岛素的敏感性(例如,血糖较她的目标值每超过 50mg/dl,增加 1U)追加速效胰岛素。1 型糖尿病患者在血糖达到或高于 300mg/dl(16.7mmol/L)时应该监测酮体。如果 G.M. 出现以下情况就需要去看医师:比如她的血糖在追加了 3 次胰岛素后仍持续>240mg/dl(13.3mmol/L);或是尿中或血液中出现了中到大量的酮体(如果可以进行测量的话);或是呕吐或者腹泻超过 6 小时;或是出现酮症相关的症状[多尿、烦渴、脱水、酮尿以及呼气有水果味(见案例 53-10)]。G.M. 还应该尽量保持她的液体、矿物质和碳水化合物摄入,进食易消化的食物和液体(表 53-20)[130]。

表 53-20

患病期间的治疗[130]

1. 继续使用基础剂量的胰岛素,即使你吃得不好或者恶心,呕吐

2. 更频繁测血糖:每 3~4 小时

3. 如果需要,使用追加剂量(高糖修正)的赖脯、门冬、谷赖胰岛素或是普通胰岛素:例如,血糖超过目标值(例如 150mg/dl,8.3mmol/L)每 30~50mg/dl(1.7~2.8mmol/L)追加 1~2U,追加剂量必须依照患者对胰岛素的敏感性制定(见表 53-9)

4. 如果你是 1 型糖尿病,开始测(尿或血)酮体。如果你是 2 型糖尿病,当血糖>300mg/dl(16.7mmol/L)时检测酮体

5. 尽量饮足量液体(成人 1/2 杯/小时),维持卡路里摄入量(50g 碳水化合物/4 小时)。可吃的食物有:果冻,不含碳酸的饮料,饼干,汤和苏打水

6. 如果血糖持续>300mg/dl(16.7mmol/L),或是在追加了 2~3 次胰岛素后尿酮体仍高,或者你的血糖水平>240mg/dl(13.3mmol/L)超过 24 小时都应该与医师联系

肾衰竭患者胰岛素需要量

案例 53-6

问题 1:M.B.,32 岁,女性,患有 1 型糖尿病 15 年。在过去的 2 年中,尿蛋白、血肌酐(SCr)、血尿素氮(BUN)值的升高,以及肾小球滤过率(GFR)的下降反映了她肾功能的逐渐恶化。M.B 的肾功能的下降对她胰岛素需要量有什么预期影响?

肾衰对胰岛素使用的影响是复杂的,而且在不同情况下,胰岛素的需要量可能增加或减少。肾是除了肝以外对胰岛素代谢和排泄的最重要场所。在没有糖尿病的个体中,约 60% 的内源性胰岛素到达外周循环前就被肝脏分解[63]。由于外源性胰岛素直接进入外周,肾脏在消除其过程中更为重要。胰岛素被肾小球滤过,在近端肾小管中被重吸收,同时被酶分解。肾脏同时清除管周循环中的胰岛素[65,131]。在那里,胰岛素可以增强 Na 的重吸收,所以可能造成在某些患者中首次胰岛素治疗后出现的水肿。

肾功能减退会伴随内源性和外源性胰岛素清除减少,造成血浆胰岛素浓度升高。因此,M.B. 的胰岛素需要量可能会随着肾病的进展而减少。中度肾功能不全的患者(GFR>22.5ml/min)对动脉血中胰岛素的清除率为 39%,这与正常人相似。相比之下,重度肾功能不全(GFR<6ml/min)对动脉血中胰岛素清除能力显著下降(9%)[132]。胰岛素清除率下降,以及尿毒症引起的恶心和摄食减少,都可能导致患者发生低血糖。有些糖尿病患者,尤其是有残余胰岛素分泌功能的患者(如 2 型糖尿病),肾功能下降可能会使糖耐量正常,从而不再需要使用胰岛素。相反,重症尿毒症会伴随糖耐量异常。这似乎与继发于可被透析消除的某种未知因素的继发的组织胰岛素抵抗有关。

当 M.B. 的肾功能不全恶化,应考虑减少她的胰岛素用量。

住院患者管理

案例 53-7

问题 1:A.G.,女性,55 岁,体重 60kg,35 年 1 型糖尿病史,因经腹子宫切除术收入重症监护病房。入院前,她使用睡前 24U 甘精胰岛素和餐前的门冬胰岛素,血糖控制良好。如何在重症监护病房控制 A.G 的糖尿病?

在美国,糖尿病患者占用了 1/5 以上的住院日,治疗糖尿病每年花费近 1 760 亿美元,其中近一半花费用于住院患者[8]。住院患者的高血糖与预后不良有着明确的线性关系[133]。然而,不管糖尿病在入院时基线诊断如何,这种线性关系依然存在,而医源性高血糖和发病率之间并没有同样的线性关系[133-135]。这些观察结果给人们提出了重要的问题,住院患者的高血糖和发病率之间有什么样的关系。

对急性疾病的复杂反应包括儿茶酚胺和皮质醇的过量分泌,会引起外周胰岛素抵抗和所谓的应激性高血糖。这使得我们很难辨识急性病患者的血糖升高现象是一种不良预后的标志物还是参与介导不良预后的因素。因此,依据过往经验只有关注住院患者血糖浓度来预防尿糖(<200mg/dl)(11.1mmol/L)和随后发生脱水的风险。然而,从 2001 年开始,开展了一系列随机临床试验评价重症患者的血糖控制。不论重症还是非重症住院患者,临床治疗指南都做了很大调整。

始于 20 世纪 90 年代,一些小样本量、安慰剂对照的临床试验评价胰岛素强化治疗对急性心肌梗死患者的影响,结果却得出了不同的结论,难以统一[136-139]。2001 年,Van den Berghe 临床研究第 1 次纳入较大样本量的外科重症监护病房患者,评价已知或未知其糖尿病史的高血糖患者的两种不同水平的血糖控制[140]。一种是随意的血糖控制方法[只有当血糖升高超过 215mg/dl(12mmol/L)才开始降糖

治疗],与标准血糖控制(80~110mg/dl)(4.4~6.1mmol/L)进行比较。总体而言,标准血糖控制能显著地将重症患者的死亡率从8.0%降低至4.5%[140]。然而,同一组研究人员随后对有较高基线死亡率的内科重症监护病房患者进行了类似设计的临床研究,未能重复出同样的结果[141]。尽管有研究表明3日或更长时间住院的重症患者,可以从严格控制血糖中获益,但是随后的一个更大样本量的试验不仅没有证实这一结论,而且发现血糖控制在80~110mg/dl(4.4~6.1mmol/L)比140~180mg/dl(7.8~10mmol/L)范围内的患者死亡率更高(27.5%,829/3 010 vs 24.9%,751/3 012)[142]。不同试验中严格控制血糖的组别,严重低血糖(<40mg/dl)(2.2mmol/L)发生率波动在7%~18%之间,这也难以说明不同研究为何得到不同的结论。但是,应该注意到这些试验研究的关键差异,有利于制定现行诊疗指南。

2001年Van den Berghe在试验中对所有患者采用肠外营养,允许在传统血糖控制范围内出现更高的血糖值(当血糖值高于215mg/dl(12mmol/L)时开始胰岛素治疗)[140]。因此,严格控制血糖组采用强化胰岛素治疗可能有助于缓解肠外营养导致的高糖毒性。在Van den Berghe的第2个试验中,即所谓"NICE-SUGAR"研究,基本没有应用肠外营养,且在常规血糖控制组中血糖值高于180mg/dl(10mmol/L)时才起始胰岛素治疗。此外,不同于Van den Berghe另外两个试验采用的180~200mg/dl(10.0~11.1mmol/L)血糖值范围,NICE-SUGAR采用更积极的血糖控制范围<180mg/dl(10.0mmol/L)[140-142]。表53-21概况了这三个试验对重症患者血糖控制范围的评估。

表 53-21

重症患者采用胰岛素严格血糖控制对比常规血糖控制的三项主要研究的数据概况

临床试验	样本量	血糖控制目标/[mg/dl(mmol/L)]		血糖控制结果/[mg/dl(mmol/L)]		主要结局	终点事件	OR(95%CI)
		严格控制	常规控制	严格控制	常规控制			
Van den Berghe 等	1 548	80~110 (4.4~6.1)	180~200 (10.0~11.1)	103 (5.7)	153 (8.5)	ICU 死亡率	4.6% vs 8%	0.58(0.38~0.78)
Van den Berghe 等	1 200	80~110 (4.4~6.1)	180~200 (10.0~11.1)	111 (6.2)	153 (8.5)	住院死亡率	37.3% vs 40.0%	0.94(0.84~1.06)
NICE-SUGAR	6 104	81~108 (4.5~6.0)	<180 (<10.0)	115 (6.4)	145 (8.1)	90 日死亡率	27.5% vs 24.9%	1.14(1.02~1.28)

CI,置信区间;OR,比值比。

总的来说,对于住院重症患者,大量研究以及相应的meta分析就严格控制血糖是否优于常规控制血糖并没有形成统一的结论[143,144]。

2009年,美国糖尿病学会对2005年住院患者高血糖管理指南做了大幅修改。虽然现有的血糖控制随机临床试验主要应用于重症患者,但ADA的指南还是包含了非重症患者。为了制定用于指导非重症患者的推荐方案,ADA主要基于案例分析和回顾性研究,但这些指南推荐内容最终还是需要依据随机的前瞻性研究证实[145-147]。在此期间,重症和非重症住院患者的推荐方案是相同的:餐前或空腹血糖应低于140mg/dl(7.8mmol/L)和随机血糖应低于180mg/dl(10.0mmol/L)。然而在一些特定的亚组患者严格控制在110~140mg/dl(6.1~7.8mmol/L)也许是有益的,例如心脏手术患者[145-148]。

在围术期A.G.需要胰岛素治疗,她应在手术前每日晚上接受常规基础剂量(甘精胰岛素24U)。如果基础胰岛素平时是在早上使用,那么手术当日1型糖尿病患者还是照常注射常规剂量,而2型糖尿病患者只需注射常规剂量的50%~100%。如果血糖值高于180mg/dl(10.0mmol/L),手术当日上午应注射校正剂量的速效胰岛素[149]。如果没有当前的A1C结果,入院前需要检测A1C以评估患者的血糖控制情况。

大多数胰岛素输注方案包括使用普通胰岛素静脉注射及维持静脉输液,不是5%葡萄糖液(D5W)就是D5W加0.45%生理盐水(0.45%NaCl)。对于有输液限制的患者,可能会采用10%葡萄糖液(D10W)[149]。依据血糖水平,护理人员采用换算法来改变输液速率(U/h)。通常来说,胰岛素输液的配制是1U/ml生理盐水(例如100ml 0.9%NaCl中100U胰岛素)。为避免医源性低血糖,一般都采用专用的静脉输液管线用于胰岛素输注。胰岛素输液管线与含有葡萄糖的静脉输液维持管线是连通的(Y形连接)。因为胰岛素可以吸附在塑料上,在给患者输液前,输液管线应该用胰岛素溶液(如用20ml)来进行冲洗。当患者在输注胰岛素时,应同时保留一条含有葡萄糖的输液管路。大多数患者每小时需要5~10g葡萄糖(100~200ml/h,D5W或D5W/0.45%NaCl)。其他维持液体(和电解质液体)应通过另一个不同的输液口或输液管线进行输注。一些输液方案还包括了胰岛素的初始单次剂量。初始胰岛素输液速率主要基于当前血糖水平和体重指数(BMI),也应该考虑其他因素如体重、当前胰岛素需要量和肾功能。初始输液速率普遍采用1U/h(范围0.5U/h到≥2U/h)。初始输液速率并不重要,但也应该基于患者病史。0.5U/h适合于既往从没有接受过胰岛素治疗的患者,但2U/h就适合于已知胰岛素依赖的糖尿病患者。胰岛素输液速率的调整取决于每60分钟测定的血糖水平,直至血糖稳定且接近于控制目标。然后可以减少血糖测试频率至每2~3小时1次。算法应该要考虑当前和以往的血糖水平、血糖变化速率,以及当前输液速率[38]。

胰岛素输注应该在手术前至少2~3小时即开始,通过滴定把血糖控制在理想水平。方案样版在医疗保健研究所网站可供使用,同时医学文献中很多方案已出版[150,151]。

因此,A.G. 应该停止常用的皮下胰岛素注射方案,而且应开始接受按算法调整的胰岛素输液治疗。整个围术期,她每日应接受至少100g葡萄糖以预防发生饥饿性酮症。

评估是否存在干扰血糖测定的物质对住院患者格外重要。一些免疫球蛋白和透析液含有非葡萄糖糖类(包括麦芽糖、木糖和半乳糖),会干扰应用葡萄糖脱氢酶的吡咯并喹啉醌试纸测定的葡萄糖值(会使读数假性升高,见表53-16)。这些患者只能依靠实验室测定其血糖浓度[152]。

胰岛素的不良反应

低血糖

案例 53-8

问题 1:G.O.,42 岁,男性,偏胖(180cm,91kg,BMI 27.9kg/m²),患有 1 型糖尿病 17 年。他很少会去医院看病,直到一年前,因为双足开始疼痛和麻木才就诊糖尿病门诊。那时他采用每日 1 次 NPH 和普通胰岛素的预混剂型(Humulin 70/30)45U,血糖控制较差。他之前从未测过自己的血糖,而且他的 A1C 值为 13%。

体检时,发现 G.O. 还患有高血压(160/94mmHg),背景性视网膜病变,双下肢动脉搏动减弱。他的双足对震颤和单纤丝检测的感觉有减退,且主诉阳痿和"闪痛"。现场采集的微量白蛋白尿检测为 450mg 白蛋白/g 肌酐(正常范围<30mg/g 肌酐)[38]。

G.O. 转为采用基础-餐时胰岛素治疗。医师要求他餐前血糖保持在 80~130mg/dl(4.4~7.2mmol/L)。在最近几个月中,使用如下方案:早餐前 14U~18U 谷赖胰岛素,午餐前 14U~18U 谷赖胰岛素,晚餐前 16U~18U 谷赖胰岛素,睡前 40U 甘精胰岛素。如果午餐后血糖高,需追加谷赖胰岛素(餐后 2 小时)。医师告知他需大幅降低血糖值,如果睡前血糖高[如>150mg/dl(8.3mmol/L)],也需追加谷赖胰岛素(7~10U)。血糖记录如下:

时间	血糖浓度/[mg/dl(mmol/L)]
早晨 7 点	60~320(3.3~17.8)
中午	140~280(7.8~15.6)
下午 5 点	40~300(2.2~16.7)

在过去 1 年中,G.O. 的 A1C 降低至 7.1%。目前他每周大约出现 5 次低血糖,主要是午后和清晨。低血糖发作特点是强烈饥饿感、出汗、心悸以及发脾气(据他妻子说)。他发现他可以通过在睡前进食避免夜间低血糖症状(盗汗、噩梦、头痛)。在过去 3 个月中,体重增加 6.8kg。G.O. 的症状和体征代表轻度、中度还是重度低血糖?原因是什么?

G.O. 的病例说明严格控制血糖和强化胰岛素治疗的一个主要风险:低血糖。对 1 型糖尿病患者,几乎所有人都经历过低血糖发作。夜间低血糖尤其需要关注。1 型糖尿病患者有一种称之为"死床上"的症状,他们都有反复发作低血糖和潜在的心血管病变,会死在睡眠中[153]。

低血糖是指血糖浓度低于 70mg/dl(3.9mmol/L),如果不及时发现并治疗,就会危及生命。但是,患者可以感觉到症状的确切血糖水平难以确定。临床上的低血糖表现为典型自主神经兴奋和神经性低血糖症状,能在进食可快速吸收的碳水化合物后缓解。

病理生理学

大脑的正常功能依赖葡萄糖,葡萄糖是大脑新陈代谢的唯一燃料。由于脑组织无法合成和贮存葡萄糖,必须通过脑的血液循环持续供给。当血糖下降时,触发一系列生理反应以恢复血糖水平。这些反应提醒患者进食碳水化合物。如果这些反应未能提醒患者,血糖会降至一定水平,患者会出现认知功能受损、意识模糊,甚至发生昏迷。

在没有糖尿病的患者,外周对低血糖的反应十分灵敏,所以临床上的低血糖事件几乎不会发生。当血糖降至 50~60mg/dl(2.8~3.3mmol/L),一系列神经内分泌事件发生,通过增加肝脏葡萄糖输出使血糖水平升至正常。在胰岛素所致低血糖的急性恢复过程中起主要作用的激素是胰高血糖素,同时,肾上腺素也可使血糖基本恢复正常。升高的肾上腺素能和胆碱能激素产生低血糖报警症状。当低血糖持续较长时间,生长激素和皮质醇在恢复血糖中所起的作用更大。

由于随着患病时间延长,正常的反馈机制功能受损,全天采用胰岛素治疗的 1 型糖尿病患者更易发生严重低血糖事件。胰高血糖素分泌不足可能在诊断后 2~5 年发生,10 年以后肾上腺素分泌可能受损。后者可能造成无症状或未察觉的低血糖(见案例 53-9)。

特定的情况使 1 型糖尿病患者易于发生严重低血糖,这些情况包括:(a)反向调节激素对低血糖反应的失效(见案例 53-9),可能会随着频繁发作低血糖进一步受损;(b)一些药物比如 β 受体阻滞剂可能减弱低血糖的早期警告症状;(c)强化胰岛素治疗方案可能改变反向调节激素的分泌;(d)未进食或是相对于胰岛素剂量碳水化合物摄入不足;(e)运动;(f)酗酒(见表53-12)。

症状

与低血糖有关的症状和体征的强度与患者的认知力及对反应的自我处理能力有关。患者与患者之间的症状强度差别很大。症状通常分为两类:自主神经症状和神经性低血糖[154]。

自主神经症状包括出汗、极度饥饿、心悸、震颤、刺痛感和焦虑。肾上腺素被认为在自主神经对低血糖的多种反应中起介导作用。

神经性低血糖症状包括无法集中精神、嗜睡、意识模糊、兴奋、虚弱以及可能出现的言语不清、头晕和昏迷等神经系统葡萄糖供应不足的表现。复杂的行为改变、癫痫和昏迷是神经性低血糖的严重表现，长期的严重神经性低血糖最终导致死亡。轻、中、重度及夜间低血糖的症状如下：

- 轻度低血糖：症状包括震颤、心悸、出汗、极度饥饿。对大脑的功能并无影响，患者能够自我处理轻度的反应。
- 中度低血糖：症状包括神经性低血糖和自主神经症状：头痛、情绪变化、易怒、注意力下降及昏睡。由于其判断能力受损和虚弱，患者可能需要他人帮助处理。症状通常较重，持续较久，经常需要另外摄入碳水化合物。
- 重度低血糖：症状包括，无反应、无知觉或是惊厥。这些症状需要他人帮助给予适当处理。大约10%的使用胰岛素治疗的患者每年至少出现1次严重低血糖症状，并需要急诊给予胰高血糖素或静脉注射葡萄糖的治疗[154]。
- 夜间低血糖：嘴唇和舌头的刺痛感是出现夜间低血糖患者常有的主诉，这些患者可能还会主诉头痛、噩梦、早晨起床困难[154]。家庭成员应注意患者睡眠时任何异常的声音和行为。

G.O. 有轻到中度的可自我控制的低血糖反应。而这些可能是由于速效胰岛素导致的胰岛素过量和胰岛素累积引起的（速效或短效胰岛素接连注射，导致剂量叠加）。

胰岛素过量

案例 53-8，问题 2：全面评估 G.O. 的病情，哪些症状和体征与胰岛素过量和胰岛素累积有关？他应如何处理？

下面是 G.O. 使用胰岛素过量的症状和体征：

- 每日胰岛素剂量超过 1.0U/kg，这个剂量通常对于没有胰岛素抵抗的 1 型糖尿病患者来说过高了。
- 在过去的几个月内体重增加。这是继发于胰岛素的代谢效应，同时 G.O. 增加碳水化合物摄入以应对大剂量胰岛治疗引起的低血糖。
- 频繁的低血糖症状。
- 血糖大幅度波动（如血糖大范围波动于高血糖和低血糖之间）。对 G.O. 来说，高血糖可能是反应性的或是对低血糖的过度处理。低血糖说明他睡前注射了过多的速效胰岛素以及午餐后速效胰岛素的累积。午餐后他过早地应用了高糖矫正剂量的谷赖胰岛素，此时餐前的谷赖胰岛素可能仍处于作用高峰，餐后又过早地追加了谷赖胰岛素，这样便造成剂量叠加，导致低血糖。
- 虽然记录到了许多高血糖情况，但接近正常的 A1C 水平显示平均血糖水平在正常范围内。DCCT 中使用强化胰岛素治疗的患者出现低血糖的概率是使用标准胰岛素方案的患者的 3 倍[29]。A1C 水平接近 7.2%。

G.O. 应该停止睡前和午餐后追加胰岛素。自己检测餐前、餐后 1~2 小时及睡前血糖，得出更合理的血糖与胰岛素需求关系的图谱。他应尽量避免睡前加餐，因为不能靠加餐来预防低血糖（即应当调整胰岛素治疗方案）。停止睡前谷赖胰岛素注射后，他应该在凌晨 2 点或 3 点测血糖，观察是否仍会出现夜间低血糖。重要的是他需记录每餐使用胰岛素的剂量并在看医师时携带以便进行精细的调整。接下来，如果他力所能及的话，就应该提供餐前谷赖胰岛素剂量的算法调整，缓解低血糖和高血糖症状（见案例 53-2，问题 12），最后他便能计算所需碳水化合物的量了（见案例 53-2，问题 11 和 12）。

低血糖的处理

案例 53-8，问题 3：G.O. 的低血糖症状如何处理？

正如 G.O. 所说，很多糖尿病患者恐惧低血糖，有过度处理低血糖的倾向，比如使用大量的果汁或是汽水。不应鼓励这种行为，因为过度矫正加上反向调节激素的升糖作用最终会导致高血糖。

成功控制低血糖的关键是识别和预防。由于低血糖的早期症状因人而异，G.O. 应学习识别早期症状以及早期处理。患者如果没有出现低血糖昏迷，通常在从严重低血糖反应中恢复后，还可以回忆起当时的症状（见案例 53-9）。值得注意的是，我们偶尔发现某些接受强化胰岛素治疗的患者在血糖浓度由高水平降至正常后会有"低血糖"的感觉。所以，我们建议患者感觉不舒服时，在治疗前应先测血糖来确定是否有低血糖。G.O. 只有在确实存在低血糖时才应进行处理。

预防低血糖的另一组成部分是确定其发生原因以及采取预防性措施。这涉及他的饮食的评估（是否有延迟进食或不进食或是改变食物）、运动方式、使用胰岛素的时间和剂量、碳水化合物含量的准确计算和摄入量。如果低血糖反应持续在每日中某一时间出现，他应该确定这是否与他某一餐时速效胰岛素的剂量有关，并把那次的剂量减少 1U~2U。如果空腹血糖持续降低，甘精胰岛素剂量也要减少。

如果低血糖症状出现，G.O. 应该按下列方法处理（见表 53-12）。

轻度低血糖

大多数低血糖反应都可以通过等同于 10~20g 葡萄糖的食物得到良好的控制（见表 53-14 有关于含 15g 葡萄糖的碳水化合物的例子）。如果 15 分钟后血糖仍然低，患者应再次进食 10~20g 碳水化合物。这种快速的糖类补充后患者应进食少量混合碳水化合物或蛋白质（例如：牛奶、花生酱三明治）以继续提供葡萄糖来源，除非在 1~2 小时后就要进餐。患者可遵循一个简单的"15-15-15"原则，15g 葡萄糖，之后如果 15 分钟后仍有症状再摄入 15g。

葡萄糖片也可使用，它的好处是用量可以提前确定以防止对低血糖的过度处理。葡萄糖凝胶和小管蛋糕粉对于儿童以及那些不合作或是烦躁的低血糖患者很有效。

中~重度低血糖

胰高血糖素可以皮下或肌内注射（首选）在三角肌或大腿前部。胰高血糖素通常用于由外源性胰岛素导致患者无法自行处理的低血糖。处理中~重度低血糖所需胰高血糖素的推荐剂量分别是：5 岁以下儿童 0.25~0.5mg；5~10 岁为 0.5~1mg；10 岁以上 1mg。父母、配偶或其他亲人应学会如何在紧急情况下混合、抽取和注射胰高血糖素。有预装 1mg 胰高血糖素的注射装置可供使用。给予胰高血糖素的患者应面朝下平卧以防止呕吐时发生误吸。患者一旦清醒（10~25 分钟）应立即进食。

静脉注射葡萄糖

如果难以获得胰高血糖素，应将患者送往医院急诊室，在那里可以先给他们静脉注射葡萄糖（50% 葡萄糖 20~50ml 约为 10~25g 葡萄糖，1~3 分钟），然后注射胰高血糖素。在大剂量静脉注射葡萄糖之后，应持续使用静脉葡萄糖（5~10g/h）至患者恢复意识可以进食。

未察觉的低血糖

案例 53-9

问题 1： M. M.，35 岁，75kg，无业，男性，3 岁时诊为 1 型糖尿病。作为糖尿病的并发症，他目前患有增殖性视网膜病变及进展期糖尿病肾病 [当前 SCr，2.2mg/dl（194.5μmol/L）]。M. M. 的生活飘忽不定，由于没有工作，他经常晚睡晚起。他在起床时注射胰岛素，进食也无规律。每次来诊所时记录显示他血糖范围 80~140mg/dl（4.4~7.8mmol/L），他每月出现 2~3 次严重低血糖，需到急诊室静脉注射葡萄糖处理。有好几次，血糖仅 30mg/dl（1.7mmol/L），他可能感觉有点虚弱，但觉得"不是太糟"。他上次 A1C 是 10%，他说他坚持采用如下胰岛素使用方法：早餐前 18U NPH/11U 常规胰岛素，午餐和晚餐前 10U 常规胰岛素，睡前 14U NPH。

这次随访他和女友一起来门诊。他鼻子上有一个大伤痕，那是他在 3 日前约下午 1:30 时推他的车时突然失去意识留下的。因为他的车出了问题他没能按时吃午餐。判断 M. M. 的低血糖反应和血糖控制。他目前的强化胰岛素治疗是否应继续？他应如何处理？

M. M. 代表了患 1 型糖尿病而血糖的反向调节机制障碍以至于不能对低血糖进行有效反应的患者。他也是一个不应用强化胰岛素方案治疗的例子，因为他感觉不到低血糖症状，而且已经发展到了终末期的器官损伤（增殖性视网膜病变和糖尿病肾病）。即使血糖控制得到改善，其并发症也很难逆转。实际上，增殖性视网膜病变可能会在开始胰岛素强化治疗阶段出现恶化[38]。在 DCCT 研究中，使用强化胰岛素治疗的患者中出现严重低血糖反应的概率升高了 3 倍，夜间低血糖占所有低血糖的 41%[29]。

在反向调节机制受损的患者，出现严重低血糖的危险是调节机制正常患者的 25 倍[154]。M. M. 出现低血糖导致死亡的风险很大。

M. M. 的生活不安定，饮食不规律，而且他汇报的血糖记录（80~140mg/dl）（4.4~7.8mmol/L）与高水平 A1C 不符。这可能是由于他测量方法有误或是由于他来门诊之前编造记录。使用不同颜色笔填写或带有血污的记录通常是真实的。

如前所述，在血糖降低时分泌的主要应答激素是胰高血糖素和肾上腺素。在 1 型糖尿病病程大于 2~5 年的患者，常见胰高血糖素分泌障碍，这些患者只有依靠肾上腺素来纠正低血糖[155]。不幸的是，约 40% 长期患 1 型糖尿病（8~15 年）的患者同时有肾上腺素分泌障碍，这可能与自主神经病变有关。使用强化胰岛素治疗的糖尿病患者对低血糖的反向调节激素反应也会下降。就像 M. M. 所表现的，肾上腺素分泌不足的患者可能在低血糖时也没有预兆和体征。这种患者出现的情况被称为"未察觉的低血糖"，因为他们在血糖小于 50mg/dl（2.8mmol/L）时也没有察觉。在这些患者身上，失去知觉、抽搐或者行为改变可能是出现极低血糖值时首先出现的客观体征。在进行强化胰岛素治疗时，血糖控制在正常或接近正常水平的患者，出现症状的血糖阈值也会下降[154]。所以可能直到他们失去意识后，低血糖才会被意识到并进行处理。M. M. 应做如下处理：

- 由于他的睡眠进食不规律，M. M. 应该使用适合他生活方式的胰岛素方案治疗。例如他可以改为基础-餐时胰岛素方案，在实际吃饭前注射速效胰岛素。一定剂量的甘精胰岛素或地特胰岛素可以在他的第一餐前使用以提供餐间的基础胰岛素水平。此外，当改用甘精胰岛素或地特胰岛素时，M. M. 应当使用胰岛素笔，以避免因为 M. M. 当前视力损害将胰岛素抽取入注射器时出现的任何错误剂量。

- 由于 M. M. 的低血糖没有预兆症状，所以更应强调自我监测血糖的重要性。当回顾 M. M. 血糖检测过程时，发现他的视力很差，以至于不能分辨试纸的两端。而且，由于他丧失了景深，也不能把血液滴在试纸上了。为了解决这种状况，他女友应学会如何测血糖。另外，他需要一台血糖检测仪，只需很小的血样且采集足够的血样后能发出哔哔声。

- M. M. 的女友还应学会如何识别和处理低血糖症状以及如何注射胰高血糖素。通常患者会忽视早期的预警症状，直到失去能正确处理所需的判断力的状态。如果 M. M. 的情况还不严重，可以给予快速起效的碳水化合物饮食，如果已经失去意识，应注射胰高血糖素。

所有这些措施都能减少 M. M. 出现严重低血糖的频率。总体来说，他的血糖应控制在 180mg/dl（10.0mmol/L）以下而且应基本没有高血糖症状。使用这种基础-餐时胰岛素方案后 M. M. 的 A1C 是 8.0%。

糖尿病酮症酸中毒

案例 53-10

问题 1： J. L. ，40 岁，60kg，女性，患 1 型糖尿病 8 年。通过使用 24U 甘精胰岛素及餐前的赖脯胰岛素病情控制尚可。由于她出现腹痛、恶心和呕吐，家人带她来到急诊室。根据她家人叙述，她 2 日前睡醒后觉得恶心、呕吐、腹泻、发抖。由于她无法进食，过去 2 日都没有使用早餐剂量的胰岛素。她的胃肠道症状进展后被带到急诊室，当时处于昏睡状态。

体检发现她身体虚弱，昏睡但还有反应。体温 37℃，皮肤弹性差，黏膜干燥，眼球缩小变软。呼吸音清，呼吸深大而有水果味，心脏未查及明显异常体征。

平卧时 J. L. 脉搏 115 次/min，血压 105/60mmHg，站立时，脉搏升至 140 次/min，血压降至 85/40mmHg，腹部轻度弥漫压痛。

入院时实验室检查发现：

血糖 450mg/dl（25mmol/L）

Na：150mmol/L

K：5.4mmol/L

Cl：106mmol/L

HCO_3：10mmol/L

SCr：2.0mg/dl（177μmol/L）

Hb：157g/L

HCT：49%

血 WBC：15 000/μl，杆状 3%（正常 3%~5%），中性粒细胞 70%（正常 54%~62%），淋巴细胞 27%（正常 25%~33%）

血清酮体在 1:10 稀释时为中量（正常阴性）

尿检结果如下：

尿葡萄糖：2+（正常 0）

尿酮体中量：（正常 0）

pH：5.5（正常 4.6~8）

尿比重：1.029（正常值 1.020~1.025）

没有 WBC、RBC、细菌、管型

血气分析如下：

pH：7.05（正常 7.36~7.44）

PCO_2：20mmHg（正常 35~45）

PO_2：120mmHg（正常 90~100）

有哪些支持 J. L. 糖尿病酮症酸中毒（DKA）的诊断？

事实上，J. L. 患有 1 型糖尿病使她有发生酮症酸中毒的危险。约 80% 的 DKA 是 18 岁以上的患者，其中三分之一的患者都是 45 岁以上[151]。在 DKA 中，相对或绝对的胰岛素不足促进了脂肪分解和游离脂肪酸在肝脏中代谢生成 β 羟丁酸，乙酰乙酸和丙酮。过高的胰高

血糖素增强了糖异生及减弱外周对酮体的利用。应激通过刺激胰高血糖素、儿茶酚胺、糖皮质激素和生长激素等拮抗胰岛素作用的激素分泌，可诱发 DKA。常见的应激状态包括感染、怀孕、胰腺炎、创伤、甲亢和急性心梗。

J. L. 有恶心、呕吐、腹泻和发抖的症状，这些提示急性病毒性肠胃炎。J. L. 这样的患者通常在这种情况下停止使用胰岛素，更促进了 DKA 的发生（见案例 53-5）。表 53-22 是关于 DKA 的患者教育。

表 53-22

糖尿病酮症酸中毒：患者教育

定义：DKA 发生在当身体内胰岛素量不足时

问题

1. 不论是何原因，是否有停止使用或间断使用胰岛素？
2. 如果使用胰岛素泵，管路是否阻塞或缠绕？导管是否脱出？
3. 胰岛素是否失效？速效/普通胰岛素或基础胰岛素的药瓶是否不透明？NPH 的药瓶是否有结霜？
4. 是否有因为生病或其他应激引起的胰岛素需要量增加（感染、怀孕、胰腺炎、创伤、甲亢、心梗）？

需关注的情况

1. 高血糖的症状体征：口渴、多尿、疲劳、视物模糊、血糖持续大于 300mg/dl（16.7mmol/L）
2. 酸中毒的征象：呼吸有水果味、深大呼吸、呼吸困难
3. 脱水征象：口干、皮肤温暖干燥、疲劳
4. 其他：胃痛、恶心、呕吐、食欲缺乏

如何处理

1. 参照"患病时处理"（见表 53-22）
2. 每日测血糖≥4 次
3. 血糖>300mg/dl（16.7mmol/L）时测尿酮体
4. 多喝水（水、清汤）
5. 继续使用胰岛素
6. 马上联系医师

DKA，糖尿病酮症酸中毒；MI，急性心肌梗死；NPH，中性鱼精蛋白锌胰岛素。

以 J. L. 为代表的 DKA 患者，表现为继发于外周葡萄糖利用下降和肝糖输出增加引起的中到重度高血糖（表 53-23）。这使血浆渗透压升高，使细胞内液进入细胞外间隙。当血糖超过肾糖阈重吸收限度 200mg/dl（11.1mol/L），就会出现渗透性利尿，体内水分和电解质就会丢失。J. L. 还由于呕吐和腹泻丢失了体液和电解质。最终，当丢失大于摄入，患者就会出现脱水（黏膜皮肤干燥、眼球变小变软，HCT 升高），同时血容量也会减少（站立时 BP 和脉搏改变）。

表 53-23

糖尿病酮症酸中毒（DKA）患者常见的实验室异常

葡萄糖	250mg/dl（13.9mmol/L）
血浆渗透压	易变，昏迷时>320mOsm/kg
钠	低，正常，或升高[a]
钾	正常或升高
酮体	出现在尿和血中
pH	轻度 7.25～7.30
	中度 7.00～7.24
	重度<7.00
碳酸氢盐	轻度 15～18mmol/L
	中度 10～15mmol/L
	重度<10mmol/L
WBC 计数	无感染证据时也可达 15 000～40 000/ul

[a] 体内总钠通常会降低。
WBC，血白细胞

J. L. 诊断出高血钾，这在 DKA 患者中很普遍，因为胰岛素有利于血钾向细胞内转移[156]。DKA 患者由于胰岛素相对缺乏致使血钾向细胞外转移，并且随着酸中毒的进展而加重[157]。DKA 患者很少出现低血钾（<3.3mg/dl），低血钾意味着有更严重的病情。低血钾患者由于钾向细胞外转移加之多尿导致机体钾总量的过度消耗。胰岛素治疗会促进钾向细胞内转移，进而导致更严重的低血钾，所以在开始注射胰岛素前，必须先静脉输液补充钾[156]。

J. L. 产生过多酮体的证据包括：酮尿、酮血症和呼气呈特征性丙酮水果味。这些有机酸水平的升高，增加了阴离子间隙，使 pH 和 HCO_3^- 下降。呼吸频率加快以代偿代谢性酸中毒的高碳酸血症[156,158]。

治疗

案例 53-10，问题 2：应如何治疗 J. L.？

对 DKA 患者的治疗的目的是补充血管内外容量、补偿丢失的电解质和防止酮体产生（表 53-24）。

表 53-24

糖尿病酮症酸中毒的处理[156]

补液
静脉输液应用生理盐水（0.9% NaCl），除非患者存在心脏损害
速率为 15～20ml/kg 或开始的第 1 个小时内 1～1.5L
如果血钠正常或升高，采用 0.45% NaCl，4～14ml/（kg·h）（250～500ml/h）输液；如果血钠仍然很低，采用 0.9% NaCl
一旦血糖达到 200mg/dl（11.1mmol/L），改用 5% 葡萄糖和 0.45% NaCl，150～250ml/h
胰岛素
优先选择常规胰岛素持续静脉输注，仅在无法输液时应采用肌注
单次剂量：0.1U/kg IV
维持剂量：0.1U/（kg·h）IV
如果 1 小时后血糖下降不足 50～75mg/dl，胰岛素输注速率需提高至两倍
一旦血糖达到 200mg/dl（11.1mmol/L），减慢胰岛素输注速度至 0.05～0.1U/（kg·h），并改用 5% 葡萄糖和 0.45% NaCl（不能停止胰岛素输液）
当可以开始皮下注射胰岛素时，在停止静脉输液前 1～2 小时给药
对无并发症 DKA 患者来说，可以考虑皮下注射速效胰岛素。单次剂量 0.2U/kg 紧接着 0.1U/（kg·h）或初始剂量 0.3U/kg 紧接着 0.2U/（kg·h），直至血糖<250mg/dl（13.9mmol/L）；然后皮下注射剂量减半[0.05U/（kg·1～2h）或 0.1U/（kg·1～2h）]
钾
确定肾功能正常（尿量 50ml/h）。当 K<3.3mmol/L，继续胰岛素输液并补钾 20～40mmol/h 直至 K>3.3mmol/L；当 K>5.5mmol/L，切勿补钾并每 2 小时检测血钾浓度；当 3.3mmol/L<K<5.5mmol/L，静脉补液每升需含钾 20～30mmol 以使 K 维持在 4～5mmol/L 之间
磷酸盐
在磷酸盐<1mg/dl 或患者出现心功能不全、贫血或呼吸抑制时开始使用。应用磷酸钾 20～30mmol/L。少用
碳酸氢盐
应用存在争议，且可能有危险
对于成年人，pH<6.9 时，可在 400ml 无菌注射用水中加入 100mmol 碳酸氢钠，同时加入 20mmolKCl，输液 2 小时（200ml/h）。pH 在 6.9～7.0 的成年患者，可于 200ml 无菌注射用水中加入 50mmol 碳酸氢钠，同时加入 10mmol KCl，输液 1 小时（200ml/h）。pH>7.0 时无需给予碳酸氢盐

DKA，糖尿病酮症酸中毒；IM，肌内注射；IV，静脉注射；SC，皮下注射。

补液

关键是快速纠正体液丢失。在不存在明显高钠血症的情况下,评估体液丢失量是很难的,但大多数患者依据DKA的严重程度大约估计失液量占体重的5%~10%。若患者无心脏损害、高钠血症或明显肾功能不全,应使用等渗盐水(0.9% NaCl)[151]。

J.L.有显著脱水及血容量丢失的证据。根据体重,如果患者体重明显减轻5%~10%,则表明大约需要补充3~6L液体才能完全恢复失液量(60kg×10% = 6kg,1L = 1kg)。推荐治疗方案是,在第1小时内,以15~20ml/(kg·h)的速度输液(成年人平均1~1.5L)。之后的补液方案根据患者脱水的程度、电解质水平以及尿量决定。通常情况下,如果校正的血清钠正常或升高,则给予0.45% NaCl以4~14ml/(kg·h)的速度输注[156]。当校正的血清钠低时,需选择0.9% NaCl。当血糖浓度接近200mg/dl(11.1mmol/L),应改为D5W/0.45% NaCl。加入葡萄糖是为了持续胰岛素治疗时防止低血糖的发生(见案例53-13,问题5)[156]。

钠

DKA患者通常以7~10mmol/kg体重损失体内总钠。在评估这些患者血钠水平时,重要的一点是要记住高血糖和高甘油三酯血症可能会导致错误的低估(即假性低钠血症)。计算校正的血钠水平是当血糖>100mg/dl(5.6mmol/L)时,在血糖每升高100mg/dl(5.6mmol/L)需在血钠实测值上加1.6mmol/L。采用生理盐水补钠,其钠含量为154mmol/L[156]。

钾

由于钾从尿中和胃肠道丢失,DKA患者钾平衡显著变化。不变的是,总钾一定程度上是减少的;但是,不同程度的酸中毒、体液浓缩以及胰岛素缺乏可使血清钾浓度升高、正常或降低。通常情况下,失钾程度平均为3~5mmol/kg,但也可能高达10mmol/kg[156,158]。

假定J.L.的正常体重为70kg,她需要大约200~350mmol钾来补充体内储备。为防止低血钾,补钾应该在血钾浓度降低至<5.3mmol/L后开始(假设有足够尿量,50ml/h)。为了维持血钾浓度在4mmol/L以上,额外补钾20~30mmol/L便足够了。在血钾低的情况下(<3.3mmol/L),补钾应当与补液同时开始,直至血钾超过3.3mmol/L再开始胰岛素治疗,以防发生严重低血钾和心律失常及膈肌无力的风险。对这些患者,初始静脉输液应该加入20~30mmol/L KCl。

磷酸盐

磷酸盐丢失是组织分解代谢增加、细胞摄取受损和肾脏排泄增加的结果。同其他电解质一样,即使在体内储存消耗时,血清磷酸盐水平在初始时仍可表现为正常。然而,补充磷酸盐会造成低血钙,而且在治疗DKA中应用磷酸盐不能使患者获益[156]。严重低磷血症[<1.0mg/dl(0.3mmol/L)]会导致心肌和骨骼肌无力以及呼吸抑制。为避免这种情况,对于心功能不全或呼吸抑制的患者,当磷酸盐浓度低于1.0mg/dl时可以谨慎使用磷酸盐。补充磷酸盐可加入20~30mmol/L的磷酸钾。

胰岛素

案例53-10,问题3: 对于J.L.适当的胰岛素剂量及给予途径是什么?

胰岛素疗法是治疗DKA的关键,因为胰岛素可以阻止酮体的产生。由于胰岛素能恢复糖代谢,其反向调节信号可以关闭酮体产生。除非发生轻微的DKA(pH = 7.25~7.30),否则都建议持续输注普通胰岛素。一旦低钾血症(K<3.3mmol/L)消失或纠正,应静脉推注0.1U/kg普通胰岛素,并以0.1U/(kg·h)的速度持续输注。这样血糖应该在第1个小时内会降低10%。如果没有降低10%,应再次静脉推注0.15U/kg的胰岛素。当血糖达到200mg/dl(11.1mmol/L)时,胰岛素输注应降至0.05U/(kg·h)。或者,胰岛素改为皮下注射0.1U/(kg·2h)。不论何种胰岛素疗法,血糖水平都应该保持在200mg/dl(11.1mmol/L)以下[156]。此时输液应变为D5W/0.45% NaCl。此后胰岛素输液速率和D5W/0.45% NaCl输液速率需调整至维持血糖在200mg/dl(11.1mmol/L)左右,直至酮体消失[156]。酮症缓解的标志是血清碳酸氢盐≥15mmol/L,静脉pH>7.3,阴离子间隙≤12mmol/L。一旦出现3个标志中的2个,患者可以转为长效胰岛素皮下注射方案。

对于轻度DKA(血清碳酸氢盐≥15mmol/L,阴离子间隙<15mmol/L)来说,皮下注射速效胰岛素对患者预后没有影响。优点是患者不用收住到ICU,减少住院开销。速效胰岛素使用剂量见表53-24。

碳酸氢钠

案例53-10,问题4: 如前所述,采用补液、电解质和胰岛素治疗J.L.。治疗4小时后的实验室和临床数据如下:
    pH:7.1
    血糖:400mg/dl(22.2mmol/L)
    K:3.8mmol/L
    SCr:3.1mg/dl(274μmol/L)
    血酮体:呈强阳性,滴度1:40
    她的血压为120/70mmHg,无体位变化。近3小时尿量为500ml。由于血酮体升高,J.L.是否该接受更多胰岛素?她需要接受碳酸氢盐治疗吗?

假定J.L.的酮症恶化是不正确的。DKA时,低胰岛素和高胰高血糖素促进了肝脏中游离脂肪酸代谢成乙酰乙酸和β羟基丁酸。虽然β羟基丁酸是更重要的酮体,但是标准硝普盐反应测定酮体试验仅仅测定了乙酰乙酸。从乙酰乙酸到β羟基丁酸的转化与NADH:NAD的比率降低密切相关。如果这一比率很高(如在乙醇中),β羟基丁酸会大量生成以致乙酰乙酸实际上无法测出;因而,血浆中缺乏酮体并不能排除酮症酸中毒。

相反,胰岛素治疗开始抑制脂肪分解和脂肪酸氧化;NAD重新生成使反应向乙酰乙酸方向转化[156]。这样,即使表面上看来血中有更高浓度的酮体,但J.L.的血糖下降、碳酸氢盐浓度升高以及酸碱度和心血管反应的改善表明她反应尚佳。因此,无需改变胰岛素剂量。需要重点强调的是因为酮体代谢更慢,血糖浓度会比酮体较早回到正常(4~6小时相对于6~12小时)。因此,应用胰岛素继续抑制脂肪分解直至血尿酮体清除,这一点非常重要。

对DKA患者应用碳酸氢钠曾引起争议[151]。多数学者不建议常规使用,仅用于严重酸中毒患者(pH<6.9)或临床上出现休克的患者。与昏迷密切相关的是血糖浓度(>700mg/dl(38.9mmol/L))和高渗透压(估算血渗透压>340mOsm/kg)[156]。在小样本量随机前瞻研究中,碳酸氢盐不能使严重的DKA患者(动脉pH,6.9~7.14)恢复[159]。因此,即使J.L.入院时酸中毒看似严重[pH,7.05;碳酸氢盐,10mmol/L;Kussmaul呼吸(深快呼吸从而使CO_2排出)],仍不予以碳酸氢盐。显然,单独应用液体和胰岛素治疗,她的酸中毒正开始改善。

案例53-10,问题5:预计J.L.的DKA会怎样发展?

经过3L液体和6U/h胰岛素持续3小时输注,J.L.的血糖浓度已降至400mg/dl(22.2mmol/L)且血压已无体位性变化,这反映了她体液丢失状况的好转。在输液中加入钾(40mmol/L)并以300ml/h的速度缓慢滴注。

3小时后,血糖浓度已降至350mg/dl(19.4mmol/L),pH升至7.21,阴离子间隙24mmol/L,血钾3.4mmol/L,仍低于正常,且血钠升至151mmol/L。考虑到这些变化,静脉输液改为在5%葡萄糖及半渗盐水中加入40mmol/L钾,速度降为250ml/h,胰岛素输注持续6U/h。

4小时后(入院后10小时),血糖为205mg/dl(11.4mmol/L),血钾为3.5mmol/L。静脉输液改为5%葡萄糖加40mmol/L氯化钾,以250ml/h速度输液,普通胰岛

素输注由6U/h减至3U/h。在接下来的12小时,J.L.继续好转,且入院第2日,她开始充分饮水。此时,她的静脉补液速度降至200ml/h,但维持胰岛素输注。

大约入院后24小时,J.L.血糖浓度为175mg/dl(9.7mmol/L),血钾为4.6mmol/L,血钠144mmol/L,阴离子间隙降至16mmol/L,血酮体消失。尿中有1%葡萄糖和中等量酮体。停止静脉输液,在停止输注胰岛素前1小时皮下注射速效胰岛素。J.L.每4小时按照计算法则(见案例53-2,问题12)继续皮下注射速效胰岛素。入院后36小时,J.L.像以前一样应用甘精胰岛素和赖脯胰岛素,并准予出院,门诊随访。

2型糖尿病治疗:降糖药

2型糖尿病必须被当作代谢综合征来处理。在诊断时,很多2型糖尿病患者已有大血管病变和微血管病变的证据。每一项促使血糖接近正常标准、控制血压以及血脂的努力都非常重要,有助于延缓这些并发症的发生或减慢其进展,改善患者的整体生活质量,并为医疗系统节省治疗这些并发症所花费的数百万美元的住院费用。营养治疗、运动、血糖监测是治疗2型糖尿病患者的基础。不幸的是,对于大多数患者,这些措施单独应用通常不能成功地达到控制效果,最终需要药物治疗。由于这些患者经常需要大量药品来治疗相关疾病(如高血压、血脂异常、心血管病、抑郁),而且自己可能还使用OTC药品、中药和营养补充剂来治疗,我们应以用最少、最安全的药物为患者提供最优血糖控制为2型糖尿病治疗目标。

表53-25和表53-26概括了口服降糖药物的比较药理学、药代动力学和剂量选择。这些药物在特定情况下的临床应用会在本章随后举例说明。

表53-25

降糖药比较药理学

药品/通用名(商品名)/作用机制	FDA适应证	疗效指标[a]	不良反应	备注
胰岛素补充或增加内源性胰岛素	单药治疗;结合口服制剂	↓A1C[b] ↓FPG[b] ↓PPG[b] ↓TG	低血糖,体重增加,脂代谢障碍,局部皮肤反应	按照生活习惯和血糖水平来灵活用药。起效快。可用于妊娠期、肾衰竭和肝功能不全患者。用于其他降糖药物无效的患者
胰岛素促泌剂				
非磺脲类胰岛素促泌剂(格列奈类) 瑞格列奈(Prandin) 那格列奈(Starlix) 促进胰岛素分泌	单药治疗;与二甲双胍或噻唑烷二酮联用	单药治疗: ↓A1C~1%(瑞格列奈) ↓A1C~0.5%(那格列奈) 联合用药:额外1%↓A1C	低血糖,体重增加	仅限随餐服用。错过餐食,略过服药。按照生活习惯灵活给药。可用于肾衰竭和肝衰竭患者。起效快。有效降低餐后血糖
磺脲类药物 种类多;见表53-26。促进胰岛素分泌。可降低肝葡萄糖输出并提高外周葡萄糖利用	单药治疗;与二甲双胍联用;与胰岛素(格列美脲)联用	单药治疗:↓A1C~1% 联合用药:额外1%↓A1C	低血糖,尤其长效药品会导致低血糖;体重增加(2.27~4.54kg);罕见有肝毒性、酒精不耐受、低钠血症	疗效好。某些药可每日1次。起效快(1周)

表 53-25

降糖药比较药理学（续）

药品/通用名（商品名）/作用机制	FDA 适应证	疗效指标[a]	不良反应	备注
肠促胰素疗法				
GLP-1 受体激动剂/肠促胰素类似物 艾塞那肽（Byetta） 缓释型艾塞那肽（Bydureon） 杜拉糖肽（Trulicity） 阿必鲁肽（Tanzeum） 利拉鲁肽（Victoza） 促进胰岛素分泌,延缓胃排空,降低餐后胰高血糖素水平,增加饱腹感	单药治疗（仅限艾塞那肽）；与二甲双胍或磺脲类或噻唑烷二酮联用；与二甲双胍+磺脲类联用；与二甲双胍+噻唑烷二酮联用。艾塞那肽和利拉鲁肽可与基础胰岛素联合使用	单药治疗：↓ A1C 0.8%~0.9% 联合用药：额外 1%↓A1C	胃肠道反应：恶心,呕吐,腹泻；低血糖（与磺脲类药物联用时）；体重减轻；报告称有急性胰腺炎。急性上呼吸道感染	体重减轻 艾塞那肽：早餐和晚餐或全天两主餐（相差≥6 小时）前 60 分钟内服用 利拉鲁肽、缓释型艾塞那肽、杜拉鲁肽、阿必鲁肽：禁用于个人或家族有甲状腺髓样癌病史者（MTC）或多发性内分泌腺瘤病 2 型的患者 禁用于胃轻瘫或严重胃肠道疾病患者。皮下注射；注射笔无需冷藏 罕见有发生胰腺炎的报道
DPP-4 抑制剂 西格列汀（Januvia） 沙格列汀（Onglyza） 利格列汀（Tradjenta） 阿格列汀（Nesina） 促进胰岛素分泌,降低餐后胰高血糖素水平	单药治疗；与二甲双胍、磺脲类或噻唑烷二酮联用；可与胰岛素联用（西格列汀、利格列汀和沙格列汀）	单药治疗：↓ A1C 0.5%~0.8%联合用药：↓A1C 0.5%~0.9%	头痛,鼻咽炎,低血糖（与磺脲类药物联用时）,皮疹（罕见）	每日 1 次。随餐或不随餐服用皆可。未见体重增加或恶心。肾功能不全者需调整西格列汀、沙格列汀和阿格列汀剂量。联合用药时需减少磺脲类剂量。罕见发生胰腺炎的报道
胰淀素受体激动剂				
胰淀素类似物 普兰林肽（Symlin）	1 型糖尿病：餐时胰岛素辅助治疗	1 型糖尿病： ↓ A1C 0.33% 2 型糖尿病： ↓ A1C 0.40%	胃肠道反应：恶心,食欲缺乏	餐前即刻皮下注射。不能用于胃轻瘫患者。开始治疗时,应将餐时胰岛素剂量减少 50%,以避免低血糖
促进胰岛素分泌,延缓胃排空,降低餐后血糖,增加饱腹感	2 型糖尿病：餐时胰岛素辅助治疗；±磺脲类和二甲双胍		头痛,低血糖,体重减轻（轻微）	
胰岛素增敏剂				
双胍类药物 二甲双胍（Glucophage） 降低肝脏葡萄糖的产生并提高外周葡萄糖利用	单药治疗；与磺脲类或噻唑烷二酮联用；或与胰岛素联用	单药治疗：↓A1C~1% 联合用药：额外 1%↓A1C	胃肠道反应：恶心,痉挛,腹泻；乳酸酸中毒（罕见）	缓慢滴定剂量减小胃肠道反应。未见低血糖和体重增加。有体重减轻可能。胆固醇轻微降低。肾功能不全或严重肝功能不全禁用

表 53-25

降糖药比较药理学(续)

药品/通用名(商品名)/作用机制	FDA 适应证	疗效指标[a]	不良反应	备注
噻唑烷二酮类药物 罗格列酮(Avandia) 吡格列酮(Actos) 增强胰岛素外周作用;提高肌肉和脂肪组织的葡萄糖利用;减少肝脏葡萄糖的输出	单药治疗;与磺脲类、噻唑烷二酮类或胰岛素联用;与磺脲类+噻唑烷二酮类联用	单药治疗:↓A1C~1% 联合用药:额外 1%↓A1C	轻微贫血;液体潴留和水肿,体重增加,黄斑水肿,易骨折(女性)	可导致或加剧心力衰竭;切不可用于症状性心力衰竭或心功能Ⅲ~Ⅳ级患者。罗格列酮可能会增加心肌梗死风险。增加中老年女性骨折风险。吡格列酮使用超过 1 年可能会增加膀胱癌风险;会轻微降低甘油三酯。罗格列酮轻微升高低密度脂蛋白。基线时应做肝功能检查,疗程中定期检查。起效慢(2~4 周)
葡萄糖重吸收抑制剂				
钠-葡萄糖协同转运蛋白 2 型(SGLT-2)抑制剂 卡格列净(Invokana) 达格列净(Farxiga) 恩格列净(Jardiance) 选择性和可逆地与 SGLT-2 结合,抑制葡萄糖重新吸收,导致葡萄糖在尿液中排泄	二线或三线用药;对于不能耐受二甲双胍的患者,可作为一线用药	↓A1C 0.7%~1% ↓FPG ↓PPG 可能导致体重减轻	生殖器真菌感染 尿路感染 降低肾衰竭患者的 GFR	低血糖风险 GFR<30 的肾衰竭患者禁用
延缓葡萄糖吸收的制剂				
α-葡萄糖苷酶抑制剂 阿卡波糖(Precose) 米格列醇(Glyset) 延缓复合多糖吸收	单药治疗;与磺脲类、二甲双胍或胰岛素联用	单药治疗:↓A1C~0.5% 联合用药:额外 0.5%↓A1C	胃肠道反应:腹胀,腹泻。阿卡波糖在剂量>50mg TID 时转氨酶升高	有效降低餐后血糖[↓PPG 25~50mg/dl(1.4~2.8mmol/L)] 疗程第 1 年每 3 个月监测 1 次肝功能,之后定期检查。因米格列醇不被代谢,无需肝功能检测。缓慢滴定剂量减小胃肠道反应。未见低血糖和体重增加。如果降血糖药物联合应用时,建议用葡萄糖片治疗低血糖,因为蔗糖的吸收不被抑制
胆汁酸螯合剂 考来维仑(Welchol)	与二甲双胍、磺脲类或胰岛素联用。	↓A1C 0.3%~0.4%	便秘,消化不良,恶心;↑甘油三酯	低密度脂蛋白下降(12%~16%)。其他药物前 4 小时给药。随餐服用
拟多巴胺药				
溴隐亭(Cycloset)	单药治疗; 联合磺脲类或二甲双胍治疗二甲双胍	单药治疗: ↓A1C 0.1% 联合用药: ↓A1C 0.5%	低血压、头晕、晕厥、恶心、嗜睡、头痛、精神病症状恶化	作为治疗药物的作用非常有限

[a] 来自磺脲类、格列奈类、噻唑烷二酮类和 α-葡萄糖苷酶抑制剂的有效性数据比较。

[b] 理论上,胰岛素治疗能无限降低血糖。

A1C,糖化血红蛋白;DPP-4,二肽基肽酶-4;FDA,美国食品药品管理局;FPG,空腹血糖;TG,甘油三酯;TID,每日 3 次;T1,1 型糖尿病;T2,2 型糖尿病。

表 53-26

降糖药物代动力学数据

药品(商品名)/规格	用法用量/mg	每日最小及最大剂量(TDD)/用药频次	平均半衰期	作用持续时间	生物利用度/代谢/排泄	备注
α-葡萄糖苷酶抑制剂						
阿卡波糖(Precose)20mg,50mg,100mg	25~100mg 与第一口餐食咀嚼服用 起始剂量 25mg;每 4~8 周每餐增加 25mg	最小剂量:25mg TID 最大剂量:50mg TID(体重≤60kg);100mg TID(体重>60kg)	2 小时	影响每一餐时复合多糖的吸收	$F=0.5\%\sim1.7\%$;通常被胃肠道淀粉酶代谢,代谢物无活性;50%原型药类便排泄	缓慢调整剂量减小胃肠道反应
米格列醇(Glyset)20mg,50mg,100mg	25~100mg 与第一口餐食咀嚼服用 起始剂量 25mg;每 4~8 周每餐增加 25mg	最小剂量:25mg TID 最大剂量:100mg TID	2 小时	影响每一餐时复合多糖的吸收	25mg 剂量时会完全吸收;100mg 剂量时吸收 50%~70%;原型药经肾排出	
双胍类药物						
二甲双胍(Glucophage)500mg,850mg,1 000mg;500mg/ml 液体	起始剂量每日 500mg 或 BID;每 1~2 周每日增加 500mg	0.5~2.5g BID 或 TID	血浆,6.2 小时;全血,17.6 小时	6~12 小时	$F=50\%\sim60\%$;原型药经尿排出	与食物同服。肾功能不全或易致乳酸中毒患者(例如酗酒、精中毒、严重心力衰竭、呼吸障碍、肝衰竭)禁用
二甲双胍缓释制剂(Glucophage XR)500mg,750mg,1 000mg	500~1 000mg 每日晚餐时服用;每 1~2 周增加 500mg	每日剂量:1 500~2 000mg	同二甲双胍,但活性成分缓释	24 小时	同二甲双胍	同二甲双胍
非磺脲类胰岛素促泌剂(格列奈类)						
瑞格列奈(Prandin)0.5mg,1mg,2mg	HbA1c<8%或初次用药时,起始剂量为餐时 0.5mg;其他患者起始剂量餐时 1~2mg	每餐 0.5~4mg(16mg/d)TID 或 QID	1 小时	1 小时达到 C_{max};持续约 2~3 小时	$F=56\%$,92%经肝代谢为无活性产物;8%原型药经尿排出	仅限随餐食服用。错过餐食略过服药。最大剂量每餐 4mg
那格列奈(Starlix)60mg,120mg	120mg TID 餐前 1~30 分钟;起始治疗时 HbA1c 接近正常者 60mg TID	60mg 或 120mg TID	1.5 小时	起效时间 20 分钟;1 小时达到峰浓度;持续 2~4 小时	$F=73\%$;主要代谢物无活性,83%经尿排出,10%自粪便排泄	错过餐食,略过服药

表 53-26

降糖药物药代动力学数据(续)

药品(商品名)/规格	用法用量/mg	每日最小及最大剂量(TDD)/用药频次	平均半衰期	作用持续时间	生物利用度/代谢/排泄	备注
第一代磺脲类药物						
醋酸己脲(Dymelor)250mg,500mg	每日剂量250mg或500mg;每1~2周增加250mg	每日0.25~1.5g或BID	5小时(代谢物具有活性)	12~18小时	代谢物活性大于原型药。部分代谢物经肾排出	年长和肾病患者慎用。显著促尿酸排出
氯磺丙脲(Diabinese)100mg,250mg	每日剂量100mg或250mg;每1~2周增加100mg或250mg	每日0.1~0.5g	≥35小时	24~72小时	代谢物无活性和微弱活性;20%原型排出;多样化	年长和肾病患者慎用。相对其他磺脲类药物,极易发生不良反应
妥拉磺脲(Tolinase)100mg,250mg,500mg	每日剂量100~250mg;每1~2周增加100mg或250mg	每日0.2~1g或BID	7小时(4~25小时)	12~24小时	某些代谢物有中度活性,经肾排出	肾衰竭患者可能会有活性代谢物累积
甲苯磺丁脲(Orinase)250mg,500mg	餐前250mg BID;每1~2周增加250mg	0.5~3g BID或TID	7小时	6~12小时	代谢物微弱活性	短效磺脲类无需特别预防措施
第二代磺脲类药物						
格列美脲(Amaryl)1mg,2mg,4mg	起始剂量每日1~2mg;平常维持剂量每日1~4mg	每日1~8mg	9小时	24小时	$F=100\%$,全部经肝代谢。主要代谢物微弱活性(30%原型药)。60%经尿排出,40%经粪便排泄	肾衰竭患者使用比较安全,但年长和肾功能不全者须减小起始剂量。低血糖易发生率可能低于其他长效磺脲类药物
格列吡嗪(Glucotrol)5mg,10mg	年长者每日2.5mg,其他患者每日5mg;每1~2周增加2.5mg或5mg	每日2.5~40mg或BID[a]	2~4小时	12~24小时	代谢物无活性	每日剂量>15mg时须分开给药,无需特殊预防措施。餐前30分钟给药
格列吡嗪控释制剂(Glucotrol XL)5mg	每日5mg;每1~2周增加5mg	每日5~20mg	4~13小时	24小时	同格列吡嗪	慎用于患有胃肠道便阻患者
格列本脲(Diabeta,Micronase)1.25mg,2.5mg,5mg	年长者每日1.25mg,其他患者每日2.5mg;每1~2周增加1.25mg或2.5mg	每日1.25~20mg或BID	4~13小时	12~24小时	代谢物无活性和微弱活性;50%经尿排出,50%自粪便排泄	肾衰竭的年长者和其他易出现低血糖患者慎用。每日剂量>10mg应分开给药

表53-26

降糖药物药代动力学数据(续)

药品(商品名)/规格	用法用量/mg	每日最小及最大剂量(TDD)/用药频次	平均半衰期	作用持续时间	生物利用度/代谢/排泄	备注
格列本脲微粒化片(Glynase presTab)1.5mg,3mg	每日1.5mg;每1~2周增加1.5mg	每日1.0~12mg	4小时	24小时	代谢物无活性和微弱活性;50%经尿排出,50%自粪便排泄	每日剂量>6mg应分开给药。生物利用度升高与原型药规格相关。可减少剂量
噻唑烷二酮类药物						
罗格列酮(Avandia)2mg,4mg,8mg	每日4mg;可增加至每日8mg(或4mg BID)	每日4~8mg 单次或分开给药	3~4小时	由于作用机制,起效和持续作用时间与半衰期无关;3周起效;≥4周时效果最大。清除期类似。	F=99%;通常经肝代谢,代谢物无活性;2/3经尿排出,1/3自粪便排泄	食物对吸收无影响。BID时可能会大幅降低HbA1c。肾功能衰竭无需剂量调整。肝病和心力衰竭禁用
吡格列酮(Actos)15mg,30mg,45mg	每日15~30mg;每日增加至45mg。与胰岛素联用,当FPG<120mg/dl(6.7mmol/L)时,降低胰岛素剂量10%~25%	每日15~45mg	3~7小时(16~24小时全部代谢)	同前	通常经肝代谢;15%~30%经尿排出,剩余自粪便排泄	食物会延缓吸收但无临床意义。肾病无需调整剂量。肝病和心力衰竭禁用
GLP-1受体激动剂/肠促胰素类似物						
艾塞那肽(Byetta)	5μg SC BID;1个月后增加至10μg SC BID	5~10μg BID	2.4小时	2.1小时达到C_{max};持续10小时	肾小球滤过	早餐和晚餐前60分钟内给药。恶心会逐渐消失
艾塞那肽缓释制剂(Bydureon)	2mg SC 每周1次	2mg 每周1次	10周	初始C_{max}为2周,第2个峰值为6~7周	肾小球滤过	每日给药,不考虑餐时。恶心会逐渐消失
利拉鲁肽(Victoza)	每日0.6mg;每日增加至1.2mg	每日0.6~1.8mg	13小时	24小时;8~12小时达到C_{max}	代谢为其他大分子蛋白	每日给药,不考虑餐时。恶心会逐渐消失
度拉糖肽(Trulicity)	0.75mg SC 每周1次;每周可增加至1.5mg	0.75~1.5mg 每周1次	大约5日	48小时达到C_{max}	通过蛋白质分解代谢分解成氨基酸	每次给药,不必考虑餐时。恶心会逐渐消失

表 53-26

降糖药物药代动力学数据(续)

药品(商品名)/规格	用法用量/mg	每日最小及最大剂量(TDD)/用药频次	平均半衰期	作用持续时间	生物利用度/代谢/排泄	备注
阿必鲁肽(Tanzeum)	30mg SC 每周1次;每周可增加至50mg	30~50mg 每周1次	大约5日	用药后3~5日达到C_{max}	由无处不在的蛋白水解酶代谢成小肽和氨基酸	每日给药,不考虑餐时。恶心会逐渐消失
DPP-4 抑制剂						
西格列汀(Januvia)	每日100mg;30ml/min≤CrCl<50ml/min时每日50mg;CrCl<30ml/min时每日25mg	每日100mg	12.4小时	24小时	$F=87\%$;约79%以原型药经尿排出	肾功能不足需剂量调整
沙格列汀(Onglyza)	每日5mg CrCl≤50ml/min时每日2.5mg	每日2.5~5mg	2.5小时(活性代谢物3.1小时)	24小时	由CYP 3A4/5代谢,经肝肾途径排出	1/2活性代谢物起效,遇CYP 3A4/5抑制剂需降低剂量至2.5mg
利格列汀(Tradjenta)	每日5mg	每日5mg	12小时	24小时	$F=30\%$;约90%原型药排出(80%经肝代谢,5%经尿排出)。少量代谢物无活性	肝病或肾病无需调整剂量
阿格列汀(Nesina)	每日25mg;30ml/min≤CrCl<59ml/min时每日12.5mg;CrCl<30ml/min时每日6.25mg	每日25mg	21小时	24小时	$F=100\%$;约76%原型药排出,13%经类便排出。少量代谢物无活性	肾功能不足需剂量调整
胰淀素类似物						
普兰林肽(Symlin)	1型糖尿病:正餐前15µg SC;3日最小剂量后增加15µg;2型糖尿病:正餐前60µg SC;3~7日后增加至120µg	1型糖尿病:正餐前15~60µg;2型糖尿病:正餐前60~120µg	48分钟	20分钟达到C_{max}	$F=30\%\sim40\%$;经肾代谢	减少餐时胰岛素剂量50%。无明显恶心时滴定剂量

表 53-26

降糖药物代谢动力学数据(续)

药品(商品名)/规格	用法用量/mg	每日最小及最大剂量(TDD)/用药频次	平均半衰期	作用持续时间	生物利用度/代谢/排泄	备注
SGLT2 抑制剂						
卡格列净(Invokana)	第一餐前口服 100mg	每日可增加至 300mg	10.6 小时		F=65% 左右; 代谢:主要通过 UGT1A9 和 UGT2B4。约 7% 通过 CYP3A4 代谢	
达格列净(Farxiga)	每日第一餐前口服 5mg	每日可增加至 10mg	12.9 小时		F=78% 代谢:主要通过 UGT1A9 同工酶	
恩格列净(Jardiance)	每日第一餐前口服 10mg	每日可增加至 25mg	12.4 小时		代谢:主要通过 UGT2B7,UGT1A3,UGT1A8,UGT1A9 等葡萄糖醛酸结合	
胆汁酸螯合剂						
考来维仑(Welchol)	6 片 QD 或 3 片 BID [625mg/片]	3.75g	N/A	N/A	不吸收和代谢	与食物和液体同时给药。肠梗阻病史者或 TG > 500mg/dl 或 TG 升高所致的胰腺炎患者禁用
多巴胺激动剂						
溴隐亭(Cycloset) 0.8mg	每日早晨 1 次 1.6～4.8mg;从每日 0.8mg 开始,每周增加 1 片,直到最大剂量为止	每日 1.6～4.8mg	6 小时		F=65%～95% 大部分通过 CYP3A4 代谢;93% 经历首过效应。大部分经胆汁排泄:2%～6% 经尿排出	与食物同服可减轻胃肠道不良反应。食物可增加 AUC。高蛋白结合率

HbA1c,糖化血红蛋白;BID,每日 2 次;Cmax,最大血药浓度;CYP,细胞色素 P-450;DPP-4,二肽基肽酶-4;F,生物利用度;FPG,空腹血糖;GLP-1,胰高血糖素样肽-1;N/A,不适用;QID,每日 4 次;SC,皮下注射;TID,每日 3 次。

双胍类药物

二甲双胍属于口服降糖药中的双胍类药物。从 1995 年被美国 FDA 批准上市，到 2002 年普及应用。现在，二甲双胍的速释和缓释制剂一般都可以获得。二甲双胍的临床药理学已有大量综述[160]。

作用机制

确切地说，双胍类应属于抗高血糖药物。尽管这类药可以降低 2 型糖尿病患者的血糖，但不会导致非糖尿病患者或单药治疗的糖尿病患者产生低血糖。一定程度上二甲双胍由于大量临床基础证据及长期安全使用不会造成低血糖，因此被 ADA 推荐用于降低高危患者患糖尿病的风险（糖耐量异常和空腹血糖异常）。二甲双胍被认为是糖尿病的一线治疗药物，因为独立于它的血糖控制，它是有数据证明可以降低全因死亡率和血管并发症的药物[7,160]。

二甲双胍主要通过减少肝糖异生来降低空腹血糖，但同时增强了胰岛素刺激的骨骼肌和脂肪组织对葡萄糖的摄取，减少了肠道对葡萄糖的吸收[160]。

研究证实二甲双胍可以激活一种糖脂代谢的调节开关：AMP 蛋白激酶（AMPK）。二甲双胍主要进入线粒体复合体 I 中，通过对复合体 I 的抑制激活 AMPK[162]。通过 AMPK 的激活，乙酰辅酶 A 被灭活，从而抑制脂质合成和增加脂肪酸氧化。一种关键的脂生成转录因子，固醇调节元件结合蛋白 1 同时被抑制，致使肝脂肪合成减少。另外认为 AMPK 的激活还有抑制肝细胞生成葡萄糖及增加肌肉组织摄取葡萄糖的作用[161,163]。

二甲双胍可适度降低总胆固醇和甘油三酯，维持或改善高密度脂蛋白水平[164]。研究发现二甲双胍对脂代谢以及凝血因子、血小板功能、血管功能有影响，这可能说明二甲双胍对心血管疾病及其预后有积极意义（见案例 53-11，问题 3）。二甲双胍的关键优势是用药过程中减重比体重增加更为多见（服用二甲双胍片作为单药治疗的成人体重平均可减轻 0.5 ~ 3.8kg，而服用缓释片减少的体重可以忽略不计）[164]。

药代动力学

二甲双胍约有 50% ~ 60% 在小肠吸收，约在 2.5 小时达到血浆峰值浓度[164]。约 10% 在粪便中排泄，约 90% 通过肾小管排泄。食物会降低二甲双胍吸收速度和程度。在肾功能正常的人群中二甲双胍血浆清除半衰期为 6.2 小时，全血清除半衰期为 17.6 小时[164]。不与血浆蛋白结合。

不良反应

胃肠道反应

短暂不良反应包括腹泻和其他胃肠道不适，如恶心、腹部不适、金属味道、腹胀、食欲缺乏[164]。相对于安慰剂，服用普通片时腹泻是最常见的胃肠道症状（二甲双胍 53.2% 相比安慰剂 11.7%），而服用缓释片的患者大约 9.6% 也会发生。可以通过随餐服用二甲双胍和缓慢调整剂量以使不良反应症状最小化。为提高治疗的依从性，应告知患者胃肠道不良反应可能会随时间逐渐减轻，让患者在停药前先与医生讨论其可疑的不良反应（见案例 53-11，问题 4）。

乳酸酸中毒

应用二甲双胍所致的继发性乳酸酸中毒的认知风险大多是基于苯乙双胍的历史数据，作为一种双胍类药物，苯乙双胍 1977 年已退出市场[165]。二甲双胍的继发性乳酸酸中毒风险比苯乙双胍的风险低 10 ~ 20 倍。不同于苯乙双胍，二甲双胍不被代谢，不会抑制外周葡萄糖氧化，也不会增加外周乳酸产生[166]。但是，可能会减少乳酸转化为葡萄糖（减少糖异生），同时在肠道和肝脏中增加乳酸产生[166,167]。二甲双胍极少与乳酸酸中毒相关。极少数使用双胍类药物发生乳酸酸中毒的患者存在使用双胍类药物的肾、肝，或心肺的禁忌证。一项包括 347 项研究的 Cochrane 综述比较了服用二甲双胍、安慰剂和其他非双胍治疗的患者乳酸酸中毒的风险。该研究发现三者乳酸水平或乳酸酸中毒发生率无显著差异[157]。尽管接受二甲双胍治疗发生乳酸酸中毒罕见，但仍需让患者警惕乳酸酸中毒的下列症状：虚弱、萎靡、肌肉痛、腹痛、胸闷、呼吸困难（见案例 53-16，问题 2）。

禁忌证与注意事项

肾功能不全、肝病或有引起缺氧、急性或慢性代谢性酸中毒、糖尿病酮症酸中毒的诱因，或者有乳酸酸中毒病史，这类患者均禁止使用[164]。二甲双胍会在肾功能不全的患者体内累积，从而增加乳酸酸中毒的风险。出于这个原因，二甲双胍被发布了黑框警告。不推荐肾小球滤过率偏低或肌酐偏高［女性 ≥1.4mg/dl（124μmol/L），男性 ≥1.5mg/dl（133μmol/L）］的患者使用（参见剂量与临床应用；见案例 53-16，问题 2，有具体讨论）[164]。因为即使患者短暂性肾功能降低，服用二甲双胍也可能会导致乳酸酸中毒，所以药品生产厂家建议在某些放射性检查后暂停使用（参见药物相互作用章节）。其他诱发乳酸酸中毒的原因如下：过度饮酒，脱水，手术，失代偿的充血性心力衰竭，肝功能衰竭，休克，败血症。由于随年龄增加肾功能下降，所以二甲双胍应该滴定至最小有效剂量并同时定期监测肾功能。80 岁以上患者在使用之前应检测其 GFR 估算值（eGFR）或肌酐清除率（ClCr）以确定其肾功能适合应用二甲双胍，因为这类患者更易发生乳酸酸中毒[164]。

药物相互作用

- 酒精可以增强二甲双胍对乳酸代谢的作用。在服用二甲双胍期间应警告患者不要大量饮酒。酗酒者应避免使用二甲双胍。
- 服用二甲双胍的患者维生素 B_{12} 的吸收可能会降低。每增加 1g/d 二甲双胍剂量或服用二甲双胍治疗超过 3 年会显著增加维生素 B_{12} 缺乏的概率。
- 由于肾小管转运系统的竞争，服用二甲双胍的患者不应该给予多非利特，这可能导致两药血浆浓度的升高。
- 对于服用二甲双胍的患者应避免使用托吡酯，因为托吡酯可能增加乳酸酸中毒的风险。

- 注射对比剂的检查中（例如肾盂造影或血管造影）使用碘化物会导致急性肾衰竭，增加二甲双胍诱发乳酸酸中毒的风险。由于患者需要这样一个检查，患者应在检查进行时或检查前以及检查后48小时内暂停服用。只有在肾功能重新评估和判断为正常后，才可以重新服用二甲双胍。

疗效

作为单一疗法，二甲双胍预计会使HbA1C降低1.3%~2.0%，FPG降低50~70mg/dl（2.8~3.9mmol/L）[160]。研究表明某些遗传变异可能会影响患者对二甲双胍治疗的反应。患者表现出有机阳离子转运蛋白1功能降低的多态性，其参与了肝脏对二甲双胍的摄取，导致对二甲双胍的治疗可能产生较弱反应[168]。

用法用量

二甲双胍是2型糖尿病的一线用药[7,38]。ADA推荐2型糖尿病诊断时即起始二甲双胍单药治疗结合生活方式干预（例如医学营养治疗、运动、减肥教育、生活方式教育）。为减少胃肠道不良反应，二甲双胍的起始剂量为500mg每日2次或850mg每日1次，随餐服用，随后每周1次增加日服用量500mg或每两周1次增加日服用量850mg（见案例53-11，问题4）。每日2~3次给药（500~1 000mg/次；最大剂量2 550mg/d或850mg每日3次），长效缓释剂型除外。使用长效缓释剂型作为初始治疗可以降低胃肠道反应。但它仍应以每日500mg开始并像上述滴定。然而它可以每日服用1次，通常在晚餐时。临床医生在开始治疗时应检测SCr/eGFR（使用MDRD公式）和肝功能，然后每年检测1次。最近一项综述建议对于eGFR<45ml/（min·$1.73m^2$）的患者应考虑减少二甲双胍的剂量，全日剂量不应超过1 000mg/d[169]。每3个月监测这些患者的肾功能。对于eGFR<30ml/（min·$1.73m^2$）或有其他风险如低血压、缺氧、败血症或急性肾损伤风险增加（如eGFR<60ml/（min·$1.73m^2$）的患者使用造影剂）的患者应停止使用二甲双胍。除非ClCr/eGFR结果证明肾功能正常，否则80岁以上患者不能服用二甲双胍。患者ClCr>60ml/min或eGFR>34.68ml/（min·m^2）可考虑使用二甲双胍治疗。对二甲双胍单药初始治疗3个月后未达控制目标的患者，应该考虑联合胰岛素或其他药物治疗（参见案例53-13）。

非磺脲类胰岛素促泌剂（格列奈类）

瑞格列奈（Prandin）和那格列奈（Starlix）属于非磺脲类胰岛素促泌剂（即它们可以促进胰岛素分泌）。瑞格列奈是氨基苯甲酸衍生物，那格列奈是D-苯丙氨酸衍生物，统称为格列奈类。瑞格列奈在1997年12月被FDA批准上市，2000年12月那格列奈批准上市（表53-25）。

作用机制

这类药物会通过关闭胰岛β细胞上的三磷酸腺苷（ATP）敏感钾通道，导致细胞膜去极化，引起钙通道开放，促进胰岛素分泌。胰岛素的释放取决于葡萄糖的水平，在低浓度葡萄糖时降低[170,171]。不同于磺脲类药物，它们起效快，作用时间短，所以随餐服用会有效提高餐后的血糖利用。

药代动力学

瑞格列奈的生物利用度为56%，会被迅速吸收代谢[170]。在服药后约1小时达到血药峰值浓度（C_{max}），清除半衰期为1小时。瑞格列奈与血清蛋白的结合大于98%（分布容积31L）。瑞格列奈在肝脏中全部被代谢（细胞色素P-450同工酶CYP 3A4和2C8），代谢物无活性，90%自粪便排泄，8%自尿排出。那格列奈生物利用度73%[171]，会被快速吸收，1小时内达到C_{max}，半衰期1.5小时。那格列奈会代谢（CYP 2C9，70%；CYP 3A4，30%）为效力较弱的产物，75%会经尿排出，10%自粪便排泄。16%原型药经尿排出。那格列奈会与血清蛋白高度结合（98%），主要是白蛋白，很少一部分与α_1-酸性糖蛋白结合。

不良反应

可能会发生轻微低血糖，特别是服药后患者推迟或忘记进餐时。相比服药基线时体重会增加0.9~3kg[170,171]。罕见不良反应包括转氨酶升高以及超敏反应。已有报道瑞格列奈诱发的肝毒性的病例[172]。

禁忌证和注意事项

由于需要胰脏功能健全，所以这类药不应该用于1型糖尿病。肝功能不全患者也应慎用。DKA患者禁用这一类药。严重肾功能不全会降低瑞格列奈清除率，但在减量后仍可安全服用[170]。中度或重度肾功能不全不会影响那格列奈的清除率[171]。

药物相互作用

临床相关的药物相互作用主要包括与其他降糖药以及已知可诱导或抑制它们代谢的药物的合并用药[173]。因此，当药物与其他已知的降糖药或是能影响代谢的药物合并使用时，应严密监测血糖水平。瑞格列奈主要通过CYP 2C8和3A4代谢[170]，研究表明瑞格列奈对地高辛和华法林的药代动力学参数无影响。由于低血糖风险，应避免将瑞格列奈与吉非贝齐联用。吉非贝齐和伊曲康唑联用会协同抑制瑞格列奈的代谢，也应避免联用。同时使用氯吡格雷可能导致瑞格列奈的血清浓度增加，因此，可能需要减少瑞格列奈的剂量。环孢素抑制瑞格列奈的代谢，导致瑞格列奈的血清浓度增加，因此可能需要减少剂量。那格列奈大部分通过CYP 2C9代谢（70%），一小部分由CYP 3A4代谢（30%）[171]。临床研究表明那格列奈与格列本脲、二甲双胍、地高辛、双氯芬酸钠、华法林无药物相互作用。同时使用口服唑类抗真菌药时应谨慎，因为具有潜在地增加降糖作用。非诺贝特、氯贝丁酯和吉非贝齐等纤维酸衍生物可增加那格列奈的作用。联合使用利福平会降低瑞格列奈或那格列奈的疗效[173]。

疗效

瑞格列奈与二甲双胍和磺脲类药物的疗效差不

多[174]。瑞格列奈单药治疗与安慰剂对照,FPG、餐后血糖和 HbA1c 分别平均降低 61mg/dl(3.4mmol/L)、104mg/dl(5.8mmol/L)和 1.7%[安慰剂分别降低 31.0mg/dl(1.7mmol/L)、47.6mg/dl(2.6mmol/L)和 0.6%][170]。那格列奈单药治疗 FPG 和 HbA1c 平均分别降低 13.6mg/dl(0.76mmol/L)和 0.7%[安慰剂分别降低 4.5mg/dl(0.25mmol/L)和 0.5%][171]。对比二甲双胍单药治疗,这两种药对 HbA1c 降低效果相似,或略逊于二甲双胍。

用法用量

瑞格列奈和那格列奈被批准用于 2 型糖尿病的单药治疗或是与二甲双胍或噻唑烷二酮类药物(TZD)的联用治疗[170],[171]。因为这两种药作用机制与磺脲类类似,所以合并使用并没有额外获益。这类药尤其是那格列奈经常会补充用于患者餐后高血糖的治疗。当瑞格列奈用于从未接受过口服降糖药或者 HbA1c 低于 8% 的患者的初始治疗时,推荐起始剂量为 0.5mg 每日 4 次,餐前 15~30 分钟服用。当用于磺脲类药物治疗无效或 HbA1c 高于 8% 的患者的治疗时,起始剂量 1~2mg 随餐服用,每日 4 次。每周调整剂量为每餐 1mg,每次最大剂量 4mg 或每日最大剂量 16mg。严重肾功能不全的患者瑞格列奈起始剂量为 0.5mg,肝功能不全者需谨慎调整剂量服用。那格列奈推荐起始剂量为 120mg,每日 3 次,餐前 0~30 分钟服用。对 HbA1c 接近正常的患者,可考虑 60mg,每日 3 次。如果不进餐,无需服药。如果额外加餐,需同时加服药物(仅限瑞格列奈)。对于肾功能不全或肝功能不全的患者那格列奈不需要调整剂量[170],[171]。

磺脲类药物

磺脲类药物既往一直是饮食和运动疗法失败的患者的一线治疗药物,直到二甲双胍和其他口服降糖药在美国广泛应用。美国有 6 种磺脲类药物。3 种第一代磺脲类药物(氯磺丙脲、妥拉磺脲、甲苯磺丁脲)尽管它们的药代动力学特性和不良反应情况不同,但认为有同等效果(参见下文及表 53-25 和表 53-26)。格列吡嗪和格列本脲是两种第二代磺酰脲类药物,在 1984 年 5 月在美国投入使用。格列美脲在 1995 年批准使用。同等剂量下这些药物比第一代磺酰脲类的作用强约 100 倍;然而,没有证据表明它们在临床上更有效。这些药物的持续作用时间允许每日 1 次或 2 次给药。

作用机制

磺酰脲类刺激胰腺 β 细胞分泌胰岛素并增强 β 细胞对葡萄糖的敏感性。已确定在 β 细胞上存在一种特异性磺酰脲类受体,与 ATP 敏感的钾离子通道紧密连接。磺脲类抑制这一钾离子通道,阻止了钾外流并降低膜电位引起去极化。随后,电压门控钙通道开放,增加细胞内钙离子浓度。这一增加的细胞内钙离子浓度最终刺激胰岛素分泌。此外,磺酰脲类可使肝糖原合成正常且增加外周葡萄糖的利用[63,175]。

药代动力学

降糖作用持续时间仅在通常情况下与这些化合物的半衰期有关,且在有的病例中缺乏相关性[176]。所有磺酰脲类都与蛋白质高度结合(90%~100%),主要是白蛋白。然而不同药物的结合特性不同。食物不减少药物的吸收率,但可能会延缓一些药物达峰时间。磺酰脲类药物剂量与它们降低血糖作用的关系有待进一步研究。一项关于格列本脲和格列吡嗪的研究表明,小剂量(10mg/d)用药即可在一个窄的血浆浓度范围内起效[177-179],两药最大的推荐剂量(格列本脲 40mg/d,格列吡嗪 20mg/d),其控制血糖的作用没有增强且可能降低 β 细胞功能[179]。

格列吡嗪是一种中等活性的第二代药物,半衰期 2~4 小时,但作用持续时间为 12~24 小时。很多患者,尤其是那些服用小到中等日剂量的患者(<20mg),每日只需服药 1 次。食物减慢格列吡嗪的吸收速度,但不降低生物利用度。格列吡嗪应在餐前 30 分钟服用。90 分钟起效,血糖最大下降发生在 2~3 小时内。格列吡嗪在肝中广泛代谢为无活性产物,主要经肾排除[176]。另外还有格列吡嗪缓释制剂。

格列本脲是一种类似于格列吡嗪的第二代长效制剂。单次给药研究中半衰期约 1.5~4 小时,长期给药时可达 13.7 小时[180]。尽管如此,类似于格列吡嗪,药物活性时间可达 24 小时,因此对于许多应用小到中剂量(<15mg)的患者,每日可只服药 1 次。食物不减慢格列本脲的吸收速度和程度。2 小时起效,血糖最大下降发生在 3~4 小时内。格列本脲在肝脏完全代谢为 2 个弱活性产物,半数从尿和粪便排泄。微粒化格列本脲片剂与常规的片剂不具生物等效性。因此,患者由常规片剂更换为微粒片剂时必须重新调整剂量和严格监测。

格列美脲是一种长效的第二代磺酰脲类。其半衰期为 9 小时,作用持续时间为 24 小时,因此,可每日给药 1 次[181]。格列美脲与食物同服后,其 AUC 略有降低,达到峰值的时间略有增加,对血糖浓度影响的作用峰值为服药后 2~3 小时。格列美脲在肝脏完全代谢,主要产物具有原药活性的 30%。代谢物从粪便和尿中排出。有意思的是,研究显示磺脲类在心肌组织中可关闭 ATP 敏感的钾离子通道,类似于其对 β 细胞的作用。在心脏中,这种作用可防止缺血发作时的血管舒张(即缺血预处理)[182]。

不良反应

磺酰脲类的主要不良反应是低血糖(尤其是长效药物,见案例 53-16,问题 2 和案例 53-18,问题 6)和体重增加(约 2kg)[114]。磺酰脲类的其他不良反应很少见并很轻微,<2% 的患者因此停药。一般地,所报道的所有磺酰脲类不良反应的类型、发生率、严重程度都相似。氯磺丙脲是一个特例,它有一些独特的不良反应(见下文)。磺酰脲类的不良反应包括胃肠道症状(恶心、饱胀感,随餐服用可减轻),少见血液系统恶病质、皮肤过敏反应及光敏性、肝毒性,以及低钠血症(见案例 53-16)[161]。

当患者口服某些磺酰脲类药物(主要是氯磺丙脲,约 1/3 会发生)并饮酒时,发生双硫仑反应。服氯磺丙脲者常见面红反应，而其他磺酰脲类少见。

当患者口服某些磺酰脲类药物（主要是氯磺丙脲，约1/3 会发生）并饮酒时，发生双硫仑反应。服氯磺丙脲者常见面红反应，而其他磺酰脲类少见。

氯磺丙脲、甲苯磺丁脲（程度较小）可引起抗利尿激素分泌异常综合征，但这两种药物在美国已经很少使用。抗利尿激素分泌异常综合征即垂体分泌抗利尿激素增加，使肾脏重吸收自由水增加导致稀释性低钠血症。在 UKPDS 研究中，认为氯磺丙脲引起的高血压是由于水重吸收增加导致[35]。与氯磺丙脲、甲苯磺丁脲相比，格列吡嗪、格列本脲、妥拉磺脲及醋磺己脲则仅有轻度利尿作用。

禁忌证及注意事项

磺酰脲类的禁忌证如下：

1. 1 型糖尿病。

2. 怀孕或哺乳，因为这些药物（除格列本脲外）可通过胎盘屏障并可分泌入乳汁。

3. 被证实对磺酰脲类高敏。

4. 严重肝肾功能不全。

5. 严重急性并发症（例如感染，心肌梗死），外科手术，或其他可明显影响血糖控制的应激状态，这些情况下需要使用胰岛素治疗。

6. G6PD 缺乏。此类患者如果服用氯磺丙脲，可能会有溶血性贫血的危险。

药物相互作用

口服磺酰脲类的药物相互作用具有药效学和药代动力学基础。药效学相互作用发生于可以影响胰岛素分泌、葡萄糖生成，以及外周糖利用而改变糖耐量的药物。这些将在本章后文关于药物导致低血糖和高血糖的部分讨论。药动学相互作用发生于改变磺酰脲类吸收、代谢、排泄或与蛋白结合的药物。已报道的磺酰脲类药物药动学相互作用多涉及氯磺丙脲和甲苯磺丁脲，由于改变肝脏代谢和肾脏排泄的药物多会产生显著的临床相互作用，故必须预先考虑到所有磺酰脲类都有可能与之产生相互作用，尽管结果可能不尽相同。格列吡嗪和格列本脲与第一代磺酰脲类不同处还在于它们是以非离子形式而不是离子形式与白蛋白高度结合[176]。基于此，这些药物不易与其他蛋白结合性高的药物（如水杨酸盐，或某些磺胺类抗生素）相互作用，上述药物已被报道能增强第一代磺酰脲类药物的作用效果。然而，这些蛋白结合性高的药物似乎也能通过改变磺酰脲类药物的肝代谢产物而与之相互作用。因此，格列吡嗪和格列本脲和已报道的能与第一代磺酰脲类相互作用药物共同使用时应谨慎。磺酰脲类化合物是 CYP 2C9 的底物，因此合用 CPY 2C9 的抑制剂或诱导剂可分别增加或降低磺酰脲类药物的水平[173]。

药效

同二甲双胍一样，磺酰脲类可使 HbA1c 降低 1.5% ~ 1.7%，使 FPG 降低 50% ~ 70%。随着 2 型糖尿病的进展，胰腺可能对磺酰脲类不能再产生有效反应。磺脲类会导致胰

岛 β 细胞功能障碍和衰退的作用需进一步的研究证实[183]。

剂量与临床应用

磺酰脲类是一种有效的、廉价的、使用方便的药物。与这里讨论的其他抗糖尿病药物一样，磺酰脲类目前更多地用于单用二甲双胍血糖不能达标的患者的联合用药。磺酰脲类也作为单药治疗或一线治疗用于二甲双胍禁忌的患者。磺酰脲类的剂量列于表 53-26。按照通常的规则，应从小剂量开始，每 1~2 周加量 1 次，逐渐达到预期目标。超出最大剂量并不能产生更好的作用，但却会使患者面临不良反应的危险（见案例 53-18，问题 5 和 6）。

噻唑烷二酮类

作用机制

美国有两种有效的噻唑烷二酮类药物：罗格列酮和吡格列酮。噻唑烷二酮常被称为胰岛素增敏剂，但其确切的分子水平作用仍有待证实。我们已知道它们结合并激活一个核受体（过氧化物酶增殖激活受体 γ，PPAR-γ），此受体存在于许多对胰岛素敏感的组织中（主要为脂肪组织，骨骼肌及肝组织中也有[184]。PPAR-γ 调节基因的转录，从而影响葡萄糖和脂肪代谢。例如 PPAR-γ 的激活可增加 GLUT-4（一种刺激葡萄糖摄取的转运子）的转录[185]。目前认为 GLUT-4 表达的下降导致胰岛素抵抗的进展。吡格列酮除了激活 PPAR-γ 外，还激活 PPAR-α，抑制肿瘤坏死因子-α 诱导的血管细胞黏附分子（VCAM-1）的转录[185]。吡格列酮的这种双重作用使 HDL 升高，甘油三酯降低。PPAR-α 激活参与抗炎作用，PPAR-γ 和-α 激活可改善胰岛素敏感性和脂质谱[186]。

此外，噻唑烷二酮还可直接或间接地增加脂肪组织对胰岛素作用的敏感性[175,184]。这些作用包括促进大脂肪细胞的凋亡，增加小脂肪细胞的数量，以及促进脂肪组织对脂肪酸的摄取及储存。继发减少了循环系统中游离脂肪酸的含量，可降低其他胰岛素敏感组织（如肝脏、肌肉组织、β 细胞）受到高脂毒性的影响。噻唑烷二酮降低肿瘤坏死因子-α 的表达，这种细胞因子产生于脂肪组织，可引起胰岛素抵抗及脂肪酸释放[175,184]。其他脂肪因子包括脂联素、抵抗素和瘦素也可能参与该过程[175]。噻唑烷二酮与脂肪细胞的作用可能是其增加其他组织对胰岛素作用敏感性的主要机制。与二甲双胍相比，噻唑烷二酮可直接刺激肝脏和脂肪组织的 AMPK 通路，从而降低血糖和游离脂肪酸[164,184]。

噻唑烷二酮的其他作用包括有利影响甘油三酯，减少炎性介质，抑制血管平滑肌细胞增殖，改善内皮细胞功能，减少微量白蛋白排泄以及增强纤维蛋白溶解，这些均已证实有利于 2 型糖尿病及代谢综合征患者[175,184]。尽管表面上看噻唑烷二酮对血管疾病有益，但是关于噻唑烷二酮与血管风险的研究数据仍较混乱并存有争议。在 2009 年，FDA 在罗格列酮药品说明书中添加了该药可导致心绞痛和心肌梗死风险增加的警告。FDA 和葛兰素史克公司制定了风险评估和管理策略（REMS），以限制罗格列酮的销售和

处方;但在 2014 年 5 月,REMS 进行了修改,允许处方和调配罗格列酮。

总之,噻唑烷二酮在临床上可减少肌肉和肝脏中胰岛素抵抗,可增加葡萄糖利用并减少肝糖输出。对甘油三酯和炎性细胞因子等血管疾病标志物有良好的治疗作用。

药代动力学

罗格列酮可完全吸收,约 1 小时达到血浆峰浓度[187]。吡格列酮的生物利用度为 83%,达峰时间约为 2 小时[185]。食物会延迟药物浓度达到峰值的时间,但不会改变药物的吸收程度。噻唑烷二酮与血清蛋白(>99%)广泛结合,尤其是白蛋白。罗格列酮血浆清除半衰期为 3~4 小时[187],吡格列酮血浆半衰期为 3~7 小时,16~24 小时代谢完全[185]。罗格列酮在肝脏广泛代谢,主要通过 CYP 2C8,少量经 CYP 2C9。循环代谢物比之原药活性显著降低,罗格列酮以复合代谢产物的形式 2/3 经尿,1/3 经粪便排出体外[187]。吡格列酮主要通过 CYP 2C8 和 3A4 被肝脏代谢为三种活性代谢物,而 CYP 1A1 对 3 种活性代谢物的代谢程度较轻,而血清中的主要代谢物是 M-Ⅲ 和 M-Ⅳ。约 15%~30% 以代谢物形式从尿中排泄,其余以原型或代谢物形式从胆道或粪便排泄[184,185]。

由于噻唑烷二酮类的作用依赖于基因转录和蛋白质生成,它们的起效和作用时间不依赖血浆半衰期。起效时间为 1~2 周,但最大效果发生于用药 8~12 周后。肾功能损害的患者无须调整剂量。吡格列酮对肝功能不全患者不需要调整剂量;然而,罗格列酮在中度至重度肝功能不全患者中应避免使用[185,187]。

不良反应

肝毒性

罗格列酮与吡格列酮导致肝衰竭的情况极少报道,而且大多数病例因果关系尚未阐明[188-190]。建议所有使用噻唑烷二酮者监测肝功能(LFTs),首先测基线水平,此后定期监测(见禁忌证与注意事项)。第 1 年每隔 3~6 个月检测 1 次 LFTs,此后每隔 6~12 个月检测 1 次。

血液系统影响

噻唑烷二酮可能会导致红细胞、血细胞比容轻度降低及轻度贫血[175,184]。这可能是由于血液稀释的影响(见下文)。

体重增加

应用罗格列酮和吡格列酮可出现剂量依赖性的体重增加(HbA1c 每降低 1% 体重增加 2~3kg)[184]。可能为水潴留和脂肪堆积。体重增加的出现与皮下脂肪增加、内脏脂肪减少相关[175,184]。

血管和心血管影响

噻唑烷二酮可能通过增加内皮细胞通透性从而引起血浆容量的增加并导致周围性水肿(4%~6%)[184]。而当噻唑烷二酮与胰岛素联用时外周性水肿的发生率明显增加。

因为罗格列酮和吡格列酮会使 2 型糖尿病患者中心衰进展和恶化的风险增加,FDA 对这两种药物的使用添加了黑框警告[185,187]。噻唑烷二酮对纽约心脏协会(NYHA)心功能分级 Ⅲ 级和 Ⅳ 级心力衰竭患者禁用。meta 分析和回顾性观察研究表明罗格列酮与心肌梗死风险有关[191-193],但与心血管疾病或全因死亡率无关[193]。吡格列酮则未被证实增加心梗风险和死亡率[194-197]。先前已有水肿的患者使用噻唑烷二酮时应慎重,其可能会引发心力衰竭或加重本身存在的心力衰竭(见案例 53-15)。

其他作用

少量报道称罗格列酮可引起包括皮疹、瘙痒、荨麻疹、过敏性水肿、过敏反应及 SJ 综合征等过敏反应[185,187]。也有少数关于噻唑烷二酮类药物引起黄斑水肿的报道[185,187,198]。患者视力的改变或恶化需要就诊于眼科。在一些案例中,停用噻唑烷二酮后患者黄斑水肿可好转或痊愈。

与一般人群相比,吡格列酮与膀胱癌风险增加有关,在膀胱癌患者中禁用[199]。对于既往有膀胱癌病史的患者,使用吡格列酮进行血糖控制的必要性必须大于膀胱癌复发的可能性[199]。FDA 发布了一份安全通讯警告,如果使用吡格列酮超过 1 年,可能会增加患膀胱癌的风险[199]。最近分析的 10 年研究结果显示,膀胱癌的发病率没有统计学意义上的显著增加,但之前发现的这种风险不能排除。这项meta 分析确定了胰腺和前列腺肿瘤可能增加的风险。应继续监测癌症的因果效应[199]。

远端肢体(如前臂、手、手腕、脚和脚踝)骨折的风险会增加,女性服用噻唑烷二酮后会造成骨量丢失[200-203]。男性也会增加骨折风险,但证据尚不充分[202,203]。其机制可能与减少成骨细胞分化导致骨髓脂肪形成增多有关[204]。有潜在骨折风险的老年女性及长期服用类固醇类激素的患者应慎用噻唑烷二酮药物。

禁忌证及注意事项

- 1 型糖尿病:因为药物作用需依赖胰岛素,1 型糖尿病患者不应使用噻唑烷二酮。
- 正使用胰岛素的 2 型糖尿病患者:会增加水肿的风险,噻唑烷二酮应慎用。
- 原有肝脏疾病:ALT>正常值的 2.5 倍的患者不应使用吡格列酮和罗格列酮。当 ALT 大于正常值的 3 倍,或血清胆红素水平开始升高,或患者出现与肝炎相关的任何症状(例如乏力,恶心,呕吐,腹痛,以及尿色加深)时,停用噻唑烷二酮类。
- 严重心力衰竭(NYHA Ⅲ 和 Ⅳ 级):参见上文讨论。
- 心肌缺血(只有罗格列酮发生):参见上文讨论。
- 绝经前无排卵妇女:噻唑烷二酮可使多囊卵巢综合征的妇女恢复排卵和月经,使这些患者面临非意愿性妊娠的危险。
- 有对噻唑烷二酮类高敏的病史。
- 骨质疏松或有骨折风险(例如长期服用类固醇激素)的

患者。
- 经 CYP 3A4 代谢的药物:下文药物相互作用部分详述。
- 患有膀胱癌的患者不应该使用噻唑烷二酮类。
- 黄斑水肿:患者应定期进行眼部检查以评估急性视力变化。

药物相互作用

联合使用噻唑烷二酮及其他降糖药物或胰岛素不会影响这些药物的药代动力学,但可能增加患者发生低血糖的风险。吡格列酮诱导肝微粒体酶 CYP 3A4,导致其他通过该酶代谢药物的药效降低,如雌激素、环孢素、他克莫司和 β-羟基-β-戊二酰-辅酶 A(HMG-CoA) 还原酶抑制剂。酮康唑很大程度地抑制了吡格列酮的新陈代谢[185]。患者服用口服避孕药或使用雌激素替代治疗时应告知可能降低雌激素治疗药效的风险。罗格列酮似乎不抑制任何主要的 CYP 酶[187]。利福平降低罗格列酮和吡格列酮的血药浓度曲线下面积(AUC),但是此相互作用临床意义仍未知。吡格列酮是 CYP 2C8 的底物;因此,当使用抑制或诱导 CYP 2C8 的药物时,可能会发生相互作用[205]。如果与强 CYP 2C8 抑制剂一起使用,吡格列酮的最大剂量为每日 15mg[185]。吉非贝齐可显著增加罗格列酮和吡格列酮的血药浓度曲线下面积(AUC),患者同时服噻唑烷二酮和吉非贝齐,噻唑烷二酮的使用需要减量[205]。

药效

噻唑烷二酮类对 HbA1c 和 FPG 的影响介于阿卡波糖和磺酰脲类或二甲双胍之间[175,184]。与其他降糖药合用治疗不易控制的 2 型糖尿病患者时,预计可以增强对 HbA1c 的作用(与磺酰脲类,降低 0.9%~1.3%;与二甲双胍,降低 0.8%~1.0%;与胰岛素,降低 0.7%~1.0%)[185,187]。应用胰岛素治疗的 2 型糖尿病患者,罗格列酮和吡格列酮,可减少胰岛素需要量,增强血糖控制效果(与吡格列酮联用大约可降 0.6%)。然而,可能会发生体重增加(>3kg)和水肿[206]。非肥胖及内源性胰岛素水平较低的患者对噻唑烷二酮的治疗效果不佳甚至无效。

噻唑烷二酮类的其他潜在优势包括对脂肪代谢的有利但多变的作用[184,185,187]。吡格列酮及小剂量的罗格列酮可降甘油三酯。罗格列酮和吡格列酮均可使 HDL-C 水平升高 10%。罗格列酮会使 LDL-C 升高 8%~16%,吡咯列酮对 LDL-C 没有影响。所有噻唑烷二酮类药物都与体重增长有关,且与磺酰脲类或胰岛素合用时,体重增长作用更为明显。

剂量与临床应用

对于不能使用磺酰脲类或二甲双胍,磺酰脲类或二甲双胍单药以及与其他口服降糖药联用治疗无效的患者,可选用噻唑烷二酮。单药治疗或与磺酰脲类、二甲双胍或胰岛素联合应用时,吡格列酮的初始剂量为 15mg 或 30mg,每日 1 次,食物对其无影响。剂量最大可至 45mg/d[185]。罗格列酮的起始剂量为 4mg,每日 1 次或分次服用。如果没有足够的反应,剂量可在 8~12 周后增加。每日最大剂量

为 8mg[187]。

葡萄糖苷酶抑制剂

作用机制

阿卡波糖[207]和米格列醇[208]属于 α-糖苷酶抑制剂,其可逆地抑制存在于小肠黏膜刷状缘的糖苷酶。这些酶使复合多糖和蔗糖降解为可吸收的葡萄糖和其他单糖。酶抑制剂使得碳水化合物消化和随后的葡萄糖吸收延迟,使得餐后血浆葡萄糖水平降低。这种降糖作用仅在药物与含复合糖类的食物同服时起效。

药代动力学

阿卡波糖很少通过胃肠道吸收,药物的口服生物利用度低于 2.0%[207]。阿卡波糖被胃肠道淀粉酶广泛代谢为无活性产物。阿卡波糖的血浆药物浓度峰值约在 1 小时内出现,虽然它的总半衰期可能会更长一些,但它的清除半衰期为 2 小时。与阿卡波糖不同,米格列醇可吸收。在较高剂量(>25mg)时吸收饱和且峰浓度约在 2~3 小时内出现。药物主要分布在细胞外液且不被代谢。剂量超过 25mg 的部分,95%的药物 24 小时内通过尿液原型排泄。

不良反应

胃肠胀气、腹泻、腹痛是 α-糖苷酶抑制剂最常报道的不良反应[207,208]。在 1 次阿卡波糖安慰剂对照试验中,提出这些主诉的受试者分别为 74%、31%和 19%。这些不良反应是由于未吸收的碳水化合物在小肠中发酵引起的,可以通过缓慢加量使之控制在最小限度。胃肠道不适常由于持续治疗而改善,这是由于在远端空肠和终末回肠诱导生成 α-糖苷酶所致。

在阿卡波糖剂量≥300mg/d 的研究中有血清转氨酶一过性升高的报道[209]。药品厂家建议在治疗的第 1 年里每 3 个月测 1 次转氨酶,并在以后定期监测。如果转氨酶持续升高,应减少药物用量或停药。因米格列醇不被代谢,可以预测它对肝功能没有影响。

禁忌证及注意事项

已知对阿卡波糖和米格列醇过敏者禁用[207,208]。DKA 患者禁用这两种药物,肝硬化患者禁用阿卡波糖。

胃肠道情况

由于阿卡波糖和米格列醇的胃肠道反应(胃肠胀气、腹泻),对于吸收障碍、炎性肠病、结肠溃疡或其他吸收和消化不良及肠梗阻的患者不推荐使用[207,208]。

肾功能下降

未对严重肾功能不全患者[血肌酐>2.0mg/dl(177μmol/ L)]进行使用阿卡波糖的研究,故不建议在这类患者中应用[209]。在 CrCl<25ml/min 的患者中使用米格列醇的安全性方面的信息很少;因此,在这些患者中禁用[207,208]。

药物相互作用

阿卡波糖或米格列醇与其他降糖药物联用可能会导致低血糖。阿卡波糖会减少双糖（例如蔗糖）的利用，因此一旦发生低血糖应服用葡萄糖。由于阿卡波糖和米格列醇延缓糖类通过肠道，所以它们会影响同时服用的药物的吸收动力学。相反，活性炭或消化酶制剂可抑制它们的吸收，不能与这些药物同服[207-209]。地高辛与α-糖苷酶抑制剂联用生物利用度会降低，需要调整剂量。米格列醇分别降低雷尼替丁和普萘洛尔生物利用度的60%和40%[208]。

药效

通过延迟复合碳水化合物和双糖消化后葡萄糖的吸收，α-糖苷酶抑制剂可使2型糖尿病患者的餐后血糖降低25~50mg/dl（1.4~2.8mmol/L）[207,208]。FPG浓度保持不变或轻度降低（20~30mg/dl）（1.1~1.7mmol/L），但这一作用可能与葡萄糖毒性降低，促进胰岛素分泌和作用有关。HbA1c平均下降0.3%~0.7%。阿卡波糖和米格列醇对体重或脂质代谢无影响[207,208]。

剂量与临床应用

因为降低HbA1c作用有限及不良反应，α-糖苷酶抑制剂较少使用，通常联合用于其他药物单药治疗或联合治疗不能良好控制血糖者[207,208]。阿卡波糖的推荐起始剂量是25mg每日3次，随餐服。可每4~8周逐渐加量（例如25mg/餐）至最大量50mg，每日3次（体重<60kg者）或100mg，每日3次（体重>60kg者）。在4~8周后，无论患者的体重如何，在必要的情况下剂量都可增加到50~100mg，每日3次。据观察，最大效应在6个月时出现。

基于肠促胰岛素的治疗

肠促胰岛素是由分布于小肠黏膜的专门的神经内分泌细胞分泌，碳水化合物的摄入和吸收可刺激其分泌[13]。葡萄糖依赖的促胰岛素多肽（GIP）及胰高血糖素样肽-1（GLP-1）是肠促胰岛素作用中最重要的两种激素。GIP与GLP-1以葡萄糖依赖的方式刺激胰腺β细胞，产生早期胰岛素反应。GLP-1还可以抑制胰腺α细胞，进而减少胰高血糖素的释放及肝糖合成。肠促胰岛素降糖效果好，但作用时间短。肠促胰岛素进入血液后，很快被胰腺分泌的二肽基肽酶-4（DPP-4）代谢为无活性产物。因此，只有少量的肠促胰岛素能发挥其对葡萄糖代谢的作用。

胰高血糖素样肽-1激动剂（GLP-1类似物）

艾塞那肽、艾塞那肽缓释制剂、阿必鲁肽、利拉鲁肽和度拉糖肽这五种药物作为GLP-1激动剂在美国上市。可用的剂型有每日注射1次（利拉鲁肽）、每日注射2次（艾塞那肽）和每周注射1次（艾塞那肽缓释制剂、阿必鲁肽和度拉鲁肽）。

作用机制

GLP-1类似物对DPP-4稳定，与内源性GLP-1相比作用时间较长。艾塞那肽以毒蜥外泌肽-4合成，其最初在毒蜥的唾液中发现[210]。构成毒蜥外泌肽-4的氨基酸序列中有50%与GLP-1相同，与受体的亲和力类似但对DPP-4更稳定。利拉鲁肽是一种GLP-1激动剂，97%与人类GLP-1同源，因其通过C16脂肪酸侧链可逆的结合血浆白蛋白，可延缓DPP-4对其降解[211]。阿必鲁肽有2个重组人GLP-1与人白蛋白融合的串联拷贝。人类片段序列已被修改，以允许抵抗DPP-IV介导的蛋白水解，并与人类融合蛋白的白蛋白部分结合，延长半衰期，允许每周1次的剂量[212]。度拉鲁肽是一种GLP-1受体激动剂，与内源性的GLP-1有90%的同源性[213]。这些药物均增加血糖浓度升高（例如葡萄糖依赖）的早期或第一时相胰岛素反应，抑制胰高血糖素分泌，减少肝糖生成，但不影响低血糖时正常的胰高血糖素反应。其可减慢胃排空，因而减少了葡萄糖吸收的速率。此外，还可抑制食欲，患者中观察到其可预防体重增加和减肥（1.5~5kg）。这些药物还可能有潜在的促进β细胞分化及β细胞保护作用，这些在动物模型中已经证实。

药代动力学

皮下注射后，艾塞那肽血药浓度达峰时间是2.1小时[214]。注射部位（腹部、大腿或上臂）不显著改变其药代动力学。艾塞那肽及其缓释制剂经蛋白水解酶降解后，主要通过肾小球滤过。平均终末半衰期为2.4小时，给药后约10小时后仍可测到艾塞那肽，因此建议每日2次给药。其代谢和排泄是剂量非依赖性的。艾塞那肽的缓释剂型在给药后大约10周内从微球释放出来。停止治疗后，大约10周内可观察到最低的浓度[215]。

利拉鲁肽注射剂由于自身的七聚体形式结构太大不能透过毛细管壁，因此利拉鲁肽的吸收会延迟。随着其七聚体形式在吸收部位的降解，利拉鲁肽可被吸收。利拉鲁肽的持续作用与其延迟吸收的机制有关。利拉鲁肽有较高的蛋白结合率（>98%），半衰期是13小时，可每日1次给药[211,216]。利拉鲁肽是以一种类似于大分子蛋白质的方式在体内代谢，它的消除途径没有特定的器官。

阿必鲁肽皮下注射后可在3~5日内达到最高浓度。在给药后4~5周达稳态。阿必鲁肽是通过一种涉及血管内皮蛋白水解酶的代谢途径生成小肽和氨基酸。消除半衰期约为5日，这样允许每周1次给药[212]。

度拉鲁肽在48小时内达到最大的血药浓度，在2~4周达稳态，每周给药1次。在腹部、上臂或大腿部位给药，度拉鲁肽药物暴露的差异无统计学意义。代谢通过一般的蛋白质分解代谢成为氨基酸，消除半衰期大约是5日[213]。

不良反应

胃肠道不良反应较常见且呈剂量依赖性，特别是恶心、呕吐和腹泻。在安慰剂对照试验中，阿必鲁肽的发生率在不同的药物之间是不同的[212]。若从小剂量起始，确保药物正确的治疗时机和方法以及缓慢增加剂量，不良反应的发生可减少。其他报道的不良反应包括食欲减退和注射部位反应。同时服用口服胰岛素促泌剂（如磺酰脲类）或胰岛素均会导致低血糖的风险增加[211-215]。

这些药物很少引起过敏反应、胰腺炎和肾功能减退。患者需要了解急性胰腺炎的症状，包括剧烈腹痛伴呕吐，一旦出现相关症状需立即报告医师。确定没有其他引起急性胰腺炎可能的患者，不可使用 GLP-1 激动剂[211-215]。

这些药物的抗体已经确定。一般来说，抗体的存在并没有明显影响 GLP-1 激动剂引起的 HbA1c 减少，尽管一些抗体滴度高的患者可能会出现疗效下降[211-215,217]。仍坚持治疗的患者，血糖控制无改善或发生恶化，应停止治疗并改用其他药物。

禁忌证及注意事项

GLP-1 激动剂用于已知对其过敏的患者。有胰腺炎病史的患者禁用[211-215]。有严重胃肠道疾病患者不推荐使用。艾塞那肽禁用于严重肾功能损害（ClCr<30ml/min）、肾衰竭的终末期及需要血液透析的患者[215,218]。度拉糖肽和阿必鲁肽在终末期肾病患者的临床经验有限，这些患者应谨慎使用。如果这些患者出现胃肠道不良反应，应密切监测肾功能[212,213]。

GLP-1 激动剂禁用于有甲状腺髓样癌（MTC）个人或有家族史的患者，或因啮齿动物存在危险而患有 2 型多发性内分泌肿瘤综合征（MEN 2）的患者。人类之间的因果关系尚未建立[211-215]。目前，FDA 要求每种 GLP-1 激动剂对 MTC、MEN 2 和甲状腺癌进行黑框警告，以及每种药物的 REMS 程序。

药物相互作用

GLP-1 激动剂与磺脲类和胰岛素联用会增加发生低血糖的风险。因为其减慢胃排空的作用，可减少口服药物的吸收速度和程度[211-215]。因此，需要快速胃肠道吸收及药效有阈值浓度为剂量依赖的药物，例如抗生素和口服避孕药，联用需谨慎。每日 2 次艾塞那肽的制造商建议患者在服用艾塞那肽前至少 1 小时服用受影响的药物[214]。有案例报道艾塞那肽与华法林联用，可增加国际标准化比值（INR），有时可伴有出血。患者应密切检测，及时调整华法林剂量[214,215]。

药效

在临床试验中，最大剂量的艾塞那肽与磺酰脲类、二甲双胍、噻唑烷二酮类或磺酰脲类联合二甲双胍方案联用，治疗 30 周，空腹血糖减少 5~25mg/dl（0.3~1.5mmol/L），餐后 2 小时血糖降低 60~70mg/dl（3.3~3.9mmol/L），HbA1c 降低 0.8%~1.0%[214,215]。报道称艾塞那肽使用 80 周可减轻体重 4~5kg。在一项 24 周的试验中，艾塞那肽和其缓释制剂比较，缓释制剂可使 HbA1c 降低 1.6%，空腹血糖减少 25mg/dL（1.5mmol/L）[214,215]。临床试验显示利拉鲁肽单药治疗降低空腹血糖 15~26mg/dl（0.8~1.4mmol/L），HbA1c 降低 0.8%~1.1%，体重减轻 2.1~2.5kg[214]。联合其他药物治疗，HbA1c 预计可额外降低 1%~1.5%[219-221]。

阿必鲁肽作为单药治疗在一项 52 周的试验中使 HbA1c 降低 0.7%~0.9%，空腹血糖减少 16~25mg/dL（0.9~1.5mmol/L）。联合治疗时，阿必鲁肽使 HbA1c 降低 0.6%~0.8%，空腹血糖降低 18~23mg/dL（1.0~1.4mmol/L）[212]。度拉糖肽单药治疗使 HbA1c 降低 0.7%~0.8%，空腹血糖下降 26~29mg/dL（1.6~1.7mmol/L），体重减轻 1.4~2.3kg。当度拉糖肽用于联合治疗时，HbA1c 降低 0.8%~1.5%，空腹血糖降低 16~41mg/dL（0.9~2.5mmol/L），体重减轻 0.2~2.7kg[213]。

剂量与临床应用

艾塞那肽（非缓释制剂）可单药治疗，而其他 GLP-1 激动剂不被药品厂家推荐作为单药治疗[211-215]。GLP-1 激动剂被认为可联合用于二甲双胍单药治疗或联合其他类型药物不能达标的 2 型糖尿病患者。虽然这些药物并不适用于减肥，但对肥胖和与肥胖作斗争的 2 型糖尿病患者可能有帮助。已经有研究证明阿必鲁肽和艾塞那肽用于已经使用甘精胰岛素的 2 型糖尿病患者，阿必鲁肽可降低 HbA1c 0.8%，艾塞那肽可降低 HbA1c 1.7%，且与安慰剂组相比，患者甘精胰岛素的使用剂量更低[212,214]。

艾塞那肽的起始剂量为 5μg 皮下注射于腹部、大腿或上臂，每日 2 次，分别是早餐和晚餐前 60 分钟内注射。患者若有严重胃肠道副作用，可最初于餐前即刻注射，之后逐渐移至餐前 30~60 分钟注射。若患者能耐受 5μg 剂量，可 1 个月后加至最大剂量 10μg 每日 2 次。艾塞那肽缓释制剂的剂量为 2mg，每周 1 次，每日中任意时间给药均可。利拉鲁肽的起始剂量是 0.6mg 皮下注射于腹部、大腿或上臂，每日 1 次，1 周后可加至 1.2mg，每日 1 次。若 1.2mg 不能使 HbA1c 达标，剂量可增至 1.8mg，每日 1 次。阿必鲁肽的起始剂量为 30mg 皮下注射于腹部、大腿或上臂，每周 1 次，不考虑餐时。对于血糖控制不达标的患者，每周 1 次剂量可增加到 50mg。度拉糖肽的初始剂量为 0.75mg，皮下注射于腹部、大腿或上臂，每周 1 次，每日中任意时间给药均可。如果血糖控制不达标，每周注射 1 次剂量可增加到 1.5mg[211-215]。

若使用这类药物的患者同时服用磺酰脲类或格列奈类，胰岛素促泌剂剂量需要减量（约一半），以减少低血糖风险。如果与基础胰岛素联合使用，胰岛素剂量也需要降低[211-215]。

二肽基肽酶-4（DPP-4）抑制剂

目前有四种 DPP-4 抑制剂已经在美国上市，分别是西格列汀、沙格列汀、利格列汀和阿格列汀[218,222-224]。

作用机制

DPP-4 抑制剂通过抑制 GIP 和 GLP-1 在进入胃肠道血管的降解，从而增加这些内源性肠促胰岛素对第一时相胰岛素分泌和抑制胰高血糖素的作用[225]。它们均为 DPP-4 的竞争性抑制剂。西格列汀剂量为 100mg，可减少 80% DPP-4 活性，持续 24 小时[222]。而沙格列汀剂量为 2.5mg，可减少 50%DPP-4 活性，持续 24 小时[223]。阿格列汀，研究表明在至少 25mg 剂量下，至少 24 小时内，能使 DPP-4 活性降低 80% 以上。利格列汀标准剂量为 5mg，已被证明在 24 小时内可使 DPP-4 活性降低 80% 以上。剂量与 GLP-1 激动剂相比,DPP-4 抑制剂可增加 GLP-1 水平 6~10 倍[226],GLP-1 激动剂仅增加 GLP-1 水平 2~3 倍,但 DPP-4 抑制剂同时降低了 GIP 的水平。因此,DPP-4 抑制剂对饱腹感和延迟胃排空方面无作用。

药代动力学

西格列汀口服迅速吸收,绝对生物利用度为 87%[222]。吸收不受食物影响。1~4 小时血药浓度达峰值,半衰期是 12.4 小时。仅 38% 的西格列汀与血浆蛋白结合。87% 的药物以原型形式通过尿液排泄,主要以肾小管分泌,还可能涉及 P-糖蛋白和人类有机阴离子转运蛋白-3。主要通过 CYP3A4 代谢,极少部分通过 CYP2C8 代谢,在药物排泄过程中起很小作用的代谢物通过粪便排泄[227]。

沙格列汀吸收较好,生物利用度达 75%[223]。尽管食物会增加 27% 的吸收,但它可与食物同服。沙格列汀的血药浓度达峰出现在 2 小时,而活性代谢物的血药浓度峰值出现在 4 小时。沙格列汀通过 CYP3A4/5 代谢,其主要代谢产物仍有一半的活性[228]。沙格列汀及其活性代谢产物与血浆蛋白的结合可忽略不计。沙格列汀及其活性代谢产物的平均血浆清除半衰期分别为 2.5 小时和 3.1 小时。沙格列汀主要通过肾脏排泄,25% 通过原型排泄,36% 的活性代谢产物在尿液中被发现。约 22% 的药物及其代谢物通过粪便排泄[227]。

利格列汀吸收好,生物利用度 30%。高脂肪食物可以减少吸收至 15%;然而,这在临床上无显著差异。因此,利格列汀给药不受食物影响。服用 5mg 后大约 1.5h 出现血药浓度峰值。利格列汀由于血药浓度的双相下降,具有较长的清除半衰期(>100 小时),这与 DPP-4 结合有关。大约 90% 的利格列汀在尿液中以原型药的方式排泄,一小部分被代谢成无活性的代谢物[218]。

阿格列汀吸收好,生物利用度 100%。高脂膳食对吸收无显著影响;因此,给药不受进食影响。阿格列汀血浆蛋白结合率为 20%,60%~71% 的药物以原型经尿液排出,13% 经粪便排出体外。经 CYP2D6 和 CYP3A4 有限代谢。服用 25mg 后,阿格列汀的半衰期约为 21 小时[224]。

不良反应

因为这些制剂在化学结构上有显著差异,一些不良反应仅在个别药物上发生,不具有广泛性[225]。西格列汀和阿格列汀最常见的不良反应是鼻咽炎、上呼吸道感染、低血糖和头痛[222,224]。沙格列汀可以引起同样的不良反应,以及尿路感染,而利格列汀的不良反应包括低血糖、鼻咽炎、腹泻和咳嗽[218,223]。DPP-4 抑制剂可能对免疫系统有影响,因为淋巴细胞表达 DPP-4。这些药物提示有增加患胰腺炎的风险;然而,研究表明这种风险很低[229]。这需要进一步的临床研究和上市后研究对这些制剂的长期安全性进行评估。

禁忌证和注意事项

所有 DPP-4 抑制剂均应避免应用于对这些药物有严重过敏史的患者。

药物相互作用

西格列汀并不大量与蛋白结合[222]。它不抑制 CYP 同工酶及减少 CYP3A4 的活性,因此,与其他通过这类途径代谢的药物联用不认为有相互影响。正服用地高辛的患者,同时使用作为 P-糖蛋白底物的西格列汀,观察到会轻度增加地高辛的 AUC(11%)和 C_{max}(18%),因此应密切监测地高辛中毒的迹象或症状[222,226]。

沙格列汀有明显的药物相互作用,因为其主要通过 CYP3A4/5 代谢[223]。因此,如果同时使用这些酶的强效抑制剂(例如酮康唑、伊曲康唑、克拉霉素、泰利霉素及蛋白酶抑制剂如茚地那韦),沙格列汀的剂量应减至每日 2.5mg。

利格列汀是 CYP3A4 的中弱抑制剂,作为 P-糖蛋白底物,在高浓度时抑制糖蛋白介导的地高辛的转运[218]。强诱导 CYP3A4 或 P-糖蛋白的药物,如利福平,可以将利格列汀降低至亚治疗或无效水平,因此,如必须使用这些药物治疗,应该使用利格列汀的替代品。

阿格列汀少量与蛋白结合,通过细胞色素 P450 通路的代谢可忽略;因此,阿格列汀无明显的药物相互作用[224]。

药效

单药治疗与安慰剂组相比,西格列汀降低空腹血糖 12mg/dl(0.7mmol/L),与基线相比 HbA1c 下降 0.5%~0.6%(与安慰剂组相比 HbA1c 降低 0.6%~0.8%)[222];沙格列汀与其类似,HbA1c 降低 0.5%(与安慰剂组相比降低 0.6%),空腹血糖降低 15mg/dl(0.8mmol/L)[223]。此外,这两种制剂均能降低餐后 2 小时血糖约 45mg/dl(2.5mmol/L)[222,223,226]。当联合用药时,HbA1c 降得更多(0.7%~0.9%)。利格列汀单药治疗与安慰剂组相比,空腹血糖比基线水平降低 13mg/dl(0.75mmol/L),HbA1c 下降 0.4%[218]。阿格列汀单药治疗与安慰剂组相比,空腹血糖比基线水平降低 16mg/dl(0.9mmol/L),HbA1c 下降 0.6%[224]。不同于 GLP-1 类似物,DPP-4 抑制剂对体重、食欲和饱腹感无显著影响,认为其对体重为中性[226]。和 GLP-1 类似物一样,DPP-4 抑制剂仍需要更多的研究来确定其对 β 细胞是否有长期的保护作用。

剂量和临床应用

DPP-4 抑制剂主要与其他药物联用。然而,这类药物均证明可以单药治疗。西格列汀起始剂量 100mg,每日 1 次,食物对其没有影响[222]。使用这类药物前需对肾功能进行评估。中度肾功能不全(CrCl 30~50ml/min),西格列汀需减量至 50mg,每日 1 次。重度肾功能不全(CrCl<30ml/min)和终末期肾衰竭需要透析的患者,西格列汀剂量为 25mg,每日 1 次。西格列汀给药时间与透析无关,仅西格列汀可用于正在血液透析的患者。

沙格列汀起始剂量 2.5~5mg,也可与食物同服[223]。使用这类药物前需对肾功能进行评估。对于中度或重度肾功能不全或终末期肾病患者,CrCl<50ml/min,推荐剂量为每日 2.5mg。如果患者正在服用强 CYP3A4/5 抑制剂,沙格列汀的剂量应该是每日 2.5mg。血液透析患者血液透析

后每日剂量为 2.5mg。

利格列汀给药剂量为 5mg,每日 1 次,可与食物同服。肾功能不全患者无需调整剂量;然而,CrCl<30ml/min 的患者更容易发生低血糖;因此,需要同时调整降糖药物的剂量和频繁的监测[218]。

阿格列汀给药剂量为 25mg,每日 1 次,可与食物同服。使用这类药物前需对肾功能进行评估。CrCl 30～60ml/min 的中度肾功能不全患者,推荐剂量为每日 12.5mg。对于严重肾损害(CrCl<30ml/min)或终末期肾病患者,每日 1 次,剂量为 6.25mg。接受血液透析的患者应每日服用 6.25mg,且可在不考虑透析时间的情况下服用[224]。

当与磺酰脲类或格列奈类联用时,这些胰岛素促泌剂的剂量需要减量(大约一半),以减少发生低血糖的风险。同理,当西格列汀联用于正在使用胰岛素治疗的患者,胰岛素起始剂量需要降低并根据患者对西格列汀的反应再调整。

胰淀素受体激动剂(胰淀素类似物)

作用机制

胰淀素是由胰腺 β 细胞制造、储存的一种激素,餐后随胰岛素一起释放[230]。其主要通过减缓胃排空,抑制胰高血糖素分泌以及调整食欲发挥作用。1 型糖尿病患者胰淀素缺乏,2 型糖尿病患者胰淀素含量随疾病的进展而发生改变,反映胰岛素水平。普兰林肽,是一种合成的胰淀素类似物,在美国批准用于使用餐时胰岛素的 1 型和 2 型糖尿病的辅助治疗。

药代动力学

普兰林肽皮下注射绝对生物利用度是 30%～40%[231]。与上臂注射相比,大腿和腹部注射预计有更好的吸收和分布。约 40%的药物在血浆中处于游离状态。半衰期约 48 分钟,血药浓度达峰时间约为 20 分钟。普兰林肽通过肾脏代谢为活性的代谢产物,其半衰期与原型药物相似。

不良反应

胃肠道症状包括轻中度恶心(28%～48%)、呕吐(8%～11%)和食欲缺乏(9%～17%),胃肠道症状是治疗中最常报道的不良反应[231]。胃肠道症状通常是短暂的,通过减少剂量或缓慢增加剂量 4～8 周后可减轻。在同时接受普兰林肽和胰岛素治疗的 1 型糖尿病患者中,低血糖的发生率为 16.8%;而在 2 型糖尿病患者中,低血糖的发生率为 8.2%。

禁忌证和注意事项

普兰林肽禁用于甲酚过敏、存在未察觉的低血糖和胃轻瘫的患者[231]。当联用胰岛素或其他延缓胃排空的药物时,可能发生严重的低血糖。与普拉林肽联用可以改变葡萄糖代谢从而引起低血糖的药物包括口服降糖药、贝特类、氟西汀、水杨酸盐和 ACEI,联用时需谨慎。普兰林肽有严重低血糖的黑框警告,注射普兰林肽后 3 小时内可能发生。对于驾驶车辆、操作重型机械及其他高风险的活动的患者

要小心,因在这些情况下发生低血糖症会导致严重伤害。

药物相互作用

正如前面提到的,当同时使用口服降糖药物(如磺脲类)或胰岛素会导致严重的低血糖(见剂量和临床应用部分)[231]。因为普拉林肽可以延迟药物的吸收,需要快速见效的药物,如抗生素、口服避孕药和镇痛药,应该至少在普拉林肽注射后 2 小时或注射前 1 小时服用。

药效

在 2 型糖尿病患者的临床研究中,普兰林肽剂量高达 150μg/d,连续使用 52 周后,其与口服降糖药或胰岛素联用,可使 HbA1c 降低 0.3%,体重降低 2.57kg[231]。临床研究普兰林肽或安慰剂与胰岛素联用治疗 1 型糖尿病,HbA1c 可降低 0.2%～0.4%,体重可降低 0.4～1.3kg[56]。

剂量和临床应用

在临床实践中,普兰林肽可联用于单用胰岛素不能使血糖达标的 1 型糖尿病患者。在治疗方案中已包括磺酰脲类或胰岛素而血糖不能达标的肥胖 2 型糖尿病患者中,其应用受到限制。普兰林肽可通过笔给药(普兰林肽笔芯)。其不可与任何胰岛素混合。这些笔(60 笔芯注射剂可给 15μg、30μg、45μg、60μg 剂量,120 笔芯注射剂可给 60μg 和 120μg 剂量)在室温(30℃)下可最多存放 30 日[231]。

1 型糖尿病患者起始剂量为 15μg,2 型糖尿病患者的起始剂量为 60μg。普兰林肽应于主餐前即刻皮下注射于腹部或大腿。主餐是指一餐包括 30g 或更多的碳水化合物,或 250kcal 或更多的热量。若跳过一餐,普兰林肽也应暂停 1 次。当开始普兰林肽治疗时,餐前胰岛素剂量需要减量。推荐餐前胰岛素剂量减至少 50%。患者需密切关注和严密监测记录血糖(空腹、餐前、餐后)水平、低血糖反应,直至情况稳定。普兰林肽的治疗目标是以最小的不良反应(如恶心)达到最佳血糖控制。当 3～7 日未出现明显恶心症状时,普兰林肽可逐渐加量。1 型糖尿病患者,剂量每次可增加 15μg,每餐最大剂量 60μg。2 型糖尿病患者中,剂量可增至每次主餐前 120μg[231]。

钠-葡萄糖转运体 2(SGLT2)抑制剂

SGLT2 抑制剂通过减少肾小管对葡萄糖的重吸收来降低血糖,从而使过量的葡萄糖以尿液排出[231]。这些药物是 SGLT2 的高选择性可逆抑制剂。目前,这类药物有三种:坎格列净、达格列净和恩格列净,它们可以单独使用或与其他降糖药联合使用[232-234]。由于其作用机制与胰岛素抵抗或 β 细胞功能无关,这些药物可与包括胰岛素在内的所有降糖药联合使用,用于配合饮食控制和运动改善 2 型糖尿病患者的血糖控制。这些药物还有减少体重、增加 HDL-C 和降低血压的额外益处;然而,生殖器和泌尿系统感染可能是这些药物的不良反应[235]。

药代动力学

卡格列净的生物利用度为 65%,在给药后 1～2 小时内

血药浓度达到峰值[232]。当与高脂食物一起食用时,对吸收没有影响;因此,卡格列净可与食物同服。卡格列净的蛋白结合率为99%,主要与白蛋白结合。该药物主要经两种葡萄糖醛酸转移酶 UGT1A9 和 UGT2B4 代谢为非活性代谢物。大约7%被 CYP3A4 代谢。大约33%的药物以代谢物的形式在尿液中排泄,<1%的药物卡坎格列净原型在尿液中排泄。单次口服该药 100mg 剂量血浆消除半衰期为 10.6 小时,300mg 剂量血浆消除半衰期为 13.1 小时。

达格列净给药 10mg 后的生物利用度为78%[233]。空腹给药后约2小时达最大血清浓度(C_{max})。与高脂食物同服,可使 C_{max} 降低50%;然而,这种变化无显著临床意义。因此,达格列净可与食物同服。达格列净蛋白结合率约为91%,主要通过 UGT1A9 途径代谢,CYP3A4 在一定程度上代谢产生非活性代谢物。该药物和非活性代谢物在尿液中排泄75%,在粪便中排泄21%,15%以原型排泄。单次给药后,其消除半衰期约为 12.9 小时。

恩格列净口服给药后约 1.5 小时血药浓度达到峰值[234]。随后,血浆浓度以双相方式下降,呈现出快速的分布相和较慢的消除相。高脂饮食后,C_{max} 下降37%;然而,这种无显著临床意义。因此,恩格列净可与食物同服。恩格列净与血浆蛋白结合率为86.2%,主要通过 UGT3B7、UGT1A3、UGT1A8 和 UGT1A9 的葡萄糖醛酸结合代谢。血浆中未发现主要代谢物。大约41.2%的药物在粪便中被排除(原型药),而54.4%的药物在尿液中被排除(一半为原型药)。消除半衰期约为 12.4 小时。

不良反应

卡格列净通常报告的不良反应包括女性生殖器真菌感染,增加排尿和尿路感染[232]。与达格列净有关的最常见的不良反应包括鼻咽炎、泌尿道感染和女性生殖器真菌感染[233]。与恩格列净相关的最常见的不良反应包括女性生殖器真菌感染和泌尿道感染[234]。

禁忌证和注意事项

所有的 SGLT2 药物禁用于在对该药物有过敏反应的患者、严重肾损害、ESRD 和透析的患者[233-234]。根据这些药物的作用机制,这些药物对严重肾功能损害的患者无效,会增加这些患者发生肾损害的风险。在这些药物开始使用前和治疗期间应定期评估肾功能。在开始使用这些药物之前,应该对患者的血压进行评估,由于这些药物有降低血压的潜力,低血容量应得到纠正,特别是在已经服用抗高血压药物的患者中。当 SGLT2 类药物与胰岛素、促分泌素联合使用时,可发生低血糖;因此,可能需要减少联用药物的剂量。使用这些药物可能损害肾功能;因此,在治疗过程中应进行肾功能监测。应用 SGLT2 类药物治疗可能会增加血清 LDL-C 的浓度,当应用此类药物治疗时应监测 LDL-C 浓度。在临床试验中,达格列净显示膀胱癌病例比安慰剂增加;因此,既往有膀胱癌病史的患者不宜服用达格列净[235]。

2015 年 5 月,FDA 发布了一份药品安全通讯警告,称 SGLT2 类药物可能导致酮症酸中毒,如果患者出现了酮症酸中毒的症状和体征,包括困惑、疲劳、呼吸困难、腹痛、恶心或呕吐,应提醒他们就医[236]。这些病例不是典型的 DKA 病例,因为血糖不是很高。在一些病例中,DKA 可能是由重大疾病引发的。FDA 将监控这些药物的安全性,并确定是否有必要改变处方信息。

药物相互作用

卡格列净弱抑制 CYP2B6、CYP2C8、CYP2C9 和 CYP3A4,是 P-gp 的弱抑制剂,是药物转运蛋白 P-gp 和 MRP2 的底物[232]。利福平降低了坎格列净的疗效;因此,卡格列净的剂量可能需要增加。与地高辛联用时,增加地高辛的 AUC(20%)和 C_{max}(36%);因此,应该对地高辛进行适当的监测。

达格列净不抑制 CYP 酶,是 P-糖蛋白(P-gp)活性转运蛋白的弱底物。达格列净的代谢物为 OAT3(有机阴离子转运载体)活性底物;但对 P-gp、OCT2、OAT1 或 OAT3 活性转运蛋白没有任何临床意义。因此,达格列净与这些酶的底物同时服用时不影响其药代动力学。与 UGT1A9 的非选择性诱导剂利福平联用时,可能导致达格列净血清浓度降低,从而导致达格列净疗效降低[233]。

恩格列净不诱导或抑制 CYP450 酶或 UGT1A1;因此,预期它不会与作为 CYP450 通路或 UGT1A1 底物的同时使用的药物发生相互作用[234]。

药效

卡格列净单药组与安慰剂组相比,HbA1c 降低 0.77%~1.03%,空腹血糖降低 27~35mg/dl(1.6~2.1mmol/L),体重下降 2.8%~3.9%[232]。在一项比较达格列净单药治疗和安慰剂的临床试验中,达格列净使 HbA1c 降低 0.8%~0.9%,空腹血糖降低 24.1~28.8mg/dl(1.4~1.7mmol/L)[233]。在一项比较恩格列净单药治疗与安慰剂的临床试验中,恩格列净使 HbA1c 降低 0.7%~0.8%,空腹血糖降低 19~25mg/dl(1.1~1.5mmol/L),体重下降 2.8~3.2%[234]。

剂量和临床应用

SGLT2 类药物可单独或联合应用于配合饮食控制和运动改善2型糖尿病患者的血糖控制。卡格列净的起始剂量为 100mg,每日1次,随第一餐服用;对于需要额外血糖控制且 eGFR>60ml/(min·1.73m²)的患者,可增加至每日 300mg[237]。eGFR 为 45~60ml/(min·1.73m²)的患者,每日1次剂量限制为 100mg,eGFR<45ml/(min·1.73m²)的患者应停止用药[232]。达格列净起始剂量应为 5mg,每日1次晨服,可与食物同服,对于需要额外血糖控制的患者,剂量可能会增加[233]。在使用前监测肾功能,eGFR<60ml/(min·1.73m²)的患者不应使用。恩格列净的初始剂量为 10mg,每日1次晨服,可以与或不与食物同服,可以增加到每日 25mg[238]。对于 eGFR<45ml/(min·1.73m²)的患者,不应开始恩格列净治疗,如果 eGFR 持续低于 45ml/(min·1.73m²),则停止治疗[234]。

其他药物

考来维纶

在 2008 年 1 月,FDA 批准了胆汁酸螯合剂考来维纶

1229

第53章 糖尿病

(Welchol)一个新的适应证,用于作为2型糖尿病的辅助治疗,作为饮食和锻炼的补充[239]。考来维仑的降糖作用机制仍未知。它是一种亲水的不溶于水的多聚物,不被吸收,因此其分布局限于胃肠道[239-242]。其主要不良反应是胃肠道症状(便秘、恶心和消化不良)。以下是其使用的禁忌证:

- 患者甘油三酯水平高于500mg/dl(5.6mmol/L)
- 有肠梗阻病史的患者
- 有高甘油三酯引发胰腺炎病史的患者
- 1型糖尿病患者或用于酮症酸中毒的治疗

因其引起便秘的作用,故禁用于胃轻瘫、其他胃肠道动力异常或做过大的胃肠道手术可能存在肠梗阻风险的患者。药片体积较大可能引起吞咽困难或食管梗阻,因此慎用于吞咽困难或存在吞咽异常疾病的患者。还应慎用于甘油三酯超过300mg/dl(3.4mmol/L)的患者,因为胆汁酸螯合剂会导致血清甘油三酯浓度增加[240-242]。

药物相互作用是使用考来维仑的重要考虑因素,因其会减少一些药物的胃肠道吸收。已知与考来维仑有相互作用的药物(如苯妥英钠、华法林、左甲状腺素、口服避孕药)应该在服用考来维仑前至少4小时服药。格列美脲、格列本脲和格列吡嗪的生物利用度可能受同期给药的影响;因此,这些药物应在服用考来维仑4小时前服用[239]。

与基线相比,考来维仑可降HbA1c水平0.3%~0.4%(比安慰剂降低0.5%)。与二甲双胍或磺脲类药物联合使用时,考来维仑也可降LDL-C水平12%~16%[243]。胆汁酸螯合剂可以使2型糖尿病患者的甘油三酯增加5%~22%,这取决于同时服用哪些降糖药物[239-242]。考来维仑已被批准与二甲双胍、磺酰脲类和胰岛素联用[239]。目前尚未有研究称其可单药治疗或与DPP-4抑制剂联用。其可使血脂异常的患者有额外的获益。剂量一般为6片(625mg)每日1次,或3片每日2次,与饭或水口服。另外,还有3.75g一包、每日1次或1.875g一包、每日2次的口服悬浮液粉,可在110~220g的水、果汁或无糖苏打中溶解,并与餐同服。自从其获批后,用于治疗2型糖尿病仍然很有限。

溴隐亭

甲磺酸溴隐亭,一种麦角衍生物,是速释剂型的多巴胺-2受体激动剂[244]。2009年5月FDA批准可用于2型糖尿病。溴隐亭自1978年上市,曾一度广泛用于治疗帕金森病。溴隐亭控制血糖的机制仍未知。中枢多巴能效应的正常节律在清晨达峰值,已证实其与正常胰岛素的敏感度及糖代谢相关[237]。一种理论认为:在早晨服用溴隐亭会增加中枢多巴能效应,重建与瘦体型人群类似的生理节律。溴隐亭用于治疗糖尿病的推荐剂量是每日0.8mg,每周增加1片,直到达到最大耐受剂量1.6mg至4.8mg为止。于早晨醒后2h与食物同服[244],以减少胃肠道不良反应(如恶心)。溴隐亭降低HbA1c的作用较弱:单药治疗时,HbA1c可较基线降0.1%(较安慰剂降0.4%);联合磺酰脲类或双胍类,HbA1c可降0.5%。常见不良反应包括低血压、头晕、晕厥、恶心、嗜睡、头痛和加重精神系统疾病。溴隐亭在已知对麦角制剂过敏的患者、晕厥性偏头痛患者和哺乳期妇女禁用[244]。溴隐亭是高蛋白结合的,当与其他高蛋白结合

的药物一起使用时,如磺胺类药物、水杨酸酯类药物和丙磺舒,这些其他药物的游离部分可能会增加,改变其不良反应或疗效的风险。溴隐亭可被CYP3A4代谢,因此,在与CYP3A4底物、诱导剂或抑制剂合用时应谨慎。具有多巴胺受体激动剂特性的镇静剂,如奥氮平、氯氮平和齐拉西酮,可能会降低溴隐亭和自身的疗效,因此,不建议同时使用。鉴于轻微的HbA1c降低作用,速释溴隐亭治疗作用非常有限[244]。

2型糖尿病患者的治疗

临床表现

案例53-11

问题1: L.H. 45岁,超重,中心性肥胖的墨西哥裔美国女性(身高165cm;体重75kg;BMI 27.5kg/m²)。3个月前,她的妇科医生为她治疗反复念珠菌感染时,尿常规提示出现糖尿,因此转到糖尿病门诊。随后,她2次分别被查出FPG为150mg/dl(8.3mmol/L)和167mg/dl(9.3mmol/L),HbA1c为8.2%。L.H.否认有多食或多尿的任何症状,但近来她比往常容易口渴。她还主诉乏力嗜睡,常在下午打盹。

L.H.的其他医学问题包括高血压,赖诺普利20mg/d控制良好,以及反复念珠菌感染,目前应用氟康唑治疗。她生育4个孩子(出生体重分别为3.2kg、3.9kg、4.5kg和5.0kg),在末次妊娠时被告知有"临界糖尿病"。她目前在一家当地银行做信贷员,周末用来"补充睡眠"和阅读。L.H.吸烟20年,平均每日1包,偶尔喝一杯葡萄酒。她每日至少喝两杯普通苏打水和每日早上喝一"大"杯橙汁。她的活动包括每日例行的走路(比如走到她的车子)。家族史:姐姐,姑母,祖母均患2型糖尿病;她们都有"体重问题"。L.H.的母亲77岁,体健;父亲于47岁死于突发心脏病。

实验室检查发现FPG 147mg/dl(8.2mmol/L),甘油三酯400mg/dl(4.5mmol/L),HbA1c 8.3%(正常值4%~6%)。所有其他化验值(包括全血细胞计数,电解质,肝功能,以及肾功能检查)都在正常范围。L.H.被诊为2型糖尿病。她的病史和体格检查中有哪些特点支持这一诊断?

L.H.的病史中支持2型糖尿病诊断的特点包括多次测FPG浓度≥126mg/dl(7.0mmol/L),HbA1c≥6.5%,高BMI及中心性肥胖,年龄>40岁,缺乏体育锻炼,糖尿病家族史,墨西哥裔血统。L.H.还有巨大儿分娩史,这提示她可能有未诊断的妊娠期糖尿病,这是女性进展为2型糖尿病的高风险因素。2型糖尿病患者的典型诊断特点还包括常规检查以及提示高血糖的轻微的症状和体征(包括进行性口渴和嗜睡),反复念珠菌感染,高甘油三酯血症,以及心血管疾病迹象(高血压)(参见2型糖尿病部分和表53-1)。

治疗目标

案例 53-11,问题 2: L. H 和其他 2 型糖尿病患者的治疗目标是什么?应监测哪些生化指标?

本章开始时讨论了所有糖尿病患者治疗的一般目标,包括消除高血糖的急性症状,避免低血糖,降低心血管危险因素,预防或延缓糖尿病微血管和大血管并发症的进展。ADA 推荐其他方面健康的 2 型糖尿病的患者应努力达到与 1 型糖尿病患者推荐达到的相同的生化指标(表 53-4 和表 53-5)[7]。制定 L. H. 和其他 2 型糖尿病患者的治疗目标时,应与 1 型糖尿病一样考虑患者的个体特征,例如患者理解和执行治疗方案的能力以及发生严重低血糖反应的风险。ACCORD、ADVANCE 和 VADT 研究的结果显示,伴有心血管疾病或多个心血管疾病危险因素的 2 型糖尿病患者,在制定其降糖目标时应仔细评估。例如,高龄(预期寿命较短),糖尿病病程较长(10 年以上),严重微血管并发症,或合并由于低血糖相关严重后果引起的严重脑血管或冠状动脉疾病,这些患者应制定不那么激进的 HbA1c 的目标值。因此,2 型糖尿病患者的降糖目标应个体化。应强调对所有心血管危险因素进行评估,包括高血压、吸烟、血脂异常以及家族史。

正如在血糖控制与微血管和大血管病变的联系章节中提到的,UKPDS 对 2 型糖尿病的研究具有里程碑式的意义,它的结论指出,良好地控制血糖可以降低发生视网膜病变、肾病的发生风险,并可能降低神经病变的发生风险[35,44,238]。10 年的随访研究证明,尽管常规治疗组随着时间的推移也达到了类似的血糖控制,但与常规治疗组相比,初始采用磺脲类或胰岛素治疗组的患者微血管并发症的总体相关风险仍可降低 24%[33]。同时令人兴奋的是,随着时间的延长可以看到大血管并发症的降低:初始采用磺脲类或胰岛素的患者心肌梗死发生率减少 15%,全因死亡率降低 13%。二甲双胍似乎有更多获益,心肌梗死和全因死亡率下降更显著(分别为 33% 和 27%)。

UKPDS 还发现,积极控制血压也能显著降低微血管并发症、卒中、糖尿病相关死亡、心力衰竭和视力受损的发生率。在 10 年的随访研究中,这些获益随着两组之间血压的差异消失而减少(即严格控制组血压升高,传统治疗组血压降低)[245-247]。这些研究强调了保持良好的血压控制可降低长期并发症发生的风险。

由于 L. H. 相对年轻且没有微血管病变或神经病变的症状,应当尽一切努力使她的血糖正常化以避免发生这些并发症发生。此外,应检查血脂谱,采取措施以使 LDL-C、HDL-C 和甘油三酯水平达到正常。甘油三酯水平通常随血糖浓度的下降和胰岛素的代谢反应改善而得到改善(针对血脂异常的措施将在本章后文中更详尽地叙述)。

监测 L. H. 治疗反应的生化指标包括空腹、餐后和餐前血糖浓度,HbA1c 值,空腹甘油三酯水平,以及 LDL-C 和 HDL-C 浓度。根据 ADA 指南,L. H. 的初始目标为:HbA1c

值 < 7%,FPG < 130mg/dl(7. 2mmol/L),餐后血糖浓度 <180mg/dl(10mmol/L)[7]。

治疗

生活方式干预与以二甲双胍起始的治疗

案例 53-11,问题 3: 应给予 L. H. 的初始治疗是什么?

2 型糖尿病的初始治疗旨在改变生活方式,以降低胰岛素抵抗和心血管疾病的风险。对于 L. H. 和其他超重(BMI,25. 0~29. 9kg/m²)或肥胖(BMI≥30kg/m²)的 2 型糖尿病患者,这项措施包括低热卡、低脂、低胆固醇饮食,规律运动,戒烟(见第 91 章);以及积极处理血脂异常和高血压。由于中心性肥胖与胰岛素抵抗增加相关,应强烈鼓励 L. H. 减少热卡摄入,开始运动和减肥。简单改变饮食(如不喝果汁和苏打水)和进行体育活动对其血糖控制可有很大帮助。应鼓励自我血糖监测(SMBG),并开始进行关于糖尿病严重性和远期后果的教育,这些已在前文"治疗"题目下"医学营养治疗"和"运动"讨论过(表 53-14)。

二甲双胍起始的药物治疗

ADA 推荐大多诊断为 2 型糖尿病的患者的初始治疗为生活方式改善,包括上文提到的。另外,大部分患者诊断时即应开始二甲双胍的单药治疗,如果对二甲双胍不耐受或存在禁忌,可能会应用批准单药治疗的药物,其他替代药物的选择将会在本章稍后进行讨论。

尽管 UKPDS 证明使用磺脲类、二甲双胍和胰岛素的强化治疗降糖效果类似(TZDs 未被研究),但是二甲双胍被作为 2 型糖尿病的首选,特别是对于超重的患者。这是由于二甲双胍是通过减少肝糖输出及改善胰岛素抵抗(间接作用)降低血糖的,而不增加体重或引起低血糖。此外,由于可降低 LDL 及脂肪酸,二甲双胍对改善血脂也有益处。

二甲双胍作为起始治疗的首选的另外一个原因是其不仅可减少微血管并发症的风险,还可减少大血管疾病和死亡率[33]。

此外,在一项 2 型糖尿病患者的观察性研究中发现,对既往存在冠心病、脑血管疾病或周围动脉疾病的患者,短短 2 年的随访就可以看到二甲双胍与明显降低的全因死亡率(22%)相关[243]。二甲双胍也成为一种新兴的可能减少癌症风险的药物,可能归因于它激活 AMPK 通路,抑制肿瘤形成。到目前为止,仅有动物模型和人体观察性研究的证据[248]。

速释二甲双胍的缺点是其需要每日多次服用,且为了减小胃肠道反应剂量也需逐渐调整。在剂量确定后,可以换用每日 1 次的长效制剂。或者,缓释二甲双胍可以每日 500mg 剂量起始,逐渐滴定至耐受剂量。在起始治疗前应评价肾脏功能。L. H. 没有可以使她产生最严重不良反应的任何禁忌证(肾或肝功能异常,心肺疾病,饮酒史),比如乳酸酸中毒(见案例 53-16,问题 2)。因为 L. H. 有典型的胰岛素抵抗综合征特征,而且没有禁忌证,她应当开始使用二甲双胍。她的糖化血红蛋白必须降低 1.3% 才可以达到 <7% 的目标,二甲双胍可以实现。当然,她生活方式的任何改变都将进一步降低糖化血红蛋白。L. H. 应该服用二甲双胍 500mg 每日 2 次,随餐。

二甲双胍剂量的调整

案例 53-11,问题 4:开始给 L. H. 应用二甲双胍 500mg,每日 2 次,随餐服用,并指导她 1 周后加量至每早 500mg,每晚 1 000mg。3 日后,他打电话给诊所说她有恶心和腹泻。她说她是空腹服用的,该如何处理 L. H. 的症状?

消化道不适,如腹泻、腹胀、厌食、腹部不适、恶心以及口中金属味,常随时间推延而消失,并且可通过减小二甲双胍的初始剂量(500mg 或 850mg 早餐时或每日最大主餐单次服用)来减轻。随餐服用二甲双胍可以明显减少胃肠道不良反应。剂量应缓慢增加(例如 500mg/d,每 2 周增加 1 次)直至达到合适的临床疗效或患者已服用最大剂量(1 000mg 每日 2 次或 850mg 每日 3 次)。因此,L. H. 的二甲双胍剂量应减为每日 500mg 随最大主餐服用,并且在数周的时间内更缓慢地加量。二甲双胍通常每日 2~3 次给药(长效配方为每日 1 次随晚餐服用)。如果一个患者能耐受 1 000mg 剂量或每日 1 次缓释制剂,基于依从性目的,我们首选每日 2 次给药。如果她仍有消化道症状,另一种方法是使用二甲双胍缓释片;小型研究已经证明与速释剂型相比较缓释片可改善患者耐受性[249]。这些片剂的缺点是它们体积比较大。而且患者还抱怨二甲双胍有鱼腥味[250],在某些仿制制剂似乎更明显。如果患者因此停止服药,可以选择缓释片,耐受性可能更好。

二甲双胍治疗的监测

案例 53-11,问题 5:应该如何监测 L. H. 的二甲双胍治疗?

和其他药物一样,应鼓励 L. H. 在家中监测血糖浓度(见案例 53-14,问题 6),并每季度监测 1 次 HbA1c 直到稳定在 <7% 的水平。二甲双胍治疗的优点还包括血脂谱的改善和体重减轻。起初应重视胃肠道不适,虽然乳酸酸中毒可能性不大,但应提醒 L. H. 若突发气短、乏力、精神不振,需立即告知医师引起注意。应测定 L. H. 的基线血肌酐、肝功能以及全血细胞计数,并每年复查 1 次。二甲双胍可以降低维生素 B_{12} 吸收,并与维生素 B_{12} 水平降低(在一个研究中,使用 4 年之后 19% 患者出现)和真正的缺乏相关[251]。因此,长期使用时应每 2~3 年监测 1 次维生素 B_{12} 水平。

2 型糖尿病的自我血糖监测

案例 53-11,问题 6:L. H. 想知道如何进行血糖测定。SMBG 测定的优缺点是什么?L. H. 应在何时、以何频率测定其血糖浓度?

每日实施 SMBG 对于像 L. H. 这样的患者很重要,可以评估疗效,对饮食、运动以及药物治疗进行调整。缺点包括检测花费,医师和患者对 SMBG 的益处和恰当使用认识不足,患者对取血的心理和生理上的不适,以及不太方便。然而,随着当今测量仪器的发展和对患者的适当教育,大多数潜在障碍可以被克服。

ADA 提出对所有采取饮食或口服药物治疗的 2 型糖尿病患者来讲,SMBG 是非常实用的指导,尽管没有足够的证据证明自我监测的最佳频率以及经济成本效益。尽管一项关于非胰岛素治疗的 2 型糖尿病患者 SMBG 效果的 meta 分析结果显示患者整体的 HbA1c 降低了 0.4%,而其他研究却未显示受益[252,253]。2 型糖尿病患者的 SMBG 研究通常是有限的,因为应用了多重干预,例如患者教育、饮食、药物调整等。然而,这些研究未能证明获益的一个主要原因就是,并没有教育患者如何处理测得的血糖值(比如如何应对低血糖),监测到的血糖值仅仅用于医师调整治疗[253]。

大多数 2 型糖尿病患者应考虑进行 SMBG,尤其是那些正在学习调整碳水化合物摄入量和分量大小,且想知道药物和生活方式改变是如何更好地控制血糖的人群。尽管不那么划算,但是持续 1 周,每日测定 4 次血糖,分别在三餐前和睡前,能帮助患者观察自己的血糖规律。随后,当 HbA1c 达标后,测血糖可以减少频次。但分别在每日中不同时间测定其空腹、餐后以及睡前血糖值可以评价血糖变化规律。ADA 强调,加强患者对测定技术的教育和说明,对这一监测工具的成本效益至关重要。患者必须学会如何对血糖变化规律做出回应,以及如何调整自己的生活方式,以获得更好的效果。

降糖药物的临床应用

案例 53-11,问题 7:L. H. 非常积极地改善血糖控制,因为她的祖母由于糖尿病而"失去了一条腿",她的姑母因"肾衰"而进行透析。她正在服用二甲双胍 1 000mg 每日 2 次,自己声称可以很好地耐受(偶尔有一些胃部的不适,但可以耐受)。她很骄傲地记得每日按要求服用二甲双胍。一位营养专家建议她每日摄入 1 800cal 热量,步行 45 分钟,每周 3 次。3 个月后,L. H. 减轻了 2.7kg。她停止每日喝苏打水以及果汁,但是每餐吃些面包或两个大玉米饼。她承认吃的绿色蔬菜有些少。她没有完成每周步行 3 次的任务,大多数时候她只能每周步行 1 次。尽管她的 FPG 降至 130mg/dl(7.2mmol/L),大多数时候她的餐后血糖都 >180mg/dl(10.0mmol/L)。她的 HbA1c 为 7.4%,空腹甘油三酯水平为 260mg/dl(2.9mmol/L)。她的治疗应该如何调整?当确定下一步治疗药物时,应考虑哪些因素?

L. H. 糖化血红蛋白已经降低了 0.9%。然而她并没有完全执行生活方式的干预。虽然她已经不喝果汁和普通苏打水,但她可以通过减少碳水化合物摄入,改食全麦面包并增加蔬菜的摄入量进一步改善饮食并降低她的 PBG [<180mg/dl(10.0mmol/L)]。她还可以增加运动至每周至少 3 次。尽管 HbA1c 不小于 7%,合理的方法是,在改变她

的药物治疗之前继续服用二甲双胍 1 000mg 每日 2 次,并加强生活方式调整。

添加降糖药对降低 HbA1c 的作用依赖于血糖基线水平。61 项临床试验的多元回归分析评估了五类的口服制剂的疗效(磺脲类、格列奈类、二甲双胍、噻唑烷二酮类和 α-葡萄糖苷酶抑制剂)[254]。基线 HbA1c 与空腹血糖,以及用药后二者的平均下降幅度显著相关。基线 HbA1c 和空腹血糖高的组可观察到更大幅度的下降。此外,口服制剂的 meta 分析显示,基线 HbA1c 每高出 1%,治疗 6 个月的预测 HbA1c 降低幅度增加 0.5%[255]。总的来说,起始非胰岛素的单药治疗后,HbA1c 通常会降低 1%~1.25%[256]。

如果 L. H. 通过生活方式干预 HbA1c 不能降至 7% 以下,下一步是添加第 2 种降糖药物。随着具有独特作用机制的新药被引进市场,为 2 型糖尿病治疗选择药物已变得更加复杂。在为 2 型糖尿病患者选择初始口服药物时需要考虑多个方面。如同所有的治疗决策一样,临床医师必须将自己的药物知识(例如药物的效力、安全性、低血糖风险、体重增加、其他不良反应、给药途径和价格/医院处方集)与患者的特点(例如血糖控制水平、器官功能、其他并发症和合用药物、对复杂药物方案的依从能力,医疗保险覆盖范围)相结合来对药品作出选择[257]。当前的 HbA1c 水平和使 HbA1c 达标所需要降低的幅度是主要的因素。还需要记住那些报告不同降糖药物的平均降糖效果的研究;一些患者的反应超过平均水平而一些患者的反应则达不到。

表 53-25 比较了用于治疗 2 型糖尿病的降糖药的效果、优点和缺点,以及对特定患者在基础方案上可以选择的联合用药。

AACE 指南推荐如果 HbA1c>9% 且有高血糖症状应考虑启动胰岛素治疗(通常为基础胰岛素)[39]。ADA 指南推荐根据患者血糖水平和是否有症状选择[7]。HbA1c>9% 时可以考虑二联治疗,HbA1c>10% 时则强烈建议二联治疗。医师应该避免不必要的复杂的治疗方案,因其会使患者困惑,增加药物费用,并让临床医师难以评估单一药物对整体治疗效果的贡献。

ADA 推荐的初始治疗为生活方式改变和二甲双胍单药治疗。如果患者不能耐受二甲双胍,可应用其他任何一种批准的单药治疗。这些药物包括磺脲类、噻唑烷二酮类、DPP-4 抑制剂、SGLT-2 抑制剂、GLP-1 受体激动剂以及胰岛素。本章稍后将会讨论适宜的药物选择。如果单药治疗 3 个月,患者血糖仍未达标,可加用第 2 种药物。如果两种药物治疗 3 个月后患者血糖仍未达标,可加用第 3 种药物。如果 3 种药物治疗 3 个月,血糖仍未达标,则应考虑不同种类的药物或者基础胰岛素方案[7]。

为二甲双胍选择一个替代药物作为单药治疗

案例 53-11,问题 8: 如果 L. H. 不能耐受二甲双胍,她可以考虑其他哪种降糖药作为单药治疗?

虽然 ADA 推荐二甲双胍联合生活方式改善作为一线治疗。但其他降糖药物也被批准用于单药治疗。L. H. 是一个典型的超重 2 型糖尿病患者,并具有心血管病的早期

证据(高血压),但没有微血管并发症的证据。她的肝脏、肾脏和肠胃功能是正常的。像 L. H. 这样的患者有不同程度的 β 细胞功能障碍和组织胰岛素抵抗。这些个体的脉冲式胰岛素分泌和第一相胰岛素释放是缺失的,胰腺对高葡萄糖浓度(糖毒性)不能感知或反应不足。由于靶组织对胰岛素反应是降低的,肝糖输出一般是增加的,而且外周对葡萄糖利用可能需要更高浓度的胰岛素水平。和其他降糖药比胰岛素更容易导致体重增加和低血糖,因而通常作为联合治疗药物,除非诊断时初始 HbA1c 非常高(>10%)或存在酮尿[7]。

阿卡波糖由于需要缓慢加量来减轻消化道反应而不被选用;然而有趣的是,像 L. H. 这样的墨西哥裔患者似乎较少发生腹胀和腹泻。而且由于阿卡波糖对降低 FPG(20~30mg/dl)(1.1~1.7mmol/L)和 HbA1c(0.5%~1.0%)的效果不如其他药物显著,故对于 HbA1c≥8.5% 的患者不易使生化指标达标。

吡格列酮也可单独应用,而且与二甲双胍相似,都不易引起低血糖,但可能引起体重增加和水肿。从好的方面来看,TZD 比二甲双胍和磺脲类药物有更好的“降糖持久性”。在一项纳入了 4 360 名 2 型糖尿病患者的双盲、随机、对照试验中,以 FBG 大于 180mg/dl(10.0mmol/L)作为单药治疗失败的标准,评估了罗格列酮、二甲双胍和格列本脲[糖尿病结局进展研究(A Diabetes Outcome Progression Trial, ADOPT)][257]。患者的中位治疗时间为 4 年。Kaplan-Meier 分析表明罗格列酮的 5 年累计失败率为 15%,二甲双胍为 21%,格列本脲为 34%(P<0.000 1)。对这一有利于罗格列酮的结果的解释是其延缓了 β 细胞的功能衰竭。从消极的一面看,TZD 与多种不良反应相关,包括骨折和心衰风险增加[258]。TZD 导致心力衰竭风险增加约 2 倍,因此禁用于 NYHA 心衰 Ⅲ~Ⅳ 级[185,187]。在 ADOPT 延长期研究中,罗格列酮与体重增加平均 4.8kg 相关,而二甲双胍组体重下降了 2.9kg,格列本脲组的患者第 1 年期间平均体重增加 1.6 公斤,此后体重保持稳定[257]。同时也发现 TZD 降低骨质密度并增加骨折风险。考虑大 TZD 的不良反应和其他药物的可获得性,TZD 已不作为首选。

西格列汀,沙格列汀和艾塞那肽已被批准用于单药治疗,但也用于联合治疗。然而 DPP-4 抑制剂单药可用于不适宜其他口服药的患者(如二甲双胍对于肾功能不全,或吡格列酮对于严重心力衰竭)。GLP-1 受体激动剂在肥胖患者中可能更有帮助[7,39]。需要注意的是,AACE 推荐,二甲双胍不能作为首选时,优先推荐 GLP-1 受体激动剂[39]。

最后,我们不应忘记,在新药上市之前,磺酰脲类一直被成功地用于治疗肥胖的 2 型糖尿病患者。尽管这类药物相对有效(HbA1c 平均降低 1%~1.5%),但是这些药物仍然存在一些问题,比如不利的不良反应(低血糖和体重增加),持续时间问题,以及对血脂的不利影响。虽然因此这类药物的应用已不作为首选,但它们是有效的,并且当经济成为问题时常常应用此类药物(表 53-26)。

目前也有一些由两个口服制剂组成的复方制剂产品。尽管其中多种药品都被批准作为一线治疗,跳过了单药治疗,因此,当患者已经开始两药治疗或为了提高依从性或降

低成本必须简化治疗方案时,可以考虑应用此类药物。

基于上述讨论,我们首选二甲双胍作为 L. H. 的初始治疗药物。

案例 53-12

问题1:N. H. 是一个肥胖的 46 岁男性(BMI 33kg/m²),有 2 型糖尿病和高脂血症病史。患者诉乏力、夜尿增多。N. H. 有 15 年吸烟史,每日 2 包,诊断 2 型糖尿病后戒烟。有强冠心病(CHD)家族史。3 个月以前患者就诊时记录的 HbA1c 为 7.6%,确诊为 2 型糖尿病。肝肾功能在正常范围。现用药物包括赖诺普利和阿托伐他汀。N. H 初始服用二甲双胍,但因胃肠道症状(稀便)停用,他拒绝再次试用这种药物。对 N. H 下一步单药治疗的合理选择是什么?

不幸的是,N. H 不能耐受二甲双胍。虽然如果患者随餐服用二甲双胍并缓慢增加剂量,这种情况并不常见,但确有部分患者不能耐受胃肠道不良反应。N. H 甚至拒绝考虑再次试用。尽管考虑到他较低的年龄和较长的预期寿命,HbA1c 低于6.5%更好,但对 N. H 来讲,其 HbA1c<7%的目标也是合适的,因此,仅 N. H 的 HbA1c 需再降低 0.6%~1.1%。

N. H 的体重指数为 33kg/m²,合并高血压、血脂异常,即具有多个代谢综合征和胰岛素抵抗的组合(见发病机制部分)。磺脲类或胰岛素不是 N. H. 下一步治疗的最佳选择,因为对血脂并无额外益处,且通常与体重增加和低血糖相关。而且他的 HbA1c 还没有高到需要胰岛素治疗的程度。但我们承认部分磺脲类药物仍是最便宜的口服降糖药,这对一些患者的初始治疗选择来讲可能是一个重要的因素。阿卡波糖单药治疗不太可能获得接近正常的血糖。鉴于他很肥胖,很可能有胰岛素抵抗,尽管吡格列酮改善外周组织对胰岛素的反应以及血脂水平,但由于其副作用我们会避免使用(见案例 53-11,问题 8,和案例 53-15)。对于N. H 来说,GLP-1 受体激动剂、DPP-4 抑制剂或 SGLT-2 抑制剂都是合理的选择,因为其不增加体重(GLP-1 受体激动剂和 SGLT-2 抑制剂甚至会降低体重)。

对于 N. H. 来说,GLP-1 受体激动剂如利拉鲁肽是一个合理的选择。GLP-1 受体激动剂联合生活方式改变应该能使他的 HbA1c 达标。利拉鲁肽的起始剂量为 0.6mg/d,1周后增加至 1.2mg/d 的治疗剂量,有些患者甚至需要1.8mg/d 才能使血糖达标。应告知 N. H. 可能的胃肠道反应,这应该会随时间消失,以及罕见的胰腺炎风险(如果他有持续的严重腹痛向背部放射和呕吐,应停药并通知医师)和严重的过敏反应。

N. H. 通过改变生活方式联合西格列汀的治疗成功地将 HbA1c 降至 6.4%。他通过步行和减少高脂肪食物摄入成功减掉 4.5kg 体重。

3 个月前 N. H. 戒烟了。吸烟已被证明增加空腹血糖受损和 2 型糖尿病的风险[259,260]。其机制被认为与增加胰岛素抵抗和氧化应激,以及减少胰岛素分泌有关。吸烟还会增加糖尿病患者微血管和大血管并发症的风险[261]。因此,应当祝贺 N. H. 戒烟,并通过随访鼓励他继续戒烟(见第 91 章)。

口服降糖药单药治疗失败

发生机制

案例 53-13

问题1:Q. R. ,68 岁女性,身高 155cm,体重 70kg(BMI29.3kg/m²),有 8 年 2 型糖尿病病史,通过控制饮食,运动和二甲双胍治疗。根据就诊记录,她最初的 5 年血糖控制较好(HbA1c 6.7%~7.2%)。在她的血糖控制不好[FPG 130~160mg/dl(7.2~8.9mmol/L),HbA1c 7.5%~8.5%]时,二甲双胍的剂量由最初的 500mg 每日 2 次增加到现在的 1 000mg 每日 3 次。最近的图表记录显示Q. R. 主诉食欲下降和乏力。她现在的 HbA1c 为 8.4%。其他问题包括高血压(用氢氯噻嗪 25mg/d 治疗)和轻度周围神经病变(用对乙酰氨基酚 500mg 每日 2 次治疗)。她的估算肾小球滤过率为 70ml/min。

这次就诊时,你熟悉的 Q. R. 看上去无精打采。她的血糖记录通常是非常细致的,这次却不完整。血糖持续超过 200mg/dl(11.1mmol/L),范围在 202~340mg/dl(11.2~18.9mmol/L)。从病史中发现她的丈夫去年过世,她的一个成年子女最近被诊断为疾病的晚期。哪些因素造成了 Q. R. 的血糖控制不佳?

几项因素可能在过去 1 年中造成了 Q. R. 血糖控制情况的恶化,以及对最大剂量二甲双胍反应性的明显缺乏(从血糖升高、HbA1c 升高、精神萎靡和体重减轻可以看出)。单药治疗失败(也叫继发失效)的特征是开始(几个月至几年)治疗效果良好,随后血糖的控制程度进行性恶化。失败的原因可能与胰腺功能进行性衰退、对饮食、运动和药物的依从性变差以及诸如体重增加、疾病或药物(例如非典型的抗精神病药和糖皮质激素)等外源性致糖尿病性因素有关。

2 型糖尿病是一个逐步进展的疾病,经常需要联合用药治疗。UKPDS 证实了单药治疗失效代表了 2 型糖尿病的自然进程。在这项研究中,只有 16%~19%的患者单纯通过控制饮食在 3 年后仍能达到了 FPG<108mg/dl(6.0mmol/L)和 HbA1c<7%。到第 9 年只有 9%的患者可以仅依靠控制饮食维持他们的血糖控制目标。研究者发现不管初始选择哪种药物(格列本脲、氯磺丙脲、二甲双胍或胰岛素),继发失效的发生率是相同的。所有的单药治疗组在研究结束时都需要加用其他药物[262]。在第 3 年,被随机分配到单药治疗组的患者只有不到 55%能保持 HbA1c<7%,而到第 9 年时,这一数字下降至 25%。在 ADOPT 研究中,通过单独使用罗格列酮、二甲双胍、格列本脲而使 HbA1c维持在<7%的时间分别是 60、45 和 33 个月[257]。血糖恶化的原因可能和 2 型糖尿病自然进展中 β 细胞功能逐渐下降有关。

Q. R. 在使用治疗剂量二甲双胍单药治疗反应好的 5年后,血糖控制情况开始恶化,这与 2 型糖尿病自然进展是一致的。然而来源于她生活状况改变的压力和抑郁毫无疑问加剧了这一问题。后者可能导致了她对饮食、运动和药物治疗依从性的变化,这一问题应当会随着时间推移和适当的措施而逐渐缓解。2 型糖尿病增加女性患者抑郁的风险。有证据显示在女性中糖尿病和沮丧之间存在双向关联[263]。虽然氢氯噻嗪可以引起高血糖，但 Q. R. 所用的剂量很少有代谢不良反应发生。

单药治疗失败的处理

> **案例 53-13,问题 2：** 应如何治疗 Q. R.？她应该增加哪种降糖药是最合适的？

Q. R. 表现得很抑郁（如无精打采、情感淡漠）。她的这一情绪始自她丈夫去世。必须通过一切努力改善 Q. R. 的抑郁情绪，因为在到她的状况得到改善之前，她可能不会有效地执行针对糖尿病的更积极的治疗。她可以利用的资源包括她的家人、心理治疗师和社会工作者。

单药失效的治疗包括找到并纠正致糖尿病性因素并改变药物治疗方案。当任何药物发生继发失效时，应增加一种药物而不是换用另一种药物，除非患者对不良反应不耐受或由于禁忌证不能继续使用这种药物。一项研究评估了磺脲类失效人群单用二甲双胍和二甲双胍联合磺脲类的治疗效果，结果支持上述观点。用二甲双胍取代格列本脲不会使血糖控制发生任何显著性变化，但格列本脲联合二甲双胍确实可以改善血糖水平[264]。很多口服降糖药可以联合使用，但他们必须具有不同的作用机制。例如，磺脲类和格列奈类联合使用是不合理的（如瑞格列奈和那格列奈），因为它们都是胰岛素促泌剂。对于 Q. R. 来说，可以和二

甲双胍联用的药物包括：胰岛素促泌素（磺脲类或格列奈类），阿卡波糖，噻唑烷二酮类（吡格列酮），DPP-4 抑制剂（西格列汀、利格列汀、阿格列汀或沙格列汀），SGLT-2 抑制剂（卡格列净、达格列净、恩格列净）或 GLP-1 受体激动剂（艾塞那肽、艾塞那肽缓释制剂、阿必糖肽、度拉鲁肽或利拉鲁肽）。这类人群应用 SGLT-2 抑制剂应谨慎，因为可引起生殖器霉菌感染和尿路感染。

表 53-25 总结了 FDA 批准的联合治疗药物。你也可以在这个时候加用胰岛素治疗。然而，由于 Q. R. 可以通过增加非胰岛素药物有效地将糖化血红蛋白降低到 <7%，所以我们建议在 Q. R. 的治疗中使用两种非胰岛素降糖药物。

总之，像 Q. R. 这样的患者，对二甲双胍最大有效剂量没有反应时应开始联合用药。

口服降糖药的联合应用

> **案例 53-13,问题 3：** 如预先所料，此时 Q. R. 拒绝考虑采用胰岛素治疗。那么应该如何联合应用口服药物呢？

不同作用机制的药物联合应用可以使疗效叠加。降糖药的联合应用不存在哪种联合疗效最好，很多降糖药都可以选择。如上所述，治疗药物的选择应该考虑患者的器官功能及降低多少 HbA1c 值才能达到个人的降糖目标，以及某种药物单独或联合应用时可能的不良反应、费用及患者的选择。

表 53-27

已经使用二甲双胍的 2 型糖尿病患者联用非胰岛素类降糖药的疗效[265]

与安慰剂相比	已经使用二甲双胍的病患者联用非胰岛素类药物与安慰剂相比，改变 HbA1c、体重和低血糖方面的疗效					
	HbA1c 改变（%）		体重改变（kg）		总低血糖	
	试验数量	WMD（95%CI）	试验数量	WMD（95%CL）	试验数量	RR（95%CI）
所有药物	20	−0.79（−0.90~−0.68）	12	−0.14（−1.37~1.65）	19	1.43（0.89~2.30）
SFU	3	−0.79（−1.15~−0.43）	2	−1.99（0.86~3.12）	3	2.63（0.76~9.13）
格列奈类	2	−0.71（−1.24~−0.18）	2	−0.91（0.35~1.46）	2	7.92（1.45~43.21）
TZD	3	−1.00（−1.62~−0.38）	1	−2.30（1.70~2.90）	2	2.04（0.50~8.23）
AGI	2	−0.68（−1.11~−0.19）	1	−1.80（−2.83~−0.077）	2	0.60（0.08~4.55）
DPP-4 抑制剂	8	−0.79（−0.94~−0.63）	4	−0.09（−0.47~0.30）	8	0.67（0.30~1.50）
GLP-1 激动剂	2	−0.99（−1.19~−0.78）	2	−1.76（−2.90~0.62）	2	0.94（0.42~2.12）

与安慰剂相比	已经使用二甲双胍的患者联用非胰岛素类药物和安慰剂与 HbA1c 基线相比，改变 HbA1c 的疗效	
	HbA1c 基线	
	<8%WMD（95%CI）	≥8%WMD（95%CI）
SFU	−0.57（−0.75~−0.39）	−0.97（−1.35~−0.62）
格列奈类	−0.44（−0.85~−0.04）	−0.65（−1.10~−0.26）
TZD	−0.62（−0.88~−0.39）	−1.02（−1.39~−0.69）
AGI	NR	−0.65（−1.07~−0.24）
DPP-4 抑制剂	−0.51（−0.69~−0.34）	−0.89（−1.11~−0.68）
GLP-1 激动剂	NR	−0.99（−1.36~−0.63）

结果来自一组混合治疗比较的 meta 分析。AGI，α-葡萄糖苷酶抑制剂；CI，置信区间；DPP-4，二肽基肽酶-4；GLP-1，胰高血糖素样肽-1；NR，没有报道；RR，相对风险；SFU，磺脲类药物；TZD，噻唑烷二酮类；WMD，加权平均差。

一项联合用药的对比 meta 分析评估了在使用固定剂量的二甲双胍基础上联合二线降糖药的效果[265]。同时也确定了体重增加和低血糖的风险。这个分析共纳入了 27 个随机对照研究,平均研究周期是 32 周。表 53-27 总结了这些研究结果。另外,研究发现 HbA1c 水平的变化取决于 HbA1c 的基线值,正如前面所讨论的那样(见案例 53-11,问题 7),基线 HbA1c≥8% 时,其变化更大。

Q. R. 关心她的药物费用,贵重药物在她的保险范围内有更高的自付率。如果可能的话,Q. R. 想继续使用口服药物。因为她已经绝经了,我们会避免使用噻唑烷二酮类药物,因其会增加骨折的风险。考虑到 α-葡萄糖苷酶抑制剂有严重的胃肠道不良反应,我们倾向于避免同时使用。只有 DPP-4 抑制剂是自费药。所以仿制药是一个选择。因此,给她开始每日口服 2mg 格列美脲。

口服降糖药的联合应用

案例 53-13,问题 4: Q. R. 格列美脲的剂量增加到了每日 4mg,并同时继续二甲双胍 1 000mg 每日 2 次治疗。这种方案大约改善了她 12 个月的 FPG 和 HbA1c[(FPG 120 ~ 150mg/dl(6.7 ~ 8.3mmol/L),目前的 HbA1c 7.6%]。尽管一再告知,但她还是拒绝起始胰岛素。她听说一种新的注射类降糖药物,这种药物可以减肥,故而询问她是否适合应用。显然,Q. R. 指的是 GLP-1 受体激动剂,艾塞那肽、艾塞那肽缓释制剂、阿必鲁肽、度拉鲁肽和利拉鲁肽,只有艾塞那肽在她的健康处方内。

当两种口服药物联合应用下 HbA1c 仍然不达标时,医师通常在选用胰岛素之前加用第 3 种口服降糖药。虽然这是诱人的,但这取决于患者目前的血糖控制水平,这种做法只是延迟了胰岛素的使用,但胰岛素对于 HbA1c 达标可能是必需的。然后,因为 Q. R. 的 HbA1c 水平已经接近<7%,尝试第 3 种非胰岛素类降糖药是合理的。虽然格列美脲的最大剂量是 8mg/d,但在临床疗效上和每日 4mg 几乎没有区别。因此,增加格列美脲到每日 8mg 难以实现她的血糖目标[266]。

艾塞那肽已批准作为单药治疗,也可以用于单独服用二甲双胍、磺脲类或 TZD 类,或二甲双胍联合 TZD、二甲双胍联合磺脲类都是可以的。当用于二甲双胍联合磺脲类药物治疗的患者,艾塞那肽 10μg 每日 2 次可使 HbA1c 较基线下降 0.8%[258]。因此,对于 Q. R. 来说,使用艾塞那肽可使她的 HbA1c 降至 7% 以下。磺脲类联合艾塞那肽可增加轻度至中度低血糖的风险(与磺酰脲类和二甲双胍联合时是 28%,与磺脲类单药联合是 36%)[258,267]。大多数医师在起始使用艾塞那肽时都会减少磺脲类药物的剂量,然后根据患者对艾塞那肽的反应做出调整。

Q. R. 开始应该艾塞那肽 5μg 每日 2 次皮下注射,在 2 次主餐前 60 分钟内注射,至少间隔 6 小时。应告知她艾塞那肽最常见的不良反应是恶心;44% 的患者将出现恶心,但在临床试验中只有 3% 的停药率。为了避免出现低血糖,格列美脲应该减少到每日 2mg 或 3mg。1 个月后,如果她可以耐受艾塞那肽,剂量应该增加到 10μg 每日 2

次皮下注射。使用 10μg 剂量的 3 个月内她需要监测 HbA1c。艾塞那肽(和 DPP-4 抑制剂相比)的优势就是可以减重。在一个 30 周的盲法研究中显示在服用磺酰脲类和二甲双胍基础上加用艾塞那肽 10 微克的剂量,患者平均可以减重 1.6kg[258]。在艾塞那肽的 3 个开放标签、不设对照的试验中,在使用艾塞那肽的 3 年里,体重会逐渐减轻 5.3kg 并维持[268]。

应告知 Q. R. 艾塞那肽罕见的胰腺炎风险。同样,如果她的恶心导致液体摄入量明显减少,她应该联系医师。FDA 收到过艾塞那肽导致肾功能不全和肾衰竭的病例,可能是由于艾塞那肽的胃肠道不良反应使得液体摄入量减少而导致脱水(例如:恶心、呕吐和腹泻)[214]。如果患者有明显的胃肠道副作用,液体摄入量减少,或既往有肾功能不全,应该密切监测 SCr[214]。中度肾功能不全的患者使用艾塞那肽需谨慎,在 CrCl<30ml/min 的患者中不推荐使用艾塞那肽。

一小部分患者会形成抗艾塞那肽抗体。如果抗体滴度高,血糖控制改善就无法达到。如果使用艾塞那肽时血糖控制恶化或未能达标,需要考虑到形成阻断性抗体是可能的原因之一。如果这种情况发生了,换为另一种 GLP-1 受体激动剂或艾塞那肽缓释制剂可能是合理的。重要的是任何一种可获得的 GLP-1 受体激动剂对于 Q. R. 的初始 GLP-1 受体激动剂治疗都是可选的。讨论应包括依从性、有效性、安全性和经济性。

降糖药和胰岛素联合使用

案例 53-13,问题 5: 如果 Q. R. 愿意使用胰岛素治疗,为什么胰岛素与其他降糖药联合使用是合理的? 胰岛素如何与口服药物联合应用? 这种联合应用是否比单独用胰岛素更有效?

大多数 2 型糖尿病患者最终需要胰岛素。胰岛素与各种口服降糖药的联合使用已被广泛评估,但研究的干预措施不同。在一些研究中,对使用一种或联用几种口服降糖药物血糖控制不佳的患者,加用每日 1 次的中或长效胰岛素或每日 1~2 次的预混胰岛素制剂观察疗效。评估的主要终点包括血糖控制情况(例如 HbA1c、FPG)和胰岛素剂量减少的程度。DeWitt 和 Hirsch 对这些研究发表了一篇综述,读者们可以参考这篇出色的文章[93]。基于 ACCE 算法,可以考虑胰岛素和口服降糖药的联合使用,尤其是当糖化血红蛋白>9.0% 时。

在开始胰岛素之前,重要的是对血糖变化规律进行评估[126]。

■ 空腹高血糖,可以在每日中好转或持续存在。对 2 型糖尿病患者,这是更典型的血糖变化,对于这种患者下一步最适合给予夜间基础胰岛素。
■ 空腹血糖达标,日间血糖高。在 2 型糖尿病患者中是不太常见的,这种患者下一步治疗最适合给予餐时胰岛素(见案例 53-13,问题 6)。

对 Q. R. 来说,最合理的治疗方案是在二甲双胍和格列美脲的基础上加用基础胰岛素,且一旦胰岛素达最佳剂量后或许可以停用格列美脲。相较于单用胰岛素治疗，在口服药失效后加用胰岛素的优势包括[93]：

- 可以使用更低胰岛素剂量，减少了体重增加和低血糖发生。
- 可选择更简单的单剂量胰岛素方案（相比：单一疗法联合于单纯胰岛素）。
- 降低空腹血糖可改善一整日的血糖。因为和用餐相关的血糖变化，是在一个较低值的基础上叠加。此外，较低血糖值可以改善 β 细胞对血糖的反应性，提高组织对胰岛素的敏感性。

然而，降低血糖浓度是首要任务，不要一直想着使用小剂量的胰岛素。Q. R 应该在睡前使用 10U 或 0.2U/kg 的精蛋白锌胰岛素或基础胰岛素。这个剂量是基于多个研究的经验用药（0.1~0.2U/kg）[269]，保守的估算基础胰岛素用量大约是 0.5U/h（Q. R. 的体重 70.5kg）。剂量选择也应考虑到 Q. R. 可能自己分泌的一些基础胰岛素，且格列吡嗪还有一些残余刺激胰岛素分泌的作用。基础剂量应根据连续 3 日的 FPG 逐渐增加。常用的方法称为"treat-to-target"法则[92,270]。

空腹血糖/[mg/dl (mmol/L)]	基础胰岛素的剂量调整/U
≥180(10)	8
160~180(8.9~10)	6
140~159(7.8~8.8)	4
120~139(6.7~7.7)	2
100~119(5.6~6.6)	1
80~99(4.4~5.5)	维持原量
60~79(3.3~4.4)	−2
<60(3.3)	−4 或更多

或者，基础胰岛素的剂量可以每 3 日增加 2U，直到 FPG 达到目标范围（80~130mg/dl）（4.4~7.2mmol/L）；如果 FPG>140~180mg/dl（7.8~10.0mmol/L），可以加量更快（如每 3 日 4U）[269]。如果发生低血糖或 FPG<70mg/dl（3.9mmol/L），剂量应该减少至少 4U，或 10%（如果剂量>60U），需要注意的是，U300 甘精胰岛素以及 U100 和 U200 德谷胰岛素滴定速度最快不低于 3~4 日。如果 3 个月后血糖没有改善，应该加用餐前胰岛素或一种 GLP-1 受体激动剂（见案例 53-13，问题 6 和 7）。此种情况下通常停用胰岛素促泌剂（例如在 Q. R. 案例中的格列美脲），但二甲双胍可以保留。

对 Q. R. 来说另一种选择是停止磺脲类药物，并开始单纯胰岛素治疗，类似于 1 型糖尿病的治疗。据观察，像 Q. R. 这样的患者，这个选择也是合理的，因为随着 β 细胞的破坏，她需要进行胰岛素治疗。此外，单纯胰岛素治疗可能更便宜，比口服降糖药联合胰岛素治疗更易于评估。然而，许多临床医师使用单次基础胰岛素联合口服降糖药来

作为最终单纯使用胰岛素治疗的过渡，尤其是对那些不愿意每日多次注射胰岛素的患者。在胰岛素抵抗的情况下，如 2 型糖尿病，如果可能应优先继续二甲双胍治疗。

单独应用胰岛素治疗 2 型糖尿病

胰岛素方案

案例 53-13，问题 6：Q. R. 的甘精胰岛素剂量最终达到睡前 25U。与格列美脲 4mg/d 及二甲双胍 1 000mg 每日 2 次联用，其空腹血糖大多可降至 110~120mg/dl（6.1~6.7mmol/L）；HbA1c 降至 6.9%。然而 1 年以后，她开始注意到全天血糖在逐渐升高。这使她的睡前甘精胰岛素进一步加至 40U（0.57U/kg）。现在，她的晨间血糖为 120~140mg/dl（6.7~7.8mmol/L），餐前或餐后血糖波动在 170~200mg/dl（9.4~11.1mmol/L）。最近 1 次 HbA1c 为 8.5%。在之前大约 6 个月内，Q. R. 出现逐渐加重的乏力，发作性视物模糊，以及反复的阴道念珠菌感染。现在她该如何治疗？

Q. R. 的下一步治疗是启动餐时胰岛素治疗，白天血糖高就提示这一点。同 1 型糖尿病患者一样，长期 2 型糖尿病患者可能需要餐前胰岛素降低餐后血糖。赖脯胰岛素比普通胰岛素的降低餐后血糖程度更强（第 1 小时降低 30%，第 2 小时降低 53%），而且低血糖的发生较少，尤其在午夜至 6am 这段时间（36%）。然而，HbA1c 水平在 6 个月后无显著改变[271]。门冬胰岛素和谷赖胰岛素的作用与之类似。

因为 Q. R. 正在使用甘精胰岛素，接下来最合适的就是添加速效餐时胰岛素。餐时胰岛素的初始化治疗方案中在 1 型糖尿病胰岛素治疗部分做了详细讨论（见案例 53-2，问题 4~6）。使用餐时胰岛素的一个简单方法就是仅在 1 餐时加用。通常选择餐前血糖最高的一餐。例如，如果午餐前血糖高，可在早餐加用胰岛素，或者如果以睡前血糖水平升高为主（由于晚餐吃得较多），可在晚餐加用胰岛素。一旦患者适应了这种调整，就可以在其他餐前加用胰岛素；这时格列美脲就应该减量或停药。2 型糖尿病患者可能需要每日较大的胰岛素总量（>1U/kg）才能使 HbA1c<7%。虽然不是严格意义上的单纯胰岛素治疗，二甲双胍往往继续使用，对改善胰岛素抵抗和减少体重增加都有帮助。

预混胰岛素

案例 53-13，问题 7：Q. R. 难以依从基础联合餐时胰岛素的治疗。她当前的方案是夜间甘精胰岛素 38U，三餐前门冬胰岛素约 7U（她遵循了高血糖校正量表）。对于 Q. R. 来说还有什么选择？

由于 2 型糖尿病患者保留了一些胰腺功能，每日应用 2 次预混胰岛素（中效胰岛素与短效或速效胰岛素）就能获得满意的血糖控制。这被称为混合胰岛素。虽然方便，但它限制了剂量调整的灵活性，在不增加低血糖风险的同时限制了降低 HbA1c 的能力。在美国，有 NPH 和普通胰岛素

按 70:30 比例和 50:50 比例的制剂(表53-6)。速效加中效胰岛素的预混制剂同样已经商品化:Humalog Mix 75/25(赖脯胰岛素和鱼精蛋白赖脯胰岛素的混悬液),Humalog Mix 50/50(赖脯胰岛素和鱼精蛋白赖脯胰岛素的混悬液),NovoLog Mix 70/30(门冬胰岛素和鱼精蛋白门冬胰岛素的混悬液)。预混胰岛素可以买到预充产品,增加了其使用的灵活性和便利性。

2 型糖尿病治疗达标(the Treating to Target in Type 2 Diabetes,4-T)研究评估了基础胰岛素(地特胰岛素),餐时胰岛素(门冬胰岛素),预混胰岛素(NovoLog Mix 70/30)联合二甲双胍和磺脲类药物的疗效[272]。3 年后,研究发现预混胰岛素在使 HbA1c 达标至<6.5%方面的效果不如餐时胰岛素和基础胰岛素(分别为 31.9%、44.7% 和 43.2%)。尽管有此大规模多中心研究结果,应用每日 2 次预混合胰岛素仍然是治疗 2 型糖尿病的一个常见的方案。

Q. R. 目前每日胰岛素总量为 59U,即 0.84U/(kg·d)。想要将 Q. R. 转变为预混胰岛素方案,通常以保守的每日 0.5 到 0.6U/(kg·d)的剂量开始,平均分配在早、晚餐前。传统的早晨给三分之二、晚餐给三分之一的方案现在已经很少使用。对于从未使用过胰岛素的 2 型糖尿病患者,预混胰岛素的起始剂量通常为每次 5~6U,每日 2 次(早餐和晚餐前)。逐渐增加早餐前(影响午餐前和晚饭前血糖)和晚餐前胰岛素剂量(影响睡前和空腹血糖)[92,273]。

如果预混胰岛素不能控制好血糖,可以选择把短效或速效胰岛素与 NPH 混合在同一注射器。这样可以单独调整每种胰岛素的剂量。缺点就是患者在测量和混合胰岛素过程中容易出错,特别是可能存在视力问题或活动不方便的老年人。另外,可以在午餐时注射速效胰岛素(即第 3 针),但应减少早餐预混胰岛素剂量[93]。另一个选择是在午餐增加一针预混胰岛素(也就是每日 3 次的预混胰岛素),但午餐时的剂量要比早餐和晚餐剂量小。午餐时预混胰岛素的初始剂量为 2~6U,或目前每日预混胰岛素总量的 10%[274]。

Q. R. 应开始给予每日 2 次速效预混胰岛素,因为在吃饭之前注射(15 分钟内)较方便。20U 每日 2 次皮下注射,代表了保守的起始剂量。她应该至少每日监测空腹和晚餐前血糖,以进一步调整胰岛素剂量。

基础胰岛素方案加用口服降糖药

案例 53-14

问题 1:M. A. ,62 岁女性,2 型糖尿病 11 年。她目前服用二甲双胍 500mg 每日 3 次和甘精胰岛素 47U 睡前。她的 HbA1c 是 8.2%。她正在尝试营养师为她制订的饮食方案,但她的 BMI 仍然维持在 31kg/m²。她的运动量有限,因为她有膝关节炎,未来计划做膝关节置换手术。她还有高血压(正在服用氢氯噻嗪每日 25mg 和贝那普利每日 40mg)和血脂异常(阿托伐他汀每日 40mg),现在的血压和血脂都控制得较好。她目前可以添加哪种口服降糖药吗?

关于使用胰岛素的 2 型糖尿病患者加用 TZD 已有大量研究。在一项 meta 分析中,在胰岛素基础上联合 TZD 治疗可以使 HbA1c 降低 0.58%;却造成体重增加(3kg)和外周性水肿。所以,应避免应用[206]。

对于肥胖患者,GLP-1 受体激动剂是一个合理的考虑。任意一种 GLP-1 受体激动剂都是一个好的选择,药物的选择应基于经济、有效性及依从性。例如,艾塞那肽或许是处方集中唯一的 GLP-1 受体激动剂,又或者 M. A. 记不起每周 1 次服用的药物,如度拉糖肽,这种情况下选用每日 1 次的利拉鲁肽可能更好。另一个选择是加用一种 DPP-4 抑制剂,西格列汀已被 FDA 批准与胰岛素联用;但 HbA1c 降低幅度可能比 GLP-1 受体激动剂较少。

因此,对 M. A. 来说,加用利拉鲁肽可能是一个合理的选择。不仅她的 HbA1c 可达到<7%的标准,还有减重和减少甘精胰岛素用量的作用。利拉鲁肽应以 0.6mg/d 起始剂量皮下注射,1 周后剂量增至 1.2mg/d。有些患者为使血糖达标,甚至需要继续滴定至 1.8mg/d 的最大剂量。

特殊情况下口服降糖药的应用

低血糖

案例 53-15

问题 1:C. A. ,73 岁女性,患 2 型糖尿病 20 年,轻度肾功能不全 5 年[SCr 1.2mg/dl(106μmol/L);eGFR 47mg/(min·1.73m²),BUN 22mg/dl(7.8mmol/L)]。和她生活在一起的儿子发现他妈妈坐在沙发上闭着眼睛昏昏欲睡的时候拨打了 911。他认为他的妈妈出现了低血糖反应。当医护人员到达时,当时测到的血糖是 46mg/dl(2.6mmol/L)。C. A. 能够被叫醒,就说明她可以喝一些东西,所以给她喝了 4 盎司的橘汁。十分钟后她的血糖达到了 80mg/dl(4.4mmol/L),所以又给她喝了 4 盎司的橘汁。据她儿子说,C. A. 在过去几个月中使用格列本脲 10mg 每日 2 次及二甲双胍 850mg 每日 3 次,糖尿病得到良好控制。近 3 日里,她因为"流感"食量减少,并偶有呕吐。那么是什么原因导致了她的低血糖呢?有任何诱因吗?

C. A. 经历了 1 次格列本脲引起的低血糖发作。低血糖是磺脲类最常见且是潜在严重的不良反应。其发生率和严重性随着药物作用持续时间和药效的增加而增加。

多数服用磺脲类导致的低血糖的患者,从某些方面讲他们是有低血糖倾向的,而 C. A. 也不例外。她是一名老年女性,有肾功能受损,使用了相对大剂量的药物,其中一部分以原型形式从肾脏排出。甚至在碳水化合物摄入量减少的情况下(食欲减退和呕吐),她仍继续服用通常剂量的格列本脲。虽然疾病应激常会使血糖升高,但食物摄入减少的情况下仍然会让格列本脲导致低血糖。由于格列本脲作用时间长,其引起的低血糖可能持续几个小时。

C. A. 和她的儿子应该知道如何处理低血糖。比如她的儿子不需要打 911 就能处理低血糖。磺脲类药物引起的低血糖不应使用胰高血糖素,因为其会引起血糖水平的反常降低[275]。

肾功能不全

案例 53-15,问题 2:C. A. 有轻度肾功能不全[eGFR 47ml/(min・1.73m²)]且正在服用最大剂量二甲双胍。二甲双胍致乳酸酸中毒的风险怎样?应用二甲双胍在年龄和肾功能方面的考虑如何?哪些药物应避免应用?哪些药物可以应用?

以活性产物依赖肾脏排泄的磺脲类药物(如醋磺己脲、氯磺丙脲、格列本脲和妥拉磺脲)应避免用于老年和肾功能下降的患者。代谢为无活性或低活性产物的磺脲类可以使用(即格列吡嗪、格列美脲或甲苯磺丁脲)。尽管格列本脲在肌酐清除率大于 30ml/min 的患者体内不易积蓄,但是由于它使 C. A. 发生了严重的低血糖而不再适用[276]。应指导 C. A. 规律饮食,否则可能会造成低血糖复发。考虑停用磺脲类并加用低血糖风险较低的药物。

二甲双胍最恶名昭彰的副作用就是乳酸酸中毒,尽管极其罕见。乳酸酸中毒的风险因肾功能不全而增加,肾功能下降可以导致二甲双胍蓄积,因为其几乎完全以原型经肾脏排泄。乳酸酸中毒是一种代谢性酸中毒,其特征是动脉血 pH 显著降低和血清乳酸的蓄积,是无氧代谢的结果。这其一种高度致命(死亡率 50%)和难以治疗的情况。乳酸酸中毒的发生是由于乳酸产生的增多或者其利用的减少。乳酸利用减少发生在组织不能将乳酸氧化成丙酮酸盐时(这两种物质通常以 10:1 的比例存在于血清中)。二甲双胍可能造成患者乳酸酸中毒的原因是增加无氧代谢或者减低肾脏处理酸负荷的能力。其他可能促成乳酸酸中毒的因素包括严重的心脏或肺部疾病(缺氧,乳酸生成增加)、感染性休克、肾功能不全(二甲双胍和乳酸的蓄积)、接受造影剂的患者和饮酒过度(乳酸生成增加和利用下降)[165-167]。

体征和症状通常发生较急,一般包括恶心,呕吐,腹泻和过度换气。血容量减少、低血压、意识模糊和昏迷也可能会发生;死亡通常继发于心血管衰竭。典型的实验室检查结果包括低血清碳酸氢根和低二氧化碳分压、低动脉血 pH、高血钾、正常或低血氯、乳酸和丙酮酸水平升高、乳酸和丙酮酸比值增加、阴离子间隙≥30mmol/L。

尽管二甲双胍很少导致乳酸酸中毒,但是生产厂家和 FDA 已积极采取措施以防止其不当使用,这是因为另一个双胍类药物——苯乙双胍,导致的危及生命的情况,而于 1977 年撤出市场[277]。苯乙双胍导致的乳酸酸中毒发生率估计为 0.25/1 000~4/1 000,而二甲双胍为 5/10 万~9/10

万[165-167]。FDA 的一个医师小组总结了在 1995 年 5 月到 1996 年 6 月间上报 FDA 的 47 例明确的二甲双胍相关乳酸酸中毒(乳酸水平≥5mmol/L)的病例[261]。不幸的是,此情况治疗困难,死亡率是 43%。重要的是,47 个病例中的 43 个(91%)同时合并有使之易发生乳酸酸中毒的情况。包括心脏病(64%)、肾功能减退(28%)以及慢性肺部疾病(6%)。一些患者(17%)的年龄已经超过了 80 岁,尽管血清肌酐(SCr)浓度正常,但也有可能肾功能已经减退了。有趣的是,38%的患者患有心力衰竭(HF),而且死亡的患者多在应用地高辛和呋塞米。二甲双胍的平均日剂量均严格控制在治疗剂量内,且死亡组的用量并没有更高(死亡组 1 259±648mg,存活组 1 349±598mg)。

在 80 岁以上的患者中,起始二甲双胍应谨慎,因为即使血清肌酐(SCr)是正常的,也可能有潜在的 GFR 减低[164]。因为 C. A. 有中度肾功能不全(GFR<60ml/min,但 >40ml/min),我们应该将二甲双胍的剂量减少至 500mg 每日 2 次,减少其蓄积的可能性。

TZD 主要在肝脏代谢,在轻度肾衰竭患者并非禁忌。可以考虑应用小剂量吡格列酮,也可以考虑阿卡波糖,此药很少从胃肠道吸收。DPP-4 抑制剂也可以应用,但需要根据肾功能不全的程度调整剂量(利格列汀除外)。艾塞那肽可以应用于肌酐清除率(ClCr)大于 30ml/min 的患者,而且不需要调整剂量。利拉鲁肽应慎用于肾功能不全的患者,但是不需要剂量调整。这些药物单独使用时都不会引起低血糖。

肝功能不全

案例 53-16

问题 1:B. R. ,60 岁男性,2 型糖尿病伴肝硬化。起始治疗给予格列吡嗪每日 10mg。B. R. 的功能会如何影响格列吡嗪的分布和他对此药物的反应?

大多数非胰岛素类降糖药物应避免应用于严重的肝脏疾病患者,而胰岛素治疗往往是最安全的选择。由于肝脏代谢是大多数磺酰脲类(包括格列吡嗪)主要的消除途径,可预计伴有肝脏疾病的患者对那些代谢为较弱活性产物的药物反应强烈。肝脏疾病可成为引发严重持续性低血糖的另一诱发因素,因为糖原分解和糖异生受损;因此,磺脲类药物是肝硬化患者的相对禁忌。如果应用磺脲类药物,最好选用较为短效的磺脲类,并从小剂量起始治疗。对于 B. R. ,格列吡嗪可以从不超过 2.5mg/d 开始应用,如果需要增加剂量,间隔时间不少于 1 周,每次增加 2.5mg。另外可以选择随餐(因为他们是短效的)服用低剂量的瑞格列奈(0.5mg)或者那格列奈(60mg)。还可以选择严重肝病不是禁忌证的药物,包括 GLP-1 受体激动剂、DPP-4 抑制剂、SGLT-2 抑制剂,尽管这些药物在严重肝病患者中的应用尚缺乏数据。基础-餐时胰岛素或预混胰岛素也是不错的选择。

老年糖尿病

临床表现

案例 53-17

问题 1：J. M. ,82 岁男性,虚弱,不能应答,被送入急诊室的患者。据 J. M. 的家人介绍,他的神志不清、眩晕和昏睡逐渐加重,近期体重减掉了 4.5kg。J. M. 独自居住,除了有轻中度的慢性阻塞性肺疾病(COPD)和关节炎外大致健康。空腹血清化验显示:

血 Na:128mmol/L

血糖:798mg/dl(44. 3mmol/L)

血浆渗透压:374mOsm/L(正常值 280～295mOsm/kg H_2O)

血 pH:7. 5

HCO_3:22

他的血酮体阴性。体格检查,J. M. 皮肤张力差,黏膜干燥,仅对深部疼痛有反应。血压 90/60mmHg,脉搏96 次/min。左下肺底部闻及啰音,胸片确认为肺炎。尽管积极补液治疗,J. M. 的血糖仍持续大于 250mg/dl(13.9mmol/L),HbA1c 为 11%。目前 J. M. 的血糖非常高,但是既往没有糖尿病史。有哪些特殊因素导致了老年人糖尿病的表现迟发且不典型表现?

老年人糖尿病由于表现常不典型,通常诊断和治疗不足[278,279]。糖尿病的典型症状可能被其他疾病所掩盖,或完全不显现,或被当作衰老的正常表现。例如,由于肾糖阈增高而使多尿的症状较轻,或者与尿失禁或"前列腺疾病"混淆。渴感在老年人通常迟钝,而增加了脱水和电解质紊乱的风险。饥饿可因药物或者抑郁而改变。乏力常被看作"衰老的一部分",体重下降尽管有时很严重,但也可因为进展过于缓慢,甚至几个月或者几年都不被注意到(表 53-28)。

表 53-28

糖尿病老年患者与年轻患者临床表现的比较

代谢异常	年轻患者的症状	老年患者的症状
血浆渗透压	烦渴	脱水、神志不清、谵妄
糖尿	多尿	尿失禁
胰岛素缺乏引起的分解代谢状态	多食	体重减轻、食欲缺乏

高血糖高渗状态

案例 53-17,问题 2：J. M. 被诊断为高血糖高渗状态(HHS)。为什么老年人易发生这种情况?哪些体征和症状符合这一诊断?

HHS 是以严重高血糖[>600mg/ml(33. 3mmol/L)]、高血浆渗透压(>320mOsm/L)而无酮症酸中毒为特征的一种情况。因为 2 型糖尿病患者有一定残存的胰岛素分泌,这通常防止了过量脂类分解和酮体的产生。随着胰岛 β 细胞的破坏加重和残余胰岛素分泌功能下降,2 型糖尿病患者可能在糖尿病后期表现出 HHS[156]。通过测定血清酮体和血 pH 可以与 DKA 相区别(见案例 53-10)。此病发生在口服补液不足以补充由于糖尿导致的尿液和电解质丢失的情况下[156]。

HHS 主要发生于老年人,是因为一些因素使这一人群易于出现渴感减退。这些因素包括不能意识到口渴[280],没有表达饮水诉求的能力(例如,痴呆,服用镇静剂,插管),或无法按需要饮水(例如,残障或行动受限)。感染或者其他可加重糖尿病的急性疾病(例如心肌梗死,胃肠道出血,胰腺炎)可与渗透性利尿和渴感减退共同导致严重的脱水和高血糖。升高血糖的药物(例如糖皮质激素),可促进利尿或者减弱精神状态,都有可能导致这一不幸状况的发生。

J. M. 表现出一些 HHS 脱水的症状,包括渗透压大于320mOsm/L,血糖大于 600mg/dl(33. 3mol/L),pH>7. 3,碳酸氢根升高,皮肤张力下降,低血压及血酮体阴性。他的肺炎可能是诱发因素。治疗包括迅速静脉补液。液体替代与DKA 相同。见案例 53-10,问题 2,具体细节见表 53-24[156]。同时给予胰岛素输注。起始治疗和输注速度的调整与DKA 相同,除了减慢胰岛素的输注速度的血糖切点为300mg/dl(16. 7mmol/L)(而不是像 DKA 一样的 200mg/dl(11. 1mmol/L);见案例 53-10,问题 3,细节见表 53-24)。水化和应用胰岛素已经纠正 J. M. 的代谢失衡,现在可以对其糖尿病进行治疗。

治疗目标

案例 53-17,问题 3：J. M. 的治疗目标是什么?

现在广泛认为严格控制血糖与低血糖发生率增加有关[29]。伴有年龄相关的自主功能减退和 CVD 的老年患者,低血糖的发生可能缺乏前驱症状并且可导致严重的不良反应,诸如心绞痛、癫痫、卒中或心肌梗死。因此,治疗老年糖尿病患者的一般倾向是略微放松的血糖目标。故空腹血糖控制目标在 100～140mg/dl(5. 6～7. 8mmol/L),餐后血糖<180mg/dl(10mmol/L),HbA1c 的目标值在 8% 左右,并避免低血糖,是适合这个虚弱的患者的目标[7]。

饮食和运动

案例 53-17,问题 4：对于像 J. M. 这样的老年糖尿病患者,饮食和运动的建议应如何调整?

营养

ADA 推荐所有糖尿病患者进行个体化医学营养治疗,控制高血压的饮食和地中海饮食对血糖控制和降低 CVD风险是有效的[51-53]。

由于大多数老年人都患有 2 型糖尿病,营养和运动方案是治疗的初始步骤。患者有糖尿病的老年人,特别是那些长期住在护理机构中的人,更倾向于体重过轻而非超重[51-53]。因此,应谨慎评估减重饮食,因为这有可能造成营养不良或脱水。对于肥胖的人,适度减重 5%~10% 可能是显效的。但是如果在 6 个月内无意识的体重增加或减轻多于 4.5kg 或 10%,应该谨慎评估[51-53]。

有些因素可以影响老年人适当的营养。这包括购买能力和准备食物能力的受损、经济条件受限、年龄相关的味觉减退、合并的疾病、不合适的假牙、咀嚼和吞咽困难,以及进餐时缺乏陪伴也能造成营养不良。

高纤维饮食可降低血糖并改善血脂。但是,高纤维饮食对虚弱的老年患者,特别是对那些长期卧床的患者,应谨慎应用,因为他们可能会引起便秘并导致粪便梗阻。另外,非卧床的患者,增加膳食纤维的摄入通常是有益的。由于许多老年患者是营养不良的,所以应该为他们处方包含每日推荐摄入量维生素的制剂[51-53]。

运动

对于老年人,运动能像对年轻人一样产生益处。它有益健康、稳定血糖,并可减少跌倒倾向。运动还可以改善血压、血脂、高凝状态以及骨密度。限制热量的人来说,体育活动对减少瘦体重的丢失是必要的。对伴有关节炎的患者,可以用水上运动代替。在这样一个运动计划开始之前,必须谨慎评估,以避免心肌缺血或加重视网膜病变。

老年人口服降糖药的选择

> 案例 53-17,问题 5:为什么开始药物对于 J. M. 糖尿病的治疗是重要的? 在选择初始治疗方案时应做哪些考虑?

就如所有的糖尿病患者一样,血糖控制不佳增加远期并发症的风险。尽管由于这些并发症要通过很长时间才会发生和进展,使血糖的控制看起来好像不那么重要,但是像 J. M. 这样的患者,在诊断糖尿病之前可能血糖已经升高多年而未被察觉。因此,很多人已经开始显现出糖尿病并发症。此外,随着人们期待的预期寿命的延长,如果他们不接受治疗,这些人将足够长寿到经历这些糖尿病相关并发症。因此,J. M. 应该考虑药物治疗。

治疗老年 2 型糖尿病患者的通用方案基本上与案例 53-11(问题 3、7 和 8)中的描述是一样的。首选何种降糖药物应该基于高血糖的严重程度。其他还需要考虑体重、伴随疾病以及药物的费用。空腹血糖受损的患者(100mg/dl <FPG<126mg/dl)(5.6mmol/L<FPG<7.0mmol/L)应根据个人能力制定适合他们的饮食和运动治疗方案。对于 2 型糖尿病患者,阿卡波糖、短效胰岛素促泌剂(例如那格列奈或瑞格列奈),吡格列酮以及 DPP-4 抑制剂均为恰当的选择。磺脲类导致的低血糖对这些患者是一个顾虑。但是,如果不能坚持这种每日多次服药的治疗方案,短效磺脲类是另一个选择。回到 J. M. 的病例,由于他患有 COPD,增加了组织缺氧的风险,所以使用二甲双胍应谨慎。并且,他的年

龄大于 80 岁,需要评价他的 GFR,很可能已经减低了。二甲双胍在减重方面的作用与 J. M. 无关。尽管二甲双胍在疗效上与磺脲类相似,但对 J. M. 这样的老年患者,二甲双胍并不是首选[281,282]。空腹血糖大于 300mg/dl(16.7mmol/L)且无明确应激的患者应该考虑是否存在胰岛素缺乏,并开始胰岛素治疗。

高血压

案例 53-18

> 问题 1:L. S. ,53 岁男性,肥胖,2 型糖尿病病史 8 年。他现在的问题包括血压 155/103mmHg(2 次)、视力模糊和性功能减退,他承认这些问题在过去的几年里困扰着他。体格检查显示他的双侧足背动脉搏动减弱,尼龙单丝测试感觉丧失,右足(踇)趾截趾。他的实验室检查如下:
>
> FPG:170mg/dl(9.4mmol/L)
> HbA1c:7.8%
> 总胆固醇:240mg/dl(6.2mmol/L)
> 甘油三酯:160mg/dl(1.8mmol/L)
>
> L. S. 的电解质正常,有蛋白尿(180mg/g 肌酐)。他的唯一药物治疗是二甲双胍 500mg 口服每日 2 次。陈述 L. S. 这样患者高血压的发病机制,为什么高血压的治疗如此重要?

75% 患有糖尿病的成年人血压 ≥130/80mmHg 或者应用降压药物[1]。1 型糖尿病患者的高血压通常是起源于肾实质性的,出现在发生肾病(出现蛋白尿)的 1~2 年后(见案例 53-19,问题 2)[7]。2 型糖尿病和高血压之间的关系更为复杂,而且与肾病关系并不密切。对于 2 型糖尿病,高血压常常是代谢综合征的一部分,还可能在发现糖尿病之前的几年就已出现。

患有糖尿病和高血压的患者微血管并发症的风险增加,例如视网膜病变和肾病。其心血管疾病(CVD)的风险翻倍[7]。心脏舒张压每降低平均 5mmHg,就可以使微血管并发症减少 37%,心脏收缩压每下降平均 10mmHg,被发现可以使心肌梗死(MI)的风险下降 11%,糖尿病相关死亡率下降 15%[7,245,246]。但是,随着对更低的血压目标进行验证,获益并不明确。在 ACCORD 血压研究中,强化控制组(收缩压达到 119mmHg)与标准化治疗组(收缩压达到 <133mmHg)相比,总心血管事件(非致死性心肌梗死,非致死性卒中或心血管死亡)并未减少[9]。但是,可观察到微血管获益,卒中风险也有统计学显著性下降。因此,目前 ADA 的血压目标低于 140/90mmHg 是合理的,在实践中不应制定更低的控制目标除非更低的目标不会带来不良反应。

治疗方面包括体重管理、运动、限盐(<1 500mg/d)、戒烟和抗高血压治疗。L. S. 应该首选应用血管紧张素转化酶抑制剂(ACEI),因为 ACEI 有更便宜的仿制药,虽然血管紧张素受体 II 拮抗剂(ARB)也是适合的。许多患者需要 2 种或 3 种药物才能达到低于 130/80mmHg 的目标[7]。

肾病

案例 53-18,问题 2:L.S. 尿液中出现白蛋白有什么意义?应该如何处理?

糖尿病是终末期肾病的主要病因,占 2005 年新发肾衰竭病例的 44%[1,7]。糖尿病肾病以肾病综合征和氮质血症为特征。是 1 型糖尿病患者致死的主要原因,而且在 2 型糖尿病患者中也与日俱增[283]。肾小球毛细血管基底膜增厚是糖尿病肾病的标志[284]。基底膜样物质弥漫性沉积使系膜增厚。这一过程使毛细血管腔变窄,阻碍了肾血流,进而减小了肾小球滤过面积。高血糖引起肾小球内高压和肾脏高滤过。高滤过后即出现蛋白尿和轻微肾小球硬化,但还具有潜在可逆性。如果不及时治疗,即出现显性蛋白尿,患者通常发展为肾病综合征。高血压、蛋白尿、糖尿病视网膜病变可加速糖尿病肾病的进程。血脂异常也可促进肾小球硬化的进展。治疗包括:早期筛查蛋白尿,严格控制血糖,对有微量白蛋白尿的患者加用 ACEI 和 ARB(延缓进展),严格控制血压选用 ACEI 和 ARB 作为一线用药[7],积极改善血脂异常,戒烟。深入讨论糖尿病肾病和中晚期肾病的管理见第 28 章和第 9 章。

蛋白尿的筛查及确诊

筛查蛋白尿的首选方法是随机(最好是首次排尿或者早晨的尿液样本)测量尿液中的白蛋白和肌酐比值。蛋白尿被定义为在单次尿白蛋白与肌酐比值≥30μg/mg(或者白蛋白 mg/g 肌酐)。由于每日白蛋白排泄量不同,所以确诊微量白蛋白尿需要在 3~6 个月内的 2~3 份样本异常。1 型糖尿病患者在诊断 5 年后需每年筛查,2 型糖尿病患者应在诊断后即开始每年筛查。如果患有高血压、肌酐升高或者视网膜病变,则需要更频繁的筛查。24 小时内曾有运动、发热、感染、血糖控制不佳和血压控制不佳都可能使尿白蛋白浓度假性升高。

基于既定标准,L.S. 有蛋白尿(180mg 白蛋白/g 肌酐)。治疗策略包括严格控制血糖,开始应用 ACEI 或 ARB(L.S. 应该已经接受上述药物治疗他的高血压)。启动治疗之后,推荐继续定期监测蛋白尿,以评价治疗效果和疾病的进展情况。血钾和肌酐水平也应监测。

心血管疾病

案例 53-18,问题 3:L.S. 应用赖诺普利 20mg/d 治疗,血压得到控制,蛋白尿得到改善。他的二甲双胍的剂量调整到 1 000mg 每日 2 次。近期实验室数据包括:FPG 130mg/dl(7.2mmol/L),HbA1C 6.0%,甘油三酯 170mg/dl(1.9mmol/L),总胆固醇 204mg/dl(5.3mmol/L),LDL-C 135mg/dl(3.5mmol/L),HDL-C 35mg/dl(0.9mmol/L)。与没有糖尿病的患者相比,像 L.S. 这样的患者患心脏病的危险性如何?糖尿病患者冠心病(CHD)的发病机制是什么?

CHD 是造成 2 型糖尿病患者过早死亡的主要原因,占糖尿病患者死因的 50%。与非糖尿病患者相比,糖尿病患者患 CHD 的概率是其的 2~3 倍,心肌梗死后的死亡风险也是非糖尿病患者的 2~3 倍。女性糖尿病患者,无论年龄与月经如何,患 CHD 的危险性与男性非糖尿病患者相同。这些冷酷的数字说明,通过运动、饮食控制及合理用药减少或消除糖尿病患者其他所有可预防的 CVD 危险因素(即是吸烟,高血压,高胆固醇血症,肥胖)是十分重要的[285]。

发病机制

糖尿病患者 CVD 的发病机制十分复杂。代谢综合征和其伴随的心血管风险因素,血脂异常、炎症及凝血的异常仅仅是正在研究的发病机制当中的一部分[19,286]。

2 型糖尿病患者最常见的血脂异常是高甘油三脂血症 [>150mg/dl(1.7mmol/L)]和低 HDL-C[男性<40mg/dl(1.0mmol/L)或女性<50mg/dl(1.3mmol/L)],与 L.S. 的血脂谱相似。控制不佳的 1 型糖尿病也与低 HDL-C 和小而致密的 LDL 颗粒相关。上述血脂异常和高发的高血压频共同增加了 CVD 的风险。

糖尿病患者,降脂治疗临床研究(主要是他汀类药物)已经证明了 CHD 的一级和二级预防作用。虽然在高基线 CVD 风险(即已知 CVD 或 LDL-C 非常高)的糖尿病患者中降低严重 CVD 结局(例如冠心病死亡,非致死性心肌梗死)的证据更强,但对 CVD 中高风险的糖尿病患者来说,他汀类药物的总体获益也同样令人信服。更多关于糖尿病患者 CVD 临床试验的详细信可参考 ADA 指南[7]。

脂代谢异常

案例 53-18,问题 4:L.S. 的血脂异常是否应该应用药物治疗?

ACC/AHA 对血脂异常的管理中关于胆固醇管理的推荐做了重要变化。尽管之前的 ATPⅢ 指南关注具体的 LDL 和非-HDL 胆固醇控制目标,新指南推荐基于心血管危险因素起始他汀治疗,心血管危险因素包括年龄、并发症、血脂水平、社会环境及家族史。ACC/AHA 指南推荐年龄在 40~75 岁之间,且 LDL 在 70~189mg/dl 之间,且 10 年 ASCVD 风险小于 7.5% 的糖尿病患者采用中等强度他汀。推荐年龄在 40~75 岁之间,且 LDL 在 70~189mg/dl 之间,且 10 年 ASCVD 风险大于 7.5% 的糖尿病患者采用高等强度他汀。推荐所有年龄在 40~75 岁之间,已经合并临床 ASCVD 包括 CHD、MI、稳定/不稳定性心绞痛、卒中、TIA 或外周动脉疾病,则推荐高强度他汀。考虑到肌痛风险,推荐 75 岁以上患者采用中等强度他汀[7]。

饮食控制和运动是治疗 L.S. 这类患者血脂异常的基础。减轻体重可改善胰岛素敏感性和血糖控制,同样可以降低甘油三酯、总胆固醇和 LDL-C。体育运动有助于减轻体重,并增加 HDL-C 水平。因此,应重新评估 L.S. 的饮食与运动习惯,并适当加强指导。因为胰岛素抵抗可能是这些患者血脂升高的根本原因,所以应尽力纠正胰岛素抵抗。考虑到 L.S. 的年龄和风险因素,应开始他汀治疗。

关于他汀治疗和其他降脂药的详细讨论见第 8 章。

视网膜病变

案例 53-18,问题 5:虽然 L. S. 的血糖已经改善,但因其持续性的视力问题而就诊于眼科。他被诊断出轻度视网膜病变,他应接受治疗吗?

在美国,糖尿病相关性眼部病变是新发"法定盲"病例的首要原因。糖尿病患者可出现血糖控制不佳相关的视力模糊,但是视网膜病变、老年性白内障和青光眼是威胁视力的并发症。糖尿病视网膜病变在 1 型糖尿病患者中可在诊断糖尿病后 3 年发病,诊断糖尿病 15 年后 90% 的患者可患此病。此数据在胰岛素治疗和饮食及口服药物的 2 型糖尿病患者中分别为 80% 和 55%。增殖型视网膜病变不普遍,但是在糖尿病病程大于 15 年的情况下,1 型糖尿病患者中仍然有 30%,胰岛素治疗的 2 型糖尿病患者中有 10%~15% 存在此病[287]。

1 型糖尿病患者应在诊断糖尿病后的 5 年内进行散瞳眼底检查;但对于 10 岁以下患者则没有必要。2 型糖尿病患者在明确糖尿病诊断后立即进行全面的眼科检查。ADA 推荐每年进行 1 次全面的眼科检查[7]。检查结果正常的患者,可根据眼科医师的建议,相对减少眼科检查的频率(每 2~3 年 1 次)[287]。

现有理论关于这一并发症可能病因的理论已有全面的综述[287]。以毛细血管膜增厚为特征的微血管疾病可能是两种类型视网膜病变的根本病变。第 1 种且最常见的是以微动脉瘤为特征的非增殖性视网膜病变,可发展为硬性黄色渗出,预示着慢性漏出、视网膜水肿和点状出血。这种视网膜病变的类型可能与中央视觉缺失有关,但通常预后良好。视网膜局部激光光凝术应用于非增殖性糖尿病视网膜病变和黄斑水肿可使视力丧失的概率降低 50%[7]。

第 2 种较少见的表现是增殖性视网膜病变。这种类型以新生血管(猜测可能因为视网膜缺氧)为特征。新血管生成最终导致纤维化、玻璃体积血及视网膜脱落。激光光凝术治疗可阻止病程进展并减少因新生血管导致的视力丧失[287]。因高血压、吸烟、尿毒症和高血糖可导致视网膜病变进展加速,应尽力消除 L. S. 的这些危险因素。

ACCORD 研究评估了强化控制血糖、血压及血脂对视网膜病变进展的影响[268]。4 年后发现,强化血糖控制(强化治疗 7.3%,标准治疗 10.4%),非诺贝特进展率下降(6.5%,单独应用他汀类的标准降脂治疗 10.4%)都可使糖尿病视网膜病变的进展率下降。令人惊讶的是,强化血压控制没有效果(强化治疗 10.4%,标准治疗 8.8%)。但是通过仔细解读发现,这是在情理之中的,是由于标准化治疗组的血压得到了良好的控制(133.5mmHg),所以进一步降低血压(强化治疗组的 119.3mmHg)对减低视网膜病变的进展率没有更多的获益(见案例 53-19,问题 1)。

案例 53-18,问题 6:L. S. 应该开始应用阿司匹林治疗吗?

阿司匹林用于一级预防的问题仍然存在争议。ADA 推荐阿司匹林治疗用于有 CVD 史(例如 MI、血管旁路手术、周围血管病变、卒中、短暂性脑缺血发作、间歇性跛行或心绞痛)患者的二级预防。对于有 CVD 事件极高危的糖尿病患者(10 年期风险>10%)应当进行一级预防。尽管 ADA 列出一些能被用于糖尿病患者的风险计算工具,但我们推荐应用 UKPDS 计算器,因其可以下载并且应用比较简单(Http://www.dtu.ox.ac.uk/riskengine/)[288]。极低风险患者(10 年期风险<5%),ADA 不推荐应用阿司匹林,因为严重出血的风险超过了对减少血管事件的获益[288]。由于对于糖尿病患者的风险评估比较困难,ADA 还提供了更普遍的临床指导,建议 50 岁以上的男性和 60 岁以上的女性至少有一项高危因素(CVD 家族史、吸烟、高血压、白蛋白尿,血脂异常)即可考虑使用阿司匹林治疗[288]。应评估老年患者是否需要阿司匹林治疗,医生应该衡量 80 岁以上患者 CVD 一级预防的风险和获益,一些新研究显示抗板治疗使这些患者出血事件增加的同时,CVD 事件并没有显著降低。L. S. 有一些心血管危险因素(微量白蛋白尿、血脂异常、高血压、肥胖和年龄),应该开始阿司匹林一级预防治疗。L. S. 应该应用肠溶阿司匹林,每日 81mg。虽然一些作者建议应该选择更高剂量的阿司匹林,因为在糖尿病患者中可以看到血小板反应性的增加,临床文献不支持这种方法,且 ADA 不推荐剂量大于每日 162mg[7,288]。

自主神经病变:胃轻瘫

案例 53-19

问题 1:H. D. 36 岁,男性,有 20 年 1 型糖尿病病史。血糖控制不佳(HbA1c 12%),主诉频发、严重的低血糖反应且"毫无道理"。据 H. D. 说:"我一吃完饭就有低血糖反应,但随后血糖浓度又升得极高。"H. D. 就诊于糖尿病诊所,诉近 2 个月有恶心、餐后腹胀、早饱,以及偶尔呕吐,上述症状服抗酸药不能缓解。H. D. 还患有累及双手双足的周围神经病变,以及明显的自主神经病变表现(阳痿和直立性低血压)。为其进行上消化道检查以排除消化性溃疡和胃食管反流病,固体饮食胃排空显像提示糖尿病胃轻瘫的诊断。糖尿病胃轻瘫的病因是什么?H. D. 应该如何治疗?

自主性神经病变可表现为胃轻瘫伴饱胀和恶心、尿潴留、男性阳痿(表现为逆行性射精或不能勃起)、直立性低血压、心动过速,以及腹泻伴大便失禁[289]。自主神经功能不全的表现可显著影响血管扩张药物的作用,并影响对抗低血糖的能力。

血糖控制不佳伴"无法解释"的低血糖可能是由于食物进入小肠过程的中断导致;也就是说,葡萄糖转运与餐时胰岛素作用不一致。结果血糖水平波动很大。很多有糖尿病胃轻瘫的患者,像 H. D. 一样,患有糖尿病很多年,并伴有周围和自主神经病变的证据。

常规止吐疗法治疗胃轻瘫通常无效。促胃动力药(如甲氧氯普胺）被认为是一线治疗药物[290]。甲氧氯普胺通过对肠道肌肉的间接胆碱能刺激，增强胃肠动力。然而，改善症状并不一定改善胃排空，这意味着甲氧氯普胺的有效性也和其中枢介导的止吐作用相关。甲氧氯普胺的常用起始剂量是10mg，口服，每日4次（每餐前30分钟和睡前）。尽管治疗不能消除所有症状，但可以减轻大部分不适。应监测患者是否有迟发性运动障碍，这是一种不可逆的影响形象的情况，是以舌头、面部、四肢的不自主运动为特征。在2009年，FDA增加了甲氧氯普胺迟发性运动障碍的黑框警告[291]。迟发性运动障碍的风险随治疗的持续时间的延长和总累积剂量的增加而增加。

其他药物治疗措施包括多潘立酮（未在美国上市）、西沙必利（已从美国退市）、红霉素和拟胆碱能激动剂[290]。H. D. 胃轻瘫治疗的关键是改善血糖的控制，并且H. D. 应该建议尝试少食多餐，并充分咀嚼；当然还需要调整他的餐时胰岛素。并且进食低纤维和低脂肪的饮食有助于改善他的病症[290]。

周围神经病变

> 案例53-19,问题2：6个月后，经过甲氧氯普胺10mg，每日4次的治疗和几次胰岛素调整后，H. D. 的消化道症状已经缓解，而且他的糖尿病目前控制而非常好，消除了低血糖反应，近期HbA1c为7.5%。然而，H. D. 主诉他的双足疼痛加重，他对其描述为烧灼感、酸麻或刺痛感。足部检查发现肢端冰冷、脉搏消失和振动觉降低。为缓解H. D. 的周围神经病变可采取何种适当的措施？

糖尿病神经病变可能是神经代谢紊乱、微血管病变影响神经元供血毛细血管或自身免疫的结果。60%~70%的糖尿病患者罹患此病，并且表现形式多种多样。临床上通常表现为弥漫对称的感觉运动综合征，类似于腕管综合征或自主神经病（如心动过速或心血管自主神经病变引起的直立性低血压）。症状性糖尿病周围神经病变发生于25%的糖尿病患者。其特征为下肢远端轻度或严重的持续不缓解的感觉异常和疼痛；单尼龙纤维丝试验感觉减退；踝反射及膝反射减弱；以及神经传导速率减慢。周围神经病变相关的感觉减退可造成足部损伤和感染，且直到病情变得十分严重才被发现。糖尿病神经病变的治疗已经有相关的综述[7,292,293]。关于如何进行完整的足部检查的视频见 http://www.medscape.com/viewarticle/708703。

药物控制疼痛包括对症治疗。疼痛性神经病使用止痛药（例如，对乙酰氨基酚）或非甾体抗炎药即可能有效。止痛药的选择应该基于患者对这些药物的既往反应性以及作用持续时间和副作用情况。不良反应包括胃肠不适、出血以及肝肾毒性。我们建议避免长期使用非甾体抗炎药，因其肾毒性和胃肠道溃疡的风险。其他药物选择包括三环类抗抑郁药（TCA）、度洛西汀（5-羟色胺和去甲肾上腺素再摄取抑制剂）、加巴喷丁、普瑞巴林和其他抗惊厥药物（卡马西平、拉莫三嗪、托吡酯、奥卡西平）。只有普瑞巴林和度洛

西汀具有FDA批准的DPN适应证，其他药物为超说明书用药。有效性、不良反应、药物相互作用、肝肾功能、经济性都应作为药物选择的考虑因素。通常首先选用价格低的药物，如超说明书用药的加巴喷丁或1种三环类抗抑郁药[294-296]。

局部应用0.075%辣椒碱已被推荐应用于糖尿病神经病变，但是可能需要几周起效。5%利多卡因贴也有应用。这些对与口服药物不耐受的患者可能有帮助，也可与口服药物联用，曲马多或阿片制剂或许可以作为二线治疗[294-296]。

> 案例53-19,问题3：对于H. D. 的周围血管病能做些什么？

周围血管疾病或外周动脉疾病表现为足背动脉搏动减弱或消失、间歇性跛行、皮肤溃疡、坏疽或截肢。糖尿病患者出现外周动脉疾病症状的可能性比非糖尿病患者高2~10倍，并且美国所有非外伤性截肢中有半数是糖尿病患者。一项研究对2型糖尿病患者进行了7年的追踪调查，其中5.5%被截肢。此种情况的发生率随年龄、糖尿病病程以及诸如高血压或吸烟等危险因素的存在而增加[293,297]。

外周动脉疾病的症状和体征包括：腿部疼痛（休息后缓解）；足部冰凉；夜间腿疼（在床上下垂腿部或行走可缓解）；脉搏消失；足部和趾部毛发脱落；坏疽。治疗包括去除并治疗危险因素，如吸烟、血脂异常、高血压、高血糖；抗血小板治疗；运动（这是治疗的基础）；血管再通手术[297]。H. D. 应该接受全面的关于适当的足部护理和日常足部自检的教育，并接受足病医师的正规护理[298]。

药源性血糖稳态改变

糖尿病患者在一生中可能比其他病的患者应用更多的药物。2型糖尿病患者表现出一组慢性疾病，包括高血压、血脂异常和CVD，所有这些都需用药物治疗。治疗抑郁症、反复感染以及神经和眼部疾病的药物也很常用。由于我们知道药物间有复杂的相互作用，并且伴随每一个预期效果都存在一些其他的不良反应，所以每当在某一糖尿病患者的治疗方案中加用一种药物时，很重要的一点是要评估患者的情况，来判断是否存在药物与药物间或者药物与疾病之间相互作用的可能性，或者新开具的药物是否获益大于其风险。随着在线药物信息数据库的出现，其可用于帮助评估药物与药物之间以及药物与疾病之间的相互作用，但却没有提供能够加重高血糖和低血糖的药物列表。下边列举了一些病例。一些有明显升高血糖的药物，包括非典型抗精神病药物、蛋白酶抑制剂、糖皮质激素、免疫抑制剂（例如他克莫司、环孢素）、烟酸（高剂量）、促性腺激素释放激素激动剂（用于男性前列腺癌）和喷他脒（也能引起低血糖）[299,300]。应当密切监测药物对血糖水平的可能影响。

药源性高血糖

糖皮质激素

案例 53-20

问题 1：A. L. 37 岁，女性，肥胖，患系统性红斑狼疮，已经应用了 6 个月的泼尼松 60mg/d。在这期间，她的体重增加了 13.6kg，并发现了糖尿（没有酮体）。她的家庭医师要求她开始自我监测血糖。她被转诊到糖尿病诊所，她的餐前和睡前血糖值达 140 ~ 160mg/dl（7.8 ~ 8.9mmol/L）且 FBG 为 80 ~ 105mg/dl（4.4 ~ 5.8mmol/L）。体格检查：身高 157.5cm，体重 68kg，情绪沮丧，向心性肥胖，有痤疮样皮疹。她的母亲和一个姐妹患 2 型糖尿病。糖皮质激素如何引起糖尿病？A. L. 应该如何治疗？

类固醇糖尿病这一术语首次被用于描述库欣综合征患者出现的高血糖和尿糖。现在它更多与外源性糖皮质激素相关，并且已成为注射、口服甚至局部治疗的副作用。糖皮质激素是使潜在糖尿病发病或使已有疾病恶化的最常见的药物类型中的一个，而且可导致没有其他易感因素的患者发生高血糖和显性糖尿病。

糖皮质激素增加肝脏糖异生，抑制胰岛素分泌并降低组织对胰岛素的反应[300]。主要作用是影响餐后葡萄糖的利用，导致日间高血糖，而清晨的血糖水平正常。尽管类固醇所致糖尿病通常较轻且很少与酮血症相关，但仍会遇到严重程度各异的情况——从无症状的糖耐量试验异常到难治的胰岛素依赖糖尿病。葡萄糖耐受异常可发生于持续治疗的数小时到数日之内，也可在数月到数年之后。其作用通常被认为是剂量依赖性的并通常在停药后逆转。

A. L. 表现出的很多症状可归因于超过生理剂量的糖皮质激素：向心性肥胖、抑郁、痤疮样皮疹及糖尿病。肥胖患者的轻度血糖升高，以 A. L. 为例，有时可通过饮食控制，但也可能需要餐前应用短效胰岛素促泌剂或速效胰岛素治疗[300]。若糖皮质激素使原有糖尿病患者的病情加重，应适当调整治疗方案以重新达到血糖控制。当糖皮质激素加量或减量时，特别注意要预先考虑是否需要调整胰岛素或口服降糖药的治疗方案。

拟交感神经药物

案例 53-21

问题 1：R. C. 41 岁，男性，1 型糖尿病，基础-餐时胰岛素治疗方案，血糖控制良好，因感冒用已经应用了 7 日伪麻黄碱 30mg 每日 4 次以及惠菲宁 10ml 每日 4 次（含糖 2.92g/5ml）。近来血糖比往常升高。其血糖控制不良是由于伪麻黄素还是止咳药引起的呢？讨论拟交感药和止咳药在糖尿病患者中的应用。

非处方药物产品，如减充血剂和助消化药，含有拟交感物质，标签中提示慎用于糖尿病患者。标准的含糖和酒精的止咳药也有类似警告标签。但是，临床上可能非常少见到明显的药物引起的葡萄糖耐受不良。已经确认注射肾上腺素可使血糖升高，由于其增加糖原分解和糖异生。其他拟交感药通常不会像肾上腺素这样对血糖产生如此强的作用，且不会对糖尿病患者产生实质性问题。此外，对于很多糖尿病患者，必须考虑拟交感药对血压的作用。因此，对于严重鼻塞患者需要应用抗组胺药或偶尔应用鼻喷剂。

总之，伪麻黄碱或止咳药有可能会使 R. C. 的血糖控制情况恶化，尽管在这样的低剂量或常规治疗剂量下这种情况不太可能发生。R. C. 原有的感冒带来的应激比这些低剂量的拟交感药或止咳糖浆中所含的少量糖分更有可能影响他的葡萄糖耐量。

药源性低血糖

酒精

案例 53-22

问题 1：C. F.，22 岁女性，新诊断为 1 型糖尿病，晚餐前习惯于喝 1 杯或 2 杯葡萄酒。酒精对糖尿病患者有何影响，尤其是使用胰岛素的患者？C. F. 或其他糖尿病患者禁止饮酒吗？

临床医师通常不愿允许糖尿病患者饮用含有酒精的饮料。但是，除了在非糖尿病患者和糖尿病患者相似的禁忌证（例如酗酒、高甘油三酯血症、胃炎、胰腺炎、妊娠）以外，糖尿病患者只要采取一定的预防措施，是可以安全地摄入少量酒精的。为深入探讨，读者可以参考两篇有关酒精和糖尿病的综述[301,302]，其中一部分归纳于下：

- 适度饮酒。ADA 对此定义为成年女性每日可摄入的 1 份酒，成年男性可摄入的 2 份酒[1 份酒定义为 5 盎司葡萄酒、12 盎司啤酒、1.5 盎司烧酒（1 盎司 ≈ 30ml）]。患者应知道自己对酒精醉酒的敏感程度并在需要时减少饮用量。这对于胰岛素依赖患者尤为重要。饮酒时，必须同时进食含碳水化合物餐。
- 避免饮用含有大量糖分的饮品，如利口酒、甜酒和含糖混合酒。可饮用干葡萄酒、淡啤酒和蒸馏酒。不但所含单糖会在饮食中增加额外的葡萄糖和热量，而且酒精与含单糖的混合食品一起吸收会增加反应性高血糖。
- 记得计算酒精中的热卡（热卡 = 0.8×酒的度数×盎司）；1 盎司酒精可代替 2 个脂肪交换份。
- 注意醉酒的症状与低血糖相似。如果他人将低血糖错认为酒精中毒，将会延误正确且可能是挽救生命的治疗措施。
- 警惕酒精与磺脲类药物的相互作用，特别是酒精引起的甲苯磺丁脲代谢酶诱导，以及氯磺丙脲-酒精面红反应。

（闫雪莲、王曦 译，赵维纲、平凡 校，梅丹、邢小平 审）

致谢

作者对 Lisa A. Kroon 和 Craig Williams 在以前版本中所做出的贡献表示衷心的感谢。

参考文献

1. Centers for Disease Control and Prevention. *National Diabetes Statistics Report: Estimates of Diabetes and Its Burden in the United States, 2014*. Atlanta, GA: U.S. Department of Health and Human Services; 2014.2.

2. Wild S et al. Global prevalence of diabetes: estimates for the year 2000 and projections for 2030. *Diabetes Care*. 2004;27:1047.

3. Boyle JP et al. Projection of the year 2050 burden of diabetes in the US adult population: dynamic modeling of incidence, mortality, and prediabetes prevalence. *Popul Health Metr*. 2010;8:29.

4. Saaddine JB et al. Improvements in diabetes processes of care and intermediate outcomes: United States, 1988–2002. *Ann Intern Med*. 2006;144:465.

5. Renehan A et al. Linking diabetes and cancer: a consensus on complexity. *Lancet*. 2010;375:2201.

6. Giovannucci E et al. Diabetes and cancer: a consensus report. *CA Cancer J Clin*. 2010;60:207.

7. American Diabetes Association. Standards of Medical Care in Diabetes—2015. *Diabetes Care*. 2015;38(Suppl 1):S5–S80.

8. American Diabetes Association. Economic costs of diabetes in the U.S. in 2012. *Diabetes Care*. 2013 Apr;36(4):1033–1046.

9. Shulman GI et al. Integrated fuel metabolism. In: Portem D Jr et al, eds. *Ellenberg & Rifkin's Diabetes Mellitus*. 6th ed. New York, NY: McGraw-Hill; 2003:1.

10. Ginsberg HN. New perspectives on atherogenesis: role of abnormal triglyceride-rich lipoprotein metabolism. *Circulation*. 2002;106:2137.

11. Naik RG et al. The pathophysiology and genetics of type 1 (insulin-dependent) diabetes. In: Porte D Jr et al, eds. *Ellenberg & Rifkin's Diabetes Mellitus*. 6th ed. New York, NY: McGraw-Hill; 2003:301.

12. Kahn SE, Porte D Jr. The pathophysiology and genetics of type 2 diabetes mellitus. In: Porte D Jr et al, eds. *Ellenberg & Rifkin's Diabetes Mellitus*. 6th ed. New York, NY: McGraw-Hill; 2003:331.

13. D'Alessio DA. Incretins: glucose-dependent insulinotropic polypeptide and glucagon-like peptide 1. In: Porte D Jr et al, eds. *Ellenberg & Rifkin's Diabetes Mellitus*. 6th ed. New York, NY: McGraw-Hill; 2003:85.

14. Amatruda JM, Livingston JN. Glucagon. In: Porte D Jr et al, eds. *Ellenberg & Rifkin's Diabetes Mellitus*. 6th ed. New York, NY: McGraw-Hill; 2003:97.

15. Tfayli H, Arslanian S. Pathophysiology of type 2 diabetes mellitus in youth: the evolving chameleon. *Arq Bras Endocrinol Metabol*. 2009;53:165.

16. Reaven GM. Pathophysiology of insulin resistance in human disease. *Physiol Rev*. 1995;75:473.

17. Koskinen J et al. Conventional cardiovascular risk factors and metabolic syndrome in predicting carotid intima-media thickness progression in young adults: the cardiovascular risk in young Finns study. *Circulation*. 2009;120:229.

18. Ford ES et al. Prevalence and correlates of metabolic syndrome based on a harmonious definition among adults in the US. *J Diabetes*. 2010;2:180.

19. Expert Panel on Detection, Evaluation, and Treatment of High Blood Cholesterol in Adults. Executive summary of the third report of The National Cholesterol Education Program (NCEP) Expert Panel on Detection, Evaluation, and Treatment of High Blood Cholesterol In Adults (Adult Treatment Panel III). *JAMA*. 2001;285:2486.

20. American Diabetes Association. Gestational diabetes mellitus. *Diabetes Care*. 2004;27(Suppl 1):S88.

21. Writing Group for the SEARCH for Diabetes in Youth Study Group et al. Incidence of diabetes in youth in the United States. *JAMA*. 2007;297:2716.

22. Skyler JS. Relationship of glycemic control to diabetic complications. In: Porte D Jr et al, eds. *Ellenberg & Rifkin's Diabetes Mellitus*. 6th ed. New York, NY: McGraw-Hill; 2003:909.

23. American Diabetes Association. Mircrovascular complications and foot care. *Diabetes Care*. 2015;38(Suppl 1):S58–S66.

24. Ship JA. Diabetes and oral health: an overview. *J Am Dent Assoc*. 2003;134(Spec No):4S.

25. American Diabetes Association. Management of diabetes in pregnancy. *Diabetes Care*. 2015;38(Suppl 1):S77–S79 .

26. Beckman JA et al. Diabetes and atherosclerosis: epidemiology, pathophysiology, and management. *JAMA*. 2002; 287:2570.

27. Mazzone T et al. Cardiovascular disease risk in type 2 diabetes mellitus: insights from mechanistic studies. *Lancet*. 2008;371:1800.

28. Stratton IM et al. Association of glycaemia with macrovascular and microvascular complications of type 2 diabetes (UKPDS 35): prospective observational study. *BMJ*. 2000; 321:405.

29. The Diabetes Control and Complications Trial Research Group. The effect of intensive treatment of diabetes on the development and progression of long-term complications in insulin-dependent diabetes mellitus. *N Engl J Med*. 1993;329:977.

30. The Diabetes Control and Complications Trial/Epidemiology of Diabetes Interventions and Complications Research Group. Retinopathy and nephropathy in patients with type 1 diabetes four years after a trial of intensive therapy [published correction appears in *N Engl J Med*. 2000;342:1376]. *N Engl J Med*. 2000;342:381.

31. Martin CL et al. Neuropathy among the diabetes control and complications trial cohort 8 years after trial completion. *Diabetes Care*. 2006;29:340.

32. Nathan DM et al. Intensive diabetes treatment and cardiovascular disease in patients with type 1 diabetes. *N Engl J Med*. 2005;353:2643.

33. Holman RR et al. 10-year follow-up of intensive glucose control in type 2 diabetes. *N Engl J Med*. 2008;359:1577.

34. Retnakaran R, Zinman B. Type 1 diabetes, hyperglycaemia, and the heart. *Lancet*. 2008;371:1790.

35. UK Prospective Diabetes Study (UKPDS) Group. Intensive blood-glucose control with sulphonylureas or insulin compared with conventional treatment and risk of complications in patients with type 2 diabetes (UKPDS 33) [published correction appears in *Lancet*. 1999;354:602]. *Lancet*. 1998;352:837.

36. Gaede P et al. Multifactorial intervention and cardiovascular disease in patients with type 2 diabetes. *N Engl J Med*. 2003; 348:383.

37. American Diabetes Association. Cardiovascular disease and risk management. *Diabetes Care*. 2015;38 (Suppl 1): S49–S57.

38. American Diabetes Association. Glycemic targets. *Diabetes Care*. 2015;38(Suppl 1):S33–S40.

39. Handelsman Y et al. American association of clinical endocrinologists and American college of endocrinology—Clinical practice guidelines for developing A diabetes mellitus comprehensive care plan—2015. *Endocr Pract*. 2015;21(Suppl 1):1–87.

40. Action to Control Cardiovascular Risk in Diabetes Study Group et al. Effects of intensive glucose lowering in type 2 diabetes. *N Engl J Med*. 2008;358:2545.

41. Riddle MC et al. Epidemiologic relationships between A1C and all-cause mortality during a median 3.4-year follow-up of glycemic treatment in the ACCORD trial. *Diabetes Care*. 2010;33:983.

42. ADVANCE Collaborative Group et al. Intensive blood glucose control and vascular outcomes in patients with type 2 diabetes. *N Engl J Med*. 2008;358:2560.

43. Duckworth W et al. Glucose control and vascular complications in veterans with type 2 diabetes [published corrections appear in *N Engl J Med*. 2009;361:1028; *N Engl J Med*. 2009;361:1024]. *N Engl J Med*. 2009;360:129.

44. Hayward RA et al. Follow-up of glycemic control and cardiovascular outcomes in type 2 diabetes. *N Engl J Med*. 2015;372(23):2197–2206.

45. Skyler JS et al. Intensive glycemic control and the prevention of cardiovascular events: implications of the ACCORD, ADVANCE, and VA diabetes trials: a position statement of the American Diabetes Association and a scientific statement of the American College of Cardiology Foundation and the American Heart Association [published correction appears in *Diabetes Care*. 2009;32:754]. *Diabetes Care*. 2009;32:187.

46. Skyler JS. Primary and secondary prevention of type 1 diabetes. *Diabet Med*. 2013;30(2):161–169.

47. Knowler WC et al. Reduction in the incidence of type 2 diabetes with lifestyle intervention or metformin. *N Engl J Med*. 2002;346:393.

48. Diabetes Prevention Program Research Group et al. 10-year follow-up of diabetes incidence and weight loss in the Diabetes Prevention Program Outcomes Study. *Lancet*. 2009;374:1677.

49. American Diabetes Association. Prevention or delay of type 2 diabetes. *Diabetes Care*. 2015;38(Suppl 1):S31–S32.

50. American Diabetes Association. Foundations of care: Education, nutrition, physical activity, smoking cessation, psychosocial care, and immunization. *Diabetes Care*. 2015;38(Suppl 1):S20–S30.

51. Evert AB et al. Nutrition therapy recommendations for the management of adults with diabetes. *Diabetes Care*. 2014;37(Suppl 1):S120–S143.

52. Franz MJ et al. Evidence-based nutrition principles and recommendations for the treatment and prevention of diabetes and related complications. *Diabetes Care*. 2003;26(Suppl 1):S51.

53. Franz MJ et al. Evolution of diabetes medical nutrition therapy. *Postgrad Med J*. 2003;79:30.

54. Sigal RJ et al. Physical activity/exercise and type 2 diabetes. *Diabetes Care*. 2004;27:2518.

55. Wasserman DH, Zinman B. Exercise in individuals with IDDM. *Diabetes Care*. 1994;17:924.

56. Goldstein DE et al. Tests of glycemia in diabetes. *Diabetes Care*. 2004;27(Suppl 1):S91.

57. Buckingham B et al. Real-time continuous glucose monitoring. *Curr Opin Endocrinol Diabetes Obes*. 2007;14:288.

58. Gorus F et al. How should HbA1c measurements be reported? *Diabetologia*. 2006;49:7.

59. Nathan DM et al. Translating the A1C assay into estimated average glucose values [published correction appears in *Diabetes Care*. 2009;32:207]. *Diabetes Care*. 2008;31:1473.

60. Ng JM et al. The effect of iron and erythropoietin treatment on the A1C of patients with diabetes and chronic kidney disease. *Diabetes Care*. 2010;33:2310.

61. Davie SJ et al. Effect of vitamin C on glycosylation of proteins. *Diabetes*. 1992;41:167.

62. International Expert Committee. International Expert Committee report on the role of the A1C assay in the diagnosis of diabetes. *Diabetes Care*. 2009;32:1327–1334.

63. Nolte MS. Pancreatic hormones and antidiabetic drugs. In: Katzung B et al, eds. *Basic and Clinical Pharmacology*. 11th ed. New York: Lange Medical Books/McGraw-Hill; 2009;727.

64. DeFelippes MR et al. Insulin chemistry and pharmacokinetics. In: Porte D Jr et al, eds. *Ellenberg & Rifkin's Diabetes Mellitus*. 6th ed. New York, NY: McGraw-Hill; 2003;481.

65. Rabkin R et al. The renal metabolism of insulin. *Diabetologia*. 1984;27:351.

66. Binder C, Brange J. Insulin chemistry and pharmacokinetics. In: Porte D Jr et al, eds. *Ellenberg & Rifkin's Diabetes Mellitus*. 5th ed. Stamford, CT: Appleton & Lange; 1997.

67. Burge MR, Schade DS. Insulins. *Endocrinol Metab Clin North Am*. 1997;26:575.

68. Garg S et al. Rapid-acting insulin analogues in Basalbolus regimens in type 1 diabetes mellitus. *Endocr Pract*. 2010;16:486.

69. Raskin P et al. A comparison of insulin lispro and buffered regular human insulin administered via continuous subcutaneous insulin infusion pump. *J Diabetes Complications*. 2001;15:295.

70. Humalog [package insert]. Indianapolis, IN: Eli Lilly and Company; November 2015.

71. Novolog [package insert]. Plainsboro, NJ: Novo Nordisk; February 2015.

72. Apidra [package insert]. Bridgewater, NJ: Sanofi-Aventis U.S. LLC; October 2015.

73. Afrezza [package insert]. Bridgewater, NJ: Sanofi-Aventis U.S. LLC; May 2015.

74. Humulin R U500 [package insert]. Indianapolis, IN: Eli Lilly and Company; September 2014.

75. As U-500 insulin safety concerns mount, it's time to rethink safe use of strengths above U-100 ISMP. Available at https://www.ismp.org/newsletters/acutecare/showarticle.aspx?id=62. Accessed June 2015.

76. Lantus [package insert]. Bridgewater, NJ: Sanofi-Aventis U.S. LLC; February 2015.

77. Bolli GB, Owens DR. Insulin glargine. *Lancet*. 2000;356:443.

78. Lepore M et al. Pharmacokinetics and pharmacodynamics of subcutaneous injection of long-acting human insulin analog glargine, NPH insulin, and ultralente human insulin and continuous subcutaneous infusion of insulin lispro. *Diabetes*. 2000;49:2142.

79. Dunn CJ et al. Insulin glargine: an updated review of its use in the management of diabetes mellitus. *Drugs*. 2003;63:1743.

80. Raskin P et al. A 16-week comparison of the novel insulin analog insulin glargine (HOE 901) and NPH human insulin used with insulin lispro in patients with type 1 diabetes. *Diabetes Care*. 2000;23:1666.

81. Toujeo [package insert]. Bridgewater, NJ: Sanofi-Aventis U.S. LLC; February 2015.

82. Levemir [package insert]. Bagsvsrd, Denmark: Novo Nordisk Inc; Feburary 2015.

83. Kurtzhals P. Pharmacology of insulin detemir. *Endocrinol Metab Clin North Am*. 2007;36(Suppl 1):14.

84. Plank J et al. A double-blind, randomized dose-response study investigating the pharmacodynamic and pharmacokinetic properties of the long-acting insulin analog detemir. *Diabetes Care*. 2005;28:1107.

85. Heise T et al. Lower within-subject variability of insulin detemir in comparison to NPH insulin and insulin glargine in people with type 1 diabetes. *Diabetes*. 2004;53:1614.

86. Tresiba [package insert]. Bagsvsrd, Denmark: Novo Nordisk; September 2015.

87. Turnheim K. Basic aspects of insulin pharmacokinetics. In: Brunetti P, Waldhausl W, eds. *Advanced Models for the Therapy of Insulin-Dependent Diabetes*. New York, NY: Raven Press; 1987:91.

88. Koivisto VA, Felig P. Alterations in insulin absorption and in blood glucose control associated with varying insulin injection sites in diabetic patients. *Ann Intern Med*. 1980;92:59.

89. American Diabetes Association. Continuous subcutaneous insulin infusion. *Diabetes Care*. 2004;27(Suppl 1):S110.

90. American Diabetes Association. 2014 Consumer Guide. *Diabetes Forecast*, January 2014.

91. Pickup J, Keen H. Continuous subcutaneous insulin infusion at 25 years: evidence base for the expanding use of insulin pump therapy in type 1 diabetes. *Diabetes Care*. 2002; 25:593.

92. Mooradian AD et al. Narrative review: a rational approach to starting insulin therapy. *Ann Intern Med*. 2006;145:125.

93. DeWitt DE, Hirsch IB. Outpatient insulin therapy in type 1 and type 2 diabetes mellitus: scientific review. *JAMA*. 2003; 289:2254.

94. Ashwell SG et al. Twice-daily compared with once-daily insulin glargine in people with type 1 diabetes using mealtime insulin aspart. *Diabet Med*. 2006;23:879.

95. Bott S et al. Insulin detemir under steady-state conditions: no accumulation and constant metabolic effect over time with twice daily administration in subjects with type 1 diabetes. *Diabet Med*. 2006;23:522.

96. Porcellati F et al. Comparison of pharmacokinetic and dynamics of the long-acting insulin analogs glargine and detemir at steady state in type 1 diabetes: a double-blind, randomized, crossover study [published correction appears in *Diabetes Care*. 2008;31:188]. *Diabetes Care*. 2007;30:2447.

97. Pickup J et al. Glycaemic control with continuous subcutaneous insulin infusion compared with intensive insulin injections in patients with type 1 diabetes: meta-analysis of randomised controlled trials. *BMJ*. 2002;324:705.

98. Campbell PJ et al. Pathogenesis of the dawn phenomenon in patients with insulin-dependent diabetes mellitus. Accelerated glucose production and impaired glucose utilization due to nocturnal surges in growth hormone secretion. *N Engl J Med*. 1985;312:1473.

99. Walsh J, Roberts R. *Pumping Insulin: Everything You Need For Success On A Smart Insulin Pump*. 4th ed. San Diego, CA: Torrey Pines Press; 2006.

100. Inzucchi S et al. Management of hyperglycemia in type 2 diabetes, 2015: a patient centered approach update to a position statement of the American Diabetes Association and the European Association for the study of diabetes. *Diabetes Care*. 2015; 38 140–149

101. Siminerio L et al. Strategies for Insulin Injection Therapy in Diabetes Self-Management. American Association of Diabetes Educators (AADE), April 2001. Available at https://www.diabeteseducator.org/docs/default-source/legacy-docs/ resources/pdf/research/aade meded.pdf?sfvrsn=2.

102. Lee WC et al. Medication adherence and the associated health- economic impact among patients with type 2 diabetes mellitus converting to insulin pen therapy: an analysis of third-party managed care claims data. *Clin Ther*. 2006;28(10):1712–1725.

103. Grabner M et al. Clinical and economic outcomes among patients with diabetes mellitus initiating insulin glargine pen versus vial. *Postgrad Med*. 2013;125(3):204–213.

104. Pisano, M. Overview of insulin and non-insulin delivery devices in the treatment of diabetes. *P T*. 2014;39(12):866–873.

105. American Diabetes Association. Insulin administration. *Diabetes Care*. 2004;27(Suppl 1):S106.

106. Malanda UL et al. Self-monitoring of blood glucose in patients with type 2 diabetes mellitus who are not using insulin. *Cochrane Database Syst Rev*. 2012;(1):CD005060.

107. Walsh J et al. *Using Insulin: Everything You Need for Success With Insulin*. San Diego, CA: Torrey Pine Press; 2003.

108. Perriello G et al. The effect of asymptomatic nocturnal hypoglycemia on glycemic control in diabetes mellitus. *N Engl J Med*. 1988;319:1233.

109. Fanelli CG et al. Administration of neutral protamine hagedorn insulin at bedtime versus with dinner in type 1 diabetes mellitus to avoid nocturnal hypoglycemia and improve control. A randomized, controlled trial. *Ann Intern Med*. 2002;136:504.

110. Rybicka M et al. The dawn phenomenon and the Somogyi effect—two phenomena of morning hyperglycaemia. *Endokrynol Pol*. 2011;62(3):276–284.

111. Ratner RE et al. Less hypoglycemia with insulin glargine in intensive insulin therapy for type 1 diabetes. U.S. Study Group of Insulin Glargine in Type 1 Diabetes. *Diabetes Care*. 2000;23:639.

112. De Leeuw I et al. Insulin detemir used inbasal-bolus therapy in people with type 1 diabetes is associated with a lower risk of nocturnal hypoglycaemia and less weight gain over 12 months in comparison to NPH insulin. *Diabetes Obes Metab*. 2005;7:73.

113. Hermansen K et al. Comparison of the soluble basal insulin analog insulin detemir with NPH insulin. *Diabetes Care*. 2001;24:296.

114. Bolli GB, Gerich JE. The "dawn phenomenon"—a common occurrence in both non-insulin-dependent and insulin-dependent diabetes mellitus. *N Engl J Med*. 1984;310:746.

115. Wolfsdorf J et al. Diabetic ketoacidosis in children and adolescents with diabetes. *Pediatr Diabetes*. 2009;10(Suppl 12):118.

116. Silverstein J et al. Care of children and adolescents with type 1 diabetes: a statement of the American Diabetes Association. *Diabetes Care*. 2005;28:186.

117. Chiang JL et al. Type 1 Diabetes Sourcebook Authors. Type 1 diabetes through the life span: a position statement of the American Diabetes Association. *Diabetes Care*. 2014;37:203422054.

118. Diabetes Control and Complications Trial. Diabetes Control and Complications Trial Research Group. Effect of intensive diabetes treatment on the development and progression of long-term complications in insulin-dependent diabetes mellitus. *J Pediatr*. 1994;125:177.

119. White NH et al. Beneficial effects of intensive therapy of diabetes during

adolescence: outcomes after the conclusion of the Diabetes Control and Complications Trial (DCCT). *J Pediatr.* 2001;139:804.

120. Siminerio LM et al. Care of young children with diabetes in the child care setting: a position statement of the American Diabetes Association. *Diabetes Care.* 2014;37:2834–2842

121. Murphy NP et al. Randomized cross-over trial of insulin glargine plus lispro or NPH insulin plus regular human insulin in adolescents with type 1 diabetes on intensive insulin regimens. *Diabetes Care.* 2003;26:799.

122. Chase HP et al. Reduced hypoglycemic episodes and improved glycemic control in children with type 1 diabetes using insulin glargine and neutral protamine Hagedorn insulin. *J Pediatr.* 2003;143:737.

123. Phillip M et al. Use of insulin pump therapy in the pediatric age-group: consensus statement from the European Society for Paediatric Endocrinology, the Lawson Wilkins Pediatric Endocrine Society, and the International Society for Pediatric and Adolescent Diabetes, endorsed by the American Diabetes Association and the European Association for the Study of Diabetes. *Diabetes Care.* 2007;30:1653.

124. McMahon SK et al. Insulin pump therapy in children and adolescents: improvements in key parameters of diabetes management including quality of life. *Diabet Med.* 2005; 22:92.

125. Patton SR et al. Survey of insulin site rotation in youth with type 1 diabetes mellitus. *J Pediatr Health Care.* 2010;24:365.

126. Asvold BO et al. Cognitive function in type 1 diabetic adults with early exposure to severe hypoglycemia: a 16-year follow-up study. *Diabetes Care.* 2010;33:1945.

127. Davis EA et al. Impact of improved glycaemic control on rates of hypoglycaemia in insulin dependent diabetes mellitus. *Arch Dis Child.* 1998;78:111.

128. Jones TW et al. Decreased epinephrine responses to hypoglycemia during sleep. *N Engl J Med.* 1998;338:1657.

129. Deiss D et al. Treatment with insulin glargine reduces asymptomatic hypoglycemia detected by continuous subcutaneous glucose monitoring in children and adolescents with type 1 diabetes. *Pediatr Diabetes.* 2007;8:157.

130. American Diabetes Association. Living With Diabetes. When you're sick. Available at http://www.diabetes.org/living-with-diabetes/treatment-and-care/whos-on-your-health-care-team/when-youre-sick.html. Accessed June 1, 2015.

131. Rubenstein AH, Spitz I. Role of the kidney in insulin metabolism and excretion. *Diabetes.* 1968;17:161.

132. Rabkin R et al. Effect of renal disease on renal uptake and excretion of insulin in man. *N Engl J Med.* 1970;282:182.

133. Falciglia M et al. Hyperglycemia-related mortality in critically ill patients varies with admission diagnosis. *Crit Care Med.* 2009;37:3001.

134. Kosiborod M et al. Relationship between spontaneous and iatrogenic hypoglycemia and mortality in patients hospitalized with acute myocardial infarction. *JAMA.* 2009;301:1556.

135. Kosiborod M et al. Admission glucose and mortality in elderly patients hospitalized with acute myocardial infarction: implications for patients with and without recognized diabetes. *Circulation.* 2005;111:3078.

136. Malmberg K. Prospective randomised study of intensive insulin treatment on long term survival after acute myocardial infarction in patients with diabetes mellitus. 5 DIGAMI (Diabetes Mellitus, Insulin Glucose Infusion in Acute Myocardial Infarction) Study Group. *BMJ.* 1997;314:1512.

137. Malmberg K et al. Intense metabolic control by means of insulin in patients with diabetes mellitus and acute myocardial infarction (DIGAMI-2): effects on mortality and morbidity. *Eur Heart J.* 2005;26:650.

138. Metha SR et al. Effect of glucose-insulin-potassium infusion on mortality in patients with acute ST-segment elevation myocardial infarction: the CREATE-ECLA randomized controlled trial. *JAMA.* 2005;293:437.

139. Cheung NW et al. The Hyperglycemia Intensive Insulin Infusion in Infarction (HI-5) Study: a randomized controlled trial of insulin infusion therapy for myocardial infarction. *Diabetes Care.* 2006;29:765.

140. van den Berghe G et al. Intensive insulin therapy in the critically ill patients. *N Engl J Med.* 2001;345:1359.

141. van den Berghe G et al. Intensive insulin therapy in the medical ICU. *N Engl J Med.* 2006;354:449.

142. NICE-SUGAR Study Investigators et al. Intensive versus conventional glucose control in critically ill patients. *N Engl J Med.* 2009;360:1283.

143. Pittas AG et al. Insulin therapy for critically ill hospitalized patients: a meta-analysis of randomized controlled trials. Arch Intern Med. 2004;164:2005.

144. Wiener RS et al. Benefits and risks of tight glucose control in critically ill adults: a meta-analysis [published correction appears in *JAMA.* 2009;301:936]. *JAMA.* 2008;300:933.

145. Bruno A et al. Normal glucose values are associated with a lower risk of mortality in hospitalized patients. *Diabetes Care.* 2008;31:2209.

146. McAlister FA et al. The relation between hyperglycemia and outcomes in 2,471 patients admitted to the hospital with community-acquired pneumonia.

Diabetes Care. 2005;28:810.

147. Baker EH et al. Hyperglycaemia is associated with poor outcomes in patients admitted to hospital with acute exacerbations of chronic obstructive pulmonary disease. *Thorax.* 2006;61:284.

148. Magaji V, Johnston J. Inpatient management of hyperglycemia and diabetes. *Clin Diabetes.* 2011;29(1):3–9.

149. Clement S et al. Management of diabetes and hyperglycemia in hospitals [published correction appears in *Diabetes Care.* 2004;27:1255]. *Diabetes Care.* 2004;27:553.

150. Goldberg PA et al. Implementation of a safe and effective insulin infusion protocol in a medical intensive care unit. *Diabetes Care.* 2004;27:461.

151. Markovitz LJ et al. Description and evaluation of a glycemic management protocol for patients with diabetes undergoing heart surgery. *Endocr Pract.* 2002;8:10.

152. Food and Drug Administration. FDA Public Health Notification: Potentially Fatal Errors with GDH-PQQ* Glucose Monitoring Technology. August 13,2009. http://www.fda.gov/MedicalDevices/Safety/AlertsandNotices/PublicHealthNotifications/ucm176992.htm. Accessed July 1, 2015.

153. Parekh B. The mechanism of dead-in-bed syndrome and other sudden unexplained nocturnal deaths. *Curr Diabetes Rev.* 2009;5:210.

154. Cryer PE, Gerich JE. Hypoglycemia in insulin-dependent diabetes mellitus: interplay of insulin excess and compromised glucose regulation. In: Porte D Jr et al, eds. *Ellenberg & Rifkin's Diabetes Mellitus.* 6th ed. New York, NY: McGraw-Hill; 2003:523.

155. de Galan BE et al. Pathophysiology and management of recurrent hypoglycaemia and hypoglycaemia unawareness in diabetes. *Neth J Med.* 2006;64:269.

156. Kitabchi AE et al. Hyperglycemic crises in adult patients with diabetes. *Diabetes Care.* 2009;32:1335.

157. Salpeter SR et al. Risk of fatal and nonfatal lactic acidosis with metformin use in type 2 diabetes mellitus. *Cochrane Database Syst Rev.* 2010;(4):CD002967.

158. Ennis ED, Kreisberg RA. Diabetic ketoacidosis. In: Porte D Jr et al, eds. *Ellenberg & Rifkin's Diabetes Mellitus.* 6th ed. New York, NY: McGraw-Hill; 2003:573.

159. Viallon A et al. Does bicarbonate therapy improve the management of severe diabetic ketoacidosis? *Crit Care Med.* 1999;27:2690.

160. Kirpichnikov D et al. Metformin: an update. *Ann Intern Med.* 2002;137:25.

161. Zhou G et al. Role of AMP-activated protein kinase in mechanism of metformin action. *J Clin Invest.* 2001;108:1167.

162. Miller RA, Birnbaum MJ. An energetic tale of AMPK-independent effects of metformin. *J Clin Invest.* 2010;120:2267.

163. Schimmack G et al. AMP-activated protein kinase: role in metabolism and therapeutic implications. *Diabetes Obes Metab.* 2006;8:591.

164. Glucophage and Glucophage XR [package insert]. New York, NY: Bristol-Myers Squibb Company; January 2009.

165. Tahrani AA et al. Metformin, heart failure, and lactic acidosis: is metformin absolutely contraindicated? *BMJ.* 2007;335:508.

166. Salpeter SR et al. Risk of fatal and nonfatal lactic acidosis with metformin use in type 2 diabetes mellitus: systematic review and meta-analysis. *Arch Intern Med.* 2003;163:2594.

167. Fitzgerald E et al. Metformin associated lactic acidosis. *BMJ.* 2009;339:b3660.

168. Shu Y et al. Effect of genetic variation in the organic cation transporter 1 (OCT1) on metformin action. *J Clin Invest.* 2007;117:1422.

169. Shaw JS et al. Establishing pragmatic estimated GFR thresholds to guide metformin prescribing. *Diabet Med.* 2007;24:1160.

170. Prandin [package insert]. Princeton, NJ: Novo Nordisk; May 2010.

171. Starlix [package insert]. East Hanover, NJ: Novartis Pharmaceuticals Corporation; July 2008.

172. Nan DN et al. Acute hepatotoxicity caused by repaglinide. *Ann Intern Med.* 2004;141:823.

173. Scheen AJ. Drug-drug and food-drug pharmacokinetic interactions with new insulinotropic agents repaglinide and nateglinide. *Clin Pharmacokinet.* 2007;46:93.

174. Black C et al. Meglitinide analogues for type 2 diabetes mellitus. *Cochrane Database Syst Rev.* 2007;(2):CD004654.

175. Inzucchi SE. Oral antihyperglycemic therapy for type 2 diabetes: scientific review. *JAMA.* 2002;287:360.

176. Groop LC. Sulfonylureas in NIDDM. *Diabetes Care.* 1992;15:737.

177. Groop LC et al. Effect of sulfonylurea on glucose-stimulated insulin secretion in healthy and non-insulin dependent diabetic subjects: a dose-response study. *Acta Diabetol.* 1991;28:162.

178. Wahlin-Boll E et al. Impaired effect of sulfonylurea following increased dosage. *Eur J Clin Pharmacol.* 1982;22:21.

179. Stenman S et al. What is the benefit of increasing the sulfonylurea dose? *Ann Intern Med.* 1993;118:169.

180. Jaber LA et al. Comparison of pharmacokinetics and pharmacodynamics of short- and long-term glyburide therapy in NIDDM. *Diabetes Care.* 1994;17:1300.

181. Amaryl [package insert]. Bridgewater, NJ: Sanofi-Aventis U.S. LLC; July 2009.

182. Klepzig H et al. Sulfonylureas and ischaemic preconditioning; a double-blind, placebo-controlled evaluation of glimepiride and glibenclamide. *Eur Heart J.* 1999;20:439.

183. Donath MY et al. Mechanisms of beta-cell death in type 2 diabetes. *Diabetes.* 2005;54(Suppl 2):S108.

184. Yki-Järvinen H. Thiazolidinediones. *N Engl J Med.* 2004;351:1106.

185. Actos [package insert]. Deerfield, IL: Takeda Pharmaceuticals America; September 2009.

186. Hanefeld M. Pharmacokinetics and clinical efficacy of pioglitazone. *Int J Clin Pract Suppl.* 2001;(121):19.

187. Avandia [package insert]. Brentford, UK: Glaxo Smith Kline; October 2008.

188. Al-Salman J et al. Hepatocellular injury in a patient receiving rosiglitazone. A case report [published correction appears in *Ann Intern Med.* 2000;133:237]. *Ann Intern Med.* 2000;132:121.

189. Su DH et al. Liver failure in a patient receiving rosiglitazone therapy. *Diabet Med.* 2006;23:105.

190. Farley-Hills E et al. Fatal liver failure associated with pioglitazone. *BMJ.* 2004;329:429.

191. Singh S et al. Long-term risk of cardiovascular events with rosiglitazone. A meta-analysis. *N Engl J Med.* 2007;298:1189.

192. Nissen SE, Wolski K. Effect of rosiglitazone on the risk of myocardial infarction and death from cardiovascular causes [published correction appears in *N Engl J Med.* 2007;357:100]. *N Engl J Med.* 2007;356:2457.

193. Nissen SE, Wolski K. Rosiglitazone revisited: an updated meta-analysis of risk for myocardial infarction and cardiovascular mortality. *Arch Intern Med.* 2010;170(14);1191–1201.

194. Dormandy JA et al. Secondary prevention of macrovascular events in patients with type 2 diabetes in the PROactive Study (PROspective pioglitAzone Clinical Trial In macroVascular Events): a randomised controlled trial. *Lancet.* 2005;366:1279.

195. Lincoff AM et al. Pioglitazone and risk of cardiovascular events in patients with type 2 diabetes mellitus. A meta-analysis of randomized trials. *JAMA.* 2007;298:1180.

196. Gerrits CM et al. A comparison of pioglitazone and rosiglitazone for hospitalization for acute myocardial infarction in type 2 diabetes. *Pharmacoepidemiol Drug Saf* 2007;16:1065.

197. Graham DJ et al. Risk of acute myocardial infarction, stroke, heart failure, and death in elderly Medicare patients treated with rosiglitazone or pioglitazone. *JAMA.* 2010;304:411.

198. Ryan EH Jr et al. Diabetic macular edema associated with glitazone use. *Retina.* 2006;26:562.

199. Food and Drug Administration. FDA drug safety communication: ongoing safety review of actos (pioglitazone) and potential increased risk of bladder cancer after two years exposure. September 17, 2010. Available at http://www .fda.gov/Drugs/DrugSafety/ucm226214.htm. Accessed December 9, 2010.

200. Schwartz AV, Sellmeyer DE. Thiazolidinedione therapy gets complicated. Is bone loss the price of improved insulin resistance? *Diabetes Care.* 2007;30:1670.

201. Loke YK et al. Long-term use of thiazolidinediones and fractures in type 2 diabetes: a meta-analysis. *Can Med Assoc J.* 2009;180:32.

202. Dormuth CR et al. Thiazolidinediones and fractures in men and women. *Arch Intern Med.* 2009;169:1395.

203. Aubert RE et al. Rosiglitazone and pioglitazone increase fracture risk in women and men with type 2 diabetes. *Diabetes Obes Metab.* 2010;12:716.

204. Ali AA et al. Rosiglitazone causes bone loss in mice by suppressing osteoblast differentiation and bone formation. *Endocrinology.* 2005;146:1226.

205. Scheen AJ. Pharmacokinetic interactions with thiazolidinediones. *Clin Pharmacokinet.* 2007;46:1.

206. Clar C et al. Adding pioglitazone to insulin containing regimens in type 2 diabetes: systematic review and meta-analysis. *PLoS One.* 2009;4:e6112.

207. Precose [package insert]. Pittsburgh, PA: Bayer Corporation; 2011.

208. Glyset [package insert]. NY, NY: Pfizer/Pharmacia and Upjohn Company; 2012.

209. Van de Laar FA et al. Alpha-glucosidase inhibitors for type 2 diabetes mellitus. *Cochrane Database Syst Rev.* 2005;(2): CD003639.

210. Drucker DJ, Nauck MA. The incretin system: glucagon-like peptide-1 receptor agonists and dipeptidyl peptidase-4 inhibitors in type 2 diabetes. *Lancet.* 2006;368:1696.

211. Victoza [package insert]. Bagsvsrd. Denmark: Novo Nordisk A/S; 2016.

212. Tanzeum [package insert]. Wilminton, DE: GlaxoSmithKline LLC; 2015.

213. Trulicity [package insert]. Indianapolis, IN: Eli Lilly and Co; 2015.

214. Byetta [package insert]. Wilmington, DE: AstraZeneca Pharmaceuticals P; 2015

215. Bydureon [package insert]. Wilmington, DE: AstraZeneca Pharmaceuticals P; 2015.

216. Vilsbøll T. Liraglutide: a once-daily GLP-1 analogue for the treatment of type 2 diabetes mellitus. *Expert Opin Investig Drugs.* 2007;16:231.

217. Drab SR. Incretin-based therapies for type 2 diabetes mellitus: current status and future prospects. *Pharmacotherapy.* 2010;30:609.

218. Nauck M et al. Efficacy and safety comparison of liraglutide, glimepiride, and placebo, all in combination with metformin, in type 2 diabetes: the LEAD (liraglutide effect and action in diabetes)-2 study. *Diabetes Care.* 2009;32:84.

219. Zinman B et al. Efficacy and safety of the human glucagon-like peptide-1 analog liraglutide in combination with metformin and thiazolidinedione in patients with type 2 diabetes (LEAD-4 Met+TZD) [published correction appears in *Diabetes Care.* 2010;33:692]. *Diabetes Care.* 2009;32:1224.

220. Marre M et al. Liraglutide, a once-daily human GLP-1 analogue, added to a sulphonylurea over 26 weeks produces greater improvements in glycaemic and weight control compared with adding rosiglitazone or placebo in subjects with Type 2 diabetes (LEAD-1 SU). *Diabet Med.* 2009;26:268.

221. Januvia [package insert]. Whitehouse Station, NJ: Merck and Co; 2010.

222. Onglyza [package insert]. New York, NY: Bristol-Myers Squibb Company; 2009.

223. Tradjenta [package insert]. Ridgefield, CT: Boehringer ingelheim Pharmaceuticals; 2015.

224. Nesina [package insert]. Deerfield, IL: Takeda Pharmaceuticals America; 2013.

225. Drucker DJ, Nauck MA. The incretin system: glucagon-like peptide-1 receptor agonists and dipeptidyl peptidase-4 inhibitors in type 2 diabetes. *Lancet.* 2006;368:1696.

226. Langley AK et al. Dipeptidyl peptidase IV inhibitors and the incretin system in type 2 diabetes mellitus. *Pharmacotherapy.* 2007;27:1163.

227. Golightly LK et al. Comparative clinical pharmacokinetics of dipeptidyl peptidase-4 inhibitors. *Clin Pharmacokinet.* 2012;51(8):501–514.

228. Lajara R. The potential role of sodium glucose co-transporter 2 inhibitors in combination therapy for type 2 diabetes mellitus. *Expert Opin Pharmacother.* 2014;15(17):2565–2585.

229. Li L, Shen J, Bala MM, et al. Incretin treatment and risk of pancreatitis in patients with type 2 diabetes mellitus: systematic review and meta-analysis of randomised and non-randomised studies. *BMJ.* 2014;348:2366.

230. Singh-Franco D et al. Pramlintide acetate injection for the treatment of type 1 and type 2 diabetes mellitus. *Clin Ther.* 2007;29:535.

231. Symlin [package insert]. Wilmington, DE: AstraZeneca Pharmaceuticals LP; 2015.

232. Invokana [package insert]. Titusville, NJ: Jannsen Pharmaceuticals; September 2015.

233. Farxiga [package insert]. Wilmington, DE: AstraZeneca Pharmaceuticals LP; March 2015.

234. Jardiance [package insert]. Ridgefield, CT: Boehringer Ingelheim Pharmaceuticals; June 2015.

235. Monami M, Nardini C, Mannucci E. Efficacy and safety of sodium glucose co-transport-2 inhibitors in type 2 diabetes: a meta-analysis of randomized clinical trials. *Diabetes Obes Metab.* 2014;16(5):457–466.

236. FDA Drug Safety Communication: FDA warns that SGLT2 inhibitors for diabetes may result in a serious condition of too much acid in the blood. Available at http://www.fda.gov/Drugs/DrugSafety/ucm446845.htm 2015.

237. Gaziano JM et al. Randomized clinical trial of quick-release bromocriptine among patients with type 2 diabetes on overall safety and cardiovascular outcomes. *Diabetes Care.* 2010; 33:1503.

238. UK Prospective Diabetes Study (UKPDS) Group. Effect of intensive blood-glucose control with metformin on complications in overweight patients with type 2 diabetes (UKPDS 34) [published correction appears in *Lancet.* 1998;352:1558]. *Lancet.* 1998;352:854.

239. Welchol [package insert]. Parsippany, NJ: Daiichi Sankyo Inc; October 2014.

240. Bays HE et al. Colesevelam hydrochloride therapy in patients with type 2 diabetes mellitus treated with metformin: glucose and lipid effects. *Arch Intern Med.* 2008;168:1975.

241. Goldberg RB et al. Efficacy and safety of colesevelam in patients with type 2 diabetes mellitus and inadequate glycemic control receiving insulin-based therapy. *Arch Intern Med.* 2008;168:1531.

242. Fonseca VA et al. Colesevelam HCl improves glycemic control and reduces LDL cholesterol in patients with inadequately controlled type 2 diabetes on sulfonylurea-based therapy. *Diabetes Care.* 2008;31:1479.

243. Roussel R et al. Metformin use and mortality among patients with diabetes and atherothrombosis. *Arch Intern Med.* 2010;170:1892.

244. Cycloset [package insert]. Tiverton, RI: VeroScience LLC; September 2010.

245. UK Prospective Diabetes Study Group. Efficacy of atenolol and captopril in reducing risk of macrovascular and microvascular complications in type 2 diabetes: UKPDS 39. *BMJ.* 1998;317:713.

246. UK Prospective Diabetes Study Group. Tight blood pressure control and risk of macrovascular and microvascular complications in type 2 diabetes: UKPDS 38 [published correction appears in *BMJ.* 1999;318:29]. *BMJ.* 1998;317:703.

247. Holman RR et al. Long-term follow-up after tight control of blood pressure in type 2 diabetes. *N Engl J Med.* 2008;359:1565.

248. Libby G et al. New users of metformin are at low risk of incident cancer: a cohort study among people with type 2 diabetes. *Diabetes Care.* 2009;32:1620.

249. Feher MD et al. Tolerability of prolonged-release metformin (Glucophage) in individuals intolerant to standard metformin—results from four UK centres. *Br J Diabetes Vasc Dis.* 2007;7:225.

250. Pelletier AL et al. Metformin stinks, literally. *Ann Intern Med*. 2010;152:267.

251. de Jager J et al. Long term treatment with metformin in patients with type 2 diabetes and risk of vitamin B12 deficiency: randomised placebo controlled trial. *BMJ*. 2010;340:c2181.

252. Welschen LM et al. Self-monitoring of blood glucose in patients with type 2 diabetes who are not using insulin: a systematic review. *Diabetes Care*. 2005;28:1510.

253. Clar C et al. Self-monitoring of blood glucose in type 2 diabetes: systematic review. *Health Technol Assess*. 2010;14:1.

254. Bloomgarden ZT et al. Lower baseline glycemia reduces apparent oral agent glucose-lowering efficacy: a meta-regression analysis. *Diabetes Care*. 2006;29:2137.

255. Sherifali D et al. The effect of oral antidiabetic agents on A1C levels: a systematic review and meta-analysis. *Diabetes Care*. 2010;33:1859.

256. Bolen S et al. Systematic review: comparative effectiveness and safety of oral medications for type 2 diabetes mellitus [published correction appears in *Ann Intern Med*. 2007;147:887]. *Ann Intern Med*. 2007;147:386.

257. Kahn SE et al. Glycemic durability of rosiglitazone, metformin, or glyburide monotherapy [published correction appears in *N Engl J Med*. 2007;356:1387]. *N Engl J Med*. 2006; 355:2427.

258. DeFronzo RA et al. Effects of exenatide (exendin-4) on glycemic control and weight over 30 weeks in metformintreated patients with type 2 diabetes. *Diabetes Care*. 2005;28:1092.

259. Willi C et al. Active smoking and the risk of type 2 diabetes: a systematic review and meta-analysis. *JAMA*. 2007;298:2654.

260. Rafalson L et al. Cigarette smoking is associated with conversion from normoglycemia to impaired fasting glucose: the Western New York Health Study. *Ann Epidemiol*. 2009;19:365.

261. Stang M et al. Incidence of lactic acidosis in metformin users. *Diabetes Care*. 1999;22:925.

262. Turner R et al. United Kingdom Prospective Diabetes Study 17: a 9-year update of a randomized, controlled trial on the effect of improved metabolic control on complications in non-insulin-dependent diabetes mellitus. *Ann Intern Med*. 1996;124(1, pt 2):136.

263. Pan A et al. Bidirectional association between depression and type 2 diabetes mellitus in women. *Arch Intern Med*. 2010;170:1884.

264. DeFronzo RA, Goodman AM. Efficacy of metformin in patients with non-insulin-dependent diabetes mellitus. The Multicenter Metformin Study Group. *N Engl J Med*. 1995;333:541.

265. Phung OJ et al. Effect of noninsulin antidiabetic drugs added to metformin therapy on glycemic control, weight gain, and hypoglycemia in type 2 diabetes. *JAMA*. 2010;303:1410.

266. Langtry HD, Balfour JA. Glimepiride. A review of its use in the management of type 2 diabetes mellitus. *Drugs*. 1998; 55:563.

267. Klonoff DC et al. Exenatide effects on diabetes, obesity, cardiovascular risk factors and hepatic biomarkers in patients with type 2 diabetes treated for at least 3 years. *Curr Med Res Opin*. 2008;24:275.

268. ACCORD Study Group et al. Effects of medical therapies on retinopathy progression in type 2 diabetes [published correction appears in *N Engl J Med*. 2011;364:190]. *N Engl J Med*. 2010;363:233.

269. DeWitt DE, Dugdale DC. Using new insulin strategies in the outpatient treatment of diabetes: clinical applications. *JAMA*. 2003;289:2265.

270. Riddle MC et al. The treat-to-target trial: randomized addition of glargine or human NPH insulin to oral therapy of type 2 diabetic patients. *Diabetes Care*. 2003;26:3080.

271. Anderson JH Jr et al. Mealtime treatment with insulin analog improves postprandial hyperglycemia and hypoglycemia in patients with non-insulin-dependent diabetes mellitus. Multicenter Insulin Lispro Study Group. *Arch Intern Med*. 1997;157:1249.

272. Holman RR et al. Addition of biphasic, prandial, or basal insulin to oral therapy in type 2 diabetes. *N Engl J Med*. 2007 Oct 25; 357:1716

273. Jain R et al. Efficacy of biphasic insulin aspart 70/30 in patients with T2DM not achieving glycemic targets on OADS with/without basal insulin therapy

[abstract]. *Diabetes*. 2005;54:A69.

274. Unnikrishnan AG et al. Practical guidance on intensification of insulin therapy with BIAsp 30: a consensus statement. *Int J Clin Pract*. 2009;63:1571.

275. Cryer PE, Davis SN, Shamoon H. Hypoglycemia in diabetes. *Diabetes Care*. 2003;26(6):1902–1912.

276. Sarkar A et al. Pharmacological and pharmaceutical profile of gliclazide: a review. *J Appl Pharm Sci*. 2011;1(9):11–19.

277. Phenformin: removal from the general market. *FDA Drug Bull*. 1977;7:19.

278. Gambert SR. Atypical presentation of diabetes mellitus in the elderly. *Clin Geriatr Med*. 1990;6:721.

279. Morley JE, Perry HM 3rd. The management of diabetes mellitus in older individuals. *Drugs*. 1991;41:548.

280. Silver AJ, Morley JE. Role of the opioid system in the hypodipsia associated with aging. *J Am Geriatr Soc*. 1992;40:556.

281. Brown AF et al. Guidelines for improving the care of the older person with diabetes mellitus. *J Am Geriatr Soc*. 2003;51(5, Suppl Guidelines):S265.

282. Shorr RI et al. Individual sulfonylureas and serious hypoglycemia in older people. *J Am Geriatr Soc*. 1996;44:751.

283. Molitch ME et al. Nephropathy in diabetes. *Diabetes Care*. 2004;27(Suppl 1):S79.

284. DeFronzo RA. Diabetic nephropathy. In: Porte D Jr et al, eds. *Ellenberg & Rifkin's Diabetes Mellitus*. 6th ed. New York, NY: McGraw-Hill; 2003:723.

285. Lteif AA, et al. Diabetes and heart disease an evidence-driven guide to risk factors management in diabetes. *Cardiol Rev*. 2003;11:262.

286. Young L, Chyun D. Heart disease in patients with diabetes. In: Porte D Jr et al, eds. *Ellenberg & Rifkin's Diabetes Mellitus*. 6th ed. New York, NY: McGraw-Hill; 2003:823.

287. Fong DS et al. Diabetic retinopathy. *Diabetes Care*. 2004;27:2540.

288. Pignone M et al. Aspirin for primary prevention of cardiovascular events in people with diabetes: a position statement of the American Diabetes Association, a scientific statement of the American Heart Association, and an expert consensus document of the American College of Cardiology Foundation [published corrections appear in *Diabetes Care*. 2011;34:247; *Diabetes Care*. 2010;33:2129]. *Diabetes Care*. 2010;33:1395.

289. Vinik A et al. Diabetic autonomic neuropathy. *Diabetes Care*. 2003;26:1553.

290. Kashyap P, Farrugia G. Diabetic gastroparesis: what we have learned and had to unlearn in the past 5 years. *Gut*. 2010;59:1716.

291. Food and Drug Administration. Reglan (metoclopramide) tablets, ODT (Orally Disintegrating Tablets), and injection. 2010. http://www.fda.gov/Safety/MedWatch/SafetyInformation/ucm170934.htm. Accessed December 19, 2010.

292. Tesfaye S et al. Diabetic neuropathies: update on definitions, diagnostic criteria, estimation of severity, and treatments. *Diabetes Care*. 2010;33:2285.

293. Boulton AJ et al. Diabetic neuropathies: a statement by the American Diabetes Association. *Diabetes Care*. 2005;28:956.

294. Finnerup NB et al. Pharmacotehrapy for neuropathic pain in adults: a systematic review and meta-analysis. *Eur J Neurol*. 2010;17(9):1113–e88. doi:10.1111/j.1468-1331.2010.02999.x. Epub 2010 Apr 9.

295. Attal N et al. EFNS guidelines on the pharmacological treatment of neuropathic pain:2010 revision. *Cochrane Database Syst Rev*. 2009;(3):CD007076. doi:10.1002/14651858.CD007076.pub2.

296. Snedecor SJ, et al. Systematic review and meat-analysis of pharmacological therapies for painful diabetic peripheral neuropathy. *Pan Pract*. 2014;14:167–184.

297. Lüscher TF et al. Diabetes and vascular disease: pathophysiology, clinical consequences, and medical therapy: part II. Circulation. 2003;108:1655.

298. Mayfield JA et al. Preventive foot care in diabetes. *Diabetes Care*. 2004;27(Suppl 1):S63.

299. Vue M et al. Drug-induced glucose alterations. Part 1: drug-induced hypoglycemia. *Diabetes Spectr*. 2011;24(4):234–238.

300. Rehman A et al. Drug-induced glucose alterations part 2: Drug-induced hyperglycemia. *Diabetes Spectr*. 2011 Nov; 24(4):234–238.

301. Pietraszek A et al. Alcohol and type 2 diabetes. A review. *Nutr Metab Cardiovasc Dis*. 2010;20:366.

302. Van de Wiel A. Diabetes mellitus and alcohol. *Diabetes Metab Res Rev*. 2004;20:263.

第十二篇　眼科疾病

Susan Jacobson

54

第54章 眼科疾病

Steven R. Abel and Suellyn J. Sorensen

核心原则

		章节案例
青光眼		
①	青光眼分为开角型青光眼与闭角型青光眼。闭角型青光眼是急症,需要立即治疗,开角型青光眼是慢性疾病,若不及时治疗则会造成视力进行性下降,甚至失明。	案例54-1(问题1)
②	开角型青光眼的治疗策略是降低眼压,临床以药物治疗为主。β受体阻滞剂、前列腺素类似物和α受体激动剂等均可有效降低眼压,但不能治愈。	案例54-1(问题2) 图54-1,表54-1
药物的眼部不良反应及眼用制剂的全身不良反应		
①	很多广泛使用的药物可能导致眼部的不良反应,但此类不良反应的发生率不得而知,因此报告任何药物导致的眼部不良反应是每一位医务人员的重要职责。	案例54-3(问题1) 表54-3
②	眼用制剂的使用可导致全身的不良反应。	案例54-10(问题1)
常见眼科疾病		
①	睑腺炎(麦粒肿)是眼部常见疾病,没有合适的非处方药物可以治疗。	
②	结膜炎(红眼病)常继发于细菌、病毒感染或者是过敏。病毒性结膜炎通常是自限性的。细菌性结膜炎应该合理选用抗菌药物进行治疗,革兰氏阳性菌是常见的致病菌。过敏性结膜炎有相应的治疗药物。减充血剂(四氢萘咪唑啉)使用最多不超过72小时,因为它可能会掩盖病情或导致结膜再次充血。	案例54-5(问题1)
糖皮质激素		
①	糖皮质激素局部给药适用于各种眼部炎症。其中最有效的是1%泼尼松龙。	案例54-8(问题1) 表54-4
②	糖皮质激素局部和口服均可能导致严重不良反应,如长期使用可导致眼压升高及白内障。	案例54-8(问题1) 表54-5
年龄相关性黄斑变性		
①	年龄相关性黄斑变性分为两种类型:干性(85%的患者)和更为严重的湿性(15%的患者)。	案例54-13(问题1)
②	湿性黄斑变性与视网膜下血管异常生长(脉络膜新生血管)相关,可通过血管内皮生长因子(vascular endothelial growth factor,VEGF)抑制剂治疗。	案例54-13(问题1)

眼睛是一个极其复杂的器官,由多种组织结构组成,所有结构必须协同作用才能产生视力。关于眼的解剖生理学的简述仅是眼科疾病的开始,读者可查阅专业的眼科教材,进一步了解眼部解剖学、生理学以及基础的眼科疾

病知识。

眼的解剖和生理

眼球直径约2.4cm,位于眼窝内,眼窝由两个骨性的眼眶组成,眼眶内填有脂肪组织,用以保护眼球。眼球上的6条肌肉支配眼球运动(图54-1)。

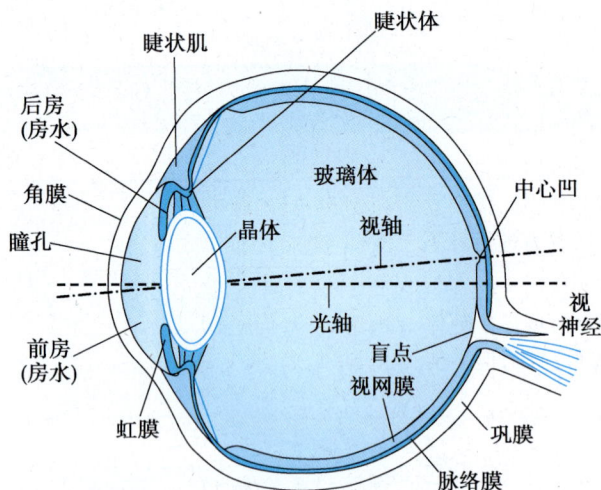

图54-1　眼解剖图。(改编自 http://commons. wikimedia.org/wiki/File:Eyesection.svg)

眼球外层由巩膜、结膜和角膜组成。巩膜是白色致密的纤维保护层,表层巩膜是一层薄的疏松的结缔组织,其内的血管为巩膜提供营养。结膜是一层黏膜,覆盖在眼球表面和眼睑上。角膜为透明的、无血管的组织,具有屈光和保护作用,是光线进入眼球到达视网膜的通道。角膜上皮和内皮是亲脂性的,角膜基质层位于角膜上皮和内皮中间,是亲水性的。角膜的这三层结构非常重要,因为它影响着药物的渗透。水溶性和脂溶性都较好的眼药可更好的透过角膜。

虹膜、脉络膜和睫状体共同组成葡萄膜。虹膜是有色的、环形的膜,位于角膜和晶状体之间,调节进入眼内的光线。脉络膜位于巩膜和视网膜之间,大部分由血管组成,血管为视网膜提供营养。睫状体与巩膜紧密相连,包括睫状肌和睫状突。晶状体悬韧带是固定晶状体空间位置的,睫状肌可收缩和松弛晶状体悬韧带。睫状突的功能是产生房水,房水是充填于前房的透明液体。前房前面是角膜,后面是虹膜,后房位于虹膜后方和晶状体之间。

眼球的内层是视网膜及视神经。视网膜是位于眼球后部的光敏感组织,包含全部用于光线传输的光感受器。视神经包含百万根神经纤维,可将视觉信号由视网膜传入大脑。

角膜、晶状体、房水和玻璃体共同组成屈光间质。晶状体位于虹膜后方,通过改变其形状来调节远近光,光线聚焦于视网膜上。晶状体的内部(晶状体核)是由柔软的晶体皮质包裹。房水是一层稀薄的水样液体,充满前房(即角膜和虹膜之间的空间)和后房,可为角膜和晶状体提供营养。

与房水有关的疾病将在青光眼章节中详述。玻璃体(即晶状体和视网膜之间的胶状物质)的主要功能是维持眼睛的形状并将光传输到视网膜上。

眼睑和睫毛是保护眼球的最外层结构。眼睑有各种皮脂腺和汗腺,这些皮脂腺和汗腺的感染和炎症与许多眼部疾病有关。

眼由交感神经和副交感神经系统支配,眼副交感神经纤维源自大脑的动眼神经,支配睫状肌和瞳孔括约肌,后者收缩可缩小瞳孔。因此,副交感神经兴奋药(胆碱能拟似药)导致瞳孔缩小,副交感神经阻断药(抗胆碱能药)导致瞳孔散大和睫状肌麻痹。睫状肌麻痹是睫状肌和晶状体悬韧带的麻痹,可引起调节(随着视物的距离不同调节晶状体曲率的过程)下降和视物模糊。泪腺分泌泪液也由副交感神经支配。

交感神经纤维源自脊髓的颈上神经节,支配瞳孔括约肌、睫状体的血管、表层巩膜和眼外肌。交感神经兴奋药导致瞳孔扩大,而不影响调节功能。

本章节将探讨青光眼、药物的眼部不良反应及眼用制剂的全身不良反应、常见的眼科疾病、眼部炎症和年龄相关性黄斑病变。这些问题都是药师在实践中可能遇到的问题。药师能掌握这些疾病和相关治疗策略对于评价用药的适宜性、联合用药的不良反应以及为患者解答眼科用药咨询非常重要。

青光眼

青光眼是世界范围内导致不可逆性失明的主要原因。全球疑似病例估计为6 000万例,2020年将增加到7 600万,2040年增加到1.11亿。在美国,据估计有300万青光眼患者,但只有一半的人知道自己患有青光眼。青光眼是一种非特异性、不可逆转的疾病,它会损伤视神经,导致视野丧失。眼压(intraocular pressure,IOP)升高是青光眼发展过程中最常见的危险因素;然而,即使是眼压正常的人也会患有青光眼而失明。一般来说,眼压越高,发生青光眼的风险越高。其他危险因素还包括高龄、非洲裔美国人、家族史、中央角膜厚度较薄以及杯盘比较大[1-3]。

眼压

眼压的高低受睫状突的房水分泌和房水通过小梁网的外流影响。压平式眼压计被用于测量眼压,其测量眼压的原理是基于使中央角膜的一小片区域变平所需的压力。一般来说,眼压在10~20mmHg被认为是正常的。有较少一部分青光眼是低眼压的,但如果眼压为22mmHg或更高则应怀疑为青光眼。

高眼压症

高眼压症是指眼压高于21mmHg、视野正常、视盘正常、房角开放,并且除外其他原因引起眼压升高的眼病。仅有较小比例的高眼压症患者会发展成为开角型青光眼。检眼镜可以检查眼睛的内部,尤其是视神经,当视盘出现病理特征时,可以诊断为青光眼。

开角型青光眼

在美国 40 岁以上人群发生原发性开角型青光眼的概率约为 1.8%。然而，青光眼也可发现于其他年龄段，包括儿童[1-3]。美国大约有 220 万名青光眼患者，到 2020 年患青光眼人数可能增至 330 万。原发性开角型青光眼(primary open-angle glaucoma，POAG)的患者因为小梁网的退化，使房水自前房流出的量低于正常。在一天中，眼压会出现由正常到显著升高的变化[1]。房水外流的减少是由于外流通道的退化造成的，如小梁网和 Schlemm 管，随着时间的推移，这种情况下房水外流的减少逐渐加重[1]。只有在极少的病例中会出现高眼压时房水外流正常的现象，眼压升高是由于房水分泌增加造成的[1]。

原发性开角型青光眼的初期表现为渐进性和无症状性。视野缺损是早期青光眼的表现，周边视力的丧失只有在疾病的晚期才出现。视野缺损与视盘改变有较好的对应关系，有助于青光眼和高眼压症的鉴别。视野正常、眼压在 24mmHg 或者更高的患者，5 年内发展为青光眼的概率为 10%[5]。

闭角型青光眼

通过房角镜检查，即借助角膜接触镜、放大系统(如裂隙灯显微镜)和光源检查前房角，可以区分开角型青光眼和闭角型青光眼。闭角型青光眼在所有原发性青光眼中约占 5% 到 10%。闭角型青光眼眼压升高的唯一原因是前房角关闭[1,5]。

闭角型青光眼是临床急症，通常急性发作表现为眼压快速升高、视物模糊或突然视力下降、虹视、严重的疼痛。闭角型青光眼的易感人群在眼科检查时不能散瞳，并且应该向他们宣教闭角型青光眼的发作先兆和症状。急性发作未经治疗可以自愈，但如果眼压持续升高，将会发生不可逆的视神经损害[1]。慢性闭角型青光眼患者，房角的关闭是渐进性的，在进展期前症状可能不明显。急性和慢性闭角型青光眼的持久治疗是困难的，通常需要手术，如虹膜周边切除。

原发性开角型青光眼

原发性开角型青光眼的药物治疗

初始治疗

有史以来，β 受体阻滞剂是最常见的治疗开角型青光眼的一线药物。近年来，前列腺素类似物开始应用，但未超过 β 受体阻滞剂的使用量。近来市面上所有眼用 β 受体阻滞剂的仿制药都可以获得与使用，这符合治疗的成本效益最优化。部分前列腺素类似物的仿制药与 β 受体阻滞剂具有类似的经济优势，也是可以买到的。

β 受体阻滞剂

β 受体阻滞剂阻断眼部睫状上皮的 β 肾上腺素能受体，通过减少房水的产生降低眼压。根据使用浓度和频次的不同，β 受体阻滞剂降低眼压的程度平均为 20% 至 35%[6-14]。

噻吗洛尔

噻吗洛尔(Timoptic)是非选择性的 β_1 和 β_2 受体阻滞剂，是最常见的青光眼处方药之一。噻吗洛尔是第一个上市的眼用 β 受体阻滞剂，因此，所有的新的眼用 β 受体阻滞剂的安全性和有效性都以噻吗洛尔做对照。使用剂量或浓度超过 0.5% 的噻吗洛尔，每日 2 次，每次 1 滴，也不会更加显著降低眼压[15]。噻吗洛尔的起始治疗通常采用 0.25% 溶液，每日 2 次，每次 1 滴。单眼应用噻吗洛尔会引起双眼眼压下降，从而可减少治疗费用和不良反应[16]。应用噻吗洛尔可见"脱逸"现象或快速耐药反应。噻吗洛尔能减少静息脉率(5~8 次/min)[17,18]，加重充血性心力衰竭和肺部的不良反应(如呼吸困难、气道阻塞和呼吸衰竭)[19,20]。对于易感人群，长期应用噻吗洛尔可能引起角膜感觉缺失[21,22]。虽有报道指出使用噻吗洛尔滴眼治疗的患者可能产生葡萄膜炎，但报告中并没有表明因果关系[23,24]。

尽管局部给药确实能引起全身性吸收，但在大多数病例中似乎不明显，应用噻吗洛尔时应注意窦性心动过缓、充血性心力衰竭(参见第 14 章)或肺部疾病的发生。在老年人中，由于给药技术差导致给药不当或者过量给药，可能会增加老年人的全身不良反应(参见案例 54-1，问题 3)。

噻吗洛尔 XE

噻吗洛尔 XE 是噻吗洛尔的凝胶溶液，每日给药 1 次。眼用载体 gellan gum(Gelrite)是一种遇到一价或二价阳离子时形成透明凝胶的溶液[25]。这种离子活性胶凝作用可延长药物在角膜的保留时间，增加眼部的生物利用度，因此噻吗洛尔 XE 每日给药 1 次即可[25]。其降眼压的效力与噻吗洛尔溶液相当[26]。

左布诺洛尔

左布诺洛尔(Betagan)是一种非选择性的 β 受体阻滞剂，每日用药 1 次或 2 次。0.5% 左布诺洛尔与 1% 噻吗洛尔降眼压效力相当，两者减慢心率的不良反应发生率也相似[7,27]。

美替洛尔

另一种非选择性 β 受体阻滞剂，0.1%~0.6% 的美替洛尔(OptiPranolol)与 0.25%~0.5% 的噻吗洛尔降眼压效果类似[8,9]。与噻吗洛尔一样，美替洛尔在使用 1 分钟后会引起角膜感觉缺失，10 分钟后恢复到基线水平[20]。使用美替洛尔可能引起眼部刺痛或灼烧感及肉芽肿性前葡萄膜炎[28,29]，由于这些不良反应限制了美替洛尔的临床应用。

卡替洛尔

卡替洛尔(Ocupress)是非选择性 β 受体阻滞剂，有部分内在拟交感活性，理论上与其他眼用 β 受体阻滞剂相比，支气管痉挛、心动过缓和低血压的发生风险降低。在临床上卡替洛尔对于心血管或肺功能的影响与噻吗洛尔相比无较大差异[30]。1% 卡替洛尔与 0.25% 噻吗洛尔每日 2 次给药可起到相似的降眼压作用[11-13]。

倍他洛尔

相对于其他的眼用 β 受体阻滞剂，倍他洛尔(Betoptic)

是选择性 β_1 受体阻滞剂。相较于非特异性的 β 受体阻滞剂,这种特异性会减少气道异常及肺部不良反应。与噻吗洛尔相比,倍他洛尔降眼压的效果稍差,而且使用倍他洛尔的患者多需要联合治疗[14,31-33]。

前列腺素类似物

拉坦前列素(Xalatan)、曲伏前列素(Travatan)、贝美前列素(Lumigan)和他氟前列素(Zioptan)均是前列腺素类似物。拉坦前列素和曲伏前列素是前列腺素 F_α 类似物,通过选择性激动前列腺素 $F_{2\alpha}$ 受体来降低眼压。贝美前列素是一种合成的前列腺素类似物前列酰胺。他氟前列素是一种不含防腐剂的单剂量包装制剂[34],这些前列腺素类似物通过增加房水的葡萄膜巩膜外流来降低眼压[35]。此类药物目前被作为治疗 POAG 的一线药物,因为此类药物的治疗效果至少也与 β 受体阻滞剂一样有效,同时每日仅使用 1 次即可,且全身不良反应最小。

拉坦前列素

拉坦前列素常用于原发性开角型青光眼和高眼压症的初始治疗。拉坦前列素每晚给药 1 次的降眼压效果与噻吗洛尔相似甚至更强,有研究表明 0.005% 拉坦前列素每日 1 次给药与 0.5% 噻吗洛尔每日 2 次给药相比,拉坦前列素降眼压效果优于噻吗洛尔[36]。且拉坦前列素控制夜间眼压的效果较噻吗洛尔更佳。0.005% 拉坦前列素应每晚给药 1 次,频繁的给药反而会降低其降眼压的效果。

拉坦前列素的全身不良反应极少,但局部不良反应相对常见(如虹膜色素沉着、眼睑发黑,睫毛变长、变粗、倒睫、结膜充血、眼部刺痛及浅表点状角膜炎)。拉坦前列素通过增加虹膜基底的黑素细胞中黑色素含量增加,引起虹膜棕色色素逐渐增加,这种色素变化的发生率约为 7%~22%,多见于绿棕色、蓝/灰棕色、黄棕色等虹膜混合色患者[36]。显著的虹膜色素沉着通常发生在治疗的第一年内并永久存在,但一般不会引起不良的临床结果。

拉坦前列素与 β 受体阻滞剂(如噻吗洛尔)、碳酸酐酶抑制剂(如多佐胺)和 α 受体激动剂(溴莫尼定)联合使用时可增强疗效。在现有的治疗中联合使用拉坦前列素会产生更强的降眼压效果,眼压进一步下降 2.9~6.1mmHg。因此,当患者使用其他药物单药治疗效果欠佳,需联合治疗时,拉坦前列素是合适的选择。对于单用 β 受体阻滞剂眼压控制不佳的患者,联合拉坦前列素与联合溴莫尼定的降眼压效果是类似的(眼压至少降低 15%),但溴莫尼定(α_2 受体激动剂)不良反应更少,例如拉坦前列素关于眼睛流泪和手脚发凉的不良反应报道更多。拉坦前列素每日 1 次单药治疗与联合治疗使用的良好效果,以及相对良好的耐受性,使其成为原发性开角型青光眼和高眼压症治疗的重要选择[37-42]。

曲伏前列素

曲伏前列素(Travatan Z)是经美国食品药品管理局(FDA)批准,用于降低对使用其他降眼压药不耐受或疗效不佳的患者的眼压。曲伏前列素在临床上作为一线药物是因为其比噻吗洛尔更有效,至少与拉坦前列素一样有效。对于非洲裔美国患者使用曲伏前列素的平均降眼压效果比非非洲裔美国患者高 1.8mmHg。对使用噻吗洛尔单药治疗无明显效果的患者,联用曲伏前列素可再降低眼压 6~7mmHg。曲伏前列素的不良反应与拉坦前列素相似,包括虹膜色素沉着及睫毛的改变[43-45]。曲伏前列素因不含苯扎氯铵,故局部刺激的不良反应可能会更小。曲伏前列素是保存在含有 SofZia 的药瓶中,SofZia 是一种含有硼酸盐、山梨醇、丙二醇、锌含等成分的独特的离子缓冲液。

贝美前列素

与曲伏前列素类似,相较于噻吗洛尔每日 2 次滴眼,贝美前列素(Lumigan)每日 1 次或每日 2 次降低目标眼压的效果更强。但贝美前列素每日 2 次滴眼的效果不如每日 1 次。1.1% 贝美前列素可导致虹膜色素改变。在长达 6 个月的随机的多中心研究中,贝美前列素每日 1 次给药较拉坦前列素每日 1 次的降眼压效果更佳。治疗组之间的不良反应发生无明显差异,但贝美前列素导致的结膜充血更多见,与拉坦前列素相比有显著性差异($P < 0.001$)。总之,贝美前列素的不良反应与拉坦前列素和曲伏前列素相似[46-48]。并且其他前列腺素类似物可能导致的局部不良反应,贝美前列素同样比较常见。FDA 批准贝美前列素溶液作为化妆品使用时商品名为 Latisse,被用于治疗睫毛稀疏,本品使用 8~16 周后可使睫毛变长、增粗和变黑[49]。

他氟前列素

他氟前列素(Zioptan)是一种无防腐剂的产品,美国 FDA 批准用于降低高眼压。他氟前列素每晚 1 次的效果与拉坦前列素和 0.5% 噻吗洛尔每日 2 次给药效果一样,并且已经证实如果联合噻吗洛尔用药效果更好。有研究表明他氟前列素用于接受过含有 BAK 防腐剂眼药水治疗的患者时不良反应有所改善。因此,对于对 BAK 或其他前列腺素类药物过敏的患者来说,他氟前列素是一个重要的选择。他氟前列素的不良反应与其他前列腺素类滴眼液类似[50-54]。

α_2 受体激动剂

安普乐定(Iopidine)和溴莫尼定(阿法根)与可乐定相似,是选择性 α_2 受体激动剂。安普乐定的亲脂性比可乐定和溴莫尼定低,因此不易透过血-脑屏障,理论上减少了其全身不良反应(如高血压、脉搏减弱、口干)的发生。与安普乐定和可乐定相比,溴莫尼定对 α_2 受体具有更高的亲和力,理论上可降低其眼部不良反应。α_2 受体激动剂通过降低房水生成和增加房水葡萄膜巩膜外流来降低眼压[55]。

溴莫尼定是原发性开角型青光眼一线药物的替代药,可作为使用其他药物疗效欠佳的患者的联合治疗。1% 安普乐定可用来控制或预防氩激光小梁成形术和虹膜切除术后的眼压升高。0.5% 的安普乐定溶液可作为患者接受最大耐受治疗时的短期联合治疗。因为 α_2 受体激动剂可能出现快速抗药反应,对于应用此类药物的患者应长期密切观察眼压控制情况。此类药物常见的眼部不良反应有灼烧感、刺痛、视物模糊、结膜滤泡、过敏性反应(如充血、瘙痒眼睑和结膜水肿)及异物感。溴莫尼定的眼部不良反应较安普乐定少见,但全身不良反应(如口鼻干燥、轻度高血压、脉搏减弱和精神不振)较常见。患有心血管疾病、体位性低血压、抑郁症和肝肾功能不良者应谨慎使用 α_2 受体激动剂。溴莫尼定滴眼液使用 Purite 作为防腐剂,可促进药物向眼内转运,故可使用较低的药物浓度[56]。

0.2%溴莫尼定每日 2 次给药方案的眼压降低幅度为 14%~28%。虽然溴莫尼定被批准的给药频次为每日 3 次,但每日 2 次给药与 0.5%噻吗洛尔每日 2 次的降眼压作用相似,均稍优于 0.25%倍他洛尔滴眼液每日 2 次给药[57,58]。溴莫尼定的降眼压效果与拉坦前列素也是相似的,临床试验中出现不一致的疗效和耐受性结果可能是由于实验设计不同[59]。溴莫尼定和噻吗洛尔联合应用与多佐胺和噻吗洛尔联合应用疗效相当,耐受性相似[60]。FDA 批准的 Combigan 是 α_2 受体激动剂(0.2%酒石酸溴莫尼定)与 β 受体阻滞剂(0.5%马来酸噻吗洛尔)组成的复方制剂。

局部碳酸酐酶抑制剂

碳酸酐酶在眼的睫状突和视网膜中浓度较高。碳酸酐酶抑制剂(carbonic anhydrase inhibitors,CAIs)是通过减少碳酸氢根离子的生成,从而减少钠和水转运进入后房来降低眼压,此机制可导致房水分泌减少 40%~60%。

口服给予碳酸酐酶抑制剂用于高眼压治疗已经很多年了,目前已逐渐被具有更高安全性和更好耐受性的眼用碳酸酐酶抑制剂如多佐胺(Truspot)和布林佐胺(Azopt)所代替。局部的碳酸酐酶抑制剂可以作为初始治疗时单用 β 受体阻滞剂疗效欠佳的替代用药以及有效的联合用药。1% 布林佐胺每日 3 次的给药方案与 2%多佐胺每日 3 次及 0.5%倍他洛尔每日 2 次的降眼压疗效相当,可使眼压降低 16%~25%,但稍弱于 0.5%噻吗洛尔每日 2 次。虽然说明书中推荐布林佐胺和多佐胺用药方法为每日 3 次,但每日 2 次可能就足够了。多佐胺与 β 受体阻滞剂联用可进一步降低眼压[61,62]。Cosopt 是由盐酸多佐胺和马来酸噻吗洛尔组成的复方制剂[63]。

眼用多佐胺和口服乙酰唑胺联合使用无协同作用,但可能增加不良反应风险。因此,不建议同时应用局部和口服的碳酸酐酶抑制剂[64-66]。

局部碳酸酐酶抑制剂有良好的耐受性,全身不良反应少见。多佐胺最常见的不良反应有眼部灼烧、刺痛、不适、过敏反应、苦味及浅表点状角膜炎。由于布林佐胺的 pH 更接近泪液,故布林佐胺较多佐胺引起眼灼烧和刺痛的可能性更小。上述两种药物均属于磺胺类,可能引起与磺胺类药物相似的不良反应。此类药物不可用于肝肾功能损害的患者[64-66]。

毛果芸香碱

历史上毛果芸香碱(Isopto Carpine)常作为初始治疗药物的选择,但随着新药的引进和广泛使用,它已退出了一线治疗的行列。毛果芸香碱的初始给药方案通常为较低的浓度(1%)每日 4 次,每次 1 滴。毛果芸香碱是具有直接作用的胆碱能药物(拟副交感神经),通过收缩睫状肌的纵行纤维,增加巩膜突的张力,使小梁网间隙开放,增加房水排出,降低眼压,也可能存在对小梁网的直接作用。毛果芸香碱通过虹膜括约肌的收缩会引起瞳孔缩小,但瞳孔缩小与眼压降低无关。

卡巴胆碱

卡巴胆碱(Isopto Carbachol)作为三线药物保留,用于对初始治疗反应欠佳或对初始治疗药物无法耐受的患者。卡巴胆碱具有直接的拟胆碱能效应,且耐胆碱酯酶的能力强于毛果芸香碱。卡巴胆碱还可增加副交感神经末梢乙酰胆碱的释放,并有轻微的抗胆碱酯酶作用,通常的用法为每日 3 次给药。

抗胆碱酯酶药

如果合理应用单药或联合用药的治疗方案仍不能使眼压控制在正常范围内,可加用抗胆碱酯酶药物。抗胆碱酯酶药物通过抑制胆碱酯酶来增加乙酰胆碱的量,从而增强乙酰胆碱所产生的拟胆碱能效应。

依可碘酯

依可碘酯(phospholine iodide)是一种不可逆的胆碱酯酶抑制剂,主要作用是灭活假性胆碱酯酶,也可以抑制真正的胆碱酯酶。如果其他药物较高剂量或者联合用药仍无效时,可以选择依可碘酯。依可碘酯作用时间长,对眼压控制较好;但缩瞳和近视是最严重的不良反应,当药物浓度超过 0.06%还可增加患者其他不适(如额部疼痛)[67]。

联合治疗

一般来说,不同作用机制的抗青光眼药物联合应用时会有协同作用。作用机制相似的药物(如同类药物)不应联合使用,因为剂量相关性不良反应风险显著增加,而其疗效的增加则是有限的。

噻吗洛尔及其他 β 受体阻滞剂与缩瞳剂、前列腺素类似物、α_2 受体激动剂、碳酸酐酶抑制剂联合应用时可增强降眼压的效果。例如,当噻吗洛尔与毛果芸香碱、多佐胺、溴莫尼定和曲伏前列素联合使用时,降眼压效果更为显著。同样,当拉坦前列素与噻吗洛尔、多佐胺、α_2 受体激动药联合使用时也有协同作用[38-42,68-73]。

固定组合的药物可以在治疗开角型青光眼上发挥更多优势。这种优势在于通过减少用药的剂量和药物种类提高患者依从性,避免两种药物之间必须间隔 5~10 分钟以减少第二种药物的冲溢,通过减少苯扎氯铵等防腐剂的暴露量而提高安全性和耐受性,通过减少两种药物的共付费而节约了成本。目前市面上有两种固定搭配的 β 受体阻滞剂,一种是噻吗洛尔/多佐胺(Cosopt),另外一种是溴莫尼定/多佐胺(Combigan)。噻吗洛尔/多佐胺(Cosopt)的降眼压效果相当于甚至优于拉坦前列素的单独应用[65]。布林佐胺与溴莫尼定的复方制剂 Simbrinza 也已经可以获得[63]。

致病因素

案例 54-1

问题 1: M. H. ,一位 52 岁有着棕色眼睛的非洲裔美国女士,例行眼科检查。右眼非矫正视力 20/40,左眼为 20/80。眼压测量双眼均为 36mmHg。眼底镜检查:双眼生理性视杯;视野检查:与青光眼一致的视神经纤维束缺损。双侧瞳孔正常,前房角镜检查:双侧房角开放。无白内障形成。患者自诉有青光眼家族病史,近期接受过高血压、充血性心力衰竭和哮喘的治疗,用药如下:

阿米替林:75mg,睡前服用

氯苯那敏:4mg,每 6 小时 1 次,必要时服用

地高辛:0.25mg,每日 1 次

呋塞米:40mg,每日 2 次

硝酸甘油:0.3mg,舌下含服(必要时)

沙美特罗替卡松粉吸入剂:每日 2 次,每次 1 吸

沙丁胺醇气雾剂:必要时,每日 4 次,每次 1~2 掀

噻托溴铵粉吸入剂:每日 1 次,每次 18μg

眼科检查提示 M. H. 患有原发性开角型青光眼,哪些因素可导致眼压升高?

原发性开角型青光眼被认为具有遗传性,M. H. 有家族性遗传史。此种疾病在非洲裔美国人中较普遍和突出。另外,她正在服用可能导致眼压升高的药物。

抗胆碱类药物

许多报告药物引起的眼压升高主要为局部散瞳剂/睫状肌麻痹剂(抗胆碱类药物)所致的闭角型青光眼发作。对于开角型青光眼,抗胆碱类药物能显著增加房水流出的阻力,在前房大部分开放的情况下升高眼压。在眼科常规检查中,会使用散瞳剂/睫状肌麻痹剂散瞳(除非有其他禁忌证)。在散瞳前往往会检测眼压,所以对于 M. H,这些药物不会影响眼压。

如果抗胆碱药物全身给药的剂量很高而导致瞳孔散大,则闭角型青光眼发作的风险将会提高。但是,这些药物加重开角型青光眼的可能性不大,除非这些药物到达眼内的量足以导致睫状肌麻痹。尽管抗胆碱类药物导致青光眼加重的文献少见,但抗胆碱类药物(如抗组胺药、地西泮、丙吡胺、吩噻嗪类、三环类抗抑郁药、噻托溴铵)的不良反应不容忽视[4]。M. H 必要时服用氯苯那敏,睡前服用阿米替林,噻托溴铵每日吸入 1 次,瞳孔检查正常,无证据显示其瞳孔散大或睫状肌麻痹,因此由这些药物导致其眼压升高的可能性很小。

肾上腺素类药物

肾上腺素类药物如中枢神经系统兴奋药、血管收缩药、食欲抑制剂和支气管舒张药能产生微弱的瞳孔散大作用。此类药物对正常人以及开角型青光眼患者的眼压无明显影响。因此,沙美特罗和沙丁胺醇引起 M. H. 眼压升高的可能性不大。

其他药物

尽管有报道血管扩张药能引起轻度眼压升高,但没有确切的证据证明其会导致闭角型青光眼发生。因此必要时应用硝酸甘油也非 M. H. 眼压高的原因。还有个别报道发现其他药物会导致青光眼患者瞳孔散大,这些药物包括肌松药(卡立普多)、单胺氧化酶抑制剂、芬氟拉明、神经节阻滞剂、水杨酸盐和口服避孕药。此外琥珀酰胆碱、氯胺酮和咖啡因也可能导致眼压升高。糖皮质激素诱导的眼压升高将在案例 54-8,问题 2 中讨论。如果 M. H. 使用任何其他与眼压升高有关的药物,则可通过随访使其潜在不利影响最小化。

初始治疗

案例 54-1,问题 2:对于 M. H. ,首选的治疗方案是什么?

在原发性开角型青光眼的治疗中,局部的 β 受体阻滞剂或前列腺素类药物是初始治疗方案的一线用药(图 54-2)。大量研究也证实了这些药物的有效性及相对明确的不良反应。溴莫尼定(阿法根)和局部碳酸酐酶抑制剂是一线用药的替代品种。表 54-1 列出了治疗原发性开角型青光眼常用的局部药物。

由于 M. H. 有哮喘病史,她不应选择噻吗洛尔或其他非选择性的 β 受体阻滞剂(关于心力衰竭患者使用 β 受体阻滞剂的适应证和用法在第 14 章中有描述)作为初始治疗方案。对于伴有气道变应性疾病的患者,β₁ 受体阻滞剂如倍他洛尔较非选择性的 β 受体阻滞剂(如噻吗洛尔)更易耐受,因此 M. H. 这种情况需要使用局部 β 受体阻滞剂时应选择倍他洛尔[12,31,32,74]。对 M. H. ,青光眼的初始治疗方案选择 0.25% 的倍他洛尔混悬液每日 2 次给药是合理的。但倍他洛尔可能引起心肺方面的不良反应,应对 M. H. 进行严密的随访观察。与其他眼用 β 受体阻滞剂相比,虽然倍他洛尔和美替洛尔更常出现眼部的烧灼感和刺痛,但 0.25% 的混悬液比 0.5% 的溶液更容易耐受且同样有效[32]。初始治疗除倍他洛尔外,也可选择溴莫尼定、局部碳酸酐酶抑制剂或前列腺素类药物如拉坦前列素。尽管溴莫尼定、局部酸酐酶抑制剂及拉坦前列素并不加重哮喘或充血性心力衰竭,但它们可能引起局部的不良反应,而且溴莫尼定可能引起低血压和倦怠。

健康教育

案例 54-1,问题 3:为 M. H. 选择了 0.25% 的倍他洛尔混悬液,点双眼,每日 2 次,每次 1 滴。那么该怎样指导 M. H. 正确使用倍他洛尔,并注意观察不良反应呢?

临床医师应该指导 M. H. 用拇指和中指持倒置的倍他洛尔药瓶,把这只手顶在额头上以减小由于手臂突然晃动而可能对眼睛造成的不经意的伤害。空闲出示指压瓶底,挤出一滴给药。练习几次后这种方法就很容易被掌握了。另一手的示指向下拉下眼睑,或用拇指和示指捏起下睑形成凹陷。同时患者应向上看,然后将药物滴入凹陷内。

术后药物治疗方案

为了避免或控制术后眼内压增高
- 安普尼定
- 溴莫尼定

药物治疗

一线治疗方案
前列腺素类似物：
- 通常作为一线单药治疗方案
- 二线治疗方案为：β受体阻滞剂、局部碳酸酐酶抑制剂、溴莫尼定

一线治疗方案
β受体阻滞剂：
- 通常作为一线单药治理方案
- 非选择性药物可更有效的降低眼内压，但这种效应可能与视力保护并不相关

一线治疗替代方案
选择性肾上腺α₂受体激动剂：溴莫尼定
- 替代β受体阻滞剂或前列腺素类似物作为单药治疗方案
- 二线治疗方案：β受体阻滞剂、前列腺素类似物/拉坦前列素或者局部碳酸酐酶抑制剂
- 局部不良反应发生频率较安普尼定低

一线治疗替代方案
局部碳酸酐酶抑制剂：多佐胺或布林佐胺
- 替代β受体阻滞剂或前列腺素类似物作为单药治疗方案
- 二线治疗方案：β受体阻滞剂、拟交感神经药、前列腺素类似物/拉坦前列素和胆碱能类药物
- 局部不良反应包括眼灼烧感、刺痛及不适

不耐受或出现不良反应
- 告知患者使用时需压住鼻泪管处以减少不良反应
- 选择同类药物中其他品种(如倍他洛尔、布林佐胺)

未达到治疗目标
- 评估用药依从性
- 教给患者按压鼻泪管以优化治疗效果

选择固定复方制剂
- 噻吗洛尔/多佐胺(Cosopt)
- 噻吗洛尔/溴莫尼定(Combigan)

增加第二种局部用药
- 拉坦前列素、溴莫尼定或局部碳酸酐酶抑制剂
- 毛果芸香碱/卡巴胆碱

增加浓度

选择一线治疗替代药物

未达到治疗目标

增加第二种局部药物的浓度

将毛果芸香碱/卡巴胆碱换为胆碱酯

未达到治疗目标

增加碳酸酐酶抑制剂浓度

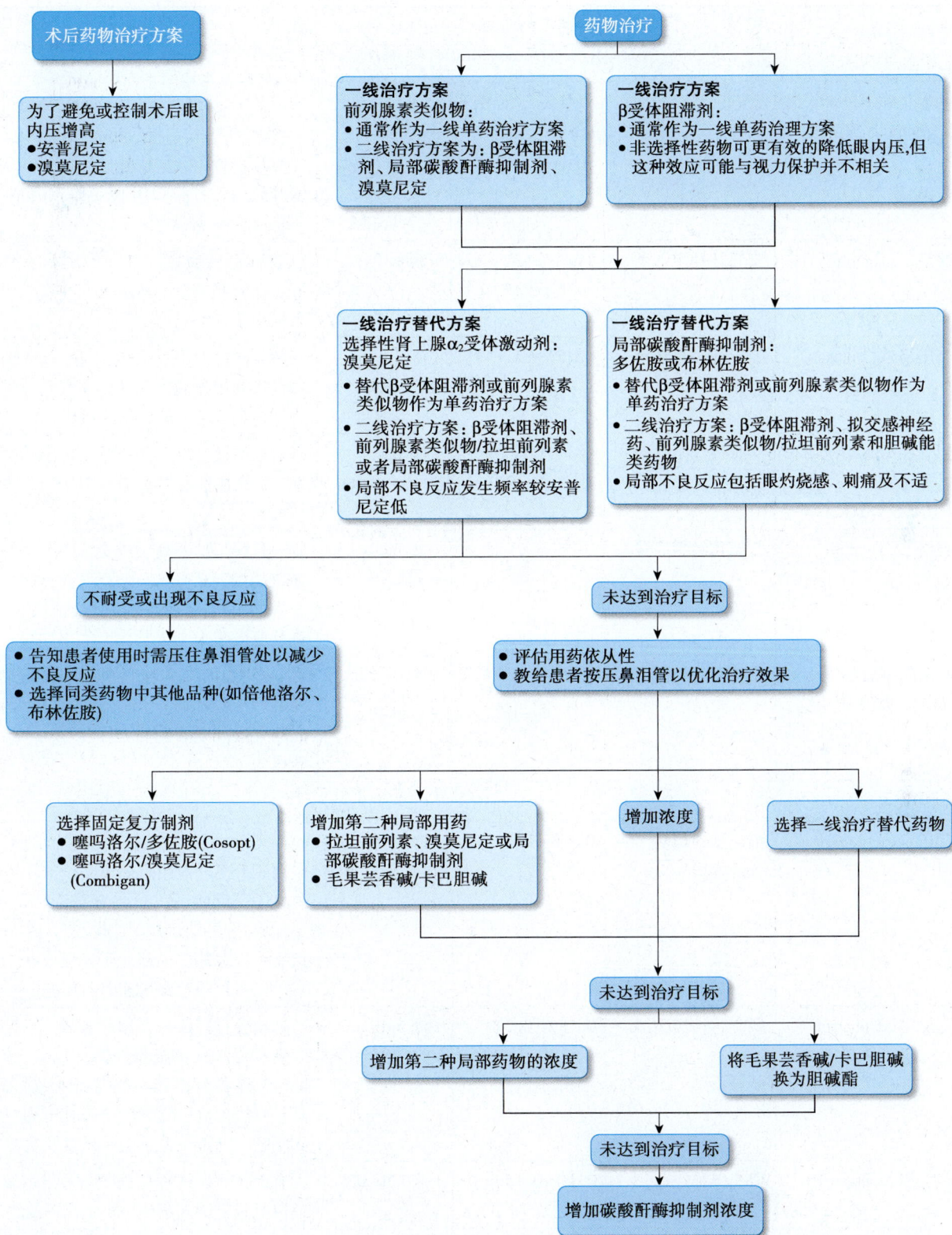

图 54-2　青光眼的药物治疗

表 54-1

治疗开角型青光眼的常用药

类别	机制	浓度	用量	评价
β 受体阻滞剂				
倍他洛尔（Betoptic 混悬液、Betoptic S 溶液）	交感神经阻滞剂	0.25%（悬浮液）0.5%（溶液）	1 滴 bid	用前摇匀,有效且眼部的不良反应少,bid 给药依从性良好。由于它对 β_1 受体有选择性,可作为充血性心力衰竭或肺疾病患者的眼用 β 受体阻滞剂。不良反应少于噻吗洛尔
卡替洛尔（Ocupress）	交感神经阻滞剂	1%	1 滴 bid	有效且不良反应少,bid 给药依从性好。在有充血性心力衰竭或肺疾病患者慎用
左布诺洛尔（Betagan）	交感神经阻滞剂	0.25% ~ 0.5%	1 滴 qd ~ bid	有效且眼部的不良反应少,qd ~ bid 给药可提高患者的依从性。在有充血性心力衰竭或肺病的患者应慎用
美替洛尔（OptiPranolol）	交感神经阻滞药	0.3%	1 滴 bid	有效且不良反应少,bid 用法增强依从性。有充血性心力衰竭或肺疾病患者慎用
噻吗洛尔（Timoptic）	交感神经阻滞药	0.25% ~ 0.5%	1 滴 bid	有效且眼部的不良反应少,bid 用法增强依从性。充血性心力衰竭或肺疾病患者慎用。长期有效性已被证实,不良反应已明确
噻吗洛尔凝胶溶液（Timoptic XE）	交感神经阻滞药	0.25% ~ 0.5%	1 滴 qd	可 qd 使用的新的噻吗洛尔溶液。眼药赋形剂（gelrite）可延长角膜前存留时间并提高眼的生物利用度,使 qd 给药成为可能
α_2 受体激动剂				
安普乐定（Iopidine）	拟交感神经药	0.5% ~ 1%	1 滴 手术前后或 1 滴 bid ~ tid	可用于手术前后,防止眼前节激光后眼内压升高。应用阻塞鼻泪管减小全身性不良反应,使 bid 给药成为可能。不能穿透血-脑屏障,因此,全身性低血压可以忽略。局部的不良反应相当常见。可以观察到快速耐药反应
溴莫尼定（Alphagan）	拟交感神经药	0.15%,0.2%	1 滴 bid ~ tid	长期单独用药或联合用药有效。应用阻塞鼻泪管减小全身性不良反应,使 bid 给药成为可能。能穿透血-脑屏障;因此,可以引起轻度全身性低血压和嗜睡。局部不良反应较噻氯匹定少
溴莫尼定（Alphagan P）	拟交感神经药	0.1%,0.15%	1 滴 bid ~ tid	含有 PURITE 这种防腐剂,这种防腐剂以及较低的药物浓度可提高耐受性
局部的碳酸酐酶抑制剂				
布林唑胺（Azopt）	减少房水生成	1%	1 滴 tid	长期单独用药或联合用药有效。耐受性好,全身性不良反应少见。烧灼感、刺痛较杜塞酰胺少见

表 54-1

治疗开角型青光眼的常用药(续)

类别	机制	浓度	用量	评价
杜塞酰胺(Trusopt)	减少房水生成	2%	1 滴 tid	长期单独用药或联合用药有效。耐受性好,全身性不良反应少见
前列腺素类似物				
拉坦前列素(Xalatan)	前列腺素 $F_{2\alpha}$ 激动剂	0.005%	1 滴 qn	Bid 给药较 qn 给药效果差。可以引起虹膜色素增加。全身性不良反应少见,包括肌肉、关节、后背疼痛和皮疹。单独用药或联合用药有效。可能引起虹膜和眼睑色素增加。未开启药瓶保存在冰箱中。开启的药瓶在室温下可保存 6 周
曲伏前列素(Travatan Z)	前列腺素 $F_{2\alpha}$ 激动剂	0.004%	1 滴 qn	Bid 给药较每日睡前 1 次给药效果差。可能引起虹膜和眼睑色素增加。全身性不良反应少见,包括感冒、上消化道感染。单独用药或与噻吗洛尔联合用药有效。可能比噻吗洛尔和拉坦前列素更有效,以及对非洲裔美国人更有效
贝美前列素(Lumigan)	前列酰胺	0.03%	1 滴 qn	Bid 给药较 qn 给药效果差。可能引起虹膜和眼睑色素增加。全身性不良反应少见,包括感冒、上呼吸道感染和头痛。单独用药或联合用药有效。可能比噻吗洛尔和拉坦前列素更有效
他氟前列素(Zioptan)	前列腺素 $F_{2\alpha}$ 激动剂	0.0015%(不含防腐剂)	睡前 1 次,每次 1 滴	Bid 给药较 qn 给药效果差。可能引起虹膜和眼睑色素增加。全身性不良反应少见,包括感冒、上呼吸道感染、头痛、尿路感染。未开封的箔袋应存放在冰箱内,开封使用后可以在室温下保存 28 日
缩瞳药				
毛果芸香碱(Isopto Carpine)	拟副交感作用	1%,2%,4%	1~2 滴 tid-qid	长期用药疗效确切。用药频率不宜多于 q4h。常见的不良反应包括缩瞳、视力下降及额痛
卡巴胆碱(Isopto Carbachol)	拟副交感作用	1.5%,3%	1~2 滴 tid-qid	用于对其他缩瞳药物过敏或不能耐受的患者。可以 q4h 给药 1 次。所含的苯扎氯铵可以增加活性成分对角膜的穿透性。不良反应与毛果芸香碱相似
碘化磷酰硫胆碱(Phospholine iodide)	抗胆碱酯酶	0.125%	1 滴 bid	最常用的胆碱酯酶抑制剂。通常 bid 给药,作用时间较长,有利于提高患者的依从性。以粉末和稀释液形式存在,室温下可保存 30 日,冰箱里可保存 6 个月。不良反应与毛果芸香碱相似,可能增加白内障的形成

表 54-1

治疗开角型青光眼的常用药(续)

类别	机制	浓度	用量	评价
复方药物				
0.2%酒石酸溴莫尼定/ 0.5%噻吗洛尔(Combigan)	拟交感药物/交感 神经阻滞剂	0.2%/0.5%	1 滴 bid	复方制剂可以提高依从性,也减少使 用两种药物时 5~10 分钟的等到
2% 多佐胺/0.5%噻吗 洛尔(Cosopt)	减少房水的生成/ 交感神经阻滞剂	2%/0.5%	1 滴 bid	复方制剂可以提高依从性,也减少使 用两种药物时 5~10 分钟的等到
1% 布林佐胺/0.2%溴 莫尼定(Simbrinza)	减少房水生成/拟 交感神经药	1%/0.2%	1 滴	用前充分摇匀。复方制剂可以提高依 从性,也减少使用两种药物时 5~10 分钟的等待

Bid,每日 2 次;q4h,每 4 小时 1 次;qd,每日 1 次;qid,每日 4 次;tid,每日 3 次。

应鼓励患者持续规律用药以保证青光眼的有效治疗。慢性青光眼通常无明显症状,因此,应鼓励患者连续用药,特别是当遇到药物的不良反应时。倍他洛尔最佳用药频次为每 12 小时 1 次,此种给药方案与其作用时间一致(见表54-1)。

虽然倍他洛尔的全身不良反应很少(如心动过缓、心脏传导阻滞、充血性心力衰竭、呼吸窘迫和中枢神经系统不良反应等),但是 M. H. 应该向医生报告她所出现的任何不良反应。

鼻泪管阻塞

案例 54-1,问题 4:M. H. 应用鼻泪管阻塞(泪点阻塞)对倍他洛尔的全身性吸收或者治疗效果有多大影响?

鼻泪管阻塞,或者说是泪点栓塞是一种可以显著降低药物全身吸收药量的技术[75]。泪点阻塞(给药时和给药后用手指轻轻按住靠近鼻侧的眼角处 3~5 分钟)可以减少眼用制剂(如倍他洛尔)的全身吸收,降低不良反应的发生率并提高疗效[75-77]。白内障术前给患者眼睛数次滴入 0.5% 噻吗洛尔滴眼液,每次 1 滴,同时阻塞鼻泪管 5 分钟,结果发现鼻泪管阻塞患者房水中的药物浓度显著高于没有阻塞的患者[76]。

鼻泪管阻塞是有效的,较低的药物浓度及较少的给药频次即可使药效最大化[69]。

替代治疗

案例 54-1,问题 5:治疗 2 周后,M. H. 回来随访。测眼压,右眼 32mmHg,左眼 30mmHg。她否认未遵医嘱,没有主诉无法耐受的不良反应。治疗方案如何调整?有其他制剂或者药物吗?

倍他洛尔的降眼压效果可能弱于其他眼用 β 受体阻滞剂,因此,需要联合治疗。但应对 M. H. 进行评估,判断她是否应用鼻泪管阻塞。如果没有,则需要对 M. H. 再次讲解鼻泪管阻塞并强调这项技术对其获得最佳治疗效果的重要性(见案例 54-1,问题 4)。

患者应在初始治疗 2 周后进行随访。如果 M. H. 坚持应用鼻泪管阻塞治疗,其眼压仍然较高,则需调整治疗方案。未达到治疗目标,可增加药物浓度,或联用其他药物(如溴莫尼定、局部的碳酸酐酶抑制剂、前列腺素类药物),或选择其他一线药物。眼压控制不稳定的患者每隔 4 个月随访 1 次[5]。稳定的患者每 6~12 个月随访 1 次[5]。

不良反应

案例 54-1,问题 6:几周后,M. H. 在使用倍他洛尔基础上,增加了 2% 的多佐胺溶液,每次双眼各 1 滴,每日 2次。2 周后,M. H. 回来随访,主诉双眼刺痛及异物感。测眼压,右眼 30mmHg,左眼 29mmHg。她的不良反应及治疗效果差的原因可能是?

多佐胺暴露在外界环境中会有白色颗粒出现在瓶口。这些颗粒可能会在给药时落入患者眼内,导致局部不良反应,如眼睛刺痛和异物感。这种异物产生的不适感足以导致患者不遵医嘱,从而导致治疗效果差。瓶口的这些颗粒可用无菌水冲掉。应询问 M. H. ,她的多佐胺药瓶瓶口是否存在白色颗粒[78]。

这些主诉也有可能是治疗的不良反应,而与颗粒的存在无关,有报道称在临床试验中有 1/3 使用多佐胺的患者出现眼烧灼感、刺痛、不适。对 M. H. 的给药方法也需要评估,判断她使用两种眼药的间隔时间是否超过 5~10 分钟,以确保第一种眼药没有被第二种眼药冲掉。这是在评估其治疗效果时应该考虑的[15]。

案例 54-1,问题 7:在和 M. H. 进一步讨论之后,考虑她因为无法耐受不良反应,而没有坚持多佐胺治疗。多佐胺被中止,并换成 0.004% 的曲伏前列素,滴双眼,每晚 1次,每次 1 滴。为什么这种药物可能特别适合 M. H. ?关于曲伏前列素的不良反应如何开展患者用药教育?

前列腺素类似物是一线用药，并适合于对其他药物无效或无法耐受的患者。曲伏前列素对于 M. H. 是理想的选择，因为非洲裔美国人对于曲伏前列素反应较强[43]。但需要告知 M. H. 关于虹膜色素沉着的可能性，而且虹膜色素沉着可能是永久的。也需要告知可能出现眼睑皮肤变黑及睫毛变密、变长的情况，这些都可能是不可恢复的。这些不良反应对于 M. H. 来说，不可能像化妆一样，因为她有棕色的眼睛，而且双眼都要使用这种滴眼液。

闭角型青光眼

治疗

案例 54-2

问题 1：D. H.，男，72 岁，就诊于急诊。右眼极度发红，角膜"雾状"，主诉眩光、极度疼痛，诊断为急性闭角型青光眼。如何治疗？

D. H. 应由眼科医生诊疗，因为急性闭角型青光眼是医疗急症。药物治疗通常为 2%～4% 毛果芸香碱，每 5 分钟滴一滴，持续给药 4～6 次。建议滴药时压迫内眦以减少全身吸收。此时强效缩瞳剂是禁用的，因可能加重房角关闭。局部应用噻吗洛尔也用于治疗急性闭角型青光眼，通常与毛果芸香碱合用。然而，在这种情况下，减少房水生成的药物可能是无效的，因为睫状体在缺血状态下，这些药物减少房水生成的能力会下降[5]。

高渗剂

高渗剂（表 54-2）是通过在血浆和眼内液体间建立渗透压梯度来发挥作用[79]。与分布在全身体液中的药物相比，这种药物（如甘露醇）仅分布在细胞外液，相同剂量的药物会产生更大的血浆渗透压[79]。静脉给药的效果比口服给药更快、更强，口感可能是此类口服制剂的一个困扰，但也可通过加入碎冰或者用柠檬汁、可乐等解决。

表 54-2

高渗剂

种类	给药方式	浓度	起效/min	达峰值/h	作用时间/h	使用剂量	眼穿透力	分布
甘露醇	静脉	5%，10% 15%，20%	30～60	1	6～8	1～2g/kg	很差	细胞外液
甘油	口服	50%	10～30	0.5	4～5	1～1.5g/kg	差	细胞外液
异山梨醇	口服	45%	10～30	1	5	1.5～2g/kg	好	体液

口服药物常选用 50% 甘油，剂量为 1～1.5g/kg[80]。对糖尿病患者，可选择异山梨醇，因为它不被代谢，不产生热量[81]。肠道外用药可选择甘露醇，使用剂量为 1～2g/kg，它也不被代谢，不产生热量，可用于肾衰竭患者[82,83]。

高渗剂的常见不良反应包括头痛、恶心、呕吐、多尿、脱水。很重要一点是患者严禁饮水，因为这会降低此类药物的渗透作用。

有文献报道应用高渗剂会加重肺水肿及充血性心力衰竭，也有一例应用甘露醇发生过敏反应的报道[84]。

除使用高渗剂外，也可以联合乙酰唑胺 500mg 静脉给药。

药物的眼部不良反应

案例 54-3

问题 1：B. C.，男，64 岁，既往有高血压病史，服用氢氯噻嗪每日 25mg。他还服用胺碘酮治疗心律失常，每日 800mg。服用氯苯那敏抗过敏，必要时服用，每日 2 次，每次 12mg。4 周前，治疗方案中增加了利培酮每日 2 次，每次 1mg。此外还服用西地那非平均每周 2 次，每次 100mg。患者主诉有时视力模糊，与治疗药物有关吗？

B. C. 目前服用的所有药物均有眼部的不良反应。噻嗪类利尿剂可引起急性近视，时间可持续 24～48 小时[85,86]。然而，考虑视物模糊近期刚出现，氢氯噻嗪不大可能是 B. C. 视力模糊的原因。

胺碘酮可以引起角膜病，但是无症状的[87,88]。很多应用这种药物的患者在角膜上皮内产生微沉淀，就像氯喹引起的环状角膜病变那样[85]。这种角膜沉淀是双侧的，与用药剂量及疗程相关，是可逆的，并且与视觉症状无关。

利培酮被认为与调节紊乱和视力模糊有关[89]。

服用氯苯那敏的患者大约有 1% 会感到视物模糊，B. C. 可能就是其中之一。这种结果可出现在每日服药 12～14mg 的患者身上[85]。抗组胺药如西替利嗪产生上述效应的可能性更低。西地那非被认为与色彩和光线感知的变化及视力模糊有关[90]。这种效应一般在使用后 4 小时内减弱。

表 54-3[85-114] 概括了全身用药的较为常见的眼部不良反应。每个病例都应单独评估，对不能耐受的患者另选治疗手段。

表 54-3

全身用药的眼部不良反应

药物类别	对眼的作用	临床观察
镇痛药		
布洛芬	降低视力	少见;有报道视物模糊,服用剂量从 200mg/片,每周 4 片到每日 6 片。很少报告有色觉改变[91]
麻醉剂,包括喷他佐辛	瞳孔缩小	常规剂量的吗啡可引起瞳孔缩小,其他药物的作用要轻些。瞳孔缩小是由药物作用于中枢神经系统的缩瞳中枢引起[85]
	流泪、瞳孔变形、调节麻痹、复视	这些作用与麻醉剂的停药有关[85]
抗心律失常药		
胺碘酮	角膜病	此不良反应与剂量和用药时间相关;类似氯喹引起的角膜病。角膜病变是双侧、可逆、与视觉症状不相关的。每日服用 100～200mg,仅有微小角膜沉着物。每日服用 400mg,几乎 100% 患者发生沉着物[87,88]
	白内障	以前报告的,无意义的晶体前囊混浊,与胺碘酮治疗有关。很少见的情况:这种混浊发展,增加晶体混浊的密度和分布区域,最终超过瞳孔区以外。其机制不清楚,但与氯丙嗪类似,胺碘酮是光敏感剂。所以,晶体的改变大部分限定在瞳孔区,可能是光暴露导致了晶体的改变[85-88]
	视神经病变	约 2% 的患者有视神经病变[90]
抗胆碱能药		
阿托品,双环维林,格隆溴铵,丙胺太林,东莨菪碱,苯海索	散瞳、睫状肌麻痹、调节下降、畏光	全身和皮下用抗胆碱能药可以引起瞳孔扩大,一小部分引起睫状肌麻痹。瞳孔扩大可以诱发闭角型青光眼。畏光与瞳孔扩大有关。视近物时调节下降[85,92]
抗惊厥药		
卡马西平	复视、视物模糊	当剂量>1～2g/d 时出现眼的不良反应;剂量下降后消失[85]
苯妥英	眼球震颤、白内障	眼球震颤见于血药浓度高的患者(>20μg/ml)。其他的乙内酰脲类药物很少见眼的症状。长期治疗有很少的人出现白内障
托吡酯	急性近视继发闭角型青光眼	托吡酯已与闭角型青光眼相关。症状包括眼痛、头痛、恶心、呕吐、充血、视野缺陷和失明。这一过程通常是双向的,如果症状识别,药物及时停止,不良后果可能最小化
三甲双酮	眩光	眼睛暴露于光线下会出现较久的眩目或眩光。眩光是可逆的,发生在视网膜水平,更常见于青少年和成人;少见于儿童[85]
氨己烯酸	视野异常	视野异常包括双侧、对称和不可逆性外周收缩发生在 30% 的患者。大多数患者是无症状的,<0.1% 的患者有临床影响[90]
麻醉剂		
丙泊酚	睁眼困难	用丙泊酚进行标准化麻醉,用于耳鼻喉科的操作,50 人中有 6 人无论是自发还是接收到语言命令后都不能睁眼。这种反应麻醉给药后持续 3～20min。2 例出现眼球完全不能运动。这种是暂时的、肌无力样的[94]

表 54-3

全身用药的眼部不良反应（续）

药物类别	对眼的作用	临床观察
抗抑郁药		
三环类抗抑郁药	瞳孔扩大,睫状肌麻痹	瞳孔扩大是三环类抗抑郁药最常见的不良反应。睫状肌麻痹很少见。有报告会诱发闭角型青光眼[85]
氟西汀	眼痉挛	服用氟西汀 20~40mg/d,与眼外侧肌阵发性收缩有关。这种现象发生在起始应用氟西汀 3~4 周后。停药 2 周后恢复[95]
抗组胺药		
氯苯那敏	视物模糊 瞳孔扩大,泪液分泌减少	视物模糊很少发生(日摄入量 12~14mg 中,约有 1%) 少见[85]
抗高血压药		
可乐定	瞳孔缩小	瞳孔缩小见于过量[85]
	眼发干、发痒	少见[85]
二氮嗪	流泪	约有 20% 的人发生流泪,停药后仍可能继续[85]
胍乙啶	瞳孔缩小、上睑下垂、结膜炎、视物模糊	偶发的记录。一项研究报告:患者服用胍乙啶 70mg/d,17% 发生视物模糊[85]
利舍平	瞳孔缩小	瞳孔缩小很轻微,但应用单独用药后可持续一周[85]
	结膜炎	通常继发于结膜血管扩张[85]
抗感染药		
金刚烷胺	角膜损害	有报告弥漫、白点状角膜上皮下混浊,偶尔与表浅点状角膜炎相关。起始治疗剂量 200~400mg/d,1~2 周后发病。解决办法是停药[96]
氯霉素	视神经炎	少见,除非总剂量超过 100g 及用药时间>6 周。停药后视力通常会有改善[85]
氯喹	角膜沉淀物	一些病人应用常规剂量,可能在几个月内发展成角膜沉淀物。沉淀物呈黄白色,用生物显微镜可以看到,但不重要[85]
	视网膜病变（黄斑变性）	总剂量>100g 时出现严重的视网膜病变。通常发生在 1~3 年后;也可发生于 6 个月。视力丧失可以是周边性的,逐渐发展成中心视力丧失,并扰乱色觉。当应用大剂量(500~700mg/d)时,视物模糊等症状出现得早,这种情况很少见。停药后,黄斑改变仍可继续。这些药物沉积在色素组织[85]
乙胺丁醇	球后视神经炎	服用剂量 15mg/(kg·d),实际上没有眼的不良反应。25mg/(kg·d)连续应用几个月,眼的不良反应也很少见。病人长期服用应该进行常规的视觉检查,包括视野。停药后大多数不良反应是可逆的[85,90]
庆大霉素	脑假瘤	少见。但有许多文献证明继发视盘水肿及视觉丧失[85]
异烟肼	视神经炎	没有很好的阐述,但没有周围神经炎有意义。因为大部分患者营养不良、慢性酒精中毒、接受多种药物治疗,所以造成评估困难。先前存在的眼病不是发病诱因[85]

表 54-3

全身用药的眼部不良反应(续)

药物类别	对眼的作用	临床观察
萘啶酸	视觉敏感度下降	很常见的眼的不良反应。主要特点是带视物颜色发亮;给药后马上就会出现。尽管喹诺酮类抗菌药物是萘啶酸的衍生物,但它们很少出现这些眼的不良反应[85]
	视觉丧失	暂时反应(30min~3d)
	视盘水肿	主要出现于婴儿和幼儿,继发于颅内压增高,停药后可逆
磺胺类药物	近视	急性的、可逆的;很常见的眼的不良反应
	结膜炎	主要发生于局部应用磺胺噻唑,治疗的第5日到第9日会有4%的发生率[85]
	视神经炎	甚至低剂量都会出现。通常可逆,视力完全恢复[85]
	光敏感性	与应用磺胺异噁唑进行睑缘治疗有关[97,98]
四环素	近视	急性的、暂时的、少见的[85]
	视盘水肿	儿童和婴儿较成人常见;少见[85]
伏立康唑	视觉改变	可能与剂量较大或血浆中沉积有关[99]
	视物模糊	
抗炎药(亦见镇痛药;糖皮质激素类药)		
环氧合酶-2抑制剂	视物模糊 结膜炎	停止治疗将没有长期影响[90]
金	角膜、结膜沉淀物	结膜和表浅角膜的沉着物较晶体或深层角膜的多见。总剂量是1.5g,角膜的发生率为40%~80%;视力不受影响。口服治疗有一例病例报告[85]
吲哚美辛	视力下降	少见;很少有报告伴有色觉改变[85]
保泰松	视力下降	是这种药物最常见的眼的不良反应,可能由晶体水合作用增强引起[85]
	结膜炎、视网膜出血	没有视力下降常见。结膜炎可能和Steven-Johnson综合征的发展或过敏反应有关[85]
降血脂药		
洛伐他汀	白内障	高脂血症患者用洛伐他汀20~80mg/d,治疗48周之前和之后,评估他们的晶状体。48周时,统计学分析显示分布在皮质、核、囊下的混浊,安慰剂组与洛伐他汀组无显著性差异。两组之间的视力评估也没有显著性差异[100]
抗肿瘤药		
白消安	白内障	高剂量时有报告[85]
卡莫司汀	动脉狭窄、神经纤维层梗死、视网膜内出血	这些眼的不良反应还没有完全确定。当高剂量卡莫司汀(800mg/m²)治疗时,50人中有2人发生了迟发的双侧眼的毒性。治疗4周后眼毒性的症状很明显。颈动脉内给药的10个患者中有7个在注药的同侧发生迟发的眼毒性(平均6周后发作);其中2人,卡莫司汀的最小累积剂量为450mg/m²[101]

表 54-3
全身用药的眼部不良反应(续)

药物类别	对眼的作用	临床观察
阿糖胞苷	角结膜炎、眼烧灼感、畏光、视物模糊	应用大剂量($3g/m^2$)治疗时有报告角膜毒性和结膜炎[102]
阿霉素	结膜炎、泪液过多	治疗后可持续几日[85]
厄洛替尼	睫毛粗长	
氟尿嘧啶	眼刺激、流泪	可逆的,很少影响继续治疗[85]
他莫昔芬	角膜混浊、视力下降、视网膜病	通常发生在用药时间超过 1 年,摄入的总剂量超过 100g 的情况下[85]
长春花生物碱(特别是长春新碱)	眼外肌麻痹(EMP)	EMP 或麻痹的发病可能在最初 2 周看到。呈剂量相关。停药后可完全恢复。[85]
巴比妥类		
	瞳孔缩小、瞳孔扩大、眼运动紊乱、上睑下垂	多数显著的眼的不良反应发生在长期使用者或中毒状态。瞳孔的反应是可变的;瞳孔缩小最常见,中毒时则多出现瞳孔扩大。可见眼球震颤和眼外肌无力。长期用药者有特征性的上睑下垂[85]
双膦酸盐(阿仑膦酸钠,依替膦酸钠,帕米膦酸二钠,利塞膦酸钠)		
	视物模糊,疼痛,畏光,结膜炎,巩膜炎,葡萄膜炎	帕米膦酸二钠的不良事件更常见。巩膜炎及葡萄膜炎是最值得关心的问题。如持续的眼痛引起视力进行性下降,建议患者去看眼科医生。使用非甾体抗炎药可对症治疗[90]
钙通道阻滞剂		
	视物模糊、短暂性失明	主要是视物模糊;在几例病例中观察到在达到峰值浓度时出现短暂性失明[103]
糖皮质激素类药		
	白内障	后囊下白内障与全身性应用糖皮质激素类药有关。其会增加,当患者应用泼尼松>15mg/d 或相当剂量,用药期>1 年时,白内障的发生会增加[103,104]。有很少的报告双侧后囊下白内障与吸入烟雾或二丙酸倍氯米松有关。多数病人接受治疗>5 年,通常剂量高于推荐剂量。大约 40%病人也全身性应用糖皮质激素类药[106](见案例 54-8,问题 1)
	眼内压增高	局部的糖皮质激素类药较全身用药常见。对于未患青光眼的患者不明显。青光眼患者接受全身性糖皮质激素类药物治疗时,应进行常规监测[85](见案例 54-8,问题 1)
	视盘水肿	全身性糖皮质激素类药引起高颅内压或脑假瘤已有了很好的证明。儿童的发病率较成人高;主要与长期治疗有关
洋地黄制剂		
	色觉改变,视力改变	色觉改变。眩光、视物雪白,主要与洋地黄中毒有关。在少数病例发现可逆的视力下降。也与视野改变有关[85]
	眼内压下降	洋地黄衍生物能降低眼内压,但临床不用于治疗青光眼,因为达到这种治疗效果的系统用药剂量已非常接近中毒剂量[85]
利尿剂		
碳酸酐酶抑制剂,噻嗪类	近视	急性近视可持续 24~48h。可能是由于晶体前后径增加引起。即使继续用药,这也是可逆转的[85]

表 54-3

全身用药的眼部不良反应(续)

药物类别	对眼的作用	临床观察
雌激素		
克罗米芬	视物模糊,瞳孔散大,	5%~10%可发生眼睛的不良反应。视物模糊是最常见的不良反应,但其他的视觉变化,如闪光、视物变形、变色,(最初为银色)亦可能发生[85]
口服避孕药(OCs)	视神经炎,脑假瘤,球后视神经炎	相当罕见。在视网膜的血管异常的病人中,OCs 的使用有待商榷,很多的其他可能的眼睛的不良反应与这些药物有关,需要更多的证据来证实[85]
降低尿酸的药物		
别嘌醇	白内障	相关的报告已经暗示别嘌醇可能与前囊和后囊的变化以及前囊下空泡变有关;在报道的 42 例白内障患者中,由于在这一年龄组的患者中晶状体自身的老化改变是不可预测的,用药与白内障的相关性没有被证实[85,107]
免疫调节剂		
伊马替尼	视力障碍	眼部症状包括视力模糊、结膜炎、眼睛干涩、溢泪和眶周水肿。后者发生在高达 74%的患者[108]
白介素-2	视力障碍	白介素-2 产生的视觉不良反应在第一或第二个治疗周期就已经发生,通常在治疗开始 5~6 日内。视觉症状包括复视、比较性暗点(在孤立的不同大小和形状的区域中视野缺损或视力减弱。这些通常不会被感觉到,但是在视野检查中会是很明显的),还有视像存留(刺激消失后病理性的视觉延长或重复)。在大部分的情形下,为了整体的治疗计划,药物会继续应用,症状会在停止用药后消失[109]
吩噻嗪类		
氯丙嗪	晶体沉着物	当总量<0.5kg 很少发生。大部分病例发生用总剂量 1kg 之后;在剂量>2.5kg 时可上升至 90%。通常,沉着物不会影响视觉。在晶体出现色素变化之后,角膜和结膜可能也受影响[85]
	视网膜色素变性	有小数量的报道。还需进一步的文献支持[85]
硫利达嗪	色素性视网膜病变	主要和每日最大剂量或平均剂量>1 000mg 有关。每日剂量在 600mg 是相对安全的;600~800mg 则不能完全确定安全与否,如果>800mg/d,在视觉敏感度被损害之前,定期的眼底检查并不能发现问题
治疗男性勃起功能障碍		
西地那非 他达拉非 伐地那非	色觉或光觉改变,视力模糊,结膜充血,眼痛,畏光	轻或中度的视觉色彩改变。视物模糊,但不会损害视觉敏感度。视觉的改变经常在用药 4h 之后消失[110-112]。眼部不良反应是罕见的、剂量依赖性的、完全可逆的、与发病年龄不相关,但与血浓度有关,视力变化通常出现在给药后 60min 之内[90]
α 受体阻滞剂		
阿夫唑嗪	视力缺失	有报道可能导致弱视、视力模糊和虹膜松弛[113]
坦索罗辛	虹膜松弛	约有 3%的服用坦索罗辛治疗前列腺增生的患者,在白内障手术中发生了虹膜松弛。改变手术操作通常会使手术获得成功[114]

眼科急症

化学烧伤

案例 54-4

问题 1：S. J. ，24 岁，建筑工人，不明化学物质溅入眼中，到附近的药店诉双眼烧灼感。药师是应该给予 S. J. 治疗，还是建议他去急诊?

化学性烧伤应该立刻引起注意。即刻治疗是用最易取得的水大量冲洗（如淋浴、自来水龙头、饮用的泉水、软水管、洗澡水管）。冲洗至少 5 分钟后，立即送他去急诊科。在去医院的路上，眼睛上要用湿毛巾或布盖住。

其他眼科急症

当医护人员收治严重的眼科急症患者（如化学性烧伤、角膜外伤、角膜溃疡、急性闭角型青光眼）时，应立即治疗。如果医生对恰当的治疗方案哪怕有丝毫的疑问，也应建议患者看眼科医生。通常，如果没有经过眼科专业的培训和全面的眼科检查，很难有效的评价眼科疾病的严重性。由于磨损或异物造成的角膜外伤，患者通常主诉粗糙沙粒样摩擦感，并能感知到异物的存在。角膜组织是细菌（如铜绿假单胞菌）良好的培养基，治疗应尽早开始，以防角膜穿孔，甚至失明[1]。急性闭角型青光眼的症状和体征请参见案例 54-2（问题 1）。

淋菌性结膜炎是眼科急症，患者应立即找眼科医生就诊以防潜在的角膜穿孔[1]。患者伴有眼睑红、肿、触痛，眼球突出，眼球轻度疼痛，可能患有眶蜂窝织炎或眼内炎，需要立即全身性应用抗菌药物治疗。通常，其他病因造成的结膜炎（参见急性细菌性结膜炎和过敏性结膜炎部分）并不是眼科急症。

无论是突然的、完全的或短暂的视觉丧失，或只有光感，或是疼痛、畏光，都表明有潜在的各种损害性眼病（如视网膜动脉阻塞、视神经炎、一过性黑朦、视网膜脱落）。眼科医生应该尽快评估病情。当患者伴有视物模糊、瞳孔变化、复视、眼球震颤、眼出血时，也建议转诊。

常见眼病

麦粒肿（睑腺炎）

睑腺炎是眼睑毛囊或皮脂腺的感染。常见于金黄色葡萄球菌感染。治疗包括湿热敷和局部应用抗菌药物（如磺胺醋酰）。不建议使用非处方药。如果睑腺炎对湿热敷几日内均无反应，应该去看眼科医生。

结膜炎

结膜炎是一种由于结膜被感染而产生的常见外眼疾病。症状为结膜充血伴脓性或浆液性分泌物，并有痒、刺痛感和异物感。患者出现眼部疼痛、视力下降、不规则充血、瞳孔变化或眼球变混浊，都应建议其找眼科医生就诊，因为这些都提示有较严重的眼病。

结膜炎可能是由于细菌、真菌、寄生虫、病毒或过敏引起的。虽然许多其他的细菌也可能引起细菌性结膜炎，但大多数是由金黄色葡萄球菌、肺炎链球菌（在温凉环境中）或埃及嗜血杆菌（在温暖环境中）所引起的。感染通常起始于一只眼睛，由手传染到另一只眼睛，也可以传染给其他人。与细菌性结膜炎不同，角膜感染能使视力快速下降，因此，正确的诊断极为重要。

急性细菌性结膜炎（红眼病）

案例 54-5

问题 1：L. T. ，男，6 岁，双眼结膜弥漫性充血 2 日，睫毛及眼角有残渣状分泌物，视力正常，双瞳孔等大等圆。诊断为急性细菌性结膜炎。用 10% 的磺胺醋酰钠滴眼液治疗，每 2 小时 1 次，点双眼。还有其他治疗方案吗?有什么需要注意的吗?

虽然类似此类典型的细菌性结膜炎可以根据经验治疗，但应该形成一种常规方案。其他抗菌药物滴眼液或眼膏，如新霉素-多黏菌素 B-短杆菌肽混合眼用制剂（Neosporin）在这种情况下也可使用。尽管其他抗菌药物如眼用喹诺酮类可治疗细菌性结膜炎，但因其价格及其耐药性的增加，此类药物应被限制在二线治疗。恰当的治疗方案也包括对眼睑的清洁和卫生防护以避免其他孩子被传染。对于眼部分泌物，尽量经常用湿润的棉签或棉线涂药器清除，温和的婴儿洗发精可用来润湿涂药器。分泌物的结痂可以用温水进行湿敷使其变柔软。因使用过的治疗物品有传染性，应严格消毒处理。多人同用一条毛巾也会传播细菌性结膜炎。

过敏性结膜炎

案例 54-6

问题 1：N. V. ，女，10 岁，因"花粉热"双眼发红 2 个月（六月和七月）。双眼睑无分泌物结痂，视力正常；时常因为痒而揉眼睛。对于 N. V. 的过敏性结膜炎，最佳方案是什么?

含或者不含抗组胺药物（例如安他唑啉、非尼拉敏）的局部血管收缩剂（例如萘甲唑啉、四氢唑啉）可以用来治疗充血，但不应过度应用，因为可能会导致反弹性充血。因此，考虑到有反弹性充血和掩盖更多眼部炎症的风险，推荐局部血管收缩剂的疗程不超过 72 小时，口服抗组胺剂片剂或糖浆可使症状暂时减轻。某些眼用抗组胺药物可有效治疗过敏性结膜炎，如 0.05% 左卡巴斯汀每日 2~4 次、0.1% 奥洛他定每日 2 次（间隔 6~8 小时）或 0.2% 奥洛他定每日 1 次、0.05% 依美斯汀每日 4 次和 0.025% 酮替芬每日 2~4 次[115-117]。酮替芬、奥洛他定、氮卓斯汀和依匹斯汀都有抗组胺和肥大细胞稳定作用。奥洛他定可抑制其他肥大细胞释放炎症介质如纤维蛋白溶解酶和前列腺素[118]。一项小样本的研究显示,在成人患者中,奥洛他定比酮替芬疗效更好,能更快缓解过敏性结膜炎的症状[119]。与奥洛他定和安慰剂相比,氮卓斯汀见效稍快[120]。1.5%贝他斯汀每日2次给药比0.2%奥洛他定0.2%每日1次给药在持续14日的治疗中,能更好地缓解晚间眼部和鼻部症状[121]。0.25%阿卡他定和0.2%奥洛他定每日1次给药可缓解眼部刺激和瘙痒,作用时间维持16~24小时[122]。但目前没有证据明确证实哪种药物更有效。理想的治疗方案应该是脱敏治疗,但当结膜炎是由季节性过敏源引起时,脱敏治疗通常是不可行的。局部糖皮质激素的使用可明显减轻症状,但其潜在的不良反应却限制了他们的应用(参见眼科糖皮质激素药物部分)。

眼用色甘酸钠,可抑制过敏介质组胺的释放,对传统治疗无效的患者可能是一个新选择。洛度沙胺、吡嘧司特钾和奈多罗米与色甘酸钠有相似的作用机制,这些药物也可减少嗜酸细胞的趋化与活化。在对比研究中,0.1%洛度沙胺在治疗过敏性眼病包括春季角结膜炎方面,至少与2%~4%色甘酸钠眼药同样有效[123,124]。在这些研究中,用洛度沙胺每日4次,每次1滴治疗的患者表现出更快速和更强的反应。在一项为期2周的交叉研究中,对28名7岁以上患者给予奈多罗米和奥洛他定分别每日2次点眼,结果提示患者更易于接受奈多罗米,但治疗结果基本相同[124,125]。

角膜溃疡

案例 54-7

问题1:T.S被诊断为右眼细菌性角膜溃疡,医生给予"增强型庆大霉素"与头孢唑林滴眼治疗,目前无市售,请问此治疗方案的依据是什么?患者如何获得这种滴眼液?

细菌性角膜溃疡的初始治疗方案是根据细菌革兰氏染色结果和临床经验制定。单一或抗菌药物联合治疗均可。虽然目前市售的抗菌药物眼用制剂有效,但一些医生认为此类药物抗菌药物含量太低,治疗细菌性角膜溃疡效果欠佳[126,127]。

用于细菌性角膜溃疡局部使用的抗菌药可以是注射用抗菌药物或将注射用抗菌药物加到滴眼液中成为"增强型"抗菌药物。常用药物为包括杆菌肽5 000~10 000U/ml、头孢唑林33~100mg/ml、庆大霉素或妥布霉素91~136mg/ml和万古霉素25~50mg/ml的复方制剂。增强型庆大霉素是把80mg庆大霉素注射液加入市售的庆大霉素滴眼液中,庆大霉素的最终浓度是13.6mg/ml。头孢唑林滴眼液是将注射用头孢唑林500mg用2ml生理盐水溶解,然后加到已去除2ml液体的15ml人工泪液药瓶中,头孢唑林的终浓度为33mg/ml。初始治疗时每15~30分钟1次,随着溃疡愈合,用药间隔可相应延长[128]。现配的眼科复方制剂必须符合国家法律,同时也要重视质量控制(如pH、黏度、无菌、不溶性微粒)。此类无菌制剂如不符合既定标准是不能被使用的。通常情况下,此类药物需要在有层流装置的条件下制备。

眼用糖皮质激素

药物制剂的比较与应用

案例 54-8

问题1:S.S.左眼白内障术后,1%醋酸泼尼松龙每日4次。醋酸泼尼松龙选择合适吗?

常用眼用糖皮质激素药物如表54-4所示,酸根形式可影响药物在角膜的穿透,例如双相盐穿透完整角膜的能力比水溶性的盐溶液类强。但穿透角膜的能力增强并不意味着疗效的增强,1%醋酸泼尼松龙和0.1%醋酸氟米龙抗炎效果最强[129-131]。最常用的眼用糖皮质激素为醋酸泼尼松龙,其原因是价格低且适用范围广。

表 54-4

眼科的糖皮质激素药物

低效	中效	高效
0.05%地塞米松(地塞米松磷酸盐)	0.1%倍氯米松	0.5%倍氯米松
0.1%地塞米松(地塞米松磷酸盐)	0.1%地塞米松(乙醇)	0.1%醋酸氟米龙
1%甲羟孕酮(HMS)	0.1%氟米龙	1%醋酸泼尼松龙
	0.25%氟米龙	1%利美索龙
	0.2%氯替泼诺	
	0.5%氯替泼诺	
	0.12%醋酸泼尼松龙	
	0.125%泼尼松龙磷酸钠	
	1%泼尼松龙磷酸钠	

眼用糖皮质激素可用于结膜、角膜和眼前节炎症的各种情况，但对于患者眼水痘、牛痘、单纯疱疹以及结核分枝杆菌感染的患者是禁忌的。

不良反应

眼压升高

案例 54-8,问题 2：S.S. 使用 1%醋酸泼尼松龙滴左眼，每日 4 次，持续 8 周。治疗之前，两只眼睛的眼压均为 16mmHg,但最后 1 次随访时，其右眼眼压为 16mmHg,左眼 26mmHg,请评估。

表 54-5

随机人群眼内压受局部糖皮质激素药物的影响

作者	参数	试验例数	低	中等	高	均数
Armalay 等[105]	应用 0.1%地塞米松后眼压上升幅度	80	≤5mmHg 66%	6~15mmHg 29%	≥16mmHg 5%	5.5mmHg
Becker 等[132]	应用 0.1%地塞米松 6 周后最终眼压	50	≤19mmHg 70%	20~30mmHg 26%	≥32mmHg 4%	17.0mmHg
	最大反应时间		2 周	4 周	4 周	

局部应用糖皮质激素可减少房水排出，而全身应用糖皮质激素却可增加房水的生成[134],对眼压的此类影响与糖皮质激素透过角膜的能力无关。地塞米松升高眼压的作用最强[135],但氟米龙、甲羟孕酮、利美索龙和氯替泼诺对眼压的影响较小，尽管偶尔也能显著增加眼压[136-138],但停用后可恢复正常。在高眼压患者的追踪调查中发现，对糖皮质激素敏感的患者很可能会发生青光眼视野缺损[139]。

白内障

案例 54-9

问题 1：G. A. 因哮喘服用泼尼松 10mg/d 已达 1 年，在一次常规的眼科检查中发现有早期白内障，为什么会与泼尼松有关？

全身和局部使用糖皮质激素会导致白内障。在口服泼尼松 10~16mg/d(或相等剂量糖皮质激素)1 年甚至更长时间后，约 23%的患者会患囊膜下白内障症(posterior subcapsular cataracts,PSC)[140,141]。估计服用泼尼松高于 16mg/d且持续时间超过 1 年的患者中，形成白内障的概率将达到 70%以上。服用泼尼松小于 10mg/d 或相等剂量糖皮质激素的患者患 PSC 的概率很小。有观点认为，"安全"剂量这种概念应该被废除，因为患者对药物的敏感性不同[142]。从 G. A. 的病例可以看出，白内障很少引起患者的不适且视力下降并不明显。尽管全身应用糖皮质激素的不良反应已被关注，局部使用糖皮质激素也可导致 PSC[143]。隔日服用糖皮质激素可减少 PSC 的形成[144]。长期使用糖皮质激素的患者都应接受常规的眼科随访。

S.S. 眼压升高很有可能与局部使用糖皮质激素有关，在一项研究中，可升高眼压的眼用制剂被分成了 3 个亚组[104,105,132](表 54-5),糖皮质激素致眼压升高 ≥10mmHg中，氟米龙为 29.5 日(中位数),而地塞米松为 22.7 日(中位数)[133]。一项回顾性研究显示糖皮质激素高反应的患者有 13%发展为原发性开角型青光眼，63.8%发展为高眼压症，糖皮质激素低反应者则无人发展为原发性开角型青光眼，仅 2.4%发展为高眼压症[133]。糖皮质激素诱导的眼压升高多由局部用药引起，但全身用药也可导致类似结果，只是发生率较低[134]。但对于高度近视，糖尿病患者或其他结缔组织病(例如类风湿关节炎)患者应用糖皮质激素后眼压升高的风险高于其他患者。

眼用药物的全身不良反应

案例 54-10

问题 1：J. F.,62 岁，女性，使用 10%去氧肾上腺素滴眼散瞳，用后不久，她的血压升至 210/130mmHg,持续了 5 分钟。她很困惑。局部使用去氧肾上腺素发生此种不良反应的概率有多大？其他眼用药物是否也有类似不良反应？

与使用 10%去氧肾上腺素有关的不良反应有 33例[145],在一个双盲试验中，对 150 例受试者使用 10%去氧肾上腺素或 1%托吡卡胺后，给药组的血压和对照组相比无明显差异[146],但患有高血压或心脏病患者使用 10%去氧肾上腺素时，不良反应风险增加，应密切观察。局部应用 2.5%去氧肾上腺素无引起类似不良反应的报道。

除了前面提过的局部使用胆碱能药物、肾上腺素和噻吗洛尔会引起全身的不良反应外，局部使用阿托品、环喷托酯和东莨菪碱也可能引起精神方面的不良反应[147-149]。目前已有局部使用阿托品致患者死亡的报告[150],后马托品可导致共济失调，还有一例局部使用托吡卡胺导致意识丧失的报道[151]。

间断局部使用氯霉素-多黏菌素 B 眼膏 4 个月后发现骨髓先天发育不良[152],一名 30 个月大的女婴在使用地塞米松(其溶剂为乙醇)每日 4 次点双眼，持续 14 个月后产生了类库欣综合征的反应[153]。

眼局部应用前列腺素及其类似物后，也可产生全身性不良反应(见表 54-1)。

眼用非甾体抗炎药

案例 54-11

问题 1：W. A 拟行白内障摘除联合人工晶体植入术，术前嘱其使用 0.03% 的氟比洛芬以防止术中瞳孔缩小，但医院只有 0.1% 的双氯芬酸，可以代替氟比洛芬吗？

目前眼用非甾体抗炎药（如溴芬酸、双氯芬酸、氟比洛芬、酮咯酸和奈帕芬胺）的作用机制类似，均是抑制前列腺素的合成以减少前列腺素对眼部的作用[154]，尽管如此，细微的区别仍然存在，适应证也不尽相同[155-162]（表 54-6）。此类药物耐受性良好，但可引起短暂的烧灼感以及在静脉滴注时会有疼痛感。双氯芬酸未被批准用于防治术中瞳孔缩小，但也有研究表明不同规格的双氯芬酸可有效预防瞳孔缩小。

表 54-6

眼用非甾体抗炎药

指征	与指征相应的建议用药	药量（s）
抑制术中瞳孔缩小	双氯芬酸 0.1%（Voltaren, U）	3 种建议药量：每 15～30min1 滴，共用 4 次；1 滴 tid 术前 2 日；术前 2h、1h 和 15min 各 1 滴
	氟比洛芬 0.03%（Ocufen, A）	术前 2h 内，每 30min1 滴
	酮咯酸 0.5%（Acuar, U）	术前 1h 开始，每 15min1 滴
白内障术后抗炎	溴芬酸 0.09%（Xibrom, A）	1 滴 bid，术后 24h 开始到术后 2 周
	双氯芬酸 0.1%（A） 奈帕芬胺 0.1%（Nevanac, A）	1 滴 bid～qid，包括术前 24h 1 滴 tid，包括术前 24h，到术后 2 周（奈帕芬胺处方信息，alcon 实验室，2006 年 11 月）
	酮咯酸 0.5%（A）	1 滴 tid，包括术前 2h
预防/治疗黄斑囊样水肿	双氯芬酸 0.1%（U）	术前 2 滴 5 次/日，术后 1 滴 3～5 次/日
	酮咯酸 0.5%（U）	1 滴 tid～qid，包括术前 24h
眼科感染情况（虹膜炎，虹膜睫状体炎，外层巩膜炎）	双氯芬酸 0.1%（U）	1 滴 qid
季节过敏/春季结膜炎	溴芬酸 0.09%（U）	1 滴 bid
	双氯芬酸 0.1%（U）	1 滴 q2h。在 48h 内；然后 1 滴 qid
	酮咯酸 0.5%（A）	1 滴 qid

A，批准使用；bid，每日 2 次；qid，每日 4 次；tid，每日 3 次；U，未批准使用。

眼单纯疱疹病毒感染

案例 54-12

问题 1：P. B.，34 岁，男性，2 周前出现左眼发红、刺痛、有水样分泌物，近来自觉左眼视物模糊、畏光，裂隙灯检查示孟加拉玫瑰红染色后的角膜上皮多处树枝状缺损。这种树枝状的缺损是眼单纯疱疹病毒（Ⅰ型）感染的典型表现。应如何治疗？

眼部疱疹比较常见，主要是单纯疱疹病毒感染引起的，水痘带状疱疹也能引起，不过概率很小，单纯疱疹病毒感染部位为眼睑、结膜、角膜，同时患者会有刺痛感、眼红、畏光。当疱疹病毒感染结膜上皮时，通常会自愈而不留瘢痕，偶尔会感染至角膜深部，留下的瘢痕可能会导致失明，曲氟尿苷

对于 P. B. 来说是一个不错的选择。

曲氟尿苷

体外研究表明曲氟尿苷的作用机制与碘苷相似，同时曲氟尿苷也可抑制胸腺嘧啶核苷酸合成酶（一种 DNA 合成的必须酶），但其体内抗病毒的效果并没有被证实。

对于眼部病毒感染的治疗，可以使用 1% 曲氟尿苷滴眼剂滴患眼。每 2 小时 1 次，日最大剂量不超过 9 滴。角膜上皮修复仍需继续使用曲氟尿苷 7 日，给药频次减少至每 4 小时 1 次，每日不少于 5 滴。由于其具有潜在的眼部毒性，连续用药不能超过 21 日。

约 96% 的疱疹性角膜溃疡可在 2 周内痊愈[163]。使用 1% 曲氟尿苷滴眼，房水中的浓度即可达到治疗要求。由此也提高了间质性角膜炎和葡萄膜炎的疗效。此外曲氟尿苷也能治疗对碘苷和阿糖腺苷耐药的单纯疱疹病毒感染。

尽管曲氟尿苷比其他药物（如碘苷和阿糖腺苷）有优

势,但它也不是没有缺点。曲氟尿苷能对正常的角膜细胞产生和感染细胞一样的影响。同时也会造成角膜上皮点状损害,这些是由曲氟尿苷的细胞毒性作用所致[164]。但这些不良反应发生的概率要比碘苷和阿糖腺苷少。

阿昔洛韦

在体外试验中,对于各种Ⅰ型和Ⅱ型的单纯疱疹病毒的抑制率,阿昔洛韦的效应是碘苷和曲氟尿苷的5~10倍,是阿糖腺苷的100多倍[165]。阿昔洛韦的优势在于对正常的宿主细胞没有毒性。在兔动物模型中(兔的眼睛结构和人类的相似)对疱疹病毒角膜上皮溃疡的治愈率和清除病毒能力,3%阿昔洛韦眼膏比0.5%的碘苷及3%的阿糖腺苷眼膏要有效得多[166],多项研究表明阿昔洛韦、碘苷对人类溃疡性角膜上皮损害的治疗效果没有统计学上的显著差异[166]。和碘苷相比,用药1周后阿昔洛韦和阿糖腺苷表现出更高的愈合率。此外,在治疗树状上皮角化病时,阿昔洛韦和阿糖腺苷较碘苷也有优势[167],给药方案为,每隔4小时1次,每次滴入1cm左右眼膏,每日5次,疗程为14日或待痊愈后至少继续使用3日。具体使用方法详见说明书,阿昔洛韦及阿昔洛韦耐药详见第74章的描述,HIV病毒感染的介绍详见第79章。

其他药物

0.05%和0.15%更昔洛韦眼用凝胶与3%阿昔洛韦眼膏在治疗浅表性单纯疱疹病毒性角膜炎上效果一致[168]。1%西多福韦眼膏每日2次给药与曲氟尿苷每日5次在兔眼模型上的疗效相当[169]。西多福韦每日2~4次给药比3%喷昔洛韦眼膏更有效[169]。

年龄相关性黄斑变性

案例54-13

问题1:E.A.,77岁,女性,视力模糊,阅读时需要特别亮的光才能看清,她从网上看到信息,怀疑是年龄相关性黄斑变性,她想知道哪种药物适合她。

在55岁以上的美籍欧裔人中,致盲的首要原因就是年龄相关性黄斑变性(age-related macular degeneration,AMD)[170]。分为干性和湿性两型。干性黄斑变性占85%,由于光感受器细胞减少导致视力下降[171]。干性黄斑变性最常见的症状是视物模糊,一些微细的事物(如面容、书本中的文字)更看不清楚。15%的黄斑变性患者是湿性,此类型比较严重,多数可能引起视力丧失。湿性黄斑变性最初的症状之一是把直线看成波浪线,这与视网膜后血管异常增生有关,即脉络膜新生血管形成。血管内皮生长因子(VEGF)与脉络膜新生血管形成有关,VEGF通过刺激内皮细胞分裂,增加微血管的通透性和眼部炎症的发生,促进脉络膜新生血管的形成[172]。因此VEGF抑制剂(如培加尼布、贝伐珠单抗和雷珠单抗)可用于治疗湿性黄斑变性。

培加尼布

培加尼布可抑制血管生成,减少血管的通透性,同时减少炎症的发生。在一项1 208位受试者的随机双盲试验中,培加尼布的疗效被进行了评估,共有1 190位受试者进行了至少一项药物治疗研究,有4位受试者因视力敏锐度基线未达标而退出。将第6周和第54周的结果进行对比分析发现,1 186位受试者的视力在第54周较第6周有了明显好转[173]。FDA批准的培加尼布剂量0.3mg每6周静脉注射1次的疗效与1mg~3mg给药方案相当,但其最严重的不良反应是眼内炎(12例)、晶体损伤(5例)和视网膜脱落(6例)[173]。患者在注射培加尼布后应监测眼内压是否升高,注射30分钟后可出现眼压升高,应持续监测眼压2~7日。

贝伐珠单抗

贝伐珠单抗是人源化的重组单克隆免疫球蛋白G1抗体,用于结肠癌转移的一线或二线治疗。该药曾被超说明书用药,通过静脉注射或玻璃体腔注射治疗3 500多名患者眼部新生血管生成[172]。一项研究显示有18名受试者静脉注射贝伐珠单抗(5mg/kg),每2周1次,对第12周和第24周的黄斑中心凹下脉络膜新生血管的影响分析,其视力都有了一定的改善,虽然在第3周出现的血压升高有统计学意义,但未出现严重不良反应。玻璃体腔注射贝伐珠单抗常用剂量为1.25mg,通常是每4~6周给药1次,如视力有一定恢复,可继续使用,给药时间间隔最长不宜超过一年。在这些开放性研究中大多数受试在随访的3个月中,平均视力均有所提高,且无严重不良反应。

雷珠单抗

雷珠单抗是贝伐珠单抗的一个fab片段,在2006年6月被批准玻璃体内注射用于治疗湿性黄斑变性。其分子量约为贝伐珠单抗的1/3,当玻璃体腔注射后,小分子量有助于雷珠单抗透过视网膜。雷珠单抗较贝伐珠单抗血浆半衰期更短,同时对VEGF亲和力更强,贝伐珠单抗有两个亲和位点,而雷珠单抗只有一个,但这两种药物与临床相关的药代动力学及药效学方面的差异目前尚不清楚[172]。雷珠单抗的推荐剂量为0.5mg,玻璃体内注射,每4周注射1次。此治疗方案维持12~24个月可明显提高患者的视力[173]。雷珠单抗主要不良反应包括结膜出血,眼疼和眼内压升高等。

贝伐珠单抗较雷珠单抗价格便宜很多,但疗效相当,因此贝伐珠单抗在治疗湿性黄斑变性时应用更多。国家眼科中心已经启动了一项贝伐珠单抗与雷珠单抗治疗年龄相关性黄斑变性的对比研究,为多中心、随机对照临床试验[174]。

阿柏西普

2012年9月,阿柏西普被美国批准成为第二个VEGF抑制剂,用于治疗视网膜脉络膜静脉阻塞(choroidal vein retinal occlusion,CRVO)引起的黄斑水肿。正在进行的COPERNICUS和CALILEO试验已经初步证明了此药对CRVO引起的黄斑水肿的治疗有效性。COPERNICUS和CALILEO

这两项研究中的 358 例患者，每月接受 2mg 阿柏西普治疗，通过连续 6 个月的治疗，分别有 56% 和 60% 的患者的最佳矫正视力（BCAC）较基线提升了 15 个字母，而对照组仅 12% 和 22%（两个研究均 P<0.01）。并且，在这两项研究中，试验组患者较安慰剂组的视力分别提升了 21.3 和 14.7 个字母（两个研究均 P<0.01）[175]。

虽然有效性和安全性看起来与其他抗 VEGF 类药物相似，但是阿柏西普具有更高的效力、受体亲和力、更长的作用持续时间，将成为一个非常具有吸引力的新选择。

（宋智慧、肖宁、张杨、余克富 译，
孙旭光 校，王家伟 审）

参考文献

1. Riordan-Eva P, Whitcher JP, eds. *Vaughan and Ashbury's General Ophthalmology*. 18th ed. New York, NY: McGraw-Hill Professional; 20011.
2. Tham YC et al. Global prevalence of glaucoma and projections of glaucoma burden through 2040: a systematic review and meta-analysis. *Ophthalmology*. 2014;121(11):2081–2090.
3. Glaucoma Facts and Stats. Glaucoma Research Foundation. May 5, 2015. http://www.glaucoma.org/glaucoma/glaucoma-facts-and-stats.php. Accessed December 2015.
4. Gordon MO et al. The Ocular Hypertension Treatment Study: baseline factors that predict the onset of primary open-angle glaucoma. *Arch Ophthalmol*. 2002;120:714.
5. American Academy of Ophthalmology. Primary open-angle glaucoma, preferred practice pattern. San Francisco, CA: American Academy of Ophthalmology, 2010. http://www.aao.org/ppp. Accessed June 2015.
6. Rakofsky SI et al. A comparison of the ocular hypotensive efficacy of once-daily and twice-daily levobunolol treatment. *Ophthalmology*. 1989;96:8.
7. Berson FG et al. Levobunolol compared with timolol for the long-term control of elevated intraocular pressure. *Arch Ophthalmol*. 1985;103:379.
8. Battershill PE, Sorkin EM. Ocular metipranolol: a preliminary review of its pharmacodynamic and pharmacokinetic properties, and therapeutic efficacy in glaucoma and ocular hypertension. *Drugs*. 1988;36:601.
9. Mills KB, Wright G. A blind randomised cross-over trial comparing metipranolol 0.3% with timolol 0.25% in open-angle glaucoma: a pilot study. *Br J Ophthalmol*. 1986;70:39.
10. Krieglstein GK et al. Levobunolol and metipranolol: comparative ocular hypotensive efficacy, safety, and comfort. *Br J Ophthalmol*. 1987;71:250.
11. Scoville B et al. A double-masked comparison of carteolol and timolol in ocular hypertension. *Am J Ophthalmol*. 1988;105:150.
12. Stewart WC et al. A 3-month comparison of 1% and 2% carteolol and 0.5% timolol in open-angle glaucoma. *Graefes Arch Clin Exp Ophthalmol*. 1991;229:258.
13. Brazier DJ, Smith SE. Ocular and cardiovascular response to topical carteolol 2% and timolol 0.5% in healthy volunteers. *Br J Ophthalmol*. 1988;72:101.
14. Levy NS et al. A controlled comparison of betaxolol and timolol with long-term evaluation of safety and efficacy. *Glaucoma*. 1985;7:54.
15. Zimmerman TJ, Kaufman HE. Timolol: dose response and duration of action. *Arch Ophthalmol*. 1977;95:605.
16. Kwitko GM et al. Bilateral effects of long-term monocular timolol therapy. *Am J Ophthalmol*. 1987;104:591.
17. Britman NA. Cardiac effects of topical timolol. *N Engl J Med*. 1979;300:566.
18. Kim JW, Smith PH. Timolol-induced bradycardia. *Anesth Analg*. 1980;59:301.
19. McMahon CD et al. Adverse effects experienced by patients taking timolol. *Am J Ophthalmol*. 1979;88:736.
20. Jones FL Jr, Ekberg NL. Exacerbation of asthma by timolol. *N Engl J Med*. 1979;301:270.
21. Van Buskirk EM. Corneal anesthesia after timolol maleate therapy. *Am J Ophthalmol*. 1979;88:739.
22. Draeger J, Winter R. The local anaesthetic action of metipranolol versus timolol in patients with healthy eyes. In: Merte HJ, ed. *Metipranolol-Pharmacology of Beta-Blocking Agents and Use of Metipranolol in Ophthalmology. Contributions to the First Metipranolol Symposium, Berlin 1983*. New York, NY: Springer-Verlag Wien; 1983:76.
23. Akingbehin T, Villada JR. Metipranolol-associated granulomatous anterior uveitis. *Br J Ophthalmol*. 1991;75:519.
24. Zimmerman TJ et al. Side effects of timolol. *Surv Ophthalmol*. 1983;28(Suppl):243.
25. Rozier A et al. Gelrite: a novel, ion-activated, in-situ gelling polymer for ophthalmic vehicles. Effect on bioavailability of timolol. *Int J Pharm*. 1989;57:163.
26. Shedden AH et al. Multiclinic, double-masked study of 0.5% Timoptic-XE once daily versus 0.5% Timoptic twice daily [abstract]. *Ophthalmology*. 1993;100(Suppl):111.
27. Berson FG et al. Levobunolol: a β-adrenoreceptor antagonist effective in the long-term treatment of glaucoma. The Levobunolol Study Group. *Ophthalmology*. 1985;92:1271.
28. Akingbehin T. Metipranolol-induced adverse reactions: I. The rechallenge study. *Eye (Lond)*. 1992;6(Pt 3):277.
29. Akingbehin T, Villada JR. Metipranolol-induced adverse reactions: II. Loss of intraocular pressure control. *Eye (Lond)*. 1992;6(Pt 3):280.
30. Bacon PJ et al. Cardiovascular responses to metipranolol and timolol eyedrops in healthy volunteers. *Br J Clin Pharmacol*. 1989;27:1.
31. Berry DP Jr et al. Betaxolol and timolol: a comparison of efficacy and side effects. *Arch Ophthalmol*. 1984;102:42.
32. Stewart RH et al. Betaxolol vs. timolol: a six-month double-blind comparison. *Arch Ophthalmol*. 1986;104:46.
33. Allen RC et al. A double-masked comparison of betaxolol vs. timolol in the treatment of open-angle glaucoma. *Am J Ophthalmol*. 1986;101:535.
34. Zioptan [prescribing information]. Whitehouse Station, NJ: Merck Sharp & Dohme Corp.; 2012.
35. Alexander CL et al. Prostaglandin analog treatment of glaucoma and ocular hypertension. *Ann Pharmacother*. 2002;36:504.
36. Xalatan [prescribing information]. New York, NY: Pfizer, Pharmacia and Upjohn Company; 2009.
37. Camras CB et al. Latanoprost treatment for glaucoma: effects of treating for 1 year and of switching from timolol. United States Latanoprost Study Group. *Am J Ophthalmol*. 1998;126:390.
38. Bucci MG. Intraocular pressure-lowering effects of latanoprost monotherapy versus latanoprost or pilocarpine in combination with timolol: a randomized, observer-masked multicenter study in patients with open-angle glaucoma. Italian Latanoprost Study Group. *J Glaucoma*. 1999;8:24.
39. Simmons ST et al. Three-month comparison of brimonidine and latanoprost as adjunctive therapy in glaucoma and ocular hypertension patients uncontrolled on j-blockers: tolerance and peak intraocular pressure lowering. *Ophthalmology*. 2002;109:307.
40. Hoyng PF et al. The additive intraocular pressure-lowering effects of latanoprost in combined therapy with other ocular hypotensive agents. *Surv Ophthalmol*. 1997;41(Suppl 2):S93.
41. Kimal Arici M et al. Additive effect of latanoprost and dorzolamide in patients with elevated intraocular pressure. *Int Ophthalmol*. 1998;22:37.
42. Smith SL et al. The use of latanoprost 0.005% once daily and its effect on intraocular pressure as primary or adjunctive therapy. *J Ocul Pharmacol Ther*. 1999;15:29.
43. Netland PA et al. Travoprost compared with latanoprost and timolol in patients with open-angle glaucoma or ocular hypertension. *Am J Ophthalmol*. 2001;132:472.
44. Goldberg I et al. Comparison of topical travoprost eye drops given once daily and timolol 0.5% given twice daily in patients with open-angle glaucoma or ocular hypertension. *J Glaucoma*. 2001;10:414.
45. Travatan [prescribing information]. Fort Worth, TX: Alcon Pharmaceuticals; 2004.
46. Sherwood M et al. Six-month comparison of bimatoprost once-daily and twice daily with timolol twice daily in patients with elevated intraocular pressure. *Surv Ophthalmol*. 2001;45(Suppl 4):S361.
47. Noecker RS et al. A six-month randomized clinical trial comparing the intraocular pressure-lowering efficacy of bimatoprost and latanoprost in patients with ocular hypertension or glaucoma. *Am J Ophthalmol*. 2003;135:55.
48. Lumigan [prescribing information]. Irvine, CA: Allergan; 2010.
49. Latisse (Bimatoprost Ophthalmic Solution) [prescribing information]. Irvine, CA: Allergan; 2009.
50. Uusitalo H et al. Efficacy and safety of tafluprost 0.0015% versus latanoprost 0.005% eye drops in open-angle glaucoma and ocular hypertension: 24-month results of a randomized, double-masked phase III study. *Acta Ophthalmol*. 2010;88:12–19.
51. Chabi A et al. Randomized clinical trial of the efficacy and safety of preservative-free tafluprost and timolol in patients with open-angle glaucoma or ocular hypertension. *Am J Ophthalmol*. 2012;153:1187–1196.
52. Ergorov E et al. Adjunctive use of tafluprost with timolol provides additive effects for reduction of intraocular pressure in patients with glaucoma. *Eur J Ophthalmol*. 2009;19:214–222.
53. Januleviciene I et al. Effects of preservative-free tafluprost on tear film osmolarity, tolerability, and intraocular pressure in previously treated patients

with open-angle glaucoma. *Clin Ophthalmol*. 2012;6:103–109.

54. Uusitalo H et al. Switching from a preserved to a preservative-free prostaglandin preparation in topical glaucoma medication. *Acta Ophthamol*. 2010;88:329–336.

55. Toris CB et al. Effects of brimonidine on aqueous humor dynamics in human eyes. *Arch Ophthalmol*. 1995;113:1514.

56. Alphagan P [prescribing information]. Irvine, CA: Allergan; 2008.

57. Melamed S, David R. Ongoing clinical assessment of the safety profile and efficacy of brimonidine compared with timolol: year-three results. Brimonidine Study Group II. *Clin Ther*. 2000;22:103.

58. Serle JB. A comparison of the safety and efficacy of twice daily brimonidine 0.2% versus betaxolol 0.25% in subjects with elevated intraocular pressure. The Brimonidine Study Group III. *Surv Ophthalmol*. 1996;41(Suppl 1):S39.

59. DuBiner HB et al. A comparison of the efficacy and tolerability of brimonidine and latanoprost in adults with open-angle glaucoma or ocular hypertension: a three-month, multicenter, randomized, double-masked, parallel-group trial. *Clin Ther*. 2001;23:1969.

60. Sall KN et al. Dorzolamide/timolol combination verses concomitant administration of brimonidine and timolol: six-month comparison of efficacy and tolerability. *Ophthalmology*. 2003;110:615.

61. Strahlman E et al. A double-masked, randomized 1-year study comparing dorzolamide (Trusopt), timolol, and betaxolol. International Dorzolamide Study Group. *Arch Ophthalmol*. 1995;113:1009.

62. Wayman L et al. Comparison of dorzolamide and timolol as suppressors of aqueous humor flow in humans. *Arch Ophthalmol*. 1997;115:1368.

63. Simbrinza [prescribing information]. Fort Worth, Texas: Alcon; 2014.

64. Azopt [prescribing information]. Fort Worth, TX: Alcon Laboratories; 2008.

65. Trusopt [prescribing information]. Whitehouse Station, PA: Merck & Co; 2009.

66. Rosenberg LF et al. Combination of systemic acetazolamide and topical dorzolamide in reducing intraocular pressure and aqueous humor formation. *Ophthalmology*. 1998;105:88.

67. Harris LS. Dose-response analysis of echothiophate iodide. *Arch Ophthalmol*. 1971;86:503.

68. Yüksel N et al. The short-term effect of adding brimonidine 0.2% to timolol treatment in patients with open-angle glaucoma. *Ophthalmologica*. 1999;213:228.

69. Sorensen SJ, Abel SR. Comparison of the ocular β-blockers. *Ann Pharmacother*. 1996;30:43.

70. Berson FG, Epstein DL. Separate and combined effects of timolol maleate and acetazolamide in open-angle glaucoma. *Am J Ophthalmol*. 1981;92:788.

71. Strahlman ER et al. The use of dorzolamide and pilocarpine as adjunctive therapy to timolol in patients with elevated intraocular pressure. The Dorzolamide Additivity Study Group. *Ophthalmology*. 1996;103:1283.

72. thoe Schwartzenberg GW, Buys YM. Efficacy of brimonidine 0.2% as adjunctive therapy for patients with glaucoma inadequately controlled with otherwise maximal medical therapy. *Ophthalmology*. 1999;106:1616.

73. Orzalesi N et al. The effect of latanoprost, brimonidine, and a fixed combination of timolol and dorzolamide on circadian intraocular pressure in patients with glaucoma or ocular hypertension. *Arch Ophthalmol*. 2003;121:453.

74. Van Buskirk EM et al. Betaxolol in patients with glaucoma and asthma. *Am J Ophthalmol*. 1986;101:531.

75. Zimmerman TJ et al. Therapeutic index of pilocarpine, carbachol, and timolol with nasolacrimal occlusion. *Am J Ophthalmol*. 1992;114:1.

76. Ellis PP et al. Effect of nasolacrimal occlusion on timolol concentrations in the aqueous humor of the human eye. *J Pharm Sci*. 1992;81:219.

77. Urtti A, Salminen L. Minimizing systemic absorption of topically administered ophthalmic drugs. *Surv Ophthalmol*. 1993;37:435.

78. Zambarakji HJ et al. An unusual side effect of dorzolamide. *Eye (Lond)*. 1997;11(Pt 3):418.

79. Galin MA et al. Ophthalmological use of osmotic therapy. *Am J Ophthalmol*. 1966;62:629.

80. Drance SM. Effect of oral glycerol on intraocular pressure in normal and glaucomatous eyes. *Arch Ophthalmol*. 1964;72:491.

81. Becker B et al. Isosorbide: an oral hyperosmotic agent. *Arch Ophthalmol*. 1967;78:147.

82. Adams RE et al. Ocular hypotensive effect of intravenously administered mannitol; a preliminary report. *Arch Ophthalmol*. 1963;69:55.

83. D'Alena P, Ferguson W. Adverse effects after glycerol orally and mannitol parenterally. *Arch Ophthalmol*. 1966;75:201.

84. Spaeth GL et al. Anaphylactic reaction to mannitol. *Arch Ophthalmol*. 1967;78:583.

85. Fraunfelder FT, Fraunfelder FW. *Drug-Induced Ocular Side Effects*. Boston, MA: Butterworth Heinemann; 2001.

86. Grant WM. *Toxicology of the Eye*. 2nd ed. Springfield, IL: Charles C. Thomas; 1974.

87. D'Amico DJ et al. Amiodarone keratopathy: drug-induced lipid storage disease. *Arch Ophthalmol*. 1981;99:257.

88. Kaplan LJ, Cappaert WE. Amiodarone keratopathy: correlation to dosage and duration. *Arch Ophthalmol*. 1982;100:601.

89. Risperidone (Risperdal) [prescribing information]. Titusville, NJ: Ortho-McNeil-Janssen Pharmaceuticals, Inc; 1997.

90. Santaella RM, Fraunfelder FW. Ocular adverse effects associated with systemic medications. *Drugs*. 2007;67:75.

91. Nicastro NJ. Visual disturbances associated with over-the-counter ibuprofen in three patients. *Ann Ophthalmol*. 1989;21:447.

92. Hamill MB et al. Transdermal scopolamine delivery system (TRANSDERM-V) and acute angle-closure glaucoma. *Ann Ophthalmol*. 1983;15:1011.

93. Bar S et al. Presenile cataracts in phenytoin-treated epileptic patients. *Arch Ophthalmol*. 1983;101:422.

94. Marsch SCU, Schaefer HG. Problems with eye opening after propofol anesthesia. *Anesth Analg*. 1990;70:127.

95. Cunningham M et al. Eye tics and subjective hearing impairment during fluoxetine therapy. *Am J Psychiatry*. 1990;147:947.

96. Fraunfelder FT, Meyer SM. Amantadine and corneal deposits. *Am J Ophthalmol*. 1990;110:96.

97. Flach A. Photosensitivity to sulfisoxazole ointment. *Arch Ophthalmol*. 1981;99:609.

98. Flach AJ et al. Photosensitivity to topically applied sulfisoxazole ointment: evidence for a phototoxic reaction. *Arch Ophthalmol*. 1982;100:1286.

99. VFEND [prescribing information]. New York, NY: Pfizer Roerig Pharmaceuticals; 2003.

100. Laties AM et al. Expanded clinical evaluation of lovastatin (EXCEL) study results. II. Assessment of the human lens after 48 weeks of treatment with lovastatin. *Am J Cardiol*. 1991;67:447.

101. Shingleton BJ et al. Ocular toxicity associated with high-dose carmustine. *Arch Ophthalmol*. 1981;100:1766.

102. Hopen G et al. Corneal toxicity with systemic cytarabine. *Am J Ophthalmol*. 1981;91:500.

103. Pitlik S et al. Transient retinal ischaemia induced by nifedipine. *Br Med J (Clin Res Ed)*. 1983;287:1845.

104. Leibowitz HM et al. Comparative anti-inflammatory efficacy of topical corticosteroids with low glaucoma-inducing potential. *Arch Ophthalmol*. 1992;110:118.

105. Armaly MF. Statistical attributes of the steroid hypertensive response in the clinically normal eye. I. The demonstration of three levels of response. *Invest Ophthalmol*. 1965;4:187.

106. Franufelder FT, Meyer SM. Posterior subcapsular cataracts associated with nasal or inhalation corticosteroids. *Am J Ophthalmol*. 1990;109:489.

107. Jick H, Brandt DE. Allopurinol and cataracts. *Am J Ophthalmol*. 1984;98:355.

108. Gleevec [prescribing information]. East Hanover, NJ: Novartis Pharmaceuticals Corp; 2010.

109. Friedman DI et al. Neuro-ophthalmic complications of interleukin 2 therapy. *Arch Ophthalmol*. 1991;109:1679.

110. Cialis [prescribing information]. Indianapolis, IN: Eli Lilly & Company; 2003.

111. Levitra [prescribing information]. West Haven, CT: Bayer Health Care; 2003.

112. Viagra [prescribing information]. New York, NY: Pfizer, Inc; October 2007.

113. Fraunfelder FT, Fraunfelder FW. Drug-related adverse effects of clinical importance to the ophthalmologist. National Registry of Drug-Induced Ocular Side Effects. http://www.eyedrugregistry.com. Accessed September 1, 2010.

114. Chang DF, Campbell JR. Intraoperative floppy iris syndrome associated with tamsulosin. *J Cataract Refract Surg*. 2005;31:664.

115. Abelson MB, Spitalny L. Combined analysis of two studies using the conjunctival allergen challenge model to evaluate olopatadine hydrochloride, a new ophthalmic antiallergic agent with dual activity. *Am J Ophthalmol*. 1998;125:797.

116. Emadine [prescribing information]. Fort Worth, TX: Alcon Laboratories; 1999.

117. Zaditor [prescribing information]. Duluth, GA: CIBA Vision; 1999.

118. Yanni JM et al. Preclinical efficacy of emedastine, a potent selective histamine H1 antagonist for topical ocular use. *J Ocul Pharmacol*. 1994;10:665.

119. Aguilar AJ. Comparative study of clinical efficacy and tolerance in seasonal allergic conjunctivitis management with 0.1% olopatadine hydrochloride versus ketotifen fumarate. *Acta Ophthalmol Scand Suppl*. 2000;(230):52.

120. Spangler DL et al. Evaluation of the efficacy of olopatadine hydrochloride 0.1% ophthalmic solution and azelastine hydrochloride 0.05% ophthalmic solution in the conjunctival allergen challenge model. *Clin Ther*. 2001;23:1272.

121. McCabe CF, McCabe SE. Comparative efficacy of bepotastine besilate 1.5% ophthalmic solution versus olopatadine hydrochloride 0.2% ophthalmic solution evaluated by patient preference. *Clin Ophthalmol*. 2012;6:1731.

122. Ackerman S et al. A multicenter evaluation of the efficacy and duration of action of alcaftadine 0.25% and olopatadine 0.2% in the conjunctival allergy challenge model. *J Asthma Allergy*. 2013;6:43.

123. Caldwell DR et al. Efficacy and safety of lodoxamide 0.1% vs cromolyn sodium 4% in patients with vernal keratoconjunctivitis. *Am J Ophthalmol*. 1992;113:632.

124. Fahy GT et al. Randomised double-masked trial of lodoxamide and sodium cromoglycate in allergic eye disease. A multicentre study. *Eur J Ophthalmol*. 1992;2:144.

125. Butrus S et al. Comparison of the clinical efficacy and comfort of olopatadine hydrochloride 0.1% ophthalmic solution and nedocromil sodium 2% solution in the human conjunctival allergen challenge model. *Clin Ther*. 2000;22:1462.

126. Baum JL. Initial therapy of suspected microbial corneal ulcers: I. Broad antibiotic therapy based on prevalence of organisms. *Surv Ophthalmol*. 1979;24:97.

127. Jones DB. Initial therapy of suspected microbial corneal ulcers: II. Specific antibiotic therapy based on corneal smears. *Surv Ophthalmol*. 1979;24:97.

128. Çaça I et al. Therapeutic effect of culture and antibiogram in bacterial corneal ulcers. *Ann Opthalmol*. 2005;37:191.

129. Leibowitz H et al. Bioavailability and effectiveness of topically administered corticosteroids. *Trans Am Acad Ophthalmol Otolaryngol*. 1975;79:78.

130. Leibowitz HM, Kupferman A. Anti-inflammatory effectiveness in the cornea of topically administered prednisolone. *Invest Ophthalmol*. 1974;13:757.

131. Kupferman A, Leibowitz HM. Therapeutic effectiveness of fluorometholone in inflammatory keratitis. *Arch Ophthalmol*. 1975;93:1011.

132. Becker B, Ballin N. Glaucoma and corticosteroid provocative testing. *Arch Ophthalmol*. 1965;74:621.

133. Stewart RH et al. Ocular pressure response to fluorometholone acetate and dexamethasone phosphate. *Curr Eye Res*. 1984;3:835.

134. Godel V et al. Systemic steroids and ocular fluid dynamics. II. Systemic versus topical steroids. *Acta Ophthalmol (Copenh)*. 1972;50:664.

135. Cantrill HL et al. Comparison of in vitro potency of corticosteroids with ability to raise intraocular pressure. *Am J Ophthalmol*. 1975;79:1012.

136. Stewart RH, Kimbrough RL. Intraocular pressure response to topically administered fluorometholone. *Arch Ophthamol*. 1979;97:2139.

137. Leibowitz HM et al. Intraocular pressure-raising potential of 1.0% rimexolone in patients responding to corticosteroids. *Arch Ophthalmol*. 1996;114:933.

138. Dell SJ et al. A controlled evaluation of the efficacy and safety of loteprednol etabonate in the prophylactic treatment of seasonal allergic conjunctivitis. International Dorzolamide Study Group. *Am J Ophthalmol*. 1997;123:791.

139. Kitazawa Y, Horie T. The prognosis of corticosteroid-responsive individuals. *Arch Ophthalmol*. 1981;99:819.

140. Oglesby RB et al. Cataracts in rheumatoid arthritis patients treated with corticosteroids: description and differential diagnosis. *Arch Ophthalmol*. 1961;66:519.

141. Oglesby RB et al. Cataracts in patients with rheumatic diseases treated with corticosteroids: further observations. *Arch Ophthalmol*. 1961;66:625.

142. Skalka HW, Prchal JT. Effect of corticosteroids on cataract formation. *Arch Ophthalmol*. 1980;98:1773.

143. Yablonski MF et al. Cataracts induced by topical dexamethasone in diabetics. *Arch Ophthalmol*. 1978;96:474.

144. Sevel D et al. Lenticular complications of long-term steroid therapy in children with asthma and eczema. *J Allergy Clin Immunol*. 1977;60:215.

145. Fraunfelder FT, Scafidi AF. Possible adverse effects from topical ocular 10% phenylephrine. *Am J Ophthalmol*. 1978;85:447.

146. Brown MM et al. Lack of side effects from topically administered 10% phenylephrine eye drops: a controlled study. *Arch Ophthalmol*. 1980;98:487.

147. Morton HG. Atropine intoxication: its manifestations in infants and children. *J Pediatr*. 1939;14:755.

148. Mark HH. Psychotogenic properties of cyclopentolate. *JAMA*. 1963;186:430.

149. Freund M, Merin S. Toxic effects of scopolamine eye drops. *Am J Ophthalmol*. 1970;70:637.

150. Hoefnagel D. Toxic effects of atropine and homatropine eye drops in children. *N Engl J Med*. 1961;264:168.

151. Wahl JW Systemic reaction to tropicamide. *Arch Ophthalmol*. 1969;82:320.

152. Abrams SM et al. Marrow aplasia following topical application of chloramphenicol eye ointment. *Arch Intern Med*. 1980;140:576.

153. Musson K. Cushingoid status: induced by topical steroid medication. *J Pediatr Ophthalmol Strabismus*. 1968;5:33.

154. Flach AJ. Cyclo-oxygenase inhibitors in ophthalmology. *Surv Ophthalmol*. 1992;36:259.

155. Goa KL, Chrisp P. Ocular diclofenac: a review of its pharmacology and clinical use in cataract surgery, and potential in other inflammatory ocular conditions. *Drugs Aging*. 1992;2:473.

156. Ocufen [prescribing information]. Hormigueros, PR: Allergan America; 1992.

157. Voltaren Ophthalmic [prescribing information]. Atlanta, GA: CIBA Vision Ophthalmics; 1991.

158. Flach AJ et al. The effect of ketorolac tromethamine solution in reducing postoperative inflammation after cataract extraction and intraocular lens implantation. *Ophthalmology*. 1988;95:1279.

159. Flach AJ et al. Prophylaxis of aphakic cystoid macular edema without corticosteroids. *Ophthalmology*. 1990;97:1253.

160. Flach AJ et al. Improvement in visual acuity in chronic aphakic and pseudophakic cystoid macular edema after treatment with topical 0.5% ketorolac tromethamine. *Am J Ophthalmol*. 1991;112:514.

161. Tinkelman DG et al. Double-masked, paired-comparison clinical study of ketorolac tromethamine 0.5% ophthalmic solution compared with placebo eyedrops in the treatment of seasonal allergic conjunctivitis. *Surv Ophthalmol*. 1993;38(Suppl):133.

162. Ballas Z et al. Clinical evaluation of ketorolac tromethamine 0.5% ophthalmic solution for the treatment of seasonal allergic conjunctivitis. *Surv Ophthalmol*. 1993;38(Suppl):141.

163. Pavan-Langston DR, Foster CS. Trifluorothymidine and idoxuridine therapy of ocular herpes. *Am J Ophthalmol*. 1977;84:818.

164. McGill J et al. Some aspects of the clinical use of trifluorothymidine in the treatment of herpetic ulceration of the cornea. *Trans Ophthalmol Soc UK*. 1974;94:342.

165. Collins P, Bauer DJ. The activity in vitro against herpes virus of 9-(2-hydroxyethoxymethyl) guanine (acycloguanosine), a new antiviral agent. *J Antimicrob Chemother*. 1979;5:431.

166. Pavan-Langston DR et al. Acyclic antimetabolite therapy of experimental herpes simplex keratitis. *Am J Ophthalmol*. 1978;86:618.

167. Coster DJ et al. A comparison of acyclovir and idoxuridine as treatment for ulcerative herpetic keratitis. *Br J Ophthalmol*. 1980;64:763.

168. Colin J et al. Ganciclovir ophthalmic gel in the treatment of herpes simplex keratitis. *Cornea*. 1997;16:393.

169. Kaufman HE et al. Trifluridine, cidofovir, and penciclovir in the treatment of experimental herpetic keratitis. *Arch Ophthalmol*. 1998;116:777.

170. Congdon N et al. Causes and prevalence of visual impairment among adults in the United States. *Arch Ophthalmol*. 2004;122:477.

171. U.S. Department of Health and Human Services, National Institutes of Health, National Eye Institute. Age-related macular degeneration: what you should know. Washington, DC: National Eye Institute, National Institutes of Health, US Dept of Health and Human Services; 2003. Publication no. 03–2294.

172. Lynch SS, Cheng CM. Bevacizumab for neovascular ocular diseases. *Ann Pharmacother*. 2007;41:614.

173. Chapman JA, Beckey C. Pegaptanib: a novel approach to ocular neovascularization. *Ann Pharmacother*. 2006;40:1322.

174. Lucentis [prescribing information]. San Francisco, CA: Genentech; 2007.

175. Jager RD et al. Age-related macular degeneration [published correction appears in *N Engl J Med*. 2008;359:1736]. *N Engl J Med*. 2008;358:2606.

第十三篇　神经系统疾病

Michele Matthews and Timothy E. Welty

55

第 55 章　疼痛及疼痛管理

Lee A. Kral and Virginia L. Ghafoor

核心原则	章节案例
1 围手术期镇痛通过外周或脊柱局部给药的方式进行神经阻滞。对于术前的疼痛评估包括未控制的术后疼痛病史,镇痛药物难以耐受或存在使用的禁忌证,使用局部麻醉的优缺点以及是否存在术前疼痛及焦虑。	案例 55-1(问题 1~3)
2 多模式镇痛是一种通过采用不同的镇痛方式以实现更好的围手术期疼痛管理以及相对较少的不良反应的镇痛策略。不同镇痛模式可通过叠加或协同效应从而以更小的剂量实现相同或更优的疼痛控制。	案例 55-2(问题 1~3)
3 腰背痛是一种十分常见的慢性疼痛。腰背痛原因复杂,通常涉及生理及情绪因素的影响。患者通常会出现骨骼肌肉痛、神经痛、中枢性疼痛等需要评估的疼痛症状以及其他合并症。	案例 55-3(问题 1 和 2)
4 慢性疼痛管理需要多模式治疗,包括药物及非药物治疗。而诸如合并症、可用的给药途径、费用等多种因素都会影响到镇痛药物的选择。	案例 55-3(问题 3~7)
5 神经痛可能来自外周神经或中枢神经系统的损伤。神经痛可通过镇痛性抗抑郁药或是抗痉挛药来治疗。外周或局部神经痛则通过局部用药来治疗。	案例 55-4(问题 1 和 2)
6 老年患者以及存在多种合并症的患者存在较高的不良反应风险。使用抗痉挛及抗抑郁药时,药代动力学及药效学的相互作用应当被考虑其中。	案例 55-4(问题 3 和 4)
7 中枢神经痛可出现全身或局部的外周症状。药物治疗通常只能提供适度的缓解。中枢性卒中后疼痛通常是多因素的,包括神经性疼痛和伤害性疼痛。传统的神经性疼痛治疗可能对中枢性疼痛有效。非甾体抗炎药(NSAIDs)则无效。应考虑患者的合并症及药物相互作用。	案例 55-5(问题 1 和 2)
8 功能性疼痛的病理生理学机制目前仍然不明。合并的心理健康障碍及心理社会应激源使这种慢性疼痛的管理变得复杂。推荐镇痛性抗抑郁药及抗痉挛药物联合行为认知治疗用于治疗功能性疼痛综合征(functional pain syndromes,FPSs)。	案例 55-6(问题 1 和 2)
9 阿片类药物治疗需要进行效果-风险评估以避免药物滥用、误用及转移。监测推荐应当包括签署阿片类药物使用书面同意书、尿药测定、阿片类药物风险筛查工具以及电子处方监测记录。	案例 55-7(问题 1~6)
10 癌痛可能由一种或多种原因造成,如肿瘤本身、肿瘤治疗以及心理因素。癌痛管理应包括对其疼痛病因的评估并制定针对癌痛及其他症状的治疗计划。	案例 55-8(问题 1)
11 芬太尼透皮贴剂(transdermal fentanyl)及美沙酮(methadone)是强效阿片类药物,经常被用于癌痛管理。由于两者在癌症患者中药动学的不同,其阿片类药物转换剂量也不相同。推荐追加短效阿片类药物用于爆发性疼痛管理(breakthrough pain management)。	案例 55-8(问题 2~5)
12 阿片类药物不良反应包括镇静、便秘、恶心、呕吐、瘙痒以及呼吸抑制。补充和替代医学被广泛用于癌痛、呼吸困难、恶心以及呕吐患者的管理中。阿片类椎管内给药适用于无法耐受全身阿片类药物治疗且无法忍受疼痛的患者。	案例 55-8(问题 6~9)

发病率、患病率及流行病学

疼痛的定义为与实际或潜在的组织损伤相关的或根据这种损伤进行描述的一种不愉快的感觉和情感体验[1]。感受疼痛的能力对生存具有重要意义,因为它可以反映机体真实或潜在的损伤(例如,触摸一个热的火炉)。随后机体就会对危险做出反应以避免进一步的损伤(例如,避免触摸火炉或将手从火炉移开)。疼痛是许多急慢性疾病的标志。超过80%的手术患者经历过急性疼痛,75%的患者将其疼痛程度定为中度、重度及极重度[2,3]。20岁以上的美国人有超过25%受慢性疼痛的影响[4]。许多人认为疼痛是机体老化的一种正常现象,而超过60%的人认为疼痛是不得不忍受的[5]。但是,几乎所有的慢性疼痛起源于手术、创伤或是疾病后的急性疼痛[6]。据医学研究所在2011年估计,每年约6 350亿美元被用于治疗慢性疼痛[7]。腰背痛及骨关节炎(osteoarthritis,OA)是与高昂的医疗费用相关的前5大慢性疼痛疾病,且随着美国人口老龄化,发病率持续升高。一项关于2007—2011年医保数据研究发现,OA的年费用为32.7亿美元,腰背痛的年费用为21.8亿美元[8]。慢性疼痛同样存在性别、种族、社会经济方面的差异。慢性疼痛更多见于女性,相比于其他种族,则更多见于非西班牙裔(non-Hispanic)白人患者[4]。慢性疼痛也更多见于收入比贫困线低2倍的人群。疼痛远比单纯的生理学机制更为复杂。它是一种主观感受,有时疼痛程度并不与组织损伤程度成正比。一个人对于疼痛的感受往往受到环境、情绪、文化、精神及认知因素的影响。未缓解的慢性疼痛不仅影响身体健康,而且也会影响一个人的心理和社会健康以及与家人的关系。最近研究显示,与骨骼肌因素相关的腰背痛、颈痛、膝关节炎均属于全球伤残调整生命年的前10位非传染性疾病(如生命损失年份及残疾存活年份)[9,10]。

加重疼痛和痛苦的因素包括感觉因素、认知因素及情感因素(图55-1)。所有这些因素之间都表现出相关性,充分说明了慢性疼痛的复杂性。

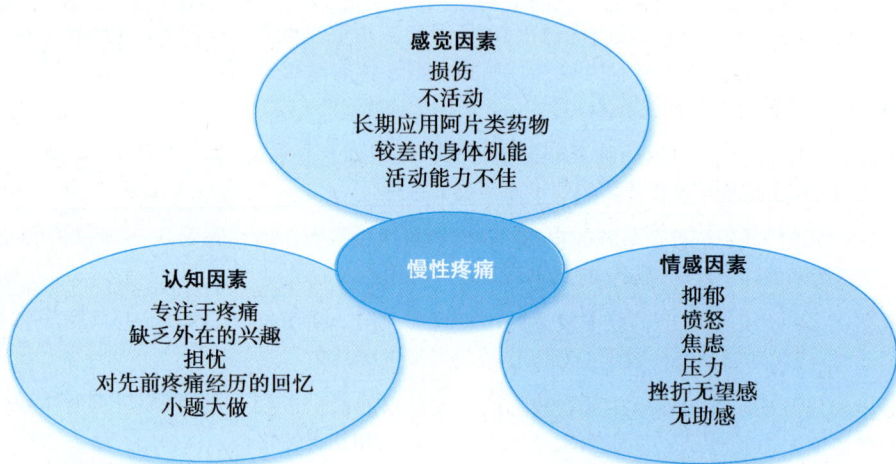

图55-1　影响慢性疼痛的因素

病理生理学

上行传导通路

疼痛感受(nociception),或者说疼痛的感知,由四个基本过程组成:转导、传递、调制及感知(图55-2)。转导(transduction)是在外周受体部位(皮肤、肌肉、关节、筋膜、内脏中的游离神经末梢)将有害刺激转化为电信号的过程。正常的感觉刺激并不能引起疼痛信号,但是如果刺激的强度超过无害刺激的阈值,那么感受器就会变成疼痛感受器(nociceptors,pain receptors)。这些感受器可以感知机械刺激(如压迫)、化学刺激(内源性或外源性)或温度刺激(极高温或极低温)。有些疼痛感受器是多模式的,可以转导多种类型的刺激。其中一种疼痛感受器称为瞬时感受器(transient receptor potential,TRP)。这个感受器家族具有许多成员,而其感受的信号包括整个温觉谱(极高温到极低温),同时也包括一些机械刺激和各种化学刺激。其他一些感受器则处于沉默状态,但如果刺激更强烈或更持久,它们就会被激活。

疼痛感受器接受刺激之后,会发生一系列的过程。组胺(histamine)、P物质(substance P)、前列腺素(prostaglandins)、缓激肽(bradykinins)、5-羟色胺(serotonin)等一系列炎性介质在损伤部位被释放。同时肿瘤坏死因子(tumor necrosis factor)、神经生长因子(nerve growth factors)、白介素(interleukins)及干扰素(interferons)等免疫介质也被释放出来。这些调控因子敏化疼痛感受器,降低受伤部位及其周边感受器的疼痛阈值(外周增敏,perpheral sensitization)。敏化的疼痛感受器会更频繁及不规律地激活,并且会被更弱的刺激激活(痛觉过敏,hyperalgesia)。感受器更频繁的激活与疼痛强度的增加有关。

传递(transmission)是电信号沿着初级传入神经传播、通过脊髓背角到达中枢神经系统(central nervous system,CNS)的过程。疼痛冲动起始于疼痛感受器,由电压门控钙离子通道(voltage-gated calcium channels)形成动作电位(ac-

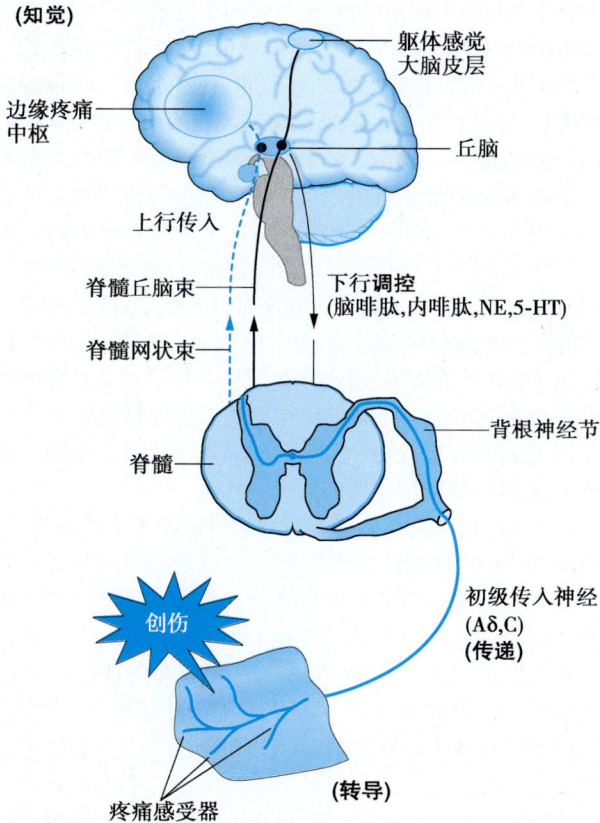

图 55-2 疼痛传导通路。5-HT,5-羟色胺;NE,去甲肾上腺素

tion potential)。钙离子通过电压门控钙离子通道进入突触前末梢,引起神经递质(neurotransmitter)释放。随后信号经由两种初级传入神经到达脊髓:A 类有髓鞘神经纤维(my-elinated A fibers)及 C 类无髓鞘神经纤维(unmyelinated C fibers)。Aδ 神经纤维负责迅速传导与温觉及机械刺激有关的信号。信号经由 Aδ 神经纤维传导后可引起锐利的或刀刺样的疼痛从而警告机体受到伤害(也称之为"第一类疼痛")。随后产生反射信号,如肌肉骨骼的退缩,从而避免进一步的伤害。

另一种较细的无髓鞘 C 类神经纤维主要传递机械、温觉以及化学刺激,但相比于 Aδ 神经纤维,它的传导速度慢得多。电冲动经由 C 类神经纤维传导可引起钝痛、灼烧痛及弥漫性的疼痛(称为"第二类疼痛")。对 C 类神经纤维的长时间刺激可导致对第二类疼痛感知的附加效应,称之为 wind-up。

在脊髓背角水平,初级传入纤维导致钙离子释放进入突触前末梢。随后导致兴奋性氨基酸(excitatory amino acids,EAAs)如谷氨酸释放进入突触(图 55-3)。C 类神经纤维也可释放肽类,如 P 物质、神经激肽(neurokinins)、降钙素基因相关肽(calcitonin gene-related peptide,CGRP)。兴奋性氨基酸随后激活突触后感受器,通过电信号激活中枢神经系统中的第二级神经元。突触后 α-氨基-3-羟基-5-甲基-4-异噁唑丙酸(α-amino-3-hydroxy-5-methyl-4-isox-azoleproprionate,AMPA)受体受钠通道调控,引起前述的第一类疼痛。N-甲基-D-天冬氨酸(N-methyl-D-aspartate,NM-

DA)受体通道则允许钠离子及钙离子通过。通常镁离子可导致通道关闭,但是当其初级传入神经持续放电时,镁离子被置换从而激活 NMDA 受体。这使二级神经元敏化,然后以更高的频率放电。当发生敏化时,放电阈值降低,这时即使轻微的疼痛刺激(痛觉过敏)或非疼痛刺激(痛觉超敏,allodynia)也会导致二级神经元的持续激活。NMDA 受体激活与 wind-up 及中枢增敏有关(敏化事件后反应阈值降低或反应强度增加),并通过脊髓背角水平及脊髓以上区域的进程而导致慢性疼痛的持续。当长时间的初级神经传入激活引起中枢神经系统的痛感阈值的可塑性(plasticity,适应性,adaptation)时,各种类型的疼痛都可能发生中枢增敏(central sensitization)[11]。

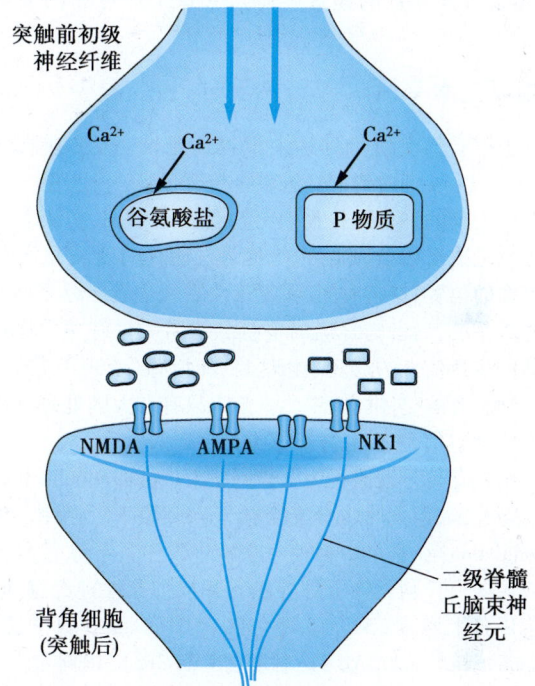

图 55-3 脊髓背角的突触兴奋。AMPA,α-氨基-3-羟基-5-甲基-4-异噁唑丙酸;NK1,神经激肽 1;NMDA,N-甲基-D-天冬氨酸

疼痛在突触及中枢神经系统传播过程中,胶质细胞是发挥重要作用的角色之一。在外周,他们被称之为施万细胞及卫星细胞。在中枢神经系统,这类细胞包括少突细胞、星型胶质细胞、室管膜细胞和小胶质细胞。胶质细胞占中枢神经的 70%,而正常情况下小胶质细胞占胶质的 5%~20%[12]。胶质细胞历来被认为是突触稳态的支持细胞。但同样被认为在神经系统和免疫系统之间的联系和在神经递质的合成、释放、摄取中也有重要的作用。由于创伤、感染、药物和毒素造成的神经损伤,暴露了外周神经蛋白,它们被免疫系统看做是"非我"成分,从而导致免疫反应的激活。胶质细胞被激活后释放细胞因子及免疫调控因子,从而造成外周敏化,导致疼痛受体敏感度增加并降低激活阈值。持续的疼痛受体的激活导致突触内谷氨酸的高水平状态。在慢性疼痛状态下,胶质细胞会肿胀(称为胶质增生)并且会出现细胞表面标志物。更多的刺激会造成更严重的

肿胀及更多的炎症调控因子的释放。这有助于中枢增敏的发生和维持[13]。胶质细胞及 NMDA 受体同样可被阿片类药物激活。这被认为与阿片药物耐受、依赖、成瘾及阿片类药物引起的痛觉过敏（opioid-induced hyperalgesia，OIH）现象有关[14]。

内脏痛极为复杂。该类疼痛经躯体感觉通路及其自身系统传导。Aδ 及 C 类神经纤维在心脏、胸膜、腹腔、胆囊及睾丸中均有发现。此外，肠道有自己的神经系统，称为"脑-肠轴"，可以独立发挥作用并与中枢神经系统相联系[15]。像躯体感觉通路一样，外周及中枢致敏发生于慢性内脏痛。自主神经的激活也可能影响内脏致敏以及调控内脏痛时情绪因素的作用。内脏痛可能涉及躯体感觉系统的某些区域（如心肌梗死导致的左臂疼痛），导致个体疼痛的复杂表现[15,16]。

脊髓以上水平的调制及下行传导通路

当疼痛感受信号到达中枢神经系统（通常在脊髓水平），它们主要通过脊髓丘脑束上传至丘脑。从丘脑三级神经元向大脑的许多结构投射，包括脑干、中脑、初级和二级躯体感觉皮层以及额叶-边缘区域。躯体感觉皮层可以感知疼痛的位置、持续时间、强度等性质。三级神经元也投射到边缘系统，后者与疼痛的情感和情绪成分有关。疼痛感受器所传达信息的感觉（生理上）和情感（心理上）成分被整合到患者的整体体验中。一个人只有在大脑处理和解释了伤害性电信号之后，才会感觉到疼痛。

第二条传导通路称为脊髓网状束（spinoreticular tract），上行至丘脑，但同时也分支至脑干以刺激下行调制。调制（modulation）在整个中枢神经系统中发生并导致传导的增强或减弱。丘脑及脑干的神经元释放抑制性神经递质，例如去甲肾上腺素（NE）、5-羟色胺（5-HT）、γ-谷氨酰胺（γ-aminobutyric acid，GABA）、甘氨酸（glycine）、内啡肽、脑啡肽，它们可以抑制兴奋性氨基酸在上行通路中的兴奋作用。GABA 在脊髓以上水平更有活性，而甘氨酸在脊髓水平更有活性。GABA-A 受体是苯二氮䓬类及巴比妥类的结合位点，而 GABA-B 受体是巴氯芬类的结合位点，激活这两种受体都可以引起肌肉松弛。甘氨酸既有致痛作用，又有抗痛作用，作用的类型取决于受体的类型。内源性阿片类是最常见的抑制性肽类，可以抑制兴奋性氨基酸从突触前膜的释放及突触后二级神经元的激活。阿片类可通过 NE 和 5-HT 的释放增强下行通路。事实上，大多数脊髓以上水平结构的兴奋均会增强 NE 及 5-HT 的作用。

诊断与临床表现

疼痛是一种症状，是对实际的或潜在的躯体伤害的反应，但是目前尚未被定义为一种特异性的疾病状态。它也不能被客观地测量。它是依赖于患者的主观叙述及提示潜在病因的通过查体所界定的一种症状。医疗上采用一切手段来确定疼痛的病因，包括非侵入性影像检查（如磁共振）或侵入性检查（如脊髓电图和脊髓椎间盘造影术）。

疼痛有多种分类方式。某些情况被归类为综合征，因为患者表现出一系列症状，无法归因于任何明确的诊断或疾病过程（如复杂性局部疼痛综合征、纤维肌痛综合征）。临床医师常常仅描述疼痛的部位和类型（如双下肢神经性疼痛）。癌症相关的疼痛，无论是来自疾病本身还是疾病的治疗过程（手术、化疗或放疗），临床表现与非癌性疼痛十分相似，但需要更积极的治疗。最常用的疼痛分类方法之一是描述时间过程。急性疼痛是由某种损伤或疾病引起的，它提醒机体受到伤害并回避伤害刺激，通常比较容易识别原因并进行定位。这个过程是可以预测的，通常随着伤口的愈合，疼痛会在数小时、数日或数周内消失。急性疼痛可能与炎性反应有关，也会产生红肿。如果对急性疼痛治疗不充分，可引起生理激素反应，从而改变循环和组织代谢；也会导致呼吸急促、心动过速、脉压增大及交感神经系统兴奋，也可导致情绪抑郁。

慢性疼痛没有生物学意义。它的特征是持续性疼痛，持续时间超过疾病的持续时间或伤口的愈合时间。有时它没有明显的原因。它可以是持续或复发的，但其强度和持续时间足以对患者的健康、功能水平和生活质量造成不良影响。发生慢性疼痛的危险因素包括个体易感性（如女性、年龄增长或基因易感性）、环境因素（如先前的疼痛经历或药物滥用）及心理状态（如焦虑、抑郁或小题大做）[16]。

慢性疼痛可基于其机制、症状或损伤部位进一步分类。肌肉骨骼痛或炎性疼痛被描述为持续的酸痛，由前列腺素介导，通常是由于骨骼肌或关节的损伤引起。疼痛可能局限于关节（如类风湿性关节炎和骨关节炎）或更局部（如肌筋膜疼痛或肌肉拉伤）。神经性疼痛被描述为酸麻痛、锐痛、枪击痛、针刺痛、烧灼痛或其他不适感（感觉异常），如感觉皮肤上有虫子在爬。神经性疼痛可以是持续性的（如糖尿病外周神经病变）或间歇性的（如三叉神经痛）。神经性疼痛通常是由神经系统内部的损伤或神经系统对来自神经系统外部的持续性疼痛刺激的反应引起的。内脏痛大多症状不清晰，主要涉及肠道和自主神经系统。患者可报告恶心或广泛的腹部不适（如子宫内膜异位症、肝炎、胰腺炎）。有些人报告的疼痛并不存在生理学上的组织损伤；但是他们对疼痛的感知却十分真实。这称为功能失调性疼痛（dysfunctional pain），如肠易激综合征、纤维肌痛、间质性膀胱炎和一些腹部或盆腔的疼痛都属于这一类。在这种情况下，疼痛似乎是由中枢神经系统内的前痛信号与抗痛信号之间失去平衡引起的。功能失调性疼痛综合征患者受增加或减少神经传导通路的因素（包括紧张、焦虑、抑郁或疾病状态）的影响较大。

评估

疼痛是非常主观的感受，很难定量测定。收集全面的病史和检查（包括体格检查和心理检查）十分重要。在获取疼痛病史时，医师应收集关于疼痛的模式、持续时间、定位和特征的细节，进一步确定什么使疼痛加重，什么使疼痛减轻，既往使用了哪些药物及非药物治疗，以及这些治疗的效果（有效或无效）（表55-1）。

表 55-1

患者评估

一般史

主诉
现病史
既往史
家族史
社会史
现用药物及过敏史

疼痛史

起病时间
持续时间
性质
强度
缓解因素
加重因素
疼痛分级(可能的话)

镇痛药使用史

现用及既往所用镇痛药
剂量/给药途径
疗程
疗效
不良反应

临床检查

临床医师对患者行为的观察(痛苦表情,退缩,防御)
查体
功能评估

疼痛程度的评估应根据患者交流能力选择合适的疼痛量表(表55-2,图55-4)[17]。单维疼痛分级量表对于急性疼痛的评估更为精确而对于慢性疼痛的作用不大,因为它仅捕捉到患者感觉的"快照"。慢性疼痛的症状会随着时间的推移而变化,因此多维疼痛量表更有用。它可评估患者的功能,包括睡眠、食欲、日常生活、工作及社交活动的表现。多维疼痛量表的例子包括 McGill 疼痛问卷(McGill Pain Questionnaire)和简明疼痛量表(Brief Pain Inventory)[18,19]。最有效的评估则是由患者提供相关信息,诸如他们在自己的爱好上花费多少小时,或者他们在日常生活中的表现等。一些最难以进行评估的患者是儿童和有认知、视觉或听觉障碍的患者。这些患者可能难以对其疼痛或不适进行描述和交流。现已有多种为这些特殊人群专门设计的评估工具,以提高疼痛评估的准确性。除了体格检查及功能检查之外,心理学评估有助于确认哪些患者也许需要更多精神病学或心理学的治疗来帮助他们应对慢性疼痛。因为治疗慢性疼痛需要使用管制药物,一些医师主张进行药物滥用筛查(见案例55-7,问题4)。

治疗概述

疼痛的治疗只要有可能都应当基于指南。然而,关于疼痛管理的治疗指南数量有限。临床医师经常是根据患者的疼痛类型(如神经性、肌肉骨骼性、内脏性、功能失调性)来选择治疗方法。对于所有类型的疼痛,应当采用包括药物、物理康复和认知行为治疗相结合的多模式治疗。如有可能,应考虑介入治疗。

表 55-2

成人疼痛评估工具[17]

工具	实施方法	优点	缺点
视觉模拟评分法(Visual Analog Scale,VAS)	口述,视觉	可靠,对疼痛的急性变化敏感	需要纸/笔、机械技能;认知、视觉、听觉障碍时可信度降低,对疼痛长期变化不敏感
数字评分法(Numerical Rating Scales,NRS)	口述,视觉	可靠,效度良好,快速评估疗效	年龄偏大或偏小时可信度降低;需要抽象的思维,认知、视觉、听觉障碍时可信度降低;对疼痛长期变化不敏感
语言描述评分法(Verbal Description Scales,VDS)	口述,视觉(4级或5级)	可靠,效度良好,适合于老年人,以及一些不适用于 NRS 或 VAS 的患者	依赖于读写及语言表达能力;有限的反应分类,评分标准之间的间隔并非均分;对疼痛的变化不太敏感
面部表情疼痛量表(Faces Pain Scale,FPS)	视觉	可靠,效度良好,对欠缺读写能力或语言不通的患者适用;相比 NRS 或 VDS 较为简单	需要抽象想象,对疼痛不特异
简明疼痛量表(Brief Pain Inventory,BPI)	口述,书写	可靠;强度和干扰因素;对疼痛随时间的变化敏感	未评估疼痛性质或情感成分
McGill 疼痛量表(McGill Pain Questionnaire,MPQ)	口述,书写(长时模式,30分钟;短时模式,2~3分钟)	可靠;评估感觉及情感因素;对老年患者具有良好的准确性	不推荐用于文化水平低或认知障碍的患者

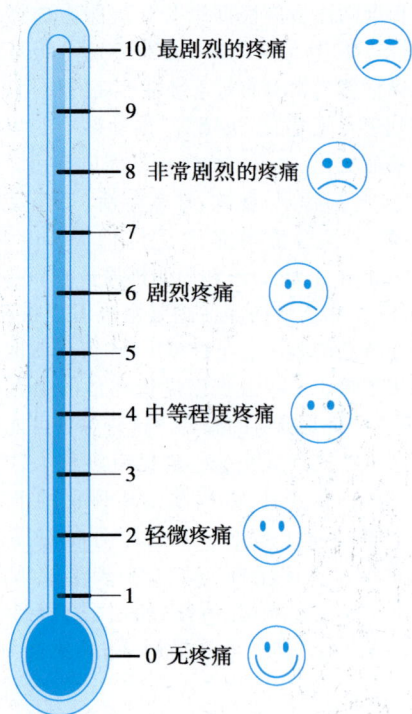

图 55-4 疼痛评估量表。来源：Adapted from Northeast Health Care Quality Foundation（NHCQF），the Medicare Quality Improvement Organization（QIO）for Maine，New Hampshire and Vermont，under contract with the Centers for Medicare & Medicaid Services（CMS），an Agency of the U. S. Department of Health and Human Services.

诊疗计划应当包括对以下因素的评估：年龄、合并症（如肾脏或肝脏疾病）、给药途径（口服给药也许并不适合）、同时服用的药物（重叠使用或药物相互作用）、实验室检查异常及经济因素。

急性疼痛通常采用非甾体抗炎药（NSAIDs）、对乙酰氨基酚或阿片类药物即可获得很好的疗效。但慢性疼痛的药物治疗更为复杂。治疗神经痛的一线药物为抗抑郁类药物，常选用 5-羟色胺及去甲肾上腺素再摄取抑制剂（preferably serotonin and norepinephrine reuptake inhibitors，SNRIs）或三环类抗抑郁药（tricyclic antidepressants，TCAs）。这些药物可以增强下行的抑制疼痛的传导通路。抗惊厥类药物（钠离子通道阻断剂、钙离子通道阻断剂、GABA 受体激动剂）也可作为治疗常见类型神经痛的一线治疗药物。这些药物阻断钠离子或钙离子通道，阻断兴奋性氨基酸如谷氨酸的释放，或是阻断突触后受体。一些抗惊厥类药物还能增强 GABA 的抑制作用。如果疼痛局限，局部药物可能有效（如辣椒素或局麻药）。上述药物无法充分镇痛时可考虑加用阿片类药物。联合用药在一些病例中更加有效（TCA 联合抗惊厥类药物或阿片类联合抗惊厥类药物）[20]。神经阻断或介入疗法可能有助于短期缓解[21]。

除了热或冷刺激及物理康复疗法等一些非药物治疗外，慢性肌肉骨骼疼痛对于对乙酰氨基酚、水杨酸盐或 NSAIDs 也有较好的反应。阿片类药物则对急性疼痛疗效良好（如损伤或手术后立即使用），但对慢性疼痛则作用不佳。局限性的疼痛可采用局部治疗（NASIDs，辣椒素），或是触发点（紧绷的肌肉）处进行痛点注射。SNRIs 也常被考虑作为肌肉骨骼疼痛的治疗药物[22,23]。

内脏痛极其复杂，没有明确的治疗指南。因为内脏痛经躯体感觉通路传导，故抗抑郁类药物因其可增强抑制性调控而常用于该种疼痛。此外，抗惊厥类药物由于其降低中枢增敏和抗痛觉过敏作用可能具有一定疗效[24]。

试用药物进行治疗必须同时监测其疗效和毒性。患者务必对治疗试验有切合实际的期望，即使是最有效的镇痛药往往也只能将慢性疼痛症状改善 30%~50%。这也是多模式治疗疼痛为何重要的原因。使用 NASIDs 治疗时，至少需同时监测其可能导致的消化不良、消化道溃疡、胃肠道出血、血压升高、肾功能减退等。抗抑郁类药物一般不需要进行实验室检查来监测，但已知可导致口干、便秘、尿潴留、困倦等。一些抗惊厥类药物必须进行实验室检查以监测其肝毒性、电解质紊乱、骨髓异常。所有的抗惊厥类药物均可能引起困倦、头晕、认知障碍、短期记忆丧失、识字困难。阿片类药物需要进行实验室检查以监测骨质疏松、性腺功能减退以及终末器官损害等长期不良反应。对于接受治疗的患者必须询问其是否有便秘、困倦、恶心、呕吐等症状。特别是在联合用药时，包括药动学（如肝药酶相互作用）及药效学（如额外的镇静作用）因素在内的药物相互作用在这些药物治疗中尤为常见。

围手术期疼痛管理

据估计，在美国每年约有 2 500 万住院手术患者以及 3 500 万日间手术患者[25]。超过 80% 的手术患者经历过围手术期疼痛，而其中 40% 疼痛程度为重度[2]。而对于围手术期疼痛的错误管理，无论是治疗不足或是过度治疗，都与诸如持续性围手术期疼痛、恢复不佳、住院时间延长、镇痛药物不良反应增加（包括再次入院）这些不利的生理反应相关。因此多模式治疗对于有效的围手术期管理非常必要。

围手术期疼痛的管理分为 3 个阶段：术前、术中和术后镇痛。术前镇痛于手术前 1~2 个小时开始，主要是采用降低外周敏化的药物。术中镇痛则是指术中降低因切口损伤而造成的中枢敏化。术后镇痛的目的是主动减少急性疼痛并防止中枢敏化，从而避免后续慢性疼痛的发生[26]。

通常，急性疼痛轨迹在手术后第 1 周迅速下降，大多数患者在几周内完全恢复，无残余疼痛。虽然目前尚无关于慢性疼痛时间长短的定义，慢性持续性手术疼痛（chronic persistent surgical pain，CPSP）常被认为在排除所有其他原因时至少持续 2 个月以上[27]。CPSP 在截肢术、开胸术、乳房切除术、疝修补以及心脏手术中较为普遍（表 55-3）[28]。CPSP 的风险因素包括术前慢性疼痛史、性别、年龄、手术部位、手术侵入程度、未缓解的术后疼痛、合并焦虑或抑郁[29]。遗传因素则会导致个体间对于疼痛及治疗的反应不同。

表 55-3

慢性术后疼痛的流行情况[28]

手术类型	慢性疼痛发生率/%	临床表现
截肢术	30~85	幻肢痛
乳房切除术	>50	伤疤痛,幻乳痛,肩臂痛,胸壁痛
开胸术	30~50	伤疤痛,胸壁痛
冠脉旁路手术	30~55	胸骨痛,隐静脉切除术后痛
腹股沟疝修补	20~60	伤疤痛,髂腹股沟神经痛,炎性痛

来源:Cregg R et al. Persistent postsurgical pain. *Curr Opin Support Palliat Care*. 2013;7:144-152.

案例 55-1

问题 1: B. B,女,46 岁,在工作中拉货车时发生肩部损伤。2 周后将接受肩部关节成形术。她同时患有纤维肌痛,每 6 个小时口服氢考酮/对乙酰氨基酚(5mg/325mg)1~2 片进行治疗(通常为每日 8 片),同时她还每日 2 次口服度洛西汀 30mg 及加巴喷丁 75mg。由于她认为目前镇痛效果不佳,因此每日吸烟约 1 包,饮少量葡萄酒来帮助疼痛缓解。

术前应对 B. B 做出何种评估? 什么因素会造成她术后疼痛的风险增加?

全面的术前评估十分重要,评估内容应当包括临床合并症、治疗方式、慢性疼痛史、药物滥用情况以及患者曾经用过的围手术期镇痛方式及疗效[30]。这其中包括对肝肾功能、肺功能以及凝血状态的评估,此外药师还应当询问睡眠呼吸暂停的情况。中枢性或阻塞性睡眠呼吸暂停综合征与患者发生阿片类诱导的呼吸抑制的风险增加有关[31]。如果患者并无睡眠呼吸暂停的诊断,STOP-BANG 问卷可用于评估患者的风险(表 55-4)[32]。而评估的结果与患者是否需要术后重症监护相关[33]。作为处方审查的一部分,药师应查询不同州的处方药物监测系统,以确定患者使用过哪些镇痛药物。预期患者只有一位镇痛药物处方医生,因此这种查询有助于确定患者陈述的药物与实际的药物使用情况是否一致。根据 Joint Commission 标准,药师应当协调好门诊患者的药物方案,必要时与分发药房联系[34]。应采用开放而非评判的态度来看待目前和既往的药物使用。此外,一些医院会采用尿药测定来确定是否使用了处方药和/或非法药物。

患者总是对手术抱有恐惧心理。这些因素会影响他们对术后急性疼痛的感知及处理(表 55-5)。B. B 术后疼痛增加的风险包括性别、工伤和长期的阿片类使用史。诸如纤维肌痛这类的功能性疼痛与对弥漫性有害刺激控制(diffuse noxious inhibitory control,DNIG)不充分有关。而这意味着抑制通路没有有效地阻断疼痛传导至中枢神经系统,因此 B. B 可能会遭受更为剧烈的手术后疼痛。长期的阿片类药物使用史可能会增加她在治疗过程中所使用的阿片类药物用量,从而使其治疗方式更为复杂。

表 55-4

STOP-BANG 问卷[32]

你的鼾声大吗?
你是否白天感到困倦、嗜睡?
是否有人观察到你睡眠时的呼吸暂停?
你是否正在接受高血压治疗?
BMI>35kg/m²
年龄>50 岁
颈围>40cm
男性
回答"是"大于或等于 3 项=存在 OSA 高风险
回答"是"小于 3 项=存在 OSA 低风险

表 55-5

术后疼痛增加的风险因素[29]

以前手术的不愉快经历
预先存在的疼痛(中-重度>1 个月)
心理脆弱
年纪较轻
女性
领取工人补偿金
不充分的弥漫性有害刺激控制
基因易感性
阿片类药物的使用

案例 55-1,问题 2: 应当如何帮助 B. B 准备其手术?

医师应当为患者及家属提供个体化的教育,包括可供选择的术后疼痛管理方式,且应当将治疗计划及目标以文字方式归档,并给予患者书面内容供其回家阅读[30]。为患者定制的教育有助于减少术后阿片类药物的使用、减少术前焦虑、减少镇静的需求以及缩短住院时间[30,35]。教育内容应当包括术前镇痛药物的改变、疼痛的评估、报告和何时报告、多模式药物和非药物治疗及疼痛控制的具体目标[7]。

对于 B. B,应当对其物质滥用方面进行教育。许多手术需要患者在术前停止吸烟以促进手术的愈合(见第 91章)。鉴于 B. B 存在每日规律的酒精摄入,在手术前逐渐减少并停止酒精摄入很重要。因为如果她继续酒精摄入,手术后可能发生酒精戒断症状。这使其术后护理更为复杂,并使她不能使用一些有价值的镇痛药物,如对乙酰氨基酚类药物,因为可增加肝毒性。由于目前阿片类药物对她治疗效果不佳,因此推荐她两周内逐渐减量并终止氢考酮/对乙酰氨基酚的治疗以确保术后对阿片类镇痛药物的效果和耐受。且应注意缓解她的焦虑情绪,并告知她可能存在更为严重的疼痛情况。增加其普瑞巴林的用量可以作为多模式治疗的一种选择,度洛西汀可以继续使用。

> 案例 55-1,问题 3:基于目前的指南,B. B 术后的疼痛管理应如何选择?

只要可能,医师均应采用局部或椎管内镇痛药物以减少神经元对手术的反应。肢体末端手术常采用丁哌卡因或罗哌卡因等局部麻醉药进行局部神经阻滞。脊髓同时发出运动及感觉神经。感觉神经将损伤区域的痛觉、温度、压力及化学信号传导到脊髓和大脑以供处理。感觉神经较为纤细,对局部镇痛药物十分敏感。局部麻醉药物通过阻断钠离子通道发挥作用,并且,取决于其局部浓度(0.05% vs 0.1%),可以实现很好的阻滞甚至完全阻断感觉神经的传导。不幸的是,神经阻滞过于强烈时,更粗大的运动神经的传递也会迟滞或阻断,导致部分运动功能丧失。对于 B. B,治疗团队应当考虑通过一次性或持续性的注射来实现阻滞(如肌沟间阻滞)。一次性阻滞仅持续数小时(表 55-6)。但由于肩部手术疼痛程度强烈且持续时间较长,医疗机构常会为患者提供持续性的局部镇痛装置以确保患者在一周内的镇痛。如果 B. B 接受这种治疗,由于药物使用期间神经阻滞导致其手臂和手麻木,无法发挥功能,需要将其手臂用吊带吊着。以上治疗可使术后疼痛有效缓解且缩短卧床时间[36]。一些手术使用局部麻醉药物注射于关节间或手术切口内以提供短期镇痛效果。丁哌卡因脂质体同样适用于该种情况,该药物可为疼痛区域提供稍微更长的镇痛效果。

表 55-6

局部麻醉药

药物	起效时间/min	pKa	持续时间/h	最大剂量/(mg·kg⁻¹)
利多卡因	10~20	7.8	1~2	4.5
甲哌卡因	10~20	7.7	1.5~3	5
丙胺卡因(局部)	<60	8.0	1~2	6
罗哌卡因	15~30	8.1	4~8	2.5
丁哌卡因	15~30	8.1	4~8	2.5
氯普鲁卡因	10~15	9.1	0.5~1	9
普鲁卡因	2~5	8.9	0.75~1	7
丁卡因	3~5	8.4	3	1.5
可卡因(局部)	1	8.7	0.5	0.5

对于胸部及腹部手术,目前有多种方式可以用来减少阿片类药物的使用。脊柱麻醉是指在蛛网膜下腔(鞘内)一次性注射阿片类和/或局部麻醉药。由于该方式并非持续性的注射,镇痛效果将会根据药物的半衰期逐渐消失。一些麻醉医师采用小剂量肾上腺素引起血管收缩,从而防止药物通过脑脊液扩散。常规的脊柱注射并发症包括体位性穿刺后头痛(如 CSF 从硬脑膜穿刺处渗漏)以及瘙痒(使用阿片类药物时)。更为严重的合并症包括迟发性呼吸抑制(使用阿片类药物时)、低血压(使用局部麻醉药)、感染和颅内出血。

硬膜外给药为持续性使用阿片类和/或局部麻醉药物提供了便利。药物选择、浓度、注射速度为不同的患者提供了选择。吗啡、氢吗啡酮及芬太尼是常用的阿片类药物。药物 pKa 及亲脂性有助于帮助确定合适的药物。吗啡及氢

吗啡酮亲水性较强,硬膜外注射后难以通过生物膜(进入 CSF 或血液)。这是这类药物的优势,因为在硬膜外间隙中残留时间较长。该类药物最多可使用到 7 日。芬太尼类药物亲脂性强,易于透过生物膜进入血液循环及 CSF。一般来说,该类药物使用时间不长于 24 小时,常在分娩后通过硬膜外途径使用。所有硬膜外使用的阿片类药物均会通过 CSF 扩散至脑部引起呼吸抑制。硬膜外使用阿片类药物还可引起与药物种类相关的不良反应,如瘙痒、恶心、镇静或困惑等认知功能障碍,虽然这些是由中枢介导的。

一些医师仅通过硬膜外途径使用局部麻醉药物而不使用阿片类药物。该类药物的选择依赖于其半衰期和毒性。利多卡因由于起效快常用于局部浸润麻醉,但由于其半衰期较短,在神经阻滞时则常用布比卡因或罗哌卡因(见表 55-6)。这些药物常通过硬膜外导管注射。导管常置于最

需要阻滞的部位。药物浓度越高,阻滞程度越重。提高注射速度则可以导致药物扩散到更多的神经根,增大麻醉范围。例如,一例全结肠切除术后的患者在伤口最靠头侧的位置仍然疼痛,提高输注速度可覆盖一些更高位神经根。使用局部麻醉药时应当监测疼痛缓解情况及其毒性。由于交感神经相对较细,该类药物最常见不良反应为低血压。硬膜外导管尖端越靠近头侧,受交感神经支配的肺、膈肌、心脏越容易受到影响。局部麻醉药全身性毒性(local anesthetic systemic toxicity,LAST)可能会威胁生命,引起痉挛或是心律失常等不良反应。LAST 的治疗包括快速给予脂肪乳剂,它会与局部麻醉药结合[37]。

多模式疼痛管理

案例 55-2

问题 1:D. K.,男,52 岁,腹股沟疝 8 月余,近期接受手术。患者疝呈现隆起,直径约 4cm,位于右下腹,站立时可见,平卧时消失。初始时患者并无疼痛,因此经对患者进行观察处理,4 周前患者自述疝大小在增加,可在行走时出现疼痛。超声显示患者存在右下侧腹股沟疝囊,直径 6cm,不存在嵌顿。患者将行 Lichtenstein 术使用聚丙烯网进行腹壁修补。术前患者病史如下:

患者基本情况:

病态肥胖(高 180cm,重 171kg,BMI 51.5kg/m²)

2 型糖尿病,非胰岛素依赖型

睡眠呼吸暂停,在家使用 CPAP 治疗

慢性肾病,基线血肌酐清除率 1.4mg/dl

高血压

治疗:

格列美脲 8mg 口服,每日 1 次

赖诺普利 20mg 口服,每日 1 次

布洛芬 600mg 口服,每日 1~2 次,治疗腹股沟痛

在麻醉后监护室(postanesthesia care unit,PACU)中,每 5 分钟静脉注射 2~4mg 吗啡用于严重疼痛。D. K. 在 30 分钟内接受 8mg 吗啡注射,出现昏睡,然而疼痛程度依然强烈。护士担心患者目前的镇静程度,不愿继续给予吗啡。吗啡对于 D. K. 是一种适宜的术后镇痛方式吗?

手术完成后,患者转运至 PACU 以完成呼吸功能的稳定及镇痛。大多数患者从全身麻醉苏醒后在 PACU 中仍然处于镇静状态。当麻醉药物逐渐失效时,必须对急性疼痛实现快速控制,在该种情况下通常采用频繁静脉注射小剂量阿片类药物。目前,尚无对于 PACU 静脉注射使用阿片类药物滴定剂量的广为接受的标准。有的医疗机构静脉注射芬太尼以获得快速的镇痛,吗啡则用于长效镇痛。氢吗啡酮则作为肾功能不全或吗啡副作用明显时的备选药物。

吗啡被认为是静脉注射阿片类药物的标准。其亲水性(即水溶性)导致其通过血-脑屏障的时间延迟,注射后发挥作用约需要 6 分钟。浓度峰值效应(在血浆和大脑之间达到平衡的时间)为注射后约 20 分钟[38]。吗啡的主要代谢产物为吗啡-3-葡糖酸苷(M3G)和吗啡-6 葡糖酸苷(M6G)[39]。M3G 无活性,M6G 则可以通过血-脑屏障,具有潜在的镇痛活性。因此吗啡和 M6G 的镇痛及呼吸抑制作用在初始高血浆浓度时或许并不明显[40]。不良事件可出现在最后一剂吗啡约 40~60 分钟后[40]。肾功能不全患者则会出现 M6G 的积累,因此增加呼吸抑制的风险,所以吗啡不推荐用于肾功能不全患者[41]。

氢吗啡酮常用于肾功能不全或是不能耐受吗啡的患者[42,43]。氢吗啡酮是一种吗啡的氢化酮类似物,脂溶性相对吗啡更强。其峰值效应大约为 8~20 分钟[44,45]。氢吗啡酮与吗啡代谢机制相同,代谢为氢吗啡酮-3 葡糖酸苷(H3G)及氢吗啡酮-6 葡糖酸苷(H6G)。但是,氢吗啡酮代谢产物缺乏镇痛活性,在动物模型中,H3G 累积引起剂量依赖性肌阵挛[45]。

芬太尼是一种合成的苯基哌啶类化合物,具有较高的脂溶性,易于通过血-脑屏障。其峰效应在注射芬太尼后 4~6 分钟即可出现[46]。芬太尼是快速疼痛控制的有效药物,但多次使用该药物容易在脂肪组织蓄积,因此,对于肥胖患者不适用[46]。

对于 D. K. 在 PACU 中的疼痛管理,应当将其所用吗啡替换为氢吗啡酮每 10 分钟 0.2~0.4mg。氢吗啡酮不会因肾功能不全导致代谢物累积且不会分布到脂肪组织。在 PACU 中,D. K. 的疼痛稳定之后,由于疼痛程度减弱,且使用了其他多模式镇痛药物,对阿片类药物的需求降低,故应延长给药间期(表 55-7)。除了疼痛管理之外,预测麻醉药及阿片类药物引起的术后恶心及呕吐(postoperative nausea and vomiting,PONV)也十分重要。抗呕吐药常用来预防严重的 PONV(见第 22 章)。

案例 55-2,问题 2:D. K. 是否适合采用注射式患者自控镇痛(patient-controlled analgesia,PCA)的方法?

对于离开 PACU 后的术后疼痛管理,应首先考虑口服给药,除非患者难以口服或具有难以控制的疼痛时,才考虑采用静脉注射的方式[30]。PCA 可帮助患者在急性疼痛时精确且方便地给药。静脉注射 PCA 途径优于护士静脉给药。因为患者无需通知护士和等待护士给药,然后继续等待药物峰值效应的出现。更频繁的小剂量自我给药减少了药物峰谷效应间的变化,更好地维持阿片类药物的血浆浓度[47]。对于肠梗阻、误吸风险或无法口服或肠内给药的手术患者,指南推荐使用 PCA 作为静脉给药途径[30]。

能够理解自我给药按钮的用法且需要长时间使用静脉阿片类药物的患者适合使用 PCA[30]。PCA 按钮与注射泵相连,当按下按钮时,注射泵就会给药(即按需给药)。为了避免药物过量使用,PCA 具有一个间歇间期,成功给药后一段时间内即使患者再次按下按钮注射泵也不会给药[47]。大多数开始使用静脉 PCA 装置的患者是初次使用阿片类药物,意思是他们在术前 1 周使用的阿片类药物小于 60mg 吗啡或其相当剂量[42,48]。由于这个原因,对于初次使用阿片类药物的患者使用静脉注射式 PCA 的起始剂量是标准化的(见表 55-7)。

表 55-7

超过 50kg 的患者术后阿片类药物的剂量转换[30,42,48]

麻醉恢复室
需要时静脉注射芬太尼 25~50μg/5min
需要时静脉注射吗啡 2~4mg/5min
需要时静脉注射氢吗啡酮 0.2~0.4mg/5min

医院/手术机构
患者自控镇痛(PCA)起始剂量
静脉注射吗啡 1mg/10min
静脉注射氢吗啡酮 0.2mg/10min
静脉注射芬太尼 25μg/10min
无法使用 PCA 时,护士给药剂量
需要时静脉注射吗啡 2~4mg/2h
需要时静脉注射氢吗啡酮 0.25~0.5mg/2h

出院计划
需要时口服氢吗啡酮 2~4mg/4h
需要时口服羟考酮 5~10mg/4h(可合用对乙酰氨基酚 325mg)
需要时口服二氢羟考酮 5mg/4h 及对乙酰氨基酚(325mg)1~2 片/4h

重点
不建议使用长效阿片类药物处理急性术后疼痛,除非患者术前已采用阿片类药物治疗慢性疼痛

在术后镇痛管理中,持续输注阿片类药物一般只适用于对阿片类耐受以及术前持续使用阿片类药物的患者。持续性输注的目的是模拟患者术前阿片类药物的使用,为患者提供稳定的基线药物治疗。镇痛药物需剂量换算以确定不同药物之间剂量差异提供相等的疗效。当在两种阿片类药物之间进行切换时,建议将新的计算剂量减少 25%~50% 来解决可能发生的不完全交叉耐受[42]。阿片类药物耐受的患者使用静脉 PCA 并持续输注,可更好地微调控制疼痛(见案例 55-8 中药物剂量换算)。

呼吸抑制是阿片类药物最严重的不良反应,常因超量或频繁使用引起[42,47]。许多因素可增加阿片类药物所致的呼吸抑制。年龄超过 65 岁、肾功能不全、睡眠呼吸暂停病史、病态肥胖的患者发生呼吸抑制的风险较高。为了预防高风险患者发生呼吸抑制的风险,阿片类药物的起始剂量应尽可能小,且应避免持续注射给药。对于所有患者来说,使用阿片类药物也应当避免同时使用一种以上具有镇静作用的药物[30]。诸如抗组胺药、苯二氮䓬类、加巴喷丁、普瑞巴林、肌松药等应当间隔 2 小时给药,以避免累加的镇静作用。

对于因过度镇静且难以通过胸骨刺激唤醒的住院患者,或呼吸明显减弱的患者,可采用纳洛酮来逆转阿片类药物的中枢神经系统作用。纳洛酮是一种对 μ、δ、π 受体都有作用的非选择性竞争性阿片类似物。口服给药后,纳洛

酮大量经肝脏代谢(即首过效应>95%)而导致其效果不佳。因此,静脉注射、肌内注射或皮下注射 0.4mg 纳洛酮是逆转威胁生命的呼吸抑制的有效方式。纳洛酮逆转阿片类药物所致呼吸抑制的程度及持续时间受多种因素的影响,包括特定的阿片类药物、使用剂量、给药方式、合并用药、基础疾病和疼痛状态。因此,可能需要每 2~3 分钟重复给药或持续输注直到完全恢复呼吸功能[49]。

该案例中,由于 D.K. 行侵入性手术且预期术后疼痛严重,因此适合采用 PCA 给药。由于 D.K. 系初次使用阿片类药物、病态肥胖且有慢性肾功能不全,呼吸抑制风险较高,推荐使用 0.2mg 氢吗啡酮,并设置 10 分钟的停歇间期。由于 D.K. 在 PACU 期间使用吗啡时存在镇静,因此应当等他更为清醒后给予首剂药物。其他非镇静镇痛药物可以提供协同镇痛效应,并且可以贯穿于整个术后镇痛期间使用。

当 D.K. 可以耐受口服给药后,应当停止使用 PCA,按需口服短效阿片类药物如羟考酮或氢吗啡酮,并经常重新评估疼痛状态。由于 D.K. 初次使用阿片类药物,应当采用最低的起始剂量,可按需要每 4 小时给予羟考酮 5~10mg 或每 4 小时给予氢吗啡酮 2~4mg。由于肾功能不全可引起药物代谢物蓄积,因此不推荐使用短效阿片类药物。长效制剂(控释或缓释制剂)应当避免用于不能耐受 24 小时连续使用阿片类药物的初次用药患者。由于需要使用短效药物进行疼痛滴定,且研究并未发现术后立即给予长效制剂的疗效优于短效制剂,因此最近关于术后镇痛的指南不推荐患者采用长效口服阿片类药物[30]。

当 D.K. 准备出院时,应当为其开具一份限制 3 日用量的短效阿片类药物处方。这非常重要,因为处方阿片类药物滥用已成为全国性危机,且处方阿片类药物过量所造成的死亡已成为目前美国意外死亡的主要原因之一[50]。据估计,约 35%~80% 的阿片类药物成瘾的人群报告他们第一次接触阿片类药物是用于合法的疼痛治疗,包括术后疼痛的治疗[6]。使用非阿片类镇痛药物可以帮助减少阿片类药物的使用量。

案例 55-2,问题 3: 其他哪些非阿片类药物有助于 D.K. 的术后疼痛的管理?

最新的术后疼痛管理指南回顾了关于对乙酰氨基酚和 NSAIDs 与阿片类药物联合使用的研究,发现这两种药物联合使用在缓解疼痛和减少阿片类使用量方面,比单用一种药物更有效[30]。文献支持肝功正常的成人口服 1 000mg 对乙酰氨基酚,每日 3~4 次,从围手术期使用至术后 48 小时[51]。术后起始治疗阶段,应当减量至 650mg,并按需要的频率服用。为了避免对乙酰氨基酚每日剂量超过 3 000mg 所造成的肝毒性风险,需要阿片类药物治疗的患者不应当开具含对乙酰氨基酚的复合制剂如羟考酮/对乙酰氨基酚、氢可酮/对乙酰氨基酚。静脉注射对乙酰氨基酚仅用于术后难以口服药物或是使用 NSAIDs 会增加胃肠道出血或肾功能损伤的患者。许多研究都表明口服和静脉注射对乙酰氨基酚用于术后疼痛效果并无明显差别[30,52]。

由于 NSAIDs 具有抗炎活性,对术后疼痛的疗效优于对

乙酰氨基酚。大多数非选择性口服 NSAIDs 类药物效果相似，因此药物的选择受其他因素的影响，如费用、非处方药的可获得性、更少的心血管不良反应等。对于冠脉搭桥手术患者，由于该类药物会增加心血管风险，因此禁用 NSAIDs[30]。关于 NSAIDs 的更多信息见第 43 章。

酮咯酸作为一种非选择性 NSAIDs，静脉使用对于术后疼痛效果良好。对于年龄小于 65 岁且肾功能正常的患者推荐酮咯酸 20mg/6h；对于年龄超过 65 岁或轻到中度肾功能不全的患者，推荐 15mg/6h。为了避免长时间使用导致的胃肠道出血，酮咯酸最长使用时间不超过 5 日。由于肾损伤的风险，该药也不推荐用于术中失血或脱水所致术后低血容量的患者。

加巴喷丁或普瑞巴林是神经调节剂，有助于减轻术后神经痛。起始剂量应根据患者入院之前的使用情况而定。对于从未使用这两种药物的患者控制术前慢性疼痛，起始剂量应当从最低剂量开始滴定，并根据肾功能进行调整（表 55-8）。术前使用过加巴喷丁或普瑞巴林治疗的神经痛患者，应当保持之前的使用剂量和频次以控制其慢性疼痛。

表 55-8

神经性疼痛治疗药物选择

药物	剂量[a]	不良反应	监测/注意事项
卡马西平[b]	200mg tid，滴定至最大 400mg tid	复视，皮疹，肝炎，中性粒细胞减少，再生障碍性贫血，头晕，认知障碍，低钠血症	监测基线 LFTs、CBC、钠离子水平，治疗期间每 3 个月复查
奥卡西平	75mg bid，滴定至最大 1 200bid	皮疹，认知障碍，低钠血症，镇静，视力模糊，恶心	前 3 个月每 2 周检测钠离子水平，之后剂量增加时监测
拉莫三嗪	25mg/d，滴定至最大 200mg bid	脱皮皮疹，认知障碍	需要缓慢滴定以避免皮疹
托吡酯[b]	25mg/d，滴定至最大 200mg bid	恶心，厌食，感觉异常，代谢性酸中毒，认知障碍，肾结石	监测基线碳酸氢盐水平，治疗期间每 3 个月或剂量增加时监测
拉科酰胺	50mg bid，滴定至最大 200mg bid	恶心，呕吐，头晕，复视，共济失调，疲劳，皮疹，房颤/房扑	记录基线及剂量调整时 ECG，尤其是有心脏传导异常风险的患者，肝肾功能不全时减量
加巴喷丁[b]	300mg/d，滴定至最大 1 200mg tid	困倦，头晕，水肿，认知障碍	老年患者或肾功能不全者减量
普瑞巴林[b]	75mg bid，滴定至最大 300mg bid	与加巴喷丁类似	与加巴喷丁类似
阿米替林，去甲替林	10mg qhs，滴定至 100mg qhs	口干，便秘，尿潴留，直立性低血压，困倦	老年患者使用应谨慎
度洛西汀[b]	30mg/d，滴定至最大 60mg/d	恶心，口干，头痛，腹泻，疲劳，出汗，厌食	禁用于肝病或同时饮酒的患者
文拉法辛	37.5mg/d，滴定至最大 225mg/d	头痛，恶心，出汗，镇静，高血压，惊厥，心动过速	<150mg 5-羟色胺能效应，>150mg 肾上腺素能效应，监测血压和心率
阿片类药物[b]	吗啡 10 ~ 15mg q4h 或等效剂量的其他阿片类药物	嗜睡，呼吸抑制，口干，便秘，尿潴留	可引起老年患者意识混乱；合用缓泻剂；监测误用和滥用
曲马多[b]	25mg qid 到最大 100mg qid	嗜睡，口干，便秘，惊厥，5-羟色胺综合征	与抗抑郁药合用需谨慎
辣椒素霜剂[b]	局部使用，qid	皮疹，皮肤烧灼感	避免接触黏膜、眼睛
辣椒素贴剂[b]	局部使用，每小时 1 贴，3 个月一疗程	局部皮肤刺激、烧灼感	必须在医疗机构内使用
利多卡因贴剂[b]	局部使用，每日 1~3 贴，q12h	局部皮肤反应	

[a] 所有口服药物均应滴定剂量以减少不良反应，在停药时也应减量滴定。
[b] FDA 批准用于治疗疼痛。
Bid，每日 2 次；CBC，全血细胞计数；ECG，心电图；LFTs，肝功能检测；q4h，每 4 小时 1 次；q12h，每 12 小时 1 次；qhs，每晚睡前；qid，每日 4 次；tid，每日 3 次。

对传统的镇痛药物包括阿片类药物效果不佳的慢性疼痛患者,氯胺酮在术后疼痛管理中的应用越来越受欢迎。氯胺酮是一种 NMDA 受体激动剂,对减轻术后中枢敏化效果良好。关于氯胺酮术后镇痛的最佳用量及持续时间,文献中没有足够的证据。目前常用剂量为静脉注射或持续输注 0.1~0.5mg/kg[30]。该药最常见的不良反应为出现幻觉,通过使用低剂量可减少不良反应。但该药禁用于未控制的高血压患者。

静脉注射利多卡因可作为多模式镇痛的一部分用于开放或腹腔镜手术后患者。研究显示,围术期或术中静脉输注利多卡因与安慰剂相比可减少肠梗阻的持续时间,镇痛效果更好[30]。在该试验中,初始给予 100~150mg 或 1.5~2.0mg/kg 利多卡因,随后每小时给药 2~3mg/kg,直至手术结束[53,54]。局部使用利多卡因如 5% 的利多卡因贴剂或许有助于缓解切口疼痛,但由于不能渗透至深部组织,效果相对有限。

D. K. 只要足够清醒,而无误吸的风险就可以吞服药物,因此推荐其开始口服对乙酰氨基酚 1 000mg,每 8 小时服用 1 次。在术后评估患者肾功能之前应避免使用 NSAIDs。如果 D. K. 肌酐清除率>50ml/min,可以在需要时口服布洛芬 600mg,每 6 小时服用 1 次。入院前,D. K. 自述右腿向下射击样疼痛,但并未服用治疗神经痛的药物。如果术后腿部疼痛仍然存在,可以给予低剂量加巴喷丁 100mg,每日 3 次。当患者存在肾功能不全时,应调整加巴喷丁剂量。静脉注射利多卡因并非术后疼痛管理的一线选择,只有当多模式管理药物剂量已达到最大值但仍未获得理想的效果时才考虑采用。由于急性术后疼痛常在 1~2 周后才消失,D. K. 出院前应当开具一段时间的镇痛药物。

腰背痛

在美国,每年每 1 000 人中有 1.39 人罹患腰背痛(low back pain),其中 3.15% 的患者急诊就医。这些都是典型的家庭内伤痛[55]。据报道,腰背痛影响着约 70%~85% 成年人,在首次出现腰背痛 12 个月之后,45%~75% 的人疼痛仍然存在[56,57]。不区分基础病因的话,该病呈双峰分布,25~29 岁发病率为 2.58/(1 000 人·年),95~99 岁为 1.47/(1 000 人·年)[56]。焦虑、抑郁、躯体化症状、紧张和消极体相等心理因素与腰背痛的发生同样相关。慢性腰背痛患者情绪困扰和抑郁的发生率(25%)比急性腰背痛患者(2.9%)更高[58]。腰背痛的社会经济因素则包括对工作的不满、体力劳动、心理压力过大的工作、受教育程度较低和领取工伤赔偿保险[59]。举重、重复性动作、非中性躯体姿势(nonneutral body postures)、振动等生物力学和体力劳动因素都是背部疼痛的危险诱因[60]。慢性腰背痛往往还会造成工作场所的巨大财务负担。腰背痛造成的生产力损失每年约两千万美元,因疼痛而致残超过一年的患者极少能重返工作岗位[61]。

顾名思义,腰背痛影响腰骶脊及相关的肌肉和神经。该病表现多样,包括疼痛(骨骼肌,肌筋膜)、神经痛(放射痛)或中枢敏化[62]。在大约 85% 的病例中,并未发现病理

生理学因素[63]。脊椎的功能单位包括两个椎体、两个关节突关节、椎间盘,以及支持的韧带结构(图 55-5)。关节突关节组成两块椎体之间的连接。关节腔内侧是关节软骨和关节液。正如身体的其他承重关节一样,脊柱的关节腔也会由于正常活动逐渐变得更为狭窄、骨质肥厚以及软骨退化,从而发生骨关节炎。如果因为负重和体力劳动等工作原因导致脊柱的使用过多,则会加速软骨退行性变化。除了关节腔的退化,随着时间延长,椎间盘也会丢失其中的水分,变得干燥,降低其在椎体间的缓冲作用。椎间盘很脆弱,容易被撕裂或破坏,并可突入椎间孔内(见图 55-5)。如果椎体由于退化而发生位移,则可能发生腰椎滑脱。移动的椎体或脱出的椎间盘会压迫脊神经根或引起脊神经根刺激,从而引起根性神经病理性疼痛。这种情况有时也称为坐骨神经痛。椎体的移动也会导致神经出入脊髓的椎间孔缩小(脊柱狭窄,spinal stenosis)。如果椎体位移过大进入椎管,那么压力可能会作用于脊髓,可导致脊髓损伤,随后发生感觉或运动神经功能丧失(瘫痪,paralysis)。如果运动神经受到影响(如下肢肌肉无力、大小便失禁),则意味着出现"红旗"警告,提示有必要通过手术来保存机体功能。表 55-9[64]列出了其他需要立即药物或手术治疗的严重症状。有时腰背痛的程度远强于预期,其范围也广于影像学手段的预测,以上信号则是中枢敏化的征兆[62]。

肌筋膜痛在慢性腰背痛患者中非常常见。肌筋膜痛局限于特定区域或肌肉群,可以影响所有的年龄群体,且与很多其他疼痛疾病相关。它通常与称为"触发点"的肌肉硬结相关。触发点是指骨骼肌的一个易激惹的点,与肌肉明显的可触及的"绷紧带"相关。触发点假说认为它来源于运动终板过度释放胆碱,导致持续性的肌纤维挛缩所致。触发点的发生通常与肌群的过度使用或负荷过重有关(如重复性的工作)。此外,体位、长久的静止、情感压力(导致肌肉紧张)、营养缺乏(如维生素 B_1、B_6、B_{12}、D,铁,镁,锌)或是诸如甲状腺疾病等代谢性问题都与其相关。与静止姿势相关的低强度运动导致小的肌纤维持续激活,从而引起触发点的出现[65]。肌肉中布满疼痛受体,像前列腺素、缓激肽、氢离子、ATP、5-HT 和谷氨酸盐等由损伤组织释放的物质均可激活疼痛受体。神经肽、P 物质、CGRP 同样被发现分布于疼痛受体末端,刺激炎症级联反应,导致外周敏化以及肌肉疼痛症状的发生。持续性的疼痛受体激活引起 P 物质及谷氨酸盐由突触前末端释放至背根神经节,激活突触后 AMPA 及 NMDA 受体,造成神经重塑(见图 55-3)。对乙酰氨基酚被认为是治疗骨骼肌痛的安全选择,虽然该药的作用机制尚未很好地被揭示,但该药有中枢镇痛作用。由于对乙酰氨基酚在外周不影响前列腺素的形成,因此缺乏典型的抗炎活性。因此,使用对乙酰氨基酚可避免与 NSAIDs 相关的胃肠道、肾及心血管毒性。NASIDs 药物是通过抑制环氧化酶(COX-1,COX-2)而发挥镇痛和抗炎活性。虽然部分患者可能对其中一种的反应比另一种好,但实际上所有该类药物活性相当。单独使用 NSAIDs 比联合使用肌松药物或是阿片类药物对急性腰背痛的效果更好。一项 meta 分析显示,NSAIDs 对不合并神经痛的腰背痛效果比安慰剂更好,但对于合并神经痛的腰背痛并不优于安慰

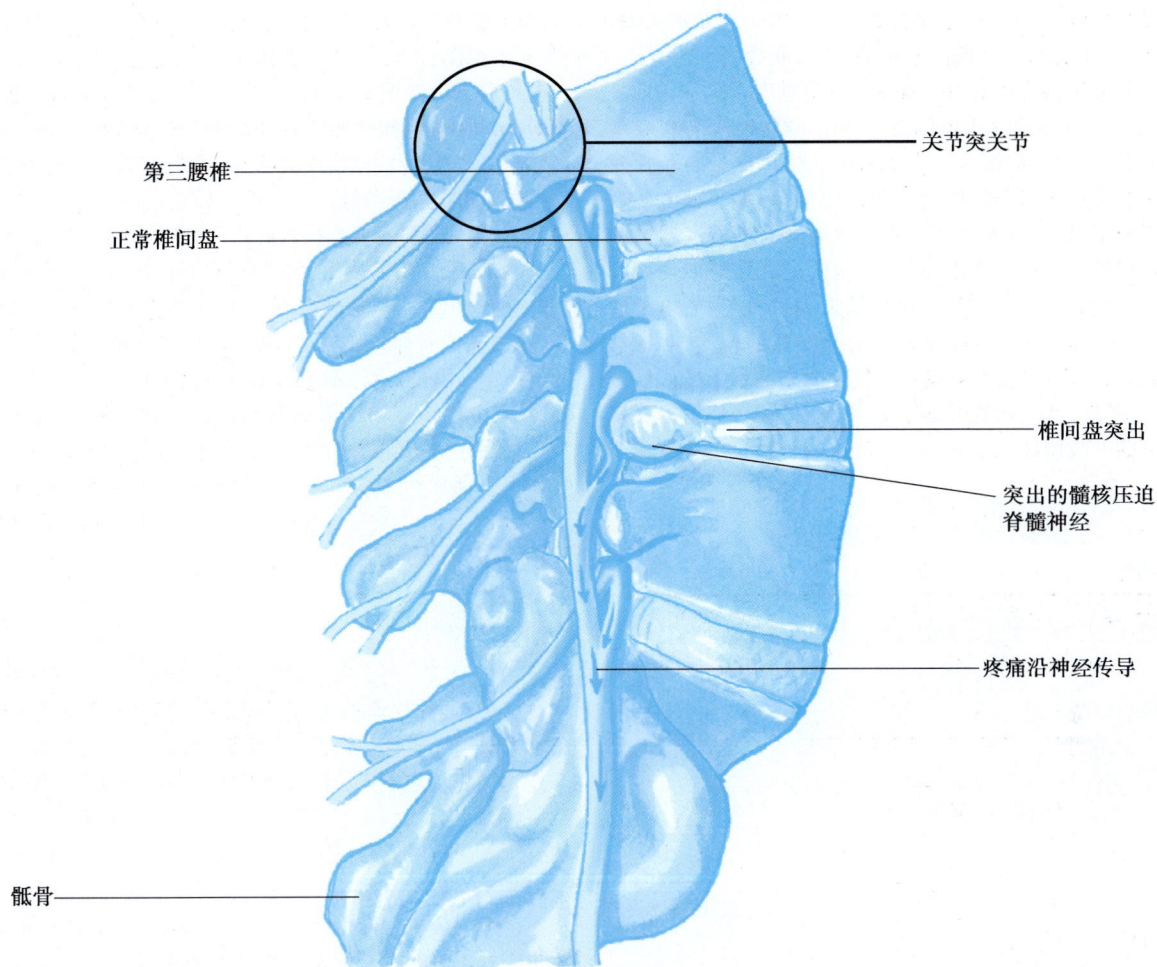

图 55-5　脊椎解剖及腰椎间盘突出

表 55-9		
腰背痛提示潜在严重情况的"红旗"信号[64]		
可能存在骨折	**可能存在肿瘤或感染**	**可能存在马尾综合征**
严重的创伤,如车祸或从高处跌落	年龄<20 或>50 岁	鞍区麻醉
较轻的创伤,老年人或潜在骨质疏松患者用力抬举重物	肿瘤史	近期发作的膀胱功能障碍(如尿潴留、尿频加重和充溢性尿失禁)
	全身症状(最近发热、寒冷、难以解释的体重下降)	下肢严重或进展性神经功能缺损
	脊柱感染的危险因素:最近的细菌感染,静脉药物滥用,免疫抑制	预料之外的肛门括约肌松弛
	仰卧时疼痛加重	肛周/会阴感觉缺失
	严重的夜间疼痛	较重的运动障碍: 股四头肌(膝关节伸展障碍) 踝关节趾曲肌,足外翻肌,背曲肌(足下垂)

剂[66,67]。选择性 COX-2 抑制剂相比于传统的 NSAIDs 效果和耐受性更好[67]。目前塞来昔布是美国唯一可用的 COX-2 抑制剂。对乙酰氨基酚与 NSAIDs 也可联合用于镇痛。

目前对于腰背痛的治疗有数个指南发表。Kose 等回顾了 13 个不同国家和 2 个国际委员会在 2000 年到 2008 年所发表的循证治疗指南[65]。表 55-10 总结了常见的治疗建议。所有的指南都推荐使用简单的镇痛药,如非处方药对乙酰氨基酚及 NSAIDs 作为急性和慢性腰背痛的一线治疗药物。尽管这些药物作用温和,但这两类药物短期使用都有良好的疗效。由于这些指南均已发表,一项基于以上研究的 meta 分析显示,对乙酰氨基酚与安慰剂相比,对脊柱疼痛或骨关节炎等慢性疼痛长期使用时未显示出更好的效果[68]。因此,当没有禁忌证时,应考虑 NSAIDs 作为治疗该类疼痛的一线用药。

表 55-10
腰背痛治疗的一般建议(摘要)

急性或亚急性疼痛
让患者放心,并非严重疾病
建议保持活动
必要时药物治疗
一线药物:对乙酰氨基酚
二线药物:NSAIDs
三线药物:肌肉松弛剂、阿片类、抗抑郁药或抗痉挛药作为联合镇痛药
不建议卧床休息
不建议监督锻炼计划
慢性疼痛
不鼓励使用替代治疗(超声、电疗法)
短期用药/手法治疗
监督运动疗法
认知行为疗法
多模式联合治疗

NSAIDs,非甾体抗炎药。

大多数指南推荐将短期应用肌肉松弛剂或弱效阿片类药物作为治疗急性和慢性腰背痛的三线选择。尽管肌肉松弛剂使用普遍,但并没有证据表明它们对慢性腰背痛有效。环苯扎林(cyclobenzaprine)、替扎尼定(tizanidine)及如地西泮(diazepam)在内的苯二氮䓬类药物短期应用(<2 周)显示出中等疗效,但与之相关的不良反应的发生率高于安慰剂[69]。弱效阿片类药物短期应用(<4 周)同样显示出中等疗效[70,71]。有几项研究显示,大多数短效及长效阿片类药物均有一定疗效,但对患者长期的功能改善或返回工作岗位并无帮助[71-74]。

一些指南包括来自美国疼痛学会(American Pain Socie-ty,APS)的指南,推荐使用抗抑郁药物或抗痉挛药物治疗神经病理性疼痛症状[70]。抗抑郁药物,确切地说是 TCAs,与安慰剂相比显示出中等镇痛作用,但对于急性腰背痛效果不佳,且对于功能恢复并无帮助[67,68,75,76]。度洛西汀是一种 SNRI 类药物,对腰背痛的治疗效果良好,安全性较高[77]。目前关于抗痉挛药托吡酯或加巴喷丁治疗腰背痛的研究较少。一般来说,抗痉挛药被认为有助于神经痛的治疗(如外周神经病),但对伴随神经根疾病的腰背痛效果不佳[78-80]。

肌筋膜疼痛的治疗旨在纠正患者包括人体工程学因素在内的易患行为。物理康复对患者同样重要,应当教导患者适当的伸展和加强运动,以及姿势的支持和稳定。有些医师则采用触发点注射进行治疗。而干针、盐水注射、局麻药注射或肉毒毒素注射等对肌筋膜疼痛显示出相同的疗效。还有一些其他治疗方式可用,但均无证据支持。而像 NSAIDs、肌松药、抗抑郁药、抗痉挛药、阿片类等常规的治疗方法则可能对个别患者有帮助。维生素 D 缺乏与慢性骨骼肌痛有关,但仍有争议[81,82]。

案例 55-3

问题 1: J. P.,男,48 岁,腰背及下肢痛。数年慢性背痛史,近几个月逐渐加重。自述疼痛为酸痛,局限于腰骶部并放射至臀部和髋部。同时伴有右下肢直到足趾的烧灼样痛。数字评分法分级为 7 级(共 10 级)。情况较好时评级为 5 级。近期因从事一些园艺工作后疼痛急性加重,自述评级可达到 10 级,并由于疼痛而卧床 2 日。通常可在家中从事一些家务活动,但活动可导致疼痛加重。睡眠较差(4~5 小时/晚),由于害怕导致疼痛加重,很少外出进行社交活动。由于疼痛放弃了曾经爱好的高尔夫及垒球运动。每日吸烟 2 包,每周饮啤酒 6 瓶。以前是水管工,但今年早些时候因为健康问题而被迫辞职。否认下肢无力及大小便失禁。除了休息、使用妹妹给他的对乙酰氨基酚/可待因外,没有其他可使疼痛缓解的方式。既往病史包括高血压、高脂血症、抑郁、病态肥胖。现在使用赖诺普利控制高血压,辛伐他汀以控制高脂血症,小剂量阿司匹林,以及对乙酰氨基酚/可待因。同时他还使用了布洛芬(200mg/片)及对乙酰氨基酚(500mg/片),每次 3 片,每日 4 次,疼痛缓解不明显。查体发现,触诊腰椎旁肌肉可引起疼痛,有几个触发点,L4 到 L5 水平明显压痛。反射正常,下肢肌力正常。查体无其他明显阳性发现。无实验室检查及影像学结果。自述血压波动 150/80mmHg 左右,脉搏 75 次/min 左右。请问对于 J. P 的疼痛评估有什么相关临床发现(或是阴性发现),你认为他的疼痛的特点是什么?

由于腰背痛的多因素性质,其表现及评估可能非常复杂。卫生保健政策研究机构(Agency for Health Care Policy and Research)将急性腰背痛定义为:"由于腰背症状或腰背部相关的下肢症状所导致的活动不耐受,持续时间短于 3 个月"[64]。J. P. 的急性加重的症状符合该定义。当 J. P. 腰背痛急性加重时,数字评分法是一种准确的评估工具(见表 55-2 和图 55-4)。评级为 10 级时意味着严重的急性疼痛。临床医师应同时考虑患者的生命体征,这些指标或许会因为其急性疼痛而升高。如果一名患者无法进行交流(如使用呼吸机),那么生命体征的变化可能是其不适的唯一提示。

J.P. 慢性腰背痛的评估很大程度上依赖于他所提供的病史。因为除了查体发现或影像学结果之外,没有客观证据可用于评估。J.P. 将自己的慢性疼痛定级为7级。虽然数字评分法对于慢性疼痛确实有效,但由于它只能给出整个疼痛过程中的一个片段的"快照",所以其适用性有限。一些多维的评估工具,如简明疼痛量表或是 McGill 量表,则是更有效的慢性疼痛评估工具(见表55-2)[18,19]。慢性疼痛可影响体力活动、睡眠、饮食和社交活动。J.P. 提到他的疼痛会因体力活动而加重,并且因为疼痛,睡眠质量较差,体力活动及社交都受到限制。所有这些因素都与患者的疼痛经历有关,都应当加以考虑(见图55-1)。慢性疼痛的评估不仅更复杂,而且涉及内容也更广泛。因为患者对疼痛的认知及反应是变化多端的。每个患者都有自己的疼痛经历。心理学评估是必不可少的,可以发现合并症,如抑郁、焦虑或任何虐待史(身体虐待、言语虐待、性虐待)或曾经的创伤史,并对患者的应对能力进行评估。J.P. 被诊断为抑郁且目前并未进行药物治疗。询问他的精神和文化价值观可能会有帮助,因为这些也许可以为其拟定治疗计划提供特殊的机会(或障碍)。

如果考虑使用阿片类药物,许多医师建议使用物质滥用筛查工具,如疼痛患者阿片类药物筛查与评估表(Screener and Opioid Assessment of Patients with Pain,SOAPP)、阿片类药物风险工具(Opioid Risk Tool,ORT)或诊断、难治性、风险、疗效(Diagnosis,Intractability,Risk,Efficacy,DIRE)评分[83]。J.P. 有饮酒史和吸烟史,并且服用对乙酰氨基酚/可待因。这些因素表明需要使用筛查工具对其阿片类药物滥用的风险进行评估。

J.P. 的慢性疼痛已经持续了很多年且逐渐恶化。基于他的病史及目前的体格检查,他似乎是机械性的肌肉骨骼痛。他曾是一名水管工,长期弯腰和举重物,这些都是关节突关节炎的危险因素。他所描述的局限性酸痛是关节炎的典型表现,而位于他脊柱-髋结合部(骶髂关节)或关节突关节(小面关节)处的疼痛则是腰骶部疼痛的最常见位置。L4 到 L5 水平局部触痛,最符合关节突疾病。他还有从后背到臀部的肌筋压痛,这十分常见,主要是机体为了适应脊椎结构功能的异常而引起的。肌肉疼痛可能会放射至背中部或臀部,但不会传播到膝盖以下。J.P. 没有放射至膝盖以下的疼痛,也无运动异常既往史或提示"红旗"信号的合并症(见表55-9)。他的体格检查显示 L5 区(由单个脊神经根支配的皮肤区域)有神经根痛。与肌肉疼痛不同,神经根痛从脊椎经膝盖传至下肢远端。J.P. 描述了从脊椎到右腿再到脚趾的烧灼样剧痛,这些是神经性疼痛的特征。J.P. 似乎同时有肌肉骨骼/肌筋膜和神经性疼痛。这种混杂的情况在背痛中很常见,并且增加了诊断和治疗计划的复杂性。

案例 55-3,问题 2:什么合并症会影响 J.P. 的症状及其疼痛评估?

J.P. 同时被诊断为抑郁,这在慢性疼痛患者中相当常见。慢性疼痛患者的抑郁发病率大约是普通人群的2~3倍[84]。抑郁在疼痛患者中认知度较低。很多时候医师重视对疼痛病因的检查却忽略了疼痛的心理因素。慢性疼痛患者出现抑郁的相关因素包括女性、年龄较小、较低的社会经济地位、未婚、高加索人群、疼痛程度较重[85]。事实上,疼痛的加重会导致抑郁症状加重、就诊次数增多和健康花费增加[86]。抑郁患者 NE 和 5-HT 相对缺乏会导致下行传导通路的疼痛阻断功能失效。其结果是 J.P 感受到更严重的疼痛并且对疼痛及其他应激源出现更明显的情绪反应。抑郁也可能会是他失眠及社交活动减少的原因。通过多维的疼痛评估工具可以发现未经治疗的抑郁。经过诊断和治疗,他的抑郁症状也会伴随疼痛的改善而缓解。其他常见于慢性疼痛患者的精神性合并症包括焦虑、人格障碍和药物滥用。

J.P. 同时患有高血压,虽然不会直接引起疼痛,但疼痛急性加重可导致血压及脉搏的升高。血压升高可能引起卒中的发生率增加。高血压也是制订治疗计划时需考虑的因素。他目前正在服用布洛芬止痛,而液体潴留、肾功能损害、降低高血压治疗药物(如 J.P. 服用的赖诺普利)的疗效都是 NSAIDs 的常见不良反应。在疼痛的介入性治疗过程中可能会使用皮质类固醇类药物,也可导致血压升高。

案例 55-3,问题 3:如何根据目前的腰背痛治疗指南为 J.P. 制订药物治疗计划?

对乙酰氨基酚是治疗腰背痛的一线药物。J.P. 已经使用了高达每日 6 000mg 的对乙酰氨基酚,超过指南所推荐的最大剂量(4 000mg)。他同时还服用了从妹妹处获得的对乙酰氨基酚/可待因,因此他存在大剂量对乙酰氨基酚所致肝毒性的风险。此外,对乙酰氨基酚对他的病情帮助并不大,因此应当停用。J.P. 同时还在使用指南推荐的二线药物布洛芬。但他每日服用布洛芬 2 400mg 却并未缓解病情。他的疼痛不大可能通过增加药物剂量而改善,但可能因为转用另一种不同化学结构的 NSAIDs 而起效。萘普生(naproxen)是一种廉价的非处方药。他没有肌肉痉挛,因此没有指征使用肌肉松弛剂,而后者也不推荐用于慢性腰背痛。因为他患有神经根痛(radicular pain),所以试用加巴喷丁或许有效。J.P. 一直服用含有可待因的制剂并认为有帮助,但是阿片类药物不推荐用于疼痛的长期管理,且长期使用阿片类药物并未显示实质的好处。应鼓励他减少或停止使用阿片类药物。Chang 等推荐将 TCAs 用于 NSAIDs 和对乙酰氨基酚治疗失败的患者[87]。这也可能有助于他的慢性失眠,但是镇痛剂量(通常小于 100mg)可能不足以产生真正的抗抑郁作用。选择性 5-HT 再摄取抑制剂(selective serotonin reuptake inhibitors,SSRIs)可用于抑郁,但几乎没有独立的镇痛作用。然而,如果抑郁有所改善,我们也许可以预期疼痛会有相应的改善。由于 SSRIs 比 TCAs 耐受性更好,且 TCAs 在长期应用中没有表现出功能的改善,因此 J.P. 应该使用 SSRI 类药物如西酞普兰

（citalopram）。SNRIs 也可能是一个有效且耐受性良好的选择，可以同时治疗他的抑郁及疼痛。

> 案例 55-3,问题 4: J. P. 服用两种不同的肌松药物用于其腰背痛的治疗。但他认为两种药物均效果不佳,体格检查时无肌肉痉挛但存在触发点。对于接下来的药物使用你有什么建议?尝试改换治疗药物对于 J. P. 是否恰当?

肌松药通常用于治疗慢性肌肉骨骼疼痛。这类药物被推荐短期使用治疗急性腰背痛(疗效均相当)[69]。Chou 等一项系统评价对比了肌松药的疗效和安全性[70]。虽然认为证据质量相当,但他们的结论是,对于治疗肌肉骨骼疼痛,替扎尼定、邻甲苯海明、卡立普多及环苯扎宁比安慰剂更有效;而没有足够的证据确定美他沙酮、美索巴莫、氯唑沙宗、巴氯芬、丹曲林是否优于安慰剂。目前,指南不推荐长期使用肌松药治疗肌肉骨骼疼痛。一项小样本研究显示替扎尼定可以改善肌筋膜痛,但尚无数据支持继续使用卡立普多或环苯扎宁[88]。这些药物化学成分各不相同,但它们均作用于中枢神经系统,要么在大脑,要么在脊髓。它们被归类为解痉药或抗痉挛药。解痉药是苯二氮䓬类(如地西泮)或非苯二氮䓬类(如环苯扎林),用于外周肌肉骨骼疾病相关的肌肉疼痛和痉挛。抗痉挛药(如替扎尼定和巴氯芬)(表 55-11)可减轻上运动神经元疾病(如多发性硬化)相关的痉挛。由于 J. P 在之前肌松药试验中未获改善,所以换用另一种肌松药不太可能改善他的症状,不过替扎尼定已显示出了一些希望。

> 案例 55-3,问题 5: J. P. 3 个月后复诊时腰背痛轻度改善。睡眠有所改善(每夜 6 小时)。他尝试进行了一些物理治疗,虽然不经常。服用西酞普兰每日 20mg 治疗抑郁,自觉情绪改善。服用萘普生 500mg,每日 3 次,加巴喷丁 300mg,每日 3 次。但疼痛都没有充分缓解。另有医师给他开了羟考酮(Oxycodone)5mg/对乙酰氨基酚 325mg 的处方,按需要每 6 小时服用 1~2 片。J. P. 每 6 小时按时服用两片。虽然这有助于他疼痛的缓解(改善 30%,且加用阿片类药物使他可以从事一些手工活),但仅能维持 3~4 小时,在服用下次剂量前仍存在 2~3 小时的疼痛。他自述该种药物可导致较严重的恶心。他听说一种"疼痛贴",想知道是否可以作为他的一种治疗选择。

J. P. 服用羟考酮/对乙酰氨基酚后症状有 30% 的缓解,这对于任何一种镇痛药都算疗效良好,但缓解时间很短,并且每次服药后都感到恶心。他希望使用疼痛贴剂。你有何建议优化他的镇痛疗法?疼痛贴剂是一种好的选择吗?

表 55-11
口服肌松药

药物	剂量	不良反应	监测/注意事项
解痉药			
环苯扎林	5mg tid,滴定至 10mg tid	口干,便秘,尿潴留,困倦,困惑,视力模糊	缓控释制剂同样有效
美他沙酮	300mg tid~qid	GI 紊乱,恶心,呕吐,头晕,头痛,困倦,溶血性贫血,白细胞减少,黄疸	禁用于贫血,肝损伤,肾损伤监测肝功能,CBC
美索巴莫	1 500mg tid 或 1 000mg qid	瘙痒,皮疹,消化不良,恶心,呕吐,头晕,头痛,眼球震颤,困倦,眩晕,视力模糊,心律失常,低血压,白细胞减少,尿液变色	监测心率,血压
邻甲苯海拉明	100mg bid	晕厥,恶心,呕吐,口干,头晕,视力模糊,心悸	监测 CBC,肝功能
氯唑沙宗	500~750mg tid~qid	头重脚轻,头晕,眩晕,心神不安,肝毒性	监测肝功能
卡立普多	250~350mg tid,睡前	头晕,头痛,眩晕,呼吸抑制	监测无力,头晕,困惑,误用或滥用
抗痉挛药			
替扎尼定	4mg tid,滴定至最大 12mg tid	低血压,眩晕,肌无力	监测血压,肝功能
巴氯芬	10mg tid,滴定至最大 20mg qid	眩晕,肌无力,共济失调	
地西泮	2mg tid,滴定至最大 10mg tid	呼吸抑制,眩晕,握物无力	监测镇静,呼吸,误用或滥用躯体依赖风险

Bid,每日 2 次;CBC,全血细胞计数;GI,胃肠道;qid,每日 4 次;tid,每日 3 次。

虽然阿片类药物不推荐用于慢性腰背痛,J.P. 已经注意到疼痛和功能的改善[89]。因此,考虑继续服用他的复合止痛药是合理的。对于不能耐受或不能口服固体制剂(如片剂或胶囊剂)的患者,有几种镇痛药可供选择。使用鼻饲管的患者及颌面部手术的患者常常会使用其他剂型,如口服液体、局部给药或经皮制剂(表 55-12)。J.P. 要求使用疼痛贴剂,可能是指一种芬太尼透皮制剂或丁丙诺啡贴剂。这两种贴剂可以提供长效释药途径,但往往不具有成本效益。因此,疼痛贴剂并不是 J.P. 最好的选择。由于他可以使用口服药物,转换为可提供更持久作用时间的口服阿片类药物才是最合理的选择。当考虑调换 J.P. 的药物时,重要的是要考虑药物剂型及其可获得性、给药途径、药物相互作用、不良反应和费用。他目前服用的羟考酮/对乙酰氨基酚制剂不能提供足够时间的镇痛作用。他或许需要使用缓释/长效(ER/LA)阿片以达到持续的镇痛效果。有许多 ER/LA 阿片制剂可供选择,包括吗啡(片剂、胶囊剂)、羟考酮(片剂)、氢吗啡酮(片剂)、美沙酮(片剂)、羟吗啡酮(片剂)、氢考酮(胶囊剂、片剂)、丁丙诺啡(贴剂、颊膜)和芬太尼(贴剂)。这些药物有的是采用遏制药物滥用技术制成的。由于患者 J.P. 可以从羟考酮/对乙酰氨基酚获得很好的疼痛缓解,所以将药物换为羟考酮缓释制剂似乎是最合适的选择。J.P 现在每日服用 8 片 5mg 羟考酮(每日共 40mg),可以直接换为长效羟考酮 20mg,每日服用 2 次(关于阿片类药物转换的更多信息请参考案例 55-7,问题 5)。如果他服用该剂量的羟考酮继续出现恶心症状,那么他可能需要换用另一种阿片类药物,或采用非口服给药途径、止吐药或非阿片类镇痛药。

J.P. 已使用了包括 NSAIDs、抗痉挛药物、抗抑郁药物、阿片类药物在内的多种镇痛药物。这些药物在疼痛传导通路的多个位点起作用(见图 55-2),提供叠加的镇痛作用[90,91]。但是,多模式治疗也带来附加的不良反应和可能的药物相互作用的风险。例如,抗痉挛药物和阿片可导致附加的镇静作用。药物治疗的任何改变都必须考虑镇痛和不良反应之间的平衡。他还服用赖诺普利,同时使用 NSAIDs 和血管紧张素转化酶(angiotensin-converting enzyme,ACE)抑制剂或血管紧张素受体拮抗剂,可能导致高钾血症或急性肾血流量下降。非乙酰化的水杨酸盐,如水杨酸盐或二氟尼柳可提供镇痛而不良反应和药物相互作用的风险较低。它们对前列腺素合成的影响很小。

案例 55-3,问题 6: J.P. 6 个月后复诊,看了疼痛专科医生及心理医生。他现在服用加巴喷丁 1 200mg,每日 3 次,美洛昔康(meloxicam)7.5mg,每日 1 次;阿米替林(amitriptyline)25mg,每晚睡前服用;缓释羟考酮 20mg,每日 2 次。请问如何对 J.P. 的治疗进行监测?

医师必须对 J.P. 治疗计划的积极方面和消极方面进行评估。他是否达到了预期治疗目标?他的睡眠是否改善?是否有了更多的体力活动?是否能更合理地应对压力?疼痛是否得到缓解?有几种监测工具可以用于常规记录长期治疗的进展,常用的是治疗监测"5A":镇痛(analge-

sia)、日常活动(activities of daily living)、不良反应(adverse effects)、情感(affect)、潜在的药物相关行为异常(potential aberrant drug-related behavior)[92]。

表 55-12
供不能使用固体口服剂型的患者使用的镇痛药

口服液体制剂

对乙酰氨基酚(酏剂,液体制剂,溶液剂,混悬剂,糖浆剂)

布洛芬(混悬剂)

萘普生(混悬剂)

加巴喷丁(溶液剂)

卡马西平(混悬剂)

奥卡西平(混悬剂)

去甲替林(溶液剂)

羟考酮(溶液剂)

氢可酮/对乙酰氨基酚(酏剂,溶液剂)

吗啡(溶液剂)

美沙酮(溶液剂)

其他口服制剂

拉莫三嗪(崩解片)

芬太尼(黏膜锭剂,口腔含片,颊黏膜贴膜,舌下含片)

丁丙诺啡(舌下含片,颊黏膜贴膜)

直肠栓剂

对乙酰氨基酚

吲哚美辛

氢吗啡酮

吗啡

局部制剂

双氯芬酸(凝胶)

辣椒碱(霜剂)

局部麻醉药(软膏剂,凝胶剂,霜剂)

水杨酸盐类(凝胶,霜剂)

透皮贴剂

双氯芬酸

利多卡因

辣椒素

甲基水杨酸

芬太尼

丁丙诺啡

除了监测疗效，评估药物不良反应是至关重要的。加巴喷丁可能导致镇静、头晕、水肿以及短期记忆、注意力和找词能力等方面的认知障碍。美洛昔康作为一种 NSAIDs 可导致胃肠道（GI）不适或溃疡，所以应当建议他注意是否有黑便、黏液便、柏油便等任何内出血的迹象。由于 NSAIDs 对血小板的抑制，他可能更容易出现瘀斑和出血。同时，应定期检测血清肌酐和钾以及时发现 NSAIDs 诱导的肾毒性。因为他过去血压一直在升高，所以也应该对他的血压进行定期监测。羟考酮可导致便秘、镇静、口干、尿潴留等不良反应。如果他经常使用阿片类药物，那么应该建议他同时使用粪便软化剂、渗透性泻药或促进肠道运动的药物。此外，如果他长期使用阿片类药物，可能需要定期监测他的睾酮水平和骨密度，以避免与长期使用阿片类相关的性腺功能减退和骨质疏松症。阿米替林可导致附加镇静、便秘或尿潴留。他不太可能有直立性低血压问题，但这一不良反应在老年患者中很常见。

Koes 等发现，大多数指南都推荐有指导的适当运动、认知行为疗法和短期的药物治疗[65]。APS 推荐将硬膜外注射类固醇药物用于长期持续性神经根性腰背痛患者，也可考虑手术治疗。由于 J. P. 有放射至下肢的疼痛且已经试用过一线药物，所以他可以尝试硬膜外注射类固醇药物。虽然该种方法最多只能提供暂时的缓解，但可能为他提供足够的缓解以参加更多的物理康复治疗。研究结果显示注射治疗和手术的效果参差不一，所以 J. P. 必须自己参与决策的制定过程[93]。

过去曾建议急性腰背痛患者卧床休息，现在则建议患者保持体力活动。与卧床休息相比，后者在 3～4 周内更有助于疼痛的缓解和机体功能的恢复[94]。慢性腰背痛患者也不建议卧床休息。J. P. 体力活动受到较多限制且健康状况不佳，活动受限会导致肌肉疼痛加剧。物理康复治疗是疼痛管理中的关键组成部分，更确切地说是监督指导下的锻炼方案。不同锻炼方式的获益并无区别，所以 J. P. 及他的治疗师可以根据他的爱好和需要来制订计划。物理康复疗法还包括拉伸和强化运动，但应作为综合锻炼治疗计划的一部分，否则无法产生疗效。也可以采用其他物理疗法如使用冷敷包来减轻损伤急性期的炎症刺激以及热疗来放松肌肉。脊柱推拿和佩戴束腰同样显示出一定疗效，但其他疗法如按摩、超声、牵引、注射、针灸或增高鞋垫的效果却并不确切[70]。J. P. 也许会说，他在开始锻炼后感到更加疼痛，这是由于他的肌肉得到了恢复的缘故。应当鼓励并告知他：他目前的运动量符合他的需求，或许会使他感到疼痛，但不会对他造成伤害。他也应当学会如何安排自己的活动，这样就不会像过去那样在院子里做太多的工作。

认知行为疗法（cognitive behavioral therapy, CBT）及情绪减压（mindfulness-based stress reduction, MBSR）对改善腰背痛及功能障碍有一定的效果[95]。心理健康保健同样是疼痛多学科治疗的一部分。CBT 主要是针对患者对疼痛的认知和预期、情绪聚焦、小题大做、负面思考及对糟糕问题的应对能力差。MBSR 主要侧重于提高对即时体验（包括身体不适和困难情绪）的意识和接受程度。在 J. P. 的抑郁得以解决之后，他可以跟随治疗师学习应对技巧以及如何使用自我调节来管理压力。

神经病理性疼痛及带状疱疹后遗神经痛

疼痛可能是受中枢或外周介导的。感觉性周围神经病通常涉及外周神经损伤或损害导致，如带状疱疹后遗神经痛（postherpetic neuralgia, PHN），它影响脊神经皮节。疼痛通常相当局限，可为区域性或沿着相关皮节分布。中枢性疼痛综合征则是由于中枢神经系统损伤或中枢神经对疼痛的处理过程发生改变所致，常伴随神经可塑性的改变。中枢性疼痛的受累范围更大，包括卒中后可能出现的单侧从头到脚的疼痛。

每年有 50 万美国人罹患带状疱疹，其中大约 20% 可出现带状疱疹后遗神经痛[96,97]。近几年，一些国际组织提出了关于治疗神经病理性疼痛的循证指南[20]。大多数研究都是在 PHN 和糖尿病周围神经病变（diabetic peripheral neuropathy, DPN）患者中进行的，这是神经病理性疼痛最常见的类型。某些类型的神经病理性疼痛（如脊髓损伤、人类免疫缺陷病毒所致的神经病变）药物治疗的效果极差。最新研究显示，神经病理性疼痛通过药物治疗仅能获得部分缓解。这些药物的剂量、不良反应与监测参见表 55-8。

治疗神经病理性疼痛的一线药物包括 SNRI 类抗抑郁药如 TCA 类、文拉法辛、度洛西丁。这些抗抑郁药物对即使不伴有抑郁的患者也表现出良好的疗效。TCA 类药物价格便宜，每日只需服用 1 次，但该类药物却可以由于其抗胆碱能活性出现口干、便秘等很多患者难以耐受的不良反应。二胺类抗抑郁类药物，如去甲替林（nortriptyline），比它的母体化合物阿米替林抗胆碱能活性较弱，不良反应较少，但疗效相当。TCA 类药物可导致老年患者发生直立性低血压、尿潴留，大剂量时可引起心律失常。文拉法辛对特定类型的周围神经病理性疼痛具有疗效。低剂量时它仅作为 SSRI 发挥抗抑郁作用，因此其剂量需要每周增加 37.5mg 至 75mg，最终滴定至目标剂量每日 200mg。在该剂量下文拉法辛可以表现出 SNRI 的活性。然而，更高的剂量（> 225mg/d）引起的 NE 活性增加可能导致血压和心率的升高，可能导致患者中断治疗。度洛西丁 60～120mg，每日 1 次，治疗神经痛有效[98]。而且度洛西丁不会影响心律、血压、脉率，最常见的不良反应是起始用药时的恶心和出汗。度洛西丁的剂量应经过至少 2 周时间的滴定，以减少其恶心不良反应。度洛西丁禁用于患有肝脏疾病或饮酒的患者，因为曾有服用该药导致肝功能衰竭的报告[99]。

与电压门控钙离子通道结合的抗惊厥药是治疗与 C 类神经纤维相关的神经病理性疼痛（如 DPN 和 PHN）、痛觉超敏、非疼痛性感觉异常（不正常的感觉）的一线治疗药物。它可以通过阻止谷氨酰胺的释放并阻断谷氨酰胺受体而降低中枢敏感性。加巴喷丁和普瑞巴林（加巴喷丁类似物），都是电压门控钙离子通道阻滞药，被FDA批准用于包括PHN和DPN在内的神经病理性疼痛[100-102]。这些药物每日需要服用2~3次，可能引起头晕、嗜睡、外周水肿、认知异常等不良反应。通常通过缓慢滴定以避免其嗜睡不良反应，但这些共同的不良反应在老年患者中可能很显著。虽然这些药物相互作用较少，但由于大部分通过肾脏清除，所以肾功能异常时应减量。

像卡马西平、奥卡西平、拉莫三嗪等抗惊厥药主要阻断钠离子通道，对由Aδ类神经纤维介导的疼痛，例如具有锐痛、枪击痛性质的三叉神经痛，有良好的疗效。卡马西平是一种老药，使用过程中可能出现血液异常、肝炎、抗利尿激素分泌异常综合征（syndrome of inappropriate antidiuretic hormone，SIADH）导致的低钠血症，因此需要常规监测全血细胞计数（CBC）、转氨酶、血清钠水平。它同时也是细胞色素P450酶的诱导剂，有许多药物会与卡马西平产生药物相互作用。奥卡西平与卡马西平不同，不形成10,11-环氧化物代谢中间体，因此药物相互作用明显更少，不需要监测CBC、转氨酶。但它可能导致SIADH和低钠血症，尤其是在用药的最初3个月，在此期间应监测血清钠离子水平，此后也应定期监测。除丙戊酸外，拉莫三嗪不会与其他药物产生相互作用，因此不需要进行实验室监测。当其剂量增加过快时，则可能引起剥脱性皮疹（Stevens-Johnson综合征）。新型药物拉科酰胺对DPN显示出一定的疗效，但并未被FDA批准用于此种疼痛。

局部药物如局部麻醉药或辣椒素对治疗如PHN类的局部神经病性疼痛有良好的疗效。5%利多卡因贴剂被FDA批准用于PHN的治疗，对痛觉超敏特别有效，耐受性较好，使用方便，可以被裁剪各种需要的形状，渗入皮肤的局部麻醉药极少，因而没有全身毒性。还有其他多种利多卡因外用制剂（软膏剂或霜剂），但多数药物难以渗入皮肤到达受影响的神经末梢。辣椒素耗竭外周P物质并下调瞬时受体电位香草酸1（TRPV1）受体。由于辣椒素提取于辣椒，在P物质耗竭前可引起剧烈的烧灼痛，许多患者难以忍受每日需要多次使用乳膏剂以达到耗竭P物质的目的。有几种不同浓度的辣椒素乳膏剂可供选择。FDA现在批准一种8%辣椒素贴剂供医疗机构使用。在局部麻醉下使用此贴剂1小时，每3个月可以再使用1次[103]。

阿片类镇痛药在治疗神经病理性疼痛方面显示出中等程度的疗效，但由于具有潜在的长期效应，如痛觉超敏、耐受性、免疫抑制以及伴骨质疏松症性腺功能减退，通常不作为一线治疗[20]。曲马多和他喷他多是非典型阿片类药物，同时具有阿片类药物活性和SNRI类药物活性，已被证明对多种神经病理性疼痛有效。它们的不良反应也类似于阿片类药物和SNRI类药物，包括便秘、镇静，可能还有癫痫发作等，这些都是剂量限制性反应[20,104]。

系统综述和meta分析显示，所有的一线药物和大多数二线药物效果相当，安全性没有显著差异[20]。

有一些数据显示，联合使用镇痛药，如阿片类药物和加巴喷丁类药物，或TCA和加巴喷丁类药物，疗效优于单独使用其中任何一种药物[90,91]。多药联合治疗会提供附加

镇痛效果。因为不同的药物是通过阻断疼痛信号通路的不同部位起作用。通过多药联合治疗，减少单药剂量可减少药物不良反应。但多药联合治疗会增加药物治疗方案的复杂性，导致降低依从性或引起患者的混乱，尤其是对于老年患者。

带状疱疹后遗神经痛

案例55-4

问题1：K.J.，男，73岁，霍奇金淋巴瘤（Hodgkin lymphoma）病史。经化疗和放疗后获得缓解。由于化疗期间感染带状疱疹病毒导致PHN。两年前，在第一个化疗周期后出现带状疱疹。病变位于脐以下的右下腹绕到腰背部及臀部的10~15cm宽的带状区域。静息时疼痛分级可达到数字疼痛评分（共10级）的1~2级，严重时则可到7~8级。轻触、震动（如乘车时）或带状疱疹处的衣物摩擦都会加重疼痛。他身上有两处部位疼痛尤为严重，分别位于背部右下侧和右下腹。自述疼痛为烧灼痛。局部使用亲水性软膏剂对他有轻微缓解作用。繁忙时，有时会注意不到自己的疼痛。由于疼痛，他一直睡眠不佳。既往史包括：霍奇金淋巴瘤缓解期、腰背痛、良性前列腺增生（benign prostatic hypertrophy，BPH）。他目前在服用阿昔洛韦（acyclovir）每日400mg；睡眠不佳时睡前服用阿普唑仑（alprazolam）0.25mg；必要时多库酯类（docusate）100mg，每日2次用于缓解便秘；复合维生素每日1次；坦索罗辛（tamsulosin）0.4mg，睡前服；唑吡坦（zolpidem）5mg，睡前服。K.J.已婚，否认吸烟饮酒及药物滥用史。体格检查发现从右下腹至背部有瘢痕形成，余无特殊。实验室检查结果及生命体征如下：

血清肌酐：1.2mg/dl
电解质：正常
血压：137/80mmHg
心率：77次/min
体重：80kg

请问K.J.所表现的哪些症状与神经病理性疼痛和PHN一致？

K.J.已经过了带状疱疹疼痛的急性期，现在注意到疼痛性质为烧灼样痛，主要位于皮损已恢复的区域。这是PHN的典型表现。其他有助于确定为神经性疼痛的症状即轻触或衣服摩擦时疼痛加重（触摸痛）。这种疼痛定位局限，无带状疱疹受累皮节之外的放射痛。像带状疱疹这样的机会性感染在诸如K.J.这样接受化疗的免疫功能低下的患者非常常见。

案例55-4，问题2：哪种药物最适合治疗K.J.的PHN性疼痛？为K.J.选择药物时需要考虑哪些因素？

带状疱疹后遗神经痛的治疗

美国神经病学学会（American Academy of Neurology，

AAN）2004 年发布了 PHN 治疗指南。从那之后有更多相关的论文发表，但对于治疗神经性疼痛方式并无太多进展。AAN 指南表明 TCA 类（阿米替林、去甲替林、地昔帕明）、加巴喷丁、普瑞巴林、阿片类药物、局部利多卡因贴剂有效，推荐用于 PHN 的治疗[105]。国际疼痛研究联合协会（International Association for the Study of Pain）也发表了关于神经病性疼痛治疗的相关指南[20]。

理想的治疗是，患者应该获得最大的疗效而不良反应的风险最低。K. J. 外周疼痛范围局限，属于典型的 PHN，所以选择利多卡因贴剂作为一线治疗是合理的，但由于他的疼痛范围包括从腹部到背部的 10~12cm 的带状区域，面积相当大，因此他每日应使用至少两片贴剂以覆盖疼痛部位，这并未超过利多卡因贴剂每日 3 贴的最大推荐剂量，并且可有效避免衣服对疼痛部位的摩擦。另一种选择是局部辣椒素制剂（贴剂或乳膏剂）。辣椒素乳膏剂是非处方药，价格比利多卡因贴剂便宜，保险公司常要求患者在使用昂贵的利多卡因贴之前先试用辣椒素制剂。但不幸的是很多患者难以耐受它在使用时带来的烧灼痛。

另一种一线药物选择是 TCA 类药物，这可能改善他的睡眠。但是他患有 BPH，TCA 的抗胆碱能作用可能加重尿潴留。这类药物还可引起直立性低血压，这对于需要夜间去卫生间排尿的 K. J. 来说存在风险（见表 55-8）。度洛西汀等 SNRI 类药物具有较少的抗胆碱能活性，但尚未被 FDA 批准用于 PHN。

加巴喷丁这类阻滞钙离子通道的抗痉挛药同样适用该类疼痛。如果睡前服用，其镇静作用有助于睡眠，并且不会像 TCA 类药物那样引起尿潴留、便秘和直立性低血压。鉴于他的年龄，从口服 100mg 每日 3 次开始缓慢增加剂量较为适合。对此类药物监测最重要的在于认知功能，如短期记忆问题或找词困难。

如果以上药物都未能达到足够的镇痛效果，可以考虑加用阿片类药物如吗啡或羟考酮。如前所述，阿片类药物与其他镇痛药物联用可能会增加镇痛效果。起始可以使用短效阿片类药物，并逐渐滴定至理想剂量。曲马多具有 TCA 样活性和轻微的阿片类效应，也可以作为一种选择。然而，如果增加阿片类药物，那么可能增强上述药物的不良反应，如便秘、镇静、尿潴留、认知异常等。无论何时加用阿片类药物，都必须配合使用肠道制剂以治疗便秘。最常用的方案包括粪便软化剂多库酯钠 100mg，口服，每日 2 次，渗透性制剂如聚乙二醇 17g，口服，每日 1 次，以及轻度刺激性泻药如番泻叶 8.6mg，口服，1~2 片，每日 1 次。

> **案例 55-4，问题 3**：K. J. 2 个月后复诊，自述因无法忍受辣椒素乳膏剂的烧灼痛而停药。目前口服加巴喷丁（1 200mg 每日 3 次）和曲马多（50mg 每日 4 次）。他的右腹部和背部仍然存在 5 级烧灼痛。自述服用加巴喷丁有昏昏欲睡和思维不清晰的感觉，且效果并不显著，虽然已将加巴喷丁滴定至每日最大剂量 3 600mg。他的妻子报告说，他正在与朋友疏远并难以参与其中。他睡眠较前改善，并且认为曲马多有助于"消除"他的疼痛。根据以上信息，该如何对他的药物进行适当调整？

神经病理性疼痛治疗方案调整

像 K. J. 这样由抗痉挛药导致的认知异常十分常见，尤其是老年患者。记忆力、注意力、找词能力的问题最为常见。在这方面并没有哪种抗痉挛药明显优于其他药物；但一些不良反应是剂量相关的，且某些不良反应（如镇静）随时间可被患者耐受。K. J. 已经使用了加巴喷丁的最大推荐日剂量但效果并不明显。这时他可能需要逐渐减少加巴喷丁。有时患者直到停药后才会注意到药物的镇静作用。开始治疗时逐渐加量滴定，停药时逐渐减量是一种理想的模式，以避免停药时疼痛明显加重以及抗抑郁类药物和抗痉挛药都有的戒断症状。他可以每 3~5 日减量 300mg 直至他的疼痛加重或停用加巴喷丁。

其他外用制剂可以考虑利多卡因贴剂。由于他和妻子都提到他存在抑郁迹象，那么抗抑郁类药物也是一种不错的选择。之前 K. J. 没有使用抗抑郁类药物是因为担心他的 BHP。然而，虽然目前尚未得到证据支持，但非三环类 SNRI 如度洛西汀可以作为治疗抑郁和疼痛的有效替代药物。另一种选择可能是改用其他抗痉挛药。普瑞巴林的药理活性与加巴喷丁非常相似，因此它不能提供更多的镇痛作用。或许可以试用阻滞钠离子通道的抗痉挛药如奥卡西平。然而，支持钠离子通道阻滞药应用于 PHN 相关的 C 类神经纤维介导的疼痛的证据很少。

> **案例 55-4，问题 4**：K. J. 的医生决定给他开度洛西汀和利多卡因贴剂，并逐渐减少加巴喷丁的剂量直至耐受。当他采用新疗法时，发现度洛西汀和曲马多之间存在药物相互作用。如何对 K. J. 这种治疗方案中潜在的药物相互作用给予建议？有什么需要进行调整？

镇痛药的药物相互作用

抗抑郁类药物可增加 NE 或 5-HT 的浓度或使两者同时增加。阿片类药物也具有血清素能活性，所以以上药物联合应用可能会导致一种或两种神经递质的净过量。过量的 NE 会激动中枢神经系统甚至导致惊厥。过量的 5-HT 会引起威胁生命的 5-羟色胺综合征（serotonin syndrome），其症状包括肌肉强直、高热、精神状态改变，甚至可能造成器官衰竭。这些严重不良反应均难以预测，尽管更可能与任何一种药物的大剂量有关。如果阿片类药物与抗抑郁药联合使用，应当采用最小的有效剂量进行治疗，并且建议患者必须十分警惕精神状态的变化。

联合应用多种镇痛药物更易发生药物间药效学相互作用。多种镇痛药物联合使用可以降低疼痛信号的兴奋性效应，所以，总有增加镇静、头晕甚至呼吸抑制的风险。镇痛药也可能存在药动学相互作用。对 K. J. 而言，曲马多和度洛西汀都是细胞色素 P450 2D6 的底物，可能会相互竞争这种酶，从而可能改变血药浓度和临床效果。表 55-13 中列出了疼痛治疗中常用药物的代谢酶及可能存在的药物相互作用。K. J. 需要抗抑郁药物来治疗他的抑郁症状，所以需要考虑其他替代药物。

表 55-13

疼痛管理常用药物、相关代谢酶及潜在的药物相互作用

CYP1A2	CYP2C9	CYP2C19	CYP2D6	CYP3A4
底物				
阿米替林	阿米替林	阿米替林	阿米替林,美西律	阿普唑仑,美沙酮
萘普生	塞来昔布	西酞普兰	去甲替林,吗啡	阿米替林,强的松
R-华法林	双氯芬酸	地西泮	环苯扎林,可待因	丁螺环酮,舍曲林
度洛西丁	氟西汀	吲哚美辛	地昔帕明,羟考酮	氯硝西泮,替马西泮
美沙酮	布洛芬	托吡酯	多塞平,帕罗西汀	可待因,扎来普隆
茶碱	萘普生		氟西汀,舍曲林	环苯扎林,唑吡坦
替扎尼定	吡罗昔康		氢可酮,曲马多	地西泮,R-华法林
	S-华法林		美沙酮,文拉法辛	芬太尼,卡马西平
	苯妥英		芬太尼,度洛西丁	利多卡因,红霉素
诱导剂				
卡马西平	卡马西平	卡马西平	卡马西平	卡马西平
苯妥英	氟西汀	苯妥英	苯妥英	奥卡西平
	西米替丁			苯妥英
	甲硝唑			
	氟康唑			
抑制剂				
西米替丁	卡马西平	氟西汀	塞来昔布	氟西汀
环丙沙星	帕罗西汀	吲哚美辛	地昔帕明	舍曲林
	舍曲林	帕罗西汀	氟西汀	酮康唑
	丙戊酸	托吡酯	美沙酮	环孢素
	苯妥英		帕罗西汀	
			舍曲林	
			丙戊酸	

CYP,细胞色素 P450。

中枢神经性疼痛：卒中后疼痛

疼痛是卒中后最痛苦的症状之一。如前所述,卒中后疼痛是一种由中枢神经系统病变引起的中枢疼痛综合征。有时候中枢疼痛综合征的原因无法确定,即使卒中有特定的病变,仍然很难治疗。卒中后疼痛有几种不同的类型,患者可能不止有一种类型的疼痛。疼痛可能与制动、痉挛和/或肢体麻痹时的肌肉收缩有关。肩部是最常见的疼痛部位,但骨骼肌痛/肌筋膜痛可发生于上背部或是颈部,以及紧张性头痛。下肢可能受到关节废用的虚弱,肌肉痉挛和/或关节痛的影响。然而,到目前为止,最难治疗且最深远的疼痛是 CNS 产生的中枢神经病理性疼痛,称为中枢性卒中后疼痛(central post stroke pain,CPSP)。CPSP 在卒中后存活患者中的发病率为 1% ~ 18%[106]。CPSP 诊断标准如下：①与中枢神经系统病灶对应区域的疼痛；②有卒中史,卒中发作时或发作后出现疼痛；③影像学确认 CNS 病变,或与病变有关的阴性或阳性体征；④其他原因的疼痛,如伤害性或周围神经性疼痛,被排除或认为极不可能[107]。CPSP 的临床表现与其他神经病理性疼痛类似。疼痛起病的时间从卒中后即刻至数月不等。它可能累及身体的一个小区域或一个大区域(从头到脚)。卒中后对侧中枢性疼痛相当常见,尤其是丘脑卒中后(例如,大脑左侧卒中患者会在身体右侧出现症状)。因为丘脑是大脑的"中转站",任何异常信号都会被放大[108]。通过脊髓丘脑束的温度感觉失调很常见,还有感觉障碍和痛觉异常。它被描述为"烧灼""酸痛""挤压""刺痛"或"发冷"。这些症状常常由于寒冷的环境、心理压力、高温、疲劳或身体运动而加重。

CPSP 的治疗

目前尚无关于 CPSP 治疗的指南,很少有强有力的研究,也缺乏对疗效的对比。治疗通常是试错性质的。当前

数据支持阿米替林（从 10mg/d 滴定至 100mg/d）作为一线治疗药物[109]。去甲替林可作为难以耐受阿米替林患者的备选三环类药物。SNRIs 对其他类型神经性疼痛有效，但对 CPSP 无效。如果以上治疗疼痛缓解不佳，可使用抗痉挛药物。拉莫三嗪（滴定至 400mg/d）可与 TCA 合用或替换该类药物。研究显示，它对 CPSP 有一定疗效，耐受性良好[110]。其他对中枢及外周神经有效的药物见表 55-8[111]。阿片类药物已在 CPSP 患者进行了研究，但效果不佳，且戒断率较高[112]。其他如静脉注射利多卡因、吗啡、氯胺酮还处于试验阶段，不推荐使用。将不同作用机制的药物合用是很常见的，尽管没有数据支持 CPSP。单药治疗应当滴定至最大推荐剂量。

与卒中相关的疼痛如肩部疼痛等可使用对乙酰氨基酚或局部制剂进行治疗。NSAIDs 因增加心肌梗死或卒中的风险而禁用于该类患者。但可以考虑使用水杨酸盐。肌肉痉挛在卒中后十分常见，常使用巴氯芬或替扎尼定等抗痉挛药物进行治疗。肌松药长期使用对该类疼痛通常无效。

CPSP 的非药物治疗包括深部脑刺激、运动皮质刺激和经颅磁刺激。物理康复（身体康复或职业康复）对于改善患者功能至关重要，认知行为疗法可帮助患者处理应对他们的新环境以及认知或身体限制。

案例 55-5

问题 1：W. J.，男，50 岁，4 年前右侧小脑卒中史。他最初表现为颈部突然疼痛、恶心、呕吐和头晕。自卒中以来，身体出现刺痛感，包括四肢及脊柱。此外还伴随有颈部的搏动性疼痛和头痛。他自述有一些自发性抽搐和肌肉痉挛，影响他的四肢（主要是右侧），有时下至背部。同时他还存在右侧无力及肌肉萎缩。他还描述存在长期耳鸣、头晕，伴随剧烈眼痛的头痛（每次检查视力正常）。他有慢性间歇性眼球震颤，当往双侧边缘看时眼睛"悸动"。他的头痛一周发作次数（额颞部，单侧），发病时明显畏光、畏声。他有恶心，但很少呕吐。他说，寒冷或压力大时疼痛加重。

他曾有 HTN、2 型糖尿病、抑郁症的用药史。每日口服阿司匹林 325mg；每日早晨皮下注射甘精胰岛素 72U；每日 3 次皮下注射赖脯胰岛素；每晚睡前口服阿托伐他汀 20mg；每日口服舍曲林 200mg。他曾经在一家工厂工作，但由于工作时摔倒数次只好辞职。颈部 MRI 仅显示轻度 C5~C6 椎间盘突出。

他双手捧着脑袋，脸部肌肉不时地抽搐着。除此之外，他的体格检查并无重要发现。

他的脚趾和脚到脚踝的振动感减弱。颈部触诊柔软，活动范围受限。他的步态正常但很缓慢，但据他自己报告脚非常不稳。其生命体征如下：

血压：126/75mmHg
心率：72 次/min 呼吸频率：16 次/min
体重：149kg
疼痛程度达到 10 级中的 9 级。
W. J. 有什么符合 CPSP 的症状？

虽然 W. J. 并无 CPSP 的肩部疼痛症状，但他有局部颈部疼痛。他没有任何明显的损伤（如从高处摔下）。由于他不是很活跃，坐着时双手抱着头或身体前倾，他的颈部疼痛很可能是肌筋膜痛。他经常头痛，并局限于额颞叶区域。

由于 W. J. 的卒中位于小脑，因此他有明显的平衡障碍、眩晕、耳鸣症状。以上症状虽然不会引起疼痛，但却令人困扰，限制了他的功能，使他易发生跌倒造成损伤。此外，他有间歇性眼球震颤，他自己描述为"悸动"。他的视力和听力正常，所以他的症状仅仅是感觉上的。

自从卒中以来，W. J. 出现累及四肢的麻刺感，同时伴有自发性抽搐、累及四肢的肌肉痉挛（主要累及右侧）、右侧肢体无力、部分肌肉萎缩。他声称以上为导致他疼痛和烦恼的最主要症状。但是，体格检查并未发现明显痉挛。他还被注意到脚部及单侧脚踝的振动感减弱。双侧症状更倾向于糖尿病所致。此外他自述天气和压力变化可使疼痛加重，但这并非 CPSP 特有的。

> 案例 55-5，问题 2：考虑到 W. J. 的合并症，推荐如何对其疼痛进行治疗？

W. J. 和任何卒中患者的治疗目标是：①减少不适和痛苦；②尽可能改善和恢复功能；③提升应对能力。由于目前对 CPSP 的病因知之甚少，因此难以进行针对性的镇痛治疗。W. J. 有糖尿病，有糖尿病神经病变的症状。阿米替林被认为是 CPSP 及糖尿病神经病变的一线用药。三环类抗抑郁药也用于治疗抑郁（但剂量更高）及预防头痛。由于 TCA 类药物会引起直立性低血压，目前不知道该类药物的抗胆碱能作用是否会加重他的平衡障碍。另一个需要考虑的问题是他目前在使用舍曲林。SSRIs 没有任何镇痛作用，但 SSRIs 与 TCA 合用会导致额外的 5-HT 效应，导致 W. J. 5-HT 综合征的风险增加（见表 55-13）。因此我们需要与精神科医师讨论使用具有潜在镇痛活性的药物，如尝试性使用度洛西汀。虽然目前缺乏证据支持，但加巴喷丁类药物或许可以作为治疗他的糖尿病性神经痛的备选药物。拉莫三嗪对 CPSP 可能是稍微有效的选择，但缺乏用于糖尿病神经病变的可靠数据。这两种抗惊厥药似乎没有药物相互作用及禁忌证。

W. J. 存在颈部骨骼肌痛，因此试用对乙酰氨基酚、水杨酸盐或是局部镇痛药物可能有效，但是，NSAIDs 禁用于卒中病史的患者。他还有间歇性的肌肉痉挛，因此抗痉挛药诸如替扎尼定或巴氯芬可能有效（见表 55-11）。此外，热疗法、按摩、物理疗法等非药物疗法可能最有效。

功能性疼痛综合征

功能性疼痛综合征（functional pain syndrome，FPS）是一组病理生理机制尚不明确的疾病总称[113]。FPS 包括医学上无法解释的胃肠道及非胃肠道症状，如消化不良、肠易激综合征、纤维肌痛、持续性疲劳、间质性膀胱炎。以上症状可与慢性疼痛重叠出现，合并相关的心理疾病如抑郁、焦虑、创伤后应激综合征（posttraumatic stress disorder，PSTD）[114,115]。

不符合解剖学或神经生理学发现的疼痛通常归因于精神病理学。躯体症状障碍（somatic symptom disorder，SSD）是《精神障碍诊断和统计手册（Diagnostic and Statistical Manual of Mental Disorders）》（第5版）中的一个诊断实体，它取代了躯体形式障碍的术语，包括疼痛障碍、躯体化障碍和难以区分的躯体障碍[116]。与日常生活的重大痛苦和破坏相关的躯体症状常见于FPS。患有FPS的患者经常出现健康问题，表现为对严重症状的不成比例且持续的思虑、对症状的高度焦虑，以及把过多时间和精力用于担忧健康[116,117]。

纤维肌痛症（fibromyalgia）是一种使人衰弱的慢性疾病，主要症状为长期广泛的疼痛及疲劳，困扰着大约300万~600万的美国人，发病率在男性中为2.9%，女性中为4.9%[118]。纤维肌痛症患者的医疗开支为不患有该疾病患者的3倍[119]。美国风湿协会（American College of Rheumatology，ACR）将其定义为一种慢性（超过3个月）与广泛性（可存在于腰部上下，身体两侧）疼痛。2010年ACR发布了该病的诊断标准，建议使用广泛疼痛指数和症状严重程度量表，前者让患者指出身体有多少部位疼痛，后者让患者评估疲劳的严重程度、醒来后不清醒、认知和躯体症状[120]。纤维肌痛症以前被认为是与炎症或肌肉疾病相关的外周介导性疼痛，但现已证明它可能是中枢神经递质功能障碍的表现。纤维肌痛症患者既往更可能有过创伤事件，如车祸或儿童期性侵害[121]。有研究显示纤维肌痛症患者中枢神经系统神经递质失衡，兴奋性递质增多，包括谷氨酰胺（增加2倍）和P物质（增加3倍）；而抑制性递质如NE和5-HT减少。与对照组相比，纤维肌痛症患者在较低强度和较低刺激频率有更强的痛觉，痛觉的幅度更大、时间更长[122]。输入可能来自外周，也可能由中枢应激源刺激触发[123]。对于低刺激的高敏感性似乎是导致这些患者持续性疼痛的原因之一[124]。这可能是普遍的，症状似乎主要受个人压力

源、伤害性刺激（痛觉过敏）和非伤害感觉刺激（痛觉异常）的过度反应的影响。纤维肌痛症作为一种功能性疼痛综合征，与其他需要症状管理的合并症相关，需要对症处理，即使对这些症状的治疗可能不会直接有利于与该综合征相关的标志性触痛，用于评估纤维肌痛症对日常生活和功能影响的工具称为纤维肌痛症影响问卷（Fibromyalgia Impact Questionnaire，FIQ）（图55-6）[125]。

纤维肌痛症

案例55-6

问题1： G. R.，女，38岁，她的症状是从颈部到臀部以下长期广泛性肌肉疼痛，严重时也会头痛。自述在一次车祸中遭受颈椎挥鞭伤后开始发生疼痛。她描述了睡眠困难、注意力不集中和疲劳。大多数日子里疼痛分级为8级（共10级）。她平时在家兼职从事抄写工作，没有发现可以缓解疼痛的方法。体力活动可加重疼痛，因此她不做锻炼。当她有压力时，疼痛也更严重。她先前曾被告知患有纤维肌痛症，其他人则告诉她这些都是她的"幻觉"。既往史包括抑郁和IBS病史。曾试用过布洛芬、环苯扎林、SOMA（卡立普多，carisoprodol）、对乙酰氨基酚，均未能缓解。现在她服用曲马多50mg，每次1片，每日4次，能得到20%的疼痛缓解。同时服用舍曲林治疗抑郁。G. R.已婚，有3个孩子。每日抽烟1包。否认饮酒及药物滥用史。她的母亲和姐姐有纤维肌痛症及抑郁症。触诊时双侧脊椎旁肌肉、双侧斜方肌和肩胛提肌以及双侧臀肌有弥漫性压痛。可引出数个压痛点。唯一有明显变化的实验室指标是维生素D 24ng/ml（正常值>30ng/ml）。

请问G. R.哪些临床表现支持功能性疼痛综合征的诊断？

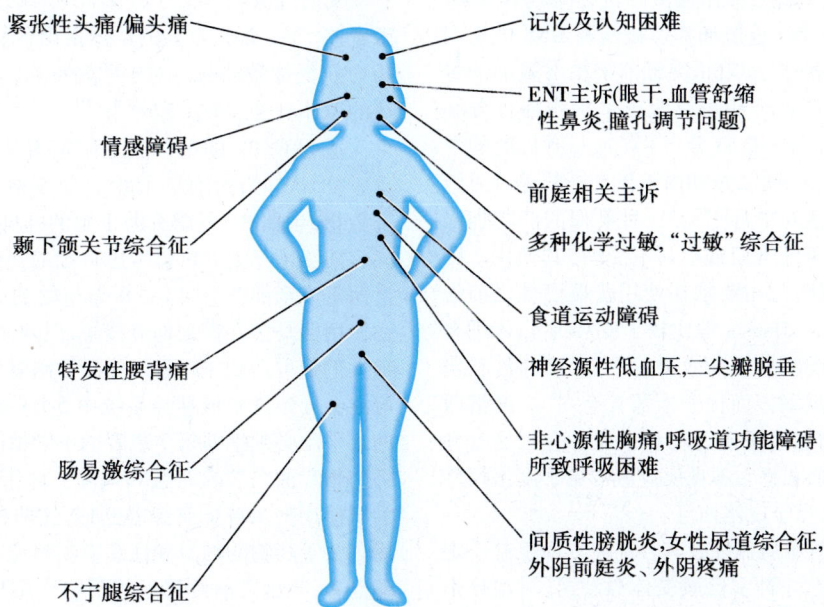

图55-6 与纤维肌痛症重叠的系统性疾病。来源：Clauw DJ. Fibromyalgia. In：Fishman SM et al, eds. *Bonica's Management of Pain.* 4th ed. Philadelphia, PA：Lippincott Williams & Wilkins；2010：474.

考虑到她的弥漫性疼痛已持续 3 个月且由创伤事件（车祸）引起，G. R. 很可能患有纤维肌痛症。她睡眠较差、疲劳，有抑郁及 IBS 等合并症。体格检查有广泛的肌肉骨骼压痛，包括但不限于身体两侧、腰部上下纤维肌压痛点。她体内的维生素 D 水平属于轻度缺乏。

案例 55-6，问题 2： 哪些药物及非药物治疗可推荐给 G. R. ？

目前有几个关于治疗纤维肌痛的循证指南发表[126-130]。这些指南推荐采用药物及非药物联合的多学科治疗方法。由于目前研究显示纤维肌痛与神经递质失衡有关，因此最有效的治疗方式即针对该机制。抗抑郁药物可通过增加中枢神经系统 5-HT 及 NE 的水平来减轻疼痛和改善功能。三环类药物（最常用的为阿米替林）已被证明可适度改善疼痛、睡眠不佳，并在一定程度上改善疲劳及健康相关的生活质量（health-related quality of life，HRQOL）。SSRIs 对疼痛、抑郁、HRQOL 有一定的帮助，但其效果很小[131]。度洛西汀和米那普仑都属于 SNRIs，且都被 FDA 批准用于纤维肌痛症。米那普仑的 NE 活性比度洛西汀更强，但两药的治疗效果相当。这些药物都可以改善疼痛评分、FIQ 评分、身体机能和总体幸福感[132,133]（表 55-14）。

表 55-14

纤维肌痛症的药物治疗

药物	口服剂量	不良反应	注意事项
阿米替林	25～50mg qhs	口干，便秘，尿潴留，直立性低血压，嗜睡	老年患者慎用
环苯扎林	10～30mg qhs	口干，便秘，尿潴留，嗜睡	老年患者慎用
度洛西汀[a]	30mg/d×1 周，然后 60mg/d	恶心、口干、便秘、疲劳、出汗、厌食	监测肝转氨酶
米那普仑[a]	12.5mg/d×1 日，随后 12.5mg bid×2 日，25mg bid×4 日，然后 50mg bid，直至 100mg bid	恶心，头痛，便秘，失眠，潮热	监测血压、心率
普瑞巴林[a]	75mg bid，直至 150mg tid	嗜睡，头晕，浮肿，认知功能障碍	肾损害者酌情减量
加巴喷丁	300mg qhs，直至 600mg tid	嗜睡，头晕，浮肿，认知功能障碍	肾损害者酌情减量

[a] FDA 批准用于治疗纤维肌痛症。

Bid，每日 2 次；qhs，每晚睡前；tid，每日 3 次。

加巴喷丁类药物已被证明可以降低兴奋性神经递质尤其是谷氨酸的活性。普瑞巴林作为一种抗痉挛药于 2007 年被 FDA 批准用于治疗纤维肌痛症。该药与 CNS 电压门控钙通道 α2δ 亚单位相结合，阻止突触前末梢谷氨酸的释放（见图 55-3）。该药已被证明可以改善平均疼痛评分和患者的感觉，但未能改善 FIQ 评分[134,135]。一项长期的开放性研究显示，与安慰剂相比，短期内效果良好的患者可维持其疼痛改善状态长达 6 个月[136]。一种类似的药物加巴喷丁尚未正式批准用于纤维肌痛症，但已支持其使用。因为其费用较低，一些保险公司要求在使用普瑞巴林之前先尝试使用加巴喷丁[137]。Hauser 等比较了度洛西汀、米那普仑和普瑞巴林用于纤维肌痛症的效果，发现度洛西汀和普瑞巴林在改善疼痛及睡眠方面优于米那普仑[138]。度洛西汀对于改善抑郁症状较好，普瑞巴林和米那普仑则更有利于改善疲劳症状。头痛和恶心不良反应更常见于度洛西汀及米那普仑，腹泻更常见于度洛西汀。

其他药物治疗在纤维肌痛症及其合并症方面也有一定的受益，包括普拉克索，一种多巴胺受体激动药，对治疗不宁腿综合征症状以及疼痛和疲劳都有好处[139]。NSAIDs、对乙酰氨基酚和阿片类不推荐用于纤维肌痛症[126-130]。事实上，Goldenberg 等进行了文献综述，并没有发现阿片类药物对纤维肌痛症有效的证据。该研究显示，纤维肌痛症患者接受阿片类药物治疗的临床结局比接受非阿片类治疗的患者差[140]。最近发表的数据指出，低剂量纳曲酮（阿片类药物 μ 受体激动药），对于减轻疼痛，以及改善对生活和情绪的总体满意度有一定效果[141]。

适合 G. R. 的第一步是制定多学科治疗方案，包括物理康复、认知行为治疗、治疗药物调整。她正在服用的抗抑郁药物（舍曲林）可能有助于她的抑郁，但对她的纤维肌痛症可能帮助不大。可以考虑将她的药物调整为 SNRI，如度洛西丁或米那普仑，但必须先与她的心理医生商议。她正在使用曲马多并得到部分缓解，但未使用到最大剂量（每日最大剂量可达到 400mg）；然而她同时服用了 SSRI 类药物，可能会导致她中枢神经系统中 5-HT 浓度上升到一个危险的水平。必须根据每个患者的不同情况来权衡联用抗抑郁类药物和曲马多的获益和风险。由于她有睡眠问题，可以尝试使用阿米替林或普瑞巴林，这两种药都具有镇静副作用。关于药物的剂量和注意事项参见表 55-8。推荐使用普瑞巴林，与她之前使用过的药物作用机制不同。如果治疗费用有问题，她可以试用加巴喷丁作为替代。同时应使用维生素 D 补剂来纠正轻度降低的维生素 D 水平。虽然对补充维生素 D 并无有力的证据支持，但纠正她的维生素 D

缺乏几乎没有害处。

Bernardy 等对纤维肌痛症的认知行为疗法做过一项系统性回顾，发现该疗法可以改善疼痛的应对能力、减少抑郁情绪、减少就医次数[142]。Hauser 等对不同形式的有氧运动进行 meta 分析发现，每周 2~3 次低到中等强度的陆上和水上有氧运动，持续 4 周以上时可改善抑郁情绪并提升健康相关生活质量评分（Health-Related Quality of Life）及机体舒适度。如果患者在家中继续锻炼，就能保持这种状态[143]。水上训练对于改善成人纤维肌痛症患者的症状、全身健康和体能有益[144]。Luciano 等发现，相比于 FDA 批准用于成人纤维肌痛综合征患者的常规药物，认知行为疗法的成本效益更高[145]。

心理合并症和阿片类风险管理

案例 55-7

问题 1： M. T.，女性，33 岁，慢性腹痛。她在 13 岁月经初潮后首次出现反复发作的腹痛。21 岁时，她被诊断为继发于饮酒的急性胰腺炎。她曾经使用过加巴喷丁、舍曲林、曲马多、氢可酮/对乙酰氨基酚，但疼痛仍然持续。她接受过多种方式的腹痛诊断评估，但所有结果均为阴性。在过去 1 年里，M. T. 由于严重腹痛 8 次去急诊科就诊，通常接受静注氢吗啡酮治疗，然后带 1 周使用量的羟考酮/对乙酰氨基酚出院。除了急诊外，去年她还因腹痛 3 次住院。

今天，M. T. 在诊所接受初级保健医生为她治疗慢性疼痛，也就是她描述的"持续疼痛"。在过去 2 年里，M. T. 的保健医生一直为她开具羟考酮与阿片类药物协议，以减少她去急诊科治疗疼痛。M. T. 认为目前她重度疼痛时，每 4 小时口服羟考酮 5mg 是不够的，希望将其 30 日供应量由 180 片增加到 240 片。

她的医生自开始阿片治疗以来，一直关注 M. T. 的功能状态。尽管在过去 2 年里，M. T. 的 30 日羟考酮用量增加了 3 次，但疼痛的改善仍不明显。就诊时，M. T. 有时情绪不稳定，谈及其疼痛时泪流满面，但强调自己并不抑郁。她说，她在感觉"有压力"时饮用一到两杯"高球"（威士忌加苏打水），以帮助放松，大约每周 2 次。M. T. 否认吸烟及滥用药物。由于疼痛导致她难以正常工作，她目前处于失业状态，正在寻求永久残疾的证明，因为疼痛妨碍了她的工作能力。体格检查除了弥漫性腹部压痛之外并未发现明显异常。

M. T. 自己描述的腹痛，相关的临床意义是什么？

与腹痛相关的临床因素

M. T. 疼痛的自我报告与功能性腹痛（functional abdominal pain，FAP）一致。FAP 在女性中更为常见，高发于 40~50 岁之间。FAP 患者工作缺勤率较高，且就诊频率高[114,146]。腹痛超过 6 个月，且与胃肠道功能无关，是 FAP 诊断的主要特征。随着时间的推移，患者的日常活动通常会减少。区分 FAP 与其他胃肠道疾病（如胰腺炎）的主要

标准是该病持续疼痛，与摄食或排便无症状关联。当疼痛持续时间较长，并表现为影响患者生活的与症状相关的行为时，更容易出现心理障碍（表 55-15）[117,146]。

表 55-15

功能性腹痛症状相关的患者行为

通过语言或非语言的方式表达不同程度的疼痛
紧急报告的强烈症状与现有的临床和实验室数据不成比例
最小化或否认社会心理因素、焦虑、抑郁的作用；将焦虑或抑郁症状归因于疼痛
要求进行诊断试验或手术去证实疾病是"器质性"的
注意力集中于症状的完全缓解
频繁地寻求医疗援助
对自我管理中不负责任
在已实施其他治疗方案情况下，仍然要求使用麻醉性镇痛药

从生理学角度看，M. T. 腹痛很可能是由与月经及胰腺炎相关的躯体和内脏成分共同引起的。在 FAP，当疼痛症状频繁发生并伴有应激源时，疼痛调控发生改变的主要机制与内脏传入中枢如前额叶、扣带皮层和边缘结构等（如大脑中认知及情绪中枢）的信号放大不能抑制有关。这种对疼痛的内稳态抑制的失调与调控下行传导通路的 5-HT、NE、脑啡肽以及其他神经肽低水平有关。在 FAP 中识别肠-脑轴对于理解患者的临床表现、改善诊断方式和改进治疗策略至关重要[15,113]。

功能性腹痛的治疗

案例 55-7，问题 2： 目前对于 FAP 的药物治疗有什么建议？哪种治疗方式对 M. T. 最有效？

对 FAP 患者的药物治疗多为经验性的，不是基于精心设计的临床试验的结果。临床试验还没有针对该诊断实体。因此，其治疗方式通常是参考其他慢性疼痛的治疗数据设计的。治疗的基石依赖于患者与医师之间的有效关系。本例中，医师需要倾听 M. T. 的意见，但安排测试、医疗干预和药物治疗时，要确立现实和一致的限制。M. T. 需要积极参与疼痛管理计划，并负起自我管理的责任[117,146]。

抗抑郁药，如每日低剂量的 TCAs，由于对去甲肾上腺素及血清素均有影响，在治疗 FAP 疼痛和抑郁时可能是有用的[147]。在其他慢性疼痛状态下，TCAs 相比 SSRIs 有更好的效果[128]。具有 5-HT 及 NE 再摄取活性的药物（如 SNRI 文拉法辛及度洛西汀）被认为可以有效缓解躯体疼痛，可能对 FAP 有效。为了保证治疗的依从性，M. T. 需要

确认,抗抑郁药不是简单地为治疗抑郁而开具的。医师教育患者抗抑郁药在治疗疼痛中的作用是很重要的。患者教育资源,如图表,有助于向患者展示治疗疼痛的生理学基础及描述下行抑制通路[117,148]。

成瘾风险

> **案例 55-7,问题 3:**目前对于 M. T. 使用酒精及逐渐增加的阿片类使用存在忧虑。M. T. 阿片类成瘾的风险如何?

阿片类药物使用行为是根据药物滥用的风险分层的。异常的药物使用行为范围很广,从提示上瘾可能性低的,例如由医疗提供者偶尔批准增加阿片类药物剂量,到那些暗示成瘾可能性大的行为,如注射口服制剂。表 55-16 列出了阿片类药物误用的危险因素[148,150]。其他重要但不太一致的危险因素包括与疼痛相关的功能障碍,如睡眠障碍、心理健康问题、儿童性侵犯或忽视史和法律问题等[151,152]。关于性别,报告有重大情绪问题的慢性疼痛妇女,阿片类滥用的风险更高[153]。

表 55-16
阿片类药物成瘾的危险因素[149,150]

酒精或非法药物滥用并存
工作能力、家庭或社交能力衰退的证据,似乎与吸毒有关
注射口服剂型
不顾警告多次剂量升级或其他不依从治疗的行为
从非医疗途径获取处方药
伪造处方
尽管有明确的生理或心理影响的证据,仍然反复抵制调整治疗
多次向其他医师或急诊科寻求处方
出售处方药
从他人处窃取或借用药品

M. T. 有多种行为,其中一些行为更能说明成瘾,如同时饮酒,而其他行为则可以根据 FAP 的病因来解释。例如,用于疼痛验证的高医疗利用率在 FAP 患者中很常见。此外,由于疼痛缓解不明显导致她希望使用更高剂量的阿片类药物,也提示产生了耐受性(表 55-17)[149,154]。

目前对于 M. T. 最值得担忧的是酒精的使用。这同样会增加阿片类药物的副作用,尤其是镇静及呼吸抑制。已有许多报道证实了酒精滥用和阿片类药物成瘾之间的关系[155,156]。指南强烈推荐,医师在治疗慢性疼痛时对物质滥用、误用、成瘾等进行风险评估[50]。

表 55-17
与阿片类药物使用有关的术语[149,154]

类别	定义
误用	不按开处方的原因、剂量或频率服用药品,非医用途或非处方目的使用药品。例如,改变剂量或分享药品,可能导致有害或潜在有害的结果
滥用	药品误用造成不良后果,包括以非法或对自己或他人有害的方式使用某种物质改变或控制情绪或精神状态。潜在的有害后果包括事故、受伤、暂时的意识丧失、法律问题和增加传染病风险的性行为
成瘾	一种原发的、慢性的、神经生物学疾病,遗传、社会心理和环境因素影响其发展和表现。其特征包括以下一种或多种行为:对使用药品失去控制、强迫性使用、不顾伤害继续使用和心理渴求
生理依赖	由于突然停药、剂量快速减少、血药浓度降低或使用拮抗剂而导致的一种被药物戒断综合征所支配的状态
假性成瘾	表面上与成瘾相似,但实际上由缓解疼痛的渴望所驱动的一种药物使用行为(如不停地看时间以确保"按时"使用药物以使疼痛不至于变得严重)[5]
耐受性	由于药物暴露引起的变化导致的一种或多种阿片类效应随时间而减弱的状态

长期阿片类治疗的评价

> **案例 55-7,问题 4:**尽管 M. T. 的初级保健医生有所担忧,但她仍然希望继续阿片类药物治疗。M. T. 适合阿片类药物长期治疗吗?

美国疾病控制中心发布针对阿片类药物治疗的新建议,支持在开始治疗之前与患者一起制定包含切实可行的镇痛和功能目标及风险超过获益时停药的治疗计划。只有当镇痛及功能改善的获益超过患者安全性风险时才应继续阿片类药物治疗[50]。对于 M. T.,即使最终目标是停止阿片类治疗,也应建立一份疼痛协议。目前有许多文献给出了关于医师及患者之间建立长期阿片类治疗(chronic opioid therapy,COT)书面协议的信息和指南。

COT 书面知情同意书应当包括治疗目标、阿片类药物处方及使用方式、对随访和监测的期望、COT 的替代方案、对伴随疗法的预期、逐渐减量并停药的可能性[150]。减量或停药的指征包括阿片类药物不能达到治疗目标、难以耐受的不良反应、反复或严重的药物相关异常行为。协议对患者依从性的要求包括计数药片以监控过量使用、随机尿药筛查非法物质或从其他途径获得的阿片类药物，必要时控制处方限量以帮助患者控制药物使用（限制数量，每2周处方1次）。在此案例中，M. T. 并没有达到逐渐减少急诊就诊次数的治疗目的，她继续在治疗期间使用酒精，尽管阿片类药物对她的疼痛没有效果，但她一直拒绝尝试其他治疗。这些行为表明，M. T. 并不适合COT。

基于患者特征的评估阿片类药物误用潜在风险的筛查工具有助于确定患者是否适合进行COT。评估药物相关行为异常危险的患者自我报告问卷，包括疼痛患者阿片类药物筛查与评估表（Screener and Opioid Assessment for Patients with Pain, SOAPP）（第1版）、SOAPP 修订版（SOAPP-R）及 ORT[150,154,157]。

由医师实施的"DIRE 评分"，用于评估阿片类药物治疗的可能效果及危害[158]。在 M. T. 案例中，她的 DIRE 评分是10分，意味着她并不适合长期阿片类药物治疗。M. T. 的 DIRE 分数和评估参见表55-18。

表 55-18

患者 M. T. 的 DIRE 评分

分数	因素	解释
1	诊断	1＝良性慢性疾病，几乎无客观发现或无确切的临床诊断（如纤维肌痛综合征，偏头痛，非特异性背痛）
1	难治性	1＝尝试过较少治疗措施，患者在疼痛管理过程中消极被动
7	风险 心理因素 物质滥用 可靠性 社会支持	心理因素+物质滥用+可靠性+社会支持 2＝中等程度的人格或心理健康冲突（如抑郁或焦虑） 1＝活跃的或最近使用非法药物，过量饮酒，或处方药滥用 2＝偶尔依从性较差，但总体依从性较好 2＝人际关系或生活角色的弱化
1	疗效评分	1＝尽管使用中到高剂量的阿片类药物，但机体功能较差，疼痛缓解不明显
10	总分	7～13分：不适合长期阿片类药物治疗 14～21分：适合长期阿片类药物治疗

DIRE：诊断（diagnosis），难治性（intractability），风险（risk），疗效评分（efficacy score）。
来源：Chou R et al. Clinical guidelines for the use of chronic opioid therapy in chronic noncancer pain. *J Pain*. 2009;10:113.

中止阿片类药物治疗

案例 55-7，问题 5： 作为疼痛管理计划的一部分，M. T. 将停止使用阿片类药物。应采取什么适当措施可以安全地停止 M. T. 的阿片类药物治疗？

指南强烈建议医师在患者出现重复性异常药物相关行为，治疗没有向预期目标进展或出现不可耐受的药物不良反应时，停止患者的阿片类药物使用[50,150]。当长期使用阿片类药物的患者逐渐停药时，应当考虑患者服用阿片类药物的时间长短。停药方法包括从每周减少10%用量的缓慢方式到每隔几日减少25%用量的快速方式。目前缺乏关于减药速度的指导意见，但缓慢减量更有助于避免阿片类药物戒断带来的不适症状[150,157]。

关于选择短效阿片类药物还是长效阿片类药物，以及逐步减量过程中选择按需给药还是定时给药，并无充分的证据给出推荐[159]。在该病例中，M. T. 的羟考酮应在2个月内缓慢减量至停药。同时开始心理治疗，进行压力管理

和咨询酒精的使用。M. T. 需要监测是否有戒断症状或体征，包括焦虑、心动过速、出汗，以及其他自主神经症状。如果发生戒断症状，可口服可乐定0.1～0.2mg，每日2次，以减轻症状[160]。

认知行为疗法

案例 55-7，问题 6： M. T. 的疼痛管理应当辅以什么样的非药物治疗？

心理咨询及认知行为疗法（cognitive behavioral therapies, CBT）是成功管理患者的关键组成部分。从心理途径到 CBT 都有益于 FAP 治疗。CBT 通常将压力管理、问题解决、目标设定、活动节奏和自主性整合到一个疼痛自我管理的策略中。生物反馈、冥想、引导意象和催眠都可以纳入 CBT 计划（表55-19）。目标是帮助患者获得希望感和智慧感，并培养积极的应对技巧[161]。

辅助和替代疗法，如脊柱推拿、按摩和针灸，也常用于慢性疼痛患者，但支持其在 FAPS 使用的数据有限。经

皮神经电刺激也被尝试用于 FAPS 的患者,但其结果还不确定[148,161]。

表 55-19

认知行为疗法[161]

冥想——有意识地自我调节,将注意力集中于身体内部或外部的特定部分

生物反馈——自我调节技术,教患者如何对加重疼痛的生理过程实施控制。生物反馈设备以视觉或听觉信号的形式传递生理反应,患者可从电脑显示器进行观察。通过练习,患者学会如何通过操纵视觉或听觉信号来控制和改变自身的生理反应

引导意象——可以帮助疼痛患者放松并获得控制感和分散注意力的有效方法。这些方法包括产生不同的心理意象,该意象可由患者自己诱发或在治疗师的帮助下诱发

催眠——一种提高意识和集中注意力的状态,可以用于调控对疼痛的感知

癌痛及症状管理

疼痛是癌症患者最常见和最恐惧的症状之一。癌痛定义为因癌症治疗或肿瘤生长而直接导致的疼痛。在癌症治疗过程中,35% 到 56% 的患者会感到疼痛,其中三分之一的患者会经历严重疼痛[162,163]。癌痛的类型可分为躯体疼痛、神经性疼痛或内脏疼痛。大约半数的癌痛是躯体疼痛,由骨骼、肌肉、韧带、皮下组织或皮肤引起。

躯体疼痛常发生于乳腺癌、泌尿系统肿瘤、骨转移和淋巴系统恶性肿瘤。神经性疼痛可能由手术、癌症化疗、放疗、带状疱疹和晚期头颈部癌症等肿瘤进展引起。内脏疼痛常见于胃肠道肿瘤[163,164]。

与早期癌症患者相比,64% 的晚期癌症患者报告疼痛的频率和程度都有所增加[163]。影响疼痛程度的因素包括原发性肿瘤、疾病分期、转移的位置、合并症[164,165]。每一种疼痛都应当评估发作时间、躯体定位、进展模式、身体功能损害、心理影响以及其他相关症状,如恶心、疲劳、气促、便秘和精神状态变化。

癌痛的初始治疗基于患者报告的疼痛程度。开始镇痛药物治疗时应当考虑的因素包括疼痛的病因、患者的耐受性(如阿片类药物的剂量)、给药环境以及既往镇痛药物疗效或产生不良反应的经验。总的来说,轻度疼痛(如疼痛评分<4 分,最严重 10 分)可以用非阿片类药物或非阿片类药物联合低剂量阿片类镇痛药进行治疗;中至重度疼痛(如疼痛评分>4 分,最严重 10 分)通常需要使用更高剂量的阿片类镇痛药。神经性疼痛的治疗,可能需要使用抗痉挛药或抗抑郁药。神经阻滞和侵入性手术可作为传统药物治疗无效的疼痛的治疗方式[165]。

癌痛症状和治疗

癌痛病因学

案例 55-8

问题 1: L. V.,男性,58 岁,2 个月前被诊断为Ⅳ期声门下鳞状细胞癌。肿瘤为局部晚期并侵袭多个颈部淋巴结。他进行了改良的颈部切除术,切除原发肿瘤和淋巴结,同时保留了喉部。术后 3 周开始放、化疗,顺铂每 3 周 100mg/m² (第 1、22、43 日),以及体外放射治疗 7 周内共 70Gy。L. V. 目前接受放疗的第 4 周。尽管近期增加其口服长效吗啡剂量至 60mg,每日 2 次,并使用即释吗啡 10mg 口服,每 4 小时 PRN 以治疗爆发痛,但仍持续存在肩部及颈部疼痛。患者描述疼痛性质为"活动时突然的电击样感觉",疼痛评分为 6 分(最严重 10 分)。他还报告说,咽部越来越痛,以至于无法忍受吞咽,疼痛评分为 10 分。在与放疗医师会面时,L. V. 显得相当疲惫,昏昏欲睡。体格检查发现口腔黏膜干燥,口咽部有红斑及轻度溃疡;斜方肌和胸锁乳突肌轻度触摸痛,以左侧为著。

放疗医师要求进行实验室检查,结果如下:

常规化验:
钠离子:132mmol/L
钾离子:4.2mmol/L
氯离子:101mmol/L
CO_2:26mmol/L
阴离子间隙:5mmol/L
随机血糖:70mg/dl
尿素氮:28mg/dl
肌酐:1.5mg/dl
总钙离子:9.0mg/dl

全血细胞计数:
白细胞计数:7.1×10⁹/μl
红细胞计数:3.25×10⁶/μl
血红蛋白:14g/dl
血细胞比容:43%
平均血细胞体积:91×10⁶μl
平均血红蛋白:30pg/cell
平均血红蛋白浓度:33g/dl
血小板:369×10³/μl
中性粒细胞:5×10⁹/L
淋巴细胞:1.2×10⁹/L
单核细胞:0.2×10⁹/L
嗜酸性粒细胞:0×10⁹/L
嗜碱性粒细胞:0×10⁹/L

放疗医师决定让 L. V. 住院进行脱水治疗以及疼痛管理。请问,L. V. 疼痛可能的病因是什么?

L. V. 自述新近出现严重的喉咙痛和颈背部持续性疼痛。实验室检查排除了感染和骨髓抑制。他的肾功能可能因脱水和顺铂治疗而受损。引起 L. V. 疼痛的最可能原因

是最近的颈部手术和外放射治疗引起的黏膜炎。

L. V. 还存在手术后外周神经病变,其特点是肿瘤切除术后颈肩部电击样感觉。体检发现 L. V. 的颈肩部有明显的触摸痛,可能存在神经病变。颈部淋巴结切除术可能由于挤压、压迫、切口或炎症等导致神经损伤而引起神经病变。这导致异位放电和感受野的改变,引起神经兴奋和自发性电活动(如 wind-up)。神经元过度兴奋或许与钠离子通道的过度表达及 NMDA 受体的激活有关[166]。颈神经丛病变也可能导致不适。

像 L. V. 一样接受头颈部肿瘤放化疗治疗的患者,大约 45% 的人可出现黏膜炎[167,168]。放化疗直接影响上皮细胞和结缔组织的增殖,导致黏膜屏障的损伤和缺失。查体时,口咽部发红、溃疡,提示黏膜炎。化疗和靶向药物的不良反应提供了黏膜炎的体征和症状的信息,见第 94 章。黏膜炎相关的疼痛取决于组织损伤的程度、痛觉感受器的致敏以及炎症和疼痛介质的激活。L. V. 抱怨喉咙痛,限制了他的吞咽能力,是黏膜炎的常见表现。在接受放疗的头颈部癌症患者中,疼痛的严重程度评分直接与黏膜炎相对应,通常在第 3 周加重,第 5 周达到峰值,并在治疗结束后持续数周[166]。

此外,L. V. 可能还具有顺铂相关的神经毒性症状。大约 30%~40% 的患者可能由于顺铂直接导致的神经元 DNA 损伤和细胞凋亡,从而出现感觉丧失。神经毒性是所有铂类药物的剂量限制性不良反应。累积剂量达到或超过 $400\sim500mg/m^2$ 的患者可发生外周毒性[169]。所有的感觉类型都可能受到影响,但大纤维的功能缺失常常较突出。持续性感觉迟钝性疼痛(即,一种不愉快的感觉异常,可自发也可诱发)则是一种迟发现象,停止使用顺铂后可能持续几个月。

> **案例 55-8,问题 2:** L. V. 开始使用患者自控镇痛装置(PCA)静注氢吗啡酮治疗,平均用量 14mg/d。现在疼痛评分为 4 级(共 10 级)。由于黏膜炎和口腔干燥引起吞咽困难,他放置了胃管以摄取营养。计划将静注氢吗啡酮改为芬太尼透皮贴剂。请问 L. V. 起始治疗时芬太尼剂量应为多少?应如何使用?

芬太尼透皮给药剂量计算

多年来,世界卫生组织(WHO)的阶梯镇痛疗法一直作为癌痛管理的指南[170]。阶梯镇痛疗法是阶梯式逐步升级镇痛药物。初始治疗使用对乙酰氨基酚、NSAIDs 及一些辅助药物(如联合使用抗痉挛药和抗抑郁药以治疗神经痛)。如果疼痛评分超过 4 分(共 10 分),可以考虑加用弱阿片类镇痛药。对于重度疼痛,推荐强阿片类镇痛药如吗啡、氢吗啡酮、芬太尼、羟考酮作为阶梯疗法中的第三级药物。这种方法的缺点是,癌痛的进展很少像 WHO 指南推荐的那样阶梯式进展。因此,包括 APS、美国国家综合癌症网络(National Comprehensive Cancer Network)、美国癌症协会(American Cancer Society)在内的组织根据对患者的评估、制定个性化疼痛治疗方案和症状管理,提出了不同的癌痛管理策略[42,165,171]。

开始静注氢吗啡酮之前,L. V. 有重度的咽喉疼痛(10 分),中度到重度的颈肩部疼痛(6 分)。由于疼痛的严重程度及吞咽困难,使用 PCA 进行阿片类药物静脉治疗是适当的。氢吗啡酮没有活性代谢物会在肾功能不全时蓄积,因此是静脉给药阿片类药物合适的选择。芬太尼透皮贴剂可以提供持续释放的阿片类药物,便于使用,因此是 L. V. 最终门诊疼痛管理的极好选择[172]。Kadian 是一种缓释吗啡胶囊,可以打开胶囊将内容物与水一起通过胃管给药[173]。L. V. 使用该制剂的局限性包括,患者自行给药时需对胃管进行操作,如果持续存在肾功能不全,其代谢产物蓄积可引起吗啡的副作用。

芬太尼透皮贴剂适用于阿片类药物耐受患者与稳定的慢性疼痛患者。阿片类耐受患者指每日口服吗啡 60mg、羟考酮 30mg 或至少氢吗啡酮 8mg 或其他等量阿片类药物达到或超过一周的患者[174]。与阿片类药物相关的呼吸抑制更可能发生在初治患者、术后疼痛患者或按需使用阿片类的间歇性疼痛或轻微疼痛患者[172,174]。在这次住院之前,L. V. 每日口服长效吗啡 120mg,外加口服即释吗啡治疗爆发痛。因此 L. V. 是使用芬太尼透皮贴剂的合适人选。

L. V. 需要通过使用等效镇痛剂量近似的静脉内氢吗啡酮的剂量来确定芬太尼的透皮给药方案。两种不同阿片类的剂量(或同一阿片类的两种不同给药途径),如果可以提供相同程度的止痛效果,则视为等效剂量。表 55-20 给出了阿片类药物的等效剂量[42,174]。L. V. 的静注氢吗啡酮转换为芬太尼透皮贴剂(多瑞吉)的计算过程见图 55-7。

表 55-20

阿片类药物的等效剂量[42,179]

阿片类药物	等效镇痛剂量/mg		持续时间	注释
	口服(PO)	胃肠外途径(IV)		
吗啡	30	10	IM/IV/SC 3~4 小时	阿片类镇痛药的比较标准
			口服短效 3~6 小时	严重肾功损害患者不推荐使用吗啡
氢吗啡酮(Dilaudid, Exalgo)	7.5	1.5	IM/IV/SC 3~4 小时	长效制剂每 24 小时给药 1 次
			口服短效 3~6 小时	可用于肝、肾功能受损的患者

表 55-20

阿片类药物的等效剂量[42,179]（续）

阿片类药物	等效镇痛剂量/mg		持续时间	注释
	口服（PO）	胃肠外途径（IV）		
芬太尼[179]（fentanyl）		0.05~0.1	IV/SC 1~2 小时	芬太尼透皮转换示例见图 55-7。跨黏膜及口腔膜剂的等效镇痛剂量转化比例尚未建立。可用于肝、肾功能损害患者
羟考酮（oxycodone）	20		口服短效 3~6 小时	奥施康定（控释片）每 8~12 小时给药 1 次 可用于肝、肾功能损害患者
丁丙诺啡[174,175]（bu-prenorphin）	0.3（SL）	0.4		有舌下片、舌下膜、透皮贴剂、注射剂 Suboxone（丁丙诺啡/纳洛酮）仅限于治疗阿片类药物依赖。系部分激动剂，不推荐用于癌痛管理
哌替啶[42,174]（meperi-dine）	300	100		不推荐常规临床使用，去甲哌替啶是一种有毒代谢产物，可导致焦虑、震颤、肌阵挛以及癫痫全面性发作

SL，舌下；SC，皮下；PO，口服；IV，静脉注射。

步骤1：
确定需要转换的阿片类药物24小时总剂量。对L.V.来说，其静注氢吗啡酮的24小时总剂量为14mg。

步骤2：
从表55-20中选择相应阿片类药物和给药途径的等效镇痛剂量比。计算公式如下：

$$\frac{“X”mg新阿片类药物每日总剂量}{mg现在使用的阿片类药物总剂量} = \frac{新阿片类药物的等效镇痛系数}{现在使用的阿片类药物等效镇痛系数}$$

对于L.V.氢吗啡酮的剂量转换，1.5mg静注氢吗啡酮相当于30mg口服吗啡：

$$\frac{“X”mg新阿片类药物每日总剂量}{14mg静注氢吗啡酮} = \frac{30mg口服吗啡}{1.5mg静注氢吗啡酮}$$

步骤3：
交叉相乘，以确定口服吗啡的每日总剂量。

(1.5)(X)=(14)(30)
1.5X=420
X=280mg口服吗啡

步骤4：
确定L.V.芬太尼透皮贴剂的剂量相当于280mg口服吗啡，使用60mg/d口服吗啡相当于25μg/h芬太尼透皮贴剂的转换比例进行计算。

$$\frac{“X”mg新阿片类药物每日总剂量}{280mg/d口服吗啡} = \frac{25μg/h芬太尼贴剂}{60mg/d口服吗啡}$$

(60)(X)=(280)(25)
X=116μg/h芬太尼贴剂

图 55-7 静注氢吗啡酮转换为芬太尼透皮贴剂

芬太尼透皮贴剂的研究人员和制造商开发了一些将吗啡转化为经皮芬太尼的表格。它们提供的剂量转换建议略有不同。多瑞吉具有较宽的吗啡剂量范围,可能导致癌痛患者芬太尼透皮贴剂剂量不足[174,176]。Breitbart 等推荐口服吗啡和芬太尼透皮贴剂的比例为 2:1(如 2mg/d 口服吗啡相当于 1μg/h 芬太尼透皮贴剂),但这会导致芬太尼的剂量较高,对老年患者可能过量[176]。Donner 等一项研究建议 60mg/d 口服吗啡相当于 25μg/h 芬太尼透皮贴剂,该剂量介于制造商表格与 Breitbart 等推荐的剂量之间[176-178]。Donner 的剂量转换比例因为较少出现过量或剂量不足,因此被多数人引用[178]。

按口服吗啡 60mg/d 相当于芬太尼透皮贴剂 25μg/h 剂量比例计算,L. V. 使用芬太尼透皮贴剂的剂量为 116μg/h(图 55-7)。由于目前 L. V. 的疼痛程度评分可以很好地维持在 4 分(最严重为 10 分),因此可以将其剂量四舍五入下调至最接近可获得的贴剂规格,即 100μg/h[179]。如果 L. V. 的疼痛没有得到有效控制,那么则应当四舍五入上调芬太尼透皮贴剂的剂量至最接近的可获得的贴剂规格[174]。

长时间接受阿片类药物治疗的患者可能对治疗效果表现出耐受性。但是,当改用另一种阿片类药物时,由于新的阿片类药物的药代动力学特性,耐受程度可能会发生变化(即对新阿片类药物的耐受性降低)。这种对新阿片类药物敏感性的变化称为不完全交叉耐受[174]。由于不完全交叉耐受,大多数阿片类药物在转换后剂量应下调 25% ~ 50%[42]。这例外的是美沙酮和芬太尼。美沙酮和芬太尼的转化比例已经考虑到不完全交叉耐受,因此通常不需要进一步减量[179]。因此,L. V. 不需要因为不完全交叉耐受而减少芬太尼透皮贴剂的剂量。

初始芬太尼透皮贴剂敷后,需要 12 小时达到最低有效血药浓度,36 小时可达到最大血药浓度。芬太尼透皮贴剂应当每 72 小时更换 1 次以维持稳态血药浓度。老年患者、恶病质患者和极度虚弱的患者因皮下脂肪不足,其药代动力学可能会改变(即释药速度更快),因此这些患者需要每 48 小时更换 1 次[176]。

应指导 L. V. 将芬太尼透皮贴剂贴敷在无破损、无刺激、无辐射的平坦皮肤表面,如胸部、背部、体侧或上肢等[174]。同时应当提醒他体温升高(如 40℃)时会出现释药过快的危险。芬太尼浓度升高可导致严重的呼吸抑制。L. V. 同时也应当注意避免使用外部热源,如电热毯、电热垫、日晒床、日光浴、热水澡、热浴缸、桑拿及加热水床等[174]。芬太尼透皮贴剂破损或裁剪后不能使用,因为这可能会增加芬太尼的吸收。应该告诉 L. V.,如果接触到贴剂内面的芬太尼凝胶应当立即洗手。

案例 55-8,问题 3: L. V. 应该如何将静注氢吗啡酮转换为芬太尼透皮贴剂?

芬太尼贴剂剂量转换

初始使用芬太尼透皮贴剂 6 小时后,应逐渐将静滴氢吗啡酮减少 50%;12 小时后应停止氢吗啡酮静脉给药和 PCA 的使用[174]。L. V. 可能需要使用短效(如即释剂型)阿片类药物直至达到芬太尼最大血药浓度。在 72 小时剂量间隔接近结束时发生的疼痛,可能需要额外的短效阿片类药物治疗。

案例 55-8,问题 4: 对于 L. V. 的爆发痛处理,有什么方法?

阿片类药物治疗爆发痛

爆发痛可分为自发性疼痛(常为特发性疼痛,在没有已知刺激的情况下发生)、事件性疼痛(继发于某种患者可能或不可能控制的刺激)、剂量末期疼痛(如阿片类长效制剂剂量间隔结束时的疼痛)[174]。事件性疼痛可以通过教育患者在疼痛发作前 30 分钟使用短效阿片类药物控制。自发性爆发痛则需要在疼痛出现时尽快使用短效阿片类药物。对于使用 ER/LR 阿片类长效制剂出现剂量末期疼痛的患者,APS 指南推荐根据需要每 2 小时补加相当于每日总量 5% ~ 15% 的短效阿片类药物[42]。短效阿片类药物/对乙酰氨基酚有对乙酰氨基酚的最大剂量限制,以避免肝毒性,因此,其镇痛效能存在上限。需要大剂量控制爆发痛的患者,应该使用普通短效阿片类药物(如吗啡、羟考酮、氢吗啡酮)。

对于 L. V. 来说,在终止静脉注射氢吗啡酮之前,应使用短效阿片类药物溶液治疗爆发痛。短效阿片类药物可以溶液的形式通过胃管给药;如果 L. V. 可以耐受吞咽,也可以口服片剂给药。他的肿瘤医师倾向于使用口服吗啡溶液治疗爆发痛。由于芬太尼透皮贴剂的每日总剂量接近于每日口服吗啡 280mg(见图 55-7),故每日吗啡总剂量的 10% 为 28mg。如果 L. V. 最终使用吗啡片剂,用药剂量应当四舍五入到最接近的短效片剂的含量 30mg。

如果每日需要超过 2 次补加 30mg 短效吗啡才能控制 L. V. 的疼痛,应考虑上调芬太尼透皮贴剂的剂量。如果患者疼痛评分为 4 分或以下,或每日补加吗啡剂量不超过 4 次,那么芬太尼透皮贴剂增加的剂量应等同于每日补加的短效阿片类药物的总剂量。中度至重度疼痛则需要将每日剂量增加 50% ~ 100%[179]。

芬太尼经口腔和鼻黏膜途径给药已被批准用于癌痛患者的爆发痛管理。两种制剂的剂量是通过滴定法确定的(即从最低剂量开始并根据疼痛的缓解程度逐渐加量),而不是按每日总剂量的百分比来确定[179,180]。芬太尼黏膜即释制剂的等效镇痛剂量见表 55-21。由于 L. V. 放疗后口腔黏膜干燥会影响吸收,因此不宜首选经口腔黏膜途径给药。口干症是头颈部放疗的常见问题,80% 的患者在治疗第 7 周时出现。与口干症有关的问题包括说话困难、咀嚼困难、吞咽困难、感染、口腔疼痛和龋齿。有报道显示,高达 64% 的患者在接受放疗 3 年后可能会经历中度至重度的口干症[169,181]。第 94 章化疗和靶向制剂的不良反应,提供了黏膜炎和口干症的局部治疗信息。

案例 55-8,问题 5: L. V. 现已完成了放化疗,黏膜炎疼痛已经解决。他的颈肩部仍然有持续性烧灼样神经病理性疼痛,疼痛评分为 10 分中的 8 分,每日使用芬太尼透皮贴剂 100μg/h,同时口服 5 剂即释吗啡,每剂 30mg。他还口服加巴喷丁 900mg,每日 3 次;双肩处使用 5% 利多卡因贴剂。L. V. 的肿瘤医师想改用口服美沙酮治疗神经病理性疼痛。请问口服美沙酮起始剂量应为多少?

表 55-21

Actiq(芬太尼口颊片)和 Fentora(芬太尼口颊贴剂)等效镇痛剂量

Actiq 当前剂量/μg	Fentora 初始剂量/μg
200	100
400	100
600	200
800	200
1 200	400
1 600	400

美沙酮剂量计算

美沙酮(methadone)是一种对 μ 受体及 δ 受体具有镇痛活性的阿片类激动药。它对 5-HT 和 NE 再摄取的抑制作用及对 NMDA 受体的拮抗作用不同于其他阿片类药物,适用于神经性病理性疼痛患者。当患者对其他阿片类药物反应不佳或出现难以耐受的不良反应如谵妄、肌阵挛、恶心时,可推荐转为使用美沙酮。由于芬太尼透皮贴剂及其他辅助镇痛药包括加巴喷丁和利多卡因贴剂对 L. V. 的神经病理性疼痛疗效不佳,因此值得试用美沙酮。关于神经病理性疼痛的治疗参见案例 55-4。

与短效阿片类药物不同,美沙酮的半衰期长达 15~60 小时,作用时间为 6~12 小时[42]。与其他阿片类等效镇痛剂量计算方法不同,美沙酮的剂量转换不是成比例的。旧的阿片类药物剂量表列出单一转换因子为口服美沙酮 20mg(或静脉注射美沙酮 10mg)相当于口服吗啡 30mg。但单一美沙酮剂量转换系数是为急性疼痛设计的,不适用于慢性疼痛的治疗。转换比随着吗啡剂量的变化而变化。现用的表格包含 3 个或更多的吗啡与美沙酮的比,可以根据慢性非癌痛或癌痛患者所需要的更高剂量的吗啡来调整美沙酮的剂量强度的大小。最常用的吗啡与美沙酮的转换比见表 55-22[182]。

表 55-22

吗啡与美沙酮等效镇痛剂量比

口服吗啡剂量/(mg·d^{-1})	<100	101~300	301~600	601~800	801~1 000	≥1 001
口服吗啡与口服美沙酮的剂量比	3:1	5:1	10:1	12:1	15:1	20:1

将芬太尼透皮贴剂转换再加上即释吗啡,L. V. 的每日吗啡总量为 390mg。图 55-8 给出了将 L. V. 的芬太尼透皮贴剂转换为口服美沙酮的计算过程。L. V. 口服吗啡剂量范围为 301~600mg,对应于口服吗啡与口服美沙酮的比为 10:1(表 55-22),L. V. 每日口服美沙酮的总剂量约为 39mg(见图 55-8)。指南推荐,当从高剂量的其他阿片类药物转换到美沙酮时,美沙酮的起始剂量应不超过 30~40mg/d,每 5~7 日增加的剂量不超过 10mg/d[183]。对于大多数患者来说,推荐的美沙酮剂量间隔为每 8 小时一次。老年人或体质虚弱的患者可能需要将剂量间隔调整为 12 小时,以减少镇静等不良反应的发生[42,174]。

L. V. 每日美沙酮总剂量应分为 3 剂,每 8 小时服用 1 次。然而,美沙酮有片剂(5mg 和 10mg)或溶液剂。L. V. 每日美沙酮总剂量的问题是,使用片剂时不能被平均分为 3 份。不推荐拆分片剂,因为剂量拆分不均等。美沙酮溶液剂使用不方便,需要使用口服注射器准确吸取以防止用药过量。L. V. 每剂大约需要美沙酮溶液剂 11~13mg,使用口服注射器可能很难校准这一剂量。因此,L. V. 的美沙酮剂量应四舍五入到最接近的片剂规格(如 10mg)。在使用芬太尼透皮贴剂快速转换到美沙酮时,应指导 L. V. 移除芬太尼透皮贴剂,并在移除贴剂约 12 小时后,每 8 小时口服美沙酮 10mg。L. V. 可以继续按需使用硫酸吗啡即释剂型 30mg/2h 以治疗爆发痛。如果 L. V. 对美沙酮反应良好,即释吗啡的剂量可能需要减少。

由于美沙酮的半衰期较长,需要 4 日以上才能达到稳态。除非 L. V. 发生严重疼痛,5 日内不应当增加美沙酮剂量。L. V. 可以在过渡期间使用即释吗啡。美沙酮的剂量可以根据过渡期控制疼痛所需的每日吗啡总剂量进行调整[174]。

案例 55-8,问题 6: 应告知 L. V. 美沙酮的毒性体征和症状是什么?

美沙酮毒性体征和症状

应该指导 L. V. 严格按照处方剂量服用美沙酮,以避免严重的呼吸问题。应当告知他美沙酮毒性反应的体征和症状,包括呼吸变浅、呼吸减慢继以出现呼吸暂停、言语不清或说话困难、大声打鼾和无法正常行走[174]。如果出现上述任何症状和体征,应当立即寻求医疗救助。还应当让与他住在一起的家人了解美沙酮的风险,以便他们可以意识到步骤1：

确定需要转换的阿片类药物24小时总剂量。对L.V.来说,芬太尼透皮贴剂100μg/h需要转换为口服吗啡。此外,他还使用口服即释吗啡150mg/d。

使用60mg/d口服吗啡相当于25μg/h芬太尼贴剂的转换比例进行计算。

$$\frac{\text{"X"mg新阿片类药物每日总剂量}}{100μg/h芬太尼透皮贴剂} = \frac{60mg/d口服吗啡}{25μg/h芬太尼透皮贴剂}$$

(25)(X)=(100)(60)
X=240mg口服吗啡
因此,每日口服吗啡的总剂量为390mg(240mg+150mg)。

步骤2：

从美沙酮表中选择对应于每日口服吗啡总剂量390mg(在步骤1中使用Donner法计算)[161,169]的等效镇痛药物比例。

根据美沙酮剂量表(表55-22),吗啡剂量在301~600mg时对应的比例为10：1(口服吗啡对口服美沙酮)。

$$\frac{\text{"X"mg新阿片类药物的每日总量}}{390mg/d口服吗啡总剂量} = \frac{1mg口服美沙酮}{10mg口服吗啡}$$

(10)(X)=(390)(1)
10X=390
X=39mg/d口服美沙酮
如果在计算中使用340mg作为每日口服吗啡的总剂量,那么美沙酮的日剂量为34mg。

图 55-8　L. V. 芬太尼透皮贴剂与口服美沙酮的剂量转换

美沙酮毒性症状和体征。纳洛酮鼻喷雾剂和注射包目前可以在药店买到,用于防止阿片类药物引起的致命呼吸抑制。L.V的家人应当被告知,在家里存放这种解药有助于应对美沙酮相关的风险。

案例 55-8,问题 7：对于使用美沙酮相关的心脏毒性监测,有哪些建议？

美沙酮毒性监测

美沙酮可能引起 QTc 间期延长,并增加尖端扭转型室速(致死性心律失常)的风险。与 QTc 间期延长有关的因素包括美沙酮剂量超过 100mg/d、低钾血症、低凝血酶原水平(提示肝功能减退)以及与 CYP 3A4 酶有关的药物相互作用[183,184]。

关于对服用美沙酮的患者进行心脏监测的共识指南已经发布。指南推荐治疗前筛查、心电图评估并对 QTc 间期超过 500 毫秒的患者进行危险分层。对于 QTc 间期超过 500 毫秒的患者,指南建议减少或停止使用美沙酮(表 55-23)[183,184]。L.V 应该在开始使用美沙酮之前进行心电图检查以检查他的基线心功能。如果剂量增加或 L. V. 出现新的症状,如头晕或晕厥,可能是心功能改变的信号,应当定期进行心电图监测。

案例 55-8,问题 8：如何处理 L. V. 与阿片类药物有关的副作用？

表 55-23

美沙酮 QTc 延长监测共识[183,184]

开具美沙酮之前,告知患者有心律失常的风险
了解患者结构性心脏病、心律失常、晕厥的病史
启动美沙酮前预处理 ECG 检查,启动美沙酮后 30 日进行随访。建议每年做一次 ECG 检查。如果美沙酮剂量超过 100mg/d 或患者出现原因不明的晕厥或痉挛,需附加 ECG 检查
如果 QTc 间期超过 500ms,减少或停用美沙酮
筛查可能延长或减慢美沙酮消除的药物(如 SSRIs、抗真菌药、蛋白酶抑制剂、苯妥英、利福平、苯巴比妥、氟哌利多)

阿片类药物副作用的管理

合理使用阿片类药物需要将其副作用的发生降至最低,包括镇静、恶心、呕吐、瘙痒、肌阵挛和认知障碍等[171]。表 55-24 提供了常见阿片类药物有关副作用治疗的资料。对于肿瘤患者,多种因素可能导致阿片类药物副作用的出现,如因肠道动力改变或化疗引起的肾功能不全、恶心和呕吐、因代谢紊乱引起的镇静以及同时使用其他镇静药或止吐药。对大多数阿片类药物副作用的耐受性可在 3 ~ 7 日内形成。如果副作用没有随时间的推移而减少,治疗方法可能包括改用不同的阿片类药物或添加另一种药物来抵消副作用[42]。

表 55-24

阿片类副作用的药物治疗[185]

副作用	治疗
便秘	大便软化剂,泻药,甲基纳曲酮,口服纳洛酮,纳洛塞醇
镇静	哌甲酯,莫达非尼
瘙痒	苯海拉明,羟嗪
恶心	普鲁氯嗪、氟哌啶醇,甲氧氯普胺,昂丹司琼,抗组胺药
烦躁不安	氟哌啶醇,阿片类轮换
认知障碍	哌甲酯,莫达非尼,阿片类轮换
肌阵挛	氯硝西泮,减少剂量,阿片类轮换

呼吸抑制是一种严重的不良事件,发生前通常先有镇静作用。与其他阿片类药物相比,美沙酮的呼吸抑制效应通常发生的较晚,持续时间也较长。纳洛酮是一种阿片类受体拮抗剂,可用于逆转阿片类药物引起的呼吸抑制。阿片类药物耐受患者对拮抗剂十分敏感。如果需要使用纳洛酮,应当滴定剂量,以避免停药反跳、惊厥、心律失常及严重疼痛的发生(如纳洛酮可逆转阿片类药物的镇痛作用)[42]。由于美沙酮的消除半衰期较长,美沙酮过量的患者,需要持续静脉输注纳洛酮 24~36 小时。

> **案例 55-8,问题 9:** 如果常规药物治疗不能控制 L. V. 的疼痛,请问还可以选择什么治疗?

难治性癌痛的管理

椎管内阿片类给药(neuraxial opioid administration)(硬膜外或鞘内给药)可以用于常规阿片类药物以及其他复方镇痛药难以奏效的癌痛。接受长期椎管内阿片类给药治疗的患者,需要使用植入式鞘内泵以避免感染并发症。使用椎管内阿片类给药治疗的适应证包括神经病理性疼痛和混合神经病理性-伤害性疼痛。药物的选择基于患者的过敏史以及对筛选试验的反应。阿片类药物(如吗啡、氢吗啡酮和芬太尼)、局麻药(丁哌卡因、罗哌卡因)、可乐定、齐考诺肽(ziconotide)和巴氯芬通常用于椎管内给药。

补充和替代药物疗法广泛应用于治疗癌痛、呼吸困难、恶心和呕吐。耳针、触摸疗法和催眠可能有助于癌痛管理。音乐疗法、按摩、冥想和催眠可能有助于缓解呼吸困难引起的焦虑。针灸及引导意象对于化疗所致的恶心及呕吐可能有益[185]。

口服大麻素制剂(屈大麻酚和大麻隆)被美国 FDA 批准用于化疗引起的传统止吐药无效的难治性恶心和呕吐[186]。对内源性大麻素受体(CB₁ 和 CB₂)的几项研究已经证明了在疼痛治疗中的有效性[187]。在中枢神经系统中,CB_1 受体表达于参与疼痛处理的区域,包括导水管周围灰质和脊髓后角。CB_2 受体则表达于参与炎症和疼痛调控的免疫细胞。在神经病理性疼痛模型中,CB_2 受体激活已被证明具有镇痛作用[188,189]。大麻素的医疗用途在许多地区存在争议。2009 年 10 月,美国司法部向美国律师协会发布了一份备忘录,声明不应使用联邦资源起诉那些行为符合州法律医疗使用大麻的人。目前,美国已有 23 个州和华盛顿特区允许医用大麻治疗各种疾病,包括癌痛[190]。

(唐瑞 译,田方圆 校,汪林 审)

参考文献

1. International Association for the Study of Pain. http://www.iasp-pain.org/Taxonomy?navItemNumber=576#Pain. Accessed April 27, 2016.
2. Apfelbaum JL et al. Postoperative pain experience: results from a national survey suggest postoperative pain continues to be undermanaged. *Anesth Analg.* 2003;97:534–540.
3. Gan TJ et al. Incidence, patient satisfaction, and perceptions of postsurgical pain: results from a US national survey. *Curr Med Res Opin.* 2014;30:149–160.
4. National Center for Health Statistics. *Health, United States, 2006, Special Feature on Pain with Chartbook on Trends in the Health of Americans.* Hyattsville, MD: National Center for Health Statistics; 2006:68–86. http://www.cdc.gov/nchs/data/hus/hus06.pdf. Accessed April 27, 2016.
5. Gallup Organization for Merck & Co, Inc. *Pain in America: A Research Report.* New York, NY: Ogilvy Public Relations; 2000.
6. Tighe P et al. Acute pain medicine in the United States: a status report. *Pain Med.* 2015;16:1806–1826.
7. Institute of Medicine. Relieving pain in America: a blueprint for transforming prevention, care, education and research. http://www.nationalacademies.org/hmd/Reports/2011/Relieving-Pain-in-America-A-Blueprint-for-Transforming-Prevention-Care-Education-Research.aspx. Accessed April 30, 2016.
8. Pasquale MK et al. Pain conditions ranked by healthcare costs for members of a national health plan. *Pain Pract.* 2014;14(2):117–131.
9. Neogi T. The epidemiology and impact of pain in osteoarthritis. *Osteoarthritis Cartil.* 2013;21:1145–1153.
10. Murray CJ et al. Disability-adjusted life years (DALYS) for 291 diseases and injuries in 21 regions, 1990–2010: a systematic analysis for the global burden of disease study 2010. *Lancet.* 2012;380:2197–2223.
11. Petrenko A et al. The role of N-methyl-D-aspartate (NMDA) receptors in pain: a review. *Anesth Analg.* 2003;97:1108–1116.
12. Mika J et al. Importance of glial activation in neuropathic pain. *Eur J Pharmacol.* 2013;716:106–119.
13. Hameed H et al. The effect of morphine on glial cells as a potential therapeutic target for pharmacological development of analgesic drugs. *Curr Pain Headache Rep.* 2010;14:96–104.
14. Thomas J et al. The relationship between opioid and immune signaling in the spinal cord. *Handb Exp Pharmacol.* 2015;227:207–238.
15. Mayer EA, Tillisch K. The brain-gut axis in abdominal pain syndromes. *Ann Rev Med* 2011;62:381–396.
16. Marchand S. Applied pain neurophysiology. In: Beaulieu P et al, eds. *The Pharmacology of Pain.* Seattle, WA: IASP Press; 2010:3.
17. Hadjistavropoulos T et al. An interdisciplinary expert consensus statement on assessment of pain in older persons. *Clin J Pain.* 2007;23(1, Suppl): S1–S43.
18. Melzack R. The short-form McGill Pain Questionnaire. *Pain.* 1987;30:191.
19. MD Anderson Cancer Center. Symptom assessment tools. https://www.mdanderson.org/education-and-research/departments-programs-and-labs/departments-and-divisions/symptom-research/symptom-assessment-tools/brief-pain-inventory. Accessed June 13, 2016.
20. Finnerup NB et al. Pharmacotherapy for neuropathic pain in adults: a systematic review and meta-analysis. *Lancet Neurol.* 2015:162–173.
21. Dworkin RH et al. Interventional management of neuropathic pain: NeuPSIG recommendations. *Pain.* 2013;154:2249–2261.
22. Malfait AM, Schnitzer TJ. Towards a mechanism-based approach to pain management in osteoarthritis. *Nat Rev Rheumatol.* 2013;9(11):654–664.
23. Giamberardono MA et al. Myofascial pain syndromes and their elevation. *Best Pract Res Clin Rheumatol.* 2011;25:185–198.

24. Zhou Q, Verne GN. New insights into visceral hypersensitivity-clinical implications in IBS. *Nat Rev Gastroenterol Hepatol.* 2011;8:349–355.

25. Argoff CE. Recent management advances in acute postoperative pain. *Pain Pract.* 2013;14(5):477–487.

26. Prabhakar A et al. Perioperative analgesia outcomes and strategies. *Best Pract Res Clin Anaesthesiol.* 2014;28:105–115.

27. Katz J, Seltzer Z. Transition from acute to chronic postsurgical pain: risk factors and protective factors. *Expert Rev Neurother.* 2009;9(5):723–744.

28. Cregg R et al. Persistent postsurgical pain. *Curr Opin Support Palliat Care.* 2013;7:144–152.

29. Shipton EA. The transition from acute to chronic post-surgical pain. *Anaesth Intensive Care.* 2011;39:824–836.

30. Chou R et al. Guidelines on the management of postoperative pain. *J Pain.* 2016;17(2):131–157.

31. Liao P et al. Postoperative complications in patients with obstructive sleep apnea: a retrospective matched cohort study. *Can J Anaesth.* 2009;56:819–828.

32. American Sleep Association. Sleep Apnea Screening Questionnaire—'STOP BANG'. **https://www.sleepassociation.org/sleep-apnea-screening-questionnaire-stop-bang**. Accessed May 1, 2016.

33. Chia P et al. The association of pre-operative STOP-BANG scores with postoperative critical care admission. *Anaesthesia.* 2013;68(9):950–952.

34. The Joint Commission. National patient safety goals. **www.jointcommission.org/assets/1/6/2015_npsg_hap.pdf**. Accessed May 1, 2016.

35. Moulton LS et al. Pre-operative education prior to elective hip arthroplasty surgery improves postoperative outcome. *Int Orthop.* 2015;39(8):1483–1486.

36. Ilfeld DM et al. Ambulatory continuous interscalene nerve bocks decrease the time to discharge readiness after total shoulder arthroplasty: a randomized, triple-masked, placebo-controlled study. *Anesthesiology.* 2006;105:999–1007.

37. American Society of Regional Anesthesia and Pain Medicine. Checklist for treatment of local anesthetic systemic toxicity. **www.asra.com/advisory-guidelines/article/3/checklist-for-treatment-of-local-anesthetic-systemic-toxicity.** Accessed June 13, 2016.

38. Aubrun F et al. Postoperative intravenous morphine titration. *Br J Anaesth.* 2012;108(2):193–201.

39. Gregori S et al. Morphine metabolism, transport and brain disposition. *Metab Brain Dis* 2012;27:1–5.

40. Macintyre PE et al. Opioids, ventilation and acute pain management. *Anaesth Intensive Care.* 2011;39:545–558.

41. Kilmas R, Mikus G. Morphine-6-glucuronide is responsible for the analgesic effect after morphine administration: a quantitative review of morphine, morphine-3-glucuronide, and morphine-6-glucuronide. *Br J Anaesth.* 2014;113(6):935–944.

42. Principles of Analgesic Use. 7th Edition Chicago, IL: *American Pain Society*, 2016.

43. Sarhill N et al. Hydromorphone: pharmacology and clinical applications in cancer patients. *Support Care Cancer.* 2001;9:84–96.

44. Murray A, Hagen N. Hydromorphone. *J Pain Symptom Manag.* 2005;29:S57–S66.

45. Trescott AM et al. Opioid pharmacology. *Pain Physician.* 2008;11:S113–S153.

46. Peng PW, Sandler AN. A review of the use of fentanyl analgesia in the management of acute pain in adults. *Anesthesiology.* 1999;90:576–599.

47. Grass JA. Patient controlled analgesia. *Anesth Analg.* 2005;101:S44–S61.

48. Weber LM et al. Implementation of standard order sets for patient-controlled analgesia. *Am J Health-Syst Pharm.* 2008;65:1184–1191.

49. Dahan A et al. Incidence, reversal, and prevention of opioid-induced respiratory depression. *Anesthesiology.* 2010;112:226–238.

50. Dowell D et al. CDC Guideline for Prescribing Opioids for Chronic Pain—United States, 2016; *MMWR Recomm Rep.* 2016;65:1–50

51. Oscier CD, Milner QJW. Perioperative use of paracetamol. *Anesthesia.* 2009;64:65–72

52. Pogatzki-Zahn E et al. Nonopioid analgesics for postoperative pain management. *Curr Opin Anaesthesiol.* 2014;27:513–519.

53. McCarthy GC et al. Impact of intravenous lidocaine infusion on postoperative analgesia and recovery from surgery. A systematic review of randomized controlled trials. *Drugs.* 2010;70(9):1149–1163.

54. Sun Y et al. Perioperative systemic lidocaine for postoperative analgesia and recovery after abdominal surgery:a meta-analysis of randomized controlled trials. *Dis Colon Rectum.* 2012;55(11):1183–1194.

55. Waterman BR et al. Low back pain in the United States: incidence and risk factors for presentation in the emergency setting. *Spine J.* 2012;12(1):63–70.

56. Becker A et al. Low back pain in primary care: costs of care and prediction of future health care utilization. *Spine (Phila Pa 1976).* 2010;35:1714–1720.

57. Hestbaek L et al. Low back pain: what is the long-term course? A review of studies of general patient populations. *Eur Spine J.* 2003;12:149.

58. Gatchel RJ et al. Psychosocial differences between high risk acute vs. chronic low back pain patients. *Pain Pract.* 2008;8:91.

59. Katz JN. Lumbar disc disorders and low-back pain: socioeconomic factors and consequences. *J Bone Joint Surg Am.* 2006;88(Suppl 2):21.

60. Clays E et al. The impact of psychosocial factors on low back pain. Longitudinal results from the Belstress study. *Spine (Phila Pa 1976).* 2007;32:262.

61. Stewart WF et al. Lost productive time and cost due to common pain conditions in the US workforce. *JAMA.* 2003;290:2443.

62. Nijs J et al. Low back pain: guidelines for the clinical classification of predominant neuropathic, nociceptive, or central sensitization pain. *Pain Physician.* 2015;18(3):E333–E346.

63. Deyo RA, Weinstein JN. Low back pain. *N Engl J Med.* 2001;344:363.

64. U.S. Agency for Health Care Policy and Research. Acute low back pain problems in adults: assessment and treatment. *Clin Pract Guidel Quick Ref Guide Clin.* 1994;(14):iii–iv, 1–25.

65. Koes BW et al. An updated overview of clinical guidelines for the management of non-specific low back pain in primary care. *Eur Spine J* 2010;19:2075.

66. Schnitzer TJ et al. A comprehensive review of clinical trials on the efficacy and safety of drugs for the treatment of low back pain. *J Pain Symptom Manag.* 2004;28:72.

67. Roelofs PD et al. Non-steroidal anti-inflammatory drugs for low back pain. *Cochrane Database Syst Rev.* 2008;(1):CD000396.

68. Machado GC et al. Efficacy and safety of paracetamol for spinal pain and osteoarthritis: systematic review and meta-analysis of randomized placebo controlled trials. *BMJ* 2015;350h:1225 1–12.

69. van Tulder MW et al. Muscle relaxants for non-specific low back pain. *Cochrane Database Syst Rev.* 2003;(2):CD004252.

70. Chou R et al. Medications for acute and chronic low back pain: a review of the evidence for an American Pain Society/American College of Physicians clinical practice guideline [published correction appears in *Ann Intern Med.* 2008;148:247]. *Ann Intern Med.* 2007;147:505.

71. Vorsanger GJ et al. Extended-release tramadol (tramadol ER) in the treatment of chronic low back pain. *J Opioid Manag.* 2008;4:87.

72. Hale ME et al. Efficacy and safety of oxymorphone extended release in chronic low back pain: results of a randomized, double-blind, placebo-a nd active-controlled phase III study. *J Pain.* 2005;6:21.

73. Buynak R et al. Efficacy and safety of tapentadol extended release for the management of chronic low back pain: results of a prospective, randomized, double-blind, placebo- and active-controlled Phase III study. *Expert Opin Pharmacother.* 2010;11:1787.

74. Deshpande A et al. Opioids for chronic low back pain. *Cochrane Database Syst Rev.* 2007;(3):CD004959. doi:10.1002/14651858.CD004959.pub3.

75. Salerno SM et al. The effect of antidepressant treatment on chronic back pain: a meta-analysis. *Arch Intern Med.* 2002;162:19.

76. Staiger TO et al. Systematic review of antidepressants in the treatment of chronic low back pain. *Spine (Phila Pa 1976).* 2003;28:2540.

77. Skljarevski V et al. Duloxetine versus placebo in patients with chronic low back pain: a 12 week fixed-dose, randomized, double-blind trial. *J Pain* 2010;11(12):1282–1290.

78. Yildirim K et al. Gabapentin monotherapy in patients with chronic radiculopathy: the efficacy and impact on life quality. *J Back Musculoskelet Rehabil.* 2009;22:17.

79. Khoromi S et al. Topiramate in chronic lumbar radicular pain. *J Pain.* 2005;6:829.

80. Muehlbacher M et al. Topiramate in treatment of patients with chronic low back pain: a randomized, double-blind, placebo-controlled study. *Clin J Pain.* 2006;22:526.

81. McBeth J et al. Musculoskeletal pain is associated with very low levels of vitamin D in men: results from the European Male Ageing Study. *Ann Rheum Dis.* 2010;69:1448.

82. Warner AE, Arnspiger SA. Diffuse musculoskeletal pain is not associated with low vitamin D levels or improved by treatment with vitamin D. *J Clin Rheumatol.* 2008;14:12.

83. Opioidrisk. Risk assessment tools. **http://www.opioidrisk.com/node/774**. Accessed May 1, 2016.

84. Kessler RC et al. The epidemiology of major depressive disorder: results from the National Comorbidity Survey Replication (NCS-R). *JAMA.* 2003;289:3095.

85. Currie SR, Wang J. More data on major depression as an antecedent risk factor for first onset of chronic back pain. *Psychol Med.* 2005;35:1275.

86. Bair MJ et al. Depression and pain comorbidity: a literature review. *Arch Intern Med.* 2003;163:2433.

87. Chang V et al. Evidence-informed management of chronic low back pain with adjunctive analgesics. *Spine J.* 2008;8:21.

88. Malanga GA et al. Tizanidine is effective in the treatment of myofascial pain syndrome. *Pain Physician.* 2002;5(4):422–432.

89. Chaparro LE et al. Opioids compared to placebo or other treatments for

chronic low back pain. *Cochrane Database of Syst Rev.* 2013;(8):CD004959.

90. Gilron I et al. Nortriptyline and gabapentin, alone and in combination for neuropathic pain: a double-blind, randomised, controlled crossover trial. *Lancet.* 2009;374:1252.

91. Gilron I et al. Morphine, gabapentin, or their combination for neuropathic pain. *N Engl J Med.* 2005;352:1324.

92. Pain-Outlet Clinical Guide. Monitoring treatment: the 5 A's. **www.pain-outlet.info/5-as.html**. Accessed May 1, 2016.

93. Chou R et al. Interventional therapies, surgery, and interdisciplinary rehabilitation for low backpain: an evidence-based clinical practice guideline from the American Pain Society. *Spine (Phila Pa 1976).* 2009;34:1066.

94. Hagen KB et al. The updated Cochrane review of bed rest for low back pain and sciatica. *Spine (Phila Pa 1976).* 2005;30:542.

95. Cherkin DC et al. Effect of mindfulness based stress reduction vs cognitive behavioral therapy or usual care on back pain and functional limitations in adults with chronic low back pain. *JAMA* 2016;215(12):1240–1249.

96. Insinga RP et al. The incidence of herpes zoster in a United States administrative database. *J Gen Intern Med.* 2005;20:748.

97. Volpi A. Severe complications of herpes zoster. *Herpes.* 2007;14(Suppl 2):35A.

98. Lunn MPT et al. Duloxetine for treating painful neuropathy, chronic pain or fibromyalgia. *Cochrane Database of Syst Rev.* 2014;(1):CD007115.

99. Cymbalta® [package insert]. Indianapolis, IN: Lilly USA, LLC; 2015.

100. Moore RA et al. Gabapentin for chronic neuropathic pain and fibromyalgia in adults. *Cochrane Database Syst Rev.* 2014;(4):CD007938.

101. Dworkin RH et al. Pregabalin for the treatment of postherpetic neuralgia: a randomized, placebo-controlled trial. *Neurology.* 2003;60:1274.

102. Wiffen PJ et al. Antiepileptic drugs for neuropathic pain and fibromyalgia—an overview of Cochrane reviews. *Cochrane Database Syst Rev.* 2013;(11):CD010567.

103. Qutenza® [package insert]. Ardsley, NY: Acorda Therapeutics;2013.

104. Vinik AI et al. A randomized withdrawal, placebo-controlled study evaluating the efficacy and tolerability of tapentadol extended release in patients with chronic painful diabetic peripheral neuropathy. *Diabetes Care.* 2014;37(8):2302–2309.

105. Dubinsky RM et al. Practice parameter: treatment of postherpetic neuralgia: an evidence-based report of the Quality Standards Subcommittee of the American Academy of Neurology. *Neurology.* 2004;63:959.

106. Kong KH et al. Prevalence of chronic pain and its impact on health-related quality of life in stroke survivors. *Arch Phys Med Rehabil.* 2004;85:35–40.

107. Klit H et al. Central post-stroke pain: clinical characteristics, pathophysiology, and management. *Lancet Neurol.* 2009;8:857–868.

108. Kim JS. Pharmacological management of central post-stroke pain: practical guide. *CNS Drugs.* 2014;28:787–797.

109. Leijon G et al. Central post-stroke pain—a controlled trial of amitriptyline and carbamazepine. *Pain.* 1989;36:27–36.

110. Vestergaard K et al. Lamotrigine for central poststroke pain: a randomized controlled trial. *Neurology.* 2001;56:184–90.

111. Vranken JH et al. Pregabalin in patients with central neuropathic pain: a randomized, double-blind, placebo-controlled trial of a flexible-dose regimen. *Pain.* 2008;136:150–157.

112. Rowbotham MC et al. Oral opioid therapy for chronic peripheral and central neuropathic pain. *N Engl J Med.* 2003;348:1223–1232.

113. Sperber AD, Drossman DA. Functional abdominal pain syndrome: constant or frequently recurring abdominal pain. *Am J Gastroenterol.* 2010;105:770.

114. Kim SE, Chang L. Overlap between functional GI disorders and other functional syndromes: what are the underlying mechanisms. *Neurogastroenterol Motil* 2012;24:895–913.

115. Katz J, Rosenbloom, Fashier S. Chronic pain, psychopathology, and DSM-5 somatic symptom disorder. *Can J Psychiatry* 2015;60(4):160–167.

116. American Psychiatric Association. *Diagnostic and Statistical Manual of Mental Disorders.* 5th ed. Arlington, VA: American Psychiatric Publishing; 2013.

117. Egloff N et al. Hypersensitivity and hyperalgesia in somatoform pain disorders. *General Hospital Psychiatry.* 2014;36:284–290.

118. Lacasse A et al. Fibromyalgia-related costs and loss of productivity: a substantial societal burden. *BMC Musculoskelet Disord.* 2016;17:168–176.

119. Berger A et al. Characteristics and healthcare costs of patients with fibromyalgia syndrome. *Int J Clin Pract.* 2007;61(9):1498–508.

120. Wolfe F et al. The American College of Rheumatology preliminary diagnostic criteria for fibromyalgia and measurement of symptom severity. *Arthritis Care Res (Hoboken).* 2010;62:600–610.

121. Hauser W et al. Emotional, physical, and sexual abuse in fibromyalgia syndrome: a systematic review with meta-analysis. *Arthritis Care Res.* 2011;63(6):808–820.

122. Staud R et al. Temporal summation of pain from mechanical stimulation of muscle tissue in normal controls and subjects with fibromyalgia syndrome.

Pain. 2003;102:87–95.

123. Staud R et al. Enhanced central pain processing of fibromyalgia patients is maintained by muscle afferent input: a randomized, double-blind, placebo-controlled study. *Pain.* 2009;145:96–104.

124. Staud R et al. Maintenance of windup of second pain requires less frequent stimulation in fibromyalgia patients compared to normal controls. *Pain.* 2004;110:689–696.

125. Fibromyalgia Impact Questionnaire. **http://fiqrinfo.ipage.com/Original%20FIQ.pdf**. Accessed May 22, 2016.

126. Carville DF et al. EULAR evidence-based recommendations for the management of fibromyalgia syndrome. *Ann Rheum Dis.* 2008;67:536.

127. Häuser W et al. Management of fibromyalgia syndrome—an interdisciplinary evidence-based guideline. *Ger Med Sci.* 2008;6:Doc14.

128. Mease PJ et al. Pharmacotherapy of fibromyalgia. *Best Pract Res Clin Rheumatol.* 2011;25:285–297.

129. Fitzcharles M et al. Fibromyalgia: evolving concepts over the past 2 decades. *Can Med Assoc J.* 2013;185(13):E645–E651.

130. Goldenberg DL et al. Management of fibromyalgia. *JAMA.* 2004;292(19):2388–2395.

131. Hauser W et al. The role of antidepressants in the management of fibromyalgia syndrome: a systematic review and meta-analysis. *CNS Drugs* 2012;26 (4):297–307.

132. Clauw DJ et al. Milnacipran for the treatment of fibromyalgia in adults: a 15-week, multicenter, randomized, double-blind, placebo-controlled, multiple-dose clinical trial [published corrections appear in *Clin Ther.* 2009;31:446; *Clin Ther.* 2009;31:1617]. *Clin Ther.* 2008;30:1988.

133. Russell IJ et al. Efficacy and safety of duloxetine for treatment of fibromyalgia in patients with or without major depressive disorder: results from a 6 month, randomized, double-blind, placebo-controlled, fixed-dose trial. *Pain.* 2008;136:432.

134. Mease PJ et al. A randomized, double-blind, placebo-controlled, phase III trial of pregabalin in the treatment of patients with fibromyalgia. *J Rheumatol.* 2008;35:502.

135. Arnold LM et al. A 14-week, randomized, double-blinded, placebo-controlled monotherapy trial of pregabalin in patients with fibromyalgia. *J Pain.* 2008;9:792.

136. Crofford LJ et al. Fibromyalgia relapse evaluation and efficacy for durability of meaningful relief (FREEDOM): a 6-month, double-blind, placebo-controlled trial with pregabalin. *Pain.* 2008;136:419.

137. Arnold LM et al. Gabapentin in the treatment of fibromyalgia: a randomized, double-blind, placebo-controlled, multicenter trial. *Arthritis Rheum.* 2007;56:1336.

138. Häuser W et al. Comparative efficacy and harms of duloxetine, milnacipran, and pregabalin in fibromyalgia syndrome. *J Pain.* 2010;11:505.

139. Holman AJ, Myers RR. A randomized, double-blind, placebo-controlled trial of pramipexole, a dopamine agonist, in patients with fibromyalgia receiving concomitant medications. *Arthritis Rheum.* 2005;52:2495.

140. Goldenberg DL et al. Opioid use in fibromyalgia: a cautionary tale. *Mayo Clin Proc.* 2016;91(5):640–648.

141. Younger J et al. Low-dose naltrexone for the treatment of fibromyalgia findings of a small, randomized, double-blind, placebo-controlled, counterbalanced, crossover trial assessing daily pain levels. *Arthritis Rheum.* 2013;65(2):529–538.

142. Bernardy K et al. Efficacy of cognitive-behavioral therapies in fibromyalgia syndrome—a systematic review and meta-analysis of randomized controlled trials. *J Rheumatol.* 2010;37:1991.

143. Häuser W et al. Efficacy of different types of aerobic exercise in fibromyalgia syndrome: a systematic review and meta-analysis of randomized controlled trials. *Arthritis Res Ther.* 2010;12:R79.

144. Bidonde J et al. Aquatic exercise training for fibromyalgia. *Cochrane Database of Syst Rev.* 2014;(10):CD011336.

145. Luciano JV et al. Cost-utility of cognitive behavioral therapy versus U.S. Food and Drug Administration recommended drugs and usual care in the treatment of patients with fibromyalgia: an economic evaluation alongside a 6-month randomized controlled trial. *Arthritis Res Ther.* 2014;16:451–468.

146. Clouse RE et al. Functional abdominal pain syndrome. *Gastroenterology.* 2006;130:1492.

147. Jackson JL et al. Treatment of functional gastrointestinal disorders with antidepressant medications: a meta-analysis. *Am J Med.* 2000;108:65.

148. Drossman DA. Severe and refractory chronic abdominal pain: treatment strategies. *Clin Gastroenterol Hepatol.* 2008;6:978.

149. Passik SD. Issues in long-term opioid therapy: unmet needs, risks, and solutions. *Mayo Clin Proc.* 2009;84:593.

150. Manchikanti L et al. American society of interventional pain physicians (ASIPP) guidelines for responsible opioid prescribing in chronic non-cancer pain: part 2 guidance. *Pain Physician.* 2012;15:S67–S116.

151. Liebschutz JM et al. Clinical factors associated with prescription drug use disorder in urban primary care patients with chronic pain. *J Pain.* 2010;11(11):1047–1055.

152. Wasan AD et al. Psychiatric history and psychological adjustment as risk factors for aberrant drug-related behavior among patients with chronic pain. *Clin J Pain.* 2007;23(4):307–315.

153. Jamison RN et al. Gender differences in risk factors for aberrant prescription opioid use. *J Pain.* 2010;11(4):312–320.

154. Chang YP, Compton P. Management of chronic pain with chronic opioid therapy in patient with substance use disorders. *Addict Sci Clin Pract.* 2013;8:21. doi:10.1186/1940-0640-8-21.

155. Turk DC et al. Predicting opioid misuse by chronic pain patients: a systematic review and literature synthesis. *Clin J Pain.* 2008;24:497.

156. Fishbain DA et al. What percentage of chronic nonmalignant pain patients exposed to chronic opioid analgesic therapy develop abuse/addiction and/ or aberrant drug-related behaviors? A structured evidenced-based review. *Pain Med.* 2008;9:444.

157. Substance Abuse and Mental Health Services Administration. *Managing Chronic Pain in Adults With or in Recovery from Substance Use Disorders.* Treatment Improvement Protocol (TIP) Series 54. HHS Publication No. (SMA)12-4671. Rockville, MD: Substance Abuse and Mental Health Services Administration, 2011.

158. Belgrade MJ et al. The DIRE score: predicting outcomes of opioid prescribing for chronic pain. *J Pain.* 2006;7:671–681.

159. Pedersen L et al. Long- or short-acting opioids for chronic non-malignant pain? A qualitative systematic review. *Acta Anaesthesiol Scand.* 2014;58:390–401.

160. Gowing LR et al. Alpha$_2$-adrenergic agonists in opioid withdrawal. *Addiction.* 2002;97:49.

161. Turk DC et al. Psychological approaches in the treatment of chronic pain patients—when pills, scalpels and needles are not enough. *Can J Psychiatry.* 2008;53:213.

162. Davis MP, Walsh D. Epidemiology of cancer pain and factors influencing poor pain control. *Am J Hosp Palliat Care.* 2004;21:137.

163. van den Beuken-van Everdingen MH et al. Prevalence of pain in patients with cancer: a systematic review of the past 40 years. *Ann Oncol.* 2007;18:1437.

164. Vainio A, Auvinen A. Prevalence of symptoms among patients with advanced cancer: an international collaborative study. Symptom Prevalence Group. *J Pain Symptom Manag.* 1996;12:3.

165. Swarm R, et al. Adult cancer pain: clinical practice guidelines. National Comprehensive Cancer Network. *J Natl Compr Canc Netw.* 2013;11(8):992–1021.

166. Epstein JB et al. Pain caused by cancer of the head and neck and oral mucositis. In: Fishman SA et al, eds. *Bonica's Management of Pain.* 4th edition. Philadelphia, PA: Lippincott Williams & Wilkins; 2010

167. Pancari P, Mehra R. Systemic therapy for squamous cell carcinoma of the head and neck. *Surg Oncol Clin N Am.* 2015;24:437–454.

168. Scarpace SL et al. Treatment of head and neck cancers: issues for clinical pharmacists. *Pharmacotherapy.* 2009;29:578.

169. Windebank AJ, Grisold W Chemotherapy-induced neuropathy. *J Peripher Nerv Syst.* 2008;13:27.

170. World Health Organization. *Cancer Pain Relief and Palliative Care.* Report of a WHO Expert Committee (WHO Technical Report Series, No. 804). Geneva, Switzerland: World Health Organization; 1990.

171. Burton AW et al. Transformation of acute cancer pain to chronic cancer pain syndromes. *Support Oncol.* 2012;10(3):89–95.

172. Prommer E. The role of fentanyl in cancer-related pain. *J Palliat Med.* 2009;12:947.

173. Kadian® [package insert]. Parsippany, NJ: Actavis Pharma; 2014.

174. McPherson ML. *Demystifying Opioid Conversion Calculations: A Guide for Effective Dosing.* Bethesda, MD: American Society of Health-System Pharmacists; 2010.

175. Heit HA, Gourlay DL. Buprenorphine: new tricks with an old molecule for pain management. *Clin J Pain.* 2008;24:93.

176. Fentanyl. Drug Facts and Comparisons. Facts & Comparisons [database online]. St. Louis, MO: Wolters Kluwer Health; 2016. Accessed May 9, 2016.

177. Breitbart W et al. An alternative algorithm for dosing transdermal fentanyl for cancer-related pain. *Oncology (Williston Park).* 2000;14:695.

178. Donner B et al. Direct conversion from oral morphine to transdermal fentanyl: a multicenter study in patients with cancer pain. *Pain* 1996;64:527.

179. Portenoy RK, Ahmed E. Principles of opioid use in cancer pain. *J Clin Oncol.* 2014;32:1662–1670.

180. Transmucosal fentanyl. *Drug Facts and Comparisons. Facts & Comparisons [database online].* St. Louis, MO: Wolters Kluwer Health; 2016. Accessed May 9, 2016.

181. Dirix P et al. Radiation-induced xerostomia in patients with head and neck cancer: a literature review. *Cancer.* 2006;107:2525.

182. Ayonrinde OT, Bridge DT. The rediscovery of methadone for cancer pain management. *Med J Aust.* 2000;173:536.

183. Chou R et al. Methadone Safety Guidelines. Methadone safety: a clinical practice guideline from the American Pain Society and College of Problems of Drug Dependence, in collaboration with the Heart Rhythm Society. *J Pain.* 2014;15(4):321–337.

184. Krantz MJ et al. QTc interval screening in methadone treatment. *Ann Intern Med.* 2009;150:387.

185. Strickland JM. Palliative pharmacy care. *Can J Hosp Pharm.* 2010;63(1):56.

186. Meiri E et al. Efficacy of dronabinol alone and in combination with ondansetron versus ondansetron alone for delayed chemotherapy-induced nausea and vomiting. *Curr Med Res Opin.* 2007;23:533–543.

187. Hill KP. Medical marijuana for treatment of chronic pain and other medical and psychiatric problems; a clinical review. *JAMA.* 2015;313(24):2474–2483.

188. Agarwal SK. Cannabinergic pain medicine: a concise clinical primer and survey of randomized-controlled trial results. *Clin J Pain.* 2012;29:162–171.

189. Russo EB, Hohmann AG. Role of cannabinoids in pain management. In: Deer TR,et al, eds. *Comprehensive Treatment of Chronic Pain by Medical, Interventional, and Behavioral Approaches: The American Academy of Pain Medicine Textbook on Patient Management.* New York, NY: Springer, 2012.

190. Whiting P et al. Cannabinoids for the medical use: a systematic review and meta-analysis. *JAMA.* 2015;313(24):2456–2473.

第56章　成人重症监护

Matthew Hafermann，Philip Grgurich，and John Marshall

核心原则

		章节案例
重症监护室慢性病用药		
①	只要不会对患者造成伤害,用于治疗慢性病的药物通常可以在重症监护室(intensive care unit,ICU)使用。会引起出血的(如华法林、氯吡格雷)、具有血流动力学效应的(如降压药物)、低血糖效应的(如降糖药物)以及/或与ICU内其他用药可能发生相互作用的药物,是否继续使用或停用,取决于个体患者的获益和风险。	案例56-1(问题1) 案例56-2(问题1)
药代动力学概述及药物选择		
①	药代动力学数据通常是由健康受试者测得的。危重患者所有的药代动力学参数可能都有显著变化。临床医生应当洞察那些最有可能发生变化的疾病状态,并为具体药物制定恰当的监测和管理策略。	案例56-3(问题1~7)
疼痛、躁动和谵妄		
①	危重患者由于各种原因往往会发生疼痛、躁动和谵妄。临床医生应警惕地为患者评估疼痛,并提供足够的镇痛治疗。同时,应尝试识别和处理导致躁动和谵妄的潜在病因。	案例56-4(问题1和2) 案例56-5(问题1) 案例56-6(问题1) 表56-1
②	阿片类药物是ICU最常用的镇痛药。在为患者设计最佳镇痛方案时,应考虑患者的具体特点以及氢吗啡酮、芬太尼和吗啡之间的差异。	案例56-4(问题3) 表56-2
③	在彻底解决了可逆性躁动的病因后,一些患者如仍处于躁动状态,可以使用镇静药。大多数患者推荐丙泊酚和右美托咪定作为一线镇静药,剂量应滴定至轻度镇静。	案例56-5(问题2) 表56-3
④	临床医生可通过减少患者对谵妄危险因素的暴露和实施早期活动降低谵妄的发生率。有限的证据表明,非典型抗精神病药可能有助于治疗谵妄。	案例56-6(问题2)
重症监护室应激性溃疡预防		
①	应激相关黏膜损伤可导致高危重症患者隐匿性胃肠道出血。ICU所有高危患者应该予以评估,以确定应激性溃疡预防药物的适宜性。	案例56-7(问题1~3)
重症监护室血糖控制		
①	低血糖和高血糖都会对重症患者产生负面影响。通常临床医生应使用胰岛素治疗高血糖症,目标血糖浓度<180mg/dl。	案例56-8(问题1)

重症监护室慢性病用药

　　重症监护室(intensive care unit,ICU)中慢性病用药的管理对于医疗团队来说非常具有挑战性。药物重整(medi-cation reconciliation)已成为医院越来越优先考虑的问题,药师发挥着至关重要的作用。一项研究发现,36%的住院患者至少有过一次用药错误,85%的错误源于患者的用药史[1]。通常,获取慢性病用药清单的理想方法是通过患者访谈得到信息。然而,这在ICU中却难以做到,因为多数患者由于插管、使用镇静药、神志不清和/或无法参与访谈。因此，需要用其他方法包括询问患者家人或朋友、致电零售药店、查询院外医疗记录或查阅既往住院病历等了解情况。结果显示，药物重整可以减少出院带药错误的发生率，内科病房从 57% 减少到 33%，外科病房从 80% 减少到 47%[2]。在 ICU 重新启动慢性病用药的重要性因不同的药品和药品类别而有所不同。美国有多种类型的成人 ICU，包括内科、外科、烧伤科和神经外科等。本节限于讨论外科 ICU 和非外科 ICU 常见的慢性病用药问题。

根据定义，ICU 患者可能病情非常复杂，而且很难确保日常重症监护的所有重要问题都能得到处理。为了加强患者的照护和安全，医疗领域已经开始采用一种借鉴于航空业的有效工具：检查表。其中世界各地最广泛使用的 ICU 检查表是"FAST HUG"，代表喂养（feeding）、镇痛（analgesia）、镇静（sedation）、血栓栓塞预防（thromboembolic prophylaxis）、床头抬高（head of bed elevation）、应激性溃疡预防（stress ulcer prophylaxis）和血糖控制（glycemic control）[3]。这些都是每日应该处理的问题，因为它们影响发病率、死亡率和 ICU 住院时间的长短。在 ICU 工作的临床药师可以选择使用个人检查表或其他可用的检查表，包括修改版的 FAST HUG，如 FASTHUG-MAIDENS。该首字母缩写词代表：喂养（feeding），镇痛（analgesia），镇静（sedation），血栓栓塞预防（thromboembolic prophylaxis），低能或亢进性谵妄（hypoactive or hyperactive delirium），药物重整（medication reconciliation），抗生素（antibiotics），药物适应证（indications for medications），给药剂量（drug dosing），电解质（electrolytes），无药物相互作用（no drug interactions），过敏（allergies），重复（duplications）或副作用（side effects），以及停药日期（stop dates of medications）[4]。这些检查表可以在所有的 ICU 使用。然而，每个药师需要找出最适合自己的方法，以确保为患者提供最佳的医疗服务。

案例 56-1

问题 1：患者 S. M，男性，62 岁，因上消化道出血就诊 ICU。诉称食欲缺乏、体重减少已 2 周，近 2 日来多次出现血便。今日被送到当地诊所，生命体征：血压 90/51mmHg，心率 110 次/min，体温 36.2℃。立刻送急诊室，实验室检查结果为：Hct 17%，WBC 8.2×10^9/L，INR 5.2，Na 128mmol/L，K 3.1mmol/L，SCr 1.9mg/dl。患者目前慢性病用药为：每日服用阿司匹林（aspirin）81mg，氯吡格雷（clopidogrel）75mg，阿托伐他汀（atorvastatin）40mg，美托洛尔缓释片（metoprolol XL）50mg，赖诺普利（lisinopril）10mg，华法林（warfarin）7.5mg。患者立即输注 2 单位红细胞，并送往 ICU。该患者入住 ICU 后，哪些慢性病用药应予停用？

非外科 ICU 患者

对于非外科 ICU 患者，入院指征是决定什么药物能重新使用的主要因素。ICU 患者通常会出现血流动力学不稳

定、左室射血分数减少和/或肾功能或肝功能改变，这意味着药代动力学基线会发生显著改变。这些患者必须逐个进行评估，以确定是否应该重新启动慢性病用药。患者入住 ICU 是因为他们需要频繁的监护和不断的评估。医疗小组必须考虑到，停止慢性病用药（如 β-受体阻断药、巴氯芬）或停止其他非法药物如海洛因（heroin）、可卡因（cocaine）、甲基苯丙胺（methamphetamine）均可出现戒断症状。获得完整的患者病史有助于防止出现戒断症状。然而，由于经常无法获得病史，ICU 小组必须根据生命体征和体格检查确定撤药治疗是否恰当。本节将讨论慢性病用药以及如何处理 ICU 患者中遇到的常见问题。

血流动力学不稳定性是 ICU 患者最常见的问题之一，低血压的常见原因包括低血容量、心力衰竭和感染。了解患者的基础血压有助于确定低血压的严重程度。基础血压下降可导致灌注不足和休克。如果患者不能维持足够的血压，则需要使用血管活性药物，例如去甲肾上腺素（norepinephrine）、肾上腺素（epinephrine）、苯肾上腺素（phenylephrine）和加压素（vasopressin）等。在 ICU 监测中，灌注不足的常见指标包括皮肤变冷、代谢性酸中毒、精神状态改变、血清乳酸水平升高和尿量减少。如果入住 ICU 的患者有低血压和低灌注症状，则各类降压药都要停用，直到弄清低血压和低灌注的潜在原因。在医院的药物治疗方案中，控制血压药物应该以小剂量方式缓慢地添加。

ICU 中的严重高血压病例必须紧急处理，以预防卒中和/或终止器官损害。ICU 高血压的常见原因是血液透析漏诊、不依从用药、容量超负荷和疼痛。高血压的差异是广泛的，因此确定血压升高的原因将有助于确定治疗方向。高血压急症（hypertensive emergencies）定义为收缩压（SBP）或舒张压（DBP）大幅度升高，分别为 SBP > 180mmHg 或 DBP > 120mmHg，需要立即治疗，可能的并发症包括脑梗死、颅内出血、主动脉夹层和肾功能衰竭[5]。在急诊室或入住 ICU 早期，通常需要静脉注射药物来控制血压，常用药物有尼卡地平（nicardipine）、地尔硫䓬（diltiazem）、肼屈嗪（hydralazine）、艾司洛尔（esmolol）、拉贝洛尔（labetalol）和依那普利拉（enalaprilat）。这些药物能立即起效并可进行剂量滴定，使血压降至期望目标。在可以使用慢性抗高血压药滴定之前，可短期使用静脉给药。在 ICU 重新开始慢性病用药治疗高血压是很重要的，除非有禁忌证（如新肾功能障碍）或患者有新情况需要改变药物类别（如 β-受体阻断药和 ACEI 治疗新发心力衰竭）。

由于 ICU 患者的肾功能往往是不可预测和不稳定的，许多类别的药物在 ICU 被停用。ICU 患者的肾功能可能改变很快，而且用肌酐清除率方程如 Cockcroft-Gault 公式及其简化的四变量 MDRD 公式计算得到的肾功能经典指标血清肌酐（SCr），在急性肾衰患者是延时的，老年患者是虚低的。因此，可以开展治疗监测的药物，如万古霉素（vancomycin）应该经常监测。经肾脏消除的药物，在确定给药剂量时应参考其他监测指标包括尿量、血压和容量状态等。医院内使用的所有药物都应该每日监测，并根据肾功能进行调整。

糖尿病药物用于 ICU 患者会导致并发症。给予肾功能

不全患者二甲双胍(metformin)可引起代谢性酸中毒,故多数 ICU 患者予以停用。由于 ICU 的饮食经常变化,磺脲类药物(sulfonylureas)可能导致低血糖也予以停用。考虑到 ICU 患者经口摄入不足或营养不良,作为预防高血糖的替代措施,大多数患者转换为短效滑动胰岛素注射法(sliding scale insulin,SSI)方案。SSI 根据患者最近血糖水平给予不同剂量的胰岛素。已知的糖尿病患者未能从 SSI 获得足够控制的,可考虑给予基础胰岛素。

疼痛和用于治疗疼痛的药物在本书的各个章节中都有讨论(详见第 55 章疼痛及其管理)。对于 ICU 新患者,了解其家庭药物治疗疼痛方案是非常有帮助的,往往对规范患者照护至关重要。长期服用阿片类(opioids)药物的患者应继续延用疼痛治疗方案,包括使用阿片类药物,除非有禁忌证。通常情况下,治疗方案必须根据肾功能和给药途径进行调整。例如,许多长效药物不能压碎放入管饲,肾功能不全的患者可能需要更低的剂量或者转换为阿片类药物,阿片类不是通过肾脏清除。

ICU 的动态性使得抗凝成为其一个非常具有挑战性的课题。除非患者可能在 ICU 中留待的时间很短,否则维生素 K 拮抗药[如华法林(warfarin)]或新型口服抗凝药[如达比加群(dabigatran)、利伐沙班(rivaroxaban)、阿哌西班(apixiban)]通常会保留使用,以预防患者由于治疗程序和药代动力学变化发生并发症。详细的病史是确定抗凝适应证的必要条件。这将有助于医疗团队决定是否应该继续全量抗凝(full anticoagulation)治疗。根据个案的具体情况权衡抗凝治疗的风险和获益,并且通常在与例如心脏病学、血管外科和初级保健人员等咨询服务部门讨论之后作出决定。如果在 ICU 需要全量抗凝,普通肝素(unfractionated heparin,UFH)可能是最好的选择,因为如果需要,它可以被停用和逆转。由于缺乏活动能力、高龄(≥70 岁)、心力衰竭、呼吸衰竭、既往静脉血栓栓塞(venous thromboembolism,VTE)、急性感染、肥胖和/或持续的激素治疗,几乎所有 ICU 患者的 VTE 风险都在增加。由于 VTE 风险增加,除非存在禁忌证,否则患者应使用低分子肝素(low-molecular-weight heparin,LMWH)每日 2 次、低剂量普通肝素(low-dose unfractionated heparin,LDUH)每日 2~3 次或磺达肝癸钠(fondaparinux)抗凝预防血栓[6]。

对于 ICU 药师来说,最大的难题之一是为不能口服药物或使用管饲的患者制定理想的药物治疗方案。对于管饲的患者,在某些情况下可以通过饲管给药,药师必须确定哪些慢性病用药可以研粉或以液体形式给药。通常缓释药物必须转换为即释药物,或必须更换药物以便可以研粉进入饲管。美国安全用药研究所(Institute for Safe Medication Practices,ISMP)创建了不可粉碎服用药品工具网:http://www.ismp.org/tools/donotcrush.pdf。ICU 中某些患者的医嘱禁止进食,包括药物。无论是 NPO(禁食)还是"nothing by mouth"(不得进食)医嘱,都应该向医疗组澄清是否包括药物。在许多情况下,NOP 医嘱允许患者接受口服药物。如果药物不能口服或关系到胃肠道的吸收,ICU 医疗组会要求将口服剂型转换为静脉注射剂型。虽然一些药物有静脉注射剂型,但许多药物没有。临床药师可以协助

进行剂量换算、调整给药频率及选择无静脉等效药物的替代药品。

由于患者 S. M. 正在活动性出血,应停用所有的抗凝药和抗血小板药。阿司匹林、氯吡格雷和华法林应予停用。此外,由于该患者 INR 升高,应接受维生素 K 逆转华法林的作用。一旦出血停止,医疗组必须确定哪些药物可以重新开始使用以及何时开始使用。

手术患者

案例 56-2

问题 1:患者 D. H.,68 岁,既往冠心病史(于 11 个月前放置药物洗脱支架)、糖尿病、心房颤动,拟在 1 周内行膝关节置换术。今日入院,其慢性病用药包括:阿司匹林 81mg/d,氯吡格雷 75mg/d,美托洛尔缓释剂 100mg/d,二甲双胍 1000mg,每日 2 次。入院当日所有实验室检查均属正常范围。手术组征询你的建议:手术全程哪些药物应该继续使用,哪些药物应该停止使用?

术前停用慢性病治疗药物或术后未能重新启用慢性病治疗药物的后果可能会很严重。例如,长期接受 β-受体阻断药治疗的患者在围手术期突然停用 β-受体阻断药,会增加术中和术后的死亡风险。美国心脏病学会(American College of Cardiology,ACC)/美国心脏协会(American Heart Association,AHA)建议,具有 ACC/AHC 指南 I 级推荐适应证(如心绞痛、症状性心律失常、心肌梗死后)的患者,在接受手术期间继续使用 β-受体阻断药(β-blocker)[7]。血管紧张素转换酶抑制剂(ACEIs)和血管紧张素受体阻断药(ARBs),在术前 24 小时不停止使用,会增加麻醉诱导后的低血压风险[8]。然而,术前停用 ACEI 可能会导致术后不良反应,如反跳性高血压和房颤。因此,术前决定是否续用或停用 ACEI 或 ARB,是基于患者个体情况,同时考虑到 ACEI 或 ARB 的适应证和手术类型。钙通道阻滞药(Calcium-channel blockers)、可乐定(clonidine)、胺碘酮(amiodarone)、地高辛(digoxin)和他汀类药物(statins)应继续使用。例如,接受大血管手术的患者术前停用他汀类药物,会增加术后心肌梗死和心血管病的死亡风险[9]。利尿药(diuretics)通常在手术日早晨停用,以减少低血容量和电解质异常的风险。

口服抗糖尿病药和非胰岛素注射剂通常在手术当日早上停用,直到恢复正常进食后再重新开始使用。肾功能不全患者和可能接受静脉造影剂的患者,应在术前 24~48 小时停用二甲双胍,以减少围手术期乳酸性酸中毒的风险。对于接受胰岛素治疗的患者,手术当日早上的中效或长效胰岛素给药剂量份额,通常在检查血糖之后使用。注意密切监测血糖以指导后续的胰岛素剂量调整,避免低血糖[10]。

抗癫痫药(antiepileptics)、抗精神病药(antipsychotics)、苯二氮䓬类(benzodiazepines)、锂盐(lithium)、选择性 5-羟色胺再摄取抑制剂(selective serotonin reuptake inhibitors,SSRIs)和选择性去甲肾上腺素再摄取抑制剂(selective norepinephrine reuptake inhibitors，SNRIs)、三环类抗抑郁药(tricyclic antidepressants，TCAs)和卡比多巴/左旋多巴(carbidopa/levodopa)，出现戒断症状或疾病失代偿的风险比围手术期并发症的风险更高。因此，这些药物甚至应该持续使用至手术当日上午。

非选择性非甾体抗炎药(NSAIDs)有可逆性抑制血小板聚集作用，根据其作用时间通常在手术前1~3日停用。塞来昔布(Celecoxib)不影响血小板聚集，可以持续使用至手术当日(包括当日)。如果担心术中或术后损害肾功能，应停用塞来昔布和非选择性NSAIDs。

接受抗凝或抗血小板治疗的患者，必须权衡血栓栓塞与术中及术后出血的风险。服用华法林的患者，如处于围手术期血栓栓塞的高风险，建议术前用肝素或低分子肝素桥接抗凝治疗。如果患者接受小手术(例如某些眼科、牙科或皮肤科手术)，华法林可能无需停用。对于近期植入冠状动脉支架的患者，过早停止抗血小板治疗会显著增加围手术期支架内血栓形成的风险，并产生灾难性后果[11]。2014年ACC/AHA《非心脏手术患者围手术期心血管评估与管理指南：行动纲要》(Guideline on Perioperative Cardiovascular Evaluation and Management of Patients Undergoing Noncardiac Surgery：Executive Summary)建议，在裸金属支架或药物支架植入术后的最初4~6周内，接受非心脏急诊手术的患者应继续双联抗血小板治疗(阿司匹林＋P2Y12血小板受体抑制剂)，除非出血相对风险胜过预防支架内血栓形成获益。同时还建议，围手术期抗血小板治疗管理应由外科医生、麻醉师、心脏病专家和患者统一认识，应该权衡出血与预防支架内血栓形成的相对风险[12]。

习惯上认为，长期服用皮质类固醇的患者在围手术期会出现肾上腺皮质功能不全，应在手术期间和术后2~3日内给予补充应激剂量的氢化可的松(hydrocortisone)或甲强龙(methylprednisolone)[13]。然而，最近一篇文献综述发现，长期接受皮质类固醇治疗的患者只要在围手术期维持其每日标准剂量的皮质类固醇，通常能够使其内源性肾上腺功能提升到皮质类固醇基线剂量之上以满足手术需求，没有必要补充应激剂量的皮质类固醇。这些患者可以密切监测，如果出现低血压，必须给予应激剂量的皮质类固醇。另一方面，已知功能性下丘脑-垂体-肾上腺轴功能减退患者，例如艾迪生病(Addison's disease)患者在围手术期需要追加皮质类固醇剂量，因为此类患者无法增加内源性皮质醇生成以应对外科手术的需求[14]。

阿片类药物依赖性慢性疼痛患者往往在术后会经历更严重的急性疼痛。这些患者应于手术当日早上接受长效阿片类药物或静脉注射等效剂量的阿片类药物，以满足其每日需求，避免无法控制的疼痛和阿片戒断症状。围手术期镇痛应尽量使用非阿片类镇痛药或镇痛技术(例如，对乙酰氨基酚、周围神经阻滞、硬膜外镇痛)[15]。对于患者D. H.，由于支架植入已超过6周，氯吡格雷应在术前7日停用，华法林也应在术前5~7日停用，可能不需要用UFH或LWMH桥接。阿司匹林可以继续服用。

重症监护室药代动力学变化及管理策略

重症患者药代动力学

危重疾病的动态特性可能引起许多药物的药代动力学特征发生重大变化。在描述这些变化之前，重要的是首先考虑大多数可获得的药代动力学数据从哪儿来的。

在药品生产研发过程中，药代动力学数据是通过I期试验由非危重患者获得的。人体I期试验通常是在高度受控的环境下在健康受试者身上进行的。当在II/III期试验中获得药代动力学数据时，危重患者被排除在外。因此，如果假设相关疾病的患者，甚至重症患者有相似的药代动力学参数就可能会出现错误。虽然，在制定治疗方案时总是要参考现有的药代动力学数据，但是药师应当了解数据固有的局限性。

案例 56-3

问题1： J. K. 是一名67岁的男性，因咳嗽、呼吸短促3日送进ICU，诊断为肺炎引起的严重脓毒血症(sepsis)，且入住时插管。开始静脉注射广谱抗生素，包括哌拉西林-他唑巴坦(piperacillin-tazobactam)和万古霉素。在接受6L乳酸林格液后，患者仍然处于低血压状态，予输注去甲肾上腺素(norepinephrine)维持平均动脉压＞65mmHg。每日皮下注射依诺肝素(enoxaparin)40mg，静脉注射泮托拉唑(pantoprazole)，分别用于预防深静脉血栓(DVT)和应激性溃疡预防(stress ulcer prophylaxis，SUP)。在ICU的第3日，患者病情发展为继发于脓毒血症/低灌注急性肾损伤(acute kidney injury，AKI)，血清肌酐从基线1.1mg/dl升到3.4mg/dl。患者置鼻胃管接受肠内营养。入住ICU的第6日，患者出现重度难治性梭状芽孢杆菌性结肠炎，开始口服万古霉素。

患者J. K. 潜在的药物吸收异常是什么？

除静脉给药外，所有药物必须经过吸收才能到达体循环。生物利用度(bioavailability，F)是指进入体循环的给药剂量的百分比。

由于多种原因，患者J. K. 的肠道功能可能发生改变，包括胃排空延迟、缺血性肠炎和同时服用存在相互作用的药物。其中的每一个问题都可能导致明显的口服/肠内给药吸收的延迟和/或减少。

胃排空延迟是ICU患者群体的一种常见现象，发生率为40%~60%[16]。它可由许多因素引起，包括术后肠梗阻、创伤、颅脑损伤、败血症、烧伤或使用阿片类药物[17]。如果患者J. K. 表现出胃残留量高或肠内喂养不耐受，那么胃排空延迟是很明显的。由于大多数药物是在小肠中吸收的，因此排空延迟很可能影响药物的吸收速度，从而使起效减慢。

肠缺血也可能导致患者J. K. 口服/肠内用药的吸收能力发生改变，这取决于肠道的哪一部分受到影响以及影响的程度如何。对于 J.K.，其缺血性肠病可能是由于使用升压药物和/或处于休克状态引起的。因为药物的吸收主要发生在小肠，该区域的血流受损更可能减少药物的吸收程度。

J.K. 出现急性肠道炎症会增加某些药物的吸收。入院第 6 日随着其重度梭状芽孢杆菌性结肠炎的发展，可能增加口服万古霉素的吸收。在正常情况下，万古霉素口服给药由于其解离作用和分子体积较大不被吸收。有几篇关于口服万古霉素治疗重度梭状芽孢杆菌感染的血药浓度监测报道[18-21]，假定的机制是严重的结肠炎症允许较大的带电分子透过屏障进入血流。

在 ICU，口服给药并非药物吸收可能发生改变的唯一途径。ICU 患者的皮下吸收也会发生显著的变化，尤其是使用血管收缩药(升压药)治疗的患者。据推测，升压药引起皮下组织灌注减少，从而导致皮下给药的吸收受到影响。研究表明，与其他住院患者相比，同时接受血管收缩药治疗的患者低分子肝素峰值和总抗 X a 因子活性明显地降低[22-24]。

一般来说，当 ICU 出现胃肠功能问题时，静脉制剂是首选。如果给予的药物能产生客观反应(降压药，降糖药)，可以尝试肠内给药治疗来评估患者的反应。如上所述，药师应该了解特定药物的药效学反应，以评估口服/肠内给药的治疗反应。

就 J.K. 这个病例来说，在保持升压治疗期间，可以考虑监测依诺肝素的抗 X a 因子水平，谷值水平<0.1IU/ml 可能增加 DVT 形成的风险[25]。此外，如果该患者适于肠内药物治疗，质子泵抑制剂可以改为可溶性(溶解片)制剂，通常认为将口服片剂压碎和溶解比较好，以防止堵塞管道和易于给药。因为该患者在接受全身性万古霉素治疗的同时，还口服万古霉素治疗严重的严重梭状芽孢杆菌感染，可能存在增加万古霉素吸收的风险，故也可以考虑更积极地监测血清万古霉素浓度。

药物的分布简单地定义为药物一旦被吸收进入血液中转运的去向。药物的分布程度取决于药物的理化性质和患者个体因素。决定药物在组织分布范围的理化性质包括亲脂性和蛋白质结合率，高亲脂性导致广泛的组织分布，低血浆蛋白结合率有助于更广泛的分布。决定药物分布的患者特异性因素包括体重、容量状态和血管通透性。

患者 J.K. 有许多因素可能影响亲水性(低分布容积)药物的分布，包括脓毒症和给予大容量晶体液体(生理盐水)。这些情况引起亲水性药物的血浆浓度降低，导致可能达不到治疗浓度[26]。

脓毒血症患者可能有若干因素导致亲水性药物的血浆浓度下降，包括存在毛细血管泄漏(第三隔室)，引起血管内液体分布到组织；大剂量静脉输注晶体药物以及减少组织灌注。这在使用抗生素治疗的患者群体中得到了很好的证明。大多数感染发生在组织的间质液中，因此间质抗生素浓度与疗效最为相关。研究表明，与正常对照组相比，脓毒血症患者的间质液和皮下抗生素浓度分别低 5~10 倍和 1~5 倍。

ICU 脓毒血症患者的血浆蛋白(白蛋白)浓度也可能发生剧烈变化，这是由于白蛋白的肝脏产量减少和进入组织的第三隔室。血浆蛋白低将引起游离药物的增加，增加了药物的组织分布。不幸的是，这种增加的组织分布被间质组织液体的增加(继发于毛细血管渗漏和容量管理)所抵消，导致间质液中的抗生素浓度降低。

患者 J.K. 使用的亲水性抗生素(哌拉西林/他唑巴坦，万古霉素)的分布可能有所增加，有几种策略可以用来抵消这些变化，干预措施包括增加 β-内酰胺给药频次或连续输注，加大万古霉素的初始剂量[30~40mg/(kg·d)]，同时目标谷浓度为 15~20mg/L[26]。

药物代谢可以发生在身体各种组织中，包括肾脏、胃肠道、肺和肝脏。肝脏无疑是最主要的代谢器官，也是本节的重点。ICU 患者的肝酶活性、肝血流量和蛋白结合可能发生改变，所有这些改变都可能影响肝代谢药物的生物转化速度。

肝脏代谢分为两大类，即 I 相代谢和 II 相代谢，这两类代谢都将药物转化为更容易排泄的极性物质。I 相代谢是指细胞色素 P450 酶系统通过氧化、还原和水解起作用。相比之下，II 相代谢是在母体化合物上添加大的极性分子，包括葡萄糖醛酸化、硫酸化和乙酰化反应。

就患者 J.K. 而言，可能有一些重要的因素改变了 I 相代谢，包括肾损伤、炎症和体温过低。

肝功能障碍可通过减少肝细胞对药物的摄取和减少胆汁排泄来减少 I 相代谢[27,28]。创伤后的炎症反应对酶活性的影响各不相同，CYP 450 3A4、2C19 和 2E1 活性降低，2C9 活性增加。

治疗性低温已被充分证明可以降低所有细胞色素同工酶家族的活性。对于给诸如神经肌肉阻滞药、芬太尼(fentanyl)、苯妥英(phenytoin)和咪达唑仑(midazolam)之类药物的患者，这一点尤为明确。重要的是要考虑到在复温过程中如何恢复酶活性，需要密切监测和潜在的剂量调整[29]。

对于患者 J.K.，由于低血压(休克)或分流(肝硬化)，肝血流量(灌注)也可能发生改变，这可能对延长依赖肝血流量进行代谢的药物的半衰期有显著影响。这些药物被认为具有较高的肝提取率(E>0.7)，包括咪达唑仑和芬太尼[17]。

危重患者的蛋白质结合率也可能发生改变，并可能随后影响某些药物的代谢。特别是危重患者的白蛋白浓度可能会急剧下降,因此,通常会引起游离药物的份量增加。这对于萃取率高的药物尤其重要,因为更多的药物被消除,导致药物半衰期减少。

案例 56-3,问题 5:患者 J. K. 的药物代谢问题如何管理?

为了正确管理 ICU 患者的代谢变化,药师应该首先了解最有可能发生代谢率/代谢途径改变的患者群体,包括肾功能障碍、烧伤、治疗性低温和肝脏灌注减少的患者。除了识别高危患者外,药师还应该意识到那些最有可能发生代谢改变的药物,包括通过 CYP450 系统代谢的药物以及那些萃取率高($E>0.7$)的药物。在对高危患者中加强对这些药物的治疗效果/毒性监测是必要的[17,29]。

案例 56-3,问题 6:患者 J. K. 的药物消除变化如何?

消除是指药物或其代谢物从体内去除的过程。虽然肾脏是消除药物的主要器官,但重要的是其他器官(肝/肺)也可能发生消除[17]。此外,ICU 中存在一些有助于药物消除的治疗干预,包括持续肾脏替代疗法(continuous renal replacement therapy,CRRT)和体外膜肺氧合(extracorporeal membrane oxygenation,ECMO)[30]。

肾小球滤过是肾脏清除药物的主要方法,肾脏药物清除通常与肾小球滤过率(glomerular filtration rate,GFR)直接相关。AKI 是 ICU 人群中常见的合并症,发生率为 1%~25%,可直接导致药物消除减少[17]。其他因素可能会增加 ICU 患者的 GFR,包括创伤、烧伤和使用收缩血管药物[17]。

肾功能评估对于适当调整经肾脏消除药物的剂量至关重要,在 ICU 患者中尤其困难。血清肌酐测定往往滞后于实际的 GFR,因为肌酐的生成管状分泌存在变化。此外,大多数肾功能估算方法,包括 Cockcroft-Gault(CG)方程和肾病改良饮食(Modified Diet in Renal Disease,MDRD)方程,仅在肾功能稳定的患者中得到验证[31,32]。将这些方程应用于血清肌酐测定值波动的患者可能导致肾清除率的估计不准确。

除了肾功能外,在特定的 ICU 患者群体中还存在其他有助于药物消除的方式,包括 CRRT 和 ECMO。虽然对这些过程的详细描述超出了本章的范围,但临床医生应该记住,这两种方式都可以去除患者体内相关数量的药物。

同样重要的是,药师不仅要考虑母体化合物的消除,还要考虑活性/毒性代谢物的消除。具有临床显著毒性代谢物的药物如硝普钠和哌替啶[33,34]。肾功能不全可能导致毒性代谢物的蓄积,从而导致患者机体受到伤害。在 ICU 中给予的具有活性代谢物的常用药物包括咪达唑仑和地西泮。这些活性代谢可能在肾功能不全患者体内蓄积,并导致过度/长期镇静/谵妄[35,36]。

案例 56-3,问题 7:患者 J. K. 的药物消除变化如何管理?

在 ICU 中,肾功能评估对于合理用药至关重要。如上所述,通常使用的肾功能计算方法往往是不准确的,CG/MDRD 标准方程只能应用于肌酐值稳定的患者。对于肌酐值不稳定的患者,应考虑收集 24 小时尿液来计算肌酐清除率。在决定危重症的适宜剂量时,还应考虑其他数据点,包括尿量、血清肌酐趋势和需要服用的特定药物。对于患者 J. K. ,意味着要经常监测血清万古霉素浓度、依诺肝素抗 Xa 监测,以及每日评估肌酐和尿量趋势。此外,如果可能的话,应避免使用需要肾脏消除活性代谢物的药物(咪达唑仑)。

重症监护室患者的疼痛、躁动和谵妄

危重患者通常会发生疼痛、躁动和谵妄,原因多种多样,侵入性干预措施诸如插管和机械通气、急性和原先存在的疾病状态以及外科手术等,只是危重患者疼痛的几个常见原因。[37] 由于未经治疗或治疗不充分的疼痛,或由于许多其他原因,包括药物滥用或停药、药物不良反应、睡眠不足以及合并症或严重疾病的影响,患者可能变得焦躁不安并发展为谵妄。疼痛、躁动和谵妄是相互关联的,通常很难根据重症患者的症状加以区分,因为这些患者往往无法进行交流,需要及时有效的干预,因为它们可能导致患者不适、增加交感神经活性及患者负面结果。临床医生应该明智地平衡对疼痛、躁动和谵妄的管理,以保持患者清醒、平静、互动、无疼痛并与医疗相配合[38]。

案例 56-4

问题 1:J. A. 是一名 28 岁的男性,在一起严重机动车交通事故后被送往急诊室。患者表现为失血性休克、多发肋骨和腿骨骨折以及脑外伤,立即插管并送往手术室,以控制出血和进行骨折的初步处理。既往史:阿片类药物滥用、双向情感障碍。术后,J. A. 行机械通气并放置了多根胸腔导管,转移到外科 ICU 接受治疗。

J. A. 疼痛的原因是什么?可能会导致什么并发症?

高达 77% 的 ICU 出院患者报告在 ICU 期间经历了中度或重度疼痛[39,40]。这种疼痛发生在休息和活动期间,是 ICU 患者最常见的记忆[41]。疼痛可因受伤或疾病、治疗干预、常规 ICU 护理或监护而发生。常见的疼痛原因列于表 56-1。患者们一致报告,疼痛是他们在 ICU 期间最痛苦的记忆[42]。在 ICU 期间,未经治疗的疼痛可导致能量需求增加、高血糖、肌肉分解、免疫抑制、伤口感染风险增加、组织灌注减少、心理困扰和睡眠受损。未经治疗的疼痛的长期并发症包括慢性疼痛综合征、神经病、创伤后应激障碍以及与健康相关的生活质量下降[37,43]。鉴于疼痛的急性和长期后果以及未治疗的疼痛在危重患者中普遍存在,有必要认真评估患者,并在需要时使用适当的止痛药。

患者 J. A. 潜在的疼痛原因包括创伤、术后疼痛、气管插管和胸腔置管。在 ICU 期间,他可能会经历常规护理带来的疼痛,包括翻身、吸痰及最终接受物理治疗。

案例 56-4,问题 2:J. A. 在 ICU 的疼痛如何评估?

表 56-1

危重患者疼痛的常见原因

损伤和疾病	干预和监测	常规护理
外伤	气管插管	翻身
烧伤	气管内机械通气置管	呼吸道分泌物
胰腺炎	胸腔置管	物理治疗
坏死性筋膜炎	伤口护理	
褥疮	手术	
制动	血管通路(动脉内置管)	
先前疾病状态(如癌症、慢性背部疼痛)		

既然患者报告疼痛评估(patient-reported pain assessment)是评估疼痛的最佳方法,只要有可能,临床医生就应该要求患者为自己的疼痛打分,从 0 到 10 分,0 代表没有疼痛,10 代表可以想象的最重度的疼痛。对于因机械通气或其他限制而无法与护理人员交流的患者,临床医生应使用有效的非语言疼痛评估工具(nonverbal pain assessment tools)为患者的疼痛评分,该工具利用患者的行为作为疼痛的指标。指南推荐的两种非语言疼痛评估工具分别称为行为疼痛量表(Behavioral Pain Scale)和重症监护疼痛观察工具(Critical-Care Pain Observation Tool),[37] 其最高分分别为 12 分和 8 分,得分越高表示疼痛越严重。疼痛评估应该有明确的规定,以便 ICU 患者每日都能例行测评。临床医生应设定镇痛目标,并根据需要使用止痛药,同时考虑潜在的药物副作用。一般来说,血压、心率和呼吸频率等血流动力学参数不应用于评估疼痛,因为它们可能受到其他因素的影响,且与自我报告疼痛无关。然而,生命体征的变化可以作为进一步评估患者的线索。

案例 56-4,问题 3: 像 J. A. 这样的重症患者,临床医生应如何处理疼痛?

阿片类药物,包括芬太尼、氢吗啡酮(hydromorphone)、吗啡(morphine)、美沙酮和瑞芬太尼,是危重患者使用的主要镇痛药。其中,芬太尼、氢吗啡酮和吗啡最常用。美沙酮主要用于长期疼痛或其他阿片类药物难以缓解的疼痛。瑞芬太尼由于作用时间很短,药效很强,并且在血浆中代谢,所以最适合用于持续时间很短的疼痛,如机械通气患者和严重肾功能或肝功能障碍患者的疼痛。哌替啶不能使用,因为它可能导致癫痫发作和其他并发症[44]。对于急性疼痛的治疗,阿片类药物应该静脉注射,因为危重患者肠内给药可能不可靠,患者的胃肠动力改变吸收不完全,肌内吸收可能不稳定[37]。在某些情况下,由于剂量限制的副作用,例如呼吸抑制或精神状态改变,可能无法完全减轻疼痛。此时,临床医生应尽量使患者感到舒适,而不引起严重的不良反应。

具体的阿片类药物选择与药物的药代动力学和药效学有关,取决于患者个体的特性以及患者所经历的疼痛性质。表 56-2 列出了在可用阿片类药物中进行选择的关键注意事项。与二氢吗啡酮和吗啡相比,芬太尼单次静脉注射的起效更快,作用时间更短。这使得静脉注射芬太尼最适合治疗短暂性疼痛,例如可能与放置胸管或静脉导管有关的操作性疼痛。事实上,操作性疼痛最好的治疗方法是在术前给药[37]。当静脉给药用于治疗长期慢性疼痛时,氢吗啡酮和吗啡的作用时间越长效果越好。另外,芬太尼、氢吗啡酮和吗啡都可以持续静脉注射给药用于持续镇痛或重度疼痛患者。

表 56-2

重症患者阿片类药物选用特点

	起效时间	持续时间(静脉注射单剂量)	活性代谢产物	副作用及注意事项	静脉注射等效剂量
吗啡	5~10min	2~4h	有(肾脏清除)	组胺释放(低血压,支气管痉挛,面部潮红)	10mg
氢吗啡酮	5~15min	2~4h	无		1.5mg
芬太尼	1~2min	30~60min	无	长时间输注可在脂肪组织蓄积	0.1mg

所有阿片类药物在大剂量使用时均可引起便秘、精神错乱、幻觉、精神状态改变和呼吸抑制。临床医生应定期监测接受阿片类药物镇痛治疗的患者的肠道运动,必要时应给予同时含有刺激性泻药和粪便软化剂的肠道治疗。如果患者因疼痛和低血容量而血压升高,阿片类药物可能会导致其血压下降。重要的是,吗啡是唯一能引起组胺释放的阿片类药物,组胺释放可导致面红、支气管痉挛和低血压。这些并发症构成了血液动力学不稳定、有低血压风险的或支气管哮喘患者避免使用吗啡的基础。

吗啡的活性代谢物经肾脏清除。芬太尼和氢吗啡酮在肝脏转化成无活性代谢物。因此,肾功能衰竭患者优先选择氢吗啡酮和芬太尼而不是吗啡。QTc 延长是美沙酮罕见的副作用。由于 QTc 延长可能导致心脏骤停,因此使用美沙酮的患者尤其是同时接受其他可导致 QTc 延长药物的患者应定期监测心电图。应监测血清镁和钾的浓度,必要时补足这些电解质,以尽量减少心律失常。这三种最常用的阿片类镇痛药中,芬太尼的亲脂性最强,长期静脉注射可在脂肪组织中形成贮库,停止输注后,芬太尼可从脂肪组织中分布到血液中,从而延长作用时间。

除了阿片类药物,临床医生还可以考虑在选定的患者中使用辅助镇痛药。例如,非甾体抗炎药和对乙酰氨基酚可以减少阿片类药物的总体需求,并减少阿片类药物相关的并发症。对于神经性疼痛患者,加巴喷丁(gabapentin)和卡马西平肠内给药可能有帮助。最后,对于肋骨骨折或接受过胸腹外科手术的患者,胸椎硬膜外镇痛比阿片类药物单药镇痛效果更好[37]。

由于患者 J. A. 可能因创伤、多发骨折和手术而持续疼痛,所以他应该开始服用阿片类镇痛药。如果他仍然低血压,有血流动力学不稳定或肾功能衰竭风险,应避免使用吗啡。一些医疗中心对大多数患者会常规使用芬太尼或氢吗啡酮,以减少血流动力学并发症。芬太尼最合适的给药方式是持续输注,而氢吗啡酮可以持续给药或重复静脉注射。由于肋骨骨折,该患者也可以考虑用阿片类药物进行胸段硬膜外镇痛。

案例 56-5

问题 1: 在外科 ICU 期间,J. A. 开始表现出躁动症状,包括出汗、心动过速、拉扯气管插管,甚至试图攻击护理人员。J. A. 躁动的原因是什么?其初始治疗应该如何进行?

躁动在危重患者中很常见,可由于拟交感神经效应导致不良后果[45]。如果躁动导致患者拔除照护所必需的装置,如气管插管或静脉导管,患者护理就会变得超复杂。患者可能由于各种原因表现出躁动症状,包括疼痛、谵妄、低氧血症、低血糖、低血压或酒精和其他药物戒断。鉴于疼痛在危重患者中普遍存在,且难以评估无法沟通的患者,临床医生应始终将疼痛视为引起躁动的潜在原因,并在怀疑疼痛时使用止痛药。事实上,当前指南推荐镇痛优先的镇静策略(analgesia-frst sedation strategies),强调在使用镇静药之前积极使用止痛药[37]。治疗危重患者焦虑和

躁动的其他一般策略包括尽可能让患者感到舒适,纠正空间定位障碍,通过帮助患者白天保持清醒和减少夜间睡眠障碍,促进建立正常的睡眠觉醒周期。只要有可能,临床医生应该在开始使用镇静药之前,尝试识别和治疗引起躁动的基本病因。例如,如果发现焦虑不安的患者有低血糖,其低血糖应该予以纠正,且该患者在开始使用镇静药之前应该重新评估。通过识别和处理引起躁动的原因,临床医生可以避免与镇静药相关的并发症,如过度镇静和谵妄[37]。

临床医生应使用经过验证的镇静评估工具评估躁动的危重患者[37]。两种最严格的评估工具是里士满躁动-镇静量表(Richmond Agitation-Sedation Scale,RASS)和镇静-躁动量表(Sedation-Agitation Scale,SAS)。这两种工具都能有效区分不同程度的镇静作用,具有较高的可信度,并已被证明与大脑功能的客观测量具有良好的相关性[46-48]。RASS 评分为 -5~+4,SAS 评分为 1~7。量表数据最低分表示患者无法被唤醒,RASS 最高分和 SAS 最高分分别对应好斗和危险的躁动。通过使用其中一种评分工具量化患者的镇静水平,多学科医务人员可以确定期望的意识水平,并适当地用药以达到该目标意识水平,同时又避免过度镇静。一般来说,使用镇静药应通过滴定达到轻度镇静水平,这相当于 RASS 评分 1~0 和 SAS 评分 3~4[37],将患者维持在轻度镇静状态,而不是深度镇静状态。因为在这种状态下,患者较难以唤醒,几乎也没有互动,这已被证明可以减少机械通气的持续时间和 ICU 的住院时间[49,50]。有时,患者的临床情况可能需要更深层次的镇静。在某些临床情况下,深度镇静可能是适当的,包括主动重度酒精戒断、难治性癫痫持续状态、颅内高压、呼吸机不同步、严重的肺损伤或神经肌肉受体阻断药引起的瘫痪。

患者 J. A. 可能因为创伤疼痛、代谢紊乱或其他原因表现为烦躁不安。他的意识水平应该用 RASS 或 SAS 来评估。由于患者插管,应该使用有效的非语言疼痛评估工具进行疼痛评估,如果有疼痛迹象,应该进行疼痛治疗。应评估其生命体征,以确定是否处于低血压或缺氧,并应当测定血糖浓度,若有异常应该根据需要采取措施纠正。临床医生应该审查 J. A. 的既往医疗史、社会史和家庭用药清单,以确定他是否有可能存在任何潜在问题,是否可能经历戒除酒精和违禁物质,或入院前服用处方药如苯二氮䓬类药物或阿片类药物。如果患者浑然不知周围的环境或当前情况,应该重新定位。患者的睡眠模式应该得到改善。最后,应审查患者当前的药物清单,例如类固醇和抗胆碱能药物可能导致行为改变,如果确定,应停止使用这些药物。只有在对患者潜在的可逆性躁动的病因彻底评估之后,医疗团队才能考虑开始使用镇静药。针对患者 J. A. 目标是达到轻度镇静水平。

案例 56-5,问题 2: 如果患者 J. A. 需要镇静,优选的药物是什么?

包括丙泊酚(propofol)、右美托咪定(dexmedetomidine)和苯二氮䓬类在内的几种药物可用于治疗危重患者的躁

动。没有一种特定的镇静药对所有患者都是最好的。虽然苯二氮䓬类药物在临床上广泛使用，但最近的指南建议，大多数患者首选丙泊酚和右美托咪定，因为与苯二氮䓬类药物相比，它们可能会缩短患者的 ICU 住院时间和机械通气时间[37,51-53]。关于个体患者的最佳镇静药物的决策，取决于镇静的原因和镇静的目标、预期的镇静时间、药物在特定患者的药理学特点和成本效益[37]。常用镇静药相关的临床应用注意事项见表 56-3。

表 56-3

镇静药临床使用注意事项

药物	受体结合位点	起效时间/min	肾衰的影响	肝衰的影响
咪达唑仑	GABA$_A$	2~5	作用时间延长（母药及活性代谢产物蓄积）	作用时间延长
劳拉西泮	GABA$_A$	15~20	丙二醇蓄积	作用时间延长
丙泊酚	GABA，烟碱受体，甘氨酸受体，M 受体	1~2	无重要影响	无重要影响
右美托咪定	中枢 α_2	5~10	无重要影响	严重肝衰患者作用时间可能延长

丙泊酚是一种高亲脂性镇静药，可与多种受体结合，具有镇静、催眠、抗焦虑、止吐和抗惊厥作用[37]。丙泊酚由于其亲脂性高及 10% 脂乳配方，容易透过血-脑屏障，短期使用后起效快，撤效快。然而，由于丙泊酚在脂肪组织中的沉积[54]，长时间使用后患者的觉醒是多变的。丙泊酚可以快速滴定达到期望镇静水平，适用于脑损伤患者进行神经学检查需要的麻醉唤醒（regular awakenings）。此外，它用于镇静药和呼吸机脱机方案时，有利于白天唤醒[53,55]。丙泊酚的副作用包括呼吸抑制、血管舒张引起的低血压、心动过缓、高甘油三酯血症、胰腺炎、肌阵挛以及尿液颜色变绿或变白[56,57]。由于剂量依赖性呼吸抑制，持续输注丙泊酚仅限于机械通气的患者。患者连续几日使用丙泊酚后，应定期监测甘油三酯，如果出现明显的高甘油三酯血症应停药。对鸡蛋、大豆和亚硫酸盐过敏的患者，可能会因为脂乳和某些通用配方的成分出现过敏反应[58]。为了减少与给药相关的烧灼和刺痛感，丙泊酚应尽可能通过大口径静脉注射给药。虽然丙泊酚制剂中含有防腐剂以防止细菌生长，但药品说明书建议输液瓶和输液管道应每 12 小时更换一次，并应评估输液管道的完整性以防止细菌污染。使用丙泊酚的患者在营养评估时，应考虑其制剂中脂质载体所含的热量。

约 1% 使用丙泊酚的患者可能会导致一种危及生命的综合征，称作丙泊酚输注综合征（propofol infusion syndrome, PRIS）。PRIS 的特征是代谢性酸中毒、高甘油三酯血症、进行性低血压、心动过速和心血管性虚脱。PRIS 的其他并发症可能包括 AKI、高钾血症、横纹肌溶解症和肝功能衰竭[59,60]。临床观察到 PRIS 最常见于剂量超过 70μg/（kg·min）且输注时间超过 48 小时的患者，但也有报道见于输注速率较慢和输注时间较短的患者[61,62]。

由于 PRIS 与重症患者的其他病情难以区分，而且死亡率高，因此医疗团队成员应勤于监测，以便迅速识别 PRIS。

当怀疑 PRIS 时，应停用丙泊酚，患者应该接受适当的支持治疗[37]。

右美托咪定是一种类似于可乐定（clonidine）的中枢 α-受体激动药。与可乐定相比，它的抗焦虑作用较强而拟交感活性较弱。除了抗焦虑，右美托咪定也有镇静和弱阿片样作用。它不具有抗惊厥特性、不诱发失忆或引起呼吸抑制[37]。与丙泊酚和苯二氮䓬类药物相比，右美托咪定往往使患者更容易唤醒，并能更好地与医护人员互动，但它不适用于需要深度镇静的患者和使用神经肌肉受体阻断药的瘫痪患者[63]。右美托咪定在输注开始后约 15 分钟起效并在 1 小时达峰[64,65]。临床医生可以静脉注射给药以达到更快起效，但是静脉注射给药会增加血流动力学不稳定的风险，表现为高血压或低血压和心动过缓[66]。其他不良反应包括恶心、房颤以及罕见的心源性休克[67]。在美国，右美托咪定被批准用于连续输注，最高剂量为 0.7μg/（kg·h），输注时间最长可达 24 小时；但临床试验已经证明，在长达 28 日的时间里，1.5μg/（kg·h）的剂量是安全有效的[68-70]。剂量可每 30 分钟滴定 1 次。严重肝病患者可能需要较低剂量的右美托咪定，以避免延长抵消效应（offset of effect）和过度的血流动力学效应。右美托咪定诱发的低血压和心动过缓可能更常见于低血容量或心血管不稳定的患者[71]。重要的是，因为右美托咪定不会引起呼吸抑制，所以可以在拔管过程中和拔管后继续使用，这点与丙泊酚不同[71,72]。当继续以这种方式给予右美托咪定时，临床医生应该意识到它可能导致口咽肌张力丧失，导致气道阻塞。因此，没有机械通气而使用右美托咪定的患者必须接受持续的呼吸监测。

苯二氮䓬类药物是 GABA 受体激动药，具有抗焦虑、镇静、催眠和抗惊厥作用[73]。目前的指南不再建议苯二氮䓬类药物作为大多数重症患者的一线镇静药，尽管它们仍然是酒精戒断治疗的主要药物[37]。苯二氮䓬类药物会加重呼吸衰竭和低血压,尤其是与阿片类药物合用时[35]。它们也可以引起精神状态的改变,是诱发谵妄的危险因素[70,74,75]。患者偶尔会出现躁动和不安等矛盾的表现。老年患者更容易出现不良反应,而住院前服用苯二氮䓬类药物的患者和长期服用苯二氮䓬类药物的患者则可能表现出敏感性下降。通常,在重症监护室中苯二氮䓬类药物是肠胃外给药,最常用的药物是劳拉西泮和咪达唑仑。劳拉西泮或咪达唑仑均可通过间歇或持续静脉输注给药,但这两种药物在药代动力学、药效学和不良反应方面存在关键差异。咪达唑仑亲脂性更强,因此比劳拉西泮起效更快、作用时间更短。然而,由于咪达唑仑在脂肪组织中贮存,如果连续几日给药,可导致不可控的延长觉醒[76]。咪达唑仑通过肝脏代谢为活性代谢物,该代谢物经肾脏清除,而劳拉西泮则在肝脏中灭活。由于终末器官损害会延长两种药物的消除半衰期,因此在肝肾功能障碍时应谨慎使用。劳拉西泮配方中含有赋形剂丙二醇,其剂量低至1mg/(kg·d)也可累积并引起代谢性酸中毒和AKI[77,78]。当必须使用苯二氮䓬类药物时,临床医生应该谨慎设计给药方案,以尽可能低的剂量达到所需的镇静水平。苯二氮䓬类药物应根据躁动症状的需要,避免大剂量持续输注给药,可减少药物的总暴露量,降低苯二氮䓬类药物相关并发症的发生率。

在对患者J.A.进行全面评估并处理了代谢紊乱和戒断综合征等可逆转的躁动原因之后,如果患者仍处于躁动状态且血流动力学正常,应考虑使用丙泊酚进行镇静治疗。丙泊酚和右美托咪定都是现行指南推荐的一线镇静药。但是,患者J.A.可能需要频繁唤醒进行神经功能检查,丙泊酚的抵消效应更快可能更适用。当启用丙泊酚时,应监测患者的血压和心率,并应根据RASS评分或SAS评分将其滴定至轻度镇静水平。如果丙泊酚给药数日,应定期评估患者血甘油三酯浓度。临床医生应注意PRIS的症状,以便能尽快识别任何可能发生的事件。

案例56-6

问题1:在ICU接受治疗后,几日来患者J.A.仍处于插管和轻度镇静状态。J.A.的镇静作用减轻了,但他似乎不像他自己了,他时而无动于衷,时而激动不安。他无法告诉照护者他在哪里,也不能回答一些简单的问题。该患者会是谵妄吗?

谵妄是一种急性脑功能障碍症状,包括以下症状的组合:基本精神状态的急性改变或波动、注意力不集中、思维紊乱或意识水平的改变[79,80]。精神错乱的患者可出现幻觉、妄想或多动,但并非所有精神错乱的患者都出现这些症状。事实上,根据患者表现出的症状,业已描述了三种不同形式的谵妄。极度活跃型谵妄(hyperactive delirium)患者表现为激动不安;活动抑制型谵妄(hypoactive delirium)患者表现为平静或昏睡;混合型谵妄(mixed delirium)患者介于两种亚型之间波动。

在ICU期间,多达80%的危重患者至少发生一次谵妄,并且与患者的不良预后相关,包括死亡率增加,ICU和

住院时间延长,长期认知功能障碍(cognitive impairment)和医疗费用增加[81-84]。如果患者表现为活动抑制型谵妄而非极度活跃型谵妄,临床医生更有可能无法鉴别谵妄[85]。为了鉴别谵妄患者,目前的指南建议临床医生使用经过验证的谵妄评估工具,每日对患者进行数次常规评估[37]。推荐的两种谵妄评估工具为ICU意识模糊评估法(Confusion Assessment Method for the ICU,CAM-ICU)和重症监护谵妄筛查量表(Intensive Care Delirium Screening Checklist,ICDSC)。

根据临床症状,患者J.A.可能正处于谵妄。显然,他的精神状态已经从基本状态改变了,因为"他似乎不像他自己"。此外,他表现出的无动于衷和激动不安之间的波动,加上注意力不集中和思维紊乱,不能够回答简单的问题,完全符合谵妄的其他标准。临床医生应使用有效的工具例如CAM-ICU或ICDSC对患者J.A.的谵妄进行正式评估。

案例56-6,问题2:临床医生应该如何预防和治疗像J.A.这样的危重患者的谵妄?

危重症患者发生谵妄有多种可改变的和不可改变的危险因素[37]。不可改变的危险因素包括基础痴呆、高血压、酒精中毒和更严重的疾病[37,75,86]。目前的证据表明,苯二氮䓬类药物暴露、深度镇静和抗胆碱能药物可能增加患者发生谵妄的风险。阿片类药物和丙泊酚与谵妄之间是否存在关联,目前尚不清楚,因为相关证据分别相互矛盾或证据有限[37]。

有证据表明,早期活动(early mobilization protocols)可以预防谵妄。在早期活动中,护士、理疗师和其他临床医生帮助危重患者起床和走动。研究表明,早期活动是安全的,并与显著性减少危重患者谵妄、普通病房和ICU住院日及机械通气时间相关[87,88]。对于不同类型的危重患者,尚未证明任何药物治疗可以预防谵妄[37]。

虽然氟哌啶醇(haloperidol)历来用于治疗重症患者的谵妄,但在广泛的重症患者群体中尚缺乏高质量的已发表文献。因此,目前的指南没有建议使用氟哌啶醇治疗谵妄。非典型抗精神病药物或许被认为有助于减少谵妄的持续时间,然而,支持其使用的文献发表非常有限[37,89]。证据表明,用右美托咪定代替苯二氮䓬类药物治疗躁动可减少谵妄[68,70,90]。

像J.A这样的患者可以通过早期活动和将危险因素(例如使用苯二氮䓬类药物)最小化来预防谵妄。虽然有证据表明非典型抗精神病药物对谵妄可能有一定的作用可予以考虑,但目前还没有任何令人信服的药物治疗策略可以减少谵妄。

重症患者应激性溃疡预防

重症患者发生应激性溃疡(stress ulcers,SU)是在ICU中常见的并发症。20世纪60年代,当时的一项研究发现,8/150(5%)的ICU患者接连不断地因应激性溃疡导致大出血,危重症引起的应激性溃疡开始被认识[91]。应激性溃疡通常发生在高应急事件后的胃黏膜层,可导致溃疡并进展

为临床意义上的大出血[92]。如果不给予应激性溃疡预防（stress ulcers prophylaxis，SUP），ICU 中多达 15% 的患者将发生明显的胃肠道出血（occult gastrointestinal bleeding），这是一种可预防的危重病并发症[93]。尽管在该领域有大量的研究，但对应激性溃疡预防和管理尚缺乏共识。

患有严重疾病或创伤的患者可能在应激事件发生后数小时内发展为应激性溃疡。应激性溃疡的程度有所不同，可在入院后数小时至数周后发生。危重症常导致血管收缩增加、心输出量减少以及促炎状态导致内脏低灌注[94]。ICU 应激性溃疡的病因包括胃酸分泌、黏膜缺血和上消化道返流等，造成肠细胞灌注和供氧不足，导致黏膜损伤。

案例 56-7

问题 1：患者 A.K.，男，76 岁，因尿源性脓毒症入住 ICU。患者到达急诊科时即发现酸中毒并予以插管。既往有高血压、糖尿病、多发性肺栓塞和数次尿路感染病史，每日饮 10~12 瓶啤酒。他的慢性病用药包括美托洛尔缓释片（metoprolol XL）100mg/d，二甲双胍 1g，每日 2 次，阿托伐他汀（atorvastatin）20mg/d，赖诺普利（lisinopril）20mg/d，华法林 7.5mg/d。实验室检查：Na^+ 131mmol/L，K^+ 3.2mmol/L，BUN 33mg/dl，Scr 2.7mg/dl，Hct 20%，PLT 47 103/μl，INR 5.9。患者 A.K. 有什么危险因素使得他应当接受 SUP？

业已认同的几个危险因素有助于确定什么人应该接受 SUP。Cook 等[95]调查了 2 252 例 ICU 患者，发现临床上有两个主要危险因素导致重度胃肠道出血：①机械通气时间超过 48 小时（OR，15.6）；②凝血障碍（OR，4.3），界定为血小板计数<50 000/mm^3，INR>1.5 或部分凝血活酶时间（partial thromboplastin time）>2 倍对照值[95]。其他已确定的危险因素包括头部受伤、烧伤（>35% 体表面积）、肝脏部分切除、肝或肾移植、多发伤（损伤严重度评分>16）、脊

髓损伤、肝功衰竭、入院前一年内有胃溃疡或出血病史，以及符合以下两条或两条以上：脓毒血症、ICU 住院时间>1 周、隐匿性出血至少 6 日、使用大剂量皮质类固醇[（氢化可的松）>250mg/d 或其他等效剂量激素][96]。对于主要危险因素≥1 的患者，大多数临床医生会开始 SUP。对于有多个次要危险因素的患者或排除主要危险因素（脊髓损伤，脑外伤或热损伤）的患者，由医疗组根据具体情况决定是否采用 SUP。患者 A.K. 有一个主要危险因素，那就是他可能至少要插管 48 小时，因此应该开始 SUP。

案例 56-7，问题 2：患者 A.K. 初始应使用什么药物预防应激性溃疡？

预防应激性溃疡的药理学机制是在胃壁覆盖一层保护层，或者通过中和胃酸或阻止胃酸分泌来降低胃 pH。用于 SUP 的 3 类药物是 H_2 受体阻断药、质子泵抑制剂（PPIs）和产生保护性屏障的药物。第 4 类药物是前列腺素类似物，过去已经用于 SUP 但未能显示出有益，在本章中不做进一步讨论[97]。

在决定启动 SUP 之后，下一步要做的决定是使用什么药物。最常用的两种药物是 H_2 受体阻断药和 PPIs。在两个不同的试验中，发现 H_2 受体阻断药优于抗酸药和硫糖铝（sucralfate）[98,99]。已经有过多的研究将 PPIs 与 H_2 受体阻断药进行比较，但基于数据相互矛盾，对于使用何种药物仍然缺乏共识。最近一项对超过 35 000 例 ICU 患者的 meta 分析显示，与 PPIs 相比，H_2 受体阻断药 GI 出血的风险较低（6% vs 2%；校正 OR 2.24；95% CI 1.81~2.76）[100]。这与先前对 13 项随机试验的 meta 分析不同，该 meta 分析显示 PPIs 预防组与 H_2 受体阻断药组相比，胃肠道出血减少（1.3% vs 6.6%；OR，0.30；95% CI 0.17~0.54）[101]。一项纳入 14 项试验和 1 720 例患者的 meta 分析发现，与 H_2 受体阻断药相比，PPIs 可减少临床重度上消化道出血和显性上消化道出血[102]。SUP 常用药物列于表 56-4。

表 56-4

应激性溃疡预防常用药物

药物	商品名	成人剂量	途径	一般可用
质子泵抑制剂				
右兰索拉唑[a]	Dexilant	30mg 或 60mg	PO	否
埃索美拉唑[a]	Nexium	20~40mg qd，餐前≥1h 服用	PO，IV	是
兰索拉唑[a]	Prevacid	15mg 或 30mg qd，餐前服用	PO	是
奥美拉唑[a]	Prilosec	20mg 或 40mg qd，空腹或餐前≥1h 服用	PO，IV	是
泮托拉唑[a]	Protonix	40mg qd（混悬液，餐前 30min）服用	PO，IV	是
雷贝拉唑[a]	Aciphex	20~60mg qd（胶囊，餐前 30min 服用；若打开胶囊将药物分散于食物中，应于 15min 内服用）	PO	是

表 56-4

应激性溃疡预防常用药物（续）

药物	商品名	成人剂量	途径	一般可用
H₂ 受体阻断药				
法莫替丁ª	Pepcid	20mg bid（CrCl<30ml/min 时，20mg qd）	PO，IV	是
尼扎替丁ª	Axid	150～300mg qd（CrCl 20～50ml/min 时，150mg/d；CrCl<20ml/min 时，150mg qod）	PO	是
雷尼替丁ª	Zantac	150mg bid（CrCl<50ml/min 时，150mg qd）	PO，IV	是
胃黏膜保护药				
硫糖铝ª	Carafate	1g qid	PO	是

ª 用于应激性溃疡属超说明书适应证用药。

Bid，每日 2 次；IV，静脉注射；PO，口服；qd，每日 1 次；qid，每日 4 次；qod，隔日 1 次。

源自：Facts & Comparisons eAnswers. http://online.factsandcomparisons.com/MonoDisp.aspx? monoid=fandc-hcp14911&book=DFC. Accessed September 28, 2015.

通过管饲接受全营养支持的患者是否需要 SUP 用药，尚存争议。已经证明，与 H₂ 受体阻断药或 PPIs 相比，通常肠内营养更可以提升胃 pH>3.5[103]。动物模型显示，肠内营养有益于保护胃黏膜，使其免受应急损害。如果已经开始肠内营养，是否中止 SUP 用药？不同的医疗机构做法有所不同。

虽然药物性 SUP 已表明出可减少出血事件，但这似乎并非没有风险。胃酸在上消化道灭菌中起着重要的作用，生理 pH 的改变已显示有副作用。pH 升高，胃肠道中潜在的致病菌定植增加。

在 ICUs 实施 SUP 作为护理标准后，有几项研究和 meta 分析发现，接受 H₂ 受体阻断药或 PPIs 的患者发生医院获得性肺炎（nosocomial pneumonia）和艰难梭菌感染（C. difcile infections）的风险增加。这些药物引起的 pH 升高被认为是一种作用机制。在改变胃 pH 的药物中，医院获得性肺炎的发生率，现有的数据存在矛盾。有两项研究显示，与未接受抑酸药或硫糖铝治疗的患者相比，接受 H₂ 受体阻断药治疗，医院获得性肺炎发生率的风险更高[99,104]。一项 meta 分析显示，PPIs 与 H₂ 阻断药相比，医院获得性肺炎发生率无差异[101]。最近的一项研究表明，PPIs 的肺炎发病率高于 H₂ 受体阻断药[100]。PPIs 和 H₂ 受体阻断药都与艰难梭菌感染的风险增加有关[105]。这些研究大多数是观察性的，并没有控制合并症，所以在重症监护领域仍然有很多争论。

虽然硫糖铝不会改变胃液的 pH，但它会干扰许多药物的吸收，包括环丙沙星（ciprofloxacin）、苯妥英、地高辛和左甲状腺素（levothyroxine）。为了防止这种情况发生，应该在服用这些药物 2 小时后，再服用硫糖铝。已经证明，硫糖铝

可以与饲管结合并导致管壁结痂，也不能通过十二指肠或空肠造瘘喂管给药。对于患者 A.K.，SUP 有几种选择，PPI 或 H₂ 受体阻断药将是最佳选择。由于他插管，还没有喂养管，静脉注射 H₂ 受体阻断药如法莫替丁（根据肾功能调整剂量）或静脉注射 PPI 如泮托拉唑将是适当的。

ICU 患者血糖控制

危重症患者可能由于多种原因而发生高血糖，包括急性疾病、基础疾病状态和药物的影响。ICU 患者与在其他环境中治疗的患者（包括在门诊接受慢病治疗的糖尿病患者）相比，其血糖目标和治疗方法有所不同。

案例 56-8

多种生化介质如皮质醇、胰高血糖素、儿茶酚胺和生长因子等在危重症时可能升高，并通过增加糖原分解和减少糖异生而导致高血糖[106]。除了危重疾病的影响外，糖尿病治疗不当、诸如糖皮质激素等药物的副作用以及营养疗法或葡萄糖作为静脉基础输液产生的热量也会导致高血糖症。尽管研究表明，危重症高血糖与预后不良有关，但尚不清楚高血糖是导致预后恶化，还是仅仅是反应疾病严重程度的一个指标[107-109]。除了血糖升高的幅度，血糖的波动也与不良预后有关[110]。

危重患者的最佳血糖范围尚未确定[111]。不受控制的高血糖有可能导致严重的后果。单中心研究的初步结果提

示,外科和内科 ICU 患者接受强化胰岛素治疗(aggressive insulin therapy),使血糖浓度达到 80~110mg/dl,预后有所改善,但这些发现在随后的试验中未能得到重复[112,113]。事实上,一些研究表明,与通常以 140~180mg/dl 为目标的宽松血糖控制相比,强化胰岛素治疗可能会增加死亡率[114-117]。有人认为,在接受强化胰岛素治疗的患者中观察到低血糖发生率更高,这可能会导致神经系统并发症,从而增加死亡率。基于这些发现,大多数临床医生试图将患者的血糖维持在 140~180mg/dl 之间。由于胰岛素胃肠外给药比口服给药起效更快、疗效更可靠,因此 ICU 患者通常使用皮下注射或静脉输注的方式给予胰岛素。皮下给药方案通常包括按需给予含有速效或短效胰岛素的滑动胰岛素制剂。在某些患者中,预定的长效胰岛素可以与滑动胰岛素制剂联合使用,但是临床医生应小心胰岛素剂量,以避免发生低血糖。一些需要大量胰岛素的患者,可以从持续静脉输注普通胰岛素获益,应该小心滴定至血糖控制目标。

由于患者 D.M. 的血糖超过 180mg/dl,临床医生应尝试实现更好的血糖控制。首先,应尽量减少含有葡萄糖的液体,并应评估她正在接受的所有肠内营养。药物,如类固醇会增加血糖浓度,应该评估和尽量少用。如果采取这些措施后患者的血糖仍然很高,那么最初可以考虑使用滑动胰岛素和普通胰岛素。

（王长连、林珅 译，吴朝晖、林荣芳 校，吴钢 审）

参考文献

1. Bluml BM. Definition of medication therapy management: development of professionwide consensus. *J Am Pharm Assoc (2003)*. 2005;45(5):566–572.

2. Murphy EM et al. Medication reconciliation at an academic medical center: implementation of a comprehensive program from admission to discharge. *Am J Health Syst Pharm*. 2009;66(23):2126–2131.

3. Vincent JL. Give your patient a fast hug (at least) once a day. *Crit Care Med*. 2005;33(6):1225–1229.

4. Mabasa VH et al. A standardized, structured approach to identifying drug-related problems in the intensive care unit: FASTHUG-MAIDENS. *Can J Hosp Pharm*. 2011;64:366–669.

5. ESH/ESC Task Force for the Management of Arterial Hypertension. 2013 Practice guidelines for the management of arterial hypertension of the European Society of Hypertension (ESH) and the European Society of Cardiology (ESC): ESH/ESC Task Force for the Management of Arterial Hypertension. *J Hypertens*. 2013;31(10):1925–1938.

6. Guyatt GH et al.; American College of Chest Physicians Antithrombotic Therapy and Prevention of Thrombosis Panel. Executive summary: Antithrombotic Therapy and Prevention of Thrombosis, 9th ed: American College of Chest Physicians Evidence-Based Clinical Practice Guidelines. *Chest*. 2012;141(2, Suppl):7S–47S.

7. American College of Cardiology Foundation/American Heart Association Task Force on Practice Guidelines; American Society of Echocardiography; American Society of Nuclear Cardiology, et al. 2009 ACCF/AHA focused update on perioperative beta blockade. *J Am Coll Cardiol*. 2009;54(22):2102–2128. Erratum in: *J Am Coll Cardiol*. 2012;59:2306.

8. Rosenman DJ et al. Clinical consequences of withholding versus administering renin-angiotensin-aldosterone system antagonists in the preoperative period. *J Hosp Med*. 2008;3(4):319–325.

9. Fleisher LA et al. ACC/AHA 2007 guidelines on perioperative cardiovascular evaluation and care for noncardiac surgery: a report of the American College of Cardiology/American Heart Association Task Force on Practice Guidelines (Writing Committee to Revise the 2002 Guidelines on Perioperative Cardiovascular Evaluation for Noncardiac Surgery): developed in collaboration with the American Society of Echocardiography, American Society of Nuclear Cardiology, Heart Rhythm Society, Society of Cardiovascular Anesthesiologists, Society for Cardiovascular Angiography and Interventions, Society for Vascular Medicine and Biology, and Society for Vascular Surgery. *Circulation*. 2007;116(17):e418–e499. Erratum in: *Circulation*. 2008;117(5):e154.

10. Joshi GP et al. Society for Ambulatory Anesthesia consensus statement on perioperative blood glucose management in diabetic patients undergoing ambulatory surgery. *Anesth Analg*. 2010;111(6):1378–1387.

11. Jaffer AK. Perioperative management of warfarin and antiplatelet therapy. *Cleve Clin J Med*. 2009;76(Suppl 4):S37–S44.

12. Fleisher LA et al. 2014 ACC/AHA guideline on perioperative cardiovascular evaluation and management of patients undergoing noncardiac surgery: a report of the American College of Cardiology/American Heart Association Task Force on practice guidelines. *J Am Coll Cardiol*. 2014;64(22):e77–e137.

13. Axelrod L. Perioperative management of patients treated with glucocorticoids. *Endocrinol Metab Clin North Am*. 2003;32(2):367–383.

14. Marik PE, Varon J. Requirement of perioperative stress doses of corticosteroids: a systematic review of the literature. *Arch Surg*. 2008;143(12):1222–1226.

15. Golembiewski J, Rakic AM. Sublingual buprenorphine. *J Perianesth Nurs*. 2010;25(6):413–415.

16. Nguyen NQ et al. The impact of admission diagnosis on gastric emptying in critically ill patients. *Crit Care*. 2007;11(1):R16.

17. Smith BS et al. Introduction to drug pharmacokinetics in the critically ill patient. *Chest*. 2012;141(5):1327–1336.

18. Aradhyula S et al. Significant absorption of oral vancomycin in a patient with clostridium difficile colitis and normal renal function. *South Med J*. 2006;99(5):518–520.

19. Spitzer PG, Eliopoulos GM. Systemic absorption of enteral vancomycin in a patient with pseudomembranous colitis. *Ann Intern Med*. 1984;100(4):533–534.

20. Yamazaki S et al. Unexpected serum level of vancomycin after oral administration in a patient with severe colitis and renal insufficiency. *Int J Clin Pharmacol Ther*. 2009;47(11):701–706.

21. Rao S et al. Systemic absorption of oral vancomycin in patients with Clostridium difficile infection. *Scand J Infect Dis*. 2011;43(5):386–388.

22. Dörffler-Melly J et al. Bioavailability of subcutaneous low-molecular-weight heparin to patients on vasopressors. *Lancet*. 2002;359(9309):849–850.

23. Cheng SS et al. Standard subcutaneous dosing of unfractionated heparin for venous thromboembolism prophylaxis in surgical ICU patients leads to subtherapeutic factor Xa inhibition. *Intensive Care Med*. 2012;38(4):642–648.

24. Jochberger S et al. Antifactor Xa activity in critically ill patients receiving antithrombotic prophylaxis with standard dosages of certoparin: a prospective, clinical study. *Crit Care*. 2005;9(5):R541–R548.

25. Malinoski D et al. Standard prophylactic enoxaparin dosing leads to inadequate anti-Xa levels and increased deep venous thrombosis rates in critically ill trauma and surgical patients. *J Trauma*. 2010;68(4):874–880.

26. Varghese JM et al. Antimicrobial pharmacokinetic and pharmacodynamic issues in the critically ill with severe sepsis and septic shock. *Crit Care Clin*. 2011;27(1):19–34.

27. Sun H et al. Effects of renal failure on drug transport and metabolism. *Pharmacol Ther*. 2006;109(1–2):1–11.

28. Vilay AM et al. Clinical review: drug metabolism and nonrenal clearance in acute kidney injury. *Crit Care*. 2008;12(6):235.

29. Šunjić KM et al. Pharmacokinetic and other considerations for drug therapy during targeted temperature management. *Crit Care Med*. 2015;43(10):2228–2238.

30. Shekar K et al. Pharmacokinetic changes in patients receiving extracorporeal membrane oxygenation. *J Crit Care*. 2012;27(6):741.e9–741.e18.

31. Cockcroft DW, Gault MH. Prediction of creatinine clearance from serum creatinine. *Nephron*. 1976;16(1):31–41.

32. Levey AS et al. A new equation to estimate glomerular filtration rate. *Ann Intern Med*. 2009;150(9):604–612. Erratum in: *Ann Intern Med*. 2011;155(6):408.

33. Schulz V. Clinical pharmacokinetics of nitroprusside, cyanide, thiosulphate and thiocyanate. *Clin Pharmacokinet*. 1984;9(3):239–251.

34. Shochet RB, Murray GB. Analytic reviews: neuropsychiatric toxicity of meperidine. *J Intensive Care Med*. 1988;3(5):246–252.

35. Shafer A. Complications of sedation with midazolam in the intensive care unit and a comparison with other sedative regimens. *Crit Care Med*. 1998;26(5):947–956.

36. Mandelli M et al. Clinical pharmacokinetics of diazepam. *Clin Pharmacokinet*. 1978;3(1):72–91.

37. Barr J et al. Clinical practice guidelines for the management of pain, agitation, and delirium in adult patients in the intensive care unit. *Crit Care Med*. 2013;41(1):263–306.

38. Reade MC, Finfer S. Sedation and delirium in the intensive care unit. *N Engl J Med*. 2014;370(5):444–454.

39. Chanques G et al. A prospective study of pain at rest: incidence and characteristics of an unrecognized symptom in surgical and trauma versus medical

intensive care unit patients. *Anesthesiology*. 2007;107(5):858–860.

40. Gélinas C. Management of pain in cardiac surgery ICU patients: have we improved over time? *Intensive Crit Care Nurs*. 2007;23(5):298–303.

41. Stein-Parbury J, McKinley S. Patients' experiences of being in an intensive care unit: a select literature review. *Am J Crit Care*. 2000;9(1):20–27.

42. Schelling G et al. Exposure to high stress in the intensive care unit may have negative effects on health-related quality-of-life outcomes after cardiac surgery. *Crit Care Med*. 2003;31(7):1971–1980.

43. Schelling G et al. Health-related quality of life and posttraumatic stress disorder in survivors of the acute respiratory distress syndrome. *Crit Care Med*. 1998;26(4):651–659.

44. Erstad BL et al. Pain management principles in the critically ill. *Chest*. 2009;135(4):1075–1086.

45. Fraser GL et al. Frequency, severity, and treatment of agitation in young versus elderly patients in the ICU. *Pharmacotherapy*. 2000;20(1):75–82.

46. Ryder-Lewis MC, Nelson KM. Reliability of the Sedation-Agitation Scale between nurses and doctors. *Intensive Crit Care Nurs*. 2008;24(4):211–217.

47. Ely EW et al. Monitoring sedation status over time in ICU patients: reliability and validity of the Richmond Agitation-Sedation Scale (RASS). *JAMA*. 2003;289(22):2983–2991.

48. Riker RR et al. Validating the Sedation-Agitation Scale with the Bispectral Index and Visual Analog Scale in adult ICU patients after cardiac surgery. *Intensive Care Med*. 2001;27(5):853–858.

49. Girard TD et al. Efficacy and safety of a paired sedation and ventilator weaning protocol for mechanically ventilated patients in intensive care (Awakening and Breathing Controlled trial): a randomised controlled trial. *Lancet*. 2008;371(9607):126–134.

50. Kress JP et al. Daily interruption of sedative infusions in critically ill patients undergoing mechanical ventilation. *N Engl J Med*. 2000;342(20):1471–1477.

51. Jacobi J et al. Clinical practice guidelines for the sustained use of sedatives and analgesics in the critically ill adult. *Crit Care Med*. 2002;30(1):119–141. Erratum in: *Crit Care Med*. 2002;30(3):726.

52. Payen JF et al. Current practices in sedation and analgesia for mechanically ventilated critically ill patients: a prospective multicenter patient-based study. *Anesthesiology*. 2007;106(4):687–695.

53. Carson SS et al. A randomized trial of intermittent lorazepam versus propofol with daily interruption in mechanically ventilated patients. *Crit Care Med*. 2006;34(5):1326–1332.

54. Barr J et al. Propofol dosing regimens for ICU sedation based upon an Integrated pharmacokinetic-pharmacodynamic model. *Anesthesiology*. 2001;95(2):324–333.

55. Tanios MA et al. Perceived barriers to the use of sedation protocols and daily sedation interruption: a multidisciplinary survey. *J Crit Care*. 2009;24(1):66–73.

56. Riker RR, Fraser GL. Adverse events associated with sedatives, analgesics, and other drugs that provide patient comfort in the intensive care unit. *Pharmacotherapy*. 2005;25(5, Pt 2):8S–18S.

57. Walder B et al. Seizure-like phenomena and propofol: a systematic review. *Neurology*. 2002;58(9):1327–1332.

58. Marik PE. Propofol: therapeutic indications and side-effects. *Curr Pharm Des*. 2004;10(29):3639–3649.

59. Fong JJ et al. Predictors of mortality in patients with suspected propofol infusion syndrome. *Crit Care Med*. 2008;36(8):2281–2287.

60. Diedrich DA, Brown DR. Analytic reviews: propofol infusion syndrome in the ICU. *J Intensive Care Med*. 2011;26(2):59–72.

61. Merz TM et al. Propofol infusion syndrome – a fatal case at a low infusion rate. *Anesth Analg*. 2006;103(4):1050.

62. Chukwuemeka A et al. Short-term low-dose propofol anaesthesia associated with severe metabolic acidosis. *Anaesth Intensive Care*. 2006;34(5):651–655.

63. Triltsch AE et al. Bispectral index-guided sedation with dexmedetomidine in intensive care: a prospective, randomized, double blind, placebo-controlled phase II study. *Crit Care Med*. 2002;30(5):1007–1014.

64. Szumita PM et al. Sedation and analgesia in the intensive care unit: evaluating the role of dexmedetomidine. *Am J Health Syst Pharm*. 2007;64(1):37–44.

65. Venn RM et al. Pharmacokinetics of dexmedetomidine infusions for sedation of postoperative patients requiring intensive care. *Br J Anaesth*. 2002;88(5):669–675.

66. Dasta JF et al. Comparing dexmedetomidine prescribing patterns and safety in the naturalistic setting versus published data. *Ann Pharmacother*. 2004;38(7–8):1130–1135.

67. Sichrovsky TC et al. Dexmedetomidine sedation leading to refractory cardiogenic shock. *Anesth Analg*. 2008;106(6):1784–1786.

68. Riker RR et al. Dexmedetomidine vs midazolam for sedation of critically ill patients: a randomized trial. *JAMA*. 2009;301(5):489–499.

69. Shehabi Y et al. Dexmedetomidine infusion for more than 24 hours in critically ill patients: sedative and cardiovascular effects. *Intensive Care Med*. 2004;30(12):2188–2196.

70. Pandharipande PP et al. Effect of sedation with dexmedetomidine vs lorazepam on acute brain dysfunction in mechanically ventilated patients: the MENDS randomized controlled trial. *JAMA*. 2007;298(22):2644–2653.

71. Venn M et al. A phase II study to evaluate the efficacy of dexmedetomidine for sedation in the medical intensive care unit. *Intensive Care Med*. 2003;29(2):201–207.

72. Martin E et al. The role of the alpha2-adrenoceptor agonist dexmedetomidine in postsurgical sedation in the intensive care unit. *J Intensive Care Med*. 2003;18(1):29–41.

73. Young CC, Prielipp RC. Benzodiazepines in the intensive care unit. *Crit Care Clin*. 2001;17(4):843–862.

74. Pandharipande P et al. Lorazepam is an independent risk factor for transitioning to delirium in intensive care unit patients. *Anesthesiology*. 2006;104(1):21–26.

75. Pisani MA et al. Benzodiazepine and opioid use and the duration of intensive care unit delirium in an older population. *Crit Care Med*. 2009;37(1):177–183.

76. Spina SP, Ensom MH. Clinical pharmacokinetic monitoring of midazolam in critically ill patients. *Pharmacotherapy*. 2007;27(3):389–398.

77. Yaucher NE et al. Propylene glycol-associated renal toxicity from lorazepam infusion. *Pharmacotherapy*. 2003;23(9):1094–1099.

78. Yahwak JA et al. Determination of a lorazepam dose threshold for using the osmol gap to monitor for propylene glycol toxicity. *Pharmacotherapy*. 2008;28(8):984–991.

79. Gupta N et al. Delirium phenomenology: what can we learn from the symptoms of delirium? *J Psychosom Res*. 2008;65(3):215–222.

80. American Psychiatric Association. *Diagnostic and Statistical Manual of Mental Disorders*. 5th ed. Arlington, VA: American Psychiatric Association; 2013.

81. Milbrandt EB et al. Costs associated with delirium in mechanically ventilated patients. *Crit Care Med*. 2004;32(4):955–962.

82. Shehabi Y et al. Delirium duration and mortality in lightly sedated, mechanically ventilated intensive care patients. *Crit Care Med*. 2010;38(12):2311–2318.

83. Pisani MA et al. Days of delirium are associated with 1-year mortality in an older intensive care unit population. *Am J Respir Crit Care Med*. 2009;180(11):1092–1097.

84. Ely EW et al. Delirium as a predictor of mortality in mechanically ventilated patients in the intensive care unit. *JAMA*. 2004;291(14):1753–1762.

85. Peterson JF et al. Delirium and its motoric subtypes: a study of 614 critically ill patients. *J Am Geriatr Soc*. 2006;54(3):479–484.

86. Ouimet S et al. Incidence, risk factors and consequences of ICU delirium. *Intensive Care Med*. 2007;33(1):66–73.

87. Schweickert WD et al. Early physical and occupational therapy in mechanically ventilated, critically ill patients: a randomised controlled trial. *Lancet*. 2009;373(9678):1874–1882.

88. Needham DM et al. Early physical medicine and rehabilitation for patients with acute respiratory failure: a quality improvement project. *Arch Phys Med Rehabil*. 2010;91(4):536–542.

89. Devlin JW et al. Efficacy and safety of quetiapine in critically ill patients with delirium: a prospective, multicenter, randomized, double-blind, placebo-controlled pilot study. *Crit Care Med*. 2010;38(2):419–427.

90. Jakob SM et al. Dexmedetomidine vs midazolam or propofol for sedation during prolonged mechanical ventilation: two randomized controlled trials. *JAMA*. 2012;307(11):1151–1160.

91. Skillman JJ et al. Respiratory failure, hypotension, sepsis, and jaundice. A clinical syndrome associated with lethal hemorrhage from acute stress ulceration of the stomach. *Am J Surg*. 1969;117(4):523–530.

92. Anderberg B, Sjödahl R. Prophylaxis and management of stress ulcers. *Scand J Gastroenterol Suppl*. 1985;110:101–104.

93. Shuman RB et al. Prophylactic therapy for stress ulcer bleeding: a reappraisal. *Ann Intern Med*. 1987;106(4):562–567.

94. Stollman N, Metz DC. Pathophysiology and prophylaxis of stress ulcer in intensive care unit patients. *J Crit Care*. 2005r;20(1):35–45.

95. Cook DJ et al. Risk factors for gastrointestinal bleeding in critically ill patients. Canadian Critical Care Trials Group. *N Engl J Med*. 1994;330(6):377–381.

96. ASHP Commission on Therapeutics and approved by the ASHP Board of Directors on November 14, 1998. ASHP Therapeutic Guidelines on Stress Ulcer Prophylaxis. *Am J Health Syst Pharm*. 1999;56(4):347–379.

97. Guth PH. Mucosal coating agents and other nonantisecretory agents. Are they cytoprotective? *Dig Dis Sci*. 1987;32(6):647–654.

98. Cook DJ et al. Stress ulcer prophylaxis in the critically ill: a meta-analysis. *Am J Med*. 1991;91(5):519–527. Erratum in: *Am J Med* 1991;91(6):670.

99. Cook D et al. A comparison of sucralfate and ranitidine for the prevention of upper gastrointestinal bleeding in patients requiring mechanical ventilation.

Canadian Critical Care Trials Group. *N Engl J Med*. 1998;338(12):791–797.

100. MacLaren R et al. Histamine-2 receptor antagonists vs proton pump inhibitors on gastrointestinal tract hemorrhage and infectious complications in the intensive care unit. *JAMA Intern Med*. 2014;174(4):564–574.

101. Barkun AN et al. Proton pump inhibitors vs histamine 2 receptor antagonists for stress-related mucosal bleeding prophylaxis in critically ill patients: a meta-analysis. *Am J Gastroenterol*. 2012;107(4):507–520.

102. Alhazzani W et al. Proton pump inhibitors versus histamine 2 receptor antagonists for stress ulcer prophylaxis in critically ill patients: a systematic review and meta-analysis. *Crit Care Med*. 2013;41(3):693–705.

103. Bonten MJ et al. Continuous enteral feeding counteracts preventive measures for gastric colonization in intensive care unit patients. *Crit Care Med*. 1994;22(6):939–944.

104. Eom CS et al. Use of acid-suppressive drugs and risk of pneumonia: a systematic review and meta-analysis. *CMAJ*. 2011;183(3):310–319.

105. Dial S et al. Use of gastric acid-suppressive agents and the risk of community-acquired Clostridium difficile-associated disease. *JAMA*. 2005;294(23):2989–2995.

106. McCowen KC et al. Stress-induced hyperglycemia. *Crit Care Clin*. 2001;17(1):107–124.

107. Yendamuri S et al. Admission hyperglycemia as a prognostic indicator in trauma. *J Trauma*. 2003;55(1):33–38.

108. Jeremitsky E et al. The impact of hyperglycemia on patients with severe brain injury. *J Trauma*. 2005;58(1):47–50.

109. Falciglia M et al. Hyperglycemia-related mortality in critically ill patients varies with admission diagnosis. *Crit Care Med*. 2009;37(12):3001–3009.

110. Bochicchio GV et al. Persistent hyperglycemia is predictive of outcome in critically ill trauma patients. *J Trauma*. 2005;58(5):921–924. Erratum in: *J Trauma*. 2005;59(5):1277–1278.

111. Qaseem A et al; Clinical Guidelines Committee of the American College of Physicians. Use of intensive insulin therapy for the management of glycemic control in hospitalized patients: a clinical practice guideline from the American College of Physicians. *Ann Intern Med*. 2011;154(4):260–267.

112. van den Berghe G et al. Intensive insulin therapy in critically ill patients. *N Engl J Med*. 2001;345(19):1359–1367.

113. van den Berghe G et al. Intensive insulin therapy in the medical ICU. *N Engl J Med*. 2006;354(5):449–461.

114. NICE-SUGAR Study Investigators, Finfer S, Chittock DR et al. Intensive versus conventional glucose control in critically ill patients. *N Engl J Med*. 2009;360(13):1283–1297.

115. COIITSS Study Investigators, Annane D, Cariou A et al. Corticosteroid treatment and intensive insulin therapy for septic shock in adults: a randomized controlled trial. *JAMA*. 2010;303(4):341–348.

116. Brunkhorst FM et al. Intensive insulin therapy and pentastarch resuscitation in severe sepsis. *N Engl J Med*. 2008;358(2):125–139.

117. Preiser JC et al. A prospective randomised multi-centre controlled trial on tight glucose control by intensive insulin therapy in adult intensive care units: the Glucontrol study. *Intensive Care Med*. 2009;35(10):1738–1748.

57

第 57 章 多发性硬化症

Melody Ryan

核心原则		章节案例
1	多发性硬化(multiple sclerosis, MS)是中枢神经系统慢性炎症性、退行性病变,同时伴有脱髓鞘和轴突损伤发生。MS 通常表现为以下几种形式:复发-缓解型、继发-进展型及最常见的原发-进展型。	案例 57-1(问题 1 和 5) 图 57-1
2	MS 的诊断以临床症状为基础,辅以磁共振成像(MRI)和实验室检查(脑脊液寡克隆带和 IgG 合成率,诱发电位测试)。就个体患者而言,在作出 MS 诊断之前,必须证明其空间多发和时间多发。	案例 57-1(问题 1 和 5)
3	糖皮质激素是治疗急性 MS 复发的首选药物。	案例 57-1(问题 7)
4	临床孤立综合征(clinically isolated syndrome, CIS)是一个术语,用来描述作出 MS 诊断之前的首次脱髓鞘神经事件。当患者出现 CIS 和 MRI 异常时,很可能发展为 MS,干扰素 β 和醋酸格拉默有助于防止这种进展。	案例 57-1(问题 1 和 2)
5	富马酸二甲酯、醋酸格拉默、干扰素 β-1a、干扰素 β-1b、特立氟胺和芬戈莫德是复发型 MS 的潜在一线治疗药物。治疗方案的选择通常取决于药品提供者或患者的偏好。	案例 57-1(问题 3 和 5~8) 案例 57-2(问题 1) 表 57-3
6	干扰素 β-1a、干扰素 β-1b 和醋酸格拉默的自我注射治疗依从性较低。	案例 57-1(问题 4) 表 57-7
7	阿伦单抗、芬戈莫德、那他珠单抗和米托蒽醌因担忧副作用,一般只适用于复发型 MS 恶化的患者。	案例 57-1(问题 7) 案例 57-2(问题 3)
8	MS 患者可出现许多症状,如步行困难或行走障碍、性功能障碍、疼痛、膀胱功能障碍、疲乏、认知功能障碍、痉挛、肠道功能障碍、吞咽困难、构音障碍、假性延髓性麻痹等。这些症状可能不仅需要药物治疗,而且需要非药物治疗。	案例 57-1(问题 10) 案例 57-2(问题 4) 表 57-2 和表 57-4

流行病学及疾病的自然过程和预后

多发性硬化(multiple sclerosis, MS)是一种中枢神经系统慢性炎症性、退行性病变,同时伴有脱髓鞘和轴突损伤发生[1]。该病平均发病年龄为 30 岁,接触诊断通常在 20~50 岁[2,3]。由于发病年龄较早,MS 对就业有显著影响。事实上,它是青年人致残的常见原因[4]。与年龄与性别相匹配的对照组相比,MS 患者的总体预期寿命减少了约 6 年[5],死亡率比一般人群高 3 倍[5]。与对照组相似,感染和心脏病是最常见的报告死亡原因,但在 MS 患者中发生率更高[5,6]。MS 患者的生活质量比普通人群低,这与 MS 的严重程度有关[7]。

全球约 250 万人罹患 MS,其中大约 40 万为美国人(发病率 0.1%)[3],[4]。女性发病率是男性的 2~3 倍[3]。许多环境因素和遗传因素与 MS 有关(表 57-1),然而其中的任何因果关系均尚未确定[8-18]。目前认为,在遗传易感个体中起作用的环境触发因素是 MS 的可能原因[19]。

MS 最常见于南、北纬 40°~60°。流行率高的地区包括西欧和北欧、加拿大、俄罗斯、以色列、美国北部、新西兰和澳大利亚东南部[20]。此外,复发率可能随维度和季节的变化而变化[21]。这一发现引发了许多研究和假设。其中一个假设考虑 MS 的进展与阳光暴露或维生素 D 有关。高血清浓度的 25-羟维生素 D(循环中的主要形式,临床实验室检测项目之一)能降低 MS 复发的风险,较低的血清浓度与较高的 MS 诊断率相关[22-23]。从遗传学上讲,缺乏维生素

D 受体和 CYP27B1（编码激活维生素 D 的酶,将 25-羟维生素 D 转化为 1,25-二羟维生素 D）与免疫系统受损有关[24]。一些研究人员发现了出生季节和 MS 的发展之间的联系,表明产妇的维生素 D 水平可能很重要[24]。复发也遵循季节规律,高峰期在早春,低谷期在秋季,两个半球都一样,这进一步提示维生素 D 在复发中的作用[21]。

表 57-1
与多发性硬化有关的因素

女性[3,8]	日晒不足[9,10]
白种人[11]	血清中维生素 D（25-羟维生素 D）含量低[10]
居住在高纬度地区[12]	北欧人遗传[13]
高 EB 病毒滴度[14,15]	吸烟[14,16]
感染性单核细胞增多症[17]	盐的摄入[18]

EB 病毒（Epstein-Barr virus）感染普遍存在,然而高 EB 病毒滴度和感染性单核细胞增多症的病史都可增加罹患 MS 的风险[17,24]。吸烟也是危险因素,吸烟水平越高,罹患 MS 的风险越大。饮食中盐的摄入可能与较高的复发率和脑损伤的增加有关[18]。

MS 的发病可能具有遗传倾向。MS 患者的一级亲属罹患 MS 的风险是一般人群的 10～25 倍;同卵双胞胎的一致性为 35%[11],[13]。几个遗传因素可能增加 MS 的风险,包括 HLA 基因型和控制 T 细胞受体、维生素 D 受体和雌激素受体的各种单核苷酸多态性[23,25,26]。一种与 MS 相关的特异性主要组织相容性复合体（major histocompatibility complex, MHC）为 HLA-DRB1 * 1501 Ⅱ类,但有 100 多种不同的基因型变异与 MS 有关[24]。未发现特定的临床病程或病程进展速度与遗传相关[24]。

虽然 MS 在美国高加索人群中更为普遍,但有证据表明,非洲裔美国患者更有可能出现原发性进展型,并可能有更严重的病程[27-29]。

根据该病的病程和临床表现,MS 一般分为 3 种主要类型:复发-缓解型（relapsing-remitting）、继发-进展型（secondary-progressive）和原发-进展型（primary-progressive）。这 3 种类型的 MS 根据其自然病史加以区分。复发-缓解型 MS 因疾病活动期的复发（也称为急性加重或发作）与症状缓解期交替存在而命名,患者在缓解期可以完全恢复,或可能继续有些临床不足之处[30]。80%～90% 的患者在首次诊断时即为复发-缓解型 MS[1,31]。患者数据库信息能提供复发-缓解型 MS 患者的预后情况。发病时诊断为复发-缓解型 MS 的患者比原发-进展型 MS 患者的致残进程较为缓慢;首次发病后完全恢复或接近完全恢复的 MS 患者与首次发病后持续存在明显疗效不足的患者相比,致残的时间也更长[1,31]。

大约 80% 最初诊断为复发-缓解型 MS 的患者可能发展为继发-进展型,其复发率较低,但致残继续进展[1,2]。由复发-缓解型 MS 向继发-进展型转变的原因尚不清楚,但有

一种假设认为:当中枢神经系统中轴突消失量达到临界阈值时,将发生这种转变[32]。发展到继发-进展型 MS 的时间变数相当大,通常转变时间为确诊后的 20～25 年,转变时患者年龄中位数为 43 岁,不过这可能会发生地更快些[1,30,33]。治疗如何影响这个过程尚不清楚。在一项研究中,早期复发（确诊后 2 年内）的病例数与较短时间内发展为继发-进展型 MS 相关联[34],因此早采取措施治疗,减少复发可望延缓发展为继发-进展型 MS。

大约 10%～15% 的患者为原发-进展型 MS[1,35],这类 MS 从发病开始病情就有进展,偶尔有轻微的缓解或稳定期[30]。原发-进展型 MS 确诊时多见于 50 岁以上的患者[1]。选择研究发现,此型 MS 在男性中更为常见,但也有研究发现与性别无关[1,35]。对于原发-进展型 MS 患者,从确诊到需要拄拐行走的平均时间约为 9 年[36]。

在缺乏治疗的情况下,最初出现复发-缓解型 MS 的患者,在确诊后 7 年的平均扩展残疾状态量表（expanded disability status scale, EDSS）得分为 4.0 或更高（提示严重残疾）[20]。EDSS 是一种常用的 MS 量表,用于评估残疾程度和疾病进展[37]。一些更先进的病程预测因素包括:男性性别、多系统症状、疾病初发阶段未完全恢复、自从诊断以来的疾病进展、发病年龄偏大以及异常的基线 MRI 结果[30,38]。虽然患者表现为不同类型的 MS,但病情一旦开始进展,所有类型的 MS 在后续进展中都遵循相似的时间过程[30]。

目前提出了一种表示疾病活动和进展的新分类系统[39]。MRI 有新的、活动性病灶或在特定时间内出现临床复发的患者归类为活动型 MS,而那些无新的病变或无复发的患者归类为非活动型 MS。类似地,如果患者有客观记录的神经功能障碍稳步加重,但未恢复或无好转,则归类为进展型 MS。例如,一例复发-缓解型 MS 患者在过去 1 年中有过临床复发,但已经完全康复,将被归类为复发-缓解型 MS 活动无进展[39]。由于 MS 多于青年和中年期发病,因此与该病相关的经济负担很重。一项新诊断的 MS 患者与健康对照组相匹配的研究发现[40],在 1 年期间,MS 患者的住院率是对照组的 3.5 倍,到急诊科就诊至少 1 次的患者是对照组的 2 倍,至少接受 1 次体检、就业指导或言语治疗的患者是对照组的 2.4 倍。这些额外的服务与更高的年平均全因医疗费用相关（MS 患者 vs 对照组为 $32,051 vs $4732）[41]。这些估计数不包括患者失业或照护人员失业,如果考虑到这些因素,MS 患者的费用会超过 $77,938/年[42]。

确诊 10 年后,50%～80% 的 MS 患者失业。令人惊讶的是,只有 15% 的失业与身体条件限制有关[34]。在最常被引用的导致失业的因素中,只有行走能力下降与身体残疾有关。其他常见的因素是年龄增长、语言流畅减弱和记忆缺失等[34,42]。

病理生理学

MS 病理生理学研究进展迅速,但许多问题仍不清楚。在尚未解决的问题中,最重要的是具有 MS 特征的自身免

疫和炎症过程的实际启动因子。多年来，人们提出了几十种诱因，目前的观点认为，基因易感个体有一种环境因素，可以触发免疫系统导致 MS[44]。

MS 的发生有两个病理学过程。第一个是炎症（inflammatory），在这个过程中，机体自身免疫反应攻击 CNS 白质中覆盖着神经纤维的髓鞘，这些脱髓鞘的区域可呈现斑块或病变，可在脑组织（如尸检时）或通过 MRI 造影直接观察到（图 57-1）[25]。正是这种炎症导致了临床上的复发，而这些复发的解决被视为缓解。

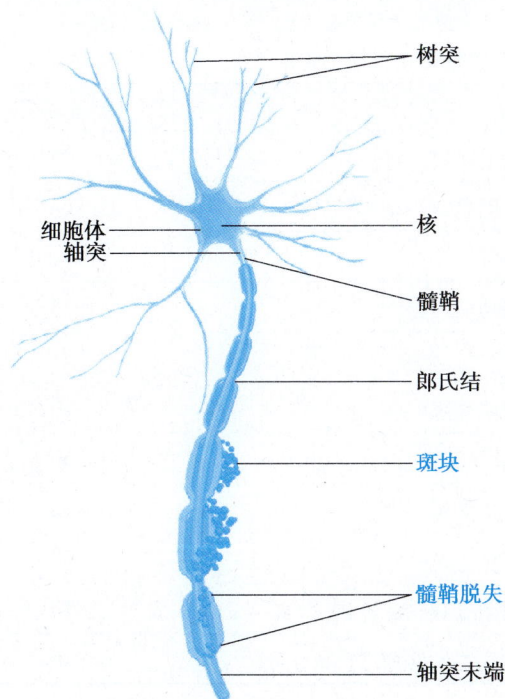

图 57-1　髓鞘破坏性多发性硬化

第二个过程是神经退行性病变（neurodegenerative）。在这个过程中，脑白质中的神经轴突受损伤，有些损伤是不可逆转的。当神经信息通过神经细胞的传输速度减慢或完全无法传输时，这种神经退行性病变导致进行性残疾。这种病变是随着时间累积的，可能是不可逆的。目前，尚不清楚在多发性硬化症中是先发生炎症过程还是先发生神经退行性病变过程，或是否两者同时发生[19]。

炎症

MS 的炎症级联反应非常复杂，各种类型的 T 细胞在这一过程的早期均发挥作用[4]。未知抗原与主要组织相容性复合体（major histocompatibility complex，MHC）发生耦合[14,44]；这些抗原-MHC 复合物与抗原呈递细胞（antigen-presenting cells，APC）如树突、巨噬细胞和小胶质细胞配对结合[9,20]；T 细胞识别这种抗原-MHC-APC 复合物并被激活，于是启动免疫级联反应[4]。

正常情况下，调节性 T 细胞（regulatory T cells，T_{reg}）监控外周自身免疫 T 细胞的形成。据推测，MS 患者的 T_{reg} 细胞功能失调[19]。

被激活的 T 细胞随后回流至体内淋巴组织如脾和淋巴结，继续增殖[4]。在适当的时候，T 细胞又会离开淋巴组织重新进入体循环。鞘氨醇磷酸酯（Sphingosine-1-phosphate，S1P）是一种微小的循环脂质分子，在这个过程中起着重要作用。T 细胞要离开淋巴组织，必须在其表面表达 S1P 受体 1[46]，T 细胞随着 S1P 浓度梯度离开淋巴组织加入血液循环。

激活的 T 细胞必须透过血-脑屏障才能攻击中枢神经系统的髓鞘。在 T 细胞表面存在一种黏附分子 $\alpha_4\beta_1$-整合蛋白（VLA4）[25]，当 T 细胞接近血-脑屏障时，它们会减速并与 $\alpha4$-整合素和 p-选择素糖蛋白配体 1 结合。这种结合使 T 细胞得以通过血管内皮细胞进行转位[46]。

这时在血管周围空间，T 细胞必须被新的 APC 重新激活[4]；接着在基质金属蛋白酶 2 和 9 的作用下，激活的 T 细胞侵入脑实质[46]。T 细胞一旦在大脑中安置下来，会开始分泌各种促炎细胞因子，进一步刺激包括小胶质细胞在内的细胞发生炎症级联反应[25,47,48]。

小胶质细胞产生蛋白水解酶、脂肪分解酶、活性氧、活性氮、神经毒素以及更多的促炎细胞因子。激活的小胶质细胞也可以作为激活其他 T 细胞的 APC[47]。一氧化氮是一种活性氮，在炎症过程中增多，可抑制线粒体呼吸，抑制 ATP 酶钠-钾泵，引起细胞内钙的释放，过量的钙会导致细胞的退化[4,32]。

虽然 T 细胞的作用是 MS 病理的核心，但 B 细胞和 NK 细胞的作用则不那么明确。B 细胞可能参与 MS 患者脑脊液抗原表达和免疫球蛋白的产生[19]。NK 细胞被认为既有有益的作用，也有有害的作用[19]。

在某一时间点，炎症开始消退。在炎症级联反应过程中，髓鞘被分解，髓鞘碎片抑制髓鞘再生。小胶质细胞利用吞噬作用清除髓鞘结构、轴突、凋亡细胞及炎症区域的髓鞘碎片[47]，在这个过程之后，小胶质细胞开始产生免疫调节细胞因子[47]，辅助性 T 细胞变得更加突出，并开始分泌免疫调节细胞因子[47]。

随后髓鞘再生（remyelination）开始。一些证据提示，机体的髓鞘再生能力随着年龄的增长而下降[4]。小胶质细胞产生更多的细胞因子和一些生长因子，导致少突胶质细胞的祖细胞迁移到该区域。当少突胶质细胞祖细胞分化成新的少突胶质细胞时，髓鞘开始再生[47]。在少突胶质细胞上存在的 S1P 受体 1 和 5 有助于分化[49]。髓鞘再生可能不完全，而且某些情况下根本不会发生。髓鞘也可能比原来更薄更短[4]。

神经退行性病变

轴突损伤（axonal injury）可以发生在疾病的整个过程中，甚至可能发生在任何临床症状之前[3,50]。在慢性 MS 病变中，同一患者病灶部位的脑白质与正常部位相比，轴突减少了 60%～70%[32]。少突胶质细胞除了产生髓鞘外，还可通过产生 I 型胰岛素样生长因子和神经调节因子支持轴突。因此，如果失去少突胶质细胞的支持，轴突会迅速瓦解。然而，已证明即使在未发生 MS 病变的区域，特别是在丘脑，也可能发生轴突缺失[4,32,50]。虽然少突胶质细胞为轴突提供营养支持,但它们也会抑制新的轴突生长,阻止神经突的随机萌发。3 种髓鞘相关抑制因子,髓鞘相关糖蛋白、轴突过度生长抑制因子和少突胶质细胞髓鞘糖蛋白,位于髓鞘最靠近轴突的鞘内,在那里阻止了这种萌发[3]。

微管(microtubules)在神经突的生长中也起非常重要作用。微管的装配受脑衰蛋白反应调节蛋白-2(collapsin response mediator protein 2,CRMP-2)调控[3],当 CRMP-2 被磷酸化后,神经突生长受到抑制[3]。Ras 基因家族成员 A(RhoA)-三磷酸鸟苷(guanosine triphosphate,GTP)对髓鞘相关抑制因子和 CRMP-2 均有作用。髓鞘相关抑制因子信号 RhoA-GTP 并不刺激神经突的生长,相反的是起抑制作用[3];髓鞘相关抑制因子还会激活 Rho 激酶,从而使 CRMP-2 发生磷酸化[3]。

髓鞘通常允许神经冲动在郎氏结跳跃式快速传导(即跳跃式传导),因此,髓鞘的丢失会减缓或阻止神经冲动的传导[4]。

发生脱髓鞘时,髓鞘下的钠离子通道可被激活,以改善神经传导[1]。但激活的钠离子通道导致钠离子进入细胞内,过多的钠离子激活钠-钙交换体,导致钠离子流出和钙离子流入,这一过程会加速神经元退变[4,32]。此外,在脱髓鞘轴突中可见大量由谷氨酸调控的 α-氨基-3-羟基-5-甲基-4-异唑丙酸(glutamate-regulated α-amino-3-hydroxy-5-methyl-4-isoxazolepropionic acid,AMPA)受体,这些受体的激活导致细胞内钠和钙水平升高,进一步加剧了神经退变[32]。

临床表现

由于 MS 相关的脱髓鞘病变可以发生在 CNS 的任何部位,导致本病相关的许多不同的症状。在首次出现时,最常见的临床症状是感觉障碍,尤其是四肢末梢、部分或完全丧失视力、肢体运动功能障碍、复视和步态异常[20]。有两种脱髓鞘综合征是如此独特,已被认识和命名,特别值得一提的是:视神经炎和横贯性脊髓炎。视神经炎(optic neuritis)是急性视神经脱髓鞘,症状可能包括眼部疼痛、视力模糊、或颜色感知改变[51]。横贯性脊髓炎(transverse myelitis)表现为运动控制或感觉功能障碍,或膀胱、肠道功能和性功能减退。该病为脊髓特定部位病变,但并无结构性原因,如椎间盘突出[51]。

随着对 MS 早期发生的神经退行性病变的关注,在出现症状后早期治疗以延缓或减少 MS 的进展,人们的兴趣越来越大。临床孤立综合征(clinically isolated syndrome,CIS)一词,描述首次脱髓鞘神经事件,涉及视神经、大脑、小脑、脑干或脊髓[51]。高达 85% 的 MS 患者可能首次出现 CIS[52]。在出现 CIS 的患者中,63% 将在随后的 20 年内发展成 MS[52]。

40 岁以下的患者较≥40 岁的患者更易从 CIS 转为临床确诊的 MS[53]。与伴有其他症状的患者相比,伴视神经炎的患者较少发展为临床确诊的 MS。脑脊液(cerebrospinal fluid,CSF)中检出寡克隆区带(oligoclonal bands)、维生素 D 血清浓度低以及 MRI 有多发病灶的患者,与罹患高度相关[53,54]。

偶尔,由于其他原因,MRI 扫描会发现 MS 型病变。如果患者没有其他症状,这种情况称为放射学孤立综合征(radiologic-isolated syndrome)[55]。大约 30% 的患者在发现 MRI 异常后的 5 年内出现临床症状[56]。年轻男性患者和脊髓损伤的患者更容易发生 CIS[56]。目前有这些发现的患者不建议进行治疗[56]。

随着时间的推移和神经退行性变,MS 患者还会出现其他症状,最常见的症状列于表 57-2[57-65]。

表 57-2

慢性多发性硬化常见的症状

症状	患病率/%
性功能障碍[57]	85
行走困难或行动不便[58]	64
疼痛[59]	30~90
膀胱功能障碍[60]	75
疲乏[61]	74
认知功能障碍[62]	70
痉挛[59]	60
肠道功能障碍[60]	50
抑郁[63]	50
吞咽困难或构音障碍[63]	40
假性延髓性麻痹[65]	10

诊断

当患者首次出现 MS 症状就医时,感染、癌症、血管疾病或者其他炎性脱髓鞘疾病等多种疾病,通常是鉴别诊断的一部分。因此,增加 MRI 和其他实验室检查有助于诊断。其他时候,直到第二次发作时,诊断才很明确[66]。

为规范 MS 的诊断和促进早期治疗,人们提出了各种诊断标准。最初的标准是,患者必须经历过至少两次脱髓鞘相关的发作,在时间(按时间间隔)和空间上是不同的(即至少两次发作涉及 CNS 的不同区域)[67]。2001 年提出并于 2005 年和 2010 年修订的指南,允许在初次临床发作后使用 MRI 和 CSF 检查结果来满足 MS 的诊断[68-70]。在一年内神经症状持续发展,并有特征性 MRI 异常和 CSF 检查阳性结果,即可诊断为原发-进展型 MS[70]。

治疗概述

虽然 MS 药物治疗的作用机制多种多样,但通常都可归类为免疫调节药。迄今为止,所有针对 MS 的治疗都针对炎症反应,而不是伴随的神经退行性改变。

急性复发的治疗

糖皮质激素类(corticosteroids)用于 MS 的治疗,以控制急性复发期的炎症。虽然大多数患者对糖皮质激素治疗有反应,但也有一些患者无效。这些药物有几种作用,有助于急性抗炎效应。糖皮质激素增加调节性 T 细胞的活性,降低 T 细胞和 B 细胞的活性,减少黏附分子的产生,减少促炎细胞因子[71-73]。

复发-缓解型多发性硬化的治疗

多数 MS 治疗研究集中于复发-缓解型,该型 MS 为最常见的 MS 类型,并且与炎症反应关系密切。目前美国食品药品管理局(Food and Drug Administration,FDA)批准的 MS 治疗药物包括阿仑单抗、β 干扰素、富马酸二甲酯、芬戈莫德、醋酸格拉默、米托蒽醌、那他珠单抗和特立氟胺。

阿仑单抗

阿仑单抗(alemtuzumab)是一种针对 CD52 的单克隆抗体,它减少了血液中 B 细胞和 T 细胞的数量。在注射几分钟内外周循环系统中无法检测到淋巴细胞[74]。这些细胞的再生相当缓慢;B 细胞的中位恢复时间为 8 个月,CD8+ 细胞为 20 个月,CD4+ T 细胞是 35 个月。然而,一些患者需要长达 12 年才能恢复到基线水平[75]。与皮下注射干扰素 β-1a 相比,阿仑单抗减少了复发和 MRI 病变,但两者致残率相似;有 77% 使用阿仑单抗的患者在 2 年后完全无复发[76]。一项长期研究发现阿仑单抗受益可超过 5 年[77]。

β 干扰素

β 干扰素(beta interferons)被认为是通过抑制 T 细胞活性、下调 II 型 MHC 分子表面抗原的表达、降低黏附分子和基质金属蛋白酶 9 水平和增加抗炎细胞因子而减少促炎细胞因子起作用的[4,47,48,78]。β 干扰素有两种类型(干扰素 β-1a 和干扰素 β-1b)共 3 种剂型可用于治疗 MS(表 57-3)[79-82]。安慰剂对照试验显示,使用干扰素的患者复发次数减少,EDSS 评分的疾病进展也有所缓和[83-85]。

表 57-3

β 干扰素制剂用于治疗多发性硬化[79-82]

干扰素类型	给药途径	注射频次
干扰素 β-1a	肌内注射	每周 1 次
干扰素 β-1a	皮下注射	每周 3 次
干扰素 β-1b	皮下注射	隔日 1 次
聚乙二醇干扰素 β-1a	皮下注射	每 2 周 1 次

从使用干扰素 β-1b 长达 16 年的患者随访数据来看,与接受安慰剂或干扰素短程治疗的患者相比,长期接受干扰素治疗的患者复发率持续下降 40%,其治疗效果也更佳。长期干扰素治疗还可延缓疾病进展[86,87]。干扰素 β-1a 肌内注射 8 年随访数据虽未显示复发率持续下降,但确实表明,那些较早开始治疗的患者远期疗效更好[86]。

富马酸二甲酯

富马酸二甲酯(dimethyl fumarate)在肠内迅速裂解,形成其活性形式富马酸单甲酯。该药物可导致由干扰素-γ 和肿瘤坏死因子 α 产生的细胞因子转变为白介素-4 和白介素-5[88]。富马酸二甲酯也能激活红系衍生的核因子 2 相关核因子 1[(erythroid-related 2)-like 2(Nrf2)]转录通路的抗氧化作用,可能有助于延缓 MS 的神经变性[88]。病灶 MRI 扫描发现,与安慰剂相比,富马酸二甲酯可降低一半的复发率[89]。

芬戈莫德

芬戈莫德(fingolimod)是一种 S1P 受体调节剂[4]。它与 T 细胞上表达的 S1P 受体 1 结合[49]。这种结合使受体在 T 细胞内被内化,导致 T 细胞对正常信号失去反应,无法离开淋巴组织进入再循环[49,90]。没有 T 细胞的循环,它们就不会被激活,从而破坏了炎症循环。业已证明,与安慰剂相比,芬戈莫德可将复发率降低约一半,并可延缓残疾进展[91-92]。

醋酸格拉默

醋酸格拉默(glatiramer acetate)能减少 I 型 T 辅助细胞(T_H1)数量,并同时增加 II 型 T 辅助细胞(T_H2)数量。此外,还能促进神经生长因子的生成[4,7,8]。醋酸格拉默的短期疗效与长期疗效与干扰素相似[86,93]。与安慰剂比较,每日 1 次 20mg 皮下注射,或每周 3 次,每次 40mg 皮下注射的治疗方案均有效[94]。

米托蒽醌

米托蒽醌(mitoxantrone)是一种通用的免疫调剂剂。它减少单核细胞和巨噬细胞数量,并抑制 T 细胞和 B 细胞功能[4]。与安慰剂相比,米托蒽醌减少了患者病情恶化的次数,并改善其 MRI 表现[95,96]。

那他珠单抗

那他珠单抗(natalizumab)是一种人源化单克隆 IgG4-抗体,能与淋巴细胞上的 α4β1-整合素结合,使其无法与血管内皮细胞上的血管黏附分子-1 结合,从而阻止 T 细胞进入 CNS[4,97,98]。在临床试验中,那他珠单抗疗效很好,可使 1 年复发率降低 68%,2 年内进展为残疾的风险减少 42%,MRI 出现新病灶的概率减少 83%[99]。

特立氟胺

特立氟胺(teriflunomide)是来氟米特(natalizumab)的活性代谢物,它被认为通过阻断新生嘧啶的合成、抑制 B 细胞和 T 细胞的分裂、阻断 MS 中突触的炎性通路而发挥作用[100]。它还可抑制 T 细胞和抗原递呈细胞的识别,从而阻止 T 细胞的活化。与安慰剂相比,特立氟胺可将年复发率降低约 20%~30%,并可将 MRI 新病变的风险降低 60%~80%[101-102]。

进展型多发性硬化的治疗

继发-进展型和原发-进展型 MS 患者都可能复发。在这些情况下,所有用于复发缓解 MS 的药物都可能有助于减少复发的次数[103-106]。一些证据表明,治疗(特别是干扰素 β-1a-)对继发-进展型 MS 不如对缓解复发型 MS 有效。进展型 MS 的治疗是一个迫切需要科学研究的领域。2017年3月,FDA 批准了 Ocrevus(ocrelizumab),这是首个原发-进展型 MS 的治疗药物。

并发症和综合征的处理

随着残疾的增加,许多 MS 患者出现其他需进行对症治疗的临床症状(见表 57-2)。

膀胱、肠道和性功能障碍

膀胱、肠道和性功能障碍在 MS 患者中很常见,高达75%的患者有膀胱症状,约50%的患者出现便秘或尿失禁,84%男性和85%的女性发生性功能障碍[57,60]。有膀胱症状或性功能障碍的患者比没有相关症状的患者的生活质量更低[57,107],MS 患者性功能障碍和尿失禁的治疗方法与这些症状作为原发疾病的一部分出现时的治疗方法相似。

行动障碍

在一项由美国 MS 协会委托进行的调查中,64%的 MS 患者表示,他们出现了一定的程度行动障碍,导致其走和活动不便。物理治疗和康复训练可部分缓解这一症状[59]。达伐吡啶(dalfampridine)缓释片为近期批准的另一种药物,该药能阻滞钾离子通道,防止细胞的复极化,从而延长脱髓鞘轴突的动作电位和神经冲动传导。

达伐吡啶缓释制剂的临床研究中,57%接受治疗的患者无法缩短步行 7.62m 的时间,另外43%能够缩短步行时间的患者视为治疗有效,即平均每走 7.62m 缩短原时长的25%(约3秒)[108]。临床上,除非通过测定 7.62m 步行速度,否则很难判断达伐吡啶缓释制剂治疗是否有效[59]。

达伐吡啶缓释制剂相关的副作用包括尿路感染、失眠、头晕、头痛和恶心,偶见癫痫,与剂量和使用即释达伐吡啶有关。因此,该药禁用于有癫痫病史的患者[109]。

疼痛

30%~90%的 MS 患者出现疼痛[59],MS 相关的疼痛有两种类型:非神经性疼痛(non-neurogenic pain)和神经性疼痛(neurogenic pain)。非神经性疼痛常表现为麻痹、不能动和痉挛状态,如紧张性头痛、腰背痛和肢体疼痛,与行动不便或姿势改变有关[110]。物理治疗、肢体重新定位和典型的止痛药对非神经性疼痛可能有效。

MS 相关的神经性疼痛有很多种(表 57-4)[111],患者常常将其描述为烧灼、酸痛、刺痛或剧痛[86],止痛药对其有效。对三叉神经痛,卡马西平和奥卡西平是一线治疗药物[112],巴氯芬(baclofen)、拉莫三嗪(lamotrigine)、加巴喷丁(gabapentin)、托吡酯(topiramate)、米索前列醇(misoprostol)或妥卡尼(tocainide)可作为二线治疗药物[59,112]。如果

药物治疗无效可进行外科手术缓解疼痛[59,112]。抗癫痫药和抗抑郁药也常用于其他不同类型的神经痛。

表 57-4

多发性硬化相关的疼痛类型

三叉神经痛(trigeminal neuralgia)——呈突发性,通常是单侧的、严重的、短暂的、刺痛的,常于三叉神经的一个或多个分支反复发作[87]
Lhermitte 征(Lhermitte's phenomenon)——突然发作的、短暂的、电休克似的感觉,迅速下传到脊柱或胳膊或腿。通常是由弯曲颈部引起的,有时短时间内偶而发生
强直性疼挛
四肢和躯干烧灼感
偏头痛

疲乏

疲乏(fatigue)通常被 MS 患者认为是最致残的症状,74%的患者感到疲劳[59,61]。患者表现疲乏的原因尚不清楚。然而,假设包括细胞因子的直接影响、轴突丢失或皮质紊乱等[63,113]。脱髓鞘的轴突传导受损,体温升高可能进一步恶化传导[113]。疲乏可能由其他机制引起或加重,如睡眠障碍、抑郁或药物副作用[64,114]。

非药物疗法通常是治疗疲乏的主要方法,可能包括改善睡眠质量的干预措施、抑郁症的治疗、改善饮食和增加体育活动[59]。认知行为疗法对一些患者有帮助[63]。在临床试验中,穿夹克降温疗法和磁疗疗法被证明是有益的[115-117]。在一项小型研究中发现,穴位按摩可以帮助女性患者缓解疲乏[118]。

金刚烷胺(amantadine)是治疗疲乏唯一有效的药物。然而,该药临床试验仅纳入少量患者[119]。法莫替丁缓释制剂(famotidine sustained release agent)对某些患者有效[120]。曾有两项关于莫达非尼(modafinil)的安慰剂对照研究,但均未显示莫达非尼和安慰剂的疗效有显著差异[121,122]。

认知障碍

认知障碍(cognitive dysfunction)可能发生在病程早期,对生活质量有负面影响[33]。在 CIS 患者中,29%在就诊时即有认知障碍。MRI 的病灶数是唯一能够预测认知功能障碍的指标[123]。40%~70%的 MS 患者最终都会发生认知障碍[59],其中最常见的是记忆力衰退、反应减慢、思维迟钝和执行能力受损[62]。认知障碍也会限制 MS 患者理解、讨论病情和治疗方案的能力。拆分讨论(例如预期效果,不良反应)有助于理解[124]。

非药物干预,如认知康复,以发展使用完整的认知技能来弥补认知能力差的领域,可能是有益的[125,126]。免疫调节药物治疗 MS 显示出对认知障碍有一定疗效[127]。此外,乙酰胆碱酯酶抑制剂的小型研究也很有前景[128-130]。但是,美金刚(memantine)、金刚烷胺、匹莫林(pemoline)和银杏叶提取物(gingko biloba)的试验均为阴性[59,130]。

痉挛

痉挛(spasticity)可认为是肌肉对外界施加拉伸力的一种抵抗[131]。大约60%的MS患者出现痉挛,其他伤害刺激如膀胱或结肠充盈、感染或MS恶化会进一步加剧痉挛症状[59,131]。痉挛的并发症可能包括疼痛、肌痉挛、行动不便、活动范围受限、挛缩、疲劳、睡眠质量减退、心肺功能退化、褥疮和皮肤破裂等[59,131]。

非药物疗法,如重新定位物理疗法(repositioning physical therapy)、伸展、或用夹板固定,有助于改善痉挛状态[131],且对局限于身体某一处的痉挛效果较好。肌内注射肉毒杆菌毒素(botulinum toxin)也可改善局部痉挛状态[59]。除了非药物疗法之外,全身许多部位的痉挛最好采用系统治疗。巴氯芬和替扎尼定(tizanidine)是治疗痉挛的一线药物,加巴喷丁、苯二氮䓬类和丹曲洛林(dantrolene)可作为二线药物[59]。严重病例可以通过输液泵鞘内注射巴氯芬[59]。人们对大麻素的研究取得了一定的成功,据报道,大麻素可以改善痉挛,但几乎没有客观证据支持[117,132,133]。美国FDA并未批准这种用法。

精神障碍

精神障碍(psychiatric disfunction)包括抑郁症、双相情感障碍、假性延髓性麻痹(情绪不稳)和精神病,与普通人群相比,MS患者的精神障碍发生率增加[134-136]。高达50%的MS患者受抑郁症困扰[63]。针对MS患者抑郁症治疗的一些临床试验表明,认知行为疗法、氟西汀和舍曲林可改善抑郁症状[59,137]。

大约10%的MS患者会发生假性延髓性麻痹(pseudobulbar affect),表现为频繁和不适宜的哭或笑,或哭笑同时发作,这可能与潜在的情绪无关。发生假性延髓性麻痹的确切原因未知,可能与脑干和小脑间的神经通路中断有关。5-羟色胺、多巴胺和谷氨酸对假性延髓性麻痹的发生至关重要。假性延髓性麻痹并非只发生于MS患者,其他神经系统疾病如卒中也可发生。这种疾病可能遭受社会歧视和严重致残[138-140]。

右美沙芬和奎尼丁联用治疗假性延髓性麻痹有效,FDA已批准该复方制剂的适应症。右美沙芬(dextromethorphan)是一种σ-1受体激动剂,能够抑制兴奋性神经递质的释放,并能拮抗N-甲基-天冬氨酸谷氨酸受体[138]。右美沙芬由细胞色素P-450(cytochrome P-450,CYP)2D6代谢成去甲右美沙芬,后者不透过血-脑屏障,当与低剂量的CYP2D6抑制剂奎尼丁合用时,右美沙芬的血清浓度升高了20倍。一项283例患者参与的为期12周的研究结果显示,患者不良情绪可改善49%[140]。

补充治疗和替代治疗

目前正在进行几项临床试验,以评估补充维生素D对MS患者的治疗潜力[141]。在一项研究中,49例MS患者随机分配到维生素D治疗组和对照组,治疗组给予维生素D以提高25-二羟维生素 D_3 的血清浓度。研究第一阶段,维生素D剂量在28周内从4 000IU/d增加至40 000IU/d;第

二阶段,维生素D剂量改为10 000IU/d连续服用12周;结果治疗组与对照组相比,年复发率下降,无复发人群比例更高[141]。但是,维生素D不能随意补充[143,144]。美国医学研究所的一份报告警告说,维生素D剂量不要超过10 000IU/d,因为这与肾脏和组织损伤有关。血清维生素D浓度升高还与高钙血症、厌食、体重减轻、多尿、心律失常、血管和组织钙化、全因死亡率增加、某些癌症、心血管疾病风险、骨折和跌倒有关。因此,成人的推荐维生素D膳食摄入量为600IU/d,最高摄入量为4 000IU/d[145]。

案例 57-1

问题1:患者C. B.,女性,32岁,芬兰人。她言语含糊不清,复视,这些症状在2周前出现,持续至今。C. B. 当时找私人初级保健医师看病,医师把她转到神经内科诊所。患者除了3年前正常妊娠和顺产女婴外,既往史并无特殊。今日她的生命体征:血压126/82mmHg,心率78次/min,呼吸20次/min,体温37.4℃。全身体检除了上述症状,余未发现异常。神经系统检查中,患者很警觉,说话很流利,但是语无伦次。她的脑神经检查显示第六神经麻痹,右眼右转受限,视野无缺损;舌头和上颚居中线,无面部不对称。运动系统检查显示正常的音调和力量。感觉检查对轻触、针刺、振动和方位感正常。指鼻试验、快速轮替动作试验、跟-膝胫试验和步态均正常。MRI示右侧脑桥中段有2个钆增强病灶。脑脊液的检查结果如下:

红细胞:0

白细胞:0

蛋白:24mg/dl

葡萄糖:60mg/dl

患者脑脊液寡克隆条带呈阳性,IgG合成率为4.3mg/24h(正常值应<3.3mg/24h)。目前用药包括:每日早上口服复合维生素片1片、氯雷他定10mg;放置左炔诺孕酮宫内节育器。

患者C. B. 提示MS的危险因素、体征和症状有哪些?她的MRI和CSF检查结果是否支持MS的诊断?

患者C. B. 有以下与MS相关的流行病学因素(见表57-2):她32岁,发病年龄在20~50岁;她是女性,患MS的可能性是男性的2~3倍;而且,她有北欧血统,这也增加了她患MS的风险。患者症状体征和体格检查结果均与其脑干上脑桥区域的脱髓鞘病变表现一致。此外,MRI显示患者在上述区域有两个处于活动期的(钆增强)病灶。钆增强这一影像学异常在MS患者很常见。此外,其腰穿CSF检查显示存在寡克隆条带及IgG异常增殖,这些结果也支持MS的诊断。虽然她的既往史、实验室检查、脑脊液和MRI结果支持诊断MS,但尚未达到MS的诊断标准,因患者的症状尚未出现时间和空间上多发。如需得出时间上多发结论,患者需进一步出现其他临床事件或是MRI上出现新的病灶;如判断空间上多发,尚需有另一影响身体其他部位的临床事件或MRI检查提示大脑另一区域存在病灶[54]。

因此该患者目前仅可诊断为 CIS。

案例 57-1,问题 2: 该患者此时该开始治疗吗? 如果是,什么治疗方案合适?

识别 CIS 后,使用大部分干扰素 β 制剂、醋酸格拉默和特立氟胺治疗均可延缓其进展为 MS[146-150]。需指出的是,皮下注射干扰素 β-1a 治疗 MS 的给药频次比每周 3 次的常规给药方案少[149],这或许可以解释该方案的临床应答率比其他试验低(表 57-5)[149]。该患者应接受临床确诊 MS 风险的教育,她应该开始用其中一种治疗方案进行治疗。尚无证据支持哪一种方案更好,医生通常会根据与患者的讨论而有所偏好。

案例 57-1,问题 3: 患者开始使用醋酸格拉默 20mg,皮下注射,每日 1 次。应告知患者醋酸格拉默治疗方案有哪些风险? 如何帮助她减轻或避免这些不良反应? 需进行什么监测?

表 57-5

多发性硬化药物治疗方案的比较(安慰剂对照)

临床研究	治疗方案	多发性硬化进展	
		治疗组/%	安慰剂组/%
CHAMPS[146]	干扰素 β-1a 30μg IM 每周 1 次	20	38
ETOMS[147]	干扰素 β-1a 30μg IC 每周 1 次	34	45
BENEFIT[148]	干扰素 β-1b 250μg IC 隔日 1 次	28	45
PreCISe[150]	醋酸格拉默 20μg IC 每日 1 次	25	43
TOPIC[150]	特立氟胺 7mg PO 每日 1 次 特立氟胺 14mg PO 每日 1 次	19 18	28

IC,皮下注射;IM,肌内注射;PO,口服。

醋酸格拉默为一次性预充式注射剂,其用法与其他皮下给药类似,用药咨询要点列于表 57-6。肌内注射给药方法略有不同,不同产品在剂量准备上可能存在差异。因此,查阅药品信息很重要。应指导患者自我给药技术,建议第一次自行注射给药应在卫生保健专业人士指导下进行。

表 57-6

醋酸格拉默和干扰素 β-1b 产品用药咨询要点[79-82,151]

对于所有产品:

清洁:用肥皂和清水洗手,用酒精棉球清洁注射部位。请勿用其他物体或手指触碰注射部位或注射针头

选择合适的注射部位:

皮下注射——上臂外侧肌肉、大腿前侧、下腹部、臀部
肌内注射——大腿前侧、大腿侧面、上臂
轮换不同注射部位,避免在同一部位多次注射

检查产品溶解后是否存在颗粒、浑浊或颜色改变

该产品应为无色至淡黄色

皮下注射——用拇指和食指捏起皮肤进行注射
肌内注射——用拇指和食指撑开皮肤进行注射

注射针与皮肤呈 90° 插入

松开手指

推动注射器柱塞,直至所有药液注入

拔出针头,将其置于坚固的塑料容器中

醋酸格拉默初始剂量为 20mg,皮下注射,每日 1 次,无须进行剂量滴定。然而,干扰素 β-1b 类产品建议采用特定的剂量滴定方案,以尽可能减少流感样症状[79-82]。

醋酸格拉默常见不良反应包括注射部位反应和全身反应[152]。注射部位反应包括出血、过敏、炎症、皮疹、疼痛、水肿和注射部位萎缩。注射部位坏死罕见,长期用药患者可出现高达 45% 的脂肪萎缩[153]。注射前热敷或冰敷注射部位、加热药品至室温或在注射时确保针头完全扎入皮肤可减少急性注射部位反应[154,155]。注射后全身反应症状包括面部潮红、胸闷、呼吸困难、心悸、心动过速和焦虑[151]。大约 16% 的患者出现上述反应,通常在注射后几秒钟到几分钟内发生,可能持续 30 分钟[152]。醋酸格拉默注射后出现的全身反应,不推荐使用特殊的治疗。

β 干扰素的不良反应相当常见,包括白细胞减少(36%~86%)、注射部位反应(6%~92%)、注射部位坏死(3%~6%)、流感样症状(49%~57%)、月经期突破性出血(28%)和肝功能异常(12%~27%)[79-82,156]。抑郁症和自杀可见于使用 β 干扰素的患者,然而,很难区分是干扰素还是 MS 并发症导致[157-159]。

流感样反应包括发热、寒战、肌肉酸痛、全身乏力、盗汗等。刚开始使用 β 干扰素的患者有一半可能出现上述症状[78],常在治疗 3~6 小时后出现,可持续约 24 小时。女性和体重指数低的患者流感样症状更严重[156]。大多数患者的症状随着时间的推移而减轻,只有 10% 的患者在治疗后 1 年仍有流感样症状[78]。减少流感样症状的措施包括在夜间注射,这样症状高峰期处于睡眠时段,注射前服用布洛芬或对乙酰氨基酚,必要时注射后每 4~6 小时服用一次;缓

慢滴定剂量至足量[156,160]。注射部位反应发生率从肌内注射的 6% 至皮下注射的 92% 不等[79-82]。除了不会出现注射部位脂肪萎缩,其余症状与醋酸格拉默类似。女性似乎比男性更容易出现注射部位反应[156]。减少此不良反应的措施包括:选择皮下脂肪多的部位注射(腹部或者臀部)、更换注射部位、使用自动注射装置、注射后冰敷或者使用维生素 K 乳霜涂抹注射部位[156,161-164]。

β 干扰素和醋酸格拉默一般需要监测注射部位是否出现感染、坏死和萎缩。对于 β 干扰素,需检查全血计数和肝功能[79-82]。说明书中没有指出监测频率,但合理的方案是在治疗前、治疗 1~3 个月后、维持治疗阶段每 6~12 个月时进行监测。除此之外,还应监测患者抑郁症的症状和体征。该患者用药教育包括:指导如何进行皮下注射,告知注射部位反应防治和监测方法,告知注射后可能出现的全身反应;还应告知醋酸格拉默用药期间进行临床监测(疗效、注射部位反应和注射后全身反应)的意义。

> **案例 57-1,问题 4**:6 个月后患者 C. B. 去神经内科复查,问诊时患者诉其未发生任何注射技术问题或注射部位的不良反应,但其醋酸格拉默的使用频次为每周 3~4 次,未按医嘱要求的剂量滴定过程注射。当被询问此事时,患者诉"我不知道该怎么做。"请问,医师应该如何处理这种情况?

使用 β 干扰素和醋酸格拉默自行注射的患者依从性往往很差,过 2~5 年后,只有 60%~76% 的患者坚持治疗[165]。表 57-7 中列出了导致依从性降低的患者特征和其他因素[166-168]。一项研究表明,疗效感觉良好和对药品的信任预示依从性良好;而认知困难、发生不良反应、抑郁、残疾和生活质量差预示依从性差[169]。依从性好的患者复发风险低、急诊次数少、住院率低[170]。

表 57-7

β 干扰素和醋酸格拉默依从性与患者特征及其他因素

继发-进展型 MS	低龄
女性	认知障碍
抑郁	自我感觉缺乏治疗效果
期望过高	副作用
不方便	恐惧打针
生活方式或经济来源不稳定	缺乏家庭或其他支持

MS,多发性硬化。

对于患者 C. B.,她似乎觉得醋酸格拉默缺乏疗效,然而,应该寻找有关依从性的其他因素,并与她讨论。患者不可能清楚如不治疗疾病会进一步发展,因此很多患者没有意识到所用药物有积极的影响。尤其对于那些没有持续症状的 CIS 患者,接受终身治疗是很有挑战性的。此外,与其他疾病如糖尿病能通过手指血糖测定来判断是否取得疗效,MS 无评估疗效的直观指标[166]。一些证据表明,患者

宁愿不接受可能导致不良反应的药物,直到他们感觉 MS 的症状恶化比不良反应更严重为止[171]。改善依从性的策略包括:建立良好的医-患关系、定期强化患者用药和健康教育、药物不良反应管理、良好的陪护人员、抑郁症治疗等[166]。

> **案例 57-1,问题 5**:经过再教育和坦率的讨论后,C. B. 的依从性提高了。她在一年的醋酸格拉默治疗中表现良好。然而,常规 MRI 扫描显示,她的右视神经处出现新的钆增强病变。此外,还提示有新的非增强病灶出现。这些新信息会改变她的诊断和治疗方案吗?

这些新的 MRI 病灶,符合多发性硬化症"空间和时间分离"的诊断标准。因此,现在 C. B. 可以诊断为多发性硬化症。结合她的病史,看起来她应属于复发缓解型多发性硬化症(relapsing-remitting MS)。为了指导临床医生选择最有效的治疗方法,一些临床试验数据直接比较了一线治疗方法(表 57-8)[76,89,172-177]。从现有数据来看,干扰素 β-1a 肌内注射,每周一次比其他一线治疗方法更有效。否则,这些药物大致相当于复发缓解期的治疗。最近提出的一种治疗方法,建议复发缓解型多发性硬化症患者应该接受富马酸二甲酯(teriflunomide)、醋酸格拉默(glatiramer acetate)、干扰素 β 或特立氟胺(teriflunomide)作为一线治疗。如果检测到疾病活动,患者可以转换到另一种一线治疗,或者转换到二线治疗,如那他珠单抗(natalizumab)、芬戈莫德(fingolimod)或阿仑单抗(natalizumab)[178]。

> **案例 57-1,问题 6**:该患者诉其不喜欢自行注射药物,并开始口服富马酸二甲酯缓释 120mg,每日 2 次,治疗 7 日后,口服 240mg,每日 2 次。应告知其有何有关该药物不良反应的信息?

富马酸二甲酯通常会引起面部潮红和胃肠道(GI)不良反应;其缓释产品可以帮助解决这些问题。在临床试验中,约 30%~38% 服用富马酸二甲酯的患者出现潮红[89,179]。胃肠道不良反应包括腹泻(13%)、恶心(11%)和上腹痛(10%)[9,179]。与食物同服有助于减少这两种不良反应。在一项专门检验面部潮红和胃肠道反应的小型研究中,潮红的发生率要高得多,在某些组高达 98%,但继续使用后有所减少。每次发作持续 1~2 小时。服药前 30 分钟服用阿司匹林 325mg,可使潮红的发生率降低约 14%。受试者胃肠道反应发生率也高得多,约 79%~81%,在使用的第 2 个月降至 53%~61%。GI 事件发生的中位时间为 2 周。阿司匹林对胃肠道症状没有影响[180]。甲氧氯普胺、昂丹司琼、多潘立酮、抗酸剂、H2 受体阻断药、质子泵抑制剂和止泻药可用于缓解胃肠道症状,抗组胺药可用于缓解潮红,但尚未对这些方法进行监测[181]。在大约 2% 服用富马酸二甲酯的患者中出现淋巴细胞减少。然而,在治疗的第 1 年,平均淋巴细胞计数减少约 30%,后趋稳定。患者应进行血常规基线测定,然后每年监测 1 次[182]。

表 57-8

各项临床试验关于药物有效性的比较

试验名称	治疗方案	结果
一线治疗		
INCOMIN[172]	干扰素 β-1b 250μg,SC 隔日 1 次 vs 干扰素 β-1a 30μg,IM 每周 1 次	与干扰素 β-1a 相比,干扰素 β-1b 治疗组患者无复发率更高(51% vs 36%),平均复发率更低(0.38% vs 0.5%),EDSS 评分进展为 1 分的患者更少(13% vs 30%)
EVIDENCE[173]	干扰素 β-1b 250μg,SC 隔日 1 次 vs 干扰素 β-1a 30mg,IM 每周 1 次	与干扰素 β-1a IM 相比,干扰素 β-1aSC 组中位复发率更低(0.29%vs 0.4%)和 24 周后 MRI 上病灶更少
REGARD[174]	干扰素 β-1a 44μg,SC 每周 3 次 vs 醋酸格拉默 20mg,SC 每日 1 次	首次复发时间或 MRI 变化无显著差异
BEYOND[175]	干扰素 β-1b 250μg,SC 隔日 1 次 vs 干扰素 β-1b 500μg,SC 隔日 1 次 vs 醋酸格拉默 20mg,SC 每日 1 次	复发率、EDSS 进展或 MRI 病灶无差异
CONFIRM[89]	富马酸二甲酯 240mg,每日 2 次,PO vs 富马酸二甲酯 240mg,每日 3 次,PO vs 醋酸格拉默每日 20mg,SC vs 安慰剂	与安慰剂相比,各治疗组年复发率均降低。(0.22,0.20,0.29 vs 0.40)。除了一种类型的 MRI 病变外,富马酸二甲酯 240mg,每日 2 次与格拉替雷之间,EDSS 进展及 MRI 病灶的结果无差异
TENERE[176]	特立氟胺 7mg/d vs 特立氟胺 14mg/d vs 干扰素 β-1a 44μg,SC 每周 3 次	复发率、治疗失败率无差异
二线治疗		
CAREMS I[76]	阿仑单抗 12mg,IV,每日 1 次,共 5 日;然后 12mg,IV,持续 3 日;12 个月后 vs 干扰素 β-1a 44μg,SC,每周 1 次	与干扰素组(59%)相比,阿仑单抗组 2 年复发率较高(78%)。阿仑单抗组有疾病进展患者较少(8% 对 11%)
CAREMS II[177]	阿仑单抗 12mg,IV,每日 1 次,共 5 日;然后 12mg,IV,qd,持续 3 日;12 个月后 vs 干扰素 β-1a 44μg,SC,每周 3 次	与干扰素组(46.7%)相比,阿仑单抗组年无复发的患者较多(65.4%)阿仑单抗组患者疾病进展少(12.71%vs 21.13%)。阿仑单抗组患者疾病进展少,MRI 新病灶较少(9% vs 23%)

EDSS,平均残疾状态量表;IM,肌内注射;MRI,磁共振;SC,皮下注射。

应建议该患者在进食时。该药为缓释制剂,胶囊应整个吞下。若出现面部潮红,建议在给药前 30 分钟服用阿司匹林 325mg。如果出现胃肠道反应,可以对症治疗。

> 案例 57-1,问题 7:患者 C. B. 继续使用醋酸格拉默治疗,然而,1 年后症状复发,目前正在住院治疗,治疗依从性良好。其 MRI 显示有几处新的钆增强病变。应推荐什么样的方案治疗患者当前的复发?此时需要更改其治疗方案吗?

使用糖皮质激素可缩短患者复发急性期恢复的时间。最常用的方案是每日静脉注射甲强龙 500～1 000mg,3～5 日后,停药或改为口服给药 1～3 周,剂量逐渐减小[183]。口服和静脉注射糖皮质激素治疗临床无明显差异,疗效和安全性相当[72]。口服糖皮质激素建议使用强的松 1 250mg,隔日 1 次,5 日 1 疗程[184]。对于慢性疾病,一些研究人员尝试采取冲击疗法,每个月用药 1 日至数日,但这种方案无法延缓残疾故不被推荐[183,185]。由于患者 C. B. 已入院,应每日给予甲强龙 1 000mg 静脉注射,疗程 3 日。若是门诊患者,静脉注射或口服方案均可采纳,但口服会更方便。

随着 MS 疗法有效率的提高,患者对复发的耐受性降低。无疾病活动证据(no evidence of disease activity,NEDA)是一个综合考量,包括:①MRI 上没有新的或扩大的 T2 加权病变;②MRI 上没有新的钆增强病灶;③没有复发;④在一段时间内 EDSS 评分无进展[186]。有专家小组对 NEDA 的分类进行说明。该小组开发了一种 MS 决策模型(multiple sclerosis decision model,MSDM),该模型考虑了复发、进展、神经心理学因素和 MRI 诊断等领域[187]。根据评估为每个领域分配分数,并指导用户维护治疗、密切监测或更改治疗方案。在治疗的前两年,达到 NEDA 状态的临床试验患者的百分比为 28%～42%;然而,在某一个研究队列中,该数字在 7 年后似乎下降到 8% 左右[188]。

由于 C.B. 在大约 1 年内经历了两次复发,并且在 MRI 上有大量新的病灶形成,她使用富马酸二甲酯治疗是失败的。此时有几种方案可选:改为另一种一线治疗(β 干扰素或特立氟胺)或者启用二线药物治疗:米托蒽醌,那他珠单抗或芬戈莫德。一线和二线药物的直接比较见表 57-8。此外,一项观察性研究解决了二线治疗方案中那他珠单抗和芬戈莫德的疗效问题[189]。那些在一线注射治疗中出现复发的患者改为使用那他珠单抗或芬戈莫德,改为使用那他珠单抗患者的年复发率从 1.5 降至 0.2,而改为使用芬戈莫德患者的年复发率从 1.5 降至 0.4(P = 0.02)。仔细讨论每一种治疗可能的潜在风险和益处,将确保患者对各种治疗有充分的了解,并做出适当的选择。

案例 57-1,问题 8: 经过讨论,患者 C.B. 选择停用醋酸格拉默并改为使用芬戈莫德,每日口服 0.5mg。应告知患者哪些有关使用芬戈莫德的利弊?需要进行什么监护?

有关芬戈莫德的研究资料显示,70.4%的患者在 2 年内无复发,而安慰剂组仅有 45.6%;1 年内,使用芬戈莫德的患者 82.6%无复发,而用干扰素 β-1a 肌内注射的患者 69.3% 无复发。芬戈莫德的年复发率为每年 0.16,安慰剂为每年 0.40,干扰素 β-1a 肌内注射年复发率为每年 0.33[91,92]。患者 C.B. 应用芬戈莫德治疗,可望良好控制 MS。

因为 S1P 受体(芬戈莫德的治疗靶点)并不局限于淋巴细胞,所以,芬戈莫德的不良反应可能会累及肌体体的其他器官和组织。例如,给予芬戈莫德首剂后的 1 小时内可能出现剂量依赖的心率减慢,也可出现 Ⅰ 度或 Ⅱ 度房室传导阻滞[91,190]。既往有窦性心动过缓病史或有心肌梗死后心脏起搏器植入的患者不推荐使用芬戈莫德。其他不良反应包括黄斑水肿和最大肺活量下降[91]。由于芬戈莫德的作用机制是抑制淋巴细胞循环,使外周血中的淋巴细胞减少,这会增加感染概率,甚至可能导致癌症[91]。芬戈莫德所致的外周血中淋巴细胞减少在停药 4~8 周后可恢复[49]。感染时芬戈莫德不抑制机体的体液免疫[49]。据报道,服用芬戈莫德的患者可出现渐进性多灶性白质脑病(progressive multifocal leukoencephalopathy, PML)[191]。PML 由 JC DNA 多瘤病毒(JC DNA polyomavirus, JCV) 再激活引起。继而 JCV 引起少突胶质细胞的感染,这种感染通常可致命或导致永久性残疾[4]。潜伏期 JCV 感染相对常见,50%~86% 的成人具有抗 JCV 抗体。当患者免疫抑制时,JCV 可能会重新激活[192]。PML 进展迅速,死亡率约为 50%[193],PML 的症状包括神经行为、运动、语言和认知改变、癫痫发作、视力变化、偏瘫和震颤[194,195]。值得注意的是,所有这些症状都可能被误认为 MS 复发。

临床上还观察到肝酶(转氨酶和胆红素)的升高[91,92]。由于芬戈莫德的半衰期长达 9~10 日,在停止治疗后,其药理作用可长达 2 个月[196]。表 57-9 总结了使用芬戈莫德需进行的基线检测和治疗过程监测项目。芬戈莫德应单药治疗,在开始治疗后 30 日内复发或接受皮质类固醇治疗的患者不宜使用。如果患者无水痘、带状疱疹感染或疫苗接种史,应进行疫苗接种评估[196]。水痘感染率为(7~11)/(1 000 人·年)[197]。患者 C.B. 应在复发后或接受任何皮质类固醇治疗 30 日后才可进行芬戈莫德的治疗。在此期间,她可以进行治疗前基线检查。她应该了解芬戈莫德潜在的不良反应和药理持久的作用,即疗效在停药后可持续 2 个月。

表 57-9

芬戈莫德相关的基线测评和监测项目[196]

基线测评
■ 免疫学评估:水痘带状疱疹及疫苗接种(如有需要)
■ 眼科学评估:黄斑水肿
■ 皮肤病学评估:黑色素瘤
■ 若有哮喘或 COPD 病史:1 秒用力呼气量(FEV$_1$)或全肺功能测试。
■ 脉搏和血压
■ 全血细胞计数
■ 肝功能检查

监测
■ 首剂给药后,留院观察 6 小时,监测血压和脉搏
■ 于 4 个月接受眼科评估,随后根据需要进行
■ 每 6 个月复查全血细胞计数
■ 每 6 个月进行肝功能检查
■ 根据需要进行皮肤评价
■ 根据需要复查 FEV$_1$

COPD,慢性阻塞性肺部疾病。

案例 57-1,问题 9:C.B. 开始用芬戈莫德治疗是恰当的,并每 6 个月定期到神经内科随访。2 年后,患者告知医生,计划怀二胎。对芬戈莫德的孕期治疗有何建议?

已有资料记载,MS 的复发率在女性妊娠期降低,在产后头 3 个月增加,之后回到孕前水平[198]。尚无 MS 患者妊娠期的治疗推荐方案。一些药物如米托蒽醌,在每次给药前都要进行妊娠测试。然而,有关妊娠早期婴儿暴露于 MS 治疗药物的安全性资料有限。使用 β 干扰素和醋酸格拉默均未发现自然流产或死胎的概率增加[199-210],但是这些暴露很少发生在整个孕期。一项关于 66 例服用芬戈莫德的孕妇的报告发现,胎儿畸形率为 7.6%。在所有这些病例中,药物暴露都发生在妊娠早期[202]。使用特立氟胺治疗期间严禁怀孕,女性和男性都需要避孕[203]。89 位孕妇中(包括 70 例为使用特立氟胺的女性,19 例为使用特立氟胺的男性的伴侣)有 42 例健康活产,31 例人工流产和 14 例自然流产。需指出,特立氟胺都是在知道怀孕后立即停药,并加速清除药物,以尽量减少胎儿接触[204]。阿仑单抗同样禁用于孕妇。治疗期间和治疗后 4 个月,妇女应采取适当的避孕措施。阿仑单抗可引起甲状腺疾病,在怀孕期间,可对胎儿产生严重的不良影响[205]。

MS 的治疗一般应在怀孕前停止。对于 C.B.,应在停用芬戈莫德至少 2 个月后才能受孕,并在怀孕期间停止用药。目前尚不清楚芬戈莫德是否可以分泌进入母乳。由于芬戈莫德对婴儿的免疫系统有潜在不良反应，因此建议患者不要哺乳或在哺乳期禁用芬戈莫德。

> **案例 57-1,问题 10：** 患者 C. B. 停用芬戈莫德 4 个月后怀孕，并顺利产下 1 名健康男婴。2 个月后，患者 MS 复发，立即停止哺乳，并使用糖皮质激素治疗。治疗 2 个月后，患者就诊于神经内科门诊，要求重启芬戈莫德治疗方案。她说自己时常感到疲劳，觉得"无法继续坚持治疗"。她也承认，这种感觉与再为人母有关，婴儿由其丈夫和女儿共同照顾。她发现自己步态有些不稳，有时候脚趾会不由自主地向头部方向蜷缩。神经系统检查显示下肢痉挛。应如何处理患者的痉挛状态？疲劳又应如何解决？

非药物疗法如拉伸动作可能有助于 C. B. 缓解痉挛症状，但她的症状更广泛（波及下肢末端），因此系统性治疗如夹板疗法或注射肉毒杆菌（当症状只波及下肢末端时）可能比局部注射治疗更有效[59,131]。系统性疗法可以缓解痉挛症状，患者可选择巴氯芬和替扎尼定。因为两种药品似乎效果相当，所以均可作为首选方案。

虽然照顾婴儿容易出现疲劳，但 C. B. 的疲劳感也可能是 MS 相关症状。她应尽可能集中在早上照顾婴儿，下午和晚上寻求更多帮助，以保证充足的睡眠，这种方式的非药物疗法可能缓解其疲劳。同时她也应进行抑郁症相关的检查评估[59]。

> ## 案例 57-2
>
> **问题 1：** 患者 N. R. ，女，47 岁，5 年前诊断为复发-缓解型 MS，确诊后每隔 1 日皮下注射干扰素 β-1b 250μg。治疗的前 4 年效果良好，仅复发 1 次。但在过去 1 年中出现 2 次复发，而且患者认为疗效不如从前。神经科医师送检一份中和抗体滴度血液标本，结果为 160 中和单位/ml（该结果偏高）。这一结果对该患者的后续治疗有何帮助？

许多接受治疗的 MS 患者会产生中和抗体，包括 β 干扰素、那他珠单抗和阿仑单抗。在接受 β 干扰素治疗的患者中，有 44% 中和抗体呈阳性[79,83]；接受干扰素 β-1a 每周肌内注射 1 次治疗的患者，中和抗体的检出率低于每周皮下注射 3 次或干扰素 β-1b 隔日皮下注射 1 次的患者[93]。若抗体滴度居高不下，复发率也随之增高[95]。随着时间的推移，中和抗体常会消失[87]。

尽管已有上述发现，中和抗体滴度测定以及检查结果的解读仍持续存在争议。美国神经病学学会治疗和技术评估委员会就 β 干扰素相关中和抗体发表了如下声明：（a）中和抗体的产生与 β 干扰素治疗相关；（b）中和抗体，尤其是持续高滴度状态可能与放射学和临床疗效下降有关；（c）干扰素 β-1a 产生的中和抗体量可能比干扰素 β-1b 产生的抗体量少；（d）中和抗体的血清阳性率可能受以下一个或多个因素影响：剂型、剂量、β 干扰素的给药途径或给药频次；（e）目前尚无足够的资料明确指出中和抗体滴度测定适用范围，以及如何解读检测结果[206]。

一个 MS 和中和抗体专家小组于 2009 年召开会议，并出台了一些可行性建议，建议如下：（a）持续高滴度抗体提示患者疗效不佳，建议停药；然而，对于低滴度或中等滴度的患者是否继续治疗还需商榷；（b）不同的 β 干扰素会产生不同的抗体滴度；化学配方、给药途径、给药频率似乎有影响。同一分子的不同剂型免疫原性可能不同；（c）为保证检测误差最小，应在具备相应资质的实验室进行抗体检测，并使用干扰素 β-1a 校准[207]。因此，关于 β 干扰素中和抗体检测的合理使用，还在继续讨论中。

除了 β 干扰素，其他 MS 治疗方案也可产生抗体。使用醋酸格拉默治疗的患者中多达 95% 产生抗体，但这并不影响醋酸格拉默的疗效[152,208]。那他珠单抗也可产生抗体，并且可能会影响其治疗效果或增加输液反应的可能性。很多患者在那他珠单抗治疗的头 6 个月内表达抗体，但在后续治疗中抗体往往会消失。如果那他珠单抗疗程超过 6 个月才出现抗体，则该抗体更可能会持续存在[194]。抗体滴度高与复发率增加相关[209]。应用阿仑单抗已经检测到中和抗体，但似乎不影响疗效[177]。

患者 N. R. 抗体滴度高，似乎与其干扰素 β-1b 疗效降低有关。因此，可考虑改变治疗方案。可选方案包括醋酸格拉默、富马酸二甲酯、特立氟胺、阿仑单抗、米托蒽醌、那他珠单抗或芬戈莫德。由于不同 β 干扰素产生的中和抗体存在交叉反应可能，所以改用其他类型的 β 干扰素获益不大。

> **案例 57-2,问题 2：** N. R. 停止了干扰素 β-1b 治疗，开始每日服用特立氟胺 14mg。服用此药时需要进行哪些监测？

在临床试验中，10%~20% 的患者出现 ALT 升高、脱发和腹泻，特立氟胺单药治疗的患者比安慰剂更为常见[203]。在特立氟胺治疗的前 6 周，白细胞计数减少约 15%，血小板减少约 10%，且在整个治疗期间保持低水平。建议在给药前检查基线血常规[203]。由于免疫抑制，应监测患者的感染情况，在特立氟胺的作用下，患者不应接种活病毒疫苗[203]。可能出现血压轻度升高。其他监测包括基线肝酶和胆红素、血压和潜伏性结核感染的筛查。在治疗前 6 个月应每月监测 ALT，之后定期监测[203]。特立氟胺很少引起周围神经病变、急性肾功能衰竭、高钾血症和骨髓抑制等严重不良反应[101]。未见特立氟胺的严重不良反应报道，但其前药来氟米特的不良反应有史蒂文斯约翰逊综合征、间质性肺病和肝毒性[203]。特立氟胺的半衰期很长，约为 18 日[203]。因此，可能需要 3 个月才能达到稳态血清浓度，清除药物需要相当长的时间（8~24 个月）。在需要迅速清除特立氟胺的情况下（如严重不良反应、预期的怀孕），建议采取加速清除策略。推荐的加速清除方案是每 8 小时使用消胆胺 8g，持续 11 日，或者每 12 小时使用活性炭粉 50g，持续 11 日。消除的验证，可在两种方案给药后 2 周，测定特立氟胺血清浓度<0.02μg/ml[203]。

在 N. R. 开始特立氟胺治疗之前,首先应该仔细检查其免疫状况,并筛查结核菌。如有必要,在开始治疗前应重新接种疫苗,彻底治疗所有感染性疾病。她应在治疗前检查 CBC、肝酶、胆红素和血压。在治疗的前 6 个月中,应每月抽血检查 ALT,这也是监测血压和筛查感染迹象的好时期。

> **案例 57-2,问题 3:** 患者 N. R. 开始服用特立氟胺,持续 1 年无不良反应。然而,年度 MRI 检查中,她的大脑出现了 5 个新病灶。她又坚持了 6 个月,并进行 MRI 随访,检测到另外 3 个病灶。在与神经科医生讨论时,她决定改变治疗方法。阿仑单抗、米托蒽醌和那他珠单抗可作为该患者的替代方案。对于这些药物的潜在不良反应和监测,应如何为该患者提供咨询?

米托蒽醌常见的不良反应包括恶心、月经异常、脱发、上呼吸道和尿路感染、中性粒细胞减少以及小便和巩膜暂时性变蓝[210]。米托蒽醌会发生剂量相关的心脏毒性,需要在每次决定剂量前估计左室射血分数[211]。米托蒽醌治疗 MS 的剂量为 12mg/m²,每 3 个月 1 次,静脉滴注 5~15 分钟。由于米托蒽醌心脏毒性,其总剂量不得超过 140mg/m²,或用药不可超过 3 年[211]。其最常见的心脏毒性反应有心肌病、左室射血分数下降和不可逆充血性心力衰竭。使用米托蒽醌的患者大约有 12% 出现左室射血分数下降,0.4% 出现充血性心力衰竭[212]。有 0.81% 的患者可能出现治疗相关的急性白血病,且大多出现在治疗的头几年,其发展可能与剂量相关[212]。看来,限制米托蒽醌的累积剂量<60mg/m² 可以降低白血病的风险[213]。表 57-10 中列出了米托蒽醌治疗患者需监测的项目。值得注意的是,很少有使用米托蒽醌患者能够坚持监测相关项目。一项对 548 名患者的回顾性分析发现,在每次给药前,78% 的患者检查全血细胞计数,54% 的患者进行肝功能检查,18% 的患者监测左室射血分数,而只有 10% 的女性患者有进行妊娠测试[214]。出于对心脏和白血病的担忧,米托蒽醌很少用于 MS。

表 57-10

米托蒽醌用药监测项目

基线监测和每次给药前监测
■ 左心室射血分数
■ 全血细胞计数
■ 肝功能测试
■ 女性怀孕测试

治疗期间监测
■ 每年监测左心室射血分数,以评估治疗后期心脏毒性的发展

那他珠单抗的不良反应包括疲劳、肝功能异常、感染、过敏反应和输液反应[215]。IgE 介导的过敏反应发生于给

药后 2 小时。携带 HLA-DRB1 * 13 或 HLA-DRB * 14 的患者更容易发生过敏反应[216]。基因分型可能有助于在使用那他珠单抗前判断过敏反应,症状包括荨麻疹、呼吸困难、循环和生命体征变化。一旦出现这些症状,必须立刻停止输液[194]。超敏反应需与输液反应相鉴别。输液反应是非过敏性的,症状包括头痛、头晕、疲劳、恶心、出汗和寒战。若出现此类反应,就没有必要停止治疗,可用 H₁ 或 H₂ 受体拮抗剂和对乙酰氨基酚进行预处理[194]。那他珠单抗上市后不久,出现 3 例 PML,之后那他珠单抗被暂停销售[217]。那他珠单抗后来被重新引入市场,但限定在特定医疗机构使用,并且要求进行广泛的监测。

2005 年至 2009 年,接受那他珠单抗治疗的患者,除了之前报道的 3 例,另外还报道了 28 例 PML。在此期间,大约有 65 000 例 MS 患者接受那他珠单抗治疗。但是,PML 发生风险似乎与那他珠单抗暴露时间成正比:接受治疗次数>24 的患者中,每 1 000 个患者报道 1 例[195]。总的来说,每个月都报道 1~2 例[195]。在这 28 例患者中,只有 8 例是致命的[195]。这可能由于临床对该药物所致 PML 的相关症状高度警觉,以及 PML 确诊后通过血浆置换或免疫吸附措施进行免疫重建。然而,这种免疫重建会导致免疫重建炎性综合征(immune reconstitution inflammatory syndrome,IRIS),这本身就是致命的。IRIS 通常表现为 MS 症状的急性恶化,可用大剂量的糖皮质激素治疗[195]。一些研究小组已提出那他珠单抗用药降低 PML 风险的建议(表 57-11)。

表 57-11

那他珠单抗的使用建议[146,150,155]

不应接受那他珠单抗治疗的患者
■ 免疫功能低下
■ 病毒性肝炎活跃期
■ 需要治疗的增殖期恶性肿瘤
■ 无法进行磁共振检查

使用说明
■ 那他珠单抗只能用于单药治疗
■ 干扰素或醋酸格拉默治疗失败后
■ 干扰素或醋酸格拉默停止用药 14 日后,硫唑嘌呤停止用药 3 个月后或米托蒽醌停止用药 6 个月后

用药前基线检查
■ 临床神经系统检查
■ 人类免疫缺陷病毒检测
■ 全血细胞计数
■ 肝功能检查
■ MRI 检查(IV 对比剂)

监测
■ 神经系统检查:3 个月、6 个月,而后每年 1 次
■ MRI(IV 对比剂):6 个月,而后每年 1 次

IV,静脉注射;MRI,磁共振。

与使用阿仑单抗相关的几种严重不良反应包括输液反应、自身免疫疾病和恶性肿瘤。FDA 要求该药物实行限购。与阿仑单抗相关的输注反应是由细胞因子释放引发，可能包括皮疹、发热、头痛、瘙痒、恶心和寒战，约 90% 的患者出现；3% 的患者可发生严重反应[74,76,205]。患者每次输注后应观察 2 小时，但反应可能发生在 2 小时之后[205]。预处理应在首次给药前和每个疗程的前 3 日注射甲强龙 1 000mg。抗组胺药和对乙酰氨基酚也可能有所帮助[205]。自身免疫性疾病与阿仑单抗有关，可能包括甲状腺疾病（34%）、免疫血小板减少症（2%）和抗肾小球基底膜疾病（0.3%）[76,77,205]。阿仑单抗治疗后 60 个月可能出现甲状腺疾病[177]。在甲状腺功能紊乱患者中，79% 为甲状腺功能亢进，21% 为甲状腺功能减退[218]。接受阿仑单抗治疗的患者中某些恶性肿瘤的发生率较高，包括甲状腺癌和黑色素瘤，各占 0.3%[205]。阿仑单抗治疗的患者比接受干扰素治疗的患者更易发生尿路感染（17%）、疱疹病毒感染（16%）、呼吸道感染（16%）和真菌感染（12%）[76,177,205]。疱疹病毒感染常见于在输注后的 1 个月，通过预防可显著减少[74]。建议患者在每个疗程的第 1 日开始接受抗疱疹病毒感染的预防治疗，并在治疗后至少持续 2 个月或直至 CD4+ 淋巴细胞计数 ≥ 200 个细胞/μL，以较晚者为准[205]。阿仑单抗治疗 MS 的剂量是独特的，即 12mg/d 的剂量输注 5 日，然后在第一疗程后 12 个月以 12mg/d 输注 3 日[205]。治疗期间不应接种疫苗。如果患者未接种疫苗且没有感染史，所有疫苗应在治疗前至少 6 周接种完毕，包括水痘带状疱疹病毒疫苗[205]。监测建议见表 57-12。

表 57-12

阿仑单抗的用药监测建议[205]

检查项目	监测频率
血常规	基线水平和每个月 1 次，至最后 1 次给药后 48 个月
血清肌酐	基线水平和每个月 1 次，至最后 1 次给药后 48 个月
尿常规与尿细胞计数	基线水平和每个月 1 次，至最后 1 次给药后 48 个月
促甲状腺激素	基线水平和每 3 个月 1 次，至最后 1 次给药后 48 个月
皮肤检查	基线水平和每年 1 次
人乳头状瘤病毒	每年 1 次
结核病	基线水平

上述治疗方案中，患者 N. R. 可能应该开始使用阿仑单抗或那他珠单抗。需告知她这两种疗法都有严重不良反应。此外，她还需注册药物限购申请。另一个需要考虑的是，在服用特立氟胺后再服用这些药物时，她可能有较高的 PML 或其他机会性感染风险。相反，完全不用药将会导致疾病活动的反复或可能的症状"反弹"。可行的策略包括

加速清除特立氟胺，进而：①给予洗脱期，此期间不接受任何治疗；②给予洗脱期，但每月提供 1 次甲强龙治疗；③直接转入另一种治疗，不需要洗脱期[219]。目前还未知哪种方案对该患者最优。

案例 57-2，问题 4： N. R. 在考虑选择哪种治疗方案时，又一次出现 MS 复发。在结束糖皮质激素治疗后 1 个月，她回到神经内科复诊，诉近 1 个月反复出现无法控制的大笑。在刚开始发作的时候，她认为这可能是糖皮质激素的不良反应。然而，在停止治疗 1 个月后，仍有这些发作。她说，这些插曲非常令人尴尬，常常发生在不适宜的时间或地点，如在电影院、家长会或是食品杂货店。她被诊断为假性延髓性麻痹。治疗假性延髓性麻痹有哪些方法？对此有什么建议吗？

右美沙芬联合奎尼丁可以有效减少假性延髓性麻痹的发作频率，最近 FDA 批准用了这一适应证，每日口服 2 次，每次 1 粒（含右美沙芬 20mg/奎尼丁 10mg）[220]。右美沙芬的不良反应可能包括眩晕和可能的 5-羟色胺综合征。与奎尼丁有关的不良反应包括免疫介导的血小板减少症、狼疮样综合征、肝毒性、剂量相关的 QT 间期延长和抗胆碱能作用[220]。

右美沙芬-奎尼丁存在多种药物相互作用[220]。本品禁止与单胺氧化酶抑制剂合用，后者需停药洗脱 14 日才能启用本品治疗。同样，本品与选择性 5-羟色胺抑制剂和三环类抗抑郁药同用时亦需谨慎。本品禁止与可延长 QT 间期和通过 CYP2D6 代谢的药物同用。右美沙芬-奎尼丁与抑制 CYP3A4 代谢的药物合用应谨慎。因为奎尼丁会抑制 CYP2D6，故调整 CYP2D6 底物的剂量是必要的。奎尼丁还是 P-糖蛋白抑制剂，因此，当与地高辛联合治疗时需要谨慎，可能还需要调整剂量。

（黄品芳、林慧芬 译，韩文迪、黄小婷 校，王长连 审）

参考文献

1. Tremlett H et al. New perspectives in the natural history of multiple sclerosis. *Neurology*. 2010;74:2004–2015.
2. Weinshenker BG et al. The natural history of multiple sclerosis: a geographically based study: I: clinical course and disability. *Brain*. 1989;112(Pt 1):133–146.
3. Petratos S et al. Novel therapeutic targets for axonal degeneration in multiple sclerosis. *J Neuropathol Exp Neurol*. 2010;69:323–334.
4. Aktas O et al. Neuroprotection, regeneration and immunomodulation: broadening the therapeutic repertoire in multiple sclerosis. *Trends Neurosci*. 2010;33:140–152.
5. Manouchehrinia A et al. Mortality in multiple sclerosis: meta-analysis of standardized mortality ratios. *J Neurol Neurosurg Psychiatry*. 2016. doi: 10.1136/jnnp-2015-310361.
6. Goodin DS et al. Causes of death among commercially insured multiple sclerosis patients in the United States. *PLoS One*. 2014;9:e105207.
7. Rudick RA et al. Health-related quality of life in multiple sclerosis: effects of natalizumab. *Ann Neurol*. 2007;62:335–346.
8. Hirst C et al. Increasing prevalence and incidence of multiple sclerosis in South East Wales. *J Neurol Neurosurg Psychiatry*. 2009;80:386–391.
9. Orton SM et al. Association of UV radiation with multiple sclerosis prevalence and sex ratio in France. *Neurology*. 2011;76:425–431.
10. Lucas RM et al. Sun exposure and vitamin D are independent risk factors for CNS demyelination. *Neurology*. 2011;76:540–548.
11. Ramagopalan SV et al. Multiple sclerosis: risk factors, prodromes, and

potential causal pathways. *Lancet Neurol.* 2010;9:727–739.

12. Handel AE et al. The epidemiology of multiple sclerosis in Scotland: inferences from hospital admissions. *PLoS One.* 2011;6:e14606.

13. Gold R, Wolinsky JS. Pathophysiology of multiple sclerosis and the place of teriflunomide. *Acta Neurol Scand.* 2011;124:75–84.

14. Simon KC et al. Combined effects of smoking, anti-EBNA antibodies, and HLA-DRB1*1501 on multiple sclerosis risk. *Neurology.* 2010;74:1365–1371.

15. Ascherio A, Munger KL. Environmental risk factors for multiple sclerosis. Part I: the role of infection. *Ann Neurol.* 2007;61:288–299.

16. Hawkes CH. Smoking is a risk factor for multiple sclerosis: a meta-analysis. *Mult Scler.* 2007;13:610–615.

17. Belbasis L et al. Environmental risk factors and multiple sclerosis: an umbrella review of systemic reviews and meta-analyses. *Lancet Neurol.* 2015;14:263–273.

18. Farez MF et al. Sodium intake is associated with increased disease activity in multiple sclerosis. *J Neurol Neurosurg Psychiatry.* 2015;86:26–31.

19. Hoglund RA, Maghazachi AA. Multiple sclerosis and the role of immune cells. *World J Exp Med.* 2014;4:27–37.

20. Stuve O, Oksenberg J. Multiple sclerosis overview. In: Pagon RA et al, eds. *GeneReviews.* Seattle, WA: University of Washington; 2010.

21. Spelman T et al. Seasonal variation of relapse rate in multiple sclerosis is latitude dependent. *Ann Neurol.* 2014;76:880–890.

22. Simpson S Jr et al. Higher 25-hydroxyvitamin D is associated with lower relapse risk in multiple sclerosis. *Ann Neurol.* 2010;68:193–203.

23. Solomon AJ, Whitham RH. Multiple sclerosis and vitamin D: a review and recommendations. *Curr Neurol Neurosci Rep.* 2010;10:389–396.

24. Disanto G et al. Multiple sclerosis: risk factors and their interactions. *CNS Neurol Disord.* 2012;11:545–555.

25. Glass CK et al. Mechanisms underlying inflammation in neurodegeneration. *Cell.* 2010;140:918–934.

26. Kemppinen A et al. Genome-wide association studies in multiple sclerosis: lessons and future prospects. *Brief Funct Genomics.* 2011;10:61–70.

27. Naismith RT et al. Phenotype and prognosis in African-Americans with multiple sclerosis: a retrospective chart review. *Mult Scler.* 2006;12:775–781.

28. Weinstock-Guttman B et al. Increased tissue damage and lesion volumes in African Americans with multiple sclerosis. *Neurology.* 2010;74:538–544.

29. Cree BA et al. Clinical characteristics of African Americans vs Caucasian Americans with multiple sclerosis. *Neurology.* 2004;63:2039–2045.

30. Hurwitz BJ. Analysis of current multiple sclerosis registries. *Neurology.* 2011;76(Suppl 1):S7–S13.

31. Scott TF, Schramke CJ. Poor recovery after the first two attacks of multiple sclerosis is associated with poor outcome five years later. *J Neurol Sci.* 2010;292:52–56.

32. Van der Walt A et al. Neuroprotection in multiple sclerosis: a therapeutic challenge for the next decade. *Pharmacol Ther.* 2010;126:82–93.

33. Gold R et al. Evolving expectations around early management of multiple sclerosis. *Ther Adv Neurol Disord.* 2010;3:351–367.

34. Scalfari A et al. The natural history of multiple sclerosis, a geographically based study 10: relapses and long-term disability. *Brain.* 2010;133(Pt 7):1914–1929.

35. Koch M et al; UBC MS Clinic Neurologists. The natural history of secondary progressive multiple sclerosis. *J Neurol Neurosurg Psychiatry.* 2010;81:1039–1043.

36. Harding KE et al. Modelling the natural history of primary progressive multiple sclerosis. *J Neurol Neurosurg Psychiatry.* 2015;86:13–19.

37. Kurtzke JF. Rating neurologic impairment in multiple sclerosis: an expanded disability status scale (EDSS). *Neurology.* 1983;33:1444–1452.

38. Bergamaschi R et al. BREMSO: a simple score to predict early the natural course of multiple sclerosis. *Euro J Neurol.* 2015;22:981–989.

39. Lublin FD et al. Defining the clinical course of multiple sclerosis: the 2013 revisions. *Neurology.* 2014;83:278–286.

40. Asche CV et al. All-cause health care utilization and costs associated with newly diagnosed multiple sclerosis in the United States. *J Manag Care Pharm.* 2010;16:703–712.

41. Campbell JD et al. Burden of multiple sclerosis on direct, indirect costs and quality of life: national US estimates. *Mult Scler Relat Disord.* 2014;3:227–236.

42. Kobelt G et al. Costs and quality of life in multiple sclerosis: a cross-sectional study in the United States. *Neurology.* 2006;66:1696–1702.

43. Beatty WW et al. Demographic, clinical, and cognitive characteristics of multiple sclerosis patients who continue to work. *Neurorehabil Neural Repair.* 1995;9:167–173.

44. Hemmer B et al. Role of the innate and adaptive immune responses in the course of multiple sclerosis. *Lancet Neurol.* 2015;14:406–419.

45. Brandes DW et al. Quantifying the role of natalizumab in health and economic outcomes in multiple sclerosis. *Am J Manag Care.* 2010;16(6, Suppl):S171–S177.

46. Walter S, Fassbender K. Spingolipids in multiple sclerosis. *Cell Physiol Biochem.* 2010;26:49–56.

47. Merson TD et al. Role of cytokines as mediators and regulators of microglial activity in inflammatory demyelination of the CNS. *Neuromolecular Med.* 2010;12:99–132.

48. Codarri L et al. Cytokine networks in multiple sclerosis: lost in translation. *Curr Opin Neurol.* 2010;23:205–211.

49. Chun J, Hartung HP. Mechanism of action of oral fingolimod (FTY720) in multiple sclerosis. *Clin Neuropharmacol.* 2010;33:91–101.

50. Azevedo CJ et al. Early CNS neurodegeneration in radiologically isolated syndrome. *Neurol Neuroimmunol Neuroinflamm.* 2015;2:e102.

51. Miller D et al. Clinically isolated syndromes suggestive of multiple sclerosis, part I: natural history, pathogenesis, diagnosis, and prognosis. *Lancet Neurol.* 2005;4:281–288.

52. Fisniku LK et al. Disability and T2 MRI lesions: a 20-year follow-up of patients with relapse onset of multiple sclerosis. *Brain.* 2008;131(Pt 3):808–817.

53. Tintore M et al. Defining high, medium and low impact prognostic factors for developing multiple sclerosis. *Brain.* 2015;138:1863–1874.

54. Kuhle J et al. Conversion from clinically isolated syndrome to multiple sclerosis: a large multicentre study. *Mult Scler J.* 2015;21:1013–1024.

55. Okuda DT et al. Radiologically isolated syndrome: 5-year risk for an initial clinical event. *PLoS One.* 2014;9:e90509.

56. Lebrun C et al. A prospective study of patients with brain MRI showing incidental T2 hyperintensities addressed as multiple sclerosis: a lot of work to do before treating. *Neurol Ther.* 2014;3:123–132.

57. Tepavcevic DK et al. The impact of sexual dysfunction on the quality of life measured by MSQoL-54 in patients with multiple sclerosis. *Mult Scler.* 2008;14:1131–1136.

58. National Multiple Sclerosis Society. Survey finds majority of people with multiple sclerosis report difficulty walking or maintaining balance; 2011. **http://www .nationalmssociety.org/About-the-Society/News/Survey-Finds-Majority-of-People-with-Multiple-Scle**. Accessed June 18, 2015.

59. Thompson AJ et al. Pharmacological management of symptoms in multiple sclerosis: current approaches and future directions. *Lancet Neurol.* 2010;9:1182–1199.

60. DasGupta R et al. Bladder, bowel and sexual dysfunction in multiple sclerosis: management strategies. *Drugs.* 2003;63:153–166.

61. Lerdal A et al. A prospective study of patterns of fatigue in multiple sclerosis. *Eur J Neurol.* 2007;14:1338–1343.

62. Chiaravalloti ND, DeLuca J. Cognitive impairment in multiple sclerosis. *Lancet Neurol.* 2008;7:1139–1151.

63. Braley TJ, Chervin RD. Fatigue in multiple sclerosis: mechanisms, evaluation, and treatment. *Sleep.* 2010;33:1061–1067.

64. National Multiple Sclerosis Society. Swallowing problems. **http://www .nationalmssociety.org/Symptoms-Diagnosis/MS-Symptoms/Swallowing-Problems**. Accessed June 18, 2015.

65. Feinstein A et al. Prevalence and neurobehavioral correlates of pathological laughing and crying in multiple sclerosis. *Arch Neurol.* 1997;54:1116–1121.

66. Miller DH et al. Differential diagnosis of suspected multiple sclerosis: a consensus approach. *Mult Scler.* 2008;14:1157–1174.

67. Schumacker GA et al. Problems of experimental trials of therapy in multiple sclerosis: report by the panel on the evaluation of experimental trials of therapy in multiple sclerosis. *Ann N Y Acad Sci.* 1965;122:552–568.

68. McDonald WI et al. Recommended diagnostic criteria for multiple sclerosis: guidelines from the international panel on diagnosis of multiple sclerosis. *Ann Neurol.* 2001;50:121–127.

69. Polman CH et al. Diagnostic criteria for multiple sclerosis: 2005 revision to the "McDonald Criteria". *Ann Neurol.* 2005;58:840–846.

70. Polman CH et al. Diagnostic criteria for multiple sclerosis: 2010 revisions to the McDonald criteria. *Ann Neurol.* 2011;69:292–302.

71. Xu L et al. Glucocorticoid treatment restores the impaired suppressive function of regulatory T cells in patients with relapsing-remitting multiple sclerosis. *Clin Exp Immunol.* 2009;158:26–30.

72. Burton JM et al. Oral versus intravenous steroids for treatment of relapses in multiple sclerosis. *Cochrane Database Syst Rev.* 2012;(12):CD006921.

73. van Winsen LM et al. Suppressive effect of glucocorticoids on TNF-α production is associated with their clinical effect in multiple sclerosis. *Mult Scler.* 2010;16:500–502.

74. Jones JL, Coles AJ. Mode of action and clinical studies with alemtuzumab. *Exp Neurol.* 2014;262:37–43.

75. Hill-Cawthorne G et al. Long term lymphocyte reconstitution after alemtuzumab treatment of multiple sclerosis. *J Neurol Neurosurg Psychiatry.* 2012;83:298–304.

76. Cohen JA et al. Alemtuzumab versus interferon beta1a as first-line treatment for patients with relapsing-remitting multiple sclerosis: a randomised controlled phase 3 trial. *Lancet.* 2012;380:1819–1828.

77. Coles AJ et al. Alemtuzumab more effective than interferon β-1a at five-year follow-up of CAMMS223 clinical trial. *Neurology.* 2012;78:1069–1078.

78. Grabber JJ et al. Overlapping and distinct mechanisms of action of multiple sclerosis therapies. *Clin Neurol Neurosurg*. 2010;112:583–591.

79. *Betaseron (interferon beta-1b)* [package insert]. Whippany, NJ: Bayer HealthCare Pharmaceuticals; 2014.

80. *Rebif (interferon beta-1b)* [package insert]. Rockland, MA: EMD Serono; 2014.

81. *Avonex (interferon beta-1a)* [package insert]. Cambridge, MA: Biogen IDEC; 2014.

82. *Plegridy (peginterferon beta-1a)* [package insert]. Cambridge, MA: Biogen IDEC; 2014.

83. The IFNB Multiple Sclerosis Study Group. Interferon beta-1b is effective in relapsing-remitting multiple sclerosis: I: clinical results of a multicenter, randomized, double-blind, placebo-controlled trial: The IFNB Multiple Sclerosis Study Group. *Neurology*. 1993;43:655–661.

84. Jacobs LD et al. Intramuscular interferon beta-1a for disease progression in relapsing multiple sclerosis: The Multiple Sclerosis Collaborative Research Group (MSCRG) [published correction appears in *Ann Neurol*. 1996;40:480]. *Ann Neurol*. 1996;39:285–294.

85. PRISMS (Prevention of Relapses and Disability by Interferon beta-1a Subcutaneously in Multiple Sclerosis) Study Group. Randomised double-blind placebo-controlled study of interferon beta-1a in relapsing/remitting multiple sclerosis. PRISMS (Prevention of Relapses and Disability by Interferon beta-1a Subcutaneously in Multiple Sclerosis) Study Group [published correction appears in *Lancet*. 1999;353:678]. *Lancet*. 1998;352:1498–1504.

86. Freedman MS. Long-term follow-up of clinical trials of multiple sclerosis therapies. *Neurology*. 2011;76(1, Suppl 1):S26–S34.

87. Reder AT et al. Cross-sectional study assessing long-term safety of interferon-B-1b for relapsing-remitting MS. *Neurology*. 2010;74:1877–1885.

88. Linker RA, Gold R. Dimethyl fumarate for treatment of multiple sclerosis: mechanism of action, effectiveness, and side effects. *Curr Neurol Neurosci Rep*. 2013;13:394.

89. Fox RJ et al. Placebo-controlled phase 3 study of oral BG-12 or glatiramer in multiple sclerosis. *New Engl J Med*. 2012;367:1087–1097.

90. Jones JL, Coles AJ. New treatment strategies in multiple sclerosis. *Exp Neurol*. 2010;225:34–39.

91. Cohen JA et al. Oral fingolimod or intramuscular interferon for relapsing multiple sclerosis. *N Engl J Med*. 2010;362:402–415.

92. Kappos L et al. A placebo-controlled trial of oral fingolimod in relapsing multiple sclerosis. *N Engl J Med*. 2010;362:387–401.

93. Multiple Sclerosis Therapy Consensus Group (MSTCG); Wiendl H et al. Basic and escalating immunomodulatory treatments in multiple sclerosis: current therapeutic recommendations. *J Neurol*. 2008;255:1449–1463.

94. Kahn O et al. Three times weekly glatiramer acetate in relapsing-remitting multiple sclerosis. *Ann Neurol*. 2013;73:705–713.

95. Millefiorini E et al. Randomized placebo-controlled trial of mitoxantrone in relpasing-remitting multiple sclerosis: 24-month clinical and MRI outcome. *J Neurol*. 1997;244:153–159.

96. Hartung HP et al. Mitoxantrone in progressive multiple sclerosis: a placebo-controlled, double-blind, randomised, multicentre trial. *Lancet*. 2002;360:2018–2025.

97. Coyle PK. The role of natalizumab in the treatment of multiple sclerosis. *Am J Manag Care*. 2010;16(6, Suppl):S164–S170.

98. Warnke C et al. Identification of targets and new developments in the treatment of multiple sclerosis—focus on cladribine. *Drug Des Develop Ther*. 2010;4:117–126.

99. Polman CH et al. A randomized, placebo-controlled trial of natalizumab for relapsing multiple sclerosis. *N Engl J Med*. 2006;354:899–910.

100. Brunetti L et al. Teriflunomide for the treatment of relapsing-remitting multiple sclerosis: a review of clinical data. *Ann Pharmacother*. 2013;47:1153–1160.

101. O'Connor P et al. Randomized trial of oral teriflunomide for relapsing multiple sclerosis. *N Engl J Med*. 2011;365:1293–1303.

102. Confavreux C et al. Oral teriflunomide for patients with relapsing multiple sclerosis (TOWER): a randomised, double-blind, placebo-controlled, phase 3 trial. *Lancet Neurol*. 2014;13:247–256.

103. Secondary Progressive Efficacy Clinical Trial of Recombinant Interferon-beta-1a in MS (SPECTRIMS) Study Group. Randomized controlled trial of interferon-beta-1a in secondary progressive MS: clinical results. *Neurology*. 2001;56:1496–1504.

104. European Study Group on Interferon Beta-1b in Secondary Progressive MS. Placebo-controlled multicentre randomised trial of interferon beta-1b in treatment of secondary progressive multiple sclerosis. European Study Group on Interferon Beta-1b in Secondary Progressive MS. *Lancet*. 1998;352:1491–1497.

105. Cohen JA et al. Benefit of interferon beta-1a on MSFC progression in secondary progressive MS. *Neurology*. 2002;59:679–687.

106. Panitch H et al; North American Study Group on Interferon beta-1b in Secondary Progressive MS. Interferon beta-1b in secondary multiple progressive MS: results from a 3-year controlled study. *Neurology*. 2004;63:1788–1795.

107. Mahajan ST et al. Under treatment of overactive bladder symptoms in patients with multiple sclerosis: an ancillary analysis of the NARCOMS patient registry. *J Urol*. 2010;183:1432–1437.

108. Goodman AD et al. A phase 3 trial of extended release oral dalfampridine in multiple sclerosis. *Ann Neurol*. 2010;68:494–502.

109. *Ampyra (dalfampridine)* [package insert]. Ardsley, NY: Acorda Therapeutics; 2014.

110. Nurmikko TJ et al. Multiple sclerosis-related central pain disorders. *Curr Pain Headache Rep*. 2010;14:189–195.

111. Merskey H, Bogduk N. Detailed descriptions of pain syndromes. In: Merskey H, Bogduk N, eds. *Classification of Chronic Pain: Descriptions of Chronic Pain Syndromes and Definitions of Pain Terms*. 2nd ed. Seattle, WA: IASP Press; 1994:59.

112. Cruccu G et al. AAN-EFNS guidelines on trigeminal neuralgia management. *Eur J Neurol*. 2008;15:1013–1026.

113. Vucic S et al. Fatigue in multiple sclerosis: mechanisms and management. *Clin Neurophysiol*. 2010;121:809–817.

114. Strober LB. Fatigue in multiple sclerosis: a look at the role of poor sleep. *Front Neurol*. 2015;6:21.

115. Schwid SR et al. A randomized controlled study of the acute and chronic effects of cooling therapy for MS. *Neurology*. 2003;60:1955–1960.

116. Beenakker EA et al. Cooling garment treatment in MS: clinical improvement and decrease in leukocyte NO production. *Neurology*. 2001;57:892–894.

117. Yadav V et al. Summary of evidence-based guideline: complementary and alternative medicine in multiple sclerosis. Report of the Guideline Development Subcommittee of the American Academy of Neurology. *Neurology*. 2014;82:1083–1092.

118. Bastani F et al. Effect of acupressure on fatigue in women with multiple sclerosis. *Glob J Health Sci*. 2015;7:42021.

119. Pucci E et al. Amantadine for fatigue in multiple sclerosis. *Cochrane Database Syst Rev*. 2007;(1):CD002818.

120. Allart E et al. Sustained-released fampridine in multiple sclerosis: effects on gait parameters, arm function, fatigue, and quality of life. *J Neurol*. 2015;262:1936–1945.

121. Stankoff B et al. Modafinil for fatigue in MS: a randomized placebo-controlled double-blind study. *Neurology*. 2005;64:1139–1143.

122. Rammohan KW et al. Efficacy and safety of modafinil (Provigil) for the treatment of fatigue in multiple sclerosis: a two centre phase 2 study. *J Neurol Neurosurg Psychiatry*. 2002;72:179–183.

123. Reuter F et al. Frequency of cognitive impairment dramatically increases during the first 5 years of multiple sclerosis. *J Neurol Neurosurg Psychiatry*. 2011;82:1157–1159.

124. Basso MR et al. Capacity to make medical treatment decisions in multiple sclerosis: a potentially remediable deficit. *J Clin Exp Neuropsychol*. 2010;32:1050–1061.

125. Benedict RHB et al. *Assessment and Management of Cognitive Impairment in Multiple Sclerosis*. New York, NY: National Multiple Sclerosis Society; 2008.

126. Mitolo M et al. Cognitive rehabilitation in multiple sclerosis: a systematic review. *J Neurol Sci*. 2015;354:1–9.

127. Kunkel A et al. Impact of natalizumab treatment on fatigue, mood, and aspects of cognition in relapsing-remitting multiple sclerosis. *Front Neurol*. 2015;6:97.

128. Krupp LB et al. Donepezil improved memory in multiple sclerosis in a randomized clinical trial. *Neurology*. 2004;63:1579–1585.

129. Christodoulou C et al. Effects of donepezil on memory and cognition in multiple sclerosis. *J Neurol Sci*. 2006;245:127–136.

130. He D et al. Pharmacological treatment for memory disorder in multiple sclerosis. *Cochrane Database of Syst Rev*. 2013;12:CD008876.

131. Haselkorn JK et al. Overview of spasticity management in multiple sclerosis. Evidence-based management strategies for spasticity treatment in multiple sclerosis. *J Spinal Cord Med*. 2005;28:167–169.

132. Fernandez O. Advances in the management of multiple sclerosis spasticity: recent clinical trials. *Eur Neurol*. 2014;72(Suppl 1):9–11.

133. Koppel BS et al. Systematic review: efficacy and safety of medical marijuana in selected neurologic disorders. Report of the Guideline Development Subcommittee of the American Academy of Neurology. *Neurology*. 2014;82:1556–1563.

134. Patten SB et al. Major depression in multiple sclerosis: a population-based perspective. *Neurology*. 2003;61:1524–1527.

135. Patten SB et al. Psychotic disorders in MS: population-based evidence of an association. *Neurology*. 2005;65:1123–1125.

136. Schiffer RB et al. Association between bipolar affective disorder and multiple sclerosis. *Am J Psychiatry*. 1986;143:94–95.

137. Minden SL et al. Evidence-based guideline: assessment and management of psychiatric disorders in individuals with MS. Report of the Guideline Development Subcommittee of the American Academy of Neurology. *Neurology*. 2014;82:174–181.

138. Panitch HS et al. Randomized, controlled trial of dextromethorphan/quinidine for pseudobulbar affect in multiple sclerosis. *Ann Neurol.* 2006;59:780–787.

139. Miller A, Panitch H. Therapeutic use of dextromethorphan: key learnings from treatment of pseudobulbar affect. *J Neurol Sci.* 2007;259:67–73.

140. Pioro EP et al. Dextromethorphan plus ultra low-dose quinidine reduces pseudobulbar affect. *Ann Neurol.* 2010;68:693–702.

141. Bhargava P et al. The vitamin D to ameliorate multiple sclerosis (VIDAMS) trial: study design for a multicenter, randomized, double-blind controlled trial of vitamin D in multiple sclerosis. *Contemp Clin Trials.* 2014;39:288–293.

142. Burton JM et al. A phase I/II dose-escalation trial of vitamin D3 and calcium in multiple sclerosis [published corrections appear in *Neurology.* 2010;75:1029, Dosage error in article text; *Neurology.* 2010;75:480]. *Neurology.* 2010;74:1852–1859.

143. Soilu-Hanninen M et al. A randomised, double blind, placebo controlled trial with vitamin D$_3$ as an add on treatment to interferon β-1b in patients with multiple sclerosis. *J Neurol Neurosurg Psychiatry.* 2012;83:565–571.

144. Stein MS et al. A randomized trial of high-dose vitamin D2 in relapsing-remitting multiple sclerosis. *Neurology.* 2011;77:1611–1618.

145. Institute of Medicine, Food and Nutrition Board. *Dietary Reference Intakes for Calcium and Vitamin D.* Washington, DC: National Academy of Sciences; 2011.

146. Jacobs LD et al. Intramuscular interferon beta-1a therapy initiated during a first demyelinating event in multiple sclerosis: CHAMPS Study Group. *N Engl J Med.* 2000;343:898–904.

147. Comi G et al. Effect of early interferon treatment on conversion to definite multiple sclerosis: a randomised study. *Lancet.* 2001;357:1579–1582.

148. Kappos L et al. Treatment with interferon beta-1b delays conversion to clinically definite and McDonald MS in patients with clinically isolate syndromes. *Neurology.* 2006;67:1242–1249.

149. Comi G et al. Effect of glatiramer acetate on conversion to clinically definite multiple sclerosis in patients with clinically isolated syndrome (PreCISe study): a randomised, double-blind, placebo-controlled trial [published correction appears in *Lancet.* 2010;375:1436]. *Lancet.* 2009;374:1503–1511.

150. Miller AE et al. Oral teriflunomide for patients with a first clinical episode suggestive of multiple sclerosis (TOPIC): a randomized, double-blind, placebo-controlled, phase 3 trial. *Lancet Neurol.* 2014;13:977–986.

151. *Copaxone (Glatiramer Acetate Injection)* [package insert]. North Wales, PA: Teva Neuroscience; 2014.

152. Carter NJ, Keating GM. Glatiramer acetate: a review of its use in relapsing-remitting multiple sclerosis and in delaying the onset of clinically definite multiple sclerosis. *Drugs.* 2010;70:1545–1577.

153. Edgar CM et al. Lipoatrophy in patients with multiple sclerosis on glatiramer acetate. *Can J Neurol Sci.* 2004;31:58–63.

154. Jolly H et al. Impact of warm compresses on local injection site reactions with self-administered glatiramer acetate. *J Neurosci Nurs.* 2008;40:232–239.

155. Galetta SL, Markowitz C. US FDA-approved disease modifying treatments for multiple sclerosis: review of adverse effect profiles. *CNS Drugs.* 2005;19:239–252.

156. Walther EU, Hohlfeld R. Multiple sclerosis: side effects of interferon beta therapy and their management. *Neurology.* 1999;53:1622–1627.

157. Nikfar S et al. A meta-analysis of the efficacy and tolerability of interferon-β in multiple sclerosis, overall and by drug and disease type. *Clin Ther.* 2010;32:1871–1888.

158. Patten SB et al. Anti-depressant use in association with interferon and glatiramer acetate treatment in multiple sclerosis. *Mult Scler.* 2008;14:406–411.

159. Porcel J et al. Long-term emotional state of multiple sclerosis patients treated with interferon beta. *Mult Scler.* 2005;12:802–807.

160. Brandes DW et al. Alleviating flu-like symptoms with dose titration and analgesics in MS patients on intramuscular interferon beta-1a therapy: a pilot study. *Curr Med Res Opin.* 2007;23:1667–1672.

161. Rio J et al. Corticosteroids, ibuprofen, and acetaminophen for IFNbeta-1a flu symptoms in MS: a randomized trial. *Neurology.* 2004;63:525–528.

162. Bayas A, Rieckmann P. Managing the adverse effects of interferon-beta therapy in multiple sclerosis. *Drug Saf.* 2000;22:149–159.

163. Mikol D et al; Rebiject Study Group. A randomized, multicentre, open-label, parallel-group trial of the tolerability of interferon beta-1a (Rebif) administered by autoinjection or manual injection in relapsing-remitting multiple sclerosis. *Mult Scler.* 2005;11:585–591.

164. Lanzillo R et al. Vitamin K cream reduces reaction at the injection site in patients with relapsing-remitting multiple sclerosis treated with subcutaneous interferon beta—VIKING study. *Mult Scler.* 2015;21:1215–1216. pii: 1352458514562989.

165. Costello K et al. Recognizing nonadherence inpatients with multiple sclerosis and maintaining treatment adherence in the long term. *Medscape J Med.* 2008;10:225.

166. Saunders C et al. Factors that influence adherence and strategies to maintain adherence to injected therapies for patients with multiple sclerosis. *J Neurosci Nurs.* 2010;42(5, Suppl):S10–S18.

167. Patti F. Optimizing the benefit of multiple sclerosis therapy: the importance of treatment adherence. *Patient Prefer Adherence.* 2010;4:1–9.

168. Kleinman NL et al. Medication adherence with disease modifying treatments for multiple sclerosis among US employees. *J Med Econ.* 2010;13:633–640.

169. Caon C et al. Injectable disease-modifying therapy for relapsing-remitting multiple sclerosis: a review of adherence data. *J Neurosci Nurs.* 2010;42(5, Suppl):S5–S9.

170. Steinberg SC et al. Impact of adherence to interferons in the treatment of multiple sclerosis: a non-experimental, retrospective, cohort study. *Clin Drug Investig,* 2010;30:89–100.

171. Prosser LA et al. Patient and community preferences for treatments and health states in multiple sclerosis. *Mult Scler.* 2003;9:311–319.

172. Durelli L et al. Every-other-day interferon beta-1b versus once-weekly interferon beta-1a for multiple sclerosis: results of a 2-year prospective randomised multicentre study (INCOMIN). *Lancet.* 2002;359:1453–1460.

173. Panitch H et al. Randomized, comparative study of interferon beta-1a treatment regimens in MS: the EVIDENCE trial. *Neurology.* 2002;59:1496–1506.

174. Mikol DD et al. Comparison of subcutaneous interferon beta-1a with glatiramer acetate in patients with relapsing multiple sclerosis (the REbif vs Glatiramer Acetate in Relapsing MS Disease [REGARD] study): a multicentre, randomised, parallel, open-label trial. *Lancet Neurol.* 2008;7:903–914.

175. O'Connor P et al. 250 microg or 500 microg interferon beta-1b versus 20 mg glatiramer acetate in relapsing-remitting multiple sclerosis: a prospective, randomised, multicentre study [published corrections appear in *Lancet Neurol.* 2009;8:981; *Lancet Neurol.* 2011;10:115]. *Lancet Neurol.* 2009;8:889–897.

176. Vermersch P et al. Teriflunomide versus subcutaneous interferon beta-1a in patients with relapsing multiple sclerosis: a randomised, controlled phase 3 trial. *Mult Scler.* 2014;20:705–716.

177. Coles AJ et al. Alemtuzumab for patients with relapsing multiple sclerosis after disease-modifying therapy: a randomised controlled phase 3 trial. *Lancet.* 2012;380:1829–1839.

178. Sorenson PS. New management algorithms in multiple sclerosis. *Curr Opin Neurol.* 2014;27:246–259.

179. Gold R et al. Placebo-controlled phase 3 study of oral BG-12 for relapsing multiple sclerosis. *New Engl J Med.* 2012;367:1098–1107.

180. O'Gorman J et al. Effect of aspirin pre-treatment or slow dose titration on flushing and gastrointestinal events in healthy volunteers receiving delayed-release dimethyl fumarate. *Clin Ther.* 2015;37:1402.e5–1419.e5. pii: S0149-2918(15)00188-5.

181. Phillips JT et al. Managing flushing and gastrointestinal events associated with delayed-release dimethyl fumarate: experiences of an international panel. *Mult Scler Relat Disord.* 2014;3:513–519.

182. *Tecfidera (Dimethyl Fumarate Delayed-Release Capsules)* [package insert]. Cambridge, MA: Biogen; 2015.

183. Thrower BW. Relapse management in multiple sclerosis. *Neurologist.* 2009;15:1–5.

184. Alam SM et al. Methylprednisolone in multiple sclerosis: a comparison of oral with intravenous therapy at equivalent high dose. *J Neurol Neurosurg Psychiatry.* 1993;56:1219–1220.

185. Ravnborg M et al. Methylprednisolone in combination with interferon beta-1a for relapsing-remitting multiple sclerosis (MECOMBIN study): a multicentre, double-blind, randomised, placebo-controlled, parallel-group trial [published correction appears in *Lancet Neurol.* 2010;9:759]. *Lancet Neurol.* 2010;9:672–680.

186. Imitola J, Racke MK. Is no evidence of disease activity a realistic goal for patients with multiple sclerosis? *JAMA Neurol.* 2015;72:145–147.

187. Stangel M et al. Towards the implementation of 'no evidence of disease activity' in multiple sclerosis treatment: the multiple sclerosis decision model. *Ther Adv Neurol Disord.* 2015;8:3–13.

188. Rotstein DL et al. Evaluation of no evidence of disease activity in a 7-year longitudinal multiple sclerosis cohort. *JAMA Neurol.* 2015;72:152–158.

189. Kalincik T et al. Switch to natalizumab versus fingolimod in active relapsing-remitting multiple sclerosis. *Ann Neurol.* 2015;77:425–435.

190. Laroni A et al. Safety of the first dose of fingolimod for multiple sclerosis: results of an open-label clinical trial. *BMC Neurol.* 2014;14:65.

191. Multiple sclerosis patient taking Novartis' Gilenya contracts PML. **http://www.healthline.com/health-news/multiple-sclerosis-patient-taking-novartis-gilenya-contracts-pml-030915**. Accessed June 18, 2015.

192. Miravalle A, Corboy JR. Therapeutic options in multiple sclerosis: five new things. *Neurology.* 2010;75(18, Suppl 1):S22–S27.

193. Focosi D et al. Progressive multifocal leukoencephalopathy: what's new? *Neuroscientist.* 2010;16:308–323.

194. Foley J. Recommendations for the selection, treatment, and management of patients utilizing natalizumab therapy for multiple sclerosis. *Am J Manag Care.* 2010;16(6, Suppl):S178–S183.

195. Clifford DB et al. Natalizumab-associated progressive multifocal leuko-encephalopathy in patients with multiple sclerosis: lessons from 28 cases. *Lancet Neurol*. 2010;9:438–446.

196. *Gilenya (fingolimod)* [package insert]. Stein, Switzerland: Novartis Pharma Stein AG; 2015.

197. Arvin AM et al. Varicella-zoster virus infections in patients treated with fingolimod: risk assessment and consensus recommendations for management. *JAMA Neurol*. 2015;72:31–39.

198. Confavreux C et al. Rate of pregnancy-related relapse in multiple sclerosis: pregnancy in Multiple Sclerosis Group. *N Engl J Med*. 1998;339:285–291.

199. Amato MP et al. Pregnancy and fetal outcomes after interferon-β exposure in multiple sclerosis. *Neurology*. 2010;75:1794–1802.

200. Sandberg-Wollheim M et al. Pregnancy outcomes in multiple sclerosis following subcutaneous interferon beta-1a therapy. *Mult Scler*. 2011;17:423–430.

201. Fragoso YD et al. Long-term use of glatiramer acetate by 11 pregnant women with multiple sclerosis: a retrospective, multicentre case series. *CNS Drugs*. 2010;24:969–976.

202. Karlsson G et al. Pregnancy outcomes in the clinical development program of fingolimod in multiple sclerosis. *Neurology*. 2014;82:1–7.

203. *Aubagio (teriflunomide)* [package insert]. Cambridge, MA: Genzyme Corporation; 2014.

204. Kieseier BC, Benamor M. Pregnancy outcomes following maternal and paternal exposure to teriflunomide during treatment for relapsing-remitting multiple sclerosis. *Neurol Ther*. 2014;3:133–138.

205. *Lemtrada (alemtuzumab)* [package insert]. Cambridge, MA: Genzyme Corporation; 2014.

206. Goodin DS et al. Neutralizing antibodies to interferon beta: assessment of their clinical and radiographic impact: an evidence report: report of the Therapeutics and Technology Assessment Subcommittee of the American Academy of Neurology [published correction appears in *Neurology*. 2007;69:712]. *Neurology*. 2007;68:977–984.

207. Polman CH et al. Recommendations for clinical use of data on neutralizing antibodies to interferon-beta therapy in multiple sclerosis. *Lancet Neurol*. 2010;9:740–750.

208. Karussis D et al; AC001 Multi-center Israeli Study Group. Long-term treatment of multiple sclerosis with glatiramer acetate: natural history of the subtypes of anti-glatiramer acetate antibodies and their correlation with clinical efficacy. *J Neuroimmunol*. 2010;220:125–130.

209. Vennegoor A et al. Clinical relevance of serum natalizumab concentration and anti-natalizumab antibodies in multiple sclerosis. *Mult Scler*. 2012;19:593–600.

210. Goodin DS et al. The use of mitoxantrone (Novantrone) for the treatment of multiple sclerosis: report of the Therapeutics and Technology Assessment Subcommittee of the American Academy of Neurology. *Neurology*. 2003;61:1332–1338.

211. *Novantrone (mitoxantrone injection)* [package insert]. Rockland, MA: EMD Serono; 2010.

212. Marriott JJ et al. Evidence report: the efficacy and safety of mitoxantrone (Novantrone) in the treatment of multiple sclerosis: report of the Therapeutics and Technology Assessment Subcommittee of the American Academy of Neurology. *Neurology*. 2010;74:1463–1470.

213. Ellis R et al. Therapy-related acute leukaemia with mitoxantrone: four years on, what is the risk and can it be limited? *Mult Scler*. 2015;21:642–645.

214. Funch D et al. Adherence to recommended dosing and monitoring for mitoxantrone in patients with multiple sclerosis: a healthcare claims database study supplemented with medical records—the RETRO study. *Pharmacoepidemiol Drug Saf*. 2010;19:448–456.

215. *Tysabri (natalizumab)* [package insert]. Cambridge, MA: Biogen Idec; 2015.

216. de la Hera B et al. Natalizumab-related anaphylactoid reactions in MS patients are associated with HLA class II alleles. *Neurol Neuroimmunol Neuroinflamm*. 2014;1e47.

217. Berger JR, Koralnik IJ. Progressive multifocal leukoencephalopathy and natalizumab—unforeseen consequences. *N Engl J Med*. 2005;353:414–416.

218. Daniels GH et al. Altemtuzumab-related thyroid dysfunction in a phase 2 trial of patients with relapsing-remitting multiple sclerosis. *J Clin Endocrinol Metab*. 2014;99:80–89.

219. Havla J et al. Bridging, switching or drug holidays—how to treat a patient who stops natalizumab? *Ther Clin Risk Manag*. 2013;9:361–369.

220. *Nuedexta (Dextromethorphan and Quinidine)* [package insert]. Aliso Viejo, CA: Avanir Pharmaceuticals; 2015.

第 58 章　头痛

Steven J. Crosby

核心原则

	核心原则	章节案例
1	原发性头痛包括偏头痛、紧张型头痛和丛集性头痛,其症状特点的微妙差别和附加症状有助于定义头痛类型。	案例 58-1(问题 1~3 和 6) 案例 58-2(问题 1 和 3) 案例 58-4(问题 1)
2	几乎所有患有偏头痛、紧张型头痛和丛集性头痛的患者在急性发作期间都可能接受顿挫(或对症)药物治疗。对于所有原发性头痛都可考虑预防性治疗,并且头痛频率、头痛对生活的影响程度和对急性期治疗的反应都是启动预防性治疗的驱动因素。	案例 58-1(问题 4 和 7~12) 案例 58-2(问题 2、4 和 5) 案例 58-4(问题 2 和 3) 案例 58-5(问题 1 和 2)
3	曲坦类药物是偏头痛急性发作期特异性治疗的首选药物,曲坦类药物能有效控制偏头痛的相关症状(如恶心、畏光和畏声)。各类别的药代动力学是有差异性的。	案例 58-1(问题 5、7 和 8) 案例 58-2(问题 4) 表 58-1
4	证据支持使用普萘洛尔、阿米替林或托吡酯作为预防偏头痛的一线药物。开始预防治疗的决定要考虑到头痛的频率、对患者功能的影响以及对急性治疗的反应。用药史和不良反应是药物选择的考虑因素。	案例 58-1(问题 12) 案例 58-2(问题 5)
5	过度使用对症的或顿挫药物(包括曲坦类药物和非处方药、复方药物和阿片类镇痛药)会增加所有类型头痛的强度和慢性程度。为了防止药物过度使用引起的头痛,这些药物的使用应限制在 10 日/月以内。	案例 58-3(问题 1)
6	丛集性头痛是一种严重的疼痛,短时间发作,往往容易在夜间发,然后进入缓解期,持续数月或数年。包括皮下注射舒马曲坦、鼻内给予佐米曲坦和吸氧。	案例 58-4(问题 1~3)
7	紧张型头痛(以前称为紧张性头痛或肌收缩性头痛)通常会引起轻度至中度的不适。急性期一般选择常规止痛药。一些紧张型头痛患者可能需要预防性治疗,阿米替林、米氮平和文拉法辛已经证实有效。	案例 58-5(问题 1 和 2)

流行病学和概述

患病率

以前的调查已经确定偏头痛患病率接近 12%。来自美国偏头痛患病率和预防研究(2004 年)的调查数据支持相同的百分比,符合国际头痛疾病分类-2 标准[1-2]。在门诊中,偏头痛患者占所有就诊患者的 0.5%,其中大部分发生在初级医疗机构,而其急诊科的就诊率约为 3%[3],在美国急诊科就诊的前十大原因中还可以细分[4]。在性别和年龄方面都存在差异,女性偏头痛的发病率较高[1-3],在 30~39 岁之间的患病率较高[1],这种与年龄和性别有关的患病率

在监测调查中得到进一步证实[4]。

分类

在头痛的评估和分类方面存在固有的差异,因为这种症状可能归因于生理、心理或病理过程,也可能是与药物相关的不良后果。由于导致头痛的机制非常广泛,因此必须对患者进行全面的评估。广义上,头痛被定义为原发性和继发性,后者通常归因于器质性疾病。原发性头痛(primary headache)包括偏头痛、紧张型头痛和三叉神经性头痛(丛集性头痛的一种)。此外,与体力活动/外源性刺激暴露或在睡眠周期中发生的相关的头痛也归类为原发性[5]。继发性头痛(secondary headache)可归因但不限于创伤性损伤、血管或非血管性颅内病变、肿瘤形成(神经纤维瘤)或感染

过程等[5]。

适当的分类最终涉及到更大的问题，即通过医疗程序或药物治疗来实现优化管理。由于继发性头痛与致病因素有关，因此对因治疗成为一种主要的干预策略。

原发性头痛

偏头痛

偏头痛（migraine）的发作过程通常可以用分钟来计算。鉴别头痛类型的临床评估过程取决于识别偏头痛的一般特征，并进一步将这些特征与原发性头痛的其他类型区分开来。头痛的部位评估是有用的，但不应作为区分头痛类型的主要方法。因为实际上偏头痛的位置可能是单侧的或双侧的。患者评估应包括对疼痛强度和疼痛性质的评估，因为偏头痛通常被描述为中度至重度的搏动性疼痛（pulsating pain）[5]。偏头痛持续时间通常为 4~72 小时，可能伴有听觉（畏声）和光（畏光）敏感性以及恶心和呕吐[5-6]。这些辅助症状是通过下丘脑和化学感受器触发区介导的，提示弥漫性神经解剖受累。上述特征在偏头痛诊断中显示出可靠的预测价值，如 POUND 记忆法［搏动（pulsating），持续时间（hour duration）4~72 小时，单侧（unilateral）性质，伴有恶心（nausea）或呕吐，致残效应（disabling effect）］，5 项标准中存在 4 项表明偏头痛的可能性很大[7]。

偏头痛发作之前可能有一系列的视觉或感觉特征，定义为先兆。先兆的存在与否突出了偏头痛诊断中的一个重要区别。国际头痛疾病分类标准表明，无先兆偏头痛（至少5 次发作）与有先兆偏头痛（至少两次发作）的诊断在发作次数上存在差异[5]。这个标准不是唯一考虑的因素，因为与头痛特征有关的附加标准也需要满足，才能做出适当的偏头痛诊断。先兆最常影响视觉，要么是正面的（视觉特征），要么是负面的（局部盲区）症状[5]。感觉效果的特征类似于阳性（针和针刺感）或阴性（感觉丧失或麻木）的表现[5]。视觉和感觉之外的先兆特征，如运动或言语不规律，与偏头痛的诊断有更大的关系[5]。对疑似偏头痛的患者应该记录先兆时间和描述，因为这些信息对于准确诊断很有价值。

偏头痛患者报告的疼痛部位可能由于三叉神经的分支而广泛分布，这促进了跨越面部区域的感觉效果。在解剖学上，三叉神经有 V1、V2 和 V3 三个分支[8]。V1分支支配头皮、眼眶和脑膜，V2 分支支配上颌骨和鼻窦区域，V3 分支支配下颌骨区域[8]。此外，由于枕神经与脊柱核之间的距离很近，患者可能会报告疼痛转移到枕下区域[8]。

丛集性头痛

丛集性头痛（cluster headache）是原发性头痛疾患的典型特征。偏头痛可以呈单侧或双侧发作，而丛集性头痛主要是单侧的，包括眼眶和/或颞部疼痛，可持续长达 3 小时[5]，与持续时间无关，这样的发作可能在同一天中发生多次。丛集性头痛发作期间多见的相关症状包括流泪、流鼻涕、瞳孔缩小、上睑下垂、发汗和潮红等[5]。男性的丛集性头痛发病率更高，但年龄相关患病率与偏头痛相似。

紧张型头痛

紧张型头痛（tension-type headache）具有双侧性特征，与偏头痛相比，常有些剧烈疼痛，但无搏动性。患者对疼痛性质和强度的主观描述有助于鉴别诊断。患者可以使用"紧缩感"这样的术语来表征症状。畏光、畏声和恶心/呕吐的综合症状被认为与紧张型头痛的诊断不相符。然而，个别紧张型头痛患者可伴有畏光或畏声的症状[5]。

为了完成关于原发性头痛病理学的讨论，国际头痛学会（International Headache Society，IHS）将咳嗽、运动、性活动、寒冷刺激和外部压迫等因素引起的头痛定义为原发性头痛病（primary headache disorders）[5]。

继发性头痛

继发性头痛的关键原则是找病因。这些病因包括头部或颈部创伤、颈部血管功能障碍、非血管性颅功能障碍、感染、精神病理学或药物戒断效应等。病因成为患者评估中需要考虑的一个至关重要的因素，特别是当头痛发作与现有患病率和流行病学数据有很大偏差时。

急性头痛

急性头痛（acute Headaches）可能与蛛网膜下腔出血、脑卒中、脑膜炎或颅内肿物（如神经纤维瘤、脓肿等）有关。正是在这种临床背景下，常见的诊断措施包括神经系统影像学和腰椎穿刺等。与此病理相关的头痛的共性是性质严重和进展迅速，可能被描述为经历的"最严重的头痛"。颅内压升高尤为重要，对识别影响颅内压的因素在患者评估中变得至关重要。

亚急性头痛

亚急性头痛（subacute Headaches）可能是颅内压增高、颅内肿块病变、颞动脉炎、鼻窦炎或三叉神经痛的征兆。三叉神经痛通常发生在 40 岁以后，女性比在男性更常见。疼痛通常发生在三叉神经（面神经）的第二或第三分支，且仅持续片刻。三叉神经痛的特征是突然剧烈疼痛、阵发性反复发作，通常是由说话、咀嚼或剃须等触发。

头痛病理学评估应综合考虑患病率、患者年龄、触发因素或加重因素、既往史对头痛起源的影响、患者对症状和频率的描述及任何记录的自我保健干预措施。评估头痛对日常活动和功能的影响也是一个同样重要的考虑因素。可以基于以上信息确认诊断，而无需进一步的辅助检查。如果客观或主观信息提示临床异常如迟发性头痛、疑似结构或神经组织病理学异常等），则需要进行更全面的评估，包括其他诊断措施（如影像学、腰椎穿刺等）。

病理基础

头痛的病理状况需要了解血管生理学和三叉神经血管回路及神经肽的功能。头痛涉及外周和中枢的疼痛处理、传入神经元的兴奋性以及脑动脉和静脉窦的疼痛敏感性[5-9]，这种病理常是在血管系统和神经系统相互作用的背景下描述的[6-10]，肌肉压痛同样会导致头痛[9-11]，这种效应通常被认为与紧张性头痛有关。

最近的证据支持血管和神经功能之间的相互作用，存储在三叉神经血管回路的传入和传出纤维的血管活性神经肽和5-羟色胺（5-HT）有显著的病理学重要性[6,12,13]，如神经肽、P物质、神经激肽A、一氧化氮、降钙素基因相关肽和腺苷酸环化酶激活肽等，是神经炎症和血管扩张的激动剂[6,13]。最近的证据进一步表明，与对照组相比，偏头痛患者的炎症指标C-反应蛋白升高[14]。因此，最近治疗干预中针对神经肽功能的调节的研究重点集中在调节5-HT的作用。

药物治疗

治疗的主要目标是解决头痛症状、最突出的疼痛以及减少头痛对生活质量的影响。也应推荐与治疗相匹配的非药物治疗。药物治疗方案可分为顿挫治疗和预防治疗，前者解决急性发作，后者长期服用以减少头痛的复发。顿挫治疗可以充分控制紧张型头痛，通常无需进行预防性治疗。然而，当急性治疗无效、过度使用或头痛是慢性的或频繁发作时，可以考虑预防性治疗。相反，偏头痛和丛集性头痛患者虽然需要顿挫治疗，通常也需要长期的预防性治疗。

通常使用常规镇痛药或头痛特异性药物（如二氢麦角胺、曲坦类）可以成功地控制急性发作。药物选择应基于患者既往的治疗经验和头痛发作对生活质量的影响。关于预防性治疗，有证据支持选择使用抗抑郁药、抗惊厥药和降压药等。这些药剂的选择应充分考虑不良反应以及其他合并疾病等情况（如给有高血压病史的患者开具偏头痛预防的β-受体拮抗剂）。合理的处方限制了多种药物潜在的药理作用以及发生不良反应的风险。

偏头痛

偏头痛的特征是搏动性疼痛，强度中度至重度，并伴有相关症状包括恶心、呕吐、畏光、畏声等[5,6]。偏头痛可以是单侧或的，也可以是双侧的，根据是否有先兆可以进一步分类。先兆的出现具有基于发作次数的诊断相关性，可以包含一系列感觉障碍，而不仅仅局限于视野效应[5]。

病理生理学

血管收缩是早期偏头痛病理的一个中心焦点，导致低灌注，并通过代偿性血管舒张得到解决[6,15]。在偏头痛患者的神经影像中观察到血流的这种变化[6,16-18]。神经元去极化也有进一步的改变，称为皮质扩散抑制[6,19,20]。有进一步的证据表明皮质扩散抑制与三叉神经血管回路激活之间存在因果关系[6,21]。皮质扩散抑制的含义包括pH、一氧化氮浓度和谷氨酸能系统的变化[21]。三叉神经血管系统由以三叉神经节为基础的传入神经纤维组成，向后投射到颅内血管、静脉窦和颅外组织[6,22]。三叉神经分支支配头皮、眼眶、脑膜和下颌区域[8]。三叉神经血管系统的激活，促进血管舒张性神经肽（P物质、神经激肽A、降钙素基因相关肽和一氧化氮）的释放，导致血管扩张和炎

症[6,13,23,24]。进一步的影响包括激活唾液腺上核和副交感神经传出纤维[20]。

正电子发射断层扫描（一种测量局部脑血流量作为神经元活动指数的技术）的证据表明，脑干的间歇性功能障碍与三叉神经系统的相应影响有关[25]。Weiller等[25]在一小样本患者偏头痛发作时对脑干（导水管周围灰质、中缝背核和蓝斑）的激活进行了研究。这一区域可能代表了内源性"偏头痛发生器"。虽然脑干被认为是一个解剖起点，但偏头痛的感觉信息是通过下丘脑、丘脑和皮质的较高区域传播的。据推测，痛觉系统（导水管周围灰质和中缝背核）的偶发性功能障碍以及脑血流的神经（中缝背核和蓝斑）控制对三叉神经血管系统的影响而触发偏头痛。

药物的治疗效果刺激5-HT₁受体（如二氢麦角胺、舒马曲坦），对抗5-HT₂受体（如赛庚啶），抑制5-HT再摄取（如阿米替林）或释放（如钙通道阻滞剂），或抑制脑干中缝5-羟色胺能神经元（如丙戊酸钠），都支持5-HT是偏头痛的重要介质的假说。此外，在偏头痛发作期间激活的脑干神经核具有高密度的5-羟色胺能神经元，特异性5-HT受体亚型$5-HT_{1B}$和$5-HT_{1D}$主要分布在血液和神经中[26,27]。这些相同的5-HT受体亚型是曲坦类和麦角生物碱抗偏头痛药物的靶点。

遗传学

偏头痛的基因基础可能在家族性偏头痛背景下得到最有效的理解。该亚型进一步分为多种突变诱导形式与相关基因：CACNA1A、ATP1A2、SLC1A3、SLC4A4和SCN1A[6,28]。这些基因编码α_1亚基（CACNA1A、SCN1A）和α_2亚基（ATP1A2），或者与谷氨酸（SLC1A3）、碳酸氢钠转运蛋白（SLC4A4）有关[6,28]。前α亚基编码器通过钙和钠离子交换通道调节，已经在钾通道TRESK中证实了与偏头痛病理学的进一步遗传联系[28]。这一级突变会影响神经元的静息膜电位，因为移码突变会抵消TRESK的作用[28,29]。流行病学上性别不成比例进一步支持遗传学对偏头痛病理学的影响。由于女性的患病率较高，雌激素受体-1（ESR-1）基因的多态性与偏头痛风险的增加联系在一起[1,30,31]。病理学遗传基础认识的进展仍然很重要，因为这些发展为新的治疗策略带来了希望。

偏头痛病理是多方面的，在神经解剖学上是弥散的，包括脑干三叉神经核、三叉神经血管传入神经、丘脑、下丘脑、化学感受器触发区和皮质区。偏头痛的治疗策略主要针对这些区域的功能障碍和相关症状的调节以及神经肽和神经递质的调节。

定量评估工具

用于评估头痛影响的各种患者评估工具，包括头痛影响测试（Headache Impact Test，HIT-6）、偏头痛残疾评估（Migraine Disability Assessment，MIDAS）和偏头痛特异性生活质量问卷（Migraine-Specific Quality of Life Questionnaire，MSQ）。李克特量表利用HIT-6评估疼痛、社交和认知功能以及心理影响[32,33]，此评分越高，头痛的影响越大。Rendas-Baum等[33]证实了该量表在慢性偏头痛中的作用。MI-

DAS 是一项自我管理的 7 项问卷调查,评估头痛导致的旷工、活动受限以及头痛的频率和强度。该量表具有良好的可靠性和有效性[34-36]。回归分析证实,MIDAS 评分与疼痛强度、频率和患者年龄之间存在显著的独立关联。MSQ 研究了偏头痛对患者社交活动、情绪活动和偏头痛预防能力的影响[33]。在慢性偏头痛的研究中,MSQ 和 HIT-6 之间的强相关性得到了证实[37-39]。

无先兆偏头痛

案例 58-1

问题 1:L. P. 是一名 27 岁的女性,她向初级保健医生(primary care physician,PCP)主诉为"剧烈的,搏动性头痛",头痛是在 18 个月前开始的,但在过去的 3 个月中,头痛发生频率越来越高,大约每 2~3 周发作一次。她进一步描述了双侧头痛,在"毫无征兆"的情况下,发生同时伴有恶心、呕吐、畏光和枕下疼痛等症状。先前的发作都使用对乙酰氨基酚 500mg(需 4~8 片/次)自我治疗,疗效不稳定。既往有广泛性焦虑症(GAD)、胃食管反流和季节性过敏病史。目前用药包括:每日口服左炔诺孕酮/乙炔雌二醇(0.10mg/0.02mg);每日口服文拉法辛缓释制剂 75mg 用于焦虑症;每日口服奥美拉唑 20mg 用于胃食管反流症(近 2 个月)。否认吸烟和非法物质使用史。偶尔饮酒,如周五下班后喝 1~2 杯鸡尾酒。由于头痛发生频率越来越高,导致了旷工。这一问题促使她找 PCP,体格检查和神经学检查未见明显异常。

哪些主观和客观的信息与偏头痛的诊断相一致,这些体征/症状与紧张型头痛有何不同?

L. P. 报告的症状与偏头痛一致。Kelman 的一项研究解决了偏头痛的定位问题,67% 的研究对象有单侧特征,近 24% 的研究对象有双侧特征[40]。L. P. 头痛的位置并不是偏头痛和紧张型头痛的区别特征,因为紧张型头痛通常与双侧特征有关[9]。疼痛的性质,描述为"剧烈"和"搏动",与偏头痛相一致,并与紧张型头痛相对照。紧张型头痛与"紧绷感"有关,会突然中断日常活动(如,旷工)[9]。类似地,恶心、呕吐和畏光症的发生与偏头痛更相符[5]。

女性偏头痛患病率高于男性,约为 17%[2],女性累积发病率为 43%[41]。据报道,18~29 岁偏头痛患病率接近 21%[2]。L. P. 的性别和年龄与流行病学数据相一致,但值得注意的是,统计数据报告,在 30~39 岁年龄段中,女性患病率为 28%[2]。

案例 58-1,问题 2:哪些特征可归类为偏头痛的诱发因素或"触发因素"?患者 L. P. 可能的诱发因素是什么?

所有患者都应定期评估诱发偏头痛的相关因素。评估应考虑患者的病史、用药情况、社会病史和环境等因素。L. P. 的病史对广泛性焦虑症很重要,她否认使用烟草和非法物质,她确实报告偶尔使用酒精。偏头痛患者的神经营养因子的变化和焦虑症状的增加已经得到证实[42]。这些

证据对评估患者 L. P. 的病史这一方面具有价值。虽然应该解决饮酒问题,但饮酒与偏头痛之间的联系尚不太清楚[43,44]。潜在的皮质扩散抑制刺激,是偏头痛病理基础的电生理因素,被认为与酒精有关[45]。虽然 L. P. 没有报告,但对饮食的评估可能为确定偏头痛的诱因提供有用的信息。对饮食模式和质量的评估发现有差异,据报道,偏头痛患者摄入的膳食质量较差[46]。

案例 58-1,问题 3:L. P. 病例是否需要进一步的诊断和实验室检查?

头痛患者最重要的诊断评估应基于全面的病史和体格检查。非复杂偏头痛通常不需要影像学检查(如 CT 和 MRI)。L. P. 报告的症状与偏头痛一致,足以作出诊断。她的症状与继发性原因无关,例如头部或颈部的创伤或其他损伤,神经学检查也未见异常。同样,如果没有理由怀疑蛛网膜下腔出血或脑膜炎继发症状,不需要做腰穿。临床表现可能需要神经影像学来鉴别尾影或结构异常,包括协调障碍、局部神经病理学、感觉表现、异常神经检查或存在非典型头痛特征[7,47]。此外,头痛性质改变和老年头痛需要神经影像学检查。

案例 58-1,问题 4:L. P. 治疗头痛的目标是什么?

LP 的管理方法和治疗目标包括:解决急性疼痛、恶心和光敏等症状,对 LP 进行处方和自我护理治疗方面的教育,解决过去病史和联合用药对头痛发作的影响,并识别潜在的诱因。

案例 58-1,问题 5:关于患者 L. P. 使用对乙酰氨基酚治疗头痛发作,最合适的建议是什么?

L. P. 已确认使用对乙酰氨基酚对头痛进行了自我治疗。在这种情况下,不仅要评估每个患者的自我治疗的潜力,而且要确定自我治疗方案是否能够有效和安全地管理,这是至关重要的。报道的对乙酰氨基酚的疗效不一。有证据支持对乙酰氨基酚对偏头痛患者的疗效[48,49],与安慰剂相比,对乙酰氨基酚对头痛的缓解效果有近 20% 的差异[48,49]。然而,一项评估对乙酰氨基酚肠外给药用于急性治疗的研究发现,与安慰剂相比,疗效无显著差异[48,50]。考虑到 L. P. 报告的疗效多变和头痛频率的增加,她不是一个合适的自我医疗候选人,不推荐继续常规使用对乙酰氨基酚处理急性发作[48]。

案例 58-1,问题 6:L. P. 有什么与偏头痛的恶化有关的药物相关问题应该得到解决?

无偏头痛病史的妇女,口服避孕药可能加重或加速偏头痛的发作[51]。发病率可能与雌激素的剂量[52]和/或口服避孕药的使用时间有关[52,53]。另外,偏头痛被认为是雌

激素分泌减少的结果[52,54]。这类患者可受益于连续使用复合口服避孕药(如无激素间隔的产品),21日后补充使用低剂量雌激素,或仅使用孕激素口服避孕药[51,55,56]。

美国妇产科医师协会支持偏头痛患者使用口服避孕药,但建议35岁以上的吸烟患者和/或有神经体征的患者避免使用[57]。患者L.P不存在这些因素,因此,口服避孕药可继续使用。但是,应与L.P.讨论口服避孕药的使用及其对头痛的影响,以便做出明智的决策。

此外,与L.P.的磋商应解决广泛性焦虑症是否得到了最佳管理。神经递质(如去甲肾上腺素和5-HT)对三叉神经血管回路的神经支配与情感病理(如焦虑和抑郁)有关[58],据了解与患者出现头痛频率增加相关[59]。谨慎的做法是处理L.P.的焦虑管理,并进一步评估她对文拉法辛的反应,以确定是否需要调整剂量或改变药物。

> **案例58-1,问题7:** 请为患者L.P.确定偏头痛治疗策略并推荐第一线药物。

偏头痛的治疗应以迅速缓解症状和恢复患者的日常活动为目标[47,60],可通过"分步"或"阶梯"的方法进行治疗管理[60,61]。采用"分步"治疗模式,首先使用常规镇痛药,并有机会在必要时使用更多的靶向治疗[60,61]。"阶梯"治疗模式是基于偏头痛的特征,并进一步将经过验证的评估措施纳入治疗决策[60,61]。在这个模式中,一种更有针对性的偏头痛特异性治疗可能被认为是首选。对治疗方法的比较有利于"阶梯"治疗模式[61]。目前,针对患者L.P.的治疗方法模仿"分步"治疗模式,使用对乙酰氨基酚作为一线药物。

曲坦类药物(5-HT$_{1B/1D}$受体激动药)

曲坦类药物(triptans),分为第一代(舒马曲坦)和第二代(佐米曲普坦、那拉曲坦、利扎曲坦、阿莫曲坦、弗罗曲坦和依曲普坦),在急性偏头痛治疗中有效,且耐受性良好,适合于那些对常规镇痛药无反应的患者。曲坦类药物可以根据疗效、发作和复发趋势进行比较。那拉曲坦和夫罗曲坦有较低的复发趋势,而该类别中的其余药物(舒马曲坦、利扎曲坦、阿莫曲坦、依曲普坦和佐米曲坦)产生更高的疗效和更快的起效[60]。与麦角衍生物相比,曲坦类药物表现出更强的受体亚型特异性,靶向5-HT$_{1B}$和5-HT$_{1D}$受体[60,62]。重要的是要注意,这种效应的具体性质因受体亚型的不同而不同。血管收缩是通过5-HT$_{1B}$的相互作用介导的[60,62,63],而通过5-HT$_{1D}$的相互作用可以拮抗神经肽的释放[60,63]。曲普坦类药物进一步降低三叉神经血管回路中的神经元兴奋性[64],有证据表明其对基于一氧化氮的信号转导有影响[63]。表58-1描述了曲坦类的给药和药代动力学参数。

表58-1

曲坦类药物剂量和药代动力学参数的比较

曲坦类药物在健康志愿者和偏头痛患者体内的药代动力学参数[a],[214-227]

药物	剂量和给药途径	T_{max}/h	C_{max}/h	生物利用度/%	$t_{1/2}$/h	AUC/($\mu g \cdot L^{-1} \cdot h^{-1}$)	血浆蛋白结合率/%
阿莫曲坦	12.5~25mg 口服	1~3	—	≈70	3~4	—	≈35
依曲普坦	20~40mg 口服	2	—	≈50	≈4	—	≈85
夫罗曲坦	2.5mg 口服	3	4.2/7[b]	29.6	25.7	94	≈15
	40mg 口服	5	24.7/53.4[b]	17.5	29.7	881	
那拉曲坦	2.5mg 口服	2	12.6	74	5.5	98	≈28
利扎曲坦	5~10mg 口服	1~1.5,3.2[c]	—	45	2~3		14
舒马曲坦	6mg 皮下	0.17	72	96	2	90	14~21
	100mg 口服	1.5	54	14		158	
	20mg 鼻内	1.5	13	15.8	1.8	48	—
	6.5mg/4h 经皮	1.1	22	—	3.1	110	14~21
佐米曲坦	2.5mg 口服	1.5,3[c]	3.3/3.8[b]	39	2.3/2.6[b]	18/21[b]	≈25
	5mg 口服	1.5,3[c]	10	46	3	42	
	5mg 鼻内	3	3.93[d]	102[e]	≈3	22.4[d]	

[a] AUC(药时曲线下面积);C_{max},最大药物浓度;T_{max},最大药物浓度的时间;$t_{1/2}$,半衰期。

[b] 分别为男性和女性的数据。

[c] 口腔崩解片。

[d] 基于2.5mg剂量的值。

[e] 与口服片剂相比。

来源:Facts & Comparisons. eAnswers. http://online.factsandcomparisons.com/MonoDisp.aspx?_monoID=fandc-hcp10008#fandc-hcp10008.b11. Accessed June 16, 2015.

舒马曲坦

舒马曲坦(sumatriptan)是曲坦类药物的原型,有几种剂型可供选择,包括口服片剂、鼻喷雾剂和皮下注射剂(笔式装置和无针头溶液)。最近的一项分析证实了与安慰剂对比舒马曲坦剂量和制剂的疗效,然而,皮下给药产生更强的镇痛效应[65]。偏头痛的强度和相关症状(如恶心和呕吐的严重程度,早发性恶心)影响制剂的选择。对于在急性发作期间恶心、呕吐的患者,优选皮下和鼻内剂型。这两种制剂起效都较快。皮下注射后10分钟内和喷鼻后15分钟内头痛强度减轻。口服舒马曲坦(剂量为25mg、50mg和100mg)与安慰剂相比在2小时内头痛缓解的有效率更高[66]。舒马曲坦50mg和100mg4小时内头痛缓解效果优于安慰剂[66]。舒马曲坦比较疗效的研究结果各有优缺点。皮下注射舒马曲坦比二氢麦角胺(DHE)鼻喷雾更有效,起效更快[67]。与皮下注射DHE相比,皮下注射舒马曲坦在1小时和2小时更有效,但两种治疗在3小时和4小时同样有效[68]。在这项试验中,皮下注射DHE的24小时头痛复发率更低[68]。经鼻给药支持舒马曲坦在给药后60分钟缓解头痛及相关症状(如恶心)的有效性[69]。据报道,与阿莫曲坦(almotriptan)[70]和佐米曲坦(zolmitriptan)[65]相比效果相似,与依曲普坦(eletriptan)[71]和利扎曲坦(rizatriptan)[65]相比疗效较低。

不良反应

尽管舒马曲坦耐受性良好,但不同剂型的不良反应存在差异。总的说来,口服和鼻用舒马曲坦制剂的全身不良事件发生率均较低。口服舒马曲坦的不良反应包括头晕、疲劳、恶心和呕吐[66,72],而鼻内给药可能引起异味和鼻腔不适[73,74]。肠外给药与注射部位的瘀青、发红和不适有关[75]。由于使用曲坦类药物有引起血管收缩的风险,心血管疾病或有相关危险因素的患者需要特别注意。尽管心血管不良事件发生率较低[76],舒马曲坦不应该用于未控制的高血压、外周或脑血管疾病、Wolff-Parkinson-White综合征或与其他心脏辅助传导通路障碍相关的心律失常、冠状动脉疾病、既往心肌梗死、变异型心绞痛或冠状动脉痉挛。舒马曲坦引起的的冠状动脉痉挛已经在变异型心绞痛患者中得到证实,这种效应可能是通过1B受体亚型介导的[77]。在曲坦类药物给药之前,有潜在心脏风险的患者,建议进行基线心电图检查。对于那些没有心血管危险因素但服用曲坦后出现胸闷的患者,可以考虑采用这样的干预措施[78]。对于有心脏病危险因素但被认为适合治疗方案的患者,应在医疗监视下进行初始给药。

药物相互作用

与舒马曲坦有关的潜在药物相互作用集中在5-羟色胺能活性的调节,表现为5-羟色胺综合征的风险增加以及可能导致加重血管收缩。舒马曲坦和麦角衍生物、选择性5-羟色胺再摄取抑制剂(SSRIs)、锂或单胺氧化酶抑制剂(MAOI)同时使用时,存在5-羟色胺综合征的可能性[79]。2006年美国FDA的一份咨询报告进一步强调了谨慎曲坦类与SSRIs或5-羟色胺-去甲肾上腺素再摄取抑制剂(SNRIs)联合使用的必要性,并考虑风险与效益的关系[80]。

患者L.P.的用药包括用于治疗GAD的文拉法辛(一种SNRI),然而,这并不排除使用曲坦类药物治疗偏头痛的可能性。临床医生应评估整个治疗方案,以确保所有适应证的最佳管理。如果认为添加曲坦类药物是适当的,应教育L.P.了解潜在的相互作用和联合用药的临床意义。由于L.P.已经尝试过用传统镇痛药进行治疗,所以她可能是开始使用舒马曲坦的候选人。

> **案例58-1,问题8:** 在年度体检中,患者L.P报告说,用舒马曲坦治疗偏头痛取得了成功,但注意到通常需要两剂才能缓解症状。她询问,另一种曲坦类药物是否更有效。第二代曲坦类药物与舒马曲坦相比如何?是否有另一种曲坦类药物适合L.P.的替代治疗?

第二代曲普坦类药物

第二代曲坦类包括佐米曲普坦(almotriptan)、那拉曲坦(eletriptan)、利扎曲坦(fro vatriptan)、阿莫曲坦(rizatriptan)、弗罗曲坦(naratriptan)和依曲普坦(zolmitriptan)。所有曲坦类药物在疗效方面都显示出优于安慰剂[62,81]。这些药物的药代动力学特征和治疗头痛复发的效果有所不同[60,82]。与那拉曲坦和弗罗曲坦相比,佐米曲普坦,利扎曲坦,依曲普坦和阿莫曲坦治疗后头痛复发的可能性更高,前两者的起效较慢,复发风险较低[60,82]。特别是那拉曲坦由多种同工酶代谢,无强大的酶抑制或诱导潜力,CYP诱导的相互作用的可能性小[83],而弗罗曲坦经历CYP1A2代谢和肾脏排泄双重消除途径。相对于舒马曲坦,第二代曲坦类药物口服生物利用度增加[83]。

Meta分析为曲坦类药物的比较提供了思路。关于在服药2小时的头痛反应,以舒马曲坦100mg作为参照,依曲普坦80mg和利扎曲坦10mg的反应率较高,而依曲普坦20mg、弗罗曲坦2.5mg和那拉曲坦2.5mg的反应率低于舒马曲坦[83]。在评估止痛持续时间时,观察到利扎曲坦10mg、依曲普坦80mg和阿莫曲坦12.5mg的疗效更好[83]。在以舒马曲坦50mg作为参照的平行小组研究中,阿莫曲坦12.5mg的疗效终点出现了相反的结果[84]。进一步比较了74项随机试验发现,在曲坦类药物中,依来曲普坦在2小时和24小时产生无痛状态的潜力最大[85]。利扎曲坦(2小时)和佐米曲普坦(24小时)进一步观察到较好的疗效[85]。利扎曲坦和弗罗曲坦对比,在2小时时的两者止痛效果类似,在4小时时弗罗曲坦的效果更佳[86]。近来,有关偏头痛的研究中采用止痛效果和不良反应发生率作为治疗终点[87-90]。在欧洲多中心试验中,以这个终点作为比较佐米曲普坦(2.5mg)和阿莫曲坦(12.5mg)疗效的主要指标,两药都被认为同样有效[87]。

药物相互作用

在曲坦类药物理论上的相互作用风险和临床实践中观察到的相互作用风险之间取得平衡是一个挑战,尤其是因为它与5-羟色胺综合征的风险有关[80,91,92]。对于患者L.P.来说,曲坦类与文拉法辛(SNRI)、左炔诺孕酮/炔雌醇(口服避孕药)之间存在潜在的药物相互作用。已观察到,由于经 CYP1A2 代谢,口服避孕药可使弗罗曲坦的 AUC 轻微增加[93]。对帕罗西汀与利扎曲普坦[91]及氟西汀与佐米曲坦[91]联合用药的前瞻性研究,未发现 5-羟色胺综合征的病例。这些研究与曲坦类与 SSRIs 或 SNRIs 联合用药的 5-羟色胺综合征的报道形成对比[41]。根据患者 L. P. 的用药情况,不应排除使用曲坦类药物。然而,有必要对她进行教育,告知她潜在的药物相互作用。

利扎曲普坦和佐米曲普坦暴露增加,是由 MAO 抑制引起的[92]。抑制 CYP3A4 促进了依曲普坦和阿莫曲坦的增加[92,94]。可以认为患者 L. P. 是曲坦类药物的合适候选人。虽然她报告了偏头痛相关的症状,但这些症状(如恶心和呕吐)的发作速度不那么明显,应该与患者讨论。这些信息对于选择最佳配方很重要。非口服制剂可以推荐用于早发性呕吐。虽然疗效减退与停用曲坦类药物有关,但在停药前使用曲坦类药物已经持续了数年[95]。用一种曲坦类药物替换另一种曲坦类药物的证据有好有坏。如果使用一种曲坦类药物治疗的效果不理想,可以使用另一种曲坦类药物[82]。然而,最近评估这种变化的影响的证据并没有显示出有实质性的好处[96,97]。

> 案例 58-1,问题 9:患者 L. P. 注意到有时候偏头痛发作时恶心和呕吐很严重,并询问了麦角生物碱和止吐药的使用情况。麦角生物碱和/或止吐药在偏头痛治疗中的作用是什么?

麦角生物碱

与曲坦类药物相比,麦角生物碱(ergot alkaloids)对 5-HT$_{1A}$、5-HT$_{1B}$ 和 5-HT$_{1D}$ 具有较强的受体激动作用[98]。此外,这些药物对 5-HT$_{1F}$、α 受体和多巴胺受体也有活性[98,99]。这种药理学性质与曲坦类不同。因为曲坦类对多巴胺受体或 α-受体不起作用[98]。麦角生物碱的作用是多方面的,可阻断神经肽的释放、刺激丘脑腹后内侧和阻断传入信号在三叉神经回路中的传导[98]。虽然麦角生物碱治疗偏头痛有一定的疗效,但曲坦类药物更有针对性的药理学特性获得青睐[82,100,101]。

与安慰剂相比,经鼻给药的二氢麦角胺(dihydroergotamine,DHE)在减轻疼痛和改善功能状态方面均有显著效果[102]。DHE 2mg 给药后 4 小时,70% 的受试者头痛得到缓解,而安慰剂组只有 28%[102]。与舒马曲坦相比,DHE 在 4 小时时间点药效水平得到了进一步的证实[103]。皮下注射 DHE 1mg 或舒马曲坦 6mg 有类似的止痛效果[103],给药后 1 小时功能的改善,2 小时疼痛缓解的患者比例支持舒马曲坦[103]。使用 DHE 的患者,恶心、呕吐和注射部位疼痛不良反应更为明显,而舒马曲坦发生胸痛更为常见[103]。DHE 经口吸入制剂(TEMPO 吸入器)是一种新型无创给药系统[104,105],与安慰剂相比,FREEDOM-301 研究显示出优势,可以缓解疼痛,减轻畏光、畏声和恶心[104],相关的不良反应包括产品的味道和恶心,分别为 6% 和 4%[104]。这个给药系统尚未投放市场。

外周和脑血管疾病、肾脏和肝脏疾病及败血症和心脏病等是麦角生物碱的禁忌证[98,100]。此外,由于有可能引起子宫收缩并可分布到母乳中,在怀孕和哺乳期间禁用[98,106]。对于有高血压病史的患者,在考虑使用这些药物治疗偏头痛之前,确定血压是否得到了适当控制是很重要的,因为这些药物可能会导致周围动脉收缩[107]。与麦角胺相比,DHE 对血压的影响更为多变[107]。

不良反应

恶心是麦角生物碱最显著的不良反应[107],这种反应与剂量相关,与 5-HT$_2$ 和 5-HT$_3$ 受体激活有关[60]。鼻内 DHE 和经口吸入 DHE 与长期的鼻塞[60]和味觉改变有关[104],肠外给药与头晕和腿部痉挛有关[107]。

止吐药

在大多数患者中,曲坦类药物可有效缓解偏头痛相关的恶心,因此,通常不需要特殊的止吐治疗。然而,如前所述,持续性恶心在使用麦角胺进行急性偏头痛治疗的患者中更为常见。这些患者及接受曲坦类药物治疗患者中,如果恶心症状未完全缓解,应考虑辅助止吐治疗。最近的一项比较试验的结果表明,丙氯拉嗪 10mg 静脉注射与甲氧氯普胺 20mg 静脉注射治疗恶心的效果相似[108]。甲氧氯普胺在剂量范围低端(10mg)的疗效已得到证实,但较高的剂量(20~40mg)与改善预后无关[109]。

> 案例 58-1,问题 10:除了曲坦类药物和麦角衍生物,还有哪些药物可用于门诊治疗急性偏头痛?

非甾体抗炎药和联合镇痛药

许多非甾体抗炎药和含有咖啡因的联合镇痛药已被证明对治疗急性偏头痛有效[110,111]。在双盲安慰剂对照试验中,阿司匹林、布洛芬、萘普生和含有对乙酰氨基酚、阿司匹林和咖啡因的复方镇痛药显示出显著的临床获益[47,111,112]。与安慰剂相比,酮洛芬 75mg 或 150mg 对减轻偏头痛的严重程度有较好的疗效[113]。

> 案例 58-1,问题 11:患者 L. P. 报告说,她的偏头痛治疗靠服用那拉曲坦 2.5~5mg/次获得成功。大部分发作使用较低的剂量即可解决。选择那拉曲坦是基于复发的可能性较低。但是,在过去几天里,L. P. 经历了一次严重的偏头痛,用那拉曲坦治疗没有成功。她现正在附近的医院寻求治疗,并被诊断为偏头痛。L. P. 偏头痛状态最合适的治疗方法是什么?

难治性偏头痛

偏头痛持续状态或顽固性偏头痛的特征是头痛持续时间延长,超过 72 小时[5]。典型的治疗策略通常需要用麦角衍生物、舒马曲坦或阿片类镇痛药进行补液和肠外治疗。

二氢麦角胺

二氢麦角胺(DHE)间歇给药或持续给药治疗难治性

偏头痛显示出疗效[114]。DHE 成功地解决了头痛症状,避免了为达到同样目的而使用皮质类固醇和阿片类药物。对于恶心,应使用辅助止吐药[114,115]。

舒马曲坦

舒马曲坦(sumatriptan)6mg 皮下注射,也能有效地治疗偏头痛[41]。如果第一次注射后 1 小时内未缓解症状,可以进行第二次注射。但在麦角生物碱给药后 24 小时内,不应该使用舒马曲坦,因为它可能延长血管痉挛反应。

奋乃静

奋乃静(prochlorperazine)偏头痛相关的恶心有效,对于顽固性偏头痛,奋乃静静脉注射有效[47,114,116]。在随机对照试验中,急诊科治疗急性偏头痛,奋乃静 10mg 静脉注射比安慰剂、甲氧氯普胺(metoclopramide)、酮洛拉克(ketorolac)和丙戊酸静脉注射更有效[116]。

皮质类固醇

地塞米松(dexamethasone)胃肠外给药可用于顽固性偏头痛的治疗[114]。在一组偏头痛症状超过 72 小时的患者中,与安慰剂比较,更多的患者在地塞米松胃肠外给药后达到了无痛状态[117]。此外,在接受地塞米松标准急性治疗后,患者头痛的复发率较低[118]。患者 L. P. 可以使用二氢麦角胺、舒马曲坦、丙氯拉嗪或甲氧氯普胺治疗,因为与其他治疗方案相比,显示了出疗效和耐受性[119]。

> **案例 58-1,问题 12:** 患者 L. P. 在回访保健医生期间报告说,大部分偏头痛发作已经成功地使用那拉曲坦治疗。虽然有效,但她表达了对发作频率的关注,注意到在某些情况下,她每周使用那拉曲坦 3 次。她的保健医生正在考虑预防性治疗,并打算开具普萘洛尔。普萘洛尔对 L. P. 是合适的选择吗?

预防性治疗

使用标准

偏头痛预防性治疗的相关性并不仅仅因为患者的一个共同特征而被削弱。相反,偏头痛对个体患者的影响需要评估。有关患病率的估计表明,只有一小部分患者(约 5%)接受预防性治疗[120]。预防性治疗的目标包括减少偏头痛发作频率和严重程度,增强对急性治疗的反应,以及日常功能的普遍改善[120]。先前的标准已经将偏头痛发作的频率(每月 2 次或更多次发作)作为原则考虑因素。对这种治疗的进一步指导还应该包括与发作相关的工作能力下降、急性治疗失败或过度使用急性治疗的记录、急性治疗引起的不良反应或更复杂的病理性偏头痛(如基地动脉型、先兆延长)[120,121]。优化预防性治疗可能需要 2~3 个月的窗口期。这成为一个重要的考虑,向患者传达传达的重点是保持依从性。用于偏头痛预防性治疗的药物通常分为降压药、抗抑郁药或抗惊厥药,还包括非处方药。由于缺乏药物

之间比较或交叉设计的研究,对预防性治疗相关证据的评估往往具有挑战性。

美国头痛联盟(US Headache Consortium)通过美国神经病学学会发表了一份基于证据的偏头痛预防性治疗指南[120]。美国神经病学学会和美国头痛学会联合小组提供了进一步的证据[122]。偏头痛的预防是一个领域,药品超说明书使用是一个特别常见的实际问题。美国食品药品管理局(FDA)仅批准了部分药物用于偏头痛的预防,包括普萘洛尔、噻吗洛尔、托吡酯、丙戊酸或双丙戊酸钠,以及肉毒毒素 A。肉毒毒素的批准是在治疗慢性偏头痛的范围内。虽然曲坦类药物未经 FDA 批准用于偏头痛预防,但弗罗曲坦,那拉曲坦和佐米曲坦被认为适用于月经期偏头痛预防治疗的超说明书用药。

普萘洛尔

证据支持普萘洛尔在偏头痛预防中的安全性和有效性[120-123]。其作用机制各种各样,包括中枢儿茶酚胺调节[124]和与 5-羟色胺受体的相互作用[124,125]。在动物模型中,普萘洛尔对皮质扩散抑制也有抑制作用[124,126]。在一项小型偏头痛研究中,普萘洛尔通过对血管张力的作用降低了脑血管的反应性[127]。对于 L. P. 可以考虑使用普萘洛尔预防偏头痛,因为在她的病史中没有禁忌证。限制继续使用的因素可能是不良反应,包括嗜睡、疲劳和睡眠障碍[122,128]。作为普萘洛尔的替代品,美托洛尔同样适用于 L. P.。与阿司匹林[122,129]或普萘洛尔[120]的比较表明美托洛尔是有效的。美托洛尔进一步与奈比洛尔进行了比较,虽然在偏头痛预防性治疗方面同样有效,但奈比洛尔的耐受性更好和更容易滴定[130]。

剂量

普萘洛尔预防偏头痛的初始剂量为口服 20mg,每日 2~3 次,逐步滴定(每周)。根据患者的耐受性,按照 80~160mg/d,分 2~4 服用[121]。一旦确定了控制头痛所需的普萘洛尔日剂量,可以转换为长效口服剂型(如 Inderal LA)来改善患者的依从性。

先兆性偏头痛

案例 58-2

> **问题 1:** 患者 V. M.,女性,24 岁,她向保健医生报告,有 3 个月的"搏动"头痛病史。虽然 V. M. 在过去曾报告,"断断续续"地出现过紧张型头痛,但最近头痛的特征有所不同,伴有早发、严重的恶心和呕吐,先出现"闪光"和单侧面部"麻木";"麻木"和视觉闪光通常在 30 分钟后消失,随后不久就出现头痛。她曾服用萘普生或布洛芬治疗近期的发作,但均无效。MIDAS 评分为 11 分。既往病史包括甲状腺功能减退症,每日口服左旋甲状腺素 100μg 治疗,有紧张型头痛史。近 5 年来,她的用药还包括口服避孕药诺孕酯/炔雌醇。她称自己"偶尔吸烟",并否认饮酒或吸食违禁物质。哪些信息与 V. M. 先兆性偏头痛的诊断相一致?

虽然头痛的"搏动"特征和相关的胃肠道（GI）症状与偏头痛一致,视觉障碍（闪光）和感觉障碍（麻木）的存在与先兆性偏头痛的诊断相关。确定这一诊断的相关信息为至少两次发作,包括伴随的先兆症状、先兆症状的持续时间、先兆后出现头痛的演变过程以及头痛的单侧性[5]。

神经胶质和神经元的去极化,皮质扩散抑制的特征,已被认为与先兆相关[20,131]。有人提出,先兆的病理基础涉及三叉神经血管回路神经元水平的间隙连接调节[20]。大约三分之一的偏头痛患者有先兆,视觉现象通常是最常见的先兆特征[131]。值得注意的是视觉效应是多种多样的,可能包括闪烁的光,波动的线条或局部区域失明（盲点）[132]。此外,文献中描述了"视觉雪花"效应,与电视出现的干扰相似[133]。尽管视觉现象最为普遍,但感觉障碍（如麻木和针刺感）也可能构成先兆[5]。在 V. M. 的病例中,先兆包括视觉和感觉障碍,再加上其他症状（如搏动性头痛）,故有先兆偏头痛的诊断是合适的。偏头痛的先兆与偏头痛演变之间的时间关系是进一步考虑的因素之一。虽然 V. M. 报告了先兆期后偏头痛的演变,但有证据支持先兆期出现的典型的偏头痛症状[134]。

> **案例 58-2,问题 2:** V. M. 正在经历的偏头痛是否应该按照阶梯治疗或分步治疗模式进行治疗?

在分步治疗模式下,常规镇痛药物被认为是主要疗法。阶梯治疗是根据患者的需要来选择治疗方案[61]。V. M. 报告用常规药物（如萘普生或布洛芬）进行自我治疗但未充分缓解疼痛。进一步考虑到 V. M. 的 MIDAS 评分与"中度"残疾相符,以及报道的 MIDAS 评分与年龄的差异[34],阶梯治疗模式更可取。

> **案例 58-2,问题 3:** V. M. 此前曾接受过口服避孕药相关的心血管风险的咨询,并考虑到她的偏头痛诊断问题是否面临更大的风险。口服避孕药是否适合 V. M. ?

在男性、45 岁以上的女性和无先兆偏头痛女性中,未发现卒中的风险持续增加[135]。在诊断为有先兆偏头痛的患者中,缺血性卒中的风险增加了两倍[136]。这项 meta 分析的另一项发现支持使用口服避孕药的偏头痛患者卒中风险增加[136]。世界卫生组织认为,任何年龄患有先兆偏头痛的女性都是使用复方口服避孕药的绝对禁忌证[51]。美国妇产科医师学会的指南允许患有先兆偏头痛的女性使用复方口服避孕药,只要她们没有局灶性神经系统症状,不吸烟,且年龄小于 35 岁[51]。V. M. 称自己"偶尔吸烟",因此相关的管理策略包括讨论其他避孕方法和/或戒烟计划。

> **案例 58-2,问题 4:** 对于 V. M. 偏头痛的急性处理,最合适的建议是什么?

考虑到症状的严重性和过去使用常规镇痛药的治疗经

验,优先选择偏头痛靶向治疗（如麦角生物碱,曲坦类）。同样重要的是存在严重的早发性恶心,因此,建议采用非口服给药。舒马曲坦和佐米曲坦均有非口服制剂,并且认为均适合于 V. M. 。在选择麦角生物碱作为主要治疗手段时,一个限制因素是药物相关性恶心反应[107]。

> **案例 58-2,问题 5:** V. M. 向她的 PCP 报告说,使用佐米曲坦治疗偏头痛获得了成功,但偏头痛的发作频率仍然成问题,每月发作 4~5 次,导致她误工。她的 PCP 正在考虑预防性治疗,但不喜欢开具普萘洛尔。可以使用哪种药物来预防 V. M. 的偏头痛?

阿米替林

阿米替林（amitriptyline）是预防偏头痛合适的一线治疗选择[121,137],其效果与抗抑郁活性无关[138-140]。已论证三叉神经元钠电流的阻滞和 5-HT 再摄取的阻断[141]是治疗偏头痛潜在疗效的基础[140],虽然机制尚未完全阐明。阿米替林治疗与 MIDAS 评分的显著改善相关[142],该疗效经 45 日治疗周期得到证明[142]。特别适用于 V. M. 的情况。阿米替林治疗紧张型头痛也有明显获益[9],使其成为两种头痛类型患者的可行选择。在各种研究中,阿米替林与普萘洛尔、丙戊酸钠和托吡酯进行了比较。一项比较缓释双丙戊酸盐与阿米替林的随机试验（每个治疗组 150 名受试者）得出了相似的疗效。以 6 个月的头痛频率来衡量,在 3 个月时阿米替林的效果不如双丙戊酸[143]。两项独立的研究对阿米替林和托吡酯进行比较[144,145],以每月偏头痛发作率作为主要疗效指标,每种药物 100mg 剂量被证明具有可比性和相似的耐受性[144]。一项小样本的研究报告了类似的结果,但是阿米替林和托吡酯联合治疗作为第三治疗组单独评估[145],注意到与任一单药治疗组相比,联合治疗组受试者的满意度更高[145]。

剂量

阿米替林的初始剂量为睡前口服 10~25mg。该剂量可以每周增加 10~25mg,直到最大剂量 150mg/d。虽然普遍耐受,但阿米替林治疗引起的常见不良反应包括嗜睡、抗胆碱能作用和体重增加[143-145]。

托吡酯

托吡酯被认为是偏头痛预防的一线药物[121,137]。除了上述与阿米替林的比较外,前瞻性研究还报道了托吡酯与丙戊酸钠的疗效相似[146-148]。三项大型随机安慰剂对照试验证明了该药物在减少发作次数方面的功效[149],初始剂量为 25mg/d[144,145,150],目标剂量 100mg/d[144]和 200mg/d[150],证据支持剂量滴定至 100mg 的最佳结果[148,151]。进一步滴定至 200mg 未显示出比 100mg 更好的结果[148,152]。感觉异常、疲劳、体重减轻、记忆力下降和注意力缺失被认为与托吡酯治疗有关[144,145,153]。

丙戊酸钠

丙戊酸钠(valproate)和双丙戊酸钠(divalproex sodium)被批准用于偏头痛的预防,是可行的预防治疗选择[111,137]。一种双丙戊酸缓释制剂已证明其相对于安慰剂的疗效[154]。与活性对照物普萘洛尔[155]和托吡酯[147]的疗效相当。在选择丙戊酸用于育龄妇女治疗时,必须谨慎评估,因为它可能对认知发育产生有害影响[156]。

剂量

双丙戊酸钠延迟释放制剂或缓释制剂(例如 Depakote 或 Depakote ER)可用于预防,后者优点是只需每日给药 1 次。延迟释放制剂的初始剂量为 250mg,口服,每日 2 次,而缓释制剂每日 500mg/d。与丙戊酸盐治疗相关的不良反应包括脱发、恶心、嗜睡和体重增加[147],潜在的肝毒性和胰腺炎限制了其应用[157]。

加巴喷丁

加巴喷丁(gabapentin)具有调节 Ca^{2+} 通道,增加中枢 GABA 浓度,并与加巴喷丁结合蛋白结合的复杂机制[158]。一项与安慰剂对照的随机试验显示,加巴喷丁 2 400mg/d 在 4 周内减少偏头痛的发生率具有优越性[158]。与严重程度、功能能力、持续时间和先兆严重程度相关的次要结果未在治疗组之间产生显著差异[158]。

坎地沙坦

坎地沙坦(candesart)是一种血管紧张素 II-1 型(AT_1)受体拮抗药,根据对 57 例患者的意向治疗分析,在随机安慰剂对照交叉试验中显示对偏头痛的预防有效[159]。坎地沙坦对于偏头痛发作的频率(天数)和持续时间(小时数)的结果是有利的[159]。虽然眩晕是与治疗相关的见最常见的不良事件,但是这种影响和任何其他不良后果与安慰剂均无显著差异[159]。

托那博沙

由于皮质扩散抑制(CSD)和间隙连接调节都与偏头痛先兆有关[20,131],CSD 的抑制构成了一种潜在的治疗方法[160,161]。托那博沙(tonabersat)的功能是作为间隙连接阻断剂[161]。与安慰剂的比较结果是混合的[160,162,163],对有先兆偏头痛有特效[160]。目前,托那博沙是一项研究性治疗。

非甾体抗炎药

与一线药物相比,预防性治疗的有效性被认为是有限的[121]。NSAIDs 作为月经期偏头痛的短期治疗可能有效[121]。

在为 V. M. 选择替代预防药物时,证据支持使用选择性 β-受体阻断药(如美托洛尔)、阿米替林或托吡酯。在所有这些情况下,应该就剂量滴定、不良反应以及允许有足够的试验时间充分确定疗效等问题向 V. M. 提供咨询。

药物过度使用

案例 58-3

问题 1: L. D. 是一名 39 岁的女性,患有偏头痛(无先兆)和紧张型头痛 7 年,她来到诊所要求开阿莫曲坦。她报告说,她的"搏动"和"沉闷、压力感"头痛的频率有所增加,最近她难以区分这两种类型。在过去的两个月里,她只有 5 日没有头痛,而且作为杂志编辑工作效率低下。她每周服用 4~5 片阿莫曲坦,多次发作时还需要服用萘普生,这是她买的非处方药(OTC)。在过去的 1 个半月里,她要求为阿莫曲坦加量 2 次。药物过度使用在症状恶化中的作用是什么? L. D. 中的这种情况该如何处理?

药物过度使用(medication overuse)的定义为每个月使用曲坦类、麦角生物碱、阿片类镇痛药或联合镇痛药 ≥ 10 日(使用简单 OTC 镇痛药的标准是每个月 ≥ 15 日)[137],经常发生在偏头痛和紧张型头痛患者中[164]。药物过度使用引起头痛的病理生理学是多方面的,与神经解剖结构中的代谢减退[164,165]、神经化学改变(如食欲素 A、促肾上腺皮质激素释放因子)[166]、受体表达和神经肽水平的改变(如 CGRP 增加)有关[167]。慢性头痛通常兼有偏头痛和紧张型头痛的特征[168]。L. D. 有药物过度使用引起头痛的许多特征。她报告说,头痛的频率增加到几乎每日都有发作,她也不再能够区分偏头痛和紧张型头痛。应该安排实验室检查以评估 L. D. 的肾功能和肝功能,并应询问她是否出现胃肠道不适、急性出血或粪便颜色变化。一般而言,接受顿挫止痛药物治疗的患者,应该建议限制这些药物的使用,每周不超过 2 次[121]。药物戒断程序的设计可以是逐渐减少或突然停药。用于阿片类药物、巴比妥类药物或苯二氮䓬类药物过度使用,推荐使用逐渐减少的戒断程序[168]。可以认为突然停药适用于曲坦类和非阿片类镇痛药[168]。对于 L. D.,建议讨论停药策略。这种干预措施已经在减少头痛方面取得了成效[169,170]。此外,可以考虑预防性治疗,托吡酯在这方面已经证明有效[168,171]。

丛集性头痛

丛集性头痛(cluster headache)是一种不常见的头痛疾病(估计患病率为 0.07%~0.4%),其名称来源于头痛复发的特征模式,往往在相对较短时间(如几周或几个月)内每晚都发生头痛,随后长时间完全缓解[172]。丛集性头痛在男性中更为常见,平均发病年龄在 30 岁左右[173]。

丛集性头痛的特征是严重的单侧疼痛,可能被描述为一种搏动或灼烧感,通常涉及眼眶、颞部或上颌骨区域[5,174]。除了疼痛外,丛集性头痛通常还涉及自主神经功能(如缩窄、鼻塞、上睑下垂和流泪)。

病理生理学

丛集性头痛的病理包括副交感神经递质输出的刺激、

下丘脑功能的紊乱和血管舒张[177,176]。这种病理也包括睾酮水平变化[175]、褪黑激素[175]和对促甲状腺激素释放激素的反应减弱的结果。在丛集性头痛的背景下，对松果体功能的评估显示，在一系列血浆褪黑素采样中出现异常，反映为峰值减少[177]。病理学还包括海绵窦水平的血管造影改变和副交感神经和交感神经功能的相互作用[178]。

体征和症状

案例 58-4

问题 1：R. H. 是一名 31 岁男性，有 3 年的阵发性丛集性头痛病史。在过去的 1 年里，他一直没有头痛，但今日说头痛再一次出现了。他报告右侧眼眶后疼痛突然发作，偶尔叠加的刀戳样"刺痛"，几分钟内强度加剧，持续约 90 分钟，然后头痛逐渐消退。相关症状包括右侧流泪、结膜充血和流鼻涕。他否认在发作期间有任何头痛或胃肠不适的预感。丛集性头痛时的体格检查显示右眼睑下垂和瞳孔缩小。R. H. 的丛集期持续约 2 个月，通常每年复发 1~2 次。这次丛集期的第 1 次头痛将他从短暂的小睡中惊醒。R. H. 预计每日会遭受 1~2 次这样的头痛，因为这是每个丛集期的常见模式。先前的丛集性头痛可以用阿司匹林和可待因 30mg 进行对症治疗。然而，R. H. 报告说这种治疗方法只是适度缓解。R. H. 的既往史无特殊。他不吸烟，但偶尔社交饮酒。在这种情况下，哪些主观和客观的证据与丛集性头痛的诊断一致？

R. H. 的性别、发病年龄、头痛的性质和强度、头痛发作的周期性以及相关症状都支持丛集性头痛的诊断。在丛集性头痛发作之前可能有先兆，然而，这种效应只发生在小部分患者身上[174,179]。丛集性头痛的发作时间是可变的，从数周至数月，缓解期有可能延长[5]。R. H. 的头痛性质（剧烈，持续性疼痛）、部位（单侧）、进化和消退模式（几分钟内恶化，90 分钟内消退）以及发作周期（每日发生 1~2 次，持续约 2 个月，然后持续 1 年左右的缓解期）均与丛集性头痛的常见特征相符。R. H. 报告的头痛发作期间的相关症状（如流泪、流鼻涕和结膜充血）和胃肠道或神经紊乱也符合丛集性头痛的诊断。

案例 58-4，问题 2：在 R. H. 当前丛集性头痛期间，个体化对症治疗有哪些可用的顿挫措施？

顿挫疗法

丛集性头痛的顿挫疗法（abortive therapy）可选用舒马曲坦皮下注射、佐米曲坦鼻喷剂和吸氧[180,181]。在这些药物中，首选舒马曲坦皮下注射给药。

舒马曲坦

舒马曲坦（sumatriptan）6mg 皮下注射治疗丛集性头痛，可在 15 分钟内降低 74% 的发作严重程度，而安慰剂治疗为 26%[182]。额外注射 6mg 似乎不能更多地减轻头痛[182]。

然而，对于初次使用舒马曲坦缓解后头痛复发的患者，第 2 次注射通常是有用的[176]。在丛集性头痛发作期间，舒马曲坦每日使用不应超过 2 次。

一项随机多中心试验显示，与安慰剂相比，舒马曲坦（20mg）鼻内给药后 30 分钟，头痛明显减轻[183]。次要结局指标包括相关症状的消退，同样支持舒马曲坦[183]。

吸氧

对于丛集性头痛频繁发作的患者，吸氧可能有用，否则这些患者会超过舒马曲坦的最大剂量限制[172]。氧气的作用机制尚不清楚，但可能与直接的血管收缩作用有关[172]，临床试验数据相混杂。在一项对 57 例丛集性头痛患者的试验中，与安慰剂相比，以 12L/min 流量吸入纯氧，能在 15 分钟内达到无痛状态[184]。一项双盲安慰剂交叉对照研究，高压氧治疗丛集性头痛与安慰剂相比没有显著的有益效果[185]。

佐米曲坦

两项对照试验证实了鼻内佐米曲坦（zolmitriptan）对丛集性头痛的急性治疗效果。在这两项研究中，使用佐米曲坦 5mg，丛集性头痛缓解率分别为 40% 和 50%，佐米曲坦 10mg 的缓解率分别为 62% 和 63%[181,186]。

其他治疗干预

皮下注射生长抑素类似物奥曲肽（octreotide）相对于安慰剂具有更好的疗效[187]。除了 30 分钟后头痛缓解外，奥曲肽还可以改善丛集性头痛相关症状[187]。替代治疗干预措施包括鼻内辣椒素[188]，可卡因和利多卡因局部给药[189]。R. H. 急性丛集性头痛的合理治疗选择包括皮下注射舒马曲坦、吸氧和鼻内使用佐米曲坦。对于许多患者来说，吸氧是一种不太方便的治疗方法，因为设备不易携带，患者在治疗期间必须静坐。可以根据患者偏好或费用进行选择。

案例 58-4，问题 3：在丛集性头痛频繁发作期，哪些治疗药物可用于预防头痛？哪个选项最适合 R. H. ？

预防性治疗

慢性丛集性头痛发作时应考虑预防措施。预防性治疗的一个重要目标是降低与急性治疗相关的用药过度的风险[175]。

维拉帕米

有证据支持维拉帕米在丛集性头痛预防方面的疗效[174,175,190-192]，每日剂量范围为 240~320mg[175,193,194]。接受维拉帕米维持治疗的患者应进行基线和定期心电图检查[174,175]。这种监测的必要性是因为维拉帕米对心脏传导组织的电生理效应。

碳酸锂

在初级治疗无效或存在禁忌证情况下，支持碳酸锂作为二线用药[191]。双盲交叉研究发现，与维拉帕米的疗效相似，但锂的耐受性不如维拉帕米[195]。与预防丛集性头痛相关的锂血清水平通常为 0.4~0.8mmol/L[182]。除了评估锂血清水平,还需要常规监测电解质及肝、肾和甲状腺功能[191]。

枕下类固醇注射

一项高质量随机对照试验,证实了枕下类固醇注射预防丛集性头痛 26 例的疗效[196]。注射剂包含二丙酸倍他米松 12.46mg、倍他米松磷酸二钠 5.26mg 和 2% 利多卡因 0.5ml 混合液。85% 的患者在注射后 72 小时内头痛缓解(而安慰剂组没有任何缓解)。

托吡酯

托吡酯已显示出对丛集性头痛预防有效[191,197-201]。在一项对接受预防性治疗患者的研究中,托吡酯产生了良好的结果,诱导缓解了超过 50% 的患者[197]。

如果需要在丛集性头痛发作期间抑制头痛,应立即考虑上述附加治疗。通常在对预防药物(维拉帕米和碳酸锂等)的反应已经建立并维持至少 2 周后,可以尝试停止该药物。如果头痛复发,应该重新开始治疗。考虑到患者容易使用和疗效,R. H. 用维拉帕米或托吡酯治疗是合理的。

紧张型头痛

紧张型头痛的患病率尚未明确,但研究显示已高达 78%[5,202,203]。女性受紧张型头痛的影响略大于男性,比例为 5 : 4[204],紧张型头痛通常是双侧的,其特征是疼痛程度较轻,紧绷感较强[5]。恶心和呕吐并不是紧张型头痛的典型症状,但可能存在畏光或畏声[5]。

头痛频率是紧张型头痛分类的重要决定因素,以头痛天数/月表示[5,202]。发作性紧张型头痛可以是偶发的(<1 日/月)或频繁的(1~14 日/月),而慢性紧张型头痛的阈值为 15 日/月[5,202]。

病理生理学

紧张型头痛的病理学原理被认为是外周和中枢疼痛通路共同作用的结果[205],三叉神经痛觉感受器和颅周肌肉牵拉的调制符合该病理学[205]。

一般治疗和急性期止痛治疗

案例 58-5

问题 1:K. B. 是一名 27 岁的女性,金融分析师,向她的全科医生抱怨说,在她开始目前的工作后,头痛反复发作。在此之前,她经历过罕见的头痛,与周期性压力有关。头痛每年会发生 3~4 次,具有持续的、钝痛或"压迫性"的特征,并且存在于整个头部周围。最近类似的头痛每周发作 1~2 次,通常在下班前出现。疼痛通常持续一整日,但强度不同。偶尔,她早上醒来时也会出现头痛。K. B. 否认与头痛有关的胃肠道和先兆症状。她注意到放松和饮酒似乎可以缓解头痛,但阿司匹林和对乙酰氨基酚无效。她的血压 120/74mmHg,体格检查以及神经系统检查完全正常。应该采取什么措施来缓解 K. B. 的头痛?适当的治疗目标是什么?

K. B. 似乎患频发性发作性紧张型头痛。她报告每月大约有 4~8 次头痛发作,具有紧张型头痛的典型特征。与治疗其他慢性头痛一样,治愈紧张型头痛是不太可能性的。K. B. 应该清楚地理解治疗的目标是减少头痛的频率和严重程度。药物治疗和精神放松调节是治疗紧张型头痛的主要手段。

镇痛药

传统镇痛药,包括 NSAIDs,是治疗紧张性头痛的一线治疗药物[202]。最近一篇对 4 项对照试验的 meta 分析支持复方制剂(对乙酰氨基酚、阿司匹林和咖啡因)和对乙酰氨基酚相对于安慰剂的疗效。治疗紧张性头痛,给药后 2 小时达到无痛状态[206];次要终点包括给药后 1 小时的无痛状态、2 小时的头痛反应,以及对日常活动的影响程度,结果与主要结局指标一致[206]。建议使用 NSAID(如布洛芬或萘普生)治疗 K. B. 紧张型头痛可能是适当的,因为她之前对阿司匹林和对乙酰氨基酚的反应欠佳。

案例 58-5,问题 2:K. B. 根据需要每 4~6 小时服用布洛芬 400mg,以缓解反复发作的紧张型头痛。在预定的下一次随访中,K. B. 报告说服用布洛芬可一定程度地缓解头痛,但抱怨即使与食物一起服用,每一次服用布洛芬都会引起胃肠不适。有什么预防药物可用于持续抑制 K. B. 的紧张型头痛?

预防性治疗

预防治疗与频发性、发作性紧张型头痛和慢性紧张型头痛有关[202]。阿米替林已证明对治疗紧张性头痛有效[202,207],与安慰剂相比,每日 75mg 的中位剂量能显著改善头痛指数[207]。与安慰剂相比,米氮平和文拉法辛治疗紧张性头痛均有效[208,209],米氮平的头痛频率、强度和持续时间等指标优势,在有治疗体验的患者中得到了证实[208]。

考虑到 K. B. 的紧张型头痛频率增加以及她对中等剂量布洛芬不耐受,使用阿米替林预防性治疗是合适的。阿米替林的起始剂量为每晚 10mg,每隔 1 周增加 10~25mg,维持剂量为 50mg/d,此时可评估头痛反应,并根据需要增加或减少剂量。如果有效,阿米替林应持续使用 3~4 个月,然后逐渐减少剂量,直至完全停药。如果头痛复发,应该重新开始治疗。如果阿米替林无效,米氮平可作为 K. B. 的二线选择。

跨专业管理

头痛管理包括精神冥想[210]、认知疗法、压力释放[211,212]和针灸[213]等领域的实践。最近的一项研究以头痛频率、严重程度和药物使用为结局指标,评估了精神冥想、世俗冥想(内部和外部聚焦)或肌肉放松的影响,发现了精神冥想对发作频率有良好的影响[210],药物用量的减少同样反映在这个队列中,然而疼痛敏感性或严重程度并无不同[210]。旨在减轻压力的干预措施虽然认为可行,但在头痛严重程度或频率的变化方面未达到统计学意义[211]。

尽管与对照组相比，释放压力对 MIDAS 和 HIT-6 评估有良好的影响，但其重要性缺乏统计学意义[211]。同样，传统针灸也可以缓解头痛，然而，为了更好地阐明这种方法对治疗效果的影响，有必要进行前瞻性试验[213]。

（吴钢、王岩 译，林荣芳、柯璐琳 校，王长连 审）

参考文献

1. Lipton RB et al. Migraine prevalence, disease burden, and the need for preventive therapy. *Neurology*. 2007;68:343–349.
2. Buse DC et al. Sex differences in the prevalence, symptoms, and associated features of migraine, probable migraine, and other severe headache: results of the American Migraine Prevalence and Prevention (AMPP) Study. *Headache*. 2013;53:1278–1299.
3. Burch RC et al. The prevalence and burden of migraine and severe headache in the United States: updated statistics from government health surveillance studies. *Headache*. 2015;55:21–34.
4. Smitherman TA et al. The prevalence, impact, and treatment of migraine and severe headaches in the United States: a review of statistics from national surveillance studies. *Headache*. 2013;53(3):427–436.
5. Headache Classification Committee of the International Headache Society. The International Classification of Headache Disorders: 3rd edition (beta). *Cephalalgia*. 2013;33(9):629–808.
6. Gasparini CF et al. Studies on the pathophysiology and genetic basis of migraine. *Curr Genomics*. 2013;14:300–315.
7. Detsky ME et al. Does this patient with headache have a migraine or need neuroimaging? *JAMA*. 2006;296(10):1274–1283.
8. Lenaerts M, Couch J. Headache. In: Rosenberg RN, ed. *Atlas of Clinical Neurology*. Philadelphia, PA: Current Medicine Group, LLC; 2009.
9. Loder E, Rizzoli P. Tension-type headache. *BMJ*. 2008;336:88–92.
10. Tajti J et al. Migraine is a neuronal disease. *J Neural Transm*. 2011;118(4):511–524.
11. Ashina M. Neurobiology of chronic tension-type headache. *Cephalalgia*. 2004;24:161–172.
12. Panconesi A. Serotonin and migraine: a reconsideration of the central theory. *J Headache Pain*. 2008;9:267.
13. Samsam M et al. Major neuroanatomical and neurochemical substrates involved in primary headaches. In: Flynn CE, Callaghan BR, eds. *Neuroanatomy Research Advances*. New York, NY: Nova Science Publishers; 2010:1–58.
14. Avci AY et al. High sensitivity C-reactive protein and cerebral white matter hyperintensities on magnetic resonance imaging in migraine patients. *J Headache Pain*. 2015;16:9.
15. Eadie MJ. The pathogenesis of migraine-17th to early-20th century understandings. *J Clin Neurosci*. 2005;12(4):383–388.
16. Hadjikhani N et al. Mechanisms of migraine aura revealed by functional MRI in human visual cortex. *Proc Natl Acad Sci U S A*. 2001;98(8):4687–4692.
17. Borsook D, Hargreaves R. Brain imaging in migraine research. *Headache*. 2010;50(9):1523–1527.
18. Sprenger T, Borsook D. Migraine changes in the brain: neuroimaging makes its mark. *Curr Opin Neurol*. 2012;25(3):252–262.
19. Charles AC, Baca SM. Cortical spreading depression and migraine. *Nat Rev Neurol*. 2013;9:637–644.
20. Sarrouilhe D et al. Involvement of gap junction channels in the pathophysiology of migraine with aura. *Front Physiol*. 2014;5(78):1–11.
21. Bolay H et al. Intrinsic brain activity triggers trigeminal meningeal afferents in a migraine model. *Nat Med*. 2002;8(2):136–142.
22. Edvinsson L et al. Basic mechanisms of migraine and its acute treatment. *Pharmacol Ther*. 2012;136(3):319–333.
23. Arulmani U et al. Calcitonin gene-related peptide and its role in migraine pathophysiology. *Eur J Pharmacol*. 2004;500(1–3):315–330.
24. Moskowitz MA. Defining a pathway to discovery from bench to bedside: the trigeminovascular system and sensitization. *Headache*. 2008;48(5):688–690.
25. Weiller C et al. Brain stem activation in spontaneous human migraine attacks. *Nat Med*. 1995;1:658.
26. Hamel E et al. Expression of mRNA for the serotonin 5-hydroxytryptamine1D beta receptor subtype in human and bovine cerebral arteries. *Mol Pharmacol*. 1993;44:242.
27. Rebeck GW et al. Selective 5-HT1D alpha serotonin receptor gene expression in trigeminal ganglia: implications for antimigraine drug development. *Proc Natl Acad Sci U S A*. 1994;91:3666.
28. Marmura MJ, Silberstein SD. Current understanding and treatment of headache disorders. *Neurology*. 2011;76(Suppl 2):S31–S36.
29. Lafreniere RG et al. A dominant-negative mutation in the TRESK potassium channel is linked to familial migraine with aura. *Nat Med*. 2010;16:1157–1160.
30. Schurks M et al. Sex hormone receptor gene polymorphisms and migraine: a systematic review and meta-analysis. *Cephalalgia*. 2010;30(11):1306–1328.
31. Schurks M. Genetics of migraine in the age of genome-wide association studies. *J Headache Pain*. 2012;13:1–9.
32. Kosinski M et al. A six-item short-form survey for measuring headache impact: the HIT-6. *Qual Life Res*. 2003;12:963–974.
33. Rendas-Baum R et al. Validation of the Headache Impact Test (HIT-6) in patients with chronic migraine. *Health Qual Life Outcomes*. 2014;12:117.
34. Stewart WF et al. Migraine disability assessment (MIDAS) score: relation to headache frequency, pain intensity, and headache symptoms. *Headache*. 2003;43:258–265.
35. Lipton RB et al. Clinical utility of an instrument assessing migraine disability: the Migraine Disability Assessment (MIDAS) Questionnaire. *Headache*. 2001;41:854–861.
36. Lipton RB et al. Stratified care vs step care strategies for migraine. *JAMA*. 2000;294:2599–2605.
37. Martin BC et al. Validity and reliability of the Migraine-Specific Quality of Life Questionnaire (MSQ version 2.1). *Headache*. 2000;40(3):204–215.
38. Cole JC et al. Validation of the Migraine-Specific Quality of Life Questionnaire version 2.1 (MSQ v. 2.1) for patients undergoing prophylactic migraine treatment. *Qual Life Res*. 2007;16(7):1231–1237.
39. Rendas-Baum R et al. The psychometric properties of the Migraine-Specific Quality of Life Questionnaire version 2.1 (MSQ) in chronic migraine patients. *Qual Life Res*. 2013;22:1123–1133.
40. Kelman L. Migraine pain location: a tertiary care study of 1283 migraineurs. *Headache*. 2005;45(8):1038–1047.
41. Loder E. Triptan therapy in migraine. *N Engl J Med*. 2010;363:63.
42. Martins LB et al. Migraine is associated with altered levels of neurotrophins. *Neurosci Lett*. 2015;587:6–10.
43. Panconesi A. Alcohol and migraine: trigger factor, consumption, mechanisms. A review. *J Headache Pain*. 2008;9(1):19–27.
44. Rist PM et al. Dietary patterns according to headache and migraine status: a cross-sectional study. *Cephalalgia*. 2015;35(9):767–775.
45. Paconesi A et al. Alcohol as a dietary trigger of primary headaches: what triggering site could be compatible?. *Neurol Sci*. 2012;33(Suppl 1):S203–S205.
46. Evans EW et al. Dietary intake patterns and diet quality in a nationally representative sample of women with and without severe headache or migraine. *Headache*. 2015;55(4):550–561.
47. Silberstein SD. Practice parameter: evidence-based guidelines for migraine headache (an evidence-based review): report of the Quality Standards Subcommittee of the American Academy of Neurology. *Neurology*. 2000;55:754.
48. Marmura MJ et al. The acute treatment of migraine in adults: the American Headache Society evidence assessment of migraine pharmacotherapies. *Headache*. 2015;55:3–20.
49. Lipton RB et al. Efficacy and safety of acetaminophen in the treatment of migraine: results of a randomized, double-blind, placebo-controlled, population-based study. *Arch Intern Med*. 2000;160:3486–3492.
50. Leinisch E et al. Evaluation of the efficacy of intravenous acetaminophen in the treatment of acute migraine attacks: a double-blind, placebo-controlled parallel group multicenter study. *Pain*. 2005;117:396–400.
51. Allais G et al. Oral contraceptives in migraine therapy. *Neurol Sci*. 2011;32(Suppl 1):S135.
52. Allais G et al. Headache induced by the use of combined oral contraceptives. *Neurol Sci*. 2009;30(Suppl 1):S15–S17.
53. Loder EW et al. Headache as a side effect of combination estrogen-progestin oral contraceptives: a systematic review. *Am J Obstet Gynecol*. 2005;193:636–649.
54. Sulak PJ et al. Hormone withdrawal symptoms in oral contraceptive users. *Obstet Gynecol*. 2000;95:261–266.
55. Merki-Feld GS et al. Positive effects of the progestin desogestrel 75 mcg on migraine frequency and use of acute medication are sustained over a treatment period of 180 days. *J Headache Pain*. 2015;16:522.
56. Merki-Feld GS et al. Desogestrel-only contraception may reduce headache frequency and improve quality of life in women suffering from migraine. *Eur J Contracept Reprod Health Care*. 2013;18(5):394–400.
57. ACOG Committee on Practice Bulletins-Gynecology. ACOG practice bulletin No. 73: use of hormonal contraception in women with coexisting medical conditions. *Obstet Gynecol*. 2006;107(6):1453–1472.
58. Noseda R et al. Neurochemical pathways that converge on thalamic trigeminovascular neurons: potential substrate for modulation of migraine by sleep, food intake, stress and anxiety. *PLoS One*. 2014;9(8):1–14.
59. Baldacci F et al. Migraine features in migraineurs with and without anxiety-depression symptoms: a hospital-based study. *Clin Neurol Neurosurg*.

2015;132:74–78.

60. Da Silva AN, Tepper SJ. Acute treatment of migraines. *CNS Drugs*. 2012;26(10):823–839.

61. Lipton RB et al. Stratified care vs step care strategies for migraine. The Disability in Strategies of Care (DISC) study: a randomized trial. *JAMA*. 2000;284(20):2599–2605.

62. Johnston MM, Rapoport AM. Triptans for the management of migraine. *Drugs*. 2010;70(12):1505–1518.

63. Tepper SJ et al. Mechanisms of action of the 5-HT1B/1D receptor agonists. *Arch Neurol*. 2002;59(7):1084–1088.

64. Ferrari MD. Migraine. *Lancet*. 1998;351:1043.

65. Derry CJ et al. Sumatriptan (all routes of administration) for acute migraine attacks in adults-overview of Cochrane reviews. *Cochrane Database Syst Rev*. 2014;5:CD009108.

66. Tepper SJ et al. Oral sumatriptan for the acute treatment of probable migraine: first randomized, controlled study. *Headache*. 2006;46:115–124.

67. Touchon J et al. A comparison of subcutaneous sumatriptan and dihydroergotamine nasal spray in the acute treatment of migraine. *Neurology*. 1996;47:361.

68. Winner P et al. A double-blind study of subcutaneous dihydroergotamine vs. subcutaneous sumatriptan in the treatment of acute migraine. *Arch Neurol*. 1996;53:180.

69. Boureau F et al. A clinical comparison of sumatriptan nasal spray and dihydroergotamine nasal spray in the acute treatment of migraine. *Int J Clin Pract*. 2000;54(5):281–286.

70. Chen L, Ashcroft D. Meta-analysis examining the efficacy and safety of almotriptan in the acute treatment of migraine. *Headache*. 2007;47:1169–1177.

71. Mathew NT et al. Comparative efficacy of eletriptan 40 mg versus sumatriptan 100 mg. *Headache*. 2003;43(3):214–222.

72. Pini LA et al. Comparison of tolerability and efficacy of a combination of paracetamol + caffeine and sumatriptan in the treatment of migraine attack: a randomized, double-blind, double-dummy, cross-over study. *J Headache Pain*. 2012;13:669–675.

73. Tepper SJ et al. AVP-825 breath-powered intranasal delivery system containing 22 mg sumatriptan powder vs 100 mg oral sumatriptan in the acute treatment of migraines (The COMPASS Study): a comparative randomized clinical trial across multiple attacks. *Headache*. 2015;55(5):621–635.

74. Cady RK et al. A randomized, double-blind, placebo-controlled study of breath powered nasal delivery of sumatriptan powder (AVP-825) in the treatment of acute migraine (The TARGET Study). *Headache*. 2015;55:88–100.

75. Landy SH et al. An open-label trial of a sumatriptan auto-injector for migraine in patients currently treated with subcutaneous sumatriptan. *Headache*. 2013;53(1):118–125.

76. Welch KM et al. Tolerability of sumatriptan: clinical trials and post-marketing experience [published correction appears in *Cephalalgia*. 2001;21:164]. *Cephalalgia*. 2000;20:687.

77. Shimizu M et al. Sumatriptan provokes coronary artery spasm in patients with variant angina: possible involvement of serotonin 1B receptor. *Int J Cardiol*. 2007;114:188–194.

78. Stillman MJ et al. QT prolongation, torsade de pointes, myocardial ischemia from coronary vasospasm, and headache medications. Part 2: review of headache medications, drug-drug interactions, QTc prolongation, and other arrhythmias. *Headache*. 2013;53:217–224.

79. Perry CM, Markham A. Sumatriptan. An updated review of its use in migraine. *Drugs*. 1998;55:889.

80. Food and Drug Administration. Public health advisory: combined use of 5-hydroxytryptamine receptor agonists (triptans), selective serotonin reuptake inhibitors (SSRIs) or selective serotonin/norepinephirne reuptake inhibitors (SNRIs) may result in life-threatening serotonin syndrome. Rockville, MD; 2006.

81. Ferrari MD et al. Oral triptans (serotonin 5-HT(1B/1D) agonists) in acute migraine treatment: a meta-analysis of 53 trials. *Lancet*. 2001;358:1668.

82. Becker WJ. Acute migraine treatment in adults. *Headache*. 2015;55:778–793.

83. Ferrari MD et al. Triptans (serotonin, 5-HT$_{1B/1D}$ agonists) in migraine: detailed results and methods of a meta-analysis of 53 trials. *Cephalalgia*. 2002;22:633–658.

84. Spierings EL et al. Oral almotriptan vs. oral sumatriptan in the abortive treatment of migraine: a double-blind, randomized, parallel-group, optimum-dose comparison. *Arch Neurol*. 2001;58(6):944–950.

85. Thorlund K et al. Comparative efficacy of triptans for the abortive treatment of migraine: a multiple treatment comparison meta-analysis. *Cephalalgia*. 2014;34(4):258–267.

86. Savi L et al. Efficacy and pharmacokinetic activity of frovatriptan compared to rizatriptan in patients with moderate-to-severe migraine. *Drug Des Devel Ther*. 2014;8:983–992.

87. Goadsby PJ et al. Almotriptan and zolmitriptan in the acute treatment of migraine. *Acta Neurol Scand*. 2007;115:34–40.

88. Williams P, Reeder CE. Cost-effectiveness of alomotriptan and rizatriptan in the treatment of acute migraine. *Clin Ther*. 2003;25:2903–2919.

89. Williams P, Reeder CE. A comparison of the cost-effectiveness of almotriptan and sumatriptan in the treatment of acute migraine using a composite efficacy/tolerability end point. *J Manag Care Pharm*. 2004;10:259–265.

90. Sandrini G et al. Focus on trial endpoints of clinical relevance and the use of almotriptan for the acute treatment of migraine. *Int J Clin Pract*. 2005;59:1356–1365.

91. Shapiro RE, Tepper SJ. The serotonin syndrome, triptans, and the potential for drug–drug interactions. *Headache*. 2007;47:266–269.

92. Rolan PE. Drug interactions with triptans. Which are clinically significant? *CNS Drugs*. 2012;26:949–957.

93. Buchan P et al. Frovatriptan: a review of drug-drug interactions. *Headache*. 2002;42(Suppl 2):S63–S73.

94. Fleishaker JC et al. Interaction between ketoconazole and almotriptan in healthy volunteers. *J Clin Pharmacol*. 2003;43:423–427.

95. Wells RE et al. Identifying the factors underlying discontinuation of triptans. *Headache*. 2014;54(2):278–289.

96. Serrano D et al. Effects of switching acute treatment on disability in migraine patients using triptans. *Headache*. 2013;53:1415–1429.

97. Buse DC et al. Adding additional acute medications to a triptan regimen for migraine and observed changes in headache-related disability: results from the American Migraine Prevalence and Prevention (AMPP) Study. *Headache*. 2015;55:825–839.

98. Dahlof C, Maassen VanDenBrink A. Dihydroergotamine, ergotamine, methysergide and sumatriptan-basic science in relation to migraine treatment. *Headache*. 2012;52:707–714.

99. Silberstein SD, Hargreaves RJ. The history and pharmacology of ergotamine and dihydroergotamine. In: Diener HC, ed. *Drug Treatment of Migraine and Other Frequent Headaches*. Basel, Switzerland: Karger Press; 2000:52–65.

100. Tfelt-Hansen P, Saxena PR. Ergot alkaloids in the acute treatment of migraines. In: Olesen J et al, eds. *The Headaches*. Philadelphia, PA: Lippincott Williams & Wilkins; 2006:459.

101. Ziegler D et al. Dihydroergotamine nasal spray for the acute treatment of migraine. *Neurology*. 1994;44:447–453.

102. Gallagher RM. Acute treatment of migraine with dihydroergotamine nasal spray. *Arch Neurol*. 1996;53:1285–1291.

103. Winner P et al. A double-blind study of subcutaneous dihydroergotamine vs subcutaneous sumatriptan in the treatment of acute migraine. *Arch Neurol*. 1996;53:180–184.

104. Aurora SK et al. MAP0004, orally inhaled DHE: a randomized, controlled study in the acute treatment of migraine. *Headache*. 2011;51:507–517.

105. Shrewsbury SB et al. Safety and pharmacokinetics of dihydroergotamine mesylate administered via a novel (Tempo) inhaler. *Headache*. 2007;48:355–367.

106. Banhidy F et al. Ergotamine treatment during pregnancy and a higher rate of low birthweight and preterm birth. *Br J Clin Pharmacol*. 2007;64:510–516.

107. Saper JR, Silberstein S. Pharmacology of dihydroergotamine and evidence for efficacy and safety in migraine. *Headache*. 2006;46(Suppl 4):S171–S181.

108. Friedman BW et al. A randomized controlled trial of prochlorperazine versus metoclopramide for treatment of acute migraine. *Ann Emerg Med*. 2008;52(4):399–406.

109. Friedman BW et al. Metoclopramide for acute migraine: a dose-finding randomized clinical trial. *Ann Emerg Med*. 2011;57(5):475–482.

110. Whyte C et al. Expert opinion. Rescue me: rescue medication for migraine. *Headache*. 2010;50:307.

111. Goldstein J et al. Acetaminophen, aspirin, and caffeine in combination versus ibuprofen for acute migraine: results from a multicenter, double-blind, randomized, parallel-group, single-dose, placebo-controlled study. *Headache*. 2006;46:444–453.

112. Rabbie R et al. Ibuprofen with or without an antiemetic for acute migraine headaches in adults. *Cochrane Database Syst Rev*. 2013;4:CD008039.

113. Dib M et al; Bi-Profenid Migraine Study Group. Efficacy of oral ketoprofen in acute migraine: a double-blind randomized clinical trial. *Neurology*. 2002;58(11):1660–1665.

114. Beithon J et al. Institute for Clinical Symptoms Improvement. Diagnosis and Treatment of Headache. **https://www.icsi.org/guidelines more /catalog guidelines and more/catalog guidelines/catalog neurological _guidelines/headache/**.Updated January 2013.

115. Schurks M. Dihydroergotamine: role in the treatment of migraine. *Expert Opin Drug Metab Toxicol*. 2009;5:1141.

116. Tanen DA et al. Intravenous sodium valproate versus prochlorperazine for the emergency department treatment of acute migraine headaches: a prospective, randomized, double-blind trial. *Ann Emerg Med*. 2003;41:847.

117. Friedman BW et al. Randomized trial of IV dexamethasone for acute migraine in the emergency department. *Neurology*. 2007;69(22):2038–2044.

118. Colman I et al. Parenteral dexamethasone for acute severe migraine headache:

meta-analysis of randomised controlled trials for preventing recurrence. *BMJ*. 2008;336:1359.

119. Goadsby PJ et al. Migraine-current understanding and treatment. *N Engl J Med*. 2002;346:257.

120. Ramadan NM et al. Evidence-based guidelines for migraine headache in the primary care setting: pharmacological management for prevention of migraine. US Headache Consortium, American Academy of Neurology. **https://www.aan.com/Guidelines/** Accessed May 26, 2015.

121. Fenstermacher N et al. Pharmacological prevention of migraine. *BMJ*. 2011;342:583.

122. Silberstein SD et al. Evidence-based guideline update: pharmacologic treatment for episodic migraine prevention in adults. Report of the Quality Standards Subcommittee of the American Academy of Neurology and the American Headache Society. *Neurology*. 2012;78:1337–1345.

123. Shamliyan TA et al. Preventive pharmacologic treatments for episodic migraine in adults. *J Gen Intern Med*. 2013;28(9):1225–1237.

124. Wang DW et al. Propranolol blocks cardiac and neuronal voltage-gated sodium channels. *Front Pharmacol*. 2010;1(144):1–12.

125. Casucci G et al. Central mechanism of action of antimigraine prophylactic drugs. *Neurol Sci*. 2008;29(Suppl 1):S123–S126.

126. Ayata C et al. Suppression of cortical spreading depression in migraine prophylaxis. *Ann Neurol*. 2006;59:652–661.

127. Min JH et al. The effect of propranolol on cerebrovascular reactivity to visual stimulation in migraine. *J Neurol Sci*. 2011;305(1–2):136–138.

128. Rao BS et al. A double blind controlled study of propranolol and cyprohepta-dine in migraine prophylaxis. *Neurol India*. 2000;48:223–226.

129. Diener HC et al. A comparative study of oral acetylsalicylic acid and meto-prolol for the prophylactic treatment of migraine: a randomized, controlled, double-blind, parallel group phase III study. *Cephalalgia*. 2001;21:120–128.

130. Schellenberg R et al. Nebivolol and metoprolol for treating migraine: an advance on β-blocker treatment? *Headache*. 2008;48:118–125.

131. Hansen JM et al. Distinctive anatomical and physiological features of mi-graine aura revealed by 18 years of recording. *Brain*. 2013;136:3589–3595.

132. Hansen JM et al. Variability of clinical features in attacks of migraine with aura. *Cephalalgia*. 2016;36(3):216–224.

133. Schankin CJ et al. The relation between migraine, typical migraine aura and "visual snow". *Headache*. 2014;54:957–966.

134. Hansen JM et al. Migraine headache is present in the aura phase. A prospective study. *Neurology*. 2012;79:2044–2049.

135. Cole JW, Kittner SJ. Meta-analysis of results from case control and cohort studies finds that migraine is associated with approximately twice the risk of ischaemic stroke. *Evid Based Med*. 2010;15:193.

136. Schurks M et al. Migraine and cardiovascular disease: systematic review and meta-analysis. *BMJ*. 2009;339:b3914.

137. Goadsby PJ, Sprenger T. Current practice and future directions in the prevention and acute management of migraine. *Lancet Neurol*. 2010;9:285.

138. Finnerup NB et al. Algorithm for neuropathic pain treatment: an evidence based proposal. *Pain*. 2005;118(3):289–305.

139. Smitherman TA et al. The use of antidepressants for headache prophylaxis. *CNS Neurosci Ther*. 2010;17(5):462–469.

140. Liang J et al. Blockade of Na$_v$1.8 currents in nociceptive trigeminal neurons contributes to anti-trigeminovascular nociceptive effect of amitriptyline. *Neurol Med*. 2014;16:308–321.

141. Pringsheim T et al. Selective decrease in serotonin synthesis rate in rat brainstem raphe nuclei following chronic administration of low doses of amitriptyline: an effect compatible with an anti-migraine effect. *Cephalalgia*. 2003;23:367.

142. Moras K, Nischal H. Impact of amitriptyline on migraine disability assess-ment score. *J Clin Diagn Res*. 2014;8(9):KC01–KC02.

143. Kalita J et al. Amitriptyline vs divalproate in migraine prophylaxis: a rand-omized controlled trial. *Acta Neurol Scand*. 2013;128:65–72.

144. Dodick DW et al. Topiramate versus amitriptyline in migraine prevention: a 26-week, multicenter, randomized, double-blind, double-dummy, parallel-group noninferiority trial in adult migraineurs. *Clin Ther*. 2009;31(3):542–559.

145. Keskinbora K, Aydinli I. A double-blind randomized controlled trial of topiramate and amitriptyline either alone or in combination for the prevention of migraine. *Clin Neurol Neurosurg*. 2008;110:979–984.

146. Afshari D et al. A comparative study of the effects of low-dose topiramate versus sodium valproate in migraine prophylaxis. *Int J Neurosci*. 2012;122(2):60–68.

147. Shaygannejad V et al. Comparison of the effect of topiramate and sodium valproate in migraine prevention: a randomized blinded crossover study. *Headache*. 2006;46:642–648.

148. Linde M et al. Topiramate for the prophylaxis of episodic migraine in adults. *Cochrane Database Syst Rev*. 2013;6:CD010610.

149. Wenzel RG et al. Topiramate for migraine prevention. *Pharmacotherapy*. 2006;26:375.

150. Silberstein SD et al. Efficacy and tolerability of topiramate 200 mg/d in the prevention of migraine with/without aura in adults: a rand-omized, placebo-controlled, double-blind, 12-week pilot study. *Clin Ther*. 2006;28(7):1002–1011.

151. Brandes JL et al. Topiramate for migraine prevention: a randomized con-trolled trial. *JAMA*. 2004;291(8):965–973.

152. Diener HC et al. Topiramate in migraine prophylaxis: results from a placebo-controlled trial with propranolol as an active control. *J Neurol*. 2004;251(8):943–950.

153. Silberstein S et al. Topiramate treatment of chronic migraine: a randomized, placebo-controlled trial of quality of life and other efficacy measures. *Head-ache*. 2009;49:1153–1162.

154. Freitag FG et al. A randomized trial of divalproex sodium extended-release tablets in migraine prophylaxis. *Neurology*. 2002;58(11):1652–1659.

155. Kaniecki RG. A comparison of divalproex with propranolol and placebo for the prophylaxis of migraine without aura. *Arch Neurol*. 1997;54:1141.

156. Meador KJ et al. Cognitive function at 3 years of age after fetal exposure to antiepileptic drugs. *N Engl J Med*. 2009;360:1597.

157. Gerstner T et al. Valproic acid-induced pancreatitis: 16 new cases and a review of the literature. *J Gastroenterol*. 2007;42:39–48.

158. Mathew NT et al. Efficacy of gabapentin in migraine prophylaxis. *Headache*. 2001;41:119–128.

159. Tronvik E et al. Prophylactic treatment of migraine with an angiotensin II receptor blocker. A randomized controlled trial. *JAMA*. 2003;289(1):65–69.

160. Hauge AW et al. Effects of tonabersat on migraine with aura: a randomized, double-blind, placebo-controlled crossover study. *Lancet Neurol*. 2009;8:718–723.

161. Chan WN et al. Identification of (-)-cis-6-acetyl-4S-(3-chloro-4-fluoro-ben-zoylamino)-3,4-dihydro-2,2-dimethyl-2H-benzo[b]pyran-3S-ol as a potential antimigraine agent. *Bioorg Med Chem Lett*. 1999;9:285–290.

162. Dahlof CG et al. Efficacy and safety of tonabersat, a gap-junction modu-lator, in the acute treatment of migraine: a double-blind, parallel-group, randomized study. *Cephalalgia*. 2009;29(Suppl 1):7–16.

163. Goadsby PJ et al; Tonabersat TON-01-05 Study Group. Randomized, double-blind, placebo-controlled, proof-of-concept study of the cortical spreading depression inhibiting agent tonabersat in migraine prophylaxis. *Cephalagia*. 2009;29(7):742–750.

164. Srikiatkhachorn A et al. Pathophysiology of medication overuse headache-an update. *Headache*. 2014;54:204–210.

165. Fumal A et al. Orbitofrontal cortex involvement in chronic analgesic-overuse headache evolving from episodic migraine. *Brain*. 2006;129:543–550.

166. Sarchielli P et al. Involvement of corticotrophin-releasing factor and orexin-A in chronic migraine and medication-overuse headache: findings from cere-brospinal fluid. *Cephalalgia*. 2008;28:714–722.

167. Chatchaisak D et al. The role of calcitonin gene-related peptide on the increase in transient receptor potential vanilloid-1 levels in trigeminal ganglion and trigeminal nucleus caudalis activation of rat. *J Chem Neuroanat*. 2013;47:50–56.

168. Evers S, Jensen R. Treament of medication overuse headache-guideline of the EFNS headache panel. *Eur J Neurol*. 2011;18:1115–1121.

169. Tassorelli C et al. A consensus protocol for the management of medication-overuse headache: evaluation in a multicentric, multinational study. *Cephalalgia*. 2014;34(9):645–655.

170. Grande RB et al. Reduction in medication-overuse headache after short infor-mation. The Akershus study of chronic headache. *Eur J Neurol*. 2011;18:129–137.

171. Diener HC et al; TOPMAT-MIG-201(TOPCHROME) Study Group. Topiramate reduces headache days in chronic migraine: a randomized, double-blind, placebo-controlled study. *Cephalalgia*. 2007;27:814–823.

172. Ekbom K, Hardebo JE. Cluster headache: aetiology, diagnosis and manage-ment. *Drugs*. 2002;62:61.

173. Manzoni GC et al. Late-onset cluster headache: some considerations about 73 cases. *Neurol Sci*. 2012;33(Suppl 1):S157–S159.

174. Nesbitt AD, Goadsby PJ. Cluster headache. *BMJ*. 2012;344:e2407.

175. May A. Cluster headache: pathogenesis, diagnosis, and management. *Lancet*. 2005;366:843–855.

176. Bussone G. Cluster headache: from treatment to pathophysiology. *Neurol Sci*. 2008;29(Suppl 1):S1.

177. Bruera O et al. Plasma melatonin pattern in chronic and episodic headaches: evaluation during sleep and waking. *Funct Neurol*. 2008;23(2):77–81.

178. Gooriah R et al. Evidence-based treatments for cluster headache. *Ther Clin Risk Manag*. 2015;11:1687–1696.

179. Bahra A et al. Cluster headache: a prospective clinical study in 230 patients with diagnostic implications. *Neurology*. 2002;58:354–361.

180. Francis GJ et al. Acute and preventive pharmacologic treatment of cluster

headache. *Neurology*. 2010;75:463.

181. Cittadini E et al. Effectiveness of intranasal zolmitriptan in acute cluster headache: a randomized, placebo-controlled, double-blind crossover study. *Arch Neurol*. 2006;63:1537.

182. Ashkenazi A, Schwedt T. Cluster headache: acute and prophylactic therapy. *Headache*. 2011;51:272.

183. Van Vliet JA et al. Intranasal sumatriptan in cluster headache: randomized placebo-controlled double-blind study. *Neurology*. 2003;60(4):630–633.

184. Cohen A et al. High-flow oxygen for treatment of cluster headache: a randomized trial. *JAMA*. 2009;302:2451.

185. Nilsson Remahl AI et al. Hyperbaric oxygen treatment of active cluster headache: a double-blind placebo-controlled cross-over study. *Cephalalgia*. 2002;22(9):730–739.

186. Rapoport AM et al. Zolmitriptan nasal spray in the acute treatment of cluster headache: a double-blind study [published correction appears in Neurology. 2007;69:2029]. *Neurology*. 2007;69:821.

187. Matharu MS et al. Subcutaneous octreotide in cluster headache: randomized placebo-controlled double-blind crossover study. *Ann Neurol*. 2004;56:488–494.

188. Marks DR et al. A double-blind placebo-controlled trial of intranasal capsaicin for cluster headache. *Cephalalgia*. 1993;13:114.

189. Costa A et al. The effect of intranasal cocaine and lidocaine on nitroglycerin-induced attacks in cluster headache. *Cephalalgia*. 2000;20:85–91.

190. Leone M et al. Verapamil in the prophylaxis of episodic cluster headache: a double-blind study versus placebo. *Neurology*. 2000;54:1382.

191. May A et al. EFNS guidelines on the treatment of cluster headache and other trigeminal-autonomic cephalalgias. *Eur J Neurol*. 2006;13:1066–1077.

192. Blau JN, Engel HO. Individualizing treatment with verapamil for cluster headache patients. *Headache*. 2004;44:1013–1018.

193. Matharu MS et al. Management of trigeminal autonomic cephalgias and hemicrania continua. *Drugs*. 2003;63:1637–1677.

194. May A. Headaches with (ipsilateral) autonomic symptoms. *J Neurol*. 2003;250:1273–1278.

195. Bussone G et al. Double blind comparison of lithium and verapamil in cluster headache prophylaxis. *Headache*. 1990;30:411–417.

196. Ambrosini A et al. Suboccipital injection with a mixture of rapid- and long-acting steroids in cluster headache: a double-blind placebo-controlled study. *Pain*. 2005;118:92.

197. Lainez MJ et al. Topiramate in the prophylactic treatment of cluster headache. *Headache*. 2003;43:784–789.

198. McGeeney BE. Topiramate in the treatment of cluster headache. *Curr Pain Headache Rep*. 2003;7:135–138.

199. Forderreuther S et al. Treatment of cluster headache with topiramate: effects and side-effects in five patients. *Cephalalgia*. 2002;22:186–189.

200. Rozen TD. Antiepileptic drugs in the management of cluster headache and trigeminal neuralgia. *Headache*. 2001;41(Suppl 1):25–33.

201. Leone M et al. Topiramate in cluster headache prophylaxis: an open trial. *Cephalalgia*. 2003;23:1001–1002.

202. Bendtsen L et al. EFNS guideline on the treatment of tension-type headache—report of an EFNS task force. *Eur J Neurol*. 2010;17:1318–1325.

203. Lyngberg AC et al. Has the prevalence of migraine and tension-type headache changed over a 12-year period? A Danish population survey. *Eur J Epidemiol*. 2005;20:243–249.

204. Bendtsen L, Jensen R. Tension-type headache. *Neurol Clin*. 2009;27:525.

205. Fumal A, Schoenen J. Tension-type headache: current research and clinical management. *Lancet Neurol*. 2008;7:70–83.

206. Diener HC et al. Use of a fixed combination of acetylsalicylic acid, acetaminophen and caffeine compared with acetaminophen alone in episodic tension-type headache: meta-analysis of four randomized, double-blind, placebo-controlled, crossover studies. *J Headache Pain*. 2014;15:76.

207. Holroyd KA et al. Management of chronic tension-type headache with tricyclic antidepressant medication, stress management therapy, and their combination: a randomized controlled trial. *JAMA*. 2001;285:2208–2215.

208. Bendtsen L, Jensen R. Mirtazapine in effective in the prophylactic treatment of chronic tension-type headache. *Neurology*. 2004;62(10):1706–1711.

209. Zissis NP et al. A randomized, double-blind, placebo-controlled study of venlafaxine XR in out-patients with tension-type headache. *Cephalalgia*. 2007;27(4):315–324.

210. Wachholtz AB et al. Effect of different meditation types in migraine headache medication use. *Behav Med*. 2015;11:1–8.

211. Wells RE et al. Meditation for migraines: a pilot randomized controlled trial. *Headache*. 2014;54(9):1484–1495.

212. Day MA et al. Mindfulness-based cognitive therapy for the treatment of headache pain: a pilot study. *Clin J Pain*. 2014;30(2):152–161.

213. Ahn CB et al. A clinical pilot study comparing traditional acupuncture to combined acupuncture for treating headache, trigeminal neuralgia and retro-auricular pain in facial palsy. *J Acupunct Meridian Stud*. 2011;4(1):29–43.

214. Imitrex tablets (sumatriptan) [prescribing information]. Research Triangle Park, NC: GlaxoSmithKline; March 2012.

215. Imitrex injection (sumatriptan) [prescribing information]. Research Triangle Park, NC: GlaxoSmithKline; October 2012.

216. Imitrex nasal spray (sumatriptan) [prescribing information]. Research Triangle Park, NC: GlaxoSmithKline; March 2012.

217. Amerge (naratriptan) [prescribing information]. Research Triangle Park, NC: GlaxoSmithKline; October 2013.

218. Maxalt, Maxalt-MLT (rizatriptan) [prescribing information]. Whitehouse Station, NJ: Merck and Co; January 2013.

219. Zomig, Zomig-ZMT (zolmitriptan) [prescribing information]. Wilmington, DE: AstraZeneca Pharmaceuticals; September 2012.

220. Axert (almotriptan) [prescribing information]. Titusville, NJ: Janssen Pharmaceuticals; August 2014.

221. Relpax (eletriptan) [prescribing information]. New York, NY: Pfizer; September 2013.

222. Frova (frovatriptan) [prescribing information]. Malvern, PA: Endo Pharmaceuticals; October 2013.

223. Zomig nasal spray (zolmitriptan) [prescribing information]. Wilmington, DE: AstraZeneca Pharmaceuticals; September 2013.

224. Alsuma (sumatriptan) [prescribing information]. Columbia, MD: Meridian Medical Technologies; April 2014.

225. Sumavel DosePro (sumatriptan) [prescribing information]. San Diego, CA: Zogenix; February 2014.

226. Zecuity (sumatriptan) [prescribing information]. Conshohocken, PA: NuPathe; August 2013.

227. Tfelt-Hansen P et al. Triptans in migraine: a comparative review of pharmacology, pharmacokinetics and efficacy. *Drugs*. 2000;60(6):1267.

第 59 章　帕金森病及其他运动障碍疾病

Kristin M. Zimmerman and Natalie Whitmire

核心原则	章节案例
帕金森病	
1 帕金森病(Parkinson disease,PD)是一种慢性、进展性运动障碍疾病,由大脑黑质纹状体通路中多巴胺的缺失引起,其特征表现为肌强直、运动迟缓、姿势不稳及震颤。	案例 59-1(问题 1 和 2)
2 帕金森病的治疗旨在恢复多巴胺的补给,可通过以下一种或联合多种方案来实现:补充左旋多巴,即外源性多巴胺前体形式;使用多巴胺受体激动药直接刺激多巴胺受体;以及抑制左旋多巴降解的代谢途径。	案例 59-1(问题 3~17)
3 帕金森病的治疗通常被推迟到患者的生活质量受到显著影响的时候一般情况下,年轻患者初始治疗选择多巴胺受体激动药或单胺氧化酶 B 型(monoamine oxidase type B,MAO-B)抑制剂,而老年患者可能开始使用左旋多巴。	案例 59-1(问题 3 和 4) 图 59-2
4 相比于左旋多巴,多巴胺受体激动剂作为初始治疗药物,患者出现运动并发症的风险较低,但对于所有患者而言,最终都需要服用左旋多巴。	案例 59-1(问题 4~9) 图 59-2
5 晚期帕金森病的特征是出现运动波动,例如开期时间逐渐减少,以及出现令人棘手的多巴胺能药物诱导的异动症。多巴胺受体激动药、MAO-B 抑制剂和儿茶酚-氧位-甲基转移酶(catechol-O-methyltransferase,COMT)抑制剂都可以减少运动波动;金刚烷胺则能够改善异动症。内侧苍白球或丘脑底核的脑深部刺激可能对晚期帕金森病患者有效。	案例 59-1(问题 13~19) 图 59-4
6 帕金森病的任何一种治疗方法是否具有真正的疾病修饰或神经保护作用,目前还存在争议。	案例 59-2(问题 1)
7 对患者的综合治疗应该关注多种进展性帕金森病并发症,包括神经精神障碍和自主神经功能障碍。	案例 59-3(问题 1 和 2)
不宁腿综合征	
1 不宁腿综合征(restless legs syndrome,RLS)是一种致残的感觉运动障碍,其典型特征是不可抗拒的动腿冲动(静坐不能)。它通常与不舒服的感觉异常或感觉迟钝联系在一起,并经常发生在傍晚或夜间。	案例 59-4(问题 1)
2 有几种情况与 RLS 相关或可能加重 RLS。睡眠周期性肢体运动(periodic limb movements of sleep,PLMS)与 RLS 不同,但经常并存。	案例 59-4(问题 2)
3 多巴胺受体激动药是治疗 RLS 的一线药物。多巴胺受体激动药作为首选药物是因为相对于左旋多巴,它们作用的时间更长,能够一整夜地持续减轻症状。其他有效的治疗药物包括卡比多巴/左旋多巴、加巴喷丁、苯二氮䓬类和阿片类药物。	案例 59-4(问题 3)
4 长期使用多巴胺能药物(特别是左旋多巴)治疗 RLS 会出现一个常见问题——增大效应。这种效应是指在开始时症状得到改善的一段时期后,随着症状逐渐加重,药物剂量需要逐步增加。这时,应该逐步撤药或选择其他药物替代,而不是继续逐步加大多巴胺能药物的剂量。	案例 59-4(问题 4)

帕金森病

发病率、患病率和流行病学

帕金森病(Parkinson disease, PD) 是 James Parkinson 博士于 1817 年首次描述的一种慢性进展性的运动障碍疾病。从那时起,"帕金森"(parkinsonism) 一词已经用于描述任何具有以下 4 项特征中的 1 项或多项疾病:震颤、肌强直、运动迟缓或者姿势不稳[1]。大多数 PD 的发病原因未明,称为原发性帕金森综合征(idiopathic parkinsonism)。然而,病毒性脑炎、脑血管病及脑积水的临床表现也与 PD 相似。除非另有说明,本章中提及的 PD 均为原发性 PD。

帕金森病无固定的发病年龄,通常在 50~80 岁之间,其平均发病年龄为 55 岁[2]。PD 的发病率和患病率与年龄相关,其年发病率估计值从 10/10 万(50~59 岁) 到 100/10 万(80~89 岁),在年龄超过 65 岁的人口中其患病率估计为 1%[3,4]。男性患病率稍高于女性[3]。帕金森病无法治愈,但是可以通过有效的症状治疗来改善生活质量和延长预期寿命。PD 症状是逐渐进展的,一般病程发展至 10~20 年后,大多数患者都无法自主活动[5]。如果患者合并有其他老年性疾病,帕金森病的症状进展更快且运动性残疾更多见[6]。PD 疾病本身并不会致死,患者通常死于和运动功能受损相关的并发症(如吸入性肺炎、血栓栓塞) 及全身衰竭[5]。

病因

PD 的病因尚不清楚。大多数证据表明其发病受多种因素影响,可能是由于年龄相关性的大脑黑质纹状体通路(nigrostriatal tract) 的变化、潜在的遗传风险以及环境诱因三者复杂的相互作用下而发生的。过去的一些发现也支持上述假设,值得注意的是,20 世纪早期脑炎流行后出现了病毒感染后的帕金森症状,以及 20 世纪 80 年代初期在北加州海洛因依赖患者上发现,摄入哌替啶类似物 1-甲基-4-苯基-1,2,3,6-四氢吡啶(1-methyl-4-phenyl-1,2,3,6-tetrahydropyridine, MPTP) 后,在代谢过程中通过 MAO-B 酶对自由基的氧化,导致了迅速进展且不可逆转的帕金森症[7]。

环境因素和遗传因素对帕金森病发生的相对影响仍存在争议;农村生活环境、杀虫剂暴露及饮用井水一直被认为与 PD 的终身风险增加有关,而吸烟和摄入咖啡似乎具有保护作用[8]。研究人员发现,在一些罕见的家族性 PD 病例中有某些基因突变,包括 α-突触核蛋白(SNCA)、编码亮氨酸重复激酶 2(LRRK2)、parkin、PTEN 诱导激酶 1(PINK1) 和 DJ-1。然而,这些基因并不符合经典孟德尔遗传定律,且无法解释"若直系亲属患有散发性 PD 将会增加其 3 倍发病风险"[9]。近年来,分子遗传学和全基因组相关研究的新进展,揭示了其他新的风险基因,但目前仍然无法明确遗传因素、环境因素及疾病的临床表现三者之间确切的联系[10]。

病理生理学

PD 的显著特征是由于大脑黑质纹状体中多巴胺能神经元的缺失,以及异常的神经元中称为路易小体(Lewy bodies) 蛋白聚集体的形成,这些聚集物干扰神经元的功能。黑质纹状体通路是介于黑质和纹状体之间的神经元束,它们是基底神经节中大脑锥体外系的一部分。该区域参与通过调节自主性的平滑肌活动来维持姿势和肌肉张力。基底神经节内的色素神经元具有多巴胺能神经纤维,而在 PD 患者中,这些产生多巴胺的神经元逐渐褪色丢失。从基底神经节的尸检病理检查结果显示,黑质中残余的多巴胺能神经元中存在路易小体[11]。在 PD 患者中,路易体病理学似乎以一种可预测的方式在大脑中递增,开始于临床前阶段的延髓(这可能解释临床上观察到的焦虑、抑郁和嗅觉障碍),上升到中脑(运动功能障碍),并最终扩散到皮层(认知和行为改变)[12]。无论是凋亡还是功能障碍造成的多巴胺神经元的缺失,都会导致多巴胺介导的对乙酰胆碱神经元的抑制功能减弱。在 PD 患者中,多巴胺和乙酰胆碱之间的特有的平衡被打破,导致胆碱能神经元活性的相对增加。

导致神经退行性变的确切病理变化过程尚不清楚,但作为多巴胺自氧化的副产物形成的自由基已被证实。研究发现,在 PD 患者出现明显临床症状之前,就已经出现了神经元丢失的临界阈值(至少 70%~80%),这表明了适应性机制(例如,多巴胺合成上调或突触多巴胺再摄取下调) 可能在临床前阶段以某种方式影响疾病的进展。

帕金森病临床表现

案例 59-1

问题 1：患者 L. M. , 55 岁右利手男性画家，就诊于神经科诊所，诉右手抖动以致难以作画。问诊中，患者提到由于手臂和双腿僵硬，长时间坐着之后，从椅子上站起来变得越来越困难。他还报告自己失去了嗅觉。他的主要病史有痛风（目前无需治疗）、便秘、良性前列腺肥大及主动脉瓣狭窄。他不抽烟，但是晚上通常要喝一瓶含酒精饮料。目前，他服用的唯一的处方药是西酞普兰，每日口服 10mg。体检所见：L. M. 发育良好、营养状况良好，面部表情明显缺乏正常变化，说话声音柔和、单调。检查四肢发现，手臂和腿部有轻微的棘轮状僵硬，右手有轻微的静止性震颤；步伐变慢，但无其他异常，略呈轻微屈曲姿势；平衡反应正常，身体失衡后未见后退或翻正反射消失；泌尿生殖系统检查，前列腺明显肿大；其余检查均未见异常。本次门诊实验室相关检查及生命体征如下：

血压：119/66mmHg

心率：71 次/min

钠：132mmol/L

钾：4.4mmol/L

尿素氮：19mg/dl

肌酐：1.1mg/dl

促甲状腺激素（TSH）：3.65μU/L

维生素 B_{12}：612pg/ml

叶酸：5.2ng/ml

白细胞：4400/μl

红细胞：$5.9×10^6/μl$

血红蛋白：13.8g/dl

血细胞比容：41%

尿酸：6.3mg/dL

如何诊断 PD？神经影像学或其他检测对 PD 的诊断有帮助吗？PD 症状和体征有哪些？这些症状中哪些是诊断 PD 的典型症状？

建立 PD 诊断的基础仍然是仔细的病史询问和体格检查[11]。神经系统查体评估运动功能以及对左旋多巴的良好反应具有很高的诊断价值。从前驱期 PD 患者的血液、脑脊液和尿液中寻找生物标志物，尚未发现敏感且特异的单一实用的候选者[9]。同样，尽管断层扫描成像技术可以看到黑质纹状体神经末梢多巴胺的合成情况，并识别症状出现前的病理改变，但它们的应用仍在研究中，还不适合常规用于无症状的高风险个体。其他相关的前驱期症状，例如嗅觉减退（嗅探气味能力的减退）、快速眼动期（rapid eye movement，REM）睡眠障碍以及声音变软和音调的变化，是最早出现的症状，对这些项目进行筛查可能更具经济实用价值，可能识别出值得进一步诊断评估的高风险人群[13]。随着未来的科学进展，PD 的诊断可能依赖于临床、影像、遗传学和一组实验室生物标志物数据。然而，当像 L. M. 这样的患者出现症状时，已经积累了大量的神经病理学证据，因此，不需要进一步的实验室或放射学检查，就可以进行临床诊断。

PD 的典型特征，震颤（tremor）、肢体肌强直（limb rigidity）和运动迟缓（bradykinesia）很容易被识别，尤其是在疾病的进展期。肢体肌强直和运动迟缓是多巴胺能丢失的直接后果。另外，由于抑制了胆碱能传递，多巴胺能丢失还会间接引起震颤。重要的是要注意，确立 PD 诊断并不要求这些所有的典型症状都要出现，临床出现两项或两项以上就提示为可能的 PD[14]。震颤通常是年轻患者的首发症状，一般起始为单侧发病，多表现为拇指和示指搓丸样震颤（3~6Hz）；静止时发生，疲劳或紧张时加剧；在有目的运动或睡眠时消失[1]。这些特征有助于同特发性震颤相鉴别。特发性震颤（essential tremor）常表现为手部对称性震颤，且常伴随头部及声音震颤[11]。约 20% 的原发性 PD 患者不发生震颤。当患者的肢体被动活动时，由于肌张力增强导致的肌强直常表现为齿轮样或棘轮样（卡-松）运动[1]。肌强直也可以表现为僵硬、酸痛感或肢体不适感[11]。运动迟缓是指活动开始时整体动作缓慢。在疾病早期，患者可能将此症状描述为无力或手脚笨拙[11]。随着疾病进展，起步和止步困难导致匆忙或慌张步态，并出现弯腰姿势（类似猴子的姿态）及姿势反射受损[1]。最初症状表现为单侧，呈不对称性逐渐进展，往往随着疾病的进展而发展为双侧且症状愈发严重。PD 患者可能发展为面具脸，或眼神呆滞、眨眼减少（图 59-1）。

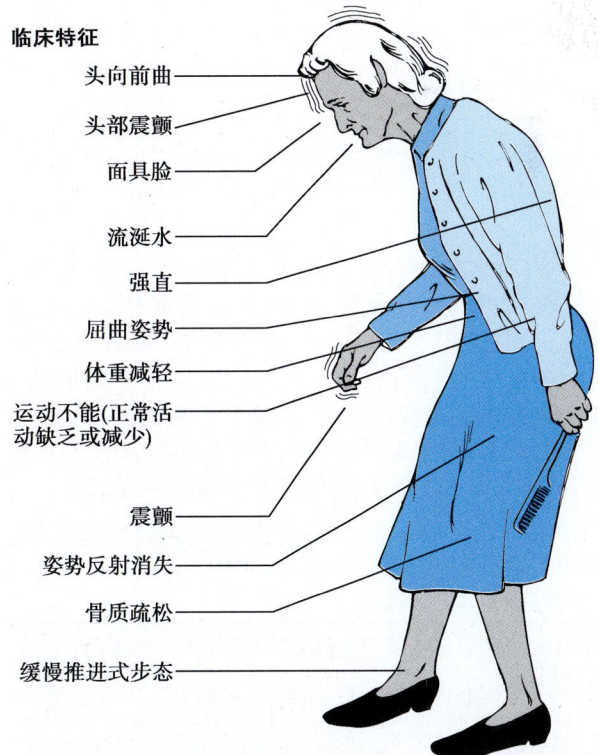

临床特征

头向前曲

头部震颤

面具脸

流涎水

强直

屈曲姿势

体重减轻

运动不能（正常活动缺乏或减少）

震颤

姿势反射消失

骨质疏松

缓慢推进式步态

图 59-1　帕金森病的临床特征。来源：Reprinted with permission from Rosdahl CB. *Book of Basic Nursing*. 7th ed. Philadelphia, PA: Lippincott-Raven; 1999: 1063.

由于 PD 诊断为临床性诊断,可能会发生误诊,从而会导致不恰当的、无效的或者延误的治疗。PD 患者可能会出现隐袭起病的非典型症状,如全身性不适感和疲劳[1]。有几种情况可能会被误诊为 PD,但与 PD 的鉴别很重要,因为它们对多巴胺能药物的反应很差,且与预后不良有关。在疾病早期出现跌倒或痴呆、对称性帕金森症状、宽步基步态、眼球运动异常、明显的直立性低血压、尿潴留或出现症状后 5 年内严重残疾,这些均提示为 PD 的其他诊断[11]。药物也可能模拟特发性 PD。对多巴胺能 D_2 受体起拮抗作用的药物(如抗精神病药物、奋乃静和甲氧氯普胺)及其他药物,例如丙戊酸钠、胺碘酮、苯妥英钠和锂盐等,可能会引起药源性帕金森综合征(drug-induced parkinsonism)。在确诊 PD 之前应该排除这一点。虽然症状是可逆的,但在停用相关致病药物后,症状可能还会持续存在数周或数月[11]。

患者 L. M. 最初表现为多种典型的运动前特征,例如他轻柔、单调的声音和嗅觉减退;此外还有典型的 PD 症状,明显的单侧静止性震颤,伴有手部灵巧性减退,这可以从他难以使用画笔得到证明;经常发生书写异常,特别是字体过小,这是运动迟缓的一种表现。L. M. 是位画家,所以这种书写异常会特别麻烦;还有肌强直(棘轮样手臂)以及面具脸等表现。虽然他有轻度的屈曲姿势,但很难将其完全归因于帕金森病,因为随着年龄的增长,姿势通常会发生变化,而且在体检时,他的平衡是正常的。为了更好地诊断 PD,可以考虑进行药物(左旋多巴)治疗试验。左旋多巴的阳性反应,表现为运动功能改善,则支持诊断为 PD。然而,以震颤为主的患者可能对左旋多巴没有反应,尤其是在疾病的早期阶段[11]。

帕金森病分期

案例 59-1,问题 2:帕金森病如何分期? L. M. 处于疾病的哪一期?

为了评估疾病程度以及确定疾病进展速度,开发了各种量表,其中最常见的是 Hoehn-Yahr 分期量表(表 59-1)[2]。一般而言,处于 Hoehn-Yahr 1 期或 2 期的 PD 患者病情较轻,症状不会干扰日常生活或工作,一般只需最小剂量的药物治疗或者无需治疗。在疾病 3 期,日常活动会受限制,这时如果不及时启动治疗,会严重影响工作。根据量表,患者 L. M. 似乎处于 2 期的晚期,3 期的早期阶段。

表 59-1

帕金森病 Hoehn-Yahr 分期

1 期	单侧肢体受累,轻微功能减退或无功能障碍
2 期	双侧肢体受累,但无平衡功能障碍
3 期	出现姿势不稳;一些活动受限;能够独立生活;轻度到中度残疾
4 期	重度残疾;不能独立行走和站立;明显丧失行动能力
5 期	除非有人帮助,否则只能卧床或坐轮椅

进入疾病进展期(3 期或 4 期),绝大多数患者需要双联药物或者三联药物治疗策略。疾病终末期(5 期)患者将严重丧失行动能力,而且由于病情进展严重,往往对药物治疗反应不佳。

帕金森病的治疗

治疗概述

关于 PD 的运动症状和非运动症状的治疗,有许多国家指南和国际指南,包括 2002 年和 2006 年发表的美国神经病学学会实践指南 [American Academy of Neurology (AAN) Practice Parameters][15,16],2006 年制定并于 2017 年 7 月修订的英国国家健康和护理卓越研究所国家指南 [United Kingdom National Institute for Health and Care Excellence(NICE) National Guideline][17],以及 2013 年制定的欧洲神经病学学会联合会-运动障碍学会指南 [European Federation of Neurological Societies Movement Disorder Society-European Section(EFNS MDS-ES) Guidelines][18]。本章将引用这些指南。

虽然本章的大部分内容都是针对 PD 的药物治疗,但也不能忽视非药物治疗及支持治疗的重要性。在疾病的早期阶段,运动锻炼、物理和职业治疗以及良好的营养支持有益于提高活动能力、增强体能、提高幸福感和改善情绪[17]。在处理抑郁症和其他相关问题时,往往需要心理支持。新诊断的 PD 患者及其家属需要接受有关疾病预期和各种治疗方式的教育。家庭成员的支持对于制定一个全面有效的治疗计划至关重要。

非药物治疗应贯穿整个护理过程。然而,由于 PD 的进展性,通常需要药物治疗。由于 PD 的主要病理生理特征是脑内黑纹状体通路多巴胺的进展性丢失,因此该疾病的药物治疗主要旨在补充多巴胺的供应。这需要通过下列一种或多种方法的组合来实现:(a)以前体左旋多巴的形式给予外源性多巴胺;(b)通过多巴胺受体激动药(如普拉克索、罗匹尼罗)直接刺激纹状体内的多巴胺能受体;(c)抑制脑内左旋多巴及其代谢产物降解的主要代谢通路。该效应可以通过使用芳香族氨基酸脱羧酶(AAD)抑制剂(如卡比多巴)、儿茶酚-氧位-甲基转移酶(COMT)抑制剂(如恩他卡朋片),或单胺氧化酶-B(MAO-B)抑制剂(如司来吉兰、雷沙吉兰)来实现。也可使用抗胆碱能药,然而,它们仅对胆碱能介导的震颤有效,并且它们的常规使用受到中枢神经系统副作用的限制,特别是在老年患者中。也可偶尔使用金刚烷胺,它可通过多巴胺能和非多巴胺能(抑制谷氨酸)机制提供适度的获益(表 59-2)。由于 PD 的进展,一部分患者可能适合其他治疗选择,如手术。

尽管 PD 的药物治疗和非药物治疗方法不断优化,但患者的肢体残疾是渐进的,无法避免的。药物本身的副作用也会带来许多问题,包括神经精神问题(如认知障碍和痴呆、幻觉和精神错乱、抑郁、躁狂、焦虑)、自主神经功能障碍(如便秘、排尿障碍、性功能障碍、直立性低血压、体温调节失衡)、跌倒,以及睡眠障碍(失眠或者碎片化睡眠、噩梦、不宁腿综合征)和运动并发症(motor complications)[如多巴胺

表 59-2

帕金森病治疗药物

通用名	剂型与规格	滴定计划	日常剂量	不良反应
金刚烷胺（amantadine）	胶囊、片剂:100mg 溶液剂:50mg/5ml	100mg qd,每1~2周增加100mg	100~300mg	直立性低血压、失眠症、抑郁症、幻觉、网状青斑、口干症
抗胆碱能药				
苯托品（benztropine）	片剂:0.5,1,2mg 注射剂:2ml(1mg/ml)	0.5mg/d,每5~6d增加0.5mg	1~3mg,qd~bid	便秘、口干症、皮肤干燥、吞咽困难、思维混乱、记忆障碍
苯海索（trihexyphenidyl）	片剂:2,5mg 溶液剂:2mg/5ml	1~2mg/d,每3~5d增加1~2mg	6~15mg,bid~tid	便秘、口干症、皮肤干燥、吞咽困难、思维混乱、记忆障碍
复合制剂				
卡比多巴-左旋多巴（即释）/恩他卡朋[Carbidopa-levodopa（immediate release）/entacapone]	片剂:12.5/50/200,18.75/75/200,25/100/200,31.25/125/200,37.5/150/200,50mg/200mg/200mg	先根据个体不同剂型（卡比多巴/左旋多巴和恩他卡朋）进行滴定,然后转为服用复合制剂	可变（参见药物清单）	参见药物清单
多巴胺替代药				
卡比多巴-左旋多巴（常规片）[carbidopa-levodopa（regular）]	片剂:10/100,25/100,25mg/250mg/片	25mg/100mg tid,每周增加25mg/100mg,直到达到有效耐受剂量	(30/300mg)~(150/1 500mg)tid~qid	恶心、直立性低血压、思维混乱、头晕、幻觉、异动症、眼睑痉挛
卡比多巴-左旋多巴（CR）	片剂(CR):25/100,50mg/200mg/片	25mg/100mg bid（至少间隔6h）,每3~7d增加剂量	(50/200)~(500mg/2 000mg)分次,qid	同常规片
卡比多巴-左旋多巴（ER）	胶囊(ER):23.75/95,36.25/145,48.75/195,61.25mg/245mg/粒	23.75/95mg tid,第4日可增加至36.25/145mg tid,根据反应滴定	可变	同常规片
卡比多巴-左旋多巴（enteral suspension）	肠内混悬液:4.63mg/20mg/100ml	每日总剂量给药>16h	可变	同常规片
卡比多巴-左旋多巴（ODT）	片剂(ODT):10/100,25/100,25mg/250mg/片	25mg/100mg tid,每1~2d增加;如改为左旋多巴常规片<1 500mg/d,开始剂量25mg/100mg tid~qid;如每日服用左旋多巴常规片>1 500mg/d	(25/100)~(200mg/2 000mg),tid~qid	同常规片,可能比常规片起效更迅速
多巴胺受体激动药				
溴隐亭（bromocriptine）	片剂:2.5mg 胶囊:5mg	1.25mg bid,缓慢滴定直到耐受（每2~4周增加2.5mg/d）	10~40mg tid最大剂量:100mg/d	直立性低血压、思维混乱、头晕、幻觉、恶心、抽筋;腹膜后、胸膜、心包纤维化;心脏瓣膜增厚

表 59-2

帕金森病治疗药物（续）

通用名	剂型与规格	滴定计划	日常剂量	不良反应
普拉克索（ER）（pramipexole ER）	即释：0.125、0.25、0.50、0.75、1、1.5mg/片 XL：0.375、0.75、1.5、2.25、3、4.5mg/片	即释：0.375mg tid，每周滴定，0.125~0.25mg/剂；XL：0.375mg qd，每周滴定 0.75mg/剂	即释：1.5~4.5mg tid XL：1.5~4.5mg qd	直立性低血压、思维混乱、头晕、幻觉、恶心、嗜睡
罗匹尼罗（ropinirole）	片剂：0.25、0.5、1、2、4、5mg/片 XL：2、4、6、8、12mg/片	0.25mg 每日 3 次，每周滴定 0.25mg/剂 XL：2mg qd，每周滴定 2mg/d	3~12mg tid XL：3~12mg qd	直立性低血压、混乱、头晕、幻觉、恶心、嗜睡症
阿扑吗啡（apomorphine）	注射剂：10mg/ml	初次皮下给予 2mg 测试剂量，后给予<1mg 耐受测试剂量；每几日增加 1mg；	2~6mg tid	直立性低血压、嗜睡、哈欠、恶心、呕吐（可用曲美苄胺，不可用 5-HT₃ 拮抗剂）
罗替戈汀（rotigotine）	透皮贴剂：1、2、3、4、6、8mg/24h	早期 PD：2mg/24h；晚期 PD：4mg/24h；每周滴定 2mg/24h。粘贴部位：腹部、大腿、臀部、侧腹、肩膀或上臂中；避免 14d 内同部位使用	4~6mg/24h	幻觉、视觉障碍、失眠、嗜睡、恶心、呕吐；粘贴部位反应；亚硝酸盐过敏者禁用
COMT 抑制剂				
恩他卡朋（entacapone）	片剂：200mg	本品需与左旋多巴/卡比多巴同服，最大剂量 8 片/d	3~8 片/d	腹泻、异动症、腹痛、尿变色
托卡朋（tolcapone）	片剂：100mg	100mg tid	300~600mg tid	腹泻、异动症、腹痛、尿变色、肝毒性
MAO-B 抑制剂				
司来吉兰[a]（selegiline）	片剂、胶囊：5mg	5mg qd（早），可增至 5mg bid（早餐 5mg、午餐 5mg）	5~10mg/d	失眠、头晕、恶心、呕吐、口干症、异动症、情绪改变；与拟交感神经能药物或 5-羟色胺能药物合用时需警惕（增加 5-羟色胺综合征风险）；避免食用含酪胺食物
司来吉兰（relegiline ODT）	口崩片：1.25mg	1.25mg qd，在给药前后 5min 避免食物或液体，6 周后可增至 2.5mg qd	1.2~2.5mg/d	失眠、头晕、恶心、呕吐、口干症、异动症、情绪改变；与拟交感神经能药物或 5-羟色胺能药物合用时需警惕（增加羟色胺综合征风险）；避免摄入含酪胺食物
雷沙吉兰（rasagiline）	片剂：0.5、1mg	0.5~1mg qd	0.5~1mg/d	类似司来吉兰
沙芬酰胺[b]（safnamide）	片剂：50~100mg	50mg qd，2 周后可增至 100mg qd	50~100mg/d	类似司来吉兰

[a] 还有透皮贴剂，但未被批准用于 PD。

[b] 只批准作为左旋多巴/卡比多巴的辅助治疗，用于"关期"患者。

Bid，每日 2 次；COMT，儿茶酚-氧位-甲基转移酶；CR，控释制剂；HS，睡前；MAO-B，单胺氧化酶 B 型；ODT，口腔崩解片；qd，每日 1 次；qid，每日 4 次；tid，每日 3 次；XL，缓释制剂。

能活性过度(异动症)或活性不足(运动不能)]都可能致残)。一般而言,越是有效的药物往往严重副作用和运动并发症的风险也越大。

早期帕金森病的治疗

案例 59-1,问题 3: L. M. 应该何时开始帕金森病治疗?

选择何时启动 PD 症状治疗以及选择哪种治疗方法,必须谨慎有针对性地为每个患者考虑。尽管对何时开始对症治疗尚未达成共识,但大多数医疗专业人员认为,应该在患者开始出现功能障碍的时候开始治疗。功能障碍的定义为:(a)对就业状况的威胁;(b)症状累及肢体优势侧;(c)出现运动迟缓或肌强直[19,20]。此外,还应该考虑到患者的个人选择权。从 L. M. 表现出的症状判断,立即开始治疗可能对他有益。他的症状仅累及单侧但发生在右利手侧,妨碍了他的作画,从而影响他的生计。他也表现出肌强直和运动迟缓的迹象,但未对独立生活造成影响。早期 PD 治疗推荐方案见图 59-2。由于 PD 具有慢性、进展性特点,长期的个体化治疗方案往往需要根据病程进展不断地调整药物剂量。

案例 59-1,问题 4: 决定开始为 L. M. 实施药物治疗,起始该选择左旋多巴疗法还是将左旋多巴作为备用疗法?

尽管在 PD 的药物治疗方面有所进展,但尚未证实任何治疗方案具有疾病修饰或神经保护作用。仍然是对症治疗,左旋多巴(levodopa)仍然是最有效的抗帕金森病药物[11]。然而,关于何时开始使用左旋多巴,一直存在争议。随着用药时间的延长,左旋多巴的药效降低,并且发生运动波动和异动症的风险增加;随着左旋多巴剂量的加大,相应的不良反应发生越频繁。因此,开发了其他增加脑内多巴胺供应的方法,包括多巴胺受体激动药和 MAO-B 抑制剂。这两种治疗方式都已证明在 PD 早期有效[17]。

多巴胺受体激动药直接与多巴胺受体结合,无需代谢转化为活性产物,因此其药效不依赖于退化的多巴胺能神经元。在临床试验中,多巴胺受体激动药与左旋多巴相比,左旋多巴能在很大程度上改善 ADL 和运动功能。尽管不如左旋多巴有效,但多巴胺受体激动药具有潜在的优势。与左旋多巴不同,循环血浆中的氨基酸不与多巴胺受体激动药竞争吸收和向大脑转运,从而消除了给药的限制。多巴胺受体激动药比左旋多巴制剂的半衰期更长,减少了每

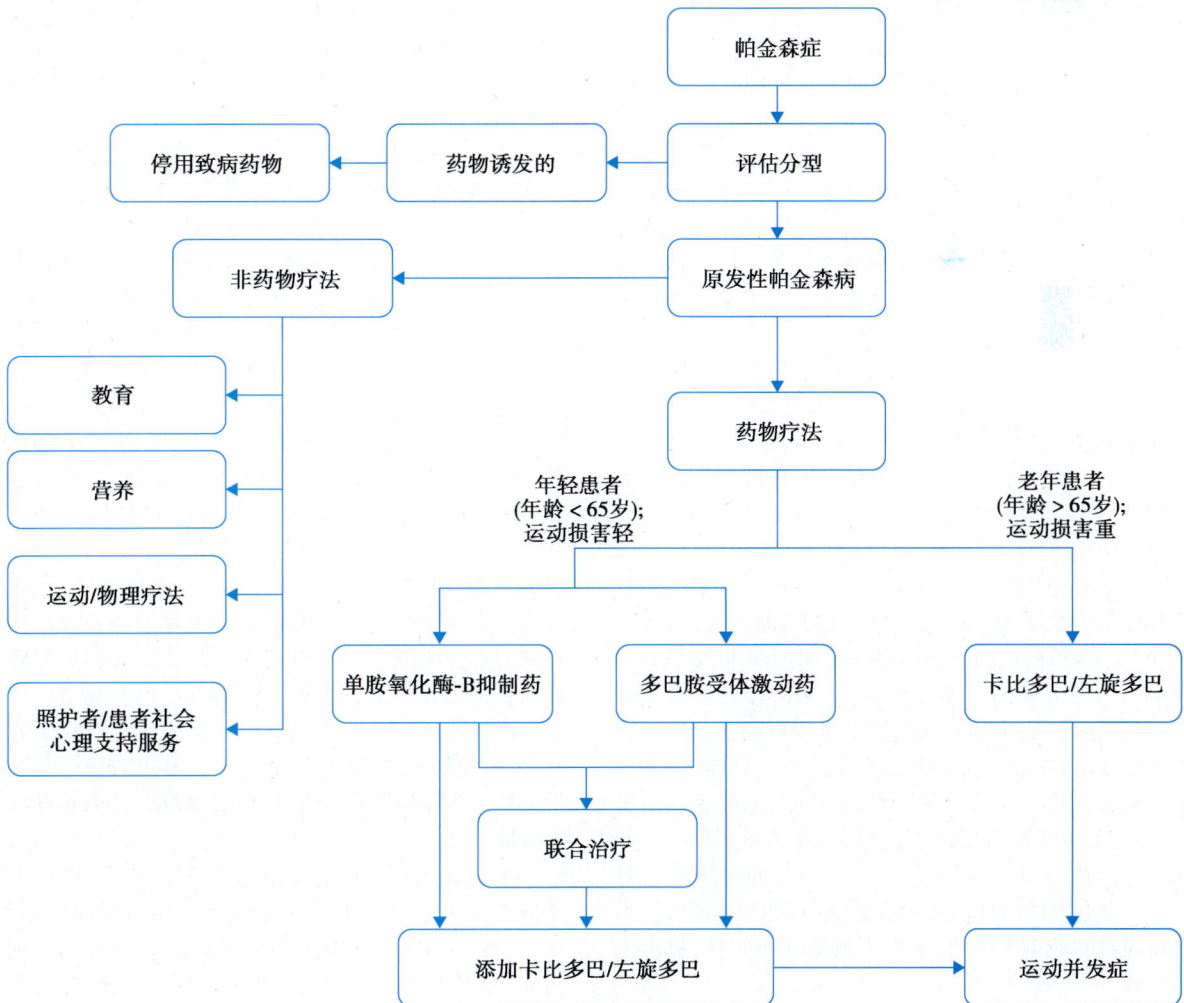

图 59-2 早期帕金森病治疗推荐方案流程图

日给药次数。高达 80% 的早期 PD 患者，单用多巴胺受体激动药就能充分地控制症状[21]。

早期 PD 患者使用左旋多巴或多巴胺受体激动药治疗，短期使用和长期使用的比较结果各不相同。在一项长达 4~5 年的临床试验中，使用多巴胺受体激动药治疗与运动并发症的发生率较低有关，例如减少异动症，延迟异动症的发生时间，延迟开始多巴胺能治疗的时间[22-24]。与左旋多巴作为初始治疗相比，疾病早期服用多巴胺受体激动药，似乎可以延迟异动症的发生。在一项评估左旋多巴或多巴胺受体激动药普拉克索发生运动并发症的随机对照试验中，301 例早期 PD 初治患者随机分配服用普拉克索 0.5mg 每日 3 次或卡比多巴/左旋多巴 25/100mg 每日 3 次[24]。在研究的维持治疗阶段，两组患者可根据致残进展的需要，非盲（开放标签）使用左旋多巴。平均随访 24 个月后，与左旋多巴治疗组相比，普拉克索组出现主要终点时间，即首次出现剂末现象（wearing-off）、异动症（dyskinesias）和"开-关现象"（on-off motor fluctuations）的人数减少，差异有统计学意义（28% vs 51%；P<0.001）。另外，普拉克索组中每日接受较低剂量左旋多巴的患者，理论上可以降低发生运动并发症的风险，该队列长期随访（平均 6 年）显示，与接受左旋多巴治疗的患者相比，普拉克索治疗组患者的多巴胺能运动并发症发生率持续降低（分别为 50% vs 68.4%，P = 0.002）[25]。

尽管初始治疗使用左旋多巴的患者运动并发症的风险持续增加，但一项 10~15 年的试验发现，在疾病严重程度分级或异动症致残率方面无显著差异[26,27]。在 5 年评估结束时，与最初接受左旋多巴治疗的患者相比，最初接受罗匹尼罗（ropinirole）治疗的患者发生异动症的可能性更小[22]。罗匹尼罗组患者使用左旋多巴的平均日剂量较低（427mg vs 753mg），但需要开放标签补充左旋多巴的可能性几乎是对照组的两倍（66% vs 36%）。在接受罗哌尼治疗的患者中，20% 出现异动症，而在接受左旋多巴治疗的患者中，这一比例为 45%。接受罗匹尼治疗的患者，在没有开放标签左旋多巴补充的情况下能够继续单药治疗，只有 5% 的患者出现异动症，而接受左旋多巴单药治疗的患者中有 36% 出现异动症。虽然，在本研究队列的长期开放标签随访中显示，罗匹尼罗治疗组异动症的发生率较低，但 10 年后，罗匹尼罗治疗组与左旋多巴治疗组在疾病严重程度上并无差异[26]。在开始服用左旋多巴的患者中，可能会有更好的认知和健康相关的生活质量结果的附加趋势[27]。这可能部分是由于，尽管多巴胺受体激动药确实可以延迟运动并发症，但它们并非没有副作用。试验数据始终显示，在最初使用多巴胺受体激动药的患者中，药物不良反应的发生率更高[22,25]。一项开放标签的随机试验发现，28% 的患者由于副作用而停止使用多巴胺激动剂的初始治疗，而最初给予左旋多巴治疗的患者中仅有 2%[28]。无论选择何种初始治疗方案，随着疾病进展，最终都将需要左旋多巴治疗，都将出现运动并发症，将出现残疾。

MAO-B 抑制剂是一种在早期疾病中增加多巴胺供应的替代方法。这些药物通过对 MAO-B 的不可逆抑制来增加黑质纹状体多巴胺的补给。MAO-B 是负责脑中多巴胺代谢的主要酶途径，需要多巴胺的参与才能产生临床效果[29]。虽然已证明 MAO-B 抑制剂可以延迟服用左旋多巴多巴能治疗的需要的时间，但缺乏确切的疗效比较[29]。

AAN 早期指南支持多巴胺受体激动药或左旋多巴作为 PD 的初始治疗；最近的 NICE 和 EFNS MDS-ES 指南还支持初始治疗方案使用 MAO-B 抑制剂[15,17,18]。以多巴胺受体激动药和 MAO-B 抑制剂的长期疗效与左旋多巴初始治疗对照的 PD（PD MED）临床试验，旨在比较疗效并将左旋多巴疗法与左旋多巴作为备用疗法进行对比[28]。接受 MAO-B 抑制剂或多巴胺受体激动药单药治疗的患者通常比接受左旋多巴初始治疗的患者更年轻、更健康。在 7 年的随访中，72% 的患者最初使用 MAO-B 抑制剂后放弃了最初的治疗并改变了治疗方案，而多巴胺受体激动药组和左旋多巴组的这一比例分别为 50% 和为 7%（P<0.000 1）。在这些接受 MOA-B 抑制剂治疗的患者中，48% 由于副作用而停用，36% 由于缺乏疗效而停用，而接受多巴胺受体激动药治疗的患者，82% 因副作用而停用，16% 因缺乏疗效而停用[28]。前期研究表明，左旋多巴在很大程度上改善了患者的运动功能和生活质量；然而，主要的运动能力结局未达到预先设定的最小重要差异。MAO-B 抑制剂和多巴胺受体激动药的运动能力评分无显著差异，这说明在 PD 的早期治疗中，MAO-B 抑制剂至少与多巴胺受体激动药一样有效[28]。该研究证实，初始治疗选择多巴胺受体激动药、MAO-B 抑制剂或左旋多巴可能都是合理的方法。

早期 PD 中的疾病严重程度、功能障碍程度、预期寿命和年龄是选择治疗药物的指导因素。较年轻的患者（如年龄<65 岁），病情较轻，例如 L. M.，开始多巴胺激动剂或 MAO-B 抑制剂治疗，左旋多巴作为备用治疗是合适的。在 PD 后期启动左旋多巴治疗可以延缓运动并发症的发展，特别是棘手的峰剂量，左旋多巴诱导的异动症，最终会随着 PD 的进展而发展。较年轻发病的患者如 L. M. 可能会增加异动症的终生风险[19]。尽管 PD MED 试验的结论是，MAO-B 抑制剂初始治疗至少与多巴胺激动药同样有效，但其他 meta 分析显示，与多巴胺激动药相比，安慰剂组症状改善程度较小[30]。总体而言，MAO-B 抑制剂和多巴胺激动药之间缺乏比较数据。因此，在初始治疗中使用 MAO-B 抑制剂通常仅限于功能障碍较轻微的年轻患者。对于年龄较大的（如年龄>65 岁）、功能障碍较严重的患者或预期寿命有限的患者，可能需要使用左旋多巴。尽管使用左旋多巴存在较高的运动并发症和副作用风险，但左旋多巴能够更好地改善症状。另外，左旋多巴可能更适合老年患者初始治疗，因为老年患者可能更难以耐受多巴胺受体激动药的中枢神经系统副作用，而且他们可能发生运动并发症的风险较低[19]。

在 L. M. 病例中，患者相对年轻，病情不重，有中度功能障碍，使他为多巴胺受体激动药初始治疗的良好人选。以后，当 L. M. 疾病发展到更晚期阶段时，将需要左旋多巴治疗。首先使用多巴胺受体激动药开始治疗，左旋多巴补救法可以从较小剂量开始，再逐步加量，随着左旋多巴的延长治疗，可能会推迟运动并发症的发生时间。

多巴胺受体激动药

> **案例 59-1，问题 5：** L. M. 将开始使用多巴胺受体激动药，应该选择哪一种？

两代多巴胺受体激动药用于治疗原发帕金森病。早期 PD 用于单药治疗，进展期 PD 作为左旋多巴的辅助治疗。这些多巴胺受体激动药的药理学和药代动力学特征比较见表 59-3。从麦角生物碱衍生的第一代多巴胺受体激动药，包括溴隐亭（bromocriptine）、培高利特（pergolide）和卡麦角林（cabergoline）。由于腹膜后、胸膜和心包纤维化的风险增加，以及与非麦角类多巴胺激动药对比，心脏瓣膜纤维化的风险增加了 2~4 倍，现在这些较老的药物已很少使用[31,32]。由于这个原因，2007 年培高利特在美国自愿退出市场。虽然卡麦角林仍在欧洲使用，但在美国它只用于治疗高泌乳素血症。（hyperprolactinemia）。普拉克索（pramipexole）、罗匹尼罗（ropinirole）、阿扑吗啡（apomorphine）和罗替戈汀（rotigotine）是第二代非麦角碱类多巴胺受体激动药。在这药物中，普拉克索和罗匹尼罗是常用的处方药。阿扑吗啡仅以注射剂型存在，用于治疗活动能力降低或处于"关期"的 PD 患者的补救药物。罗替戈汀是一种每日使用一次的透皮制剂，最近被重新引入市场。

表 59-3

多巴胺受体激动药的药理学和药代动力学特征

	溴隐亭	普拉克索	罗匹尼罗	阿扑吗啡	罗替戈汀
化合物类型	麦角碱类衍生物	非麦角碱类	非麦角碱类	非麦角碱类	非麦角碱
受体特异性	D_2, D_1^a, α_1, α_2, 5-HT	D_2, D_3, D_4, α_2	D_2, D_3, D_4	D_1, D_2, D_3, D_4, D_5, α_1, α_2, 5-HT_1, 5-HT_2	D_1, D_2, D_3, 5-HT_1
生物利用度	7%（首过代谢）	90%	55%（首过代谢）	口服<5%；皮下注射 100%	NA
T_{max}	70~100min	60~180min	90min	10~60min	15~18h；未观测到特征峰
蛋白结合率	90%~96%	15%	10%~40%	>99.9%	89.5%
消除路径	肝脏	肾脏，90%无变化	肝脏	肝脏及肝外	肝脏
半衰期	2~8h	8~12h	6h	0.5~1h	3~7h

[a] 拮抗药。
5-HT，5-羟色胺；NA，不适用。

多巴胺受体激动药通过直接刺激纹状体突触后膜多巴胺受体起作用。多巴胺受体的两个家族分别是 D_1 家族和 D_2 家族。D_1 家族包括 D_1 和 D_5 多巴胺受体亚型，D_2 家族包括 D_2、D_3、D_4 多巴胺受体亚型。刺激 D_2 受体主要效应是改善肌强直和运动迟缓，而 D_1 受体的具体作用仍未明确[33]。普拉克索和罗匹尼罗对 D_2 受体具有选择性，对 D_1 受体没有明显的亲和力；而罗替戈汀对所有多巴胺受体都有活性[34-36]。虽然多巴胺受体激动药在对受体亚型的亲和力方面有不同，但用于治疗 PD 时，这些药物产生了类似的临床效果，而且没有令人信服的证据支持一种药物优于另一种药物。相反，根据非麦角类多巴胺受体激动药的经验，特别是普拉克索和罗匹尼罗的作用，使它们成为目前首选的初始治疗药。因此，任何一种药物都可以作为患者 L. M. 的初始治疗。

> **案例 59-1，问题 6：** L. M. 决定开始服用普拉克索。普拉克索对 PD 的初始治疗效果如何？如何与罗匹尼罗相比较？

普拉克索

普拉克索作为早期 PD 患者的单药治疗和作为晚期疾病左旋多巴治疗的辅助药物，已有很好的研究[34,36]。这些研究是多中心、安慰剂对照的平行分组试验。统一帕金森病评定量表（Unified Parkinson Disease Rating Scale, UPDRS）的一部分被用作主要结局指标，特别是改善 ADL（第 II 部分）和运动功能评分（第 III 部分）。UPDRS 上的每个评估都按 0（正常）到 4（几乎不能执行）的等级进行评级。治疗后 UPDRS 评分较低表明整体表现有所改善。

关于普拉克索治疗早期 PD 疗效的证据主要来自两项大型、双盲、安慰剂对照研究，共纳入 599 例早期 PD 患者（平均病程为 2 年）[35,36]。第一项研究中，264 例受试者被随机分为 5 组接受 4 种不同的固定剂量（1.5、3.0、4.5 或 6.0mg/d）及安慰剂[35]。与基线值相比，普拉克索治疗组 UPDRS 评分降低 20%，安慰剂组并未观察到有明显变化。随着普拉克索剂量的逐渐增加，患者对普拉克索的耐受有逐渐降低的趋势，尤其是 6.0mg/d 组。第二项研究中，335 例受试者全部接受最大耐受剂量（不超过 4.5mg/d）维持治疗,随访 6 个月。普拉克索平均维持剂量为 3.8mg/d。普拉克索治疗组患者 ADL 评分（22%~29%；$P<0.0001$）和运动分数（25%~31%；$P<0.0001$）均有显著改善，而安慰剂组无明显变化。

罗匹尼罗

与普拉克索相似，罗匹尼罗（ropinirole）是一种合成的非麦角碱类多巴胺受体激动药。尽管该药在药理学上与普拉克索相似，但是罗匹尼罗有一些独特的药代动力学性质，如表 57-3 所示。与主要通过肾脏排泄的普拉克索不同，罗匹尼罗通过肝脏代谢并经历显著的首过效应。与普拉克索相似，罗匹尼罗被批准作为单药治疗用于早期的特发性 PD，以及作为辅助药物，与左旋多巴合用治疗晚期 PD。

在随机、双盲试验中，罗匹尼罗与普拉克索未进行直接比较，但在间接比较中，罗匹尼罗似乎具有相当的疗效。在几项随机、双盲、多中心平行组研究中，将罗匹尼罗与安慰剂、溴隐亭或左旋多巴进行比较。早期 PD 患者单用罗匹尼罗治疗 6 个月，与基线相比，UPDRS 运动评分改善了 20%~30%。

罗替戈汀

罗替戈汀（rotigotine）是一种非麦角类多巴胺受体激动药，制成透皮释药贴剂，每日使用一次。2008 年，由于贴片中晶体形成的问题自愿退出美国市场。然而，该贴剂于 2012 年 4 月获得美国食品药品管理局（FDA）重新批准。已经证明，原创和新配方贴剂在早期 PD 作为单药治疗有效[41-44]。然而，只有原创贴剂已被证明作为左旋多巴的辅助治疗对晚期 PD 有效[45,46]。但是，目前以上两种情况都在使用。

一项针对日本早期 PD 患者的随机对照试验发现，罗替戈汀治疗组 UPDRS Ⅱ 评分和 UPDRS Ⅲ 评分总分平均改善 8.4 分，而安慰剂组为 4.1 分（95%CI 为 -7.0~1.7；$P=0.002$）[47]。该研究中，罗替戈汀的平均剂量为 12.8mg/24h，超过了早期 PD 最高推荐剂量（6mg/24h）。尽管在改善 ADL 和运动功能方面有明显获益，但尚缺乏足够证据支持罗替戈汀可以预防或延缓运动波动或异动症的发生[48]。

透皮给药与传统口服制剂相比可能有若干优势，包括可能提高依从性，易于吞咽困难的患者使用，以及更持续的多巴胺受体刺激。理论上，这些优点可以转化为疗效的提高。在随机对照试验中，将罗替戈汀与罗匹尼罗作为单药治疗或普拉克索作为辅助治疗进行比较，发现罗替戈汀在典型的临床使用剂量时，与罗替戈汀比较是非劣效的[44,46]。

剂量

案例 59-1，问题 7：如何服用普拉克索和罗匹尼罗？对于患者 L.M.，普拉克索的适当剂量是多少？

多巴胺受体激动药通常从低剂量开始使用，然后逐渐滴定至可耐受的最大有效剂量。这种给药方法可以最大限度地减少副作用，而这些副作用可能会导致患者治疗依从性差或停药。在临床试验中，最大有效剂量是可变的，并与疾病严重程度和耐受性相关。研究发现，多巴胺受体激动药的即释制剂和长效制剂的疗效和安全性并没有差异[49]。一项针对早期 PD 患者的普拉克索固定剂量研究显示：大多数早期 PD 患者最大反应剂量为 0.5mg，每日 3 次。尽管已经证明普拉克索的剂量高达 4.5mg/d（分次服用）是有效的且耐受性良好[34]。

患者 L.M. 肾功能正常，因此普拉克索的初始剂量应该从 0.125mg，每日 3 次开始，维持 5~7 日。他的普拉克索剂量，可在耐受范围内每周增加 0.125~0.25mg/剂，直至达到最大有效剂量，但不得超过 4.5mg/d[34]。对于肌酐清除率 <50ml/min 的患者，与肾功能正常的人群相比，应减少给药频率对于肌酐清除率为 35~50ml/min 的患者，初始剂量应为 0.125mg，每日 2 次，而后逐渐增加至最大剂量 0.75mg，每日 3 次。肌酐清除率为 15~30ml/min 的患者，初始剂量为 0.125mg/d，可增加至最大剂量 1.5mg/d。对于肌酐清除率 <15ml/min 或接受血液透析的患者，普拉克索尚未见研究。还有一种普拉克索缓释制剂，每日给药 1 次，患者可在夜间按每日剂量从即释剂型切换为缓释剂型。对于肌酐清除率 <30ml/min 的患者或接受血液透析的患者，不推荐使用缓释制剂。

罗匹尼罗起始剂量为 0.25mg，每日 3 次，在 4~6 周过程中，每周增加 0.25mg/剂，逐渐滴定至临床反应，不得超过 24mg/d[37]。希望减少药物用药频率的患者可以直接改用缓释制剂，可选择每日总剂量最接近的缓释制剂。肾功能不全的患者，不需要调整罗匹尼罗剂量；血液透析患者的剂量可高达 18mg/d。

罗替戈汀透皮贴剂有几种规格（见表 59-2）。对于早期 PD 患者，建议罗替戈汀的起始剂量为 2mg/24h，然后根据临床反应和耐受情况逐步增加剂量（≤ 每周 2mg/24h）[50]。早期 PD 最大推荐剂量为 6mg/24h，而晚期 PD 最大推荐剂量为 8mg/24h。临床试验使用剂量常高达 16mg/24h[46,51]。初始使用罗替戈汀贴剂后，达稳态血药浓度时间约为 2~3 日。一项跨国公司的开放性研究表明，晚期 PD 患者服用普拉克索 <2mg/d 或罗匹尼罗 <9mg/d，可以安全地直接使用罗替戈汀，无需交叉滴定[52]。罗替戈汀通过偶联和 N-脱烷基作用代谢，无活性的偶联物随尿液排泄。肝肾功能不全患者无需调整剂量。

不良反应

案例 59-1，问题 8：普拉克索和罗匹尼罗有哪些不良反应？如何处理？

由于普拉克索和罗匹尼罗被批准用于早期 PD 的单药治疗和进展期 PD 的辅助治疗，所以这两种药物的副作用可按疾病的不同阶段评估来评估。在早期 PD 患者中，最常见的副作用为恶心（28%~47%）、贴药部位反应（罗替戈汀贴剂 39%）、头晕（25%~40%）、嗜睡（22%~40%）、失眠（17%~19%）、便秘（14%）、无力（14%）、幻觉（9%）和腿部水肿(5%)[21,34-37,38-40,51]。与食物一起服用可能有助于缓解恶心和/或呕吐,随着药物的持续使用,许多患者可耐受胃肠道副作用。中枢神经系统副作用是导致这些药物停用的最常见原因。老年患者特别容易出现幻觉和其他中枢神经系统副作用。直立性低血压的发生率相对较低(1%~9%),这可能部分是由于一些研究排除了潜在心血管病患者的缘故。

在疾病进展期,多巴胺受体激动药最常见的不良事件是直立性低血压(10%~54%)、异动症(26%~47%)、应用部位反应(罗替戈汀46%,剂量相关)、恶心(25%)、失眠(27%)、幻觉(11%~17%)、嗜睡(11%)和混乱(10%)[34,37,50,53]。停用这些药物最常见的原因是精神障碍(如噩梦、意识障碍、幻觉、失眠)和直立性低血压。当多巴胺受体激动药与左旋多巴合用治疗进展期 PD 时会出现异动症,这时可能需要减少左旋多巴的剂量,或者在某些情况下还需要减少多巴胺受体激动药的剂量。

据报道,多巴胺受体激动药可能引起白天过度嗜睡(包括开车时)并且导致了事故[34,37,50,54]。受影响的患者并不总是在入睡前报告警告信号,但他们认为自己在事件发生前立即处于警觉状态。这些药物的标签包一个警告,提醒患者在日常活动时应该警惕可能会睡着。应建议患者在获得足够的经验能够确定多巴胺受体激动药是否会妨碍他们的精神和运动能力之前,不要开车或进行其他有潜在危险的活动。当患者服用其他镇静药或酒精与多巴胺受体激动药合用时,应注意。如确实出现白天过度嗜睡,建议患者应及时联系医生。

多巴胺受体激动药治疗 PD 时,患者冲动控制障碍(impulse control disorder)的发生率增加2~3.5倍[55]。普拉克索和罗匹尼罗的发生率相近,而罗替戈汀尚不明确。在一项研究中,PD 患者病态赌博(pathologic gambling)的发生率为6.1%,而年龄和性别相匹配的对照组为0.25%[56]。这些病例可能代表了一种行为变态综合征,称为多巴胺失调综合征(dopamine dysregulation syndrome)[57]。该综合征的其他特征也有报道过,包括强迫症(进行重复性的、漫无目的的运动行为)、性欲亢进、徒步旅行(处于开期时有强烈的欲望远距离徒步行走,往往无目的无目标,时间观念异常)、强迫性购物、暴食、药物囤积、社交障碍或孤立[57]。该综合征似乎在年轻男性早发型 PD 患者中更为常见,也常见于那些具有创造性人格的特征、抑郁症状以及经常喝酒或吸烟的患者[55,58]。冲动控制障碍的管理具有挑战性,因为往往需要调整多巴胺的治疗方案,必须谨慎地平衡伴随运动功能恶化的风险。如果出现潜在的抑郁症,应该及时治疗,并能够改善冲动控制。非药物治疗(如限制接触金钱及限制上网)可能有所帮助。在某些情况下可以考虑使用抗精神病药物,但必须谨慎使用,以避免加重运动障碍[59]。

虽然患者 L. M. 年龄还不到65岁,但由于接受多巴胺受体激动药的治疗,他出现视觉幻觉和认知问题的风险可能会增加,应密切监测这些副作用是否发生或加重。在开始服用普拉克索之前,还应评估他是否头晕,并建议他发生眩晕或平衡不稳时应及时报告,因为这可能导致他跌倒。如果这些症状是由普拉克索引起的,他可不必担心,因为这些症状会随着时间的推移而消退。他不应该驾驶或操作复杂机器,直到他能够评估药物对自身精神状态的影响。应该告知他,服用普拉克索后,可能会出现白天过度嗜睡,这可能是不可预测的。L. M. 似乎没有酗酒的问题,然而,他和他的家人应该了解,他发生冲动控制障碍的风险增加,并建议他们如果发现任何新发生的、不寻常或不典型的行为或饮酒增多的情况,应及时报告。

单胺氧化酶-B 抑制剂

单胺氧化酶-B 抑制剂(monoamine oxidase-B inhibitor)对单胺氧化酶-B(MAO-B)有不可逆抑制作用。MAO-B 是大脑中负责多巴胺代谢的主要酶促途径,抑制该酶可增加纹状体多巴胺的数量。摄入 MPTP 会导致快速和不可逆的 PD。研究发现,与 MPTP 相关的神经毒性并不是由 MPTP 本身直接引起的,而是由氧化产物 1-甲基-4-苯基吡啶(MPP)引起的。向 MPP 的转变是由 MAO-B 部分介导的两步过程。抑制 MAO-B 可以抑制多巴胺氧化转化为潜在的活性过氧化物。这一发现促使科研人员研究这种酶的抑制是否具有神经保护作用。

司来吉兰

在动物中实验中,使用司来吉兰(selegiline)预处理可以避免 MPTP 导致的神经元损伤[29]。DATATOP(Deprenyl and Tocopherol Antioxidative Therapy of Parkinsonism)研究是为了验证司来吉兰和抗氧化剂(生育酚)可能减缓疾病进展这一假设[61],主要结局指标是患者不接受左旋多巴治疗可维持疾病无进展的时间长短。早期 PD 患者接受司来吉兰 10mg/d 治疗,与安慰剂比较,可推迟9个月开始使用左旋多巴治疗;然而长期观察发现,司来吉兰的获益逐渐降低。在该研究的扩展中,随访1年后,最初分配到司来吉兰组的患者往往比未接受司来吉兰治疗的患者更早出现残疾结局[62]。最初的司来吉兰治疗并未改变左旋多巴不良反应的进展,如异动症、剂末现象和开-关现象。

虽然尚未证实司来吉兰具有神经保护作用,但 MAO-B 抑制剂至少可以将多巴胺能治疗的需要推迟了数个月,这具有临床意义,并得到了一些随机对照试验的验证[63,64]。除了 DATATOP 试验外,其他有关司来吉兰的研究均受到样本量相对较小的限制。因此,对早期 PD 使用 MAO-B 抑制剂进行了大规模的 meta 分析[30]。在分析司来吉兰时,司来吉兰组控制症状所需的左旋多巴剂量减少了67mg(14~119mg,$P=0.01$)。该分析发现,在3个月时,司来吉兰组 UPDRS 总分、运动评分和 ADL 评分均有显著改善。随后的一项 meta 分析发现,当观察 UPDRS 运动加权平均分的差异时,司来吉兰治疗组的评分改善了3.79分(95% CI:2.21,5.3)[29]。虽然口服司来吉兰仍然只被 FDA 批准作为卡比多巴/左旋多巴的辅助治疗,但有证据表明其单药治疗有效,并且在实践中得到了应用。

雷沙吉兰

雷沙吉兰(rasagiline)是第二代选择性不可逆 MAO-B 抑制剂,FDA 批准用于 PD 的单药治疗和辅助治疗。雷沙吉兰与司来吉兰的区别主要在于它是更有效的 MAO-B 抑制剂,并且没有代谢产物导致副作用的潜在风险[65]。与司来吉兰一样,雷沙吉兰也被发现可以预防动物模型中 MPTP 诱导的帕金森症[29]。

一项随机、双盲、安慰剂对照试验,对服用 1mg/d 或 2mg/d 雷沙吉兰作为早期 PD 的单药治疗与安慰剂进行比较(n=404)[66]。治疗 6 个月后,1mg 组和 2mg 组的 UPDRS 评分改善均优于安慰剂组(P<0.001)[66]。这些变化在数量上与用左旋多巴疗法观察到的变化相似。该研究采用延迟启动设计,在最初 6 个月的治疗结束时,接受安慰剂的患者被切换到雷沙吉兰治疗,而接受雷沙吉兰治疗的患者继续治疗。经过附加的 6 个月治疗发现,所有接受雷沙吉兰治疗 12 个月的患者,其功能衰退程度小于延迟启动组[67]。与延迟启动 2mg/d 剂量组相比,所有接受雷沙吉兰 2mg/d 治疗 12 个月的患者,在 12 个月时的 UPDRS 总平均分值改善−2.29(P=0.01)。因此,雷沙吉兰被 FDA 批准用于早期 PD 单药治疗。这些令人鼓舞的发现还表明,雷沙吉兰可能具有神经保护作用,并促成了一项规模更大更明确的研究。

ADIAGO 研究也是一项随机、安慰剂对照试验,使用延迟启动方法,但样本量要大得多(n=1 176)[68]。患者随机分为两组,分别接受雷沙吉兰或安慰剂治疗 36 周,随后雷沙吉兰治疗组的受试者继续接受治疗,而安慰剂组改用雷沙吉兰治疗;所有患者随后又随访 36 周。为了证明任何剂量的雷沙吉兰都有疾病修饰作用,根据研究不同时期 UP-DRS 评分的变化幅度和变化率,早启动治疗组必须满足研究中三个等级的终点。在研究结束时,雷沙吉兰组未能满足所有预定的终点,作者也无法证实任何疾病修饰效果[68]。

目前还没有雷沙吉兰和司来吉兰直接比较的研究。在一项由行业赞助的间接 meta 分析中,对现有数据进行了比较,结果发现,雷沙吉兰单药治疗在 UPDRS 评分上具有显著优势[69]。此外,雷沙吉兰停药和不良事件的风险更小。雷沙吉兰主要通过细胞色素 P450(CYP)1A2 和 N-脱烷基作用代谢,而司来吉兰主要通过 CYP2B6、CYP2C9 和 CYP3A4/5 代谢为苯丙胺类代谢物(1-甲基苯丙胺和 1-安非他明)。由于它们的 MAO-B 抑制作用,在药物相互作用方面也存在类似的预防措施。由于 5-羟色胺综合征的风险,在使用含 5-羟色胺能药物如抗抑郁药、曲坦类药物和利奈唑胺的 MAO-B 抑制剂时应谨慎。虽然酪氨酸激发试验未显示与这些 MAO-B 抑制剂的任何临床显著反应,但药品说明书仍然包含一条警告,建议患者限制酪氨酸的摄入量[70,71]。

剂量

司来吉兰有 5mg 胶囊或片剂,也有 1.25mg 口腔崩解片剂。它还有透皮贴剂,但未被批准用于 PD(批准用于治疗重度抑郁症)。司来吉兰常规制剂的生物利用度很低,并且大多数经肝脏首过代谢为苯丙胺类代谢物,这可能导致神经系统副作用[60]。司来吉兰的常用剂量为 10mg/d,早上和下午早些时候服用 5mg,不能在晚上给药,因为其代谢物(1-甲基苯丙胺和 1-苯丙胺)的过量刺激会导致失眠和其他

精神副作用[72]。口腔崩解片在口腔与唾液接触溶解并进入胃肠吸收。与司来吉兰常规制剂相比,该制剂最大限度地降低了首过代谢的影响,导致更高的血浆浓度和苯丙胺类代谢物的减少[60]。严重肝损害或肌酐清除率低于 30ml/min 的患者,应慎用司来吉兰。

雷沙吉兰有 0.5mg 和 1mg 片剂。作为单药治疗时,起始剂量为 1mg/d。与左旋多巴合用时,初始剂量降至 0.5mg/d,根据反应可增加至 1mg/d。轻度肝功损害患者,应减少剂量至 0.5mg/d,中度至重度肝功损害患者应避免使用。此外,由于雷沙吉兰没有司来吉兰的苯丙胺类代谢物,因此也没有特定时间的剂量限制。

不良反应

这两种药物最常见的不良反应包括恶心(6%~20%)、头晕(11%~14%)、头痛(4%~14%)和口干(4%~6%)[60,70,72]。对中枢神经系统的影响,如幻觉、生动的梦境和意识障碍也会发生,但与多巴胺受体激动药相比发生率较低。尽管口腔崩解片减少了苯丙胺类代谢物,但报道的副作用发生率较高,可能是由于司来吉兰血浆浓度较高所致[60]。一项针对早期 PD MAO-B 抑制剂的大型 meta 分析发现,与非 MAO-B 抑制剂相比,MAO-B 抑制剂(除了一项研究外,所有研究均使用司来吉兰)的副作用发生率更高(OR:1.36,1.02~1.8;P=0.04)[30]。然而,一般认为这些药品的耐受性良好[70]。

左旋多巴

案例 59-1,问题 9:在过去的 18 个月,患者 L. M. 对普拉克索 1.0mg 每日 3 次反应良好,绘画能力和日常生活活动(ADLs)能力均有提高。然而,近几周以来,他注意到自己的症状在逐渐恶化,而且再一次难以拿得住画笔。他现在抱怨"被捆绑"的感觉更加明显,很难以从座椅上站起来,并且屈曲姿势也有所加重,还经常整天都感觉很累。他仍然可以独立完成大部分日常生活。此时,L. M. 的 PD 症状是否应该考虑使用左旋多巴治疗?

多巴胺不能透过血-脑屏障。左旋多巴(levodopa,LD)是多巴胺的前体,本身的药理作未知。它能够透过血-脑屏障,经芳香族氨基(多巴)脱羧酶转化为多巴胺。自 1960 年代以来,左旋多巴一直是 PD 的主要治疗药物。不管初始治疗方案如何,几乎所有的患者最终都需要本品治疗。

由于大量的左旋多巴在外周(脑外)由多巴脱羧酶代谢成多巴胺,如果单用需要极高的剂量。因此,左旋多巴总是与多巴脱羧酶抑制剂同时使用,这使左旋多巴的剂量减少了 75%[73]。通过将左旋多巴与不能透过血-脑屏障的多巴脱羧酶抑制剂结合,可以外周左旋多巴向多巴胺的转化,而纹状体内所需的转化则不受影响。这种组合还使临床达到最佳效果所需要的时间缩短了数周,因为多巴脱羧酶抑制剂可以大大减少了左旋多巴引起的恶心和呕吐的剂量限制。临床常用的两种外周脱羧酶抑制剂是苄丝肼(benserazide)(在美国不用)和卡比多巴(carbidopa)。卡比多巴和左旋多巴的固定组合配比为 1:4(卡比多巴/左旋多巴 25/

100)和1∶10(卡比多巴/左旋多巴10/100和25/250)。卡比多巴/左旋多巴也可制成即释片、口崩片和长效胶囊等剂型,这些剂型均可用于早期PD。此外,还可以制备成控释、缓释和肠道凝胶等制剂,这些内容将在运动并发症的治疗章节加以讨论。

开始左旋多巴治疗的最佳时间必须个体化,因为长期使用左旋多巴与运动并发症及异动症的发生有关。这些观察使我们认识到,左旋多巴的长期治疗,可能由于多巴胺代谢形成的自由基加速了神经退行性变的进程[74]。ELLDO-PA(the Earlier versus Later Levodopa Therapy in Parkinson's Disease)研究旨在确定长期使用左旋多巴是否会加速神经退行性疾病反而使PD恶化[74]。42周后,通过UPDRS总评分的变化测量症状的严重程度。结果表明,安慰剂组比接受左旋多巴治疗的所有组中增加更多。这证实了左旋多巴的使用不会导致基于临床评估的疾病加速进展。对于未经治疗的个体,在患者报告功能(社交、职业或其他方面)恶化之前几乎没有理由启用左旋多巴。左旋多巴治疗的需要可能会被延迟。首先启动多巴胺受体激动药或MAO-B抑制剂治疗。这种方法对年轻的PD患者特别适用,他们可能罹患PD多年,并且有发展为运动并发症的高风险。以患者L. M.为例,尽管接受了近乎最大剂量的多巴胺受体激动药治疗,但他仍然出现了一些令人麻烦的症状,而且进展迅速,对他的工作表现构成了威胁。虽然普拉克索的剂量可以增加,但他可能会出现更多的白天嗜睡。因此,左旋多巴应该加入他的治疗方案中。

剂量

案例59-1,问题10: L. M. 决定开始使用卡比多巴/左旋多巴治疗。应该如何给药?

大约需要卡比多巴75~100mg/d才能使外周多巴脱羧酶达到饱和。大剂量使用卡比多巴通常没有必要,而且费用也高。卡比多巴/左旋多巴开始治疗剂量为25/100mg,每日3次。首选即释配方是因为它更易于调整剂量。在L. M.的案例中,根据个体需求或耐受情况,左旋多巴剂量可以每日或隔日增加100mg,直至达到每日8片(800mg)或最大有效剂量。

高水平的多巴胺能药物活性可能会导致棘手的峰值异动症。如果发生这种情况,可以调整给药剂量或给药频率,同时兼顾最有效的剂量(如使患者的开期最大化)和不产生不可接受的副作用(如棘手的异动症)。由于患者L. M.目前正在接受多巴胺受体激动药的治疗,他必须密切监测添加左旋多巴治疗后运动并发症的发展。

大多数早期PD患者左旋多巴治疗的起始剂量为300mg/d,在达到1000mg/d之前会显示出反应。当左旋多巴剂量超过750mg/d时,诸如患者L. M. 可以将卡比多巴/左旋多巴的比例从1∶4改为1∶10,以防止脱羧酶抑制剂过量。例如,如果L. M. 需要左旋多巴800mg/d,可以给予1∶10的卡比多巴/左旋多巴(10mg/100mg)每日4次,每次2片。如果L. M. 初始治疗未使用多巴胺受体激动药,一些临床医生会考虑在左旋多巴剂量超过600mg后,加用多巴

胺受体激动药。因为多巴胺受体激动药可直接刺激多巴胺受体,且半衰期较长,异动症的发生率较低,从而提供更平稳的多巴胺能反应。

通过改变饮食中的氨基酸摄入可以改变左旋多巴治疗的临床反应。左旋多巴是通过一种大型中性氨基酸转运系统主动转运透过血-脑屏障。这种转运系统也能促进氨基酸的血脑转运,如L-亮氨酸、L-异亮氨酸、L-缬氨酸和L-苯丙氨酸。左旋多巴与这些中性氨基酸竞争转运机制,这些氨基酸的血浆浓度高会降低大脑中左旋多巴的浓度[75]。应该告知患者即释卡比多巴/左旋多巴应在饭前30分钟或饭后60分钟服用,才能够达到最佳疗效。如果出现恶心和考虑食物管理,应鼓励低蛋白饮食。

不良反应

案例59-1,问题11: 自从开始使用卡比多巴/左旋多巴治疗后,L. M. 报告说有时会感到不安和烦躁,并且难以记住近来的事情。左旋多巴多大程度上导致了这些问题?该如何处理?

虽然左旋多巴是治疗PD最有效的药物,但它也有许多讨厌的副作用,如恶心、呕吐和厌食(50%的患者)、直立性低血压(30%的患者)和心律失常(10%的患者)。此外,15%的患者会出现精神障碍,在左旋多巴治疗的前6个月,多达55%的患者会出现异常的非自主运动(异动症)[76]。

虽然多巴胺受体激动药更常见,但精神副作用也与左旋多巴治疗有关,包括精神错乱、抑郁、精神异常、轻躁狂和生动的梦境。那些潜在的或已经存在的精神障碍和那些长期接受大剂量左旋多巴治疗的患者出现这些副作用的风险最大[77]。同时使用抗胆碱能药或金刚烷胺治疗会加剧这些症状。PD本身的进展与认知能力下降,以及更频繁地发生中枢神经系统症状有关,这可能是由于潜在的路易体病理学介导的。在某些情况下,可能很难区分药物和疾病的影响。

一些接受左旋多巴治疗的患者出现精神运动兴奋(如过度活跃、烦躁不安、激动)。类似地,据报道多达8%的患者出现轻度躁狂症,其特点是思维浮夸、思想不集中、思维离题和社会判断力差。正常的性活动通常会随着运动功能的改善而恢复,然而,左旋多巴治疗的患者中约1%出现性欲亢进和性欲增强[77]。

一般来说,大多数精神障碍副作用与剂量有关,减少多巴胺能药物的剂量可以改善症状。左旋多巴和多巴胺受体激动药同时服用的患者,如L. M.,应该首先尝试减少多巴胺受体激动药的剂量。如果症状没有改善,减少左旋多巴剂量也可能是必要的。然而,减少这些药物的剂量对于L. M. 可能不切实际,因为帕金森病症状很可能复发,而左旋多巴治疗的获益可能超过精神障碍的风险。

抗胆碱能药物

案例59-1,问题12: 抗胆碱能药物在治疗PD中起什么作用?患者L. M. 应该接受抗胆碱能药物治疗吗?

从 19 世纪中期起,就已经开始使用抗胆碱能药物治疗 PD,当时发现颠茄衍生物莨菪碱(东莨菪碱)可减轻 PD 症状[17]。目前,抗胆碱能药物主要用于治疗震颤。虽然通过多巴胺能药物恢复多巴胺和乙酰胆碱之间的平衡可以改善震颤,但震颤的解决可能是不完全的。抗胆碱能药物(如苯托品和苯海索)通过阻断纹状体内兴奋性神经递质乙酰胆碱起作用,从而使胆碱能敏感性相对增加的效应降到最低。直到 20 世纪 60 年代末金刚烷胺和左旋多巴被引入,抗胆碱能药物一直是治疗 PD 的主要手段。然而,因为抗胆碱能药物的副作用以及在治疗运动迟缓和肌强直的疗效方面比左旋多巴差,抗胆碱能药物已不再作为一线药物使用。这些药物产生外周和中枢介导的不良反应。外周副作用,如口干、视力模糊、便秘和尿潴留,是常见且令人烦恼的[20]。抗胆碱能药可以升高眼压,闭角型青光眼患者应避免使用。中枢神经系统的影响可能包括意识混乱、近期记忆受损、幻觉和妄想[17,20]。PD 患者由于高龄、并发疾病和认知功能受损,往往更容易受到这些中枢效应的影响[20]。抗胆碱能药通常用于治疗疾病早期的静止性震颤,特别是保留认知功能的年轻患者。鉴于患者 L. M. 的病史和临床表现,并且没有震颤,他不适合应用抗胆碱能药物。

进展期帕金森病的治疗

左旋多巴及辅助治疗

PD 的慢性进展性预示着患者在疾病后期会出现运动功能恶化。因此,有必要通过使用左旋多巴及联合其他辅助对症药物加强治疗。药物选择取决于控制运动症状的疗效、不良反应和运动并发症风险。图 59-3 概述了 AAN[16]、EFNS/MDS-ES[18] 和 NICE[17]关于进展期 PD 症状辅助治疗和运动并发症处理的指导方针。

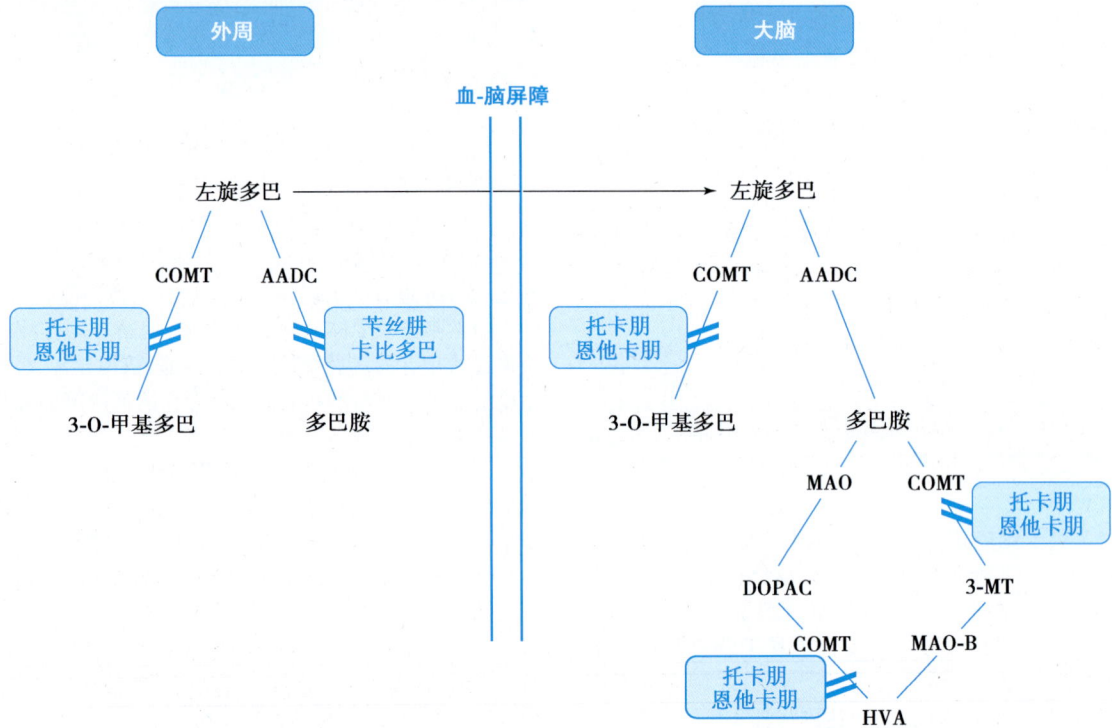

图 59-3 左旋多巴体内代谢途径。AADC,芳香氨基酸脱羧酶;COMT,儿茶酚氧位甲基转移酶;DOPAC,3,4-二羟苯乙酸;MAO,单胺氧化酶;3-MT,3-甲氧酪胺

运动并发症

案例 59-1,问题 13:患者 L. M. 开始左旋多巴治疗后,所有的帕金森症状得到显著改善。随后剂量规律地维持在卡比多巴/左旋多巴 25mg/250mg,每日 4 次。

经过 6 个月治疗后,患者 L. M. 开始出现异动症。异动症通常出现给药后的 1~2 小时,表现为扮鬼脸、噘嘴、吐舌头和躯干摇摆。通过减少普拉克索剂量至 0.5mg,每日 3 次,逐渐减少卡比多巴/左旋多巴剂量至 25mg/250mg,每日 3 次,可以减轻这些异动症。经过 3 年的左旋多巴治疗,L. M. 更严重的问题开始出现。早晨,L. M. 经常出现无法

动弹的情况。几乎每日,他都有几段时间(持续几分钟)无法移动,随后会突然转变到灵活状态,这通常与异动症相关。他继续服用卡比多巴/左旋多巴(25mg/250mg),每日 3 次,但服用一剂后症状缓解仅仅维持 3~4 小时。此外,对给定剂量的反应也各不相同,下午药效较差。有时他会出现"冻结",特别是上楼梯或需要迅速移动时。这些临床反应的改变,可能的解释是什么?

虽然存在变数,左旋多巴的初始反应期可能持续长达 5 年。在这初始稳定期过后,接受 50%~90%接受左旋多巴治疗 5 年以上的患者最终会出现运动并发症[78]。运动并发症可能表现为多巴胺能活动过多(异动症)、多巴胺能活动过少(运动不能)或两者同时出现。

在评估这些运动波动时,重要的是明确哪些影响是由疾病引起的,哪些是由药物引起的。例如,左旋多巴诱导的剂峰异动症往往与运动波动同时出现[78,79]。剂峰舞蹈症是一种短暂、不规则和不稳定的运动,是最常见的异动症,常发生于长期左旋多巴(有时为多巴胺受体激动药)治疗后,由于左旋多巴水平下降,这些症状往往在给药间隔结束时消退。其严重程度与左旋多巴剂量、病程和疾病分期以及发病年龄相关[79]。如果出现剂峰异动症,应考虑以下策略:可以降低左旋多巴剂量,增加给药频率;如果服用卡比多巴/左旋多巴的修饰释放制剂,可以考虑转换为即释片剂(便于调整剂量);可以添加延长左旋多巴半衰期但不能提供稳定左旋多巴血浆浓度的药物(如 COMT 抑制剂、MAO-B 抑制剂),也可以使用抗运动障碍药如金刚烷胺。左旋多巴吸收速度和程度的变化、饮食基质(如中性氨基酸)与大脑竞争转运机制、左旋多巴药物相互作用(表 59-4)以及左旋多巴代谢物对受体结合的竞争,可以进一步解释观察到的

左旋多巴的各种反应。两种较常见的运动并发症是开-关现象和剂末现象。剂末现象是最可预测的,发生在症状缓解期后的给药间隔后期;因为左旋多巴是一种短效药物,其消除半衰期约为 1.5h,所以晚上剂量的大部分效果会在早晨消失。因此,L.M. 早上会出现一段时间动弹不能并不奇怪。在服用早晨剂量后,大多数患者的这种情况就会等到缓解。可以通过各种方法改善剂末现象,例如缩短给药间隔或加入其他辅助药物联合治疗(如果未联合治疗),包括多巴胺受体激动药、MAO-B 抑制剂或左旋多巴增量药如 COMT 抑制剂。开-关现象被描述为从运动状态(通常与异动症有关)到帕金森状态的随机波动,它会突然发生就像打开或关闭一个开关。这些波动可以持续几分钟至几小时,且频率和强度随着时间推移逐渐增加。尽管开期常伴有异动症,但大多数患者更喜欢处于"开"而不是"关"(或不能动)状态。然而,对一些患者来说,异动症可能比帕金森症更容易致残。

表 59-4

左旋多巴药物相互作用

药物	相互作用	作用机制	注解
抗胆碱能药物	↓左旋多巴疗效	胃排空↓,因此左旋多巴在消化道中降解↑,吸收数量↓	当抗胆碱能药物引起胃肠道活动性↓时,左旋多巴疗效↓。使用左旋多巴的患者停用抗胆碱能药物时,警惕左旋多巴毒性迹象。理论上两者相互作用的临床意义不是主要问题
苯二氮䓬类药物	↓左旋多巴疗效	机制未明	谨慎与左旋多巴合用,如果出现药物相互作用,停用该药
硫酸亚铁	↓左旋多巴口服吸收50%	形成复杂的螯合物	避免同时给药或间至少隔2h给药
食物	↓左旋多巴疗效	中性氨基酸与左旋多巴竞争肠道吸收	尽管左旋多巴通常与食物同服减缓吸收速度和↓中枢催吐效应,但应避免高蛋白饮食
MAOI(如,苯乙肼、反苯环丙胺)	高血压危象	外周多巴胺和去甲肾上腺素	避免组合使用;可以使用 MAO-B 抑制剂如司来吉兰,但治疗 2~3d 后应减少左旋多巴的剂量,卡比多巴可以最大限度地减少接受 MAOI 的患者对左旋多巴的高血压反应
甲基多巴	↑或↓左旋多巴疗效	作为中枢或外周脱羧酶抑制剂	观察反应;可能需要换另一种降压药
甲氧氯普胺	↓左旋多巴疗效	中枢多巴胺阻滞剂	避免同时使用
抗精神病药(如丁酰苯、吩噻嗪类)	↓左旋多巴疗效	阻滞中枢多巴胺神经传递	严重相互作用;避免联合使用
苯妥英	↓左旋多巴疗效	机制不明	避免联合使用
维生素 B₆	↓左旋多巴疗效	左旋多巴的外周脱羧反应	左旋多巴与卡比多巴合用时未观察到。避免左旋多巴单药治疗补充维生素 B₆
三环抗抑郁药	↓左旋多巴疗效	由于延迟排空导致左旋多巴在消化道中降解	慎用

GI,胃肠道;MAOI,单胺氧化酶抑制剂。

在疾病的早期阶段,一般可以通过药物调整来控制帕金森症状而不至于诱导出异动症。然而,随着疾病的进展和治疗窗的缩小变窄,患者处于开期复杂的异动症和关期的活动不能之间循环往复是常见的[78,79]。最终,尽管左旋多巴的剂量可以调整,但很多晚期 PD 患者依然会出现严重的异动症或者完全的动弹不能。在大多数患者中,这种情况的发生与给药时机或左旋多巴血清浓度水平并没有明确的联系[78]。

运动并发症和异动症的病理生理基础尚不完全清楚,但可能跟多巴胺对中枢受体的不完全传递有关[78]。由于疾病进展和终末多巴胺丢失,突触前储存多巴胺的能力减弱,影响了维持相对恒定的纹状体多巴胺浓度的能力。因此,多巴胺受体受到间歇性的或脉冲式的刺激,而不是一种更为生理性的刺激。谷氨酸等神经递质介导的兴奋通路过度活跃也可能参与其中。

> **案例 59-1,问题 14:** 有哪些方法可以减少患者 L.M. 的运动波动?

卡比多巴/左旋多巴修饰释放制剂

与常规口服制剂相比,左旋多巴持续释药制剂更能从理论上可以更有效地复制正常生理机能,减少运动并发症。延长卡比多巴/左旋多巴释放时间的 3 种产品包括控释片、缓释胶囊和供胃肠道输注用的肠内悬液。在一项为期 12 周的研究中,使用肠内悬液进行胃肠道输注给药,关期时间(off-time)减少了 1.91 小时($P=0.0018$),而开期时间(on-time)增加了 1.86 小时($P=0.0059$)[80]。由于通过十二指肠/空肠上段固定输注泵给药,该法通常作为专科中心的保留疗法。

卡比多巴/左旋多巴控释制剂

卡比多巴/左旋多巴控释(controlled-release, CR)片剂配方含有卡比多巴 25mg、左旋多巴 100mg 或卡比多巴 50mg、左旋多巴 200mg,包裹在溶蚀性聚合物基质之中,以延缓其胃溶出。虽然从理论上讲,血浆左旋多巴下降速度减慢,可以减少关期时间,但临床研究中并未发现 CR 制剂与即释制剂在关期时间或减少异动症方面存在差异[17,18]。因此,不建议将卡比多巴/左旋多巴 CR 制剂作为减少关期时间或减少异动症的主要策略[17]。

与即释(immediate-release, IR)制剂相比,卡比多巴/左旋多巴 CR 制剂效果不佳的一个可能原因是其吸收不稳定。卡比多巴/左旋多巴 CR 制剂的生物利用度比 IR 制剂低 30%左右。从卡比多巴/左旋多巴常规制剂转换为 CR 制剂的患者应接受一个可增加 10%左旋多巴的剂量,然后剂量应滴定至临床反应[81]。有趣的是,食物管理可提高 25%左旋多巴峰浓度。鉴于卡比多巴/左旋多巴 CR 制剂无明显优势,患者 L.M. 不应改用这种配方。

卡比多巴/左旋多巴缓释制剂

卡比多巴/左旋多巴缓释(extended-release, ER)胶囊配方包含了 IR 微丸和 ER 微丸的组合,旨在规避 CR 片剂配方的药动学问题。虽然两种制剂都能持续释放 6 小时,但 ER 胶囊可以更快地缓解症状,其峰值可与 IR 制剂相媲美(1 小时 vs CR 2 小时)[82]。与 CR 制剂类似,ER 制剂可使左旋多巴的生物利用度减少约 50%[83]。因此,制造商提供了来自 IR 制剂的特定剂量转化。与 CR 制剂相反,高脂肪和高热量食物会降低左旋多巴峰值,可能会延迟吸收 2~3 小时,建议当日的第一次剂量在进食前 1~2 小时服用。对于吞咽困难的患者,这些胶囊可以打开,撒在苹果酱上,这是 ER 配方的另一个优点。

在一项安慰剂对照研究中,393 例患者随机分组,服用 IR 制剂或 ER 制剂,观察 22 周[84]。在第 1~9 周滴定至稳定剂量后,再随访 13 周。与基线评估相比,ER 组患者关期时间比 IR 组减少了约 1h/d($P<0.0001$),这种效果伴随着开期时间的增加,而没有令人烦恼的异动症约 1 小时($P=0.0002$)。值得注意的是,在按制造商指导剂量转换的患者中,60%需要进一步加量,13%需要减量[84]。

基于该证据,ER 制剂可以改善患者 L.M. 的关期时间,但不太可能影响异动症。因此,可能不适合转换治疗。增加服用卡比多巴/左旋多巴 IR 制剂的频率,同时避免大幅增加每日总剂量(那会加重异动症),可能会改善他的病情。早上的剂量在起床前服用,可能有助于解决他清晨的问题。如果这些措施未能改善 L.M. 的症状,可考虑使用辅助药物,如多巴胺受体激动药、阿扑吗啡救援、金刚烷胺、COMT 抑制剂和 MAO-B 抑制剂。

多巴胺受体激动药

一项多中心、安慰剂对照研究,纳入 360 例患者,平均病程 9 年,评估进展期 PD 患者在左旋多巴治疗上加用普拉克索的疗效[85]。普拉克索逐渐滴定至最大耐受有效剂量。在 6 个月的维持期结束时,与基线值相比,接受普拉克索治疗的患者 ADLs 改善了 22%($P<0.0001$),运动评分改善了 25%($P<0.01$)。普拉克索治疗组患者平均关期时间减少 31%,而安慰剂组只减少 7%($P<0.0006$)。普拉克索组患者中异动症和幻觉更为常见,76%的患者需要减少左旋多巴剂量,而安慰剂组为 54%。使用普拉克索治疗的患者,左旋多巴每日总剂量减少 27%,而安慰剂组为 5%。

研究发现,在进展期 PD 患者的左旋多巴治疗中加用罗匹尼罗也能改善运动评分[53]。在一项多中心、双盲、随机平行组研究中,与安慰剂相比,接受罗匹尼罗治疗的患者在清醒时间内的关期时间缩短了更多(11.7% vs 5.1%),差异为 0.4 小时。大多数接受罗匹尼罗治疗的患者关期时间显著减少了 20%(35% vs 13%,$P=0.003$)。在接受左旋多巴治疗的患者中,左旋多巴剂量平均减少了 19%。

长效多巴胺激动药制剂,包括罗匹尼罗和罗替戈汀缓释(ER)制剂,也显示出减少关期时间。在一项研究中,208 例 PD 患者接受为期 3 年的左旋多巴治疗,每日服用左旋多巴剂量低于 600mg,但没有得到最佳控制。研究发现,一种延长释放时间、每日给药 1 次的罗匹尼罗 ER 制剂可以改善运动评分,其方式类似于增加左旋多巴的剂量。然而,罗匹尼罗受试者中只有 3%出现异动症,而左旋多巴受试者中有 17%出现异动症($P<0.001$)[86]。在中、晚期 PD 中,在开使

治疗后 2 周内观察到治疗效果[87]。在晚期 PD 中，罗匹尼罗 ER 制剂比 IR 制剂更能减少关期时间。一项随机双盲试验，纳入 343 例患者，观察 24 周，结果显示，与 IR 制剂相比，接受罗匹尼罗 ER 制剂治疗的患者，关期时间至少减少了 20%（调整 OR：1.82，1.16～2.86，$P=0.009$）[88]。这些结果分不清到底是罗匹尼罗 ER 制剂相对剂量较高还是因为左旋多巴剂量减少较多所致。罗替戈汀也用于评价减少晚期 PD 患者的关期时间，结果显示显著减少了关期时间约 2.5 小时，并且在治疗的第一周就能看到效果[50]。

因为患者 L. M. 处于疾病进展期，尽管治疗方案已包括多巴胺受体激动药，但仍然在出现运动波动，进一步调整多巴胺受体激动药不会带来额外的获益。调整任何药物必须考虑到使异动症恶化及加重中枢神经系统不良反应的可能性。

阿扑吗啡

阿扑吗啡（apomorphine）是一种可注射的多巴胺受体激动药，被批准用于 PD 患者少动或关期发作的治疗。在一项对 29 名患者进行的随机、双盲、平行组研究中，使用阿扑吗啡治疗后，关期（约 2 小时）减少了 34%，而安慰剂组减少 0%（$P=0.02$）[89]。阿扑吗啡组 UPDRS 运动评分平均下降 23.9 分（62%），安慰剂组下降 0.1 分（1%）（$P<0.001$）。阿扑吗啡组的不良事件包括打哈欠（40%）、异动症（35%）、困倦或嗜睡（35%）、恶心或呕吐（30%）和头晕（20%），尽管只有打哈欠与安慰剂相比有统计学差异（40% vs 0，$P=0.03$）。

因为阿扑吗啡治疗时经常发生恶心和呕吐，所以应该服用止吐药，如曲美苄胺（trimethobenzamide）。止吐药应该在启动阿扑吗啡治疗前 3 日开始服用，并持续服用 2 个月[89]。阿扑吗啡不应与昂丹司琼（ondansetron）及其他治疗恶心的 5-羟色胺拮抗剂合用，因为联合使用可能导致严重的低血压。此外，其他止吐药，如奋乃静（prochlorperazine）和甲氧氯普胺（metoclopramide），不应与阿扑吗啡同时服用，因为这些多巴胺拮抗剂会降低阿扑吗啡的疗效。

阿扑吗啡皮下注射剂量为 2～6mg。在监测血压时，建议使用 2mg 的测试剂量。如果可以耐受，建议从 2mg 开始，随后根据需要每隔几日增加 1mg。给药后 10～60 分钟可达到血药浓度峰值，所以起效迅速。然而，剂量测试和剂量滴定费时，必须在医生的监督下进行，患者一旦发生不能动，可能需要他人注射药物。在严重的病例中，使用皮下注射，但仅限于研究机构和高水平的临床中心。由于这些原因，阿扑吗啡没有得到广泛应用。鉴于患者 L. M. 几乎每日都出现运动波动，长期频繁使用阿扑吗啡并不是一个可行的解决方案。

金刚烷胺

抗病毒药物金刚烷胺（amantadine），被意外发现可以改善 PD 症状，当时一位 PD 患者使用本品治疗流感，帕金森症状得到缓解[90]。金刚烷胺能减轻大约 50% 的 PD 患者的所有帕金森致残症状，通常在开始治疗后几日内起效。然而，早期试验表明，金刚烷胺的疗效可能受到 1～3 个月内

发生快速耐受（tachyphylaxis）的限制[91]。虽然这些试验表明，异动症减少高达 40%，但以往对金刚烷胺减少异动症的评估受到方法学的限制。

金刚烷胺治疗 PD 的病理生理学基础尚不完全清楚，它可能增加多巴胺的释放，并可能抑制其再摄取[92]；抗胆碱能作用也被提出。过量的谷氨酸能活动与多巴胺能运动障碍的病理生理学有关。金刚烷胺是 N-甲基-d 天门冬氨酸（NMDA）受体拮抗药，可阻断谷氨酸的传递[93]。金刚烷胺使异动症的严重程度和持续时间降低了约 50%，而对运动功能不产生负面影响[94-97]。有两项试验采用金刚烷胺治疗 6 个月至 1 年，评估对左旋多巴诱发的异动症患者的长期疗效。这些试验评估了金刚烷胺洗脱 3 周至 3 个月 UP-DRS 运动检查和运动并发症亚评分的变化。与继续服药组相比，那些停用金刚烷胺的患者，左旋多巴诱发的异动症在中位时间（7 日）内出现恶化，这表明金刚烷胺尽管在早期试验中出现了快速耐受，但仍有可能继续获益[98,99]。指南建议，那些不能通过其他疗法充分控制异动症的患者，可考虑保留使用金刚烷胺[17]。

患者 L. M. 是否决定使用金刚烷胺，应该根据他的异动症是否比关期更成问题。如果是，应该在早餐时开始服用金刚烷胺 100mg/d；5～7 日后可以在午餐时加服金刚烷胺 100mg，可增加至最大剂量 300mg/d。但是，超过 200mg/d 剂量会增加不良反应，应谨慎使用。金刚烷胺经肾排泄，肾功损害患者应该减少剂量[100]。如果 L. M. 的异动症可以忍受，但关期的持续时间更成问题，那么选择另一种药物，如 COMT 抑制剂或 MAO-B 抑制剂可能比此时开始服用金刚烷胺更合适。

金刚烷胺的副作用主要涉及胃肠道（如恶心和呕吐）和中枢神经系统（如头晕、混乱、失眠、噩梦和幻觉）。同时接受抗胆碱能治疗的患者可能会有更明显的中枢神经系统副作用[100]。网状青斑（livedo reticularis），一种通常累及下肢的玫瑰色皮肤斑点，可在金刚烷胺治疗后 2 周内发生。网状青斑的后果完全是美容性的，没有必要停止治疗。踝水肿可能与网状青斑相关联。抬高腿部、利尿疗法和减少剂量往往能减轻水肿。

儿茶酚-氧位-甲基转移酶抑制剂

儿茶酚-氧位-甲基转移酶（catechol-O-methyltransferase inhibitors，COMT）是一种广泛分布于体内的酶，负责许多儿茶酚类和羟基化代谢产物的生物转化，包括左旋多巴。当芳香 AAD 抑制剂卡比多巴与左旋多巴合用时，左旋多巴通过该通路向多巴胺的外周转化受到抑制。因此，通过 COMT 将左旋多巴转化成 3-氧位-甲基多巴（3-OMD），成为左旋多巴降解的主要代谢途径，代谢产物 3-OMD 缺乏抗帕金森病的活性，可能与左旋多巴竞争转运进入血液循环和大脑。通过 COMT 抑制剂阻止左旋多巴在外周降解，可以增强左旋多巴的疗效。

恩他卡朋（entacapone）和托卡朋（tolcapone）是选择性、可逆的有效 COMT 抑制剂，可以增加左旋多巴透过血-脑屏障的数量（图 59-4），从而提高其治疗效果。这些药物的使用与开期时间的增加和左旋多巴日剂量的减少有

关[101,102]。恩他卡朋和托卡朋的药理学和药代动力学作用的比较,见表 59-5[101-103]。两项非对照试验和一项对服用恩他卡朋出现运动波动的患者的对照评估,将患者切换到托卡朋,与继续服用恩他卡朋进行比较。这些试验暗示了托卡朋与恩他卡朋相比的治疗获益。然而,托卡朋与致命的急性暴发性肝衰竭有关,这导致服用托卡朋需要严格的

肝功能监测,从而限制了托卡朋的临床应用。一旦开始服用托卡朋,应该在基线时和前半年内的每 2~4 周分别进行肝功能检测,然后根据临床需要定期跟踪随访[101]。由于与托卡朋相关的肝毒性风险,恩他卡朋是首选的 COMT 抑制剂。如果患者 L. M. 希望增加他的开期时间,恩他卡朋将是一个很好的选择。

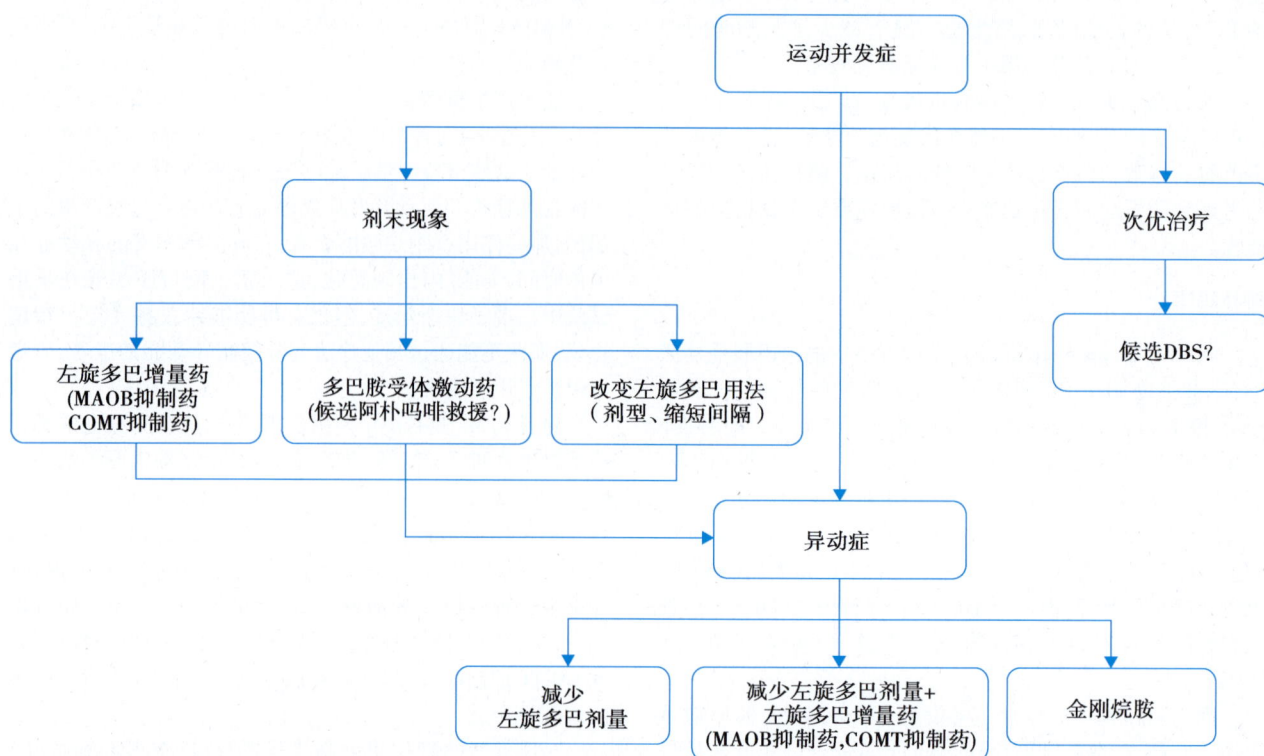

图 59-4 晚期 PD 运动并发症推荐治疗方案。DBS,深部脑刺激

表 59-5

儿茶酚-氧位-甲基转移酶(COMT)抑制剂的药理学和药代动力学特性

	托卡朋	恩他卡朋
生物利用度	65%~68%	30%~46%
T_{max}/h	1.7	1
蛋白结合率	99.9%	98%
代谢	葡萄糖醛酸化;CYP3A4,2CYPA6 乙酰化作用;COMT 甲基化	异构化,葡萄糖醛糖酸化
$t_{1/2}$/h	2~3	双相:0.4~0.7,2.4
COMT 抑制时间/h	16~24	8
COMT 抑制最大值(200mg 时)	>80%	65%
左旋多巴 AUC 增加率	100%	35%
左旋多巴 $t_{1/2}$ 增加率	75%	85%
给药方法	每日 3 次,间隔6h	与每剂左旋多巴同服

AUC,曲线下面积;COMT,儿茶酚-氧位-甲基转移酶;CYP,细胞色素 P-450。

恩他卡朋

案例 59-1,问题 15: 在调整了卡比多巴/左旋多巴服药频率并加用金刚烷胺 6 个月后,患者 L. M. 诉其异动症已经不太麻烦,但他现在无法移步的时间更长了(持续几分钟)。目前用药为:金刚烷胺 100mg,每日 2 次;普拉克索 0.5mg,每日 3 次;即释卡比多巴 25mg/左旋多巴 250mg,每日 5 次。但"即使在好日子",服用一剂,也只能缓解症状 2~3 小时。现决定启动恩他卡朋治疗,并逐渐停用普拉克索。恩他卡朋对减轻 PD 症状的疗效如何?

在首次引入左旋多巴的同时,早期启动 COMT 抑制剂被认为是减少左旋多巴诱导的运动并发症的一种方法[104]。从理论上讲,这一策略应该能提供更为稳定的左旋多巴血药浓度,并减少对纹状体多巴胺受体的脉冲刺激。这种策略在一项达灵复(Stalevo)减轻 PD 异动症评估(Stalevo Reduction in Dyskinesia Evaluation in Parkinson Disease, STRIDE-PD)研究中得到验证。该研究是一项多中心、双盲研究,747 例患者随机分配到卡比多巴/左旋多巴或卡比多巴/左旋多巴/恩他卡朋(entacapone)两个组,每日给药四次。令人惊讶的是,随机分配接受卡比多巴/左旋多巴/恩他卡朋治疗的患者实际上更早出现异动症(风险比 1.29,P=0.04),并在 134 周增加异动症的发生率(42%vs 32%,P=0.02)。这些发现可能由于恩他卡朋组多巴胺能治疗的使用增加而混淆了。STRIDE-PD 研究结果不支持早期应用恩他卡朋联合左旋多巴减少运动并发症的发生。

在两项关键的多中心、随机、双盲、安慰剂对照试验中,确定了恩他卡朋作为左旋多巴辅助药物治疗运动并发症的有效性和安全性[105,106]。这两项研究的受试者均为特发性 PD 患者,伴有运动波动包括剂末效应,尽管服用了最大耐受剂量的左旋多巴。在两项试验中,患者随机分配接受恩他卡朋 200mg 或安慰剂(最多 10 剂/d),联合卡比多巴/左旋多巴[105,106]。在这两项试验中,关期时间(约 1 小时)、UPDRS 评分(改善 10%)和左旋多巴剂量(减少约 80~100mg/d)的显著改善是一致的。

剂量

案例 59-1,问题 16: 患者 L. M. 该什么时候开始使用恩他卡朋?如何安排剂量?

恩他卡朋被批准作为左旋多巴的辅助治疗药物,用于治疗 PD 患者的剂末现象或剂末恶化(end-of-dose deterioration)。本品以 200mg 片剂与卡比多巴/左旋多巴一起给药,最多 8 片/日。复方片剂含有即释卡比多巴/左旋多巴的比例为 1:4。一旦患者服用卡比多巴/左旋多巴和恩他卡朋的单药配方稳定下来,就可以切换到这种复方片剂。如果出现异动症,可能有必要将左旋多巴剂量降低约 10%~25%,尤其是如果患者每日服用左旋多巴超过 800mg 时。尽管 L. M. 已停用普拉克索,但是他仍然需要监测异动症,特别在治疗的最初几周,因为也可能需要减少卡比多巴/左旋多巴的剂量。

不良反应

案例 59-1,问题 17: 恩他卡朋有哪些不良反应,该如何处理?

恩他卡朋引起的不良反应大多数与左旋多巴暴露增加相一致,包括异动症(50%~60%)、头晕(15%~20%)、恶心(10%~25%)和幻觉(1%~14%)[105,106]。将左旋多巴剂量减少 10%~15% 作为规避这些不良反应的策略,在大约三分之一出现异动症的患者中获得了成功。与恩他卡朋相关的其他不良反应包括尿液变色(11%~40%)、腹泻(10%)和腹痛(6%)[105,106]。尿液变色(棕黄色)是由于恩他卡朋及其代谢产物所致,被认为是良性的,但这种影响应告知患者以避免不必要的担心。最常见的退出临床研究和停止治疗的原因是严重腹泻(2.5%)[107]。尽管 STRIDE-PD 研究结果表明,与服用卡比多巴/左旋多巴的患者相比,服用卡比多巴/左旋多巴/恩他卡朋复合片的患者可能增加心血管事件(如心肌梗死、卒中和心血管死亡)的风险,然而,随后的 FDA 分析未发现风险增加[108]。

单胺氧化酶 B 抑制剂

司来吉兰

更严重的疾病中,司来吉兰可以作为左旋多巴的症状辅助药使用。研究发现,50%~70%的患者的剂末现象有所改善,左旋多巴的每日总剂量减少多达 30% 而不延长开期[109,110]。这一改善还显示,60%接受治疗的患者最初出现异动症的恶化,这可能与左旋多巴的剂量减少相抵消。在一项为期 12 周的随机、多中心、平行组、双盲研究中,司来吉兰显示出可减少关期时间 32%(2.2 小时),而安慰剂组减少关期时间为 9%(0.6 小时;P<0.001),但在相同的试验中不具有重复性[111,112]。作者推测,这种冲突的部分原因可能是在 PD 试验中发现的安慰剂效应大且可能存在变数。开-关效应对加用司来吉兰的反应较小。

雷沙吉兰

雷沙吉兰作为左旋多巴的辅助药物治疗晚期 PD 也进行过研究。当雷沙吉兰添加到左旋多巴治疗中时,雷沙吉兰可以改善运动波动,减少关期时间 1.4 小时和 1.8 小时(分别为 0.5mg/d 和 1mg/d 剂量组),安慰剂为 0.9 小时[113]。与安慰剂相比,0.5mg/d 和 1mg/d 雷沙吉兰治疗组的关期时间更短,分别为 0.49 小时(0.08~0.91,P=0.02)和 0.94 小时(1.36~0.51,P<0.001)。据报道,雷沙吉兰组在关期状态下 UPDRS 中 ADLs 子评分、开期状态下的运动能力及临床医生的总体评估均有显著改善,在 1mg/d 雷沙吉兰组异动症略有加重。作为左旋多巴的辅助治疗,雷沙吉兰的疗效似乎与恩他卡朋有相似的疗效[16]。在雷沙吉兰每日给药一次辅助治疗的持续效果(LARGO)研究中,与每剂左旋多巴给予恩他卡朋 200mg 相比,雷沙吉兰 1mg/d 以相似的方式减少了每日总关期时间(雷沙吉兰减少 21% 或 1.18 小时,恩他卡朋减少 21% 或 1.2 小时)[114]。如果在与左旋多巴合用时出现异动症,可能需要减少左旋多巴的剂量。

沙芬酰胺

沙芬酰胺(safinamide)于 2017 年 5 月获得 FDA 批准,作为卡比多巴/左旋多巴的辅助药物,用于"关期"发作的患者。它未被批准作为单药疗法,因此之前未作讨论。其不良反应与雷沙吉兰相似(见表 59-2)。此外,应监测患者的视力变化,因为动物实验中发现视网膜脱离和感光细胞丢失。禁忌证药物清单很广泛,应在开始治疗前审查。沙芬酰胺半衰期为 20~26 小时,在 5~6 日内达到稳态,无需关注饮食服用。它需要肝剂量调整,但不需要肾剂量调整。目前,临床实践中使用的范围和最终在治疗中的地位尚不清楚。

帕金森病的外科治疗

> **案例 59-1,问题 18:** 患者 L. M. 现在被归类为 Hoehn-Yahr 分期[2]3 期末。他现在服用金刚烷胺 100mg,每日 2 次;即释卡比多巴/左旋多巴 25mg/250mg,每日 5 次;随服恩他卡朋 200mg,每日 5 次。在过去的几个月里,他对 PD 的总体控制明显减弱。他的开期时间约为 6h/d,大部分时间伴有讨厌的异动症。大多数时候,他的日常生活活动需要帮助。他的认知功能保持完好,没有抑郁。他听说手术治疗可以使 PD 患者获益。对于进展期 PD 患者,手术治疗是否优于药物治疗?

对于药物治疗无法充分控制的进展期 PD 患者,有两种类型的手术治疗。第一种方法是在大脑的特定部位进行不可逆的手术损伤(例如,后腹侧苍白球毁损术或立体定向丘脑切开术);第二种方法是手术植入向大脑的特定部位发送电脉冲的设备[如深部脑刺激(deep brain stimulation, DBS)](图 59-5)。已证实后腹侧苍白球毁损术可以减少对侧异动症,并可能允许使用更高剂量的左旋多巴来控制肌强直和运动迟缓[115]。然而,苍白球毁损术有一个明显的缺点是需要在视神经束附近进行损伤,这可能会有失明的风险。苍白球毁损术的其他可能的风险包括无力、麻痹和出血,这些可能导致卒中及言语障碍。立体定向丘脑切开术已被证明可以减少衰弱性震颤症状,并改善 PD 患者肌强直[116]。这种干预措施可以消除 80% 的患者的对侧震颤,而且可以持续改善长达 10 年。然而,与苍白球毁损术一样,丘脑切开术的缺点是需要在基底神经节造成不可逆的损伤,这可能会限制新手术的效果,因为新手术方法可用。因此,对于无法靠药物治疗充分控制症状的晚期 PD 患者而言,DBS 是目前首选的手术方法。DBS 在丘脑底核(STN)或内侧苍白球(GPi)植入电极,电极与皮下埋藏式起搏器相连接,将高频刺激传送到预期的目标。DBS 的优点包括不必造成不可逆的脑损伤,并且为改变靶点部位和程序刺激参数提供了灵活性。

DBS 的疗效在一项分两部分的研究中得到了证实。255 例原发性 PD 患者对左旋多巴有反应,但有持续的运动功能障碍症状[117]。患者随机分配接受 DBS 或最佳药物治疗,随访 6 个月。接受 DBS 的患者获得无异动症的平均开期时间为 4.6 小时/日,而药物治疗组为 0(P<0.001)。此外,71%接受 DBS 的患者有临床意义的运动功能改善(UPDRS 运动评分变化≥5),而药物治疗组只有 32%(P<0.001)[117]。

> **案例 59-1,问题 19:** 哪种手术治疗方式最适合患者 L. M.?

L. M. 似乎是 DBS 的理想人选。DBS 候选人应为特发性 PD 患者,且对左旋多巴有反应,尽管接受最优的药物治疗方案,仍然会出现运动并发症或震颤。理想情况下,由于认知功能有下降的风险,存在认知或精神问题的患者应该避免 DBS。DBS 没有严格的年龄限制,但是患者年龄小于 70 岁(如 L. M.),似乎手术后恢复更快,运动能力也得到更大的改善。与 GPi 的 DBS 相比,STN 的 DBS 对左旋多巴的剂量需要明显减少[118-121],但数据表明,当以 GPi 为目标时,对其他非运动症状如视觉处理速度和抑郁的影响更有利[118]。

研究性药物治疗

> **案例 59-2**
>
> **问题 1:** 患者 K. B. 女,61 岁,从家庭医生转介到运动障碍诊所,诊断为 PD,Hoehn-Yahr[2]1 期。她左臂摆动稍微减弱,单侧手静止性震颤。既往病史高血压和轻度肾功能不全(血清肌酐为 1.4mg/dl)有重要意义。自从她最初看家庭医生以来,一直在几个与 PD 相关的网站上搜索各种 PD 治疗信息。是否有什么抗氧化剂、膳食补充剂或其他研究疗法能使 K. B. 获益?

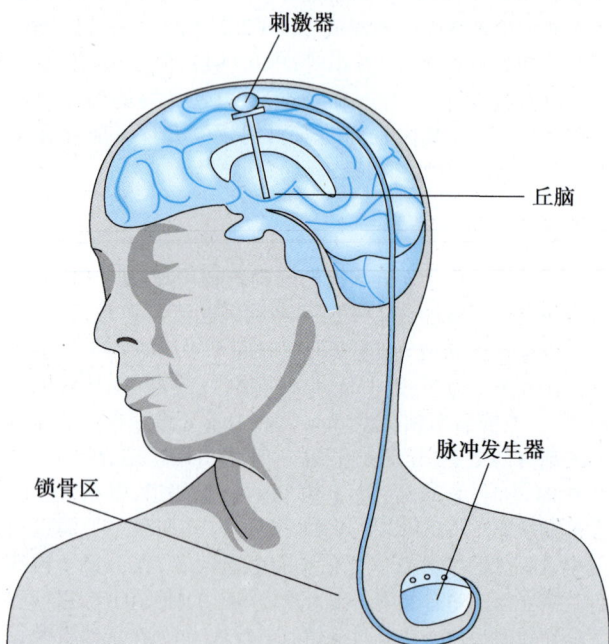

图 59-5 深部脑刺激。通过手术将脉冲发生器植入锁骨下小袋,向丘脑发射高频电脉冲,从而阻断与震颤相关的神经通路。(来源:Adapted with permission from Smeltzer SC, Bare BG. *Textbook of Medical-Surgical Nursing*. 9th ed. Philadelphia, PA:Lippincott Williams & Wilkins;2000.)

刺激器

丘脑

脉冲发生器

锁骨区

抗氧化剂

抗氧化剂(antioxidants)由于具有清除自由基作用,推测其能使 PD 患者获益。大部分对 PD 抗氧化治疗的综合评价来自于 DATATOP 研究[109,122,123]。在这项研究中,早期 PD 患者分配到四种治疗方案:维生素 E(2 000IU/d)和司来吉兰安慰剂;司来吉兰(10mg/d)和维生素 E 安慰剂;司来吉兰和维生素 E 积极治疗;或两种安慰剂。主要终点为需要开始左旋多巴治疗的时间。大约随访 14 个月后,维生素 E 组与安慰剂组之间在需要左旋多巴治疗的时间上没有差异[123]。因此,尽管有理论上的好处,但是缺乏临床数据支持常规使用维生素 E,所以不推荐 K. B. 使用维生素 E[124]。

辅酶 Q10

辅酶 Q10(coenzyme Q10,CoQ10)是一种参与线粒体电子传递链的抗氧化剂,已证明 PD 患者体内有所减少[125]。用 CoQ10 治疗的 PD 患者的无效性分析未显示出统计学意义,但达到了无效的阈值。随后对早期 PD 患者进行两项Ⅲ期临床试验,均未显示出症状改善或神经保护作用[125-127]。在对 600 例早期 PD 患者的评估中,受试者随机分为两组,一组每日服用维生素 E 1 200IU 或 CoQ10 2 400mg;另一组每日服用维生素 E 1 200IU。由于未能达到预先设定的无效终点和与安慰剂相比不良结局的趋势,该研究被提前终止[127]。由于缺乏支持 CoQ10 的数据,建议 K. B. 避免使用 CoQ10。

肌酸和米诺环素

与 CoQ10 类似,肌酸(creatine)被认为在线粒体能量的产生过程中发挥作用,并在动物模型中证明可以防止 MPTP 诱导的多巴胺耗竭[128]。米诺环素(minocycline)是一种抗感染药,也有抗炎作用,推测其可改变神经炎症反应,这种炎症反应会导致 PD 患者多巴胺能神经元丢失。在 PD 的 MPTP 动物模型中,米诺环素也显示出具有保护作用[128]。

肌酸和米诺环素在 PD 中的应用,在一项无效设计研究中进行了验证。该研究将无需治疗的早期 PD 患者随机分配到接受肌酸 10g/d、米诺环素 200mg/d,或安慰剂组[128]。12 个月后,UPDRS 总平均分的变化不能认为无效,并符合进一步临床试验的标准。该试验的长期随访发现,到 18 个月时,需要对症治疗的患者并无差异,但过早停用米诺环素的患者明显增多(23% vs 肌酸 9% 和安慰剂 6%)。考虑到长期使用米诺环素等药物诱导抗生素耐药性的问题尚未解决,以及对耐药性的担忧,一般不推荐使用米诺环素。在中期分析的基础上,一项长期、随机、双盲、安慰剂对照试验,肌酸 10g/d 与早期治疗 PD 的安慰剂比较,因无效提前终止。该试验的结论是,肌酸治疗至少 5 年不支持其在 PD 中应用[129]。鉴于缺乏支持这些药物的数据,K. B. 应该避免使用这些药物。

未来的治疗方法

随着 PD 研究和生物制药技术的发展,新的治疗靶点和治疗方式不断被研究。这些靶点包括转录因子、蛋白质及其突变。正在开发的新药和生物技术包括小分子药物传递(如神经胶质细胞源性神经营养因子)干细胞疗法和神经细胞移植。

帕金森病的非运动症状

虽然 PD 的主要特征是运动功能障碍,但非运动症状是疾病各阶段的重要组成部分,也是决定生活质量的关键因素。98% 以上的 PD 患者至少有一种非运动症状,平均每位患者接近 8 个。随着疾病持续时间和严重程度的增加,患者数量和影响也在增加[131]。常见的非运动症状包括:自主神经功能障碍(如胃肠功能紊乱、直立性低血压、性功能障碍、尿失禁、唾液增多、皮脂增多和便秘)、睡眠障碍(如不宁腿综合征、睡眠周期性肢体运动、白天过度嗜睡、失眠、快速眼动睡眠行为障碍)、疲劳和精神障碍(如痴呆、抑郁和焦虑)[131]。在一项对 PD 患者的纵向研究中,最常见的非运动症状是精神症状(68%,最常见的为焦虑)、疲劳(58%)、腿痛(38%)、失眠(37%)、泌尿系症状(35%)、流涎(31%)和注意力分散(31%)[131]。应定期筛查这些非运动症状。患者 L. M. 有使用西酞普兰治疗抑郁症的病史,可归因于 PD,应定期评估他的治疗。L. M. 描述的健忘和记忆力下降可能是认知能力下降的早期迹象,值得密切观察。下面综述几种常见的非运动症状的治疗。

痴呆

案例 59-3

问题 1: 患者 J. D. ,男,74 岁,晚期 PD,Hoehn-Yahr 4 期。在过去 1 年里,他的家人注意到他愈发健忘和焦虑。最近有两次,他独自离开家一小段时间,拨打报警电话,因为他认为有人试图闯入房子。他还每天给女儿打两三次电话,总是重复同样的问题,却忘了之前给她打过电话。妻子是他的主要照顾者,他几乎完全依赖她的帮助进行日常生活活动。在最近的一次简易智能状态测试(Mini-Mental Status Examination,MMSE)中,他得了 20 分(低于正常值)。他的家人报告说,他对社会活动或业余爱好不再感兴趣。神经精神病学测试结果显示,他的痴呆症中明显的抑郁成分。神经精神病学专家随后建议他接受 24 小时监护,同时参加有组织的休闲活动,如成人日托,每星期几个小时,以帮助减轻妻子的照顾负担。J. D. 正在经历的渐进性认知功能障碍,应该如何治疗?

PD 患者痴呆患病率高,48%~80% 的患者在发病过程中可能会出现痴呆,其发生率大约是健康人的 6 倍[17,132]。一项针对 136 例 PD 患者随访 20 年的纵向研究发现,几乎 100% 的患者最终表现出痴呆症状[133]。PD 患者的认知功能下降和痴呆的患病率为 10%~30%,可能与疾病相关的残疾进展更快有关[6]。成功地治疗 PD 患者的认知障碍需要解决所有潜在的可逆原因和潜在的影响因素。这些包括治疗感染、脱水和代谢异常,以及消除可能加剧痴呆或谵妄的不必要的药物(特别是抗胆碱能药、镇静药和抗焦虑药)。

胆碱酯酶抑制剂(cholinesterase inhibitors)治疗 PD 认知障碍的经验表明,使用这些药物可以略有改善[134-136]。多奈哌齐（donepezil）的两项随机对照试验未能显示出一致的疗效，而加兰他敏（galantamine）仅在一项开放标签试验中得到评估[137,138]。在一项大型、随机、安慰剂对照试验中，卡巴拉汀（rivastigmine）被发现对临床有意义（中度或显著改善阿尔茨海默病合作研究-临床医师的全球变化印象）的患者明显多于安慰剂，并已经证明其在认知方面的持续获益可达 48 周[136,139,140]。因此，卡巴拉汀被 FDA 批准用于治疗 PD 中的轻度至中度痴呆，是首选药物。与安慰剂相比，胆碱酯酶抑制剂常常会导致认知水平发生统计学意义上的显著变化。尽管如此，它们对功能和性格的影响尚不清楚。

胆碱酯酶抑制剂如卡巴拉汀可考虑用于患者 J. D.，但必须密切监测运动功能恶化的迹象，如震颤加重[137]。胆碱酯酶抑制剂与其他可能被忽视的不良事件有关，包括唾液过多、泪液过度、尿失禁、恶心、呕吐和直立性低血压。对于 J. D. 而言，也许比任何药物治疗更重要的是，应该确保有足够的社会支持，由于他更加依赖家人来获得 ADLS 的帮助。也应考虑护理人员的需求。如果可行，根据 J. D. 的情况，每周可参加几次成人日托，成人日托可以提供有组织、有监管的环境来与他人互动，同时也为照护者提供休息的时间。痴呆是导致 PD 患者入住疗养院的主要原因。

抑郁/焦虑

> **案例 59-3，问题 2：** J. D. 的焦虑症和抑郁症应该如何治疗？

尽管抑郁症是影响 PD 患者生活质量的最主要因素之一，但抑郁症往往得不到充分的认识和治疗。这可能是因为抑郁症和 PD 有重叠的特征，以致于经常混淆抑郁症的识别。退缩、缺乏动力、情绪低落、体力活动减少和智力迟钝是重叠特征的例子[127]。

PD 的抑郁治疗应首先侧重于尝试恢复活动能力和独立性来提供充分的 PD 症状治疗，尤其是对那些由于长期关期状态而导致抑郁的患者。抗帕金森药物，如普拉克索，可以与改善情绪的效果相关，而不依赖于减少关期状态的时间[137]。小型试验和病例报告显示，PD 患者的抑郁症可以应用抗抑郁药成功治疗，包括三环类药物（tricyclic agents）如阿米替林（amitriptyline）、地昔帕明（desipramine）、去甲替林（nortriptyline）、安非他酮（bupropion）和选择性 5-羟色胺再摄取抑制剂（selective serotonin reuptake inhibitors，SSRIs），如西酞普兰（citalopram）和帕罗西汀（paroxetine）[137]。由于总体上缺乏高质量的试验，很难知道预期的效益是反映了集体反应，还是只针对研究的个体。重要的是，应该始终考虑潜在的副作用，例如，一些 SSRIs，如氟西汀（fluoxetine）会引起兴奋。虽然，这可能对于缺乏兴趣和性格孤僻的患者有益，但对情绪激动的 PD 患者可能会加重症状。SSRIs 也被注意到在约 5% 的患者中加重 PD 震颤[141]。使用三环类抗抑郁药时，必须注意观察抗胆碱能副作用，这些副作用可能会加重 PD 症状，如认知障碍、胃排空延迟（这可能会由于增加左旋多巴在肠道中的降解而降低左旋多巴的疗效）、泌尿问题、直立性低血压和跌倒的风险增加。此外，还应考虑药物相互作用和伴随 MAO-B 抑制剂的 5-羟色胺综合征的风

险。难治性病例可考虑电休克疗法，但可能对认知功能产生不利影响。

根据 J. D. 的症状，开始使用抗抑郁药治疗是合理的。临床经验表明，平衡考虑疗效和安全性，初始治疗可首选 SSRI，如西酞普兰。与其他抑郁症患者一样，药物的选择应该个体化，并基于其他实际因素，如费用、潜在的副作用和个人或家人的药物反应史。无论选择哪一种或哪一类的抗抑郁药，治疗都应从最低剂量开始，逐渐滴定至有效剂量。应该密切监测 J. D 出现的副作用，尤其是三环类抗抑郁药的抗胆碱能症状，以及对行动能力的任何不良反应。应仔细观察他的帕金森症状的变化，包括锥体外系症状的发展，以及任何精神运动兴奋的迹象。短期使用苯二氮䓬类药物，如氯硝西泮或阿普唑仑，可以缓解焦虑症状，但由于对认知功能的不良影响和跌倒的风险，必须谨慎使用[142]。一般来说，焦虑症状应该随着潜在抑郁症的治疗而改善。

精神异常

在 PD 中，精神病症状的发生率随着年龄、认知障碍和疾病持续时间的增加而增加[143]。其他风险因素包括 PD 发病年龄较高，服用高剂量的多巴胺能药物和快动眼期睡眠行为障碍[144]。症状通常在夜间更加明显（"日落"效应），幻觉通常是视觉上的。与认知障碍的治疗一样，重要的是消除或尽量减少任何潜在的致病因素，特别是可能导致幻觉或谵妄的抗胆碱能药物。在一些患者中，减少左旋多巴的剂量可改善心智功能，并对运动功能提供满意的控制。如果不能通过减少左旋多巴的剂量达到维持运动控制和减少神经精神症状之间的平衡，可以考虑使用抗精神病药物。

较老的抗精神病药物，如氟哌啶醇（haloperidol）、奋乃静（perphenazine）和氯丙嗪（chlorpromazine），会阻断纹状体多巴胺 D_2 受体，并可能加重帕金森症状。因此，不推荐使用这些药物。较新的非典型抗精神病药物对边缘系统和皮层 D_3、D_4 和 D_5 受体更有选择性，它们对 D_2 受体的活性最低，可以在不加重 PD 的情况下控制症状。在这些药物中，氯氮平（clozapine）在不影响运动功能的 PD 患者中具有疗效的最佳证据，应该优先考虑[137]。然而，由于氯氮平有粒细胞缺乏症的风险，需要频繁监测白细胞计数，致其使用变得复杂。其他较新的药物尤其是喹硫平（quetiapine）似乎很有前途，而且在不加重 PD 症状的情况下控制了精神病[17,137]。利培酮（risperidone）和奥氮平（olanzapine）也有研究，但两者都会加重 PD，且对 PD 的疗效不如氯氮平[137,145]。阿立哌唑（aripiprazole）也是一种较新的非典型抗精神病药物，它与 PD 患者运动功能的恶化有关，而齐拉西酮（ziprasidone）则产生了不同的结果[146]。

自主神经功能障碍

PD 患者经常出现自主神经功能障碍，包括直立性低血压、勃起功能障碍、便秘、夜尿、感觉障碍、吞咽困难、皮脂过多和体温调节失衡。这些症状的处理通常是支持性的，只要遇到这些症状，就可以使用与其他老年患者类似的适当医疗干预措施来治疗。在某些情况下，如果直立性低血压严重，可以考虑使用氟氢可的松（fludrocortisone）或米多君

（midodrine），尽管这些药物尚未在 PD 患者中得到很好的研究[130]。其他可能有效治疗自主神经功能障碍症状的药物，包括治疗勃起功能障碍的西地那非（sildenafil）和治疗便秘的聚乙二醇（polyethylene glycol）[130]。

2016 年 4 月，FDA 根据一项随机、安慰剂对照试验的结果，批准了一种新的非典型抗精神病药哌马色林（pimavanserin）。该药的作用机制是独特的，通过 5-羟色胺受体起作用，因此它避免了与多巴胺受体的相互作用，而多巴胺受体与其他抗精神病药导致 PD 症状恶化有关。它并非没有自身的风险，包括心血管疾病和反常的精神病恶化[147]。

跌倒

应该告知 PD 患者及其照护人员注意预防跌倒，因为跌倒会导致严重的病残率和病死率。跌倒通常由以下因素之一引起，包括姿势不稳、冻结和慌张步伐、左旋多巴诱导的异动症、症状性直立性低血压、共存的神经系统或其他医学疾病和环境因素。预防仍然是最好的策略，包括环境防范措施如适当的照明、使用扶手、移除绊倒危险物以及结合物理疗法和职业疗法。每当有所疑问时，应解决姿势或步态不稳的可逆原因。建议 PD 患者服用维生素 D 补充剂，以降低未来跌倒时骨折的风险[17]。

睡眠障碍

睡眠障碍（sleep disorders）可能发生在疾病过程中的任何时间，甚至可能先于运动症状的发展[17]。白天过度嗜睡是 PD 的一种常见睡眠障碍，可考虑用莫达非尼（modafnil）治疗[130]。其他睡眠障碍，如失眠、PD 症状导致的睡眠破碎（sleep fragmentation）、不宁腿综合征和快动眼期睡眠障碍（特征是经常做逼真的梦，尤其是恐惧的梦）很常见，也是生活质量下降的原因之一。当睡眠障碍可以直接归因于 PD 症状，如运动不能、震颤、运动障碍或噩梦时，提示需要调整多巴胺能药物的剂量。应该鼓励适当的睡眠卫生。与 PD 症状无关的失眠症状与非 PD 患者治疗相似，可以给予支持治疗。

不宁腿综合征和睡眠周期性肢体运动

临床表现

案例 59-4

问题 1：患者 J.J.，女，47 岁，她向家庭医生抱怨，白天感到疲劳，晚上因为"腿跳"而难以入睡。她报告说，由于腿不舒服，每晚只能睡 4~5 小时，而且醒来后感觉精神萎靡不振。在进一步的问诊中，她形容自己的腿上感觉就像"虫子在皮肤下爬行"，这种感觉并不痛苦。她解释说，这些症状在傍晚和晚上会加重，步行可以部分缓解症状。她回忆说，她母亲也有类似症状。她的丈夫说她经常在睡梦中"踢"他。回顾她的病史，显示她是一个健康的绝经后妇女。J.J. 有哪些症状和体征提示患不宁腿综合征？J.J. 应该进行哪些实验室检查或诊断程序来评估她的病情？

不宁腿综合征（restless legs syndrome，RLS），也称为埃克波姆病（Willis-Ekbom disease），是一种感觉运动障碍，估计影响约 2% 的成年人[148]。虽然大多数症状轻微的患者无需治疗，但 RLS 可能与不良的健康结果有关，包括睡眠不足、迟到或错过工作、焦虑、抑郁及婚姻不和，严重的患者甚至会自杀。

国际不宁腿综合征研究组（IRLSSG）制定了诊断 RLS 的四个基本标准（表 59-6）[149]。RLS 的特征是一种几乎无法抗拒的移动双腿的冲动（静坐不能），通常与四肢深处不适的感觉异常或感觉迟钝有关。患者形容这种感觉"像血管里的苏打水""令人毛骨悚然"[150]。症状可单侧或双侧发生，累及脚踝、膝盖或整个下肢。随着疾病的进展，症状会在白天早些时候出现，并可能累及双臂或躯干。运动可以暂时或部分缓解症状。如果患者试图忽视移动双腿的冲动，静坐不能会逐渐加剧，直到他们移动双腿或双腿不自主地抽搐[150]。症状通常表现为昼夜节律，在夜间发作或加重（通常下午 6 点至凌晨 4 点之间出现，午夜至凌晨 4 点出现高峰）。这种昼夜模式即使在颠倒的睡眠-觉醒周期中仍然持续。由于这些症状，RLS 患者变成了"夜猫子"，花大量时间走路、伸展身体或弯曲双腿来缓解症状。

表 59-6

不宁腿综合征（RLS）的临床特征

基本诊断标准
移动双腿的冲动，与感觉异常或感觉迟钝相关联
运动时症状有所缓解
休息时症状发作或加重
夜间症状发作或加重
支持性临床特征
伴随睡眠障碍（入睡性失眠）
周期性下肢抽动
对多巴胺能治疗有良好反应
RLS 家族史阳性
其他体格检查均正常

J.J. 所描述的症状是 RLS 的典型表现。RLS 的患病率随着年龄的增长而增加，在女性中似乎更为常见[151]。她描述了"令人毛骨悚然"的感觉，这种感觉随着行走而得到部分缓解，而行走是 RLS 的一个核心特征。她的症状在夜间更严重。据 J.J. 提及，她的母亲也有类似的症状。对这种家族性倾向的观察提示，RLS 具有遗传因素，有几个染色体位点与这种疾病有关[152]。RLS 家族史与发病年龄相关（< 45 岁），而发病年龄较晚，则与更多的神经病变和加速疾病进展相关[150]。

大多数 RLS 病例被认为是原发性或特发性的。因此，诊断不需要复杂的实验室检查或诊断程序。有几种情况与 RLS 有关，包括缺铁、妊娠和终末期肾病。已知有几种药物和物质会加重 RLS，包括具有抗多巴胺能属性的药物，如甲氧氯普胺和奋乃静。尼古丁、咖啡因（caffeine）和酒精会通过于扰乱睡眠质量而加重 RLS。此外，SSRIs，三环类抗抑郁药和常用的非处方抗组胺药，如苯海拉明（diphenhydramine），可触发或加重 RLS 症状[152]。低血压性静坐不能，腿抽筋和关节炎等其他情况，都可能导致长时间保持一个姿势引起体位不适，也与 RLS 相似。这些情况很容易与 RLS 区分开来，因为它们通常局限于特定的关节或肌肉，没有昼夜节律模式，也与无法控制的运动冲动无关。

除了一般的体格检查和病史之外，J. J. 应进行特殊的实验室检查仅限于血清铁蛋白和转铁蛋白饱和度（总铁结合力），以排除缺铁性贫血（iron defciency anemia）。几项研究证实了低铁蛋白浓度与症状加重之间的关系[153]。J. J. 已经绝经，故没有必要做妊娠检查。除非临床上怀疑有睡眠呼吸暂停或治疗后睡眠仍然中断，否则通常无需进行多导睡眠图（polysomnogram）检查。当临床检查或病史怀疑可能是周围神经或神经根病变引起时，应进行常规神经系统检查[152]。对于终末期肾功能衰竭，应考虑筛查尿毒症，因为这可能引发症状。

> **案例 59-4，问题 2：** RLS 与睡眠周期性肢体运动（periodic limb movements of sleep，PLMS）有何不同？

除了 RLS 外，J. J. 的丈夫报告的症状可能与 PLMS 有关。PMLS 也称为夜间肌阵挛（nocturnal myoclonus），最好描述为睡眠时下肢不自主的阵挛性运动，通常累及双侧踝关节背屈、膝关节屈曲和髋关节屈曲。大约 80% 的 RLS 患者也会有 PLMS，但 PLMS 可以单独发生，并且与严重的睡眠障碍有关。PLMS 的诊断通常需要多导睡眠图；普遍接受的诊断标准是在 90 秒内至少有 4 次周期性的腿部运动（periodic leg movements，PLMs），持续 0.5~5 秒，每 5~90 秒一次[154]。PLM 指数（PLM index，PLMI）的计算方法是将 PLMs 总数除以睡眠时间（以小时为单位），PLMI 大于 5 但小于 24 为轻度，大于 25 且小于 50 为中度，大于 50 为重度。当患者存在高 PLMI 时出现失眠、疲劳和白天嗜睡，可诊断为 PLM 障碍[155]。PLMS 和 RLS 的治疗有相当多的重叠。因为 J. J. 显然患有 RLS，所以没有必要做多导睡眠图检查。在 J. J. 病例中，PLMS 的诊断是偶然的，不会改变临床治疗。一个例外是，她的病史是否提示有睡眠呼吸暂停综合征的可能性。因为 PLMS 和上呼吸道阻力之间存在高度相关性，这种情况下就需要做多导睡眠图检测[156]。

治疗

> **案例 59-4，问题 3：** 为了控制 J. J. 的症状，决定开始药物治疗。应该选择什么样的药物治疗？应该推荐哪些非药物治疗？

在治疗 RLS 之前，重要的是要排除可能的可逆原因。补充铁剂可能治愈缺铁患者的 RLS 症状。如果 J. J. 缺铁，她应该空腹服用 50~65mg 元素铁，每日 1~3 次，同时服用维生素 C 200mg，以增加铁的吸收。在排除了 RLS 可能的可逆原因后，确定其症状的频率并选择适当的治疗是很重要的。

有几种药物治疗 RSL 是有效的[153,157,158]。多巴胺能药物治疗对缓解 RLS 症状，改善睡眠和减少腿部运动方面是最有效的。高质量的证据表明，左旋多巴/卡比多巴能改善 RLS 症状[153,157,158]。多巴胺受体激动药是目前治疗 RLS 的首选多巴胺能药物，因为它们比左旋多巴有更长的作用时间，可以在整个晚上更持续有效地控制症状[153,157,158]。J. J. 应该开始服用罗匹尼罗（初始剂量 0.25mg，可增加至 0.5~4mg/d）或普拉克索（初始剂量 0.125mg，可增加至 0.5mg/d），因为两者均为 FDA 批准用于治疗 RLS 的药物。虽然罗替戈汀得到了批准和指南的支持，但透皮制剂的使用可能会受 RLS 管理早期剂量滴定阶段的限制[50]。一些随机对照临床试验证明了这些药物的疗效，包括患者和临床医生对短期或长期使用改善症状的客观和主观评分[153,157,158]。罗匹尼罗和普拉克索在疗效或不良反应方面似乎没有差异。用于 RLS 时，罗匹尼罗和普拉克索应在睡前 2 小时服用。副作用与在 PD 中使用这些药物相似，因此应该对患者进行相应的咨询。

其他药物也可能对 RLS 有益。指南建议使用普瑞巴林（pregabalin）和加巴喷丁酯（gabapentin enacarbil）[153,157,158]。由于它们的作用机制，如果 J. J. 的 RLS 涉及神经性疼痛，或者如果她不能耐受多巴胺能治疗，这些药物可能有帮助。虽然有研究，但没有确凿的数据支持使用苯二氮䓬类、阿片类、抗惊厥药和可乐定（clonidine）。对于经历与 RLS 相关的剧烈疼痛的患者，阿片类药物可能有帮助，但这些药物尚未被证明能最终治疗 RLS 症状[153,157,158]。与使用阿片类药物有关的风险，包括呼吸抑制和成瘾，应在开始使用前与患者一起评估。由于苯二氮䓬类和阿片类药物有抑制呼吸的功能，因此睡眠呼吸暂停患者应避免使用。

对 J. J. 来说，除了药物治疗，非药物治疗和行为技术也应该推荐。其中最重要的包括停止所有的 RLS 加重因素和保持良好的睡眠卫生。如果患者无法入睡，身体和精神活动（如阅读、打牌或玩电脑）可以减轻症状[152]。反向刺激如按摩或热水浴可能也有帮助[152]。

> **案例 59-4，问题 4：** 经过仔细考虑治疗费用后，J. J. 和她的医生选择左旋多巴治疗 RLS，而不是多巴胺受体激动药。她最初对治疗反映良好。1 年后，J. J. 回诊随访，卡比多巴/左旋多巴剂量已逐渐增加到睡前 3 片 25mg/100mg 规格的片剂。她描述了她的症状持续恶化，但似乎没有随着卡比多巴/左旋多巴剂量的增加而缓解。现在，她的症状开始在晚上较早就出现，几乎每日晚上都发生，很痛苦。应该如何进一步调整她的治疗？

J. J. 可能出现了增大效应，这是长期使用多巴胺能药物，尤其是左旋多巴的一个常见问题[159]。增大效应是指 RLS 症状在最初改善之后的逐步恶化，表现为症状逐渐加重，在晚上早些时候出现，并蔓延到身体的其他部位[160]。这是长期使用（>3 个月）多巴胺能药物最常见的副作用，通常发生在起始治疗后 6~18 个月[152]。因此，多巴胺能药物的剂量经常增加，然而随着每一次剂量的增加，症状进展得更快，直到可能在一天中持续出现[152]。虽然临床上认识增大效应已经多年,但尚未进行过系统研究,确切病因尚不清楚,但可能与 RLS 有关:与 PD 不同,RLS 实际上是一种高多巴胺能状态,伴有明显的突触后受体脱敏,在多巴胺能活动的昼夜节律低点过度补偿。在晚上补充多巴胺最初可以改善症状,但最终导致突触后脱敏。

增大效应的最高风险是服用左旋多巴。据估计,50%~85%服用左旋多巴的患者会出现增大效应,服用多巴胺受体激动药的患者,只有 20%~30% 会出现增大效应[161]。增大效应最主要的治疗策略是,撤去多巴胺能药物,代之以非多巴胺能药物。鉴于她的陈述,J.J. 应该停用卡比多巴/左旋多巴。应该告知她,停药后她的症状可能会在 48~72 小时内严重反弹,但大约 4~7 日后,她的症状应该会逐渐恢复到基线或预处理状态[152]。

J.J. 停用卡比多巴/左旋多巴后,应该选择一种替代疗法。在初始治疗失败或出现增大效应的情况下,必须个体情况选择替代药物。虽然许多药物可供选择,但临床经验通常指导选择。由于缺乏比较试验,无法形成任何正式的建议。因为 J.J. 描述了她的 RLS 渐增的疼痛,所以对用加巴喷丁或普瑞巴林进行试验是合适的。如果无效或不能耐受,可以为她开一种阿片类药物控制疼痛。氢可酮(hydrocodone)、羟考酮(oxycodone)、美沙酮(methadone)、可待因(codeine)和曲马多(tramadol)均在 RLS 进行过评估[152]。与阿片类药物使用相关的风险,包括呼吸抑制和成瘾,应在使用之前与 J.J. 详细讨论。增大效应并不妨碍未来再次引入多巴胺能治疗。以 J.J. 为例,如果她的症状没有被非多巴胺能药物完全控制,或者她没有疼痛,那么,在延长无多巴胺能期后,可以添加多巴胺受体激动药。

特发性震颤

临床表现

案例 59-5

问题 1:患者 K.H.,52 岁,白人女主管。她被转到神经科医生那里进行双侧震颤的评估。除此之外,她身体健康,没有服用任何常规处方药。她说她的震颤主要表现在做随意动作时,休息时不明显。她还注意到,晚上喝了几杯酒后,震颤似乎消失了。震颤干扰了她的一些日常生活活动(ADLs),包括写作、吃饭、用杯子喝水以及把钥匙插入点火装置。她说自己的工作受到了轻微干扰,还有社交尴尬。体格检查未发现运动迟缓或强直。笔迹样本显示出难以辨认的大字。家族史显示,她的外祖母和母亲都有类似的症状。K.H. 的症状和体征符合特发性震颤的表现吗?

从 20 世纪中期开始,特发性震颤(essential tremor,ET)一词就一直用来描述病因尚未确定的运动性震颤。ET 是一种常见的神经系统疾病,估计发病率为 616 例/(10 万人·年),患病率约为 0.9%~4.6%[162,163]。尽管它很流行,但它没有得到充分认识和治疗。这可能是因为传统上认为

它是一种后果甚微的单一症状性疾病。最近,它被认为是复杂和渐进的,导致 ADLs 和工作表现的重大不利条件及社交尴尬[162]。ET 的发病率和患病率均随年龄增长而增加。此外,ET 的种族和家族史是一致确定的危险因素。这在白人中比黑人多 5 倍,大约 50% 的患者有阳性家族史。后一发现提示,遗传倾向可能在 ET 中起作用。然而,家庭内发病和严重程度的差异表明,环境因素也可能影响潜在的疾病易感性。一些环境毒素被认为是 ET 的原因,包括 β-咔啉类生物碱(例如,哈尔满和哈尔明碱)和铅,这两种物质在 ET 患者体内的浓度高于正常对照组[165,166]。

由于帕金森震颤和 ET 是临床实践中最常见的震颤形式,因此两者的区分很重要,因为治疗方法大不相同。首先应确定为活动性(运动性、姿势性和等距性)或静止性震颤。ET 的特征是双臂对称的 5~10Hz 的运动性和姿势性震颤。震颤也会影响头部或声音。症状必须持续 5 年以上,且不能归咎于其他原因,如药物性震颤[165]。虽然 ET 和 PD 均可出现运动性震颤和姿势性震颤,但静止性震颤在 PD 更为常见。患者 K.H. 没有静止性震颤,也没有运动迟缓或强直,提示这不是帕金森症。她描述了自主运动时发生的震颤的干扰,例如在她的 ADLs 和用杯子喝水时。其他支持 ET 诊断的体征和症状包括她的年龄、家族史、大字和颤抖的笔迹(与 PD 字体过小相反),以及饮酒后震颤症状改善。表 59-7 总结了 ET 和 PD 震颤的异同。

表 59-7

特发性震颤与帕金森病的鉴别

特征	特发性震颤	帕金森病
手臂、手或头部运动性震颤	++	++
半身震颤(手臂和腿部)	0	++
运动性震颤>静止性震颤	++	+
静止性震颤>运动性震颤	0	++
肌强直或运动迟缓	0	++
姿势不稳	0	++
通常发病年龄(岁)	15~25,45~55	55~65
对称性	双侧	单侧>双侧
震颤家族史	+++	+
对酒精反应性	+++	0
对抗胆碱能药物反应性	0	++
对左旋多巴反应性	0	+++
对扑米酮反应性	+++	0
对普萘洛尔反应性	+++	+
笔迹分析	字体大而颤抖	字体过小

0,未观察到;+,很少观察到;++,有时观察到;+++,经常观察到。

已知一些药物和化学物质会引起震颤。所有患者都应该有完整的用药史来排除这些原因。通常涉及的药物包括皮质类固醇、甲氧氯普胺、丙戊酸钠、拟交感神经药（如沙丁胺醇、安非他命、伪麻黄碱）、SSRIs、三环类抗抑郁药、茶碱（theophylline）和甲状腺制剂[167,168]。此外，咖啡因、烟草和长期饮酒也会引起类似于 ET 的震颤。患者 K. H. 报告没有服用任何常规处方药，然而，应该询问她有关所有非处方药的使用以及饮酒、咖啡因摄入和吸烟习惯等。

ET 的诊断完全基于临床检查和神经学病史。神经影像检查没有用处，也没有可用的生物学标记物或诊断性测试是 ET 所特有的。对于患者 K. H. 正在经历的震颤的评估应该包括实验室分析，以排除与震颤相关的可能的医学情况。这种情况可能包括甲状腺功能亢进或肝豆状核变性（特别是 40 岁以下的患者）[167,168]。

治疗

案例 59-5，问题 2：什么疗法对 ET 治疗有效？患者 K. H. 应该如何治疗？

如果 ET 患者有轻微的残疾，但没有造成功能障碍或社交尴尬，不治疗也行。由于 K. H. 正在经历震颤，干扰了她的职业并造成了社交上的尴尬，她应该考虑接受药物治疗（表 59-8）。值得注意的是，虽然有有效的治疗方法，但是很少能完全消除震颤。尚未发现能预测缺乏反应的因素。

表 59-8

特发性震颤的药物治疗

药物	起始剂量	常规治疗剂量	不良反应
β 受体阻断药			
普萘洛尔	10mg，qd~bid	160~320mg/d，分次，qd~bid	心动过缓、疲劳、低血压、抑郁、运动不耐受
阿替洛尔	12.5~25mg，qd	50~150mg，qd	心动过缓、疲劳、低血压、运动不耐受
纳多洛尔	40mg，qd	120~240mg qd	心动过缓、疲劳、低血压、运动不耐受
抗惊厥药			
扑米酮	12.5mg，qd	50~750mg/d，分次，qd~bid	镇静、疲劳、恶心、呕吐、共济失调、头晕、混乱、眩晕
加巴喷丁	300mg，qd	1 200~3 600mg，tid	恶心、嗜睡、头晕、站立不稳、周围水肿
托吡酯	25mg，qd	200~400mg，bid	抑制食欲、体重减轻、感觉异常、注意力集中困难
普瑞巴林	75mg，bid	75~300mg，bid	体重增加、眩晕、嗜睡，可能滥用
苯二氮䓬类药物			
阿普唑仑	0.125mg，qd	0.75~3mg，tid	镇静、疲劳、共济失调、头晕、可能滥用
氯硝西泮	0.25mg，qd	0.5~6mg/d，分次，qd~bid	镇静、疲劳、共济失调、头晕、认知损害、可能滥用
其他			
A 型肉毒毒素	不同注射部位：50~100U/手臂，治疗手震颤；40~400U/颈部，治疗头部震颤；0.6~15U/声带，治疗声音震颤；每 3 个月重复 1 次（尽量延长治疗周期）		手无力（手腕注射）；吞咽困难、声音嘶哑、气息声（颈部或声带注射）

Bid，每日 2 次；qd，每日 1 次；tid，每日 3 次。

普萘洛尔（propranolol，非选择性 β-肾上腺素受体阻断药）或扑米酮（primidone，抗惊厥药）推荐作为治疗 ET 的一线用药[169,170]。普萘洛尔通常有效剂量至少 120mg/d，约 50% 的患者长期获益[170,171]。普萘洛尔的长效制剂与常释制剂同样有效。其他选择性 $β_1$-受体阻断药如阿替洛尔（atenolol）和美托洛尔（metoprolol）也进行过研究，但结果却是喜忧参半[166,170,171]。普萘洛尔比这些选择性 $β_1$-受体阻断药更有效，提示阻断 $β_2$ 受体具有重要意义。具有内在拟交感神经活性的 β-肾上腺素受体阻断药，如吲哚洛尔（pin-dolol），似乎对 ET 无效[168-170]。对于哮喘、充血性心力衰竭、糖尿病和房室传导阻滞患者，应慎用普萘洛尔。

一些研究比较了普萘洛尔与扑米酮对 ET 的作用，认为它们的疗效相似[169,171]。扑米酮代谢为以苯巴比妥为主要成分的代谢产物；然而，苯巴比妥治疗 ET 的效果不如扑米酮[171]。扑米酮的急性不良反应包括恶心、呕吐和共济失调，这可能发生在多达四分之一的患者中，通常限制了它的使用[169]。扑米酮起始剂量应为 12.5mg/d，睡前服用，以减少急性副作用的发生。虽然扑米酮的剂量超过 500mg/d

时,副作用更常见,但它可以逐步滴定,可耐受剂量高达750mg/d,分次给药[169]。

其他对 ET 表现出不同疗效的药物包括加巴喷丁、普瑞巴林、托吡酯和苯二氮䓬类药物(特别是阿普唑仑和氯硝西泮)[170]。通常认为这些药物尚缺少证据,仅作为二线用药。在选择药物时,应该考虑药物的不良反应和滥用的可能性。

如果口服药物治疗 ET 无效,可以对选定的患者进行 A 型肉毒毒素肌肉注射或外科治疗[170]。靶向 A 型肉毒毒素注射可以减少手、头部和嗓音震颤,然而,它们可能与邻近注射部位出现局灶性肌无力有关[169]。在手腕部注射可导致手部无力,颈部或声带注射可导致吞咽困难、声音嘶哑和气息声。在美国,使用肉毒毒素也受到治疗费用的限制。应该从最低剂量开始,注射间隔期应尽可能延长。丘脑腹侧中间核或单侧丘脑切开术的 DBS 对减轻 ET 可能有效[170]。患者自我报告功能指标的改善和不良事件的减少使 DBS 成为两种手术的首选方案[170]。

因为患者 K. H. 其他方面是健康的,她适合选用普萘洛尔治疗。普萘洛尔可根据需要或根据患者受损程度和意愿开始治疗。如果 K. H. 决定在需要时服用普萘洛尔,她应该在达到预期效果前 30 分钟至 1 小时服半片普萘洛尔(20mg/片)。剂量可以从半片增加到两片。这种情况的例子是,她是想在参加社交活动时避免尴尬,还是想完成某些灵巧手工的任务。考虑到她的损伤程度,她可能更适合长期服用普萘洛尔作为抑制治疗。在这种情况下,可以为她开处方:普萘洛尔 10mg,每日 2 次。因为这样可以安全、容易地进行剂量滴定,每几日逐步加量,直到最低有效剂量,通常不超过 120~360mg/d,分次服用。

(吴钢、潘浩 译,林翠鸿、陈蕙荃 校,王长连 审)

参考文献

1. Rao G et al. Does this patient have Parkinson disease? *JAMA*. 2003;289:347.
2. Hoehn MM, Yahr HD. Parkinsonism: onset, progression, and mortality. *Neurology*. 1967;17:427.
3. Van Den Eeden SK et al. Incidence of Parkinson's disease: variation by age, gender, and race/ethnicity. *Am J Epidemiol*. 2003;157:1015.
4. Twelves D et al. Systematic review of incidence studies of Parkinson's disease. *Mov Disord*. 2003;18:19.
5. Fall PA et al. Survival time, mortality, and cause of death in elderly patients with Parkinson's disease: a 9-year follow-up. *Mov Disord*. 2003;18:1312.
6. Suchowersky O et al. Practice parameter: diagnosis and prognosis of new onset Parkinson disease (an evidence based review): report of the Quality Standards Subcommittee of the American Academy of Neurology. *Neurology*. 2006;66:968.
7. de Lau et al. Epidemiology of Parkinson's disease. *Lancet Neurol*. 2006;5(6):525–535.
8. Sanyal J et al. Environmental and familial risk factors of Parkinsons disease: a case-control study. *Can J Neurol Sci*. 2010;37:637.
9. Morley JF, Hurtig HI. Current understanding and management of Parkinson disease: five new things. *Neurology*. 2010;75(18, Suppl 1):S9.
10. Vance JM et al. Gene-environment interactions in Parkinson's disease and other forms of parkinsonism. *Neurotoxicology*. 2010;31:598.
11. Nutt JG, Wooten GF. Clinical practice. Diagnosis and initial management of Parkinson's disease. *N Engl J Med*. 2005;353:1021–1027.
12. Braak H et al. Staging of brain pathology related to sporadic Parkinson's disease. *Neurobiol Aging*. 2003;24:197.
13. Savica R et al. When does Parkinson disease start? *Arch Neurol*. 2010;67:798.
14. Massano J, Bhatia KP. Clinical approach to Parkinson's disease: features, diagnosis, and principles of management. *Cold Spring Harb Perspect Med*. 2012;2(6):a008870.
15. Miyasaki JM et al. Practice parameter: initiation of treatment for Parkinson's disease: an evidence-based review: report of the Quality Standards Subcommittee of the American Academy of Neurology. *Neurology*. 2002;58:11.
16. Pahwa R et al. Practice parameter: treatment of Parkinson disease with motor fluctuations and dyskinesia (an evidence-based review): report of the Quality Standards Subcommittee of the American Academy of Neurology. *Neurology*. 2006;66:983.
17. National Collaborating Centre for Chronic Conditions. Parkinson's disease: in adults. July 2017. Available at: https://www.nice.org.uk/guidance/ng71. Accessed July 2017.
18. Connolly BS, Lang AE. Pharmacological treatment of Parkinson disease: a review. *JAMA*. 2014;311(16):1670–1683.
19. Olanow CW et al. An algorithm (decision tree) for the management of Parkinson's disease (2001): treatment guidelines. *Neurology*. 2001;56(11) (S5):S1–S88.
20. Ferreira JJ et al. Summary of the recommendations of the EFNS/MDS-ES review on therapeutic management of Parkinson's disease. *Eur J Neurol*. 2013;20:5–15.
21. Shannon KM et al. Efficacy of pramipexole, a novel dopamine agonist, as monotherapy in mild to moderate Parkinson's disease. The Pramipexole Study Group [published correction appears in Neurology. 1998;50:838]. *Neurology*. 1997;49:724.
22. Rascol O et al. A five-year study of the incidence of dyskinesia in patients with early Parkinson's disease who were treated with ropinirole or levodopa. 056 Study Group. *N Engl J Med*. 2000;342:1484.
23. Holloway RG et al. Pramipexole vs levodopa as initial treatment for Parkinson's disease: a 4-year randomized controlled trial [published correction appears in Arch Neurol. 2005;62:430]. *Arch Neurol*. 2004;61:1044.
24. Parkinson Study Group. Pramipexole vs. levodopa as initial treatment for Parkinson disease: a randomized controlled trial. Parkinson Study Group. *JAMA*. 2000;284:1931.
25. Parkinson Study Group CALM Cohort Investigators. Long term effect of initiating pramipexole vs levodopa in early Parkinson disease. *Arch Neurol*. 2009;66:563.
26. Hauser RA et al. Ten-year follow-up of Parkinson's disease patients randomized to initial therapy with ropinirole or levodopa. *Mov Disord*. 2007;22:2409.
27. Katzenschlager R et al; Parkinson's Disease Research Group of the United Kingdom. Fourteen-year final report of the randomized PDRG-UK trial comparing three initial treatments in PD. *Neurology*. 2008;71(7):474–480.
28. PD Med Collaborative Group, Gray R et al. Long-term effectiveness of dopamine agonists and monoamine oxidase B inhibitors compared with levodopa as initial treatment for Parkinson's disease (PD MED): a large, open-label, pragmatic randomised trial. *Lancet*. 2014;384(9949):1196–1205.
29. Turnbull K et al. Monoamine oxidase B inhibitors for early Parkinson's disease. Cochrane Database of Systematic Reviews 2005, Issue 3.
30. Ives NJ et al. Monoamine oxidase type B inhibitors in early Parkinsons's disease: meta analysis of 17 randomised trials involving 3525 patients. *Br Med J*. 2004;329(7466):593–596.
31. Schade R et al. Dopamine agonists and the risk of cardiac valve regurgitation. *N Engl J Med*. 2007;356:29.
32. Zanettini R et al. Valvular heart disease and the use of dopamine agonists for Parkinson's disease. *N Engl J Med*. 2007;356:39.
33. Beaulieu JM, Gainetdinov RR. The physiology, signaling, and pharmacology of dopamine receptors. *Pharmacol Rev*. 2011;63(1):182–217.
34. Mirapex [package insert]. Ridgefield, CT: Boehringer Ingelheim Pharmaceuticals; 2015.
35. Hubble JP et al. Pramipexole in patients with early Parkinson's disease. *Clin Neuropharmacol*. 1995;18:338.
36. Parkinson Study Group. Safety and efficacy of pramipexole in early Parkinson's disease. A randomized dose-ranging study. Parkinson Study Group. *JAMA*. 1997;278:125.
37. Requip [package insert]. Research Triangle Park, NC: GlaxoSmithKline; 2014.
38. Rascol O et al. Ropinirole in the treatment of early Parkinson's disease: a 6-month interim report of a 5-year levodopa controlled study. 056 Study Group. *Mov Disord*. 1998;13:39.
39. Adler CH et al. Ropinirole for the treatment of early Parkinson's disease. The Ropinirole Study Group. *Neurology*. 1997;49:393.
40. Korczyn AD et al. Ropinirole versus bromocriptine in the treatment of early Parkinson's disease: a 6-month interim report of a 3-year study. 053 Study Group. *Mov Disord*. 1998;13:46.
41. The Parkinson Study Group. A controlled trial of rotigotine monotherapy in early Parkinson's disease. *Arch Neurol*. 2003;60:1721.
42. Güldenpfennig WM et al. Safety, tolerability, and efficacy of continuous transdermal dopaminergic stimulation with rotigotine patch in early-stage idiopathic Parkinson disease. *Clin Neuropharmacol*. 2005;28:106.
43. Watts RL et al. Randomized, blind, controlled trial of transdermal rotigotine

in early Parkinson disease. [published corrections appear in Neurology. 2007;69:2187; Neurology. 2007;69:617]. *Neurology*. 2007;68:272.

44. Giladi N et al. Rotigotine transdermal patch in early Parkinson's disease: a randomized, double-blind, controlled study versus placebo and ropinirole. *Mov Disord*. 2007;22:2398–2404.

45. LeWitt PA et al. Advanced Parkinson disease treated with rotigotine transdermal system: PREFER Study. *Neurology*. 2007;68:1262.

46. Poewe WH et al. Efficacy of pramipexole and transdermal rotigotine in advanced Parkinson's disease: a double-blind, double-dummy, randomised controlled trial. *Lancet Neurol*. 2007;6:513–520.

47. Nomoto M et al; Rotigotine Trial Group. Transdermal rotigotine in early stage Parkinson's disease: a randomized, double-blind, placebo-controlled trial. *Mov Disord*. 2013;28(10):1447–1450.

48. Fox SH et al. Update on treatments for motor symptom of PD. (**http://www.movementdisorders.org/MDS-Files1/PDFs/EBM-Papers/update-on-treatments-for-motor-symptoms-of-PD.pdf**).

49. Zhou CQ et al. Meta-analysis of the efficacy and safety of long-acting nonergot dopamine agonists in Parkinson's disease. *J Clin Neurosci*. 2014;21(7):1094–1101.

50. Lieberman A et al. Clinical evaluation of pramipexole in advanced Parkinsons disease: results of a double-blind, placebo-controlled, parallel-group study. *Neurology*. 1997;49:162.

51. Elmer LW et al. Long term safety and tolerability of rotigotine transdermal system in idiopathic Parkinson's disease: a prospective, open label extension study. *Parkinsonism Relat Disord*. 2012;18(5):488–493.

52. Chung SJ et al. Switch from oral pramipexole or ropinirole to rotigotine transdermal system in advanced Parkinson's disease: an open-label study. *Expert Opin Pharmacother*. 2105;16(7):961–970.

53. Lieberman A et al. A multicenter trial of ropinirole as adjunct treatment for Parkinson's disease. Ropinirole Study Group [published correction appears in Neurology. 1999;52:435]. *Neurology*. 1998;51:1057.

54. Homann CN et al. Sleep attacks in patients taking dopamine agonists: review. *BMJ*. 2002;324(7352):1483–1487.

55. Weintraub D et al. Impulse control disorders in Parkinson disease: a cross-sectional study of 3090 patients. *Arch Neurol*. 2010;67:589.

56. Avanzi M et al. Prevalence of pathological gambling in patients with Parkinson's disease. *Mov Disord*. 2006;21:2068.

57. O'Sullivan SS et al. Dopamine dysregulation syndrome: an overview of its epidemiology, mechanisms and management. *CNS Drugs*. 2009;23(2):157–170.

58. Evans AH et al. Factors influencing susceptibility to compulsive dopaminergic drug use in Parkinson disease. *Neurology*. 2005;65:1570.

59. Ceravolo R et al. Spectrum of addictions in Parkinson's disease: from dopamine dysregulation syndrome to impulse control disorders. *J Neurol*. 2010;257(Suppl 2):S276.

60. Zelapar [package insert]. Bridgewater, NJ: Valeant Pharmaceuticals North America LLC; 2014.

61. Parkinson Study Group. Effect of deprenyl on the progression of disability in early Parkinson's disease. *N Engl J Med*. 1989;321:1364.

62. Parkinson Study Group. Effects of Tocopherol and Deprenyl on the Progression of Disability in Early Parkinson's Disease. *N Engl J Med*. 1993;328:176–183.

63. Shoulson I et al. Impact of sustained deprenyl (selegiline) in levodopa-treated Parkinson's disease: a randomized placebo-controlled extension of the deprenyl and tocopherol antioxidative therapy of parkinsonism trial. *Ann Neurol*. 2002;51:604–612.

64. Palhagen S et al. Selegiline delays the onset of disability in de novo parkinsonian patients. Swedish Parkinson Study Group. *Neurology*. 1998;51:520–525.

65. Knudsen GD. Selegiline and Rasagiline: twins or distant cousins? Guidelines. *Consult Pharm*. 2011;1(4):48–51.

66. Parkinson Study Group. A controlled trial of rasagiline in early Parkinson disease: the TEMPO study. *Arch Neurol*. 2002;59:1937.

67. Parkinson Study Group. A controlled, randomized, delayed start study of rasagiline in early Parkinson disease. *Arch Neurol*. 2004;61:561.

68. Olanow CW et al. A double-blind, delayed-start trial of rasagiline in Parkinson's disease. *N Engl J Med*. 2009;361:1268.

69. Jost WH et al. Indirect meta-analysis of randomised placebo-controlled clinical trials on rasagiline and selegiline in the symptomatic treatment of Parkinson's disease. *Basal Ganglia*. 2012;2:S17–S26.

70. Azilect [package insert]. Overland Park, KS; Teva Neuroscience; 2014.

71. deMarcaida JA et al. Effects of tyramine administration in Parkinson's disease patients treated with selective MAO-B inhibitor rasagiline. *Mov Disord*. 2006;21:1716.

72. Eldepryl [Package insert]. St Leonards, NSW: Aspen Pharmacare Australia Pty Ltd; 2010.

73. Sinemet [package insert]. Morgantown, WV: Merck & Co; 2014.

74. Fahn S et al. Levodopa and the progression of Parkinson's disease. *N Engl J Med*. 2004;351:2498.

75. Camargo SM et al. The molecular mechanism of intestinal levodopa absorption and its possible implications for the treatment of Parkinson's disease. *J Pharmacol Exp Ther*. 2014;351(1):114–123.

76. Riley DE, Lang AE. The spectrum of levodopa-related fluctuations in Parkinson's disease. *Neurology*. 1993;43:1459.

77. Goodwin FK. Psychiatric side effects of levodopa in man. *JAMA*. 1971;218:1915.

78. Thanvi B, Lo T. Long term motor complications of levodopa: clinical features, mechanisms, and management strategies. *Postgrad Med J*. 2004;80(946):452–458.

79. Marques de Sousa S, Massano J. Motor complications in Parkinson's disease: a comprehensive review of emergent management strategies. *CNS Neurol Disord Drug Targets*. 2013;12:1017–1049.

80. Duodopa [package insert]. St-Laurent, QC: AbbVie Corporation; 2015.

81. Sinemet CR [package insert]. Morgantown, WV: Merck & Co; July 2014.

82. Hauser RA et al. Crossover comparison of IPX066 and a standard levodopa formulation in advanced Parkinson's disease. *Mov Disord*. 2011;26:2246–2252.

83. Rytary [package insert]. Hayward, CA: Impax Laboratories; 2015.

84. Hauser RA et al. Extended-release carbidopa-levodopa (IPX066) compared with immediate-release carbidopa-levodopa in patients with Parkinson's disease and motor fluctuations: a phase 3 randomised, double-blind trial. *Lancet Neurol*. 2013;12:346–356.

85. Lieberman A et al. Clinical evaluation of pramipexole in advanced Parkinson's disease: results of a double-blind, placebo-controlled, parallel-group study. *Neurology*. 1997;49:162.

86. Watts RL et al. Onset of dyskinesia with adjunct ropinirole prolonged-release or additional levodopa in early Parkinson's disease. *Mov Disord*. 2010;25:858.

87. Hersh BP et al. Early treatment benefits of ropinirole prolonged release in Parkinson's disease patients with motor fluctuations. *Mov Disord*. 2010;25:927.

88. Stocchi F et al. PREPARED: comparison of prolonged and immediate release ropinirole in advanced Parkinson's disease. *Mov Disord*. 2011;26(7):1259–1265.

89. Apokyn [package insert]. Louisville, KY: US World Meds, LLC'; 2014.

90. Schwab RS et al. Amantadine in the treatment of Parkinson's disease. *JAMA*. 1969;208:1168.

91. Fahn S, Isgreen WP. Long-term evaluation of amantadine and levodopa combination in parkinsonism by double-blind crossover analyses. *Neurology*. 1975;25:695.

92. Bailey EV, Stone TW. The mechanism of action of amantadine in Parkinsonism: a review. *Arch Int Pharmacodyn Ther*. 1975;216:246.

93. Greenamayre JT, O'Brien CF. N-methyl-D-aspartate antagonists in the treatment of Parkinson's disease. *Arch Neurol*. 1991;48:977.

94. Verhagen Metman L et al. Amantadine as treatment for dyskinesias and motor fluctuations in Parkinson's disease. *Neurology*. 1998;50:1323.

95. Metman LV et al. Amantadine for levodopa-induced dyskinesias: a 1-year follow-up study. *Arch Neurol*. 1999;56:1383.

96. Snow BJ et al. The effect of amantadine on levodopa-induced dyskinesias in Parkinson's disease: a double-blind, placebo-controlled study. *Clin Neuropharmacol*. 2000;23:82.

97. Thomas A et al. Duration of amantadine benefit on dyskinesia of severe Parkinson's disease. *J Neurol Neurosurg Psychiatry*. 2004;75:141.

98. Ory-Magne F et al; NS-Park CIC Network. Withdrawing amantadine in dyskinetic patients with Parkinson disease: the AMANDYSK trial. *Neurology*. 2014;82(4):300–307.

99. Crosby N et al. Amantadine in Parkinson's disease. *Cochrane Database Syst Rev*. 2003;(1):CD003468.

100. Symmetrel [package insert]. Chadds Ford, PA: Endo Pharmaceuticals; 2009.

101. Tasmar [package insert]. Bridgewater, NJ: Valeant Pharmaceuticals North America, LLC; 2013.

102. Comtan [package insert]. East Hanover, NJ; Novartis Pharmaceuticals Corporation; 2014.

103. De Santi C et al. Catechol-O-methyltransferase: variation in enzyme activity and inhibition by entacapone and tolcapone. *Eur J Clin Pharmacol*. 1998;54:215.

104. Stocchi F et al. Initiating levodopa/carbidopa therapy with and without entacapone in early Parkinson disease: the STRIDE-PD study [published correction appears in Ann Neurol. 2010;68:412]. *Ann Neurol*. 2010;68:18.

105. Rinne UK et al. Entacapone enhances the response to levodopa in parkinsonian patients with motor fluctuations. Nomecomt Study Group. *Neurology*. 1998;51:1309.

106. Parkinson Study Group. Entacapone improves motor fluctuations in levodopa-treated Parkinson's disease patients. [published correction appears in Ann Neurol. 1998;44:292]. *Ann Neurol*. 1997;42:747.

107. Gottwald MD. Entacapone, a catechol-O-methyltransferase inhibitor for treating Parkinson's disease: review and current status. *Expert Opin Investig*

Drugs. 1999;8(4):453–462.

108. FDA Drug Safety Communication: FDA Review Found No Increased Cardiovascular Risks with Parkinson's Disease Drug Entacapone; 2015.

109. Golbe LI. Deprenyl as symptomatic therapy in Parkinson's disease. *Clin Neuropharmacol.* 1988;11:387.

110. Elizam TS et al. Selegiline as an adjunct to conventional levodopa therapy in Parkinson's disease. Experience with this type B monoamine oxidase inhibitor in 200 patients [published correction appears in Arch Neurol. 1990;47:160]. *Arch Neurol.* 1989;46:1280.

111. Waters CH et al. Zydis selegiline reduces off-time in Parkinson's disease patients with motor fluctuations: a 3-month, randomized, placebo-controlled study. *Mov Disord.* 2004;19:426.

112. Ongo WG et al. Selegiline orally disintegrating tablets in patients with Parkinson disease and "Wearing Off" symptoms. *Clin Neuropharmacol.* 2007;30(5):295–300.

113. Parkinson Study Group. A randomized placebo-controlled trial of rasagiline in levodopa-treated patients with Parkinson disease and motor fluctuations: the PRESTO study. *Arch Neurol.* 2005;62:241.

114. Rascol O et al. Rasagiline as an adjunct to levodopa in patients with Parkinson's disease and motor fluctuations (LARGO, Lasting effect in Adjunct therapy with Rasagiline Given Once daily, study): a randomised, double-blind, parallel-group trial. *Lancet.* 2005;365:947.

115. Lang AE et al. Posteroventral medial pallidotomy in advanced Parkinson's disease. *N Engl J Med.* 1997;337:1036.

116. Jankovic J et al. Outcome after stereotactic thalamotomy for parkinsonian, essential and other types of tremor. *Neurosurgery.* 1995;37:680.

117. Weaver FM et al. Bilateral deep brain stimulation vs best medical therapy for patients with advanced Parkinson disease: a randomized controlled trial. *JAMA.* 2009;301:63.

118. Follett KA et al. Pallidal versus subthalamic deep-brain stimulation for Parkinson's disease. *N Engl J Med.* 2010;362:2077.

119. Deuschl G et al. A randomized trial of deep-brain stimulation for Parkinson's disease [published correction appears in N Engl J Med. 2006;355:1289]. *N Engl J Med.* 2006;355:896.

120. Krack P et al. Five-year follow-up of bilateral stimulation of the subthalamic nucleus in advanced Parkinson's disease. *N Engl J Med.* 2003;349:1925.

121. Rodriguez-Oroz MC et al. Bilateral deep brain stimulation in Parkinson's disease: a multicentre study with 4 years follow-up. *Brain.* 2005;128 (Pt 10):2240.

122. Parkinson Study Group. DATATOP: a multicenter controlled clinical trial in early Parkinson's disease. *Arch Neurol.* 1989;46:1052.

123. Parkinson Study Group. Effects of tocopherol and deprenyl on the progression of disability in early Parkinson's disease. *N Engl J Med.* 1993;328:176.

124. Suchowersky O et al. Practice parameter: neuroprotective strategies and alternative therapies for Parkinson disease (an evidence-based review): report of the Quality Standards Subcommittee of the American Academy of Neurology [published correction appears in Neurology. 2006;67:299]. *Neurology.* 2006;66:976.

125. Storch A et al. Randomized, double-blind, placebo-controlled trial on symptomatic effects of coenzyme Q(10) in Parkinson disease. *Arch Neurol.* 2007;64(7):938–944.

126. The NINDS NET-PD Investigators. A randomized clinical trial of coenzyme Q10 and GPI-1485 in early Parkinson disease. *Neurology.* 2007;68: 20–28.

127. The Parkinson Study Group QE3 Investigators. A Randomized Clinical Trial of High-Dosage Coenzyme Q10 in Early Parkinson DiseaseNo Evidence of Benefit. *JAMA Neurol.* 2014;71(5):543–552.

128. The NINDS NET-PD Investigators. A randomized, double-blind, futility clinical trial of creatine and minocycline in early Parkinson disease. *Neurology.* 2006;66:664.

129. The NINDS NET-PD Investigators. Effect of creatine monohydrate on clinical progression in patients with Parkinson disease: a randomized clinical trial. *JAMA.* 2015;313(6):584–593.

130. Zesiewicz TA et al. Practice parameter: treatment of non-motor symptoms of Parkinson disease: report of the Quality Standards Subcommittee of the American Academy of Neurology. *Neurology.* 2010;74:924.

131. Barone P et al. The PRIAMO study: a multicenter assessment of nonmotor symptoms and their impact on quality of life in Parkinson's disease. *Mov Disord.* 2009;24:1641.

132. Chaudhuri KR et al. Non-motor symptoms of Parkinson's disease: diagnosis and management. *Lancet Neurol.* 2006;5(3):235–245.

133. Hely MA et al. The Sydney multicenter study of Parkinson's disease: the inevitability of dementia at 20 years. *Mov Disord.* 2008;23:837.

134. Maidment I et al. Cholinesterase inhibitors for Parkinson's disease dementia.

Cochrane Database Syst Rev. 2006;(1):CD004747.

135. van Laar T et al. Effects of cholinesterase inhibitors in Parkinson's disease dementia: a review of clinical trial data. *CNS Neurosci Ther.* 2011;17(5): 428–441.

136. Emre M et al. Rivastigmine for dementia associated with Parkinson's disease. *N Engl J Med.* 2004;351:2509.

137. Miyasaki JM et al. Practice parameter: evaluation and treatment of depression, psychosis, and dementia in Parkinson's disease (an evidence-based review): report of the Quality Standards Subcommittee of the American Academy of Neurology. *Neurology.* 2006;66:996.

138. Litvinenko IV et al. Efficacy and safety of galantamine (reminyl) for dementia in patients with Parkinson's disease (an open controlled trial). *Neurosci Behav Physiol.* 2008;38(9):937–945.

139. Poewe W et al. Long-term benefits of rivastigmine in dementia associated with Parkinson's disease: an active treatment extension study. *Mov Disord* 2006. 21(4):456–461.

140. Schmitt FA et al. Evaluating rivastigmine in mild-to-moderate Parkinson's disease dementia using ADAS-cog items. *Am J Alzheimers Dis Other Demen.* 2010;25(5):407–413.

141. Madhusoodanan S et al. Extrapyramidal symptoms associated with antidepressants—a review of the literature and an analysis of spontaneous reports. *Ann Clin Psychiatry.* 2010;22(3):148–156.

142. Chen JJ, Marsh L. Anxiety in Parkinson's disease: identification and management. *Ther Adv Neurol Disord.* 2014;7(1):52–59.

143. Fénelon G, Alves G. Epidemiology of psychosis in Parkinson's disease. *J Neurol Sci.* 2010;289(1–2):12–17.

144. Forsaa EB et al. A 12-year population-based study of psychosis in Parkinson disease. *Arch Neurol.* 2010;67:996.

145. Rich SS et al. Risperidone versus clozapine in the treatment of psychosis in six patients with Parkinson's disease and other akinetic-rigid syndromes. *J Clin Psychiatry.* 1995;56:556.

146. Friedman JH. Parkinson's disease psychosis 2010: a review article. *Parkinsonism Relat Disord.* 2010;16:553.

147. Hawkins T, Berman BD. Pimavanserin: A novel therapeutic option for Parkinson disease psychosis. *Neurology Clinical Practice.* 7(2):157–162, April 2017.

148. Allen RP et al. Prevalence and disease burden of primary restless legs syndrome: results of a general population survey in the United States. *Mov Disord.* 2011;26(1):114–20.

149. Allen RP et al. Restless legs syndrome: diagnostic criteria, special considerations, and epidemiology; a report from the restless legs syndrome diagnosis and epidemiology workshop at the National Institutes of Health. *Sleep Med.* 2003;4:101.

150. Berger K et al. Sex and the risk of restless legs syndrome in the general population. *Arch Intern Med.* 2004;164:196.

151. Gamaldo CE, Earley CJ. Restless legs syndrome: a clinical update. *Chest.* 2006;130:1596.

152. Aurora RN et al. Update to the AASM clinical practice guideline: "The Treatment of Restless Legs Syndrome and Periodic Limb Movement Disorder in Adults—An Update for 2012: Practice Parameters with an Evidence-Based Systematic Review and Meta-Analyses." *Sleep.* 2012;35(8):1037.

153. The Atlas Task Force. Recording and scoring leg movements. *Sleep.* 1993;16:748.

154. Avidan AY. Parasomnias and movement disorders of sleep. *Semin Neurol.* 2009;29:372.

155. Baran AS et al. Change in periodic limb movement index during treatment of obstructive sleep apnea with continuous positive airway pressure. *Sleep.* 2003;26:717.

156. Garcia-Borreguero D et al. The long-term treatment of restless legs syndrome/Willis-Ekbom disease: evidence-based guidelines and clinical consensus best practice guidance: a report from the International Restless Legs Syndrome Study Group. *Sleep Med.* 2013;14(7):675–684.

157. Garcia-Borreguero D et al; European Federation of Neurological Societies; European Neurological Society; European Sleep Research Society. European guidelines on management of restless legs syndrome: report of a joint task force by the European Federation of Neurological Societies, the European Neurological Society and the European Sleep Research Society. *Eur J Neurol.* 2012;19(11):1385–1396.

158. Högl B et al. Progressive development of augmentation during long-term treatment with levodopa in restless legs syndrome: results of a prospective multicenter study. *J Neurol.* 2010;257:230.

159. García-Borreguero D et al. Diagnostic standards for dopaminergic augmentation of restless legs syndrome: report from a world association of sleep medicine—international restless legs syndrome study group consensus conference at the Max Planck Institute. *Sleep Med.* 2007;8:520.

160. Trenkwalder C et al. Treatment of restless legs syndrome: an evidence-based review and implications for clinical practice. *Mov Disord.* 2008;23:2267.

161. Louis ED, Ferreira JJ. How common is the most common adult movement

disorder? Update on the worldwide prevalence of essential tremor. *Mov Disord.* 2010;25:534.

162. Benito-León J et al. Incidence of essential tremor in three elderly populations of central Spain. *Neurology.* 2005;64:1721.

163. Lorenz D et al. The psychosocial burden of essential tremor in an outpatient-and a community-based cohort. *Eur J Neurol.* 2011;18(7):972–979.

164. Louis ED et al. Elevation of blood beta-carboline alkaloids in essential tremor. *Neurology.* 2002;59:1940.

165. Louis ED et al. Association between essential tremor and blood lead concentration. *Environ Health Perspect.* 2003;111:1707.

166. Deuschl G et al. Consensus statement of the movement disorder society on tremor. Ad Hoc Scientific Committee. *Mov Disord.* 1998;13(Suppl 3):2.

167. Hedera P et al. Pharmacotherapy of Essential Tremor. *J Cent Nerv Syst Dis.* 2013;5:43–55.

168. Deuschl G et al. Treatment of patients with essential tremor. *Lancet Neurol.* 2011;10:148.

169. Zesiewicz TA et al. Evidence-based guideline update: treatment of essential tremor: report of the Quality Standards subcommittee of the American Academy of Neurology. *Neurology.* 2011;77(19):1752–1755.

170. Zesiewicz TA et al. Practice parameter: therapies for essential tremor. Report of the Quality Standards Subcommittee of the American Academy of Neurology. *Neurology.* 2005;5(64):2008.

171. Sasso E et al. Double-blind comparison of primidone and phenobarbital in essential tremor. *Neurology.* 1988;38:808.

60 第60章 癫痫

James W. McAuley and Brian K. Alldredge

核心原则	章节案例
① 癫痫是一种以自发、反复发作为特征的疾病。癫痫发作可以由大脑某个特定区域引起(局灶性或部分性发作),也可以广泛地由双侧大脑半球引起(原发性全面性发作)。	案例60-1(问题1)
② 抗癫痫药物(antiepileptic drugs,AEDs)治疗最佳选择是基于患者特殊考虑,包括癫痫发作类型(或癫痫综合征,如已界定)、年龄、性别、医疗条件、治疗方法及药物不良反应等。首选单药治疗;对于有多种发作类型和/或单药治疗(2~3个产品)在最大耐受剂量下仍无效的患者,应考虑多药治疗。	案例60-1(问题2和3) 案例60-6(问题1) 案例60-7(问题1、3和4)
③ 传统AEDs如卡马西平、苯妥英钠和丙戊酸钠,通常用于初诊患者。新型AEDs(如拉科酰胺、拉莫三嗪、左乙拉西坦、奥卡西平、普瑞巴林、托吡酯、唑尼沙胺、依佐加滨、吡仑帕奈、艾司利卡西平等)最初批准用于对其他AEDs无效的部分性发作患者的辅助治疗。拉莫三嗪、奥卡西平、托吡酯、拉科酰胺和非尔氨酯一般用于单药治疗。	案例60-1(问题3) 案例60-2(问题1) 案例60-6(问题1)
④ 具有酶诱导作用的AEDs(卡马西平、苯巴比妥和苯妥英钠)可加快其他药物(如华法林、避孕药)的代谢。此外,尽管患者的依从性良好,卡马西平在治疗的第一个月仍可能由于药物自身诱导效应导致疗效降低。	案例60-1(问题5) 案例60-11(问题1)
⑤ 大多数传统和新型AEDs可导致严重特异质不良反应,包括卡马西平相关的血液学异常,拉莫三嗪相关的皮疹,丙戊酸钠诱发的肝毒性,以及卡马西平、苯巴比妥和苯妥英钠引起的超敏反应综合征等。常规实验室监测对发现这些不良反应的作用尚存争议,患者应该知道出现哪些相关体征或症状后需及时就诊。	案例60-1(问题4) 案例60-2(问题1) 案例60-7(问题8和9) 案例60-10(问题1和2)
⑥ 与其他AEDs不同,苯妥英钠在治疗浓度范围内呈现非线性动力学特征,因此,苯妥英钠的血药浓度往往会随着剂量的变化而发生不成比例的变化,而且根据苯妥英钠血药浓度的不同,个体患者到达稳态的时间也会发生显著的变化。	案例60-3(问题2和3)
⑦ 当血清浓度与疗效或毒性反应之间存在良好相关性时,血清浓度监测对于选择AEDs非常有用。然而,临床标准(癫痫控制、药物耐受性)是剂量调整的主要决定因素。	案例60-7(问题7)
⑧ 癫痫反复发作(急性反复发作)和癫痫持续状态(长时间或反复发作伴意识不清)需紧急使用AED。急性反复发作往往由父母或看护人予以地西泮直肠给药处理。癫痫持续状态是危及生命的紧急情况,应首选劳拉西泮静脉注射给药。	案例60-8(问题1) 案例60-12(问题1~4)

发病率、患病率和流行病学

大约 10% 人群一生中的某个时候经历过一次痫样发作。高达 30% 的痫样发作是由中枢神经系统（central nervous system, CNS）疾病或刺激（如脑膜炎、创伤、肿瘤以及毒素入侵）引起的。这类痫样发作容易复发，需要长期使用 AEDs 治疗。一些可逆的情况，例如酒精戒断、发热和代谢紊乱也可以引起急性、孤立性痫样发作。这些痫样发作，连同药物引起的痫样发作，不被认为是癫痫，通常不需要长期的 AED 治疗。人群中癫痫患病率大约为 1%[1]。

癫痫专业术语、分类和诊断

痫样发作和癫痫分类

痫样发作（seizure）是"由于大脑神经元活动过度或同步异常而出现的短暂性体征或症状"[2,p.471]。这些体征或症状"可能包括意识、运动、感觉、自主神经和精神方面的异常自主神经和精神事件"[1,p.593]。癫痫（epilepsy）是一种"大脑的功能紊乱，具有持久引起癫痫发作的倾向和神经生物学、认知、心理特征以及这种状态的社会后果"[2,p.471]。根据定义，癫痫需有两次或两次以上的痫样发作，且无其他疾病或物理环境为诱因[3]。最近指南做出了更新，将无诱因出现癫痫发作且有再次出现癫痫发作高风险（>60%）的患者纳入癫痫患者的定义之内[4]。常用的癫痫发作分类方案见表 60-1[5]。旧的术语例如"癫痫大发作"和"癫痫小发作"不应再使用，因为这在临床上可能会造成混淆。例如，对于患者或照护者来说，除全身性强直阵挛性发作外，通常将其他任何发作都认定为小发作，这种分类可能导致选药不当。

全面性强直阵挛发作（generalized tonic-clonic seizures, GTCS）很常见，发病时患者失去意识，突然倒地；同时强直性肌肉痉挛开始，并可能伴随一声喊叫，这是由于空气被强行通过咽喉造成的。随后出现双侧肢体阵挛性抽动。阵挛阶段过后，患者恢复意识，但仍然处于昏睡且可能迷糊一段时间（癫痫发作后状态）。尿失禁和咬舌也常见。原发性全面性强直阵挛发作（primary generalized tonic-clonic seizures）从一开始就影响双侧大脑半球。继发性全面性强直阵挛发作（secondarily generalized tonic-clonic seizures）则是由简单或复杂的部分发作开始。一些患者描述全面性强直阵挛发作前的预兆，是由最初的部分发作蔓延成为继发性全面性发作。识别继发性全面性强直阵挛发作很重要，因为某些 AEDs 在控制原发性全面性发作方面比继发性全面性发作更有效。一般来说，与原发性全面性发作相比，AEDs 对部分性发作更难控制[3,6,7]。

失神发作（absence seizures）主要发生在儿童，往往在青春期缓解，患者往往会伴发另一种类型的癫痫发作。失神发作表现为短暂意识丧失，通常持续几秒钟。单纯（典型）失神发作不伴有运动症状；非典型（复杂）失神发作可能会伴随不自主的肌肉抽搐、肌阵挛性抽搐或自主神经症状。失神发作期间，虽然意识丧失，但肌张力仍保持，因此患者不会跌倒。发作期间患者对周围环境丧失意识，无法

表 60-1

癫痫发作的分类

部分性发作
简单部分性发作（无意识障碍）
运动症状
特殊的感觉或躯体感觉症状
自主症状
精神症状
复杂部分性发作（有意识障碍；"认知障碍特征"）
进展为意识障碍
无其他特征
有简单部分性发作特征
有自动症
发作时有意识障碍
无其他特征
有简单部分性发作特征
有自动症
部分性发作发展为全面性发作
简单部分性发作发展为全面性发作
复杂部分性发作发展为全面性发作
简单部分性发作发展为复杂部分性发作再发展为全面性发作
全面性发作（惊厥或非惊厥）
失神发作
典型失神发作（仅意识障碍）
非典型失神发作
肌阵挛发作
阵挛发作
强直发作
强直阵挛发作
失张力发作（无定向或运动不能）
未分类的癫痫发作
所有因数据不足或不完整而无法分类的发作，以及一些无法按以往描述的类别分类的发作

回忆起任何事情；当发作结束时，意识立即恢复并且不会出现混乱。如无患者发作实时资料，将难以区分非典型失神发作和复杂部分性发作。鉴别局灶性异常与鉴定复杂部分性发作，脑电图（electroencephalogram, EEG）检查常常是必要的。这种区别对于正确选用 AED 非常重要。

简单部分性（局灶性运动或感觉）发作［simple partial

(focal motor or sensory)seizures]病灶局限于单侧大脑半球或其中部分,通常不出现意识障碍。根据大脑受影响的区域不同,可能会出现不同的运动、感觉或精神症状,可能只是单纯的躯体局部抽动,或者患者可能只会有不寻常的感觉。

复杂部分性发作(complex partial seizures)是由于大脑局部放电扩散到更大的区域所致。由于意识受损,患者可能会表现出复杂但不恰当的行为(不自主行为),如噘嘴、拉扯衣服或漫无目的地闲逛。发作后常见短暂的无精打采或意识混乱。

2010年,国际抗癫痫联盟(International League Against Epilepsy)建议修改传统的癫痫分类方法和术语。虽然一些术语保持不变,但局限于单侧半球的癫痫现在称为局限性发作(而不是部分性发作),复杂部分性发作和简单部分性发作之间的区别亦被淘汰[8]。鉴于现有大多数关于癫痫的文献仍然沿用传统的发作术语,因此,我们在本章中仍沿用"部分发作""复杂部分性发作"和"单纯部分性发作"等术语。

癫痫综合征

癫痫可根据发作类型进行分类,如表60-1所示。癫痫综合征(epilepsy syndromes,ES)可根据癫痫类型、病因(如已知)、诱发因素、发病年龄、EEG特征、严重程度、时间、家族史和预后等来诊断。ES的准确诊断可以更好地指导医生根据药物治疗的需要,选择适当的药品,增加治疗成功的可能性[1,6,7]。许多ES已有明确的定义,但具体内容超出了本章的范围,兹节选部分有关ES的特点及治疗药物信息列于表60-2[7]。

表60-2

癫痫综合征节选

综合征	发作类型及特点	优选AED	注释
青少年肌阵挛性癫痫(juvenile myoclonic epilepsy)	肌阵挛性发作往往先于全身强直阵挛性发作。失神发作也很常见。睡眠质量降低、疲劳和酒精通常会诱发癫痫发作	丙戊酸钠。左乙拉西坦被FDA批准为肌阵挛性发作的辅助用药。拉莫三嗪、托吡酯和唑尼沙胺可能有效	各类癫痫占比5%~10%;丙戊酸钠85%~90%有效。通常需终身治疗,停药复发概率高
Lennox-Gastaut综合征(Lennox-Gastaut syndrome)	全面性发作:非典型失神发作,肌阵挛和强直型最常见。发作间期异常EEG伴有棘慢波,认知功能障碍与智力低下,癫痫持续状态常见	丙戊酸钠和苯二氮䓬类有效。FDA批准使用拉莫三嗪、卢非酰胺和托吡酯。非尔氨酯(felbamate)也可能有效,但潜在的血液毒性限制其使用。对AED反应差	AED激进使用导致的过度镇静可能增加发作频率。对苯二氮䓬类耐药限制其用途
儿童失神性癫痫(childhood absence epilepsy)	典型的失神发作为常见ES。强直阵挛性发作约占40%。发病年龄一般在4~8岁;遗传因素值得注意。EEG显示经典3Hz棘波模式	乙琥胺或丙戊酸钠。拉莫三嗪效果差	现有AEDs通常难以完全控制。情绪压力可能诱发发作;经鉴定适宜手术的患者,手术切除有效
颞叶癫痫(mesial temporal lobe epilepsy)	复杂部分性发作伴自动症。简单部分性发作常见;继发性全面性发作占50%	卡马西平、苯妥英钠、丙戊酸钠、托吡酯、加巴喷丁(gabapentin)、拉莫三嗪(lamotrigine)、噻加宾(tiagabine)、左乙拉西坦(levetiracetam)、奥卡西平、唑尼沙胺(zonisamide)、普瑞巴林(pregabalin)、拉科酰胺(lacosamide)、吡仑帕奈(perampanel)、依佐加滨、艾司利卡西平(eslicarbazepine)	现有AEDs通常难以完全控制。情绪压力可能诱发发作;经鉴定适宜手术的患者,手术切除有效

ADE,抗癫痫药;EEG,脑电图;FDA,美国食品药品管理局。

诊断

癫痫的最佳治疗要求对癫痫发作类型进行准确分类(诊断),然后选择合适的药物。如果能获得足够的病史和癫痫发作的临床描述,癫痫的分类或许很简单。医生通常观察不到患者癫痫发作,因此,患者家庭成员、老师、护士或经常与患者有直接接触的人应该学会准确、客观地观察、描述和记录这些事件,尽可能完整地描述癫痫发作的起病、持续时间和特征。与癫痫发作时间相关的几个方面的细节可能是特别值得注意的:癫痫发作之前患者的行为(例如患者是否抱怨感觉不适或描述不正常的感觉?)、眼睛或头部偏向一侧、身体某一部分局部抽搐、意识障碍或失去自制,以及癫痫发作之后患者的行为（例如发作后有意识混乱吗?)。此外，如果观察者能够记录事件的时长和患者恢复正常所花费的时间，对癫痫的诊断是很有帮助的，若有事件过程的视频会特别有用。患者及其照护者应该准备有一本癫痫日历或日志手册用来记录事件。有很多方法可以追踪癫痫发作，包括在线网站和智能手机应用程序。观察癫痫发作的人士不应该试图为癫痫患者扣上帽子，而应该鼓励他们全面、客观地描述事件。

癫痫发作或癫痫综合征类型的准确诊断，也取决于及神经系统检查、病史、诊断技术，例如 EEG、计算机断层扫描（computed tomography，CT）和磁共振成像（magnetic resonance imaging，MRI）等辅助诊断。EEG 通常是确定特殊癫痫发作类型的关键。CT 扫描可能有助于评估新诊断的患者，但 MRI 是首选。MRI 可定位常规 X 线片或 CT 扫描未发现的脑部病灶或解剖缺陷[9]。

治疗

早期控制癫痫发作是重要的，因为早期控制可以使患者的生活正常化，并防止急性身体伤害和复发性癫痫的长期发病率。此外，强直阵挛发作的早期控制与癫痫复发的可能性降低有关。癫痫发作的早期控制也与长期发作控制后 AED 治疗的成功停药有关[10-12]。

癫痫非药物治疗

药物治疗的替代品或辅助药物对某些患者可能有帮助。对于特定的患者，手术是一种非常有效的选择。根据癫痫综合征和实施的手术，多达 90% 的患者接受手术治疗后，病情可能得到改善或不再发作。一项研究[13]将 80 名难治性颞叶癫痫患者随机分为手术组和持续药物治疗组，结果显示，术后 1 年，患者术后更有可能不再发作。对于某些特定的癫痫综合征，如颞中动脉硬化，提倡早期手术治疗。早期手术干预可以预防或减轻神经功能的恶化和延缓疾病进展。

饮食调节可用于某些不能耐受 AEDs 或 AEDs 无法完全控制发作的患者。在大多数情况下，饮食调节包括生酮饮食，这种低碳水化合物、高脂肪饮食导致持续性酮症，被认为对治疗效果发挥了重要作用。生酮饮食似乎对儿童最有益，也被用来作为 AED 治疗的辅助疗法[14,15]。

迷走神经刺激仪（vagus nerve stimulator）是一种被批准用于治疗难治性部分性发作的植入式装置。此装置使用电极连接在迷走神经的左支。电极被连接到一个可编程的刺激器上，该刺激器定期循环传递刺激。患者也可以在癫痫发作时使用"按需"刺激，方法是在皮下植入刺激器上滑动磁铁。30%~40% 的患者接受这种治疗后有阳性反应（癫痫发作减少 50%）[16]。该装置的主要副作用是受刺激时声音嘶哑，罕见的是伴有左侧声带麻痹。

反应性神经刺激是治疗难治性部分性癫痫发作的一种较新的非药物选择，它在治疗中的作用还有待确定。

避免潜在的癫痫诱因

癫痫患者癫痫发作的环境因素和生活方式因素不能一概而论。个别患者或照护人员可能会发现特定的情况，如压力、睡眠不足、急性疾病或摄入过量的咖啡因或酒精，均可能会增加癫痫反复发作的可能性。有些妇女在月经或排卵期间发作的频率或严重程度增加。癫痫患者应避免可能诱发癫痫发作的活动。一如既往，我们的目标是完全控制癫痫发作，尽可能减少对生活质量的影响。

抗癫痫药物治疗

药物是治疗癫痫的最主要手段。因此，开展患者用药教育，并未医护人员咨询最佳用药，对于提高患者治疗质量至关重要。约三分之二的患者经 AED 优化治疗后可以完全控制癫痫发作[17,18]。药物治疗最优化的要素，取决于选择适当的 AED、剂量个体化和最重要的是坚持治疗。

抗癫痫药物选择

许多 AEDs 相对窄谱，只对某些癫痫类型有效。因此，为特定患者选择合适的药物治疗取决于癫痫的准确诊断。此外，在选择 AED 时必须考虑毒性。治疗特定类型癫痫发作和常见癫痫综合征的首选药物见表 60-2 和表 60-3。虽然某些药物列入首选，但确定对特定患者最有效的药物可能是一个反复试验的过程，可能需要进行几次药物试验。重要的是要记住，某些 AEDs 会加重癫痫发作[19]。

共识法（consensus method）被用于对 3 种癫痫综合征和癫痫持续状态的治疗进行专家意见分析[20]。专家建议先用单药治疗，如果第一种疗法失败了，再尝试用第二种单药治疗。如果第二种单药治疗也失败，专家们在是否尝试第三次单药治疗或联合两种药物治疗未能达成一致意见。在第三次 ADE 方案失败后，专家建议对症状性局灶性癫痫患者进行手术评估。

为了评估诸多新型 AEDs 治疗儿童和成人难治性部分性发作和全面性发作的有效性、耐受性和安全性，一个专家组对现有证据进行了评估[21,22]。他们的结论是，AED 的选择取决于癫痫发作和癫痫综合征类型、患者年龄、联合用药以及 AED 耐受性、安全性和有效性等因素。这两项基于证据的评估结果，为新发和难治性癫痫患者使用新型 AEDs 提供了指导。

治疗终点

个体患者对 AED 治疗的反应（即癫痫发作频率和严重程度，以及毒性症状）必须是治疗评估的主要焦点。总的来说，AED 的治疗目标是给予足够的药物，以完全预防癫痫发作而不产生明显的毒性[23]。实际上，这个目标对许多患者可能会打折扣。完全预防癫痫发作而不产生难以忍受的不良反应是不可能的。因此，治疗终点可能因患者而异。AED 治疗的优化取决于患者的需求和生活方式。给患者使用"标准"或"通常"剂量的 ADE 或调整剂量以达到"治疗窗"，而不考虑剂量或血药浓度对患者的健康和生活质量的影响，很少是最理想的。与许多需要慢病药物治疗的情况一样，患者参与制订和评估治疗计划是极其重要的。应该教育患者了解 ADE 治疗预期的积极和消极影响，并鼓励他们与医务人员就他们对处方 ADE 的反应进行沟通。

表 60-3

癫痫发作类型和抗癫痫药物

原发性全面性强直阵挛发作	继发性全面性强直阵挛发作	简单或复杂部分性发作	失神发作	肌阵挛,失张力发作/无动性发作
高效低毒[a]				
丙戊酸钠	卡马西平	卡马西平	乙琥胺	丙戊酸钠
左乙拉西坦	奥卡西平	奥卡西平	丙戊酸钠	氯硝西泮
拉莫三嗪	左乙拉西坦	左乙拉西坦	拉莫三嗪	卢非酰胺(Lennox-Gastant 综合征)
左乙拉西坦	拉莫三嗪	拉莫三嗪	(托吡酯)[b]	左乙拉西坦(青少年肌阵挛癫痫)
左乙拉西坦	丙戊酸钠	丙戊酸钠		拉莫三嗪[b]
左乙拉西坦	加巴喷丁	加巴喷丁		氯巴占(Lennox-Gastant 综合征)
(奥卡西平)[b]	托吡酯			(托吡酯)[b]
吡仑帕奈	噻加宾 唑尼沙胺 左乙拉西坦 普瑞巴林 拉科酰胺 依佐加滨 吡仑帕奈艾司 利卡西平	托吡酯[b] 噻加宾 普瑞巴林 唑尼沙胺 拉科酰胺 依佐加滨 吡仑帕奈 艾司利卡西平		
有效,但往往不易耐受或毒性大不可耐受				
苯巴比妥	苯巴比妥	氯拉䓬酸	氯拉䓬酸	(非巴米特) 氯拉䓬酸 (非巴米特)[b]
扑米酮	扑米酮	苯巴比妥		
(非尔氨酯)[c]	(非尔氨酯)[c]	扑米酮		
苯妥英钠	苯妥英钠 (氨己烯酸)[d]	(非尔氨酯)[c] 苯妥英钠 (氨己烯酸)[d]		

[a] 各类别中,药物均按优选顺序列出,不同的国家可能会有所不同。不推荐使用苯巴比妥、扑痫酮。

[b] 一些用于特定类型发作的 ADEs 的临床地位尚未确立,在明确其作为主要 AEDs 前还需更多的临床证据支持。

[c] 非尔氨酯的地位尚未确定,列于表中只是表明其可能对某些发作类型有效。非尔氨酯与再生障碍性贫血和肝衰竭有关,除非其他毒较小的治疗方案均已用过且无效,否则不推荐使用非巴米特。

[d] 氨己烯酸可引起进行性永久性的视野收缩,这与总剂量和暴露时间有关。除非其他毒性较小的治疗方案均已用过且无效,否则氨己烯酸不推荐使用。

血清药物浓度

与临床疗效的关系

对于选定的 AEDs,正确利用和解读血清浓度对优化癫痫治疗至关重要[24,25]。个体患者对 AED 治疗的临床反应必须作为治疗评估的主要焦点。个体患者对特定的血清药物浓度的反应往往存在显著差异,因此,血清药物浓度仅供治疗参考。不少患者在血清浓度高于或低于治疗窗时也能控制病情[26]。在这些患者中,调整剂量为使血药浓度"达标"不是必要的,最好是"治疗患者,而不是浓度水平"。

有趣的是,最近一项综述发现,没有证据表明,根据常规测定 AED 血清浓度调整药物剂量优于根据临床信息调整剂量[27]。然而,作者申明他们的综述并不排除 AED 血清浓度在特殊情况下或在特殊患者中可能是有用的。

适用情况

在下列情况下,血清浓度监测可为临床提供有用信息:

- 尽管给药剂量高于平均剂量,仍无法控制发作:AED 血清浓度可能有助于区分是由于耐药,还是由于患者不遵从医嘱、药物吸收不良或代谢过快导致血清浓度低。
- 原先控制良好的患者突然病情复发:这经常是由于患者不遵循规定的治疗方案。
- 药物中毒文档:对出现剂量相关的 AED 中毒迹象或症状的患者,收集可疑药物的血清浓度与剂量信息可能是有益的。

■ 患者依从性评估:虽然监测 AED 血清浓度可用于评估患者对治疗的依从性,但结论必须建立在与以前稳态血清浓度比较的基础上,该浓度反映了给定计量 AED 的可靠摄入。

■ 调整剂量或给药方法(如给予负荷剂量)后效果分析:当患者接受多种 AEDs 治疗时,如其中一种药物剂量发生变化,通常应测定所有药物的血清浓度,因为一种药物剂量改变经常影响其他药物的动力学处置。

■ 当需要准确调整剂量时:某些情况下,药物小剂量改变(例如苯妥英钠)可能导致血清浓度与临床反应产生较大变化。可能需要谨慎的剂量滴定和监测血清浓度,以避免中毒。在改变剂量前,了解血清药物浓度,可以让医生选择更合适的新的维持剂量。

■ 妊娠期间,AED 血清浓度经常下降,可能需要调整剂量以保持足够浓度控制癫痫发作。蛋白结合率高的 AEDs 应该监测游离(非结合)浓度。分娩后应监测 AED 血清浓度,特别是怀孕期间已增加较多剂量的患者。

对于临床状态稳定的患者,频繁地"常规"监测 AED 血清浓度费用较高,而且没有必要。临床医生可能倾向于关注血清浓度的正常变化,而不是患者的临床状态。因此,可能会进行不必要的剂量调整,使血清浓度符合"正常范围"。在获取标本之前,应该有个行动计划,说明一旦获得信息,临床医生将如何处理这些信息。所以,个体患者血清浓度测定结果必须仔细评估,以确定是否发生了重大的有临床意义的变化[28]。

血清浓度解读

AED 血清浓度与患者对药物反应的相关性可能受其他几个因素的影响。当血清浓度有明显变化时,在决定调整 ADE 剂量前应考虑药代动力学因素(表 60-4)以及患者的临床状况。实验室的变化可能会引起 AED 血清浓度测定结果的微小波动。在最佳条件下,报告的血清浓度值可能在"真实"值的 ±10% 之间[29,30]。因此,必须考虑明显变化的幅度。已发表的 AEDs 治疗窗可能是在少数患者中确定的,也可能更准确地表示通常剂量下的平均血清浓度。不恰当的采样时间可能导致 AED 血清浓度不一致,临床上毫无意义[24]。一般情况下,在开始治疗或剂量改变至少经过 4~5 个半衰期后才能测定 AED 血清浓度。应在早晨服药前采集血样,这种做法提供了可再现的吸收后相(即"谷")血清浓度。个体间对血药浓度反应的差异性很常见。良好的治疗反应甚至出现中毒症状,可能与归类"低于治疗窗"的 AED 血清浓度有关[31]。某些 AEDs(如苯妥英钠、丙戊酸钠及替加宾)与血浆蛋白结合具有重要意义。蛋白结合率的改变可能由于药物相互作用、肾功能衰竭、怀孕或营养状况改变所导致。这些变化可以改变测定的总药物浓度(与血浆蛋白结合和未结合的)与游离型(药理活性)药物浓度比值。当只测定血清总药物浓度时,这种变化可能不明显。许多商业实验室可进行游离型 AED 血清浓度测定,但测定费用昂贵,而且结果可能需要几天才能得到。如果怀疑蛋白结合发生了明显变化,测定游离型血清浓度对调整剂量或解释临床症状提供了有用的附加信息[29,30,32]。

单药治疗与多药治疗

几十年前,癫痫最初通常采用多种 AEDs(多药联合)治疗,当单药不能完全控制癫痫发作时,就会添加加第二种、第三种甚至第四种药物。在随后几年对综合治疗的有效性评估显示,多药联用未见有明显优势。对于大部分患者而言,单药治疗在可耐受的最佳血清浓度往往可产生最佳疗效及最小副作用,而加用另一种 AED 仅可进一步改善 10%~20% 癫痫发作[33,34]。一些采用多药方案的患者若减少药物使用数量,或甚至改为单药治疗,可能会减轻甚至避免包括认知功能障碍在内的多种药物副作用,使癫痫发作控制得到进一步改善[33,35-38]。

大多数专家推荐尽量使用单药治疗,成功的单药治疗使用的剂量可能高于常规剂量或血清浓度超过治疗窗上限[39,40]。有些患者可能需添加另一种 AED,特别对于复杂型癫痫患者以及使用一线药物滴定至最大耐受剂量仍未能控制发作的患者,往往需保留多药联合治疗[20,36,39]。临床医师在改变方案时应对当前所用治疗方案进行充分评估,任何一种使用过的药物对该患者的治疗价值均应充分挖掘。

癫痫患者多药联用需充分权衡利弊。多药联合治疗及相关的治疗药物监测可能导致医保费用增加,同时患者的疗效评估及血清浓度分析将变得更为复杂,患者的依从性也会下降,而药物不良反应往往会增加。

虽然目前使用单药治疗仍是癫痫治疗的首选方案,但一些新型 AEDs 推出增加了联合用药治疗癫痫的可行性[40]。由于筛选参加这些新药临床试验的患者数量有限(服用经典药物仍无法控制癫痫发作作为纳入标准),导致难以充分评价这些新药疗效,因此多数新型 AED 只能作为附加治疗使用。尽管有些报道证实这些新型 AEDs 单药治疗的疗效[41-44],美国食品药品管理局(Food and Drug Administration,FDA)仅批准拉科酰胺、拉莫三嗪、托吡酯、奥卡西平和非尔氨酯可作为单药治疗。毫无疑问,对大多数癫痫患者推荐采取单药治疗。

维持治疗和中断治疗

诊断为癫痫可能不需要终身药物治疗。一些长期研究表明,部分患者如在 2~5 年内无发作可停药[10-12],对这些患者停药后长达 23 年的随访中,无服药而复发的患者仅有 12%~36%。因此,很多完全由药物控制的患者在至少 2 年无发作可以考虑停止药物治疗。

不管从经济学、医学及社会心理学角度考虑,停药对患者均是有益的。停药可以减少患者的看护费用、血清浓度监测费用以及医药费,同时消除了长期用药所致不良反应的风险,患者的日常生活习惯也不受影响。然而,尝试取消 ADE 治疗与风险相关,其中最主要的是癫痫再发,可能导致癫痫持续状态、不能驾车、就业困难及身体伤害。

在观察性研究中,已经确立了停药后导致癫痫复发的危险因素,复发原因除药物停用之外,尚和其他因素有关。此外,关于在尝试停药之前持续无发作的最佳时间,意见和数据也有不同。尽管如此,至少对某些可能预示癫痫复发的高风险因素达成了一些共识[10-12,45,46](表 60-5)。

表 60-4

抗癫痫药物的药代动力学特征

药物	口服吸收/%	半衰期/h	达稳态时间^a	给药方案	通常治疗血清浓度	血浆蛋白结合率/%	分布容积/(L·kg⁻¹)
卡马西平	90~100	长期服用:5~25	2~4d	bid~tid	5~12 μg/ml	75(50~90)	0.8~1.6
艾司利卡西平	>90	肾功能正常 13~20	4~5d	qd	未确定	<40	0.8
乙琥胺	90~100	儿童:30 成人:60	5~10d	qd或bid	40~100 μg/ml	0	0.7
依佐加滨	60	肝肾功能正常 7~11	2~4d	tid	未确定	80	2~3
非尔氨酯	90	12~20	3~4d	bid~tid	50~100 μg/ml	24	0.7~0.8
加巴喷丁	40~60;↓随剂量↑	肾功能正常:5~9;↑随肾功能损害	肾功能正常:1~1.5d	tid~qid(q6~8h)	2μg/ml(建议)	0	≈0.8
拉科酰胺	100	13;轻微↑随肾功能损害	2~3d	bid	未确定	<15	0.6
拉莫三嗪	90~100	单药治疗:24~29 酶诱导剂:15 酶抑制剂(丙戊酸钠):59	4~9d	bid	4~18μg/ml(建议)	55	0.9~1.2
左乙拉西坦	100	肾功能正常:6~8;↑随肾功能↓	肾功能正常:1~1.5d	bid	未确定	<10	≈0.7
奥卡西平	100	8~13	2~3d	bid~tid	未确定	40	NA
吡仑帕奈	100	肝功正常:105	2~3周	qd	未确定	95	NA
苯巴比妥	90~100	2~4d	8~16d	qd	15~40μg/ml	50	0.5~0.6
苯妥英钠	90~100	随剂量变化	5~30d	qd~bid	10~20μg/ml	95	0.5~0.7
普瑞巴林	≥90	肾功能正常:6;↑随肾功能↓	24h	bid~tid	未确定	0	0.5
卢非酰胺	>85	9	1~2d	bid	未确定	<35	剂量依赖
噻加宾	90	单药治疗:7~9 酶诱导剂:4~7	1~2d	bid~qid	未确定	96	1.1
托吡酯	≥80	12~24	3~4d	bid	未确定	10~15	0.7
丙戊酸钠	100(≈80 合用双丙戊酸钠缓释剂)	10~16	2~3d	bid~qid(与双丙戊酸钠缓释片联用qd)	50~150μg/ml	90+	0.09~0.17
氨己烯酸	80~90	8~12(临床上不重要,不可逆酶抑制剂)	NA	qd~bid	NA	NA	NA
唑尼沙胺	≈80	单药治疗:≈60 酶诱导剂:27~36	2周	qd~bid	未确定	50~60	1.3

^a 基于4个半衰期。这个潜后时间应该允许在大多数检测灵敏度范围内测定稳态血清浓度。

Bid, 每日2次; tid, 每日3次; NA, 未知; qd, 每日1次; qid, 每日4次。

表 60-5

癫痫患者撤药复发的风险因素

- 无复发时间<2 年撤药
- 首次发作年龄>12 岁
- 非典型高热惊厥史
- 癫痫家族史
- 耗时 2~6 年控制发作
- 部分性发作(简单或复杂)
- 控制前癫痫多次发作(>30 次)或总发作次数>100 次
- 治疗期间脑电图持续异常
- 撤药前脑电图为慢波
- 器质性神经系统损伤
- 中度至重度智力迟钝

在非紧急情况下,应逐步停药,若患者同时服用多种药物,应分别缓慢停药。快速停药可能会导致患者癫痫持续状态发作,一般撤掉一种 AED 需 2~3 个月。目前,AED 的停药时机尚无定论。一项研究发现,撤药后 6 周和 9 个月的复发率之间并无明显差异[47]。另一项研究通过不同撤药时间来比较患者停止服用卡马西平后的发作频率(一组在 4 日内快速停药,另一组在 10 日内缓慢停药)[48],结果显示患者快速停药后,全面性强直-阵挛性发作明显增多,然而,复杂部分性发作发生率并不高。因此,每个 AED 撤药至少需要 6 周是一种较为稳妥的方法。即使像苯巴比妥这类具有长半衰期且理论上会"自我调节"的药物,也提倡逐步撤药。根据我们的经验,苯巴比妥逐步减量对撤药成功至关重要,如果减量速度适当,即便癫痫复发,仍能使用药物控制发作。停药复发时,多数患者重新服用药物仍可以控制发作,仅有 1% 患者撤药后癫痫复发难以控制[49]。这种情况虽较罕见,但后果严重,应特别关注可能引起撤药后癫痫复发的危险因素。

癫痫的临床评估和治疗

复杂部分性发作继发全面性发作

诊断

案例 60-1

问题 1:患者 A. R.,女,14 岁,体重 40kg,高中生。A. R. 在 3 岁时曾 3 次发生高热惊厥。据她父母说,在第 2 次高热惊厥后,她断断续续地接受苯巴比妥预防治疗,持续了大约 6 个月。从那时起,直到入院前 24 小时,她才有癫痫发作的报告。那天,她早上刚到学校不久就"抽搐"了。一位目睹了这一事件的老师称她在癫痫发作前行为"古怪",她突然从写字台上站起来,笨拙地向门口走去;她撞到了几张课桌,对老师要求她回到座位没有反应。大约 60 秒后,她跌倒在地板上,并开始了明显的全面性强直阵挛发作,大约持续了 90 秒,期间发生小便失禁,"脸色发青",随后被送往医院。

一到医院,A. R. 就显得昏昏欲睡,神志不清。实验室检查:全血细胞计数(complete blood count,CBC)、血糖、电解质、药物和酒精筛查、腰椎穿刺均正常。体格检查和完整神经学评估正常。脑电图显示左颞叶区弥漫性慢波伴局灶性痫样放电,这被解释为不正常。尽管 A. R. 最近几个晚上熬夜备考,她近期没有患病史或外伤史。

第二次发作发生在医院,护士描述了一个类似于在学校的事件。A. R. 对癫痫发作期间发生的事情都没有记忆,她只记得在失去知觉之前,她的胃里有一种"奇怪的"的感觉,脑袋里"嗡嗡"作响。她说过去有"好几次"这种感觉;她将这些归咎于只是"头晕"而已,并没有向父母报告。在前几次发作之后,A. R. 描述了感觉"混乱"和昏昏沉沉的几分钟。这些主观和客观的发作特征,是否符合复杂部分性发作继发全面性发作的诊断标准?

根据患者 A. R. 癫痫发作的临床表现(意识丧失前有明显的先兆),她的病史明显为复杂部分性发作,没有伴随继发全面性发作和局灶性异常脑电图也符合这一诊断。意识模糊与昏睡是全面性强直阵挛发作和复杂部分性发作后的两种常见表现,她的异常行为符合复杂部分性发作随后全面性发作的临床表现。根据临床症状和脑电图结果也有助于排除易与复杂部分性发作相混淆的失神发作。在这两种癫痫症候中,患者可能出现短暂性意识丧失、无意识动作和轻微痉挛。根据 A. R. 发作期间的脑电图和全面性强直痉挛发作症状,排除了非典型失神性发作的可能性。

抗癫痫药物使用

案例 60-1,问题 2:患者 A. R. 若决定用 AED 治疗癫痫,应该考虑哪些因素?

一旦确诊为癫痫,就会根据再发作的可能性来决定是否对患者进行药物治疗。首次发作后是否需要马上启动 AED 治疗尚存争议,但是根据 2015 年指南,应该告知患者早期癫痫再发的最大风险是在前 2 年内,接受 AED 治疗可能在前 2 年内的降低发作风险[4]。

在 A. R. 病例中,立即采用 AED 治疗的潜在利益大于潜在的风险。她经历了复杂部分性发作继发全面性强直阵挛发作,反复发作可能会导致身体伤害、社交尴尬,影响她参加同龄人活动。如果癫痫发作得不到控制,她未来的驾驶权利将受到控制,还可能面临就业困难。虽然 AED 治疗与风险相关,但总体上可能利大于弊。

抗癫痫药物选择

案例 60-1,问题 3:患者 A. R. 的发作类型哪些 AED 是常用的?根据现有主观和客观资料,请推荐一种首选药物并给出初始治疗方案。

不少药物可以适当地选择用来治疗 A. R. 的复杂部分性发作,还可选用第二代药物(表 60-3)[34,50,51]。有些 AEDs 未经 FDA 批准由于初始单药治疗。虽然丙戊酸钠对全面性发作和复杂部分性发作都有效,但由于育龄女性的风险增加,故不是该患者的首选药物(参见癫痫妇女问题章节)[52]。

艾司利卡西平(eslicarbazepine)、依佐加滨(ezogabine)、非尔氨酯(felbamate)、加巴喷丁(gabapentin)、拉科酰胺(lacosamide)、拉莫三嗪(lamotrigine)、左乙拉西坦(levetiracetam)、奥卡西平(oxcarbazepine)、吡仑帕奈(pregabalin)、普瑞巴林(pregabalin)、噻加宾(tiagabine)、托吡酯(topiramate)和唑尼沙胺(zonisamide)对控制部分性发作伴有或不伴有继发全面性发作都有效。使用这些药物大部分经验是从它们被用于辅助治疗时获得的,而之前的 AED 治疗是不成功的。初步临床试验表明,其中一些药物可能作为单药治疗有用。非尔氨酯、拉克酰胺、拉莫三嗪、奥卡西平和托吡酯均有单药治疗适应证,大多数是新近批准的药物,似乎是安全性的,通常耐受性良好。然而,由于非尔氨酯有潜在严重的血液毒性和肝脏毒性,它的使用受到限制。

卡马西平(carbamazepine)具有几个优点,使其成为许多临床医生首选的药物。与苯妥英钠相比,卡马西平镇静作用较轻,且与多毛症、痤疮、牙龈增生和面容粗糙等外形影响无关。卡马西平的药代动力学特点也使得剂量调整较为容易。对于患者 A. R. ,没有外形副作用可能是特别重要的,因为她可能需服用好多年。此外,卡马西平的镇静作用较弱,可能对她在学校的表现很重要。

卡马西平治疗

初始方案与起始剂量

开始治疗时,使用足够的卡马西平维持治疗剂量,往往会导致过多的不良反应,如恶心、呕吐、复视及明显的镇静作用。因此,卡马西平治疗需逐渐加量,应让患者有时间适应药物的效果。最后的剂量需求难以预测,需根据个体患者而定。患者 A. R. 合理的起始剂量为卡马西平 100mg,每日 2 次;可以每 7~14 日增加 100~200mg,加量的速度取决于 A. R. 对药物的耐受性和癫痫发作频率。

血液学毒性

> 案例 60-1,问题 4: 卡马西平与血液学毒性和肝脏毒性有关。这些毒副作用的发生率和临床意义是什么? 应该如何监测不良反应?

再生障碍性贫血和粒细胞缺乏症与卡马西平治疗有关[53],也有几个致死病例。然而,大多数病例发生在老年三叉神经痛患者,许多患者正在接受其他药物治疗,有时报告不完整。因此,难以评估因果关系[54]。卡马西平引起严重血液毒性很少见(估计患病率约<1/50 000),并且主要发生在非癫痫患者。在各种已发表的系列报道和临床试验中,癫痫患者使用卡马西平没有严重的血液学毒性是值得注意的[55,56]。

白细胞减少症在服用卡马西平的患者中较为常见,一般症状较轻,尽管继续服药,往往可以逆转[55]。个别患者的白细胞计数可降至 4 000 个/μl 以下,但血小板计数和红细胞计数仍然正常,可能提示早期的粒细胞缺乏症的症状(如发热、咽痛)没有发生。卡马西平相关的血液系统不良反应与药物剂量无关,因此,该反应似乎是特异质反应。

常规血液学检验

建议患者 A. R. 在卡马西平治疗期间监测血常规。然而,通过频繁监测血细胞计数早期发现再生障碍性贫血或粒细胞缺乏症的可能性很低,而且这种监测成本较高[55,57]。由于卡马西平的血液学毒性主要发生在治疗早期,应在治疗前和治疗初期 2~3 个月每个月进行全血细胞计数,此后每年或每隔一年进行一次血细胞计数,包括白细胞计数和血小板计数。

肝毒性

与卡马西平相关的肝损伤极其罕见,尽管它经常被作为一个潜在问题提及,并在药品说明书中列为强烈警告[58,59]。其肝脏不良反应被认为是特异质或基于免疫学的反应,故侵入性肝功能实验室检测可能是不必要的[57]。服用卡马西平(和其他 AEDs)的患者,碱性磷酸酶和 γ-谷氨酰转移酶浓度往往升高,这被认为是肝药酶诱导的结果,并不一定是肝病的证据[60]。

综上所述,卡马西平的肝脏与血液毒性罕见。尽管可能很严重,但最好在临床基础上监测,而不是通过持续密集的实验室检测。患者、家属或其照护者应注意,出现异常症状(如黄疸、腹痛、过度淤青和出血,或突发急性咽痛伴发热)应向医务人员报告。A. R. 肝功能和血常规的基线(治疗前)检测,可能需要每月随访监测 1 次,持续监测 2~3 个月,才能充分了解她的肝脏和血液学状况[56,57]。此后,除非观察到肝脏或血液疾病的迹象或症状,否则全血细胞计数和肝功能每 1~2 年监测 1 次即可。

药代动力学和自身诱导代谢

> 案例 60-1,问题 5: 随后的 6 周,A. R. 的卡马西平剂量逐渐增加至 400mg,每日 2 次[20mg/(kg·d)]。在最后一次剂量增加之前,她每周都会经历复杂部分性发作 1~2 次,住院以来,仅有 1 次全面性强直阵挛性发作。在加量至 20mg/(kg·d)1 周后,于当日首次服药前测定卡马西平血清浓度为 9μg/ml,至此患者已 4 周未发作癫痫,表明对药物耐受良好。在 4 周无发作期之后,她又开始每周发作 1 次。什么因素可能导致这癫痫发作控制的逆转?

有几个因素可以解释这种变化。当临床反应发生意外变化时,一定要考虑患者依从性差的可能性。应该对此进行调查,并且应该教育患者及家人规范用药的重要性。

观察到的 A. R. 癫痫发作控制的变化,也可能是由于卡马西平独特的药代动力学所致。卡马西平是细胞色素 P-450 酶(CYP3A4)强诱导剂,也是这种酶的底物。因此,卡马西平不仅诱导其他 CYP3A4 底物的代谢,而且通过自身诱导影响自身的代谢。卡马西平单次急性给药后的半衰期约为 35 小时;如果长期给药,其半衰期会减少到 15~25 小时。这种清除率的增加需要增加卡马西平的剂量,增加给药频率或两者兼而有之。卡马西平诱导自身代谢似乎与给药剂量和血清浓度有关。每次增加卡马西平剂量后,自身诱导过程可能需要大约 1 个月才能完成[61]。

倘若依从性不是主要问题,A. R. 应该增加卡马西平的剂量。该药的药代动力学通常与急性剂量变化呈线性关系[62],将剂量增加 50% 至 1 200mg/d,应可重新建立癫痫发作控制。根据患者 A. R. 的临床状况,可能需要进一步增加剂量。

仿制药的生物等效性

案例 60-1,问题 6: 患者 A. R. 的卡马西平剂量增加至 600mg,每日 2 次。4 周后,她仍然大约每周有一次复杂部分性发作。复查血清卡马西平谷浓度为 6.5μg/ml。在询问过程中,A. R. 否认漏服药物,且药片计数与服药记录的摄入量相符。A. R. 告诉医生,她服用药物后,感到轻微的恶心,但没有呕吐。值得注意的是,她的药师已经开始用一种仿制卡马西平片剂替换以前分发的"得理多"。卡马西平配方的这种变化,如果有的话,可能在导致 A. R. 血清卡马西平浓度未能如预期那样升高的原因中发挥了什么作用?在解释这种情况时,还可以考虑哪些其他因素?

几家厂商销售卡马西平仿制片剂,所提供的生物利用度数据是基于健康受试者单剂量或短期多剂量研究。因此,不可能完全预测从"得理多"更换为仿制药,用于个体患者维持治疗的效果[63]。由于从不同产品获得的药物量的变化,一些癫痫患者(亦称"仿制药脆弱")无法耐受品牌药与仿制药、仿制药与仿制药或仿制药与品牌药之间的配方变化[64]。据报道,几种 AEDs 配方变化,药物含量过少或过多导致癫痫控制变化或引起毒性反应。另外,最近两项深入的生物等效性研究发现,没有证据支持拉莫三嗪的品牌药和仿制药在癫痫患者中的药代动力学差异[65,66]。

生物利用度研究数据表明,目前市场上通用的卡马西平仿制药可以替代"得理多",无须调整剂量。尽管如此,本病例患者 A. R.,卡马西平仿制药替代可能是癫痫发作失控的一个原因。本病例患者 A. R.,重新调整剂量以获得癫痫发作控制,并坚持使用同厂家产品(无论品牌药或仿制药)可能会缓解这一问题。

市面有 3 种长效释放剂型的卡马西平(Tegretol XR、Carbatrol 和 Equetro)可供患者 A. R. 选择。缓释制剂每日给药 2 次,药物吸收更加可靠,血药浓度波动较小,可提高疗效。Tegretol XR 无须每日 3 次甚至 4 次给药,可以提高患者的依从性[67]。建议患者注意这样一个事实,Tegretol XR 渗透泵片的外壳在胃肠道不溶解,而且可能在粪便中可以看到。切不可磨碎或嚼碎服用,以免失去缓释效果。Carbatrol 可随餐或经胃管给药[68]。目前 FDA 还未批准 Equetro 用于治疗癫痫,仅用于治疗急性狂躁症和混合型 I 型双向情感障碍。总之,也许我们不可能确定该患者癫痫控制不佳的单一原因,临床上的常见原因还有睡眠不足、压力增加、急性疾病和/或药物依从性差等。

治疗失败和替代药物

案例 60-2

问题 1: 患者 R. H.,女,19 岁,64kg,过去 2 年中有简单部分性发作、复杂部分性发作继发全面性强直阵挛发作。她无法耐受苯妥英(严重的牙龈增生和精神异常)或丙戊酸钠(脱发、震颤和体重增加),两药均无法有效控制其癫痫发作。目前卡马西平剂量为 600mg,每日 3 次。过去 3 个月,在服用卡马西平期间,她大约有 5 次简单部分性发作,3 次复杂部分性发作及 1 次全面性强直阵挛发作。这表明癫痫发作频率减少了约 30%。患者对目前卡马西平剂量耐受,但在较高剂量时就会出现明显的嗜睡、不协调及精神错乱。对于该患者需采取何种治疗方案?评估其可否使用新型 AEDs。

R. H. 的 AED 治疗方案有变化,使用卡马西平最大耐受剂量后有部分应答但出现不良反应。同样由于副作用不能耐受其他 AEDs。虽然丙戊酸钠对部分性发作有效,但不推荐用于育龄女性。由于患者出现了 CNS 副作用(如持续嗜睡),许多临床医生不考虑将苯巴比妥或扑米酮作为替代和辅助用药,故可将新型 AED 作为辅助用药。

自 1993 年以来,作为癫痫维持治疗的药物如艾司利卡西平、依佐加滨、非尔氨酯、加巴喷丁、拉科酰胺、拉莫三嗪、左乙拉西坦、奥卡西平、吡仑帕奈、普瑞巴林、噻加宾、托吡酯和唑尼沙胺等新型 AEDs 在美国陆续上市(见表 60-6)。新型 AEDs 的临床试验对象通常为难治性部分性发作且传统 AEDs 疗效不佳的患者。大部分新型或"第二代"AEDs 最初是被 FDA 批准作为部分性发作伴或不伴继发全面性发作的附加或辅助治疗。此外,有些药物被公认为是广谱 AEDs,例如拉莫三嗪对失神性发作也有效。

副作用

新型 AEDs 常见副作用见表 60-6。其中大多数药物的镇静作用不如苯巴比妥或苯妥英等老药。临床试验中,艾司利卡西平最常见的副作用是共济失调、视物模糊和复视、头晕、疲劳、头痛、恶心、嗜睡、震颤、眩晕和呕吐[69]。

加巴喷丁(gabapentin)和噻加宾(tiagabine)目前尚未发现严重的副作用,加巴喷丁会导致体重增加[70],而噻加宾可相对频繁地引起非特异性头晕[71]。

拉科酰胺(lacosamide)常见不良反应包括头晕、头痛、复视及恶心。缓慢加量至目标剂量可降低不良事件风险。

拉莫三嗪(lamotrigine)最严重的不良反应是皮疹。约 10% 的患者在用药最初 8 周内出现皮疹[72]。1/300 的成人和 1/100 的儿童出现皮疹导致住院治疗。一般来说,斑丘疹较常见,并且可能进展为多形性红斑或者中毒性表皮坏死松解症。拉莫三嗪相关的皮疹停药后可迅速消退。丙戊酸钠合用拉莫三嗪可能增加皮肤病反应的风险,故当拉莫三嗪和丙戊酸钠联用时,推荐更谨慎调整拉莫三嗪剂量并尽量维持低剂量治疗。与说明书推荐的剂量相比,起始剂量过大或增加剂量过快也会增加发生皮疹的风险。

表 60-6

部分性和全面性强直阵挛发作的治疗药物

抗癫痫药	用法用量	不良反应	注释
卡马西平（卡马西平控释片、Carbatrol 及 Equetro）	初始剂量 200mg bid（成人）或 100mg bid（儿童）逐周增加剂量，直至治疗反应或目标血清浓度。常规剂量为成人 7~15mg/(kg·d)，儿童 10~40mg/(kg·d)	镇静、视觉障碍可能限制剂量；严重的血液病非常罕见，常见的有轻微的白细胞减少症，实验室监测意义不大。HLA-B*1502 阳性的亚洲患者，Stevens-Johnson 综合征/中毒性表皮坏死松解症的风险高 10 倍。肝脏毒性罕见。可能导致低钠血症。长期使用可能会导致骨软化	通常很少镇静，对认知功能和行为的干扰也很小。大多数部分性或继发全面性发作的首选药。缓释制剂可能减少高峰血清浓度相关的副作用，该剂型也可能有助于提高用药依从性
苯妥英 苯妥英前药（磷苯妥英）	初始维持剂量 4~5mg/(kg·d)（300~400mg/d），根据临床反应或目标血清浓度滴定。由于潜在的缓慢累积效应，建议在 3~4 周内逐渐加量至目标剂量	眼球震颤、共济失调和镇静可能限制剂量；齿龈增生、毛发增多常见；长期使用可能导致骨软化。周围神经病变、超敏性肝损伤罕见。HLA-B*1502 阳性的亚洲患者患 Stevens-Johnson 综合征/中毒性表皮坏死松解症的风险可能增加	清除率和半衰期随剂量变化。当血清浓度超过 7~10μg/ml 时推荐小剂量增加（30mg 胶囊剂）。混悬剂谨慎使用。因剂量度量和可能配制困难，不推荐肌注给药。静脉注射剂可能存在沉淀物。磷苯妥英推荐 IM 和 IV，由于给药速度快，相容性好，注射部位并发症少
丙戊酸钠（双丙戊酸钠片和丙戊酸钠缓释片、丙戊酸钠片）	详见表 60-7	-	-
苯巴比妥	初始剂量 1mg/(kg·d)，根据治疗反应滴定，在 2~3 周逐渐加量	镇静（慢性）、行为异常常见，尤其是儿童，可能损害学习能力和智力。长期使用可能导致骨软化	对大多数癫痫患者的治疗已过时，副作用弊大于利。静脉注射用于难治性癫痫
普瑞巴林	初始剂量 50mg bid，根据治疗反应滴定；最大剂量 600mg/d，分次服用（bid 或 tid）	潜在的副作用包括头晕、视物模糊和体重增加	与其他 AEDs 无明显相互作用。可以用于合并有疼痛感觉障碍的患者
加巴喷丁	初始剂量 300mg/d，1~2 周滴定至 900~1 800mg/d。剂量 2 400mg/d 或更高，耐受性良好。由于半衰期较短，推荐 tid 或 qid 使用	镇静、头晕和共济失调在初始治疗时较常见。加巴喷丁通常无严重副作用，但可能会导致体重增加	原型经肾脏排泄。无明显的药物相互作用。吸收呈剂量依赖性。个体剂量增加，吸收比例减少
拉莫三嗪	只加用酶诱导剂时：初始剂量 50mg qd,hs 或 50mg bid，每 7~14d 可增加 50~100mg/d。常规维持剂量 400~500mg/d，与药酶诱导剂合用，有必要分两次给药。只加用丙戊酸钠时：初始剂量 25mg qod hs，可每 14d 增加 25mg/d。常规维持剂量为 100~200mg/d 不合用丙戊酸钠或酶诱导剂时：初始剂量 25mg qd hs，可每 14 日增加 25mg/d。常规维持剂量 225~375mg/d	头晕、复视、镇静、共济失调及视物模糊常见于治疗初期；限制滴定速度可缓解症状。严重皮疹发生率约 0.8‰~8.0‰	合用酶诱导剂时，拉莫三嗪的清除率显著增加；合用丙戊酸钠时，拉莫三嗪的清除率显著减少。缓慢、渐进的剂量滴定可以减少皮疹的风险。雌激素可加速拉莫三嗪的清除

表 60-6

部分性和全面性强直阵挛发作的治疗药物(续)

抗癫痫药	用法用量	不良反应	注释
噻加宾(盐酸噻加宾)	初始剂量 4mg/d。7d 内增加 4mg/d;之后每周可增加 4~8mg/d。最大推荐剂量:青少年 32mg/d,成年人 56mg/d。推荐 bid~qid 服用	嗜睡、精神紧张、注意力不集中及震颤。一些患者诉出现非特异性头晕	当给予酶诱导剂时,药物清除加快。可以 tid 或 qid 服用。噻加宾有潜在的被其他高蛋白结合的药物(如丙戊酸钠)置换的可能性,暂不明确其临床意义。为 CYP3A4 的底物
托吡酯	初始剂量 50mg hs,每 7d 增加 50mg。推荐目标剂量 200~400mg/d。更大剂量可能增加 CNS 副作用。推荐 bid 服用	镇静、头晕、烦躁不安及认知障碍可能与剂量相关。可能导致体重减轻。属弱 CA 抑制剂;可能会导致肾结石;其 CA 抑制作用致皮肤感觉异常的风险高达 15%。儿童常见少汗症和发热。闭角青光眼罕见	约 70% 经肾代谢。苯妥英钠和卡马西平可能降低托吡酯的血清浓度,因此可能需要增加剂量。托吡酯可能轻微地增加苯妥英钠的血清浓度。建议患者多喝水。当剂量高于 200mg/d 时,可能影响口服避孕药的药效
左乙拉西坦	初始剂量 250~500mg bid。每两周增加 500~1 000mg/d。通常最大剂量 3 000mg/d。有报道 4 000mg/d。推荐 bid 服用	常见嗜睡、头晕、乏力。有报道发生行为异常(易怒、情绪不稳、敌对、抑郁和去人格化)	不经肝脏(CYP450 或 UGT)代谢。66% 以原形从尿中排泄。蛋白结合率低于 10%。无显著的药物相互作用报道
卢非酰胺	成人初始剂量 400~800mg/d bid,每 2d 增加 400~800mg/d,目标剂量 3 200mg/d。儿童起始量 10mg/(kg·d) bid,每日增加 10mg/(kg·d),目标剂量 45mg/(kg·d)或 3 200mg/d	镇静、头晕、呕吐和头痛。QT 间期缩短	目前只批准用于治疗 4 岁以上患有伦-格综合征的癫痫患者。主要通过非 CYP 的酶代谢。轻微诱导 CYP3A。可能降低激素类避孕药的有效性。VPA 显著降低卢非酰胺的清除;卡马西平、苯妥英钠和苯巴比妥可能显著增加卢非酰胺的清除
拉科酰胺	初始剂量 50mg bid,每周增加 100mg/d。目标剂量 200~400mg/d。最大推荐剂量 400mg/d	头晕、共济失调、复视、头痛及恶心可能减缓心脏传导。二度房室传导阻滞患者慎用。曾报道有患者出现晕厥	目前只用于治疗成人部分性发作。可以静脉注射,但是目前只被批准用于短期替代口服治疗。小证据显示有药物相互作用。一部分通过 CYP2C19 经肝脏代谢;主要从肾脏排泄
奥卡西平	单药治疗:初始剂量 300mg bid,每周逐步增加至 1 200mg/d,可增至 2 400mg/d辅助治疗:初始剂量 300mg bid,每周逐步增加至 1 200mg/d	常见的如头晕、嗜睡、复视、恶心和共济失调。可能导致无症状性低钠血症,较常见于高龄患者。奥卡西平与卡马西平有 25% 皮疹交叉过敏	是一种前药;MHD 是活性成分。易通过胞浆内广泛存在的酶转换成活性代谢产物 MHD。缺乏自身诱导性。在剂量大于 1 200mg/d 时,可能影响口服避孕药的药效
唑尼沙胺	初始剂量 100mg/d,每两周增加 100mg/d。常规维持剂量 200~400mg/d;最大剂量 600mg/d	常见的如嗜睡、恶心、共济失调、头晕、头痛和食欲不振。曾报道有体重减轻和肾结石。严重皮疹、少汗和发热也曾有发生	为广谱 AED,半衰期长。35% 以原形从尿中排泄。为 CYP3A4 的底物;酶诱导剂可能增加其清除。建议患者多喝水
依佐加滨	初始剂量 100mg/d,每周增加 150mg/d。推荐目标剂量 600~1 200mg/d 作为范围,tid 给药	常见的如头晕、疲劳和嗜睡。尿潴留、认知障碍和幻觉。尿液变红是可逆的。延长 QT 间期。视网膜异常且可能导致视力下降	苯妥英钠和卡马西平会使依佐加滨的暴露量减少 30%~35%,可能需要增加剂量。检查眼睛和视力

表 60-6

部分性和全面性强直阵挛发作的治疗药物(续)

抗癫痫药	用法用量	不良反应	注释
吡仑帕奈(Fycompa)	初始剂量 2mg qd hs(未与 AEDs 诱导剂合用)或 4mg qd hs(与 AEDs 诱导剂合用)。每周增加 2mg/d。推荐 4~12mg/d 作为目标剂量范围,qd 给药	常见的如头晕、步态障碍、嗜睡和疲劳。老人有摔倒的风险。攻击性、敌意、易怒、谋杀意念,酒精可能使症状加重	避免饮酒;AEDs 诱导剂使吡仑帕奈的暴露量减少 50%~67%,可能需要增加剂量;吡仑帕奈 12mg/d 可能降低含有左炔诺孕酮避孕药的效果
艾司利卡西平(醋酸艾司利卡西平)	初始剂量 400mg qd,1 周后增加 400mg/d。最大剂量 1 200mg/d,qd 给药	头晕、嗜睡、恶心、头痛	AEDs 诱导剂降低艾司利卡西平的暴露量,可能需要增加剂量。可能会降低激素避孕药的效果

AED,抗癫痫药物;AV,房室的;bid,每日 2 次;CA,碳酸酐酶;CNS,中枢神经系统;CYP,细胞色素 P-450;GI,胃肠道;hs,在睡前;IM,肌内注射;IV,静脉注射;MHD,单羟基衍生物;PE,苯妥英;qd,每日 1 次;qid,每日 4 次;qod,隔日 1 次;SIADH,抗利尿激素分泌异常综合征;tid,每日 3 次;UGT,尿苷二磷酸葡萄糖醛酸基转移酶;VPA,丙戊酸钠。

左乙拉西坦(levetiracetam)的耐受性一般良好,在临床试验中最常见的不良反应是乏力、眩晕、流感综合征、头痛、鼻炎和嗜睡。最严重的不良反应是行为方面的,并且更常见于既往有行为异常的患者[73]。对于既往有自杀倾向的患者,左乙拉西坦应慎用。

奥卡西平(oxcarbazepine)是卡马西平的酮基衍生物,本质上是其单羟基衍生物的前体药物[74]。与卡马西平相比,除了低钠血症之外,奥卡西平不良反应发生率更低,程度也更轻。奥卡西平低钠血症发生率高于卡马西平,故在奥卡西平治疗期间需常规、定期监测血钠浓度。大多数临床试验中报道的奥卡西平不良反应包括共济失调、头晕、乏力、恶心、嗜睡和复视。

普瑞巴林(pregabalin)的不良反应呈剂量依赖性,且通常出现在起始治疗的前 2 周[75]。嗜睡、头晕和共济失调最常见。普瑞巴林所致的体重增加也呈剂量相关性。

托吡酯(topiramate)日剂量较大(特别是联合应用其他 AEDs)或剂量调整过于频繁时[76],可能引起认知障碍、嗜睡和焦躁不安等。约 1.5% 的患者使用托吡酯引起肾结石,发生原因是其抑制碳酸酐酶,升高尿液 pH,降低枸橼酸排泄。在托吡酯治疗的第一个月里也可引起急性继发性闭角型青光眼。该药与体重减少有关。

唑尼沙胺(zonisamide)是一种磺胺衍生物,因此禁用于磺胺类过敏的患者[77]。最常见的不良反应包括共济失调、嗜睡、躁动和厌食。在 3%~4% 的患者出现肾结石,其中一些患者有肾结石家族史。

药物代谢动力学

较新的 AEDs 与传统药物相比,药代动力学特征及与其他药物相互作用等方面有不同之处。加巴喷丁完全以原形药物经肾脏排出体外,与血浆蛋白结合率不高,半衰期相对较短,每日应给药 3 次[78]。

拉科酰胺几乎全部经肾脏排泄,肾功能不全患者(肌酐清除率<30ml/min)需要减少剂量;其血浆蛋白结合率小于 15%,半衰期为 12~13 小时,每日给药 2 次[79]。

拉莫三嗪主要通过肝脏葡萄糖醛酸化经尿液排泄。其他 AEDs,如卡马西平和苯妥英钠,可诱导拉莫三嗪的肝脏代谢。当拉莫三嗪合用酶诱导剂时,其半衰期从约 24 小时缩短至 15 小时。丙戊酸钠抑制拉莫三嗪代谢,导致半衰期延长和血清浓度增高[80,81]。同时使用拉莫三嗪和卡马西平治疗的患者,发生恶心、嗜睡和共济失调等不良反应的风险更高,这很可能是拉莫三嗪和卡马西平之间的药效学相互作用导致的[82]。

左乙拉西坦的半衰期短,主要经肾脏机制清除。对于肾功能不全患者(肌酐清除率<80ml/min)应减少剂量。该药与其他药物的相互作用的可能性很小[83]。

醋酸艾司利卡西平和奥卡西平都是前药,它们对肝药酶的诱导作用可能比卡马西平小,因此较少与其他药物相互作用,然而,两者都会加快口服避孕药的代谢[84,85]。因艾司利卡西平和奥卡西平作用机制与卡马西平相似,这两种药物都不太可能给 R.H. 带来显著的好处,因为她对卡马西平的最大耐受剂量没有反应[69,74]。

普瑞巴林几乎完全以原形经肾脏排泄,血浆蛋白结合率不高。普瑞巴林可以每日给药 2~3 次[75],加巴喷丁需要每日多次给药。

噻加宾的半衰期相对较短(4~7 小时),每日至少需要给药 2 次[71]。当合用具有酶诱导作用的 AEDs 时,可能使噻加宾的半衰期缩短为 2~3 小时,所以必须加大日剂量,缩短给药间隔。噻加宾蛋白结合率较高(96%),会置换结合蛋白位点上的丙戊酸钠、水杨酸和萘普生,这些蛋白结合环节的相互作用的临床意义尚不明确。

托吡酯的半衰期约为 20 小时,因此可以每日给药 2 次。该药只有小部分经肝脏代谢,约 70% 以原形经肾脏排泄。其蛋白结合率最低(10%~15%)。当酶诱导剂与托吡酯合用时,托吡酯清除率增加。当合用有酶诱导作用的药物时,托吡酯需要滴定倒稍高的剂量。

唑尼沙胺的半衰期长、蛋白结合率低,同时经肝脏代谢和肾脏排泄。唑尼沙胺的平均半衰期为 63 小时,但是患者个体差异很大。合用有酶诱导作用的 AEDs 时,唑尼沙胺血清浓度降低,但药动学相互作用的临床后果罕见[77]。

综合考虑疗效和不良反应的特点,加巴喷丁、拉科酰胺、拉莫三嗪、左乙拉西坦、普瑞巴林、噻加宾、托吡酯或唑尼沙胺可以考虑用于患者 R.H. 的辅助治疗。药物所致的镇静作用对于此类青少年患者来说较为棘手。但对不同患者尚难以预测这些药物所致的镇静作用仅见于治疗初期还是会长期存在。由于加巴喷丁和噻加宾半衰期较短,该患者可能需要每天服用数次,这可能导致用药依从性下降。因此,拉科酰胺、拉莫三嗪、左乙拉西坦、普瑞巴林、托吡酯和唑尼沙胺在用药依从性上要优于加巴喷丁和噻加宾。由于该患者不能耐受卡马西平,所以改用艾司利卡西平和奥卡西平同样是没有意义的。

依佐加滨、非尔氨酯和吡仑帕奈在上述副作用和药代动力学部分没有讨论的原因是,作者认为这些药对 R.H. 来说不是合适的选择。在撰写文章时依佐加滨和吡仑帕奈刚上市,且 FDA 有黑框警告(分别是视力问题和行为反应)。非尔氨酯与再生障碍性贫血和肝功能衰竭的关联,严重限制了其使用。

潜在的治疗方案

在不久的将来,其他 AEDs 包括布瓦西坦(brivaracetam)、加奈索酮(ganaxolone)和石杉碱甲(huperzine A)[86],也许能成为现有和较新的 AEDs 的替代品或辅助药物。

随着基因和大脑神经网络技术的深入发展,未来的癫痫治疗策略应该从用 AEDs 控制症状向疾病预防和根治方向发展。对于 AED 耐药问题,许多研究正在探讨位于血-脑屏障的多重耐药转运体(multidrug transporters)如 P 糖蛋白(P-glycoprotein,P-gp)的作用。这些蛋白可能作为一种防御机制限制了 AED 在大脑中的积聚[87]。尽管这还没有对癫痫患者的临床治疗产生太大的影响,但 AED 治疗的药物基因组学(pharmacogenetics)仍在不断发展[88]。

拉莫三嗪治疗

初始方案和剂量滴定

> **案例 60-2,问题 2:**患者 R.H. 将开始使用拉莫三嗪作为卡马西平的辅助治疗。请制订治疗计划,治疗初期如何用药和药物监测方面,患者和家属需要注意什么?

该患者开始使用拉莫三嗪治疗时,应逐步缓慢滴定剂量,以尽量减少早期的镇静副作用和皮疹的风险。起始剂量建议每日睡前服用 50mg,之后可每 1~2 周增加日剂量 50mg。由于患者正在服用卡马西平,其肝药酶诱导作用可能需要增加拉莫三嗪的剂量,允许保守的小剂量滴定。拉莫三嗪的维持治疗建议每日给药 2 次,通常维持剂量大约为 300~500mg/d;患者对该药的耐受性最终决定其用药剂量限制。如果出现副作用(如恶心、复视、共济失调及眩晕等)将限制其进一步加量。

应该告知患者,在服药过程中可能会感到昏昏欲睡、头疼和胃部不适,但这些副作用通常会随着治疗的进行而逐渐消失;如果出现的副作用使服药困难,特别重要的是如果出现皮疹,应联系医师或其他医务人员。

副作用及可能与卡马西平的相互作用

> **案例 60-2,问题 3:**当拉莫三嗪剂量增加至 300mg/d(开始治疗后 12 周)服药 2 日后,患者 R.H. 注意到她的视力模糊了,她也抱怨感到头晕,难以保持平衡。之前,她只感到轻微的恶心。她继续经历癫痫发作的频率与开始服用拉莫三嗪之前大致相同。医生鼓励患者继续用药,并解释说,将拉莫三嗪剂量增加到可能有效的水平需要时间。目前,该患者卡马西平血清浓度与她接受单药治疗时相比基本没有变化。这些新的副作用是否代表拉莫三嗪治疗失败?如果不是,这些新出现的副作用该如何处理?

患者 R.H. 的药物副作用可能会限制剂量的进一步增加。她目前的副作用可能代表卡马西平中毒、拉莫三嗪副作用或者这两种药物之间的相互作用。因为该患者先前耐受相同剂量的卡马西平,所以卡马西平中毒的可能性似乎不大。评估拉莫三嗪作为唯一的原因是困难的事。由于拉莫三嗪的治疗窗尚未明确,血清浓度监测可能不会有所帮助。临床研究未能证明拉莫三嗪的血清浓度与疗效或不良反应之间存在显著相关性[89,90]。因此,她的症状也可能与拉莫三嗪和卡马西平之间明显的药效学相互作用有关[82]。有些患者同时服用这两种药物,通过减少卡马西平的剂量可能会减轻副作用。

左乙拉西坦治疗

初始方案和剂量滴定

> **案例 60-2,问题 4:**R.H. 的卡马西平剂量由 1 800mg/d 减至 1 400mg/d。5 日后,她的副作用仍然存在,而且癫痫发作频率似乎在增加。临床医师决定放弃拉莫三嗪改用左乙拉西坦。请推荐启动左乙拉西坦治疗的计划。

该患者早先能够耐受较高剂量的卡马西平并且疗效尚可,因此在开始左乙拉西坦治疗前卡马西平剂量应调至 1 800mg/d。目前尚少有拉莫三嗪安全停药的资料。通常除非紧急,AEDs 不建议快速停药,因此先将拉莫三嗪剂量减至 200mg/d 似乎合理,之后每周减量 50~100mg 直至停用。

由于患者癫痫持续发作,应立即给予左乙拉西坦治疗。左乙拉西坦与其他 AEDs 不存在相互作用,因此在开始服用左乙拉西坦时停用拉莫三嗪不会对患者癫痫控制产生影响。左乙拉西坦起始剂量为 250~500mg,每日 2 次[83],虽然说明书建议初始治疗 500mg bid,但患者可能更好耐受较低的起始剂量和更渐进的剂量滴定。根据患者发作频率和副作用,可每 2~3 周增加左乙拉西坦日剂量 500~1 000mg。虽然该药物很快达到稳态,但在增加剂量之前至少允许观察 2 周,可能会提高患者的耐受性,并对治疗反应进行更彻底的评估。目前,左乙拉西坦血清浓度与疗效及不良反应的关系尚不明确,因此患者 R.H. 的剂量应滴定到控制发作所需的最大耐受量。在对照试验中,剂量超过 3 000mg/d

并没有明显的获益。

患者教育

应告知 R. H.，服用左乙拉西坦后，她可能会有出现与拉莫三嗪类似的副作用。每次探视时都应评估她的情绪。为了确保 R. H. 坚持治疗方案，可能需要同时给予许多安慰和鼓励。当需要进行多次药物试验且副作用显著时，许多患者会感到气馁，他们可能会表达成为"豚鼠"的感受，并且可能会不配合治疗计划。鉴于 R. H. 的发作仍未得到很好的控制，可能应该继续限制驾驶。建议患者在没有癫痫发作并且根据适用的州法律恢复了驾驶特权之前不要开车。这种限制对一些患者来说很难接受，因为它会显著降低他们的独立性。

苯妥英治疗

起始剂量和维持剂量

案例 60-3

问题 1： 患者 J. N.，男，18 岁，体重 88kg，大学生，诊断：癫痫。他经历全面性强直阵挛发作，每月约 3 次，每次持续 2 分钟。患者描述了癫痫发作前腹部有"翻腾样"的感觉，随后上肢不自主地向右抽搐。脑电图显示左颞区弥漫性慢波伴局灶性痫样放电，这被解释为异常脑电图。尽管进行了彻底的检查，但未查明他癫痫发作的确切病因。患者没有其他疾病，也没有服用常规药物。最初，他服用卡马西平 600mg/d，尽管剂量相对较低，但由于恶心和复视，他无法耐受这种药物。医生已决定为他进行苯妥英治疗试验。

请推荐初始剂量。关于该患者新的药物治疗，应该向他提供什么信息？

对于个体患者，如果缺乏用药史相关信息（例如，先前的剂量和临床反应），则很难为他选择一种无毒、有效的 AED。虽然苯妥英的"平均"剂量和相应的血清浓度经常被引用，但患者之间的个体差异是显著的。苯妥英的初始剂量为 400mg/d［大约 4.5mg/（kg·d）］，对于患者 J. N. 应该是合适的。在大多数患者中，苯妥英治疗是从初始剂量或接近预期维持剂量（例如，患者 J. N. 的日剂量为 300mg 或 400mg）开始的。如果出现耐受性问题，J. N 的苯妥英钠剂量可减少到 200mg/d（或者 100mg，每 12 小时 1 次），然后每周增加 100mg/d，直至达到 400mg/d。近年来，人们对利用患者的特异性基因信息更精确地给包括苯妥英在内的某些药物设计剂量产生了浓厚的兴趣，其目的是快速达到治疗效果并避免剂量相关的毒性。尽管已经证明，CYP2C9 纯合子等位基因突变导致接受苯妥英治疗的患者呈"慢代谢"状态[91]，但目前 CYP2C9 基因分型尚未成为常规临床实践的一部分。

患者教育

除了关于药品的名称、药品的优势以及何时服药和如何服用之外，还应告知患者 J. N.，他可能会经历苯妥英引起的轻度镇静作用。他应该特别警惕，如果出现视物模糊或复视、发音困难、眩晕或步伐不稳等症状，可能提示剂量过高；提醒他应将这些症状及时向医师、药师或其他医务人员报告。在开始治疗时，告知患者在治疗方案稳定之前可能需要调整药物剂量，这也是一个好主意。考虑到患者的年龄和性别，风湿病和骨软化症（osteomalacia）的风险相对较低，但仍应告知他，长期服用苯妥英钠（以其他 AEDs，见表 60-6）与骨矿物质丢失（bone mineral loss）风险增加有关，这种不利影响需要定期监测。

累积药代动力学

案例 60-3，问题 2：苯妥英蓄积的药代动力学特征是什么？

苯妥英呈剂量依赖性（米氏或容量限制性）非线性药代动力学特征。因此，经典药代动力学参数如"清除"、"半衰期"的意义不大。苯妥英的表观半衰期随剂量和血清浓度的变化而变化。因此，剂量改变后达到新的稳态所需要的时间很难预测。因为这取决于剂量本身和患者的药代动力学参数 V_{max} 和 K_m；V_{max} 是动力学常数，代表苯妥英从体内消除的最大速度；K_m 是米氏常数，即最大消除速率为 V_{max} 的 50% 时的血清浓度[92]。在不同患者中，这些参数值的差异很大，因此，苯妥英累积动力学模型和达稳态所需要的时间也有所不同。

许多临床医生认为苯妥英的表观半衰期约为 24 小时，要在用药 5~7 日后才能评估其临床疗效并测定血清苯妥英浓度。临床研究[93]及模型模拟试验[94]都使用 K_m 和 V_{max} 的观察值来估计苯妥英血清浓度达到稳态所需的时间。要达到这一目标，使用一定剂量使血清浓度稳定在 10~15μg/ml，或者使用 4mg/（kg·d）的剂量，可能需用药超过 30 日才能达到理想稳态[92,95]。偶尔，这样的剂量可能超过患者的 V_{max}，其结果是血清苯妥英浓度急剧升高，可能中毒。重要的是，不要假设已经达到稳态，除非间隔广泛、连续的多次监测表明血清浓度蓄积已经停止。在达到稳态之前，改变苯妥英的剂量，会导致血清浓度和患者临床状态出现显著波动。如果这种情况经常发生，会导致不必要的混乱并增加额外的医疗费用。一如既往，J. N. 的血清浓度解读必须结合其临床反应的背景。

苯妥英中毒

案例 60-3，问题 3：患者 J. N. 开始服用苯妥英 200mg，每 12 小时 1 次。1 周以后，他被发现有轻度侧向凝视眼球震颤（nystagmus），但是其本人无主观症状，无癫痫发作。3 周后，J. N. 抱怨出现复视，感觉"醉酒"和"站不稳"，有明显的眼球震颤。

如何调整苯妥英剂量？

患者 J. N. 的症状和体征表明出现了苯妥英毒性反应，建议减少剂量。将苯妥英剂量减少到 360mg/d（同时使用 100mg 和 30mg 的苯妥英胶囊)是合理的;大幅度减量会导致癫痫控制失败。许多医生会让患者在开始新的维持剂量前,省掉苯妥英的 1 日剂量,这将加速苯妥英血清浓度的下降。改变剂量后,应密切监测临床反应。如果患者的苯妥英 V_{max} 值较低,新的维持剂量还可能过高;如果是这种情况,即使减少了剂量,体内药物仍然会继续累积[92]。

苯妥英和磷苯妥英肌内注射给药

案例 60-4

问题 1:S. D. ,男,24 岁,癫痫患者,缺乏自理能力,有复杂部分性发作和继发强直阵挛发作史。在过去的一年里,由于疑似"无法吞服"胶囊剂,将原先服用的苯妥英钠胶囊剂换成了苯妥英混悬剂。近 3 个月以来,他服用苯妥英混悬剂 275mg/d,无癫痫发作。住院期间,他因出现厌食、恶心、呕吐、腹痛伴腹泻 2 日,现转到急诊科,病历记录上写着"禁食"。医嘱:磷苯妥英(与苯妥英钠等价)275mg/d 肌内注射。

请讨论磷苯妥英的使用,并为患者 S. D. 设计剂量方案。

该患者是 AED 肠外给药的候选人,如果无静脉置管计划,那么肌注给药是个可接受的方法。然而,苯妥英的给药剂型需要改变,因为苯妥英本身不能肌注给药。注射用妥英具有强碱性(pH 12),对组织极具刺激性,如果肌注给药,由于 pH 的变化可能会导致药物晶体在注射部位出现沉淀,从而形成苯妥英贮库,药物从贮库中释放,缓慢吸收[96-98]。虽然似乎不会发生严重的肌肉损害,但是往往注射部位有明显不适[98]。

磷苯妥英为苯妥英磷酸酯,是苯妥英的前药,水溶性高。它的溶解性能允许无需使用增溶剂或 pH 调节剂即可进行肠外给药。因此,与苯妥英相比,磷苯妥英既可以肌内注射给药也可以静脉注射给药,组织损伤和静脉刺激的风险低[99-101](参见后文"苯妥英和磷苯妥英静脉注射给药"讨论部分)。磷苯妥英肌内给药后迅速吸收,转化为苯妥英,生物利用度可达 100%。

磷苯妥英是一种可购到的液体,每 1ml 含苯妥英磷酸酯(PE)50mg。以这种方式标示磷苯妥英,在将苯妥英钠转换为磷苯妥英(反之亦然)时,不需要进行剂量换算。尽管处方开出磷苯妥英 275mg,对于患者 S. D. 可能剂量不足。他口服苯妥英混悬剂的剂量相当于苯妥英钠 300mg/d。苯妥英混悬剂和苯妥英咀嚼片的成分为苯妥英游离酸,而胶囊剂的成分为苯妥英钠。因此,苯妥英钠胶囊中的苯妥英含量仅为标示量的 92%(即苯妥英钠胶囊 100mg,相当于苯妥英酸 92mg)。S. D. 应该每日肌注磷苯妥英 300mg,才能完全替代目前服用的苯妥英混悬剂[101]。

假设患者 S. D. 每日给予磷苯妥英 300mg,那么总共需要该注射剂 6ml 肌注给药。该药肌内注射耐受性良好,S. D. 全天总剂量可以一次注射而不会引起过多的不适。

一些临床医生报告说,在单一部位肌内注射量高达 20ml 磷苯妥英,没有不良后果或严重不适[102]。当然,也可将每日剂量分为两次在不同部位注射,但许多患者更愿意接受较少的注射次数。

不良反应

案例 60-5

问题 1:患者 G. R. ,男,53 岁,患部分性发作癫痫,以偶发强直阵挛发作(occasional tonic-clonic seizures)为特征。近 2 年来,他一直服用苯妥英钠,由于出现 AED 中毒症状(轻度神志不清、偶发复视、共济失调和侧视眼球震颤),苯妥英剂量由 400mg/d 减至 360mg/d。减少剂量后,神志不清和复视明显减轻,低剂量时的神经系统评估在正常范围内。随后的 8 周内没有发生癫痫发作。他继续抱怨脚有点"站不稳",有轻度至中度牙龈增生和严重的口臭。请就苯妥英相关的牙龈增生和有助于 G. R. 的治疗技术进行讨论,患者癫痫症状似乎已完全控制,维持当前剂量的苯妥英有什么问题吗?

齿龈增生

与苯妥英有关的齿龈增生是常见和棘手的。据估计,在接受治疗的患者中,患病率为 40%~50%[103]。然而,患病率和发病率具有误导性,因为增生的发生和严重程度与苯妥英的剂量和血药浓度有关[103,104]。齿龈增生具有明显的美容问题。此外,对于 G. R. ,组织囊袋的形成也会导致口腔卫生的困难,并可能导致口臭。

苯妥英诱发齿龈增生的机制尚不清楚。该药可通过唾液排泄,唾液中苯妥英钠浓度与增生有关。然而,这种相关性可能只是反映了更高的血清浓度产生更广泛的药理作用。苯妥英可能刺激牙龈肥大细胞释放肝素和其他介质,可能促进成纤维细胞合成过量的新结缔组织。由牙菌斑和食物颗粒引起的局部刺激可能进一步加剧这一过程[103,104]。

现有苯妥英相关的齿龈增生有 3 种治疗方案[104]:(a)减少剂量或换用可替代的 AED,这有可能部分或完全逆转齿龈增生;(b)齿龈切除术,暂时纠正问题,但增生还会复发;(c)牙周治疗,消除局部刺激,保持口腔卫生。治疗现有的增生和预防进一步的组织扩大是重要的。假如苯妥英能够有效地控制癫痫,那么齿龈切除和后续牙周治疗相结合可能是最好的治疗方案。

在苯妥英治疗开始前,口腔卫生计划似乎可以降低齿龈增生的程度和严重程度[104]。患者应接受有关口腔卫生在减少这种副作用方面的教育。使用牙线、齿龈刺激器和用水洁牙器具附加其他口腔卫生技术可能有益。

神经毒性

长期服用中毒剂量苯妥英钠的患者,似乎有发生不可逆小脑损伤或/和周围神经病变的风险。小脑退变导致的症状,如构音障碍、共济失调步态、意向震颤、肌张力减退等,值得特别关注。苯妥英急性中毒后会出现这些并发症[105,106],全面性癫痫发作也可导致继发于缺氧的小脑退化。由于这个原因,苯妥英在这种情况发展过程中的相对重要性存在争议。然而有报道,在一些无缺氧发作的患者中存在小脑退化性病变[106,107]。

虽然在许多患者中发现受损的神经传导有电生理学的证据,但是苯妥英相关的周围神经病变较为罕见[105,108],有症状的患者可能会抱怨感觉异常和肌无力,偶尔还会出现肌肉萎缩。在长期接受苯妥英治疗的患者中,18%的患者出现膝关节和踝关节肌腱反射消失[109],上肢很少受到影响。虽然反射消失可能是不可逆的[109],但神经电生理异常与苯妥英血清浓度过高密切相关,并且在减少剂量或停药后是可逆的[107]。

对于患者 G. R. ,因为轻度苯妥英中毒出现的浑身不适和引起小脑病变可能性需要改变治疗方案。苯妥英剂量应减少到330mg/d,该剂量可能足够控制癫痫而不引起中毒症状。如果在这较低剂量下癫痫复发,可能要明智地考虑换用其他 AED。

抗癫痫药对骨骼的影响

某些 AEDs 对骨密度有负面影响,使用这些药物治疗的癫痫患者发生骨病与骨折的风险增加[110]。较长时间的 AED 治疗和暴露于多种 AED 被认为可以预测骨质丢失。具酶诱导作用的 AEDs(卡马西平、苯妥英钠和苯巴比妥)与骨质丢失和骨折风险增加有关。丙戊酸钠虽然不是药酶诱导剂,但与儿童骨密度下降有关[111]。较新的 AEDs 对骨矿物质的影响尚不清楚[112]。由于患者 G. R. 长期服用苯妥英存在一定风险,他的骨骼健康需要通过 DEXA 扫描检查骨密度进行评估,还应该评估影响骨健康的其他危险因素(如不运动、不良饮食、家族史等),应补充口服钙剂和维生素 D。根据评估结果,应考虑将苯妥英更改为对骨骼影响较小或没有影响的 AED。

老年人新发癫痫

案例 60-6

问题 1:患者 J. R. ,男,74 岁,新近被诊断为部分性发作,转神经内科诊治。他新发癫痫的病因可能是最近的脑梗死,属于复杂部分性发作(他"失去知觉"忘记了时间)。既往无继发强直阵挛发作史。过去的 4 周里,该患者有 3 次癫痫发作,末次发作时从楼梯上摔了下来。他的妻子报告说,他如果"过度劳累"或"压力过大",更有可能癫痫发作。他还在接受高血压及糖尿病治疗。该患者治疗癫痫有哪些选择?

癫痫患者 AEDs 治疗的头对头比较研究相对较少,涉及老年癫痫患者的研究更少。在讨论老年癫痫患者的 AEDs 治疗时,以下 3 项研究尤其重要。

Brodie 等[113]通过一项双盲、随机平行研究,比较了拉莫三嗪(n=102)和卡马西平(n=48)在新诊断的老年癫痫患者中的作用。结果显示,因不良反应(主要结局参数)而导致的停药率,卡马西平(42%)高于拉莫三嗪(18%);以用药后首次发作的时间作为疗效的衡量标准,两种 ADEs 之

间无差异;作者推荐,拉莫三嗪用于新诊断的老年癫痫患者的初始治疗是"可接受的"。

另一项研究在 593 例年龄大于 55 岁(平均 72 岁)的老年患者中进行,比较卡马西平(600mg/d)、加巴喷丁(1 500mg/d)和拉莫三嗪(150mg/d)的疗效和耐受性[114]。结果显示,虽然 3 个治疗组疗效相似,但因不良反应终止研究的比例有差异;终止率最高的是卡马西平(31%),其次是加巴喷丁(21.6%),最低是拉莫三嗪(12.1%),P=0.001。作者的结论是,拉莫三嗪和加巴喷丁应该作为老年新发癫痫患者的初始治疗。

Werhahn 等[115]通过一项双盲、随机、多中心试验,对 359 例 60 岁以上(平均 71.4 岁)新近诊断为部分性发作的患者进行卡马西平(控释制剂)、拉莫三嗪和左乙拉西坦的评价。与其他两项研究一样,3 种药物的疗效(以癫痫控制率衡量)无差异,但在第 58 周保留率(主要结果)左乙拉西坦(61.5%)显著高于卡马西平(45.8%)(P=0.02),拉莫三嗪(55.6%)的保留率与左乙拉西坦相近。

这些针对新发老年癫痫患者的研究表明,加巴喷丁、拉莫三嗪或左乙拉西坦是 J. R. 癫痫初始治疗的良好选择。值得注意的是,这些 AEDs 都没有被 FDA 批准用于新诊断的癫痫。

在选择 AED 治疗时,考虑药物相互作用、给药频率和药物成本也很重要。一般来说,老年人比年轻人服用更多的药,例如 Rowan 等[114]研究中,联合用药的平均数量为 7 种。患者 J. R. 可能正在服用其他治疗糖尿病和高血压的药物。尽管未发现加巴喷丁、拉莫三嗪和左乙拉西坦与其他药物之间的相互作用,但拉莫三嗪的影响比加巴喷丁和左乙拉西坦多一些。加巴喷丁和左乙拉西坦的剂量必须根据患者的肾功能进行调整。

不良反应

前述两项比较研究发现,卡马西平和新型 AEDs 加巴喷丁及拉莫三嗪的疗效差异很小,但是,较新的 AEDs 显示出比较老的 AEDs 更好的耐受性。一般来说,老年患者不仅在较低剂量和浓度时对 AEDs 有反应,而且在低剂量时也比年轻患者更容易表现出毒性症状。年龄相关的肾功能和肝功能下降可能是影响这些观察的原因。许多 AEDs 的药代动力学研究已经在老年人中进行了研究,并发现与年轻人相比,老年人药物清除能力减弱,清除率下降[116]。老年人 AEDs 清除率下降常被认为是他们对这些药物反应增强的原因之一。

AEDs 对认知的影响对所有癫痫患者来说都是一个重要的问题,对老年患者可能是一个更大的问题[117-119]。Rowan 等[114]的研究证明,老年患者 AEDs 常见的不良反应为中枢神经系统毒性,如头晕、步态不稳、共济失调等。这些症状可能会增加跌倒的风险,鉴于 AEDs 对骨密度的潜在负面影响,尤其值得关注。

应告知患者 J. R. 及其家人每个 AED 的好处和风险,他们也应该纳入导决策过程中。老年 AED 治疗应该遵循"低起点、慢节奏"的格言,老年患者应监测疗效(通过癫痫日志)和毒性(报告任何无法耐受的副作用)。

失神发作

药物选用和乙琥胺起始治疗

案例 60-7

问题 1：患者 T. D.，女，7 岁，25kg。据她老师的报告说，她每日有 3~4 次"发呆"，每次持续 5~10 秒，发作时没有抽搐，但眼皮似乎在颤动，之后就完全清醒了。尽管她的智商为 125，但在学校的表现略低于平均水平；脑电图显示 3Hz 的尖波活动，诊断为典型的儿童失神发作。体格检查与实验室检查正常，神经系统检查未见其他明显阳性结果。该为 T. D. 处方开什么药以及如何开始使用这种药进行治疗？

在美国，乙琥胺（ethosuximide）、丙戊酸盐和拉莫三嗪常用于治疗失神发作（表 60-7）。乙琥胺是一种丁二酰亚胺类药物，可阻断丘脑内的 T 型钙电流，对失神发作有效，但对其他类型的癫痫无效。接受乙琥胺治疗的患者（主要是儿童）通常对药物耐受性良好，而且由于其肝毒性较低，许多医生在治疗儿童失神发作时，历来首选乙琥胺，而不是丙戊酸盐。丙戊酸盐是一种羧酸衍生物，可对抗许多局灶性发作和全面性发作类型，具有广谱活性。丙戊酸盐是一种非常有效的药物，但也有副作用（剂量相关、非剂量相关和严重的强异质性），限制了该药在某些患者群体中的使用。除了乙琥胺和丙戊酸盐，拉莫三嗪也被推荐作为失神发作的初始单药治疗，虽然 FDA 并未批准拉莫三嗪用于此类适应证（见表 60-2 和表 60-6）[120-122]。

直接比较丙戊酸盐、乙琥胺和拉莫三嗪用于治疗新诊断的儿童失神发作的疗效，丙戊酸盐和乙琥胺有效率（基于治疗失败的自由度）无显著性差异，但显著优于拉莫三嗪。丙戊酸盐引起的注意功能障碍比乙琥胺更常见[123]。在标准和新型 AEDs（Standard and New Antiepileptic Drugs, SANAD）试验中，丙戊酸盐用于治疗特发性全面性发作（包括失神性发作）比乙琥胺更有效[124]。目前大多数权威人士认为乙琥胺是失神发作的首选药。丙戊酸盐易引起严重的恶心和最初的嗜睡，而且更容易与其他药物相互作用，包括 AEDs，故丙戊酸盐通常用于对乙琥胺无效的失神性发作[125]。氯硝西泮（clonazepam）是一种苯二氮䓬类药物，常用于控制失神发作，该药的治疗受到 CNS 副作用（镇静、共济失调、情绪变化）和长期使用后对其抗癫痫作用产生耐受性的显著限制[126]。大多数权威人士认为氯硝西泮是治疗失神发作的第四选择药物。

该儿童患者 T. D. 应开始服用乙琥胺，起始剂量 15~20mg/（kg·d）或 250mg，每日 2 次。根据控制癫痫发作的需要，日剂量可每 10~14 日逐渐增至 250mg。由于乙琥胺在儿童的半衰期约为 30 小时，因此，每次剂量增量间隔 10~14 日，其中 7 日可以确保达到稳态血清浓度，另外 7 日可以进行疗效评估[30]。

患者或监护人教育

教育患者 T. D. 及其父母关于规律服药的重要性，这对成功的治疗非常有帮助。定期规律监测血清浓度有助于提高疗效。不遵从医嘱在服用 AEDs 的患者中是常见的，药物骤停（通常继发于不遵从医嘱）可能引发癫痫持续状态。应该强化药物是控制而不是治疗癫痫的概念。同样重要的是，要告知 T. D. 及其父母，治疗反应可能不会立即发生，剂量调整可能是必要的。

表 60-7

治疗失神发作的常用药物

药物	用法用量	不良反应	注释
丙戊酸盐	初始剂量 5~10mg/（kg·d）（散剂或糖浆）；之后每周增加 5~10mg/（kg·d）直至达到治疗效果或目标血清浓度。临床上常超过制造商推荐的通常最大剂量 60mg/（kg·d）（尤其是合用具有酶诱导作用的 AED 患者）。缓释制剂推荐剂量比非缓释制剂应高 8%~20%	常见胃肠道不适、脱发、食欲缺乏和体重减轻。可能出现与剂量相关的震颤和血小板减少症。单药治疗和 2 岁以下患者，严重的肝毒性罕见	肠溶片或胶囊或缓释片能降低胃肠道不适。肠溶包衣能够使血清浓度达峰时间延迟 3~8 小时；若与食物一起服用将进一步延迟。对血清浓度的解读需十分谨慎。对全面性强直阵挛发作有效。需监测肝功能和血小板计数
拉莫三嗪	见表 60-6		
乙琥胺	初始剂量 20mg/（kg·d）或 250mg qd 或 bid；随后每 2 周增加 250mg/d 至达到疗效或目标血清浓度	单次使用大剂量，尤其在治疗初期，易出现胃肠道反应和镇静作用。虽然药物半衰期较长，可将日剂量分次服用。白细胞减少（轻度、短暂）发生率达 7%，严重血液学毒性极为罕见	需告知患者及其父母，服用此药可能发生一过性胃肠道反应和镇静作用，但通常会趋于耐受。没有充分证据显示会导致强直阵挛发作。高达 50% 失神发作患者可能出现强直阵挛发作与乙琥胺无关

AED，抗癫痫药物；bid，每日 2 次；qd，每日 1 次。

治疗监测

案例 60-7，问题 2：患者 T. D. 应监测哪些主观或客观的临床数据，作为乙琥胺治疗和不良反应的证据？

患者 T. D. 经历的癫痫发作频率和她所经历的任何副作用是主要的监测参数。如果采用乙琥胺血清浓度来辅助剂量决策，通常目标范围为 40～100μg/ml。然而，乙琥胺血清浓度超过 100μg/ml 时，并不一定会发生明显的毒性反应。当乙琥胺血清浓度处于"治疗窗"上限时，逐步和谨慎地增加剂量可能改善耐药患者的反应。虽然乙琥胺传统上是分次给药的，但其半衰期较长，许多患者也能成功地使用单次日剂量。临床医生应警惕恶心和呕吐急性副作用，这些副作用与单次大剂量乙琥胺有关，如果发生这些情况，可能有必要将日剂量分次服用[30]。

临床往往推荐实验室监测乙琥胺的特异性血液不良反应。大约 7% 的患者服用乙琥胺会出现中性粒细胞减少症（neutropenia）。虽然这种反应往往是短暂的，即使继续用药，极少数的患者可能出现致命的全血细胞减少症（pancytopenia）。据推测，通过定期监测全血细胞计数（CBC），早期发现中性粒细胞减少症，给予停药，可以逆转这一不良反应[127]。然而，这些血液学反应在治疗过程中任何阶段都可能发生，并且经常被常规实验室监测所忽略。对患者或照护人员进行教育，包括关于中性细胞减少症和全血细胞减少症的体征和症状（例如，突发严重的咽喉疼痛伴口腔病变、易出现瘀斑以及出血倾向增加等），并指导他们如果出现这些症状，应咨询医生。这可能比实验室监测更为重要[57]。

应告知 T. D. 的父母，乙琥胺用药初期可能会发生呕吐或镇静，虽然可能需要暂时减少剂量，但通常随着治疗的进展会逐步耐受这些反应。

全面性强直阵挛发作伴失神发作

案例 60-7，问题 3：3 个月后，患者 T. D. 经服用乙琥胺 750mg/d 治疗后，失神发作减少至每两周发作 1 次。经过调整剂量和食物治疗，嗜睡已经基本消除，恶心症状也减轻了。然而，在上个月该患者经历了两次强直痉挛发作，其父母目睹了两次发作，并做了很好的描述。没有任何明显的局灶性发作活动迹象，每次典型的强直阵挛发作持续 3～4 分钟，患者两次发作均有尿失禁，发作后有明显的意识模糊和嗜睡。体检和实验室检查未见异常，复查脑电图显示持续不频繁的 3Hz 棘慢波放电，未发现异常局灶性放电。患者 T. D. 的强直阵挛发作与乙琥胺治疗有什么关系？

一般认为，并经常在文献中提到，乙琥胺可能诱发或加重强直阵挛发作。然而，这种影响尚未得到明确的证明。多达 50% 的患者最初表现为失神发作，之后也出现强直阵挛发作[128]。从历史上看，常见到在乙琥胺治疗中加入另一种 AED（如苯巴比妥或苯妥英钠）可预防这种情况的发生[129]。然而，常规使用药物预防强直阵挛发作可能会增加毒副反应的风险，并可能降低药物治疗的依从性。镇静药物，尤其是苯巴比妥，实际上可能加重某些患者的失神发作[130]。

综上所述，最初经历失神发作的患者，随后会进展为强直阵挛发作很常见。因此，患者 T. D. 在该病的发生发展过程中，不太可能归结于乙琥胺的作用。

关于变更抗癫痫药物治疗评估及可替换药物选择

案例 60-7，问题 4：由于出现了全面性强直阵挛发作，患者 T. D. 的药物治疗如何变动？

药物治疗对于预防进一步的全面性强直阵挛发作是有意义的，T. D. 可以考虑使用苯妥英钠、卡马西平或丙戊酸盐预防强直阵挛发作。鉴于她的年龄和性别，许多临床医生会避免选用苯妥英钠，因为该药有致畸和影响容貌副作用。卡马西平广泛用于继发性强直阵挛性发作和一些儿童强直阵挛性发作，它没有与苯妥英钠有关的许多麻烦、常见的副作用。然而，卡马西平不能有效地控制失神发作。因此，患者 T. D. 可能同时需要乙琥胺和卡马西平联用。卡马西平也可能与加重儿童复合型癫痫发作（包括失张力发作、阵挛发作和失神发作）有关，这些类型的癫痫患者的脑电图会出现大脑双侧 2.5～3Hz 同步放电[131,132]。因此，由于多药联合治疗的需要和可能加剧癫痫发作的风险，使选择卡马西平用于患者 T. D. 的治疗不太有吸引力。

丙戊酸盐对控制失神发作和原发性全面性强直阵挛发作均有效[39,51]。患者 T. D. 出现原发性全面性强直阵挛发作症状，但未观察到局灶性体征（如单侧或单侧肢体受累），且脑电图未发现局灶性放电（如局限于大脑某一部分的孤立异常电活动）。虽然这两种观察结果都不能完全排除继发性强直阵挛发作，但这种可能性似乎很低。因此，丙戊酸盐在功效方面可能优于卡马西平。此外，患者 T. D 的两种癫痫发作类型可能只需要采用单药治疗就可以控制。

丙戊酸盐治疗

初始方案和起始剂量

案例 60-7，问题 5：T. D. 的医生选择使用丙戊酸盐。治疗目的是单用丙戊酸盐控制癫痫发作。停用乙琥胺和开始服用丙戊酸盐应遵循什么程序？

临床医生尝试选择一种 AED 替代另一种 AED 时，很大程度上取决于经验和判断。一般来说，最好是在尝试停用前一种药物之前，获得一种新药物的潜在治疗剂量。血药浓度监测对某些 AEDs 可能有帮助。乙琥胺的半衰期相对较长，丙戊酸盐的半衰期较短。因此，如有必要，可以快速建立方法评价丙戊酸盐的稳态血药浓度。乙琥胺减少剂量效果的评价必须等待这种药物的长时间消除。一旦丙戊酸盐的剂量或血药浓度达到理想水平，乙琥胺的剂量可以每 2~4 周逐渐减少 250mg/d。

丙戊酸盐初始剂量为 125~250mg bid，可用丙戊酸糖浆、胶囊或双丙戊酸制剂。通常首选双丙戊酸，因为它可能比丙戊酸的胃肠道不良反应更少。除非患者仅需极小剂量（如婴儿）或是吞咽困难，否则应避免使用丙戊酸糖浆剂。丙戊酸糖浆的口味有一种不舒服的味道，它的快速吸收，增加了急性、剂量相关副作用的可能性，如恶心。较低的丙戊酸盐初始剂量不太可能引起急性副作用（如嗜睡和胃肠道不适），每周剂量增加 5~10mg/（kg·d）通常耐受性良好，适用于患者 T. D.。如果强直阵挛性发作频繁，可能需要更快速地增加药物剂量。丙戊酸盐的最大推荐剂量为 60mg/（kg·d）。许多患者，特别是接受酶诱导剂的患者，需要高于推荐剂量的药物，才能达到足够的临床效果，其他患者的反应剂量可能要小得多。患者 T. D. 可通过剂量滴定，以达到"目标"血清浓度 75μg/ml。由于乙琥胺已停用，丙戊酸盐剂量可根据发作频率和副作用进一步调整。

剂型

案例 60-7，问题 6：患者 T. D. 服用丙戊酸胶囊 250mg，每日 3 次，已服药 3 周。乙琥胺在 2 周前停用，当时，在她早上服药前，丙戊酸盐血清浓度是 68μg/ml。已有 6 周未出现全面性强直阵挛发作，但是每 2~3 周仍有一次失神发作。患者诉，在服用丙戊酸后会发生恶心，上腹部灼烧痛，偶尔伴有呕吐，持续时间约 1 小时，随餐服药只是部分减轻。近期实验室检查各项指标均在正常范围内。如何调整 T. D. 的给药方案以减轻不良反应并可能改善癫痫控制效果？

患者 T. D. 似乎可选择肠溶包衣的丙戊酸制剂或缓释双丙戊酸。双丙戊酸片是一种肠溶包衣延迟释放制剂，可导致丙戊酸的吸收延迟而不是延长，因此该片剂不是缓释配方。当患者从非肠溶剂型转换为双丙戊酸片时，不应该减少给药频率。丙戊酸和肠溶剂型的丙戊酸或双丙戊酸均可完全吸收，这些制剂可以在相同的每日总剂量下进行相互转换[133,134]。还有一种双丙戊酸缓释制剂，可作为每日单剂量给药。然而，这种缓释双丙戊酸（divalproex ER）与丙戊酸盐的其他剂型并非生物等效[135]，当给予同等剂量时，缓释制剂的血清浓度约为其他丙戊酸盐制剂的 89%。因此，当患者从其他剂型的丙戊酸盐转换为这种缓释双丙戊酸时，制造商建议增加 8%~20% 的给药剂量。患者 T. D. 目前服用的丙戊酸胶囊可以转换为相同日剂量的双丙戊酸片，双丙戊酸片应按每日 3 次给药；或者改为服用缓释双丙戊酸 1 000mg，每日 1 次。这一转换的结果大约需要 1 周显现，届时胃肠道副作用应该有了明显的减轻，这样就有可能增加双丙戊酸的剂量，以改善控制癫痫发作。

还可以使用双丙戊酸肠溶微粒胶囊，每粒胶囊含量 125mg，可以将胶囊内的微粒分散在食物中供儿童或吞咽片剂或胶囊有困难的患者服用。此外，胶囊端的"囊帽"可用来量取半颗胶囊的药物剂量，近似 62.5mg。

药代动力学和血清浓度监测

案例 60-7，问题 7：两周后，患者 T. D. 来医院随访，胃肠道症状已消失。过去 1 周，她一直在早、午餐时服用双丙戊酸钠片 250mg，睡前与点心一起服用 375mg。两周以来无癫痫发作，无副作用。今日早上，她给药前丙戊酸钠血清浓度为 117μg/ml（远高于之前的 68μg/ml），实验室报告说，重复测定结果误差在 5μg/ml 以内。患者否认服药有误，她的父母支持这一点，因为药瓶中的药片数量也是正确的。除了服用复合维生素外，她没有服用其他药物。如何解释患者丙戊酸钠血清浓度不成比例的异常升高？有何临床意义？丙戊酸钠药代动力学是否呈剂量依赖性？

观察到患者 T. D. 的丙戊酸盐血清浓度的变化可能不是像苯妥英那样是剂量依赖性代谢的结果。相反，这些变化更容易解释双丙戊酸片的吸收特点。双丙戊酸给药后，丙戊酸盐血清浓度峰值会延迟 3~8 小时，进食可能会进一步延迟吸收[136]。此外，双丙戊酸的吸收速率和吸收量昼夜波动明显，夜间吸收可减少约三分之一，夜间给予双丙戊酸，血清浓度峰值可延迟 12 小时[32]。该患者从服用最后一剂药物到采血时可能已经超过了 12~15 小时。因此，目前报告的血清浓度可能更接近于峰浓度。她在服用快速吸收的丙戊酸胶囊时，测得的先前血清浓度更可能为最低浓度。由于剂型的改变和副作用的减少，她对药物治疗方案的依从性也可能提高了。她先前的血清浓度可能未能反映给药的处方剂量。

其他的药代动力学因素可能实际上减缓了丙戊酸盐血清浓度的这种异常升高。一天之中，丙戊酸盐血清浓度可能存在波动[137]，但不反映剂量的时间。这种波动可能部分与血清中内源性脂肪酸浓度的变化有关，这些脂肪酸可以从蛋白结合位点置换丙戊酸盐。丙戊酸钠的肝清除是限制性的（例如，丙戊酸盐萃取率低，其清除受血浆中游离药物组分的限制），因此，当发生蛋白结合置换时，血浆中游离药物的份量和清除率增加。结果，游离丙戊酸盐血清浓度只短暂增加，而总血清浓度则持续下降。丙戊酸盐与血清蛋白的结合也表现出剂量依赖性。当浓度接近 70~80μg/ml 时，白蛋白分子上的结合位点趋于饱和，血浆中游离药物的比例增加[30,133]。这种效应导致丙戊酸盐清除加快，血清总浓度降低。这两种效应都可能实际上"抑制"患者 T. A. 血清药物浓度的明显升高。考虑到丙戊酸盐的"治疗窗"尚未完全明确，显然，血清浓度监测作为丙戊酸盐治疗的一种手段，不如其他 AEDs[133]。

患者 T. D. 丙戊酸钠血清浓度升高的临床意义微乎其微，她没有出现提示丙戊酸盐中毒的症状。由于在增加剂量后，评估这种变化对她的癫痫发作频率的影响尚为时过早。因此，目前她的药物治疗不需要改变，以免影响对药物反应的评估。她应该再观察 4~6 周，以评估癫痫发作的频率，然后再考虑是否需要进一步改变剂量方案。只要她能耐受药物，进一步增加她的剂量就不是问题，而且根据发作频率增加剂量是合理的。

肝毒性

> **案例 60-7,问题 8:** 两个月后,患者 T. D. 在餐时服用双丙戊酸 375mg,每日 3 次,已经有 5 周无失神发作,10 周无全面性强直阵挛发作。昨天,丙戊酸盐血浆浓度为 132μg/ml。此外,丙氨酸氨基转移酶(ALT)为 32U/ml,天门冬氨酸氨基转移酶(AST)为 41U/ml,其他实验室检查(胆红素、碱性磷酸酶、乳酸脱氢酶、凝血酶原时间和血清白蛋白)均正常。自从她服用丙戊酸盐以来,每月监测肝功能,结果均正常。体格检查无巩膜黄染、腹痛和其他肝病体征。讨论实验室检查异常和体检发现与丙戊酸钠引起的肝损伤的相关性。

某些患者与丙戊酸盐治疗相关的肝损伤似乎是由丙戊酸盐肝毒性代谢物(可能是 4-en-丙戊酸)蓄积所致[138,139]。同时接受酶诱导剂如苯巴比妥的患者,可能会产生大量肝毒性代谢物。大多数致命的肝毒性病例发生在年幼患者(<2 岁)的患者中,他们有神经系统疾病和代谢异常,同时也有严重的难以控制的癫痫,并且正在服用多种 AEDs[138-143]。然而,重要的是要充分认识到严重的肝毒性并不局限于这一人群[144]。肝损伤发生在治疗的早期,症状类似于伴有肝衰竭的暴发性肝炎;患者可能出现呕吐、嗜睡、厌食、水肿和黄疸,这些症状通常先于肝功损伤的实验室证据;患者受累的肝脏活检显示肝坏死和脂肪肝,死因是肝功能衰竭或瑞氏综合征[139,141,145]。

无症状的肝酶升高(如本例患者 T. D 所见)通常发生在使用丙戊酸钠治疗的开始 6 个月,通常与丙戊酸钠引起的严重或潜在致命的肝毒性无关。这些转氨酶的变化通常在治疗过程中没有改变治疗方案就消失了。某些情况下,在 4~6 周内,指标可恢复正常[139,141]。T. D. 如果没有全身症状或其他明显的肝损害迹象,实验室指标异常不一定提示发生了丙戊酸盐诱导的严重肝毒性。因为她对丙戊酸盐治疗的反应很好,所以目前没有必要改变治疗方案,可在 4~6 周后行实验室复查。T. D. 和她的家人应该接受有关丙戊酸盐引起肝损伤的可能症状和体征的教育,如果发现这些症状应向医生咨询。

常规肝功能检查

> **案例 60-7,问题 9:** 在接受丙戊酸盐治疗的患者中,常规监测肝功能有什么作用?

与丙戊酸盐治疗相关的严重肝毒性极为罕见。从历史上看,丙戊酸盐在高危患者(如年幼患者)的使用减少后,致命肝毒性的发生率显著降低(尽管丙戊酸盐的使用显著增加),而丙戊酸盐作为单药治疗的比例在增加。据估计,使用丙戊酸盐治疗的患者,肝毒性发生率低于 0.002%[139,140,142]。在接受 AEDs 联合治疗的 2 岁以下患儿中,这种并发症的发生率为 1/500~1/800。由于在丙戊酸盐治疗的早期,肝酶良性升高是常见的,而且肝损伤的症状通常发生在实验室指标改变之前,所以在丙戊酸盐治疗早期,频繁的肝功能检查不太可能检测到严重的肝毒

性[57,139-141,146]。建议对患者及其照护人员进行有关肝毒性潜在症状的教育,并由卫生保健专业人员进行仔细观察和随访,以作为监测这种药物引起的疾病的最有效方法。

在易感患者(如伴有神经系统异常的幼儿和接受联合用药的患者)中,治疗早期发现肝功能指标异常升高可能具有临床意义。在出现提示这种情况的症状时,实验室检查可能有助于确认其存在。

急性频繁("丛集样")发作

地西泮直肠凝胶

案例 60-8

> **问题 1:** 患者 B. N.,男,7 岁,体重 28kg;出生时缺氧,3 月龄起有癫痫发作。通常包括最初的意识混乱和定向障碍,随后很快出现全面性强直阵挛发作。尽管卡马西平治疗已达最大耐受剂量和血清浓度(300mg,每日 3 次,9~11μg/ml),他继续每月约有 2 次发作。近期尝试卡马西平加托吡酯和噻加宾(tiagabine)也无效,并出现难忍的镇静和嗜睡。在过去一年里,他曾 5 次因"阵发性"发作收治急诊科,包括在 12 小时甚至更短时间内有 3~6 次发作。虽然他在这些阵发性发作中恢复了意识,但仍然昏昏欲睡。在入住急诊科期间,予以地西泮静脉注射,迅速成功终止了癫痫发作。B. N. 的母亲说,她通常能鉴别出发作的症状,他的行为发生变化,变得"黏附""喋喋不休"和极度活跃;她还指出,最初的阵发性发作不同于典型发作。在出现全面性发作之前,他经历的意识障碍期更短。此外,在"丛集样"发作开始时,全面性发作时间更长,症状更严重(常伴有严重的发绀)。为什么要对 B. N. 的阵挛性发作进行预防治疗或顿挫治疗?B. N. 的哪些因素可以预测这种治疗的成功以及如何给药?

由于丛集样发作导致的频繁急诊,对许多患者和他们的家人来说,既昂贵又可怕。尽管使用卡马西平治疗,B. N. 仍然有癫痫发作。他对地西泮静脉注射反应良好,并有一位能够识别癫痫频繁发作的照护者。他的癫痫丛集样发作似乎与他经历的其他发作不同。所有这些因素都表明,应该开展护理人员管理的试验,对终止这些丛集样发作的治疗可能有所帮助。

地西泮直肠凝胶可用于反复发作的重症癫痫患者家庭照护使用[147]。地西泮凝胶直肠给药,血浆浓度达峰时间约为 1.5 小时[148],通常在 15 分钟内控制"丛集样"癫痫发作。建议只有当患者的照护人能够识别"丛集性"癫痫发作与其他类型癫痫发作不同,且经培训能够安全给药,给药后能够监测患者的反应(如呼吸系统状态),才能由照护人直接给患者使用地西泮直肠凝胶。应告知照护人员,并非每次癫痫发作时都需要使用地西泮直肠凝胶,而只有当可识别的丛集性发作或长时间发作时才使用。

B. N. 的母亲在识别到丛集样发作时可使用地西泮直肠凝胶,剂量约为 0.3mg/kg(10mg)。如有必要,应在首次

给药后 4～12 小时内重复给药。B. N. 的母亲应就本产品的使用方法索取患者用药指导书,指导书对地西泮直肠凝胶的使用给出了完整的说明。用药后,患者应至少监测 4 小时,以确保没有发生呼吸抑制或其他副作用,并评估药物对癫痫发作的疗效。地西泮直肠给药后最常见的副作用是嗜睡,偶尔伴有头晕和共济失调,呼吸抑制非常少见。目前正在研究苯二氮䓬类药物的肌注剂型、颊部和鼻用配方在终止丛集样发作中的效用。这些药物制剂可能解决一些与直肠给药有关的障碍[149]。

高热惊厥

发病率与分类

案例 60-9

问题 1: 患者 J. J. ,女,14 月龄,在出现持续约 5 分钟的全身强直阵挛惊厥后被送入急诊科。该病与呼吸道感染有关。到达急诊室时,患儿直肠温度为 39.5℃,当时很警觉。实验室所有检查及神经系统检查,包括腰穿检查均正常。患者无神经系统异常病史。她 7 岁的哥哥患有癫痫失神发作和全面性强直阵挛发作。高热惊厥(febrile seizures)和癫痫之间有什么联系? 根据现有资料,如何对患者 J. J. 的惊厥加以分类?

多达 8% 的儿童在 6 个月至 6 岁之间发生高热惊厥。在 5 岁以下的正常儿童中,单纯性高热惊厥发生时伴有体温≥38℃,症状持续<15 分钟,无局灶性特征。相关的痫样发作不是由中枢神经系统病变引起的。复杂性高热惊厥则表现出局灶性特征或持续时间>15 分钟。此类患儿早先不一定有神经异常,但随后复发无诱因高热惊厥的风险是一般人群的 4 倍。有家族史的高热惊厥、复杂性高热惊厥和已有的神经系统异常是风险因素,与后期发展为慢性癫痫有关[150,151]。

患者 J. J. 的痫样发作看来是典型的单纯性高热惊厥,其发生与她的上呼吸道感染有关。她先前无神经系统异常,腰穿及实验室检查结果正常有助于证实这一评估。

急性痫样发作治疗

案例 60-9,问题 2: 患者 J. J. 的高热惊厥应如何治疗?

由于 J. J. 目前无痫样发作,不需要 AED 治疗,应采取措施降低她的高热体温。然而,这些措施可能不会降低进一步的痫样发作的风险。对乙酰氨基酚和温水擦浴通常是有益的。如果患者发生持续或反复的高热惊厥,可以使用地西泮或咪达唑仑(midazolam)(不常用)[151-153]。地西泮直肠凝胶可用于此目的。

AED 预防应用与选择

案例 60-9,问题 3: 根据患者 J. J. 现有的主观和客观数据,是否需要 AED 长期治疗? AED 预防高热惊厥的好处和风险是什么?

单纯性高热惊厥不建议长期使用 AED 治疗或预防。高达 54% 的患者会出现高热惊厥反复发作,且第一次发作<13 月龄的患儿复发的风险更大。尽管如此,反复发作的高热惊厥与脑损伤或癫痫的发展无关[150]。虽然给予持续 AED 治疗可以降低高热惊厥的复发率,但由于相关的副作用,现有指南建议不要这样做[154]。

在发热期间预防性使用各种速效药物,已被研究作为预防高热惊厥持续治疗的一种替代方法。在这方面,AED 和退热药都有研究,但没有发现重要的临床获益[155-159]。因此,尽管患者 J. J. 有发展为癫痫或复发高热惊厥的风险,仍不推荐 AED 用于预防高热惊厥。没有证据表明药物治疗会显著影响她今后癫痫的发展。对患者 J. J. 进行密切的医学随访是必要的。如果 J. J. 高热惊厥伴有局灶性症状或持续时间>15 分钟,或者出现无发热惊厥,建议她的父母应及时与医生联系。虽然退热措施(温水擦浴、对乙酰氨基酚或布洛芬)的效果值得怀疑,但它们可以在发热时考虑采用,因为这些干预措施通常是安全的,而且耐受性良好。许多高热惊厥发生在疾病早期尚未发现发热之前[160]。然而,她父母的警惕和早期的退热治疗可能有助于防止进一步的高热惊厥发生。

皮疹:抗癫痫药物过敏反应

案例 60-10

问题 1: 患者 R. S,男,34 岁,近 7 周以来一直服用苯妥英 200mg,每日 2 次,以控制复杂部分性发作和继发全面性强直阵挛发作。患者癫痫发作始于约 4 个月前的硬膜下血肿清除术后。他今日来门诊就诊,诉 2 日前开始出现皮疹,发痒。他说过去 1 周一直"感觉很差劲"。经检查,他正在发热(口腔温度 38.5℃),上肢和躯干出现鳞片状斑丘疹,口腔黏膜轻度发炎,颈部淋巴结肿大,肝肿大,有压痛。患者还诉说近 2 日小便呈深色,大便呈浅色。患者出现的皮疹及其他体征和症状有何临床意义? 这些可能与他服用苯妥英钠有关吗?

皮肤相关不良反应(如,皮疹、荨麻疹)是与 AED 治疗有关的相对常见的副作用,发生率为 2%～3%;较常见的是与苯妥英钠、拉莫三嗪、卡马西平和苯巴比妥相关的皮疹。大部分病例相对较轻,但受影响严重的患者可能表现为史蒂文斯-约翰逊综合征(Stevens-Johnson syndrome)或伴有严重肝损伤的全身过敏综合征(systemic hypersensitivity syndrome,DRESS)。在 R. S. 病例中,提示其肝受累的体征和症状伴随皮疹出现,发热、淋巴结肿大和口腔黏膜炎症也提示苯妥英钠过敏反应累及多个系统,可能发展为史蒂文斯-约翰逊综合征。在归因于苯妥英钠之前,应考虑并排除病毒感染(如肝炎、流行性感冒、传染性单核细胞增多症)引起这些症状的可能原因[161-164]。

药物超敏反应综合征(Reaction with Eosinophilia and Systemic Symptoms,DRESS)是一种过敏综合征,一些药物包括苯妥英钠和其他 AEDs 可发生此不良反应,成年人最常见,典型地,该综合征患者在 AED 治疗的最初 2 个月会出现发热、皮疹和淋巴结病症状，可发生肝大、脾大、黄疸或出血。实验室检查通常表现为白细胞增多伴嗜酸性粒细胞增多、血清胆红素升高、AST 和 ALT 升高。当苯妥英钠超敏反应包括明显的肝毒性时，致死率可高达达 38%[161]。

患者 R. S. 很有可能发生了苯妥英钠严重不良反应，从临床表现及其发生的时间看来是这种典型的不良反应。苯妥英钠应该立即停用，等待诊断澄清。R. S. 应该住院，以评估可能导致过敏症状的其他原因，如病毒性疾病及其治疗。苯妥英钠引起的超敏反应和肝毒性的治疗是对症处理和支持疗法。虽然很少有客观证据证明皮质类固醇强化治疗的疗效，但它已被广泛使用。这种不良反应的潜在并发症包括败血症和肝衰竭，应给予特殊处理。

> **案例 60-10，问题 2：**患者 R. S. 住院，接受口服泼尼松和局部皮质激素治疗。排除了其他可能的病因，他的症状和体征被认为是苯妥英钠引起的皮肤和全身过敏反应。5 日后，患者的体温恢复正常，皮疹表皮呈剥脱状，但没有感染并发症。10 日后，实验室指标开始恢复正常。R. S. 在住院期间，经历了 3 次全面性强直阵挛发作，均予以劳拉西泮静脉注射进行急症处理。发生这些事件时，R. S. 很害怕。关于苯妥英钠过敏反应和肝毒性的发病机制，有哪些信息可以用来指导该患者选择 AED 替代治疗？

因为患者 R. S. 有苯妥英钠严重超敏反应的病史，他的进一步治疗应禁用苯妥英钠。虽然该不良反应的机制尚未完全清楚，但研究表明，苯妥英钠（及其他 AEDs 化学类似物）的活性芳烃氧化代谢物可能是引起过敏反应的诱因。据认为，这种超敏反应的发生与遗传因素有关，可能因为一些患者体内环氧化物水解酶活性相对不足，导致活性环氧化代谢物蓄积达到中毒浓度。这些代谢物被认为具有直接的细胞毒性并与细胞大分子相互作用，从而起到半抗原的作用，刺激免疫反应[165,166]。卡马西平、苯妥英钠和苯巴妥均通过类似的途径代谢并转化为活性芳烃氧化物。有人推测，卡马西平诱导的肝损伤也可能是由于活性环氧化代谢物积累的影响造成的，这些活性代谢物与卡马西平治疗中积累的 10,11-环氧化代谢物不同。由于这个原因，这些药物在易感患者中可能发生交叉反应。苯妥英钠与苯巴妥或卡马西平之间存在明显的交叉反应，已有相关案例报道[167-169]。此外，卡马西平和苯巴妥均可产生与苯妥英钠类似的过敏反应。所以，在为患者 R. S. 选择可替代的AED 时，应该考虑这种交叉反应的可能性。一项 AED 相关皮疹的病例分析发现，皮疹最重要的非药物预测指标是发生过其他的 AED 皮疹[170]。

对苯妥英钠过敏的患者，丙戊酸钠是首选的替代药[168]。丙戊酸钠不会代谢成芳烃氧化物，而且它的化学性质也不同于其他 AEDs。由于丙戊酸钠对复杂部分性发作伴继发全面性发作通常效果良好，看来对于患者 R. S. 丙戊酸钠是一种安全有效的替代药。在新型 AEDs 中，拉莫三嗪可能会引起皮疹和明显过敏反应，因此 R. S. 应该避免服用。奥卡西平不通过芳烃氧化途径代谢，可能是 R. S. 的替

代药。然而，25%～30% 对卡马西平过敏的患者对奥卡西平也过敏[171]。因此，许多临床医生会避免使用奥卡西平。该患者的替代用药还可考虑选择加巴喷丁、拉科酰胺、左乙拉西坦、普瑞巴林、硫加宾、托吡酯或唑尼沙胺，这些药物似乎不太可能引起皮疹或过敏反应[170,172]。

建议 R. S. 将苯妥英钠添加到他的药物过敏清单中。

另外，特定人群发生 AED 相关高敏反应的遗传危险因素列于表 60-6。

女性癫痫问题

虽然癫痫对患者的影响无性别差异，但许多健康问题对女性尤其重要，例如 AEDs 与避孕药的相互作用、致畸性；妊娠期药代动力学变化；母乳喂养、月经周期对癫痫发作活动的影响（月经性癫痫）；AED 对骨骼的影响以及对性功能的影响[173,174]。值得注意的是，后两种情况也可能发生在男性身上。有必要对卫生保健专业人员和患者进行教育，使他们了解女性癫痫患者面临的许多复杂问题[175]。

对于计划怀孕的女性来说，做好孕前计划和咨询是很重要的。因为往往在确认怀孕时，胎儿已发生了 AED 暴露。这一点尤其重要，因为 AED 与避孕药相互作用可能导致意外怀孕。孕前咨询也应包括告知患者每日至少补充 0.4mg 叶酸并坚持服用，应告知患者关于药物致畸的风险和产前检查的重要性。

虽然所有的癫痫患者都需要完全控制癫痫发作，但对于女性患者来说，在怀孕前控制好癫痫发作特别有利。在可能的情况下，首选单药治疗，因为 AED 多药治疗会显著增加出生缺陷的相对风险[160,176]，单药治疗也能提高患者的依从性。AED 应给予最低有效剂量，以减少出生缺陷的可能性[154]。如果女性患者已 2 年或更长时间无癫痫发作，可以考虑在怀孕前逐渐停用 AED。

抗癫痫药-口服避孕药相互作用

> **案例 60-11**
>
> **问题 1：**患者 P. Z.，女，26 岁，曾经历了复杂部分性发作和继发全面性强直阵挛发作。她每日服用苯妥英400mg/d，双丙戊酸 2 000mg/d。她报告说，每 3～4 个月就有 2～3 次部分性发作和 1 次全面性发作。尽管服用了复方口服避孕药（炔诺孕酮 0.3mg 和炔雌醇 30μg），她刚刚获知自己怀孕了。她最后一次例假是 6 周前。该患者避孕失败和她的 AED 治疗有关联吗？

有几项报道显示，服用各种 AEDs 的患者会降低口服避孕药的效果[177,178]。这些报告描述了突破性出血和妊娠。已经证明，苯巴妥、苯妥英钠、卡马西平、奥卡西平、艾司利卡西平、吡仑帕奈和非尔氨酯能加快乙炔雌二醇和孕激素的代谢[179]。这种作用与丙戊酸钠、拉莫三嗪、加巴喷丁、噻加宾、唑尼沙胺、左乙拉西坦、拉科酰胺和普瑞巴林无关[179]。多药治疗时，高剂量（200～800mg/d）的托吡酯会导致口服避孕药中雌激素清除率明显升高[180]。相比之下，

低剂量托吡酯(50~200mg/d)单药治疗对口服避孕药的药代动力学影响较小[181]。

AED导致口服避孕药效果减低,可能表现为月经不规则或突破性出血。然而,避孕效果减低并不总是与突破性出血有关。口服避孕药的剂量可以增加以弥补AED的影响[182]。然而,雌激素也可能加剧一些女性患者的癫痫发作[183]。35岁以上的吸烟女性必须考虑使用高剂量的避孕药可能导致血栓栓塞并发症的风险。建议采取其他避孕措施(如避孕套、宫内节育器或杀精剂),以避免避孕失败[170]。输卵管结扎也是一种选择。另一种可以考虑的替代方法是注射长效醋酸甲羟孕酮(depot medroxyprogesterone acetate)。虽然尚缺乏临床研究资料证明,但该制剂的药代动力学特征提示其作用不会因酶诱导而减弱。甲羟孕酮(medroxyprogesterone)是一种高清除率的药物,其清除率直接依赖于肝血流量。因此,当注射给药时,肝药酶诱导剂几乎不会对该药的代谢产生影响。然而,长效醋酸甲羟孕酮可能有其他负面影响,在这种情况下会限制选择其作为替代避孕药[184]。

假设患者P.Z.定期服用避孕药,很可能是AED(苯妥英钠)的酶促作用导致了她的避孕失败。接受有酶促作用的AED治疗的患者,应预先知道这种相互作用可能发生,并建议使用替代避孕药(参见第47章)。

有趣的是,口服避孕药与拉莫三嗪之间存在一种不同的药物相互作用。口服避孕药中的雌激素成分增加了拉莫三嗪的清除。当使用类固醇避孕药时,拉莫三嗪清除率可能增加两倍;当停用类固醇避孕药时,拉莫三嗪清除率可能下降50%。拉莫三嗪浓度的变化与避孕类固醇的使用和停止有关,可能导致某些患者癫痫发作增多,而另一些患者则出现毒性反应[185]。

致畸性

案例60-11,问题2:患者P.Z.使用的药物哪些有致畸风险?可以采取哪些措施使这些风险最小化?

P.Z.的孩子有先天畸形的风险,因为胎儿期暴露于几种潜在的致畸药物:复方口服避孕药中含有的雌激素和孕激素,丙戊酸钠和苯妥英钠(也可参见第49章)。

许多AEDs有致畸作用[186]。关于新型AEDs潜在致畸性的动物数据令人鼓舞,但由于临床孕妇的经验有限,无法得出这些AEDs致畸潜能的结论。美国癫痫协会(American Epilepsy Society)和美国神经病学学会(American Academy of Neurology)分别针对女性癫痫患者妊娠管理问题更新了3个实践参数,是临床医生开展女性患者教育的一个良好资源,包括:产科并发症、癫痫发作频率变化、畸形发生和围产儿结局、血液维生素K和叶酸水平及母乳喂养等[187-189]。作者基于结构化的文献综述对现有证据进行了评估,并提出了建议。

大多数AEDs被认为部分通过活性环氧化代谢物产生致畸作用(以及可能的其他副作用,如肝毒性)[160]。肝酶诱导(如卡马西平或苯巴比妥)作用可促进这些代谢物的形成;或抑制其分解(如丙戊酸抑制环氧化水解酶),将增

加致畸风险。联合使用酶诱导剂和丙戊酸盐(特别是合用卡马西平、苯巴比妥和丙戊酸盐,无论有没有与苯妥英联合使用)的致畸风险特别高[190]。另外,目前每一种主要的AED在单用时都与先天性畸形有关。Meador等[191]提供了333名患癫痫的孕妇数据,这些孕妇接受AED单药治疗并参与了抗癫痫药物的神经发育效应(Neurodevelopmental Effects of Antiepileptic Drugs,NEAD)的研究。与卡马西平(8.2%)、苯妥英钠(10.7%)或拉莫三嗪(1%)相比,暴露于丙戊酸钠(20.3%)更容易发生严重不良后果(重大畸形和胎儿死亡)。除了躯体畸形外,在子宫内暴露AED对胎儿神经发育有不良影响[192]。NEAD研究评估了6岁儿童的智商(IQ),发现即使在控制了母亲智商和癫痫发作类型后,与卡马西平(平均105)、苯妥英钠(平均108)和拉莫三嗪(平均108)单药治疗的母亲出生的孩子相比,丙戊酸暴露儿童的IQ得分(平均97)也明显较低[193]。一个由癫痫专家组成的欧洲特别工作组建议,在可能的情况下,有生育潜力的妇女应避免使用丙戊酸盐[194]。

有几种策略可用于减少AEDs对妊娠结局的潜在不良影响。如果可行,在怀孕前,应根据备孕女性癫痫类型或癫痫综合征,采用首选的AED对癫痫控制进行优化,以最低有效剂量的单药治疗为目标。在孕前和胎儿器官形成期保持足够的叶酸储备也很重要。叶酸补充剂可以降低无癫痫妇女出生的高危婴儿先天性神经管畸形的风险,但叶酸补充剂不能可靠地降低AED的致畸作用。然而,还是建议补充叶酸(并确保足够的叶酸水平)。因为大约有半数的妊娠是计划外的,而且直到妊娠几周后才会明显,所以,对于备孕女性癫痫患者,应定期补充叶酸。目前尚不清楚服用AEDs的患者补充叶酸的最佳剂量,临床医生对这一话题进行了大量的讨论,但目前的实践并非基于证据。即使这样,P.Z.也应该开始每日补充叶酸4mg。

孕妇的生理变化可能影响AEDs的药代动力学[171]。恶心和呕吐会影响药物的吸收。妊娠期肝代谢和肾排泄功能均会增强,白蛋白结合能力会下降,导致蛋白结合率高的药物如苯巴比妥、苯妥英和丙戊酸游离浓度升高[195-197]。对主要通过肝脏代谢并有限制性清除的药物(如卡马西平和丙戊酸盐),在不改变内在清除率的情况下,蛋白结合率降低,药物总浓度降低但游离药物浓度通常保持不变。对于既增加肝脏代谢又降低蛋白结合率的药物(如苯妥英和苯巴比妥),总血浆浓度和游离药物浓度均降低,但不一定成比例。

随着妊娠的进展,拉莫三嗪的清除率是增加的,这可能与雌激素对拉莫三嗪代谢的影响有关[198],这种清除率的变化在产后立即发生。初步数据表明,奥卡西平浓度也可能随着妊娠进程而降低[199]。

妊娠期肾功能变化对AEDs血清浓度的影响尚不清楚[199]。妊娠期肾血流量和肾小球滤过率增加,因此,主要通过肾脏排泄的药物,例如加巴喷丁、左乙拉西坦和普瑞巴林在妊娠期的肾清除率增加。

在妊娠期间,可以监测血清AEDs浓度(包括高蛋白结合药物的血清游离浓度)。在这种情况下,孕前血药浓度可作为最佳参照。约25%的患者妊娠期间癫痫发作频率增

加,剂量调整可能有助于预防癫痫发作。由于跌倒、缺氧和不受控制的全面性强直阵挛发作可能增加胎儿的风险,应教育 P. Z. 坚持 AED 治疗的价值。

对于 P. Z.,可以推测,胎儿已明显暴露于 AED 致畸影响。癫痫发作控制的优化是目前她最关心的问题,AED 方案的任何重大改变都应谨慎进行,以避免诱发癫痫。此外,应指示她联系当地相关专业妊娠咨询机构,寻求优生优育支持。

补充维生素 K

生育期女性癫痫患者如果服用有酶促作用的 AED,由于维生素 K 依赖性凝血因子水平下降,她们所生的婴儿有出血风险。尽管有些人对证据提出质疑,但服用卡马西平、苯巴比妥、扑米酮(primidone)或苯妥英的妇女,从妊娠 36 周至分娩期间,每日应口服维生素 K 10mg,婴儿出生时也应接受维生素 K 1mg 肌内注射[200]。

母乳喂养

对于正在服药的哺乳期妇女,需要权衡婴儿药物暴露的风险与母乳喂养的益处[201]。所有的药物都或多或少地转运进入乳汁[202,203]。药物与蛋白的结合程度是药物进入乳汁最重要的预测因子。对于 AEDs 来说,由于母乳的体积和成分不同,乳汁/血浆(M/P)比值的个体差异较大。因此,M/P 比值对预测婴儿 AED 暴露量没有帮助。有关 AED 和母乳喂养的评论[204]可供参考。对于大多数第一代 AEDs(卡马西平、苯妥英钠、丙戊酸钠),母乳喂养的婴儿 AED 血浆浓度可忽略不计。对于较新的 AEDs,母乳喂养需谨慎。如有可能,应监测婴儿 AED 血浆浓度是否过高或出现毒性反应。这些信息应以适当的方式提交给 P. Z.。分娩后,应重新评估和优化 AED 治疗。

癫痫持续状态

特点和病理生理学

案例 60-12

问题 1:患者 V. S.,男,22 岁,体重 85kg,最近被诊断为特发性癫痫伴全面性强直阵挛发作。在过去的 3 个月里,他服用卡马西平 600mg/d,癫痫发作已完全控制,卡马西平稳态血清浓度为 10μg/ml。他在父母家中有 2 次强直阵挛发作,每次持续 3~4 分钟。到达医院时(第一次开始发作后约 30 分钟),医生注意到他只是处于半昏迷状态。血压 197/104mmHg,脉搏 124 次/min,呼吸 23 次/min,直肠体温 38℃。他到达医院后不久,又开始全面性强直阵挛发作。患者目前状况是否符合公认的癫痫持续状态的诊断标准?癫痫持续状态相关联的危险是什么?

癫痫持续状态(status epilepticus,SE)是指"持续时间至少 5 分钟,意识未完全恢复又出现的两次或两次以上的癫

痫发作"[205]。因为 V. S. 在 30 多分钟内发生了 3 次癫痫发作,并且两次发作之间未恢复到他的基本意识水平,所以他目前的情况符合 SE 的诊断标准。他正在经历全面痉挛性癫痫持续状态(generalized convulsive SE),这是最常见的 SE 类型,它与全身性损伤和神经损伤的高度风险相关联。SE 也可表现为非痉挛性发作(nonconvulsive seizures)产生持续的意识障碍状态,或部分性发作(伴有或不伴有意识障碍),其发生率和死亡率均低于全面痉挛性 SE。

痉挛性 SE 不受控制可导致严重的代谢异常和血流动力学改变。V. S. 的生命体征(心动过速、血压升高、呼吸频率加快、体温升高)均符合 SE 的典型症状。不受控制的痫样放电引起持续的、严重的肌肉收缩和 CNS 功能障碍会导致高热、心肺衰竭、肌红蛋白尿、肾功能衰竭和神经损害。即使未发生肌阵挛,过度的放电和大脑新陈代谢产物改变也会造成神经伤害。当癫痫发作持续约 30 分钟时,更有可能出现脑血流的调节机制失灵。这种调节机制失灵将伴随着脑代谢及对葡萄糖和氧气的需求的急剧增加,不能满足脑组织的代谢需求将导致乳酸积聚和细胞死亡,外周组织将发生乳酸积聚和血清葡萄糖及电解质的改变。癫痫发作持续 30 分钟后,机体往往无法补偿增加的代谢需求,并可能发生心血管衰竭[206,207]。因此,SE 被认为是医学急症,需要立即治疗,以预防或减轻全身性和神经系统损伤。成人 SE 的死亡率约为 20%[205],致命的结果往往是由于病情的突然恶化(例如,急性症状的原因,如心跳呼吸骤停、中风等)。严重 SE 的长期神经学后果可能包括认知障碍、记忆丧失和癫痫的恶化。

一般处理措施及抗癫痫药物治疗

案例 60-12,问题 2:请为患者 V. S. 癫痫持续状态制订常规治疗计划。

患者 V. S. 的当务之急是确保呼吸通畅、稳定生命体征及终止当前的癫痫发作。如可能,应行气管插管,以保护气道和必要时通气支持。然而,患者在抽搐情况下可能难以操作。癫痫发作时,不应将物品(如汤匙、压舌板)放入患者口中;如果无法放置气管插管,患者应取侧卧位,以便唾液和黏液从口中流出,防止误吸。应使用生理盐水建立静脉输液通路,并应采集血液进行生化检查(特别是葡萄糖和电解质)、AED 血清浓度测定和毒理学筛查。可静脉推注葡萄糖 25g(50%葡萄糖注射液 50ml)以纠正可能导致 SE 的低血糖。在葡萄糖给药之前,应先静脉注射维生素 B_1 100mg 或复合维生素 B 以预防韦尼克脑病(Wernicke encephalopathy)[208]。

尽快静脉注射速效抗惊厥药,以终止癫痫发作。癫痫发作持续时间越长,对治疗的抵抗性越强。因此,越早实施治疗越有利于终止发作[205]。癫痫持续状态住院治疗,通常首选静脉给药。

案例 60-12,问题 3:哪些抗惊厥药可以静脉给药?评估现有的药物,并为患者 V. S. 的癫痫持续状态的初始治疗推荐一种药物、剂量及方案。

劳拉西泮、苯妥英和磷苯妥英是 SE 初始治疗最常用于静脉注射的药物[205,209]。苯妥英和磷苯妥英可用于治疗 SE,但由于其输注速度的限制,峰值效应可能滞后。因此,SE 的初始治疗通常先使用劳拉西泮,之后再使用苯妥英或磷苯妥英。

静脉注射用丙戊酸钠也可使用,但 FDA 未批准用于 SE 的治疗。虽然生产商建议丙戊酸钠注射剂应缓慢给药(<20mg/min),实际上以更大剂量、更快的速度输注也是安全的[208]。越来越多的经验表明,对劳拉西泮和苯妥英钠无效的患者或者有苯妥英钠禁忌证(如苯妥英过敏)的 SE 患者,可使用静脉注射用丙戊酸钠[209]。有一种静脉注射剂型的左乙拉西坦也可以使用,但 FDA 也仅批准用于无法接受左乙拉西坦口服剂型的患者。有人曾经使用左乙拉西坦快速静脉注射给药,然而这方面的使用经验毕竟有限[210]。拉考沙胺(Lacosamide)也有静脉注射制剂,已有几例成功用于治疗难治性非痉挛性 SE 的案例报道[211,212]。静脉注射用苯巴比妥通常作为苯二氮䓬类和苯妥英钠治疗无反应的患者的保留用药[205]。

在一项随机对照试验中,直接比较了 4 种治疗全面性痉挛性 SE 的静脉给药方案[213]。该研究对先用地西泮接着用苯妥英、劳拉西泮、苯巴比妥和苯妥英单药治疗进行评估。结果显示,对于全面性 SE 的初始治疗,静脉给药劳拉西泮单药治疗比苯妥英钠单药治疗更有效,与另外两种治疗方案疗效相当,但劳拉西泮给药更方便。

地西泮和劳拉西泮静脉给药均可快速有效地终止 SE[214]。由于地西泮脂溶性高,给药后迅速从 CNS 向周围组织重新分布,导致作用持续时间较短(<60 分钟)[215]。劳拉西泮脂溶性较低,不会快速重新分布,因此作用持续时间较长[215]。劳拉西泮有效时间可长达 72 小时[216,217]。由于其作用持续时间较长,劳拉西泮可作为即时治疗 SEs 的首选苯二氮䓬类药物[208,209]。

患者 V. S. 的初始治疗,予以静脉注射劳拉西泮(用量 0.1mg/kg,给药速度 2mg/min)是适宜的[208]。由于劳拉西泮可能引起严重的静脉刺激,说明书建议在静脉给药之前用等体积生理盐水或注射用水加以稀释。如果持续发作,5 分钟后可重复使用劳拉西泮。劳拉西泮的疗效依赖于药物在血清和 CNS 快速达到高浓度。虽然劳拉西泮可用于肌注给药,但由于肌注给药不太可能达到终止癫痫发作所需要的血清浓度,因此 SE 的治疗很少使用。有报道显示,在门诊使用咪达唑仑肌注给药能快速有效地终止 SE。这种治疗也是一个可接受的替代方案,提供住院患者在静脉通路不可行时使用[218,219]。静脉注射苯二氮䓬类药物后,最常见的副作用是镇静、低血压和呼吸抑制[215]。这些副作用通常是短暂的,若有适当的辅助通气设施和补液,通常可以在不给患者带来重大风险的情况下进行管理。接受多种静脉用药控制 SE 的患者,常出现呼吸抑制。

苯妥英和磷苯妥英静脉给药

案例 60-12,问题 4:患者 V. S. 给予静脉注射劳拉西泮 8mg,注射完成 2 分钟后癫痫发作停止。为了延长癫痫发作的控制时间,V. S. 应使用什么药物?请推荐给药剂量、给药途径和给药方法。

持续有效地控制癫痫发作对于经历 SE 的患者非常重要。以往,苯二氮䓬类药物地西泮用于立即控制 SE 占主导地位,同时常规使用长效 AED 如苯妥英,以确保持续抑制癫痫发作。随着劳拉西泮使用的增多,苯妥英的常规使用已有所减少[208]。劳拉西泮的作用时间显然较长,使常规使用静脉注射苯妥英的必要性降低。尽管如此,许多癫痫治疗中心仍在联合使用苯妥英与劳拉西泮。

磷苯妥英静脉给药的有效性为使用苯妥英治疗癫痫持续状态提供了一个额外的选择。在大多数治疗中心,磷苯妥英比苯妥英更受欢迎。作为苯妥英的前体药物,磷苯妥英可以用更快的速度和更大的负荷剂量给药,而且注射部位并发症的风险更小,其耐受性也优于苯妥英[219]。磷苯妥英本身无活性,在体内转化为苯妥英产生治疗作用[100,101]。

在美国,苯妥英(无论使用苯妥英注射剂还是磷苯妥英注射剂)被认为是目前治疗大多数全面性痉挛性 SE 的首选长效抗癫痫药物[209]。与其他药物如苯巴比妥相比,当与苯二氮䓬类药物联合静脉给药时,苯妥英引起的镇静和呼吸抑制不良反应要小的多[208]。患者 V. S. 之前使用卡马西平维持治疗有效,如果没有明显诱因,例如头部创伤、CNS 感染和药物或酒精滥用等,在有癫痫病史的患者中,癫痫持续状态最常见的原因是对抗癫痫药物治疗的依从性差。因此,针对患者 V. S.,为了重建有效的 AED 治疗,优选静脉注射磷苯妥英;如果磷苯妥英难以获得,可用苯妥英替代。

负荷剂量

无论患者 V. S. 是否检测出血清卡马西平浓度,他都应静脉注射负荷剂量的磷苯妥英(用量 20mg/kg,给药速度 150mg/min)或苯妥英(用量 20mg/kg,给药速度 50mg/min),给药后,血清苯妥英浓度应保持 ≥10μg/ml 约 24 小时。这将为测定 V. S. 血清卡马西平浓度和估算口服卡马西平的一个适当的维持剂量留出时间,一旦可以重新开始口服卡马西平治疗。在这种情况下,使用静脉注射苯妥英或磷苯妥英是一种临时措施。V. S. 先前口服卡马西平效果良好,提示应该继续维持治疗。

静脉注射用苯妥英可以直接注入正在运行的输液管道给药,给药速度应不超过 50mg/min,以尽量减少低血压和急性心律失常的风险。用药期间应密切监测心血管状况(血压、心电图)。如果减慢苯妥英的给药速度或者暂停给药,低血压或心电图异常通常可以逆转。磷苯妥英有两种直接给药方式,可以直接静脉注射,也可以用任何合适的静脉输液稀释后注射,给药速度可高达 150mg/min[100]。由于磷苯妥英不用丙二醇作溶媒,其潜在的心血管不良反应的可能性比苯妥英小,但这一优势的证据尚不充分[220]。磷苯妥英静脉给药时,建议进行心电图和血压监测。磷苯妥英静脉给药相对常见的副作用是瘙痒和感觉异常,常发生于面部和腹股沟,但这些感觉并不是药物的过敏反应,其发生与给药速度有关,暂停给药或减慢输注速度可以逆转[100]。

维持治疗

检测不到血清卡马西平浓度似乎证实了这一 SE 事件

的不依从性问题。因为患者 V.S. 之前服用卡马西平 600mg/d 时癫痫控制良好，这可能是合理的目标剂量。V.S. 可能不耐受卡马西平，如果重新启用之前的维持剂量，应在他可以口服给药时，尽快开始口服药物并逐渐增加到这个剂量。应就遵医嘱用药的重要性向 V.S. 提供咨询，并应解决任何可能影响他坚持服药的障碍。

难治性癫痫持续状态的替代疗法

如果患者不能耐受苯妥英，或者在给予适当负荷剂量的苯妥英后癫痫持续发作，苯巴比妥可用于治疗 SE。静脉注射苯二氮䓬类药物后再使用苯巴比妥的患者，应密切监测其呼吸抑制情况，因为这种作用可能是附加的，应配备提供辅助通气的设备和人员[208]。

如果癫痫持续状态对劳拉西泮和更长效的药物（如苯妥英/磷苯妥英、丙戊酸钠、左乙拉西坦、苯巴比妥或拉科酰胺）没有反应，则认为是难治性癫痫持续状态（refractory status epilepticus）。20%~40% 的 SE 患者会发展为难治性癫痫持续状态。在这种情况下，可以考虑从上述药物中选择一种较长效的药物作为替代治疗。而且，近年来，使用这种"三线"药物也是一种常见的治疗方法。近来，在二线治疗失败后使用麻醉药升级疗法也已成为惯例[209]。治疗难治性癫痫持续状态最常用的麻醉药是咪达唑仑和丙泊酚（propofol），有时也用戊巴比妥（pentobarbital）。这些药物在治疗中可能会发生明显呼吸抑制，患者需要气管插管和机械通气，必要时可能需用升压药如多巴胺（dopamine）或多巴酚丁胺（dobutamine）控制低血压。也需要持续的脑电图（EEG）监测以评估药物抗惊厥作用和麻醉水平。

咪达唑仑静脉给药负荷剂量为 2mg/kg，然后以 0.2~0.6mg/(kg·h) 静脉输注[208]。许多医生通过调整输注速度，以控制癫痫发作和/或产生一种发作抑制脑电图模式[221]。大多数难治性癫痫持续状态的麻醉药治疗方案都建议在治疗 12~24 小时后逐渐减量。如果临床或脑电图提示癫痫复发，则应再次增加剂量直至产生期望的脑电图模式。有些患者可能需要持续几日甚至几周的麻醉药治疗。

持续静脉输注丙泊酚或咪达唑仑也可用于治疗难治性癫痫持续状态。这些疗法似乎比戊巴比妥更不容易引起严重的难治性低血压[222-225]。由于还没有进行戊巴比妥、异丙酚和咪达唑仑的直接比较试验，医生往往根据自己的熟悉程度和偏好选择药物用于治疗难治性癫痫持续状态。

（王长连、张文滨 译，林玮玮、董家珊 校，吴钢 审）

参考文献

1. [No authors listed]. Guidelines for epidemiologic studies on epilepsy. Commission on Epidemiology and Prognosis, International League Against Epilepsy. *Epilepsia.* 1993;34:592.

2. Fisher RS et al. Epileptic seizures and epilepsy: definitions proposed by the International League Against Epilepsy (ILAE) and the International Bureau for Epilepsy (IBE). *Epilepsia.* 2005;46:470.

3. French JA, Pedley TA. Clinical practice. Initial management of epilepsy. *N Engl J Med.* 2008;359:166.

4. Krumholz A et al. Evidence-based guideline: management of an unprovoked first seizure in adults: report of the Guideline Development Subcommittee of the American Academy of Neurology and the American Epilepsy Society. *Neurology.* 2015;84:1705–1713.

5. Luders HO et al. Classification of seizures. In: Wyllie E et al, eds. *The Treatment of Epilepsy: Principles and Practice.* 3rd ed. Philadelphia, PA: Lippincott Williams & Wilkins; 2001:287.

6. Dreifuss FE. Classification of epileptic seizures and the epilepsies. *Pediatr Clin North Am.* 1989;36:265.

7. Dreifuss FE. The epilepsies: clinical implications of the international classification. *Epilepsia.* 1990;31(Suppl 3):S3.

8. Berg AT et al. Revised terminology and concepts for organization of seizures and epilepsies: Report of the ILAE Commission on Classification and Terminology, 2005–2009. *Epilepsia.* 2010;51:676.

9. Bronen RA et al. Refractory epilepsy: comparison of MR imaging, CT, and histopathologic findings in 117 patients. *Radiology.* 1996;201:97.

10. Berg AT et al. Discontinuing antiepileptic drugs. In: Engel J et al, eds. *Epilepsy: A Comprehensive Textbook.* Philadelphia, PA: Lippincott-Raven; 1998:1275.

11. Callaghan N et al. Withdrawal of anticonvulsant drugs in patients free of seizures for two years: a prospective study [published correction appears in N Engl J Med. 1988;319:188]. *N Engl J Med.* 1988;318:942.

12. Matricardi M et al. Outcome after discontinuation of antiepileptic drug therapy in children with epilepsy. *Epilepsia.* 1989;30:582.

13. Wiebe S et al. A randomized, controlled trial of surgery for temporal-lobe epilepsy. *N Engl J Med.* 2001;345:311.

14. Bainbridge JL et al. The ketogenic diet. Central Nervous System Practice and Research Network of the American College of Clinical Pharmacy. *Pharmacotherapy.* 1999;19:782.

15. Hassan AM et al. Ketogenic diet in the treatment of refractory epilepsy in childhood. *Pediatr Neurol.* 1999;21:548.

16. Tecoma ES, Iragui VJ. Vagus nerve stimulation use and effect in epilepsy: what have we learned? *Epilepsy Behav.* 2006;8:127.

17. Kwan P, Brodie MJ. Early identification of refractory epilepsy. *N Engl J Med.* 2000;342:314.

18. Devinsky O. Patients with refractory seizures. *N Engl J Med.* 1999;340:1565.

19. Perucca E et al. Antiepileptic drugs as a cause of worsening seizures. *Epilepsia.* 1998;39:5–17.

20. Karceski S et al. Treatment of epilepsy in adults: expert opinion, 2005. *Epilepsy Behav.* 2005;7(Suppl 1):S1.

21. French JA et al. Efficacy and tolerability of the new antiepileptic drugs I: treatment of new onset epilepsy: report of the Therapeutics and Technology Assessment Subcommittee and Quality Standards Subcommittee of the American Academy of Neurology and the American Epilepsy Society. *Neurology.* 2004;62:1252.

22. French JA et al. Efficacy and tolerability of the new antiepileptic drugs II: treatment of refractory epilepsy: report of the Therapeutics and Technology Assessment Subcommittee and Quality Standards Subcommittee of the American Academy of Neurology and the American Epilepsy Society. *Neurology.* 2004;62:1261.

23. Garnett WR. Antiepileptic drug treatment: outcomes and adherence. *Pharmacotherapy.* 2000;20:191S.

24. Schoenenberger RA et al. Appropriateness of antiepileptic drug level monitoring. *JAMA.* 1995;274:1622.

25. Choonara IA, Rane A. Therapeutic drug monitoring of anticonvulsants: state of the art. *Clin Pharmacokinet.* 1990;18:318.

26. Hayes G, Kootsikas ME. Reassessing the lower end of the phenytoin therapeutic range: a review of the literature. *Ann Pharmacother.* 1993;27:1389.

27. Tomson T et al. Therapeutic monitoring of antiepileptic drugs for epilepsy. *Cochrane Database Syst Rev.* 2007;(1):CD002216.

28. [No authors listed]. Guidelines for therapeutic monitoring of antiepileptic drugs. Commission on Antiepileptic Drugs, International League Against Epilepsy. *Epilepsia.* 1993;34:585.

29. Tozer TN et al. Phenytoin. In: Evans WE et al, eds. *Applied Pharmacokinetics: Principles of Therapeutic Drug Monitoring.* 3rd ed. Vancouver, Canada: Applied Therapeutics; 1992.

30. Levy RH et al. Carbamazepine, valproic acid, phenobarbital, and ethosuximide. In: Evans WE et al, eds. *Applied Pharmacokinetics: Principles of Therapeutic Drug Monitoring.* 3rd ed. Vancouver, Canada: Applied Therapeutics; 1992.

31. Woo E et al. If a well-stabilized epileptic patient has a subtherapeutic antiepileptic drug level, should the dose be increased? A randomized prospective study. *Epilepsia.* 1988;29:129.

32. Cloyd JC. Pharmacokinetic pitfalls of present antiepileptic medications. *Epilepsia.* 1991;32(Suppl 5):S53.

33. Schmidt D. Reduction of two-drug therapy in intractable epilepsy. *Epilepsia.*

1983;24:368.

34. Smith DB et al. Results of a nationwide Veterans Administration Cooperative Study comparing the efficacy and toxicity of carbamazepine, phenobarbital, phenytoin, and primidone. *Epilepsia*. 1987;28(Suppl 3):S50.

35. Thompson PJ, Trimble MR. Anticonvulsant drugs and cognitive functions. *Epilepsia*. 1982;23:531.

36. Albright P, Bruni J. Reduction of polypharmacy in epileptic patients. *Arch Neurol*. 1985;42:797.

37. Prevey ML et al. Improvement in cognitive functioning and mood state after conversion to valproate monotherapy. *Neurology*. 1989;39:1640.

38. Mirza WU et al. Results of antiepileptic drug reduction in patients with multiple handicaps and epilepsy. *Drug Invest*. 1993;5:320.

39. Pellock JM. Efficacy and adverse effects of antiepileptic drugs. *Pediatr Clin North Am*. 1989;36:435.

40. Guberman A. Monotherapy or polytherapy for epilepsy? *Can J Neurol Sci*. 1998;25:S3.

41. Chadwick DW et al. A double-blind trial of gabapentin monotherapy for newly diagnosed partial seizures. International Gabapentin Monotherapy Study Group 945–77. *Neurology*. 1998;51:1282.

42. Devinsky O et al. Efficacy of felbamate monotherapy in patients undergoing presurgical evaluation of partial seizures. *Epilepsy Res*. 1995;20:241.

43. Sachdeo RC et al. Topiramate monotherapy for partial onset seizures. *Epilepsia*. 1997;38:294.

44. Schacter SC. Tiagabine monotherapy in the treatment of partial epilepsy. *Epilepsia*. 1995;36(Suppl 6):S2.

45. Beghi E et al. Withdrawal of antiepileptic drugs: guidelines of the Italian League Against Epilepsy. *Epilepsia*. 2013;54(Suppl 7):2.

46. Berg AT, Shinnar S. Relapse following discontinuation of antiepileptic drugs: a meta-analysis. *Neurology*. 1994;44:601.

47. Tennison M et al. Discontinuing antiepileptic drugs in children with epilepsy. A comparison of a six-week and a nine-month taper period. *N Engl J Med*. 1994;330:1407.

48. Malow BA et al. Carbamazepine withdrawal: effects of taper rate on seizure frequency. *Neurology*. 1993;43:2280.

49. Camfield P, Camfield C. The frequency of intractable seizures after stopping AEDs in seizure-free children with epilepsy. *Neurology*. 2005;64:973.

50. Mattson RH et al. Comparison of carbamazepine, phenobarbital, phenytoin, and primidone in partial and secondarily generalized tonic-clonic seizures. *N Engl J Med*. 1985;313:145.

51. Mattson RH et al. A comparison of valproate with carbamazepine for the treatment of complex partial seizures and secondarily generalized tonic-clonic seizures in adults. The Department of Veterans Affairs Epilepsy Cooperative Study No. 264 Group. *N Engl J Med*. 1992;327:765.

52. Beydoun A et al. Safety and efficacy of divalproex sodium monotherapy in partial epilepsy: a double-blind, concentration-response design clinical trial. Depakote Monotherapy for Partial Seizures Study Group. *Neurology*. 1997;48:182.

53. Franceschi M et al. Fatal aplastic anemia in a patient treated with carbamazepine. *Epilepsia*. 1988;29:582.

54. Pisciotta AV. Carbamazepine: hematological toxicity. In: Woodbury DM, Penry JK, eds. *Antiepileptic Drugs*. 2nd ed. New York, NY: Raven Press; 1982:533.

55. Pellock JM. Carbamazepine side effects in children and adults. *Epilepsia*. 1987;28(Suppl 3):S64.

56. Holmes GL. Carbamazepine: adverse effects. In: Levy RH et al, eds. *Antiepileptic Drugs*. 5th ed. Philadelphia, PA: Lippincott Williams & Wilkins; 2002:285.

57. Camfield C et al. Asymptomatic children with epilepsy: little benefit from screening for anticonvulsant-induced liver, blood, or renal damage. *Neurology*. 1986;36:838.

58. Horowitz S et al. Hepatotoxic reactions associated with carbamazepine therapy. *Epilepsia*. 1988;29:149.

59. Hadzic N et al. Acute liver failure induced by carbamazepine. *Arch Dis Child*. 1990;65:315.

60. Livingston S et al. Carbamazepine (Tegretol) in epilepsy: nine-year follow-up study with special emphasis on untoward reactions. *Dis Nerv System*. 1974;35:103.

61. Tomson T et al. Relationship of intraindividual dose to plasma concentration of carbamazepine: indication of dose-dependent induction of metabolism. *Ther Drug Monit*. 1989;11:533.

62. Sanchez A et al. Steady-state carbamazepine concentration-dose ratios in epileptic patients. *Clin Pharmacokinet*. 1986;11:41.

63. Oles KS, Gal P. Bioequivalency revisited: Epitol versus Tegretol. *Neurology*. 1993;43:2435.

64. Crawford P et al. Are there potential problems with generic substitution of antiepileptic drugs? A review of issues. *Seizure*. 2006;15:165.

65. Ting TY et al. Generic lamotrigine versus brand-name Lamictal bioequivalence in patients with epilepsy: a field test of the FDA bioequivalence standard. *Epilepsia*. 2015;56(9):1415–1424.

66. Privitera MD et al. Generic-to-generic lamotrigine switches in people with epilepsy: the randomized controlled EQUIGEN trial. *Lancet Neurol*. 2016;pii:S1474–S4422(16)00014-4. doi:10.1016/S1474-4422(16)00014-4. [Epub ahead of print]

67. [No authors listed]. Double-blind crossover comparison of Tegretol-XR and Tegretol in patients with epilepsy. The Tegretol Oros Osmotic Release Delivery System Study Group. *Neurology*. 1995;45:1703.

68. Riss JR et al. Administration of Carbatrol to children with feeding tubes. *Pediatr Neurol*. 2002;27:193.

69. Verrotti A et al. Eslicarbazepine acetate: an update on efficacy and safety in epilepsy. *Epilepsy Res*. 2014;108:1–10.

70. McLean MJ et al. Safety and tolerability of gabapentin as adjunctive therapy in a large, multicenter study. *Epilepsia*. 1999;40:965.

71. Leppik IE et al. Safety of tiagabine: summary of 53 trials. *Epilepsy Res*. 1999;33:235.

72. Guberman AH et al. Lamotrigine-associated rash: risk/benefit considerations in adults and children. *Epilepsia*. 1999;40:985.

73. Sirsi D, Safdieh JE. The safety of levetiracetam. *Expert Opin Drug Saf*. 2007;6:241.

74. Martinez W et al. Efficacy, safety, and tolerability of oxcarbazepine monotherapy. *Epilepsy Behav*. 2006;9:448–456.

75. Shneker BF, McAuley JW. Pregabalin: a new neuromodulator with broad therapeutic indications. *Ann Pharmacother*. 2005;39:2029.

76. Jones MW. Topiramate—safety and tolerability. *Can J Neurol Sci*. 1998;25:S13.

77. Oommen KJ, Mathews S. Zonisamide: a new antiepileptic drug. *Clin Neuropharmacol*. 1999;22:192.

78. Goa KL, Sorkin EM. Gabapentin. A review of its pharmacological properties and clinical potential in epilepsy. *Drugs*. 1993;46:409.

79. Harris JA, Murphy JA. Lacosamide: an adjunctive agent for partial-onset seizures and potential therapy for neuropathic pain. *Ann Pharmacother*. 2009;43:1809.

80. Yuen AW et al. Sodium valproate acutely inhibits lamotrigine metabolism. *Br J Clin Pharmacol*. 1992;33:511.

81. Anderson GD et al. Bidirectional interaction of valproate and lamotrigine in healthy subjects. *Clin Pharmacol Ther*. 1996;60:145.

82. Besag FM et al. Carbamazepine toxicity with lamotrigine: pharmacokinetic or pharmacodynamic interaction? *Epilepsia*. 1998;39:183.

83. Welty TE et al. Levetiracetam: a different approach to the pharmacotherapy of epilepsy. *Ann Pharmacother*. 2002;36:296.

84. Fattore C et al. Induction of ethinylestradiol and levonorgestrel metabolism by oxcarbazepine in healthy women. *Epilepsia*. 1999;40:783.

85. Falcão A et al. Effect of eslicarbazepine acetate on the pharmacokinetics of a combined ethinylestradiol/levonorgestrel oral contraceptive in healthy women. *Epilepsy Res*. 2013;105:368–376.

86. Bialer M et al. Progress report on new antiepileptic drugs: a summary of the Twelfth Eilat Conference (EILAT XII). *Epilepsy Res*. 2015;111:85–141.

87. Potschka H. Transporter hypothesis of drug-resistant epilepsy: challenges for pharmacogenetic approaches. *Pharmacogenomics*. 2010;11:1427.

88. Piana C et al. Implications of pharmacogenetics for the therapeutic use of antiepileptic drugs. *Expert Opin Drug Metab Toxicol*. 2014;10:341–358.

89. Fitton A, Goa KL. Lamotrigine: an update of its pharmacology and therapeutic use in epilepsy. *Drugs*. 1995;50:691.

90. Kilpatrick ES et al. Concentration-effect and concentration-toxicity relations with lamotrigine: a prospective study. *Epilepsia*. 1996;37:534.

91. Caudle KE et al. Clinical pharmacogenetics implementation consortium guidelines for CYP2C9 and HLA-B genotypes and phenytoin dosing. *Clin Pharmacol Ther*. 2014;96:542–548.

92. Tozer TN et al. Phenytoin. In: Evans WE et al, eds. *Applied Pharmacokinetics: Principles of Therapeutic Drug Monitoring*. 3rd ed. Vancouver, Canada: Lippincott Williams & Wilkins; 1992:25.

93. Allen JP et al. Phenytoin cumulation kinetics. *Clin Pharmacol Ther*. 1979;26:445.

94. Evens RP et al. Phenytoin toxicity and blood levels after a large oral dose. *Am J Hosp Pharm*. 1980;37:232.

95. Ludden TM et al. Rate of phenytoin accumulation in man: a simulation study. *J Pharmacokinet Biopharm*. 1978;6:399.

96. Kostenbauder HB et al. Bioavailability and single-dose pharmacokinetics of intramuscular phenytoin. *Clin Pharmacol Ther*. 1975;18:449.

97. Serrano EE et al. Plasma diphenylhydantoin values after oral and intramuscular administration of diphenylhydantoin. *Neurology*. 1973;23:311.

98. Serrano EE, Wilder BJ. Intramuscular administration of diphenylhydantoin. Histologic follow-up studies. *Arch Neurol*. 1974;31:276.

99. Jamerson BD et al. Venous irritation related to intravenous administration of phenytoin versus fosphenytoin. *Pharmacotherapy*. 1994;14:47.

100. Fischer JH et al. Fosphenytoin: clinical pharmacokinetics and comparative advantages in the acute treatment of seizures. *Clin Pharmacokinet*. 2003;42:33.

101. Boucher BA. Fosphenytoin: a novel phenytoin prodrug. *Pharmacotherapy*.

1996;16:777.

102. Ramsay RE et al. Intramuscular fosphenytoin (Cerebyx) in patients requiring a loading dose of phenytoin. *Epilepsy Res*. 1997;28:181.

103. Butler RT et al. Drug-induced gingival hyperplasia: phenytoin, cyclosporine, and nifedipine. *J Am Dent Assoc*. 1987;114:56.

104. Stinnett E et al. New developments in understanding phenytoin-induced gingival hyperplasia. *J Am Dent Assoc*. 1987;114:814.

105. Bruni J. Phenytoin and other hydantoins: adverse effects. In: Levy RH et al, eds. *Antiepileptic Drugs*. 5th ed. Philadelphia, PA: Lippincott Williams & Wilkins; 2002:605.

106. Kuruvilla T, Bharucha NE. Cerebellar atrophy after acute phenytoin intoxication. *Epilepsia*. 1997;38:500.

107. Rapport RL, 2nd, Shaw CM. Phenytoin-related cerebellar degeneration without seizures. *Ann Neurol*. 1977;2:437.

108. So EL, Penry JK. Adverse effects of phenytoin on peripheral nerves and neuromuscular junction: a review. *Epilepsia*. 1981;22:467.

109. Lovelace RE, Horwitz SJ. Peripheral neuropathy in long-term diphenylhydantoin therapy. *Arch Neurol*. 1968;18:69.

110. Fraser LA et al. Enzyme-inducing antiepileptic drugs and fractures in people with epilepsy: a systematic review. *Epilepsy Res*. 2015;116:59–66.

111. Sheth RD. Bone health in pediatric epilepsy. *Epilepsy Behav*. 2004;5(Suppl 2):S30.

112. Pack AM et al. Bone mass and turnover in women with epilepsy on antiepileptic drug monotherapy. *Ann Neurol*. 2005;57:252.

113. Brodie MJ et al. Multicentre, double-blind, randomised comparison between lamotrigine and carbamazepine in elderly patients with newly diagnosed epilepsy. The UK lamotrigine elderly study group. *Epilepsy Res*. 1999;37:81.

114. Rowan AJ et al. New onset geriatric epilepsy: a randomized study of gabapentin, lamotrigine, and carbamazepine. *Neurology*. 2005;64:1868.

115. Werhahn KJ et al. A randomized, double-blind comparison of antiepileptic drug treatment in the elderly with new-onset focal epilepsy. *Epilepsia*. 2015;56:450–459.

116. Italiano D, Perucca E. Clinical pharmacokinetics of new-generation antiepileptic drugs at the extremes of age: an update. *Clin Pharmacokinet*. 2013;52:627–645.

117. Martin RC et al. Cognitive functioning in community dwelling older adults with chronic partial epilepsy. *Epilepsia*. 2005;46:298.

118. Piazzini A et al. Elderly people and epilepsy: cognitive function. *Epilepsia*. 2006;47(Suppl 5):82.

119. Bambara JK et al. Medical decision-making abilities in older adults with chronic partial epilepsy. *Epilepsy Behav*. 2007;10:63.

120. Coppola G et al. Lamotrigine versus valproic acid as first-line monotherapy in newly diagnosed typical absence seizures: an open-label, randomized parallel-group study. *Epilepsia*. 2004;45:1053.

121. Frank LM et al. Lamictal (lamotrigine) monotherapy for typical absence seizures in children. *Epilepsia*. 1999;40:973.

122. Beran RG et al. Double-blind, placebo-controlled, crossover study of lamotrigine in treatment-resistant generalised epilepsy. *Epilepsia*. 1998;39:1329.

123. Glauser TA et al. Ethosuximide, valproic acid, and lamotrigine in childhood absence epilepsy. *N Engl J Med*. 2010;362:790.

124. Marson AG et al. The SANAD study of effectiveness of valproate, lamotrigine, or topiramate for generalised and unclassifiable epilepsy: an unblinded randomised controlled trial. *Lancet*. 2007;369:1016.

125. Mattson RH. Antiepileptic drug monotherapy in adults: selection and use in new-onset epilepsy. In: Levy RH et al, eds. *Antiepileptic Drugs*. 5th ed. Philadelphia, PA: Lippincott Williams & Wilkins; 2002:72.

126. Sato S et al. Benzodiazepines: clonazepam. In: Levy RH et al, eds. *Antiepileptic Drugs*. 4th ed. New York, NY: Raven Press; 1995:725.

127. Glauser TA. Succinimides: adverse effects. In: Levy RH et al, eds. *Antiepileptic Drugs*. 5th ed. Philadelphia, PA: Lippincott Williams & Wilkins; 2002:658.

128. Browne TR et al. Absence (petit mal) seizures. In: Browne TR, Feldman RG, eds. *Epilepsy: Diagnosis and Management*. Boston, MA: Little Brown; 1983:61.

129. Livingston S et al. Petit mal epilepsy: results of a prolonged follow-up study of 117 patients. *JAMA*. 1965;194:227.

130. Penry JK, So EL. Refractoriness of absence seizures and phenobarbital. *Neurology*. 1981;31:158.

131. Snead OC, 3rd, Hosey LC. Exacerbation of seizures in children by carbamazepine. *N Engl J Med*. 1985;313:916.

132. Shields WD, Saslow E. Myoclonic, atonic and absence seizures following institution of carbamazepine therapy in children. *Neurology*. 1983;33:1487.

133. Zaccara G et al. Clinical pharmacokinetics of valproic acid, 1988. *Clin Pharmacokinet*. 1988;15:367.

134. Cloyd JC et al. Comparison of sprinkle versus syrup formulations of valproate for bioavailability, tolerance, and preference. *J Pediatr*. 1992;120:634.

135. Dutta S et al. Comparison of the bioavailability of unequal doses of divalproex sodium extended-release formulation relative to the delayed-release formulation in healthy volunteers. *Epilepsy Res*. 2002;49:1.

136. Fischer JH et al. Effect of food on the serum concentration profile of enteric-coated valproic acid. *Neurology*. 1988;38:1319.

137. Bauer LA et al. Valproic acid clearance: unbound fraction and diurnal variation in young and elderly adults. *Clin Pharmacol Ther*. 1985;37:697.

138. Tennison MB et al. Valproate metabolites and hepatotoxicity in an epileptic population. *Epilepsia*. 1988;29:543.

139. Eadie MJ et al. Valproate-associated hepatotoxicity and its biochemical mechanisms. *Med Toxicol*. 1988;3:85.

140. Dreifuss FE et al. Valproic acid hepatic fatalities: a retrospective review. *Neurology*. 1987;37:379.

141. Dreifuss FE et al. Valproic acid hepatic fatalities. II. U.S. experience since 1984. *Neurology*. 1989;39:201.

142. Dreifuss FE. Valproic acid hepatic fatalities: revised table. *Neurology*. 1989;39:1558.

143. Scheffner E et al. Fatal liver failure in 16 children with valproate therapy. *Epilepsia*. 1988;29:530.

144. Koenig SA et al. Valproic acid-induced hepatopathy: nine new fatalities in Germany from 1994 to 2003. *Epilepsia*. 2006;47:2027.

145. Willmore LJ. Clinical manifestations of valproate hepato-toxicity. In: Levy RH et al, eds. *Idiosyncratic Reactions to Valproate: Clinical Risk Patterns and Mechanisms of Toxicity*. New York, NY: Raven Press; 1992:3.

146. Willmore LJ et al. Valproate toxicity: risk-screening strategies. *J Child Neurol*. 1991;6:3.

147. Kriel RL et al. Rectal diazepam gel for treatment of acute repetitive seizures. The North American Diastat Study Group. *Pediatr Neurol*. 1999;20:282.

148. Cloyd JC et al. A single-blind, crossover comparison of the pharmacokinetics and cognitive effects of a new diazepam rectal gel with intravenous diazepam. *Epilepsia*. 1998;39:520.

149. Haut SR. Seizure clusters: characteristics and treatment. *Curr Opin Neurol*. 2015;28:143–150.

150. Waruiru C, Appleton R. Febrile seizures: an update. *Arch Dis Child*. 2004;89:751.

151. Sadleir LG, Scheffer IE. Febrile seizures. *Br Med J*. 2007;334:307.

152. McIntyre J et al. Safety and efficacy of buccal midazolam versus rectal diazepam for emergency treatment of seizures in children: a randomised controlled trial. *Lancet*. 2005;366:205.

153. Patterson JL et al. Febrile seizures. *Pediatr Ann*. 2013;42:249–254.

154. Delgado-Escueta AV, Janz D. Consensus guidelines: preconception counseling, management, and care of the pregnant woman with epilepsy. *Neurology*. 1992;42(Suppl 5):149.

155. Fischbein CA, Berg IJ. Diazepam to prevent febrile seizures. *N Engl J Med*. 1993;329:2033.

156. Newton RW. Randomised controlled trials of phenobarbitone and valproate in febrile convulsions. *Arch Dis Child*. 1988;63:1189.

157. Farwell JR et al. Phenobarbital for febrile seizures: effects on intelligence and on seizure recurrence [published correction appears in N Engl J Med. 1992;326:144]. *N Engl J Med*. 1990;322:364.

158. Sulzbacher S et al. Late cognitive effects of early treatment with phenobarbital. *Clin Pediatr*. 1999;38:387.

159. Offringa M, Newton R. Prophylactic drug management for febrile seizures in children. *Evid Based Child Health*. 2013;8:1376–1485.

160. Dreifuss FE, Langer DH. Hepatic considerations in the use of antiepileptic drugs. *Epilepsia*. 1987;28(Suppl 2):S23.

161. Smythe MA, Umstead GS. Phenytoin hepatotoxicity: a review of the literature. *DICP*. 1989;23:13.

162. Howard PA et al. Phenytoin hypersensitivity syndrome: a case report. *DICP*. 1991;25:929.

163. Blaszczyk B et al. Antiepileptic drugs and adverse skin reactions: an update. *Pharmacol Rep*. 2015;67:426.

164. Shear NH, Spielberg SP. Anticonvulsant hypersensitivity syndrome: in vitro assessment of risk. *J Clin Invest*. 1988;82:1826.

165. Pirmohamed M et al. Detection of an autoantibody directed against human liver microsomal protein in a patient with carbamazepine hypersensitivity. *Br J Clin Pharmacol*. 1992;33:183.

166. Engel JN et al. Phenytoin hypersensitivity: a case of severe acute rhabdomyolysis. *Am J Med*. 1986;81:928.

167. Reents SB et al. Phenytoin-carbamazepine cross-sensitivity. *DICP*. 1989;23:235.

168. Ettinger AB et al. Use of ethotoin in phenytoin-related hypersensitivity reactions. *J Epilepsy*. 1993;6:29.

169. Arif H et al. Comparison and predictors of rash associated with 15 antiepileptic drugs. *Neurology*. 2007;68:1701.

170. Beran RG. Cross-reactive skin eruption with both carbamazepine and oxcarbazepine. *Epilepsia*. 1993;34:163.

171. Asconape JJ. Some common issues in the use of antiepileptic drugs. *Semin Neurol*. 2002;22:27.

172. Luef G. Female issues in epilepsy: a critical review. *Epilepsy Behav*. 2009;15:78–82.

173. Reimers A. New antiepileptic drugs and women. *Seizure*. 2014;23:585–591.

174. McGrath A et al. Pregnancy-related knowledge and information needs of women with epilepsy: a systematic review. *Epilepsy Behav.* 2014;31:246–255.

175. Kluger BM, Meador KJ. Teratogenicity of antiepileptic medications. *Semin Neurol.* 2008;28:328.

176. Yerby MS et al. Antiepileptics and the development of congenital anomalies. *Neurology.* 1992;42(Suppl 5):132.

177. Mattson RH et al. Use of oral contraceptives by women with epilepsy. *JAMA.* 1986;256:238.

178. Back DJ et al. Evaluation of Committee on Safety of Medicines yellow card reports on oral contraceptive-drug interactions with anticonvulsants and antibiotics. *Br J Clin Pharmacol.* 1988;25:527.

179. Johnston CA, Crawford PM. Anti-epileptic drugs and hormonal treatments. *Curr Treat Options Neurol.* 2014;16:288.

180. Rosenfeld WE et al. Effect of topiramate on the pharmacokinetics of an oral contraceptive containing norethindrone and ethinyl estradiol in patients with epilepsy. *Epilepsia.* 1997;38:317.

181. Doose DR. Oral contraceptive-AED interactions: no effect of topiramate as monotherapy at clinically effective dosages of 200 mg or less. *Epilepsia.* 2002;43(Suppl 7):205.

182. Krauss GL et al. Antiepileptic medication and oral contraceptive interactions: a national survey of neurologists and obstetricians. *Neurology.* 1996;46:1534.

183. Morrell MJ. Catamenial epilepsy and issues of fertility, sexuality, and reproduction. In: Wyllie E et al, eds. *The Treatment of Epilepsy: Principles and Practice.* 3rd ed. Philadelphia, PA: Lippincott Williams & Wilkins; 2001:671.

184. O'Brien MD, Guillebaud J. Contraception for women with epilepsy. *Epilepsia.* 2006;47:1419.

185. Christensen J et al. Oral contraceptives induce lamotrigine metabolism: evidence from a double-blind, placebo-controlled trial. *Epilepsia.* 2007;48:484.

186. Vajda FJ et al. The teratogenicity of the newer antiepileptic drugs—an update. *Acta Neurol Scand.* 2014;130:234–238.

187. Harden CL et al. Management issues for women with epilepsy—focus on pregnancy (anevidence–basedreview): I. Obstetrical complications and change in seizure frequency: report of the Quality Standards Subcommittee and Therapeutics and Technology Assessment Subcommittee of the American Academy of Neurology and the American Epilepsy Society. *Epilepsia.* 2009;50:1229.

188. Harden CL et al. Management issues for women with epilepsy—focus on pregnancy (an evidence-based review): teratogenesis and perinatal outcomes: report of the Quality Standards Subcommittee and Therapeutics and Technology Subcommittee of the American Academy of Neurology and the American Epilepsy Society. *Epilepsia.* 2009;50:1237.

189. Harden CL et al. Management issues for women with epilepsy—focus on pregnancy (an evidence-based review): Vitamin K, folic acid, blood levels, and breast-feeding: report of the Quality Standards Subcommittee and Therapeutics and Technology Assessment Subcommittee of the American Academy of Neurology and the American Epilepsy Society. *Epilepsia.* 2009;50:1247.

190. Kaneko S et al. Teratogenicity of antiepileptic drugs: analysis of possible risk factors. *Epilepsia.* 1988;29:459.

191. Meador KJ et al. NEAD Study Group. In utero antiepileptic drug exposure: fetal death and malformations. *Neurology.* 2006;67:407.

192. Meador KJ, Loring DW. Developmental effects of antiepileptic drugs and the need for improved regulations. *Neurology.* 2016;86(3):297–306.

193. Meador KJ et al. Fetal antiepileptic drug exposure and cognitive outcomes at age 6 years (NEAD study): a prospective observational study. *Lancet Neurol.* 2013;12:244–252.

194. Tomson T et al. Valproate in the treatment of epilepsy in girls and women of childbearing potential. *Epilepsia.* 2015;56(7):1006–1019.

195. Chen SS et al. Serum protein binding and free concentration of phenytoin and phenobarbitone in pregnancy. *Br J Clin Pharmacol.* 1982;13:547.

196. Perucca E, Crema A. Plasma protein binding of drugs in pregnancy. *Clin Pharmacokinet.* 1982;7:336.

197. Patel IH et al. Valproic acid binding to human serum albumin and determination of free fraction in the presence of anticonvulsants and free fatty acids. *Epilepsia.* 1979;20:85.

198. Pennell PB et al. Lamotrigine in pregnancy: clearance, therapeutic drug monitoring, and seizure frequency. *Neurology.* 2008;70(22, pt 2):2130.

199. Tomson T, Battino D. Pharmacokinetics and therapeutic drug monitoring of newer antiepileptic drugs during pregnancy and the puerperium. *Clin Pharmacokinet.* 2007;46:209.

200. Pack AM. Therapy insight: clinical management of pregnant women with epilepsy. *Nat Clin Pract Neurol.* 2006;2:190.

201. [No authors listed]. American Academy of Pediatrics Committee on Drugs: the transfer of drugs and other chemicals into human milk. *Pediatrics.* 1994;93:137.

202. Begg EJ et al. Prospective evaluation of a model for the prediction of milk:plasma drug concentrations from physiochemical characteristics. *Br J Clin Pharmacol.* 1992;33:501.

203. Notarianni LJ et al. An in vitro technique for the rapid determination of drug entry into breast milk. *Br J Clin Pharmacol.* 1995;40:333.

204. Veiby G et al. Epilepsy and recommendations for breastfeeding. *Seizure.* 2015;26:57–65.

205. Lowenstein DH, Alldredge BK. Status epilepticus. *N Engl J Med.* 1998;338:970.

206. Wasterlain CG et al. Pathophysiologic mechanisms of brain damage from status epilepticus. *Epilepsia.* 1993;34(Suppl 1):S37.

207. Lothman E. The biochemical basis and pathophysiology of status epilepticus. *Neurology.* 1990;40(Suppl 2):13.

208. Alldredge BK et al. Treatment of status epilepticus. In: Engel J et al, eds. *Epilepsy: A Comprehensive Textbook.* 2nd ed. Philadelphia, PA: Wolters Kluwer; 2008:1357.

209. Betjemann JP, Lowenstein DH. Status epilepticus in adults. *Lancet Neurol.* 2015;14:615.

210. Misra UK et al. Levetiracetam versus lorazepam in status epilepticus: a randomized, open labeled pilot study. *J Neurol.* 2012;259:645.

211. Albers JM et al. Intravenous lacosamide: an effective add-on treatment of refractory status epilepticus. *Seizure.* 2011;20:428.

212. Kellinghaus C et al. Intravenous lacosamide as successful treatment for nonconvulsive status epilepticus after failure of first line therapy. *Epilepsy Behav.* 2009;14:429.

213. Treiman DM et al. A comparison of four treatments for generalized convulsive status epilepticus. Veterans Affairs Status Epilepticus Cooperative Study Group. *N Engl J Med.* 1998;339:792.

214. Leppik IE et al. Double-blind study of lorazepam and diazepam in status epilepticus. *JAMA.* 1983;249:1452.

215. Rey E et al. Pharmacokinetic optimization of benzodiazepine therapy for acute seizures. Focus on delivery routes. *Clin Pharmacokinet.* 1999;36:409.

216. Levy RJ, Krall RL. Treatment of status epilepticus with lorazepam. *Arch Neurol.* 1984;41:605.

217. Lacey DJ et al. Lorazepam therapy of status epilepticus in children and adolescents. *J Pediatr.* 1986;108:771.

218. Silbergleit R et al. Intramuscular versus intravenous therapy for prehospital status epilepticus. *N Engl J Med.* 2012;366:591.

219. Glauser T et al. Evidence-based guideline: treatment of convulsive status epilepticus in children and adults: report of the Guideline Committee of the American Epilepsy Society. *Epilepsy Curr.* 2016;16:48–61.

220. Adams B et al. Fosphenytoin may cause hemodynamically unstable bradydysrhythmias. *J Emerg Med.* 2006;30:75.

221. Yaffe K, Lowenstein DH. Prognostic factors of pentobarbital therapy for refractory generalized status epilepticus. *Neurology.* 1993;43:895.

222. Koul RL et al. Continuous midazolam infusion as treatment of status epilepticus. *Arch Dis Child.* 1997;76:445.

223. Denzel D, Burstein AH. Midazolam in refractory status epilepticus. *Ann Pharmacother.* 1996;30:1481.

224. Parent JM, Lowenstein DH. Treatment of refractory generalized status epilepticus with continuous infusion of midazolam. *Neurology.* 1994;44:1837.

225. Claassen J et al. Treatment of refractory status epilepticus with pentobarbital, propofol, or midazolam: a systematic review. *Epilepsia.* 2002;43:146.

61

第61章 缺血性和出血性脑卒中

Oussayma Moukhachen and Philip Grgurich

核心原则	章节案例
1 缺血性和出血性脑卒中是涉及脑血管系统的疾病。在美国,大约87%的脑卒中是缺血性脑卒中,大约13%是出血性脑卒中。	案例61-1(问题1)
2 缺血性和出血性脑卒中均为医疗紧急事件,一旦出现症状,就需要立即就医。脑血管疾病的症状和体征通常急性发作,并根据脑部受累的区域的不同而有所不同。缺血性和出血性卒中症状相似,在开始治疗前必须加以区分。	案例61-2(问题1)
3 一级预防对于降低卒中的风险至关重要。生活方式的改变和危险因素的控制是一级预防的主要内容。重要的可控的危险因素包括心血管疾病、高血压、肥胖、血脂异常、糖尿病、吸烟和缺乏运动。对于心血管风险计算器评估10年风险大于10%的患者,建议使用抗血小板药物预防心血管疾病(包括但不限于卒中)(见核心原则4)。	案例61-1(问题1和2)
4 房颤和卵圆孔未闭患者需要根据缺血性脑卒中的风险进行一级预防药物治疗。在这些情况下,应使用抗血小板药或抗凝药,并根据患者的特点选择合适的药物。	案例61-1(问题2)
5 缺血性脑卒中和短暂性脑缺血发作的二级预防包括使用抗血小板药物。药物的选择取决于患者的特征。	案例61-2(问题5~10)
6 缺血性脑卒中的急性期治疗包括静脉注射阿替普酶。启用阿替普酶时应确认是缺血性脑卒中,而不是出血性脑卒中。阿替普酶的治疗窗限制在出现神经症状后的4.5小时内。为减少颅内出血的风险,必须严格遵守阿替普酶的用药规范,给药后应仔细监测出血并发症。	案例61-2(问题2~5)
7 非创伤性脑出血导致出血性脑卒中最主要的危险因素是未控制的高血压。脑出血也可能是由于大脑的解剖异常或疾病过程,如脑瘤。凝血障碍,包括抗凝药物引起的出血,也会诱发脑出血。	案例61-3(问题1)
8 急性脑出血的治疗重点是通过谨慎控制血压和适时逆转凝血障碍,以及预防和治疗颅内压升高,尽量减少出血扩展。	案例61-3(问题2~6)
9 控制血压、戒烟以及避免过度饮酒和使用可卡因,可以降低出血性脑卒中的风险。	案例61-3(问题7)
10 脑血管事件后的康复训练对患者的恢复至关重要。康复期间常见的并发症包括痉挛、抑郁、神经源性肠道或膀胱功能障碍。药物治疗干预应针对每一种并发症,以提高患者的生活质量和独立生活能力为目标。	案例61-4(问题1)

缺血性脑卒中、出血性脑卒中和短暂性脑缺血发作

缺血性脑卒中、出血性脑卒中和短暂性脑缺血发作均由于脑血流量不足（即脑缺血），中枢神经系统（central nervous system，CNS）受累部分继发梗死，或出血进入脑实质或 CNS 的周围结构继发神经功能障碍。这组疾病是导致美国成年人死亡的第四大病因[1]。

定义

短暂性脑缺血发作

短暂性脑缺血发作（transient ischemic attack，TIA）现在的定义是由局灶性脑、脊髓或视网膜缺血引起的短暂性神经功能障碍，与永久性脑梗死无关[2]。它曾被描述为暂时性（持续不到 24 小时）局灶性神经功能障碍，如言语含糊不清、失语症、肢体无力或瘫痪，或者失明。然而，原来的描述不再有效，因为它暗示 TIA 是轻微的，症状完全消失，而最近的研究和影像学技术表明，TIA 实际上会导致脑损伤和增加卒中复发的风险。有些人提出争议，认为 TIA 这个术语根本就不该用。

缺血性脑卒中

缺血性脑卒中的定义是中枢神经系统的梗死。与 TIAs 不同，缺血性脑卒中可能是有症状的，也可能是无症状的[2]。中枢神经系统梗死引起的局灶性或全身性脑、脊髓或视网膜功能障碍的临床征兆是有症状脑卒中的表现。脑血管动脉粥样硬化或来自远端的血块通往脑动脉的血栓是脑梗死和持续缺血的两个主要原因。

颅内出血

颅内出血涉及血液从脑内血管进入脑组织，或脑实质及其周围结构。颅内出血相关的临床症状与缺血性脑卒中相似，但往往更为严重。这些症状通常包括神经功能缺损、头痛、呕吐和意识下降。一些患者可能会出现其他症状，包括癫痫发作、心电图异常和颈部僵硬。根据颅内出血的类型和出血量，症状可能会突然出现或在数分钟至数小时内渐进恶化。

颅内出血的部位决定了颅内出血的类型。脑出血（intracerebral hemorrhages，ICHs）是指血液进入了脑实质，而其他类型的出血则是指血液进入了脑组织周围的间隙。

流行病学

在美国，每年估计有 795 000 人新发或复发脑卒中，其中大约 610 000 人是首次发病。脑卒中是继心脏病、癌症和慢性下呼吸道疾病之后，成人死亡的第四大常见原因。在美国，南部地区的脑卒中发病率及患病率高于其他地区，脑卒中死亡率也更高于其他地区；在同年龄组中，年轻男性的脑卒中发病率高于女性；然而，在 >75 岁年龄组中，女性的发病率更高；与白人相比，黑人和西班牙裔人脑卒中的风险更高。造成这些差异的确切原因尚不清楚，但考虑可能与基因、遗传、地理、饮食和文化因素有关[3]。此外，不同种族中高血压、糖尿病和高胆固醇血症等脑卒中危险因素的发病率也有所差异。

在美国，缺血性脑卒中是最常见的脑梗死类型（图 61-1）。脑血管大动脉粥样硬化血栓性疾病是大多数脑缺血性事件和脑梗死的病因。CNS 的供氧和供能血管破裂、血栓栓塞（如房颤）及其他原因如感染或动脉炎也与缺血性脑卒中有关[1,2]。

TIA 的发生与继发脑梗死的风险增加密切相关[1]。缺血性脑卒中的风险在 TIA 后 30 日内最高，TIA 后的 90 日内的风险为 3%～17.3%。另外，近 25% 的 TIA 患者将在 1 年内死亡[2]。

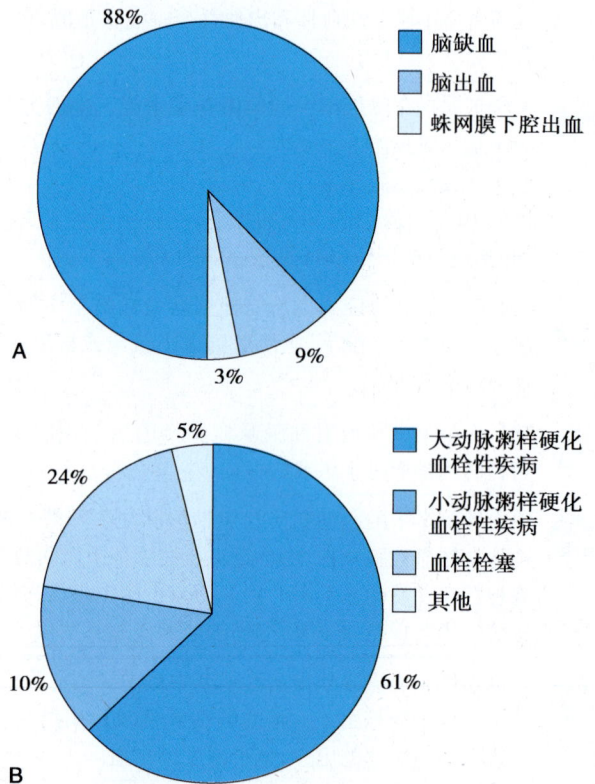

图 61-1　卒中类型与卒中病因

脑梗死的危险因素见表 61-1。预防脑梗死的关键措施是消除或控制可干预的危险因素[4,5]。对于 TIA 或脑梗死患者，最重要的是控制危险因素。

在北美，脑出血占所有卒中的 10%，而蛛网膜下腔出血（最常见的原因是脑动脉瘤）占所有卒中的 3%。高血压是脑出血最常见的原因，46% 的脑出血是由高血压引起的。事实上，高血压使脑出血的风险增加了一倍多。一些药物包括华法林和其他抗凝药物，如达比加群、利伐沙班和阿哌沙班等都明显地使患者易发生脑出血。较少见的是，由于动静脉畸形（AVM），即一团相互交织的动脉和静脉，导致血管壁变薄弱而发生脑出血。

表 61-1

短暂性脑缺血发作和缺血性脑卒中的危险因素

可干预的	潜在可干预的	不可干预的
心血管疾病（冠心病、心力衰竭、外周动脉疾病） 高血压 糖尿病 吸烟 无症状颈动脉狭窄 心房颤动 镰状细胞病	代谢综合征 酗酒（≥5 杯/d） 高同型半胱氨酸血症 药物滥用（如可卡因、安非他明、甲基苯丙胺） 血液高凝状态（如抗心磷脂、凝血因子 V 突变、蛋白 C 缺乏、蛋白 S 缺乏、抗凝血酶Ⅲ缺乏）	年龄（55 岁以后每 10 年加倍） 种族（黑人>西班牙裔>白人） 性别（男性>女性） 低出生体重（<2 500g） 卒中家族史（父系>母系）
血脂异常（总胆固醇高、HDL 低）	使用口服避孕药（女性 25~44 岁）	
饮食因素（钠摄入量<2 300mg/d；钾的摄入量<4 700mg/d）	炎性过程（如牙周病、巨细胞病毒、幽门螺旋杆菌抗体阳性）	
肥胖 缺乏运动	急性感染（如呼吸道感染、泌尿系统感染）	
绝经后激素治疗（50~74 岁女性）	无心血管疾病的妇女 CD40 配体>3.71ng/ml	
	IL-18>正常上限值 3 倍以上	
	45 岁以上女性 HS-CRP>3mg/L	
	偏头痛	
	高 LP（a）	
	高 Lp-PLA₂	
	睡眠呼吸障碍	

HDL，高密度脂蛋白；HS-CRP，高敏 C 反应蛋白；IL，白细胞介素；LP（a），脂蛋白（a）；Lp-PLA2，磷脂酶 A2 相关的脂蛋白。

来源：Meschia JF et al. Guidelines for the primary prevention of stroke：a statement for healthcare professionals from the American Heart Association/American Stroke Association. Stroke. 2014；45；3754

病理生理学

脑缺血或脑梗死的神经系统后遗症通常直接由血栓或栓塞引起。血凝块可在心脏形成，沿着大血管壁（如主动脉、颈动脉或基底动脉）或深部小动脉进入到大脑组织。如果血凝块位于梗死部位附近，称为血栓；然而，当血凝块是从远处迁移至大脑时，称为栓子。这两者都可以减少或阻断血流流向大脑的区域。心房颤动、二尖瓣或主动脉瓣疾病、卵圆孔未闭或凝血功能障碍等疾病与血栓形成有关，这些血栓可能栓塞到大脑。

炎症反应机制也会引起缺血，尤其是血栓性病变，如急性脑卒中患者的 C-反应蛋白（一种炎症介质）会升高。炎症会促进血栓病变的发展，并导致突发的、间歇性的血管阻塞。动脉炎（大动脉炎，巨细胞）和 Moyamoya 综合征等疾病是炎症在脑缺血的发展中起重要作用的实例。

正常成人大脑的血流量为 30~70ml/（100g 脑组织·min）。当血栓或栓塞性血块部分阻塞大脑动脉，可导致血流量减少至<20ml/（100g 脑组织·min），各种代偿机制被激活。这些机制包括血管舒张和氧摄取量增加。如果动脉进一步阻塞，使脑血流量减少至<12ml/（100g 脑组织·min）时，受累的神经元将在数分钟内因完全缺氧而死亡（图 61-2）[6]。快速重建缺血区血流可以延缓、预防或限制梗死

的发生，改善急性脑卒中的预后。

脑缺血通常涉及一个深部缺血的核心或局部区域，导致神经元严重缺血死亡。这个区域的范围取决于被阻塞血管直接灌注的脑容量。周围的脑组织变得轻度缺血，正常功能被破坏。这一边缘缺血区域被称为缺血半暗带（ischemic penumbra）。如果持续缺血，半暗带神经元将死亡。但如果能迅速恢复正常血流量，该区域的神经元就能存活。

当神经元缺血时，兴奋性神经递质释放，导致神经元快速、反复放电。神经元活动的增加将导致代谢需求过度，破坏了神经元的稳态，耗尽了三磷酸腺苷（adenosine triphosphate，ATP）的储存，进一步增加了缺氧的影响。大脑皮质

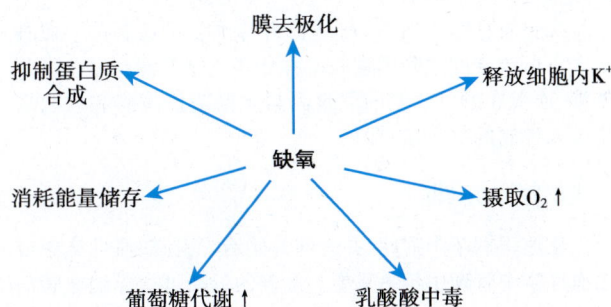

图 61-2　脑缺氧的生理效应

中层神经元、结构走向平行于海马旁回的部分海马区（CA1和下托区）和小脑的浦肯野细胞尤其易受缺血影响[7]。再加上细胞膜上钙的快速内流，此时电压依赖性和化学依赖性钙通道都不能阻止钙流动，从而导致细胞能量耗竭。同时细胞内钙离子的储存也被破坏，导致钙释放进入细胞质。钙离子浓度的增加提高了磷脂酶和蛋白酶的活性，增加了活性代谢物如超氧化物、氢氧根离子和一氧化氮，最终会导致神经元死亡[6,7]。此外，神经毒性自由基的积累也会引起细胞膜脂解。

应当立即进行治疗性干预，以控制和预防这些突发事件造成永久性神经组织损伤。

颅内出血

颅内出血（intracranial hemorrhage）是由于颅内血管脆弱、血管内压力升高和解剖异常引起的。具体原因包括高血压、脑淀粉样血管病变、脑肿瘤、解剖紊乱，如AVMs、凝血障碍和创伤。根据出血是发生在蛛网膜下腔、硬膜外、硬膜下间隙还是脑间隙，病理生理学机制有所不同。

蛛网膜下腔出血时，血液迅速进入脑脊液，引起颅内压急性升高。颅内压指的是颅内穹窿内的压力，可能由于脑组织肿胀、脑内血肿（血块）或其他情况而升高。血液也可迁移到脑室间隙或脑组织[8,9]。由于脑内存在的血液阻碍脑脊液的重新吸收和流动，可导致脑积水，即脑脊液在脑室内的积聚。迟发性脑缺血，通常被称为脑血管痉挛（"vasospasm"），也可能使蛛网膜下腔出血复杂化。

硬膜外血肿和硬膜下血肿是发生在脑实质外的其他类型的颅内出血。硬膜外血肿和硬膜下血肿的大小不同，可导致明显的脑组织压迫和移位，由于肿块效应导致颅内压升高和脑疝。脑疝是指由于颅腔内压力升高而导致脑组织在颅骨内结构间的异常运动，这种对脑组织的挤压会显著阻碍大脑的血液流动，从而影响向大脑的输送氧气，导致脑细胞死亡。

高血压引起的自发性脑出血发生在大脑中较小的血管以90度角从主干血管分支出来的区域，这些较小的血管暴露在前一血管的较高压力下，最终导致较小的血管出血[10]。在脑出血时，血液从血管进入脑实质的运动会引起脑组织局部刺激和水肿。在大量出血和严重水肿情况下，质量效应最终可增加颅内压，减少脑部血流量，并可能引起脑疝[11]。许多患者在自发性脑出血后发生继发性脑损伤。它是由于血-脑屏障的破坏，炎症介质的释放，持续7~12日的进行性水肿引起的[12-15]。

在自发性脑出血中，血肿扩大与预后不良有关。血肿扩大不可改变的危险因素是血肿体积大、CT检查时造影剂外渗，而潜在的可改变的危险因素包括凝血障碍和入院后持续未控制的高血压[16,17]。

一般治疗原则

迅速识别卒中症状，并立即开始治疗，在缺血性卒中或出血性卒中管理中至关重要。准确的诊断可指导脑血管病的合理用药。区分缺血性和出血性脑卒中至关重要。因为不准确的诊断可导致药物使用不当，从而加重发病率或死亡率。预防和治疗缺血性脑卒中的干预措施旨在减少危险因素，消除或改变潜在的病理过程，并减少继发性脑损伤。出血性脑卒中的治疗重点是防止血肿扩大，控制颅内压，提供支持性治疗，最大限度地发挥神经功能，减少并发症。无论脑卒中是缺血性的还是出血性的，康复都是许多患者长期护理的重要组成部分。

缺血性脑卒中和短暂性脑缺血发作的一级预防

危险因素改善

案例 61-1

问题 1： 患者 R. B. ，女，60 岁，身高 186cm，体重 85kg，担心自己会卒中。其父亲死于卒中，其 85 岁的母亲也有过几次被诊断为短暂性脑缺血发作（TIAs）。患者血压为 140~150/90~100mmHg，最近被诊断为糖尿病，无 TIA 或卒中史。此外，她既往吸烟史 25 年，但已戒烟 10 年。目前用药包括赖诺普利、二甲双胍、雌激素/醋酸甲羟孕酮复合物和对乙酰氨基酚。因担心会"像她父母一样"卒中，R. B. 寻求药师帮助。该患者可采取什么措施以降低卒中的风险？

TIA 或卒中的一级预防（即首发事件的预防）必须着眼于控制或减少风险因素（表 61-2）。高血压、糖尿病、冠状动脉疾病、慢性肾病等疾病的治疗在相关本书的章节都有描述（详见第 9、13、28 和 53 章）。

对于患者 R. B. ，高血压是最重要的且有充分证据证明的危险因素，需要立即注意。适当控制血压可使她的卒中风险降低 35%~44%[4]。根据美国预防、检测、评价和治疗高血压全国联合委员会的第 8 次报告（JNC-8）指引，R. B. 目标血压应低于 140/90mmHg[18]。与降低卒中风险相关的抗高血压药是血管紧张素转换酶抑制剂（ACE-I）、氢氯噻嗪和钙通道阻滞药[19]。在接受赖诺普利治疗的情况下，该患者血压仍控制很差，可能需要联合治疗。建议添加氢氯噻嗪 25mg/d[4]。

糖尿病是患者 R. B. 卒中的另一个重要危险因素。相比于男性，糖尿病是老年女性更重要的卒中危险因素[20]。关于血糖控制到何种程度最有利于降低卒中风险仍存在争议。显然，血糖控制良好可以更好地控制高血压和其他卒中危险因素[21]。此外，使用口服降糖药可以通过控制血糖以外的机制降低卒中的风险。然而，在一项长达 9 年研究中，严格控制血糖并降低降低卒中的风险[21]。有证据表明，血管紧张素转化酶抑制剂（angiotensin-converting enzyme inhibitors，ACEIs）和血管紧张素受体阻滞剂（angiotensin receptor blockers，ARBs）能降低糖尿病患者卒中风险，不论其是否合并有高血压[22,23]。对于至少有一项心血管疾病危险因素的糖尿病患者，即使无高胆固醇血症，服用 β-羟基-β-甲基戊二酰基-CoA（HMG-CoA）还原酶抑制剂也能降低

表 61-2

缺血性脑卒中的一级预防

风险因素	控制目标	建议
高血压	血压<140/90mmHg	按照 JNC-8 指南;改变生活方式后,可使用噻嗪类利尿药,血管紧张素转化酶抑制剂或血管紧张素受体抑制剂
房颤	使用华法林时,控制 INR2~3	根据 CHADS$_2$ 评分确定使用阿司匹林 75~325mg/d 或华法林
血脂异常	国家胆固醇教育计划Ⅲ目标	改变生活方式,HMG-CoA 还原酶抑制剂
女性(>65 岁、高血压病史、高脂血症、糖尿病或 10 年心血管危险≥10%)	降低风险,无出血并发症	阿司匹林 75~325mg/d,使用最低有效剂量
吸烟	戒烟	戒烟,避免抽烟环境
缺乏体力活动	中等强度活动每日≥30 分钟	建立有氧运动锻炼计划
过量饮酒	适度	男性≤2 杯/d 非孕妇≤1 杯/d
饮食和营养摄入	钠≤2.3g/d;钾≥4.7g/d	多食水果蔬菜,低饱和脂肪饮食
高脂蛋白(a)	降低脂蛋白(a)≥25%	服用烟酸 2 000mg/d

HMG-CoA,β-羟基-β-甲基戊二酰基-CoA;INR,国际标准化比值;JNC-8,美国预防、检测、评估和治疗高血压全国联合委员会第 8 次报告。

来源:Meschia JF,et al. Guidelines for the primary prevention of stroke:a statement for healthcare professionals from the American Heart Association/American Stroke Association. *Stroke*. 2014;45:3754-3832

大约24%卒中风险[24,25]。众所周知,HMG-CoA 还原酶抑制剂具有抗炎活性,可能影响动脉粥样硬化斑块的发展和脑缺血过程[26-28]。由于 HMG-CoA 还原酶抑制剂的这些作用,即使对于无血脂异常的患者,如根据 2013 年 ACC/AHA 指南所估计,心血管事件的 10 年风险高,这些药物也应该开始用于缺血性卒中和 TIA 的一级预防[4]。

对于不耐受 HMG-CoA 还原酶抑制剂或高密度脂蛋白胆固醇浓度较低的患者,可以考虑使用烟酸(niacin)、纤维酸衍生物、依折麦布(ezetimibe)或胆汁酸螯合药。然而,这些药物预防卒中的效果尚未确定。HMG-CoA 还原酶抑制剂的获益似乎是一个类效应,因此选择用药应个体化。对于患者 R.B.,她应该严格控制糖尿病,继续服用赖诺普利,并开始使用 HMG-CoA 还原酶抑制剂,如辛伐他汀或阿托伐他汀。

患者 R.B. 的体重指数为 30.2kg/m²,属于肥胖范畴。多项大型研究表明,体重增加与卒中风险直接相关[29,30],目前还没有数据可以确定,减肥对降低卒中风险的确切效果。然而,增加运动和适当的营养是实现减肥和改善糖尿病和血压控制的关键[31]。

高钠饮食可增加卒中风险,而高钾饮食似乎会减少卒中风险[32,33]。目前推荐每日钠的摄入量≤2.3g,钾≥4.7g[4]。此外,还有一种"短跑式饮食",强调水果、蔬菜,低脂乳制品和减少饱和脂肪以降低血压,从而降低卒中的风险。

关于体育活动,有几项研究表明体育活动与发生卒中的风险成反比[34,35]。因此,建议每日至少进行 40 分钟的中等强度运动。吸烟是卒中的独立危险因素,并会加重其他危险因素。除主动吸烟外,被动吸烟似乎也是卒中的危险因素[36]。戒烟确实能迅速降低卒中风险,但永远不会回到从未吸烟者的水平[37]。

最后,有 5 项研究专门调查了激素替代治疗对卒中风险的影响[38-42]。根据这些研究的结果,患者 R.B. 应该停止使用复合雌激素/甲孕酮产品,除非她服用此药是出于某种特殊原因,而不是为了控制更年期症状或预防心血管事件。应鼓励患者避免被动吸烟,并继续保持戒烟状态。患者应开始减肥计划,包括低钠高钾饮食和锻炼计划。

药物预防缺血性脑卒中及短暂性脑缺血发作

案例 61-1,问题 2:对于缺血性脑卒中和 TIAs 的一级预防,患者 R.B. 可以从抗血小板或抗凝治疗中获益吗?

阿司匹林(aspirin)用于卒中的一级预防已有仔细研究。虽然阿司匹林被推荐用于冠心病的一级预防,但通常不推荐用于低风险(10 年风险<10%)脑卒中或 TIA 患者的一级预防[4]。在高危患者(10 年以上风险>10%)中,使用阿司匹林预防心血管疾病(包括但不限于卒中)是合理的。患者的 10 年风险可以通过在线计算器计算,例如 http://my.americanheart.org/cvriskcalculator。

在一项为期 5 年的研究中,22 071 名男医生隔日服用阿司匹林 325mg 或安慰剂,两组之间卒中发生率相似。此外,阿司匹林组还增加出血性脑血管事件的风险。Chen 等[44]发表的一篇 meta 分析显示,40 000 名患者随机分配服用阿司匹林,卒中导致的死亡和致残从 47% 降到 45.8%。另一项研究考虑了阿司匹林在女性卒中一级预防中的作用[45],每周服用 1~6 片阿司匹林的女性,卒中风险略有降低,患大动脉栓塞性疾病的风险较低(RR = 59%;95% CI,0.29~0.85;P=0.01)。每周服用阿司匹林超过 7 片者卒中风险增加,每周服用阿司匹林超过 15 片者,蛛网膜下腔出血的风险增加。女性健康研究也对服用阿司匹林 100mg/d 的无症状女性进行了了调查,对包括卒中在内的非致死性心血管疾病发生情况随访了 10 年[46]。在这项研究者，所有卒中风险降低了 17%，缺血性脑卒中风险降低了 24%，而出血的风险无显著增加。65 岁以上妇女卒中风险降低最明显，但出血性脑卒中风险有一定增加，导致阿司匹林的获益有所削弱。另外，有高血压、高脂血症、糖尿病既往史，或 10 年心血管风险>10% 的妇女使用阿司匹林预防收益最大。目前，除了西洛他唑（cilostazol），其他抗血小板药物作为卒中一级预防的研究资料非常有限[4]。

通常认为口服抗凝药用于非心源性栓塞的一级预防并不安全，但对房颤患者例外。这些患者有心房内形成血栓和栓塞风险。10 年来，CHADS$_2$ 评分一直广泛应用于非瓣膜性房颤血栓栓塞风险的分层研究。一般认为，低危患者（CHADS$_2$ 评分=0）不应使用抗凝治疗，但可考虑抗血小板治疗，而高危患者（CHADS$_2$ 评分为≥2）应使用口服抗凝药物，如华法林、达比加群、阿哌沙班、利伐沙班或依度沙班（详见第 15 章）。新指南中推荐的评分工具，"CHA$_2$DS$_2$-VASc"，还考虑了患者是否有血管疾病、年龄因素（65~74 岁）及性别因素[47]。这很重要，因为女性面临更高的卒中风险。CHA$_2$DS$_2$-VASc≥2 分，首选抗凝血药物。许多研究清楚地表明，华法林（warfarin）可以预防瓣膜和非瓣膜性房颤患者的脑血管栓塞事件[48-51]。在这些研究中，调整华法林剂量以维持国际标准化比值（INR）1.5~4.5，而绝大多数建议调整华法林剂量维持 INR 2~3。抗血栓药物的选择取决于多种因素，包括患者因素（跌倒和出血事件的风险）、费用、年龄、耐受性、患者偏好和潜在的药物相互作用。房颤患者的卒中预防（the Stroke Prevention in Atrial Fibrillation，SPAF）试验包括阿司匹林和华法林联合应用，证明抗血小板药和抗凝药联合应用对患者有益[52]。后续的追踪研究显示，华法林和阿司匹林在预防房颤卒中的发生上没有差异[51]。对于非瓣膜性房颤患者，根据 CHADS$_2$ 或 CHA$_2$DS$_2$-VASc 评分（表 61-3），阿司匹林可作为房颤患者华法林的替代药物[5,47]。此外，华法林还可用于卵圆孔未闭的栓塞性卒中的一级预防[5]。

患者 R. B. 有高血压和糖尿病病史，可以考虑每日服用阿司匹林 81mg 作为卒中的一级预防。考虑到她无房颤，无需抗凝治疗（表 61-4）。

表 61-3

CHADS$_2$ 评分和 CHA$_2$DS$_2$-VASc 评分：房颤患者卒中一级预防

CHADS$_2$ 评分	CHAD$_2$DS$_2$-VASc 评分
下列项目得分相加。如果评分<2，可以考虑阿司匹林。如果评分为≥2，推荐抗凝药（华法林、阿哌沙班、利伐沙班或依度沙班）	
充血性心衰=1 分	充血性心衰=1 分
高血压=1 分	高血压=1 分
年龄>75 岁=1 分	年龄>75 岁=2 分
糖尿病=1 分	糖尿病=1 分
既往卒中或 TIA=2 分	既往卒中或 TIA=2 分
	血管疾病（例如：外周动脉疾病，心肌梗塞，主动脉斑块）=1 分
	年龄 65~74 岁=1 分
	性别分类（如女性）=1 分

TIA，短暂性脑缺血发作。

来源：January C et al. 2014 AHA/ACC/HRS Guideline for the management of patients with atrial fibrillation：a report of the American College of Cardiology/American Heart Association Task Force on practice guidelines and the Heart Rhythm Society. *Circulation*. 2014；130：23. e199-e267.

表 61-4

短暂性脑缺血发作和缺血性脑卒中预防药物

药物	作用	剂量	不良反应
阿司匹林	抗血小板	50~325mg/d	腹泻、胃溃疡、GI 不适
双嘧达莫	抗血小板（与阿司匹林合用）	缓释片 200mg bid 联合阿司匹林 50mg bid	GI 不适
噻氯匹定	抗血小板	500mg/d	腹泻、白细胞减少、皮疹
氯吡格雷	抗血小板	75mg/d	血小板减少、白细胞减少
西洛他唑	抗血小板	100mg bid	头痛，外周水肿，充血性心衰患者禁用

表 61-4

短暂性脑缺血发作和缺血性脑卒中预防药物（续）

药物	作用	剂量	不良反应
华法林	抗凝(仅适用于心源性脑卒中/TIA 患者)	大多数患者滴定至 INR 2~3 心脏瓣膜疾病患者 INR 2.5~3.5	出血、瘀斑、瘀点
利伐沙班	抗凝(仅适用于心源性脑卒中/TIA 患者)	CrCl>15ml/min,晚餐时 20mg/d	出血
阿哌沙班	抗凝(仅适用于心源性脑卒中/TIA 患者)	5mg bid Scr≥1.5mg/dl,2.5mg bid(年龄>80 岁或体重≤60kg)	出血
依度沙班	抗凝(仅适用于心源性脑卒中/TIA 患者)	60mg/d,如 CrCl>15~50ml/min,30mg qd	如果 CrCl >95ml/min,为缺血性脑卒中的高风险,不使用
达比加群酯	抗凝(仅适用于心源性脑卒中/TIA 患者)	150mg bid 如 CrCl>15~30ml/min 75mg bid	GI 出血

GI,胃肠道;INR,国际标准化比值;bid,每日 2 次;CrCl,肌酐清除率;TIA,短暂性缺血发作;Scr,血清肌酐。

急性缺血性脑卒中与 TIA 的治疗

治疗目标

当前的目标是在病变的脑血管中重建足够的血流量,减少脑损伤并治疗并发症。长期目标是防止再闭塞和降低未来缺血性脑卒中的风险。

急性缺血性脑卒中的早期治疗

临床表现和诊断试验

案例 61-2

问题 1: 患者 P.C.,男,65 岁(100kg,175cm),因右侧肢体无力经急诊室(emergency department,ED)收治入院。据悉,患者的妻子上一次看到他还好的时间是在晚上 8 点 30 分左右。大约晚上 9 点 15 分,患者的儿子听到砰的一声,上楼发现他的父亲倒在地板上。患者说话含糊不清,面部下垂。即拨打急救电话,晚上 9 点 45 分,患者被送到 ED。他在到达 ED 时恢复了意识,右侧肢体已无力了;他说不出话来,但能听懂指令(表达性失语)。眼科检查显示右侧偏盲(他的眼睛不能向右追踪及辨视右侧肢体),血压 165/95mmHg,其他生命体征正常;实验室检查均在正常范围内。在到达 ED 前应采取什么干预措施?

及时识别卒中症状并紧急处理是获得最佳结果的必要条件。一旦发现卒中症状,应立即启动紧急医疗绿色通道。应对急救医务人员进行培训,以采集重要的病史信息,尤其是初始症状,即"患者的基线状态或无症状状态"。对于无法提供信息的患者或醒来就有卒中症状的患者,发病时间为患者最后一次清醒、无症状或状态正常的时间[53]。使用标准化评估工具如辛辛那提院前卒中量表(the Cincinnati Prehospital Stroke Scale,CPSS)或洛杉矶院前卒中筛查表(Los Angeles Prehospital Stroke Screen,LAPSS)有助于将卒中症状与其他疾病区分开来,如转换障碍(conversion disorder)、高血压脑病、低血糖、复杂性偏头痛或癫痫发作[53,54]。

在患者运送至 ED 之前,应开始对呼吸和心血管进行一般支持性护理。患者起病到康复全程均应制订完善的评估和治疗计划,这对急性脑卒中患者的有效管理至关重要。如果可能的话,疑似脑梗死的患者应该转移到距离最近的并经过认证的初级医疗中心。经过认证的初级医疗中心应该有一个多学科团队,当潜在的卒中患者在途中时,急救人员会启动并通知他们(图 61-3)[53]。如果当地没有初级卒中中心,患者可以在社区医院稳定病情。在这种情况下,社区医院可以与大型医疗中心互动,以便在专家指导下,提供医疗护理。

案例 61-2,问题 2: 什么样的诊断检查和评估有助于指导患者 P.C. 的治疗?

应迅速进行基本的实验室检查和诊断试验,以排除引起患者症状的非脑血管因素,如代谢性或毒理学紊乱或感染。这些检查包括常规的血液生化全套(电解质、血尿素氮、血肌酐、肝酶、钙、磷、镁和白蛋白)、全血细胞计数和毒理学筛查。凝血功能检查,包括凝血酶原时间、INR 和部分凝血活酶时间,以提供潜在的抗凝或溶栓治疗的基线值。此外,还需进行体格检查、神经系统、心血管系统和精神状态检查。神经系统检查可以协助定位 CNS 的病灶。体检还应使用美国国立卫生研究院卒中量表对患者进行评分[54]。这些检查除了为患者神经系统损害的诊断提供重要信息外,还可为今后评估其疾病进展和恢复情况提供基线数据。

仅仅依靠查体和神经系统检查难以辨别卒中的诱因。

```
                              类卒中症状发作
                                   │
                              启动紧急医疗系统
                                   │
                              启用CPSS或LAPSS
                    ┌──────────────┴──────────────┐
              症状与                          症状与卒
              卒中一致                        中不一致
                    │                              │
        启动呼吸和心血管支持,立即          启动适当治疗,转运至
        转运至急诊科进一步治疗            急诊科进一步评估
                    │
              急诊科评估
              症状发作过程
              神经系统检查
              体格检查
              头颅CT或MRI扫描
              NIHS卒中量表评估
              适当的实验室检查
     ┌──────────────┴────────────────────────────────────┐
  出血性卒中                                          缺血性卒中
     ┌────────┴────────┐                    ┌──────────────┴─────────┐
  蛛网膜          其他类型                 症状发生                症状发生
  下腔出血        出血性卒中                <4.5h                   >4.5h
     │               │                        │                      │
动脉瘤夹闭或盘绕    控制血压              符合溶栓              在24~48h内给予
     │               │                   治疗标准               阿司匹林
启动适当的治疗预    提供适当的支          ┌────┴────┐               │
防再出血、迟发性    持和预防保健         是        否          提供适当的支
脑缺血和脑积水       │                    │        │           持和预防保健
     │            康复计划         维持血压      在24~48h内给        │
  康复计划                         <180/110mmHg  予阿司匹林        康复计划
                                      │           │
                                根据协议启动TPA  提供适当的支
                                      │         持和预防保健
                                TPA后24~48h        │
                                开始抗血小板     康复计划
                                治疗
                                      │
                                提供适当的支
                                持和预防保健
                                      │
                                  康复计划
```

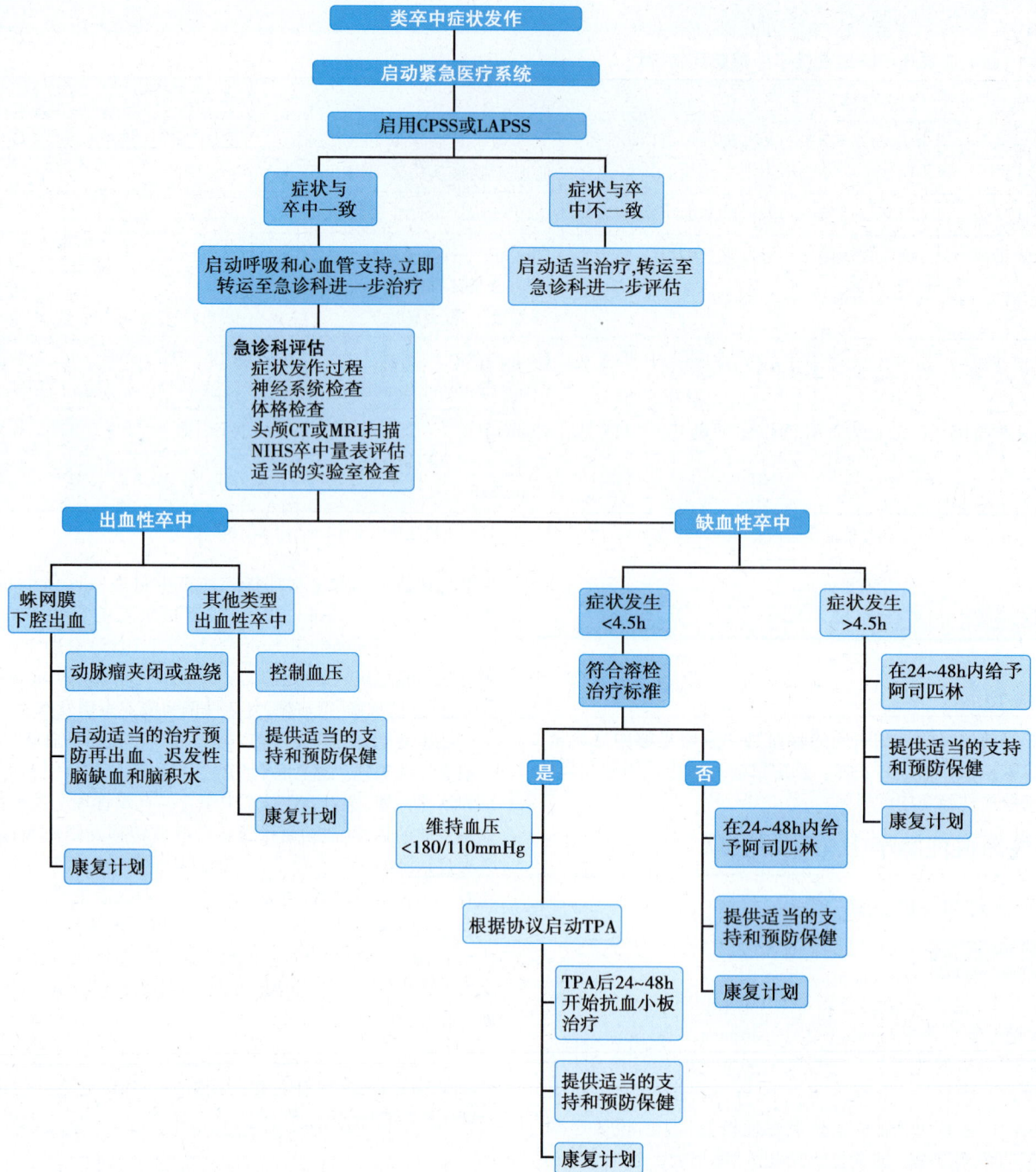

图 61-3 急性卒中样症状患者管理的处理原则。CPSS,辛辛那提院前卒中量表;NIH,美国国立卫生研究院; LAPSS,洛杉矶院前卒中筛查表。来源:Adams HP et al. Antifibrinolytic therapy in patients with aneurysmal subarachnoid hemorrhage:a report of the cooperative aneurysmal study. *Arch Neurol*. 1981;38:25.

因此,计算机断层扫描(computed tomography,CT)或磁共振成像(magnetic resonance imaging,MRI)对评估患者情况具有重要价值。MRI 优于 CT,因其组织对比度更好,能够获取多个平面图像,缺少骨头、血管伪影引起的干扰,没有电离辐射,造影剂更安全。MRI 同样可进行磁共振血管造影,使脑血管结构可视化,对血栓或栓塞的位置准确定位。发生缺血性脑卒中 24 小时内,MRI 比 CT 更敏感。48 小时后,MRI 和 CT 都能有效检测缺血性梗死。MRI 主要缺点是影像更易受干扰,症状不稳定的患者难以进行检查,并且在

小型医院或社区无法进行。此外,对于有金属植入物或起搏器的患者,行 MRI 检查并不安全。

该患者在进行抗凝、溶栓或其他卒中治疗开始前必须进行 CT 或 MRI 检查。5~7 日后复查 CT 或 MRI 可确定缺血性脑卒中导致神经系统损害程度。

血管造影、多普勒或者是脑血管超声检查可有助于确定血管病变部位。这些检查通常都是在患者病情稳定后进行,除非患者打算进行血管成形术与支架置入或动脉内溶栓治疗。腰椎穿刺进行脑脊液(cerebrospinal fluid,CSF)检

查可能有助于确定 CNS 是否存在出血。怀疑颅内高压时，因为可能出现小脑幕疝，应避免腰椎穿刺。

治疗

血栓栓塞性卒中的主要关键事件是急性血栓的形成。前瞻性脑血管造影显示,超过 90% 的病例其动脉闭塞与急性神经功能缺陷的区域相对应[55]。

大脑动脉阻塞不会导致完全缺血,因为其他动脉来源的侧支循环为大脑缺血区域提供了不稳定和不完全的血液供应[56]。当血流量降低到 10~18ml/(100g·min)时,可能发生不可逆的细胞损伤。犬和猫的实验研究表明,在 2~3 小时内恢复血流灌注,可避免神经功能缺损[57,58]。溶栓药可以重建流向大脑缺血区的血流,早期治疗是溶栓治疗成功的最重要因素。选择合适的溶栓人选至关重要,需要由专业团队做正确的神经学评估。在开始溶栓治疗前,高血压患者应谨慎降压至收缩压<185,舒张压<110mmHg(见表61-5 及随后关于血压的讨论)。

表 61-5

急性缺血性脑卒中血压治疗管理指南

治疗	使用阿替普酶	不使用阿替普酶
无治疗建议	如血压<185/110mmHg	如血压<220/120mmHg,除非有其他特定的医学问题
尼卡地平 5mg/h,滴定每 5~15min 2.5mg/h,(最大 15mg/h) 拉贝洛尔 10~20mg 静脉注射 1~2min,最多可重复至 300mg;或拉贝洛尔 10mg 静脉注射,然后持续输注 2~8mg/min	如血压>185/110mmHg 目标是降低到 <185/105mmHg,以降低脑出血的风险	如收缩压>220mmHg 或舒张压 120~140mmHg
硝普钠 0.5μg/(kg·min)静脉注射	如上述治疗方案不能有效控制血压,或舒张压>140mmHg	如血压未控制或舒张压>140mmHg

来源:Jauch EC et al. Guidelines for the early management of patients with acute ischemic stroke:a guideline for healthcare professionals from the American Heart Association/American Stroke Association. *Stroke*. 2013;44:870-947

随机对照试验表明,静脉注射组织纤溶酶原激活药(tissue plasminogen activator,tPA)阿替普酶(alteplase)对选择 4.5 小时内开始治疗的急性缺血性脑卒中患者是有益的。对于符合条件的患者(表 61-6),一旦 CT 排除出血,应在症状明确 4.5 小时内开始静脉注射 tPA。如果在症状出现 3 小时内与最多 4.5 小时内给予阿替普酶治疗相比,对患者有特定的选择标准(见表 61-6)。

市面上有几种溶栓药物(链激酶、阿替普酶、替尼他普酶、瑞替普酶、尿激酶)可用。然而,只有阿替普酶试验显示出疗效并改善了结局[59-62]。

有 3 项研究,均以链激酶为溶栓药,由于与链激酶相关的高死亡率和颅内出血都提前终止了[59,60,63]。接受链激酶治疗的患者,颅内出血发生率为 6%~17%,而接受安慰剂治疗的患者为 0.6%~3%。

美国国家神经疾病和卒中研究所(National Institute of Neurological Disorders and Stroke,NINDS)[61]与欧洲合作急性卒中研究 I(European Cooperative Acute Stroke Study I,ECASS I)对阿替普酶试验采用了不同的剂量、纳入标准以及治疗方案[62]。这两项试验结果均显示阿替普酶至少在某些结局参数上的获益。在 NINDS 的阿替普酶研究中,采用严格的纳入和排除标准,患者在症状出现后 3 小时内,注射阿替普酶 0.9mg/kg(最大剂量 90mg),第 1 分钟给予 10% 剂量,其余剂量滴注 60 分钟,对照组给予安慰剂。在

这项研究中,安慰剂组与阿替普酶治疗组在 24 小时内的反应无差异。然而在 3 个月时,阿替普酶治疗组患者,30% 以上可能有轻微残疾或无残疾,预后良好的患者数量增加了 11%~13%,严重神经损害或 3 个月死亡患者的人数相应减少。接受阿替普酶治疗的患者颅内出血发生率(6.4%)高于接受安慰剂的患者(0.6%)。尽管接受阿替普酶治疗的患者颅内出血发生率增加,但这些患者预后较好。在 ECASS I 试验[62]中,纳入的患者均在症状出现 6 小时内,静脉注射阿替普酶 1.1mg/kg(最大剂量 100mg),对照组给予安慰剂。3 个月后两组无显著性差异。然而,目标人群分析显示两组间差异显著,阿替普酶具有显著疗效。阿替普酶治疗组有 41% 的患者仅有轻度残疾甚至无残疾,而安慰剂治疗组患者仅为 29%。多项次要结局指标均有利于阿替普酶。两组在 30 日死亡率上无差异,但阿替普酶组患者有 19.8% 出现脑出血,而安慰剂组为 6.5%。

自从 NINDS 和 ECASS I 试验以来,随后的 3 项试验,ECASS II 和阿替普酶溶栓用于缺血性脑卒中急性非介入治疗(ATLANTIS A 和 B)发现,在发病 3 小时内给予溶栓治疗,疗效与 NINDS 大致相同。ECASS II 研究使用阿替普酶的剂量为 0.9mg/kg 并复制了 NINDS 试验[64],然而,患者在出现卒中症状最长 6 小时内入组。这项研究发现阿替普酶和安慰剂之间无差异。发病 3 小时内入组的患者太少,无法可靠地评估该变量对结局的影响。

表 61-6

阿替普酶治疗急性卒中病例选择标准

纳入标准	排除标准
≥18 岁 临床确诊为脑卒中 具有临床意义的神经功能缺损 治疗时间窗严格界定在发病 180 分钟内 基线 CT 检查排除颅内出血	颅内出血、多发梗死或蛛网膜下腔出血的 CT 征象 活跃性内出血 颅内出血史 3 个月内卒中或严重颅脑损伤史 目前使用直接凝血酶抑制剂或直接 X a 因子抑制剂,且实验室检查高于正常值上限 收缩压 BP>185mmHg,舒张压 BP>110mmHg 目前使用抗凝药,INR>1.7 目前使用直接凝血酶抑制剂且实验室检测值升高(如 aPTT、INR、ECT、TT 和 X a 因子活性测定等) 近 48 小时内接受肝素治疗,导致 aPTT 异常升高 血糖<50 或者 400mg/dl 蛛网膜下腔出血症状 血小板计数<100 000/mm³

相对排除标准
只有轻微或迅速改善卒中症状 孕妇 癫痫发作伴有发作后残留神经功能障碍 2 周内有严重的创伤或大手术 3 周内有 GI 或尿道出血

出现症状 3~4.5 小时后,使用阿替普酶的附加相对排除标准
年龄>80 岁 NIHSS 评分>25 口服抗凝药,无论 INR 值如何 既往糖尿病又有缺血性脑卒中史

BP,血压;CT,计算机断层扫描;GI,胃肠道;NIHSS,美国国立卫生研究院卒中量表;ECT,凝血时间;aPTT:激活部分凝血活酶时间;TT,凝血酶时间。

自 NINDS 试验以来,一些试验也研究了卒中后 6 小时内静脉注射阿替普酶的疗效。ECASS I、ECASS II、ATLAN-TIS A 和 B 中,均纳入了延长窗口期使用阿替普酶的患者。这些试验都未发现个体获益。然而,一项汇总分析显示可改善预后[65]。因此,ECASS III 研究用于评估 NINDS 试验中阿替普酶剂量(0.9mg/kg,最大剂量 90mg)的有效性和安全性,但它关注的是症状出现后 3~4.5 小时内给予阿替普酶的疗效和安全性[66]。与安慰剂相比,接受阿替普酶治疗的患者的 mRS 全球残疾量表评价结果更好(OR:1.34;95% CI:1.02~1.76)。尽管阿替普酶组颅内出血的发生率较高,但两组的死亡率和不良事件报告相似。在发病 3~4 小时内考虑使用阿替普酶时,应遵循 ECASS III 标准(见表 61-6)。最近发表了第二项大型随机安慰剂对照试验。在第三次国际卒中试验(IST-3)中,遵循 NINDS 试验的阿替普酶给药方案,纳入发病 6 小时内患者,阿替普酶组牛津障碍评分中的功能结果显著改善(0~2,存活和独立)(OR:1.27;95% CI:1.10~1.47)。但在 7 日内,阿替普酶组死亡率更高。与 ECASS III 相比,ITS-3 试验纳入了>80 岁的患者,血压合格率更高[67]。因为 P.C. 在卒中发作后 3 小时内送达急诊科,

根据 NINDS 标准,可使用阿替普酶,但需确保患者不存在表 61-6 中的排除标准。

案例 61-2,问题 4: 针对患者 P.C. 应采取什么样的一般治疗干预措施?

除住院患者所需要的一般支持治疗外,有几个问题对卒中患者的适当治疗也很重要。

首先应评估生命体征并确保气道、呼吸和循环的稳定。可能需要插管和机械通气以确保足够的通气,并保护呼吸道避免误吸。应注意液体量和电解质控制。过度补液或补钠不足会导致低钠血症,潜在地引起脑水肿。这可能导致脑组织受压和移位,从而破坏脑灌注。此外,低钠血症可引起癫痫发作,从而增加受损神经元的代谢需求。因此,0.9%生理盐水或乳酸林格氏液是脑水肿危险患者的首选液体[53]。

要注意体温。研究表明,即使体温轻微升高,也会导致急性卒中预后变差[68,69]。低温对神经有保护作用,体温降低 0.26°F 对卒中患者有好处[53,70]。可使用退热药如对乙

酰氨基酚。建议保持正常或稍低于正常体温。

另一个必须密切关注的代谢参数是血糖浓度，因为高血糖可能会对缺血性梗死的预后产生不利影响[71]。一篇针对高血糖对急性脑卒中影响的多项研究综述指出，高血糖会导致不良后果和死亡率增加。如果发现高血糖，应采取适当的胰岛素治疗，使血糖浓度低于140mg/dl，同时避免发生低血糖[53]。

注意患者 P. C. 的血压管理。血压下降过快会减少脑血流量，扩大缺血和梗死区域；而高血压可能使他的脑出血风险加大，尤其是如果使用溶栓药。然而，一项比较治疗组和未治疗组与急性脑卒中相关的高血压患者的研究，未能显示两组患者之间的结果有任何差异[72]。

收缩压>185mmHg 或舒张压>110mmHg 的患者，在开始使用阿替普酶前，应使用拉贝洛尔（labetalol）、硝酸甘油贴剂或静脉注射尼卡地平（nicardipine）降低血压至上述目标[53]。一个合理的目标是在卒中发作后 24 小时内将血压降低 15%。使用阿替普酶后，收缩压应保持＜180/105mmHg，以限制颅内出血的风险。对急性缺血性脑卒中患者，表 61-5 提出了特定的血压管理具体建议。对于其他患者，血压控制的唯一共识是，当血压超过 220/120mmHg 时需要治疗。如果出现与血压降低相关的神经功能的临床恶化，抗高血压药的输注速度应减慢或停药。在卒中发生 24 小时后，可使用口服药物，如噻嗪类利尿药、钙通道阻滞、ACEI 或 ARB，开始维持降压治疗。读者可以参阅第 9 章关于高血压管理的更详细的讨论。

应根据需要评估和提供患者的一般日常需要，这些包括营养、排尿、排便、谵妄、预防深静脉血栓形成和褥疮等。神经功能缺陷可能会损害许多患者充分满足这些需求的能力，有必要加强医疗照护。

案例 61-2，问题 5：患者 P. C. 是否应该紧急使用抗凝或抗血小板药物？

几项研究评估了抗凝药在急性脑卒中治疗中的应用，但这些研究大多设计不完善或不足以确定这些药物的疗效。

肝素及类肝素

有 3 项研究评估了肝素（heparin）在急性脑卒中的应用[73-75]。在一项双盲研究中，调整肝素剂量以保持部分凝血酶原时间为对照组的 1.5～2 倍，并持续 7 日[73]，结果患者 7 日死亡率没有显著差异，卒中后 1 年的机体功能也无显著差异，但使用肝素治疗的患者 1 年内死亡率较高。另一项研究比较了阿司匹林和皮下注射肝素（5 000IU 或 12 500IU，每日 2 次）用于急性缺血性脑卒中的治疗效果[74]，结果显示，接受任一剂量肝素治疗的患者死亡率或发病率均未降低。也有肝素用于进展性脑卒中（伴有神经症状）的研究，但未能证明其获益[75]。尚未见研究表明肝素在减轻卒中患者的神经影响方面有用。

已有几项研究对低分子肝素（low-molecular-weight heparins，LMWHs）和类肝素（heparinoids）在急性卒中的疗效进行评价。在一个随机、双盲、安慰剂对照试验中，将两种剂量的那屈肝素（nadroparin）与安慰剂进行比较[76]，3 个治疗组中，3 个月的死亡率或致残率没有差异。然而在第 6 个月时，接受高剂量那屈肝素（即 4 100 IU 抗-Ｘa，每日 2 次）的患者功能得到改善。一项大型随机、安慰剂对照的剂量调整达那肝素（一种低分子肝素）试验中，使用达那肝素治疗的患者病情无改善[77]。此外，在达那肝素和舍托肝素（certoparin）的研究也未见改善[78,79]。与肝素类似，低分子肝素和类肝素并治疗急性脑卒中未显示出疗效。

深静脉血栓（Deep vein thrombosis，DVT）形成和肺栓塞（pulmonary embolism）是卒中患者常见的并发症。除非有禁忌，否则应在入院后 24 小时内使用间歇性压迫装置，例如可防止下肢静脉淤积的 Venodynes。大多数接受肝素、低分子肝素或类肝素患者的相关研究中，深静脉血栓形成和肺栓塞的发生率均有所降低[80]。

患者 P. C. 在 24 小时溶栓治疗后，经复查头部 CT 排除脑出血，可皮下注射普通肝素 5 000 单位，每日 2～3 次，预防深静脉血栓形成。与低分子肝素相比，普通肝素是一种廉价而有效的选择。

抗血小板药

阿司匹林

一项研究评估了急性脑卒中患者早期服用阿司匹林（aspirin）的治疗效果。中国的急性卒中试验（the Chinese Acute Stroke Trial，CAST）中，比较了卒中症状出现 48 小时内服用阿司匹林 160mg/d 与安慰剂的疗效[81]。接受阿司匹林治疗的患者早期死亡率有所降低，但出院时死亡或依赖的主要终点或住院时间方面没有差异。另外两项研究未能证明阿司匹林获益[63,74]。综合这些资料，阿司匹林对降低早期卒中复发的风险有轻微益处。目前的建议是，除非已给予阿替普酶，应在卒中发生 24～48 小时内给予阿司匹林 325mg[53]。如用了阿替普酶，应在阿替普酶给药 24～48 小时后服用阿司匹林，但仍应在卒中症状发生 48～72 小时内服用阿司匹林[53]。我们的患者 P. C. 用了阿替普酶，在阿替普酶输注结束后 24～48 小时内不应给予阿司匹林，除非在 24 小时后复查 CT 排除了脑出血。

其他抗血小板药物如氯吡格雷（clopidogrel）或双嘧达莫（dipyridamole）在急性缺血性脑卒中治疗中的应用，已发表的证据有限。一些小规模试点研究表明，这些抗血小板药有一定的效用，但没有确凿的证据表明阿司匹林在急性缺血性脑卒中治疗中有明显获益。一项随机、双盲、安慰剂对照试验中，5 170 例急性轻度卒中或 TIA（偶发）患者给予氯吡格雷联合阿司匹林治疗。试验组于症状出现后 24 小时内给予负荷剂量氯吡格雷 300mg 后，每日给予氯吡格雷 75mg，连续 90 日，联用阿司匹林 75mg/d，连续 21 日；对照组每日给予安慰剂联合阿司匹林 75mg，持续 21 日。这项在中国进行的研究发现，在最初的 90 日内，双联方案在降低卒中风险方面优于单用阿司匹。纳入患者中不包括严重卒中或接受溶栓治疗的病例[82]。鉴于患者 P. C. 接受了溶栓治疗，阿司匹林为首选。

糖蛋白Ⅱb/Ⅲa抑制剂

血小板糖蛋白Ⅱb/Ⅲa抑制剂也被用于急性卒中的研究。一项安慰剂对照的Ⅱ期临床试验显示,在急性脑卒中24小时内给予阿昔单抗(abciximab)对患者功能有改善趋势,但该研究并没有显示出这一结果的显著性[83]。

在另一项安慰剂对照的急性脑卒中患者Ⅱ期临床研究中,直接凝血酶抑制剂阿加曲班(argatroban)对患者神经系统症状和日常生活能力的显著改善有统计学意义[84]。虽然参与这项研究的患者例数较少,但结果显示有希望。目前这些药物的使用仅限于临床试验。

血管内介入

> **案例61-2,问题6:** 还有哪些非药物干预也可以考虑用于患者P.C.急性脑卒中的治疗?

有许多针对缺血性脑卒中的血管内治疗方案可用,包括动脉内溶栓术(intra-arterial fibrinolytics)、机械血栓切除术(mechanical thrombectomy)、动脉内溶栓和机械血栓切除联合、Penunmbra机械血栓抽吸和半影系统联合、急性血管成形术和支架置入术等[53]。

动脉内溶栓治疗需要有经验的卒中中心和仔细的选择,以确定什么样的患者将受益。与静脉溶栓一样,动脉内溶栓应在症状出现后6小时内使用,适合于不适宜静脉注射阿替普酶溶栓的大脑中动脉闭塞患者。尿激酶(urokinase)是目前随机试验唯一证明对血凝块溶解有效的溶栓药,可使血管再通以恢复血液流动[85,86]。当预测静脉溶栓失败(大血管闭塞)或禁忌使用时,可以考虑动脉内溶栓;如果可以由熟练的介入神经放射学家进行治疗,则应考虑这些治疗方法。由于缺乏对大脑中动脉闭塞以外的最佳剂量的确定和有效性证据,限制了动脉内溶栓的广泛应用[53]。机械取栓可单用或与药物溶栓联合。现有4种取栓装置可供选择:MERCI,Penumbra,Solitaire FR和Trevo。最新指南推荐支架型取栓装置(Solitaire或Trevo)超过螺旋形取栓装置,如Merci。

最新证据显示上述四种器械颇具应用前景。在颅内近端前循环闭塞的卒中患者中,静脉注射阿替普酶后使用支架取栓装置(Solitaire)进行血栓切除术的患者,与静脉注射阿替普酶单药治疗相比,在不增加脑出血风险或死亡率的情况下,显著降低了90日致残率[87]。在其他四项试验中也发现了类似的结果,比较静脉溶栓加血管内治疗与单纯静脉溶栓治疗颅内近端前循环大血管闭塞的标准治疗,动脉内血栓切除术降低了致残率,改善了预后[88-91]。这些试验与早期试验相比,入组患者需要CT造影确认颅内血管闭塞,而早期试验不需要这种确认或使用较旧的设备(Merci和Penumbra)未发现这种益处[92-95]。

卒中教育

> **案例61-2,问题7:** 对于未来可能发生的卒中症状,应给予患者P.C.提供什么样的信息和指导?

急性脑卒中的早期治疗,使用现有的或正在研究的药物似乎是决定最佳结果的最重要因素。几乎所有的临床试验均显示,急性脑卒中患者在起病数小时内进行药物治疗获益最大。必须立即发现卒中症状并开始治疗。诊断和提供医疗保健的主要限速步骤是患者对卒中症状的认识。每一位卒中高危风险患者,若遇到肢体无力或瘫痪、言语障碍、肢体麻木、视力模糊或突然失明以及意识状态改变,应尽快寻求紧急医疗救援。这些症状应该像心肌梗死症状一样紧急处理。药师应确保患者P.C.和他的照护人员了解卒中症状,并知道如果出现症状该怎么办。

并发症

> **案例61-2,问题8:** 患者P.C.可能会经历哪些与卒中相关的并发症?

躁动、谵妄、木僵、昏迷、脑水肿和颅内压增高是可能与缺血性脑卒中相关的其他急性症状。这些症状与受影响的特定血管有关。患者P.C.的并发症取决于他卒中的进展。

高达20%的卒中患者可能发生癫痫发作。肺炎、肺水肿、心脏骤停、深静脉血栓和心律失常通常与缺血性脑卒中有关,应在发生时加以控制。患者P.C.的并发症可能发生在卒中后不久,或与迅速进展的神经事件有关,如进一步梗死、出血或严重的脑水肿。肺炎或深静脉血栓形成主要与不活动有关,而且这些事件的风险将随着P.C.不能活动时间的延长而增加。

卒中患者经常会有心理反应,最常见的精神并发症是抑郁症,发生率为30%~50%[96]。

抑郁症的严重程度不等,若抑郁症干扰了恢复和康复过程中出现抑郁症,应使用选择性5-羟色胺再摄取抑制剂或其他适当的药物。CNS兴奋药可能对严重的精神抑郁有效,如哌甲酯(methylphenidate)和右苯丙胺。由于患者P.C.有高血压,CNS兴奋药只能在密切监测血压的情况下使用。

预后

> **案例61-2,问题9:** 住院4日后,患者P.C.的神经系统状况稳定。进一步的神经学改善会实现吗?

脑卒中患者的神经功能障碍至少需要8~12个月才能稳定。在此期间,神经功能可能会恢复,但很少恢复正常。缺血性脑卒中的预后取决于多种因素,包括年龄、高血压、昏迷、心肺并发症、缺氧和神经源性过度通气。然而,大脑中动脉梗死与较差的恢复机会有关。最近,限制未受影响肢体活动的物理和职业治疗技术已被证明对患者恢复失去的功能是有效的。因此,患者P.C.的神经功能有可能进一步得到改善。

缺血性脑卒中或 TIA 的二级预防

> **案例61-2,问题10:** 建议采用什么抗血小板药或抗凝药预防患者P.C.的继发性卒中?

抗血小板治疗在二级预防中的应用

由于血小板在动脉粥样硬化凝块形成中起关键作用，各种抗血小板药物如阿司匹林、阿司匹林/双嘧达莫、噻氯匹定（ticlopidine）、氯吡格雷和西洛他唑（cilostazol）等均可用于二级预防。西洛他唑是唯一未经 FDA 批准的用于预防非心源性缺血性脑卒中和 TIAs 二级预防的药物。这些药物通常通过抑制 TXA_2 的形成或增加前列环素的浓度而起作用。这些作用旨在重建这两种物质之间的适当平衡，从而防止血小板的黏附和聚集（见表61-4）。在有 TIA 或卒中病史的患者中，与安慰剂相比，这些药物可使卒中、心肌梗死或死亡的相对风险降低约22%[97]。根据目前非心源性缺血性卒中和 TIAs 二级预防指南，阿司匹林、氯吡格雷或阿司匹林/双嘧达莫复方缓释制剂被推荐为一线用药[5]。

阿司匹林

阿司匹林对非心源性栓塞性缺血性卒中和 TIA 的二级预防的有效性得到了高质量证据的支持。至少有 15 项随机试验，其中 7 项是安慰剂对照试验，研究了阿司匹林单药或与其他抗血小板药物联合预防血管事件[45,98-102]。

患者经历了血管事件（如 TIA、卒中、不稳定心绞痛或心肌梗死），随访时间为 1~6 年，缺血性卒中或 TIA 的发生率为 7%~23%。与安慰剂相比，接受阿司匹林治疗的患者卒中的相对风险平均降低了 22%。在仅考虑 TIA 或卒中患者的 10 项试验中，使用阿司匹林可使非致命性卒中的发生率相对降低 24%。男性和女性的风险降低率相同[98,103]。

临床试验中阿司匹林的使用剂量为 30mg/d~1 500mg/d。一项安慰剂对照研究的 meta 分析中，比较了阿司匹林 900~1 500mg/d 和 300~325mg/d 疗效；接受 900~1 500mg/d 的患者脑血管事件风险降低 23%，接受 300~325mg/d 的患者风险降低 24%[97]。一项纳入 3 131 例患者服用阿司匹林的前瞻性比较显示，服用阿司匹林 30mg/d 的患者非致死性卒中或非致死性心肌梗死的发生率为 14.7%，服用阿司匹林 283mg/d 的患者发生率为 15.2%，两者之间无显著性差异[104]。瑞典阿司匹林低剂量试验（the Swedish Aspirin Low-Dose Trial，SALT）显示，与安慰剂组相比，服用阿司匹林 75mg/d 的患者脑卒中的发生率减少了 18%[105]。Helgason 等比较了阿司匹林 325、650、975 和 1 300mg/d 对卒中患者的效果[106]，以血小板聚集试验确定疗效。结果表明，80% 的患者在 325mg/d 剂量下完全抑制了聚集；另外 5% 的患者在 650mg/d 时产生反应；只有 1% 的患者在 975mg/d 时产生反应，在 1 300mg/d 时没有进一步的反应。随着阿司匹林剂量的增加，胃肠道出血的风险也随之增加[107]。

阿司匹林的推荐剂量为 50~325mg/d，目标是使用最低有效剂量，以限制胃肠道不良反应的风险。在美国，通常开始服用 81mg 肠溶阿司匹林。

噻氯匹定

噻氯匹定（ticlopidine）是一种抗血小板药物，仅被批准用于预防 TIA 和有脑血栓史的卒中患者。通过抑制 ADP 诱导的血小板聚集，其活性与阿司匹林不同。虽然它能有效降低卒中风险，但它的使用受到严重的血液学和胃肠道副作用的限制[108,109]。

氯吡格雷

氯吡格雷（clopidogrel）在化学上与噻氯匹定有关，通过抑制 ADP 诱导的血小板聚集发挥作用。一项随机、双盲、国际试验，即缺血性事件风险患者氯吡格雷与阿司匹林对比（Clopidogrel vs. Aspirin in Patients at Risk of Ischaemic Events，CAPRIE）研究，将氯吡格雷 75mg/d 与阿司匹林 325mg/d 进行比较[110]。纳入的患者有动脉粥样硬化性血管疾病病史，表现为近期缺血性脑卒中、心肌梗死或有症状的周围血管疾病。采用意向性治疗分析（intention-to-treat analysis），接受氯吡格雷的患者发生事件的风险为 5.3%，接受阿司匹林的患者发生事件的风险为 5.83%。这代表了与阿司匹林相比，氯吡格雷风险降低 8.7%，具有统计学意义，有利于氯吡格雷。治疗分析（on-treatment analysis）显示，相对风险降低 9.4%，再次有利于氯吡格雷。对于以卒中为主要条件纳入 CAPRIE 研究的患者，相对危险度降低 7.3%，但这一差异无统计学意义。与服用阿司匹林的患者相比，服用氯吡格雷的患者皮疹和腹泻发生率较高；服用阿司匹林的患者更容易受上消化道不适、颅内出血和 GI 出血的影响；服用氯吡格雷的患者中有 0.17% 出现中性粒细胞显著减少，服用阿司匹林的患者为 0.10%。文献报道了一些血小板减少性紫癜的病例[111]。

氯吡格雷和阿司匹林一样安全有效。氯吡格雷是替代阿司匹林的卒中二级预防药物[5]。参与氯吡格雷代谢和活化的肝酶（CYP1A2、CYP3A4、CYP2C19）或血小板内 P2Y12 受体的多态性，可能影响氯吡格雷的抗血小板治疗。同样，药物相互作用影响 CYP2C19 可导致氯吡格雷的疗效降低。常用的质子泵抑制剂，如奥美拉唑（omperazole）可能降低氯吡格雷的疗效，建议在有更确凿的证据之前，避免奥美拉唑与氯吡格雷联合使用[5]。

阿司匹林/双嘧达莫

双嘧达莫（dipyridamole）抑制磷酸二酯酶，增强前列环素相关血小板聚集抑制作用。4 项大型随机临床试验评估了阿司匹林和双嘧达莫联合应用于卒中或 TIA 患者的二级预防效果。欧洲两项研究表明，阿司匹林和双嘧达莫联用有益。在第一项研究中，阿司匹林 325mg/d 和即释双嘧达莫 75mg，每日 3 次联用，与安慰剂进行比较[112]，结果表明，联合用药使卒中和死亡总风险降低 33%，卒中风险降低 38%。第二项卒中预防研究，纳入了既往有卒中或 TIA 史的患者，发现阿司匹林与双嘧达莫联用，比安慰剂、单用双嘧达莫和单用阿司匹林更有效[113]。

本研究采用双嘧达莫缓释制剂，联合治疗的相对风险降低了 37%，单用阿司匹林的相对风险降低了 23%；双嘧达莫剂量为 200mg bid，阿司匹林剂量为 25mg bid；绝对风险每年减少约 1.5%。双嘧达莫单用或与阿司匹林联用的患者头痛发生率更高。与单用阿司匹林相比，接受双嘧达莫治疗的患者出血并发症较少。因此，阿司匹林和双嘧达莫的联合产品是可用的。当最初的二级预防失败时，缓释双嘧达莫和阿司匹林联用是可接受的卒中二级预防替代方案。

在 2006 年开放标签欧洲/澳大利亚可逆性缺血性卒中预防试验（European/Australian Stroke Prevention in Reversible Ischemia Trial，ESPRIT）中，平均随访 3.5 年，双嘧达莫/阿司匹林联合用药，可以使与血管性死亡、非致死性卒中、非致死性心肌梗死或大出血事件（13% vs 16%）相关的综合主要结局的绝对风险，每年减少 1%；两组出血发生率相似；8.8% 的患者因头痛而停止阿司匹林/双嘧达莫联合用药。值得注意的是，阿司匹林的剂量范围为 30~325mg，且 83% 的患者服用了双嘧达莫缓释制剂[114]。

将氯吡格雷与阿司匹林联合缓释双嘧达莫用于二次卒中预防方案进行非劣效比较[115]，在非心源性栓塞性缺血性卒中患者中，平均随访 2.5 年，两个干预组的卒中发生率无差异。与氯吡格雷相比，阿司匹林加缓释双嘧达莫组胃肠道出血的风险更高（4.1% vs 3.6%）。与联合用药相比，氯吡格雷耐受性更好，出血更少，头痛也更少。

西洛他唑

西洛他唑是一种血管扩张药和抗血小板药。它作用于细胞内 cAMP，为磷酸二酯酶-3 抑制剂，主要用于外周动脉疾病患者的间歇性跛行[116]。在亚洲的研究中发现，西洛他唑（100mg，每日 2 次）与阿司匹林相比，对非心源性栓塞性卒中患者同样可以降低血管事件的风险。然而，与阿司匹林相比，西洛他唑更常引起头痛、腹泻、心悸、头晕和心动过速，导致更多的停药（20% vs 12%）[117,118]。考虑到西洛他唑有室性心动过速的风险，心衰患者禁忌使用[116]。

华法林和口服抗凝药

大型随机试验比较了口服抗凝药与阿司匹林在卒中和 TIA 二级预防中的作用。在一项研究中，阿司匹林 30mg/d 与口服抗凝药进行比较，后者调整剂量，使 INR 保持在 3.0~4.5[119]。当抗凝药物组的重大出血事件死亡率是阿司匹林组的两倍时，该研究提前终止。该研究中，抗凝药和阿司匹林在卒中发生率方面没有差异。

第二项研究华法林（调整剂量，使 INR 1.4~2.8）与阿司匹林（325mg/d）比较[120]。

研究结果显示，阿司匹林与华法林在预防卒中或重大出血事件方面无显著差异，但接受华法林治疗的患者中，轻微出血发生率明显更频繁。第三项研究因担心华法林的安全问题也被提前终止[121]。这项研究华法林的目标 INR 2~3，阿司匹林作为比较；由于接受华法林治疗的个体不良事件发生率明显较高，且卒中风险无差异，因此终止了这项研究。在接受华法林治疗的患者中，大出血、心肌梗死、猝死和总体死亡等事件均有所增加。华法林一般不推荐用于非心源性栓塞性卒中中的二级预防。房颤引起的心源性栓塞性卒中中的二级预防，华法林或较新的口服抗凝药物是首选的一线治疗[47]。

阿司匹林联合氯吡格雷

一项主要研究比较了氯吡格雷 75mg/d 与氯吡格雷 75mg/d 和阿司匹林 75mg/d 的联合用药[122]。两组间卒中复发性或其他心血管结局的风险无差异，但联合用药组的危及生命的出血明显增加。有些人可能对阿司匹林对血小板的作用有抗药性[123]。尽管人们对阿司匹林的了解和研究都很匮乏，但阿司匹林抵抗可能与血小板额外来源的 TXA_2 的存在、与非甾体抗炎药的相互作用或循环中高水平的 11-脱氢凝血酶 B_2 有关。环氧化酶-2 的表达是在人类巨核细胞生成过程中诱导的，是新形成的血小板的特征[124-126]。没有数据表明增加阿司匹林的剂量将克服阿司匹林抗血小板作用的可能抵抗但显然，增加阿司匹林的剂量会增加大出血的风险。

二级预防的外科干预

颈动脉内膜切除术和颈动脉支架植入术可用于预防缺血性卒中或 TIAs。这些设计要么消除栓塞的来源，要么改善大脑缺血区域的循环。

颈动脉内膜切除术

颈动脉内膜切除术（carotid endarterectomy，CEA）是一种常见的外科手术，用于纠正引起 TIA 或缺血性卒中的动脉粥样硬化病变。在这个过程中，手术暴露颈动脉并切除动脉粥样硬化斑块。CEA 联合药物治疗被认为是患有严重（血管造影狭窄 >70%）动脉粥样硬化性颈动脉狭窄患者的首选方案。其他患者从这种手术中获益不多，而且这种好处并不超过手术的风险。CEA 对溃疡性病变或狭窄性血块阻塞同侧颈动脉 70% 以上血流和有 TIA 或卒中症状的患者最有效。这些患者进行 CEA 后 2 年内降低卒中风险 60%[127]。接受 CEA 治疗的患者，每 6~8 例患者中有 1 例在 2 年内可避免发生卒中[128]。其他患者群体进行 CEA 必须权衡手术风险和预期寿命[129]。CEA 对颈动脉狭窄 50%~69% 的患者有益[5]，手术应在 TIA 或卒中后 2 周内完成。一般来说，CEA 不适用于有永久性神经功能缺陷或颈动脉完全闭塞的患者。CEA 应当由手术失败率和死亡率低于 6% 的外科医生完成。

阿司匹林也用于预防 CEA 术后再狭窄。在 CEA 后的第 1 年，25% 的患者会再发狭窄病变，其中超过一半会导致颈动脉血流减少 50% 以上[103]。

支架植入对预防再狭窄是有用的。初步研究表明，阿司匹林（325mg/d）和双嘧达莫（75mg，每日 3 次）联合治疗可降低再狭窄率。然而，随后在 CEA 后患者中使用该方案的随机安慰剂对照研究并没有证实早期的发现[130]，氯吡格雷联合阿司匹林已被证明可减少术后缺血性事件[131]。

颈动脉血管成型支架植入术

作为 CEA 的替代方案，球囊血管成形术（balloon angioplasty）和支架的放置也可以改善狭窄动脉的血流。这是一种侵入性较小的手术，患者的不适较少，恢复时间也较短。手术过程中，在狭窄的动脉中放置一根导管，导管中有充气球囊，当球囊充气时，动脉粥样硬化病变被压入动脉壁。在动脉中放置一个小塑料管支架，以防止血管在病变部位塌陷。

颈动脉血管成形支架植入术(carotid artery angioplasty and stenting,CAS)是另一种选择。最初的研究因为结果不理想而停止[132]。随后,两项研究表明CAS并不比CEA差,但进一步的研究正在进行,以确定CAS是否比CEA更有益[133,134]。CAS可用于不适合CEA的患者。

自发性脑出血

临床表现及治疗

案例 61-3

问题 1:患者S.P,男,58岁,与妻子坐在家里看电视时出现意识模糊、恶心、严重头痛和右臂无力等症状。他的妻子立刻叫了救护车,当医务人员赶到时,S.P. 瘫倒在椅子上毫无反应。重要的既往病史包括高血压(控制不佳)、房颤和骨关节炎。口服赖诺普利10mg/d,华法林4mg/d,对乙酰氨基酚1 000mg,每日3次。到达急诊室时,血压184/114mmHg,CT平扫显示脑出血;主要电解质浓度、凝血指标和血细胞计数均在正常范围内,但INR为4.8,血糖194mg/dl。S.P. 的神经症状和CT扫描血迹影像与脑出血(ICH)的诊断一致。
患者S.P. 自发性脑出血的危险因素有哪些?

患者S.P. 高血压控制不佳和使用华法林增加了他患脑出血的风险[135]。特别是,使用华法林使脑出血的风险增加2~5倍,这取决于抗凝的程度[136,137]。例如S.P,在脑出血前服用华法林且INR>3,与服用华法林但INR较低的患者相比,面临大出血的风险更大,预后更差[138,139]。服用口服抗凝药的患者在脑出血后死亡风险比不服用抗凝药物的患者高[136]。其他可能增加脑出血风险的药物包括:新型口服抗凝药物,如达比加群、利伐沙班、依度沙班;肝素、低分子肝素、磺达肝素和其他注射用抗凝药物;阿司匹林和其他抗血小板药物;选择性5-羟色胺再摄取抑制剂;以及一些同情药物如安非他明、苯丙醇胺、可卡因和咖啡因等[140-144]。非创伤性脑出血的额外危险因素包括高龄、卒中史、糖尿病、吸烟和过量饮酒等[145,146]。除了动静脉畸形引起的出血性脑卒中大多数出血性卒中与遗传易感性无关。

案例 61-3,问题 2:自发性脑出血患者的主要治疗原则是什么?

自发性脑出血的早期治疗原则,包括:①防止血肿扩大;②预防和管理颅内压升高。为了尽量减少血肿的扩大,如本案例患者,应立即停用抗凝药,逆转患者的药物性凝血障碍,并应谨慎管理血压。预防和管理颅内压升高的方法包括避免大量输注低渗液体及外科治疗。辅助治疗包括治疗发热、避免低血糖和高血糖。

案例 61-3,问题 3:应采取何种药物疗法来逆转患者S.P. 抗凝药物所致的凝血障碍?

高达20%的脑出血患者存在药物引起的凝血障碍[147,148],如患者S.P.。脑出血前24小时内血肿的扩大与病情恶化直接相关。已证明,华法林所致凝血障碍在脑出血4小时内逆转,可限制血肿的扩张,及时逆转凝血障碍至关重要[149,150]。所有抗凝药物和抗血小板药物应立即停用,并应使用药物逆转抗凝[151]。华法林预防房颤性缺血性脑卒中导致急性脑出血,逆转华法林对改善神经结局的获益远大于抗凝逆转导致缺血性脑卒中的短期风险。如果患者在过去2小时内用了抗凝药,可考虑使用活性炭防止吸收,但重要的是要确保病人能够耐受肠内给药[152]。过去,新鲜冷冻血浆(fresh frozen plasma,FFP)一直用于逆转华法林诱导的凝血功能障碍,然而,凝血酶原复合物(prothrombin complex concentrates,PCCs)最近已成为快速逆转华法林抗凝作用的推荐药物[152]。FFP含有被华法林消耗的所有凝血因子,但需要几个小时才能解冻和使用,并可能导致肺部并发症和水肿。相比之下,PCCs可以在几分钟内逆转INR,因为可以更迅速地实施。此外,PCCs的容量过载风险和感染风险较低。与FFP相比,PCCs能更有效地限制血肿扩大,但迄今临床结果尚未得到证实[153,154]。三因子PCCs包含因子Ⅱ、Ⅸ和Ⅹ,但PCCs的使用受多方面限制,部分原因是治疗费用较高[155]。由于PCCs和FFP的疗效较短,华法林所致的凝血障碍患者应同时缓慢输注10mg维生素K[152]。

治疗非瓣膜性房颤的新型口服抗凝药包括达比加群、利伐沙班、阿哌沙班和依度沙班[156-158]。依达赛珠单抗(Idarucizumab)是一种单克隆抗体,可用于逆转达比加群。其他特异性抗凝药逆转剂的研究正在进行中。达比加群可以通过血液透析去除,与华法林所致的凝血障碍一样,应及时给予逆转剂,并考虑使用活性炭。

其他药物所致出血可能发生在接受肝素、低分子肝素、Ⅹa抑制剂磺达肝癸钠和抗血小板药物如阿司匹林和氯吡格雷的患者。硫酸鱼精蛋白可用来逆转肝素和低分子肝素,而磺达肝癸钠可被PCCs所拮抗[151]。

为了扭转华法林引起的凝血障碍,患者S.P. 应按体重给予PCC,并缓慢静脉输注10mg维生素K。

案例 61-3,问题 4:该如何处理患者S.P. 高血压急症?

过度的高血压可能使脑出血患者血肿扩大、神经功能恶化并导致更差结局的风险升高[159,160]。降低血压有可能恶化预后,但是这种现象并不像缺血性脑卒中那样有据可查[161,162]。几项研究表明将血压迅速降至140mmHg以下对伴有高血压的脑出血患者是安全的[163-166]。此外,研究表明积极的血压控制可以改善预后,且可能与降低死亡率的趋势有关[159,163]。值得注意的是,收缩压>220mmHg的患者和脑出血非常严重的患者在研究中的比例不高。

目前的指南推荐,收缩压为150~220mmHg的患者,若无抗高血压禁忌证,将收缩压降低到140mmHg以下是安全的并可能改善预后。对于收缩压>220mmHg的患者,建议采用静脉给药降压[151]。尼卡地平和拉贝洛尔是脑出血患者最常用的抗高血压药物,但可根据临床情况酌情使用肼屈嗪、硝普钠或硝酸甘油。如果拉贝洛尔控制急性血压,应采用静脉给药。尼卡地平仅可静脉给药。

患者 S. P. 的血压超过 150mmHg,故建议进行静脉降压治疗。宜开始静脉滴注尼卡地平 5mg/h 直至血压达标。

案例 61-3,问题 5: 入院数小时后,患者 S. P. 的精神状况恶化,可能是因为颅内压(ICP)严重升高。对于 ICP 升高,S. P. 应该接受什么样的治疗?

ICP 升高是指颅穹窿内压力过高,可能发生于严重出血性和缺血性脑卒中患者,也可能发生于创伤性脑损伤、脑肿瘤、脑积水和肝性脑病患者。它会导致大脑缺氧和脑疝。患者 S. P. 精神状态恶化可能与 ICP 升高有关。ICP 升高的其他症状包括头痛、呕吐、脑神经麻痹,同时伴有心动过缓,呼吸抑制和高血压。

在神经系统急症患者中,如患者 S. P. 应避免输注低渗液体如 5% 葡萄糖注射液,而需采用等渗液体如 0.9% 氯化钠(生理盐水)和乳酸林格液等。因为低渗液体可加重脑水肿和恶化 ICP。当考虑患者接受液体输注时,重要的是要评估患者正在输注的液体和用来稀释静注药物的液体。对于 ICPs 升高的患者,静脉注射药物应尽量用 0.9% 氯化钠注射液稀释,而不是用 5% 葡萄糖注射液或其他低渗性液体。

ICP 升高的治疗包括患者护理措施、药物治疗和外科干预。首先,一旦确定患者 S. P. 不是低血容量,床头应抬高到至少 30°,以减少血液和液体在大脑中的蓄积。过度通气(每次呼吸增加患者的呼吸速率和/或呼吸的空气容量),且使 $PaCO_2$ 目标<30mmHg。针对 S. P. 可以考虑很短时间的通气治疗,直到实施其他干预措施。过度通气不应长期持续,因为它会损害脑血流。

患者 S. P. 应该接受强效镇痛药物治疗,如芬太尼和吗啡;也应给予镇静药,如异丙酚[151]。高渗药物,包括静脉滴注甘露醇 0.25~1g/kg,每 4~6 小时给药一次;或高渗氯化钠可认为是建立渗透梯度,促使液体流出大脑,从而降低 ICP[151,167]。临床医生可以放置颅内压监测仪或利用神经系统检查指导高渗药物治疗。如果使用 ICP 监测仪,高渗治疗可以维持 ICP<20mmHg。如果不使用 ICP 监测仪,神经学检查出现恶化与 ICP 一致,则需要进行治疗。如果患者 S. P. 在高渗、强效镇痛和镇静治疗后 ICP 继续升高,则应持续输注神经肌肉阻断药。最后的措施可考虑包括使用巴比妥酸盐昏迷。

对于因脑出血或其他疾病出现脑积水的患者,可以采用脑室引流术。脑室造口术是经外科手术在脑室内放置引流管,用于引流脑脊液降低颅内压。最后,在高度慎重选择的情况下,可以考虑开颅手术或切除水肿区域的部分颅骨。然而,这种方法的有效性在许多患者中是值得怀疑的。

案例 61-3,问题 6: 有什么其他辅助治疗可能适用于患者 S. P. ?

患者 S. P. 可能受益于:①如果发热,可用对乙酰氨基酚维持正常体温;②避免低血糖或过度高血糖。

虽然在脑出血患者中,解热治疗的临床效果尚未明确,

但发热与预后较差有关[168]。建议监测患者体温,并可给予对乙酰氨基酚以达到正常体温[151]。评估亚低温症的研究正在进行中。

出血性脑卒中应避免低血糖和高血糖。低血糖可直接导致神经损伤,而高血糖则与卒中后神经功能恶化有关。目前指南建议避免低血糖和高血糖,但没有给出特定的血糖控制范围[151]。考虑到患者 S. P. 血糖明显升高,按照制度策略应该,开始启动胰岛素治疗方案。

癫痫发作可能使大约 16% 的卒中复杂化,而且由于癫痫发作通常是无抽搐的,因此很难观察到[151,169]。然而,由于预防性抗癫痫药物治疗的研究未能证明持续的益处,有时还甚至显示有害[170],现行指南不建议常规的癫痫预防[151,169]。如果患者在脑出血期间或之后出现癫痫发作,应立即开始抗癫痫治疗。

案例 61-3,问题 7: 患者 S. P. 脑出血康复后,应采取什么二级预防措施?

对于患者 S. P. 和任何脑出血患者来说,症状稳定后应解决其风险因素,包括维持血压 130/80mmHg 以下、戒烟、治疗睡眠呼吸暂停、避免过量饮酒,以及戒除可卡因和其他违禁药物等[151,169]。

康复

案例 61-4

问题 1: 患者 J. A. 卒中,接受了适当的急性治疗,已做好出院准备;但仍有行走、说话和日常生活活动方面的困难。对于因缺血性或出血性卒中治疗后需要康复治疗的患者,采取什么干预措施将有助于他们的康复?

缺血性和出血性脑卒中患者接受急性治疗后往往需要长期的康复治疗。康复治疗的目的是管理日常功能,增强现有的神经功能,并试图恢复失去的神经功能。日常功能包括日常生活活动和通过平衡药物干预进行肠道和膀胱功能康复训练。应力争让患者能够自理日常生活,控制卒中的心理影响;增强目前的神经功能的和最大限度地减少抑郁症,包括排除可能损害患者记忆和心理功能的药物,如苯二氮䓬类、强镇静药和镇静抗癫痫药。

局部痉挛是卒中后常见的并发症,累及单侧肢体的痉挛常与肉毒杆菌毒素引起的局部运动神经阻滞有关。积极的物理治疗也是管理痉挛必不可少的。全身性抗痉挛药物,如地西泮、巴氯芬或单曲林钠,由于有毒性风险,不能常规使用。只有当痉挛涉及身体的多个部位或对其他疗法没有反应时才使用。

其他不太常见的卒中后患者康复障碍包括褥疮溃疡、高钙血症和异位骨化(如在主要关节周围的肌肉中骨基质的沉积和钙化)。通过细致的皮肤护理进行预防是治疗压疮的关键。脑卒中后尽早动员患者,可预防高钙血症和异位骨化。

(林翠鸿、游翔 译,郭仙忠、骆少红 校,王长连 审)

参考文献

1. Mozaffarian D et al. Heart disease and stroke statistics—2015 update: a report from the American Heart Association. *Circulation.* 2015;131(4):e29–e322.

2. Easton JD et al. Definition and evaluation of transient ischemic attack: a scientific statement for healthcare professionals from the American Heart Association/American Stroke Association Stroke Council; Council on Cardiovascular Surgery and Anesthesia; Council on Cardiovascular Radiology and Intervention; Council on Cardiovascular Nursing; and the Interdisciplinary Council on Peripheral Vascular Disease. *Stroke.* 2009;40(6):2276–2293.

3. Howard G et al. Decline in US stroke mortality: an analysis of temporal patterns by sex, race, and geographic region. *Stroke.* 2001;32(10):2213–2220.

4. Meschia JF et al. Guidelines for the primary prevention of stroke: a statement for healthcare professionals from the American Heart Association/American Stroke Association. *Stroke.* 2014;45(12):3754–3832.

5. Kernan WN et al. Guidelines for the prevention of stroke in patients with stroke and transient ischemic attack: a guideline for healthcare professionals from the American Heart Association/American Stroke Association. *Stroke.* 2014; 45(7):2160–2236.

6. Astrup J et al. Cortical evoked potential and extracellular K$^+$ and H$^+$ at critical levels of brain ischemia. *Stroke.* 1977;8(1):51–57.

7. Hickenbottom SL, Grotta J. Neuroprotective therapy. *Semin Neurol.* 1998;18(4):485–492.

8. Biesbroek JM et al. Prognosis of acute subdural haematoma from intracranial aneurysm rupture. *J Neurol Neurosurg Psychiatry.* 2013;84(3):254–257.

9. Schuss P et al. Aneurysm-related subarachnoid hemorrhage and acute subdural hematoma: single-center series and systematic review. *J Neurosurg.* 2013;118(5):984–990.

10. Burns JD, Manno EM. Primary intracerebral hemorrhage: update on epidemiology, pathophysiology, and treatment strategies. *Compr Ther.* 2008;34(3/4):183–195.

11. Ko SB, Choi HA, Lee K. Clinical syndromes and management of intracerebral hemorrhage. *Curr Atheroscler Rep.* 2012;14(4):307–313.

12. Aksoy D et al. Magnetic resonance imaging profile of blood-brain barrier injury in patients with acute intracerebral hemorrhage. *J Am Heart Assoc.* 2013;2(3):e000161.

13. Venkatasubramanian C et al. Natural history of perihematomal edema after intracerebral hemorrhage measured by serial magnetic resonance imaging. *Stroke.* 2011;42(1):73–80.

14. Staykov D et al. Natural course of perihemorrhagic edema after intracerebral hemorrhage. *Stroke.* 2011;42(9):2625–2629.

15. Li N et al. Association of molecular markers with perihematomal edema and clinical outcome in intracerebral hemorrhage. *Stroke.* 2013;44(3):658–663.

16. Balami JS, Buchan AM. Complications of intracerebral haemorrhage. *Lancet Neurol.* 2012;11(1):101–118.

17. Barras CD et al. Density and shape as CT predictors of intracerebral hemorrhage growth. *Stroke.* 2009;40(4):1325–1331.

18. James PA et al. 2014 evidence-based guideline for the management of high blood pressure in adults: report from the panel members appointed to the Eighth Joint National Committee (JNC 8). *JAMA.* 2014;311(5):507–520. Erratum in: *JAMA.* 2014;311(17):1809.

19. Neal B et al. Effects of ACE inhibitors, calcium antagonists, and other blood-pressure-lowering drugs: results of prospectively designed overviews of randomised trials. *Lancet.* 2000;356(9246):1955–1964.

20. Kannel WB, McGee DL. Diabetes and cardiovascular disease. The Framingham study. *JAMA.* 1979;241(19):2035–2038.

21. UK Prospective Diabetes Study (UKPDS) Group. Effect of intensive blood-glucose control with metformin on complications in overweight patients with type 2 diabetes (UKPDS 34). *Lancet.* 1998;352(9131):854–865. Erratum in: *Lancet.* 1998;352(9139):1558.

22. Lindholm LH et al. Cardiovascular morbidity and mortality in patients with diabetes in the Losartan Intervention For Endpoint reduction in hypertension study (LIFE): a randomized trial against atenolol. *Lancet.* 2002; 359(9311):1004–1010.

23. Heart Outcomes Prevention Evaluation Study Investigators. Effects of ramipril on cardiovascular and microvascular outcomes in people with diabetes mellitus: results of the HOPE study and MICRO-HOPE substudy. *Lancet.* 2000;355(9200):253–259. Erratum in: *Lancet.* 2000;356(9232):860.

24. Collins R et al. MRC/BHF Heart Protection Study of cholesterol-lowering with simvastatin in 5963 people with diabetes: a randomised placebo-controlled trial. *Lancet.* 2003;361(9374):2005–2016.

25. Colhoun HM et al. Primary prevention of cardiovascular disease with

26. Blake GJ et al. Projected life-expectancy gains with statin therapy for individuals with elevated C-reactive protein levels. *J Am Coll Cardiol.* 2002;40(1):49–55.

27. Vaughan CJ et al. Do statins afford neuroprotection in patients with cerebral ischaemia and stroke? *CNS Drugs.* 2001;15(8):589–596.

28. Gil-Núñez AC, Villanueva JA. Advantages of lipid-lowering therapy in cerebral ischemia: role of HMG-CoA reductase inhibitors. *Cerebrovasc Dis.* 2001;11(Suppl 1):85–95.

29. Rexrode KM et al. A prospective study of body mass index, weight change, and risk of stroke in women. *JAMA.* 1997;277(19):1539–1545.

30. Kurth T et al. Body mass index and the risk of stroke in men. *Arch Intern Med.* 2002;162(22):2557–2562.

31. Neter JE et al. Influence of weight reduction on blood pressure: a meta-analysis of randomized controlled trials. *Hypertension.* 2003;42(5):878–884.

32. He J et al. Dietary sodium intake and subsequent risk of cardiovascular disease in overweight adults. *JAMA.* 1999;282(21):2027–2034.

33. Khaw KT, Barrett-Connor E. Dietary potassium and stroke-associated mortality. A 12-year prospective population study. *N Engl J Med.* 1987;316(5):235–240.

34. Fletcher GF. Exercise in the prevention of stroke. *Health Rep.* 1994;6(1):106–110.

35. Lindenstrøm E et al. Lifestyle factors and risk of cerebrovascular disease in women. The Copenhagen City Heart Study. *Stroke.* 1993;24(10):1468–1472.

36. Bonita R et al. Passive smoking as well as active smoking increases the risk of acute stroke. *Tob Control.* 1999;8(2):156–160.

37. Robbins AS et al. Cigarette smoking and stroke in a cohort of U.S. male physicians. *Ann Intern Med.* 1994;120(6):458–462.

38. Viscoli CM et al. A clinical trial of estrogen-replacement therapy after ischemic stroke. *N Engl J Med.* 2001;345(17):1243–1249.

39. Hulley S et al. Randomized trial of estrogen plus progestin for secondary prevention of coronary heart disease in postmenopausal women. Heart and Estrogen/progestin Replacement Study (HERS) Research Group. *JAMA.* 1998; 280(7):605–613.

40. Simon JA et al. Postmenopausal hormone therapy and risk of stroke: the Heart and Estrogen-progestin Replacement Study (HERS). *Circulation.* 2001;103(5):638–642.

41. Rossouw JE et al. Risks and benefits of estrogen plus progestin in healthy postmenopausal women: principal results from the Women's Health Initiative randomized controlled trial. *JAMA.* 2002;288(3):321–333.

42. Anderson GL et al. Effects of conjugated equine estrogen in postmenopausal women with hysterectomy: the Women's Health Initiative randomized controlled trial. *JAMA.* 2004;291(14):1701–1712.

43. Steering Committee of the Physicians' Health Study Research Group. Final report on the aspirin component of the ongoing Physicians' Health Study. *N Engl J Med.* 1989;321(3):129–135.

44. Chen ZM et al. Indications for early aspirin use in acute ischemic stroke: a combined analysis of 40,000 randomized patients from the chinese acute stroke trial and the international stroke trial. On behalf of the CAST and IST collaborative groups. *Stroke.* 2000;31(6):1240–1249.

45. Iso H et al. Prospective study of aspirin use and risk of stroke in women. *Stroke.* 1999;30(9):1764–1771.

46. Ridker PM et al. A randomized trial of low-dose aspirin in the primary prevention of cardiovascular disease in women. *N Engl J Med.* 2005;352(13):1293–1304.

47. January CT et al. 2014 AHA/ACC/HRS guideline for the management of patients with atrial fibrillation: a report of the American College of Cardiology/American Heart Association Task Force on practice guidelines and the Heart Rhythm Society. *Circulation.* 2014;130(23):e199–e267. Erratum in: *Circulation.* 2014; 130(23):e272–e274.

48. Petersen P et al. Placebo-controlled, randomised trial of warfarin and aspirin for prevention of thromboembolic complications in chronic atrial fibrillation. The Copenhagen AFASAK study. *Lancet.* 1989;1(8631):175–179.

49. The Boston Area Anticoagulation Trial for Atrial Fibrillation Investigators. The effect of low-dose warfarin on the risk of stroke in patients with nonrheumatic atrial fibrillation. *N Engl J Med.* 1990;323(22):1505–1511.

50. Connolly SJ et al. Canadian Atrial Fibrillation Anticoagulation (CAFA) Study. *J Am Coll Cardiol.* 1991;18(2):349–355.

51. Stroke Prevention in Atrial Fibrillation Investigators. Warfarin versus aspirin for prevention of thromboembolism in atrial fibrillation: Stroke Prevention in Atrial Fibrillation II Study. *Lancet.* 1994;343(8899):687–691.

52. Stroke Prevention in Atrial Fibrillation Investigators. Stroke Prevention in Atrial Fibrillation Study: final results. *Circulation.*1991;84(2):527–539.

53. Jauch EC et al. Guidelines for the early management of patients with acute ischemic stroke: a guideline for healthcare professionals from the American Heart Association/American Stroke Association. *Stroke.* 2013;44(3):870–947.

54. National Institute of Neurological Disorders and Stroke (NINDS). NIH Stroke Scale. **http://www.ninds.nih.gov/doctors/NIH_Stroke_Scale_Booklet**

.pdf Accessed June 4, 2015.

55. Solis OJ et al. Cerebral angiography in acute cerebral infarction. *Rev Interam Radiol.* 1977;2(1):19–25.

56. Symon L et al. The concepts of thresholds of ischaemia in relation to brain structure and function. *J Clin Pathol Suppl (R Coll Pathol).* 1977;11:149–154.

57. Sharbrough FW et al. Correlation of continuous electroencephalograms with cerebral blood flow measurements during carotid endarterectomy. *Stroke.* 1973;4(4):674–683.

58. Sundt TM Jr et al. Restoration of middle cerebral artery flow in experimental infarction. *J Neurosurg.* 1969;31(3):311–321.

59. The Multicenter Acute Stroke Trial—Europe Study Group. Thrombolytic therapy with streptokinase in acute ischemic stroke. *N Engl J Med.* 1996;335(3):145–150.

60. Donnan GA et al. Streptokinase for acute ischemic stroke with relationship to time of administration: Australian Streptokinase (ASK) Trial Study Group. *JAMA.* 1996;276(12):961–966.

61. The National Institute of Neurological Disorders and Stroke rt-PA Stroke Study Group. Tissue plasminogen activator for acute ischemic stroke. *N Engl J Med.* 1995;333(24):1581–1587.

62. Hacke W et al. Intravenous thrombolysis with recombinant tissue plasminogen activator for acute hemispheric stroke. The European Cooperative Acute Stroke Study (ECASS). *JAMA.* 1995;274(13):1017–1025.

63. Multicentre Acute Stroke Trial—Italy (MAST-I) Group. Randomised controlled trial of streptokinase, aspirin, and combination of both in treatment of acute ischaemic stroke. *Lancet.* 1995;346(8989):1509–1514.

64. Hacke W et al. Randomised double-blind placebo-controlled trial of thrombolytic therapy with intravenous alteplase in acute ischaemic stroke (ECASS II). Second European-Australasian Acute Stroke Study Investigators. *Lancet.* 1998; 352(9136):1245–1251.

65. Hacke W et al. Association of outcome with early stroke treatment: pooled analysis of ATLANTIS, ECASS, and NINDS rt-PA stroke trials. *Lancet.* 2004;363(9411):768–774.

66. Hacke W et al. Thrombolysis with alteplase 3 to 4.5 hours after acute ischemic stroke. *N Engl J Med.* 2008;359(13):1317–1329.

67. IST-3 Collaborative Group et al. The benefits and harms of intravenous thrombolysis with recombinant tissue plasminogen activator within 6 h of acute ischaemic stroke (the third international stroke trial [IST-3]): a randomised controlled trial. *Lancet.* 2012;379(9834):2352–2363. Erratum in: *Lancet.* 2012; 380(9843):730.

68. Kammersgaard LP et al. Admission body temperature predicts long-term mortality after acute stroke: the Copenhagen Stroke Study. *Stroke.* 2002;33(7):1759–1762.

69. Zaremba J. Hyperthermia in ischemic stroke. *Med Sci Monit.* 2004;10(6):RA148–RA153.

70. Dippel DW et al. Effect of paracetamol (acetaminophen) and ibuprofen on body temperature in acute ischemic stroke PISA, a phase II double-blind, randomized, placebo-controlled trial [ISRCTN98608690]. *BMC Cardiovasc Disord.* 2003;3:2.

71. Kagansky N et al. The role of hyperglycemia in acute stroke. *Arch Neurol.* 2001;58(8):1209–1212.

72. Brott T et al. Hypertension and its treatment in the NINDS rt-PA Stroke Trial. *Stroke.* 1998;29(8):1504–1509.

73. Duke RJ et al. Intravenous heparin for the prevention of stroke progression in acute partial stable stroke. *Ann Intern Med.* 1986;105(6):825–828.

74. International Stroke Trial Collaborative Group. The International Stroke Trial (IST): a randomised trial of aspirin, subcutaneous heparin, both, or neither among 19435 patients with acute ischaemic stroke. *Lancet.* 1997;349(9065):1569–1581.

75. Rödén-Jüllig A, Britton M. Effectiveness of heparin treatment for progressing ischaemic stroke: before and after study. *J Intern Med.* 2000;248(4):287–291.

76. Kay R et al. Low-molecular-weight heparin for the treatment of acute ischemic stroke. *N Engl J Med.* 1995;333(24):1588–1593.

77. The Publications Committee for the Trial of ORG 10172 in Acute Stroke Treatment (TOAST) Investigators. Low molecular weight heparinoid, ORG 10172 (danaparoid), and outcome after acute ischemic stroke: a randomized controlled trial. *JAMA.* 1998;279(16):1265–1272.

78. Berge E et al. Low molecular-weight heparin versus aspirin in patients with acute ischaemic stroke and atrial fibrillation: a double-blind randomised study. HAEST Study Group. Heparin in Acute Embolic Stroke Trial. *Lancet.* 2000;355(9211):1205–1210.

79. Diener HC et al. Treatment of acute ischemic stroke with the low-molecular-weight heparin certoparin: results of the TOPAS trial. Therapy of Patients with Acute Stroke (TOPAS) Investigators. *Stroke.* 2001;32(1):22–29.

80. Coull BM et al. Anticoagulants and antiplatelet agents in acute ischemic stroke: report of the Joint Stroke Guideline Development Committee of the American Academy of Neurology and the American Stroke Association (a division of the American Heart Association). *Neurology.* 2002;59(1): 13–22.

81. CAST (Chinese Acute Stroke Trial) Collaborative Group. CAST: randomised placebo-controlled trial of early aspirin use in 20,000 patients with acute ischaemic stroke. *Lancet.* 1997;349(9066):1641–1649.

82. Wang Y et al. Clopidogrel with aspirin in acute minor stroke or transient ischemic attack. *N Engl J Med.* 2013;369(1):11–19.

83. Abciximab in Ischemic Stroke Investigators. Abciximab in acute ischemics stroke: a randomized, double-blind, placebo-controlled, dose-escalation study. *Stroke.* 2000;31(3):601–609.

84. Kobayashi S, Tazaki Y. Effect of the thrombin inhibitor argatroban in acute cerebral thrombosis. *Semin Thromb Hemost.* 1997;23(6):531–534.

85. Furlan A et al. Intra-arterial prourokinase for acute ischemic stroke. The PROACT II study: a randomized controlled trial. Prolyse in acute cerebral thromboembolism. *JAMA.* 1999;282(21):2003–2011.

86. Ogawa A et al. Randomized trial of intraarterial infusion of urokinase within 6 hours of middle cerebral artery stroke: the middle cerebral artery embolism local fibrinolytic intervention trial (MELT) Japan. *Stroke.* 2007;38(10):2633–2639.

87. Saver JL et al. Stent-retriever thrombectomy after intravenous t-PA vs. t-PA alone in stroke. *N Engl J Med.* 2015;372(24):2285–2295.

88. Berkhemer OA et al. A randomized trial of intraarterial treatment for acute ischemic stroke. *N Engl J Med.* 2015;372(1):11–20. Erratum in: *N Engl J Med.* 2015;372(4):394.

89. Goyal M et al. Randomized assessment of rapid endovascular treatment of ischemic stroke. *N Engl J Med.* 2015;372(11):1019–1030.

90. Campbell BC et al. Endovascular therapy for ischemic stroke with perfusion-imaging selection. *N Engl J Med.* 2015;372(11):1009–1018.

91. Jovin TG et al. Thrombectomy within 8 hours after symptom onset in ischemic stroke. *N Engl J Med.* 2015;372(24):2296–1306.

92. Smith WS et al. Mechanical thrombectomy for acute ischemic stroke: final results of the Multi MERCI trial. *Stroke.* 2008;39(4):1205–1212.

93. Ciccone A et al. Endovascular treatment for acute ischemic stroke. *N Engl J Med.* 2013;368(10):904–913.

94. Broderick JP et al. Endovascular therapy after intravenous t-PA versus t-PA alone for stroke. *N Engl J Med.* 2013;368(10):893–903. Erratum in: *N Engl J Med.* 2013;368(13):1265.

95. Kidwell CS et al. A trial of imaging selection and endovascular treatment for ischemic stroke. *N Engl J Med.* 2013;368(10):914–923.

96. Robinson RG. Treatment issues in poststroke depression. *Depress Anxiety.* 1998; 8(Suppl 1):85–90.

97. Antithrombotic Trialists' Collaboration. Collaborative meta-analysis of randomised trials of antiplatelet therapy for prevention of death, myocardial infarction, and stroke in high risk patients. *BMJ.* 2002;324(7329):71–86. Erratum in: *BMJ* 2002;324(7330):141.

98. Bousser MG et al. "AICLA" controlled trial of aspirin and dipyridamole in the secondary prevention of athero-thrombotic cerebral ischemia. *Stroke.* 1983;14(1):5–14.

99. Sorensen PS et al. Acetylsalicylic acid in the prevention of stroke in patients with reversible cerebral ischemic attacks. A Danish cooperative study. *Stroke.* 1983;14(1):15–22.

100. Antiplatelet Trialists' Collaboration. Secondary prevention of vascular disease by prolonged antiplatelet treatment. *Br Med J (Clin Res Ed).* 1988;296(6618):320–331.

101. A Swedish Cooperative Study. High-dose acetylsalicylic acid after cerebral infarction. *Stroke.*1987;18(2):325–334.

102. Farrell B et al. The United Kingdom transient ischaemic attack (UK-TIA) aspirin trial: final results. *J Neurol Neurosurg Psychiatry.* 1991;54(12):1044–1054.

103. Bernstein EF et al. Life expectancy and late stroke following carotid endarterectomy. *Ann Surg.* 1983;198(1):80–86.

104. The Dutch TIA Trial Study Group. A comparison of two doses of aspirin (30 mg vs. 283 mg a day) in patients after a transient ischemic attack or minor ischemic stroke. *N Engl J Med.* 1991;325(18):1261–1266.

105. The SALT Collaborative Group. Swedish Aspirin Low-Dose Trial (SALT) of 75 mg aspirin as secondary prophylaxis after cerebrovascular ischaemic events. *Lancet.* 1991;338(8779):1345–1349.

106. Helgason CM, Tortorice KL, Winkler SR, et al. Aspirin response and failure in cerebral infarction. *Stroke.* 1993;24(3):345–350.

107. Hansson L et al. Effects of intensive blood-pressure lowering and low-dose aspirin in patients with hypertension: principal results of the Hypertension Optimal Treatment (HOT) randomised trial. HOT Study Group. *Lancet.* 1998;351(9118):1755–1762.

108. Gent M et al. The Canadian American Ticlopidine Study (CATS) in thromboembolic stroke. *Lancet.* 1989;1(8649):1215–1220.

109. Hass WK et al. A randomized trial comparing ticlopidine hydrochloride with aspirin for the prevention of stroke in high-risk patients. Ticlopidine Aspirin Stroke Study Group. *N Engl J Med.* 1989;321(8):501–507.

110. CAPRIE Steering Committee. A randomised, blinded, trial of clopidogrel versus aspirin in patients at risk of ischaemic events (CAPRIE). *Lancet.* 1996;348(9038):1329–1339.

111. Bennett CL et al. Thrombotic thrombocytopenic purpura associated with clopidogrel. *N Engl J Med.* 2000;342(24):1773–1777.

112. The ESPS Group. The European Stroke Prevention Study (ESPS). Principal end-points. *Lancet.* 1987;2(8572):1351–1354.

113. Diener HC et al. European Stroke Prevention Study. 2. Dipyridamole and acetylsalicylic acid in the secondary prevention of stroke. *J Neurol Sci.* 1996;143(1/2):1–13.

114. ESPRIT Study Group et al. Aspirin plus dipyridamole versus aspirin alone after cerebral ischaemia of arterial origin (ESPRIT): randomised controlled trial. *Lancet.* 2006;367(9523):1665–1673. Erratum in: *Lancet.* 2007;369(9558):274

115. Sacco RL et al. Aspirin and extended-release dipyridamole versus clopidogrel for recurrent stroke. *N Engl J Med.* 2008;359(12):1238–1251.

116. Eikelboom JW et al. Antiplatelet drugs: antithrombotic therapy and prevention of thrombosis, 9th ed: American College of Chest Physicians Evidence-Based Clinical Practice Guidelines. *Chest.* 2012;141 (2, Suppl):e89S–e119S.

117. Huang Y et al. Cilostazol as an alternative to aspirin after ischaemic stroke: a randomised, double-blind, pilot study. *Lancet Neurol.* 2008;7(6):494–499. Erratum in: *Lancet Neurol.* 2008;7(8):675.

118. Shinohara Y et al. Cilostazol for prevention of secondary stroke (CSPS 2): an aspirin-controlled, double-blind, randomised non-inferiority trial. *Lancet Neurol.* 2010;9(10):959–968.

119. The Stroke Prevention in Reversible Ischemia Trial (SPIRIT) Study Group. A randomized trial of anticoagulants versus aspirin after cerebral ischemia of presumed arterial origin. *Ann Neurol.* 1997;42(6):857–865.

120. Mohr JP et al. A comparison of warfarin and aspirin for the prevention of recurrent ischemic stroke. *N Engl J Med.* 2001;345(20):1444–1451.

121. Chimowitz M et al. Warfarin-Aspirin Symptomatic Intracranial Disease (WASID) trial: final results. *Stroke.* 2004;35(1):235.

122. Diener HC et al. Aspirin and clopidogrel compared with clopidogrel alone after recent ischaemic stroke or transient ischaemic attack in high-risk patients (MATCH): randomised, double-blind, placebo-controlled trial. *Lancet.* 2004; 364(9431):331–337.

123. Patrono C et al. Platelet-active drugs: the relationships among dose, effectiveness, and side effects: the Seventh ACCP Conference on antithrombotic and thrombolytic therapy. *Chest.* 2004;126(3, Suppl): 234S–264S.

124. Rocca B et al. Cyclooxygenase-2 expression is induced during human megakaryopoiesis and characterizes newly formed platelets. *Proc Natl Acad Sci USA.* 2002;99(11):7634–7639.

125. Catella-Lawson F et al. Cyclooxygenase inhibitors and the antiplatelet effects of aspirin. *N Engl J Med.* 2001;345(25):1809–1817.

126. Eikelboom JW et al. Aspirin-resistant thromboxane biosynthesis and the risk of myocardial infarction, stroke, or cardiovascular death in patients at high risk for cardiovascular events. *Circulation.* 2002;105(14):1650–1655.

127. North American Symptomatic Carotid Endarterectomy Trial Collaborators. Beneficial effect of carotid endarterectomy in symptomatic patients with high-grade carotid stenosis. *N Engl J Med.* 1991;325(7):445–453.

128. Barnett HJ et al. Evidence based cardiology: prevention of ischaemic stroke. *BMJ.* 1999;318(7197):1539–1543.

129. Biller J et al. Guidelines for carotid endarterectomy: a statement for healthcare professionals from a Special Writing Group of the Stroke Council, American Heart Association. *Circulation.* 1998;97(5):501–509

130. Harker LA et al. Failure of aspirin plus dipyridamole to prevent restenosis after carotid endarterectomy. *Ann Intern Med.* 1992;116(9):731–736.

131. Bhatt DL et al. Dual antiplatelet therapy with clopidogrel and aspirin after carotid artery stenting. *J Invasive Cardiol.* 2001;13(12):767–771.

132. Alberts MJ. Results of a multicenter prospective randomized trial of carotid artery stenting vs. carotid endarterectomy. *Stroke.* 2001;32(1):325.

133. CAVATAS Investigators. Endovascular versus surgical treatment in patients with carotid stenosis in the Carotid and Vertebral Artery Transluminal Angioplasty Study (CAVATAS): a randomised trial. *Lancet.* 2001;357(9270):1729–1737.

134. Yadav JS et al. Protected carotid-artery stenting versus endarterectomy in high-risk patients. *N Engl J Med.* 2004;351(15):1493–1501.

135. Toyoda K et al. Blood pressure levels and bleeding events during antithrombotic therapy: the Bleeding with Antithrombotic Therapy (BAT) Study. *Stroke.* 2010;41(7):1440–1444.

136. Rosand J et al. The effect of warfarin and intensity of anticoagulation on outcome of intracerebral hemorrhage. *Arch Intern Med.* 2004;164(8):880–884.

137. García-Rodríguez LA et al. Antithrombotic drugs and risk of hemorrhagic stroke in the general population. *Neurology.* 2013;81(6):566–574.

138. Flaherty ML et al. Warfarin use leads to larger intracerebral hematomas. *Neurology.* 2008;71(14):1084–1089.

139. LoPresti MA et al. Hematoma volume as the major determinant of outcomes after intracerebral hemorrhage. *J Neurol Sci.* 2014;345(1/2):3–7.

140. Hackam DG, Mrkobrada M. Selective serotonin reuptake inhibitors and brain hemorrhage: a meta-analysis. *Neurology.* 2012;79(18):1862–1865.

141. He J et al. Aspirin and risk of hemorrhagic stroke: a meta-analysis of randomized controlled trials. *JAMA.* 1998;280(22):1930–1935.

142. Martin-Schild S et al. Intracerebral hemorrhage in cocaine users. *Stroke.* 2010;41(4):680–684.

143. Kernan WN et al. Phenylpropanolamine and the risk of hemorrhagic stroke. *N Engl J Med.* 2000;343(25):1826–1832.

144. Lee SM et al. Caffeine-containing medicines increase the risk of hemorrhagic stroke. *Stroke.* 2013;44(8):2139–2143.

145. Ariesen MJ et al. Risk factors for intracerebral hemorrhage in the general population: a systematic review. *Stroke.* 2003;34(8):2060–2065.

146. Sturgeon JD et al. Risk factors for intracerebral hemorrhage in a pooled prospective study. *Stroke.* 2007;38(10):2718–2725.

147. Huhtakangas J et al. Effect of increased warfarin use on warfarin-related cerebral hemorrhage: a longitudinal population-based study. *Stroke.* 2011;42(9):2431–2435.

148. Flaherty ML et al. The increasing incidence of anticoagulant-associated intracerebral hemorrhage. *Neurology.* 2007;68(2):116–121.

149. Kuramatsu JB et al. Anticoagulant reversal, blood pressure levels, and anticoagulant resumption in patients with anticoagulation-related intracerebral hemorrhage. *JAMA.* 2015;313(8):824–836.

150. Davis SM et al. Hematoma growth is a determinant of mortality and poor outcome after intracerebral hemorrhage. *Neurology.* 2006;66(8):1175–1181.

151. Hemphill JC 3rd et al. Guidelines for the Management of spontaneous intracerebral hemorrhage: a guideline for healthcare professionals from the American Heart Association/American Stroke Association. *Stroke.* 2015. doi:10.1161/STR.0000000000000069

152. Holbrook A et al. Evidence-based management of anticoagulant therapy: antithrombotic therapy and prevention of thrombosis, 9th ed: American College of Chest Physicians Evidence-Based Clinical Practice Guidelines. *Chest.* 2012; 141(2, Suppl):e152S–e184S.

153. Huttner HB et al. Hematoma growth and outcome in treated neurocritical care patients with intracerebral hemorrhage related to oral anticoagulant therapy: comparison of acute treatment strategies using vitamin K, fresh frozen plasma, and prothrombin complex concentrates. *Stroke.* 2006;37(6):1465–1470.

154. Hanger HC et al. Warfarin-related intracerebral haemorrhage: better outcomes when reversal includes prothrombin complex concentrates. *Intern Med J.* 2013;43(3):308–316.

155. Steiner T et al. Intracerebral hemorrhage associated with oral anticoagulant therapy: current practices and unresolved questions. *Stroke.* 2006;37(1):256–262.

156. Connolly SJ et al. Dabigatran versus warfarin in patients with atrial fibrillation. *N Engl J Med.* 2009;361(12):1139–1151. Erratum in: *N Engl J Med.* 2010;363(19):1877.

157. Patel MR et al. Rivaroxaban versus warfarin in nonvalvular atrial fibrillation. *N Engl J Med.* 2011;365(10):883–891.

158. Granger CB et al. Apixaban versus warfarin in patients with atrial fibrillation. *N Engl J Med.* 2011;365(11):981–992.

159. Sakamoto Y et al. Systolic blood pressure after intravenous antihypertensive treatment and clinical outcomes in hyperacute intracerebral hemorrhage: the stroke acute management with urgent risk-factor assessment and improvement-intracerebral hemorrhage study. *Stroke.* 2013;44(7):1846–1851.

160. Rodriguez-Luna D et al. Impact of blood pressure changes and course on hematoma growth in acute intracerebral hemorrhage. *Eur J Neurol.* 2013; 20(9):1277–1283.

161. Tikhonoff V et al. Blood pressure as a prognostic factor after acute stroke. *Lancet Neurol.* 2009;8(10):938–948.

162. Garg RK et al. Blood pressure reduction, decreased diffusion on MRI, and outcomes after intracerebral hemorrhage. *Stroke.* 2012;43(1):67–71.

163. Anderson CS et al. Rapid blood-pressure lowering in patients with acute intracerebral hemorrhage. *N Engl J Med.* 2013;368(25):2355–2365.

164. Anderson CS et al. Effects of early intensive blood pressure-lowering treatment on the growth of hematoma and perihematomal edema in acute intracerebral hemorrhage: the Intensive Blood Pressure Reduction in Acute Cerebral Haemorrhage Trial (INTERACT). *Stroke.* 2010;41(2):307–312.

165. Qureshi AI. Significance of lesions with decreased diffusion on MRI in patients with intracerebral hemorrhage. *Stroke.* 2012;43(1):6–7.

166. Arima H et al. Lower treatment blood pressure is associated with greatest reduction in hematoma growth after acute intracerebral hemorrhage. *Hypertension.* 2010;56(5):852–858.

第
61
章
　
缺
血
性
和
出
血
性
脑
卒
中

167. Helbok R et al. Effect of mannitol on brain metabolism and tissue oxygenation in severe haemorrhagic stroke. *J Neurol Neurosurg Psychiatry*. 2011;82(4): 378–383.

168. Greer DM et al. Impact of fever on outcome in patients with stroke and neurologic injury: a comprehensive meta-analysis. *Stroke*. 2008;39(11): 3029–3035.

169. Broderick J et al. Guidelines for the management of spontaneous intracerebral hemorrhage in adults: 2007 update: a guideline from the American Heart Association/American Stroke Association Stroke Council, High Blood Pressure Research Council, and the Quality of Care and Outcomes in Research Interdisciplinary Working Group. *Stroke*. 2007;38(6): 2001–2023.

170. Messé SR et al. Prophylactic antiepileptic drug use is associated with poor outcome following ICH. *Neurocrit Care*. 2009;11(1):38–44.

第十四篇　感染性疾病

Dorothea C. Rudorf, G. Christopher Wood, and Caroline S. Zeind

62

第 62 章　感染性疾病的治疗原则

B. Joseph Guglielmo

核心原则

		章节案例
1	急性感染一般都伴随有白细胞计数增加、发热及局部体征,但少数重症患者可能会缺乏上述症状。多数重症感染(如脓毒症)尚可发生低血压、弥散性血管内凝血及终末器官功能障碍。	案例 62-1(问题 1 和 2) 图 62-1
2	其他的疾病,尤其是自身免疫性疾病、恶性肿瘤等,其临床表现可能与感染性疾病非常相似。对于药物诱导的发热,尤其是那些缺乏典型的感染症状和体征的患者应考虑为排除诊断进行排除。	案例 62-1(问题 3)
3	感染部位的特异体征、临床症状及宿主因素常常可以提示可能的病原体,经验性抗感染治疗应针对这些病原体选择相应的药物。快速检测试验可较好地改善病原学检测的效率,但较传统检测方法更为昂贵。	案例 62-1(问题 4 和 5) 表 62-1 和表 62-2
4	标本中分离出病原体常常可以反映感染,但一定要排除定植或污染以减少不必要的抗菌药物暴露。一旦确定病原菌,应进行药敏试验(特别是采用琼脂平板法或肉汤稀释法)以确定最有效的抗菌药物。	案例 62-1(问题 6 和 7) 表 62-3～表 62-7
5	一旦明确了感染的部位及可能的病原体,在确定治疗方案之前必须对药物在感染部位的分布、剂量、给药途径、药物的毒性、副作用及费用等进行综合考虑。	案例 62-1(问题 8～10) 表 62-8
6	根据感染部位、清除途径及药动学/药效学参数确定抗菌药物给药剂量。	案例 62-1(问题 11～13) 表 62-9
7	抗感染治疗失败可能与药物因素(剂量不足、感染部位浓度不够及疗程不足等)有关,也可能与宿主因素(假体植入、感染灶引流不畅及免疫状态异常等)有关。辅助治疗包括血管活性药物的使用及容量管理等可改善重症患者的预后。	案例 62-1(问题 14～17)

提出问题

　　抗感染治疗过程中,合适的药物选择、剂量及疗程等是基于多因素考虑的。在启动治疗之前,首先应明确区分感染与非感染,一旦感染诊断成立,必须明确最可能的感染部位,患者的症状及体征(如蜂窝组织炎的红斑)有助于提示医师可能的感染源。因为某些病原体与特定部位的感染具有一定的关联性,据此可以经验性地选择相应的药物进行治疗。此外细菌革兰氏染色、血清学分析及药敏试验等实验室检查可大致明确主要的病原菌及敏感药物。在选择治疗方案时,应充分考虑药物的抗菌谱、已确定的临床疗效、不良反应、药代动力学特征性及药物经济学等多方面因素。确定了抗菌药物之后,其相应的剂量与疗程取决于患者体重、感染部位、清除途径及其他因素。

是否存在感染的确定

案例 62-1

问题 1: R. G. ,63 岁,男性,70kg,行急诊结肠切除术后转入 ICU,术后采用气管插管,机械通气。住院第 20 日,R. G. 突然意识模糊,血压下降到 70/30mmHg,心率 130次/min,肢端湿冷,口唇苍白。体温升至 40℃(腋下),呼吸频率 24 次/min,从气管导管中抽吸出大量黄绿色分泌物。

　　查体:窦性心动过速,各瓣膜区听诊杂音,无心包摩擦音。肺部听诊可闻及呼吸音减低及干啰音。腹胀明显,且 R. G. 主诉有新发腹痛,肠鸣音消失。大便隐血试验阳性,最近两小时的尿量为 10ml/h。中心静脉插管处见环形红斑。

胸片提示双肺下叶炎性渗出,尿分析示尿比重 1.015,少量管型,白细胞>50 个/高倍视野。血、尿及气道分泌物细菌学培养正在进行中,其他有价值的实验室检查结果如下:

Na^+:131mmol/L(正常值,135~147)

K^+:4.1mmol/L(正常值,3.5~5)

Cl^-:110mmol/L(正常值,95~105)

CO_2:16mmol/L(正常值,20~29)

BUN:58mg/dl(正常值,8~18)

SCr:3.8mg/dl(入院时,0.9;正常值,0.6~1.2)

血糖:320mg/dl(正常值,70~110)

血清白蛋白:2.1g/dl(正常值,4~6)

血红蛋白:10.3g/dl

红细胞比容:33%(正常值,39%~49%,男性)

白细胞计数:15 600/μl(正常值,4 500~10 000/μl)

血小板:40 000/μl(正常值,130 000~400 000/μl)

凝血酶原时间(PT):18 秒(正常值,10~12)

血沉(ESR):65mm/h(正常值,0~20)

降钙素原:1μg/L(正常值,<0.25μg/L)

R. G. 的哪些症状及体征支持感染存在?

R. G 的多项症状与体征支持感染存在。他的白细胞计数增高(15 600/μl),且在分类计数中出现“核左移”(早幼粒细胞)。白细胞计数增高常见于感染,尤其是细菌感染,此类患者由于骨髓对感染的反应,常表现为核左移(出现幼稚粒细胞)。尽管感染常伴有白细胞计数增高,但暴发性脓毒血症却常伴有白细胞计数的显著下降。少数急性感染

(例如非复杂性尿路感染、局限性脓肿等)由于骨髓对感染的反应较小,白细胞计数可仍在正常范围内。

R. G. 的腋下温度达到了 40℃。发热是感染常见的临床表现之一,口腔温度通常高于 38℃。口腔及腋下温度比直肠温度低 0.4℃ 左右,因此 R. G. 的直肠温度大约为 40.4℃。一般来说,直肠温度是发热更可靠的测定指标。然而,某些暴发性感染的患者可能表现为低于 36℃ 的低体温,而且局部感染(例如非复杂性尿路感染、慢性脓肿)的患者可以不发热。

胸片提示 R. G. 双肺下叶炎性渗出,从气管导管中抽吸出大量黄绿色分泌物,且中心静脉插管处见环形红斑等也都支持一处或多处感染灶的存在。而且,我们还将在后文中讨论 R. G. 与脓毒症相关的症状与体征。

评估感染的严重性

案例 62-1,问题 2:R. G. 的哪些症状与体征支持严重的系统性感染?

术语“脓毒症(sepsis)”用以描述一组定义不明确的临床综合征;总体而言,脓毒症意指血液中存在病原微生物和/或其毒素的系统性感染。目前虽已制定了脓毒症相关的功能障碍的统一标准,但对脓毒症本身还是难以精确定义[1]。

脓毒症的发病机制非常复杂(图 62-1),目前所知有限[2,3]。需氧革兰氏阴性菌产生的内毒素导致机体级联释放内源性炎症介质,包括肿瘤坏死因子(tumor necrosis factor,TNF)、白细胞介素(interleukin,IL)-1、IL-6、血小板活化因子(platelet-activating factor,PAF)及单核巨噬细胞和其他细胞释放的大量活性物质。虽然炎症因子的释放一般由革

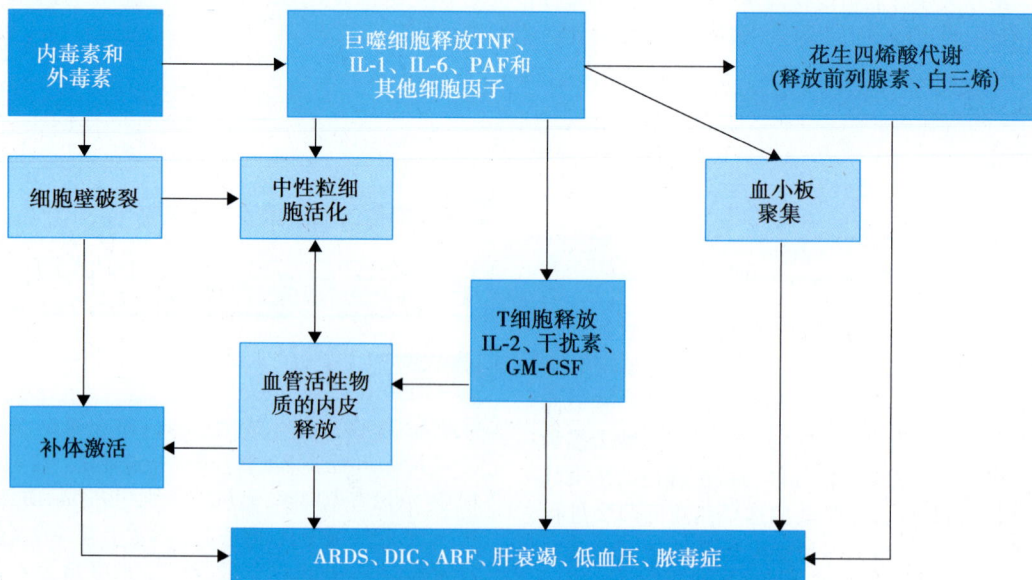

图 62-1 脓毒症的级联反应。ARDS,急性呼吸窘迫综合征;ARF,急性肾衰竭;DIC,弥散性血管内凝血;GM-CSF,中性粒细胞集落刺激因子;IL-1,白细胞介素-1;IL-2,白细胞介素-2;IL-6,白细胞介素-6;PAF,血小板激活因子;TNF,肿瘤坏死因子

兰氏阴性菌内毒素启动，但包括革兰氏阳性菌的外毒素、真菌细胞壁成分等其他物质也可导致细胞因子的释放。TNF、IL-1 及 PAF 等因子释放后，花生四烯酸代谢为白三烯、血栓素 A_2 及前列腺素等，特别是前列腺素 E_2 及前列腺素 I_2。IL-1 与 IL-6 可激活 T 细胞产生干扰素、IL-2、IL-4 及粒细胞-单核巨噬细胞集落刺激因子（granulocyte-macrophage colony-stimulating factor，GM-CSF）。这些介质可导致内皮细胞通透性增加，随后内皮细胞释放两种血管活性物质——内皮细胞血管舒张因子（endothelium-derived relaxing factor，EDRF）及内皮素-1，接着补体系统（C3a、C5a）被级联激活，并出现血管功能的异常及中性粒细胞的激活，炎症介质级联效应中参与的其他重要因子还包括黏附分子、激肽、凝血酶、心肌抑制因子、内啡肽及热休克蛋白等，最终结果是导致一系列的血流动力学异常、肾功能障碍、酸碱失衡及其他功能紊乱。其中，失控性炎症反应及弥散性凝血是脓毒症级联反应中非常重要的环节[3]。

血流动力学改变

危重症患者常需要中心静脉（central intravenous，IV）置管以测定心输出量及外周血管阻力（systemic vascular resistance，SVR），这些管道常放置于肺动脉以便精确地测量血流动力学。SVR 正常值一般在 800~1 200dyne·s·cm^{-5}，但在脓毒性休克时由于广泛血管扩张，可降至 500~600dyne·s·cm^{-5}，从而导致心脏代偿性增加心输出量，可从 4~6L/min 增加至 11~12L/min。这种反应性的心输出量增加主要依靠增加心率来实现，但每搏输出量不变甚至降低。尽管心率增快是由于反射性心动过速所致，但应激诱导的儿茶酚胺（去甲肾上腺素、肾上腺素）释放也是导致心率增快的因素之一。虽然心输出量的增加最初是因为对动脉血管扩张的代偿反应，但这种代偿反应并不足以完全克服血管扩张状态，因而导致低血压的发生。败血性休克由于心肌抑制可导致心输出量降低，低心输出量及低 SVR 共同导致的低血压常常对血管升压药物及液体复苏无反应。R. G. 具有切实的证据证明其患有脓毒性休克：低血压（70/30mmHg），心动过速（130 次/min），而这应该是由于血管扩张和儿茶酚胺释放所致。

脓毒症通常会发生血管扩张，而且这种扩张既不规则又混乱，血管收缩和扩张并存，从而导致血流分布不均。在脓毒症患者，肾脏、肠系膜和肢端末梢等处的血流常被分流。

当脓毒症进展为脓毒性休克时，体内大多数重要器官的血流供应会下降。正常尿量约为 0.5~1.0ml/（kg·h）（70kg 体重的人约为 30~70ml/h），但脓毒症患者尿量可降低到<20ml/h。R. G. 的尿量为 10ml/h，这与脓毒症导致的肾脏灌注障碍表现一致。肾脏血流减少及炎症介质诱导的微循环衰竭可致急性肾小管坏死（acute-tubular necrosis，ATN）。R. G. 的尿毒症（BUN 58mg/dl）及血清肌酐浓度升高（3.858mg/dl）是继发于脓毒症的肾脏灌注不足。而肝脏的灌注不足可出现"休克肝"，肝脏功能检查指标如血清谷丙转氨酶（alanine aminotransferase，ALT）、谷草转氨酶（aspartate aminotransferase，AST）和碱性磷酸酶等均可异常

升高。R. G. 的肝功能检测结果未提供，但他的血清白蛋白浓度降低（2.1g/dl），凝血酶原时间延长为 18 秒。肢端湿冷是肌肉组织血流减少的典型表现，而脑组织血流减少可导致意识状态的降低。R. G. 意识不清，肢端末梢湿冷、口唇苍白，这些症状和体征均强烈支持脓毒性休克的诊断。

细胞学变化

脓毒症综合征具有明显的细胞代谢异常，脓毒症患者常见有糖耐量异常，既往血糖正常的患者常突然表现为高血糖，并且是一些患者感染进展的首发症状之一。R. G. 的血糖升高（320mg/dl）肯定与感染相关。与脓毒症炎症反应相关的其他敏感指标还包括血沉（erythrocyte sedimentation rate，ESR）、C 反应蛋白及降钙素原等，这些指标在包括感染在内的大多数炎症反应中均会升高，可用以跟踪感染进展。R. G. 目前 ESR 升高到 65mm/h，如果感染得到有效控制，ESR 应该会随之下降，反之，ESR 及 C 反应蛋白会持续升高。降钙素原作为感染标志物较 ESR、C 反应蛋白特异性高，并且被用作对非感染性炎症患者停用抗菌药物的鉴别工具之一[4]。目前 R. G. 的降钙素原为 1.0μg/L，提示为感染相关性炎症。

呼吸改变

脓毒症患者体内乳酸等有机酸的产生增加，糖原酵解增加，氧摄取降低，传递依赖的氧消耗异常[5]。该过程导致代谢性酸中毒，并伴有血清碳酸氢根水平的下降。此时，肺会代偿性地增加呼吸频率（呼吸急促）以增加动脉血二氧化碳排出。R. G. 的酸碱状态符合脓毒症相关的代谢性酸中毒（二氧化碳为 16mmol/L）及代偿性呼吸性碱中毒（呼吸频率为 24 次/min）。

急性呼吸窘迫综合征（acute respiratory distress syndrome，ARDS）是脓毒症级联反应的一个晚期并发症。ARDS 最初被描述为一种伴有严重低氧血症的非心源性肺水肿，这主要是肺内右向左分流（源于肺不张及肺泡水肿）所致。ARDS 发病的病理生理学基础是肺泡毛细血管网的完整性遭到破坏[5]。在 ARDS 初期阶段，患者即有严重肺泡水肿，并发生大量炎症细胞尤其是中性粒细胞浸润，在后期（ARDS 症状发生 10~14 日后），出现严重的肺损害，肺气肿、肺血管阻塞及肺纤维化都比较常见。严重 ARDS 的动脉血氧分压与吸入氧浓度的比值（PaO_2/FiO_2）小于 100，肺顺应性降低，需要使用较高的呼气末正压（positive end-expiratory pressure，PEEP）或其他呼吸支持。目前对 ARDS 主要是支持治疗，包括机械通气、高浓度吸氧及 PEEP。如果患者肺换气功能在 7 日内未能得到有效改善，病死率将会非常高（>80%）[6]。虽然目前 R. G. 还未出现 ARDS，但鉴于其脓毒症严重，强烈预示在随后几日里很可能会发生 ARDS。

凝血功能改变

弥散性血管内凝血（disseminated intravascular coagulation，DIC）是脓毒症一个公认的并发症。DIC 时，循环系统

广泛发生凝血和炎症从而大量消耗凝血因子和血小板[3]，导致脓毒症患者凝血酶原时间（prothrombin time，PT）与凝血酶原国际标准化比值（international normalized ration，INR）和活化的部分凝血酶原时间（activated partial thromboplastin time，aPTT）延长、血小板计数下降。纤维蛋白原水平的下降和纤维蛋白降解产物的增加是 DIC 诊断指征。R. G. 的 PT 延长（18 秒）和血小板计数下降（40 000/μl）提示其存在脓毒症相关性 DIC。

神经系统改变

脓毒症患者常见的中枢神经系统改变包括嗜睡、定向力障碍、意识障碍及神智错乱等。精神状态的改变一般是中枢神经系统感染，例如脑膜炎、脑脓肿等公认的临床症状之一，但在其他部位感染中也经常观察到。R. G. 的意识障碍也符合脓毒性休克的表现。

感染性疾病诊断的问题

> 案例 62-1，问题 3：R. G. 既往史包括有颞动脉炎及癫痫，长期接受激素类药物及苯妥英钠治疗。近期由于需行外科手术而在围术期给予了氢化可的松冲击治疗。哪些疾病或药物因素可能影响感染的诊断呢？

致白细胞升高的非感染因素

大型手术、急性心肌梗死及糖皮质激素治疗等多种因素都可以导致白细胞计数的增高，但是却不会像感染那样导致核左移。对于 R. G. 来说，氢化可的松（hydrocortisone）的冲击剂量及近期的外科手术可能是其白细胞升高的部分原因，但核左移却强烈支持感染存在（骨髓反应所致）。

药物效应因素

糖皮质激素可以引起一些类似感染的表现，甚至掩盖感染。糖皮质激素治疗初期或增加剂量时，常伴发白细胞计数升高或糖耐量异常。部分患者甚至可出现激素诱导的精神状态的变化，非常类似于脓毒症相关性的精神状态改变。糖皮质激素不仅可引起这些类似于感染的临床表现，它也具有掩盖感染的作用。例如溃疡性结肠炎患者的肠穿孔可导致严重的腹腔感染，此时使用糖皮质激素虽然有强大的抗炎效应，但也可以减弱腹膜炎的典型临床表现，甚至还可以减轻或消除发热反应。因此，正在使用激素的脓毒症患者可能缺乏相应的临床症状，但却面临发生革兰氏阴性菌脓毒性休克的极大风险。

糖皮质激素影响感染诊断另一个例子与神经外科手术有关。某些神经外科手术常伴随有脑膜的明显损伤，常使用地塞米松以减轻神经外科手术后的炎症反应及水肿，但接受高剂量地塞米松治疗的患者，则常常缺乏相应的临床表现，当激素减量时，患者才出现典型的脑膜刺激征象，包括颈强直、畏光、头痛等。腰穿可发现脑脊液（cerebrospinal fluid，CSF）混浊，脑脊液生化显示白细胞计数增高、蛋白增高及低糖。尽管上述症状与体征和感染性脑膜炎相吻合，

但如果脑脊液标本中未发现病原微生物生长，这实际是一种无菌性脑膜炎（非病原微生物引发的脑膜炎症）[7]。有些药物可诱发无菌性脑膜炎，如非甾体抗炎药、磺胺类药物及某些抗癫痫药[8]。

发热

发热是自身免疫性疾病一个常见症状，如系统性红斑狼疮（systemic lupus erythematosus，SLE）、颞动脉炎、结节病、慢性肝病及恶性地中海热综合征等[9,10]。急性心肌梗死、肺栓塞、术后肺不张及某些癌症等也常伴随发热。在部分患者还需考虑自身诱导的或人为导致的发热。近期大量不明原因发热的评估结果显示发热的病原学诊断很难获得，在多数情况下，发热也无需使用抗菌药物进行治疗[10]。排除感染、自身免疫性疾病及肿瘤后，药物热也应考虑，包括某些抗菌药物及抗癫痫药物等在内的部分药物均可引起药物热，一般在药物治疗后 7~10 日出现，停药后 48 小时内常降至正常[11]。一些临床医师表示药物热患者通常自我感觉"正常"，几乎未感到自己在发热。再次应用致热药物，数小时之内就会再次激发发热。药物热必须是在除外其他引起发热的疾病状态之后方能确定，且应作为感染的排除诊断之一。

综上，R. G. 虽患有自身免疫性疾病和颞动脉炎可以引起发热，而且正在使用的糖皮质激素、苯妥英钠（phenytoin）等也可干扰感染的诊断，但是他的其他症状与体征均强烈提示 R. G. 目前的主要问题是感染导致。

感染部位的确定

> 案例 62-1，问题 4：R. G. 最可能的感染源是什么？

无论可能的感染部位是什么，脓毒症患者均应及时抽取一系列血样标本进行培养检测以明确是否有菌血症存在。血培养标本送检之后，详细的体格检查也有助于寻找感染源。尿源性脓毒血症是最常见的院内感染，可表现为排尿困难、腰腹痛和尿分析异常等[12]。而呼吸急促、痰液增加、胸部影像学改变及低氧血症等常提示肺部感染。静脉输液管道感染的证据常包括局部疼痛、插管处的环形红斑及脓性分泌物等。其他潜在的感染灶还包括腹膜、盆腔、骨骼和中枢神经系统等。

R. G. 可能存在多个部位感染，大量黄绿色痰液、呼吸急促、胸部影像学改变提示肺炎可能，腹痛、肠鸣音消失以及近期手术史则提示腹腔感染可能[13]。最后，尿分析异常（>50 白细胞/高倍视野），中心静脉导管周围的环形红斑也分别提示泌尿道及导管源性的感染。

确定可能的病原菌

> 案例 62-1，问题 5：R. G. 感染最可能的病原体是什么？

R. G. 有多处可能的感染灶及病原体，表 62-1 将感染

病原体进行了分类(革兰氏阴性菌、革兰氏阳性菌、需氧菌和厌氧菌等),表62-2列出了各部位感染最可能的病原体。细菌性肺炎可以由多种病原菌引起,包括肺炎链球菌、肠杆菌及非典型病原体(如嗜肺军团菌)等[14]。然而对患者经验性抗菌治疗时没有必要完全覆盖表中所列病原体,正常人群的社区获得性肺炎常见感染菌为肺炎链球菌、流感嗜血杆菌和非典型病原体等[15],而医院获得性(医院、疗养院等)肺炎则常见革兰氏阴性杆菌(大肠埃希菌、肺炎克雷伯菌属、肠杆菌属及铜绿假单胞菌)和金黄色葡萄球菌。如果肺炎是由胃内容物吸入所致,尽管这种吸入性肺炎真正的病原菌并不明确,但仍可经验性选用针对口腔厌氧菌的抗菌药物。经验性治疗医院相关性肺炎或呼吸机相关性肺炎时,了解所在医院内细菌流行病学情况是非常必要的,如果铜绿假单胞菌或阴沟肠杆菌占主导地位,则可针对其选择有效的广谱抗菌药物。同理,患者既往已应用或正在应用的抗菌治疗对经验性治疗的选药也有着显著的影响。患者年龄也是影响感染流行病学的重要因素,例如新生儿脑膜炎常由B组链球菌、大肠埃希菌和单核细胞增生性李斯特菌导致,而这些细菌并不是成人脑膜炎的常见致病菌。基础疾病如慢性阻塞性肺疾病(chronic obstructive pulmonary COPD)、酗酒或静脉药瘾者等均有其特定的感染菌,例如COPD患者的肺炎常由肺炎链球菌或流感嗜血杆菌等引起,而慢性酗酒者的肺炎则常见克雷伯菌属感染。

表 62-1

感染病原体分类

1. 细菌	杆菌
需氧菌	梭状芽孢杆菌(产气荚膜梭菌、破伤风梭菌、难辨梭状芽孢杆菌)
革兰氏阳性菌	痤疮丙酸杆菌
球菌	革兰氏阴性菌
链球菌:肺炎链球菌、草绿色链球菌;A组链球菌	球菌
肠球菌	无
葡萄球菌:金黄色葡萄球菌、表皮葡萄球菌	杆菌
杆菌	拟杆菌(脆弱拟杆菌、产黑色素拟杆菌)
棒状杆菌	梭菌属
李斯特菌	普氏菌
革兰氏阴性菌	2. 真菌
球菌	曲霉菌、念珠菌、粗球孢子菌、隐球菌、组织胞浆菌、毛霉菌、皮肤癣菌、毛癣菌)
卡他莫拉菌	3. 病毒
奈瑟菌属(脑膜炎奈瑟菌、淋病奈瑟菌)	流感病毒,肝炎病毒A、B、C、D、E,人免疫缺陷病毒,风疹病毒,疱疹病毒,巨细胞病毒,呼吸道合胞病毒,E-B病毒,严重急性呼吸综合征(SARS)病毒
杆菌	4. 衣原体
肠杆菌科(大肠埃希菌、肺炎克雷伯菌、阴沟肠杆菌、枸橼酸杆菌、变形杆菌、黏质沙雷菌、沙门菌、志贺菌、摩根菌、普罗威登斯菌)	沙眼衣原体、鹦鹉热衣原体、肺炎衣原体、性病淋巴肉芽肿(LGV)
空肠弯曲菌	5. 立克次体
铜绿假单胞菌	落基山斑疹热、Q热、脲原体属
幽门螺杆菌	6. 支原体
流感嗜血杆菌(球杆菌形态学)	肺炎支原体、人型支原体
军团菌	7. 螺旋体
厌氧菌	梅毒螺旋体、博氏疏螺旋体(莱姆病)
革兰氏阳性菌	8. 分枝杆菌
球菌	结核分枝杆菌
消化球菌	鸟型细胞内分枝杆菌
消化链球菌	

表 62-2

感染部位：可能的致病菌

感染部位/类型	可能的致病菌
1. 呼吸道	
咽炎	病毒，A 组链球菌
中耳炎	病毒，流感嗜血杆菌、肺炎链球菌、卡他莫拉菌
急性鼻窦炎	病毒，肺炎链球菌、流感嗜血杆菌、卡他莫拉菌
慢性鼻窦炎	厌氧菌、金黄色葡萄球菌（以及急性鼻窦炎可能的致病菌）
会厌炎	病毒，流感嗜血杆菌
肺炎	
社区获得性	
正常宿主	肺炎链球菌、病毒、支原体
吸入性（误吸）肺炎	口腔正常菌群（需氧、厌氧）
儿童	肺炎链球菌，流感嗜血杆菌
COPD	肺炎链球菌，流感嗜血杆菌，军团菌，衣原体，支原体
酗酒（酒精依赖）	肺炎链球菌，克雷伯菌属
医院获得性	
吸入性（误吸）	口腔厌氧菌、需氧革兰氏阴性杆菌、金黄色葡萄球菌
中性粒细胞减少症	真菌、需氧革兰氏阴性杆菌、金黄色葡萄球菌
HIV	真菌、卡氏肺孢子虫、军团菌、诺卡菌属、肺炎链球菌、铜绿假单胞菌
2. 泌尿道	
社区获得性	大肠埃希菌、其他革兰氏阴性杆菌、金黄色葡萄球菌、表皮葡萄球菌、肠球菌
医院获得性	耐药需氧革兰氏阴性杆菌、肠球菌
3. 皮肤和软组织	
蜂窝织炎	A 组链球菌、金黄色葡萄球菌
静脉导管感染	金黄色葡萄球菌、表皮葡萄球菌
外科伤口	金黄色葡萄球菌、革兰氏阴性杆菌
糖尿病溃疡	金黄色葡萄球菌、需氧革兰氏阴性杆菌、厌氧菌
疖	金黄色葡萄球菌
（1）腹腔感染	脆弱拟杆菌、大肠埃希菌、其他需氧革兰氏阴性杆菌、肠球菌
（2）胃肠炎	沙门菌、志贺菌、幽门螺杆菌、空肠弯曲菌、难辨梭状芽孢杆菌、阿米巴、贾第鞭毛虫、病毒、产肠毒素大肠埃希菌
4. 感染性心内膜炎	
先天性心脏瓣膜病	草绿色链球菌
静脉药瘾者	金黄色葡萄球菌、需氧革兰氏阴性杆菌、肠球菌、真菌
人工瓣膜	表皮葡萄球菌、金黄色葡萄球菌
5. 骨髓炎及化脓性关节炎	金黄色葡萄球菌、需氧革兰氏阴性杆菌
6. 脑膜炎	
<2 个月	大肠埃希菌、B 组链球菌、李斯特菌
2 个月~12 岁	肺炎链球菌、脑膜炎奈瑟菌、流感嗜血杆菌
成人	肺炎链球菌、脑膜炎奈瑟菌
医院获得性	肺炎链球菌、脑膜炎奈瑟菌、需氧革兰氏阴性杆菌
神经外科术后	金黄色葡萄球菌、需氧革兰氏阴性杆菌

COPD，慢性阻塞性肺部疾病。

机体免疫状态也有助于预判可能的感染病原体，HIV/AIDS 患者或正在接受免疫抑制剂如抗胸腺细胞丙种球蛋白、环孢素（或他克莫司）、西罗莫司、糖皮质激素等治疗者容易发生淋巴细胞缺乏或功能障碍相关性感染，致病原包括巨细胞病毒、卡氏肺孢子虫、非典型分枝杆菌和新型隐球菌等。白血病或中性粒细胞减少症患者除上述致病原感染外，还易患包括铜绿假单胞菌在内的需氧革兰氏阴性杆菌、念珠菌属和曲霉菌属感染。

R. G. 的腹部、呼吸道、泌尿道及静脉置管部位等都是可疑的感染部位。腹腔感染致病菌主要是需氧革兰氏阴性肠道杆菌和脆弱拟杆菌，肠球菌也有可能；医院获得性的尿路感染则通常由需氧革兰氏阴性菌所致。R. G. 的肺炎可能是由需氧革兰氏阴性菌、葡萄球菌或其他病原体引起。而且，由于长期使用糖皮质激素，使他可能发生军团菌、卡氏肺孢子虫及真菌等机会性感染。最后，其静脉插管处感染的致病菌可能为葡萄球菌属，包括表皮葡萄球菌及金黄色葡萄球菌。

病原微生物学检验及药敏试验

案例 62-1，问题 6： R. G. 气管分泌物的革兰氏染色显示为革兰氏阴性菌，哪些检测有助于明确病原菌？

一旦明确了感染部位，并正确评估了宿主的防御能力及细菌流行病学因素后，就需要进行相关实验室检测以确定病原菌。革兰氏染色是采用结晶紫溶液及碘液染色细菌，显示其为革兰氏阴性还是阳性，不过有些细菌并无确定的革兰显色。而且，革兰氏染色还可以清晰地显示细菌的形态（球菌、杆菌）。链球菌及葡萄球菌为革兰氏阳性球菌，而大肠埃希菌、阴沟肠杆菌及铜绿假单胞菌为革兰氏阴性杆菌（见表 62-1）[16]。如果气管分泌物革兰氏染色显示为阳性球菌占优势，则可采用抗葡萄球菌的经验性治疗；反之，如果革兰氏染色提示为革兰氏阴性杆菌，则应该采用抗革兰氏阴性杆菌的药物治疗。

与细菌的革兰氏染色相似，印度墨汁染色及氢氧化钾（KOH）染色有助于部分真菌的鉴别。抗酸杆菌（acid-fast bacilli，AFB）染色特异性用于诊断结核分枝杆菌或非典型分枝杆菌感染。

R. G. 的革兰氏染色结果提示应该采取抗革兰氏阴性杆菌的的治疗。表 62-3 列举了各类抗菌药物（如不同代头孢菌素），表 62-4～表 62-6 分别列举了需氧革兰氏阳性菌、需氧革兰氏阴性菌及厌氧菌的体外药物敏感性。

细菌培养及药敏试验

细菌培养及药敏试验可以最终确定病原微生物，并为抗感染治疗提供有效的用药指导，而且也比革兰氏染色提供的病原微生物信息更多，但通常需要 18～24 小时才能获得结果。确定病原菌后，可以根据表 62-7 并结合所在医疗机构的具体药敏试验结果选择最合适的抗菌药物。

纸片扩散法

目前细菌药敏试验最常用的方法是纸片扩散法及肉汤稀释法，纸片扩散法（Kirby-Bauer 法）是在琼脂平板上预先接种病原微生物，然后在平板上放置载有不同抗菌药物的纸片，18～24 小时后观察病原菌的生长情况，如果纸片中的抗菌药物对该病原菌有效，环绕纸片周围可出现一个抑菌圈。根据临床微生物实验室标准（Clinical and Laboratory Standards Institute，CLSI）提供的指导意见，测量抑菌圈的直径以判断细菌对药物是敏感、中介或耐药。CLSI 的抑菌圈判定标准主要是考虑抗菌药物在体内可达到的浓度而制定的，然而肉汤稀释法测定的 MIC 值（见下文）与抗菌药物在体内可达到的浓度相关性更好。

肉汤稀释法

肉汤稀释法是将细菌接种于多个装有肉汤的试管或多孔培养板中，然后将抗菌药物加入其中以形成系列梯度浓度（如萘夫西林 0.5、1.0 和 2.0μg/ml），培养孵育 18～24 小时，检查细菌生长情况。培养液浑浊则显示细菌生长，提示细菌对该浓度抗菌药物耐药。例如，金黄色葡萄球菌在萘夫西林 0.5μg/ml 浓度下可以生长，在 1.0μg/ml 浓度时无生长，1.0μg/ml 的浓度可被认为是萘夫西林（nafcillin）抗金黄色葡萄球菌的最低抑菌浓度（minimum inhibitory concentration，MIC）。

与纸片法相类似，CLSI 在充分考虑了抗菌药物的药代动力学特征后，也为肉汤稀释法测得的病原微生物与对应的抗菌药物 MIC 结果报告为敏感、中介或耐药提供了相应的指导意见[17]。关于 MIC 值的解读都是将病原微生物与抗菌药物各自独立界定的。例如环丙沙星（ciprofloxacin）可达到的血清浓度仅为 1～4μg/ml，而第四代头孢菌素头孢吡肟（cefepime）的血清峰浓度可达到 75～100μg/ml，对于两种药物的 MIC 值均为 4μg/ml 的铜绿假单胞菌，根据 CLSI 意见则该菌对环丙沙星耐药，但对头孢吡肟敏感。

尽管上述检测方法对抗菌药物的体外药敏提供了准确的评估，但培养时间的滞后性（18～24 小时）可能会妨碍临床治疗的连续性。另一个可替代 MIC 检测的更有效、但也更昂贵的是 E 检验。该方法利用装载好特定抗菌药物的板条，药物浓度从一端向另一端梯度递增，检测时将板条置于有病原菌生长的琼脂平板内，对应的 MIC 的浓度处可观察到病原菌生长受抑制。大量研究证明 E 检验与传统的药敏检测方法同等有效。目前美国已开发研制出多个自动化抗菌药物敏感性检测系统，包括 Phoenix（Becton Dickinson，Franklin Lakes，NJ）、Vitek（bioMerieux，Durham，NC）、Microscan WalkAway（Siemens Helthcare Diagnostics，Tarrytown，NJ）、Sensititre（Trek Diagnostics，Cleveland，OH）。这些检测系统均运用计算机数字化分析结果，采用专业决策技术确定抗菌药物针对特定病原菌的 MIC 值。自动化的药物敏感性检测具有两个突出的优势，一是节省人力，二是报告快速，并且可能尽早启动正确的抗菌药物治疗。尽管优点明显，但也有不足（尤其是针对囊性纤维化感染分离株）。目前大多数临床微生物实验室已采用自动化药敏检测系统。尽管这些自动化药敏检测系统较传统的肉汤稀释法及纸片

表 62-3

抗菌药物分类

β-内酰胺类抗生素	
头孢菌素类	苯唑西林(dicloxacillin)
第一代	萘夫西林(Unipen)
头孢羟氨苄(Duricef)	β-内酰胺酶抑制剂复合制剂
头孢唑林(Ancef)	奥格门汀(阿莫西林/克拉维酸)
头孢氨苄(Keflex)	Avycaz(头孢他啶/阿维巴坦)
第二代	泰美汀(替卡西林/克拉维酸)
头孢克洛(Ceclor)	舒他西林(氨苄西林/舒巴坦)
头孢孟多(Mandol)	Zerbaxa(头孢噻嗪/他唑巴坦)
头孢尼西(Monocid)	氨基糖苷类
头孢雷特(Precef)	阿米卡星(Amikacin)
头孢替坦(Cefotan)	庆大霉素(Gentamicin)
头孢西丁(Mefoxin)	新霉素(Neomycin)
头孢丙烯(Cefzil)	奈替米星(Netilmicin)
头孢呋辛(Zinacef)	链霉素(Streptomycin)
头孢呋辛酯(Ceftin)	妥布霉素(Tobramycin)
第三代	蛋白合成抑制剂
头孢地尼(Omnicef)	阿奇霉素(Azithromycin)
头孢妥仑(Spetracef)	克拉霉素(Clarithromycin)
头孢克肟(Suprax)	克林霉素(Clindamycin)
头孢噻肟(Claforan)	氯霉素(Chloramphenicol)
头孢泊肟(Vantin)	达福普汀(Dalfopristin)
头孢他啶(Fortaz)	地红霉素(Dirithromycin)
头孢布烯(Cedax)	红霉素(Erythromycin)
头孢唑肟(Cefizox)	非达霉素(Fidaxomicin)
头孢曲松(Rocephin)	利奈唑胺(Linezolid)
第四代	泰地唑胺(Tedizolid)
头孢吡肟(Maxipime)	泰利霉素(Telithromycin)
第五代	四环素类(Tetracyclines)(多西环素、米诺环素、四环素、替加环素)
头孢罗膦(Teflaro)	
碳头孢烯类	叶酸抑制剂
洛拉卡比(Lorabid)	磺胺嘧啶(Sulfadiazine)
单环 β-内酰胺类	磺胺多辛(Sulfadoxine)
氨曲南(Azactam)	甲氧苄啶(Terimethoprim)
青霉烯类	甲氧苄啶-磺胺甲噁唑(Terimethoprim-sulfamethoxazole)
多立培南(Doribax)	
厄他培南(Invanz)	喹诺酮类
亚胺培南(Primaxin)	环丙沙星(Ciprofloxacin)
美罗培南(Merem)	吉米沙星(Gemifloxacin)
青霉素类	左氧氟沙星(Levofloxacin)
天然青霉素	莫西沙星(Moxifloxacin)
青霉素 G	诺氟沙星(Norfloxacin)
青霉素 V	氧氟沙星(Ofloxacin)
氨基青霉素	达巴万星(Dalbavancin)
氨苄西林(Omnipen)	达托霉素(Daptomycin)
阿莫西林(Amoxil)	奥利万星(Oritavancin)
巴氨西林(Spectrobid)	泰拉万星(Televancin)
耐青霉素酶青霉素	万古霉素(Vancomycin)
	甲硝唑(Metronidazole)

表 62-4

体外药敏试验：需氧革兰氏阳性球菌

药物	金黄色葡萄球菌	金黄色葡萄球菌（MR）	表葡菌	表葡菌（MR）	链球菌[a]	肠球菌[b]	肺炎球菌
氨苄西林	+		+		++++	++	+++
奥格门汀	++++	+	++++		++++	++	++++
氨曲南							
头孢唑林	++++		++++		++++		++
头孢吡肟	++++		++++		++++		+++
头孢西丁/头孢替坦	++		++		++		+
头孢罗膦	++++	++++	++++	++++	++++	+	++++
头孢呋辛	++++		++++		++++		+++
环丙沙星[e]	+++	++	+++	++	+	+	++
克林霉素	++++	++	++++	+	+++		+++
磺胺甲噁唑	++++	+++	++	+	++	+	+
达巴万星	++++	++++	++++	++++	++++	++	++++
达托霉素[f]	++++	++++	++++	++++	++++	++++	++++
红霉素（阿奇霉素、克拉霉素）	++		+		+++		++
亚胺培南（多利培南、厄他培南、美罗培南）	++++		++++		++++	++	+++
左氧氟沙星（基米沙星、莫西沙星）	++++	++	+++	++	+++	++	++++
利奈唑胺[f]（泰地唑胺）	++++	++++	++++	++++	++++	++++	++++
萘夫西林（苯唑西林）	++++		++++		++++		++
奥利万星[f]	++++	++++	++++	++++	++++	++++	++++
青霉素	+		+		++++	++	+++
奎奴普丁/达福普丁[d,f]	++++	++++	++++	++++	++++	++++	++++
第三代头孢菌素（TGC）[e]	+++		++		++++		+++
泰拉万星	++++	++++	++++	++++	++++	++++	++++
替加环素[f]	++++	++++	++++	++++	++++	++++	++++
特美汀	++++		++++		++++	+	+
舒他西林	++++		++++		++++	++	+++
万古霉素	++++	++++	++++	++++	++++	++++	++++
Zosyn	++++		++++		++++	++	+++

[a] 非肺炎链球菌。

[b] 对于严重感染常需联合治疗（如氨苄西林联合氨基糖苷）。

[e] 对于葡萄球菌和链球菌，左氧氟沙星（加替沙星、吉米沙星、莫西沙星）较环丙沙星抗菌活性更强。

[d] 对屎肠球菌有效，但对粪肠球菌疗效不确定。

[e] TGC（第三代头孢菌素）包括头孢噻肟、头孢唑肟、头孢曲松、头孢哌酮等。头孢他啶抗葡萄球菌和肺炎链球菌活性相对较弱；头孢噻肟和头孢曲松抗肺炎链球菌活性是头孢菌素类中最强的。

[f] 对万古霉素耐药的屎肠球菌有效。

MR，甲氧西林耐药。

表 62-5

体外药敏试验:需氧革兰氏阴性菌

药物	大肠埃希菌	肺炎克雷伯菌	阴沟肠杆菌	奇异变形杆菌	黏质沙雷菌	铜绿假单胞菌	流感嗜血杆菌	流感嗜血杆菌[a]
氨苄西林	++			+++			++++	
阿米卡星	++++	++++	++++	++++	++++	++++	++	++
奥格门汀	+++	++		++++			++++	++++
氨曲南	++++	++++	+	++++	++++	++++	++++	++++
头孢唑林	+++	+++		++++			+	
头孢吡肟	++++	++++	+++	++++	++++	++++	++++	++++
头孢他啶	+++	+++	+	++++	++++	+++	++++	++++
头孢他啶/阿维巴坦	++++	++++	++++	++++	++++	++++	++++	++++
头孢噻嗪/他唑巴坦	++++	++++	++++	++++	++++	++++	++++	++++
头孢罗膦	++++	++++	+	++++	++	+++	++++	++++
头孢呋辛	+++	+++		++++	+		++++	++++
磺胺甲噁唑	++	+++	+++	++++	+++		++++	++++
厄他培南	++++	++++	++++	++++	++++	+	++++	++++
庆大霉素	++++	++++	++++	++++	++++	+++	++	++
亚胺培南/美罗培南/多立培南	++++	++++	++++	+++	++++	++++	++++	++++
喹诺酮类	+++	++++	+++	++++	++++	++	++++	++++
TGC[b]	++++	++++	+	++++	++++	+	++++	++++
替加环素	++++	++++	++++	++	++++	−	++++	++++
泰门汀	+++	++	+	++++	+++	+++	++++	++++
妥布霉素	++++	++++	++++	++++	+++	++++	++	++
舒他西林	+++	+++		++++	++		++++	++++
Zosyn	++++	++++	++	++++	++++	++++	++++	++++

[a] 产 β-内酰胺酶。
[b] 头孢噻肟、头孢唑肟、头孢曲松。
TGC,第三代头孢菌素。

表 62-6

药物对厌氧菌的敏感性

药物	脆弱类拟杆菌	消化球菌	消化链球菌	梭状芽孢杆菌
氨苄西林	+	++++	++++	+++
氨曲南				
头孢唑林		+++	+++	
头孢吡肟	+	+++	+++	+
头孢噻肟	++	+++	+++	+
头孢西丁(头孢替坦)	+++	+++	++++	+

表 62-6
药物对厌氧菌的敏感性（续）

药物	脆弱类拟杆菌	消化球菌	消化链球菌	梭状芽孢杆菌
头孢他啶		+	+	+
头孢唑肟	+++	+++	+++	+
环丙沙星	+	+	+	+
克林霉素	+++ .	++++	++++	++
莫西沙星	+++	+++	+++	++
亚胺培南（多立培南/厄他培南/美罗培南）	++++	++++	++++	++
甲硝唑	++++	+++	++	+++
青霉素	+	++++	++++	++++
哌拉西林-他唑巴坦（阿莫西林-克拉维酸、替卡西林-克拉维酸）	++++	+++	+++	+++
舒他西林	++++	++++	++++	++++
万古霉素		+++	+++	+++

表 62-7
细菌感染时抗菌药物的选择

病原菌	选用药物	替代选择	备注
需氧菌			
革兰氏阳性球菌			
化脓性链球菌（A 组链球菌）	青霉素	克林霉素，大环内酯类，头孢菌素类	青霉素过敏患者首选克林霉素
肺炎链球菌	头孢曲松，氨苄西林，阿莫西林（口服）	大环内酯类，头孢菌素类，多西环素	虽然青霉素耐药肺炎球菌约占 20%～30%，但大剂量青霉素或阿莫西林对大多数菌株仍然有效
			青霉素耐药肺炎球菌一般对红霉素、四环素类和头孢菌素类等也耐药
			对青霉素高水平耐药菌株可选择抗肺炎球菌喹诺酮类（吉米沙星、左氧氟沙星、莫西沙星）、头孢曲松及头孢噻肟等
粪肠球菌	氨苄西林±庆大霉素	哌拉西林-他唑巴坦；万古霉素±庆大霉素，达托霉素，利奈唑胺，替加环素	最常见的肠球菌（80%～85%），抗肠球菌最有效的有氨苄西林（青霉素，哌拉西林-他唑巴坦）、万古霉素及利奈唑胺；单药治疗通常可抑制肠球菌生长，但不能杀灭细菌，达托霉素对肠球菌有独特的杀菌活性；氨基糖苷类必须与氨苄西林或万古霉素联用方表现出杀菌活性；感染性心内膜炎应明确是否为氨基糖苷高水平耐药的肠球菌感染

表 62-7

细菌感染时抗菌药物的选择（续）

病原菌	选用药物	替代选择	备注
屎肠球菌	万古霉素±庆大霉素	利奈唑胺,达托霉素,达福普丁/奎奴普丁(D/Q),奥利万星,替加环素	第二常见的肠球菌(10%~20%),且比粪肠球菌更易发生多重耐药;最可靠的药物有达托霉素、D/Q及利奈唑胺;单药治疗通常可抑制肠球菌生长,但不能杀灭细菌,氨基糖苷、替加环素必须联用抗细菌细胞壁活性抗菌药物才表现出杀菌活性;氨苄西林及万古霉素耐药较为常见,万古霉素耐药菌株可选择达托霉素、D/Q及利奈唑胺
金黄色葡萄球菌(甲氧西林耐药)	萘夫西林,苯唑西林	头孢唑林,万古霉素,克林霉素,达巴万星,利奈唑胺,奥利万星	10%~15%的分离菌株可被青霉素抑制;大多数菌株对萘夫西林、头孢菌素类、复方磺胺甲噁唑及克林霉素敏感
	万古霉素	复方磺胺甲噁唑,米诺环素,达托霉素,替加环素,特拉万星,头孢罗膦	第一代头孢菌素抗菌活性与萘夫西林相当,大多数第二代与第三代头孢菌素足以治疗金黄色葡萄球菌感染(除外头孢他啶和头孢尼西)。耐甲氧西林金黄色葡萄球菌需用万古霉素治疗,也可选用复方磺胺甲噁唑、达托霉素、D/Q、利奈唑胺、脂糖肽类、多西环素及米诺环素等
表皮葡萄球菌(萘夫西林耐药)	萘夫西林,苯唑西林	头孢唑林,万古霉素,克林霉素	大部分菌株对β内酰胺类、克林霉素及复方磺胺甲噁唑耐药,最可靠的药物有万古霉素、达托霉素、D/Q及利奈唑胺。利福平对表皮葡萄球菌有活性,可与其他药物联合使用,单用利福平易产生耐药
	万古霉素	达托霉素,利奈唑胺,D/Q	
革兰氏阳性杆菌			
白喉杆菌	青霉素	头孢菌素类	
杰氏棒状杆菌	万古霉素	红霉素,喹诺酮类	
单核细胞增生李斯特菌	氨苄西林(±庆大霉素)	复方磺胺甲噁唑	
革兰氏阴性球菌			
卡他莫拉菌	复方磺胺甲噁唑	阿莫西林克拉维酸,红霉素,多西环素,第二代或第三代头孢菌素	
淋病奈瑟菌	头孢曲松		
脑膜炎奈瑟菌	青霉素	第三代头孢菌素	
革兰氏阴性杆菌			
胎儿弯曲杆菌	亚胺培南	庆大霉素	
空肠弯曲杆菌	阿奇霉素	四环素类,阿莫西林克拉维酸,喹诺酮类	
阴沟肠杆菌	复方磺胺甲噁唑	喹诺酮类,碳青霉烯类,氨基糖苷类	不可预见是否能被第三代头孢菌素抑制;碳青霉烯类、喹诺酮类、复方磺胺甲噁唑、头孢吡肟及氨基糖苷类是最有活性的药物

表 62-7

细菌感染时抗菌药物的选择(续)

病原菌	选用药物	替代选择	备注
大肠埃希菌	第三代头孢菌素	第一代或第二代头孢菌素,庆大霉素	产超广谱 β 内酰胺酶(ESBL)菌株宜选择碳青霉烯类
流感嗜血杆菌	第三代头孢菌素	β 内酰胺酶抑制剂复合制剂,第二代头孢菌素,复方磺胺甲噁唑	
幽门螺杆菌	PPI,克拉霉素,阿莫西林或甲硝唑	PPI,铋剂,四环素及硝基咪唑类	
肺炎克雷伯菌	第三代头孢菌素	第一代或第二代头孢菌素,庆大霉素,复方磺胺甲噁唑	产超广谱 β 内酰胺酶(ESBL)菌株宜选择碳青霉烯类
军团菌	氟喹诺酮类	红霉素 ± 利福平,多西环素	
奇异变形杆菌	氨苄西林	第一代头孢菌素,复方磺胺甲噁唑	
其他变形杆菌	第三代头孢菌素	β 内酰胺酶抑制剂复合制剂,氨基糖苷类,复方磺胺甲噁唑	
铜绿假单胞菌	抗铜绿假单胞菌青霉素类(或头孢菌素类) ± 氨基糖苷(或喹诺酮类)	喹诺酮类或亚胺培南 ± 氨基糖苷	对铜绿假单胞菌最有活性的药物有氨基糖苷类、多立培南、亚胺培南、美罗培南、头孢他啶、头孢他啶-阿维巴坦、头孢吡肟、头孢噻嗪-他唑巴坦、氨曲南及广谱青霉素类;对多数铜绿假单胞菌感染,单药治疗即已足够
伤寒沙门菌	喹诺酮类	头孢曲松	
黏质沙雷菌	第三代头孢菌素	复方磺胺甲噁唑,氨基糖苷类	
志贺菌	喹诺酮类	复方磺胺甲噁唑,氨苄西林	
嗜麦芽窄食单胞菌	复方磺胺甲噁唑	头孢他啶,米诺环素,β 内酰胺酶抑制剂复合制剂(泰门汀)	
厌氧菌			
脆弱类拟杆菌	甲硝唑	β 内酰胺酶抑制剂复合制剂,青霉素类	对绝大多数(95% ~ 100%)脆弱拟杆菌有良好抗菌活性的药物包括:甲硝唑、β 内酰胺酶抑制剂复合制剂(氨苄西林-舒巴坦、哌拉西林-他唑巴坦、替卡西林-克拉维酸)和碳青霉烯类。克林霉素、头孢西丁、头孢替坦、头孢美唑、头孢唑肟也有较好抗菌活性,但不及甲硝唑。氨基糖苷类及氨曲南无效
难辨梭状芽孢杆菌	甲硝唑	万古霉素,非达霉素	对严重感染可选择口服万古霉素 非达霉素预防复发较其他药物更优
梭菌属	青霉素	甲硝唑,克林霉素	

表 62-7

细菌感染时抗菌药物的选择（续）

病原菌	选用药物	替代选择	备注
其他口咽部细菌			
普氏菌	β内酰胺酶抑制剂复合制剂	甲硝唑,克林霉素	
消化链球菌	青霉素	克林霉素,头孢菌素类	大多数β内酰胺类药物有效(除外氨曲南、萘夫西林、头孢他啶)
其他			
以氏放线菌	青霉素	四环素类	
诺卡菌	复方磺胺甲噁唑	阿米卡星,米诺环素,亚胺培南	
沙眼衣原体	多西环素	阿奇霉素	
肺炎衣原体	多西环素	阿奇霉素,克拉霉素	
肺炎支原体	多西环素	阿奇霉素,克拉霉素	
伯氏疏螺旋体	多西环素	氨苄西林,第二代或第三代头孢菌素	
梅毒螺旋体	青霉素	多西环素	

扩散法更为先进,但一些新兴的技术包括 PCR 及其他"新一代"检测系统可能会更为快速检出致病微生物及其相关的敏感药物。

针对需氧革兰氏阴性菌或阳性菌的药物敏感性试验目前已相对标准化,但对厌氧菌[18]和真菌[19]仍有待规范。事实上,姑且不论厌氧菌检测标准化如何,医疗机构目前并未常规开展针对厌氧菌的药敏试验,反而是念珠菌属的药敏试验开展较好,所获体外药敏数据已被用于指导患者临床抗感染治疗。

CLSI 及部分专家一致认为,从血液、骨组织及关节腔液、脑脓肿、胸腔积液及其他一些无菌性体液中分离培养出的厌氧菌应该进行药敏试验,但临床仍少有开展[18]。真菌的药敏试验标准化已有进步,目前重点在治疗念珠菌病时强调念珠菌属对唑类药物的敏感性检测[19]。虽然 CLSI 及其他组织已经建立了关于真菌的药敏试验标准,但其检测结果与临床疗效之间的相关性并不稳定,目前真菌药敏检测与临床疗效之间相关性最好的是采用唑类药物治疗播散性曲霉病[20]。

确定分离菌株的致病性

案例 62-1,问题 7: R.G. 的气道分泌物培养出黏质沙雷菌,如何确定所分离的菌株究竟是致病菌、定植菌还是污染菌?

细菌培养阳性既可能是定植、污染,也可能是感染的致病菌。定植表示细菌确实存在于人体某部位,但并不引起

感染。不规范的标本采样和不恰当的标本处理都可能导致污染。污染与定植存在本质的区别,污染菌事实上并不存在于采样部位。R.G. 分泌物标本中培养出的黏质沙雷菌可能是感染致病菌,也可能是污染或定植菌。如果该气道分泌物是用吸引管深部采样,则培养出的菌株可能是致病菌,当然,其他的非致病性菌株也可能出现在培养基中(定植)。而且,如果临床医师或微生物实验室人员在标本处理或送检中未进行严格的无菌操作,就可能发生污染。

总之,仅仅依靠细菌培养并不能确定真正的致病菌,R.G. 病例中培养出的黏质沙雷菌既可能是致病菌,也可能是定植或污染菌。然而,考虑到 R.G. 病情的严重程度及其相关的呼吸道症状,针对黏质沙雷菌的抗菌治疗是必要的。

抗菌药物的毒性

案例 62-1,问题 8: 根据培养获得的黏质沙雷菌,增多的气道分泌物及胸部影像学的进行性恶化,R.G. 被拟诊为呼吸机相关性肺炎(ventilator-associated pneumonia, VAP)。在等待药敏结果期间,医师对 R.G. 经验性采用了亚胺培南与庆大霉素的联合抗菌治疗。回顾其既往史,R.G. 并没有明确的过敏史。对于此患者,有无其他同样有效,毒副作用又相对较低的抗菌治疗选择?

不良反应与毒性反应

在启动抗菌药物治疗之前,详细询问患者既往的药物

治疗史及过敏史是至关重要的,当患者自述有"过敏史"时,应明确其究竟是不耐受、毒性反应,还是真正的过敏。例如口服多西环素(doxycycline)引起胃肠不适是较普遍的,但这并不是过敏的表现。虽然 R.G. 自述既往无过敏史,但无论亚胺培南还是庆大霉素都并非最佳选择。亚胺培南可引起癫痫发作,尤其是肾衰以及剂量超过 50mg/(kg·d)的患者。考虑到 R.G. 已经发生了急性肾衰竭,既往又有癫痫发作史,宜选择美罗培南、多立培南或是其他类的抗菌药物。同样大庆素也不是一个好的选择,R.G. 年龄较大且肾功能进行性衰退使其更易发生氨基糖苷类药物的肾毒性及耳毒性(耳蜗与前庭)[21]。因此建议停用亚胺培南与庆大霉素,换用美罗培南或多立培南单用或同时联用氟喹诺酮类进行经验治疗。表 62-8 列出了抗菌药物常见的不良反应。

表 62-8
抗菌药物的不良反应

抗菌药物	不良反应	备注
β 内酰胺类(青霉素类,头孢菌素类,单环 β-内酰胺类,碳青霉烯类)	过敏性:过敏反应,荨麻疹,血清病,皮疹,发热	多数患者可有"氨苄西林皮疹"或"β 内酰胺类皮疹",与其他青霉素类及 β 内酰胺类无交叉过敏性,常见于伴有 E-B 病毒感染的患者。IgE 介导的青霉素类及头孢菌素类交叉过敏反应约为 5%~10%。最新数据表明青霉素类与亚胺培南/美罗培南之间极少发生 IgE 介导的交叉过敏反应。青霉素类与氨曲南之间没有 IgE 交叉过敏性
	腹泻	氨苄西林、奥格门汀、头孢曲松等尤为常见;抗生素相关性肠炎在大多数抗菌药物中均可出现
	血液系统:贫血、血小板减少、抗血小板活性、低凝血酶血症	溶血性贫血在大剂量时更常见;抗血小板活性(抑制血小板聚集)在抗铜绿假单胞菌青霉素类和其他血浆药物浓度高的 β 内酰胺类较为常见
		低凝血酶血症在具有甲硫四氮唑侧链的头孢菌素类(头孢孟多,头孢替坦)较常见,此反应可用维生素 K 预防或逆转
	肝脏损伤及胆汁淤积	肝脏损伤最常见于苯唑西林,胆汁淤积及胆道结石较多见于头孢曲松
	静脉炎	
	癫痫发作	见于高剂量 β 内酰胺类,尤其是青霉素类及亚胺培南
	高钾血症	青霉素 G(钾)常见
	肾功能损伤	对多数 β 内酰胺类仅偶有报道
	中性粒细胞减少	见于萘夫西林
	双硫仑样反应	具有甲硫四氮唑侧链的头孢菌素类较常见(头孢孟多、头孢替坦)
	低血压,恶心	亚胺培南快速输注时易发生
氨基糖苷类(庆大霉素、妥布霉素、阿米卡星、奈替米星)	肾毒性	平均发生率为 10%~15%,通常可逆,常发生于用药后 5~7 日;危险因素包括:脱水、高龄、高剂量、长疗程、并发肾脏疾病、肝脏疾病
	耳毒性	1%~5%的发生率,常不可逆,耳蜗及前庭毒性均可发生
	神经肌肉麻痹	少见,大剂量腹腔内滴注或重症肌无力患者较易发生
大环内酯类(红霉素、阿奇霉素、克拉霉素)	恶心、呕吐,胃烧灼感胆汁淤积性黄疸耳毒性,QT 间期延长	口服较常见,阿奇霉素与克拉霉素恶心反应较红霉素轻胆汁淤积性黄疸在所有红霉素盐中均有报道,特别常见于丙酸酯月桂硫酸酯(依托红霉素)耳毒性多见于大剂量应用于有肝脏或肾脏功能障碍的患者QT 间期延长可导致尖端扭转型室速及心脏猝死风险增加
泰利霉素	肝毒性、上消化道反应	有严重的、有时甚至是致命性的肝毒性报道
克林霉素	腹泻	最常见的不良反应,与抗生素相关性肠炎高度相关

表 62-8

抗菌药物的不良反应（续）

抗菌药物	不良反应	备注
四环素（包括替加环素）	过敏性	
	光敏性	
	药物相互作用	降低多价阳离子类药物的口服生物利用度（与喹诺酮类相似）
	牙齿与骨骼沉积及变色	禁用于儿童（<8岁）、孕妇和哺乳妇女
	消化道症状	上消化道症状为主
	肝损伤	主要好发于孕妇及老年人
	肾损伤（氮质血症）	四环素有抗同化效应，肾功能下降的患者避免使用；多西环素此方面的副作用相对较小
	前庭功能障碍	常见于米诺环素，尤其是大剂量使用时
万古霉素	"红人综合征"：低血压、脸红	与快速输注万古霉素相关，尤其是大剂量使用时
	肾毒性	大剂量使用或与其他肾毒性药物联用时易发生可逆性肾损伤
	耳毒性	仅在同时使用其他耳毒性的药物如氨基糖苷类或大环内酯类时常见
	静脉炎	需足够液体稀释
达福普丁/奎奴普丁（D/Q）	静脉炎	通常需要中心静脉给药
	肌痛	多数患者表现为中到重度疼痛
	胆红素增加	
达托霉素	肌痛	主要见于大剂量使用时，可逆
利奈唑胺（泰地唑胺）	血小板减少、中性粒细胞减少、贫血、单胺氧化酶（MAO）抑制、神经病变	利奈唑胺的骨髓抑制及神经病变不良反应为疗程和剂量依赖；泰地唑胺骨髓抑制及神经病变相对少见
达巴万星、奥利万星、特拉万星	肾毒性、QT间期延长	
磺胺类	消化道症状	恶心、腹泻
	肝功能损伤	胆汁淤积性肝炎，HIV感染患者更易发生
	皮疹	剥脱性皮炎、史约综合征，常见于HIV感染患者
	高钾血症	仅见于甲氧苄啶（复方磺胺甲噁唑的成分之一）
	骨髓抑制	中性粒细胞减少、血小板减少，常见于HIV感染患者
	核黄疸	新生儿体内未发育成熟的肝脏不能有效结合胆红素，磺胺类药物竞争性抑制胆红素与蛋白的结合，导致大量游离胆红素及核黄疸
氯霉素	贫血	特异性的不可逆性再生障碍性贫血（少见），可逆性的剂量依赖性贫血
	灰婴综合征	新生儿不能有效结合氯霉素所致
喹诺酮类	消化道症状	恶心、呕吐、腹泻
	QT间期延长	莫西沙星常见；几乎所有喹诺酮类均可发生
	药物相互作用	降低多价阳离子类药物口服生物利用度
	中枢神经系统	神志改变、昏迷、癫痫发作

表 62-8

抗菌药物的不良反应（续）

抗菌药物	不良反应	备注
喹诺酮类	软骨毒性	动物模型中有发生；除外此毒性，在儿童中相对较安全（包括囊性纤维化患者）
	肌腱炎、肌腱断裂	常见于老年、肾衰及同时使用糖皮质激素患者
抗真菌药		
两性霉素 B	肾毒性	常见，取决于患者的钠负荷；同时联用其他肾毒性药物（如氨基糖苷类及环孢素等）应谨慎
	低钾血症	可预见，可能由肾小管排钾所致；同时联用哌拉西林-他唑巴坦的患者常见
	低镁血症	较低钾血症少见
	贫血	长期使用后的副作用，与慢性疾病性贫血相类似
卡泊芬净，米卡芬净，阿尼芬净	与环孢素联用可引起肝功能实验检测值轻度升高	阿尼芬净使用前需用含酒精液体助溶（相当于一杯啤酒）
氟胞嘧啶	中性粒细胞减少，血小板减少	继发于氟胞嘧啶在体内的代谢物氟尿嘧啶，常见于氟胞嘧啶浓度 >100mg/ml 及 HIV 感染患者
	肝损伤	常见肝功能实验室指标轻中度升高，极少见有临床意义的肝功能损伤
酮康唑（氟康唑、艾沙康唑、伊曲康唑、泊沙康唑、伏立康唑）	药物相互作用	升高胃内 pH 可降低酮康唑片剂及伊曲康唑胶囊的口服生物利用度，唑类药物既是 CYP450 酶系的底物，同时也是 CYP3A4 及其他 CYP 酶系的抑制剂，伏立康唑更易发生 CYP 相关的药物相互作用
	肝损伤	从肝功能实验室指标轻度升高到致命性严重肝损伤均可发生
	男性乳房发育症，性欲降低	大剂量酮康唑（>400mg/d）时常见；其他唑类药物较少见
	视力障碍	仅见于伏立康唑，尤其是治疗的第一周内
抗病毒药（包括抗逆转录病毒药及抗肝炎病毒药）		
阿昔洛韦	静脉炎	静脉给药时药物溶解不充分所致，报道发生率为 1%~20%
	肾衰竭	肾衰竭多与药物使用时溶解不充分有关，脱水、快速输注患者较易发生
	中枢神经系统不良反应	AIDS 患者发生率约为 1%；剂量>10mg/（kg·d）的患者发生率增加
膦甲酸钠	肾毒性	发生率大于 60%，给药前使用生理盐水水化可能预防肾损伤；用药期间必须严密监测肾功能
	矿物质和电解质异常	可发生钙、磷异常；低钙血症、低磷或高磷血症、低镁血症、低钾血症；心肌损伤及癫痫发作风险增加
	贫血	33% 的发生率；可采用输血或停用膦甲酸钠加以处理
	恶心、呕吐	
更昔洛韦	中性粒细胞减少，血小板减少	AIDS 患者中发生率增加；剂量>10mg/（kg·d）的患者发生率增加
	肝损伤	肝功能检查指标常为轻度到中度异常
奥司他韦	恶心	

AIDS，获得性免疫缺陷综合征；HIV，人类免疫缺陷病毒。

伴随疾病状态

在选择治疗方案时,应考虑到患者的伴随疾病状态,如前讨论,老年且伴有听力障碍的患者不适宜选择耳毒性明显的氨基糖苷类药物。糖尿病或肾移植患者的念珠菌血症选择氟康唑或伊曲康唑较具有肾毒性的两性霉素 B 制剂更好。既往有癫痫史的患者,不宜选择亚胺培南,而应该选用其他毒性更低的药物。总之,选择抗菌药物时均应充分考虑药物的毒副作用及患者的基础疾病等因素。

抗菌治疗费用

案例 62-1,问题 9: 在计算 R. G. 抗菌药物治疗的花费时,应包含哪些因素?

抗菌药物治疗的费用是很难准确计算的[22],传统上认为药品购买成本是总费用的主要因素,实施药物治疗的人工费用(如护士和药师)、静脉给药装置及输液控制设备也应纳入总费用分析。如果一个药物需每日多次给药(如静注青霉素),与每日 1 次给药的药物(如头孢曲松)相比,其使用成本会增加。

某些药物如氨基糖苷类,还会增加一些实验室检查费用(氨基糖苷类血浆药物浓度检测、血肌酐检测及听力检测等),这在其他抗菌药物则不需要[23],如第三代头孢菌素及喹诺酮类。同样,一些容易滥用或毒性较高的药物在使用过程中也会增加一些监测费用(如药物使用评估、药代动力学监测等)。如果 R. G. 选择的是美罗培南(meropenem)单用或联用环丙沙星的治疗方案,其实验室检查费用相对较少。但是,上述药物均是广谱抗菌药物[24],存在滥用及诱导耐药的可能,因此其监测费用及社会总成本会增加。

抗菌药物治疗费用计算困难的原因还包括治疗失败及抗菌药物毒副作用相关的费用。无效治疗及药物毒副作用可能会延长患者的住院时间以及施行一些昂贵的干预治疗措施,如血液透析[23]、机械通气及入住重症监护病房等,而这些费用比起药物购买及实施抗菌治疗的花费要高出许多。

总之,确定抗菌药物治疗的费用非常复杂,包括购药费、静脉输液袋、输液控制设备及人力费用等都应计算在内,而抗菌药物治疗失败及药物毒副作用的相关费用等尽管难以估计,但也应包括在内。

给药途径

案例 62-1,问题 10: 黏质沙雷菌对环丙沙星敏感,可考虑给予 R. G. 口服环丙沙星治疗可能的黏质沙雷菌肺炎,但医师却采用了静脉给药的途径,为什么对于 R. G. 来说,口服环丙沙星是合理的(或是不合理的)?

抗菌药物的给药途径是否适当取决于多种因素,包括感染的严重程度、药物的口服生物利用度及患者因素等。

有脓毒症表现的患者,血液从肠系膜及肢端末梢分流,以致药物经消化道或肌内给药后的生物利用度不稳定,因此血流动力学不稳定的患者应该使用静脉给药以确保抗菌药物的有效治疗浓度。而且由于与其他口服药物之间的相互作用,可能导致某些抗菌药物的血浆浓度低于有效浓度,例如同时应用喹诺酮类抗菌药物与抗酸剂可降低药物的生物利用度;伊曲康唑(itraconazole)与质子泵抑制剂(proton-pump inhibitor,PPI)同时使用,可降低伊曲康唑的吸收。

R. G. 有脓毒症的临床表现,并且可能有黏质沙雷菌肺炎,考虑其血流动力学不稳定,口服环丙沙星无法保证其生物利用度,采用静脉给药途径是恰当的。

抗菌药物的给药剂量

案例 62-1,问题 11: 对于 R. G.,环丙沙星静脉给药的剂量应该是多少? 在确定抗菌药物的适宜给药剂量时,应该考虑哪些因素?

确定抗菌药物给药剂量取决于多个因素,表 62-9 列出了常用抗菌药物的推荐剂量。适宜剂量的选择是基于该剂量治疗某特定感染已被证明有效的证据,患者个体的因素包括体重、感染部位,以及药物的清除途径等都必须加以考虑。患者体重是重要的因素,尤其是对于治疗指数低的抗菌药物(如氨基糖苷类、亚胺培南、氟胞嘧啶等),剂量应以 mg/(kg·d)计算。但对不良反应较少的药物(如头孢菌素类),在多数疾病状态下并不太依赖体重计算给药剂量。

感染部位

不同的感染部位需要的抗菌药物剂量不同。使用主要经肾排泄的抗菌药物治疗非复杂性尿路感染时,由于尿药浓度较高只需低剂量即可;而对于严重的上尿路感染(如肾盂肾炎),则需要较高的给药剂量以确保组织或血浆中有足够浓度的药物。

解剖和生理屏障

在确定抗菌药物剂量时,解剖及生理屏障也应充分考虑。例如,为穿透脑脊液并确保足够的治疗浓度需要给予大剂量抗菌药物[25]。玻璃体[26]及前列腺[27]等部位的感染,抗菌药物同样也很难达到有效治疗浓度。

清除途径

计算抗菌药物给药剂量时必须考虑药物的清除途径。一般抗菌药物主要有肾清除和非肾清除途径(代谢或胆汁)。肾功能可通过收集 24 小时尿量或方程式估算,如 Cockcroft and Gault 方程[28]:

$$肌酐清除率 = [(140-年龄)×体重(kg)]/(72×SCr)$$

（公式 62-1）

部分经肾清除的抗感染药物如表 62-9 所列。大多数 β 内酰胺类药物经肾脏清除,而头孢曲松(cefatriaxone)及大多数抗葡萄球菌青霉素(如萘夫西林、苯唑西林、双氯西林

表 62-9

成人住院患者抗菌药物剂量指南（部分药物）

药物	CrCl>50ml/min	CrCl 10~50ml/min	CrCl<10ml/min ESRD 未透析	透析（HD 或 CRRT）
阿昔洛韦	单纯疱疹病毒感染 5mg/kg,q8h,IV 单纯疱疹病毒脑炎/带状疱疹 10mg/kg,q8h,IV	5mg/kg,IV,q12~24h 10mg/kg,IV,q12~24h	2.5mg/kg,IV,q24h 5mg/kg,IV,q24h	HD:2.5mg/kg 1 次，然后每晚 2.5mg/kg（透析日于透析后给予）CRRT:5mg/kg,q24h HD:5mg/kg 1 次，然后每晚 5mg/kg（透析日于透析后给予）CRRT:5~10mg/kg,q12~24h
氨苄西林	脑膜炎或心内膜炎 1~2g IV,q4h 非复杂性感染 1~2g IV,q6h	2g,IV,q6h	1g,IV,q8~12h	HD:1~2g,IV,q12h CRRT:1~2g,IV,q6h
氨苄西林/舒巴坦	3g IV,q6h	1.5g,IV,q6h	1.5g,IV,q12h	HD:1.5~3g,IV,q12h CRRT:1.5g,IV,q6h
氨曲南	2g,q8h	2g,IV,q12h	1g,IV,q12h	HD:1g IV,1 次，然后 1g/晚（透析日于透析后给予）CRRT:2g,IV,q12h
头孢唑林	革兰氏阴性菌或复杂性革兰氏阳性菌感染:2g IV,q8h 非复杂性革兰氏阳性菌感染:1~2g IV,q8h	1~2g,IV,q12h	1g IV,q24h	HD:血液透析后给予 2g CRRT:2g,IV,q12h
卡泊芬净 严重肝功能障碍:负荷剂量 70mg，然后 35mg/d 维持	负荷剂量:70mg，然后 50mg,q24h 维持，如同时联用苯妥英、利福平、卡马西平、地塞米松、奈韦拉平、依法韦仑等药物时，维持剂量应增至 70mg	剂量不变	剂量不变	剂量不变
头孢吡肟 不太严重的感染、粒缺伴发热、脑膜炎、铜绿假单胞菌感染、重症患者	>60ml/min 2g,IV,q12h 2g,IV,q8h	30~60ml/min 2g,IV,q24h; 2g,IV,q12h ｜ 10~30ml/min 1g,IV,q24h; 2g,IV,q24h	<10ml/min 500mg,IV,q24h 1g,IV,q24h	HD:血液透析后给予 2g CRRT:2g,IV,q12h
头孢他啶	2g,IV,q8h	2g,IV,q12~24h	0.5g,IV,q24h	HD:血液透析后给予 1g CRRT:2g,IV,q12h

表62-9

成人住院患者抗菌药物剂量指南(部分药物)(续)

药物	CrCl>50ml/min	CrCl 10~50ml/min	CrCl<10ml/min ESRD 未透析	透析(HD 或 CRRT)
头孢曲松 脑膜炎:2g IV,q12h 感染性心内膜炎及骨髓炎:2g IV,q24h	1g,IV,q24h	剂量不变	剂量不变	剂量不变
环丙沙星^{IV-PO} 铜绿假单胞菌感染	400mg,IV,q12h 500~750mg,PO,q12h 400mg,IV,q8h 750mg,PO,q12h	30~50ml/min IV 剂量不变 PO 剂量不变	10~30ml/min 200~400mg,IV,q12h 250~500mg,PO,q12h <10ml/min 200mg,IV,q12h 250mg,PO,q12h	HD:400mg,IV,q24h 或 500mg,PO,q24h (透析日于透析后给予) CRRT:400mg,IV,q12h
克林霉素	600~900mg,IV,q8h	剂量不变	剂量不变	剂量不变
达托霉素 治疗肺炎无效	4~10mg/kg,IV,q24h 具体剂量遵医嘱	<30ml/min 4~10mg/kg IV q48h		HD:4~10mg/kg,IV,q48h CRRT:4~10mg/kg,IV,q48h
多西环素^{IV-PO}	100mg,IV/PO,q12h	剂量不变	剂量不变	剂量不变
厄他培南	1g,IV,q24h	<30ml/min 500mg,IV q24h		HD:500mg,IV,q24h CRRT:500mg,IV,q24h
乙胺丁醇	15~20mg/kg,PO,q24h	<30ml/min 15~25mg/kg,PO 每周3次		HD:15~25mg/kg,PO 每周3次 (透析后给予) CRRT:15~25mg/kg,PO 每周3次
氟康唑^{IV-PO}	口咽念珠菌病:100mg,q24h 食管念珠菌病:200mg,q24h 严重念珠菌感染:负荷剂量 800mg,然后 400mg,q24h 维持	50~200mg,IV/PO q24h	50~100mg,IV/PO,q24h	HD:透析后给予 400mg CRRT:400~800mg q24h
氟胞嘧啶 5-FC	脑膜炎 25mg/kg,PO,q6h	25~50ml/min 25mg/kg,PO,q12h 10~25ml/min 25mg/kg PO,q24h	12.5mg/kg,PO,q24h	HD:12.5~25mg/kg,PO,q24h CRRT:12.5~37.5mg/kg,PO, q12~24h
更昔洛韦	>70ml/min 每剂 5mg/kg IV q12h	50~69ml/min 2.5mg/kg IV,q12h 25~49ml/min 2.5mg/kg,IV,q24h	10~24ml/min 1.25(mg·kg)/剂 IV,q24h	HD:透析后给予 1.25mg/kg IV,q24h CRRT:2.5~5mg/kg,IV,q24h

表 62-9

成人住院患者抗菌药物剂量指南(部分药物)(续)

药物	CrCl>50ml/min	CrCl 10~50ml/min	CrCl<10ml/min ESRD 未透析	透析(HD 或 CRRT)
庆大霉素	见妥布霉素	见妥布霉素		见妥布霉素
亚胺培南	500mg,IV,q6~8h 最大 50mg/(kg·d)	500mg,IV,q8h	<20ml/min 250~500mg,IV,q12h	HD:250mg,IV,q12h CRRT:500mg,IV,q8h
异烟肼	300mg PO q24h	剂量不变	剂量不变	剂量不变
左氧氟沙星 IV-PO 尿路感染 肺炎 铜绿假单胞菌感染	250~500mg,IV/PO,q24h 750mg,IV/PO,q24h	500mg,1次,然后 250mg IV/PO,q24h; 750mg,1次,然后 750mg,IV/PO,q48h	500mg,1次,然后 250mg IV/PO,q48h 750mg,1次,然后 500mg,IV/PO,q48h	HD:500mg,1次,然后 250mg,q48h CRRT:500mg,1次,然后 250~500mg,q24h
利奈唑胺 IV-PO	600mg,IV/PO,q12h	剂量不变	剂量不变	剂量不变
美罗培南 脑膜炎,确诊或拟诊铜绿假单胞菌感染或重症患者	0.5~1g,IV,q8h; 2g,IV,q8h	25~50ml/min 0.5~1g,IV,q12h 2g,IV,q12h; 10~25ml/min 0.5g,IV,q12h 1g,IV,q12h	0.5g,IV,q24h 1g,IV,q24h	HD:500mg,1次,然后 500mg/晚(透析日于透析后给予) CRRT:1g,IV,q12h
甲硝唑 IV-PO	500mg,IV/PO,q8h	500mg,IV/PO,q8h	500mg IV/PO q12h 终末期肾病未透析者	500mg,IV/PO,q8h
莫西沙星 IV-PO	400mg,IV/PO,q24h	剂量不变	剂量不变	剂量不变
萘夫西林 脑膜炎,骨髓炎,感染性心内膜炎	1~2g,IV,q4~6h 2g,IV,q4h	剂量不变	剂量不变	剂量不变
青霉素 G 脑膜炎,感染性心内膜炎	2~3MIU,IV q4~6h 3~4MIU,IV,q4~6h	1~2MIU,IV q4~6h	1MIU,IV q6h	HD:1MIU,IV,q6h CRRT:2MIU,IV,q4~6h
哌拉西林/他唑巴坦 确诊或拟诊铜绿假单胞菌感染	3.375~4.5g,IV q6~8h 4.5g,q6h(CrCl>20ml/min 患者)	3.375~4.5g,q6~8h	2.25g,q8h	HD:2.25g,IV,q8h CRRT:4.5g,IV,q8h 或 3.375g,IV,q6h

表62-9 成人住院患者抗菌药物剂量指南（部分药物）（续）

药物	CrCl>50ml/min	CrCl 10~50ml/min	CrCl<10ml/min ESRD 未透析	透析（HD 或 CRRT）
泊沙康唑 必须同时给予高脂肪饮食或营养奶昔；中性粒细胞减少预防用药	400mg,PO,q12h 或 200mg,PO,q6h 200mg,PO,q8h	剂量不变	剂量不变	剂量不变
吡嗪酰胺	20~25mg/（kg·d），PO，q24h	<30ml/min 25~35mg/kg，每周3次		HD：25~35mg/kg，每周3次（透析后给予）CRRT：25~35mg/kg，每周3次
利福平 分枝杆菌感染 心内膜炎 假体感染	600mg,PO,q24h 300mg,PO,q8h 450mg,PO,q12h	剂量不变	剂量不变	剂量不变
替加环素 严重肝病：100mg IV 1次，然后 25mg q12h	100mg,IV,1次，然后50mg,q12h	剂量不变	剂量不变	剂量不变
妥布霉素（及庆大霉素） 革兰氏阴性菌感染，除了肥胖或低于理想体重的患者，剂量应依据理想体重（IBW）计算。低于IBW的患者依据实际体重计算具体剂量；肥胖患者则依据校正体重（ABW）计算剂量	对于>60ml/min，非病态肥胖或液体负荷过多的患者，推荐每日单次给药方案：7mg/k,IV,q24h；对于不适用每日单次给药方案的患者，见下述传统给药方案			
采用传统给药方案时，应监测峰浓度及谷浓度	>60ml/min 1.6mg/kg,IV,q8h	40~60ml/min 1.2~1.5mg/kg,q12~24h	<20ml/min 2mg/kg负荷剂量，然后依据血浆药物浓度进行调整	HD：2mg/kg,IV,1次，然后1mg/kg,IV（透析后给予）CRRT：2mg/kg,IV,1次，然后1.5mg/kg,IV,q24h

表 62-9　成人住院患者抗菌药物剂量指南（部分药物）（续）

药物	CrCl>50ml/min	CrCl 10~50ml/min	CrCl<10ml/min ESRD 未透析	透析（HD 或 CRRT）
TMP/SMX[IV·PO] 转口服治疗时，可视情况选择含 TMP 80mg 的单效片或含 TMP 160mg 的增效片	全身性 G-杆菌感染 10mg TMP/（kg·d）,IV,q6~12h 卡氏肺孢子虫肺炎 15~20mg TMP/（kg·d）,IV,q6~8h	5~7.5mg TMP/（kg·d）IV,q12~24h 10~15mg TMP/（kg·d）IV,q12~24h	2.5~5mg TMP/kg,IV,q24h 5~10mg TMP/kg,IV,q24h	HD：2.5~5mg TMP/（kg·d）,q24h CRRT：5~7.5mg TMP/（kg·d）,q12~24h
万古霉素 非复杂性感染 严重感染	>60ml/min 10~15mg/kg,IV,q12h¹ 15~20mg/kg,IV,q8~12h²	40~60ml/min 10~15mg/kg,IV,q12~24h 20~40ml/min 5~10mg/kg,IV,q24h 10~20ml/min 5~10mg/kg,q24~48h	<10ml/min 10~15mg/kg,IV 负荷剂量；维持剂量视血药浓度定	HD：15~20mg/kg 负荷剂量，析后再给予 500mg CRRT：10~15mg/kg,IV q24h
伏立康唑[IV·PO]	负荷剂量=400mg,q12h,1 日，然后 200mg,q12h（PO）	剂量不变	剂量不变*	剂量不变*

单次给药剂量可分别为 250mg,500mg,750mg,1g,1.25g,1.5g,1.75g 和 2g（最大为 2g/次）。万古霉素谷浓度应在连续给药后第 4 次给药约 30 分钟采集血样测定。对于预期用药疗程≤3 日的患者，谷浓度水平没有推荐
¹ 适用于需要万古霉素治疗的非复杂性感染患者，谷浓度推荐为 10~15μg/ml
² 适用于 MRSA 所致严重感染（中枢神经系统感染、菌血症、呼吸机相关性肺炎、感染性心内膜炎、骨髓炎），谷浓度推荐为 15~20μg/ml

本药口服生物利用度>95%，条件允许宜采用口服给药。静脉给药剂量：负荷剂量=每次 6mg/kg,q12h，给药 1 天；然后每次 4mg/kg,q12h 维持
* 由于静脉制剂的赋形剂可能蓄积，对于 CrCl<50ml/min 的患者应避免使用静脉制剂，并且对于终末期肾病及血液透析的患者也禁忌使用。肝功能障碍需调整剂量

此表中推荐剂量适用于住院患者中重度系统性感染的治疗，摘自 UCSF/Mt. Zion 医疗中心成人抗菌药物剂量指南，由抗生素顾问委员会及药学与治疗委员会批准（更新于 6/2015）。对于多数轻度感染，使用剂量应在此基础上相应下调。本剂量推荐与其他医疗机构可能有差异。
采用 Cockcroft and Gault 公式估算肾功能：
CLcr（ml/min）=［（140-年龄）×体重（kg）]/(72×SCr)，女性应×0.85
理想体重计算公式：男性 IBW=50kg+2.3kg（超出 1.524m，每 2.54cm 增加 2.3kg）
　　　　　　　　女性 IBW=45.5kg+2.3kg（超出 1.524m，每 2.54cm 增加 2.3kg）
校正体重计算公式：ABW=IBW+0.4（实际体重-IBW）

CrCl，肌酐清除率；CRRT，连续性肾替代治疗（超滤速度 2L/h 的连续性静脉-静脉血液滤过；透析液速 1L/h，透析液超滤速度 1L/h 的连续性静脉-静脉血液滤过，自身残余肾小球滤过率<10ml/min）；ESRD，终末期肾病；HD，间断性（高通量）血液透析（如果采用每日透析方式，药物应在透析后的间隙给予）；IV，静脉给药；IV-PO，口服给药或序贯为口服给药（当患者耐受口服给药方式时，应启动或序贯改为口服给药）；MRSA，耐甲氧西林金黄色葡萄球菌；PO，口服。

则是经肾及非肾双途径清除。氨基糖苷类、万古霉素（van-comycin）、阿昔洛韦（acyclovir）及更昔洛韦（ganciclovir）主要依赖肾清除，因此对于肾衰竭的患者，这些药物应调整剂量（见表62-9）。阿奇霉素（azithromycin）、克林霉素（clinda-mycin）及甲硝唑（metronidazole）等药物主要经肝脏清除，肾衰竭患者应用则无需减少剂量。应用 Cockcroft and Gault 方程计算 R.G. 的肾功能：年龄 63 岁，体重 70kg，目前血肌酐值为 3.8mg/dl，计算肌酐清除率为 14ml/min。正常情况下 R.G. 应静脉给予环丙沙星 400mg/次，每 12 小时 1 次；但由于其肌酐升高，建议其剂量降为 200~300mg/次，每 12 小时 1 次。

肾功能可以用 Cockcroft and Gault 方程式（或其他类似公式）大致估算，但肝功能很难评估，目前没有标准的肝功能检验（包括 ALT、AST 及碱性磷酸酶等）可准确反映肝脏对药物的清除能力。某些检验指标如 PT、INR 及白蛋白等虽然是反映肝脏功能的指标，但也不能准确反映药物清除能力。接受血液透析及连续血液滤过的患者其剂量调整更为复杂，表 62-9 也列出了血液透析或连续血液滤过患者的药物剂量推荐。

患者年龄

值得注意的是，大部分药物剂量资料来源于年轻的、相对健康的患者人群，而儿童或老年患者的药物清除能力较年轻人降低，因此多数药物在应用于新生儿、儿童或老年人时，应适当降低剂量。

发热和接种效应

选择抗菌药物给药剂量的其他影响因素目前还不是很明确。发热时，流向肠系膜、肝脏、肾脏等器官组织的血流可能增加也可能减少[29]，相应的药物的清除能力可能增加也可能降低。而细菌菌落浓度过高时，可能发生接种效应从而导致 MIC 值升高[30]。例如，当菌落计数为 10^5 CFU/ml 时，哌拉西林（piperacillin）对铜绿假单胞菌的 MIC 值为 8.0μg/ml；然而，当菌落计数为 10^9 CFU/ml 时，MIC 值会升至 32~64μg/ml。这种现象已经被人们充分认识到，特别是使用 β 内酰胺类药物治疗产 β 内酰胺酶的细菌时，如果药物对 β 内酰胺酶越稳定，接种效应的影响就越小。氨基糖苷类、喹诺酮类及亚胺培南等受接种效应的影响比 β 内酰胺类药物小。在治疗细菌性脓肿时，接种效应的影响最明显，由于脓肿内细菌的浓度非常高，因此如果使用对接种效应敏感的抗菌药物治疗脓肿，需要增加剂量才能取得较好的治疗效果。

药代动力学和药效动力学

案例 62-1，问题 12：由于 R.G. 的呼吸功能没有改善，因此停用环丙沙星而经验性使用头孢吡肟与庆大霉素，并且考虑将头孢吡肟延长静脉滴注时间 3 小时，而庆大霉素也拟采用每日 1 次的给药方案。上述措施哪些是合理的并对 R.G. 有利？

β 内酰胺类（如头孢吡肟）的杀菌效应并不随着药物浓度的增加而增加，其抗菌效应与药物浓度高于 MIC 值的持续时间相关[31]。动物实验表明，β 内酰胺类药物的血浆浓度超过病原菌的 MIC 值以上的时间越长越好[31]，这一结论在中性粒细胞减少动物模型中得到验证，实验中将此类药物采用连续静脉输注的给药方式，相较于传统的间歇式给药方式能更好地抑制细菌生长。β 内酰胺类药物连续静脉输注的另一个益处是可以使用较少的日剂量而获得与较大日剂量间断给药相同的治疗效果。但就临床而言，β 内酰胺类药物连续输注与传统给药方式相比，其优点与缺点并不十分明确。喹诺酮类药物的抗菌效应和其血浆峰浓度与 MIC 值的比值相关或/和曲线下面积（area under the curve，AUC）与 MIC 值的比值相关[31]。基于此药效学原则，此患者前期治疗失败的原因可能是环丙沙星给药剂量不足，尤其是当细菌 MIC 值处于抗菌药物敏感性的上限时。

氨基糖苷类药物如庆大霉素传统的给药方式是每 8~12 小时给药 1 次，使峰浓度达到 5~8μg/ml，以确保治疗严重革兰氏阴性菌感染的有效性[32,33]。庆大霉素谷浓度超过 2μg/ml，会增加其肾毒性风险[33,34]。一些试图通过血药浓度调整以获取更好疗效和降低毒性，以及将峰谷浓度与临床结局联系起来的研究仍存在问题[21]。万古霉素谷浓度既往建议其为 5~10μg/ml[35,36]，但新近对于某特殊病原菌、某些特殊部位的感染或重症患者，推荐已提高至 10~20μg/ml[37]。

某些抗菌药物（如氨基糖苷类）具有抗生素后效应（postantibiotic effect，PAE）的药效学特性。PAE 是指细菌在暴露于抗生素之后的延迟生长现象[31,38]（如应用抗生素之后，即使抗生素浓度已经降低到细菌 MIC 值以下，细菌的正常生长也被持续抑制）。例如将铜绿假单胞菌培养于肉汤中扩增至 10^9 CFU/ml，如加入高于细菌 MIC 浓度的哌拉西林，则可见细菌浓度明显下降。如前所述，β 内酰胺类药物浓度必须维持在 MIC 以上才可优化其时间依赖性的杀菌效应，当从肉汤中去除哌拉西林后，细菌立刻重新开始繁殖。但如果用庆大霉素重复上面的实验，撤药后仍可见到细菌菌落计数减少。不同于 β 内酰胺类，庆大霉素从肉汤中去除后，作用仍可维持 2~6 小时后才又可见到明显的细菌生长，这段滞后时间被定义为 PAE。喹诺酮类、亚胺培南（imipenem）对革兰氏阴性菌也有 PAE。虽然大多数 β 内酰胺类药物（包括抗铜绿假单胞菌的青霉素类或头孢菌素类）对革兰氏阴性菌都没有 PAE，但对于革兰氏阳性菌如金黄色葡萄球菌却存在 PAE。

氨基糖苷类每日 1 次的给药方案

由于 PAE 及其他一些药代动力学的因素，一些抗菌药物无需每日多次给药，最好的临床验证就是应用氨基糖苷类治疗革兰氏阴性菌感染[39,40]。早期的资料显示，氨基糖苷类的血药峰浓度与细菌 MIC 的比值越大，临床疗效越好，两者存在较好的相关性，峰浓度越高，可能会获得更好的临床疗效。因此氨基糖苷类大剂量、低频次给药方案至少与低剂量、高频次给药同样有效。在治疗革兰氏阴性菌感染时，氨基糖苷类每日 1 次的给药方案与传统的每日多次给药方案临床疗效相似[21]。

氨基糖苷类每日 1 次的给药方案的研究主要是在肾功能正常患者中进行，缺乏在重症患者采用此非传统给药方案的研究资料，因此脓毒症休克患者是否合适采用此方案并不清楚。对于氨基糖苷类每日 1 次的给药方案，其血药浓度测定的时机及所测浓度与临床疗效之间的相关性存在争议。

总之，对于 R.G. 采用延长静脉滴注头孢吡肟的方法是可行的，但这种给药方式所带来的益处目前并不明确，考虑到 R.G. 感染的严重性及其升高的血肌酐值，他并不适用氨基糖苷类每日 1 次的给药方案（5~6mg/kg，每 24 小时1 次）。不考虑氨基糖苷类的 PAE，就 R.G. 目前的肾功能情况，需要减少庆大霉素的给药剂量。

抗菌药物的蛋白结合率

案例 62-1，问题 13：对于 R.G.，考虑使用头孢曲松而不是头孢吡肟治疗感染，头孢曲松的蛋白结合率高于头孢吡肟，为什么抗菌药物的蛋白结合率在治疗方案的选择中非常重要？

游离的（非结合）药物浓度与总药物浓度相比，前者与抗菌效应的相关性更好[41]，在某些患者中，药物与蛋白结合的程度常对临床结局产生至关重要的影响。Chambers 等[42]曾报道采用高蛋白结合率的头孢尼西（cefonicid）（98%的蛋白结合率）治疗金黄色葡萄球菌心内膜炎失败的病例，尽管药物的血浆浓度远高于细菌的 MIC，但仍有四分之三的患者暴发了菌血症。原因是血中药物总浓度虽已远超细菌 MIC值，但游离药物浓度却持续低于抑制细菌生长所必需的浓度。达托霉素（daptomycin）（90%~93%的蛋白结合率）也有类似报道[43]。因此，只有当抗菌药物的游离药物浓度超过感染菌的 MIC 时，才能取得良好的临床治疗效应。虽然头孢曲松的蛋白结合率为 85%~90%，但其游离药物浓度却远高于黏质沙雷菌的 MIC 值，因此在治疗 R.G. 的感染中，药物的蛋白结合率并不一定是选择抗菌药物的重要因素。

抗菌治疗失败

抗菌药物因素

案例 62-1，问题 14：尽管给予了"适当的"治疗，R.G.的病情并没有明显的好转，对于"抗菌治疗失败"，抗菌药物方面的因素有哪些？

抗菌治疗失败有多种原因，包括宿主因素、药物或给药方案选择错误以及基础疾病状态等等。其中最常见的原因之一就是细菌产生耐药[44-46]。在过去的十年间，临床几种重要的致病菌都出现了耐药性，包括结核分枝杆菌[47]、肠球菌[48]、革兰氏阴性杆菌[44]、金黄色葡萄球菌[49]、肺炎链球菌[50]及其他。特别值得关注的是目前已经分离到糖肽类耐药的金黄色葡萄球菌[49]、多药耐药的鲍曼不动杆菌及

铜绿假单胞菌[52]。在治疗过程中，细菌也可以产生耐药性，这种情况较原本就是耐药菌的感染少见，但仍可导致抗菌治疗失败。细菌产超广谱 β 内酰胺酶（extended-spectrum β-lactam，ESBL）或 AmpC β 内酰胺酶，β 内酰胺类药物治疗将无效，即使体外药敏试验显示敏感。

多重感染在治疗失败中也扮演了重要的角色。如果分离到了对目前抗菌治疗方案耐药的新的病原菌，则发生了多重感染。R.G. 采用头孢曲松治疗黏质沙雷菌肺炎，如果其肺炎症状持续恶化，或是气道分泌物培养出铜绿假单胞菌，那他可能发生了多重感染。

联合治疗

大多数感染采用单药治疗即可（例如大肠埃希菌伤口感染可用头孢菌素类药物治疗）。然而某些感染却需要两种药物联合治疗，包括大多数的肠球菌性心内膜炎以及部分铜绿假单胞菌感染。Hilf 等[53]持续跟踪了 200 例铜绿假单胞菌菌血症的患者，其中接受单药治疗（抗铜绿假单胞菌 β 内酰胺类或氨基糖苷类）患者的死亡率为 47%，而接受两药联合治疗的死亡率为 27%。在此项研究中，单药治疗是治疗失败的原因。

与上述研究相反，多项最新的研究结果并不支持采用两药联合治疗严重的革兰氏阴性菌感染，包括铜绿假单胞菌感染[54-56]，但是对中性粒细胞减少症患者的铜绿假单胞菌菌血症除外。

如果采用两种抗菌药物联合治疗，会得到以下 3 种结果：无关、协同或拮抗[57]。无关是指联用药物 A 与药物 B得到的治疗效应是两药效应之和；协同是指联用药物 A 与药物 B 所得到的抗菌效应大于两药效应之和；而拮抗是指联用药物 A 与药物 B 所得到的抗菌效应小于两药效应之和。能说明拮抗的一个例子是亚胺培南与对 β 内酰胺酶不稳定的 β 内酰胺类药物如哌拉西林联用[58]。如果铜绿假单胞菌同时暴露于亚胺培南与哌拉西林，亚胺培南可诱导细菌产生大量的 β 内酰胺酶。众所周知，亚胺培南对 β 内酰胺酶非常稳定，不会被酶水解，而哌拉西林却非常容易被这种酶水解，因此亚胺培南拮抗了哌拉西林的抗菌效应。拮抗效应不仅发生在抗细菌药物，在治疗某些真菌感染时，伊曲康唑也可以拮抗两性霉素 B 的效应[59]。

药理学因素

案例 62-1，问题 15：哪些药理学或药剂学方面的因素可能与药物治疗失败有关？

亚治疗剂量的给药方案在临床上比较常见，尤其是如氨基糖苷类等药物治疗指数低的，例如庆大霉素血清峰浓度只有 3~4μg/ml 时，采用氨基糖苷类治疗严重的革兰氏阴性菌肺炎，很难有效[21,32]。这是因为氨基糖苷类仅有20%~30%的药物可以从血浆渗入支气管分泌物，即在感染部位的浓度仅达 0.5~1.0μg/ml[60]，远低于治疗肺炎所需要的浓度。剂量不足导致治疗失败的另一个例子是负荷剂量的使用。氨基糖苷类或万古霉素在启动治疗时需要给予负荷剂量，尤其是肾衰竭患者。如果医师没有给予负荷剂

量,则药物需要几日的时间才能达到治疗浓度。此外,亚治疗剂量还可能是由于药物相互作用而影响了抗菌药物的口服吸收(例如同时口服环丙沙星与抗酸剂或铁剂)。

与应用万古霉素治疗严重的耐甲氧西林金黄色葡萄球菌(methicillin-resistant *S. aureus*,MRSA)感染有关的一个问题正逐渐显现,依照 CLSI 的标准,MRSA 分离株的 MIC 为 $2\mu g/ml$ 时可认为对万古霉素敏感。目前的万古霉素给药方案要求 AUC/MIC 的比值需 ≥ 400 方可达到最佳疗效。然而一项关于金黄色葡萄球菌菌血症患者的 meta 分析显示,万古霉素高 MIC 值(≥ 1.5mg/L)与低 MIC 值(< 1.5mg/L)的金黄色葡萄球菌感染患者相比较,两组患者死亡风险无显著差异[61]。感染部位的因素也可导致治疗失败。大多数抗菌药物最终汇集于尿液中,因此低剂量即可达到治疗浓度。但某些感染如脑膜炎、前列腺炎和眼内炎等,抗菌药物穿透到达这些感染部位的剂量不足,只有当药物良好的穿透到达这些部位时,才能取得良好的治疗效应。

另一个导致治疗失败的潜在因素是疗程不足。3 日的抗菌治疗疗程对初发非复杂性膀胱炎的女性患者是足够的,但这种短程治疗对于复发性尿路感染患者却不合适,而且几乎可以确定治疗会失败。

宿主因素

案例 62-1,问题 16:可能导致抗菌治疗失败的宿主因素有哪些?

一些宿主因素可能会影响抗生素的治疗效应。体内植入物感染(例如静脉置管、矫形假体、人工心脏瓣膜、移植的血管等)如果不去除植入物是很难治愈的,大多数病例都需要外科干预。为有效治疗 R. G. 的静脉导管源性感染,最好是拔除其中心静脉导管。与去除假体相类似,未引流的大脓肿仅靠抗菌药物治疗是很难奏效的,这类感染通常需要外科充分引流方能有较好的结果。

糖尿病足溃疡周围的蜂窝织炎对于抗菌药物治疗的反应也不佳。这类患者治疗失败的原因可能是伤口的愈合能力降低,以及病变使到达患处的抗菌药物较少。

免疫功能的状态,尤其是中性粒细胞减少或淋巴细胞减少,也可以影响感染的治疗效果。患有播散性曲霉感染的中性粒细胞减少症患者,即使给予最合适的抗真菌治疗也很难有反应。同样的,具有低水平 CD4 细胞计数的 AIDS 患者发生的多种感染都很难清除,包括巨细胞病毒、非典型分枝杆菌及隐球菌等。

一旦将这些导致治疗失败的原因去除后,非感染性的因素也应一并排除,如恶性肿瘤、自身免疫性疾病、药物热及其他疾病等。

案例 62-1,问题 17:除了给予充分的抗菌治疗,对于脓毒症休克的患者还有哪些辅助措施可以考虑?

2013 年发起的"拯救脓毒症运动":修订严重脓毒症及脓毒症休克管理措施的国际指南顾问委员会对于脓毒症患者早期复苏目标提出了一系列关键性建议[62]。这些建议就包括实施"脓毒症集束治疗",也就是同时开展多种干预措施。推荐的关键性辅助措施包括在诊断脓毒症后 1 小时内给予广谱抗菌药物;给予晶体液或胶体液进行液体复苏;给予去甲肾上腺素或多巴胺维持平均动脉压于 65mmHg;对于经积极液体复苏及血管升压药治疗后,血压仍然较低的患者可以使用冲击剂量的类固醇激素等。理论上如严格遵循上述指南,患者的存活率预期将有较大改善,但临床结果却喜忧参半。一项大型 meta 分析研究评估了实施改良计划(采用脓毒症集束治疗)后的临床影响。结果显示这些改良计划可改善脓毒症集束治疗管理与复苏之间的联系,还可降低脓毒症、严重脓毒症及脓毒症休克患者的死亡率[63];但另一方面,对于早期确诊脓毒症休克的患者,即使给予静脉抗菌药物治疗、充足的液体复苏、严格遵循目标导向的血流动力学管理等,仍然无法改善临床结局[64]。

(唐敏 译,孙凤军 校,夏培元 审)

参考文献

1. Vincent JL et al. Evolving concepts in sepsis definitions. *Crit Care Clin.* 2009;25(4):665, vii.

2. Lee WL, Slutsky AS. Sepsis and endothelial permeability. *N Engl J Med.* 2010;363(7):689.

3. Angus DC, van der Poll T. Severe sepsis and septic shock. *N Engl J Med.* 2013;369(9):840.

4. Wacker C et al. Procalcitonin as a diagnostic marker for sepsis: a systematic review and meta-analysis. *Lancet Infect Dis.* 2013;13(5):426.

5. Phua J et al. Has mortality from acute respiratory distress syndrome decreased over time? A systematic review. *Am J Respir Crit Care Med.* 2009;179(3):220.

6. Zambon M, Vincent JL. Mortality rates for patients with acute lung injury/ ARDS have decreased over time. *Chest.* 2008;133(5):1120.

7. Zarrouk V et al. Evaluation of the management of postoperative aseptic meningitis. *Clin Infect Dis.* 2007;44(12):1555.

8. Lee BE, Davies HD. Aseptic meningitis. *Curr Opin Infect Dis.* 2007;20(3):272.

9. Kayoko H et al. Fever of unknown origin: an evidence-based review. *Am J Med Sci.* 2012;344(4):307.

10. Horowitz HW. Fever of unknown origin or fever of too many origins? *N Engl J Med.* 2013;368(3):197.

11. Patel RA, Gallagher JC. Drug fever. *Pharmacotherapy.* 2010;30(1):57.

12. Hooton TM et al. Diagnosis, prevention, and treatment of catheter-associated urinary tract infection in adults: 2009 International Clinical Practice Guidelines from the Infectious Diseases Society of America. *Clin Infect Dis.* 2010;50(5):625.

13. Solomkin JS et al. Diagnosis and management of complicated intra-abdominal infection in adults and children: guidelines by the Surgical Infection Society and the Infectious Diseases Society of America [published correction appears in *Clin Infect Dis.* 2010;50(12):1695]. *Clin Infect Dis.* 2010;50(2):133.

14. Chalmers JD et al. Healthcare-associated pneumonia does not accurately identify potentially resistant pathogens: a systematic review and meta-analysis. *Clin Infect Dis.* 2014;58(3):330

15. Mandell LA et al. Infectious Diseases Society of America/American Thoracic Society consensus guidelines on the management of community-acquired pneumonia in adults. *Clin Infect Dis.* 2007;44(Suppl 2):S27.

16. Bennett JE et al, eds. *Mandell, Douglas, and Bennett's Principles and Practice of Infectious Diseases.* 8th ed. Philadelphia, PA: Elsevier Saunders; 2015.

17. Clinical and Laboratory Standards Institute (CLSI). *Performance Standards for Antimicrobial Susceptibility Testing; Twenty-fifth Informational Supplement. CLSI Document M100-S25.* Wayne, PA: CLSI; 2015.

18. Scheutz AN. Antimicrobial resistance and susceptibility testing of anaerobic bacteria. *Clin Infect Dis.* 2014;59(5):698.

19. Cantón E et al. Trends in antifungal susceptibility testing using CLSI reference and commercial methods. *Expert Rev Anti Infect Ther.* 2009;7(1):107.

20. Pfaller MA et al. Wild-type MIC distribution and epidemiological cutoff values for Aspergillus fumigatus and three triazoles as determined by the Clinical and Laboratory Standards Institute broth microdilution methods. *J Clin Microbiol.* 2009;47(10):3142.

21. Drusano GL et al. Back to the future: using aminoglycosides again and how to dose them optimally. *Clin Infect Dis*. 2007;45(6):753.
22. Cosgrove SE. The relationship between antimicrobial resistance and patient outcomes: mortality, length of hospital stay, and health care costs. *Clin Infect Dis*. 2006;42(Suppl 2): S82.
23. Bhavnani SM et al. Cost-effectiveness of daptomycin versus vancomycin and gentamicin for patients with methicillin resistant Staphylococcus aureus bacteremia and/or endocarditis. *Clin Infect Dis*. 2009;49(5):691.
24. Spellberg B et al. The epidemic of antibiotic-resistant infections: a call to action for the medical community from the Infectious Diseases Society of America. *Clin Infect Dis*. 2008;46(2):155.
25. Weisfelt M et al. Bacterial meningitis: a review of effective pharmacotherapy. *Expert Opin Pharmacother*. 2007;8(10):1493.
26. López-Cabezas C et al. Antibiotics in endophthalmitis: microbiological and pharmacokinetic considerations. *Curr Clin Pharmacol*. 2010;5(1):47.
27. Lipsky BA et al. Treatment of bacterial prostatitis. *Clin Infect Dis*. 2010;50(12):1641.
28. Cockcroft DW, Gault MH. Prediction of creatinine clearance from serum creatinine. *Nephron*. 1976;16(1):31.
29. Mackowiak PA. Influence of fever on pharmacokinetics. *Rev Infect Dis*. 1989;11(5):804.
30. Brook I. Inoculum effect. *Rev Infect Dis*. 1989;11(3):361.
31. Czock D et al. Pharmacokinetics and pharmacodynamics of antimicrobial drugs. *Expert Opin Drug Metab Toxicol*. 2009;5(5):475.
32. Moore RD et al. Association of aminoglycoside levels with therapeutic outcome in gram-negative pneumonia. *Am J Med*. 1984;77(4):657.
33. Mattie H et al. Determinants of efficacy and toxicity of aminoglycosides. *J Antimicrob Chemother*. 1989;24(3):281.
34. Matske GR et al. Controlled comparison of gentamicin and tobramycin nephrotoxicity. *Am J Nephrol*. 1983;3(1):11.
35. Begg EG et al. The therapeutic monitoring of antimicrobial agents. *Br J Clin Pharmacol*. 2001;52(Suppl 1):35S.
36. MacGowan AP. Pharmacodynamics, pharmacokinetics, and therapeutic drug monitoring of glycopeptides. *Ther Drug Monit*. 1998;20(5):473.
37. Rybak MJ et al. Vancomycin therapeutic guidelines: a summary of consensus recommendations from the infectious diseases Society of America, the American Society of Health-System Pharmacists, and the Society of Infectious Diseases Pharmacists. *Clin Infect Dis*. 2009;49(3):325.
38. Pea F, Viale P. The antimicrobial therapy puzzle: could pharmacokinetic-pharmacodynamic relationships be helpful in addressing the issue of appropriate pneumonia treatment in critically ill patients? *Clin Infect Dis*. 2006;42(12):1764.
39. Hatala R, Dinh TT, Cook DJ. Single daily dosing of aminoglycosides in immunocompromised adults: a systematic review. *Clin Infect Dis*. 1997;24(5):810.
40. Ferriols-Lisart R, Alos-Alminana M. Effectiveness and safety of once-daily aminoglycosides: a meta-analysis. *Am J Health Syst Pharm*. 1996;53(10):1141.
41. Schmidt S et al. Effect of protein binding on the pharmacological activity of highly bound antibiotics. *Antimicrob Agents Chemother*. 2008;52(11):3994.
42. Chambers HF et al. Failure of a once-daily regimen of cefonicid for treatment of endocarditis due to Staphylococcus aureus. *Rev Infect Dis*. 1984;6(Suppl 4):S870.
43. Schwartz BS et al. Daptomycin treatment failure for vancomycin-resistant Enterococcus faecium infective endocarditis: impact of protein binding? *Ann Pharmacother*. 2008;42(2):289.
44. Boucher HW et al. Bad bugs, no drugs: No ESKAPE! An update from the Infectious Diseases Society of America. *Clin Infect Dis*. 2009;48(1):1.
45. Giamarellou H, Poulakou G. Multidrug-resistant gram negative infections: what are the treatment options? *Drugs*. 2009;69(14):1879.
46. Qureshi ZA et al. Colistin-resistant Acinetobacter baumanii: beyond carbapenem resistance. *Clin Infect Dis*. 2015;60(9):1295.
47. Jassal M, Bishai WR. Extensively drug-resistant tuberculosis. *Lancet Infect Dis*. 2009;9(1):19.
48. Reik R et al. The burden of vancomycin-resistant enterococcal infections in US hospitals, 2003 to 2004. *Diagn Microbiol Infect Dis*. 2008;62(1):81.
49. Sievert DM et al. Vancomycin-resistant Staphylococcus aureus in the United States, 2002–2006. *Clin Infect Dis*. 2008;46(5):668.
50. Richter SS et al. Changing epidemiology of antimicrobial resistant Streptococcus pneumoniae in the United States, 2004–2005. *Clin Infect Dis*. 2009;48(3):e23.
51. Zavascki AP et al. Multidrug-resistant Pseudomonas aeruginosa and Acinetobacter baumannii: resistance mechanisms and implications for therapy. *Expert Rev Anti Infect Ther*. 2010;8(1):71.
52. Yang K, Guglielmo BJ. Diagnosis and treatment of extended-spectrum and AmpC ß-lactamase-producing organisms. *Ann Pharmacother*. 2007;41(9):1427.
53. Hilf M et al. Antibiotic therapy for Pseudomonas aeruginosa bacteremia: outcome correlations in a prospective study of 200 patients. *Am J Med*. 1989;87(5):540.
54. Paul M, Leibovici L. Combination antimicrobial treatment versus monotherapy: the contribution of meta-analyses. *Infect Dis Clin North Am*. 2009;23(2):277.
55. Leibovici L et al. Aminoglycoside drugs in clinical practice: an evidence-based approach. *J Antimicrob Chemother*. 2009;63(2):246.
56. Garnacho-Montero J et al. Optimal management therapy for Pseudomonas aeruginosa ventilator-associated pneumonia: an observational, multicenter study comparing monotherapy with combination antibiotic therapy. *Crit Care Med*. 2007;35(8):1888.
57. Fantin B, Carbon C. In vivo antibiotic synergism: contribution of animal models. *Antimicrob Agents Chemother*. 1992;36(5):907.
58. Bertram MA, Young LS. Imipenem antagonism of the in vitro activity of piperacillin against Pseudomonas aeruginosa. *Antimicrob Agents Chemother*. 1984;26(2):272.
59. Sugar AM, Liu XP. Interactions of itraconazole with amphotericin B in the treatment of murine invasive candidiasis. *J Infect Dis*. 1998;177(6):1660.
60. Bergogne-Berezin E. New concepts in the pulmonary disposition of antibiotics. *Pulm Pharmacol*. 1995;8(2–3):65.
61. Kalil AC et al. Association between vancomycin minimum inhibitory concentration and mortality among patients with Staphylococcus aureus bloodstream infections: a systematic review and meta-analysis. *JAMA*. 2014;312(15):1552.
62. Dellinger RP et al. Surviving sepsis campaign: international guidelines for management of severe sepsis and septic shock. *Intensive Care Med*. 2013;39(2):165.
63. Damiani E et al. Effect of performance improvement programs on compliance with sepsis bundles and mortality: a systematic review and meta-analysis of observational studies. *PLoS One*. 2015;10(5):e0125827. doi: 10.1371/journal.pone.0125827.
64. Mouncey ER et al. Trial of early, goal-directed resuscitation for septic shock. *N Engl J Med*. 2015;372(14):1301.

63 第 63 章　外科围术期抗菌药物预防性使用

Daniel J. G. Thirion

核心原则		章节案例
1	根据手术操作特点和患者特征等危险因素,对术后发生手术部位感染危险性进行评估。	案例 63-1(问题 1)
2	外科手术抗菌药物预防使用适用于感染高危患者及术后感染易引起并发症的高危患者。	案例 63-2(问题 1) 案例 63-4(问题 1)
3	药物品种选择针对最可能引起手术部位感染的病原菌。医疗机构病原菌分布及耐药情况以及药品费用会影响品种选择。	案例 63-2(问题 2) 案例 63-6(问题 1 和 2) 案例 63-7(问题 1) 案例 63-8(问题 1)
4	为使抗菌药物预防用药获得最佳效果,应当在切皮前 1 小时内完成给药,以使手术部位达到足够的血药浓度。	案例 63-2(问题 3) 案例 63-5(问题 1)
5	最常用的给药途径为静脉给药。在结直肠手术中建议静脉联合口服给药。	
6	在手术持续时间较长的情况下,半衰期较短的抗菌药物需要在术中额外追加 1 剂。	案例 63-2(问题 4)
7	对于大部分外科手术,术前给予单剂抗菌药物预防即可。	案例 63-3(问题 1 和 2) 案例 63-5(问题 1)
8	一些专业组织建议心脏外科手术后抗菌药物预防使用可持续至术后 24 小时。	案例 63-4(问题 1)
9	超过预防用药疗程而继续用药并不会带来更多益处,反而会增加发生二重感染的风险、出现耐药性、出现不良反应及增加花费。	案例 63-8(问题 2)
10	外科手术部位感染分为浅表感染和深部感染,通常发生在术后 30 日内。深部脏器或腔隙感染则可能发生在术后几个月,而假体材料植入 1 年后,仍可能发生感染。	案例 63-5(问题 2)
11	持续性的质量改进在预防外科术后感染中非常重要,需要多学科团队的共同监督。	案例 63-9(问题 1)

手术部位感染(surgical site infection,SSI)是病原菌在外科切口繁殖引起局部、有时是全身的症状及体征。对于不同手术及患者,SSI 的发生率约在 2%~5%,但也可高达 20%[1-3]。SSI 是最常见的医疗相关感染[2]。感染会增加患者的死亡风险、患病率和延长住院时间[4],在美国每年与 SSI 相关的花费可达 35~100 亿美元[5,6]。

抗菌药物预防用药在外科手术中被广泛应用,在许多医院中预防用药占抗菌药物使用的很大比重[7]。其目的是降低术后切口感染的发生率。在许多外科手术中正确预防用药可以降低患病率和住院费用[8]。然而对于低风险感染的外科手术,预防用药的价值还值得怀疑(例如无菌尿患者进行泌尿系手术)[9]。不正确或任意的预防用药使患者有发生药物毒性反应和二重感染的风险,促进耐药菌筛选,并增加费用[10-12]。

感染危险因素

案例 63-1

问题 1：C.P.，78 岁，女，患退行性骨关节病，入院择期行髋部手术。身高 165cm，体重 90kg，不吸烟。C.P. 的手术预计持续时间与此类型手术的通常时间一样，约为 1~2 小时。C.P. 术后发生感染的危险因素有哪些？

术后发生手术部位感染的可能性与手术中细菌污染程度、病原菌毒力和患者抵抗力有关。根据手术操作特点和患者特征，对感染危险因素进行分类[13-15]。细菌污染可能是外源性的（如术者、器械和空气中的微生物），或者是内源性的（如患者皮肤、呼吸系统、泌尿生殖系统和胃肠道系统中定植的微生物菌落）[16]。手术过程中的特定因素对 SSI 的发生率有重要影响，这些因素包括术者的经验与技巧、手术持续时间和手术室环境。美国疾病预防控制中心（Centers for Disease Control and Prevention，CDC）的预防手术部位感染指南指出，控制感染就是尽可能减少各种来源的细菌污染，包括患者和术者的准备、手术技术的提高和切口的管理[17]。

与患者相关的危险因素有：年龄两极、肥胖、吸烟、营养不良、存在基础疾病或状况如糖尿病、糖尿病患者血糖控制不佳、远端感染、缺血、手术过程中氧合与体温、微生物定植、免疫状态以及接受免疫抑制治疗等[9]。

应对感染危险因素进行评估，以决定哪些患者应当接受抗菌药物预防性应用。CDC 在院感控制效果研究（Study on the Efficacy of Nosocomial Infection Control，SENIC）中建立了一套危险因素评估标准，包括切口污染程度以及 3 个与

手术操作和患者相关的其他因素[18]。美国院感监测系统（National Nosocomial Infection Surveillance，NNIS）对这套标准进行了修订，增加了患者围术期评估（美国麻醉医师协会评估）[19]、手术操作污染分级评估、手术持续时间长度评估和是否使用了腹腔镜的评估[13]。使用腹腔镜手术能够降低术后感染发生率。这套评估标准特别适合各机构之间术后感染发生率的比较和公开报告。

对特定患者进行危险因素评估后，可以决定是否给予围术期抗菌药物预防用药。以下 3 种情况应当预防用药：（a）感染发生率高（如清洁-污染手术或污染手术）；（b）有假体植入物；（c）一旦发生感染将导致灾难性后果[9]。后文将介绍可以帮助医生决策的广泛应用的外科手术切口分类标准。

C.P. 发生术后感染的危险性很小。由于她将接受正常持续时间的清洁手术，因此 NNIS 评分为 1 分。由于她有轻度的系统性基础疾病（肥胖、风湿性关节炎和年龄大于 60 岁），因此美国麻醉医师协会评分为 2 分。

手术部位感染的分类

美国国家科学院国家研究委员会于 1960 年至 1964 年开展了一项关于手术部位感染里程碑式的研究，制订了被广泛使用的以手术过程中细菌污染危险因素划分的手术切口分类标准（表 63-1）[20]。目前建议预防使用抗菌药物的外科手术有：清洁手术合并有高危并发症或有假体植入、清洁-污染手术和部分污染手术。在污秽手术中由于已经存在感染，因此抗菌药物使用目的是治疗而非预防，不在本章讨论范围之内。表 63-2 列出了不同手术部位可能的病原菌和推荐的预防用药方案，支持上述推荐方案的文献在另文详细分析[9]。

表 63-1

美国国家研究委员会手术切口分类

分类	标准	无抗菌药物预防时的感染率/%	有抗菌药物预防时的感染率/%
清洁切口	无急性炎症，不涉及消化道、呼吸道、泌尿生殖道或胆道；无菌操作过程完整；伤口一期愈合	>5	0.8
清洁-污染切口	择期手术，可控状态下打开消化道、呼吸道、胆道或泌尿生殖道且无明显液体外溢；清洁切口无菌操作过程有较大失误	>10	1.3
污染切口	贯通伤（<4 小时）；有较大手术操作失误或者消化道有大量液体溢出；急性非化脓性炎症	15~20	10.2
污秽切口	贯通伤（>4 小时）；流脓或有脓肿形成（活动性感染）；术前内脏穿孔	30~100	抗菌药物治疗性应用

来源：Berard F，Gandon J. Postoperative wound infections：the influence of ultraviolet irradiation of the operating room and of various otherfactors. *Ann Surg*. 1964；160（Suppl 2）：1.

表 63-2

外科手术抗菌药物预防用药方案推荐

手术名称	可能污染菌	推荐药物[a,b]	可选药物[a,b]
清洁切口			
神经外科手术	金黄色葡萄球菌,表皮葡萄球菌	头孢唑林	克林霉素,万古霉素
心脏手术(包括所有胸骨切开术、心肺旁路术、起搏器和自动除颤器植入术)	金黄色葡萄球菌,表皮葡萄球菌	头孢唑林	头孢呋辛,克林霉素,万古霉素
胸外科手术	金黄色葡萄球菌,表皮葡萄球菌,肠道革兰氏阴性菌	头孢唑林	氨苄西林/舒巴坦,克林霉素,万古霉素
血管手术(主动脉切除术、经腹股沟切口的血管手术、有异物植入的血管手术)	金黄色葡萄球菌,表皮葡萄球菌,肠道革兰氏阴性菌	头孢唑林	克林霉素,万古霉素
关节手术(所有的关节置换术、骨折内固定术)	金黄色葡萄球菌,表皮葡萄球菌	头孢唑林	克林霉素,万古霉素
清洁-污染切口			
头颈部手术(经过黏膜的切口)	金黄色葡萄球菌,口腔厌氧菌,链球菌	头孢唑林+甲硝唑	氨苄西林/舒巴坦,克林霉素
胃十二指肠手术(仅限于进入胃的手术)	肠道革兰氏阴性菌,金黄色葡萄球菌,口腔菌群	头孢唑林	克林霉素或万古霉素+氨基糖苷类
阑尾切除术(非复杂)	肠道革兰氏阴性菌,厌氧菌(脆弱拟杆菌),肠球菌	头孢西丁	头孢唑林+甲硝唑,甲硝唑+氨基糖苷类
胆道手术(仅针对高风险情况)	革兰氏阴性菌,粪肠球菌,梭状芽孢杆菌	头孢唑林	头孢西丁,氨苄西林/舒巴坦,克林霉素+氨基糖苷类
结肠直肠手术	肠道革兰氏阴性菌,厌氧菌(脆弱拟杆菌),肠球菌	头孢唑林+甲硝唑	氨苄西林/舒巴坦,甲硝唑+氨基糖苷类
剖宫产术	B族链球菌,肠球菌,厌氧菌,肠道革兰氏阴性菌	头孢唑林	克林霉素+氨基糖苷类
子宫切除术	B族链球菌,肠球菌,厌氧菌,肠道革兰氏阴性菌	头孢唑林	克林霉素或万古霉素+氨基糖苷类
泌尿生殖道手术(仅针对高风险情况)	肠道革兰氏阴性菌,肠球菌	氟喹诺酮类	氨基糖苷类+克林霉素

[a] 抗菌药物剂量:氨苄西林/舒巴坦 3g,头孢唑林 2g(如体重超过 120kg 给予 3g),头孢呋辛 1.5g,头孢西丁 2g,环丙沙星 400mg,克林霉素 900mg,庆大霉素 5mg/kg 按理想体重单剂给药,左氧氟沙星 500mg,甲硝唑 500mg,万古霉素 15mg/kg。

[b] 万古霉素和环丙沙星需要更长的滴注时间因此需要在术前 2 小时内给药。

外科手术抗菌药物预防用药原则

抗菌药物预防用药的决策

案例 63-2

问题 1:M. R. ,72 岁,女,因严重腹痛、恶心、呕吐和体温 39.3℃入院。诊断为急性胆囊炎,拟行胆道手术(胆囊切除术)。该患者为何可以预防使用抗菌药物?

胆道手术为清洁-污染手术,发生手术部位感染的可能性约为 10%(见表 63-1 和表 63-2)。胆道手术预防使用抗菌药物限于有高危因素的情况,包括肥胖、年龄超过 70 岁、糖尿病、急性胆囊炎、梗阻性黄疸、胆总管结石、急诊手术、怀孕、使用免疫抑制剂、无功能胆囊、或假体植入[9]。对于发生术后感染危险性较低的情况,如择期腹腔镜胆囊切除术,不推荐预防使用抗菌药物。因为 M. R. 至少存在 2 个高危因素(年龄超过 70 岁和急性胆囊炎),因此可以预防使用抗菌药物。

案例 63-2,问题 2:医生下达头孢唑林 2g 静脉给药待执行医嘱,待患者去手术室的时候执行。M. R. 的药物品种选择是否恰当?

预防用药品种应当对可能的感染病原菌有直接抗菌作用（见表63-2），而无需清除每一种潜在的病原菌。一般而言，与感染相关的病原菌来源于皮肤或是手术过程涉及的区域及其邻近组织。头孢唑林已被证明对包括胆道手术在内的绝大部分手术有效。抗菌药物预防使用的目的是将细菌量降低到可引起感染的临界值以下。预防用药应当避免选择第三代头孢菌素等广谱抗菌药物，因为一方面其效果并不优于头孢唑林，另一方面可能会改变菌群环境，增加对这些重要品种的耐药性。对于体重不超过120kg的成人，头孢唑林2g是合适剂量，但对于体重大于120kg成人应当给予3g的剂量。

预防用抗菌药物的给药时机

案例63-2,问题3：M. R. 预防用药给药时机是否正确？

Burke[21]和其他研究者[22]进行的经典动物实验清楚表明，应在切口污染发生时抗菌药物已在血中和易感染组织中达到治疗浓度。在切开皮肤之时细菌开始进入组织，并且在整个手术过程中持续进入，直至切口闭合；在切口被细菌污染3小时之后再给予抗菌药物，对降低术后感染发生率无效[21,22]。切开皮肤后2~3小时被认为是抗菌药物作用"有效"期或"决定"期，抗菌药物在这个期间对动物伤口最有效。抗菌药物预防用药决定期在人体中也得到证实，与切皮前更早时间给药或切皮后给药相比，在切皮前2小时内给药是最有效的[23-26]。获得最佳疗效的更加精确的时间窗还在研究中[27]。

为保证获得最大疗效，抗菌药物应当尽早在"决定"期之前在切口部位达到并维持有效治疗浓度直至切口闭合。术后给药将无法在"决定"期获得足够的治疗浓度，因此无法预防术后手术部位感染，术后给药患者感染发生率与未给药患者相似[28]。

综上所述，应当在手术室中，术前给予抗菌药物进行预防[9]。最有效的给药时间在切开皮肤前1小时；如果在皮肤切开前大于1小时给药或术后给药，则感染发生率将显著增加[25,26]。万古霉素与氟喹诺酮类药物由于需要较长输注时间，因此应当在切皮前2小时内给药。针对在术中采用止血带限制肢体血流的情况，由于目前的证据尚不够充分，因此无法建议是在止血带充气前还是充气后给药[16]。

在下达外科手术预防用药医嘱时，不要如同M. R. 一样下达待执行医嘱。因为这可能使抗菌药物给药时间与实际切开皮肤时间的间隔超过1个小时，从而使"决定"期抗菌药物浓度低于治疗浓度[9,29]。M. R. 的头孢唑林应当在术前下达医嘱，并且在手术室中切皮前1小时内给予。

案例63-2,问题4：M. R. 在手术过程中是否需要第2剂头孢唑林？

术中是否需要额外给予抗菌药物应根据手术持续时间和所选择抗菌药物半衰期决定。持续时间越长的外科手术，尤其在使用半衰期短的抗菌药物时，发生术后感染的风险就越大[24,30,31]。头孢唑林半衰期为1.8小时，对于大部分手术术前给予1剂即可。对于手术持续时间延长，或者伴有大量出血的患者[32,33]，需要在术中每2个半衰期额外给予1剂抗菌药物[9]。当M. R. 的手术持续时间超过4小时的时候，需要在术中增加1剂头孢唑林。

给药途径

案例63-3

问题1：G. B. ,55 岁, 女, 近期诊断为大肠癌,拟择期行直肠癌切除术入院,手术持续时间预计5小时。体格检查显示该患者恶病质,前3个月体重减轻9kg（目前体重60kg）。存在肠蠕动增加和慢性疲劳,其他系统检查无殊。实验室检查数据如下：

血红蛋白（Hgb）：10.4g/dl（正常值,12.1~15.3g/dl；国际标准单位,104g/L）

红细胞压积（Hct）：29.7%（正常值,36%~45%；国际标准单位,0.297）

凝血酶原时间（PT）：15 秒（正常值,10~13秒）

大便隐血试验阳性。生命体征正常。G. B. 目前未服用药物,也无药物过敏史。G. B. 术前1天在家执行的医嘱如下：(a)清洁流质饮食；(b)服用聚乙二醇电解质溶液（CoLYTE,GoLYTELY）进行肠道清洁；(c)在下午1点、下午2点和晚上11点口服硫酸新霉素1g和红霉素1g。请对 G. B. 采用口服方法预防应用抗菌药物的正确性进行评价。

一般而言，外科手术抗菌药物预防应用不推荐口服方法，因为麻醉期间肠道吸收差且不可靠。然而口服不吸收性药物在管腔内能达到很高的药物浓度，在肠道发挥去定植作用，能有效降低细菌数量[34]。结肠中细菌浓度可达$10^{16}/\mu l$，类似 G. B. 这样的结肠手术发生术后感染的风险很高。所使用的抗菌药物应当对肠道菌群中的需氧菌和厌氧菌（包括大肠埃希菌、其他肠杆菌科细菌和脆弱拟杆菌）均有效，以有效预防手术部位发生感染[34]。

G. B. 的预防方案是目前广泛使用的口服抗菌药物方案，在术前1日口服1g硫酸新霉素（针对革兰氏阴性需氧菌）和1g红霉素（针对厌氧菌）[35]。口服抗菌药物前服用聚乙二醇电解质溶液或磷酸钠灌洗溶液进行肠道清洁，尽可能排出肠道内容物以减少肠道菌落数量。另外可选择的口服抗菌药物方案有：单独口服甲硝唑；甲硝唑联合新霉素或卡那霉素；卡那霉素联合红霉素[36,37]。目前新霉素联合红霉素口服已经得到临床证实，而其他替代给药方案尚无临床证据支持。因此 G. B. 的口服抗菌药物预防应用方案相当正确。

案例63-3,问题2：外科医生取消了新霉素-红霉素口服给药方案,给予头孢西丁（Mefoxin）1g术前静脉注射给药。对于 G. B. 而言,这样的医嘱改变是否合理？

在结肠手术中，大部分的静脉给药方案，尤其是对需氧菌和厌氧菌均有效的抗菌药物方案,都能够有效预防术后感染。对厌氧菌有效的头霉素类如头孢西丁优于对厌氧菌无效的第一代头孢菌素[38]。与仅仅口服或仅仅静脉使用抗菌药物相比,肠道清洁准备联合口服联合静脉使用抗菌药物是最有效的方案[35]。

此外,如果手术持续时间超过3.5小时,头孢西丁就不合适,因为该药半衰期很短,无法维持足够的抗菌效果从而使 G. B. 处于感染的危险之中[39]。由于 G. B. 的手术预期会超过3个小时,因此应当选择半衰期更长的药物如厄他培南,或者考虑在手术过程中给予第2剂头孢西丁。已有研究证明在结肠手术中,厄他培南预防术后感染的效果优于头孢替坦[40],可能是由于前者具有更长的半衰期和更广的抗菌谱[41]。尽管厄他培南作为手术预防用药效果更好,但是绝大多数临床医生都不主张将其作为预防用药[9]。虽然未得到证实,但是一直存在厄他培南广泛使用引发碳青霉烯类药物耐药性的忧虑[42]。此外使用厄他培南的费用也更加昂贵。对于 G. B. 而言,最重要的是在长程手术中使用短半衰期药物时,外科医生一定要重视静脉用抗菌药物追加的问题。

> **案例63-3,问题3:** 外科医生重新考虑后,决定给予 G. B. 口服和静脉联合预防用药。上述联合用药与静脉或口服单用相比,是否会显著降低术后手术部位感染的发生率?

口服联合静脉的抗菌药物预防用药方案与单独使用口服或单独使用静脉预防相比,前者优于后两者或与之等效[35,43]。口服抗菌药物应与肠道清洁准备一起使用。在结直肠手术中,最佳预防用药方案还需要充分的论证。目前推荐方案是肠道清洁准备联合口服联合静脉使用抗菌药物[9]。

给药疗程

案例63-4

问题1: L. G. ,28岁,男,既往有风湿性心脏病史,有12年心脏杂音伴轻度二尖瓣狭窄和二尖瓣反流病史。过去4个月中心脏杂音越发显著。此外,在轻度运动后会有严重的呼吸困难,双下肢凹陷性水肿3+。体格检查有明显的粗湿啰音和第三心音奔马律。过去6周持续服用地高辛和利尿剂,但气促情况没有明显缓解。心脏外科医生建议行二尖瓣置换术,并且给予以下抗菌药物预防:术前静脉给予头孢唑林1g,在接下来的24小时中每8小时再给予1g头孢唑林。头孢唑林对 L. G. 来说是否是最合适的品种?为什么预防用药疗程只需要24小时?

尽管心脏手术后手术部位感染的发生率低(<5%),但是一旦换瓣术后发生感染性心内膜炎或者胸骨切开术后发生纵隔炎或胸骨骨髓炎,其后果是灾难性的,因此应当预防使用抗菌药物[44-46]。与心脏手术相关的常见病原菌包括金黄色葡萄球菌和表皮葡萄球菌(特别是有异物植入的情况)(见表63-2),相应的有效预防药物包括头孢唑林和头孢呋辛。有研究将头孢唑林与头孢呋辛或头孢孟多相比,统计学结果支持使用第二代头孢菌素,因为其手术部位感染率比头孢唑林组稍低一些[47-49]。然而另一项开胸手术预防用药的研究给出了相反结果,与头孢唑林组相比,胸骨部位感染和纵隔炎的发生率在头孢呋辛组明显更高[50]。其他一些研究则并未发现在预防用药中头孢呋辛优于头孢唑林[51,52]。综上所述,头孢唑林的作用至少与第二代头孢菌素相当,最终选择哪个药物取决于各家医疗机构的细菌药敏和药品费用。医疗机构的细菌耐药情况对 MRSA 或 MRSE 引起的手术部位感染发生率有很大影响。尽管万古霉素在预防用药中的作用并不优于头孢唑林,但是在 MRSA 定植患者中需要选用万古霉素作为预防用药[9,53]。有以下情况的这些患者是 MRSA 高风险携带者,包括:经常住院或长时间住院,曾使用广谱抗菌药物,有已知并发症,或有严重基础疾病。对 MRSA 携带者进行筛查并用莫匹罗星去定植,目前对这种做法依然存在争议,不过这种做法主要在骨科手术和心脏外科手术的患者中使用。如果采用莫匹罗星去定植,医疗机构就必须对 SSI 患者中分离得到的金黄色葡萄球菌的药敏情况进行监测[54]。

Meta 分析显示,第一代与第二代头孢菌素之间、β-内酰胺类与糖肽类抗菌药物之间,预防手术部位感染作用没有显著性差别[55,56]。L. G. 先前的检查中并没有提示 MRSA 或 MRSE 定植,因此选择头孢唑林作为其心脏手术预防用药是可行的。如果考虑到当地的流行病学或术后感染的相关危险因素,如手术前住院超过48小时、糖尿病和机械通气等情况,预防用药方案需要增加覆盖革兰氏阴性菌时,可以经验性选择的药物有氨基糖苷类、氟喹诺酮类或氨曲南[9,57]。

对于用药疗程,应当选择最短的有效预防用药时间,对于大部分手术来说仅需要术前1次给药或术后给药不超过24小时[58]。通常情况下手术切口缝合后无需给药,若继续给药可能增加细菌耐药性。术前1次给药在多数外科手术中是可行的(见案例63-5,问题1),但在心脏手术中仍需要进行评估[9]。在临床实践中,如 L. G. 一般,心胸外科术后预防用药疗程一般到24小时。超过24小时用药未见到额外益处,这种做法不应该鼓励。L. G. 的预防用药疗程是合理的。

案例63-5

问题1: G. J. ,27岁,女,首次怀孕入住产科病房,由于胎儿臀位拟行剖宫产术。在脐带夹紧后静脉给予头孢唑林1g,在接下来的24小时中每8小时再给予1g。抗菌药物预防用药方案是否正确?

如前所述,预防用药的维持时间应当选择最短有效时间。过去在剖宫产术中抗菌药物预防用药经常使用到术后1~5日,然而已经证明术前1次预防用药与这些长时间的给药方案效果相当[59]。Faro 等[59]研究表明头孢唑林2g单剂给药优于1g单剂给药或每次1g 3次给药方案。其他一些研究得出相似结论(如剖宫产术中在脐带夹紧后给予单剂头孢唑林预防术后感染有效)[60-63]。单剂预防用药方案花费更少,引起细菌耐药更少[12]。抗菌药物预防使用传统上是在脐带夹紧后给予,可以使婴儿避免暴露于药物。理论上过早暴露于抗菌药物可能会掩盖新生儿脓毒血症的症状和获得耐药菌。但是有研究发现,在切皮前和脐带夹紧前给药可以降低产妇感染的发生率,且未对婴儿产生不利影响[63-65]。因此,G.J.应当在切皮前单剂给予头孢唑林2g,无需另外3剂。

单剂预防用药方案在许多消化道、骨科、妇产科手术中都有效[30]。然而要注意在手术时间较长的时候,半衰期较短的抗菌药物可能无法有效覆盖整个手术过程,此时应当在术中追加给药或者选择半衰期较长的抗菌药物,从而保证在整个手术过程中,相应的组织中能够维持足够的血药浓度[9,31]。

手术部位感染体征

案例 63-5,问题 2:G.J.,第 5 日出院回家,医生嘱咐她仔细观察切口部位是否有感染体征。手术部位感染的典型体征是什么?手术部位发生感染后出现的体征随时间是如何变化的?

大部分手术部位感染涉及手术切口,可以分为浅表切口感染(包括表皮和皮下脂肪)和深部切口感染(包括筋膜和肌肉)。典型的手术切口部位感染症状为发红、发热和流脓,有时候还伴有肿胀、触痛和疼痛。切口愈合不佳或裂开(切口早期张开)提示非常有可能发生感染。除了切口外,SSI 可以涉及手术过程中的任何部位(器官或腔隙),可以是开放部位,也可以是操作部位[16]。应当将引流的脓液送培养以确定病原菌和指导抗菌治疗。在等待培养和药敏结果时针对大部分可能的病原菌进行经验性用药。大部分切口感染在术后较短时间(一般 30 日)内就可诊断,而一些深部感染则发展较慢可能要数周到数月才能诊断(如形成脓肿)[16]。如果在手术中植入假体等异物,则感染甚至可能在术后 1 年才发生[16]。

药物选择

案例 63-6

问题 1:L.T.,46 岁,女,近期出现异常子宫出血和阴道白带。子宫内膜活检结果显示鳞状细胞癌阳性,但无证据显示发生浸润性病变。诊断为原位癌,准备行经阴道子宫切除术。对于 L.T. 而言,应当采用怎样的手术预防用药方案?

预防用药方案的选择应当基于抗菌药物的抗菌谱、手术中最可能污染的病原菌(见表 63-2)、抗菌药物药动学特点(如半衰期)、药物不良反应、可能病原菌的耐药性及费用等。

在经阴道子宫切除术中预防使用抗菌药物的有效性已经得到证明,所选药物应当针对阴道菌群包括革兰氏阳性菌、革兰氏阴性菌和厌氧菌(见表 63-2)[66]。考虑到预防用药的目的并不是清除每种病原菌而是抑制细菌生长使其计数下降到引起感染的临界点以下,因此应当选择最有效且最窄谱的抗菌药物。已经证明经阴道子宫切除术中预防使用头孢唑林与头孢曲松同样有效[67]。该结果表明在预防用药中使用更加广谱的抗菌药物(例如第三代头孢菌素)是没有依据的。

与经阴道子宫切除术类似,使用头孢唑林或其他抗菌药物(头孢替坦、头孢西丁、氨苄西林/舒巴坦等)进行预防用药可以降低腹部手术后感染的发生率[66,68]。同样,绝大部分的研究也未显示出第一代头孢菌素与第二代头孢菌素之间在降低术后感染发生率上存在差异[68]。仅有 Hemsell[69] 的研究发现,使用第一代头孢菌素头孢唑林的患者发生术后感染的风险明显高于使用第二代头孢菌素头孢替坦的患者。头孢唑林低毒,有相对较长的半衰期(约 1.8 小时),术前单剂使用证明对预防术后感染有效[67]。与其他广谱抗菌药物相比更加经济,因此目前已被美国产科和妇科协会推荐使用[70]。对于 L.T. 而言,头孢西丁尽管与头孢唑林相比抗菌谱更广,但是选择该药也是合适的。

案例 63-6,问题 2:由于头孢西丁增加了对厌氧菌脆弱拟杆菌的抗菌作用,因此对于 L.T. 而言,可以代替头孢唑林作为手术预防用药。请评价该方案调整的合理性。

第二、第三代头孢菌素或氨苄西林/舒巴坦与第一代头孢菌素相比,在预防经阴道子宫切除术、胃十二指肠手术、胆道手术以及清洁手术术后感染中并未显示出更好的效果[9]。但以上结论并不适用于结直肠手术,可能也不适用于子宫切除术。一些研究显示在结直肠手术中使用第一代头孢菌素不能有效预防术后感染,可能原因是第一代头孢菌素对厌氧菌效果差[71]。虽然第二、第三代头孢菌素或氨苄西林/舒巴坦在绝大多数手术中并不比第一代头孢菌素效果更好,然而在结直肠手术或子宫切除术中选择头孢西丁是合理的。因此对于 L.T. 而言,头孢唑林或头孢西丁都是合适的选择。

案例 63-7

问题 1:S.N.,57 岁,女,有风湿性关节炎和退行性关节病变,入院预备行全髋关节置换术。患者主诉有青霉素即刻过敏反应史。对于 S.N. 而言,过敏史对预防用药选择有何影响?

头孢唑林适用于包括心脏、血管和骨科等绝大部分清洁手术的预防用药(见表 63-2)。尽管头孢唑林与青霉素的交叉过敏反应发生率很低,但是考虑到 S.N. 经历的是严重速发型过敏反应(荨麻疹、气促),因此不应再次使用头孢唑林。全髋关节置换术后最可能引起感染的病原菌是金黄色葡萄球菌和表皮葡萄球菌(见表 63-2)。萘夫西林、头孢唑林和万古霉素都对金黄色葡萄球菌显示很好的抗菌活性;然而 β-内酰胺类抗生素对表皮葡萄球菌作用一般。由

第 63 章 外科围术期抗菌药物预防性使用

于 S. N. 青霉素过敏,因此不能选择萘夫西林或头孢唑林,最佳的选择是万古霉素。

术前缓慢静脉滴注万古霉素 15mg/kg,滴注持续时间至少 60 分钟。慢速滴注可以有效降低输注相关的低血压风险[72]。

案例 63-8

问题 1: B. K.,18 岁,女性,主诉严重的腹部疼痛及恶心,疼痛位于脐周。体温 39.5℃。在儿科医生初步检查后,诊断为疑似阑尾炎收治入院,拟行开腹探查术。B. K. 应当选择何种抗菌药物作预防用药?

与结直肠手术类似,在阑尾切除术中最可能感染的细菌是脆弱拟杆菌和革兰氏阴性菌(见表 63-2)。从手术视野观察,如果阑尾正常(没有发炎、未穿孔),并无必要使用抗菌药物预防[73]。如果阑尾存在炎症但未穿孔,则应当术前给予单剂抗菌药物。如果阑尾已经穿孔或坏疽则为复杂性阑尾炎,属于已经感染需要术后治疗性用药。然而事实上术前是无法判断阑尾处于哪种状况,因此所有的患者都必须在术前至少接受 1 剂合适的抗菌药物[74]。通过手术观察阑尾状况后,再决定术后是否需要用抗菌药物。

根据可能的病原菌,抗菌药物应当覆盖需氧菌及厌氧菌。因此,头孢西丁是合适的选择[75]。

任意使用抗菌药物的危害

案例 63-8,问题 2: 在剖腹探查过程中发现,B. K. 是未穿孔无坏疽的非复杂性阑尾炎,但还是持续使用了 3 日头孢西丁。任意预防使用抗菌药物的危害何在?

任意使用抗菌药物危害包括可能导致不良反应及二重感染。使用 β-内酰胺类药物有发生过敏反应的风险,而许多药物包括 B. K. 使用的头孢西丁则使得患者有发生艰难梭菌相关感染的风险。艰难梭菌二重感染的发生与药物使用持续时间呈正相关[11]。尽量避免使用或缩短抗菌药物使用时间可以降低二重感染发生率[76]。此外长时间使用抗菌药物会增加特定患者对耐药菌的选择,并且可能在院内发生传播[77]。

优化手术抗菌药物预防应用

案例 63-9

问题 1: 作为医疗机构一名新的感染专业药师,当被抗菌药物管理小组告知外科医生开具的抗菌药物预防用药方案未遵照本机构指南时,应当对照指南中哪些条款对用药方案进行评价? 应当采取哪些措施以提高抗菌药物预防用药水平?

抗菌药物管理策略已经显著提高了外科手术抗菌药物预防应用的正确性。个人的知识态度、理念及实践、团队的沟通及责任的分配、医疗机构的支持和监测等许多因素在其中发挥作用[78]。提高抗菌药物预防用药正确性的干预措施主要集中在对医生进行宣教,使医嘱、处方传递、给药的过程标准化,对感染发生率、改进措施依从性等干预效果进行反馈等。外科治疗改进计划(Surgical Care Improvement Project,SCIP)是一个全国性多学科计划,由美国联邦医疗保险与医疗补助服务中心发起,旨在提高外科治疗水平。降低外科手术部位感染发生率也是该计划的目标之一[79]。为促成这一目标以以下 3 方面推进:在切皮前 1 小时给药,抗菌药物预防使用符合现有的指南,预防用抗菌药物应当在术后 24 小时内停药。前两项内容,正确的用药时机和正确的药物选择已经使 SSI 的发生率下降[8]。

一些小规模的改进计划在提高抗菌药物预防用药水平和降低感染发生率方面也显示出成效。有一项研究是关于多学科治疗团队开发快速电子医嘱系统,从而增强计算机对医生处方决策的辅助;同时制定抗菌药物使用协议。抗菌药物品种选择正确率从 78% 上升到 94%,预防用药时机正确率从 51% 上升到 98%,清洁切口感染发生率从 2.7% 下降到 1.4%[80]。

在另外一项研究中,药师与其他医护人员共同合作,对预防用药的时机、抗菌药物品种的选择和术后抗菌药物使用疗程负责。药师推动了医院政策的改变,在院内政策支持下药师对外科医生、麻醉医师和护士进行宣教,使得预防用药时机正确率从 68% 上升到 97%,并且显著降低了费用[81]。此外出院后的监护对于降低手术部位感染也发挥非常重要的作用[82]。

（张亮 译，杨帆 校，杨帆 审）

参考文献

1. Mu Y et al. Improving risk-adjusted measures of surgical site infection for the national healthcare safety network. *Infect Control Hosp Epidemiol.* 2011;32(10):970–986.

2. Magill SS et al. Multistate point-prevalence survey of health care-associated infections. *N Engl J Med.* 2014;370(13):1198–1208.

3. Schweizer ML et al. Costs associated with surgical site infections in veterans affairs hospitals. *JAMA Surg.* 2014;149(6):575–581.

4. Awad SS. Adherence to surgical care improvement project measures and post-operative surgical site infections. *Surg Infect (Larchmt).* 2012;13(4):234–237.

5. Scott RD. The direct medical costs of healthcare-associated infecitons in U.S. hospitals and the benefits of prevention. Centers for Disease Control and Prevention. 2009. https://www.cdc.gov/hai/pdfs/hai/scott_costpaper.pdf. Accessed April 27, 2017.

6. de Lissovoy G et al. Surgical site infection: incidence and impact on hospital utilization and treatment costs. *Am J Infect Control.* 2009;37(5):387–397.

7. Kelesidis T et al. Indications and types of antibiotic agents used in 6 acute care hospitals, 2009–2010: a pragmatic retrospective observational study. *Infect Control Hosp Epidemiol.* 2016;37(1):70–79.

8. Cataife G et al. The effect of Surgical Care Improvement Project (SCIP) compliance on surgical site infections (SSI). *Med Care.* 2014;52(2, suppl 1):S66–S73.

9. Bratzler DW et al. Clinical practice guidelines for antimicrobial prophylaxis in surgery. *Am J Health Syst Pharm.* 2013;70(3):195–283.

10. Poeran J et al. Antibiotic prophylaxis and risk of Clostridium difficile infection after coronary artery bypass graft surgery. *J Thorac Cardiovasc Surg.* 2016;151(2):589–597.e2.

11. Carignan A et al. Risk of Clostridium difficile infection after perioperative antibacterial prophylaxis before and during an outbreak of infection due to a hypervirulent strain. *Clin Infect Dis.* 2008;46(12):1838–1843.

12. Harbarth S et al. Prolonged antibiotic prophylaxis after cardiovascular surgery and its effect on surgical site infections and antimicrobial resistance.

Circulation. 2000;101(25):2916–2921.

13. Culver DH et al. Surgical wound infection rates by wound class, operative procedure, and patient risk index. National Nosocomial Infections Surveillance System. *Am J Med.* 1991;91(3B):152S–157S.

14. Haridas M, Malangoni MA. Predictive factors for surgical site infection in general surgery. *Surgery.* 2008;144(4):496–501; discussion 501–503.

15. Korol E et al. A systematic review of risk factors associated with surgical site infections among surgical patients. *PLoS One.* 2013;8(12):e83743.

16. Berríos-Torres SI et al. Centers for Disease Control and Prevention Guideline for the Prevention of Surgical Site Infection, 2017. *JAMA Surg.* 2017 May 3 [Epub ahead of print].

17. Anderson DJ et al. Strategies to prevent surgical site infections in acute care hospitals. *Infect Control Hosp Epidemiol.* 2008;29(Suppl 1):S51–S61.

18. Haley RW et al. Identifying patients at high risk of surgical wound infection. A simple multivariate index of patient susceptibility and wound contamination. *Am J Epidemiol.* 1985;121(2):206–215.

19. Owens WD et al. ASA physical status classifications: a study of consistency of ratings. *Anesthesiology.* 1978;49(4):239–243.

20. Berard F, Gandon J. Postoperative wound infections: the influence of ultraviolet irradiation of the operating room and of various other factors. *Ann Surg.* 1964;160(Suppl 2):1–192.

21. Burke JF. The effective period of preventive antibiotic action in experimental incisions and dermal lesions. *Surgery.* 1961;50:161–168.

22. Miles AA et al. The value and duration of defence reactions of the skin to the primary lodgement of bacteria. *Br J Exp Pathol.* 1957;38(1):79–96.

23. van Kasteren ME et al. Antibiotic prophylaxis and the risk of surgical site infections following total hip arthroplasty: timely administration is the most important factor. *Clin Infect Dis.* 2007;44(7):921–927.

24. Steinberg JP et al. Timing of antimicrobial prophylaxis and the risk of surgical site infections: results from the Trial to Reduce Antimicrobial Prophylaxis Errors. *Ann Surg.* 2009;250(1):10–16.

25. Garey KW et al. Timing of vancomycin prophylaxis for cardiac surgery patients and the risk of surgical site infections. *J Antimicrob Chemother.* 2006;58(3):645–650.

26. Classen DC et al. The timing of prophylactic administration of antibiotics and the risk of surgical-wound infection. *N Engl J Med.* 1992;326(5):281–286.

27. Mujagic E et al. Evaluating the optimal timing of surgical antimicrobial prophylaxis: study protocol for a randomized controlled trial. *Trials.* 2014;15:188.

28. Stone HH et al. Antibiotic prophylaxis in gastric, biliary and colonic surgery. *Ann Surg.* 1976;184(4):443–452.

29. Wong-Beringer A et al. Influence of timing of antibiotic administration on tissue concentrations during surgery. *Am J Surg.* 1995;169(4):379–381.

30. Scher KS. Studies on the duration of antibiotic administration for surgical prophylaxis. *Am Surg.* 1997;63(1):59–62.

31. Zelenitsky SA et al. Antibiotic pharmacodynamics in surgical prophylaxis: an association between intraoperative antibiotic concentrations and efficacy. *Antimicrob Agents Chemother.* 2002;46(9):3026–3030.

32. Markantonis SL et al. Effects of blood loss and fluid volume replacement on serum and tissue gentamicin concentrations during colorectal surgery. *Clin Ther.* 2004;26(2):271–281.

33. Swoboda SM et al. Does intraoperative blood loss affect antibiotic serum and tissue concentrations? *Arch Surg.* 1996;131(11):1165–1171; discussion 71–72.

34. Bartlett JG et al. Veterans administration cooperative study on bowel preparation for elective colorectal operations: impact of oral antibiotic regimen on colonic flora, wound irrigation cultures and bacteriology of septic complications. *Ann Surg.* 1978;188(2):249–254.

35. Nelson RL et al. Antimicrobial prophylaxis for colorectal surgery. *Cochrane Database Syst Rev.* 2014;5:CD001181.

36. Lewis RT. Oral versus systemic antibiotic prophylaxis in elective colon surgery: a randomized study and meta-analysis send a message from the 1990s. *Can J Surg.* 2002;45(3):173–180.

37. Goldring J et al. Prophylactic oral antimicrobial agents in elective colonic surgery. A controlled trial. *Lancet.* 1975;2(7943):997–1000.

38. Jones RN et al. Antibiotic prophylaxis of 1,036 patients undergoing elective surgical procedures. A prospective, randomized comparative trial of cefazolin, cefoxitin, and cefotaxime in a prepaid medical practice. *Am J Surg.* 1987;153(4):341–346.

39. Morita S et al. The significance of the intraoperative repeated dosing of antimicrobials for preventing surgical wound infection in colorectal surgery. *Surg Today.* 2005;35(9):732–738.

40. Itani KM et al. Ertapenem versus cefotetan prophylaxis in elective colorectal surgery. *N Engl J Med.* 2006;355(25):2640–2651.

41. Goldstein EJ et al. Infection after elective colorectal surgery: bacteriological analysis of failures in a randomized trial of cefotetan vs. ertapenem prophylaxis. *Surg Infect (Larchmt).* 2009;10(2):111–118.

42. Sexton DJ. Carbapenems for surgical prophylaxis? *N Engl J Med.* 2006;355(25):2693–2695.

43. Chen M et al. Comparing mechanical bowel preparation with both oral and systemic antibiotics versus mechanical bowel preparation and systemic antibiotics alone for the prevention of surgical site infection after elective colorectal surgery: a meta-analysis of randomized controlled clinical trials. *Dis Colon Rectum.* 2016;59(1):70–78.

44. Gardlund B et al. Postoperative mediastinitis in cardiac surgery – microbiology and pathogenesis. *Eur J Cardiothorac Surg.* 2002;21(5):825–830.

45. Wang A et al. Contemporary clinical profile and outcome of prosthetic valve endocarditis. *JAMA.* 2007;297(12):1354–1361.

46. Filsoufi F et al. Epidemiology of deep sternal wound infection in cardiac surgery. *J Cardiothorac Vasc Anesth.* 2009;23(4):488–494.

47. Slama TG et al. Randomized comparison of cefamandole, cefazolin, and cefuroxime prophylaxis in open-heart surgery. *Antimicrob Agents Chemother.* 1986;29(5):744–747.

48. Kaiser AB et al. Efficacy of cefazolin, cefamandole, and gentamicin as prophylactic agents in cardiac surgery. Results of a prospective, randomized, double-blind trial in 1030 patients. *Ann Surg.* 1987;206(6):791–797.

49. Geroulanos S et al. Antimicrobial prophylaxis in cardiovascular surgery. *Thorac Cardiovasc Surg.* 1987;35(4):199–205.

50. Doebbeling BN et al. Cardiovascular surgery prophylaxis. A randomized, controlled comparison of cefazolin and cefuroxime. *J Thorac Cardiovasc Surg.* 1990;99(6):981–989.

51. Wellens F et al. Prophylaxis in cardiac surgery. A controlled randomized comparison between cefazolin and cefuroxime. *Eur J Cardiothorac Surg.* 1995;9(6):325–329.

52. Curtis JJ et al. Randomized, prospective comparison of first- and second-generation cephalosporins as infection prophylaxis for cardiac surgery. *Am J Surg.* 1993;166(6):734–737.

53. Finkelstein R et al. Vancomycin versus cefazolin prophylaxis for cardiac surgery in the setting of a high prevalence of methicillin-resistant staphylococcal infections. *J Thorac Cardiovasc Surg.* 2002;123(2):326–332.

54. Calfee DP et al. Strategies to prevent methicillin-resistant *Staphylococcus aureus* transmission and infection in acute care hospitals: 2014 update. *Infect Control Hosp Epidemiol.* 2014;35:S108–S132.

55. Bolon MK et al. Glycopeptides are no more effective than beta-lactam agents for prevention of surgical site infection after cardiac surgery: a meta-analysis. *Clin Infect Dis.* 2004;38(10):1357–1363.

56. Kriaras I et al. Evolution of antimicrobial prophylaxis in cardiovascular surgery. *Eur J Cardiothorac Surg.* 2000;18(4):440–446.

57. Frenette C et al. Influence of a 5-year serial infection control and antibiotic stewardship intervention on cardiac surgical site infections. *Am J Infect Control.* 2016;44:977–982.

58. Bucknell SJ et al. Single-versus multiple-dose antibiotics prophylaxis for cardiac surgery. *Aust N Z J Surg.* 2000;70(6):409–411.

59. Faro S et al. Antibiotic prophylaxis: is there a difference? *Am J Obstet Gynecol.* 1990;162(4):900–907; discussion 7–9.

60. Jakobi P et al. Single-dose cefazolin prophylaxis for cesarean section. *Am J Obstet Gynecol.* 1988;158(5):1049–1052.

61. Chelmow D et al. Prophylactic use of antibiotics for nonlaboring patients undergoing cesarean delivery with intact membranes: a meta-analysis. *Am J Obstet Gynecol.* 2001;184(4):656–661.

62. Witte W et al. Changing pattern of antibiotic resistance in methicillin-resistant Staphylococcus aureus from German hospitals. *Infect Control Hosp Epidemiol.* 2001;22(11):683–686.

63. Sullivan SA et al. Administration of cefazolin prior to skin incision is superior to cefazolin at cord clamping in preventing postcesarean infectious morbidity: a randomized, controlled trial. *Am J Obstet Gynecol.* 2007;196(5):455.e1–e5.

64. Costantine MM et al. Timing of perioperative antibiotics for cesarean delivery: a metaanalysis. *Am J Obstet Gynecol.* 2008;199(3):301.e1–e6.

65. Kaimal AJ et al. Effect of a change in policy regarding the timing of prophylactic antibiotics on the rate of postcesarean delivery surgical-site infections. *Am J Obstet Gynecol.* 2008;199(3):310.e1–e5.

66. Mittendorf R et al. Avoiding serious infections associated with abdominal hysterectomy: a meta-analysis of antibiotic prophylaxis. *Am J Obstet Gynecol.* 1993;169(5):1119–1124.

67. Hemsell DL et al. Ceftriaxone or cefazolin prophylaxis for the prevention of infection after vaginal hysterectomy. *Am J Surg.* 1984;148(4A):22–26.

68. Kamat AA et al. Wound infection in gynecologic surgery. *Infect Dis Obstet Gynecol.* 2000;8(5–6):230–234.

69. Hemsell DL et al. Cefazolin is inferior to cefotetan as single-dose prophylaxis for women undergoing elective total abdominal hysterectomy. *Clin Infect Dis.* 1995;20(3):677–684.

70. Bulletins – Gynecology ACoP. ACOG practice bulletin No. 104: antibiotic prophylaxis for gynecologic procedures. *Obstet Gynecol*. 2009;113(5):1180–1189.

71. Condon RE et al. Preoperative prophylactic cephalothin fails to control septic complications of colorectal operations: results of controlled clinical trial. A Veterans Administration cooperative study. *Am J Surg*. 1979;137(1):68–74.

72. Dajee H et al. Profound hypotension from rapid vancomycin administration during cardiac operation. *J Thorac Cardiovasc Surg*. 1984;87(1):145–146.

73. Gorecki WJ, Grochowski JA. Are antibiotics necessary in nonperforated appendicitis in children? A double blind randomized controlled trial. *Med Sci Monit*. 2001;7(2):289–292.

74. Andersen BR et al. Antibiotics versus placebo for prevention of postoperative infection after appendectomy. *Cochrane Database Syst Rev*. 2001(3):CD001439.

75. Liberman MA et al. Single-dose cefotetan or cefoxitin versus multiple-dose cefoxitin as prophylaxis in patients undergoing appendectomy for acute nonperforated appendicitis. *J Am Coll Surg*. 1995;180(1):77–80.

76. Loo VG et al. A predominantly clonal multi-institutional outbreak of Clostridium difficile-associated diarrhea with high morbidity and mortality. *N Engl J Med*. 2005;353(23):2442–2449.

77. Guillemot D et al. Low dosage and long treatment duration of beta-lactam: risk factors for carriage of penicillin-resistant Streptococcus pneumoniae. *JAMA*. 1998;279(5):365–370.

78. Gagliardi AR et al. Factors influencing antibiotic prophylaxis for surgical site infection prevention in general surgery: a review of the literature. *Can J Surg*. 2009;52(6):481–489.

79. Bratzler DW, Hunt DR. The surgical infection prevention and surgical care improvement projects: national initiatives to improve outcomes for patients having surgery. *Clin Infect Dis*. 2006;43(3):322–330.

80. Webb AL et al. Reducing surgical site infections through a multidisciplinary computerized process for preoperative prophylactic antibiotic administration. *Am J Surg*. 2006;192(5):663–668.

81. Frighetto L et al. Economic impact of standardized orders for antimicrobial prophylaxis program. *Ann Pharmacother*. 2000;34(2):154–160.

82. Brandt C et al. Reduction of surgical site infection rates associated with active surveillance. *Infect Control Hosp Epidemiol*. 2006;27(12):1347–1351.

64 第64章 免疫接种

Molly G. Minze and Katherine Dillinger Ellis

核心原则

	章节案例
疫苗一般原则	
1 **不良反应**：免疫不良反应在一定程度上与所使用疫苗制剂的种类相关。减毒活疫苗的不良反应与疾病症状相像，但没有那么严重，常在疫苗接种后的7~10日发生。灭活（杀死全部病毒）疫苗的不良反应包括接种疫苗后24小时内接种部位的疼痛。疫苗接种的不良反应明显要比疾病本身轻微得多。	案例64-1（问题1）
2 **免疫计划**：按推荐的免疫计划表来优化免疫应答，规范免疫流程和提高免疫效率。18岁以前及成人的免疫计划表每年都要接受检查和更新。	案例64-2（问题1）
3 **追赶免疫计划**：为了在系列免疫中追赶接种，没有必要从计划中的首剂重新开始。延迟接种随后剂量并不影响疫苗的最终免疫效果。	案例64-3（问题1）
灭活疫苗	
1 **乙型肝炎**：乙型肝炎疫苗对于病毒接触前和接触后的预防都是有效的。为防止疾病从乙肝阳性的母体垂直传播到婴儿，推荐在分娩12小时以内给予疫苗和乙肝免疫球蛋白。	案例64-4（问题1）
2 **乙型肝炎**：青壮年的乙肝感染率最高。推荐参与高风险行为以及与乙肝患者密切接触的成人接种乙肝疫苗。	案例64-4（问题2）
3 **甲型肝炎**：针对幼儿进行甲型肝炎免疫，防止向青少年和成人传播。	案例64-5（问题1）
4 **白喉、破伤风和百日咳**：对百日咳的免疫力减弱已导致美国百日咳疾病的暴发。青少年和成人，尤其是与婴儿亲密接触的人，应该接种单一剂量的百日咳加强疫苗。	案例64-6（问题1）
5 **乙型流感嗜血杆菌**：对乙型流感嗜血杆菌推荐依据年龄段进行免疫接种。婴儿的年龄越大，引发免疫应答所需剂量越少。具有潜在基础疾病有易感风险的儿童和成人应该接种单剂量疫苗。	案例64-7（问题1）
6 **脊髓灰质炎**：在美国，相比于口服减毒疫苗，更推荐使用灭活脊髓灰质炎疫苗来进行疫苗接种，因为灭活疫苗能够降低与疫苗相关的麻痹性脊髓灰质炎的发生概率。	案例64-8（问题1）
7 **脊髓灰质炎**：除了计划去疾病流行地区的成人之外，不推荐在成人常规使用灭活的脊髓灰质炎疫苗来预防脊髓灰质炎。口服的脊髓灰质炎疫苗仅在特殊情况下考虑使用。	案例64-9（问题1）
8 **脑膜炎球菌**：疫苗接种推荐用于奈瑟氏菌脑膜炎高感染率的人群，包括到疾病流行地区旅行的人、具有特定免疫缺陷病的患者、功能上或是解剖上无脾患者以及与脑膜炎球菌密切接触的实验室工作人员和大学生。	案例64-10（问题1）
9 **人乳头瘤病毒**：这种3种效价系列的疫苗推荐青春期女性接种，用于预防宫颈与生殖器癌症、湿疣和复发性呼吸道乳头状瘤。同时也推荐男性接种以预防生殖器疣。	案例64-11（问题1）

		章节案例
⑩	**肺炎球菌**：链球菌肺炎主要影响儿童和老年人。联合疫苗可在小于 6 岁的儿童中防御 80％的 PCV7 和 90％的 PCV13 致病传染菌株。	案例 64-12（问题 1）
⑪	**肺炎球菌**：在两岁以下的儿童中，这种多糖疫苗并不引发免疫应答，但能阻止常引起成人疾病的 23 种肺炎链球菌菌株。	案例 64-12（问题 2）
⑫	**流行性感冒**：该疫苗接种适用于任何年龄大于 6 个月且没有禁忌证的人群。灭活疫苗通过肌内或皮内注射进行给药，而减毒活疫苗通过鼻腔喷雾剂进行给药。	案例 64-13（问题 1）
减毒活疫苗		
①	**轮状病毒**：接种轮状病毒疫苗的婴幼儿可通过粪便排出病毒，适当的预防措施可使免疫功能不全的接触者的感染风险降低。	案例 64-14（问题 1）
②	**麻疹、腮腺炎、风疹（measles，mumps，rubella，MMR）**：由于误以为自闭症与麻风腮疫苗有关，父母往往会担心孩子接种 MMR。药师必须提供咨询消除父母的这种担心并确保小儿接种疫苗以预防麻疹。	案例 64-15（问题 1）
③	**水痘**：推荐未接种或没有接种第 2 剂疫苗的人接触水痘病毒后 5 日以内接种。	案例 64-16（问题 1）
④	**水痘**：推荐大于 60 岁的成人接种带状疱疹疫苗，以预防先前获得的野生型带状疱疹感染的再次活化。但不推荐曾接种过水痘疱疹疫苗的人接种。	案例 64-16（问题 2）
免疫实践		
①	**疫苗接种**：肌注接种是使用 2.54cm 的针以 90°插入肌肉。皮下接种是捏住皮下组织，以 45°插入皮下，以防止注射到肌肉内。同一部位多次给予注射时，每个注射点间应间隔 2.54cm。	案例 64-17（问题 1）
②	**宣传和建立服务**：药师作为免疫倡导者在积极提高免疫接种率中具有重要作用。药师免疫接种培训在美国各地普遍存在，但是给患者免疫接种时，药师必须依照其所在州制定的药学实践法案的指南和原则操作。	案例 64-18（问题 1）

利用免疫接种来控制常见传染病是一项重要的公共健康成就。目前，儿童、青少年和成人可通过常规接种来预防 17 种传染疾病的疫苗[1]。免疫率在美国居于高位并保持稳定，超过 80％的 3 岁以下儿童接种了所有推荐的疫苗[2]。因此，疫苗可预防的疾病的发生率较低。成人预防流感和肺炎球菌的疫苗接种率为 20％～43％，年龄大于 65 岁的人群覆盖率更高[3]。然而，尽管参与接种的整体覆盖率很高，但因贫穷或种族歧视等，疫苗接种覆盖不全的问题依然存在[2]。显然，对于卫生专业技术人员来讲，还有施加影响去改进的空间和机会。

及时接种疫苗是预防疾病重新复苏的关键[4]。由于接种疫苗使疾病的发生率持续下降，患者对可预防疾病的意义和严重程度的警惕性越来越低[5-8]。加之父母对疫苗安全性的担心，可能会损害疫苗接种已取得的成就[7]。医护人员在消除误解和教育父母上起着至关重要的作用，其他卫生专业技术人员也应阐明正确和完整的免疫接种的重要性[7]。与患者的每一次接触都是促进免疫接种的机会，应询问每名患者的用药史（包括免疫接种状况），以发现任何不足之处[8]。

疫苗原则

一般原则

疫苗接种预防的原理是，引入少量病原体到体内以产生保护性的免疫记忆（主动免疫），如果病原体之后再次入侵机体，机体将产生更强大的免疫应答以消灭病原体而不引发疾病[9]。理想的疫苗是病原体的无毒力形式，并且一旦进入体内就能在体内引起强烈的免疫应答[10]。

目前的疫苗类型包括减毒活疫苗、灭活病原体、病原体亚细胞/亚单位和基于 DNA 的疫苗[10]（常见疫苗和它们的制剂类型清单见表 64-1）。减毒活疫苗含有弱化或失活形式的病原体，这会导致其在宿主体内的复制，并最终通过 B 细胞和 T 细胞在体内产生抗体介导免疫应答[10,11]。减毒活疫苗接种时会产生温和、通常无症状的感染，单次免疫即可具有长效作用[12,13]。

灭活病原体和亚细胞/亚单位疫苗在宿主体内不能复制，也不能恢复致病性，但经常需要佐剂或多个剂量以增加

表 64-1

疫苗概述

	疫苗	推荐的方案	注释
白喉、破伤风、百日咳（灭活；肌内注射）	DTaP,DT Tdap Td	2、4、6、15~18 个月；4~6 岁加强针 11~12 岁 每十年	最小年龄 6 周；如果距第 3 剂至少有 6 个月，第 4 剂可以在 12 月龄时接种 最低年龄 10 岁（Boostrix）和 11 岁（Adacel）
乙型流感嗜血杆菌（灭活；肌内注射）	Hib	2、4、6、12~15 个月	最小年龄 6 周；如果在 2 和 4 月龄接种了 PRP-OMP，则第 6 个月无需接种；Hiberix 只能用于最后一剂（12 月龄~4 岁）
乙型肝炎（灭活；肌内注射）	HepB	出生，1~2 个月，6~15 个月	任何剂量的单价疫苗需在 6 周前给药；如果母亲是 HBsAG+，应在出生 12 小时内给予；最后一次给药不应在 6 月龄前
甲型肝炎（灭活；肌内注射）	HepA	两剂相隔 6 个月 第 1 剂在 23 月龄	最小年龄 12 月龄
人乳头瘤病毒疫苗（灭活；肌内注射）	HPV2 HPV9	3 剂 9~26 岁 第 2 剂在第 1 剂 1~2 个月之后，第 3 剂在第 1 剂 6 个月之后	女性接种应在首次性生活前 男性可接种以减少生殖器湿疣的可能性
流感疫苗（IIV = 灭活；肌内注射）（LAIV4 = 减毒活；鼻内）	IIV,LAIV4	每年 第 1 年两剂相隔 4 周	IIV 最小年龄 6 月龄 LAIV4 最小年龄 2 岁 2~8 岁患者第 1 年接种需要两剂
麻疹、腮腺炎、风疹（减毒活；皮下注射）	MMR	12~15 个月；4~6 岁重复给予	最小年龄 12 月龄；第 2 剂可以在 4 岁给予，距第 1 剂应长达 4 周
脑膜炎球菌（MCV = 灭活；肌内注射）（MPSV = 皮下注射）	MCV4 MPSV4	两剂相隔 8 周，2~10 岁 1 剂 11~55 岁或 56 岁以上	最小年龄 2 岁 有免疫缺陷的患者给予两剂 高风险患者给予 1 剂
肺炎球菌病（灭活多糖；通常肌内注射，但皮下也可接受）	PCV13 PPSV23	2、4、6、12~15 个月；1 剂 PCV 13 1 剂 ≥65 岁 2 剂，首剂<65 岁	PCV 最小年龄 6 周；PPSV 最小年龄 2 岁；接种 PCV13 应在 PPSV23 之前 接种 PPSV 第 2 剂应在首剂 5 年后
脊髓灰质炎（灭活；通常肌内注射，但皮下注射也可接受）	IPV	2、4、6~18 个月	IPV 最小年龄 6 周 如果在 4 岁之前给予 4 剂以上，在 4~6 岁重复加强针 最后一剂应该在 4 岁之后，至少在上一剂的 6 个月以后
轮状病毒（减毒活；口服）	RV1 RV5	2、4 个月 2、4、6 个月	首剂：最小年龄 6 周，最大年龄 14 周 6 日 最后一剂：最大年龄 8 月龄 Rotarix（RV1）：6 个月剂量没有指征
水痘（减毒活；皮下注射）	VZV	12~15 个月；4~6 岁重复给药	最小年龄 12 月龄；第 2 剂可以在 4 岁给予，距第 1 剂给药应有 3 个月间隔
带状疱疹（减毒活；皮下注射）	ZV	50 岁（通常>60）	1 剂

HBsAG+，乙型肝炎表面抗原阳性；PRP-OMP,Pedvax HIB 或 Comvax（乙肝型流感嗜血杆菌）。

来源：National Center for Immunization and Respiratory Diseases. General recommendations on immunizations—recommendations of the Advisory Committee on Immunization Practices（ACIP）. *MMWR Recomm Rep.* 2011；60：1；Strikas RA；Advisory Committee on Immunization Practices（ACIP）；ACIP Child/Adolescent Immunization Work Group. Advisory Committee on Immunization Practices recommended immunization schedules for persons aged 0 through 18 years—United States，2015. *MMWR Morb Mortality Wkly Rep.* 2015；64：93-94；Kim DK et al；Advisory Committee on Immunization Practices（ACIP），ACIP Adult Immunization Work Group. Advisory Committee on Immunization Practices Recommended Immunization Schedule for Adults aged 19 years or older—Unites States，2015. *MMWR Morb Mortality Wkly Rep.* 2015；64：91-92；Kim et al；Advisory Committee on Immunization Practices（ACIP）. Advisory Committee on Immunization Practices recommended immunization schedule for adults aged 19 years or older：United States，2015. *Ann Intern Med.* 2015；162（3）：214-223.

免疫应答的持续时间[9,10]。由于整个病原体疫苗被灭活（杀死），其有效性可能通过循环抗体、母体抗体（在婴儿）或伴随感染而被削弱。类毒素是一种特定类型的灭活疫苗，通过与甲醛混合而对生物毒素（如白喉和破伤风）进行修饰而形成。

亚单位疫苗包含一种蛋白质或多糖抗原，引起的反应比全抗原疫苗的小，因而免疫应答较弱，与灭活疫苗类似，需要多次免疫[9]。共价结合的亚单位疫苗，由多糖-蛋白质-结合物组成，其中由多糖组分活化 B 细胞，蛋白质组分作为抗原性毒素活化 T 细胞而诱导更强的免疫应答。可及的重组疫苗包括乙型肝炎、人乳头瘤病毒（HPV）、重组流感及活伤寒疫苗[14]。

不良反应

案例 64-1

问题 1： H. P 是一个 38 岁的女性，担心接种流感疫苗的不良反应，可为 H. P 提供什么相关的不良反应信息？

灭活疫苗的不良反应包括接种后 48~72 小时注射部位疼痛和发热[15-17]。与此相反，减毒活疫苗的不良反应常发生在免疫后 7~10 日，即病毒完成复制且免疫系统已经响应之后。减毒活疫苗的不良反应与疾病的症状类似。接受麻疹、腮腺炎、风疹（measles，mumps，rubella，MMR）免疫接种的 5% 患者发生短暂皮疹，不足 5% 患者接种水痘疫苗发生轻度水痘样疹（5 个病变的中位数）。晕厥，通常发生在免疫接种 30 分钟内，据报道，70% 的晕厥在接种后 15 分钟内发生，更常发生于女性和青少年。

虽然疫苗的过敏反应罕见，但过敏性反应可能由疫苗本身或疫苗中微量成分（如防腐剂或抗生素）引起的[18]。鸡蛋过敏的患者可以接受小鸡胚胎成纤维细胞组织培养生产的疫苗（如 MMR），因为对鸡蛋过敏的个体接种这些疫苗发生严重反应的风险非常低[19-21]。MMR 应用于有明胶过敏史的个体时应当非常谨慎，因为 MMR 疫苗使用明胶作为稳定剂。口服脊髓灰质炎病毒疫苗、灭活脊髓灰质炎疫苗和 MMR 中含有微量链霉素、杆菌肽、新霉素，因此，有这些抗生素过敏史的个体不应该接种这些疫苗[22]。

接种疫苗总体来讲是安全的，尤其是与这些疫苗所预防的疾病的风险相比，并且免疫接种的安全性被持续监测[22-24]。为响应对疫苗安全性的关注，国家疫苗伤害赔偿法案要求对疫苗可能的不良反应证据进行持续审查，并为某些疫苗建立了无过错损害赔偿程序。

禁忌证

对免疫禁忌证和预防措施的错误概念往往会导致错失免疫接种时机[1,25]。急性、严重的发热疾病、对疫苗或疫苗成分有过敏反应史、对免疫接种有严重的反应史，这些都是明确的免疫接种禁忌。然而对于患有小病（如上呼吸道感染、中耳炎、腹泻）的患者，即使存在低烧，也不应该推迟免疫接种。有癫痫家族史、过敏和婴儿猝死综合征不是免疫接种的绝对禁忌证。对疫苗或疫苗成分有过敏史的患者应

该暂停接种疫苗直到患者进行脱敏。虽然乙肝系列疫苗应该在 1 月龄时开始接种，但是早产儿应该依据其实际年龄接种所有的常规疫苗。

既往对疫苗成分发生过敏反应、免疫抑制（如免疫抑制治疗或免疫缺陷）、脑病、近期注射血液制品和妊娠（虽然对妊娠的风险主要是理论上的）是使用减毒活病毒或活细菌疫苗的禁忌。合并血液制品（如免疫球蛋白、浓缩红细胞和血小板输注）会削弱对活疫苗的免疫应答，因为这些产品包含的抗体，会阻止接种者的免疫系统对疫苗产生足够的免疫应答[1]。免疫应答的减弱随输注血液制品的类型和用量而变化，如果最近输注合并血液制品，免疫接种可能需要被推迟长达 12 个月[1]。如果对免疫应答有任何疑问，可以通过评价抗体滴度来判断患者是否需要被再次免疫。

指导方针

免疫接种计划

案例 64-2

问题 1： K. C. ，2 月龄的女婴，被带到诊所进行预定的健康婴儿访视。K. C. 的母亲咨询有关女儿免疫接种的问题。目前对小儿患者免疫接种建议是什么？应什么时候给 K. C. 接种疫苗？

免疫的目的是预防特定传染性疾病及其后遗症。为了达到最大的效果，疫苗必须在易感人群接触病原体之前接种。特定个体免疫接种的年龄取决于若干因素（例如，特定年龄的疾病风险、并发症的风险、是否存在母源抗体胎盘转移、免疫系统成熟度）。通常在儿童能够产生适当抗体反应的最小年龄进行免疫接种。

在美国，推荐的儿童和青少年免疫计划表每年由免疫实践咨询委员会（Advisory Committee on Immunization Practice，ACIP）和美国儿科学会（American Academy of Pediatrics，AAP）修订，并得到美国家庭医师学会（American Academy of Family Physicians，AAFP）及美国妇产科医师学会（American College of Obstetricians and Gynecologists，ACOG）的支持，发表在 *Morbidity and Mortality Weekly Report* 杂志[26,27]，并可以在线访问（http://www.cdc.gov/schedules）。部分疫苗接种时间表见表 64-1，读者也可参考网上出版的免疫计划表，可以看到更完整的最新推荐。各州对进入公立学校和日托中心的最低免疫要求不同，各个州的卫生部门需要参照这些准则。免疫实践咨询委员会每年修订成人免疫计划表，得到美国医师学会（ACP）、美国家庭医师学会（AAFP）及美国护理助产士学会（ACNM）的支持，发表在 *Annals of Internal Medicine* 和 *Morbidity and Mortality Weekly Report* 杂志上[28-30]（可在线访问 http://www.cdc.gov/schedules）。儿童和成人各自的计划表应每年修订，政策及程序修订确保符合规定。

回顾儿童免疫计划表，2 月龄推荐的疫苗包括白喉、破伤风和百日咳（diphtheria，tetanus and acellular pertussis，

DTaP)、灭活脊髓灰质炎(inactivated polio,IPV)、乙型流感嗜血杆菌(*Haemophilus influenzae* type b,Hib)、结合肺炎球菌疫苗(pneumococcal vaccine,PCV 13)和轮状病毒疫苗。如果出生时已接种乙肝疫苗则应该再接种第2剂。如果K.C. 出生时没有接种乙肝疫苗,今日给予首剂,1~2个月后第2剂,在6个月再给第3剂(见案例64-4)。

免疫接种计划可以为满足个别需要而调整,并可以在1年中的任何时间开始。不应该在短于推荐的时间间隔内接种疫苗,以便在随后的剂量给药之前产生最大的免疫应答。对于免疫接种开始晚或是晚于计划表超过1个月的儿童和青少年,有一种"追赶"计划,即推荐他们采用不同疫苗所能实施的最短接种时间间隔进行接种[1,26,27]。对于推迟接种的成人没有必要重新启动疫苗接种。推荐的计划表被中断或延迟不干扰最终免疫力的获得。

替代的免疫接种推荐适用于免疫功能改变的患者,以确保相关疾病疫苗的保护作用,避免疫苗本身带来的不良反应或获得性疾病,特别是减毒活疫苗[1,27,30,31]。K. C. 的母亲应尽快接受HPV疫苗的第3剂,但并不需要重新启动整个系列。

灭活疫苗

乙型肝炎

乙型肝炎病毒(hepatitis B virus,HBV)可通过接触已被感染的血液(如血制品或医疗仪器、未消毒的静脉吸毒或文身针)、体液(如性交)及HBsAg阳性母亲垂直传播感染。防止乙肝孕妇将病毒传染给婴儿是必要的,因为急性疾病可进展为慢性携带状态,从而导致慢性肝病和原发性肝癌。儿童在5岁之前感染HBV,发展为慢性感染的危险特别高[32]。所有孕妇应进行HBsAg测试,乙肝表面抗原阳性母亲的婴儿在出生12小时内应该接种首剂疫苗并联合乙肝免疫球蛋白(Hepatitis B immunoglobulin,HBIG)以防止垂直传播[33]。对母亲为HBsAg阳性的婴儿,联合使用乙肝免疫球蛋白加上HBV疫苗预防急性和慢性感染的有效率为99%[33]。如果母亲的HBsAg状态未知,无论其出生体重多少,婴儿也应该在出生后12小时内接种。对于体重低于2 000g的婴儿,HBIG需要在出生后12小时内接种。母亲的HBsAg状态需要尽快确定,如果母亲确定为HBsAg阳

性,体重高于2 000g的婴儿应尽快接种HBIG,不应超过出生后7日[33]。母亲为HBsAg阴性,体重高于2 000g的婴儿应在出生后24小时内开始免疫接种。其他母亲为HBsAg阴性的婴儿需要在出院前开始免疫接种。在所有的情况下,后续的疫苗剂量应在1~2月龄给予,并在6月龄时再次接种。一旦发现未接受免疫接种的儿童,均应尽快为他们接种HBV疫苗[33]。

AG 应该出生后12小时内接种乙肝疫苗,并确认她母亲的情况。如果她的母亲为HBsAg阳性,还应在出生7日内接种HBIG。A. G. 可根据儿童免疫计划表接种后续乙肝疫苗。有两种乙肝疫苗目前在美国使用。Recombivax-HB和Engerix-B是酵母重组疫苗,推荐接种3剂[33,34]。任何一种制剂都可以使用,使用不同疫苗接种获得的系列免疫应答与完整系列单种疫苗是不相上下[1,35]。

尽管在美国儿童普遍免疫接种后,乙型肝炎感染下降,但有超过100万成人患慢性乙肝。在美国,急性乙型肝炎最常发生在25~45岁成人,其中大部分发生在高风险人群,包括多个性伴侣、肛交和注射吸毒[34]。与感染乙肝的患者密切接触的人也具有感染的风险,包括医护人员[34]。婴儿期未接种的儿童和青少年应该肌内注射3剂系列免疫疫苗。同样,推荐19~59岁2型糖尿病患者接种3剂系列免疫疫苗[36]。其他有风险应该接种乙型肝炎疫苗的成人群体包括:非长期一夫一妻关系的性活跃人群、性传播感染的治疗人群或男男性行为者、终末期肾病的患者、HIV患者、接受血液透析、或有慢性肝病、家庭接触和性伴侣为乙型肝炎表面抗原阳性者、发育性残疾人机构的工作人员、到乙型肝炎高发地区的国际旅行者,以及性病治疗机构成员、艾滋病毒检测和治疗工作人员或照顾有乙型肝炎风险患者的成人[28-30,34]。接种之后的抗体筛查仅推荐用于高危人群,这些人的后续临床管理可能依赖于对免疫状态的认知(如医护人员)。可以获得此类情况下血清学检测以及再次接种和接触后预防的推荐意见[34]。在透析治疗和其他免疫缺陷患者中,如果患者抗-HBs水平在第3剂的2个月后低于10MIU/ml,可能需要第4剂[34]。

A. G. 的母亲应该接种3剂系列乙肝疫苗。单价疫苗优选用于初始接种;然而联合疫苗也可以使用[1,35](见表64-2)。联合疫苗不应用于年龄小于6周的婴儿;因此,只有单一的抗原可用于出生接种[33]。

甲型肝炎

甲型肝炎病毒感染可呈现为急性或慢性疾病,但在婴幼儿和小儿经常是无症状的。然而年龄较大的儿童和成人感染典型的症状有发热、不适、厌食、恶心、上腹不适和黄疸[37]。临床疾病通常持续 1~2 个月,但可能复发并可以持续长达 6 个月。大约三分之一的甲肝病例发生在 15 岁以下的儿童[38]。在所有报告病例中,最常见的感染源是家庭或性接触,其次是日托场所或工作场所、国际旅行、食物或水源性暴发。无症状的儿童,尤其是对家人或其他密切接触者来讲,可作为传染源[38]。

针对幼儿和儿童的疫苗接种计划非常重要,因为儿童往往无症状并且病毒会在不知不觉中传染给青少年和成人。除此之外,数据表明当儿童广泛接种疫苗后,出现了"羊群效应"(即庞大的人口免疫接种计划间接保护了没有接受防疫接种的人,因为接触感染个体的风险被减小)[39]。一个专门针对流行地区的幼儿接种计划使得甲型肝炎的流行率不仅仅在 2~4 岁的疫苗接种者,而是在所有年龄段减少 90% 以上[39]。

目前有两种甲型肝炎疫苗上市销售,Havrix 和 Vaqta 均有成人和儿童制剂。该疫苗的儿童制剂适用于年龄超过 12 月龄的婴儿,含有成人制剂的一半抗原[37]。接种包括两剂,第 2 剂应在初始接种 6~18 个月后给予,具体接种方案取决于疫苗制剂(见表 64-1)。接种两剂的甲型肝炎疫苗需要至少与生活在针对年龄较大的儿童疫苗接种计划或感染风险增加的地区未接种疫苗的人员分隔 6 个月[27]。推荐接种甲肝疫苗的成人包括:有高风险行为的成人,与甲型肝炎病毒感染的灵长类动物接触或甲型肝炎研究实验室工作的个体,慢性肝病患者或需要使用凝血因子浓缩物的个人,以及前往甲肝疾病流行地区的个人[28-30,37]。针对年龄超过 18 岁的个体推荐 3 剂甲肝和乙肝疫苗的联合疫苗(见表 64-2)。

表 64-2

联合疫苗

联合疫苗[a]	抗原[b]	适用年龄	方案
Kinrix	DTaP-IPV	4~6 岁	仅用于 IPV 系列免疫第 4 剂和 DTaP 第 5 剂
Quadracel	DTaP-IPV	4~6 岁	用于 IPV 系列免疫第 4 剂或第 5 剂,DTaP 第 5 剂
Pediarix[c]	DTaP-HepB-IPV	6 周~6 岁	2、4、6 个月
Pentacel	DTaP-IPV-Hib	6 周~4 岁	2、4、6、15~18 个月 推荐在 4~6 岁给予一次额外单价 IPV 接种(总共 5 剂)
ProQuad[d]	MMR-V	12 月龄~12 岁	12~15 个月,4~6 岁
Twinrix	HepA-HepB	18 岁+	0、1、6 个月

[a] 疫苗的可交换性:如果组合和单一抗原疫苗用于完成免疫接种系列,优选使用同一制造商的产品。不同制造商之间的疫苗抗原的免疫原性是未知的。

[b] 额外的抗原:应避免由于使用联合疫苗而产生额外抗原。应提供可用性单价疫苗,以避免产生额外抗原和增加不良反应的风险,特别是对具有反应原性的灭活疫苗(如 DTaP 疫苗)。

[c] 乙型肝炎:不推荐新生婴儿(<6 周)使用乙型肝炎联合疫苗。

[d] ProQuad:在年龄 12~47 月龄使用时,MMRV 可能与高热惊厥的风险增加相关。这段时间优选接种 MMR。DTaP,白喉、破伤风和百日咳;HepA,甲型肝炎;HepB,乙型肝炎;Hib,乙型嗜血杆菌;IPV,脊髓灰质炎灭活疫苗;MMR,麻疹、腮腺炎和风疹疫苗;V,水痘疫苗。

来源:National Center for Immunization and Respiratory Diseases. General recommendations on immunizations—recommendations of the Advisory Committee on Immunization Practices(ACIP). *MMWR Recomm Rep.* 2011;60;1;CDC. Combination vaccines for childhood immunization: recommendations of the Advisory Committee on Immunization Practices(ACIP), the American Academy of Pediatrics(AAP), and the American Academy of Family Practice(AAFP). *Pediatrics.* 1999;103;1064;Marin M et al. Use of combination measles, mumps, rubella and varicella vaccine: recommendations of the Advisory Committee on Immunization Practices(ACIP). *MMWR Recomm Rep.* 2010;59(RR-3):1.

白喉/破伤风/百日咳疫苗

案例 64-6

问题 1:N.R. 是一名在医院照顾儿童的护士。她就是否需要接受"百日咳加强针"而感到迷茫。她指出,她在童年时期接种了推荐的 DTaP 免疫计划并且她的最后一次破伤风接种是在 3 年前。请问 N.R. 是否应该接受百日咳加强针(Tdap)?

百日咳,是一种由百日咳杆菌(*Bordetella pertussis*)导致的感染性疾病,以阵发性咳嗽(类似哮喘、高亢的吸气声音)、呕吐并伴有淋巴细胞增多为特征。它是一种具有高度传染性的疾病,在未接受免疫接种的家庭中可以累及 90% 婴儿和幼儿,有严重的后遗症,尤其是在小婴儿中。估计 0.3%~14% 的患者有百日咳脑病,0.6%~2% 的患者有永久性神经损害,约 0.1%~4% 的患者死亡[40]。随着脱细胞百日咳疫苗(acellular pertussis vaccine,aP)的推广,这种严重的儿童感染已经得到缓解。这一疫苗通常是联合白喉(diphtheria,D)和破伤风(tetanus,T)的联合疫苗(DTaP)。推荐在出生后 2、4、6 和 15~18 个月行 4 剂 DTaP 接种方案,随后在入学或 4~6 岁给予加强针[27,41]。该 DTaP 疫苗针对百日咳的保护功效在基础免疫后(3 剂)超过 80%[38]。完成最后一次强化(年龄 4~6 岁)后,保护提高到 90%,随后在接下来的 12 年逐渐降低，在此之后的保护作用几乎为零[42,43]。

历史上的 DTaP 疫苗包含全细胞百日咳抗原。然而，考虑到它的不良反应，目前的产品为无细胞百日咳抗原（见表 64-1）。然而，尽管不良反应较少，对于接受 DTaP 免疫治疗 7 日内出现任何过敏反应或脑病且这些症状不能归咎于其他原因的人，禁忌使用 DTaP[41]。此外，对于给药（百日咳疫苗）48 小时内，体温为 40.6℃（非其他原因引起）或持续性严重哭泣超过 3 个小时的婴儿，应慎重考虑是否给予后面的剂次[41]。对于任何发生虚脱或低渗-低反应性状况的儿童，DTaP 疫苗的百日咳成分应被消除（如继续用 DT 接种）。如果出现了不断进展的神经系统紊乱，百日咳的免疫计划应该推迟，直到神经系统的问题已经得到了充分的评估。之前存在的、稳定的神经系统疾病（如良好控制的癫痫发作）不属于禁忌证，因为百日咳免疫接种的利大于弊。家族性癫痫或其他中枢神经系统（病症对于疫苗接种来说也不是禁忌证[42]。

两种 DTaP 疫苗（Infanrix 和 Daptacel）被批准用于初次接种疫苗系列。联合疫苗也可以使用，然而它们用于初次疫苗接种具有产品依赖性（见表 64-2）[35]。如果可能的话，五剂应使用相同的 DTaP 产品，因为中途调换不同 DTaP 疫苗引起的免疫力、安全性和功效改变是未知的[1,27]。然而，如果已接种疫苗产品信息未知或无法获得，可使用任何经许可的 DTaP 疫苗完成接下来的疫苗接种[1,27]。

尽管有效疫苗的可获得性好和疫苗覆盖率高，但美国百日咳的控制仍然很差[44]。青少年和成人免疫力下降被认为是造成这个问题的原因。咳嗽持续 2 周以上的成年患者约 12%患有百日咳[45]。虽然百日咳在成人和青少年中是温和的，但他们作为病源会传染给未受保护的婴儿。因此推荐对青少年和成人使用破伤风和白喉类毒素和脱细胞百日咳疫苗（Tdap）进行强化免疫[1,27,44]（注意与初级疫苗的 DaP 相比，其命名为 dap）。对于 11~18 岁的青少年、19~64 岁的成人、妊娠期间的孕妇及可能与小于 12 月龄婴儿接触的 65 岁以上的老人，推荐常规使用单剂百日咳加强针（Tdap）[27-30,44,46]。接种百日咳加强针（Tdap）无需考虑接种破伤风加强针（tetanus booster，Td）的时间。两个 Tdap 疫苗制剂（BOOSTRIX 和 ADACEL）获得美国食品药品管理局（FDA）批准用作 11~18 岁儿童的加强针[44]。推荐未接种或疫苗接种不足的个体使用 DTaP/Tdap 进行追赶免疫接种[1,27-30]。N. R. 应接种 Tdap 疫苗，特别是因为她和儿童一起工作，并且自从她童年接种 DTaP 疫苗系列后没有接种过加强针。她可接受一剂，无需考虑曾经接种过破伤风加强针。

自 20 世纪 40 年代，在美国白喉和破伤风类毒素已被批准与百日咳疫苗一起作为联合疫苗接种。在美国，普及的儿童免疫接种使得白喉和破伤风成为罕见疾病。一旦发生，它主要发生于老年人群或接种疫苗不足的人中[47]。这两种严重病是由产毒素菌（产毒白喉棒状杆菌和破伤风梭菌）导致的，因此，该疫苗抗原针对的是它们生产的类毒素。成人的白喉类毒素疫苗制剂的浓度（命名为 d，与初次疫苗接种 D 相区别）相较儿童有所降低，这是由于成人经

反复接种后免疫反应增强以及对低剂量抗原应答增强[47]。DTaP 及白喉和破伤风类毒素（DT）适用于年龄未超过 7 岁的儿童初次接种，而破伤风和白喉类毒素（Td）适用于 7 岁以上儿童和成人。破伤风加强剂（Td）为每 10 年接种一次[47]。

乙型流感嗜血杆菌

在常规免疫接种计划中纳入有效的疫苗之前，乙型流感嗜血杆菌（*Haemophilus influenzae* type b，Hib）是引起细菌性脑膜炎的最常见病因，也是 5 岁以下儿童一系列严重的全身细菌性疾病的首要病因[48-50]。与乙型流感嗜血杆菌脑膜炎相关的死亡率约为 5%，幸存者中有神经后遗症的占 25%~35%[51,52]。会厌炎、蜂窝组织炎、化脓性关节炎、骨髓炎、心包炎、肺炎也常由流感嗜血杆菌引起。虽然流感嗜血杆菌与中耳炎和呼吸道感染相关，但乙型菌株只占这些感染的 5%~10%[53,54]。

案例 64-7

问题 1： P. M. 是一名 12 月龄的孩子，并且一直没有接种乙型流感嗜血杆菌疫苗。他的父母希望他进入托管班，并在努力增强他的免疫力。那么他应接受多少剂的乙型流感嗜血杆菌疫苗？

乙型流感嗜血杆菌疫苗是一种多糖结合疫苗，它可使年龄小于 5 岁的儿童的乙型流感发生率降低 95%[54]。目前可用 3 种的乙型流感嗜血杆菌多糖联合疫苗如下：乙型流感嗜血杆菌脑膜炎球菌蛋白质联合疫苗或 PRP-OMP（Pedvax-HIB），乙型流感嗜血杆菌破伤风类毒素联合疫苗或 PRP-T（ActHIB 和 Hiberix）[56]。联合疫苗的免疫原性具有年龄依赖性（即年龄较大的儿童免疫反应更强）[51,55]。这 3 种联合疫苗均获准用于婴幼儿，婴幼儿被流感嗜血杆菌感染的风险最大；然而，其给药方案有所不同。HbCV 免疫需要一个初始免疫系列，随后在 12~15 个月给予加强剂。PRP-OMP 的初次免疫系列的给药方案是在 2 月和 4 月龄，而其他疫苗则是 2 月、4 月和 6 月龄接种[1,27,56]。理想的是，初次免疫系列应该给予相同的 HbCV；然而，数据表明在初始免疫和强化免疫时疫苗制品是可交换的[27,56]。如果 PRP-OMP 与另一 HbCV 合并使用，则应完成另一疫苗制品的免疫计划中所有应给予的剂次[56]。联合疫苗也可按照每种成分的适应证给药[27,56]（见表 64-2）。

在未接受免疫接种的年龄较大的婴儿和儿童中，HbCV 疫苗需要的给药次数取决于他们当前的年龄。7~11 月龄儿童接种 HbCV 应该接受一个两剂的初始疫苗，包含 PRP-T，或 PRP-OMP，并在 12~18 月龄接种加强剂，与首剂至少间隔 2 个月[27,56]。12~15 月龄儿童应接受一个单剂初始疫苗，随后在 2 个月后给予加强剂。对年满 15 月龄而没有接种过 HbCV 疫苗的儿童，仅需要单剂接种[27,56]。对于年龄小于 5 岁的儿童或成人，不推荐常规接种 HbCV。然而，解剖或功能性无脾或镰状细胞病或即将接受选择性脾切除术的成年人，如果以前没有接种过 Hib，应该接种一个单剂 Hib 疫苗[24,26,51,52]。无论是否接种过 Hib，造血干细胞移植

（HSCT）的成人应该在移植后 6~12 个月接种 3 剂 Hib，间隔至少 4 周以上。不推荐人体免疫缺陷病毒感染的成人常规接种 Hib，因为他们感染乙型流感嗜血杆菌的风险较低。

脊髓灰质炎

脊髓灰质炎是一种感染性疾病，由具有高度传染性的肠道病毒引起的，可以发生在任何年龄，但主要发生在年龄小于 3 岁的儿童中（＞50% 的案例）。3 种确定的血清型脊髓灰质炎病毒在人与人之间直接通过口-粪传播或间接通过感染者的唾液、粪便或受污染的水传播[57,58]。家庭传播后，90% 的易感人群会被感染[57]。脊髓灰质炎病毒通过口腔进入，然后在咽喉和肠道增殖。一旦在肠道内增殖，脊髓灰质炎病毒可进入血液并侵入中枢神经系统，并可能导致瘫痪[57-59]。

对于脊髓灰质炎的免疫力可以通过自然感染脊髓灰质炎病毒获得；然而，感染一种血清型的脊髓灰质炎病毒不能保护个体免受其他两种血清型病毒的感染[57]。免疫力的获得也可以通过免疫接种来实现，开发预防麻痹性脊髓灰质炎的有效疫苗是 20 世纪以来医学上的重大突破之一。自从三价口服脊髓灰质炎疫苗（oral polio vaccine，OPV）和灭活脊髓灰质炎疫苗（inactivated polio vaccine，IPV）的出现，麻痹型脊髓灰质炎的发病率已大大减少[59]。

案例 64-8

问题 1： H. G. 是 2 月龄婴儿的母亲，当护士拿来脊髓灰质炎疫苗注射剂时她感到非常惊讶，她记得，她儿童时期接受的是口服疫苗。为什么 H. G. 的孩子接受与她不同形式的脊髓灰质炎疫苗？

从历史上看，口服减毒活脊髓灰质炎疫苗（OPV 或沙宾疫苗）是在美国的一个制剂。其优势包括成本低、便于给药并且是终身免疫[57]。此外，口服脊髓灰质炎疫苗提供了较高的胃肠道免疫力，从而防止带菌状态。减毒脊髓灰质炎疫苗口服后，病毒通过粪便脱落也是一种免疫和增强密切接触者固有免疫的有效途径[57,59]。尽管有这些好处，OPV 存在着与疫苗相关的麻痹型脊髓灰质炎（vaccine-associated paralytic polio，VAPP）的风险，尤其是免疫功能低下的患者首次给药后易发生，如 B 淋巴细胞疾病（如丙种球蛋白血症、低丙球蛋白血症）[58]。与 OPV 相比，肌注使用强化的 IPV（IPOL，POLIOVAX）不会发生 VAPP 或其他相关反应[58,60]。虽然 IPV 提供了与 OPV 类似的全身免疫，但它在胃肠道中获得的免疫较少[57,59]。尽管 OPV 疗效高，但它的 VAPP 风险使 IPV 成为儿童免疫接种的首选推荐[1,27,60]。

ACIP 和 AAP 指南推荐所有的儿童都应该在 2 月龄、4 月龄、6~18 月龄和 4~6 岁的时候接种四剂的 IPV。第 1 剂疫苗应在出生 6 周后接种[56]。四剂系列的最后一剂应在 4 岁后接种，并与前一剂至少间隔 6 个月[27,60]。含有 IPV 的联合疫苗已上市，可用于初始 IPV 四剂接种。然而，为了确保足够的免疫力，推荐在 4-6 岁时额外接种一次 IPV 强化剂疫苗，总共 5 剂[55]（见表 64-2）。

案例 64-9

问题 1： L. G. 是一个 28 岁的研究生，计划到非洲大陆旅行，由于儿童时期没有接种过相关疫苗，所以她担心染上脊髓灰质炎。如果她即将前往一个脊髓灰质炎流行地区，那么对于她来说什么是最谨慎的免疫接种方案？

在美国，年龄 18 岁以上成人常规接种脊髓灰质炎病毒疫苗是没有必要的，因为美国居民与病毒接触的风险是很小的。但是，与脊髓灰质炎病毒密切接触（如前往一个脊髓灰质炎流行地区、与还未接受 OPV 的儿童密切接触、与分泌脊髓灰质炎野生型病毒的患者密切接触或从事处理脊髓灰质炎病毒标本的工作）的成人应该考虑接种疫苗[59,60]。应选择 IPV 疫苗，因为成人因 OPV 而患 VAPP 的概率比儿童高。理想的情况下，L. G. 应接受两剂 IPV，间隔 4~8 周，并在 6~12 个月后接受第 3 剂。如果暴露时间不足 8 周内，可予两剂 IPV，应至少间隔 4 周给药[59]。如果 L. G. 的旅行必须在短时间内（<4 周）进行，她应接种 1 剂 IPV 再根据方案在稍后的日期接种剩余剂量的 IPV[59]。即使 L. G. 小的时候已免疫，可考虑接种 1 剂 IPV 作为强化免疫[59]。

目前 OPV 只在特殊情况下推荐使用，例如接种疫苗来控制麻痹型脊髓灰质炎的暴发、未接种疫苗的婴儿到疾病流行区域旅行且时间不足 4 周，以及父母拒绝疫苗注射的儿童[59,60]。关心注射次数的父母，在前两剂用 IPV 获得系统保护后，第 3 次和第 4 次接种时可以考虑口服脊髓灰质炎疫苗[59]。对于那些免疫缺陷的患者、接受免疫抑制化疗或与已知或疑似上述情况的患者一起生活的人来说，IPV 是唯一可用的脊髓灰质炎病毒疫苗[59,60]。

脑膜炎球菌

案例 64-10

问题 1： J. C. 是一个 12 岁的女孩，来儿科作常规访视。在讨论中，发现她的表姐进入一所最近暴发脑膜炎球菌病的大学就读。那她是否应该接种脑膜炎球菌疫苗？

在肺炎链球菌和乙型流感嗜血杆菌联合疫苗明显减少脑膜炎的发生后，脑膜炎奈瑟菌已成为一个引起细菌性脑膜炎较为突出的原因。ACIP 推荐青少年常规接种该疫苗，11~12 岁接种首剂，16 岁接种加强针；同时大于 2 月龄的人群因其患脑膜炎球菌病的风险增加以及高危人群也应接种疫苗，以防止疾病的大面积暴发[61]。脑膜炎球菌病的高危人群，包括持续性补体缺乏、功能上或解剖上无脾的人群、到疾病暴发或流行地区的旅客或疾病大暴发期间的人群。2 月龄~55 岁未接种过疫苗且有持续性补体缺乏、功能性或解剖性无脾、有 HIV、第 1 年住校的大学生、到疾病流行地区旅行者、疾病暴发期间有风险的人或者经常接触脑膜炎双球菌的微生物学家需要接种该疫苗[61]。

可选用的脑膜炎球菌疫苗包括两种囊括血清型脑膜炎奈瑟球菌 A、C、Y 和 W-135 的不同的联合疫苗（MCV）。这两种可用的联合疫苗（Menactra 和 Menveo）均为 MCV4 联合疫苗,适用于 11~55 岁的人[61]。ACIP 推荐所有 11~12 周岁的人或没有接种史的高中新生以及未接种过的住宿大学新生接种这种疫苗。另外,如前所述,ACIP 推荐在 16 岁的时候给予加强针,对单剂接种免疫减弱的患者初始免疫应接种两剂次。

两种疫苗的不良反应(如发热、头痛、畏寒、全身乏力和关节痛)相似,且相对罕见;然而,美国疾病预防控制中心(Centers for Disease Control and Prevention,CDC)和 FDA 发布警告,接种 Menactra 联合疫苗的患者患吉兰-巴雷综合征的风险增加[62]。从 2005 年 6 月开始的 16 个月内,在 11~19 岁年龄组中出现 15 例报道,年龄超过 20 岁的人中有 2 例。所有患者均痊愈。尽管患吉兰-巴雷综合征风险略微增加,目前推荐的接种计划保持不变,但监测仍将继续。值得注意的是,使用 Menveo 疫苗并没有发生格林巴利综合征的报道;然而,监测仍在继续。此时,J. C. 应接种两种 MCV4 疫苗中的一个,并推荐在 16 岁的时候接种一个加强针。

人乳头瘤病毒

案例 64-11

问题 1:J. S. 是一个 12 岁,目前没有性生活的健康女孩。她的母亲和她想知道人乳头瘤病毒(Human papillomavirus,HPV)疫苗的背景信息,包括其作用以及对 J. S. 的疫苗推荐。

HPV 通常感染生殖道,主要通过性接触传播。HPV 感染与宫颈癌以及其他肛门-生殖器肿瘤(女性外阴和阴道癌、男性阴茎癌)、肛门-生殖器疣和复发性呼吸道乳头状瘤病相关,并且估计是美国最常见的性传播疾病[63-65]。HPV 对男女皆可累及,感染率相似,且通常无症状或临床症状不明显[63,66]。急性 HPV 感染通常 1 年内缓解,没有临床并发症;然而,10%~15% 的感染持续并造成宫颈浸润癌和其他肛门-生殖器癌症的风险[67]。虽然不是所有的 HPV 感染都导致宫颈癌,但几乎所有(99%)宫颈癌与先前的 HPV 感染相关[64,67]。大多数 HPV 相关疾病由 HPV 6 型、11 型、16 型和 18 型菌株引起,HPV 16 型和 18 型菌株感染约占 HPV 相关癌症的 64%[65] 和宫颈癌癌前病变的 50%[69,70]。相反,HPV 菌株 6 型和 11 型为 90% 的生殖器疣和大多数复发性呼吸道乳头状瘤病的病因[68,71]。感染 HPV 的一型菌株不能阻止感染其他菌株;因此,一个人的一生可反复感染[67],而以往有 HPV 感染的人也能受益于免疫接种。

有三种疫苗可用于预防 HPV 感染:一个四价疫苗制品(Gardasil)、一个九价疫苗制品(Gardasil 9)和一个二价疫苗制品(Cervarix)。四价疫苗制品可以有效对抗 HPV 菌株 6、11、16 和 18;九价疫苗制品可以增加对抗 HPV 菌株 31、33、45、52 和 58。这两个疫苗制品可以用于 9~26 岁的男性和女性[65]。二价疫苗制品仅对抗 HPV 菌株 16 和 18,只适用于年龄 10~25 岁的女性[71]。Gardasil 用于男性可预防生殖器疣和肛门癌[72]。

推荐 11~12 岁的女性常规接种任一 HPV 疫苗,可从 9 岁时开始接种[65]。在这个年龄接种疫苗旨在第一次性生活前完成免疫应答[63],15 岁前开始 0 和 6~12 个月两剂系列接种[65]。免疫预防 HPV 对减少持续的 HPV 感染有效率 90%,对预防 HPV 相关的疾病如生殖器疣或病变 100% 有效[68,71]。四价和九价疫苗制品推荐用于 13~26 岁的女性及 13~21 岁的男性,亦可用于 22~26 岁未接种过该疫苗的男男性行为者或者免疫力低下的男性[65]。二价疫苗推荐用于 13~26 岁的女性[65]。

尽管有各种策略来提高接种率并减轻 HPV 引起的疾病和癌症负担,HPV 疫苗接种率仍低于 2020 年健康人群目标[64]。无论目前的性行为如何,为减少宫颈癌的终生风险以及预防性行为时发生感染,CDC 推荐青春期少女参加免疫接种[71]。根据当前推荐,J. S. 应该接种 HPV 疫苗。

肺炎球菌

案例 64-12

问题 1:M. T. 是一个有哮喘史的 5 岁男孩。他的儿科医生推荐他接受肺炎疫苗。这推荐背后有什么依据呢?

肺炎链球菌(肺炎球菌)感染可引起脑膜炎、肺炎、鼻窦炎、中耳炎,是引起儿童和成人死亡的主要疾病之一[73-75]。婴儿、年幼的儿童和老年患者是肺炎球菌感染的高风险人群[73]。基础疾病(心力衰竭、慢性阻塞性肺疾病)、慢性肝病(如肝硬化)、功能性或解剖性无脾(如镰状细胞病、脾切除)和获得性或遗传性免疫抑制疾病(如艾滋病、癌症、免疫抑制治疗)可增加肺炎球菌感染的风险。

有两种肺炎球菌疫苗可供选择:原始多糖疫苗(Pneumovax,PPSV 23)和肺炎球菌联合疫苗(Prevnar, PCV 13)[73,74]。Pneumovax 包含 23 种肺炎链球菌最高发的或最具侵入性的纯化荚膜多糖抗原类型。Pneumovax 的抗体反应在年龄小于 2 岁的儿童表现不一致,部分原因是 Pneumovax 包含通常导致成人疾病,而不是儿童疾病的菌株的抗原。相比之下,肺炎链球菌联合疫苗(Prevnar 13)可以提高婴幼儿中的免疫原性和有效性[74]。在年龄小于 6 岁的儿童中,PCV 13 可预防 13 种传染性血清型菌株,这些菌株引起肺炎球菌侵袭性疾病的 90%[76]。ACIP 推荐给 2 岁~59 月龄的所有儿童以及 60~71 月龄具有潜在发生肺炎球菌疾病或并发症的高风险儿童使用 PCV 13[74]。由于 M. T. 已经过了接种疫苗的推荐年龄但患有哮喘,他现在应该接种 PCV 13 疫苗。

免疫功能低下患者对疫苗的反应通常不确定,但由于肺炎球菌疫苗可能带来的益处,所以应该使用。推荐 6~18 岁的儿童,以及患有免疫功能低下、功能性或解剖性的无脾、脑脊液漏或人工耳蜗植入的 19 岁以上成人接种 PCV 13 和 PPSV23[75,77]。儿童应先接种 PCV 13,8 周后再接种 PPSV 23,5 年后接种第 2 剂 PPSV 23[77]。同样,19~64 岁免疫功能低下的成人应首先接种 PCV 13,8 周后再接种 PPSV 23,5 年后接种第 2 剂 PPSV 23。另外,在 65 岁之前接种 PPSV 23 的成人,如果距最后一次接种 PPSV 23 已经超过 5 年,应该在 65 岁或以后再次接种 PPSV 23[75]。

案例 64-12,问题 2: M. T. 的祖父是 68 岁的老人,以前是吸烟者并且有心血管疾病。M. T. 的祖父应该接种肺炎球菌疫苗吗?

大于 65 岁的患者推荐使用 PCV 13 和 PPSV 23[78]。由于肺炎在老年人群中发病率和死亡率很高,研发 PCV 13 疫苗为了预防肺炎球菌引起的社区获得性肺炎、非细菌性侵袭性社区获得性肺炎和侵袭性肺炎球菌疾病[79]。PCV 13 疫苗可预防肺炎球菌性、细菌性和非细菌性社区获得性肺炎,但对任何原因引起的社区获得性肺炎的预防无效。疾病控制和预防中心推荐大于 65 岁未接种过肺炎球菌疫苗成人接种 1 剂 PCV 13,并在 6~12 个月后接种 PPSV 23[78]。两者疫苗不能同时接种,且两种疫苗接种时间最小间隔应至少为 8 周。对于大于 65 岁已经接受过 PPSV 23 疫苗的患者,也应在最近一次 PPSV 23 接种的 1 年以后接种 PCV 13 疫苗。如果患者需要接种第 2 剂 PPSV 23,那么 PPSV 23 应在 PCV 13 给药后 6~12 个月再给予或距上次接种 PPSV 23 大于 5 年。推荐 19~64 岁患有特定基础疾病的成人接种 PPSV 23(Pneumovax)[73]。这些基础疾病包括具有慢性心脏病、慢性肺病、糖尿病、脑脊液漏、人工耳蜗植入、酒精中毒、慢性肝病、吸烟或定居养老院或接受长期护理照料的免疫健全的患者[28-30,73]。具体而言,成人哮喘患者和吸烟者被证明受益于接种肺炎球菌疫苗[73]。对于功能性或解剖上无脾以及免疫功能低下的 19~64 岁成年患者在 65 岁前接受首剂肺炎疫苗,5 年后应接种第 2 剂[73]。如果患者不确定他们接种疫苗的类别或时间,他们不应该再次接种,因为缺乏有关再次接种安全和效益的临床证据[73]。M. T. 的祖父(以前未接种疫苗的 68 岁男性)应接种 1 剂 PCV 13,6~12 个月再接种一剂 PPSV 23。

流感

每年接种流感疫苗是最有效预防流感病毒感染及其并发症和后遗症的方法[80]。推荐所有没有禁忌证的 6 月龄以上的人群接种流感疫苗[81]。流感疫苗常规接种从 2010 年起获得支持,临床证据证实,每年接种流感疫苗是一种使所有年龄段人群获益的安全有效的卫生防疫措施[81]。疫苗接种应在社区内流感病毒发病前进行,患者也应尽快接种流感疫苗。

每年,流感疫苗由预测在美国流感季期间传播的 3 种或 4 种灭活流感病毒株(通常为 2 个甲型和 1 个或 2 个乙型)配制而成[81]。该疫苗可用于肌内注射的制剂包括:三价和四价标准剂量制剂的灭活疫苗(inactivated vaccine,IIV)、三价重组血凝素疫苗(trivalent recombinant hemagglutinin influenza vaccine,RIV 3)、三价细胞培养的灭活疫苗(trivalent cell-cultured based inactivated vaccine,ccIIV 3),以及高剂量三价灭活疫苗。还有皮内注射标准剂量三价灭活疫苗和鼻内四价流感减毒活疫苗(quadrivalent intranasal live attenuated influenza vaccine,LAIV 4)[81]。每个季节都要评估疫苗的组分,三价制剂含有两种 A 型流感病毒和一种 B 型菌株,而四价制剂含有两种 A 型菌株和两种 B 型菌株[80]。

可注射的 IIV 适用于成人及 6 月龄以上的儿童及成人,包括高风险疾病的人群[81]。LAIV4(鼻内)适用于 2~49 岁健康非妊娠患者[81]。有鸡蛋过敏史的 18 岁以上患者,使用 RIV3 和 ccIIV3 都是安全的[81]。

为得到充分的保护,应该每年接种流感疫苗。年龄不满 9 岁的儿童需要使用两剂疫苗,时间间隔一个月,以保证在他们接种疫苗的第一个季度能获得足够的抗体应答[81]。流感疫苗含有少量卵蛋白,以前曾被禁用于有严重鸡蛋过敏史的患者[81]。然而,有证据表明,即使患有严重鸡蛋过敏症的患者,包括荨麻疹,或者可以吃清淡煮熟鸡蛋的人,也可以在配备有抗过敏治疗卫生医疗专业技术人员的情况下安全地接种流感疫苗。RIV3 和 ccIIV3 是鸡蛋过敏患者的替代品。

对于 18~64 岁患者,推荐通过显微注射系统将皮内剂型 IIV 注入真皮。与肌内注射途径相比,该制剂会增加注射部位反应[81]。

案例 64-13

问题 1: H. N. 是一个 72 岁的男性老人,咨询一种新的高剂量的流感疫苗。这是应该推荐给 H. N. 的疫苗吗?他可以替换为接种 LAIV 吗?

高剂量 IIV(高剂量流感疫苗)适用于 65 岁及以上的患者。标准剂量灭活三价流感疫苗共包含 45μg(每株 15μg)/0.5ml 剂量的流感病毒血凝素抗原。相比之下,高剂量疫苗有 4 倍的活性,其配方包含总共 180μg(每株 60μg)/0.5ml 剂量的流感病毒血凝素抗原。65 岁以上的人群可针对性地接种高剂量制剂,因为老年患者对常规 IIV 的抗体滴度较低[82]。在患者接受高剂量的疫苗后测定抗体滴度,3 种流感病毒株的抗体滴度均显著增加[83-85]。一项研究表明高剂量流感 IIV 可提高对实验室确诊疾病的保护作用,与标准剂量 IIV 相比,高剂量 IIV 产生更高的抗体反应并提供更好的保护[86]。高剂量流感疫苗接种者的肺炎发病率、心肺功能状况、住院率、非常规就诊和药物使用均低于标准剂量接种者,由此可推断,高剂量 IIV 比标准剂量 IIV 的相对疗效更高。

LAIV4(FluMist)可用于 2~49 岁健康非妊娠患者。给药后,接种者感染减毒病毒株,刺激机体内局部 IgA 和循环 IgG 抗体产生[87-90]。由于 LAIV4 疫苗含有减毒活流感病毒颗粒,接种者可能会有轻微的流感感染症状,如流鼻涕、鼻塞、发热或喉咙痛[91]。LAIV4 适用于没有易患流感病毒并发症的 2~49 岁的非妊娠患者。但是,目前不推荐将 LIAV 优先于 IIV3 使用[81]。符合下列情况的个体不应或不能接种活疫苗[92]:

- 严重鸡蛋过敏,或非活性成分谷氨酸钠、明胶、精氨酸、蔗糖、磷酸氢二钾、磷酸二氢钾或庆大霉素等过敏
- 曾因接种流感疫苗而导致危及生命的反应
- 目前有哮喘或 5 岁以下既往曾患哮喘
- 正在服用阿司匹林的儿童和青少年

- 已知或疑似免疫缺陷
- 吉兰-巴雷综合征病史
- 心脏病、肾病或肺病或糖尿病病史
- 妊娠或哺乳期妇女

鉴于 H. N. 的年龄情况，他不应给予鼻内疫苗，但可以接受标准或高剂量的灭活疫苗。

减毒活疫苗

除了此前讨论的减毒活流感疫苗，目前还有其他几种减毒活疫苗可使用（见表 64-1）。

轮状病毒

轮状病毒在美国是肠胃炎和继发脱水的主要病因。美国几乎所有儿童在出生五年内都会得轮状病毒胃肠炎，高达 50% 的由于肠胃炎而住院的儿童是由轮状病毒感染引起[93,94]。美国儿童科学会和疾病预防控制中心目前推荐婴幼儿常规进行轮状病毒疫苗的免疫接种[27]。目前市售有两种口服减毒活轮状病毒疫苗：五价疫苗 Rotateq（RV5）和一价疫苗 Rotarix 疫苗（RV1）[95]。这两种疫苗虽然缺少对比试验，但被认为具有相同的疗效。RV5 疫苗分 3 剂接种，分别在 2、4 和 6 个月接种，而 RV1 疫苗则是分两剂在 2 和 4 个月接种[95]。初始的疫苗接种开始最小年龄为 6 周，最后一剂接种最大年龄为 8 月龄[95]。每次接种最好选同一产品，但是，如果 RV5 和 RV1 联合使用时，需接种 3 剂[95]。虽然轮状病毒免疫接种并不能预防所有轮状病毒感染，但它可以显著降低感染的严重程度并降低住院率。

案例 64-14

问题 1：J. M. 是一个 24 岁的母亲，想让她 2 月龄婴儿接种疫苗。她很在意轮状病毒疫苗接种，因为婴儿的奶奶正处于乳腺癌化疗期，她担心该疫苗可能给她母亲带来感染风险，以及导致她的孩子出现"肠道问题"。

由于轮状病毒疫苗是减毒活疫苗，给药后婴儿可排出病毒，免疫缺陷者（奶奶）应避免与婴儿的粪便接触，并坚持良好的洗手方式，尤其是在疫苗接种后的第 1 周[93-95]。虽然婴幼儿免疫接种可以传播轮状病毒给免疫缺陷的人，但是相对于免疫缺陷者的益处而言，风险较小。例如，如果婴儿没有接种疫苗，婴儿可能被感染轮状病毒，在他们的粪便中将含有更多病毒，并有更大可能将疾病传播给别人。因此，在这种情况下，强烈鼓励婴儿仍然进行轮状病毒疫苗接种[93]。

本身免疫缺陷婴儿的免疫接种有更多的争议。在这种情况下，医生需要与婴儿的父母讨论轮状病毒疫苗接种的利弊。

尽管是减毒活疫苗，轮状病毒疫苗可以与血液注射制品和含抗体产品的同时使用[95]。与疫苗同时使用这些产品不会干扰抗体反应，因为疫苗的大部分免疫应答发生在胃肠道以预防肠胃炎。

麻疹/腮腺炎/风疹

案例 64-15

问题 1：J. C. 是一个 15 月龄的计划接种 MMR 疫苗的女孩。J. C. 的母亲关注自闭症的风险以及疫苗的不良反应。应该如何建议这位母亲呢？

麻疹，历史上是高度传染性且常见的儿童疾病，经常伴随发高热、皮疹、咳嗽、鼻炎和结膜炎症状。

并发症较虽然较少见，但是包括肺炎和脑炎。麻疹减毒活病毒疫苗产生的良性感染被认为会获得终身免疫。麻疹、腮腺炎或风疹感染在美国并不常见，麻疹发病率显著下降得益于美国儿童在入学前必须接种疫苗[96,97]。在 1985—1988 年流行期间，大多数麻疹传播发生在免疫接种率达 95% 的地区，表明有些儿童在初始免疫后未充分应答[98]。此外，报告显示美国有高达 47% 的麻疹病例是从国际引入的；其余的病例暴发在没有接种第 2 剂疫苗的学龄儿童[97,99]。不幸的是，很多家长都拒绝为婴幼儿接种 MMR 疫苗，因媒体报道该疫苗会（现已证明毫无根据）增加自闭症的风险。

关于人们对于接种 MMR 疫苗后导致自闭症风险的担忧，来自 1998 年出版的 Wakefeld 等人的报告。该报告认定 12 个儿童在 MMR 疫苗接种后发展为自闭症存在因果关系[100]。该报告的结果被大力宣传，引发全球各地家长的恐惧。进一步调查显示 Wakefeld 博士从无数学术不端行为中得到财政收益，这导致其 12 个调查人员中的 10 个人撤回他们的研究结果。疾病预防控制中心已经做了大量调查来揭示疫苗和自闭症之间的关系，尽管进行了多年的研究但一直无法找到任何关联。很遗憾，还没有成功逆转对麻腮风疫苗负面宣传。

应劝说 J. C. 的母亲，自闭症与 MMR 疫苗之间缺乏关联性。如果她仍然决定拒绝接种疫苗，可以通过各州的卫生主管部门获得相应的表格并进行记录。

12～15 月龄儿童应接种 MMR 疫苗的第 1 剂，然后在进入小学（4～6 岁）给予第 2 剂[1,27,97]。研究表明，接种疫苗的婴儿可能在接种 2 周内出现病毒复制高峰，从而有发生热性惊厥的风险[101]。使用联合疫苗 ProQuad 风险更高。正是出于这一点，CDC 建议对 12～47 月龄儿童优先选用 MMR 疫苗。尽管研究没有证实使用退烧药对预防疫苗导致的高热惊厥发作有无益处，但推荐对护理人员就发热症状提供咨询。在 4～6 岁接种第 2 剂疫苗时，高热惊厥的风险没有增加，因此建议在这个年龄使用联合疫苗，减少接种次数，提高依从性[97]。

成人接种 MMR 疫苗对于防止疾病流行也是非常重要的。1963 年和 1967 年间出生、接种过灭活麻疹疫苗、目前为高等院校的学生、卫生医疗机构工作者、出国旅行者，或近期暴露于麻疹暴发的成人应接种第 2 剂的 MMR[97]。1957 年后出生的人需接种一剂包含麻疹的疫苗[28-30,97]。医护人员必须出示其已经接种合适剂量疫苗的文件或免疫性的实验室证据，以遵守感染控制政策[102]。

在美国,MMR疫苗中结合了流行性腮腺炎和风疹抗原与麻疹抗原。儿童流行性腮腺炎很少发生并发症。脑膜脑炎一般是一种良性的脑膜炎,感染后脑炎是一种严重的并发症,但极为罕见的(1:6 000)。耳聋,通常被认为是腮腺炎的风险因素,罕见发生(1:15 000)并且通常是单侧。睾丸炎,是另一个并发症,在疫苗接种年代之后约 3%～10%青春期后的男性会发生该并发症,但极少导致不育。风疹感染的最严重的后果发生在孕妇(如自然流产、流产、死胎、胎儿畸形),特别当感染发生在前 3 个月时[97]。

水痘

案例 64-16

问题 1:J.T. 是一个 6 岁的女孩,从学校带回家一张字条,学校护士表示她幼儿园班里的一个孩子已被确诊为水痘。J.T. 的母亲十分担心,因为 J.T. 尚未接种水痘疫苗。她想知道现在使用疫苗能否保护 J.T. 免受感染。

水痘疫苗,一个针对水痘-带状疱疹(水痘)的减毒活疫苗,是在健康和高风险的儿童和成人中广泛测试的第一种疱疹病毒疫苗[103-105]。水痘具有高度传染性,在健康儿童中是较轻的儿童疾病,但它可以很严重,甚至致命,特别是在免疫功能不全的患者中。

免疫接种计划使不常见的并发症(如严重的细菌二重感染、Reye 综合征、脑病)显著减少[103]。在疫苗可用之前,每年大约有 400 万例水痘的报道,其中有 4 000～9 000 人住院和 100 人死亡[103]。历史上,55%的水痘相关死亡发生在成年人身上,其中许多人因接触未接种疫苗的学龄前儿童而感染水痘典型病例[106]。

尽管疫苗的高接种率和以往单剂疫苗接种能达到85%疫苗效能,但美国水痘疫情暴发持续发生[107]。因此,目前的指南推荐所有儿童、青少年和免疫力低下的成人接种两剂疫苗[1,27,107]。第 1 剂水痘疫苗应在 12～15 月龄接种,第 2 剂应在 4～6 岁接种。对于没有接种水痘疫苗的 7～12 岁儿童,两剂水痘疫苗应至少相隔 3 个月。对于大于 13 岁的儿童,两剂水痘疫苗应至少相隔 4 周[107]。

J.T. 应考虑暴露后水痘疫苗接种。如果在接触后 3 日内接种水痘疫苗,可以预防水痘感染或减轻症状,在 5 日内接种也可提供一些保护[105,107]。如果 J.T. 还需要接种 MMR 疫苗,可以考虑四价联合疫苗 ProQuad,其包含麻疹、腮腺炎、风疹、水痘抗原。推荐在 3 个月后进行第 2 剂水痘疫苗接种,以获得长期保护。

与水痘疫苗接种相关的最常见的不良反应是皮疹。记录显示,1 500 万次免疫接种中只有 3 次免疫后病毒传播,这 3 例都存在接种后囊泡皮疹[103]。当患者接种后出现皮疹时应注意避免与免疫缺陷者接触,直到皮疹消失[107]。

即使水痘疫苗无法完全防止免疫缺陷的患者感染水痘,但它可以缓解病情。与美国国家卫生研究院合作的水痘疫苗研究发现成人单剂接种后血清转换率只有 85%,而

健康儿童为 95%,白血病儿童为 90%[108]。水痘疫苗一般不推荐给有细胞免疫缺陷的儿童使用,但它可以在体液免疫受损的患者中使用[107]。疫苗应避免在有症状的 HIV 儿童患者使用,但可以考虑用于无症状或轻度症状的患者[103,107]。

案例 64-16,问题 2:如果现在普遍推荐水痘疫苗,那么带状疱疹疫苗的作用是什么?

在水痘初次感染后,15%～30%的人群都会有感觉神经节的潜伏感染,其再活化可引起带状疱疹(herpes zoster,HZ)[107,109]。带状疱疹通常发生在初次感染水痘后数十年。这种再活化可导致带状疱疹后神经痛或播散,这种播散可导致皮疹("带状疱疹")和潜在的中枢神经系统、肺或肝的并发症[107,109]。尽管一些理论表明,普遍接种水痘疫苗应减少 HZ 的发病率,因为它可以预防初次感染,但其他人则认为减毒病毒具有更大的潜伏并再活化的可能性[107,109]。还有人认为,随着社区中野生型病毒的消除,个体接触潜伏野生型水痘来促进免疫力提高并预防带状疱疹的机会减少。在这种情况下,带状疱疹的风险可能增加[107,109]。常规水痘免疫接种开始于 1995 年,只有对接种的个体的长期研究才能回答关于水痘疫苗接种对带状疱疹的发病率影响的问题。然而,目前大多数成人都没有接种过水痘疫苗(除非作为医务工作者需要),且之前感染过野生型水痘。因此,美国大多数和 J.T. 年纪相仿的成人有感染带状疱疹的风险。

带状疱疹疫苗(Zostavax)是一个减毒活水痘带状疱疹疫苗,使用与水痘疫苗相同的病毒株和抗原(Varivax 和 ProQuad);但是,其强度是水痘疫苗的 14 倍,包含更多的抗原成分。它最初推荐用于 60 岁以上的人群,以单次皮下注射来预防带状疱疹[28-30,109,110]。在 2011 年,FDA 批准带状疱疹疫苗用于 50 岁及以上的老年人,但 ACIP 推荐意见还是 60 岁及以上的老年人[110]。适用于有带状疱疹病史的患者,但并不能用于治疗急性带状疱疹或防止急性发作期进一步的并发症[109]。不推荐已经接种过水痘疫苗者的进行常规免疫接种。在带状疱疹预防研究中显示,带状疱疹疫苗能减少带状疱疹的发病率超过 50%,以及减少疾病的严重程度和疼痛的持续时间,另外还能防止带状疱疹后遗神经痛的发生[111]。

接种技术

疫苗或其他生物制剂通常肌内或皮下注射。

因为正确给药途径和技术是特定疫苗起效的关键,对患者使用的特定疫苗必须查阅处方及给药信息(见表 64-1)。疫苗接种技术,无论哪一种接种途径都应包括消毒皮肤表面,使用无菌技术将疫苗从小瓶中吸取到注射器中,保护患者和医护人员避免生物危害,对生物危害/锐器材料(针和血液产品)妥善处置,接种后观察不良反应,接种疫苗后安慰患者。表 64-3 包括安全和有效的接种用药的一般准则。

表 64-3

皮下和肌内疫苗接种技术

患者年龄	部位	注射区域	典型针长	针规格
出生到12月龄	皮下	前外侧大腿肌肉脂肪组织	1.59cm	23~25
12月龄以上	皮下	前外侧大腿或肱三头肌脂肪组织	1.59cm	23~25
新生儿(0~28日龄)	肌内	前外侧大腿肌肉	1.59cm	22~25
婴儿(1~12月龄)	肌内	前外侧大腿肌肉	2.54cm	22~25
幼儿(1~3岁)	肌内	前外侧大腿肌肉或 手臂三角肌(如果肌肉质量足够)	2.54~3.17cm 1.59~2.54cm	22~25
儿童(3~18岁)	肌内	三角肌或 前外侧大腿肌肉	1.59~2.54cm 2.54~3.17cm	22~25
成人(≥19岁)	肌内	三角肌或 前外侧大腿肌肉	2.54~3.81cm	22~25

来源:National Center for Immunization and Respiratory Diseases. General recommendations on immunizations-recommendations of the Advisory Committee on Immunization Practices(ACIP). *MMWR Recomm Rep.* 2011;60:1-61;Immunization Action Coalition. How to Administer Intramuscular (IM)Vaccine Injections. http://www. immunize. org/catg. d/p2020. pdf. Accessed May 27 2015;Immunization Action Coalition. Administering Vaccines:Dose,route,site,and needle size. http://www. immunize. org/catg. d/p3085. pdf. Accessed May 27 2015.

案例 64-17

问题1:B.D.,一个家庭医疗诊所护士,疯狂地打电话给你,因为她错误地将肺炎疫苗皮下注射。你怎么回应B.D.的电话?

大多数疫苗,包括肺炎疫苗,指定肌内注射给药。这项技术要求以90度角注射入适当的肌肉。关于肌内注射疫苗接种的图解,请访问 http://www. immunize. org/catg. d/p2020. pdf。肌内注射的部位包括:婴幼儿大腿前外侧肌肉,以及儿童和成人三角肌(上臂)肌肉[1,112]。典型用于肌内注射的是22~25号的2.54cm长注射针。较短的针(如1.59cm)可用于新生儿,而3.81cm针可用于体重大于90kg的女性和118kg的男性[112,113]。同一时间同一部位多次肌内注射,应至少相距2.54cm[1]。虽然大多数疫苗有指定的注射途径,但是肺炎疫苗既可以肌内注射,也可以皮下注射[114]。因此,B.D应该可以放心,她已经正确给予肺炎疫苗,因为该疫苗两种途径注射均可。

皮下注射疫苗即注射在皮肤层和肌肉层之间的皮下脂肪组织[1,112]。皮下注射使用长1.59cm的23~25号注射针,以45°刺入,且应捏起皮下组织以免注射入肌肉层。关于皮下注射疫苗接种的图解,请访问 http://www. immunize. org/catg. d/p2020. pdf。皮下注射的部位包括:新生儿~1岁,大腿前外侧肌肉外脂肪组织;1岁~成人,三角肌外脂肪组织;同一时间同一部位多次皮下注射需间隔2.54cm。

疫苗的其他给药途径包括口服给药、鼻腔给药和皮内注射等。在美国,只有轮状病毒与伤寒疫苗可经口服给药[1]。灭活流感病毒疫苗是唯一的鼻内给药疫苗,通过带有剂量分配器的鼻喷雾器给药。皮内注射流感疫苗是唯一一种皮内注射的疫苗,它在三角肌区以90°进入皮肤[113]。

法定需求

案例 64-18

问题1:成为一名预防接种的药师需要什么资质?药师应如何致力于提高人群中免疫率?

在美国,基于各州《药学实践法案》的不同,药师可拥有不同的疫苗接种权限。药师向公众提供免疫接种的合理性,包括每个社区及总体疫苗接种率较低人群的药师可及性[116]。通过一封来自助理总外科医生的信,美国健康与人类服务部(Department of Health & Human Services)和CDC意识到药师在促进与影响不同人群预防接种的独特作用[116]。这封信也对药师们过去几年中在增加公众疫苗接种意识上所做出的贡献表示感谢,同时也为其继续提供协助提出以下几点建议:

- 提高成人与青少年的疫苗接种意识
- 在患者去药房时,评估患者的疫苗需求
- 对特定疾病患者(或高危人群)主动提供疫苗接种
- 尽可能对成人的免疫接种进行登记注册
- 同地方卫生部门、免疫接种组织、医疗机构及其他免疫接种相关项目进行合作

美国药师联合会(American Pharmacist's Association)为药师设立了一项全国性药师资质认定培训计划,同时国内大部分药学院都包含或提供免疫接种相关知识的课程[117]。这些课程包括理论教学、实践教学和让学员成为疫苗接种的公共卫生教育者,以促进社区的预防接种和在实践地点预防接种。

在美国,虽然每个州对必要的培训、草案和公示制度的要求可能有所不同,有一些规范要求从事免疫接种药师必

须遵守。当前,获得心肺复苏术证书是对药师从事接种工作的普遍要求。免疫接种课程通常包含相关疫苗接种的基本与特殊的信息、实践应用、法律和监管问题和接种技术[117]。各州明确制定了可以由药师接种疫苗的患者年龄表,药师可接种疫苗的类型,以及内科医生授权药师接种疫苗的机制,如通过处方、协同药物治疗管理协议、草案或委托书进行规定[118]。有些州要求从事这个专业的药师能持续获得继续教育学分;一些州对药师免疫接种的要求是非常具体的,另外一些州则比较宽泛。重要的是与州许可委员会核实有关药师免疫接种实践的具体法规和规定。此外,越来越多的州已通过立法,允许药学实习生接受必要的培训以进行免疫接种。目前,44 个州和地区已通过立法,允许药学实习生接种疫苗,但是这些学生必须获得免疫接种课程证书,并在一个从事免疫接种的药师的监督下进行[118]。

免疫接种的患者同意书和疫苗信息表是患者安全的重要方面,药师被要求使用它们作为批准的免疫计划的一部分。知情同意书应包括每个疫苗特定的筛选问卷,应在疫苗接种之前签署,且在患者在场的前提下由药师进行审查。疫苗信息表为患者信息,由 CDC 研制,提供特定的个人疫苗信息的益处和风险,并且依据 1986 年儿童疫苗伤害法案(National Childhood Vaccine Injury Act)要求将每个疫苗分发给患者。更多信息可通过 CDC、免疫行动联合会(Immunization Action Coalition)及美国药学学会获取[119-121]。

(杨玉洁 译,何治尧 校,汪林 审)

参考文献

1. National Center for Immunization and Respiratory Diseases. General recommendations on immunizations-recommendations of the Advisory Committee on Immunization Practices (ACIP). *MMWR Recomm Rep.* 2011;60:1–61.

2. Elam-Evans LD et al. National, state, and selected local area vaccination coverage among children aged 19–35 months – United States, 2013. *MMWR.* 2014;63:741–748.

3. Williams WW et al. Surveillance of Vaccination Coverage Among Adult Populations: United States, 2014. *MMWR Surveill Summ* 2016;65(No. SS-1):1–36

4. Luman ET et al. Timliness of childhood vaccinations in the United States: days undervaccinated and number of vaccines delayed. *JAMA.* 2005;293:1204–1211.

5. Constable C et al. Rising rates of vaccine exemptions: problems with current policy and more promising remedies. *Vaccine.* 2014;32:1793–1797.

6. Siddiqui M et al. Epidemiology of vaccine hesitancy in the United States. *Hum Vaccin Immunother.* 2013;9:2643–2648.

7. Omer SB et al. Vaccine refusal, mandatory immunization, and the risks of vaccine-preventable diseases. *N Engl J Med.* 2009;360:1981–1988.

8. Keeton VF, Chen AK. Immunization updates and challenges. *Curr Opin Pediatr.* 2010;22:234–240.

9. Zepp F. Principles of vaccine design—lessons from nature. *Vaccine.* 2010;28S:C14–C24.

10. Moser M, Leo O. Key concepts in immunology. *Vaccine.* 2010;28S:C2–C13.

11. Lee S, Nguyen MT. Recent advances of vaccine adjuvants for infectious diseases. *Immune Netw.* 2015;15:51–57.

12. Jennings GT, Bachmann MF. Designing recombinant vaccines with viral properties: a rational approach to more effective vaccines. *Curr Mol Med.* 2007;7:143–145.

13. Coffman RL et al. Vaccine adjuvants: putting innate immunity to work. *Immunity.* 2010;33:492–503.

14. Centers for Disease Control and Prevention. Principles of vaccinations. In: Hamborsky J et al, eds. *Epidemiology and Prevention of Vaccine-Preventable Diseases.* 13th ed. Washington D.C.: Public Health Foundation; 2015:1–8.

15. Braun MM et al. Syncope after immunization. *Arch Pediatr Adolesc Med.* 1997;151:255.

16. Centers for Disease Control and Prevention. Syncope after vaccination—United States, January 2005–July 2007. *MMWR Morb Mortal Wkly Rep.* 2008;57:457.

17. Babl FE et al. Vaccination-related adverse events. *Pediatr Emerg Care.* 2006;22:514.

18. Bohlke K et al. Risk of anaphylaxis after vaccination of children and adolescents. *Pediatrics.* 2003;112:815.

19. Kemp A et al. Measles immunization in children with clinical reactions to egg protein. *Am J Dis Child.* 1990;144:33.

20. Fasano MB et al. Egg hypersensitivity and adverse reactions to measles, mumps, and rubella vaccine. *J Pediatr.* 1992;120:878.

21. James JM et al. Safe administration of the measles vaccine to children allergic to eggs. *N Engl J Med.* 1995;332:1262.

22. Advisory Committee on Immunization Practices (ACIP). Update: vaccine side effects, adverse reactions, contraindications, and precautions. Recommendations of the Advisory Committee on Immunization Practices (ACIP) [published correction appears in *MMWR Morb Mortal Wkly Rep.* 1997;46:227]. *MMWR Recomm Rep.* 1996;45(RR-12):1.

23. Centers for Disease Control and Prevention. From the Centers for Disease Control and Prevention. Progress toward elimination of Haemophilus influenzae type b disease among infants and children—United States, 1987–1995. *JAMA.* 1996;276:1542.

24. Smith M. National childhood vaccine injury compensation act. *Pediatrics.* 1988;82:264.

25. Saari TN; American Academy of Pediatrics Committee on Infectious Disease. Immunization of preterm and low birth weight infants. *Pediatrics.* 2003;112:193.

26. Strikas RA; Advisory Committee on Immunization Practices (ACIP), ACIP Child/Adolescent Immunization Work Group. Advisory Committee on Immunization Practices recommended immunization schedules for persons aged 0 through 18 years—United States, 2015. *MMWR Morb Mortality Wkly Rep.* 2015;64:93–94.

27. Centers for Disease Control and Prevention. Immunization schedules: birth-18 years & "catch-up" immunizations schedules, United States, 2017. http://www.cdc.gov/vaccines/schedules/hcp/child-adolescent.html. Accessed June 5, 2017.

28. Kim DK et al; Advisory Committee on Immunization Practices (ACIP). Advisory Committee on Immunization Practices recommended immunization schedule for adults aged 19 years or older: United States, 2017. *MMWR Morb Mortal Wkly Rep.* 2017;66(5):136–138.

29. Kim DK et al; Advisory Committee on Immunization Practices (ACIP), ACIP Adult Immunization Work Group. Advisory Committee on Immunization Practices Recommended Immunization Schedule for Adults aged 19 years or older – Unites States, 2015. *MMWR Morb Mortality Wkly Rep.* 2015;64:91–92.

30. Centers for Disease Control and Prevention. Immunization schedules: adult immunization schedules, United States, 2017. http://www.cdc.gov/vaccines/schedules/hcp/adult.html. Accessed June 5, 2017.

31. Foster SL et al. Vaccination of patients with altered immunocompetence. *J Am Pharm Assoc.* 2013;53:438–440.

32. Margolis HS et al. Hepatitis B: evolving epidemiology and implications for control. *Semin Liver Dis.* 1991;11:84.

33. Schillie S et al. Update: shortened interval for postvaccination serologic testing of infants born to hepatitis b-infected mothers. *MMWR Morb Mortal Wkly Rep.* 2015;64(39):1118–1120.

34. Mast EE et al. A comprehensive immunization strategy to eliminate the transmission of hepatitis B virus infection in the United States: recommendations of the Advisory Committee on Immunization Practices (ACIP) part II: immunization of adults [published correction appears in *MMWR Morb Mortal Wkly Rep.* 2007;56:1114]. *MMWR Recomm Rep.* 2006;55(RR-16):1.

35. Advisory Committee on Immunization Practices (ACIP), the American Academy of Pediatrics (AAP), and the American Academy of Family Practice (AAFP). Combination vaccines for childhood immunization: recommendations of the Advisory Committee on Immunization Practices (ACIP), the American Academy of Pediatrics (AAP), and the American Academy of Family Practice (AAFP). *Pediatrics.* 1999;103:1064.

36. Centers for Disease Control and Prevention. Use of hepatitis B vaccination for adults with diabetes mellitus: recommendations of the Advisory Committee on Immunization Practices (ACIP). *MMWR Morb Mortal Wkly Rep.* 2011;60:1709–1711.

37. Advisory Committee on Immunization Practices (ACIP). Prevention of hepatitis A through active or passive immunization: recommendations of the Advisory Committee on Immunization Practices (ACIP). *MMWR Recomm Rep.* 2006;55(RR-7):1.

38. National Immunization Program, Department of Health and Human Services. Hepatitis A. In: *Epidemiology and Revention of Accine Preventable Diseases.* 9th ed. Atlanta, GA: Centers for Disease Control and Prevention; 2006:101.

39. Dagan R et al. Incidence of hepatitis A in Israel following universal immunization of toddlers. *JAMA.* 2005;294:202–210.

40. Katz SL. Controversies in immunization. *Pediatr Infect Dis J*. 1987;6:607.
41. Advisory Committee on Immunizations Practices (ACIP). Pertussis vaccination: use of acellular pertussis vaccines among infants and young children. Recommendations of the Advisory Committee on Immunizations Practices (ACIP) [published correction appears in *MMWR Morb Mortal Wkly Rep*. 1997;46:706]. *MMWR Recomm Rep*. 1997;46(RR-7):1.
42. Broder KR et al. Preventing tetanus, diphtheria, and pertussis among adolescents: use of tetanus toxoid, reduced diphtheria toxoid and acellular pertussis vaccines: recommendations of the Advisory Committee on Immunization Practices (ACIP). *MMWR Recomm Rep*. 2006;55(RR-3):1.
43. Kretsinger K et al. Preventing tetanus, diphtheria, and pertussis among adults: use of tetanus toxoid, reduced diphtheria toxoid and acellular pertussis vaccines: recommendations of the Advisory Committee on Immunization Practices (ACIP). *MMWR Recomm Rep*. 2006;55(RR-17):1.
44. Centers for Disease Control and Prevention. Updated recommendations for use of tetanus toxoid, reduced diphtheria toxoid, and acellular pertussis vaccine (Tdap) vaccine from the Advisory Committee on Immunization Practices (ACIP), 2010. *MMWR Morb Mortal Wkly Rep*. 2011; 60:13–15.
45. Nennig ME et al. Prevalence and incidence of adult pertussis in an urban population. *JAMA*. 1996;275:1772.
46. Centers for Disease Control and Prevention. Updated recommendations for use of tetanus toxoid, reduced diphtheria toxoid, and acellular pertussis vaccine (Tdap) in pregnant women: Advisory Committee on Immunization Practices (ACIP). *MMWR Morb Mortal Wkly Rep*. 2013; 62:131–135.
47. Advisory Committee on Immunization Practices (ACIP). Diphtheria, tetanus, and pertussis: recommendations for vaccine use and other preventive measures: recommendations of the Advisory Committee on Immunization Practices (ACIP). *MMWR Recomm Rep*. 1991;40(RR-10):1.
48. Fraser DW. Haemophilus influenzae in the community and the home. In: Sell SH, Wright PF, eds. *Haemophilus Influenzae: Epidemiology, Immunology, and Prevention of Disease*. New York, NY: Elsevier Science; 1982:11.
49. Schlech W III et al. Bacterial meningitis in the United States, 1978 through 1981. The National Bacterial Meningitis Surveillance Study. *JAMA*. 1985;253:1749.
50. Dajani AS et al. Systemic Haemophilus influenzae disease: an overview. *J Pediatr*. 1979;98:355.
51. Taylor HG et al. Intellectual, neuropsychological, and achievement outcomes in children six to eight years after recovery from Haemophilus influenzae meningitis. *Pediatrics*. 1984;74:198.
52. Peltola H et al. Prevention of Haemophilus influenzae type b bacteremic infections with the capsular polysaccharide vaccine. *N Engl J Med*. 1984;310:1561.
53. [No authors listed]. Polysaccharide vaccine for prevention of Haemophilus influenzae type b disease. *JAMA*. 1985;253:2630.
54. [No authors listed]. Progress toward elimination of Haemophilus influenzae type b disease among infants and children—United States, 1987–1995. *JAMA*. 1996;276:1542.
55. Lepow ML et al. Safety and immunogenicity of Haemophilus influenzae type b diphtheria toxoid conjugate vaccine (PRP-D) in infants. *J Infect Dis*. 1987;156:591.
56. Briere EC et al. Prevention and control of Haemophilus influenzae Type B disease: recommendations of the Advisory Committee on Immunization Practices (ACIP). *MMWR Morb Mortal Wkly Rep*. 2014;63(RR-01):1–14.
57. National Immunization Program, Department of Health and Human Services. Poliomyelitis. In: *Epidemiology and Prevention of Vaccine Preventable Diseases*. 9th ed. Atlanta, GA: Centers for Disease Control and Prevention; 2006:249.
58. Sutter RW, Prevots DR. Vaccine-associated paralytic poliomyelitis among immunodeficient persons. *Infect Med*. 1994;11:426.
59. Prevots DR et al. Poliomyelitis prevention in the United States. Updated recommendations of the Advisory Committee on Immunization Practices (ACIP). *MMWR Recomm Rep*. 2000;49(RR-5):1.
60. Centers for Disease Control and Prevention. Updated recommendations of the Advisory Committee on Immunization Practices (ACIP) regarding routine poliovirus vaccination. *MMWR Morb Mortal Wkly Rep*. 2009;58:829
61. Centers for Disease Control and Prevention. Prevention and control of meningococcal disease: recommendations of the Advisory Committee of Immunization Practices (ACIP). *MMWR Morb Mortal Wkly Rep*. 2017; 66(19):509–513.
62. Centers for Disease Control and Prevention. Update: Guillain-Barre syndrome among recipients of Menactra meningococcal conjugate vaccine—United States, June 2005–September 2006. *MMWR Morb Mortal Wkly Rep*. 2006;55:1120.
63. Workowski KA, Berman S. Sexually transmitted diseases treatment guidelines, 2010 [published correction appears in *MMWR Recomm Rep*. 2011;60:18]. *MMWR Recomm Rep*. 2010;59(RR-12):1.
64. Dunne EF et al. CDC Grand Rounds: reducing the burden of HPV-associated cancer and disease. *MMWR Morb Mortal Wkly Rep*. 2014;63;69–72.
65. Meites E, Kempe A, Markowitz LE. Use of a 2-Dose Schedule for Human Papillomavirus Vaccination: Updated Recommendations of the Advisory Committee on Immunization Practices. *MMWR Morb Mortal Wkly Rep*. 2016;65:1405–1408.
66. Guiliano AR et al. Efficacy of quadrivalent HPV vaccine against HPV infection and disease in males [published correction appears in *N Engl J Med*. 2011;364:1481]. *N Engl J Med*. 2011;364:401.
67. Saslow D et al. American Cancer Society Guideline for human papillomavirus (HPV) vaccine use to prevent cervical cancer and its precursors. *CA Cancer J Clin*. 2007; 57:7.
68. Garland SM et al. Quadrivalent vaccine against human papillomavirus to prevent anogenital diseases. *N Engl J Med*. 2007;356:1928.
69. Kahn JA. HPV vaccination for the prevention of cervical intraepithelial neoplasia. *N Engl J Med*. 2009;361:271.
70. FUTURE II Study Group. Quadrivalent vaccine against human papillomavirus to prevent high-grade cervical lesions. *N Engl J Med*. 2007;356:1915.
71. Centers for Disease Control and Prevention (CDC). FDA licensure of bivalent human papillomavirus vaccine (HPV2, Cervarix) for use in females and updated HPV vaccination recommendations from the Advisory Committee on Immunization Practices (ACIP) [published correction appears in *MMWR Morb Mortal Wkly Rep*. 2010;59:1184]. *MMWR Morb Mortal Wkly Rep*. 2010; 59:626.
72. *Gardasil 9 [package insert]*. Whitehouse Station, NJ: Merck & Co; 2015.
73. Centers for Disease Control and Prevention. Updated recommendations for prevention of invasive pneumococcal disease among adults using the 23-valent pneumococcal polysaccharide vaccine (PPSV23). *MMWR Morb Mortal Wkly Rep*. 2010;59:1102–1106.
74. Nuorti JP et al. Prevention of pneumococcal disease among infants and children—use of 13-valent pneumococcal conjugate vaccine and 23-valent pneumococcal polysaccharide vaccine. Recommendations of the Advisory Committee on Immunization Practices (ACIP). *MMWR Recomm Rep*. 2010;59(RR-11):1–22.
75. Centers for Disease Control and Prevention. Use of 12-valent pneumococcal conjugate vaccine and 23-valent pneumococcal polysaccharide vaccine for adults with immunocompromising conditions: recommendations of the Advisory Committee on Immunization Practices (ACIP). *MMWR Morb Mortal Wkly Rep*. 2012;61:816–819.
76. Esposito S et al. Safety and immunogenicity of a 13-valent pneumococcal conjugate vaccine compared to those of a 7-valent pneumococcal conjugate vaccine given as a three-dose series with routine vaccines in healthy infants and toddlers. *Clin Vaccine Immunol*. 2010;17:1017.
77. Centers for Disease Control and Prevention. Use of 13-valent pneumococcal conjugate vaccine and 23-valent pneumococcal polysaccharide vaccine among children aged 6–18 years with immunocompromising conditions: recommendations of the Advisory Committee on Immunization Practices (ACIP). *MMWR Morb Mortal Wkly Rep*. 2013;62:521–524.
78. Tomczyk S et al. Use of 13-valent pneumococcal conjugate vaccine and 23-valent pneumococcal polysaccharide vaccine among adults aged >65 years: recommendations of the Advisory Committee on Immunization Practices (ACIP). *MMWR Morb Mortal Wkly Rep*. 2014;63:822–826.
79. Bonten MJM et al. Polysaccharide conjugate vaccine against pneumococcal pneumonia in adults. *N Engl J Med*. 2015;372:1114–1125.
80. Centers for Disease Control and Prevention. Prevention and control of seasonal influenza with vaccines: recommendations of the Advisory Committee on Immunization Practices—United States, 2013–2014. *MMWR Recomm Rep*. 2013;62(R-07):1–46.
81. Grohskopf LA et al. Prevention and control of seasonal influenza with vaccines: recommendations of the Advisory Committee on Immunization Practices (ACIP)-United States, 2016-2017 influenza season. *MMWR*. 2016;65:1–54.
82. Centers for Disease Control and Prevention. Licensure of a high-dose inactivated influenza vaccine for persons aged >65 years (Fluzone High-Dose) and guideance for use—United States, 2010. *MMWR Morb Mortal Wkly Rep*. 2010;59:485–486.
83. Couch RB et al. Safety and immunogenicity of a high dosage trivalent influenza vaccine among elderly subjects. *Vaccine*. 2007;25:7656–7663.
84. Falsey AR et al. Randomized, double-blind controlled phase 3 trial comparing the immunogenicity of high-dose and standard-dose influenza vaccine in adults 65 years of age and older. *J Infect Dis*. 2009;200:172–180.
85. Keitel WA et al. Safety of high doses of influenza vaccine and effect on antibody responses in elderly persons. *Arch Intern Med*. 2006:1121–1127.
86. DiazGranados CA et al. Efficacy of high-dose versus standard-dose influenza vaccine in older adults. *N Engl J Med*. 2014;371:635–645.
87. Belshe RB et al. The efficacy of live attenuated, cold-adapted, trivalent, intranasal influenza virus vaccine in children. *N Engl J Med*. 1998;338:1405.
88. Edwards KM et al. A randomized controlled trial of cold-adapted and inactivated vaccines for the prevention of influenza A disease. *J Infect Dis*. 1994;169:68.

89. Nichol KL et al. Effectiveness of live, attenuated intranasal influenza virus vaccine in healthy, working adults. *JAMA*. 1999;282:137.

90. Belshe RB et al. Efficacy of accination with live attenuated, cold-adapted, trivalent, intranasal influenza virus vaccine against a variant (A/Sydney) not contained in the vaccine. *J Pediatr*. 2000;136:168.

91. Centers for Disease Control and Prevention. Prevention and control of influenza with vaccines: recommendations of the Advisory Committee on Immunization Practices (ACIP), 2010 [published corrections appear in *MMWR Recomm Rep*. 2010;59:1147; *MMWR Recomm Rep*. 2010;59:993]. *MMWR Recomm Rep*. 2010;59(RR-8):1–62.

92. *Flumist (Influenza Vaccine Live, Intranasal) [package insert]*. Gaithersburg, MD: MedImmune, LLC; 2014.

93. American Academy of Pediatrics Committee on Infectious Diseases. Prevention of rotavirus disease: Updated guidelines for the use of rotavirus vaccine. *Pediatrics*. 2009;123(5):e764–e769.

94. Parashar UD et al. Prevention of rotavirus gastroenteritis among infants and children: recommendations of the Advisory Committee on Immunization Practices. *MMWR Recomm Rep*. 2006;55(RR-12):1.

95. Cortese MM et al. Prevention of rotavirus gastroenteritis among infants and children: recommendations of the Advisory Committee on Immunization Practices (ACIP) [published correction appears in *MMWR Recomm Rep*. 2010;59:1074]. *MMWR Recomm Rep*. 2009;58(RR-2):1.

96. Robbins KB et al. Low measles incidence: association with enforcement of school immunization laws. *Am J Public Health*. 1981;71:270.

97. Centers for Disease Control and Prevention. Prevention of measles, rubella, congenital rubella syndrome, and mumps, 2013: summary recommendations of the Advisory Committee on Immunization Practices (ACIP). *MMWR Recomm Rep*. 2013;62(R-4):1–34.

98. Gustafson TL et al. Measles outbreak in a fully immunized secondary-school population. *N Engl J Med*. 1987;316:771.

99. Centers for Disease Control. Measles outbreak among internationally adopted children arriving in the United States, February–March 2001. *MMWR Morb Mortal Wkly Rep*. 2002;51:1115.

100. Wakefield AJ et al. Ileal-lymphoid-nodular hyperplasia, nonspecific colitis, and pervasive developmental disorder in children [retraction appears in *Lancet*. 2010;375:445]. *Lancet*. 1998;351:637.

101. Marin M et al. Use of combination measles, mumps, rubella and varicella vaccine: recommendations of the Advisory Committee on Immunization Practices (ACIP). *MMWR Recomm Rep*. 2010;59(RR-3):1.

102. Centers for Disease Control and Prevention. Immunization of health-care personnel: recommendations of the Advisory Council on Immunization Practices (ACIP). *MMWR*. 2011;60(R-07):1–45.

103. Advisory Committee on Immunization Practices. Prevention of varicella: recommendations of the Advisory Committee on Immunization Practices. *MMWR Recomm Rep*. 1996;45(RR-11):1.

104. Gershon AA. Live attenuated varicella vaccine. *Pediatr Ann*. 1984;13:653.

105. Arbeter AM et al. Immunization of children with acute lymphoblastic leukemia with live attenuated varicella vaccine without complete suspension of chemotherapy. *Pediatrics*. 1990;85:338.

106. Centers for Disease Control. Varicella-related deaths among adults—United States 1997. *MMWR Morb Mortal Wkly Rep*. 1997:46:409.

107. Marin M et al. Prevention of varicella: recommendations of the Advisory Committee on Immunization Practices (ACIP). *MMWR Recomm Rep*. 2007;56(RR-4):1.

108. Gershon A et al. NIAID Varicella Vaccine Collaborative Study Group: live attenuated varicella vaccine in immuno-compromised children and healthy adults. *Pediatrics*. 1986; 78:757.

109. Harpaz R et al. Prevention of herpes zoster: recommendations of the Advisory Committee on Immunization Practices (ACIP). *MMWR Recomm Rep*. 2008;57(RR-5):1.

110. Hales CM et al. Update on recommendations for use of Herpes Zoster vaccine. *MMWR Morb Mortal Wkly Rep*. 2014;63:729–731.

111. Oxman MN et al. A vaccine to prevent herpes zoster and postherpetic neuralgia in older adults. *N Engl J Med*. 2005;352:2271.

112. Immunization Action Coalition. How to Administer Intramuscular (IM) Vaccine Injections. http://www.immunize.org/catg.d/p2020.pdf. Accessed May 27, 2015.

113. Immunization Action Coalition. Administering Vaccines: Dose, route, site, and needle size. http://www.immunize.org/catg.d/p3085.pdf. Accessed May 27, 2015.

114. *Pneumovax (Pneumococcal Vaccine Polyvalent) [package insert]*. White Station, JN: Merk & Co; Revised May 2015.

115. Centers for Disease Control and Prevention. Adult immunization programs in nontraditional setting: quality standards and guidance for program evaluation-a report of the National Vaccine Advisory Committee and Use of standing orders programs to increase adult vaccination rates: recommendations of the Advisory Committee on Immunization Practices. *MMWR*. 2000;49(No. RR-1):4–22.

116. National Association of Boards of Pharmacy. http://www.nabp.net/news/assets/CDC_Letter_June_26_2012.pdf. Accessed September 21, 2015.

117. APhA Immunization Delivery. http://www.pharmacist.com/pharmacy-based-immunization-delivery-2015. Accessed May 27, 2015.

118. APhA authority to immunize website. http://www.pharmacist.com/sites/default/files/files/Pharmacist_IZ_Authority_1_31_15.pdf. Accessed June 1, 2015.

119. Centers for Disease Control. Vaccine information statements. http://www.cdc.gov/vaccines/hcp/vis/index.html. Published April 27, 2015. Accessed June 1 2015.

120. Immunization Action Coalition. Handouts: clinic resources. http://www.immunize.org/handouts/screening-vaccines.asp. Reviewed March 27, 2015. Accessed June 1, 2015.

121. American Pharmacists Association. Immunization Center. http://www.pharmacist.com/immunization-center. Accessed June 1, 2015.

第 65 章 中枢神经系统感染

Gregory A. Eschenauer，Deanna Buehrle，and Brian A. Potoski

核心原则

		章节案例
①	脑脊髓膜炎最常见的症状包括发热、颈项强直、神志改变三联征。在新生儿和婴儿，易激惹和喂养困难与发热会同时出现。而老年人的症状可能缺如或更隐匿。	案例 65-1（问题 1）
②	对疑似细菌性脑脊髓膜炎患者的治疗，推荐在给予首剂抗菌药物之前或同时使用地塞米松辅助治疗。	案例 65-1（问题 4）
③	对安置有脑室外引流装置的脑膜炎患者建议进行脑室内抗生素注射。局部治疗与全身系统用药应联合。	案例 65-4（问题 4）
④	脑脊液（cerebrospinal fluid，CSF）对确认脑膜炎诊断至关重要。CSF 中通常含有较多以中性粒细胞为主的白细胞（white blood cells，WBCs）。此外，CSF 蛋白通常升高至大于 100mg/dl，CSF 葡萄糖浓度降低（<50mg/dl 或低于同期血清葡萄糖浓度的 50%~60%）。	案例 65-1（问题 2）
⑤	治疗中应监测体温、神志及颈阻变化。故需建立神志状态的基线水平用以评估变化。理论上认为经过 18~24 小时抗菌治疗后 CSF 通常转为无菌，如治疗不理想则需要重复腰椎穿刺复查 CSF 培养。在开始抗菌治疗 24~48 小时之间应观察到临床治疗初步反应。	案例 65-1（问题 6）
⑥	脑膜炎患者经验性治疗的初始选择需考虑患者年龄和发病诱因（如神经外科术后、脑外伤及免疫缺陷）。	案例 65-1（问题 3）
⑦	脑脓肿与不同病原菌谱有关，包括口腔厌氧菌、葡萄球菌、需氧革兰氏阴性杆菌等，取决于患者基础状况。血液与脑实质之间的屏障不同于血液和脑脊液之间的屏障。因此，脑脓肿的抗菌药物选择有别于脑膜炎。	案例 65-5（问题 1~3）

中枢神经系统（central nervous system，CNS）感染的药物治疗面临诸多挑战，抗菌药物的渗透性常常有限，宿主的防御能力缺失或不足。因此，尽管有一些强效杀菌剂可选，中枢神经系统感染的发病率和病死率依然很高。一篇总结 1998 年至 2007 年共 3 155 例细菌性脑膜炎患者的回顾性分析显示病死率达 15%[1]。虽然细菌的清除至关重要，但这并非是影响 CNS 感染病死率的唯一因素。为了减少 CNS 感染的发病率和病死率，相关的病理生理机制仍在继续深入研究中[2]。

在 CNS 内可以发生多种感染（如脑膜炎、脑炎、脑膜脑炎、脑脓肿、硬膜下积脓、硬膜外脓肿）。另外，一些 CNS 植入装置（如治疗脑积水的脑脊液分流装置等）常易并发感染。许多病原体都可致中枢神经系统感染，包括细菌、病毒、真菌和一些寄生虫。本章主要关注 CNS 的细菌感染，重点是细菌性脑膜炎和脑脓肿的药物治疗（另见第 76 章和

第 77 章，介绍这些人群 CNS 感染相关表现）。

中枢神经系统回顾

解剖与生理

脑膜

对于中枢神经系统解剖和生理的深入了解是对本系统感染制订正确治疗方案的基础。大脑和脊髓为脑脊膜覆盖并悬浮于脑脊液中，这些结构可对外界创伤起到减震作用。脑膜由三层纤维组织层组成：软脑膜、蛛网膜、硬脑膜。软脑膜在最内层，是一层薄而柔软紧贴于脑组织表面的膜状组织。在软脑膜和较为疏松的蛛网膜之间有宽大间隙称为蛛网膜下腔，其间充盈脑脊液。软脑膜和蛛网膜也合称为

柔脑膜(leptomeninges),共同位于硬脑膜内侧。硬脑膜是一层致密组织,紧紧附于颅骨内侧和脊柱。脑脊髓膜炎定义为蛛网膜下腔的炎症(通常由感染引起)。脓肿也可在硬膜外(硬脑膜外脓肿)形成,易致严重后果[3]。

脑脊液

脑脊液由脉络丛生成并分泌至侧脑室,但也有少部分可由三脑室或四脑室的脉络丛生成。脑脊液呈单向流动,由侧脑室经三脑室和四脑室的小孔流入蛛网膜下腔,然后在大脑半球向下流入椎管。脑脊液主要通过绒毛状突起(蛛网膜绒毛)的重吸收,主要通过脑静脉窦回流入静脉系统。脑脊液每分钟约被吸收 0.35~0.5ml,每 5~6 小时就会有 50% 的脑脊液被更新[4]。脑脊液由脑室单向流向腰大池。因此,即便有可能,鞘内注射抗菌药物也只有极少量可到达脑室内[3]。因此这种脑脊液单向流动在治疗由细菌性脑脊髓膜炎常常伴发的脑室炎时可能使得局部抗菌药物使用成为一个值得探讨的问题。而直接通过脑室内注入药物,利用蓄水池的原理,更适合脑室炎的治疗(见案例 65-4,问题 4)[5]。

成人、儿童及婴儿的脑脊液容量分别为 150ml、60~100ml 和 40~60ml[4,6]。了解相应脑脊液容量估计值有助于在鞘内用药后估算脑脊液药物浓度。例如:成人鞘内注射 5mg(5 000μg)庆大霉素,可以粗略估算注射后短期内脑脊液药物浓度约为 33μg/ml。

脑脊液的组成成分有别于其他体液。脑脊液的 pH 呈弱碱性(通常 pH 7.3),除氯离子外,其他电解质浓度稍低于血清[5]。正常情况下,脑脊液中蛋白含量为 15~45mg/dl,葡萄糖浓度 50~80mg/dl(为血浆葡萄糖浓度的 60%),其中一般不含白细胞(<5/μl)[3]。当脑脊膜发生炎症(如脑脊髓膜炎)时,脑脊液的组分则发生改变,尤其是蛋白含量将会增加,葡萄糖浓度通常会降低。因此仔细评估脑脊液的生化检查结果对脑脊髓膜炎的诊断十分重要。

血-脑屏障

血-脑屏障在保护大脑、维持脑脊液内环境稳定方面发挥很重要的作用[3,4]。事实上,颅内同时存在两个不同的屏障:血-脑脊液屏障和血-脑屏障。血-脑脊液屏障的结构基础是有窗孔的内皮细胞组成的毛细血管(图 65-1),这些结构允许蛋白和其他分子(包括一些抗菌药物)自由通过而进入其中。但由于脑室脉络丛上附的室管膜细胞之间存在紧密连接,也阻止了一些物质进入脑脊液(见图 65-1)。血-脑屏障是由大脑毛细血管内皮细胞组成,它将血液和脑组织液分开。与身体其他部位毛细血管不同,脑内毛细血管内皮细胞之间接合紧密,形成致密连接,构成类似脂质双层生理结构的屏障。血-脑屏障的覆盖面积是血-脑脊液屏障的 5 000 余倍,因此在保护脑组织及维护其正常化学组分的过程中,血-脑屏障显得更为重要[7]。许多抗菌药物都较难透过血-脑屏障(见后文抗菌药物脑脊液渗透性)。

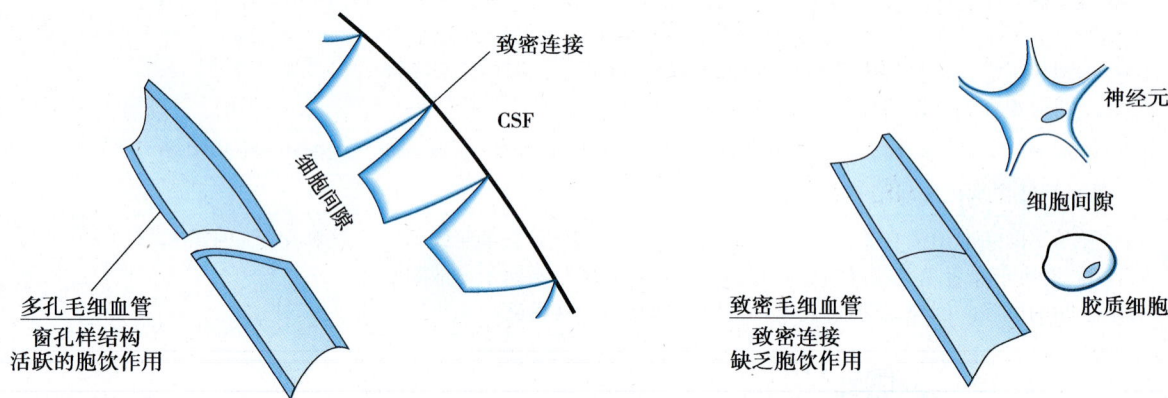

A. 毛细血管覆盖的表面面积=1

B. 毛细血管覆盖的表面面积=5 000

图 65-1　中枢神经系统的两种屏障系统:血-脑脊液(CSF)屏障(左图)和血-脑屏障

脑脊髓膜炎

脑脊髓膜炎是中枢神经系统最常见的感染类型。细菌性脑脊髓膜炎的症状体征通常急性发作,数小时内进展明显。早期诊断和尽早治疗是保证治愈率的关键[8]。相比而言,其他不同种类的感染(如病毒、真菌、分枝杆菌等)和非感染性因素(如化学刺激)造成的脑膜炎常较少表现急性进展,而主要呈慢性特征[9,10]。药物也可引起无菌性脑膜炎,其中包括复方新诺明(TMP-SMX)、静脉丙种球蛋白、OKT3 抗体,以及诸如布洛芬、萘普生和苏林酸等非甾体抗炎药[9]。

微生物学

通常,脑膜炎常见于年龄极低或极高人群:大多数情况下发生于 2 岁以内的儿童和老年人[1]。脑膜炎致病菌种类与年龄和如下基础疾病有关(表 65-1)[11]。

新生儿(婴儿< 1 个月)患脑膜炎的风险特别高。早产儿脑膜炎常见于大肠埃希菌感染,而足月新生儿脑膜炎病原体则更常见为 B 群链球菌(无乳链球菌)。这些高度致命的病原体主要是由婴儿在通过产道或医院环境中获得,常导致尤其在早产儿人群中异常增高的发病率和病死

率[1,12]。故而推荐针对围产期妇女使用青霉素去除引导 B 群链球菌定植，可减少 80% 由该病原菌所导致的早期感染[13]。单核李斯特菌是新生儿患者中另一个重要且易被忽视的病原菌[1]。由于单核李斯特菌对包括第三代头孢菌素在内的许多抗菌药物天然耐药，临床治疗新生儿患者时，初始（经验）治疗方案选择必须考虑这一病原体[11]。

表 65-1

细菌性脑膜炎病原体

年龄或诱因	可能病原体[a]
新生儿（<1 月龄）	B 群链球菌（无乳链球菌），大肠埃希菌，克雷伯菌属，单核李斯特菌
婴幼儿（1～23 月龄）	肺炎链球菌，脑膜炎奈瑟菌，无乳链球菌，流感嗜血杆菌[b]，大肠埃希菌
儿童和成人（2～50 岁）	脑膜炎奈瑟菌，肺炎链球菌
成人（>50 岁）	肺炎链球菌，脑膜炎奈瑟菌，单核李斯特菌，大肠埃希菌，克雷伯菌属，其他需氧革兰氏阴性杆菌
神经外科术后	金黄色葡萄球菌，需氧革兰氏阴性杆菌（如大肠埃希菌，克雷伯菌属，铜绿假单胞菌），表皮葡萄球菌[c]
闭合性脑损伤	肺炎链球菌，流感嗜血杆菌，A 群 β 溶血链球菌
开放性脑损伤	金黄色葡萄球菌，表皮葡萄球菌，需氧革兰氏阴性杆菌（如大肠埃希菌，克雷伯菌属，铜绿假单胞菌）
脑脊液分流术后	凝固酶阴性葡萄球菌（尤其是表皮葡萄球菌），金黄色葡萄球菌，需氧革兰氏阴性杆菌（包括铜绿假单胞菌），痤疮丙酸杆菌
其他危险因素（酗酒和免疫异常）	肺炎链球菌，单核李斯特菌，流感嗜血杆菌，脑膜炎奈瑟菌

[a] 病原体以常见频率高低顺序排列。
[b] 在未接种流感嗜血杆菌苗的儿童中需要予以考虑。
[c] 在安置引流装置患者中较为常见（例如脑脊液分流术后）。

2 月龄以上的婴儿和 23 个月以下的幼儿罹患脑膜炎的风险很高。从历史数据来看，在该年龄组中，脑膜炎主要的三种病原菌是：流感嗜血杆菌、肺炎链球菌和脑膜炎奈瑟菌。1985 年之前，美国高达 45% 的脑膜炎病例由 B 型流感嗜血杆菌（H. influenzae type b，Hib）引起[14]。然而，从 1991 年到 1996 年，5 岁以下儿童罹患 Hib 脑膜炎病例减少了 99%。这与预防流感嗜血杆菌相关疾病而广泛给儿童接种 Hib 多糖-蛋白质结合菌苗相关[15]。

在那些接受过 Hib 菌苗的成人和儿童中，罹患社区获得性脑膜炎的常见病原体已变为肺炎链球菌（肺炎球菌）和脑膜炎奈瑟菌（脑膜炎球菌）。脑膜炎球菌通常感染 2～

34 岁的人群，而肺炎链球菌感染是 34 岁以上成年人的主要病原体[1]。从 1998 年到 2006—2007 年，因引进肺炎球菌联合菌苗，肺炎球菌脑膜炎的发病率下降了 26%。如果仅仅考虑七价菌苗中所含的细菌血清型，则发病率能减少 92%[16]。但不尽如人意的是，使用十三价肺炎球菌菌苗并没有使儿童脑膜炎病例进一步减少，非菌苗血清型细菌取代了菌苗所含血清型的细菌[17]。从 1996 年到 2011 年，脑膜炎奈瑟菌相关疾病的发病率下降了 73%。有趣的是，这种发病率的下降大部分发生在常规使用脑膜炎奈瑟菌结合菌苗之前[18]。

高年龄组及神经外科术后或有颅脑损伤史的人群也易罹患脑膜炎。这些人群脑膜炎的常见致病菌详见表 65-1。

发病机制和病理生理学

通常，脑膜炎可源于病原体血源播散、邻近部位感染灶（如鼻窦炎、中耳炎）扩散，或细菌借颅脑外伤、神经外科手术直接侵袭。就扩散机制而言，黏膜表面的定植是病原体引发脑膜炎的第一步。紧接着脑膜炎病原菌黏附并进一步穿透上皮细胞，进入血管腔内。最后，病原菌繁殖到一定数量即可入侵血-脑屏障[2,19,20]。

一旦细菌进入脑脊液中，宿主防御系统无法使感染局限，细菌得以快速繁殖。脑脊液本就缺乏体液免疫（包括补体和免疫球蛋白），且其中调理素的活性也很低。虽然伴随细菌入侵，脑脊液中白细胞的数量开始增多，但其吞噬作用效应极低。因此，这种相对免疫缺陷状态必须使用药物行杀菌治疗[2,19,20]。

脑膜的炎症由细菌细胞壁内的物质所引发。这些成分（革兰氏阴性细菌的脂多糖和革兰氏阳性菌细胞的磷壁酸）的释放诱发炎性细胞因子的产生和分泌，诱导白细胞黏附脑毛细血管内皮细胞，并促进白细胞迁移至脑脊液中。结果导致脑脊液中白细胞增多，同时血-脑屏障通透性增加[2,19,20]。

血-脑屏障炎症可引发脑水肿，再加上脑脊液流出道的阻塞，使得颅内压增高，从而改变脑血流量。若脑血流量过度灌注或缺乏灌注会致神经元损伤、脑缺血，以及不可逆的脑损伤。某些抗菌药也可造成脑膜炎的炎症反应加重，特别是青霉素类及头孢菌素类[19]。当 β-内酰胺类抗生素造成细菌细胞壁溶解时，大量细菌胞壁成分释放出来，造成炎症反应加剧。但 β-内酰胺类抗生素治疗所带来的长期益处远大于这种短暂的不利影响，如果辅助使用糖皮质激素可以大大减轻炎症并减少随之出现的神经后遗症[2,19,20]。

在围绕神经系统后遗症大约 30 年数据的系统回顾研究显示，发生至少一个主要或次要后遗症的中位风险数为 19.9%（12.3%～35.3%）[21]。神经系统并发症的类型和轻重可随所感染病原体，感染严重程度，以及患者的易感性而不同。一项对 185 名患有急性细菌性脑膜炎儿童长期前瞻性的研究表明，永久性听力损失的发生概率在感染流感嗜血杆菌、脑膜炎奈瑟菌和肺炎链球菌的人群中分别为 6%、10.5% 和 31%。癫痫虽然在疾病早期相当常见，但长期癫痫发生率仅约 7%。其他重要的长期并发症还包括痉挛性截瘫、行为障碍和学习能力缺陷[22]。

诊断和临床表现

细菌性脑膜炎的临床和实验室表现

案例 65-1

问题 1：S. C. ,5 岁，男孩，母亲将他送至急诊。诉其发热至 39℃，易激惹，嗜睡，并伴有皮疹。S. C. 平素健康，直到昨晚哭醒。当其母前来查看时，已发现其身体变得僵硬，并在床上翻来覆去。因为当时已呼之不应，母亲立即送医。S. C. 的病史中除了对阿莫西林过敏（表现为皮疹）外，没有其他异常。S. C. 和他父母及 7 岁的哥哥最近才搬到美国居住。他的疫苗接种历史不详。目前S. C. 及哥哥受托于社区日托中心。

体格检查中，S. C. 的体温为 40℃，血压 90/60mmHg，呼吸 32 次/min，入院体重 20kg。神经系统检查颈项强直，嗜睡，呼之不应，巴宾斯基征（Brudzinski sign）和凯尔尼格征（Kernig sign）（+）。在头、眼、耳、鼻和喉检查中，发现有畏光症状（当检查医生将灯光照射眼睛时，他眯起了双眼），但尚无视乳头水肿表现。四肢末端有瘀斑。其余体格检查基本正常。

血液检测实验室结果如下：

Na：128mmol/L

K：3. 2mmol/L

Cl：100mmol/L

HCO_3：25mmol/L

BUN：16mg/dl

SCr：0. 6mg/dl

GLU：80mg/dl

白细胞计数为 18 000/μl，中性粒细胞占 95%；血红蛋白（Hgb）、红细胞比容（Hct）和血小板计数均在正常范围之内。哪些临床和实验室证据提示脑膜炎呢？

表 65-2

急性细菌性脑膜炎的症状和体征

发热	厌食
颈项强直	头痛
精神状态改变	畏光
癫痫	恶心呕吐
巴宾斯基征[a]	局灶性神经缺陷
凯尔尼格征[a]	脓毒性休克
易激惹[b]	

[a] 见正文对相应体征的描述。
[b] 见于婴儿脑膜炎患者。

细菌性脑膜炎的临床特点归纳见表 65-2。最常见的三联征为发热、颈项强直（脖子僵硬）和意识改变。S. C. 具有 3 个症状表现同时存在，应强烈疑诊脑膜炎。其他相对不常见的症状体征包括头痛、畏光（异常不耐受光），以及包括脑神经麻痹在内的局灶性神经缺陷[23]。巴宾斯基征阳性（仰卧位时屈曲患者颈部，双髋与膝关节同时不自主屈曲反射）和凯尔尼格征阳性（仰卧位大腿垂直于躯干时，伸腿牵拉疼痛）都是脑膜受到刺激的证据[24]。而 S. C. 的巴宾斯基征和凯尔尼格征恰恰都呈现阳性。多至 60% 的患者发病初期可出现局灶性或全身性的癫痫[23]。癫痫或严重脑功能障碍（比如思维迟钝或昏迷）通常预示着疾病预后较差[25]。根据最近的细菌性脑膜炎指南，对一些诸如免疫功能不全状态、有中枢神经系统疾病史、新发癫痫、视神经盘水肿、意识障碍，以及局灶性神经缺陷等特殊病患腰椎穿刺前应进行颅脑 CT。这样做虽然也有争议，但这些患者进行腰椎穿刺时也确有出现颅腔内压力变化导致脑疝的可能[11]。

S. C. 有许多急性细菌性脑膜炎的相关临床特征。此外，较低的血压（低血压）和呼吸频率增快，都出现于严重的、危及生命的细菌性感染（如脓毒性休克、脑膜炎），而且多半与细菌内毒素释放相关。

年龄极小或极大的患者，其脑膜炎的症状和体征有别于那些年龄较大的儿童或成年人。在新生儿中，脑膜刺激征可能缺如；发热、易激惹和喂养困难往往是仅有的表现[23]。因为 S. C. 仅有 5 岁，准确评估他的精神状态的确不易。S. C. 存在易激惹（哭闹）是判断其有神志障碍的一个重要标志。

在老年患者中，许多典型的脑膜刺激征也可同样缺如，疾病的表现可以出乎意料[23]。因此，鉴于漏诊的严重后果，医生在接诊婴儿和老年患者时，尤其对脑膜炎要高度警惕。

脑膜炎的实验室检查中应该包括血生化和血常规，以及详细的脑脊液检查[23]。在急性细菌性脑膜炎患者中，外周血白细胞计数通常明显升高，甚至有核左移现象。然而，这一现象并不特异，在许多急性炎症和感染性疾病中均可出现。S. C. 就出现外周血白细胞明显增多现象，分类以中性多核粒细胞为主。

S. C. 突然起病的临床特点与急性细菌感染进程一致，而非真菌或病毒感染。考虑到他的年龄（5 岁），以及社区获得性感染的特点，最可能的脑膜炎病原体为流感嗜血杆菌、脑膜炎奈瑟菌和肺炎链球菌。瘀斑的症状更支持脑膜炎奈瑟菌的感染可能，这在脑膜炎球菌败血症和脑膜炎球菌性脑膜炎中是常见症状[20]。若要做出准确的临床和微生物学诊断，就需要对 S. C. 进行必要的脑脊液分析。因此，腰椎穿刺需要尽快进行。

脑脊液检查

案例 65-1，问题 2：急诊室住院医师进行了腰椎穿刺，获取了以下数据：

脑脊液初压：300mmH₂O（正常< 20）

脑脊液葡萄糖：20mg/dl（正常为血浆葡萄糖的 60%）

脑脊液蛋白：250mg/dl（正常< 50mg/dl）

脑脊液白细胞：1 200cell/μl，其中中性粒细胞 90%，淋巴细胞 6%

脑脊液红细胞：50/μl

革兰氏染色后脑脊液显示有大量的白细胞，但未见病原体。脑脊液、血液和尿液培养正在进行。S. C. 的脑脊液检查结果是否符合细菌性脑膜炎的诊断呢？

详细的脑脊液检查对确认脑膜炎的诊断至关重要[6]。表 65-3 比较了急性细菌性、真菌性和病毒性脑膜炎的脑脊液特点[11,26,27]。在急性细菌性脑膜炎中，脑脊液呈现脓性，含有大量的白细胞，并以中性粒细胞为主，且常为浑浊。脑脊液蛋白常升高，而脑脊液的葡萄糖浓度很低[11]。相比之下，真菌或病毒性脑膜炎的脑脊液通常较为澄清，白细胞计数较低，且以单核细胞或淋巴细胞为主。虽然脑脊液蛋白浓度常有升高，但也可在正常的范围内。而其脑脊液葡萄糖浓度也呈多变性[11,26,27]。

表 65-3

各类脑膜炎的脑脊液检查鉴别

病原	WBC 计数	主要白细胞类型	蛋白	葡萄糖
细菌	>500/μl	多核细胞	升高	降低
真菌	10~500/μl	单核细胞	升高	不定
病毒	10~200/μl	多核或单核细胞	不定	正常

微生物学的评价

微生物学检查应包括脑脊液及其他潜在感染的部位（如血液、唾液、尿液）标本的涂片革兰氏染色和培养。病原学涂片的阳性提示细菌感染量大（菌量 > 10^5 cfu/ml），这会导致疾病起病更多地呈现暴发性表现[22]。涂片如阴性亦不能排除感染的可能，但这确实让经验性选择抗菌药物更加困难。另外，虽然阳性的革兰氏染色涂片结果可以促进对经验性治疗方案进行调整以保证对可能病原体产生足够的覆盖，但不能仅凭涂片结果经验性选择过于窄谱的抗菌药物[8]。

S.C. 的脑脊液涂片为阴性，这可能与早先曾使用过抗生素或在疾病的较早期检测有关。鉴于脑脊液涂片为阴性结果，直到培养结果回报（通常在 24~48 小时内）之前，S.C. 必须接受涵盖本年龄组脑膜炎所有可能病原体的广谱抗菌方案。化脓性脑膜炎的脑脊液培养常为阳性，但在极少情况下，特别是早先接受过抗菌治疗，一些明确的脑膜炎患者却可能脑脊液培养阴性[6]。当然，从血液、尿液和痰液（如能获得）等身体其他部位的培养结果也可以提供非常重要的微生物学证据。

S.C. 的脑脊液检查结果强烈支持细菌性脑膜炎的诊断，如脑脊液压力升高、白细胞增多（中性粒细胞为主）、蛋白浓度升高和葡萄糖浓度下降。脑脊液中出现的几个红细胞，这可能是腰椎穿刺时外周血through局部损伤进入脑脊液所造成的结果。只有脑脊液培养阳性才能对所感染的病原体做精确的鉴定。

治疗原则

及时选择适当的抗菌药物对脑膜炎的治疗至关重要。延迟抗生素使用与发病率和病死率的增加有关[8]。当选择治疗药物时，必须考虑多种因素。首先，抗菌药物必须能充分渗透到脑脊液中；此外，已知或疑似的病原体必须对所选

药物敏感，能起到杀菌效果[28]。

抗菌药物对脑脊液渗透性

抗菌药物对脑脊液的渗透能力取决于其脂溶性、电离度、分子量、蛋白结合力，以及脉络丛内主动转运系统的敏感性。通常脑膜在炎症情况下会增加多数抗菌药物对其的穿透性。抗菌药物对脑脊液的渗透性通常使用脑脊液/血清药物浓度比来表示。表 65-4 总结了多种抗菌药在急性细菌性脑膜炎时脑脊液的渗透能力[28,29]。甲硝唑、磺胺甲噁唑和甲氧苄啶分子量小，有高度亲脂性，对脑脊液的渗透性非常好，即使脑膜无炎症的情况下也会达到足够的浓度。利福平是脂溶性药物，为蛋白结合率较高的大分子化合物。其脑脊液穿透性也较好，可联合万古霉素用来治疗凝固酶阴性葡萄球菌中枢神经系统感染。因为β-内酰胺类和氨基糖苷类在生理性 pH 环境下通常为离子状态，极性较强而较难穿透脑脊液。β-内酰胺类在脑膜完整时穿透性差，但当脑膜炎症时，大多数青霉素类和第三、第四代头孢菌素也可穿透脑脊液，使得脑脊液药物浓度足以治疗脑膜炎（约是同期血清浓度的 10%~30%）。而第一或第二代头孢菌素

表 65-4

各种抗菌药物脑脊液透过性

非常好[a]
一般建议：甲硝唑（脑脓肿），TMP-SMX（经验性覆盖李斯特菌，相对氨苄西林为二线选择）
较少使用（特殊情况下使用[b]）：利奈唑胺，利福平，氟喹诺酮（环丙沙星，莫西沙星，左氧氟沙星）

好[c]
青霉素类：青霉素 G，氨苄西林，哌拉西林，萘夫西林
其他 β 内酰胺类：氨曲南，克拉维酸，亚胺培南，美罗培南，舒巴坦，他唑巴坦
三代和四代头孢类[d]：头孢噻肟，头孢他啶，头孢曲松，头孢吡肟
其他：万古霉素，多西环素

较差[e]
氨基糖苷类：阿米卡星，庆大霉素，妥布霉素
多黏菌素类：多黏菌素 E，多黏菌素 B
一代头孢：头孢唑林
其他：大环内酯类（阿奇霉素，克拉霉素，红霉素），克林霉素，达托霉素

[a] 浓度一般可达≥20%血清药物浓度，即使无脑膜炎症脑脊液渗透性也很好。

[b] 详见正文。

[c] 浓度一般可达 10%~20%血清药物浓度，如脑膜有炎症，透过脑脊液也可达有效浓度。

[d] 头孢呋辛具有相似脑脊液穿透性，但由于临床疗效较差不被推荐。

[e] 即使脑膜有炎症，脑脊液透过性也不好。

TMP-SMX，复方新诺明。

由于透过血-脑屏障能力较低，疗效较差，不推荐用于治疗脑膜炎。[30,31]头孢曲松尽管蛋白结合率较高，但在脑脊液中却能达成持续可靠的杀菌效果，故而被成功用于治疗儿童及成人脑膜炎。另外，脉络丛的主动转运系统会将诸如β-内酰胺等有机酸类泵出脑脊液，这一因素可能会使得其在脑脊液中治疗浓度不能维持。美罗培南脑脊液中浓度可达血清浓度水平的 10%～40%[28,29]。目前由于数据有限，尚无法得出新的 β 内酰胺类药物头孢洛林（ceftaro-line）、头孢洛扎/他唑巴坦（ceftolozane/tazobactam）、多立培南（doripenem）治疗中枢神经系统感染的疗效结论。

氨基糖苷类的治疗窗口窄，静脉使用使其达到有效脑脊液治疗浓度并同时避免其毒性较难实现。因此，如欲使用氨基糖苷类药物治疗成人中枢神经系统感染时，就必须使用鞘内注射。同样，多黏菌素为伴有潜在的毒性大分子化合物，因此治疗颅内感染时也建议首选鞘内注射[13,52]。

万古霉素是具有中等蛋白结合率（50%）的大分子亲水化合物，因此透过血-脑脊液屏障的能力较差。但当脑膜出现炎症时，全身性使用万古霉素也可使其脑脊液浓度达到治疗水平（最高可达血清浓度的 30%）。也有研究发现万古霉素的脑膜穿透性还要更低，因此，在一些特殊情况下，也可能需要进行脑室注射增加疗效[28,29]。共识指南建议治疗脑膜炎时应使用更高的剂量（血清谷浓度 15～20μg/ml）[32]。

氟喹诺酮类具有适度脂溶性，分子量约 300Da，蛋白结合率较低。故而，其穿透至脑脊液的能力很好（约为血药浓度的 40%～60% 或更高）[28,29]。尽管理论上如此，但使用氟喹诺酮类治疗细菌性脑膜炎仍缺乏临床数据。首先，莫西沙星虽然具有抗肺炎链球菌的效果，但仅是在出现青霉素和头孢曲松耐药株感染时才被选择[33]。其次，在感染较高 MIC 细菌（≥0.125～0.5μg/ml，取决于相应病原体和药物）时，药物脑脊液浓度可能会相对不足[34]。而这一点尤其重要，由于担心其中枢神经系统相关毒性，非标准、加量使用氟喹诺酮类药物治疗细菌性中枢神经系统感染的研究和实践常常受限[28,29]。最后，考虑到革兰氏阴性菌对氟喹诺酮类的耐药率较高，故而认为在治疗存在该类细菌感染可能的患者时，经验性选择此类药物存在风险[35]。综上，氟喹诺酮类药物很少用于治疗中枢神经系统细菌性感染。

大环内酯类抗生素（红霉素和克拉霉素等）具有相对较大的分子量，并且是血-脑屏障上富含的转运蛋白（P 蛋白）的底物。因此，该类药物在脑膜炎症反应较轻时无法达到有效浓度，并且其缺乏杀菌效能也限制其在细菌性脑膜炎中的使用。四环素和替加环素仅有抑菌效果也限制其用于治疗肺炎链球菌感染。克林霉素透过脑脊液的能力较差也不推荐治疗脑膜炎。利奈唑胺也是抑菌剂，但其对耐药革兰氏阳性细菌具有抗菌活性，而且脑脊液药物浓度接近血药浓度，故可用于治疗耐药或难治性革兰氏阳性细菌感染。达托霉素虽为杀菌剂，且对耐药革兰氏阳性细菌有效，但其分子量较大、蛋白结合率高，因此脑脊液穿透性很差（≤血药浓度的 10%）。将其提高剂量使用或联合鞘内注射正在积极探索中，但目前显示效果有限[28,29]。

针对儿童脑膜炎的经验性治疗选择

案例 65-1，问题 3：详细的既往病史及疫苗接种史询问发现 S.C. 及其哥哥在 2 月龄时已接种过 Hib 菌苗。那么，儿童脑膜炎该如何选择合理的经验性治疗方案呢？何种抗菌药物对 S.C. 更为合适？剂量和用药方式如何制定？

24 小时内脑脊液培养和药敏结果无法获得，但经验性治疗必须立即开始。治疗方案必须考虑患者年龄、发病因素、脑脊液革兰氏染色涂片、过敏史，以及器官功能不全的可能情况。表 65-5 显示经验性治疗急性细菌性脑膜炎的药物选择推荐[11,36]。

S.C. 仅有 5 岁，脑脊液涂片阴性。因此，治疗选择三代头孢菌素类药物，如头孢曲松或头孢噻肟。两种药物均可很好地覆盖此年龄阶段患者最常见感染的病原体（肺炎链球菌和脑膜炎奈瑟菌）[11,36]。而在这两种病原体中，由于 S.C. 有皮疹，更提示脑膜炎奈瑟菌的感染可能性最大[37]。流感嗜血杆菌由于患者曾接种过 Hib 菌苗，所以可能性不大。因此，在此时选择头孢曲松联合万古霉素治疗将是最好的选择。

在此案例中，尽管其有阿莫西林过敏史（表现为皮疹），头孢菌素的使用也为合适。有记录表明，那些有青霉素过敏史的患者在使用头孢菌素时，只有 5%～11% 可能对头孢菌素存在交叉过敏风险。在此背景下，就需要重点关注青霉素类过敏反应的表现形式。如果患者对青霉素存在急性超敏反应的过敏史（比如荨麻疹、呼吸困难，或全身性过敏反应），则大多数情况下不建议再使用头孢菌素类。相反，仅出现良性的皮疹并非头孢菌素使用的反指征[38]。若 S.C. 对青霉素有超敏反应史的话，则万古霉素联合氨曲南或者美罗培南都是较好的选择（表 65-5）[11]。

表 65-5

细菌性脑膜炎的经验性治疗选择

年龄或诱因	建议治疗方案	可选治疗方案
新生儿（<1 月龄）	氨苄西林+头孢噻肟	氨苄西林+庆大霉素
婴幼儿（1～23 月龄）	头孢噻肟或头孢曲松+万古霉素	万古霉素+氨曲南/美罗培南
儿童和成人（2～50 岁）	头孢噻肟或头孢曲松+万古霉素	万古霉素+氨曲南/美罗培南
老年（>50 岁）	氨苄西林，头孢噻肟，或头孢曲松+万古霉素	万古霉素+复方新诺明+氨曲南，或万古霉素+美罗培南

表 65-5

细菌性脑膜炎的经验性治疗选择（续）

年龄或诱因	建议治疗方案	可选治疗方案
神经外科术后	万古霉素+头孢他啶/头孢吡肟	万古霉素+美罗培南
闭合性脑损伤	头孢噻肟或头孢曲松+万古霉素	万古霉素+氨曲南/美罗培南
开放性脑损伤	万古霉素+头孢他啶/头孢吡肟	万古霉素+美罗培南
其他危险因素（酗酒和免疫异常）	万古霉素+头孢吡肟+氨苄西林	万古霉素+复方新诺明+氨曲南,或万古霉素+美罗培南

药物剂量建议

通常,抗感染药物治疗脑膜炎需要较大剂量并静脉使用。表 65-6 列出了治疗中枢神经系统感染所需抗生素推荐剂量方案。S. C. 的头孢曲松剂量应为 100mg/（kg·d）,每日 1 次或分 2 次使用。所以,他的头孢曲松治疗方案可选择 1 000mg,每 12 小时 1 次即可。

表 65-6

治疗中枢神经系统感染时抗感染药物的建议剂量

抗菌药物	日剂量（组间间隔小时数）[a]			
	新生儿		婴儿和儿童	成人
	0~7 日龄	8~28 日龄		
氨苄西林	150mg/kg（8）	200mg/kg（6~8）	300mg/kg（6）	12g（4）
氨曲南				8g（6）
萘夫西林	75mg/kg（8~12）	100~150mg/kg（6~8）	200mg/kg（6）	12g（4）
青霉素 G	0. 15mU/kg（8~12）	0. 2mU/kg（6~8）	0. 3mU/kg（4~6）	24mU（4）
美罗培南			120mg/kg（8）	6g（8）
头孢菌素类				
头孢噻肟	100~150mg/kg（8~12）	150~200mg/kg（6~8）	225~300mg/kg（6~8）	12g（4）
头孢曲松			80~100mg/kg（12~24）	4g（12）
头孢他啶	100~150mg/kg（8~12）	150mg/kg（8）	150mg/kg（8）	6g（8）
头孢吡肟			150mg/kg（8）	6g（8）
氨基糖苷类[b,c]				
庆大霉素	5mg/kg（12）	7. 5mg/kg（8）	7. 5mg/kg（8）	5~7mg/kg（8~24）
妥布霉素	5mg/kg（12）	7. 5mg/kg（8）	7. 5mg/kg（8）	5~7mg/kg（8~24）
阿米卡星	15~20mg/kg（12）	30mg/kg（8）	20~30mg/kg（8）	15mg/kg（8~24）
其他				
莫西沙星				400mg（24）
利奈唑胺				1 200mg（12）
利福平		10~20mg/kg（12）	10~20mg/kg（12~24）	600mg（24）
复方新诺明[d]			10~20mg/kg（6~12）	10~20mg/kg（6~12）
万古霉素[c,e]	20~30mg/kg（8~12）	30~45mg/kg（6~8）	60mg/kg（6）	30~45mg/kg（8~12）

[a] 仅为肝肾功能正常时的日推荐剂量。
[b] 治疗革兰氏阴性杆菌性脑膜炎时可同时进行脑室内注射,可用 5~10mg 庆大霉素或妥布霉素,或者 20mg 阿米卡星。
[c] 可根据血清药物浓度监测个体化调整用量。
[d] 推荐剂量是根据甲氧苄啶单药计算所得。
[e] 如静脉治疗效果较差推荐同时行脑室内注射,剂量 5~20mg。

糖皮质激素的辅助治疗

> 案例 65-1,问题 4:糖皮质激素辅助治疗急性细菌性脑膜炎的原理是什么?可以给 S.C. 使用吗?该如何使用和监测地塞米松?

糖皮质激素,尤其是地塞米松,可以减轻脑水肿,降低颅内压[39]。此外,糖皮质激素可减少单核细胞和星形胶质细胞中 INF-α 和 IL-1β 等促炎因子的合成释放。两种细胞因子在促进炎症瀑布级联反应中发挥核心作用,导致神经组织损伤和神经系统后遗症[40]。从理论上讲,糖皮质激素抑制脑膜炎中细胞因子合成会降低听力损失及其他神经系统后遗症的风险。事实上,一项前瞻性随机双盲多中心地塞米松治疗成年急性细菌性脑膜炎的试验结果也支持这一理论[41]。共有 301 名患者被随机分配接受地塞米松或安慰剂组,药物在给抗菌药物 15~20 分钟之前或同时使用,每 6 小时 1 次,共 4 天。地塞米松可减少定义为 8 周内 Glasgow 评分 1~4 分的不良结局(相对危险度 RR 0.59;P = 0.03),并降低死亡风险(RR 0.48;P = 0.04)。基于培养结果对预后进行分析发现,肺炎球菌脑膜炎患者中使用地塞米松治疗降低了病死率(14% vs 34%)以及不良结局发生率(26% vs 52%)。而非肺炎链球菌所致脑膜炎患者的预后与是否使用地塞米松无关。另外,地塞米松治疗组也没发现消化道出血或其他不良反应增加的现象。

在儿童人群中,一些研究也评价了在治疗细菌性脑膜炎中辅助使用地塞米松的作用。一些前瞻性的安慰剂对照随机试验发现在 2 月龄以上的儿童中使用地塞米松可以明显减少听力和其他神经性损害。然而,在这些研究病例中大多数的病原体是流感嗜血杆菌,链球菌和脑膜炎球菌所致脑膜炎者较少[2,42-46]。由于前面所涉原因,现在流感嗜血杆菌病例迅速减少,使得这一研究的数据较难用于当今的情况。最近,一项比较地塞米松与安慰剂的试验纳入了 166 例患者,其中分别有 35 例肺炎链球菌感染和 26 例脑膜炎球菌感染患者进入治疗组。与安慰剂组相比,地塞米松治疗组较少出现听力和神经损害,但差异仍未达到显著性统计学意义[47]。

最近,2013 年 Cochrane 一篇 meta 分析纳入 25 个随机试验,其中涉及 4 000 儿童和成人的数据。整体人群分析未见到糖皮质激素可以明显减少病死率。但是糖皮质激素确实减少了由肺炎链球菌所致脑膜炎亚组人群的死亡(RR 0.84;95%CI 0.72~0.98)。在高收入国家患者中,糖皮质激素可降低严重听力丧失(RR 0.51;95%CI 0.35~0.73)和减少听力损失(RR 0.58;95%CI 0.45~0.73),以及避免短期神经后遗症(RR 0.64;95%CI 0.48~0.85)。在超过 2 000 例儿童的亚组分析中,地塞米松的使用并未对死亡率产生影响,但确实减少了严重听力丧失的风险,特别是在那些由流感嗜血杆菌所致病例中[48]。

2004 年美国感染病学会(Infectious Disease Society of America,IDSA)的指南在疑似或证实肺炎球菌脑膜炎成人患者的治疗中,推荐在抗菌药物前(或与首剂同时)使用地塞米松[11]。关于是否应该在病原体可能并非肺炎链球菌的成人脑膜炎中继续使用地塞米松仍需要进一步讨论,因为在这些研究中,由其他微生物引起的脑膜炎病例数量很少[49]。但是,指南仍建议如果确定病原体不是肺炎链球菌,则停止使用地塞米松[11]。在儿科领域,美国儿科学会(American Academy of Pediatrics,AAP)感染病委员会建议针对流感嗜血杆菌脑膜炎患儿,在抗感染治疗前或与首剂抗感染药物同时使用地塞米松可能是有利的[50]。AAP 感染病委员会同时建议对 6 周龄以上患有肺炎球菌性脑膜炎的婴儿和儿童应个体化选择辅助使用地塞米松[51]。这时,如果发现病原体不是流感嗜血杆菌或肺炎链球菌,那么在儿童身上是否应该继续使用类固醇,目前还没有明确的建议。

因此,S.C. 应该接受地塞米松治疗,剂量 0.15mg/kg,每 6 小时注射 1 次,疗程 2~4 日。S.C. 体重有 20kg,地塞米松可在头孢曲松治疗开始前 15 分钟输入,每 6 小时使用 3mg。

地塞米松的潜在不良反应包括胃肠道出血、精神状态改变(如欣快感或脑病等)、血糖增加和血压升高。在 S.C. 接受地塞米松治疗期间应每日监测血常规、生化和大便隐血。还应询问有无肠胃不适,评估精神状态变化(如精神错乱或躁狂)。鉴于皮质醇的使用时间短,地塞米松可不必逐渐减量而直接停药。

抗菌药物对中枢神经系统的渗透性

另一个需要考虑的重要问题是,地塞米松作为一种有效的抗感染药,是否会减弱抗菌药物穿透血-脑屏障进入脑脊液的能力。因为当脑膜发炎时,会增加青霉素、头孢菌素和万古霉素的脑脊液渗透性。故可以假设,当地塞米松减轻脑膜炎症的同时,会减少药物脑脊液渗透性,导致其脑脊液浓度降低而降低疗效。在早期的动物模型中我们观察到,相对于未使用组,使用地塞米松组动物的万古霉素脑脊液渗透性有所降低[52]。在家兔脑膜炎模型的实验中,同时使用地塞米松和万古霉素会导致万古霉素对脑脊液渗透率降低 29%。然而通过增加每日万古霉素剂量,脑脊液抗菌药物治疗浓度就可达标[53]。此外,现有的人体数据显示,万古霉素或头孢曲松的脑脊液穿透性并未由于使用地塞米松而降低[54-57]。由于有这些令人鼓舞的结果,我们可以将地塞米松推荐用于所有的脑膜炎患者[11]。

脑膜炎奈瑟菌脑膜炎

病因治疗

> 案例 65-1,问题 5:24 小时后,S.C. 的血液和脑脊液培养结果回报。脑脊液培养生长出脑膜炎奈瑟菌(青霉素 MIC 为 0.06mg/L),双瓶血培养也均报脑膜炎奈瑟菌生长。此时,S.C. 的抗菌药物是否有必要调整?

一旦培养和药敏明确,目标治疗即可建立,此时通常可选择单药治疗(表 65-7)[11,36]。正如我们推测,S.C. 的脑脊液培养脑膜炎奈瑟菌。作为第二代头孢菌素,头孢呋辛依然对脑膜炎球菌敏感;然而,相比第三代头孢菌素它的有效性较低,一般已不选用[58,59]。头孢呋辛治疗效果弱于头孢曲松的原因很可能与效价降低有关[58]。

因为脑膜炎奈瑟菌目前仍对青霉素和氨苄西林敏感,故而青霉素也可选择使用。然而,S.C. 既往对阿莫西林有皮疹的可疑过敏史使得选择头孢曲松更为合理(剂量选择见表65-6)。

表 65-7

细菌性脑膜炎病原学治疗推荐

病原体	推荐治疗方案	备选方案
流感嗜血杆菌		
β 内酰胺酶(−)	氨苄西林	头孢噻肟或头孢曲松;氨曲南
β 内酰胺酶(+)	头孢噻肟或头孢曲松	氨曲南
脑膜炎奈瑟菌	青霉素 MIC<0.1μg/ml:青霉素 G 或氨苄西林	头孢噻肟或头孢曲松;美罗培南
	青霉素 MIC 0.1~1.0μg/ml:头孢噻肟或头孢曲松	
肺炎链球菌	青霉素 MIC ≤0.06μg/ml:青霉素 G 或氨苄西林	头孢噻肟或头孢曲松
	青霉素 MIC ≥0.12μg/ml:如敏感可选头孢噻肟或头孢曲松	万古霉素或美罗培南
	青霉素和头孢噻肟/头孢曲松耐药:万古霉素+头孢噻肟/头孢曲松±利福平	万古霉素+莫西沙星
无乳链球菌	青霉素 G 或氨苄西林+庆大霉素	头孢噻肟或头孢曲松
单核李斯特菌	青霉素 G 或氨苄西林±庆大霉素	复方新诺明或美罗培南
肠杆菌科细菌[a]		
大肠埃希菌,克雷伯菌属	头孢他啶或头孢曲松	头孢吡肟;氨曲南;美罗培南
肠杆菌,沙雷菌	头孢吡肟;美罗培南	复方新诺明;氨曲南
铜绿假单胞菌	头孢吡肟或头孢他啶;美罗培南	氨曲南
金黄色葡萄球菌[a]		
甲氧西林敏感(MSSA)	萘夫西林或苯唑西林	万古霉素±利福平;美罗培南
甲氧西林耐药(MRSA)	万古霉素±利福平	复方新诺明;利奈唑胺
表皮葡萄球菌[a]	万古霉素±利福平	复方新诺明;利奈唑胺

[a] 联合鞘内注射临床效果可能更好(革兰氏阴性杆菌感染常可鞘内注射氨基糖苷类,革兰氏阳性细菌感染可鞘内注射万古霉素)。
MIC,最小抑菌浓度;TMP-SMX,复方新诺明。

治疗监测

案例 65-1,问题 6: 哪些主观和客观数据可作为监测脑膜炎患者疗效和不良反应的指标? S.C. 需要监测哪些指标呢?

那些与疾病相关的临床症状和体征,如发热、神志改变、颈项强直等,每日应定时监测并处理。S.C. 的体温和精神状态应该经常进行评估。但由于 S.C. 年龄较小,准确评估他的精神状态较为困难。因此,应该评估精神状态的基本情况(如是否清醒和警觉,或嗜睡难以唤醒昏昏欲睡)。如果 S.C. 处于清醒和警觉的状态,极可能会观察到烦躁,这往往是精神状态改变的唯一特征。一些问题可以用来评估他的定向力:他知道自己在哪儿吗? 他知道自己

的名字叫什么? 能认出他的母亲或者其他家庭成员吗? 通常,对于大多单纯急性细菌性脑膜炎患者,临床改善的迹象应明显出现在治疗 24~48 小时内,而且 S.C. 接受皮质类固醇会加快临床反应好转[60]。

实验室检查结果也需要监测。血常规及分类计数、血清电解质(如 Na、K、Cl、HCO$_3$)、血糖和肾功能(如 BUN 和 Scr)都需要每日复查。如电解质异常则需要增加监测频率。如白细胞增多和低钠血症等实验室检查异常情况恢复,可能需要的时间比临床症状缓解更长。脑脊液生化检查通常会在治疗 48 小时后改善,但脑脊液的细胞数和蛋白复常可能需要 1 周或更长时间[61,62]。有效的治疗可使脑脊液在 18~24 小时内清除细菌[58,60]。脑脊液细菌清除延缓可能会增加神经系统并发症[58]。如果 S.C. 治疗反应明确有效则不需重复腰椎穿刺,但如效果不明显(如持续发热或精神状态恶化)则必须重复腰穿监测脑脊液指标[11]。

除了监测治疗效果,抗菌药物的不良反应也需经常评估。脑膜炎需要大剂量药物的治疗,其不良反应可能更大。目前,S.C. 正在接受头孢曲松这种头孢菌素的治疗。与头孢曲松相关的不良反应常见过敏、注射部位轻微疼痛和静脉炎及胃肠道不适[63]。我们应该注意抗生素相关皮疹或急性过敏反应表现(如荨麻疹、哮喘);静脉穿刺部位应每日观察是否有发红、疼痛或静脉压痛的现象;另外应密切观察可能出现稀便或腹泻。尽管轻微腹泻是大多数抗菌药物的常见不良反应,但如果出现持续严重的腹泻,伴有发热、无法解释的白细胞增高,或者腹部绞痛,我们必须检测其大便中的难辨梭状芽孢杆菌毒素[59,64]。

头孢曲松钠相关假性胆囊结石

案例 65-1,问题 7: 治疗 5 日后,护理 S.C. 的护士发现他的食欲明显下降,并诉腹痛。S.C. 无发热、易激惹和定向力障碍。腹部检查时发现右上腹痛伴肌卫。此时实验室检查结果如下:

　　白细胞计数:6 000/μl
　　血红蛋白:12.5g/dl
　　红细胞比容:34%
　　血小板:120 000/μl
　　Na:135mmol/L
　　K:3.6mmol/L
　　Cl:98mmol/L
　　天冬氨酸氨基转氨酶(AST):35U/L
　　丙氨酸氨基转氨酶(ALT):33U/L
　　碱性磷酸酶:110U/L
　　总胆红素:1.2mg/dl
　　淀粉酶:70U/L
　　大便隐血阴性。造成 S.C. 腹部不适的原因可能是什么?

引起 S.C. 腹部不适有诸多可能原因。皮质类固醇的治疗有可能会引起急性胃肠道出血,然而当时地塞米松已于 3 日前停止使用,S.C. 的血红蛋白和红细胞比容都在正常低限范围内。而大便隐血阴性的结果更不支持胃肠道出血诊断。因为淀粉酶正常而排除急性胰腺炎。病毒或药物性肝炎可能性也不大,因为 AST、ALT 以及胆红素结果均正常。由于患者并无发热,白细胞计数正常,腹腔感染虽有可能,但可能性也不大。其他原因如急性胆囊炎、阑尾炎等,则需要进一步诊断评估。

案例 65-1,问题 8: 腹部超声发现胆囊内泥沙样沉积。对于 S.C. 来说这个发现有何意义?需要怎样处理?

S.C. 异常的腹部超声结果解释了右上腹疼痛的原因。S.C. 可能出现假性胆囊结石(胆囊胆盐沉积),这常是由于胆囊运动功能障碍形成(如近期手术、烧伤、全静脉营养),某些情况下也可由药物引起。S.C. 在使用头孢曲松治疗脑膜炎,而这种药物就会引起胆囊假性结石[65]。

抗生素相关胆囊假性结石几乎仅见于头孢曲松。头孢曲松相关的胆盐分泌会导致胆汁中药物浓度明显增高。在特定情况下,头孢曲松的胆汁浓度可能超过溶解度极限,导致形成细小的颗粒状沉淀(即胆泥),其与真正的胆结石在组成成分和超声形态方面均有不同。这种沉淀物由头孢曲松钙盐组成,其形成与头孢曲松剂量相关。而脑膜炎治疗需要大剂量的头孢曲松,所以不难预料在 S.C. 身上会出现这种不良反应[65]。既往头孢曲松钠和头孢呋辛的随机对照试验中,发现在头孢曲松组 35 例中通过腹部超声 16 例(46%)发现有胆囊假性结石,而头孢呋辛组 35 例中却无 1 例出现[58]。胆囊假性结石通常出现在头孢曲松疗程 3~10 日时,大多情况下并无明显临床症状。少数病例可出现类似急性胆囊炎的症状,包括恶心、可伴呕吐和右上腹痛[65]。

为了尽早识别头孢曲松治疗的不良反应并及时停药,我们需要对胆囊假性结石进行有效地监测。在大家认识到有这一并发症之前,确实有极少患者为此接受胆囊切除。而这种处理完全没有必要,因为假性胆囊结石几乎都可自愈。一旦 S.C. 停止使用头孢曲松,这一并发症将在数周甚至数月内逐渐缓解;而临床症状可在几日内消失[65]。而头孢噻肟由于不会引发胆囊相关并发症,且与头孢曲松疗效相近,可用以代替头孢曲松[63]。给 S.C. 使用头孢噻肟,则剂量为每 6 小时 1 000mg(见表 65-6)。

疗程

案例 65-1,问题 9: 治疗 S.C. 时抗感染药物的推荐疗程为多久?

治疗脑膜炎的最佳疗程很难确定,因为几乎没有相关的临床试验来解决这个问题[66]。尽管存在通用的指南,但疗程仍应根据治疗反应、合并情况(如是否存在免疫低下)及特定病原体等因素进行个体化判断。表 65-8 列出了针对特定病原体所引起的单纯性细菌性脑膜炎推荐的抗感染疗程。诸如 S.C. 由奈瑟菌所致脑膜炎的患者疗程为 7 日[11]。假使病情复杂,如存在脑脊液灭菌能力低下的情况,则需要治疗更长时间(2 周以上)。

表 65-8

细菌性脑膜炎的疗程

病原	疗程/d
流感嗜血杆菌	7
脑膜炎奈瑟菌	7
肺炎链球菌	10~14
B 群链球菌(无乳链球菌)	14~21
单核李斯特菌	≥21
革兰氏阴性杆菌	21

预防奈瑟菌脑膜炎

案例 65-1,问题 10：S. C. 准备出院回家。对于与 S. C. 接触的人群,如何预防脑膜炎球菌的潜在传播可能?

尽管 S. C. 对治疗反应非常良好,但脑膜炎奈瑟菌仍可能通过定植于 S. C. 的鼻咽部,传播给与他有密切接触的人群[18,67,68]。而药物预防可减少奈瑟菌鼻咽部的定植,因此适用于 S. C. 及其密切接触者。在这里,与症状出现前 7 日到有效抗感染治疗 24 小时后之内的先发病例密切接触者包括如下:同寝室的室友和年轻人等在内的日常家庭成员,儿童看护中心接触者和任何直接暴露于患者口腔分泌物的人员(如接吻,口对口的人工呼吸,或气管插管操作者)[67,69]。卫生保健人员和任何与呼吸道分泌物有直接接触的乘客,或者是在长时间飞行(持续≥8 小时)过程中患者旁边的任何人,都应该接受化学预防[69]。

S. C. 的 7 岁哥哥,在同一托儿所的密切接触儿童,以及在医院一直照顾 S. C. 的人员都有脑膜炎奈瑟菌侵入性疾病的风险,应该接受相应的预防。先发病例一旦发病,被传染者发病的概率非常高,在 24 小时内应尽快制定预防方案[67]。先发病例发病 14 日或更久后再启动预防则毫无意义。鼻咽部脑膜炎奈瑟菌去定植的药物包括利福平、环丙沙星及头孢曲松。最常用来减少 1 月龄以上儿童脑膜炎奈瑟菌感染的方案是使用利福平每次 10mg/kg,每日 2 次,连续 2 日。成人预防常使用利福平 600mg,每日 2 次,连续 2 日。如果先发病例使用除第三代头孢菌素外的抗生素进行治疗,只要他/她能接受口服药物,在出院之前也需要进行预防[69]。

因为 S. C. 使用的是头孢曲松治疗,所以他不需要进行预防。S. C. 的哥哥、父母、日托机构接触者应尽快用适当剂量的利福平口服预防。对于孕妇,因为利福平有禁忌,可替换为头孢曲松。

肺炎链球菌脑膜炎

肺炎链球菌脑膜炎的临床表现、诱发因素和诊断

案例 65-2

问题 1：A. L. ,58 岁,男性,长期酗酒,由于发热和意识不清收入急诊。在过去的几日内,A. L. 出现间断发热、寒战、气紧,进行性加重的咳嗽。一个朋友发现他失去知觉,无法唤醒而通知急救。A. L. 的医疗记录表明,他有高血压、糖尿病、消化性溃疡和慢性阻塞性肺部疾病(chronic obstructive pulmonary disease, COPD)。10 年前由于腹部外伤进行过脾切除术。A. L. 离婚后独自生活在一个低收入人群公寓内。他没有已知的药物过敏史。吸烟史超过 30 年。目前用药包括:氢氯噻嗪片 50mg,隔日 1 次;格列吡嗪 5mg,每日 2 次;法莫替丁 20mg,每晚 1 次。由于咳嗽咯痰而每日 2 次口服多西环素。

入急诊时,A. L. 发热 40℃,血压 90/50mmHg,脉搏 115 次/min,呼吸 25 次/min,体重 59kg。A. L. 呼之不应,但对疼痛有反应。双侧瞳孔等大,光反射迟钝;视盘水肿,脑膜炎刺激征阳性。双肺满布哮鸣音和湿啰音,左下肺明显实变体征。余查体无明显异常。

实验室检测数据显示如下:

WBC:18 000/μl,其中多核粒 80%,杆状核 15%,淋巴细胞 3%,嗜碱性 2%

血红蛋白:10.5g/dl

红细胞比积:34%

血小板计数:250 000/μl

钾:3.0mmol/L

葡萄糖:250mg/dl

AST:190U/L

ALT:140U/L

BUN:35mg/dl

SCr:2.4mg/dl

凝血酶原时间正常高限,白蛋白 3.1mg/dl。血液中酒精浓度为 100mg/dl,尿液毒理学检查阴性。A. L. 的血清茶碱浓度是 18mg/dl。大便隐血阳性。

颅脑 CT 未发现占位性病变或脑血肿。腰椎穿刺后脑脊液结果如下:

脑脊液初压:200mmHg

蛋白质:120mg/dl

葡萄糖:100mg/dl

白细胞计数:8 500/μl,其中多核 92%,单核 4%

红细胞计数:400/μl

脑脊液涂片可见革兰氏阳性双球菌。此外,痰液涂片可见大量白细胞,极少上皮细胞和大量呈双或短链状排列的革兰氏阳性球菌。血、脑脊液、尿和痰液培养结果未回。

肺炎球菌性脑膜炎的临床和实验室特点是什么?肺炎球菌脑膜炎在 A. L. 身上有哪些特点存在?

在急诊,A. L. 表现出诸多与肺炎球菌脑膜炎相类似的症状和体征。患者年龄为 58 岁,而肺炎链球菌是引起 30 岁以上成人细菌性脑膜炎最常见的病原体(见表 65-1)。就如 A. L. 的临床表现一样,肺炎链球菌侵袭性感染仍表现为很高的发病率和病死率[1]。不过在美国,可能由于共价菌苗的引入推广,肺炎链球菌脑膜炎的发生率显著下降,已从 1997 年的 0.8/100 000 降到 2010 年的 0.3/100 000[70]。肺炎链球菌感染的诱因包括高龄、抽烟、酗酒、糖尿病、慢性肺部疾病和功能性(镰状细胞病)或结构性(脾切除)无脾等。此外,感染人类免疫缺陷病毒(HIV)或其他免疫缺陷情况(如实体器官或骨髓移植)也高度易感。而由头部外伤或神经外科手术所造成的脑脊液耳漏或鼻漏则更易罹患肺炎球菌脑膜炎[71]。

A. L. 存在有很多肺炎球菌脑膜炎的易感因素。他吸烟、长期酗酒,既往行脾切除术,并有糖尿病和慢性阻塞性肺疾病基础。诊断 A. L. 患有肺炎球菌脑膜炎的依据包括高热、颈阻(脑膜刺激征)和神志改变,而发生昏迷将提示

疾病预后较差[72]。脑脊液生化学和微生物学检查结果均高度提示肺炎球菌脑膜炎。A. L. 的脑脊液压力高，脑脊液蛋白及白细胞计数明显增加，白细胞分类也主要为多核细胞。由于 A. L. 患有糖尿病，脑脊液葡萄糖正常值（100g/dl）不具参考价值，而 A. L. 的脑脊液/血清葡萄糖比率小于50%，完全符合急性细菌性脑膜炎的表现（见表65-3）。脑脊液涂片查见柳叶刀状的革兰氏阳性双球菌，这是肺炎球菌感染最有力的诊断证据。肺炎的症状和体征（咳嗽、气紧、痰量增多和肺实变）及痰涂片革兰氏染色结果均支持肺炎链球菌侵入性感染的诊断。

成人经验性治疗

> 案例 65-2,问题 2：此时对于 A. L. 合适的经验性治疗方案是哪些？

表65-7列出了基于青霉素和头孢曲松/头孢噻肟敏感性的肺炎链球菌脑膜炎的治疗药物建议。肺炎球菌对青霉素的耐药性（MIC≥0.12μg/ml）是全球均非常关注的问题。2006年至2007年的监测性研究发现，脑膜炎病例27.5%的肺炎链球菌分离株对青霉素耐药[73]。脑脊液中的肺炎链球菌对头孢噻肟的 MIC > 0.5μg/ml，而对头孢曲松中敏（MIC = 1μg/ml）或耐药（MIC ≥ 2μg/ml）。头孢曲松和头孢噻肟对耐青霉素肺炎链球菌的抗菌活性下降，影响脑脊液中药物的疗效而导致临床治疗失败。对于耐青霉素肺炎球菌脑膜炎的治疗，首选方案应包括万古霉素。万古霉素联合头孢曲松在治疗耐青霉素肺炎球菌脑膜炎家兔模型的实验中优于单药。头孢曲松或万古霉素联合利福平也优于单药治疗[74]。莫西沙星由于其强大的抗肺炎球菌活性和脑脊液穿透性，也是青霉素或头孢曲松耐药肺炎链球菌脑膜炎的首选方案[33]。不过目前相关临床数据比较缺乏。因此，在目前没有更多证据的情况下，头孢曲松或头孢噻肟联合万古霉素是治疗可能的耐青霉素肺炎球菌脑膜炎最优选的经验治疗方案。

在细菌培养和药敏试验未回的情况下，推荐使用头孢曲松2g，静脉注射，每12小时1次，联合万古霉素每日30~45mg/kg，静脉注射，分2~3次使用。A. L. 体重为59kg，由于肾功能不正常（Scr 2.4mg/dl；肌酐清除率30ml/min），必须依此调整剂量。

成人脑膜炎皮质类固醇的使用

> 案例 65-2,问题 3：A. L. 除抗感染外是否需同时接受皮质类固醇治疗？

A. L. 出现了严重的神志改变，且症状和体征均反映疾病进行性加重的趋势。成年人罹患此病、基础疾病较多、肺炎球菌脑膜炎可能、进行性加重的临床表现均提示不良预后，支持使用地塞米松辅助治疗。但是，A. L. 患有糖尿病且目前血糖明显升高，加之消化性溃疡使得其贫血和大便隐血阳性，大剂量地塞米松也有精神兴奋副作用，这些却又使得加用地塞米松的决定变得比较困难。然而尽管存

在这些问题，但均不是使用皮质激素的绝对禁忌。因此，确定肺炎链球菌脑膜炎诊断后，可在使用头孢曲松前加用地塞米松10mg，静脉注射，每6小时1次，疗程持续4日即可。如若证实肺炎链球菌并非病原菌时可停止使用地塞米松[1]。患者的血糖可通过规律使用胰岛素（剂量随血糖调整）控制。消化性溃疡需要密切监测，如有必要则同时治疗。

青霉素敏感肺炎链球菌脑膜炎的治疗

> 案例 65-2,问题 4：A. L 的脑脊液、血液、痰液的培养结果回报，各部位均提示肺炎链球菌生长。脑脊液培养结果药敏试验显示青霉素 MIC 为 0.06μg/ml、头孢噻肟和头孢曲松 MIC 均为 0.25μg/ml、万古霉素 MIC 为 0.25μg/ml。A. L. 药物的治疗选择是什么？

A. L. 感染的是青霉素敏感肺炎链球菌菌株（见表65-7）[75]。对于肾功能正常的成人，青霉素 G 的剂量通常为2 400万 U/d（见表65-6）。但 A. L. 有肾功能不全，因此青霉素需减量使用。A. L. 的肌酐清除率约为28ml/min（根据 Cockcroft 和 Gault 公式计算），所以日剂量应为1 200~1 600万 U（300万~400万 U，每6小时1次）。这样调整方案可使得在目前肌酐清除率条件下青霉素的血药浓度与肾功能正常时一致。如不调整剂量则相当于过量使用青霉素，可能造成痫性发作等不良反应[76]。

如患者不能耐受青霉素 G，可使用头孢曲松和头孢噻肟替代（见表65-7）[11,36]。

革兰氏阴性杆菌脑膜炎

案例 65-3

> 问题 1：R. R. ,40岁,男,体重80kg,为行颈椎椎板切除及椎骨融合术入院。术中并发硬脑膜撕裂。术后第3日出现手术部位液体渗出,伴有发热,体温38.2℃。渗出物革兰氏染色发现极少革兰氏阳性球菌和较多革兰氏阴性杆菌。立即使用头孢唑林（1g,每8小时1次）抗感染治疗。次晨 R. R. 出现反应迟钝,体温达40℃,但人物时间地点定向力尚正常。颈阻查体由于近期手术无法进行。头颈部磁共振成像（MRI）和腰椎穿刺脑脊液结果如下：
>
> 白细胞计数：3 000/μl,其中多核细胞95%
> 葡萄糖：20mg/dl
> 蛋白质：280mg/dl
>
> 脑脊液染色见大量革兰氏阴性杆菌。革兰氏阴性杆菌脑膜炎有哪些重要的临床和实验室特征呢？

流行病学

革兰氏阴性杆菌脑膜炎是 R. R. 近期神经外科手术的并发症。革兰氏阴性杆菌是如开颅术等神经外科术后重要的感染病原体[70]。既往革兰氏阴性杆菌脑膜炎病死率极高,可达40%~70%。随着第三代头孢菌素的有效应用,病

死率已下降到40%以内；不过，最近的一项涉及40例自发性革兰氏阴性杆菌脑膜炎的文献报道病死率达53%[77]。致病菌中诸如肠杆菌科和铜绿假单胞菌等某些耐药革兰氏阴性杆菌的增多，使得治疗药物选择不足而病死率有所增加[32,33]。

易感因素

新生儿、老年人、如下情况患者（糖尿病或恶性肿瘤、开放性颅脑损伤或类似 R. R. 这样的神经外科手术后患者）均是革兰氏阴性杆菌脑膜炎的高风险人群[78]。虽然脑膜炎属于清洁切口神经外科术后（如颅骨切开术，椎板切除术）少见并发症，但一旦发生，其结果可能是灾难性的[77]。

微生物学

大肠埃希菌和肺炎克雷伯菌是引发脑膜炎最常见的革兰氏阴性杆菌；但假单胞菌性脑膜炎的发病率也呈上升趋势[77,79]。其中大肠埃希菌是新生儿革兰氏阴性杆菌脑膜炎最常见病原体，而肺炎克雷伯菌更常见于成人[80,81]。另外三分之一革兰氏阴性杆菌病原体还包括变形杆菌、沙雷菌、肠杆菌、沙门菌、铜绿假单胞菌，以及其他少见菌种[77]。

临床表现

一般来说，革兰氏阴性杆菌脑膜炎的实验室检查结果与其他细菌性脑膜炎相似[1,11]。由于革兰氏阴性杆菌常有较高毒性，所致脑膜炎通常起病快、进展迅速。但如系神经外科术后出现该种脑膜炎则表现可能不太典型[81]。就如 R. R. 的临床表现一样，神经外科术后革兰氏阴性杆菌脑膜炎的表现更为特殊。在这类患者中，许多脑膜炎典型症状常会被既有神经系统疾病症状（如精神状态改变，颈强直）所掩盖。因此，术后密切监测提高警惕十分必要。除革兰氏阴性杆菌外，葡萄球菌也是术后脑膜炎的常见病原体[82]。对于 R. R. 手术部位的渗出液也需注意有无葡萄球菌感染可能，但由于其脑脊液涂片发现大量革兰氏阴性杆菌，故而支持后者最有可能为感染病原体。

革兰氏阴性杆菌脑膜炎的治疗

案例 65-3，问题 2：对于 R. R. 的革兰氏阴性杆菌脑膜炎的恰当治疗是什么？

与其他细菌性脑膜炎相比革兰氏阴性杆菌脑膜炎的治疗方法选择更少。氨苄西林仅对敏感大肠埃希菌、奇异变形杆菌和沙门菌属有效，但耐药性的增加限制了它的应用。氨基糖苷类由于在脑脊液中很难达到有效治疗浓度，并且脓性脑脊液的酸性环境同时也会降低其杀菌作用，故而在脑膜炎治疗中受到限制[83]。由于缺乏足够数据支持，脑室内注射仅在治疗难以根除的分流器感染时与静脉注射联合使用，为的是使脑脊液药物达到治疗浓度[21,43]。与脑室内注射用药不同，腰椎穿刺鞘内注射却不能达到有效治疗浓度[43]。

由于开放性颅脑损伤、脑脊液分流装置术，或频繁接受

神经外科手术的患者常见铜绿假单胞菌感染，经验性治疗方案必须包括对铜绿假单胞菌有效的抗生素。因为 R. R. 近期接受过神经外科手术，针对他的经验治疗应选择能覆盖假单胞菌属细菌的头孢吡肟、头孢他啶或美罗培南（见表65-5）[11]。头孢吡肟除对大肠埃希菌和肺炎克雷伯菌具有极好抗菌活性外，也可治疗其他肠道革兰氏阴性杆菌感染（见表65-7）[31]。而且目前三代头孢菌素耐药的肠杆菌、枸橼酸杆菌、沙雷菌较为普遍，无法依靠其治疗相应病原体所引起的脑膜炎[84]。基于这一点，在治疗耐第三代头孢菌素革兰氏阴性杆菌所致脑膜炎时（如院内获得性或神经外科术后脑膜炎）常需选择头孢吡肟或美罗培南。如果分离到病原体，治疗应根据培养和药敏结果调整，并考虑药物脑脊液穿透性。例如，头孢噻肟和头孢曲松对于常见的大肠埃希菌和肺炎克雷伯菌所致脑膜炎的治愈率可达80%以上[85,86]。而针对本案例，在细菌培养及药敏试验结果获得之前，考虑患者肾功能不全情况，应该立即停用头孢唑林而改为头孢吡肟（2g，静脉注射，每8小时1次）。

肠杆菌脑膜炎的治疗

案例 65-3，问题 3：R. R. 的伤口引流液和脑脊液培养均为阴沟肠杆菌。药物敏感结果显示头孢曲松、头孢吡肟、头孢他啶、哌拉西林/他唑巴坦和氨曲南均耐药。敏感药物包括亚胺培南、美罗培南、TMP-SMX、庆大霉素、妥布霉素和环丙沙星。此时，R. R. 使用何种抗菌药物治疗最为合适？

肠杆菌和相关菌属（如沙雷菌、枸橼酸杆菌等）等病原体对脑膜炎的治疗提出了巨大的挑战[31,87]。而且，一些本对第三代头孢菌素敏感的菌株也可在治疗过程由于药物选择性突变压力的作用下导致耐药[88]。因此，与大肠埃希菌和肺炎克雷伯菌不同，对于肠杆菌、沙雷菌、枸橼酸杆菌和假单胞菌属所致脑膜炎的治疗需考虑替代治疗方案。亚胺培南对病原菌敏感，但存在比其他 β-内酰胺类（包括青霉素 G）更多见的致癫痫副作用，所以亦不适用 R. R.[87]。美罗培南无此作用，相比亚胺培南更适合治疗脑膜炎[89]。有临床试验评价美罗培南与头孢噻肟治疗儿童脑膜炎的安全性和有效性。随机纳入两组病例的临床疗效和癫痫不良反应的发生率均相似[90,91]。因此，考虑上述原因后，美罗培南是治疗 R. R. 的最佳选择，而且美国 FDA 也批准其脑膜炎的适应证。另外，TMP-SMX 虽然未被 FDA 批准这一适应证，但也可作为备选方案[92]。故而结合病原菌药物敏感试验结果，此时应停用头孢吡肟而改为美罗培南。结合患者肾功能，美罗培南用法为每8小时2g，静脉滴注。

治疗疗程

革兰氏阴性杆菌脑膜炎的最佳疗程尚未明确。因为该病发病率和病死率较高，病原菌耐药率较高，所以目前推荐疗程为21日（见表65-8），适用于 R. R.[11]。

表皮葡萄球菌脑膜炎或脑室炎

脑脊液分流装置相关感染的临床表现

案例 65-4

问题 1：T. A. ,21 岁,女性,有先天性脑积水病史,因为精神状态恶化伴发热入院。既往为控制脑积水多次进行过脑室分流术。1 个月前,她进行了 VP 分流器的安置,引流通畅。在入院前几日里出现病情恶化,发热伴颈阻,体温为 39.5℃。入院 CT 显示脑室扩大,提示急性脑积水。

既往史中除癫痫病史外并无其他与本病相关的特殊疾病。为此需每日睡前服用苯妥英 400mg 用以控制癫痫。另外她还在口服乙炔雌二醇和甲基炔诺酮用以避孕。T. A. 对磺胺类药物过敏(严重皮疹)。目前体重是 60kg。

实验室数据如下：

外周血白细胞计数：14 000/μl,其中中性粒细胞 85%,淋巴细胞 10%

BUN：19mg/dl

SCr：0.9mg/dl

T. A. 的 VP 分流器被安置了分流阀门,留取脑室引流液进行检查,结果如下：

总蛋白：150mg/dl

葡萄糖：40mg/dl

白细胞计数：200/μl,多核粒细胞 85%,淋巴细胞 10%

脑室引流液涂片革兰氏染色可见大量成簇革兰氏阳性球菌。导致脑脊液分流器感染的主客观原因有哪些? 此类感染在 T. A. 身上有哪些表现呢?

T. A. 所患脑膜炎中脑室炎极有可能是继发于 VP 分流装置的感染。针对脑积水最重要的治疗方式就包括使用装置将脑室内的脑脊液分流到身体其他部位,如腹腔(脑室腹腔分流术,VP 分流)或心房(脑室心房分流术)[93]。这种方法能够减轻增高的脑脊液压力,大幅降低脑积水的发病率和病死率[94]。然而,就如同 T. A. 的表现一样,感染是分流装置故障的常见原因。近期的文献报道脑脊液分流器相关感染儿童的发病率约为 11%,而成人为 2.5%~15%,其发病率取决于患者基础因素,手术技术因素,手术类型和安置时间(比如是初次还是多次安置分流器)[95-97]。T. A. 自出生以来一直患有脑积水,并且多次安置分流器,是发生感染的高风险人群。

脑脊液分流器感染可为无症状定植,也可表现为发病急重的脑室炎,其临床症状多变。发热最为常见,甚至在多数情况下是唯一症状。而与急性脑膜炎相比,分流器感染时脑脊液异常可能十分轻微：白细胞计数通常升高不明显,葡萄糖无显著的降低,蛋白质可能正常或略有升高。但大多数患者的脑脊液培养应该为阳性[98]。T. A. 的临床表现、脑脊液检查和脑积水影像学发现均强烈提示其存在 VP 分流器相关感染。她的临床表现为发热和精神状态的改变。颈阻阳性也强烈提示脑膜存在炎症累及。脑室引流液的检查发现白细胞计数轻度升高,而且以多核粒细胞为主,蛋白升高,葡萄糖略低于正常值。

皮肤来源微生物是脑脊液分流器感染的最常见病原。据统计所有病例分离的感染病原体中接近二分之一都是凝固酶阴性葡萄球菌(表皮葡萄球菌最为常见),另有四分之一是金黄色葡萄球菌。其他不常见病原体包括类白喉杆菌、肠道菌及痤疮丙酸杆菌。另外肠道革兰氏阴性杆菌也可在少部分病例中被分离出来,这通常发生于分流器远端并未在腹腔中正确安置的情况下[98,99]。脑脊液涂片中成簇出现的革兰氏阳性球菌强烈提示了 T. A. 出现了分流器的葡萄球菌感染。菌株的凝固酶检测可区分是金黄色葡萄球菌感染还是表皮葡萄球菌等凝固酶阴性葡萄球菌。

脑脊液分流器感染的治疗

案例 65-4,问题 2：T. A. 脑室引流液的培养和药敏试验结果已回。培养结果为表皮葡萄球菌,该菌对萘夫西林耐药,但对万古霉素、利福平和 TMP-SMX 敏感。如何对其脑脊液分流器感染进行治疗?

联合内科药物治疗和外科手术处理是治疗 T. A. 脑脊液分流器感染的最佳方案。研究表明仅仅进行系统性抗感染的疗效明显差于同时去除分流器的预后[100]。不过,因为许多患者无法承受长时间停止分流,所以在全身抗感染治疗期间将分流器远端外置引流或单独安置外引流装置显得非常必要。而且这种外引流装置的安置同时也对脑脊液的监测和抗感染药物脑室内的注射均提供了方便(详见下文"万古霉素脑室内给药")。

多糖-蛋白质复合物

尽管表皮葡萄球菌与金黄色葡萄球菌相比毒力不强,但想从脑脊液分流器上完全清除这种细菌也十分困难。这是因为大多数表皮葡萄球菌菌株可产生黏液膜或黏液层,使之紧密附着于分流器表面,保护其免受宿主的免疫吞噬作用[101]。可想而知,抗生素对这种表皮葡萄球菌菌株的清除能力是非常有限的。

万古霉素可治疗类似表皮葡萄球菌所致的分流器相关感染,故可用于 T. A. 的治疗[11,102]。因为凝固酶阴性葡萄球菌有非常高的比例(>60%)对甲氧西林耐药(如耐甲氧西林表皮葡萄球菌,MRSE)。另外,如同大多 MRSE(或 MRSA)一样,T. A. 所感染的表皮葡萄球菌也对 TMP-SMX 敏感,但由于患者对这种复方制剂有过敏史而无法使用。利奈唑胺虽然不被认为是一线治疗,但一些病例报道已经证明其对万古霉素过敏患者分流器相关感染的治疗有效[103,104]。尽管许多葡萄球菌(包括表皮葡萄球菌和金黄色葡萄球菌)菌株对利福平敏感,不过单药治疗极易出现耐药,所以一般不推荐单独使用利福平治疗。不过,利福平可被联合用于治疗葡萄球菌感染以增强杀菌活性,特别是在假体必须保留的情况下[102]。

万古霉素治疗

> **案例 65-4，问题 3**：该使用何种剂量的万古霉素治疗 T. A.？哪些主观或客观监控指标可用来评价万古霉素的治疗有效性和安全性？

在治疗如 T. A. 这样脑脊液分流器感染患者时，万古霉素使用剂量与治疗脑膜炎时相近。在成人，万古霉素的剂量为 30~45mg/（kg·d）[11]，而治疗儿童脑膜炎或分流器感染患者的万古霉素推荐剂量 40~60mg/（kg·d），分两到四次静脉使用（表 65-6）[105]。万古霉素血清浓度浓度应该达到 15~20μg/ml[11,32]。

患者体重 60kg，因为肾功能正常，初始万古霉素剂量 1g，静脉注射，每 8~12 小时 1 次，约 30mg/（kg·d）。无论何种情况，初始剂量是否足够，药物稳态浓度都必须达到目标血清浓度。另外，对于本例患者需考虑是否需要在万古霉素的基础上联合利福平。利福平具有很好的葡萄球菌抗菌活性，适度的脑脊液穿透性，并且与万古霉素存在潜在的协同作用[106]。但利福平联合万古霉素是否优于单用万古霉素尚缺乏证据支持。不过本例患者却最好不要使用利福平，因为支持使用的依据不足，而且她目前正在服用苯妥英和避孕药。而利福平是一种强效肝药酶诱导剂，能降低血清苯妥英的药物浓度（可能导致癫痫活跃），并增加意外怀孕的可能性（因会降低避孕药的效果）。

万古霉素脑室内给药

> **案例 65-4，问题 4**：T. A. 是否需脑室内使用万古霉素？如果使用则合适剂量为多少？

T. A. 应该给予万古霉素静脉治疗。另外，患者脑积水病史较长，当摘除分流器后需要安置外引流装置进行减压。通过外引流装置也可立即开始脑室内使用万古霉素抗感染。万古霉素一般建议用量 5~20mg/d，但大多数可用至 20mg/d。对于 T. A. 我们建议以最大剂量使用，并且推荐每日脑脊液相关检查进行疗效评估。治疗疗程在脑室引流液无菌后还要持续至少 10 日，到时方能重新安置新的 VP 分流器[11]。

与本例患者情况相反，对于非脑脊液装置或脑室导管相关的 MRSA 脑膜炎患者，万古霉素的治疗则存在更多问题。2011 年最新的 MRSA 临床治疗指南建议使用万古霉素 15~20mg/kg 静脉注射，每 8 或 12 小时 1 次，可以联合利福平 600mg，每日 1 次，或 300~450mg，每 12 小时 1 次，疗程 2 周。如果为重症患者（包括合并脑膜炎）应根据实际体重推荐使用负荷剂量万古霉素 25~30mg/kg[32]。如存在药物过敏、不能耐受或不良反应，备选方案包括利奈唑胺 600mg，口服或静脉注射，每 12 小时 1 次，或者 TMP-SMX 5mg/kg，每 8 或 12 小时 1 次[107]。

脑脓肿

流行病学

虽然不如脑膜炎那么常见，位于脑实质的脓肿（脑脓肿）也是中枢神经系统感染的一个重要类型。据报道由各种病原体所致的脑脓肿发病率约为 0.4~0.9/100 000[108,109]。在常规的神经外科治疗中心，一般每年可诊断 4~10 例典型病例[110,111]。男性患者较女性更常见，但原因不明[109,110]。脑脓肿可发生于任何年龄，但年龄中位数为 30~40 岁，另大约有 25% 的病例发生在儿童群体中[112]。

尽管过去几十年间抗菌治疗取得长足进展，但截至目前脑脓肿的病死率仍高于 40%。各类影像技术的发展（如 CT 和 MRI）使得脓肿的早期诊断和病情治疗监测成为可能，也对减少脑脓肿发病率和病死率有着深远的影响[119,120,123]。最近一个涉及 123 项研究的系统分析发现从 1970 年到 2013 年的几十年间，病死率从 40% 下降到 10%，而痊愈的比率从 33% 上升到 70%。而如今推荐内外科联合治疗方式后，该病的平均病死率已能进一步维持在 10% 以下[112]。

易感因素

脑脓肿最常来源于邻近化脓性感染病灶（如鼻窦炎、中耳炎、乳突炎或口腔感染）的蔓延[112]。邻近感染的蔓延所致脑脓肿通常为单发，且脓肿病灶一般都非常靠近原发病灶（表 65-9）。例如，继发于鼻窦炎的脑脓肿常常累及额叶，而中耳炎往往会导致颞叶脓肿形成[113]。脑脓肿也可由其他感染部位（如肺脓肿、感染性心内膜炎、骨髓炎、盆腔炎、腹腔感染等）的病原体全身播散所引起。另外，多灶性脑脓肿还提示存在血行感染播散过程。相比脑膜炎，脑脓肿并非颅脑外伤或神经外科术后的常见并发症[112]。无明确感染来源的脑脓肿（隐源性脑脓肿）大约占所有病例的 30%[113]。

分期

颅内感染一旦发生，脑脓肿的发展可分为两个不同的阶段：脑炎期和脓腔形成期。脑炎阶段是指疾病最初 9~10 日内感染逐渐发展的过程，以病变区域出现明显炎性浸润、局部中心区域坏死伴周围脑实质水肿为其影像学特征。脓腔形成阶段大约发生在病程 10~14 日，一旦形成脓腔，脓腔壁将在此后的数周内持续增厚。脓腔的形成阶段对脑脓肿的治疗有非常重要的提示意义。任何类型的手术干预都最好等到脓肿完全成形后进行，而脑脓肿如能在早期脑炎阶段就被发现，则单独抗感染治疗就可能足够[114]。

微生物学

脑脓肿的致病病原与脑膜炎截然不同。链球菌属细菌可见于 50%~70% 的病例，其中除需氧菌外还包括厌氧菌和类似米勒链球菌等微需氧菌种[112]。其他厌氧菌，特别是拟杆菌属（包括脆弱拟杆菌）和普氏菌属，是次常见的脑脓肿致病菌，常与需氧菌形成混合感染[110,112]。再其次常见的是葡萄球菌和革兰氏阴性杆菌[112]。虽然数据不十分精确，却也合理反映了不同致病原与对应诱因之间的联系（表 65-9）[113]。

在免疫功能不全的患者中，一些不常见的微生物也可引发脑脓肿。刚地弓形虫是导致获得性免疫缺陷综合征患者局灶性脑部感染性病变最常见的致病病原体[115]。而移植受者和接受免疫抑制治疗的患者更易感染奴卡菌和真菌

表 65-9

对不同诱因和病原体的细菌性脑脓肿推荐治疗方案

发病诱因	脓肿常见部位	常见细菌	建议方案
邻近部位来源			
耳源性感染	颞叶或小脑	链球菌(厌氧和需氧),脆弱拟杆菌,革兰氏阴性杆菌	头孢曲松+甲硝唑
鼻窦炎	额叶	链球菌(最常见),拟杆菌属,革兰氏阴性杆菌,金黄色葡萄球菌,嗜血杆菌属	万古霉素+头孢曲松+甲硝唑
牙源性感染	额叶	梭菌属,拟杆菌属,链球菌属	头孢曲松+甲硝唑
原发感染			
脑外伤或神经外科	损伤部位	革兰氏阴性杆菌,葡萄球菌,链球菌,类白喉杆菌	万古霉素+头孢吡肟+甲硝唑

(例如曲霉或念珠菌)[116]。在墨西哥和一些中美洲国家,囊尾蚴仍是颅内感染一个常见的原因[117]。

临床和影像学特征

案例 65-5

问题1:L. Y.,40 岁,男,因严重头痛、发热、左侧肢体无力,逐渐加重的嗜睡被朋友送入急诊。在过去的 1 周内,L. Y. 出现头痛并逐渐加重,伴有间断发热。尽管睡眠充足,但他近几日仍一直感觉头昏欲睡。当注意到左臂已经出现运动障碍时,他打电话给朋友送其到医院诊治。

L. Y. 有慢性鼻窦炎的病史,并进行过多种口服抗生素治疗。最近一次鼻窦炎发作治疗是在大约 1 个月前,进行了为期 10 日头孢氨苄的治疗。他否认恶心呕吐,且既往未有癫痫发作。6 个月前曾筛查 HIV 抗体,结果为阴性。目前未服用药物,亦否认吸烟和吸毒历史,每月只偶尔几次因社交而饮酒。没有已知的药物过敏史。

体检显示患者轻度痛苦面容,体温 38.2℃。轻度嗜睡,人物地点定向力可,时间定向力差。患者左上肢肌力 3/5 级,左下肢肌力 4/5 级。其余神经系统查体正常。患者自述额窦区中度触痛,并可见脓性分泌物。

实验室检查结果如下:

WBC 计数:8 000/μL,其中中性粒细胞 70%,淋巴细胞 25%,单核细胞 5%

BUN:16mg/dl

SCr:1.2mg/dl

血沉(ESR):40mm/h

血红蛋白、红细胞比容、血小板和血清生化正常。

增强 CT 发现右额叶有一环形强化病灶,周围伴有轻度脑水肿。因此 L. Y. 被收入神经外科进一步诊断治疗。L. Y. 有哪些临床症状和体征支持诊断细菌性脑脓肿吗?如何诊断?

L. Y. 收入急诊时有许多症状和体征提示细菌性脑脓肿。40 岁、男性,是脑脓肿的好发年龄和性别。与脑膜炎呈现扩散性病变表现相反,脑脓肿常表现为局灶性神经损害。患者突出的症状表现是左侧肢体(手臂和腿)的无力。脑脓肿可缓慢起病,亦可急骤发病,但在大多数患者中,症状发展一般需要 2 周左右[113]。头痛是脑脓肿最常见的症状,约有 70% 的病例可出现该症状。L. Y. 的临床症状在过去 1 周逐渐加重:头痛恶化、嗜睡时间延长和注意力难以集中,所有这些高度提示细菌性脑脓肿。

患者出现经典三联征:发热、头痛和局灶性神经损害。虽然此三联征对诊断十分重要,但临床上也只有不到一半的细菌性脑脓肿确诊患者能同时符合以上三联征[112]。

由于只有不到五成的脑脓肿患者可伴发热,因此体温正常也不能排除本病[110,113]。多种形式的局灶性神经损害可在大约 50% 的患者中出现,严重程度取决于病变部位以及脓肿和周围水肿带的大小。尽管 L. Y. 之前并无癫痫史,但数据表明大约 25% 的患者会表现出癫痫部分性发作,甚至可演进为广泛性发作。邻近部位感染的相关症状需重点关注,在某些情况下可能成为患者最主要的临床表现[112]。L. Y. 有鼻窦炎病史,并且鼻窦触痛和脓性分泌物同时存在,高度提示该部位有活动性感染。

从 L. Y. 的检查结果中可以发现,实验室检查有时对脑脓肿诊断的帮助并不大。L. Y. 没有出现外周血白细胞增多,但血沉(ESR)确有升高。而在颅内化脓性疾病的患者中,外周白细胞计数正常并非不常见。脑脓肿患者的血沉通常升高,但此项检查并无特异性,对诊断仅有间接支持作用。

对 L. Y. 没有进行腰椎穿刺,因为这项操作对脑脓肿患者属于禁忌。而且脑脊液对脑脓肿的诊断价值较低,因为脑脓肿患者脑脊液的生化检查(如蛋白质、葡萄糖、白细胞等)常常很少异常,并且脑脊液培养也不太可能分离出致病病原体。更重要的是,给一位颅内占位性病变的患者进行腰椎穿刺术可能因为操作时造成颅内压力梯度改变而导致脑疝[118]。

最重要的诊断依据是在 L. Y. 的颅脑 CT 扫描中发现的异常。使用增强剂后进行 CT 扫描，脑脓肿病灶会出现"环状强化"影。此外，脑水肿影像表现可为脓腔周围随即出现的相对低密度区域。如前所述，CT 和 MRI 等影像学技术对脑脓肿的诊治发挥重要的作用[112,119]。总的来说，在细菌性脑脓肿的治疗过程中，临床表现和影像学结果均有良好的对应关系。

治疗

案例 65-5，问题 2：如何治疗 L. Y. 的脑脓肿？

外科治疗

内科药物和外科手术结合是对 L. Y. 所患脑脓肿最好的治疗方式。单纯内科抗感染治疗疗效十分有限，除极少数情况外，外科手术都是确保最优疗效的必要干预方式。现代立体定向神经外科技术几乎可以使任何不管其位置如何，直径≥1cm 的脑脓肿通过立体定向进行引流。但如果影像学显示没有脓腔或因其他原因（如身体情况较差）无法进行手术时，内科治疗才被推荐[113]。

外科治疗脑脓肿的两种手术类型包括：(a)立体定向脓肿穿刺引流术；(b)颅内超声波定位钻孔术或开颅脓肿引流术[123]。立体定向穿刺可在局麻下操作，与开颅手术相比出现并发症的概率和死亡风险都较低[120]。现代医学的进步使完全开颅脓肿切除术的作用非常有限，除非脓肿处于表浅位置或高度怀疑真菌或结核性感染[113]。

抗感染药物对脑脓肿病灶的穿透性

内科抗感染是脑脓肿治疗的重要组成部分。而药物进入脓腔内的渗透机制目前并不如药物进入脑脊液的渗透机制那样研究得较为清楚。正如前面所讨论的，两者涉及的屏障机制是不同的（见图 65-1）[7]。青霉素及头孢菌素类药物能充分渗入到脓肿液体中，但某些药物（如青霉素 G）可能会在脓液环境中被其中所含的酶类降解而受到影响[110]。第三代头孢菌素（如头孢噻肟、头孢曲松）能充分渗入到脓肿中，目前也是治疗革兰氏阴性细菌脑脓肿较好的选择[110,121]。甲硝唑在脓液中的药物浓度可达到甚至超过血清药物浓度，并且对专性厌氧菌有很好的杀菌效果。其独特的作用机制使之特别适用于清除位于脓腔坏死中心，由于氧化还原电位较低而复制缓慢甚至休眠的细菌。基于以上原因，甲硝唑成为治疗厌氧革兰氏阴性杆菌脑脓肿的药物选择[110]。此外，万古霉素和碳青霉烯类抗生素也可充分渗入到脑脓肿的脓液中[110,122]。另外一些药物尽管没有特定的脓肿渗透实验数据，但诸如 TMP-SMX 能成功治疗脑奴卡菌病，克林霉素可治疗脑弓形体病等临床表现，侧面证实这些抗菌药物也能充分渗入脑脓肿脓腔中[123,124]。

抗感染治疗

抗感染治疗时机取决于患者的状态和脓肿的发展阶段。如伴有典型症状，病变正处于完整脓腔形成之前的脑炎阶段，应暂缓外科手术而立即采取内科抗感染治疗[110,121]。但如脓肿已然形成而患者情况许可，且手术将立即进行，则最好延迟到术后再启动抗感染治疗，这可保证手术组织或脓液标本微生物培养的阳性率。不过若是脑脓肿急进性发展，抗感染治疗必须立即实施并同时尽快进行手术干预[113]。

L. Y. 的临床表现提示其已处于脑脓肿形成阶段。CT 上表现的环状强化病灶以及超过 2 周以上的病史支持这一结论。因为目前他并非病情危重，抗感染治疗可延迟到外科手术后。术中所获标本应同时送需氧及厌氧培养和常规涂片革兰氏染色。

初始抗感染治疗应选择广谱抗生素以覆盖所有最可能的致病病原体（表 65-9）。当脓肿涉及的来源是邻近部位，如口腔、耳源或鼻窦，推荐甲硝唑联合头孢曲松（如鼻窦来源可同时加上万古霉素）治疗[110,113]。甲硝唑可覆盖专性厌氧菌，包括拟杆菌和普氏菌。如若脓肿来源与颅骨骨折或神经外科手术相关的头部创伤有关时，经验治疗应包括万古霉素、甲硝唑和第三代或第四代头孢菌素。而对于血源性来源脑脓肿，推荐使用第三代头孢菌素、甲硝唑和万古霉素[113]。加用万古霉素可覆盖葡萄球菌相关感染。

针对 L. Y. 的治疗方案为静脉使用头孢曲松 2g，每 12 小时 1 次，联合万古霉素 1g，每 8 小时 1 次，术后可同时静脉使用甲硝唑 500mg，每 8 小时 1 次（见表 65-9）。

皮质类固醇辅助治疗

是否能使用皮质类固醇治疗细菌性脑脓肿目前仍存争议。类固醇可能会干扰抗生素渗入脓肿，并影响 CT 扫描对疗效的评估。因此，类固醇仅推荐用于存在显著脑水肿，尤其是伴有神经功能进行性恶化的患者[110,121]。由于 L. Y. 仅有轻度抑郁且 CT 未发现较大范围的脑水肿，不建议给其使用地塞米松。

辅助抗癫痫治疗

因为 L. Y. 迄今为止没有癫痫发作迹象，所以不需要抗痫治疗。然而一旦出现癫痫急性发作就应立即使用抗癫痫药物[110,121]。一些可抗癫痫部分性发作和复杂性发作的药物可做首选（如苯妥英、卡马西平和左乙拉西坦）。这些药物是否长期使用取决于癫痫活动是否持续。因此，此类药物是否停药需个体化确定。

治疗细菌性脑脓肿的最佳疗程尚无指南可参考。参考感染的严重程度以及抗生素的脓肿穿透能力，大剂量静脉输入治疗至少需维持 6~8 周[110,113]。具体疗程需基于个案进行评估。为了确保完全根除感染，只要药物具有良好的口服吸收性和抗菌活性，一些专家甚至建议在静脉治疗后继续长疗程（2~6 个月）口服抗感染治疗[110]。

治疗监测

案例 65-5，问题 3：应如何监测 L. Y. 的治疗效果和不良反应？

在 L. Y. 进行抗感染治疗同时，需要每周或每两周进行

CT 扫描评估脓肿变化,并且每日评估临床表现变化。如果治疗有效,则 L. Y. 的精神状态应在数日内得到缓解(变得更清醒且定向力恢复)。L. Y. 的头痛和偏瘫(上下肢无力)也会最终恢复。可能需要 1 周或更长的时间,症状就会最后完全消失[110]。一般来说,影像学好转(如脓肿范围缩小)会伴随临床症状缓解出现,但也有例外。如果症状持续、脓肿不缩小,甚或出现新的化脓病灶则说明现有抗感染治疗无效或者需要更多外科手术介入[110,121]。在某些优化治疗病例中,患者甚至需要多次手术并重复进行相关培养。

治疗 L. Y. 所使用的青霉素 G 相关不良反应也见于其他 β-内酰胺类抗生素。在治疗颅内大范围感染病灶而使用高剂量青霉素时极易出现癫痫不良反应[125]。因此,应该对 L. Y. 进行密切观察护理,定时了解有无癫痫活动的迹象。甲硝唑一般耐受性较好,但有时也可导致神经毒性,其中最常见的是周围神经病。所以,需监测 L. Y. 手足有可能出现的麻木或刺痛。虽然少见,但癫痫也可偶尔由甲硝唑所引发。因此,如果 L. Y. 出现周围神经病或癫痫发作,药物更换为美罗培南可能更好。其他与甲硝唑相关的副作用包括轻度恶心、尿液变红棕色,以及饮酒后诱发双硫仑样反应等[126]。应该提醒 L. Y. 在使用甲硝唑时可能会出现胃部不适和尿液变色,并且强烈警告其不可饮用含酒精的饮品。患者较为年轻,无严重基础疾病,脑脓肿还处于早期,我们完全有理由期待他的治疗能获得满意的结果,最终脑脓肿完全治愈。

(刘焱斌 译,钟册俊 校,吕晓菊 审)

参考文献

1. Thigpen MC et al. Bacterial meningitis in the United States, 1998–2007. *N Engl J Med.* 2011;364:2016.
2. Scheld WM et al. Pathophysiology of bacterial meningitis: mechanism(s) of neuronal injury. *J Infect Dis.* 2002;186(Suppl 2):S225.
3. Kurrus TA, Tauber MG. Meningitis. In: Jong EC, Stevens DL, eds. *Netter's Infectious Diseases.* Philadelphia, PA: Elsevier/Saunders; 2012;37:202–213.
4. Mancall EL. Ventricular system and cerebrospinal fluid. *Gray's Clinical Neuroanatomy: The Anatomic Basis for Clinical Neuroscience.* Philadelphia, PA: Elsevier/Sauders; 2010;5:83–91.
5. Cook AM et al. Intracerebroventricular administration of drugs. *Pharmacotherapy.* 2009;29:832–845.
6. Bonadio WA. The cerebrospinal fluid: physiologic aspects and alterations associated with bacterial meningitis. *Pediatr Infect Dis J.* 1992;11:423.
7. Pardridge WM et al. Blood-brain barrier: interface between internal medicine and the brain. *Ann Intern Med.* 1985;105:82.
8. Van de Beek D et al. Community-acquired bacterial meningitis in adults. *N Engl J Med.* 2006;354:44–53.
9. Moris G, Garcia-Monco JC. The challenge of drug-induced aseptic meningitis. *Arch Intern Med.* 1999;159:1185.
10. Thwaites GE et al. Diagnosis of adult tuberculous meningitis by use of clinical and laboratory features. *Lancet.* 2002;360:1287–1292.
11. Tunkel AR et al. Practice guidelines for the management of bacterial meningitis. *Clin Infect Dis.* 2004;39:1267.
12. Basmaci R et al. *Escherichia coli* meningitis features in 325 children from 2001 to 2013 in France. *Clin Infect Dis.* 2015;61:779–786.
13. Phares CR et al. Epidemiology of invasive group B streptococcal disease in the United States, 1999–2005. *JAMA.* 2008;299:2056–2065.
14. Wenger JD et al. Bacterial meningitis in the United States, 1986: report of a multistate surveillance study. The Bacterial Meningitis Study Group. *J Infect Dis.* 1990;162:1316.
15. Centers for Disease Control and Prevention (CDC). Progress toward elimination of *Haemophilus influenzae* type b invasive disease among infants and children—United States, 1998–2000. *MMWR Morb Mortal Wkly Rep.* 2002;51:234.
16. McIntyre PB et al. Effect of vaccines on bacterial meningitis worldwide. *Lancet.* 2012;380:1703–1711.
17. Olarte L et al. Impact of the 13-valent pneumococcal conjugate vaccine on pneumococcal meningitis in US children. *Clin Infect Dis.* 2015;61:767–775.
18. Centers for Disease Control and Prevention (CDC). Prevention and control of meningococcal disease. *MMWR Morb Mortal Wkly Rep.* 2013;62:1–32.
19. Quagliarello VJ, Scheld WM. New perspectives on bacterial meningitis. *Clin Infect Dis.* 1993;17:603.
20. Quagliarello VJ, Scheld WM. Bacterial meningitis: pathogenesis, pathophysiology, and progress. *N Engl J Med.* 1992;327:864.
21. Edmond K et al. Global and regional risk of disabling sequelae from bacterial meningitis: a systematic review and metaanalysis. *Lancet Infect Dis.* 2010;10:317.
22. Pomeroy SL et al. Seizures and other neurologic sequelae of bacterial meningitis in children. *N Engl J Med.* 1990;323:1651.
23. Brouwer MC et al. Epidemiology, diagnosis, and antimicrobial treatment of acute bacterial meningitis. *Clin Microbiol Rev.* 2010;23:467–492.
24. Verghese A, Gallemore G. Kerning's and Brudzinski's signs revisited. *Rev Infect Dis.* 1987;9:1187.
25. Aronin SI et al. Community-acquired bacterial meningitis: risk stratification for adverse clinical outcomes and effect of antibiotic timing. *Ann Intern Med.* 1998;129:862.
26. Studahl M et al. Acute viral infections of the central nervous system in immunocompetent adults: diagnosis and management. *Drugs.* 2013;73:131–158.
27. Black KE, Baden LR. Fungal infections of the CNS. Treatment strategies for the immunocompromised patient. *CNS Drugs.* 2007;21:292–318.
28. Di Paolo A et al. Clinical pharmacokinetics of antibacterials in cerebrospinal fluid. *Clin Pharmacokinet.* 2013;52:511–542.
29. Nau R et al. Penetration of Drugs through the Blood-Cerebrospinal Fluid/Blood-Brain Barrier for Treatment of Central Nervous System Infections. *Clin Microbiol Rev.* 2010;23:858.
30. Lutsar I, Friedland IR. Pharmacokinetics and pharmacodynamics of cephalosporins in cerebrospinal fluid. *Clin Pharmacokinet.* 2000;39:335.
31. Cherubin CE et al. Treatment of gram-negative bacillary meningitis: role of the new cephalosporin antibiotics. *Rev Infect Dis.* 1982;4(Suppl):S453.
32. Rybak M et al. Therapeutic monitoring of vancomycin in adult patients: a consensus review of the American Society of Health-System Pharmacists, the Infectious Diseases Society of America, and the Society of Infectious Diseases Pharmacists. *Am J Health Syst Pharm.* 2009;66:82.
33. Kanellakopoulou K et al. Pharmacokinetics of moxifloxacin in non-inflamed cerebrospinal fluid of humans: implication for a bactericidal effect. *J Antimicrob Chemother.* 2008;61:1328.
34. Frei CR et al. Antimicrobial breakpoints for Gram-negative aerobic bacteria based on pharmacokinetic–pharmacodynamic models with Monte Carlo simulation. *J Antimicrob Chemother.* 2008;61:621.
35. Eagye KJ et al. In vitro activity and pharmacodynamics of commonly used antibiotics against adult systemic isolates of *Escherichia coli* and Pseudomonas aeruginosa at Forty US Hospitals. *Clin Ther.* 2009;31:2678.
36. van de Beek D et al. Advances in treatment of bacterial meningitis. *Lancet.* 2012;380:1693.
37. Stephens DS et al. Epidemic meningitis, meningococcaemia, and Neisseria meningitis. *Lancet.* 2007;369:2196.
38. Romano A et al. Cross-reactivity and tolerability of cephalosporins in patients with immediate hypersensitivity to penicillins. *Ann Intern Med.* 2004;141:16.
39. Fishman R. Steroids in the treatment of brain edema. *N Engl J Med.* 1982;306:359.
40. Mook-Kanamori BB et al. Pathogenesis and pathophysiology of pneumococcal meningitis. *Clin Microbiol Rev.* 2011;24:557–591.
41. de Gans J et al. Dexamethasone in adults with bacterial meningitis. *N Engl J Med.* 2002;347:1549.
42. Syrogiannopoulos GA et al. Dexamethasone therapy for bacterial meningitis in children: 2-versus 4-day regimen. *J Infect Dis.* 1994;169:853.
43. Odio CM et al. The beneficial effects of early dexamethasone administration in infants and children with bacterial meningitis. *N Engl J Med.* 1991;324:1525.
44. Schaad UB et al. Dexamethasone therapy for bacterial meningitis in children. Swiss Meningitis Study Group. *Lancet.* 1993;342:457.
45. Girgis NI et al. Dexamethasone treatment for bacterial meningitis in children and adults. *Pediatr Infect Dis J.* 1989;8:848.
46. Saez-Lloren X, McCracken GH, Jr. Antimicrobial and antiinflammatory treatment of bacterial meningitis. *Infect Dis Clin North Am.* 1999;13:619.
47. Peltola H et al. Adjuvant glycerol and or dexamethasone to improve the outcomes of childhood bacterial meningitis: a prospective, randomized, double-blind, placebo-controlled trial. *Clin Infect Dis.* 2007;45:1277.
48. Brouwer MC et al. Corticosteroids for acute bacterial meningitis. *Cochrane Database Syst Rev.* 2013;6:CD004405.
49. Nudelman Y, Tunkel AR. Bacterial meningitis: epidemiology, pathogenesis,

and management update. *Drugs.* 2009;69:2577.

50. American Academy of Pediatrics. *Haemophilus influenzae* infections. In: Pickering LK, ed. *Red Book: 2012 Report of the Committee on Infectious Diseases.* 29th eds. Elk Grove Village, IL: American Academy of Pediatrics; 2012:345.

51. American Academy of Pediatrics. Pneumococcal infections. In: Pickering LK et al, eds. *Red Book: 2012 Report of the Committee on Infectious Diseases.* 29th eds. Elk Grove Village, IL: American Academy of Pediatrics; 2012:571.

52. Martinez-Lacasa J et al. Experimental study of the efficacy of vancomycin, rifampicin and dexamethasone in the therapy of pneumococcal meningitis. *J Antimicrob Chemother.* 2002;49:507.

53. Ahmed A et al. Pharmacodynamics of vancomycin for the treatment of experimental penicillin-and cephalosporin-resistant pneumococcal meningitis. *Antimicrob Agents Chemother.* 1999;43:876.

54. Ricard JD et al. Levels of vancomycin in cerebrospinal fluid of adult patients receiving adjunctive corticosteroids to treat pneumococcal meningitis: a prospective multicenter observational study. *Clin Infect Dis.* 2007;44(2):250–255.

55. Gaillard JL et al. Concentrations of ceftriaxone in cerebrospinal fluid of children with meningitis receiving dexamethasone therapy. *Antimicrob Agents Chemother.* 1994;38(5):1209–1210.

56. Buke AC et al. Does dexamethasone affect ceftriaxone (corrected) penetration into cerebrospinal fluid in adult bacterial meningitis. *Int J Antimicrob Agents.* 2003;21(5):5.

57. Klugman KP et al. Bactericidal activity against cephalosporin-resistant *Streptococcus pneumoniae* in cerebrospinal fluid of children with acute bacterial meningitis. *Antimicrob Agents Chemother.* 1995;39:1988.

58. Schaad UB et al. A comparison of ceftriaxone and cefuroxime for the treatment of bacterial meningitis in children. *N Engl J Med.* 1990;322:141.

59. Lebel MH et al. Comparative efficacy of ceftriaxone and cefuroxime for treatment of bacterial meningitis. *J Pediatr.* 1989;114:1049.

60. Odio CM et al. Cefotaxime vs. conventional therapy for the treatment of bacterial meningitis of infants and children. *Pediatr Infect Dis.* 1986;5:402.

61. Valmari P et al. Cerebrospinal fluid white cell, glucose and protein changes during the treatment of *Haemophilus influenzae* meningitis. *Scand J Infect Dis.* 1986;18:39.

62. Bonadio WA, Smith D. Cerebrospinal fluid changes after 48 hours of effective therapy for Hemophilus Influenzae Type B meningitis. *Am J Clin Pathol.* 1990;94:426.

63. Neu HC. Third-generation cephalosporins: safety profiles after 10 years of clinical use. *J Clin Pharmacol.* 1990;30:396.

64. Cohen SH et al. Clinical practice guidelines for clostridium difficile infection in adults: 2010 update by the Society for Healthcare Epidemiology of America (SHEA) and the Infectious Diseases Society of America (IDSA). *Infect Control Hosp Epidemiol.* 2010;31:431.

65. Bickford CL, Spencer AP. Biliary Sludge and Hyperbilirubinemia Associated with Ceftriaxone in an Adult: Case Report and Review of the Literature. *Pharmacotherapy.* 2005;25:1389.

66. Radetsky M. Duration of treatment in bacterial meningitis: a historical inquiry. *Pediatr Infect Dis J.* 1990;9:2.

67. Peltola H. Prophylaxis of bacterial meningitis. *Infect Dis Clin North Am.* 1999;13:685.

68. Gardner P. Clinical practice. Prevention of meningococcal disease. *N Engl J Med.* 2006;355:1466.

69. Bilukha OO et al. Prevention and control of meningococcal disease: recommendations of the Advisory Committee on Immunization Practices (ACIP). *MMWR Recomm Rep.* 2005;54(RR-7):1.

70. Castelblanco RL et al. Epidemiology of bacterial meningitis in the USA from 1997 to 2010: a population-based observational study. *Lancet Infect Dis.* 2014;14:813.

71. Centers for Disease Control and Prevention (CDC); Advisory Committee on Immunization Practices. Updated recommendations for prevention of invasive pneumococcal disease among adults using the 23-valent pneumococcal polysaccharide vaccine (PPSV23). *MMWR Morb Mortal Wkly Rep.* 2010;59:1102.

72. van de Beek D et al. Clinical features and prognostic factors in adults with bacterial meningitis [published correction appears in *N Engl J Med.* 2005;352:950]. *N Engl J Med.* 2004;351:1849.

73. Centers for Disease Control and Prevention (CDC). Effects of New Penicillin Susceptibility Breakpoints for *Streptococcus pneumoniae*—United States, 2006–2007. *MMWR Morb Mortal Wkly Rep.* 2008;57:1353.

74. Kaplan SL, Mason EO, Jr. Management of infections due to antibiotic-resistant *Streptococcus pneumoniae. Clin Micro Rev.* 1998;11:628.

75. Musher DM et al. A fresh look at the definition of susceptibility of *Streptococcus pneumoniae* to β-lactam antibiotics. *Arch Intern Med.* 2001;161:2538.

76. Barrons RW et al. Populations at risk for penicillin-induced seizures. *Ann Pharmacother.* 1992;26:26.

77. Pomar V et al. Spontaneous gram-negative bacillary meningitis in adult patients: characteristics and outcome. *BMC Infect Dis.* 2013;13(1):451.

78. Lu CH et al. The prognostic factors of adult gram-negative bacillary meningitis. *J Hosp Infect.* 1998;40(1):27.

79. Cherubin CE et al. Listeria and gram-negative bacilliary meningitis in New York City, 1972–1979. Frequent cases of meningitis in adults. *Am J Med.* 1981;71(2):199.

80. Domingo P et al. The spectrum of acute bacterial meningitis in elderly patients. *BMC Infect Dis.* 2013;13:108.

81. Gaschignard J et al. Neonatal Bacterial Meningitis: 444 cases in 7 years. *Pediatr Infect Dis J.* 2011;30:212–217.

82. Tenney JH. Bacterial infections of the central nervous system in neurosurgery. *Neurol Clin.* 1986;4:91.

83. Kaiser AB, McGee ZA. Aminoglycoside therapy of gram-negative bacillary meningitis. *N Engl J Med.* 1975;293:1215.

84. Wong VK et al. Imipenem/cilastatin treatment of bacterial meningitis in children. *Pediatr Infect Dis J.* 1991;10:122.

85. Wolff MA et al. Antibiotic therapy for Enterobacter meningitis: a retrospective review of 13 episodes and review of the literature. *Clin Infect Dis.* 1993;16:772.

86. Calandra G et al. Factors predisposing to seizures in seriously ill infected patients receiving antibiotics: experience with imipenem/cilastatin. *Am J Med.* 1988;84:911.

87. Eng RH et al. Seizure propensity with imipenem. *Arch Intern Med.* 1989;149:1881.

88. Ralph ED, Behme RJ. Enterobacter meningitis-treatment complicated by emergence of mutants resistant to cefotaxime. *Scand J Infect Dis.* 1987;19:577–579.

89. Miller AD et al. Epileptogenic potential of carbapenem agents: mechanism of action, seizure rates, and clinical considerations. *Pharmacotherapy.* 2011;31:408.

90. Klugman K, Dagan R. Randomized comparison of meropenem with cefotaxime for treatment of bacterial meningitis. Meropenem Meningitis Study Group. *Antimicrob Agents Chemother.* 1995;39:1140.

91. Odio CM et al. Prospective, randomized, investigator-blinded study of the efficacy and safety of meropenem vs. cefotaxime therapy in bacterial meningitis in children. Meropenem Meningitis Study Group. *Pediatric Infect Dis J.* 1999;18:581.

92. Foster DR, Rhoney DH. Enterobacter meningitis: organism susceptibility, antimicrobial therapy and related outcomes. *Surg Neurol.* 2005;63:533–537.

93. Bhimraj A. Cerebrospinal fluid shunt and drain infections. In: Mandell GL et al, eds. *Mandell, Douglas, and Bennett's Principles and Practice of Infectious Diseases.* 8th ed. New York, NY: Churchill Livingstone; 2015;94:1186–1192.

94. Casey AT. The long-term outlook for hydrocephalus in childhood. A ten-year cohort study of 155 patients. *Pediatr Neurosurg.* 1997;27(2):63.

95. Simon TD et al. Infection rates following initial cerebrospinal fluid shunt placement across pediatric hospitals in the United States. *J Neurosurg Pediatr.* 2009;4:156–165.

96. Lam CH, Villemure JG. Comparison between ventriculoatrial and ventriculoperitoneal shunting in the adult population. *Br J Neurosurg.* 1997;11(1):43.

97. Lishner M et al. Complications associated with Ommaya reservoirs in patients with cancer. The Princess Margaret Hospital experience and a review of the literature. *Arch Intern Med.* 1990;150(1):173.

98. Conen A et al. Characteristics and treatment outcome of cerebrospinal fluid shunt-associated infections in adults: a retrospective analysis over an 11-year period. *Clin Infect Dis.* 2008;47:73.

99. Arnell K et al. Cerebrospinal fluid shunt infections in children over a 13-year period: anaerobic cultures and comparison of clinical signs of infection with Propionibacterium acnes and with other bacteria. *J Neurosurg Pediatr.* 2008;5:366–372.

100. Tamber MS et al. Pediatric hydrocephalus: systematic literature review and evidence-based guidelines. Part 8: management of cerebrospinal fluid shunt infection. *J Neurosurg Pediatr.* 2014;14(Suppl 1):60–71.

101. Rupp ME, Archer GL. Coagulase-negative Staphylococci: pathogens associated with medical progress. *Clin Infect Dis.* 1994;19:231–245.

102. Gombert ME et al. Vancomycin and rifampin therapy for Staphylococcus epidermidis meningitis associated with CSF shunts: report of three cases. *J Neurosurg.* 1981;55:633–636.

103. Yilmaz A et al. Linezolid treatment of shunt-related cerebrospinal fluid infections in children. *J Neurosurg Pediatr.* 2010;5:443–448.

104. Gill CJ et al. Treatment of Staphylococcus epidermidis ventriculo-peritoneal shunt infection with linezolid. *J Infect.* 2002;45:129–132.

105. Thompson JB et al. Vancomycin for treating cerebrospinal fluid shunt infections in pediatric patients. *J Pediatr Pharmacol Ther.* 2005;10:14–25.

106. Morris A, Low DE. Nosocomial bacterial meningitis, including central nervous system shunt infections. *Infect Dis Clin North Am.* 1999;13:735–750.

107. Liu c et al. Clinical practice guidelines by the infectious diseases society of america for the treatment of methicillin-resistant Staphylococcus aureus infections in adults and children. *Clin Infect Dis*. 2011;52:e18–e55.

108. Nicolosi A et al. Incidence and prognosis of brain abscess in a defined population: Olmsted County, Minnesota, 1935–1981. *Neuroepidemiology*. 1991;10:122–131.

109. Helweg-Larsen J et al. Pyogenic brain abscess, a 15 year survey. *BMC Infect Dis*. 2012;12:332.

110. Mathisen GE, Johnson JP. Brain abscess. *Clin Infect Dis*. 1997;25:763.

111. Mampalam TJ, Rosenblum ML. Trends in the management of bacterial brain abscesses: a review of 102 cases over 17 years. *Neurosurgery*. 1988;23:451.

112. Brouwer MC et al. Clinical characteristics and outcome of brain abscess: systematic review and meta-analysis. *Neurology*. 2014;82:806–813.

113. Brouwer MC et al. Brain Abscess. *N Engl J Med*. 2014;371:447–456.

114. Britt RH et al. Neuropathological and computerized tomographic findings in experimental brain abscess. *J Neurosurg*. 1981;55:590–603.

115. Tan IL et al. HIV-associated opportunistic infections of the CNS. *Lancet Neurol*. 2012;11:605–617.

116. Baddley JW et al. Fungal brain abscess in transplant recipients: epidemiologic, microbiologic, and clinical features. *Clin Transplant*. 2002;16:419–424.

117. Del Brutto OH et al. Therapy for neurocysticercosis: a reappraisal. *Clin Infect Dis*. 1993;17:730.

118. Heilpern KL, Lorber BS. Focal intracranial infections. *Infect Dis Clin North Am*. 1996;10(4):879.

119. Reddy JS et al. The role of diffusion-weighted imaging in the differential diagnosis of intracranial cystic mass lesions: a report of 147 lesions. *Surg Neurol*. 2006;66:246–250.

120. Fitch MT, van de Beek D. Emergency diagnosis and treatment of adult meningitis. *Lancet Infect Dis*. 2007;7:191.

121. Rosenblum ML et al. Controversies in the management of brain abscesses. *Clin Neurosurg*. 1986;33:603.

122. Levy RM et al. Vancomycin penetration of a brain abscess: case report and review of the literature. *Neurosurgery*. 1986;18:632.

123. Dedicoat M, Livesley N. Management of toxoplasmic encephalitis in HIV-infected adults (with an emphasis on resource-poor settings). *Cochrane Database Syst Rev*. 2006;3:CD005420.

124. Simpson GL et al. Nocardial infections in the immunocompromised host: a detailed study in a defined population. *Rev Infect Dis*. 1981;3:492.

125. Snavely SR, Hodges GR. The neurotoxicity of antibacterial agents. *Ann Intern Med*. 1984;101:92.

126. Carroll MW et al. Efficacy and safety of metronidazole for pulmonary multidrug resistant tuberculosis. *Antimicrob Agents Chemother*. 2013;57:3903–3909.

66 第 66 章 心内膜炎

Michelle L. Chan and Annie Wong-Beringer

核心原则	章节案例
1 感染性心内膜炎(infective endocarditis,IE)是由于病原微生物感染心脏瓣膜或者其他心内膜组织所致,多数发生在原有心脏疾病的患者。近年来,该疾病的发生率始终保持稳定,每年大约新增 1.5 万~2 万名感染性心内膜炎患者。草绿色链球菌、金黄色葡萄球菌和肠球菌属是 IE 的 3 种主要致病病原菌。其他侵犯特定人群的病原菌有表皮葡萄球菌、铜绿假单胞菌和念珠菌属。	案例 66-1(问题 1) 案例 66-2(问题 1) 案例 66-3(问题 1) 案例 66-4(问题 1) 案例 66-5(问题 1、4 和 6)
2 IE 的临床表现非常多样,常见发热、消瘦、乏力、盗汗及关节疼痛等非特异性症状。外周表现主要是结膜瘀斑、Janeway 病变和条纹状出血等。约三分之一的案例可发生累及其他脏器的血栓栓子脱落或梗死。充血性心力衰竭(congestive heart failure,CHF)是感染性心内膜炎最常见的死亡原因,也是最常见的手术指征。	案例 66-1(问题 1) 案例 66-2(问题 2) 图 66-1~图 66-3
3 美国心脏病学会(American Heart Association,AHA)推荐使用改良 Duke 标准作为评估患者是否患有 IE 的主要诊断依据。诊断 IE 的最重要依据是血培养结果阳性。经食管超声心动图(transesophageal echocardiogram, TEE)是明确诊断、确定患者并发症发生风险和是否需外科手术干预的重要工具。	案例 66-1(问题 2) 表 66-1,表 66-2
4 清除病原菌的常规治疗方案包括静脉给予高剂量抗菌药物和持续 4~6 周的长疗程。对部分病原菌联合治疗以达到协同杀菌作用。治疗方案的选择通常取决于病原菌的敏感性、组织渗透性以及患者对抗菌药物的耐受性。应当遵循 AHA 的感染性心内膜炎治疗指南。	案例 66-1(问题 3 和 4) 案例 66-2(问题 3) 案例 66-3(问题 2~4) 案例 66-4(问题 1~5) 案例 66-5(问题 2、3、5 和 7) 表 66-3~表 66-5
5 随着对标准疗法万古霉素耐药的发生,耐甲氧西林金黄色葡萄球菌(methicillin-resistant *Staphylococcus aureus*,MRSA)和肠球菌 IE 的治疗将面临巨大挑战。建议给予大剂量万古霉素治疗 MRSA 所致 IE,使血药谷浓度达到 15~20μg/ml,但肾功能损害发生率也随之增加。治疗万古霉素耐药肠球菌所致 IE 的替代药物取得临床治疗成功的经验有限或缺乏临床证据。	案例 66-3(问题 3 和 4) 案例 66-4(问题 5)
6 真菌性心内膜炎罕见但是预后差。易感人群包括静脉药瘾者、人工瓣膜置换者、置入静脉导管者及免疫缺陷患者。通常需要早期瓣膜置换联合抗真菌治疗。	案例 66-5(问题 1~3)
7 AHA 推荐,在某些可能发生心内膜炎的心脏疾病患者,在进行可能导致菌血症的牙科手术或者呼吸系统的操作时,预防使用抗菌药物。抗菌药物的预防应当针对草绿色链球菌。	案例 66-6(问题 1 和 2) 表 66-6,表 66-7

感染性心内膜炎

感染性心内膜炎(infective endocarditis,IE)是一种由病原微生物感染心脏瓣膜或者其他心内膜组织引起的感染性疾病,常发生于有心脏疾病的患者。IE 根据致病病原体进行分类,可提供关于起病原因、疾病病程(急性或亚急性)、可能罹患的心脏基础疾病和合理的抗感染治疗方案的相关信息[1]。

发病机制

IE 的发病机制包括一系列复杂过程最终导致瓣膜表面形成带菌的血小板-β-纤维蛋白血栓[1,2]。这种血栓称为赘生物。

赘生物形成的第一步是对心内膜表面进行修饰,而这种修饰往往都是非血栓性的。

由主动脉瓣狭窄、室间隔缺损引发的瓣膜关闭不全可引起血液回流、高压力梯度或瓣口狭窄,最终导致湍流和心内膜损伤[1,2]。对于风湿性心脏病患者,心内膜损伤(如二尖瓣狭窄)是由免疫复合物沉积或血流动力学紊乱所致。

一旦瓣膜表面创伤形成,由血小板和纤维蛋白构成的微小无菌血栓就会附着在创面,这种病变称之为非细菌性血栓性心内膜炎(nonbacterial thrombotic endocarditis,NBTE)[1,2]。绝大多数生成于二尖瓣、三尖瓣的心房面或主动脉瓣的心室面。

当口腔黏膜、呼吸道、消化道穿孔或皮肤感染继发菌血症时,血流中的病原菌就会定植在 NBTE 病变处。草绿色链球菌、肠球菌属、金黄色葡萄球菌、表皮葡萄球菌、铜绿假单胞菌及白色念珠菌具有黏附因子,可强化其致病力。值得一提的是,在链球菌心内膜炎模型中已证实血小板聚集是 IE 的重要毒力因子,可致赘生物增大和多灶性栓子播散[3]。当 NBTE 病变处被病原菌定植后,表面很快会被纤维蛋白和血小板覆盖。无血管的覆盖层可保护病原菌免受宿主清除,并有利于其进一步的复制和繁殖生长[2]。每克瓣膜赘生物的细菌菌落计数可以达到 $10^4 \sim 10^5$。

IE 可引发致命的血流动力学紊乱和血栓栓塞事件,影响众多脏器。如果未及时进行抗感染治疗和外科手术干预,IE 几乎 100% 是致命的。由于病原菌在可逃避宿主免疫的高密度纤维蛋白网中繁殖,因此 IE 抗感染治疗疗程需要延长至 4~6 周,即使如此复发亦非少见。

流行病学

2009 年有 38 976 人次因感染性心内膜炎入院,院内死亡率为 14%~20%[4,5]。总体发病率稳定,但随着侵袭性医疗设备和操作使用增加,如静脉导管、全静脉营养、血透管和动静脉瘘、心脏植入物和中心静脉压力监测等,医疗保健相关性 IE 增多[1]。除外静脉药瘾者,IE 平均患病年龄从 20 世纪 20 年代的小于 30 岁增加至今天的大于 55 岁[4,6]。年龄增长可能有以下原因:(a)急性风湿热和风湿性心脏病发病率下降,相反是不断增加的老年人群中的退行性瓣膜病;(b)人类的寿命在不断延长;(c)无论是在总体还是老

年人群中医疗操作增加,很多为侵袭性操作。男性比女性更易患病(大约是 2:1),本病在儿童仍不常见,多数发生在伴有先天性心脏病和医院获得性导管相关菌血症者[1]。

易患因素

通常任何可能导致血液湍流的结构性心脏缺陷均为 IE 易患因素。风湿性心脏病一度是最常见的与心内膜炎相关的基础性心脏病;然而目前在发达国家,与风湿性心脏病相关的心内膜炎的比例已经下降至 25%,甚至更少,不过在发展中国家仍然是主要因素[4,5]。二尖瓣脱垂伴小叶增厚和冗余是已经证实的 IE 易患因素,与之相关病例约占 10%。临床上与二尖瓣相关的 IE 死亡率与其他类型的左心 IE 相比略低。对于不存在基础心脏瓣膜缺陷的老年人而言,继发于动脉粥样硬化性心脏病的二尖瓣环钙化、心梗后血栓等退行性心脏病变可能是重要的高危因素。有静脉药瘾史的 IE 患者非常具有特点,复发和感染多种病原菌的危险性最高[4]。

一项研究中 IE 患者常见人群特征为:8% 为血透依赖患者,16% 为糖尿病患者,12% 为先天性心脏病患者[7]。将近 25% 的 IE 在卫生保健相关场所获得。值得一提的是,在美国更倾向于将卫生保健相关 IE 与社区获得 IE 进行比较。

病原学

由链球菌和葡萄球菌引起的 IE 占总数的 80%~90%。从过去数十年流行病学研究资料可知,葡萄球菌引起的 IE 越来越普遍。但在仅有二尖瓣缺陷危险因素的儿童和年轻女性中,草绿色链球菌仍然是引起 IE 的主要原因[1]。

金黄色葡萄球菌是 IE 的主要病原菌[7,8]。由于该菌引起的 IE 一半以上是卫生保健相关 IE,因此一旦患者在医疗机构中感染金黄色葡萄球菌菌血症之后需要密切评估潜在 IE 的可能性。更加重要的是,其中耐甲氧西林菌株占到 40%[4,6]。

有静脉药瘾史 IE 患者的病原体通常是金黄色葡萄球菌,而人工瓣膜心内膜炎(prosthetic valve endocarditis,PVE)通常由表皮葡萄球菌等凝固酶阴性葡萄球菌引起。仅有不到 10% 的 IE 是由革兰氏阴性杆菌和真菌引起,一般与静脉药瘾、瓣膜置换或院内静脉输液有关。由厌氧菌或者其他微生物引起的 IE 非常罕见。在普通 IE 患者中,由 2 种及以上的多种病原菌引起的感染并不常见,多出现在静脉药瘾者和此类人群术后患者中。其中念珠菌属、金黄色葡萄球菌、铜绿假单胞菌、黏质沙雷菌和非 β-溶血 D 群链球菌是最常见病原体。

累及部位

心脏瓣膜累及部位由基础心脏缺陷和感染病原体所决定[2,4,6,7]。超过 85% 由草绿色链球菌引起的二尖瓣 IE 患者有基础风湿性心脏病。由葡萄球菌引起三尖瓣 IE 常见于静脉药瘾者。总体而言 IE 分布如下:累及二尖瓣 28%~45%,累及主动脉瓣 5%~36%,累及三尖瓣 0~6%,累及肺动脉瓣非常罕见[9]。也可能出现同时累及多个部位的情

况。一些研究表明，累及主动脉瓣的 IE 发生率呈上升趋势，其发病率和死亡率更高。

草绿色链球菌心内膜炎

临床表现

案例 66-1

问题 1：A.G.，57 岁，男，体重 60kg，主诉疲劳、持续低热、夜间盗汗、关节痛，患病以来体重下降 7kg，收治入院待查。患者呈恶病质体貌，无急性痛苦容貌。体格检查提示Ⅲ/Ⅳ级舒张期杂音伴二尖瓣关闭不全，且二尖瓣功能不全的情况不断加重。患者体温 38.1℃。可见皮肤瘀斑，指甲下裂片状出血，双足底 Janeway 损害（图 66-1、图 66-2 和图 66-3）。未见杵状指、Roth 斑或 Osler 结节。其他未见异常。A.G. 既往有明确的二尖瓣脱垂病史，最近接受过牙科操作拔除 4 颗智齿。本次发病大约在入院前 2 个月开始，值得注意的是当时是在接受牙科操作 2 周后。入院前仅服用布洛芬 600mg，每日 4 次。

相关实验室检查结果如下：

血红蛋白（Hgb）：11.4g/dl［国际单位，114g/L（正常值，140~180）］

红细胞积压（Hct）：34%［国际单位，0.34（正常值，0.39~0.49）］

网状红细胞计数：0.5%［国际单位，0.005（正常值，0.001~0.024）］

白细胞计数（WBC）：35 000/μl，其中 65% 多形核粒细胞和 1% 杆状核粒细胞［国际单位，35×10/L，其中 0.65 多形核粒细胞和 0.01 杆状核粒细胞（正常值，3.2~9.8，其中 0.54~0.62 多形核粒细胞和 0.03~0.05 杆状核粒细胞）］

血尿素氮（BUN）：21mg/dl［国际单位，7.5mmol/L 尿素（正常值，2.9~8.9）］

血肌酐（SCr）：1.8mg/dl［国际单位，159μmol/L（正常值，53~133）］

尿常规提示蛋白 2+，高倍镜下每视野红细胞 10~20 个。红细胞沉降率（ESR）66mm/h（正常值，≤30mm/h），类风湿因子（RF）阳性。经胸壁超声心动图（TTE）未见异常。

入院当日送检 3 份血培养，24 小时结果回报均为成对或成串出现的革兰氏阳性球菌，疑似为 α-溶血链球菌。明确病原菌后，A.G. 初始治疗方案为：青霉素 G 200 万单位静脉给药每 4 小时 1 次（每日 1 200 万单位）联合庆大霉素静脉给药首剂负荷剂量 120mg，维持剂量每 12 小时 60mg。药敏结果尚未回报。A.G. 哪些临床表现和实验室检查结果符合 IE 诊断？

IE 临床表现多种多样，可累及全身各个器官[1]。A.G. 面色苍白呈慢性病容，是草绿色链球菌等病原体引起的亚急性 IE 的典型临床表现。A.G. 的非特异性主诉还包括疲劳、体重下降、发热、夜间盗汗及关节痛等。90% 的心内膜炎患者都会出现发热症状。特征为低热、弛张热，热峰一般出现在下午和夜间。在伴有充血性心力衰竭、慢性肾功能不全、肝功能不全、之前使用过抗菌药物的 IE 患者中，以及由较低致病力的病原菌引起的 IE 患者中，可能不会出现或者很少出现发热症状[1]。关节痛、肌痛和背痛等骨骼肌相关症状的主诉也很常见，这些症状与风湿性疾病非常相似。其他症状还包括嗜睡、厌食、乏力、恶心和呕吐[1]。由于这些症状和体征是非特异性的且难以察觉，因此 IE 的诊断通常很困难。此外，从患者发生菌血症到诊断出 IE 往往间隔很长时间，是因为症状的发展具有隐匿性[1]。尤其在老年患者中，延迟诊断多有发生。30%~40% 年龄大于 60 岁的 IE 患者未出现发热，而在年龄小于 40 岁的患者中则有超过 90% 会出现发热症状。老年患者较少出现新的心脏杂音或原有心脏杂音改变。老年 IE 患者最常见主诉为意识混乱、厌食、疲劳和虚弱等，而这些症状也可能由卒中、心衰或晕厥所引起。

A.G. 在接受牙科操作之后出现了相关症状，这一时间联系提示患者可能发生菌血症随后导致 IE。尽管患者在牙科操作之前很可能已接受抗菌药物预防性应用，然而还是有可能会发生 IE[1,7,9]。

A.G. 一直存在伴二尖瓣功能不全的舒张期杂音，且病情不断加重，与 IE 诊断一致。超过 85% 的 IE 患者存在心脏杂音。在葡萄球菌心内膜炎等急性起病的 IE、静脉药瘾者发生的右心 IE 或者心脏壁感染的 IE 中，通常不出现心脏杂音[1]。

A.G. 有几项 IE 的外周表现，包括结膜出血、Janeway 损害及指甲下裂片状出血。总体而言，在 10%~50% 的患者中可见到 IE 外周表现，但这些都不能成为 IE 的特征性诊断依据[1]。这些外周表现通常与感染性赘生物栓子远端脱落或免疫复合物沉积有关。20%~40% 的患者在结膜、口腔或咽喉等黏膜皮肤部位可见瘀斑病变，在长病程患者中尤其多见[1]。这些病变通常微小无痛表现为出血，是由于血管炎或外周栓塞所致。Janeway 损害大部分发生在手掌或脚底，是无痛的出血性瘀斑（图 66-1）。指甲下裂片状出血也是非特异性症状，表现为手指或脚趾的近心端上的红褐色的线性条纹（图 66-2）。其他还包括 Roth 斑和 Osler 结节，前者是在视神经附近出现的中心白点的微小火焰状视网膜出血，后者是手指、脚趾、手掌或脚掌肉质部位出现的紫红色、非出血性伴压痛的结节。在长病程 IE 患者中可见杵状指，表现为手指末端增粗增厚。也可见皮肤瘀斑（图 66-3）。

A.G. 的几项实验室检查结果也与 IE 诊断相符。低 Hgb、低 Hct 同时红细胞计数正常提示患者有慢性贫血。在亚急性 IE 患者中，有 70%~90% 会出现血色素正常、红细胞正常的贫血。A.G. 虽然没有出现白细胞增多伴核左移，但是在急性暴发性案例如葡萄球菌 IE 中为常见症状。IE 患者 ESR 通常是升高的，但该指标不具有特异性，其他疾病也可导致。在大多数长病程患者中可以检测到风湿因子（RF，一种 IgM 抗球蛋白）或循环免疫复合物，但也不是特异性指标[1]。

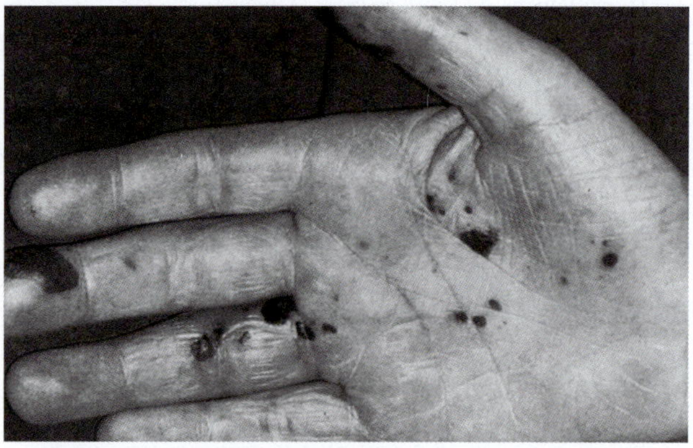

图 66-1 Janeway 损害急性细菌性心内膜炎患者广泛的瘀斑栓塞损害

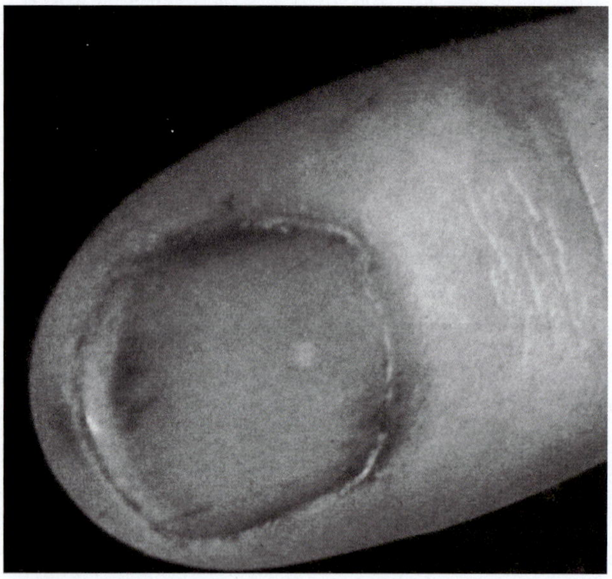

图 66-2 指甲下裂片状出血

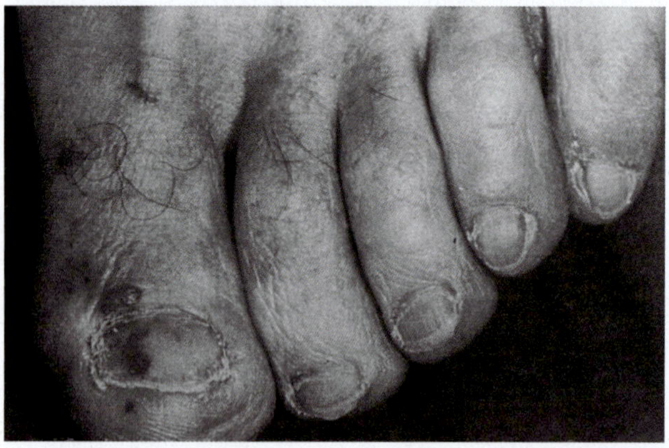

图 66-3 急性葡萄球菌心内膜炎患者皮肤损害

约有 1/3 的病例会出现肾脏、脾脏、肺部或脑部的大栓子脱落并造成梗死，从而继发其他并发症[1]。A.G. 出现轻度血尿和蛋白尿，提示存在一定程度的肾损伤。尿中也可能出现红细胞和白细胞管型。A.G. 的 BUN 和血肌酐升高，其肾功能改变可能是免疫复合物沉积导致的弥漫性肾小球肾炎或者肾栓塞引发的局灶性肾小球肾炎所致。在给予有效的抗菌药物治疗后，肾损伤通常是可逆的[1,10]。

心脏的并发症是最常见的。感染导致心脏瓣膜损伤继发的充血性心力衰竭（congestive heart failure，CHF）是 IE 最常见的死亡原因，也是最常见的外科手术指征[1,10]。有将近 2/3 的心内膜炎患者会发展为 CHF。主动脉瓣感染比二尖瓣感染更容易导致 CHF。其他临床表现包括瓣膜周围脓肿、肺水肿及心包炎[10]。草绿色链球菌引起的二尖瓣损伤与葡萄球菌引起的主动脉瓣损伤相比，前者对血流动力学的影响小。尽管 A.G. 未出现明显心衰表现，但仍需要密切监测血流动力学方面的变化。

神经系统并发症继心脏并发症之后占第二位，但可能是引起 IE 患者死亡的最主要原因，其中卒中是最常见的[10]。当有基础瓣膜疾病的患者出现卒中症状，医生应当进行鉴别诊断排除 IE。其他临床表现包括头痛、精神状态改变、卒中、短暂性脑缺血性发作、癫痫、脑脓肿或颅内感染性动脉瘤[1,10]。在非静脉药瘾的金黄色葡萄球菌 IE 患者中，有 35% 患者出现神经系统症状，这部分患者死亡率更高[11]。

几乎任何器官都可能发生继发于全身感染性栓塞的转移性脓肿。最常累及脾脏、肾脏、肝脏、髂动脉和肠系膜动脉[10]。虽然 A.G. 未见脾脏肿大，但该症状在 20%～60% 的 IE 患者中出现，尤其在亚急性案例中多见。

诊断

案例 66-1，问题 2：如何确诊 A.G. 罹患 IE？

血培养

虽然 A.G. 的既往史（二尖瓣脱垂，近期接受牙科操作）和临床表现高度提示 IE 可能，但是血培养阳性才是最重要的单一诊断指标[1]。当有继发于心内膜炎的菌血症出现，血中细菌是持续存在但细菌浓度较低；超过 50% 以上的血培养显示含菌量仅有 1～30 个细菌/ml。尽管细菌浓度低，但在 95% 的 IE 病例中最初 2 次血培养中至少有 1 次阳性结果[1]。为提高结果阳性率，在开始诊断的 24 小时内应从不同的静脉穿刺点至少获取 3 套血培养标本[1]。但如果在前 2 周使用过抗菌药物，则阳性率会显著降低[12]。

在开始抗菌药物治疗前获得确切的病原学证据是非常重要的。对于急性起病患者，在获得标本后应立即给予经验性抗菌药物治疗，以避免瓣膜进一步损害和其他并发症的发生[1]。

超声心动图

超声心动图对于判断赘生物是否存在及其大小是有价值的早期诊断工具，可以鉴别有并发症的高危患者，可以通过检查和监测瓣膜脓肿等相关病理改变来优化外科手术的时机和方式[1,13,14]。传感器放置在胸部为经胸超声心动图（transthoracic echocardiogram，TTE），或者放置在食管内为经食管超声心动图（transesophageal echocardiogram,TEE)[14]。TTE 是快速无创操作,对赘生物的诊断特异性可达 98%。但是对于肥胖的成年患者、因肺气肿引起的过度膨胀的肺或者人工瓣膜诊断敏感性仅有不到 60%~70%。TEE 价格较高是有创操作,但在赘生物检测特异性高的同时敏感性有显著提高。对所有疑似 IE 的患者在入院时都应该进行超声心动图检查,并在治疗过程中进行复查,以帮助确定下一步医疗干预措施及时机[14]。与 TTE 相比,TEE 在诊断起搏器相关 IE 和老年人 IE 时更有优势。入院时 A. G. 的 TTE 检查结果阴性。考虑到该患者的临床表现高度怀疑 IE,建议进行 TEE 检查以排除 TTE 检查假阴性的可能。

总之,任何有发热、伴有心脏杂音且有上文所述菌血症风险的患者都应考虑 IE 的可能。基础心脏疾病、外周表现、脾大、多项实验室检查结果异常及超声心动图检查阳性都增加 IE 诊断的可能性,但是微生物学结果是确诊 IE 的最重要指标。对于其他具有相似临床表现和实验室异常结果的疑似疾病应当用恰当方法逐一排除[1]。

表 66-1 和表 66-2 中列出了 IE 诊断标准,结合了临床、实验室检查、病原学检查及超声心动图的结果[7,15]。基于已发表的包含近 2 000 名患者的文献的支持,2015 年美国心脏协会(American heart association,AHA)指南推荐采用改良 Duke 标准作为评估疑似 IE 患者的主要诊断工具[7]。

表 66-1

基于改良 Duke 标准的 IE 定义

确诊 IE[a]

病理学标准

病原学:培养证实或有赘生物病史、已发生赘生物栓塞,或者存在心内脓肿;或者

病理损害:呈现为赘生物或心内脓肿,根据病史确认为活动性心内膜炎

临床标准

对照表 66-2 中所列定义。2 项主要标准;或者 1 项主要标准和 3 项次要标准;或者 5 项次要标准

疑似 IE

1 项主要标准和 1 项次要标准;或者 3 项次要标准

排除

有其他的明确诊断可以解释心内膜炎的临床表现;或者

抗菌药物治疗<4 日,心内膜炎征象完全消失;或者

在抗菌药物治疗<4 日后手术或尸解未发现有 IE 证据;或者不符合疑似 IE 的诊断标准

[a] 粗体为修订的内容。
IE,感染性心内膜炎。
来源:Li JS et al. Proposed modifications to the Duke criteria for the diagnosis of infective endocarditis. *Clin Infect Dis*. 2000;30;633.

表 66-2

改良 Duke 标准诊断 IE 的术语定义

主要标准[a]

阳性血培养结果

- 自 2 次分别留取的血培养标本中持续分离到下列任一种典型病原体
  1. 草绿色链球菌、牛链球菌、HACEK 组细菌
  2. 在无原发灶情况下分离到金黄色葡萄球菌或社区获得性肠球菌,或者
- 可致感染性心内膜炎的微生物持续血培养阳性
  1. ≥2 次血培养阳性,采血间隔时间>12 小时,或者
  2. 3 次血培养的全部或 4 次血培养的大多数血培养阳性,首次及末次采血时间间隔至少 1 小时
- **贝纳柯克斯体单次血培养阳性或 I 相 IgG 抗体滴度>1:800**

累及心内膜的依据

- 心内膜炎的超声心动图阳性(人工心瓣膜患者,按临床标准至少分级为"疑似"患者或瓣膜周围脓肿的复杂性 IE 患者推荐行 TEE;其他患者首先行 TTE)。阳性发现包括:
  1. 在心瓣膜上、或支持结构、或瓣膜反流路径、或医用装置上出现心内可摆动的块状物,而缺乏其他解剖方面的解释;或者
  2. 脓肿,或者
  3. 人工瓣膜新出现的部分裂开
- 新出现的瓣膜反流(原有杂音增强或改变并非充分依据)

次要标准

- 易感因素:以往心脏病史或静脉药瘾者
- 发热:体温>38℃
- 血管表现:大动脉栓塞、脓毒性肺梗死、感染性动脉瘤、颅内出血、结膜出血和 Janeway 损害
- 免疫表现:肾小球肾炎、Osler 结节、Roth 斑和类风湿因子
- 病原学证据:血培养阳性,但不符合上述主要标准[b] 或感染性心内膜炎病原菌血清学改变
- **删除"超声心动图",不再作为次要标准中的 1 项**

[a] 粗体为修订的内容。
[b] 排除凝固酶阴性葡萄球菌单次血培养阳性以及不会引起 IE 的微生物的血培养阳性。
　　HACEK,嗜血杆菌、放线共生放线杆菌、人心杆菌、侵袭埃肯菌和金氏杆菌;TEE,经食管超声心动图;IE,感染性心内膜炎。
　　来源:Li JS et al. Proposed modifications to the Duke criteria for the diagnosis of infective endocarditis. *Clin Infect Dis*. 2000;30;633.

　　A. G. 具有 1 项主要诊断标准(血培养阳性)和 3 项次要标准(发热、易感染的基础心脏情况、血管和免疫的表现),因此可确诊为 IE[15]。

抗菌治疗

一般原则

> **案例 66-1，问题 3**：A. G. 的抗菌治疗疗程应当多久？治疗 IE 时何时测定最低杀菌浓度（minimal bactericidal concentration，MBC）是有意义的？

由于赘生物无血管因此可逃避吞噬细胞和补体等正常宿主防御机制；使细菌无阻碍地生长[2]。因此，为根除致病微生物需要大剂量静脉给药持续 4~6 周[1,7]。对于某些感染，可能需要 2 种抗菌药物联合使用以发挥协同杀菌的作用。当体外培养获得病原体后，可以测定最低抑菌浓度（minimum inhibitory concentration，MIC）以获知各种抗菌药物对病原体的敏感性。治疗 IE 选择抗菌药物时，标准化的 KB 方法由于无法提供定量的 MIC 数值，因此信息不够充分[1]。MBC 一般在检出耐药菌株时，尤其是在无法解释的治疗反应缓慢或治疗失败时才进行测定。不推荐进行常规 MBC 测定[1]。治疗 IE 需要杀菌性抗菌药物；因此，抗菌药物的血药浓度必须远远高于病原菌的 MBC。社区获得性草绿色链球菌 IE 通常治疗难度不大，因为绝大多数菌株对青霉素敏感，其 MIC 值小于 $0.125\mu g/ml$[7]；相应的 MBC 最多为 $0.25\mu g/ml$ 或 $0.5\mu g/ml$[9]。对青霉素及头孢曲松等

β-内酰胺类抗生素耐药菌株的出现已经成为一个严重问题，尤其在医院获得血流感染患者和癌症粒缺患者中多见[9,16,17]。随着 β-内酰胺类抗生素耐药菌株日益增加，测定 MIC 并且对草绿色链球菌药物敏感性进行持续监测显得日益重要。万古霉素对耐甲氧西林金黄色葡萄球菌（methicillin-resistant *S. aureus*，MRSA）引起的侵袭性感染治疗效果降低的报道越来越多，其 MIC 临界值为 $2\mu g/ml$[18,19]。有报道中将 MBC/MIC $\geqslant 32$ 定义为 MRSA 对万古霉素耐药[20]。因此需要测定 MBC，尤其在仅能选择万古霉素治疗金黄色葡萄球菌 IE 且效果不佳时[20]。

选择治疗方案

> **案例 66-1，问题 4**：制定 A. G. 的治疗方案时必须考虑哪些因素？应当为其选择何种方案？

根据 2015 年 AHA 治疗指南推荐，可以使用以下 3 种方案中任意 1 种治疗青霉素敏感草绿色链球菌和 D 群链球菌（例如牛链球菌，MIC<$0.1\mu g/ml$）引起的 IE[7]。推荐治疗方案具体见表 66-3，3 种治愈率均可达 98% 以上：（a）大剂量青霉素静脉治疗 4 周；（b）大剂量头孢曲松静脉治疗 4 周；（c）大剂量青霉素联合氨基糖苷类静脉治疗 2 周[7,21-27]。头孢曲松联合氨基糖苷类治疗 2 周疗效与之相当[28,29]。

表 66-3

草绿色链球菌组和解没食子酸链球菌自体瓣膜心内膜炎推荐治疗方案

抗菌药物	用法[a,b] 和用量	疗程
青霉素敏感（MIC≤0.12μg/ml）		
青霉素 G[c]	成人：每日 1 200 万~1 800 万单位 24h 持续 IV 或分 4~6 次 IV 儿童：每日 20 万单位/kg（最大日剂量：2 000 万单位）24h 持续 IV 或分 4~6 次 IV	4 周
头孢曲松[c]	成人：每日 2g qd IV 或 IM 儿童：每日 100mg/kg qd IV 或 IM	4 周
青霉素 G	参见上述治疗青霉素敏感菌时青霉素方案	2 周
头孢曲松	参见上述治疗青霉素敏感菌时头孢曲松方案	2 周
联合庆大霉素[d]	成人：每日 3mg/kg qd IV 或 IM 儿童：每日 3mg/kg 分 3 次 IV 或 IM	2 周
青霉素耐药（MIC>0.12μg/ml 且<0.5μg/ml）		
青霉素 G	成人：每日 2 400 万单位 24h 持续 IV 或分 4~6 次 IV 儿童：每日 20 万~30 万单位/kg（最大日剂量：2 000 万单位）24h 持续 IV 或分 4~6 次 IV	4 周
联合庆大霉素[d]	成人：每日 3mg/kg qd IV 或 IM 儿童：每日 3mg/kg 分 3 次 IV 或 IM	2 周
头孢曲松	成人：每日 2g qd IV 或 IM 儿童：每日 100mg/kg qd IV 或 IM	4 周

表 66-3

草绿色链球菌组和解没食子酸链球菌自体瓣膜心内膜炎推荐治疗方案（续）

抗菌药物	用法[a,b] 和用量	疗程
β-内酰胺类药物过敏患者		
万古霉素[e]	成人：每日 30mg/kg 分 2 次 IV（无血药浓度监测时最大日剂量 2g） 儿童：每日 40mg/kg 分 2~3 次 IV（无血药浓度监测时最大日剂量 2g）	4 周

[a] 儿童剂量不应当超过普通成人剂量。

[b] 肾功能不全患者抗菌药物使用剂量应相应调整。

[c] 年龄>65 岁患者、肾功能和第八对脑神经损伤者首选。

[d] 2 周方案不适用于以下患者：有心外并发症和心内脓肿、肌酐清除率<20ml/min、有第八对脑神经损伤和感染营养缺陷菌属、颗粒链球菌属或孪生球菌属。庆大霉素每日 1 次给药时可根据诺模图确定剂量；每日 3 次给药时必须根据血药浓度调整剂量，峰浓度 3~4μg/ml 谷浓度<1μg/ml。使用庆大霉素时应谨慎使用其他具有潜在肾毒性的药物。

[e] 肾功能损伤患者万古霉素应减量。当按照千克体重给药时，肥胖者与瘦者相比血药浓度更高。因此，肥胖者应当根据理想体重给药。万古霉素每次给药持续 IV 时间应大于 1 小时，以避免组胺释放引起的红人综合征的不良反应。在下次输注前半小时采血测定谷浓度，其范围为 10~15μg/ml。

IM，肌肉注射；IV，静脉注射；qd，每日 1 次。

来源：Baddour LM et al. Infective endocarditis in adults：diagnosis，antimicrobial therapy，and management of complications：A Scientific statement for healthcare professionals from the American Heart Association（AHA）：on behalf of the AHA Committee on Rheumatic Fever，Endocarditis，and Kawasaki Disease of the Council on Cardiovascular Disease in the Young，Council on Clinical Cardiology，Council on Cardiovascular Surgery and Anesthesia，and Stroke Council：Endorsed by the Infectious Diseases Society of America. *Circulation*. 2015；132：1435-1486.

大剂量青霉素治疗 4 周

有报道 66 名链球菌 IE 患者每日静脉给予 1 000 万~2 000 万单位青霉素 G 4 周，治愈率达 100%[23]。另一项研究报道 49 名单药青霉素治疗患者中仅有 2 名复发，且这 2 名患者均未满 4 周疗程[24]。青霉素推荐给药剂量范围很宽，根据患者肾功能和疾病严重程度，可以选择每日给药 1 200 万~1 800 万单位。氨苄西林每 4 小时给予 2g 是可行的替代方案。

每日 1 次头孢曲松治疗 4 周

头孢曲松对从 IE 患者分离得到的草绿色链球菌有杀菌活性。在一项体外试验中，当头孢曲松浓度小于 0.125μg/ml 时，所有 49 株草绿色链球菌和 11 株牛链球菌生长均受到抑制；1 株血液链球菌 MIC 为 0.25μg/ml[30]。尽管没有研究直接比较头孢曲松与大剂量青霉素在治疗链球菌 IE 时的作用，但在 4 周疗程中两者疗效相当[31,32]。70 名患者接受每日 1 次头孢曲松 2g 治疗 4 周，全部治愈，其中 1 名患者在完成治疗 3 个月后疑似复发。在 2 项研究中，头孢曲松对草绿色链球菌 MIC 均为 0.25μg/ml。尽管每日 1 次头孢曲松治疗给药方便，对门诊患者使用尤其具有吸引力，但是应当综合患者的病原学、临床情况和宿主因素进行仔细评估，这对成功治疗和正确及时控制并发症非常重要（关于门诊患者治疗详见案例 66-6，问题 1）。

大剂量青霉素或头孢曲松联合氨基糖苷类治疗 2 周

对大部分链球菌包括肠球菌而言，2 周链霉素或庆大霉素联合 4 周青霉素可发挥协同杀菌作用（见案例 66-4，问题 4）[27,33]。体外协同作用在家兔模型中得到证实，联合用药可以更快根治心脏赘生物中的草绿色链球菌[25]。缩短疗程采用大剂量青霉素联合链霉素 2 周与之前方案相比疗效相当。在 Mayo 诊所中 104 位患者接受短疗程治疗，治愈率达 99%[26,27]。

尽管联合用药最初临床经验来自于青霉素联合链霉素，但体外实验和动物实验均支持链霉素和庆大霉素可以互换。联合青霉素治疗草绿色链球菌心内膜炎时，庆大霉素每日 1 次给药与每日 3 次给药相比疗效相当[21]。

有研究对头孢曲松联合氨基糖苷类治疗 2 周的方案进行评估[24,28]。对于青霉素敏感链球菌感染的 IE 患者，头孢曲松 2g 每日 1 次联合奈替米星 3mg/kg 或联合庆大霉素 3mg/kg，临床治愈率分别为 87% 和 96%。该研究排除疑似或确认患有心内或心外脓肿的患者以及人工瓣膜心内膜炎患者。尽管在研究中，奈替米星和庆大霉素都是每日 1 次给药，但还是可以测得所有患者的血药谷浓度。因此，在短程联合治疗方案中氨基糖苷类采用延长给药间隔的方案是否有效，在该项研究中尚不能得到确认，因为延长给药间隔的方案是指药物谷浓度无法检测到从而存在无药间期。

基于已有的数据，青霉素或头孢曲松联合氨基糖苷类 2 周方案对于非复杂性青霉素敏感草绿色链球菌心内膜炎有较好疗效。但不推荐用于有心外并发症和心内脓肿的患者。短疗程也不适用于感染营养缺陷菌属（曾用名：营养要求变异草绿色链球菌）的患者、草绿色链球菌对青霉素 MIC 大于 0.1μg/ml 的患者及人工瓣膜心内膜炎的患者[7]。

特殊情况

出现症状 3 个月之后才开始治疗的 IE 患者复发可能性更高[1,7,31]。此类患者应当接受青霉素 4~6 周并且前 2 周联合氨基糖苷类的治疗方案[1,7,31]。

营养要求变异链球菌（NVS）已被划入一新菌属即营养缺陷菌属（*Abiotrophia*），包括软弱链球菌（*Abiotrophia defectiva*）、毗邻链球菌[*Abiotrophia adiacens*，又被更名为毗邻贫养菌（*Granulicatella adiacens*）]和挑剔乏养菌（*Abiotrophia elegans*）。该类细菌生长缓慢、营养要求高，由其引起的 IE 占总数的大约 5%[34]。由于实验室培养 NVS 需要在培养基

中额外添加维生素 B_6（盐酸吡哆醛），因此过去大部分"培养阴性"的 IE 是由其引起。目前实验室培养和鉴别技术使得检出 NVS 不再成为重大问题[9]。

与其他链球菌相比 NVS 对青霉素敏感性降低。一些菌株对青霉素 MIC 值升高达 0.2~2.0μg/ml，一些菌株对青霉素高度耐药其 MIC>4μg/ml[9]。此外许多菌株对青霉素耐受性提高[9]。心内膜炎动物模型实验表明联合使用青霉素与氨基糖苷类（链霉素或庆大霉素）与单用青霉素相比，前者能更多降低细菌荷载量[35]。感染青霉素高度敏感 NVS 菌株患者即使接受完整疗程后，其细菌学失败和复发的比率还是很高[9]。因此，所有感染 NVS 或营养缺陷菌属的患者都应当接受 4~6 周高剂量青霉素或氨苄西林联合庆大霉素的治疗[7]。对于 NVS 引起症状超过 3 个月或人工瓣膜心内膜炎患者，推荐青霉素联合庆大霉素 6 周治疗方案[7,9]。对于青霉素耐药草绿色链球菌（MIC>0.5μg/ml）或肠球菌引起的 IE，推荐参照上述方案进行治疗[7]。

对于青霉素过敏患者，应该采用万古霉素每日 30mg/kg 分 2 次给药治疗 4~6 周的方案。尽管体外研究显示万古霉素联合氨基糖苷类可以增强杀菌效果，但目前尚不清楚增加氨基糖苷类是否可以带来额外的临床益处[7]。假设 A.G. 是青霉素敏感草绿色链球菌感染且没有其他复杂因素，则可以选择任何一种推荐治疗方案。由于 A.G. 并没有必须使用 4 周疗程的强制性理由，因此青霉素联合氨基糖苷类 2 周的治疗方案可能是最佳选择。A.G. 虽然存在轻度肾功能不全，但极可能是继发于心内膜炎，一旦接受充分抗菌药物治疗后，肾功能将会得到改善。A.G. 使用青霉素起始剂量为每日 1 200 万单位，该剂量符合年龄和轻度肾功能损害的实际情况。如果肾毒性是 A.G. 的重点考虑因素，青霉素或头孢曲松单药 4 周的治疗方案也是合理选择。如果 A.G. 使用庆大霉素应当监测肾功能，如果不是使用每日 1 次的方案则应当正确调整剂量。氨基糖苷类每日多次给药方案需要密切关注毒性反应，定期监测氨基糖苷类药物的峰浓度和谷浓度。

表皮葡萄球菌：人工瓣膜心内膜炎

病原学

案例 66-2

问题 1：F.T.，65 岁，男性，主诉厌食、发热、寒战和体重下降。1 个月前因风湿性心脏病引起的主动脉瓣狭窄、二尖瓣反流和二尖瓣狭窄接受了主动脉瓣、二尖瓣置换术，均使用猪源生物瓣膜。2 周后因发热、右侧胸腔积液、听诊有心包摩擦音和心包炎再次入院。当时印象为心包切开术后综合征或心肌梗死后综合征。给予抗炎药后，F.T. 出院回家，但情况并未改善。仍有厌食、恶心、寒战和发热，体温达 38.3℃，F.T. 再次回到医院。这次体格检查结果引起了注意，胸骨左缘有喷射性收缩期杂音以及足部水肿 3+。进行了血培养和常规实验室检查。F.T. 病史及临床表现提示高度怀疑人工瓣膜心内膜炎（prosthetic valve endocarditis，PVE）。最可能的病原菌是什么？

PVE 是人工瓣膜置换术后发生的危及生命的感染并发症，在发达国家中占全部 IE 的 7%~25%[36,37]。高达 20%~40%PVE 患者最终死亡[37]。术后 12 个月内 PVE 发生率约 1%，60 个月内发生率为 2%~3%。根据心脏手术后出现临床症状的时间，将 PVE 分为早发型和迟发型[36,37]。早发型 PVE 多发生在术后 2 个月内，通常认为感染是由于手术操作过程所引起。在手术中皮肤表面微生物定植于心脏瓣膜环（瓣膜接合于心肌的部位）[36,37]。类似于 F.T. 的早发型 PVE 患者最常见病原菌是凝固酶阴性葡萄球菌（其中最常见为表皮葡萄球菌，比例超过 30%，且绝大多数对甲氧西林耐药），其次是金黄色葡萄球菌（20%）和革兰氏阴性杆菌（10%~15%）。剩下是其他各种病原菌，如类白喉菌和真菌。相比之下，迟发型 PVE（术后>2 个月发生）最主要是由链球菌引起[36,37]。

人工瓣膜置换者发生院内获得性菌血症和真菌血症是引起 PVE 的高危因素。有一项研究表明葡萄球菌和革兰氏阴性杆菌菌血症的患者中，分别有 55% 和 33% 发生 PVE[38]。另一项研究中 44 名院内获得性念珠菌血症患者中有 25%（11 名）发生 PVE[39]。

预防

案例 66-2，问题 2：如何预防早发型 PVE？

尽管术前已经预防性使用抗菌药物，早发型 PVE 发生率仍然在 1%~4%[40]。PVE 并发症非常严重，包括瓣膜开裂、急性心衰、心律失常和流出道梗阻等。瓣膜置换术是清洁手术，尽管没有证据表明术前使用抗菌药物可以降低早发型 PVE 的发生率，但是考虑到一旦感染会引起灾难性后果，因此术前应当预防使用抗菌药物。心脏外科手术中最常用的预防用药品种（见第 63 章）是对葡萄球菌有抗菌活性的头孢菌素类抗生素，如头孢唑林，在手术室中麻醉诱导开始或切皮前 60 分钟内使用。在心血管系统手术中可以考虑万古霉素作预防用药，包括人工瓣膜置换术和人工血管植入术，以及出现下列情况时：（a）青霉素过敏；（b）近期曾有广谱抗菌药物使用或高度怀疑有头孢菌素耐药葡萄球菌、肠球菌定植；（c）拟行手术的外科中心曾有耐甲氧西林葡萄球菌暴发史或此种细菌的术后感染发生率高[41]。

抗菌治疗

案例 66-2，问题 3：可以为 F.T. 选择何种治疗方案？

如前所述，F.T. 最可能感染的是凝固酶阴性葡萄球菌。对于较少见的 β-内酰胺类敏感凝固酶阴性葡萄球菌（<20%），可选择萘夫西林或苯唑西林等耐青霉素（表 66-4）[42]。治疗耐甲氧西林凝固酶阴性葡萄球菌（MRSE）引起的 PVE 应当使用万古霉素[42]。大多数葡萄球菌对万古霉素敏感，MIC 值≤2μg/ml；但是对万古霉素中度敏感的菌株已经出现[43,44]。可以参考 IDSA 指南确定万古霉素剂量和进行血药浓度监测[19]。

表 66-4

葡萄球菌心内膜炎治疗

抗菌药物	用法和用量	疗程
无假体材料[a]		
苯唑西林/甲氧西林敏感葡萄球菌		
非青霉素过敏患者		
萘夫西林或苯唑西林	成人:2g q4h IV 儿童:每日 150~200mg/kg(最大日剂量:12g)分 4~6 次 IV	6 周
青霉素过敏患者		
头孢唑林[b]	成人:2g q8h IV 儿童:每日 100mg/kg 分 3 次给药 IV(最大日剂量:6g)	6 周
万古霉素[c,d,e]	成人:每日 30mg/kg 分 2 或 4 次 IV(未做血药浓度监测时最大日剂量 2g) 儿童:每日 40mg/kg 分 2 或 4 次 IV(未做血药浓度监测时最大日剂量 2g)	6 周
苯唑西林/甲氧西林耐药葡萄球菌		
万古霉素[c,d,e]	成人:每日 30mg/kg 分 2 或 4 次 IV(未做血药浓度监测时最大日剂量 2g) 儿童:每日 40mg/kg 分 2 或 4 次 IV(未做血药浓度监测时最大日剂量 2g)	6 周
有人工瓣膜或其他假体材料[e]		
苯唑西林/甲氧西林耐药葡萄球菌		
万古霉素[c,d,e]	成人:每日 30mg/kg 分 2 或 4 次 IV(未做血药浓度监测时最大日剂量 2g) 儿童:每日 40mg/kg 分 2 或 4 次 IV(未做血药浓度监测时最大日剂量 2g)	≥6 周
联合利福平[f]	成人:300mg q8h IV 或 PO 儿童:每日 20mg/kg(最大日剂量:900mg)分 3 次 PO	≥6 周
联合庆大霉素[c,g,h,i]	成人:每日 3mg/kg 分 2~3 次 IV 或 IM 儿童:每日 3mg/kg 分 3 次 IV 或 IM	2 周
苯唑西林/甲氧西林敏感葡萄球菌		
萘夫西林或苯唑西林[j]	成人:2g q4h IV 儿童:每日 150~200mg/kg(最大日剂量:12g)分 4~6 次 IV	≥6 周
联合利福平[f]	成人:300mg q8h IV 或 PO 儿童:每日 20mg/kg(最大日剂量:900mg)分 3 次 PO	≥6 周
联合庆大霉素[c,g,h,i]	成人:每日 3mg/kg 分 2~3 次 IV 或 IM 儿童:每日 3mg/kg 分 3 次 IV 或 IM	2 周

[a] 肾功能损伤患者应调整抗菌药物使用剂量。某些金黄色葡萄球菌右心心内膜炎的静脉药瘾者中,缩短抗菌药物疗程也可获得疗效(参见达托霉素和利福平使用建议的相关内容)。

[b] 青霉素与头孢菌素之间存在交叉过敏反应。有青霉素即刻过敏反应史的患者应避免使用头孢菌素类抗生素。

[c] 氨基糖苷类药物和万古霉素按照公斤体重给药时,肥胖者与瘦者相比血药浓度更高。

[d] 万古霉素在下次输注前半小时采血测定谷浓度,其范围应为 10~15μg/ml(对于万古霉素敏感性降低的菌株需要提高谷浓度至 15~20μg/ml,参见文中相关内容。万古霉素每次给药持续 IV 时间应大于 1 小时)。

[e] 肾功能损伤患者必须调整万古霉素和庆大霉素的使用剂量。

[f] 由凝固酶阴性葡萄球菌引起的感染建议加用利福平。对凝固酶阳性葡萄球菌是否需要使用仍然存在争议。在华法林抗凝治疗患者中,与利福平合用时需要增加华法林的剂量。

[g] 加用氨基糖苷类的益处尚未获得证实。年龄>65 岁、肾功能和第八对脑神经损伤者使用该类药物发生毒性反应的危险性增加。

[h] 庆大霉素应当进行血药浓度监测并调整给药剂量,峰浓度应维持在约 3μg/ml。

[i] 在最初 2 周合用(对庆大霉素耐药时氨基糖苷类替代品种的选择参见文中相关内容)。

[j] 青霉素过敏患者应使用第一代头孢菌素或万古霉素。有青霉素即刻过敏反应史的患者和感染耐甲氧西林葡萄球菌的患者避免使用头孢菌素。

IM,肌内注射;IV,静脉注射;PO,口服。

来源:Baddour LM et al. Infective endocarditis in adults:diagnosis,antimicrobial therapy,and management of complications:A Scientific statement for healthcare professionals from the American Heart Association(AHA):on behalf of the AHA Committee on Rheumatic Fever,Endocarditis,and Kawasaki Disease of the Council on Cardiovascular Disease in the Young,Council on Clinical Cardiology,Council on Cardiovascular Surgery and Anesthesia,and Stroke Council:Endorsed by the Infectious Diseases Society of America. *Circulation.* 2015;132;1435-1486.

AHA 目前推荐万古霉素、庆大霉素和利福平三联方案治疗 MRSE 引起的 PVE[7]。如果分离的 MRSE 对所有可获得的氨基糖苷类耐药,则方案中无需加入。在三联方案中可以考虑用有抗菌活性的氟喹诺酮类代替氨基糖苷类。除进行药物治疗外,大部分患者需要接受心脏瓣膜置换手术[36,37,42]。

尽管其他可替代药物如奎奴普丁-达福普汀、利奈唑胺、达托霉素、特拉万星、头孢洛林、达巴万星(dalbavancin)和奥利万星(oritavancin)对凝固酶阴性葡萄球菌有很好的体外抗菌活性,但缺乏使用这些药物治疗 IE 的临床经验[42,45,46]。

金黄色葡萄球菌心内膜炎

静脉药瘾者与非静脉药瘾者

案例 66-3

问题 1: T. J. ,36 岁,男性,HIV 血清检测阳性,有长期静脉药瘾史,入院时刚从州监狱释放 4 个月。主诉有发热、盗汗、胸膜炎性胸痛、气促、劳力性呼吸困难以及疲劳。体格检查:体温 38.4℃,脾大,胸骨左缘有喷射性收缩期杂音吸气时明显。胸片示弥漫性浸润。TTE 检查示三尖瓣瓣膜可见小赘生物。重要的实验室检查结果如下:

白细胞计数(WBC):14 000/μl,其中 65% 多形核粒细胞和 5% 杆状核粒细胞[国际单位,14×10/L,其中 0.65 多形核粒细胞和 0.05 杆状核粒细胞(正常值,3.2~9.8,其中 0.54~0.62 多形核粒细胞和 0.03~0.05 杆状核粒细胞)]

CD4 细胞计数:350/μl

血红蛋白(Hgb):13.1g/dl[国际单位,131g/L(正常值,140~180)]

红细胞积压(Hct):39%[国际单位,0.39(正常值,0.39~0.49)]

血沉(ESR):55mm/h(魏氏国际标准法)(正常值≤30mm/h)

疑似 IE。6 个血培养结果均为凝固酶阳性革兰氏阳性球菌,随后鉴定为甲氧西林敏感金黄色葡萄球菌(methicillin-sensitive S. aureus,MSSA)。静脉药瘾者与非静脉药瘾者相比其临床表现和预后有何区别? HIV 感染会对静脉药瘾 IE 患者带来怎样的风险,并对治疗结果造成怎样的影响?

静脉药瘾者心内膜炎年发生率 1%~5%;静脉注射可卡因者发生率更高[47]。静脉药瘾者与非静脉药瘾者感染心内膜炎后的临床表现、病理生理学以及预后都不相同[1,47,48]。在静脉药瘾人群中,感染金黄色葡萄球菌的概率是其他病原菌的 10 倍[7]。金黄色葡萄球菌是皮肤表面正常菌群,在注射违禁药品时随之带入体内。静脉药瘾者与非静脉药瘾者相比,感染金黄色葡萄球菌心内膜炎特点

如下:年龄明显更小;很少有基础疾病,多为右心三尖瓣受累(相比非静脉药瘾者更多为左心心内膜炎);多不会出现心衰或中枢神经系统并发症;外周症状较少,死亡率低[48]。424 名非静脉药瘾的金黄色葡萄球菌 IE 患者中,有三分之一是 MRSA。MRSA 引起的 IE 有如下临床特点:持续性菌血症、接受长期免疫抑制治疗、卫生保健相关感染、推测曾有血管内装置留置以及糖尿病病史等[6]。

静脉药瘾 IE 患者中 40%~90% 的 HIV 血清检测呈阳性[47,49]。HIV 相关的免疫抑制已成为发生心内膜炎的独立危险因素[50]。

抗菌治疗

甲氧西林敏感金黄色葡萄球菌

案例 66-3,问题 2: 可以为 T. J. 的金黄色葡萄球菌心内膜炎选择何种治疗方案?

选择何种抗菌药物治疗 T. J. 的心内膜炎主要取决于金黄色葡萄球菌对甲氧西林的敏感性。T. J. 心内膜炎是由 MSSA 引起。对甲氧西林敏感菌株可选择苯唑西林或萘夫西林等耐酶青霉素(见表 66-4)[7]。由于几乎所有分离得到的金黄色葡萄球菌都产青霉素酶,因此几乎不用青霉素 G 治疗。大剂量萘夫西林(每日 12g)使用 6 周是可选的治疗方案[51,52]。万古霉素对葡萄球菌的作用略差于萘夫西林[7,51]。如前文所述,由于静脉药瘾者感染 IE 有其自身特点,因此与非静脉药瘾患者相比,会有更好的治疗反应。在一项研究中,31 个静脉药瘾 IE 患者在接受 16 日静脉给药序贯 26 日双氯西林口服之后,治疗获得成功[53]。

静脉药瘾者感染由 MSSA 引起的非复杂性右心心内膜炎,采用耐酶青霉素联合氨基糖苷类 2 周治疗方案,取得成功[54-56]。一项研究中 94%(47/50)的患者接受萘夫西林 1.5g,每 4 小时 1 次,静脉注射联合妥布霉素 1mg/kg,每 8 小时 1 次,静脉注射治疗 2 周后治愈。值得注意的是,在该项研究中用万古霉素治疗的 3 个患者有 2 个复发,万古霉素方案因而被早期中止。因此,在该治疗方案中万古霉素不可替代萘夫西林。对于某些静脉药瘾右心心内膜炎患者可以选择短疗程。这些患者应具有以下特点:(a)起始治疗 96 小时内有临床反应和细菌学反应;(b)在治疗初期或完成 2 周疗程后,患者均未出现血流动力学障碍、感染转移或神经系统或全身性栓塞并发症;(c)超声心动图显示赘生物不超过 2cm³;(d)非 MRSA 感染;(e)除耐酶青霉素外未接受过其他抗菌药物治疗,包括第一代头孢菌素或糖肽类抗菌药物[7,55]。在以上研究中 HIV 血清检测阳性(CD4 计数>300/μl)累及三尖瓣的患者对短疗程方案也有很好的治疗反应;因此,T. J. 可选择短疗程方案[55]。

研究表明,对于符合上述短疗程方案的患者,联合氨基糖苷类药物并不会增加治疗效果,反而会增加毒性。因此AHA 指南不再建议联合用药。同时所有接受短疗程方案

对万古霉素 MIC 升高患者应当考虑高剂量达托霉素。达托霉素应根据患者实际体重给药，因为肥胖患者与非肥胖者相比分布容积更大、清除率更高[91]。使用达托霉素的患者，应当在治疗开始时测定肌酸激酶的基线水平，并且在治疗过程中每周监测，对于有发生骨骼肌功能障碍危险因素的患者监测频率应当更高。T. J. 应选择大剂量达托霉素每日 8~12mg/kg 的替代治疗方案。已有报道在使用万古霉素后出现了达托霉素的交叉耐药[92,93]。与万古霉素敏感性降低的机制相似，达托霉素对金黄色葡萄球菌的耐药也是由于细菌细胞壁增厚所致[94]。因此，对于曾使用万古霉素的患者，确认 MRSA 对达托霉素的敏感性非常重要。体外研究中已经证实，庆大霉素（1mg/kg，每 8 小时 1 次或5mg/kg，每日 1 次）或利福平（300~450mg，口服，每日 2 次）或两者同时与达托霉素联合使用，可产生协同抗菌作用[63]。达托霉素每日 10mg/kg 静脉注射联合利奈唑胺600mg 每日 2 次口服也是可选治疗方案，尤其适于同时伴有肺炎的患者[95]。

一旦开始使用达托霉素，应持续监测临床反应和病原菌是否对达托霉素保持敏感，已有报道在长程治疗中发生了耐药[96-99]。有 6 名接受达托霉素治疗的金黄色葡萄球菌心内膜炎患者在治疗期间 MIC 值升高[97]。有 5 名患者 MIC 值从0.25μg/ml 的基线值上升到 2μg/ml，1 名患者从 0.5μg/ml 上升到 4μg/ml。6 名患者中有 5 名是 MRSA 感染。

T. J. 感染的 MRSA 菌株如果对达托霉素敏感性降低，则可能有效的方案是增加一个抗葡萄球菌 β-内酰胺类药物如甲氧西林或苯唑西林与达托霉素联用，该方案在体外协同试验和少数的病例报道中报告有效[100,101]。

利奈唑胺（Zyvox）是噁唑烷酮类抗菌药物，美国食品药品管理局（Food and Drug Administration，FDA）没有批准其用于治疗心内膜炎的适应证，但是临床上将其用于治疗失败、不能耐受标准治疗方案及多重耐药革兰氏阳性球菌感染的患者[102]。在一篇综述中，纳入 33 名接受利奈唑胺治疗的心内膜炎患者，其中 63.3% 的患者在结束随访之后确认治疗成功[102]。MRSA 和 VISA 是最常见病原菌，分别占所有患者的 24% 和 30%。7 名患者治疗失败，其中 4 名患者死于心内膜炎，另外 3 名患者血培养持续阳性。血小板减少是利奈唑胺最常见不良反应，9 名患者中有 8 名出现。在一项慈善资金资助的研究中，32 名接受利奈唑胺治疗的确诊 IE 患者，随访 6 个月之后确认有 50% 患者获得临床和微生物学治愈；其中有 7 名患者疑似 MRSA 感染。最常见不良反应是胃肠道反应和血小板减少，发生率均为15%[103]。血小板减少程度与利奈唑胺暴露程度相关，可以用 AUC 和使用持续时间衡量[104]。值得注意的是，利奈唑胺治疗 MRSA 心内膜炎有失败报道，有 2 名患者发生持续性菌血症，1 名患者感染复发[105,106]。因此，将利奈唑胺纳入 MRSA 引起 IE 的推荐治疗方案还需要更多的临床数据支持。泰地唑胺（Sivextro）是一个新的噁唑烷酮类抗菌药物，在 MRSA 心内膜炎的兔子模型中显示抗菌效果一般，比万古霉素和达托霉素抗菌效果差[107]。目前不推荐将泰地唑胺作为心内膜炎的基本治疗药物。

肠球菌心内膜炎

抗菌治疗

抗菌药物协同作用

案例 66-4

问题 1： G. S.，35 岁，女性，主诉过去 2 个月有厌食、体重减轻和发热。3 年前因主动脉瘤伴供血不足行主动脉瓣膜（猪源）置换术。入院前约 2 个月 G. S. 曾行剖宫产伴单侧输卵管结扎术。手术未预防使用抗菌药物。体格检查：体瘦（身高 150cm，体重 48kg），无急性痛苦面容，心脏听诊有收缩期杂音，指甲下裂片状出血，软腭部有瘀点。体温 37.8℃，WBC 计数 14 000/μl（国际标准单位：14×10/L）伴轻度核左移；其他实验室检查结果均在正常范围内。患者未曾服用任何药物，有青霉素过敏史（皮疹、荨麻疹和哮喘）。当时疑似诊断为心内膜炎，获得 4 组血培养结果均为革兰氏阳性球菌后予以确诊。初始治疗方案采用庆大霉素（50mg 静脉注射，每 8 小时 1 次）联合万古霉素（1g 静脉注射，每 12 小时 1 次）。随后生化实验鉴别为粪肠球菌，对链霉素高度耐药（MIC>2 000μg/ml）。为什么要联合使用 2 种抗菌药物治疗 G. S. 的肠球菌心内膜炎？

不同于链球菌，肠球菌可被单药青霉素或万古霉素抑制但不能杀灭[108,109]。青霉素、氨苄西林、哌拉西林或万古霉素中的 1 种与 1 种氨基糖苷类药物联合可以发挥抗菌药物协同杀菌作用，从而可对肠球菌产生预期杀菌效果[108,109]。协同作用的一种定义是：当 2 种药物合用时 MIC 值可降低至任何 1 种药物单独使用时 MIC 值的至少1/4[110]。治疗肠球菌时协同作用的可能机制是：β-内酰胺类抗生素或万古霉素抑制细菌细胞壁合成从而使氨基糖苷类药物进入细菌内的量增加[111]。因为 G. S. 有青霉素过敏史，因此选择万古霉素联合氨基糖苷类。由于复发率过高，因此不能单用青霉素治疗肠球菌心内膜炎[7,108,110,111]。大量动物模型研究[110,111]和临床研究已证实体外研究的结果，链霉素或庆大霉素联合青霉素在治疗肠球菌心内膜炎时可发挥协同杀菌作用[16]。

链霉素耐药

由血中分离得到的肠球菌中约 55% 对链霉素高度耐药（MIC>2 000μg/ml），并且对这些分离菌株链霉素联合青霉素无协同作用。相反，庆大霉素联合青霉素、氨苄西林或万古霉素对大部分血中分离得到的肠球菌都发挥协同作用，不管其是否对链霉素敏感[1,108,112]。此外，接受链霉素治疗的肠球菌心内膜炎患者中，约 30% 会出现由链霉素引起的以前庭功能障碍为表现的耳毒性，并且通常是不可逆的。血药峰浓度高、治疗时间长都与耳毒性有关，但目前尚没有链霉素血药浓度的实验室检测方法。鉴于上述原因，大部分专家都推荐使用庆大霉素联合青霉素、氨苄西林或万古霉素中的 1 种治疗氨基糖苷类敏感肠球菌心内膜炎,特别是也可治疗类似 G.S. 的链霉素耐药肠球菌心内膜炎[7]。值得注意的是,其他氨基糖苷类药物并不能代替庆大霉素或链霉素,因为体外协同作用与体内疗效相关性未得到确认[7]。表 66-5 列出了治疗肠球菌心内膜炎的推荐治疗方案。

表 66-5

肠球菌(或草绿色链球菌 MIC≥0.5μg/ml)心内膜炎的治疗方案

抗菌药物[a,b]	用法和用量	疗程
非青霉素过敏患者		
青霉素 G	成人:每日 1 800~3 000 万单位 24h 持续 IV 或分 6 次 IV	4~6 周
	儿童:每日 30 万单位/kg(最大日剂量:3 000 万单位)24h 持续 IV 或分 4~6 次 IV	4~6 周
联合庆大霉素[c,d]	成人:1mg/kg q8h IV 或 IM	4~6 周
	儿童:1mg/kg q8h IV 或 IM	4~6 周
氨苄西林	成人:每日 12g 持续 IV 或分 6 次 IV	4~6 周
	儿童:每日 300mg/kg(最大日剂量:12g)分 4~6 次 IV	4~6 周
联合庆大霉素[c,d]	成人:1mg/kg q8h IV 或 IM	4~6 周
	儿童:1mg/kg q8h IV 或 IM	4~6 周
联合头孢曲松	每日 4g 分 2 次 IV	6 周
青霉素过敏患者[f]		
万古霉素[e]	成人:每日 30mg/kg 分 2 次 IV(未做血药浓度监测时最大日剂量 2g)	6 周
	儿童:每日 40mg/kg 分 2~3 次 IV(未做血药浓度监测时最大日剂量 2g)	6 周
联合庆大霉素[c,d]	成人:1mg/kg(单次最大剂量:80mg)q8h IV 或 IM	6 周
	儿童:1mg/kg(单次最大剂量:80mg)q8h IV 或 IM	6 周

[a] 肾功能不全患者抗菌药物使用剂量应相应调整。

[b] 对肠球菌应当进行高浓度庆大霉素耐药实验(庆大霉素:MIC≥500μg/ml)。

[c] 庆大霉素应当根据监测血药浓度并根据结果调整剂量,目标峰浓度大约为 3μg/ml(关于肠球菌心内膜炎庆大霉素短疗程方案具体见文中相关内容)。

[d] 氨基糖苷类药物和万古霉素按照千克体重给药,肥胖者与瘦者相比血药浓度更高。

[e] 万古霉素在下次输注前半小时采血测定谷浓度,其范围应为 10~20μg/ml。万古霉素每次给药持续 IV 时间应大于 1 小时;由于万古霉素对肠球菌抗菌活性降低,因此建议 6 周疗程。

[f] 可考虑脱敏治疗方案;头孢菌素类抗生素是不令人满意的替代药物。

IM,肌肉注射;IV,静脉注射;MIC,最低抑菌浓度。

来源:Baddour LM et al. Infective endocarditis in adults:diagnosis,antimicrobial therapy,and management of complications:A Scientific statement for healthcare professionals from the American Heart Association(AHA):on behalf of the AHA Committee on Rheumatic Fever,Endocarditis,and Kawasaki Disease of the Council on Cardiovascular Disease in the Young,Council on Clinical Cardiology,Council on Cardiovascular Surgery and Anesthesia,and Stroke Council:Endorsed by the Infectious Diseases Society of America. *Circulation.* 2015;132:1435-1486.

庆大霉素耐药

在氨基糖苷类药物中,庆大霉素和链霉素常被用于测试与青霉素或氨苄西林的协同杀菌活性。临床分离菌株中约 10%~25% 的粪肠球菌和超过 50% 的屎肠球菌对庆大霉素耐药[112,113]。虽无结论性的数据支持,一些医疗组仍倾向于采用长疗程(8~12 周)的大剂量青霉素(每日 1 800 万~3 000 万单位,分 6 次静脉注射)或氨苄西林(2~3g 静脉注射,每 6 小时 1 次)来治疗耐药肠球菌。对于产 β-内酰胺酶高浓度庆大霉素耐药的肠球菌可采用氨苄西林联合 β-内酰胺酶抑制剂舒巴坦(Unasyn)进行治疗。鉴于对高浓度氨基糖苷类耐药肠球菌的不断出现,氨苄西林或阿莫西林与第三代头孢菌素之间潜在的协同抗菌作用已在体外实验或 IE 动物模型中进行研究[114]。阿莫西林与头孢噻肟对 50 株粪肠球菌表现出协同杀菌作用。在 50 株菌株中有 48 株对阿莫西林的 MIC 从 0.25~1μg/ml 下降至 0.01~0.25μg/ml[115]。此外,Brandt 等[116]发现阿莫西林联合亚胺培南对万古霉素-氨基糖苷类耐药的屎肠球菌有协同杀菌作用。作者推测不同 β-内酰胺类药物使不同青霉素结合蛋白饱和是产生协同杀菌作用的潜在机制。在一个观察性非随机多中心研究中,159 名患者接受氨苄西林(2g 静脉注射,每 4 小时 1 次)联合头孢曲松(2g 静脉注射,每 12 小时 1 次)治疗,87 名患者接受氨苄西林联合庆大霉素治疗[23]。用药期间及用药后 3 个月的随访,两组死亡率、治疗失败率及复发率无差异。2015 年 AHA 指南推荐氨苄西林联合头孢曲松的双 β-内酰类方案可作为治疗氨基糖苷类耐药粪肠球菌的一个合理选择。

庆大霉素

剂量

案例 66-4,问题 2:对 G. S. 而言,庆大霉素最佳剂量是多少?

由于肠球菌心内膜炎治疗需要长疗程使用氨基糖苷类药物,所以在不危害疗效的前提下应当优化血药浓度使药物毒性最小。早期体外实验数据显示庆大霉素峰浓度分别保持在 $5\mu g/ml$ 和 $3\mu g/ml$ 时,对肠球菌的杀菌活性没有明显差异;但是 $3\mu g/ml$ 与 $1\mu g/ml$ 之间有显著差异[114]。心内膜炎动物模型中低剂量组与高剂量组氨基糖苷类治疗的动物,其每克赘生物含菌量结果与给药剂量并不相符[117,118]。心内膜炎实验显示,在降低赘生物细菌滴度的方面,每日多次给药方案优于每日 1 次给药方案[119-121]。相比而言,每日 1 次给药方案可有效治疗草绿色链球菌心内膜炎[28](见案例 66-1,问题 4)。因此,目前氨基糖苷类药物在治疗肠球菌心内膜炎时不推荐延长给药间隔的方式。

在肠球菌心内膜炎患者中仅有一项临床研究比较庆大霉素高剂量(每日>3mg/kg)与低剂量(每日<3mg/kg)之间的区别,12 年内入组 56 名患者,采用不同剂量庆大霉素联合青霉素的治疗方案,其中 36 名是链霉素敏感肠球菌,20 名是链霉素耐药肠球菌[122]。20 名链霉素耐药肠球菌感染患者纳入高、低剂量组各 10 名,两组复发率没有差异。此外,庆大霉素高剂量组肾毒性发生率更高(高剂量组 10/10 vs 低剂量组 2/10,$P<0.001$)。高剂量庆大霉素组血药峰浓度和谷浓度分别为 $5\mu g/ml$ 和 $2.1\mu g/ml$;而低剂量组分别为 $3.1\mu g/ml$ 和 $1\mu g/ml$。

根据目前已有资料,假设 G. S. 肾功能正常,起始给予庆大霉素(1mg/kg 静脉注射,每 8 小时 1 次)是合理的选择,后续使其峰浓度维持在 $3\sim5\mu g/ml$,谷浓度小于 $1\mu g/ml$。

联合万古霉素

案例 66-4,问题 3:为什么 G. S. 在使用庆大霉素时还要联合万古霉素?联合用药对肠球菌是否有效?

G. S. 有青霉素过敏史。尽管万古霉素联合链霉素也是可选方案,大多数医生会更愿意选择万古霉素联合庆大霉素治疗青霉素过敏患者的肠球菌心内膜炎[7,108,122]。万古霉素联合庆大霉素对 95% 的肠球菌有协同杀菌作用。相比之下,万古霉素联合链霉素对 65% 有协同杀菌作用。由于 G. S. 所患为 PVE,因此万古霉素每日剂量应为 30mg/kg,约每日 1.5g,按 750mg,每 12 小时给药 1 次,联合庆大霉素每日 3mg/kg。如前所述,万古霉素和庆大霉素都应进

行血药浓度监测。

疗程

案例 66-4,问题 4:G. S. 需要治疗多久?

从以往来看,青霉素联合庆大霉素治疗肠球菌心内膜炎需要 6 周;总治愈率约为 85%[7]。对于大部分肠球菌心内膜炎患者而言 4 周疗程可能也已经足够[7,122,123]。一项研究评价了在 PVE 患者和自体瓣膜肠球菌心内膜炎患者中,短程氨基糖苷类药物(中位数 15 日)联合作用于细胞壁的抗菌药物(中位数 42 日)的作用[123]。93 例患者中有 75 例(81%)临床治愈,其中 78% 是 PVE 患者,82% 是自体瓣膜心内膜炎患者。在临床治愈患者中,52% 使用 β-内酰胺类药物,12% 使用万古霉素,36% 以上两者联用。使用 β-内酰胺类药物患者中有 88% 使用氨苄西林。鉴别出的致病菌中,78 例为粪肠球菌,5 例为屎肠球菌。有 8 例自体瓣膜 IE 患者未联合使用氨基糖苷类药物,其中 50% 使用万古霉素,25% 使用氨苄西林,25% 以上两者联用,8 例患者均临床治疗成功[123]。

复杂性 IE 患者应接受 6 周疗程,包括如 G. S. 的耐链霉素病原菌感染患者,开始抗菌药物治疗前症状持续超过 3 个月的患者,以及如 G. S. 的 PVE 患者[7,12]。有些医生建议对于不能够确切肯定心内膜炎发生了多久的患者,都应当接受 6 周的疗程;该建议适用于许多亚急性患者。

糖肽类耐药肠球菌

案例 66-4,问题 5:肠球菌如何发展为对万古霉素耐药?如果 G. S. 感染的是糖肽类耐药肠球菌,其治疗方案应当如何选择?

自 1987 年以来,美国已经出现耐万古霉素肠球菌(vancomycin resistant enterococci,VRE),特别是耐万古霉素屎肠球菌[124,125]。自 20 世纪 80 年代中期万古霉素使用的不断增加,对该类化合物的细菌耐药性也随之增加。从 1989 年到 1993 年,美国院内感染的肠球菌对万古霉素耐药比例从 0.3% 上升到 7.9%,超过 20 倍[125]。同一时期,重症监护病房分离到的肠球菌耐药上升比例更加惊人,从 0.4% 到 13.6%。从美国疾病预防控制中心全国医院感染监测(National Nosocomial Infections Surveillance,NNIS)系统报告的数据来看,上升的速率有所减缓,从 2000 年的 31% 下降到 2003 年的 12%[126,127]。重症监护病房 2003 年 VRE 发生率与过去 5 年(1998—2002 年)相比增加了 12%。虽然如此,NNIS 系统的流行病学调查与其他研究均发现,VRE 菌血症的发病率与死亡率均有显著增加[126,127]。

尽管肠球菌感染中粪肠球菌占到 80%~90%,但屎肠球菌更容易对糖肽类药物发生耐药;在美国超过 95% 的 VRE 是屎肠球菌。糖肽类耐药肠球菌可以合成异常的肽聚糖前体,使糖肽类药物对肽聚糖的亲和力降低[124]。根据 3 种不同的结构基因和基因蛋白产物(如改变的连接酶),VRE 大致可分为 3 种不同的表型(A、B 和 C)[124]。大部分

（约70%）耐药肠球菌是 VanA 表型，对万古霉素高度耐药（MIC>256μg/ml）。耐药是可诱导的，通常由质粒介导，通过接合转移给另一病原体。VanB 菌株对万古霉素中度耐药（MIC 16~64μg/ml）。总的来说，VanC 菌株由于是染色体介导的组成性基因表达（如不能像 VanA、VanB 一样可诱导），因此其耐药程度最低（万古霉素 MIC 8~16μg/ml）；然而 VanC 菌株一般是不常见的鹑鸡肠球菌和酪黄肠球菌。

万古霉素、广谱头孢菌素类抗生素和具有强大抗厌氧菌活性药物的使用，都是发生 VRE 的危险因素[124]。

治疗 VRE 的可选药物很少，且在治疗心内膜炎时需要联合用药发挥协同作用，以保证有足够的杀菌活性取得临床治愈。由此导致治疗方案选择并不确定。因此，医生必须综合体外协同实验、动物模型及零散个案报道的相关信息，来制订方案。此外需要注意的是，糖肽类耐药菌株通常也对氨基糖苷类药物和 β-内酰胺类药物（如氨苄西林、青霉素）高度耐药，后者耐药的原因是产 β-内酰胺酶和青霉素结合蛋白靶位的改变。

几种抗菌药物联合使用方案已在体外实验和心内膜炎动物模型中显示疗效，但是从人体获得的数据非常少。这些联合方案包括：大剂量氨苄西林（每日 20g）或氨苄西林/舒巴坦联合氨基糖苷类；万古霉素联合青霉素或头孢曲松联合庆大霉素；氨苄西林联合亚胺培南；环丙沙星联合氨苄西林；以及环丙沙星、利福平、庆大霉素三药联合。

链阳霉素和噁唑烷酮类

奎奴普丁/达福普汀（Synercid）和利奈唑胺（Zyvox）这2个药物对 VRE 有抗菌活性，证明可有效治疗某些 VRE 引起的感染。奎奴普丁/达福普汀在 1999 年下半年通过 FDA 加速批准用于治疗万古霉素耐药屎肠球菌菌血症。然而到了 2010 年，当有其他药物可以治疗 VRE 时，FDA 去除了该条适应证。该药对敏感链球菌和葡萄球菌（包括耐甲氧西林菌株）具有杀菌作用，但是对屎肠球菌是抑菌作用。特别是，粪肠球菌对该药不敏感，因为细菌存在外排泵[128]导致达福普汀耐药。

利奈唑胺对包括万古霉素耐药屎肠球菌和粪肠球菌在内的肠球菌具有抑菌作用。对其他革兰氏阳性球菌，包括肺炎链球菌和耐甲氧西林葡萄球菌也具有抗菌活性[129]。已分离到对利奈唑胺也耐药的耐万古霉素屎肠球菌[130,131]。利奈唑胺在慈善项目协议下用于心内膜炎患者，在 6 个月随访结束后临床治愈率和微生物治愈率达 50%。32 名患者中有 19 名感染耐万古霉素屎肠球菌[103]。利奈唑胺常见不良反应包括恶心、头疼、腹泻、皮疹和味觉改变。更需要关注的不良反应是可引起骨髓抑制。已有血小板减少、白细胞减少、贫血和全血细胞减少的报道。多达 30% 的患者会出现血小板减少（血小板计数<100 000/μl）[129]。利奈唑胺既可口服也可静脉给药。口服或通过肠道喂养给药可以完全吸收[132]。成人推荐剂量为 600mg，每日 2 次。

达托霉素

达托霉素在体外对肠球菌具有抗菌活性，美国分离得到的 219 株耐万古霉素屎肠球菌对其 MIC 值为 0.25~4μg/ml，MIC_{90} 为 4μg/ml。40 株耐万古霉素粪肠球菌 MIC 值为 0.015~2μg/ml，MIC_{90} 为 2μg/ml。令人担忧的是，在治疗 VRE 的过程中出现对达托霉素耐药的情况[133,134]。一位耐万古霉素屎肠球菌肾盂肾炎患者，在开始达托霉素治疗前 MIC 值为 2μg/ml；然而，在经过 17 日治疗后，血培养获得的菌株 MIC 值上升到 32μg/ml[135]。用达托霉素治疗耐万古霉素屎肠球菌心内膜炎的临床经验有限，已有治疗失败的报道[136]。如使用达托霉素则推荐日剂量应达到 10~12mg/kg[7]。

白色念珠菌引起的真菌性心内膜炎

预后和治疗

案例 66-5

问题 1： B.G.，35 岁，男性，海洛因成瘾者，因主诉胸膜性胸痛和劳力性呼吸困难入院。体格检查示，恶病质体貌，体温 40℃，可闻及心脏舒张期反流性杂音，吸气时明显，脾大，咽部有出血点。眼底镜检查未提供更多信息。胸片示好几处肺部浸润伴有明显空洞形成。尿液检查示镜下血尿和红细胞管型。TEE 检查显示三尖瓣、主动脉瓣有赘生物形成。尽管 B.G. 当时血流动力学状态"稳定"，但有证据表明他已中度心衰。入院头 2 日抽取 6 套血培养，抗菌药物广谱覆盖的初始经验性方案为万古霉素联合庆大霉素联合头孢他啶。2 日后，有 2 个血培养结果报告白色念珠菌生长，由此确诊为真菌性心内膜炎。B.G. 预后如何？其真菌性心内膜炎应当如何治疗？

真菌性心内膜炎是一种罕见但危及生命的感染，不易诊断更难治疗[1]。大部分由念珠菌属或曲霉菌属的真菌引起。在静脉药瘾者、人工瓣膜置换者、免疫功能受损患者、留置静脉导管者或接受广谱抗菌药物治疗的患者中更易发生真菌性心内膜炎[137-140]。

真菌性心内膜炎的治疗通常需要早期瓣膜置换和积极的抗真菌药物治疗，治疗方案包括两性霉素 B 脱氧胆酸盐每日 0.6~1mg/kg 单用，或联合 5-氟胞嘧啶（5-FC）25mg/kg 口服，每日 4 次。如果 B.G. 有肾功能损害，可选择两性霉素 B 脂质体每日 3~5mg/kg 来替代[141]。

应当给予 B.G. 以上抗真菌药物，并且停用广谱抗菌治疗方案。B.G. 的临床表现和胸片提示，赘生物碎片已经在肺部形成栓塞，并很有可能累及其他重要器官（如脾脏、肾脏）。由于大栓子和瓣膜关闭不全与发病率、死亡率相关，因此在开始抗真菌药物治疗 48~72 小时内，B.G. 应当接受手术治疗。即使 B.G. 接受了正确的药物治疗和外科治疗，他的预后依然悲观。有一项研究分析了 30 年内 270 例真菌性心内膜炎的患者，接受了药物和外科联合治疗的患者死亡率为 45%，单独接受抗真菌药物治疗的患者死亡率为 64%[137]。尽管一开始对治疗有反应，但是复发率可高达 30%~40%，甚至发生在初次感染后的 9 年[137-140]。大多数静脉药瘾的心内膜炎患者的死亡是由于心衰所致，B.G. 已发生心衰[1]。此外，海洛因成瘾的真菌性心内膜炎患者进行心脏瓣膜置换手术后，后期心衰发生率和死亡率更高[137]。

5-FC 与两性霉素 B 联合治疗

> **案例 66-5，问题 2：** 治疗 B.G. 的真菌性心内膜炎，为何需要 5-FC 与两性霉素 B 传统制剂或脂质体联合使用？最合理的疗程是多久？

真菌性心内膜炎不良预后使得有必要联合使用 5-FC 与两性霉素 B，尽管 5-FC 有引起骨髓抑制和肝毒性的潜在风险[137]。B.G. 三尖瓣和主动脉瓣上的赘生物已经开始脱落，导致肺部空洞和疑似脾大。临床表现预示患者可能死亡；因此，血培养分离菌株必须进行两性霉素 B、5-FC 和唑类药物的体外药敏试验。对 5-FC 单药耐药的菌株，5-FC 联合两性霉素 B 可发挥协同抗菌作用，从而对该菌株可能保持敏感[142]。如果病原菌对 5-FC 耐药，则应进行体外 5-FC 和两性霉素 B 的联合药敏试验，或者考虑使用棘白菌素类药物。

临床研究尚未能确定治疗真菌性心内膜炎的最佳剂量和疗程；但是鉴于两性霉素 B 对心脏瓣膜组织的渗透性差，因此术后患者建议使用两性霉素 B 联合 5-FC（体外试验敏感）至少 6 周，两性霉素 B 总剂量达到 1.5~3g[143]。对于不能手术的真菌 PVE 患者，鉴于该病复发率很高，因此有专家主张治疗完成后应当继续预防性口服药物抑制真菌生长，至少持续 2 年，甚至终身服药[1,137,139,142-145]。

两性霉素 B 引起的肾毒性通常是药物剂量受限的重要原因，尤其在需要长程治疗的患者中会导致其无法完成疗程。传统两性霉素 B 制剂引起肾功能损害，换用含脂制剂（如 Abelcet，AmBisome）后肾功能或许可保持稳定或有所改善[146]。两性霉素 B 新剂型治疗心内膜炎的疗效目前仅见于传闻报道中[137,139,142,143,147]。对于已发生明显肾毒性的患者，可考虑选择其他可选药物，包括棘白菌素类和唑类。

其他可选抗真菌药物

> **案例 66-5，问题 3：** 如果 B.G. 在长期联合使用两性霉素 B 与 5-FC 后出现了明显的毒性反应，可选择其他什么抗真菌药物治疗他的真菌性心内膜炎？

氟康唑（Diflucan）是三唑类化合物，对念珠菌属特别是白色念珠菌和近平滑念珠菌具有抗菌活性。与两性霉素 B 和 5-FC 相比，药物的毒副反应较小[148]。

在人体中成功使用氟康唑治疗真菌性心内膜炎的报道只有几例[149-152]。感染念珠菌属真菌（如白色念珠菌、近平滑念珠菌和热带念珠菌）的心内膜炎患者每日服用氟康唑 200~600mg，疗程 45 日到 6 个月或直到患者死亡。氟康唑使心脏赘生物减少或彻底根除，并使临床症状得到缓解。但由于缺乏足够的临床经验，因此不推荐使用氟康唑治疗

真菌性心内膜炎，以下需要终身治疗的情况除外：(a) 不适合接受外科治疗的患者；(b) 自初次感染发病之后已至少复发过 1 次的患者；(c) PVE 感染患者。

另一个可选方案为棘白菌素类药物，对绝大多数念珠菌属有杀菌作用，包括存在于生物膜中的真菌。使用棘白菌素类药物成功治疗念珠菌 IE 的病例报道虽然有限，但是在不断增加中。在一项国际前瞻性念珠菌 IE 队列研究中，对 25 名患者进行亚组分析发现以卡泊芬净、米卡芬净、阿尼芬净为基础的棘白菌素类方案与以两性霉素 B 为基础的方案相比，两者有效性相当，死亡率相近[153]。

铜绿假单胞菌引起的革兰氏阴性菌心内膜炎

患病率

> **案例 66-5，问题 4：** B.G. 在完成抗真菌治疗 14 个月后，出现发热、恶寒寒战和夜间盗汗，起病 48 小时后再次入院。生命体征：血压 100/60mmHg，脉搏 120 次/min，呼吸 24 次/min，体温 39.8℃。听诊有新出现的收缩期杂音。二维超声心动图显示在人工瓣膜处有 2 个小赘生物。初始经验治疗包括两性霉素 B、5-FC、万古霉素和庆大霉素。入院当日抽取 3 套血培养标本均培养出铜绿假单胞菌，对以下药物敏感：庆大霉素（8μg/ml）、妥布霉素（2μg/ml）、哌拉西林/他唑巴坦（16μg/ml）和头孢他啶（2μg/ml）。拟诊为铜绿假单胞菌引起的 PVE。为何 B.G. 预期感染的细菌就是铜绿假单胞菌？

革兰氏阴性菌引起的心内膜炎近年来发生率显著增高，尤其在 B.G 这样的静脉药瘾者和人工瓣膜置换者中。在此类人群中，由革兰氏阴性菌引起的心内膜炎占总数的 15%~20%[43]。虽然目前已知许多革兰氏阴性菌可引起心内膜炎，但大部分是由假单胞菌属细菌、粘质沙雷菌和肠杆菌属细菌引起的[43,128,154-157]。在毒品成瘾者革兰氏阴性菌心内膜炎患者中，三尖瓣、主动脉瓣和二尖瓣受累占总数的比例分别为 50%、45% 和 40%[128]。

抗菌治疗

> **案例 66-5，问题 5：** 如何治疗 B.G. 的革兰氏阴性菌心内膜炎？疗程中应当如何监测？

由于 B.G. 血培养显示为铜绿假单胞菌感染，因此应当停用之前的广谱抗菌药物。通常需要联合使用抗菌药物以产生体内协同抗菌作用，并且可以防止在治疗期间耐药的发生[1,158]。由铜绿假单胞菌引起的心内膜炎应使用氨基糖苷类联合抗假单胞菌青霉素（哌拉西林/他唑巴坦）或头孢菌素（头孢他啶）治疗至少 6 周[1,156,159-161]。在体外实验和家兔铜绿假单胞菌心内膜炎模型中，抗假单胞菌青霉素类联合氨基糖苷类显示出协同杀菌作用[160,161]，临床应用于静脉药瘾患者中也获得证实。联合治疗方案中妥布霉

素或庆大霉素大剂量(每日 8mg/kg)与传统低剂量(每日 2.5~5mg/kg)相比,治愈率更高死亡率更低[43,156,159]。因此,B.G. 应当接受头孢他啶(2g 静脉注射,每 8 小时 1 次)联合高剂量妥布霉素(3mg/kg 静脉注射,每 8 小时 1 次)的治疗方案。氨基糖苷类药物(妥布霉素或庆大霉素)使用剂量应能使患者峰浓度维持在 15~20μg/ml,谷浓度小于 2μg/ml 以确保获得最大疗效[1]。根据前文讨论的理由,最终感染的瓣膜应当通过外科手术切除。

亚胺培南、美罗培南、氨曲南、头孢吡肟和环丙沙星等其他药物对能引起心内膜炎的许多革兰氏阴性菌具有抗菌活性。但使用这些药物治疗心内膜炎的临床资料非常有限[162-165]。头孢洛扎/他唑巴坦(Zerbaxa)是一个新型头孢菌素酶抑制剂复合制剂,其抗铜绿假单胞菌的活性增强,或许是多重耐药铜绿假单胞菌感染的可选药物,但其治疗 IE 的疗效依然在研究中。

血培养阴性心内膜炎

案例 66-5,问题 6:B.G. 的病史、临床表现和影像学检查强烈提示感染性心内膜炎。如果送检的血培养在 48 小时后报告阴性结果,则可诊断为血培养阴性心内膜炎。出现血培养阴性心内膜炎的可能原因是什么?可采用什么办法获得微生物学结果?

随着微生物培养技术的不断提高,血培养阴性心内膜炎的比例在大幅下降。在近期未接受过抗菌药物治疗且符合严格诊断标准的心内膜炎患者中,血培养阴性患者的比例仅为 5%~7%[166]。前期抗菌药物的使用被认为是大部分血培养阴性心内膜炎出现的原因[166]。如果 B.G. 近期使用过抗菌药物,则其血培养可能几日到几周都出现阴性结果。

在血培养阴性患者中,应当继续追踪生长缓慢或生长条件苛刻的病原菌,如革兰氏阴性杆菌中的 HACEK 组细菌、布鲁菌、柯克斯体、衣原体、严格厌氧菌和真菌等。可以使用特殊的培养基或者检测特定病原体的急性期或恢复期血清学效价。血培养标本应当至少保存 3 周以测定生长缓慢的病原体[166]。值得注意的是,以前 NVS 是大部分血培养阴性心内膜炎的致病菌,原因是当时需要在培养基中加入维生素 B_6(盐酸吡哆醛)才可使其生长;但是采用目前的培养基和实验室技术,鉴别该菌已不再是重要问题[9]。

经验治疗

案例 66-5,问题 7:致病微生物尚不能确定。针对 B.G. 假设的血培养阴性心内膜炎,经验性抗菌药物治疗方案是什么?

对于血流动力学稳定的患者,在血培养结果出来之前应当保留抗菌药物治疗[1]。根据 B.G. 的临床表现和超声心动图结果,应当在血培养标本抽取后立即开始经验性抗

菌药物治疗。由于在人工瓣膜置换术后的毒品成瘾者中,引起心内膜炎最常见病原菌为葡萄球菌和革兰氏阴性杆菌,因此 B.G. 起始应当给予 4 药联合的方案:万古霉素(目标谷浓度 15~20μg/ml)、庆大霉素(目标峰浓度 3~4μg/ml)、头孢吡肟(2g 静脉注射,每 8 小时 1 次)和利福平(300mg 口服或静脉注射,每 8 小时 1 次)[7]。由于 B.G. 的白色念珠菌心内膜炎可能复发,因此加用两性霉素 B 和 5-FC 也是合适的。根据所在地区革兰氏阴性菌流行情况和药敏情况,也可选择第三代头孢菌素(头孢曲松或头孢他啶)或哌拉西林/他唑巴坦。该方案包含氨基糖苷类和哌拉西林/他唑巴坦,已经覆盖肠球菌。

B.G. 的临床情况和超声心动图结果提示必须进行早期瓣膜切除和置换手术。将切除瓣膜进行培养也许能够找到致病菌,并根据药敏结果随之调整抗菌药物治疗方案。

预防治疗

基本原理和推荐方案

案例 66-6

问题 1:B.B.,74 岁,男性,牙齿状况不佳,计划拔除所有剩余牙齿,装上义齿。病史包括口腔中有多处感染,且在 2 年前接受人工瓣膜置换术。目前用药有每日早晨口服地高辛(Lanoxin)0.125mg 和呋塞米(Lasix)40mg。抗菌药物预防使用的基本原理是什么?

由于 IE 死亡率非常高且病程长,因此在易感人群中预防其发生具有极其重要的意义[1]。然而据预测,理论上来说可预防的病例不超过 10%[167]。当患者因操作而导致明确菌血症后,即使没有预防使用抗菌药物,发生心内膜炎的可能性也很低。而另一方面,即使接受了恰当的预防用药,心内膜炎也还是可能会发生。因此,在设安慰剂组的临床试验中,预防用药的效果并未得到证实并不令人吃惊。如果预防用药的有效性是确实存在的,那么大约需要 6 000 名患者才能够在未用药组和用药组之间显示出统计学差异[168]。

由于缺乏来自前瞻性研究的结论性临床数据,因此目前推荐预防用药的依据大多来自体外敏感性数据、心内膜炎动物模型抗菌药物评价研究和一些经验传闻[168]。

普遍认为,预防使用抗菌药物可以减少从原发病灶到达已损伤心脏瓣膜的病原菌数量,从而提供保护。因此,理论上抗菌药物可阻止细菌在瓣膜上的增殖,并且妨碍细菌黏附于心脏损伤部位[168]。

表 66-6 列出了 2007 年 AHA 推荐的在普通医疗操作之前抗菌药物预防使用建议[168]。与 1997 年指南相比,目前指南仅推荐有某些特殊心脏疾病的患者在接受牙科或呼吸道操作时预防使用抗菌药物,该类患者会由于心内膜炎带来的不良后果而发生高度危险。由于缺乏有效性的相关证据,在泌尿生殖道或胃肠道操作时不推荐预防使用抗菌药物。

表 66-6

推荐预防用药的心脏疾病

心脏疾病
推荐预防用药
■ 人工心脏瓣膜
■ 既往细菌性心内膜炎史
■ CHD
■ 未行修补的发绀型 CHD,包括姑息性旁路和导管
■ 使用人工材料已完全修补的先天性心脏病术后6个月内
■ 修补术后在人工装置、补片上或其附近残留缺损的 CHD
■ 伴有瓣膜反流,合并或者不合并瓣膜增厚的二尖瓣脱垂
■ 发生瓣膜病变的心脏移植患者

CHD,先天性心脏病。

来源:Wilson W et al. Prevention of infective endocarditis:guidelines from the American Heart Association:a guideline from the American Heart Association Rheumatic Fever,Endocarditis,and Kawasaki Disease Committee,Council on Cardiovascular Disease in the Young,and the Council on Clinical Cardiology,Council on Cardiovascular Surgery and Anesthesia,and the Quality of Care an Outcomes Research Interdisciplinary Working Group. American Heart Association [published correction appears in *Circulation*. 2007;116:e376]. *Circulation*. 2007;116:1736.

牙科及上呼吸道操作

对已发表的文献进行分析显示,任何涉及牙龈组织或牙齿根尖周部位或口腔黏膜穿孔的操作均可引起草绿色链球菌菌血症。种植或移除义齿,放置、移除或调整牙齿矫正装置,拍牙片,嘴唇或口腔黏膜创伤出血,乳牙突然脱落等无需预防用药。气管插管也无需预防用药。

预防使用抗菌药物应针对草绿色链球菌,该菌是牙科操作中引起心内膜炎最常见致病菌。上呼吸道创伤性外科操作如切开、呼吸道黏膜活检、扁桃体切除术、腺样体切除术等都可引起一过性菌血症,致病菌的药敏情况与牙科操作中的致病菌相似;因此,推荐相同的预防用药方案。支气管镜检查不推荐预防用药,除非操作过程中呼吸道黏膜有切口。接受牙科或上呼吸道操作的易感人群推荐口服阿莫西林预防。有青霉素即刻过敏史的患者推荐口服克林霉素、克拉霉素或阿奇霉素。仅在有相关基础心脏疾病的易感患者中预防使用抗菌药物。

大部分由口腔细菌进入引发的心内膜炎,并非是牙科操作导致,而是口腔卫生状况不良所致。每个月由日常口腔活动随机引起菌血症的累计时间可达5 730分钟,相比之下,牙科操作可能引起菌血症的时间仅有6~30分钟。此外,与拔除单颗牙齿所暴露的菌量相比,日常口腔活动细菌暴露量可达前者的560万倍[168]。基于这些研究结果,考虑到抗菌药物耐药和花费等问题,未来 AHA 指南可能会将牙科操作前抗菌药物预防使用限于高危患者之中。

适应证和药物选择

案例 66-6,问题 2:B. B. 是否有预防用药指征? 如果有指征,可以选择什么药物?

根据目前指南推荐,B. B. 有预防使用抗菌药物指征。B. B. 有主动脉瓣置换史,且需要拔除多颗牙齿,使其面临发生心内膜的风险。他还计划拔除所有剩下的牙齿,该操作可能导致菌血症。根据表 66-7,B. B. 应当在接受操作前1小时单次口服2g 阿莫西林。

表 66-7

心脏病患者心内膜炎预防用药方案

药物[a]	剂量
牙科或上呼吸道操作	操作前 30~60min 单次给药
标准方案	
阿莫西林	成人:2g
	儿童:50mg/kg
青霉素或氨苄西林过敏	
克林霉素	成人:600mg
	儿童:20mg/kg
或头孢氨苄[b,c]	成人:2g
	儿童:50mg/kg
阿奇霉素或克拉霉素	成人:500mg
	儿童:15mg/kg
不能口服药物者	
氨苄西林	成人:2g IM 或 IV
	儿童:50mg/kg IM 或 IV
青霉素或氨苄西林过敏	
克林霉素	成人:600mg IM 或 IV
	儿童:20mg/kg IV
头孢唑林[b]	成人:1g IM 或 IV
	儿童:50mg/kg IM 或 IV

[a] 见表 66-6。

[b] 对青霉素或氨苄西林有即刻过敏反应史(如荨麻疹、血管性水肿或即刻过敏)的患者避免使用头孢菌素。

[c] 其他第一代或第二代头孢菌素成人与儿童用量相同。

IM,肌内注射;IV,静脉注射。

来源:Wilson W et al. Prevention of infective endocarditis:guidelines from theAmerican Heart Association:a guideline from the American Heart AssociationRheumatic Fever,Endocarditis,and Kawasaki Disease Committee,Council onCardiovascular Disease in the Young,and the Council on Clinical Cardiology,Council on Cardiovascular Surgery and Anesthesia,and the Quality of Care anOutcomes Research Interdisciplinary Working Group. American HeartAssociation [published correction appears in *Circulation*. 2007;116;e376]. *Circulation*. 2007;116:1736.

(陈娟 译,张亮 校,杨帆 审)

参考文献

1. Fowler VJ, Jr et al. Endocarditis and intravascular infections. In: Mandell GL et al, eds. *Mandell, Douglas, and Bennett's Principles and Practice of Infectious Diseases*. 8th ed. Philadelphia, PA: Elsevier Saunders; 2015:990. Chapter 82.

2. Sullman PM et al. Pathogenesis of endocarditis. *Am J Med*. 1985;78:110.

3. Manning JE et al. An appraisal of the virulence factors associated with streptococcal endocarditis. *J Med Microbiol*. 1994;40:110.

4. Murdoch D et al. Clinical presentation, etiology, and outcome of infective endocarditis in the 21st century: the International Collaboration on Endo-

carditis-Prospective Cohort Study. *Arch Intern Med.* 2009;169:463.

5. Bor DH et al. Infective endocarditis in the U.S., 1998–2009: a nationwide study. *PLoS One.* 2013;8:e60033.

6. Fowler VG, Jr et al. Staphylococcus aureus endocarditis: a consequence of medical progress [published correction appears in JAMA. 2005;294:900]. *JAMA.* 2005;293:3012.

7. Baddour LM et al. Infective endocarditis in adults: diagnosis, antimicrobial therapy, and management of complications. A Scientific Statement for Healthcare Professionals from the American Heart Association (AHA); on behalf of the AHA Committee on Rheumatic Fever, Endocarditis, and Kawasaki Disease of the Council on Cardiovascular Disease in the Young, Council on Clinical Cardiology, Council on Cardiovascular Surgery and Anesthesia, and Stroke Council: Endorsed by the Infectious Diseases Society of America. *Circulation.* 2015;132:1435-1486.

8. McKinsey DS et al. Underlying cardiac lesions in adults with infective endocarditis: the changing spectrum. *Am J Med.* 1987;82:681.

9. Johnson CC et al. Viridans streptococci and groups C and G streptococci and Gamelia species. In: Mandell GL et al, ed. *Mandell, Douglas, and Bennett's Principles and Practice of Infectious Diseases.* 8th ed. Philadelphia, PA: Elsevier Saunders; 2015:2349. Chapter 207.

10. Sexton DJ, Spelman D. Current best practices and guidelines. Assessment and management of complications in infective endocarditis. *Infect Dis Clin North Am.* 2002;16:507.

11. Roder BL et al. Neurological manifestations in Staphylococcus aureus endocarditis: a review of 260 bacteremic cases in nondrug addicts. *Am J Med.* 1997;102:379.

12. Pazin GL et al. Blood culture positivity: suppression by outpatient antibiotic therapy in patients with bacterial endocarditis. *Arch Intern Med.* 1982;142:263.

13. Cheitlin MD et al. ACC/AHA/ASE 2003 Guideline update for the clinical application of echocardiography: summary article: a report of the American College of Cardiology/American Heart Association Task Force on Practice Guidelines (ACC/AHA/ASE Committee to Update the 1997 Guidelines for the Clinical Application of Echocardiography). *Circulation.* 2003;108:1146.

14. Sachdev M et al. Imaging techniques for diagnosis of infective endocarditis. *Infect Dis Clin North Am.* 2002;16:319.

15. Li JS et al. Proposed modifications to the Duke criteria for the diagnosis of infective endocarditis. *Clin Infect Dis.* 2000;30:633.

16. Knoll B et al. Infective endocarditis due to penicillin-resistant Viridans Group streptococci. *Clin Infect Dis.* 2007;44:1585.

17. Carratala J et al. Bacteremia due to viridans streptococci that are highly resistant to penicillin: increase among neutropenic patients with cancer. *Clin Infect Dis.* 1995;20:1169.

18. Rybak et al. Vancomycin therapeutic guidelines: a summary of consensus recommendations from the infectious diseases society of America, the American Society of Health-System Pharmacists, and the Society of Infectious Diseases Pharmacists. *Clin Infect Dis.* 2009;49:325.

19. Hidayat LK et al. High-dose vancomycin therapy for methicillin-resistant Staphylococcus aureus infections: efficacy and toxicity. *Arch Intern Med.* 2006;166:2138.

20. Hidayat LK et al. Vancomycin (VAN) tolerance in MRSA invasive strains in patients undergoing vancomycin therapy. 46th Interscience Conference on Antimicrobial Agents and Chemotherapy. September 27–30, 2006, San Francisco, CA. Abstract L-1210.

21. Bisno AL et al. Antimicrobial treatment of infective endocarditis due to viridans streptococci, enterococci and staphylococci. *JAMA.* 1989;261:1471.

22. Fernβndez-Hidalgo et al. Ampicillin plus ceftriaxone is as effective as ampicillin plus gentamicin for treating enterococcus faecalis infective endocarditis. *Clin Infect Dis.* 2013;56(9):1261.

23. Karchmer AW et al. Single-antibiotic therapy for streptococcal endocarditis. *JAMA.* 1979;241:1801.

24. Malacoff RF et al. Streptococcal endocarditis (nonenterococcal, non-group A): single vs combination therapy. *JAMA.* 1979;24:1807.

25. Sande MA, Irvin RG. Penicillin-aminoglycoside synergy in experimental Streptococcus viridans endocarditis. *J Infect Dis.* 1974;129:572.

26. Wilson WR et al. Short-term intramuscular therapy with procaine penicillin plus streptomycin for infective endocarditis due to viridans streptococci. *Circulation.* 1978;57:1158.

27. Wilson WR et al. Short-term therapy for streptococcal infective endocarditis: combined intramuscular administration of penicillin and streptomycin. *JAMA.* 1981;245:360.

28. Francioli P et al. Treatment of streptococcal endocarditis with a single daily dose of ceftriaxone and netilmicin for 14 days: a prospective multicenter study. *Clin Infect Dis.* 1995;21:1406.

29. Sexton DJ et al. Ceftriaxone once daily for four weeks compared with ceftriaxone plus gentamicin once daily for two weeks for treatment of en-

docarditis due to penicillin-susceptible streptococci. Endocarditis Treatment Consortium Group. *Clin Infect Dis.* 1998;27:1470.

30. Francioli P et al. Treatment of streptococcal endocarditis with a single daily dose of ceftriaxone sodium for 4 weeks. Efficacy and outpatient treatment feasibility. *JAMA.* 1992;267:264.

31. Hoen B. Special issues in the management of infective endocarditis caused by gram-positive cocci. *Infect Dis Clin North Am.* 2002;16:437.

32. Stamboulian D et al. Antibiotic management of outpatients with endocarditis due to penicillin-susceptible streptococci. *Rev Infect Dis.* 1991;13(Suppl 2):S160.

33. Le T, Bayer AS. Combination antibiotic therapy for infective endocarditis. *Clin Infect Dis.* 2003;36:615.

34. Brouqui P et al. Endocarditis due to rare and fastidious bacteria. *Clin Microbiol Rev.* 2001;14:177.

35. Henry NK et al. Antimicrobial therapy of experimental endocarditis caused by nutritionally variant viridans group streptococci. *Antimicrob Agents Chemother.* 1986;30:465.

36. Karchmer AW, Longworth DL. Infections of intracardiac devices. *Infect Dis Clin North Am.* 2002;16:477.

37. Palraj R. Prosthetic valve endocarditis. In: Mandell GL et al, eds. *Mandell, Douglas, and Bennett's Principles and Practice of Infectious Diseases.* 8th ed. Philadelphia, PA: Elsevier Saunders; 2015:1029. Chapter 83.

38. Fang G et al. Prosthetic valve endocarditis resulting from nosocomial bacteremia: a prospective, multicenter study. *Ann Intern Med.* 1993;119(7,pt 1):560.

39. Nasser RM et al. Incidence and risk of developing fungal prosthetic valve endocarditis after nosocomial candidemia. *Am J Med.* 1997;103:25.

40. Durack DT. Prevention of infective endocarditis. In: Mandell GL et al, eds. *Mandell, Douglas, and Bennett's Principles and Practice of Infectious Diseases.* 8th ed. Philadelphia, PA: Elsevier Saunders; 2015:1057. Chapter 85.

41. Maki DG et al. Comparative study of cefazolin, cefamandole, and vancomycin for surgical prophylaxis in cardiac and vascular operations. A double-blind randomized trial. *J Thorac Cardiovasc Surg.* 1992;104:1423.

42. Rupp M et al. Staphylococcus epidermidis and other coagulase-negative staphylococci. In: Mandell GL et al, eds. *Mandell, Douglas, and Bennett's Principles and Practice of Infectious Diseases.* 8th ed. Philadelphia, PA: Elsevier Saunders; 2015:2272. Chapter 197.

43. Cohen PS et al. Infective endocarditis caused by gram-negative bacteria: a review of the literature, 1945–1977. *Prog Cardiovasc Dis.* 1980;22:205.

44. Howden BP et al. Reduced vancomycin susceptibility in Staphylococcus aureus, including vancomycin-intermediate and heterogeneous vancomycin-intermediate strains: resistance mechanisms, laboratory detection, and clinical implications. *Clin Microbiol Rev.* 2010;23:99.

45. Birmingham MC et al. Linezolid for the treatment of multidrug-resistant, gram-positive infections: experience from a compassionate-use program. *Clin Infect Dis.* 2003;36:159.

46. Livermore DM. Quinupristin/dalfopristin and linezolid: where, when, which and whether to use? *J Antimicrob Chemother.* 2000;46:347.

47. Miro JM et al. Infective endocarditis in intravenous drug abusers and HIV-1 infected patients. *Infect Dis Clin North Am.* 2002;16:273.

48. Chambers HF et al. Staphylococcus aureus endocarditis: clinical manifestations in addicts and nonaddicts. *Medicine (Baltimore).* 1983;62:170.

49. Siddiq S et al. Endocarditis in an urban hospital. *Arch Intern Med.* 1996;156:2454.

50. Manoff SB et al. Human immunodeficiency virus infection and infective endocarditis among injecting drug users. *Epidemiology.* 1996;7:566.

51. Korzeniowski O, Sande MA. Combination antimicrobial therapy for Staphylococcus aureus endocarditis in patients addicted to parenteral drugs and nonaddicts: a prospective study. *Ann Intern Med.* 1982;97:496.

52. Pulvirenti JJ et al. Infective endocarditis in injection drug users: importance of human immunodeficiency virus serostatus and degree of immunosuppression. *Clin Infect Dis.* 1996;22:40.

53. Fortun J et al. Short-course therapy for right-side endocarditis due to Staphylococcus aureus in drug abusers: cloxacillin versus glycopeptides in combination with gentamicin. *Clin Infect Dis.* 2001;33:120.

54. Chambers HF et al. Right-sided Staphylococcus aureus endocarditis in intravenous drug abusers: two-week combination therapy. *Ann Intern Med.* 1988;109:619.

55. DiNubile MJ. Short-course antibiotic therapy for right-sided endocarditis caused by Staphylococcus aureus in injection drug users. *Ann Intern Med.* 1994;121:873.

56. Torres-Tortosa M et al. Prospective evaluation of a two-week course of intravenous antibiotics in intravenous drug addicts with infective endocarditis. Grupo de Estudio de Enfermedades Infecciosas de la Provincia de Cadiz. *Eur J Clin Microbiol Infect Dis.* 1994;13:559.

57. Dworkin RJ et al. Treatment of right-sided Staphylococcus aureus endocarditis in intravenous drug abusers with ciprofloxacin and rifampin. *Lancet.*

58. Al-Omari et al. Oral antibiotic therapy for the treatment of infective endocarditis: a systematic review. *BMC Infect Dis*. 2014;14:140.

59. Heldman AW et al. Oral antibiotic treatment of right-sided staphylococcal endocarditis in injection drug users: prospective randomized comparison with parenteral therapy. *Am J Med*. 1996;101:68.

60. Bryant RE, Alford RH. Unsuccessful treatment of staphylococcal endocarditis with cefazolin. *JAMA*. 1977;237:569.

61. Livermore DM. Beta-Lactamases in laboratory and clinical resistance. *Clin Microbiol Rev*. 1995;8:557.

62. Ohlsen K. Novel antibiotics for the treatment of Staphylococcus aureus. *Expert Rev Clin Pharmacol*. 2009;2:661.

63. Liu C et al. Clinical practice guidelines by the infectious diseases society of America for the treatment of methicillin-resistant Staphylococcus aureus infections in adults and children. *Clin Infect Dis*. 2011;52:e18.

64. Gorwitz R et al. Strategies for clinical management of MRSA in the community: summary of an experts' meeting convened by the Centers for Disease Control and Prevention. Centers for Disease Control and Prevention, 2006. http://www.cdc.gov/ncidGd/dhqp/pdf/ar/CAMRSA_ExpMtgStrategies .pdf. Accessed March 23, 2011.

65. Boussaud V et al. Life-threatening hemoptysis in adults with community-acquired pneumonia due to Panton-Valentine leukocidin-secreting Staphylococcus aureus. *Intensive Care Med*. 2003;29:1840.

66. Dufour P et al. Community-acquired methicillin-resistant Staphylococcus aureus infections in France: emergence of a single clone that produces Panton-Valentine leukocidin. *Clin Infect Dis*. 2002;35:819.

67. Francis JS et al. Severe community-onset pneumonia in healthy adults caused by methicillin-resistant Staphylococcus aureus carrying the Panton-Valentine leukocidin genes. *Clin Infect Dis*. 2005;40:100.

68. Gillet Y et al. Association between Staphylococcus aureus strains carrying gene for Panton-Valentine leukocidin and highly lethal necrotizing pneumonia in young immunocompetent patients. *Lancet*. 2002;359:753.

69. Micek ST et al. Pleuropulmonary complications of Panton-Valentine leukocidin-positive community-acquired Staphylococcus aureus: importance of treatment with antimicrobials inhibiting exotoxin production. *Chest*. 2005;128:2732.

70. Miller LG et al. Necrotizing fasciitis caused by community-associated methicillin-resistant Staphylococcus aureus in Los Angeles. *N Engl J Med*. 2005;352:1445.

71. Diep BA et al. Polymorphonuclear leukocytes mediate Staphylococcus aureus Panton-Valentine leukocidin-induced lung inflammation and injury. *Proc Natl Acad Sci U S A*. 2010;107:5587.

72. Bahrain M et al. Five cases of bacterial endocarditis after furunculosis and the ongoing saga of community-acquired methicillin-resistant Staphylococcus aureus infections. *Scand J Infect Dis*. 2006;38:702.

73. Schwalbe RS et al. Emergence of vancomycin resistance in coagulase-negative staphylococci. *N Engl J Med*. 1987;316:927.

74. Horstkotte D et al. Guidelines on prevention, diagnosis and treatment of infective endocarditis executive summary: the Task Force on Infective Endocarditis of the European Society of Cardiology. *Eur Heart J*. 2004;25:267.

75. Moise-Broder PA et al. Pharmacodynamics of vancomycin and other antimicrobials in patients with Staphylococcus aureus lower respiratory tract infections. *Clin Pharmacokinet*. 2004;43:925.

76. Larsson AJ et al. The concentration-independent effect of monoexponential and bioexponential decay in vancomycin concentrations on the killing of Staphylococcus aureus under aerobic and anaerobic conditions. *J Antimicrob Chemother*. 1996;38:589.

77. Zimmermann AE et al. Association of vancomycin serum concentrations with outcomes in patients with gram-positive bacteremia. *Pharmacotherapy*. 1995;15:85.

78. Wang G et al. Increased vancomycin MICs for Staphylococcus aureus clinical isolates from a university hospital during a 5-year period. *J Clin Microbiol*. 2006;44:3883.

79. Clinical and Laboratory Standards Institute. Performance Standards for Antimicrobial Susceptibility Testing: Sixteenth Informational Supplement. M100. Wayne, PA: Clinical and Laboratory Standards Institute; 2015.

80. Wootton M et al. Evidence for reduction in breakpoints used to determine vancomycin susceptibility in Staphylococcus aureus [published correction appears in Antimicrob Agents Chemother. 2005;49:4819]. *Antimicrob Agents Chemother*. 2005;49:3982.

81. Howe RA et al. Expression and detection of hetero-vancomycin resistance in Staphylococcus aureus. *J Antimicrob Chemother*. 1999;44:675.

82. Charles PG et al. Clinical features associated with bacteremia due to heterogeneous vancomycin intermediate Staphylococcus aureus. *Clin Infect Dis*. 2004;38:448.

83. Jones RN. Microbiological features of vancomycin in the 21st century: minimum inhibitory concentration creep, bactericidal/static activity, and applied breakpoints to predict clinical outcomes or detect resistant strains. *Clin Infect Dis*. 2006;42(Suppl 1):S13.

84. Sancak B et al. Methicillin-resistant Staphylococcus aureus heterogeneously resistant to vancomycin in a Turkish university hospital. *J Antimicrob Chemother*. 2005;56:519.

85. Wootton M et al. A multicenter study evaluating the current strategies for isolating Staphylococcus aureus strains with reduced susceptibility to glycopeptides. *J Clin Microbiol*. 2007;45:329.

86. Hsu DI et al. Comparison of method-specific vancomycin minimum inhibitory concentration values and their predictability for treatment outcome of meticillin-resistant Staphylococcus aureus (MRSA) infections. *Int J Antimicrob Agents*. 2008;32:378.

87. American Thoracic Society; Infectious Diseases Society of America. Guidelines for the management of adults with hospital-acquired, ventilator-associated, and healthcare-associated pneumonia. *Am J Respir Crit Care Med*. 2005;171:388.

88. Hidayat LK et al. Detection of hetero-GISA (hGISA) among invasive MRSA and associated clinical features. 46th Interscience Conference on Antimicrobial Agents and Chemotherapy. September 27–30, 2006. San Francisco, CA. Abstract C2–1156.

89. Fowler VG, Jr et al. Daptomycin versus standard therapy for bacteremia and endocarditis caused by Staphylococcus aureus. *N Engl J Med*. 2006;355:653.

90. Smith J et al. High-dose daptomycin therapy for staphylococcal endocarditis and when to apply it. *Curr Infect Dis Rep*. 2014;16:429.

91. Dvorchik BH, Damphousse D. The pharmacokinetics of daptomycin in moderately obese, morbidly obese, and matched nonobese subjects. *J Clin Pharmacol*. 2005;45:48.

92. Cui L et al. Correlation between reduced daptomycin susceptibility and vancomycin resistance in vancomycin- intermediate Staphylococcus aureus. *Antimicrob Agents Chemother*. 2006;50:1079.

93. Patel JB et al. An association between reduced susceptibility to daptomycin and reduced susceptibility to vancomycin in Staphylococcus aureus. *Clin Infect Dis*. 2006;42:1652.

94. Moise PA et al. Susceptibility relationship between vancomycin and daptomycin in Staphylococcus aureus: facts and assumptions. *Lancet Infect Dis*. 2009;9:617.

95. Moise PA et al. Safety and clinical outcomes when utilizing high-dose ($\geq$8 mg/kg) daptomycin therapy. *Ann Pharmacother*. 2009;43:1211.

96. Kaatz GW et al. Mechanisms of daptomycin resistance in Staphylococcus aureus. *Int J Antimicrob Agents*. 2006;28:280.

97. Mariani PG et al. Development of decreased susceptibility to daptomycin and vancomycin in a Staphylococcus aureus strain during prolonged therapy. *J Antimicrob Chemother*. 2006;58:481.

98. Skiest DJ. Treatment failure resulting from resistance of Staphylococcus aureus to daptomycin. *J Clin Microbiol*. 2006;44:655.

99. Vikram HR et al. Clinical progression of methicillin-resistant Staphylococcus aureus vertebral osteomyelitis associated with reduced susceptibility to daptomycin. *J Clin Microbiol*. 2005;43:5384.

100. Dhand A et al. Use of antistaphylococcal β-lactams to increase daptomycin activity in eradicating persistent bacteremia due to methicillin-resistant Staphylococcus aureus: role of enhanced daptomycin binding. *Clin Infect Dis*. 2011;53:158.

101. Rand KH, Houck HH. Synergy of daptomycin with oxacillin and other β-lactams against methicillin-resistant Staphylococcus aureus. *Antimicrob Agents Chemother*. 2004;48:2871.

102. Falagas ME et al. Linezolid for the treatment of patients with endocarditis: a systematic review of the published evidence. *J Antimicrob Chemother*. 2006;58:273.

103. Dresser LD et al. Results of treating infective endocarditis with linezolid (LNZ). 40th Interscience Conference on Antimicrobial Agents and Chemotherapy. September 17–20, 2000. Toronto, Ontario, Canada. Abstract 2239.

104. Forrest A et al. Pharmacostatistical modeling of hematologic effects of linezolid in seriously ill patients. 40th Interscience Conference on Antimicrobial Agents and Chemotherapy. September 17–20, 2000. Toronto, Ontario, Canada. Abstract 283.

105. Sperber SJ et al. Persistent MRSA bacteremia in a patient with low linezolid levels. *Clin Infect Dis*. 2003;36:675.

106. Corne P et al. Treatment failure of methicillin-resistant Staphylococcus aureus endocarditis with linezolid. *Scand J Infect Dis*. 2005;37:946.

107. Chan L et al. Comparative efficacy of tedizolid phosphate (prodrug of tedizolid), vancomycin, and daptomycin in a rabbit model of methicillin-resistant Staphylococcus aureus endocarditis. *Antimicrob Agents Chemother*. 2015;59:3252.

108. Watanakunakorn C. Penicillin combined with gentamicin or streptomycin: synergism against enterococci. *J Infect Dis*. 1971;124:581.

109. Wilkowske CJ et al. Antibiotic synergism: enhanced susceptibility of group D streptococci to certain antibiotic combinations. *Antimicrob Agents Chemother (Bethesda)*. 1970;10:195.

110. Eliopoulos GM et al. Antimicrobial combinations. In: Lorian V, ed. *Antibi-

otics in Laboratory Medicine. 5th ed. Philadelphia, PA: Lippincott Williams & Wilkins; 2005:365.

111. Moellering RC, Jr et al. Studies on antibiotic synergism against enterococci. II. Effect of various antibiotics on the uptake of 14 C-labeled streptomycin by enterococci. J Clin Invest. 1971;50:2580.

112. Eliopoulos GM. Aminoglycoside resistant enterococcal endocarditis. Infect Dis Clin North Am. 1993;7:117.

113. Zervos MJ et al. Nosocomial infection by gentamicin- resistant Streptococcus faecalis: an epidemiologic study. Ann Intern Med. 1987;106:687.

114. Matsumoto JY et al. Synergy of penicillin and decreasing concentration of aminoglycosides against enterococci from patients with infective endocarditis. Antimicrob Agents Chemother. 1980;18:944.

115. Mainardi JL et al. Synergistic effect of amoxicillin and cefotaxime against Enterococcus faecalis [published correction appears in Antimicrob Agents Chemother. 1995;39:2835]. Antimicrob Agents Chemother. 1995;39:1984.

116. Brandt CM et al. Effective treatment of multidrug-resistant enterococcal experimental endocarditis with combinations of cell wall-active agents. J Infect Dis. 1996;173:909.

117. Carrizosa J et al. Minimal concentrations of aminoglycoside that can synergize with penicillin in enterococcal endocarditis. Antimicrob Agents Chemother. 1981;20:405.

118. Wright AJ et al. Influence of gentamicin dose size on the efficacies of combinations of gentamicin and penicillin in experimental streptomycin-resistant enterococcal endocarditis. Antimicrob Agents Chemother. 1982;22:972.

119. Fantin B, Carbon C. Importance of the aminoglycoside dosing regimen in the penicillin-netilmicin combination for the treatment of Enterococcus faecalis-induced experimental endocarditis. Antimicrob Agents Chemother. 1990;34:2387.

120. Marangos MN et al. Influence of gentamicin dosing interval on the efficacy of penicillin-containing regimens in experimental Enterococcus faecalis endocarditis. J Antimicrob Chemother. 1997;39:519.

121. Tam VH et al. Once daily aminoglycosides in the treatment of gram-positive endocarditis. Ann Pharmacother. 1999;33:600.

122. Wilson WR et al. Treatment of streptomycin-susceptible and streptomycin-resistant enterococcal endocarditis. Ann Intern Med. 1984;100:816.

123. Olaison L et al. Enterococcal endocarditis in Sweden, 19951999: can shorter therapy with aminoglycosides be used? Clin Infect Dis. 2002;34:159.

124. Murray BE. Vancomycin-resistant enterococcal infections. N Engl J Med. 2000;342:710.

125. Rice LB. Emergence of vancomycin-resistant enterococci. Emerg Infect Dis. 2001;7:183.

126. Centers for Disease Control and Prevention (CDC). Nosocomial enterococci resistant to vancomycin, United States, 1989–1993. MMWR Morb Mortal Wkly Rep. 1993;42:597.

127. National Nosocomial Infections Surveillance System. National Nosocomial Infections Surveillance (NNIS) System Report, data summary from January 1992 through June 2004, issued October 2004. Am J Infect Control. 2004;32:470.

128. Watanakunakorn C. Antimicrobial therapy of endocarditis due to less common bacteria. In: Bisno AL, ed. Treatment of Infective Endocarditis. New York, NY: Grune and Stratton; 1981:123.

129. Eliopoulos GM. Quinupristin-dalfopristin and linezolid: evidence and opinion. Clin Infect Dis. 2003;36:473.

130. Gonzales RD et al. Infections due to vancomycin- resistant Enterococcus faecium resistant to linezolid. Lancet. 2001;357:1179.

131. Herrero IA et al. Nosocomial spread of linezolid-resistant, vancomycin-resistant Enterococcus faecium. N Engl J Med. 2002;346:867.

132. Beringer P et al. Absolute bioavailabilty and pharmacokinetics of linezolid in hospitalized patients given enteral feedings. Antimicrob Agents Chemother. 2005;49:3676.

133. Kanafani ZA et al. Infective endocarditis caused by daptomycin-resistant Enterococcus faecalis: a case report. Scand J Infect Dis. 2007;39:75.

134. Munoz-Price LS et al. Emergence of resistance to daptomycin during treatment of vancomycin-resistant Enterococ-cusfaecalis infection. Clin Infect Dis. 2005;41:565.

135. Lewis JS, 2nd et al. Emergence of daptomycin resistance in Enterococcus faecium during daptomycin therapy [published correction appears in Antimicrob Agents Chemother. 2005;49:2152]. Antimicrob Agents Chemother. 2005;49:1664.

136. Schwartz BS et al. Daptomycin treatment failure for vancomycin-resistant Enterococcus faecium infective endocarditis: impact of protein binding? Ann Pharmacother. 2008;42:289.

137. Ellis ME et al. Fungal endocarditis: evidence in the world literature, 1965–1995. Clin Infect Dis. 2001;32:50.

138. Melgar GR et al. Fungal prosthetic valve endocarditis in 16 patients. An

11-year experience in a tertiary care hospital. Medicine (Baltimore). 1997;76:94.

139. Pierrotti LC, Baddour LM. Fungal endocarditis, 1995–2000. Chest. 2002;122:302.

140. Rubinstein E et al. Fungal endocarditis: analysis of 24 cases and review of the literature. Medicine (Baltimore). 1975;54:331.

141. Pappas PG et al. Clinical practice guidelines for the management of candidiasis: 2009 update by the Infectious Diseases Society of America. Clin Infect Dis. 2009;48:503.

142. Shadomy S et al. In vitro studies with combinations of 5-fluorocytosine and amphotericin B. Antimicrob Agents Chemother. 1975;8:117.

143. Rubinstein E et al. Tissue penetration of amphotericin B in Candida endocarditis. Chest. 1974;66:376.

144. Gilbert HM et al. Successful treatment of fungal prosthetic valve endocarditis: case report and review. Clin Infect Dis. 1996;22:348.

145. Muehrcke DD et al. Surgical and long-term antifungal therapy for fungal prosthetic valve endocarditis. Ann Thorac Surg. 1995;60:538.

146. Wong-Beringer A et al. Lipid formulations of amphotericin B: clinical efficacy and toxicities. Clin Infect Dis. 1998;27:603.

147. Melamed R et al. Successful non-surgical treatment of Candida tropicalis endocarditis with liposomal amphotericin B (AmBisome). Scand J Infect Dis. 2000;32:86.

148. Terrell CL. Antifungal agents. Part II. The azoles. Mayo Clin Proc. 1999;74:78.

149. Hernandez JA et al. Candidal mitral endocarditis and long-term treatment with fluconazole in a patient with human immunodeficiency virus infection [Letter]. Clin Infect Dis. 1992;15:1062.

150. Isalska BJ, Stanbridge TN. Fluconazole in the treatment of candidal prosthetic valve endocarditis. BMJ. 1988;297:178.

151. Roupie E et al. Fluconazole therapy of candidal native valve endocarditis [Letter]. Eur J Clin Microbiol Infect Dis. 1991;10:458.

152. Venditti M et al. Fluconazole treatment of catheter-related right-sided endocarditis caused by Candida albicans and associated with endophthalmitis and folliculitis. Clin Infect Dis. 1992;14:422.

153. Arnold CJ et al. Candida infective endocarditis: an observational cohort study with a focus on therapy. Antimicrob Agents Chemother. 2015;59:2365.

154. Tunkel AR et al. Enterobacter endocarditis. Scand J Infect Dis. 1992;24:233.

155. Cooper R, Mills J. Serratia endocarditis. A follow-up report. Arch Intern Med. 1980;140:199.

156. Elner JJ et al. Infective endocarditis caused by slow-growing, fastidious, gram-negative bacteria. Medicine (Baltimore). 1979;58:145.

157. von Graevenitz A. Endocarditis due to nonfermentative gram-negative rods. An updated review. Eur Heart J. 1987;8(Suppl J):331.

158. Weinstein MP et al. Multicenter collaborative evaluation of a standardized serum bactericidal test as a prognostic indicator in infective endocarditis. Am J Med. 1985;78:262.

159. Reyes MP, Lerner AM. Current problems in the treatment of infective endocarditis due to Pseudomonas aeruginosa. Rev Infect Dis. 1983;5:314.

160. Archer G, Fekety FR, Jr. Experimental endocarditis due to Pseudomonas aeruginosa. Therapy with carbenicillin and gentamicin. J Infect Dis. 1977;136:327.

161. Lerner SA et al. Effect of highly potent antipseudomonal β-lactam agents alone and in combination with aminoglycosides against Pseudomonas aeruginosa. Rev Infect Dis. 1984;6(Suppl 3):S678.

162. Scully BE et al. Use of aztreonam in the treatment of serious infections due to multiresistant gram-negative organisms, including Pseudomonas aeruginosa. Am J Med. 1985;78:251.

163. Dickinson G et al. Efficacy of imipenem/cilastatin in endocarditis. Am J Med. 1985;78(6A):117.

164. Brown NM et al. Ciprofloxacin treatment of bacterial endocarditis involving prosthetic material after cardiac surgery. Arch Dis Child. 1997;76:68.

165. Strunk RW et al. Comparison of ciprofloxacin with azlocillin plus tobramycin in the therapy of experimental Pseudomonas aeruginosa endocarditis. Antimicrob Agents Chemother. 1985;28:428.

166. Hoen B et al. Infective endocarditis in patients with negative blood cultures: analysis of 88 cases from a one-year nationwide survey in France. Clin Infect Dis. 1995;20:501.

167. Child JS. Risks for and prevention of infective endocarditis. Cardiol Clin. 1996;14:327.

168. Wilson W et al. Prevention of infective endocarditis: guidelines from the American Heart Association: a guideline from the American Heart Association Rheumatic Fever, Endocarditis, and Kawasaki Disease Committee, Council on Cardiovascular Disease in the Young, and the Council on Clinical Cardiology, Council on Cardiovascular Surgery and Anesthesia, and the Quality of Care an Outcomes Research Interdisciplinary Working Group. American Heart Association [published correction appears in Circulation. 2007;116:e376]. Circulation. 2007;116:1736.

67 第 67 章　呼吸道感染

Jason Cross, Evan Horton, and Dinesh Yogaratnam

核心原则	章节案例
急性支气管炎	
① 急性支气管炎是常见临床诊断，症状表现为持续 5 日以上的咳嗽，一般无需抗菌药物治疗。	案例 67-1（问题 1 和 3）
慢性阻塞性肺疾病急性加重期	
① 慢性阻塞性肺疾病急性加重（acute exacerbations of chronic obstructive pulmonary disease，AECOPD）患者需要抗菌药物治疗的指征包括：呼吸困难加重，痰量增加和痰液变脓 3 个主要症状同时出现；或出现包括痰液变脓在内的 2 个主要症状；或需要机械通气。	案例 67-2（问题 4）
② AECOPD 住院患者不仅应当接受最佳治疗而且应当对其慢性阻塞性肺疾病（chronic obstructive pulmonary disease，COPD）的控制进行评估以降低再次入院的可能性。评估其日常的 COPD 基础用药，根据疾病严重程度进行调整。此外还需要对相关情况进行评估：患者是否了解所用药物（包括维持治疗药物及解救药物），是否可以正确使用吸入器，是否能顺利获得处方药物，还要与患者讨论关于肺功能康复的问题。	案例 67-2（问题 6）
③ COPD 患者及曾经罹患肺炎的患者使用流感疫苗和肺炎链球菌疫苗可以降低相关疾病的死亡率。	案例 67-2（问题 7）
社区获得性肺炎	
① 社区获得性肺炎（community-acquired pneumonia，CAP）患者确诊后首先要决定是否需要住院治疗。医生可借助肺炎严重指数评分（pneumonia severity index，PSI）和 CURB-65 评分（C，意识障碍；U，尿素氮升高；R，呼吸频率加快；B，低血压；65，年龄≥65 岁）等预测评估方法进行决策。	案例 67-3（问题 2）
② 不论流行病学因素和疾病严重程度如何，CAP 最常见病原菌为肺炎链球菌。	案例 67-3（问题 4）
③ 患者是否有感染耐药肺炎链球菌（drug-resistant *S. pneumonia*，DRSP）的风险是经验性治疗选择药物时最重要考虑因素。	案例 67-3（问题 5）
④ 高危及病情未改善需要住院治疗的患者，如起病超过 48 小时流感病毒检测仍持续阳性，应当接受抗病毒治疗。	案例 67-4（问题 2）
医院获得性肺炎，呼吸机相关肺炎，卫生保健相关肺炎	
① 医院获得性肺炎（hospital-acquired pneumonia，HAP）是入院至少 48 小时后发生的肺炎。呼吸机相关性肺炎（ventilator-associated pneumonia，VAP）是指患者经气管插管 48~72 小时后发生的肺炎。罹患卫生保健相关肺炎（health care-associated pneumonia，HCAP）的患者具有以下特点：最近 90 日内曾因感染住院治疗且住院时间超过 2 日；在养老院或长期护理机构中生活；最近 30 日内接受过静脉抗菌药物治疗、化疗或新发伤口护理；生活中与携带多重耐药（multidrug-resistant，MDR）病原菌的人密切接触；到医院或透析门诊定期接受血液透析。	案例 67-5（问题 1）

		章节案例
②	CAP 与 HAP/HCAP/VAP 在病原学上的主要区别在于：HAP/HCAP/VAP 的病原菌包括革兰氏阴性菌、MDR 病原菌和耐甲氧西林金黄色葡萄球菌（methicillin-resistant *Staphylococcus*，MRSA）。	案例 67-5（问题 1）
③	MDR 病原菌肺炎的危险因素包括：发病前 90 日内接受过抗菌药物治疗、近期有 5 日及以上的住院史、罹患免疫抑制性疾病或接受免疫抑制治疗或具有 HCAP 任何相关危险因素。	案例 67-5（问题 1）
④	对早发肺炎（<5 日）且无 MDR 感染危险因素的患者可给予单药治疗，可选药物包括无抗假单胞菌活性的第三代头孢菌素、厄他培南、氨苄西林/舒巴坦或具有抗肺炎球菌活性的氟喹诺酮类。对晚发肺炎（≥5 日）或有 MDR 感染危险因素的患者经验治疗时应当联合具有抗铜绿假单胞菌活性的抗菌药物。治疗方案通常包括 1 种抗假单胞菌 β-内酰胺类药物，再加上 1 种氨基糖苷类药物或环丙沙星或左氧氟沙星。如果存在 MRSA 感染的危险因素或所在医疗机构 MRSA 检出率很高，应当加用万古霉素或利奈唑胺。	案例 67-5（问题 2）

急性支气管炎

定义和发生率

　　急性支气管炎（acute bronchitis，AB）为急性、自限性上支气管呼吸系统疾病，有 5 日以上（有时可长达 3 周）的咳嗽[1-3]。AB 可伴或不伴有脓性痰，发热少见[2]。当患者咳嗽且除外肺炎、急性哮喘、慢性阻塞性肺疾病急性加重（acute exacerbations of chronic obstructive pulmonary disease，AECOPD）和普通感冒后，可以诊断为 AB[3]。AB 真实发生率未知，是临床最常遇到的症状，每年约有 670 万门诊患者[4]。

病理生理学和流行病学

　　AB 是支气管上皮细胞感染后的炎症反应，持续的炎症反应导致气管黏膜增厚[1,2]。气管支气管上皮脱落细胞和炎症介质引起支气管痉挛和第一秒用力呼气量（forced expiratory volume in 1 second，FEV₁）减少，FEV₁ 通常 5 周后有所改善。患者症状与病原菌传播能力和炎症反应程度相关。虽然可从痰中分离获得细菌，但细菌极少侵入支气管，并不是引起 AB 的主要原因[5]。绝大多数的 AB 推测是由于病毒引起[2,5-7]。

临床表现

　　AB 是自限性疾病，咳嗽持续超过 5 日是其特征性临床表现。一般情况下咳嗽持续 10~20 日，长的可达 3 周。超过 50% 的病例伴有咳痰，但并不意味着存在细菌感染[3]。大多数病例未见发热，一旦出现发热应当考虑季节性流感，若同时伴有其他临床症状还应当考虑肺炎。

药物治疗概述

　　抗菌药物并不能显著改善 AB 的症状，但会增加药物不良反应和细菌耐药性[8]。包括美国在内的各国专家指南均反对使用抗菌药物治疗 AB[3,6,7,9]。尽管如此，在美国仍有超过 70% 的 AB 患者接受抗菌药物治疗，且越来越多使用广谱抗菌药物，使细菌耐药情况进一步恶化[10]。其他非抗感染治疗的证据也很有限，包括使用支气管扩张剂或镇咳药[3,11,12]。

临床表现

案例 67-1

问题 1： A. R.，50 岁，男性，主诉咳嗽，持续 8 日，目前每次咳嗽伴有黄痰。近期没有生病，但他 14 岁上学的儿子近期曾小感冒。否认恶心、呕吐、发热和寒颤。患者感觉疲劳，并且因咳嗽导致睡眠不佳。平常服用药物包括降压药赖诺普利和降脂药阿托伐他汀，还服用小剂量阿司匹林预防卒中。生命体征：体温 37.1℃，心率 70 次/min，血压 130/70mmHg，呼吸 18 次/min，吸入室内空气氧饱和度 98%。体格检查：呼吸音粗，伴有咳嗽，其他正常。哪些症状和体征符合 AB 诊断？

　　AB 典型表现为不伴有发热或肌痛等其他症状的持续性咳嗽[3]，可长达 3 周，通常病程为自限性。AB 最典型症状出现在第 5~14 日[2]。该患者血氧饱和度正常，也无肺部症状，因此可以除外肺炎。咳嗽是常见症状，但不是所有病例都会出现。A. R. 感觉疲劳考虑是因为咳嗽时常在夜间出现所致。

微生物学

案例 67-1，问题 2：患者发生 AB 最可能的原因是什么？

　　只有一小部分 AB 病例可查明病原体，查明的病例通常为病毒感染[2,5-7]。引起 AB 的细菌种类非常有限，主要出现在以下情况：存在 COPD 基础疾病、机械通气（气管-支气管炎）、百日咳杆菌暴发或暴露。表 67-1 列出了常见病原体及其对应的特定症状[2]。

表 67-1

急性支气管炎病因

病原体	说明
病毒	
流感病毒	快速起病伴有发热、寒战、头痛、咳嗽;肌痛常见,可能伴有肌病
副流感病毒	秋季流行暴发;护理院可能发生病毒暴发;家中儿童出现哮吼症状表明感染此病毒
呼吸道合胞病毒	与患有毛细支气管炎的婴幼儿密切接触的家庭成员中大约有 45% 会被感染;冬春季节尤其流行;20% 的成人有耳痛
冠状病毒	可引起老年人严重呼吸道症状;军队新兵中流行
腺病毒	与流感病毒的表现相似;突起发热
鼻病毒	发热不常见,感染一般较轻
非典型病原体	
百日咳杆菌	1~3 周潜伏期;少数患者发生喘息,发热不常见;可出现以淋巴细胞为主的白细胞显著增多
肺炎支原体	2~3 周潜伏期;在军队和学生中已有暴发的病例报道
肺炎衣原体	3 周潜伏期;起初是声音嘶哑等症状,逐渐变成咳嗽;在护理院,大学生和军队人员中有疫情报告

来源:Wenzel RP,Fowler AA 3rd. Clinical practice. Acute bronchitis. *N Engl J Med.* 2006;355;2125.

在确定导致 AB 的病原体时应当考虑与其他患者的接触史,疾病潜伏期长短(病毒为 2~7 日,非典型病原体为数周),以及病原菌暴露史。特定症状可以提示特定病原菌,例如:百日咳杆菌感染可出现吸气时喘息和咳嗽后呕吐,肺炎支原体感染时咽炎和咳嗽可超过 4 周,肺炎衣原体感染时可出现声音嘶哑和低热,流感时出现咳嗽伴有发热和肌痛[2]。考虑到 A.R. 没有细菌感染的接触史(他儿子最近的感冒多半为病毒性感冒),咳嗽发病的时间以及未出现流感相关症状,因此推断他的临床症状最可能是由病毒(非流感病毒)引起。

临床诊断和治疗

用抗菌药物治疗 AB 并不能缩短病程[8]。因此指南反对在 AB 治疗中常规使用抗菌药物[3,6,7,9]。尽管有指南建议,但在实际临床中依然使用抗菌药物治疗 AB[10]。不正确地使用抗菌药物是一个公共健康问题,因为会导致不良反应和细菌耐药的发生。唯一例外情况需要使用抗菌药物治疗的是疑似由百日咳杆菌引起的 AB。对于这类患者,推荐使用大环内酯类药物,并且在病程的最初 5 日进行隔离防止传播[3]。A.R. 无需使用抗菌药物。

在 AB 诊断中无需常规进行痰培养以确定致病病原体或诊断性筛查非典型病原体。因为大部分已知病原体为病毒,无特定治疗方法,且分离得到微生物常常不是真正的病原体。但是为达到感染控制的目的,在流感季节或百日咳杆菌或其他非典型病原体暴发时期应当进行诊断性筛查。在细菌性感染鉴别诊断中使用降钙素原或 C 反应蛋白(C-reactive protein,CRP)等生物标记物,或许可以减少 AB 治疗中抗菌药物的不正确使用,但在现阶段还无法推荐广泛使用[13,14]。

对症治疗包括:患者(尤其是潜在反应性气道疾病患者)在气促时吸入沙丁胺醇等 β 受体激动剂;患者持续咳嗽时吸入或全身使用激素;非甾体抗炎药(NSAIDs)、阿司匹林或对乙酰氨基酚用于缓解肌痛或发热;溴苯那敏等抗组胺药,可待因、右美沙芬或苯佐那酯等止咳药,愈创甘油醚等黏液溶解剂用于治疗咳嗽。然而,这些对症治疗方法并未得到强有力的证据支持,表明对 AB 患者有效[1-3,11,12]。因此采取对症治疗前,应恰当权衡用药的风险获益比。鉴于 A.R 的顽固咳嗽导致他彻夜难眠,因此首选可尝试给予右美沙芬等镇咳药。考虑患者目前正在服用阿司匹林,而且也没有明确的用药指征,因此应避免给予 NSAIDs。现阶段患者也无必要使用吸入性 β 受体激动剂或激素[12,15]。

当患者出现发热、心动过速、呼吸急促、肺部听诊有羊鸣音或啰音、出现低氧血症或患者特别是老年患者出现精神状态改变等情况时,利用胸片或其他影像学检查区分 AB 和肺炎是非常重要的[2,3]。临床上必须对 AB 与 AECOPD、后鼻滴涕、胃食管反流病（gastroesophageal reflux disorder，GERD）及哮喘进行鉴别诊断（分别在本章、第23章和第18章中讨论）。A. R. 的体格检查和症状都未提示肺炎，因此没有必要做胸片检查。如果患者症状迁延不愈或存在COPD危险因素需要考虑慢性支气管炎。如果患者有哮喘症状或AB频繁发作或有GERD症状，则分别需要考虑哮喘或胃肠功能紊乱。

患者教育

案例67-1，问题7：你会如何教育A. R. 他并不需要使用抗菌药物？

对治疗过程有充分预计可减轻未使用抗菌药物所带来的担忧。医生由于缺乏知识或在患者主动要求下往往在AB治疗时过度使用抗菌药物。医生与患者进行充分沟通是关键，可以帮助患者深入了解AB的可能病原体、自然病程、缓解症状的措施和避免使用抗菌药物的理由。

慢性阻塞性肺疾病急性加重

定义、发生率和流行病学

根据慢性阻塞性肺疾病全球倡议（Global Initiative for Chronic Obstructive Lung Disease，GOLD）的定义，慢性阻塞性肺疾病（chronic obstructive pulmonary disease，COPD）指重复暴露于有害粒子后持续存在并不断进展的通气功能的下降。肺部慢性炎症导致小气道不断狭窄、肺泡破坏和肺弹性回缩力下降。值得注意的是，COPD可能伴有或不伴有痰量增加和慢性咳嗽。慢性阻塞性肺疾病急性加重（AECOPD）是指症状恶化超过患者在稳定期的症状的日常变化。当COPD急性加重时通常需要改变药物治疗方案，以减轻症状改善愈后[16]。COPD维持治疗方案（在第19章中单独讨论）的目的通常是为了降低AECOPD的发作频率和发作时的严重程度。

COPD与高额医疗健康花费、降低生活质量、显著的发病率及世界范围内的高死亡率有关。这些负担主要由AECOPD导致。在美国与加拿大，COPD分别是死亡原因的第三位和第四位。美国2009年因COPD分别有150万人次急诊患者就诊和71.5万人次住院患者入院[17]。而美国2010年与COPD直接相关的医疗花费预计达到295亿美元[17]。AECOPD会导致患者生活质量的下降和肺功能的加速衰退，尤其是在未得到早期治疗的患者中[16]。

支气管感染和空气污染是AECOPD主要诱因[16,18-20]。多达三分之一的病例无明确病因。

病理生理学

细菌、病毒和污染物都可导致炎症反应[20]。白介素-8、肿瘤坏死因子α和中性粒细胞的增加引起气道炎症反应，导致肺重塑、纤毛清除黏液减少、气流阻塞加剧，并出现相关呼吸症状。

在AECOPD病例中，约三分之一由病毒引起，一半由细菌引起[20]。引起AECOPD最常见的病原菌包括流感嗜血杆菌、肺炎链球菌和卡他莫拉菌。在分级为GOLD3（严重）和GOLD4（非常严重）的COPD患者中，铜绿假单胞菌也很常见[16]。许多COPD的患者在疾病稳定期也会有细菌定植[21]。证据表明无论是定植菌量的增加或是新病原体的感染都会使得COPD症状恶化[16,21]。随着COPD病情进展，患者的获得性免疫应答能力不断降低，容易因细菌出现更加频繁的急性加重。此外，随着COPD病情进展相关病原体的毒力和耐药性也在增加[16,19,20,22]。COPD患者持续感染和定植的可能机制是病毒细菌改变了机体的正常免疫应答[20]。

临床表现和诊断

AECOPD典型症状包括呼吸困难、咳嗽加重、痰量增加、脓痰增多。与AB不同，脓痰是由急性细菌感染引起[22]。其他非特异性症状包括失眠、乏力、心动过速、呼吸急促和运动耐力降低。患者经常主诉日常活动能力降低[16]。

对AECOPD患者进行诊断评估时应包括血氧饱和度、动脉血气分析、心电图和包含白细胞分类计数的血常规。胸片可以排除肺炎、气胸或胸腔积液。应当评估患者是否存在并发症，例如心衰或哮喘、肺癌等肺部疾病等，以帮助诊断和评估预后[16,18]。痰培养和革兰氏染色除了对初始治疗失败的患者可能有用外，常规不推荐。

治疗概述

针对AECOPD的药物治疗包括使用支气管扩张剂联合吸氧，以减少病原菌负荷为目的的使用抗菌药物和使用可减轻炎性反应的糖皮质激素[16,18]。由于现有的疗效证据有限且互相矛盾，同时担心毒性反应，因此临床极少使用氨茶碱或茶碱等甲基黄嘌呤类药物[16]。AECOPD治疗方案中与药物治疗无关的内容包括：选择在何处治疗、用何种方式给予呼吸支持等。与药物治疗无关的内容本章未予详细讨论，可参考GOLD指南[16]。

疾病严重程度

案例67-2

问题1：T. H. ，81岁，白人女性，因"无法呼吸"来到急诊，当时她正通过鼻导管持续吸入流量为4L/min的氧气。上周患者呼吸困难的症状不断恶化，包括洗澡和吃饭等日常活动都需要帮助。她的女儿联系了T. H. 的初级保健医生，当其看到患者"昏昏沉沉"难以唤醒时，遂将患者送往急诊。T. H. 的女儿说患者之前曾"感冒"痰量增加，比过去频繁咳嗽时吐出的痰颜色更黄。既往病史为：重症COPD、心房颤动、抑郁症、阻塞性睡眠呼吸暂停、病态肥胖、左肱骨骨折。无药物过敏史。居家用药包括：阿司匹林每日81mg，西酞普兰每日20mg，地尔硫䓬缓释胶囊每日240mg，沙美特罗替卡松粉吸入剂50/250每日2次，每次1吸，当呼吸急促时沙丁胺醇每6小时4吸。个人史：大于80包·年吸烟史，已戒烟4~5年。

在急诊，T. H. 体温正常，心率 96 次/min，呼吸频率 23 次/min，血压 135/75mmHg，流量 4L/min 吸氧条件下血氧饱和度 60%。T. H. 当时情况较为紧急，警觉与定向评分 2 分(患者知道自己是谁，知道自己在哪里，但是不知道日期和时间)，需要辅助呼吸肌帮助呼吸。初步体格检查结果：双肺呼吸音低，呼吸运动减弱，下肢未见水肿，无规律出现心律不齐。实验室检查结果如下：

动脉血气分析：pH 7.34，二氧化碳分压 60mmHg，氧分压 72mmHg

白细胞计数：$9.8 \times 10^3 / \mu l$(中性粒细胞 71%)

血红蛋白：12g/dl

血小板：$319 \times 10^3 / \mu l$

钠：135mmol/L

钾：3.7mmol/L

氯：91mmol/L

碳酸氢盐：39mmol/L

血尿素氮(BUN)：15mg/dl

血肌酐(SCr)：1.21mg/dl

葡萄糖：104mg/dl

脑钠素：66pg/ml

肌钙蛋白：<0.07ng/ml

促甲状腺激素：$1.63\mu U/ml$

胸片提示有少量胸腔积液，但未显示肺部有浸润或高密度影。心电图检查提示有心房颤动。1 年前肺功能检查显示 FEV_1 与用力肺活量比值为 0.39，FEV_1 占预计值为 37%。T. H. 此次急性发作的严重程度如何？

T. H. 预后不佳的危险因素包括心房颤动和重度 COPD，定义为重度 COPD 是因为患者需要居家吸氧及 FEV_1 处于低基线水平[16]。

临床症状和体征也提示发作的严重程度，包括：使用辅助呼吸肌，胸壁反常运动，发绀加重或新发，外周水肿，血流动力学障碍，右心衰体征和精神状态改变。T. H. 出现其中两个危险因素：警觉性降低和使用辅助呼吸肌[16,18]。

疾病预防

案例 67-2，问题 2： 如何缓解 T. H. 的气促症状？

AECOPD 的基础治疗是供氧以缓解低氧血症。使用可控的供氧设备使患者血氧饱和度大于 90% 或氧分压大于 60mmHg。如果低氧血症难以缓解，则需要进一步检查是否存在静脉血栓、肺炎或其他原因。供氧后 1 小时内复查动脉血气评估二氧化碳潴留或酸中毒情况。

所有 AECOPD 患者初始治疗时都应立即使用短效支气管扩张剂。首选沙丁胺醇等 β-受体激动剂，联合或不联合异丙托溴铵等抗胆碱能药物[16]。如果不起效，可以考虑使用二线治疗方案，茶碱或氨茶碱等甲基黄嘌呤类药物。T. H. 当时情况无需使用长效支气管扩张剂。

案例 67-2，问题 3： 是否需要给予 T. H. 抗菌药物治疗？

AECOPD 的"主要"症状包括痰液呈脓性、痰量增加和呼吸困难[23]。有几项前瞻性研究和 GOLD 指南都推荐根据主要症状对 AECOPD 严重程度进行分级[16,24]。

专家主张使用抗菌药物治疗 AECOPD，尤其是当有 2~3 个主要症状出现时[16,18]。GOLD 指南推荐以下患者应当使用抗菌药物：出现 3 个主要症状(呼吸困难加重、痰量增加和痰液呈脓性)的患者；出现 2 个主要症状其中包括痰液呈脓性的患者；所有因 AECOPD 需要进行机械通气的患者[16]。

T. H. 有 3 个主要症状，所以需要进行抗菌药物治疗，可获得的益处包括：增加治疗成功率、预防复发、减少再入院的风险、改善肺功能和减轻发作的严重程度。

案例 67-2，问题 4： T. H. 应选用何种抗菌药物？推荐疗程如何？

鉴于 T. H. 精神状态较差且有不良预后的危险因素，因此恰当的初始抗菌药物治疗方案应选择静脉给药。对铜绿假单胞菌潜在危险因素进行评估。如果 T. H. 存在相关危险因素，可选择头孢吡肟等抗铜绿假单胞菌的 β-内酰胺类药物作初始治疗。如果不存在相关危险因素，可选择 β-内酰胺类抗生素/β-内酰胺酶抑制剂(如氨苄西林/舒巴坦等)、第三代头孢菌素(如头孢曲松等)或呼吸氟喹诺酮(如莫西沙星或左氧氟沙星等)。所有选择的抗菌药物应当对耐药肺炎链球菌(drug-resistant *S. pneumoniae*，DRSP)有效。如果 T. H. 静脉使用抗菌药物后情况改善，出院带药可以改为口服呼吸氟喹诺酮类药物或大剂量阿莫西林/克拉维酸。

抗菌药物用药史是另一个初始抗菌药物选择的重要考虑因素。如果患者在过去 3 个月内使用过抗菌药物，则应考虑其他类的抗菌药物[16]。此外，如果使用抗菌药物后 72 小时症状未改善，需应留取痰标本进行病原学指导用药[16]。

AECOPD 抗菌药物疗程缺乏确切的循证依据，在此领域需要进一步研究。引用 CB 的研究结果，推荐 5~10 日的疗程[16]。

案例 67-2，问题 5： T. H. 是否需要糖皮质激素治疗？如果需要应如何选择剂量与疗程？

在 AECOPD 时全身使用糖皮质激素可以帮助改善肺功能、缩短恢复时间和预防复发。根据现有证据，GOLD 指南推荐方案为泼尼松 40mg/d 使用 5 日[16]。该方案适用于 T. H.，如果她无法口服给药则可以考虑相同剂量的静脉给药方案。更大剂量更长疗程并未发现可以获得更好的临床疗效，静脉与口服给药方案疗效相当[25,26]。对于接受糖皮质激素治疗超过 3 周的患者和在过去几个月中已经接受过多次糖皮质激素治疗的患者，应当考虑逐渐减量。尽管雾化吸入布地奈德费用更高，但在 AECOPD 中应当考虑其作为口服糖皮质激素的替代方案[16]。

改善患者预后

入院的 AECOPD 患者不仅需要得到最佳治疗,而且应当对日常 COPD 的控制进行评估以减少再入院的可能性。首先应当对 T. H. 基本的 COPD 药物治疗方案进行评估,并根据其疾病严重程度(详见第 19 章)进行调整。此外应当与患者讨论以下问题:患者对于维持治疗药物与急救药物的作用是否理解,患者是否能够正确使用吸入装置,患者是否可以方便获得处方药,以及肺康复的相关问题[16,17]。在高危人群中应当考虑给予药物预防静脉血栓栓塞(详见第 11 章)[16,27]。

疫苗接种预防常见呼吸道感染

应当对 T. H. 流感疫苗和肺炎链球菌疫苗接种记录进行评估。建议所有年龄≥6 个月的 COPD 患者每年接种流感疫苗,已有证据表明可以降低 AECOPD 的风险[16,17]。建议所有年龄≥19 岁的 COPD 患者接种 23 价肺炎球菌多糖疫苗。与流感疫苗不同,肺炎球菌疫苗还未得到明确证据可以减少 AECOPD 的发生。不过指南依然推荐使用肺炎球菌疫苗作为患者整体健康计划的一部分。

社区获得性肺炎

定义、发生率和流行病学

肺炎是肺实质的感染。社区获得性肺炎(community-acquired pneumonia,CAP)是指患者在未接触医疗保健服务的情况下感染的肺炎,这些情况包括:住院、长期护理和长期使用抗生素。CAP 诊断依赖于临床症状和影像学显示的肺部浸润,不过也可以通过体格检查和/或低氧血症进一步支持诊断。

在美国成年人中,目前估计每 10 000 人次出院患者中 CAP 占 24.8 人次,老年人比率更高(65~79 岁:63/10 000;≥80 岁:164.3/10 000)[28]。在儿童中每 10 000 人次出院患者中 CAP 占 15.7 人次,婴儿与低龄儿童发生 CAP 危险性更高(<2 岁:62.2/10 000)[29]。年龄≥65 岁患者总体死亡率为 5.6%,与门诊患者相比住院患者死亡率更高,分别为 3.8%和 8.5%[30]。17%的 CAP 老年患者有心脏问题的并发症[31]。

病理生理学

通过水滴、喷雾吸入感染颗粒或通过吸气吸入口腔菌群是导致 CAP 发生的原因。极少见情况为远处感染灶细菌通过血行播散至肺部,或者胸膜或隔下等邻近部位的感染直接蔓延至肺部。

肺部气管支气管树部位无法有效防御到达此处的细菌,一旦细菌到达容易发生感染。炎症介导的支气管上皮细胞损伤会引起黏膜纤毛清除能力减弱,细胞免疫和体液免疫应答反应减弱。有潜在的或者获得性免疫缺陷的患者发生 CAP 的风险增加。

临床表现和诊断

大多数 CAP 病例中,患者均有急性高热、寒战、呼吸急促、心动过速和排痰性咳嗽。体格检查显示特定肺部区域听诊有湿啰音、干啰音、支气管呼吸音、浊音或羊鸣音。极少数情况 CAP 呈亚急性表现,有发热、干咳、全身症状,肺部听诊阴性或呈弥漫性改变。CAP 儿童患者可能有呕吐的症状。

诊断 CAP 需要胸片或其他影像学检查见肺部浸润[32]。当患者有充血性心力衰竭和肺部恶性肿瘤等疾病时,其影像学表现可以掩盖因肺炎引起的肺部浸润表现,此时结合临床和影像学结果进行诊断就更加重要。

应当在给予抗菌药物前留取血培养标本和呼吸道标本,呼吸道标本包括患者咳出的痰液、诱导痰液或气管插管患者的气管内抽吸物。尽管培养结果往往是阴性的,然而一旦得到阳性结果就可以对抗菌药物经验性用药进行优化调整。

药物治疗概述

大部分 CAP 患者抗菌药物治疗是经验性用药,考虑的因素包括患者最可能感染的病原体和疾病的严重程度。在此基础上,临床医生再根据患者是否有耐药菌感染的风险将患者分类,并给予恰当治疗。

临床表现

案例 67-3

血尿素氮（BUN）:23mg/dl

血肌酐（SCr）:0.8mg/dl

碳酸氢盐（HCO₃）:28mmol/L

血糖:148mg/dl

动脉血气分析:pH 7.42,氧分压（PO₂）61mmHg,二氧化碳分压（PCO₂）46mmHg

HIV 阴性。胸片显示右下肺叶浸润。J. T. 哪些症状、体征与实验室结果与 CAP 诊断相符?

大多数情况下 CAP 患者表现为排痰性咳嗽、呼吸困难和胸膜炎性胸痛[33]。患者还可能伴有全身炎症反应综合征,表现包括心动过速、呼吸急促、发热和白细胞计数异常[34]。此外,肺部听诊常表现为呼吸音减弱,随着肺部实变表现出更加特征性的干、湿啰音或羊鸣音。美国感染病学会（Infectious Diseases Society of America, IDSA）/美国胸科学会（American Thoracic Society, ATS）制定的 CAP 指南,将重症肺炎相关体征和症状分为次要和主要诊断标准[32]。次要诊断标准包括:入院时呼吸频率大于 30 次/min、动脉血氧分压（PaO₂）与吸入氧浓度（F₁O₂）比值（PaO₂/F₁O₂）小于 250mmHg、收缩压（systolic blood pressure, SBP）小于 90mmHg 或舒张压（diastolic blood pressure, DBP）小于 60mmHg、意识障碍、肺部多叶浸润、给予积极的体液复苏收缩压仍低于 90mmHg、BUN 大于等于 20mg/dl、白细胞减少、血小板减少和体温过低。主要诊断标准包括持续超过 4 小时需要机械通气和升压药物[32]。

诊断 CAP 除了需要各项临床结果相符外,还需要胸片或其他影像学结果表现为肺部浸润[32]。基于临床症状但缺少影像学阳性结果收入院的患者,应当在入院后 24 ~ 48 小时再次进行影像学检查。

疾病严重程度

案例 67-3,问题 2:考虑到急诊的临床条件,J. T. 应当在哪里继续接受治疗?

确诊 CAP 后首先要决定患者是否需要入院治疗。几种评分系统可以帮助医生做出在哪里进行治疗的决定。IDSA/ATS 指南推荐 PSI 分级和 CURB-65 评分。

PSI 对 4 部分内容分别进行评分:人口学特征（年龄、性别、住护理院）、基础疾病（肝脏疾病、充血性心力衰竭、肾脏疾病、肿瘤）、体格检查（精神状态、呼吸频率、收缩压、体温、心率）和实验室结果（Na⁺、血糖、Hct、BUN）;分值累加,最后根据总分将患者分成 5 级,从低到高死亡风险逐渐增加（表 67-2）[35]。CURB-65 由英国胸科协会制定,操作简便包含 5 项指标:因肺炎导致的意识障碍、尿素氮（BUN）>19mg/dl、呼吸频率 ≥ 30 次/min、收缩压<90mmHg 或舒张压<60mmHg、年龄≥65 岁[36]。满足 1 项得 1 分,累积分值越高 30 日死亡风险越高。根据 CURB-65 分值 CAP 患者应分别在以下场所接受治疗:0 ~ 1 分,门诊;2 分,住院;≥3 分,收住 ICU。两个评分系统均可鉴别低危死亡风险患者,但 CURB-65 评分更能鉴别出需入住 ICU 治疗的患者和

有最高死亡风险的患者[37]。患者是否需要入住 ICU 是医生主观决定;不过 IDSA/ATS 指南建议当患者满足重症肺炎 3 个及以上次要诊断标准或 1 个主要诊断标准时应当收入 ICU 治疗[32]。

表 67-2

预测肺炎死亡率和推荐治疗场所

评分系统及得分	预测30日死亡率/%	推荐治疗场所
PSI 分级 Ⅰ ~ Ⅱ（≤70）	0.1 ~ 0.7	门诊
PSI 分级 Ⅲ（71 ~ 90）	0.9 ~ 2.8	收住病房
PSI 分级 Ⅳ ~ Ⅴ（≥91）	9.3 ~ 27	收治入院;考虑 ICU
CURB-65 评分 0 ~ 1	0.7 ~ 2.1	门诊
CURB-65 评分 2	9.2	收住病房
CURB-65 评分 ≥3	14.5 ~ 57.0	收住 ICU

CURB-65,意识障碍、血尿素氮、呼吸频率增加、低血压和年龄≥65 岁;ICU,重症监护病房;PSI,肺炎严重指数。

来源:Fine MJ et al. A prediction rule to identify low-risk patients with community-acquired pneumonia. N Engl J Med. 1997;336:243.

案例 67-3,问题 3:可进行什么检查以获得 J. T. 的病原学诊断?

J. T. 的 PSI 得分如下:45 岁女性[35 分（年龄 45 分－女性 10 分）]、呼吸频率>30 次/min（20 分）、心率>125 次/min（20 分）、体温>40℃（15 分）、红细胞比容<30%（10 分）、精神状态改变（20 分）。J. T. 总分合计 120 分,死亡风险 Ⅳ级,30 日死亡率为 9.3% ~ 27%。她应当接受入院治疗,可能需要入住 ICU。根据 CURB-65 评分,J. T. 得分为 3 分（30 日死亡率为 9.2%）,鉴于她有尿毒症、意识障碍和呼吸频率加快,因此应当收入 ICU 治疗。

门诊患者可选择性地进行病原学诊断检查。然而 IDSA/ATS 指南建议 CAP 住院患者应尝试进行病原学诊断检查[32]。通过痰或气管内吸引物进行病原学检查可指导经验性治疗,除了检出罕见和常见病原体外,对肺炎聚集暴发也有意义。

对于重症 CAP 可进行肺炎球菌和嗜肺军团菌血清 1 型的尿抗原检测。研究表明这 2 个检测的敏感性> 80%,特异性> 90%,而且具有即使在抗生素使用后也可检出病原体的优点。

IDSA/ATS 指南建议在传统"流感季节"及流感暴发期进行流感病毒的检测[32]。流感检测应当采用逆转录聚合酶链反应（reverse transcriptase polymerase chain reaction, RT-PCR）的方法,在所有方法中敏感性和特异性最高,且在 4 ~ 6 小时内可快速获得结果[38]。也可采用快速流感抗原检测试验,但其敏感性和特异性都较低,因此对于报告阴性结果的患者建议进行 RT-PCR 复查。在流感流行季节应当常规进行呼吸道标本标准细胞培养以分离病毒。

微生物学

案例 67-3,问题 4: J. T. 最可能的病原体是什么?

表 67-3 总结了 CAP 的主要病原体。无论流行病学因素和疾病严重程度如何,CAP 最常分离得到的细菌病原体是肺炎链球菌,世界范围内统计约占 27%[32]。肺炎链球菌有 2 种生存机制[39]。第一种是非侵入型肺炎链球菌利用表面黏附、免疫逃避和分泌防御等机制长期留驻于鼻咽腔内。当宿主处于免疫功能低下等抵抗力减弱的状态时,低致病力的定植菌株就可引起侵袭性疾病。第二种生存机制依赖于有效的人与人之间的传播,以及侵袭性菌株所致的

表 67-3

社区获得性肺炎常见病原体

门诊	住院,非 ICU	住院,ICU
肺炎链球菌	肺炎链球菌	肺炎链球菌
肺炎支原体	肺炎支原体	金黄色葡萄球菌
流感嗜血杆菌	肺炎衣原体	军团菌
肺炎衣原体	金黄色葡萄球菌	革兰氏阴性杆菌
呼吸道病毒[a]	流感嗜血杆菌	流感嗜血杆菌
	军团菌	
	呼吸道病毒[a]	

[a] 甲型和乙型流感病毒、腺病毒、呼吸道合胞病毒和副流感病毒。

来源:Mandell LA et al. Infectious Diseases Society of America/American Thoracic Society consensus guidelines on the management of community-acquired pneumonia in adults. *Clin Infect Dis.* 2007;44(Suppl 2):S27.

快速起病。罹患侵袭性肺炎链球菌疾病的危险因素包括:年龄小于 2 岁或大于 64 岁、无脾脏、酗酒、糖尿病、先前曾患流感、体液免疫缺陷和 HIV 感染[40]。其他相关性较小的危险因素包括:贫穷和聚居、吸烟、慢性肺部疾病、严重的肝脏疾病、近期使用过抗菌药物以及长期使用质子泵抑制剂。

随着 2 000 年首个肺炎球菌结合疫苗(PVC7)及 2010 年其升级版 PVC13 的上市,侵袭性肺炎链球菌疾病的发生率和任何原因引起的肺炎的发生率已经显著下降。但这些疫苗并未使高危儿童患者的肺炎发生率显著下降,尤其是年龄小于 5 岁伴有中重度哮喘的患儿,或者哮喘伴有以下一个或几个并发症的患儿,包括:心脏疾病、肺部疾病、糖尿病或神经肌肉疾病[40]。新上市的 23 价肺炎球菌多糖疫苗(pneumococcal polysaccharide vaccine,PPSV23)在高危人群中的作用尚待证实。

嗜肺军团菌、肺炎衣原体和肺炎支原体等非典型病原体引起的肺炎世界范围内统计约占 25%[41]。然而由于混合感染,非典型病原体在 CAP 病程中检出率或许可达 60%[42]。当患者罹患的 CAP 是合并非典型病原体的混合感染时,通常情更加复杂、病程更长。几项研究表明,覆盖非典型病原体的抗菌药物治疗方案与未覆盖的方案相比,前者生存率更高[43-47]。大多数军团菌病是由嗜肺军团菌血清 1 型引起,占 CAP 的 2% ~ 7%[42]。在住院患者中,由嗜肺军团菌引起的 CAP 会更加严重,其临床表现可能包括:高热、干咳、低钠血症、乳酸脱氢酶升高和血小板计数降低[48,49]。

表 67-4 列出了与流行病学因素相关的 CAP 病原体[32]。该表着重表明了全面回顾患者既往病史的重要性,这可以帮助医生在制定方案时明确方向。具有另外一些危险因素的患者可能会被分类至 HCAP,这些因素包括:长期口服 ≥10mg 泼尼松/d 的激素或免疫抑制,以及经常使用抗菌药物,该类患者需要更加广谱的抗菌治疗方案[49]。

表 67-4

社区获得性肺炎:基础状况和常见病原体

基础状况	常见病原体
酒精中毒	口腔厌氧菌、肺炎克雷伯菌、不动杆菌属、结核分枝杆菌
COPD 或吸烟	铜绿假单胞菌、嗜肺军团菌
吸入	革兰氏阴性肠道细菌、口腔厌氧菌
肺脓肿	CA-MRSA、口腔厌氧菌、地方性肺真菌病、结核分枝杆菌、非典型分枝杆菌
接触蝙蝠或鸟粪	荚膜组织胞浆菌
接触鸟	鹦鹉热衣原体(如接触家禽:禽流感)
接触兔	土拉弗朗西斯菌
接触农场动物或分娩的猫	贝氏柯克斯体(Q 热)
HIV 感染(早期)	结核分枝杆菌
HIV 感染(晚期)	结核分枝杆菌、耶氏肺孢菌、隐球菌属、组织胞浆菌属、曲霉菌属、非典型分枝杆菌(尤其是堪萨斯分枝杆菌)、铜绿假单胞菌

表 67-4

社区获得性肺炎：基础状况和常见病原体（续）

基础状况	常见病原体
2 周前入住酒店或游轮	军团菌
旅游或居住在美国西南部	球孢子菌属、汉坦病毒
旅游或居住在东南亚和东亚	鼻疽杆菌、禽流感、SARS
咳嗽>2 周伴喘息或咳嗽后呕吐	百日咳杆菌
结构性肺疾病（例如，支气管扩张）	铜绿假单胞菌、洋葱伯克霍尔德菌、金黄色葡萄球菌
注射吸毒	金黄色葡萄球菌、厌氧菌、结核分枝杆菌
支气管阻塞	厌氧菌、金黄色葡萄球菌
生物恐怖主义	炭疽杆菌（炭疽）、鼠疫耶尔森菌（鼠疫）、土拉弗朗西斯菌（兔热病）

CA-MRSA，社区获得性耐甲氧西林金黄色葡萄球菌；COPD，慢性阻塞性肺疾病；HIV，人类免疫缺陷病毒；SARS，严重急性呼吸综合征。

来源：Mandell LA et al. Infectious Diseases Society of America/American Thoracic Society consensus guidelines on the management of community-acquired pneumonia in adults. *Clin Infect Dis.* 2007;44(Suppl 2):S27.

金黄色葡萄球菌被认为是引起医院获得性肺炎的 1 个主要致病菌。然而，它对于 CAP 的意义尚不清楚。通常来说，它并非 CAP 的常见致病菌（约占所有病例 2.5%），但在流感和肺脓肿的 CAP 患者中很有可能出现[32,50]。CA-MRSA 与典型的院内获得性菌株存在显著差异。这些差异体现在 CA-MRSA 对克林霉素、多西环素等非 β-内酰胺类抗生素敏感；另外杀白细胞素等毒素可引起 CA-MRSA 的临床综合征，表现为：坏死性的影像学表现、脓胸、咯血和严重的低氧血症[51]。可产生毒素的菌株部分是甲氧西林敏感金黄色葡萄球菌（methicillin-sensitive *S. aureus*，MSSA）[52]。感染 MRSA 和 MSSA 的 CAP 患者预后都很差，住院时间延长，死亡率接近 25%[53]。

2009 年 H1N1 引起甲型流感大暴发，该事件表明呼吸道病毒已经成为 CAP 的主要病原体之一。呼吸道病毒可以是 CAP 的主要致病原，也可以是导致患者对细菌（11%~15%）等其他病原体易感的主要因素。使用现代核酸扩增检测，病毒性 CAP 发病率为 19%~32%[54-56]。引起 CAP 的呼吸道病毒包括甲型和乙型流感病毒、呼吸道合胞病毒、鼻病毒、副流感病毒、腺病毒、人偏肺病毒和冠状病毒。在病毒与细菌混合感染的患者中，最常见是肺炎链球菌、金黄色葡萄球菌和非典型病原体。

引起 J. T. 的 CAP 可能的病原体包括肺炎链球菌、肺炎支原体、肺炎衣原体、金黄色葡萄球菌、流感嗜血杆菌、军团菌和呼吸道病毒。

抗菌药物治疗

案例 67-3，问题 5： J. T. 的初始治疗应选用何种抗菌药物？

图 67-1 给出了 CAP 患者治疗路径图，基于患者治疗场所和疾病严重程度推荐相应的抗菌药物治疗方案。抗菌药

物延迟治疗将导致 CAP 住院时间延长和生存率降低，因此必须进行快速正确的诊断[57,58]。最新的 IDSA/ATS CAP 指南推荐应在急诊给予第 1 剂抗菌药物，以避免因办理入院手续而导致治疗延迟[32]。

所有患者经验性方案应当覆盖肺炎链球菌和非典型病原体。初始治疗方案的选择应考虑患者的合并症或流行病学因素，包括被耐药病原体感染的可能性。表 67-5 列出了感染 DRSP 的相关危险因素。

阿奇霉素、克拉霉素等大环内酯类药物及多西环素是非复杂性 CAP 门诊患者单药治疗时的首选药物，与 β-内酰胺类药物联合使用治疗复杂性 CAP 门诊患者或住院患者[32]。对于住院患者不能单药使用大环内酯类药物，因为分离得到的肺炎链球菌有将近 30% 耐药[59]。大环内酯类耐药机制包括：由 *erm*(B) 调节的核糖体修饰，由 *mef*(A) 控制的外排泵，或两者兼有之。

有合并症的患者、过去 3 个月内使用过抗菌药物的患者、有 DRSP 危险因素的患者或者居住在 DRSP 高发区域的患者均应接受大环内酯类与 β-内酰胺类联合治疗方案，或者单药使用呼吸喹诺酮类（如左氧氟沙星、莫西沙星和吉米沙星）[32]。首选的 β-内酰胺类药物包括大剂量阿莫西林（1g 口服，每日 3 次）、阿莫西林/克拉维酸（2g 口服，每日 2 次）或者头孢曲松（每日 1~2g 静脉注射）。细菌通过改变 1 个或多个青霉素结合蛋白从而对 β-内酰胺类抗生素产生耐药性，青霉素结合蛋白在细菌细胞壁形成中发挥作用[60]。耐药菌株的青霉素结合蛋白改变使所有 β-内酰胺类抗生素与其亲和力降低，从而需要更高的药物浓度与之结合并抑制其活性。因此治疗 CAP 时选择合适剂量的 β-内酰胺类抗生素可减少耐药性和提高临床疗效[61,62]。对于青霉素过敏的 CAP 患者首选氟喹诺酮类药物。氟喹诺酮类耐药机制包括：DNA 旋转酶 *gyrA* 突变、拓扑异构酶 Ⅳ *parC* 和 *parE* 突变以及外排泵，其耐药性上升主要是由于该类药物广泛使用所致，然而所有的

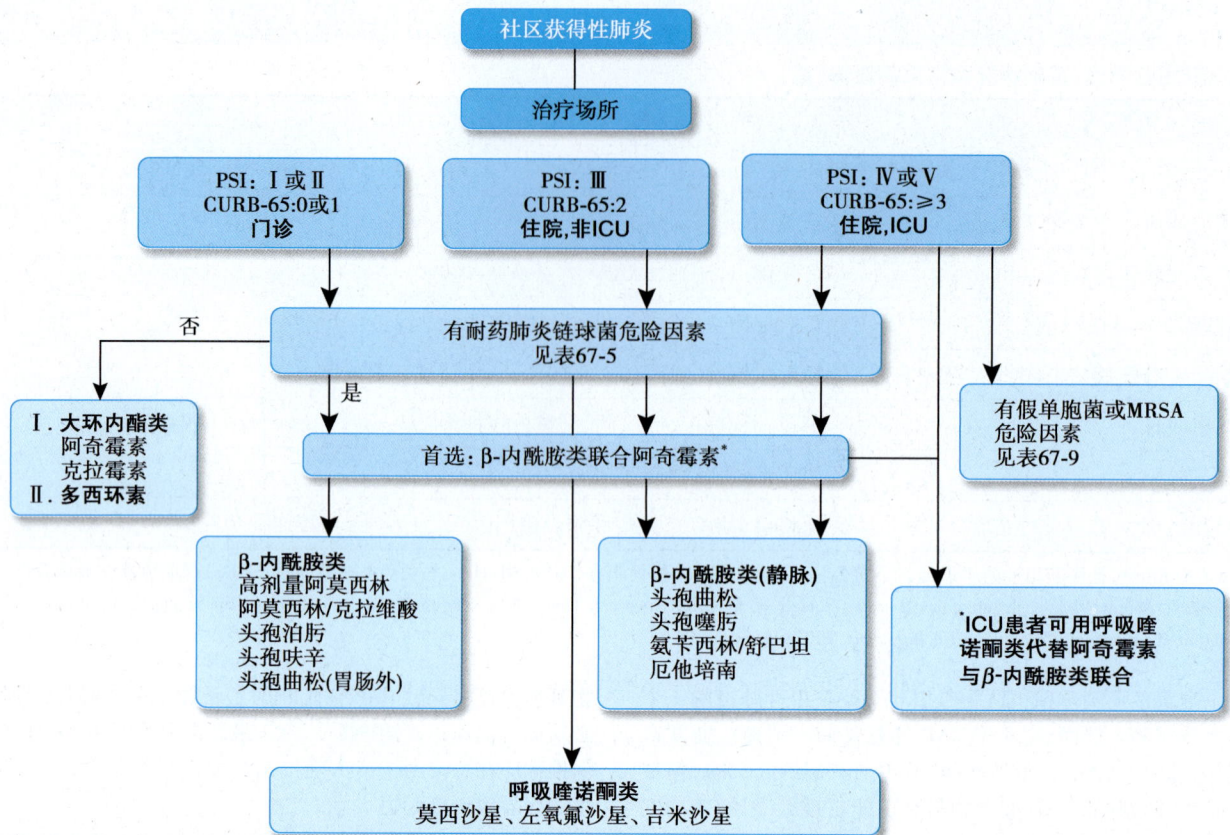

图 67-1 社区获得性肺炎患者经验性抗菌药物治疗方案。CURB-65,意识障碍、血尿素氮、呼吸频率、血压和年龄 ≥ 65 岁;Ⅳ,静脉注射;MRSA,耐甲氧西林金黄色葡萄球菌;PSI,肺炎严重指数

肺炎链球菌对其耐药率都较低[63]。已有证据显示,IDSA/ATS 指南推荐的 CAP 住院患者抗菌药物治疗方案可以改善患者预后,包括:达到临床稳态的时间缩短、静脉给药的总天数缩短、住院天数缩短、同时住院期间的生存率增加[64,65]。

表 67-5

β-内酰胺类抗生素耐药肺炎链球菌的危险因素

年龄<2 岁或>65 岁
前 3 个月内使用过 β-内酰胺类抗生素(同时存在 HCAP 相关病原感染的风险)
酗酒
有合并症
患有免疫抑制性疾病或接受免疫抑制治疗(同时存在 HCAP 相关病原感染的风险)
与日托中心儿童有接触

HCAP,卫生保健相关肺炎。

来源:Mandell LA et al. Infectious Diseases Society of America/American Thoracic Society consensus guidelines on the management of community-acquired pneumonia in adults. *Clin Infect Dis.* 2007;44(Suppl 2):S27.

J. T. 在急诊留取呼吸道标本及血培养标本后就应当立即开始抗菌药物治疗。她没有罹患肠杆菌科细菌或铜绿假单胞菌感染的危险因素;因此初始经验治疗方案应当选择静脉给予 β-内酰胺类抗生素(如头孢曲松)联合大环内酯类(如阿奇霉素)。鉴于 J. T. 最近刚从监狱释放且有严重低氧血症,尽管她的其他临床表现并不相符,也必须考虑 CA-MRSA 感染的可能。

案例 67-3,问题 6:J. T. 的疗程应当多久?

CAP 明确的疗程尚未确定。治疗过程存在显著差异,且这种差异与 CAP 严重程度无关[66]。IDSA/ATS 指南推荐疗程至少 5 日,且患者体温正常 48~72 小时方可停药。此外如果患者临床情况不稳定也不可停药,情况不稳定指有以下 2 个或更多个相关症状,包括:体温>37.8℃、心率>100 次/min、呼吸频率>24 次/min、收缩压<90mmHg、动脉血氧饱和度<90%、呼吸空气时 PaO_2<60mmHg、无法正常经口进食、或精神状态异常。证据表明>7 日的长疗程与 3~7 日的短疗程相比并未显示更加有效[67]。

对感染生物标志物进行连续监测或许可以指导抗菌药物疗程。降钙素原(procalcitonin,PCT)是降钙素前体,在感染、创伤和烧伤时会升高,研究表明与常规监测相比监测 PCT 下降可以显著缩短抗菌药物总疗程,提示 PCT 水平下降或许可作为患者已经获得充分治疗的有效指标[68]。

案例 67-4

问题 1：F. E. ,56 岁，男性。主诉发热、寒战、恶心呕吐持续 7 日前来急诊。最近 4 日感觉气促且伴有咳嗽、咳白色痰。患者在症状初起的大约 2 日前曾去探访家人，他的两个亲戚患有未确定的病毒感染。初步检查结果：警觉与定向评分 3（患者知道自己是谁，知道自己在哪里，知道日期和时间），但在评估过程中睡着，按压脉搏可感觉到有力的毛细血管再充盈，双肺呼吸音低，无外周水肿。既往史有高血压和糖尿病。患者报告对青霉素过敏，曾发生皮疹。居家用药包括阿司匹林 81mg/d、氢氯噻嗪 25mg/d、赖诺普利 20mg/d 和阿托伐他汀 40mg/d。个人史每周吸 1 包烟。在急诊时体温 38.9℃、心率 112 次/min、呼吸频率 22 次/min、血压 126/80mmHg、流量 2L/min 吸氧条件下血氧饱和度 93%。实验室检查结果如下：

> 白细胞计数：2 900/μl
> 红细胞比容：47.1%
> 血小板：129 000/μl
> 钠：127mmol/L
> 钾：4.6mmol/L
> 血尿素氮：7mg/dl
> 血肌酐：0.73mg/dl
> 血糖：117mg/dl

胸片表现为双侧肺间质浸润，RT-PCR 检查显示甲型流感病毒阳性。F. E. 罹患流感病毒感染最可能的原因是什么？

流感病毒通过感染者在易感人群附近咳嗽或打喷嚏就可传播[69]。通常流感的潜伏期为 1~4 日，从与流感患者接触到流感发作相隔时间大约是 3~4 日[70]。成年人在症状出现前到疾病发作 5~10 日内都具有传播流感病毒的能力[71]；年幼儿童可在疾病发作前几日传播病毒，在出现症状后 10 日或更长时间内还具有感染性。病情严重的成年患者中流感病毒复制持续时间会延长，这些患者包括有合并症或接受激素治疗[72,73]。严重免疫功能低下的感染者传播病毒可达数周至数月[74,75]。

案例 67-4,问题 2：F. E. 需要抗病毒治疗吗？

实验室确诊的流感病毒感染患者或高危疑似感染患者（表 67-6）无论是否住院，都应当在症状出现 48 小时内接受抗病毒治疗。症状未改善的高危患者或症状持续超过 48 小时需要住院的患者也应当接受抗病毒治疗。F. E. 属于后一种情况，因此应当接受针对甲型流感的治疗[38]。即使 CAP 疑似是由流感病毒引起，对于住院患者依旧推荐进行抗菌药物治疗，应当覆盖与流感相关的细菌病原体如肺炎链球菌、化脓性链球菌和包括 MRSA 在内的金黄色葡萄球菌[32]。

表 67-6

因流感会引起严重并发症的高危患者

年龄在 12~24 个月内未接种疫苗的婴儿
哮喘或其他慢性肺部疾病（如 COPD、囊性纤维化）患者
血流动力学明显不稳定的心脏病患者
患有免疫抑制性疾病或接受免疫抑制治疗的患者
HIV 感染患者
镰状细胞性贫血或其他血红蛋白病患者
需要长期、大剂量阿司匹林治疗的患者，如类风湿性关节炎患者
慢性肾功能不全患者
癌症患者
慢性代谢性疾病患者，如糖尿病患者
神经肌肉源性疾病患者、脑血管意外患者或癫痫患者
年龄≥65 岁
入住养老院或其他长期护理机构的任何年龄段的居住者

COPD，慢性阻塞性肺疾病；HIV，人类免疫缺陷病毒。

来源：Harper SA et al. Seasonal influenza in adults and children: diagnosis, treatment, chemoprophylaxis, and institutional outbreak management: clinical practice guidelines of the Infectious Diseases Society of America. Clin Infect Dis. 2009;48:1003.

抗病毒治疗

案例 67-4,问题 3：应当给予 F. E. 何种抗病毒药物？

抗病毒药物对流感病毒的敏感性变化非常迅速，可登录美国疾病预防控制中心网站（www.cdc.gov/flu）了解最新耐药信息。奥司他韦、扎那米韦等神经氨酸酶抑制剂是治疗流感病毒的一线推荐药物（表 67-7）[38]。该类药物抑制病毒细胞表面唾液酸残基的裂解，从而抑制病毒从被感染的细胞中释放。由于金刚烷胺、金刚乙胺等金刚烷类药物耐药性非常高，因此目前已不再推荐用于治疗流感。F. E. 可以口服奥司他韦 75mg，每日 2 次，也可以每 12 小时吸入扎那米韦 10mg。两种药物都需要使用 5 日。

应在流感症状发作后尽快使用神经氨酸酶抑制剂，最理想是在发病后 48 小时内使用，此时大部分的病毒复制正在进行。然而，对任何已确诊流感患者或需要住院的疑似流感患者即使已经发病超过 96 小时，依旧推荐使用[76,77]。当患者病程延长时用药可能需要超过 5 日。

在治疗季节性流感时发现扎那米韦和奥司他韦的耐药性正在进展[78]。奥司他韦耐药是因为特定位点的突变导致神经氨酸酶中组氨酸取代了酪氨酸（H275Y）[79]。奥司他韦的耐药性可在开始用药后 1 周内发生，尤其出现在被 2009 H1N1 病毒感染的免疫缺陷患者中[80,81]。

表 67-7

已上市治疗流感的神经氨酸酶抑制剂品种比较

	奥司他韦	扎那米韦
抗病毒活性	甲型和乙型	甲型和乙型
给药途径	口服	口腔吸入
治疗剂量	成人:75mg PO bid 儿童≥12 个月:≤15kg:30mg PO bid 15~23kg:45mg PO bid 24~40kg:60mg PO bid ≥60kg:75mg PO bid	成人:2 吸(每吸 5mg)PO bid 儿童≥7 岁:2 吸(每吸 5mg)PO bid
不良反应	恶心、呕吐、腹痛	鼻部和咽喉不适、头痛、支气管痉挛

Bid,每日 2 次;PO,口服。
来源:Harper SA et al. Seasonal influenza in adults and children:diagnosis,treatment,chemoprophylaxis,and institutional outbreak management:clinical practice guidelines of the Infectious Diseases Society of America. *Clin Infect Dis*. 2009;48:1003.

医院获得性肺炎和呼吸机相关性肺炎

定义和发生率

尽管治疗和预防水平不断提高,医院获得性肺炎(hospital-acquired pneumonia,HAP)和呼吸机相关性肺炎(ventilator-associated pneumonia,VAP)的发病率与死亡率数据仍然需要高度重视。HAP 是入院 48 小时后发生的肺炎。VAP 是指患者经气管插管 48~72 小时后发生的肺炎。HCAP 在入院 48 小时内发生,患者有感染潜在耐药菌的风险,这些风险因素包括:最近 90 日内曾因感染住院治疗且住院时间超过 2 日,在养老院或长期护理机构中生活,最近 30 日内接受过静脉抗菌药物治疗、化疗或新发伤口护理,生活中与携带多重耐药病原菌的人密切接触和到医院或透析门诊定期接受血液透析[49]。

流行病学

在美国 HAP 是继泌尿系感染之后最常见的院内感染[49]。据一项前瞻性队列研究数据显示,约 7% 的 ICU 患者发生 HAP,其中有 75% 是 VAP[82]。1 项回顾性队列研究纳入 4 543 例培养结果阳性的肺炎住院患者,其中 HCAP 占 21.7%、HAP 占 18.4%、VAP 占 11%。HCAP 与 HAP 死亡率接近,分别为 19.8% 和 18.8%,两者显著低于 VAP 29.3% 的死亡率。平均住院时间 HAP 为 15.2±13.6 日,VAP 为 23±20.2 日[83]。

对 HAP 和 VAP 患者而言,发病时间是重要的流行病学影响因素和危险因素,提示可能的病原菌和患者预后。早发 HAP 和 VAP 在住院头 4 日内发生,通常预后较好,感染的病原菌多数为敏感菌。晚发 HAP 和 VAP 在住院 5 日及以后发生,病原菌更可能是多重耐药菌,发病率与死亡率与早发相比更高[49]。

发病机制

口咽部病原体通过呼吸进入下呼吸道,气管插管患者气管导管口的分泌物会渗入下呼吸道带入病原体[84,85]。侵入性医疗设备、被污染设备以及医护人员与患者之间相互转移的微生物是病原体的主要来源[86]。有观点认为胃肠道在细菌定植中发挥了重要作用,但此观点仍然存在许多争议[87]。

临床表现和诊断

HAP 和 VAP 根据影像学表现、临床症状以及初发感染时的医疗场所进行诊断。确诊需要患者影像学表现有新的浸润或原有浸润继续进展,同时具备以下 3 个临床症状中的 2 个:发热大于 38℃,白细胞减少或增多,脓痰。患者通常也会出现血氧饱和度下降,但该症状缺乏特异性,并不能决定患者是否需要经验性抗菌药物治疗[88]。

呼吸道培养标本包括气管内吸出物、支气管肺泡灌洗液和保护性毛刷获得的标本。血培养敏感性低,当出现阳性结果时需考虑是否存在肺外感染[89]。

治疗概述

IDSA/ATS 发布的 HAP 指南[49]提出,HAP 和 VAP 五大治疗原则如下:(a)如不能及时开始恰当的治疗,死亡率将会随之增加;(b)在不同医疗机构或同一个机构的不同治疗场所之间病原学特点可能有很大差异;(c)力求精确诊断避免抗菌药物过度使用;(d)应根据下呼吸道标本培养结果进行治疗方案调整,同时尽可能缩短疗程;(e)对于可控的危险因素应当采取相应预防措施。判断可能的感染病原体应当基于 HAP 发病时间、病情严重程度和潜在的危险因素。一般而言,非重症、无 MDR 危险因素的早发 HAP 可以采用单药治疗,可选药物包括:无抗假单胞菌活性的第三代头孢菌素或抗肺炎链球菌的氟喹诺酮类(表 67-8)。晚发或重症 HAP 治疗时应当联合具有抗铜绿假单胞菌活性的药物。治疗方案通常包括 1 种抗假单胞菌 β-内酰胺类药物,如头孢吡肟、亚胺培南、美罗培南、多利培南或哌拉西林/他唑巴坦,再加上 1 种氨基糖苷类药物或环丙沙星或左氧氟沙星。如果存在 MRSA 感染的危险因素或所在医疗机构 MRSA 检出率很高,应当加用万古霉素或利奈唑胺(表 67-9)[49]。

表 67-8

无 MDR 危险因素且发病时间<5 日的 HAP 和 VAP 经验治疗方案

可能的病原体	推荐治疗药物	剂量
肺炎链球菌[a]	头孢曲松	1~2g IV q24h
流感嗜血杆菌	或	
MSSA	左氧氟沙星	750mg IV q24h
敏感的肠道 GNB	或	
大肠杆菌	莫西沙星	400mg IV q24h
肺炎克雷伯菌	或	
肠杆菌属	厄他培南	1g IV q24h
变形杆菌属	或	
黏质沙雷菌	氨苄西林/舒巴坦	3g IV q6h

[a] 耐青霉素肺炎链球菌和多重耐药肺炎链球菌不断增加,因此左氧氟沙星或莫西沙星优于环丙沙星。

GNB,革兰氏阴性杆菌;IV,静脉注射;MSSA,甲氧西林敏感金黄色葡萄球菌。

来源:Management of Adults With Hospital-acquired and Ventilator-associated Pneumonia:2016 Clinical Practice Guidelines by the Infectious Diseases Society of America and the American Thoracic Society. *Clin Inf Dis*. 2016;63;1-51

表 67-9

有 MDR 危险因素或晚发(发病时间≥5 日)的 HAP 和 VAP 经验治疗方案

可能的病原菌	推荐联合治疗方案[a]
MDR 病原菌 铜绿假单胞菌 产 ESBL 肺炎克雷伯菌[b] 不动杆菌属[b]	抗假单胞菌头孢菌素: 头孢吡肟 1~2g IV q8~12h 头孢他啶 2g IV q8h 或 抗假单胞菌碳青霉烯类: 亚胺培南/西司他汀 500mg IV q6h 或 1g IV q8h 多利培南 500mg IV q6~8h[c] 美罗培南 1g IV q8h 或 β-内酰胺类抗生素/β-内酰胺酶抑制剂复方: 哌拉西林/他唑巴坦 3.375~4.5g IV q8h(持续滴注超过 4 小时) **联合** 抗铜绿假单胞菌喹诺酮类: 环丙沙星 400mg IV q8h 或 左氧氟沙星 750mg IV q24h 或 氨基糖苷类: 阿米卡星 15~20mg/kg IV q24h[e] 庆大霉素 5~7mg/kg IV q24h[e] 妥布霉素 5~7mg/kg IV q24h[e]
MRSA[d]	**联合** 万古霉素 15mg/kg IV q12h 或 利奈唑胺 600mg q12h[f]
嗜肺军团菌[g]	阿奇霉素 500mg IV q24h

[a] 剂量是正常肝肾功能的成人剂量。

[b] 怀疑为产 ESBL 的菌株(如产 ESBL 肺炎克雷伯菌)或不动杆菌属,选择碳青霉烯类较为可靠。

[c] 研究报道的输注时间有 30 分钟~4 小时。

[d] 如果存在感染 MRSA 的危险因素或当地 MRSA 高发。

[e] 庆大霉素和妥布霉素谷浓度应<1μg/ml,庆大霉素谷浓度应<4~5μg/ml。

[f] 万古霉素谷浓度应为 15~20μg/ml。

[g] 怀疑为嗜肺军团菌,治疗方案应包括阿奇霉素等大环内酯类或环丙沙星、左氧氟沙星等氟喹诺酮类。

ESBL,超广谱 β-内酰胺酶;IV,静脉注射;MDR,多重耐药;MRSA,耐甲氧西林金黄色葡萄球菌。

来源:Management of Adults With Hospital-acquired and Ventilator-associated Pneumonia:2016 Clinical Practice Guidelines by the Infectious Diseases Society of America and the American Thoracic Society. *Clin Inf Dis*. 2016;63;1-51.

微生物学

CAP 与 HAP/HCAP/VAP 在病原学上主要区别在于：HAP/HCAP/VAP 的病原菌包括革兰氏阴性菌、多重耐药（multidrug-resistant, MDR）病原菌和耐甲氧西林金黄色葡萄球菌（MRSA）。革兰氏阴性杆菌一般定植于未使用过广谱抗菌药物的罹患中重度急、慢性疾病的患者口咽部分泌物中[90]。因急症收治入院的患者会迅速发生革兰氏阴性菌定植。大约有 20% 的定植发生在入院第 1 日，随着住院时间延长和疾病严重程度加重定植不断增加。约 35%~45% 的住院患者和 100% 的危重症患者在入院后 3~5 日内发生细菌定植[90,91]。

过去，50%~70% 的 HAP 和 VAP 是革兰氏阴性菌感染[49,92-96]。然而目前革兰氏阳性菌呈不断上升趋势，40% 的 HAP 和 VAP 是金黄色葡萄球菌感染。与此形成鲜明对比的是 25% 或更少的 CAP 是金黄色葡萄球菌感染。铜绿假单胞菌依然是 HAP 和 VAP 中最常见的革兰氏阴性菌，约占总数的 20%~25%[97]。在使用呼吸机的患者中不动杆菌属成为越来越常见革兰氏阴性菌。其他有特殊危险因素的病原菌包括军团菌和曲霉，前者与大剂量使用糖皮质激素有关或者当水供应系统或冷却系统有军团菌时引起疫情暴发[91,98]，后者与中性粒细胞减少或器官移植有关[99]。

MDR 所致肺炎的危险因素包括：过去 90 日内接受过抗菌药物治疗、已住院 5 日或更长时间、患有免疫抑制性疾病或接受免疫抑制治疗。在耐药菌高发的社区、医院或护理院等医疗机构中，初始治疗方案中应当覆盖 MDR 病原菌[100]。

案例 67-5

问题 1：M. L.，71 岁，男性，因深静脉血栓入院。既往有慢性肾脏病（肌酐清除率 40ml/min）、GERD 和高血压，最近诊断出非小细胞肺癌但目前未接受化疗。M. L. 居家用药包括赖诺普利、法莫替丁、阿司匹林、甘精胰岛素、门冬胰岛素、噻托溴铵、氟替卡松/沙美特罗和按需使用的沙丁胺醇。M. L. 有哪些危险因素将导致其入院后发生 HAP？

HAP 危险因素包括插管和机械通气、吸入、患者体位、肠内营养、之前使用抗菌药物、使用 H_2 受体拮抗剂或质子泵抑制剂预防消化道出血、接受免疫抑制治疗、营养不良或血糖控制不佳。其他不可控的影响因素有年龄大于 70 岁和患有慢性肺部疾病。

引起肺炎的一个重要原因是口咽部有细菌定植，常见于酗酒、长期住院和之前使用过抗菌药物[49]。M. L. 具有几个因素可导致其口咽部有革兰氏阴性菌定植。除了本身的肺部疾病外，M. L. 的糖尿病使其免疫功能受损，年龄超过 70 岁，都使他容易发生呼吸道感染。法莫替丁、奥美拉唑等抑制胃酸生成的药物会增加口咽部细菌定植和肺炎发生的可能性[101-104]。

抗菌药物治疗

案例 67-5，问题 2：入院 3 日后，给予 M. L. 抗凝治疗预防深静脉血栓。体温 39.3℃。没有及时给予患者抗生素治疗，在接下去的 24 小时，呼吸功能明显下降需要气管插管（PaO_2/F_1O_2 250）。此外出现血常规白细胞计数升高（17 200/μl），核左移（未成熟白细胞，杆状核粒细胞占 18%），每日复查胸片提示有新的肺部浸润。医生打算立即给予抗菌药物治疗，在给药前送检痰培养。应当如何制定 M. L. 的抗菌药物治疗方案？

HAP 治疗不及时会增加死亡率，因此必须及时给予经验性治疗。需要强调的是，如果一开始选择的初始治疗方案是错误的，那么即使后续是根据病原学结果及时调整方案的，可能也无法降低额外的死亡风险[49]。为此，应了解当地细菌耐药情况和体外药敏试验结果，并尽可能及时更新这些信息，以便在初始经验性治疗方案制定时做出更恰当的选择。除选择适当的药物外，还要制定合理的给药方案以发挥药物最大疗效，改善临床预后、降低死亡率[49]。

HAP 治疗决策由临床表现和病原学结果两方面决定。通常在治疗 48~72 小时后临床情况开始改善。在此期间不应改变治疗方案，除非病情持续恶化或得到明确的病原学结果。

当培养结果是阴性，或已知送检标本被口腔菌群污染导致培养结果不能确定时，可根据患者对初始方案的临床反应来评估方案是否需要调整。如果初始治疗方案获得很好的临床疗效，则可以考虑缩窄抗菌谱覆盖最可能的病原体。

如果初始治疗方案临床疗效不佳，则应考虑以下问题：（a）初始方案是否没有覆盖可能的病原体？（b）抗菌药物剂量是否足够？（c）是否存在其他因素导致治疗失败？其他因素包括：肺部清除坏死组织和细胞碎片能力不足、肺脓肿或脓胸、严重低下的防御能力导致发生快速进展的致命性疾病。

需要注意的是，如果分离得到沙雷菌属、假单胞菌、吲哚变形杆菌、枸橼酸杆菌或肠杆菌属细菌，必须谨慎评估体外药敏报告提示的敏感结果，因为以上细菌往往具有可诱导的 β-内酰胺酶基因，通常可产生 I 型 β-内酰胺酶[105]。体外试验提示敏感的第三代头孢菌素和广谱青霉素在临床中治疗上述细菌时不一定有效。临床遇到的实际情况可能为，初始应用上述药物之后一开始有效，然而大约 1 周后病情开始恶化。因为 β-内酰胺类药物诱导细菌产生了 I 型 β-内酰胺酶，1 周后再送培养结果可能回报对第三代头孢菌素和广谱青霉素类耐药[105]。虽然头孢吡肟可能对以上菌株敏感，但在体外试验中发现接种从肺炎患者中获得的病原菌，如果接种量很大时可以产生足够的 β-内酰胺酶水解头孢吡肟[106]。由于常规的体外试验不能发现这种情况，因此建议在该类患者中谨慎使用[107]。治疗这些细菌可首选复方磺胺甲噁唑、氟喹诺酮类或碳青霉烯类[105]。不动杆菌属对许多常用抗菌药物耐药性逐渐增加，常常是 MDR 菌株,需要高达 24g/d 极高剂量的氨苄西林/舒巴坦或多黏菌素进行治疗[108,109]。

案例 67-5,问题 3：开始抗感染治疗 72 小时后,微生物室痰培养结果回报有 MRSA 生长,大于 100 000 菌落/ml,万古霉素敏感。因此停用其他药物,仅使用万古霉素单药治疗。给予负荷剂量和维持剂量后,测定万古霉素谷浓度达 17~22μg/ml。然而,M. L. 仍然发热,胸片显示肺部浸润继续进展,并且出现急性肾衰竭需要透析治疗并调整万古霉素剂量。再次送检的气管分泌物培养依旧只培养到金黄色葡萄球菌,对万古霉素、复方磺胺噁唑、达托霉素和利奈唑胺敏感。M. L. 的抗菌药物治疗方案是否需要调整？

2011 年 IDSA 发布了第 1 版 MRSA 感染治疗指南[110]。2009 年 IDSA、美国卫生系统药师协会（American Society of Health-System Pharmacists, ASHP）和美国感染病学药师协会（Society of Infectious Diseases Pharmacists, SIDP）共同发布第 1 个万古霉素治疗药物监测指南[111]。下文中将对 2 个指南内容进行综合讨论。

治疗 MRSA 肺炎,指南推荐静脉给予万古霉素,或者口服或静脉给予利奈唑胺 600mg,每日 2 次,或者对于敏感菌株口服或静脉给予克林霉素 600mg,每日 3 次,根据感染程度不同推荐疗程为 7~21 日。由于达托霉素能够被肺泡表面活性物质灭活,治疗肺部感染无效,因此不用于治疗 MRSA 肺炎[110]。

万古霉素

对于肾功能正常患者,万古霉素静脉给药推荐剂量为 15~20mg/（kg·次）,每 8~12 小时给药 1 次,按实际体重计算给药剂量,每次最大剂量不超过 2g。首次给药时可以考虑给予 25~30mg/kg 的负荷剂量。某些患者在滴注过程中可能会发生红人综合征的不良反应。为减轻此种反应可采取以下措施：在大剂量给药时延长滴注时间至 2 小时,对曾发生过此种不良反应的患者在滴注前给予抗组胺药[110]。

指南建议治疗肺炎时,万古霉素谷浓度应达到 15~20μg/ml[110],因为出现了一些高 MIC 的 MRSA 分离菌株,需要提高血药浓度以获得更高的 AUC/MIC 的比值,保证临床疗效。同时也有假说认为,更高的谷浓度可有助于克服万古霉素较难进入上皮细胞衬液和呼吸道分泌物的缺点[111]。但值得注意的是,目前没有临床证据支持进一步提高万古霉素谷浓度可以获得更好的临床疗效[112]。

利奈唑胺

利奈唑胺在肺上皮细胞衬液中的浓度高于血浆中的浓度[113],在治疗 MRSA 肺炎时可作为除万古霉素外的另一选择。研究者对 2 项 HAP 前瞻性研究[114,115]进行回顾性分析后发现,罹患 MRSA 肺炎的患者随机分配到万古霉素组和利奈唑胺组,两者相比利奈唑胺组的治愈率更高、死亡率更低[116]。与此相反,1 项纳入 8 个随机对照临床试验的 meta 分析比较了糖肽类与利奈唑胺在治疗疑似 MRSA 肺炎

中的作用,结果显示并没有证据表明利奈唑胺优于糖肽类药物[117]。ZEPHyR 研究是随机双盲临床研究,比较利奈唑胺与万古霉素在 MRSA 院内获得性肺炎患者中作用。这是迄今为止在该领域进行的最大规模的临床研究,最终数据显示在临床结局方面利奈唑胺组在统计学上占优;然而其置信区间却提示两组几乎没有差别,而且利奈唑胺也仅仅是在确诊的院内 MASA 肺炎患者中占优[118]。凭以上研究结果很难在 MRSA 经验性治疗的初始方案中去除万古霉素。因此,利奈唑胺或万古霉素在治疗 MRSA 肺炎时哪种更好,依然没有定论。

M. L. 有感染 MDR 病原菌的风险（本次入院超过 5 日以上,且罹患免疫抑制性疾病）,因此初始治疗方案应当给予万古霉素覆盖 MRSA,并且给予头孢吡肟联合庆大霉素或环丙沙星以治疗耐药革兰氏阴性菌（见表 67-9）。由于 M. L. 有慢性肾脏病,因此抗菌药物的剂量和给药频次应当根据肾功能进行调整。在获得病原学结果后,相应调整治疗方案。如果患者罹患非复杂性 HAP 或 VAP,接受正确的经验性治疗后取得满意的临床疗效,则推荐疗程 7~10 日[49]。然而,假如患者罹患铜绿假单胞菌或鲍曼不动杆菌等非发酵菌感染,则推荐 14 日或更长的疗程以预防复发[119]。应当对 M. L. 的临床疗效进行密切监测,以评价治疗方案是否有效。这些评价指标包括是否不再需要机械通气,体温是否下降,白细胞计数是否下降同时计数分类是否恢复正常比例。

尽管 M. L. 感染的 MRSA 对万古霉素敏感,且万古霉素谷浓度在要求范围内,但是由于 M. L. 存在持续发热的情况,因此需要考虑更换药物。尽管 MRSA 对达托霉素敏感,但是由于该药不能透过肺泡表面活性物质,因此不能用于治疗肺炎。由于患者需要透析,因此复方磺胺甲噁唑也不宜选择。此时,M. L. 应换用利奈唑胺。利奈唑胺可快速在肺部达到高浓度,且在急性肾衰患者可安全使用。该药可引起血小板减少和中性粒细胞减少。应当在用药前检测血小板和白细胞计数的基线值,治疗期间至少每 7 日复查 1 次。

其他可选药物

由于多西环素、克林霉素、复方磺胺甲噁唑对 MRSA 疗效不确定,因此目前的研究聚焦于新药。尽管替加环素对 MRSA 敏感,但在治疗包括 MRSA 肺炎在内的 HAP 时,临床预后与对照组相比更差[120]。特拉万星（telavancin）可以治疗革兰氏阳性菌引起的 HAP,当感染仅由金黄色葡萄球菌引起和万古霉素 MIC ≥ 1μg/ml 时,特拉万星临床治愈率高于万古霉素。然而在混合感染患者中临床治愈率低于万古霉素。特拉万星使用后血肌酐升高的发生率更高;然而 FDA 还是于 2013 年批准当没有其他合适治疗方案时特拉万星可用于治疗 HAP[121]。

氨基糖苷类药物

在罹患革兰氏阴性菌肺炎的患者中,使用氨基糖苷类药物时进行个体化给药是必须的,因为其治疗结果（疗效和毒性）与血药浓度相关[122-125]。庆大霉素或妥布霉素 1 日

多次给药,输液结束后 1 小时测定患者血药峰浓度,能够达到 7μg/ml 以上的患者与那些血药浓度较低的患者相比获得成功治疗的比例更高。

氨基糖苷类是浓度依赖性杀菌药物。其杀灭病原体的速率、程度与药物峰浓度与 MIC 的比值呈正相关。体外实验表明,高浓度除了能获得最大杀菌活性外,还可以最大程度降低细菌耐药性的发展。有广泛的研究证实采用每日 1 次给药的方法可以最大程度降低氨基糖苷类的肾毒性。设对照组的临床试验证实,庆大霉素、妥布霉素和阿米卡星每日 1 次给药与传统的每 8 小时或每 12 小时给药 1 次相比,两者疗效相同。庆大霉素和妥布霉素每日 1 次给药时剂量为 5~7mg/(kg·d),阿米卡星为 15~20mg/(kg·d),传统方法给药时单次剂量较低。然而以上的临床试验中没有 1 项试验能够纳入足够数量的患者,以证明每日 1 次给药组肾毒性发生率降低。氨基糖苷类药物每日 1 次给药有以下优点:(a)与传统给药方法相比,肾毒性并未增加;(b)能保证首剂用药后可达到有效的血药峰浓度;(c)对于铜绿假单胞菌等较难治疗的病原菌,是仅有的既安全又有效的方法可以实现血药峰浓度与 MIC 的比值达到 10~20 的目标;(d)是一种更有效益的给药方法,每日给药总剂量更少、给药次数更少、血药浓度监测频率可以更少[49]。

尽管进行了氨基糖苷类的个体化给药,然而革兰氏阴性菌肺炎的发生率和死亡率仍然很高。这是因为成功的抗菌药物治疗取决于抗菌药物达到感染部位并保持抗菌活性的能力[125]。静脉给药 2~4 小时后,在支气管分泌物中测得氨基糖苷类浓度为 1~5μg/ml,为血药浓度的 30%~40%[126,127]。该浓度可能不足以抑制许多革兰氏阴性菌的生长,尤其是不能抑制假单胞菌属的生长。

最后,氨基糖苷类药物可与脓性渗出物和细胞碎片结合而导致自身灭活[128-130]。综上所述,氨基糖苷类穿透支气管分泌物能力弱,并且由于局部 pH 影响和与细胞碎片的结合使得氨基糖苷类在感染部位抗菌活性差。以上药物特点提示可能需要增加剂量,但同时也增加了患者发生耳毒性和肾毒性的风险。因此,除非没有更好的选择,否则应避免仅使用氨基糖苷类单药治疗肺炎。

治疗多重耐药病原体的吸入性药物

由于 MDR 革兰氏阴性菌引起的肺炎发生率越来越高,吸入性氨基糖苷类和多黏菌素产品再次引起关注。这两类药物全身给药时,两者肺渗透性不佳且都有肾毒性,多黏菌素还有神经毒性,氨基糖苷类还有耳毒性。然而雾化吸入给药可使肺部感染的区域局部达到很高浓度,且减少药物的全身暴露。研究表明在囊性纤维化患者中使用雾化吸入给药,预防和治疗假单胞菌感染均有效。因此在治疗 VAP 时,抗菌药物雾化吸入给药成为一种有吸引力的方法。IDSA/ATS 指南建议,MDR 病原菌感染患者在接受静脉治疗效果不佳时,或许可以考虑抗菌药物雾化吸入[49]。

几项研究评估了在治疗 VAP 时联合使用吸入抗菌药物的作用。一篇系统综述纳入了 16 个观察性研究和未设盲法的随机对照研究,使用雾化吸入多黏菌素 E 的患者细菌清除率更高(OR,1.61;95% CI,1.11~2.35)、临床疗效

更好(OR,1.57;95% CI,1.14~2.15),但是由于存在几项偏倚因此结论是作用有限[131]。另一篇系统综述纳入了 12 个观察性研究和部分设盲法的随机对照研究,结果显示在 VAP 患者中使用雾化吸入抗菌药物可获得一些益处,可以提高临床治愈率(RR,1.23;95% CI,1.05~1.43)[132]。但没有 1 个研究显示可以在患者死亡率、需要机械通气时间和入住 ICU 的时间方面获得益处。

治疗多重耐药病原体时改变抗菌药物给药方法

碳青霉烯类、头孢菌素类、广谱青霉素类或 β-内酰胺酶抑制剂都是时间依赖性抗菌药物,当游离药物浓度大于 MIC 的时间分别达到 30%~40%、50%~60% 和 60%~70% 时,可获得良好的杀菌效果。通过延长输注时间或采用连续输注可以增加游离药物浓度大于 MIC 的时间,理论上可以提高疗效[133]。

持续输注的方法在 20 世纪 70 年代末首次被采用,结果显示可提高临床治愈率[134],但是直到最近大部分人放弃了这种方法,因为担心药物稳定性、相容性等问题,同时患者静脉通路有限也不适合连续输注。同一时期发展的延长输注的方法引起的担忧较少。延长输注给药方案可由蒙特卡洛模拟提供证据支持,蒙特卡洛模拟是一种数学建模方法,可以估计在一定 MIC 值范围内,给药方案对特定 MIC 值病原菌达到治疗目标的概率。

使用蒙特卡洛模拟对头孢吡肟治疗 VAP 进行评估。MIC 为 1μg/ml 时,所有给药方案达到治疗目标的概率均大于 90%。然而,当 MIC 上升到 8μg/ml 时,比较 3 种给药方案:方案 1 为头孢吡肟 1~2g,每 8 小时 1 次,输注 30 分钟;方案 2 为 2g,每 12 小时 1 次,输注 30 分钟;方案 3 为 2g,每 8 小时 1 次,输注 3 小时,只有方案 3 的概率可达 90%。方案评估的目标人群是肾功能正常患者,肌酐清除率为 50~120ml/min[135]。

有研究比较哌拉西林/他唑巴坦治疗铜绿假单胞菌感染时,采用间歇给药与持续输注之间的区别。Lodise 等[136]回顾性比较了间歇给药方案(3.375g,每 6 小时 1 次,每次滴注超过 30 分钟)与持续输注方案(3.375g,每 8 小时 1 次,每次滴注超过 4 小时)。结果显示接受持续输注方案的患者有更短的住院时间(21 日 vs 38 日;P=0.02),在急性生理学和慢性健康状况评价 II 评分(Acute Physiological and Chronic Health Evaluation-II scores,APACHE II)大于 17 分的患者中接受持续输注方案者有更低的 14 日死亡率(12.2% vs 31.6%;P=0.04)[136]。

呼吸机相关性肺炎预防

患者在 ICU 罹患肺炎的巨大风险促使各方采取积极方法进行预防[137]。最重要的方法包括:患者采取半卧位以减少误吸的危险、采取包括洗手在内的各种感控手段预防病原菌在患者之间的传播及对 ICU 感染进行重点监控[138]。

有几个预防 VAP 的方法存在争议,包括选择性消化道去污染(selective decontamination of the digestive tract,SDD)、选择性口腔去污染(selective oral decontamination,SOD)和口腔黏膜使用局部用抗菌药物。以上 3 种方法都基于 1 个

理论即上呼吸道细菌定植引起 VAP。由于消化道菌群在定植中发挥重要作用，因此对各种清洁方法进行了研究。SDD 包括局部与全身用药的联合：胃部或口咽部局部使用妥布霉素和多黏菌素 E，偶尔加用两性霉素 B，每日 4 次；静脉输注环丙沙星或第二代头孢菌素。SOD 除无需使用静脉药物外，其口咽部局部用药与 SDD 相似。

传统上欧洲国家广泛使用 SDD 与 SOD，美国以外的绝大部分文献显示几千例患者使用这些方法后获得益处。2009 年 De Smet 等[139] 在机械通气患者中开展了一项大型的交叉研究，将标准的综合通气护理方法与 SDD 或 SOD 方法的效果进行比较，发现后 2 种方法的 28 日死亡率下降且有统计学意义，SDD 组患者 OR 值为 0.83（95％ CI 0.72～0.97），SOD 组患者 OR 值为 0.86（95％CI 0.74～0.99）[139]。

2015 年 Roquilly 等[140] 进行了一项关于采用 VAP 预防策略以降低死亡率的大型 meta 分析的研究。研究纳入了 157 个随机临床试验超过 37 000 名患者。结果显示干预组总体死亡率下降 5％，但是进一步进行亚组分析发现，与对照组相比仅有 SDD 组能够显著降低患者死亡率，RR 值为 0.84（95％ CI 0.76～0.96）[140]。尽管有压倒性的证据支持 SDD 方法，但是北美医生的主流观点依然对这种方法持有担忧，他们担心采用 SDD 方法将会广泛使用抗菌药物从而增加细菌耐药性与艰难梭菌的感染，尤其是美国细菌耐药流行程度远远超过北欧[141]。

（林佳媛 译，张亮 校，杨帆 审）

参考文献

1. Albert RH. Diagnosis and treatment of acute bronchitis. *Am Fam Physician*. 2010;82:1345.
2. Wenzel RP, Fowler AA 3rd. Clinical practice. Acute bronchitis. *N Engl J Med*. 2006;355:2125.
3. Braman SS. Chronic cough due to acute bronchitis: ACCP evidence-based practice guidelines. *Chest*. 2006;129(1, Suppl):103S.
4. National Ambulatory Medical Care Survey and National Hospital Ambulatory Medical Care Survey: 2009–2010 Combined Year Tables. http://www.cdc.gov/nchs/data/ahcd/combined_tables/2009-2010_combined_web_table01.pdf.
5. Clark TW et al. Adults hospitalized with acute respiratory illness rarely have detectable bacteria in the absence of COPD or pneumonia; viral infection predominates in a large prospective UK sample. *J Infect*. 2014;69:507.
6. Snow V et al. Principles of appropriate antibiotic use for treatment of acute bronchitis in adults. *Ann Intern Med*. 2001;134:518.
7. Gonzales R et al. Principles of appropriate antibiotic use for treatment of acute respiratory tract infections in adults: background. *Ann Intern Med*. 2001;134:521.
8. Smith SM et al. Antibiotics for acute bronchitis. *Cochrane Database Syst Rev*. 2014;(3):CD000245.
9. Tan T et al. Antibiotic prescribing for self-limiting respiratory tract infections in primary care: summary of NICE guidance. *BMJ*. 2008;337:a437.
10. Barnett ML, Linder JA. Antibiotic prescribing for adults with acute bronchitis in the United States, 1996–2010. *JAMA*. 2014;311:2020.
11. Smith SM et al. Over-the-counter (OTC) medications for acute cough in children and adults in community settings. *Cochrane Database Syst Rev*. 2014;(11):CD001831.
12. Becker LA et al. Beta2-agonists for acute bronchitis. *Cochrane Database Syst Rev*. 2011;(7):CD001726.
13. Schuetz P et al. Procalcitonin to initiate or discontinue antibiotics in acute respiratory tract infections. *Cochrane Database Syst Rev*. 2012;(9):CD007498.
14. Pfister R et al. Procalcitonin for diagnosis of bacterial pneumonia in critically ill patients during 2009 H1N1 influenza pandemic: a prospective cohort study, systematic review, and individual patient data meta-analysis. *Crit Care*. 2014;18:R44.
15. El-Gohary M et al. Corticosteroids for acute and subacute cough following respiratory tract infection: a systemic review. *Fam Pract*. 2013;30:492
16. From the Global Strategy for the Diagnosis, Management and Prevention of COPD, Global Initiative for Chronic Lung Disease (GOLD) 2017. Available from: http://goldcopd.org. Accessed June 17, 2017.
17. Criner GJ et al. Prevention of acute exacerbation of COPD. American College of Chest Physicians and Canadian Thoracic Society Guideline. *Chest*. 2015;147:883.
18. Quon BS et al. Contemporary management of acute exacerbations of COPD: a systemic review and metaanalysis. *Chest*. 2008;133:756.
19. Sethi S. Infectious etiology of acute exacerbations of chronic bronchitis. *Chest*. 2000;117(5, Suppl 2):380S.
20. Sethi S, Murphy TF. Infection in the pathogenesis and course of chronic obstructive pulmonary disease. *N Engl J Med*. 2008;359:2355.
21. Rosell A et al. Microbiologic determinants of exacerbation in chronic obstructive pulmonary disease. *Arch Intern Med*. 2005;165:891.
22. Soler N et al. Bronchoscopic validation of the significance of sputum purulence in severe exacerbations of chronic obstructive pulmonary disease. *Thorax*. 2007;62:29.
23. Anthonisen NR et al. Antibiotic therapy in exacerbations of chronic obstructive pulmonary disease. *Ann Intern Med*. 1987;106:196.
24. Vollenweider DJ et al. Antibiotics for exacerbations of chronic obstructive pulmonary disease. *Cochrane Database Syst Rev*. 2012;(12):CD010257.
25. Walters JA et al. Systemic corticosteroids for acute exacerbations of chronic obstructive pulmonary disease. *Cochrane Database Syst Rev*. 2014;(9):CD001288.
26. Walters JA et al. Different durations of corticosteroid therapy for exacerbations of chronic obstructive pulmonary disease. *Cochrane Database Syst Rev*. 2014;(12):CD006897.
27. Rutschmann OT et al. Should pulmonary embolism be suspected in exacerbation of chronic obstructive pulmonary disease? *Thorax*. 2007;62:121.
28. Jain S et al. Community-acquired pneumonia requiring hospitalization among U.S. adults. *N Engl J Med*. 2015;373(5):415–427. DOI: 10.1056/NEJMoa1500245
29. Jain S et al. Community-acquired pneumonia requiring hospitalization among U.S. children. *N Engl J Med*. 2015;373(9):835–845.
30. Yu H et al. Clinical and economic burden of community-acquired pneumonia in the Medicare fee-for-service population. *J Am Geriatr Soc*. 2012;60(11):2137–2143.
31. Corrales-Medina VF et al. Cardiac complications in patients with community-acquired pneumonia: a systematic review and meta-analysis of observational studies. *PLoS Med*. 2011;8(6):e1001048.
32. Mandell LA et al. Infectious Diseases Society of America/American Thoracic Society consensus guidelines on the management of community-acquired pneumonia in adults. *Clin Infect Dis*. 2007;44(Suppl 2):S27.
33. Halm EA, Teirstein AS. Clinical practice. Management of community-acquired pneumonia. *N Engl J Med*. 2002;347:2039.
34. Laterre PF et al. Severe community-acquired pneumonia as a cause of severe sepsis: data from the PROWESS study. *Crit Care Med*. 2005;33:952.
35. Fine MJ et al. A prediction rule to identify low-risk patients with community-acquired pneumonia. *N Engl J Med*. 1997;336:243.
36. Lim WS et al. Defining community acquired pneumonia severity on presentation to hospital: an international derivation and validation study. *Thorax*. 2003;58:377.
37. Aujesky D et al. Prospective comparison of three validated prediction rules for prognosis in community-acquired pneumonia. *Am J Med*. 2005;118:384.
38. Harper SA et al. Seasonal influenza in adults and children: diagnosis, treatment, chemoprophylaxis, and institutional outbreak management: clinical practice guidelines of the Infectious Diseases Society of America. *Clin Infect Dis*. 2009;48:1003.
39. Kadioglu A et al. The role of *Streptococcus pneumoniae* virulence factors in host respiratory colonization and disease. *Nat Rev Microbiol*. 2008;6:288.
40. van der Poll T, Opal SM. Pathogenesis, treatment, and prevention of pneumococcal pneumonia. *Lancet*. 2009;374:1543.
41. Pelton SI et al. Risk of pneumococcal disease in children with chronic medical conditions in the era of pneumococcal conjugate vaccine. *Clin Infect Dis*. 2014;59(5):615–623.
42. Arnold FW et al. A worldwide perspective of atypical pathogens in community-acquired pneumonia. *Am J Respir Crit Care Med*. 2007;175(10):1086–1093.
43. Lieberman D et al. Multiple pathogens in adult patients admitted with community-acquired pneumonia: a one year prospective study of 346 consecutive patients. *Thorax*. 1996;51:179.
44. Tessmer A et al. Impact of intravenous β-lactam/macrolide versus β-lactam monotherapy on mortality in hospitalized patients with community-acquired pneumonia. *J Antimicrob Chemother*. 2009;63:1025.
45. Martin-Loeches I et al. Combination antibiotic therapy with macrolides im-

proves survival in intubated patients with community-acquired pneumonia. *Intensive Care Med.* 2010;36:612.

46. Dudas V et al. Antimicrobial selection for hospitalized patients with presumed community-acquired pneumonia: a survey of nonteaching US community hospitals. *Ann Pharmacother.* 2000;34:446.

47. Restrepo MI et al. Impact of macrolide therapy on mortality for patients with severe sepsis due to pneumonia. *Eur Respir J.* 2009;33:153.

48. Fiumefreddo R et al. Clinical predictors for Legionella in patients presenting with community-acquired pneumonia to the emergency department. *BMC Pulm Med.* 2009;9:4.

49. Management of Adults With Hospital-acquired and Ventilator-associated Pneumonia: 2016 Clinical Practice Guidelines by the Infectious Diseases Society of America and the American Thoracic Society. *Clin Inf Dis.* 2016;63;1–51.

50. Hageman JC et al. Severe community-acquired pneumonia due to Staphylococcus aureus, 2003–04 influenza season. *Emerg Infect Dis.* 2006;12:894.

51. Gillet Y et al. Association between *Staphylococcus aureus* strains carrying gene for Panton-Valentine leukocidin and highly lethal necrotising pneumonia in young immunocompetent patients. *Lancet.* 2002;359:753.

52. Rasigade JP et al. Global distribution and evolution of Panton-Valentine leukocidin-positive methicillin-susceptible *Staphylococcus aureus*, 1981–2007. *J Infect Dis.* 2010;201:1589.

53. Taneja C et al. Clinical and economic outcomes in patients with community-acquired *Staphylococcus aureus* pneumonia. *J Hosp Med.* 2010;5:528.

54. Jennings LC et al. Incidence and characteristics of viral community-acquired pneumonia in adults. *Thorax.* 2008;63:42.

55. Johnstone J et al. Viral infection in adults hospitalized with community-acquired pneumonia: prevalence, pathogens, and presentation. *Chest.* 2008;134:1141.

56. Lieberman D et al. Respiratory viruses in adults with community-acquired pneumonia. *Chest.* 2010;138:811.

57. Meehan TP et al. Quality of care, process, and outcomes in elderly patients with pneumonia. *JAMA.* 1997;278:2080.

58. Houck PM et al. Timing of antibiotic administration and outcomes for Medicare patients hospitalized with community-acquired pneumonia. *Arch Intern Med.* 2004;164:637.

59. Farrell DJ et al. Distribution and antibacterial susceptibility of macrolide resistance genotypes in *Streptococcus pneumoniae*: PROTEKT Year 5 (2003–2004). *Int J Antimicrob Agents.* 2008;31:245.

60. Hakenbeck R et al. Penicillin-binding proteins in beta-lactam-resistant *Streptococcus pneumoniae*. *Microb Drug Resist.* 1999;5:91.

61. Pallares R et al. The effect of cephalosporin resistance on mortality in adult patients with nonmeningeal systemic pneumococcal infections. *Am J Med.* 2002;113:120.

62. Yu VL et al. An international prospective study of pneumococcal bacteremia: correlation with in vitro resistance, antibiotics administered, and clinical outcome. *Clin Infect Dis.* 2003;37:230.

63. Lynch JP 3rd, Zhanel GG. Escalation of antimicrobial resistance among *Streptococcus pneumoniae*: implications for therapy. *Semin Respir Crit Care Med.* 2005;26:575.

64. Arnold FW et al. Improving outcomes in elderly patients with community-acquired pneumonia by adhering to national guidelines: Community-Acquired Pneumonia Organization International cohort study results. *Arch Intern Med.* 2009;169:1515.

65. McCabe C et al. Guideline-concordant therapy and reduced mortality and length of stay in adults with community-acquired pneumonia: playing by the rules. *Arch Intern Med.* 2009;169:1525.

66. Aliberti S et al. Duration of antibiotic therapy in hospitalised patients with community-acquired pneumonia. *Eur Respir J.* 2010;36:128.

67. Li JZ et al. Efficacy of short-course antibiotic regimens for community-acquired pneumonia: a meta-analysis. *Am J Med.* 2007;120(9):783–790.

68. Christ-Crain M et al. Procalcitonin guidance of antibiotic therapy in community-acquired pneumonia: a randomized trial. *Am J Respir Crit Care Med.* 2006;174:84.

69. Brankston G et al. Transmission of influenza A in human beings. *Lancet Infect Dis.* 2007;7:257.

70. Cowling BJ et al. Comparative epidemiology of pandemic and seasonal influenza A in households. *N Engl J Med.* 2010;362:2175.

71. Carrat F et al. Time lines of infection and disease in human influenza: a review of volunteer challenge studies. *Am J Epidemiol.* 2008;167:775.

72. Lee N et al. Viral loads and duration of viral shedding in adult patients hospitalized with influenza. *J Infect Dis.* 2009;200:492.

73. Giannella M et al. Prolonged viral shedding in pandemic influenza A(H1N1): clinical significance and viral load analysis in hospitalized patients. *Clin Microbiol Infect.* 2011;17(8):1160–116.5

74. Englund JA et al. Common emergence of amantadine- and rimantadine-re-

sistant influenza A viruses in symptomatic immunocompromised adults. *Clin Infect Dis.* 1998;26:1418.

75. Boivin G et al. Prolonged excretion of amantadine-resistant influenza A virus quasi species after cessation of antiviral therapy in an immunocompromised patient. *Clin Infect Dis.* 2002;34:E23.

76. McGeer A et al. Antiviral therapy and outcomes of influenza requiring hospitalization in Ontario, Canada. *Clin Infect Dis.* 2007;45:1568.

77. Lee N et al. Outcomes of adults hospitalised with severe influenza. *Thorax.* 2010;65:510.

78. Stephenson I et al. Neuraminidase inhibitor resistance after oseltamivir treatment of acute influenza A and B in children. *Clin Infect Dis.* 2009;48:389.

79. Dharan NJ et al. Infections with oseltamivir-resistant influenza A(H1N1) virus in the United States. *JAMA.* 2009;301:1034.

80. Kidd IM et al. H1N1 pneumonitis treated with intravenous zanamivir. *Lancet.* 2009;374:1036.

81. Gaur AH et al. Intravenous zanamivir for oseltamivir-resistant 2009 H1N1 influenza. *N Engl J Med.* 2010;362:88.

82. Alp E et al. Incidence, risk factors and mortality of nosocomial pneumonia in intensive care units: a prospective study. *Ann Clin Microbiol Antimicrob.* 2004;3:17.

83. Kollef M et al. Epidemiology and outcomes of health-care-associated pneumonia: results from a large US database of culture-positive pneumonia [published correction appears in Chest. 2006;129:831]. *Chest.* 2005;128:3854.

84. Cameron JL et al. Aspiration in patients with tracheostomies. *Surg Gynecol Obstet.* 1973;136:68.

85. Valles J et al. Continuous aspiration of subglottic secretions in preventing ventilator-associated pneumonia. *Ann Intern Med.* 1995;122:179.

86. Tablan OC et al. Guidelines for preventing health-care-associated pneumonia, 2003: recommendations of CDC and the Healthcare Infection Control Practices Advisory Committee. *MMWR Recomm Rep.* 2004;53(RR-3):1.

87. Bonten M et al. Risk factors for pneumonia, and colonization of respiratory tract and stomach in mechanically ventilated ICU patients. *Am J Respir Crit Care Med.* 1996;154:1339.

88. Raoof S et al. An official multi-society statement: ventilator-associated events: the new definition. *Chest.* 2014;145:10.

89. Luna CM et al. Blood cultures have limited value in predicting severity of illness and as a diagnostic tool in ventilator-associated pneumonia. *Chest.* 1999;116:1075.

90. Johanson WG Jr et al. Nosocomial respiratory infections with gram-negative bacilli: the significance of colonization of the respiratory tract. *Ann Intern Med.* 1972;77:701.

91. Tillotson JR, Finland M. Bacterial colonization and clinical super-infection of the respiratory tract complicating antibiotic treatment of pneumonia. *J Infect Dis.* 1969;119:597.

92. Rouby JJ et al. Nosocomial bronchopneumonia in the critically ill: histologic and bacteriologic aspects. *Am Rev Respir Dis.* 1992;146:1059.

93. Bartlett JG et al. Bacteriology of hospital-acquired pneumonia. *Arch Intern Med.* 1986;146:868.

94. Prod'hom G et al. Nosocomial pneumonia in mechanically ventilated patients receiving antacid, ranitidine, or sucralfate as prophylaxis for stress ulcer: a randomized controlled trial. *Ann Intern Med.* 1994;120:653.

95. Rello J et al. Impact of previous antimicrobial therapy on etiology and outcome of ventilator-associated pneumonia. *Chest.* 1993;104:1230.

96. Fridkin SK et al. Magnitude and prevention of nosocomial infections in the intensive care unit. *Infect Dis Clin North Am.* 1997;11:479.

97. Jones R. Microbial etiologies of hospital-acquired bacterial pneumonia and ventilator-associated bacterial pneumonia. *Clin Infect Dis.* 2010;51:1114.

98. Edelstein PH. Legionnaires' disease. *Clin Infect Dis.* 1993;16:74.

99. Rhame FS. Prevention of nosocomial aspergillosis. *J Hosp Infect.* 1991;18(Suppl A):466.

100. Maruyama T et al. A new strategy for healthcare-associated pneumonia: a 2 year prospective multicenter cohort study using risk factors for multidrug-resistant pathogens to select initial empiric therapy. *Clin Infect Dis.* 2013;57:1373.

101. Muscroft TJ et al. The microflora of the postoperative stomach. *Br J Surg.* 1981;68:560.

102. du Moulin GC et al. Aspiration of gastric bacteria in antacid-treated patients: a frequent cause of postoperative colonisation of the airway. *Lancet.* 1982;1:242.

103. Eom CS et al. Use of acid-suppressive drugs and risk of pneumonia: systematic review and meta-analysis. *CMAJ.* 2011;183:310.

104. Herzig SJ et al. Acid-suppressive medication use and the risk for hospital-acquired pneumonia. *JAMA.* 2009;301:2120.

105. Chow JW et al. Enterobacter bacteremia: clinical features and emergence of antibiotic resistance during therapy. *Ann Intern Med.* 1991;115:585.

106. Medeiros AA. Relapsing infection due to Enterobacter species: lessons of heterogeneity. *Clin Infect Dis.* 1997;25:341.

107. Acar J. Rapid emergence of resistance to cefepime during treatment. *Clin Infect Dis.* 1998;26:1484.

108. Garnacho-Montero J et al. Treatment of multidrug-resistant Acinetobacter baumannii ventilator-associated pneumonia (VAP) with intravenous colistin: a comparison with imipenem-susceptible VAP. *Clin Infect Dis.* 2003;36:1111.

109. Smolyakov R et al. Nosocomial multi-drug resistant Acinetobacter baumannii bloodstream infection: risk factors and outcome with ampicillin-sulbactam treatment. *J Hosp Infect.* 2003;54:32.

110. Liu C et al. Clinical practice guidelines by the Infectious Diseases Society of America for the treatment of methicillin-resistant *Staphylococcus aureus* infections in adults and children. *Clin Infect Dis.* 2011;52:285.

111. Rybak M et al. Therapeutic monitoring of vancomycin in adult patients: a consensus review of the American Society of Health-System Pharmacists, the Infectious Diseases Society of America, and the Society of Infectious Diseases Pharmacists. *Am J Health Syst Pharm.* 2009;66:82.

112. Jeffres MN et al. Predictors of mortality for methicillin-resistant *Staphylococcus aureus* health-care-associated pneumonia: specific evaluation of vancomycin pharmacokinetic indices. *Chest.* 2006;130:947.

113. Conte JE Jr et al. Intrapulmonary pharmacokinetics of linezolid. *Antimicrob Agents Chemother.* 2002;46:1475.

114. Rubinstein E et al. Linezolid (PNU-100766) versus vancomycin in the treatment of hospitalized patients with nosocomial pneumonia: a randomized, double-blind, multicenter study. *Clin Infect Dis.* 2001;32:402.

115. Wunderink RG et al. Continuation of a randomized, double-blind, multicenter study of linezolid versus vancomycin in the treatment of patients with nosocomial pneumonia. *Clin Ther.* 2003;25:980.

116. Wunderink RG et al. Linezolid vs vancomycin: analysis of two double-blind studies of patients with methicillin-resistant *Staphylococcus aureus* nosocomial pneumonia. *Chest.* 2003;124:1789.

117. Walkey AJ et al. Linezolid vs glycopeptide antibiotics for the 5 treatment of suspected methicillin-resistant *Staphylococcus aureus* nosocomial pneumonia: a meta-analysis of randomized controlled trials. *Chest.* 2011;139:1148.

118. Wunderink RG et al. Linezolid in methicillin-resistant *Staphylococcus aureus* nosocomial pneumonia: a randomized, controlled study. *Clin Infect Dis.* 2012;54:621.

119. Chastre J et al. Comparison of 8 vs 15 days of antibiotic therapy for ventilator-associated pneumonia in adults: a randomized trial. *JAMA.* 2003;290:2588.

120. Freire AT et al. Comparison of tigecycline with imipenem/cilastatin for the treatment of hospital-acquired pneumonia. *Diagn Microbiol Infect Dis.* 2010;68:140.

121. Torres A et al. Analysis of Phase 3 telavancin nosocomial pneumonia data excluding patients with severe renal impairment and acute renal failure. *J Antimicrob Chemother.* 2014;69:1119.

122. Barza M et al. Predictability of blood levels of gentamicin in man. *J Infect Dis.* 1975;132:165.

123. Zaske DE et al. Wide interpatient variations in gentamicin dose requirements for geriatric patients. *JAMA.* 1982;248:3122.

124. Flint LM et al. Serum level monitoring of aminoglycoside antibiotics. Limitations in intensive care unit-related bacterial pneumonia. *Arch Surg.* 1985;120:99.

125. Moore RD et al. Association of aminoglycoside plasma levels with therapeutic outcome in gram-negative pneumonia. *Am J Med.* 1984;77:657.

126. Bergogne-Berezin E. Pharmacokinetics of antibiotics in respiratory secretion. In: Pennington JE, ed. *Respiratory Infections: Diagnosis and Management.* New York, NY: Raven Press; 1983.

127. Bodem CR et al. Endobronchial pH. Relevance of aminoglycoside activity in gram-negative bacillary pneumonia. *Am Rev Respir Dis.* 1983;127:39.

128. Vaudaux P. Peripheral inactivation of gentamicin. *J Antimicrob Chemother.* 1981;8(Suppl A):17.

129. Levy J et al. Bioactivity of gentamicin in purulent sputum from patients with cystic fibrosis or bronchiectasis: comparison with activity in serum. *J Infect Dis.* 1983;148:1069.

130. Mendelman PM et al. Aminoglycoside penetration, inactivation, and efficacy in cystic fibrosis sputum. *Am Rev Respir Dis.* 1985;132:761.

131. Valachis A et al. The role of aerosolized colistin in the treatment of ventilator-associated pneumonia: a systematic review and meta-analysis. *Crit Care Med.* 2015;43:527.

132. Zampieri F et al. Nebulized antibiotics for ventilator-associated pneumonia: a systematic review and meta-analysis. *Crit Care.* 2015;19:150.

133. Drusano GL. Antimicrobial pharmacodynamics: critical interactions of 'bug and drug'. *Nat Rev Microbiol.* 2004;2:289.

134. Bodey GP et al. A randomized study of carbenicillin plus cefamandole or tobramycin in the treatment of febrile episodes in cancer patients. *Am J Med.* 1979;67:608.

135. Nicasio AM et al. Population pharmacokinetics of high-dose, prolonged-infusion cefepime in adult critically ill patients with ventilator-associated pneumonia. *Antimicrob Agents Chemother.* 2009;53:1476.

136. Lodise T et al. Piperacillin-tazobactam for *Pseudomonas aeruginosa* infection: clinical implications of an extended-infusion dosing strategy. *Clin Infect Dis.* 2007;44:357.

137. Kollef MH. The prevention of ventilator associated pneumonia. *N Engl J Med.* 1999;340:627.

138. Torres A et al. Pulmonary aspiration of gastric contents in patients receiving mechanical ventilation: the effect of body position. *Ann Intern Med.* 1992;116:540.

139. De Smet et al. Decontamination of the digestive tract and oropharynx in ICU patient. *N Engl J Med.* 2009;360:20.

140. Roquilly et al. Pneumonia prevention to decrease mortality in intensive care unit: a systematic review and meta-analysis. *Clin Infect Dis.* 2015;60:1449.

141. Klompas M. Editorial commentary: Evidence vs instinct for pneumonia prevention in hospitalized patients. *Clin Infect Dis.* 2015;60:76.

第 67 章　呼吸道感染

68 第 68 章 结核病

Michael B. Kays

核心原则

	核心原则	章节案例
1	结核病是由结核分枝杆菌所致感染性疾病,最常见的感染部位是肺部。活动性结核病的主要表现为发热、畏寒、盗汗、体重减轻、肺部影像学改变等。免疫抑制、与结核病患者密切接触和吸烟是结核病的危险因素。	案例 68-1(问题 1 和 2)
2	活动性结核病的诊断方法包括结核菌素皮肤试验、胸部影像学检查、痰涂片抗酸染色及痰培养。核酸扩增试验和 γ-干扰素释放试验可作为结核病的辅助诊断方法。所有结核病患者均推荐进行人类免疫缺陷病毒(HIV)筛查。	案例 68-1(问题 3~7)
3	治疗目标包括治愈和预防结核分枝杆菌的传播。活动性肺结核需要多药联合治疗至少 26 周。直接面视督导治疗是确保患者坚持治疗的核心管理策略。	案例 68-1(问题 8~13)
4	治疗过程中需要监测患者的症状改善情况及药物不良反应(特别是肝炎)的发生情况。治疗初期需每 2~4 周进行痰涂片和痰培养,待培养转阴后改为每月检测 1 次。如果治疗失败,治疗方案中应至少增加 2~3 种新的药物。	案例 68-1(问题 14 和 15)
5	潜伏性结核感染患者结核菌素皮肤试验阳性,但没有临床症状,也没有活动性结核病的影像学表现。首选异烟肼治疗 6~9 个月,也可选择利福平治疗 4 个月,或者异烟肼加利福喷汀每周 1 次治疗 12 周。	案例 68-2(问题 1 和 2)
6	与异烟肼相关的不良反应主要包括肝毒性和周围神经病变。利福平的不良反应主要有肝脏毒性、流感样症状、血小板减少、体液颜色变化。吡嗪酰胺的主要不良反应是肝脏毒性、尿酸增高,乙胺丁醇可引起视神经炎。	案例 68-3(问题 1~3) 案例 68-4(问题 1)
7	老年人的结核病发生率高于其他年龄段人群,老年结核病患者的治疗原则和其他年龄段结核病患者的治疗原则相同。	案例 68-5(问题 1)
8	患者的依从性差可能导致耐多药结核的发生。成功治疗耐多药结核有赖于宿主因素、治疗的依从性以及对病原体敏感药物的数量。在强化治疗阶段可能需要 6~7 种药物。	案例 68-6(问题 1 和 2)
9	HIV 感染是结核病的一个重要危险因素,合并 HIV 感染的结核病患者临床表现差异很大,主要取决于患者目前免疫缺陷的严重程度。合并 HIV 感染的活动性结核和潜伏性结核患者治疗原则和推荐意见与非 HIV 感染患者相同。	案例 68-7(问题 1~3) 案例 68-8(问题 1)
10	对于没有接受抗逆转录病毒治疗的患者,初始抗逆转录病毒治疗的时机尚不明确。对于 CD4+ T 细胞计数低的患者,可以推迟抗逆转录病毒治疗的时间,以减少免疫重建综合征的发生。如果患者正在接受抗逆转录酶病毒的治疗,应立即启动抗结核治疗,并根据需要更改抗病毒治疗方案。	案例 68-7(问题 4 和 5)
11	合并妊娠的活动性结核病患者治疗方案与非妊娠患者相同。由于没有充分的安全数据,吡嗪酰胺不推荐用于妊娠患者。治疗时间至少 9 个月。	案例 68-9(问题 1)

⑫ 婴儿及儿童发生播散性结核病的风险较高,需立即启动治疗。由于难以评估儿童的视力改变情况,因此应尽量避免使用乙胺丁醇。许多专家倾向于儿童的初始治疗使用3种药物,疗程至少6个月。

⑬ 肺外结核需要延长治疗时间。结核性脑膜炎需要治疗9~12个月,使用糖皮质激素可减少后遗症,提高生存率。

背景

结核病是一种古老的疾病,可以追溯到史前时代,有证据表明在哥伦布发现美洲大陆之前及古埃及早期就有脊柱结核出现。不过,结核病直到17世纪和18世纪才成为一个主要的健康问题,在这个时期,工业革命带来拥挤的生活环境,结核病在欧洲和美国出现大规模流行。最初,医生把结核病称为"*phthisis*",该词源于希腊语,为"消耗"之意,这是因为结核病的临床表现包括体重下降、咳嗽、发热和咯血。虽然结核病的临床特征非常清楚,但是病原菌一直不明确。直到1882年Robert Koch分离和培养出结核分枝杆菌,并证实其具有传染性。从19世纪中期到20世纪早期,结核病的治疗是将患者安排到疗养院卧床休息,呼吸新鲜空气。随着影像学技术的出现,发现肺部空洞是结核病进展的重要表现。治疗方案包括气腹治疗、胸廓成形术和缩小空洞的填充术。其中的一些治疗方法至今仍然用于一些严重或难治性病例。

1944年,随着链霉素的发现和不久以后氨基水杨酸的发现,开启了结核的药物治疗时代。1952年异烟肼的使用和20世纪60年代后期利福平的使用,结核病治疗成功率大大提高,并为最终消除结核带来了希望。然而,20世纪90年代,耐多药结核(multidrug-resistant TB,MDR-TB)的出现,为美国及其他国家结核病的控制带来新挑战[1-3]。在接下来的几十年,有许多关于全球范围内广泛耐药结核(extensively drug-resistant TB,XDR-TB)的报道[4-6]。近年来,在伊朗已出现全耐药结核(totally drug-resistant,TDR)或超级广泛耐药结核(super XDR-TB)菌株[7]。由于结核分枝杆菌对现有药物的耐药率增加,使全球范围内控制和消除结核病这一目标实现的可能性变小。因此,对结核病保持高度警惕、快速病原学诊断、敏感性试验、隔离患者及恰当的抗菌治疗是阻止耐药结核继续进展及传播的关键。

流行病学

假设结核为终生感染,全球大约20亿人(世界人口的30%)感染过结核分枝杆菌。结核病是最常见致死的感染性疾病之一,仅次于人免疫缺陷病毒(human immunodeficiency virus,HIV)感染和获得性免疫缺陷综合征(acquired immunodeficiency syndrome,AIDS)[8]。2013年,估计全球约有900万新发结核感染病例,主要分布于东南亚、西太平洋和非洲地区[9]。新发病例较多的国家有印度、中国、尼日利亚和巴基斯坦[9]。2013年,约有110万HIV阴性的结核病患者死亡,360万HIV阳性的结核病患者死亡,其中包括51万名女性和8万名儿童[9]。

在美国,2014年共报告9 421例结核病患者,发病率为2.96/100 000,是自1953年以来发病率最低的一年[10]。然而,与国家制订的最终消除结核(发病率低于0.1/100 000)的目标还有很大的差距[10]。2014年,有21个州结核病报告有所增加,加利福尼亚州、德克萨斯州、纽约州和佛罗里达州的结核病例占美国总发病人数的51%[10]。非美国出生和美国出生的人群结核病例数和结核病发病率都有所减少。但是,在美国,非美国出生的人群和少数族裔受到结核病的影响与其他人群是不相称的。2014年,美国所有的结核病例中,有66%为非美国出生,34%为美国出生,非美国出生人群的结核病发病率为美国出生人群的13倍(分别为15.4/100 000和1.2/100 000)[10]。在这些非美国出生的人群中,有超过一半的人出生于以下5个国家:墨西哥(21.0%)、菲律宾(12.0%)、印度(8%)、越南(8%)和中国(7%)[10]。西班牙裔、非西班牙裔黑人、亚裔人的结核病发病率分别是非西班牙裔白种人的8倍、8.5倍和30倍[10]。在美国出生的人群中,多数结核病患者为黑人。在接受过HIV筛查的结核病患者中,有6%合并HIV感染[10]。

2014年,美国分离自无结核病史患者的结核分枝杆菌9.3%对异烟肼耐药,其中美国出生的人群耐药率为7.5%,非美国出生的人群耐药率10.2%。全球有大约480 000例MDR-TB患者(MDR-TB是指同时对异烟肼和利福平耐药的结核),2013年,MDR-TB造成21万患者死亡[9]。MDR-TB例数最多的国家为中国、印度、俄罗斯联邦和南非[9]。在美国,2014年共报道67例MDR-TB病例[10]。在过去十年中,美国MDR-TB病例的发生率保持稳定,维持在0.9%至1.3%之间。MDR-TB患者中,有85%的患者为非美国出生[10]。既往有结核病史的患者MDR-TB发生率是无结核病史患者的7倍[10]。有些因素可能会增加耐药结核发生的风险(见表68-1)。

20世纪中期,广泛耐药结核(XDR-TB)成为威胁人类健康的另一个重要难题[4-6]。XDR-TB是指对一线药物中的异烟肼和利福平耐药、对任意一种氟喹诺酮类药物耐药、对至少一种二线注射用抗结核药物(阿米卡星、卡那霉素或卷曲霉素)耐药的结核[11]。据世界卫生组织(World Health Organization,WHO)报道,全世界有100个国家和地区分离出XDR-TB菌株,约9%的患者为MDR-TB或XDR-TB[9]。最早南非报道53例XDR-TB病例,其中44例患者有HIV

感染病史,HIV 检测均为阳性,55%的患者既往没有接受过抗结核治疗,98%的病例死亡,存活期中位数仅为第一次采集痰标本后 16 日[12]。在美国,从 1993 年到 2006 年共发现 49 例 XDR-TB,病死率与是否合并 HIV 感染关系密切[13]。自 2009 年以来,美国共报道 15 例 XDR-TB,其中 11 例患者系非美国出生[10]。

表 68-1

耐多药结核(MDR-TB)的危险因素

有治疗潜伏性结核或活动性结核的病史
来自初治药物或主要药物耐药高发区域的患者(城市人口,美国东北部,佛罗里达州,加利福尼亚州,德克萨斯州,美国和墨西哥交界地区)
耐药结核高发国家出生的人群(东南亚,墨西哥,南美,非洲)
接触活动性耐药结核患者
无家可归、静脉药瘾或合并 HIV 感染的结核病患者
治疗 2 个月痰涂片或培养仍阳性的患者

HIV,人免疫缺陷病毒。

XDR-TB 的危险因素包括曾经接受抗结核治疗、HIV 感染、流浪人员、酗酒[14]。一项针对确诊 MDR-TB 患者的回顾性分析表明,XDR-TB 的发生与患者的慢性基础疾病和治疗依从性差有关[15]。有效的治疗可以显著减少 XDR-TB,XDR-TB 与结核病患者的全因死亡率及 TB 相关病死率[16]。有研究表明,即使药敏试验显示氟喹诺酮类药物耐药,加用新一代氟喹诺酮类药物也可以明显提高 XDR-TB 的治疗效果[17]。

2009 年,随着全耐药结核(TDR)的出现,结核的耐药状况仍在持续演变。全耐药结核是指对所有的一线和二线抗结核药物都耐药的结核[7]。在伊朗,146 株 MDR-TB 中,有 15 株(10.3%)被鉴定为 TDR-TB,接受二线抗结核药物治疗 18 个月以后,培养结果仍阳性[7]。所有这些 TDR-TB 患者 HIV 检测均为阴性。这个报道表明,治疗 MDR、XDR、TDR 菌株所致结核病的关键是开发新的有效药物。

病原学

结核病是由结核分枝杆菌感染所致,结核分枝杆菌是一种需氧、无芽孢杆菌,碱性复红染色后不能被酸性酒精脱色。因此,这种病原体通常被称为抗酸杆菌(acid-fast bacillus,AFB)。

结核分枝杆菌生长缓慢,大约 24 小时繁殖一代,不像其他一些病原体 20~40 分钟繁殖一代。结核分枝杆菌在氧含量高的环境中生长旺盛,比如肺尖、肾实质、骨骼的生长端。

传播

肺结核或者喉结核的患者咳嗽、打喷嚏、说话或唱歌时,结核分枝杆菌可以通过气雾状的带菌飞沫经空气传播,带菌飞沫也可以通过其他途径形成,比如雾化治疗、痰液诱导、支气管镜检、气管插管、吸痰、尸体解剖、在医院或实验室处理病灶组织或分泌物等[18]。这种带菌飞沫,通常含有 1~3 个结核分枝杆菌,直径约 1~5μm,可以在空气中长期悬浮,被人吸入后到达肺泡。结核杆菌不会通过餐具、衣服、寝具等无生命的物体传播,不能通过皮肤或完整的黏膜侵入人体组织。

影响结核分枝杆菌传播的因素包括排出到空气中的病原体数量、空气中病原体的浓度(与空间的大小和通风情况有关)、在污染空气中暴露的时间、暴露的地点(小房间或者户外空间)、宿主的免疫状态[19]。结核患者的家人(特别是儿童)、与结核患者同在封闭空间(如医院、养老院、监狱)工作和生活的人群,发生结核感染的风险明显增高。如果患者结核分枝杆菌涂片阳性,50%的家庭接触者结核菌素试验会从阴性转为阳性,而如果患者结核分枝杆菌涂片阴性,只有 5%的家庭接触者会被感染[19]。细胞免疫受损的人群,如 HIV 感染者或器官移植受者,比免疫功能正常人群更容易感染结核[19]。不管逗留时间长短,到结核病流行地区进行国际医疗交流也有感染结核病的风险,即使不参与直接的患者护理活动[20]。

有些手段可以减少空间里的带菌飞沫,控制结核分枝杆菌空气传播。充分的新鲜空气流通非常重要,特别是在医疗保健机构,有必要每小时进行 6 次或 6 次以上的房间换气[18,21]。新的或原有设备重新装修的隔离室应设计为每小时可进行 12 次或 12 次以上的房间换气[21]。对房间的上部进行紫外线照射也可以减少有活性的结核分枝杆菌。所有医疗机构的工作人员和探访者都必须佩带一次性的 N95 口罩,并且口罩具有可塑性以便紧贴口鼻[21]。怀疑或确定感染结核的患者在病区或医疗机构间进行转移的时候应佩带防护面罩[21]。当然,最重要的减少结核传播的方法是对感染患者进行有效的抗结核治疗。

发病机制

潜伏性结核感染和活动性结核病

潜伏性结核感染

必须明确区分潜伏性结核感染与活动性结核病。潜伏性结核感染发生在结核杆菌被吸入人体以后,含有结核分枝杆菌的飞沫被吸入后进入肺部细支气管和肺泡中,感染后在肺组织中的进展与结核分枝杆菌进入的数量、病原菌的毒力、宿主的天然免疫应答有关[22-24]。在无免疫力(易感)宿主体内,缺乏正常的宿主防御机制,结核分枝杆菌迅速繁殖,随后被肺泡内的巨噬细胞和树突状细胞吞噬,但活力仍存,长期在细胞内繁殖[24]。经过 14~21 日的繁殖,结核分枝杆菌通过淋巴系统到达肺门淋巴结并通过血流至全身多个器官。

幸运的是,某些器官和组织(如骨髓、肝脏、脾脏),可以阻止细菌的继续繁殖。血流丰富、动脉氧分压高的器官(如肺尖、肾脏、骨骼和脑部),更适合结核分枝杆菌的生长。病原体经过 2~14 周的繁殖,菌量达到 10^3~10^4 稳态,同时 T 细胞介导的免疫应答启动[24],CD4+ T 细胞产生激活巨噬细胞并杀死结核分枝杆菌所必需的 γ-干扰素及其他细胞因子[24]。自此,患者的细胞免疫反应启动,抑制细菌繁殖,该免疫反应通过皮肤结核菌素试验可检测[24]。

对于细胞免疫正常的患者,活化的 T 细胞和巨噬细胞可能导致肉芽肿形成,为结核病特点之一,代表结核感染被控制并阻止结核分枝杆菌在环境中播散[24]。肉芽肿中有 CD4+ T 细胞,CD8+ T 细胞、B 细胞、中性粒细胞、巨噬细胞、多核巨细胞、成纤维细胞,病原体被局限于肉芽肿中心,即使肉芽肿经常发生坏死,结核分枝杆菌仍能继续在肉芽肿中存活[24]。另外,维持肉芽肿的完整性以遏制病原菌的繁殖有赖于患者的免疫状态[25]。多数潜伏性结核感染患者没有症状,也没有感染的影像学表现[22]。部分患者可能出现肺部钙化灶,但常规病原学检查为阴性,结核菌素试验阳性只能表明患者曾经被结核分枝杆菌感染。潜伏性结核感染没有传染性,不会将病原菌传播给其他人[18]。

活动性结核病

在大多数患者,活动性结核病是由于过去的潜伏性结核感染发生再活跃。估计大约有 10% 的未经治疗的潜伏性结核感染患者会发展为活动性结核病,发展为活动性结核病风险最大的时期是感染结核后 2 年[18,22,23]。1997 年到 2001 年,美国佛罗里达州对没有合并 HIV 感染的人群进行皮肤结核菌素试验筛查,每年潜伏性结核感染患者发生活动性结核的比例为 0.040/100 ~ 0.058/100[26]。最近的一项研究报道,美国有 1/4 的活动性结核病患者是近期感染所致[27]。该研究对结核分枝杆菌分离株进行基因检测。如果分离到的结核分枝杆菌基因型与该患者所在地区的结核分枝杆菌流行株基因型完全匹配,则认为其为近期感染;反之则考虑为既往感染再激活。该研究对 36 860 例病例进行基因分型,结果显示,8 499 例(23.1%)为结核分枝杆菌近期感染[27]。近期感染结核的风险包括:HIV 感染、少数民族、男性、在美国出生的人群、4 岁及以下的婴幼儿、滥用药物者和无家可归者[27]。如果这些患者获得的医疗保健服务有限,将会导致延迟诊断和感染时间延长。

潜伏性结核感染患者发生结核的再活跃主要与宿主的免疫水平有关,宿主对结核分枝杆菌感染的反应能力可能被一些特定的疾病削弱,如糖尿病、矽肺、慢性肾衰竭、与免疫抑制相关的疾病或药物(如 HIV 感染、抗肿瘤坏死因子 α、器官移植、糖皮质激素、其他免疫抑制药物)。这些患者发生活动性结核病的可能性大于其他人[22-24]。HIV 感染患者,尤其是那些 CD4+ T 细胞计数低的患者,在感染结核分枝杆菌后可快速发展为活动性结核病,这部分人群在感染结核分枝杆菌 2 年内,有高于 50% 的患者发展为活动性结核病[28]。另外,未经治疗的合并 HIV 感染的潜伏性结核感染患者,每年有 5% ~ 10% 发展为活动性结核病[29,30]。接受抗 TNF-α 治疗的患者,其潜伏感染进展为活动性结核的风险会增加 1.6 ~ 25 倍,具体风险取决于临床环境和治疗方案[31]。身体和精神的压力、胃切除术、肠道吻合术、酗酒、血液系统疾病、网状内皮系统疾病、静脉药瘾也是发生活动性结核病的危险因素。老年人、青少年、5 岁以下的儿童发生活动性结核病的风险也较大[18,22-24,32]。

药物治疗概述

药物治疗是结核病的基本治疗措施。对于活动性结核病患者,总的治疗目标是治愈患者,减少结核病传播。化疗的主要目的是快速杀菌、预防耐药、消除顽固的结核菌及防止复发[33]。为了达到这个目标,治疗方案必须根据患者的临床和社会环境进行个体化制定,保证患者具有良好的依从性,完成治疗(以患者为中心的治疗护理)。有效的抗结核病治疗需要足够的疗程,优化的初始治疗可以防止耐药性的出现、确保结核病治疗成功。目前的指南推荐初始治疗的 8 周使用 4 种抗结核药物:异烟肼、利福平、吡嗪酰胺和乙胺丁醇,维持期的给药方案和时间取决于菌株的敏感性、宿主因素、病变的范围(肺内还是肺外),以及药物的耐受情况[33]。最短的治疗时间为 6 个月,对于耐药菌株,需要延长治疗时间[33]。因为患者必须长时间接受治疗,直接面视督导治疗(directly observed therapy, DOT)是保证依从性的最佳管理策略[33-35]。对于潜伏性结核感染,异烟肼单药治疗 6~9 个月最有效。

活动性结核病的临床表现

案例 68-1

问题 1: H.G.,35 岁,男性,西班牙裔,咳嗽 4 周,初起无痰,2 周后咳黄痰,患者自行服用非处方的止咳药无缓解,今晨出现咯血。患者有自觉发热、畏寒、盗汗、呼吸困难、乏力,2 个月内体重下降约 7kg。患者 12 岁时从墨西哥移民到美国,近十多年没有去美国以外的地方。患者目前是一个新房建设项目工人,有几个同事是去年从墨西哥来到美国,与他有相似的呼吸道症状。患者已婚,有 3 个孩子。吸烟 20 年,周末饮酒,无药瘾史。

体格检查:H.G. 体型消瘦,有轻微的呼吸困难,心率 94 次/min,呼吸 24 次/min,体温 38.9℃,右上肺可闻及支气管呼吸音。胸片显示右上肺广泛的不均匀浸润病灶。实验室数据如下:

白细胞计数:13 200/μl(中性粒细胞 72%,中性杆状核细胞 3%,淋巴细胞 12%,单核细胞 13%)

红细胞计数:3.7×10^6/μl

血红蛋白:11.2g/dl

红细胞压积:34%

血小板:267×10^3/μl

血电解质、肾功能、肝功能正常。

患者身高 175cm,体重 68kg。其他检查无明显异常。

H.G. 有哪些活动性结核病的症状和体征?

H.G. 的咳嗽病史(逐渐变为排痰性咳嗽)、发热、盗汗、乏力和体重下降与活动性结核病的典型症状一致[18]。在疾病的早期,咳嗽可以不伴咯痰,但随着炎症和组织坏死的出现,咯痰,痰液对结核病诊断常很关键。有空洞的患者痰中可能带血（咯血），这种情况尤其麻烦，因为空洞中有大量的结核分枝杆菌，可引起空气传播。除非患者病变范围很大，否则很少出现呼吸困难[18]。结核病的其他症状包括胸痛和全身不适。

肺结核患者的胸部 X 片通常表现为肺尖或肺上叶后段的片状或结节状浸润，但肺部的其他部位也可能出现病灶。

H. G. 胸片上的斑片状浸润与肺结核的表现一致。可有空洞性病灶，但 H. G. 没有。结核最常见的血液学表现为白细胞计数轻度升高、单核细胞和嗜酸性粒细胞增多及贫血[18]。H. G. 白细胞计数增高，单核细胞增多，也有贫血。

许多活动性肺结核病患者无急性症状，并因此耽误诊断。有研究显示，约有 50% 的活动性结核病没有典型症状，致误诊漏诊[36]。1/3 以上的活动性结核病患者没有出汗、畏寒或萎靡，发热患者少于 50%。有 80% 的患者伴咳嗽，但仅有 25% 的患者出现咯血。虽然肺结核患者可能出现肺尖的浊音和咳嗽后的啰音，但只有不到 1/3 的患者可能出现这些异常的肺部表现[37]。由于缺乏特征性的临床表现，强调对怀疑结核病的患者进行结核菌素试验、痰涂片查抗酸杆菌及胸片检查。患者常常由于其他疾病行常规胸片检查后发现活动性结核病。

由于结核病的许多症状也可以出现于肺部的基础疾病或肺炎，所以常常被忽略，而没有被认为是结核病的表现。

> 案例 68-1，问题 2：H. G. 有哪些患结核的危险因素？

H. G. 与他的工友有密切接触，他们也具有相似的呼吸道症状，并且他们的原住地墨西哥是结核病高发地区。另外，有研究发现吸烟也是结核病的危险因素[38-40]。中国台湾的一项队列研究表明，吸烟会使发生活动性结核病的风险增加两倍。此外，每日吸烟的量和烟龄与发生结核的风险具有相关性[40]。吸烟会损害黏膜纤毛的清除功能，减少肺泡巨噬细胞吞噬功能，减少细胞内肿瘤坏死因子的产生，导致巨噬细胞的铁过载[41-44]。这些宿主防御功能的缺陷使暴露于结核分枝杆菌后发生活动性结核病的风险增加。

活动性结核病的诊断

> 案例 68-1，问题 3：在患者的左侧手臂掌侧进行了纯化蛋白质衍生的结核菌素（purified protein derivative，PPD）皮试[5 个试验单位（test units，TU）]。收集痰液进行 AFB 染色、培养和药物敏感试验。患者痰涂片查 AFB 为阳性，结核菌素试验在皮试 48 小时后可触及硬结，硬结直径 14mm。什么是结核菌素试验？怎样解释 H. G. 的结果？

结核菌素试验（Mantoux 法）作为结核分枝杆菌感染的诊断工具已经有几十年的历史了，但结核菌素试验阳性不是诊断活动性结核病的必要条件。结核菌素试验通常指的是 PPD（纯化蛋白衍生物）试验，PPD 包含由结核分枝杆菌制备的蛋白[18,45]。皮试方法是在患者前臂的掌侧或背侧皮下注射 0.1mL 含有 5TU PPD 的溶液，采用 6～12mm、27G 针头和结核菌素注射器。溶液必须注射在皮内，避免进入皮下组织[18,46]。如果注射时皮肤产生一个直径 6～10mm 的橘皮样浅色皮丘（风团），表明皮试操作正确。如果首次注射不正确，可以立即在距离初次皮试几厘米的部位进行第二次皮试[18]。

如果患者以前曾感染结核分枝杆菌，活化的 T 细胞聚集在皮肤并释放细胞因子[47]。这些细胞因子通过局部的血管舒张、组织水肿、纤维素沉积以及聚集其他炎症因子，从而产生硬结[19]。通常结核菌素蛋白在注射后 5～6 小时开始产生反应，48～72 小时反应达到最强。因此，试验结果应在注射后 48～72 小时观察，超过 72 小时，硬结可能会缩小[18,23]。为了试验结果的标准化，测量硬结的直径应垂直于手臂横向测定并以毫米记录[19]，并且只测定硬结的直径，不包括硬结周围的红斑。

对于近期与活动性结核病接触的患者、胸部影像学改变与以往所患结核部位一致的患者、器官移植的患者和使用免疫抑制的患者（糖皮质激素用量相当于泼尼松 ≥15mg/d，持续>1 个月）、HIV 感染的患者，皮试后 48～72 小时硬结直径大于 5mm 表明结果阳性[18,45,48,49]。

对于以下患者，皮试后 48～72 小时直径不低于 10mm 判定为结果阳性：有发生结核病危险因素的患者（如糖尿病、矽肺、慢性肾衰竭、营养不良、白血病、淋巴瘤、胃切除术、空肠回肠改道，体重低于理想体重的 90%）[18,45,49]。对于 5 年内从结核病高发的国家移民到美国者、静脉药瘾者、感染高危区域的居民或雇工（如监狱、养老院、流浪者避难所）、医护人员、分枝杆菌试验室工作人员、小于 4 岁的婴幼儿、暴露于高危成人的青少年，皮试后 48～72 小时直径不低于 10mm 结果判定为阳性[18,45,49]。皮试结果显示两年内硬结直径增大至少 10mm，也应考虑 PPD 皮试阳性[45,49]。对于没有危险因素的人群，硬结直径不低于 15mm 判定为阳性[45,49]。

H. G. 很有可能与活动性结核病患者有密切接触，比如他的同事，即使他们还没有被诊断为活动性结核病。结合所有的因素，H. G. PPD 皮试结果为 14mm，应考虑为阳性。

> 案例 68-1，问题 4：H. G. PPD 结果为阳性，能确诊为活动性结核病吗？还需要做哪些实验室检查来帮助诊断结核？

H. G. 的 PPD 皮试阳性不能诊断活动性结核病，这仅仅证明他曾经感染结核分枝杆菌。要诊断活动性结核病，需要根据患者的感染部位，从痰、胃液、脑脊液、小便或者活检组织中分离到结核分枝杆菌[18]。对于 H. G. 而言，首先要进行痰的 AFB 涂片，这是最便捷迅速的诊断方法，且可初步确定诊断。进行 AFP 涂片和培养的痰标本最好是早晨的痰液，分别送检 3 日[34]。在夜间，咳嗽反射受到抑制，早晨的痰液通常是在肺部过夜的分泌物，因此，早晨取得痰液样本中的病原菌数量更多，诊断率更高。可以直接用临床标本或浓集标本进行萋-尼氏法抗酸染色或荧光染色（非革兰氏染色）[18]，但是，痰涂片镜检的敏感性低，AFB 涂片检测阳性需要标本细菌量达到 5 000/ml ~ 10 000/ml[18,50]。因此，AFB 染色阴性不能排除活动性结核病，AFB 染色阴性的活动性结核病也可能传播结核分枝杆菌。AFB 涂片的另一个局限性是不能区分分枝杆菌的种类及是否为活菌。在美国的许多地区，鸟胞内分枝杆菌复合体常常从高度怀疑结核病的患者痰中分离出来，比如老年人和合并 HIV 感染的患者[51]。这些因素导致痰 AFB 涂片的特异性和阳性预测值显著下降，在某些情况下甚至低至 50%[52]。

结核病诊断的实验室检查金标准是结核分枝杆菌培养[53]。有些患者 AFB 涂片阴性，但是如果病原体数量足够，结核分枝杆菌培养可能为阳性，标本中含有 10 ~ 100 个病原体即可获得阳性的培养结果[18]。由于 AFB 涂片结果的局限性，即使在 AFB 涂片阳性的情况下，也需要进行结核分枝杆菌培养来确诊结核。另外，培养技术简单，得到的菌株可行基因型分析和药物敏感性检测[51]。由于结核分枝杆菌生长缓慢（每 24 小时繁殖一代），可能需要几个星期的培养时间才能得到阳性结果[18]。采用肉汤培养基（如 BACTEC、MGIT、MB/BacT、Septi-Check 和 ESP）联合 DNA 探针检测，痰涂片阳性的标本 2 周内可获得阳性培养结果，痰涂片阴性的标本 3 周内可获得阳性培养结果[51]。

核酸扩增试验（nucleic acid amplification，NAA）使结核分枝杆菌的直接鉴定更加快速和准确[54,55]。这种技术在 24 ~ 48 小时内通过核酸探针扩增结核分枝杆菌的特异性目标序列。在美国，有两个 NAA 试验已经被美国食品药品管理局（Food and Drug Administration，FDA）批准使用。结核分枝杆菌直接扩增增强试验被批准用于检测结核病患者抗酸染色阳性或阴性的呼吸道标本。对于抗酸染色阳性的痰标本，这个试验的敏感性高于 95%，对于抗酸染色阴性的痰标本，这个试验的敏感性为 75% ~ 90%。Amplicor 结核分枝杆菌检测（Amplicor，Roche Diagnostics，Basel，Switzerland）被批准用于抗酸染色阳性患者痰标本的检测，对于抗酸染色阳性的痰标本，Amplicor 试验的敏感性高于 95%；对于抗酸染色阴性的痰标本，Amplicor 试验的敏感性为 60% ~ 70%。不论对于 AFB 染色阳性还是阴性，NAA 试验的特异性均高于 95%。

与 AFB 涂片相比，NAA 试验的优势在于可以快速地确定大多数 AFB 涂片阴性的标本中是否存在结核分枝杆菌，对于 AFB 染色阳性，但常常为非结核分枝杆菌的标本，阳性预测值大于 95%[53]。NAA 检测的成本效益高，因为这种方案可以早期对接触者进行检查，尽早决定是否进行呼吸道隔离，并减少不必要的抗结核治疗[56,57]。最新的指南推荐，对于有肺结核症状和体征，但尚没有确立诊断，且检查结果将改变其治疗措施和感染控制策略的患者，至少应该取一份呼吸道标本进行 NAA 检测[53]。如果 NAA 结果和 AFB 涂片结果阳性，患者可以被初步诊断为结核病，在等待结核培养的过程中，开始抗结核药物治疗[53]。如果 NAA 结果阳性，AFB 涂片阴性，需要临床综合判断是否进行药物治疗，并且需要结合其他的诊断方法。如果 NAA 检测阴

性，抗酸染色阳性，需要进行抑制剂试验，并另取标本进行 NAA 检测。3% ~ 7% 的痰标本可能含有减少基因扩增的抑制剂，导致 NAA 检测结果假阴性[53]。如果 NAA 检测和抗酸染色都是阴性，推荐在使用抗结核药物之前进行临床判断能否排除结核，因为抗酸染色阴性的标本，NAA 检测缺乏敏感性[53]。

案例 68-1，问题 5：如果 H. G. 结核菌素皮试阴性，能排除结核感染吗？

如果 H. G. PPD 皮试阴性，不能排除活动性结核病。有 25% 的活动性结核病患者出现 PPD 皮试假阴性[18]，高假阴性率的原因可能是营养和健康状况差、严重的急性疾病和免疫抑制。假阴性通常出现在最近才感染结核分枝杆菌的患者或者反应低下的患者。虚弱、高龄、新生儿、高热、结节病、使用糖皮质激素、使用免疫抑制药物、血液系统疾病、HIV 感染、严重的结核、近期的病毒感染、肝炎病毒疫苗接种和营养不良等可导致患者反应低下，对病原体的应答能力减弱。如果考虑患者反应低下，需要在对侧手臂进行对照试验（念珠菌、流行性腮腺炎病毒或毛癣菌）。如果对照试验阳性，PPD 皮试阴性，那么结核感染的可能性就更低。对于合并 HIV 感染，PPD 皮试阴性的患者，美国疾病预防控制中心（Centers for Disease Control and Prevention，CDC）更改了推荐意见。他们提出标准化和重复性问题，结核合并无免疫反应的风险低，对于无免疫反应的 HIV 感染患者治疗潜伏性 TB 感染无明显的益处。因此，对于这样的人群，或者免疫功能不全的患者，进行无免疫性检测联合 PPD 皮试不被常规推荐[48,58,59]。

案例 68-1，问题 6：H. G. 告诉医务人员，他小时候在墨西哥曾经接受 BCG 疫苗注射。什么是 BCG 疫苗？BCG 疫苗会对结核 PPD 皮试造成什么影响？H. G. 还需要接受那些其他的检查？

卡介苗（bacille Calmette-Guérin，BCG）是来源于牛分枝杆菌减毒菌株的活菌苗，在许多结核病高度流行的国家，被用来预防结核菌素试验阴性患者感染结核分枝杆菌。全世界有许多种不同的卡介苗，它们在免疫原性、有效性以及反应原性等方面有所不同。接种菌苗者的遗传变异性、分枝杆菌在不同地区的地方性特点、免疫方案的剂量和程序不同，都可能影响菌苗所提供的保护程度。病例对照研究结果显示，BCG 菌苗对结核分枝杆菌感染的保护有效率为 0 ~ 80%[60]。两项 meta 分析研究 BCG 菌苗保护效力，第一项 meta 分析结果表明，卡介苗对儿童的结核性脑膜炎和粟粒性结核能达到 75% ~ 86% 的保护率[61]。第二项 meta 分析结果显示，BCG 菌苗的总体保护率约为 50%[62]。与较大年龄接种菌苗的人群相比，在儿童期接种菌苗的人群，保护有效率较高[62]。不幸的是，两个研究都不能证实菌苗预防肺结核的作用。

未感染结核分枝杆菌的人群，如果预先进行 BCG 接种，通常会导致结核菌素皮试假阳性，但皮试反应与是否能

保护患者避免结核感染无关[18,60]。目前,没有可靠的方法来区分由 BCG 接种引起的结核菌素反应和由天然分枝杆菌感染引起的结核菌素反应[18,60]。因此,对于接种 BCG 人群 PPD 皮试的"阳性"反应,应谨慎地考虑是否为结核分枝杆感染,特别是对于结核病高发地区的人群[18]。H. G. 小时候曾接种 BCG 菌苗,但鉴于其临床症状,其 PPD 皮试的结果应该判断为阳性。

在美国 BCG 菌苗通常不推荐用于结核病的常规预防,因为在美国接触结核病的风险相对较低。对于一些满足特定标准的人群,需与结核病专家讨论,考虑是否接种 BCG 菌苗。PPD 阴性且持续暴露于具有高度传染性、未接受治疗的活动性结核病患者的婴儿或儿童,应该接种 BCG 菌苗;持续暴露于对异烟肼和利福平耐药的肺结核患者的儿童,也应该接种 BCG 菌苗[60]。对于医疗保健工作者,如果医疗机构的患者 MDR-TB 感染率高,有将 MDR-TB 菌株传播给医疗保健工作者并使之发生感染的风险,并且综合感染防控不成功,则需要进行 BCG 菌苗接种[60]。对于妊娠期妇女、免疫受损(例如 HIV 感染)患者或可能变为免疫受损的患者(例如器官移植),BCG 菌苗接种属禁忌[60]。BCG 菌苗的不良反应与菌苗的类型、剂量和接种者的年龄有关。BCG 菌接种后出现骨关节炎、接种部位溃疡时间延长、类狼疮反应、局部化脓性淋巴结炎、播散性 BCG 感染和死亡都有报道[60]。

对于接种过 BCG 菌苗的人群,γ-干扰素释放试验(interferon-g release assay,IGRA)优于结核菌素试验[63]。目前 FDA 已批准两种 IGRAs 作为诊断潜伏和活动性结核感染的辅助手段,包括 QuantiFERON-TB Gold In-Tube 检测和 T-SPOT. TB 检测。这些 IGRAs 对代表特定蛋白质的合成肽产生反应,早期分泌抗原靶-6(secretory antigenic target-6,ESAT-6)和培养滤液蛋白-10(culture filtrate protein-10,CFP-10),它们存在于所有结核分枝杆菌株[63]。在致敏患者中,人体通过 T 细胞识别 ESAT-6 和 CFP-10 并刺激干扰素-γ 的释放。QuantiFERON-TB Gold 管内测试使用酶联免疫吸附法测量释放的干扰素-γ 浓度。T-SPOT. TB 测试使用酶联免疫斑点法(enzyme-linked immunospot assay,ELISpot)来检测分泌干扰素-γ 的细胞数目。然而,ESAT-6 和 CFP-10 不存在于 BCG 菌苗和大多数非结核分枝杆菌中,因此,与结核菌素皮肤试验相比,这些 IGRAs 在接种 BCG 的人群中具有更高的特异性[63]。另外,IGRAs 可在 24 小时内获得结果,而结核菌素试验需要 2~3 日。

> **案例 68-1,问题 7:** 需要对 H. G. 进行 HIV 检测吗?

CDC 建议对所有结核病患者、结核病疑诊患者和有 TB 接触史者进行 HIV 筛查。因此,应对 H. G. 进行 HIV 检测[64]。HIV 感染是潜伏性 TB 感染进展为活动性疾病的最重要的危险因素,并且 HIV 感染者的结核病进展更快。与其他艾滋病相关的机会性感染不同,CD4+ T 细胞计数不是 HIV 感染者患结核病风险的可靠预测指标[65]。TB 可能是 HIV 感染的首发表现,因为当 TB 疾病发展时患者可以具有较高的 CD4+ T 细胞计数[65]。

活动性结核病的治疗

初始治疗

> **案例 68-1,问题 8:** H. G. 的 HIV 检测阴性。在获得痰培养和药敏结果之前,应该如何开始治疗?他在治疗期间可能将结核分枝杆菌传染给其他人吗?

对于已知或推断为药物敏感的结核分枝杆菌引起的结核病成人患者,推荐 4 种基本药物联合治疗(表 68-2)[33]。H. G. 以前没有接受过抗结核治疗,所以应使用异烟肼、利福平、吡嗪酰胺和乙胺丁醇。不过,H. G. 与来自高耐药结核病流行地区(墨西哥),并且有疑似结核病症状的人密切接触,因此,无论初始治疗方案如何,必须密切监测 H. G. 症状缓解情况,多次痰涂片、培养和药物敏感性检测的结果。以往的指南建议,只有当耐异烟肼的结核分枝杆菌分离率高于 4% 时,才加入乙胺丁醇[34,66]。在美国,2014 年从没有结核病史的患者中分离到的结核分枝杆菌有 9.3% 对异烟肼耐药,其中非美国出生的结核病患者对异烟肼耐药率为 10.2%,高于美国出生的结核病患者(7.5%);有结核病史的患者分离得到的结核分枝杆菌中,有 18.9% 的菌株对异烟肼耐药,其中非美国出生的患者有 24.7% 耐药,而美国出生的患者耐药率为 4.4%[14]。由于异烟肼耐药的结核分枝杆菌引起结核病的可能性相对较高,所以,在最初的 8 周治疗阶段需要使用四种药物[33]。

强化期的治疗采用整个 8 周治疗期间每日用药 1 次的方案(方案 1),也可以采用前 2 周每日 1 次,后 6 周每周 2 次方案(方案 2),或者整个 8 周治疗期间每周 3 次(方案 3)[33]。根据临床经验,每周用药 5 日被认为等同于每周用药 7 日,并且方案 1 或 2 都可以被认为是"每日"用药。不过,每周 5 日给药方案应始终采用 DOT[33]。药物剂量见表 68-3。因此,H. G. 强化治疗方案应该是异烟肼 300mg/d,利福平 600mg/d,吡嗪酰胺 1 500mg/d,乙胺丁醇 1 200mg/d。还应该给予维生素 B6 25mg/d,以尽量减少异烟肼导致的周围神经病变的风险。

提倡使用固定剂量的组合药物,以确保患者最大程度遵守治疗方案,特别是在关键的初始强化治疗阶段。在美国,有两种固定剂量组合制剂:Rifamate 胶囊,含有 150mg 异烟肼和 300mg 利福平;Rifater,每片含有异烟肼 50mg、利福平 120mg 和吡嗪酰胺 300mg。这些制剂可以减少发生意外的单一药物治疗的可能性,特别是在 DOT 不能实施的情况下。组合制剂也可以降低发生获得性耐药的风险,并减少每日摄入的胶囊或片剂的数量[33]。最近,有研究对 4 种药物固定剂量组合方案与单独使用每种药物治疗肺结核患者的安全性和有效性进行比较,组合片剂含有异烟肼 75mg、利福平 150mg、吡嗪酰胺 400mg 和乙胺丁醇 275mg,根据患者体重每日给予 2~5 片[67]。固定剂量组合治疗组在治疗失败、复发和死亡的人数非劣效于分别使用每种药物组,两组患者在治疗 18 个月和 24 个月培养阴性率也相

表 68-2　敏感菌所致的肺结核治疗方案

方案	强化治疗 药物	强化治疗 用法和用量（最短疗程）	维持治疗 方案	维持治疗 药物	维持治疗 用法和用量（最短疗程）[b]	总剂量（最短疗程）	证据等级[a] HIV-	证据等级[a] HIV+
1	INH RIF PZA EMB	7d/w,56 剂（8 周）或 5d/w 40 剂（8 周）[c]	1a	INH/RIF	7d/w,126 剂,（18 周）或 5d/w,90 剂,（18 周）[c]	182～130（26 周）	A（I）	A（II）
			1b	INH/RIF	biw,36 剂,（18 周）	92～76（26 周）	A（I）	A（II）[d]
			1c[e]	INH/RPT	qw,18 剂（18 周）	74～58（26 周）	B（I）	E（I）
2	INH RIF PZA EMB	7d/w,14 剂（2 周）,biw,12 剂（6 周）或, 5d/w,10 剂（2 周）[c],biw,12 剂（6 周）	2a	INF/RIF	biw,36 剂（18 周）	62～58（26 周）	A（II）	B（II）[d]
			2b[e]	INH/RPT	qw,18 剂（18 周）	44～40（26 周）	B（I）	E（I）
3	INH RIF PZA EMB	3 次/w,24 剂（8 周）	3a	INH/RIF	tiw,54 剂,（18 周）	78（26 周）	B（I）	B（II）
4	INH RIF EMB	7d/w,56 剂（8 周）或 5d/w,40 剂（8 周）[c]	4a	INH/RIF	7d/w,217 剂（31 周）或,5d/w,155 剂（31 周）[c]	273～195（39 周）	C（I）	C（II）
			4b	INH/RIF	biw,62 剂（31 周）	118～102（39 周）	C（I）	C（II）

[a] 证据评级的定义：A,首选；B,可接受的替代；C,当 A 和 B 不能给予时提供；E,不应该给予；I,随机临床试验；II,来自未随机化或在其他人群中进行的临床试验的数据；III,专家意见。

[b] 初次胸部 X 线片有空洞或在 2 个月治疗完成时的培养阳性的患者,应该接受 7 个月的维持治疗［31 周,217 剂或 62 剂（每日 1 次或每周 2 次）］。

[c] 每周 5 日的给药方案必须接受 2 个月直接面视督导治疗（DOT）,证据等级为 A（III）。

[d] 不推荐用于 CD4[+] 细胞计数 <100 个/ml 的 HIV 感染患者。

[e] 方案 1c 和 2b 仅用于在治疗 2 个月时痰涂片阴性的 HIV 阴性患者,以及初次胸片没有提示空洞的患者。

EMB,乙胺丁醇；INH,异烟肼；PZA,吡嗪酰胺；RIF,利福平；RPT,利福喷汀；d/w,日/周；biw,每周 2 次；qw,每周 1 次；tiw,每周 3 次。

表 68-3　成人和儿童结核病的治疗药物

药物	剂量(最大剂量)	主要不良反应	肾功能不全剂量调整	注解
一线药物				
异烟肼	成人:5mg/kg(300mg),qd;15mg/kg(900mg),qw 或 biw 或 tiw 儿童:10~15mg/kg(300mg),qd;20~30mg/kg(900mg),biw	转氨酶增高(无症状),临床肝炎,周围神经病,CNS影响,狼疮样综合征,超敏反应	无	外周神经病变可使用维生素 B_6 10~25mg 预防;血清苯妥英水平升高;肝炎在老年患者和酗酒患者中更常见;强效的 CYP2C9,CYP2C19,CYP2E1 抑制剂
利福平	成人:10mg/kg(600mg),qd 或 biw 或 tiw 儿童:10~20mg/kg(600mg),qd 或 biw	瘙痒症,皮疹,肝毒性,胃肠道反应(恶心,食欲减退,腹痛),流感样症状,血小板减少症,肾衰竭	无	体液呈橙红色(汗水,唾液,眼泪,尿);CYP3A4,CYP1A2,CYP2A6,CYP2B6,CYP2C8,CYP2C9,CYP2C19 和 CYP3A5 的强效诱导剂
利福布汀	成人:5mg/kg(300mg),qd 或 biw 或 tiw 儿童:不明确	中性粒细胞减少,葡萄膜炎,胃肠道症状,多关节炎,肝毒性,皮疹	无	体液呈橙红色(汗液,唾液,眼泪,尿),肝微粒体酶的诱导作用比利福平弱
利福喷汀	成人:活动性结核:10mg/kg(600mg),qw(维持治疗期间);潜伏感染:15mg/kg(900mg),qw 2~11岁儿童:15mg/mg(900mg),qw	同福平	不明确	由于肝微粒体酶的诱导产生药物相互作用(同利福平)
吡嗪酰胺	成人:40~55kg:1g,qd;2g,biw;1.5g,tiw;56~75kg:1.5g,qd;3g,biw;2.5g,tiw;76~90kg:2g,qd;4g,biw;3g,tiw 儿童:13~30mg/kg(2g),qd;50mg/kg(2g),biw	肝脏毒性,恶心,厌食,多关节炎,皮疹,高尿酸血症,皮炎	是	每月检测转氨酶
乙胺丁醇	成人:40~55kg:800mg,qd;2g,biw;1.2g,tiw;56~75kg:1.2g,qd;2.8g,biw;2g,tiw;76~90kg:1.6g,qd;4g,2.4g,tiw 儿童:15~20mg/kg(1g),qd;50mg/kg(2.5g),biw	视神经炎,皮疹,药物热	是	推荐进行常规视力检测,50%以原型通过尿液排出
二线药物				
环丝氨酸	成人:10~15mg/(kg·d)(1g),通常为 500~750mg/d,分2次服用 儿童:10~15mg/(kg·d)(1g)	神经系统毒性(精神病,癫痫发作),头痛,发热,震颤,皮疹	是	可能会加重癫痫发作或精神疾病;一些毒性可以使用维生素 B_6(100~200mg/d)阻断;监测血清浓度(峰浓度 20~35μg/ml 为理想浓度)

表 68-3

成人和儿童结核病的治疗药物（续）

药物	剂量（最大剂量）	主要不良反应	肾功能不全剂量调整	注解
乙硫异烟胺	成人：15~20mg/（kg·d）（1g），通常为 500~750mg/d，顿服或分 2 次服用 儿童：10~15mg/（kg·d）（1g）	胃肠道反应（金属味、恶心、呕吐、厌食、腹部痛），肝毒性、神经毒性，内分泌系统反应（脱发，男性乳房发育症，阳痿，甲状腺功能减退症），糖尿病控制困难	是	必须给予食物和抗酸剂同服；每月监测转氨酶和促甲状腺激素
链霉素	成人：15mg/（kg·d）（1g）；≥60 岁：10mg/（kg·d）（750mg） 儿童：20~40mg/（kg·d）（1g）	前庭或听觉功能障碍（第八脑神经），肾功能障碍，皮疹，神经肌肉阻滞	是	推荐进行听力和神经系统检测；60%~80% 以原型从尿液排出。监测肾功能
阿米卡星	成人：15mg/（kg·d）（1g）；≥60 岁：10mg/（kg·d）（750mg） 儿童：15~30mg/（kg·d）（1g）	耳毒性，肾毒性	是	前庭毒性比链霉素低。监测方法同链霉素
卷曲霉素	成人：15mg/（kg·d）（1g）；≥60 岁：10mg/（kg·d）（750mg） 儿童：15~30mg/kg（1g），qd 或 biw	肾毒性，耳毒性	是	监测方法同链霉素
对氨基水杨酸	成人：8~12g/d，分 2 次或 3 次服用 儿童：200~300mg/（kg·d），分 2~4 次服用	胃肠道不耐受，肝毒性，吸收不良综合征，甲状腺功能减退症	是	应监测肝酶及甲状腺功能
左氧氟沙星	成人：500~1 000mg/d	恶心，腹泻，腹痛，厌食，头痛，头晕，QT 间期延长，肌腱疼痛或断裂	否	禁用二价或三价阳离子（铝、镁、铁等）
莫西沙星	成人：400mg/d	恶心，腹泻，腹痛，厌食，头痛，头晕，QT 间期延长，肌腱疼痛或断裂	否	同左氧氟沙星
贝达喹啉	成人：400mg，qd，2 周，200mg，tid，22 周	恶心；关节疼痛、头痛，转氨酶升高，咯血，胸痛，厌食，皮疹，QT 间期延长	否	与食物同服；CYP3A4 底物，避免与其诱导者和抑制剂合用；与安慰剂相比死亡率上升

CNS，中枢神经系统；biw，每周 2 次；qd，每日 1 次；qw，每周 1 次；tiw，每周 3 次。

似[67]。值得注意的是,研究结果显示 HIV 感染患者和非 HIV 感染患者治疗疗效没有差异,但是该研究中,HIV 阳性的受试者少于7%[67]。

由于结核分枝杆菌传染性强,因此,要求对住院的疑似或确诊的结核病患者进行呼吸道隔离,直到他们出院、或被确定没有结核或无传染性[34]。根据 H. G. 的主观症状和客观表现,他应该被呼吸道隔离。H. G. 的结核病症状应该在治疗4周内得到改善。当他接受有效的药物治疗,临床症状改善,并且连续3日收集的痰液 AFB 涂片阴性,则被认为不再具有传染性[34]。对于有临床应答的患者,如果他们的家庭成员已经暴露,并且这些家庭成员不具有患结核病的高危因素(如婴儿、HIV 阳性和免疫抑制者),则尽管他们涂片阳性,也可以回到家中,但必须保证不与其他易感者接触[34]。

氟喹诺酮类药物用作初始治疗

氟喹诺酮类药物用于治疗结核病可以追溯到25年前,有报道使用氧氟沙星治疗19例耐药结核病[68]。有几种氟喹诺酮类药物都对结核分枝杆菌具有体外活性,莫西沙星和加替沙星对结核分枝杆菌的活性比左氧氟沙星强4~8倍[69]。有研究对比莫西沙星和乙胺丁醇治疗成人涂阳肺结核的疗效。患者被随机分配为两组,分别接受莫西沙星(每日400mg)和乙胺丁醇(具体剂量根据体重进行计算)治疗,所有患者均使用异烟肼,利福平和吡嗪酰胺。结果显示,使用莫西沙星治疗的患者在4周和6周时痰菌转阴率更高,但治疗2个月的痰菌转阴率无显著差异[70]。在另一项研究中,接受莫西沙星治疗的患者在治疗8周时痰培养转阴率比乙胺丁醇治疗组显著增高(80% vs 63%)[71]。莫西沙星组在治疗第1、2、3和4周时的痰菌转阴率也比乙胺丁醇组显著增高,莫西沙星组的痰菌转阴中位时间为35.0日,而乙胺丁醇组为48.5日[71]。

也有研究比较莫西沙星和异烟肼在肺结核强化治疗阶段的疗效[72]。患者被随机分为两组,分别接受莫西沙星400mg/d 或异烟肼300mg/d 的治疗,所有患者均同时服用利福平、吡嗪酰胺和乙胺丁醇[72]。治疗8周以后,莫西沙星组的痰培养转阴率为60.4%,异烟肼组为54.9%,但结果没有显著性差异[72]。

尽管有报道证实氟喹诺酮类药物治疗结核病有效,但临床医生必须警惕这类药物潜在的耐药风险。结核分枝杆菌对喹诺酮类耐药常出现于耐多药菌株[73]。另外,在美国,氟喹诺酮类药物是最常使用的抗菌药物,门诊暴露于氟喹诺酮类药物的非结核感染患者,在感染结核分枝杆菌后,可能成为发生结核分枝杆菌对喹诺酮类药物耐药的潜在人群。有一项研究对氟喹诺酮类药物的耐药风险进行了评估,研究者对医疗救助机构新近诊断的结核培养阳性的结核病患者进行研究[74],共640名患者被纳入该研究,其中116例(18%)患者在诊断结核病前12个月内有氟喹诺酮类药物的暴露,16例(2.5%)患者感染氟喹诺酮类药物耐药结核菌。54例患者有多于10日的喹诺酮类药物暴露,7例(13%)患者感染氟喹诺酮类药物耐药结核菌[74]。该研究发现,在诊断结核病60日之前接受氟喹诺酮类药物治疗

超过10日的患者,与氟喹诺酮类药物耐药高风险相关[74]。因此,应该正确地使用氟喹诺酮类药物,尤其对于有感染结核病的风险患者,以保持氟喹诺酮类药物治疗结核病的有效性。

药敏试验

为了给活动性结核病患者以恰当的治疗,药物敏感试验是必需的,对于所有初次获得的结核分枝杆菌,都应立即进行药物敏感试验[18]。如果治疗3个月后结核分枝杆菌培养仍呈阳性,或者已经培养阴性的病例再次培养阳性,也应进行药物敏感试验。一般来说,药敏试验是使用含药的固体或液体培养基来做。琼脂比例法可以检测对某一特定药物耐药菌数量及所占比例,结果用百分比表示[18]。当耐药的比例大于或等于1%的时候,药物将无治疗作用。但遗憾的是,由于结核菌生长缓慢,而进行药物敏感试验之前需要分离出病原菌,因此,使用琼脂比例法需要几周的时间才能得到结果[18]。

为了缩短获得药敏结果的时间,分子药敏试验被用于检测菌株染色体中是否存在导致对某种药物耐药的染色体突变序列存在,无需进行结核分枝杆菌培养[54,55]。例如,rpoB 基因突变可以阻止利福平与 RNA 聚合酶结合,从而影响利福平的抗菌活性,大约95%对利福平耐药的结核分枝杆菌存在这种基因突变,治疗失败也与结核分枝杆菌存在 rpoB 突变有关[75,76]。分子药敏试验采用酶链反应扩增目标基因片段,并进行 DNA 测序和杂交试验,用以确定基因序列是否含有与耐药有关的突变。如果基因突变存在,则考虑病原菌对药物耐药,如果没有检测到基因突变,则认为对药物敏感。分子药敏试验能在1~2日内获得结果,有助于进行早期的有效治疗,缩短结核病活跃的时间,减少结核菌的扩散。但是,分子药敏试验只能检测特定的已知突变,不能鉴定引起耐药的新突变[55]。因此,传统的药敏试验在进一步确认分子检测结果方面仍然具有重要的作用[54]。

检测与利福平耐药相关基因突变的试剂盒包括 Geno-Type MTBDR(*plus*)和 INNO-LiPA Rif. TB。与基于结核分枝杆菌培养的药敏试验相比,MTBDR(*plus*)线性探针分析检测病原菌或临床标本对利福平耐药的敏感性和特异性分别为98%和99%[77,78]。INNO-LiPA Rif. TB 检测临床标本对利福平耐药的敏感性为80%~100%,特异性为100%[77,78]。分子信标是荧光标记的发夹形 DNA 杂交探针,因此标记在一端的荧光基团与标记在另一端的淬灭基团毗邻[35]。采用实时聚合酶链反应检测扩增的 PCR 产物,如果有野生型基因序列,则发生荧光,如果检测到靶序列突变,则不产生荧光。这种检测方法对临床标本利福平耐药的敏感性为96%~97%,特异性为99%~100%[79]。其他抗结核药物的分子药敏检测不如针对利福平的耐药检测发展完善。MTBDR(*plus*)检测耐异烟肼菌株的特异性为100%,敏感性为57%~100%,总的灵敏度为85%[79]。不过,在美国,利福平耐药检测通常可以替代 MDR-TB 检测,因为对利福平单药耐药的菌株很罕见。

Xpert MTB/RIF 检测是一种分子生物学自动检测方法,采用巢式实时聚合酶链反应,可同时检测结核分枝杆菌和

利福平耐药性。该检测方法被批准用于未经处理的痰样本的测试,2 小时内可获结果[54]。对于 AFB 培养或涂片阳性的标本,灵敏度为 95%~98.2%,但涂片阴性标本灵敏度仅为 55%~72.5%[80,81]。对 HIV 感染患者的敏感性也会降低。培养阴性的患者特异性为 94%~99.2%[80,81]。Xpert MTB/RIF 检测利福平敏感的正确率为 98.1%,检测利福平耐药性的准确率为 97.6%[80]。

是的。在美国必须把每一例活动性结核病例上报给社区或/和州的公共卫生机构[18,34,82]。这样,不仅可以使结核病患者获得最佳的治疗效果,也可以确保对接触者和传染源的跟踪调查。应该评估所有密切接触 H.G 的人是否存在潜伏性结核感染和活动性结核病。H.G. 的同事及其家庭成员与 H.G. 接触密切,应该对他们进行评估。病例报告还可以保存记录并监督确定公共卫生结核病控制工作是否达到他们预防结核传播的目的[34,82]。

维持治疗

用药方案

对于非复杂性结核病,如果前 2 个月(8 周)使用异烟肼、利福平、乙胺丁醇和吡嗪酰胺,患者能坚持治疗,并且确定病原菌对治疗药物敏感,则完成 6 个月(26 周)的疗程即成功治疗[33]。因此,使用异烟肼、利福平、乙胺丁醇和吡嗪酰胺 DOT 2 个月后,H.G. 的治疗方案可以调整为异烟肼和利福平,用法为每日服药 1 次(每周 5 日或 7 日),或继续 DOT 下每周服用 2 次或 3 次,疗程 18 周(见表 68-2)。由于 H.G. 没有合并 HIV 感染,胸片没有显示肺部空洞,只要他的痰培养在强化治疗 8 周以后呈阴性,也可以采用异烟肼和利福喷汀每周 1 次的治疗方案[33]。

不论是肺结核还是肺外结核,都已经证实每周 2 次的治疗方案是有效的[83]。用药方案包括异烟肼 300mg,利福平 600mg,吡嗪酰胺 1.5~2.5g,链霉素 750~1 000mg 肌内注射,每日 1 次,共 2 周,随后使用同样的药物,每周 2 次,共 6 周,除利福平外,其他药物需加大剂量。随后再给予异烟肼和利福平,每周 2 次,持续 16 周(4 个月)。治疗 3 个月后,有 75% 的患者结核分枝杆菌培养转阴;治疗 20 周后,所有患者结核菌培养转阴[83]。仅 2 例患者出现复发,且仅有轻微的不良反应发生。这个方案的另一个重要的特点是成本效益高,主要是由于这个方案需要的健康护理人员最少(62 个 DOT 剂量)。

如果初始强化治疗没有使用吡嗪酰胺,那么初始治疗的 8 周需使用异烟肼、利福平、乙胺丁醇,随后使用异烟肼和利福平 31 周,每日 1 次或每周 2 次[33]。如果强化治疗阶段使用异烟肼和利福平以外的药物,那么治疗时间必须持续 18~24 个月[66]。

推荐 H.G. 使用异烟肼 900mg,利福平 600mg,每周 2 次,这种方法用的药物剂量更少,花费更低[33]。另外,维持治疗使用异烟肼和利福平每周 2 次或每周 3 次方案治疗的复发率低于异烟肼和利福喷汀每周 1 次方案[84,85]。异烟肼和利福喷汀治疗组的复发风险增加与以下五个因素相关:治疗 2 个月时痰培养阳性;胸片显示空洞;低体重;双侧肺受累;非西班牙裔白种人[85]。出现这个结果可能的原因是利福喷汀的高蛋白结合率(97%)。有一项研究评价使用不同剂量的利福喷汀治疗 150 名 HIV 阴性结核病患者的安全性和耐受性,利福喷汀每周 1 次,每次剂量分别为 600mg、900mg 和 1 200mg(同时使用异烟肼 15mg/kg)。1 200mg 组的患者出现不良反应更多(P=0.05),而 900mg 组患者耐受性良好[86]。然而,高剂量利福喷汀联合异烟肼方案的复发率目前尚不明确。随后有一项研究显示,利福喷汀(每周 1 次)联合异烟肼方案治疗结核病的失败和复发与异烟肼的低血浆浓度有关[87]。2 例对利福平单药耐药的复发结核病患者异烟肼浓度都较低。快速的乙酰化作用是导致治疗失败或复发的危险因素[87]。但是,利福霉素的药代动力学不影响患者的预后[87]。

异烟肼和利福平治疗时间至少需要 26 周。完整的治疗不只需要足够的时间,还需要足够的剂量摄入[33]。因此,26 周是在没有出现服药中断的情况下,能达到足够剂量的最短治疗时间[33]。在整个治疗期间,应给予维生素 B_6 10~25mg/d,如果 H.G. 在治疗 3 个月后仍有症状,或结核分枝杆菌涂片或培养阳性,应重新评估其治疗的依从性及病原菌耐药的情况。评价方法包括再进行病原菌培养及敏感试验,考虑在 DOT 下进行治疗,并与结核病治疗专家进行讨论[34]。

在治疗活动性结核病的过程中,确保患者在 26 周的时间内严格遵守治疗方案是一个挑战。有效的短期治疗能有助于提高患者的依从率,减少治疗费用,减少药物不良事件。有 3 项研究评估了包括氟喹诺酮(莫西沙星或加替沙星)药物的 4 个月方案的疗效,研究对象是药物敏感的结核病患者,3 项研究的对照方案相同,都是异烟肼、利福平、吡嗪酰胺和乙胺丁醇 8 周,然后使用异烟肼和利福平治疗 18 周。结果显示,不良预后和复发(结核分枝杆菌培养证实)在接受短程治疗的患者中更为常见。因此,并没有显示 4 个月的治疗方案非劣效于 26 周治疗方案[88-90]。基于这些研究,H.G 应该接受 26 周的治疗,并尽一切努力确保遵守治疗方案。

直接面视督导治疗

直接面视督导治疗(DOT)是卫生保健提供者或其他负责人直接督导患者服用抗结核病药物的一种方法。对所有结核病患者而言,DOT 是一种优先的核心管理策略[33-35]。DOT 的目的在于提高结核病患者治疗的依从性。DOT 不仅可以督促患者完成治疗,也能减少药物耐药的风险,从而减少结核病在整个社会的传播。DOT 可以给予每日 1 次、每周 2 次或每周 3 次的方案,可以在办公室或医疗机构实施,也可以在患者家中、学校或工厂进行[33,66]。通常而言,食品、服装、交通补贴等鼓励措施,能提高 DOT 的依从性。一项获得公共卫生专家认同的 DOT 相关的回顾性文章结果显示,采用 CDC 推荐使用 DOT,并给予一定的鼓励措施,结核病治疗的完成率超过 90%[35,91]。一项来自加利福尼亚旧金山的研究发现,培养阳性的患者在 DOT 策略下进行抗结核治疗与自行管理治疗相比,治愈率明显提高(分别为 98.7% 和 88.6%;$P<0.002$),结核相关的病死率更低(分别为 0 和 5.5%;$P=0.002$)[92]。尽管对所有的患者均推荐使用 DOT,但由于费用的原因,公共卫生机构无法对所有患者提供 DOT。治疗的初始阶段,DOT 的费用高于自行管理治疗,然而,如果将复发和治疗失败所产生的费用纳入成本效益分析,DOT 的费用显著低于自行管理治疗的费用[93]。如果药物耐药发生(没有使用 DOT 的病例),每例患者的治疗费用可能上升至 180 000 美元[94]。因此,应广泛实施结核患者 DOT 管理[93,95]。

多药联合治疗

案例 68-1,问题 13:为什么推荐使用多药联合治疗活动性结核病?每种药物在抗结核治疗中起什么作用?

活动性结核病治疗的关键是多药联合治疗以杀灭病原菌并预防耐药结核菌产生。多数空洞内含有 $10^9 \sim 10^{12}$ 结核分枝杆菌,对异烟肼和链霉素的单药耐药突变频率大约为 10^{-6},对利福平的单药耐药突变频率大约为 10^{-8},对乙胺丁醇的单药耐药突变频率大约为 10^{-5}[33]。活动性结核病的患者可能存在病原体的随机突变,对某一种药物耐药。如果给予单药治疗,病原菌对药物的敏感性会降低,导致耐药菌繁殖。通过多药治疗,产生对多种药物耐药突变的可能性降低。例如,对异烟肼和利福平同时耐药的突变频率为 10^{-14}(异烟肼为 10^{-6},利福平为 10^{-8}),对于未经治疗的患者,不太可能出现同时对两种药物耐药的情况[33]。因此,不能对活动性肺结核采用单药治疗[33,94]。

多药联合治疗也可尽快杀灭痰和病灶中的病原菌。用于治疗结核病的各种药物在治疗中的作用不同[33]。对结核分枝杆菌有效的药物分为一线药物和二线药物(见表 68-3)。一线药物是治疗结核的基础药物,如异烟肼、利福平、吡嗪酰胺、乙胺丁醇。在治疗的初始阶段,异烟肼对快速繁殖的结核菌具有最强的杀菌作用(早期杀菌活性),其次是乙胺丁醇、利福平和链霉素[96-98]。具有较强的早期杀菌活性的药物可以迅速降低患者的传染性和减少发生耐药的可能性[33]。与异烟肼、利福平、乙胺丁醇相比,吡嗪酰胺在治疗的前 2 周早期杀菌活性和防止耐药出现的能力较弱[33,96,99]。因此,治疗活动性结核病时,吡嗪酰胺不能只和一种其他抗结核药物联用。利福平对于经过活跃的生长期后处于休眠状态的细胞内病原体也具有抗菌活性。这种渗透和破坏细胞内病原体的能力使利福平在短程化疗方案中非常有价值[100]。

吡嗪酰胺在巨噬细胞或坏死组织的酸性环境中抗结核杆菌作用最强。另外,吡嗪酰胺在治疗的前 2 个月具有最有效的杀菌作用,但 2 个月后,吡嗪酰胺的杀菌活性降低。吡嗪酰胺应被视为短期治疗的重要组成部分[33,66]。

乙胺丁醇在低剂量的时候为抑菌作用,高剂量的时候有杀菌作用,它对快速生长的细菌中度有效,主要用于防止耐药菌的出现[66]。

链霉素能杀灭快速繁殖的细胞外结核杆菌,在每日给药 2 个月后,每周 2 次或每周 3 次给药是有效的。过去,链霉素是通过肌内注射给药,但肌内注射会增加患者的痛苦。因此,尽管它的说明书没有标记用于静脉注射,但可以将链霉素加入 50~100ml 5% 葡萄糖水或生理盐水中静脉滴注,持续时间 30~60 分钟[101]。另外,与所有的氨基糖苷类药物一样,链霉素可引起耳毒性和肾毒性。

其他用于治疗结核病的药物(贝达喹啉、卷曲霉素、阿米卡星、乙硫氨酸、乙硫异烟胺、对氨基水杨酸)通常只用于病原菌耐药、治疗失败、出现药物毒性或患者不能耐受其他药物的情况下。在后面的章节中再进行讨论。

药物治疗的监测

案例 68-1,问题 14:应根据哪些主观和客观表现来判断治疗的疗效,并尽量减少药物毒性?治疗方案完成后,还应该对 H.G. 的哪些情况进行密切随访?

应该关注 H.G. 是否发生与治疗相关的不良反应(见表 68-3)。具体来说,应该询问他是否有厌食、恶心、呕吐或腹痛,这可能是异烟肼、利福平、吡嗪酰胺相关的肝炎的表现。关注他有无四肢的麻木和刺痛感,不过,H.G. 应该不会发生由异烟肼引起的周围神经病变,因为他同时在服用维生素 B_6,后者可以避免这一不良反应发生。还应检查和询问 H.G. 是否出现瘀点或擦伤,因为使用利福平间歇治疗的患者偶尔会出现血小板减少症。这种不良反应可能更易发生于使用利福平间歇给药的情况下,但使用目前的推荐剂量[10mg/(kg·d),约 600mg]时,该不良反应很少发生[66]。

一项研究比较以异烟肼和利福平为主要药物治疗 6 个月与治疗 9 个月的不良反应。结果显示,两组患者的不良反应发生率相似。治疗 6 个月组不良反应发生率为 7.7%,治疗 9 个月组不良反应发生率为 6.4%,差异无统计学意义[102]。6 个月组患者有 1.6% 出现肝功能异常,与 9 个月治疗组患者无显著性差异(1.2%)。血液学事件罕见,在 6 个月和 9 个月治疗组分别 0.2% 和 0%。其他不良反应,胃肠道问题,皮疹和关节痛,在两种方案中都罕见[102]。

客观指标

治疗前应评估患者的全血细胞计数、血小板计数、血尿素氮、肝酶(血清转氨酶)、胆红素和尿酸。对使用乙胺丁醇的患者应该进行基线视力检查。如果这些检查结果异常,则有可能需要调整原定的治疗方案。如果患者发生任何与药物毒性相关的表现,或者基线检查有异常,都应该在治疗过程中进行复查[33,66]。

H.G. 35 岁,出现药物相关肝毒性的风险增加。异烟肼可引起血清转氨酶升高以及肝炎症状[33]。吡嗪酰胺与肝毒性相关,但患者用量低于 25mg/(kg·d) 时不常发生肝毒性。使用利福平的患者可能出现短暂的无症状性高胆红素血症和胆汁淤积性肝炎[33]。因此,评估 H.G. 是否出现与肝毒性相关的症状很重要,如恶心、呕吐、腹痛、厌食、黄疸等。如果出现短暂的、无症状的肝功能异常,不必停止治疗。由于价格昂贵,美国疾病预防控制中心(CDC)不再推荐每月进行肝功能检查(LFTs),这可能导致错误停止有效治疗方案,而是建议医务人员每月询问患者的症状[66]。

开始治疗初期应每 2~4 周进行一次痰涂片及痰培养,痰培养转阴后每月复查 1 次。经过恰当的治疗 2 个月后,85% 以上的患者痰培养可以转阴。放射学检查(胸部 X 片)的重要性低于痰病原学检查,但是需要在治疗完成后进行复查,以便与将来的胸部影像进行比较。

对于治疗 2 个月痰菌仍然阳性的患者,需要进行仔细的复查。应进行药敏试验以排除获得性耐药,并应特别注意药物的依从性(如使用 DOT)。如果证实存在细菌耐药,应酌情调整方案。痰培养每月进行,直至痰菌转阴[66]。

正如 H.G. 一样,活动性结核病的患者常出现体重下降和营养不良。在一项大的结核病治疗研究中,发现 7.1% 的患者出现复发,复发最常出现于体重过轻或体重指数低于 18.5kg/m² 的患者[103]。患者体重过轻(比理想体重低 10% 及以上),在治疗 2 个月后体重增长低于 5%,是复发的独立危险因素[103]。因此,在治疗的最初 2 个月需要密切监控 H.G. 的体重,他可能会需要更强或更长时间的治疗。

顺利完成异烟肼和利福平治疗后,通常不需要对患者进行常规随访。然而,为谨慎起见,应在完成治疗 6 个月后,或出现任何提示活动性结核病的症状时,对患者进行复查。对于治疗反应慢或治疗完成时影像学检查仍然异常的患者尤为重要。以上建议只适合那些病原菌对药物敏感的患者[61]。

对于培养阴性但影像学检查结果符合结核病表现的患者,应进行诱导痰或支气管镜的检查以明确病原学诊断,并进行影像学监测。肺外结核病患者应根据病变部位进行评估[33,66]。

治疗失败

案例 68-1,问题 15:如果 H.G. 对现有的治疗方案无应答,应该加入另一种药物吗?

不,在一个失败的治疗方案中添加一种药物是治疗结核病过程中最常见和最具破坏性的错误。假设病原菌对目前正在使用的药物耐药,那么加入另一种药则意味着单药治疗,会增加病原菌对新加药物产生耐药的风险,从而降低患者治愈的机会。因此,至少应该加用 2 种(最好 3 种)可

能有效的新的药物,以减轻进一步产生耐药的可能。经验性治疗方案包括氟喹诺酮类药物、注射类药物(如链霉素、阿米卡星或卷曲霉素)和一个其他的口服制剂(如对氨基水杨酸、环丝氨酸或乙硫异烟胺)[33]。应对新加的药物进行药敏试验,并根据结果调整治疗方案[33,94]。

潜伏性结核感染的治疗

案例 68-2

问题 1:医务人员对 H.G. 的妻子 J.G.(32 岁)以及他们的孩子们进行检查,以确定他们是否已经感染结核分枝杆菌。J.G. 的 5TU PPD 皮试结果显示硬结为 12mm,结果为阳性。她从来没有接种过卡介苗。孩子们 PPD 皮试为阴性。J.G. 没有任何活动性结核的症状,也没有活动性结核病的影像学表现。她有发展为活动性结核的风险吗?对于潜伏性结核感染的患者,目前推荐的治疗药物是什么?J.G. 需要接受治疗吗?

J.G. 与一个有活动性结核病的患者有密切接触,并且结核菌素皮肤试验为阳性,她感染并发展为活动性结核病的风险很大[22,23,48,49]。与活动性结核病患者密切接触的家人在接触后第一年发展为活动性结核病的概率为 2%~4%,PPD 皮试阳性的家人风险最大[66]。通常采用 PPD 皮试来检测是否存在潜伏性结核感染,不过,有研究证明,IGRAs 比 PPD 皮试更准确[104,105]。因此,许多美国的卫生部门已经采取 IGRAs 作为结核接触者的调查筛选试验[106]。暴露于活动性结核患者的人群,如果 IGRA 阴性,绝大多数没有感染结核;然而,结核的免疫反应可能需要几个星期的时间,所以应该在最后一次暴露后 8~12 周复查IGRA,以排除结核杆菌感染[23,106]。5 岁以下的儿童首选结核菌素试验进行筛查[23]。

强烈建议对结核菌素试验或 IGRAs 检测阳性及有活动性结核发生风险的潜伏性结核感染者进行治疗以有效防止其进展为活动性结核病[22,2]。治疗也可以减少结核菌感染的人口数量,并降低活动性结核病高风险人群未来发生活动性结核病的发病率。由于 J.G. 已经感染结核分枝杆菌,但目前没有活动性结核病表现,因此,她应该接受针对潜伏性结核感染的治疗。

有 4 种方案被批准用于治疗潜伏性结核感染[22,23]。异烟肼单药治疗 9 个月可预防 90% 的患者出现活动性结核病,治疗 6 个月可预防 60%~80% 的患者出现活动性结核病[107]。因此,抗潜伏性结核感染的优选方案是异烟肼 300mg,每日 1 次,或 900mg,每周 2 次,疗程 9 个月,采用每周 2 次治疗方案的患者应进行 DOT 管理[19]。对于无法完成 9 个月治疗的患者,也可以采用 6 个月的疗程[22]。异烟肼治疗潜伏性结核感染的益处大于其可能导致肝炎所带来的坏处,因为结核分枝杆菌感染者终生存在发展为活动性结核病的风险,所有使用异烟肼治疗的患者都应该服用维生素 B6 25mg/d,以减少周围神经病变的风险。

不幸的是,患者对异烟肼的依从性很差,有研究显示只

有 64% 的患者完成了至少 6 个月的治疗[108]。年轻患者、西班牙裔、美国出生的患者完成治疗的可能性更大[106]。流浪汉、酗酒者及有不良反应发生的患者完成治疗的可能性较低[106]。在另一项研究中，有 52.7% 接受治疗的潜伏性结核感染的患者未能完成规定的治疗疗程，这些患者中超过 93% 的患者是使用异烟肼进行治疗[109]。不能完成治疗的风险因素包括：9 个月的异烟肼治疗方案，居住于人口聚集场所（疗养院，庇护所，监狱），注射毒品，在医疗机构就业[109]。此外，该研究报告指出，在医疗保健机构工作的员工对潜伏性结核感染治疗的依从性更差[109]。

由于长时间使用异烟肼治疗所带来的药物毒性和糟糕的依从性，有专家推荐使用以利福平短期治疗为基础的治疗方案。具体方案为：异烟肼和利福平每日给药 3 个月，或利福平单药治疗 4 个月（每日 1 次）[22,23,107]。有研究显示，随机分配接受利福平治疗的患者中，治疗 20 周，有 91% 的患者服用了 80% 的药量，86% 服用了超过 90% 的药量[110]。随机分配接受异烟肼治疗的患者，治疗 43 周，有 76% 的患者服用了 80% 的药量，只有 62% 的患者服用了超过 90% 的药量[110]。由于不良事件而停止治疗在异烟肼组（14%）较利福平组为（3%）更常见[110]。另一项研究报道，4 个月利福平方案与 9 个月异烟肼方案相比，发生 3~4 级不良事件、肝脏毒性的概率更小，治疗完成率更高[111]。对于特定人群，4 个月的利福平方案是一种有效、安全和符合成本效益的策略[110-114]。

治疗潜伏性结核感染还有一个有吸引力的替代方案，即异烟肼和利福喷汀联合治疗，每周 1 次，共 12 周[22,23]。在一项研究中，将患者分为两组，一组予以异烟肼 15~25mg/kg（最大剂量 900mg）加利福喷汀 900mg（体重小于 50kg 的患者调整剂量）每周 1 次，共 12 周，治疗过程执行 DOT；另一组予以异烟肼 5mg/kg（最大剂量 300mg），每日 1 次，共 9 个月[115]。异烟肼/利福喷汀组的完成治疗率显著高于异烟肼组（82% vs 69%，$P<0.001$）。异烟肼/利福喷汀治疗的 3 986 名中，有 7 名患者发展为活动性结核病，接受异烟肼治疗的 3 745 例患者中，有 15 例发展为活动性结核病（联合治疗的相对危险度是 0.38；95%CI：0.15~0.99；$P=0.05$）[115]。异烟肼组的肝毒性较高（2.7% vs 0.4%；$P<0.001$），联合治疗组超敏反应发生率较高（3.8% vs 0.5%；$P<0.001$）。异烟肼组停药率较高（31.0% vs 17.9%；$P<0.001$），但联合治疗组由于不良事件导致停药的概率较高（4.9% vs 3.7%；$P=0.009$）[115]。对于 12 岁及以上有发展为活动性结核病风险的潜伏性结核感染患者，推荐可以使用联合治疗方案替代异烟肼 9 个月方案[116]，包括最近接触过活动性结核病人的患者，结核菌素试验或 IGRA 检测结果从阴性变为阳性的患者，以及 X 线检测发现陈旧性肺结核的患者。对于不太可能完成 9 个月疗程的患者和提供联合治疗方案更具优势的机构（例如监狱、收容所），也可考虑使用异烟肼/利福喷汀联合治疗方案。不推荐用于孕妇或有生育需求的女性。

J. G. 应该服用异烟肼 300mg/d（或 900mg，每周 2 次），至少 6 个月（最好 9 个月）；或者服用利福平 600mg/d 4 个月；或者异烟肼 900mg 加利福喷汀 900mg，每周 1 次，共 12 周[22,23,116]。治疗过程中，医务人员应经常询问其有无肝炎相关的临床症状，如胃肠道不适等。治疗前应进行血清转氨酶和胆红素检查，以排除肝脏基础疾病。美国胸科协会和 CDC 不推荐常规监测肝功能，除非患者有肝毒性的相关症状[66]。

药物的不良反应

异烟肼

肝毒性

案例 68-2，问题 2：J. G. 使用每日服用异烟肼方案进行治疗。经过 2 个月的异烟肼治疗后，J. G. 出现恶心、呕吐和腹痛的症状，天门冬氨酸氨基转移酶（AST）检查结果为 150IU/L。讨论异烟肼引起肝毒性的表现、预后和机制。发生肝功损害的危险因素是什么？是否应该停用异烟肼以防止进一步的肝损害？

大约 10%~20% 单独使用异烟肼治疗潜伏性结核感染的患者会出现血清转氨酶升高，这通常短暂且无症状[33,117]。大部分患者为轻度、亚临床肝损伤，不会进展为严重的肝炎，继续使用异烟肼肝功损伤也能完全恢复。但对于有肝炎症状的患者，继续使用异烟肼与停用异烟肼相比，死亡风险增加[33]。总的说来，潜伏性结核感染患者死于结核病的风险大约比死于异烟肼肝毒性的死亡风险高 11 倍[118]。

异烟肼相关的肝毒性通常发生在开始治疗后的几周至几个月；60% 的患者发生在治疗的前 3 个月，80% 发生在治疗的前 6 个月[117]。患者的全身症状可以早期出现，并可能持续数日到几个月不等，50%~75% 发生严重肝毒性的患者可出现恶心、呕吐、腹痛，也可能出现黄疸、尿色加深、陶土色大便[117]。患者可能在停用异烟肼后数周恢复。异烟肼相关肝毒性的进展与几个因素相关，包括乙酰化表型、年龄、每日饮酒量、合用利福平；此外，女性可能死亡风险更高，尤其是在产后[118]。

异烟肼引起肝脏毒性的机制尚不明确，以前，人们认为快速乙酰化者使用异烟肼发生肝毒性的风险比缓慢乙酰化者发生肝毒性的风险更大。异烟肼快速乙酰化者比缓慢乙酰化者更迅速地形成单乙酰肼，这种化合物可引起肝损伤。不过，快速乙酰化者将以更快的速度消除单乙酰肼，这应该使快速乙酰化者和慢速乙酰化者发生肝脏毒性的风险相同[119]。一项研究显示，亚洲男性和女性发生异烟肼相关性肝炎的概率有差异。研究中的两组患者均为快速乙酰化者，其结果表明，肝炎的发生还与除乙酰化表型以外的其他因素相关[120]。有些证据表明，异烟肼导致的肝炎是一种超敏反应[121]，但许多患者却能耐受再次使用异烟肼，使这一理论难以成立[122,123]。

年龄和每日摄入酒精是发生异烟肼相关性肝炎最公认的风险因素[66]。年龄小于 20 岁的患者中极少发生严重肝损伤，20~34 岁的患者发生率约 0.3%，35~49 岁患者发生率约 1.2%，年龄大于 50 岁的患者发生率约 2.3%[66]。一项前瞻性队列研究结果显示异烟肼相关性肝炎的发病率更低，在 11 141 例接受异烟肼单药治疗的潜伏性结核感染患者中，只有 11 例（开始治疗患者的 0.1%，完成治疗患者的 0.15%）出现肝炎[124]。以往的研究结果显示，接受异烟肼单药治疗的患者发生肝炎的概率较高，一个包含六项研究的 meta 分析结果显示，发生率为 0.6%[33]。不过，异烟肼治疗潜伏性结核感染也可能会导致严重的肝毒性。CDC 报道了 17 例与异烟肼相关的严重肝脏不良事件，其中有 15 名成人，2 名儿童（11 岁及 14 岁）[125]。其中有 5 例患者（包括 1 名儿童）接受了肝移植治疗，有 5 名患者死亡（包括 1 名肝移植患者）。

应该常规检测有发生异烟肼相关性肝炎高风险患者的肝功能，包括每日饮酒者、年龄超过 35 岁者、服用其他肝毒性药物者、存在肝脏基础疾病者、静脉吸毒者、黑人、西班牙裔妇女、产妇。对于这些高危患者，AST 水平超过正常值上限 3~5 倍时，应停止使用异烟肼[66]。由于 J. G. 出现了恶心、呕吐及腹痛的症状，且 AST 大于正常值上限的 3 倍，所以应暂时停用异烟肼，直到 AST 恢复正常。AST 正常后可恢复使用异烟肼，并监测肝功。如果 AST 再次升高，应停用异烟肼，并密切监测患者是否发展为活动性结核病。

案例 68-3

问题 1：C. M.，女性，30 岁，体重 80kg，使用异烟肼 1 200mg 和利福平 600mg 每周 2 次治疗活动性结核病。对体重 80kg 的患者来说，异烟肼 1 200mg 的剂量是否合适？除了肝脏毒性，异烟肼还可能有什么副作用？

异烟肼每周服用 2 次的常规剂量为 15mg/kg，最大剂量 900mg。因此，尽管 C. M. 的体重为 80kg，异烟肼的剂量也不应该超过 900mg，而不是 1 200mg。虽然异烟肼剂量加大或血清浓度增加与是否发生肝炎无关，但血清中异烟肼浓度与增加中枢神经系统（CNS）相关的事件相关，包括嗜睡、精神失常、癫痫发作。当剂量大于 20mg/kg 时，患者发生胃肠道的不适的现象也更加普遍。

周围神经病变

异烟肼可干扰吡哆醇（维生素 B_6）的代谢，引起周围神经病变。如果使用推荐剂量进行每日治疗或间歇治疗，这种不良反应不常见[33,48]。如果异烟肼的剂量超过 6mg/(kg·d)，则多达 20% 的患者可能会出现这一不良反应。脚或手的麻木或刺痛是最常见的症状。在某些情况下，患者容易出现神经病变，包括糖尿病、酒精中毒、艾滋病、营养不良、肾衰竭，对于这些患者，在服用异烟肼的同时，应补充维生素 B_6 25mg/d[33,48]。孕妇、哺乳期妇女、合并癫痫疾病的患者也应补充维生素 B_6[48]。

过敏及其他反应

过敏反应包括关节痛、皮疹、舌头的肿胀，发热也有报道。异烟肼可以引起关节炎的症状和系统性红斑狼疮；约 20% 的患者出现抗核抗体阳性[33]。其他不常见的反应有口干、上腹部不适、中枢神经系统兴奋和抑制、精神病、溶血性贫血、维生素 B_6 反应性贫血、粒细胞缺乏[122]。

药物相互作用

异烟肼是几种细胞色素 P-450 酶（CYP2C9、CYP2C19、CYP2E1）的有效抑制剂，但对 CYP3A 的影响最小[33]。异烟肼可抑制苯妥英钠、卡马西平在肝脏的代谢，从而增加这些药物的血浆浓度。使用这两种药物的患者在接受异烟肼治疗过程中，应该监测患者有无苯妥英钠或卡马西平的毒性症状出现，如眼球震颤、共济失调、头痛、恶心或嗜睡，监测患者血浆苯妥英钠、卡马西平浓度水平，并根据需要进行剂量调整。卡马西平还可能通过诱导代谢产生有毒代谢物，从而导致异烟肼相关性肝炎[126]。此外，异烟肼可以抑制地西泮和三唑仑代谢。需要注意的是，利福平对肝脏代谢的作用与异烟肼相反。利福平比异烟肼的诱导作用更强，异烟肼和利福平联用可以诱导地西泮、苯妥英和其他药物通过细胞色素 P-450 系统代谢[127]。

利福平

流感样综合征

案例 68-3，问题 2：C. M. 在接受 DOT 下每周 2 次的治疗 1 个月后，出现肌痛、乏力和食欲缺乏的症状。实验室数据显示血小板计数轻度降低，其余无明显异常。C. M. 的症状与治疗药物有关吗？对于使用利福平的患者，还应关注除了肝脏毒性以外的其他什么不良反应？

接受利福平间歇治疗的患者中，有大约 10% 的患者出现类流感综合征。这种症状在使用常规剂量（600mg，每周 2 次）过程中少见，如果剂量高于 900mg，每周 2 次，则发生率增高。如果给药间隔增加到 1 周或更长，类流感综合征的发病率也随之增加[128,129]。除非症状严重，否则不需要停用利福平。C. M. 用药量为利福平 900mg，每周 2 次，应该减量为 600mg，每日 1 次，直到症状消退，可以使用非甾体抗炎药以缓解感冒症状。症状消失后，恢复每周 2 次的治疗，但利福平的剂量不超过 600mg。

肝脏毒性

利福平（利福喷汀）导致肝毒性的发生率小于 1%。因此，异烟肼引起肝毒性的风险比利福平更大。有时，利福平可引起肝细胞损伤，增加其他抗结核药物的肝脏毒性[117]。利福平引起的肝损伤虽然有时会表现为肝酶升高，但更常见的是胆汁淤积，表现为碱性磷酸酶增加和高胆红素血症，无肝细胞损伤[117]。在利福平治疗的第 1 个月，患者所有肝功能指标可能出现暂时升高，但这种改变通常是良性的[33]。

血小板减少症

间断或不规律口服利福平更容易导致患者出现血小板减少症，可能是由于利福平刺激机体产生免疫球蛋白 IgG、

IgM 所致,这些抗体可能使补体附着在血小板上,导致血小板破坏。假设间歇或不规则使用利福平治疗会增加抗体的产生,从而导致血小板破坏。一旦发生血小板减少症,应禁用利福平,因为如果再次使用可能会再次出现血小板减少[130,131]。

多种反应

除了与大剂量、间歇治疗相关的副作用外,有 3%~4%的患者使用利福平常规剂量出现不良反应[130]。最常见的不良反应是恶心、呕吐、发热和皮疹。另外,利福平还有溶血性尿毒综合征、白细胞减少、贫血、关节痛(药物性狼疮综合征表现的一部分),如果出现这类反应,需停用利福平[33,132]。

急性肾衰竭

由利福平导致的急性肾衰竭少见[33]。间歇每日使用利福平的患者均可发生这种高敏反应,并可能持续长达 12个月[128]。如果发生急性肾衰竭,应停用利福平,并给予其他药物(例如,吡嗪酰胺和乙胺丁醇)。乙胺丁醇和吡嗪酰胺的剂量应根据肾功能水平进行调整,但是,对于原本存在肾衰竭的患者,利福平和异烟肼都可给予常规剂量[133,134]。

体液颜色变化

利福平的另一个重要特点与它的化学组成有关。它是一种橘红色结晶粉末,可以广泛地分布于体液中。因此,它可以使唾液、眼泪、尿液和汗水的颜色发生改变[33]。应该提醒患者使用利福平可能会出现这一现象,并警告患者不要使用软性隐形眼镜,因为利福平可能使镜片变色。利福平的这个作用也可用来监测患者对利福平治疗的依从性。

药物相互作用

利福平是一种非常有效的细胞色素 P450 CYP3A4 诱导剂,也可诱导其他细胞色素 P450 同工酶,包括 CYP1A2、CYP2A6、CYP2B6、CYP2C8、CYP2C9、CYP2C19 和CYP3A5[33,135,136]。利福平能诱导 2 期药物代谢酶(如 UDP-葡萄糖醛酸基转移酶,磺基转移酶)和转运蛋白的表达(例如 P-糖蛋白,耐多药蛋白 2,有机阴离子转运多肽)[135]。在开始使用利福平后约 1 周,可完全诱导这些同工酶和转运蛋白,停药后约 2 周恢复[135]。各种利福霉素诱导细胞色素酶 P450 的能力不同,其中利福平诱导能力最强,利福喷汀其次,利福布汀最弱[33]。利福平能促进蛋白酶抑制剂、非核苷类逆转录酶抑制剂(non-nucleoside reverse transcriptase inhibitors,NNRTIs)、大环内酯类抗生素、唑类抗真菌药物、糖皮质激素、口服避孕药、环孢素、他克莫司、华法林、茶碱、苯妥英钠、奎尼丁、地西泮、普萘洛尔、美托洛尔、维拉帕米、硝苯地平、地尔硫䓬、磺脲类药物、辛伐他汀和依那普利的代谢[33,127]。当患者接受利福平治疗时,需要监测血清中上述药物的浓度,并根据情况增加剂量。同时,口服避孕药的女性使用利福平时,应该改用其他避孕方法。对于所有使用利福平治疗的患者,卫生保健专业人员应仔细评估其同时使用的药物与利福平之间是否存在相互作用。

异烟肼-利福平

肝毒性

案例 68-3,问题 3:与单独使用异烟肼或利福平相比,两药联合使用会增加 C. M. 发生肝毒性的风险吗?

一些初步证据表明,异烟肼和利福平联合使用可能导致肝损伤发生率增加。其机制被认为是由于利福平诱导异烟肼产生单乙酰肼或其他导致肝毒性的水解产物。Steele 等进行的一项 meta 分析,评估使用利福平、异烟肼、同时使用异烟肼和利福平治疗 3 种情况下肝炎的发生率[123]。他们发现,同时使用异烟肼和利福平,临床肝炎的发病率为2.7%,高于单用异烟肼肝炎的发病率(1.6%),但这种影响是累加作用,而不是协同作用[123]。因此,两种药物联合使用不是禁忌,但对于高危人群应谨慎使用,如老年人、酗酒者、同时服用肝毒性药物的患者及存在肝脏基础疾病者[117]。

乙胺丁醇

视神经炎

案例 68-4

问题 1:S. E.,男性,65 岁,以异烟肼 300mg/d,利福平 600mg/d,吡嗪酰胺 900mg/d,乙胺丁醇 1 200mg/d 为初始方案治疗活动性结核病,治疗 2 个月以后,患者出现视力模糊,通过常规的眼科检查和视野检查诊断为视神经炎。患者没有青光眼、白内障、视网膜损害的表现。实验室检查提示血清尿酸升高(9.7mg/L),血清肌酐稍高(1.6mg/L),其余检查结果正常。患者没有与血尿酸增高相关的关节疼痛症状,没有痛风的历史,根据其体重(65kg)计算其肌酐清除率为 36ml/min。患者的视觉问题和尿酸水平的增加与使用的药物有关吗?

S. E. 视力降低与乙胺丁醇引起的视神经炎有关。视神经炎的表现是中心暗点,红绿色盲或视力减退,视野缺损。受损的强度与出现视力下降后继续使用乙胺丁醇的持续时间相关。视神经炎与药物剂量和药物使用时间有关,在剂量为 15mg/kg 时很少发生[137-139]。乙胺丁醇剂量为25mg/kg 时,视神经炎的发病率大约 6%,剂量超过 35mg/kg时,发病率增至 15%。视神经炎的恢复可能需要几个月的时间,停药后通常但并不是所有患者都能恢复正常。

S. E. 出现视神经炎表现可能与他本身存在肾功能不全,且使用了较大剂量乙胺丁醇(18.5mg/kg)有关。对于敏感的结核杆菌,初始治疗 2 个月后再使用乙胺丁醇没有益处,所以可以停用。乙胺丁醇主要由肾脏排泄(50%~80%),由于 S. E. 的肌酐清除率下降,乙胺丁醇血药浓度增加[133]。应通过定期眼科检查对他的视力进行密切监测,并告知他如果出现任何进一步的视觉变化,应立即与医生联系。

S. E. 的血尿酸升高也可能是由于乙胺丁醇的使用以及肾功能减退引起。但更可能的是由于吡嗪酰胺减少尿酸在肾小管分泌所致[102]。继发于药物的无症状性高尿酸血症通常不需要治疗。

特殊人群的治疗

老年患者

发病率

案例 68-5

问题1：G. H. ，男性，75岁，80kg，居住在养老院，出现神志不清、拒绝进食、排痰性咳嗽。体格检查发现患者消瘦，有轻微呼吸困难。实验室检查发现血尿素氮25mg/dl，血清肌酐1.3mg/dl，其余结果基本正常。胸片显示右肺下叶浸润病灶。患者有充血性心力衰竭病史，目前病情稳定。血液、小便、痰液均进行了培养及药物敏感试验。初次检查革兰氏染色阴性。由于养老院最近有2例活动性结核病患者，因此对G. H. 进行了PPD皮试和痰的抗酸染色涂片。结果显示PPD皮试硬结为16mm，痰抗酸染色阳性。G. H. 在几个月前住院时PPD皮试阴性。探讨老年患者结核病的表现以及适合G. H. 的抗结核治疗方案。老年患者出现药物不良反应的概率更高？与G. H. 密切接触的人需要使用异烟肼治疗吗？

2014年，年龄64岁及以上的老年人结核病的总患病率高于其他年龄组（4.8/100 000）[10]。与其他年龄组相似，自1993年以来，年龄64岁及以上的老年人结核患病率每年均呈下降趋势（1993年为17.7/100 000）[10]。2014年，2.2%的结核病患者为长期居住于护理机构的人群[10]，养老院的患病率比社区老年人患病率高1.8倍[140]。老年人发生活动性结核病的原因是免疫功能降低，其次是既往感染的重新活跃。对于居住在养老院且没有对结核病产生免疫能力的患者，活动性结核病是一种常见的、区域分布的感染性疾病[140,141]。在养老院居住大于1个月后，患者的PPD皮试阳性率增加。因此，所有进入养老院的患者都应进行PPD皮试。如果最初的结果为阴性，并且养老院出现传染源（如本病例），则需要在1个月内复查PPD皮试。这类人群结核菌素试验结果从阴性到阳性的转换率约为5%。如果这些结果转阳的患者没有接受异烟肼治疗，其中约17%会进展为肺结核病[142]。

诊断

老年患者结核病的诊断困难，因为患者往往缺乏结核病的典型症状（咳嗽、发热、盗汗、消瘦），并且老年患者不能充分描述自己的症状。胸片和PPD皮试可能是仅有的结核感染迹象[140,142]。胸片的表现通常不典型，类似于肺炎或心力衰竭恶化的表现。老年人的胸部X线检查不太可能显示上叶浸润，而通常表现为双肺浸润[143]。如果患者的

结核病是由结核肉芽肿再活跃引起，胸片常显示肺尖的浸润或结节。如果患者是初次感染，正如G. H. 一样，则可能出现肺下叶浸润的表现[140]。老年患者的结核病表现可能会有日常生活活动的变化、慢性疲劳、认知功能障碍、厌食症、或不明原因的低热。如果患者出现这些非特异性症状和体征，时间持续几个星期到几个月，临床医生必须警惕结核病存在的可能性[144]，应该对这些患者进行痰的抗酸染色涂片及结核杆菌培养。

老年患者活动性结核病的治疗

对于老年患者活动性结核病的治疗原则与其他年龄段的患者一样[33,140]。因为G. H. 有呼吸道感染的临床症状，痰涂片抗酸杆菌阳性，结核菌素皮试阳性，所以应该使用四联抗结核治疗方案。大部分老年患者的结核病是由敏感的结核分枝杆菌菌株引起；不过，有一些例外值得注意，包括来自耐药菌株流行的国家或地区的老年人、过去曾进行不适当治疗的患者、或者最近与耐药结核分枝杆菌感染患者接触者[144]。G. H. 的药物治疗方案可以是异烟肼300mg，利福平600mg，吡嗪酰胺2 000mg，乙胺丁醇1 600mg，每日1次，共8周，随后使用异烟肼和利福平每日1次或每周2~3次，共16周（DOT）；也可以使用异烟肼、利福平、吡嗪酰胺、乙胺丁醇，每周1次，共2周，随后每周2次，共6周，然后给予异烟肼与利福平，每周2次，共16周[144]。一些医生倾向于使用异烟肼与利福平治疗共9个月。G. H. 每剂应服用维生素B_6 10~50mg[66]。

药物不良反应

虽然异烟肼相关的肝炎在老年患者中更常见，但老年患者对异烟肼和利福平通常耐受性良好，最常见的血液系统和肝脏的副作用发生率为3%~4%[145]。治疗前应评估患者的血清转氨酶水平，并每月观察是否存在肝炎的临床症状。由于老年人可能发生短暂的、无症状的肝功能指标升高，所以是否进行肝功能常规监测仍存在争议[145]。

虽然利福平用量为600mg时，患者出现流感样症状的情况罕见，利福平每周2次方案会导致流感样症状出现的概率增加。由于异烟肼和利福平可能与其他药物发生药物相互作用，因此应仔细评估任何加入到患者治疗方案中的药物。G. H. 存在年龄相关的肾功能下降，因此应仔细监测乙胺丁醇引起的视觉功能障碍。

老年患者潜伏性结核感染的治疗

如果养老院出现结核病传染源，那么对于结核菌素试验阳性但无活动性结核病的老年患者予以异烟肼300mg，每日1次，共6~9个月的治疗至关重要。据Stead等报道，接受治疗的潜伏性结核感染患者仅1例发生活动性结核病，而未治疗的潜伏性结核感染患者中有69例发生活动性结核病[142]。对于最近出现结核菌素皮试结果转换的患者，接受异烟肼治疗组仅1名患者发生活动性结核病，而没有接受治疗组45例患者发生活动性结核病[142]。也可以使用每日口服利福平共4个月或每周口服异烟肼和利福喷汀共12周的方案治疗老年患者的潜伏性结核感染[116,140]。

耐多药结核

定义及病原学

案例 68-6

问题 1： M. S. ,29 岁,男性,亚洲人,有肺炎的症状和体征。患者有咳嗽,胸片显示双肺浸润。在等待痰结核分枝杆菌培养结果期间,医务人员对他进行了呼吸道隔离。他在大约 3 个月前被诊断为结核病,并使用异烟肼、利福平、吡嗪酰胺和乙胺丁醇进行治疗,但是他在治疗 1 个月后停药。3 个月前 HIV 检测阴性。结核分枝杆菌是否有获得耐药的可能性?

在美国,2014 年结核分枝杆菌对异烟肼耐药率为 18.9%,对异烟肼和利福平同时耐药生率为 7.1%[10]。结核分枝杆菌的耐药可以是原发耐药,也可以是获得性耐药。原发耐药是指接受抗结核治疗前,患者结核分枝杆菌即对某种或某些药物耐药。获得性耐药常发生于不恰当的抗结核治疗后,如治疗失败后加用单一药物、初期方案强度不足、没有识别耐药,最重要的是对治疗方案依从性差,不恰当治疗可能筛选出耐药的结核亚群,从而发生获得性耐药。不规律的服药、药物剂量不够、药物吸收不良都可引起敏感的结核杆菌菌株在几个月内对多种药物耐药[146,147]。这些耐药菌株可以被传染给没有接受过治疗的人,导致他们感染原发耐药菌株。

M. S. 是一个非美国出生的亚裔患者,因此可能从其出生地带来原发性耐药,详细了解其既往的结核病暴露史非常重要。M. S. 对治疗的依从性差,这一点也是其发生耐药的潜在风险。无家可归和缺乏对结核病的严重程度的认识已被证明与结核病治疗中断相关[148]。因此,通过教育提高患者对结核病的了解,是使患者获得恰当治疗的关键。

许多因素可以影响 MDR-TB 的治疗效果,包括 HIV 感染、治疗依从性、对病原菌保持敏感的药物数量、以及诊断结核病的时间[149-151]。在一项研究中,11 例合并 HIV 感染的 MDR-TB 患者在观察期间全部死亡[150]。在另一项研究中,77% 的 MDR-TB 患者痰培养转阴,转阴中位时间为 60 日(4~462 日),23% 的患者没有转阴;那些转阴的患者中,有 60% 是在治疗 4 个月后转阴[151]。如果患者初始痰菌量多、胸部 X 片提示双侧肺部空洞、既往曾接受针对 MDR-TB 的治疗,则患者痰菌转阴需要的时间长,痰菌转阴的时间也与开始治疗时病原菌耐药的药物种数有关[151]。

案例 68-6,问题 2： M. S. 能通过药物治疗痊愈吗? 如果能,应该给予怎样的治疗?

患者最近的 HIV 检测是阴性,因此他治疗成功的概率较高。有研究显示,33 例 HIV 阴性的耐多药结核患者中,有 32 例(97%)治愈,这些患者平均接受 5 种二线药物的治疗[150]。其中只有一个患者在治疗 5 年后复发[150]。因此,临床医生应重新评估 M. S. 目前的治疗方案,进行药物敏

感试验,并且寻求结核病专家的帮助[33]。应进行分子药敏试验来评估病原菌对利福平的耐药性,这是检测 MDR-TB 的可靠替代方法。虽然获得药敏结果可能需要几周的时间,仍需对其他药物进行标准的药物敏感试验。如果快速分子检测证实存在利福平耐药突变,应该按照耐多药结核治疗方案对患者进行治疗。不过,耐多药结核病的治疗没有标准方案。新的治疗方案应该包括至少有 3 种以前未使用过的体外敏感的药物,并包含一种注射用药[33]。新的方案应该包含至少 4 种药物,具体方案取决于疾病的严重程度和耐药模式。应该在 DOT 下进行治疗,推荐疗程为 18~24 个月[33,149],但是,只有 40% 的耐多药结核病患者能完成 18~24 个月治疗[152]。

有研究评估使用短疗程标准方案治疗 MDR-TB 患者的疗效[153]。研究对象为 427 例患者,平均年龄为 34 岁,81.5% 的患者胸片提示双侧病变,病程平均约 30 个月。平均体重指数 $16.1kg/m^2$,表现出明显的消瘦。强化期使用 6~7 种药物治疗 3 个月或更长,包括阿米卡星、氯法齐明、氧氟沙星或加替沙星,药物剂量根据患者的体重进行计算[153]。体重低于 33kg、体重 33~55kg、体重大于 55kg 的患者氧氟沙星和加替沙星的用量分别为 400mg/d、600mg/d、800mg/d[153]。最有效的治疗方案需要至少 9 个月的加替沙星、氯法齐明、乙胺丁醇、吡嗪酰胺,强化治疗期 4 个月,强化治疗期间还需加用大剂量异烟肼、丙硫异烟胺和卡那霉素。206 例接受这一方案的患者治愈率为 87.9%,且无复发。该方案最常见的不良事件为呕吐(21.4%)、听力减退(6.3%)、血糖异常(3.9%)和共济失调(3.9%)[153]。这表明可以对 MDR-TB 患者使用较短疗程的治疗获得满意疗效。

氟喹诺酮类药物对包括结核分枝杆菌在内的分枝杆菌有抗菌活性,能迅速渗透到巨噬细胞内,对细胞内的分枝杆菌有抗菌活性[149]。氟喹诺酮类药物能抑制结核分枝杆菌 DNA 旋转酶,但其缺乏氟喹诺酮类药物的另一个作用靶点:DNA 拓扑异构酶[149]。环丙沙星、氧氟沙星和左氧氟沙星已长期用于分枝杆菌感染的治疗,耐受性良好,很少有严重的不良反应[154,155]。有限的数据表明,莫西沙星可以作为 MDR-TB 治疗的一个选择[156]。目前,已发现结核分枝杆菌在体外出现对氟喹诺酮类药物的选择性耐药,且具有完全交叉耐药性,这一点已经得到公认[149]。其他用于 MDR-TB 的二线药物包括对氨基水杨酸、环丝氨酸、乙硫异烟胺和卷曲霉素。这些药物副作用多,应在耐多药结核病专家的指导下使用。

贝达喹啉(Bedaquiline)于 2012 年底获得 FDA 批准,当没有其他药物可作替代时,与至少 3 种或 4 种药物联合使用,治疗耐多药肺结核。贝达喹啉能抑制分枝杆菌腺苷 5′-三磷酸合酶,从而抑制结核分枝杆菌生长[157]。该药为片剂,每片 100mg,推荐剂量为每日 400mg,持续 2 周,然后改为每周 3 次,每次 200mg,持续 22 周[157]。如果与食物同服,贝达喹啉的生物利用度可以增加两倍,每剂都应在 DOT 管理下服用[157]。贝达喹啉可以被 CYP3A4 代谢,建议避免与中效的 CYP3A4 诱导剂(如依非韦伦)和强效 CYP3A4 诱导剂(如利福霉素)联用。强效的 CYP3A4 抑制剂可能增加

贝达喹啉的不良事件,患者在接受贝达喹啉治疗期间,应避免连续使用强效 CYP3A4 抑制剂超过 14 日[157]。贝达喹啉可导致 QT 延长,与其他延长 QT 间期其他药物一起使用,会增加 QT 间期延长的风险。

贝达喹啉获得 FDA 加速批准是基于两项研究。在第一项研究中,47 名耐多药结核病患者在使用卡那霉素,氧氟沙星,乙硫异烟胺,吡嗪酰胺和环丝氨酸或者特立齐酮治疗的基础上,加用贝达喹啉或安慰剂进行治疗,共治疗 8 周[158]。8 周后停用贝达喹啉和安慰剂,其他药物继续使用至 96 周。结果显示贝达喹啉组的痰培养转阴时间显著缩短,治疗 8 周时,贝达喹啉组 48% 的患者痰培养呈阴性,安慰剂组仅 9% 的患者痰培养呈阴性[158]。治疗 24 周后,贝达喹啉组 81% 的患者痰培养呈阴性,安慰剂组 65.2% 的患者培养阴性[159]。不过,治疗 104 周后,贝达喹啉组和安慰剂组治疗成功率分别为 52.4% 和 47.8%[159]。在第二项研究中,160 例 MDR 肺结核患者分别接受贝达喹啉和安慰剂治疗,每日服用 400mg 安慰剂或贝达喹啉,持续 2 周,然后每周 3 次,每次 200mg,持续 22 周,其余药物与第一项研究一致[160]。24 周后停用贝达喹啉及安慰剂,其余药物继续使用,总疗程 18~24 个月。贝达喹啉组和安慰剂组的痰培养转阴分别为 83 日和 125 日(P<0.001)[160]。与安慰剂组相比,贝达喹啉组患者痰培养转阴率更高,治疗 24 周时贝达喹啉组和安慰剂组的转阴率分别为 79% 和 62%(P = 0.008),治疗 120 周时分别为 62% 和 44%(P = 0.04)[160]。然而,贝达喹啉组的死亡率显著高于安慰剂组(13%vs 2%,P = 0.02)[160]。

HIV 感染

活动性结核病的治疗

案例 68-7

问题 1:F. R. ,32 岁,男性,因轻度胸膜炎性胸痛及排痰性咳嗽到急诊室就诊。患者在过去的 3 周有体重下降,疲劳,盗汗。通过询问,F. R. 自诉为双性恋者,并经常进行无保护的性行为。胸片显示双肺间质浸润。留取 F. R. 的痰标本进行 AFB 涂片和培养,并进行 PPD 皮试及 HIV 检测。结果显示痰抗酸染色阳性,HIV 阳性,PPD 皮试结果为 6mm 硬结。CD4[+] T 细胞计数为 150 个/ml。合并 HIV 感染的活动性结核病患者有什么样的临床表现? 对于 HIV 感染患者,PPD 皮试对于诊断结核病的价值如何? 对 F. R. 进行哪些检查有助于诊断结核病?

HIV 感染是结核病的重要危险因素,因为 HIV 感染破坏 CD4[+] T 淋巴细胞,从而降低患者的细胞免疫。这种免疫缺陷可使活动性结核病迅速进展。结核病是 HIV 感染者一种常见的机会性感染,但 CD4[+] T 细胞计数不是发生结核风险的一个可靠的预测因素,这一点不同于 HIV 感染者的其他机会性感染[65]。患者的 CD4[+] 细胞计数在任何水平都可能发生活动性结核病,但随着免疫缺陷进展,风险会增加[161]。

合并 HIV 感染患者的活动性结核病患者可能会出现结核病的常见症状(如咳嗽、发热、盗汗、体重减轻、乏力),但其临床表现取决于其免疫缺陷的严重程度。如果患者免疫缺陷不太严重(CD4[+] T 细胞计数>350 个/μl),那么其临床表现与非 HIV 感染患者相似[65,161]。病变主要局限于患者的肺部,胸部 X 线片表现为上叶病变,可产生空洞。但晚期艾滋病患者的胸部 X 片表现则明显不同,肺下叶、中叶、间质浸润常见,而空洞少见[65,161]。对于这些患者,很难将结核病与其他艾滋病相关的肺部机会性感染(耶氏肺孢子菌病,鸟胞内分枝杆菌复合体感染)相鉴别,HIV 感染患者出现肺部症状时,都应排除肺结核。晚期 HIV 感染患者也可能表现为胸片正常,但结核分枝杆菌培养和抗酸染色涂片阳性[161]。因此,对这类患者,胸片正常并不能排除活动性结核病。CD4[+] T 细胞计数低于 200 个/ml 的 HIV 感染患者,常易发生肺外结核[65,161]。根据 F. R. 的临床表现以及 HIV 检测结果,高度怀疑其患有活动性结核病。

对于疑似结核感染的 HIV 感染患者,应进行 PPD 皮试,但敏感性和特异性低。只有约 30%~50% 合并艾滋病的结核病患者会出现大于 10mm 硬结。因此,对于这部分患者,PPD 皮试结果硬结 ≥5mm 就应被视为阳性[48,161]。F. R. 的 PPD 皮试结果为 6mm 硬结,应判为阳性。从理论上讲,对于 HIV 感染患者,γ 干扰素释放试验的敏感性和特异性也有限,因为其结果有赖于 CD4[+] T 细胞的功能。一项研究对 294 名 HIV 感染患者进行分析,结果显示 CD4[+] T 细胞<100 个/ml 的患者比 CD4[+] 细胞计数 ≥100 个/ml 的患者更容易出现不确定的结果[162]。另一项研究发现,对于合并 HIV 的确诊肺结核患者,γ 干扰素释放试验敏感性只有 64%,假阴性率约 25%[163,164]。这些研究表明,对于合并 HIV 感染的患者,IGRAs 不能单独用于排除活动性结核。

对 HIV 感染者的检查方法类似于非 HIV 感染者。应该进行胸部 X 线片、痰抗酸染色涂片、痰培养的检查[161,165]。对于 AFB 涂片阳性的 HIV 感染者,可采用 NAA 试验进行协助诊断,如果 NAA 结果阳性,则患者可能存在活动性结核病[65,161]。应该对所有一线药物进行药敏检测,如果治疗 3 个月后痰培养仍阳性或痰培养阴性至少 1 月后再次转阳者应再次行一线药物药敏[161]。对于以下患者,应进行二线药物的敏感性检测:既往接受过抗结核治疗的患者、与耐药结核患者接触者、对利福平或其他一线药物耐药患者、经过 3 个月的治疗痰培养仍阳性的患者、来自耐药结核或广泛耐药结核高患病率地区的患者[166]。为快速获得结果,可进行分子药物敏感试验。有肺外结核症状的患者应行皮肤病灶、淋巴结病变部位针吸活检或组织活检,或者心包积液、胸腔积液、血液的培养及抗酸染色涂片[65]。

案例 68-7,问题 2:对 F. R. 首选什么治疗方案?

鉴于 F. R. 的症状和 AFB 涂片阳性,应使用多种药物联合抗结核病治疗。对于所有合并 HIV 感染的患者,都应该采用 DOT[33,65,161]。F. R. 的治疗方案制订应基于摄入足够的总剂量而不仅仅是完成治疗疗程。合并 HIV 感染的结核病患者治疗原则与非 HIV 感染的结核病患者相同(见表

68-2）。最初 8 周的治疗应包括使用异烟肼、利福平、吡嗪酰胺、乙胺丁醇每日 1 次（7 日/周，56 剂）；或者 5 日/周，40 剂）均采用 DOT 进行管理[33,65]。强化治疗阶段使用每周 2 次或 3 次给药方案可能会增加治疗失败和获得利福平耐药的风险，因此，不再推荐间歇给药方案用于强化治疗阶段[161]。应同时服用维生素 B₆。强化治疗结束后，如果药物敏感试验没有发现病原菌耐药，可以使用异烟肼和利福平（或利福布汀）每日 1 次或每周 2~3 次，至少 26 周，同样采用 DOT 进行管理[65]。

值得注意的是，对于 CD4⁺ T 细胞计数小于 100 个/ml 的患者，不推荐使用异烟肼与利福平或者异烟肼与利福布汀每周 2 次进行维持治疗，因为发生获得性利福霉素耐药的概率增加[33,65,167,168]。F. R. 的 CD4⁺ T 细胞计数为 150 个/ml，所以他可以使用每周 2 次的维持治疗方案，但支持这一推荐的数据有限（表 68-2）[33,65]。另外，每周 1 次异烟肼与利福喷汀的维持治疗在 HIV 感染患者是禁忌，因为复发率高，并且容易发生获得性的利福霉素耐药[33,65]。

最近的一项随机临床研究评价 6 个月和 9 个月的完全间歇疗法治疗合并 HIV 感染的结核病患者的疗效[169]。所有患者均接受 2 个月的异烟肼、利福平、吡嗪酰胺和乙胺丁醇治疗，然后患者被随机分配到两个组，分别接受 4 个月（n=167）和 7 个月（n=160）异烟肼与利福平治疗。在整个治疗期间，均采用每周 3 次给药。患者的 HIV 病毒载量中位数为 155 000 拷贝数/ml，CD4⁺ T 细胞计数中位数为 160 个/ml。两组患者的临床应答相似，但是 9 个月组患者细菌学复发率显著低于 6 个月组（7% vs 15%；P<0.05）[169]。这些数据显示，如果合并 HIV 感染的结核病患者采用完全间歇性的治疗方案的话，可能需要 9 个月的疗程。

案例 68-7，问题 3：应怎样对 F. R. 的治疗进行监控？

如果 F. R. 的胸片提示有空洞，或治疗 2 个月后痰菌仍为阳性，则异烟肼和利福平或利福布汀的治疗疗程应该用足 9 个月。如果 F. R. 可能存在敏感菌株引起的肺外结核，推荐的治疗方案是异烟肼、利福平、吡嗪酰胺和乙胺丁醇强化治疗 2 个月，再给予异烟肼和利福平治疗 4 至 7 个月。不过，对于累及中枢神经系统（脑膜炎或结核瘤）或骨关节的肺外结核，推荐再延长治疗时间。对于这类感染，许多专家推荐治疗 9~12 个月[65,161]。对于合并 HIV 感染的活动性结核病患者，建议对患者进行基线及每月的肝功能、肾功能、血常规、CD4⁺ T 细胞计数检查[65]。对于 AST 低于正常上限的 3 倍且没有肝功损伤症状的患者，不需要调整治疗方案[161]，如果 AST 高于正常上限的 3 倍，且患者有肝功异常的症状，或者 AST 高于正常上限的 5 倍，或者碱性磷酸酶和/或胆红素明显升高，应停止肝毒性药物并对患者进行评估[161]。肺结核患者至少每月进行 1 次痰抗酸染色涂片及痰培养，直至连续 2 个月培养阴性[65,161]。如果治疗前患者 AFB 涂片阳性，可每两周进行 1 次 AFB 涂片，以便对细菌学疗效进行早期评估[33,65]。开始治疗 8 周后得到的痰标本结果很重要，因为需根据这个结

果制定维持期治疗时间。所有的菌株应进行药敏试验，如果治疗 3 个月后结核分枝杆菌培养仍阳性，新获得的痰标本应再进行药敏试验[65]。治疗 4 个月后患者仍培养阳性，应考虑治疗失败。

每一次访视，都应该询问患者坚持治疗的情况及有无药物不良反应。如果一个患者出现不良事件，除非有强有力的证据表明某一个特定的药物是不良事件的原因，否则不应永久中止一线药物的使用[65,161]。药物浓度监测可用于对治疗方案应答缓慢的患者进行方案调整[170]。

案例 68-7，问题 4：F. R. 什么时候可以开始抗逆转录病毒治疗（antiretroviral therapy，ART）治疗？

开始 ART 治疗的时机尚无定论。一种选择是在开始抗结核治疗时启动 ART[161]。合并 HIV 感染的患者，结核分枝杆菌刺激 CD4⁺ T 细胞增殖，继而加速在淋巴细胞和巨噬细胞内的 HIV 的复制，导致 HIV 疾病进展。因此，启动 ART 可以防止艾滋病的进展，并减少结核病和其他机会感染的发病率和病死率[65,161]。不过，这种方法可能会造成药物毒性的累积，发生药物相互作用，增加治疗负担，并可能出现免疫重建炎症综合征（immune reconstitution inflammatory syndrome，IRIS）[65,161]。另一个选择是在启动结核病治疗后的几个星期再开始 ART 治疗。

有 3 项研究探讨活动性结核病治疗期间启动抗 HIV 病毒治疗的最佳时机[171,173]。CD4⁺ 细胞计数小于 50 个/ml 的患者，应在开始抗结核病后 2 周内启动 ART 治疗；早期启动 ART 治疗可显著降低患者的病死率，但出现 IRIS 的风险增加。CD4⁺ 细胞计数 50 个/ml 或以上的患者，若患有严重结核病（低 Karnofsky 评分，体重指数低，贫血，白蛋白水平降低，器官系统功能障碍或病变广泛），应在开始抗结核病治疗后 2 至 4 周内启动 ART 治疗；否则应该在治疗 8 至 12 周期间启动 ART 治疗[171-173]。如果治疗过程中出现 IRIS，也应继续抗结核及抗 HIV 的治疗。F. R. 的 CD4⁺ 细胞计数是 150 个/ml，应该在开始治疗活动性结核病的 8 到 12 周内开始 ART。

如果 F. R. 已经接受 ART 治疗，则应立即开始抗结核治疗，并对 ART 治疗方案进行调整，以达到抑制病毒并尽可能减少药物相互作用的目的[161]。不能仅仅因为患者在抗结核治疗就拒绝给予 ART 治疗，也不必由于利福霉素与某些抗逆转录病毒药物存在相互作用而不用利福霉素抗结核治疗[33,174]。不使用利福霉素可能会导致痰菌阴转的时间延迟，延长治疗时间，并可能导致预后较差。

案例 68-7，问题 5：由于 F. R. 的 CD4⁺ T 细胞计数为 150 个/ml，因此决定在强化治疗 8 周后再给予 ART 治疗，以减少发生 IRIS 的可能性。什么是 IRIS？合并 HIV 感染的患者接受抗结核和抗 HIV 治疗时，可能发生什么药物相互作用？

开始抗 HIV 治疗和抗结核治疗时间相近的患者，有

30%发生免疫重建炎症综合征[161,174]。这种综合征被认为是患者恢复对结核分枝杆菌免疫应答的表现,通常发生在开始 ART 治疗后的第1~4周[161]。这种免疫反应可能使已诊断为结核病的患者表现出过度的炎症反应,也可能使先前没有诊断的结核病患者表现出结核感染的症状。在抗结核治疗的前2个月启动 ART 治疗,以及 CD4+ T 细胞计数低于100个/μl 时,发生 IRIS 的风险较大[65,161]。IRIS 的症状包括高热、全身不适、组织器官的局部反应,根据分枝杆菌感染的位置(如肺、淋巴结、中枢神经系统)不同而有所差别。IRIS 通常可以自愈,但如果症状严重,则需进行支持治疗。中度的 IRIS 反应给予非甾体抗炎药治疗,无需调整抗结核治疗及 ART 治疗[65]。对于严重的 IRIS,没有具体的治疗建议,但是,给予泼尼松或甲泼尼龙 1mg/kg 1~2周治疗是有益的[65]。

同时接受抗结核和抗 HIV 治疗的患者可能发生利福霉素与 ART 药物的相互作用[135,161]。利福平是一种强有力的细胞色素 P450 同工酶诱导剂,但利福布汀的诱导作用弱[33,35,65]。利福布汀对结核分枝杆菌有高度的抗菌活性,临床试验数据表明以利福平和利福布汀为基础的治疗方案效果相同[33,161]。由于药物相互作用少,对结核分枝杆菌作用强,因此,它可以替代利福平用于治疗接受某些蛋白酶抑制剂或非核苷类逆转录酶抑制剂治疗的 HIV 感染合并活动性结核病患者[33,161]。但是,蛋白酶抑制剂和非核苷类逆转录酶抑制剂也可能对细胞色素 P450 同工酶产生诱导或者抑制,从而改变利福布汀的血药浓度[33,167]。

利福平与 NNRTIs 之间存在药物相互作用,可以使依非韦伦的浓度降低26%,但有两项研究显示利福平对依非韦仑的浓度没有显著影响[175-177]。因此,优选治疗方案是基于利福平的结核病治疗,依非韦仑加两种核苷类逆转录酶抑制剂抗 HIV[161]。依非韦仑的剂量为每日 600mg[161],依非韦仑可以使利福布汀浓度降低38%,因此,利福布汀的剂量应增加至每日 450~600mg[161]。对于早孕或不耐受的患者,不能使用依非韦仑,可以采用基于奈韦拉平的 ART 方案,但利福平可以显著降低奈韦拉平浓度,如果同时使用,奈韦拉平剂量应为每日2次,每次 200mg[161]。基于利福布汀抗结核病方案可以与基于奈韦拉平的 ART 方案联用,这两种药物不需要剂量调整[161]。利福平会使依曲韦林和利司韦林的药物浓度显著降低,应该避免与这些 NNRTIs 药物联用[161]。

利福平会导致蛋白酶抑制剂浓度显著降低,因此,利福平不应用于使用基于蛋白酶抑制剂进行 ART 治疗的患者[65,161]。利福布汀与利托那韦、洛匹那韦、阿扎那韦的相互作用很小,仅轻微地增加地瑞纳韦和福沙那韦的血药浓度[161]。对于无法耐受依非韦仑和奈韦拉平或者对 NNRTIs 耐药的患者,可给予高剂量的蛋白酶抑制剂进行 ART 治疗,同时使用基于利福布汀的抗结核治疗方案[161]。但是,所有蛋白酶抑制剂都会显著增加利福布汀浓度,如果不调整利福布汀的剂量,可能会发生葡萄膜炎、中性粒细胞减少症、关节痛、皮肤颜色改变等不良反应[65,167]。因此,与蛋白酶抑制剂联合使用时,利福布汀的剂量应减少至每日 150mg[161]。

HIV 核苷、核苷酸逆转录酶抑制剂以及融合抑制剂恩夫韦肽不被 CYP 同工酶代谢,可以与利福霉素联用[135]。利福平降低整合酶抑制剂拉替拉韦和埃替拉韦的浓度。与利福平合用时,拉替拉韦的剂量应增加至 800mg,每日2次;但尚无与利福布汀合用时进行剂量调整的建议[161]。不建议埃替拉韦与利福平或利福布汀同时使用[161]。马拉韦罗是一种 CCR5 拮抗剂,是 CYP3A 和 P-糖蛋白的底物,与利福平同时使用时其血药浓度会显著降低。与利福平合用时,马拉韦罗剂量应为每日2次,每次 600mg,但与利福布汀合用时不需调整剂量[161]。

HIV 感染患者潜伏性结核感染的治疗

案例 68-8

问题1:N. M.,32岁,F. R. 的室友和同伴。由于他与 F. R. 密切接触,因此由感染性疾病专家来评估他的暴露情况。N. M. 的 HIV 检测阳性,结核菌素试验结果为硬结 8mm,呈阳性。其他活动性结核病的相关检查阴性。N. M. 需要接受潜伏性结核感染的治疗吗?如果需要,那么应该采用什么治疗方案?

N. M. 发展为活动性结核的风险大,因此,他应该接受抗潜伏性结核感染的治疗。合并 HIV 感染的潜伏性结核感染患者,不论年龄,都应进行治疗[65]。Pape 等进行的一项随机、安慰剂对照试验,研究异烟肼治疗 HIV 感染伴潜伏性结核感染的疗效[178]。他们发现,接受安慰剂的患者患上活动性结核病的概率是服用异烟肼者的6倍。接受异烟肼治疗的患者也不太可能进展为 AIDS[178]。合并 HIV 感染的潜伏性结核感染患者治疗方案包括异烟肼 300mg,每日1次或每周2次,疗程9个月[65,161]。异烟肼与基于依非韦仑或奈韦拉平的 ART 方案一起使用时不会增加患者出现肝功异常的风险[161]。N. M. 应同时服用维生素 B6,每日 25mg,以防止出现周围神经病变。也可以采用利福平或利福布汀治疗4个月替代异烟肼方案,但需考虑利福平潜在的药物相互作用。由于利福喷汀和 ART 药物可能发生药物相互作用,不推荐使用异烟肼加利福喷汀每周一次的治疗方案[161]。

妊娠

案例 68-9

问题1:E. F.,25岁,女性,西班牙人,正在接受异烟肼 900mg,利福平 600mg,每周2次方案治疗肺结核。她完成了2个月的异烟肼、利福平、吡嗪酰胺和乙胺丁醇治疗,并在2个月前开始新的治疗方案。最近她怀孕了,她的产科医生担心她的抗结核药物可能致畸。结核病及抗结核药物对母亲和胎儿有什么风险?这些药物致畸吗?

虽然对于怀孕期间使用药物的担忧一直存在,但现在认为,未经治疗的结核病对于孕妇及其胎儿的风险比抗结核治疗风险更大[33,66]。结核病是产妇死亡的主要非产科原因之一[179]。世界卫生组织建议，除少数情况外，结核病的孕妇治疗应与非怀孕的妇女相同[179]。异烟肼、利福平、吡嗪酰胺和乙胺丁醇在人类不致畸[180,181]。在美国，由于缺乏安全性数据，吡嗪酰胺不推荐用于妊娠期妇女[33]。如果初始治疗方案不包括吡嗪酰胺，那么治疗疗程应至少9个月[33]。由于有导致周围神经病变的可能性，所有孕妇在接受异烟肼治疗的同时应使用维生素 B₆ 25mg/d。

因为链霉素可导致胎儿发生轻度至重度的耳毒性，因此，除非是作为最后的选择，否则怀孕期间不应使用链霉素[179]。这种耳毒性可发生在整个妊娠期间，不仅仅在早期妊娠。除链霉素的耳毒性外，用上述药物进行抗结核治疗的孕妇发生胎儿出生缺陷的概率并不高于健康孕妇[182,183]。因此，抗结核药物治疗并不意味着需要终止妊娠[33]。因为 E.F. 完成最初的 2 个月治疗后怀孕，且最初 2 个月方案含有吡嗪酰胺，她应当继续使用目前治疗方案共 6 个月。

妊娠期妇女的耐多药结核

目前对于治疗 MDR-TB 的二线药物对妊娠期妇女的安全性和有效性还知之甚少。有两项小样本的报道表明，二线药物治疗有效，且没有对孕妇或孩子的不利影响[184,185]。一项研究结果显示，接受治疗的 7 名患 MDR-TB 的妊娠期妇女，无产科并发症或耐多药结核围产期传播出现[184]。其中 5 例患者被治愈，1 例治疗失败，1 例过早地停止治疗[184]。她们的孩子没有因出生前宫内暴露于二线抗结核药物而发生药物毒性，但有一个孩子被确诊为耐多药结核[185]。目前尚没有良好的对照试验证实贝达喹啉用于孕妇的安全性，因此，建议仅在确实必要的时候才能使用。虽然还需要更多的数据来证实，但妊娠不应该成为 MDR-TB 治疗的限制。

哺乳

婴儿出生以后，E.F. 可以哺乳，并继续接受药物治疗。药物在乳汁中的浓度很低，不足以对婴儿达到治疗或预防结核的剂量[33,66]。

儿童

案例 68-10

问题 1：A.M.，3 岁，非洲裔美国男孩，疑诊为结核。他的父亲在最近 2 个月里一直在接受抗结核治疗。A.M. 有排痰性咳嗽，发热和全身不适的症状。痰 AFB 阳性，他的 PPD 皮试阳性（硬结 10mm）。儿童结核病的发病率如何？A.M. 应该如何治疗？

15 岁以下儿童结核病的发病率从 1993 年的 1 660 例（2.9/100 000）下降至 2014 年的 460 例（0.8/100 000）[10]。儿童的活动性结核病通常为初次感染结核分枝杆菌所致，胸部 X 线主要表现为胸部淋巴结肿大，中下肺叶浸润，没有空洞形成[33,186]。由于婴幼儿和儿童发生播散结核病的

风险高，所以一旦怀疑结核，应尽快开始治疗。除乙胺丁醇不常规应用于儿童外，在一般情况下，推荐用于成人的方案也可用于婴儿、儿童和青少年[33]。由于难以对儿童进行视力评估，所以应避免使用乙胺丁醇。A.M. 应接受异烟肼 10~15mg/(kg·d)、利福平 10~20mg/(kg·d) 和吡嗪酰胺 15~30mg/(kg·d) 治疗[33,66,186]。许多专家倾向于在初始阶段使用 3 种药物（而不是 4 种）治疗儿童结核病，因为儿童感染的病原菌数量常低于成年人，且对于婴儿或儿童来说，服用 4 种药物更加困难。如果怀疑病原菌耐药，应加用乙胺丁醇 15~20mg/(kg·d) 或链霉素 20~40mg/(kg·d)，直到证实病原菌对异烟肼、利福平、吡嗪酰胺敏感。对于服用异烟肼的婴儿、儿童和青少年，建议同时使用维生素 B₆[33]。

如果预计病原菌敏感，或者药敏结果已证实病原菌敏感，则 A.M. 应接受异烟肼、利福平和吡嗪酰胺治疗，每日 1 次，共 8 周。然后继续服用异烟肼和利福平，每日 1 次或每周 2~3 次（DOT），共 4 个月。在异烟肼和利福平每周 2~3 次方案中，异烟肼和利福平的剂量分别为每次 20~30mg/kg 和每次 10~20mg/kg（见表 68-3）。

应定期检查 A.M. 有无肝炎的症状和体征。虽然儿童对抗结核药物一般耐受性良好，但肝酶（LFTs）升高至正常值的 2~3 倍常见，且通常为良性和短暂；不过，同时使用异烟肼和利福平的患儿发生肝炎的概率是只接受异烟肼治疗患者的 4~6 倍。大多数肝炎发生在治疗的前 3 个月，一般与异烟肼或利福平用量高于推荐剂量相关[123,187]。

应采用问卷的方式筛查儿童和青少年患结核病的风险因素，如果有一个或多个危险因素，则应进行 5TU PPD 皮试[188]。目前，尚没有足够数据支持推荐儿童进行 IGRA。儿童潜伏性结核感染推荐使用异烟肼治疗 9 个月[188]；也可以选择利福平每日 1 次，疗程 6 个月，尤其对于那些无法耐受异烟肼或暴露于异烟肼耐药菌株的儿童[188]。

肺外结核和结核性脑膜炎

案例 68-11

问题 1：R.U.，64 岁，男性，82kg，由于定向力下降，发热达 40.5℃，反应迟钝 4 日被送至急诊就诊，患者伴有剧烈头痛。体格检查显示中度颈强直、巴氏（Brudzinski）征阳性。初步诊断为脑膜炎。腰椎穿刺发现脑脊液混浊，实验室分析显示，脑脊液蛋白浓度升高，为 200mg/dl，葡萄糖浓度降低，为 30mg/dl，有核细胞计数为 500/ml（淋巴细胞 85%）。脑脊液革兰氏染色和痰 AFB 涂片阴性。其他实验室检查均在正常范围内。考虑诊断为结核性脑膜炎。讨论结核性脑膜炎的表现及预后。R.U. 应该如何治疗？

结核性脑膜炎只是结核感染的肺外并发症的一种。

肺外结核的治疗通常需要 6~9 个月疗程，才能将复发率降到一个较低水平[33,66,189]。骨关节结核、粟粒性肺结核或结核性脑膜炎，可能需要 9~12 个月的治疗[33]。由于结核杆菌的培养和药敏试验结果很难甚至无法获得，患者对

治疗的反应必须根据临床和影像学的变化来评价。

老年人结核性脑膜炎一般是由原发部位（通常是肺）的结核杆菌血行播散所致。在疾病发展早期阶段，由于革兰氏染色阴性，结核性脑膜炎常与无菌性脑膜炎混淆。结核性脑膜炎最常见的症状是头痛、发热、烦躁、易激惹、恶心和呕吐。患者可能存在巴氏征阳性，颈项强直。以 R.U. 为例，脑脊液通常混浊，蛋白质升高，葡萄糖降低，脑脊液白细胞计数增加，以淋巴细胞为主。结核分枝杆菌的脑脊液培养可能没有帮助，因为临床诊断结核性脑膜炎的患者脑脊液培养的阳性率仅为 25%~70%[190]。早期诊断和及时治疗是获得良好预后的必要条件。因此，对怀疑结核性脑膜炎的患者常在获得培养及药敏结果之前给予经验性治疗。由于在发病后的 2 周内患者可发生不可逆的脑损伤或死亡，因此，应该使用多种药物联合治疗[190]。

治疗

在初始强化治疗阶段，R.U. 应接受异烟肼 300mg/d、利福平 600mg/d、吡嗪酰胺 2 000mg/d 和乙胺丁醇 1 600mg/d，共 2 个月[33]。初始强化治疗后，R.U. 应该接受异烟肼和利福平维持治疗，每日 1 次，最佳的维持治疗疗程不明，推荐使用 7~10 个月[33]。另外，由于 R.U. 是老年患者，应给予维生素 B₆ 10~50mg/d 以防止与异烟肼相关的周围神经病变的发生。还应该注意的是，利福平可使脑脊液颜色变成橙红色。

异烟肼易渗入脑脊液，脑脊液浓度高达血清浓度的 100%。利福平通常用于结核性脑膜炎的治疗，可降低结核性脑膜炎的发病率和病死率。不过，即使是在炎症情况下，利福平的脑脊液浓度也只有血清浓度的 6%~30%。乙胺丁醇用于治疗结核性脑膜炎时，应使用最高剂量，以便在脑脊液中达到杀菌浓度，因为它的脑脊液浓度只有血清浓度 10%~54%。即使脑膜有炎症，链霉素渗入脑脊液的浓度也很低[191]。

糖皮质激素

皮质类固醇可用于中重度结核性脑膜炎的治疗，以减少患者的后遗症，延长生存期[192]。其机制可能是由于减少颅内压力。可用地塞米松 8~12mg/d（或同等剂量的泼尼松）6~8 周，症状缓解后逐渐减量[192]。R.U 可能需要接受糖皮质激素治疗。

药物监测

抗结核药物的药代动力学变化很大，取决于患者的体重、性别、遗传特征和潜在的合并症等。亚治疗浓度可能导致治疗反应延迟、复发风险增加和病原体产生获得性耐药性。有几项研究对治疗反应缓慢的患者进行药物浓度监测，发现有相当比例的患者存在异烟肼、利福平、乙胺丁醇和利福布汀浓度不足[87,193-195]。一项研究证实，药物浓度低的患者痰菌转阴的时间更长[195]。在一项前瞻性观察研究中，研究者对 35 名患者进行服药 2 小时的血药浓度检测，结果显示异烟肼、利福平、乙胺丁醇、吡嗪酰胺的血药浓度

低于治疗浓度的比例分别为 71%、58%、46% 和 10%[196]。异烟肼和利福平均为亚治疗浓度的患者达 45%。当异烟肼和利福平的浓度低于正常范围（$P=0.013$），且低于 2 小时药物中位数（$P=0.005$）时，治疗失败的发生率明显增高[196]。另一项研究针对 142 名活动性结核病患者进行分析，预后不良与药物的 24 小时曲线下面积（area under the curve, AUC）偏低有关，吡嗪酰胺 24 小时 AUC≤363mg×h/L、利福平 24 小时 AUC≤13mg×h/L、异烟肼 24 小时 AUC≤52mg×h/L 的患者可能预后不良[197]。78 名至少有一种药物 AUC 降低的患者中，有 32 名患者预后不佳；64 名没有 AUC 降低的患者中，有 3 名患者预后不佳（优势比=14.14；95%CI 4.08~49.1）。利福平和异烟肼峰浓度降低及 AUCs 降低的所有病例均出现获得耐药性[197]。

基于这些研究，建议对疗效差的患者进行药物浓度监测，并根据结果调整剂量以达到药物有效浓度。另外，对合并糖尿病、HIV 感染、肾功能障碍和肝功能障碍的患者进行药物浓度监测也是有益的[198]。大多数药物应在给药后 2 小时采集血样检测峰浓度，利福布汀需要在给药后 3 小时抽血[198]。也可以在给药后 6 小时采集第二份血（利福布汀在给药后 7 小时采集）进行检测。大多数抗结核药物的谷浓度在给药间隔期结束时低于检测下限，没有临床意义[198]。某些药物在室温下不稳定，因此，应将血液样本收集在红头管中并迅速进行处理。获得药物浓度之后，应根据药物浓度对药物剂量进行相应调整。不过，对于达到临床最佳疗效的药物浓度范围尚没有研究[196]。虽然药物浓度监测可以为治疗提供依据，但临床医生仍需注意，药物浓度只是影响抗结核治疗疗效的多种因素之一。

（叶慧 译，曲俊彦 校，吕晓菊 审）

参考文献

1. Dooley SW et al. Multidrug-resistant tuberculosis. *Ann Intern Med.* 1992;117:257.
2. Frieden TR et al. The emergence of drug-resistant tuberculosis in New York City [published correction appears in *N Engl J Med.* 1993;329:148]. *N Engl J Med.* 1993;328:521.
3. Riley LW. Drug-resistant tuberculosis. *Clin Infect Dis.* 1993;17(Suppl 2):S442.
4. Centers for Disease Control and Prevention. Emergence of *Mycobacterium tuberculosis* with extensive resistance to second-line drugs—worldwide, 2000–2004. *Morb Mortal Wkly Rep.* 2006;55:301.
5. Raviglione MC, Smith IM. XDR tuberculosis—implications for global public health. *N Engl J Med.* 2007;356:656.
6. Shah NS et al. Worldwide emergence of extensively drug-resistant tuberculosis. *Emerg Infect Dis.* 2007;13:380.
7. Velayati AA et al. Emergence of new forms of totally drug-resistant tuberculosis bacilli: super extensively drug-resistant tuberculosis or totally drug-resistant strains in Iran. *Chest.* 2009;136:420.
8. Corbett EL et al. The growing burden of tuberculosis. Global trends and interactions with the HIV epidemic. *Arch Intern Med.* 2003;163:1009.
9. World Health Organization. Global tuberculosis report 2014. http://www.who.int/tb/publications/global_report/gtbr14_main_text.pdf. Accessed September 22, 2015.
10. Centers for Disease Control and Prevention. Reported tuberculosis in the United States 2014. http://www.cdc.gov/tb/statistics/reports/2014/pdfs/tb-surveillance-2014-report.pdf. Accessed October 9, 2015.
11. Centers for Disease Control and Prevention. Notice to readers: revised definition of extensively drug-resistant tuberculosis. *Morb Mortal Wkly Rep.* 2006;55:1176.
12. Gandhi NR et al. Extensively drug-resistant tuberculosis as a cause of death in patients co-infected with tuberculosis and HIV in a rural area of South Africa. *Lancet.* 2006;368:1575.

13. Centers for Disease Control and Prevention. Extensively drug-resistant tuberculosis—United States, 1993–2006. *Morb Mortal Wkly Rep*. 2007;56:250.

14. Kliiman K, Altraja A. Predictors of extensively drug-resistant pulmonary tuberculosis. *Ann Intern Med*. 2009;150:766.

15. Shin SS et al. Development of extensively drug-resistant tuberculosis during multidrug-resistant tuberculosis treatment. *Am J Respir Crit Care Med*. 2010;182:426.

16. Kim DH et al. Treatment outcomes and long-term survival in patients with extensively drug-resistant tuberculosis. *Am J Respir Crit Care Med*. 2008;178:1075.

17. Jacobson KR et al. Treatment outcomes among patients with extensively drug-resistant tuberculosis: systematic review and meta-analysis. *Clin Infect Dis*. 2010;51:6.

18. American Thoracic Society. Diagnostic standards and classification of tuberculosis in adults and children. *Am J Respir Crit Care Med*. 2000;161(4, Pt 1):1376.

19. Gordin FM, Masur H. Current approaches to tuberculosis in the United States. *JAMA*. 2012;308:283.

20. Gardner A et al. Tuberculosis among participants in an academic global health medical exchange program. *J Gen Intern Med*. 2011;26:841.

21. Jensen PA et al. Guidelines for preventing the transmission of *Mycobacterium tuberculosis* in health-care settings, 2005. *Morb Mortal Wkly Rep*. 2005;54(RR-17):1.

22. Getahun H et al. Latent *Mycobacterium tuberculosis* infection. *N Engl J Med*. 2015;372:2127.

23. Hartman-Adams H et al. Update on latent tuberculosis infection. *Am Fam Physician*. 2014;89:889.

24. Lin PL, Flynn JL. Understanding latent tuberculosis: a moving target. *J Immunol*. 2010;185:15.

25. Ehlers S. Tumor necrosis factor and its blockade in granulomatous infections: differential modes of action of infliximab and etanercept? *Clin Infect Dis*. 2005;41(Suppl 3):S199.

26. Horsburgh CR Jr et al. Revisiting rates of reactivation tuberculosis: a population-based approach. *Am J Respir Crit Care Med*. 2010;182:420.

27. Moonan PK et al. Using genotyping and geospatial scanning to estimate recent *Mycobacterium tuberculosis* transmission, United States. *Emerg Infect Dis*. 2012;18:458.

28. Daley CL et al. An outbreak of tuberculosis with accelerated progression among persons infected with the human immunodeficiency virus. An analysis using restriction-fragment-length polymorphisms. *N Engl J Med*. 1992;326:231.

29. Selwyn PA et al. A prospective study of the risk of tuberculosis among intravenous drug users with human immunodeficiency virus infection. *N Engl J Med*. 1989;320:545.

30. Markowitz N et al. Tuberculin and anergy testing in HIV-seropositive and HIV-seronegative persons. Pulmonary Complications of HIV Infection Study Group. *Ann Intern Med*. 1993;119:185.

31. Solovic I et al. The risk of tuberculosis related to tumour necrosis factor antagonist therapies: a TBNET consensus statement. *Eur Respir J*. 2010;36:1185.

32. Nelson LJ et al. Epidemiology of childhood tuberculosis in the United States, 1993–2001: the need for continued vigilance. *Pediatrics*. 2004;114:333.

33. Blumberg HM et al. American Thoracic Society/Centers for Disease Control and Prevention/Infectious Diseases Society of America. Treatment of tuberculosis. *Am J Respir Crit Care Med*. 2003;167:603.

34. Horsburgh CR Jr et al. Practice guidelines for the treatment of tuberculosis. *Clin Infect Dis*. 2000;31:633.

35. Nahid P et al. Advances in the diagnosis and treatment of tuberculosis. *Proc Am Thorac Soc*. 2006;3:103.

36. MacGregor RR. A year's experience with tuberculosis in a private urban teaching hospital in the post-sanatorium era. *Am J Med*. 1975;58:221.

37. Counsel SR et al. Unsuspected pulmonary tuberculosis in a community teaching hospital. *Arch Intern Med*. 1989;149:1274.

38. Bates MN et al. Risk of tuberculosis from exposure to tobacco smoke: a systematic review and meta-analysis. *Arch Intern Med*. 2007;167:335.

39. Slama K et al. Tobacco and tuberculosis: a qualitative systematic review and meta-analysis. *Int J Tuberc Lung Dis*. 2007;11:1049.

40. Lin HH et al. Association between tobacco smoking and active tuberculosis in Taiwan: prospective cohort study. *Am J Respir Crit Care Med*. 2009;180:475.

41. Houtmeyers E et al. Regulation of mucociliary clearance in health and disease. *Eur Respir J*. 1999;13:1177.

42. Sopori M. Effects of cigarette smoke on the immune system. *Nat Rev Immunol*. 2002;2:372.

43. Wang H et al. Nicotinic acetylcholine receptor alpha 7 subunit is an essential regulator of inflammation. *Nature*. 2003;421:384.

44. Boelaert JR et al. Smoking, iron, and tuberculosis. *Lancet*. 2003;362:1243.

45. Myers JP. New recommendations for the treatment of tuberculosis. *Curr Opin Infect Dis*. 2005;18:133.

46. Howard A et al. Bevel-down superior to bevel-up in intradermal skin testing.

47. Tsicopoulos A et al. Preferential messenger RNA expression of Th1-type cells (IFN-gamma+, IL-2+) in classical delayed-type (tuberculin) hypersensitivity reactions in human skin. *J Immunol*. 1992;148:2058.

48. Centers for Disease Control and Prevention. Targeted tuberculin testing and treatment of latent tuberculosis infection. American Thoracic Society. *Morb Mortal Wkly Rep*. 2000;49(RR-6):1.

49. Jasmer RM et al. Clinical practice. Latent tuberculosis infection. *N Engl J Med*. 2002;347:1860.

50. Hobby GL et al. Enumeration of tubercle bacilli in sputum of patients with pulmonary tuberculosis. *Antimicrob Agents Chemother*. 1973;4:94.

51. Schluger NW. Changing approaches to the diagnosis of tuberculosis. *Am J Respir Crit Care Med*. 2001;164:2020.

52. Wright PW et al. Sensitivity of fluorochrome microscopy for detection of *Mycobacterium tuberculosis* versus nontuberculous mycobacteria. *J Clin Microbiol*. 1998;36:1046.

53. Centers for Disease Control and Prevention. Updated guidelines for the use of nucleic acid amplification tests in the diagnosis of tuberculosis. *Morb Mortal Wkly Rep*. 2009;58:7.

54. Lin SYG, Desmond EP. Molecular diagnosis of tuberculosis and drug resistance. *Clin Lab Med*. 2014;34:297.

55. Wlodarsha M et al. A microbiological revolution meets an ancient disease: improving the management of tuberculosis with genomics. *Clin Microbiol Rev*. 2015;28:523.

56. Taegtmeyer M et al. Clinical impact of nucleic acid amplification tests on the diagnosis and management of tuberculosis in a British hospital. *Thorax*. 2008;63:317.

57. Guerra RL et al. Use of the amplified *Mycobacterium tuberculosis* direct test in a public health laboratory: test performance and impact on clinical care. *Chest*. 2007;132:946.

58. Centers for Disease Control and Prevention. Anergy skin testing and tuberculosis [corrected] preventive therapy for HIV-infected persons: revised recommendations. *Morb Mortal Wkly Rep*. 1997;46(RR-15):1.

59. American Thoracic Society. Targeted tuberculin skin testing and treatment of latent tuberculosis infection. *Am J Respir Crit Care Med*. 2000;161(4, Pt 2):S221.

60. Advisory Council for the Elimination of Tuberculosis. The role of BCG vaccine in the prevention and control of tuberculosis in the United States. A joint statement by the Advisory Council for the Elimination of Tuberculosis and the Advisory Committee on Immunization Practices. *Morb Mortal Wkly Rep*. 1996;45(RR-4):1.

61. Rodrigues LC et al. Protective effect of BCG against tuberculous meningitis and miliary tuberculosis: a meta-analysis. *Int J Epidemiol*. 1993;22:1154.

62. Colditz GA et al. Efficacy of BCG vaccine in the prevention of tuberculosis: meta-analysis of the published literature. *JAMA*. 1994;271:698.

63. Mazurek GH et al. Updated guidelines for using interferon gamma release assays to detect *Mycobacterium tuberculosis* infection—United States, 2010. *Morb Mortal Wkly Rep*. 2010;59(RR-5):1.

64. Branson BM et al. Revised recommendations for HIV testing of adults, adolescents, and pregnant women in healthcare settings. *Morb Mortal Wkly Rep*. 2006;55(RR-14):1.

65. Kaplan JE et al. Guidelines for prevention and treatment of opportunistic infections in HIV-infected adults and adolescents: recommendations from CDC, the National Institutes of Health, and the HIV Medicine Association of the Infectious Diseases Society of America. *Morb Mortal Wkly Rep*. 2009;58(RR-4):1.

66. Bass JB Jr et al. Treatment of tuberculosis and tuberculosis infection in adults and children. American Thoracic Society and the Centers for Disease Control and Prevention. *Am J Respir Crit Care Med*. 1994;149:1359.

67. Lienhardt C et al. Efficacy and safety of a 4-drug fixed-dose combination regimen compared with separate drugs for treatment of pulmonary tuberculosis. The Study C randomized controlled trial. *JAMA*. 2011;305:1415.

68. Tsukamura M et al. Therapeutic effect of a new antibacterial substance ofloxacin (DL8280) on pulmonary tuberculosis. *Am Rev Respir Dis*. 1985;131:352.

69. Alvirez-Freites EJ et al. In vitro and in vivo activities of gatifloxacin against *Mycobacterium tuberculosis*. *Antimicrob Agents Chemother*. 2002;46:1022.

70. Burman WJ et al. Moxifloxacin versus ethambutol in the first 2 months of treatment for pulmonary tuberculosis. *Am J Respir Crit Care Med*. 2006;174:331.

71. Conde MB et al. Moxifloxacin versus ethambutol in the initial treatment of tuberculosis: a double-blind, randomised, controlled phase II trial. *Lancet*. 2009;373:1183.

72. Dorman SE et al. Substitution of moxifloxacin for isoniazid during intensive phase treatment of pulmonary tuberculosis. *Am J Respir Crit Care Med*. 2009;180:273.

73. Bozeman L et al. Fluoroquinolone susceptibility among *Mycobacterium tuber-*

Ann Allergy Asthma Immunol. 1977;78:594.

culosis isolates from the United States and Canada. *Clin Infect Dis*. 2005;40:386.

74. Devasia RA et al. Fluoroquinolone resistance in *Mycobacterium tuberculosis*. The effect of duration and timing of fluoroquinolone exposure. *Am J Respir Crit Care Med*. 2009;180:365.

75. Johnson R et al. Drug resistance in *Mycobacterium tuberculosis*. *Curr Issues Mol Biol*. 2006;8:97.

76. Williamson DA et al. Clinical failures associated with *rpoB* mutations in phenotypically occult multidrug-resistant *Mycobacterium tuberculosis*. *Int J Tuberc Lung Dis*. 2012;16:216.

77. Morgan M et al. A commercial line probe assay for the rapid detection of rifampicin resistance in *Mycobacterium tuberculosis*: a systematic review and meta-analysis. *BMC Infect Dis*. 2006;5:62.

78. Ling DI et al. GenoType MTBDR assays for the diagnosis of multidrug-resistant tuberculosis: a meta-analysis. *Eur Respir J*. 2008;32:1165.

79. Lin S-YG et al. Rapid detection of isoniazid and rifampin resistance mutations in *Mycobacterium tuberculosis* complex from cultures or smear-positive sputa by use of molecular beacons. *J Clin Microbiol*. 2004;42:4204.

80. Boehme CC et al. Rapid molecular detection of tuberculosis and rifampin resistance. *N Engl J Med*. 2010;363:1005.

81. Theron G et al. Evaluation of the Xpert MTB/RIF assay for the diagnosis of pulmonary tuberculosis in a high HIV prevalence setting. *Am J Respir Crit Care Med*. 2011;184:132.

82. American Thoracic Society et al. Controlling tuberculosis in the United States. *Am J Respir Crit Care Med*. 2005;172:1169.

83. Cohn DL et al. A 62-dose, 6-month therapy for pulmonary and extrapulmonary tuberculosis: a twice-weekly, directly observed, and cost-effective regimen. *Ann Intern Med*. 1990;112:407.

84. Tam CM et al. Rifapentine and isoniazid in the continuation phase of treating pulmonary tuberculosis. Initial report. *Am J Respir Crit Care Med*. 1998;157(6, Pt 1):1726.

85. Benator D et al. Rifapentine and isoniazid once a week versus rifampicin and isoniazid twice a week for treatment of drug-susceptible pulmonary tuberculosis in HIV-negative patients: a randomised clinical trial. *Lancet*. 2002;360:528.

86. Bock NN et al. A prospective, randomized, double-blind study of the tolerability of rifapentine 600, 900, and 1,200 mg plus isoniazid in the continuation phase of tuberculosis treatment. *Am J Respir Crit Care Med*. 2002;165:1526.

87. Weiner M et al. Low isoniazid concentrations and outcome of tuberculosis treatment with once-weekly isoniazid and rifapentine. *Am J Respir Crit Care Med*. 2003;167:1341.

88. Gillespie SH et al. Four-month moxifloxacin-based regimens for drug-sensitive tuberculosis. *N Engl J Med*. 2014;371:1577.

89. Merle CS et al. A four-month gatifloxacin-containing regimen for treating tuberculosis. *N Engl J Med*. 2014;371:1588.

90. Jindani A et al. High-dose rifapentine with moxifloxacin for pulmonary tuberculosis. *N Engl J Med*. 2014;371:1599.

91. Chaulk CP, Kazandjian VA. Directly observed therapy for treatment completion of pulmonary tuberculosis: consensus statement of the Public Health Tuberculosis Guidelines Panel [published correction appears in *JAMA*. 1998;280:134]. *JAMA*. 1998;279:943.

92. Jasmer RM et al. Tuberculosis treatment outcomes: directly observed therapy compared with self-administered therapy. *Am J Respir Crit Care Med*. 2004;170:561.

93. Burman WJ et al. A cost-effectiveness analysis of directly observed therapy vs. self-administered therapy for treatment of tuberculosis. *Chest*. 1997;112:63.

94. Mahmoudi A, Iseman MD. Pitfalls in the care of patients with tuberculosis. Common errors and their association with the acquisition of drug resistance. *JAMA*. 1993;270:65.

95. Iseman MD et al. Directly observed treatment of tuberculosis: we can't afford not to try it. *N Engl J Med*. 1993;328:576.

96. Jindani A et al. The early bactericidal activity of drugs in patients with pulmonary tuberculosis. *Am Rev Respir Dis*. 1980;121:939.

97. Chan SL et al. The early bactericidal activity of rifabutin measured by sputum viable counts in Hong Kong patients with pulmonary tuberculosis. *Tuber Lung Dis*. 1992;73:33.

98. Sirgel FA et al. The early bactericidal activity of rifabutin in patients with pulmonary tuberculosis measured by sputum viable counts: a new method of drug assessment. *J Antimicrob Chemother*. 1993;32:867.

99. Botha FJH et al. The early bactericidal activity of ethambutol, pyrazinamide, and the fixed combination of isoniazid, rifampicin, and pyrazinamide (Rifater) in patients with pulmonary tuberculosis. *S Afr Med J*. 1996;86:155.

100. Dickinson JM, Mitchison DA. Experimental models to explain the high sterilizing activity of rifampin in the chemotherapy of tuberculosis. *Am Rev Respir Dis*. 1981; 123(4, Pt 1):367.

101. Peloquin CA, Berning SE. Comment: intravenous streptomycin [letter]. *Ann Pharmacother*. 1993;27:1546.

102. Combs DL et al. USPHS Tuberculosis Short-Course Chemotherapy Trial 21: effectiveness, toxicity, and acceptability: the report of final results. *Ann Intern Med*. 1990;112:397.

103. Khan A et al. Lack of weight gain and relapse risk in a large tuberculosis treatment trial. *Am J Respir Crit Care Med*. 2006;174:344.

104. Arend SM et al. Comparison of two interferon-gamma assays and tuberculin skin test for tracing tuberculosis contacts. *Am J Respir Crit Care Med*. 2007;175:618.

105. Diel R et al. Comparative performance of tuberculin skin test, QuantiFERON-TB-Gold In Tube Assay, and T-Spot. TB test in contact investigations for tuberculosis. *Chest*. 2009;135:1010.

106. Schluger NW, Burzynski J. Recent advances in testing for latent TB. *Chest*. 2010;138:1456.

107. Horsburgh CR, Rubin EJ. Latent tuberculosis infection in the United States. *N Engl J Med*. 2011;364:1441.

108. LoBue PA, Moser KS. Use of isoniazid for latent tuberculosis infection in a public health clinic. *Am J Respir Crit Care Med*. 2003;168:443.

109. Horsburgh CR Jr et al. Latent TB infection treatment acceptance and completion in the United States and Canada. *Chest*. 2010;137:401.

110. Menzies D et al. Treatment completion and costs of a randomized trial of rifampin for 4 months versus isoniazid for 9 months. *Am J Respir Crit Care Med*. 2004;170:445.

111. Menzies D et al. Adverse events with 4 months of rifampin therapy or 9 months of isoniazid therapy for latent tuberculosis infection: a randomized trial. *Ann Intern Med*. 2008;149:689.

112. Reichman LB et al. Considering the role of four months of rifampin in the treatment of latent tuberculosis infection. *Am J Respir Crit Care Med*. 2004;170:832.

113. Fountain FF et al. Rifampin hepatotoxicity associated with treatment of latent tuberculosis infection. *Am J Med Sci*. 2009;337:317.

114. Holland DP et al. Costs and cost-effectiveness of four treatment regimens for latent tuberculosis infection. *Am J Respir Crit Care Med*. 2009;179:1055.

115. Sterling TR et al. Three months of rifapentine and isoniazid for latent tuberculosis infection. *N Engl J Med*. 2011;365:2155.

116. Centers for Disease Control and Prevention. Recommendations for use of an isoniazid-rifapentine regimen with direct observation to treat latent *Mycobacterium tuberculosis* infection. *Morb Mortal Wkly Rep*. 2011;60:1650.

117. Saukkonen JJ et al. An official ATS statement: hepatotoxicity of antituberculosis therapy. *Am J Respir Crit Care Med*. 2006;174:935.

118. Moulding T. Isoniazid-associated hepatitis deaths: a review of available information [letter]. *Am Rev Respir Dis*. 1992;146:1643.

119. Ellard GA. Variations between individuals and populations in the acetylation of isoniazid and its significance for the treatment of pulmonary tuberculosis. *Clin Pharmacol Ther*. 1976;19(5, Pt 2):610.

120. Ellard GA et al. The hepatic toxicity of isoniazid among rapid and slow acetylators of the drug. *Am Rev Respir Dis*. 1978;118:628.

121. Kopanoff DE et al. Isoniazid-related hepatitis: a U.S. Public Health Service cooperative surveillance study. *Am Rev Respir Dis*. 1978;117:991.

122. Girling DJ. Adverse effects of antituberculosis drugs. *Drugs*. 1982;23:56.

123. Steele MA et al. Toxic hepatitis with isoniazid and rifampin: a meta-analysis. *Chest*. 1991;99:465.

124. Nolan CM et al. Hepatotoxicity associated with isoniazid preventive therapy: a 7-year survey from a public health tuberculosis clinic. *JAMA*. 1999;281:1014.

125. Centers for Disease Control and Prevention. Severe isoniazid-associated liver injuries among persons being treated for latent tuberculosis infection—United States, 2004–2008. *Morb Mortal Wkly Rep*. 2010;59:224.

126. Wright JM et al. Isoniazid-induced carbamazepine toxicity and vice versa: a double drug interaction. *N Engl J Med*. 1982;307:1325.

127. Baciewicz AM et al. Update on rifampin and rifabutin drug interactions. *Am J Med Sci*. 2008;335:126.

128. Sanders WE Jr. Rifampin. *Ann Intern Med*. 1976;85:82.

129. Zierski M, Bek E. Side-effects of drug regimens used in short-course chemotherapy for pulmonary tuberculosis: a controlled clinical study. *Tubercle*. 1980;61:41.

130. Girling DJ. Adverse reactions to rifampicin in antituberculosis regimens. *J Antimicrob Chemother*. 1977;3:115.

131. Lee CH, Lee CJ. Thrombocytopenia—a rare but potentially serious side effect of initial daily and interrupted use of rifampicin. *Chest*. 1989;96:202.

132. Berning SE, Iseman MD. Rifamycin-induced lupus syndrome. *Lancet*. 1997;349:1521.

133. Bennett WM et al. Drug therapy in renal failure: dosing guidelines for adults. Part I: antimicrobial agents, analgesics. *Ann Intern Med*. 1980;93:62.

134. Andrew OT et al. Tuberculosis in patients with end-stage renal disease. *Am*

J Med. 1980;68:59.

135. Semvua HH et al. Pharmacological interactions between rifampicin and antiretroviral drugs: challenges and research priorities for resource-limited settings. *Ther Drug Monit.* 2015;37:22.

136. Niemi M et al. Pharmacokinetic interactions with rifampicin: clinical relevance. *Clin Pharmacokinet.* 2003;42:819.

137. Citron KM, Thomas GO. Ocular toxicity from ethambutol. *Thorax.* 1986;41:737.

138. Schild HS, Fox BC. Rapid-onset reversible ocular toxicity from ethambutol therapy. *Am J Med.* 1991;90:404.

139. Alvarez KL, Krop LC. Ethambutol-induced ocular toxicity revisited [letter]. *Ann Pharmacother.* 1993;27:102.

140. Van den Brande P. Revised guidelines for the diagnosis and control of tuberculosis: impact on management in the elderly. *Drugs Aging.* 2005;22:663.

141. Rajagopalan S, Yoshikawa TT. Tuberculosis in long-term-care facilities. *Infect Control Hosp Epidemiol.* 2000;21:611.

142. Stead WW et al. Tuberculosis as an endemic and nosocomial infection among elderly in nursing homes. *N Engl J Med.* 1985;312:1483.

143. Chan CH et al. The effect of age on the presentation of patients with tuberculosis. *Tuber Lung Dis.* 1995;76:290.

144. Rajagopalan S. Tuberculosis and aging: a global health problem. *Clin Infect Dis.* 2001;33:1034.

145. van den Brande P et al. Aging and hepatotoxicity of isoniazid and rifampin in pulmonary tuberculosis. *Am J Respir Crit Care Med.* 1995;152(5, Pt 1):1705.

146. Goble M et al. Treatment of 171 patients with pulmonary tuberculosis resistant to isoniazid and rifampin. *N Engl J Med.* 1993;328:527.

147. Berning SE et al. Malabsorption of antituberculosis medications by a patient with AIDS. *N Engl J Med.* 1992;327:1817.

148. Driver CR et al. Factors associated with tuberculosis treatment interruption in New York City. *J Public Health Manag Pract.* 2005;11:361.

149. Di Perri G, Bonora S. Which agents should we use for the treatment of multidrug-resistant *Mycobacterium tuberculosis*? *J Antimicrob Chemother.* 2004;54:593.

150. Burgos M et al. Treatment of multidrug-resistant tuberculosis in San Francisco: an outpatient-based approach. *Clin Infect Dis.* 2005;40:968.

151. Holtz TH et al. Time to sputum culture conversion in multidrug-resistant tuberculosis: predictors and relationship to treatment outcome. *Ann Intern Med.* 2006;144:650.

152. Winston CA et al. Treatment duration for patients with drug-resistant tuberculosis, United States. *Emerg Infect Dis.* 2012;18:1201.

153. Van Deun A et al. Short, highly effective, and inexpensive standardized treatment of multidrug-resistant tuberculosis. *Am J Respir Crit Care Med.* 2010;182:684.

154. Berning SE et al. Long-term safety of ofloxacin and ciprofloxacin in the treatment of mycobacterial infections. *Am J Respir Crit Care Med.* 1995;151:2006.

155. Peloquin CA et al. Levofloxacin for drug-resistant *Mycobacterium tuberculosis*. *Ann Pharmacother.* 1998;32:268.

156. Codecasa LR et al. Long-term moxifloxacin in complicated tuberculosis patients with adverse reactions or resistance to first line drugs. *Respir Med.* 2006;100:1566.

157. Worley MV, Estrada SJ. Bedaquiline: a novel antitubercular agent for the treatment of multidrug-resistant tuberculosis. *Pharmacotherapy.* 2014;34:1187.

158. Diacon AH et al. The diarylquinoline TMC207 for multidrug-resistant tuberculosis. *N Engl J Med.* 2009;360:2397.

159. Diacon AH et al. Randomized pilot trial of eight weeks of bedaquiline (TMC207) treatment for multidrug-resistant tuberculosis: long-term outcome, tolerability, and effect on emergence of drug resistance. *Antimicrob Agents Chemother.* 2012;56:3271.

160. Diacon AH et al. Multidrug-resistant tuberculosis and culture conversion with bedaquiline. *N Engl J Med.* 2014;371:723.

161. Panel on Opportunistic Infections in HIV-Infected Adults and Adolescents. Guidelines for the prevention and treatment of opportunistic infections in HIV-infected adults and adolescents. **https://aidsinfo.nih.gov/contentfiles /lvguidelines/adult_oi.pdf**. Accessed October 10, 2015.

162. Luetkemeyer AF et al. Comparison of an interferon-gamma release assay with tuberculin skin testing in HIV-infected individuals. *Am J Respir Crit Care Med.* 2007;175:737.

163. Dewan PK et al. Low sensitivity of a whole-blood interferon-γ release assay for detection of active tuberculosis. *Clin Infect Dis.* 2007;44:69.

164. Menzies D et al. New tests for the diagnosis of latent tuberculosis infection: areas of uncertainty and recommendations for research [published correction appears in *Ann Intern Med.* 2007;146:688]. *Ann Intern Med.* 2007;146:340.

165. Monkongdee P et al. Yield of acid-fast smear and mycobacterial culture for tuberculosis diagnosis in people with human immunodeficiency virus. *Am J Respir Crit Care Med.* 2009;180:903.

166. Rich ML et al. Representative drug susceptibility patterns for guiding design of retreatment regimens for MDR-TB. *Int J Tuberc Lung Dis.* 2006;10:290.

167. Burman WJ, Jones BE. Treatment of HIV-related tuberculosis in the era of effective antiretroviral therapy. *Am J Respir Crit Care Med.* 2001;164:7.

168. Centers for Disease Control and Prevention. Acquired rifamycin resistance in persons with advanced HIV disease being treated for active tuberculosis with intermittent rifamycin-based regimens. *Morb Mortal Wkly Rep.* 2002;51:214.

169. Swaminathan S et al. Efficacy of a 6-month versus 9-month intermittent treatment regimen in HIV-infected patients with tuberculosis: a randomized clinical trial. *Am J Respir Crit Care Med.* 2010;181:743.

170. Peloquin CA. Therapeutic drug monitoring in the treatment of tuberculosis. *Drugs.* 2002;62:2169.

171. Blanc FX et al. Earlier versus later start of antiretroviral therapy in HIV-infected adults with tuberculosis. *N Engl J Med.* 2011;365:1471.

172. Havlir DV et al. Timing of antiretroviral therapy for HIV-1 infection and tuberculosis. *N Engl J Med.* 2011;365:1482.

173. Abdool Karim SS et al. Integration of antiretroviral therapy with tuberculosis treatment. *N Engl J Med.* 2011;365:1492.

174. Hammer SM et al. Treatment for adult HIV infection: 2006 recommendations of the International AIDS Society—USA panel. *JAMA.* 2006;296:827.

175. Lopez-Cortes LF et al. Pharmacokinetic interactions between efavirenz and rifampicin in HIV-infected patients with tuberculosis. *Clin Pharmacokinet.* 2002;41:681.

176. Cohen K et al. Effect of rifampicin-based antitubercular therapy and the cytochrome P450 2B6 516G>T polymorphism on efavirenz concentrations in adults in South Africa. *Antivir Ther.* 2009;14:687.

177. Ramachandran G et al. CYP2B6 G516T polymorphism but not rifampin coadministration influences steady-state pharmacokinetics of efavirenz in human immunodeficiency virus-infected patients in South Africa. *Antimicrob Agents Chemother.* 2009;53:863.

178. Pape JW et al. Effect of isoniazid prophylaxis on incidence of active tuberculosis and progression of HIV infection. *Lancet.* 1993;342:268.

179. Mnyani CN, McIntyre JA. Tuberculosis in pregnancy. *Br J Obstet Gynecol.* 2011;118:226.

180. Brost BC, Newman RB. The maternal and fetal effects of tuberculosis therapy. *Obstet Gynecol Clin North Am.* 1997;24:659.

181. Frieden TR et al. Tuberculosis. *Lancet.* 2003;362:887.

182. Vallejo JG, Starke JR. Tuberculosis and pregnancy. *Clin Chest Med.* 1992;13:693.

183. Bergeron KG et al. Tuberculosis in pregnancy: current recommendations for screening and treatment in the USA. *Expert Rev Anti Infect Ther.* 2004;2:589.

184. Shin S et al. Treatment of multidrug-resistant tuberculosis during pregnancy: a report of 7 cases. *Clin Infect Dis.* 2003;36:996.

185. Drobac PC et al. Treatment of multidrug-resistant tuberculosis during pregnancy: long-term follow-up of 6 children with intrauterine exposure to second-line agents. *Clin Infect Dis.* 2005;40:1689.

186. Powell DA, Hunt WG. Tuberculosis in children: an update. *Adv Pediatr.* 2006;53:279.

187. Starke JR Correa AG. Management of mycobacterial infection and disease in children. *Pediatr Infect Dis J.* 1995;14:455.

188. Pediatric Tuberculosis Collaborative Group. Targeted tuberculin skin testing and treatment of latent tuberculosis infection in children and adolescents. *Pediatrics.* 2004;114(Suppl 4):1175.

189. Golden MP, Vikram HR. Extrapulmonary tuberculosis: an overview. *Am Fam Physician.* 2005;72:1761.

190. Garg RK. Tuberculosis of the central nervous system. *Postgrad Med J.* 1999;75:133.

191. Holdiness MR. Cerebrospinal fluid pharmacokinetics of the antituberculosis drugs. *Clin Pharmacokinet.* 1985;10:532.

192. Dooley DP et al. Adjunctive corticosteroid therapy for tuberculosis: a critical reappraisal of the literature. *Clin Infect Dis.* 1997;25:872.

193. Heysell HK et al. Therapeutic drug monitoring for slow response to tuberculosis treatment in a state control program, Virginia, USA. *Emerg Inf Dis.* 2010;16:1546.

194. Magis-Escurra C et al. Therapeutic drug monitoring in the treatment of tuberculosis patients. *Pulm Pharmacol Ther.* 2012;25:83.

195. Babalik A et al. Therapeutic drug monitoring in the treatment of active tuberculosis. *Can Respir J.* 2011;18:225.

196. Prahl JB et al. Clinical significance of 2 h plasma concentrations of first-line anti-tuberculosis drugs: a prospective observational study. *J Antimicrob Chemother.* 2014;69:2841.

197. Pasipanodya JG et al. Serum drug concentrations predictive of pulmonary tuberculosis outcomes. *J Infect Dis.* 2013;208:1464.

198. Alsultan A, Peloquin CA. Therapeutic drug monitoring in the treatment of tuberculosis: an update. *Drugs.* 2014;74:839.

69 第69章 感染性腹泻

Gail S. Itokazu and David T. Bearden

核心原则

		章节案例
1	体液和电解质丢失是腹泻性疾病最常见的并发症,严重者会出现血容量不足、休克和死亡。根据脱水的程度及丢失的液体和电解质,可以通过静脉注射或口服补充予以纠正。	案例69-1(问题1和2)
2	将感染性腹泻分为炎症性和非炎症性,两大类腹泻为更多地关注可能的病原菌奠定了基础,并据此指导整个诊断和治疗计划。	案例69-1(问题3~4)
3	引起流行性霍乱的霍乱弧菌01和0139是弧菌属中的产毒素株,其感染导致严重脱水时必须足量补液。非霍乱弧菌属细菌不具有导致流行性霍乱的毒力因子,不能引起流行。产毒株和非毒株霍乱弧菌感染其抗菌治疗方案不同。	案例69-2(问题1~3) 案例69-3(问题1和2)
4	沙门菌属分为非伤寒沙门菌和伤寒沙门菌。非伤寒沙门菌可导致胃肠炎综合征、菌血症和局部感染,而伤寒沙门菌导致伤寒感染或慢性携带者。抗菌药物治疗沙门菌感染的效果与患者的临床症状、感染严重程度及其基础疾病相关。	案例69-7(问题1) 案例69-8(问题1和2) 案例69-9(问题1) 案例69-10(问题1) 案例69-11(问题1~7)
5	主要由痢疾志贺菌属引起严重痢疾,而宋氏志贺菌一般只导致轻度感染。抗菌药物能缓解志贺菌感染患者的症状,缩短志贺菌的传染时间。	案例69-12(问题1~5) 案例69-13(问题1)
6	无论是在世界发达还是不发达地区,氟喹诺酮类药物耐药的弯曲杆菌均较常见,目前针对其感染推荐使用大环内酯类抗菌药物。	案例69-14(问题1~3)
7	到具有旅行者腹泻风险的地区旅行,应携带旅行用医疗箱,药物应包括洛哌丁胺和抗菌药物以及对常见病自我治疗的指导说明。抗菌药物应根据旅行地区进行选择。部分旅行者腹泻患者会出现长期的感染后并发症。	案例69-15(问题1~6)
8	大肠埃希菌O157:H7是可以导致严重溶血性尿毒症综合征后遗症的产毒菌株。	案例69-16(问题3和4)
9	难辨梭状芽孢杆菌相关腹泻能引起多种严重疾病。甲硝唑通常作为轻至中度感染的一线治疗药物,严重感染一般首选口服万古霉素。	案例69-17(问题6)
10	重症难辨梭状芽孢杆菌相关性腹泻可危及生命,常常需要联合使用多种治疗措施。	案例69-18(问题4和5)

患病率及病因

全球每年超过250万人死于感染性腹泻[1],主要是贫困国家的婴幼儿和儿童[2]。长期腹泻导致营养不良、儿童生长发育缓慢[2]。美国每年食源性腹泻患者约4 800万,可致128 000人住院和3 000人死亡[3]。

感染性腹泻是摄入被病原微生物及毒素污染(如细菌、病毒、真菌和原生生物)的食物或水导致的(表69-1)[2]。在美国,50%的腹泻暴发流行由诺如病毒引起。而细菌性腹泻常见病原菌包括弯曲杆菌、非伤寒沙门菌、志贺杆菌和产志贺毒素的大肠埃希菌[3]。

本章主要介绍常见急性感染性腹泻的病原学诊断及治疗。

表 69-1

胃肠道感染的诱因、症状以及治疗

病原体	诱因	症状	诊断指标	治疗药物[a,c]	可选药物[a,c]
沙门菌（非伤寒）[b]	进食污染的家禽肉、生牛奶、蛋糊、奶油；出国旅行	恶心、呕吐、腹痛、腹泻、发热、里急后重 潜伏期：6~72h	大便白细胞，大便培养	氟喹诺酮，阿奇霉素，第三代头孢菌素	氨苄西林，TMP-SMX
沙门菌（伤寒）	进食污染的食物；出国旅行	发热、腹痛、头疼、干咳	大便白细胞，大便培养	氟喹诺酮，阿奇霉素，三代头孢	氨苄西林，TMP-SMX
志贺杆菌	进食污染的食物；出国旅行	发热，痢疾，腹痉挛，里急后重 潜伏期：24~48h	大便白细胞，大便培养	氟喹诺酮，阿奇霉素，头孢	氨苄西林，TMP-SMX
弯曲杆菌	进食污染的鸡蛋、生牛奶、家禽；出国旅行	轻至重度腹泻，发热，周身不适 潜伏期：24~72h	大便白细胞，大便培养	红霉素，阿奇霉素	—
难辨梭状芽孢杆菌	抗菌药物，抗肿瘤药物	轻至重度腹泻，腹痛	梭状芽孢杆菌毒素，梭状芽孢杆菌，大便培养，结肠镜	甲硝唑	万古霉素
葡萄球菌食物中毒	奶油面包食品，罐头食品，预处理的肉类，冰淇淋	恶心、呕吐、流涎、腹部绞痛、腹泻常在8h内缓解 潜伏期：2~6h	大便培养	仅支持疗法	—
旅行者腹泻（产肠毒素的大肠埃希菌，弯曲杆菌）	污染的食物（蔬菜和奶酪），水，出国旅行	恶心，呕吐，轻至重度腹泻，腹痉挛	大便培养	见表69-3	—
产志贺毒素的大肠埃希菌（E. coli O157：H7）	牛肉，生牛奶，水	腹泻，头疼，血便 潜伏期：48~96h	麦康基山梨醇培养基大便培养	仅支持疗法	—
隐孢子虫病	免疫抑制，日托中心，污染的水、动物的饲养管理者	轻至重度腹泻（慢性或者自限性）；水样便	大便虫卵检查，PCR，ELISA法	参见第74章HIV感染患者的机会感染	—
病毒性胃肠炎	区域性流行，污染的食物	恶心，腹泻（自限性），腹痉挛 潜伏期：16~48h	特异的病毒研究方法	支持疗法	—

[a] 来源：Navaneethan U，Giannella RA. Mechanisms of infectious diarrhea. *Nat Clin Pract Gastroenterol Hepatol*. 2008；5：637；DuPont HL. Acute infectious diarrhea in immunocompetent adults. *N Engl J Med*. 2014；370：1532. See text for doses and duration of therapy.

[b] 并不是所有病例都需要抗菌药物治疗，详见正文。

[c] 如果敏感，详见正文。

ELISA，酶联免疫吸附法；PCR，聚合酶链反应；TMP-SMX，甲氧苄啶-磺胺异甲噁唑。

定义

腹泻常定义为24小时内排3次或以上稀便或排稀便中带血，可伴有恶心、呕吐和腹痛[3]。病程在2周之内为急性腹泻；病程超过14日为持续性腹泻；病程超过30日为慢性腹泻[3]。

将感染性腹泻分为非炎症性（水样腹泻）和炎症性（血性腹泻），两大类腹泻为更多地关注可能的病原菌奠定了基础，并据此指导整个诊断和治疗计划[1]。

发病机制

感染性腹泻的发病机制源于细菌毒力、宿主和感染诱发因素的相互作用，当这些因素失衡有利于肠道病原体生长时，可能导致腹泻发生。

细菌毒力因子

肠道病原体的毒力因子构成其致病力[2]。肠毒素作用于小肠，使液体单向流入肠腔，导致水样便并可发生脱水危及生命;细胞毒素作用结肠,直接损伤黏膜导致发热和血样腹泻。志贺菌的侵袭性和大肠埃希菌的侵袭型菌株可侵入并破坏上皮细胞引起黏液便和血便。部分肠道病原体可使肠道上皮细胞释放致炎因子诱发强烈的宿主反应导致腹泻。此外肠道病原体黏附因子可供其黏附或定植于胃肠(gastrointestinal,GI)黏膜,促进释放毒素,侵入黏膜细胞,导致宿主细胞溶解或者发生播散[2]。

宿主防御机制

人体胃肠道拥有多种防御机制以防止肠源性感染。肠道正常菌群可以与病原微生物竞争生存空间与营养物质,或产生可抑制肠道病原体的物质,如短链脂肪酸[2]。胃酸可阻止不耐酸病原体从胃进入小肠,而完整的胃肠道黏液和黏膜组织形成抗感染的物理屏障;肠道免疫功能包括分泌可杀灭肠道病原体的防御素和局部合成的抗体,而 Toll 样受体识别病原体并激活免疫反应激活机制[2];肠蠕动可促进细菌及其毒素从胃肠道排出。最后,特异性的遗传因素可保护宿主免于肠道感染[3]。

易感因素

卫生设施的缺乏会增加居民和旅行者暴露于污染食物和水的风险。同样在工业化国家和发展中国家,食源性和水源性疾病的暴发使病原体更易于传播,工业化国家所依赖的食品进口项目存在输入污染食品的风险[4]。免疫力低下的人更容易发生肠道感染,如接受各种器官移植和免疫抑制剂治疗的患者。日托中心、医院和长期护理单位等公共机构均存在疾病传播的高风险。不良的个人卫生习惯也是感染性腹泻的危险因素。

药物的使用,如增加胃内 pH 的药物(表 69-2)会增加酸敏感的沙门菌和霍乱弧菌等致病菌的感染机会[5]。应用质子泵抑制剂易患梭状芽孢杆菌相关腹泻(clostridium difficile-associated diarrhea,CDI)。

表 69-2

可促进胃肠道感染发生的药物

药物	发病机制
抑酸剂,H₂ 受体拮抗剂,质子泵抑制剂	提高胃内 pH,导致活的病原体进入下消化道
抗菌药物	改变肠道菌群
肿瘤化疗药物	目前原因尚未明确,可能包括化疗药物的抗菌作用,化疗药物诱导的肠道损伤和凋亡导致的厌氧环境益于难辨梭状芽孢杆菌的生长

来源:DuPont HL. Acute infectious diarrhea in immunocompetent adults. *N Engl J Med*. 2014;370:1532;Cohen SH et al. Clinical practice guidelines for *Clostridium difficile* infection in adults:2010 update by the Society of Healthcare Epidemiology of America(SHEA)and the Infectious Diseases Society of America(IDSA). *Infect Control Hosp Epidemiol*. 2010;31:431;Anand A,Glatt AE. *Clostridium difficile* infection associated with antineoplastic chemotherapy:a review. *Clin Infect Dis*. 1993;17:109.

诊治概述

补液治疗

脱水和电解质丢失是任何腹泻最常见的并发症,极端的病例会发生血容量减少、休克和死亡[1]。根据脱水程度、水和电解质丢失情况,选择静脉注射或口服进行补充。补足液体和电解质后,才能考虑病原体的实验室检测和药物治疗。

实验室检查

炎症性腹泻以血便或黏液便为特征。大便标本可见红细胞(red blood cells,RBCs)或隐血阳性或含有大量白细胞(white blood cells,WBCs),均提示侵袭性病原体感染[6]。

大便样本中细菌毒素的鉴定有助于诊断。如只有产毒素的难辨梭状芽孢杆菌才具有致病性,因此粪便标本中细菌毒素的鉴定结果比培养出阳性微生物更有意义[7]。

临床实践中,应针对可能的病原菌选择适合其生长的培养基常规进行病原学检测[7]。有下列症状之一的患者建议进行大便培养:严重的急性腹泻且体温>38.5℃的患者;以黏液血便为特征且伴有腹部绞痛的痢疾患者;大量霍乱样的水性腹泻患者;脱水患者;老年人和免疫力低下患者;家庭护理患者;直接接触食物患者和从事日间护理工作的患者[3]。住院患者应该考虑难辨梭状芽孢杆菌感染。对肠外感染部位分离出来的细菌标本进行培养(如血培养)也可作为腹泻感染病原诊断的依据。

PCR 诊断在发达国家已经普遍采用,可提供更高的灵敏度,但仅检测某一基因或毒力因子[3]。

药物治疗

感染性腹泻的药物治疗包括对症治疗和病原治疗。

洛哌丁胺及苯乙哌啶/阿托品

洛哌丁胺及苯乙哌啶/阿托品通过延长肠内容物排空时间而缓解腹泻频次,且洛哌丁胺还具有抑制肠液分泌的作用[8]。洛哌丁胺因作用强、不良反应少,是非处方药,应首选使用。苯乙哌啶/阿托品因含阿托品成分常发生倦怠、头晕、口干和尿潴留等不良反应,不建议用于老年人。

抗胃肠动力药物不推荐用于伴发热、血性腹泻[3]或怀疑侵袭性病原体感染患者[1]。基本的考虑是延迟肠道病原体的清除可能使病情恶化。对于不严重的细菌性痢疾患者,在使用敏感抗菌药物后再给予洛哌丁胺并无不妥[9]。

碱式水杨酸铋

碱式水杨酸铋(bismuth subsalicylate,BBS)通过抑制分泌、吸附作用和抗微生物的作用抑制腹泻[10]。该药每日服用 4 次给患者带来不便,不良反应是引起黑舌头和黑便,由于水杨酸吸收可发生耳鸣;目前碱式水杨酸铋的推荐剂量为 526mg,其中含有 263mg 水杨酸,因此在对于已使用水杨酸的患者应考虑水杨酸的剂量。

Crofelemer

Crofelemer 是非吸收药物,被美国食品药品管理局(FDA)批准用于 HIV 感染患者抗逆转录病毒治疗过程中发生的非感染性腹泻[11]。Crofelemer 可通过抑制两种氯离子通道,使分泌入肠道的氯离子分泌减少以缓解腹泻症状。Crofelemer 可缓解非感染性腹泻症状,但对感染性腹泻的作用仍需大量临床实验证实。Crofelemer 的常见副作用包括腹胀(7%)和腹痛(5%)[11]。

益生菌

益生菌是活细菌和酵母菌的混合物,对益生菌的兴趣,部分是因其有可能减少抗菌药物的使用,具有恢复肠道正常菌群和降低肠内致病菌定植的作用。益生菌还产生抑制病原菌的物质,抑制其黏附于胃肠道,能降低微生物毒素的作用,并可激活免疫防御系统[12]。而益生菌在治疗和缓解急性感染性腹泻中的作用仍需进一步研究[12,13]。

抗菌药物

抗菌药物可以减少腹泻持续时间,缓解症状,防止进展为侵袭性感染,切断病原体在人与人之间的传播。抗菌药物一般推荐用于病情严重、肠道防御功能受损、免疫缺陷或发生肠外感染的重症患者的治疗[3]。

实施抗菌药物耐药性的监测对指导治疗非常重要。尽管甲氧苄胺嘧啶/磺胺甲噁唑(trimethoprim-sulfamethox-azole,TMP-SMX)、氨苄青霉素,四环素类和萘啶酸等抗菌药物既往曾广泛使用,但因其普遍耐药,已不再是感染性腹泻的经验用药选择。根据腹泻患者病原体的来源(如居民还是旅行者)、年龄和过敏史等基本状况,推荐选用第三代头孢菌素(如头孢曲松、头孢噻肟)、阿奇霉素、利福昔明和氟喹诺酮等抗菌药物[3]。

氟喹诺酮类药物仍被推荐是因为对敏感致病菌的良好活性[3]和其口服制剂的可及性,但常见肠道病原菌微生物如志贺杆菌、沙门菌及弯曲杆菌属等已普遍对氟喹诺酮类耐药,必须谨慎使用[14]。使用氟喹诺酮类药物的另一个顾虑点是美国食品药品管理局未批准此类药品用于儿童,因有报告会损伤幼年动物的软骨组织。鉴于一些地区出现了多重耐药的肠道病原菌,已有多个氟喹诺酮类药物应用于儿童的临床试验已经完成[15],结果表明儿童短期使用氟喹诺酮药物是安全的。但是当患者使用抗菌药物发生副作用和导致耐药的风险高于患者的获益时,应限制抗菌药物的使用。

预防

防止肠道病原菌传播的基本措施是良好的个人卫生习惯和正确处置、烹调及储存食物。在处理污水欠佳的地区旅游时,应遵守"能煮熟的才烹饪,可削皮的才食用"规则。目前伤寒疫苗、轮状病毒疫苗和霍乱疫苗都已经上市(但未在美国销售),弯曲菌、产肠毒素大肠埃希菌和志贺菌的疫苗正在研究中[1]。

感染性腹泻患者的评估和治疗

案例 69-1

问题 1:B. K.,男性,78 岁,因腹泻 1 日就诊。患者以呕吐发病,随后出现腹痛、恶心、非血性水样便。尽管感觉不适,但仍可饮用果汁。B. K. 现病史中有意义的是 2 日前曾在当地海鲜餐厅食用了生蚝,他已获悉还有其他食客也出现了相似症状。B. K. 无重要过去疾病史,否认近期住院,接触小孩,外出旅游和服用抗菌药物。查体显示:意识清楚、定向力正常、非中毒面容、无发热、生命体征平稳。但皮肤弹性减低、黏膜干燥。B. K. 腹泻治疗的一般治疗处理原则是什么?

因为感染性腹泻是典型的自限性疾病,患者可能从不就医。在多数情况下只是需要补充水和电解质。一般而言对大量水样便伴有脱水、血便、口腔温度 ≥38.5℃,或病程超过 48 小时的患者必须进行医疗评估。其他需要进行医疗评估的患者包括年龄超过 50 岁并伴有严重腹痛和免疫功能不全的患者(如获得性免疫缺陷综合征、器官移植接受者和正接受癌症化疗的患者)。还应考虑一些导致疾病的一些非感染因素,如药物治疗、炎症性肠病、由于碳水化合物(如无糖糖果或口香糖)吸收不良导致的消耗性疾病或吸收不良综合征等[6]。

案例 69-1,问题 2:对 B. K. 你推荐什么样的补液计划?

B. K. 查体见皮肤弹性降低和黏膜干燥,符合轻中度血容量下降的表现[16]。鉴于 B. K. 无中毒表现,生命体征稳定,能口服液体,给予口服含糖饮料(如柠檬水、甜汽水或果汁)或者富含电解质的汤汁是适当的[17]。在发展中国家,含有最适浓度的钠、钾、氯、碳酸氢盐和葡萄糖口服补液治疗方案显著减少了脱水患者死亡率,治疗方案中的葡萄糖含量可促进钠的吸收[5]。

严重脱水患者必须采用静脉补液治疗,严重脱水表现为嗜睡、眼睛凹陷干涩、口舌干燥、脉搏快、弱或弱不可及、尿少、低血压。静脉补液也用于肠梗阻患者和不能自己进食补液的患者[16]。

临床表现

案例 69-1,问题 3:如何确定 B. K. 的临床表现是非炎症性腹泻而不是炎症性并帮助指导进一步的治疗?

临床表现(即特异的症状、严重程度和持续时间)结合现病史(感染的诱发因素)可鉴别腹泻为非炎症性或炎症性。对腹泻的这种分类能让医生关注潜在的肠道病原体,并根据最可能的病原体建立诊断和治疗计划[7]。

B. K. 的现病史和临床表现与非炎症性腹泻一致。其大量非血性水样便是病原体作用于小肠的特征性表现,小肠的功能就是吸收进入胃肠道的大部分液体[7]。非炎症性水样便由细菌肠毒素刺激小肠导致水、电解质分泌入肠腔或病毒感染损伤小肠绒毛导致[7]。类似 B.K. 这样的非炎症腹泻患者症状常不严重，无发热和明显的腹痛[2,7]，大部分患者只需要支持治疗。其典型病原体通常为轮状病毒、诺如病毒、金黄色葡萄球菌、蜡样芽孢杆菌、产气荚膜梭菌、隐孢子虫和肠兰伯鞭毛虫[1]。

与之相反，炎症性腹泻的临床表现通常较重，伴或不伴有痢疾、腹痛和发热[2]。病原体作用于小肠远端和结肠破坏肠上皮屏障导致血便或黏液便[2]。炎症性腹泻患者除采用支持治疗外，某些患者可能从有针对性的抗感染治疗中获益。临床上表现为炎症性腹泻的病因为致病菌合成的毒素（难辨梭状芽孢杆菌、产志贺毒素大肠埃希菌和侵袭性大肠埃希菌）或者细菌侵入肠道黏膜（空肠弯曲杆菌、志贺杆菌属和沙门菌属）[18]。

病毒性胃肠炎

临床表现和治疗

案例 69-1，问题 4：B.K. 大便白细胞及潜血阴性，有与类似发病的顾客一起用餐的病史，医生向卫生局咨询是否有确定的相似病例，被告知在患者就餐的餐厅暴发了诺如病毒性胃肠炎。为何 B.K 的病史和临床表现符合最可能的病毒性胃肠炎、特别是诺如病毒性胃肠炎的诊断？什么样的支持治疗应该推荐？

诺如病毒（noroviruses）是导致成人和儿童食源性病毒疾病暴发的主要致病原，常出现在餐厅、学校及日托中心。病毒通过食用未经充分烹调的生长于病毒污染水域的蚝或蛤和其他受污染的食物（如沙拉、三明治），人与人接触或暴露于污染的水传播。就如 B.K. 一样，暴露于病毒后 12～48 小时，出现恶心、呕吐、腹泻、腹部绞痛、肌痛、头痛和寒战症状。B.K. 轻微的胃肠道症状可能持续 1～3 日，补充已丢失和正在丢失的水电解质是病毒性胃肠炎的主要治疗方式。餐馆预防暴发流行的措施是正确烹调食物[19]。

儿童发生严重水样腹泻的全部病例中，由轮状病毒和星形病毒引起的约占 30%～60%。患者在 1～3 日的潜伏期后出现发热、呕吐和水样便，但无血便，健康人群典型病程一般持续 5～7 日。

在美国，FDA 已批准用于婴儿和儿童预防轮状病毒胃肠炎的疫苗临床使用，包括一个五价的疫苗（接种三剂组）和一个单价的疫苗（接种两剂量组）。疫苗在中高收入国家的有效率为 79%～100%。其接种疫苗的获益超过了疫苗风险，如肠套叠（当肠道的一部分折叠成另一个相邻的肠道，称为"伸缩"，这会导致肠梗阻）[20]。但疫苗使用可导致肠套叠的不良反应[20]，接种时应评估接种获益和不良反应对患者影响。由于轮状病毒通过粪口途径传播，正确洗手及处理污染的物品是防止感染传播的根本措施。

弧菌属

弧菌属是生活在自然界水中的革兰氏阴性弯曲杆菌，在全球均有分布。引起人类霍乱流行的是产毒霍乱弧菌 01 和 0139。第 7 次持续的霍乱流行开始于 1961 年，从亚洲传播到非洲、欧洲和拉丁美洲[5]，阻断霍乱的流行需要提供安全的饮用水和大量的卫生设施，由于经济和后勤原因，霍乱疫苗并未系统地纳入霍乱控制措施中[5]。非霍乱弧菌属如副溶血弧菌无引起流行性霍乱的毒力因子，但可以导致肠胃炎和伤口感染，易感宿主还可致暴发性脓毒症[21]。

霍乱弧菌

危险因素和临床表现

案例 69-2

问题 1：M.M.，男性，50 岁，平素体健，因严重水样泻、呕吐、肌肉痉挛伴无力、神志改变，甚至是不能认出他的家人而入院。重要的现病史是他此前去海地看望几个因霍乱弧菌感染引起腹泻并痊愈的亲戚，1 日前回国。M.M. 约 24 小时前腹泻发作，并开始饮用从海地旅游所剩的饮料补液。近几个小时他已不能自行饮水，家人注意他的大便有"白色斑点"。他既往有消化性溃疡病史，期间服用质子泵抑制剂。

急诊检查示：血压 70/40mmHg，心率 130 次/min。体检发现严重病容伴精神改变，眼窝凹陷、皮肤弹性差、黏膜干燥。医生考虑大量腹泻导致的严重脱水，最可能是霍乱弧菌感染导致。M.M. 的患霍乱危险因素是什么？为什么他的临床表现符合产毒霍乱弧菌导致的严重腹泻？

危险因素

M.M. 推定诊断为霍乱的原因有两个，首先他刚从霍乱流行的海地回来，同时在 2010 年海地的大地震损坏了公共健康设施[5]。在发达国家，由于具有现代化的污水处理和水供给系统，霍乱已被消灭，诊断散发霍乱病例多类似 M.M.，刚从有霍乱流行或正在暴发的地区回国的旅游者；或者食用了来自墨西哥沿岸各州水域或疫区受污染且未完全煮熟的海鲜（如保存不当的鱼、生牡蛎和螃蟹等甲壳类）[22]。M.M. 患霍乱的另外一个风险因素是每日服用质子泵抑制剂，减少了胃酸的分泌使酸敏感的霍乱弧菌从胃进入小肠[5]。

临床表现

流行性霍乱是由具有毒力的霍乱弧菌（01 和 0139 亚型）引起[5]。霍乱毒素可促进肠液和电解质的分泌，导致大量无色水样便，含有"白色斑点"样黏液便（因为像淘米后的水也称为米泔样便）[5]。

霍乱的严重程度是由宿主因素和患者所处环境决定

的[5]，严重的霍乱患者常见于像 M. M. 一样未暴露于霍乱菌并没有获得免疫力的患者，而轻症患者一般是疫区居民[5]。患者在摄入受污染食物后 12 小时~5 日出现轻中度水样腹泻，可进展为威胁到生命的脱水[5]。

治疗

> **案例 69-2，问题 2**：提示严重脱水的症状和体征是什么，对 M. M. 的脱水应怎么处理？

2%~5% 霍乱患者会发生严重脱水（≥10% 脱水），M. M. 就是其中之一，每小时失水达 1L，严重脱水可在数小时内进展为低血容量休克并发生死亡[5]。M. M. 出现了严重脱水的体征，表现为神志改变、眼窝凹陷、皮肤弹性差、黏膜干燥、低血压、心率增快和体重下降超过 10%[5]。腹泻使大量的碳酸氢盐丢失可导致酸中毒，并因休克和低血容量性肾衰竭导致的乳酸酸中毒而加重[5]。M. M. 应接受静脉输注林格液，以补充水样腹泻丢失的大量钠、钾和碳酸氢盐。他的肌肉无力可归因于电解质的消耗，特别是钾和钙的消耗[5]。监测血压并使心率恢复正常是关键的治疗措施。

一旦 M. M. 可以饮水，应在静脉补液的基础上进行口服补液。由于腹泻大量丢失 Na^+，含 Na^+<75mmol/L 的口服补液制剂不适用于治疗霍乱[5]。在 1L 干净水中加入半茶匙盐和六茶匙糖可作为口服补液溶液[5]。

> **案例 69-2，问题 3**：使用抗菌药物能让 M. M. 获益吗？应该使用何种抗菌药物？

建议对中到重度脱水的霍乱患者使用抗菌药物[5]，有效的抗菌药物治疗可减轻霍乱腹泻的症状，缩短 50% 的病程，并可将携菌时间从减少 1~2 日[5]到 5 日以上不等[23]。应该在充分补液后给予抗菌药物，如果允许，最好在止吐后给予抗菌药物[5]。

抗菌药物

对于敏感菌株，单剂和多剂量给药方案对敏感霍乱弧菌感染均有效；单剂治疗因为易于实施，并且与给予多剂红霉素相比具有更好的耐受性，应为首选方案[24]。

- 成年人：多西环素（300mg，每 24 小时 1 次，3 日），阿奇霉素（1 000mg，每 24 小时 1 次，3 日），环丙沙星（500mg，每 12 小时 1 次，3 日）[5]，四环素（500mg，每 6 小时 1 次，3 日），红霉素（250mg，每 6 小时 1 次，3 日）[5]，TMP-SMX 由于耐药而影响了其在霍乱治疗中的使用[5]。
- 儿童：环丙沙星（15mg/kg，每 12 小时 1 次，3 日）或阿奇霉素（20mg/kg，每 24 小时 1 次或 12.5mg/kg，每 6 小时 1 次；3 日）；儿童剂量不能超过最大的成人剂量[5]。

因为海地的霍乱流行株对多西环素敏感，对于 M. M. 而言，单剂量口服 300mg 的多西环素是合适的经验治疗方案[23]。因为海地流行的霍乱菌株对环丙沙星敏感性降低，使用环丙沙星治疗缺乏临床和微生物学的证据[25]。另外，因为质子泵抑制剂可减少胃酸的分泌使酸敏感的霍乱弧菌

从胃进入小肠，所以在 M. M. 霍乱治愈前，他应该停止使用质子泵抑制剂。

副溶血弧菌

临床表现

> **案例 69-3**
>
> **问题 1**：C. T.，男性，45 岁，因非血性水样泻 1 日就诊，发病前 2 日在当地的一家海鲜餐馆食用了生牡蛎。C. T. 生活在佛罗里达海岸，既往病史无特殊。查体无脱水的症状及体征。为何 C. T. 的现病史及临床表现符合非霍乱弧菌性胃肠炎？

C. T. 现病史中符合非霍乱弧菌性胃肠炎拟诊的关键信息是他食用了产自佛罗里达沿海地区的生牡蛎，该水域范围已检测出副溶血性弧菌。副溶血弧菌的潜伏期中位时间为 17 小时（4~90 小时），发病表现为腹泻、腹部绞痛、恶心、呕吐和发热等症状，9%~29% 的病例可出现血性腹泻。

治疗

> **案例 69-3，问题 2**：C. T. 需用抗菌药物治疗吗？

健康成人发生副溶血弧菌胃肠炎一般为轻度的自限性疾病，病程中位持续期 2~6 日[21]。目前没有证据支持使用抗菌药物可以获益，但对腹泻持续超过 5 日的患者，推荐使用四环素或者氟喹诺酮类药物，或米诺环素 100mg 口服，每 12 小时 1 次或头孢噻肟 2g，静脉注射，每 8 小时 1 次[21]。

肝病或酒精中毒的患者有发生败血症等重症副溶血弧菌感染的风险[21]，应避免食用生的或未煮熟的贝类，避免伤口接触海水，尤其在水温适合副溶血弧菌繁殖的温暖季节。

金黄色葡萄球菌、芽孢杆菌和产气荚膜杆菌

金黄色葡萄球菌、芽孢杆菌和产气荚膜杆菌是食物中毒的主要病原菌。典型的胃肠道症状于食入污染食物后 24 小时内出现，较沙门菌、志贺菌和弯曲杆菌的潜伏期短。但芽孢杆菌食物中毒可呈现为：短潜伏期以呕吐为主要表现和长潜伏期以腹泻为主要表现的两种不同肠道症状[1]。

临床表现和治疗

> **案例 69-4**
>
> **问题 1**：S. A.，女，23 岁，健康大学生，在学校自助餐厅晚餐后，因急性胃肠道疾病到校医室就诊。主诉晚饭食用了沙拉和奶油蛋糕，不到 3 小时就感到恶心开始呕吐。为何 S. A. 的现病史及临床表现符合金黄色葡萄球菌或芽孢杆菌（短潜伏期）引起的食物中毒？

食物中毒常按其潜伏期分类：<6 小时，8～16 小时，>16 小时[26]。S. A. 吃完污染食物后很快（6 小时内）出现胃肠道症状，提示可能食用了含有金黄色葡萄球菌或芽孢杆菌（短潜伏期，呕吐综合征）毒素的食物。也可出现腹泻及腹部绞痛。尽管烹调可杀灭产毒的细菌，但不能破坏已产生的毒素。可发生葡萄球菌毒素污染的食物有沙拉、点心（奶油夹心）及肉类。而芽孢杆菌毒素污染的食物有炒饭、干制食品和乳制品[26]。

案例 69-5

问题 1：C. P. ，女，23 岁，健康大学生，因急性胃肠道疾病到 S. A. 就诊的校医室就诊（案例 69-4）。C. P. 主诉在学校自助餐厅吃了鱼和禽类食物，约 10 小时后出现腹泻和腹部绞痛。为何患者的现病史及临床表现符合产气荚膜梭菌或者芽孢杆菌（长潜伏期）引起的食物中毒？这两个学生需经验性使用抗菌药物吗？

与 S. A. 不同，C. P. 的疾病特点符合产气荚膜梭菌或者芽孢杆菌（长潜伏期，腹泻症状）引起的疾病症状和体征。这些细菌感染在 8～16 小时的潜伏期后出现腹泻及腹部绞痛，呕吐不是其主要症状[26]。

产气荚膜梭菌或者芽孢杆菌被食入后在体内产生耐热毒素，所以会比食用含有毒素食物的潜伏期长。产气荚膜梭菌可污染的食物包括未良好储存的牛肉、鱼、禽肉食品、面沙拉和乳制品。长潜伏期芽孢杆菌可污染的食物包括肉、香草汁、奶油烘焙食品及沙拉[26]。

产毒型细菌导致的食物中毒常在 24 小时内缓解，不需抗菌药物治疗。

隐孢子虫

隐孢子虫是导致肠道疾病的重要病原体，健康人群和免疫缺陷者均普遍易感。抗原虫药的临床效果因患者免疫功能差异而不同。

临床表现

案例 69-6

问题 1：C. K. ，男性，35 岁，既往体健，因水样腹泻 15 日和体重减轻 2.3kg 就诊。他担心自己的病与卫生局通告的关于社区供应水被污染而暴发的隐孢子虫病有关。为什么 C. K. 的临床表现和现病史符合隐孢子虫病？其他像 C. K. 一样的健康人需要处方抗原虫药治疗隐孢子虫病吗？

C. K. 病史中有一关键信息，他曾暴露于已知隐孢子虫污染的饮用水；隐孢子虫其他的传播途径还包括接触动物（羊和牛）和人与人之间的密切接触（健康护理人员与日间护理人员）[27]。

C. K. 表现出持续性腹泻（定义为腹泻超过 14 日）。长期水样泻腹泻致病微生物包括贝氏等孢子球虫、微孢子虫、蓝氏贾第鞭毛虫和隐孢子虫等。隐孢子虫感染可表现为从无症状携带者到持续的非炎症性腹泻，也可出现恶心、呕吐、痉挛性腹痛、体重减轻和发热[27]。如 C. K. 这样免疫功能正常的患者，隐孢子虫病通常为自限性，病程约持续 2 周[27]。

但免疫力低下的患者，隐孢子虫病表现为慢性消耗性腹泻疾病，可致营养不良、死亡率增加，儿童可出现长期认知损害[28]。

治疗

免疫功能正常的隐孢子虫病患者，只需补充水电解质，一般不需要进行病原治疗。FDA 已批准使用硝唑尼特用于治疗隐孢子虫感染性腹泻患者。一项纳入免疫功能正常成人和儿童患者的随机双盲对照试验显示，使用硝唑尼特患者和安慰剂组的腹泻缓解率分别为 80% 和 41%，而安慰剂组为 41%，用药组排出卵囊量显著降低。腹泻通常在药物治疗 3～4 日后缓解[29]。推荐硝唑尼特 500mg 口服，每日 2 次，3～14 日，用于隐孢子虫病的治疗[3]。

而在免疫低下人群中，一项对隐孢子虫病治疗的 meta 分析发现没有证据支持化学治疗有效[30]。该结果被一项 HIV 阳性儿童的随机对照试验所证实，即无论使用硝唑尼特 3 日疗法或强化治疗方案（200～400mg，每日 2 次，28 日）均未显示任何疗效。对于艾滋病患者，免疫系统的重建才是隐孢子虫病的主要治疗措施。

沙门菌

沙门菌是肠道革兰氏阴性杆菌，寄生于哺乳动物、爬行动物和鸟类[31]，是人类食源性疾病的重要致病原，人因食用沙门菌污染的家禽、家禽产品和奶制品而被感染。世界上每年感染沙门菌的患者可达 13 亿，其中 300 万人死亡[32]，而大部分患者来自于发展中国家和地区。

抗菌药物在治疗沙门菌感染的效果与患者的临床症状、感染严重程度和感染者的基础疾病相关。非伤寒沙门菌（如鼠伤寒沙门菌、肠炎沙门菌和猪霍乱沙门菌等）可引起肠胃炎、菌血症和局部感染等[33]；而伤寒沙门菌（如伤寒杆菌、副伤寒沙门菌 A、B、C）导致肠热综合征（也称伤寒或副伤寒热）和慢性带菌者[31]。

非伤寒沙门菌感染

案例 69-7

问题 1：卫生部门调查发现这次沙门菌肠胃炎暴发的源头是 A 餐厅，尤其是受欢迎的特价火鸡晚餐。食用了污染食物并具有沙门菌感染相关临床症状的用餐者可在抗菌治疗中获益，但沙门菌耐药的问题越来越多，卫生部门要求回答以下问题，即何种抗菌药物可用于非伤寒沙门菌感染的治疗。

氯霉素、复方新诺明（TMP-SMX）或氨苄青霉素

直到 20 世纪 80 年代末，非伤寒沙门菌感染的首选治

疗是氯霉素、复方新诺明或氨苄青霉素。到 90 年代初,由于对氨苄青霉素,氯霉素、链霉素、四环素和磺胺类药耐药的多药耐药性沙门菌的传播,限制了其在沙门菌感染经验治疗中的应用[31]。沙门菌的多药耐药率因地理位置不同而不同,在东亚和欧洲南部可高达 80%,在美国仅为 30%～40%[32]。而多耐药的沙门菌对氟喹诺酮类药物仍然敏感,氟喹诺酮类药物已成为了沙门菌感染治疗的可选药物。值得高兴的是自 2000 年初以来在世界部分地区多药耐药的非伤寒沙门菌的感染率已经出现下降趋势[32]。

氟喹诺酮类

随着多药耐药非伤寒沙门菌的出现,氟喹诺酮类药物被广泛用于经验治疗非伤寒性沙门菌感染[31]。在 20 世纪 90 年代,当分离株对萘啶酸耐药时,氟喹诺酮治疗的临床效果不佳。萘啶酸和氟喹诺酮都属于喹诺酮类抗菌药。这些耐药株与萘啶酸敏感菌株相比,具有较高环丙沙星 MIC 值(即 0.12～1μg/ml 对 ≤0.06μg/ml),该类菌株被定义为低环丙沙星敏感性(decreased ciprofloxacin susceptibility,DCS)[34]。因此萘啶酸耐药性是 DCS 菌株的标志,对于该类菌株环丙沙星不是合适的治疗药物。

在随后的几年中,沙门菌出现了新的氟喹诺酮药物耐药机制,该耐药株不能通过萘啶酸的耐药表型检测出(分离株对萘啶酸敏感,但环丙沙星 MICs 升高);因此,萘啶酸抗性不再是检测具有 DCS 沙门菌的可靠标志[34]。因此,2012 年临床实验室标准协会(Clinical Laboratory Standards Institute,CLSI)降低了沙门菌种属对环丙沙星敏感性的折点,即从 <1 降至 <0.06μg/mL,改变后的折点可准确地检测出具有 DCS 的沙门菌。CLSI 还认识到并非所有实验室(条件有限的实验室)都能够执行该环丙沙星折点,且对萘啶酸易感,但对环丙沙星的敏感性降低的分离株仍然不常见,CLSI 支持继续使用萘啶酸筛查[34],但医生应该知道萘啶酸筛查作为 DCS 分离标志的局限性。

目前耐萘啶酸非伤寒沙门菌在亚洲比较流行,在美国正在普遍增多,据报道已从 1996 年的 0.4% 增加到 2003 年的 2.3%。耐萘啶酸的沙门菌抗菌药物治疗选择包括阿奇霉素和特定的第三代头孢菌素[34]。

β-内酰胺类

目前,非伤寒沙门菌对头孢曲松的耐药虽不常见,但在非洲、欧洲、亚洲、菲律宾和美国等世界范围内均有报道[31],且部分分离株也同时也对氟喹诺酮类耐药[32,35]。虽然有耐碳青霉烯类沙门菌的报道[31],但碳青霉烯类[35]已成功用于治疗对头孢曲松和环丙沙星耐药的霍乱沙门菌引起的侵袭性感染[36]。

阿奇霉素

阿奇霉素对非伤寒肠道沙门菌具有良好的体外抗菌活性[37],推荐用于非伤寒沙门菌感染[3],其对耐萘啶酸的分离株也有效。

给医生提供沙门菌感染患者接受抗菌药物治疗的建议,卫生部门需要解决以下问题:"考虑患者的疾病严重程度和基础疾病,是否应该对具有以下临床症状的患者进行抗菌药物治疗:(a)免疫正常的单纯性胃肠炎患者;(b)无症状的粪便携带者;(c)肠外沙门菌感染患者。以上几种情况,推荐何种抗菌治疗方案?"

免疫功能正常患者的非复杂性胃肠炎

临床表现和治疗

> **案例 69-8**
>
> **问题 1**:B.B.,男性,35 岁,既往体健,主诉腹痛、恶心、呕吐、水样泻 1 日,无血便。B.B. 既往病史无特殊。体格检查发现非病态面容,除发热外,其他无异常。拟诊为轻型非复杂性非伤寒沙门菌胃肠炎。他需要抗菌药物治疗吗?

正如 B.B. 的发病,沙门菌胃肠炎患者在食用污染食物 6～72 小时后,表现为急性发热、腹泻和腹部绞痛,在严重情况下,同时可伴有血性腹泻和脱水。

身体健康的患者,非复杂性非伤寒沙门菌胃肠炎是典型的自限性疾病,病程持续 2～5 日,不建议常规使用抗菌药物。抗菌药物不但不能缩短病程和缓解病情,而且可能延长患者无症状携菌时间,促进耐药菌出现,并使患者有可能发生药物不良反应的风险[33,38]。大多数患者只需补充水电解质溶液即可。

无症状带菌者

临床表现和治疗

> **案例 69-8,问题 2**:B.B. 急性沙门菌胃肠炎治三周愈后,虽然没有临床症状,但其粪便中仍有沙门菌分泌,为消除 B.B. 肠道中携带的非伤寒沙门菌应使用抗菌药物吗?

无症状非伤寒沙门菌携带者,不应使用抗菌药物清除肠道病菌[18]。一项对来自非伤寒沙门菌流行地区的无症状携菌者的随机双盲试验发现,诺氟沙星或阿奇霉素清除肠道内非伤寒沙门菌的效果与安慰剂组无显著区别[18]。携菌者的排菌时间成人平均为 1 个月,5 岁以下的儿童平均为 7 周[39]。

有肠外沙门菌感染风险患者的胃肠炎

临床表现和治疗

> **案例 69-9**
>
> **问题 1**:W.M.,男性,50 岁,近期被诊断为恶性肿瘤,主诉严重腹痛、恶心、呕吐伴有发热 1 日,发病前一日在一家面包店进食了奶油馅饼,该店因与暴发沙门菌胃肠炎相关即将被卫生部门关闭。如诊断沙门菌胃肠炎,是否需要给予抗菌治疗?如需要抗菌药物治疗,建议哪种抗菌药物?

对于具有潜在肠道外感染风险的患者推荐使用抗菌药物治疗，如肿瘤患者（像 W. M.）、糖尿病患者、风湿病、HIV 患者[32]、正在接受免疫治疗的患者、儿童、低胃内 pH（如婴儿、恶性贫血和使用抗酸药物）、严重感染患者[33]和年龄大于 50 的动脉粥样硬化患者，他们容易转变为血源感染[40]。仅有不足 5% 的非伤寒沙门菌胃肠炎可发生血源性感染，而猪霍乱沙门菌和都柏林沙门菌更易于引发血源感染[33]。一旦发生血源感染，可出现骨髓炎、化脓性关节炎、脑膜炎和感染性动脉炎等肠外并发症。最近为控制暴发流行，卫生机构人员用抗菌药物快速清除粪便内的病原菌[40]。

对于具有潜在肠道外感染风险或严重腹泻的患者推荐的抗菌药物治疗如下：口服氟喹诺酮类（左氧氟沙星 500mg，每 24 小时 1 次，7~10 日），口服阿奇霉素（500mg，每 24 小时 1 次，7 日）；或静脉注射头孢曲松，每日 1~2g，7~10 日（对于免疫缺陷患者可使用 14 日）[3]。HIV 感染患者，CD4 ≥ 200 细胞/μl，且不伴有菌血症的胃肠炎患者建议治疗 7~14 日，CD4 < 200 细胞/μl 的患者，建议治疗 2~6 周[41]。

肠外沙门菌感染

临床表现和治疗

案例 69-10

问题 1：B. T.，男性，70 岁，病态面容，因剧烈腹痛、血性腹泻、新出现右髋关节疼痛、高烧、低血压住院。有意义的现病史是晚餐食用了与 B. B.（案例 69-9，问题 1）一样的火鸡肉，既往有右髋人工关节置换术史。抗菌药物治疗对 B. T. 有益吗？如果对患者有益，建议用何种药？

B. T. 存在沙门菌胃肠炎的症状和体征，可能发生血流感染（有发热、低血压）和并发人工髋关节局部感染（新发的右髋部疼痛）。

不伴有局部感染的沙门菌菌血症经抗菌治疗 10~14 日后痊愈[3,32]。对于 HIV 患者建议更长的治疗时间（2~6 周）[35,41]。但如果确定 B. T. 有髋关节感染，应通过手术对感染进行治疗[39]。对于非沙门菌肠外感染应该延长治疗时间[40]。

在取得药敏结果前，治疗应考虑患者获得感染地区细菌的耐药情况、优先选择的抗菌药物和感染部位，经验治疗可选择静脉给三代头孢菌素（头孢曲松 1g，每 24 小时 1 次，头孢噻肟 1g，每 8 小时 1 次）[41]，也可静脉或口服氟喹诺酮类药物（环丙沙星 400mg，静脉注射，每 12 小时 1 次；环丙沙星 500~750mg，口服，每 12 小时 1 次；左氧氟沙星 750mg，静脉注射或口服，每 24 小时 1 次），也可以三代头孢和氟喹诺酮类联合使用[40]。对于血源感染患者，特别是在患者病情稳定前[32]，部分学者建议采用静脉注射给药[40]，但也有学者认为静脉注射和口服的方式给药都可以[41]。

伤寒沙门菌病——伤寒（肠热病）

临床表现

案例 69-11

问题 1：B. C.，49 岁，肥胖女性，因发热、意识模糊和谵妄、腹痛、头痛、食欲减退和腹泻 1 周入急诊科。入院前 1 日，胸部出现新发红舌丘疹。有意义的现病史是她 10 日前刚从印度次大陆访亲回来，有几位亲戚正处于伤寒热的恢复期。既往有胆囊结石病史，她与丈夫居住在加利福尼亚。入院时生命体征如下：体温 38.3℃，心率 60 次/min，血压稳定，体检发现肝脾肿大；实验室检查外周血白细胞计数 3.0×10^6/μl，肝功能轻度受损，已送检两套血培养。拟诊伤寒及伤寒沙门菌所致的脑病。为什么她的现病史、临床表现和实验室检查符合该诊断？

B. C. 曾到伤寒疫区旅行，并接触伤寒恢复期亲戚的现病史是其诊断伤寒症（也称肠热病）的重要依据。伤寒在印度次大陆、东南亚、非洲和拉丁美洲的发展中地区流行[42]。发达国家伤寒散发，患者主要是一些从伤寒疫区返回的旅游者。在美国诊断的伤寒患者 85% 都与疫区旅游有关[43]。

B. C. 的临床症状和实验检查结果符合典型的伤寒表现。在 7~14 日的潜伏期[42]，沙门菌在巨噬细胞和单核细胞内增殖，当细菌释放入血后，患者即出现全身症状，表现为发热、腹痛、厌食、腹泻或便秘、头痛、干咳和肝脾肿大，严重者可伴胃肠道出血、脑病和休克。肝脏、脾脏、骨髓、回肠末端派尔集合淋巴结和胆囊局部感染可导致菌血症[42]。B. C. 实验室检查白细胞数降低和肝功能轻度升高也支持伤寒的诊断[31]。

治疗

案例 69-11，问题 2：给予 B. C. 一个疗程抗菌药物治疗其拟诊的伤寒有益吗？如进行治疗，都有哪些措施可供选择？

B. C. 可以从有效的抗菌药物治疗获益：①可以将发热从 3~4 周缩短至 3~5 日[44]，7~10 日即可痊愈[45]；②死亡率从 5%~10% 降至不足 1%[31]；③能根据粪便中的伤寒沙门菌，限制感染传播[45]；④并防止感染复发。大多数伤寒患者可采用口服抗菌药物治疗，病情严重患者或持续呕吐及严重腹泻的患者应静脉使用抗菌药物治疗[42]。

氯霉素、甲氧苄胺嘧啶/磺胺甲噁唑或氨苄西林

直至 20 世纪 80 年代，伤寒的标准治疗是采用氯霉素、甲氧苄胺嘧啶/磺胺甲噁唑或氨苄西林治疗 14~21 日，治愈率超过 90%[46]。20 世纪 90 年代初，多重耐药（同时对氯霉素、氨苄西林和 TMP-SMX）沙门菌在亚洲和非洲导致伤寒病暴发流行，但这些菌株仍然对氟喹诺酮类敏感，因此必须改变抗菌药物的选择。值得一提的是，在世界上的某些地

氟喹诺酮类

口服氟喹诺酮类短期(不超过5日)治疗与标准的长期治疗(氯霉素、甲氧苄胺嘧啶/磺胺甲噁唑或氨苄西林)效果相当甚至更好[46]。20世纪90年代末,亚洲部分地区报道短疗程(少于5日)应用氟喹诺酮药物治疗伤寒患者,临床失败率高达50%[43],微生物学评估发现这些分离菌株对萘啶酸耐药,其环丙沙星MIC值(0.125~1μg/ml)远高于敏感菌(MIC<0.03μg/ml)[47],新发现的氟喹诺酮类药物吉米沙星,较老品种具有更低的MIC值(0.19 vs 0.5μg/ml),对于萘啶酸耐药的伤寒杆菌感染的儿童患者,吉米沙星的治愈率超过95%[15]。在萘啶酸耐药的伤寒杆菌流行地区,也可使用阿奇霉素和三代头孢进行治疗。

阿奇霉素

阿奇霉素对于轻中度伤寒沙门菌感染依然有效[48]。在萘啶酸耐药率高达96%的越南,阿奇霉素[20mg/(kg·d)],7日治疗儿童非复杂性伤寒的治愈率可达95%以上,平均退热时间为106小时,且无复发[15]。而低剂量阿奇霉素[10mg/(kg·d),7日]对萘啶酸耐药感染患者的治愈率仅为82%[49]。值得我们关注的是阿奇霉素耐药的伤寒沙门菌对阿奇霉素治疗无效[51]。

β-内酰胺类和替加环素

口服第三代头孢菌素头孢克肟治疗伤寒的疗效差异较大,有4%~27%的治疗失败率[50]。有学者不建议该药用于治疗伤寒热[43]。头孢克肟效果差可能与β-内酰胺类药物在细胞内的渗透性差相关,而伤寒沙门菌主要寄居于宿主细胞内[52]。

头孢曲松是静脉注射的三代头孢菌素,推荐用于治疗严重的伤寒热[44],为避免复发应延长治疗时间。即使体外显示敏感,头孢曲松治疗复发率远高于阿奇霉素,分别为14%和0%[53],但头孢曲松疗程延长(14日),多重耐药沙门菌感染患者未见感染复发[54]。头孢曲松治疗的退热时间可长达10日[55]。头孢曲松耐药的菌株已在印度、菲律宾、中国和美国等地报道[56]。碳青霉烯类(亚胺培南、美罗培南和厄他培南)和替加环素是头孢曲松潜在的治疗替代药物[48]。

治疗——重症伤寒和非复杂性伤寒

> 案例69-11,问题3:B.C.的伤寒治疗有何特别的经验抗菌方案可以推荐?如果是非复杂性伤寒热治疗有什么不同?

重症伤寒热推荐头孢曲松治疗[57]。获得药敏结果后治疗选择包括头孢曲松(1~2g静脉注射,每24小时1次)10~14日,退热后至少继续治疗7日,以避免复发[48]。或采用氟喹诺酮类药物治疗10~14日[44]。

非复杂性伤寒可以在院外治疗[44]。经验的口服治疗

包括阿奇霉素500mg/d,5~7日[44],氟喹诺酮类(左氧氟沙星500mg,每日1次,环丙沙星500mg,每日2次)[3]。儿童患者推荐使用阿奇霉素和头孢曲松[3]。值得一提的是,在一些地区随着多耐药菌株的减少,氨苄西林、阿莫西林、甲氧苄胺嘧啶/磺胺甲噁唑和氯霉素均可根据药敏结果选择作为治疗药物[44]。

辅助治疗

> 案例69-11,问题4:除了使用抗菌药物治疗外,还有哪些辅助治疗可以使B.C.获益?

肠性脑病(有意识改变)若不及时治疗,死亡率可高达56%[58]。有回顾性研究表明,肠性脑病患者在恰当的抗菌治疗同时辅以大剂量静脉给予地塞米松(首剂3mg/kg,然后1mg/kg,每6小时1次,共8次)可以改善患者生存[58]。地塞米松治疗肠性脑病的作用机制尚不清楚[58]。

> 案例69-11,问题5:B.C.出院14个月后,仍有伤寒症状,且大便伤寒杆菌阳性,期间每个星期日都和他们一起吃饭的成年儿子也因发热寒战伴头痛去看医生,被诊断为非复杂性伤寒。他没有重要的病史且无旅行,他的儿子是怎么获得伤寒的呢?对于这个家庭的患者如何选择治疗方案?

不同于他的妈妈B.C.,她的儿子没有伤寒热流行地区的旅行史,由于妈妈是伤寒携带者,他可能是由于吃了妈妈准备的食物而感染。大多数患者在康复后大便伤寒杆菌阳性会持续3~4周,但有1%~3%的像B.C.这样的患者感染后在尿或便中可排菌1年以上,成为传播感染的传染源。与非伤寒沙门菌不同,人体是伤寒沙门菌的唯一天然宿主[55]。B.C.成为慢性带菌者的危险因素是患有胆结石,使伤寒沙门菌在患病胆道内免受宿主免疫系统清除。

慢性伤寒携带者

治疗

> 案例69-11,问题6:有何治疗选择可用于治愈B.C.的慢性伤寒携带状态?

慢性伤寒杆菌携带者的治疗选择包括:延长抗菌药物疗程、行胆囊切除术或抑制性抗菌治疗[42]。虽然胆道解剖结构异常(如胆石病)的慢性带菌者,抗菌药物疗效较差[59],但50%~90%的慢性带菌者经延长抗菌药物疗程可完全清除细菌[59-62]。伤寒复发通常在完成抗菌治疗后的数月内[63],但也可在完成治疗后24个月内发生[64]。对于药物敏感的伤寒沙门菌的慢性携带者,有效的抗菌药物治疗方案包括阿莫西林2g,每日3次,治疗28日[61];氨苄西林1g,每日4次,治疗90日[60];氨苄西林1.5g,每日4次加丙磺舒治疗6周[59];TMP-SMX 160/800mg,每日2次,治疗3个月[62];环丙沙星500~750mg,每日2次,治疗3~4

食物中毒常按其潜伏期分类:<6 小时,8~16 小时,>16 小时[26]。S. A. 吃完污染食物后很快(6 小时内)出现胃肠道症状,提示可能食用了含有金黄色葡萄球菌或芽孢杆菌(短潜伏期,呕吐综合征)毒素的食物。也可出现腹泻及腹部绞痛。尽管烹调可杀灭产毒的细菌,但不能破坏已产生的毒素。可发生葡萄球菌毒素污染的食物有沙拉、点心(奶油夹心)及肉类。而芽孢杆菌毒素污染的食物有炒饭、干制食品和乳制品[26]。

案例 69-5

问题 1:C. P.,女,23 岁,健康大学生,因急性胃肠道疾病到 S. A. 就诊的校医室就诊(案例 69-4)。C. P. 主诉在学校自助餐厅吃了鱼和禽类食物,约 10 小时后出现腹泻和腹部绞痛。为何患者的现病史及临床表现符合产气荚膜梭菌或者芽孢杆菌(长潜伏期)引起的食物中毒?这两个学生需经验性使用抗菌药物吗?

与 S. A. 不同,C. P. 的疾病特点符合产气荚膜梭菌或者芽孢杆菌(长潜伏期,腹泻症状)引起的疾病症状和体征。这些细菌感染在 8~16 小时的潜伏期后出现腹泻及腹部绞痛,呕吐不是其主要症状[26]。

产气荚膜梭菌或者芽孢杆菌被食入后在体内产生耐热毒素,所以会比食用含有毒素食物的潜伏期长。产气荚膜梭菌可污染的食物包括未良好储存的牛肉、鱼、禽肉食品、面沙拉和乳制品。长潜伏期芽孢杆菌可污染的食物包括肉、香草汁、奶油烘焙食品及沙拉[26]。

产毒型细菌导致的食物中毒常在 24 小时内缓解,不需抗菌药物治疗。

隐孢子虫

隐孢子虫是导致肠道疾病的重要病原体,健康人群和免疫缺陷者均普遍易感。抗原虫药的临床效果因患者免疫功能差异而不同。

临床表现

案例 69-6

问题 1:C. K.,男性,35 岁,既往体健,因水样腹泻 15 日和体重减轻 2.3kg 就诊。他担心自己的病与卫生局通告的关于社区供应水被污染而暴发的隐孢子虫病有关。为什么 C. K. 的临床表现和现病史符合隐孢子虫病?其他像 C. K. 一样的健康人需要处方抗原虫药治疗隐孢子虫病吗?

C. K. 病史中有一关键信息,他曾暴露于已知隐孢子虫污染的饮用水;隐孢子虫其他的传播途径还包括接触动物(羊和牛)和人与人之间的密切接触(健康护理人员与日间护理人员)[27]。

C. K. 表现出持续性腹泻(定义为腹泻超过 14 日)。长期水样泻腹泻致病微生物包括贝氏等孢子球虫、微孢子虫、蓝氏贾第鞭毛虫和隐孢子虫等。隐孢子虫感染可表现为从无症状携带者到持续的非炎性腹泻,也可出现恶心、呕吐、痉挛性腹痛、体重减轻和发热[27]。如 C. K. 这样免疫功能正常的患者,隐孢子虫病通常为自限性,病程约持续 2 周[27]。

但免疫力低下的患者,隐孢子虫病表现为慢性消耗性腹泻疾病,可致营养不良、死亡率增加,儿童可出现长期认知损害[28]。

治疗

免疫功能正常的隐孢子虫病患者,只需补充水电解质,一般不需要进行病原治疗。FDA 已批准使用硝唑尼特用于治疗隐孢子虫感染性腹泻患者。一项纳入免疫功能正常成人和儿童患者的随机双盲对照试验显示,使用硝唑尼特患者和安慰剂组的腹泻缓解率分别为 80% 和 41%,而安慰剂组为 41%,用药组排出卵囊量显著降低。腹泻通常在药物治疗 3~4 日后缓解[29]。推荐硝唑尼特 500mg 口服,每日 2 次,3~14 日,用于隐孢子虫病的治疗[3]。

而在免疫低下人群中,一项对隐孢子虫病治疗的 meta 分析发现没有证据支持化学治疗有效[30]。该结果被一项 HIV 阳性儿童的随机对照试验所证实,即无论使用硝唑尼特 3 日疗法或强化治疗方案(200~400mg,每日 2 次,28 日)均未显示任何疗效。对于艾滋病患者,免疫系统的重建才是隐孢子虫病的主要治疗措施。

沙门菌

沙门菌是肠道革兰氏阴性杆菌,寄生于哺乳动物、爬行动物和鸟类[31],是人类食源性疾病的重要致病原,人因食用沙门菌污染的家禽、家禽产品和奶制品而被感染。世界上每年感染沙门菌的患者可达 13 亿,其中 300 万人死亡[32],而大部分患者来自于发展中国家和地区。

抗菌药物在治疗沙门菌感染的效果与患者的临床症状、感染严重程度和感染者的基础疾病相关。非伤寒沙门菌(如鼠伤寒沙门菌、肠炎沙门菌和猪霍乱沙门菌等)可引起肠胃炎、菌血症和局部感染等[33];而伤寒沙门菌(如伤寒杆菌、副伤寒沙门菌 A、B、C)导致肠热综合征(也称伤寒或副伤寒热)和慢性带菌者[31]。

非伤寒沙门菌感染

案例 69-7

问题 1:卫生部门调查发现这次沙门菌肠胃炎暴发的源头是 A 餐厅,尤其是受欢迎的特价火鸡晚餐。食用了污染食物并具有沙门菌感染相关临床症状的用餐者可在抗菌治疗中获益,但沙门菌耐药的问题越来越多,卫生部门要求回答以下问题,即何种抗菌药物可用于非伤寒沙门菌感染的治疗。

氯霉素、复方新诺明(TMP-SMX)或氨苄青霉素

直到 20 世纪 80 年代末,非伤寒沙门菌感染的首选治

疗是氯霉素、复方新诺明或氨苄青霉素。到90年代初,由于对氨苄青霉素,氯霉素、链霉素、四环素和磺胺类药耐药的多药耐药性沙门菌的传播,限制了其在沙门菌感染经验治疗中的应用[31]。沙门菌的多药耐药率因地理位置不同而不同,在东亚和欧洲南部可高达80%,在美国仅为30%~40%[32]。而多耐药的沙门菌对氟喹诺酮类药物仍然敏感,氟喹诺酮类药物已成为了沙门菌感染治疗的可选药物。值得高兴的是自2000年初以来在世界部分地区多药耐药的非伤寒沙门菌的感染率已经出现下降趋势[32]。

氟喹诺酮类

随着多药耐药非伤寒沙门菌的出现,氟喹诺酮类药物被广泛用于经验治疗非伤寒性沙门菌感染[31]。在20世纪90年代,当分离株对萘啶酸耐药时,氟喹诺酮治疗的临床效果不佳。萘啶酸和氟喹诺酮都属于喹诺酮类抗菌药。这些耐药株与萘啶酸敏感菌株相比,具有较高环丙沙星MIC值(即0.12~1μg/ml对≤0.06μg/ml),该类菌株被定义为低环丙沙星敏感性(decreased ciprofloxacin susceptibility,DCS)[34]。因此萘啶酸耐药性是DCS菌株的标志,对于该类菌株环丙沙星不是合适的治疗药物。

在随后的几年中,沙门菌出现了新的氟喹诺酮药物耐药机制,该耐药株不能通过萘啶酸的耐药表型检测出(分离株对萘啶酸敏感,但环丙沙星MICs升高);因此,萘啶酸抗性不再是检测具有DCS沙门菌的可靠标志[34]。因此,2012年临床实验室标准协会(Clinical Laboratory Standards Institute,CLSI)降低了沙门菌种属对环丙沙星敏感性的折点,即从<1降至<0.06μg/mL,改变后的折点可准确地检测出具有DCS的沙门菌。CLSI还认识到并非所有实验室(条件有限的实验室)都能够执行该环丙沙星折点,且对萘啶酸易感,但对环丙沙星的敏感性降低的分离株仍然不常见,CLSI支持继续使用萘啶酸筛查[34],但医生应该知道萘啶酸筛查作为DCS分离标志的局限性。

目前耐萘啶酸非伤寒沙门菌在亚洲比较流行,在美国正在普遍增多,据报道已从1996年的0.4%增加到2003年的2.3%。耐萘啶酸的沙门菌抗菌药物治疗选择包括阿奇霉素和特定的第三代头孢菌素[34]。

β-内酰胺类

目前,非伤寒沙门菌对头孢曲松的耐药虽不常见,但在非洲、欧洲、亚洲、菲律宾和美国等世界范围内均有报道[31],且部分分离株也同时对氟喹诺酮类耐药[32,35]。虽然有耐碳青霉烯类沙门菌的报道[31],但碳青霉烯类[35]已成功用于治疗对头孢曲松和环丙沙星耐药的霍乱沙门菌引起的侵袭性感染[36]。

阿奇霉素

阿奇霉素对非伤寒肠道沙门菌具有良好的体外抗菌活性[37],推荐用于非伤寒沙门菌感染[3],其对耐萘啶酸的分离株也有效。

给医生提供沙门菌感染患者接受抗菌药物治疗的建议,卫生部门需要解决以下问题:"考虑患者的疾病严重程度和基础疾病,是否应该对具有以下临床症状的患者进行抗菌药物治疗:(a)免疫正常的单纯性胃肠炎患者;(b)无症状的粪便携带者;(c)肠外沙门菌感染患者。以上几种情况,推荐何种抗菌治疗方案?"

免疫功能正常患者的非复杂性胃肠炎

临床表现和治疗

案例 69-8

问题1: B.B.,男性,35岁,既往体健,主诉腹痛、恶心、呕吐、水样泻1日,无血便。B.B.既往病史无特殊。体格检查发现非病态面容,除发热外,其他无异常。拟诊为轻型非复杂性非伤寒沙门菌胃肠炎。他需要抗菌药物治疗吗?

正如B.B.的发病,沙门菌胃肠炎患者在食用污染食物6~72小时后,表现为急性发热、腹泻和腹部绞痛,在严重情况下,同时可伴有血性腹泻和脱水。

身体健康的患者,非复杂性非伤寒沙门菌胃肠炎是典型的自限性疾病,病程持续2~5日,不建议常规使用抗菌药物。抗菌药物不但不能缩短病程和缓解病情,而且可能延长患者无症状携菌时间,促进耐药菌出现,并使患者有可能发生药物不良反应的风险[33,38]。大多数患者只需补充水电解质溶液即可。

无症状带菌者

临床表现和治疗

案例 69-8,问题2: B.B.急性沙门菌胃肠炎治三周愈后,虽然没有临床症状,但其粪便中仍有沙门菌分泌,为消除B.B.肠道中携带的非伤寒沙门菌应使用抗菌药物吗?

无症状非伤寒沙门菌携带者,不应使用抗菌药物清除肠道病菌[18]。一项对来自非伤寒沙门菌流行地区的无症状携菌者的随机双盲试验发现,诺氟沙星或阿奇霉素清除肠道内非伤寒沙门菌的效果与安慰剂组无显著区别[18]。携菌者的排菌时间成人平均为1个月,5岁以下的儿童平均为7周[39]。

有肠外沙门菌感染风险患者的胃肠炎

临床表现和治疗

案例 69-9

问题1: W.M.,男性,50岁,近期被诊断为恶性肿瘤,主诉严重腹痛、恶心、呕吐伴发热1日,发病前一日在一家面包店进食了奶油馅饼,该店因与暴发沙门菌胃肠炎相关即将被卫生部门关闭。如诊断沙门菌胃肠炎,是否需要给予抗菌治疗?如需抗菌药物治疗,建议哪种抗菌药物?

对于具有潜在肠道外感染风险的患者推荐使用抗菌药物治疗,如肿瘤患者(像 W. M.)、糖尿病患者、风湿病、HIV 患者[32]、正在接受免疫治疗的患者、儿童、低胃内 pH(如婴儿、恶性贫血和使用抗酸药物)、严重感染患者[33]和年龄大于 50 的动脉粥样硬化患者,他们容易转变为血源感染[40]。仅有不足 5% 的非伤寒沙门菌胃肠炎可发生血源性感染,而猪霍乱沙门菌和都柏林沙门菌更易于引发血源感染[33]。一旦发生血源感染,可出现骨髓炎、化脓性关节炎、脑膜炎和感染性动脉炎等肠外并发症。最近为控制暴发流行,卫生机构人员用抗菌药物快速清除粪便内的病原菌[40]。

对于具有潜在肠道外感染风险或严重腹泻的患者推荐的抗菌药物治疗如下:口服氟喹诺酮类(左氧氟沙星500mg,每 24 小时 1 次,7~10 日),口服阿奇霉素(500mg,每 24 小时 1 次,7 日);或静脉注射头孢曲松,每日 1~2g,7~10 日(对于免疫缺陷患者可使用 14 日)[3]。HIV 感染患者,CD4≥200 细胞/μl,且不伴有菌血症的胃肠炎患者建议治疗 7~14 日,CD4<200 细胞/μl 的患者,建议治疗 2~6 周[41]。

肠外沙门菌感染

临床表现和治疗

案例 69-10

问题 1:B. T.,男性,70 岁,病态面容,因剧烈腹痛、血性腹泻、新出现右髋关节疼痛、高烧、低血压住院。有意义的现病史是晚餐食用了与 B. B.(案例 69-9,问题1)一样的火鸡肉,既往有右髋人工关节置换术史。抗菌药物治疗对 B. T. 有益吗?如果对患者有益,建议用何种药?

B. T. 存在沙门菌胃肠炎的症状和体征,可能发生血流感染(有发热、低血压)和并发人工髋关节局部感染(新发的右髋部疼痛)。

不伴有局部感染的沙门菌菌血症经抗菌治疗 10~14 日后痊愈[3,32]。对于 HIV 患者建议更长的治疗时间(2~6周)[35,41]。但如果确定 B. T. 有髋关节感染,应通过手术对感染进行治疗[39]。对于非沙门菌肠外感染应该延长治疗时间[40]。

在取得药敏结果前,治疗应考虑患者获得感染地区细菌的耐药情况、优先选择的抗菌药物和感染部位,经验治疗可选择静脉给三代头孢菌素(头孢曲松 1g,每 24 小时 1次,头孢噻肟 1g,每 8 小时 1 次)[41],也可静脉或口服氟喹诺酮类药物(环丙沙星 400mg,静脉注射,每 12 小时 1 次;环丙沙星 500~750mg,口服,每 12 小时 1 次;左氧氟沙星750mg,静脉注射或口服,每 24 小时 1 次),也可以三代头孢和氟喹诺酮类联合使用[40]。对于血源感染患者,特别是在患者病情稳定前[32],部分学者建议采用静脉注射给药[40],但也有学者认为静脉注射和口服的方式给药都可以[41]。

伤寒沙门菌病——伤寒(肠热病)

临床表现

案例 69-11

问题 1:B. C.,49 岁,肥胖女性,因发热、意识模糊和谵妄、腹痛、头痛、食欲减退和腹泻 1 周入急诊科。入院前1 日,胸部出现新发红舌丘疹。有意义的现病史是她 10日前刚从印度次大陆访亲回来,有几位亲戚正处于伤寒热的恢复期。既往有胆囊结石病史,她与丈夫居住在加利福尼亚。入院时生命体征如下:体温 38.3℃,心率 60次/min,血压稳定,体检发现肝脾肿大;实验室检查外周血白细胞计数 $3.0×10^6/μl$,肝功能轻度受损,已送检两套血培养。拟诊伤寒及伤寒沙门菌所致的脑病。为什么她的现病史、临床表现和实验室检查符合该诊断?

B. C. 曾到伤寒疫区旅行,并接触伤寒恢复期亲戚的现病史是其诊断伤寒症(也称肠热病)的重要依据。伤寒在印度次大陆、东南亚、非洲和拉丁美洲的发展中地区流行[42]。发达国家伤寒散发,患者主要是一些从伤寒疫区返回的旅游者。在美国诊断的伤寒患者 85% 都与疫区旅游有关[43]。

B. C. 的临床症状和实验检查结果符合典型的伤寒表现。在 7~14 日的潜伏期[42],沙门菌在巨噬细胞和单核细胞内增殖,当细菌释放入血后,患者即出现全身症状,表现为发热、腹痛、厌食、腹泻或便秘、头痛、干咳和肝脾肿大,严重者可伴胃肠道出血、脑病和休克。肝脏、脾脏、骨髓、回肠末端派尔集合淋巴结和胆囊局部感染可导致菌血症[42]。B. C. 实验室检查白细胞数降低和肝功能轻度升高也支持伤寒的诊断[31]。

治疗

案例 69-11,问题 2:给予 B. C. 一个疗程抗菌药物治疗其拟诊的伤寒有益吗?如进行治疗,都有哪些措施可供选择?

B. C. 可以从有效的抗菌药物治疗获益:①可以将发热从 3~4 周缩短至 3~5 日[44],7~10 日即可痊愈[45];②死亡率从 5%~10% 降至不足 1%[31];③能根除粪便中的伤寒沙门菌,限制感染传播[45];④并防止感染复发。大多数伤寒患者可采用口服抗菌药物治疗,病情严重患者或持续呕吐及严重腹泻的患者应静脉使用抗菌药物治疗[42]。

氯霉素、甲氧苄胺嘧啶/磺胺甲噁唑或氨苄西林

直至 20 世纪 80 年代,伤寒的标准治疗是采用氯霉素、甲氧苄胺嘧啶/磺胺甲噁唑或氨苄西林治疗 14~21 日,治愈率超过 90%[46]。20 世纪 90 年代初,多重耐药(同时对氯霉素、氨苄西林和 TMP-SMX)沙门菌在亚洲和非洲导致伤寒病暴发流行,但这些菌株仍然对氟喹诺酮类敏感,因此必须改变抗菌药物的选择。值得一提的是,在世界上的某些地

区多重耐药的伤寒沙门菌已经下降到12%。

氟喹诺酮类

口服氟喹诺酮类短期(不超过5日)治疗与标准的长期治疗(氯霉素、甲氧苄胺嘧啶/磺胺甲噁唑或氨苄西林)效果相当甚至更好[46]。20世纪90年代末,亚洲部分地区报道短疗程(少于5日)应用氟喹诺酮药物治疗伤寒患者,临床失败率高达50%[43],微生物学评估发现这些分离菌株对萘啶酸耐药,其环丙沙星MIC值(0.125~1μg/ml)远高于敏感菌(MIC<0.03μg/ml)[47],新发现的氟喹诺酮类药物吉米沙星,较老品种具有更低的MIC值(0.19 vs 0.5μg/ml),对于萘啶酸耐药的伤寒杆菌感染的儿童患者,吉米沙星的治愈率超过95%[15]。在萘啶酸耐药的伤寒杆菌流行地区,也可使用阿奇霉素和三代头孢进行治疗。

阿奇霉素

阿奇霉素对于轻中度伤寒沙门菌感染依然有效[48]。在萘啶酸耐药率高达96%的越南,阿奇霉素[20mg/(kg·d)],7日治疗儿童非复杂性伤寒的治愈率可达95%以上,平均退热时间为106小时,且无复发[15]。而低剂量阿奇霉素[10mg/(kg·d),7日]对萘啶酸耐药感染患者的治愈率仅为82%[49]。值得我们关注的是阿奇霉素耐药的伤寒沙门菌对阿奇霉素治疗无效[51]。

β-内酰胺类和替加环素

口服第三代头孢菌素头孢克肟治疗伤寒的疗效差异较大,有4%~27%的治疗失败率[50]。有学者不建议该药用于治疗伤寒热[43]。头孢克肟效果差可能与β-内酰胺类药物在细胞内的渗透性差相关,而伤寒沙门菌主要寄居于宿主细胞内[52]。

头孢曲松是静脉注射的三代头孢菌素,推荐用于治疗严重的伤寒热[44],为避免复发应延长治疗时间。即使体外显示敏感,头孢曲松治疗复发率远高于阿奇霉素,分别为14%和0%[53],但头孢曲松疗程延长(14日),多重耐药沙门菌感染患者未见感染复发[54]。头孢曲松治疗的退热时间可长达10日[55]。头孢曲松耐药的菌株已在印度、菲律宾、中国和美国等地报道[56]。碳青霉烯类(亚胺培南、美罗培南和厄他培南)和替加环素是头孢曲松潜在的治疗替代药物[48]。

治疗——重症伤寒和非复杂性伤寒

> **案例 69-11,问题 3:** B. C. 的伤寒治疗有何特别的经验抗菌方案可以推荐? 如果是非复杂性伤寒热治疗有什么不同?

重症伤寒热推荐头孢曲松治疗[57]。获得药敏结果后治疗选择包括头孢曲松(1~2g静脉注射,每24小时1次)10~14日,退热后至少继续治疗7日,以避免复发[48]。或采用氟喹诺酮类药物治疗10~14日[44]。

非复杂性伤寒可以在院外治疗[44]。经验的口服治疗

包括阿奇霉素500mg/d,5~7日[44],氟喹诺酮类(左氧氟沙星500mg,每日1次,环丙沙星500mg,每日2次)[3]。儿童患者推荐使用阿奇霉素和头孢曲松[3]。值得一提的是,在一些地区随着多耐药菌株的减少,氨苄西林、阿莫西林、甲氧苄胺嘧啶/磺胺甲噁唑和氯霉素均可根据药敏结果选择作为治疗药物[44]。

辅助治疗

> **案例 69-11,问题 4:** 除了使用抗菌药物治疗外,还有哪些辅助治疗可以使 B. C. 获益?

肠性脑病(有意识改变)若不及时治疗,死亡率可高达56%[58]。有回顾性研究表明,肠性脑病患者在恰当的抗菌治疗同时辅以大剂量静脉给予地塞米松(首剂3mg/kg,然后1mg/kg,每6小时1次,共8次)可以改善患者生存[58]。地塞米松治疗肠性脑病的作用机制尚不清楚[58]。

> **案例 69-11,问题 5:** B. C. 出院14个月后,仍有伤寒症状,且大便伤寒杆菌阳性,期间每个星期日都和他们一起吃饭的成年儿子也因发热寒战伴头痛去看医生,被诊断为非复杂性伤寒。他没有重要的病史且无旅行,他的儿子是怎么获得伤寒的呢? 对于这个家庭的患者如何选择治疗方案?

不同于他的妈妈 B. C.,她的儿子没有伤寒热流行地区的旅行史,由于妈妈是伤寒携带者,他可能是由于吃了妈妈准备的食物而感染。大多数患者在康复后大便伤寒杆菌阳性会持续3~4周,但有1%~3%的像 B. C. 这样的患者感染后在尿或便中可排菌1年以上,成为传播感染的传染源。与非伤寒沙门菌不同,人体是伤寒沙门菌的唯一天然宿主[55]。B. C. 成为慢性带菌者的危险因素是患有胆结石,使伤寒沙门菌在患病胆道内免受宿主免疫系统清除。

慢性伤寒携带者

治疗

> **案例 69-11,问题 6:** 有何治疗选择可用于治愈 B. C. 的慢性伤寒携带状态?

慢性伤寒杆菌携带者的治疗选择包括:延长抗菌药物疗程、行胆囊切除术或抑制性抗菌治疗[42]。虽然胆道解剖结构异常(如胆石病)的慢性带菌者,抗菌药物疗效较差[59],但50%~90%的慢性带菌者经延长抗菌药物疗程可完全清除细菌[59-62]。伤寒复发通常在完成抗菌治疗后的数月内[63],但也可在完成治疗后24个月内发生[64]。对于药物敏感的伤寒沙门菌的慢性携带者,有效的抗菌药物治疗方案包括阿莫西林2g,每日3次,治疗28日[61];氨苄西林1g,每日4次,治疗90日[60];氨苄西林1.5g,每日4次加丙磺舒治疗6周[59];TMP-SMX 160/800mg,每日2次,治疗3个月[62];环丙沙星500~750mg,每日2次,治疗3~4

周[65-67];诺氟沙星 400mg,每日 2 次,治疗 4 周[68]。

预防

案例 69-11,问题 7：B.C. 的妹妹计划去印度次大陆旅行,担心感染伤寒。可以采取什么措施来减少她感染的风险?

世界卫生组织(WHO)和美国疾病预防控制中心(CDC)推荐去有患伤寒风险的亚洲、非洲和拉丁美洲国家旅行需要接种疫苗[69]。美国目前已批准用于预防伤寒沙门菌的两种疫苗,但不能预防副伤寒沙门菌。肌内注射疫苗用于 2 岁以上的人群,预防有效率为 55%;不良反应有局部疼痛、肿胀、发热、头痛和周身不适[69]。口服 Ty21a(接种 4 次)疫苗用于 6 岁以上人群,耐受性好,保护率 55%[69]。因口服疫苗是减毒疫苗,不能用于免疫缺陷患者。同时为保证减毒疫苗的活性,在给予最后一剂后至少 3 日内不能使用抗菌药物,最好在口服疫苗前的 3 日停止使用抗菌药物。长期停留可以考虑服用长效抗菌药物阿奇霉素[69]。

由于现有的伤寒沙门菌疫苗不是 100% 有效,并且在亚洲的一些国家,伤寒患者血液分离菌,副伤寒沙门菌 A 高达 50%[70]。因此仍有必要强调良好的卫生习惯和避免食用可能有肠道病原菌污染风险的食物。

志贺菌属

志贺菌是革兰氏阴性的胞内细菌病原体,属于肠杆菌科。痢疾是一种炎症性腹泻,表现为腹痛,血便,黏液便,而志贺菌属是导致痢疾最常见的原因。志贺菌包括 4 种,其中痢疾志贺菌、福氏志贺菌可导致严重痢疾,而宋氏志贺菌和鲍氏志贺菌一般只导致轻度的痢疾,表现为水样腹泻,伴或不伴血便[71]。

痢疾志贺菌——重度疾病

临床表现

案例 69-12

问题 1：患者 M. T.,男性,60 岁,病态面容,因急性血水样腹泻、发热就入院。2 日前,该患者出现发热、腹部痉挛性疼痛,水样腹泻,每日 6~7 次。之后腹泻症状加重,每日 10~12 次,量少,为黏液脓血便,用力排便时伴有疼痛。他从印度次大陆出差回来后 3 日开始发病。在出差期间,他一直待在酒店,所有的饭菜均由酒店提供。但在离开当日,他混迹于当地街头,并食用了路边摊的食物。M. T. 居住在佛罗里达,既往体健,否认药物过敏史和用药史。M.T 入院体温 38.3℃,体格检查:急性病容,腹部压痛明显,轻度脱水。为什么 M. T. 的现病史和临床表现符合痢疾诊断,最可能是痢疾志贺菌导致的?

M. T. 的痢疾诊断符合流行病学特征,可能由 I 型痢疾杆菌致病,他最近去印度次大陆出差,该地污水系统处理不足[71],正是 I 型细菌性痢疾流行区域[71]。因此 M. T. 可能食用了路边商贩提供的污染食品或者接触痢疾志贺菌痢疾患者或无症状的排痢疾志贺菌的携带者[72]。10~100 个志贺菌即可感染健康宿主[71],因此痢疾是一种极易感染的传染病。

人体摄入志贺菌的毒力因子后,志贺菌可以逃避免疫系统的识别,侵袭结肠和直肠上皮。其内毒素可以导致液体分泌入肠腔,细胞毒素可以导致细胞死亡,这两种毒素均有严重的临床表现[71]。

M. T. 在摄入污染物 24~48 小时内患者出现胃肠炎症状,包括腹泻、疲劳、精神萎靡、厌食等症状[72]。水性腹泻一般先于痢疾发生,通常是轻度感染的唯一表现[72]。随后几小时或者几日出现痢疾,特征是小量频繁的血便和黏液样便、腹部绞痛和里急后重(排便痛苦紧张)[72]。溶血尿毒症综合征(the hemolytic uremic syn drome,HUS)是志贺菌痢疾的急性并发症,近 13% 的 I 型痢疾杆菌感染患者可发生 HUS。HUS 是由志贺毒素 1 导致的,志贺毒素多由痢疾杆菌产生,很少由痢疾志贺菌产生[71]。易感人群被志贺菌、沙门菌和弯曲杆菌等侵袭性病原菌感染后,可能发生长期并发症,如感染后肠易激综合征[73]或反应性关节炎[74]。

治疗

案例 69-12,问题 2：抗菌药物治疗对 M. T. 可能感染的 I 型痢疾杆菌痢疾导致的血便和发热有益吗?

可能感染 I 型痢疾杆菌的 M. T. 可以在抗菌药物治疗中获益,首先对痢疾有效的抗菌药物治疗细菌性痢疾可以缩短平均病程,由 5~7 日减少为 3 日[72],降低死亡和发生感染严重相关并发症的风险,在开始治疗的 48 小时内,M. T. 应该注意大便频率、血便量和发热情况。其次抗菌治疗可迅速减少患者携带和排泄志贺菌量,从而限制感染传播。虽然有以上的治疗效果,但抗菌药物可以增加 HUS 的发生率,但 Bennish 等[75]发现在痢疾发作的前 3~4 日使用抗菌药物具有较低的 HUS 发生风险。

案例 69-12,问题 3：什么样的经验抗菌方案适合志贺菌痢疾的治疗?

已知志贺菌属对抗菌药物的耐药性正快速上升,因此经验性治疗应该基于当地细菌敏感性监测数据[71]。

氨苄青霉素、TMP-SMX 和萘啶酸

从 19 世纪 60 年代到 80 年代,氨苄青霉素、TMP-SMX 和萘啶酸都是治疗痢疾的首选药物。在 1990 年代,多重耐药(对 TMP-SMX、氨苄西林和氯霉素耐药)志贺杆菌限制了以前的经验治疗,而对多耐药细菌仍保持敏感的氟喹诺酮被广泛应用[71]。

氟喹诺酮类

在环丙沙星和萘啶酸都敏感地区多重耐药志贺菌 1 型感染的经验治疗,成年患者采用环丙沙星 500mg,每日 2 次,3~5 日,可有效治疗[10]。自氟喹诺酮类药物作为志贺菌痢疾的治疗选择以来,出现了氟喹诺酮耐药的菌株[76]。在亚洲和非洲痢疾杆菌对环丙沙星耐药从 2 000 年的 0.6% 增长到 2007—2009 年的 29.1%[77],虽然欧洲和美国的耐药率较低(低于 5%)[77],但在美国,国际旅行导致耐环丙沙星宋氏志贺菌[78]和其他多重耐药肠杆菌[79]传播到美国并在当地流行。

阿奇霉素

在一项 1 型志贺菌引发的流行性痢疾的治疗研究中成人患者单剂量阿奇霉素(1g 口服)或多剂环丙沙星(500mg,口服,每日 2 次,3 日)治疗的效果相同。值得注意的是,几乎所有的分离菌株对氨苄西林和 TMP-SMX 耐药,但仅 17% 对萘啶酸耐药。阿奇霉素和环丙沙星从开始治疗到症状完全缓解的平均天数分别为 2.5 日和 2.3 日[80]。

对于多重耐药志贺菌属引发的中重度痢疾成年患者,口服阿奇霉素(第 1 日 500mg,然后 250mg/d,连续 4 日)或口服环丙沙星(500mg,每日 2 次,5 日)的临床疗效分别为 89% 和 82%($P > 0.2$)[81]。在子群分析中,不管分离菌株在体外对抗菌药物敏感如何,感染 1 型志贺菌属的患者阿奇霉素和环丙沙星治疗失败率分别为 29% 和 17%,远高于其他志贺杆菌属患者(治疗失败率 6%)[81]。几乎所有(97%)的 1 型痢疾志贺菌临床分离株对萘啶酸耐药,环丙沙星平均 MIC 为 0.125μg/ml,然而对萘啶酸耐药的其他型痢疾志贺分离菌只有 6%,环丙沙星平均 MIC 为 0.016μg/ml。

值得关注的是有大洲间通过性传播的阿奇霉素耐药志贺菌感染患者,用阿奇霉素治疗失败的案例[82]。宋氏志贺菌对阿奇霉素的敏感性下降但对头孢曲松保持敏感[83],并有头孢曲松成功治疗阿奇霉素治疗失败的案例[84]。

β-内酰胺类

口服第三代头孢菌素头孢克肟的疗效不可靠,据报道有 11%~47% 的患者治疗失败[85]。对于环丙沙星治疗失败的患者,静脉单独给予头孢曲松或头孢噻肟[39]或联合阿米卡星[46]对志贺菌属均具有较好的疗效,虽然不常见,但头孢曲松耐药的痢疾志贺菌已在亚洲出现[71]。持续的检测志贺菌属的耐药性对于经验性抗菌药物治疗具有重要意义。

> **案例 69-12,问题 4:**洛哌丁胺是否应该用于痢疾患者的治疗?

抗胃动力药用于治疗痢疾存在争议,因其延长病原菌从肠道的清除可使病情恶化。对因志贺菌属引发的不严重细菌性痢疾成人患者,洛哌丁胺安全联用环丙沙星使用,不会延长发热时间,并能减少未成形粪便次数和缩短腹泻持续时间[9]。但是在该研究中,分离的菌株对环丙沙星和萘啶酸敏感,且没有重症感染。因此将此研究应用于像 M. T. 这样的重症感染患者应该慎重[9]。

> **案例 69-12,问题 5:**类似 M. T. 可能由痢疾志贺菌感染引起的严重痢疾患者,什么样的经验性抗菌治疗方案才是恰当的?

虽然对环丙沙星、阿奇霉素和头孢曲松耐药的菌株均有报道,但它们依然是治疗志贺菌感染的主要药物[3,76]。对于具有恶心和呕吐的严重痢疾患者,静脉给予头孢曲松是合理的经验治疗方案[71]。由于耐氟喹诺酮志贺菌属的广泛流行,如在 M. T. 感染的印度次大陆地区[77],喹诺酮类药物很少被用于治疗志贺菌属感染。

痢疾志贺菌——轻度疾病

临床表现

> **案例 69-13**
>
> **问题 1:**F. F.,女性,30 岁,既往体健,因水样便 3 日就诊。重要现病史如下:患病 2 日前去看望正处于宋氏志贺菌痢疾恢复期 4 岁的侄儿,她侄儿是在学校被感染。F. F. 既往史无特殊。就诊时自我感觉较前几日好转,无发热;体检无异常发现。F. F. 的痢疾表现为何与 M. T.(案例 69-12,问题 1)不同?需要给予抗菌药物治疗她拟诊的轻度细菌性痢疾吗?

治疗

与 M. T. 不同,F. F 为轻型志贺菌病,具有自限性。在发达国家,处于人员密集的环境是志贺菌病的风险因素,如儿童保育中心,军营和病房[72]。国际旅行[78]和男性同性恋性传播[82]也是志贺菌的传播方式。接触感染患者 1~4 日内二次发病率高达 40%。无症状的康复后感染者可持续排出志贺菌。

宋氏志贺菌(S. sonnei)是发达国家 90% 细菌性痢疾的致病原。大多数患者症状轻呈自限性,一般不需要进行抗菌治疗。然而,从公共卫生的角度来看,抗菌药物常用于缩短病程和感染期[86]。另一方面,随着多重耐药志贺菌的出现,一些专家赞成仅对重病患者使用抗菌药物[87]。

经验性的抗菌选择包括口服环丙沙星 500mg,每日 2 次;或口服阿奇霉素 500mg,每日 1 次;也可以使用头孢曲松,疗程为 3 日[87]。可在 24 小时内明显改善临床症状[71]。

预防

预防志贺菌病需要良好的卫生习惯,包括正确的洗手,减少在性接触过程中的粪-口暴露[88]。由于疫苗免疫原性差、对非疫苗血清型引起感染流行无保护和不良反应,目前有效疫苗的开发受限[71]。

空肠弯曲杆菌

临床表现

案例 69-14

问题 1：M. U.，女性，20 岁，既往体健，24 小时前因身体疲乏、发热、腹泻、腹痛和血性腹泻就诊于校医室。发病 1 日前她在操场附近一家餐馆里吃了没有完全做熟的鸡肉。无重要过去病史及近期旅游史。体格检查发现，M. U. 非病态面容。医生告诉她过去 1 周，有几位与她在同一家餐馆吃过饭，并发生相似胃肠道症状的同学被诊断为空肠弯曲杆菌感染，为何 M. U. 的病史及临床表现符合弯曲杆菌胃肠炎？

M. U. 弯曲杆菌胃肠炎的拟诊与其在一家发生弯曲杆菌胃肠炎暴发的餐馆里进食未充分烹调鸡肉的病史一致。在工业化国家，弯曲杆菌感染的最重要危险因素就是食用加工不当的食物，如未经高温消毒的食物和污染的水[89]。预防弯曲杆菌感染的方法是仔细准备食材和烹煮食物[90]。

弯曲杆菌肠炎发病 24 或 72 小时前有进食污染食物史。临床表现为腹泻、发热（90%）、腹部绞痛、松散水样便或血便[89]。弯曲杆菌胃肠炎并发症包括 Guillain-Barre 综合征（发病率<1/1 000）、反应性关节炎和肠易激综合征，肠易激综合征腹泻可以持续 7 日[89]。

治疗

案例 69-14，问题 2：抗菌药物治疗对 M. U. 的弯曲杆菌肠炎有益吗？

因为弯曲杆菌肠炎是典型的急性自限性疾病，通常会在 1 周内缓解[91]，一般不需要抗菌药物治疗[89]。但对于症状持续超过 1 周、高热、血便、孕妇或免疫低下的患者推荐使用抗菌药物[92]。鉴于 M. U. 具有发热和血便的表现，应该使用抗菌药物。有效的抗菌药物治疗可减轻症状并使病程平均缩短 1.3 日，并且在发病 3 日内进行抗菌药物治疗可获最佳治疗效果[89]。

案例 69-14，问题 3：什么样的经验性治疗可用于 M. U. 拟诊的弯曲杆菌肠炎？

大环内酯/氮杂

大环内酯类抗菌药物依然是弯曲杆菌肠炎治疗的推荐药物[3]。大环内酯类抗菌药物的耐药率稳定为 5%[89]，但具有地域的差异，较高耐药率的地区为东欧和中国（5%～11%）[93] 及印度（22%）[94]。

氟喹诺酮类药物

在弯曲杆菌肠炎治疗药物选择中，由于在动物医疗和食用家禽中氟喹诺酮类抗菌药物的大量使用导致其广泛的耐药，氟喹诺酮类药物已经不是弯曲杆菌肠炎治疗的首选。在美国食用动物饲料中添加抗菌药物的行为现已被禁止[93]。弯曲杆菌对氟喹诺酮类的耐药在西班牙、泰国和香港超过 80%，但在部分欧洲地区耐药率约为 50%[95]。在美国，对环丙沙星耐药的弯曲杆菌的流行率从 2007 年到 2011 年一直保持在 20% 到 30% 之间[89,93,96]。在美国患弯曲杆菌肠炎患者中，旅行者患者的弯曲杆菌耐药率高于本地患者（60% vs 13%）[93]，在对弯曲杆菌肠炎患者的经验治疗中，应参考患者获得感染地区的耐药情况。

弯曲杆菌肠炎成人患者推荐阿奇霉素 500mg，每日 1 次，共 3 日，或红霉素 500mg，每日 4 次，5 日[3]。儿童可用阿奇霉素每日 10mg/kg，每日 1 次，3～5 日，或红霉素 30mg/kg，分 2～4 次给予，3～5 日[3]。根据 M. U. 的病史和临床表现，可以给口服红霉素或阿奇霉素经验进行治疗。

旅行者腹泻

每年近十亿人从发达国家到发展中国家旅行，其中约 10%～60% 发生急性和自限性腹泻[14,97]，小部分旅行返回的患者可长期患有感染后并发症[14]。专家建议旅行前应进行旅行者腹泻（travelers' diarrheal，TD）的预防和在疾病发作时可进行自我治疗使用说明教育[98]。

案例 69-15

问题 1：W. D. 和 B. D. 是两位 23 岁的女大学生，既往体健，她们准备去中美洲度过两周假期。在出发之前她们在一个旅行诊所接受了预防旅行者腹泻的相关教育，配有在疾病发作时可进行自我治疗的药物旅行套装。到达当日就在街边摊贩品尝了新鲜的蔬菜、水果和预制食品，饮用了非瓶装饮料。次日两位旅行者感觉不舒服，W. D. 出现 2～3 次水样便并伴有轻度恶心；而 B. D. 更严重，感觉有些"发热"，出现 6～7 次松不成形血便并伴腹痛。均无头昏或口渴，并均可以喝非瓶装水和果汁。她们获得 TD 的危险因素是哪些？为什么 W. D. 和 B. D. 的临床表现和现病史符合旅行者腹泻的诊断？

风险因素

这两个旅行者都有多个患旅行者腹泻的危险因素，首先在旅行者腹泻高风险的旅游地区拉丁美洲旅行（在旅行的前两周发生腹泻的概率大于等于 20%），其他高风险的地方包括南亚、西非和中非[14]；在旅行前两周是旅行者高风险因素，她们刚刚到达旅行者腹泻的高危地区增加了患病风险，第 2 周患病的风险是 9.9%，而第 3 周是 3.3%[14]；第 3 个危险因素是到 TD 高发地区在街边摊食用了可能被肠杆菌科致病菌污染的食物并且饮用了非瓶装饮料。其他高风险的食物包括当地摊贩的冰块、未经加工的牛奶、未削皮的水果和蔬菜、未烹饪的食物、含水食物和室温下长时间放置的食物，可使细菌增殖或释放其肠毒素[99],其他的危险因素包括使用抑酸药物,使酸敏感的胃肠道致病菌通过胃肠道导致感染和具有遗传易感性的旅行者[14]。

临床表现

旅行者腹泻定义为每日≥3次不成形稀便,并伴有下列肠道感染症状之一:腹痛、恶心、呕吐、发热、痢疾、便急、里急后重、血便或黏液便。旅行者腹泻在食用污染食物24~48小时发病,不经治疗一般在4~5日内能自愈[14]。

一般治疗

> 案例69-15,问题2:在W.D和B.D.的疾病治疗中应采取什么样的一般措施?

W.D.和B.D.在旅行前学习旅行者腹泻的自我治疗,认识到她们的症状与旅行者腹泻一致。

脱水

为补充丢失的液体和电解质她们应继续饮用瓶装或煮沸的液体如茶,肉汤,碳酸饮料和果汁[99]。可以进食咸饼干或含氯化钠食物以补充电解质。对饮用液体不受限的患者,单用洛哌丁胺即可达到世界卫生组织改良的口服补液法与洛哌丁胺联用的治疗效果[100]。两人均无口渴、头晕或精神状态异常等脱水的症状和体征。

安全食物——"剥皮""煮熟""忘记它"

旅行者应该避免食用具有高风险被肠道致病菌污染的食物,如生的蔬菜,不是由自己剥皮的水果、非热蒸汽煮熟的食物和自来水[101]。她们应该食用自己亲自剥皮的食物、或者充分清洗的食物以及用热蒸汽完全煮熟的食物。肠道致病菌可在100℃被杀灭,经60℃蒸汽加热的食物也是安全的[14]。

由于员工上厕所后洗手的设施不足,缺乏防止苍蝇污染食物的屏风和窗户,导致不能达到准备食物的卫生标准[14]。即使坚持安全饮食和预防措施,也不可能完全预防TD。

旅行者腹泻的自我治疗

单用抑制胃肠动力药物能快速缓解症状,但不能治愈感染;而单用抗菌药物可治疗感染但不能缓解症状[99]。两者联用能在最短时间内缓解腹泻症状[99]。旅行者腹泻自我治疗方案应根据疾病的严重程度和腹泻的临床表现。

微生物病因学、临床表现和治疗选择

> 案例69-15,问题3:旅行者腹泻的临床表现有:伴或不伴(a)水样泻不伴有血便和发热;(b)血便伴发热;(c)腹泻时服用了预防药物。最常见的病因是什么?如根据患者的腹泻的临床症状如何进行治疗?

TD患者50%~94%是由微生物病原体引起的,其中细菌感染最常见;病毒和寄生虫较少见[14]。旅行者去发展中国家旅游最常见的病原菌是产肠毒素的大肠埃希菌(enterotoxigenic E. coli,ETEC),其次是聚集性大肠(enteroaggregative E. coli,EAEC)、弥散黏附型大肠埃希菌、诺如病毒、轮状病毒、沙门菌属、弯曲杆菌属和志贺菌属[14]。可能导致旅行者腹泻的肠道致病菌可以根据腹泻的临床表现和旅行地点进行判断(旅行地致病微生物的流行病学可以帮助患者选择正确的自我治疗)[102]。

不伴有发热和血便和水样便

ETEC认为是急性水样便的主要致病菌,特别是在拉丁美洲和加勒比海地区(占报告病原体的≥35%)、非洲(占报告病原体的25%~35%)、南亚(占报告病原体的15%~25%)[14]。ETEC可产生肠毒素刺激肠黏膜分泌液体进入肠腔,导致腹泻的发生。

洛哌丁胺、苯乙哌啶/阿托品和铋剂

轻症患者如每日排稀便两次且症状轻微[103],无发热或血便[101],可单用洛哌丁胺治疗。洛哌丁胺可迅速缓解腹泻症状,多在24小时内[101],比苯乙哌啶/阿托品有更好的耐受性。轻症腹泻感染的可能性不大,应考虑非感染性的原因如焦虑、饮食变化和压力[103]。铋剂也是温和有效的腹泻症状改善药物[14]。

旅行者的短期重要旅行(商务活动)可以给予抗菌药物。但在抗菌药物应用时应考虑使用药物的副作用、药物费用和细菌耐药性等因素。一项前瞻性试验发现对于相同目的地的腹泻患者给予抗菌药物预防患者中携带产β-内酰胺酶肠杆菌细菌定植的风险是最高的(28%~80% vs 8%~47%)[79],旅行返回后24%的旅行者可定植6个月,10%患者可以定植3年[79]。因此专家不建议抗菌药物应用于轻中度腹泻患者和预防用药[79]。

单独的抗菌药物治疗

利福昔明、环丙沙星、左氧氟沙星和阿奇霉素[102]推荐用于不伴有血便和发热的旅行者腹泻[102](表69-3)。在墨

表 69-3

成人旅行者腹泻的防治

药物	治疗
环丙沙星	500mg,每日2次,1~3日*
左氧氟沙星	500mg,每日1次,1~3日
阿奇霉素	单剂量1 000mg或500mg,每日1次,3日
利福昔明	200mg,每日3次,3日

* 单剂量可能有效。如果首次剂量后12~24h腹泻缓解,可以停用;反之连续使用3日。

来源:Hill DR, Beeching NJ. Travelers' diarrhea. *Curr Opin Infect Dis*. 2010;23;481;DuPont HL et al. Expert review of the evidence base for self-therapy of travelers' diarrhea. *J Travel Med*. 2009;16;161.

西哥[104,105]或肯尼亚[106]，ETEC 是常见的 TD 致病原，推荐使用单剂量的环丙沙星 500mg、阿奇霉素 1g 或者左氧氟沙星 500mg，与安慰剂相比可以缩短病程，平均腹泻时间从 54~69 小时降至 22~33 小时[107]。到墨西哥或印度旅行的患者，口服利福昔明（200mg，每日 3 次）或环丙沙星（500mg，每日 2 次），共 3 日，与安慰剂相比，平均腹泻时间由 66 小时分别缩短到 32 小时和 29 小时[108]。利福昔明不被机体吸收，因而它具有良好的耐受性，产生耐药性的概率较低[109]。

抑制胃肠动力药联合抗菌药物

抑制胃肠动力药联合抗菌药物能在最短时间缓解腹泻症状。抑制胃肠动力药可迅速减少排便次数，而抗菌药物用于控制感染[104]。驻扎在土耳其的军事人员，TD 主要由 ETEC 引发，使用左氧氟沙星（单剂量 500mg）联合洛哌丁胺（首次 4mg，维持剂量 2mg，最多 16mg/d）可缩短腹泻时间至 3 小时，与阿奇霉素（单剂量 1g）联合洛哌丁胺的疗效相当[110]。另一项对去墨西哥交流的 18 周岁以上美国健康学生的研究也表明，利福昔明（200mg，口服，每日 3 次，共 3 日）和洛哌丁胺（最初 4mg，之后每次不成形稀便后 2mg）联合用药可以最快缓解腹泻症状（27±4.13 小时），较利福昔明（32.5±4.14 小时）或洛哌丁胺（69±4.11 小时）单药应用疗效好[109]。

伴有或者不伴有发热的血便，或者预防使用抗菌药物[102]

导致患者血便伴发热的侵入性致病菌主要包括志贺菌、弯曲杆菌属、不常见的沙门菌、非霍乱弧菌和气单胞菌属。弯曲杆菌属导致的旅行者腹泻在东南亚（占报告病原体的 25%~35%）和南亚（占报告病原体的 15%~25%）较常见[14]。

单独使用抗菌药物

使用单剂量阿奇霉素 1g 治愈率最高（96%），其次是服用 3 日阿奇霉素，每日 500mg（85%），服用左氧氟沙星每日 500mg 的患者治愈率最低（71%）[110]。左氧氟沙星的治愈率较低是由于感染了耐左氧氟沙星的弯曲菌。服用首剂阿奇霉素 1g 后 30 分钟内，患者出现恶心，发生率 14%，而其他方案为 <6%[110]。

利福昔明不用于伴发热和血便的复杂腹泻患者，不用于沙门菌、志贺菌和弯曲杆菌属等侵袭性肠道病原菌感染的治疗[102]。

案例 69-15，问题 4：根据每个旅行者的症状和病史，什么药物治疗可以用于 W.D. 和 B.D.，减轻她们旅行者腹泻的症状和持续时间？

对于不伴有血便和发热的轻症患者，可考虑使用洛哌丁胺，通常在 24 小时内可以减轻症状[101]，如果在 12 小时内症状没有改善，可以考虑使用抗菌药物[103]。

对于中重度腹泻伴发热或血便的旅行者（如 B.D.），抗

菌药物治疗可以缩短病程并缓解症状[101]。治疗方案包括氟喹诺酮或阿奇霉素（见表 69-3）。建议在弯曲肠杆菌氟喹诺酮耐药率高的地区的旅行者腹泻患者使用阿奇霉素[101]，这些地区包括泰国（93%）、尼泊尔（71%）、亚洲（70%）、拉丁美洲（61%）和非洲（31%）[102]，或者用于氟喹诺酮类抗菌药物治疗 48 小时无效的患者[101]，利福昔明不用于侵袭性肠道病原菌感染的治疗[14]，不能用于 B.D. 的治疗。

旅行者腹泻感染后并发症

案例 69-15，问题 5：在回国 3 周后，W.D. 肠道症状消失，而 B.D. 仍大便不成形伴腹部不适并因此就诊。体检：生命体征平稳，无发热。医生认为她的症状符合感染后肠易激综合征（PI-IBS）的诊断。为什么 B.D. 的病史和临床表现符合 PI-IBS，何种治疗方案可以推荐？

临床表现和危险因素

旅行者腹泻感染后并发症包括空肠弯曲菌感染后导致的应性关节炎和格林巴利综合征，以及由弯曲杆菌属、沙门菌和志贺杆菌等[7]侵袭性病原体感染导致的腹泻期后发生的感染后肠道易激综合征（postinfectious irritable bowel syndrome，PI-IBS），3%~17% 的旅行者可以发生 IBS[14]。PI-IBS 的危险因素包括例行性腹泻的严重程度和发作次数、旅行前腹泻、旅行前不良生活事件和可分泌的热不稳定毒素的 ETEC 感染[14]。

治疗

PI-IBS 的治疗目标是减缓症状，抗菌药物尚未证实有效，且可能有害[111]。洛哌丁胺可用于腹泻治疗，如果餐后有排便紧迫感，建议饭前 30 分钟服用洛哌丁胺。腹胀以及腹部感觉不适可使用二甲基硅油或止痉药物[73]；慢性腹部症状可使用低剂量阿米替林和选择性 5-羟色胺再摄取抑制剂[111]。约 50% PI-IBS 患者在 6 年内可以痊愈，但那些合并持续抑郁或者焦虑症的患者疾病痊愈的可能性很小[111]。

使用抗菌药物预防旅行者腹泻患者 PI-IBS 的发生尚未证实有效，一项随机、对照、安慰剂双盲回顾性研究评价利福昔明预防到南亚和东南亚旅行的旅行者腹泻发现，利福昔明并不能减少 PI-IBS 的发生，该研究未获得阳性结果可能是由于研究的样本量不足，要明确利福昔明的作用仍需进一步研究[112]。

预防

案例 69-15，问题 6：鉴于 W.D. 和 B.D. 的旅游经历，她们的朋友 J.G. 与 T.M. 计划到中美洲度假。为了防止腹泻影响旅行计划，他们希望采取预防措施。两人都没有重要病史。除了接受选择"安全食物"等旅行前教育，可用什么样的药物治疗减少他们患 TD 的风险？

预防使用抗菌药物的选择

抗菌药物预防 TD 仅在使用其预防感染获益超过可能的不良反应风险（如氟喹诺酮类药物的光敏性和细菌耐药）以及费用等弊端时才考虑使用[112]。对于健康的人群，旅行者的 TD 是仅持续几日的自限性疾病，即使发生了 TD，通过自我治疗也可在发病 24 小时内减少不成形大便的次数[113]，因此并不推荐常规的抗菌药物预防 TD。

化学预防可以考虑给予具有发生感染及其并发症最大风险的旅行者，包括发生短程病即可毁掉旅行的人（如运动员、政治家、演讲者等）、腹泻可加重基础疾病的人（包括胰岛素依赖型糖尿病、充血性心力衰竭、反应性关节炎、炎症性肠病、晚期癌症或 HIV 感染），具有增加肠道感染风险情况的人（如遗传素质、胃疾病或手术后以及正使用抑酸药等）[104]。化学预防不应该超过 2~3 周[14,101]。因此这两个旅行者不需要使用抗菌药物预防旅行性腹泻，如发生腹泻，他们需要根据他们在旅行前在诊所接受的旅行者腹泻的相关教育自己进行治疗。

对于需要化学预防的旅行者腹泻患者，可以根据以下说明选择适宜的预防药物。

抗菌药物

建议用氟喹诺酮类药物进行化学预防（在旅行期间每日服用环丙沙星 500mg 或左氧氟沙星 500mg，但不要超过 2~3 周，返回后不要超过 2 日）以减少腹泻疾病的发病率[14,101]。但是，考虑到印度常见的肠道病原体（包括 ETEC 和 EAEC）以及亚洲和拉丁美洲的弯曲杆菌属[102]对氟喹诺酮类药物的耐药率增高[112]，应谨慎考虑氟喹诺酮类药物当前的疗效。也可采用每日 250mg 的阿奇霉素进行化学预防，如到弯曲杆菌属导致 TD 流行的南亚和东南亚，阿奇霉素预防是一个更好的选择[101]。

利福昔明虽然目前尚未被批准用于预防 TD，但在一项明确 ETEC 为主要致病原的美国到墨西哥旅行学生的研究中利福昔明能有效预防 TD 发生[114]。最近的一项随机，双盲，安慰剂对照研究表明，与安慰剂相比，对于到肠道侵袭性病原体是 TD 的常见致病因的南亚和东南亚地区旅行的健康者，利福昔明只有适度（48% 的保护率）的益处。

其他药物

次水杨酸铋，两片（526mg/剂），每日 4 次，最长疗程 3 周，预防有效率约 65%[115]。在 BSS 使用时应考虑其给药不便的影响、含有水杨酸盐和令人不快的副作用。

现已开展益生菌对抑制肠道病原菌定植的相关研究，但尚未证实其有效性，作为常规推荐尚需更多的研究[102]。

大肠埃希菌 O157:H7

流行病学

案例 69-16

问题 1：P.J，3 岁女孩，因"胃痛"急诊。在过去的 48 小时从普通腹泻进展为血性腹泻。发病前 5 日，全家曾在一家快餐店庆祝生日，其父母吃鱼三明治，她吃汉堡。P.J. 妈妈注意到这个汉堡与以前在餐厅吃的不一样，这个汉堡未烤熟，里面液体的颜色仍是淡粉色的。否认重要疾病史。这周她在上日托中心。

体格检查：无发热，轻到中度脱水。大便白细胞阴性。医生判断其血性腹泻可能由产志贺毒素大肠埃希菌（Shiga toxin-producing *E. coli*，STEC）导致。计划让 P.J. 住院补液观察，进一步检查。P.J. 的哪些病史、临床表现和实验室检查结果符合 STEC 感染的诊断？

大肠埃希菌 O157:H7 主要因其产生志贺毒素导致胃肠疾病，而其可黏附并损伤肠黏膜是另一个致病因素[116]。该菌可引起一系列感染，包括无症状带菌者、轻度无血性腹泻、血性腹泻（出血性结肠炎）、溶血性尿毒症综合征和血栓性血小板减少性紫癜等[117]。

若患者在 1~2 日内从痉挛性腹痛伴普通腹泻进展为血性腹泻时应怀疑大肠埃希菌 O157:H7 感染[118]。与志贺杆菌或弯曲杆菌感染相关的血性腹泻不同，大肠埃希菌 O157:H7 感染为非侵袭性[119]，一般无发热或表现为低热，但重症患者也可出现发热[120]。

产志贺毒素大肠埃希菌最常见的传播途径是食用了未煮熟的污染牛肉产品。潜伏期通常为 3~4 日，这与 P.J. 的病史相符。大多数患者在发病 5~8 日后症状缓解[121]。大便标本白细胞阳性或阴性均可出现[122]。

实验室诊断

案例 69-16，问题 2：如何才能确诊 P.J. 的大肠埃希菌 O157:H7 感染？

在美国，O157:H7 是产志贺毒素大肠埃希菌感染中最常见的血清型[122]。与其他大肠埃希菌不同，O157:H7 不能迅速发酵山梨糖醇，因此可用特殊的琼脂培养基（Sorbitol-MacConkey）来鉴定。应用这种培养基对 P.J. 的大便进行培养。

由于存在其他发酵山梨糖醇的微生物以及非 O157 型产志贺毒素大肠埃希菌，需进一步进行志贺毒素或编码基因检测[121,123]。

溶血性尿毒症综合征

案例 69-16,问题 3: 入院 48 小时后,P.J. 面色苍白,肢端严重瘀斑,过去 24 小时的护士记录显示患者排酱色尿且仅为最小排出量。重新进行实验室检查发现:血尿素氮(BUN),150mg/dl;血肌酐(SCr),6mg/dl;血钾(K),6.8mmol/L;外周血白细胞计数,20 000cells/μl;血红蛋白(Hgb),5g/dl;血小板,50 000cells/μl;尿血及蛋白阳性。大便标本大肠埃希菌 O157:H7 阳性。P.J. 目前呈现的是大肠埃希菌 O157:H7 感染的什么并发症?

新的临床及实验室发现支持溶血性尿毒症综合征(hemolytic uremic syndrome,HUS)的诊断,HUS 是大肠埃希菌 O157:H7 感染引起的重要并发症。HUS 以血小板减少、微血管病性溶血性贫血和急性肾衰竭三联症为特征[124]。体格检查发现,P.J. 肢端的瘀斑与血小板减少症表现一致,并被血小板计数减少所证实;面色苍白是贫血的表现,低血红蛋白是依据。酱色尿的颜色是因红细胞裂解产生的胆红素(溶血性贫血)所致。最后尿量减少、血尿素氮及肌苷增加符合急性肾衰竭的临床表现[125]。P.J. 具有发生溶血性尿毒症综合征的几个危险因素:年龄(儿童年龄<5~15 岁,平均 4~8 岁)、发热、外周血白细胞数增高和夏季发病[120,124,126-129]。HUS 发病的另一个可能的危险因素是采用抑制胃肠动力药或止泻药治疗[130],虽然该危险因素的一致性尚需进一步研究[120,129],而 P.J. 也无该因素存在。除年幼外,年龄大于 65 岁也是 HUS 的危险的因素[122]。大肠埃希菌 O157:H7 胃肠炎进展为 HUS 一般在腹泻发病 1 周后出现[120,124,126]。儿童感染患者中的 3%~7%[130]并发 HUS,发生 HUS 的患者死亡率 3%~5%。

成人大肠埃希菌 O157:H7 感染后 HUS 的发生率为 27%,65 岁以上患者的发病比例更高[120]。有报道年龄大于 15 岁的患者发生 HUS 的死亡率高达 42%[120],养老院老年患者的死亡率达到 88%[131]。

治疗

案例 69-16,问题 4: P.J. 能从抗感染、抑制肠动力和止泻等药物治疗中获益吗?

目前大肠埃希菌 O157:H7 感染阶段相关疾病除支持治疗外,尚无特异的药物治疗方法[118]。一些回顾性及前瞻性研究发现,抗菌药物治疗对病情严重程度、腹泻或其他胃肠道症状持续时间均无影响[132]。腹泻发生平均 7 日后给予 TMP-SMX 治疗,对大肠埃希菌 O157:H7 的排菌时间无影响[133]。

抗菌药物治疗大肠埃希菌 O157:H7 感染与其并发症(如 HUS)发生的风险有无关系尚存争议。一项 71 例儿童大肠埃希菌 O157:H7 腹泻患者的前瞻性队列研究发现,抗菌药物治疗增加了进展至 HUS 的风险[129]。有多个研究报告支持这一结果[130,133,134],但也有研究显示抗菌药物治疗不增加 HUS 的风险[120,135]。一项系统性评价研究表明,抗

菌药物治疗与 HUS 的发病并不相关[136]。抗菌药物的选择、剂量、给药时间、样本量小和缺乏安慰剂对照使分析结论不清晰。因此,大肠埃希菌 O157:H7 感染使用抗菌药物治疗仍有争议。目前尽管临床医师均不推荐用抗菌药物治疗 STEC 感染,但美国的一项研究发现有 2/3 诊断为大肠埃希菌 O157:H7 感染的患者接受抗菌药物治疗,其中 29%的确诊患者仍接受抗菌药物治疗[137]。尽管有大量患者接受抗菌药物治疗,P.J. 不应接受抗菌药物治疗。在确诊感染微生物前临床医生必须慎重采用经验性抗生素治疗[136]。

大肠埃希菌 O157:H7 感染不建议使用抑制动力药物,因为可能促发 HUS[130,135],虽然也有研究未发现相关性[120,129]。尽管有发生 HUS 的担忧,但有研究发现接近 31%的 O157:H7 感染患者使用抗胃动力药[137]。HUS 发病风险增加的确切原因尚不明确,但抑制肠动力可能减少胃肠道细菌的清除,导致细菌毒素吸收增加。在起病 3 日之内服用抑制动力药物,可使血性腹泻持续时间延长[138]。

预防

案例 69-16,问题 5: P.J. 的家人询问如何才能预防 STEC 感染。P.J. 出院后回到日托中心安全吗?

STEC 在人群中传播通常通过食用受污染的且未煮熟的牛肉制品[117]。肉类应当充分烹饪至熟透(如熟肉汁应是清亮的而不是粉红色的),加工煮熟的过程中可杀灭该致病微生物。此外,感染也可经食用其他污染的食物而获得,包括水、未消毒牛奶、苹果汁、莴苣和豆芽等[117,118]。

最后,与 STEC 感染患者密切接触常导致他人感染[130,131,134],所以 P.J. 应在腹泻停止 48 小时后才能返回日托中心[132]。

难辨梭状芽孢杆菌相关腹泻

轻到中度感染

临床表现和诊断

案例 69-17

问题 1: B.W.,女性,35 岁。因患肺炎链球菌脑膜炎入住一个 10 张床的内科病房。入院后接受头孢曲松(罗氏芬)2g,静脉注射,每 12 小时 1 次,数日后病情缓解。治疗第 7 日,她主诉发热、痉挛性腹痛和腹泻,大便为恶臭的绿色黏液水样便,体温 38.3℃。大便标本显微镜检查白细胞阳性。医生根据其临床表现和实验室检查判断为抗菌药物相关腹泻,很可能由难辨梭状芽孢杆菌所致。此患者 AAD 发生的主要危险因素是什么?

抗菌药物相关腹泻(antibiotic-associated diarrhea,AAD)是抗菌药物治疗常见的并发症[139]。其机制包括肠黏膜对抗菌药物过敏或抗菌药物的毒性效应、胃肠道动力(如红霉素)和肠道正常菌群的改变。肠道正常菌群的改变可使碳水化

合物或者胆汁酸经肠道菌群代谢障碍，导致致病菌过度繁殖，发生腹泻[139]。已知与 AAD 相关的细菌包括产气荚膜杆菌、金黄色葡萄球菌、产酸克雷伯菌、假丝酵母菌、难辨梭状芽孢杆菌。其中难辨梭状芽孢杆菌感染（C. difficile-infec-tion，CDI）是临床 AAD 最常见的病因，本节对其重点讨论。

难辨梭状芽孢杆菌是一种产芽孢的革兰阳性厌氧杆菌，可引起的感染疾病包括无症状携带者、程度不同的腹泻、有或没有伪膜形成的结肠炎、中毒性巨结肠、结肠穿孔和死亡[140]。

CDI 的发生涉及正常结肠菌群的破坏，这种破坏常见由抗菌药物导致（表 69-4）。另外目前门诊已确定无抗菌药物暴露的 CDI 患者越来越多，却找不到危险因素[141]。最近的研究表明服用质子泵抑制剂可能是 CDI 的一个危险因素[142,143]。结肠微菌群的改变导致难辨梭状芽孢杆菌产毒株的过度繁殖[139,140]，所产毒素主要是毒素 A 和 B，其引起结肠炎症及其相关的临床表现[139,140]。

一个高致病的难辨梭状芽孢杆菌株在美国及世界范围内流行，被称为 BI/NAP1 型（或者 027 型）[140,144]，可导致更严重的感染。该型难辨梭状芽孢杆菌 A 毒素、B 毒素和二元毒素等毒力因子的表达增加。BI/NAP1 型已经在部分地区流行，但在非流行的情况下即可导致严重后果[145]。

表 69-4

与难辨梭状芽孢杆菌相关腹泻关联的药物

常见	不常见	罕见
头孢菌素类	红霉素	氨基糖苷类
克林霉素	克拉霉素	利福平
氨苄西林	阿奇霉素	四环素
氟喹诺酮	其他青霉素	万古霉素
	甲氧苄胺嘧啶/磺胺甲噁唑	甲硝唑
		抗肿瘤药物

来源：Owens RC，Jr et al. Antimicrobial-associated risk factors for *Clostridium difficile* infection. *Clin Infect Dis*. 2008；46（Suppl 1）：S19；Cohen SH et al. Society for Healthcare Epidemiology of America；Infec-tious Diseases Society of America. Clinical practice guidelines for *Clos-tridium difficile* infection in adults；2010 update by the Society for Healthcare Epidemiology of America（SHEA）and the Infectious Diseases Society of America（IDSA）. *Infect Control Hosp Epidemiol*. 2010；31：431.

案例 69-17，问题 2： 为何 B. W. 的病史与临床表现符合难辨梭状芽孢杆菌相关腹泻？

B. W. 发生 CDI 的主要危险因素是在过去的 2 周接受抗菌药物治疗。难辨梭状芽孢杆菌是院内腹泻的常见病因。与 CDI 一致的临床与实验室发现包括恶臭的绿色黏液水样便和痉挛性腹痛。患者通常有低烧，也可出现高热超过 40℃[146]。外周白细胞通常大于 30 000/μl[146,147]。大便可见白细胞，但变异性大，无助于临床诊断[148]。

从抗菌药物治疗开始的数日至治疗终止后 8 周内，均

可出现 CDI 的症状[146]。CDI 发生的其他危险因素是入住医院正有难辨梭状芽孢杆菌流行或暴发。

案例 69-17，问题 3： 如何确定 CDI 的诊断？

在有症状患者不成型大便中找到难辨梭状芽孢杆菌毒素是感染诊断的金标准。原来难辨梭状芽孢杆菌的 A/B 毒素酶联免疫分析已被更灵敏的 PCR 方法取代[149]。目前一个更先进的两步诊断法正在被推广，两步法先通过一个快速低价的方法检测谷氨酸脱氢酶（glutamate dehydrogen-ase，GDH）抗体进行初筛，所有的难辨梭状芽孢杆菌都有 GDH，GDH 阳性的患者再进行 PCR 检测[150]，GDH 阴性患者不再进行进一步检测。细菌培养虽有助于诊断，但由于不同人群的难辨梭状芽孢杆菌分离株有 5%～25% 不产毒素（非产毒株），也不会导致结肠炎或腹泻[146]。常规的特异难辨梭状芽孢杆菌株如 027 基因型的检测在大部分医疗机构都不能开展[149]。

结肠镜活检可快速诊断难辨梭状芽孢杆菌结肠炎，其典型表现为肠黏膜出现淡黄色小结节和盘状伪膜病变[146]，由于病变在结肠分散存在，结肠镜检可能出现漏诊。

案例 69-17，问题 4： 如何能够区分 B. W. 的 CDI 不是表现复杂的 AAD？

AAD 中仅 10%～20% 为难辨梭状芽孢杆菌毒素阳性；其他病例不明原因的腹泻均被归类为单纯性、无害性和有害性腹泻[139]。临床无害性腹泻的临床表现与许多 CDI 病例相似，表现为自限性，经非特异支持治疗或停用抗菌药物即可缓解。尽管有类似之处，但这些病例可以通过几项针对性检查进行区分。在住院患者中，水样腹泻、胃肠功能低下、酸抑制、低白蛋白和白细胞超过 13 000/μl 等均预示发生了 CDI[151]。提示是 CDI 而不是复杂性腹泻的临床特征是腹泻与抗菌药物的剂量相关并在医院内广泛流行[152]。

治疗

案例 69-17，问题 5： B. W. 大便标本难辨梭状芽孢杆菌毒素阳性，治疗其 CDI 总的计划是什么？

在补充水、盐电解质后，针对 B. W. 的 CDI 有几个最有效的治疗方法，首先是停用可能导致腹泻的抗菌药物，B. W. 用的药物是头孢曲松。虽有研究表明治疗轻症患者，停用抗菌药物并给予补充液体和电解质就足够了，但所有的指南都建议进行专业的抗菌药物治疗[150,153]。

B. W. 正在治疗细菌性脑膜炎，因感染可危及生命，不能选择停用抗菌药物。第二是换用不太可能导致 CDI 的抗菌药物。B. W. 正用的头孢曲松，与氨苄西林、阿莫西林和克林霉素都是常导致 CDI 的药物（见表 62-4）。而如 TMP-SMX 和氨基糖苷类很少与难辨梭状芽孢杆菌感染有关[154-156]。但遗憾的是这些抗菌药物不适宜治疗肺炎链球菌脑膜炎。

B. W. 应该接受针对难辨梭状芽孢杆菌治疗,同时继续使用头孢曲松治疗细菌性脑膜炎。

难辨梭状芽孢杆菌的抗菌药物

案例 69-17,问题 6: 治疗 B. W. 的 CDI 应选用何种抗菌药物?

治疗 CDI 最常用的口服抗菌药物是甲硝唑与万古霉素。两种药物间的差异复杂而多变,疾病的严重程度是导致差异的部分原因[157-161](表 69-5)。虽然对于严重 CDI 的定义还未确定,但是重要的生命体征不稳定,白细胞计数高以及白蛋白和血清肌酐的变化,是疾病严重程度的重要指标[150,162]。甲硝唑一般首选用于轻中度患者的初次治疗[158]。一项纳入 CDI 及结肠炎患者的随机对照研究,显示两种药物治疗 10 日的疗效无显著差异[160]。总之,超过 95% 的 CDI 患者首选甲硝唑或万古霉素口服治疗均有效[160,161]。近来有报道表明难辨梭状芽孢杆菌对甲硝唑和万古霉素的耐药性已有所增加,其对临床治疗的意义仍不确定[163]。因此难辨梭状芽孢杆对抗菌药物敏感性不用常规检测。

表 69-5

难辨梭状芽孢杆菌感染疾病严重程度

严重程度	发布指南	
	Am J Gastroenterology 2013	SHEA/ISDA 2010
轻到中度	腹泻加上不符合严重或复杂标准的症状和体征	白细胞计数 ≤15 000 个/μl 和血清肌酐<1.5×基线
重度	血清白蛋白<3g/dl 和白细胞计数 ≥15 000 个/μl 或腹部压痛	白细胞计数>15 000 个/μl 或血清肌酐 ≥1.5×基线
重度到复杂	入住重症监护病房 低血压 发热≥38.5℃ 肠梗阻或明显的扩张 心理状态改变 白细胞计数 ≥35 000 或<2 000 个/μl 血清乳酸>2.2mmol/L 终末器官衰竭	低血压或休克 肠梗阻 巨结肠

来源:Cohen SH et al. Society for Healthcare Epidemiology of America;Infectious Diseases Society of America. Clinical practice guidelines for *Clostridium difficile* infection in adults;2010 Update by the Society for Healthcare Epidemiology of America(SHEA) and the Infectious Diseases Society of America (IDSA). *Infect Control Hosp Epidemiol.* 2010;31;431;Surawicz CM et al. Guidelines for diagnosis,treatment, and prevention of *Clostridium difficile* infections. *Am J Gastroenterol.* 2013;108;478.

甲硝唑口服后容易吸收,经胆管排出进入结肠。常见不良反应有恶心、呕吐、腹泻、头晕、意识错乱和感觉有金属味等[154]。当与酒精或含酒精药物同时服用时,可能出现双硫仑样反应[164]。由于甲硝唑是一种致癌物,在某些动物可致基因突变,因此除非必须,否则孕妇慎用。甲硝唑对儿童的安全性也尚未得到证实,因此有替代药物时不宜使用[154]。

万古霉素口服后在大便中的浓度是抑制难辨梭状芽孢杆菌合成毒素所需浓度的数百倍[161]。治疗 CDI 推荐使用万古霉素(125~500mg,每日 4 次,10~14 日),不同剂量的治疗方案似乎效果一致[154,161,165,166],由于所有剂量在结肠中的药效和高浓度都是一样的,因此 125mg 是最常用的处方剂量。尽管万古霉素口服吸收差,但在正常人或肾功能损伤患者均可检测到万古霉素血药浓度,并且长期高剂量的治疗后,严重感染和肾衰竭的发生与血药浓度更相关[167]。

非达霉素是治疗 CDI 的最新药物[168,169],非达霉素是一种抗难辨梭状芽孢杆菌的大环内酯抗菌药物,口服吸收差,在肠道内具有较高的浓度[170]。它的抗菌谱窄,对肠道菌群影响小。在对难辨梭状芽孢杆菌初始感染的治疗研究中发现其治疗效果与万古霉素相当[169],但非达霉素的治疗花费更高,因此临床医生仅将其作为二线治疗用药[150,171]。但非达霉素与万古霉素相比具有复发率显著降低的优点(15.4% vs 25.3%,$P = 0.005$)。复发是 CDI 治疗所担心的,目前尚不清楚患者使用较贵的非达霉素是否会因低复发率给患者带来更多的获益。

由于 B. W. 并非重症,推荐首选甲硝唑(500mg,每日 3 次)10~14 日进行治疗[157-159]。一般认为甲硝唑与万古霉素治疗轻中度疾病的疗效相当[158],但应限制万古霉素的使用,以防止产生万古霉素耐药菌株[172]。此外,口服万古霉素明显较口服甲硝唑昂贵(见表 69-5),这种费用成本上的差异可部分地通过将注射用万古霉素配制成口服溶液而抵消,且瓶装液体可经调味分装后使用。

针对难辨梭状芽孢杆菌的治疗开始后,患者腹泻或腹痛将在 2~4 日内缓解。如果 B. W. 的症状无明显改善,可换用万古霉素[152]。

替代疗法

毒素结合剂

传统的阴离子结合树脂(如考来烯胺、考来替泊)不如甲硝唑和万古霉素疗效确切,且起效慢,不推荐用于常规治疗[173]。

益生菌

益生菌可导入肠道正常的菌群,减少病原体的定植和纠正菌群失调[174]。虽然口服乳酸杆菌与布拉酵母菌已用于治疗 CDI,但尚无研究表明单独使用益生菌治疗对 CDI 有效,推荐作为辅助药物预防 CDI 及其再发。某医院一项预期乳酸杆菌能预防抗菌药物相关腹泻的临床试验提示乳酸杆菌可预防 CDI[175]。但该试验未纳入接受抗菌药物治疗的高风险 CDI 患者,导致难于将研究结论外推于其他患者。益生菌在 CDI 治疗和预防中的作用尚不明确[150,171]。并且发现不良反应,已发现在摄入活布拉酵母菌后,少数患者可出现真菌血症[158,176],进一步说明益生菌的广泛使用应谨慎。

止泻剂

案例 69-17,问题 7:B. W. 应该考虑使用止泻剂来缓解症状吗?

CDI 患者应避免使用阿片类及其他抑制胃肠动力的药物。虽然这些药物能缓解腹泻症状,但也可能延缓了毒素从胃肠道排出。虽然不能确定 B. W. 使用止泻药一定有害[9],但慎重起见应规避使用。

案例 69-17,问题 8:B. W. 的 CDI 症状缓解后,是否有必要送检大便标本以确定难辨梭状芽孢杆菌毒素为阴性?

CDI 腹泻治愈后,不需要继续检测大便标本以确定难辨梭状芽孢杆菌毒素为阴性,大部分患者此时大便标本难辨梭状芽孢杆菌或其毒素检测仍可为阳性,而这些患者大多数不会再发生腹泻[158]。此外健康成人中,粪便中携带少量难辨梭状芽孢杆菌高达 3%,而住院患者和小于 1 月龄的婴儿中,难辨梭状芽孢杆菌定植率高达 31%~37%[177-178]。

传播

案例 69-18

问题 1:H. T.,男性,76 岁,有多种疾病病史。收治于 B. W. 住院的同一间 10 张床的病房。他因脑卒中而卧床不起,住在护理之家。药物治疗史仅为服用高血压治疗药物。入院第 4 日,H. T. 诉剧烈腹痛,血性水样便。体格检查示:慢性病容,低血压,体温 38.3℃,WBC 2.1 万/μl,大便查难辨梭状芽孢杆菌毒素阳性,结肠镜提示伪膜性结肠炎。外科会诊因难辨梭状芽孢杆菌感染后继发肠穿孔,考虑紧急行结肠切除术。H. T. 住院治疗期间患难辨梭状芽孢杆菌伪膜性肠炎的危险因素是什么?

H. T. 患难辨梭状芽孢杆菌感染的风险因素包括高龄、长期卧床[179]、基础疾病[180],以及住院治疗。当易感者接触难辨梭状芽孢杆菌孢子污染的仪器设备或感染者时,即可导致难辨梭状芽孢杆菌感染传播。与感染者的近距离接触可增加患 CDI 的风险[181]。因此预防难辨梭状芽孢杆菌感染的措施应该包括接触感染者前后手的清洗,与感染的腹泻患者接触时应戴手套和进行肠道隔离,污染的仪器设备应进行消毒[182]。

虽然难辨梭状芽孢杆菌常被认为是院内感染病原菌,但在门诊患者的分离率正不断增高[141,183]。这种不断变化的流行病学催生社区 CDI 的定义,即在过去 12 周内无任何

医疗机构诊治的 CDI 患者[162]。虽然许多社区相关的 CDI 感染出现在没有使用抗菌药物的患者身上,但使用抗菌药物仍然是最危险的因素[184]。虽然质子泵疗法和其他酸抑制疗法被越来越多地怀疑是这些感染的原因之一,但对社区相关的 CDI 进行的 meta 分析并没有发现酸抑制疗法具有很大的风险。然而,皮质类固醇的使用与疾病有关[184]。一项欧洲的研究发现,高达 28% 的难辨梭状芽孢杆菌感染病例并未有住院治疗经历[181]。

案例 69-18,问题 2:以后的几日里,与 B. W. 同住的 10 名患者和 H. T 大便标本都检测出难辨梭状芽孢杆菌。其中 5 例发生腹泻,5 例无症状。针对难辨梭状芽孢杆菌的抗菌药物治疗在控制这次感染暴发有何意义?

无论是口服甲硝唑或万古霉素,根除带菌状态的作用(无症状的带菌者)均不可靠,也不建议这样使用[185]。这些药物对带菌者无作用可能与难辨梭状芽孢杆菌孢子较繁殖期菌体相比能抵抗药物作用有关[182]。此外万古霉素治疗后 2 个月内难辨梭状芽孢杆菌携带率显著高于安慰剂[185]。

控制医院所有抗菌药物的使用是一种有效的策略。抗菌药物管理也是控制 CDI 的方案之一[150]。限制单独使用如克林霉素一样的药物可有效控制医院中 CDI 流行[179]。当发现 BI/NAP1 株感染时,管控好包括氟喹诺酮类药物在内所有抗菌药物的使用,可能是控制其暴发流行的重要措施[186]。

最后,医院过度使用酸抑制疗法,尤其是使用质子泵抑制剂[187]与 CDI 的增加有关。强烈建议控制该类药物的使用[188]。

案例 69-18,问题 3:目前 CDI 的暴发对感染患者的临床转归和医疗费用将有什么影响?

在一项前瞻性研究中,住院病人患 CDI 后,住院时间平均延长 3.6 日[189]。一项退伍军人事务管理局的回顾性研究发现 CDI 可以延长患者住院 2.3 日,严重患者可以增加 4.4 日[190]。一项对可获得经济数据进行的分析发现,CDI 感染可使患者的治疗费用从平均 8 900 美元增加到 30 000 美元[191]。医院病房现在暴发的 CDI 疫情很可能延长患者的住院时间并增加其住院费用。

重症难辨梭状芽孢杆菌感染

案例 69-18,问题 4:像 H. T. 这样的难辨梭状芽孢杆菌重症感染者,推荐使用哪种治疗方案?"重症患者"该怎样界定?

抗菌药物相关性伪膜性肠炎需要外科干预(结肠切除术)的患者死亡率高达 57%[192]。"重症患者"的确切定义仍有争议,一般包括发生伪膜性肠炎、年龄大于 60 周岁、血浆白蛋白低于 2.5mg/dl、体温高于 38.3℃、剧烈腹痛、白细

胞增多(>15 000~20 000/μl)[146,193]。美国医疗保健流行病学会和美国传染病学会最新的指南建议,重症患者的定义应存在以下两项的一项:WBC 计数至少 15 000/μl,或血清肌酐超过基础水平的 1.5 倍[158](表 69-5)。越来越多的证据表明,口服万古霉素(125mg,每日 4 次)治疗重症患者的效果优于甲硝唑[158,193]。而另一个"严重复杂的难辨梭状芽孢杆菌感染"的定义以用于如 H. T. 这样的患者,伴有低血压、休克、肠梗阻或巨结肠症,推荐口服万古霉素(500mg,每日 4 次)和静脉注射甲硝唑(500mg,每日 3 次)联合应用[158]。在一项小的观察实验中发现,相比单独治疗,联合治疗可以将死亡率从 36.4% 降至 15.9%[194]。之所以推荐这种高剂量的联合治疗方案是鉴于任何单一药物都难以在患者肠道达到有效浓度。

非口服药物治疗

案例 69-18,问题 5:口服万古霉素联合静脉给予甲硝唑治疗 3 日后,H. T. 出现肠梗阻并不能经口进食。哪种治疗方案可以用于 H. T. 的伪膜性肠炎?

治疗伪膜性结肠炎,必须保证抗菌药物在结肠具有足够的浓度。如果口服途径不可行(如患者出现肠梗阻),临床必须选择一个活性物质可分泌入胃肠道的替代药物。静脉用万古霉素并不可行,因为不能分泌入胃肠道。而静脉用甲硝唑,药物可通过肝肾途径清除,血液和胆汁均可达到杀菌浓度[195]。

静脉给予甲硝唑(500mg,每 6~8 小时 1 次)成功治疗CDI 或者伪膜性肠炎的文献极少[196-198]。而治疗 CDI 失败的报道也鲜见[196,199]。对于给予口服万古霉素治疗 CDI 的死亡患者,难以评价其效果[161]。

对于成人患者,口服万古霉素(500mg,每日 4 次)可通过结肠或回肠造口(如有造口)给予。在回肠造口处给予万古霉素获得成功已有数个案例(作为口服或者静脉抗菌药物治疗的辅助疗法)。直肠途径给予万古霉素的剂量为500mg/L,每 4~8 小时 1 次,到 1 000mg/L,每 8 小时 1 次[200]。直肠给予万古霉素 500ml 可以保证药物在横结肠与远端结肠达到有效浓度[150]。可用盐水溶解给药,因为盐可吸收,需监测电解质浓度,如果存在高氯血症可选择林格液[150]。

因为 CDI 患者有结肠穿孔的风险,经肠道途径给予万古霉素治疗应谨慎。

复发

案例 69-19

问题 1:P. V.,男性,57 岁。与其他患者均在同一个病房感染 CDI。接受口服甲硝唑(500mg,每日 3 次)住院治疗 10 日后出院。一周后 P. V. 再一次因腹痛、腹泻入院。医生认为其发病可能与 CDI 复发无关,因为之前使用甲硝唑效果很好。CDI 复发的可能性有多大?

无论 CDI 抗菌药物治疗方案如何,初始治疗痊愈的患者中有 5%~30% 会出现症状复发[155,182]。复发常发生在停药后 2 周到 2 个月(中位数为 7 日)[201]。绝大多数再燃的病例,是由于对抗菌药物固有耐药的休眠状态孢子发芽导致,但所有第二次发病的患者中,外源性再感染可能占一半[202]。极少数患者可能因万古霉素[203]或者甲硝唑治疗[204]引起。

CDI 复发的危险因素包括年龄(≥65 岁)、使用质子泵抑制剂、肾功能不全、在 CDI 治疗过程中继续使用抗菌药物和使用糖皮质激素[205,206]。

有研究显示,对难辨梭状芽孢杆菌毒素 A 免疫反应差的患者更易出现 CDI 复发[207]。这一发现对类似 P. V. 的患者没有临床意义,因为针对该免疫反应尚无标准检测方法。由免疫系统的影响已导致难治的或危重的 CDI 患者,通过静脉给予免疫球蛋白进行治疗[208,209]。免疫球蛋白的应用尚处于一些小规模的单中心研究阶段,因此不考虑在 P. V. 的下一步治疗采用。

案例 69-19,问题 2:P. V. 的 CDI 复发应该如何治疗?

绝大多数复发感染均与难辨梭状芽孢杆菌对抗菌药物的耐药性无关,难辨梭状芽孢杆菌仍对初始治疗所用的药物敏感[155,210]。因此再次给予 P. V. 10~14 日口服甲硝唑的治疗方案是恰当的。

对于 CDI 多次复发的患者,目前尚无最佳的治疗方案[182]。不同的治疗方案均有尝试,包括:(a)大剂量的万古霉素(2 000mg/d)[211];(b)万古霉素疗程 4~6 周,随后递减剂量治疗 1~2 个月[211-212];(c)交换树脂[213-214];(d)每2~3 日 1 次的冲击疗法[211];或(e)万古霉素联用利福平(600mg,口服,每日 2 次)[215]。一项对多种治疗方案进行比较的临床试验显示,万古霉素递减剂量治疗和冲击治疗方案效果最好[211]。另一项采用标准抗菌治疗联用益生菌用于 CDI 复发患者的临床试验发现,联用布拉酵母菌的有效率为 65%,而安慰剂组仅为 36%[216]。大剂量万古霉素联合布拉酵母菌治疗可降低再复发率至 17%[217]。

万古霉素治疗后,用利福昔明进行后续治疗,利福昔明为利福霉素的衍生物,口服难吸收。单个案例的系列报道表明,利福昔明体内蓄积后,可成功治疗经万古霉素治疗后的多次复发患者[218-219]。虽然样本数量小,但值得关注的是有一个病例因利福昔明耐药而治疗失败,这必须引起关注[218]。

非达霉素与其他药物相比,对肠道菌群影响最小,因此虽然在治疗复发病例中缺乏临床证据,仍被推荐用于复发感染[171]。非达霉素在初始治疗和治疗首次复发时本身具有限制复发的优点,因此治疗时选用非达霉素主要考虑患者的经济承受能力[220-221]。

最后,粪便菌群移植(fecal microbiota transplant,FMT)治疗在第二次和第三次复发中得到了更广泛的研究,并已显示出了良好的前景[222]。即使冷冻的 FMT 样本库一直在增加,粪便微生物群通常来源于健康家庭成员的粪便[223]。可以通过鼻胃管或鼻腔管,结肠镜或结肠灌肠给予 FMT。虽然总体上目前公布的 FMT 治疗数据不多,但系统评价发现具有良好的疗效（85%治愈率）和有限的不良反应[222]。在一项多中心研究的对 17 名患者长期随访研究中发现，该治疗具有 88%~94% 的成功率[224]。使用基于文献数据的单一成本效益模型，发现与使用万古霉素进行复发治疗相比，FMT 更具成本效益[225]。

（孙凤军 译，詹世鹏 校，夏培元 审）

参考文献

1. Barr W, Smith A. Acute diarrhea. *Am Fam Physician*. 2014;89(3):180–189.
2. Navaneethan U, Giannella RA. Mechanisms of infectious diarrhea. *Nat Clin Pract Gastroenterol Hepatol*. 2008;5(11):637–647.
3. DuPont HL. Acute infectious diarrhea in immunocompetent adults. *N Engl J Med*. 2014;370(16):1532–1540.
4. Dickinson B, Surawicz CM. Infectious diarrhea: an overview. *Curr Gastroenterol Rep*. 2014;16(8):399.
5. Harris JB et al. Cholera. *Lancet*. 2012;379(9835):2466–2476.
6. Corinaldesi R et al. Clinical approach to diarrhea. *Intern Emerg Med*. 2012;7(Suppl 3):S255–S262.
7. Pawlowski SW et al. Diagnosis and treatment of acute or persistent diarrhea. *Gastroenterology*. 2009;136(6):1874–1886.
8. DuPont HL. Clinical practice. Bacterial diarrhea. *N Engl J Med*. 2009;361(16):1560–1569.
9. Murphy GS. Ciprofloxacin and Loperamide in the Treatment of Bacillary Dysentery. *Ann Intern Med*. 1993;118(8):582.
10. Bierer DW. Bismuth subsalicylate: history, chemistry, and safety. *Rev Infect Dis*. 1990;12(Suppl 1):S3.
11. Cottreau J et al. Crofelemer for the treatment of secretory diarrhea. *Expert Rev Gastroenterol Hepatol*. 2012;6(1):17–23.
12. Dylag K et al. Probiotics in the mechanism of protection against gut inflammation and therapy of gastrointestinal disorders. *Curr Pharm Des*. 2014;20(7):1149–1155.
13. Guandalini S. Probiotics for prevention and treatment of diarrhea. *J Clin Gastroenterol*. 2011;45(Suppl):S149–S153.
14. Steffen R et al. JAMA patient page. Traveler's diarrhea. *JAMA*. 2015;313(1):108.
15. Dolecek C et al. A multi-center randomised controlled trial of gatifloxacin versus azithromycin for the treatment of uncomplicated typhoid fever in children and adults in Vietnam. *PLoS One*. 2008;3(5):e2188.
16. Swerdlow DL, Ries AA. Cholera in the Americas. Guidelines for the clinician. *JAMA*. 1992;267(11):1495–1499.
17. King CK et al. Managing acute gastroenteritis among children: oral rehydration, maintenance, and nutritional therapy. *MMWR Recomm Rep*. 2003;52(RR-16):1–16.
18. Sirinavin S et al. Norfloxacin and azithromycin for treatment of nontyphoidal salmonella carriers. *Clin Infect Dis*. 2003;37:685.
19. Robilotti E et al. Norovirus. *Clin Microbiol Rev*. 2015;28(1):134–164.
20. Tate JE, Parashar UD. Rotavirus vaccines in routine use. *Clin Infect Dis*. 2014;59(9):1291–1301.
21. Morris JG, Jr. Cholera and other types of vibriosis: a story of human pandemics and oysters on the half shell. *Clin Infect Dis*. 2003;37(2):272–280.
22. Fillion K, Mileno MD. Cholera in travelers: shifting tides in epidemiology, management, and prevention. *Curr Infect Dis Rep*. 2015;17(1):455.
23. Nelson EJ et al. Antibiotics for both moderate and severe cholera. *N Engl J Med*. 2011;364(1):5–7.
24. Khan WA et al. Comparison of single-dose azithromycin and 12-dose, 3-day erythromycin for childhood cholera: a randomised, double-blind trial. *Lancet*. 2002;360(9347):1722–1727.
25. Ryan ET et al. Case records of the Massachusetts General Hospital. Case 20-2011. A 30-year-old man with diarrhea after a trip to the Dominican Republic. *N Engl J Med*. 2011;364(26):2536–2541.
26. McMullan R et al. Food-poisoning and commercial air travel. *Travel Med Infect Dis*. 2007;5(5):276–286.
27. Chen XM et al. Cryptosporidiosis. *N Engl J Med*. 2002;346(22):1723–1731.
28. Cabada MM, White AC. Treatment of cryptosporidiosis: do we know what we think we know? *Curr Opin Infect Dis*. 2010;23(5):494–499.
29. Rossignol JFrançois A et al. Treatment of diarrhea caused by cryptosporidium parvum: a prospective randomized, double blind, placebo controlled study of nitazoxanide. *J Infect Dis*. 2001;184(1):103–106.
30. Abubakar I et al. Treatment of cryptosporidiosis in immunocompromised individuals: systematic review and meta-analysis. *Br J Clin Pharmacol*. 2007;63(4):387–393.

31. Crump JA et al. Epidemiology, clinical presentation, laboratory diagnosis, antimicrobial resistance, and antimicrobial management of invasive salmonella infections. *Clin Microbiol Rev*. 2015;28(4):901–937.
32. Chimalizeni Y et al. The epidemiology and management of non typhoidal salmonella infections. *Adv Exp Med Biol*. 2010;659:33–46.
33. Gordon MA. Salmonella infections in immunocompromised adults. *J Infect*. 2008;56(6):413–422.
34. Humphries RM et al. In vitro susceptibility testing of fluoroquinolone activity against Salmonella: recent changes to CLSI standards. *Clin Infect Dis*. 2012;55(8):1107–1113.
35. Kariuki S et al. Antimicrobial resistance and management of invasive Salmonella disease. *Vaccine*. 2015;33(Suppl 3):C21–C29.
36. Ko WC et al. A new therapeutic challenge for old pathogens: community-acquired invasive infections caused by ceftriaxone- and ciprofloxacin-resistant salmonella enterica serotype choleraesuis. *Clin Infect Dis*. 2005;40:315.
37. Gunell M et al. In vitro activity of azithromycin against nontyphoidal Salmonella enterica, *Antimicrob Agents Chemother*. 2010;54(8):3498–3501.
38. Onwuezobe IA et al. Antimicrobials for treating symptomatic non-typhoidal Salmonella infection. *Cochrane Database Syst Rev*. 2012;11:CD001167.
39. Hohmann EL. Nontyphoidal salmonellosis. *Clin Infect Dis*. 2001;32(2):263–269.
40. Pegues DA. Salmonella species. In: Bennett JE, Blaser MJ, ed. *Mandell, Douglas, and Bennett's Principles and Practice of Infectious Diseases*. Vol 2. 8th ed. Philadelphia, PA: Elsevier Saunders; 2015:2559–2568.
41. Panel on Opportunistic Infections in HIV-Infected Adults and Adolescents. Guidelines for the prevention and treatment of opportunistic infections in HIV-infected adults and adolescents: recommendations from the Centers for Disease Control and Prevention, the National Institutes of Health, and the HIV Medicine Association of the Infectious Diseases Society of America 2015; http://aidsinfo.nih.gov/contentfiles/lvguidelines/adult_oi.pdf. Accessed August 28, 2015.
42. Sanchez-Vargas FM et al. Salmonella infections: an update on epidemiology, management, and prevention. *Travel Med Infect Dis*. 2011;9(6):263–277.
43. Butler T. Treatment of typhoid fever in the 21st century: promises and shortcomings. *Clin Microbiol Infect*. 2011;17(7):959–963.
44. Harris JB. Enteric fever and other causes of fever and abdominal symptoms. In: Bennett JE, Blaser MJ, ed. *Mandell, Douglas, and Bennett's Principles and Practice of Infectious Diseases*. Vol 1. 8th ed. Philadelphia, PA: Elsevier Saunders; 2015:1270–1282.
45. Parry CM. The treatment of multidrug-resistant and nalidixic acid-resistant typhoid fever in Viet Nam. *Trans R Soc Trop Med Hyg*. 2004;98(7):413–422.
46. Parry CM et al. Typhoid fever. *N Engl J Med*. 2002;347(22):1770–1782.
47. Crump JA et al. Clinical response and outcome of infection with Salmonella enterica Serotype Typhi with decreased susceptibility to fluoroquinolones: a United States FoodNet Multicenter Retrospective Cohort Study. *Antimicrob Agents Chemother*. 2008;52(4):1278–1284.
48. Parry CM et al. The management of antimicrobial-resistant enteric fever. *Expert Rev Anti Infect Ther*. 2013;11(12):1259–1261.
49. Parry CM et al. Randomized controlled comparison of ofloxacin, azithromycin, and an ofloxacin-azithromycin combination for treatment of multidrug-resistant and nalidixic acid-resistant typhoid fever. *Antimicrob Agents Chemother*. 2007;51(3):819–825.
50. Mahmud AK et al. Typhoid fever. *Mymensingh Med J*. 2008;17(2):236–244.
51. Rai S et al. Rationale of azithromycin prescribing practices for enteric fever in India. *Indian J Med Microbiol*. 2012;30(1):30–33.
52. Pandit A et al. An open randomized comparison of Gatifloxacin versus Cefixime for the treatment of uncomplicated enteric fever. *PLoS One*. 2007;2(6):e542.
53. Frenck RW et al. Azithromycin versus Ceftriaxone for the treatment of uncomplicated typhoid fever in children. *Clin Infect Dis*. 2000;31(5):1134–1138.
54. Bhutta ZA et al. Failure of short-course ceftriaxone chemotherapy for multidrug-resistant typhoid fever in children: a randomized controlled trial in Pakistan. *Antimicrob Agents Chemother*. 2000;44(2):450–452.
55. Meltzer E, Schwartz E. Enteric fever: a travel medicine oriented view. *Curr Opin Infect Dis*. 2010;23(5):432–437.
56. Sjolund-Karlsson M et al. Salmonella isolates with decreased susceptibility to extended-spectrum cephalosporins in the United States. *Foodborne Pathog Dis*. 2010;7(12):1503–1509.
57. Dave J et al. Trends in antibiotic susceptibility of enteric fever isolates in East London. *Travel Med Infect Dis*. 2015;13(3):230–234.
58. Chisti MJ et al. High-dose intravenous dexamethasone in the management of diarrheal patients with enteric fever and encephalopathy. *Southeast Asian J Trop Med Public Health*. 2009;40(5):1065–1073.
59. Kaye D et al. Treatment of chronic enteric carriers of Salmonella typhosa with ampicillin. *Ann N Y Acad Sci*. 1967;145:429.
60. Phillips WE. Treatment of chronic typhoid carriers with ampicillin. *JAMA*.

1971;217(7):913.

61. Nolan CM, White PC, Jr. Treatment of typhoid carriers with amoxicillin. Correlates of successful therapy. *JAMA*. 1978;239(22):2352–2354.

62. Pichler H et al. Treatment of chronic carriers of Salmonella typhi and Salmonella paratyphi B with trimethoprim-sulfamethoxazole. *J Infect Dis*. 1973;128:(Suppl):743–744.

63. Ferreccio C et al. Efficacy of ciprofloxacin in the treatment of chronic typhoid carriers. *J Infect Dis*. 1988;157(6):1235–1239.

64. Kaye D et al. Comparison of parenteral ampicillin and parenteral chloramphenicol in the treatment of typhoid fever. *Ann N Y Acad Sci*. 1967;145(2):423–428.

65. Ferreccio C et al. Efficacy of ciprofloxacin in the treatment of chronic typhoid carriers. *J Infect Dis*. 1988;157:1235.

66. Diridl G et al. Treatment of chronic salmonella carriers with ciprofloxacin. *Eur J Clin Microbiol*. 1986;5(2):260–261.

67. Sammalkorpi K et al. Treatment of chronic Salmonella carriers with ciprofloxacin. *Lancet*. 1987;2(8551):164–165.

68. Gotuzzo E et al. Use of norfloxacin to treat chronic typhoid carriers. *J Infect Dis*. 1988;157:1221.

69. Jackson BR et al. Updated recommendations for the use of typhoid vaccine—Advisory Committee on Immunization Practices, United States, 2015. *MMWR Morb Mortal Wkly Rep*. 2015;64(11):305–308.

70. Crump John A, Mintz Eric D. Global trends in typhoid and paratyphoid fever. *Clin Infect Dis*. 2010;50(2):241–246.

71. Zaidi MB, Estrada-Garcia T. Shigella: a highly virulent and elusive pathogen. *Curr Trop Med Rep*. 2014;1(2):81–87.

72. Niyogi SK. Shigellosis. *J Microbiol*. 2005;43(2):133–143.

73. DuPont AW. Postinfectious irritable bowel syndrome. *Clin Infect Dis*. 2008;46(4):594–599.

74. Carter JD, Hudson AP. Reactive arthritis: clinical aspects and medical management. *Rheum Dis Clin North Am*. 2009;35(1):21–44.

75. Bennish ML et al. Low risk of hemolytic uremic syndrome after early effective antimicrobial therapy for Shigella dysenteriae Type 1 infection in Bangladesh. *Clin Infect Dis*. 2006;42(3):356–362.

76. Klontz KC, Singh N. Treatment of drug-resistant Shigella infections. *Expert Rev Anti Infect Ther*. 2015;13(1):69–80.

77. Gu B et al. Comparison of the prevalence and changing resistance to nalidixic acid and ciprofloxacin of Shigella between Europe-America and Asia-Africa from 1998 to 2009. *Int J Antimicrob Agents*. 2012;40(1):9–17.

78. Bowen A et al. Importation and domestic transmission of Shigella sonnei resistant to ciprofloxacin—United States, May 2014–February 2015. *MMWR Morb Mortal Wkly Rep*. 2015;64(12):318–320.

79. Kantele A et al. Antimicrobials increase travelers' risk of colonization by extended-spectrum betalactamase-producing Enterobacteriaceae. *Clin Infect Dis*. 2015;60(6):837–846.

80. Shanks GD et al. Single dose of azithromycin or three-day course of ciprofloxacin as therapy for epidemic dysentery in Kenya. Acute Dysentery Study Group. *Clin Infect Dis*. 1999;29(4):942–943.

81. Khan WA et al. Treatment of shigellosis: V. Comparison of azithromycin and ciprofloxacin. A double-blind, randomized, controlled trial. *Ann Intern Med*. 1997;126(9):697–703.

82. Baker KS et al. Intercontinental dissemination of azithromycin-resistant shigellosis through sexual transmission: a cross-sectional study. *Lancet Infect Dis*. 2015;15(8):913–921.

83. Sjolund Karlsson M et al. Outbreak of infections caused by Shigella sonnei with reduced susceptibility to azithromycin in the United States. *Antimicrob Agents Chemother*. 2013;57(3):1559–1560.

84. Hassing RJ et al. Case of Shigella flexneri infection with treatment failure due to azithromycin resistance in an HIV-positive patient. *Infection*. 2014;42(4):789–790.

85. Jain SK et al. Antimicrobial-resistant Shigella sonnei: limited antimicrobial treatment options for children and challenges of interpreting in vitro azithromycin susceptibility. *Pediatr Infect Dis J*. 2005;24(6):494–497.

86. Shiferaw B et al. Antimicrobial susceptibility patterns of Shigella isolates in Foodborne Diseases Active Surveillance Network (FoodNet) sites, 2000–2010. *Clin Infect Dis*. 2012;54(Suppl 5):S458–S463.

87. Bennett JE et al. Bacillary dysentery:shigella and enteroinvasive *escherichia coli*. Vol 2. 8th ed. Philadelphia, PA: Elsevier Saunders; 2015.

88. Heiman KE et al. Notes from the field: Shigella with decreased susceptibility to azithromycin among men who have sex with men—United States, 2002–2013. *MMWR Morb Mortal Wkly Rep*. 2014;63(6):132–133.

89. Kirkpatrick BD, Tribble DR. Update on human Campylobacter jejuni infections. *Curr Opin Gastroenterol*. 2011;27(1):1–7.

90. Ternhag A et al. A meta-analysis on the effects of antibiotic treatment on duration of symptoms caused by infection with campylobacter species. *Clin Infect Dis*. 2007;44(5):696–700.

91. Epps SV et al. Foodborne Campylobacter: infections, metabolism, pathogenesis and reservoirs. *Int J Environ Res Public Health*. 2013;10(12):6292–6304.

92. Acheson D, Allos BM. Campylobacter jejuni Infections: update on emerging issues and trends. *Clin Infect Dis*. 2001;32(8):1201–1206.

93. Ricotta EE et al. Epidemiology and antimicrobial resistance of international travel-associated Campylobacter infections in the United States, 2005–2011. *Am J Public Health*. 2014;104(7):e108–e114.

94. Platts-Mills JA et al. Detection of Campylobacter in stool and determination of significance by culture, enzyme immunoassay, and PCR in developing countries. *J Clin Microbiol*. 2014;52(4):1074–1080.

95. Ge B et al. Antimicrobial resistance in campylobacter: susceptibility testing methods and resistance trends. *J Microbiol Methods*. 2013;95(1):57–67.

96. Allos BM. Campylobacter jejuni infections: update on emerging issues and trends. *Clin Infect Dis*. 2001;32:1201.

97. Kendall ME et al. Travel-associated enteric infections diagnosed after return to the United States, Foodborne Diseases Active Surveillance Network (FoodNet), 2004–2009. *Clin Infect Dis*. 2012;54(Suppl 5):S480–S487.

98. Bomsztyk M, Arnold RW. Infections in travelers. *Med Clin North Am*. 2013;97(4):697–720, xi.

99. Dupont HL. Systematic review: the epidemiology and clinical features of travellers' diarrhoea. *Aliment Pharmacol Ther*. 2009;30(3):187–196.

100. Caeiro Juan P et al. Oral rehydration therapy plus loperamide versus loperamide alone in the treatment of Traveler's diarrhea. *Clin Infect Dis*. 1999;28(6):1286–1289.

101. Advice for travelers. *Med Lett Drugs Ther*. 2015;57(1466):52–58.

102. Paredes-Paredes M et al. Advances in the treatment of Travelers' diarrhea. *Curr Gastroenterol Rep*. 2011;13(5):402–407.

103. Riddle Mark S et al. Effect of adjunctive loperamide in combination with antibiotics on treatment outcomes in Traveler's diarrhea: a systematic review and meta analysis. *Clin Infect Dis*. 2008;47(8):1007–1014.

104. DuPont HL et al. Expert review of the evidence base for prevention of Travelers' diarrhea. *J Travel Med*. 2009;16(3):149–160.

105. Infante RM et al. Enteroaggregative *Escherichia coli* diarrhea in travelers: response to rifaximin therapy. *Clin Gastroenterol Hepatol*. 2004;2(2):135–138.

106. Steffen R et al. Therapy of travelers' diarrhea with rifaximin on various continents. *Am J Gastroenterol*. 2003;98(5):1073–1078.

107. Adachi JA et al. Azithromycin found to be comparable to levofloxacin for the treatment of US Travelers with acute diarrhea acquired in Mexico. *Clin Infect Dis*. 2003;37(9):1165–1171.

108. Taylor DN et al. A randomized, double-blind, multicenter study of rifaximin compared with placebo and with ciprofloxacin in the treatment of travelers' diarrhea. *Am J Trop Med Hyg*. 2006;74(6):1060–1066.

109. Dupont HL et al. Treatment of Travelers' diarrhea: randomized trial comparing rifaximin, rifaximin plus loperamide, and loperamide alone. *Clin Gastroenterol Hepatol*. 2007;5(4):451–456.

110. Sanders JW et al. Azithromycin and loperamide are comparable to levofloxacin and loperamide for the treatment of Traveler's diarrhea in United States Military Personnel in Turkey. *Clin Infect Dis*. 2007;45(3):294–301.

111. Spiller R, Garsed K. Postinfectious irritable bowel syndrome. *Gastroenterology*. 2009;136(6):1979–1988.

112. Zanger P et al. Effectiveness of rifaximin in prevention of diarrhoea in individuals travelling to south and southeast Asia: a randomised, double-blind, placebo-controlled, phase 3 trial. *Lancet Infect Dis*. 2013;13(11):946–954.

113. Connor BA, Keystone JS. Editorial commentary: antibiotic self-treatment of travelers' diarrhea: helpful or harmful? *Clin Infect Dis*. 2015;60(6):847–848.

114. DuPont HL et al. A randomized, double-blind, placebo-controlled trial of rifaximin to prevent travelers' diarrhea. *Ann Intern Med*. 2005;142(10):805–812.

115. DuPont HL. Travelers' diarrhea: contemporary approaches to therapy and prevention. *Drugs*. 2006;66:303.

116. Pennington H. *Escherichia coli* O157. *Lancet*. 2010;376(9750):1428–1435.

117. Karch H et al. Epidemiology and diagnosis of Shiga toxin-producing *Escherichia coli* infections. *Diagn Microbiol Infect Dis*. 1999;34(3):229–243.

118. Mead PS, Griffin PM. *Escherichia coli* O157:H7. *Lancet*. 1998;352(9135):1207–1212.

119. Ericsson CD et al. Optimal dosing of trimethoprim-sulfamethoxazole when used with loperamide to treat traveler's diarrhea. *Antimicrob Agents Chemother*. 1992;36(12):2821–2824.

120. Dundas S et al. The Central Scotland *Escherichia coli* O157:H7 outbreak: risk factors for the hemolytic uremic syndrome and death among hospitalized patients. *Clin Infect Dis*. 2001;33(7):923–931.

121. Davis TK et al. Treatment of Shiga toxin-producing *Escherichia coli* infections. *Infect Dis Clin North Am*. 2013;27(3):577–597.

122. Klein EJ et al. Shiga toxin-producing *Escherichia coli* in children with diarrhea: a prospective point-of-care study. *J Pediatr*. 2002;141(2):172–171.

123. Gould LH et al. Recommendations for diagnosis of shiga toxin—produc-

ing *Escherichia coli* infections by clinical laboratories. *MMWR Recomm Rep.* 2009;58(RR-12):1–14.

124. Banatvala N et al. The United States national prospective hemolytic uremic syndrome study: microbiologic, serologic, clinical, and epidemiologic findings. *J Infect Dis.* 2001;183(7):1063–1070.

125. Besbas N et al. A classification of hemolytic uremic syndrome and thrombotic thrombocytopenic purpura and related disorders. *Kidney Int.* 2006;70(3):423–431.

126. Ikeda K et al. Predictors for the development of haemolytic uraemic syndrome with *Escherichia coli* O157:H7 infections: with focus on the day of illness. *Epidemiol Infect.* 2000;124(3):343–349.

127. Tarr PI et al. Shiga-toxin-producing *Escherichia coli* and haemolytic uraemic syndrome. *Lancet.* 2005;365(9464):1073–1086.

128. Tserenpuntsag B et al. Hemolytic uremic syndrome risk and *Escherichia coli* O157:H7. *Emerg Infect Dis.* 2005;11(12):1955–1957.

129. Wong CS et al. The risk of the hemolytic–uremic syndrome after antibiotic treatment of *Escherichia coli* O157:H7 infections. *N Engl J Med.* 2000;342(26):1930–1936.

130. Slutsker L et al. A nationwide case-control study of *Escherichia coli* O157:H7 infection in the United States. *J Infect Dis.* 1998;177(4):962–966.

131. Carter AO et al. A severe outbreak of *Escherichia coli* O157:H7–associated hemorrhagic colitis in a nursing home. *N Engl J Med.* 1987;317(24):1496–1500.

132. Thomas DE, Elliott EJ. Interventions for preventing diarrhea-associated hemolytic uremic syndrome: systematic review. *BMC Public Health.* 2013;13:799.

133. Proulx F et al. Randomized, controlled trial of antibiotic therapy for *Escherichia coli* O157:H7 enteritis. *J Pediatr.* 1992;121(2):299–303.

134. Pavia AT et al. Hemolytic-uremic syndrome during an outbreak of *Escherichia coli* O157:H7 infections in institutions for mentally retarded persons: Clinical and epidemiologic observations. *J Pediatr.* 1990;116(4):544–551.

135. Cimolai N et al. Risk factors for the progression of *Escherichia coli* O157:H7 enteritis to hemolytic-uremic syndrome. *J Pediatr.* 1990;116(4):589–592.

136. Panos GZ et al. Systematic review: are antibiotics detrimental or beneficial for the treatment of patients with *Escherichia coli* O157:H7 infection? *Aliment Pharmacol Ther.* 2006;24(5):731–742.

137. Nelson JM et al. Antimicrobial and antimotility agent use in persons with shiga toxin-producing *Escherichia coli* O157 infection in FoodNet Sites. *Clin Infect Dis.* 2011;52(9):1130–1132.

138. Bell BP et al. Predictors of hemolytic uremic syndrome in children during a large outbreak of *Escherichia coli* O157:H7 Infections. *Pediatrics.* 1997;100(1):e12–e12.

139. Bartlett JG. Antibiotic-associated diarrhea. *N Engl J Med.* 2002;346(5):334–339.

140. Freeman J et al. The changing epidemiology of clostridium difficile infections. *Clin Microbiol Rev.* 2010;23(3):529–549.

141. Wilcox MH et al. A case-control study of community-associated Clostridium difficile infection. *J Antimicrob Chemother.* 2008;62(2):388–396.

142. Turco R et al. Proton pump inhibitors as a risk factor for paediatric Clostridium difficile infection. *Aliment Pharmacol Ther.* 2009;31(7):754–759.

143. Dalton BR et al. Proton pump inhibitors increase significantly the risk of Clostridium difficile infection in a low-endemicity, non-outbreak hospital setting. *Aliment Pharmacol Ther.* 2009;29(6):626–634.

144. McDonald LC et al. An epidemic, toxin gene–variant strain of clostridium difficile. *N Engl J Med.* 2005;353(23):2433–2441.

145. Rao K et al. Clostridium difficile ribotype 027: relationship to age, detectability of toxins A or B in stool with rapid testing, severe infection, and mortality. *Clin Infect Dis.* 2015;61(2):233–241.

146. Bartlett John G. The case for vancomycin as the preferred drug for treatment of clostridium difficile infection. *Clin Infect Dis.* 2008;46(10):1489–1492.

147. Wanahita A et al. Conditions associated with leukocytosis in a tertiary care hospital, with particular attention to the role of infection caused by clostridium difficile. *Clin Infect Dis.* 2002;34(12):1585–1592.

148. Savola KL et al. Fecal leukocyte stain has diagnostic value for outpatients but not inpatients. *J Clin Microbiol.* 2001;39(1):266–269.

149. Marra F, Ng K. Controversies around epidemiology, diagnosis and treatment of clostridium difficile infection. *Drugs.* 2015;75(10):1095–1118.

150. Surawicz CM et al. Guidelines for diagnosis, treatment, and prevention of Clostridium difficile infections. *Am J Gastroenterol.* 2013;108(4):478–498;quiz 499.

151. Peled N et al. Predicting clostridium difficile toxin in hospitalized patients with antibiotic associated diarrhea. *Infect Control Hosp Epidemiol.* 2007;28(4):377–381.

152. Bartlett JG. Antibiotic-associated diarrhea. *Clin Infect Dis.* 1992;15(4):573–581.

153. Nelson R. Antibiotic treatment for Clostridium difficile-associated diarrhea in adults. *Cochrane Database Syst Rev.* 2007:CD004610.

154. Fekety R. Guidelines for the diagnosis and treatment of Clostridium difficile-associated diarrhea and colitis. *Am J Gastroenterol.* 1997;92:739.

155. Johnson S, Gerding DN. Clostridium difficile-associated diarrhea. *Clin Infect Dis.* 1998;26(5):1027–1034.

156. Pepin J et al. Emergence of fluoroquinolones as the predominant risk factor for clostridium difficile-associated diarrhea: a cohort study during an epidemic in Quebec. *Clin Infect Dis.* 2005;41(9):1254–1260.

157. Al-Nassir WN et al. Comparison of clinical and microbiological response to treatment of Clostridium difficile-associated disease with metronidazole and vancomycin. *Clin Infect Dis.* 2008;47(1):56–62.

158. Cohen Stuart H et al. Clinical practice guidelines for clostridium difficile infection in adults: 2010 update by the Society for Healthcare Epidemiology of America (SHEA) and the Infectious Diseases Society of America (IDSA). *Infect Control Hosp Epidemiol.* 2010;31(5):431–455.

159. Pépin J et al. Outcomes of clostridium difficile-associated disease treated with metronidazole or vancomycin before and after the emergence of NAP1/027. *Am J Gastroenterol.* 2007;102(12):2781–2788.

160. Teasly DG et al. Prospective randomized study of metronidazole versus vancomycin for clostridium-associated diarrhea and colitis. *Lancet.* 1983;2:1043.

161. Tedesco F et al. Oral vancomycin for antibiotic-assocaited psedumembranous colitis. *Lancet.* 1978;312(8083):226–228.

162. Cohen SH et al. Clinical practice guidelines for Clostridium difficile infection in adults: 2010 update by the society for healthcare epidemiology of America (SHEA) and the infectious diseases society of America (IDSA). *Infect Control Hosp Epidemiol.* 2010;31(5):431–455.

163. Pelaez T et al. Reassessment of Clostridium difficile Susceptibility to Metronidazole and Vancomycin. *Antimicrob Agents Chemother.* 2002;46(6):1647–1650.

164. Edwards DL et al. Disulfiram-like reaction associated with intravenous trimethoprim-sulfamethoxazole and metronidazole. *Clin Pharm.* 1986;5(12):999–1000.

165. Fekety R et al. Treatment of antibiotic-associated Clostridium difficile colitis with oral vancomycin: comparison of two dosage regimens. *Am J Med.* 1989;86(1):15–19.

166. Keighley MR et al. Randomised controlled trial of vancomycin for pseudomembranous colitis and postoperative diarrhoea. *BMJ.* 1978;2(6153):1667–1669.

167. Pettit NN et al. Risk factors for systemic vancomycin exposure following administration of oral vancomycin for the treatment of Clostridium difficile infection. *Pharmacotherapy.* 2015;35(2):119–126.

168. Cornely OA et al. Clinical efficacy of fidaxomicin compared with vancomycin and metronidazole in Clostridium difficile infections: a meta-analysis and indirect treatment comparison. *J Antimicrob Chemother.* 2014;69(11):2892–2900.

169. Louie TJ et al. Fidaxomicin versus vancomycin for Clostridium difficile infection. *N Engl J Med.* 2011;364(5):422–431.

170. Crawford T et al. Fidaxomicin: a novel macrocyclic antibiotic for the treatment of Clostridium difficile infection. *Am J Health Syst Pharm.* 2012;69(11):933–943.

171. Bagdasarian N et al. Diagnosis and treatment of Clostridium difficile in adults: a systematic review. *JAMA.* 2015;313(4):398–408.

172. Reinke CM et al. ASHP therapeutic position statement on the preferential use of metronidazole for the treatment of Clostridium difficile-associated disease. *Am J Health Syst Pharm.* 1998;55:1407.

173. Weiss K. Toxin-binding treatment for Clostridium difficile: a review including reports of studies with tolevamer. *Int J Antimicrob Agents.* 2009;33(1):4–7.

174. Sullivan A. Probiotics in human infections. *J Antimicrob Chemother.* 2002;50(5):625–627.

175. Hickson M et al. Use of probiotic Lactobacillus preparation to prevent diarrhoea associated with antibiotics: randomised double blind placebo controlled trial. *BMJ.* 2007;335(7610):80.

176. Munoz P et al. Saccharomyces cerevisiae Fungemia: an emerging infectious disease. *Clin Infect Dis.* 2005;40(11):1625–1634.

177. Jangi S, Lamont JT. Asymptomatic colonization by clostridium difficile in infants: implications for disease in later life. *J Pediatr Gastroenterol Nutr.* 2010;51(1):2–7.

178. Kyne L et al. Asymptomatic carriage of clostridium difficile and serum levels of IgG antibody against toxin A. *N Engl J Med.* 2000;342(6):390–397.

179. Climo MW. Hospital-wide restriction of clindamycin: effect on the incidence of clostridium difficile-associated diarrhea and cost. *Ann Intern Med.* 1998;128(12, part 1):989.

180. Kyne L et al. Underlying disease severity as a major risk factor for nosocomial clostridium difficile diarrhea. *Infect Control Hosp Epidemiol.* 2002;23(11):653–659.

181. Pepin J. Vancomycin for the treatment of Clostridium difficile Infection: for whom is this expensive bullet really magic? *Clin Infect Dis.* 2008;46(10):1493–1498.

182. Fekety R et al. Recurrent clostridium difficile diarrhea: characteristics of and risk factors for patients enrolled in a prospective, randomized, double-blinded trial. *Clin Infect Dis.* 1997;24(3):324–333.

183. Naggie S et al. Community-associated Clostridium difficile infection: experience of a veteran affairs medical center in southeastern USA. *Infection.* 2010;38(4):297–300.

184. Furuya-Kanamori L et al. Comorbidities, exposure to medications, and the risk of community-acquired clostridium difficile infection: a systematic

review and meta-analysis. *Infect Control Hosp Epidemiol*. 2015;36(2):132–141.

185. Johnson S. Treatment of asymptomatic clostridium difficile carriers (Fecal Excretors) with vancomycin or metronidazole. *Ann Intern Med*. 1992;117(4):297.

186. Kazakova SV. A hospital outbreak of diarrhea due to an emerging epidemic strain of clostridium difficile. *Arch Intern Med*. 2006;166(22):2518.

187. McDonald EG et al. Continuous proton pump inhibitor therapy and the associated risk of recurrent clostridium difficile infection. *JAMA Intern Med*. 2015;175(5):784–791.

188. Goldstein EJ et al. Pathway to prevention of nosocomial clostridium difficile infection. *Clin Infect Dis*. 2015;60(Suppl 2):S148–S158.

189. Kyne L et al. Health care costs and mortality associated with nosocomial diarrhea due to clostridium difficile. *Clin Infect Dis*. 2002;34(3):346–353.

190. Stevens VW et al. Excess length of stay attributable to clostridium difficile Infection (CDI) in the acute care setting: a multistate model. *Infect Control Hosp Epidemiol*. 2015;36(9):1024–1030.

191. Nanwa N et al. The economic impact of Clostridium difficile infection: a systematic review. *Am J Gastroenterol*. 2015;110(4):511–519.

192. Dallal RM et al. Fulminant Clostridium difficile: an underappreciated and increasing cause of death and complications. *Ann Surg*. 2002;235(3):363–372.

193. Zar FA et al. A comparison of vancomycin and metronidazole for the treatment of clostridium difficile-associated diarrhea, stratified by disease severity. *Clin Infect Dis*. 2007;45(3):302–307.

194. Rokas KE et al. The addition of intravenous metronidazole to oral vancomycin is associated with improved mortality in critically ill patients with clostridium difficile infection. *Clin Infect Dis*. 2015;61(6):934–941.

195. Lamp KC et al. Pharmacokinetics and pharmacodynamics of the nitroimidazole antimicrobials. *Clin Pharmacokinet*. 1999;36(5):353–373.

196. Friedenberg F et al. Intravenous metronidazole for the treatment of Clostridium difficile colitis. *Dis Colon Rectum*. 2001;44(8):1176–1180.

197. Kleinfeld DI et al. Parenteral therapy for antibiotic-associated pseudomembranous colitis. *J Infect Dis*. 1988;157(2):389–389.

198. Bolton RP, Culshaw MA. Faecal metronidazole concentrations during oral and intravenous therapy for antibiotic associated colitis due to Clostridium difficile. *Gut*. 1986;27(10):1169–1172.

199. Guzman R et al. Failure of parenteral metronidazole in the treatment of pseudomembranous colitis. *J Infect Dis*. 1988;158(5):1146–1146.

200. Apisarnthanarak A et al. Adjunctive intracolonic vancomycin for severe clostridium difficile colitis: case series and review of the literature. *Clin Infect Dis*. 2002;35(6):690–696.

201. McFarland LV et al. Recurrent clostridium difficile disease: epidemiology and clinical characteristics. *Infect Control Hosp Epidemiol*. 1999;20(1):43–50.

202. Barbut F et al. Epidemiology of recurrences or reinfections of Clostridium difficile-associated diarrhea. *J Clin Microbiol*. 2000;38:2386.

203. Hecht JR, Olinger EJ. Clostridium difficile colitis secondary to intravenous vancomycin. *Digest Dis Sci*. 1989;34(1):148–149.

204. Saginur R et al. Colitis associated with metronidazole therapy. *J Infect Dis*. 1980;141(6):772–774.

205. Abdelfatah M et al. Factors predicting recurrence of clostridium difficile infection (CDI) in hospitalized patients: retrospective study of more than 2000 patients. *J Investig Med*. 2015;63(5):747–751.

206. Deshpande A et al. Risk factors for recurrent Clostridium difficile infection: a systematic review and meta-analysis. *Infect Control Hosp Epidemiol*. 2015;36(4):452–460.

207. Kyne L et al. Association between antibody response to toxin A and protection against recurrent Clostridium difficile diarrhoea. *Lancet*. 2001;357(9251):189–193.

208. McPherson S et al. Intravenous immunoglobulin for the treatment of severe, refractory, and recurrent clostridium difficile diarrhea. *Dis Colon Rectum*. 2006;49(5):640–645.

209. Juang P et al. Clinical outcomes of intravenous immune globulin in severe clostridium difficile-associated diarrhea. *Am J Infect Control*. 2007;35(2):131–137.

210. Pepin J et al. Management and outcomes of a first recurrence of clostridium difficile-associated disease in Quebec, Canada. *Clin Infect Dis*. 2006;42(6):758–764.

211. McFarland LV et al. Breaking the cycle: treatment strategies for 163 cases of recurrent Clostridium difficile disease. *Am J Gastroenterology*. 2002;97(7):1769–1775.

212. Tedesco F et al. Approach to patients with multiple relapses of antibiotic-associated pseudomembranous colitis. *Am J Gastroenterol*. 1985;80:867.

213. Ariano RE et al. The role of anion-exchange resins in the treatment of antibiotic-associated pseudomembranous colitis. *CMAJ*. 1990;142:1049.

214. Pruksananonda P et al. Multiple relapses of Clostridium difficile-associated diarrhea responding to an extended course of cholestyramine. *Pediatr Infect Dis J*. 1989;8:175.

215. Buggy BP et al. Therapy of relapsing clostridium difficile associated diarrhea and colitis with the combination of vancomycin and rifampin. *J Clin Gastroenterol*. 1987;9(2):155–159.

216. McFarland LV. A randomized placebo-controlled trial of saccharomyces boulardii in combination with standard antibiotics for clostridium difficile disease. *JAMA*. 1994;271(24):1913.

217. Surawicz Christina M et al. The Search for a better treatment for recurrent clostridium difficile disease: use of high dose vancomycin combined with saccharomyces boulardii. *Clin Infect Dis*. 2000;31(4):1012–1017.

218. Johnson S et al. Interruption of recurrent clostridium difficile-associated diarrhea episodes by serial therapy with vancomycin and rifaximin. *Clin Infect Dis*. 2007;44(6):846–848.

219. Garey KW et al. Rifaximin in treatment of recurrent clostridium difficile-associated diarrhea: an uncontrolled pilot study. *J Clin Gastroenterol*. 2009;43(1):91–92.

220. Gallagher JC et al. Clinical and economic benefits of fidaxomicin compared to vancomycin for clostridium difficile infection. *Antimicrob Agents Chemother*. 2015;59(11):7007–7010.

221. Nathwani D et al. Cost-effectiveness analysis of fidaxomicin versus vancomycin in Clostridium difficile infection. *J Antimicrob Chemother*. 2014;69(11):2901–2912.

222. Drekonja D et al. Fecal microbiota transplantation for clostridium difficile infection: a systematic review. *Ann Intern Med*. 2015;162(9):630–638.

223. Han S et al. Fecal microbiota transplant: treatment options for clostridium difficile infection in the intensive care unit. *J Intensive Care Med*. 2016;31(9):577–586.

224. Aroniadis OC et al. Long-term follow-up study of fecal microbiota transplantation for severe and/or complicated clostridium difficile infection: a multicenter experience. *J Clin Gastroenterol*. 2016;50(5):398–402.

225. Varier RU et al. Cost-effectiveness analysis of fecal microbiota transplantation for recurrent Clostridium difficile infection. *Infect Control Hosp Epidemiol*. 2015;36:438–444.

第70章　腹腔感染

Sheila K. Wang and Carrie A. Sincak

核心原则

		章节案例
①	急性胆囊炎是胆囊的急性炎症,主要表现为发热、持续的腹痛和右上腹墨菲征阳性,其次是恶心和呕吐。急性胆管炎是胆总管的急性炎症,常伴有典型 Charcot 三联征表现:发热、黄疸和右上腹痛。	案例 70-1(问题 1)
②	经验性治疗严重胆道感染可使用环丙沙星/左氧氟沙星/头孢吡肟加甲硝唑联合治疗或哌拉西林/他唑巴坦单药治疗,如怀疑是多重耐药革兰氏阴性杆菌感染,可使用抗假单胞菌碳青霉烯类药物(亚胺培南/西司他丁、美罗培南或多尼培南)。	案例 70-1(问题 3)
③	自发性细菌性腹膜炎(spontaneous bacterial peritonitis,SBP)大多是由一种病原微生物感染引起,常见菌株为肠道需氧革兰氏阴性杆菌,如大肠埃希菌和肺炎克雷伯菌。	案例 70-2(问题 1)
④	SBP 的经验性治疗可使用第三代头孢菌素如头孢曲松、头孢噻肟或具有抗肺炎链球菌活性的注射用氟喹诺酮类药物。治疗时间取决于腹水中多核细胞计数的减少情况(<250 个/μl),通常最多需要 5 日。	案例 70-2(问题 2)
⑤	对于继发性腹膜炎,若为社区获得性感染,在未取得革兰氏染色和培养结果前就需常规进行经验性抗菌治疗。而血培养可能有助于检出医疗保健相关感染的革兰氏阳性球菌、酵母菌或多重耐药菌。	案例 70-4(问题 2)
⑥	治疗继发性腹膜炎应使用可覆盖革兰氏阴性菌和厌氧菌的抗菌药物,包括:(a)一些广谱 β-内酰胺类或加 β-内酰胺酶抑制剂的药物;(b)碳青霉烯类;(c)氟喹诺酮类联合甲硝唑。	案例 70-4(问题 3)
⑦	治疗腹腔感染通常需要 4~7 日。临床治疗反应和感染源的控制情况影响疗程。	案例 70-4(问题 4)
⑧	急性腹部穿透伤需要短疗程抗菌治疗(<24 小时)。若未及时治疗或感染进展则需治疗 5~7 日。	案例 70-7(问题 2)

引言

　　尽管有新的抗菌药物可选,诊断能力和外科技术也有所提升,腹腔感染的治疗仍是治疗学上的一个难题。不过,影像和介入技术的发展使感染源能够得到及时控制,加上液体疗法和营养管理的改进及恰当的抗菌药物治疗,腹腔感染病死率已明显降低[1]。

　　腹腔感染包含腹腔内所有感染,从膈肌下到骨盆或腹膜后。腹腔感染可表现为局部感染(如阑尾炎)、弥漫性炎症波及整个腹膜(腹膜炎)或脓肿。脓肿可在腹部任何部位形成,如肠间隙、实体脏器(如肝脏、胆道、脾脏、胰腺或女性盆腔器官)。

　　一旦怀疑腹腔感染就应尽早给予经验性抗菌治疗。抗菌药物应根据疑似病原菌选择,而且,单纯的抗菌治疗尚不够,特别是存在弥漫性腹膜炎时。控制感染源是一个用于涉及根除感染所需的所有物理措施的术语,如坏死组织清创或脓肿/腹水的引流。若不能及时控制感染源,很可能引发菌血症、多器官功能衰竭,甚或死亡[2]。

胃肠道正常菌群

　　人禁食时胃中含菌量极少[即<100 菌落形成单位(CFU)/ml],归因于胃动力和具有杀菌活性的正常酸性胃液[1]。胃内菌群可能因药物或疾病致 pH 升高或胃动力减弱而改变。因此,出血、十二指肠溃疡伴梗阻、胃溃疡、胃癌或使用质子泵抑制剂、H_2 受体拮抗剂的患者,其口腔细菌在胃内定植的数量会增加。

上段小肠(十二指肠和空肠)通常含有相对较少的细菌,主要是口腔菌群。末段小肠位于细菌较少的胃与菌群丰富的结肠之间的过渡区域[3,4]。

回肠多见兼性革兰氏阴性、革兰氏阳性菌及专性厌氧菌。回肠末端细菌的数量和种类增加,并有大量厌氧菌,包括拟杆菌属、大肠埃希菌和肠球菌属[1,3]。

大肠最常见为厌氧菌,尤其是拟杆菌属。在远段结肠,大便的细菌数量平均为 10^{10} CFU/ml,厌氧菌数量远远超过其他微生物,比例大约为 1 000∶1~10 000∶1[3]。最常见的兼性需氧菌是大肠埃希菌[1,3]。由于不同肠道节段菌群存在如此差异,所以结肠损伤后导致腹腔感染的风险高于胃和空肠损伤者[5](图 70-1,表 70-1)。

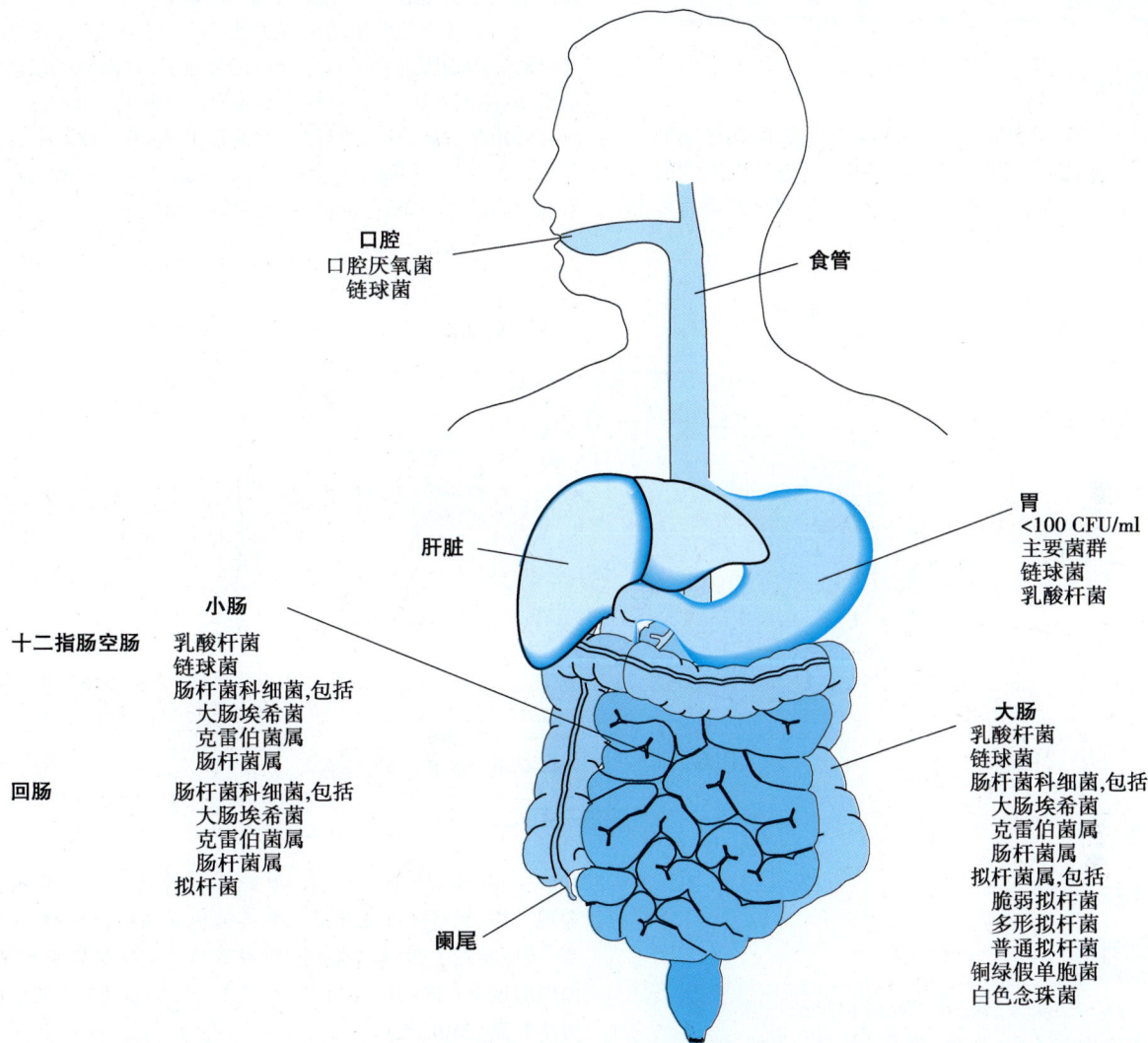

图 70-1　消化道的微生物菌群

表 70-1

腹腔感染常见病原菌

疾病	病原菌	备注
胆囊炎、胆管炎	大肠埃希菌、肺炎克雷伯菌、肠球菌及厌氧菌	较少分离到肠球菌属和厌氧菌,但它们与医院感染和慢性外科感染有关,特别是在接受广谱抗菌药物的患者中
原发性腹膜炎	大肠埃希菌、肺炎克雷伯菌、肺炎链球菌,偶为厌氧菌	主要见于肝硬化自发性细菌性腹膜炎患者,通常是单微生物感染,厌氧菌较需氧菌少见
继发性腹膜炎	大肠埃希菌、脆弱拟杆菌、肠球菌和厌氧菌	通常为需氧和厌氧多种病原菌感染。在医疗保健相关感染中应考虑肠球菌属
慢性非卧床腹膜透析	表皮葡萄球菌、金黄色葡萄球菌、类白喉菌属、革兰氏阴性杆菌	与腹腔内抗菌药物交换停留时间不少于 6 小时

耐药菌群更常见于医疗保健相关感染,包括铜绿假单胞菌、不动杆菌属、产超广谱 β-内酰胺酶(extended-spectrum b-lactamases,ESBL)和碳青霉烯酶的大肠埃希菌及克雷伯菌属、耐甲氧西林金黄色葡萄球菌(methicillin-resistant *Staphylococcus aureus*,MRSA)、肠球菌与念珠菌属[6-10]。

胆道感染

胆囊炎和胆管炎

胆囊炎和胆管炎通常源于胆囊或胆总管阻塞导致的炎性状态。阻塞通常是由结石引起。胆汁的流动以及它的抑菌特性保持胆道在正常条件下处于无菌状态,感染通常继发于梗阻[4,5]。

急性胆囊炎是胆囊的急性炎症。超过 90% 的病例在胆囊颈部、Hartmann 袋或胆囊管处存在结石,导致胆汁流出道受阻[4]。阻塞引起管腔内压力增加、胆囊扩张、水肿,引发急性炎症反应。梗阻和炎症可能的后果包括感染、缺血、穿孔和坏死[4,11]。胆汁排泄减少导致胆汁瘀滞,为细菌增殖及之后的感染提供了理想的环境(图 70-2)。

急性胆管炎是常见的急性胆管炎症。在美国,胆管炎最常见的原因是胆总管结石导致的胆管梗阻,其他原因包括肿瘤阻塞、胆道术后梗阻、良性狭窄和原发性硬化性胆管炎[4]。胆汁流出减少导致胆汁瘀滞和细菌繁殖,感染导致胆道压力急剧上升,有利于细菌通过细胞膜通透性的改变扩散到淋巴管和血流。急性胆管炎的预后通常较胆囊炎差[4,12]。

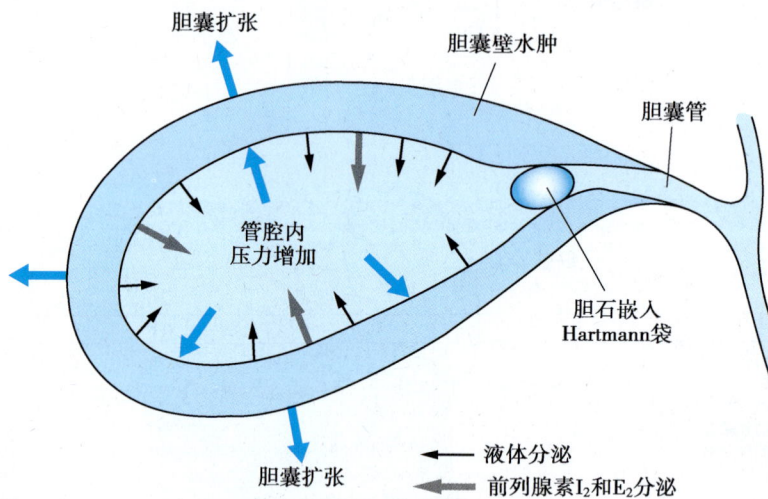

图 70-2　急性胆囊炎的发病机制

临床表现和诊断

案例 70-1

问题 1:D. S.,54 岁,男,因"腹痛和腹部压痛 1 周"入院,疼痛位于右上腹,发热,体温 38.9℃,畏寒、恶心,在过去 24 小时内呕吐 3 次。D. S. 出现黄疸和小便颜色加深。实验室检查结果:

　白细胞计数(WBC):17×10³/μl
　血肌酐(SCr):1.1mg/dl
　总胆红素:6mg/dl
　碱性磷酸酶:270U/L
哪些证据支持 D. S. 患胆管炎? 和胆囊炎如何鉴别?

急性胆管炎的临床表现多样,典型表现为 Charcot 三联征,包括发热、黄疸和右上腹痛。90% 的病例出现发热,60%~70% 的病例出现黄疸和腹痛[4]。少部分患者还会出现革兰氏阴性菌败血症,可能会有精神症状和低血压[4]。急性胆管炎实验室检查结果包括白细胞升高、胆红素(>

2mg/dl)和碱性磷酸酶升高、肝酶轻度升高[4,13]。和 D. S. 表现一样,胆管炎的临床症状和体征包括高热(38.9℃)、畏寒、黄疸及右上腹痛。支持胆管炎诊断的实验室检查包括:白细胞增多(17×10³/μl)、胆红素升高(6mg/dl)及碱性磷酸酶升高(270U/L)。

急性胆囊炎的临床表现包括发热、持续的右上腹痛,其次为恶心、呕吐。体格检查常见右上腹压痛及墨菲征阳性(吸气因疼痛而停止)[4,11]。实验室检查包括白细胞和中性粒细胞升高(核左移)、肝酶轻度升高,黄疸较胆管炎少见(胆红素<4mg/dl)[4,11]。

超声可用于急性胆囊炎和胆管炎的影像学诊断。急性胆囊炎可表现为胆囊周围水肿、胆囊增大、胆囊壁增厚、结石和墨菲征声像图[14]。超声对胆总管结石不太敏感,但可提示胆管扩张和结石。肝胆显像是识别胆囊管梗阻的另一个诊断工具,静脉注射肝胆显像剂锝-亚氨基二乙酸(Tc-HIDA),胆囊未充盈提示急性胆囊炎[6,14]。CT 成像能更好地观察胆道梗阻范围[4]。内窥镜逆行胰胆管造影(endoscopic retrograde cholangiopancreatography,ERCP)也是胆管炎的一种成像方法[4,12]。

病因

案例 70-1,问题 2: 导致 D. S. 感染的最可能的病原菌是什么? 哪些临床标本有助于确定病原菌?

与急性胆管炎有关的最常见的病原菌包括大肠埃希菌、克雷伯菌属和肠杆菌属,但也可能是铜绿假单胞菌、皮肤菌群(葡萄球菌属、链球菌属)和口咽部细菌。大约15%的感染是由厌氧菌(常见拟杆菌属)引起,特别是接受胆道手术的老年人[4,15]。胆囊炎的常见病原菌包括大肠埃希菌、克雷伯菌属和肠球菌属,厌氧菌少见(见表 70-1)[4,11]。

如上所述,胆汁瘀滞导致胆囊或胆总管内细菌增殖。急性胆管炎导致胆总管压力增加,胆道细菌进入血流。高达40%的有症状的急性胆管炎患者血培养阳性[4]。有症状的急性胆囊炎患者约 20%~75%胆汁培养阳性,但胆汁培养的价值还需进一步确定。与胆管炎相比,胆囊炎不易发生菌血症。经验性抗菌药物治疗应覆盖上述常见病原菌。

治疗

胆管炎和胆囊炎最关键的治疗是手术、经皮引流或内镜下胆道引流控制感染源。由于可能继发感染和预防并发症,需要经验性抗菌治疗。另外,还需要镇痛及维持水电解质平衡等对症支持治疗[4,5,11,13]。

ERCP 通过减压或胆管系统引流治疗胆管炎成功率超过 90%[4],还可选择经皮经肝胆管引流术或内镜下括约肌切开术减压引流,因可能导致病死率增加很少选择开放手术解除胆道压力[4]。有症状的急性胆囊炎需要切除胆囊(胆囊切除术)。出现症状 48~72 小时内可选择腹腔镜胆囊切除术。早期手术治疗可降低病死率、减少住院时间[4,11]。对于高危患者,如果早期手术风险大于获益,可选择经皮胆囊造口术引流减压,可使 75%~90%无法接受手术的患者减轻症状。但如果患者情况许可,应尽早进行胆囊切除术[4]。

病原学

案例 70-1,问题 3: 根据最可能的病原菌,对 D. S. 应经验性选择哪种抗生素进行治疗,可以诊断胆管炎吗?

急性胆管炎和胆囊炎的经验性抗菌治疗应在抽取血培养后立即开始。应选择能覆盖肠道革兰氏阴性菌(特别是大肠埃希菌)的药物(表 70-2)[5,6]。一般来说,对于胆囊炎

表 70-2

腹腔感染的治疗方案[5,6,66,67]

感染	药物或方案	药物剂量[d]
轻度至中度(严重程度): 社区获得性阑尾穿孔或脓肿或急性胆囊炎	**单药** 头孢西丁 厄他培南 莫西沙星[a] 替加环素 **联合** 头孢唑林 或 头孢曲松 或 头孢噻肟 或 环丙沙星 或 左氧氟沙星[a]+甲硝唑	头孢西丁 2g IV q6h 厄他培南 1g IV q24h 替加环素 50mg IV q12h,首剂加倍 头孢唑林 1~2g IV q8h 头孢曲松 1~2g IV q12~24h 头孢噻肟 1~2g IV q6~8h 环丙沙星 400mg IV q12h 左氧氟沙星 750mg IV qd 莫西沙星 400mg IV qd 甲硝唑 500mg IV q8~12h 头孢吡肟 1~2g IV q8h 头孢他啶 1~2g IV q8~12h 哌拉西林-他唑巴坦 3.375g IV q4~6h 或 4.5g IV q6h[e]
重症感染高风险人群: 社区获得性急性胆囊炎伴严重的生理障碍、高龄或免疫功能低下状态 或 与胆肠吻合有关的急性胆管炎 或 医疗保健相关的腹腔感染	**单药** 亚胺培南-西司他丁 美罗培南 多尼培南 哌拉西林-他唑巴坦 **联合** 头孢吡肟 或 头孢他啶 或 环丙沙星 或 左氧氟沙星[a]+甲硝唑	亚胺培南-西司他丁 500mg IV q6h 或 1g IV q8h 美罗培南 1g IV q8h 多尼培南 500mg IV q8h 万古霉素[b]15~20mg/kg IV q8~12h(肾功能正常) 氨曲南[c]1~2g IV q6~8h 头孢他啶/阿维巴坦 2.5g IV q8h Ceftolozane/他唑巴坦 1.5g IV q8h + 甲硝唑 500mg IV q8~12h

[a] 氟喹诺酮类药物的选择应根据当地抗菌谱及药敏报告决定。
[b] 可以加到每个治疗医疗保健相关腹腔感染的方案中(如耐甲氧西林金黄色葡萄球菌或氨苄西林耐药肠球菌感染)。
[c] 对不能耐受 β-内酰胺类药物的患者,氨曲南可作为覆盖革兰氏阴性菌的替代药物。
[d] 正常肾功能给药剂量。
[e] 延长输注时间:3.375g IV q8h,每次给药时间长于 4h。
IV,静脉注射。

可以不必覆盖厌氧菌;但一些严重的病例如急性胆管炎、胆肠吻合术后或医疗保健相关感染仍需考虑覆盖厌氧菌[6]。对于医疗保健相关感染高风险的患者,如免疫功能低下患者、需要长期住院者、接受广谱抗菌药物治疗者、有心脏瓣膜病或人工血管植入者等应选择覆盖葡球菌属的药物[6]。抗菌治疗须基于以下几个因素使用:药物药代动力学和药效学、当地耐药模式及患者因素,如药物过敏、肝肾功能和经济状况。

碳青霉烯类抗生素对多重耐药革兰氏阴性杆菌具有较好的活性,故常用于治疗这些病原菌导致的感染。如果考虑是氨苄西林耐药肠球菌和 MRSA 导致的医疗保健相关胆道感染,可经验性加用万古霉素。利奈唑胺或达托霉素可用于已知的万古霉素耐药肠球菌(vancomycin-resistant *Enterococcus species*,VRE)感染病例。应尽量减少经验性使用广谱抗菌药物,如果可能,应在培养及药敏基础上选择用药。对于轻到中度社区获得性急性胆囊炎,建议使用头孢唑林、头孢呋辛或头孢曲松单药治疗。由于氨苄西林舒巴坦耐药大肠埃希菌的广泛流行,不再推荐使用该药经验性治疗[6,15]。大肠埃希菌对氟喹诺酮类药物的耐药性导致不能预知其对环丙沙星和左氧氟沙星的敏感性[16]。对于复杂性腹腔感染(complicated intra-abdominal infections,cIAI),目前指南建议只有所在机构抗菌谱提示大肠埃希菌对氟喹诺酮类的敏感性大于90%才考虑使用[6]。不常规推荐使用氨基糖苷类,因为需要进行治疗药物浓度监测及其潜在的肾毒性及耳毒性[6]。此外,氨基糖苷类为基础的方案治疗腹腔感染效果较其他方案差[17]。但也有人认为氨基糖苷类的疗效欠佳与剂量不足有关。对于 D.S.,恰当的经验性治疗方案为每6小时静脉注射哌拉西林/他唑巴坦3.375g。

胆汁浓度

> 案例 70-1,问题 4:医生关心的问题是 D.S. 需要一种胆汁中浓度较高的抗菌药物,使用经胆汁排泄的抗菌药物是否有益呢?

有关胆总管梗阻时阻碍抗菌药物进入胆汁及治疗胆管炎时需要高胆汁浓度的抗菌药物已有讨论[18]。Nagar 和 Berger 的研究表明许多抗菌药物在体外敏感,但是不经胆道排泄,临床治疗仍然有效[19]。抗菌药物的胆汁浓度和临床结局不相关[4]。高胆汁排泄与中度胆汁排泄的抗生素也比较过[18],在胆道术后减少化脓性并发症方面,血清浓度比胆汁浓度更重要。此外,有梗阻时,任何抗生素的胆汁排泄均会减少[18]。

D.S. 胆道感染的治疗必须包括胆道引流。哌拉西林/他唑巴坦应使用4~7日。

原发性腹膜炎

腹膜炎是腹腔内感染性或化学性炎症导致的腹膜的炎症[3,20]。感染性腹膜炎可分为原发、继发或第三类型腹膜炎。原发性腹膜炎是腹腔感染但没有腹腔内病灶的证据[20,21]。继发性腹膜炎通常是由于黏膜屏障完整性破坏后,胃肠道和泌尿生殖道的微生物感染腹膜所致。第三类型腹膜炎是继发性腹膜炎治疗后,腹膜炎及脓毒症、多器官功能障碍持续存在或反复发作[3,20]。

原发性腹膜炎也称为自发性细菌性腹膜炎(spontaneous bacterial peritonitis,SBP),最常见于肝硬化腹水患者。约10%~30%的肝硬化腹水住院患者有 SBP[3,21,22]。原发性腹膜炎与坏死后肝硬化、急慢性肝炎、急性病毒性肝炎、充血性心脏衰竭、转移性恶性肿瘤或系统性红斑狼疮相关[3,20]。

肝硬化患者自发性细菌性腹膜炎

临床表现及诊断

SBP 患者可出现发热及腹膜炎征象(包括腹痛、精神状态改变、胃肠动力改变、恶心、呕吐、腹泻或肠梗阻)[22]。发热常见,约50%~80%的患者会出现[3]。部分患者症状不典型,甚至没有症状[22]。SBP 的诊断依据临床表现和腹腔穿刺腹水检查。腹水可检测白细胞计数与分类以及细菌革兰氏染色和培养。腹水中性粒细胞计数(olymorphonuclear,PMN)升高(≥250/μl)可诊断为 SBP[22]。

病因及发病机制

> **案例 70-2**
>
> 问题 1:M.W.,51岁,男,酒精性肝硬化,腹水明显,发热4日,体温38.4℃,伴腹痛。腹腔穿刺腹水较混浊,腹水培养正在进行。实验室检查结果:腹水中性粒细胞计数为450/μl,血清白细胞总数:12.2×10³/μl,总胆红素:4.4mg/dl。M.W. 的腹水中可能培养出哪种病原菌?

约有70%的 SBP 是由被认为是胃肠道正常菌群的需氧肠道微生物引起[22]。大肠埃希菌是最常见的病原体,其次是肺炎克雷伯菌[3]。其他常见的导致 SBP 的病原菌包括肺炎链球菌和其他链球菌,约占20%。约5%的病例分离出肠球菌属[22]。葡萄球菌属、厌氧菌和微需氧病原在社区获得性 SBP 少见。大部分 SBP 是由单一微生物感染所致。

SBP 最主要的发病机制是细菌易位,是微生物通过胃肠壁迁移到肠系膜淋巴结和其他肠外结构,包括血流。细菌再通过血流或淋巴管传播感染腹水[22,23]。肝硬化患者的某些特性促进 SBP 的发病,包括细菌过度生长、胃肠动力减弱、肠道结构损伤、正常状态下能消除微生物的宿主防御机制减低。细菌过度生长继发于胃肠蠕动减少、结构损伤所致的肠壁渗透性增加,促进随后的全身性感染。调理吞噬作用缺陷使微生物逃避宿主免疫防御,导致腹水感染[23]。以前肝硬化基础上并发自发性细菌性腹膜炎的病死率高于90%,但是随着抗菌药物治疗的进展,病死率已降至约20%~40%[3,22]。革兰氏阴性菌感染病死率高于革兰氏阳性菌感染[3]。SBP 的早期诊断和有效的抗菌药物治疗能降低病死率[24]。患者死亡高风险为肾功能不全、低体温症、高胆红素血症及低蛋白血症。为降低 SBP 相关肾功能障碍的发生率,可在诊断后 6 小时内静脉使用 1.5g/kg 白蛋白,第 3 日静脉使用 1g/kg 白蛋白。白蛋白作为扩容剂可减少血流动力学变化,从而保护肾功能。血清肌酐>1mg/dl、血尿素氮(blood urea nitrogen,BUN)>30mg/dl 或总胆红素>4mg/dl 的患者推荐使用白蛋白[22]。

抗菌治疗

> 案例 70-2,问题 2:等待腹水培养结果期间,推荐使用哪种抗菌药物经验性治疗?疗程多久?如何监测治疗效果?

虽然革兰氏染色和培养阳性能指导抗菌药物治疗,但是近 60% 的有 SBP 症状和体征的患者培养阴性[3,24]。对于诊断为 SBP 的患者最初抗菌药物经验性治疗应选择针对之前描述的最可能的病原菌。氨苄西林加氨基糖苷类是经验性治疗 SBP 传统的选择,但第三代头孢菌素(头孢噻肟和头孢曲松)更安全有效[25,26]。对于 β-内酰胺类过敏者,可选择使用氟喹诺酮类药物。左氧氟沙星和莫西沙星优于环丙沙星,因为它们对最常见的革兰氏阳性病原菌肺炎链球菌具有较强的活性。虽然首选静脉给药,口服氟喹诺酮类药物可能对简单的 SBP 患者有效[25]。如前所述,因为有肾毒性风险,氨基糖苷类不推荐用于肝硬化并发 SBP 的治疗,是否使用氟喹诺酮类药物应根据所在机构抗菌谱报告决定[22]。

抗菌药物推荐使用到腹水中性粒细胞计数降至低于 250 个/μl,通常发生在治疗 5 日内[24]。Franca 等研究表明头孢噻肟治疗 SBP 5 日与 10 日等效[27]。

M. W. 应接受对大肠埃希菌及其他常见致病菌如克雷伯菌属和肺炎链球菌有效的抗菌药物的经验性治疗。使用上面提到的任何药物均是合理的经验性选择。

预防

> 案例 70-2,问题 3:治疗结束后,是否对 M. W. 开始预防性使用抗生素?

自发性细菌腹膜炎复发率很高,曾发生 SBP 的肝硬化患者 1 年复发率近 70%。对于 SBP 的高危人群,应给予抗菌药物预防:曾有过 1 次或多次 SBP 的患者、肝硬化合并消化道出血者、肝硬化腹水患者、肾功能或肝功能受损者、腹水蛋白低(<1.0g/dl)或血清胆红素升高(>2.5mg/dl)的肝硬化患者[22]。

肝硬化患者抗菌药物预防通常使用选择性肠道去污染治疗,这种疗法的目的是减少肠道细菌负荷,预防细菌易位及感染[22]。前瞻性、随机对照研究表明肝硬化腹水患者使用口服抗菌药物可减少 SBP 复发率,研究的药物包括口服诺氟沙星[28]、环丙沙星[29]和复方新诺明[30]。利福昔明是一种不可吸收的利福霉素的衍生物,已被证明可明显降低SBP 的发生[31]。临床试验表明长期预防给药能明显降低SBP 的复发率,故应常规推荐。在腹水蛋白低和/或高胆红素肝硬化患者中长期预防虽然也能获益,但是不能降低整

体感染率及病死率。因此,不做常规推荐[22,23,28-30]。临床试验结果表明消化道出血患者可使用诺氟沙星(美国已撤市)或头孢曲松短程治疗(7 日)[23,32]。预防治疗可防止细菌感染并减少再出血风险[23]。几个成本效益分析结果表明在高风险肝硬化患者中进行预防性治疗获益较大[23]。

在接受长期预防治疗的患者中,氟喹诺酮类及复方新诺明耐药菌株更常见,所以,在这些患者中使用抗菌药物治疗新发感染时必须考虑其长期预防治疗的药物[33,34]。

M. W. 有肝硬化,既往曾有 SBP 及高总胆红素,因此他复发风险高。使用抗生素预防性治疗可能是一种具有较好成本效益的措施。环丙沙星每日 500mg 口服将使 M. W. 获益,是否使用复方新诺明取决于当地病原菌耐药模式。

腹膜透析相关腹膜炎

发病机制及临床表现

案例 70-3

> 问题 1:H. M. ,33 岁,女性,艾滋病毒感染者,终末期肾病,在过去的 1 年每日接受连续性非卧床腹膜透析(continuous ambulatory peritoneal dialysis,CAPD),出现腹痛及透析液浑浊,H. M. 有极少量的残余尿。CAPD 相关腹膜炎最可能的致病菌是什么?最初应经验性使用哪种抗菌药物治疗?应如何进行抗菌药物管理?

腹膜透析是仅次于肝硬化腹水引起 SBP 的另一主要原因。据估计,大约 45% 的 CAPD 患者最初 6 个月至少出现一次腹膜炎,大约 60%~70% 的患者透析第一年内出现腹膜炎,20%~30% 的患者会反复感染[3]。CAPD 相关腹膜炎理论上与以下因素有关:导管污染正常皮肤菌群、腹膜透析管出口污染、皮下隧道感染、腹膜透析液污染或细菌易位[3]。腹膜防御功能改变也在 CAPD 相关腹膜炎中起作用[3]。

CAPD 相关腹膜炎的临床表现包括腹痛和腹部压痛(约 60%~80%),约 30% 的患者可出现恶心、呕吐,10% 有腹泻,10%~20% 出现发热。腹膜炎诊断主要依据临床症状、体征和透析液细胞计数、革兰氏染色及培养。典型的透析液是混浊的,白细胞计数大于 100/μl,中性粒细胞为主(至少 50%)[35]。5%~10% 的患者革兰氏染色阴性,血培养通常是阴性[3]。多数情况下,腹膜炎通常是由单一的病原菌引起[36]。

病因

最常见的致病菌是革兰氏阳性菌,约占 60%~80%。凝固酶阴性葡萄球菌(表皮葡萄球菌)是最常见的致病菌,其次是金黄色葡萄球菌和链球菌属。15%~30% 的患者感染革兰氏阴性杆菌,大肠埃希菌最常见,其他常见的革兰氏阴性菌包括克雷伯菌属、肠杆菌属、变形杆菌属和铜绿假单胞菌。厌氧菌、真菌、分枝杆菌较少见[3]。

抗菌治疗

一般情况下,经验性抗菌药物治疗应针对最常见的致

病菌,包括革兰氏阳性和革兰氏阴性菌,直到获得腹水培养结果。腹腔(intraperitoneal,IP)给药是治疗 CAPD 相关腹膜炎的首选给药途径。腹腔给药可使局部有较高的药物浓度,同时避免静脉穿刺,患者可在家自行给药[35]。

当怀疑患有 CAPD 相关腹膜炎时,应给予经验性腹腔给药。当有培养和药敏结果时,应根据需要调整抗菌治疗。通过恰当治疗,在给药的 48 小时内应该有临床反应[35]。

CAPD 相关腹膜炎的治疗指南提供了抗菌药物选择的方法、剂量和治疗时间。初始 IP 治疗建议使用万古霉素/覆盖革兰氏阳性菌的一代头孢菌素联合抗假单胞菌的抗菌药物[35]。因为 MRSA 和耐甲氧西林表皮葡萄球菌感染增加,虽然头孢唑林在某些地区仍然有效,万古霉素可能是初始治疗革兰氏阳性菌感染最合适的选择[36-38]。革兰氏阴性菌感染治疗方案包括头孢他啶、头孢吡肟、哌拉西林他唑巴坦或碳青霉烯类[35,39]。对于不能耐受 β-内酰胺类的患者,可选择氨曲南。氟喹诺酮类能够进入腹腔广泛分布,可作为 CAPD 相关腹膜炎治疗的一个选择,但严重腹膜炎患者不应口服给药。随着氟喹诺酮类耐药大肠埃希菌的增加,这些药物的疗效也在减低[40,41]。

如果 IP 治疗 5 日腹水仍然混浊应考虑难治性腹膜炎,提示存在出口或隧道感染,需拔除导管。金黄色葡萄球菌或铜绿假单胞菌所致感染需要口服抗菌药物治疗,严重者需要静脉给药。如果分离出金黄色葡萄球菌,通常需要拔

除透析导管。对于 MRSA 感染建议使用万古霉素(加或不加利福平)1 周,虽然单用万古霉素已足够,特别是如果感染的导管已被移除。相反,对于 MSSA 感染,应单独使用头孢唑林。凝固酶阴性葡萄球菌并不需要及时拔除导管,因为它们通常对抗菌药物治疗反应良好。表皮葡萄球菌通常对甲氧西林耐药,因此,通常使用万古霉素。倘若敏感,肠球菌或链球菌属感染通常使用氨苄西林。氨苄西林耐药的肠球菌感染需使用万古霉素,但 VRE 感染需使用利奈唑胺、奎奴普丁-达福普汀或达托霉素治疗。培养阴性或经验性治疗 3 日后临床有改善者,针对革兰氏阳性菌的单药治疗需持续使用 2 周[35]。

如果培养出单个革兰氏阴性菌(如大肠埃希菌、克雷伯菌属或变形杆菌属),可根据敏感性试验选择窄谱抗菌药物。分离出铜绿假单胞菌通常提示严重感染,可能和透析导管有关。治疗药物包括抗假单胞菌的 β-内酰胺类如头孢他啶、头孢吡肟或哌拉西林他唑巴坦联合/不联合氟喹诺酮类或氨基糖苷类。一般来说,对于大多数常见的兼性革兰氏阴性和厌氧菌,β-内酰胺类抗菌药物的腹膜透析液浓度超过其最低抑菌浓度[35,42,43]。

氨曲南可在严重的免疫球蛋白 E(immunoglobulin E,IgE)介导的青霉素过敏的情况下使用。多种微生物同时导致腹膜炎少见,可能表明一个更复杂的腹腔感染过程。表 70-3 列举了治疗 CAPD 相关腹膜炎的抗菌药物推荐用量[44]。

表 70-3

CAPD 患者腹腔内抗菌药物给药剂量推荐

	间歇给药剂量[a]	持续给药剂量[b]/(mg·L⁻¹)	
		LD	MD
阿米卡星	2mg/kg	25	12
阿莫西林		250~500	50
两性霉素			1.5
氨苄西林			125
氨苄西林舒巴坦	2g q12h	1 000	100
氨曲南		1 000	250
头孢唑林	15mg/kg	500	125
头孢吡肟	1 000mg	500	125
头孢他啶	1 000~1 500mg	500	125
头孢唑肟	1 000mg	250	125
环丙沙星		50	25
达托霉素	40mg q4h	100	20
氟康唑	200mg q24~48h		
庆大霉素	0.6mg/kg	8	4
亚胺培南西司他丁	1g q48h	250	50

表 70-3
CAPD 患者腹腔内抗菌药物给药剂量推荐（续）

	间歇给药剂量[a]	持续给药剂量[b]/(mg·L⁻¹)	
		LD	MD
左氧氟沙星	500mg q48h PO[c]		
利奈唑胺	200~300mg qd PO		
美罗培南	500~1 000mg qd		
萘夫西林			125
苯唑西林			125
青霉素 G		50 000U	25 000U
多黏菌素 B	150 000U(IV)q12h		
奎奴普丁-达福普汀	25mg/L 透析袋内[d]		
妥布霉素	0.6mg/kg	8	4
万古霉素	15~30mg/kg q5~7d	1 000	25

有残余肾功能（尿量>100ml/d）的患者经验性给药剂量应增加 25%。
[a] 每次交换，每日 1 次。
[b] 所有交换。
[c] 氟喹诺酮类低耐药地区建议每周腹腔内使用万古霉素同时口服左氧氟沙星。
[d] 同时每日静脉给药 500mg，每日 2 次。
CAPD，连续性非卧床腹膜透析；LD，负荷剂量；MD，维持剂量；IV，静脉注射；PO，口服。
来源：Li PK et al. Peritoneal dialysis-related infections recommendations：2010 update. *Perit Dial Int*. 2010；30；393. Gilmore et al. Treatment of enterococcal peritonitis with intraperitoneal daptomycin in a vancomycin-allergic patient and a review of the literature. *Perit Dial Int*. 2013；33（4）：353-357.

对于 H. M. 的一个适当的治疗方案为万古霉素加头孢吡肟或腹腔内注射氨基糖苷类药物。临床医生应监测培养和药敏结果，并根据指南、当地药敏模式及治疗反应调整治疗。

腹膜透析相关真菌性腹膜炎

案例 70-3，问题 2：2 年后，H. M. 出现腹痛和透析液混浊，透析液培养示白色念珠菌，没有发现其他病原体。应该如何治疗？

真菌性腹膜炎是 CAPD 的少见并发症，与更差的发病后疾病状态和更高的病死率相关。真菌性腹膜炎的病死率约为 25%[35]。考虑到治疗失败率高，CAPD 并发真菌性腹膜炎患者应拔除导管[37]。已接受长期或多次抗菌药物治疗、因恶性肿瘤、移植或炎症性疾病使用免疫抑制剂、术后或反复腹腔感染患者并发真菌性腹膜炎的风险增加，应给予药物治疗[3,5,45]。大多数病例由念珠菌属引起，白念珠菌最常见，但许多地区已出现由非白念珠菌引起的感染增加[45]。经验性抗真菌治疗应选择广谱、能覆盖大部分念珠菌的药物，也可选择棘白菌素类如卡泊芬净、米卡芬净或阿尼芬净。两性霉素 B 可静脉给药或腹腔给药，但腹腔给药对腹膜刺激较大[35]。唑类抗真菌药物可口服静脉给药或腹腔给药。氟康唑可有效对抗白念珠菌，但对某些类型非白念珠菌（如光滑念珠菌）活性呈剂量依赖性。一般情况

下，氟康唑是白念珠菌感染的首选药物，然而，对于唑类耐药的念珠菌属，需要选择其他药物如多烯类或棘白菌素类。治疗应在导管拔除后持续至少 2 周，总的治疗时间应根据疾病的严重性和临床反应确定[35]。

H. M. 的治疗应包括暂时拔除尿管及应用抗真菌药物。给予每日口服氟康唑 400mg 抗真菌治疗至少持续 14 日。

继发性腹膜炎

发病机制及流行病学

继发性腹膜炎通常发生在粪便或尿液污染腹腔或其周围结构的基础上[2]。感染通常与阑尾炎、憩室炎、子宫、肿瘤和炎症性肠病（inflammatory bowel disease，IBD）相关的急性穿孔有关。继发性腹膜炎也可由术后或钝性创伤或摄入异物相关的外伤后胃肠道或泌尿生殖道穿孔引起[46,47]。

未清除致病菌的局部感染会导致腹腔或内脏脓肿。腹腔脓肿最常发生在右下腹，常和阑尾炎或消化性溃疡穿孔有关。其他原因还有憩室炎、胰腺炎、IBD、创伤和腹部手术。内脏脓肿通常发生在胰腺，也发生在肝、脾或肾[3]。

继发性腹膜炎的病死率可高达 68%[48]。外科手术干预及时控制感染源对于临床成功控制继发性腹膜炎非常重要。适当的抗菌药物治疗、重症监护支持及患者的整体健

康状况对临床治疗结局也至关重要[47]。

临床表现及诊断

案例 70-4

问题 1：R.C.，48 岁，男，出现严重腹痛和恶心。他说他在过去 2 周因关节痛一直服用非甾体抗炎药（NSAIDs）。食管胃十二指肠镜检查显示有消化性溃疡穿孔。重要的生命体征包括：体温 38.7℃，心动过速（脉搏，105 次/min），肠鸣音消失。实验室检查结果：白细胞计数 16.5×10^3/μl，BUN 34mg/dl。哪些症状和体征提示 R.C. 为继发性腹膜炎？

尽管严重感染会出现典型的症状和体征，局部腹腔感染的诊断仍较困难。患者通常会出现中度至重度腹痛并伴有厌食、恶心和呕吐、发热伴或不伴寒战、心动过速、液体进入腹腔后导致排尿减少、肠鸣音减弱或消失、腹胀并可能伴随与腹膜炎相关的原发胃肠道症状。肠道和腹腔周围的炎症能导致腹肌和膈肌局部麻痹和反射性肌肉强直，引起浅快呼吸[3]。这些体征通常伴随白细胞计数升高、中性粒细胞为主（核左移）。血细胞比容（Hct）和 BUN 升高可能与脱水有关。由于呕吐和过度换气，患者病初常有碱中毒，但在腹膜炎后期，通常会出现酸中毒。未经治疗或未正规治疗的腹膜炎可导致全身脓毒症和低血容量性休克，此外还可逐渐形成腹腔脓肿。因此，在腹膜炎治疗或腹部手术后恢复期患者如果突然出现病情变化，应评估腹腔内脓肿形成情况[2,3]。

R.C. 可能有社区获得性腹腔感染，并可能在使用 NSAID 2 周后由急性消化性溃疡穿孔引起了继发性腹膜炎。他目前的临床表现主要为严重的腹痛和恶心、发热伴有心动过速、白细胞显著升高以及 BUN 为 34mg/dl 的脱水迹象。

案例 70-4，问题 2：鉴于这些发现，R.C. 的继发性腹膜炎最有可能的病原菌有哪些？

病因

胃肠道穿孔段的正常菌群决定了最可能感染的病原体，包括需氧菌和厌氧菌，越是远端，越是这样[49]。一般而言，胃和小肠在禁食状态下由少数微生物组成，如念珠菌属、乳酸杆菌和口腔链球菌属。但胃微生物群的数量和种类可随进餐、胃酸缺乏（使用组胺 H_2 受体阻滞剂或质子泵抑制剂）、梗阻和出血而增加[3]。最常见的兼性菌是大肠埃希菌，在阳性培养结果中约占 50%。其他兼性革兰氏阴性菌包括克雷伯菌属、变形杆菌属、肠杆菌属（表 70-4）[2,50-53]。培养出厌氧菌可推测患者存在多种病原微生物感染[2,33,50-53]。大肠的回肠和结肠中存在大肠埃希菌、肠球菌和一些专性厌氧菌，包括脆弱拟杆菌、产黑色素普氏菌、消化球菌属、消化链球菌属和梭菌属。结肠穿孔后最常分离到的专性厌氧菌是脆弱拟杆菌[3,54]，还能分离到厌氧球

菌（消化链球菌）和兼性革兰氏阳性球菌如链球菌[3,6,51,54]，肠球菌属较少见[3,6,51,54]。腹腔感染相关的菌血症血培养最常见的病原菌是脆弱拟杆菌和大肠埃希菌[3]。曾患过继发性腹膜炎的住院患者中经常分离到抗菌药物高度耐药的铜绿假单胞菌、产 ESBLs 或碳青霉烯酶的肠杆菌科细菌、不动杆菌属、肠球菌及念珠菌属[3,6]。

社区获得性腹腔感染开始抗感染治疗前无需常规获得革兰氏染色和培养结果，它可能在医疗保健相关感染中检测革兰氏阳性球菌、酵母菌或多重耐药病原菌有用[3,6]。出现多形性革兰氏阴性杆菌、恶臭或组织含气均强烈提示厌氧菌感染，特别是脆弱拟杆菌。

R.C. 的继发性腹膜炎可能与兼性革兰氏阴性菌有关，如大肠埃希菌、变形杆菌、克雷伯菌、肠杆菌，也可能是专性厌氧菌如脆弱拟杆菌。R.C. 没有住院史，近期未使用广谱抗菌药物，因此，不太可能由耐药性较强的医疗保健相关病原菌（例如铜绿假单胞菌、产 ESBLs 或碳青霉烯酶的病原菌）引起。

表 70-4

腹腔感染常见病原菌[1,44-47,49]

细菌	患者/%
兼性和需氧革兰氏阴性菌	
大肠埃希菌[a]	71
克雷伯菌属	14
铜绿假单胞菌	14
变形杆菌	5
肠杆菌属	5
厌氧菌	
脆弱拟杆菌[a]	35
其他拟杆菌属	71
梭状芽孢杆菌属	29
普氏菌属	12
消化链球菌属	17
梭菌属	9
真细菌	17
需氧革兰氏阳性菌	
链球菌属	38
粪肠球菌	12
屎肠球菌	3
金黄色葡萄球菌	4

[a] 社区获得性腹腔感染更常见。

案例 70-4，问题 3：R.C. 应如何治疗？基于临床研究，现在给予 R.C. 经验性选择哪种抗生素治疗最恰当？

抗菌治疗

经验性治疗

继发性腹膜炎治疗应包括早期应用针对兼性革兰氏阴性菌和专性厌氧菌的抗菌药物、液体疗法、重要脏器功能支持治疗以及控制感染源。对于血流动力学稳定或脏器功能尚可的患者,抗菌药物应在感染性休克1小时内和入院后8小时内给予。控制感染源包括外科清创和引流,联合使用适当的抗菌治疗可降低发病率和死亡率[2,3,55]。总之,腹腔感染时,获得临床样本(如血液、腹水)后,外科手术治疗前,应立即开始抗菌药物治疗[2,3,6,56]。应使用静脉给药确保全身组织浓度,尤其是休克患者或肌肉、胃肠道血供差者应避免使用口服给药。表70-2列举了腹腔感染治疗常用抗菌药物的推荐剂量。

对于轻至中度社区获得性腹腔感染,推荐经验性使用厄他培南、莫西沙星、替加环素或头孢西丁单药治疗。除厌氧菌外,莫西沙星能覆盖大部分革兰氏阳性和革兰氏阴性需氧菌(不包括铜绿假单胞菌),并且很好地渗透到炎性胃肠组织、腹膜渗出液和脓肿中[53,57,58]。拟杆菌属对莫西沙星的耐药性在最近的研究中进行了重新评估,发现对于轻至中度社区获得性cIAI,莫西沙星是一种安全有效的单药治疗药物[6,51,59,60],但在近期使用过氟喹诺酮类药物的感染中需谨慎使用。替加环素对耐药病原如MRSA、VRE和耐青霉素肺炎链球菌具有较好的体外抗菌活性,但对变形杆菌属和铜绿假单胞菌无效。使用替加环素治疗包括cIAI在内的严重感染时应非常谨慎,因为美国食品药品管理局宣布了一项黑框警告,患者使用替加环素后病死率和低治愈率风险增加。因此,在没有其他抗菌药物选择时再考虑使用替加环素。厄他培南是另一种针对轻至中度社区获得性cIAI的单药治疗选择。在厄他培南与哌拉西林他唑巴坦的比较试验中,两种药物在疗效和安全性方面相似[61-63]。因为单药治疗在许多试验中证明是有效的,所以现在很少使用联合治疗。也可使用头孢菌素或氟喹诺酮类(环丙沙星或左氧氟沙星)加甲硝唑联合治疗[6]。对于严重的社区获得性腹腔感染,可经验性选用美罗培南、亚胺培南西司他丁、多尼培南或哌拉西林他唑巴坦单药治疗。严重感染也可选择有抗铜绿假单胞菌活性的第三或第四代头孢菌素、氟喹诺酮类(环丙沙星或左氧氟沙星)或氨曲南联合甲硝唑治疗[6,61]。

第三类型腹膜炎为持续性腹膜炎,即使初始适当处理感染后,仍有全身性败血症迹象[3]。作为一种与医疗保健相关的感染,第三类型腹膜炎通常发生在危重患者和免疫缺陷患者中,在这些患者中不太可能很好地控制感染源。第三类型腹膜炎致病菌可以从毒力较弱的肠球菌包括VRE、凝固酶阴性葡萄球菌属和念珠菌属到耐药性较强的医疗保健相关病原体(几乎没有或根本没有抗菌药物可选)不等。美罗培南、亚胺培南西司他丁、多尼培南或哌拉西林他唑巴坦[6]可经验性用于医疗保健相关感染如脓毒症和疑似或确诊的多重耐药菌感染。最近两种新的抗菌药物(ceftolozane/他唑巴坦和头孢他啶/阿维巴坦)被批准可与

甲硝唑联合用于治疗cIAI(见表70-2)[64,65]。Ceftolozane/他唑巴坦和头孢他啶/阿维巴坦对耐药革兰氏阴性菌(包括产ESBLs和Ampc的肠杆菌科细菌和多药耐药铜绿假单胞菌)具有体外抗菌活性。头孢他啶/阿维巴坦对产碳青霉烯酶肺炎克雷伯菌也有体外抗菌活性[66,67]。

由于大肠埃希菌耐药率增加,不再推荐经验性使用氨苄西林-舒巴坦治疗复杂性腹腔感染[6,68]。因为脆弱拟杆菌的耐药率上升,克林霉素和头孢替坦不再推荐用于社区获得性cIAI。克林霉素与艰难梭菌相关性腹泻的关联也导致了选择使用其他药物[6,50,61-63,69,70]。由于使用氨基糖苷时具有毒性风险,现在认为一线治疗应选择更安全的药物。耐氟喹诺酮类大肠埃希菌在社区感染中越来越常见。经验性使用氟喹诺酮类药物时应谨慎,特别是如果医院抗菌谱表明大肠埃希菌的敏感性<90%时[6]。社区和医疗机构的耐药模式可能有助于在治疗社区获得性cIAI时经验性选择最佳的抗菌药物。

R.C. 应接受对兼性革兰氏阴性菌和厌氧菌(包括脆弱拟杆菌)均有效的抗菌药物治疗。可以使用厄他培南每24小时静脉给药1g治疗R.C. 的轻-中度cIAI。

案例70-4,问题4: R.C. 应接受多长时间的抗菌治疗?

抗生素治疗时间

腹腔感染推荐治疗4~7日,主要取决于患者对治疗的临床反应和是否需要手术引流[6]。总之,抗菌药物治疗应持续到感染控制,包括复查白细胞计数恢复正常,不再发热。

肠球菌感染

案例70-5

问题1: B.B.,58岁,非肥胖女性,肠绞窄坏疽,十二指肠切除术后出现发热,体温38.9℃,寒战、腹痛。实验室检查:白细胞计数$18.4×10^3/\mu l$,肌酐1.1mg/dl。B.B.的腹水培养提示大肠埃希菌、脆弱拟杆菌、白色念珠菌和肠球菌生长,血培养阴性。她还应接受哪种抗菌药物治疗控制肠球菌感染?

虽然肠球菌在继发性腹膜炎患者中培养阳性,其致病性一直受到质疑。肠球菌能导致严重的感染(如心内膜炎、泌尿道感染),但在多种病原微生物感染如腹腔感染的情况下其毒力较弱。

一个重要的问题是经验性治疗是否应当选择有抗肠球菌活性的抗菌药物。一些研究者认为,肠球菌是共生菌,在大多数情况下不需要处理。他们指出许多临床研究使用对肠球菌体外无抗菌活性的抗菌药物治疗依然能够成功,肠球菌的致病性在于它能够促进脓肿形成[2,3]。肠球菌存在表明有活动性疾病,但使用抗肠球菌药物并没有改善预后[2,71]。

总之,如果血培养提示肠球菌或培养仅提示肠球菌阳性,必须使用覆盖肠球菌的抗菌药物[3,6]。对于院内或医

疗保健相关感染的患者,建议进行抗肠球菌的治疗[6],特别是那些接受抗菌药物(如头孢菌素)治疗筛选出肠球菌的患者、免疫功能低下者、术后感染者、有瓣膜性心脏病或人工血管植入者[6]。如果是敏感菌,肠球菌属应使用氨苄西林或哌拉西林他唑巴坦治疗。万古霉素应用于耐氨苄西林的肠球菌,VRE 感染可使用利奈唑胺或达托霉素治疗。由于 B.B. 的血培养阴性,腹水培养提示多种病原菌混合感染,所以没必要覆盖肠球菌(特别是 VRE)。B.B. 应使用对于术后感染者具有抗革兰氏阴性菌、厌氧菌和敏感肠球菌具有抗菌活性的治疗方案。

案例 70-5,问题 2: BB 的抗菌治疗方案应当包括抗真菌药物吗?

抗真菌治疗:念珠菌治疗

只分离出念珠菌或同时与其他病原菌并存时,是否需要抗真菌治疗还有争议。当然,念珠菌有可能导致腹膜炎、腹腔脓肿及随后的念珠菌血症。念珠菌性腹膜炎的病死率为 25%～60%[72]。念珠菌性腹膜炎的危险因素包括反复的腹部手术、胃肠道穿孔(特别是在最初 24 小时内未经治疗的患者)、有外科引流管、静脉置管和导尿管者、严重败血症及念珠菌属定植者[72,73]。在严重的社区获得性感染或医疗保健相关感染患者中,当通过外科手术或直接从腹水(例如在引流管放置 24 小时内)分离到念珠菌属时,治疗腹腔念珠菌感染的意义加大[6,74]。主要包括最近接受过肿瘤免疫抑制剂治疗、胃溃疡穿孔使用制酸剂、有恶性肿瘤、移植、炎症性疾病、术后或反复腹腔感染的患者。

可选择棘白菌素及唑类初始治疗真菌性腹膜炎[6,20]。对两性霉素 B 毒性的担心限制了它的使用。迄今为止,还没有临床试验评估两性霉素 B 脂质体、唑类、棘白菌素类在治疗腹腔真菌感染的有效性和安全性。氟康唑是治疗白念珠菌感染适当的药物[6]。对于光滑念珠菌或氟康唑耐药的其他菌种,可选择棘白菌素类(卡泊净、米卡芬净或阿尼芬净)或两性霉素 B[6]。如果病情危重,推荐初始治疗选择棘白菌素类。

因为分离出白色念珠菌,可给予 B.B 抗真菌治疗如氟康唑每日 400mg。

案例 70-5,问题 3: 外科住院医师最初应用哌拉西林/他唑巴坦治疗 B.B. 的腹腔感染,是否应该用培养和药敏结果来监测其抗厌氧菌活性?

厌氧菌

随着对脆弱拟杆菌具有体外活性的广谱抗菌药物的使用和耐药问题的增加,选择具有特定抗厌氧菌活性的药物变得更复杂。其存在多种耐药机制,且美国各地区耐药率也不同。虽然拟杆菌对甲硝唑耐药少见[20,75],对克林霉素耐药却明显增加[20]。虽然碳青霉烯类和加 β-内酰胺酶抑制剂的药物对拟杆菌活性较强,但仍偶有耐药菌报道。

临床和实验室标准化研究所建议药敏试验仅在确定厌氧菌对新的抗菌药物的药敏模式及在定期监测某个地区或当地药敏模式时进行[76]。

因为大多数厌氧菌是与其他微生物混合感染,从中分离出单个特定菌种较耗时。另外,大多数厌氧菌生长非常缓慢,得到明确的培养结果和药敏报告可能需要几日到几周。如果标本收集或转运不当或未及时送检,可能会得到不准确或错误的结果。厌氧菌敏感性试验没有标准化,许多医院实验室没有资源进行大量培养和药敏试验。常规培养很少影响抗菌药物治疗方案的选择,因此经验性治疗往往决定结局[77]。因为可能需要较长的时间得到结果,不推荐对患者进行常规厌氧菌药敏试验,只有在怀疑是耐药菌或确为高危患者才进行[78]。

腹腔脓肿

案例 70-6

问题 1: R.K.,28 岁,女性,有憩室炎病史,表现为腹痛、腹胀、发热和寒战。CT 扫描可见腹腔脓肿。这个脓肿是如何形成的? 选择抗菌药物时应该考虑什么因素?

脓肿是数日至数年中坏死组织、细菌和白细胞的集结。通常系慢性炎症所致,机体试图通过形成无血管纤维壁将病原菌和毒性物质局限,该过程使抗菌药物和调理素无法进入脓肿中心杀灭细菌。

微生物学

腹腔脓肿常见的病原体通常包括兼性需氧革兰氏阴性菌(例如大肠埃希菌)和专性厌氧(例如脆弱拟杆菌)[46]。大肠埃希菌或肠球菌与脆弱拟杆菌的混合感染具有协同机制,促进后续腹腔脓肿形成[79,80]。

抗菌治疗

脓肿的治疗比较困难,因其常含有大量细菌并可能包含耐药菌亚群[55]。此外,抗菌药物渗透入脓肿的比率也会因低表面体积比、低 pH、低渗透性影响而降低。虽然经皮引流或外科清创术对 R.K. 的脓肿至关重要,抗菌药物辅助治疗也属必要。最合适的抗菌药应能渗透入脓肿,并有足够的浓度和抗菌活性[20,55]。应给予 R.K. 能覆盖革兰氏阴性菌和厌氧菌的抗菌药物,如哌拉西林他唑巴坦,每 6 小时静脉给药 3.375g。

腹部外伤后感染和术后并发症

腹部穿透伤后感染的危险因素包括外伤的数量、类型和位置、出现低血压、需要大量输血、手术时间长,高龄及损伤机制[81]。

多数研究者强调外伤后尽快开始使用抗菌药物很重要。Bzorgzadeh 等研究表明腹部穿透伤修补术前给予抗菌药物能明显减少术后感染的发生[82]。

穿透伤

案例 70-7

问题 1：T. I.，19 岁，男性，胃和结肠的枪伤后 1 小时内被送进急诊。并接受紧急开腹手术。此时选择哪种抗菌药物治疗合适？

与其他类型的腹腔感染相似，应给予能覆盖需氧菌和厌氧菌的抗菌药物。

已就腹部有持久穿透伤的患者进行抗感染治疗研究（通常是刀伤或枪伤），几个对照试验中，头孢西丁单药治疗与克林霉素/甲硝唑和氨基糖苷类联合治疗同样有效[83]。这些研究值得关注的是，大多数患者没有最高感染风险的结肠损伤。虽然患者 T. I. 的年龄表明他能耐受氨基糖苷类治疗，但选择头孢西丁或加 β-内酰胺酶抑制剂的单药治疗更为合适。

关于治疗时间的共识指南由美国东部创伤医师学会（EAST）实践管理组发布。研究者们回顾了 1976 年至 1997 年关于腹部穿透伤后抗菌药物使用时间的所有文献，认为此类患者的抗菌药物使用时间不应超过 24 小时。

案例 70-7，问题 2：应给予 T. I. 抗菌药物治疗多长时间？

已证明有效的抗菌治疗最短疗程为 12 小时，如果治疗及时，短疗程（<48 小时）抗菌治疗和 5~7 日的疗程一样有效[6]。其他几个试验也证明长时间治疗并没有额外的获益[6,77,81,84-86]。

因为抗菌治疗有可能会出现不良反应、诱导耐药和费用增加，只要受伤后及时给予抗菌治疗，短期疗法似乎是必要的[81,87]。如果首剂抗菌药物在受伤后超过 3~4 小时后才给予，治疗应持续 3~7 日，因为在这种情况下感染的发病率较高。

T. I. 结肠损伤后很快就给予了抗菌治疗，因此，短疗程治疗为宜，时间应持续 24 小时。

阑尾切除术

案例 70-8

问题 1：S. R.，12 岁女孩，脐周痛转移到右下腹痛 2 日，腹胀，发热，体温 39.1℃，腹泻，肠鸣音减弱。白细胞计数：$15.8×10^3/\mu l$。初步诊断为急性阑尾炎。应给予什么抗菌药物治疗，疗程多长？

急性阑尾炎常见的临床表现包括右下腹痛、反跳痛，低热伴恶心、呕吐、厌食[3,6,35]。

很多抗菌药物对急性阑尾炎都有效[88-92]。无并发症阑尾炎的抗菌药物选择可遵循社区获得性腹腔感染的建议，治疗时间少于 24 小时即可。阑尾坏疽或穿孔的患者感染风险最高。在几个设计良好的随机、安慰剂对照试验中，亚胺培南西司他丁、β-内酰胺类、加 β-内酰胺酶抑制剂的抗菌

药物治疗和克林霉素或甲硝唑联合氨基糖苷类治疗疗效相当[27,89,91]。阑尾坏疽或穿孔的患者超过 48 小时无发热接受抗菌治疗的持续时间可从单剂[92]到 3~5 日[90]。

S. R. 应在术前接受 β-内酰胺类抗菌药物，该药应具有抗兼性革兰氏阴性菌和厌氧菌的活性，如头孢西丁单用或头孢唑林加甲硝唑（见表 70-2）。应根据费用、潜在的副作用及是否易于管理选择抗菌药物。若在术中发现阑尾坏疽或穿孔，抗菌治疗应持续 3~5 日，或直至 S. R. 不发热 48 小时后。

（曲俊彦 译，叶慧 校，吕晓菊 审）

参考文献

1. Marshall JC. Intra-abdominal infections. *Microbes Infect.* 2004;6:1015.
2. Wacha H et al. Risk factors associated with intraabdominal infections: a prospective multicenter study. Peritonitis Study Group. *Langenbecks Arch Surg.* 1999;384:24.
3. Levison ME, Bush LM. Peritonitis and intraperitoneal abscesses. In: Bennett JE et al, eds. *Mandell, Douglas, and Bennett's Principles and Practices of Infectious Diseases.* 8th ed. Philadelphia, PA: Elsevier Sauders; 2015;935–959.
4. Yusoff IF et al. Diagnosis and management of cholecystitis and cholangitis. *Gastroenterol Clin North Am.* 2003;32:1145.
5. Sifri CD, Madoff LC. Infections of the liver and biliary system (liver abscess, cholangitis, cholecystitis). In: Bennett JE et al, eds. *Mandell, Douglas, and Bennett's Principles and Practice of Infectious Diseases.* 8th ed. Philadelphia, PA: Elsevier Sauders; 2015;960–968.
6. Solomkin JS et al. Diagnosis and management of complicated intra-abdominal infection in adults and children: guidelines by Surgical Infection Society and the Infectious Diseases Society of America [published correction appears in Clin Infect Dis. 2010;50:1695. Dosage error in article text]. *Clin Infect Dis.* 2010;50:133.
7. Montravers P et al. Emergence of antibiotic-resistant bacteria in cases of peritonitis after intraabdominal surgery affects the efficacy of empirical antimicrobial therapy. *Clin Infect Dis.* 1996;23:486.
8. Montravers P et al. Candida as a risk factor for mortality in peritonitis. *Crit Care Med.* 2006;34:646.
9. Montravers P et al. Clinical and therapeutic features of non-postoperative nosocomial intra-abdominal infections. *Ann Surg.* 2004;239:409.
10. Hawser SP et al. Susceptibility of gram-negative aerobic bacilli from intra-abdominal pathogens to antimicrobial agents collected in the United States during 2011. *J Infect.* 2014;68:71–76.
11. Indar AA, Beckingham IJ. Acute cholecystitis. *BMJ.* 2002;325:639.
12. Horton JD et al. Gallstone disease and its complications. In: Feldman M et al, eds. *Sleisenger and Fordtran's Gastrointestinal and Liver Disease: Pathophysiology/ Diagnosis/Management.* 7th ed. Philadelphia, PA: Sauders; 2002:1065.
13. Carpenter HA. Bacterial and parasitic cholangitis. *Mayo Clin Proc.* 1998;73:473.
14. Hirota M et al. Diagnostic criteria and severity assessment of acute cholecystitis: Tokyo Guidelines. *J Hepatobiliary Pancreat Surg.* 2007;14:78.
15. Podnos YD et al. Intra-abdominal sepsis in elderly persons. *Clin Infect Dis.* 2002;35:62.
16. Hoban DJ et al. Susceptibility of gram-negative pathogens isolated from patients with complicated intra-abdominal infections in the United States, 2007–2008: results of the Study for Monitoring Antimicrobial Resistance Trends (SMART). *Antimicrob Agents Chemother.* 2010;54:3031.
17. Bailey JA et al. Aminoglycosides for intra-abdominal infection: equal to the challenge? *Surg Infect (Larchmt).* 2002;3:315.
18. Keighley MR et al. Antibiotics in biliary disease: the relative importance of antibiotic concentrations in the bile and serum. *Gut.* 1976;17:495.
19. Nagar H, Berger SA. The excretion of antibiotics by the biliary tract. *Surg Gynecol Obstet.* 1984;158:601.
20. Johnson CC et al. Peritonitis: update on pathophysiology, clinical manifestations, and management. *Clin Infect Dis.* 1997;24:1035.
21. Ginès P et al. Management of cirrhosis and ascites. *N Engl J Med.* 2004;350:1646.
22. Garcia-Tsao G. Current management of the complications of cirrhosis and portal hypertension: variceal hemorrhage, ascites, and spontaneous bacterial peritonitis. *Gastroenterology.* 2001;120:726.
23. Riordan SM, Williams R. The intestinal flora and bacterial infection in cirrhosis. *J Hepatol.* 2006;45:744.

24. Runyon BA et al. Short-course versus long-course antibiotic treatment of spontaneous bacterial peritonitis. A randomized controlled study of 100 patients. *Gastroenterology*. 1991;100:1737.

25. Tuncer I et al. Oral ciprofloxacin versus intravenous cefotaxime and ceftriaxone in the treatment of spontaneous bacterial peritonitis. *Hepatogastroenterology*. 2003;50:1426.

26. Ricart E et al. Amoxicillin-clavulanic acid versus cefotaxime in the therapy of bacterial infections in cirrhotic patients. *J Hepatol*. 2000;32:596.

27. França A et al. Five days of ceftriaxone to treat spontaneous bacterial peritonitis in cirrhotic patients. *J Gastroenterol*. 2002;37:119.

28. Ginés P et al. Norfloxacin prevents spontaneous bacterial peritonitis recurrence in cirrhosis: results of a double-blind, placebo-controlled trial. *Hepatology*. 1990;12:716.

29. Rolachon A et al. Ciprofloxacin and long-term prevention of spontaneous bacterial peritonitis: results of a prospective controlled trial. *Hepatology*. 1995;22:1171.

30. Alvarez RF et al. Trimethoprim-sulfamethoxazole versus norfloxacin in the prophylaxis of spontaneous bacterial peritonitis in cirrhosis. *Arq Gastroenterol*. 2005;42:256.

31. Mantry PS, Munsaf S. Rifaximin for the treatment of hepatic encephalopathy. *Transplant Proc*. 2010;42:4543.

32. Fernández J et al. Norfloxacin vs ceftriaxone in the prophylaxis of infections in patients with advanced cirrhosis and hemorrhage. *Gastroenterology*. 2006;131:1049.

33. Fernández J et al. Bacterial infections in cirrhosis: epidemiological changes with invasive procedures and norfloxacin prophylaxis. *Hepatology*. 2002;35:140.

34. Frazee LA et al. Long-term prophylaxis of spontaneous bacterial peritonitis in patients with cirrhosis. *Ann Pharmacother*. 2005;39:908.

35. Li PK et al. Peritoneal dialysis-related infections recommendations: 2010 update. *Perit Dial Int*. 2010;30:393.

36. Toussaint N et al. Efficacy of a non-vancomycin-based peritoneal dialysis peritonitis protocol. *Nephrology (Carlton)*. 2005;10:142.

37. Salzer W. Antimicrobial-resistant gram-positive bacteria in PD peritonitis and the newer antibiotics used to treat them. *Perit Dial Int*. 2005;25:313.

38. Khairullah Q et al. Comparison of vancomycin versus cefazolin as initial therapy for peritonitis in peritoneal dialysis patients. *Perit Dial Int*. 2002;22:339.

39. Leung CB et al. Cefazolin plus ceftazidime versus imipenem/cilastatin monotherapy for treatment of CAPD peritonitis—a randomized controlled trial. *Perit Dial Int*. 2004;24:440.

40. Passadakis P, Oreopoulos D. The case for oral treatment of peritonitis in continuous ambulatory peritoneal dialysis. *Adv Perit Dial*. 2001;17:180.

41. Goffin E et al. Vancomycin and ciprofloxacin: systemic antibiotic administration for peritoneal dialysis-associated peritonitis. *Perit Dial Int*. 2004;24:433.

42. Gerding DN, Hall WH. The penetration of antibiotics into peritoneal fluid. *Bull N Y Acad Med*. 1975;51:1016.

43. Wittman DH, Schassan HH. Penetration of eight betalactam antibiotics into the peritoneal fluid. A pharmacokinetic investigation. *Arch Surg*. 1983;118:205.

44. Gilmore J. Treatment of enterococcal peritonitis with intraperitoneal daptomycin in a vancomycin-allergic patient and a review of the literature. *Perit Dial Int*. 2013;33(4):353–357.

45. Prasad N, Gupta A. Fungal peritonitis in peritoneal dialysis patients. *Perit Dial Int*. 2005;25:207.

46. Wittmann DE et al. Management of Secondary Peritonitis. *Ann Surg*. 1996;224(1):10–18.

47. Doklestic SK et al. Secondary peritonitis—evaluation of 204 cases and literature review. *J Med Life*. 2014;7(2):132–138.

48. Ruiter J et al. The Epidemiology of Intra-Abdominal Flora in Critically Ill Patients with Secondary and Tertiary Abdominal Sepsis. *Infection*. 2009;37:522–527.

49. Skrupky LP et al. Current strategies for the treatment of complicated intra-abdominal infections. *Expert Opin Pharmacother*. 2013;14(14):1933–1947.

50. Dupont H et al. Monotherapy with a broad-spectrum betalactam is as effective as its combination with an aminoglycoside in treatment of severe generalized peritonitis: a multicenter randomized controlled trial. The Severe Generalized Peritonitis Study Group. *Antimicrob Agents Chemother*. 2000;44:2028.

51. Malangoni MA et al. Randomized controlled trial of moxifloxacin compared with piperacillin-tazobactam and amoxicillin-clavulanate for the treatment of complicated intra-abdominal infections. *Ann Surg*. 2006;244:204.

52. Erasmo AA et al. Randomized comparison of piperacillin/tazobactam versus imipenem/cilastatin in the treatment of patients with intra-abdominal infection. *Asian J Surg*. 2004;27:227.

53. Goldstein EJ et al. In vitro activity of moxifloxacin against 923 anaerobes isolated from human intra-abdominal infections. *Antimicrob Agents Chemother*. 2006;50:148.

54. Nathens AB. Relevance and utility of peritoneal cultures in patients with peritonitis. *Surg Infect (Larchmt)*. 2001;2:153.

55. Sirinek KR. Diagnosis and treatment of intra-abdominal abscesses. *Surg Infect (Larchmt)*. 2000;1:31.

56. Minton J, Stanley P. Intra-abdominal infections. *Clin Med*. 2004;4:519.

57. Edmiston CE et al. In vitro activities of moxifloxacin against 900 aerobic and anaerobic surgical isolates from patients with intra-abdominal and diabetic foot infections. *Antimicrob Agents Chemother*. 2004;48:1012–1016.

58. Ackermann G et al. Comparative activity of moxifloxacin in vitro against obligately anaerobic bacteria. *Eur J Clin Microbiol Infect Dis*. 2000;19:228–232.

59. Mu YP et al. Moxifloxacin monotherapy for treatment of complicated intra-abdominal infections: a meta-analysis of randomized controlled trials. *Int J Clin Pract*. 2012;66(2):210–217.

60. Goldstein EJ et al. Clinical efficacy and correlation of clinical outcomes with in vitro susceptibility for anaerobic bacteria in patients with complicated intra-abdominal infections treated with moxifloxacin. *Clin Infect Dis*. 2011;53(11):1174–1180.

61. Solomkin J et al. Treatment of polymicrobial infections: post hoc analysis of three trials comparing ertapenem and piperacillin-tazobactam. *J Antimicrob Chemother*. 2004;53(Suppl 2):ii51.

62. Namias N et al. Randomized, multicenter, double-blind study of efficacy, safety, and tolerability of intravenous ertapenem versus piperacillin/tazobactam in treatment of complicated intra-abdominal infections in hospitalized adults. *Surg Infect (Larchmt)*. 2007;8:15.

63. Solomkin JS et al. Ertapenem versus piperacillin/tazobactam in the treatment of complicated intraabdominal infections: results of a double-blind, randomized comparative phase III trial. *Ann Surg*. 2003;237:235.

64. Solomkin J et al. Ceftolozane/Tazobactam plus metronidazole for complicated intra-abdominal infections in an era of multidrug resistance: results from a randomized, double-blind, phase 3 trial (ASPECT-cIAI). *Clin Infect Dis*. 2015;60(10):1462–1471.

65. Lucasti C et al. Comparative study of the efficacy and safety of ceftazidime/avibactam plus metronidazole versus meropenem in the treatment of complicated intra-abdominal infections in hospitalized adults; results of a randomized, double-blind, Phase II trial. *J Antimicrob Chemother*. 2013;68:1183–1192.

66. AVYCAZ ceftazidime-avibactam injection [package insert]. Cincinnati, Ohio: Forest Pharmaceuticals, Inc: 2015. **http://pi.actavis.com/data_stream.asp?product_group=1957&p=pi&language=E**. Accessed May 11, 2016.

67. ZERBAXA ceftolozane-tazobactam injection [package insert]. Lexington, MA: Cubist Pharmaceuticals, U.S.: 2015. **http://www.merck.com/product/usa/pi_circulars/z/zerbaxa/zerbaxa_pi.pdf**. Accessed May 11, 2016.

68. Paterson DL et al. In vitro susceptibilities of aerobic and facultative Gram-negative bacilli isolated from patients with intra-abdominal infections worldwide: the 2003 Study for Monitoring Antimicrobial Resistance Trends (SMART). *J Antimicrob Chemother*. 2005;55:965–973.

69. Cohn SM et al. Comparison of intravenous/oral ciprofloxacin plus metronidazole versus piperacillin/tazobactam in the treatment of complicated intraabdominal infections. *Ann Surg*. 2000;232:254.

70. Matthaiou DK et al. Ciprofloxacin/metronidazole versus beta-lactam-based treatment of intra-abdominal infections: a meta-analysis of comparative trials. *Int J Antimicrob Agents*. 2006;28:159.

71. Sotto A et al. Evaluation of antimicrobial management of 120 consecutive patients with secondary peritonitis. *J Antimicrob Chemother*. 2002;50:569–576.

72. Bassetti M et al. A research on the management of intra-abdominal candidiasis: results from a consensus of multinational experts. *Intensive Care Med*. 2013;39:2092–2106.

73. Rebolledo M, Sarria JC. Intra-abdominal fungal infections. *Curr Opin Infect Dis*. 2013;26:441–446.

74. Ubeda A et al. Candida Peritonitis. *Enferm Infecc Microbiol Clin*. 2010;28(Suppl 2):42–48.

75. Snydman DR et al. National survey on the susceptibility of Bacteroides fragilis group: report and analysis of trends in the United States from 1997 to 2004. *Antimicrob Agents Chemother*. 2007;51:1649.

76. Hecht DW et al. *Methods for ANTIMICROBIAL SUSCEPTIBILITY TESTING OF ANAEROBIC BACTEria; Approved Standard M11A7*. 7th ed. Wayne, PA: Clinical and Laboratory Standards Institute; 2007.

77. Dougherty SH. Antimicrobial culture and susceptibility testing has little value for routine management of secondary bacterial peritonitis. *Clin Infect Dis*. 1997;25(Suppl 2):S258.

78. Nicoletti G et al. Intra-abdominal infections: etiology, epidemiology, microbiological diagnosis and antibiotic resistance. *J Chemother*. 2009;21(Suppl 1):5.

79. Onderdonk AB et al. Microbial synergy in experimental intra-abdominal abscess. *Infect Immun*. 1976;13:22–26.

80. Rotstein OD et al. Mechanisms of microbial synergy in polymicrobial surgical infections. *Rev Infect Dis*. 1985;7:151–170.
81. Luchette FA et al. Practice management guidelines for prophylactic antibiotic use in penetrating abdominal trauma: the EAST Practice Management Guidelines Work Group. *J Trauma*. 2000;48:508.
82. Bozorgzadeh A et al. The duration of antibiotic administration in penetrating abdominal trauma. *Am J Surg*. 1999;177:125.
83. Fabian TC. Infection in penetrating abdominal trauma: risk factors and preventive antibiotics. *Am Surg*. 2002;68:29.
84. Delgado G Jr et al. Characteristics of prophylactic antibiotic strategies after penetrating abdominal trauma at a level I urban trauma center: a comparison with the EAST guidelines. *J Trauma*. 2002;53:673.
85. Demetriades D et al. Short-course antibiotic prophylaxis in penetrating abdominal injuries: ceftriaxone versus cefoxitin. *Injury*. 1991;22:20.
86. Fabian TC et al. Duration of antibiotic therapy for penetrating abdominal trauma: a prospective trial. *Surgery*. 1992;112:788.
87. Bratzler DW et al. Antimicrobial prophylaxis for surgery: an advisory statement from the National Surgical Infection Prevention Project. *Clin Infect Dis*. 2004;38:1706.
88. Berne TV et al. Surgically treated gangrenous or perforated appendicitis. A comparison of aztreonam and clindamycin versus gentamicin and clindamycin. *Ann Surg*. 1987;205:133.
89. Lau WY et al. Randomized, prospective, and double-blind trial of new beta-lactams in the treatment of appendicitis. *Antimicrob Agents Chemother*. 1985;28:639.
90. Heseltine PN et al. Imipenem therapy for perforated and gangrenous appendicitis. *Surg Gynecol Obstet*. 1986;162:43.
91. Lau WY et al. Cefoxitin versus gentamicin and metronidazole in prevention of post-appendicectomy sepsis: a randomized, prospective trial. *J Antimicrob Chemother*. 1986;18:613.
92. Foster MC et al. A randomized comparative study of sulbactam plus ampicillin vs. metronidazole plus cefotaxime in the management of acute appendicitis in children. *Rev Infect Dis*. 1986;8(Suppl 5):S634.

71

第71章 尿路感染

Douglas N. Fish

核心原则

章节案例
⑩ 无症状菌尿（尿液中细菌数≥10^5/ml，且缺乏尿路感染的临床症状和体征）常见于儿童、老年、孕妇及糖尿病患者。对儿童和孕妇的无症状菌尿患者常规推荐给予治疗以防止发生继发性感染和相关并发症。但尚没有明确的证据显示老年及糖尿病无症状菌尿患者接受治疗能获益，目前不推荐给予治疗。	案例 71-7（问题 3 和 4） 案例 71-8（问题 1 和 2） 案例 71-9（问题 1 和 2）
⑪ 前列腺炎在男性中比较常见，其致病菌与女性非复杂性尿路感染的致病菌相似。急性细菌性前列腺炎常用氟喹诺酮类或甲氧苄啶-磺胺甲噁唑治疗，疗程 2~4 周。有少部分急性前列腺炎患者转为慢性前列腺炎，通常需要治疗 4~6 周，有时还需要更长的疗程。	案例 71-12（问题 1 和 2）

尿路感染

发病率、患病率和流行病学

尿路感染可为急性或慢性感染，通常为细菌所致，上、下尿路的任何部位都可受累。

膀胱感染即为膀胱炎，累及肾实质的感染称为肾盂肾炎。尿路感染在社区及医院的发病率都较高，是人类最常见的细菌感染性疾病[1-3]。尿路感染这一术语包含了一系列的临床疾病，其程度从无症状菌尿到急性肾盂肾炎伴脓毒症不等[1-4]。在美国，每年大约有 800 万~900 万急性膀胱炎和 25 万急性肾盂肾炎的病例，超过 10 万人因此而住院[2,5,6]。美国每年与尿路感染诊疗相关的直接花费约为 30 亿美元[3,6,7]。尿路感染好发于女性，超过 50% 的女性一生当中最少发生过 1 次尿路感染[2,5]，女性尿路感染的总体发病率是男性的 30 倍[3,7,8]。女性之所以比男性更易患尿路感染，可能与两者尿路解剖和生理不同有关。女性尿道相对短，细菌更容易到达膀胱，而男性尿道更长，且前列腺可分泌抗菌物质，这些都有一定的保护作用[1,3,7,8]。

大约 1% 的男孩和 3%~5% 的女孩在儿童阶段至少发生过一次尿路感染，其中 30%~50% 至少会出现 1 次复发[9]。新生儿尿路感染的发生率大约是 1%，更多见于男性新生儿，多数患儿有先天性尿路结构异常[10]。早期报道中，新生儿尿路感染的死亡率高达 10%[10]；然而，由于对儿童尿路感染的认识提高，诊断技术改善以及更有效的处理，大幅降低了新生儿尿路感染的死亡率[10]。男性 50 岁后，由于前列腺梗阻、使用尿道器具及尿路手术使其尿路感染的发生率有所增加。青年男性尿路感染很少见，一旦发生，需要仔细评估尿路的病理问题[11,12]。

15~24 岁女性中 1%~5% 具有菌尿，且每 10 年增加 1%~2%，70 岁以后女性菌尿的发生率大约为 10%~20%[1,8,13,14]。总体来说，居家老人中菌尿的发生率为 5%~20%，护理机构老人的发生率增至 20%~50%，住院老人为 30%[3,13,15,,16]。在 65 岁及以上老年人中，尿路感染的发生随年龄而增加。这些患者多数没有症状，但也可造成有症状的感染[13,15,16]。老年人尿路感染高发的原因包括：男性前列腺肥大的高患病率，由潜在的疾病或药物、痴呆和大小便失禁导致的膀胱排空不完全[8,15-17]。老年人罹患菌尿与

其生存率减低是否相关仍存争议[17,18]，但无症状菌尿与护理机构老人行为能力下降有关[13,15]，有临床症状的尿路感染作为独立危险因素可使椎体骨折风险增加 3 倍[19]。

流行病学

非复杂性尿路感染与复杂性尿路感染

区分非复杂性和复杂性尿路感染是分析尿路感染的疾病特点和治疗的一个重点。无论是膀胱炎或是肾盂肾炎，非复杂性尿路感染发生于泌尿生殖结构和功能均正常的女性，这些女性没有其他导致更严重或复杂感染的危险因素[3,5,20]。相比之下，复杂性尿路感染与下列情况相关：感染风险增加，存在潜在的严重后果或治疗失败风险。上述情况常与可干扰正常尿流的尿路结构畸形相关。男性、儿童、孕妇的尿路感染应自动视为复杂性感染，医疗机构获得的尿路感染也应视为复杂性尿路感染。复杂性尿路感染的其他情况还包括：尿道结构和神经异常，代谢或激素水平异常，宿主免疫应答受损，使用尿道器械和导尿术，以及非常见病原菌感染（如酵母菌、支原体）[3,5,20]。非复杂性尿路感染都是由典型致病菌引起的社区获得性感染。复杂性尿路感染的致病菌既可以是社区获得性的，也可以与医疗保健机构相关，主要取决于感染细菌的来源及患者潜在的特异危险因素。复杂性尿路感染常由多种细菌混合感染且多见耐药菌感染，常需要较长的抗菌疗程。

社区获得性尿路感染

大多数社区获得性尿路感染由来自肠道的革兰氏阴性需氧菌引起。社区获得性非复杂性尿路感染病原体中，大肠埃希菌占 75%~95%[1,3,20]。在年轻女性，5%~20% 尿路感染由凝固酶阴性葡萄球菌引起（如腐生葡萄球菌）[1,3,5]。其他肠杆菌（如奇异变形杆菌、克雷伯菌属）和粪肠球菌也是常见致病菌[1,3,20]。非复杂性尿路感染几乎都是由单一致病菌引起。

医疗机构相关感染

住院患者尿路感染发生率可达 10%，占所有院内感染的 20%~30%[21-23]。大肠埃希菌是医院获得性或其他复杂性尿路感染最常见的致病菌，但是它只占 20%~30% 的比例。其他革兰氏阴性菌，包括铜绿假单胞菌、克雷伯菌属、

变形杆菌、肠杆菌和不动杆菌等,相较于社区环境,它们在医疗机构内引发感染的比例显著升高(达 25%)[5,22,23]。肠球菌作为一种常见致病菌,其致院内获得性尿路感染的比例约为 15%[22,23]。金黄色葡萄球菌所致尿路感染常是血行播散的结果,也与留置导尿管相关[1,22-24]。最后,念珠菌也是院内获得性尿路感染的常见致病菌,占 20% ~ 30%[21-23]。与非复杂性尿路感染通常为单一致病菌不同,尿路结构异常或留置导尿管所致的尿路感染常为多种病原体混合感染[1,21-24]。

发病机制和易感因素

细菌逆行感染是尿路感染的典型途径。尿路感染常始发于肠道细菌在阴道入口的大量和持续地定植(如阴道前庭和尿道黏膜)。尿道定植细菌可逆行感染膀胱而导致膀胱炎[25,26]。

尿路发生细菌定植后,膀胱一般有防御机制以阻止感染的播散[1,3,22]。如果尿流顺畅,膀胱排空完全,尿液可以有效地将细菌清除出膀胱。尿液中的有机酸(使尿液具有较低的 pH 值)和尿素(维持尿液高渗透压)等都具有抗菌作用。膀胱黏膜也具有抗菌特性[1,3,22]。其他如免疫球蛋白 A 和糖蛋白(如 Tamm-Horsfall 蛋白)也会被主动分泌入尿液中以阻止细菌黏附于尿道上皮细胞[22,25,26]。

局灶性的肾损害可引发肾盂肾炎,这种损害主要是由细菌通过输尿管播散感染所致,而且膀胱输尿管反流或输尿管蠕动降低可加剧感染播散。妊娠期由于尿路梗阻或革兰氏阴性菌内毒素均可降低输尿管蠕动[1,25,26]。单纯的膀胱炎或尿道解剖结构异常都可以引发尿液反流。

尿路感染的发生与多种因素相关,其中有细菌毒性因子的表达,如特异性黏附分子、细菌分泌的多糖和酶类,另外还与宿主有关,如幼儿或老人、女性、性生活、使用避孕药、妊娠、使用尿道器械或留置尿管,尿路梗阻、神经源性膀胱、肾脏病、既往使用抗菌药物和尿道上皮细胞表面 A、B、H 型低聚糖的表达等均是尿路感染的易感因素[1-3,17,25,27]。

孕妇菌尿的发生率高达 17%,大约是同龄非妊娠女性的 2 倍[1,13,28,29]。孕妇菌尿如果不治疗,其发生有临床症状的急性肾盂肾炎的比例可高达 40%[3]。孕妇易发尿路感染的因素很多,包括激素水平变化、解剖结构变化、逐渐加重的尿潴留和尿中出现葡萄糖[28,29]。绝经期女性激素水平变化与尿路感染风险增加显著相关[3]。雌激素可促进阴道环境酸化和阴道正常菌群(如乳酸菌)的增殖,这些均可减少阴道致病菌的定植。绝经期雌激素水平降低使得大肠埃希菌和其他肠道杆菌易于在阴道大量定植,从而继发感染[3]。

肾脏本身的疾病可增加肾脏对感染的易感性[1]。未预防使用抗菌药物的肾移植受体患者尿路感染的发生率为 35%~80%[30]。脊髓损伤、卒中、动脉粥样硬化或糖尿病患者存在神经功能障碍,均对尿路感染易感。神经功能障碍可导致尿潴留,需行导尿术引流尿液。而且长期制动还可使部分患者发生高钙尿症及尿路结石[1,5,25]。

既往(15~28 日以内)为治疗尿路感染或其他感染而使用抗菌药物的女性,其患尿路感染的风险会增加 3 至 6 倍[3]。感染风险增加的可能机制为泌尿生殖道正常菌群的改变和致病菌的定植[2,3]。

糖尿病患者尿液中的葡萄糖可促使细菌生长和损伤白细胞功能,因而其患尿路感染的风险增高。而且糖尿病患者尿道器械的使用常较频繁,引起尿道解剖结构、神经功能和免疫异常,从而增加尿路感染的风险[31,32]。有研究报道女性糖尿病患者发生尿路感染的风险是非糖尿病患者的 2 到 3 倍;而且尿路感染复发、再感染,以及并发症(如肾盂肾炎)的发生也有所增加[31-33]。糖尿病患者自主神经病变也可增加尿路感染的发作频次和严重程度[25,31,32]。

最后,研究显示在其他健康女性中性交与尿路感染有关[2,3,25,34]。特殊的避孕措施,特别是使用杀精子剂、阴道隔膜、宫颈帽和避孕套与杀精子胶的联合避孕措施与仅使用屏障避孕措施相比,前者可增加尿路感染的风险[2,27,34]。阴道隔膜,特别是与杀精子胶的联合避孕措施与仅使用屏障避孕措施相比可使女性尿路感染的发生增加 3 倍[2,27]。虽然尚未明确,但口服避孕药也可能增加尿路感染风险[2,3,27,34]。性交及避孕措施相关的尿路感染发生的确切机制目前并不明确,似乎与阴道正常菌群改变致细菌过度增长及继发感染有关[1-3]。

尿路置管

尿道器械或尿道置管是医疗机构相关尿路感染的重要易感因素。导管相关尿路感染是医院获得性感染中最常见的类型,发生于高达 30% 的留置尿管的患者中[23]。65% ~ 95% 的医院获得性尿路感染患者均采用了留置尿管或其他形式的尿道器械[22]。这些尿路感染也是院内革兰氏阴性菌菌血症的主要原因[21,23]。除非既往有菌尿或其他部位污染(如前列腺、肾脏结石),尿路操作如膀胱镜、输尿管置管术、前列腺活检术和上尿道内窥镜很少导致尿路感染。任何导致尿液流出受阻(如尿道狭窄、结石、肿瘤)或机械性膀胱排空困难(如前列腺良性增生、尿道狭窄)的因素都是尿路感染的易感因素。而且尿道或肾盂梗阻所致的尿路感染可导致肾功能迅速恶化和脓毒症[1]。

细菌可通过多个途径侵入引发导管相关感染。正常情况下,尿道口和尿道远端的第三段有细菌定植,因而插入尿管可能将细菌引入膀胱。尿管连接处和尿液收集袋污染的细菌可经尿管管腔迁移入膀胱引发感染[23]。尿管与尿道间的腔隙也是潜在的污染途径。感染的风险与尿管插入的技术,尿管护理,尿管留置时间和患者的敏感性直接相关。诊断性或单次、短时间留置尿管与长时间留置尿管相比,前者发生感染的风险更低[23]。即使再小心的操作,仍然存在尿道细菌污染无菌膀胱的风险。单次置入尿管后,健康女性发生尿路感染的概率为 1%,而抵抗力低下患者感染发生率为 20%。反复置入尿管的每一次操作都会有引发感染的风险[23]。

目前最常用的密闭型无菌尿管引流系统可以明显减少尿路感染。在这个系统中,引流的尿液从尿管直接进入密闭的塑料收集袋。在精细的置入技术及维护下,密闭引流系统总体感染率约为 20%;如果尿管留置时间超过 14 日,感染发生率可增加到 50%[23]。阴茎套式导尿管发生菌尿的概率低于普通留置尿管,这种导尿管避免了普通尿管直接插入尿道的问题。然而此种尿管中的尿液常有高浓度的病原微生物,易造成细菌在尿道定植并进展为膀胱炎[23]。

尿袋中和尿管外壁使用抗菌物质并不减少菌尿的发

生[23,35,36]。有些研究显示抗菌药物包被的尿管（如银，利福平联合米诺环素）可以减少菌尿和尿路感染的发生[23,35,36]。但这类尿管对尿路感染发生率、患者转归和抗菌药物耐药性的总体影响仍不明确，目前不推荐常规使用抗菌药物包被的尿管[23,35]。

临床表现

下尿路感染（如膀胱炎）的常见症状包括排尿烧灼感（排尿困难）、尿频、耻骨上疼痛、血尿和腰痛。上尿路感染（如急性肾盂肾炎）可出现背痛、肋脊角（CVA）压痛、发热、寒战、恶心和呕吐[1-5,37]。

尿路感染的临床症状和体征与是否存在感染或感染的严重程度相关性较差。上尿路感染（如亚临床肾盂肾炎）常常仅表现为下尿路感染常见的症状[1,4]。有一种或多种尿路感染症状的女性真正发生尿路感染的比率仅有大约50%[38]。排尿困难、腰痛、脓尿、血尿、菌尿和既往尿路感染的病史有助于明确是否感染。对于缺乏排尿困难或腰痛、阴道异常分泌物或刺激症状的患者，其尿路感染的可能性显著降低[38,39]。有排尿困难同时又频繁出现阴道异常分泌物或刺激症状，患者发生尿路感染的可能性超过90%[38,39]。发热、寒战、背痛、恶心呕吐或肋脊角压痛等表现高度提示急性肾盂肾炎，而非膀胱炎[4,5,37]。多数尿路感染的老年患者无症状，也没有脓尿。并且多数老年患者有尿频和排尿困难，很难根据症状来区分是非感染性还是感染性[1]。新生儿或2岁以内幼儿尿路感染症状常为非特异性，如发育停滞和发热[1]。

诊断

仅凭患者临床表现诊断尿路感染，准确率仅约70%[40]。尿液分析是对临床可疑尿路感染患者进行的一系列实验室检查；在尿路感染临床表现的基础上，尿液分析可有效提高尿路感染诊断的总体正确率[41]。检验人员首先通过肉眼辨别尿液的颜色，再测量尿液的比重，通过快速试纸法来检测尿液的pH值、葡萄糖、蛋白、酮体、血及尿胆素的含量。然后离心尿液得到沉渣，在显微镜下观察沉渣中有无白细胞、红细胞、上皮细胞、晶体、管型和细菌并进行定量分析。

快速诊断试纸试验容易操作并且已被广泛使用。尿液亚硝酸盐实验主要检测尿液中是否存在亚硝酸盐（由尿液中细菌将硝酸盐还原而成）。虽然亚硝酸盐实验结果阳性有临床价值，但假阴性结果也时有发生[40]。快速试纸法也可用于检测白细胞酯酶，以检测尿液中活化白细胞的酯酶活性，其阳性结果与明显的脓尿具有较好的相关性[42]。但白细胞酯酶检测也可出现假阳性结果及假阴性结果[40]。如果亚硝酸盐及白细胞酯酶检测结果均为阴性有助于临床排除尿路感染，如二者结果均为阳性则高度提示尿路感染[40]。

尿路感染患者尿沉渣镜检可见大量细菌（通常>20个/高倍视野），其未离心的尿液行革兰氏染色每油镜视野至少可见1个细菌，且尿液细菌培养常阳性。尿路感染患者常出现脓尿（即未离心尿液中白细胞≥8个/ml或离心尿液中白细胞2~5个/高倍视野）。尿液中出现白细胞管型强烈提示急性肾盂肾炎[1,41]。

尿路感染诊断的金标准是尿培养阳性[1-3,37]。但准确的尿液培养结果有赖于正确的尿液收集技术。使用无菌尿杯收集清洁中段尿是最常用的尿液收集法，这种尿液标本的收集方法对男性患者尤其适用，但对于女性患者临床意义大打折扣，因为很难避免在采集过程中的标本污染[1]。收集尿液标本时，必须先彻底地清洁和冲洗尿道外口部分，待初始部分的尿液排出后再采集尿液标本（即"中段尿"）。

如果操作仔细，由导尿术留取的尿液标本行病原学培养，其结果相当可靠，但导尿的操作可在置入尿管时将细菌引入膀胱从而导致尿路感染。而耻骨上膀胱穿刺抽吸尿标本培养结果也非常可靠且一般无痛，但临床上并不常规使用，对于反复留取无效标本致可疑结果或患者有排尿困难时比较有用。由于这种方法采集的尿液标本很少发生污染，一旦尿液中发现细菌则反映感染存在[1-3]。

尿液标本收集后20分钟内必须接种于培养基，以避免在室温下尿液中细菌生长导致菌落计数偏高。也可在采集后立即将尿液标本冷藏，至培养时取出。膀胱尿液浓度也可影响菌落计数；同一患者晨起第一次尿液中细菌计数高于同日其他时间采集的尿液[1,37]。

中段尿标本培养后菌落计数≥10^5/ml可确诊为尿路感染。谨慎采集的单次尿液标本培养结果阳性有80%的可信度，如果连续两次培养都是同一病原体就可以确定尿路感染的诊断[1-3]。值得注意的是，中段尿标本菌落计数≥10^5/ml的标准用以临床诊断尿路感染的准确性较差。大约30%~50%确诊急性膀胱炎的病例患者尿液中菌落计数<10^5/ml[5,13]。有尿路感染临床症状的患者，采用中段尿中菌落计数≥10^2/ml标准诊断尿路感染更为准确，并且可以避免许多患者漏诊[5]。

男性尿路感染的诊断也需要对实验室数据进行不同的分析解读。与女性相比，男性尿标本很少发生污染，因而标本中菌落计数的量更低。在男性，尿中菌落计数≥10^3/ml高度提示存在尿路感染[11,12]。伴有临床症状的男性患者亚硝酸盐实验阳性高度提示存在急性尿路感染，而亚硝酸盐实验阴性不能排除尿路感染，需行尿培养以确认[43]。

因为儿童使用常规方法采集尿液标本难度大，污染率高，因此儿童尿路感染诊断特别困难。对儿童采用耻骨上穿刺抽吸尿液标本的方法是最准确的，其次为膀胱置管引流尿液[3,37]。虽然采集中段尿和集尿袋法（如将尿液收集入置于尿道口的袋子中）极易污染且结果不准确，但因为这种方法操作简单且无创，因而被家长和医疗机构作为首选。因此在诊断儿童尿路感染时，检查方法的选择取决于医生的经验、技巧和患儿的接受程度[37]。

简易尿液培养法，如滤纸法（如Testuria-R）、浸片法（如Uricult）和垫子培养法（Microstix）在尿液细菌定性和定量检测上与传统实验室检查方法同样可靠。滤纸法相对便宜，但不能区分革兰氏阳性和阴性细菌。浸片法和垫子培养法结果准确，可以区分革兰氏阳性和阴性细菌，花费也相当，而且浸片法容易保存，还附有亚硝酸盐指示条带。

药物治疗概述

有效治疗尿路感染的基础是合理选择和使用抗菌药物。与其他感染性疾病相比，关于尿路感染抗菌药物治疗的研究较为充分，目前对于急性非复杂性尿路感染的抗菌药物选择和疗程推荐已经很明确。最近出版的美国感染病学会（Infectious Disease Society of America，IDSA）和欧洲微生物与感染病学会（European Society of Microbiology and Infectious Diseases，ESMID）指南推荐女性急性非复杂性膀胱炎的一线治疗方案为：呋喃妥因 5 日，或甲氧苄啶-磺胺甲基异噁唑（TMP-SMX）3 日，或单剂磷霉素氨丁三醇[20]。临床上对呋喃妥因和 TMP-SMX 较为熟悉，磷霉素虽已上市多年，但以前却很少用。由于常见尿道致病菌对磷霉素耐药率低，近来临床上又逐渐恢复使用磷霉素。某些医疗机构多重耐药菌问题较严重，磷霉素可以用于治疗此类细菌感染，包括甲氧西林耐药金黄色葡萄球菌、万古霉素耐药肠球菌、产超广谱 β-内酰胺酶的革兰氏阴性菌[20,44]。IDSA/ES-MID 指南也推荐氟喹诺酮类和 β-内酰胺类抗菌药物，如阿莫西林-克拉维酸或头孢菌素，作为治疗急性非复杂性膀胱炎的备选药物[20]。这些指南还推荐氟喹诺酮类、头孢菌素类、氨基糖苷类、TMP-SMX、广谱青霉素（如哌拉西林-他唑巴坦）或碳青霉烯类药物治疗女性急性肾盂肾炎[20]。肾盂肾炎具体的治疗药物应主要根据患者是住院或是门诊治疗，当地细菌药物敏感情况，是经验用药还是已获知药敏结果等情况进行选择。根据所选抗菌药物的不同，急性肾盂肾炎的疗程为 5~14 日[20]。无论是非复杂性膀胱炎或肾盂肾炎，判断治疗反应主要依据患者感染临床症状和体征的缓解，不需要反复行尿培养以评估疗效。复杂性尿路感染或反复感染的患者需要长期的随访监测，且应根据病原学培养和药敏结果选择抗菌药物。无论感染类型为何种，患者监护均应关注抗菌治疗的安全性和患者对治疗的耐受性，以及充分有效的患者咨询。

下尿路感染

患者的初始评估和确定治疗目标

案例 71-1

问题 1：V. Q.，20 岁，女性，既往没有尿路感染病史，主诉排尿伴烧灼痛、尿频但每次量少，膀胱痛，无发热或肋脊角压痛。清洁中段尿革兰氏染色提示革兰氏阴性杆菌。申请了尿培养及药敏实验，尿液分析结果如下：

外观：草绿色（正常，草绿色）

尿比重：1.015（正常范围 1.002~1.028）

pH：8.0（正常范围 5.5~7.0）

尿蛋白、尿糖、尿胆红素和尿潜血：均阴性（正常范围，阴性）

尿白细胞：10~15 个/低倍视野（正常范围，0~2 个/低倍视野）

红细胞：0~1 个/低倍视野（正常范围，0~2 个/低倍视野）

细菌：多（正常范围，0~偶见）

上皮细胞：3~5 个/低倍视野（正常范围，0~少数/低倍视野）

综上所述，初步诊断 V. Q. 下尿路感染。V. Q. 目前尿路感染的治疗目标是什么？在选择抗菌药物时应考虑哪些因素？

急性膀胱炎治疗的目标是有效清除感染和预防相关并发症，同时减少药物治疗相关的不良反应和花费。为达到这些目标，选择具体抗菌药物时需要考虑以下因素：（a）最可能的致病菌；（b）当地的细菌耐药情况；（c）预期治疗疗程；（d）不同抗菌药物的临床有效性和毒性；（e）治疗花费及药物可获得性；（f）患者的个体特征如过敏性、依从性和潜在的合并症[20]。由于不同地区不同致病菌的耐药性差异较大，临床医师必须熟悉本地区的细菌耐药情况[20,45,46]。

由于临床常可以较好地预测下尿路感染可能的致病菌及其对抗菌药物的敏感性，因而下尿路感染的抗菌药物治疗往往在获得尿培养和药敏结果前就开始（表 71-1）。约

表 71-1

尿路感染治疗概述

常见病原菌	抗菌药物选择
非复杂性尿路感染	
大肠埃希菌	TMP-SMX[a]
奇异变形杆菌	TMP-SMX[a]
肺炎克雷伯菌	TMP-SMX[a]
粪肠球菌	氨苄西林、阿莫西林
腐生葡萄球菌	第一代头孢菌素、TMP-SMX
复杂性尿路感染[b,c]	
大肠埃希菌	第一代、二代、三代头孢菌素，TMP-SMX[a]
奇异变形杆菌	第一代、二代、三代头孢菌素
肺炎克雷伯菌	第一代头孢菌素和氟喹诺酮类
粪肠球菌	氨苄西林或万古霉素±氨基糖苷类
铜绿假单胞菌	抗假单胞菌的青霉素类±氨基糖苷类；头孢他啶；头孢吡肟；氟喹诺酮类；碳青霉烯类
肠杆菌	氟喹诺酮类；TMP-SMX；碳青霉烯类
吲哚阳性的变形杆菌	第三代头孢菌素；氟喹诺酮类
黏质沙雷菌	第三代头孢菌素；氟喹诺酮类
不动杆菌	碳青霉烯类、TMP-SMX
金黄色葡萄球菌	耐青霉素酶的青霉素类；万古霉素

[a] 警惕社区耐药性增加（>10%~20%）。

[b] 尽可能根据培养和药敏结果选择抗菌药物。

[c] 合适时采用口服治疗；TMP-SMX 耐药率升高的地区宜采用呋喃妥因、磷霉素、氟喹诺酮或头孢菌素。

TMP-SMX，甲氧苄啶-磺胺甲基异噁唑。

75%~95%的社区获得性尿路感染由肠杆菌科细菌引起（特别是大肠埃希菌）。虽然肠杆菌科细菌对氨苄西林、阿莫西林和磺胺类（如甲氧苄啶-磺胺甲基异噁唑）抗菌药物可能敏感，但耐药的情况常见[45-49]。社区获得性尿路感染分离菌株对氨苄西林的耐药率为25%~70%[45-49]；全国平均耐药率为30%~40%[1,5,20,45-49]。甲氧苄啶-磺胺甲基异噁唑作为传统抗菌药物已经使用多年，然而近些年来，该药的耐药率显著上升，社区获得性大肠埃希菌分离株对其耐药率在某些地区高达20%~40%[20,45-49]。细菌产生的ESBL可导致对青霉素类和头孢菌素类抗菌药物耐药，虽然传统意义上产ESBL酶的大肠埃希菌和克雷伯菌属与医院获得性感染相关，目前这类细菌在社区获得性感染中也呈现稳步上升的趋势[50,51]。另一种比较常见致病菌是腐生葡萄球菌，大多数菌株对磺胺类、甲氧苄啶-磺胺甲基异噁唑、青霉素类和头孢菌素类敏感。常用药物和剂量见表71-2。

表71-2

治疗急性尿路感染常用口服抗菌药物[1-3,5,29,47,48,91]

药物	常用剂量		孕妇[a]	母乳[a]	备注[b]
	成人	儿童			
阿莫西林	250mg，q8h；或3g单剂	20~40mg/(kg·d)，分3次给药	透过胎盘（脐带）=30%（母体）[c]	少量	耐药率高，不宜经验用药
阿莫西林+克拉维酸钾	500 + 125mg，q12h	20mg/(kg·d)（以阿莫西林计算），分3次给药	不清楚	不清楚	
氨苄西林	250~500mg，q6h	50~100mg/(kg·d)，分4次给药	可透过胎盘	差异较大（乳汁）=1%~30%（血清）[c]	耐药率高，不宜经验用药，宜空腹服用
头孢氨苄	250~500mg，q6h	15~30mg/(kg·d)，分4次给药	可透过胎盘	可分泌入乳汁	虽然有交叉过敏反应发生，但头孢菌素可作为青霉素过敏患者的替代药物。与其他类药物相比，治疗失败率可能较高
头孢克洛	250~500mg，q8h	20~40mg/(kg·d)，分2~3次给药	可透过胎盘	有少量药物	
头孢泊肟酯	100mg，q12h	10mg/(kg·d)，分2次给药	可透过胎盘	差异较大（乳汁）=0-16%（血清）	
头孢地尼	300mg，q12h 或600mg，q24h	14mg/(kg·d)，分1~2次给药	可透过胎盘	单次口服600mg后，乳汁中未检测到药物	
诺氟沙星[d]	400mg，q12h	避免使用	可致哺乳动物关节损害	不清楚	避免与抗酸药，二价、三价阳离子，硫糖铝合用。同时服用华法林患者需要监测INR。可引起眩晕[e]

表 71-2

治疗急性尿路感染常用口服抗菌药物[1-3,5,29,47,48,91]（续）

药物	常用剂量		孕妇[a]	母乳[a]	备注[b]
	成人	儿童			
环丙沙星[d]	250~500mg,q12h	避免使用	可致哺乳动物关节损害	不清楚	β内酰胺类过敏患者的替代药物[c]。可用于治疗假单胞菌感染
左氧氟沙星	250mg,q24h	避免使用	可致哺乳动物关节损害	乳汁=100%（血清）[c]	
呋喃妥因	100mg,q12h(如呋喃妥因胶囊)50~100mg,q6h(如呋喃妥因制剂)	5~7mg/(kg·d),分2~4次给药	新生儿可发生溶血性贫血	差异较大,可达30%,G-6PD缺乏的婴儿可引发溶血	备选药物,可与牛奶或食物同服,可致尿液褐色或铁锈黄色
磺胺甲基异噁唑（SMX）	1g,q12h	60mg/(kg·d),分2次给药	可透过胎盘:可置换胆红素致高胆红素血症和核黄疸。怀孕32周以上避免使用。一些动物研究显示可致畸	可进入乳汁;可置换胆红素致新生儿黄疸;G6PD缺乏的婴儿可出现溶血	改变肠道菌群诱发细菌耐药;空腹时用一大杯水送服;可出现光过敏
甲氧苄啶（TMP）	100mg,q12h		可透过胎盘（脐带）=60%（母体）;具叶酸拮抗作用;妊娠早期避免使用;大鼠实验显示可致畸	（乳汁）>1（血清）[c]	备选药物
TMP-SMX	160 + 800mg,q12h	10mg/(kg·d),(以TMP量计算),分2次给药	可透过胎盘（脐带）=60%（母体）具叶酸拮抗作用;妊娠早期避免使用。大鼠实验显示可致畸	（乳汁）>1（血清）[c]	**空腹时用一大杯水送服;可出现光过敏;HIV感染患者应密切观察血液系统不良反应;前列腺炎一线治疗药物**
磷霉素氨丁三醇	3g 单剂	无数据	可透过胎盘	不清楚	非复杂性膀胱炎推荐用药

[a] 见第49章。
[b] 特殊人群患者的咨询信息用粗体字表示。
[c] 表示药物浓度。
[d] 合用茶碱时可增加茶碱浓度,使用氟喹诺酮类时应仔细监测茶碱血清浓度。
[e] 适用于所有氟喹诺酮类。
G6PD,葡萄糖6磷酸脱氢酶;HIV,人类免疫缺陷病毒;TMP-SMX,甲氧苄啶-磺胺甲基异噁唑。

尿培养的临床意义

案例71-1,问题2:V.Q. 治疗前必须做尿液病原学培养及药敏试验吗?

很多学者质疑对急性非复杂性尿路感染患者治疗前行尿液病原学培养的临床价值[1,2,5,20]。女性下尿路感染患者在尿分析检查时常有脓尿,采用恰当的抗菌治疗后症状迅速缓解。脓尿的缓解与尿培养菌落计数相比,前者更能反映感染控制的情况,而且过多的尿培养占去了尿路感染患者治疗费用的很大一部分[52]。因此对于 V.Q. 这样急性非复杂性下尿路感染的患者行尿液分析检查是性价比较好的选择,如果有脓尿存在,可以不行尿培养直接经验性给予抗菌治疗。如果治疗 48 小时后 V.Q. 症状不缓解,此时再行尿培养和药敏试验。而复杂性尿路感染则不同,由于患者存在感染的易感因素以及既往频繁使用抗菌药物,所以较难预测致病菌及抗菌药物的敏感性,因此在治疗复杂性尿路感染时,通常推荐采用尿涂片及尿培养检查以选择适宜的抗菌药物[1-3,5,20]。

初始抗菌药物选择

案例 71-1,问题 3:治疗 V.Q. 尿路感染宜选择何种抗菌药物?

IDSA/ESMID 于 2011 年更新了急性非复杂性膀胱炎和肾盂肾炎的治疗指南,该指南可以作为 V.Q. 抗菌药物选择的基础(表 71-3)[20]。指南推荐的用于治疗非复杂性膀胱炎的一线药物包括 TMP-SMX、呋喃妥因和磷霉素氨丁三醇;第四种推荐的抗菌药物是美西林,美国市场无法买到。

表 71-3
急性非复杂性膀胱炎和肾盂肾炎的循证治疗推荐概述

推荐	推荐等级[a]
膀胱炎	
首选药物	
硝基呋喃妥因一水合物/粗晶呋喃妥因 100mg,口服,每日 2 次×5 日	A-1
TMP-SMX 160/800mg(双效片 1 片),口服,每日 2 次×3 日	A-1
甲氧苄啶 100mg,口服,每日 2 次×3 日,与 TMP-SMX 等效,在某些地区是首选药物	A-3
磷霉素氨丁三醇 3g,口服,单剂使用	A-1,与标准的短程治疗方案药物如甲氧苄啶或呋喃妥因相比,微生物疗效稍差
美西林 400mg,口服,每日 2 次×3~7 日(美国市场没有该药销售)	A-1,与其他可获得的治疗药物相比疗效稍差
耐药性考虑	
当某特定抗菌药物耐药率≥20%,不再推荐其作为经验用药	B-3 适用于 TMP-SMX 对其他药物无此推荐
替代药物	
氟喹诺酮类	
氟喹诺酮(环丙沙星或左氧氟沙星)口服,疗程 3 日,对急性膀胱炎非常有效	A-1
由于可能的附加损害,氟喹诺酮类应该尽量保留用于其他重要的临床感染	A-3
β-内酰胺类	
当不能使用其他推荐药物时,可口服 β-内酰胺类 3~7 日(包括阿莫西林-克拉维酸、头孢地尼、头孢克洛、头孢泊肟)	B-1
其他 β-内酰胺类如头孢氨苄目前相关应用研究较少,但也可在某些医疗机构使用	B-3
β-内酰胺类与其他治疗尿路感染的抗菌药物相比疗效稍差,副作用较多	B-1
肾盂肾炎	
所有患者	
应行尿培养及药敏试验,初始经验抗菌治疗方案应根据结果进行适宜调整	A-3
门诊患者	
氟喹诺酮类	

表 71-3

急性非复杂性膀胱炎和肾盂肾炎的循证治疗推荐概述（续）

推荐	推荐等级[a]
环丙沙星 500mg，口服，每日 2 次×7 日，±初始静脉给予环丙沙星 400mg，或一种长效的头孢菌素类静脉制剂（如头孢曲松 1g）或一种氨基糖苷类每日剂量一次性给予（如庆大霉素 5～7mg/kg）	A-1
环丙沙星缓释片 1 000mg，口服，每日 1 次×7 日，或左氧氟沙星 750mg，口服，每日 1 次×5 日	B-2
如果一个地区常见尿道致病菌对氟喹诺酮类的耐药率>10%，初始应一次性静脉给予长效头孢菌素类或一种氨基糖苷类每日剂量一次性给予	B-3
替代药物	
TMP-SMX 160/800mg（双效片 1 片）口服，每日 2 次×14 日	A-1
如果不清楚 TMP-SMX 是否敏感，初始应一次性静脉给予长效头孢菌素类或一种氨基糖苷类每日剂量一次性给予	B-2 对头孢菌素类 B-3 对氨基糖苷类
口服 β-内酰胺类 10～14 日，疗效较其他药物差	B-3
如果使用口服 β-内酰胺类，初始应一次性静脉给予长效头孢菌素类或一种氨基糖苷类每日剂量一次性给予	B-2 对头孢菌素类 B-3 对氨基糖苷类
住院患者	
初期抗菌治疗方案可采用下列推荐之一：静脉给予氟喹诺酮类；静脉给予氨基糖苷类±静脉给予氨苄西林；静脉给予广谱头孢菌素类或静脉给予广谱青霉素类±氨基糖苷类；静脉给予碳青霉烯类。可基于当地细菌耐药的监测数据和根据药敏结果适当调整。	B-3

[a] 推荐强度：A、B、C 分别代表好、中、差的循证证据支持相关推荐。

证据的质量：1＝证据来自于≥1 个良好的随机对照研究；2＝证据来自于≥1 个设计良好的无随机的临床研究，或队列研究，或病例对照分析研究，或多时间序列模型，或来自于非对照试验的引人注目的结果；3＝证据来自权威人士基于自身临床经验或描述性研究的观点，或专委会的学术报告。

TMP-SMX，甲氧苄啶-磺胺甲基异噁唑。

TMP-SMX 治疗非复杂性膀胱炎有效[1-3,20,53]，除了肠球菌、铜绿假单胞菌和厌氧菌外的其他革兰氏阳性和阴性菌对 TMP-SMX 普遍敏感[20,54]。虽然 TMP-SMX 在体外药敏试验中可能显示对肠球菌有抗菌活性，但临床疗效差异很大且常与体外敏感性结果不一致。单独的甲氧苄啶和磺胺甲基异噁唑都是抑菌剂，但组合在一起对多数尿道致病菌有杀菌作用[54]，可有效治疗非复杂性尿路感染，甚至组合后对之前单药耐药的细菌仍然有效。尽管甲氧苄啶的耐药率在过去几年有所增加[20,45-49,55]，但在很多地区甲氧苄啶的耐药率仍相对较低，而且单药治疗多数尿路感染时有效。

目前市售的片剂中甲氧苄啶和磺胺甲基异噁唑的比例为 1：5（如 80mg 甲氧苄啶和 400mg 磺胺甲基异噁唑）。这种配比的复合制剂体内达血清峰浓度时，两药比例约为 1：20。虽然在体外实验结果显示两药比例为 1：5～1：40，都具有协同杀菌效应，但 1：20 比例对于绝大多数病原体有良好的协同作用[54,56]。尿中甲氧苄啶与磺胺甲基异噁唑的浓度远超多数敏感尿路致病菌所需要的最低抑菌浓度（MIC）。因此考虑到其良好的体外抗菌活性，对敏感株有与氟喹诺酮及其他备选药物相似的卓越疗效，对多数地区的常见致病菌耐药率较低且价格便宜，TMP-SMX 是 V.Q. 抗菌治疗的理想选择[20]。2011 年 IDSA/ESMID 指南推荐

在大肠埃希菌对 TMP-SMX 耐药率<20%地区，TMP-SMX 可作为治疗急性非复杂性下尿路感染的初选用药[20,57]。

呋喃妥因也是经验性治疗急性非复杂性膀胱炎的推荐药物[20]。呋喃妥因口服后几乎完全被吸收，由于它迅速通过尿液和胆汁消除（半衰期 20 分钟），因而血浆中很难检测其浓度。该药在尿中浓度高达 50～250mg/L，远超多数常见尿路感染致病菌的 MIC 值[58]。食物可大幅降低呋喃妥因的吸收速度，但可使粗晶胶囊和微晶片剂的总体生物利用度增加大约 40%，这可使尿液中治疗药物浓度持续时间延长约 2 小时[58]。

呋喃妥因抗菌谱包括大肠埃希菌、部分假单胞菌属、腐生葡萄球菌、链球菌和肠球菌；而变形杆菌属、肠杆菌属和克雷伯菌属较易耐药（敏感性<60%）[20,48,59]。呋喃妥因对肠道或生殖道的正常菌群没有显著影响，而且既往敏感的菌株也不易进展为耐药[20,60]。与氨苄西林、TMP-SMX 及其他药物的较高耐药率相比，呋喃妥因对多数尿道致病菌有良好抗菌活性。目前在大多数地区，大肠埃希菌对呋喃妥因的敏感率为 90%～99%[20,45-49,59]。临床对照研究结果显示呋喃妥因治疗急性非复杂性膀胱炎与 TMP-SMX、氟喹诺酮或磷霉素同样有效[20]。因此，近期大多数临床指南推荐呋喃妥因用于治疗如 V.Q. 一样的非复杂性尿路感染（表 71-3）[20]。

多数美国临床医师缺乏使用磷霉素氨丁三醇的经验，但是该药在世界的其他多数地区被成功用于尿路感染的治疗[20,44]。磷霉素是磷酸衍生物，通过阻止早期胞浆阶段肽聚糖合成，从而不可逆地阻止细菌细胞壁的合成起到杀菌作用[44,61]。磷霉素是广谱杀菌剂，对多数革兰氏阴性菌和阳性菌，包括大肠埃希菌和其他肠杆菌、铜绿假单胞菌、肠球菌及多重耐药菌如甲氧西林耐药金黄色葡萄球菌、万古霉素耐药肠球菌和产 ESBL 革兰氏阴性杆菌[20,44]。市场上以袋装形式销售的磷霉素颗粒口服后约有 40% 被吸收，随后几乎完全以原型快速分泌到尿液中，口服单剂磷霉素氨丁三醇后 6~8 小时内平均尿液药物浓度 ≥500mg/L，尿液中药物浓度 >100mg/L 的维持时间长于 26 小时[44,61]。虽然细菌学疗效略低，但单次口服 3g 磷霉素氨丁三醇的临床疗效与甲氧苄啶和呋喃妥因相当[20]。因此，2011 年 IDSA/ESMID 指南推荐磷霉素氨丁三醇用于治疗急性非复杂性膀胱炎（见表 71-3）[20]。需要注意的是虽然美国市场有磷霉素氨丁三醇出售，但该药明显贵于 TMP-SMX 或呋喃妥因。

V. Q. 尿路感染治疗的备选药物包括氟喹诺酮类和各种口服 β-内酰胺类抗菌药物[20]。氟喹诺酮类仍是治疗尿路感染很有效的药物，但由于常见尿道致病菌对氟喹诺酮类耐药性增高，且可显著影响正常菌群而导致并发症如艰难梭状芽孢杆菌感染，因此近来不推荐氟喹诺酮作为治疗如 V. Q. 所患的非复杂性尿路感染的首选药物[20]。关于氟喹诺酮用于尿路感染治疗的更多细节将在案例 71-2 中讨论。

阿莫西林-克拉维酸和几种口服头孢菌素类用于治疗非复杂性尿路感染的相关研究已有报道，这些研究显示 β-内酰胺类抗菌药物与 TMP-SMX 相当，但临床疗效及细菌学疗效均不及氟喹诺酮类[20]。β-内酰胺类抗菌药物治疗尿路感染需要较长疗程（见案例 71-1，问题 4），这难以保证患者依从性且药物相关不良反应风险也相应增高[20]。而且这些相对广谱的抗菌药物还会导致细菌耐药性的频繁出现，如产 ESBL 的革兰氏阴性杆菌[20]。因此目前仅在前面提到的其他抗菌药物均不能使用时（见表 71-3），方可经验性采用 β-内酰胺类抗菌药物（美西林除外）治疗非复杂性膀胱炎[20]。需注意的是，由于耐药率较高，不推荐经验性采用氨苄西林与阿莫西林治疗尿路感染。

基于前面的讨论，V. Q. 合适的治疗药物包括 TMP-SMX、呋喃妥因或磷霉素氨丁三醇。就她目前的个体情况，对这几个药物没有选择的倾向性。这种情况下，V. Q. 治疗方案的选择最重要的考虑因素是当地社区获得性尿路感染致病菌特别是大肠埃希菌的药物敏感性，此外还需要考虑不同方案的费用和药物的可获得性。

需要注意的是目前 IDSA/ESMID 指南并不适用于复杂性尿路感染时经验性治疗抗菌药物的选择。复杂性尿路感染的致病菌通常更难以治疗（如铜绿假单胞菌）且细菌耐药风险增加，因此氟喹诺酮类可作为复杂性尿路感染初始经验用药的首选，然后再根据尿培养及药敏试验结果调整抗菌治疗方案[1-3,5,24]。

抗菌治疗的疗程

> **案例 71-1，问题 4**：V. Q. 初始采用 TMP-SMX 治疗尿路感染，其抗菌治疗疗程建议多长时间为宜？

急性非复杂性尿路感染的门诊患者可采用传统的 7~14 日口服药物疗程、短期的 3~5 日疗程或单剂疗法均有效[1-3,5,20,62]。传统的 7~14 日抗菌药物疗程对多数非复杂性尿路感染的患者过长，目前已很少被使用[1-3,5,20,62]。虽然有一定的抗菌药物类别特异性，3~5 日的抗菌方案与 10 日方案在临床治愈和清除尿道致病菌方面同样有效[1-3,5,20,62]。TMP-SMX 是 3 日治疗方案的首选推荐药物，氟喹诺酮类也可用于短期疗程（见表 71-3）[20]。呋喃妥因 5 日疗程和 TMP-SMX 的 3 日疗程治疗急性非复杂性膀胱炎同样有效，因而目前推荐呋喃妥因 5 日疗程的方案[20,63]。β-内酰胺类抗菌药物更适用于 3~7 日的较长疗程方案[5,20]。更长疗程方案可用于短程方案治疗失败的病例，也可用于治疗复杂性尿路感染，对于这些病例长疗程（7~14 日）一般有更好的临床治愈率和转归[1-3,24]。

有时甚至单剂量的抗菌药物也可能有效。启动抗菌药物治疗数小时内，尿中的细菌就会被清除[20]。在此基础上，加之膀胱的自我防御功能如排尿、酸化和固有的抗菌能力，为临床大剂量单剂抗菌药物能够清除尿路感染提供了理论支持。磷霉素氨丁三醇就是单剂治疗有效的极好诠释，对照研究结果显示单剂口服 3g 磷霉素氨丁三醇后，该杀菌药物在尿中可达非常高的浓度并维持 24 小时以上，从而获得理想的临床疗效[20,44,61]。

虽然目前指南中没有推荐，临床上偶尔也采用磷霉素以外的其他抗菌药物单剂治疗年轻女性急性下尿路感染[5,8,20]，常用的药物方案有：TMP-SMX（2-3 片双效片剂），甲氧苄啶 400mg，阿莫西林-克拉维酸 500mg，阿莫西林 3g，氨苄西林 3.5g，呋喃妥因 200mg，环丙沙星 500mg，诺氟沙星 400mg[1,20]。具体的抗菌药物应基于当地的药物敏感性监测，患者的过敏史和药物治疗费用等进行选择。对于有既往感染史或临床表现疑似复杂性尿路感染（如感染的全身表现、肾脏疾病、尿道解剖结构异常、糖尿病和妊娠），或有耐药菌感染病史，或有单剂治疗后感染复发病史的女性患者，均不宜给予单剂抗菌方案。单剂抗菌方案也不适合男性尿路感染患者。由于 V. Q. 没有这些禁忌证，理论上她可以接受适宜的单剂抗菌治疗方案。

单剂抗菌方案治疗尿路感染的优势较明显，包括更好的依从性、降低治疗费用、在特定人群疗效明确（如青年女性急性非复杂性下尿路感染）、副作用更小、减少与抗菌药物过度使用相关的细菌耐药性发生等。但是单剂治疗也存在着一些问题[5,8,20]。首先就是多数对照研究的样本量相对较小，因此无法有效评估单剂和多剂治疗在临床疗效或副作用发生率之间的差异。Meta 分析比较了 TMP-SMX 的单剂与 3 日疗程的临床疗效，结果显示单剂方案清除尿液细菌的疗效明显差于 ≥5 日的治疗方案（分别为 83% 和 93%，$P<0.001$），或 ≥7 日的治疗方案（分别为 87% 和 94%，

$P=0.014$)[20,53,62]。这也正如案例71-1问题3所讨论的，单剂磷霉素氨丁三醇方案的细菌学疗效较差[20]。虽然很少有研究直接比较单剂方案和3日治疗方案的疗效，但有大量研究显示3日治疗方案与更长疗程方案同样有效[20,62]。其次，单剂方案与较长疗程方案相比，具有更高的复发率[5]。因此IDSA/ESMID指南目前推荐3日和5日方案用于治疗非复杂性膀胱炎，而且把磷霉素氨丁三醇大剂量单剂方案作为唯一推荐的单剂治疗方案[18]。

基于前面的讨论并结合目前的指南推荐，3日疗程的TMP-SMX，或5日疗程的呋喃妥因，或单剂磷霉素氨丁三醇是治疗V.Q.感染最适宜的选择（见表71-3）[20]。

采用短疗程治疗方案时，应详细告知患者尿路感染的症状和体征在开始抗菌治疗后2~3日常不会完全消失，因此开始治疗（或者如果采用单剂治疗方案，实际已完成治疗）后短期内症状持续一段时间并不意味着治疗失败。

非那吡啶

案例71-1,问题5：由于V.Q.主诉有明显的排尿困难，因此除了TMP-SMX，医师还开具了非那吡啶。这个患者处方非那吡啶合理吗？

非那吡啶是泌尿道止痛药，常与抗菌药物联合使用，偶尔也会单独使用，用于缓解排尿困难的症状。尽管每日3次非那吡啶，每次口服200mg，可能对减轻排尿困难有效，但其对尿路感染的细菌清除无效，且非那吡啶联合抗菌药物并不比单独使用抗菌药物效果好。因此，V.Q.使用这个药的意义并不大，不应该作为常规推荐使用。大多数患者在开始治疗的24~48小时内症状可以得到改善，但某些严重排尿困难或对抗菌药物反应延迟的患者，在症状改善方面可能会受益于非那吡啶短期（1~2日）治疗[5]。因此，是否需要止痛药治疗，疗程多久，必须要个体化。

非那吡啶是偶氮类化合物，可以使尿液呈橘红色、橘褐色或红色，从而可能致衣物着色。其他不良反应可发生于急性过量使用时，或老年患者以及肾功能降低患者长期使用非那吡啶后可出现蓄积中毒。在体内，大约50%的非那吡啶代谢成苯胺，后者可引起高铁血红蛋白症和溶血性贫血。与非那吡啶相关的溶血性贫血主要发生在葡萄糖-6-磷酸脱氢酶（G6PD）缺乏的患者[64]。也有短暂使用非那吡啶后，发生可逆性急性肾衰竭和过敏性肝炎的报道，但较罕见[64]。

尿培养和药敏结果的解读

案例71-1,问题6：在V.Q.接受TMP-SMX治疗2日后，尿培养的结果显示为奇异变形杆菌，且菌落计数大于10^5/ml，药敏结果显示对氨苄西林、阿莫西林-克拉维酸、头孢菌素和庆大霉素敏感，对呋喃妥因中介，对TMP-SMX和环丙沙星耐药。V.Q.自诉服用抗菌药物后，症状好转，排尿困难和膀胱痛的情况几乎完全消失。如何解读尿培养的结果呢？有必要更换V.Q.的抗菌药物方案吗？

大多数下尿路或上尿路感染的女性患者尿中菌落计数超过10^5 CFU/ml。但是，在症状性尿路感染的诊断标准中一项主要的修订内容就是摒弃了尿液中菌落计数必须≥10^5 CFU/ml。对于症状性尿路感染女性患者，以尿液中≥100 CFU/ml为诊断标准，其敏感性及特异性均良好，有助于正确诊断和治疗[13]。同样的标准也适用于下尿路感染时培养出腐生葡萄球菌，因该菌所致的尿路感染，其尿液菌落计数通常较低，且该菌在普通培养基中生长也不理想，亚硝酸盐实验也为阴性。

除非严重衰弱的患者或是其他复杂性感染，混合性（超过两种病原微生物）尿路感染并不常见。因此，非复杂性感染患者尿培养出现混合微生物通常提示污染，这时需要重复取样培养。

细菌对不同抗菌药物敏感性的判断标准通常与该药物可达到的血药浓度相关。但是，治疗尿路感染的药物主要是由肾脏排泄，这些药在尿中的浓度可能为血浆中浓度的20~100倍。因此，虽然有些致病细菌对所试浓度的药物表现为中介，甚至于耐药，但因其在尿中可以达到高浓度，仍可能有效治疗尿路感染。

尽管体外药敏实验并不总能预测尿路感染治疗反应，但有研究明确显示由耐药菌感染的患者治疗失败的风险增加[51,57,65,66]。耐TMP-SMX细菌感染的患者仅24%~61%治疗有效，而敏感菌感染患者有83%~92%治疗有效[51,57,65]，而且，耐TMP-SMX细菌感染治疗失败的可能性是敏感菌感染的17倍[67]。耐药菌感染的患者，使用TMP-SMX治疗时，其症状消失的中位时间延长（14日 vs 7日，$P=0.0002$），1周内再次就诊的可能性增加（36% vs 6%，$P<0.0001$），需要进一步抗菌药物治疗的百分比增加（36% vs 4%，$P<0.0001$），1个月后，显著性菌尿的发生率也增高（42% vs 20%，$P=0.04$）[65]。

尽管有高达75%的耐药菌感染患者使用TMP-SMX治疗存在失败可能，但在尿培养及药敏结果出来前，TMP-SMX仍常作为经验用药，并根据治疗后的临床反应来选择后续的抗菌药物治疗。如为敏感菌所致感染，通常治疗24~48小时后尿中细菌消失。如果患者接受初始的抗菌药物治疗48小时后收集的尿标本仍能培养出细菌，说明抗菌药物选用不当，或者感染位置较深（如肾盂肾炎、脓肿、梗阻）。如果尿标本培养阴性，并且患者的症状得到改善，说明抗菌药物选用适当（不管药物敏感实验结果如何），应完成全部疗程。由于V.Q.自诉症状显著改善，故应该按既定计划完成3日的TMP-SMX疗程，并严密监测有无感染复发。如果V.Q.出现了任何与抗菌药物治疗失败和感染复发有关的症状或体征，这时需要再次进行尿培养检查，并且选择相应的抗菌药物。

氟喹诺酮类药物治疗

案例71-2

问题1：I.B.，48岁，女性，社区获得性尿路感染。她之前有几次尿路感染的病史。尿液分析结果如下：

外观:淡黄色,浑浊(正常:淡黄色,清亮)

比重:1.028(正常:1.002~1.028)

pH:6.3(正常:5.5~7.0)

尿糖、酮体和尿胆素:均为阴性(正常:全阴性)

尿潜血和尿蛋白:试纸法可疑阳性(正常:均为阴性)

白细胞:10~15 个/LPF(正常:0~2 个/LPF)

红细胞:5~10 个/SPF(正常:0~2 个/LPF)

细菌:大量(正常:0~少量)

上皮细胞:3~5 个/LPF(正常:0~几个/LPF)

白细胞酯酶和亚硝酸盐实验:均阳性(正常:均阴性)

注意:I. B. 既往使用 TMP-SMX 出现过皮疹,使用青霉素出现过 2 型过敏反应。请问在治疗 I. B. 的社区获得性尿路感染治疗中喹诺酮的作用如何?

多种氟喹诺酮药物可用于治疗非复杂性或复杂性尿路感染,如诺氟沙星、环丙沙星和左氧氟沙星。氟喹诺酮类常口服用于治疗尿路感染,体外药敏显示类药物对多数革兰氏阴性菌,包括铜绿假单胞菌有良好的抗菌活性[68],对包括腐生葡萄球菌在内的多种革兰氏阳性菌,也具有抗菌活性[68]。尿液成分(酸性 pH,二价阳离子)可以降低很多氟喹诺酮类抗菌药物的活性;但是由于尿中的药物浓度是血浆中浓度的几百倍,所以这些影响一般没有临床意义[68]。大量研究显示氟喹诺酮类治疗急性非复杂性尿路感染非常有效,有效率高达 90%[20,53]。

虽然氟喹诺酮类治疗非复杂性尿路感染时与 TMP-SMX、呋喃妥因和 β-内酰胺类抗菌药物一样有效,但是因其价格较贵,不能提供更多的治疗益处,并且担忧氟喹诺酮类过度使用以导致社区获得性尿路感染致病菌耐药性增加等,因此该类药物不再被推荐为一线经验用药[5,8,20,53,68]。在急性非复杂性尿路感染中,病原菌对氟喹诺酮的耐药率通常不到 1%~2%[21],而在某些特定地区或者是复杂性尿路感染中,氟喹诺酮耐药率可能更高[45-49,55]。最近有研究显示急性非复杂性尿路感染,致病菌对环丙沙星的耐药率为 2%~10%,而在复杂性尿路感染中其耐药率则高达 8%~60%[20,46-49,69],而且耐氟喹诺酮的菌株往往对其他多种抗菌药物也耐药[46-49,69]。同时还需考虑氟喹诺酮类对正常菌群的潜在影响,这种影响增加了感染耐甲氧西林金黄色葡萄球菌和高毒力艰难梭菌的风险[20]。

当患者对一线药物存在过敏或其他禁忌证时,或感染的致病菌为多重耐药菌,如铜绿假单胞菌时,氟喹诺酮类可作为替代药物。在大肠埃希菌对 TMP-SMX 耐药率高于 20% 的地区,氟喹诺酮类可考虑作为初始经验用药[20]。但是这些患者通常也可使用呋喃妥因或其他抗菌药物治疗(见表71-3)[20]。最后,氟喹诺酮还可用于治疗存在结构性或功能性尿路异常的感染患者,或其他复杂性尿路感染[20,68]。

对于 I. B. 可考虑使用氟喹诺酮类药物,因其既往对青霉素和磺胺类药物有不良反应史。但是基于目前 IDSA/

ESMID 的推荐,优先考虑的应为呋喃妥因或磷霉素氨丁三醇[20]。如果基于其他某种因素,如可获得性、价格或耐受性,I. B. 是适宜选择氟喹诺酮类的,氟喹诺酮与其他药物相比应疗效相当,而从成本和依从性考虑,选择氟喹诺酮是合适的[20]。I. B. 使用氟喹诺酮类的疗程应为 3 日[20]。

呋喃妥因引起的副作用

案例 71-2,问题 2:最终决定给予 I. B. 呋喃妥因治疗,而不是氟喹诺酮类。予以一水呋喃妥因 100mg,每日 2 次,治疗后,I. B. 自诉在每次服药后,有恶心和胃肠道不适。I. B. 使用的是一水呋喃妥因而不是呋喃妥因,是因为在她附近的药店这种呋喃妥因要便宜些。如何让 I. B. 胃肠道副作用最小化?呋喃妥因还有哪些其他的重要副作用呢?

恶心是呋喃妥因使用时常见的副作用,这种副作用可能会影响到患者的依从性。现在还不明确这种恶心产生的机制是中枢性的,还是外周性的。呋喃妥因与食物一起服用时,可能会减少恶心的副作用,这可能是由于食物起到了缓冲的作用,或者因减少了药物的吸收速率,而降低了药物的峰浓度。但是食物也可能会增加呋喃妥因的生物利用度。通过减慢吸收来降低其相关的恶心呕吐的发生率,特别适合于呋喃妥因的微晶制剂[59]。而对于粗晶制剂,可通过减慢溶解和吸收从而降低血药浓度,减少药物副作用。粗晶制剂的缺点在于价格较高,依据药品品种的不同,一般是其微晶制剂价格的 2~10 倍。最后,由于恶心和呕吐表现为剂量依赖性,且在身材娇小的患者发生率更高,因而减少呋喃妥因的每日剂量也利于改善患者的耐受性[58,59]。研究表明呋喃妥因最佳的临床使用剂量为 100mg,每日 2 次[20],也是 I. B. 正在使用的剂量。所以,I. B. 可以继续目前用药方案,但是需与食物同服和/或更换为呋喃妥因粗晶制剂,应该就可以帮助她完成其规定剂量和疗程。

已有几百例关于呋喃妥因引起的急性、亚急性或慢性肺部反应的报道[70]。急性毒性反应表现为用药几日内,出现的急性流感样综合征,包括发热、呼吸困难和咳嗽症状;嗜酸性粒细胞增多也可能出现。亚急性表现一般在用药后至少 1 个月,症状包括发热和呼吸困难。慢性表现更隐匿,可表现为轻微的呼吸困难和低热。在各种类型中,均常见肺部的湿啰音、胸片上可以出现浸润影[70]。停用呋喃妥因几周后,症状可以完全消失。但是对于慢性肺部表现的患者,可能出现永久性的肺纤维化改变。发生过急性反应的患者再次口服呋喃妥因可激发急性的肺部症状,因此,对于有呋喃妥因所致的肺毒性反应史的患者必须避免使用该药[70]。

使用呋喃妥因治疗期间也可能出现外周神经病变,表现为肢体远端对称性感觉迟钝和感觉异常,逐渐向中央及上行式发展[58,71]。神经病变通常发生在使用呋喃妥因长期治疗的第一个 60 日内,在较短的疗程中很少出现[58,71]。神经症状的严重性与剂量不呈相关性,通常为可逆的。不过,对于一些严重的病例可能需要几个月才能完全恢复。肾功能不全是发生神经毒性和肺毒性的共同危险因素,但也有肾功能正常患者出现神经病变的报道[58,71]。

氟喹诺酮类在儿科感染中的使用

案例 71-3

问题 1：C. S. ,2 岁,女孩,存在尚未矫正的先天性尿路异常,导致反复尿路感染。C. S. 从出生后,至少经历了 9 次尿路感染,接受过多种抗菌药物治疗,包括氨苄西林、阿莫西林、阿莫西林-克拉维酸及 TMP-SMX。她也长期使用低剂量的 TMP-SMX 进行感染预防。48 小时前,C. S. 因为出现了新的尿路感染症状和体征,被带到她的儿科医生那里。儿科医生对她进行了耻骨上穿刺取样,尿液标本送检做尿培养及药敏试验,在等待实验结果的同时,儿科医生经验性地给予 C. S. 阿莫西林-克拉维酸治疗。尿培养结果示大于菌落计数 10^5 CFU/ml 的奇异变形杆菌,对环丙沙星、庆大霉素和厄他培南敏感,对氨苄西林、甲氧苄啶、TMP-SMX、头孢氨苄、头孢克洛、头孢泊肟酯、四环素、呋喃妥因和红霉素均耐药。经验性给予阿莫西林-克拉维酸治疗后,C. S. 的临床症状没有改善。请问针对本次急性感染,哪种抗菌药物适合用于C. S 的继续治疗?

这个案例极好地阐释了尿道病原菌耐药引起的严重治疗困境。分离自 C. S. 的病原菌对所有在儿科治疗中常用的,且证实对尿路感染有效的口服抗菌药物均耐药。尽管青霉素、头孢菌素、呋喃妥因和磺胺类药物经常被推荐用于治疗儿童尿路感染,但既往多次治疗以及长期抗菌药物预防导致这些药物现在不适宜治疗 C. S. 的这次新发感染。虽然体外敏感性实验不能准确预测所有病例的临床治疗反应,但使用对所检出的细菌耐药的抗菌药物,导致治疗失败和患者不良预后的风险显著增加[57,65]。C. S. 需要使用其他替代药物,然而,可供选择的药物几乎没有了。

对于 C. S. 这种复杂性且反复发作的尿路感染,推荐抗菌药物疗程至少 2 周(见本章的后续章节内容)。尽管从C. S. 分离出的细菌对庆大霉素敏感,但庆大霉素需要肠外给药(肌内或静脉内),而 C. S. 的尿路感染所需要的治疗疗程偏长,因而不是理想的药物。且由于药物毒副作用,氨基糖苷类药物也不是合适的选择。厄他培南虽然也有效,但这个药在儿童治疗的临床经验很少,且它同样需要肠外给药。

氟喹诺酮类因其对青少年有潜在的骨骼肌肉毒性,对于小于 18 岁的儿童及青少年禁用。虽然未被批准在儿科使用,氟喹诺酮已被研究用于儿科患者的粒细胞减少伴发热、感染性胃肠炎、中耳炎、细菌性脑膜炎和其他适应证[72-74]。由于其他抗菌药物耐药的问题,氟喹诺酮类在儿童和青少年的使用大幅增加。在 2002 年,大约有 52 万份氟喹诺酮的处方是开给年龄小于 18 岁患者,其中小于 2 岁儿童的处方接近 3 000 份[72]。一些近期的综述总结了儿童使用氟喹诺酮的安全性。虽然存在肌腱病或其他骨骼肌肉毒性的报道,但一般程度较轻、呈可逆性,且与成年人相比其发生率不相上下[72-74]。基于目前研究证据和耐药现状,

美国儿科协会发表了有关儿童和青少年使用氟喹诺酮的推荐意见[72]。根据这些推荐,氟喹诺酮可以考虑在一些特殊情况下使用,包括:(a)多重耐药菌感染,且没有其他安全、有效的替代药物;(b)肠外药物治疗不可行,并且没有其他有效的口服药。治疗多重耐药阴性杆菌引起的尿路感染中,氟喹诺酮被特别提及,可作为儿童患者潜在的备选药物[72]。

在选择治疗 C. S. 尿路感染的药物时,应该仔细权衡可选抗菌药物潜在的风险及获益。对于需长期胃肠外给药的患者(≥2 周),氨基糖苷类或碳青霉烯类的治疗可行性、风险因素、花费和不方便给药等问题是需要考虑的。当然,需要仔细权衡使用口服氟喹诺酮的方便性与儿科人群使用此类药的风险性。显然,对于 C. S. 没有其他理想的抗菌药物可选,医生和患儿家长必须共同探讨以确定可接受的治疗方案并充分知情同意。

肾功能不全患者下尿路感染的治疗

案例 71-4

问题 1：K. M. ,55 岁,男性,有高血压和慢性肾功能不全病史,因尿路感染就诊。最近一次 24 小时尿量测算的肌酐清除率(CrCL)为 20ml/min,应为其处方哪种抗菌药物?

治疗肾功能不全患者尿路感染的主要问题是:在不引起全身毒性的情况下,如何达到足够的尿药浓度。这类理想的药物需要满足:(a)本身没有毒性,甚至在高的血浆浓度下也没有毒性,且不需要调整剂量;(b)以原形经尿排泄(例如,没有代谢);并且(c)经肾小管分泌而不是经肾小球滤过。由于多数肾功能不全的患者,其肾小管分泌功能仍有活性,经肾小管分泌的抗菌药物将可以达到足够的尿药浓度。然而,并不存在这样的理想药物。

呋喃妥因和多数磺胺类药物大部分在肝脏代谢,其尿药浓度在尿毒症患者通常较低。氨基糖苷类几乎都经肾脏清除,尿毒症患者药物相关毒性反应的发生率也较高,往往推荐使用其他替代药物。青霉素、头孢菌素和甲氧苄啶部分经肝代谢,但有相当程度的药物经肾脏清除,根据前面的标准,这些药物适合在肾功能不全患者使用。某些氟喹诺酮类,特别是环丙沙星和左氧氟沙星,其主要通过肾脏排泄(肾小球滤过和肾小管分泌),尿药浓度较高,这些药物在治疗肾功能不全患者的尿路感染时也视为安全有效的。

急性肾盂肾炎

体征与症状

案例 71-5

问题 1：L. B. ,45 岁,女性,1 型糖尿病患者。因恶心、频繁呕吐、尿频、发热、寒战和腰痛就诊于急诊科。阳性体征包括体温 40.5℃,脉搏 110 次/min,血压 90/60mmHg,

肋脊角压痛。L.B. 尿液革兰氏染色显示革兰氏阴性杆菌，尿液分析显示葡萄糖尿、肉眼可见血尿，低倍镜视野下白细胞 20~25 个，大量细菌和白细胞管型。她的血糖 400mg/dl。L.B. 被诊断急性细菌性肾盂肾炎收入院。入院后行常规实验室检查包括血生化、全血细胞计数及分类，留取尿液和血液标本送病原学培养及药敏。其后开始静脉输注生理盐水和氨苄西林（1g，每 6 小时 1 次）抗菌治疗，并根据每 6 小时的血糖监测情况给予普通胰岛素。L.B. 有哪些症状和体征符合肾盂肾炎？

下尿路感染的常见症状往往是上尿路感染（如亚临床肾盂肾炎）的唯一阳性体征[1-5,75]，因而临床上并不总是能明确区分开上下尿路感染。然而，L.B. 明确表现出了急性细菌性肾盂肾炎的全身感染症状和体征，包括心动过速、低血压、高热、恶心和呕吐、寒战和腰痛，肋脊角压痛、血尿和白细胞管型。另外，L.B. 的糖尿病是其发生包括肾盂肾炎在内的各种肾脏感染的高危因素，这可能是因为糖尿病患者的抗菌防御机制发生了改变[2-5,75]。

治疗

住院治疗

案例 71-5，问题 2：为什么 L.B. 被收治入院？

多数肾盂肾炎患者感染相对轻，一般在门诊治疗即可。而是否需要住院治疗常根据患者的社会状况、能否维持足够的液体摄入及对口服药物的耐受性来决定[2-5,8,20]。有明显恶心和/或呕吐的患者可能不能保持足够的水分摄入，因而发生心血管并发症的风险更高。这样的患者初始可能需要静脉给药以保证初期充足的抗菌药物治疗。而且像 L.B. 这样的糖尿病患者，急性肾盂肾炎更容易使其发生酮症酸中毒，所以应该住院治疗。

虽然中到重度肾盂肾炎患者通常需行血培养，但一项研究表明急性非复杂性肾盂肾炎患者行血培养阳性率较低，而且与尿培养相比，也不能提供多的临床信息，对这些患者的临床处理没有帮助[76]。血培养在严重或有并发症的肾盂肾炎患者中的阳性率可达 25%，对于像 L.B. 这样的患者仍推荐行血培养检查[2-5,75,76]。

肾盂肾炎的抗菌药物选择

案例 71-5，问题 3：采用氨苄西林治疗 L.B. 的感染合适吗？

因为糖尿病患者（以及接受糖皮质激素治疗患者）很容易感染少见菌或耐药菌，所以氨苄西林不适合治疗 L.B.。与下尿路感染一样，肾盂肾炎通常被分为非复杂性或复杂性感染。由于患有糖尿病，L.B. 的感染属于复杂性感染[2-5,8,20,75]。

大肠埃希菌是复杂性肾盂肾炎最主要的致病菌，其他革兰氏阴性菌（如克雷白菌属、变形杆菌、假单胞菌）也较

常见[2-5,8]。由于 L.B. 是急性起病，且尿中找到革兰氏阴性菌，所以应使用对革兰氏阴性菌有较好抗菌活性的药物。由于常见的尿道致病菌对氨苄西林耐药率高，所以氨苄西林和阿莫西林不适合作为包括肾盂肾炎在内的尿路感染的经验治疗[20]。目前 IDSA/ESMID 推荐急性肾盂肾炎的初始口服抗菌治疗方案见表 71-3。因为 L.B. 已经住院治疗，初始治疗宜选用广谱抗菌药物，包括静脉用第三代头孢菌素（如头孢曲松）、静脉用氟喹诺酮（如环丙沙星、左氧氟沙星）、广谱青霉素如哌拉西林/他唑巴坦、碳青霉烯类[2-5,8,20]。也可以选用氨基糖苷类经验治疗，可单药或联合各种 β-内酰胺药物治疗：与氨苄西林联用可以更好地针对肠球菌，或与头孢菌素或哌拉西林/他唑巴坦联合以加强抗革兰氏阴性菌的活性[20]。具体治疗方案的选择应基于地区耐药状况以及尿培养和药敏结果[20]。初始治疗并不需要常规覆盖铜绿假单胞菌，因此，像头孢曲松这种对铜绿假单胞菌抗菌活性差的药物常适合像 L.B. 这类患者的初始治疗[4,8,20]。由于多数医院微生物实验室 48 小时内可报告尿培养和药敏结果，可根据结果调整为更合适的药物。

血清和尿液药物浓度

案例 71-5，问题 4：对于 L.B.，是否有必要使抗菌药物在血清中达到杀菌浓度，还是达到较高的尿药浓度即可？她应该治疗多长时间？如何确定治疗是否成功？

肾盂肾炎和肾脏实质感染的患者，需要抗菌药物在组织中达到足够的药物浓度，因此应选择能在血清、肾组织和尿液中达到杀菌浓度的抗菌药物[20,77]。住院治疗的患者需要接受静脉用抗菌药物治疗，直到可以口服液体，症状改善且体温正常 24~48 小时[2-5]。之后改为口服抗菌药物继续治疗，总疗程约 14 日。病情较轻无需住院的患者，根据使用的药物不同往往需要治疗 7~14 日[20]。虽然在患者出院前将静脉治疗改为口服治疗后常需再留院观察 24 小时，但其益处可能有限[2-5,8]。在治疗第 2 日（排除治疗失败），治疗完成后 2~3 周，以及第 3 个月都需进行尿培养及药敏检查。

治疗结束 14 日后感染复发的患者，重新治疗 6 周往往可以治愈。但也有 5 日治疗成功的报道，但还是推荐更长的疗程[4,8,76]。

口服治疗肾盂肾炎

案例 71-5，问题 5：口服治疗作为 L.B. 急性肾盂肾炎的初始治疗合适吗？

轻度的急性肾盂肾炎的患者（无恶心、呕吐或脓毒症表现），可以口服抗菌药物治疗，如氟喹诺酮类药物治疗 5~7 日，或 TMP-SMX 治疗 14 日[2-5,20]。因为口服氟喹诺酮类较 TMP-SMX 对常见尿道致病菌耐药率更低，较 β-内酰胺类抗菌药物的临床及微生物学疗效更高，可作为无需住院治疗的急性肾盂肾炎患者的初始经验用药[20]。由于氟喹诺酮类

药物在体外对革兰氏阴性菌抗菌活性好,且肾组织浓度高(血清浓度的2~10倍),对于可能存在耐药菌感染患者的治疗特别有效[68]。然而在某些地区氟喹诺酮类药物的耐药现象及不恰当的初始治疗的风险较为常见。如果氟喹诺酮类药物对大肠埃希菌的耐药率超过10%,急性肾盂肾炎的初始治疗则应使用静脉用广谱头孢菌素或氨基糖苷类抗菌药物,待获得尿培养及药敏结果后再调整(见表71-3)[20]。在这种情况下也可选用口服药物如阿莫西林/克拉维酸、头孢呋辛、头孢泊肟酯、头孢地尼等,但是最近的指南指出口服β-内酰胺类抗菌药物较其他可选用的抗菌药物效果差,不鼓励其作为一线用药[20]。

像 L. B. 这样有菌血症(如发热、寒战)或脓毒症(如低血压)表现的患者应该收治入院并给予静脉用抗菌药物治疗[4,8,20](表71-4)。L. B. 呕吐频繁,存在口服抗菌治疗失败的风险,初始给予静脉用抗菌药物治疗更为合适。虽然 L. B. 初始应给予静脉用抗菌药物治疗,但推荐使用1~4日后早期转为口服治疗,因为序贯口服治疗与持续静脉用药(5日或更长)的临床转归相同[78]。

表 71-4

尿路感染常用静脉抗菌药物

药物类别	药物	成人平均日剂量		常用给药间隔[a]	备注
		尿路感染	脓毒症		
青霉素类	氨苄西林	2~4g	8g	q4~6h	基于当地药敏情况合理选用
	氨苄西林-舒巴坦	6g	12g	q6h	
	哌拉西林-他唑巴坦	9g	18g	q4~6h	
一代头孢	头孢唑啉	1.5~3g	6g	q8~12h	对革兰氏阳性菌疗效优于二、三代头孢菌素
二代头孢	头孢西丁	3~4g	8g	q4~8h	对革兰氏阴性菌作用介于一、三代头孢菌素间
	头孢呋辛	2.25g	4.5g	q8h	
三代头孢	头孢噻肟	3~4g	8g	q6~8h	对革兰氏阴性菌作用优于一、二代头孢,头孢他啶和头孢吡肟抗假单胞菌活性最好,所有的头孢菌素对粪肠球菌和MRSA无效
	头孢曲松	1g	2g	q12~24h	
	头孢他啶	1.5~3g	6g	q8~12h	
四代头孢	头孢吡肟	1~2g	4g	q12h	头孢洛林对 MRSA 有效
	头孢洛林	0.6g	0.6g	q12h	
碳青霉烯类	亚胺培南-西司他丁	1g	2g	q6h	在所列抗菌药物中抗菌谱最广;厄他培南对假单胞菌无效;假单胞菌最易产生耐药性;在某些动物实验中显示有妊娠毒性
	美罗培南	1.5~3g	3g	q8h	
	厄他培南	0.5~1g	1g	q24h	
单环β内酰胺类	氨曲南	1~2g	6~8g	q8~12h	对革兰氏阴性需氧菌有效,包括假单胞菌属
氨基糖苷类	庆大霉素	3mg/kg	5~7mg/kg	q24h	对革兰氏阴性菌包括假单胞菌有效,可致胎儿第八对脑神经损害,阿米卡星可用于多重耐药菌
	妥布霉素	3mg/kg	5~7mg/kg	q24h	
	阿米卡星	7.5mg/kg	15~20mg/kg	q24h	

表 71-4

尿路感染常用静脉抗菌药物（续）

药物类别	药物	成人平均日剂量		常用给药间隔[a]	备注
		尿路感染	脓毒症		
喹诺酮类	环丙沙星	400~800mg	800mg	q12h	用于耐药菌感染，有指征时应序贯为口服治疗
	左氧氟沙星	250~500mg	500~750mg	q24h	

[a] 假定为肾功能正常情况下。对于肾功能受损患者应调整剂量（见第 62 章）。

反复尿路感染

复发与再感染

案例 71-6

问题 1：T. W.，28 岁，女性，既往有反复尿路感染病史，现在又新出现大肠埃希菌尿路感染。她上次尿路感染发生在 5 个月前。此次感染使用 TMP-SMX 治疗 10 日。原本计划完成抗菌药物治疗后复查尿液分析，可她自觉病情康复，故取消了预约。12 周后，她因为再次出现尿路感染症状与体征就诊。此期间她唯一用过的其他药物为避孕药。为什么在这种情况下尿培养及药敏检查特别有用呢？

女性急性膀胱炎患者约 20%~30% 可反复发生尿路感染[3,5,34,79,80]。反复尿培养及药敏检查能够帮助确定感染是复发还是再次感染。复发是指由初始治疗前存在的同一致病菌所引起的菌尿。大多数感染复发发生在完成治疗后 1~2 周内，由仍留存于尿道中的细菌引起。复发通常与上尿路感染治疗不充分（如患者药物治疗依从性差）、尿道结构异常及慢性细菌性前列腺炎有关[1,34,79,80]。

再感染是由与治疗前不同的致病菌引起的菌尿。再感染可以发生在治疗期间或治疗完成后的任何时间，但多数发生在几周到几个月之后。大约 80% 的复发是由再次感染引起[1,34]。再感染通常由来自下消化道的肠杆菌科细菌定植于阴道前庭引起[1]，其中以大肠埃希菌最为常见。某些大肠埃希菌株可黏附于阴道上皮细胞，在反复尿路感染的女性中，这些细菌黏附于上皮细胞的数量增加[26]。T. W. 已经有 8 个月没有尿路感染症状，提示这次是再次感染，而非前次感染的复发。对于再感染患者应分析其有无诱发因素的改变，如使用带有或不带有杀精剂的子宫帽。尿路再感染反复发作的患者还应评价相关危险因素，如解剖异常、未诊断的葡萄糖耐量异常或糖尿病，或其他危险因素。

再次感染的治疗

案例 71-6，问题 2：在等待尿培养和药敏结果期间，应该给予 T. W. 什么治疗？

T. W. 有反复尿路感染的病史，此次可能是再次感染。由于再次感染并不是因为前面治疗失败所致，TMP-SMX 作为一个适宜的药物可以再次选用。当发生再次感染的间隔时间很短时，那么感染由耐药菌所致的可能性将增加。如果抗菌药物治疗后几个月再复发，那么正常肠道菌群已重建，而耐药菌感染的风险就减少了。

由于磺胺类药物可引起肠道菌群改变，所以频繁再感染时，尤其是尿培养和药敏结果不详时，不宜经验性选用此类药物。而且细菌耐药性的演变也限制了此类药物在长期抗菌治疗中的应用[20,34,79,80]。但由于 T. W. 最近的感染在 12 周以前，再之前的尿路感染是在 5 个月之前，间隔较长，因此 TMP-SMX 可再次成为合理的选择。

案例 71-6，问题 3：如果 T. W. 服用 TMP-SMX 后出现不良反应，可选择其他哪些替代药物？

在大多数地区，大肠埃希菌对呋喃妥因的耐药率低（<10%），其对大肠埃希菌具有很好的抗菌疗效。而且呋喃妥因不会显著影响肠道或阴道菌群，之前敏感的菌株发生耐药的现象并不多见[20,60,81]。因此，它常用于治疗大肠埃希菌、腐生葡萄球菌和肠球菌的复发性感染[20]。

在这种情况下，也可选用氟喹诺酮类药物，特别是一些 TMP-SMX 耐药率高的地区[34,78]。但对于像 T. W. 这样的患者来说，由于氟喹诺酮类价格高及选择性耐药的问题，不鼓励广泛使用[20,34,80]。在这种情况下，头孢菌素（如头孢呋辛、头孢泊肟酯）和甲氧苄啶也可作为替代用药[3,79,80]。

感染复发时抗菌药物的选择

案例 71-6，问题 4：T. W. 尿培养结果显示：奇异变形杆菌（>10^5/ml），药敏对氨苄西林和 TMP-SMX 敏感。在完成两个疗程的 TMP-SMX 治疗后 1 周，T. W. 再次出现尿路感染的症状和体征，并再次行尿培养及药敏试验，在结果出来之前，医师再次给予其 TMP-SMX 治疗，对 T. W. 来说，此时给予这个药物仍然合理吗？

由于上次感染复发时培养出的奇异变形杆菌仍然对 TMP-SMX 敏感，在获得尿培养和药敏结果前，经验性选择 TMP-SMX 仍然合理。另外，此次复发是在完成上次治疗后 1 周内，细菌可能发生耐药，因此也可以考虑换用其他抗菌药物(如呋喃妥因、氟喹诺酮)[5,34,80]。对于明显反复发作尿路感染的患者,应分析其他治疗失败的原因,包括患者未遵从医嘱造成治疗不充分。

> **案例 71-6,问题 5:** T. W. 这次感染复发应抗菌治疗多长时间?

感染复发的抗菌疗程通常为 14 日,而对于在第二个 2 周疗程治疗后复发的患者,推荐 6 周的疗程[1-3,34]。如果治疗 6 周后又复发,一些专家推荐疗程延长至 6 个月~1 年[1-3]。但这些长期方案主要应用于儿童、持续有症状的成人或有进行性肾损伤高危因素的成人。无症状成人患者如没有梗阻证据,不应该给予这种长疗程方案。T. W. 的疗程应至少 2 周,或许还需延长至 6 周[34,80]。

> **案例 71-6,问题 6:** T. W. 以前使用 TMP-SMX 治疗中耐受性良好,但此次服药后出现了明显的恶心和呕吐。在治疗 T. W. 感染时,单用甲氧苄啶是 TMP-SMX 合适的替代吗?

单用甲氧苄啶和联合磺胺甲基异噁唑的复合制剂在体外对多数尿路感染相关的肠杆菌科细菌都有活性,甲氧苄啶是治疗急性和慢性尿路感染时 TMP-SMX 有效的替代药物[1-3,5]。由于 T. W. 不能耐受 TMP-SMX 引起的胃肠道反应,而这些反应通常由磺胺甲基异噁唑引起,甲氧苄啶副作用发生率较低,所以甲氧苄啶尤其适合 T. W.。有担心单独使用甲氧苄啶易发生潜在的细菌耐药问题,但研究表明单独使用甲氧苄啶并没有显著增加细菌耐药[79,80]。甲氧苄啶用于治疗急性,非复杂性尿路感染的剂量为 200mg/d。

长期预防

> **案例 71-6,问题 7:** T. W. 使用甲氧苄啶治疗 6 周。后续是否还需要预防性抗菌药物治疗?如果预防,需持续多长时间?

慢性尿路感染的成年患者可以在每次感染复发时采用适当抗菌药物来治疗,也可以长期小剂量预防用药以减少或防止复发。尿路感染的频次可能是决定是否进行长期抑菌治疗的关键,因为复发性感染反复治疗最终也减少了继发感染的发生[1,34,80,82]。在几乎所有患者中,长期预防治疗都明显减少了有症状的尿路感染的发生率[15,34,80,82]。

从成本效益的角度,每年发作一次以上膀胱炎的女性,可能从预防性抗菌药物治疗中获益[79]。每年发作 3 次以上膀胱炎的女性,长期预防性治疗比每次感染后治疗的成本效益比更高。因此,所有每年发作 2 次以上尿路感染的成年患者应该考虑给予长期预防性抗菌药物治疗[2,34,80]。

预防性治疗的持续时间也是由感染发生的频率来决定。12 个月内患过 3 次及以上尿路感染的女性,以及 12 个月内仅发生 2 次感染的女性,均采用 6 个月抗菌药物预防治疗后,随后尿路感染的复发率前者明显高于后者(前者为

75%,后者为 26%)[82]。因此,对于每年尿路感染少于 3 次的患者应该持续 6 个月预防性治疗,而每年感染 3 次及以上的患者应该至少持续 12 个月预防性治疗。

在进行长期抑菌治疗前,必须选用合适的抗菌药物足疗程治疗以完全清除活动性感染。因为低剂量抗菌药物仅可用于长期预防性抑菌治疗,但不能清除活动性感染。而且还应该排除需要外科手术矫正的解剖异常(如梗阻、结石),这是引起反复感染的高危因素[34,79,80]。当计划长期抗菌药物治疗时,还应该考虑年龄因素。无症状且同时服用多种其他药物的老年患者不是预防性治疗的理想对象,因其依从性差、花费大、存在潜在药物相互作用或毒性问题[79,80]。而年轻患者则更适合于进行长期抑菌治疗[80]。

T. W. 是一个 28 岁女性,在过去的几个月内至少发生 3 次尿路感染,对其进行了全面的评估,并使用标准疗程的甲氧苄啶成功治疗前期的感染,因而 12 个月的预防性抗菌药物治疗是可行的,并且还需要对其定期进行尿路感染有无复发和病原菌耐药状况的评估。

前面讨论了成人预防性使用抗菌药物的问题,但对反复尿路感染的儿童长期预防使用抗菌药物的问题仍有争议。一项前瞻性队列研究纳入了 75 000 名年龄 6 岁及以下的儿童,对反复尿路感染的危险因素和相关的预防性抗菌药物治疗情况进行了研究[83]。结果提示儿童预防性用药并不能减少尿路感染的复发,却使耐药菌感染的风险增加 7.5 倍。另一项研究纳入了 576 名 18 岁以下儿童患者,这些患儿有过 1 次及以上经细菌培养证实的尿路感染史,随机分组给予安慰剂或预防性使用 TMP-SMX 12 个月[84]。在研究期间,随机分到 TMP-SMX 预防组的儿童尿路感染的发生率减少 40%,这种获益独立于一些潜在的危险因素如膀胱输尿管反流病史。但是,两组间的其他结果如住院情况、继发感染或经肾扫描证实的肾实质疾病等方面没有显著差异,但有一个例外就是接受抗菌药物预防组的儿童较安慰剂组更易发生 TMP-SMX 耐药菌所致的尿路感染[84]。一项纳入 11 项研究的 meta 分析对儿童长程预防性使用抗菌药物进行了评价,结果显示预防使用抗菌药物总体上没有显著的获益[85]。由于文献中数据不一致,目前不推荐儿童常规使用长程抗菌药物来预防尿路感染复发[1-3,79,80,85-87]。

> **案例 71-6,问题 8:** 对于 T. W. 来说,宜选择什么药物进行长期抑菌治疗?

虽然用于预防性治疗的药物很多,但 TMP-SMX 因其临床应用时间长、疗效肯定、毒性较小和价格较低,可作为长期抗菌治疗药物的选择[34,80]。TMP-SMX 还能减少尿道致病菌在阴道定植[34,80]。每日半片或 1 片 TMP-SMX 单效片常用于尿路感染的长期预防,是一种有效、耐受良好和方便的预防方案[34,80]。

然而,有尿道异常或肾功能损害的患者预防性治疗的有效率会明显减少。而且采用 TMP-SMX 短程治疗没有清除的感染,很可能对长疗程的抑菌方案无应答[79]。最后,长期接受 TMP-SMX 治疗的患者还可能使肠球菌在阴道定植[82]。

氟喹诺酮类药物也可用于长期抑菌治疗,但仅在其他

推荐药物耐药或不能耐受时使用。头孢菌素也是推荐之一，但最好在不耐受其他药物或其他药物预防失败的情况下使用[79,80]。

当选择抗菌药物进行长期治疗时，需要重点考虑疗效、发生耐药的可能性、长期使用的毒性、便利性和价格等。最常用的药物见表71-5。

表71-5

反复尿路感染长期预防常用抗菌药物[1-3,5,77-79,82]

药物	成人剂量	备注[a]
呋喃妥因	每晚50~100mg	*<1月婴儿禁用，和食物及牛奶同服，可能造成尿液棕色或黄锈色*
甲氧苄啶	每晚100mg	*不推荐用于<12岁儿童*
甲氧苄啶80mg+磺胺甲基异噁唑400mg	每晚0.5~1片或每周3次	*不推荐用于<2月新生儿，空腹一大杯水送服。可能发生光过敏*
诺氟沙星	200mg/d	*避免与抗酸药合用，合用时需监测茶碱浓度*
头孢氨苄	125~250mg/d	
头孢克洛	250mg/d	
磺胺甲基异噁唑	500mg/d	

[a] 特殊人群患者的咨询信息用斜体字表示。

基于上述讨论，T.W.可改用TMP-SMX.进行预防性治疗。虽然她以前服用该药发生过胃肠道不适，但预防用药的剂量更低，发生副作用的可能性相对较小。如果她不耐受该药，也可选用甲氧苄啶单药、呋喃妥因或氟喹诺酮类。

因为蔓越莓和益生菌有潜在预防尿路感染的作用，因而长时间受到关注。蔓越莓含有的某些成分可阻止大肠埃希菌黏附于尿道上皮细胞（如黄酮醇、花色素、花青素）[88]。临床上评估了各种蔓越莓的产品（如浓缩果汁、果汁鸡尾酒、提取物胶囊和片剂）以及不同剂量疗法对预防尿路感染的作用，但作用尚不明确，目前还没有将含有蔓越莓的产品用于预防尿路感染的正式推荐[88-90]。近期一项meta分析显示，含有蔓越莓的产品可有效预防尿路感染，尤其是女性患者（感染风险可减少51%）、反复发作尿路感染的女性（复发率可减少47%）和儿童（尿路感染风险可减少67%）[88]。但该分析同时提示，目前研究差异大，meta分析结果需要慎重解读[88]。益生菌（特别是乳酸杆菌）可以阻止尿路感染相关的致病菌定植[91]。然而，目前关于益生菌预防治疗的研究还不能得出确切的结果，由于目前市场可获得的益生菌产品缺乏相关成分标准（如纯度、剂量），而且缺少良好设计的临床研究，因而对于益生菌用于尿路感染预防没有明确的推荐意见。未来还需要进一步研究以明确蔓越莓或益生菌在预防尿路感染中的作用[88-91]。

尿路感染与性生活

案例71-7

问题1：W.W.是一位30岁的孕妇，在早孕期产检时发现无症状性菌尿。5年前，她第一次怀孕时曾发生急性细菌性肾盂肾炎，并入院接受静脉抗菌药物治疗。此后她出现了与性生活明显相关的反复发作的尿路感染，在同房后服用单次剂量的呋喃妥因可减少感染的发生。考虑到药物对胎儿的影响，W.W.在怀孕后停用呋喃妥因。性生活与尿路感染的相关性如何？

多项研究均支持尿路感染与性生活是有相关性的[1-3,27]。在尿路感染发生前1周同房的天数与尿路感染的发生有直接相关性[1-3,27]。一项研究发现，前1周同房天数为1、4和7的女性发生尿路感染的风险比前1周未同房的女性相比分别高出1.4、3.5和9倍。另一项研究表明，每月性生活次数在4次以上的女性，发生尿路感染的风险是无性生活的女性的2倍[27]。研究还显示定植于阴道前庭的粪便细菌在性交相关的尿路感染复发中起着重要作用，性交的过程为这些定植菌的移行提供了便利，但其具体机制仍不明确[1-3]。尿路感染并不好发于男性，故而由男性传播感染的可能性较小。但同房时，未行包皮环切术的男性，仍偶有将包皮上的定植菌传染给其性伙伴的可能[25]。

案例71-7，问题2：W.W.在每次同房后服用单剂呋喃妥因以治疗反复发作的尿路感染，是否合理？

对于与性生活相关的反复发作的尿路感染，在同房后使用抗菌药物预防感染是非常有效的。理论上在细菌大量繁殖前使用单剂抗菌药物（在尿液有杀菌作用的抗菌药物），可有效防止感染的发生。需告知患者，在同房后，服药前需排空膀胱，这样可以将膀胱内的细菌数量降至最低，并避免药物在膀胱内被尿液稀释。因多数对尿路感染有效的药物均可快速经肾排泄并在尿液内达到较高浓度，所以这种方案是合理的，可降低与性生活相关的尿路感染的发生[92,93]。但此种方案并不推荐用于泌尿系统结构异常或肾功能减退的患者，对于有感染症状的患者，也需先进行治疗，再考虑预防用药。

与持续服用抗菌药物预防感染发生的方案相比，同房后服用单剂药物的预防方案可减少抗菌药物的使用量。TMP-SMX或呋喃妥因是最长推荐的药物，此外还可选择氟喹诺酮类药物或头孢氨苄[77-93]。

尿路感染和怀孕

妊娠期间发生的尿路感染如不进行有效的治疗,很容易进展为急性症状性下尿路感染或肾盂肾炎,因此 W.W. 应接受治疗。而且,妊娠期发生的尿路感染还可能与不足月产、早产以及低体重儿相关[27]。妊娠期发生的尿路感染与母体及胎儿风险的因果关系并不明确。最近一项纳入约 86 000 位母亲的回顾性队列研究发现,不管是否在妊娠期发生了尿路感染,均未发生不良的妊娠结局[94]。尽管如此,目前仍推荐对于妊娠期发生明确菌尿的患者采用适宜的药物进行抗感染治疗[13,28,29]。

临床上尚未观察到呋喃妥因致畸作用,故该药通常被推荐用于妊娠女性[95,96]。然而,体外实验及回顾性研究中发现呋喃妥因有潜在的轻微的致突变风险[97,98]。在哺乳期,对于有 G6PD 缺乏的新生儿,呋喃妥因可导致溶血性贫血,但其实在母乳中仅能检测到少量的呋喃妥因[98]。喹诺酮类药物可导致哺乳动物幼崽关节的软骨损伤,妊娠期禁用[68]。

青霉素和类头孢菌素类用于妊娠期较为安全。这些药物与表 71-3 和表 71-5 中所列的药物一样,都可透过胎盘屏障。因此在将其用于妊娠期尿路感染的治疗之时,必须考虑它们的胚胎毒性或致畸风险[98]。

本案例患者可选用头孢菌素类或磺胺甲噁唑治疗尿路感染。虽然磺胺甲噁唑在妊娠早期被认为是安全的,但 TMP 和 TMP-SMX 应避免使用,因为其中的 TMP 是叶酸拮抗剂,妊娠早期母体叶酸缺乏会导致胎儿神经管畸形和心血管系统缺陷。磺胺甲噁唑在怀孕 32 周后避免使用,因其可造成胎儿高胆红素血症、黄疸和核黄疸。W.W. 在怀孕前停用呋喃妥因是正确的,虽然该药的胚胎毒性较小,但仍有风险,预防用药的获益与风险几乎抵消。治疗期间必须对 W.W. 进行严密的随访。

关于单剂和 3 日疗法与常规的 7 日疗法在妊娠期尿路感染患者中疗效的研究较少。就目前已发表的一些临床研究提示单剂疗法的治愈率低于 7~10 日疗法[27,95]。虽然近期越来越多的研究显示,妊娠期尿路感染使用单剂疗法能有效清除细菌,但这些研究纳入的病例数较少。所以,与其他人群相似,推荐妊娠期尿路感染接受 3 日或 7~10 日治疗,而不宜选用单剂治疗方案[13,27,95]。

不管采取何种疗程的治疗方案,对患者采取严密的随访是至关重要的。在治疗 1~2 周后,需复查病原菌清除情况,并在随后的整个妊娠期每月定期复查。如再发生菌尿,均应按照复发或再感染进行治疗,并进行影像学检查,评估是否存在泌尿系统的解剖结构异常[1,27]。

无症状菌尿

抗菌治疗

无症状菌尿的治疗取决于检出菌尿的临床医疗机构。无症状性菌尿的发生人群具有多样性,在不同的患者身上预后与风险均不同。因此,对于有严重菌尿(女性 2 个连续尿标本,或男性单一清洁中段尿标本结果提示 $\geq 10^5/ml$)但无症状的患者,推荐根据患者的年龄、性别和临床特征等判断是否进行抗感染治疗[1,10,13,28]。同时还需考虑患者进展为急性尿路感染的风险,或者出现长期并发症的风险。总而言之,抗感染治疗获益最多的是那些存在泌尿系统结构异常,接受免疫抑制治疗和留置导尿管或进行有创操作的患者[1,3,13]。如需进行抗感染治疗,推荐短程治疗(单剂或 3 日)[3],但也可采用长程治疗[13]。

婴儿期和学龄前儿童(主要是女童)发生的尿路感染偶尔可导致肾脏损伤,对于既往肾功能正常的儿童,肾功能受损的发生率据估计低至 0.4%,并且这类人群尿路感染的总体风险目前还存在争议[9,99]。儿童时期的无症状菌尿应重视,它可能提示患者泌尿系统解剖或功能性缺陷,因此应对患儿进行全面充分的评估。5 岁前发生的肾脏纤维化多数是由菌尿所致,但是否应只对婴儿或学龄前儿童进行治疗还是对所有的儿童患者(不考虑年龄)都进行治疗,仍有争论。在儿童中筛查有无菌尿,对于尿常规提示菌尿或尿培养阳性的儿童,无论是否有症状,均进行抗感染治疗,这在目前看来是合理的也是较常推荐的[99]。虽然有争议,对于 A.K. 的治疗还是需要谨慎对待,因为无症状菌尿导致的肾脏损伤通常发生在儿童时期。如决定开始治疗,治疗原则与有症状的尿路感染相似。

孕妇、老年人和其他成人

对于成年人来说,不伴梗阻的尿路感染很少导致进行性肾脏损害[3,5]。因此对于多数成年人来说,如不合并机械性梗阻或肾功能不全,无需对无症状性菌尿进行治疗。然而如前所述,40% 的无症状菌尿的妊娠期女性最终会发展为有症状的尿路感染,特别是肾盂肾炎,因此妊娠期发生的无症状性菌尿因进行治疗[13]。而且研究也证实妊娠期发生的急性肾盂肾炎可能增加未足月儿、早产儿和低体重儿的发生[27]。因此,妊娠期无症状性菌尿的患者应进行治疗,以减少相关并发症的风险[13]。

老年患者中菌尿很常见,65 岁以上老年人中约有 20% 的女性和 10% 的男性伴有菌尿[14,15,16]。虽然此类人群的菌尿常发展为有症状的尿路感染,但既往临床研究结果均显示治疗与不治疗在临床获益方面没有差异[13,15]。考虑到治疗相关费用、药物的副作用和潜在并发症等抵消了治疗的获益,所以对于无症状性菌尿的老年患者,不推荐进行抗感染治疗[13,15]。对有症状的尿路感染患者则应该按常规进行治疗。

对于伴有无症状性菌尿的女性糖尿病患者,抗感染治疗不能减少并发症的发生,因此目前并不推荐对其进行抗菌治疗[13,28]。

伴有尿路症状的无菌尿

临床表现

案例 71-9

问题 1:R. D. ,22 岁,女性,主诉为进展性的尿频、尿痛 4~5 日。尿常规提示白细胞数目为 10~15/LPF,尿革兰氏染色未找到细菌。如何评估 R. D. 的临床表现?

急性尿道综合征定义为:有下尿路感染症状,但缺乏革兰氏染色或细菌培养结果等病原学证据的综合征。没有找到病原学证据的原因可能与尿液标本本身无菌或尿液标本中细菌浓度过低有关。即使尿液中没有找到细菌或数量较少($<10^5$CFU/ml),但伴有尿路刺激症状的患者仍可能有尿路感染[100],其病原菌与发病机制与下尿路感染相同,其他可致尿路感染(尤其是伴有脓尿时)的微生物还有:沙眼衣原体、淋球菌和阴道滴虫[100]。相反,具有尿道综合征的患者,如果没有脓尿,应注意非感染性尿道炎也较普遍,需积极查找原因。因为 R. D. 有尿路症状,尿中查到白细胞(10~15 个/高倍视野),革兰氏染色未找到细菌,因此沙眼衣原体或其他非典型致病菌导致感染的可能性较大。

间质性膀胱炎也叫做疼痛性膀胱综合征或者膀胱疼痛综合征,是以膀胱或骨盆痛、尿频、尿急为特征的慢性临床综合征[101]。虽然还不知道间质性膀胱炎确切的病因,但显然与感染无关,抗感染治疗无效。间质性膀胱炎的临床表现与症状性无菌尿极相似,鉴别的关键在于前者没有脓尿。对于临床有下尿路感染症状但没有脓尿的患者,如果前期经验性抗感染治疗无效,应该考虑间质性膀胱炎;在没有进一步明确诊断时不应使用抗菌药物[101]。

抗菌药物治疗

案例 71-9,问题 2:R. D. 应进行抗菌药物治疗吗?

一项双盲、安慰剂对照研究评估了低细菌计数的尿路感染患者使用多西环素(100mg,每日 2 次)的疗效。多西环素治疗组菌尿和脓尿的临床治愈率明显提高,但多西环素并不能改善没有脓尿的患者的症状[100]。大肠埃希菌、其他革兰氏阴性菌和沙眼衣原体是急性尿道综合征的常见病

原菌,对于 R. D. 这样有尿路刺激征(没有菌尿)和脓尿的患者,初始治疗选择有抗沙眼衣原体活性的药物如多西环素是合理的。所有四环素类和磺胺类(含或不含甲氧苄啶)药物对类似患者均可能有效,但多西环素的使用有更多临床研究数据支持。新型喹诺酮类药物(如左氧氟沙星)也可作为多西环素的替代药物,但相关的临床研究数据并不多[100]。阿奇霉素的单剂方案,也可用于治疗衣原体感染(见第 72 章)。

为预防性生活引起再次感染,可延长患者抗菌疗程至 2~4 周,其性伙伴也需同时进行治疗。若出现以下情况需延长疗程:患者既往发生过沙眼衣原体尿路感染;性伙伴近期发生尿路感染;近期有新的性伙伴;几日内逐渐加重而不是突然发生的尿路感染症状(类似 R. D.),无血尿。无上述情况的患者可参照下尿路感染,使用短程抗感染治疗。

医院获得性急性尿路感染

案例 71-10

问题 1:P. M. ,70 岁,女性,因胸痛急诊收入院,急性心肌梗死待排除。这是她在过去 6 个月中第 3 次因胸痛住院。常规予导尿管导尿。住院 2 日后,患者诉排尿烧灼感和膀胱痛。尿镜检提示尿路感染,给予 TMP-SMX 双效片,每日 2 次,每次 1 片。经验性抗感染治疗是否合理?

每年约有 50 万患者发生医院获得性尿路感染,多数与置入导尿管有关。置入尿管的患者约有 10%~30% 发生尿路感染[23],尿管相关尿路感染的并发症值得关注。约有 15% 的院内血流感染与医院获得性尿路感染有关,占所有尿路置管患者的 4%[23],相关死亡率大约为 15%[23]。院内获得的尿路感染可延长平均住院日 2.5 日,并增加 600~700 美元的花费[23]。虽然应对医院获得性尿路感染的最佳措施是预防,但对于有尿路感染症状的住院患者常规应启动抗感染治疗。

医院获得性感染的病原菌对抗菌药物的敏感性与社区获得性不同,且在不同医院这种敏感性也有差异。因此每个医院的微生物室应明确目前本院的抗菌药物的细菌敏感性趋势。一般来说,大肠埃希菌仍然是尿路感染的主要病原菌。然而,其他的革兰氏阴性杆菌(如奇异变形杆菌、假单胞菌),革兰氏阳性菌(如葡萄球菌、肠球菌)和酵母菌(如念珠菌)导致尿路感染的比例也在增加[21,23]。

耐药菌发病率升高与反复使用抗菌药物、泌尿系统解剖缺陷、高龄、长期住院、反复的入院治疗等相关[21,23,102]。假单胞菌、变形杆菌、普罗威登斯菌、摩根菌、克雷伯菌、肠杆菌、柠檬酸杆菌和沙雷菌对常用的抗菌药物敏感性不高,故而更加难以清除。

P. M. 是老年住院患者,既往住院期间,反复暴露于潜在的耐药菌感染风险中,患者有感染耐药菌可能,与 TMP-SMX 相比,口服氟喹诺酮类药物由于对耐药菌有更强的抗菌活性,因此普遍用于此种情况下的经验性抗感染治疗。如

果 P. M. 的临床表现和实验室检查在严密监测情况下，TMP-SMX 也可作为经验治疗药物[21,23,103]。P. M. 还需行尿培养检查，一旦获得培养和药敏结果后，应立即根据药敏结果来调整治疗方案。为了达到最好的成本-效益比，除病原菌对口服药物耐药或患者有潜在胃肠道的问题导致药物吸收障碍外，所有能口服给药的患者都应经口服途径给药[23,75,103]。对于像 P. M. 这样有轻-中度症状的患者，推荐抗感染治疗疗程为 5~7 日，而对于抗感染治疗应答欠佳的患者，可将疗程延长至 10~14 日[23]。

案例 71-10，问题 2：如 P. M. 有其他症状，如发热、寒战、腰痛和呕吐，应如何调整治疗？

对于可能有脓毒症的严重感染患者，初始治疗宜首选覆盖铜绿假单胞菌的广谱抗菌药物（见表 71-4）。可选择的药物有：有抗假单胞菌活性的头孢菌素类（如头孢他啶、头孢吡肟）、广谱青霉素类（如哌拉西林-他唑巴坦）、碳青霉烯类（如亚胺培南-西司他丁、美罗培南）、静脉用氟喹诺酮类（如环丙沙星、左氧氟沙星）和氨曲南。这些抗菌药物至少与氨基糖苷类药物疗效相当，却没有耳毒性和潜在的肾毒性。然而，氟喹诺酮类和头孢菌素类药物价格更高，且可能导致细菌耐药和二重感染。

一般来说，对于医院获得的泌尿道来源的脓毒血症，首选有抗铜绿假单胞活性的 β-内酰胺类药物进行治疗[103]。虽然对于伴有粒细胞缺乏的尿源性脓毒症患者，初始可使用联合治疗，但获得尿培养结果后，应换用为敏感药物单药治疗[103]。重症感染的患者，推荐将抗菌治疗延长至 10~14 日[23]。

导尿管

案例 71-11

问题 1：J. W.，女性，18 岁，在一次跳水事故后发生了脊髓损伤导致瘫痪。由于尿失禁，患者在入院后放置插入膀胱的有密闭引流装置的导尿管。在住院 2 周后，J. W. 出现了无症状性菌尿。是否应该开始抗感染治疗？

针对感染病原菌行全身抗感染治疗后，可出现短暂的无菌尿。治疗期间，如持续使用密闭式引流导尿管，30%~50%病例可出现再次感染，而再发的感染常由耐药菌所致[1,23]。因此推荐在尿管拔出前（即刻）或拔出后常规使用全身抗菌药物[1,23,104]。由于许多患者需要长期放置导尿管（如 J. W.），常不可避免地发生菌尿，无症状的患者一般不推荐进行抗感染治疗，以避免耐药菌的定植与隐匿性感染[1,13,23,104]。但如患者出现发热、腰痛或其他提示尿路感染的症状，则必须开始治疗[1,23]。

案例 71-11，问题 2：给予 J. W. 预防性抗感染治疗是否有效？

系统性抗菌药物用于预防导管相关性尿路感染的获益

尚不明确。一些研究显示，对于置入尿管前没有菌尿的患者，即使使用密闭式引流系统并加强导管护理，系统使用抗菌药物可减少尿路感染的日/总发生率[35,36]。抗菌药物的预防作用在短期置管或长期置管的前 4~7 日内达到最大[35,36]，此后感染的发生率增加。虽然预防用药组的感染发生率低于未预防组，但却细菌耐药现象较为明显。因此，在决定全身使用抗菌药物前，需评估患者的基础疾病、危险因素、留置导尿管时间，潜在的药物不良反应以及长期使用抗菌药物导致细菌耐药的风险等。J. W. 需长期留置导尿管，不推荐其预防性使用抗菌药物[23]。

案例 71-11，问题 3：J. W. 恢复自主排尿后拔出尿管。但导尿管拔除 2 日后，她仍有无症状性菌尿。应该如何处理？

留置导尿管的患者出现无症状菌尿非常常见（短期留置导尿管发生率约 25%，长期留置导尿管发生率约100%），但由此引发的并发症较少，因此对于无症状菌尿患者，只要仍然留置导尿管就不建议使用抗菌药物治疗[23]。但是，导尿管拔除 4 后，女性患者的导尿管相关的无症状性菌尿如仍持续超过 48 小时，则应开始抗感染治疗[13,23]。此类患者即使没有症状，也可给予单剂大剂量或 3 日的 TMP-SMX 方案[13,23,24]。老年（>65 岁）女性患者可能需延长疗程至 10 日，但对于这个年龄阶段的患者，最佳的疗程尚无定论。本方案是否适用于男性患者仍需更多研究[23]。

前列腺炎

发病率、患病率和流行病学

前列腺炎是一种影响前列腺的急性或慢性炎症，约有5%的病例被证实是由细菌感染所致[11,12]。其他非感染类型的前列腺炎包括慢性结石性前列腺炎、非细菌性前列腺炎和前列腺疼痛[11,12]。慢性细菌性前列腺炎即前列腺炎的症状持续至少 3 个月以上，这是男性反复尿路感染的主要原因之一。前列腺炎的发病率大于 25%，其复发率从20%到 50%不等[11,12]。约有 5%的急性前列腺炎患者会发展为慢性[11]。

病因、发病机制和易感因素

急性细菌性前列腺炎

多数急性细菌性前列腺炎是由尿路感染逆行所引起的，单纯的尿路感染导致感染性尿液通过前列腺逆流入射精管和前列腺导管，而此处的细菌难以被清除[12]。急性前列腺炎也可继发于尿道狭窄或对尿道进行机械性操作或前列腺活检术后，特别好发于操作时已有菌尿的患者[12]。细菌性前列腺炎的主要病原菌为需氧革兰氏阴性菌，其中大肠埃希菌占 50%~90%。其他肠杆菌科细菌如变形杆菌和克雷伯菌占 10%~30%，还有 5%~10%为肠球菌，假单胞菌<5%，少见的病原菌还包括葡萄球菌、链球菌和非典型病原

菌,如沙眼衣原体、阴道毛滴虫和脲支原体[11,12]。

慢性细菌性前列腺炎

慢性前列腺炎常与脊髓损伤、感染性结石、尿道解剖或生理异常(如梗阻或排尿功能障碍)以及免疫功能低下有关。但是,前列腺的定植菌所致的反复发作的急性前列腺炎,也是感染复发的常见原因[11,12]。正常情况下,男性会分泌前列腺抗菌因子,但在慢性前列腺炎的患者中,往往伴有该因子的缺失或显著减少。慢性前列腺炎分离出的常见病原菌为大肠埃希菌(>80%病例)和其他革兰氏阴性杆菌,由非典型病原菌所致慢性前列腺炎的病例较急性感染更多[11,12]。

临床表现和诊断

急性细菌性前列腺炎

急性细菌性前列腺炎的临床特征表现为:急性起病的寒战、发热,会阴和下背部疼痛,尿频和尿急;遗尿,排尿困难、不适以及虚弱。其他表现还可能有:肌肉、关节疼痛以及膀胱出口梗阻。直肠指检常发现前列腺肿胀,变硬和发热,触痛明显。中段尿培养可找到病原菌。急性细菌性前列腺炎患者,如进行前列腺按摩(见下文)会使患者感觉不适,且增加发生脓毒血症的风险,应尽量避免[11,12]。因此,通常通过临床表现和体格检查诊断急性前列腺炎。

慢性细菌性前列腺炎

慢性细菌性前列腺炎临床表现各不相同,且在多数患者是无症状的。男性尿路感染或急性前列腺炎复发时需考虑此种疾病。慢性细菌性前列腺炎的诊断需通过检查前列腺按摩液以明确[11,12]。分段采集尿液标本检查可判断病变部位(区别细菌来源于前列腺还是尿道)。前10ml自排尿来源于尿道,中段尿来源于膀胱,在前列腺按摩后立即收集的前10ml尿液标本来源于前列腺。如前列腺标本的细菌计数10倍于尿道标本,且膀胱标本无菌或几乎无菌时,可以诊断细菌性前列腺炎[11,12]。

治疗概述

由于多数抗菌药物不易穿透无孔型前列腺毛细血管,也难以通过前列腺上皮进入感染组织和体液,这使得细菌性前列腺炎的治疗极具挑战性。虽然氟喹诺酮类药物耐药性升高,但它能很好地进入前列腺(10%~50%血清浓度),对多数病原菌有较好的抗菌活性,因此常将其作为治疗急、慢性前列腺炎的首选药物[11,12]。甲氧苄啶单药或TMP-SMX也常被用于前列腺炎的治疗。β-内酰胺类、四环素类、大环内酯和克拉霉素也可用于急、慢性前列腺炎的治疗,但它们穿透前列腺组织和液体的能力低于氟喹诺酮类和TMP-SMX,而且对多数常见致病菌的抗菌活性也不是特别理想[11,12]。急性前列腺炎的疗程一般为2~4周,这主要取决于感染严重程度和患者的治疗反应[11,12]。而慢性前列腺炎的疗程通常为4~6周,如果存在前列腺结石或其他形式的泌尿生殖道病理情况时需延长治疗时间。对于快速

和/或多次复发的患者,有时需要长程的抑菌治疗[11,12]。治疗监测指标主要包括临床症状和体征,并应以临床表现完全消失作为治疗终点。其他的支持治疗主要包括使用对乙酰氨基酚和非甾体抗炎药等减轻症状。虽然证据不足,也可采取热敷会阴部的治疗措施[11,12]。

案例 71-12

问题1:D. G.,60岁,男性。在他40岁时发生第一次尿路感染,当时有尿频、排尿困难、遗尿、会阴部疼痛、寒战和发热,没有腰痛。尿培养检出大肠埃希菌,诊断为急性前列腺炎,使用磺胺类药物治疗,治愈。无症状12年后,再次感染大肠埃希菌引起急性前列腺炎复发,对磺胺治疗仍有效。在后来的8年中,又出现了两次以上大肠埃希菌感染,磺胺治疗均有效。为什么在D. G. 反复发生急性前列腺炎时使用磺胺治疗是合理的呢?

前列腺有明显的弥漫炎症时,药物较易渗透入前列腺液和组织中,因此包括磺胺在内的多数用于尿路感染治疗的抗菌药物,也能够用于治疗细菌性前列腺炎。为防止发展为慢性前列腺炎,抗感染治疗疗程至少为2~4周[11,12,24]。

案例 71-12,问题 2:考虑到前列腺炎的病理生理情况,对 D. G. 来说合理的治疗选择是什么? 以后他的前列腺炎还会复发吗?

在发生急性细菌性前列腺炎时,除了抗菌药物治疗外,其他的一些支持治疗也可用以减轻患者症状。这些方法包括多喝水,使用非甾体抗炎药减轻疼痛,坐浴和软化大便。

回顾 D. G. 的病史,磺胺类药物能有效控制其感染,故而其使用是合理的。其他药物,特别是氟喹诺酮类药物,也可用于急性前列腺炎的治疗。

多数抗菌药物是酸性的,除了存在急性炎症时,它们一般不易穿透前列腺上皮进入碱性的前列腺液。理论上,这种强碱性的前列腺液会减弱甲氧苄啶的弥散,加强四环素类、某些磺胺类和大环内酯类药物(如红霉素)的弥散。但TMP-SMX 长期用于急、慢性细菌性前列腺炎的治疗,且治愈率很高。慢性细菌性前列腺炎采用 TMP-SMX 长程治疗(4~16 周)方案,其治愈率为 32%~71%,显著高于短疗程疗法(≤2 周)[11,12]。

氟喹诺酮作为 TMP-SMX 的替代药物,越来越多地被视为前列腺炎的治疗选择之一[11,12,24]。一些研究表明,使用诺氟沙星、环丙沙星或左氧氟沙星 4~12 周,患者的细菌学治愈率达 80%~90%,平行甚至高于 TMP-SMX[11,12]。氟喹诺酮类药物对常见病原菌有很好的杀菌活性,还能很好地穿透入前列腺组织和前列腺液,是治疗前列腺炎的重要药物。氟喹诺酮类药物通常被用于前列腺炎的初始经验性治疗,也可在使用其他药物治疗无效、不能耐受或出现耐药时作为替代药物使用[11,12,24]。在使用常规治疗方案后出现复发的患者,还可使用氟喹诺酮类药物进行长期抑菌治疗(常

规剂量减半）[1]。

D. G. 应该接受至少 6 周的 TMP-SMX 治疗，一些权威机构推荐总疗程为 2~3 个月。如足量 TMP-SMX 治疗仍不成功，可以换用氟喹诺酮类药物。D. G. 本次发作或后续如再发作，初始治疗可选用氟喹诺酮类药物[11,12,24]。

如使用氟喹诺酮治疗后，D. G. 的感染再次复发，可长期使用低剂量 TMP-SMX、氟喹诺酮或呋喃妥因等，可减轻与慢性细菌性前列腺炎相关的膀胱感染症状。这些患者中的多数最终会频繁地复发感染，长期、低剂量的抗感染治疗可以减轻膀胱细菌负荷，缓解症状，将细菌局限于前列腺内，防止尿道其他部位发生感染或损伤。慢性细菌性前列腺炎是持续抗菌药物治疗为数不多的指征之一。

（郑波 译，唐敏 校，郑波 审）

参考文献

1. Sobel JD, Kaye D. Urinary tract infections. In: Bennett JE et al, eds. *Mandell, Douglas, and Bennett's Principles and Practice of Infectious Diseases.* 8th ed. New York, NY: Churchill Livingstone; 2015:886–913.

2. Hooton TM Jr. Uncomplicated urinary tract infection. *N Engl J Med.* 2012;366:1028–1037.

3. Dielubanza EJ, Schaeffer AJ. Urinary tract infections in women. *Med Clin North Am.* 2011;95:27–41.

4. Ramakrishnan K, Scheid DC. Diagnosis and management of acute pyelonephritis in adults. *Am Fam Physician.* 2005;71:933–942. [published correction appears in *Am Fam Physician.* 2005;72:2182]

5. Nicolle LE. Uncomplicated urinary tract infection in adults including uncomplicated pyelonephritis. *Urol Clin North Am.* 2008;35:1–12.

6. Brown P et al. Acute pyelonephritis among adults: cost of illness and considerations for the economic evaluation of therapy. *Pharmacoeconomics.* 2005;23:1123–1142.

7. Raynor MC, Carson CC 3rd. Urinary infections in men. *Med Clin North Am.* 2011;95:43–54.

8. Kucheria R et al. Urinary tract infections: new insights into a common problem. *Postgrad Med J.* 2005;81:83–86.

9. Paintsil E. Update on recent guidelines for the management of urinary tract infections in children: the shifting paradigm. *Curr Opin Pediatr.* 2013;25(1):88–94.

10. Beetz R. Evaluation and management of urinary tract infection in the neonate. *Curr Opin Pediatr.* 2012;24(2):205–211.

11. Lipsky BA et al. Treatment of bacterial prostatitis. *Clin Infect Dis.* 2010;50:1641–1652.

12. Wagenlehner FME et al. Urinary tract infections and bacterial prostatitis in men. *Curr Opin Infect Dis.* 2014;27(1):97–101.

13. Nicolle LE et al. Infectious Diseases Society of America guidelines for the diagnosis and treatment of asymptomatic bacteriuria in adults. *Clin Infect Dis.* 2005;40:643–654. [published correction appears in *Clin Infect Dis.* 2005;40:1556]

14. Guzzo TJ, Drach GW. Major urologic problems in geriatrics: assessment and management. *Med Clin North Am.* 2011;95:253–264.

15. Rowe TA, Juthani-Mehta M. Diagnosis and management of urinary tract infection in older adults. *Infect Dis Clin North Am.* 2014;28:75–89.

16. Al Salman J et al. Infection in long term care facility in the Kingdom of Bahrain. *J Infect Public Health.* 2014;7:392–399.

17. Nicolle LE. Urinary tract infections in the elderly. *Clin Geriatr Med.* 2009;25:423–436.

18. Richards CL. Urinary tract infections in the frail elderly: issues for diagnosis, treatment and prevention. *Int Urol Nephrol.* 2004;36:457–463.

19. Eriksson I et al. Prevalence and factors associated with urinary tract infections (UTIs) in very old women. *Arch Gerontol Geriatr.* 2010;50:132–135.

20. Gupta K et al. International clinical practice guidelines for the treatment of acute uncomplicated cystitis and pyelonephritis in women: a 2010 update by the Infectious Diseases Society of America and the European Society for Microbiology and Infectious Diseases. *Clin Infect Dis.* 2011;52:e103–e120.

21. Bagshaw SM, Laupland KB. Epidemiology of intensive care unit-acquired urinary tract infections. *Curr Opin Infect Dis.* 2006;19:67–71.

22. Shuman EK, Chenoweth CE. Recognition and prevention of healthcare-associated urinary tract infections in the intensive care unit. *Crit Care Med.* 2010;38(Suppl):S373–S379.

23. Hooton TM et al. Diagnosis, prevention, and treatment of catheter-associated urinary tract infection in adults: 2009 international clinical practice guidelines from the Infectious Diseases Society of America. *Clin Infect Dis.* 2010;50:625–663.

24. Wagenlehner FM, Naber KG. Current challenges in the treatment of complicated urinary tract infections and prostatitis. *Clin Microbiol Infect.* 2006;12(Suppl 3):67–80.

25. Kalita A et al. Recent advances in adherence and invasion of pathogenic *Escherichia coli. Curr Opin Infect Dis.* 2014;27:459–464.

26. Agarwal J et al. Pathogenomics of uropathogenic *Escherichia coli. Indian J Med Microbiol.* 2012;30:141–149.

27. Gupta K, Trautner BW. Diagnosis and management of recurrent urinary tract infections in non-pregnant women. *BMJ.* 2013;346:f3140.

28. Schneeberger C et al. Asymptomatic bacteriuria and urinary tract infections in special patient groups: women with diabetes mellitus and pregnant women. *Curr Opin Infect Dis.* 2014;27:108–114.

29. Lumbiganon P et al. Screening and treating asymptomatic bacteriuria in pregnancy. *Curr Opin Obstet Gynecol.* 2010;22:95–99.

30. Golebiewska JE et al. Urinary tract infections during the first year after renal transplantation: one center's experience and a review of the literature. *Clin Transplant.* 2014;28:1263–1270.

31. Chen SL et al. Diabetes mellitus and urinary tract infection: epidemiology, pathogenesis and proposed studies in animal models. *J Urol.* 2009;182:S51–S56.

32. Nicolle LE. Urinary tract infection in diabetes. *Curr Opin Infect Dis.* 2005;18:49–53.

33. Gorter KJ et al. Risk of recurrent acute lower urinary tract infections and prescription pattern of antibiotics in women with and without diabetes in primary care. *Fam Pract.* 2010;27:379–385.

34. Epp A et al. Recurrent urinary tract infection. *J Obstet Gynaecol Can.* 2010;250:1082–1101.

35. Johnson JR et al. Systematic review: antimicrobial urinary catheters to prevent catheter-associated urinary tract infection in hospitalized patients. *Ann Intern Med.* 2006;144:116–126.

36. Tenke P et al. An update on prevention and treatment of catheter-associated urinary tract infections. *Curr Opin Infect Dis.* 2014;27:102–107.

37. Gupta K, Trautner B. In the clinic: urinary tract infection. *Ann Intern Med.* 2012;156:ITC3-1–ITC3-15.

38. Bent S et al. Does this woman have an acute uncomplicated urinary tract infection? *JAMA.* 2002;287:2701–2710.

39. Medina-Bombardo D, Jover-Palmer A. Does clinical examination aid in the diagnosis of urinary tract infections in women? A systematic review and meta-analysis. *BMC Fam Pract.* 2011;12:111–125.

40. Schmiemann G et al. The diagnosis of urinary tract infection: a systematic review. *Dtsch Arztebl Int.* 2010;107:361–367.

41. Simerville JA et al. Urinalysis: a comprehensive review. *Am Fam Physician.* 2005;71:1153–1162. [published correction appears in *Am Fam Physician.* 2006;74:1096]

42. Deville WL et al. The urine dipstick test useful to rule out infections. A meta-analysis of the accuracy. *BMC Urol.* 2004;4:4.

43. Koeijers JJ et al. Evaluation of the nitrite and leukocyte esterase activity tests for the diagnosis of acute symptomatic urinary tract infection in men. *Clin Infect Dis.* 2007;45:894–896.

44. Popovic M et al. Fosfomycin: an old, new friend? *Eur J Clin Microbiol Infect Dis.* 2010;29:127–142.

45. Aypak C et al. Empiric antibiotic therapy in acute uncomplicated urinary tract infections and fluoroquinolone resistance: a prospective observational study. *Ann Clin Microbiol Antimicrob.* 2009;8:27.

46. Olson RP et al. Antibiotic resistance in urinary isolates of Escherichia coli from college women with urinary tract infections. *Antimicrob Agents Chemother.* 2009;53:1285–1286.

47. Schito GC et al. The ARESC study: an international survey on the antimicrobial resistance of pathogens involved in uncomplicated urinary tract infections. *Int J Antimicrob Agents.* 2009;34:407–413.

48. Das R et al. Antimicrobial susceptibility of bacteria isolated from urine samples obtained from nursing home residents. *Infect Control Hosp Epidemiol.* 2009;30:1116–1119.

49. Katsarolis I et al. Acute uncomplicated cystitis: from surveillance data to a rationale for empirical treatment. *Int J Antimicrob Agents.* 2010;35:62–67.

50. Pitout JD et al. Emergence of Enterobacteriaceae producing extended-spectrum beta-lactamases (ESBLs) in the community. *J Antimicrob Chemother.* 2005;56:52–59.

51. Oteo J et al. Extended-spectrum β-lactamase producing Escherichia coli: changing epidemiology and clinical impact. *Curr Opin Infect Dis.* 2010;23:3206–3213.

52. Alam MF et al. The additional costs of antibiotics and reconsultations for antibiotic-resistant Escherichia coli urinary tract infections managed in general practice. *Int J Antimicrob Agents.* 2009;33:255–257.

53. Zalmanovici TA et al. Antimicrobial agents for treating uncomplicated urinary tract infection in women. *Cochrane Database Syst Rev.* 2010;(10):CD007182.

54. Masters PA et al. Trimethoprim-sulfamethoxazole revisited. *Arch Intern Med.* 2003;163:402–410.

55. Muratani T, Matsumoto T. Bacterial resistance to antimicrobials in urinary isolates. *Int J Antimicrob Agents.* 2004;24(Suppl 1):S28–S31.

56. Zinner SH, Mayer KH. Sulfonamides and trimethoprim. In: Bennett JE et al, eds. *Mandell, Douglas, and Bennett's Principles and Practice of Infectious Diseases.* 8th ed. New York, NY: Churchill Livingstone; 2015:410–418.

57. Raz R et al. Empiric use of trimethoprim-sulfamethoxazole (TMP-SMX) in the treatment of women with uncomplicated urinary tract infections, in a geographical area with a high prevalence of TMP-SMX-resistant uropathogens. *Clin Infect Dis.* 2002;34:1165–1169.

58. Horton JM. Urinary tract agents: nitrofurantoin, fosfomycin, and methenamine. In: Bennett JE et al, eds. *Mandell, Douglas, and Bennett's Principles and Practice of Infectious Diseases.* 8th ed. New York, NY: Churchill Livingstone; 2015:447–451.

59. Kashanian J et al. Nitrofurantoin: the return of an old friend in the wake of growing resistance. *BJU Int.* 2008;102:1634–1637.

60. Sandegren L et al. Nitrofurantoin resistance mechanism and fitness cost in *Escherichia coli. J Antimicrob Chemother.* 2008;62:495–503.

61. Monurol (fosfomycin tromethamine) [product information]. St. Louis, MO: Forest Pharmaceuticals; 2007.

62. Milo G et al. Duration of antibacterial treatment for uncomplicated urinary tract infection in women. *Cochrane Database Syst Rev.* 2005;(2):CD004682.

63. Gupta K et al. Short-course nitrofurantoin for the treatment of acute uncomplicated cystitis in women. *Arch Intern Med.* 2007;167:2207–2212.

64. Phenazopyridine hydrochloride. In: McEvoy GK, ed. AHFS Drug Information®. Bethesda, MD: American Society of Health-System Pharmacists; 2015. ISBN 978–1–58528–418-4. ISSN 8756–6028. STAT!Ref Online Electronic Medical Library. http://online.statref.com/Document .aspx?docAddress=qcp2nmM91_PjgjmrF9weeg%3d%3d&SessionId =21086CDHLHXXNOJM&Scroll=1&goBestMatch=true&Index=0 &searchContext=phenazopyridine|c2||10|1|0|0|0|1||c0. Last accessed August 18, 2015.

65. McNulty CAM et al. Clinical relevance of laboratory-reported antibiotic resistance in acute uncomplicated urinary tract infection in primary care. *J Antimicrob Chemother.* 2006;58:1000–1008.

66. Gupta K, Stamm WE. Outcomes associated with trimethoprim/sulfamethoxazole (TMP/SMX) therapy in TMP/SMX resistant community-acquired UTI. *Int J Antimicrob Agents.* 2002;19:554–556.

67. Brown PD et al. Prevalence and predictors of trimethoprim-sulfamethoxazole resistance among uropathogenic *Escherichia coli* isolates in Michigan. *Clin Infect Dis.* 2002;34:1061–1066.

68. Hooper DC, Strahilevitz J. Quinolones. In: Bennett JE et al, eds. *Mandell, Douglas, and Bennett's Principles and Practice of Infectious Diseases.* 8th ed. New York, NY: Churchill Livingstone; 2015:419–439.

69. Karlowsky JA et al. Fluoroquinolone-resistant urinary isolates of *Escherichia coli* from outpatients are frequently multidrug resistant: results from the North American Urinary tract Infection Collaborative Alliance-Quinolone Resistance Study. *Antimicrob Agents Chemother.* 2006;50:2251–2254.

70. Lin DC, Bhally H. Nitrofurantoin-induced interstitial lung disease. *N Z Med J.* 2007;120:U2753.

71. Kammire LD, Donofrio PD. Nitrofurantoin neuropathy: a forgotten adverse effect. *Obstet Gynecol.* 2007;110(2, pt 2):510–512.

72. Committee on Infectious Diseases. The use of systemic fluoroquinolones. *Pediatrics.* 2006;118:1287–1292.

73. Sabharwal V, Marchant CD. Fluoroquinolone use in children. *Pediatr Infect Dis J.* 2006;25:257–258.

74. Velissariou IM. The use of fluoroquinolones in children: recent advances. *Expert Rev Anti Infect Ther.* 2006;4:853–860.

75. Scholes D et al. Risk factors associated with acute pyelonephritis in healthy women. *Ann Intern Med.* 2005;142:20–27.

76. Spoorenberg V et al. The additional value of blood cultures in patients with complicated urinary tract infections. *Clin Microbiol Infect.* 2014;20:O476.

77. Wagenlehner FM et al. Emergence of antibiotic resistance amongst hospital-acquired urinary tract infections and pharmacokinetic/pharmacodynamic considerations. *J Hosp Infect.* 2005;60:191–200.

78. Vouloumanou EK et al. Early switch to oral versus intravenous antimicrobial treatment for hospitalized patients with acute pyelonephritis: a systematic review of randomized controlled trials. *Curr Med Res Opin.* 2008;24:3423–3434.

79. Franco AV. Recurrent urinary tract infections. *Best Pract Res Clin Obstet Gynaecol.* 2005;19:861–873.

80. Kodner CM et al. Recurrent urinary tract infections in women: diagnosis and management. *Am Fam Physician.* 2010;82:638–643.

81. Vellinga A et al. Predictive value of antimicrobial susceptibility from previous urinary tract infection in the treatment of re-infection. *Br J Gen Pract.* 2010;60:511–513.

82. Albert X et al. Antibiotics for preventing recurrent urinary tract infection in non-pregnant women. *Cochrane Database Syst Rev.* 2004;(3):CD001209.

83. Conway PH et al. Recurrent urinary tract infections in children. Risk factors and association with prophylactic antimicrobials. *JAMA.* 2007;298:179–186.

84. Craig JC et al. Antibiotic prophylaxis and recurrent urinary tract infection in children. *N Engl J Med.* 2009;361:1748–1759. [published correction appears in *N Engl J Med.* 2010;362:1250]

85. Dai B et al. Long-term antibiotics for the prevention of recurrent urinary tract infection in children: a systematic review and meta-analysis. *Arch Dis Child.* 2010;95:499–508.

86. Tanaka ST, Brock JW 3rd. Pediatric urologic conditions, including urinary infections. *Med Clin North Am.* 2011;95:1–13.

87. Greenfield SP. Antibiotic prophylaxis in pediatric urology: an update. *Curr Urol Rep.* 2011;12:126–131.

88. Wang C-H et al. Cranberry-containing products for prevention of urinary tract infections in susceptible populations. *Arch intern Med.* 2012;172:988–996.

89. Jepson RG, Craig JC. Cranberries for preventing urinary tract infections. *Cochrane Database Syst Rev.* 2008;(2):CD001321.

90. Rossi R et al. Overview on cranberry and urinary tract infections in females. *J Clin Gastroenterol.* 2010;44(Suppl 1):S61–S62.

91. Reid G, Bruce AW. Probiotics to prevent urinary tract infections: the rationale and evidence. *World J Urol.* 2006;24:28–32.

92. Fihn SD et al. Use of spermicide-coated condoms and other risk factors for urinary tract infection caused by *Staphylococcus saprophyticus. Arch Intern Med.* 1998;158:281–287.

93. Enzler MJ et al. Antimicrobial prophylaxis in adults. *Mayo Clin Proc.* 2011;86:686–701.

94. Chen YK et al. No increased risk of adverse pregnancy outcomes in women with urinary tract infections: a nationwide population-based study. *Acta Obstet Gynecol.* 2010;89:882–888.

95. Lumbiganon P et al. One-day compared with 7-day nitrofurantoin for asymptomatic bacteriuria in pregnancy: a randomized controlled trial. *Obstet Gynecol.* 2009;113:339–345.

96. Guinto VT et al. Different antibiotic regimens for treating asymptomatic bacteriuria in pregnancy. *Cochrane Database Syst Rev.* 2010;(9):CD007855.

97. Crider KS et al. Antibacterial medication use during pregnancy and risk of birth defects. *Arch Pediatr Adolesc Med.* 2009;163:978–985.

98. Briggs GG, Freeman RK, eds. *Drugs in Pregnancy and Lactation.* 10th ed. Baltimore, MD: Lippincott Williams & Wilkins; 2014.

99. Toffolo A et al. Long-term clinical consequences of urinary tract infections during childhood: a review. *Acta Paediatr.* 2012;101:1018–1031.

100. Hamilton-Miller JM. The urethral syndrome and its management. *J Antimicrob Chemother.* 1994;33(Suppl A):63–73.

101. Potts JM, Payne CK. Urologic chronic pelvic pain. *Pain.* 2012;153:755–758.

102. Chen YH et al. Emerging resistance problems and future perspectives in pharmacotherapy for complicated urinary tract infections. *Exp Opin Pharmacother.* 2013;14:587–596.

103. Liu H, Mulholland SG. Appropriate antibiotic treatment of genitourinary infections in hospitalized patients. *Am J Med.* 2005;118(Suppl 7A):14S–20S.

104. Marschall J et al. Antibiotic prophylaxis for urinary tract infections after removal of urinary catheter: meta-analysis. *BMJ.* 2013;346:f3147.

72 第72章 性传播疾病

Jeffery A. Goad, Karl M. Hess, and Albert T. Bach

核心原则

		章节案例
发病与发展		
1	男性淋病发病初期表现为排尿困难伴脓性分泌物。伴随感染加重,分泌物会增多,甚至出现血丝。某些淋球菌菌株所致感染没有症状或症状极轻微。	案例72-1(问题2)
2	女性淋病患者最常见的症状是阴道分泌物异常。多数淋病女性宫颈存在异常,出现脓性或黏稠脓性宫颈分泌物、红斑、易剥落及异位水肿。盆腔炎症性疾病(pelvic inflammatory disease,PID)是女性淋病患者的严重并发症,可导致不育和慢性骨盆痛。	案例72-1(问题4)
3	治疗淋病首选第三代头孢菌素如头孢曲松。由于淋球菌对氟喹诺酮高耐药,氟喹诺酮类药物不应再被用于淋病治疗。	案例72-1(问题6和7)
4	根据暴露部位不同,淋球菌也能导致肛肠和咽喉感染。肛肠感染会导致直肠炎并伴有疼痛、肛门黏脓性渗出物、便秘、里急后重、肛门出血。咽喉感染以咽痛、咽部渗液或颈部淋巴结发炎为特征。治疗淋球菌所致肛肠或咽喉感染用药推荐头孢曲松。	案例72-2(问题2~4)
5	播散性淋球菌感染(disseminated gonococcal infection,DGI)会导致复杂的淋病感染,最终导致脓包状肢端皮肤损伤、腱鞘炎、多关节痛或脑膜炎。治疗DGI需要使用高剂量的头孢曲松。	案例72-4(问题2和3)
盆腔炎症性疾病		
1	盆腔炎症性疾病(pelvic inflammatory disease,PID)患者可在住院部或门诊接受治疗。轻中度PID可选择胃肠外抗生素进行治疗,但胃肠外和口服治疗的临床疗效是相同的。	案例72-3(问题1)
非淋球菌性尿道炎		
1	非淋球菌性尿道炎(nongonococcal urethritis,NGU)是一种男性常见性传播疾病,多由沙眼衣原体引起。	案例72-5(问题1)
2	NGU典型症状一般较淋球菌性尿道炎轻微,少见排尿困难和阴茎分泌物。仅靠症状和体征不能准确区分NGU和淋球菌性尿道炎。	案例72-5(问题2)
3	NGU可选用阿奇霉素或多西环素治疗。对存在衣原体和支原体混合性感染的NGU患者,应首选阿奇霉素。	案例72-5(问题3和4)
性病性淋巴肉芽肿		
1	性病性淋巴肉芽肿(lymphogranuloma venereum,LGV)病程可分为三期,可使用的治疗药物包括多西环素、红霉素或阿奇霉素	案例72-6(问题1和2)
梅毒		
1	梅毒按病程可分为一期、二期、潜伏期和三期梅毒,青霉素G可用于治疗各期梅毒。	案例72-7(问题1、3和4) 案例72-8(问题1)
2	雅里希-赫克斯海默反应(Jarisch-Herxheimer reaction)是一种温和且自限性的抗生素治疗并发症;一期、二期梅毒患者在治疗过程中可能出现赫氏反应。	案例72-8(问题2)

软下疳

① 未行包皮环切术的男性感染软下疳的风险更高,治疗反应也不如已行包皮环切的患者。目前可选择的治疗药物包括阿奇霉素、头孢曲松、环丙沙星和红霉素等。 　　案例 72-9(问题 1 和 2)

阴道炎

① 阴道炎按病因可分为细菌性阴道炎、滴虫性阴道炎和外阴阴道念珠菌病等。常见症状包括瘙痒、烧灼感、刺痛及分泌物异常。通过症状、体征及实验室检查可鉴别诊断不同种类的阴道炎。 　　案例 72-10(问题 1)　案例 72-11(问题 2~4)　案例 72-12(问题 1)

② 外阴阴道念珠菌病虽然使用非处方药物可得到有效治疗,但患者在进行这种治疗前应充分评估。 　　案例 72-11(问题 1 和 6~9)

生殖器疱疹

① 生殖器疱疹可以从有症状或无症状患者处获得传染。初发单纯疱疹Ⅱ型病毒感染者常出现水疱,伴明显疼痛。该感染一般会复发,随时间推移复发率会下降。 　　案例 72-14(问题 1~3)

② 生殖器疱疹首选口服抗病毒药物治疗,如阿昔洛韦、伐昔洛韦等,也可选用这些药物或标准方案治疗以预防复发。 　　案例 72-14(问题 5)

生殖器湿疣

① 生殖器湿疣是由人类乳头瘤病毒感染所致,具有高度传染性。接种疫苗和使用避孕套能预防感染。 　　案例 72-17(问题 1)

② 生殖器湿疣即使经过治疗,仍常复发,治疗主要采取局部疗法,包括使用抗有丝分裂药物、免疫调节剂,以及化学和外科切除、冷冻疗法等。 　　案例 72-17(问题 1)

　　性传播疾病(sexually transmitted diseases,STDs)在最古老的文字记载中已有讨论,但直到近几十年才能对常见的STDs 进行鉴别诊断,而一些特殊的 STDs 综合征迄今仍未阐明。例如,在常见的 STDs 中,细菌性阴道炎(bacterial vaginosis,BV),最初被称为阴道嗜血杆菌型阴道炎(haemophilus vaginalis vaginitis),作为一个综合征,在 20 世纪 50年代才得到精确的阐述;到 60 年代才将引起生殖器疱疹(genital herpes)的病原体单纯疱疹病毒(herpes simplex virus,HSV)2 型与 HSV 1 型鉴别区分;生殖器衣原体感染在70 年代才被清楚的定义;而人类免疫缺陷病毒(human immunodeficiency virus,HIV)直到 80 年代才被认识到是一种性传播病原体;自 1980 年以来,又有 8 种新的 STDs 病原体被陆续鉴定,包括人乳头状瘤病毒(human papilloma virus,HPV)、人 T-淋巴病毒(human T-lymphotropic virus,HTLV-1和 2)、生殖器支原体(mycoplasma genitalium)、动弯杆菌属(mobiluncus species)、HIV-1、HIV-2 和人疱疹病毒 8 型(与卡波西肉瘤发生有关)[1]。美国疾病预防控制中心(Centers for Disease Control and Prevention,CDC)新近的报告显示丙型肝炎病毒(hepatitis C virus,HCV)不会通过性接触进行高效率传播,在 HCV 阳性患者中,同性恋 HIV 感染者比异性恋更有可能传染 HCV[2]。更多关于多种性传播疾病的资源可参见 CDC 网站:http://www.cdc.gov/std/training/othertraining.htm。

淋病

　　淋病(gonorrhea)是由一种革兰氏阴性球菌——淋病奈瑟球菌(neisseria gonorrhoeae)——感染引起的疾病。根据细菌感染部位的不同,可导致单纯性子宫颈、尿道、直肠和口咽部感染,不限性别。女性淋球菌感染也是引起盆腔炎症疾病的主要原因。播散性淋球菌感染(disseminated gonococcal infection,DGI),即淋球菌经血液传播到关节和其他组织,会导致复杂的淋病感染,继而造成脓疱性肢端皮肤病变、腱鞘炎、多关节疼痛或关节炎。DGI 可能导致罕见的肝周炎、心内膜炎或脑膜炎。1930 年后,磺胺(sulfonamide)成为第一个能有效治疗淋病的药物,直到被青霉素(penicillin)和四环素(tetracycline)所取代。但后两类药物随着淋球菌对其耐药日益严重,现已不再用于淋病的治疗。

　　1975—1997 年间实施开展的国家淋病控制项目,使美国淋病发病率下降了 74.3%。1996—2006 年间,淋病发病率一直在 115 例/100 000 人左右波动。2006—2009 年间,淋病发病率持续下降,在 2009 年降至历史最低点,即 98.1例/100 000 人[3,4]。但从 2009 年起发病率却又有轻微增长,这种情况一直持续到 2013 才得到遏制。2013 年美国淋病发病率为 106.1 例/100 000 人(共 333 004 个病例),低于 2012 年的 107.5 例/100 000 人。[4]。目前正开展的"健康人类 2020(Healthy People 2020)"目标是将 15 至 44 岁男性和女性群体的淋病发病率分别控制在 198 例/100 000 人和 257 例/100 000 人(图 72-1)[5]。虽然从 2009 年至 2013

年,非裔美国人的淋病发病率降低了 9.1%,但发病率仍高于其他族群。在相同时期,其他族群的淋病发病率都有所上升[4]。

发病率(/100 000人)

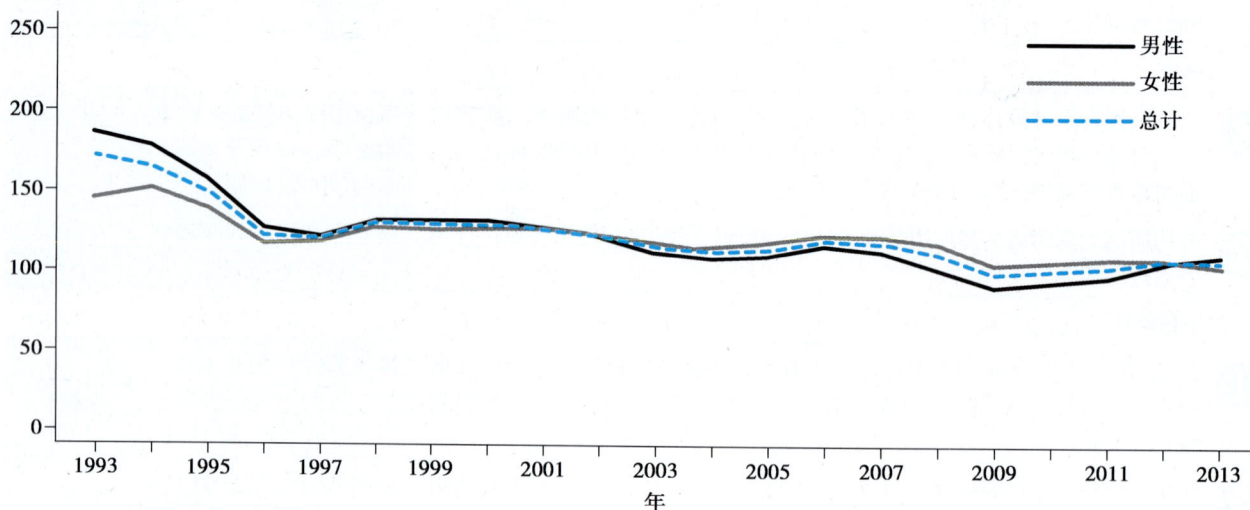

图 72-1　不同性别人群淋病发病率(1993—2013 年)。"健康人类 2020"目标是将 15~44 岁人群淋病发病率控制在女性(257 例/100 000 人)和男性(198 例/100 000 人)。来源:Centers for Disease Control and Prevention. *Sexually Transmitted Disease Surveillance 2013*. Atlanta,GA:US Dept of Health and Human Services;2014.

年龄在 20~24 岁的男性和 15~24 岁的女性具有最高的淋病发病率。女性发生淋病的额外风险因素包括:既往淋病或其他 STD 感染史、接纳新的性伴侣或存在多个性伴侣、性行为时不总是使用安全套、从事商业性服务或吸毒等[6]。虽然同性恋人群感染淋病的风险高于异性恋人群,但进入 1980 年后,因艾滋病流行,不安全性行为减少,男性同性恋人群的淋病发病率已明显下降。但目前男性同性恋人群的淋病发病率又处于上升趋势,已从 2006 年的 21.5% 上升至 2013 年的 35.1%[4]。

非复杂性淋病

传播

案例 72-1

问题 1:D. S. ,23 岁的男性海军军官,近期驻扎于菲律宾。主诉排尿困难、尿痛并伴有大量黄色尿道分泌物 2 日。他承认上周和一个妓女有婚外性行为。陪同他来就诊的是他已怀孕的妻子 C. S ,C. S. 没有症状表现。D. S. 采取的性行为方式为阴道性交,与任何性伙伴间均无经肛门或口腔性行为史。若 D. S. 接触的妓女患淋病,D. S. 和 C. S 患淋病的可能性有多大?

在没有采取保护措施的情况下与感染淋病的妓女发生 1~2 次经阴道性行为,男性尿道感染的可能性约为 50%;由于性工作者人群淋病流行率高,与其反复发生性接触,感染的风险会增大[7]。女性与已感染淋病的男性发生次级性接触,继发感染的概率高达 80%~90%[8]。因此,D. S. 和

C. S. 感染淋病的可能性高。考虑到 D. S. 同妓女有过性行为,D. S. 和 C. S. 均应接受 HIV 感染筛查。

症状和体征:男性

案例 72-1,问题 2: D. S. 的哪些症状和体征与淋病诊断相符?如果 D. S. 未接受治疗,将表现怎样的临床病程?

暴露于淋病感染源后,男性通常会在 1~7 日后出现明显的临床症状。排尿困难并伴有脓性分泌物是感染的首发症状,这两种症状 D. S. 均具备。这种脓性分泌物可能由抗淋球菌的抗体与补体结合后释放的趋化因子如 C5α 引起。随着病情进一步发展,分泌物会增多并可带血。但有些淋球菌株引起的感染症状很轻或不表现症状,且革兰氏染色呈阴性。

无症状或症状较轻往往导致患者拖延治疗,成为感染源[9]。既往认为只有女性淋病患者可能不出现症状,但现在已认识到男性同样可成为无症状的淋球菌携带者[10]。

在抗菌药物问世前,淋球菌感染可能会侵袭至附睾,引起单侧附睾炎,一些研究显示其发病率可达 5% 或更高。但现在男性淋病患者附睾炎发生率已低于 1%。随着抗菌药物的有效治疗,反复罹患淋病导致的尿道狭窄和附睾炎引起的男性不育已很少见。

诊断:男性

案例 72-1,问题 3: D. S. 尿道分泌物革兰氏染色发现细胞内有革兰氏阴性双球菌,还需进行下一步的诊断性检查吗?

革兰氏染色发现尿道分泌物中存在革兰氏阴性双球菌已能明确诊断。直到最近，仍有一些专家推荐只对革兰氏染色阴性的尿道分泌物进行培养，但其实所有患者均应进行分泌物培养，以分离鉴别致病菌及测定其抗菌药物敏感性。培养通常使用富含巧克力的 Thayer-Martin 琼脂培养基，该培养基已加入万古霉素（vancomycin）、多黏菌素（colistimethate）或制霉菌素（nystatin）。如果 D.S. 和妓女发生过舔阴性行为，还应取其咽拭子进行培养。对于 D.S.，一次尿道分泌物培养即可明确诊断。

症状和体征：女性

案例 72-1，问题 4：D.S. 的妻子 C.S. 没有症状，如发生淋病将出现什么症状？她的怀孕会导致不同的临床表现吗？如果不采取治疗，女性淋病患者的自然病程会怎样发展？

女性泌尿生殖器淋球菌感染通常无症状。因为子宫颈是女性泌尿生殖器淋球菌感染的初始部位，所以阴道分泌物异常是最常见的症状。许多女性淋病患者具有宫颈异常状况，包括脓性或黏液脓性分泌物、红斑、易剥脱和异位水肿等[8]。女性泌尿生殖系淋球菌感染的潜伏期长短不一[11]。10%~20%的女性急性淋球菌感染可伴发严重并发症——盆腔炎症性疾病（pelvic inflammatory disease，PID），可致不孕和慢性盆腔痛[8,12]。女性淋病患者的症状和体征容易同一些高发并存感染的非特异性症状和体征相混淆，特别是沙眼衣原体或阴道滴虫感染。

女性患者下生殖道的临床症状即使已消失，但仍可能是淋球菌携带者，应继续接受治疗。孕妇泌尿生殖器的淋球菌感染可导致自发流产、胎膜早破、早产和急性绒毛膜羊膜炎（acute chorioamnionitis）等并发症[12-14]。其他部位的感染则可导致淋球菌性关节炎（见案例 72-4，问题 1）、结膜炎和新生儿眼炎等[15]。因此，C.S. 必须进行彻底的淋病相关检查和治疗。

诊断：女性

案例 72-1，问题 5：C.S. 如何排除淋病？

无论有无症状，男性或女性患者都应通过核酸扩增试验（nucleic acid amplification tests，NAATs），如聚合酶链式反应（polymerase chain reaction，PCR）来检测泌尿生殖器的淋球菌感染[16]。NAATs 并未被 FDA 批准用于检测非泌尿生殖器的淋球菌感染，在检测直肠和口咽部位的感染时，样品需达到化学免疫发光法对敏感性和特异性的要求。淋球菌培养并不是常规诊断的理想方法，若需进行培养时应进行分离和鉴别，再行抗菌药物敏感性和耐药性检测。若怀疑治疗失败，即接受了 CDC 推荐的治疗方法，治疗 7 日后淋球菌检验呈阳性并且在此 7 日内没有性行为的患者，也需要进行淋球菌培养[16]。就 C.S. 而言，还应进行肛门拭子培养，因为直肠也是淋球菌的定殖部位。

治疗

案例 72-1，问题 6：非复杂性淋病的各种治疗方案比较。

CDC 推荐的非复杂性淋病治疗方案见表 72-1。许多淋球菌株出现质粒介导的青霉素和四环素耐药性[产青霉素酶淋球菌（penicillinase-producing N. gonorrhoeae，PPNG）和耐四环素淋球菌（tetracycline-resistant N. gonorrhoeae，TRNG）]（图 72-2）。此外，淋球菌产生染色体介导的对青霉素、四环素和头孢西丁（cefoxitin）显著耐药已有报道[17]。在 2013 年，淋球菌分离株监测项目（Gonococcal isolate surveillance project，GISP）获得的淋球菌株均对头孢曲松（ceftriaxone）敏感；因此治疗淋病 CDC 推荐采用头孢曲松 250mg 单剂肌注[18,19]，代替单剂口服头孢克肟（cefixime）400mg 作为首选治疗方案，后者作为无法使用头孢曲松时的备选方案。由于淋球菌已对氟喹诺酮类（fluoroquinolones）抗菌药产生高度耐药性，CDC 已撤回对氟喹诺酮类如环丙沙星（ciprofloxacin）、氧氟沙星（ofloxacin）等药物用于治疗淋病的推荐[2,20]。考虑到相当部分淋病患者同时合并有沙眼衣原体感染，因此，对疑似合并感染者还推荐同时给予单剂阿奇霉素（azithromycin）治疗（案例 72-1，问题 7）[2,19]。

表 72-1

CDC 推荐的非复杂性淋病治疗方案

感染部位	药物选择（治愈率/%）	剂量	替代方案
尿道、盆腔、直肠[a]	头孢曲松（99.2）	250mg 肌注 1 次	头孢菌素单剂给药[b]
咽部	头孢曲松（98.9）	250mg 肌注 1 次	

[a] 由于淋病患者大部分会同时感染沙眼衣原体，许多临床医师推荐对所有的淋病患者进行治疗时，应再加单剂量阿奇霉素 1g 以治疗衣原体感染。

[b] 其他头孢菌素包括口服头孢克肟 400mg、肌注头孢唑肟 500mg、肌注头孢西丁 2g（同时口服 1g 丙磺舒）、肌注头孢噻肟 500mg。

来源：Workowski KA，Bolan GA；Centers for Disease Control and Prevention（CDC）. Sexually transmitted diseases treatment guidelines，2015. *MMWR Recomm Rep*. 2015；64（RR-03）：1-137.

肌注大观霉素（spectinomycin）曾被长期作为不能耐受氟喹诺酮及头孢菌素的淋病患者的替代治疗用药，因制造

商原因现无法获得[21]。虽然治疗头孢菌素或 IgE 介导的青霉素过敏的患者的现有数据有限，但可能的治疗方式是

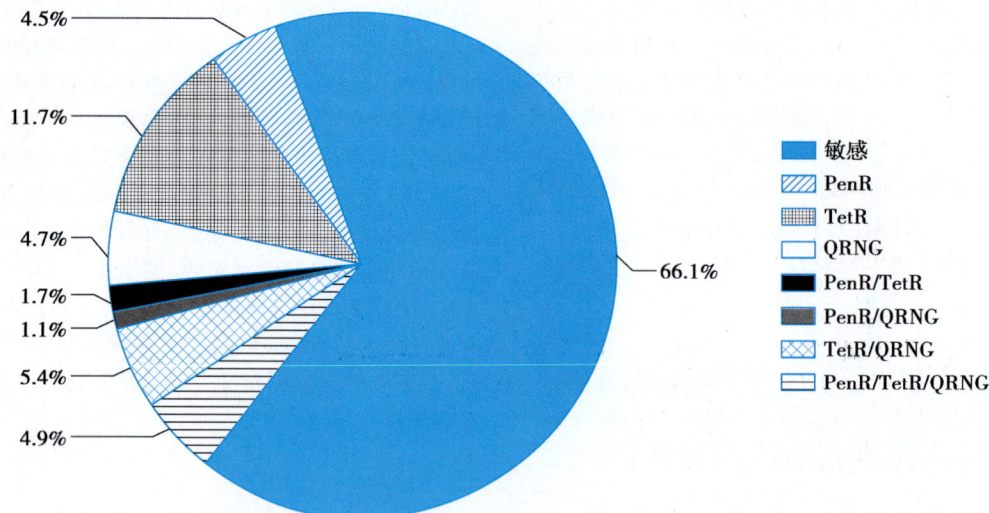

图 72-2　分离菌株中青霉素、四环素和/或环丙沙星耐药性（GISP，2013 年）。PenR，产青霉素酶的淋球菌和染色体介导的耐青霉素淋球菌；TetR，染色体和质粒介导的耐抗四环素淋球菌；QRNG，喹诺酮耐药淋球菌。来源：Centers for Disease Control and Prevention. *Sexually Transmitted Disease Surveillance 2013*. Atlanta, GA：US Dept of Health and Human Services；2014.

单剂量口服吉米沙星 320mg 和阿奇霉素 2g，或者单剂量肌注庆大霉素 240mg，同时口服阿奇霉素 2g[2,22]。对青霉素或头孢菌素过敏的淋病患者在使用头孢菌素治疗前必须进行脱敏处理[23]。

头孢曲松和其他头孢菌素

头孢曲松，一种第三代头孢菌素，单次小容量肌注给药可根除直肠和咽部的淋球菌，且孕妇也可安全使用［美国食品药品管理局（Food and Drug Administration，FDA）妊娠用药 B 级］。头孢曲松对沙眼衣原体感染和预防淋球菌感染后继发的尿道炎无效，上述情况可采用多西环素或 7 日疗程的氧氟沙星、左氧沙星治疗，两类药物的治疗效果相当[12]。其他能注射给药的头孢菌素［特别是头孢唑肟（ceftizoxime）、头孢克肟和头孢噻肟（cefotaxime）］治疗淋病同样安全有效，但它们在泌尿生殖道感染方面和头孢曲松相比没有任何优势，并且对咽部淋球菌感染的治疗效果还缺乏资料。单剂量口服头孢克肟 400mg 在单纯性泌尿生殖器和肛门直肠淋病感染中治愈率可达 92.3%[2]。但自 2012 年 CDC 不再推荐头孢克肟作为一线治疗方案，因从 2006 年到 2011 年间，美国淋球菌分离株对头孢克肟的敏感性逐渐下降[19]。其他口服的头孢菌素，例如头孢泊肟和头孢呋辛，由于疗效较差，也不再推荐；但 FDA 认可它们可用于治疗单纯性淋病。

氟喹诺酮类

自 1990 年以来，氟喹诺酮类药物就被常规用于淋病的治疗。然而 GISP 数据显示临床分离的淋球菌株对该类药物的耐药性逐年持续上升，这促使 CDC 对《性传播疾病治疗指南》（*Sexually Transmitted Disease Treatment Guidelines*）（图 72-3）进行相应的修改。由于耐药性增加，CDC 不再推

荐使用环丙沙星、左氟沙星、氧氟沙星或其他氟喹诺酮类药物治疗淋病。该建议也适用于其他与淋球菌感染相关疾病的治疗，如 PID 等[2,20]。

处方模式

CDC 在 2013 年实施的性传播疾病监测项目（Sexually Transmitted Disease Surveillance Program）中发现，96.9% 的患者接受了头孢曲松 250mg 的治疗。接受头孢克肟治疗的病例数由 2011 年的 5.3% 降至 2013 年的 0.02%[4]。该情况在意料之中，因为 CDC 在 2012 年建议避免将任何剂量的头孢克肟作为首选治疗手段。最常使用的药物依次为头孢曲松、阿奇霉素、"其他较少使用的药物"、头孢克肟（图 72-4）。在接受头孢曲松治疗的患者中，95.4% 和 4% 的患者采用阿奇霉素或强力霉素进行联合治疗[4]。

> 案例 72-1，问题 7：D.S. 的尿道炎应如何治疗？C.S. 完全没有症状，她的细菌培养结果尚未获取，是否应先给予经验性治疗？若需治疗，应使用何种药物？

D.S. 淋球菌感染局限于尿道（非复杂性），可按"案例 72-1，问题 6"所列几个治疗方案进行选择。首选头孢曲松，在没有头孢曲松的情况下也可选用头孢克肟。淋球菌已对喹诺酮类药物产生高耐药，应避免使用。D.S. 感染淋球菌发生在菲律宾，当地临床分离株一半以上对喹诺酮高耐药[20,24]。感染淋病的患者可能同时感染衣原体，因此对疑似混合感染患者，应在治疗初始阶段同时口服单剂阿奇霉素 1g[19,25]。口服单剂阿奇霉素能治疗衣原体和淋球菌混合感染，但该方案费用较高，胃肠道副作用较大，患者耐受不佳，并有诱导淋球菌对大环类酯类（macrolides）药物产生耐药而导致治疗失败的可能[2]。

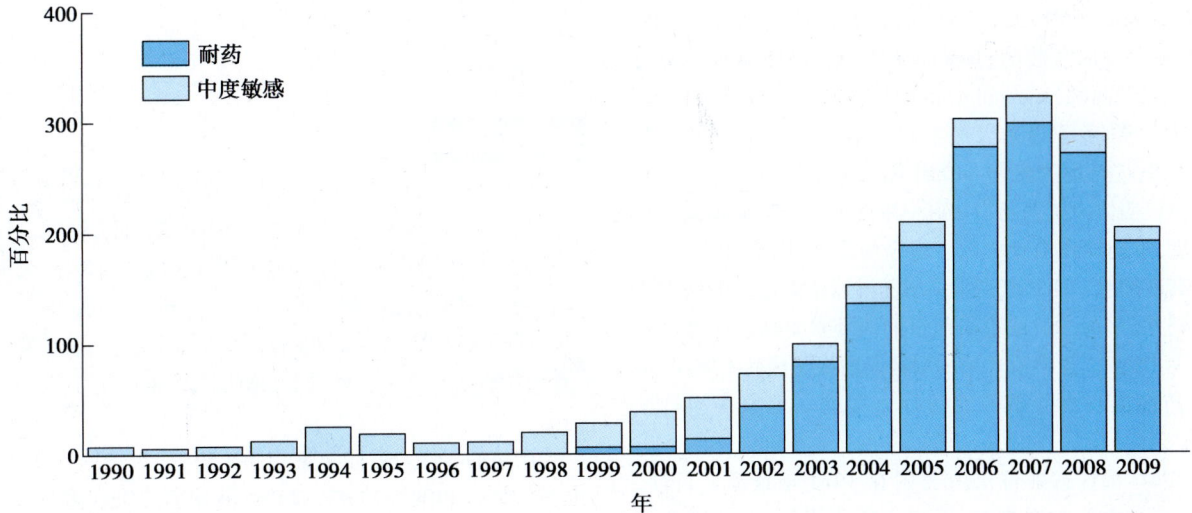

注：临床分离株环丙沙星耐药：MIC≥1μg/ml；中度敏感：0.125~0.5μg/ml。GISP在1990年首次监测淋球菌对环丙沙星的敏感性

图 72-3　环丙沙星耐药或中度敏感的淋球菌百分比（GISP，1990—2009 年）。来源：Centers for Disease Control and Prevention. *2009 Sexually Transmitted Disease Surveillance*. Atlanta，GA：US Dept of Health and Human Services；2010.

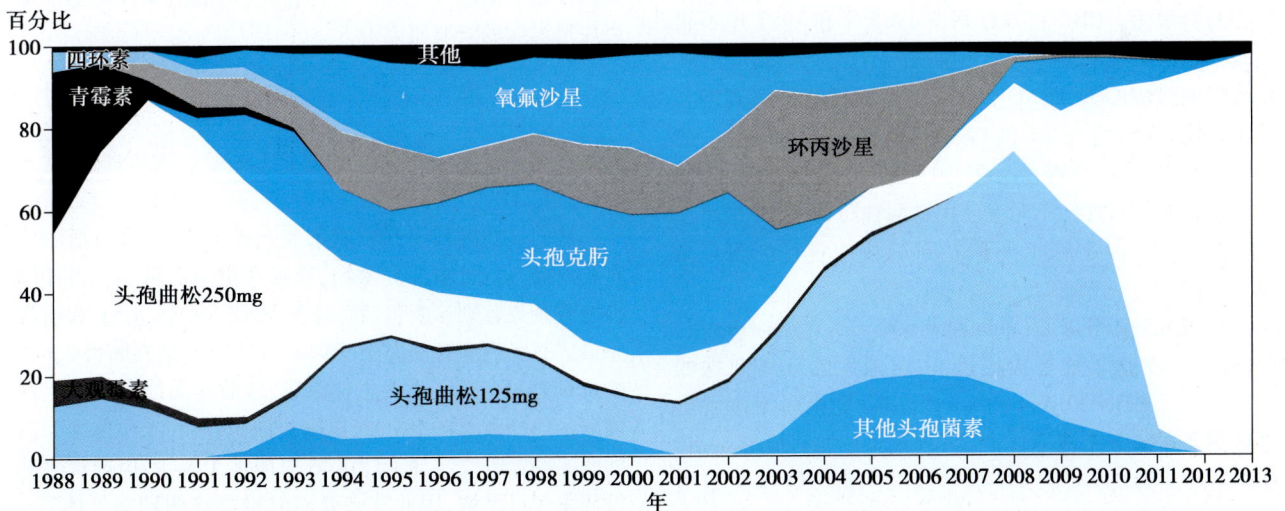

图 72-4　监测网参与机构用于淋病治疗的药物（GISP，1988—2013 年）。注：2013 年，"其他"包括未治疗（0.9%）、阿奇霉素 2g（1.7%）和其他更少使用的药物（<0.1%）。来源：Centers for Disease Control and Prevention. *Sexually Transmitted Disease Surveillance 2013*. Atlanta，GA：US Dept of Health and Human Services；2014.

性伴侣

尽管没有出现症状，C.S. 也应接受治疗。所有在近 60 日内与淋病患者有过性行为的伴侣均应接受治疗。若淋病患者在近 60 日内没有性行为，应对其最后一位有性接触的伴侣进行治疗。治疗对怀孕的性伴侣尤其重要，因为妊娠期的淋球菌感染会导致绒毛膜羊膜炎、早产和新生儿感染等。针对孕妇的淋球菌和衣原体感染，使用头孢菌素或阿奇霉素是安全的。

随访

案例 72-1，问题 8：如何判断 D.S. 和 C.S. 早先的药物治疗有效？

如果采用 CDC 指南推荐的方案治疗 D.S. 和 C.S. 所患非复杂性淋病，没有必要再进行有效性评估，因为治愈率接近 100%[2]。若有必要进行治愈效果检测，咽喉感染患者需治疗后 14 日进行[2]。如果 D.S. 经头孢曲松治疗后症状仍持续，则应行尿道分泌物培养以排除可能引起尿道炎的其他感染因素。

抗菌药物耐药的淋球菌

案例 72-1，问题 9：D. S. 自诉曾因一次淋球菌感染用过青霉素治疗。为什么现在青霉素已不被常规使用？

青霉素不能根除淋球菌是由于质粒（如 PPNG 等）或染

色体介导的耐药淋球菌（chromosomally mediated resistant *N. gonorrhoeae*，CMRNG）产生抗菌药物耐药性的结果。PPNG 是一种内酰胺酶（lactamase）质粒，该酶能水解青霉素 G 或氨苄西林（ampicillin）的内酰胺环而导致药物失效。染色体介导的耐药不涉及产生 β-内酰胺酶，但常导致对其他 β-内酰胺药物的耐药。CMRNG 的临床意义尚不明确，因为已证明体内抗菌药物在血中浓度水平仍远高于最小抑菌浓度，不会导致治疗失败。迄今为止，CMRNG 仍对头孢曲松高度敏感。四环素高水平耐药淋球菌被定义为携带质粒编码并对 16g/mL 或更高剂量的四环素耐药。这种菌株被称为 TRNC。虽然淋球菌的耐药问题在美国尚不突出，但因耐药性出现而导致改变治疗方案这一现象将被持续关注。

PPNG 菌株感染首次由美国在 1976 年报道。目前，PPNG 菌株主要在东南亚、远东和西非流行，感染率超过 50%。根据 CDC 的 GISP 数据，美国的 PPNG 菌株感染在 1991 年达到 11% 的峰值，此后检出率逐年下降，到 2007 年已降至 0.4%（见图 72-2）[26]。TRNG 于 1985 年被首次分离鉴定，幸运的是大多数分离的 TRNG 菌株仍对 β-内酰胺类药物敏感。CDC 官方分别于 1985 年和 1987 年不再正式推荐四环素和青霉素用于淋病的治疗。到 20 世纪 90 年代后期，TRNG 及 TRNG 合并 PPNG 菌株感染病例增长趋于稳定，分别约为 5% 和 1%。目前美国约 21% 的分离株对四环素和/或青霉素耐药，因此对于非复杂性生殖器淋病患者初始治疗已不考虑使用这两种药物，而首选肌注头孢曲松。若治疗后症状不见好转，则应进行细菌药敏试验。

喹诺酮耐药淋球菌（quinolone-resistant *N. gonorrhoeae*，QRNG）于 1990 年被首次报道，占美国大陆分离菌株的 0.2%[3,17]。根据 2013 年的 GISP 报告，夏威夷州檀香山地区的淋球菌分离株，11% 为 QRNC；而在加利福尼亚州，QRNC 占比为 31.8% ~ 44.4%[27]。自 1990 年首次报道 QRNG 以来，其耐药率逐年升高，并在全美广泛传播，导致 CDC 指南反对在美国感染的淋病或其他相关疾病（如 PID）上使用喹诺酮类药物[12,20]。GISP 在 2013 年收集的淋球菌株中，环丙沙星耐药率达 16.1%[4]。淋球菌的喹诺酮耐药性与其 GyrA 基因突变有关，这种突变基因常见于产 β-内酰胺酶菌株和染色体介导的耐青霉素和四环素菌株[28]。淋球菌对喹诺酮类敏感性降低甚至在指南推荐剂量完全耐药，这一现象对临床影响的重要性目前尚不清楚[29]。

D. S. 很可能是在菲律宾感染上淋病，且感染 QRNC 为大概率事件。因此，适当的头孢菌素抗菌药如肌注头孢曲松应被推荐。若 D. S. 采用头孢曲松进行初始治疗，他所感染的淋球菌预期在 3 天内即能得到控制。迄今为止，美国尚未报道对头孢曲松耐药的淋球菌，但 GISP 的数据显示，尿道的淋球菌分离株对头孢克肟的敏感性在降低[19]。

肛门直肠炎和咽喉淋病

流行病学

> **案例 72-2**
>
> **问题 1**：M. B.，男，24 岁性活跃同性恋，自诉肛周发痒 2 个月，伴便痛、便秘、血色黏液状分泌物，并有咽痛。结肠镜检查示直肠黏膜炎症，但无明显溃疡或肛裂。大便寄生虫检查阴性，梅毒检测（venereal disease research laboratory，VDRL）阴性。直肠和咽部标本培养淋球菌阳性。相较于异性恋男性，同性恋男性的淋病有何不同？

严格的异性恋男性罕见直肠感染，但男性同性恋患者肛肠（25%）和咽部（10% ~ 25%）淋球菌感染较多见[8,30]。由于咽部[30,31]和肛肠部淋球菌感染常无症状表现，因此在男性同性恋群体中可能隐藏着大量淋球菌携带者。在前 1 年中有口交或肛交史的男性同性恋群体应每年进行一次筛查。相较而言，淋球菌性尿道炎几乎都有症状。此外，近期证据发现咽部感染可经口交传播，这可能是同性恋男性罹患尿道淋病的重要原因[30,32]。

体征和症状

> **案例 72-2，问题 2**：M. B. 的体征和症状与淋病吻合吗？

肛门直肠淋病引起的直肠炎（proctitis）症状包括肛门直肠疼痛、出血、脓性分泌物、便秘和里急后重感。男性同性恋直肠炎鉴别诊断包括淋球菌、沙眼衣原体、HSV 和梅毒感染。直肠炎病变仅局限于远端时还应同结直肠炎（proctocolitis）鉴别，后者常由志贺菌属、弯曲菌属细菌或溶组织内阿米巴导致。自 1996 年以来，直肠淋病和衣原体感染发病率急剧上升[33]。直肠感染衣原体常无症状，但据观察其发病率超过淋病，因此有必要同时检测这两种病原体[34]。虽然咽喉淋病常无症状，但系统或身体检查通常会发现喉咙疼痛、咽喉有渗出物或颈部淋巴腺炎。

治疗

> **案例 72-2，问题 3**：根据 M. B. 的诊断其治疗应该如何进行？

治疗 M. B. 这样罹患肛门直肠淋病或咽喉淋病的患者，一般使用头孢曲松 125mg 单剂肌注（见表 72-1）[12]。还应同时给予阿奇霉素以治疗可能同时存在的衣原体感染。应规劝这些患者避免无保护措施的性行为，并接受 HIV 感染咨询和筛查。

> **案例 72-2，问题 4**：对于单纯性肛门淋病或咽喉淋病患者还有哪些备选治疗方案？

单纯性肛门直肠淋病患者可用头孢曲松治疗。口服头孢克肟可作为替代方案，但不作为一线治疗手段。同泌尿生殖道感染一样，单纯性肛门直肠感染的替代治疗方案也包括单剂量头孢菌素，如头孢唑肟。由于大观霉素已不再上市使用，对青霉素和头孢菌素过敏的患者应在治疗前经脱敏处理。咽喉淋病患者可给予头孢曲松治疗，但相较肛门直肠部位，咽部淋球菌更难根除。如果上述部位感染淋球菌的患者同时合并感染衣原体，可加用阿奇霉素[19]。

预防

案例 72-2，问题 5：何种措施已被用于预防性传播感染？

正确使用避孕套可极大地避免感染和传播 STDs[2,35]。早前的研究显示杀精药壬苯醇醚-9(nonoxynol-9)具有抗淋球菌和衣原体作用，但最新证据提示该药实际上增加了使用者感染 HIV 或其他 STDs 的风险，FDA 现在已要求厂家在产品说明书中加入其不能预防 HIV 和其他 STDs 感染的警示声明[12,36]。性交后使用局部抗菌剂、排尿和清洗对预防 STDs 传播的价值很小。灌洗则会增加感染其他 STDs 的风险，如滴虫病[37]。

不推荐在性行为前后即刻使用抗菌药物预防感染，因其增加费用和细菌耐药性的发生。应采用快速的特异性检测和经验性症状处理以加强对淋病的监测和治疗。

盆腔炎症性疾病

盆腔炎症性疾病(pelvic inflammatory disease，PID)泛指各种女性上生殖道的炎症性疾病。该术语既不表示原发感染部位(输卵管)，也未指向致病微生物。PID 现已被用于间接表示阴道或子宫颈的微生物穿过无菌的子宫内膜，上行至输卵管导致的急性感染。急性输卵管炎也可用于描述输卵管的急性感染。因此，在本讨论中，PID 和输卵管炎这两个术语被交替使用来表示涉及输卵管的急性感染。

在美国 PID 年发病约 100 万妇女[38]。但国家疾病与治疗指数(NDTI)评估显示，2002 年到 2012 年间年龄在 15~44 岁的女性首次就诊于内科进行 PID 检查的次数减少至 39.8%[4]。许多急性 PID 都是经性传播途径感染，尤其是 16~24 岁，具有多个性伴侣的年轻女性[39]。发生 PID 的危险因素包括 15 岁前无保护措施的性行为、阴道灌洗、细菌性阴道炎、经期性行为和吸烟等[40]。目前尚不清楚宫内节育环(intrauterine device，IUD)是否会增加感染 PID 的风险，但有衣原体或淋菌性宫颈炎的患者避免放置 IUD[41]。在导致不孕的 PID 患者中，有三分之二是无临床症状患者，而高达三分之一者则是因诊断技术特异性低而导致的误诊。在美国，经历过首次 PID 的妇女约 12.1% 发生不孕[42]。据估计每年用于 PID 及其后遗症的治疗费用超过 42 亿美元[38]。

病因学

绝大部分 PID 病例由沙眼衣原体和淋球菌引起。其他阴道微生物如阴道加德纳菌(gardnerella vaginalis)、流感嗜血杆菌(haemophilus influenzae)、无乳链球菌(streptococcus agalactiae)、人型支原体(mycoplasma hominis)、解脲脲原体(ureaplasma urealyticum)、生殖道支原体(M. genitalium)和巨细胞病毒(cytomegalovirus，CMV)等也与 PID 有关，但其致病机制尚不清楚[12]。近 70% 的急性 PID 患者可能为多种微生物的混合感染，并涉及生殖道支原体和 BV[43]。在 70% 患急性 PID 妇女的上生殖道中已分离出革兰氏阴性兼性肠杆菌和多种厌氧菌[43]。确诊急性 PID 的女性应接受沙眼衣原体和淋球菌检测以及 HIV 筛查[2]。

症状和体征

复杂的表现、非特异性的体征症状变化使 PID 成为一种不易诊断的复杂综合征。淋球菌或衣原体所致 PID 常以月经期后不久腹痛为首发症状。但 PID 即使出现症状通常为非特异性，使得诊断延迟或误诊。阴道分泌物过多、月经过多、排尿困难及性交疼痛一般均与 PID 有关。盆腔检查包括宫颈痛、子宫及附件压痛。体温超过 38.3℃，宫颈异常或阴道脓性分泌物，阴道分泌物镜检可见白细胞(white blood cells，WBC)，红细胞沉降率和 C-反应蛋白升高，或实验室检出宫颈感染淋球菌或沙眼衣原体均支持 PID 诊断[2]。临床诊断 PID 的灵敏度为 65%~90%，而妇科腹腔镜和阴道超声技术诊断 PID 的特异性可达 100%，因此腹腔镜检查结合临床印象被作为诊断的金标准[2,44,45]。但令人遗憾的是，腹腔镜和阴道超声费用昂贵，加之急性 PID 患者常不易获得，而且不能诊断子宫内膜炎(endometritis)。因此仍需依靠临床表现进行 PID 诊断。降低 PID 发病率的关键在于年轻的性活跃女性主动接受衣原体感染筛查[46,47]。

临床后遗症

PID 患者可在盆腔或腹腔、单侧或双侧输卵管内形成脓肿。18% 的 PID 会发展为慢性腹痛，并可能导致输卵管及卵巢周围部位发生粘连。首次罹患 PID 后，约 12% 患者因继发输卵管炎症(输卵管炎)导致的管腔闭塞和纤维化而致不孕，再次发作后增加到 25%，3 次或更多次发作后可达 50%[42]。其他后遗症包括异位妊娠(9%)和慢性盆腔痛(18%)[48]。经历 1 次或多次 PID 的患者，发生异位妊娠的危险增加约 8 倍。

诊断和治疗

案例 72-3

问题 1：H. C.，19 岁，性活跃女性，因"轻度排尿困难，脓性阴道分泌物，发热伴中度双侧下腹痛 3 日"就诊。查体有子宫和附件压痛，宫颈脓性分泌物，体温 39℃。实验室检查 VDRL、尿液分析和妊娠阴性。外周 WBC 轻度升高(11 000/μl)，多形核白细胞占 70%。H. C. 患有 PID 吗？应如何治疗？

虽然轻度或亚急性 PID 常无发热和白细胞增多,但若出现这些表现并伴子宫及附件压痛和宫颈分泌物增多,则很可能罹患急性 PID。推荐的 PID 药物治疗方案见表 72-2。PID 一经诊断应立即开始治疗以防止发生临床后遗症;实际上很少去确认病原体。H. C. 这样轻到中度 PID,可住院静脉给予抗菌药物治疗,但静脉和口服给药的临床疗效和总体效果相当,所以 H. C. 也可在门诊接受治疗。住院治疗 CDC 推荐多西环素 100mg 口服,每 12 小时 1 次,联用头孢替坦(cefotetan)2g 静注,每 12 小时 1 次,或联用头孢西丁 2g 静注,每 6 小时 1 次,至少持续至临床症状出现改善后 24 小时。一旦临床症状缓解,静脉用药即可停止,继续口服多西环素 100mg,每 12 小时 1 次,以完成 14 日的抗感染疗程。门诊治疗 CDC 推荐在单剂肌注头孢曲松 250mg 或头孢西丁 2g[同时口服 1g 丙磺舒(probenecid)]加上口服多西环素 100mg,每日 2 次,可以联用或不联用甲硝唑(metronidazole)500mg 口服,每日 2 次,疗程 14 日[2]。PID 药物治疗方案应包含一个四环素衍生物或具有抗沙眼衣原体活性的替代药物,但因其缺乏抗革兰氏阴性需氧菌和厌氧菌及淋球菌作用,因此不推荐单用四环素治疗 PID。加用甲硝唑则是考虑到对厌氧菌的覆盖,PID 患者的上生殖道已分离出厌氧菌,其可导致输卵管及其上皮发生破坏[2,49]。因 BV 与 PID 发生密切相关,因此甲硝唑被临床医生广泛使用[2]。在由于美国 QRNG 的高流行率,氟喹诺酮类药物如左氧氟沙星、氧氟沙星等已不再推荐用于 PID 的治疗[20]。

多西环素口服和静脉给药具有相同的生物利用度,因此应尽可能采取口服给药[2]。临床改善一般在开始治疗后的 3 日内出现。青霉素过敏和怀孕患者可联用克林霉素(clindamycin)和庆大霉素(gentamicin)进行治疗[2]。由于 H. C. 是一个性活跃的患者,过去 60 日内的所有性伴侣(如果 60 日内没有性行为,则为最近期的伴侣)都应接受经验性的抗感染治疗,以降低感染淋球菌或支原体尿道炎以及再感染的风险[2]。

表 72-2
CDC 推荐的急性 PID 抗菌治疗方案

治疗方式、药物、方案	优点	缺点	注意事项
住院治疗(胃肠外给药)			
方案 A			
头孢替坦 2g IV q12h 或头孢西丁 2g IV q6h + 多西环素 100mg IV 或 PO q12hᵃ 症状改善后继续给予多西环素 100mg PO q12h,共 14d	有效覆盖淋球菌(包括耐药株)和沙眼衣原体	可能对厌氧菌效果欠佳	青霉素过敏患者也可能对头孢菌素过敏;怀孕患者使用多西环素可能导致胎儿骨骼生长可逆性抑制和儿童牙齿变色
方案 B			
林可霉素 900mg IV q8h + 庆大霉素 IV 或 IM,负荷量 2mg/kg,维持量 1.5mg/kg,q8hᵇ	有效覆盖厌氧菌和革兰氏阴性肠杆菌	可能对淋球菌和沙眼衣原体效果欠佳	肾功能不全患者不宜选用氨基糖苷类,或需要调整剂量
备选方案			
氨苄西林/舒巴坦 3g IV q6h + 多西环素 100mg PO 或 IV q12h	有效覆盖淋球菌和沙眼衣原体	不能充分覆盖厌氧菌,需加用甲硝唑或氨苄西林/舒巴坦	孕妇或儿童不适用
门诊治疗(口服)ᶜ			
方案 A			
IM 单剂头孢曲松 250mg + 多西环素 PO 100mg q12h×14d,±甲硝唑 500mg q12h×14d	对淋球菌效果好,且能有效覆盖沙眼衣原体	可能对厌氧菌效果欠佳,需加用甲硝唑	最佳的头孢菌素尚不清楚;联用胃肠外和口服的治疗方案较复杂

表 72-2

CDC 推荐的急性 PID 抗菌治疗方案（续）

治疗方式、药物、方案	优点	缺点	注意事项
或 IM 单剂头孢西丁 2g+单次口服丙磺舒 1g+多西环素 PO 100mg q12h×14d,±甲硝唑 500mg q12h×14d			
或其他非胃肠道三代头孢菌素（头孢唑肟或头孢噻肟）+ 多西环素 PO 100mg q12h × 14d ± 甲硝唑 500mg q12h×14d			

ᵃ 考虑到多西环素的口服生物利用度,口服用药应取代静脉用药。

ᵇ 可被单次日剂量方案(3~5mg/kg)取代。

ᶜ 主要用于轻至中度的急性 PID 患者。

IM,肌内注射;IV,静脉注射;PO,口服。

来源:Workowski KA, Bolan GA; Centers for Disease Control and Prevention（CDC）. Sexually transmitted diseases treatment guidelines, 2015. *MMWR Recomm Rep.* 2015;64(RR-03):1-137.

复杂性淋病

播散性淋球菌感染

症状和体征

案例 72-4

问题 1：S. P. ,28 岁,性活跃女性。右腕和左踝关节僵直、疼痛,并伴发热(38℃)。查体发现膝和腕关节红肿发热;腿和前臂发现有丘疹和小脓疱性皮损。类风湿因子胶乳凝集试验结果阴性。右膝渗出物白细胞计数达 34 000/μl(多形核白细胞 80%)。皮损标本培养阴性,但从咽喉、子宫颈、血和滑膜液中分离出淋球菌。胸部 X 线片、超声心动图以及心电图均正常,心脏听诊无杂音。请对 S. P. 的临床表现进行评估。

S. P. 的症状、体征以及实验室检查结果均与淋球菌菌血症（gonococcal bacteremia）相符,其发病率目前在男性或女性淋病患者中均低于 1%。淋球菌关节炎-皮肤炎综合征（gonococcal arthritis-dermatitis syndrome）或播散性淋球菌感染（disseminated gonococcal infection,DGI）是最常见的表现,如 S. P. 表现一样。症状包括发热、间发寒战、轻度小关节腱鞘炎和皮损,后者主要累及肢体远端,表现为淤点、丘疹、小脓疱和出血等[2]。

DGI 的诊断是通过 NAAT 或淋球菌感染常规部位（如尿道、宫颈、咽部和直肠）的标本培养,以及传播感染部位（如滑膜液、血液、皮肤和中枢神经系统）的培养来进行。但即使在感染早期即行血标本培养,也仅有 33% 的 DGI 患者阳性[12]。阳性率低的原因可能是标本接种率较低或菌血症恰处于间歇期。

治疗

案例 72-4,问题 2：S. P. 应如何治疗？需治疗多长时间她才对治疗有响应？

像 S. P. 这种罹患淋球菌性关节炎和菌血症的患者应住院治疗,每日肌注或静注头孢曲松 1g,直至临床症状得到改善,如发热和疼痛缓解维持 24~48 小时后可替换为口服药物治疗至少 7 日,方案参考抗菌药物敏感性表格（表 72-3）[2]。开始治疗时还应口服单剂量阿奇霉素 1g。腱鞘炎体征和症状在 48 小时内即可明显改善,对于已出现脓性滑膜液的脓毒性淋球菌关节炎,需反复抽吸排脓,恢复过程会较长。

表 72-3

DGI 治疗方案

青霉素不过敏ᵃ
胃肠外给药
首选ᵇ:头孢曲松 1g IV 或 IM q24h
备选ᵇ:头孢噻肟 1g IV q8h 或头孢唑肟 1g IV q8h
口服ᶜ
头孢克肟 400mg PO q12h

ᵃ 在症状改善前,胃肠外给药应持续 24~48h。

ᵇ 治疗应包括单剂量阿奇霉素 1g PO。

ᶜ 转为口服给药后持续治疗 7 日。

IM,肌内注射;IV,静脉注射;PO,口服。

来源:Workowski KA, Bolan GA; Centers for Disease Control and Prevention（CDC）. Sexually transmitted diseases treatment guidelines, 2015. *MMWR Recomm Rep.* 2015;64(RR-03):1-137.

淋球菌性心内膜炎和脑膜炎的治疗

案例 72-4,问题 3:淋球菌性心内膜炎和脑膜炎应如何治疗?

淋球菌性心内膜炎(gonococcal endocarditis)和脑膜炎(meningitis),仅见于 1%~3% 的 DGI 患者,需采用头孢曲松大剂量静脉注射治疗,方案为头孢曲松 1~2g,每 12 小时 1 次;脑膜炎疗程一般需要 10~14 日,而心内膜炎需要 4 周。

新生儿播散性淋球菌感染:治疗

案例 72-4,问题 4:新生儿 DGI 和脑膜炎应如何治疗?

对于新生儿 DGI 和脑膜炎可选用头孢曲松 25~50mg/kg(肌注或静注),每日 1 次;或头孢噻肟 25mg/kg(肌注或静注),每 12 小时 1 次。DGI 疗程一般为 7 日,脑膜炎则需 10~14 日[2]。虽然头孢曲松和头孢噻肟均对新生儿 DGI 和脑膜炎有效,但头孢噻肟对新生儿更安全。

沙眼衣原体

进入 20 世纪 80 年代后,美国关于衣原体感染的 STD 病例报告逐年增加。从 1993 年到 2012 年,衣原体病例报告从 178 例/100 000 人增加到 453.3 例/100 000 人[4]。统计数字的增长可能源于高灵敏度筛查方法的发展与普及,以及国家病例报告制度的完善,但也可能是衣原体感染率的客观增加[12]。2013 年,美国衣原体感染率首次下降到 446.6 例/100 000 人[4]。2013 年的监测数据显示女性感染率(623.1 例/100 000 人)是男性感染率(262.6 例/100 000 人)的三倍,但从 2005 年至 2013 年的监测数据显示与女性感染率上升的 6.2% 相比,男性的感染率上升了 21%。感染峰值年龄女性为 15~19 岁(3 043.3 例/100 000 人),男性为 20~24 岁(1 325.6 例/100 000 人)[4]。女性感染若未治疗,可能导致 PID、异位妊娠和不孕等多种严重的后遗症。男性和女性中均存在无症状感染者,因此,年龄在 25 岁以下的性活跃女性,或 25 岁以上具有感染风险者(如有多个性伴侣或有新的性伴侣)应接受衣原体感染常规筛查。在沙眼衣原体感染高发社区,性活跃的男性或同性恋高危人群也应考虑接受筛查[2]。

沙眼衣原体是细胞内专性寄生菌,可通过培养、直接免疫荧光检测法(direct immunofluorescence assay,DFA)、酶免疫分析法(enzyme immune-assay,EIA),或女性子宫和男性尿道拭子 NAATs 检测等方法确诊[12]。但临床标本很难检测出沙眼衣原体,这与检验人员未能完全掌握所需的细胞培养技术有关。由于很少有医疗机构具备沙眼衣原体的分离检测设施,多数沙眼衣原体感染的诊断和治疗主要依据临床印象和实验室检测。非培养诊断测试如 NAATs、DFA 和 EIA 等是探查沙眼衣原体的灵敏方法。连接酶链式反应(ligase chain reaction)和 PCR 是可从市场上获得的两种广泛应用的 NAATs 检测方法,使用相对简单,能用于尿液和生殖

器拭子的检测,灵敏度高于非核酸扩增的检测方法[15]。NAATs 比 EIAs 和 DFAs 敏感约 20%~35%,是检测有或无症状的男性和女性沙眼衣原体感染的推荐试验方法[2,16]。患者痊愈后没有必要检测,除非病人的治疗依从性不佳,症状持续存在或疑似再感染。不推荐在开始治疗后 3 周内再进行检测,因为在此期间易出现假阴性结果。此外,死亡病原体的持续清除也可能导致 NAATs 出现假阳性结果。

沙眼衣原体感染可导致女性宫颈炎、尿道炎、前庭大腺炎(bartholinitis)、子宫内膜炎、输卵管炎和肝周炎(perihepatitis),在男性引起尿道炎、附睾炎、前列腺炎、直肠炎和赖特综合征(Reiter syndrome)等[12]。沙眼衣原体感染的表现近似淋球菌感染,这也是出现这些临床症状的患者,治疗时选择对两者均有效药物的原因。

有关沙眼衣原体该如何体外培养及其结果的临床意义存在争议,特别是在 10%~15% 的治疗失败病例中[50]。因此 CDC 使用治愈率代替微生物敏感性作为推荐治疗药物的依据。仅阿奇霉素和多西环素的治愈率分别为 97% 和 98%[2,51]。备选药物包括红霉素、氧氟沙星和左氧氟沙星。其他喹诺酮药物抗衣原体作用不充分或不确切,因此不应被选用[2]。

非淋球菌性尿道炎

病原学

案例 72-5

问题 1:T. K. ,26 岁,性活跃男性,主诉最后一次性行为 15 日后,出现轻度排尿困难和黏液样尿道分泌物。无发热和淋巴结肿大,也未见阴茎损害或血尿。前段尿标本革兰氏染色涂片检查显示 20 个中性粒细胞(polymorphonuclear neutrophilic leukocytes, PMNs)/油镜视野(×1 000),未见革兰氏阴性双球菌。哪种病原体与非淋球菌性尿道炎(nongonococcal urethritis,NGU)有关?

在美国,NGU 是男性最常见的 STD[52,53]。沙眼衣原体是引起 NGU 的常见致病原,约占所有病例的 15%~40%。其他可能引起 NGU 的病原体包括生殖器支原体、阴道滴虫、HSV 和腺病毒(adenovirus)等,但引起 NGU 的最主要病因目前尚不清楚[12]。由于致病病原体的多样性和鉴别技术差异悬殊,需要权威的临床判断和更系统规范的实验室检查技术,才能进行准确的鉴别和对因治疗。若条件具备,应采用 NAAT 技术来排除沙眼衣原体和淋球菌感染。

症状和体征

案例 72-5,问题 2:描述 NGU 患者的临床表现。T. K. 的临床表现是否符合 NGU,如何鉴别 NGU 和淋菌性尿道炎?

T. K. 的症状很典型。与淋菌性尿道炎相比,典型的 NGU 一般症状较轻,少见排尿困难,阴茎排出物少。衣原体感染尿道无临床症状者多于淋菌性尿道炎。淋菌性尿道

炎潜伏期一般 2~7 日,而 NGU 为 2~3 周。

然而,基于临床症状和体征表现并不能可靠地鉴别 NGU 和淋菌性尿道炎。若存在尿道排出物等客观证据(挤压尿道获取),尿道分泌物中革兰氏染色≥2 个 WBC/油镜视野,白细胞酯酶试验阳性且显示≥10 个 WBC/高倍视野,经革兰氏染色或培养排除淋球菌即可诊断为 NGU。

治疗

> **案例 72-5,问题 3**:T. K. 应如何治疗?

如果不能排除沙眼衣原体,治疗可以采用口服单剂阿奇霉素 1g,或者口服多西环素 100mg,每日两次,疗程 7 日。与多西环素相比,生殖器支原体对阿奇霉素的敏感性更高,因多西环素不能有效地清除生殖器支原体[2]。阿奇霉素单剂给药还能提高患者的依从性。但当确诊为衣原体尿道炎后,应给予多西环素 100mg 口服,每日 2 次,疗程 7 日。CDC 已批准口服红霉素(erythromycin)500mg 或琥乙红霉素(erythromycin ethylsuccinate)800mg 口服,每日 4 次,疗程 7 日作为备选治疗方案。此外,口服氧氟沙星 300mg,每日 2 次或每日口服左氧氟沙星 500mg,疗程 7 日,可作为另一种备选方案。但该方案与前两种方案相比并没有明显优势,对解脲脲原体效果不佳,并且费用更高[2,54]。应避免使用环丙沙星因其已有治疗失效的报道[55]。患者教育时应强调在疗程完成前(或者单剂给药后 7 日内)应禁欲[2]。有证据显示沙眼衣原体导致的 NGU 呈下降趋势,而解脲脲原体感染正在上升,后者使用阿奇霉素和多西环素两周内的治愈率分别为 73% 和 65%[56]。

感染复发

> **案例 72-5,问题 4**:T. K. 使用多西环素治疗,每次 100mg,每日 2 次,疗程 7 日。治疗结束后持续 14 日没有症状,但随后再次出现排尿困难和黏液样尿道分泌物。T. K. 的复发感染应该如何治疗?

治疗 NGU 可能的主要问题是感染复发率高。如果症状持续或在治疗结束后复发,接受治疗的男性应随访。约 20%~60% 的患者在治疗完成后的 1~2 周会复发感染或持续存在尿道炎症[57]。复发率最高的是特发性尿道炎,即致病原既非沙眼衣原体又不是解脲脲原体。感染复发提示患者可能再次暴露于未经治疗的性伴侣,而持续的尿道炎症状(治疗期间症状未得到改善)提示可能为其他病原体感染,如生殖器支原体、解脲脲原体或阴道滴虫等[2,58,59]。若症状未改善或感染复发是由于患者依从性差,或未同时治疗性伴侣所导致,则应采取初始治疗方案重新治疗。对于初始治疗依从性良好且未再发生性接触的复发患者,若在初始治疗中未使用阿奇霉素,CDC 推荐使用单剂口服阿奇霉素 1g,如果患者使用阿奇霉素治疗失败,那么推荐口服莫西沙星 400mg,每日一次,疗程 7 日[2]。

男性急性附睾炎常伴有衣原体或淋球菌感染,尤其是 35 岁以下的青年或存在尿道分泌物者。大肠埃希菌(*Esch-*erichia coli)或假单胞菌(*Pseudomonas*)属是同性恋男性的常见致病菌。较年长男性附睾炎少见性传播途径感染,而更多是由于泌尿道器械检查、手术、全身性疾病或免疫低下等原因所致[2]。如果患者有尿道炎症状并伴有附睾压痛,临床表现符合衣原体或淋球菌感染,CDC 推荐使用头孢曲松 250mg,单剂肌注,并同时口服多西环素 100mg,每日 2 次,疗程 10 日。对肠道微生物引起的或经培养或 NAAT 检查淋球菌阴性的急性附睾炎,可口服氧氟沙星 300mg,每日 2 次,或者每日 1 次口服左氧氟沙星 500mg 治疗,疗程 10 日[2,49]。在进行插入性肛交的男性中,最可能引起急性附睾炎的原因是衣原体、淋病和肠道微生物,CDC 推荐方案为头孢曲松单剂量 250mg 肌注,同时每日口服左氧氟沙星 500mg 或口服氧氟沙星 300mg,每日 2 次,疗程 10 日[2]。

性伴侣

> **案例 72-5,问题 5**:A. C.,T. K. 的女朋友,在 T. K. 最后一次就诊后的第 3 周也来就诊。尽管她尚无症状及体征,但她担心自己也存在感染。女性衣原体感染有什么临床特征?A. C. 是否应按疑似衣原体感染治疗?

在未获得衣原体培养结果前,推荐对男性 NGU 患者的女性性伴侣进行经验性治疗。许多性伴侣并无感染症状,但如果进行检测,约 30%~70% 培养结果阳性。A. C. 仔细检查是否存在黏液脓性宫颈炎和输卵管炎。虽然许多患衣原体宫颈炎的女性无临床症状,但约四分之一的患者存在黏液脓性分泌物[60]。从衣原体感染患者身上采集的分泌物行革兰氏染色检查可见许多中性粒细胞,但无淋球菌。

不论有无发现,均应采取与 NGU 治疗相同的多西环素方案开始治疗。若 A. C. 已怀孕,应避免使用四环素和氟喹诺酮类药物,可采用阿奇霉素 1g 单剂口服或者阿莫西林 500mg 口服,每日 3 次,疗程 7 日。替代方案包括口服红霉素 500mg,每日 4 次,疗程 7 日或口服红霉素 250mg,每日 4 次,疗程 14 日;琥乙红霉素 800mg,每日 4 次,疗程 7 日或琥乙红霉素 400mg,每日 4 次,疗程 14 日[2]。妊娠期妇女应避免使用依托红霉素(erythromycin estolate)因其增加肝毒性风险,可用安全有效的阿奇霉素[61,62]。红霉素易发生胃肠道不良反应,使其应用受限。孕妇在治疗结束三周后推荐复查 NAAT 以确保治愈[2]。异性恋男性和女性淋病患者常合并衣原体感染,因此这些淋病患者的治疗方案应同时对淋球菌和衣原体均有效,以防止淋病治愈后发生衣原体感染(附睾炎、黏液脓性宫颈炎、输卵管炎),并减少沙眼衣原体在生殖器中的蓄积。

性病性淋巴肉芽肿

病因、症状和体征

案例 72-6

> **问题 1**:S. F.,32 岁,男性学生,和男性发生过性关系,因"腹股沟肿胀疼痛"就诊于当地性病门诊,约 2 周前阴茎

曾出现小溃疡,但很快愈合。查体发现发热(39℃)并存在腹股沟腺病(腹股沟数个淋巴结炎性肿大),右侧周围有红斑。实验室检查血 WBC 轻度增高(WBC 计数 12 000/μl)。何种病原体会导致性病性淋巴肉芽肿(lymphogranuloma venereum, LGV)?描述其临床进程。S. F. 哪些主客观表现与 LGV 相符?

LGV 或 Nicolas-Favre 病曾一度被认为在美国及其他发达国家是罕见病,但近期已有在荷兰、英国以及美国纽约、德克萨斯和旧金山等地区暴发的报道[63,64]。自 2003 年以来,发达国家男同性恋患者中 LGV 病例,尤其是直结肠炎病例不断增加[65,66]。导致 LGV 的病原体通常是 L1,L2 或 L3 型沙眼衣原体,与引起尿道炎的衣原体血清型不同[67]。现已从异性恋男性患者中确定 LGV 感染病程的三个阶段[68]。

Ⅰ期的特征表现是在暴露后 3~30 日,生殖器出现小丘疹和疱疹并形成小溃疡,但迅速愈合不留瘢痕。这与 S. F. 发生的情况一致,有许多患者未注意到曾有过原发损害。Ⅱ期特征是出现疼痛明显的急性腹股沟淋巴结炎(腹股沟综合征,inguinal syndrome),常伴发热,与 S. F. 症状一致。若不治疗,感染淋巴结会破溃,形成许多慢性瘘管。腹股沟韧带上下腺病形成"沟槽征"。愈合缓慢但大多数患者并无严重后遗症。患者也可能发生生殖器肛门直肠综合征(anogenitorectal syndrome),并发结直肠炎及小肠和直肠周围淋巴组织增生。Ⅲ期特征表现包括肛周脓肿、直肠阴道瘘(女性患者)、直肠狭窄以及生殖器象皮肿(genital elephantiasis)等[68]。Ⅱ期 LGV 经恰当治疗常可避免这些晚期并发症。

同性恋男性 LGV 急性肛门直肠综合征多经肛交感染。患者感染初期可能发生肛门溃疡及腹股沟淋巴结炎(肛门淋巴引流至腹股沟淋巴结)。继之出现急性出血性结直肠炎,表现为里急后重、直肠痛、便秘和黏脓血性便。直肠活检可见类似克罗恩病(Crohn disease)样的肉芽肿性结肠炎,也可能发生盆腔周围淋巴结腺病。

治疗

案例 72-6,问题 2:S. F. 应如何进行治疗?

CDC 推荐的 LGV 治疗方案包括多西环素 100mg 口服,每日 2 次和红霉素 500mg 口服,每 6 小时 1 次,疗程 21 日[2]。疾病晚期可能需外科手术治疗。阿奇霉素每周 1g,疗程 3 周可能有效,但尚缺乏临床证据[2]。

梅毒

流行病学

梅毒(syphilis)是由梅毒螺旋体(*Treponema pallidum*)导致。美国在 20 世纪 80 年代晚期,由于可卡因使用泛滥和与之相关的不安全性行为,一期与二期梅毒发病率明显上升。但从 1990 年至 2000 年,梅毒的发病率又下降了 87.9%,回到 1941 年开始报道时的水平[4,69,70]。然而,自 2000 年起,一期、二期梅毒病例数一直稳定增长,至 2013 年高达 17 375[4]。另一点值得关注的是梅毒促进 HIV 的传播,HIV 阳性的男性同性恋患者有更高的梅毒感染比例[4,71]。自 2005 年以来,先天性梅毒(congenital syphilis,CS)的发病率并未增加,但 2013 年 CDC 收到 348 例先天性梅毒病毒报告,相当于每 100 000 名儿童中有 8.7 例,这比 2012 年增长了 0.3%(图 72-5)[3]。增长可能与西方国家女性 2010 年至 2013 年间的一期和二期梅毒发病率上升有关。针对一期、二期梅毒开展的"健康人类 2020"行动目标是将女性和男性发病率分别降至 1.4 例/100 000 人和 6.8 例/100 000 人(图 72-6)[5]。

梅毒的临床表现自首次被报道以来几无变化。早期诊断和治疗的实现,以及医师和患者对其认识的深入,重症梅毒的发病率已显著下降。目前青霉素仍是梅毒的首选治疗药物。

先天性梅毒病例/1 000人

一期/二期梅毒病例/1 000例成年女性

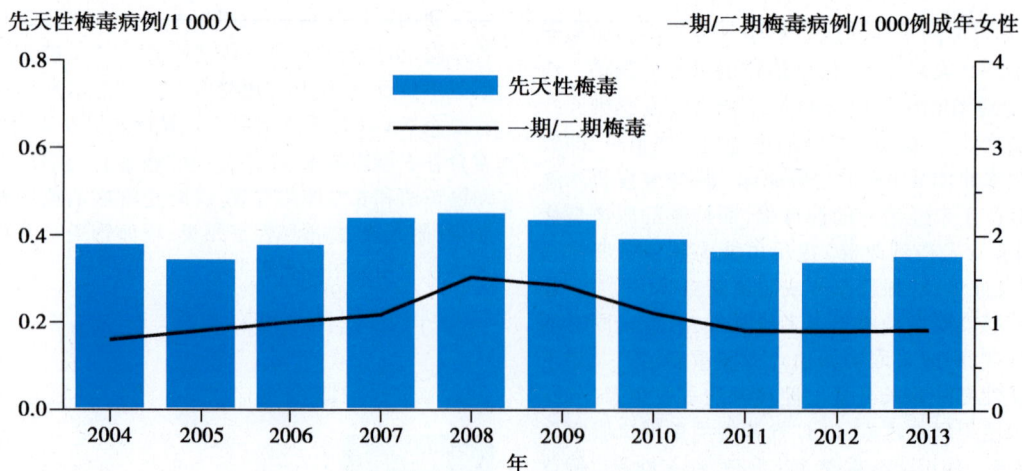

图 72-5 先天性梅毒——新生儿先天性梅毒和女性一期/二期梅毒发病率(2004—2013 年)。来源:Centers for Disease Control and Prevention. *Sexually Transmitted Disease Surveillance 2013*. Atlanta,GA:US Dept of Health and Human Services;2014.

病例数(×1 000人)

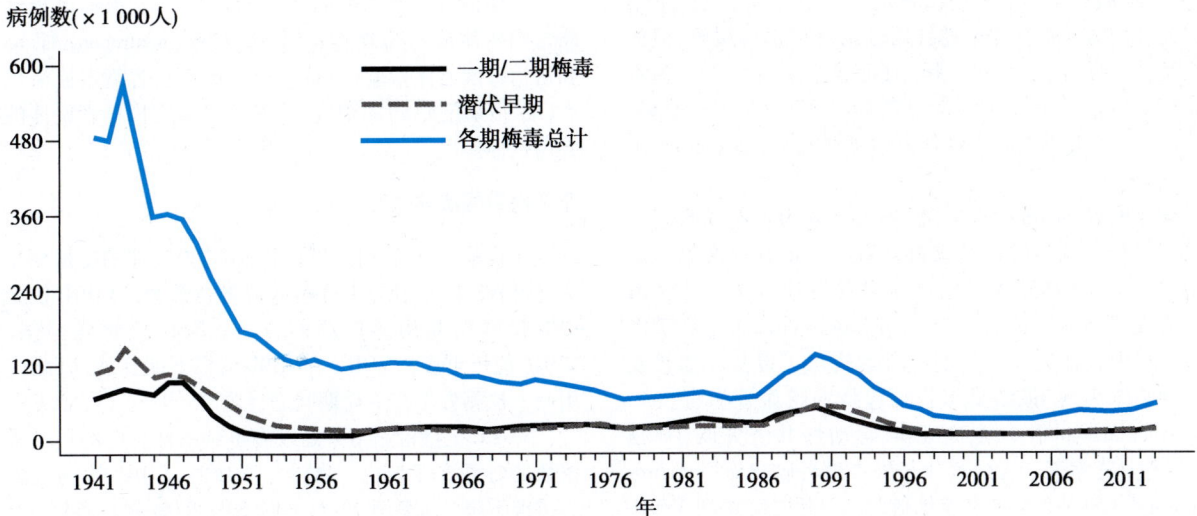

图 72-6　梅毒——1941—2013 年间美国各期梅毒的发病率。注:"健康人类 2020"行动目标是将一期和二期梅毒每年新发案例数控制在女性 1.4 人/100 000 人,男性 6.8 人/100 000 人。来源:Centers for Disease Control and Prevention. *Sexually Transmitted Disease Surveillance 2013*. Atlanta,GA:US Dept of Health and Human Services;2014.

临床分期

案例 72-7

问题 1:D.M.,27 岁,同性恋男性,因"全身不适、头痛和发热 4 日",就诊于 STD 门诊。他曾于 8 周前在阴茎上发生一个疼痛皮损,现已消退。查体无发热,体表遍布斑丘疹,累及足底部;全身淋巴结病。既往史除 2 年前曾患淋病,经普鲁卡因青霉素(procaine penicillin) 治疗外,余无特殊。实验室检查血 WBC 计数正常,血清 HIV抗原阴性。血浆反应素快速试验(rapid plasma reagin,RPR) 和螺旋体抗体荧光吸附试验(fluorescent treponemalantibody absorption,FTA-Abs) 阳性。根据梅毒的临床病程,确定 D.N. 的临床表现是否与梅毒相符?

一期梅毒

梅毒潜伏期平均 3 周,波动范围为 10~90 日[72]。潜伏期患者的淋巴和血液中可以检出梅毒螺旋体。初发硬下疳(chancre) 表现为感染部位出现无痛性丘疹,并渐变成溃疡和硬结,无触痛,其内充满螺旋体。硬下疳通常发于异性恋男性患者的阴茎和同性恋男性的肛门或阴茎及女性阴部、会阴或宫颈。

唇、舌也偶可累及。局部淋巴结肿大、变硬,但无触痛。不幸的是,早年对典型硬下疳的记录极少,尤其是女性或同性恋男性患者[73]。初发硬下疳即使不治疗,也常在 2~6 周内自行缓解。生殖器溃疡的鉴别还应包括软下疳和生殖器疱疹。软下疳和生殖器疱疹发生的溃疡疼痛明显、表浅、不形成硬结、腹股沟淋巴结肿大且触痛明显。但与软下疳不同的是,生殖器疱疹有特征性的水疱过程,并常伴有尿道炎,宫颈炎和全身症状如发热和寒战。根据皮损是否疼痛、

丘疹或水疱样表现以及皮损为单一、多发等可以鉴别梅毒与疱疹。但完全区别软下疳与梅毒很难,虽然软下疳皮损触痛更明显,溃疡边缘更参差不齐和腹股沟淋巴结腺病更严重[72]。

二期梅毒

当硬下疳首次发生 6 周后,未经治疗的患者会出现二期梅毒症状和体征。就如 D.M. 目前表现,二期梅毒暴发造成的皮损多样且分布广泛。斑疹样梅毒疹常是该阶段最初表现,皮损呈圆形或椭圆形,原发于躯干,为玫瑰色或粉色斑疹。皮损成熟时变成丘疹或带鳞屑的结节(即所谓鳞屑样丘疹)。弥漫性鳞屑样丘疹应与牛皮癣、玫瑰糠疹和苔藓病等鉴别。梅毒损害累及手掌、足底和口腔(黏膜斑)为其特征性表现。此期常存在全身淋巴结腺病(generalizedlymphadenopathy),可出现秃发斑(patchy alopecia)。二期梅毒最具传染性的皮损是扁平湿疣(condyloma latum)。扁平湿疣是原发皮损扩散所致,以表面湿润和硬化损害为特征,好发于会阴或肛周。实验室检查可查见贫血、白细胞增高和血沉加快。其他表现还包括轻度肝炎、非化脓性脑膜炎、眼色素层炎、神经病变及肾小球肾炎等[74]。

潜伏期梅毒

定义为未经治疗,无症状,但存在梅毒潜伏的血清学证据者。潜伏期梅毒可分为潜伏早期(持续时间<1 年)和潜伏晚期(持续时间>1 年)两个阶段。对未经治疗梅毒患者的 Oslo 研究发现,25%患者的二期梅毒常在第 1 年内复发[75]。这些复发患者具有传染性,而潜伏晚期梅毒的患者没有传染性,并且对梅毒螺旋体再感染具有免疫力。

三期梅毒

重症梅毒的发病率和死亡率由病理进程累及皮肤、骨

骼、中枢神经系统和心血管系统的不同存在差异。传染性肉芽肿（树胶样肿）是三期梅毒的特征性损害，现已不常见。大多数梅毒树胶样肿经针对性治疗可迅速缓解，但如已累及重要脏器（如心、脑、肝）时可能导致死亡[76]。梅毒心血管病最常见表现为主动脉瓣闭锁不全（aortic insufficiency）和主动脉炎（aortitis）伴升主动脉瘤（aneurysm of ascendingaorta）。

神经梅毒（neurosyphilis）按表现可分为早期或晚期无症状、脑膜类、脑实质损害或梅毒瘤。由于青霉素的广泛使用，40余年来神经梅毒已成罕见并发症。作为神经梅毒早期表现的梅毒脑脊膜炎（syphilitic meningiti），在HIV阳性患者中较常见[72,77]。晚期神经梅毒可以是无症状或有多种临床表现，最常见综合征包括脑膜血管梅毒（meningovascular syphilis）、全身瘫痪、运动性共济失调（脊髓痨）和视力萎缩等。无症状神经梅毒患者脑脊液（cerebrospinalfluid，CSF）检查有单核细胞增多、蛋白增高和VDRL反应阳性。

无症状的神经梅毒患者具有发生神经性疾病高风险。脑膜血管梅毒约占所有神经梅毒患者的38%，典型表现为突发偏瘫或半身不遂、失语或癫痫[78]。全身性瘫痪是因广泛的脑实质性损害所致，异常表现包括记忆相关的PARESIS（P，personality，个性；A，affect，情感；R，reflexes，反射（行为亢进）；E，eye，眼征（Argyll Robertson瞳孔）；S，sensorium，神志（幻觉、妄想、错觉）；I，intellect，智力（近期记忆力、计算能力和判断力下降）；S，speech，语言）。运动性共济失调继发于脊髓脱髓鞘病变，其症状包括：共济失调、脊髓痨步态、脚掌拍打地面、感觉异常、膀胱失常、阳痿和神经反射消失；位置感、深部痛和温度感丧失。Argyll Robertson瞳孔可见于偏瘫及共济失调的患者，表现为小而不规则瞳孔，存在调节反射但对光无反应。

实验室检查

案例72-7，问题2：评估D.M.的实验室检查结果。

暗视野检查

采集硬下疳和扁平湿疣渗出物行暗视野显微镜检查，如发现螺旋锥形态且移动的螺旋体即可确诊为梅毒。暗视野检查是最特异和敏感的方法，但前提是检验专家应非常有经验[79,80]。对疑似初发梅毒的患者，在得到明确的阴性结果之前，应在连续数日内接受3次暗视野检查，才可考虑阴性结果。这种技术和其他方法，如DFA和PCR，直接从渗出物或组织中检测螺旋体是诊断梅毒的主要方法。

血清学检验

梅毒初发阶段血清学反应可能呈阳性或阴性。当病史或查体提示患者可能为一期梅毒，应行VDRL检验或RPR检验。如果初期的血清学和暗视野检查均为阴性，仍需在接下来1~4周内复查血清学，以排除一期梅毒的可能。暗视野检查阳性，仍需检测RPR以建立基线值用于治疗后的随访评估。

二期梅毒血清学检验一定为阳性[72]。梅毒血清学诊断常用两种方法：非密梅毒螺旋体检验（nontreponemal test）和密梅毒螺旋体检验（treponemal test），前者测定血清反应素（心肌磷脂抗体）的浓度，后者直接测定梅毒螺旋体的特异性抗体。

非密梅毒螺旋体试验

该检验为非特异性的针对密梅毒螺旋体的定量检测方法，价格低廉，适合对大样本人群进行筛查。VDRL检验和RPR检验是应用最广泛的方法。RPR简便易操作，较VDRL应用更多。VDRL和RPR结果不能互换，因此应使用同一检测方法在治疗期间进行监测[2,81]。

VDRL定量检测结果是以能得到阳性反应的最大稀释倍数的血清浓度表示。当治疗奏效时，VDRL滴度应表现为持续下降（见案例72-7，问题5）。但有些患者因VDRL滴度终身维持低水平，将发生血清快速反应。假阳性反应时滴度通常很低（如VDRL或RPR滴度≤1：8）[82]。二期梅毒抗体的浓度非常高，RPR和VDRL的敏感度为100%[83]。

密梅毒螺旋体试验

特异性梅毒螺旋体检测如FTA-ABS、螺旋体粒子凝集试验（T. pallidum particle agglutination assay，TP-PA）和各种EIAs试验是为确证非梅毒螺旋体检测的阳性结果。FAT-ABS检测是最常用的方法。因其需要荧光显微镜，操作相对困难且费用昂贵，不宜用于初筛。

治疗

案例72-7，问题3：应该如何治疗D.M.？

CDC推荐使用青霉素G治疗所有阶段的梅毒（表72-4）[2]。除非肯定为青霉素过敏，否则不考虑使用备选抗菌药物。鉴于从未发现青霉素耐药的梅毒螺旋体感染，因此梅毒的治疗方案也基本一直没有变化。

如表72-4所示，对于一期、二期梅毒或病程在1年以内的潜伏期（CSF阴性）梅毒患者，推荐使用苄星青霉素G（benzathine penicillin G）2.4MU，单剂肌注。如果患者有青霉素禁忌，可选用四环素500mg口服，每日4次；或多西环素100mg口服，每日2次；两种替代方案的疗程均为14日。如果患者未怀孕，对青霉素过敏且不耐受四环素和多西环素，可每日肌注或静滴头孢曲松1g，疗程10~14日；也可以单剂口服阿奇霉素2g[2]。红霉素疗效不佳，CDC已不再推荐用于梅毒治疗。这些备选药物方案的最优剂量、疗程及其临床疗效均未完全确定，必须密切随访患者以便调整。近期有研究显示，阿奇霉素2g单剂口服至少等效于苄星青霉素G治疗方案[84,85]。声称有青霉素过敏史的患者应进行皮试，确实过敏者应先进行脱敏[2]。潜伏期梅毒（超过1年）和梅毒心血管病患者的治疗可采用苄星青霉素G 2.4MU，每周肌注1次，疗程3周[2]。

表 72-4

梅毒治疗指南

分期	推荐用药	备选药物
早期(一期,二期或潜伏期早期)[a]	苄星青霉素 G 2.4MU,单剂 IM	多西环素,100mg PO bid 或四环素,每次 500mg PO qid ×14d 或头孢曲松 1g,IM/IV qd×8~10d 或阿奇霉素 2g×1 次
潜伏晚期或持续时间未知的潜伏期梅毒	腰椎穿刺	腰椎穿刺
	CSF 正常:苄星青霉素 G 2.4MU/周,IM ×3 周	CSF 正常:多西环素,100mg PO bid×28d 或四环素 500mg PO qid×28d
	CSF 异常:按神经梅毒治疗	CSF 异常:按神经梅毒治疗
神经梅毒[b](无症状或有症状)	水结晶青霉素 G(18~24 MU IV qd×10~14d[c]	普鲁卡因青霉素 G 2.4 MU IM qd +丙磺舒 500mg qid,联用 10~14d
先天性梅毒	水结晶青霉素 G 100 000~150 000U/(kg·d),前 7 日按 50 000U/kg IV,q12h,后 10 日按 q8h 给药[d]	CSF 正常:苄星青霉素 G 50 000U/kg IM,单剂
	或普鲁卡因青霉素 G 每次 50 000U/kg IM qd×10 日	
妊娠期梅毒	按分期推荐	按分期推荐

[a] 一些专家推荐 HIV 感染患者 7 日后重复此治疗。

[b] 因为疗程较潜伏期梅毒短,一些专家建议在完成推荐的神经梅毒治疗方案疗程后,继续肌注苄星青霉素 G 2.4MU,每周 1 次,持续 3 周,以到达一个与潜伏期相当的疗程。

[c] 按每 4 小时静滴 3~4 MU,或持续输注。

[d] 母亲在妊娠期使用红霉素治疗的所有新生儿,分娩时必须用青霉素 G 治疗。

Bid,每日 2 次;IM,肌内注射;IV,静脉注射;MU,百万单位;PO,口服;qid,每日 4 次。

来源:Workowski KA, Bolan GA;Centers for Disease Control and Prevention(CDC).Sexually transmitted diseases treatment guidelines, 2015. *MMWR Recomm Rep.* 2015;64(RR-03):1-137.

神经梅毒

案例 72-7,问题 4:D. M. 的 CSF 梅毒检验如果阳性,治疗有什么不同?

神经梅毒可发生于梅毒各个阶段。苄星青霉素 G 肌注常规剂量后,CSF 中检测不到,但并不意味着未进入脑膜组织[86]。采用推荐的肌注治疗方案可能发生治疗失败或导致在病程晚期进展出现神经梅毒。苄星青霉素 G 给予单次剂量后的血药浓度达峰时间(13~24 小时)较普鲁卡因青霉素(达峰时间 1~4 小时)延迟,但杀螺旋体有效血药浓度维持时间(7~10 日)较普鲁卡因青霉素(12~24 小时)更长[86]。20 世纪 70 年代,出现使用苄星青霉素 G 治疗失败的案例,迫使 CDC 推荐使用水结晶青霉素 G(aqueous crystalline penicillin G)3~4MU,静滴,每 4 小时 1 次,或每日 18~24MU 持续静脉输注,疗程 10~14 日。此外,神经梅毒也可使用普鲁卡因青霉素(每日 2.4MU,肌注)加丙磺舒(口服 500mg,每 6 小时 1 次)治疗,疗程 10~14 日。一些专家在水结晶青霉素和普鲁卡因青霉素疗程结束后,加用苄星青霉素 G 2.4MU,肌注,每周 1 次,最多 3 周[2]。青霉素过敏患者应进行皮试,若确定过敏,应对患者脱敏处理后使用合适的青霉素方案治疗。鉴于头孢曲松和青霉素交叉过敏率较低,数据显示每日使用头孢曲松 2g IM 或 IV,连续 10~14 日,可作为青霉素过敏患者的替代治疗药物[2]。世界卫生组织(World Health Organization)也推荐对青霉素过敏的非妊娠患者接受多西环素 200mg 口服,每日 2 次;或四环素 500mg 口服,每日 4 次,疗程 30 日的治疗方案[87]。

随访

案例 72-7,问题 5:D. M. 接受单剂肌注苄星青霉素 G 2.4MU 治疗后。如何对他的治疗效果进行监护?

一、二期梅毒患者在治疗开始后至少 6 个月和 12 个月时应接受查体和定量 VDRL 或 RPR 检测[2]。若 RPR 或 VDRL 滴度在 6 个月内下降少于 4 倍,需考虑重新治疗。合并感染 HIV 的患者应定期进行血清学检测[72]。潜伏期梅毒患者需在接受治疗后第 6、12 和 24 个月时接受检测。如果采用非青霉素治疗,必须密切进行血清学检验监测。这些患者最后 1 次随访时均应行 CSF 检查。神经梅毒患者应每 6 个月进行 1 次血清学监测和 CSF 监测,直到正常为止。如果在 2 年内不能恢复正常,应考虑重新开始治疗。若损害重新出现、病原体滴度增高 4 倍、或 1∶8 滴度在 12 个月内不能降至 4 倍,也需要重新治疗。疑似治疗失败的患者,尤其是 CSF 检查结果异常时,应按神经梅毒的治疗方案进行治疗。当然,治疗前应排除假阳性结果。

大多数早期梅毒患者血清学检测一般在 2 年内转阴,但在病程晚期才接受治疗者,完全的血清学逆转有可能不能获得。口服多西环素或红霉素治疗的患者也很可能不能获得血清转阴[88]。血清学未转阴的患者,但滴度下降 4 倍应认为治疗充分有效。治疗可延缓三期梅毒的进程,但不能逆转已发生的心血管或神经系统损害。

妊娠

案例 72-8

问题 1:N.W.,女,27 岁,妊娠第 19 周,VDRL 和 FAT-Abs 阳性,应如何治疗 N.W.？若她对青霉素过敏,治疗方案应如何调整？

虽然妊娠可能导致非密梅毒螺旋体检测假阳性[74],但密梅毒螺旋体检测(FAT-Abs)和非梅毒螺旋体检测(RPR)均为阳性能够排除结果假阳性的可能[80]。接下来应评估 N.W. 是否已接受充分的治疗。如果她此前已经充分的治疗和随访,而且无梅毒感染持续存在和复发的证据,她没必要再行治疗。目前妊娠是否影响梅毒的临床进程尚不清楚[89]。但她的胎儿应被仔细检查。如果 N.W. 此前未接受抗梅毒治疗,她应根据非妊娠妇女推荐的青霉素方案治疗。部分专家还建议在首次治疗接近 1 周时再给予 1 次 2.4MU 的苄星青霉素 G[2]。

梅毒孕妇的治疗应尽早开始。因梅毒可早在妊娠初期的 9～10 周通过与产道病损直接接触而播散[89,90]。如果梅毒孕妇不接受治疗,70%～100% 的一期梅毒和 40% 的二期梅毒孕妇会流产、产死胎、或者生下患先天性梅毒的胎儿(见案例 72-8,问题 3)[91,92]。

目前对青霉素过敏孕妇的梅毒替代治疗方案并不令人完全满意。四环素和多西环素影响胎儿发育(牙釉质染色和骨骼生长抑制),应避免使用,尤其是孕中期或晚期[93]。红霉素曾被用于治疗妊娠梅毒患者,但其胎盘透过率不足[94],这也许是经红霉素治疗患者发生流产和死产增加的潜在原因。不推荐红霉素和阿奇霉素用作妊娠期梅毒的替代治疗[2]。有青霉素过敏史的孕妇在治疗前应进行皮试,如确实过敏,应脱敏后再使用青霉素治疗[2]。新上市的头孢菌素可能是替代青霉素用于青霉素过敏梅毒孕妇的最优选择,这一点 CDC 有推荐其使用的充分依据。充分的青霉素治疗可防止 98% 的胎儿感染梅毒[95,96]。至少在妊娠 28～32 周以及分娩时应进行血清学滴度定量检测。再次感染风险高的妇女或在梅毒发病率高的地理区域的妇女可考虑每月进行血清学滴度检测;此后,她应该像其他任何梅毒患者一样接受随访[2]。

雅里希-赫克斯海默反应

案例 72-8,问题 2:N.W. 接受苄星青霉素 G 2.4MU 肌注治疗 6 小时后,出现弥散性肌痛、寒战、头痛和皮疹加重、呼吸急促但血压正常。这是什么反应？应如何处理？

N.W. 发生了雅里希-赫克斯海默反应(Jarisch-Herxheimer reaction,JHR),一种良性自限的抗梅毒螺旋体抗菌药物治疗并发症,早期梅毒患者常在治疗后数小时内发生[2]。诱因目前尚未完全阐明,可能与细胞因子的释放有关[97]。临床症状包括发热、寒战、肌肉痛、头痛、呼吸急促和高血压,病理机制尚不清楚,但不是青霉素过敏反应。典型发作一般在给予抗菌药物后 24 小时出现,正常情况下自行消退,一般在继续治疗期间也能缓解[2,98]。值得注意的是,多种抗菌药物均可发生赫氏反应,不仅仅局限于青霉素,在其他多种抗生素使用后也可能出现;也不仅只出现于梅毒的治疗中,莱姆病(Lyme disease)和回归热(relapsing fever)等其他螺旋体病的治疗过程中也可发生[99]。非妊娠女性患者反应为自限性,孕妇患者存在发生流产、早产和死胎的风险[2,100]。如果出现宫缩或胎动异常,应立即就医。眼部或神经梅毒患者出现 JHR 应密切监护,可在治疗开始前 24 小时给予泼尼松龙(prednisolone)10～20mg,每日 3 次,共 3 日,可能会避免发热,但不能控制局部炎症反应[86]。肿瘤坏死因子-α(tumor necrosis factor-α,TNF-α)已在螺旋体病治疗中显示有一定防止赫氏反应的作用[101]。虽然尚无确切有效的治疗措施,但一些专家仍推荐使用解热药、静脉输液或进行患者教育。期间不应停止抗菌药物治疗。

新生儿梅毒

案例 72-8,问题 3:如果 N.W. 的孩子被确诊先天性梅毒,那么这个婴儿应如何进行治疗？

母亲在妊娠期接受过梅毒治疗的新生儿应在出生时进行定量非密螺旋体血清学检查。如果结果为阳性,婴儿应随访,每 2～3 个月进行一次血清学检查,直到非密螺旋体检查结果为阴性[2]。新生儿血清学结果解读较困难,因为非梅毒螺旋体和梅毒螺旋体的 IgG 可以经胎盘转移至胎儿。治疗依据很大程度上是基于母亲的梅毒证据及其治疗是否充分、母体和新生儿非梅毒螺旋体血清学结果对照和新生儿临床或实验室梅毒证据。新生儿梅毒即使没有症状,也应在出生时给予治疗,当母亲治疗不清楚或不够充分、不能保证婴儿随访时更应如此。大多数病例应在治疗开始前行 CSF 检查以排除神经梅毒。

软下疳

软下疳(chancroid)是一种疼痛明显的生殖器溃疡病,常伴有痛性腹股沟淋巴结腺病,致病原是革兰氏阴性杆菌-杜克雷嗜血杆菌(haemophilus ducreyi)。软下疳流行于发展中国家,在美国发病率平稳下降。美国 2013 年共报告软下疳 10 例,较 2009 年的 28 例有所下降[4]。软下疳和其他生殖器溃疡病与 HIV 的传播有关。

症状和体征

案例 72-9

问题 1:T. G. ,男,31 岁,未割包皮的性活跃男性。因"阴茎和腹股沟处疼痛性皮损"就诊于 STD 门诊。2 日前发现包皮延展包裹的阴茎表面发生皮肤溃疡,边界清楚,无硬结;溃疡基底有黄灰色脓性渗出物。右侧腹股沟淋巴结肿大、压痛明显。脓性渗出物暗视野检查阴性,革兰氏染色发现革兰氏阳性和革兰氏阴性菌。T. G. 声称对青霉素过敏,但无其他药物过敏史。软下疳自然病程如何? T. G. 的症状、体征与软下疳是否相符? 需要进行哪些诊断程序?

未行包皮环切的男性软下疳感染风险可能较高,治疗的效果也不如已割包皮的男性。事实上,包皮环切已被证明可预防包括 HIV 在内的几乎所有的 STDs,同时还能保护女性免于阴道毛滴虫感染和 BV[2]。软下疳导致的疼痛明显的生殖器溃疡在感染后 3~10 日出现,初始为痛性红色丘疹,两日内发展成小脓疱和溃疡。如果符合以下所有条件,可怀疑软下疳:(a)出现一个或多个生殖器溃疡并伴有疼痛;(b)区域淋巴结病;(c)暗视野检查未见 T 螺旋体;(d)HSV PCR 检查或 HSV 培养结果阴性。如 T. G. 的表现,溃疡被灰色或黄色的渗出物覆盖。因溃疡面常存在多种微生物,革兰氏染色结果可能会造成误导,而杜克雷嗜血杆菌的培养分离困难,需要专门的标本采集方法和培养基[2]。

治疗

案例 72-9,问题 2:T. G 的软下疳应该如何治疗?

大多数杜克雷嗜血杆菌菌株能产生 TEM 型 β 内酰胺酶,而且多数菌对传统的软下疳治疗抗菌药物例如磺胺和四环素已发生耐药[102,103]。目前 CDC 推荐治疗方案包括阿奇霉素 1g,单剂口服;头孢曲松 250mg,单次肌注;环丙沙星 500mg,口服,每日 2 次,疗程 3 日;或红霉素 500mg,口服,每日 3 次,疗程 7 日等。其中环丙沙星禁用于孕妇和哺乳期妇女。由于 T. G. 有青霉素过敏史,应首选阿奇霉素单剂口服的治疗方案。同时感染 HIV 或未行包皮环切的患者治疗效果可能欠佳,因此在诊断为软下疳的同时就应进行 HIV 的检测,如果检测为阴性,在诊断后的 3 个月应重复检测。软下疳患者应在治疗开始后 3~7 日接受随访。痊愈时间根据溃疡面积的大小而不同,较大溃疡的愈合可能需要超过 2 周[2]。因为 T. G. 在性行为方面很活跃,如果其性伴侣在出现症状前 10 日与他有过接触,就应该对她进行评估和治疗[2]。

阴道炎

美国每年因阴道炎(vaginitis)求诊的女性约 1 000 万人

次[104]。"阴道炎"泛指因感染或其他病因引起的非特异性阴道综合征,表现为瘙痒、烧灼感、刺痛和分泌物异常等。其中 BV(22%~50%)最常见,其次是外阴阴道念珠菌病(vulvovaginal candidiasis, VVC)(17%~39%)和滴虫病(trichomoniasis)(4%~35%)。但有约 30% 的阴道炎仍不能确诊[105]。

细菌性阴道炎

细菌性阴道炎(bacterial vaginosis,BV)是生殖年龄妇女最常见的生殖道感染[106]。由于 BV 的确切患病率不尽相同,据估计其为 29.2%。并且在感染了阴道加德纳菌的性活跃女性中,有 84% 的患者无明显症状[107]。BV 发病期间阴道内正常的乳酸杆菌菌群被活动弯曲杆菌属(Mobiluncus species)、普雷沃菌属(Prevotella species)、解脲脲原体(Ureaplasma species)、支原体(Mycoplasma species)和不断上升的阴道加德纳菌(G. vaginalis)取代,并与阴道分泌物增多伴恶臭有关[2]。

目前尚未完全确定 BV 的危险因素,但相关因素包括拥有多个性伴侣、新的性伴侣、阴道灌洗、不使用避孕套和阴道乳酸杆菌减少等,被认为与 BV 发生有关。性行为不活跃的女性很少受到影响[2]。而且研究证据表明女同性恋者也可通过性行为传播 BV[108]。不推荐对性伴侣进行常规治疗,因为治疗性伴侣(们)对 BV 患者的疗效和复发无影响[2]。

体征、症状和诊断

案例 72-10

问题 1:H. H. ,24 岁,性活跃女性,发生中量"鱼腥味"阴道分泌物史 1 周,性行为后更显著。阴道无瘙痒或烧灼感。检查见分泌物稀薄、白色、均质伴明显恶臭。阴道分泌物湿涂片查见有少量白细胞和许多"线索状细胞"。阴道 pH 4.8。当分泌物和 10% KOH 混合时,有特征性的"鱼腥味"。H. H. 有 BV 的症状和体征吗? 需要进一步作哪些诊断性检查?

H. H. 的症状和体征符合典型的 BV 表现。临床诊断可通过分泌物革兰氏染色证实,结果会提示阴道加德纳菌等其他前文提及的微生物过度生长。阴道分泌物和 10% KOH 混合后产生一过性的鱼腥味,是由于生物源性二胺成分生成增多(胺实验阳性)。湿涂片发现的"线索状细胞"是脱落的阴道上皮细胞(有时附着有球杆菌病原体)、pH>4.5 和特征性的 KOH"放气"检验结果均是 BV 的证据[2,109]。如果查见白细胞,应怀疑合并有其他感染(如阴道毛滴虫等)。BV 自我诊断的正确率仅为 3%~4%,因大多数女性会将出现这种症状的原因归结为未注意卫生[110]。

治疗

案例 72-10,问题 2:H. H. 应如何治疗?

出现 BV 症状的非妊娠期患者需要治疗。CDC 推荐方案包括:甲硝唑 500mg 口服,每日 2 次,疗程 7 日;0.75%甲硝唑凝胶阴道内用,每日 1 次,疗程 5 日;或 2%克林霉素乳膏,临睡前阴道内用,疗程 7 日[2]。FDA 已批准甲硝唑缓释剂 750mg,每日口服 1 次,疗程 7 日或克林霉素乳膏,阴道内单用以治疗 BV,这两种新方案的临床疗效与前述治疗方案相比,公开报道的资料有限。为此 CDC 推荐了替代方案,包括:替硝唑口服,每日 2g,疗程 2 日或每日 1g,疗程 5 日;克林霉素 300mg 口服,每日 2 次,疗程 7 日;或克林霉素阴道珠 10mg,临睡前使用,疗程 3 日[2]。医生应告知患者在使用甲硝唑期间及治疗结束后 72 小时内禁止饮酒,以避免可能的双硫仑样反应。此外,克林霉素乳膏使用油性基质,可能会损害乳胶避孕套和避孕膜。替代产品包括已在非孕妇中进行评估、已经证明可以提高治愈率和减少 BV 复发的益生菌,尽管需要更多的研究来确定它们在治疗中的作用[111,112]。

BV 可导致未足月产或早产,建议所有有症状的妇女接受治疗。如果妊娠期妇女需治疗 BV,CDC 推荐:口服甲硝唑 250mg,每日 3 次,疗程 7 日;或 500mg,每日 2 次,疗程 7 日;或克林霉素 300mg,每日 2 次,疗程 7 日。最新证据表明甲硝唑对胎儿没有损害,阴道内使用克林霉素乳膏对孕妇也是安全的[2]。

外阴阴道念珠菌病

白色念珠菌(Candida albican)是 80%～92%外阴阴道念珠菌病(vulvovaginal candidiasis,VVC)致病病原体,而其余多由光滑念珠菌(Candida glabrata)和热带念珠菌(Candida tropicalis)感染所致[2,12,113,114]。在过去的 20 年间,后者在 VVC 分离鉴定的致病菌中占比逐年上升。约 75%的女性在其一生中至少会发生 1 次 VVC,而 40%～45%的女性有 2 次或更多次的感染[105]。约 5%的 VVC 患者会反复发生念珠菌感染(定义为 1 年内 VVC 发生 4 次或更多)。通常 VVC 并不归为 STD 范畴,因为独身女性也能发生 VVC。但性活跃女性 VVC 发生率上升[114]。因此,存在阴道症状的疑似 STD 患者常被诊断 VVC。

自我治疗评估

案例 72-11

问题 1:L. L.,女,23 岁,因认为自己发生阴道念珠菌感染,拟购买非处方抗真菌药进行治疗。L. L. 请药师帮助选择抗真菌药。在推荐药物之前,应从 L. L. 处获取哪些信息?

药师应询问 L. L. 是否是第一次罹患阴道炎,或是否因相似症状被医师确诊为阴道念珠菌感染并进行治疗。非处方抗真菌药物适用既往经医师确诊并治疗过的 VVC 患者。还应了解的其他信息包括目前症状、是否怀孕、是否在接受其他治疗和使用其他药物,以及药物过敏史等。存在下列任何情况的患者应及时就医:第一次发生 VVC、过去 12 个月内发生 VVC 超过 3 次、距离上一次发生 VVC 不到 2 个月、怀孕、年龄小于 12 岁、发热、下腹疼痛、背或肩痛、症状

严重或伴阴道分泌物恶臭者[115]。

症状和体征

案例 72-11,问题 2:L. L. 有两次阴道念珠菌感染史,最近一次在约 1 年前。两次均被医师诊断为 VVC,使用抗真菌药物治疗后效果较好。本次症状包括阴道和会阴部瘙痒、阴道疼痛、会阴部烧灼感并伴有白色稀薄如疏松奶酪状的分泌物;由于疼痛致使不能进行性生活。表现同既往的阴道念珠菌感染一样。L. L. 没有其他潜在健康问题。目前她在用口服四环素治疗粉刺,并应用炔诺孕酮/炔雌醇(Ortho Tri-Cyclen)避孕;月经周期规律,最近一次月经在 4 日前停止。L. L. 的哪些临床表现符合 VVC? VVC 还有哪些常见症状?

L. L. 的症状和体征符合 VVC(例如会阴和阴道瘙痒、阴道疼痛、会阴烧灼感、性交困难、白色豆腐渣样阴道分泌物)。女性也可能有无味、黏稠、白色的阴道分泌物,性状从豆腐渣到水样表现不一。也可能存在外阴红斑[104]。

鉴别诊断

案例 72-11,问题 3:如何鉴别 VVC 和其他阴道感染?

选择非处方抗真菌药治疗 VVC 前应和其他阴道感染进行鉴别,以避免耽误治疗。阴道分泌物的物理性状有助于鉴别 VVC。VVC 为无气味、黏稠白色豆腐渣样分泌物,阴道 pH 正常(pH<4.5)、阴道分泌物可多可少。一些 VVC 患者仅出现阴道红斑、阴道分泌物很少或正常分泌物增多。表 72-5 列出了 VVC、BV 以及滴虫病的阴道分泌物特点。有 VVC 症状和体征的患者应用 10% KOH 湿涂片或革兰氏染色镜检念珠菌。KOH 使酵母或假菌丝更易被观察,约 70%的 VVC 因此而确诊。如果湿涂片为阴性,应采用专用培养基对分泌物行念珠菌培养。如果分离出念珠菌但患者无症状和体征,则无需进行治疗,因为念珠菌在 10%～20%的女性阴道中属于正常菌群,只在白色念珠菌或其他酵母菌的过度生长时才会导致 VVC 症状。有几种市售诊断试剂盒(如 Vagisil 筛查试剂盒和 Fem-V)可供选用,个别患者可用其测试阴道上皮 pH 水平来确定是否感染 VVC,对 pH 高度敏感但特异性低。

阴道分泌物和 pH 正常的外阴阴道念珠菌病

案例 72-11,问题 4:女性如果像 L. L. 这样出现阴道分泌物增多,症状类似 VVC,就一定有阴道感染吗?

当女性出现阴道分泌物增多,无论是否伴发症状,除必须考虑阴道感染的可能性外,还要排除其他原因。首先,应鉴别生理性和病理性的阴道分泌物。生理性阴道分泌物(见表 72-5)为无味、白色或透明、高黏性或絮状、酸性(pH 4.5)。在生理周期中段,随着宫颈黏液和阴道上皮细胞的增加,生理性的阴道分泌物可能增多。其他可致分泌物生理性增加的情况如填入异物(如卫生棉条)、过敏反应和接

表 72-5

阴道分泌物特征

性状	正常	念珠菌病	滴虫病	细菌性阴道病
颜色	白色或澄清	白色	黄色-绿色	白色至灰色
气味	无味	无味	恶臭	鱼腥臭
质地	絮状	絮状	均匀	均匀
黏度	高	高	低	低
pH	<4.5	4~4.5	5~6.0	>4.5
其他		厚重、豆腐渣样	泡沫状	稀薄

来源：Ries AJ. Treatment of vaginal infections：candidiasis，bacterial vaginosis，and trichomoniasis. *J Am Pharm Assoc*（*Wash*）. 1997；NS37（5）：563-569；Sobel JD. Vaginitis. *N Engl J Med*. 1997；337（26）：1896-1903；and Carr PL et al. Evaluation and management of vaginitis. *J Gen Intern Med*. 1998；13（5）：335-346.

触性皮炎等，后者可因使用阴道内杀精药、肥皂、除臭剂、灌洗、阴道润滑剂和避孕套引起。此外，外阴阴道炎样症状还与频繁使用热水浴缸、按摩浴缸或含有经化学处理的高氯水游泳池有关[116]。

VVC 的危险因素

案例 72-11，问题 5：哪些特定的女性人群易患 VVC？L.L. 属于高风险人群吗？

在妊娠期和服用高雌激素含量避孕药时，白色念珠菌定植和症状性 VVC 明显增加。雌激素能增加阴道上皮细胞对白色念珠菌的亲和力[117]。女性若存在如下状况具有 VVC 危险因素：高血糖（糖尿病未得到控制或控制较差）、疾病导致的细胞免疫功能低下（癌症、HIV 感染）、正服用广谱抗菌药物或免疫抑制剂（细胞毒药物、皮质类固醇）等[115]。有些 VVC 个案与口交有关，而与阴道性交无关。

L.L. 正在服用四环素，这可能增加了她发生 VVC 的风险。抗菌药因抑制阴道正常菌群（如乳酸杆菌），有增加白色念珠菌过度生长的风险。L.L 正服用的低雌激素口服避孕药倒是不会增加 VVC 的风险。使用避孕膜、阴道海绵和阴道内避孕环也可能是 VVC 的危险因素[115]。

应激诱发 VVC 和经期前罹患 VVC 的风险上升已得到证明[117]。两者机制尚不清楚。虽然多种饮食因素可促进阴道酵母菌过度增长，但食物在 VVC 病程中的作用尚不肯定[117]。

VVC 的治疗

阴道内给予唑类药物

案例 72-11，问题 6：何种阴道治疗对 L.L. 的 VVC 有效？

L.L. 适合选择非处方药物方案（表 72-6）治疗，因为她曾遭受过阴道酵母菌感染，症状和此次相似，而且为单纯性 VVC（定义为免疫功能正常宿主散发的轻中度临床疾病）。如果为复杂性 VVC（定义为感染反复发作、临床症状严重、非白色念珠菌感染、血糖控制不佳、免疫低下或妊娠），应及时就医[2]。L.L. 短时间外用唑类即可达有效治疗效果。此外，L.L. 应向她的医生咨询是否真有必要延长使用抗菌药物。如果医生已对她进行过评估，L.L. 可选用氟康唑（fluconazole）单剂口服或 3 日疗程的阴道内给药方案。

目前可用的唑类抗真菌药对 VVC 疗效相近，在完成疗程后治愈率达 80%~90%[2,12,118]。表 72-6 列出的唑类抗真菌药疗效都优于制霉菌素（nystatin），而 CDC 也不再推荐使用制霉菌素[2]。L.L. 的 VVC 治疗药物选择应基于既往治疗的结果、便利性、易于应用、疗程长短、剂型和费用等考虑。L.L. 如采用乳胶避孕套或避孕膜避孕，应选择一种非油性基质的药物（见表 72-6）。

表 72-6

用于 VVC 治疗的药物制剂

药物	可用剂型	商品名	给药方案
非处方药物			
布康唑（butoconazole）	2%阴道乳膏ª	Femstat 3	未怀孕女性：睡前用施药器涂抹于阴道内，疗程 3 日
			孕中晚期女性：睡前用施药器涂抹于阴道内，疗程 7 日

表 72-6

用于 VVC 治疗的药物制剂（续）

药物	可用剂型	商品名	给药方案
克霉唑 （clotrimazole）	1%阴道乳膏[a]	Gyne-Lotrimin 7；Mycelex-7；Clotrimazole 7；多种仿制药	睡前用施药器涂抹于阴道内,连续使用 7~14 日
	2%阴道乳膏[a]	Gyne-Lotrimin 3；多种仿制药	睡前用施药器涂抹于阴道内,疗程 3 日
咪康唑 （miconazole）	2%乳膏[a]	Monistat 7；Femizol-M；多种仿制药	睡前用施药器涂抹于阴道内,疗程 7 日
	4%乳膏[a]	Monistat 3；多种仿制药	睡前用施药器涂抹于阴道内,疗程 3 日
	100mg 阴道栓[a]	Monistat 7	睡前置入阴道内,疗程 7 日
	200mg 阴道栓[a]	Monistat 3	睡前塞入阴道内,疗程 3 日
	1 200mg 阴道栓[a]	Monistat 1 Daytime Ovule	睡前置入阴道内,单次使用
噻康唑 （tioconazole）	6.5%阴道软膏	Vagistat-1	睡前用施药器涂抹于阴道内,单次使用
处方药			
布康唑	2%阴道乳膏[a]	Gynazole 1	未怀孕女性：睡前用施药器涂抹于阴道内,单次使用
氟康唑	150mg 口服片	Diflucan	1 片,单次口服
特康唑 （terconazole）	0.4%阴道乳膏[a]	Terazol 7	睡前用施药器涂抹于阴道内,疗程 7 日
	0.8%阴道乳膏[a]	Terazol 3	睡前用施药器涂抹于阴道内,疗程 3 日
	80mg 阴道栓[a]	Terazol 3	睡前置入阴道内,疗程 3 日

[a]CDC 警示阴道内使用含油性基质的制剂会削弱避孕套和避孕膜等乳胶产品。

来源：Workowski KA，Berman S；Centers for Disease Control and Prevention（CDC）. Sexually transmitted diseases treatment guidelines,2013. *MMWR Recomm Rep.* 2015；64（RR-03）：1-137.

急性 VVC 的其他治疗措施

　　口服乳酸杆菌和含乳酸杆菌的酸奶被主张用于 VVC 治疗,但尚无支持这种治疗方式的确切证据[119]。硼酸（boric acid）胶囊 600mg,在临睡前置入阴道深处,疗程 14 日,能有效治疗复发性 VVC,根除率达 70%,但有 4%患者会出现阴道烧灼感和刺痛；硼酸有毒,应谨防无意间摄入体内[2,12,119]。龙胆紫（gentian violet）制剂因沾染衣物和床上用品,并引起局部刺激和水肿,使其治疗念珠菌感染受到限制。

口服唑类药物

案例 72-11,问题 7：类似 L. L. 这样的急性 VVC 患者,口服唑类药物疗效的如何？

　　氟康唑是唯一被 CDC 推荐用于急性 VVC 治疗的口服抗真菌药。氟康唑 150mg 单剂口服的疗效与阴道内使用克霉唑 3~6 日相当[120,121]。虽然一些女性更愿意使用单次口服药物,而不愿选择阴道给药方式,但轻中度 VVC 患者使

用口服给药应谨慎,因为有发生全身性不良反应及药物相互作用的可能。

唑类药物的副作用

案例 72-11,问题 8：L. L. 阴道外用或口服唑类药物可能发生哪些不良反应？

　　当在阴道内使用时,唑类药物相关的剂量依赖性不良反应表现类似于 VVC 的症状,因此很难区分疾病症状和药物的不良反应。如果治疗开始后,阴道症状恶化,患者应该咨询她的医生。如果在治疗开始 3 日后症状仍未改善或持续超过 7 日,患者也应求诊于医生以排除其他严重疾病、误诊或药物不良反应等[117]。外用唑类药物相关不良反应包括头痛、过敏性皮炎、外阴阴道瘙痒和刺痛、性交困难、烧灼感、疼痛和生殖器痛。口服氟康唑可能导致头痛、恶心、腹痛、腹泻、消化不良、头晕、味觉改变、血管性水肿,偶见过敏性反应。此外,据报道,咪康唑与华法林有相互作用,会增加出血和外瘀出血风险[122]。

患者咨询

应详细告知 L.L. 如何进行阴道用药的细节,包括施药器的清洁等。为避免药物泄漏及其导致的烦扰,L.L. 应在临睡前用药,以延长药物在阴道内的滞留时间。还应告知 L.L 阴道内外用的非处方抗真菌乳膏和栓剂均是油性基质,可能会损伤避孕套或避孕膜,降低其避孕效果。

L.L. 应被告知足疗程治疗的重要性。即使症状已缓解或遭遇月经期,也应治疗至疗程结束。应告知发生症状持续、或出现更严重症状(腹痛、发热、恶臭或血性阴道分泌物等),或 2 个月内又出现酵母菌感染,均应就诊于她的医生。

还应建议 L.L. 避免穿紧身、不透气内裤(如尼龙内裤和裤袜)和紧身牛仔裤,因温暖潮湿的环境促进真菌生长。但一项关于 VVC 危险因素的研究显示 VVC 的发病与内裤的类型无关[123]。事实上,VVC 的许多危险因素并不总是与这种感染相关[115]。还应警示 L.L. 白色念珠菌感染与在高氯水中游泳、或频繁使用热水浴缸和按摩浴缸等有关。

复杂性 VVC

存在控制不佳的糖尿病的患者发生 VVC,通常被认为是复杂性 VVC。诊断为复杂性 VVC 的情形还包括症状严重、反复感染、致病原为非白色念珠菌感染、患者免疫低下、虚弱、妊娠患者发生的 VVC 等。复杂性 VVC 约占 10% ~ 20% 的 VVC 病例。复杂性 VVC 的治疗根据导致其复杂的原因而不同。重症 VVC(会阴部大面积红斑、水肿、剥落和皲裂)可选用外用唑类制剂,疗程 7 ~ 14 日;或氟康唑 150mg,间隔 72 小时给药两次进行治疗。非白色念珠菌感染 VVC,可口服或阴道外用唑类药物治疗,疗程 7 ~ 14 日,但何种方案最佳尚不清楚;口服氟康唑对非白色念珠菌效果差应避免使用。可阴道用硼酸胶囊 600mg,每日 1 次,疗程 14 日,根除率达 70%[2]。

VVC 复发

VVC 在大多数女性均为偶发,约 5% 患者会出现复发,即每年发作 4 次及 4 次以上。要确定 L.L. 是否为 VVC 复发,需行阴道分泌物培养以获得念珠菌感染的病原学诊断,同时应排除 VVC 的潜在危险因素,例如未得到控制的糖尿病、糖摄入过量、放置有宫内节育环和抗菌药物使用等[124]。鉴于 L.L. 两次发病间隔时间短且缺乏危险因素,不符合 VVC 复发的定义。即使 VVC 复发诊断成立的患者也可能

不能确定其潜在的致病原因。此外,性行为对 VVC 复发的影响并未阐明[114]。大多数 VVC 复发病例的病理机制并不清楚。

VVC 复发的治疗可采用延长疗程(7 ~ 14 日)的局部治疗方案,或三剂氟康唑口服方案(100、150 或 200mg),依次每 3 日给药 1 次。症状缓解后,还应进行 6 个月的维持治疗(表 72-7)。不管这些治疗方案是否有效,6 个月治疗结束后,30% ~ 50% 的患者会出现复发[2]。对唑类耐药的白色念珠菌很罕见,因此在开始治疗前通常无需经培养及药敏试验来指导治疗。

表 72-7

VVC 复发的维持治疗方案

	剂量	频率
局部用药[a]		
克霉唑	200mg	间歇性给药
克霉唑阴道栓	500mg	间歇性给药
口服给药		
氟康唑片	100、150 或 200mg	每周 1 次,持续 6 个月

来源：Workowski KA, Bolan GA; Centers for Disease Control and Prevention(CDC). Sexually transmitted diseases treatment guidelines, 2015. 2015;64(RR-03):1-137.

妊娠期 VVC

妊娠期出现阴道内念珠菌定植和有症状的 VVC 很常见[125]。无症状定植并不会增加孕妇和胎儿的风险,不需进行治疗[126],但有症状的 VVC 则需要治疗。用于治疗 VVC 的氟康唑常规口服剂量与胎儿缺陷无相关性,但较高剂量时可能产生致畸作用,因此孕妇应首选局部抗真菌药物。目前 CDC 推荐妊娠期 VVC 用 7 日疗程的局部抗真菌治疗方案,但经充分随访评估表明轻中度妊娠期 VVC 采用 3 日疗程方案即可取得相同疗效。制霉菌素在妊娠期用药评为 B 级,劣于唑类药物,因此不推荐使用。克霉唑对胎儿的危险虽然也被评为 B 级,但其阴道用药为 C 级[126]。

滴虫病

症状和体征

滴虫病（trichomoniasis）是由原生动物毛滴虫（T. *vaginalis*）引起的一种性传播疾病[2]。据估计美国滴虫病的总患病率约为 3.1%，其中非裔人群最高，达 13.3%。约 70%~85% 滴虫病女性患者无症状或仅有轻微症状。男性毛滴虫感染推测多发于泌尿道，但确切部位（如尿道和/或前列腺）尚不清楚。男性感染滴虫通常无症状。女性滴虫病的典型症状包括渗出性黄绿色分泌物、瘙痒、排尿困难和"草莓状"宫颈（即宫颈微量出血）。后者代表性地见于 2%~25% 的病例[127]。几乎所有的滴虫病病例的阴道 pH 都超过 5[128]。单独用巴氏涂片检查进行诊断，误诊率达 48.4%[127]。湿涂片显微镜检查费用较低、特异性高但敏感性较低[129]。其他测试选项包括培养、快速抗原测试和 NAATs 等[130]。

治疗

甲硝唑和替硝唑

案例 72-12，问题 2：N.B. 的滴虫病应该如何治疗？

治疗滴虫病唯一有效的是硝基咪唑（nitroimidazole）类药物。美国可用的硝基咪唑类药物仅有甲硝唑和替硝唑，均是 CDC 推荐的滴虫病一线治疗用药，给药方案均为 2g 单剂口服。患者的性伴侣也应同时接受治疗以防再次感染。据报道甲硝唑的治愈率为 84%~98%，而替硝唑为 92%~100%，性伴侣同时接受治疗可提高治愈率。替硝唑具有其他一些优势，如血清和泌尿系统中水平更高、半衰期更长和胃肠道不良反应更少[2]。

约 4%~10% 的滴虫分离株已对甲硝唑低水平耐药，对替硝唑治疗有 1% 的耐药；而高水平耐药性非常罕见[2,131]。如口服甲硝唑 2g 单剂无效，在排除再感染可能后，可用甲硝唑 500mg 口服，每日 2 次，疗程 7 日。如果治疗失败，可用甲硝唑或替硝唑 2g，每日口服 1 次，疗程 7 日。对硝基咪唑化合物过敏的患者，应对患者行甲硝唑脱敏后再治疗[2]。

不良反应

案例 72-12，问题 3：N.B. 采用单剂量口服甲硝唑 2g 的方案治疗。她在参加一个派对时，出现剧烈头痛，随之恶心、出汗和眩晕。N.B. 的这些症状是由甲硝唑引起的吗？

甲硝唑相关的不良反应轻微，包括恶心、呕吐（单剂治疗常见）、头痛、皮疹及酒精不耐受。酒精不耐受可能是由于甲硝唑抑制乙醛脱氢酶（aldehyde dehydrogenase）活性，导致血中乙醛浓度过高所致，该作用的确切危害尚有争议[132]。虽然还缺少可靠的证据，但生产商坚持在患者用药时应警示其饮酒后可能出现恶心、呕吐、潮红和呼吸急促等不良反应[123]。应用硝基咪唑类药物治疗期间以及疗程结束后 72 小时内，避免摄入酒精应是基本原则。对于那些不能忍受口服甲硝唑或替硝唑的患者，咪康唑和甲硝唑的组合可能是有效的替代方案[133]。

妊娠

案例 72-13

问题 1：S.G，女，31 岁，在她妊娠头 3 个月，有滴虫病复发的病史。现有渗出性黄色阴道分泌物。湿涂片见大量毛滴虫，初步确诊为滴虫病。S.G 查阅了大量关于甲硝唑的资料，很担心自己和胎儿的安全。S.G 能使用甲硝唑吗？

妊娠期滴虫病与胎膜早破、早产和新生儿体重过低相关。在一项研究中，服用甲硝唑的女性早产率似乎有所上升，但其原因尚不清楚[134]。但在妊娠头 3 个月必须使用甲硝唑的患者仍需谨慎。甲硝唑可诱导兼性细菌的硝基还原酶发生突变，长期大剂量甲硝唑可诱导实验大鼠肺部和肝部肿瘤。虽然已证实甲硝唑可导致人中线面部缺损，但有两篇文献综述表明甲硝唑并非致畸因素[135,136]。与之相反的是无临床症状孕妇使用甲硝唑尽管可以清除病原体，但并未降低未足月产的发生率[137]。

治疗

案例 72-13，问题 2：应该如何治疗 S.G？

有症状的女性滴虫病患者均可使用甲硝唑 2g 单剂口服进行治疗。甲硝唑的妊娠用药风险为 B 级。替硝唑 2g 单剂口服可作为备选方案，但其妊娠用药评为 C 级[2]。

生殖器疱疹

疱疹（herpes）一词源于希腊文，意为"蔓延"。单纯疱疹病毒（herpes simplex virus，HSV）是一种包裹 DNA 病毒，有两种抗原不同的血清型：HSV-1 和 HSV-2。HSV-1 是唇疱疹（感冒疮）、疱疹性角膜炎和疱疹性脑炎的致病因。而 HSV-2 则导致生殖器疱疹（genital herpes）和新生儿疱疹。但在所有报告的原发性生殖器疱疹病例中，高达 50% 者是通过口交感染 HSV-1 所致[138,139]。

病因学

大多数人在幼年时即暴露于 HSV-1，超过半数的 HSV-1 抗体阳性者年龄小于 18 岁，而到 70 岁 90% 以上人口为阳性[140]。感染通常无症状，一般通过皮肤黏膜直接接触感染。原发感染早期常以口腔小水泡为特征的龈口炎为表现，偶可见体温升高，也可发生致命性脑炎或角膜炎。初次感染后，HSV-1 进入三叉神经节细胞潜伏下来，伴随宿主终生[141]。

初次感染 HSV-2 通常发生在青春期后，与发生性行为时间平行，但新生儿也可经感染的母亲传播。在初次感染后多数人体内的病毒潜伏于骶背根神经节，大多数感染者终生都无临床症状[141,142]。

在 HSV-1 和 HSV-2 感染，潜伏病毒均可激活。即使循环中存在抗体和致敏淋巴细胞，感染也可能复发。临床上表现为在同一部位周期性地发生皮损,发病间隔随不同个体差异很大。

流行病学

早在几千年前疱疹即为人所知,但直至18世纪才有关于生殖器疱疹的描述。自1999年以来,美国生殖器疱疹(HSV-2)血清阳性率一直稳定——19~49岁人群约16.2%,女性20.9%,非拉丁裔黑人39.2%,至今仍是美国最常见的STD之一[143]。仅2013年,美国医师接诊的新发生殖器疱疹患者就超过30万例,其中约20%为非拉丁裔白人,而拉丁裔黑人阳性率更是两倍余前者[4]。

华盛顿大学人口统计分析显示患者患病前的平均性伴侣数在女性为8.8个,男性为32.8个,总体上每1 000次性行为就有5次可能感染HSV-2[144]。从最近一次性暴露到发病的时间为5~14日[142]。虽然尚不清楚是否有必然的因果关系,HSV-2感染者感染HIV的风险确实更高[145]。最近令人关注的是,从1999年开始,14~19岁人群中HSV-1的血清反应阳性率下降了23%,而HSV-2的发病率保持不变,这表明许多青少年在初次性行为时没有HSV-1抗体保护,感染HSV-2的可能性增大[146]。

症状和体征

案例72-14

问题1: B. J. ,28岁,性活跃男性。因"阴茎皮损且疼痛明显,伴有触痛的腹股沟淋巴结腺病"就诊。皮损为局限于阴囊、阴茎头和阴茎根部区域的小疱。出现皮损前的一周出现发热、萎靡不振、头痛和瘙痒。皮损处病毒培养呈HSV阳性。请描述男性和女性生殖器疱疹的典型病程和临床表现。有哪些主客观证据支持B. J. 罹患生殖器疱疹?

初发生殖器疱疹大多数会有症状,尤其是男性。如

B. J. 所述,症状一般在初次暴露后1周左右出现,包括刺痛、瘙痒、感觉异常及生殖器烧灼感。前驱症状可持续数小时或数日,随后出现许多小疱。小疱最终破裂发生溃疡并伴明显疼痛。生殖器疱疹皮损常伴疼痛和水肿,如是继发感染症状更严重,可导致排尿困难和尿潴留。皮损特征性分布于外生殖器两侧。男性患者皮损多见于阴茎头、冠状沟及阴茎根部,女性患者为外阴及阴道,但也可累及臀部、大腿和尿道[142]。女性HSV-2原发感染约15%~20%无症状或表现为黏脓性宫颈炎[147]。直肠及肛周HSV-2感染多见于男男性行为和免疫低下者[148],其症状包括肛门直肠痛、分泌物异常、里急后重和便秘。

有HSV-1感染史的患者发生生殖器疱疹的症状可减轻,但对复发率没有影响[149]。原发感染的局部症状如疼痛、瘙痒、尿道或阴道分泌物异常会持续11~14日,完全消失需3~6周[142,150]。原发疱疹感染的临床进程见图72-7。大部分患者仅有轻微症状或者无症状,往往不能觉察到自己患病,但在他们获得感染的第1年最具传染性[151]。

复发

案例72-14,问题2: B. J. 的感染可能复发吗?

大多数患者在初次感染后会复发[2],复发率因人而异。约38%患者会经历至少6次复发,约10%患者甚至复发超过10次[150]。自然感染HSV-2后可产生特异性免疫以防止外源性再感染,但不影响原发感染复发[152]。原发感染的严重程度和复发率与宿主的免疫力有关,尤其是T细胞免疫反应[142]。感染复发通常发生在原发感染部位或其附近,50%患者会出现前驱症状。男性复发率略高于女性。与原发感染相比,复发感染导致的损害较轻且常为单侧[142]。全身性症状如淋巴肿大、发热、乏力等通常也较轻。病程持续时间较短(平均1周);局部症状如疼痛、瘙痒一般会持续4~5日,皮损约持续7~10日[142]。虽然存在较大的个体差

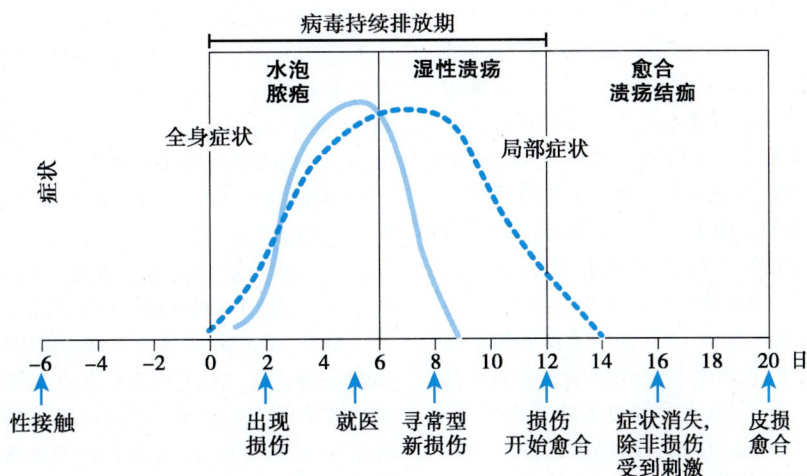

图 72-7　原发感染生殖器疱疹的临床进程。来源:Corey L,Wald A. Genital herpes. In:Holmes K et al. ,eds. *Sexually Transmitted Diseases*. 4th ed. New York,NY:McGraw-Hill;2008;399

异,但患者一般会在感染的第 1 年经历 4~5 次复发;其后两年复发频率降至每年 3 次左右[153,154]。原发感染 5 年后,复发频率将显著下降[155]。HSV-1 导致的生殖器感染较少,在感染后 1~2 年 50% 患者不会复发[156]。

传播

案例 72-14,问题 3: B.J. 声称他是首次发生这种皮损,而且在过去 14 个月内仅有一名女性伴侣。而性伴侣也没有生殖器疱疹和其他 STD 病史。他俩很疑惑 B.J. 是如何感染生殖器疱疹的。HSV 是如何传播的?

HSV 经直接接触活动性病灶或由有症状或无症状患者的周围部位、黏膜表面或分泌物中排出的病毒而传播[157]。生殖器 HSV-2 感染通常经性交(经阴道或肛门)传播,而生殖器 HSV-1 感染常由口交传播。HSV 在干燥环境中或暴露于室温下易被灭活,因此通过气雾和浮尘播散少见[158]。避孕套可有效防止女性携带者的病毒传播,但当女性患者有外周生殖器损害,避孕套并不能为男性提供完全保护[159]。研究表明避孕套的正确使用率与预防HSV-2 成功率成正比,因此当有皮损存在时更应使用避孕套[160,161]。

生殖器疱疹患者只在排放病毒时才有传染性。患者在前驱期即开始排放病毒,这可能发生在真正的皮损首次出现前几小时至几日。然而,无症状患者可以从血清学诊断阴性,随后发展成临床病灶,或在诊断上有症状并复发的临床病灶。有症状的病毒脱落发生率是无症状的 HSV-2 血清阳性个体的两倍,但是无论性别如何,亚临床的病毒脱落(即不存在病变)仍然在大约 10% 的病程时间内发生[162]。从公共卫生的角度来看,未确诊的亚临床脱落可能更需要血清学检测来确认以减少传播[163,164]。溃疡期皮损传染性最强。从发病到最后一次病毒培养阳性,病毒释放的平均持续时间约 12 日[142]。从出现疱疹到结痂的平均时间(约10.5 日)与病毒排放的持续时间具有良好相关性。病毒排放持续期与结痂持续时间存在明显的重叠。女性患者愈合时间(19.5 日)长于男性(16.5 日)[142]。宫颈排放病毒的平均持续时间是 11.4 日。因此患者应被告之在皮损痊愈前避免性行为。但亚临床病毒脱落也可能传播 HSV-2。

生殖器疱疹感染可来自于从未有过生殖器损害的无症状患者。无症状或亚临床状态的病毒排放多见于潜伏病毒被激活导致感染复发的女性。复发感染的表现与原发感染极其相似,使得患者常常错误归咎最近的性伴侣,但实际上,导致病毒感染的暴露行为可能发生在很久以前[165]。通过采用 PCR 等敏感探查技术发现 HSV 感染正复发的女性患者有 28% 排放病毒,但 PCR 检测 HSV 阳性是否就一定具备传染性尚不清楚[166]。而且,从无症状患者处感染病毒,即使被感染者曾发生过单侧皮损,该病毒仍可感染生殖器的多个部位,并导致双侧损害[167]。

应建议血清 HSV 阳性的患者注意其性行为的安全性,任何时候均应坚持使用男性或女性避孕套,而不仅仅在有症状出现时使用[168]。

诊断性检验

案例 72-14,问题 4: B.J. 的病毒培养结果阴性,但 B.J. 和他性伴侣的 HSV-2 的血清学即时检验(point-of-care,POC)结果均为阳性。这些实验室检测结果应如何解读?

在缺乏实验室检测结果时,要准确地诊断生殖器疱疹非常困难,特别是对症状复发的诊断。由于生殖器疱疹的诊断对患者有潜在的生理和心理学严重影响,因此确诊必须获得病毒学或血清学证据。

HSV-1 或 HSV-2 感染的实验室诊断取决于病毒分离培养,但 PCR 法检测病毒 HSV DNA 法比病毒培养昂贵且应用不广泛,还可使用 EIA 或 DFA 检测 HSV 抗原。PCR 和EIA 检测均能鉴别 HSV-1 和 HSV-2。PCR 检测 HSV DNA是目前探查皮肤黏膜 HSV 感染最灵敏的方法,同时也是脑脊液标本检测 HSV 的首选方法[142]。测定血清学反应和抗体产物的方法有助于诊断原发感染,但在诊断复发感染或确定原发感染是何时发生时意义不大。借助血清学特异性分析有可能鉴别 HSV-1 和 HSV-2 的抗体。POC 使用 HSV-2 特异性抗体检测试剂盒,能快捷地鉴别 HSV-1 和 HSV-2,灵敏性和特异性均高[12,169,170]。

病毒培养较其他检测方法更易得到假阴性结果[12],因此应用抗原检测方法如 EIA 和 DFA 更为可靠。病毒培养阴性并不能排除 B.J. 存在原发感染的可能,尤其是其抗体检测结果为阳性。B.J. 的性伴侣 HSV-2 抗体阳性,但既往没有出现过症状,提示她可能早从无症状病毒排放者处获得过感染。

治疗

案例 72-14,问题 5: B.J. 的皮损应如何治疗?由于生殖器疱疹的高复发率,目前可推荐何种治疗和预防措施?

确诊生殖器疱疹后令人忧虑,因为目前尚无根治生殖器疱疹的方法。已尝试过抗病毒药物、光照灭活到疫苗研发等多种措施。目前只有阿昔洛韦(acyclovir,ACV)、泛昔洛韦(famciclovir,FCV)和伐昔洛韦(valacyclovir,VCV)能有效的治疗和预防生殖器疱疹。

理想的抗 HSV 药物应具备以下作用:(a)预防感染;(b)缩短病程;(c)阻止潜伏期进展;(d)防止潜伏期患者的复发;(e)减少疾病的传播以及(f)根除隐性感染[142]。但迄今为止,还没有药物能同时满足要求。

ACV、FCV 和 VCV 等 3 种抗病毒药在治疗某些 HSV 感染时短期有效。ACV 属于核苷类似物,是 HSV 特异性胸腺嘧啶核苷激酶的底物。经过一系列的磷酸化步骤,ACV 被转化为 ACV-三磷酸盐,竞争性抑制病毒 DNA 聚合酶而发挥作用。体外实验中 ACV 具有较强的抗 HSV-1 和 HSV-2活性,但对水痘-带状疱疹病毒(varicella-zoster)及 CMV 作用微弱[171]。FCV 是喷昔洛韦(penciclovir)的前体药物,其口服生物利用度高于 ACV。FCV 在肠道和肝脏转化为活性形式喷昔洛韦,然后以与 ACV 相同的方式在 HSV 内快速磷酸化。VCV 是 ACV 的 L-缬氨酸酯化的前体药物,口服生物利用度也明显高于 ACV,口服产生的 ACV 血浓度接近 ACV 静脉给药的浓度水平,因而避免了 ACV 需要静脉给药的缺点[172]。上述 3 种药物治疗生殖器疱疹感染的疗效相近。

静脉给予 ACV(5mg/kg,每 8 小时 1 次)能显著缩短原发生殖器疱疹患者的病毒排放时间,缩短疾病症状和体征持续时间平均至 5 日;加快皮损愈合,与安慰剂相比,平均愈合时间缩短 6~12 日[12,173]。在免疫缺陷的患者中的应用也获得了相似的结果[174]。对于刚接受骨髓移植术免疫功能受损的 HSV 血清学阳性患者,口服和静脉给予 ACV 或 VCV 都可以预防 HSV 的再度活化[175]。对于合并 HIV 感染的 HSV 复发患者,可以口服 ACV 400mg,每日 3 次;FCV 500mg,每日 2 次;或 VCV 500mg,每日 2 次,疗程 5~10 日[2]。目前,静脉给药只推荐用于不能口服用药的严重生殖器疱疹或播散性 HSV 感染患者。

ACV 软膏(5%,聚乙烯乙二醇基质)局部治疗对于原发生殖器疱疹患者病毒排放时间、症状及皮损愈合等作用微弱,也不能降低复发率[175],因此不推荐用于原发生殖器疱疹感染的治疗。1%喷昔洛韦乳膏治疗唇部 HSV 感染有效,用法为醒时每 2 小时 1 次[176],但推荐用于治疗生殖器疱疹的证据尚不充分。

原发或复发的生殖器 HSV-2 感染应用口服抗病毒药物治疗可促进皮损愈合,消除临床症状[177]。原发感染 1 周后才进行治疗,将不能改变疾病复发的自然进程。因此应加强患者的性传播风险教育,加深其对症状和体征的认识,以尽早进行抗病毒药物治疗[178]。大多数患者疾病复发的频次会随时间推移而降低。生殖器 HSV-2 感染复发可以选用 3 个口服抗病毒药物中的任意一个进行治疗(表 72-8)。应为感染复发的患者备用抗病毒药物,以便出现症状后能尽早开始治疗,而不是必须到诊所就诊才能获得,这样也许能阻止病情发展或减少症状持续时间 1~2 日[179,180]。

表 72-8

生殖器 HSV-2 感染的抗病毒治疗

	阿昔洛韦	泛昔洛韦	伐昔洛韦	疗程	注意事项
原发感染	400mg PO tid 或每次 200mg PO 每日 5 次	1g PO bid	250mg PO tid	7~10 日	未完全痊愈者可延长疗程
复发性感染	400mg PO tid 或 800mg PO bid 或 800mg PO tid×2 日	1g qd 或 500mg PO bid×3 日	125mg PO bid 或 1 000mg PO bid×1 日 或 500mg PO×1 日,随后 250mg bid×2 日	5 日	皮损开始的 24h 内,或前驱期中开始治疗,效果最好
每日抑制疗法	400mg PO tid[a]	500mg PO qd[b] 或 1g PO qd	250mg PO bid	每日	多次复发患者(年复发 ≥6 次),发率降低 ≥75%;满 1 年时应重新评估是否继续使用
严重播散型感染	5~10mg/kg IV q8h	无指征	无指征	时间不等	住院治疗直到临床症状缓解后替换为口服阿昔洛韦以完成 10 日疗程
HIV 感染者	400mg PO tid 或 200mg PO,每日 5 次	1g PO bid[c]	500mg PO bid	5~10 日	治疗至临床病情缓解
HIV 感染者抑制性治疗	400~800mg PO bid 或 tid	500mg PO bid[d]	500mg PO bid		

注:方案建议来源于 2002 年 CDC 的建议[13]。
[a]已有证据表明阿昔洛韦应用长达 6 年均安全有效。
[b]伐昔洛韦每日 500mg,在年复发 10 次以上的患者效果较差,这些患者应每次 1g,每日 1 次。
[c]每日剂量已用到 8g,但有类似溶血性尿毒症综合征或血栓性血小板减少性紫癜的临床综合征发生。
[d]可有效降低 HIV 感染患者 HSV 的复发和亚临床病毒排放。
Bid,每日 2 次;PO,口服;tid,每日 3 次。

生殖器疱疹频繁复发(年 5~8 次)每日使用 ACV、FCV 或 VCV 进行抑制性治疗,可以减少 70%~80% 的复发次数[2,181]。复发随着时间的推移会逐步消失。因此持续抑制性治疗每经过 1 年,均应与患者讨论并尝试中断治疗[2]。抑制性治疗并不能完全消除病毒的传播。然而,一项纳入血清 HSV-2 反应不一致夫妇进行的随机对照临床试验表明,感染伴侣每日服用 VCV 500mg,其未感染伴侣的传染率显著下降[154]。观察期为 8 个月的该研究对象仅纳入年复发少于 10 次的异性恋伴侣。CDC 推荐了不同剂量的 VCV 方案,其中每日口服 500mg 对复发频次高(年复发超过 10 次)的患者的疗效似乎不如每日 1g 的方案[2]。但一项 meta 分析显示 VCV 剂量无论是每次 250mg,每日 2 次,还是 500mg,每日 1 次,其预防作用相当[182]。免疫缺陷患者的抑制性治疗,可能需要增加剂量或给药频次[183]。大多数 ACV 耐药 HSV 病例均发生在免疫缺陷人群,但发生率不到 5%[184]。所有 ACV 耐药株均对 VCV 耐药,且其中大部分也同时对 FCV 耐药。治疗 ACV 耐药的严重生殖器 HSV 感染患者,可用膦甲酸钠(foscarnet)静注 40~80mg/kg,每 8 小时 1 次,或者西罗福韦 5mg/kg,每周 1 次,直至痊愈[2]。1% 西多福韦(cidofovir)凝胶(在美国无商品化制剂,由药剂师配制)外用,每日 1 次,疗程 5 日,可作为静注膦甲酸钠的替代方案,但仍需更多的研究[2,185]。

B. J. 目前不适合采用 ACV 每日抑制性治疗方案。关于 ACV、FCV 以及 VCV 的使用说明详见表 72-8。

不良反应

案例 72-14,问题 6:应预计到 ACV、FCV 和 VCV 有哪些不良反应?

总体而言,ACV 包括 FCV 和 VCV 在内的所有制剂形式,其不良反应均相对罕见,因为这些药物对病毒胸腺嘧啶核苷激酶的亲和力远大于对人体细胞激酶的亲和力。

可出现血尿、血尿素氮和血清肌酐升高,主要发生于有肾脏疾病或同时使用肾毒性药物的患者,而且这些反应几乎全与静脉给药有关。另外在注射部位也可能发生严重的局部反应。在合并有 HIV/AIDS 的患者中,VCV 日用量达 8g 时可发生溶血性尿毒症综合征(hemolytic uremic syndrome)或血栓性血小板减少性紫癜综合征(thrombotic thrombocytopenic purpuralike syndrome),但这些并发症在常规治疗剂量下不会出现。如前所述,动物实验显示当大剂量静脉用药或存在明显脱水时,ACV 可在肾小管形成结晶并导致肾功能不全[186]。因此 ACV 不宜快速输注,输注浓度不应高于 10mg/ml。肾功能不全患者三种抗病毒药物均应进行剂量调整。

尽管神经毒性极少出现,但肾衰患者有出现昏迷和谵妄的个案报道[187,188]。

静脉给予 ACV 偶见皮肤刺激反应和静脉炎、可逆性白细胞减少[189]和肝脏转氨酶一过性升高。正常治疗剂量的 ACV 和 VCV 口服相对安全,并且不会产生任何严重的不良

反应。接受口服治疗的患者可能会出现恶心、头晕、腹泻和头痛等。

患者教育和咨询

案例 72-14,问题 7:对生殖器疱疹患者,教育和咨询有何意义?其他的局部治疗或对症治疗措施有用吗?

大多数生殖器疱疹感染为良性,损伤可以自愈,除非患者存在免疫缺陷或皮损发生继发性感染。应指导患者保持病损区域清洁和干燥。为预防病毒自体转移,应教育患者不要触碰病灶。如果触到病灶应立刻洗手。局部施用麻醉剂虽然可以缓解皮损导致的生殖器疼痛,但应尽可能避免使用,因其与保持皮损部位干燥相冲突。禁止局部使用皮质类固醇药物,以免继发细菌感染。

患者咨询对象应包括原发患者和其性伴侣。应努力使患者的负罪感和焦虑心理得到释放和舒缓。在感染的急性症状缓解后,应对远期可能发生的情况进行讨论。

对反复发作的患者,应明确告知尽量避免可能的刺激因素,如日照、创伤或精神压力。要向患者充分解释治疗的局限性,并告知患者病情的严重程度以及复发次数都会随时间的推移逐渐下降。还要强调传染期时限,以及在此期间即使损害已消失,也应避免性行为,并强调持续采取保护措施的必要性。生殖器疱疹女性患者应定期常规行湿涂片检查,怀孕时应与医生讨论相关注意事项。

目前尚无完全有效的方法可以阻断 HSV-2 感染的传播。屏障式避孕措施,尤其是避孕套的使用,可减少 HSV 传播,但其仅局限于男性对女性的传播,而疱疹多发生于女性[159]。男性广泛使用避孕套能提升保护率,因此仍被推荐用于预防 HSV 感染[160]。壬苯醇醚-9 为一种杀精剂,在体外具有抗 HSV 活性,但对已发生的生殖器 HSV 感染无效,而且本身可引发生殖器溃疡,实际上增加了 HSV 传播的风险[190]。

并发症

案例 72-15

问题 1:M. F.,23 岁,性活跃女学生。自 3 年前首次发生生殖器疱疹后,已有多次严重复发。M. F. 尝试过多种治疗,包括抑制性治疗和发作期的抗病毒治疗,无一奏效。M. F. 阅读了许多有关疱疹的非专业报刊,很关心其可能的并发症,尤其是宫颈癌。生殖器疱疹潜在的并发症有哪些?

既往有研究提示 HSV-2 可能是导致宫颈癌的致癌因素。但一项基于病例-对照的大样本纵向研究项目利用近 20 年的血清流行病学资料结合 meta 分析结果证明,HSV-2 与侵袭性宫颈癌的发生极可能不相关[191]。生殖器疱疹的严重并发症包括疱疹性脑膜炎和脑炎等中枢神经系统疾和全身播散性疾病[142]。

妊娠

案例 72-16

问题 1：A.P.，女性，26 岁，妊娠 32 周，因"生殖器皮损伴明显疼痛、头痛、发热、阴道分泌物增多，排尿困难 1 周"收治入院治疗，在其宫颈、外阴、小阴唇和大腿存在多处与生殖器疱疹一致的溃疡性皮损。A.P. 应如何进行治疗？

孕妇生殖器疱疹血清阳性率高于没有怀孕的妇女，有 HSV-2 血清学检测证据者约占所有孕妇的 20%～30%，其中 2% 是在妊娠期被感染[192]。当母亲在分娩时感染 HSV、在妊娠早期感染 HSV 或有复发性感染，新生儿感染的概率可达 30%～50%，但感染比例低于 1%[2]。不幸的是，很大比例的妊娠期感染，仅局限于宫颈且全无症状，因而常被漏诊。

治疗有生殖器疱疹复发史的孕妇应查找有无疾病活动的证据。孕妇全身性给予 ACV 和 VCV 尚未有对照试验研究，但 CDC 指出，没有证据表明胎儿受到伤害，ACV 可以在怀孕的所有阶段安全使用[2]。因此使用 ACV 治疗本例 HSV 的建议是合理的。一些小样本研究结果显示在分娩前几周给予 ACV 可以减少复发性发作和降低疱疹相关的剖宫产率[193]。而一个较大样本的随机研究发现，ACV 并不能降低原发感染患者的剖宫产率[194]。概括而言，有症状的生殖器疱疹孕妇似乎剖宫产更合适[195]。ACV（Zovirax）生产商建有与 ACV 应用相关的胎儿并发症数据库，迄今为止均未发现出生缺陷与 ACV 间存在联系[196]。因此妊娠期 HSV 感染是否使用 ACV 治疗应根据感染的严重程度而决定。有关胎儿暴露于 FCV 或 VCV 有何影响的数据仍较少。如果母亲存在活动性生殖器疱疹证据（有生殖器皮损或无症状的 HSV-2 宫颈炎），应在羊膜破裂后 4 小时内行剖宫产，以防止新生儿感染病毒[142]。如果临产时没有生殖器皮损，也可以推荐阴道分娩[12]。有证据表明高达 70% 的新生儿疱疹来自于无症状的 HSV 感染母亲，在孕 36 周后使用 ACV 或 VCV 能减少疱疹发作和病毒对胎儿的传播[197]。

新生儿疱疹对新生儿是致命性的全身性感染疾病，发病率和死亡率高，特别是 HSV-1 和 HSV-2 感染时[198]。新生儿感染 HSV 常发生在通过被感染的产道时，感染率较出生前高出 300 倍[195]。妊娠期最后 3 个月初次感染病毒的母亲将病毒传播给胎儿的风险最高（25%～50%），而感染复发或在妊期头 3 个月感染的母亲对胎儿的传染性较低（小于 1%）[198]。

生殖器湿疣

案例 72-17

问题 1：S.L.，女，19 岁，到妇科诊所进行年度盆腔检查。1 周后宫颈刮片查见发生中空细胞病，即行阴道镜检查发现宫颈扁平疣。S.L. 感染的病因是什么？应如何治疗？

人类乳头瘤病毒（human papillomavirus，HPV）是生殖器湿疣（genital warts）或尖锐湿疣（condylomata acuminata）的致病原。超过 90% 的生殖器湿疣由血清型 6 和 11 的 HPV 导致[199]。而包括 16 和 18 等的其他血清型 HPV 则导致了约 70% 的宫颈癌[200,201]。HPV 与中空细胞病和宫颈发育不良等宫颈刮片检查异常密切相关。在美国流行的血清型有 HPV 6、11、16 和 18，女性约 32.5% 被感染，而 14～59 岁男性中感染者为占 12.2%[202]。

宫颈上皮内瘤样病变（cervical intraepithelial neoplasia，CIN）是常用的宫颈癌分级指标，根据组织学变化分为 3 级：CIN-1、CIN-2 和 CIN-3。数值越大，发展成侵袭性宫颈癌的概率越高。大多数新发 HPV 感染会自行恢复，但随着进行性的组织学改变，自行恢复的可能性逐渐降低（CIN-1，60%；CIN-2，30%；CIN-3，10%）[203]。不同血清型的 HPV 根据其致癌性分为高风险型和低风险型，前者很可能导致癌症，而后者致癌性可能性不大。HPV 16、18、31、33、45、52 和 58 被认为是高风险型，而主要引起生殖器湿疣的 HPV 6 和 11 为低风险型。在女性，可见的湿疣好于阴唇、阴道口和阴道。这些部位及宫颈也常发生亚临床损害，就如 S.L. 的表现。亚临床损害只能在涂敷乙酸后经阴道镜检才能发现。男性也可发生生殖器湿疣并通过性行为将 HPV 病毒传播给女性。男性肛门和阴茎癌与致瘤血清型 HPV 密切相关，尤其是 HPV 16[204]。HPV 治疗的目标是去除疣体。可用的治疗方法有多种，患者可用 0.5% 普达非洛（podofilox）溶液或凝胶、3.75% 和 5% 咪喹莫特（imiquimod）乳膏或 15% 赛儿茶素（sinecatechins）软膏对可见疣体自行治疗；而需由医护人员实施的治疗包括局部治疗[10%～25% 的鬼臼树脂（podophyllin），80%～90% 的三氯乙酸（trichloroacetic acid）和冷冻疗法]、外科治疗（激光或手术）和病灶内使用干扰素（interferon）[12]。一项近期的 meta 分析表明，局部使用干扰素的病灶清除率为 44%，远高于全身给药的 27.4%[205]。但上述治疗措施中没有一项能根除 HPV 感染或改变其自然进程。应根据患者湿疣发生的部位和数量、个人偏好、费用和便利性进行个体化治疗。

10%～25% 鬼臼树脂为含二苯乙醇酮溶液配成的酊剂，常被医护人员用于治疗可见疣体。将药液涂抹于疣体上 3～4 小时后洗除，每周 1～2 次，直至疣体消失。0.5% 普达非洛溶液或凝胶是鬼臼树脂的活性成分制剂，可由患者自行棉签蘸取溶液或用手指揩取凝胶后涂抹于可见的疣体上，每日 2 次，连用 3 日，后停用 4 日，如此重复治疗 4 个周期，日用量不超过 0.5ml，或用药面积不超过 10cm²。肛周湿疣多使用普达非洛凝胶因该部位不适合使用溶液剂。鬼臼树脂如果大量吸收入体，具有潜在的中枢神经毒性。与鬼臼树脂相比，普达非洛具有保存期长、涂抹后无需清洗、全身毒性小的优点[206]。因此使用鬼臼树脂时应限制剂量，孕妇应避免使用。鬼臼树脂治疗后湿疣的复发率可能高达 50%。由于临床护理费用昂贵和复发率高，患者使用普达非洛溶液自行治疗 HPV 可获相同疗效且节省开支[207]。

咪喹莫特能诱导细胞因子并激活细胞介导免疫系统。最初试验中，免疫耐受患者中 37%～50% 的疣体被完全清除，但 20% 的患者经历了复发[208]。5% 的乳膏最好在睡前使用,每周 3 次,每日 1 次,持续 16 周[209,210]。在用肥皂和水清洗乳膏之前,通常需保持 6~10 个小时。咪喹莫特可能需要长达 8 周的时间才能清除疣体。一半以上的患者会出现轻度到中度的局部刺激,尤其是每日使用而不是每周使用 3 次的患者。这种乳膏可能会削弱避孕套和隔膜的效果。

赛儿茶素是一种绿茶提取物,含有活性的儿茶素,据称有刺激免疫、抗增殖和抗肿瘤的作用。供局部使用的 15% 赛茶素软膏已在美国上市。关于该产品的临床数据非常有限,但文献报道其疗效优于咪喹莫特和普达非洛,对外生殖器湿疣的清除率达 55%[211]。使用方法是用手指蘸取后直接涂抹于疣体,每日 3 次,疗程 16 周。最常见的不良反应是局部皮肤红斑、瘙痒或烧灼感和疼痛[12]。

用液氮(liquid nitrogen)进行冷冻治疗,较鬼臼树脂更有效,但是需要特殊的设备和受过良好培训的专业人员。治疗后常见疼痛和皮肤起疱。全身不良反应小,适用于口腔、肛门、尿道和阴道湿疣的治疗。

三氯乙酸(80%~90%)用于某些生殖器湿疣的局部治疗,但疗效并不确切。干扰素因其价格昂贵和毒性,迄今仍未推荐用于生殖器湿疣的治疗。局部应用药物治疗效果不佳者,应考虑外科手术治疗。

预防

2006 年,第一种可以预防 HPV6、11、16 和 18 血清型的四价疫苗在美国批准上市。在 15~26 岁女性中的测试显示,疫苗对这四型 HPV 的保护率达 98%~100%[212,213]。疫苗对男性生殖器湿疣的保护率为 62.1%~89.4%,其效果取决于之前是否曾暴露于 HPV,因此被批准的男性适用年龄为 9~26 周岁[214]。使用桥接数据,据估计 99%~100% 的 9~15 岁的儿童会发生血清转化。2014 年,九价 HPV 疫苗被批准取代四价疫苗。它比 16 和 18 血清型覆盖的 66% 种癌症类型的四价疫苗增加了额外的 5 种类型(31、33、45、52 和 58)和 15% 更多种类的子宫癌保护覆盖率[215]。疫苗需 3 剂连续接种,应在 9 岁时尽早进行。虽然 CDC 建议在性行为开始前的 11~12 岁接种,并将其作为青少年健康关爱活动的目标之一。由于与肛门-生殖器疾病相关的 HPV 血清型超过 30 种,既往 HPV 感染史不是接种 HPV 疫苗的禁忌证。需要强调的是,接种过疫苗并不能改变宫颈刮片随访计划。最后,现有的疫苗不是治疗性疫苗,对活动性 HPV 感染无效。

疫苗接种

STDs 的预防和控制在很大程度上依赖于教育和抗菌药物。但免疫接种不仅能为大多数个体,也可为罹患某些感染的患者,在暴露于 STDs 危险之前提供保护。接种疫苗预防乙型肝炎应是 STD 预防的样板,HBV 高效的疫苗已被列入学龄儿童强制接种目录。HPV 九价疫苗需求强劲,而一种新的二价 HPV 疫苗(HBV16 和 18)也被 FDA 批准上市,但其适应证不包括用于生殖器湿疣的预防。HSV 疫苗已被深入研究,但迄今尚无任何一种被提交审评。

(王强 译,夏培元 校,夏培元 审)

参考文献

1. Institute of Medicine: Committee on Prevention and Control of Sexually Transmitted Diseases. Washington, D.C.: National Academy Press; 1997.
2. Workowski KA, Bolan GA. Sexually transmitted diseases treatment guidelines, 2015. *MMWR Recomm Rep*. 2015;64(Rr-03):1–137.
3. CDC. Sexually Transmitted Disease Surveillance, 2009. Atlanta, GA: U.S. Department of Health and Human Services; 2010. http://www.cdc.gov/std/stats09/surv2009-complete.pdf. Accessed June 15, 2017.
4. CDC. Sexually Transmitted Disease Surveillance 2013. Atlanta, GA: U.S. Department of Health and Human Services; 2014. http://www.cdc.gov/std/stats13/surv2013-print.pdf. Accessed June 15, 2017.
5. U.S. Department of Health and Human Services. Healthy People 2020 topics and objectives: sexually transmitted diseases; 2011. https://www.healthy-people.gov/2020/topics-objectives/topic/sexually-transmitted-diseases/objectives. Accessed June 15, 2017.
6. Nelson HD et al. Screening for Gonorrhea and Chlamydia: Systematic Review to Update the U.S. Preventive Services Task Force Recommendations. Rockville, MD: U.S. Department of Health and Human Services; 2014. http://www.uspreventiveservicestaskforce.org/Home/GetFile/1/1729/gonochlames115/pdf. Accessed June 15, 2017.
7. Holmes KK et al. An estimate of the risk of men acquiring gonorrhea by sexual contact with infected females. *Am J Epidemiol*. 1970;91:170.
8. Hook EW, Hansfield H. Gonococcal infections in the adult. In: Holmes KK, ed. *Sexually Transmitted Diseases (electronic version)*. New York, NY: McGraw-Hill Health Professions Division; 2008.
9. Turner CF et al. Untreated gonococcal and chlamydial infection in a probability sample of adults. [Comment]. *JAMA*. 2002;287:726.
10. Mehta SD et al. Unsuspected gonorrhea and chlamydia in patients of an urban adult emergency department: a critical population for STD control intervention. *Sex Transm Dis*. 2001;28:33.
11. Emmert DH et al. Sexually transmitted diseases in women. Gonorrhea and syphilis. *Postgrad Med*. 2000;107:181.
12. CDC. Sexually transmitted diseases treatment guidelines, 2010. *MMWR Recomm Rep*. 2010;59(RR-12):1–110.
13. CDC. Control of Neisseria gonorrhoeae infection in the United States: report of an external consultants' meeting convened by the division of STD prevention, National Center for HIV, STD, and TB Prevention, Centers for Disease Control and Prevention (CDC). Atlanta, GA: CDC; 2001. http://www.cdc.gov/std/gcmtgreport.pdf. Accessed June 15, 2017.
14. Watts D. Pregnancy and viral sexually transmitted infections. In: Holmes KK, ed. *Sexually Transmitted Diseases*. 4th ed. New York, NY: McGraw-Hill Health Professions Division; 2008.
15. Brocklehurst P. Update on the treatment of sexually transmitted infections in pregnancy–2. *Int J STD AIDS*. 1999;10:636.
16. CDC. Recommendations for the laboratory-based detection of Chlamydia trachomatis and Neisseria gonorrhoeae—2014. United States 2014. http://www.cdc.gov/mmwr/preview/mmwrhtml/rr6302a1.htm/. Accessed June 15, 2017.
17. CDC. Sexually Transmitted Disease Surveillance 2005 Supplement: Gonococcal Isolate Surveillance Project (GISP) Annual Report 2005; 2007. http://www.cdc.gov/std/GISP2005. Accessed June 15, 2017.
18. CDC. Sexually Transmitted Disease Surveillance 2013: Gonococcal Isolate Surveillance Project (GISP) Supplement & Profiles. Atlanta, GA: Department of Health and Human Services; 2015. http://www.cdc.gov/std/gisp2013/gisp-2013-text-figures-tables.pdf. Accessed Jue 15, 2017.
19. CDC. Update to CDC's Sexually transmitted diseases treatment guidelines, 2010: oral cephalosporins no longer a recommended treatment for gonococcal infections. United States 2012. http://www.cdc.gov/mmwr/preview/mmwrhtml/mm6131a3.htm. Accessed June 15, 2017.
20. CDC. Update to CDC's sexually transmitted diseases treatment guidelines, 2006: fluoroquinolones no longer recommended for treatment of gonococcal infections. *MMWR Morb Mortal Wkly Rep*. 2007;56:332.
21. CDC. Discontinuation of spectinomycin. *MMWR Morb Mortal Wkly Rep*. 2006;55(RR-13):370.
22. Kirkcaldy RD et al. The efficacy and safety of gentamicin plus azithromycin and gemifloxacin plus azithromycin as treatment of uncomplicated gonorrhea. *Clin Infect Dis*. 2014;59(8):1083–1091.
23. Park MA, Li JT. Diagnosis and management of penicillin allergy. *Mayo Clin Proc*. 2005;80:405.
24. Aplasca De L, Reyes MR et al. A randomized trial of ciprofloxacin versus cefixime for treatment of gonorrhea after rapid emergence of gonococcal

ciprofloxacin resistance in the Philippines. *Clin Infect Dis*. 2001;32:1313.

25. Lyss SB et al. Chlamydia trachomatis among patients infected with and treated for Neisseria gonorrhoeae in sexually transmitted disease clinics in the United States. *Ann Intern Med*. 2003;139(3):178–185.

26. CDC. Sexually Transmitted Disease Surveillance 2007 Supplement, Gonococcal Isolate Surveillance Project (GISP) Annual Report 2007. Atlanta, GA: U.S. Department of Health and Human Services, Centers for Disease Control and Prevention; March 2009. https://www.cdc.gov/std/gisp2007/gispsurvsupp2007complete.pdf. Accessed June 15, 2017.

27. CDC. GISP Profiles, 2013 – Figure I. Percentage of Isolates with Intermediate Resistance or Resistance to Ciprofloxacin, 2000–2013; 2015. http://www.cdc.gov/std/gisp2013/figi.htm. Accessed April 8, 2015.

28. Knapp JS et al. Molecular epidemiology, in 1994, of *Neisseria gonorrhoeae* in Manila and Cebu City, Republic of the Philippines. *Sex Transm Dis*. 1997;24:2.

29. Fox KK et al. Antimicrobial resistance in *Neisseria gonorrhoeae* in the United States, 1988–1994: the emergence of decreased susceptibility to the fluoroquinolones. *J Infect Dis*. 1997;175:1396.

30. Lafferty WE et al. Sexually transmitted diseases in men who have sex with men. Acquisition of gonorrhea and nongonococcal urethritis by fellatio and implications for STD/HIV prevention. *Sex Transm Dis*. 1997;24:272.

31. Jebakumar SP et al. Value of screening for oro-pharyngeal *Chlamydia trachomatis* infection. *J Clin Pathol*. 1995;48:658.

32. Bernstein KT et al. Chlamydia trachomatis and *Neisseria gonorrhoeae* transmission from the oropharynx to the urethra among men who have sex with men. *Clin Infect Dis*. 2009;49(12):1793–1797.

33. Geisler WM et al. Epidemiology of anorectal chlamydial and gonococcal infections among men having sex with men in Seattle: utilizing serovar and auxotype strain typing. *Sex Transm Dis*. 2002;29:189.

34. Kent C et al. Prevalence of rectal, urethral, and pharyngeal Chlamydia and gonorrhea detected in 2 clinical settings among men who have sex with men: San Francisco, California, 2003. *Clin Infect Dis*. 2005;41:67.

35. Feldblum PJ et al. The effectiveness of barrier methods of contraception in preventing the spread of HIV. *AIDS*. 1995;9(Suppl A):S85.

36. FDA. FDA Mandates New Warning for Nonoxynol 9 OTC Contraceptive Products Label must warn consumers products do not protect against STDs and HIV/AIDS; 2007. https://www.fda.gov/ForConsumers/ConsumerUpdates/ucm095726.htm. Accessed February 15, 2016.

37. Sutton M et al. The prevalence of trichomonas vaginalis infection among reproductive age women in the United States, 2001–2004. *Clin Infect Dis*. 2007;45:1319.

38. CDC. Self-Study STD Modules for Clinicians – Pelvic Inflammatory Disease (PID); 2014. http://www2a.cdc.gov/stdtraining/self-study/pid/default.htm. Accessed December 4, 2015.

39. Sutton MY et al. Trends in pelvic inflammatory disease hospital discharges and ambulatory visits, United States, 1985–2001. *Sex Transm Dis*. 2005;32:778.

40. Barrett S, Taylor C. A review on pelvic inflammatory disease. *Int J STD AIDS*. 2005;16:715.

41. Mohllajee AP et al. Does insertion and use of an intrauterine device increase the risk of pelvic inflammatory disease among women with sexually transmitted infection? A systematic review. *Contraception*. 2006;73:145.

42. Paavonen J et al. Pelvic inflammatory disease. In: Holmes K, ed. *Sexually Transmitted Diseases*. 4th ed. New York, NY: McGraw-Hill; 2008.

43. Haggerty C, Ness R. Newest approaches to treatment of pelvic inflammatory disease: a review of recent randomized clinical trials. *Clin Infect Dis*. 2007;44:953.

44. Ross JD. An update on pelvic inflammatory disease. *Sex Transm Infect*. 2002;78:18.

45. Gaitan H et al. Accuracy of five different diagnostic techniques in mild-to-moderate pelvic inflammatory disease. *Infect Dis Obstet Gynecol*. 2002;10:171.

46. Scholes D et al. Prevention of pelvic inflammatory disease by screening for cervical chlamydial infection. *N Engl J Med*. 1996;334:1362.

47. Addiss DG et al. Decreased prevalence of *Chlamydia trachomatis* infection associated with a selective screening program in family planning clinics in Wisconsin. *Sex Transm Dis*. 1993;20:28.

48. Westrom L et al. Pelvic inflammatory disease and fertility. A cohort study of 1,844 women with laparoscopically verified disease and 657 control women with normal laparoscopic results. *Sex Transm Dis*. 1992;19:185.

49. CDC. Updated recommended treatment regimens for gonococcal infections and associated conditions—United States, April 2007. http://www.cdc.gov/std/treatment/2006/GonUpdateApril2007.pdf. Accessed June 15, 2017.

50. Wang S et al. Evaluation of antimicrobial resistance and treatment failures for *Chlamydia trachomatis*: a meeting report. *J Infect Dis*. 2005;191:917.

51. Lau CY, Qureshi AK. Azithromycin versus doxycycline for genital chlamydial infections: a meta-analysis of randomized clinical trials. *Sex Transm Dis*. 2002;29:497.

52. Stamm WE. *Chlamydia trachomatis* infections of the adult. In: Holmes KK, ed. *Sexually Transmitted Diseases (electronic version)*. 4th ed. New York, NY: McGraw-Hill Health Professions Division; 2008.

53. Hughes G et al. New cases seen at genitourinary medicine clinics: England 1997. *Commun Dis Rep CDR Suppl*. 1998;8:S1.

54. Tartaglione TA et al. The role of fluoroquinolones in sexually transmitted diseases. *Pharmacotherapy*. 1993;13:189.

55. Hooton TM et al. Ciprofloxacin compared with doxycycline for nongonococcal urethritis. Ineffectiveness against *Chlamydia trachomatis* due to relapsing infection. *JAMA*. 1990;264:1418.

56. Stamm WE et al. Azithromycin for empirical treatment of the nongonococcal urethritis syndrome in men. A randomized double-blind study. *JAMA*. 1995;274:545.

57. Horner P et al. Role of *Mycoplasma genitalium* and *Ureaplasma urealyticum* in acute and chronic nongonococcal urethritis. *Clin Infect Dis*. 2001;32:995.

58. Sena AC et al. Chlamydia trachomatis, Mycoplasma genitalium, and Trichomonas vaginalis infections in men with nongonococcal urethritis: predictors and persistence after therapy. *J Infect Dis*. 2012;206:357–365.

59. Schwebke JR et al. Re-evaluating the treatment of nongonococcal urethritis: emphasizing emerging pathogens – a randomized clinical trial. *Clin Infect Dis*. 2011;52:163–170.

60. Meyers DS et al. Screening for chlamydial infection: an evidence update for the U.S. Preventive Services Task Force. *Ann Intern Med*. 2007;147:135.

61. Wehbeh HA et al. Single-dose azithromycin for Chlamydia in pregnant women. *J Reprod Med*. 1998;43:509.

62. Adair CD et al. *Chlamydia* in pregnancy: a randomized trial of azithromycin and erythromycin. *Obstet Gynecol*. 1998;91:165.

63. Kapoor S. Re-emergence of lymphogranuloma venereum. *J Eur Acad Dermatol Venereol*. 2008;22(4):409–416.

64. van Hal SJ et al. Lymphogranuloma venereum: an emerging anorectal disease in Australia. *Med J Aust*. 2007;187:309.

65. de Vrieze NH, de Vries HJ. Lymphogranuloma venereum among men who have sex with men. An epidemiological and clinical review. *Expert Rev Anti Infect Ther*. 2014;12(6):697–704.

66. Martin-Iguacel R et al. Lymphogranuloma venereum proctocolitis: a silent endemic disease in men who have sex with men in industrialised countries. *Eur J Clin Microbiol Infect Dis*. 2010;29(8):917–925.

67. Stamm W. Lymphogranuloma venereum. In: Holmes KK, ed. *Sexually Transmitted Diseases (electronic version)*. 4th ed. New York, NY: McGraw-Hill; 2008.

68. Mabey D et al. Lymphogranuloma venereum. *Sex Transm Infect*. 2002;78:90.

69. CDC. Primary and secondary syphilis—United States, 1998. *MMWR Morb Mortal Wkly Rep*. 1999;48:873.

70. CDC. Primary and secondary syphilis—United States, 2000–2001. *MMWR Morb Mortal Wkly Rep*. 2002;51:971.

71. CDC. Sexually transmitted disease surveillance 2006 supplement: Syphilis Surveillance Report. Atlanta, GA: U.S. Department of Health and Human Services, Centers for Disease Control and Prevention; 2007. http://www.cdc.gov/std/Syphilis2006/Syphilis2006Short.pdf. Accessed June 15, 2017.

72. Sparling P et al. Clinical manifestations of syphilis. In: Holmes K, ed. *Sexually Transmitted Diseases (electronic version)*. 4th ed. New York, NY: McGraw-Hill; 2008.

73. Chapel TA. The variability of syphilitic chancres. *Sex Transm Dis*. 1978;5:68.

74. Birnbaum NR et al. Resolving the common clinical dilemmas of syphilis. *Am Fam Physician*. 1999;59:2233.

75. Gjestland T. The Oslo study of untreated syphilis: an epidemiologic investigation of the natural course of syphilitic infection based on a restudy of the Boeck-Bruusgaard material. *Acta Derm Venereol*. 1955;35(Suppl 34):I.

76. Garnett GP et al. The natural history of syphilis. Implications for the transmission dynamics and control of infection. *Sex Transm Dis*. 1997;24:185.

77. Flood JM et al. Neurosyphilis during the AIDS epidemic, San Francisco, 1985–1992. *J Infect Dis*. 1998;177:931.

78. Pezzini A et al. Meningovascular syphilis: a vascular syndrome with typical features? *Cerebrovasc Dis*. 2001;11:352.

79. Association of Public Health Laboratories (APHL). Expert Consultation Meeting Summary Report: Laboratory Diagnostic Testing for Treponema pallidum. Atlanta, GA: Association of Public Health Laboratories (APHL); 2009. http://www.aphl.org/aphlprograms/infectious/std/Documents/ID_2009Jan_Laboratory-Guidelines-Treponema-pallidum-Meeting-Report.pdf. Accessed June 15, 2017.

80. Larsen SA et al. Laboratory diagnosis and interpretation of tests for syphilis. *Clin Microbiol Rev*. 1995;8:1.

81. Clyne B et al. Syphilis testing. *J Emerg Med*. 2000;18:361.

82. Farnes SW et al. Serologic tests for syphilis. *Postgrad Med*. 1990;87:37.

83. Hook EW, 3rd et al. Acquired syphilis in adults. *N Engl J Med*. 1992;326:1060.

84. Bai ZG et al. Azithromycin versus penicillin G benzathine for early syphilis. *Cochrane Database Syst Rev*. 2012;6:CD007270.

85. Hook EW, 3rd et al. A phase III equivalence trial of azithromycin versus benzathine penicillin for treatment of early syphilis. *J Infect Dis*. 2010;201(11):1729–1735.

86. Pao D et al. Management issues in syphilis. *Drugs*. 2002;62:1447.

87. World Health Organization (WHO). Guidelines for the Management of Sexually Transmitted Infections. Switzerland: World Health Organization; 2003. http://apps.who.int/iris/bitstream/10665/42782/1/9241546263_eng.pdf?ua=1. Accessed June 15, 2017.

88. Felman YM et al. Syphilis serology today. *Arch Dermatol*. 1980;116:84.

89. Genc M et al. Syphilis in pregnancy. *Sex Transm Infect*. 2000;76:73.

90. Nathan L et al. In utero infection with *Treponema pallidum* in early pregnancy. *Prenat Diagn*. 1997;17:119.

91. Doroshenko A et al. Syphilis in pregnancy and the neonatal period. *Int J STD AIDS*. 2006;17:221.

92. Larkin JA et al. Recognizing and treating syphilis in pregnancy. *Medscape Womens Health*. 1998;3:5.

93. Niebyl J. *Teratology and Drug Use During Pregnancy and Lactation*. Philadelphia, PA: JB Lippincott; 1994.

94. Heikkinen T et al. The transplacental transfer of the macrolide antibiotics erythromycin, roxithromycin and azithromycin. *BJOG*. 2000;107:770.

95. Mascola L et al. Congenital syphilis. Why is it still occurring? *JAMA*. 1984;252:1719.

96. Alexander JM et al. Efficacy of treatment for syphilis in pregnancy. *Obstet Gynecol*. 1999;93:5.

97. Radolf JD et al. *Treponema pallidum* and *Borrelia burgdorferi* lipoproteins and synthetic lipopeptides activate monocytes/macrophages. *J Immunol*. 1995;154:2866.

98. Silberstein P et al. A case of neurosyphilis with a florid Jarisch-Herxheimer reaction. *J Clin Neurosci*. 2002;9:689.

99. Negussie Y et al. Detection of plasma tumor necrosis factor, interleukins 6, and 8 during the Jarisch-Herxheimer reaction of relapsing fever. *J Exp Med*. 1992;175:1207.

100. Klein VR et al. The Jarisch-Herxheimer reaction complicating syphilotherapy in pregnancy. *Obstet Gynecol*. 1990;75:375.

101. Fekade D et al. Prevention of Jarisch-Herxheimer reactions by treatment with antibodies against tumor necrosis factor alpha. *N Engl J Med*. 1996;335:311.

102. Knapp JS et al. In vitro susceptibilities of isolates of Haemophilus ducreyi from Thailand and the United States to currently recommended and newer agents for treatment of chancroid. *Antimicrob Agents Chemother*. 1993;37:1552.

103. National guideline for the management of C. Clinical Effectiveness Group (Association of Genitourinary Medicine and the Medical Society for the Study of Venereal Diseases). *Sex Transm Infect*. 1999;75(Suppl 1):S43.

104. Mashburn J. Vaginal Infections Update. *J Midwifery Womens Health*. 2012;57:629–634.

105. Hainer B, Gibson M. Vaginitis: diagnosis and treatment. *Am Fam Physician*. 2011;83(7):807–815.

106. Taylor B et al. Does bacterial vaginosis cause pelvic inflammatory disease?. *Sex Transm Dis*. 2013;40(2):117–122.

107. Koumans EH et al. The prevalence of bacterial vaginosis in the United States, 2001–2004; associations with symptoms, sexual behaviors, and reproductive health. *Sex Transm Dis*. 2007;34(11):864–869.

108. Verstraelen H et al. The epidemology of bacterial vaginosis in relation to sexual behaviour. *BMC Infect Dis*. 2010;10:81–92.

109. Fanfair R, Workowski K. Clinical update in sexually transmitted diseases – 2014. *Cleve Clin J Med*. 2014;81(2):91–101.

110. Ferris DG et al. Women's use of over-the-counter antifungal medications for gynecologic symptoms. *J Fam Pract*. 1996;42:595.

111. Ling Z et al. The restoration of the vaginal microbiota after treatment for bacterial vaginosis with metronidazole or probiotics. *Microbiol Ecol*. 2013;65:773–780.

112. Munteanu B et al. Probiotics: a helpful additional therapy for bacterial vaginosis. *J Med Life*. 2013;6(4):434–436.

113. Ries AJ. Treatment of vaginal infections: candidiasis, bacterial vaginosis, and trichomoniasis. *J Am Pharm Assoc (Wash)*. 1997;37:563.

114. Sobel JD. Vaginitis. *N Engl J Med*. 1997;337:1896.

115. Lodise N. *Vaginal and Vulvovaginal Disorders*. Vol 18. Washington, DC: American Pharmacists Association; 2012.

116. Sobel JD. Vulvovaginitis: when *Candida* becomes a problem. *Dermatol Clin*. 1998;16:763.

117. Carr PL et al. Evaluation and management of vaginitis. *J Gen Intern Med*. 1998;13:335.

118. Bulletins ACOP. ACOG practice bulletin no. 72. *Obstet Gynecol*. 2006;107:1195.

119. Van Kessel K et al. Common complementary and alternative therapies for yeast vaginitis and bacterial vaginosis: a systematic review. *Obstet Gynecol Surv*. 2003;58:351.

120. O-Prasertsawat P, Bourlert A. Comparative study of fluconazole and clotrimazole for the treatment of vulvovaginal candidiasis. *Sex Transm Dis*. 1995;22:228.

121. Mikamo H et al. Comparative study on the effectiveness of antifungal agents in different regimens against vaginal candidiasis. *Chemotherapy*. 1998;44:364.

122. Kovac M et al. Miconazole and nystatin used as topical antifungale drugs interact equally strongly with warfarin. *J Clin Pharm Ther*. 2012;37:45–48.

123. Otero L et al. Vulvovaginal candidiasis in female sex workers. *Int J STD AIDS*. 1998;9:526.

124. Sobel JD. Management of patients with recurrent vulvovaginal candidiasis. *Drugs*. 2003;63:1059.

125. Cotch MF et al. Epidemiology and outcomes associated with moderate to heavy *Candida* colonization during pregnancy. *Am J Obstet Gynecol*. 1998;178:374.

126. Sobel JD. Use of antifungal drugs in pregnancy: a focus on safety. *Drug Saf*. 2000;23:77.

127. Petrin D et al. Clinical and microbiological aspects of *Trichomonas vaginalis*. *Clin Microbiol Rev*. 1998;11:300.

128. Haefner HK. Current evaluation and management of vulvovaginitis. *Clin Obstet Gynecol*. 1999;42:184.

129. Nye M et al. Comparison of APTIMA Trichomonas vaginalis transcription-mediated amplification to wet mount microscopy, culture, and polymerase chain reaction for diagnosis of trichomoniasis in men and women. *Am J Obstet Gynecol*. 2009;200(188):e1–e188.e187.

130. Meites E et al. Trichomonas vaginalis in selected US sexually transmitted disease clinics: testing, screening, and prevalence. *Sex Trans Dis*. 2013;40(11):865–869.

131. Kirkcaldy RD et al. Trichomonas vaginalis antimicrobial drug resistance in 6 US Cities, STD Surveillance Network, 2009–2010. *Emerg Infect Dis*. 2012;18(6):939–943.

132. Visapaa JP et al. Lack of disulfiram-like reaction with metronidazole and ethanol. *Ann Pharmacother*. 2002;36:971.

133. Schwebke J et al. Intravaginal metronidazole/miconazole for the treatment of vaginal trichomoniasis. *Sex Transm Dis*. 2013;40(9):710–714.

134. Klebanoff M et al. Failure of metronidazole to prevent preterm delivery among pregnant women with asymptomatic Trichomonas vaginalis infection. *N Engl J Med*. 2001;345:487–493.

135. Burtin P et al. Safety of metronidazole in pregnancy: a meta-analysis. *Am J Obstet Gynecol*. 1995;172:525.

136. Friedman GD. Cancer after metronidazole. *N Engl J Med*. 1980;302:519.

137. Klebanoff MA et al. Failure of metronidazole to prevent preterm delivery among pregnant women with asymptomatic trichomonas vaginalis infection. *N Engl J Med*. 2001;345:487.

138. Roberts CM et al. Increasing proportion of herpes simplex virus type 1 as a cause of genital herpes infection in college students. *Sex Transm Dis*. 2003;30:797.

139. Langenberg AG et al. A prospective study of new infections with herpes simplex virus type 1 and type 2. Chiron HSV Vaccine Study Group. *N Engl J Med*. 1999;341:1432.

140. Smith JS et al. Age-specific prevalence of infection with herpes simplex virus types 2 and 1: a global review. *J Infect Dis*. 2002;186(Suppl 1):S3.

141. Whitley RJ et al. Immunologic approach to herpes simplex virus. *Viral Immunol*. 2001;14:111.

142. Corey L, Wald A. Genital herpes. In: Holmes KK, ed. *Sexually Transmitted Diseases*. New York, NY: McGraw-Hill Health Professions Division; 2008.

143. CDC. Seroprevalence of herpes simplex virus type 2 among persons aged 14–49 years – United States, 2005–2008. *MMWR Morb Mortal Wkly Rep*. 2010;59(15):456–459.

144. Corey L. Challenges in genital herpes simplex virus management. *J Infect Dis*. 2002;186(Suppl 1):S29.

145. Glynn JR et al. Herpes simplex virus type 2: a key role in HIV incidence. *AIDS*. 2009;23(12):1595–1598.

146. Bradley H et al. Seroprevalence of herpes simplex virus types 1 and 2 – United States, 1999–2010. *J Infect Dis*. 2014;209(3):325–333.

147. Marrazzo JM, Martin DH. Management of women with cervicitis. *Clin Infect Dis*. 2007;44(Suppl 3):S102.

148. Lavery E, Coyle W. Herpes simplex virus and the alimentary tract. *Curr Gastroenterol Rep*. 2008;10(4):417–423.

149. Xu F et al. Trends in herpes simplex virus type 1 and type 2 seroprevalence in the United States. *JAMA*. 2006;296(8):964–973.

150. Benedetti J et al. Recurrence rates in genital herpes after symptomatic first-episode infection. *Ann Intern Med*. 1994;121:847.

151. Sen P, Barton SE. Genital herpes and its management. *BMJ*. 2007;334:1048.

152. Koelle DM et al. Antigen-specific T cells localize to the uterine cervix in women with genital herpes simplex virus type 2 infection. *J Infect Dis*. 2000;182:662.

153. Martinez V et al. Treatment to prevent recurrent genital herpes. *Curr Opin Infect Dis*. 2008;21(1):42–48.

154. Corey L et al. Once-daily valacyclovir to reduce the risk of transmission of genital herpes. *N Engl J Med*. 2004;350:11.

155. Benedetti JK et al. Clinical reactivation of genital herpes simplex virus

infection decreases in frequency over time. *Ann Intern Med*. 1999;131:14.

156. Engelberg R et al. Natural history of genital herpes simplex virus type 1 infection. *Sex Transm Dis*. 2003;30:174.

157. Wald A et al. Virologic characteristics of subclinical and symptomatic genital herpes infections. *N Engl J Med*. 1995;333:770.

158. Langenberg A et al. Development of clinically recognizable genital lesions among women previously identified as having "asymptomatic" herpes simplex virus type 2 infection. *Ann Intern Med*. 1989;110:882.

159. Wald A et al. Effect of condoms on reducing the transmission of herpes simplex virus type 2 from men to women. *JAMA*. 2001;285:3100.

160. Wald A et al. The relationship between condom use and herpes simplex virus acquisition. *JAMA*. 2005;143:707.

161. Rana R et al. Sexual behaviour and condom use among individuals with a history of symptomatic genital herpes. *Sex Transm Infect*. 2006;82(1):69–74.

162. Tronstein E et al. Genital shedding of herpes simplex virus among symptomatic and asymptomatic persons with HSV-2 infection. *JAMA*. 2011;305(14):1441–1449.

163. Kimberlin DW, Rouse DJ. Genital herpes. *N Engl J Med*. 2004;350:1970.

164. Mertz GJ et al. Risk factors for the sexual transmission of genital herpes. *Ann Intern Med*. 1992;116:197.

165. Diamond C et al. Clinical course of patients with serologic evidence of recurrent genital herpes presenting with signs and symptoms of first episode disease. *Sex Transm Dis*. 1999;26:221.

166. Wald A. Herpes. Transmission and viral shedding. *Dermatol Clin*. 1998;16:795.

167. Tata S et al. Overlapping reactivations of herpes simplex virus type 2 in the genital and perianal mucosa. *J Infect Dis*. 2010;201(4):499–504.

168. Stanaway JD et al. Case-crossover analysis of condom use and herpes simplex virus type 2 acquisition. *Sex Transm Dis*. 2012;39(5):388–393.

169. Ashley-Morrow R et al. Time course of seroconversion by HerpeSelect ELISA after acquisition of genital herpes simplex virus type 1 (HSV-1) or HSV-2. *Sex Transm Dis*. 2003;30:310.

170. Wald A et al. Serological testing for herpes simplex virus (HSV)-1 and HSV-2 infection. *Clin Infect Dis*. 2002;35(Suppl 2):S173.

171. Balfour HH, Jr. Antiviral drugs. *N Engl J Med*. 1999;340:1255.

172. MacDougall C, Guglielmo BJ. Pharmacokinetics of valaciclovir. *J Antimicrob Chemother*. 2004;53:899.

173. Leung DT et al. Current recommendations for the treatment of genital herpes. *Drugs*. 2000;60:1329.

174. Ioannidis JP et al. Clinical efficacy of high-dose acyclovir in patients with human immunodeficiency virus infection: a meta-analysis of randomized individual patient data. *J Infect Dis*. 1998;178:349.

175. Eisen D et al. Clinical utility of oral valacyclovir compared with oral acyclovir for the prevention of herpes simplex virus mucositis following autologous bone marrow transplantation or stem cell rescue therapy. *Bone Marrow Transplant*. 2003;31:51.

176. Spruance SL et al. Penciclovir cream for the treatment of herpes simplex labialis. A randomized, multicenter, double-blind, placebo-controlled trial. Topical Penciclovir Collaborative Study Group. *JAMA*. 1997;277:1374.

177. Au E et al. Antivirals in the prevention of genital herpes. *Herpes*. 2002;9:74.

178. Nadelman CM et al. Herpes simplex virus infections. New treatment approaches make early diagnosis even more important. *Postgrad Med*. 2000;107:189.

179. Drake S et al. Improving the care of patients with genital herpes. *BMJ*. 2000;321:619.

180. Strand A et al. Aborted genital herpes simplex virus lesions: findings from a randomised controlled trial with valaciclovir. *Sex Transm Infect*. 2002;78:435.

181. Fuchs J et al. Clinical and virologic efficacy of herpes simplex virus type 2 suppression by acyclovir in a multicontinent clinical trial. *J Infect Dis*. 2010;201(8):1164–1168.

182. Lebrun-Vignes B et al. A meta-analysis to assess the efficacy of oral antiviral treatment to prevent genital herpes outbreaks. *J Am Acad Dermatol*. 2007;57(2):238–246.

183. Conant MA et al. Valaciclovir versus aciclovir for herpes simplex virus infection in HIV-infected individuals: two randomized trials. *Int J STD AIDS*. 2002;13:12.

184. Reyes M et al. Acyclovir-resistant genital herpes among persons attending sexually transmitted disease and human immunodeficiency virus clinics. *Arch Intern Med*. 2003;163(1):76–80.

185. Lalezari J et al. A randomized, double-blind, placebo-controlled trial of cidofovir gel for the treatment of acyclovir-unresponsive mucocutaneous herpes simplex virus infection in patients with AIDS. *J Infect Dis*. 1997;176:892.

186. Perazella MA. Crystal-induced acute renal failure. *Am J Med*. 1999;106:459.

187. Revankar SG et al. Delirium associated with acyclovir treatment in a patient with renal failure. *Clin Infect Dis*. 1995;21:435.

188. Kitching AR et al. Neurotoxicity associated with acyclovir in end stage renal failure. *N Z Med J*. 1997;110:167.

189. Straus SE et al. Acyclovir for chronic mucocutaneous herpes simplex virus infection in immunosuppressed patients. *Ann Intern Med*. 1982;96:270.

190. Wilkinson D et al. Nonoxynol-9 for preventing vaginal acquisition of sexually transmitted infections by women from men. *Cochrane Database Syst Rev*. 2002;4:CD003939.

191. Lehtinen M et al. Herpes simplex virus and risk of cervical cancer: a longitudinal, nested case-control study in the Nordic countries. *Am J Epidemiol*. 2002;156:687.

192. Brown Z et al. Genital herpes complicating pregnancy. *Obstet Gynecol*. 2005;106(4):845–856.

193. Tyring SK et al. Valacyclovir for herpes simplex virus infection: long-term safety and sustained efficacy after 20 years' experience with acyclovir. *J Infect Dis*. 2002;186(Suppl 1):S40.

194. Watts DH et al. A double-blind, randomized, placebo-controlled trial of acyclovir in late pregnancy for the reduction of herpes simplex virus shedding and cesarean delivery. *Am J Obstet Gynecol*. 2003;188:836.

195. Brown ZA et al. Effect of serologic status and cesarean delivery on transmission rates of herpes simplex virus from mother to infant. *JAMA*. 2003;289:203.

196. Reiff-Eldridge R et al. Monitoring pregnancy outcomes after prenatal drug exposure through prospective pregnancy registries: a pharmaceutical company commitment. *Am J Obstet Gynecol*. 2000;182:159.

197. Sheffield JS et al. Valacyclovir prophylaxis to prevent recurrent herpes at delivery: a randomized clinical trial. *Obstet Gynecol*. 2006;108:141.

198. Corey L, Wald A. Maternal and neonatal herpes simplex virus infections. *N Engl J Med*. 2009;361(14):1376–1385.

199. Jansen K, Shaw A. Human papillomavirus vaccines and prevention of cervical cancer. *Annu Rev Med*. 2004;55:319–331.

200. Munoz N et al. Epidemiologic classification of human papillomavirus types associated with cervical cancer. *N Engl J Med*. 2003;348:518.

201. Bosch F, de Sanjosé S. Chapter 1: Human papillomavirus and cervical cancer – burden and assessment of causality. *J Natl Cancer Inst Monogr*. 2003;31:3–13.

202. Markowitz L et al. Seroprevalence of human papillomavirus types 6, 11, 16, and 18 in the United States: National Health and Nutrition Examination Survey 2003–2004. *J Infect Dis*. 2009;200(7):1059–1067.

203. Ostor AG. Natural history of cervical intraepithelial neoplasia: a critical review. *Int J Gynecol Pathol*. 1993;12:186.

204. Giuliano AR et al. Epidemiology of human papillomavirus infection in men, cancers other than cervical and benign conditions. *Vaccine*. 2008;26(Suppl 10):K17–K28.

205. Yang J et al. Interferon for the treatment of genital warts: a systematic review. *BMC Infect Dis*. 2009;9:156.

206. Longstaff E et al. Condyloma eradication: self-therapy with 0.15%–0.5% podophyllotoxin versus 20%–25% podophyllin preparations—an integrated safety assessment. *Regul Toxicol Pharmacol*. 2001;33:117.

207. Lacey CJ et al. Randomised controlled trial and economic evaluation of podophyllotoxin solution, podophyllotoxin cream, and podophyllin in the treatment of genital warts. *Sex Transm Infect*. 2003;79:270.

208. Perry CM et al. Topical imiquimod: a review of its use in genital warts. *Drugs*. 1999;58:375.

209. Gotovtseva EP et al. Optimal frequency of imiquimod (aldara) 5% cream for the treatment of external genital warts in immunocompetent adults: a meta-analysis. *Sex Transm Dis*. 2008;35(4):346–351.

210. Baker DA et al. Imiquimod 3.75% cream applied daily to treat anogenital warts: combined results from women in two randomized, placebo-controlled studies. *Infect Dis Obstet Gynecol*. 2011;2011:806105.

211. Tatti S et al. Polyphenon E: a new treatment for external anogenital warts. *Br J Dermatol*. 2010;162(1):176–184.

212. Garland SM et al. Quadrivalent vaccine against human papillomavirus to prevent anogenital diseases. *N Engl J Med*. 2007;356:1928.

213. Markowitz LE et al. Quadrivalent human papillomavirus vaccine: recommendations of the Advisory Committee on Immunization Practices (ACIP). *MMWR Recomm Rep*. 2007;56:1.

214. CDC. FDA licensure of quadrivalent human papillomavirus vaccine (HPV4, Gardasil) for use in males and guidance from the Advisory Committee on Immunization Practices (ACIP). *MMWR Morb Mortal Wkly Rep*. 2010;59(20):630–632.

215. Petrosky E et al. Use of 9-valent human papillomavirus (HPV) vaccine: updated HPV vaccination recommendations of the advisory committee on immunization practices. *MMWR Morb Mortal Wkly Rep*. 2015;64(11):300–304.

73 第73章 骨髓炎与化脓性关节炎

Jacqueline L. Olin, Linda M. Spooner, and Karyn M. Sullivan

核心原则

		章节案例

骨髓炎

① 急性血源性骨髓炎的特征是某一特定部位突然发作的局部疼痛及触痛,发热及炎性指标升高(红细胞沉降率、C反应蛋白),影像学检查可以发现相应的骨髓改变,血培养或骨髓培养(如有)可能分离出致病菌。

案例 73-1(问题 1 和 2)
表 73-1

② 急性血源性骨髓炎初始经验性抗菌药物治疗应针对革兰氏阳性球菌,包括耐甲氧西林金黄色葡萄球菌(methicillin-resistant *Staphylococcus aureus*,MR-SA);抗菌药物的蛋白结合率及药物在骨组织的浓度并非决定治疗成败的关键因素,关键在于致病菌对所选的抗菌药物敏感,且采用足够高的剂量和长疗程。

案例 73-1(问题 3)
表 73-2

③ 如果血培养或骨髓培养检出可能的致病菌,则应根据细菌的药敏结果有针对性地选择抗菌药物。如果无青霉素过敏史,甲氧西林敏感金黄色葡萄球菌(methicillin-sensitive *Staphylococcus aureus*,MSSA)感染可以采用苯唑西林或萘夫西林。药物治疗的总疗程(包括静脉给药及可能的口服给药)至少4周。

案例 73-1(问题 4-6)
表 73-2,表 73-3

④ 骨髓炎常继发于邻近的感染病灶(通常发生于创伤及骨科手术后)。常见的症状有疼痛、触痛、肿胀、红斑及感染或创伤部位流脓等。影像学检查常显示与感染一致的骨髓改变。

案例 73-2(问题 1 和 2)
表 73-1

⑤ 继发性骨髓炎常常是多种细菌所致的混合感染。应积极进行外科干预并重新评估骨骼损伤及感染情况,并取得深部组织或骨组织标本进行细菌学培养。静脉抗菌治疗必须维持至少4周,抗菌药物必须根据培养所得的病原菌及药敏试验结果进行选择。

案例 73-2(问题 3 和 4)

⑥ 血运不足相关的骨髓炎常出现于糖尿病患者,神经病变及血流障碍导致下肢末端的慢性蜂窝组织炎及骨髓炎。多种革兰氏阳性、革兰氏阴性需氧菌或厌氧菌都可能为致病菌;因此最初的经验性治疗通常应包括万古霉素及抗假单胞菌属的β-内酰胺类。明确的目标治疗需要依赖于深部组织的细菌学培养结果。疗程应为6周或更长,此后还应考虑长期的抑菌治疗。

案例 73-3(问题 1 和 2)

⑦ 慢性骨髓炎可于既往骨感染数年后出现,特征性的表现为深达骨髓的流脓的窦道,其内可见慢性感染坏死骨质,尽可能采用外科手术去除坏死骨质非常重要。慢性骨髓炎常为混合菌感染,与先前的骨感染致病菌相同的细菌(尤其是金黄色葡萄球菌)在后续的慢性感染中也能被培养出。推荐依据细菌培养结果选择抗菌药物,并大剂量静脉给药至少6周,可有效抑制感染扩散至邻近健康骨组织。

案例 73-4(问题 1~4)

⑧ 骨髓炎病变附近的人工关节发生感染,治疗时通常需要外科手术取出感染假体。可以行关节穿刺或深部组织活检进行细菌培养,根据病原学结果选择合适的抗菌药物进行治疗。最常见的致病菌是金黄色葡萄球菌和凝固酶阴性的葡萄球菌。对于感染假体不能完全取出者,应考虑终身口服药物抑菌治疗。

案例 73-5(问题 1~3)

化脓性关节炎

① 非淋球菌性化脓性关节炎的特征表现为：发热、急性发作的关节疼痛及单关节腔积液。化脓性关节炎感染常由于其他部位感染入血所致，但原发感染部位并不一定都能明确。金黄色葡萄球菌是最常见的致病菌，抗菌治疗疗程6周，其中后2周可以转为口服抗菌治疗。

案例 73-6（问题 1~3）

② 淋病奈瑟菌是年轻人、性活跃的成年人多关节受累的化脓性关节炎最常见的致病菌。播散性淋球菌感染（disseminated gonococcal infection，DGI）常表现有皮肤损害。此感染的诊断主要基于临床表现及性生活史，而关节腔穿刺液、血液细菌学培养常为阴性。静脉给予头孢曲松是较好的选择，而且在临床表现改善后还应继续使用1~2日。整个治疗疗程至少7~14日。

案例 73-7（问题 1~3）

骨髓炎

　　骨髓炎是骨组织及骨周围组织的感染性炎症。人体任何部位骨骼均可发生骨髓炎，即使早诊断早治疗，其发病率仍然很高。尽管近来诊断技术不断优化（如放射性核素成像、计算机断层扫描、磁共振成像），抗菌药物治疗水平不断提高，以及骨科矫形手术前预防性使用抗菌药物等，但骨髓炎的治疗仍然非常棘手。

　　骨髓炎可发生于任何年龄段。长期以来，急性骨髓炎的致病菌以链球菌和葡萄球菌最多见，其中金黄色葡萄球菌是最常见的致病菌，占所有感染病例的50%，而且近年来耐甲氧西林金黄色葡萄球菌（methicillin-resistant *Staphylococcus aureus*，MRSA）所致的感染也日益增加，并且可见于各个年龄段。除此以外，革兰氏阴性菌及厌氧菌所致的骨髓炎也越来越常见[1]。

　　骨髓感染可经过3条途径：来自远处感染灶的细菌血行播散；邻近感染源所致的直接骨感染；继发于血运不足的骨骼感染。表73-1总结了各种类型骨髓炎的临床特征[1-3]。如果患者的骨髓炎反复发作，可考虑为慢性骨髓炎。

表 73-1

骨髓炎特征

特征	血源性	邻近部位感染	血运不足
发病年龄：儿童或成人	主要为儿童	成人	成人
感染部位	胫骨、股骨（儿童）、椎骨（成人）	股骨、腓骨、胫骨、颅骨、下颌骨	足
危险因素	菌血症	外科手术、创伤、蜂窝组织炎、关节假体	糖尿病、外周血管疾病
常见致病菌	金黄色葡萄球菌、革兰氏阴性菌；常为单一致病菌	金黄色葡萄球菌、革兰氏阴性菌、厌氧菌；常为混合感染	金黄色葡萄球菌、凝固酶阴性葡萄球菌、链球菌、革兰氏阴性菌、厌氧菌；常为混合感染
临床表现	发热、寒战、局部触痛、肿胀、活动受限	发热、局部温度高、肿胀、关节不稳定	疼痛、肿胀、流脓、溃疡形成

骨解剖及生理

　　骨可分为3部分：骨骺，位于骨的末端；干骺端（连接骨骺及部分骨骺生长版）；骨干（骨的中段）。骨的快速生长区由丰富的血管网提供营养支持。骨外周大部分被纤维及细胞被膜围绕，被膜的外层是骨膜，内层即骨内膜。

　　供应骨组织的血管主要位于骨骺及干骺端，滋养动脉从骺生长板的干骺端一侧进入骨，在骺生长板内形成尖环状的毛细血管网，汇入静脉窦中，最终通过滋养静脉穿出干骺端。在静脉窦中，血流非常缓慢，如果细菌在此处繁殖，则会导致感染[4]。

　　不同年龄段的骨的血管系统不同，因而导致不同类型的骨髓炎。在新生儿及成年人，骨骺与干骺端血管相通，感染易于从干骺端向骨骺及邻近关节扩散。但在儿童期，骺板将这两个区域的血液供应分隔开，因此感染不易播散[4]。

血源性骨髓炎

　　血源性骨髓炎好发于青春期前儿童，但也可发生于老年患者、留置中心导管的患者及静脉吸毒者[1]。儿童骨髓炎的特点是发病急、血源性感染、常常对单纯的抗菌药物治疗反应良好。而成人骨髓炎则倾向于亚急性或慢性起病，常继发于创伤、假体装置感染或其他损害。治疗成人骨髓炎，除了抗菌药物治疗以外，常常需要外科清创术干预[1-3]。

儿童的感染主要发生在快速发育的长骨的干骺端，那里血流缓慢，细菌易定植并繁殖。随着急性感染的进展（如水肿、炎症、小血管栓塞），骨内压力增高，进而影响血流并最终导致骨坏死。感染诱导释放的细胞因子可刺激破骨细胞活性从而改变骨完整性，而升高的骨内压力及骨坏死最终可导致失活的骨组织从健康骨组织分离（死骨）。随着感染持续扩散至骨外层及周围软组织，可形成脓肿及流脓的窦道[1,3]。

儿童血源性感染常发生于长骨，在股骨或胫骨形成单一感染灶[1]。新生儿血源性骨髓炎非常严重，常累及多块骨骼，尤其是长骨。感染可迅速通过骺板蔓延侵犯邻近关节导致化脓性关节炎，需要立即给予积极的治疗。椎骨受累常见于成人[1-3]。

引起血源性骨髓炎最常见的致病菌是金黄色葡萄球菌，在儿童病例中占85%以上[4]。医院获得性及社区获得性MRSA菌株所致的感染迅速增加，对骨髓炎的治疗提出了新的挑战。MRSA感染可增加抗感染治疗失败及发生并发症的风险，包括脓肿形成、深静脉血栓及脓毒性栓子[5]。革兰氏阴性菌（大肠埃希菌、克雷伯菌属、变形杆菌、沙门菌及假单胞菌属等）所致的骨髓炎病例也日益增多。铜绿假单胞菌感染常见于留置中心导管的患者及静脉吸毒者，而金黄色葡萄球菌及沙门菌属感染则易发于镰状细胞贫血症患者[1]。

血源性骨髓炎的临床特点依患者的年龄及感染部位不同而不同。在儿童，感染多表现为突发高热、寒战、局部疼痛、触痛及肿胀。新生儿则常因缺乏全身性症状而延误诊断，因此，骨髓炎的诊断应该主要基于局部症状如肿胀、肢体活动受限等。成人骨髓炎的全身症状也不常见，椎骨骨髓炎患者可表现为起病隐袭的局部背痛及触痛[1,3]。

急性骨髓炎

常见临床表现

问题1： L. D.，女孩，7岁，今日因为发热及逐渐加重的腿痛而未去上学，3~4年前，其左大腿曾受创。昨晚患儿开始出现跛行。L. D. 父母未提供其腿部创伤的具体病史，其既往病史只有在2岁及5岁时两次发作中耳炎。在儿科诊室，检查时发现其左侧股骨远端局部触痛明显，不伴膝关节积液、无肿胀、局部皮温增高及创伤体征。白细胞计数 8 000/μl，白细胞分类正常，左腿普通X线片未见异常，红细胞沉降率（erythrocyte sedimentation rate，ESR）58mm/h（正常值≤30mm/h）。在取了两份血液标本送检后，L. D. 被送回家严格卧床休息，使用对乙酰氨基酚（acetaminophen）退热治疗。两日后，L. D. 因为左腿剧烈疼痛及触痛、发热 38.8℃ 住院。两日前采集的血样标本培养出金黄色葡萄球菌，但药敏结果还未检

出。C反应蛋白（C-reactive protein，CRP）14mg/dl（正常<2mg/dl）。左腿普通X线检查仍然未见异常，但磁共振扫描（MRI）提示其股骨远端有炎症。L. D. 哪些表现符合血源性骨髓炎的诊断？

L. D. 表现出了儿童急性血源性骨髓炎的常见症状与体征。患儿既往体健，本次发病主要为左侧股骨远端急性局限性疼痛与触痛，以及急性发作的高热、ESR增快、CRP增高。虽然入院前两次股骨普通X线片未见异常，但一般在感染发生至少10~14日后，普通X线检查才可能发现骨骼的破坏性改变[1]，因此在感染发生后最初两周内普通X线检查结果正常并不能排除急性骨髓炎的诊断。诊断可采用的检查包括放射性核素显像（骨扫描）、CT或MRI等[1,4]。MRI在软组织评估及发现早期骨髓水肿等方面较CT更敏感，但儿童行此检查时需要镇静[4]。如果是由社区获得性MRSA（CA-MRSA）导致的骨髓炎感染，则骨扫描的敏感性是最低的[4]。L. D. 入院时进行的MRI扫描提示其左股骨远端有炎症。虽然L. D. 未行骨组织活检并送细菌培养，但是其临床表现、骨MRI扫描结果阳性及血培养查见金黄色葡萄球菌等均确立了其骨髓炎的诊断。同多数儿童骨髓炎病例一样，引起L. D菌血症并播散至骨骼的特定机制目前并不清楚[4]。

对于每一例怀疑骨髓炎的儿童，均应常规进行相关的实验室检查，包括全血细胞计数（complete blood count，CBC）、ESR、血清CRP等。尽管这些检验指标对于诊断骨髓炎并不是特异性的，但有助于临床明确诊断。WBC计数增高符合骨髓炎的诊断，但在大多数骨髓炎患儿早期的检查并没有明显的白细胞增多，因此L. D. 白细胞计数 8 000/μl 也就不罕见。成人急性感染相较于复发或慢性感染，前者白细胞增多更常见。ESR及CRP升高，但均为全身性炎症反应的非特异性标志物。

血源性骨髓炎的易感因素包括任何可以导致菌血症的危险因素（例如血液透析分流器等留置导管、长期中心静脉置管等）。其他可引起菌血症甚而导致血源性骨髓炎的危险因素还包括静脉注射毒品、胃肠道或泌尿道等远处感染灶。而上述感染危险因素在L. D. 似乎并不存在。像L. D. 这样的儿童患者，既往没有骨折或穿透性创伤病史，急性血源性骨髓炎的最常见致病菌是金黄色葡萄球菌，包括MRSA[1,5,6]。

患者检查

在 L. D. 接受首次抗感染药物治疗之前，还需要完善哪些患者个人及诊断信息？

在 L. D. 接受抗菌药物治疗之前，必须明确其有无过敏史，尤其是青霉素过敏史。应向患者本人及其父母询问相关病史，必须全面查阅患者既往病历资料，尤其是有无药物过敏史。如果有过敏反应，应详细了解具体情况，包括症状、发病情况、可能的致敏因素、处理及相关的抗菌药物暴露史等。

血液及骨穿刺组织培养是明确病原菌的最佳选择，并且也是开始抗菌治疗之前的早期检查的必要组成部分。如果病原学培养是在应用抗菌药物治疗之后进行，往往会得到阴性结果。33%~50%的儿童骨及关节感染患者可有血培养阳性[6]。

就 L. D 的病例而言，血培养阳性及MRI扫描结果就已

经确立了其骨髓炎的诊断。但如果 L.D. 的血培养结果为阴性，则需要行骨穿刺取标本培养以明确病原菌[1]。一旦骨髓穿刺获得标本，在送检细菌学培养的同时应立即开始经验性抗菌药物治疗。

治疗

经验性抗菌药物治疗

案例 73-1,问题 3：L.D. 既往无药物过敏史,在以前治疗急性中耳炎时,曾使用阿莫西林(amoxicillin)而未见不良反应发生。本次应经验性选用什么抗菌药物启动治疗? 治疗骨髓炎时,药物骨组织浓度或药物蛋白结合率对抗菌药物选择有何影响?

在治疗血源性骨髓炎时,对于所选抗菌药物应大剂量静脉给药以使其在感染骨组织达到适宜浓度。而且抗菌药物治疗应越早开展越好,以增加完全清除感染的机会并避免可能的外科干预,因此在细菌学培养或药敏结果出来之前就应开始经验性抗菌药物治疗。

在送检细菌培养期间或即使细菌培养得到阴性结果,临床也可以依据患儿的年龄预测其可能的致病菌,并据此经验性选择相应抗菌药物。例如,新生儿骨髓炎最常见致病菌是金黄色葡萄球菌及链球菌属[1];金氏菌作为一种兼性厌氧的溶血杆菌,在 3 岁以下尤其是日托机构的儿童中的检出率也逐年增加[7,8]。表 73-2 总结了儿童急性血源性骨髓炎常见致病菌、推荐的抗菌药物及剂量等[2,4,9,10]。

表 73-2

儿童急性骨髓炎抗菌药物经验性治疗(静脉给药)

患者	可能的病原菌	抗菌药物	剂量	
			mg/(kg·d)	次/d
新生儿	金黄色葡萄球菌 B 组链球菌 革兰氏阴性菌	苯唑西林(或萘夫西林)+	25~50	2~4
		头孢噻肟	50	2~4
<3 岁	金黄色葡萄球菌	万古霉素或	40~60	4
		利奈唑胺或	30	3
		达托霉素	6	1
	流感嗜血杆菌(b 类)	苯唑西林(或萘夫西林)+	150~200	4
		头孢噻肟	100~180	4~6
	金氏金氏菌	头孢唑林或	50~100	3~4
		头孢呋辛	100~150	3~4
≥3 岁	金黄色葡萄球菌	万古霉素或利奈唑胺	40~60	4
		≤12 岁	30	3
		<12 岁或	600mg/剂	2
		达托霉素或	6	1
		苯唑西林(或萘夫西林)或	150~200	4
		头孢唑林或	50~100	3~4
		克林霉素	40	3~4
足部穿刺伤后感染	铜绿假单胞菌	头孢他啶	100~150	3
镰状细胞贫血症患儿	沙门菌属 金黄色葡萄球菌	苯唑西林(或萘夫西林)+	150~200	4
		头孢噻肟	100~180	4~6
		万古霉素+	40~60	4
		头孢噻肟	100~180	4~6

考虑到 L.D. 感染的流行病学及其血培养结果,应对其开展针对金黄色葡萄球菌骨髓炎的抗菌药物治疗。无论是儿童还是成人,MRSA 感染所致的急性骨髓炎病例逐年增加[4,6],在等待药敏结果期间即应经验性静脉给予万古霉素(vancomycin)。对于 L.D. 可覆盖 MRSA 的经验性治疗可选择的药物还包括达托霉素(daptomucin)或利奈唑胺(linezolid)[9]。但由于临床治疗经验有限,上述两种药物适宜应用于万古霉素不耐受的患者。克林霉素并不适用于

L. D. ,但对于没有菌血症或血管内感染的病情相对较稳定的患者,可以经验性使用[9]。

在治疗骨髓炎时,抗菌药物在骨组织浓度的重要性目前还不明确,并且也无法根据药物的骨组织浓度高低预测治疗结局[2,11]。由于只有游离药物才能从血浆弥散到骨组织,而与蛋白结合的药物则不能,因此从理论上讲,药物血浆蛋白结合率会影响临床疗效。然而头孢唑林(cefazolin)(革兰氏阳性球菌敏感)和头孢曲松(革兰氏阴性杆菌和链球菌敏感)虽然都是蛋白结合率高的药物,但事实证明只要给予足够的剂量和适宜的疗程,治疗骨髓炎仍然能取得良好的疗效。因此,在选择适宜药物治疗骨髓炎时,抗菌药物的骨组织浓度及药物蛋白结合率(如果药物用法用量适宜)并不是特别重要的参考因素[2,11]。

抗菌药物目标治疗

案例 73-1,问题 4: L. D. 血培养检出的金黄色葡萄球菌对甲氧西林敏感。基于上述结果,合适的抗菌药物治疗方案是什么?还有哪些其他的用药频次较少且有效的抗菌药物可选择?

L. D. 对青霉素(penicillin)不过敏。虽然万古霉素对MSSA 有效,但较 β 内酰胺类差,因此应该选择以 β-内酰胺类为基础的治疗方案[1,6]。从万古霉素降级为苯唑西林(oxacillin)(或萘夫西林)150mg/(kg·d),每 6 小时 1次的方案是合适的[2]。萘夫西林(nafcillin)和苯唑西林治疗等效,且使用剂量也是相同的,选择哪种药物主要基于医院处方药物供应情况考虑。L. D. 曾经使用过阿莫西林仅能说明其既往无青霉素过敏史,而与本次药物选择无关。

在诊断 MSSA 骨髓炎后,L. D 遵医嘱持续静脉使用苯唑西林(或萘夫西林),每 6 小时 1 次。只要给予正确的剂量和疗程,抗葡萄球菌青霉素治疗此类感染是有效的。如果给 L. D. 改用头孢唑林,可略微减少给药频次(每 8 小时 1 次),这对于家庭治疗患者更便利。对于 L. D. 这个病例,不主张使用万古霉素治疗感染,因为细菌培养结果是甲氧西林敏感的金黄色葡萄球菌,而万古霉素治疗此类细菌感染更易出现治疗失败[1,6]。如果还没有获得药敏结果或细菌对甲氧西林耐药,则需要采用静脉给予万古霉素的治疗方案。在住院期间,L. D. 需要继续使用苯唑西林治疗感染,并且根据其治疗反应评估其是否适宜院外治疗。

治疗疗程

案例 73-1,问题 5: L. D. 父母均有工作,不可能放弃工作将其转送至门诊抗菌药物治疗中心。L. D. 是否适合在家使用静脉抗菌药物治疗?或者选择口服抗菌药物治疗?L. D. 必须住院继续使用苯唑西林治疗吗?

治疗开始时,所有患者均需接受静脉抗菌药物治疗,因为早期强力的抗感染治疗为治愈感染提供了最佳的机会。然而 L. D. 也没有必要住院完成整个治疗,可以为其行经外周静脉穿刺中心静脉置管(peripherally inserted central catheter, PICC),并经此给予抗菌药物。L. D. 是否可以回家继续静脉抗菌药物治疗,必须与其父母充分讨论后由她父母决定,如果 L. D. 父母无力承担或是不愿在家监护静脉抗菌药物治疗,L. D. 就只能住院治疗至少 1 周,以评估静脉抗感染治疗的疗效。由于PICC 管道相关并发症发生频率较高,花费较大,并且在家静脉输液治疗数周极不便利,因此在 L. D. 出院时可考虑更换为口服抗菌治疗[7,12]。

如本案例问题 6 中将要讨论的那样,L. D. 可以口服抗菌药物完成全部疗程的大部分。但是在静脉治疗疗效确认之前不宜使用口服抗菌药物。无并发症的儿童急性骨髓炎当临床症状改善,CRP 恢复正常时(一般 3~7 日),比较适宜转换为口服抗菌治疗[13,14]。抗菌治疗总疗程为3~4 周,而 IDSA 指南推荐儿童 MRSA 骨髓炎抗菌治疗总疗程为 4~6 周[9,13,14]。新生儿骨髓炎则需静脉抗菌治疗4 周[14]。

口服抗菌药物

案例 73-1,问题 6: 静脉使用萘夫西林 1 周后,L. D. 未再发热,且诉左腿疼痛及触痛明显好转。其 ESR 为40mm/h,CRP 为 6mg/dl。治疗方案调整为在家口服抗菌药物以完成至少 4 周的抗菌总疗程。对 L. D. 来说,她适宜何种口服抗菌药物治疗方案?她应间隔多长时间回医疗机构以随访评估病情?

需再次强调的是,只有对第一周的静脉抗菌治疗有明确的治疗反应,患者父母非常清楚用药依从性的重要性,同时患者本人可以吞咽并耐受口服药物治疗,此时方适宜转换为口服抗菌治疗。

假如患儿父母同意出院并监督患儿后续治疗,L. D.目前就适宜开始口服抗菌治疗。L. D. 对静脉抗菌治疗已经迅速产生了反应:临床症状明显改善且 ESR 及 CRP 都已呈下降趋势。而口服抗菌治疗要起效,L. D. 必须严格按照医嘱服药,因此必须确保其用药依从性。L. D. 的父母已经与其老师一同制订计划以帮助其在白天服用口服抗菌药物。

为完成 4 周的抗菌治疗疗程,L. D. 需要口服头孢氨苄(cephalexin)胶囊或混悬剂,后者口感较双氯西林(dicloxacillin)混悬剂好(耐受性更好)。头孢氨苄起始剂量应为每剂 37.5mg/kg,每 6 小时 1 次。随后必须每周随访以监测其依从性及疗效。如果 L. D. 用药依从性欠佳,临床症状复发或 ESR、CRP 再次升高,则需再次使用静脉给药治疗并评估病情[4,14]。表 73-3 总结了儿童骨髓炎口服抗菌药物常用剂量[4,9]。

表 73-3

儿童骨髓炎口服抗菌药物剂量

药物	剂量	
	mg/(kg·d)	剂/d
青霉素 V	125	6
双氯西林	100	4
阿莫西林	100	4
头孢氨苄	150	4
克林霉素	40	3
利奈唑胺		
≤12 岁	30	3
>12 岁	600mg/剂	2

继发于邻近部位感染的骨髓炎

临床表现

案例 73-2

问题1：M. K. ,30 岁,男性,3 周前因车祸致左股骨开放性骨折,行切开复位及内固定术。M. K. 入院后在其开放性骨折伤处软组织未闭合前,预防性使用哌拉西林/他唑巴坦(piperacillin/tazobactam)72 小时。术后病程无特殊,直到昨天,患者诉左腿疼痛及手术切口出现流脓。体格检查发现其左大腿触痛、局部皮温增高、肿胀及发红,但患者无发热。实验室检查包括 WBC 计数、血肌酐、血尿素氮(BUN)都是正常的,但 ESR 为 38mm/h,CRP 为 8mg/dl。骨平片及骨 MRI 显示局部炎症及股骨骨折不愈合。M. K. 的哪些表现符合继发性骨髓炎的特点?

继发性骨髓炎较少出现与急性骨髓炎相类似的全身性的症状和体征。急性继发性骨髓炎最多见的主诉是感染部位疼痛、局部触痛、肿胀、红斑及流脓等。由于继发性骨髓炎患者往往要经过数周才出现明显症状,因此诊断时可行影像学检查,可能及早发现与骨质损坏相符的异常[1]。

M. K. 的临床表现符合继发于邻近感染灶的骨髓炎的表现,原发感染灶可能为左股骨骨折手术修复处。M. K. 表现出的局部症状,不伴发热及白细胞增多等,均是继发性骨髓炎的特征性表现。继发性骨髓炎的病例中,骨感染病原可能是外源性的,也可能是邻近组织感染播散所致。感染可发生于任何创伤后行或不行骨折固定术等骨科矫形手术的患者,最常受累的有胫骨、腓骨、股骨及髋关节[1]。

与最常发生于儿童的血源性骨髓炎不同,急性继发性骨髓炎多发生于成人,这主要是因为成人诱发因素的发生率较高,例如髋骨骨折、矫形手术、口腔肿瘤、经胸骨切开心脏外科手术、开颅手术及创伤等[1]。其他可能导致继发性

骨髓炎的情况还有枪击伤、钉刺伤或软组织感染。

常见致病菌

案例 73-2,问题 2：M. K. 本次感染最常见的致病菌有哪些?

血源性骨髓炎常由单一致病菌引起,与之相反,邻近感染灶扩散所致骨髓炎常常是多种致病菌混合感染。虽然金黄色葡萄球菌仍然是继发性骨髓炎最常见的致病菌,但它常常也只是混合感染的一部分。其他常见致病菌还包括铜绿假单胞菌、变形杆菌、链球菌、克雷伯菌属、大肠埃希菌及表皮葡萄球菌等。大多数涉及下颌骨、骨盆及小骨骼(例如手和脚的骨骼等)的骨髓炎病例常为革兰氏阴性菌感染。足部穿刺伤后继发的骨髓炎常可分离出铜绿假单胞菌[1]。厌氧菌也可见于邻近感染灶扩散后引起的骨髓炎病例,最常见的厌氧菌是拟杆菌属和厌氧性球菌,可能的危险因素包括既往骨折或咬伤后的损伤等。邻近软组织感染也可以导致骨骼的厌氧菌感染,例如继发于严重褥疮的骶骨骨髓炎病例。为明确病原菌,M. K. 需行外科处理再评价,并于可能的感染部位取受累骨骼进行活检[1]。骨骼 X 线片及MRI 扫描有助于确定可能的感染部位以指导活检手术。

初始治疗

案例 73-2,问题 3：M. K. 再次进入手术室行外科探查术,取骨组织并送细菌学培养。他体重 90kg,既往没有药物过敏史。术后初始抗感染方案为万古霉素 1g,静脉注射,每 12 小时 1 次,这个抗感染方案对 M. K. 是否恰当?

由于伤口附近或窦道组织的细菌学培养并不能真正反映骨感染的细菌情况,因此 M. K. 再次手术取得骨组织送细菌学培养[1]。感染的致病菌很可能为金黄色葡萄球菌及多种革兰氏阴性需氧菌,因此经验性使用广谱抗菌药物非常必要[1]。

在等待骨组织细菌学培养结果期间,M. K. 使用了万古霉素以应对可能的 MRSA 感染。目前临床医师使用万古霉素治疗骨髓炎时,大多采用 15～20μg/ml 的目标谷浓度[9]。鉴于 M. K. 的肾功能正常及体重,万古霉素给药剂量至少应为 1.5g,静脉注射,每 12 小时 1 次[15mg/(kg·剂)]。

为覆盖可能的革兰氏阴性需氧菌,可同时加用第三代或第四代头孢菌素类(头孢噻肟、头孢曲松、头孢他啶、或头孢吡肟)或氟喹诺酮类药物(环丙沙星、左氧氟沙星),可参照当地的细菌药敏情况进行选择。在革兰氏阴性菌对喹诺酮类耐药率达到 30%的医疗机构,此类药物的使用应受到限制。

当骨组织病原学培养出厌氧菌或怀疑有厌氧菌感染时,即应启动相应的抗菌治疗。万古霉素对革兰氏阳性厌氧菌有效,但是它对革兰氏阴性厌氧菌——脆弱拟杆菌无效,如果骨组织培养出脆弱拟杆菌,应同时加用甲硝唑

（metronidazole）。或者也可以选择β-内酰胺类/β-内酰胺酶抑制剂（如哌拉西林/他唑巴坦）或碳青霉烯类以广谱覆盖需氧菌（包括铜绿假单胞菌）及革兰氏阴性厌氧菌。

在 M. K. 药敏结果尚未获得之前，其抗感染方案已更换为万古霉素 1.5g，静脉注射，每 12 小时 1 次，同时联用头孢吡肟 2g，静脉注射，每 8 小时 1 次。

目标治疗

案例 73-2，问题 4： M. K. 的骨组织活检培养出 MRSA，对万古霉素、利奈唑胺及甲氧苄啶/磺胺甲噁唑等敏感。其左腿疼痛较 2 日前有所缓解，且仍然不发热，目前 M. K. 的病情应如何治疗？可否考虑将其转换为口服抗菌治疗？

由于 M. K. 骨组织细菌学培养中未见革兰氏阴性菌生长，可以考虑停用头孢吡肟，应针对 MRSA 进行目标性抗菌治疗。因此可以继续对 M. K. 采用万古霉素（1.5g，静脉注射，每 12 小时 1 次）治疗，同时对其进行严密监护，随访其症状，维持万古霉素谷浓度于 15～20mg/L，并每周监测 M. K. 血浆 ESR、CRP 水平，全血细胞计数及代谢功能检查。在正确的家庭医疗保健指导下万古霉素治疗还可在家进行。研究显示口服抗菌治疗在骨组织也可达到足够的治疗浓度。基于目前 M. K. 临床症状改善及患者意愿，可将其治疗转换为口服利奈唑胺（600mg，每日 2 次）或 TMP-SMX[以 TMP 计，4mg/（kg·剂），每日 2 次]联合利福平（600mg，每日 1 次），疗程至少 8 周[9]，并且还应严密随访至少两年，以监测其感染有无复发。

血运不足相关性骨髓炎

临床表现

案例 73-3

问题 1： M. S.，女性，55 岁，因"发现左足侧面宽 2cm、深 1cm 溃疡 1 个月余"就诊于糖尿病专科门诊。其初诊医师给予其环丙沙星 2 周的抗菌治疗以及常规伤口护理的指导。在其就诊前几日，M. S. 溃疡周围结痂组织裂开且自伤口处突出一小片坏死骨质，但她自述仅有溃疡周围组织轻微肿胀发红，否认疼痛、发热及寒战。M. S. 既往病史包括 2 型糖尿病、高血压病、周围神经病、慢性肾病（需每周血液透析 3 次）。实验室检查见 WBC 5 200/μl，分类正常；BUN 56mg/dl，血肌酐 5.6mg/dl；空腹血糖 240mg/dl，糖化血红蛋白（HgbA1c）12.4%；ESR 45mm/h。M. S. 的哪些表现符合血运不足继发性骨髓炎的诊断？

M. S. 患有 2 型糖尿病，并出现慢性下肢肢端血运不足。伴有血流受损的患者可能出现脚趾或足部小骨的骨髓炎，与 M. S. 的病例类似，感染最初常表现为蜂窝组织炎，继而进展为深部溃疡并最终影响溃疡下的骨骼。

与由邻近感染扩散所致骨髓炎类似，继发于血运不足

的骨髓炎通常也缺乏感染的全身症状（如发热、白细胞增多等），而局部症状如疼痛、肿胀、红斑等较为明显，但缺乏特异的临床表现[15]。

M. S. 可能在左足大脚趾底部的慢性皮肤溃疡下部出现了骨感染。由于她患有周围神经病，对皮肤损害所造成的疼痛并不敏感，而此部位的血液供应亦不足，最终可能导致慢性感染及继发性骨髓炎。由于溃疡的真实深度在临床上并不总是那么明显，因此诊断时详细的体格检查，全面地评估患者的危险因素是必不可少的[15]。M. S. 的 ESR 增高、空腹血糖增高（符合感染表现）、糖化血红蛋白增高（提示糖尿病控制欠佳）等均提示其可能存在感染。而且，糖尿病足溃疡面积超过 2cm²，或者溃疡深可见骨，常提示有发生骨髓炎的可能[15]。

抗菌药物选择

案例 73-3，问题 2： M. S. 被收住院，完善相关诊断检查、给予伤口护理及抗菌药物治疗。骨平片提示左侧第五跖骨远端骨质改变，符合骨髓炎表现。为其伤口进行清创处理，行骨组织活检并送细菌学培养。M. S. 既往没有药物过敏史，初始经验性给予万古霉素（1g，静脉注射，每 12 小时 1 次）及口服环丙沙星（750mg，每 12 小时 1 次）。初始经验性治疗是否合适？

在多数血运不足相关性骨髓炎的病例中，外科活检标本或伤口周围组织标本等常可培养出多种细菌，最常分离出的病原菌是金黄色葡萄球菌，也常见革兰氏阴性菌及厌氧菌等。伤口或其周围软组织培养分离出的细菌可能与骨活检标本培养出的细菌不一致[15,16]，因此，血运不足相关性骨髓炎经验性抗菌药物治疗必须覆盖革兰氏阳性和革兰氏阴性需氧菌，以及可能的厌氧菌。没有哪个方案是有绝对优势的，因此根据当地细菌药敏情况经验性选择广谱抗菌治疗方案[1]。比较常用的覆盖革兰氏阴性菌的经验性抗菌方案是抗假单胞菌活性的 β 内酰胺类（头孢他啶、头孢吡肟）或者氟喹诺酮类（环丙沙星、左氧氟沙星）。如果临床高度怀疑有厌氧菌感染（如伤口恶臭），则上述方案中应加入甲硝唑；或者也可选用 β-内酰胺类/β-内酰胺酶抑制剂的复方制剂，如哌拉西林/他唑巴坦。

考虑到 M. S. 的糖尿病病史、透析情况及近期的抗菌药物使用史，M. S. 存在 MRSA 及耐药革兰氏阴性菌感染的高危因素。目前的万古霉素联合环丙沙星的初始治疗方案对其并不合适，原因如下：第一，M. S. 近期较长时间使用环丙沙星，可能诱导产生喹诺酮耐药的细菌，因此选择 β 内酰胺类为基础的抗菌方案更为合适；第二，在骨髓炎的初始治疗阶段宜采用静脉给药方式；第三，M. S. 为血液透析依赖的患者，其抗菌药物治疗方案应根据其现有肾功能进行相应的剂量调整。因此，对 M. S. 更合适的经验性抗菌治疗方案应该是：根据万古霉素的血药浓度及 M. S. 的血液透析方案，间歇给予万古霉素；头孢吡肟 1g，静脉滴注，每日 1 次（透析日于透析后给予）。

抗菌治疗方案的进一步优化应在伤口深部组织细菌学培养结果获得之后进行。糖尿病足骨髓炎患者适宜的静脉

抗菌治疗疗程取决于患者自身情况,部分患者需要长期的口服抑菌治疗。整个抗菌治疗疗程从 6 周到数月不等,这主要取决于伤口外科清创的程度及溃疡愈合率[15]。虽然长期使用可能出现血液系统及神经系统的不良反应,口服利奈唑胺(600mg,每 12 小时 1 次)仍可用于糖尿病伴 MRSA 骨髓炎患者[17]。

应充分告知 M.S. 糖尿病足溃疡相关性骨髓炎非常难以治愈,即使对感染部位进行了充分的外科清创,并且也给予了足够疗程的静脉及口服抗菌药物治疗,其治愈率仍然很低。小的截肢术(1 或 2 个脚趾)常很难根除感染,因此为治愈这类感染,常需要行外科根治术如越过跗骨的、膝盖以下的或膝盖以上部分的截肢术[1]。

慢性骨髓炎

临床表现

案例 73-4

问题 1:J.F.,男性,52 岁,6 年前因农业事故导致右肱骨骨折,当时骨折愈合后未见明显不良后果。1 年前,在无明显诱因情况下,既往骨折部位出现流脓窦道,在此期间,J.F. 间断服用了多种抗菌药物,包括阿莫西林及左氧氟沙星。2 个月前,患者停用了口服抗菌药物,2 周前,J.F. 发现窦道流脓增加、右上臂疼痛红肿明显,遂又开始服用左氧氟沙星。取窦道分泌物行细菌学培养见表皮葡萄球菌、大肠埃希菌、微小消化性链球菌及拟杆菌属。由于伤口情况欠佳且流脓增加,医师对 J.F. 行感染灶及软组织外科清创术,术中将庆大霉素浸润的聚甲基丙烯酸甲酯(polymethylmethacrylate,PMMA)珠植入清创骨骼附近的组织中。骨培养检出奇异变形杆菌及 B. 脆弱拟杆菌,其中变形杆菌对氨苄西林、头孢唑林、左氧氟沙星及替加环素耐药,对头孢噻肟、头孢曲松、亚胺培南、庆大霉素及复方磺胺甲噁唑敏感;脆弱拟杆菌未行药敏检测。J.F. 病例中的哪些方面符合慢性骨髓炎的特点?

骨髓炎急性期如未经充分治疗,可能导致感染骨坏死,且出现与慢性病类似的骨感染反复发作。即使最初的治疗恰当,骨髓炎仍然可能复发,而且致病菌与急性期可能还不一致。部分学者认为既往的感染骨可能是再发感染的危险因素之一。临床症状和体征持续 10 日以上一般符合慢性骨髓炎表现并可能进展为骨坏死。慢性骨髓炎病例中常可见深达骨质的流脓窦道形成[1,18]。

J.F. 经农业事故之后,很可能患有慢性骨感染,其右上臂再次出现流脓窦道提示存在隐匿性的骨感染,只是被口服抗菌药物暂时抑制而已,但不能完全治愈。J.F. 窦道分泌物培养出包括正常皮肤菌群在内的多种细菌,但这种窦道分泌物培养出的细菌与真正引起骨感染的致病菌往往不一致。J.F. 再次发作的骨骼病变、流脓的窦道、局部症状突出而缺乏任何明显的全身症状,这些都是慢性骨髓炎的特点[18]。

外科手术及口服抗菌药物

案例 73-4,问题 2:2 周前,J.F. 右臂疼痛加剧且流脓增加,他又开始口服左氧氟沙星(500mg/d)。他对左氧氟沙星治疗反应不佳是否在意料之外?目前应如何处理?

J.F. 对抗菌治疗反应欠佳并非意料之外,原因有两点:一是抗菌治疗开始于外科手术清除坏死组织之前;二是患者骨组织培养出的细菌对目前使用的抗菌药物不敏感。

外科干预在慢性骨髓炎的治疗中占有非常重要的作用。如果没有尽快对感染部位切开减压并通畅引流,骨坏死的进程就会继续,而且如果最初不积极行外科手术清除坏死骨质(死骨)及其他血供差的感染组织,即使给予了最合适的静脉抗菌治疗,仍然可能会失败。

外科清创术后,应立即针对术中所获取骨组织标本的细菌培养结果开展合适的抗菌治疗。如前所述,窦道分泌物培养结果通常不能反映真正的致病菌,因此不能作为选择抗菌药物的依据。J.F 初始抗感染治疗应采用静脉给药的方式,这是因为慢性骨髓炎感染部位的血运已相对不足,口服药物更难保证有效的血药浓度。尽管慢性骨髓炎抗菌治疗疗程目前并无明确标准,但目前标准的推荐仍然是静脉抗菌疗程 6 周,然后根据治疗情况,口服抗菌治疗[1]。但近来大量基于慢性骨髓炎口服抗菌治疗的研究发现,抗菌药物对致病菌的敏感性与药物的给药途径相比,前者与临床疗效的相关性更好[19,20]。由于 J.F. 后期可能还需要进一步的外科处理以清除慢性感染骨,因此应由一位骨科医师持续对其病情进行评估。

静脉抗菌药物治疗

案例 73-4,问题 3:对 J.F. 应选择何种合理的抗菌治疗?

根据骨培养及药敏结果,J.F. 目前需要针对奇异变形杆菌及 B 脆弱拟杆菌进行大剂量抗菌治疗。为了治疗的方便性及后期可能的居家治疗,可采用头孢曲松(2g,静脉注射,每日 1 次)以覆盖奇异变形杆菌、甲硝唑(500mg,静脉注射,每 8 小时 1 次)以覆盖脆弱拟杆菌。由于甲硝唑生物利用度较高,可以在出院前以静脉给药同等的剂量迅速转换为口服治疗。厄他培南(ertapenem)可以作为家庭静脉抗菌治疗的良好选择,条件是所分离出的变形杆菌对其敏感,而且此药对厌氧菌也有良好抗菌活性,其每日 1 次的给药方案(1g,静脉注射,每日 1 次)对家庭治疗也比较方便。

在家给予静脉抗菌治疗 6~8 周后,应评估 J.F. 的治疗反应。如果患者临床症状明显改善,可开始口服抗菌治疗(复方磺胺甲噁唑及甲硝唑),疗程再持续 6~8 周甚至更长,这主要取决于患者右上臂窦道流脓、疼痛触痛等情况是否有改善。在长期用药情况下,应长期严密监护 J.F. 用药后可能的不良反应(肝功能障碍、血细胞减少、神经病变等）。如果治疗后窦道长期不愈合、或临床症状持续，应再次行外科探查术并送检骨组织标本行细菌学培养。

局部抗菌药物治疗

案例 73-4,问题 4：在骨科手术过程中，J. F. 组织中植入含抗菌药物的 PMMA 珠，这种局部应用抗菌药物的合理性及有效性怎样？

为了使抗菌药物在血供差的感染骨达到较高的浓度，在手术中常将各种含有抗菌药物的材料置入感染部位。所采用的材料包括石膏丸、纤维蛋白、胶原蛋白、羟基磷灰石及 PMMA 等，这些材料中常常都预先浸渍注入氨基糖苷类或万古霉素等抗菌药物，材料中抗菌药物剂型设计为可缓慢释放。目前报道最多的应用局部抗菌药物载体系统的病例是在关节成形术中置入浸有抗菌药物的 PMMA 水泥或串珠等。但在慢性骨髓炎的治疗中，局部抗菌药物载体系统不能代替全身抗菌药物治疗[21]。

假体材料相关性骨髓炎

常见的临床表现

案例 73-5

问题 1：A. T.，女性，47 岁，1 年前因骨关节炎行左膝关节置换术。今日因"左膝关节疼痛进行性加剧 2 月余"就诊于骨科门诊。查体左膝关节疼痛明显，局部皮温增高，患者无发热，外周血白细胞计数 9 800/μl，关节腔穿刺液见有核细胞总数为 78 000 个/μl，中性粒细胞占 90%，穿刺液革兰氏染色显示多形核白细胞（PMN）4+，革兰氏阳性球菌 1+。在穿刺液细菌学培养结果出来之前，医师为其采用万古霉素联合环丙沙星的抗菌治疗，并计划行外科手术以评估是否需要去除人工关节。A. T. 是否为关节假体感染？

对于患类风湿关节炎及其他致残性疾病而导致关节明显损害的患者，关节置换术是非常常见的治疗手段之一。以合金制成的人工膝关节、肩关节、肘关节或髋关节等被牢固地连接于相邻骨骼以重建关节功能。由于细菌的血行播散或局部伤口感染的扩散，这些外源性假体组织就可能感染。细菌可感染邻近假体关节的骨组织，包括骨-接合剂连接面的感染，可能导致关节假体松动及功能障碍[22]。在假体关节感染中，葡萄球菌属是最常见的，包括凝固酶阴性的葡萄球菌如表皮葡萄球菌，其次是链球菌属、革兰氏阴性菌及厌氧菌等。虽然凝固酶阴性的葡萄球菌在培养中常被认为是污染菌，但这种菌却极易黏附于假体材料上，因此如果假体材料培养出该菌，应该考虑为致病菌。凝固酶阴性葡萄球菌常对甲氧西林耐药，但对万古霉素敏感。

假体关节部位慢性疼痛、红肿、触痛等都是假体相关性感染的典型临床表现，而且还可能出现伤口持续流脓。A. T. 左膝关节的局部症状持续时间相对较长，这可能是

由于关节假体松动所致，但关节穿刺液的细胞计数及分类却提示为关节感染。而且，关节液中性粒细胞占绝对优势，革兰氏染色见阳性球菌等均支持关节假体感染。与这类病例常见的一样，A. T. 预先也没有明显的原发感染灶。有时候，通过血行播散至假体关节的感染源比较明确，如牙源性感染、蜂窝组织炎或尿路感染等。根据 A. T. 关节穿刺液革兰氏染色结果，在未获得细菌培养及药敏结果之前，经验性用药可选用万古霉素覆盖葡萄球菌属及链球菌属。因为革兰氏阴性菌也可导致假体关节感染，因此在关节液培养结果出来之前，还应加用抗革兰氏阴性菌的药物。

外科干预

案例 73-5,问题 2：A. T. 是否需要外科干预及抗菌治疗来治愈其感染？

以外科手术去除 A. T. 的关节假体，同时进行抗菌治疗并持续 6 周，这是目前根除假体关节感染的推荐[22,23]。手术包括两个阶段：首先是取出已感染的假体，放入注有抗菌药物的衬垫或间隔物，关节制动并行抗菌治疗 6 周；其次就是经过 2 周的抗菌治疗后，当关节腔液培养持续无菌时，可以再次置入新的关节假体。由于细菌在没有血管供应的骨水泥及假体材料上极易附着并繁殖，因此必须彻底完全清除假体材料才能最大可能治愈感染。持续 6 周的全身抗菌药物治疗，再加上外科手术干预，可以使 80%~90% 的病例恢复关节功能。如果不去除感染的关节假体、或是抗菌治疗疗程不足，再或是后期没有长期给予抑菌治疗，则治疗失败率会非常高[22,23]。

抗菌治疗

案例 73-5,问题 3：手术医师未能将 A. T. 感染的关节假体全部去除，取出的衬里材料及其左膝关节假体的 3 个拭子标本均培养出 MRSA，此时应给予 A. T 怎样的抗菌治疗方案？疗程多长？

由于 A. T. 的假体未能完全去除，她需要万古霉素（15mg/kg，静脉注射，每 12 小时 1 次），同时口服利福平（300~450mg，口服，每日 2 次）2~6 周抗菌治疗，随后再联合利福平的口服抗菌治疗 6 个月[23]。依据细菌敏感性、药物是否过敏或不耐受，以及潜在的药物相互作用等，可考虑采用达托霉素（6~10mg/kg，静脉注射，每日 1 次）或利奈唑胺（600mg，口服或静脉注射，每 12 小时 1 次）作为万古霉素的替代[23,24]。但是 FDA 均未批准这两种药物用于关节假体感染，在使用过程中应严密监测其相关不良反应，例如评估肌酸激酶升高（达托霉素）及骨髓抑制和神经病变（利奈唑胺）[22]。

葡萄球菌所致关节假体感染，尤其是当感染假体无法去除时，应采用同时联合利福平的抗菌治疗，因为利福平可穿透细菌被膜及生物膜，增强抗菌药物的杀菌效应，但是决不能采用利福平（rifampin）单药治疗假体感染，因为其可迅

速诱导细菌产生耐药性[25,26]。利福平可诱导多种药物（如华法林、抗惊厥药、唑类抗真菌药）的代谢，因此使用利福平治疗前，应全面评估患者的所有药物治疗方案，而且在用药期间，还需至少每月评估患者的肝功能基础情况，还应每周检测一次患者的全细胞计数和肾功能，以及定期进行万古霉素谷血浓度[27,28]。

化脓性关节炎

化脓性关节炎或感染性关节炎通常都是血源性感染，关节滑膜中丰富的血管网使得细菌极易穿透血管壁到达滑膜间隙。菌血症，尤其是淋病奈瑟氏菌或金黄色葡萄球菌菌血症，常并发关节感染。化脓性关节炎还可能由骨髓炎扩散至邻近关节发展而成，尤其是小于 1 岁的儿童特别常见，因为这个年龄段的儿童仍然保留有穿透骺生长板的毛细血管网[29]。

感染性关节炎的易感因素有多种。创伤可以直接接种细菌到滑膜上，或者使致病菌更容易穿透滑膜。患某些全身性疾病的患者，如糖尿病、类风湿关节炎（rheumatoid arthritis，RA）、骨关节炎、慢性肉芽肿性疾病、癌症或慢性肝病等，更易发生感染。怀孕或行经期间的妇女由于内分泌因素易患淋球菌性关节炎，经期妇女可能部分是由于其宫颈管脱落上皮的淋病奈瑟氏菌增加[29]。

非淋球菌性关节炎临床表现

案例 73-6

问题 1：C. H.，男性，35 岁，因左膝肿胀就诊于风湿科。2 日前，患者左膝出现疼痛、肿胀。左膝关节无法弯曲。而且，患者连续 4 日监测体温波动于 38.1～38.8℃。医师检查时发现患者左膝关节积液明显，行关节腔穿刺，取抽吸液送检细胞计数、革兰氏染色及细菌学培养等。既往病史除了 2 年前因蜂窝组织炎接受头孢氨苄治疗后出现荨麻疹，其余无特殊。C. H. 的白细胞为 16 000 个/μl，ESR 为 42mm/h，左膝关节滑膜液细胞计数示白细胞 30 000 个/μl，且 90% 为中性粒细胞；革兰氏染色见成群革兰氏阳性球菌，细菌学培养正在进行中，体温 38.5℃。C. H. 的哪些表现支持化脓性关节炎的诊断？

C. H. 单个关节突然发作的疼痛、肿胀，且伴有关节活动受限和发热，这些都是化脓性、非淋球菌性关节炎的典型表现，且关节液细胞计数显示中性粒细胞占优势，这也更加明确了诊断。C. H. 的膝关节感染可能是由远处、通常不易察觉的某处感染源通过血运传播而得，且最常见的致病菌是金黄色葡萄球菌。但如果 C. H. 患有泌尿道感染，则关节感染的致病菌很可能是革兰氏阴性菌。受累关节有时自身也存在易感因素，如关节炎病史（如 RA）或创伤。

90% 的细菌性关节炎病例都是单个关节受累。成人感染性关节炎的其他常见受累部位包括髋关节、肩关节、胸锁关节及骶髂关节等；儿童则常见踝关节、肘关节受累。腕关节及手指间关节也可受累，但这些感染病例的致病菌更多为淋病奈瑟氏菌和结核分枝杆菌[29]。感染性关节炎最常见的全身症状是发热，局部症状包括疼痛肿胀及受累关节活动受限。

正如 C. H. 所表现的一样，大多数患者体格检查可见关节腔积液。当评估一个疑似化脓性关节炎的患者时，任何脓性关节积液都应考虑为脓毒性的，除非有其他明确的原因。当然，非感染性的情况也是存在的，例如单个关节受累的滑膜积液（急性类风湿关节炎、痛风、软骨钙化等）[29]。

关节液抽吸并送细菌学培养，结果分离出细菌是唯一明确细菌性关节炎的诊断性化验。C. H. 关节液涂片非常典型。通常细菌性关节炎滑膜液白细胞计数可显著增高，从 50 000～200 000 个/μl 不等，感染期白细胞计数低于 20 000 个/μl 非常罕见，除了细菌性关节炎的早期阶段或播散性淋球菌感染（disseminated gonococcal infection，DGI）患者。

C. H. 另一个与感染性关节炎相符的实验室检查结果是 ESR 升高，但病毒性或真菌性关节炎也可导致 ESR 升高。白细胞增多常见于年幼患者，成人较为少见。贫血有时也会伴随感染，尤其是有慢性病变的患者，或有易感因素如 RA 的患者。

患者的年龄不同，最常见的感染致病菌也不同。如 C. H. 一样大于 30 岁的成年人，以及大于 2 岁的儿童，金黄色葡萄球菌是最常见的致病菌；30 岁以下的成年人则更多见奈瑟氏淋球菌。链球菌，如 A 组 β 溶血性链球菌，在儿童及成人都可以导致感染。其他病原菌，如 B 组链球菌、厌氧性链球菌、革兰氏阴性菌等也可以引发感染。其中革兰氏阴性菌致病病例大约占 15%，且常侵犯多个关节。革兰氏阴性菌感染一般都存在易感因素，如 RA、骨关节炎或吸毒等。有静脉吸毒史的患者最常分离出的细菌是铜绿假单胞菌[29,30]。

初始抗菌治疗

案例 73-6，问题 2：C. H. 自述在服用头孢氨苄 3 次剂量后，迅速（数小时内）在其躯干及上肢端出现强烈的瘙痒及皮疹，无喘鸣及气短。处理措施主要是停用头孢氨苄，并采用苯海拉明对症治疗。在这次皮疹瘙痒出现前，C. H. 也曾口服多种抗菌药物而没有出现问题，自从这次反应之后，未再服用任何抗菌药物。应如何处理 C. H. 目前的病情？

非淋球菌性关节炎的治疗包括通畅引流脓性关节液（采用针刺抽吸或外科干预）及正确的抗菌治疗。由于金黄色葡萄球菌是最常见的致病菌之一，初始经验性治疗可采用耐青霉素酶的青霉素类、头孢菌素类或万古霉素等。但是既往 C. H. 对头孢氨苄的反应应充分重视，如果再次给予其青霉素类或头孢菌素类可能诱发与前次相似的甚至是更严重的（如过敏反应）过敏症状。因此，考虑上述原因，再加上 C. H. 的化脓性关节炎致病菌可能是金黄色葡萄球菌，也可能是链球菌，故应尽可能早的给予其万古霉素

（15mg/kg，静脉注射，每 12 小时 1 次）以覆盖上述致病菌。对于无青霉素过敏史的患者，推荐采用苯唑西林或萘夫西林（2g，静脉注射，每 4 小时 1 次）治疗 MSSA 感染。由于社区获得性 MRSA 感染发生率较前明显增加[30]，即使没有青霉素过敏史，初始经验性选用抗菌药物时也应考虑万古霉素。后期如果检出金黄色葡萄球菌是敏感菌，且患者无青霉素过敏史，则可根据药敏结果将万古霉素更换为苯唑西林或萘夫西林[29,30]。

治疗疗程

> 案例 73-6，问题 3：C. H. 的疗程应持续多久？应如何监测其治疗疗效？

目前并没有开展高质量研究以确定细菌性关节炎合适的抗菌治疗疗程[30]。既往基于早期的临床试验研究，推荐抗菌疗程为 2~3 周[31]。但是，目前则推荐初始静脉抗菌治疗至少 2 周，然后口服抗菌药物（尽可能根据药敏结果选择）至少 4 周[29,30]。

C. H. 至少应行抗菌治疗 4~6 周[29,30]，并且严密监测其治疗反应（关节局部症状有无缓解，是否还有发热，ESR 及 CRP 等指标有无下降），定期评估其关节积液情况。可频繁（早期可每日 1 次）穿刺抽吸关节液以监测细胞计数情况及送检细菌学培养等。如果治疗有效，一般在治疗后 3~4 日内，可见到关节液中白细胞计数下降及细菌学培养转阴。但如果革兰氏阳性菌感染在抗菌治疗 6 日后，关节液细菌学培养仍然阳性，则很可能预后不良（永久性关节功能障碍）。如果细菌学培养持续阳性，应采取更积极的外科干预措施以尽可能地保留关节功能[29,30]。

多数情况下，在静脉抗菌治疗 7 日后关节液细菌培养会转阴，而且关节炎症及其他一些症状也会消失。由于开始抗菌治疗前关节症状持续的时间与后续治疗至滑膜液培养无菌的疗程有明确相关性，因此初始治疗延迟，势必会延长整个治疗疗程。

与血源性骨髓炎一样，化脓性关节炎也需要在早期足量静脉抗菌治疗有反应之后，可采用口服抗菌治疗以完成整个抗菌疗程。但必须是在患者已没有发热，关节液培养阴性，ESR 或 CRP 恢复正常，关节疼痛减轻及活动度较前明显改善之后，方可考虑开始口服抗菌治疗[30]。虽然病例系列研究提示静脉与口服抗菌治疗之间存在阳性差异，但目前并没有设计良好的随机对照临床试验将两者进行比较[31,32]。由于 C. H. 对头孢氨苄过敏，因此为完成至少 3 周的抗菌疗程，为其选择有效的口服抗菌药物相对较为困难。因为革兰氏阳性菌对环丙沙星的耐药现象持续存在，所以不推荐此类药物。口服克林霉素是可以的，但是已发表的该药在成人化脓性关节炎患者中的应用经验并不多，而且还有可能并发抗生素相关性肠炎的风险。目前有少数病例系列研究报道将利奈唑胺用于化脓性关节炎的治疗[27]。如果分离出的金黄色葡萄球菌对复方磺胺甲噁唑敏感，可选择该药替代克林霉素用于后期的口服抗菌治疗，但是这种方案目前也鲜有报道。应告知 C. H. 静脉使用万

古霉素（也可在家完成）是整个治疗最重要的环节。最后还应明确的是，关节腔内局部注射抗菌药物没有任何意义，目前大多数全身应用的抗菌药物都可以轻易穿透关节间隙进入滑膜液中[29,30]。

淋球菌性关节炎

在年轻的性活跃的成年人中，累及多关节的关节炎通常是由奈瑟淋球菌引起。多关节性关节炎是 DGI（播散性淋球菌感染）的常见特性。与仅累及单个关节的非淋球菌性关节炎不同，接近 50% 的淋球菌性关节炎病例都是多个关节受累[29,32]。临床上，患者通常最初表现为多个关节游走性疼痛，后期会出现发热、炎症及腱鞘炎等。皮损是诊断 DGI 的重要线索，初始常为细小的红色丘疹，然后融合为较大的囊泡。其他症状如关节积脓肿胀，仅在 30%~40% 的病例中出现。与血源性非淋球菌关节炎一样，淋球菌关节炎滑膜液中白细胞计数通常也会增高，但幅度不大。虽然奈瑟淋球菌在脓性关节液中检出率不到 50%，但血培养常为阳性，再结合患者的临床表现，可据此明确诊断[29,32]。

临床表现

案例 73-7

> 问题 1：E. D.，女性，21 岁，因右膝、右肩疼痛，恶心呕吐就诊于免约诊所。体检发现其右膝肿胀，右肩活动受限，双手多处红斑、丘疹性皮损。阴道分泌物增多，体温 38.2℃，WBC 计数 15 000 个/μl。患者自述近期有两个性伴侣。已行血液、关节液及阴道分泌物的细菌学培养，关节液革兰氏染色显示中性粒细胞（PMNs）4+，未见病原菌。为什么考虑 E. D. 患有淋球菌性关节炎呢？

E. D. 具有感染的全身症状（发热、恶心呕吐、白细胞增多）、皮损及多关节受累的关节症状，这些都是 DGI 的典型表现。虽然黏膜奈瑟淋球菌感染的证据并不是诊断播散性感染所必需的，但结合其近期性生活史及阴道分泌物增多的表现，都符合淋球菌感染的诊断[29,32]。

在诊室进行的患者检查及治疗

> 案例 73-7，问题 2：E. D. 还应做哪些检查？是否应在诊室就立即开始治疗？

应详细评估 E. D. 是否患有其他的性传播疾病，尤其是梅毒和 HIV 感染，可行梅毒血清学检测[快速血浆试剂（rapid plasma reagent, RPR）或性病研究实验室（venereal disease research laboratory, VDRL）检测]及 HIV 抗体检测。而且 E. D. 还应该进行妊娠试验检测，因为部分抗菌药物（包括多西环素）在妊娠期间是禁忌使用的。

由于奈瑟淋球菌可能产生青霉素酶，因此初始治疗建议使用头孢曲松（1g，肌内注射或静脉注射，每日 1 次），而且在诊所就诊当日就可以使用第一剂头孢曲松。注射给药

可用至症状改善后 1~2 日,这个时候就可以采用口服头孢菌素继续治疗(头孢克肟 400mg,每日 2 次;或头孢泊肟 400mg,每日 2 次)。因为氟喹诺酮类耐药的奈瑟淋球菌在美国较为普遍,因此美国疾病预防控制中心(Centers for Disease Control and Prevention,CDC)已不再推荐环丙沙星与左氧氟沙星用于此类疾病的治疗。抗菌药物治疗疗程为 7~14 日[32,33]。

E. D. 的性伴侣也应该进行病情评估并治疗相关的性传播疾病。

治疗全过程

案例 73-7,问题 3:E. D. 的梅毒血清学检测(RPR)及妊娠试验均为阴性,她应如何完成其治疗疗程?

E. D. 针对 DGI 的治疗至少应该持续 7 日,而且还应采用阿奇霉素(1g,口服,每日 1 次)或多西环素(100mg,口服,每日 2 次,1 周)治疗可能伴发的衣原体感染。治疗 DGI 时,虽然推荐注射给药的疗程应至症状和体征消除后,这个过程一般为 2~4 日,但 E. D. 也可以采用口服途径完成治疗。除非更换治疗方案,目前她仍需要每日到诊所接受头孢曲松治疗。CDC 目前推荐的口服治疗方案可选用头孢克肟(cefixime)(400mg,每日 2 次)或头孢泊肟(cefpodoxime)(400mg,每日 2 次)[34]。DGI 的治疗指南可详见第 69 章的淋病部分。

(唐敏 译,刘芳 校,夏培元 审)

参考文献

1. Berbari EF et al. Osteomyelitis. In: Mandell GL et al., eds. *Mandell, Douglas, and Bennett's Principles and Practice of Infectious Diseases*. 8th ed. Philadelphia, PA: Elsevier Churchill Livingstone; 2015:1318.

2. Petolta H, Paakkonen M. Acute osteomyelitis in children. *N Engl J Med*. 2014;370:352–360.

3. Eid AJ, Berbari EF. Osteomyelitis: review of pathophysiology, diagnostic modalities and therapeutic options. *J Med Liban*. 2012;60:51–60.

4. Krogstad P. Osteomyelitis. In: Feigin RD et al., eds. *Textbook of Pediatric Infectious Diseases*. 7th ed. Philadelphia, PA: WB Saunders; 2014:711.

5. Mantadakis E et al. Deep venous thrombosis in children with musculoskeletal infections: the clinical evidence. *Int J Infect Dis*. 2012;16(4):e236–e243.

6. Kaplan SL. Recent lessons for the management of bone and joint infections. *J Infect*. 2014;68:S51–S56.

7. Thomsen I, Creech CB. Advances in the diagnosis and management of pediatric osteomyelitis. *Curr Infect Dis Rep*. 2011;13(5):451–460.

8. Dubnov-Raz G et al. Invasive pediatric Kingella kingae infections: a nationwide collaborative study. *Pediatr Infect Dis J*. 2010;29(7):639–643.

9. Liu C et al. Clinical practice guidelines by the Infectious Diseases Society of America for the treatment of methicillin-resistant *Staphylococcus Aureus* infections in adults and children. *Clin Infect Dis*. 2011;52(3):e18–e55.

10. Garcia C, McCracken GH. Antibacterial therapeutic agents. In: Feigin RD et al., eds. *Textbook of Pediatric Infectious Diseases*. 7th ed. Philadelphia, PA: WB Saunders; 2014:3182.

11. Landersdorfer CB et al. Penetration of antibacterials into bone: pharmacokinetic, pharmacodynamics and bioanalytical considerations. *Clin Pharmacokinet*. 2009;48(2):89–124.

12. Keren R et al. Comparative effectiveness of intravenous vs oral antibiotics for postdischarge treatment of acute osteomyelitis in children. *JAMA Pediatr*. 2015;169(2):120–128.

13. Majewski J et al. Route and length of acute uncomplicated hematogenous osteomyelitis: do we have the answers yet? *Hosp Pediatr*. 2014;4(1):44–47.

14. Howard-Jones AR, Isaacs D. Systematic review of duration and choice of systemic antibiotic therapy for acute haematogenous bacterial osteomyelitis in children. *J Paediatr Child Health*. 2013;49(9):760–768.

15. Lipsky BA et al. 2012 Infectious Diseases Society of America clinical practice guideline for the diagnosis and treatment of diabetic foot infections. *Clin Infect Dis*. 2012;54(12):e132–e173.

16. Senneville E et al. Needle puncture and transcutaneous bone biopsy cultures are inconsistent in patients with diabetes and suspected osteomyelitis of the foot [published correction appears in *Clin Infect Dis*. 2009;49(3):489]. *Clin Infect Dis*. 2009;48(7):888–893.

17. Falagas ME et al. Linezolid for the treatment of adults with bone and joint infections. *Int J Antimicrob Agents*. 2007;29(3):233–239.

18. Ware JK et al. Chronic osteomyelitis. In: Skeletal Trauma: Basic science, management, and reconstruction. 5th ed. Philadelphia PA, Saunders; 2015:609–635.

19. Spellberg B, Lipsky BA. Systemic antibiotic therapy for chronic osteomyelitis in adults. *Clin Infect Dis*. 2012;54(3):393–407.

20. Conterno LO, Turchi MD. Antibiotics for treating chronic osteomyelitis in adults (review). *Cochrane Database Syst Rev*. 2013;9:CD004439.

21. Soundrapandian C et al. Drug-eluting implants for osteomyelitis. *Crit Rev Ther Drug Carrier Syst*. 2007;24(6):493–545.

22. Zimmerli W, Sendi P. Orthopedic implant-associated infections. In: Bennett JE et al., eds. *Mandell, Douglas, and Bennett's Principles and Practice of Infectious Diseases*. 8th ed. Philadelphia, PA: Elsevier Churchill Livingstone; 2015:1328.

23. Osmon DR et al. Diagnosis and management of prosthetic joint infection: clinical practice guidelines by the Infectious Diseases Society of America. *Clin Infect Dis*. 2013;56(1):e1–e25.

24. Lamp KC et al. Clinical experience with daptomycin for the treatment of patients with osteomyelitis. *Am J Med*. 2007;120(10 Suppl 1):S13–S20.

25. Forrest GN, Tamura K. Rifampin combination therapy for nonmycobacterial infections. *Clin Microbiol Rev*. 2010;23(1):14–34.

26. Perlroth J et al. Adjunctive use of rifampin for the treatment of *Staphylococcus aureus* infections: a systematic review of the literature. *Arch Intern Med*. 2008;168(8):805–819.

27. Zimmerli W et al. Role of rifampin for treatment of orthopedic implant-related staphylococcal infections: a randomized controlled trial. Foreign-Body Infection (FBI) Study Group. *JAMA*. 1998;279(19):1537–1541.

28. Tice AD et al. Practice guidelines for outpatient antimicrobial therapy. IDSA guidelines. *Clin Infect Dis*. 2004;38:1651–1672.

29. Ohl CA, Forster D. Infectious arthritis of native joints. In: Mandell GL et al., eds. *Mandell, Douglas, and Bennett's Principles and Practice of Infectious Diseases*. 8th ed. Philadelphia, PA: Elsevier Churchill Livingstone; 2015:1302.

30. Sharff KA et al. Clinical management of septic arthritis. *Curr Rheumatol Rep*. 2013;15:332.

31. Syrogiannopoulos GA, Nelson JD. Duration of antimicrobial therapy for acute suppurative osteoarticular infections. *Lancet*. 1988;1(8575–8576):37–40.

32. Garcia-Arias M et al. Septic arthritis. *Best Prac Res Clin Rheumatol*. 2011;25:407–421.

33. Centers for Disease Control and Prevention, Sexually Transmitted Diseases Treatment Guidelines, 2015. http://www.cdc.gov/mmwr/preview/mmwrhtml/rr6403a1.htm. Accessed December 2, 2015.

34. Centers for Disease Control and Prevention, Update to CDC's Sexually Transmitted Diseases Treatment Guidelines, 2010: oral cephalosporins no longer a recommended treatment for gonococcal infrections. http://www.cdc.gov/mmwr/preview/mmwrhtml/mm6131a3.htm. Accessed June 15, 2015.

第74章 皮肤和软组织感染

Cheryl R. Durand and Kristine C. Willett

核心原则

		章节案例
皮肤和软组织感染		
①	蜂窝织炎(cellulitis)是一种皮肤和皮下脂肪的急性炎症,其特征性表现有局部压痛、疼痛、肿胀、皮温升高及伴或不伴明确皮损的红斑。	案例 74-1(问题 1)
②	蜂窝织炎最常见的致病菌是 A 组 β 溶血性链球菌(化脓性链球菌),其次为金黄色葡萄球菌。	案例 74-1(问题 1) 表 74-1
③	社区获得性耐甲氧西林金黄色葡萄球菌(community-acquired methicillin-resistant *S. aureus*,CA-MRSA)可能成为致病菌,特别是有高危因素的患者,如儿童、竞技运动员、囚犯、士兵、特定种族人群、美国原住民/阿拉斯加原住民、太平洋岛民、静脉吸毒者和男男性行为人群。这些高危人群的经验性治疗应覆盖 CA-MRSA。	案例 74-1(问题 1 和 4)
④	大多数蜂窝织炎需要使用抗菌药物治疗,可选用较便宜的抗菌药物如双氯西林或头孢氨苄。有全身感染症状的蜂窝织炎需给予注射用抗菌药物。疗程至少 5 日。	案例 74-1(问题 1、和 4) 案例 74-2(问题 1)
⑤	当患者临床症状改善,体温正常大于 24 小时,应当考虑转换为口服抗菌药物治疗。	案例 74-2(问题 3 和 4)
⑥	脓肿、疖和痈通常由金黄色葡萄球菌所致,应当切开引流。当存在全身炎症反应综合征时,需要给予抗菌药物治疗。	案例 74-3(问题 2 和 3) 表 74-1
丹毒		
①	治疗药物可选用对 A 组链球菌有效的口服或注射用青霉素(penicillins)。	案例 74-4(问题 1) 表 74-1
糖尿病患者皮肤和软组织感染		
①	皮肤和软组织感染在糖尿病患者中很常见,约 25% 的糖尿病患者有皮肤和软组织感染的病史。	案例 74-5(问题 1)
②	糖尿病患者轻度皮肤和软组织感染的治疗与蜂窝织炎相似(覆盖革兰氏阳性菌),但中-重度感染需要广谱覆盖。	案例 74-5(问题 1 和 2) 表 74-1
坏死性软组织感染		
①	坏死性软组织感染(necrotizing soft tissue infections)可迅速进展而导致局部反应(如坏死、皮肤感觉障碍)和严重全身反应(如低血压、休克)。	案例 74-6(问题 1)
②	坏死性软组织感染的初始治疗包括清创移除所有坏死组织、液体复苏和使用广谱抗菌药物。	案例 74-6(问题 1) 表 74-1
动物咬伤		
①	动物(猫和狗)口腔菌群包括需氧菌和厌氧菌,在被咬伤后需冲洗伤口以降低感染风险。阿莫西林/克拉维酸(amoxicillin/clavulanate)是首选的一线药物。	案例 74-7(问题 1 和 2) 表 74-1

人咬伤

1 人咬伤的治疗与其他任何撕裂伤的治疗相同,根据病情需要进行清洁、冲洗、探查、清创、引流、切开和缝合。人咬伤感染可能由需氧菌和厌氧菌所致,应选用阿莫西林/克拉维酸、氨苄西林/舒巴坦(ampicillin/sulbactam)或厄他培南(ertapenem)治疗。

案例 74-8(问题 1)
表 74-1

皮肤和软组织的感染可涉及皮肤各层或全层(表皮、真皮)、皮下脂肪、筋膜或肌肉。皮肤和软组织感染的专业术语和分类很多,大多基于感染的部位和致病菌种类[1]。本章重点讨论皮肤擦伤、皮肤穿透伤、溃疡、外科创伤、有意或无意的异物插入以及钝性软组织挫伤后所致的皮肤和软组织感染。创伤性皮肤软组织感染常不能分离确定致病菌,其治疗一般是根据感染严重程度、感染部位、免疫状况、感染触发因素(如擦伤、咬伤、插入异物)综合判断进行经验性治疗。

皮肤和软组织感染

蜂窝织炎(cellulitis)是一种皮肤和皮下脂肪的急性炎症,其临床特点为局部压痛、疼痛、肿胀、皮温升高以及伴或不伴明确皮损的红斑。通常在皮肤外伤或皮下病变后,细菌侵犯皮肤和皮下组织后导致。蜂窝织炎最常见的致病菌是 A 组 β 溶血性链球菌(化脓性链球菌)及其他链球菌(B、C、F 或 G 组),少数为金黄色葡萄球菌(表 74-1)[2]。但如果患者皮肤存在脓肿或穿透伤时,需要覆盖金黄色葡萄球菌[2]。由于社区获得性耐甲氧西林金黄色葡萄球菌(CA-MRSA)发病率呈上升趋势,因此治疗尚需覆盖该病原菌[3]。革兰氏阴性菌(如大肠埃希菌、铜绿假单胞菌和肺炎克雷伯菌)也可导致蜂窝织炎,但只有在免疫功能低下或使用对革兰氏阳性菌敏感的抗菌药物无效时才考虑这些致病菌感染的可能。伤口细菌培养常为阴性,并且很难分离出致病菌。

表 74-1
皮肤和软组织感染潜在病原菌

	革兰氏阳性菌		革兰氏阴性菌		厌氧菌			
	葡萄球菌	链球菌	大肠埃希菌,克雷伯菌属,变形杆菌	巴斯特菌属	侵蚀性艾肯菌属	口腔厌氧菌	梭状芽孢杆菌	脆弱拟杆菌
蜂窝织炎	×	×						
糖尿病软组织感染	×	×	×					×
坏死性感染	×	×	×			×	×	×
丹毒		×						
动物咬伤	×	×	×	×		×		
人咬伤	×	×	×		×	×		

×,经验性抗菌药物治疗应该覆盖的病原菌。

感染严重程度的判断是基于感染的全身症状、口服抗菌药物失败及免疫状态。不伴有全身感染症状的轻度蜂窝织炎患者通常需要给予抗链球菌药物治疗。患者出现全身感染证据则表明中-重度感染,除进行局部伤口护理外还需要静脉给予抗菌药物治疗。口服抗菌药物失败或免疫功能低下的患者可能发生严重感染。抗菌药物的选择是基于可能的病原菌和感染的严重程度。

除蜂窝织炎外,皮肤和软组织感染还包括脓肿(abscesses)、疖(furuncles)和痈(carbuncles)。皮肤脓肿为感染导致真皮和深层皮肤组织内脓液积聚[2]。疖是从毛囊起始并渗透到周围皮下组织的脓肿,而痈是由多个疖融合形成。

案例 74-1

问题 1:N. P.,女性,25 岁,在公园慢跑时滑倒磨破了左腿,因"左腿疼痛加剧伴皮肤红肿 2~3 日"就诊于家庭医生。患处皮肤发红,疼痛,未化脓,触诊皮温升高。近 24~36 小时,患腿疼痛加剧,并且皮肤张力高。N. P. 否认发热、寒颤。初步诊断为轻度蜂窝织炎,给予双氯西林治疗。对于 N. P.,为什么选择双氯西林作为经验性治疗用药?

对于基础状况良好且没有全身感染的临床症状和表现

的蜂窝织炎患者,不管是否存在脓肿,选择口服双氯西林(dicloxacillin)是恰当的经验性治疗。双氯西林对链球菌、甲氧西林敏感金黄色葡萄球菌(methicillin-sensitive *Staphylococcal*,MSSA)具有较好的抗菌活性,并且较红霉素(erythromycin)和克林霉素(clindamycin)的耐受性更好。由于患者为非化脓性蜂窝织炎,青霉素 V 钾(penicillin VK)也可选用,但其不能覆盖葡萄球菌。如果蜂窝织炎界限清楚且未化脓,可以单用青霉素治疗,因为致病菌很可能是链球菌。至于其他多种对葡萄球菌和链球菌有活性的抗菌药物对皮肤软组织感染的疗效已被评估。近期一篇文献综述的结论称,基于现有的证据无法对蜂窝织炎的抗感染治疗方案给出明确的推荐[3,4]。头孢氨苄(cephalexin)在药效、耐受性及价格上与双氯西林相当,但对大多数基础状况良好的蜂窝织炎患者,头孢氨苄的抗阴性菌活性(双氯西林不具备)是不必要的。因此,N. P. 需要给予抗感染治疗,可选用双氯西林或头孢氨苄。

在 CA-MRSA 感染的发生率(菌株分离率>10%)具有重要临床意义的地区,特别是对那些有额外风险因素的人群(如儿童、竞技运动员、囚犯、士兵、特定种族人群、美国原住民/阿拉斯加原住民、太平洋岛民、静脉吸毒者和男男性行为人群),其经验性治疗应覆盖 CA-MRSA[5]。对于存在皮肤脓肿但没有全身感染症状的患者,通常只需要引流,因为在 CA-MRSA 感染风险人群中,对无并发症的皮肤脓肿使用抗菌药物治疗并不比安慰剂有效[6]。目前,多数 CA-MRSA 依然对复方新诺明(trimethoprim-sulfamethoxazole,SMZ-TMP)、克林霉素和多西环素(doxycycline)敏感[2]。尽管复方新诺明对金黄色葡萄球菌具有良好的活性,但其对化脓性链球菌(A 组链球菌)的活性较弱,故经验治疗一般不单用该药。如果使用这些药物,建议在用药后 24~48 小时评估症状是否出现好转(在患者有能力的情况下,可让其自行评估)。一些临床医师因担心诱导耐药而避免使用克林霉素。在 CA-MRSA 发生率高的地区,实验室应检测克林霉素诱导耐药表型。如果 N. P. 来自 CA-MRSA 高发地区,且具有感染的危险因素,那么为覆盖可能的致病菌可给予 SMZ-TMP 或多西环素联合 β-内酰胺类抗菌药物(如青霉素、头孢氨苄或阿莫西林)治疗。然而,在 CA-MRSA 高发地区的一些调查发现,头孢氨苄对 CA-MRSA 同样有效,虽然并不是所有研究都支持这个结果[7-9]。只要 CA-MRSA 不要求必须覆盖,单一口服用药方案可以降低抗菌药物的选择压力和药品费用[10]。

案例 74-1,问题 2: 如果 N. P. 对青霉素过敏,应该为她选用什么抗菌药物?

对于有青霉素或头孢菌素过敏史的患者,可以选用克林霉素治疗[2]。在一些地区,A 组链球菌对大环内酯类的耐药率达 15%~20%,使得这类药物的应用价值降低。克林霉素对 A 组链球菌的覆盖优于大环内酯类,但其会导致 20% 的患者出现腹泻且是引起抗生素相关肠炎的一种主要药物。莫西沙星(moxifloxacin)和左氧氟沙星(levofloxacin)也可作为替代药物,服用方便,只需每日 1 次给药。

案例 74-1,问题 3: 应该给予 N. P. 多大的药物剂量?

双氯西林的推荐剂量为 500mg,口服,每 6 小时 1 次。青霉素 V(penicillin V)剂量为 250~500mg,口服,每 6 小时 1 次;口服克林霉素剂量为 300~450mg,每 6 小时 1 次。由于 N. P. 选用的双氯西林,剂量 500mg,口服,每 6 小时 1 次是合适的。多西环素的剂量为 100mg,口服,每 12 小时 1 次,SMZ-TMP 的剂量为 1~2 片双倍剂量药物,口服,每 12 小时 1 次。莫西沙星的推荐剂量为 400mg,口服,每日 1 次,左氧氟沙星为 500mg,口服,每日 1 次。

案例 74-1,问题 4: N. P. 的治疗疗程是多长?

蜂窝织炎治疗推荐的疗程为 5 日,但如果临床症状无明显改善可适当延长治疗时间[2]。合理的疗程推荐应用至体温正常且临床症状改善后 2~3 日。应该告诉 N. P.,治疗 1~2 日后才会起效(而红斑可能会存留较长时间)。另外,还应告知她,如果治疗几日后症状无改善或恶化应复诊。

案例 74-1,问题 5: N. P. 还需要行什么检查以进一步明确诊断?

对于基础状况良好的轻度蜂窝织炎患者,没有必要鉴别其致病菌。只有 20%~30% 的患者可以通过针吸、细针吸取活检和穿刺活检分离出致病菌[2]。恰当的经验治疗对大多数患者有效,而鉴别致病菌对治疗的帮助不大且显著增加费用。但是,对于中-重度化脓性感染患者,当患者初始治疗失败、存在免疫力低下、有潜在关节或肌腱损伤以及严重感染危及生命需住院治疗时,细菌培养可能有益于治疗。此时,应当在给予抗菌药物治疗前,留取原发伤口区域拭子及在病灶边缘针吸或穿刺活检,行革兰氏染色和细菌培养,另外还应行血培养和伤口组织培养。如果伤口有坏死组织、恶臭、存在捻发音,还需做厌氧菌培养。即使送了伤口组织和血培养,许多感染者的培养结果也为阴性(74%)。蜂窝织炎患者血培养阳性率低于 5%。可根据培养结果及病情变化调整后续的治疗。由于 N. P. 仅有轻度蜂窝织炎,故不需要做细菌培养,给予经验性治疗即可。除全身治疗外,N. P. 应使用肥皂和水保持伤口清洁(如果存在开放性伤口)并保护该区域。蜂窝织炎的治疗还应包括休息、制动和抬高感染部位,必要时外科引流或清创。伤口应每日评估,包括局部压痛、疼痛、红斑、肿胀、溃疡、坏死和伤口引流。

案例 74-1,问题 6: N. P. 的蜂窝织炎可以局部使用抗菌药物吗?

局部应用抗菌药物治疗皮肤感染尚有争议[11]。大多数外用抗菌药物还没有经过设计良好的临床试验验证疗效。尽管莫匹罗星(mupirocin)治疗某些类型的外伤感染优于安慰剂,但对于病情严重患者的治疗效果仍不明确。对于中-重度感染病例，莫匹罗星及其他局部外用抗菌药物（新霉素、杆菌肽、多黏菌素 B）均不能替代或增强全身用抗菌药物的作用。局部用抗菌药物收效甚微且增加医疗费用，偶可引起接触性皮炎。因此，N. P. 不宜使用局部抗菌药物而应全身应用抗菌药物治疗。

案例 74-2

问题 1：O. A. ，男性，49 岁，在人行道上摔伤后，左侧臀部疼痛逐渐加重 3~4 日，伴发热、全身乏力、嗜睡以及恶心就诊于急诊科。查体：臀部肿胀、皮温升高、触痛明显。体温 39.8℃，急性病容。诊断"中-重度蜂窝织炎"收治入院。既往无其他病史。O. A. 的经验性治疗可选用何种抗菌药物？

中-重度感染病例需要住院治疗和给予注射用抗菌药物。可选用萘夫西林（nafcillin）或苯唑西林（oxacillin）[2]。如果头孢唑林（cefazolin）较萘夫西林便宜，也可选择头孢唑林（1~2g，静脉注射，每 8 小时 1 次）。第二、三代头孢菌素如头孢呋辛（cefuroxime）、头孢西丁（cefoxitin）、头孢曲松（ceftriaxone）、头孢噻肟（cefotaxime）及某些氟喹诺酮类抗菌药物同样有效，但治疗多数蜂窝织炎没有更多临床优势。存在 MRSA 感染危险因素（穿透性创伤，MRSA 感染史，鼻腔定植，静脉药物滥用及存在全身炎症反应综合征）的患者应使用万古霉素（vancomycin）或具有抗链球菌和 MRSA 活性的药物治疗。利奈唑胺（linezolid）也可作为替代药物选择，但该药与 5-羟色胺类药物有潜在的药物相互作用。其他可用药物包括达托霉素（daptomycin）、特拉万星（telavancin）、达巴万星（dalbavancin），奥利万星（oritavancin）和头孢洛林（ceftaroline）。尽管这些药物治疗严重蜂窝织炎同样有效，但由于成本和药物可获得性，它们不如万古霉素常用。

因此，O. A. 应该选用萘夫西林、苯唑西林或头孢唑林中相对便宜和耐受性更好的一种。一旦体温恢复正常且临床症状改善，应停用注射用药物改为口服药物继续治疗，疗程至少 5 日（或用至临床症状改善）。

案例 74-2，问题 2：治疗 2 日后，O. A. 出现皮肤斑丘疹，应该如何调整治疗方案？

在治疗期间，一旦出现皮肤斑丘疹（无论早发或迟发），应立即停药，以免造成严重后果。若患者青霉素过敏，但又需要注射给药时，可改用克林霉素、万古霉素、利奈唑胺、莫西沙星或左氧氟沙星。由于这些药物疗效相当，选择时应基于药物价格、使用方便性及是否存在 MRSA 感染危险因素等综合考虑。

案例 74-2，问题 3：治疗 48 小时后获得了细菌培养和药敏结果，此时 O. A. 该如何调整治疗药物？

如果细菌培养结果为链球菌，患者无青霉素过敏史，应该换用青霉素治疗，因其疗效和耐受性均较好，且费用较萘夫西林便宜。如果细菌培养结果为葡萄球菌属（金黄色葡萄球菌）对甲氧西林敏感，应该继续沿用经验性治疗方案。如果致病菌对甲氧西林耐药，应换用万古霉素 15mg/kg，每 12 小时 1 次或前文提及的替代药物。由于假定 O. A. 对青霉素过敏（由于斑丘疹），且不需要针对 MRSA 治疗，故其应该继续使用克林霉素或万古霉素。对于青霉素过敏的患者但没有经历严重过敏反应，例如荨麻疹和过敏反应，头孢唑林也可以是一种选择。

案例 74-2，问题 4：治疗 72 小时后，O. A. 的症状明显好转，并且体温已正常 24 小时。是否应改为口服治疗？

如果 O. A. 可以耐受口服治疗，当其体温正常 24 小时以上，症状明显改善，则可改为口服药物治疗。临床医生选择口服药物应根据细菌培养结果（如果已获得）、可能的病原菌（如果没有培养结果）、使用的方便性以及费用等综合考虑。

案例 74-2，问题 5：蜂窝织炎辅以抗炎药治疗的作用？

非糖尿病患者联合使用抗菌药物和抗炎药（如非甾体抗炎药和糖皮质激素），可以缩短蜂窝织炎消退的时间[2]。虽然支持的证据不足，但观察到患者加用泼尼松龙 5~30mg/d 治疗后，症状缓解明显加快[2,12,13]。

案例 74-3

问题 1：M. C. ，22 岁，大学足球队员，因左侧大腿疼痛 3~4 日来急诊室就医。查体：左侧大腿内侧可见一约 2cm×3cm 脓肿。患区皮温升高伴触痛。M. C. 无发热，无淋巴管炎。需行何种检查以明确诊断？

存在皮肤脓肿、大型疖（浅表皮肤脓肿）和痈（多个疖相互连接）的患者，建议行脓液革兰氏染色和培养[2]。但典型的患者可能无需进一步检测就可得到充分治疗。M. C. 有 CA-MRSA 感染的危险因素（竞技运动员），如果培养出 CA-MRSA，应采取感染控制措施以防止暴发[14]。发热的患者应在使用抗菌药物前抽取血培养，尽可能地分离病原菌。

案例 74-3，问题 2：此类患者的致病菌与其他一般的蜂窝织炎患者的致病菌是否相同？

脓肿、疖和痈最常由葡萄球菌感染引起，主要是金黄色葡萄球菌[2,6]。脓肿也可能由多种微生物所致。静脉注射毒品的患者发生皮肤脓肿或蜂窝织炎，致病菌的种类与普通患者并无差异。静脉吸毒是感染 CA-MRSA 的危险因素，如果这类患者反复感染或使用抗 MSSA 抗菌药物治疗失败时，需高度怀疑 CA-MRSA 感染可能。虽然表皮葡萄球菌、革兰氏阴性菌（包括铜绿假单胞菌）和厌氧菌少见，但仍可能导致感染,对于初始治疗无效的患者应考虑这些病原菌感染的可能。

通常不需要抗菌药物治疗。所有脓肿,大型疖和痈应切开引流[2]。皮肤脓肿的患者出现全身性炎症反应综合征时,可在切开和引流的基础上辅以抗菌药物治疗,但加用抗菌药物治疗并不能提高治愈率。抗菌药物的选择应基于感染的严重程度并考虑是否覆盖 CA-MRSA。轻-中度感染使用多西环素或复发新诺明治疗即可,而严重感染可经验性给予万古霉素、达托霉素、利奈唑胺、特拉万星或头孢洛林治疗[2,14]。如果治疗 48 小时内炎症没有出现缓解,抗感染治疗还应覆盖革兰氏阴性菌和耐药链球菌。

丹毒

丹毒(erysipelas)是一种浅表皮肤感染,主要致病菌为 A 组链球菌,而 C 组、G 组、B 组链球菌(儿童)也可导致感染[15,16]。每年约有千分之一的人罹患这种皮肤感染,与糖尿病、慢性静脉功能不全和心血管疾病相关[16]。丹毒的诊断是基于皮损的特征及伴随的全身症状[15]。皮损区域连续、坚硬、水肿、边缘突起、边界清楚[16]。病程早期,皮损呈鲜红色,随着皮损老化和生长转变为棕色。皮损向周围进行性扩大、融合。虽然原发的伤口通常不明显,但早期的皮损一般是由于皮肤上的一个小破损感染所致。不推荐皮损部位穿刺、皮肤表面拭子,这对查找病原菌帮助不大[15]。丹毒患者可伴有全身症状如高热、畏寒、频发寒战及全身不适,这些全身症状有别于其他局部皮肤病。

案例 74-4

问题 1:D. D.,男性,70 岁,因面部红肿来急诊室就医。2 日前,面部出现一小片红斑且肿胀。近 3 日感全身不适,伴发热。查体:D. D. 右颊部有一 0.4cm 宽的皮损,颜色鲜红、发亮且浮肿。病变区连续,边缘清楚。D. D. 初始可给予何种抗菌药物?

丹毒使用对 A 组链球菌敏感的抗菌药物治疗能很快见效[17]。一般口服青霉素 V 250~300mg,每 6 小时 1 次;对于严重感染的患者可静脉给予青霉素 G 2~4MU,每 6 小时 1 次,患者全身症状(如发热、精神萎靡)一般可在 24~48 小时内得到改善[17],而皮肤病变需治疗几日后才会好转。如果 D. D. 在用药 72 小时后情况无好转,则需对病情重新评估。如果 D. D. 对青霉素过敏,可以考虑选择大环内酯类、克林霉素或口服氟喹诺酮类药物(如莫西沙星)[15,17]。头孢曲松与青霉素之间交叉过敏风险较低(<1%),也可作为青霉素过敏的患者(无过敏反应)的替代选择。如果当地 A 组链球菌对大环内酯类抗菌药物耐药率高,则该类药物不宜作为经验性治疗。为了防止感染复发,即使症状、体征很

快消失,也应持续应用抗菌药物 10 日,否则可导致慢性感染或留下瘢痕。

糖尿病患者的皮肤和软组织感染

糖尿病患者发生皮肤和软组织的感染很常见。约 25% 的糖尿病患者有皮肤和软组织感染的病史,5%~15% 的糖尿病患者可能需行截肢治疗[18]。另外,治疗皮肤和软组织感染除增加医疗费用外,还可能导致残疾,显著降低患者的生活质量。糖尿病患者有发生足部问题的特定风险,其主要原因是由于长期的糖尿病引起神经功能障碍和外周血管疾病。对疼痛敏感度的下降使患者能够耐受皮肤的持续损伤,直至溃疡形成。另外,轻微创伤(如切割、异物嵌入)常被忽视,如未及时治疗可导致继发感染和伤口扩大。对这些普通的感染采取适当的预防措施可以降低截肢率。轻度感染的经验性治疗与非糖尿病患者软组织感染治疗相同,因其致病菌仍主要为需氧革兰氏阳性链球菌。中-重度感染多为多种病原体混合感染,需选用广谱抗菌药物。从糖尿病足部溃疡培养出的病原菌平均有 2~6 种,很难区分定植和感染[19,20]。20% 以上的糖尿病患者伤口可分离出下列致病菌(排序无特定意义):金黄色葡萄球菌、表皮葡萄球菌、粪肠球菌、其他链球菌、变形杆菌、大肠埃希菌、克雷伯菌属、消化链球菌及拟杆菌属[20]。虽然感染常由多种微生物所致,但治疗即使不能覆盖所有致病菌,仍会有效[19]。为了准确地查明致病菌,即便是与溃疡不相连的感染组织也应该取活检。如果不能取活检,应该获取伤口的脓性渗出物或刮出物进行培养以鉴别其真正的致病菌,不主张仅取表浅的拭子培养[18]。虽然抗菌药物的应用很重要,但伤口引流和外科清创去除坏死组织是必要和根本的治疗措施[20]。除非感染波及骨骼,感染部位的组织培养可能价值不大。尽管厌氧菌很难培养出来,但如果出现脓肿或组织失活、坏死、恶臭或由腹部手术所致伤口,均应考虑进行厌氧菌培养。

案例 74-5

问题 1:T. U.,男性,67 岁,糖尿病患者,来医院行常规体检,无特殊主诉。T. U. 有 2 型糖尿病病史 15 年,血糖控制较差,近 3 年反复发生足部溃疡。查体:足底溃疡伴炎症反应,伤口可挤出脓液。T. U. 未感觉患部疼痛,未意识到溃疡已经恶化。体温正常,体格检查示淋巴结轻度肿大,白细胞计数升高。T. U. 是否有活动性感染,是否需要抗菌药物治疗?

无论是否患有糖尿病,所有的开放性伤口均有细菌定植,但只有感染性伤口需抗感染治疗[19,20]。通常很难鉴别开放性伤口是否存在感染,但如果病变部位有红肿、疼痛、脓性分泌物等症状及体征则提示存在感染。根据 T. U. 的症状,考虑存在感染,需要进行治疗。

在开始抗菌药物治疗之前,必须首先确认感染伤口的存在,因为通常糖尿病患者的伤口可能并未被感染,因此不需要抗感染治疗。针对感染伤口,临床医生在选择抗菌药物治疗时须考虑感染的严重程度(轻度与中-重度)、患者是否有 MRSA 或铜绿假单胞菌感染的危险因素或是否在过去1个月内接受了任何抗菌药物治疗。轻度的糖尿病足感染不应局部使用抗菌药物治疗,因为其有效性的证据不足。外用制剂不能充分渗透进入组织,并且很多制剂不利于伤口愈合[21]。轻度感染通常由需氧革兰氏阳性链球菌引起,经验性治疗与其他软组织感染相似[19]。耐青霉素酶的青霉素(如双氯西林)及头孢氨苄对大多数病例有效。药物的选择应基于药物耐受性和价格。替代药物包括克林霉素、阿莫西林/克拉维酸和左氧氟沙星。如果怀疑厌氧菌感染(伤口恶臭、感染较重或感染时间较长或近期使用过抗菌药物),可单用克林霉素或阿莫西林/克拉维酸,或加用甲硝唑(metronidazole)[18]。由于甲硝唑对需氧菌无效,所以如果选用甲硝唑治疗,还需联合使用一种对需氧菌有较好活性的抗菌药物。有明显血管病变、捻发音或坏疽的患者,还应该行 X 线检查除外骨髓炎。

对于中-重度感染的治疗,可根据症状和体征选用口服或注射用抗菌药物(严重感染推荐静脉用药),并应根据可能的致病菌进行选择。对于葡萄球菌、链球菌和肠杆菌感染,治疗可选择左氧氟沙星、头孢西丁、头孢曲松、氨苄西林/舒巴坦(ampicillin/sulbactam)、莫西沙星、厄他培南、亚胺培南/西司他丁(imipenem/cilastatin)或替加环素(tigecycline)[20,21]。左氧氟沙星和头孢曲松均无抗厌氧菌活性,因此,如果怀疑厌氧菌(缺血性或坏死性伤口),应加用克林霉素或甲硝唑[22]。但还需要考虑的是,克林霉素可能更容易引起艰难梭菌相关的腹泻。

此外,当存在 MRSA 或铜绿假单胞菌感染危险因素时,选用抗菌药物应考虑覆盖这些病原菌。MRSA 引起的感染可选用万古霉素、达托霉素或利奈唑胺治疗。较新的抗菌药物包括达巴万星、特拉万星、奥利万星和头孢洛林对 MRSA 所致的皮肤和软组织感染有效,但治疗糖尿病足感染的有效性尚缺乏数据[23]。铜绿假单胞菌感染可能在病原菌高度流行的地区,气候温暖的地区及足部经常暴露于水中的地区的患者中更为常见,可选用哌拉西林/他唑巴坦治疗。具有抗铜绿假单胞菌活性的抗菌药物还包括头孢吡肟(cefepime)、头孢他啶(ceftazidime)、氨曲南(aztreonam)、亚胺培南/西司他丁、美罗培南(meropenem)或多利培南(doripenem)。如果长期使用氨基糖苷类抗菌药物可导致严重不良反应,糖尿病患者应避免使用。

T. U. 是一位高龄糖尿病患者伴有感染(中-重度)的全身症状和体征,由于其不存在 MRSA 和铜绿假单胞菌感染的危险因素,经验性抗感染治疗可选用头孢西丁、头孢曲松、氨苄西林/舒巴坦、左氧氟沙星、莫西沙星或厄他培南。

案例 74-5,问题 3: 尽管给予积极的抗感染治疗和清创,T. U. 的感染扩散需要截肢。在外科手术后,T. U. 还需要使用多长时间抗菌药物?

抗菌药物可能需用至感染的体征和症状消失。通常疗程 1~2 周,但中-重度感染患者或感染治愈缓慢的患者可能需要更长的治疗时间(2~4 周)[20]。一旦患者临床症状改善,应考虑口服治疗;即使溃疡没有完全愈合,也可以停止治疗[18,20]。

当感染无法控制或危及生命时,最佳治疗方法是通过截肢移除病灶。若病灶被清除,抗菌药物治疗应再持续 2~5 日[20]。

案例 74-5,问题 4: T. U. 发生足部并发症可采用什么措施来预防?

许多糖尿病相关的足部并发症可以通过恰当的足部护理来预防(表 74-2),这些预防措施应该受到重视。有神经病变或高龄的糖尿病患者应定期(每 1~2 日)仔细地检查足部。

表 74-2
糖尿病患者的足部护理

每日检查足部有无破口、水疱及抓伤。特别注意足趾缝,并用镜子检查足底
每日用温水洗脚后彻底擦干
涂润肤乳防止皮肤结茧和龟裂
保证所穿的鞋大小合适,并且每日检视
定期修剪趾甲,保证趾甲平整
不要使用化学制剂去除鸡眼或硬茧

坏死性软组织感染

坏死性软组织感染(necrotizing soft tissue infections)是指当炎症进展迅速导致皮肤或皮下组织出现坏死。不同于简单的蜂窝织炎,坏死性感染可表现出以下临床症状:水肿超过红斑区域、皮肤水疱或大疱、局部皮肤苍白变色、皮下气肿(捻发音),但无淋巴管炎和淋巴结炎。常见临床表现包括高热、定向障碍、嗜睡或感染部位僵硬感[2]。偶可出现沿感染途径的广泛红斑。坏死性软组织感染进展迅速,可导致其他局部反应(如坏死、皮肤感觉障碍)和严重的全身反应(如低血压、休克)[24]。坏死性软组织感染很少见[26],在美国每年仅约 1 000 例发病[25-26],但是可致命。坏死性软组织感染在健康人群中也可发生,但在静脉或皮下注射毒品的人群中更为常见[27]。

坏死性蜂窝织炎(necrotizing cellulitis)可以累及皮肤和皮下组织;坏死性筋膜炎(necrotizing fasciitis)累及深浅筋膜;当病变侵及肌肉时称为肌坏死(myonecrosis)。A 组 β溶血性链球菌、金黄色葡萄球菌及其他葡萄球菌、假单胞菌属及其他革兰氏阴性菌、梭状芽孢杆菌、消化链球菌、脆弱拟杆菌和弧菌属均可导致坏死性皮肤软组织感染[24,28]。气性坏疽(gas gangrene)是由梭状芽孢杆菌亚种所致的肌坏死,通常为丙型芽孢杆菌(占70%)[24]。但伤口内积气并不能表明是丙型芽孢杆菌感染,因为革兰氏阴性菌(大肠杆菌、变形菌属和克雷白菌)和厌氧球菌也可导致伤口内产气,创伤亦可导致气体进入组织。气性坏疽的特点是起病急,疼痛日益加重,并与受伤程度不相称。梭状芽孢杆菌性肌坏死(真性气性坏疽)、链球菌性气性坏疽(A组β溶血性链球菌所致)以及细菌协同性坏疽(由厌氧菌和需氧菌引起,通常为革兰氏阴性菌)均为描述坏死性皮肤感染的术语。其他常用的术语还有Fournier坏疽(一种发生在阴囊的细菌协同性坏疽)、非梭状芽孢杆菌性捻发音性坏疽(非梭状芽孢杆菌性气性坏疽)及坏死性筋膜炎(除梭状芽孢杆菌性肌坏死以外所有的坏死性软组织感染,或有时只是链球菌性坏疽)[25]。坏死性软组织感染的首要治疗措施包括扩大清创以清除所有坏死组织和伤口引流,同时予以早期液体复苏及广谱抗菌药物治疗[25]。

案例 74-6

问题 1: M. T. ,男性,45岁,一个流浪街头的酗酒者。在当地一间酒馆外与人打架致鼻部破损、面部裂伤来急诊室就医。查体:除面部伤口外,左小腿有一处重度发炎、红肿、坏死。该部位剧痛,患部存在捻发音,有脓性分泌物。M. T. 诉其腿部感染是由于1周前的刀伤所致。应该给予何种抗菌药物治疗?

除了处置鼻部皮损和缝合面部裂伤外,临床医生还需评估其小腿的感染情况。在应用抗菌药物前,取伤口脓性分泌物行革兰氏染色及培养。由于M. T. 存在捻发音,提示存在坏死性感染,应立即请外科会诊,将伤口切开,并取感染组织行革兰氏染色及培养。在手术评估前,应完成液体复苏、给予静脉抗菌药物治疗。组织内的气体可由多种病原体引起,经验性抗感染治疗应覆盖革兰氏阳性菌、肠杆菌和脆弱拟杆菌。初始治疗可给予哌拉西林/他唑巴坦、氨苄西林/舒巴坦或碳青霉烯类,并联合抗MRSA药物(万古霉素、达托霉素或利奈唑胺)[2]。如果怀疑A组β溶血链球菌还可加用克林霉素。加用克林霉素治疗的目的并非是因其抗菌效果,而是其能抑制蛋白合成,进而降低细菌产生的毒素和宿主对细胞因子的反应[2,29]。

替代治疗方案包括头孢曲松联合甲硝唑,氟喹诺酮联合甲硝唑。如果感染组织革兰氏染色明确革兰氏阳性链球菌占优势,则宜选用窄谱的抗菌药物治疗。噬肉菌病(flesh-eating disease)是一种坏死性筋膜炎,通常由A组β溶血性链球菌强毒素株引发,治疗上可选用高剂量的青霉素G(300万U,静脉注射,每4小时1次)联合克林霉素(900mg,静脉注射,每8小时1次),该方案也适用于气性坏疽的治疗[2,29]。

链球菌致坏死性感染的治疗可辅以注射用免疫球蛋白G(IV immunoglobulin G,IVIG),可单剂2g/kg或0.4g/(kg·d)用2日,也可第1日给予1g/kg,第2、3日再给予0.5g/kg[30]。IVIG的确切益处尚未有临床试验证实,而且最佳使用剂量也不清楚。IVIG可能是通过与引起全身感染的链球菌所释放的超抗原结合发挥作用[30,31]。

动物咬伤

动物所致的任何皮肤伤口均应该做进一步检查以明确有无深层组织的损伤,这一点对于手部或涉及其他关节咬伤尤为重要。一旦被咬伤后,应尽可能快的用清水彻底清洗伤口[32]。对穿透伤的冲洗,可极大地减少感染的风险。没有必要留取标本做细菌培养,伤口冲洗应尽早进行。

动物咬伤后多达18%的人群可能发生需氧或厌氧菌感染[33]。化脓性伤口或脓肿可能为需氧菌和厌氧菌混合感染,而非脓性伤口多由链球菌或葡萄球菌引起[2]。多杀巴斯德菌在猫咬伤中特别重要,因为该菌占猫口腔内细菌的75%[2,33]。一些狗咬伤的病例无需使用抗菌药物治疗,但猫咬伤者75%以上会发生感染,故所有猫咬伤者均需使用抗菌药物[32]。

案例 74-7

问题 1: P. J. ,男孩,18岁,因腿被邻居家狗咬伤3小时来急诊室就医。他小腿内侧有14cm长的撕裂伤,可见4处明显齿痕。未伤及骨骼。P. J. 既往体健,无慢性疾病史。除了缝合撕裂伤外,P. J. 还需什么治疗?

所有咬伤的标准处理为充分冲洗伤口[32]。应先评估P. J. 是否存在深部组织损伤、血运障碍及骨骼损伤。冲洗撕裂伤口后,应疏松缝合或用胶布粘合[32]。尽管闭合伤口的安全性尚存在争议,但闭合伤口后可获得良好的治疗反应。

案例 74-7,问题 2: 因为P. J. 有多处贯通伤,清洗困难,适宜接受抗菌治疗。他应该使用什么抗菌药物?

是否需要使用抗菌药物尚有争议,原则上应该根据伤口情况而定[2,34]。如果患者存在以下情况,需给予一个疗程的抗菌药物治疗:①伤及手部或关节周围;②损伤较深或冲洗困难;③患者免疫功能低下(如糖尿病、脾切除);④伤口血液灌注不足。对于狗咬伤,只要没有深部组织损伤,伤口能被很好地冲洗,一般无需使用抗菌药物,特别是健康成人或儿童的下肢伤口[32]。

应根据特定动物咬伤最有可能引入的致病菌,选择恰当的抗菌药物。尽管多杀巴斯德菌常被认为是狗咬伤后感染的主要致病菌,但选择的抗菌药物还需覆盖其他常见的致病菌。推荐口服阿莫西林/克拉维酸875mg/125mg,每12小时1次进行治疗[2,32]。替代方案包括第二代头孢菌素(如头孢呋辛)联合克林霉素或甲硝唑。如果患者对青霉素过敏,可选用多西环素、莫西沙星或碳青霉烯类药物[2]。治疗后应密切观察疗效,如果48小时后病情无改善或恶化,则需重新评估病情。除非感染征象仍然存在,抗感染治疗不宜超过5日。如果患者明确存在感染,且涉及关节部位,有淋巴结扩散或涉及手、头部,应该给予注射用抗菌药物治疗。注射用抗菌药物治疗应持续至感染症状改善,而后转换为口服抗菌药物继续治疗至少 7 日或用至临床感染症状完全消失。

如果咬人的动物来自狂犬病流行区域或为野生动物所伤,则需预防狂犬病(rabies)[32]。并应联系当地防疫部门了解该地区感染狂犬病的风险。若 P. J. 近 5 年没有接受过破伤风类毒素强化免疫,则应给予破伤风类毒素。如果 P. J. 从未接受过破伤风免疫,则应给予破伤风类毒素的同时注射破伤风免疫球蛋白。

人咬伤

案例 74-8

问题 1:C. K.,男性,40 岁,因"财务纠纷"被邻居咬伤左前臂伴疼痛 24 小时。C. K. 既往体健,无慢性病史。其左前臂有一 6cm×8cm 红肿区,有明显的人咬伤痕迹,无骨、关节异常。C. K. 应该如何治疗?

人咬伤的治疗与其他撕裂伤的治疗相同,根据病情需要进行清洁、冲洗、探查、清创、引流、切开及缝合[32]。所有人咬伤均需尽快清洁,任何撕裂伤或贯通伤均需充分冲洗。如果疑有深部组织损伤或出现伤口积脓,应行外科清创、引流和切开。如果伤口内有积脓征象,需切开引流。E. D. 还需全身应用抗菌药物,以杀灭潜在的致病菌。如果伤情严重(伤及皮下组织、关节或创面较大)或不能口服抗菌药物,则需给予注射用抗菌药物治疗。人咬伤最常见的病原体有 β 溶血性链球菌、葡萄球菌、艾肯杆菌、梭杆菌、消化链球菌、普氏菌、卟啉单胞菌属和棒状杆菌亚种[2]。治疗可选用阿莫西林/克拉维酸,氨苄西林/舒巴坦或厄他培南。青霉素过敏患者可选择环丙沙星(ciprofloxacin)或左氧氟沙星联合甲硝唑,或莫西沙星单用。

(詹世鹏 译,唐敏 校,夏培元 审)

参考文献

1. Dryden MS. Complicated skin and soft tissue infections. *J Antimicrob Chemother.* 2010;65(Suppl 3):iii35.
2. Stevens DL et al. Practice guidelines for the diagnosis and management of skin and soft tissue infections: 2014 update by the infectious diseases society of America. *Clin Infect Dis.* 2014;59(2):e10–e52.
3. Moellering RC Jr. The growing menace of community-acquired methicillin-resistant *Staphylococcus aureus. Ann Intern Med.* 2006;144:368.
4. Kilburn SA et al. Interventions for cellulitis and erysipelas. *Cochrane Database Syst Rev.* 2010;(6):CD004299.
5. Liu C et al. Clinical practice guidelines by the Infectious Diseases Society of America for the treatment of methicillin-resistant *Staphylococcus aureus* infections in adults and children. *Clin Infect Dis.* 2011;52:e18.
6. Rajendran PM et al. Randomized, double-blind, placebo-controlled trial of cephalexin for treatment of uncomplicated skin abscesses in a population at risk for community-acquired methicillin-resistant *Staphylococcus aureus* infection. *Antimicrob Agents Chemother.* 2007;51:4044.
7. Wells RD et al. Comparison of initial antibiotic choice and treatment of cellulitis in the pre- and post-community-acquired methicillin-resistant Staphylococcus aureus eras. *Am J Emerg Med.* 2009;27:436.
8. Madaras-Kelly KJ et al. Efficacy of oral beta-lactam versus non-beta-lactam treatment of uncomplicated cellulitis. *Am J Med.* 2008;121:419.
9. Khawcharoenporn T, Tice A. Empiric outpatient therapy with trimethoprim-sulfamethoxazole, cephalexin, or clindamycin for cellulitis. *Am J Med.* 2010;123:942.
10. Jenkins TC et al. Skin and soft-tissue infections requiring hospitalization at an academic medical center: opportunities for antimicrobial stewardship. *Clin Infect Dis.* 2010;51:895.
11. Pangilinan R et al. Topical antibiotic treatment for uncomplicated skin and skin structure infections: review of the literature. *Expert Rev Anti Infect Ther.* 2009;7(8):957.
12. Bergkvist PI, Sjobeck K. Antibiotic and prednisolone therapy of erysipelas: A randomized double blind placebo controlled study. *Scand J Infect Dis.* 1997;29:377–382.
13. Dall L et al. Rapid resolution of cellulitis in patients managed with combination antibiotic and anti-inflammatory therapy. *Cutis.* 2005; 75:177–180.
14. Barton M et al. Guidelines for the prevention and management of community-associated methicillin-resistant Staphylococcus aureus: a perspective for Canadian health care providers. *Can J Infect Dis Med Microbiol.* 2006;17(Suppl C):4C.
15. Bonnetblanc JM, Bedane C. Erysipelas: recognition and management. *Am J Clin Dermatol.* 2003;4:157.
16. Pereira de Godoy JM et al. Epidemiological data and comorbidities of428 patients hospitalized with erysipelas. *Angiology.* 2010;61:492.
17. Bernard P. Management of common bacterial infections of the skin. *Curr Opin Infect Dis.* 2008;21:122.
18. Matthews PC et al. Clinical management of diabetic foot infection: diagnostics, therapeutics and the future. *Expert Rev Anti Infect Ther.* 2007;5:117.
19. Cunha BA. Antibiotic selection for diabetic foot infections: a review. *J Foot Ankle Surg.* 2000;39:253.
20. Lipsky BA et al. Clinical practice guidelines for the diagnosis and treatment of diabetic foot infections. *Clin Infect Dis.* 2012;54:e132–e173.
21. Rao N, Lipsky BA. Optimising antimicrobial therapy in diabetic foot infections. *Drugs.* 2007;67:195.
22. Lipsky BA. Medical treatment of diabetic foot infections. *Clin Infect Dis.* 2004;39(Suppl 2):S104.
23. Kosinski MA, Lipsky BA. Current medical management of diabetic foot infections. *Expert Rev Anti Infect Ther.* 2010;8(11):1293–1305.
24. Kihiczak GG et al. Necrotizing fasciitis: a deadly infection. *J Eur Acad Dermatol Venereol.* 2006;20:365.
25. Hasham S et al. Necrotising fasciitis. *BMJ.* 2005;330:830.
26. Sarani B et al. Necrotizing fasciitis: current concepts and review of the literature. *J Am Coll Surg.* 2009;208:279.
27. Phan HH, Cocanour CS. Necrotizing soft tissue infections in the intensive care unit. *Crit Care Med.* 2010;38(Suppl): S460.
28. Wong CN et al. Necrotizing fasciitis: Clinical presentation, Microbiology and determinants of mortality. *J Bone Joint Surg Am.* 2003;85(8):1454–1460.
29. Seal DV. Necrotizing fasciitis. *Curr Opin Infect Dis.* 2001;14:127.
30. Darenberg J et al. Intravenous immunoglobulin G therapy in streptococcal toxic shock syndrome: a European randomized, double-blind placebo-controlled trial. *Clin Infect Dis.* 2003;37:333.
31. Johannsson L et al. Getting under the skin: the immuno-pathogenesis of Streptococcus pyogenes deep tissue infections. *Clin Infect Dis.* 2010;51:58.
32. Moran GJ et al. Antimicrobial prophylaxis for wounds and procedures in the emergency department. *Infect Dis Clin North Am.* 2008;22:117.
33. Looke D, Dendle C. Bites (mammalian). *Clin Evid.* 2010;7:914.
34. Smith PF et al. Treating mammalian bite wounds. *J Clin Pharm Ther.* 2000;25:85.

第 75 章　中性粒细胞减少癌症患者感染的预防与治疗

Richard H. Drew

核心原则	章节案例
定义	
① 癌症患者选择化疗,可能并发中性粒细胞减少(定义为中性粒细胞计数<500 个/μl 或预计 48 小时内降至 500 个/μl 以下)和发热(定义为单次测定口腔温度高于 38.3℃或体温高于 38.0℃持续 1 小时以上)。	案例 75-1(问题 4)
② 细菌是中性粒细胞减少伴发热患者最主要的病原体,尤其是在中性粒细胞减少初期。	案例 75-1(问题 1 和 6)
临床表现	
① 发热通常是感染后最早(经常是唯一)表现出的症状。	案例 75-1(问题 4)
② 应进行准确的病史记录和完整的体格检查。若有呼吸道的症状和体征,应完成胸片和血氧饱和度的分析。	案例 75-1(问题 5)
③ 在使用抗菌药物前,应采集两套血标本进行血培养(每套两个培养瓶)。另外,应根据临床症状和体征,采集可疑感染部位的标本(如粪便、尿液、皮肤、静脉注射部位,呼吸道标本)进行革兰染色和培养。应完成血常规、电解质、凝血、C 反应蛋白、尿常规和器官功能的评估(如肝、肾功能)。	案例 75-1(问题 5)
治疗的关键信息	
① 应对患者进行危险程度分层,以确定其发生感染相关严重并发症的可能性。高风险患者包括病程迁延(>7 日)和严重中性粒细胞减少(<100 个/μl)、或有特殊基础疾病(低血压、吞咽障碍或引起腹泻的严重黏膜炎、肺炎、新发腹痛、肝或肾功能不全、或神经性改变)。高风险患者应考虑预防性使用抗菌药物和抗真菌药物。	案例 75-1(问题 2、3 和 7)
② 如缺乏感染部位和致病原的特异性证据,临床病情不稳定,初始经验治疗可单用有抗假单胞菌活性的第三代头孢菌素(如头孢他啶)、第四代头孢菌素(如头孢吡肟)或有抗假单胞菌活性的碳青霉烯药物(如亚胺培南-西司他丁或美罗培南)。为达满意的 β-内酰胺药物的药效学特性,可采取延长输注时间(3~4 小时)的策略。若患者血流动力学不稳定,可再联合一种抗菌药物(如万古霉素、氨基糖苷类或氟喹诺酮类药物)。通常,抗病毒治疗严格限制应用于有明确的血清学或病毒感染的临床证据的患者。	案例 75-1(问题 7~9) 案例 75-2(问题 1、2、4 和 5) 案例 75-4(问题 4)
监测指标	
① 初始经验性治疗是否需要调整及调整的时机取决于危险分层(低风险还是高风险)、感染部位或致病菌的明确、发热持续或消退,以及病情的稳定性。	案例 75-2(问题 6)
② 对初始经验性抗感染治疗无反应的高危患者,应考虑在治疗第 4~7 日时加用抗真菌治疗。除经验性覆盖念珠菌属外,持续中性粒细胞减少(即>10 日)的高危患者经恰当的抗细菌治疗 4~7 后仍有持续或反复发热,应考虑加用抗真菌治疗。病情稳定的低危患者无需常规抗真菌治疗。	案例 75-3(问题 1 和 2) 案例 75-4(问题 1 和 2)

由于化疗、免疫治疗和造血干细胞移植（hematologic stem cell transplantation，HSCT）等技术的进步，许多罹患实体瘤和血液系统恶性肿瘤的患者生存期已得到延长。虽然取得了这些进展，但感染并发症仍然是导致这些患者发病和死亡的主要原因。对这些免疫功能低下的患者进行感染风险评估、预防、快速诊断和有效管理虽然挑战巨大，但可改善患者结局[1,2]。

本章着重探讨因癌症导致免疫功能低下患者的感染并发症。主要包括以下主题：感染的危险因素和流行病学、抗微生物预防治疗原则、经验性初始治疗的抗菌药物选择、调整和疗程，经验性抗真菌和抗病毒药物使用及造血生长因子的应用。

感染的危险因素

当患者由于基础疾病或化疗导致一个及以上宿主防御功能显著破坏或缺陷时，可出现免疫功能不全。免疫损伤的危险因素包括中性粒细胞减少、体液免疫（抗体和补体）和细胞免疫障碍受损；化疗导致的皮肤和黏膜屏障破坏更增大了感染的风险。不同的免疫损害可导致机体不同部位（取决于特定的免疫缺损原因）发生细菌、真菌、病毒或原虫感染（不常见）。

中性粒细胞减少

粒细胞或中性粒细胞具有防御细菌或真菌感染的重要功能。中性粒细胞减少（血液循环中的粒细胞计数下降）使机体感染风险增加。临床术语粒细胞减少和中性粒细胞减少同义。中性粒细胞减少的严重程度常以中性粒细胞绝对计数（absolute neutrophil count，ANC）或粒细胞总数（多形核及杆状核白细胞）来表示。

为制定指南和实施临床试验，我们常把中性粒细胞减少定义为 ANC<500 个/μl 或 ANC<1 000 个/μl 但预期 48 小时内会下降至低于 500 个/μl[2-4]。中性粒细胞减少患者发生感染的风险、严重程度和类型与中性粒细胞减少的程度、下降速率和持续时间正相关[5]。一般而言，感染的发生率和严重程度与 ANC 数量成反比，ANC>1 000 个/μl 时，感染风险较低[3,5,6]；ANC<500 个/μl 时，感染的风险显著增加。而 ANC 的恢复是决定中性粒细胞减少患者感染并发症临床转归的最重要因素之一。短期内（≤7 日）中性粒细胞减少的发热患者，或者中性粒细胞减少不严重（ANC>100 个/μl），很少发生严重的、危及生命的感染[2,3,7]。相反，患者粒细胞严重缺乏超过 7 日面临严重感染的风险极大[2,3,8]。

生理屏障的损害

完整的皮肤和黏膜是机体（胃肠道、鼻窦、肺部和泌尿生殖器）防御微生物入侵的第一道生理屏障。肿瘤和治疗（如外科手术、放疗），或其他侵入性质治疗措施（如静脉或尿道留置导管、静脉穿刺、测量肛温）等均可破坏该屏障的完整性。装置相关性感染，包括中心静脉导管相关感染，通常是皮肤定植菌经皮肤穿刺处（如凝固酶阴性葡萄球菌）移行导致。继发于胃肠道黏膜损害如黏膜炎（常继发于化疗或移植物抗宿主病）的感染，通常由肠道细菌或真菌（如念珠菌）所致。

恶性肿瘤相关的免疫系统改变

恶性肿瘤如白血病（急性或慢性）、淋巴瘤（如非霍奇金淋巴瘤）和骨髓增生异常综合征可侵入骨髓，导致中性粒细胞减少。这在晚期或难治性恶性肿瘤患者中最为显著，中性粒细胞减少要么反映骨髓浸润，要么是多周期的免疫抑制化疗的结果。与之不同的是，易发生感染的实体瘤患者常伴有解剖学异常（如阻塞或糜烂）。通过手术、化疗和/或放疗来治疗肿瘤，可能会使上述风险增加。

免疫球蛋白缺乏患者（如低丙种球蛋白血症、慢性淋巴细胞白血病或脾切除术患者）发生荚膜细菌感染的风险加大，因这些细菌只在抗体引导下才能被有效地吞噬，致病菌包括脑膜炎双球菌，流感嗜血杆菌和肺炎链球菌等。而霍奇金病、器官移植和艾滋病能破坏细胞免疫系统，增加如分枝杆菌、李斯特菌、弓形虫、病毒和真菌等专性和兼性的细胞内微生物感染的风险。某些血液恶性肿瘤和骨髓增生异常综合征患者也可能由于白细胞恶变导致免疫缺陷。

影响机体免疫防御的药物治疗

某些化疗药物(如氟达拉滨)可显著抑制细胞免疫和体液免疫[9,10]。糖皮质激素对细胞免疫系统特别是在 T 淋巴细胞和巨噬细胞层面具有抑制作用;因此,接受糖皮质激素治疗的患者(HSCT 受者发生移植物抗宿主病)对病毒、细菌、真菌和原虫的易感性增加[11]。使用糖皮质激素而继发感染并发症呈剂量依赖性,泼尼松每日剂量大于 10mg 或累积剂量大于 700mg 或其他等效剂量的激素,感染风险随剂量增加而增大[8]。因此,接受高剂量糖皮质激素(泼尼松日剂量大于 20mg 或其他等效剂量的激素)或长期治疗的患者都面临发生机会性病原体感染的风险[2,3,9]。此外,使用糖皮质激素可能会减轻感染的常见症状,如发热和炎症。移植物抗宿主病及其治疗可引起细胞介导的严重免疫缺陷。最新研究表明,化疗用单克隆抗体(如阿仑单抗、硼替佐米、利妥昔单抗、奥法木单抗)也能明显削弱患者免疫系统,使其易于发生病毒、细菌或真菌感染[12,13]。

微生物定植或潜在感染

微生物定植(colonization)是指在机体任何特定部位分离到微生物(如粪便、鼻咽部),但无感染的临床征象。大多数中性粒细胞减少患者的感染不是由宿主内源性微生物群落导致就是由定植于人体消化道、上呼吸道或皮肤等的医院获得性病原体导致,因此微生物定植是中性粒细胞减少患者感染的先决条件。在定植有耐甲氧西林金黄色葡萄球菌(methicillin resistant *Staphylococcus aureus*,MRSA)感染的患者中已有较好的研究,在免疫抑制期间(特别是 HSCT 的植入前阶段)潜在感染是发生感染尤其是病毒感染的危险因素,病毒感染包括巨细胞病毒(cytomegalovirus,CMV)、单纯疱疹病毒和带状疱疹病毒感染。患者在免疫抑制期间发生这些病原体感染通常是潜伏性感染导致,而不是新发感染[2,3,9,14,15]。

造血干细胞移植

骨髓移植因强化免疫抑制治疗和移植输入使患者易于继发机会性感染。感染既可是新获得感染,也可是被激发的宿主潜伏感染[9]。对潜在恶性病的新疗法(包括使用核苷类似物,针对 CD20 和 CD52 单克隆抗体)及使用非血缘关系的供体干细胞,均使这些患者发生感染的风险加大[9]。与自体或同源骨髓移植受体相比,同种异体骨髓移植患者感染的风险更大,尤其是需要接受移植物抗宿主病治疗的患者[9]。导致感染的病原体随着移植后的时间而变化。移植后免疫抑制药物的应用(如糖皮质激素、抗胸腺细胞球蛋白和阿仑单抗)也会显著增加感染发生的风险[9]。

放射性治疗

使用放射疗法治疗恶性肿瘤而导致的副作用(如黏膜炎、皮肤破损或血细胞计数降低)也使中性粒细胞减少患者更易发生感染。

脾功能缺失

脾脏产生调理素化抗体,协助机体免于产荚膜细菌感染(如肺炎链球菌、流感嗜血杆菌及脑膜炎奈瑟菌)。脾功能缺失可能继发于放疗或是移植物抗宿主病的并发症[3]。

常见病原体

案例 75-1

问题 1:B.C.,女性,41 岁,两年前诊断为急性非淋巴细胞性白血病,经阿糖胞苷和柔红霉素联合化疗后获得完全缓解 33 个月。本次因白血病复发在肿瘤中心放置中心静脉导管进行化疗。本次入院,将用大剂量阿糖胞苷和米托蒽醌再次诱导化疗。在化疗引起的中性粒细胞减少期间,B.C. 这样的患者最可能感染的病原体有哪些?

细菌是中性粒细胞减少伴发热患者感染最常见的病原体,尤其是在疾病初期[16]。菌血症(可见于约 25% 的中性粒细胞减少伴发热患者)最多见的致病菌为需氧的革兰氏阴性杆菌(包括铜绿假单胞菌、大肠埃希菌和肺炎克雷伯菌)或需氧的革兰氏阳性球菌(如凝固酶阴性葡萄球菌、金黄色葡萄球菌、肠球菌和草绿色链球菌)[17]。自 20 世纪 90 年代中期以来,革兰氏阴性菌感染比例逐渐减少而革兰氏阳性菌感染比例逐渐增加[2,18]。目前在中性粒细胞减少的癌症患者发生的感染中,革兰氏阳性细菌约占有确定微生物证据感染的 60%~70%[2,19]。其可能原因是频繁采用留置静脉导管,高强度化疗及广泛应用广谱抗菌药物。

金黄色葡萄球菌(包括 MRSA)、凝固酶阴性葡萄球菌、链球菌(包括肺炎链球菌和草绿色链球菌)和棒杆菌属正日益上升为重要的致病菌[19]。而且,肠球菌[包括万古霉素耐药肠球菌(vancomycin-resistant enterococci,VRE)]的感染发生率也在逐渐增加。因疾病或长期使用皮质类固醇导致细胞免疫受损的患者,还可发生胞内致病菌如单核细胞增多性所致李斯特菌脑膜炎[20]。一般来说,厌氧菌感染在血液系统恶性肿瘤并发中性粒细胞减少患者感染较少见,然而,其却常见于消化道肿瘤或胃肠功能严重损害患者,如艰难梭状芽孢杆菌。

卡氏肺孢子菌(*pneumocystis jiroveci*),曾被称为卡氏肺孢子虫或卡式肺囊虫,是 HIV 感染患者肺部感染最重要的病原体[21,22]。该菌也是一些癌症患者肺部感染的主要致菌病,在长期接受皮质类固醇治疗的实体瘤或血液系统恶性肿瘤患者易发亚急性起病,有发热、低血氧饱和度和弥散性肺部影像学改变等表现[21,22]。

侵袭性真菌感染(invasive fungal infections,IFIs)在中性粒细胞减少的肿瘤患者和 HSCT 患者中的发病率和死亡率均高[23,24]。由于侵袭性真菌感染的定义、检测方法、患者人群,以及预防性使用抗真菌药物的不同,侵袭性真菌感染在中性粒细胞减少伴感染的发病率不同[25]。血液肿瘤患者比实体瘤患者发生真菌感染的风险更高。与细菌感染相似，真菌侵袭性感染的风险也与中性粒细胞减少程度和持续时间相关。IFIs 常见于病程晚期，持续中性粒细胞减少（>7 日）或急性髓细胞白血病（acute myelogenous leukemia，AML）经强化诱导治疗、接受同种异体造血干细胞及处于移植物抗宿主病治疗的患者均是全身性真菌感染的高危人群[23,24]。在中性粒细胞减少持续期间死亡的患者中，多达50%存在深部真菌感染的证据[23]。在对特殊人群应用氟康唑进行预防以前，念珠菌属是需考虑的侵袭性真菌感染的主要致病菌。大多数中性粒细胞减少的癌症患者的真菌感染由念珠菌和曲霉菌所致[26-28]。其他不太常见但非常重要的病原真菌包括接合菌病（如毛霉和根霉属）及其他新出现的病原体（非白色念珠菌、贝基利毛孢菌、马拉色菌、新型隐球菌和镰刀菌属）[26-28]。目前，黄曲霉菌属和其他真菌已是死亡的主要原因（尤其是长期中性粒细胞减少和GVHD 的患者）[23,29]，最近有报道显示，随着新的预防策略和肿瘤化疗方案的优化和进展，IFIs 患者的生存率有所改善[30]。

如前所述，中性粒细胞减少的肿瘤患者发生的病毒感染绝大多数都不是新发感染，而是潜伏感染的激活。主要病原体包括乙肝病毒（hepatitis B virus，HBV）、单纯疱疹病毒（herpes simplex virus，HSV）和带状疱疹病毒（varicella zoster virus，VZV）[2,3,9,14,15]，其他如巨细胞病毒等感染在HSCT 患者既可能是激活的潜伏感染，也可能是新发感染。若患者在移植前血清病毒检测呈阳性，则发生病毒重新激活的风险也增大。呼吸道病毒（如呼吸道合胞病毒（respiratory syncytial virus，RSV）、流感病毒和副流感病毒）、胃肠道病毒（如轮状病毒和诺瓦克病毒）及其他季节性病毒感染也偶尔发生。

感染风险分层

对患者发生中性粒细胞减少可能性进行风险分层在决定患者的感染预防、诊断策略、经验性治疗（药物选择、给药途径、时间）和重点监护部位时具有重要意义[2-4,9,14,15,31]。一般来说，潜在的恶性肿瘤、疾病状态（如处于活跃期还是非活跃期）、中性粒细胞减少程度和持续时间及化疗类型均影响风险程度。具有发生并发症最高风险的患者包括持续（>7 日）和严重的中性粒细胞减少（<100 个/μl）或有其他基础病症（低血压、吞咽困难或引起腹泻的严重黏膜炎、肺炎、新发腹痛、肝功能或肾功能不全或神经性病变）[3,4]。与之相反，中性粒细胞减少持续时间短（≤7 日），且无其他严重基础疾病的患者并发感染的风险低[3,4,32]。中性粒细胞减少患者无发热但是具有确定的感染征象也应列为高风险人群。患者症状和体征，癌症类型，化疗方案，合并基础疾病，中性粒细胞减少特别是严重或有持续发热病史也应纳入危险分层评估。特殊实体瘤（乳腺癌、肺癌、结直肠癌、卵巢癌）和淋巴瘤患者最常发生中性粒细胞减少伴发热，最易致中性粒细胞减少（>20%）的化疗方案详见相关章节[31]（见"第十七篇　肿瘤"）。

美国国家综合癌症网络中心将癌症患者的感染风险分为低、中和高三级[3]。虽然目前有多种风险评估工具可以

使用[3,14,15]，但以国际癌症支持治疗协会（Multinational Association for Supportive Care in Cancer，MASCC）指数最为常用[33]。年龄大于 60 岁、有既往真菌感染史的恶性血液肿瘤患者、症状严重（尤其是低血压）、器官功能障碍（肝脏及肾脏）、需住院治疗、存在慢性阻塞性肺疾病等均是导致MASCC 评分较低（即<21）的重要变量因素，因此，患者存在以上任一因素均可认为是感染高危人群。而患实体瘤的年轻患者（<20 岁），无其他症状或很轻微（包括无低血压），以及无器官功能障碍的患者并发感染的危险较低。

感染的预防

控制感染

案例 75-1，问题 2：B. C. 在中性粒细胞减少期间需要预防性使用抗菌药物吗？若需要，应使用何种药物？

外源性污染所致感染可通过将患者隔离于经特殊设计，能保持无菌环境的层流病房来预防。病房配置有可除掉 99% 直径大于 3μm 颗粒的高效特殊的空气层流滤过器。通过食用无菌的食物和水、局部皮肤护理及强化的微生物监测等综合措施以实现保护性隔离。然而，这些措施工作量繁重，很难完全实现，并且费用昂贵，因此仅建议用于高危患者（如同种异体 HSCT 患者）[4]。拟进行或已进行HSCT 患者均需隔离治疗，避免接触植物、鲜花和某些食物（如生水果和蔬菜），减少真菌感染风险[9,34]。对患者进行密切关注和保持手卫生也是至关重要的。此外，还应对患者进行环境接触隔离，防止耐药细菌（如 MRSA、VRE 或多重耐药革兰氏阴性致病菌）。最后，应使患者与其家人或护理人员隔离，防止潜在的呼吸道病毒疾病传染。

抗菌药物预防用药

经风险分层的高危患者在出现中性粒细胞减少但无发热时早期应用抗菌药物（即抗细菌、抗真菌及抗病毒药物）能显著减少发热和感染的风险。这种预防治疗的目的是减少致病性的内源性微生物或防止获得新的微生物感染。必须权衡预防用药的潜在获益与应用抗菌药物可能出现的相关不良反应的风险，包括药物相互作用，出现耐药性（应特别注意的是抗菌药物）或二重感染。使用抗菌药物预防（如氟喹诺酮类）也可能会影响该类抗生素在后续经验性治疗中的使用。

通常，感染风险最低的肿瘤患者（如接受标准化疗方案的实体瘤患者、预计中性粒细胞减少短于 7 日的患者），不应常规预防使用抗细菌或抗真菌药物[3,4]。预防使用抗病毒药物一般只适用于有既往感染史（如 HSV）的患者。而同种异体 HSCT 和急性白血病、或接受阿仑单抗治疗、或恶性肿瘤控制不佳、或发生肺炎、或因 GVHD 需要大剂量皮质类固醇治疗的患者，易出现严重中性粒细胞减少（ANC≤100 细胞/μl）或持续时间长（>10 日），发生感染的风险最高，应接受抗细菌、抗真菌或抗病毒（特殊情况）药物

预防[3,4]。

抗真菌

对于感染低风险的中性粒细胞减少患者,不推荐常规预防性使用抗真菌药物,然而对于易感人群,其发生系统性真菌感染的风险增大[23]。由于即使发生真菌感染,其明确诊断困难,且免疫力低下的患者发生严重侵袭性感染时缺乏临床表现,因此对于特殊的中间风险患者及高风险患者开展有效的预防策略十分必要。对于有预防性使用抗真菌药物指征的患者,选用药物主要取决于侵袭性真菌感染的风险。

抗真菌药物

口服不吸收的抗真菌药物

口服不吸收的抗真菌药物如制霉菌素[35,36]、克霉唑[37]和两性霉素 B[38]用于预防中性粒细胞减少患者真菌感染已有研究。虽然口服两性霉素 B 和克霉唑可减少口咽部念珠菌病的发病,但这些药物用于侵袭性真菌感染的一级预防几无作用[9]。为提高疗效和减少静脉给药的相关不良反应,有研究采用两性霉素 B 脱氧胆酸盐雾化给药来预防这些患者侵袭性真菌感染[39],而且两性霉素 B 脂质体雾化给药已用于白血病和 HSCT 患者预防[40]。虽然雾化给药有望成为一种治疗策略,但其最佳用量、雾化装置及配制的两性霉素 B 雾化剂的稳定性等仍未建立标准。

两性霉素 B

有学者对全身性预防使用抗真菌药进行了总结[41]。较早的多个研究对静脉给予两性霉素 B 的预防作用进行了评估[42-44]。通常,由于两性霉素 B 去氧胆酸盐的毒性(如输液相关反应、肾毒性和电解质紊乱)限制,其只作为预防措施的次要选项。因此,两性霉素 B 一般不作为高危患者预防的首选药,除非患者无法耐受其他抗真菌药物。如若必须使用,建议使用两性霉素 B 脂质体制剂,尤其是对于使用两性霉素 B 导致肾毒性风险高的患者。

全身用唑类抗真菌药物

全身用唑类抗真菌药物(如伊曲康唑、氟康唑、伏立康唑、泊沙康唑)也可考虑用于某些患者,但这类药物的在抗菌谱、不良反应、药物相互作用、血药浓度监测的必要性上有较大差异。最新的三唑类药物艾沙康唑,虽然相较于对照药物有潜在优势,但尚无其在中性粒细胞减少患者中的应用研究。

伊曲康唑在真菌预防方面已得到了充分的研究。另外,伊曲康唑在体外对许多念珠菌属(如白色念珠菌)和曲霉菌属具体较强抗菌作用,能降低念珠菌全身感染的风险[45-47]。伊曲康唑口服液的生物利用度较胶囊剂已有所改

善,但仍具有明显的胃肠道不良反应[48,49]。伊曲康唑由于其负性肌力作用而禁用于心脏射血分数降低的患者。新型唑类抗真菌药物已基本取代伊曲康唑用于真菌感染风险增加的患者(如那些为治疗 GVHD 而正接受免疫抑制治疗的患者)预防真菌感染。

氟康唑预防治疗可减少 HSCT 患者发生浅表(如口咽念珠菌病)及全身真菌感染[50,51],但对白血病患者无效[7,52,53]。氟康唑现有口服和静脉制剂,口服制剂的生物利用度不受胃酸影响;静脉制剂主要用于危重患者或吞咽困难的患者。虽然氟康唑具有预防作用,但因其缺乏可靠的体外抗真菌活性,因此其在高危患者中的预防使用受到限制。值得注意的是,在一些公共机构临床中非白色念珠菌(如克柔念珠菌、光滑念珠菌、近平滑念珠菌)的分离率正在逐年上升[54]。

泊沙康唑能改善患者生存率,减少确定的和可能的侵袭性真菌感染。对正接受化疗的 AML 和骨髓异常综合征患者的预防,较之于标准的预防用药(伊曲康唑或氟康唑),可明显减少侵袭性曲霉菌感染[55]。泊沙康唑还能有效预防接受移植物抗宿主病治疗的同种异体 HSCT 患者的真菌感染[56]。目前泊沙康唑有口服剂型(溶液剂和片剂)和注射剂型。由于口服溶液在服用时需同时吃高脂饮食,且口服片剂现已具有较高的生物利用度,因此片剂已在很大程度上取代溶液剂[57,58]。由于口服溶液需与高脂食物同服以提高吸收,而口服片剂生物利用度。对于有口腔黏膜炎的患者及正接受抑酸治疗的患者,泊沙康唑口服吸收可能减少[59]。此外,因为注射剂型中的赋形剂的潜在毒性,注射用泊沙康唑不推荐用于严重肾功能损害的患者。

虽然伏立康唑治疗侵袭性曲霉感染的疗效已被证明,但其作为预防性用药目前仍缺乏足够说服力的临床对照试验数据[60-62]。伏立康唑的不良反应(尤其是肝毒性、皮疹、光毒性)及潜在的药物相互作用相对多于其他药物(其他唑类和棘白菌素类),限制了其在真菌感染高风险患者中的应用。与静脉使用泊沙康唑类似,由于其具有潜在的肾毒性,因此肾功能受损患者应避免使用该制剂。为达到最佳的吸收效果,口服伏立康唑应于餐前或餐后 1 小时给予。

棘白菌素类

棘白菌素类药物(卡泊芬净、米卡芬净和阿尼芬净)可作为真菌感染高风险者的预防用药。在自体或同种异体 HSCT 患者对米卡芬净和氟康唑的比较研究显示,基于治疗终点(包括无真菌感染出现,没有因中性粒细胞减少发热而调整抗真菌方案)的综合评估,米卡芬净优于氟康唑[63]。虽然两组间念珠菌血症、生存率和不良反应发生率相似,但接受米卡芬净的同种异体 HSCT 患者发生曲霉感染有降低的趋势。目前米卡芬净已被美国 FDA 批准用于 HSCT 受者真菌感染的预防。

预防性使用抗真菌药物的选择和监测

中性粒细胞减少的肿瘤患者使用抗真菌药物进行一级预防应当仅针对中危或高危的侵袭性真菌感染患者[3,4]。接受缓解或挽救化疗的急性淋巴细胞白血病患者具有 IFD

中危风险,应考虑预防性应用抗真菌药物。虽然自体 HSCT 受者不一定能从真菌预防中获益(尤其是那些无明确黏膜炎证据的患者),但那些持续中性粒细胞减少、黏膜损伤或接受嘌呤类似物治疗的患者应该进行一级预防[9]。预防念珠菌属感染可选择氟康唑、伊曲康唑、伏立康唑、泊沙康唑、米卡芬净和卡泊芬净等[3,4];其中氟康唑是最常用药物。在氟康唑耐药的念珠菌属(如克柔念珠菌、光滑念珠菌)定植时,应优先选用棘白菌素类(如米卡芬净)药物[3,4,9,63]。相应的,具有真菌感染高风险的患者(如 AML/骨髓增生异常综合征患者,或有移植物抗宿主病接受高强度免疫抑制药物治疗患者)在危险期内应考虑选用具有抗真菌活性的药物(如泊沙康唑、伏立康唑、棘白菌素类药物或两性霉素 B)[3,4,9]。抗真菌活性药物也推荐用于中性粒细胞减少持续(至少 2 周)或即将进行 HSCT 粒细胞持续缺乏的患者。

正接受长春碱类(如长春新碱)化疗的患者应避免使用伊曲康唑、泊沙康唑和伏立康唑预防真菌感染,因为后者对细胞色素 P450 3A4(CYP3A4)同工酶的抑制作用可显著降低长春花生物碱类药物的清除。氟康唑对 CYP3A4 的抑制作用显著低于上述 3 种唑类药物。伏立康唑还能抑制其他细胞色素 P450 同工酶,其发生潜在的药物相互作用范围广。艾沙康唑对长春碱类药物的作用虽未见相关报道,但该相互作用的确实存在。

预防给药应覆盖整个中性粒细胞减少期。对于急性白血病、骨髓增生异常综合征(MDS)和自体 HSCT 患者,预防给药应维持到移植后 75 日或贯穿白血病患者的诱导治疗期[64]。如患者有曲霉菌感染史,接受化疗期间应考虑使用伏立康唑进行预防[9]。虽然也可以考虑加用第二个预防性药物(如卡泊芬净),但对于二级预防联合用药的益处尚不清楚。

既往因感染念珠菌或丝状真菌发生侵袭性疾病的患者,也可预防性使用抗真菌药物。对于这类患者,在接受化疗或干细胞移植后免疫抑制期间应考虑使用这种预防策略(即二级预防)。

与氟康唑可预测的血药浓度不同,伊曲康唑、伏立康唑、泊沙康唑的血药浓度变化很大,尤其是口服给药。因此,监测这些药物的血清浓度可有助于优化剂量,同时也减轻浓度相关的毒性。然而,由于缺乏前瞻性、对照临床试验,目前尚缺乏明确的预防性使用的目标浓度。对伊曲康唑,推荐稳态浓度为>0.5μg/ml。作为预防用药,伏立康唑稳态血药浓度推荐在 0.5~4μg/ml。临床研究关于泊沙康唑预防使用的最佳谷浓度存在差异,但谷浓度范围为 0.5~0.7μg/ml[65,66]。

口服不吸收的抗菌药物

由于消化道是潜在病原体的重要贮备库,清洁肠道方法已得到深入研究。现在非口服吸收的抗菌药物已被口服可吸收抗菌药物替代[3,4]。

可吸收抗菌药物

磺胺甲噁唑-甲氧苄啶

虽然磺胺甲噁唑-甲氧苄啶(trimethoprim-sulfamethox-

azole,TMP-SMZ)可显著降低中性粒细胞减少患者的细菌感染发生率[67,68],但并未减少这类人群的死亡率。与之相反的是不论有无中性粒细胞减少,TMP-SMZ 均能有效预防卡氏肺孢子菌肺炎的发生。该药潜在的不良反应包括诱导骨髓抑制、过敏反应、高钾血症、肾毒性、胰腺炎和诱导产生耐药菌(如大肠埃希菌)及发生二重感染等,因此在其预防应用时应仔细权衡利弊。此外,接受具黏膜毒性化疗和 TMP-SMZ 预防治疗的患者发生草绿色链球菌感染的风险增加[69,70]。因此 TMP-SMZ 不应常规用于一级预防(下述患者除外)。

TMP-SMX 可用于预防急性白血病和 HSCT 患者的卡氏肺孢子菌肺炎(pneumocystis jiroveci pneumonia,PCP)。感染 PCP 风险最高的恶性肿瘤患者(如接受高强度化疗的急性淋巴细胞白血病、获得性免疫缺陷综合征、HSCT 受者、接受阿仑单抗治疗、GVHD 患者及预期中性粒细胞减少持续超过 10 日的患者),应使用 TMP-SMZ 预防感染[3,9]。使用 T 细胞耗竭药物(如氟达拉滨或克拉屈滨)的患者、长期或大剂量使用皮质类固醇(每日泼尼松>20mg 或等效激素)的癌症患者和自体 HSCT 受者也应考虑预防使用 TMP-SMZ[9]。这些患者一级预防治疗的疗程应持续至 6 个月(HSCT 受者)或更长时间(免疫抑制状态持续的患者)。接受阿仑单抗治疗的患者,使用 TMP-SMZ 预防感染一般不少于 2 个月,直至 CD4+ 细胞计数>200 个/μl[3]。需预防 PCP 但对 TMP-SMZ 不耐受的患者,可考虑使用阿托伐醌、氨苯砜或喷他脒(静脉或喷雾剂均可)[3,9]。

氟喹诺酮类药物

氟喹诺酮类药物(如环丙沙星和左氧氟沙星),在部分肿瘤中心被用于成人高危患者的感染预防[71,72]。但值得关注的是,在接受氟喹诺酮预防治疗的患者中,革兰氏阳性菌(包括草绿色链球菌)[73]和耐药革兰氏阴性杆菌(特别是铜绿假单胞菌和大肠埃希菌)的感染率上升[69,70,74,75]。Meta 分析结果表明,接受这些氟喹诺酮药物预防治疗的高危患者,其死亡率降低[71,76]。由于治疗中耐药微生物的出现抵消了氟喹诺酮预防治疗的获益,低风险患者原则上应避免常规预防性使用[4]。然而,对于具有细菌感染中风险及高风险的患者(如 ANC≤100/μl 超过 7 天)应考虑预防使用氟喹诺酮药物,直至出现发热(启动经验性治疗)或严重中性粒细胞减少缓解[4,9]。发生口腔黏膜侵袭性草绿色链球菌感染高风险的患者,推荐使用左氧氟沙星,而非环丙沙星[4]。不管是否选用氟喹诺酮药物进行预防,在确定预防药物选择前,应密切监测当地致病细菌的耐药流行情况。

青霉素类药物

因为侵袭性肺炎链球菌感染的风险增加,对于特殊患者[尤其是脾切除、HSCT(由于脾功能缺失和 B 细胞免疫受损)和因 GVHD 正接受免疫抑制的患者]应考虑预防使用青霉素[3]。慢性 GVHD 患者青霉素预防应用应覆盖免疫抑制治疗全程。HSCT 受者应在移植后 3 个月开始预防性使用青霉素,并持续到移植后 1 年。在肺炎球菌对青霉素显著耐药的地区应考虑替代的预防策略。

抗病毒药

大多数癌症患者的 HSV 感染是由于病毒潜伏感染后的再激活所致。高危患者(如血清 HSV 阳性的接受同种异体 HSCT、接受诱导或再诱导治疗的急性白血病患者)及以前因 HSV 再激活需要治疗的患者均需预防性使用抗病毒药物。对于大多数患者,初始选用口服或注射用阿昔洛韦、口服伐昔洛韦都是合理的。泛昔洛韦尚无用于该适应证的临床数据。接受膦甲酸或更昔洛韦(常用于 CMV 感染的预防和治疗)的患者无需再额外预防 HSV,因为这些药物对单纯疱疹病毒有效。在中性粒细胞减少期间及 HSCT 后至少 1 个月,应预防性使用抗病毒药物[3,4]。对于接受同种异体 HSCT 的患者并发 GVHD 时,可延长预防时间。接受阿仑单抗的患者在完成治疗后可能也需要延长预防时间至 2 个月,或预防至 CD4+ 细胞计数恢复到 >200 个/μl(以时间较晚者为准)。

与 HSV 相似,VZV 在癌症患者中最常见的是再激活。对于 VZV 血清阳性的 HSCT 患者也应给予长期预防(自体 HSCT 患者 6~12 个月,同种异体 HSCT 患者至少 1 年)[4],尤其是服用硼替佐米或阿仑单抗的患者[3]。同种异体 HSCT 患者如持续免疫抑制治疗,应考虑延长预防性使用抗病毒药物时间。与 HSV 类似,接受阿仑单抗的患者在完成治疗后可能需要延长预防时间至 2 个月,或预防至 CD4+ 细胞计数恢复到 >200μl(以时间较晚者为准)。抗 HSV 病毒药物对 VZV 的预防也有效。一项研究表明,异体 HSCT 患者静脉使用阿昔洛韦 35 日后,继续使用低剂量伐昔洛韦(每日 500mg,每周 3 次)预防是安全有效的[77]。

巨细胞病毒再激活或原发巨细胞病毒感染的高风险患者(例如同种异体 HSCT 患者,接受阿仑单抗治疗的患者和需要高剂量类固醇药物治疗的 GVHD 患者)应考虑对该病原体进行抗病毒预防。第一个策略是对所有有感染风险的患者进行预防(普遍预防)。鉴于更昔洛韦注射剂、更昔洛韦口服制剂、膦甲酸注射剂和西多福韦注射剂(对 CMV 最有效的药物)的毒性,第二个策略为抢先治疗,即在感染症状出现前,根据病毒复制的血清学证据(基于 CMV 的 pp65 抗原或连续两次 CMV PCR 检测)给予抗病毒药物。膦甲酸和西多福韦注射剂通常作为二线药物(如使用更昔洛韦后继发中性粒细胞减少)使用。已有研究评估了口服缬更昔洛韦(更昔洛韦的口服前药)作为抢先治疗在这类人群中应用的潜在作用,目前认为该药在不涉及胃肠道的 GVHD 的情况下是一个可行的选择[78-82]。最后,第三个预防策略是联合使用有效性较差但安全性更好的药物(如阿昔洛韦或伐昔洛韦)并积极监测(对同种异体 HSCT 患者需监测到 6 个月)病毒复制的血清学证据,当存在病毒复制的血清学证据时,开始给予口服缬更昔洛韦或注射用更昔洛韦治疗。对于正接受免疫抑制治疗的慢性 GVHD 患者,CMV 的监测时间可能需延长至 CD4+ 细胞计数恢复至 100 个/μl 及以上。

既往感染乙型肝炎病毒(hepatitis B virus,HBV)感染或丙型肝炎病毒(hepatitis C virus,HCV)感染的患者接受免疫抑制治疗可使病毒再激活。接受免疫抑制治疗的 HBV 感染患者可发生感染再激活(尤其是同种异体 HSCT 受者和接受抗-CD20 或抗-CD52 单抗治疗的患者)。因此,通常对感染风险增加的患者进行血清学筛查[检测乙肝表面抗原(HBsAg)和乙肝核心抗体(HBcAb)]。检测阳性的患者应考虑采取预防措施。患者的筛查测试结果中有一个或多个呈阳性,常需进一步检测病毒复制是否活跃(利用定量 PCR 检测 HBV DNA)。如患者有病毒复制的证据应考虑给予抢先治疗。尽管在癌症患者中预防性抗乙肝病毒治疗的数据有限,但由于拉米夫定单药治疗的病毒耐药率较高,核苷(酸)类似物阿德福韦和替诺福韦已很大程度上取代拉米夫定单药治疗。其他可考虑用于 HBV 预防的药物包括恩替卡韦和替比夫定。

中性粒细胞减少患者由呼吸道合胞病毒、流感和副流感病毒引起的呼吸道感染少见。正接受癌症治疗的患者虽然对流感病毒疫苗的反应可能会减弱,但仍应该每年都接种灭活流感疫苗[4]。接种疫苗的时机应尽可能地安排在化疗周期之间(结束化疗后 >7 日或下次疗程 2 周前)。与之相反,免疫功能低下患者不应接受鼻内活病毒疫苗[4]。

造血生长因子

造血集落刺激因子(hematopoietic colony-stimulating factors,CSFs)包括粒细胞集落刺激因子(granulocyte CSF,G-CSF)、聚乙二醇粒细胞集落刺激因子(pegylated G-CSF)和粒细胞-巨噬细胞集落刺激因子(granulocyte-macrophage CSF,GM-CSF)是肿瘤患者的重要辅助治疗药物[83,84]。对接受骨髓抑制或重度骨髓抑制化疗癌症患者的研究表明,化疗时同步使用 CSFs 可缩短中性粒细胞减少的持续时间。使用何种集落刺激因子常常取决于医生的偏好,而非相关临床数据。

造血生长因子(特别是 G-CSF 或聚乙二醇 G-CSF)能够减少患者因化疗所致的中性粒细胞减少发热的风险[10,31,85-87]。导致中性粒细胞减少的危险因素包括年龄(>65 岁)、病史(包括曾发生中性粒细胞减少发热病史、营养状态、不稳定的并发症和存在活动性感染)、疾病特征(特别是涉及导致白细胞减少的骨髓相关表现)及治疗方案(包括化疗和放疗)的骨髓毒性大小[31,85-87]。中性粒细胞减少伴发热低风险(<10%)的患者不应常规使用造血生长因子[4,31,87]。然而指南推荐中性粒细胞减少伴发热的高危患者(风险>20%)使用造血生长因子作为一级预防[84]。另外一些指南也推荐年龄 ≥65 岁的弥漫性侵袭性淋巴瘤患者使用 CSFs 进行一级预防(特别是有严重并发症和接受短周期密集化疗方案的患者)。尽管中度风险的患者(中性粒细胞减少伴发热的风险为 10%~20%)使用 CSFs 并无明显获益,但应根据患者的具体情况进行考虑[84]。对于同时接受放疗和化疗的患者,因为 CSFs 可导致血小板减少[88] 或者降低肿瘤反应[89],应避免常规预防使用。在化疗结束后造血生长因子通常继续使用 3~4 日,直至 ANC 恢复并稳定[10,84]。长效的聚乙二醇化集落刺激因子只给药一次,因方便治疗在某些情况下可作为优先选择[31,90]。

是否使用 CSFs 进行二级预防(即预防正经历第二周期化疗或后续化疗周期患者的中性粒细胞减少伴发热)应基

于对患者中性粒细胞减少伴发热的风险反复评估[84]。对于既往发生中性粒细胞减少伴感染的患者或中性粒细胞减少限制了化疗药物剂量但未预先使用 CSFs 的患者应考虑使用 CSFs 进行二级预防[84]。

其他药物

虽然接种疫苗进行预防超出了本章的范畴，但接种特定的疫苗已被推荐用于自体和同种异体 HSCT 受者（主要由于机体内多种疫苗可预防疾病抗体滴度的下降），推荐接种的疫苗包括（但不限于）肺炎球菌疫苗和流感疫苗[9]。该人群应尽量避免使用活疫苗。然而由于移植后机体的免疫反应可能迅速发生改变，因此许多疫苗均建议推迟至移植后 3 个月再接种[6]。此外在一些特殊情况下，建议进行血清抗体反应测定[9]。

具有严重低丙球蛋白血症（血清 IgG 小于 400mg/dl）和感染复发的 HSCT 患者，虽然缺乏支持使用较充分的证据，仍建议静脉补充免疫球蛋白。静脉注射用免疫球蛋白可辅助用于预防和治疗 CMV 感染。与之相反的是对中性粒细胞减少癌症患输注粒细胞，已被证明既不能有效预防也不能治疗感染[91]。

中性粒细胞减少癌症患者的感染

临床症状和体征

案例 75-1，问题 4：B.C. 化疗 7 日后出现发热，38.9℃（口温）。生命体征：血压 109/70mmHg、心率 102 次/min、呼吸 25 次/min。查体示：口咽部未见渗出和点片物、心肺未见异常。中心静脉导管穿刺处局部清洁无压痛，无红斑和硬结。会阴和直肠无压痛，未触及肿块。实验室检查结果如下：

HCT：20%

Hb：7g/dl

WBC：1 400/μl，其中多形核细胞 3%，杆状核细胞 1%，淋巴细胞 70%，单核细胞 22%

血小板：17 000/L

血糖：160mg/dl

血清肌酐：1.1mg/dl

BUN：24mg/dl

B.C. 有哪些感染的症状和体征？B.C. 这样的患者最常见的感染部位和来源是什么？

患者 B.C. 中性粒细胞数为 48/μl（WBC 为 1 400/μl，其中多形核细胞 3%；杆状核细胞为 1%），因此具有发生感染的高风险。中性粒细胞减少患者的发热被定义为单次口温≥38.3℃或无明显诱因体温≥38.0℃持续>1 小时[3,4]。发热是中性粒细胞减少患者发生感染的最早征象（经常是唯一的）。然而作为感染的典型特征，在中性粒细胞减少患者人群常发生改变或缺乏[4]。而且只有 48%~60% 发热的中性粒细胞减少患者是有潜伏的和确定的感染[3]。中性粒细胞减少肿瘤患者非感染性发热原因包括炎症、肿瘤进展、

肿瘤细胞溶解、药物不良反应和输液反应等[3,14,15]。除非证明有其他原因，否则不管是否发热，中性粒细胞减少肿瘤患者有感染的症状和体征就应作为感染患者进行治疗[3]。

在确定感染的患者中，最常见的感染部位是皮肤、口腔、咽喉、食管、鼻窦、腹部、直肠、肝脏、血流、肺部和泌尿道[3,92]。肺是中性粒细胞减少癌症患者最常见的感染部位，发热和干咳往往是肺炎仅有的临床表现[92]。由于炎症反应受损导致咳痰减少，痰液革兰染色检查常仅发现少量中性粒细胞。肺部放射影像学证据常微弱或缺乏，胸部检查也常不能明确诊断[93]。肺炎与中性粒细胞减少患者的高死亡率相关，特别是存在菌血症患者。在出现休克的这些患者中，死亡率高达约 80%[94]。

侵袭性措施，如静脉穿刺、中心静脉置管（例如西克曼导管）和皮肤活检，常与疏松结缔组织炎和全身性感染相关。但由于患者中性粒细胞减少，常常仅表现出一部分感染的症状和体征（例如疼痛，发热，红斑，肿胀）[92]。这些侵袭性措施伤口处的定植菌可能导致局部感染和潜在的全身性细菌或真菌感染，而菌血症主要是细菌通过皮肤、消化道和直肠未知的溃疡等受损部位进入血流所引起。

感染的确定

案例 75-1，问题 5：如何确定 B.C. 这样的患者发生了感染？

因为常常缺乏感染的症状和体征，临床医生必须在发热出现时获得准确的病史（包括癌症类型和治疗方案、新的感染征象、抗菌药物预防情况、既往感染病史及合并疾病等）并进行细致的查体。须仔细查找感染常见部位存在的细微的炎症症状和体征，这些部位包括口咽部、骨髓穿刺部位、肺、牙周黏膜、皮肤、血管导管置入部位、甲床和会阴（包括肛门）。在给予抗菌药物前，应留取两套血培养（每套包括两个培养瓶）[3,4,14]。留置中心静脉导管的患者，留取的两套血培养应有一套来源于导管血，以帮助排除导管相关性感染[4]。根据临床症状和体征采集其他标本（如粪便、尿液、皮肤、静脉输液部位和呼吸道标本）进行革兰染色和培养[4]。但这些培养的结果可能受先前或正进行的预防治疗的影响[2]。呼吸道有症状时应进行胸片和血氧饱和度测定[4]。有上呼吸道感染症状（鼻炎）或咳嗽的患者应进行呼吸道病毒检测[4]。如怀疑患者发生肺部曲霉菌感染，应考虑进一步的放射影像检查（如 CT 检查）[29]。为帮助确定给药剂量及监测治疗相关的毒性反应，应进行患者血细胞计数、电解质、凝血功能、C 反应蛋白和尿分析检验并评估器官（肝、肾）功能[4]。

近年来基于非培养诊断检测技术已取得明显进展，使其可帮助确定支持（某些情况下是排除）感染的诊断[95]。这些检测包括 C 反应蛋白[96-98]和降钙素原[98-100]测定。然而这些检测不是常规项目，在中性粒细胞减少癌症患者治疗中的意义不明确[4]。半乳甘露聚糖（曲霉病特异性）[101]和 β-D-葡聚糖检测可帮助确定真菌感染诊断[102,103]。连续的检测半乳甘露聚糖，已用于在侵袭性真菌感染出现明显

的症状和体征前开始对患者进行抗真菌治疗[104]。除开这些检测的敏感性和特异性存在争议外，半乳甘露聚糖和β-D-葡聚糖的检测结果还受到曾用过的和已在用的抗真菌药物的影响[29]。就目前而言，这些检查应严格限制在持续发热并排除其他病原菌感染的患者使用[4]。

定植细菌的意义

案例 75-1，问题 6：对 B.C. 常规棉拭子从腋窝、鼻咽部和直肠部位取样培养获得结果：杰氏棒杆菌（腋窝）、金黄色葡萄球菌（腋窝和口咽部）和屎肠球菌（直肠）。这些培养结果的意义是什么？如 B.C. 这样的患者应当常规连续地进行培养监测吗？

肿瘤患者的微生物定植及其感染受多种因素影响。从感染患者分离到的微生物既有内源性定植菌，也有住院期间获得的细菌[105]。导致细菌定植的因素包括：医护人员之间和患者之间的传播（如手卫生不及时充分）；直接从环境传播（如消毒不彻底的浴缸、水池和马桶）和食物（如生水和蔬菜）传播而来；吸入受污染的空气（如空调、通风系统）；静脉输液装置等。

为确定患者是否已获得潜在病原微生物及其发生的定植，可通过连续采集身体不同部位标本进行培养监测以实现；采集标本部位包括鼻咽部、腋窝、尿液和直肠。这种监测培养有助于达到感染控制的目的。但当患者未发生感染时，所获得的信息对临床的帮助很小。因此，出于控制感染的目标，监测培养一般仅限制用于特定的患者，这些病例应进行前鼻孔（针对 MRSA），或者直肠标本（针对万古霉素耐药肠球菌或多重耐药革兰氏阴性杆菌）监测培养。

简而言之，B.C. 的监测培养结果表明她也有数种与免疫抑制宿主感染相关的潜在致病菌定植，这些结果可能对决定治疗其发热的经验性抗菌药物选择并无帮助。

经验性抗菌药物治疗

原理

案例 75-1，问题 7：B.C. 应立即开始抗生素治疗吗？在既未确定发热原因，又未明确致病菌的情况下给予抗菌药物治疗合理吗？

伴有发热和/或其他感染症状和体征的中性粒细胞减少的癌症患者，应立即行风险评估并开始给予抗菌药物治疗。一经获得培养阳性结果，就应立即开始广谱抗菌药物治疗。即使未能获得培养结果，经验性抗菌治疗也不能延迟。早期的研究证明，未经治疗的革兰氏阴性菌感染的中性粒细胞减少患者，在发热开始后24~48小时内出现较高死亡率。继发于铜绿假单胞菌血症的大致死亡率为91%[6]。经验性的使用广谱抗菌药物，可显著降低感染相关病死率。这些观察结果强调需要尽早开始经验性抗菌药物治疗，以减少感染的发病率和致死率。

初始经验抗感染方案

案例 75-1，问题 8：当 B.C. 开始经验性治疗时，需要考虑哪些病原体和患者的个体因素？

由美国国家综合癌症网络（National Comprehensive Cancer Network，NCCN）[3]、美国感染性疾病学会（Infectious Diseases Society of America，IDSA）[4]和欧洲医学肿瘤学会（European Society of Medical Oncology，ESMO）[14]共同制定的实践指南，确定了治疗中性粒细胞减少肿瘤患者发热的抗菌药物的经验性选择。对感染部位或病原体不明确的患者，其理想的经验性治疗方案仍有争议。对需要静脉给药的高危患者常可选择单药治疗方案，包括选择一个具有抗假单胞菌活性的三代头孢菌素（如头孢他啶）或四代头孢菌素（如头孢吡肟），或抗假单胞菌的碳青霉烯类（如亚胺培南/西司他丁或美罗培南）[3,4,14,15]。对于临床状态不稳定的患者，初始治疗可额外加用其他抗菌药物（如氟喹诺酮类、氨基糖苷类和万古霉素）[4]。在这一患者人群中，替代的初始经验性静脉给药方案（不含万古霉素的方案）已有研究[3,4,14,15,34]。然而，这些经验性治疗方案的临床疗效无显著差异，因此大多数患者只需单药治疗。

最佳的抗菌谱

案例 75-1，问题 9：由于缺乏特定部位感染的体征和症状，对 B.C. 来说，合理的初始经验性抗感染治疗方案是什么？

尽管不断有新的抗菌药物被研发出来，但由于致病细菌谱及其对抗菌药物敏感性的变化，对发热中性粒细胞减少患者的经验性抗感染治疗是一个困难的问题。经验性抗感染治疗应当能够覆盖中性粒细胞减少肿瘤患者最常见分离的革兰氏阴性杆菌（如大肠埃希菌、肺炎克雷伯菌和铜绿假单胞菌）、葡萄球菌和草绿色链球菌[3,13]。因未经治疗的铜绿假单胞菌菌血症死亡率很高[65]，经验性抗感染治疗方案通常应包括具有抗假单胞菌强效的抗菌药物。

对某一具体患者选择初始的经验性抗感染方案时应综合考虑患者感染的风险、可能的病原菌、抗菌药物对特定感染部位的疗效和医疗机构病原菌耐药情况。对耐药模式的考虑在多重耐药病原体显著增多的地区尤其重要，这些病原体包括 MRSA、VRE、产超广谱β-内酰胺酶细菌（如肺炎克雷伯菌和大肠埃希菌）[18]。需考虑的患者因素应包括病情稳定性、过敏因素、曾用或正用的抗菌药物和器官功能损害（如肾脏和肝脏）。应尽力鉴别低风险的患者，可对这些患者选用口服抗感染药物进行治疗。最后考虑剂量方案、费用、潜在的药物严重毒性等。治疗方案除具备广谱抗菌活性外，还应杀灭可能的致病菌。然而，目前仍缺乏在人体关于抑菌剂和杀菌剂效果比较的对照研究证据。

总之，包括监测培养分离到的多种微生物，均可能是 B.C. 的致病菌。这些与最初48小内的高死亡率相关的致病菌，在等待培养和药敏结果的同时进行经验性抗感染治疗。因此应立即对 B.C. 实施对常见分离的革兰氏阴性杆菌（包括铜绿假单胞菌）具备最佳活性的经验抗感染治疗方案。

口服抗菌药物

低风险的中性粒细胞减少伴发热的成人患者，可以口服抗感染药物治疗，作为初始治疗或在静脉治疗后作为维持治疗（序贯治疗）[2,4,106-108]。患者须耐受口服给药方式。一般采用口服抗感染治疗的患者必须是没有微生物学和其他临床感染的证据（除发热外）、病情稳定和能够被密切观察的患者。中性粒细胞计数小于 100 个/µl、具有下列任一情况的患者不宜采用口服抗感染治疗：严重合并症、院内感染、恶性肿瘤未控制、肺炎、HSCT 术后不久、脱水、低血压、慢性肺病、肝功能异常（>3 倍正常上限值）或肾功能异常（血清肌酐>2mg/dl）、体征和症状持续超过 7 日[4]。通过国际协作研究已成功建立了针对成人的风险评分系统，根据评分结果判定为低风险的患者可给予口服抗感染治疗[33]。

初始接受静脉药物治疗的低风险儿童患者，头孢克肟可作为一种有效地替代治疗方案[109]，但目前还缺乏足够的证据推荐该药。头孢克肟对假单胞菌也缺乏活性。在这种情况下使用的大多数口服方案中，含氟喹诺酮类药物的方案一直是主流。已接受氟喹诺酮类药物预防的患者，则应排除在此方案外。对于低风险的中性粒细胞减少伴发热成人患者，口服环丙沙星联合阿莫西林-克拉维酸（两种药物均每 8 小时一次）是有效且常用的口服方案[110,111]。方案中的环丙沙星可用口服左氧氟沙星替换，如患者对 β-内酰胺类抗菌药物过敏，可使用口服克林霉素替代[112,113]。虽然使用莫西沙星可使方案简化，但其对假单胞菌无效，因此，该药只用于假单胞菌感染低风险的患者。

有足够家庭条件的患者（如离急救机构近，有救助电话）和希望回家治疗的患者应按门诊患者予以静脉或口服治疗。治疗通常应在诊所或医院启动[4]。门诊患者在开始治疗的前 3 日连续进行监护，包括家庭护理或诊室访视，以了解治疗进展和发现问题。若监护期内患者病情稳定和治疗反应较好，后续可采用电话随访。

门诊患者使用抗菌药物的指征与前面口服抗菌药物治疗的指征相似。因此，在门诊持续静脉使用抗菌药物的患者可视为低风险患者并密切随访。

单药静脉治疗

通常，对大多数中性粒细胞减少肿瘤患者的初始经验性治疗提倡使用具有抗假单胞菌活性的 β-内酰胺药物的静脉制剂（如抗假单胞菌的头孢菌素、碳青霉烯、或 β-内酰胺类/β 内酰胺酶抑制剂）单药治疗[3,4]。目前尚无令人信服的关于单药治疗比较优劣的数据报道。

抗假单胞菌头孢菌素类药物

头孢他啶单药治疗与联合治疗疗效相当。但这些临床试验的部分研究显示，头孢他啶对于明确的葡萄球菌和链球菌感染的疗效欠佳，经验性地加入抗葡萄球菌的糖肽类药物（如万古霉素），可显著改善这些患者的临床转归。此外，产 1 型 β-内酰胺酶或超广谱 β-内酰胺酶的致病菌，尤其是革兰氏阴性菌（如肺炎克雷伯菌），头孢他啶单药治疗可能无作用。感染这些细菌可能与住院时间长或曾接受抗感染药物治疗有关。因此在常规给予头孢他啶单药治疗之前，应检查当地常见的革兰氏阴性致病菌的体外药物敏感性监测数据。

头孢吡肟是美国 FDA 批准可用于中性粒细胞减少发热患者经验性单药治疗的四代头孢菌素药物。与三代头孢相比较，其具有与主要由染色体介导的 β-内酰胺酶亲和力低的优势。与头孢他啶相似，头孢吡肟单药治疗中性粒细胞减少发热的成人和儿童患者的疗效已被许多随机对照试验评估。头孢吡肟较头孢他啶具有更强的抗革兰氏阳性菌（甲氧西林敏感葡萄球菌属、草绿色链球菌属和肺炎链球菌）活性，头孢吡肟较强的抗革兰氏阳性菌活性（相对于头孢他啶）可能会减少部分患者对万古霉素的经验使用的需求。然而该优势在 MRSA 高流行的医疗机构可以忽略不计，因头孢类药物（包括头孢吡肟在内，除头孢洛林外）对该病原体无抗菌活性。虽然有一篇 2007 年发表的 meta 分析认为，经头孢吡肟经验治疗中性粒细胞减少患者的死亡率增高[114,115]，但根据美国 FDA 随后的分析结论，头孢吡肟组的死亡率与对照组并无显著差异。

碳青霉烯类药物

碳青霉烯类是唯一具有独特广谱活性的抗菌药物，其对大多数革兰氏阳性和革兰氏阴性菌及厌氧菌均有较好的抗菌活性。此外，碳青霉烯类可用于面临产超广谱 β-内酰胺酶革兰氏阴性菌（如肺炎克雷伯菌和大肠埃希菌）感染风险的患者。亚胺培南（与脱氢肽酶抑制剂西司他丁钠的复合制剂）和美罗培南是该类药物中目前已被研究可单药治疗性中性粒细胞减少发热患者的药物。

亚胺培南-西司他丁钠单药应用与 β-内酰胺类联合氨基糖苷类治疗的临床疗效评价比较研究，结果表明两者均有较好的疗效，亚胺培南-西司他丁钠的恶心、呕吐的发生较头孢他啶或美罗培南高[116,117]。消化道不良反应与剂量（3~4g/d）和输液速度均相关。肾功能正常的患者一般使用剂量为 2g/d（每 6 小时给药 1 次）。

美罗培南单药治疗中性粒细胞减少发热的成人和儿童患者的疗效评估结果，支持其单药应用作为中性粒细胞减少发热患者的经验治疗方案。美罗培南治疗中枢神经系统感染较亚胺培南更具优势（癫痫发生频率更少）。

虽然多利培南拥有相似的抗菌活性，但尚缺乏用于中性粒细胞减少患者的研究评估数据。厄他培南与其他碳青霉烯类相比，体外实验中未显示对不动杆菌属和包括铜绿假单胞菌的假单胞菌属细菌的抗菌活性，因此厄他培南不适合用于中性粒细胞减少发热患者的经验性治疗。当高度怀疑腹腔内存在感染时，应考虑抗厌氧菌活性强的（包括碳青霉烯）药物进行经验性治疗。

常规使用碳青霉烯类药物可能增加药物治疗成本（相对于头孢菌素）和增加发生碳青霉烯耐药的可能。因此，许多医疗机构选择将碳青霉烯类药物用于治疗经验治疗无效、有第三代和第四代头孢菌素耐药的病原体感染史、临床上病情不稳定或抗菌谱范围需要覆盖抗厌氧菌的患者。

β-内酰胺类/β-内酰胺酶抑制剂

多个随机对照临床试验比较了哌拉西林/他唑巴坦单药治疗与其他不同的抗菌药物在中性粒细胞减少患者的疗效,公布的数据表明,哌拉西林/他唑巴坦的疗效与头孢吡肟相当[118,119]。虽然哌拉西林/他唑巴坦单药治疗的经验相对于抗假单胞菌的碳青霉烯和头孢菌素仍然不足,但仍是单药治疗的合理选择[4]。对于假单胞菌感染风险的患者,应使用较大剂量哌拉西林/他唑巴坦(肾功能正常成人患者,每 4 小时静脉注射 3.375g 或每 6 小时静脉注射 4.5g)[3]。使用哌拉西林/他唑巴坦可干扰用于包括曲霉菌等 IFIs 诊断的半乳甘露聚糖试验结果。

初始抗生素联合应用(除万古霉素外)

案例 75-2

问题 1: 患者 B. L. ,男,13 岁,持续疲乏、咽喉痛 3 周。初步检查显示贫血和血小板减少,白细胞计数 130 000 个/L,多为不成熟淋巴细胞。进一步检查表明,B. L. 患急性淋巴细胞白血病可能性大。初始缓解诱导治疗给予替尼泊苷联合阿糖胞苷,继以泼尼松、长春新碱和左旋门冬酰胺酶。治疗后第 7 日,B. L. 出现发热(39.1℃)和寒战。检查显示 ANC 为 48 个/μl,血肌酐为 1.0mg/dl,血 BUN 为 15mg/dl。医生想采用头孢他啶联合庆大霉素为 B. L. 开始经验性治疗。该联合方案在中性粒细胞减少发热患者的治疗意义是什么?不同的抗菌药物联合方案的疗效有差别吗?

在选用三、四代头孢菌素和碳青霉烯类之前,临床更倾向于联合使用抗菌药物治疗发热的中性粒细胞减少肿瘤患者,因其能覆盖更多的常见病原菌[3,120]。此外药物联用可能发挥协同作用[120,121]。但中性粒细胞减少患者的感染病原菌已经从革兰氏阴性菌向革兰氏阳性菌大幅转变,这些传统的联用方案的疗效已有限。尽管如此,一些临床医生仍喜欢以联合用药开始经验治疗,特别是对于临床病情不稳定的患者[3]。抗菌药物的联用是否能阻止细菌产生耐药性仍不清楚。

直到 20 世纪 80 年代,大多数中性粒细胞减少发热患者均接受包含一种氨基糖苷(庆大霉素、妥布霉素或阿米卡星)加一种 β-内酰胺类,如抗假单胞菌的青霉素类或三代头孢菌素的 2 类药物联合治疗。这种联用方案是用于中性粒细胞减少发热患者最常见的经验治疗方案的一种。

实施完成了许多研究以评价一个氨基糖苷药物联合一个抗假单胞菌的头孢菌素(头孢他啶和头孢吡肟)的疗效[3]。加有 β-内酰胺酶抑制剂的抗假单胞菌的青霉素类(与氨基糖苷类联用)也被认为是疗效相当的方案。研究表明全疗程的阿米卡星联合头孢他啶的疗效比短程(3 日)的阿米卡星联合全疗程的头孢他啶疗效更好[122]。然而,氨基糖苷类药物使用时间越长,相关毒性发生的可能越大。

由于碳青霉烯类药物更多的是评价其单药治疗应用于中性粒细胞减少患者的疗效,关于一个氨基糖苷类与亚胺培南-西司他丁或美罗培南联用的研究不多。在一项对这种联用方案的临床评价研究中,发现亚胺培南-西司他丁联用阿米卡星的疗效优于亚胺培南-西司他丁单用[123]。对于临床病情不稳定的患者,推荐碳青霉烯类药物(联合氨基糖苷类和万古霉素)进行初始经验性治疗。

因为氨基糖苷类具有对多种细菌的杀菌效能,通常被认为是联合用药方案的基础。然而加用氨基糖苷类药物意味着治疗药物监测的费用增加,使用氨基糖苷类进行经验治疗也并不总是会获得预期的疗效[123,124],它可能增加了发生肾毒性和耳毒性的风险[124],尤其是同时接受其他有肾毒性的药物(如顺铂和环孢素)治疗的患者。

案例 75-2,问题 2: 治疗 7 日后,尽管施行了水化,B. L. 的 Scr 和 BUN 分别升至 2.0g/dl,和 45mg/dl。因为 B. L. 发生了肾毒性反应(考虑由氨基糖苷诱发),还能应用哪些联合用药方案(不包含氨基糖苷类药物)?这些方案与含有氨基糖苷类药物的方案一样有效吗?

如前所述,环丙沙星联用其他抗菌药物(一个氨基糖苷或一个具有抗假单胞菌活性的 β-内酰胺类)作为中性粒细胞减少发热患者可疑感染的初始经验治疗已得到充分研究[3,125-128]。环丙沙星与克林霉素可联用于因发生速发型过敏反应而不能接受含 β-内酰胺类药物的联用方案的患者[4]。但在这些研究中接受环丙沙星治疗患者的革兰氏阳性菌感染发生率出现增高。此外在体外研究显示,环丙沙星抗铜绿假单胞菌活性已呈显著下降(许多医疗机构<70%)。因此联合用药要使用环丙沙星,应选择与体外具有较强抗铜绿假单胞菌活性的药物联用。可供选择的,对于青霉素存在速发型过敏反应的患者,联用氨曲南和万古霉素可作为合理的经验治疗方案[4]。

初始经验性联合抗菌药物治疗只用于临床病情不稳定(低血压、心动过速、呼吸急促、精神状态改变等)的患者。对于这些患者,通常静脉给予抗假单胞的 β-内酰胺抗菌药物联合氨基糖苷类和万古霉素治疗。还可加用全身抗真菌药物(如氟康唑或棘白菌素),特别是没有接受抗真菌药物预防的患者。

万古霉素经验性应用

案例 75-2,问题 3: B. L. 一开始采用了头孢他啶和万古霉素两药联用治疗,方案中加入万古霉素的理由是什么?

正如前面已讨论过的那样,革兰氏阳性细菌已是中性粒细胞减少患者的主要病原体。因为头孢菌素不具有抗耐甲氧西林金黄色葡萄菌的活性,因此经验性治疗方案中常加入万古霉素。临床金黄色葡萄球菌感染中由耐甲氧西林金黄色葡萄球菌导致的比例正逐渐上升(一些医疗机构已达 60%)。万古霉素的广泛使用使导致肠球菌中万古霉素耐药率上升的原因之一。最近已有较多万古霉素中度敏感和个别完全耐药感染病例报道，而万古霉素较高的谷浓度（>15μg/ml）与患者肾毒性相关。

主要因相关临床试验的观察终点存在差异，初始经验性治疗应用万古霉素的必要性仍有争议[129]。研究显示，在抗铜绿假单胞菌青霉素联合氨基糖苷的初始治疗方案中加用万古霉素后，中性粒细胞减少发热的肿瘤患者体温恢复更快，菌血症持续天数更少，治疗失败的概率更低[130,131]；与之相似的是，万古霉素与头孢他啶联用的治疗效果优于头孢他啶单用或与其他药物联用[132]。但另外的研究结果表明，患者死亡率并不因延迟万古霉素的使用而增加[133-136]。一般认为在发热的最初48小时，金黄色葡萄球菌（大多为凝固酶阴性）感染的死亡率很低（<4%）。初始治疗未使用万古霉素的患者发生草绿色链球菌感染相关的死亡率较高[137]，而一些草绿色链球菌对青霉素耐药或耐受[137,138]。总之，万古霉素可能用于这类感染或对青霉素过敏患者合理的替代治疗药物。

中性粒细胞减少发热患者初始经验治疗方案中是否应该加入万古霉素仍在讨论中[129]。一般不鼓励将万古霉素常规经验使用[3,4]。然而，对于侵袭性革兰氏阳性细菌（如草绿色链球菌）分离率高的医疗机构，初始经验治疗方案中应包括万古霉素。此外，对于严重侵袭性革兰氏阳性菌感染风险极高的患者，初始经验性治疗应给予万古霉素。上述患者包括临床疑诊导管相关性感染、皮肤或软组织感染、肺炎、正接受强化化疗（如大剂量阿糖胞苷）发生严重黏膜损伤、或既往有β-内酰胺类耐药肺炎球菌或MRSA定植史、曾接受氟喹诺酮类或TMP-SMZ预防治疗如果发生感染、或血培养革兰氏阳性菌（在鉴定和药敏试验之前）、或脓毒血症无明确病原体等[4]。在包含氨基糖苷的联合治疗方案中加用万古霉素应谨慎，因为有数据表明同时使用万古霉素将增加氨基糖苷类药物的肾脏毒性[139]。近期研究发现，接受哌拉西林-他唑巴坦治疗的患者，联用万古霉素可增加患者发生肾毒性的风险[8,140-142]。

替代万古霉素抗革兰氏阳性菌的药物

侵袭性革兰氏阳性菌感染有多种治疗方案。利奈唑胺是可口服和静脉给药的噁唑烷酮类药物。一项比较了利奈唑胺和万古霉素用于经验性治疗安全性和有效性的随机、双盲试验[143]结果表明，利奈唑胺可导致血小板减少和继发中性粒细胞减少，特别疗程较长时（根据产品说明书，疗程>14日）更易出现。考虑到肿瘤化疗患者的骨髓储备减少，这些不良事件应当特别关注。此外，目前也不建议利奈唑胺用于治疗导管相关性感染（包括脓毒症）。该患者人群中出现利奈唑胺耐药肠球菌的现象也应引起重视。因此利奈唑胺主要用于中性粒细胞减少耐药或难治性革兰氏阳性菌感染（如MRSA或VRE）。泰地唑胺，一种有静脉和口服两种剂型的噁唑烷酮类药物。尽管泰地唑胺较利奈唑胺更具优势，包括血液系统不良反应及药物相互作用更少，但现在仍缺乏支持泰地唑胺用于这一人群的相关研究。此外，泰地唑胺目前也不推荐用于中性粒细胞减少患者。

奎奴普丁-达福普汀仅能静脉给药，其潜在的药物相互

作用和患者耐受性（包括肌痛和关节痛）使其不能用于本病的经验治疗。达托霉素在体外对许多多重耐药革兰氏阳性菌（包括VRE和MRSA）具有较强抗菌作用。相较于一直习用的万古霉素，达托霉素治疗癌症患者的导管相关革兰氏阳性菌感染的早期治疗反应和总体疗效有所提高[144,145]；达托霉素需要静脉给药且不能用于治疗肺炎。但该药在中性粒细胞减少人群中的应用尚缺乏研究。替加环素在体外具有很好的抗MRSA和VRE活性（包括许多革兰氏阴性菌和厌氧病原菌），对铜绿假单胞菌无作用，因此不考虑将其单药进行治疗。特拉万星是新的糖肽类药物，对某些革兰氏阳性菌（包括MRSA），但迄今尚未见在中性粒细胞减少患者应用研究报告。头孢洛林是一种具有抗MRSA活性的头孢菌素，其最近获批用于治疗复杂性皮肤及皮肤组织感染、社区获得性肺炎[146-148]。然而，头孢洛林在中性粒细胞减少患者中应用的报道很少。此外，头孢洛林偶可导致中性粒细胞减少，常在大剂量和/或长疗程使用时发生。因此这些替代药物（达托霉素和利奈唑胺最常用）通常用于万古霉素不适用的情况（因为耐药或不耐受）[3,4]。

就B.L.而言，基于上述讨论对他经验性使用万古霉素不恰当，应当停止应用，除非培养结果表明有需要否则不能使用。

抗菌药物剂量、用法及监测

抗菌药物静脉间歇性输注、持续输注延长输注时间

案例75-2，问题4： B.L. 的抗菌药物应该间歇性输注（即分次给予一定剂量）或连续输注？

β-内酰胺类抗生素的药效学活性呈现时间依赖性（即不受浓度影响），体外感染模型显示细菌暴露高于最低抑菌浓度（minimum inhibitory concentration, MIC）时间的延长能改善杀菌效果和提高患者生存率。基于这些研究结果及中性粒细胞减少癌症患者发生菌血症预后不良，实施完成了多个非对照、开放的临床研究以评估经验疑似感染的癌症患者治疗采用β-内酰胺类（如头孢他啶）静脉连续输注的效果[149-151]。还有研究使用美罗培南治疗中性粒细胞减少伴发热的患者，结果提示美罗培南延长输注的疗效可能优于传统输注方式[152]。然而，这种给药方法需要专用的静脉输液通道，除非另有其他的静脉给药通道，否则将限制B.L. 接受妥布霉素的间歇性输注。与连续输注相反，特定的β-内酰胺类药物（尤其是碳青霉烯类、三代或四代头孢菌素或哌拉西林/他唑巴坦）延长输注时间（3~4小时）在多种感染药效学模型中均获得效果（特别是能提升药物浓度高于MIC的持续时间），在研究中表现出更好的疗效。然而，这在前瞻性、随机对照试验中未得到验证。此外，β-内酰胺类延时输注给药还可能降低给药总剂量，从而节约治疗支出。但支持这一策略的临床资料有限，也未特别在中性粒细胞减少伴感染的患者人群进行评估。

氨基糖类剂量合并给药(延长给药间隔或每日 1 次给药)

案例 75-2,问题 5:类似 B.L. 的中性粒细胞减少伴发热患者,氨基糖苷类药物剂量合并(每日 1 次)给药有何意义?

因为氨基糖苷类具有浓度依赖性的药效学特征和便易于给药,分别在动物和中性粒细胞减少患者完成了多个能够较好反映氨基糖苷类每日剂量单次合并给药的药动学特征和疗效的临床研究。结果显示阿米卡星[153,154]和庆大霉素[155,156]在中性粒细胞减少患者体内的药动学特征与其他人群相比无明显区别。包括阿米卡星、庆大霉素和妥布霉素的每日剂量合并已进行了临床试验,但其中大多数的研究并未设计比较氨基糖苷类每日 1 次合并给药与间歇给药方案的差异[157]。总之,所有研究均表明合并给药与传统给药相比疗效相似但肾毒性更小。因此,使用氨基糖苷类每日剂量单次给药经验性治疗中性粒细胞减少患者感染是合理的[157]。

影响疗效的宿主因素

案例 75-2,问题 6:哪些因素可能影响 B.L. 抗菌治疗的效果?

为达到中性粒细胞减少伴感染患者获得好的临床结局,最重要预后因素是粒细胞计数的恢复和适宜的抗感染治疗。严重顽固的中性粒细胞减少患者(治疗期间粒细胞数量始终<100 个/μl 或者初始 ANC 100~500 个/μl 但在治疗过程中持续下降)对抗菌药物的反应不及那些骨髓恢复的患者,所以初始粒细胞数量似乎没有治疗过程中粒细胞表现出恢复趋向重要。尽管其他骨髓恢复指标(比如绝对白细胞计数,绝对单核细胞计数或网织红细胞指数)要先于ANC 500 个/μl 的指标几日,但临床应用不及 ANC 广泛。感染部位同样也会影响治疗转归。感染性休克和肺炎与中性粒细胞减少菌血症患者高死亡率密切相关。

初始经验性抗菌治疗方案的调整

案例 75-3

问题 1:M. H. ,女,24 岁,近期确诊为卵巢癌,化疗后呈现中性粒细胞减少(ANC<150 个/μl)。中性粒细胞减少 5 日后出现高热 38.3℃,随即使用每 8 小时静脉注射头孢他啶 2g 进行经验性治疗。尽管仍发热,48 小时反馈初始培养结果阴性。M. H. 该继续沿用同样的治疗方案还是应该调整? 培养结果对药物调整有何影响? 经验治疗需持续多长时间?

初始经验治疗是否需要调整取决于患者的风险分组

(如低风险 VS 高风险)、明确感染部位或致病菌、初始治疗的反应及临床病情的稳定性。如果病情无恶化或没有新发感染症状和体征,通常需要 3~5 日的经验性治疗,以确定经验性抗菌药物的初步疗效[4]。有恶性血液病或接受造血干细胞移植的患者,退热可能会延迟(最长可达 5 日)。在此期间,需每日对病史、体格检查、实验室检查结果、治疗反应和与抗菌药物相关的不良反应进行评估。如果明确了感染部位,怀疑或确定有细菌耐药或病情恶化,则需对初始经验性抗菌治疗做出调整。

过早停用抗菌药物可能使患者感染复发,并增加发生感染相关疾病的发病率和死亡率的风险。有研究将不明原因发热经验性治疗 7 日后退热的癌症患者随机分为停用组和抗菌治疗组两组[158]。结果显示,中性粒细胞减少缓解的患者无论是否继续抗菌治疗均未有感染复发。然而两组中中性粒细胞减少患者至 ANC>500 个/μl 时,继续治疗组和停用抗菌药物组持续发热但无感染并发症的比例分别为94%和41%。因此,对于无明确感染来源的初始经验性治疗有效的患者,应继续用药至患者 ANC>500 个/μl 并持续升高,且患者情况良好,体温正常至少 24 小时。对于体温正常且病情稳定但持续中性粒细胞减少的患者,可考虑继续口服抗菌药物治疗(如环丙沙星联合阿莫西林/克拉维酸)。如初始经验治疗方案中含万古霉素,若该方案适合则应继续该方案治疗。相反,若初始使用万古霉素不恰当,或体内培养结果、诊断或症状不支持继续使用万古霉素,则应该停止万古霉素治疗。

感染的确定

案例 75-3,问题 2:治疗第 3 日,M. H. 的体温恢复正常(36.4℃)。然而 3 日前采集的 2 组血培养结果均显示有耐甲氧西林但对万古霉素敏感的金黄色葡萄球菌生长。她的 ANC 为 170 个/μl。其治疗该如何调整? 抗菌治疗需持续多长时间?

如前所述,初始经验治疗的调整需根据培养结果、感染部位特异性和感染症状而定(表 75-1)。例如,初始单药治疗未进行厌氧覆盖(常用一种碳青霉烯类或哌拉西林他唑巴坦)可能使腹痛部位扩大。如怀疑为梭状芽孢杆菌导致腹泻时,应使用甲硝唑或口服万古霉素初始治疗[4]。水疱样变提示病毒性感染(例如单纯疱疹病毒或带状疱疹),应用阿昔洛韦后可能起效[14]。疑似静脉导管感染,只要可能应移除导管,并与皮肤及软组织感染一样需针对 MRSA 进行治疗[4]。肺炎治疗时抗菌药物覆盖范围应与医院相关感染治疗指南一致(见第 67 章)[159]。发生严重或威胁生命的肺部感染时,应增加抗真菌治疗(见表 75-1)。分离到耐药致病原时治疗也需调整,如 MRSA 等革兰氏阳性耐药菌感染可用万古霉素、利奈唑胺或达托霉素治疗,且利奈唑胺和达托霉素还可用于耐万古霉素肠球菌(VRE)的治疗。对多重耐药的革兰氏阴性菌,碳青霉烯类常用于产超广谱β-内酰胺类病原菌的治疗。而对于产碳青霉烯酶类肠杆菌,则需采用多黏菌素、黏菌素或替加环素治疗。

表 75-1

中性粒细胞减少伴发热患者抗感染和抗病毒药物的应用[a]

疾病状态	治疗[b]
初始经验性治疗（感染部位不明确）	
低风险（出现中性粒细胞减少≤7日，临床症状稳定，无并发症）	
药物口服治疗	成人：环丙沙星[a]+阿莫西林-克拉维酸钾；如青霉素过敏时克林霉素换用；莫西沙星 儿童：头孢克肟
需要静脉治疗	（参见下述高风险）
高风险（发生中性粒细胞减少>7日，临床症状不稳定或有并发症）	
	哌拉西林他唑巴坦、抗铜绿假单胞菌的碳青霉烯类[c]、头孢他啶、头孢吡肟 临床症状不稳定者：考虑加用氨基糖苷类、氟喹诺酮类或万古霉素
初始治疗的调整	
不明原因发热	
退热且培养结果为阴性	继续原抗菌药物治疗 低风险患者：如初始静脉注射，可考虑换为口服序贯给药
持续发热（2~4日）无临床或微生物学感染证据	临床症状稳定：继续原抗菌药物治疗
	不稳定：住院（如为门诊病人），静脉给药治疗（如果初始为口服治疗），扩大抗菌谱包括厌氧菌、耐药革兰氏阴性菌、耐药革兰氏阳性菌。考虑针对念珠菌属的抗真菌治疗；如曾接受唑类抗真菌药预防治疗，应考虑抗霉菌治疗
	在第4~7日考虑经验性使用抗真菌药治疗，尤其是中性粒细胞减少>7日，或患者有其他真菌感染风险因素存在
	如初始治疗未使用万古霉素：重新评估革兰氏阳性感染的风险，考虑加用
确诊的感染	
多药耐药致病原	MRSA：加用万古霉素、利奈唑胺或达托霉素[d] VRE：加用利奈唑胺或达托霉素 ESBL：换用碳青霉烯类；产碳青霉烯酶肠杆菌属：多黏菌素或替加环素
头、眼、耳、鼻、喉	
坏死性溃疡	如果初始治疗包含厌氧菌治疗（碳青霉烯类或β-内酰胺/β-内酰胺酶抑制剂，如哌拉西林/他唑巴坦），考虑加用克林霉素或甲硝唑或换用抗铜绿假单胞菌的碳青霉烯类（亚胺培南西司他丁或美罗培南）；考虑加用抗真菌或抗病毒治疗 HSV 感染
口腔疱疹病变	加用针对单纯疱疹病毒的抗病毒治疗
鹅口疮	加用抗真菌药（如氟康唑）治疗 如对氟康唑耐药，则考虑广谱唑类药物（泊沙康唑，伏立康唑）或棘白菌素药物
食管炎	（抗真菌治疗参见鹅口疮） 评估 CMV 感染的风险；如果有高风险，考虑用更昔洛韦或膦甲酸
窦腔胀痛、眶周蜂窝织炎、鼻溃疡	如怀疑霉菌感染：加用两性霉素 B 脂质体剂型。使用万古霉素经验性治疗眶周蜂窝组织，重新评估经验治疗方案的抗葡萄球菌活性，考虑应用万古霉素

表 75-1

中性粒细胞减少伴发热患者抗感染和抗病毒药物的应用[a]（续）

疾病状态	治疗[b]
胃肠道	
急性腹痛/肛周脓肿	如初始治疗未用碳青霉烯类或 β-内酰胺/β-内酰胺酶抑制剂（如哌拉西林-他唑巴坦），考虑加用甲硝唑或换用亚胺培南-西司他丁钠或美罗培南，保证覆盖铜绿假单胞菌以治疗肛周感染 直肠周围疼：考虑覆盖肠球菌感染（非定植），考虑抗真菌治疗
腹泻	如怀疑有或确定为艰难梭状芽孢杆菌感染，加用甲硝唑。严重和/或复杂梭状芽孢杆菌感染，应口服万古霉素 隔离确诊轮状病毒或诺如病毒感染患者
呼吸道	
肺炎	非典型病原体（支原体、军团菌）加用氟喹诺酮类或大环内酯类； 加用万古霉素或利奈唑胺（注意：达托霉素由于可被肺泡表面活性剂灭活，不用于肺炎治疗） 对于其他（特殊病原体）危险因素或临床/实验室感染证据的患者：考虑添加有抗霉菌活性的抗真菌药物 （季节性）考虑使用奥司他韦对抗流感 加用一个氨基糖苷类或换用抗铜绿假单胞菌的碳青霉烯类 PCP：使用 TMP-SMZ 或（对磺胺类药物过敏的患者）用喷他脒 CMV：高风险人群加用更昔洛韦 考虑流感暴发时，首选奥司他韦（优选）或按指征针对性用药
水泡样病变	HSV，VZV 治疗：阿昔洛韦，泛昔洛韦或伐昔洛韦
蜂窝组织炎或伤口感染	考虑加用万古霉素（或其他抗 MRSA）治疗
血管导管感染，植入等通道感染	立即拔除导管。经验性加用万古霉素（或抗 MRSA）治疗。根据培养和药敏试验结果调整治疗
中枢神经系统	具有抗假单胞菌活性的 β-内酰胺类（头孢吡肟、头孢他啶或美罗培南）联合万古霉素。如未使用美罗培南则加用氨苄西林
脑炎	大剂量阿昔洛韦
泌尿道	根据致病原和药敏结果进行治疗
血流感染	革兰氏阴性：加用氨基糖苷类药物和换用抗铜绿假单胞菌的碳青霉烯类 革兰氏阳性：加用万古霉素、利奈唑胺或达托霉素

[a] 除外接受过氟喹诺酮类药物预防治疗的患者。

[b] 所有调整都应基于临床和微生物学证据。

[c] 抗铜绿假单胞菌的碳青霉烯类是指亚胺培南-西司他丁或美罗培南。多利培南虽然体外显示出相当的抗菌活性，但尚无此类人群中应用的研究。

[d] 达普霉素不用于肺炎治疗。

CMV，巨细胞病毒；ESBL，超广谱 β 内酰胺酶；HSV，单纯性疱疹病毒；MRSA，耐甲氧西林金黄色葡萄球菌；PCP，肺孢子菌；TMP-SMZ，复方新诺明；VRE，耐万古霉素肠球菌；VZV，水痘带状疱疹病毒。

来源：National Comprehensive Cancer Network. Myeloid growth factors（version 1. 2015）. www. nccn. org. Accessed September 4, 2015；Freifeld A et al. Clinical practice guideline for the use of antimicrobial agents in neutropenic patients with cancer：2010 update by the Infectious Diseases Society of America. *Clin Infect Dis*. 2011；52：e56.

疗程长短应根据致病菌种类和感染部位而定(通常最长可达 14 日),或持续至患者 ANC ≥ 500/μl 并呈上升趋势[4]。

对于那些已明确感染但对调整治疗方案无反应的患者,应考虑是否有新感染灶或感染恶化。需再次进行临床、实验室和影像学检查。血流动力学不稳定的患者,需扩大抗菌谱,并考虑经验性使用抗真菌药治疗[4]。

病因不明的感染

案例 75-4

问题 1:S. B.,女,55 岁,确诊为慢性粒细胞白血病。因发热 4 日伴夜间盗汗入院。入院时体温 39.1℃,白细胞计数(WBC)为 100 000 个/μl,中性粒细胞(ANC)为 500 个/μl。已采血和尿标本进行培养。经验性使用头孢他啶开始治疗。随后 3 日,S. B. 仍持续发热和中性粒细胞减少。培养结果均阴性。她的治疗应如何进行?

持续的发热可能由感染未获处理所致,也可能由非感染性疾病导致。除某些需要考虑抗真菌治疗的患者以外,临床病情稳定的患者通常不需要调整经验性治疗方案,除非出现病情变化或者培养结果有新的用药指针[3,4]。然而,血流动力学不稳定的持续发热患者,在无确定的感染源时,应调整治疗方案[160],扩大抗菌谱以覆盖耐药革兰氏阳性菌及革兰氏阴性菌及厌氧菌[3,4]。采用头孢他啶或头孢吡肟单药初始治疗者可改为万古霉素联合抗铜绿假单胞菌的碳青霉烯类(如亚胺培南西司他丁或美罗培南)再联用一个氨基糖苷类或氨曲南或环丙沙星治疗[3,4]。针对念珠菌的抗真菌治疗也应考虑在内(见案例 75-4,问题 3)。

案例 75-4,问题 2:治疗第 4 日,S. B. 始终感觉"不适"并诉出现腹痛。该主诉有何意义?她的抗感染治疗方案是否需要再次调整?

因 S. B. 新出现腹痛症状提示发生小肠结肠炎,其抗感染治疗方案应进行调整。虽然头孢吡肟的抗菌谱能覆盖几乎所有常见的革兰氏阴性病原菌,但对特定的革兰氏阳性菌和厌氧菌(如 MRSA 或 VRE)活性有限。应考虑将头孢吡肟改为亚胺培南/西司他丁或另一种对需氧菌和厌氧菌均有效的广谱抗菌药物。

案例 75-4,问题 3:S. B. 改为亚胺培南/西司他丁进行治疗,但仍持续低热,病情并未好转。S. B. 存在患系统性真菌感染的风险吗?真菌感染在中性粒细胞减少癌症患者有何意义?

抗真菌治疗

中性粒细胞减少伴发热的患者发生侵袭性真菌感染的概率因定义、检测方法、患者人群和先前是否预防性使用抗真菌药等差异而大幅变化。恶性血液病患者通常发生真菌

感染率高于实体瘤患者[136]。与细菌感染的风险因素相似,侵袭性真菌感染也与中性粒细胞减少的程度和持续时间密切相关[137-139]。绝大部分伴有中性粒细胞减少的癌症患者真菌感染由念珠菌属和曲霉菌属引起,其他少见但仍重要还有接合病菌(如毛霉菌和根霉菌属)及新出现(非白色念珠菌、毛孢子菌、马拉色菌、新型隐球菌和镰孢菌属)等致病真菌[137-139]。

系统性真菌感染的早期诊断和尽早治疗对患者的生存至关重要。但临床要准确并及时确诊侵袭性真菌感染仍是一大挑战。因此中性粒细胞减少并持续发热(4~7 日)患者即使使用广谱抗菌药治疗,也应考虑给予经验性抗真菌治疗,尤其是那些中性粒细胞减少超过 7 日的患者[4,161]。顽固性发热或血流动力学不稳定的患者应在早期(第 2~4 日)开始经验性抗真菌治疗[4]。

新的诊断检测方法(如 β-D-葡聚糖检验或半乳甘露聚糖分析),加上其他的诊断支持,使早期抢先治疗(即医疗机构在疾病症状出现前根据生物标志物证据进行治疗)成为可能[162]。这些技术也可帮助决定是否进行经验性抗真菌治疗,例如持续发热的患者在接受恰当抗菌治疗后临床症状稳定,无真菌感染的临床或影像学证据,血清学检测未显示侵袭性真菌感染,身体各部位也未发现真菌定植,因此该患者可能还应进行经验性抗真菌治疗[4,104]。

经验性抗真菌制剂的选择应考虑先前曾使用或正用的抗真菌预防治疗、真菌感染的风险、抗真菌相关毒性的危险、药物相互作用、给药途径、临床病情稳定性及费用等因素[23]。中性粒细胞减少癌症患者经验性抗真菌的临床研究结果很难评估,因为不同试验的设计存在差异,包括纳入了低风险人群、缺乏盲法、联用抗菌药物不一致模糊了抗真菌治疗的终点观察、先期预防性使用抗真菌药、安全性和有效性评价复合终点的使用及不同的终点评判标准[25]。尽管一些特定的研究显示经验性抗真菌治疗可以降低真菌相关的死亡,但对总死亡率没有影响[23],尤其是对侵袭性真菌感染和顽固性中性粒细胞减少的患者更是如此。

对需要治疗的患者,抗真菌范围直接针对念珠菌属[4]。抗真菌治疗 4~7 日后仍持续或再发热及中性粒细胞减少持续(超过 10 日)的高风险患者应考虑进行抗真菌治疗[4]。

案例 75-4,问题 4:S. B. 是否应考虑使用两性霉素 B 或阿昔洛韦治疗?

从经验上讲,两性霉素 B 脱氧胆酸盐(amphotericin B deoxycholate,AmBD)因其在体外显示有明确的抗绝大多数念珠菌属和曲霉菌属的活性,在这种情况下是最常用的。应用两性霉素 B 脂性制剂在治疗临床怀疑或确诊真菌感染的本病人群中的治疗作用已得到临床试验评价,较之于两性霉素 B 脱氧胆酸盐,两性霉素 B 脂质体(LAmB)[143-166]、两性霉素 B 脂质复合物[165]和两性霉素 B 胶体分散体[167]可减轻肾毒性,而且两性霉素 B 脂质体不易发生输液相关副作用[164]。尽管有限的数据提示 AmBD 持续滴注可降低肾毒性,但在确诊感染的患者中此种给药方法的疗效尚不清楚[168]。因此 AmBD 持续滴注不作为常规推荐。考虑到

可方便地获得其他药物,经验性应用两性霉素 B 通常保留用于其他抗真菌药治疗无效的真菌感染的高风险患者。开始两性霉素 B 经验性治疗时,通常在给药前应尽量降低肾毒性(如盐水稀释)、在输注前给予药物降低输注相关的不良反应。治疗过程中密切监护患者耐受性、肾功能和电解质。

氟康唑较两性霉素 B 更适用于病情稳定且真菌感染或耐药念珠菌(如 C. krusei 和 C. glabrata 的某些菌株)感染的低风险人群[4,169,170]。怀疑有真菌(曲霉病)感染的患者、血流动力学不稳定或曾接受唑类药物预防的患者不应再用氟康唑治疗。虽然伊曲康唑体外相对于两性霉素 B 显示出更强的抗曲霉菌活性和更小的肾毒性,但因其口服溶剂耐受性差、胶囊制剂的生物有效性不稳定、与其他唑类药物潜在的交叉耐药性、缺乏肠外给药方式和作为替代治疗考虑等限制了在临床的应用。泊沙康唑体外显示出对各种酵母菌和真菌的广谱抗真菌活性,目前已有口服和静脉给药两种剂型;伏立康唑(一种唑类抗真菌药较氟康唑抗曲霉菌和非白色念珠菌活性更强)在本病人群的应用已有临床研究报道。与 LAmB 比较,伏立康唑不满足预先设立的非劣效标准[166]。但仍有学者认为伏立康唑可以作为两性霉素 B 的替代药用于有真菌感染风险需进行经验性抗真菌治疗的患者(曾接受唑类预防性用药)或用于怀疑有侵袭性念珠菌感染的患者[161]。因较氟康唑具有潜在的药物相互作用风险(包括免疫抑制剂和化疗药物)和不良事件(如光毒性和肝毒性),伏立康唑治疗期间需密切监测。严重肾功能不全患者禁用静脉给予伏立康唑。此外,疑有吸收不良的患者用泊沙康唑和伏立康唑时应考虑监测血药浓度[4,9]。最近,艾沙康唑(一种广谱三唑类抗真菌药物)已被批准用于侵袭性曲霉和毛霉菌感染的治疗[171]。该药有口服和静脉两种剂型。相较于伏立康唑,其具有较高的口服生物利用度、药代动力学可预测、药物相互作用更少。在治疗侵入性曲霉病感染上,艾沙康唑的疗效并不亚于伏立康唑。

棘白菌素类抗真菌药(如卡泊芬净、米卡芬净和阿尼芬净)体外具有抗念珠菌(包括非白色念珠菌)和曲霉菌的活性。用于本病人群的经验性抗真菌治疗时,与 LAmB 疗效至少相当[172,173]且卡泊芬净更易耐受,由于棘白菌素的安全性和抗真菌药性,因此被考虑用于需要初始经验性抗真菌治疗和真菌感染因风险增加(曾预防性使用唑类抗真菌药)的患者。FDA 现已批准卡泊芬净的这种应用。其他棘白菌素类抗菌药物药(如米卡芬净和阿尼芬净)用于中性粒细胞减少伴发热患者的经验治疗尚缺乏公开的证据。

总之,经验性抗真菌治疗适用于中性粒细胞减少超过 7 日、且经恰当抗细菌治疗后持续发热(4~7 日)或再发热的患者[4]。病情稳定的低风险患者没有必要常规采用抗真菌治疗[4]。持续发热患者如病情稳定、CT 检查无感染征、血清或培养阴性可暂不考虑抗真菌治疗[4]。正接受氟康唑预防性用药的患者需经验性抗真菌治疗时,应考虑使用具有抗唑类耐药念珠菌或真菌活性药物[4]。如果是采用抗真菌药进行预防,则应考虑换用其他类别的抗真菌药或换静脉给药治疗[4]。

抗病毒治疗

中性粒细胞减少发热的患者如缺乏病毒感染的证据不应经验性应用抗病毒治疗[4]。但临床存在皮肤或黏膜单纯疱疹或水痘带状疱疹感染时应当进行抗病毒治疗(如阿昔洛韦、伐昔洛韦)[4]。如使用口服治疗,通常伐昔洛韦优于阿昔洛韦,因其生物利用度更高,给药频次更少。巨细胞病毒不是中性粒细胞减少发热患者常见的致病源,除非患者正接受骨髓移植术[174]。然而,当患者明确有巨细胞病毒感染时(血清抗原、PCR 查 CMV DNA 或 mRNA 阳性),初始应给予更昔洛韦、缬更昔洛韦、膦甲酸或不常用的西多福韦治疗。因为更昔洛韦或缬更昔洛韦会导致或使加重中性粒细胞减少应用这些药物时需警示患者并密切监护。经验性使用神经氨酸酶抑制剂(如奥司他韦或扎那米韦)只能用于有流感病毒暴发或暴露于流感病毒的人群[4]。同样的,如果证实有呼吸道合胞病毒感染,也应选用适当的抗病毒药进行治疗[4]。

抗微生物辅助治疗

案例 75-4,问题 5: S. B 使用米卡芬净 2 日后热退,但仍中性粒细胞减少,ANC 480 个/μl。开始接受柔红霉素联合阿糖胞苷的诱导化疗方案治疗其慢性粒细胞白血病。在化疗后将进一步降低 ANC 7~9 日。有什么方法可以促进 S. B. 的骨髓恢复并缩短中性粒细胞减少的时间吗?

前面已经讨论过,中性粒细胞减少持续时间是影响中性粒细胞减少癌症患者预后的最重要因素。因此增强这类患者的免疫功能应给予足够的重视。

粒细胞输注

白细胞输注是强化患者防御感染最早应用的治疗措施之一。在 20 世纪 70 年代,粒细胞输注即作为辅助治疗手段用于经抗菌药物治疗 24~48 小时无效的持续中性粒细胞减少的感染患者。但由于获得足够数量可供输注的细胞较为困难,以及同种异体排斥反应和感染传播等问题,该方法的临床应用受限。加之白细胞输注的疗效存有争议,使得这一策略的应用减少[175]。因此粒细胞输注不宜常规用于这类人群。但经恰当的抗微生物治疗后现进展性细菌或真菌感染的患者可以考虑采用[3]。

造血细胞生长因子

因这类药物对其他感染相关指标(如发热时间长、抗菌药物使用和治疗费用)尚未显示有一致和显著的疗效,中性粒细胞减少发热患者使用 CSFs 作为抗菌药物的辅助治疗现仍有争议[4,31,83-85]。对于已经接受 CSFs 作为初级或二级预防的发热伴中性粒细胞减少的患者,可继续给予 CS-Fs[84]。已接受非格司亭作为一级或二级预防的患者不需要再接着使用 CFSs,因为高 CSF 浓度持续长期存在。

对于感染并发症风险较高且未接受 CSF 预防的患者可

考虑使用[3,85]。高风险因素包括对初始经验治疗无效的临床病情不稳定患者、中性粒细胞减少预计持续存在（≥7日）、严重中性粒细胞减少（ANC<100 个/μl）、年龄超过65岁、未控制的恶性肿瘤、脓毒症、多器官功能衰竭（脓毒症特征）及存在侵袭性真菌感染[84,85]。

免疫球蛋白

目前关于免疫球蛋白辅助治疗中性粒细胞减少的癌症患者特定感染的证据只有一些病例报告。继发于CMV的肺炎患者采用免疫球蛋白辅助治疗（联合更昔洛韦）可能获益。此外低丙种球蛋白症患者应考虑静脉补充免疫球蛋白G。

应用G-CSF虽然可能缩短S. B. 化疗诱导的中性粒细胞减少持续时间，但其病情稳定，故没有应用指征。

（刘耀 译，夏培元 校，夏培元 审）

参考文献

1. Bodey GP. The changing face of febrile neutropenia-from monotherapy to moulds to mucositis. Fever and neutropenia: the early years. *J Antimicrob Chemother.* 2009;63(Suppl 1):i3–13.
2. de Naurois J et al. Management of febrile neutropenia: ESMO Clinical Practice Guidelines. *Ann Oncol.* 2010;21(Suppl 5):v252–v256.
3. Network Comprehensive Cancer Network. Prevention and treatment of cancer-related infections (v2.2015). www.nccn.org. Accessed September 3, 2015.
4. Freifeld A et al. Clinical practice guidelines for the use of antimicrobial agents in neutropenic patients with cancer: 2010 update by the Infectious Diseases Society of America. *Clin Infect Dis.* 2011;52:427–431.
5. Bodey G. Quantitative relationships between circulating leukocytes and infection in patients with acute leukemia. *Ann Intern Med.* 1966;64:328–332.
6. Schimpff SC et al. Significance of Pseudomonas aeruginosa in the patient with leukemia or lymphoma. *J Infect Dis.* 1974;130(Suppl):S24–S31.
7. Boogaerts M et al. Intravenous and oral itraconazole versus intravenous amphotericin B deoxycholate as empirical antifungal therapy for persistent fever in neutropenic patients with cancer who are receiving broad-spectrum antibacterial therapy. A randomized, controlled trial. *Ann Intern Med.* 2001;135:412–422.
8. Gomes DM et al. Comparison of acute kidney injury during treatment with vancomycin in combination with piperacillin-tazobactam or cefepime. *Pharmacotherapy.* 2014;34:662–669.
9. Tomblyn M et al. Guidelines for preventing infectious complications among hematopoietic cell transplantation recipients: a global perspective. *Biol Blood Marrow Transplant.* 2009;15:1143–1238.
10. Crawford J et al. Hematopoietic growth factors: ESMO clinical practice guidelines for the applications. *Ann Oncol.* 2010;21:248–251.
11. Stuck AE et al. Risk of infectious complications in patients taking glucocorticosteroids. *Rev Infect Dis.* 1989;11:954–963.
12. Zanfi C et al. Daclizumab and alemtuzumab as induction agents in adult intestinal and multivisceral transplantation: rejection and infection rates in 40 recipients during the early postoperative period. *Transplant Proc.* 2010;42:35–38.
13. Park SH et al. Infectious complications associated with alemtuzumab use for allogeneic hematopoietic stem cell transplantation: comparison with anti-thymocyte globulin. *Transpl Infect Dis.* 2009;11:413–423.
14. Marti FM et al. Management of febrile neutropenia: ESMO clinical recommendations. *Ann Oncol.* 2009;20(Suppl 4):166–169.
15. Hughes WT et al. 2002 guidelines for the use of antimicrobial agents in neutropenic patients with cancer. *Clin Infect Dis.* 2002;34:730–751.
16. Barton TD, Schuster MG. The cause of fever following resolution of neutropenia in patients with acute leukemia. *Clin Infect Dis.* 1996;22:1064–1068.
17. Rolston KV. Challenges in the treatment of infections caused by gram-positive and gram-negative bacteria in patients with cancer and neutropenia. *Clin Infect Dis.* 2005;40(Suppl 4):S246–S252.
18. Ramphal R. Changes in the etiology of bacteremia in febrile neutropenic patients and the susceptibilities of the currently isolated pathogens. *Clin Infect Dis.* 2004;39:S25–S31.
19. Cordonnier C et al. Epidemiology and risk factors for gram-positive coccal infections in neutropenia: toward a more targeted antibiotic strategy. *Clin Infect Dis.* 2003;36:149–158.
20. Mathur P et al. A study of bacteremia in febrile neutropenic patients at a tertiary-care hospital with special reference to anaerobes. *Med Oncol.* 2002;19:267–272.
21. Bollee G et al. Clinical picture of Pneumocystis jiroveci pneumonia in cancer patients. *Chest.* 2007;132:1305–1310.
22. Thomas CF Jr, Limper AH. Pneumocystis pneumonia. *N Engl J Med.* 2004;350:2487–2498.
23. Wingard JR. Empirical antifungal therapy in treating febrile neutropenic patients. *Clin Infect Dis.* 2004;39:S38–S43.
24. Bohme A et al. Treatment of invasive fungal infections in cancer patients—recommendations of the Infectious Diseases Working Party (AGIHO) of the German Society of Haematology and Oncology (DGHO). *Ann Hematol.* 2009;88:97–110.
25. Bennett JEP. Forum report: issues in clinical trials of empirical antifungal therapy in treating febrile neutropenic patients. *Clin Infect Dis.* 2003;36:S117–S122.
26. Hagen EA et al. High rate of invasive fungal infections following nonmyeloablative allogeneic transplantation. *Clin Infect Dis.* 2003;36:9–15.
27. Martino R, Subira M. Invasive fungal infections in hematology: new trends. *Ann Hematol.* 2002;81:233–243.
28. Ninin E et al. Longitudinal study of bacterial, viral, and fungal infections in adult recipients of bone marrow transplants. *Clin Infect Dis.* 2001;33:41–47.
29. Walsh TJ et al. Treatment of aspergillosis: clinical practice guidelines of the Infectious Diseases Society of America. *Clin Infect Dis.* 2008;46:327–360.
30. Hahn-Ast C et al. Overall survival and fungal infection-related mortality in patients with invasive fungal infection and neutropenia after myelosuppressive chemotherapy in a tertiary care centre from 1995 to 2006. *J Antimicrob Chemother.* 2010;65:761–768.
31. Aapro MS et al. 2010 update of EORTC guidelines for the use of granulocyte-colony stimulating factor to reduce the incidence of chemotherapy-induced febrile neutropenia in adult patients with lymphoproliferative disorders and solid tumours. *Eur J Cancer.* 2011;47(1):8–32.
32. Flowers CR et al. Antimicrobial prophylaxis and outpatient management of fever and neutropenia in adults treated for malignancy: American Society of Clinical Oncology clinical practice guideline. *J Clin Oncol.* 2013;31:794–810.
33. Klastersky J et al. The Multinational Association for Supportive Care in Cancer risk index: a multinational scoring system for identifying low-risk febrile neutropenic cancer patients. *J Clin Oncol.* 2000;18:3038–3051.
34. Feld R et al. Methodology for clinical trials involving patients with cancer who have febrile neutropenia: updated guidelines of the Immunocompromised Host Society/Multinational Association for Supportive Care in Cancer, with emphasis on outpatient studies. *Clin Infect Dis.* 2002;35:1463–1468.
35. Schimpff SC et al. Infection prevention in acute nonlymphocytic leukemia. Laminar air flow room reverse isolation with oral, nonabsorbable antibiotic prophylaxis. *Ann Intern Med.* 1975;82:351–358.
36. Young GA et al. A double-blind comparison of fluconazole and nystatin in the prevention of candidiasis in patients with leukaemia. Antifungal Prophylaxis Study Group. *Eur J Cancer.* 1999;35:1208–1213.
37. Owens NJ et al. Prophylaxis of oral candidiasis with clotrimazole troches. *Arch Intern Med.* 1984;144:290–293.
38. Akiyama H et al. Fluconazole versus oral amphotericin B in preventing fungal infection in chemotherapy-induced neutropenic patients with haematological malignancies. *Mycoses.* 1993;36:373–378.
39. Drew R. Potential role of aerosolized amphotericin B formulations in the prevention and adjunctive treatment of invasive fungal infections. *Int J Antimicrob Agents.* 2006;27(Suppl 1):36–44.
40. Rijnders BJ et al. Aerosolized liposomal amphotericin B for the prevention of invasive pulmonary aspergillosis during prolonged neutropenia: a randomized, placebo-controlled trial. *Clin Infect Dis.* 2008;46:1401–1408.
41. Maertens J et al. European guidelines for antifungal management in leukemia and hematopoietic stem cell transplant recipients: summary of the ECIL 3—2009 Update. *Bone Marrow Transplant.* 2011;46(5):709–718.
42. Gotzsche PC, Johansen HK. Routine versus selective antifungal administration for control of fungal infections in patients with cancer. *Cochrane Database Syst Rev.* 2002;(9):CD000026.
43. Bodey GP et al. Antifungal prophylaxis during remission induction therapy for acute leukemia fluconazole versus intravenous amphotericin B. *Cancer.* 1994;73:2099–2106.
44. Mattiuzzi GN et al. Liposomal amphotericin B versus the combination of fluconazole and itraconazole as prophylaxis for invasive fungal infections during induction chemotherapy for patients with acute myelogenous leukemia and myelodysplastic syndrome. *Cancer.* 2003;97:450–456.

45. Nucci M et al. A double-blind, randomized, placebo-controlled trial of itraconazole capsules as antifungal prophylaxis for neutropenic patients. *Clin Infect Dis.* 2000;30:300–305.

46. Menichetti F et al. Itraconazole oral solution as prophylaxis for fungal infections in neutropenic patients with hematologic malignancies: a randomized, placebo-controlled, double-blind, multicenter trial. GIMEMA Infection Program. Gruppo Italiano Malattie Ematologiche dell' Adulto. *Clin Infect Dis.* 1999;28:250–255.

47. Harousseau JL et al. Itraconazole oral solution for primary prophylaxis of fungal infections in patients with hematological malignancy and profound neutropenia: a randomized, double-blind, double-placebo, multicenter trial comparing itraconazole and amphotericin B. *Antimicrob Agents Chemother.* 2000;44:1887–1893.

48. Winston DJ et al. Intravenous and oral itraconazole versus intravenous and oral fluconazole for long-term antifungal prophylaxis in allogeneic hematopoietic stem-cell transplant recipients: a multicenter, randomized trial. *Ann Intern Med.* 2003;138:705–713.

49. Marr KA et al. Itraconazole versus fluconazole for prevention of fungal infections in patients receiving allogeneic stem cell transplants. *Blood.* 2004;103:1527–1533.

50. Chandrasekar PH, Gatny CM. Effect of fluconazole prophylaxis on fever and use of amphotericin in neutropenic cancer patients. Bone Marrow Transplantation Team. *Chemotherapy.* 1994;40:136–143.

51. Goodman JL et al. A controlled trial of fluconazole to prevent fungal infections in patients undergoing bone marrow transplantation. *N Engl J Med.*1992;326:845–851.

52. Ellis ME et al. Controlled study of fluconazole in the prevention of fungal infections in neutropenic patients with haematological malignancies and bone marrow transplant recipients. *Eur J Clin Microbiol Infect Dis.* 1994;13:3–11.

53. Winston DJ et al. Fluconazole prophylaxis of fungal infections in patients with acute leukemia. Results of a randomized placebo-controlled, double-blind, multicenter trial. *Ann Intern Med.* 1993;118:495–503.

54. Safdar A et al. Hematogenous infections due to *Candida parapsilosis*: changing trends in fungemic patients at a comprehensive cancer center during the last four decades. *Diagn Microbiol Infect Dis.* 2002;44:11–16.

55. Cornely OA et al. Posaconazole vs. fluconazole or itraconazole prophylaxis in patients with neutropenia. *N Engl J Med.* 2007;356:348–359.

56. Ullmann AJ et al. Posaconazole or fluconazole for prophylaxis in severe graft-versus-host disease. *N Engl J Med.* 2007;356:335–347.

57. Krishna G et al. Pharmacokinetics and absorption of posaconazole oral suspension under various gastric conditions in healthy volunteers. *Antimicrob Agents Chemother.* 2009;53:958–966.

58. Duarte RF et al. Phase 1b study of new posaconazole tablet for prevention of invasive fungal infections in high-risk patients with neutropenia. *Antimicrob Agents Chemother.* 2014;58:5758–5765.

59. Gubbins PO et al. Pharmacokinetics and safety of oral posaconazole in neutropenic stem cell transplant recipients. *Antimicrob Agents Chemother.* 2006;50:1993–1999.

60. Wingard JR et al. Results of a randomized, double-blind trial of fluconazole vs. voriconazole for the prevention of invasive fungal infections in 600 allogeneic blood and marrow transplant patients. *Blood.* 2007;110:55a.

61. Vehreschild JJ et al. A double-blind trial on prophylactic voriconazole (VRC) or placebo during induction chemotherapy for acute myelogenous leukaemia (AML). *J Infect.* 2007;55:445–449.

62. Wingard JR et al. Randomized, double-blind trial of fluconazole versus voriconazole for prevention of invasive fungal infection after allogeneic hematopoietic cell transplantation. *Blood.* 2010;116:5111–5118.

63. van Burik JA et al. Micafungin versus fluconazole for prophylaxis against invasive fungal infections during neutropenia in patients undergoing hematopoietic stem cell transplantation. *Clin Infect Dis.* 2004;39:1407–1416.

64. Marr KA et al. Prolonged fluconazole prophylaxis is associated with persistent protection against candidiasis-related death in allogeneic marrow transplant recipients: long-term follow-up of a randomized, placebo-controlled trial. *Blood.* 2000;96:2055–2061.

65. Ashbee HR et al. Therapeutic drug monitoring (TDM) of antifungal agents: guidelines from the British Society for Medical Mycology. *J Antimicrob Chemother.* 2014;69:1162–1176.

66. Andes D et al. Antifungal therapeutic drug monitoring: established and emerging indications. *Antimicrob Agents Chemother.* 2009;53:24–34.

67. Trimethoprim-sulfamethoxazole in the prevention of infection in neutropenic patients. EORTC International Antimicrobial Therapy Project Group. *J Infect Dis.* 1984;150:372–379.

68. Hughes WT et al. Successful intermittent chemoprophylaxis for *Pneumocystis carinii* pneumonitis. *N Engl J Med.* 1987;316:1627–1632.

69. Arning M et al. Infection prophylaxis in neutropenic patients with acute leukaemia—a randomized, comparative study with ofloxacin, ciprofloxacin and co-trimoxazole/colistin. *J Antimicrob Chemother.* 1990;26(Suppl D):137–142.

70. Elting LS et al. Septicemia and shock syndrome due to viridans streptococci: a case-control study of predisposing factors. *Clin Infect Dis.* 1992;14:1201–1207.

71. Gafter-Gvili A et al. Effect of quinolone prophylaxis in afebrile neutropenic patients on microbial resistance: systematic review and meta-analysis. *J Antimicrob Chemother.* 2007;59:5–22.

72. Cullen M et al. Prevention of febrile neutropenia: use of prophylactic antibiotics. *Br J Cancer.* 2009;101(Suppl 1):S11–S4.

73. Carratala J et al. Emergence of quinolone-resistant Escherichia coli bacteremia in neutropenic patients with cancer who have received prophylactic norfloxacin. *Clin Infect Dis.* 1995;20:557–560.

74. Horvathova Z et al. Bacteremia due to methicillin-resistant staphylococci occurs more frequently in neutropenic patients who received antimicrobial prophylaxis and is associated with higher mortality in comparison to methicillin-sensitive bacteriemia. *Int J Antimicrob Agents.* 1998;10:55–58.

75. Oppenheim BA et al. Outbreak of coagulase negative staphylococcus highly resistant to ciprofloxacin in a leukaemia unit. *BMJ.* 1989;299:294–297.

76. Gafter-Gvili A et al. Meta-analysis: antibiotic prophylaxis reduces mortality in neutropenic patients. *Ann Intern Med.* 2005;142:979–995.

77. Oshima K et al. One-year low-dose valacyclovir as prophylaxis for varicella zoster virus disease after allogeneic hematopoietic stem cell transplantation. A prospective study of the Japan Hematology and Oncology Clinical Study Group. *Transpl Infect Dis.* 2010;12(5):421–427.

78. Takenaka K et al. Oral valganciclovir as preemptive therapy is effective for cytomegalovirus infection in allogeneic hematopoietic stem cell transplant recipients. *Int J Hematol.* 2009;89:231–237.

79. Einsele H et al. Oral valganciclovir leads to higher exposure to ganciclovir than intravenous ganciclovir in patients following allogeneic stem cell transplantation. *Blood.* 2006;107:3002–3008.

80. Ayala E et al. Valganciclovir is safe and effective as pre-emptive therapy for CMV infection in allogeneic hematopoietic stem cell transplantation. *Bone Marrow Transplant.* 2006;37:851–856.

81. Busca A et al. Oral valganciclovir as preemptive therapy for cytomegalovirus infection post allogeneic stem cell transplantation. *Transpl Infect Dis.* 2007;9:102–107.

82. van der Heiden PL et al. Oral valganciclovir as pre-emptive therapy has similar efficacy on cytomegalovirus DNA load reduction as intravenous ganciclovir in allogeneic stem cell transplantation recipients. *Bone Marrow Transplant.* 2006;37:693–698.

83. Smith TJ et al. Recommendations for the use of white blood cell growth factors: American Society of Clinical Oncology Clinical Practice Guideline Update. *J Oncol Pract.* 2015;33(28):3199–3212.

84. National Comprehensive Cancer Network. Myeloid growth factors (version 1.2015). **www.nccn.org**. Accessed September 4, 2015.

85. Crawford J et al. Hematopoietic growth factors: ESMO recommendations for the applications. *Ann Oncol.* 2009;20(Suppl 4):162–165.

86. Smith TJ et al. 2006 update of recommendations for the use of white blood cell growth factors: an evidence-based clinical practice guideline. *J Clin Oncol.* 2006;24:3187–3205.

87. Oncology NCCNCPGi. Myeloid growth factors (v.1.2010). **http:// wwwnccnorg/professionals/physician_gls/pdf/myeloid_growthpdf**. Accessed June 21, 2010.

88. Bunn PA Jr et al. Chemoradiotherapy with or without granulocyte-macrophage colony-stimulating factor in the treatment of limited-stage small-cell lung cancer: a prospective phase III randomized study of the Southwest Oncology Group. *J Clin Oncol.* 1995;13:1632–1641.

89. Staar S et al. Intensified hyperfractionated accelerated radiotherapy limits the additional benefit of simultaneous chemotherapy—results of a multicentric randomized German trial in advanced head-and-neck cancer. *Int J Radiat Oncol Biol Phys.* 2001;50:1161–1171.

90. Aapro M et al. Prophylaxis of chemotherapy-induced febrile neutropenia with granulocyte colony-stimulating factors: where are we now? *Support Care Cancer.* 2010;18:529–541.

91. Seidel MG et al. Randomized phase III study of granulocyte transfusions in neutropenic patients. *Bone Marrow Transplant.* 2008;42:679–684.

92. Bodey GP. Unusual presentations of infection in neutropenic patients. *Int J Antimicrob Agents.* 2000;16:93–95.

93. Sickles EA et al. Clinical presentation of infection in granulocytopenic patients. *Arch Intern Med.* 1975;135:715–719.

94. Malik I et al. Clinical characteristics and therapeutic outcome of patients with febrile neutropenia who present in shock: need for better strategies. *J Infect.* 2001;42:120–125.

95. Chen SC, Kontoyiannis DP. New molecular and surrogate biomarker-based tests in the diagnosis of bacterial and fungal infection in febrile neutropenic patients. *Curr Opin Infect Dis.* 2010;23(6):567–577.

96. Sato M et al. Prediction of infectious events by high-sensitivity C-reactive protein level before undergoing chemotherapy for acute myeloid leukaemia. *Scand J Infect Dis.* 2010;42:97–101.

97. Avabratha KS et al. Significance of C-reactive protein during febrile neutropenia in pediatric malignancies. *Indian Pediatr.* 2009;46:797–799.

98. Martinez-Albarran M et al. Procalcitonin and C-reactive protein serum levels as markers of infection in a pediatric population with febrile neutropenia and cancer. *Pediatr Hematol Oncol.* 2009;26:414–425.

99. Sakr Y et al. The role of procalcitonin in febrile neutropenic patients: review of the literature. *Infection.* 2008;36:396–407.

100. Carnino L et al. Procalcitonin as a predictive marker of infections in chemoinduced neutropenia. *J Cancer Res Clin Oncol.* 2010;136:611–615.

101. Penack O et al. Aspergillus galactomannan testing in patients with long-term neutropenia: implications for clinical management. *Ann Oncol.* 2008;19:984–989.

102. Verweij PE et al. The changing face of febrile neutropenia-from monotherapy to moulds to mucositis. Moulds: diagnosis and treatment. *J Antimicrob Chemother.* 2009;63(Suppl 1):i31–i35.

103. Girmenia C et al. Clinically driven diagnostic antifungal approach in neutropenic patients: a prospective feasibility study. *J Clin Oncol.* 2010;28:667–674.

104. Maertens J et al. Preemptive antifungal therapy: still a way to go. *Curr Opin Infect Dis.* 2006;19:551–556.

105. Segal BH et al. Antibacterial prophylaxis in patients with neutropenia. *J Natl Compr Canc Netw.* 2007;5:235–242.

106. Castagnola E et al. Clinical and laboratory features predicting a favorable outcome and allowing early discharge in cancer patients with low-risk febrile neutropenia: a literature review. *J Hematother Stem Cell Res.* 2000;9:645–649.

107. Koh A, Pizzo PA. Empirical oral antibiotic therapy for low risk febrile cancer patients with neutropenia. *Cancer Invest.* 2002;20:420–433.

108. Vidal L et al. Oral versus intravenous antibiotic treatment for febrile neutropenia in cancer patients. *Cochrane Database Syst Rev.* 2013;(10):CD003992.

109. Paganini HR et al. Oral administration of cefixime to lower risk febrile neutropenic children with cancer. *Cancer.* 2000;88:2848–2852.

110. Freifeld A et al. A double-blind comparison of empirical oral and intravenous antibiotic therapy for low-risk febrile patients with neutropenia during cancer chemotherapy. *N Engl J Med.* 1999;341:305–311.

111. Kern WV et al. Oral versus intravenous empirical antimicrobial therapy for fever in patients with granulocytopenia who are receiving cancer chemotherapy. International Antimicrobial Therapy Cooperative Group of the European Organization for Research and Treatment of Cancer. *N Engl J Med.* 1999;341:312–318.

112. Rolston KV et al. Oral moxifloxacin for outpatient treatment of low-risk, febrile neutropenic patients. *Support Care Cancer.* 2010;18:89–94.

113. Kern WV et al. Oral antibiotics for fever in low-risk neutropenic patients with cancer: a double-blind, randomized, multicenter trial comparing single daily moxifloxacin with twice daily ciprofloxacin plus amoxicillin/clavulanic acid combination therapy—EORTC infectious diseases group trial XV. *J Clin Oncol.* 2013;31:1149–1156.

114. Yahav D et al. Efficacy and safety of cefepime: a systematic review and meta-analysis. *Lancet Infect Dis.* 2007;7:338–348.

115. Paul M et al. Empirical antibiotic monotherapy for febrile neutropenia: systematic review and meta-analysis of randomized controlled trials. *J Antimicrob Chemother.* 2006;57:176–189.

116. Freifeld AG et al. Monotherapy for fever and neutropenia in cancer patients: a randomized comparison of ceftazidime versus imipenem. *J Clin Oncol.* 1995;13:165–176.

117. Raad II et al. How should imipenem-cilastatin be used in the treatment of fever and infection in neutropenic cancer patients? *Cancer.* 1998;82:2449–2458.

118. Bow EJ et al. A randomized, open-label, multicenter comparative study of the efficacy and safety of piperacillin-tazobactam and cefepime for the empirical treatment of febrile neutropenic episodes in patients with hematologic malignancies. *Clin Infect Dis.* 2006;43:447–459.

119. Corapcioglu F et al. Monotherapy with piperacillin/tazobactam versus cefepime as empirical therapy for febrile neutropenia in pediatric cancer patients: a randomized comparison. *Pediatr Hematol Oncol.* 2006;23:177–186.

120. Ohyashiki K. Monotherapy versus dual therapy based on risk categorization of febrile neutropenic patients. *Clin Infect Dis.* 2004;39(Suppl 1):S56–S58.

121. De Jongh CA et al. Antibiotic synergism and response in gram-negative bacteremia in granulocytopenic cancer patients. *Am J Med.* 1986;80:96–100.

122. The EORTC International Antimicrobial Therapy Cooperative Group. Ceftazidime combined with a short or long course of amikacin for empirical therapy of gram-negative bacteremia in cancer patients with granulocytopenia. *N Engl J Med.* 1987;317:1692–1698.

123. Furno P et al. Monotherapy or aminoglycoside-containing combinations for empirical antibiotic treatment of febrile neutropenic patients: a meta-analysis. *Lancet Infect Dis.* 2002;2:231–242.

124. Paul M et al. Beta-lactam versus beta-lactam-aminoglycoside combination therapy in cancer patients with neutropaenia. *Cochrane Database Syst Rev.* 2002;(2):CD003038.

125. Griggs JJ et al. Ciprofloxacin plus piperacillin is an equally effective regimen for empiric therapy in febrile neutropenic patients compared with standard therapy. *Am J Hematol.* 1998;58:293–297.

126. Peacock JE et al. Ciprofloxacin plus piperacillin compared with tobramycin plus piperacillin as empirical therapy in febrile neutropenic patients. A randomized, double-blind trial. *Ann Intern Med.* 2002;137:77–87.

127. Flaherty JP et al. Multicenter, randomized trial of ciprofloxacin plus azlocillin versus ceftazidime plus amikacin for empiric treatment of febrile neutropenic patients. *Am J Med.* 1989;87:278S–282S.

128. Chan CC et al. Randomized trial comparing ciprofloxacin plus netilmicin versus piperacillin plus netilmicin for empiric treatment of fever in neutropenic patients. *Antimicrob Agents Chemother.* 1989;33:87–91.

129. Paul M et al. Empirical antibiotics targeting Gram-positive bacteria for the treatment of febrile neutropenic patients with cancer. *Cochrane Database Syst Rev.* 2014;(1):CD003914.

130. Shenep JL et al. Vancomycin, ticarcillin, and amikacin compared with ticarcillin-clavulanate and amikacin in the empirical treatment of febrile, neutropenic children with cancer. [comment] *N Engl J Med.* 1988;319:1053–1058.

131. Karp JE et al. Empiric use of vancomycin during prolonged treatment-induced granulocytopenia. Randomized, double-blind, placebo-controlled clinical trial in patients with acute leukemia. *Am J Med.* 1986;81:237–242.

132. Kramer BS et al. Randomized comparison between two ceftazidime-containing regimens and cephalothin-gentamicin-carbenicillin in febrile granulocytopenic cancer patients. *Antimicrob Agents Chemother.* 1986;30:64–68.

133. Dompeling EC et al. Early identification of neutropenic patients at risk of grampositive bacteraemia and the impact of empirical administration of vancomycin. *Eur J Cancer.* 1996;32A:1332–1339.

134. Koya R et al. Analysis of the value of empiric vancomycin administration in febrile neutropenia occurring after autologous peripheral blood stem cell transplants. *Bone Marrow Transplant.* 1998;21:923–926.

135. Granowetter L et al. Ceftazidime with or without vancomycin vs. cephalothin, carbenicillin and gentamicin as the initial therapy of the febrile neutropenic pediatric cancer patient. *Pediatr Infect Dis J.* 1988;7:165–170.

136. Paul M et al. Additional anti-Gram-positive antibiotic treatment for febrile neutropenic cancer patients. *Cochrane Database Syst Rev.* 2005;(3):CD003914.

137. Shenep JL. Viridans-group streptococcal infections in immunocompromised hosts. [Review] [92 refs] *Int J Antimicrob Agents.* 2000;14:129–135.

138. Kennedy HF et al. Antimicrobial susceptibility of blood culture isolates of viridans streptococci: relationship to a change in empirical antibiotic therapy in febrile neutropenia. *J Antimicrob Chemother.* 2001;47:693–696.

139. Rybak MJ et al. Prospective evaluation of the effect of an aminoglycoside dosing regimen on rates of observed nephrotoxicity and ototoxicity. *Antimicrob Agents Chemother.* 1999;43:1549–1555.

140. Burgess LD, Drew RH. Comparison of the incidence of vancomycin-induced nephrotoxicity in hospitalized patients with and without concomitant piperacillin-tazobactam. *Pharmacotherapy.* 2014;34:670–676.

141. Dilworth TJ et al. Evaluation of vancomycin in combination with piperacillin-tazobactam or oxacillin against clinical methicillin-resistant *Staphylococcus aureus* isolates and vancomycin-intermediate *S. aureus* isolates in vitro. *Antimicrob Agents Chemother.* 2014;58:1028–1033.

142. Moenster RP et al. Acute renal failure associated with vancomycin and beta-lactams for the treatment of osteomyelitis in diabetics: piperacillin-tazobactam as compared with cefepime. *Clin Microbiol Infect.* 2014;20:O384–O389.

143. Jaksic B et al. Efficacy and safety of linezolid compared with vancomycin in a randomized, double-blind study of febrile neutropenic patients with cancer. *Clin Infect Dis.* 2006;42:597–607.

144. Chaftari AM et al. Efficacy and safety of daptomycin in the treatment of Gram-positive catheter-related bloodstream infections in cancer patients. *Int J Antimicrob Agents.* 2010;36:182–186.

145. Rolston KV et al. Daptomycin use in neutropenic patients with documented gram-positive infections. *Support Care Cancer.* 2014;22:7–14.

146. Rimawi RH et al. Ceftaroline—a cause for neutropenia. *J Clin Pharm Ther.* 2013;38:330–332.

147. Varada NL et al. Agranulocytosis with ceftaroline high-dose monotherapy or combination therapy with clindamycin. *Pharmacotherapy.* 2015;35:608–612.

148. Yam FK, Kwan BK. A case of profound neutropenia and agranulocytosis associated with off-label use of ceftaroline. *Am J Health Syst Pharm.*

2014;71:1457–1461.

149. Dalle JH et al. Continuous infusion of ceftazidime in the empiric treatment of febrile neutropenic children with cancer. *J Pediatr Hematol Oncol.* 2002;24:714–716.

150. Egerer G et al. Efficacy of continuous infusion of ceftazidime for patients with neutropenic fever after high-dose chemotherapy and peripheral blood stem cell transplantation. *Int J Antimicrob Agents.* 2000;15:119–123.

151. Marshall E et al. Low-dose continuous-infusion ceftazidime monotherapy in low-risk febrile neutropenic patients. *Support Care Cancer.* 2000;8:198–202.

152. Feher C et al. Effect of meropenem administration in extended infusion on the clinical outcome of febrile neutropenia: a retrospective observational study. *J Antimicrob Chemother.* 2014;69:2556–2562.

153. Krivoy N et al. Pharmacokinetic analysis of amikacin twice and single daily dosage in immunocompromised pediatric patients. *Infection.* 1998;26:396–398.

154. Tod M et al. Population pharmacokinetic study of amikacin administered once or twice daily to febrile, severely neutropenic adults. *Antimicrob Agents Chemother.* 1998;42:849–856.

155. MacGowan AP et al. The pharmacokinetics of once daily gentamicin in neutropenic adults with haematological malignancy. *J Antimicrob Chemother.* 1994;34:809–812.

156. Peterson AK, Duffull SB. Population analysis of once-daily dosing of gentamicin in patients with neutropenia. *Aust N Z J Med.* 1998;28:311–315.

157. Mavros MN et al. Once versus multiple daily dosing of aminoglycosides for patients with febrile neutropenia: a systematic review and meta-analysis. *J Antimicrob Chemother.* 2011;66:251–259.

158. Pizzo PA et al. Duration of empiric antibiotic therapy in granulocytopenic patients with cancer. *Am J Med.* 1979;67:194–200.

159. American Thoracic Society et al. Guidelines for the management of adults with hospital-acquired, ventilator-associated, and healthcare-associated pneumonia. *Am J Respir Crit Care Med.* 2005;171:388–416.

160. Wade JC, Glasmacher A. Vancomycin does not benefit persistently febrile neutropenic people with cancer. *Cancer Treat Rev.* 2004;30:119–126.

161. Pappas PG et al. Clinical practice guidelines for the management of candidiasis: 2009 update by the Infectious Diseases Society of America. *Clin Infect Dis.* 2009;48:503–535.

162. Maertens J et al. Galactomannan and computed tomography-based preemptive antifungal therapy in neutropenic patients at high risk for invasive fungal infection: a prospective feasibility study. *Clin Infect Dis.* 2005;41:1242–1250.

163. Prentice HG et al. A randomized comparison of liposomal versus conventional amphotericin B for the treatment of pyrexia of unknown origin in neutropenic patients. *Br J Haematol.* 1997;98:711–718.

164. Walsh TJ et al. Liposomal amphotericin B for empirical therapy in patients with persistent fever and neutropenia. National Institute of Allergy and Infectious Diseases Mycoses Study Group. *N Engl J Med.* 1999;340:764–771.

165. Wingard JR et al. A randomized, double-blind comparative trial evaluating the safety of liposomal amphotericin B versus amphotericin B lipid complex in the empirical treatment of febrile neutropenia. L Amph/ABLC Collaborative Study Group. *Clin Infect Dis.* 2000;31:1155–1163.

166. Walsh TJ et al. Voriconazole compared with liposomal amphotericin B for empirical antifungal therapy in patients with neutropenia and persistent fever. *N Engl J Med.* 2002;346:225–234.

167. White MH et al. Randomized, double-blind clinical trial of amphotericin B colloidal dispersion vs. amphotericin B in the empirical treatment of fever and neutropenia. *Clin Infect Dis.* 1998;27:296–302.

168. Eriksson U et al. Comparison of effects of amphotericin B deoxycholate infused over 4 or 24 hours: randomised controlled trial. *BMJ.* 2001;322:579–582.

169. Malik IA et al. A randomized comparison of fluconazole with amphotericin B as empiric anti-fungal agents in cancer patients with prolonged fever and neutropenia. *Am J Med.* 1998;105:478–483.

170. Winston DJ et al. A multicenter, randomized trial of fluconazole versus amphotericin B for empiric antifungal therapy of febrile neutropenic patients with cancer. *Am J Med.* 2000;108:282–289.

171. Miceli MH, Kauffman CA. Isavuconazole: a new broad-spectrum triazole antifungal agent. *Clin Infect Dis.* 2015;61(10):1555–1565.

172. Walsh TJ et al. Caspofungin versus liposomal amphotericin B for empirical antifungal therapy in patients with persistent fever and neutropenia. *N Engl J Med.* 2004;351:1391–1402.

173. Maertens JA et al. A randomized, double-blind, multicenter study of caspofungin versus liposomal amphotericin B for empiric antifungal therapy in pediatric patients with persistent fever and neutropenia. *Pediatr Infect Dis J.* 2010;29:415–420.

174. Fassas AB et al. Cytomegalovirus infection and non-neutropenic fever after autologous stem cell transplantation: high rates of reactivation in patients with multiple myeloma and lymphoma. *Br J Haematol.* 2001;112:237–241.

175. Illerhaus G et al. Treatment and prophylaxis of severe infections in neutropenic patients by granulocyte transfusions. *Ann Hematol.* 2002;81:273–281.

第 76 章　人免疫缺陷病毒感染的药物治疗

Jessica L. Adams and Mackenzie L. Cottrell

核心原则	章节案例
① 急性逆转录病毒综合征的临床表现并无特异性,病毒血症初始暴发时可出现发热、淋巴结肿大、皮疹、乏力及夜间盗汗等症状。有以上症状并伴发机会感染、存在高危性行为或吸毒史的患者,必须进行人类免疫缺陷病毒(human immunodeficiencyvirus,HIV)检查。感染 2 周后,HIV 可通过现有的抗原/抗体实验室检测手段诊断,而 2 周以内的早期疑似感染者,可进行 HIV RNA 核酸检测。	案例 76-1(问题 1)
② HIV RNA 病毒载量可对病毒在体内的复制水平定量,CD4 细胞计数可用以评估免疫系统功能。	案例 76-1(问题 2)
③ 当知晓高效抗逆转录病毒疗法(highly active antiretroviral therapy,HAART)的获益、风险和依从性的重要性后,每一位有意愿并承诺终生治疗的患者应当开始抗逆转录病毒治疗。需要立即启动 HAART 的临床适应证包括:怀孕;AIDS 相关并发症如机会性感染;CD4 细胞计数少于 200/μl;HIV 相关性肾病(HIV-associated nephropathy,HIVAN);合并 HBV 和/或 HCV 感染;CD4 计数迅速下降(每年减少>100/μl);较高的基线病毒载量(>100 000 拷贝/ml);急性/早期 HIV 感染。美国卫生和人类服务部(Department of Health and Human Services,DHHS)指南推荐了最优的抗逆转录病毒治疗方案。	案例 76-1(问题 3)
④ 抗逆转录病毒治疗的目标包括抑制病毒载量、保护和强化免疫系统、减少药物不良反应、提高患者依从性、预防 HIV 感染相关的发病和死亡。	案例 76-1(问题 4)
⑤ 治疗的一般原则包括高效抗逆转录病毒治疗方案的选择,对选定药物进行优化,以提高患者的生存质量。	案例 76-1(问题 5 和 6)
⑥ 治疗启动后,短期目标包括改善患者临床症状,1 个月内 HIV RNA 病毒载量至少应降低 3 倍(0.5 log),2 个月内应降低 10 倍(1.0 log),在 3~4 月内 CD4 计数应有所增加。长期评估应包括每 3~6 个月监测 1 次 HIV RNA 和 CD4 细胞计数,以明确治疗是否失败,同时确定患者的用药依从性、耐受性及生活质量。	案例 76-1(问题 7 和 8)
⑦ 治疗失败的患者应尽快改变治疗方案,以避免耐药突变的累积。调整的一般原则是,治疗方案至少应替换入两种新的有效药物(新的药物通常更有效)。为防止新的耐药发生,应避免在治疗失败的原方案中加入单一的药物。若必须停用方案中的某个药物,整个治疗方案应同时停止。最后,由于可能已发生耐药,治疗失败的方案绝对不应重新启用。	案例 76-1(问题 9 和 10)
⑧ 对已接受过抗逆转录病毒治疗的患者,应考虑其对治疗方案的耐受性、并发症、药动学参数、抗病毒史及耐药性检查结果。耐药性检查应在 HIV RNA 超过 1 000 拷贝/ml 时进行。判断抗病毒药的耐药性有两种方法:病毒突变基因型检测,和病毒在不同浓度药物下的生长表型检测。DHHS 指南推荐有经治患者的抗病毒方案。	案例 76-2(问题 1~3)

		章节案例
⑨	抗逆转录病毒药物之间及与同时应用的其他药物间常会出现药物相互作用,需加用任何一种新的药物时都应该仔细审视有无药物相互作用。	案例 76-3(问题 1)
⑩	为了母体健康和预防 HIV 病毒母婴传播,妊娠期应使用抗逆转录病毒药物。DHHS 有专门指导妊娠期抗逆转录病毒药物的使用指南。	案例 76-4(问题 1)
⑪	对于具高风险 HIV 感染的阴性人群的暴露前预防,已有临床研究显示使用抗逆转录病毒药物是安全的。恩曲他滨/替诺福韦富马酸盐的合剂已获 FDA 批准,可于疾病控制和预防中心查阅该药物的使用和监测指南。	案例 76-5(问题 1)
⑫	职业暴露(如针头刺伤)后或非职业暴露(如高风险行为)后应启动暴露后预防,48 小时内应开始预防使用抗逆转录病毒药物,最迟不应超过 72 小时。按照疾病控制和预防中心指南的推荐,应根据暴露的危险程度和患者情况选择抗逆转录病毒药物。	案例 76-6(问题 1)

引言

强效抗逆转录病毒药物的联合治疗,亦称高效抗逆转录病毒疗法(highly active antiretroviral therapy,HAART),显著地改变了 HIV 感染的自然进程,改善了 HIV 感染者的生活质量,新报告的获得性免疫缺陷综合征(acquired immunodeficiency syndrome,AIDS)相关机会性感染和死亡数量呈显著下降趋势[1,2]。在大部分病例中,HAART 的应用使 HIV 感染从致命性疾病转变为可控的慢性疾病。HIV 感染治疗的新进展主要表现为更多的新药问世,包括抗逆转录病毒已有药物类别中更强效的新制剂、新型抗逆转录病毒药物和更强效的联合药物新制剂。

尽管过去 10 年中 AIDS 的诊治有了显著进步,但是由于患者依从性、药物耐药性、长期的毒副作用、药物价格,以及 HIV 在第三世界国家迅速蔓延等因素,有效控制 AIDS 的流行仍是巨大的挑战。

本章集中讨论 HIV 感染的抗逆转录病毒治疗。虽然目前已有许多治疗选择,专家共识也为临床决策提供了框架[3-5],但全面透彻地理解病毒致病机制对治疗至关重要,通过理解治疗原则及其与发病机制的关系,临床医师才能够迅速识别有价值的信息。由于治疗的复杂性,本章节主要介绍成人 HIV 感染的治疗,大概介绍关于围产期传播、暴露前预防和职业或非职业 HIV 暴露后预防等的临床概念。有关这些概念的更深入的讨论和儿童 HIV 的治疗,请参考相关指南(http://www.aidsinfo.nih.gov/)。

流行病学

尽管在许多工业化国家,AIDS 相关的机会性感染和死亡数量已明显下降[2,6],但 HIV 感染目前仍是世界上主要的致死原因之一。HIV 感染是全球十大死亡原因之一[7]。受制于经济和政治上的原因,新增患者应用新的和有效的抗逆转录病毒治疗及其监护并不普及。经济发达国家(如北美、西欧、澳大利亚及新西兰)的感染者较欠发达国家(如非洲、南亚、东南亚、太平洋及加勒比海地区的许多国家)的患者更容易得到治疗。由于世界大部分的 HIV 感染者集中于这些欠发达地区,这种情形必须给予高度关注[6]。

截止 2016 年,HIV 全球感染者约有 3 670 万人;其中成年人 3 450 万(52% 为女性),小于 15 岁的儿童约 210 万。自 2010 年,AIDS 发病率下降了 18%(180 万新增病例),AIDS 相关死亡事件下降 33%(100 万人)。大约三分之二(70%)的 HIV 感染成人和儿童生活在非洲地区,其中 2016 年约四分之三(72%)的 AIDS 相关死亡事件发生在该地区。由于 HIV 治疗投入的增加,自 2001 年来非洲地区因 AIDS 导致的死亡下降了 52%。2000 年,"联合国千年宣言"(United Nations Millennium Declaration)呼吁采取前所未有的强大措施制止并扭转 HIV 的蔓延,对 HAART 的投入成为全球优先事项。这项措施的推行,使至 2016 年有超过 1 300 万非洲的 HIV 感染者(约 54%)获得 HAART 治疗(2000 年的比例<1%)。通过不懈努力,全球现有约 53% 的 HIV 感染者接受了 HAART 治疗。

在美国,1994 至 2007 年期间,抗逆转录病毒治疗已经使 AIDS 患者死亡率下降了 67%,并持续缓慢下降(从 2009 到 2012 下降 20%)。尽管获得极大成功,2014 年美国仍有 6 721 名患者因感染 HIV 病毒而死亡[2]。由于贫穷、歧视及社交和性交封闭等综合因素,少数民族感染 HIV 的比例有较大差异[8]。非洲裔人约占美国总人口的 12%,2015 年感染 HIV 人数约占新增患者的 45%。西班牙裔/拉丁裔人约占美国总人口的 18%,2015 年感染 HIV 人数约占新增患者的 24%。与白人相比,黑人男性终生受感染的风险高 6 倍,女性高 20 倍,西班牙裔和拉丁裔男性比白人高 3 倍,女性则高 4 倍[9]。性传播仍是感染的主要传播途径,其中男性同性性行为约占 63%,异性性行为约占 25%[9]。

病理生理学

HIV 感染可通过多种途径传播,包括无防护措施的性行为(包括肛交和阴道性交)、注射吸毒、输入污染的血液制品及母婴传播而获得(包括妊娠期和哺乳期的传播)[3]。医务人员也可因职业性暴露导致感染,如通过针刺或被患者的血液溅到易感染的黏膜组织。偶有通过口交感染的报道[10,11]。

迄今有记录的 HIV 感染中,约 80% 由未加防护的性接触导致[2,6]。HIV 通过性行为传播依赖多种因素,包括 HIV 病毒亚型、感染者所处的病程阶段及被感染者的遗传易感性和病毒株适应性(或致病性)。感染指数即患者的血液中 HIV RNA 的数量(即病毒载量)是病毒传播最重要的预测因子之一。最近的研究发现,已受 HIV 感染的配偶单方在接受 HAART 治疗抑制病毒复制后,将病毒传播给另一方的概率可降低 95% 以上[12]。男同性恋者的肛交是性传播中最危险的因素,其次是男性经阴道传染给女性,再次是女性经阴茎传染给男性[13]。

HIV 攻击并吸附于免疫系统的特定细胞,包括朗格汉斯细胞、树突细胞、T 淋巴细胞(包括 CD4 细胞、辅助 T 细胞和 T 细胞)及巨噬细胞[13-16]。然而,最新的研究表明,感染早期病毒(HIV-1 初始传播病毒)可能无法在单核细胞衍生的巨噬细胞中有效复制,这引发了巨噬细胞在病毒初始传播中作用的质疑[17]。HIV 主要侵袭表达有可结合 HIV 的特异性受体蛋白,即 CD4 受体的靶向免疫细胞。然而现有证据表明,对于某些类型细胞,如朗格汉斯细胞,存

在病毒侵袭的补偿性机制[18]。一旦 HIV 与 CD4 受体结合,在辅助受体蛋白(CCR-5,CXCR-4)参与下,病毒膜与细胞膜发生融合[19,20]。CCR-5 被发现存在于单核和 T 淋巴细胞上,在 HIV 新感染者其表达显著增加[21,22]。CXCR-4 主要见于 T 淋巴细胞,在长期抗病毒治疗的患者中表达显著增加。CD4 受体复合物引起 HIV 关键蛋白(gp41 和 gp120)构象变化,使病毒与宿主细胞间发生紧密相互作用[22,23]。HIV 与细胞融合并将病毒 RNA 和复制所需特异性酶等病毒内容物释放至宿主细胞质中(图 76-1)。单链病毒 RNA 在逆转录酶催化下逆转录成双链前病毒 DNA,经整合酶作用嵌入宿主细胞 DNA 中。接着 HIV 利用宿主细胞原件进行转录、翻译并合成不成熟的病毒颗粒,通过出芽、裂解宿主细胞而播散。HIV 蛋白酶必须对大的前体多聚肽进行剪切以使之成为成熟的功能蛋白,从而使这些不成熟的病毒颗粒变得有感染性[24,25]。一旦完成这一步骤,成熟的病毒可以感染新的宿主细胞并复制出更多具有感染性的病毒。

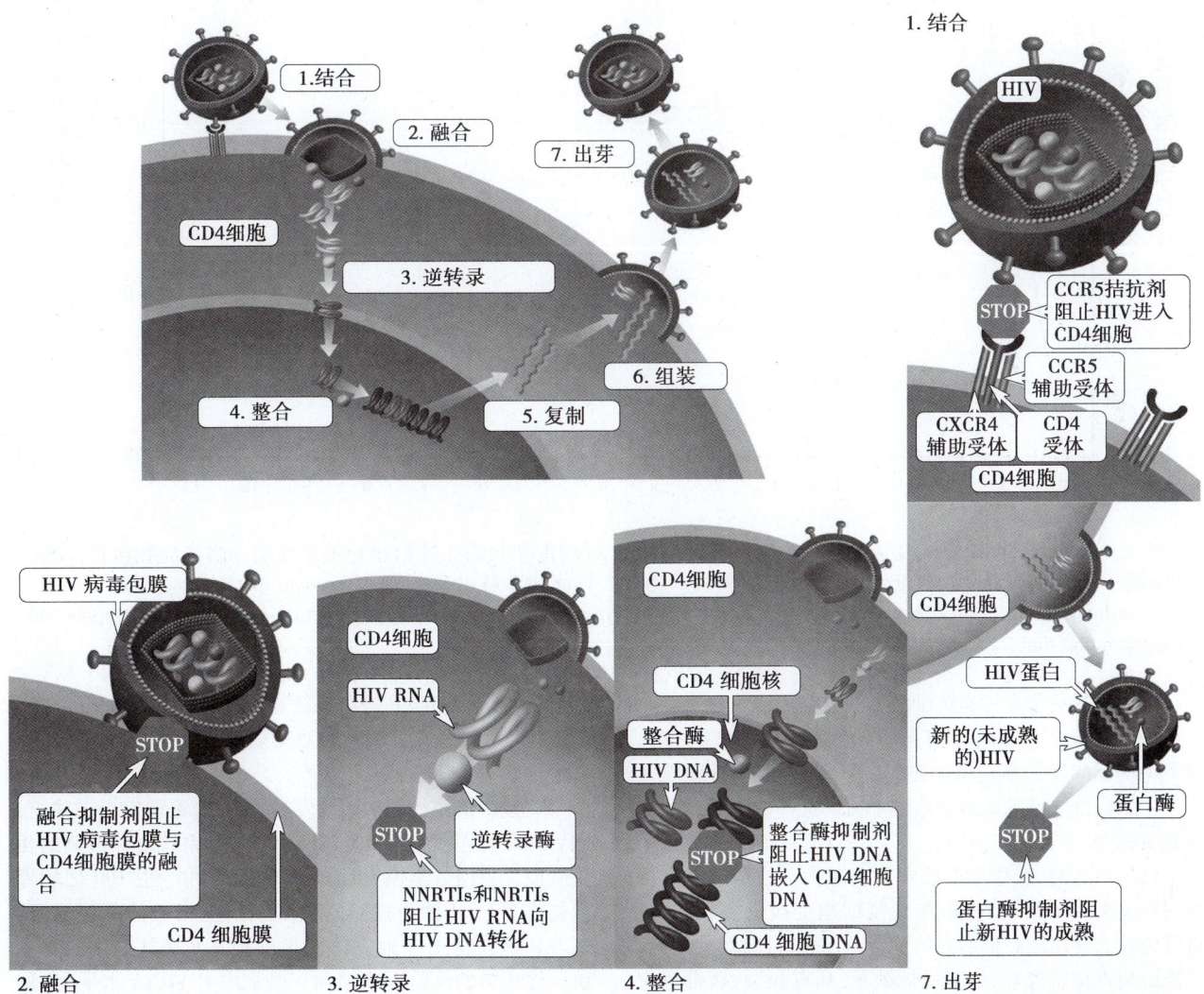

图 76-1 HIV-1 生命周期的图示。5 类现用的抗逆转录病毒药物。CCR5 拮抗剂和融合抑制剂能够抑制病毒进入靶细胞;核苷酸类似物或非核苷酸类逆转录酶抑制剂(分别是 NRTIs、NtRTI 和 NNRTIs)能阻止病毒的逆转录;整合酶抑制剂能抑制病毒 DNA 与宿主细胞 DNA 的整合;蛋白酶抑制剂可以干扰 HIV 生命周期的最后一个步骤,水解病毒蛋白从而产生非传染性的病毒颗粒。(来源:根据美国国立卫生研究院提供的教育材料改编而成,AIDSinfo. nih. gov.)

随着时间推移,初始暴发 HIV 感染的宿主细胞发生破坏,其机制包括:(a)病毒直接溶解细胞效应(如形成多核体,细胞功能的丧失);(b)机体免疫反应发现并清除被感染宿主细胞(如通过细胞毒 T 淋巴细胞);(c)宿主细胞完成生命周期[26]。此外,HIV 感染可以持续抑制新的 CD4+ 细胞产生[27]。

患者一旦感染,即会发生病毒血症,导致各种组织(如淋巴结等)和各种细胞(CD4,巨噬细胞,单核细胞)的潜伏感染[26,28]。大多数感染型 HIV 病毒颗粒(约 99%)存在于全身淋巴结和其他富含免疫细胞的组织[14,26,29,30]。免疫系统产生抗体对抗 HIV,然而由于快速产生的新的 HIV 颗粒和新的具遗传多样性的病毒株(由于 HIV 逆转录酶催化复制的非保真性),抗体的反应总是乏力[31]。初次病毒血症暴发将导致 CD4 细胞的一过性减少(图 76-2)。该阶段 HIV 感染者开始出现一些非特异的症状如发热、淋巴结肿大、皮疹、乏力和夜间盗汗[3]。

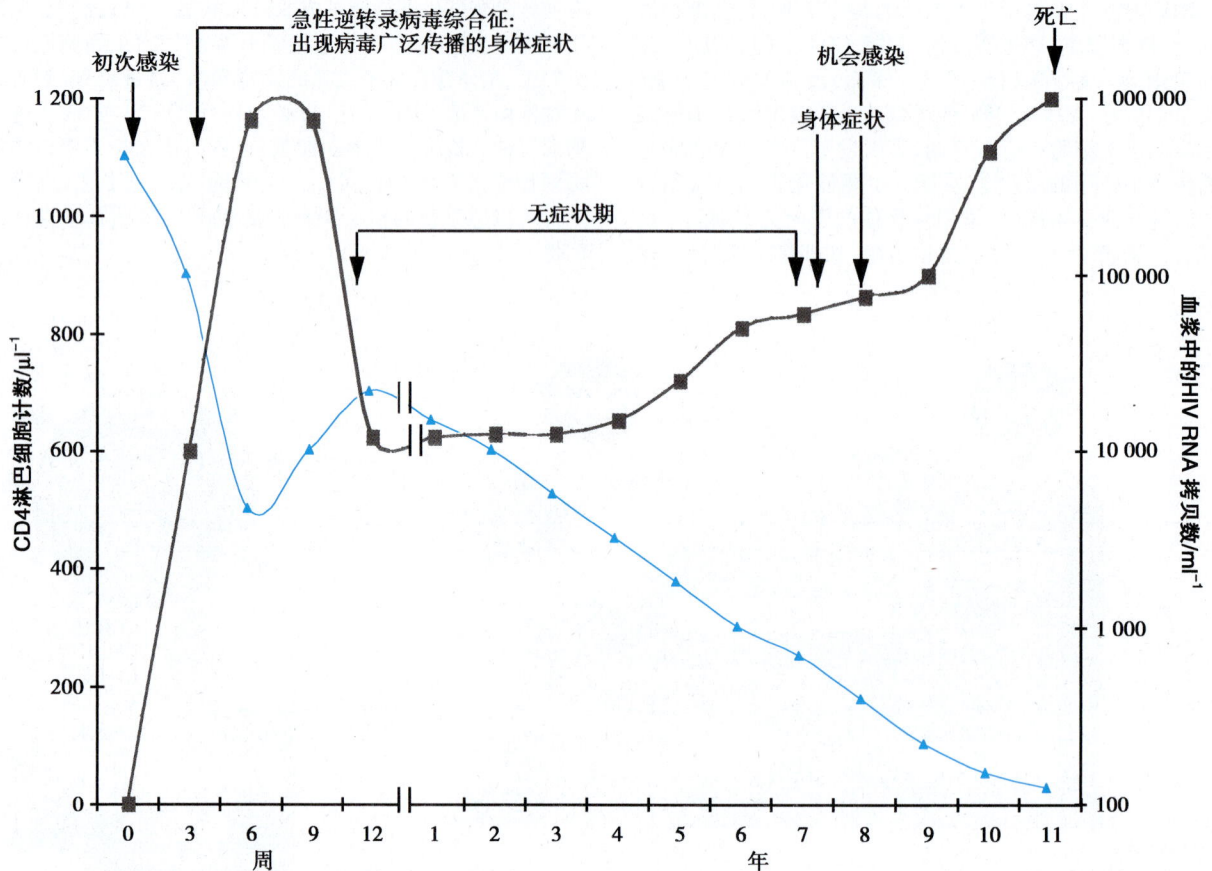

图 76-2 未经治疗的 HIV 感染者的疾病发展过程——免疫学、病毒学和临床转归相互关系概览。临床症状包括发热、夜间盗汗和消瘦等。病毒载量;CD4 T 淋巴细胞数。(来源:Fauci AS et al. Immunopathogenic mechanisms of HIV infection. AnnIntern Med. 1996;124:654;Perelson AS et al. HIV-1 dynamics in vivo:virion clearance rate,infected cell life-span,and viralgeneration time. Science. 1996;271:1582.)

该阶段被称为急性逆转录病毒综合征。

大多数情况下,患者没有意识到已被感染。6 个月内,宿主免疫反应能把感染控制到一个平衡点,即病毒颗粒每日产生的数量与清除的数量达到平衡。这种稳定状态的病毒载量称为"病毒调定点"。

调定点越高,疾病进展的危险就越大。这是由于病毒复制量越大,病毒广泛播散与免疫细胞受损机会就越大。患者为什么会出现高低不同的病毒调定点,目前尚无定论,可能因病毒免疫应答、细胞受体数量、病毒亚型、病毒适应性的不同或这些因素共同作用的结果。对病毒致病机制的深入认识可催生出新的治疗模式:在感染急性期使用抗逆转录病毒药物[3]降低病毒调定点可能有助于降低疾病进展的风险(即在停止 HAART 治疗的患者中,长期生存且潜伏感染的 T 记忆细胞是病毒重新复制的主要因素),但及时正确地将没有典型症状的急性感染期患者明确诊断出来仍是一大难题[32]。

一旦病毒血症的初始暴发被控制,病毒调定点被建立,HIV 感染就进入到病毒复制和机体免疫系统对其抑制的相持阶段。根据数学模型计算,HIV 每日约产生 100 亿病毒颗粒[14,33-35],机体为控制感染必须产生相应的免疫应答。随着病程进展,HIV 对人体内 T 细胞不断破坏使宿主发生机会性感染的风险不断增加。血浆中 HIVRNA 水平(也称作病毒载量)的直接测定能预测疾病的进展情况[36-38]。病毒载量越高表明宿主越难以控制感染,免疫细胞被破坏的风险就越大。长期无进展者(无症状持续超过 10 年的 HIV 感染者约占全部 HIV 感染者的 5%)较病情快速进展者(5

年内发展为 AIDS,约占全部 HIV 感染者的 20%)其病毒载量基线长期处于较低的状态[39,40]。

如果不进行干预,HIV 感染的自然病程会导致 T 细胞以每年 50~100/μl 的速度减少[26]。T 细胞的丢失有多少就表明免疫功能缺陷有多严重,并是发生各种特殊机会性感染的前兆。如患者 T 细胞超过 200/μl 时,罕见卡氏肺孢子菌感染肺炎,而 CD4 细胞计数超过 75/μl 时,巨细胞病毒视网膜感染也很少发生。当免疫系统被显著破坏,如 CD4+ 细胞少于 200/μl 或新的机会性感染发生时,就可诊断为 AIDS(表 76-1,表 76-2)。值得注意的是,并不是所有 HIV 感染者都可被诊断为 AIDS。一般来说,未经恰当的药物治疗,患者常在感染 10~15 年后死亡[26]。

表 76-1

美国 CDC MMWR HIV 感染监测病例分级(2014 年修订)

阶段	基于年龄特异性 CD4+T 淋巴细胞计数或 CD4+T 淋巴细胞百分率的 HIV 感染分级[a]					
	CD4+T 淋巴细胞试验的年龄段					
	<1 年		1~5 年		≥6 年	
	/μl	%	/μl	%	/μl	%
0[b]	基于 CD4 计数及年龄段的独立分级					
1	≥1 500	≥34	≥1 000	≥30	≥500	≥26
2	750~1 499	26~33	500~999	22~29	200~499	14~25
3	<750	<26	<500	<22	<200	<14

[a] 分期首先基于 CD4+T 淋巴细胞计数,其次为 CD4+T 淋巴细胞百分率。3 种情况的分期可不基于计数或百分比:①满足 0 级标准,无论 CD4+T 淋巴细计数检测结果及机会性感染诊断如何均为 0 级;②如果第 0 阶段的标准未得到满足,并且确定了确定机会性疾病的第 3 阶段(见表 76-2),则意味着无论 CD4+ 淋巴细胞检测结果如何,阶段均为 3 级;③如果不符合 0 级标准,且缺少关于其他阶段的上述标准的信息,那么该阶段被归类为未知。

[b] 以下任一可确立为 0 级标准:
(1)基于测试历史(之前的阴性/不确定的测试结果):首次阳性结果前 180 日内曾有阴性或不确定的 HIV 检测结果(抗体,抗原/抗体组合,或 NAT)。首次阳性测试结果可能由阳性补充试验结果证实。
(2)基于测试的算法:一系列测试作为实验室测试算法的一部分证实了 HIV 病毒特异性标志物的存在,这些测试在抗体测试结果阴性或不确定的 0~180 日之前或之后证明存在 HIV 特异性病毒标志物,如 p24 抗原或核酸(RNA 或 DNA)。
来源:Adapted from http://www.cdc.gov/mmwr/preview/mmwrhtml/rr6303a1.htm.

表 76-2

美国 CDC MMWR HIV 感染监测病例定义(2014 年修订)(附录 3:HIV 感染机会性疾病的定义)

细菌感染,多发或复发[a]	卡波西肉瘤
支气管、气管或肺部念珠菌病	Burkitt 淋巴瘤
食管念珠菌病	免疫母细胞性淋巴瘤
宫颈癌	原发性脑淋巴瘤
弥散性或肺外球孢菌病	弥散性或肺外的鸟型复合分枝杆菌或堪萨斯分枝杆菌感染
肺隐球菌病	
慢性隐孢子虫肠炎(>1 个月)	任何部位(肺内或肺外)的结核分枝杆菌感染
除肝、脾、淋巴结外的巨细胞病毒病,病程>1 个月	弥散性或肺外的其他种别或未鉴定种别的分枝杆菌感染
巨细胞病毒性视网膜炎(视力丧失)	卡氏肺孢子菌(先前称为卡氏肺孢子虫)肺炎
HIV 相关性脑病[c]	反复发作的肺炎[b]
单纯疱疹:慢性溃疡(>1 个月)或支气管炎、肺炎、食管炎(病程>1 个月)	进行性多灶性白质脑病
	反复发作的沙门菌败血症
弥散性或肺外组织胞浆菌病	脑弓形虫病,发病时间>1 个月
慢性隐孢子虫肠炎(病程>1 个月)	HIVc 消耗综合征

[a] 限 6 岁以下儿童。
[b] 限成人、青年及 6 岁以上儿童。
[c] 该类疾病诊断标准,特别是 HIV 引发脑病及消瘦综合征参见以下参考文献:CDC. 1994 Revised classification system for human immunodeficiency virus infection in children less than 13 years of age. *MMWR*. 1994;43(RR-12):1-10;CDC. 1993 Revised classification system for HIV infection and expanded surveillance case definition for AIDS among adolescents and adults. *MMWR Recomm Rep*. 1992;41(RR-17)1-19.
来源:Adapted from http://www.cdc.gov/mmwr/preview/mmwrhtml/rr6303a1.htm.

病毒载量和 CD4 淋巴细胞数量的相互影响可比作一列火车驶向特定的目的地,假如终点是免疫系统的摧毁(最终的死亡),那么 T 细胞数量就是火车离终点的距离,病毒载量(血浆中 HIV RNA 水平)则是火车的速度,更快的速度及更短的距离使火车更快地到达终点,病毒载量的增加和 T 细胞的减少会导致免疫系统的加速恶化直至被摧毁(死亡)。有效的抗逆转录病毒疗法可抑制病毒复制,通过延缓机会性感染和死亡,显著改变感染的自然进程[41]。

药物治疗

HIV 的药物治疗可直接抑制 HIV 生命周期的关键环节(见图 76-1,表 76-3)。逆转录酶抑制剂核苷和核苷酸类似物(nucleoside RT inhibitors,NRTIs)包括齐多夫定(zidovudine)、地达诺新(didanosine)、拉米夫定(lamivudine)、阿巴卡韦(abacavir)、恩曲他滨(emtricitabine)、司坦夫定(stavudine);核苷酸逆转录酶抑制剂目前只有替诺福韦(tenofovir),通过把错误的核苷酸引入新产生的前病毒 DNA 中从而抑

制逆转录酶[42]。这些药物使 HIV DNA 链不能继续复制延长。非核苷逆转录酶抑制剂(non-nucleoside reverse transcriptase inhibitors,NNRTIs)有奈韦拉平(nevirapine)、地拉韦定(delavirdine)、依非韦伦(efavirenz)、利匹韦林(rilpivirine)、依曲韦林(etravirine),通过直接与酶结合阻止 RNA 逆转录成 DNA[43]。蛋白酶抑制剂(protease inhibitors,PIs)有沙奎那韦(saquinavir)、福沙那韦(fosamprenavir)、奈非那韦(nelfinavir)、茚地那韦(indinavir)、洛匹那韦(lopinavir)、阿扎那韦(atazanavir)、利托那韦(ritonavir)、替拉那韦(tipranavir)和达卢那韦(darunavir),直接与 HIV 蛋白酶的催化部位结合,使酶失活以抑制 HIV 病毒的成熟[44,45]。与出现在 HIV 生命周期早期阶段的逆转录酶不同,蛋白酶出现在病毒颗粒的成熟期,因此,无论细胞内的 HIV 复制处于哪一阶段,蛋白酶失活都能抑制感染细胞内病毒的复制。而逆转录酶抑制剂仅在前病毒 DNA 形成和插入宿主细胞遗传物质之前,保护新感染的细胞,阻止其成为潜伏感染细胞。但对正在活跃生产病毒株的感染细胞,这些药物均无作用。

表 76-3

治疗成人 HIV 感染的抗逆转录病毒药物的特点[3,5]

药物	剂量	药代动力学参数	注意事项
核苷类逆转录酶抑制剂			
阿巴卡韦(ABC) Ziagen 剂型 片剂:300mg 口服溶液:20mg/ml Epzicom:ABC 600mg+3TC 300mg Trizivir:ABC 300mg+ZDV 300mg+3TC 150mg Triumeq:ABC 600mg+3TC 300mg+DTG 50mg	300mg,BID 或 600mg,QD Epzicom:1 片 QD Trizivir:1 片 BID Triumeq:1 片 QD	口服生物利用度83% 血清 $t_{1/2}$:1.5h 细胞内 $t_{1/2}$:12~26h 清除:乙醇脱氢酶和葡萄糖醛酸转移酶;82%代谢物经肾清除	饮食无影响;酒精可提高 41%阿巴卡韦暴露量 给药前要求进行 HLA 检测
拉米夫定(3TC) Epivir 剂型: 片剂:150mg,300mg 溶液:10mg/ml 双汰芝:3TC 150mg+ZDV 300mg Epzicom:3TC 300mg+ABC 600mg 三协唯:3TC 150mg+ZDV 300mg+ABC 300mg Triumeq:ABC 600mg+3TC 300mg+DTG 50mg	150mg BID 或 300mg QD 如用双汰芝:1 片 BID 如用 Epzicom:1 片 BID 如用三协唯:1 片 BID 如用 Triumeq:1 片 QD	口服生物利用度86% 血清 $t_{1/2}$:5~7h 细胞内 $t_{1/2}$:18~22h 清除:70% 原型药物从肾脏排泄	饮食无影响
恩曲他滨(FTC) Emtriva 剂型: 胶囊:200mg 口服溶液:10mg/ml Truvada:FTC 200mg+TDF 300mg Atripla:FTC 200mg+TDF 300mg+EFV 600mg Complera:FTC 200mg+RPV 25mg+TDF 300mg Stribild:FTC 200mg+EVG/c 150/150mg+TDF 300mg Descovy:FTC 200mg+TAF 300mg Odefsey:FTC 200mg+RPV 25mg+TAF 25mg Genvoya:FTC 200mg+EVG/c 150/150mg+TAF 10mg	CrCl>50ml/min 的患者 200mg QD 根据肾功能情况调整剂量: CrCl 30~49ml/min:200mg q48h CrCl 15~29ml/min:200mg q72h CrCl<15ml/min 200mg q96h Truvada:1 片 QD,但不适用于 CrCl<30ml/min 的患者 Atripla:1 片 QD,但不适用于 CrCl<50ml/min 的患者 Complera:1 片 QD,但不适用于 CrCl<70ml/min 的患者 Stribild:1 片 QD,但不适用于 CrCl<70ml/min 的患者	口服生物利用度:93% 血清 $t_{1/2}$:10h 细胞内 $t_{1/2}$:>20h 清除:86% 药物从肾脏重吸收	饮食无影响

表76-3

治疗成人 HIV 感染的抗逆转录病毒药物的特点[3,5]（续）

药物	剂量	药代动力学参数	注意事项
富马酸替诺福韦酯（TDF） Viread 剂型： 片剂：150,200,250,300mg 口服粉：40mg/g Truvada：TDF 300mg+FTC 200mg Atripla：TDF 300mg+FTC 200mg+EFV 600mg Complera：FTC 200mg+RPV 25mg+TDF 300mg Stribild：FTC 200mg+EVG/c 150/150mg+TDF 300mg	CrCl>60ml/min 的患者 300mg QD Truvada：1 片 QD，但不适用于 CrCl<30ml/min 的患者 Atripla：1 片 QD，但不适用于 CrCl<50ml/min 的患者 Complera：1 片 QD Stribild：1 片 QD，但不适用于 CrCl<70ml/min 的患者	口服生物利用度禁食时为 25%，高脂饮食时为 39% 血清 $t_{1/2}$：17h 细胞内 $t_{1/2}$：>60h 清除：主要通过肾小球滤过和肾小管主动分泌	可不考虑饮食影响
非首选核苷逆转录酶抑制剂			
替诺福韦艾拉酚胺（TAF）制剂 Descovy：TAF 25mg+FTC 200mg Odefsey：FTC 200mg+RPV 25mg+TAF 25mg Genvoya：FTC 200mg+EVG/c 150/150mg+TAF 10mg	CrCl>30ml/min 的患者 25mg QD Descovy：1 片 QD Odefsey：1 片 QD Genvoya：1 片 QD	口服生物利用度：40% 血清 $t_{1/2}$：0.51 小时 细胞内 $t_{1/2}$：150~180 小时 消除：主要通过肾小球滤过和肾小管主动分泌	可不考虑饮食影响
齐多夫定（ZDV） Retrovir（R） 剂型 口服溶液：10mg/ml 胶囊：100mg 片剂：300mg 静脉制剂：10mg/ml 双汰芝：ZDV 300mg+3TC 150mg 三协唯：ZDV 300mg+3TC 150mg+ABC 300mg	300mg BID 或 200mg TID 双汰芝（R）或三协唯（R）：1 片 BID	口服生物利用度 60% 血清 $t_{1/2}$：1.1h 细胞内 $t_{1/2}$：3h 清除：肝脏葡萄糖醛酸化；葡萄糖醛酸化代谢物肾脏排泄	饮食无影响（生产商推荐餐前 30min 或餐后 1h 服药）
地达诺新（ddI） 惠妥滋 剂型： 惠妥滋 EC（R）：125,200,250,400mg 胶囊 儿童用水溶性粉剂（溶解后含抗酸剂）：10mg/ml 非专利 ddI 肠溶胶囊	>60kg：400mg QD（同服 TDF，则 250mg QD） <60kg：250mg QD（同服 TDF，则 200mg QD）	口服生物利用度 30~40% 血清 $t_{1/2}$：1.6h 细胞内 $t_{1/2}$：25~40h 清除：肾脏排泄约 50%	食物会减少药物吸收（下降 55%）；空腹服用 ddI（餐前 1h 或餐后 2h） ATV 和 TPV/r 应至少间隔 2 小时分开服用
司坦夫定（d4T） 泽瑞特 剂型： 溶液：1mg/ml 片剂：15,20,30,40mg	>60kg：40mg BID <60kg：30mg BID 缓释制：>60kg，100mg QD；<60kg，75mg QD	口服生物利用度 86% 血清 $t_{1/2}$：1.0h 细胞内 $t_{1/2}$：3.5h 清除：肾脏排泄约 50%	饮食无影响
非核苷逆转录酶抑制剂[a]			
利匹韦林（RPV） Edurant 剂型： 片剂：25mg Complera：RPV 25mg+TDF 300mg+FTC 200mg Odefsey：RPV 25mg+TAF 25mg+FTC 200mg	25mg QD Complera：1 片 QD	口服生物利用度未确定 血清 $t_{1/2}$：约 50h 细胞内 $t_{1/2}$：未知 清除：通过肝脏 CYP3A4 代谢，85%经粪便排出	与中高热量的食物同服（提高吸收率 40%）

表 76-3

治疗成人 HIV 感染的抗逆转录病毒药物的特点[3,5]（续）

药物	剂量	药代动力学参数	注意事项
依非韦伦（EFV） Sustiva 制剂： 胶囊：50,100,200mg 片剂：600mg Atripla：EFV 600mg+TDF 300mg+FTC 200mg	睡前 600mg 睡前服用 Atripla 1 片 不适用于 CrCl<50ml/min 的患者	口服生物利用度 ~60%~70% 血清 $t_{1/2}$：40~55h 细胞内 $t_{1/2}$：未知 清除：通过肝脏 CYP3A4 和 CYP2B6 代谢（是 CYP3A4 的诱导剂/抑制剂）	避免高脂饮食，否则浓度 ↑50%（CNS 毒性风险增加）
依曲韦林（ETV） Intelence 剂型： 片剂：100,200mg	200mg BID	口服生物利用度未知 血清 $t_{1/2}$：40±20h 细胞内 $t_{1/2}$：未知 清除：通过肝脏 CYP3A4、CYP2C9、CYP2C19 代谢（也是 3A4 诱导剂，2C9 和 2C19 抑制剂）	饭后服用
奈韦拉平（NVP） Viramune 制剂： 混悬液：50mg/5ml 片剂：200mg	200mg QD×14 日，然后 200mg BID	口服生物利用度>90% 血清 $t_{1/2}$：25~30h 细胞内 $t_{1/2}$：未知 清除：通过 CYP2B6 和 CYP3A4 代谢（是一种 CYP3A4 的诱导剂）；80% 以葡萄糖醛酸苷代谢物的形式经尿液排出	饮食无影响
蛋白酶抑制剂			
达芦那韦（DRV） Prezista 剂型： 片剂：75,150,600,800mg 混悬剂：100mg/ml Prezcobix：DRV 800mg+COBI 150mg	DRV 800mg+RTV 100mg QD DRV 耐药突变率 ≥1 患者： DRV 600mg+RTV 100mg BID Prezcobix：1 片 QD	口服生物利用度单用，37%，与 RTV 联用82% 血清 $t_{1/2}$：15h 细胞内 $t_{1/2}$：未知 清除：通过肝脏 CYP3A4（抑制剂）代谢	与食物同服，↑ C_{max} 和 AUC30%
阿扎那韦（ATV） Reyataz 剂型： 胶囊：100,150,200,300mg Evotaz：ATV 300mg+COBI 150mg	400mg QD 阿扎那韦/RTV：300/100mg Evotaz：1 片 QD	口服生物利用度 60%~70% 血清 $t_{1/2}$：6~7h 细胞内 $t_{1/2}$：未知 清除：通过肝脏 CYP3A4（中等抑制剂）代谢	与食物同服，避免酸抑制剂（妨碍 ATV 的溶解和吸收）
洛匹那韦（LPV）/利托那韦（RTV） Kaletra 剂型： 片剂：LPV 200mg+RTV 50mg 溶液：LPV 80mg+RTV 20mg/ml	2 片或 5ml BID 或 4 片或 10ml QD（仅推荐首次治疗的患者采用）	口服生物利用度未测定 血清 $t_{1/2}$：5~6h 细胞内 $t_{1/2}$：未知 清除：通过肝脏 CYP3A4（抑制剂）代谢	与食物同服（可增加 48%AUC），片剂在室温下稳定

表 76-3

治疗成人 HIV 感染的抗逆转录病毒药物的特点[3,5]（续）

药物	剂量	药代动力学参数	注意事项
非首选蛋白酶抑制剂			
茚地那韦（IDV） Crixivan 剂型： 胶囊：200,333,400mg	800mg q8h（单用蛋白酶抑制剂时 BID 给药无效） IDV/RTV：IDV 800mg+100mg 或 200mg RTV BID	口服生物利用度 65% 血清 $t_{1/2}$：1.5~2h 细胞内 $t_{1/2}$：未知 清除：通过肝脏 CYP3A4 代谢（是 CYP3A4 抑制剂）	必须空腹服用（餐前 1h 或餐后 2h），可以和脱脂牛奶或低脂饮食同服 必须水化（至少 24 小时饮用 1.5L 液体）以降低肾结石的风险
奈非那韦（NFV） Viracept 剂型： 口服混悬液粉末： 50mg/平勺,200mg/茶勺 片剂：250mg 和 625mg	750mg TID 或 1 250mg BID	口服生物利用度 20%~80% 血清 $t_{1/2}$：3.5~5h 细胞内 $t_{1/2}$：未知 清除：通过肝脏 CYP3A4 代谢	与正餐或点心同服（可增加 2~3 倍药物暴露量）
沙奎那韦（SQV） Invirase（硬胶囊） 剂型： 硬胶囊：200mg 片剂：500mg	不推荐未增效的沙奎那韦 沙奎那韦/利托那韦 1 000/100 BID；1 600/100 QD 并持续监测	口服生物利用度 4%（用作单一蛋白酶抑制剂） 血清 $t_{1/2}$：1~2h 细胞内 $t_{1/2}$：未知 清除：通过肝脏 CYP3A4（抑制剂）代谢	餐后 2 小时内与利托那韦同服
福沙那韦（FPV） Lexiva 片剂：700mg	对于首次应用 ARV 的患者： FPV 1 400mg BID 或 FPV 1 400mg +RTV 200mg QD 或 FPV 700mg+RTV 100mg BID 使用过 PI 的患者：FPV 700mg+RTV 100mg BID	口服生物利用度未测定 血清 $t_{1/2}$：7.1~10.6h（APV） 细胞内 $t_{1/2}$：未知 清除：通过肝脏 CYP3A4（抑制剂）代谢	饮食无影响，但不能与高脂饮食同服
替拉那韦（TPV） Aptivus 胶囊：250mg	TPV 500mg+RTV 200mg BID 只能和 RTV 联用	口服生物利用度未测定 血清 $t_{1/2}$：6h 细胞内 $t_{1/2}$：未知 清除：通过肝脏 CYP3A4 代谢（抑制剂和诱导剂）	与食物同服，提高生物利用度
融合酶抑制剂			
恩夫韦肽（T-20） Fuzeon	90mg 皮下注射 BID，上臂、大腿或腹部	口服生物利用度为 IV 的 84.3% 血清 $t_{1/2}$：3.8h 细胞内 $t_{1/2}$：不适用 清除：不通过肾脏和肝脏清除	以 1.1ml 无菌注射用水配制，轻叩药瓶 10 秒摇匀，防止泡沫产生与药物粘壁 配制后应立即使用或在冰箱中保存 24h，使用前将 T-20 从冰箱中取出，放置至室温后注射

表76-3

治疗成人 HIV 感染的抗逆转录病毒药物的特点[3,5]（续）

药物	剂量	药代动力学参数	注意事项
趋化因子受体拮抗剂（CCR5）			
马拉维罗（MVC） Selzentry 剂型： 片剂：150，300mg	300mg BID（与核苷逆转录酶抑制剂联用，如 NVP、TPV、ENF） 150mg BID 与 CYP3A 抑制剂联用，（添加或不添加 CYP3A 诱导剂），CYP3A 抑制剂包括：蛋白酶抑制剂（除了替拉那韦/利托那韦），利托那韦，地拉夫定，酮康唑，伊曲康唑，克拉霉素和其他强 CYP3A 抑制剂（例如，奈法唑酮和泰利霉素） 600mg BID 和 CYP3A 诱导剂联用（不需要添加强 CYP3A 抑制剂），CYP3A 诱导剂包括：依非韦伦，依曲韦林（TMC125），利福平，卡马西平，苯巴比妥和苯妥英）	口服生物利用度约 33% 血清 $t_{1/2}$：14～18h 清除：通过肝脏 CYP3A 代谢；20% 通过尿液回收，76% 通过粪便回收	饮食无影响（与高脂饮食同服，C_{max} 和 AUC 下降30% 给药前一定要进行 Trofile 测定实验
整合酶抑制剂			
多替拉韦（DTG） Tivicay 剂型 片剂：50mg Triumeq：DTG 50mg+ABC 600mg+3TC 300mg	50mg QD 50mg BID 与 EFV、FPV/R、TPV/R 或利福平同服时 当存在 INSTI 突变时，50mg BID Triumeq：1 片 QD	口服生物利用度：未知 血清 $t_{1/2}$：~14 小时 细胞内 $t_{1/2}$：未知 清除：由 UGT1A1（主要）CYP3A4（次要）肝脏代谢；53% 由粪便排出	由于抑制管状分泌，血清肌酐增加而不降低肾小球滤过率。基线增加平均范围 = 0.15（- 0.32 to 0.65）mg/dl
埃替拉韦（EVG） Vitekta 剂型： 片剂：85，150mg Stribild：EVG 150mg + COBI 150mg + FTC 200mg+TDF 300mg Genvoya：EVG 150mg+COBI 150mg+FTC 200mg+TAF 10mg	85mg QD 与 ATV/r 或 LPV/r 同服 150mg QD 与 DRV/r 600/100mg BID，FPV/r 700/100mg BID 或 TPV/r 500/200mg BID 同服 50mg BID 当 INSTI 突变时 Stribild：1 片 QD	口服生物利用度：未建立 血清 $t_{1/2}$：RTV 给药 9h 细胞内 $t_{1/2}$：未知 清除：经 CYP3A 和 UGT1A1/3 肝脏代谢；6.7% 通过尿液回收，94.8% 由粪便排出	须同服利托那韦加强 EVG，不建议与食物同服
拉替拉韦（RAL） Isentress 剂型： 片剂：400mg，1 200mg HD 咀嚼片：25，100mg 单剂量口服混悬液：100mg	400mg BID 或 1 200mg（HD）QD	口服生物利用度：未建立 血清 $t_{1/2}$：9h 细胞内 $t_{1/2}$：未知 清除：通过 UGT1A1 葡糖醛酸化经肝脏代谢；32% 通过尿液回收，51% 粪便回收	可不考虑饮食（高脂肪饮食使 Cmax 降低34%，AUC 提高 19%）

表 76-3

治疗成人 HIV 感染的抗逆转录病毒药物的特点[3,5]（续）

药物	剂量	药代动力学参数	注意事项
药代动力学增强剂			
利托那韦（RTV） Norvir 剂型： 口服溶液：80mg/ml 胶囊：100mg 片剂：100mg	RTV 是一种 PI，目前主要用作其他 PIs 和 EVG 的药代动力学增强剂，100～400mg/d 分 1 至 2 次服用	口服生物利用度未测定 血清 $t_{1/2}$：3～5h 细胞内 $t_{1/2}$：未知 清除：通过肝脏 CYP3A4 广泛代谢（是强效 CYP3A4 抑制剂，对其他同工酶是诱导剂/抑制剂）	与食物同服可提高耐受性。剂量应根据胃肠道副作用进行调整。胶囊剂保存在冰箱，但是溶液剂和片剂不能保存在冰箱。 含 43%乙醇溶液
Tybost （COBI） 可比司他 剂型： 片剂：150mg Stribild：EVG 150mg + COBI 150mg + FTC 200mg+TDF 300mg Prezcobix：DRV 800mg+COBI 150mg Evotaz：ATV 300mg+COBI 150mg	150mg QD 与 ATV 300mg QD 同服 150mg QD 与 DRV 800mg QD 同服 Stribild：1 片 QD，不适合 CrCl <70mL/min 的患者 Prezcobix：1 片 QD Evotaz：1 片 QD	口服生物利用度：不确定的 血清 $t_{1/2}$：3～5 小时 细胞内 $t_{1/2}$：未知 清除：通过肝脏 CYP3A4 广泛代谢（是强效 CYP3A4 抑制剂，对其他同工酶是诱导剂/抑制剂），8.2% 从尿液回收，86.2%粪便回收	不可与 RTV 互换 由于抑制肾小管分泌而增加血清肌酐但不会降低肾小球滤过率。如果从基线值增加>0.4mg/dL 需监测肾脏安全性

　　[a] 非核苷逆转录酶抑制剂（NNRTIs）的临床试验中，服用奈韦拉平、地拉韦啶和依非韦伦的患者中分别有 7%、4.3%和 1.7%的患者出现皮疹而中止试验。上述 3 种 NNRTIs 临床试验中很少报告 Stevens-Johnson 综合征病例。

　　ABC，阿巴卡韦；ARV，抗病毒药物；ATV，阿扎那韦；AUC，曲线下面积；BID，每日 2 次；CNS，中枢神经系统；CrCl，肌酐清除率；COBI，可比司他；ddI，去羟肌苷；d4T，司坦夫定；DLV，地拉韦啶；DRV，达芦那韦；DTG，多替拉韦；EFV，依非韦伦；ENF，恩夫韦肽；ETV，依曲韦林；EVG，埃替拉韦；FPV，福沙那韦；FTC，恩曲他滨；HLA，人白细胞抗原；IDV，茚地那韦；IV，静脉注射；LPV，洛匹那韦；MVC，马拉维罗；NFV，奈芬纳韦；NNRTI，非核苷逆转录酶抑制剂；NRTIs，核苷逆转录酶抑制剂；NVP，奈韦拉平；PI，蛋白酶抑制剂；PO，口服；QD，每日 1 次；QID，每日 4 次；RAL，拉替拉韦；RPV，利匹韦林；RTV，利托那韦；SC，皮下注射；SQV，沙奎那韦；3TC，拉米夫定；TAF，替诺福韦艾拉酚胺；TDF，富马酸替诺福韦二吡呋酯；TID，每日 3 次；TPV，替拉那韦；TPV/r，替拉那韦/利托那韦；T-20，恩夫韦肽；ZDV，齐多夫定。

　　融合抑制剂如恩夫韦地（enfuvirtide），阻断因病毒与 CD4 和 CCR5 或 CXCR-4 复合受体结合后导致的 HIV 病毒与 CD4$^+$细胞的紧密结合。恩夫韦地通过与 gp41-gp120-CD4 受体区域的双螺旋复合结构域结合，抑制病毒与 T-细胞的融合[46]。最新类别的抗病毒药物是复合受体阻滞剂及整合酶抑制剂。马拉维罗（maraviroc）是一个 CCR5 辅助受体阻滞剂，能阻断 HIV 与细胞的紧密结合及其感染[47]。整合酶抑制剂（INSTIs：拉替拉韦（Raltegravir）、多替拉韦（dolutegravir）、埃替拉韦（elvitegravir））能阻止 HIVDNA 整合到免疫细胞基因组[48]。该类药物是 HIV 治疗的最后一道防线，具药代动力学增强作用，可强烈抑制肝药酶 CYP3A4（代谢 PIs、NNRTIs 和 INSTIs）的活力[49]。该类药物与某些蛋白酶抑制剂或埃替拉韦联用能减慢其代谢，增加血药浓度从而降低服药剂量。例如蛋白酶抑制剂利托那韦，主要利用其对其他药物的增强作用而非药物本身的抗 HIV 活性，而最新型的药代动力学增强剂可比司他 cobicistat 并不直接影响 HIV 的复制过程。

　　随着新药与高效抗逆转录治疗方案的涌现，研究人员已展望从感染者体内彻底清除 HIV 的可能性，要达此目标就需要彻底抑制所有细胞中和潜伏于身体各处的 HIV 复制[13]，但根治的一个障碍是不同细胞亚群的半衰期不一致（如外周 T 细胞的半衰期是 1～2 日，而巨噬细胞长达 14 日）[50,51]，此外还发现了半衰期长达 6～44 个月的感染 T 细胞[52,53]，因而可能需要至少 60 年才可彻底消除感染[52-54]。让根治更为困难的另外一个因素是，HIV 可存活于机体中抗逆转录药物浓度较低的部位，这些地方可成为 HIV 能继续复制的避难所（如中枢神经系统和睾丸）。一旦停止治疗，理论上未受损害的病毒就从这些部位释放出来再次感染宿主。所以为防止获得 HIV，目前的研究已转向于识别与摧毁受感染细胞的免疫治疗。

诊断

问题 1：E.J.，男，27 岁，主诉发热、夜间盗汗、消瘦、口腔白斑，自述这些症状已持续 4~6 周，E.J. 自己承认有静脉吸毒史，已戒毒 3 年，E.J. 被诊断患白色念珠菌所致的鹅口疮。HIV 感染可疑，同意进行 HIV 检测。为什么是 HIV 可疑？如何确诊？

健康且免疫正常的人群发生鹅口疮等机会性感染非常少见，因为完整的细胞免疫能保护细胞免于感染。而免疫缺陷的个体，如 HIV 感染者，明显的免疫低下将置患者于发生机会性感染的风险之中。健康人出现带状疱疹（带状疱疹病毒）、结核、鹅口疮、复发性白色念珠菌阴道炎等感染，值得进一步评估其感染 HIV 的可能性。而肺孢子虫肺炎、鸟复合分枝感染菌血症和巨细胞病毒感染性视网膜炎等更为严重的疾病，通常发生于严重免疫功能缺陷的患者，并强烈提示 HIV 感染。尽管 E.J. 已戒除了静脉吸毒，但过往的吸毒行为已让他暴露于 HIV 感染的风险中。考虑到其个人经历和现在的临床表现，HIV 检测是必要的。

检测 HIV 病毒复制过程产生的抗原或宿主免疫应答产生的抗体是目前诊断 HIV 感染的主要实验室方法。HIV 感染初始为潜伏期，无法采用实验室手段持续测定抗原或抗体标志物[55]。HIV RNA 是感染后能在血浆中检测到的第一个实验室标记物，感染后 10 日可通过核酸试验（NAT）测定，HIVRNA 测定后 4~10 日方可检测 p24（病毒复制过程中产生的一种蛋白质）。HIV 感染的免疫应答首先表现为抗 HIV 免疫球蛋白（Ig）M 蛋白的产生（于检测到 HIV RNA 后 10~13 日），然后产生 IgG（于检测到 HIV RNA 后 18~38 日）。从感染 HIV 到抗体检出之间的时间段称为血清转换窗口，该窗口的持续时间依据检测灵敏度或抗体类型而不同，而感染的确诊需建立在完全的 IgG 应答出现之后。

酶联免疫吸附分析（enzyme-linked immunosorbent assays，ELISA）和确证性的 Western 杂交检测抗-HIV IgG 抗体虽然敏感性高（>99%），但结果分析约需 1~2 周，且血清转化窗约需 1~2 个月，因而难以用于早期诊断[55]。检测抗 HIV IgM 抗体的第三代 HIV 检测方法则有效缩短了血清转换窗口期[55]。第四代检测方法，即通过检测 p24 抗原和抗 HIV-1 和抗 HIV-2 IgM/IgG 的抗原/抗体组合检测则进一步缩短该时间窗。目前美国疾病预防控制中心（CDC）指南建议使用美国食品药品管理局（FDA）批准的第四代抗原/抗体联合检测中的一种[56,57]。第四代联合检测的灵敏度>99.7%，测试结果可在 3 小时内获得，使阳性患者能够及时得到临床诊治[55]。除非有理由怀疑是非常早期的感染，否则不需要进一步进行非反应性抗原/抗体组合测定，但为区分 HIV-1 和 HIV-2 抗体，应使用免疫测定法进一步测试。HIV RNA 的核酸测定一般用于免疫测定未能明确抗体分化类型或抗原/抗体测试结果为阴性的早期感染者[55]。

替代标志物数据

目前指南推荐对所有准备接受治疗的感染者尽早启动治疗[3]，但启动治疗前，必须对患者免疫破坏的严重程度和疾病的进展情况进行评估。如前所述，HIV 主要感染和破坏 T 细胞，病毒载量越大，T 细胞破坏越多，机会性感染的危险越大。因此有必要对 E.J. 的病毒载量和 T 细胞数量进行定量以助"分期"，确定感染的严重程度和评估疾病进展的风险，并为将来的治疗提供一个参考点（如基线）。

不同 T 淋巴细胞亚群（如 CD4 和 CD8）的识别和检测采用荧光标记的单克隆抗体经流式细胞计数确定[58]。即使临床稳定的患者，重复测定的结果也有很大差异。患者样品检测结果在实验室内和实验室间，有约 30% 的变异度[3]。所以重要的是，要认识到 T 细胞计数应从动态趋势进行解读，而不能仅按某一次具体值。在同一实验室的固定时间采样可降低变异度。

对 HIV 病毒载量的测定有 3 种方法——逆转录聚合酶链反应（reverse transcriptase-polymerase chain reaction，RT-PCR）、支链 DNA（branched-chain DNA，bDNA）检测和基于核酸序列的扩增（nucleic acid sequence-based amplification，NASBA）[59]。RT-PCR 是对病毒 RNA 扩增并计数。相比之下，bDNA 检测则是扩增并计数来自病毒 RNA 结合的靶探针的信号，而 NASBA 可以实时、高通量地扩增病毒 RNA。所有方法报告的血中 HIV RNA 载量均为每毫升血浆中 RNA 的拷贝数，不同方法的最低检测限不同。应该认识到血浆病毒 RNA 水平测定的是游离的病毒数而非淋巴结内的病毒量，后者的病毒浓度更高，血浆 HIV 水平测定仅间接反映了淋巴结内复制病毒的溢出量[60,61]。

与 CD4 计数相似，病毒载量检测（拷贝/ml）结果变异可达 3 倍（0.5log）[3]。当临床医师确定患者的病毒载量基线值时，必须考虑许多因素。从发生 HIV 感染到免疫反应能控制住感染的阶段会出现病毒血症暴发。因此感染 6 个月内的病毒载量检测结果可能不能准确反映真实的基线值[3]。此外，一些激活免疫系统的因素，如新的机会性感染或免疫接种[62]，也会导致病毒载量检测结果暂时升高，在这些情况发生 4 周内获得的检测结果也不能准确地反映病毒载量测量的基线值[3]。

一些临床医师会建议在决定是否进行治疗方案选择之前，在 1~4 周至少进行 2 次独立的病毒载量测定[3]。与 T 细胞计数一样，病毒载量也应动态地评估。

除量化病毒载量外，也应该通过基因型或者表型测定进行基线耐药检测[3]指导初始用药方案的选择。由于北美和欧洲从未接受过抗逆转录病毒疗法的感染者，对至少一种药物耐药的病毒传播率（即药物抗性传播）升至 11%~12%，因此推荐对绝大多数患者在治疗行耐药检测[63]（进一步讨论见耐药性、病毒基因型、表型及病毒适应性章节）。

案例 76-1，问题 2：E.J. 的 HIV-1/2 抗原/抗体组合免疫分析呈阳性，抗体分化免疫分析检测到 HIV-1 抗体。他在接下来的一周的随访中知晓了检测结果。在确定治疗方案之前还需要进行哪些实验室检查呢？

E. J. 应该进行 T 细胞数和病毒载量的基线测定,并确定其感染病毒基因型。还需要完成全血细胞计数、电解质和肝肾功能检查,以及乙型、丙型肝炎血清学检查。如果要使用如阿巴卡韦和马拉维罗等特别的药物,还需要进行一些特殊的检查。在应用阿巴卡韦前,需要对 HLA-B5701 等位基因进行筛查,因为基因阳性的患者有很高的过敏风险。在应用马拉维罗的患者中,应该做受体取向测定,以判断病毒主要侵染 CCR5 复合受体还是 CXCR-4 受体,或同时侵染两种受体[3]。实验室的结果可帮助选择治疗方案和确定供未来治疗中遇到问题时参考的基线值。

抗逆转录病毒疗法

案例 76-1,问题 3:E. J. 的 T 细胞计数和病毒载量结果分别为 225/μl 和 14 500 拷贝/ml(RT-PCR 方法),抗逆转录病毒治疗应开始吗?

在决定抗逆转录病毒治疗前应同时评估治疗潜在的获益与风险,包括近期和长期的不良反应和可能发生的药物耐药性和交叉耐药性,见后续讨论。所有了解 HAART 获益、风险及依从性的重要性,有意愿且能够长期坚持治疗的患者均应开始抗逆转录病毒治疗。最近,美国卫生和人类服务部(Department of Health and Human Services,DHHS)艾滋病治疗指南专家组对 2015 年指南进行了修订,主要基于两项大型随机临床试验的结果[抗逆转录病毒治疗的时机选择(Strategic Timing of AntiRetroviral Treatment,START)研究和 TEMPRANO ARNS 12136 研究]。上述试验研究了 CD4 计数 > 500/μl 与 CD4 计数降至 < 350/μl 时启动 HAART 的风险和获益,结果显示发病率和死亡率会随着初始 HAART 的推迟而显著增加,该发现促使指导小组将之前关于在任何基线 CD4 计数时推荐开始 HAART 的证据强度提升到最高(AI;RCT 证据支持的强推荐)[64],而之前启动 HAART 的支持证据强度根据基线 CD4 细胞计数依次为 3 类递增的(>500/μl,低强度;350~500/μl,中等强度;<350/μl,高强度)[64]。2015 年版指南进一步明确了启动 HAART 对于预防 HIV 的益处,推荐无论基线如何均应开始 HAART 治疗,并推荐启动 HAART 以防止围产期和异性性传播(A Ⅰ 证据等级)或其他传播风险(A Ⅲ 证据等级)。而其他需要紧急启动 HAART 的临床状况包括妊娠;AIDS 相关并发症如机会性感染;CD4 计数<200/μl;HIVAN 相关肾病;乙型肝炎和/或 C 型肝炎共感染;CD4 计数迅速下降(>100/μl/年);较高的基线病毒载量(100 000 拷贝/ml)和急性/早期 HIV 感染[3]。对无症状的患者,在决定治疗前,需评估标志物数据(T 细胞计数和病毒载量)、并发疾病、既往的治疗依从性(如果有)和治疗意愿,以及耐药性检测结果。

T 细胞计数和病毒载量检测结果对评价感染的严重程度至关重要(见表 76-1)。免疫功能正常的健康人,T 细胞计数大于 1 200/μl。HIV 慢性感染者因 T 细胞受到破坏,当计数低于 500/μl 时,发生机会性感染的风险增加。长期以来的临床试验和观察性队列研究结果均显示,在 CD4 细胞计数小于或等于 350/μl 时开始抗逆转录病毒治疗,患者会明显获益,而多个队列研究分析显示,当 CD4 细胞小于或等于 500/μl 时开始抗逆转录病毒治疗即能获益[3]。早期有证据提示在 CD4 计数>500/μl 的患者中启动 HAARE 可促进免疫恢复,降低 HIV 传播风险,并降低非 AIDS 相关疾病的风险。前面提到的 START 和 Temprano ANRS 12136 两项随机试验证实了该结果,即相对于推迟治疗,在 CD4 计数>500/μl 时即启动 HAART 有明确益处[65,66]。疾病进展的风险与 CD4 细胞计数密切相关,低 CD4 计数(<200/μl)可预示疾病进展的短期和长期风险[67-69]。此外,观察显示高病毒载量(>100 000 拷贝/ml),年龄的增加,经静脉吸毒获得感染,AIDS 诊断史也增加了疾病进展的风险。

初始治疗不能轻率启动。抗逆转录病毒治疗可提高患者的生活质量和生存时间,但也存在显著的风险。治疗一旦开始就需终生坚持。对一些患者,尤其是相对健康的患者要认识到这一点很困难。此外,患者还需克服对药物不良反应、毒性及治疗费用的担心。因此医师应该根据这些指南,与患者共同讨论治疗的获益与风险。至关重要的是,医师要与患者开诚布公地讨论其担忧和所关心的问题,评估患者开始治疗的意愿及是否能终生坚持治疗。经过仔细的讨论,应由患者做出最后决定。

E. J. 存在许多疾病进展的高危因素,患有鹅口疮并有一些非特异的全身症状(发热、夜间盗汗、消瘦),其标志物数据(T 细胞<500/μl,病毒载量>100 000 拷贝/ml)显示他正处于疾病进展的高风险。基于此,应与他就疾病进展的风险、开始治疗或延迟治疗可能的不良事件和遵从治疗的意愿进行充分告知和讨论。

在建立患者个体化治疗方案之前,重要的是认识到治疗的益处与局限以确立可达到的现实目标。

案例 76-1,问题 4:经过仔细的讨论,E. J. 同意开始治疗。什么是治疗的目标? 选择合适的治疗方案还需要考虑哪些因素和信息?

治疗目标

目标 1:最大化地持续抑制病毒载量

最大化地抑制病毒常常能使 T 细胞数量显著增加和改善临床结局。根据我们对病毒致病机制的了解,低水平的病毒复制可降低 T 细胞受感染和破坏的风险,从而能保护免疫反应的完整性。因此治疗应尽可能长时间地将病毒复制抑制到不可检测的水平(<50 拷贝/ml)[3,5]。作用更强,毒副反应更低,耐药基因突变屏障更高和给药方式更方便(每日 1 次或 2 次)的新抗逆转录病毒药物的上市,使大多数患者能达到抑制病毒的合理目标值,甚至那些曾接受过多次次优方案或治疗失败的患者也能达到治疗效果。但对曾接受过治疗的患者,治疗方案的设计必须特别关注既能抑制病毒载量又不易诱导药物耐药,以避免将来药物受限,设计这些患者的补救方案时咨询专精于抗逆转录药物耐药情况的专家是至关重要的。

初始治疗的患者选择治疗方案时也应考虑药物耐药

性。任何已知的病毒种群均存在导致耐药株产生的自发性突变。种群数量越大，突变风险越高。HIV 复制是对错配高度敏感的过程，特别是在逆转录酶参与下。处于高复制率时，HIV 基因组（约 10 000 核酸长度）中的任意位点都可能发生突变，每日可产生成千上万具有复制能力的病毒突变株[4,35]。抗逆转录病毒治疗不充分而形成的选择性压力，使突变病毒株对治疗方案敏感性降低，最终在宿主内大量繁殖并替代原病毒种群，其中特别值得注意的是会产生抗逆转录病毒药物之间的交叉耐药性。因此应用能完全抑制病毒复制的治疗方案，才能减少病毒突变和产生交叉耐药。

美国食品药品管理局（Food and Drug Administration, FDA）已批准了 20 余种用于联合治疗的抗逆转录病毒药物，但许多药物具有相似的耐药谱。对治疗方案中的一个或多个药物发生耐药，耐药谱相似的其他药物也随之丧失作用（如交叉耐药）[4]。药物耐药性的产生与否与特定药物的基因屏障有关，具有低基因屏障的药物，只要病毒中一个或两个关键基因位点的突变，就可能产生耐药性。NNR-TIs 就是典型的低基因突变屏障药物，病毒基因组中的许多单个点突变可导致第一代 NNRTIs（奈韦拉平和依法韦仑）的活性丧失，与第一代药物相比，第二代 NNRTIs（利匹韦林和特拉韦林）的耐药基因突变屏障有所增强。与 NNRTIs 不同，蛋白酶抑制剂（PIs）具有宽广的基因屏障，病毒基因需要产生多重突变才能产生耐药[4]。

但应认识到，低基因屏障药物并不意味着疗效差。含 NNRTIs 的强力治疗方案高效且治疗反应持久，治疗方案整体的抑制作用是否强大是决定耐药性产生的关键[3]。当病毒复制被抑制时，耐药性发生的概率就会降至最小。当病毒开始复制时，复制越活跃则耐药性发生的风险越大。而发生病毒复制时，抗逆转录病毒治疗方案中纳入一个基因屏障低的药物，将面临药物效力的丧失和/或产生交叉耐药。因此，应选择抑制病毒复制作用最强，且患者能严格依从的治疗方案。

目标 2：保护和强化免疫系统

病毒复制水平的降低通常会使 CD4 细胞数量增加，从而增强和保护免疫系统。细胞数量上升的患者发生机会性感染和死亡的风险也随之降低。得益于治疗方案的革新与优化，使免疫系统的保护与增强成为可能，即使已接受过治疗的患者也能够获益，但须谨慎制订方案以减少耐药发生。虽然 CD4 细胞计数长期低下患者的免疫难以完全恢复，但值得尽力尝试。尽管药物治疗已取得了明显的进步，仍需认识到 HIV 是一个不可治愈的疾病。

目标 3：降低药物不良反应，增加依从性，改善生存质量

联合药物治疗能够有效地抑制 HIV 复制和改善生存率。虽然复方制剂和以利托那韦增效的蛋白酶抑制剂的应用大幅度简化了治疗，但需要患者终身依从抗逆转录病毒治疗方案，仍然是一个复杂和艰巨的任务。已有数个每日 1 次的治疗方案被推荐用于一线治疗（表 76-3 和表 76-4），

然而维持患者的良好依从性仍然是治疗中的难题，并决定着治疗的成败。首次治疗通常是治疗成功的最佳机会。相较于早期的抗逆转录病毒药物，新型的抗逆转录病毒药物不良反应更低，但亦会出现对治疗难以耐受的情况，随之影响患者的依从性。机体组分的改变（已知有脂代谢异常），增加的脂肪和甘油三酯、骨骼关节的骨折，心血管病的风险、乳酸酸中毒均是应重点关注的问题[3]。

减少不良反应

尽管新的抗逆转录病毒药物比早期药物的毒性明显降低，但长期的 HAART 治疗并非没有风险。因抗逆转录病毒治疗导致的代谢综合征包括机体脂肪异常再分布，脂质异常（如高胆固醇血症、高甘油三酯血症和 LDL 增加和 HDL 减少）及新发糖尿病[70-72]。相对年轻的患者（30~40 岁）接受 HAART 治疗后发生冠状动脉疾病、心梗和血管相关并发症已有报道[73-78]。大量观察性研究显示采用 HAART 治疗特别是含蛋白酶抑制剂，心血管疾病发生的风险升高[79-81]。此外，核苷类似物能抑制线粒体 DNA 聚合酶，导致脂肪萎缩；但在新型 NRTIs 中较少发生[82]。最后，代谢异常也会出现于尚未接受 HAART 的 HIV 患者，因此代谢异常可能由 HIV 感染所引发，或已有的代谢紊乱因 HAART 而加剧[71]。

蛋白酶抑制为基础 HAART 方案治疗的患者中，高达 40% 的患者被报道因发生胰岛素抵抗导致葡萄糖耐受[83]。鉴于其风险，2 型糖尿病患者应谨慎应用蛋白酶抑制剂。被推荐采用以 PI 为基础的 HAART 的患者，应在治疗前和疗程中进行空腹血糖测定（每 3~6 月 1 次）[3]。由 HAART 导致的 2 型糖尿病患者的治疗与普通 2 型糖尿病患者相同。

HAART 相关的血清甘油三酯、总胆固醇和 LDL 升高，以及 HDL 轻度降低[71,84,85]，可早在初始治疗 2 周之内出现[71]。虽然所有的蛋白酶抑制剂都可能导致，但含有利托那韦的方案更易发生，而接受阿扎那韦单药治疗的患者发生较少[71]。NNRTIs 也可导致脂质改变，但发生率较低。依非韦仑和奈韦拉平能增加接受 HAART 患者的 HDL 水平，而奈韦拉平对脂代谢影响最小（如显著增加 HDL 但对 LDL 作用弱）[86]。司坦夫定是 NRTIs 中影响脂代谢最显著的药物，两项前瞻性研究显示，接受司坦夫定为基础的 HAART 方案的患者的甘油三酯和总胆固醇较齐多夫定或替诺福韦为基础的方案显著增高[87-93]。HAART 所致高脂血症患者的治疗应与其他类型的高脂血症患者一样，需密切注意药物相互作用。

据报道多达 40%~50% 的患者发生体质成分的改变［脂肪丢失（手臂、大腿、脸部、臀部），脂肪累积（颈背部脂肪堆积或"水牛背"），腹围增加][71]，因定义与评估差异该发生率数据与真实略有出入。该并发症的危险因素包括较高的 BMI 值、应用抗逆转录病毒药物的时间较长、开始 HAART 时 CD4 细胞计数较低、年龄增大、女性和 HIV 感染时间较长等。脂肪萎缩可能由核苷类似物导致，脂肪堆积则被认为由 PI 所引起，由于是联合用药，很难准确界定具体的不良事件由哪种药物导致[71]。

表 76-4

推荐用于 HIV 感染初始治疗的抗病毒药物[a]

	首选[a]	替代
PIs(1 或 2 种 PIs+2 种 NRTIs)	达芦那韦/利托那韦+恩曲他滨/替诺福韦富马酸酯或恩曲他滨/替诺福韦艾拉酚胺	达鲁那韦/利托那韦+阿巴卡韦/拉米夫定[b]
		达鲁那韦/可比司他[c]+阿巴卡韦/拉米夫定[b]或恩曲他滨/替诺福韦富马酸酯或恩曲他滨/替诺福韦艾拉酚胺
		阿扎那韦/利托那韦+恩曲他滨/替诺福韦富马酸酯或恩曲他滨/替诺福韦艾拉酚胺
		阿扎那韦/可比司他[c]+恩曲他滨/替诺福韦富马酸酯或恩曲他滨/替诺福韦艾拉酚胺
整合酶抑制剂	拉替拉韦每日 2 次+恩曲他滨/替诺福韦富马酸酯或恩曲他滨/替诺福韦艾拉酚胺	
	埃替拉韦/可比司他/恩曲他滨/替诺福韦富马酸酯[c]或埃替拉韦/可比司他/恩曲他滨/替诺福韦艾拉酚胺	
	多替拉韦+恩曲他滨/替诺福韦富马酸酯或恩曲他滨/替诺福韦艾拉酚胺	
	多替拉韦/阿巴卡韦/拉米夫定[b]	
NNRTIs(1 种 NNRTI+2 种 NRTIs)		依非韦伦+恩曲他滨/替诺福韦富马酸酯
		利匹韦林/恩曲他滨/替诺福韦富马酸酯[d]或恩曲他滨/替诺福韦艾拉酚胺
不推荐:不应该提供	所有单一疗法,双核苷方案,三重 NRTI 方案	

　　[a] 该表格提供的治疗指南是针对从未接受过或受过有限治疗的 HIV 患者。为达成治疗目标,基于临床试验数据,优先考虑具有以下疗效的方案:血浆 HIV RNA 持续抑制(特别是病毒载量基线高的患者)、CD4[+]T 细胞计数持续增高(绝大多数病例超过 48 周)、临床转归好(如延迟进展至 AIDS 死亡)。对方案的其他考虑包括药物用量、给药频率、食物要求、用药方便性、药物毒性及药物相互作用等。特别要指出的是,所有抗逆转录病毒药物在应用时均可能发生严重毒性反应和药物不良事件。
　　[b] 仅适用于 HLA-B * 5701 阴性的患者。
　　[c] 仅适用于预计 CrCl>70ml/min 的患者。
　　[d] 仅适用于预计 HIV RNA<100 000 拷贝/ml,CD4 计数>200/μl 的患者。
　　AIDS,获得性免疫缺陷综合征;HIV,人类免疫缺陷病毒;NNRTIs,非核苷类逆转录酶抑制剂;NRTIs,核苷类逆转录酶抑制剂;PIs,蛋白酶抑制剂。

　　脂肪萎缩的原因尚不清楚,似乎体外制线粒体 DNA 聚合酶作用越强的药物(如司坦夫定)越易导致脂肪萎缩。齐多夫定、替诺福韦或者阿巴卡韦等其他 NRTI 替换司坦夫定后,患者的手臂和大腿的脂肪明显增加,躯干脂肪减少(经放射检查如双线源 CT 扫描),但这种改善程度轻微以致可能临床意义不大[72,89-93]。使用具有脂肪溶解作用的重组人生长激素,可减小水牛背和腹围尺寸,但一旦停药就会重新生长[71]。提зам瑞林是 2010 年上市的生长激素释放因子,皮下注射 2mg,每日 1 次,可特异性减少 HIV 感染者脂肪萎缩所致的腹部脂肪沉积[94]。手术切除和吸脂术也可能有效,但存在复发并伴有不良事件(肠道穿孔、腹腔内出血)[95]。脸颊消瘦向凹陷处注射脂肪或高分子材料有较好的效果,但须频繁进行费用高昂的治疗且缺乏长期安全性数据[96]。
　　其他重要的慢性不良反应包括核苷类似物相关的乳酸酸中毒、股骨头坏死和骨质疏松[71]。乳酸酸中毒主要与上

一代 NRTI(司坦夫定、齐多夫定和迪达诺辛)的使用有关,后者不再是首选的抗逆转录病毒药物,但有报道也可由核苷类似物引起。处理是终止药物治疗直至乳酸水平正常,然后再选择不含司坦夫定或核苷类似物的 HAART 方案重新开始治疗[3]。替诺福韦艾拉酚胺(tenofovir alafenamide,TAF)是新型的替诺福韦制剂,较替诺福韦富马酸酯(tenofovir disoproxil fumarate,TDF)具有长期肾毒性和骨毒性小的优点[97]。随着 TAF 的上市(FDA 于 2017 年 6 月批准),如何在药物经济性与安全性间取得平衡,是医师在选择基于替诺福韦方案时需考虑的重要问题。

提高患者依从性

　　治疗成功需要何种程度的依从性尚不清楚,且因抗逆转录病毒类别而有所不同,但一般认为需要服用至少 90%~95% 的处方剂量方可防止耐药性产生,而对 HIV 感染者依从性的研究表明,只有大约 62% 的患者服用了 ≥90%

的处方剂量的抗逆转录病毒药物[98]。需要注意的是,患者常因各自不同的原因而不依从用药,漏服药物的4个最常见原因是:单纯性遗忘、日常安排变化、忙于其他事务和离家外出[99]。与依从性差的相关因素包括:(a)用药量(服用药物数量越大,患者依从性越差);(b)治疗方案的复杂性(特殊的饮食要求、递增或递减药物剂量、服药频次);(c)特殊储存要求;(d)生活方式及日常活动干扰用药;(e)与基础治疗医师和其他健康专家的交流差。在HIV感染人群中,精神疾病或药物滥用也会明显降低依从性。在制订患者个体化的治疗方案时纳入这些因素一并考虑,可以提高依从性,从而提高临床治疗效果,改善患者生活质量。

为了更好地应对复杂的、多维的、患者特异性的问题,提高其依从性并坚持治疗,DHHS HIV治疗指南建议诊所建立多学科联合小组,由值得信赖的主治医师、药剂师、社会工作者、护士、心理医师等负责患者的治疗。此外,临床医生应对患者开展依从性相关的教育(包括告知依从性的重要性)并让患者参与抗逆转录病毒治疗选择过程。选择一个让患者可以理解并承诺可长期坚持的治疗方案对终生依从治疗尤为关键。因此,了解患者的日常日程安排,以及能否遵从抗逆转录病毒治疗的特殊要求(即食物要求、药物相互作用等)非常重要。例如,利匹韦林应该与全餐(理想≥500kcal)一起食用,因此对于经常不吃饭或饮食不规律的患者可能不是最佳选择。依法韦仑可能引起嗜睡,通常在睡前空腹服用以减轻中枢神经系统反应,这对于上夜班的人不适宜。让患者参与选择他们的抗逆转录病毒方案,最大限度地选择一种对其日常工作负担最小的方案,有助于治疗依从性的障碍。在选定抗逆转录病毒治疗方案并开始治疗后,应迅速识别难以坚持的患者(通过患者自我报告、取药记录、药片计数等),辨别他们不能坚持的原因(服药疲劳、支付能力、遗忘等),并采用有针对性的干预措施来改进其依从性。2015 DHHS HIV治疗指南(https://aidsinfo.nih.gov/contentfiles/lvguidelines/AA_Tables.pdf)中的表13列举了提高依从性的特定策略。

目标4:预防人类免疫缺陷病毒相关的发病和死亡

随着成功地治疗HIV(抑制病毒的载量和重建免疫功能),患者发生HIV相关性机会性感染的风险减少。通过实现目标1至3,自然就能达成目标4,而这正是HIV感染药物治疗的终极目标。现今的HAART治疗手段使HIV感染者更常死于非HIV相关的疾病(如心血管疾病、肝脏疾病和非HIV相关的恶性肿瘤)[100]。虽然这表明HIV的治疗取得了显著成就,但也使同时面临HIV相关疾病和其他基础疾病风险的患者的治疗更加复杂,并增加了药物-药物或药物-疾病间相互作用的风险。

患者个体化治疗方案的选择是一个复杂的决定,有多种有效的联用方案可供选用,但需遵循下列一般原则[3,5]。

治疗的一般原则

大多数患者确诊后就会开始初始抗病毒治疗[3,5]。许多现行的方案可使绝大多数患者的病毒载量降至不可测的水平且效果持久。目前疗效得到改善的原因包括:方案简

化(如每日服用更少的药片、服药频次减少、使用剂量固定的复方制剂)、方案整体药效的增强和药物短期不良反应的最小化。因此,如果初始治疗选择了恰当的患者个体化的HAART方案,患者将能够依从治疗并因治疗从病毒学与临床两方面获益。

> **案例76-1问题5**:问诊时,E.J.承认偶尔晚餐时饮酒,但3年内未使用过任何毒品。E.J.自述无药物过敏史,目前服用奥美拉唑抑制胃酸。E.J.是一名建筑工人,白天特别忙,因此希望每日服药1次。E.J.的全血细胞计数、电解质、肝、肾功能都在正常范围内。他的病毒基线基因型未提示任何获得性耐药,HLA-B * 5701阴性。E.J.对采用何种方案没有特别倾向,并表现出强烈的治疗意愿。那么选择方案时应当考虑哪些因素?

首先选择合适类型的抗逆转录病毒方案。一般而言,基于PI或基于INSTI的组合是HAART治疗首选(表76-5)。目前没有明确证据证明哪一种方案更优,药物选择需基于患者个体因素,如合并的疾病、合用的药物及服用药物的数量负担等。避免使用无药物联合或协同作用的方案,如拉米夫定和埃曲他滨的联用不会有任何额外获益,因其耐药谱相似。如需采用蛋白酶抑制剂为基础的HAART,可优先选择利托那韦增效方案。利托那韦是强效的细胞P450酶和P糖蛋白的抑制剂,与包括其他蛋白酶抑制剂在内的很多药物存在显著的相互作用。可利用其作用减慢其他蛋白酶抑制剂的代谢或增加其吸收。一些患者应用洛匹那韦、替拉那韦和达鲁那韦时需要联用利托那韦,以达到所需的病毒学治疗浓度。联用利托那韦方案的病毒抑制作用远高于各制剂单用的方案,并且联用利托那韦的方案常可降低每日服用药片的数量,无需考虑药物/食物的限制。另一种药效增强剂可比司他(cobicistat)也可与阿扎那韦或达芦那韦(以及INSTIelvitegravir)联合使用,产生与利托那韦类似的增效作用而非直接抗病毒作用。利托那韦和可比司他是CYP3A4的强效抑制剂,由于能与多种药物的相互作用,与其联用的药物需根据药物相互作用的程度进行剂量调整[3,5]。

避免使用已发现对特殊人群有害的方案。如避免在未采取可靠避孕措施的育龄期或孕早期妇女使用依非韦仑(孕期D级),该药已在动物实验中发现可致畸。奈韦拉平对基线CD4细胞数较高(女性>250/μl,男性>400/μl)的患者易产生肝毒性。

> **案例76-1,问题6**:E.J应该接受何种初始抗逆转录病毒方案?

进行患者个体化治疗方案选择时,应遵循以下步骤:

第1步:确定HAART治疗方案的类型

仔细评估每一种治疗方案的优缺点(见表76-5),例如蛋白酶抑制剂对现患心血管疾病、高脂血症、糖尿病及其家族史的患者不考虑优先使用[3,71]。

表 76-5

初始抗逆转录病毒治疗方案中不同药物组合的优缺点

ARV[a] 种类	可能的优点	可能的缺点
两种 NRTI	■ 疗效确切的联合抗逆转录病毒治疗的基础 ■ 脂肪分布不均和血脂异常少于以 PI 为基础的方案	■ 罕见但严重的乳酸中毒和肝脂肪变性(d4T>ddI=ZDV>TDF 或 TAF=ABC=3TC=FTC) ■ 低耐药基因突变屏障(单突变耐药)
NNRTI	■ 半衰期长 ■ EFV 和 RPV 可提供单片剂方案	■ 低耐药基因突变屏障 ■ 与上市的 NNRTI 间有交叉耐药 ■ 皮疹 ■ 可能经细胞色素 P-450 发生药物相互作用 ■ 对 NNRTI 的耐药较 PIs 和 INSTIs 更易传播
PI	■ 较高的耐药基因突变屏障 ■ 少见耐药所致的治疗失败(增效 PI 方案) ■ 对间歇性依从的耐受好	■ 代谢综合征(脂肪分布变化、血脂异常、胰岛素抵抗) ■ 细胞色素 P450 的底物、抑制剂、诱导剂(发生药物相互作用)
INSTI	■ 可耐受性 ■ 与 EVG 和 DTG 提供单一片剂方案 ■ 研究显示不良反应较 RAL 联用依非韦仑少见 ■ 较以 NNRTI 和 PI 为基础的方案与 RAL 和 DTG 的药物相互作用较少 ■ 实现快速抑制病毒载量	■ 应用于初治患者的长期经验较基于 PI 的方案相对不足 ■ 较以增效 PI 为基础的方案耐药基因突变屏障低

[a] 改编自 2016 年 7 月版的美国卫生和人类服务部(DHHS)治疗指南。有关每种 ARV 药物优缺点的讨论,请参阅完整指南。

ABC,阿巴卡韦;ARV,抗逆转录病毒;DTG,多替拉韦;EVG,埃替格韦;FTC,恩曲他滨;NNRTI,非核苷逆转录酶抑制剂;NRTI,核苷逆转录酶抑制剂;PI,蛋白酶抑制剂;INSTI,整合酶转移抑制剂;RAL,拉替拉韦;TAF,替诺福韦艾拉酚胺;TDF,替诺福韦富马酸酯;3TC,拉米夫定。

E. J. 在讨论后表现出很强控制疾病的意愿并愿意接受治疗。使用以 PI 或 INSTI 为基础的联合治疗方案都是合适的,可选的治疗方案见表 76-4。

第 2 步:方案中药物的优化

下一步就需要选择方案中的具体药物。多数情况下,具有绝对禁忌或明显的药物间相互作用的药物应避免选用。本案例中核苷或核苷酸逆转录酶抑制剂包括拉米夫定、替诺福韦富马酸酯或替诺福韦艾拉酚胺、恩曲他滨和阿巴卡韦等,都是 E.J 的可选药物。就药物相互作用而言,PI 或 INSTI 均可以与奥美拉唑一起服用。

第 3 步:生活质量的考虑

当选择一个治疗方案时,对患者生活质量的评估、潜在药物的不良反应和患者偏好,应给予对药物相互作用、禁忌同等重视,治疗方案是否奏效有时就决定于这些考虑。结合 E. J. 的生活方式和工作需要,拟首选对日常生活干扰最小的治疗方案,因此每日服药 1 次的方案或每日 2 次的方案是恰当的(见表 76-3),能每日 1 次更好。可选的治疗方案包括基于 PI 的方案,达芦那韦联合利托那韦加用恩曲他滨/替诺福韦富马酸酯或者恩曲他滨/替诺福韦复方制剂,每日 1 次;或以 INSTI 为基础的方案,拉替拉韦每日 2 次联用恩曲他滨/替诺福韦富马酸酯或者恩曲他滨/替诺福韦艾拉酚胺每日 1 次,埃替拉韦/可比司他/恩曲他滨/替诺福韦或者埃替拉韦/可比司他/恩曲他滨/替诺福韦拉替拉韦的组合片剂每日 1 次,dolutegravi 加用恩曲他滨/替诺福韦富马酸酯或者恩曲他滨/替诺福韦阿拉芬酰胺每日 1 次,或者达芦替韦/阿巴卡韦/拉米夫定组合片剂每日 1 次。

案例 76-1,问题 7:E. J. 开始使用恩曲他滨、替诺福韦、埃替拉韦和可比司他(复方制剂每日 1 次,Stribild)。治疗应如何监护? 是否需要进行其他的检查? 如何增加依从性?

短期疗效的评价

评价抗逆转录病毒治疗方案是否有效有 3 个重要的标准:临床评估、替代标志物的反应和治疗的耐受性,也包括患者对治疗方案的依从性[3,5]。有临床症状(如疲劳、夜间盗汗和体重下降等症状;新发机会性感染)的患者,在接受一个恰当的抗逆转录病毒治疗后通常即可缓解,体力和精力增强,整个身心状况改善,但一些患者的疗效可能不显著。因此在治疗后的每一次随访时,都应该对患者的临床症状进行仔细的评估。

所有患者均需反复进行病毒载量定量和 T 细胞计数,这些前驱指标能帮助医生判断治疗反应的程度,保证病毒载量持续降低。有效的治疗可使病毒载量在第 4 周与第 8

周时，至少分别下降三分之一（0.5log）与十分之一（1.0log）[3,5]，且病毒载量将在接下来的 12～16 周继续下降，多数患者可降至检测限以下[3,5]。方案的长期疗效与其治疗初期的病毒抑制强度相关，对病毒抑制效果越强，该方案的疗效越持久[101]。但药物对病毒抑制的速度和强度受多个因素的影响，包括患者的临床状态（如已进展的疾病——T 细胞数低和病毒载量高），对治疗的依从性和方案的总体治疗作用[3,5]。

随着病毒复制持续减弱，T 细胞被破坏减慢最终可出现细胞种群恢复。这种 T 细胞上升的程度差异明显，部分患者增长幅度大（≥500/μl），而其他患者上升很少，甚至无变化。如果 T 细胞数量未迅速出现改变，在治疗开始后应每 3～4 个月测定 1 次 T 细胞计数[3,5]。

免疫重建综合征是指在启动强效抗逆转录病毒治疗后，机体免疫重建可引起一些症状恶化的表象[102-104]。在进展期 HIV 感染患者（CD4 细胞数<100/μl），因严重的免疫功能障碍导致机体不能对亚临床感染产生适当的免疫反应，结果是这些感染通常在宿主未察知下反复发生（即疾病静止期）。在初始治疗的 12 周中，会出现因免疫记忆细胞再分布所致的增强免疫反应[105-107]和感染部位的炎症反应。免疫重建综合征可以出现在存在任何静止期疾病的器官系统内（如中枢系统、眼睛和淋巴结），大多数患者发生于强效抗逆转录病毒治疗的第 1 到 4 周内[3]。

患者对治疗方案的耐受性，包括参与治疗方案的选择、简化服药方式和避免难以忍受的副作用等，对于患者的意志力及对治疗方案的依从性均至关重要。如果患者依从性差，将会增加临床治疗失败及耐药进展的风险。每次诊疗都应该评估患者的依从性，并分析患者不依从的类型及原因，即便依从性不是当前的主要问题，强化依从和积极的鼓励也是必要的[3]。

案例 76-1，问题 8：开始治疗后，E. J. 病毒载量值由第 4 周时的 7 000 拷贝/ml 降至第 14 周的不足 50 拷贝/ml（检测不到），而 T 细胞数从 225/μl 上升到 525/μl。其夜间盗汗、发热症状消失，感觉"极好"，也未出现药物相关的问题。E. J. 的治疗有效吗？治疗应该如何监护？

E. J. 采用恩曲他滨、替诺福韦、埃替拉韦和可比司他的治疗已显效，从临床看，他的症状已平息，并且总体健康状况显著改善。从检测指标看，病毒载量下理理想，现在已低于可测量的水平，T 细胞计数则增长至 300/μl。此外，未发生药物相关不良时间。就目前情况，应该继续实施原治疗方案，无需做任何调整。

远期疗效的评估

一旦治疗方案稳定下来，远期的治疗目标就是保持最大限度地抑制病毒复制、维系临床症状和免疫功能的持续改善并维持对药物的耐受性。应该定期监测病毒载量（每 3～4 个月）和 T 细胞数（每 3～6 个月）[3-5]。这些指标使临床医师监测病毒活动和免疫学状态的变化趋势，有助于早期确定治疗失败。在治疗开始的 3～6 个月随访中，应对患者进行临床评估和治疗耐受性质询。

治疗失败

案例 76-1，问题 9：E. J. 应用恩曲他滨、替诺福韦、埃替拉韦和可比司他的方案已超过 1 年，迄今其 T 细胞计数稳定在 550/μl，病毒载量仍低于检测限。但述新出现了发热和萎靡，并述其一直遵从治疗也未服用新的药物。复测显示他现在的病毒载量 3 000 拷贝/ml，T 细胞计数 375/μl（双样本测定和复核），E. J. 的治疗方案需要调整吗？

判定治疗失败应基于：（a）临床症状；（b）标志物数据；（c）治疗的耐受性和依从性[3,5]。

许多患者治疗失败的最初表现是变化的临床症状和体征，表现可轻微（如增加的全身症状、新发生的口腔白斑）或严重（如新的机会性感染），发生这些变化即提示治疗失败并需要调整治疗方案。

疗效的评判还应包括替代标志物数据的评估（如 T 细胞及病毒载量），多数时候这些标志物数据的变化先出现于可察觉的症状和体征。因此对标志物数据的仔细评估使在任何免疫损害发生前提前干预。病毒学失败定义为在充分的抗病毒治疗下，仍有新的或存在持续的病毒复制，提示治疗失败。例如，患者血清病毒复制水平从治疗初期被抑制到检测限下后，又被反复重新检出，应评估为为治疗可能失败。那些治疗从未达到把病毒抑制到检测限下的患者，其病毒复制增高（定义为增高 3 倍或更高），也应该看作治疗失败[3,4]。

评估病毒载量时，重要的是要认识到其数值可因疫苗接种或并发其他感染而增高（见案例 76-1，问题 2）。因此要对患者病史全面复习，仔细排除引起病毒载量增加的其他因素。此外，对病毒载量检测结果的解读应是随时间演变的趋势而不是单次检测的水平高低，因此最初病毒增加的 4 周内应反复检测和评估病毒载量。部分患者会出现一过性的病毒"闪点"（病毒载量增加至刚好能检测的水平，如 50～1 000 拷贝/ml），然后在下一次随访时又回到不可检测[107,108]。病毒"闪点"的临床意义未知，而且它们虽然不是治疗失败的直接反应，但提示病毒复制有可能在近期发生突破，其原因可能是患者治疗依从性差或抗病毒治疗的强度不够[109,110]。应密切随访这些患者，必要时调整其 HAART 方案。

病毒复制增加的结果是导致 T 细胞的破坏。不论病毒载量有无增加，只要 T 细胞计数持续下降就表示治疗失败，需要更改治疗方案。

治疗失败的其他可能原因包括依从性差或药物相互作用。对依从性差的患者，应详细与患者就药物的耐受性，漏服药物的次数和不依从的时间节点，以及生活方式的改变进行讨论。重新制订方案时应考虑到患者将来的用药依从性及耐药株产生的风险。而长期依从性不佳的患者，更改治疗方案后治疗成果的可能性有限。停止患者的抗病毒治疗，相较其断续的、部分或完全不遵从方案而言，发生耐药的风险更低。不依从的程度和持续时间对于耐药性产生的准确影响不能全面评估并与耐药基因突变屏障有关，但要防止病毒发生突变，仍然需要维持足够的抗病毒强度。

显著的药物相互作用可降低药物口服的生物利用度，或增加代谢导致血清药物浓度降低而使治疗失败[3]。而且很多药物为确保吸收良好有特别的饮食要求。每次随访都应仔细地询问患者新使用的药物，并对这些药物可能带来的药物相互作用进行评估（表76-6）。

表 76-6

抗逆转录病毒药物的代谢和潜在的药物相互作用

类别	主要代谢途径及药物相互作用	例外
NRTIs	完全清除，药物作用少	ABC 通过乙醇脱氢酶代谢与酒精竞争性代谢
NNRTIs	CYP3A4 底物 CYP3A4 诱导剂	RPV 仅是 CYP3A4 底物 ETR 也是 CYP2C9,CYP2C19 底物/抑制剂
PIs	CYP3A4 和 PGP 底物 CYP3A4 抑制剂	RTV 也是 CYP2D6 底物/抑制剂 ATV 还抑制 UGT1A1 TPV 也是 CYP2D6 抑制剂和 PGP 诱导剂
INSTI	UGT1A1	EVG 是一种 CYP3A4 底物,联合 COBI 为有效的 CYP3A4 抑制剂。 DTG 也是 UGT1A3 和 PGP 底物
CCR5	CYP3A4 底物	

ABC,阿巴卡韦;CCR5,趋化因子受体拮抗剂;COBI,可比司他;DTG,多替拉韦;EVG,埃替拉韦;ETR,依曲韦林;INSTI,整合酶抑制剂;NRTIs,核苷酸转录酶抑制剂;NNRTIs,非核苷酸转录酶抑制剂;PIs,蛋白酶抑制剂;PGP,P-糖蛋白;RPV,利匹韦林;RTV,利托那韦;TPV,替拉那韦。

目前 E. J. 出现提示治疗失败的许多症状和体征:无其他原因新出现的发热和不适、在过去 4 周以内也无其他感染和疫苗接种但病毒载量可以检测并达 3 000 拷贝/ml、T 细胞从 550/μl 降至 375/μl 而且未用任何可能影响目前治疗的其他药物并一直依从治疗。因此,有必要对目前治疗方案进行调整。

案例 76-1,问题 10:什么样的抗逆转录病毒治疗方案可考虑用于 E. J.?

除了在案例 76-1,问题 5 中所列的一般治疗原则外,为治疗失败后患者选择更换治疗方案时还应考虑其他因素[3,4]。

改变治疗方案总的原则

1. 如果可能,新方案中应至少包括 2 种,最好 3 种有效药物。选择新方案时应充分考虑到抗病毒药物间可能的交叉耐药,可借助耐药性检测得到有价值的信息（见案例 76-2,问题 2）。

2. 在抗逆转录病毒药物治疗中发生病毒的持续复制与增长很可能已发生耐药。因此在治疗完全失败前应立即调整方案,持续无效的方案更易导致耐药突变的累积（特别是蛋白酶抑制剂）,这样会限制未来的治疗选择。

3. 推荐采用耐药性检测指导将来药物的选择。还在接受失败方案或停止治疗 4 周内的患者最适宜进行耐药性检测,通过测定病毒基因型、表型或虚拟表型可提高检测耐药病毒株的可能性。当病毒拷贝数<1 000/ml 时,这些检测并不一定能查到突变。而对仅有持续低水平病毒血症的患者,测定可能不适用。

4. 为了防止产生耐药性,绝不应将一个新药加入原来失败的方案。该原则的例外是确定因治疗不足导致初始治疗未达到目标（如到 16~20 周才检测到病毒）,而病毒载量呈总体下降趋势时,一些临床医师会增加一种药物以对方案进行强化。

5. 只要可能,不应重启已停用的失败方案,因失败方案耐药的病毒株仍然会在机体内不同部位继续潜伏,重新启用过去已经失败过的方案会导致耐药病毒在体内大量复制,再次导致治疗失败。在某些情况下（例如伴发有进展性疾病,治疗选择受限或患者已使用过大多数抗逆转录病毒药物）,为实现抑制病毒复制的目标,重新启用某些药物或方案与新的药物联用可能是必要的。

6. 当治疗失败由药物毒性直接导致（并非疗效差）,应选择同类别的药物进行替换,以尽量减少交叉耐药发生的可能。

7. 如果必须停用方案中的某一个药物,建议停用整个方案,并随之开展新方案治疗以免发生耐药。该原则一种例外情况,即方案中包含两种半衰期不同的药物如 NNRTIs 和 NRTIs,因为 NNRTIs 有更长的半衰期,同时停药就有可能造成仅为 NNRTIs 单药治疗的后果。因此许多专家建议继续使用 NRTIs 1~2 周,直到 NNRTI 从体内完全消除（覆盖其药动学的"尾端"）。

应认识到许多可选治疗方案都是基于理论上的益处或有限的数据。此外,很多可能的选择都会因患者的药物治疗史、药物不良反应和耐受性受到限制。因此,在调整更换治疗前临床医师应与患者仔细讨论这些问题。

E. J. 现行的治疗方案已经失败,必须选择一个新的抗逆转录病毒方案。在依据耐药性试验结果选择敏感药物时,还应该考虑到患者的生活质量。就 E. J. 而言,根据耐药性检测的结果,其合理的方案是选择利托那韦增强的 PI 联合 2 种或以上的核苷类药物。

有抗逆转录病毒治疗史的患者需考虑的因素

案例 76-2

问题 1: H. G., 56 岁,男,HIV 阳性,有过多种抗逆转录病毒药物不规范的治疗史。20 世纪 80 年代末至 1990 年初采用齐多夫定单药治疗,当拉米夫定上市后,改用齐多夫定联用拉米夫定,直到 20 年前治疗失败并发生齐多夫定引起的肌病。此后 H. G. 断断续续接受了多种不同方案的治疗,均未获得持续的临床好转。目前正使用恩曲他滨/替诺福韦富马酸酯和阿扎那韦/利托那韦治疗,其 CD4 计数为 55/μl,病毒载量为 48 000 拷贝/ml,这些指标稳定了 9 个月。有不规范抗病毒药物治疗史的患者与初治患者有怎样的不同呢? 为类似 H. G. 的患者选择治疗方案时有什么特殊的考虑?

感染超过 20 年的患者可能已尝试过各种不同试验性的和 FDA 批准的治疗方案,因此可选的方案已几乎用尽,而具有较高耐药屏障的新型药物与较老的药物间没有交叉耐药性,可用于这些患者。达芦那韦可首选用于初治患者,并因其耐药基因突变的高屏障和与其他 PIs 较少的交叉耐药性,也可用于有复杂治疗史的经治患者[3,4]。第二代 NNRTIS,依曲韦林和利匹韦林相较于第一代 NNRTIs 依法韦仑和奈韦拉平具最小的交叉抗性[3,4]。马拉维若(maraviroc)是第一个被 FDA 批准的 CCR5 受体拮抗剂,是 CCR5 辅助受体的 HIV-1 感染者治疗失败后的有效选择。但不推荐用于双辅助受体(CXCR-4 和 CCR5)的病毒亚群或仅利用 CXCR-4 受体的患者。因此在选用马拉维罗前应进行受体取向检测。另外,INSTIs 具新颖的作用机制,可用于逆转录酶与蛋白酶广泛突变的患者。一些经历了广泛药物治疗的患者因病毒已发生多种形式的耐药,极大地限制了药物的选择。这类患者要实现病毒载量的完全抑制或免疫系统的重建几无可能[3,4]。

经过多种抗病毒治疗的患者还使临床面临一些特别的难题,医师必须考虑以下因素:

1. 治疗耐受性:进展至 AIDS 的患者常对许多药物治疗的耐受性低。原因尚不完全清楚,有可能是因 HIV 介导的免疫改变和细胞因子紊乱引起。因此,医生进行评估时应警惕药物引起的不良事件。

2. 药物间相互作用:许多进展至 AIDS 的患者因机会性感染的一级和二级预防及对并发基础疾病的治疗而服用多种药物,导致药物间相互作用的危险性增加。所以,在增加任何一种药物时,无论是处方药或非处方药,都应该仔细评估与现在使用的抗逆转录病毒药物之间是否存在相互作用(见表 76-6)。反之,如果要调整抗病毒治疗方案,也应

仔细排查与正使用的治疗药物间的相互作用。

3. 生物利用度改变:进展至 AIDS 的患者许多严重腹泻、厌食、体重下降、消耗和胃酸缺乏等导致对多种药物吸收不良,因此许多药物,特别是一些对饮食有特殊要求的 PIs 的生物利用度会受影响(见表 76-3)。任何饮食方式或消化功能的改变,均需仔细评估对抗病毒治疗药物的影响。

4. 抗逆转录病毒药物史和耐药性检测:全面详细的药物史及耐药性检测的结果是指导更换治疗方案最有价值的信息。对曾经有过多种抗逆转录病毒治疗史的患者,关键是要确定既往无效的方案并找到治疗失败的真实原因。这些患者可选择的药物方案已极大受限,因此确定之前的治疗失败是否确实由病毒原因抑或其他原因(如不耐受治疗或疗程不够)尤其关键。此外,引发治疗不耐受或哪种药物导致不良反应的细节信息也有助于选择合适的新方案。某些时候,如果药物不良反应轻或可以恰当地治疗和控制,仍可再次启用。

耐药性、病毒基因型、表型及病毒适应性

案例 76-2,问题 2:病毒基因型和表型检测有助于为 H. G. 选择最佳的治疗方案吗? 都有哪些检测方法? 这些检测有何局限性和应在何时进行? 什么是病毒的适应性,它在临床决定中有何意义?

病毒的基因型和表型检测可揭示其对抗逆转录病毒药物的耐药模式。基因型分析用于评估病毒遗传物质的突变,而表型用于评估病毒在持续增加的药物浓度中生存的能力。耐药性的产生有 3 种可能的原因:

1. 一开始即感染了耐药株[111-113]。

2. 敏感病毒发生无效、错配后自然选择出的耐药株[35]。

3. 通过未能完全抑制病毒复制的抗病毒治疗选择性压力而产生的耐药株[3,4]。

当 HIV 基因组中编码的氨基酸被其他氨基酸替代时就发生了突变,例如 3TC 的耐药即是病毒蛋白链中的 184 号氨基酸蛋氨酸被缬氨酸取代[114,115],该突变被称作 M184V 突变。这些氨基酸的突变会改变编码的蛋白质,又能改变其形状、大小或改变逆转录酶的底物或引物[115],结果是结合药物的位点减少,与天然底物的亲和力增加,或病毒能促使抗病毒药物与酶分离(如对药物焦磷酸化)[113]。突变是否引起临床耐药、毒株活性降低或无显著影响,取决于突变的氨基酸位点。事实上,某些突变或多重突变可导致病毒对药物的敏感性增加(超敏株),而一些关键氨基酸的改变则导致对多种抗病毒药的交叉耐药[4,114]。

易发生耐药的关键酶研究较多,即逆转录酶(RT 酶)、蛋白酶和最近的整合酶。依赖 RT 酶的复制过程易出现错配。鉴于 HIV 基因组约有 10 000 个核苷酸的长度,由 RT 引发的突变发生频率约复制 10 000 个核苷酸就会发生

1次,因此几乎每1次病毒复制都会产生1次突变。每日有超过100亿病毒颗粒产生,HIV基因组的每个任意位点都可能会发生1 000~10 000次突变[35]。抗逆转录病毒药物的关键突变由临床专家小组定期更新。

随时间推移,研究人员已发现无数病毒亚种群,即"准种"。在任何一段时间和一个宿主内都存在多个不同的"准种"。此外,在身体的任何部位(例如中枢神经系统、睾丸、淋巴结)也存在多个不同的"准种"。在整个病毒群体中这些突变株仅能代表所分离的一小部分种群,较之野生型病毒一定存在复制缺陷[114]。但这些突变株在抗病毒治疗的选择性压力下仍可复制。例如野生株的复制被抗病毒药物抑制后,治疗下更适合生存的任一突变株,其突变就成为一种竞争优势[114]。应该认识到发生耐药性的病毒一定会进行复制,只有病毒复制被完全抑制时,才不易出现耐药株。

基因型分析是以PCR扩增病毒遗传物质并测序,通过对RT酶或蛋白酶关键序列的分析可以确定突变,这些分析可快速完成。但是只有当体内25%以上的HIV病毒株发生突变时才能检出,当突变的RNA样本大于1 000拷贝/ml时结果才可靠。由于耐药株是在抗逆转录药物的筛选压力下产生,因而对一些稀少但具重要临床意义的分离株,这些检测可能提供不了有价值的信息[3,4]。

表型分析检测不同药物浓度下病毒增殖情况,以确定其对药物的敏感性(如半数抑制浓度IC$_{50}$等)。因其一次仅能评估一株分离病毒,可能遗漏对其他临床相关分离株的测定[5]。目前应用的另一种称为虚拟表型分析的方法可将想了解的分离株基因信息导入已完成表型和基因型分析的大数据库进行比对[3]。

另一项临床能进行的检测是"病毒适应性"或"复制能力"。导致耐药的病毒基因突变常常会损害其复制能力[116,117],适应性检测就是在表型评估中对复制能力的量化测定。在确定表型之前,进行病毒分离株扩增,以野生敏感株为对照,评估其复制能力。复制能力为对照株的70%~120%适应性正常,小于70%即可认为是适应性低下。总之,病毒的基因突变越多,就会变得越弱,适应性就越低(虽然在某些情况下,突变的相互作用会导致病毒出现相对的适应)。最近的研究表明虽然病毒复制持续存在,但是低适应性的病毒因破坏免疫的作用不及适应性正常的病毒[115]。该发现对那些治疗方案选择已受限的患者非常重要,因这些患者可以沿用不能完全抑制病毒复制但可使病毒产生差适应性和减少T细胞破坏的HAART方案。

与为HIV感染者所作的任何临床决定一样,结合患者的药物治疗史对这些检测结果仔细评估是制订出恰当治疗方案的基石。强烈建议向专家咨询病毒耐药的模式。

鉴于H. G. 已接受过广泛的抗病毒药物治疗,现治疗失败后,进行基因型、表型或虚拟表型分析可能有助于治疗方案的调整。

特殊情况

CD4细胞恢复不佳

案例76-2,问题3:H. G. 开始用替诺福韦艾拉酚胺、恩曲他滨、多替拉韦,和达芦那韦方案治疗。在接下来的6个月,T细胞数增加到325/μl,病毒载量下降至5 000拷贝/ml。在最近两次随访中,病毒载量分别为2 000拷贝/ml和<50拷贝/ml,CD4计数分别为275/ml和225/ml,无新临床症状或不良反应出现。此外,H. G. 坚称自己完全依从治疗,有必要调整治疗方案吗?

大多数情况下,病毒载量的下降会使CD4细胞计数上升;然而,在某些情况下,CD4细胞在病毒载量抑制下却无法恢复[5]。在这种情况下,维持原治疗方案并密切监护病情也许是明智之举,不推荐加用药物强化方案或改变给药方案以增加CD4细胞计数[3]。

治疗药物监测

多项队列研究纳入疾病等基本情况一致且服用同一剂量的患者,结果显示各种抗逆转录病毒药物其药物代谢动力学存在明显的个体差异[3,117-120]。导致这种差异有很多因素,如药物基因组学、环境、生理条件、依从性和药物间相互作用等。大多数抗病毒药物均有药物剂量效应,药物浓度越高,病毒抑制效应越迅速和持久。而且其毒性也遵从剂量-效应关系。

目前在一些特定情况下推荐进行治疗药物浓度监测(therapeutic drug monitoring,TDM)[3,119]对发生明确的药物相互作用或存在胃肠功能、肝肾功能异常损害的患者,TDM确定血药浓度的高低,以便通过剂量调整得以纠正。TDM还有助于保证一种新的联合抗病毒方案不会发生任何不可预测的不良药物相互作用。对已接受过治疗的患者,药物浓度及其病毒敏感性的数据可帮助确定最佳的给药剂量。相应的,如果患者正遭受可能是药物浓度依赖的不良反应(如依非韦伦的神经精神不良反应),也能从TDM获益。TDM也用于依从性监护或对孕妇和儿童等特殊人群的药物代谢动力学监护。

目前药理学专家推荐下一次抗逆转录药物服用前,应及时测定两次服药间药物的谷浓度。依非韦伦(通常晚上服用)的半衰期长,可于服用后12小时取样以反映服药后24小时的血药浓度。影响抗逆转录病毒药物谷浓度值的因素很多,为正确地解读血药浓度,患者应提供此前几天的服药剂量记录,列出合并用药的清单以查对药物相互作用和最后一次服药的准确时间。TDM采样时间也应该准确记录。另一个影响因素是药物浓度随时间演变在患者体内的变异性。虽然未曾全面地评估过,但严格控制影响因素(给药剂量、饮食、药物相互作用、依从性等研究条件)下的药动学研究,可将随时间演变的药物浓度差异(日间差)最小化。但在患者自行服用药物时,这些因素每日都在变化,导致每次随访时测定的药物浓度有很大变异,因此在调整剂量前,可能需要采集多个样本才能确定药物浓度的变化趋势。最后,为了减小实验室间的变异和测定误差,推荐由开展抗逆转录病毒药物浓度测定常规项目并采用内部和外部质量控制标准的实验室进行 TDM。

药物相互作用

案例 76-3

问题 1: J. F. ,男,37 岁,HIV 阳性。过去 4 年一直服用恩曲他滨,替诺福韦富马酸酯和达芦那韦。他最近甘油三酯、低密度脂蛋白和总胆固醇显著升高。在开始进行 J. F. 的药物降脂治疗前有哪些事项需要考虑?

抗逆转录病毒药物的相互作用极常见,因此无论是 HIV 相关或无关的治疗药物方案改变时均应加以考虑。本病例中,利托那韦通过抑制 CYP3A4 同工酶的代谢活性而显著升高 HMG-CoA 还原酶抑制剂的浓度[3]。HMG-CoA 还原酶抑制剂浓度增加可能会使 J. F. 面临肌痛和横纹肌溶解的风险。J. F. 的高脂血症需要采用 HMG-CoA 还原酶抑制剂治疗,应当考虑使用仅由 CYP3A4 部分代谢或通过另一途径代谢的抑制剂。辛伐他汀和洛伐他汀不可与利托那韦联用,但普伐他汀、匹伐他汀、瑞舒伐他汀和阿托伐他汀减量后可以使用[3]。DHHS AIDS 成人治疗指南列出了与抗逆转录病毒药物联用时具体的药物相互作用及使用建议[3]。表 76-6 列出了每类抗逆转录病毒药物的代谢和转运途径,以及各类药物间可能的相互作用。

妊娠与哺乳

案例 76-4

问题 1: T. D. ,女,32 岁,HIV 感染。抗逆转录病毒治疗包括多替拉韦/阿巴卡韦/拉米夫定每日 1 次。她的病毒完全被抑制,CD4 细胞计数为 786/μl。T. D. 自行检测到妊娠阳性。正用的抗逆转录病毒方案在妊娠期间合适吗? 能不能阻断母婴间的传播?

围生期 HIV 指南[75]推荐正接受病毒抑制方案的患者怀孕时,只要耐受性好应沿用原方案。该指南指出"一般来说,除非已知对妇女、胎儿或婴儿不良作用超过获益,否则妊娠妇女应采用与非孕妇的相同的治疗方案。"依非韦伦是当前所有抗逆转录病毒药物中唯一一个妊娠 D 级的药物,不推荐在妊娠前 8 周使用。依非韦伦被发现在动物实验中有致畸作用,并且回顾性研究中已有人类胎儿神经管缺陷的病例报告[122-125]。围产期传播预防指南建议将阿巴卡韦/拉米夫定、恩曲他滨/替诺福韦富马酸酯或拉米夫定与替诺福韦富马酸酯作为妊娠期 HAART 治疗的一线 NRTIs 药物。阿扎那韦/利托那韦和达伦韦仑/利托那韦是孕期开始的首选 PIs 类药物,拉替拉布是孕期初始治疗时整合酶抑制剂的首选。齐多夫定/拉米夫定、洛匹那韦/利托那韦、依法韦仑及瑞利韦林(rilpivirine)可作为怀孕 8 周后的备选药物[120]。多数妊娠期推荐方案均基于这些可在妊娠期间

获得最好的安全性和疗效(动物及人类)的药物[122]。

当产妇的病毒载量持续超过 1 000 拷贝/ml 时,推荐在 38 周进行剖宫产手术以减少母婴传播的风险。当病毒载量小于 1 000 拷贝/ml 时,几无证据显示剖宫产手术较阴道分娩具更低的母婴传播风险。本例中,临床医师需和患者谨慎的商榷以做出决定。此外,如果母亲的病毒负荷大于 1 000 拷贝/ml 或分娩时不明确,当分娩发作时,推荐静脉给予齐多夫定 2mg/kg 滴注 1 小时,接下来在分娩过程(从发作直至生产)中继续 1mg/(kg·h)。婴儿自出生开始,推荐口服齐多夫定 2mg/kg 每 6 小时 1 次,持续 6 周。诊断性病毒学检测如 HIV DNA 的 PCR 或 RNA 分析推荐在婴儿 14~21 日、1~2 月龄和 4~6 月龄时进行。因为母亲的 HIV 抗体会通过胎盘,直到婴儿 18 月龄都能检测到[122],因此不推荐进行抗体检测。

不推荐能方便获得清洁水源和配方奶地区的 HIV 阳性的母亲进行母乳喂养,尽管使用了抗逆转录病毒药物进行预防,但母乳喂养传播 HIV 的风险仍明显高于配方奶喂养[122,126]。

由于 J. F. 的抗逆转录病毒治疗方案完全抑制病毒且可耐受,按指南推荐应继续目前的方案。如果在整个怀孕过程中仍然无法检测到病毒,那么是否进行剖宫产手术或自然分娩将由 J. F. 和她的医生决定。

暴露前预防

案例 76-5

问题 1: F. C,22 岁,HIV 阴性,健康男性,有多个男性性伴侣。多数情况下均使用避孕套,但希望能对 AIDS 的预防提供额外的保护。F. C. 适合什么样的预防方法?

暴露前预防(pre-exposure prophylaxis,PrEP)是指用抗逆转录病毒药物预防 HIV 感染。恩曲他滨 200mg/替诺福韦富马酸酯 300mg 的复合制剂已被 FDA 批准适用于预防 HIV 感染高危人群[127]。美国 HIV 感染预暴露临床试验指南推荐将 PrEP 提供给男男性生活频繁的成人,性生活活跃的异性恋者,以及使用注射吸毒等感染 HIV 病毒高风险的人群[128]。此外,指南推荐当配偶一方为 HIV 感染的异性恋患者,PrEP 应考虑作为受孕和妊娠期间的预防措施之一。HIV 检测应在使用恩曲他滨/替诺福韦富马酸酯复合制剂之前即刻进行,服药后 3 个月复查 1 次。如果发现感染 HIV,则应立即停止服用恩曲他滨/替诺福韦富马酸酯复合制剂以避免耐药性的产生。PrEP 应在行为风险咨询与药物依从性咨询时一并提供。除了常规的 HIV 检测和行为风险咨询外,肾功能测试应在基线,3 个月及之后的每 6 个月检测 1 次,性传播疾病(sexually transmitted infections,STI)应在基线和每 6 个月筛查 1 次[128]。

F. C. 可考虑服用恩曲他滨/替诺福韦富马酸酯每日 1 片预防 HIV 感染。他需要做 HIV 的基线测试、STI 和肾功能测试,以及药物依从性和行为风险咨询。如果需监测和重复 HIV 检测,他需要连续服用恩曲他滨/替诺福韦富马酸酯 3 个月后随访监测并行 HIV 测定。

暴露后预防

案例 76-6

问题 1：L. T.，女，47 岁，HIV 病房护士。在给一个新确诊尚未开始 HAART 的 HIV 男性患者进行常规检查抽血时，不小心用污染的针头将自己扎伤。有可用的干预方案阻断从污染针头感染 HIV 吗？应用何种药物？疗程多长？

暴露后预防（postexposure prophylaxis，PEP）是对接触过疑似或确诊 HIV 感染者的血液或体液的个体，使用抗逆转录病毒药物进行预防。职业暴露发生的 2 小时内需立即评估是否应给予首剂抗逆转录药物[129,130]进行预防。暴露后预防越早越好，通常应开始于暴露后 72 小时内。经皮肤暴露较黏膜暴露的风险大；中空针风险又明显高于实心针；深穿刺伤风险明显高于表浅伤；暴露于大体积感染体液的风险高于小体积的体液。患者个体因素也必须考虑，如 HIV 患者是否已接受 HAART 治疗并且病毒载量得到抑制还是仍有较高的病毒载量。无论类型或风险因素如何，现行指南建议所有暴露后的医务人员均应开展 PEP，当暴露源来自病毒阳性或疑似阳性患者，PEP 应持续 28 日；如果暴露源患者状态未知但后来被确定为 HIV 阴性，PEP 可在 28 日前终止[129,130]。当暴露或可能暴露于 HIV 后，建议所有医护人员使用三药 PEP 的推荐的治疗方案，其中含拉替拉韦或多替拉韦任意一种的两药 NRTI，备选方案包括两种 NRTI 联用 PI[130]。

当已知暴露源患者是具有 HIV 治疗经验的患者，PEP 所用药物的选择通常取决于该患者的治疗方案和耐药情况[129,130]。

L. T. 应立即开始 PEP 方案，优选恩曲他滨/替诺福韦富马酸酯每日 1 次，联合拉替拉韦每日 2 次或多替拉韦每日 1 次，整个疗程应持续 4 周。详细了解暴露来源的患者情况是必要的，例如该患者存在严重的药物耐药性时，L. T. 可能根据该患者的耐药模式优化她的抗逆转录病毒预防方案。L. T. 应采用 ELISA 法对其在暴露时、暴露后的第 6 周、12 周和 6 个月进行 HIV 抗体检测。她还需要进行抗逆转录病毒毒性反应的基线和随访实验室检查，以监测不良反应，至少应该包括全血细胞计数，肝肾功能检查，使用蛋白酶抑制剂时检查空腹血糖等。其他检测项目应根据所用药物而定[129,130]。

非职业性 HIV 暴露的预防指南也遵循相似的危险因素和分层治疗的模式。在暴露于 HIV 感染者的血液、生殖器分泌物或其他潜在的感染性体液后 72 小时内就诊，因这些暴露存在 HIV 传播的实际风险，被暴露人应立即开始采用与职业暴露类似的预防方案，疗程 4 周，并进行同样的检查和 HIV 检测[131]。

跟踪治疗进展

HIV 感染的治疗在持续取得进步，治疗与预防领域不断有重要的数据在涌现。呈现于学术会议和专业杂志的大量数据实时反映了 HIV 治疗上的热点和在棘手难点上的进步。但意见纷呈，许多医生，甚至包括积极治疗 HIV 患者的医生，对治疗方案的选择仍非常谨慎，并且常常感到迷惑。

不断革新的传媒技术也在持续推动医疗信息的传播，互联网使全球范围内的医生能相互交流想法、新的理念和获取宝贵的信息资源。此外，许多研究中心、患者游说团体和学术研究机构都设立有网站，展示及发布大量高质量的医学信息。但互联网也使许多不完全的、误导性的或不正确的信息得以发布。因此医师必须要保持警惕并且认真评估从不同网站上获得的信息。

医师应该遵循几条基本标准以评价一个网站的质量：

1. 作者的资质。作者是否有资质撰写这篇论文或完成这项研究？是否提供了他或她所在科研机构或相关的资质证明？

2. 引用规范性。文中提供的参考文献是否能证明陈述？所有引用的相关信息是否注明？

3. 时效性。文章何时发表？网站内容是否及时更新？

4. 公开性。网站的所有权属谁？发表的内容是否与任何商业公司有利益相关？

不能满足以上标准的网站，浏览时需谨慎。一般来说，能提供最准确的 HIV 相关信息的网站都来自于研究机构、政府组织、医学学术社团和患者游说组织。表 76-7 提供了一些高质量的网站站点，它们能及时准确地提供相关信息。定期对这些高质量的网站进行关注，有助于及时了解 HIV 的治疗与研究进展。

表 76-7

HIV 网络资源

政府网站
American Foundation for AIDS Research：http://www.amfar.org
Centers for Disease Control and Prevention：http://www.cdc.gov
Consensus Panel Guidelines Online：http://www.aidsinfo.nih.gov
Government HIV Mutation Charts：http://hiv-web.lanl.gov
National Institute of Allergy and Infectious Diseases：http://www.niaid.nih.gov
National Prevention Information Network：https://npin.cdc.gov/
United Nations AIDS Website：http://www.unaids.org
大学网站
University of Stanford HIV Drug Resistance Database：http://hivdb.stanford.edu/
AIDS Treatment/Advocacy Groups
Project Inform：http://www.projectinform.org/
San Francisco AIDS Foundation：http://www.sfaf.org/index.html

表 76-7

HIV 网络资源（续）

其他相关网站
The AIDS Map：http：//www. aidsmap. com
Clinical Care Options：http：//www. clinicalcareoptions. com
HIV Drug Interactions：http：//www. hiv-druginteractions. org
HIV and Hepatitis：http：//hivandhepatitis. com
HIV Treatment Information：http：//i-base. info/
Medscape：http：//www. medscape. com
Physician's Research Network：http：//www. prn. org
The Body for Clinicians：http：//www. thebodypro. com

结语

过去 30 年来抗逆转录病毒疗法取得重大进展，HIV-1 感染对于那些进行抗逆转录病毒治疗的感染者而言成为一种可控制的慢性疾病。HIV 的药物治疗手段不断革新，但 HIV 病原学和药物作用机制仍可为评估新的疗法提供最基本的框架。虽然仍未达到临床治愈，但是通过预防、PrEP、PEP 及预防围产期传播，可有效地遏制病毒的流行。

（枉前 译，李玉良 校，夏培元 审）

参考文献

1. Murphy EL et al. Viral Activation Transfusion Study Investigators. Highly active antiretroviral therapy decreases mortality and morbidity in patients with advanced HIV disease. *Ann Intern Med.* 2001;3:17.
2. Centers for Disease Control and Prevention. HIV *Surveillance Report, 2015*; vol. 27. http://www.cdc.gov/hiv/library/reports/hiv-surveillance.html. Published November 2016. Accessed August 7, 2017.
3. Panel on Antiretroviral Guidelines for Adults and Adolescents. Guidelines for the use of antiretroviral agents in HIV-1-infected adults and adolescents. Department of Health and Human Services. https://aidsinfo.nih.gov/guidelines/html/1/adult-and-adolescent-treatment-guidelines/0/. Accessed August 7, 2017.
4. Wensing AM et al. 2017 Update of the drug resistance mutations in HIV-1. *Top Antivir Med.* 2017;24(4):132-141.
5. Gunthard HF et al. Antiretroviral Drugs for Treatment and Prevention of HIV Infection in Adults 2016 Recommendations of the International Antiviral Society–USA Panel. *JAMA.* 2016;316(2):191-210.
6. World Health Organization. HIV/AIDS Data and Statistics. http://www.who.int/hiv/data/en/ Accessed August 07, 2017.
7. World Health Organization. Media Centre. The top 10 causes of death. 2014. http://www.who.int/mediacentre/factsheets/fs310/en. Accessed June 12, 2015.
8. Adimora A. Sexual networks, social forces, and the HIV epidemic: written congressional testimony for the September 16, 2008 Hearing. https://www.gpo.gov/fdsys/pkg/CHRG-110hhrg56578/pdf/CHRG-110hhrg56578.pdf Accessed August 07, 2017.
9. Centers for Disease Control and Prevention. HIV in the United States At a Glance; 2015. http://www.cdc.gov/hiv/basics/index.html. Accessed June 15, 2015.
10. Lane HC et al. HIV seroconversion and oral intercourse. *Am J Public Health.* 1991;81:658.
11. Page-Shafer K et al. Risk of HIV infection attributable to oral sex among men who have sex with men and in the population of men who have sex with men. *AIDS.* 2002;16:2350.
12. Cohen MS et al. Prevention of HIV-1 infection with early antiretroviral therapy. *N Engl J Med.* 2011;365:493.
13. Shaw GM et al. HIV transmission. *Cold Spring Harb Perspect Med.* 2012;2:a006965.
14. Perelson AS et al. HIV-1 dynamics in vivo: virion clearance rate, infected cell life-span, and viral generation time. *Science.* 1996;271:1582.
15. Fahey JL et al. Quantitative changes in T helper or Tsuppressor/cytotoxic lymphocyte subsets that distinguish acquired immune deficiency syndrome from other immune subset disorders. *Am J Med.* 1984;76:95.
16. Cohen MS et al. Acute HIV-1 infection. *N Engl J Med.* 2011;364:1943.
17. Salazar-Gonzalez JF et al. Genetic identity, biological phenotype, and evolutionary pathways of transmitted/founder viruses in acute and early HIV-1 infection. *J Exp Med.* 2009;206:1273.
18. Haase AT et al. Targeting early infection to prevent HIV-1 mucosal transmission. *Nature.* 2010;464:217.
19. Deng HK et al. Identification of a major co-receptor for primary isolates of HIV-1. *Nature.* 1996;381:661.
20. Dragic T et al. HIV-1 entry into CD4$^+$ cells is mediated by the chemokine receptor CC-CKR-5. *Nature.* 1996;381:667.
21. Berson JF et al. A seven-transmembrane domain receptor involved in fusion and entry of T-cell-trophic human immunodeficiency virus type 1 strains. *J Virol.* 1996;70:6288.
22. Levy J. Infection by human immunodeficiency virus—CD4 is not enough. *N Engl J Med.* 1996;335:5280.
23. Wild C et al. A synthetic peptide from HIV-1 gp41 is a potent inhibitor of virus-mediated cell-cell fusion. *AIDS Res Hum Retroviruses.* 1993;9:1051.
24. Bugelski PJ et al. HIV protease inhibitors: effects on viral maturation and physiologic function in macrophages. *J Leukoc Biol.* 1994;56:374.
25. Kohl NE et al. Active human immunodeficiency virus protease is required for viral infectivity. *Proc Natl Acad Sci U S A.* 1988;85:4686.
26. Fauci AS et al. Immunopathogenic mechanisms of HIV infection. *Ann Intern Med.* 1996;124:654.
27. Hellerstein M et al. Directly measured kinetics of circulating T lymphocytes in normal and HIV-1 infected humans. *Nat Med.* 1999;5:83.
28. Daar ES et al. Transient high levels of viremia in patients with primary human immunodeficiency virus type 1 infection. *N Engl J Med.* 1991;324:954.
29. Fox CH et al. Lymphoid germinal centers are reservoirs of human immunodeficiency virus type 1 RNA [published correction appears in J Infect Dis. 1992;165:1161]. *J Infect Dis.* 1991;164:1051.
30. Pantaleo G et al. HIV infection is active and progressive in lymphoid tissue during the clinically latent stage of disease. *Nature.* 1993;362:355.
31. Richman DD et al. Rapid evolution of the neutralizing antibody response to HIV type 1 infection. *Proc Natl Acad Sci U S A.* 2003;100:4144.
32. Pilcher CD et al. Acute HIV revisited: new opportunities for treatment and prevention [published correction appears in J Clin Invest. 2006;116:3292]. *J Clin Invest.* 2004;113:937.
33. Ho DD et al. Rapid turnover of plasma virions and CD4 lymphocytes in HIV-1 infection. *Nature.* 1995;373:123.
34. Wei X et al. Viral dynamics in human immunodeficiency virus type 1 infection. *Nature.* 1995;373:117.
35. Coffin JM. HIV population dynamics in vivo: implications for genetic variation, pathogenesis, and therapy. *Science.* 1995;267:483.
36. Mellors JW et al. Prognosis in HIV-1 infection predicted by the quantity of virus in plasma [published correction appears in Science. 1997;275:14]. *Science.* 1996;272:1167.
37. O'Brien WA et al. Changes in plasma HIV-1 RNA and CD4$^+$ lymphocyte counts and the risk of progression to AIDS. Veterans Affairs Cooperative Study Group on AIDS. *N Engl J Med.* 1996;334:426.
38. Mellors JW et al. Plasma viral load and CD4$^+$ lymphocytes as prognostic markers of HIV-1 infection. *Ann Intern Med.* 1997;126:946.
39. Pantaleo G et al. Studies in subjects with long-term nonprogressive human immunodeficiency virus infection. *N Engl J Med.* 1995;332:209.
40. O'Brien TR et al. Serum HIV-1 RNA levels and time to development of AIDS in the multicenter hemophilia cohort study. *JAMA.* 1996;276:105.
41. Sepkowitz KA. Effect of HAART on natural history of AIDS-related opportunistic disorders. *Lancet.* 1998;351:228.
42. Yarchoan R, Broder S. Development of antiretroviral therapy for the acquired immunodeficiency syndrome and related disorder: a progress report. *N Engl J Med.* 1987;316:557.
43. Merluzzi VJ et al. Inhibition of HIV-1 replication by a nonnucleoside reverse transcriptase inhibitor [published correction appears in Science. 1991;251:362]. *Science.* 1990;250:1411.
44. Deeks SG et al. HIV-1 protease inhibitors: a review for clinicians. *JAMA.* 1997;277:145.

45. Acosta E et al. Pharmacodynamics of human immunodeficiency virus type 1 protease inhibitors. *Clin Infect Dis*. 2000;30(Suppl 2):S151.

46. Reeves JD, Piefer AJ. Emerging drug targets for antiretroviral therapy. *Drugs*. 2005;65:1747.

47. Westby M, van der Ryst E. CCR5 antagonists: host-targeted antivirals for the treatment of HIV infection. *Antivir Chem Chemother*. 2005;16:339.

48. Adams JL et al. Pharmacology of HIV integrase inhibitors. *Curr Opin HIV AIDS*. 2012;7:390.

49. Larson KB. Pharmacokinetic Enhancers in HIV Therapeutics. *Clin Pharmacokinet*. 2014;53:865.

50. Maldarelli F. Targeting viral reservoirs: ability of antiretroviral therapy to stop viral replication. *Curr Opin HIV AIDS*. 2011;6:49.

51. Perelson AS et al. Decay characteristic of HIV-1-infected compartments during combination therapy. *Nature*. 1997;387:188.

52. Finzi D et al. Latent infection of CD4$^+$ T cells provides a mechanism for lifelong persistence of HIV-1, even in patients on effective combination therapy. *Nat Med*. 1999;5:512.

53. Zhang L et al. Quantifying residual HIV-1 replication in patients receiving combination antiretroviral therapy. *N Engl J Med*. 1999;340:1605.

54. Pomerantz RJ. Residual HIV-1 disease in the era of highly active antiretroviral therapy. *N Engl J Med*. 1999;340:1672.

55. Branson BM et al. Laboratory testing for the diagnosis of HIV infection: updated recommendations. 2014.http://stacks.cdc.gov/view/cdc/23447. Accessed June 13, 2015.

56. Abbott Laboratories. Summary of Safety and Effectiveness Architect HIV Ag/Ab Combo Reagent Kit. https://www.fda.gov/downloads/BiologicsBloodVaccines/BloodBloodProducts/ApprovedProducts/LicensedProductsBLAs/BloodDonorScreening/InfectiousDisease/UCM216314.pdf. Accessed June 13, 2015.

57. Bio-Rad Laboratories. Summary of Safety and Effectiveness GS HIV Combo Ag/Ab EIA. https://www.fda.gov/BiologicsBloodVaccines/BloodBloodProducts/ApprovedProducts/PremarketApprovalsPMAs/ucm264723.htm

58. World Health Organization (WHO). Laboratory Guidelines for enumerating CD4 T Lymphocytes in the context of HIV/AIDS; 2007.http://www.who.int/hiv/amds/LaboratoryGuideEnumeratingCD4TLymphocytes.pdf. Accessed June 13, 2015.

59. Peter JB, Sevall JS. Molecular-based methods for quantifying HIV viral load. *AIDS Patient Care STDS*. 2004;18:75.

60. Lafeuillade A et al. Human immunodeficiency virus type 1 kinetics in lymph nodes compared with plasma. *J Infect Dis*. 1996;174:404.

61. Harris M et al. Correlation of virus load in plasma and lymph node tissue in human immunodeficiency virus infection. INCAS Study Group. Italy, Netherlands, Canada, Australia, and (United) States. *J Infect Dis*. 1997;176:1388.

62. Brichacek B et al. Increased plasma human immunodeficiency virus type 1 burden following antigenic challenge with pneumococcal vaccine. *J Infect Dis*. 1996;174:1191.

63. Frentz D et al. Temporal changes in the epidemiology of transmission of drug-resistant HIV-1 across the World. *AIDS Rev*. 2012;14:17.

64. US Department of Health and Human Services. Statement by the HHS Panel on Antiretroviral Guidelines for Adults and Adolescents Regarding Results from the START and TEMPRANO Trials, 2015. https://aidsinfo.nih.gov/news/1592/statement-from-adult-arv-guideline-panel---start-and-temprano-trials. Accessed September 09, 2015.

65. INSIGHT START Study Group. Initiation of antiretroviral therapy in early asymptomatic HIV infection. *N Engl J Med*. 2015;373:795–807.

66. Temprano ANRS 12136 Study Group. A trial of early antiretrovirals and isoniazid preventive therapy in Africa. *N Engl J Med*. 2015;373:808–822.

67. Gras L et al. CD4 cell counts of 800 cells/mm³ or greater after 7 years of highly active antiretroviral therapy are feasible in most patients starting with 350 cell/mm3 or greater. *J Acquir Immune Defic Syndr*. 2007;45(2):183–192.

68. Kaufmann GR et al. Characteristics, determinants, and clinical relevance of CD4 T cell recovery to <500 cells/microL in HIV type-1 infected individuals receiving potent antiretroviral therapy. *Clin Infect Dis*. 2005;41:361.

69. Moore RD, Keruly JC. CD4$^+$ cell count 6 years after commencement of highly active antiretroviral therapy in persons with sustained virologic suppression. *Clin Infect Dis*. 2007;44:441.

70. Calvo M et al. Update on metabolic issues in HIV patient. *Curr Opin HIV AIDS*. 2014;9:332.

71. Dube MP et al. Guidelines for the evaluation and management of dyslipidemia in human immunodeficiency virus (HIV)-infected adults receiving antiretroviral therapy: recommendations of the HIV medicine association of the Infectious Disease Society of America and the Adult AIDS Clinical Trials Group. *Clin Infect Disease*. 2003;37:613.

72. Dube MP et al. Glucose metabolism, lipid, and body fat changes in antiretroviral-naive subjects randomized to nelfinavir or efavirenz plus dual nucleosides. *AIDS*. 2005;19:1807.

73. Friis-Moller N et al. Combination antiretroviral therapy and the risk of myocardial infarction [published correction appears in N Engl J Med. 2004;350:955]. *N Engl J Med*. 2003;349:1993.

74. Henry K et al. Severe premature coronary artery disease with protease inhibitors. *Lancet*. 1998;351:1328.

75. Holmberg SD et al. Protease inhibitors and cardiovascular outcomes in patients with HIV-1. *Lancet*. 2002;360:1747.

76. Iloeje UH et al. Protease inhibitor exposure and increased risk of cardiovascular disease in HIV-infected patients. *HIV Med*. 2005;6:37.

77. Mary-Krause M et al. Increased risk of myocardial infarction with duration of protease inhibitor therapy in HIV-infected men. *AIDS*. 2003;17:2479.

78. The DAD Study Group. Class of antiretroviral drugs and the risk of myocardial infarction. *N Engl J Med*. 2007;356:1723.

79. Cianflone K et al. Protease inhibitor effects on triglyceride synthesis and adipokine secretion in human omental and subcutaneous adipose tissue. *Antivir Ther*. 2006;11:681.

80. Lenhard JM et al. HIV protease inhibitors block adipogenesis and increase lipolysis in vitro. *Antiviral Res*. 2000;47:121.

81. Mallon PW. Pathogenesis of lipodystrophy and lipid abnormalities in patients taking antiretroviral therapy. *AIDS Rev*. 2007;9:3.

82. Martinez E et al. Switching from zidovudine/lamivudine to tenofovir/emtricitabine improves fat distribution as measured by fat mass ratio. *HIV Med*. 2015;16:370.

83. Hadigan C et al. Metabolic abnormalities and cardiovascular disease risk factors in adults with HIV and lipodystrophy. *Clin Infect Dis*. 2001;32:130.

84. Currier J. Management of metabolic complications of therapy. *AIDS*. 2002;16(Suppl 4):S171.

85. Distler O et al. Hyperlipidemia and inhibitors of HIV protease. *Curr Opin Clin Nutr Metab Care*. 2001;4:99.

86. van Leth F et al. Nevirapine and efavirenz elicit different changes in lipid profiles in antiretroviral-therapy-naive patients infected with HIV-1. *PLoS Med*. 2004;1:e19.

87. Keiser PH et al. Substituting abacavir for hyperlipidemia-associated protease inhibitors in HAART regimens improves fasting lipid profiles, maintains virologic suppression, and simplifies treatment. *BMC Infect Dis*. 2005;5:2.

88. Negredo F et al. Virological, immunological, and clinical impact of switching from protease inhibitors to nevirapine or to efavirenz in patients with human immunodeficiency virus infection and long-lasting viral suppression. *Clin Infect Dis*. 2002;34:504.

89. Boyd MA et al. Changes in body composition and mitochondrial nucleic acid content in patients switched from failed nucleoside analogue therapy to ritonavir-boosted indinavir and efavirenz [published correction appears in J Infect Dis. 2006;194:870]. *J Infect Dis*. 2006;194:642.

90. Carr A et al. HIV protease inhibitor substitution in patients with lipodystrophy: a randomized, controlled, open-label, multicentre study. *AIDS*. 2001;15:1811.

91. Hatano H et al. Metabolic and anthropometric consequences of interruption of highly active antiretroviral therapy. *AIDS*. 2000;14:1935.

92. Moyle GJ et al. A randomized comparative trial of tenofovir DF or abacavir as replacement for a thymidine analogue in persons with lipoatrophy. *AIDS*. 2006;20:1043.

93. Saag MS et al. Switching antiretroviral drugs for treatment of metabolic complications in HIV-1 infection: summary of selected trials. *Top HIV Med*. 2002;10:47.

94. Falutz J et al. Effects of tesamorelin (TH9507), a growth hormone-releasing factor analog, in human immunodeficiency virus-infected patients with excess abdominal fat: a pooled analysis of two multicenter, double-blind placebo controlled phase 3 trials with safety extension data. *J Clin Endocrinol Metab*. 2010;95:4291.

95. Moyle G. Plastic surgical approaches for HIV-associated lipoatrophy. *Curr HIV/AIDS Rep*. 2005;2:127.

96. Guaraldi G et al. Comparison of three different interventions for the correction of HIV-associated facial lipoatrophy: a prospective study. *Antiviral Ther*. 2005;10:753.

97. Wang H et al. The efficacy and safety of tenofovir alafenamide versus tenofovir disoproxil fumarate in antiretroviral regimens for HIV-1 therapy Meta-analysis. *Medicine*. 2016; 95:41(e5146).

98. Ortego C et al. Adherence to Highly Active Antiretroviral Therapy (HAART): a meta-analysis. *AIDS Behav*. 2011;15:1381.

99. Stone VE. Strategies for optimizing adherence to highly active antiretroviral therapy: lessons from research and clinical practice. *Clin Infect Dis*. 2001;33:865.

100. Palella FJ, Jr et al. Mortality in the highly active antiretroviral therapy era:

changing causes of death and disease in the HIV Outpatient Study. *J Acquir Immune Defic Syndr*. 2006;43:27.

101. Powderly WG et al. Predictors of optimal virological response to potent antiretroviral therapy. *AIDS*. 1999;13:1873.

102. Jacobson MA et al. Cytomegalovirus retinitis after initiation of highly active antiretroviral therapy. *Lancet*. 1997;349:1443.

103. Kempen JH et al. Risk of immune recovery uveitis inpatients with AIDS and cytomegalovirus retinitis. *Ophthalmology*. 2006;113:684.

104. Race EM et al. Focal mycobacterial lymphadenitis following initiation of protease-inhibitor therapy in patients with advanced HIV-1 disease. *Lancet*. 1998;351:252.

105. Lederman MM et al. Immunologic responses associated with 12 weeks of combination antiretroviral therapy consisting of zidovudine, lamivudine, and ritonavir: results of AIDS Clinical Trials Group Protocol 315. *J Infect Dis*. 1998;178:70.

106. Pakker NG et al. Biphasic kinetics of peripheral blood T cells after triple combination therapy in HIV-1 infection: a composite of redistribution and proliferation. *Nat Med*. 1998;4:208.

107. Roederer M. Getting to the HAART of T-cell dynamics. *Nat Med*. 1998;4:145.

108. Lee PK et al. HIV-1 viral load blips are of limited clinical significance. *J Antimicrob Chemother*. 2006;57:803.

109. Sungkanuparph S et al. Intermittent episodes of detectable HIV viremia in patients receiving nonnucleoside reverse-transcriptase inhibitor-based or protease inhibitor-based highly active antiretroviral therapy regimens are equivalent in incidence and prognosis. *Clin Infect Dis*. 2005;41:1326.

110. Marias J et al. Transient rebounds of HIV plasma viremia are associated with the emergence of drug resistance mutations in patients on highly active antiretroviral therapy. *J Infect*. 2005;51:195.

111. Boden D et al. HIV-1 drug resistance in newly infected individuals. *JAMA*. 1999;282:1135.

112. Hecht FM et al. Sexual transmission of an HIV-1 variant resistant to multiple reverse-transcriptase and protease inhibitors. *N Engl J Med*. 1998;339:307.

113. Yerly S et al. Transmission of antiretroviral-drug-resistant HIV-1 variants. *Lancet*. 1999;354:729.

114. Tang MW, Shafer RW. HIV-1 antiretroviral resistance: scientific principles and clinical applications. *Drugs*. 2012;72(9):e1–e25.

115. Deeks SG et al. Persistence of drug-resistant HIV-1 after a structured treatment interruption and its impact on treatment response. *AIDS*. 2003;17:361.

116. Leigh Brown AJ et al. Transmission fitness of drug-resistant human immunodeficiency virus and the prevalence of resistance in the antiretroviral-treated population. *J Infect Dis*. 2003;187:683.

117. Acosta EP et al. Position paper on therapeutic drug monitoring of antiretroviral agents. *AIDS Res Hum Retroviruses*. 2002;18:825.

118. Pretorius E et al. The role of therapeutic drug monitoring in the management of patients with human immunodeficiency virus infection. *Ther Drug Monit*. 2011;33(3):265–274. http://www.ncbi.nlm.nih.gov/pubmed/21566505.

119. Molto J et al. Variability in non-nucleoside reverse transcriptase and protease inhibitors concentrations among HIV-infected adults in routine clinical practice. *Br J Clin Pharmacol*. 2007;63(6):715–721.

120. Nettles RE et al. Marked intraindividual variability in antiretroviral concentration may limit the utility of therapeutic drug monitoring [published correction appears in Clin Infect Dis. 2006;43:672]. *Clin Infect Dis*. 2006;42:1189.

121. Chersich MF, et al. Efavirenz use during pregnancy and for women of child-bearing potential. *AIDS Res Ther*. 2006;3:11.

122. Panel on Treatment of HIV-Infected Pregnant Women and Prevention of Perinatal Transmission. Recommendations for Use of Antiretroviral Drugs in Pregnant HIV-1-Infected Women for Maternal Health and Interventions to Reduce Perinatal HIV Transmission in the United States. https://aidsinfo.nih.gov/guidelines/html/3/perinatal-guidelines/0/#. Accessed August 7, 2017.

123. DeSantis M et al. Periconceptional exposure to efavirenz and neural tube defects. *Arch Intern Med*. 2002;162:355.

124. Fundaro C et al. Myelomeningocele in a child with intrauterine exposure to efavirenz [published correction appears in AIDS. 2002;16:1443]. *AIDS*. 2002;16:299.

125. Saitoh A et al. Myelomeningocele in an infant with intrauterine exposure to efavirenz. *J Perinatol*. 2005;25:555.

126. World Health Organization. HIV transmission through breastfeeding. http://www.who.int/nutrition/publications/HIV_IF_Transmission.pdf. Accessed May 28, 2011.

127. Truvada (emtricitabine/tenofovir disoproxil fumarate) [package insert]. Foster City, CA: Gilead Sciences, Inc.; 2013.

128. U.S. Public Health Service. Preexposure Prophylaxis for the Prevention of HIV Infection in the United States—2014 Clinical Practice Guideline. U.S. Department of Health and Human Services and Center for Disease Control. http://www.cdc.gov/hiv/pdf/PrEPguidelines2014.pdf. Accessed May 31, 2015.

129. Kuhar DT et al. Updated U.S. Public Health Service guidelines for the management of occupational exposures to human immunodeficiency virus and recommendations for postexposure prophylaxis. *Infect Control Hosp Epidemiol*. 2013;34(9):875–892.

130. HIV Prophylaxis Following Occupational Exposure. New York State Department of Health AIDS Institute. www.hivguidelines.org. Updated October 2014. Accessed May 31, 2015.

131. HIV Prophylaxis Following Non-Occupational Exposure. New York: NY: New York State Department of Health AIDS Institute. www.hivguidelines.org. Updated October 2014. Accessed May 31, 2015.

第 77 章　人类免疫缺陷病毒感染者的机会性感染

Emily L. Heil and Amanda H. Corbett

核心原则

		章节案例
①	艾滋病即获得性免疫缺陷综合征,以机体免疫力逐步丧失进而伴发机会性感染(opportunistic infections,OIs)及恶性肿瘤为主要特征。高效抗逆转录病毒治疗,可显著降低 OIs 及 OI 相关恶性肿瘤的发生。	
②	卡氏肺孢菌肺炎需使用甲氧苄啶-磺胺甲噁唑治疗,不能耐受磺胺类药物的患者可选用氨苯砜、阿托伐醌或喷他脒替代治疗。中重度感染患者需使用激素治疗。对于 CD4⁺T 淋巴细胞计数低于 200/μl 的患者,推荐使用上述药物进行一级预防。	案例 77-1(问题 1~5)
③	弓形虫感染好发于 CD4⁺T 淋巴细胞计数低于 100/μl 的患者,如同时患者弓形虫 IgG 抗体为阳性,应接受一级预防:甲氧苄啶-磺胺甲噁唑、氨苯砜+乙胺嘧啶+亚叶酸、阿托伐醌±乙胺嘧啶+亚叶酸。弓形虫感染的治疗方案包括:磺胺嘧啶+乙胺嘧啶+亚叶酸、克林霉素+乙胺嘧啶+亚叶酸及甲氧苄啶-磺胺甲噁唑。	案例 77-2(问题 1、3 和 4)
④	巨细胞病毒感染所致的视网膜炎好发于 CD4⁺T 淋巴细胞计数低于 50/μl 的 HIV 感染者。对于该类患者,不推荐常规进行一级预防,发生感染后可采用静脉注射更昔洛韦、口服缬更昔洛韦、静脉注射膦甲酸、静脉注射西多福韦及眼内植入更昔洛韦进行治疗。	案例 77-3(问题 1 和 2)
⑤	隐球菌脑膜炎好发于 CD4⁺T 淋巴细胞计数低于 50/μl 的 HIV 感染者。对于该类患者,不推荐常规进行一级预防,一线治疗方案包括:两性霉素 B+氟胞嘧啶诱导治疗,随后单用氟康唑维持治疗。	案例 77-4(问题 1~5 和 8)
⑥	结核分枝杆菌(*Mycobacterium tuberculosis*)感染可发生于任何 CD4⁺T 淋巴细胞计数水平的 HIV 感染者,有时症状不典型。9 个月的异烟肼是 HIV 感染者潜伏性结核(tuberculosis,TB)感染的首选方案。药物敏感性 TB 的初始治疗推荐使用利福平(利福布汀)+异烟肼+吡嗪酰胺+乙胺丁醇四联抗 TB 治疗。	案例 77-5(问题 1) 案例 77-6(问题 1) 案例 77-7(问题 1)
⑦	CD4⁺T 淋巴细胞计数低于 50/μl 的 HIV 感染者,鸟复合分枝杆菌感染可为局限性肺部感染或播散性感染,可使用阿奇霉素、克拉霉素进行一级预防。急性感染期的一线治疗方案为:克拉霉素(或阿奇霉素)+乙胺丁醇±利福平(或利福布汀)。	案例 77-8(问题 1、5 和 6)

引言

获得性免疫缺陷综合征(acquired immunodeficiency syndrome,AIDS),以机体免疫力逐步丧失进而伴发机会性感染(opportunistic infections,OIs)为主要特征。随着高效抗逆转录病毒治疗(highly active antiretroviral therapy,HAART)的发展,美国 AIDS 相关死亡率下降[1,2]。自第 1 例 OI 患者确诊以来,患者的 5 年生存率由无 HAART 时代的 7% 上升

至 HAART 后时代的 65%[3]。OIs 相关感染率下降,非感染相关性病死率升高,最终 AIDS 患者的病死率下降[4]。HIV 感染者易患多种疾病,但 OIs 最常见,并由几个常见的病原菌引起,如卡氏肺孢菌[*Pneumocystis jiroveci(carinii)*]、巨细胞病毒(cytomegalovirus,CMV)、真菌及分枝杆菌[5]。

修订后的 HIV 感染分类系统拓展并定义了需监测的病种,包括按 CD4⁺T 淋巴细胞计数对疾病进行分层和根据临床将疾病进行亚组分型(见第 76 章的表 76-1 和表 76-2)。这些 AIDS 相关 OIs 也可发生在无症状的 HIV 感染者[5]。

机会性感染的自然病程

CD4+T 淋巴细胞下降

免疫系统中，CD4+T 淋巴细胞作为一种"辅助细胞"，有调节其他关键免疫细胞的功能，CD4+T 细胞的缺失是诱发 AIDS 的根本病理生理机制（参见第 76 章中的综合免疫学文献，更详细解释了免疫功能和炎症与 HIV 的关系）。被感染的 CD4+T 淋巴细胞在短时间内能维持正常功能，最终功能缺失，表现为对可溶性有丝分裂原的异常反应。正是这种细胞功能的缺陷及 CD4+T 淋巴细胞绝对计数的减少，导致了 OIs 及神经系统病变的发生。未接受抗逆转录病毒治疗的 HIV 感染者，CD4+T 淋巴细胞计数以每年 40～80/µl 的速度逐年降低。在 AIDS 典型症状出现前 1.5～2 年，CD4+T 淋巴细胞计数会加速下降[6]。如不进行治疗，从最初被感染进展到 AIDS 的平均病程约为 10 年。

CD4+T 淋巴细胞计数值有助于明确 OIs 的诊断、判断患者是否需要预防感染，并是独立的预后评判指标。因此，CD4+T 淋巴细胞计数已成为反映免疫抑制状态及判断抗病毒治疗效能的首要指标。HIV-1 核糖核酸（RNA）是另一个预测生存率及抗病毒治疗效能的临床指标。

OIs 的严重程度不等，从相对较轻的感染（如口腔念珠菌或片状白斑）到 CMV 视网膜炎乃至威胁生命的卡氏肺孢子菌肺炎均可能发生，其危险性也因免疫抑制程度不同而不同[7]。免疫功能轻度抑制（CD4+T 淋巴细胞计数 200～500/µl）的无症状患者，易感染疱疹病毒、念珠菌或发生常见病原体导致的肺炎、肠道感染及脑膜炎。CD4+T 细胞计数低于 200/µl 时，免疫系统功能严重受损，发生 OIs（如 PCP）、机会性肿瘤、消耗综合征及神经系统并发症的风险显著增加。CD4+T 淋巴细胞计数降至 50～100/µl 时，常见侵袭性念珠菌感染、弓形虫脑病、隐球菌病和各种原虫感染。CD4+T 细胞计数低于 50/µl 时，患者处于严重免疫抑制状态，可发生非霍奇金淋巴瘤、CMV 感染及播散性鸟-胞内分枝杆菌复合（*Mycobacterium avium* complex，MAC）感染（图 77-1）。CD4+T 淋巴细胞计数<200/µl 时，如不进行治疗，其平均存活时间为 3.1 年，发生 AIDS 相关性 OIs 的平均时间为 18～24 个月[6,8]。随着 HAART 的应用，AIDS 患者 3 年病死率明显下降，当然，这种下降很大程度上还与 OIs 预防策略的开展有关[8]。

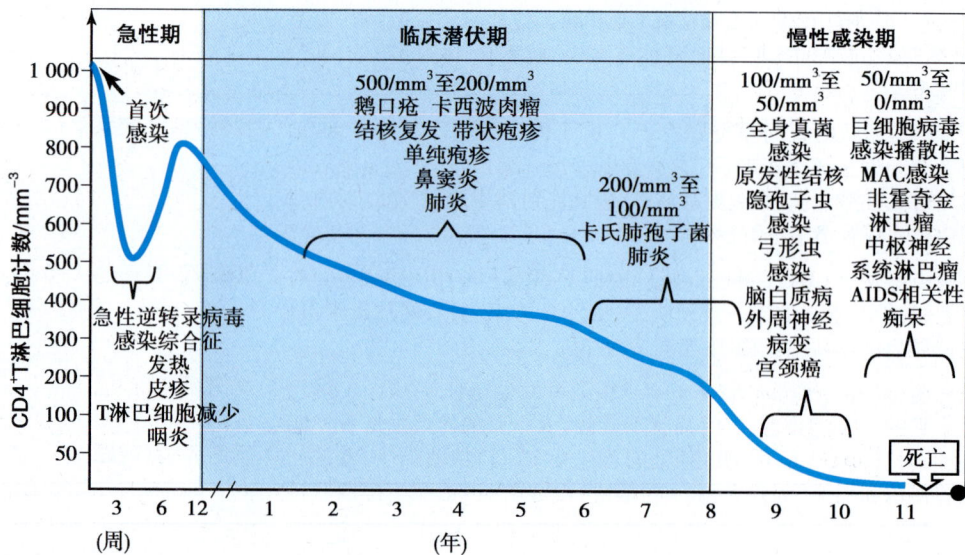

图 77-1　未经抗逆转录病毒治疗的 HIV 患者从感染初期到死亡的 CD4+T 淋巴细胞计数自然进程。（来源：Illustration by Mary Van, PharmD.）

机会性感染对病毒数量及患者生存率的影响

急性 OIs 可上调 HIV 的病毒复制，导致 HIV 感染者血浆和淋巴组织中的 HIV-1 RNA 水平增高，引起复制的增强的原因可能是潜伏感染于细胞内的 HIV-1 的复制被抗原介导活化所致。为评估 OIs 对患者存活率的影响，一项在蛋白酶抑制剂应用前开展的队列研究，纳入 2 081 名 HIV 感染者，其将 CD4+T 淋巴细胞计数和 OIs 发生率作为独立变量，随访期平均为 30 个月。研究者发现 PCP、CMV、MAC、食管念珠菌感染、卡波西肉瘤（Kaposi sarcoma，KS）、非霍奇金淋巴瘤、进行性多灶性白质脑病（progressive multifocal leukoencephalopathy，PML）、痴呆、消耗综合征、弓形虫感染

和隐孢子虫感染均与患者死亡独立相关[9]。另外，于 1984 年在男同性恋者中进行了一项多中心 HIV 感染的前瞻性纵向队列研究，结果显示，血浆 HIV-1 RNA 水平较好的预示了 CD4+T 细胞绝对值下降率、AIDS 临床进展及死亡[10]。HAART 治疗以来，有多项新近的研究表明，患者 CD4+T 淋巴细胞计数是启动治疗最强的预测因素[8]。

抗逆转录病毒药物对机会性感染自然进程的影响

减少机会性感染发生率和病死率

HIV 阳性患者 OIs 发生率和因 AIDS 导致的死亡率，随着蛋白酶抑制剂的上市应用、联合治疗、预防治疗及医疗监

护手段的改良已得到减少。HAART 作为一种抗逆转录病毒的治疗策略,可期望将初治患者体内病毒数减少至 50 拷贝/ml 以下。美国卫生部(US Department of Health and Human Services,HHS)及 Henry J. Kaiser 家族基金会专家组一致推荐将 HAART 作为 HIV 感染者的一线治疗方案[11]。新的抗逆转录病毒药物的出现和对 OIs 的有效监护治疗管理已显著提高美国 HIV 感染者的生活质量并延长其生命[12]。1996 年,将利托那韦加入到一个抗逆转录病毒治疗方案应用的初步结果显示,免疫功能严重抑制的 HIV 感染者的机会感染率及死亡率显著下降,这是关于 OIs 和死亡率显著降低的首次报道[13]。HAART 刚问世时,AIDS 相关性 OIs 的发病率下降幅度最大,并持续到后 HAART 时代[14]。而近期的一项分析显示,1994 年至 2007 年间 HIV 感染者 OIs(89‰下降至 13.3‰)及机会性肿瘤(23.4‰下降至 3‰)发生率均明显下降[2]。

机会性感染自然进程的变化

OIs 是 HIV 患者免疫状态长期受到抑制的结果[7]。在 HAART 治疗应用于临床前,约 40% 的 AIDS 患者会发生 CMV 视网膜炎,其中大多数患者的 CD4$^+$T 淋巴细胞计数<100/μl。而开展 HAART 治疗后,无论是 CMV 视网膜炎的发病率还是其进展速度,均较前明显下降[15,16]。

不过不幸的是,HAART 治疗可使进展期的 AIDS 患者感染症状加重或隐性感染出现症状。抗逆转录病毒治疗增强了患者的免疫功能,相应的感染炎症反应的临床症状更加明显[12],该现象被称为免疫重建炎症综合征(immune reconstitution inflammatory syndrome,IRIS)。基于回顾性的观察证据,估计 IRIS 在 AIDS 患者进行抗逆转录病毒治疗初期的发病率为 10%~40%[17-20]。IRIS 发生时,患者 CD4$^+$T 淋巴细胞计数出现特征性的快速上升,但这些细胞并不具备完整的功能,只是具有记忆功能的亚型细胞数量的上升。

HAART 治疗初期的典型改变包括,CD4$^+$T 淋巴细胞数量上升和 HIV-1 RNA 下降至检测限以下。此时增加的 CD4$^+$T 淋巴细胞,主要是低增殖能力的记忆性 T 细胞,而功能及效应细胞数仍在减少,由此增加了患者在免疫重建过程中组织器官发生 OIs 的风险,进而发生 IRIS[21]。

机会性感染的好转与痊愈

随着 HAART 的治疗应用于临床,AIDS 患者 OIs 的好转甚至痊愈成为可能[22-26]。这些 OIs 包括 KS[26]、PML[24]、CMV[15,16]、微孢子虫和隐孢子虫感染[23]及传染性软疣[25](一种由痘病毒科病毒引起的感染)。此外,还有报道显示慢性乙型肝炎患者(不符合 CDC 定义的 AIDS 适应证),在接受 HAART 治疗后免疫力得到恢复且临床症状好转[22]。需要指出的是,其实感染并未根除,部分病例的好转也只是暂时的。OIs 的临床痊愈更可能是免疫功能改善的结果,因此这种保护性免疫仅在进行有效 HAART 治疗时才会持续存在。

机会性感染的药物治疗

要对 HIV 相关性 OIs 实施有效的药物治疗,需要了解

OIs 的自然进程,包括:要认识到,OIs 是伴随 CD4$^+$T 淋巴细胞减少而发生;掌握其临床表现、诊断技术及有效的治疗和预防策略。药物治疗管理内容复杂,原因是 OIs 治疗需多种药物联用,且需与抗 HIV 病毒治疗同时进行,涉及药物依赖、药物毒性、药物间的相互作用、耐药性及费用等问题。HIV 感染者对诸如氟胞嘧啶、甲氧苄啶-磺胺甲噁唑(trimethoprim-sulfamethoxazole,TMP-SMX)及乙胺嘧啶等药物的耐受性通常较低,然而,可选用其他替代药物进行治疗。

1995 年,美国公共卫生署(US Public Health Service,USPHS)和美国感染病协会(Infectious Diseases Society of America,IDSA)发布了 HIV 感染者 OIs 的预防指南,并在 1997 年[27]、1999 年[28]及 2002 年[29]进行了修订。指南推荐意见涵盖如何预防暴露于条件致病菌的感染,如何通过使用药物进行预防及接种疫苗预防感染的发生(一级预防)与反复发作(二级预防)。2004 年,美国 CDC 公布了第 1 版的 AIDS 患者 OIs 治疗指南[30],并在 2009 年发布了新的指南,推荐了超过针对 30 种病原菌所致的 OIs 的预防及治疗策略[12]。最新的指南可以在以下网站查询:www.aidsinfo.nih.gov。

一级预防

一级预防是指对高危无症状者采取预防措施以防止 OIs 的出现。考虑到慢性 HIV 感染者必然伴随免疫系统的破坏,对这些患者采取一级预防是非常重要的[31]。现有循证医学证据已证实,针对 PCP 和 MAC 的感染预防措施已显著延长患者的生存时间,并延迟感染的发生[32,33](参见"PCP、MAC"感染预防)。

指南强烈推荐针对 PCP、弓形虫、结核分枝杆菌、MAC 进行一级预防。对于所有 HIV 感染者均推荐接种疫苗以预防肺炎链球菌、乙型肝炎病毒、甲型肝炎病毒、水痘-带状疱疹病毒(varicella-zoster virus,VZV)及流感病毒的感染。除外某些特殊的情况,不推荐对患者针对真菌(新生隐球菌、荚膜组织胞浆菌)、CMV 及细菌感染进行一级预防(表 77-1)。

一级预防治疗的中止

应用 HAART 可减少 OIs 的发生率[16,23,26],因此当患者 CD4$^+$T 淋巴细胞计数升高,感染风险降低后,可暂停预防治疗。这在 CD4$^+$T 淋巴细胞计数升高,停止针对 PCP 感染预防用药的患者中得到了很好的验证[13]。在一项关于 PCP 感染预防的观察研究中,针对 PCP 的一级及二级预防中止后,没有观察到出现 PCP 感染[34]。研究结果表明,对 HAART 治疗反应较好,CD4$^+$T 淋巴细胞计数呈持续上升的患者,中止一级预防是安全的。OIs 指南建议:接受 HAART 治疗的患者 CD4$^+$T 淋巴细胞计数持续>200/μl 超过 3 个月,可中止针对 PCP 的一级预防;CD4$^+$T 淋巴细胞计数>100/μl 超过 3 个月,可考虑中止针对 MAC 的一级预防[12];此外,指南还推荐 CD4$^+$T 淋巴细胞计数持续>200/μl 超过 3 个月,可中止针对弓形虫的一级预防[12]。

表 77-1

成人和青少年 HIV 感染者的 OIs 一级预防

病原菌	预防用药方案			
	指征	首选药物	替代药物	中止/继续预防指征
作为标准治疗方案强烈推荐				
卡氏肺孢子菌	CD4$^+$T 淋巴细胞计数<200/μl 或口咽部念珠菌感染	口服 TMP-SMX 1DS/d 或 TMP-SMX 1SS/d	口服 TMP-SMX 1DS tiw;氨苯砜 50mg bid 或 100mg/d;氨苯砜 50mg/d+乙胺嘧啶 50mg qw+口服亚叶酸 25mg qw;雾化吸入(Respirgard Ⅱ 雾化器)喷他咪 300mg qm,口服阿托伐醌 1 500mg/d;口服阿托伐醌 1 500mg/d+乙胺嘧啶 25mg/d+亚叶酸 25mg/d	接受 HAART 治疗的患者,CD4$^+$T 淋巴细胞计数>200/μl 持续 3 个月或以上,可中止针对 PCP 的预防。如果 CD4$^+$T 淋巴细胞计数<200/μl,需重新开始预防用药
对异烟肼敏感的结核分枝杆菌感染	未经治疗的 TB,诊断试验阳性但无活动性 TB 证据 TB 诊断试验阴性,曾与活动性 TB 患者接触但本人无活动性 TB 感染表现 有未治疗或不恰当治疗 TB 病史但无活动性 TB 证据	口服,异烟肼 300mg qd 或 900mg biw 连续 9 个月,同时联用口服维生素 B$_6$ 50mg/d	口服利福平 600mg/d×4 个月或进行抗逆转录病毒治疗同时,使用利福布汀并调整剂量×4 个月	
耐药 TB 感染	同上;异烟肼耐药性 TB 高风险暴露	需结合当地卫生管理部门细菌耐药监测结果,选择治疗药物	无	
弓形虫	弓形虫 IgG 抗体阳性且 CD4$^+$T 淋巴细胞计数<100/μl	口服 TMP-SMX 1 DS/d	口服 TMP-SMX 1 SS/d;口服 TMP-SMX 1 DS/d tiw;口服氨苯砜 50mg/d+乙胺嘧啶 50mg qw+亚叶酸 25mg qw;口服氨苯砜 200mg qw+乙胺嘧啶 75mg qw+亚叶酸 25mg qw;口服阿托伐醌 1 500mg/d±乙胺嘧啶 25mg/d+亚叶酸 10mg/d	接受 HAART 治疗的患者,CD4$^+$T 淋巴细胞计数>200/μl 持续 3 个月或以上,可中止针对弓形虫的预防。如果 CD4$^+$T 淋巴细胞计数<100～200/μl,需重新开始预防用药
MAC	CD4$^+$T 淋巴细胞计数<50/μl 且排除活动性感染	口服阿奇霉素 1 200mg qw;口服克拉霉素 500mg bid;口服阿奇霉素 600mg biw	口服利福布汀 300mg/d	接受 HAART 治疗的患者,CD4$^+$T 淋巴细胞计数>100/μl 持续 3 个月或以上,可中止针对 MAC 的预防。如果 CD4$^+$T 淋巴细胞计数<50/μl,需重新开始预防用药

表 77-1

成人和青少年 HIV 感染者的 OIs 一级预防（续）

病原菌	预防用药方案			
	指征	首选药物	替代药物	中止/继续预防指征
VZV	未暴露预防:CD4$^+$T 淋巴细胞计数 ≥200/μl 且未接种过疫苗、既往无水痘、带状疱疹感染病史;血清 VZV 抗体阴性 暴露后预防:与水痘、带状疱疹患者有明确的接触史	未暴露预防:接种水痘疫苗,接种第 1 剂后,间隔 3 个月再接种剩下两剂 暴露后预防:VZV 暴露 96 小时内给予 VZIG 125IU/10kg(最大剂量 635IU)		
一般推荐				
肺炎链球菌	适用于 CD4$^+$T 淋巴细胞计数 >200/μl 或 <200/μl 的患者 适用于已接受接种 PPV23 疫苗的患者	PCV13 0.5ml×1 PCV13 接种至少 8 周后接种 PPV23 0.5ml IM(也可在监测患者 CD4 ≥200 后接种) PPV23 接种至少一年以后需再次接种一剂 PCV13 疫苗	无	
HBV	所有易感人群(HbcAb 阴性)	乙肝疫苗 3 剂	无	
HPV	女性 13~26 岁 男性 13~26 岁	HPV 4 价疫苗 0.5ml,0、1~2 和 6 个月 IM HPV 2 价疫苗 0.5ml,0、1~2 和 6 个月 IM		
流感病毒	所有患者(每年流感流行季节前)	接种当季推荐的灭活疫苗(减毒疫苗禁用于所有 HIV 感染者)		
HAV	所有易感人群(HAVAb 阴性)或慢性肝炎(包括乙肝和丙肝)患者	甲肝疫苗 2 剂	无	
对大多数病人不推荐;仅适用于某些特殊情况				
细菌	中性粒细胞减少患者	G-CSF 5~10mg/(kg·d) SC×24 周或 GM-CSF 250mg/m^2 SC×24 周	无	
新生隐球菌	CD4$^+$T 淋巴细胞计数 <50/μl	口服氟康唑 100~200mg/d	口服伊曲康唑 200mg/d	

表 77-1

成人和青少年 HIV 感染者的 OIs 一级预防（续）

病原菌	预防用药方案			
	指征	首选药物	替代药物	中止/继续预防指征
荚膜组织胞浆菌	CD4$^+$T 淋巴细胞计数 < 100/μl，区域性流行	口服伊曲康唑 200mg/d	无	
CMV	CD4$^+$T 淋巴细胞计数 < 50/μl 且 CMV 抗体阳性	口服缬更昔洛韦 900mg/d	无	

　　Bid，每日 2 次；biw，每周 2 次；CMV，巨细胞病毒；DS，强效剂（双倍剂量：TMP 160mg，SMX 800mg）；G-CSF，粒细胞集落刺激因子；GM-CSF，粒细胞-巨噬细胞集落刺激因子；HAART，高效抗逆转录病毒治疗；HAV，甲肝病毒；HBcAb，乙肝病毒核心抗体；HBV，乙肝病毒；HPV，人乳头瘤病毒；IM，肌内注射；INH，异烟肼；MAC，鸟分枝杆菌复合群；PCV13，13 价肺炎链球菌多糖疫苗；PPV23，23 价肺炎球菌结合疫苗；qm，每月 1 次；qw，每周 1 次；RIF，利福平；SC，皮下给药；SS，普通剂（TMP 80mg，SMX 400mg）；TB，结核；tiw，每周 3 次；TMP-SMX，甲氧苄啶-磺胺甲噁唑；TST，结核菌素皮肤试验；VZIG，水痘带状疱疹免疫球蛋白；VZV，水痘-带状疱疹病毒。

　　来源：Panel on Opportunistic Infections in HIV-infected Adults and Adolescents. Guidelines for prevention and treatment of opportunistic infections in HIV-infected adults and adolescents：recommendations from CDC，the National Institutes of Health，and the HIV Medicine Association of the Infectious Diseases Society of America. https：//aidsinfo. nih. gov/guidelines/html/4/adult-and-adolescent-oi-prevention-and-treatment-guidelines/.

急性期治疗

　　快速诊断与及时治疗对于急性感染治疗非常重要。大多数常见 OIs 可分为两类。第一类包括卡氏肺孢子菌、结核分枝杆菌、隐球菌、CMV、MAC 及组织胞浆菌引起的感染，可用常规或研究中的药物进行治疗，治疗结果可为有效或显效。如果患者 CD4$^+$T 淋巴细胞未升高，且病毒复制未能有效抑制，就停止维持性治疗或二级预防，感染可能复发。另一类为隐孢子虫、微孢子虫感染及 PML，这一类 OIs 病原体尚缺乏有效的治疗方案。

二级预防及长期抑制性治疗

　　二级预防可预防患者曾发生过的感染复发。在部分病例中，当患者 CD4$^+$T 淋巴细胞计数升高达到一定水平后，可中止二级预防治疗。USPHS 及 IDSA 强烈推荐对曾感染卡氏肺孢子菌、弓形虫（减少剂量）、MAC、CMV、沙门氏菌属细菌、地方流行性真菌及新生隐球菌的患者进行二级预防[12]。

二级预防及抑制性治疗的中止

　　USPHS/IDSA 指南推荐对于接受 HAART 治疗且 CD4$^+$T 淋巴细胞计数升高达到一定水平的患者，可中止针对某些病原菌的一级/二级预防[12]。中止感染预防的标准是在专项临床研究结果上建立的，根据 CD4$^+$T 淋巴细胞计数及初发感染的治疗持续时间不同（二级预防），推荐的标准不同。

　　接受 HAART 和 PCP 二级预防的患者，如 CD4$^+$T 淋巴细胞维持在 100/μl 以上 ≥3 个月，可中止针对 PCP 的二级预防。对于播散型 MAC 感染二级预防的患者，如患者已完成为期 12 个月的抗 MAC 治疗，无 MAC 感染迹象、症

状，同时进行 HARRT 治疗应答较好，CD4 细胞维持（或平均水平）在 100/μl 以上 ≥3 个月，可中止针对 MAC 的二级预防。同样的，弓形虫感染患者经完整的初始治疗，感染症状和体征完全消失，对 HAART 治疗反应良好，CD4$^+$T 淋巴细胞维持在 200/μl 以上 ≥3 个月，可中止针对弓形虫的二级预防。同样的标准还用于隐球菌感染患者的二级预防，患者接受 HAART 治疗后，CD4$^+$T 淋巴细胞计数能维持在 200/ul 以上超过 6 个月的时间，则可中止针对隐球菌的二级预防。接受 HAART 和播散型 CMV 感染抑制性治疗患者，CD4$^+$T 淋巴细胞维持在 100/μl 以上 ≥6 个月，可中止针对 CMV 的抑制性治疗[12,16]。是否中止 CMV 的抑制性治疗应咨询眼科医生的意见并受众多因素的影响，包括 CD4$^+$T 淋巴细胞上升的幅度及持续时间、病毒的抑制程度、视网膜病变的解剖定位及对侧眼睛的视力情况等，因此应定期进行眼科检查。

　　尽管关于何时能够中止一级/二级预防治疗已有大量的证据，但关于患者 CD4$^+$T 淋巴细胞再次降低，并面临可能再次发生 OIs 风险，应如何重新开始感染的预防治疗仍没有数据。对于一级预防而言，已推荐将同一 CD4 计数值作为中止或重新开始感染预防的临界值。对于 PCP 的感染预防，最新的指南推荐将 CD4 计数值低于 200/μl 作为重新开始一级/二级预防的临界值；而对于弓形虫感染的临界值为 100~200/μl；对于 MAC 感染的临界值为 50/μl[12]。

卡氏肺孢子菌感染肺炎

　　过去对肺孢子菌这种病原体一直知之甚少，直至 1983 年人们才对其有了一个较为全面的认识[35]。此后因发现其核糖体 RNA 序列与真菌同源，才将其由原虫类重

新划归为真菌。肺孢子菌形态上与卡氏肺孢子虫相似,故而它的生命周期与孢囊相似,每个孢囊最多含有 8 个孢子。但与真正的孢囊/孢子体相比,它的滋养体或囊外成分具有不同的染色特征(如不被甲苯胺蓝 O 或 Grocott-Gomori 染色)。此外,现在的文献将能引起 PCP 感染的病原体称为卡氏肺孢子菌(Pneumocystis jiroveci),而与以前卡氏肺孢子虫(Pneumocystis carinii)的称呼完全不同。在美国,卡氏肺孢子菌感染性肺炎(P. jiroveci carinii pneumonia,PCP)是发病率排名第二的 HIV 相关 OIs[2]。在过去的 20 年里,AIDS 相关 PCP 感染的住院率及病死率均明显降低,而在此期间,PCP 的高风险人群也发生了很大的变化,现在的 PCP 感染者多由黑人、女性或来自美国南部地区的患者构成[36]。

临床预防

案例 77-1

问题 1: J. R. ,38 岁,男性,5 年前因带状疱疹就诊时被诊出 HIV 血清阳性,但他拒绝抗逆转录病毒治疗,而选择在家自行服用草药。4 周前患者出现轻微的干咳伴有持续低热,期间未发生过寒战或胸膜炎性胸痛。胸部 X 线片提示双侧弥漫对称性的间质浸润,动脉血氧分压(PaO$_2$)80mmHg。3 个月前他最后一次 CD4$^+$T 淋巴细胞计数为 180/μl,病毒定量为 60 000 拷贝/ml,当时他拒绝进行 PCP 一级预防。通过生理盐水雾化吸入后促排的痰液和肺泡灌洗液标本进行吉姆萨染色,发现囊内小体及囊外滋养体。J. R. 的临床表现是否与 PCP 感染一致?

AIDS 患者与非 AIDS 患者发生 PCP 感染的临床特征不尽相同,在 AIDS 患者身上其表现更为轻微,一般为低热、咳嗽、气促和呼吸困难[13]。J. R. 有长达 4 周的低热、干咳,与 PCP 症状描述相符[12];HIV 感染病史和实验室吉姆萨染色发现滋养体支持 HIV 相关 PCP 感染的诊断;胸片提示特征性的弥漫性间质浸润改变与 PCP 完全一致。关于卡氏肺孢子菌感染宿主后的潜伏期的情况仍无充分数据,一些研究者推测绝大多数人感染卡氏肺孢子菌后不会出现临床症状,除非被感染者免疫系统功能受损。而另一些人则认为临床症状的出现是因为二次感染而不是感染的再激活[37]。

抗感染药物选择

案例 77-1,问题 2:J. R. 被确诊为 PCP 感染,愿意接受治疗。选择药物时,我们应考虑哪些患者因素?何种抗菌药物是合理的选择?药学监护的重点是什么?

急性 PCP 的治疗应取决于临床表现的严重程度。动脉氧分压(arterial oxygen status,PaO$_2$)是提示患者预后的重要指标。初始治疗方案必须加以考虑的关键因素包括动脉血气分析、PCP 是否初次发作、是否需要肠外营养、既往的药物不良反应史或过敏史。此外还需考虑药物相互作用。

根据氧合情况,可将患者疾病的严重程度分为轻、中、重三级。轻度 PCP 患者自主呼吸时,肺泡-动脉血氧分压差[A-a gradient,P(A-a)O$_2$]<35 或 PaO$_2$>70mmHg,中-重度 PCP 患者 P(A-a)O$_2$>35 或 PaO$_2$<70mmHg。对中~重度 PCP 患者应用糖皮质激素治疗时,计算 P(A-a)O$_2$ 和 PO$_2$ 非常重要。P(A-a)O$_2$(正常值范围 5~15mmHg)可通过以下公式计算:P(A-a)O$_2$=PIO$_2$-(1.25×PaCO$_2$)-PaO$_2$。其中 PIO$_2$ 指吸入气氧分压(室内自主呼吸情况下为 150mmHg),PaCO$_2$ 和 PaO$_2$ 分别代表动脉 CO$_2$ 分压和 O$_2$ 分压,均以 mmHg 表示。

还有几项临床检验指标可用于评估和监测 PCP 的治疗。如血清和肺泡灌洗液中乳酸脱氢酶的浓度,可用于患者疗效监测及预后判断,因缺乏特异性,不能单独使用。PCP 胸部 X 线片的表现也很多样化,最典型的胸部 X 线片改变为双侧弥漫对称性的间质性肺炎,其他如胸腔积液、空洞、肺气肿和结节等不典型改变均可能出现。而正常的胸部 X 线片结果多与临床转归改善相关。

未经治疗的 HIV 相关性 PCP 感染的自然过程表现为进行性低氧血症和呼吸困难。患者入院时,如有高龄、迟发 PCP 感染、贫血、PaO$_2$ 降低、伴有其他疾病及肺 KS 等均为入院时 PCP 死亡率的早期预测因素[38]。与非 HIV 感染者相比较,HIV 相关的 PCP 感染需要更长时间的治疗[35]。部分患者在治疗 3~5 日后 PaO$_2$ 可能进一步降低,中重度(PaO$_2$<70mmHg)患者对这一临床恶化期的耐受性极差。在一些情况较差的患者中,这一变化可能导致呼吸衰竭从而需行气管插管。尽管许多人将入住 ICU 作为提示预后不良的危险因素,但许多使用机械通气和静脉输注抗感染药物的患者,均取得了较好的疗效。借助于糖皮质激素的有效应用,目前 PCP 感染并发呼吸衰竭的患者经过积极治疗,仍可以获得较好的预后(表 77-2)。

甲氧苄啶-磺胺甲噁唑

患者是否需要住院治疗,取决于其临床症状的严重与否。患者临床表现为轻 PCP,氧合指数较好且无临床加重的趋势,可在院外治疗。患者虽然氧合指数较好(PaO$_2$>70mmHg),但临床症状有加重的征兆,则仍需住院治疗。治疗措施包括鼻导管吸氧及静脉给予 TMP-SMX(每日 TMP 15~20mg/kg, SMX 75~100mg/kg)持续治疗 21 日[12,39]。肾功能不全的患者需调整剂量,TMP 能抑制二氢叶酸还原酶活性,SMX 可通过竞争对氨基苯甲酸而抑制二氢叶酸的合成,此复方制剂对抑制胸腺嘧啶核苷的合成有协同作用。

除非患者既往对 TMP-SMX 发生过威胁生命的不良反应,否则是 PCP 治疗的首选药物。它优于或等效于其他所有的替代药物,70% 的患者可获得显著疗效。因其有较高的生物利用度,可口服给药,常用日剂量为 15mg/kg(TMP),分 3 次(每 8 小时给药 1 次),连续 21 日。强效片剂(双倍剂量,含有 TMP 160mg 及 SMX 800mg),其标准用法为每次 2 片,每日 3 次(每 8 小时给药 1 次)。

表 77-2

卡氏肺孢子菌肺炎的治疗

治疗药物	剂量	给药途径	不良反应
已认可的			
TMP-SMX	每日 15～20mg/kg TMP（75～100mg/kg SMX）静脉给药 或同等剂量分 3～4 次口服给药 或 2 DS 片剂 tid	IV，PO	超敏反应、高血钾、皮疹、发热、中性粒细胞减少、转氨酶升高、肾毒性（因可降低肾毒性，故每日 15mg/kg 的给药剂量优于 20mg/kg）
喷他脒依西酸盐	每日 4mg/kg，输注时间应控制在 60～90 分钟×21d	IV	胰腺炎、低血压、血糖升高或降低、肾毒性
阿托伐醌[a]	750mg bid 进餐时服用×21d（暂停）	PO	头痛、恶心、腹泻、皮疹、发热、转氨酶升高
TMP[a]+氨苯砜	每日 15mg/kg（TMP） 100mg/d×21d（氨苯砜）	PO PO	瘙痒、不能耐受的胃肠道反应、骨髓抑制 高铁血红蛋白症、溶血性贫血（G6PD 缺乏患者禁用）
克林霉素+伯氨喹	600mg IV q8h 或 300～450mg PO q6h（克林霉素） 15～30mg/d×21d（伯氨喹）	IV，PO PO	皮疹、腹泻 高铁血红蛋白症、溶血性贫血（G6PD 缺乏患者禁用）
强的松	抗 PCP 治疗开始 72 小时内给药 40mg q12h×5d 继而 40mg qd×5d 继而 20mg qd×11d	PO	用于中到重型 PCP 患者 [PaO$_2$<70mmHg 或 P（A-a）O$_2$>35mmHg]

[a] 仅适用于中到重型 PCP 的患者。

Bid，每日 2 次；DS，强效剂（TMP160mg，SMX 800mg）；G-6PD，葡萄糖 6 磷酸脱氢酶；IV，静脉注射；PCP，卡氏肺孢子菌肺炎；PO，口服；PaO$_2$，动脉血氧分压；P（A-a）O$_2$，肺泡-动脉血氧分压差；qd，每日 1 次；q6h，每 6 小时 1 次；q8h，每 8 小时 1 次；q12h，每 12 小时 1 次；tid，每日 3 次；TMP-SMX，甲氧苄啶-磺胺甲噁唑；TMP，甲氧苄啶。

尽管使用 TMP-SMX 治疗疗效显著，但仍有 25%～50% 的患者因其不良反应而不能耐受。这些不良反应包括：皮肤不良反应（红斑、丘疹、麻疹、罕见的严重荨麻疹、剥脱性皮炎及 Stevens-Johnson 综合征）；胃肠道不适（恶心、呕吐、腹痛）；血液系统不良反应（白细胞减少、贫血、血小板减少）；中枢神经系统毒性；血钾升高及肝功能损害。大多数患者表现为轻度过敏反应（皮疹），可使用止痒药物或抗组胺药物，不必中止治疗[40]。少部分过敏患者需暂时停药，并在皮疹消退后再次开始治疗。逐渐增加剂量或采用快速口服脱敏法可减少不良反应的发生。发生严重不良反应的患者不应再次尝试使用 TMP-SMX，需换用其他药物进行治疗（参见第 32 章）。

本案例中 J.R. 表现为轻到中度的 PCP（PaO$_2$80mmHg），既往未患过 PCP，且对 TMP-SMX 无药物不良反应史，可不住院，仅在院外接受 TMP-SMX 治疗即可。

TMP-SMX 的替代治疗

案例 77-1，问题 3：J.R. 在 TMP-SMX 治疗第 7 日出现剥脱性皮炎，应如何更改治疗方案？

J.R. 在使用 TMP-SMX 后出现严重不良反应，应停药并不能再次使用该药物或使用脱敏疗法，因此他须选择另外一种药物以替代 TMP-SMX（见表 77-2）。

静脉注射喷他脒依西酸盐（pentamidine isethionate）可用于治疗急性 PCP，其作用机制尚不明确，可能与其可以干扰氧化磷酸化，抑制核酸的生物合成及干扰二氢叶酸还原酶的功能有关。但喷他脒的药物毒性较 TMP-SMX 更为严重[41]。在一项纳入 106 名接受静脉喷他脒治疗的患者为期 5 年的临床研究中，观察到 76 例（72%）发生了不良反应，包括肾损伤、血糖代谢异常、肝损伤、高钾血症及高淀粉酶血症，其中 31 例（18%）严重病例因此停药。肾损伤和低血糖是导致停药的最常见原因。肾损害的发生率为 25%～50%，同时使用脱水治疗及肾毒性药物是导致其不良反应发生的危险因素。低血糖发生率约为 5%～10%，多在治疗 5～7 日或停药后才出现。血糖升高是患者 β 细胞减少的结果，最终有 2%～9% 的患者发展为糖尿病。其他较少见的不良反应还包括血小板减少、体位性低血压、室性心动过速、白细胞减少、恶心、呕吐、腹痛及食欲减退[41]。

静脉使用喷他脒的患者应进行密切的监护，治疗过程中应每日或隔日监测血糖、血钾、血尿素氮及肌酐水平。其他需定期复查的指标包括全血细胞计数、肝功能、淀粉酶、脂肪酶和血钙[42]。当喷他脒的剂量减少至每日 3mg/kg 或 4mg/kg，隔日 1 次时，肾毒性（肌酐清除率<10ml/min）的发生率降低，但患者出现胰腺炎的症状和体征时应停药。喷他脒引起胰腺炎的危险因素包括既往发生过胰腺炎或与易导致胰腺炎药物联用。治疗 PCP 时雾化给药不能代替静脉给药方式[42]。

阿托伐醌（atovaquone）混悬液 750mg，每日 2 次，可用于轻、中度 PCP 的治疗，其作用机制为抑制原虫体内嘧啶的合成。动物实验已证实该药物可抑制卡氏肺孢子菌和弓形虫的感染。阿托伐醌已被美国食品药品管理局（Food and Drug Administration，FDA）批准用于轻、中度 PCP 不能耐受 TMP-SMX 治疗的患者。同时它还是针对 PCP 及弓形虫感染一级/二级预防的备选药物[12]。与其他治疗 PCP 的药物比较，阿托伐醌的耐受性好，其不良反应包括皮疹、发热、肝功能异常和呕吐。用于轻至中度 PCP 患者治疗，阿托伐醌的不良反应较 TMP-SMX 少但疗效也较差[43]；与注射用喷他脒疗效相当，但喷他脒毒性更加显著[44]。大多数关于阿托伐醌的研究均使用吸收不完全的口服片剂，而混悬液剂型可提高生物利用度至少 30%，与脂类食物同时服用吸收加倍。

氨苯砜（dapsone）口服剂型与 TMP 联用，可作为不能耐受 TMP-SMX 的轻、中度 PCP 患者的替代治疗方案。氨苯砜多年来一直被用于麻风病的治疗，单独应用氨苯砜 200mg/d 治疗（不是预防）PCP 是无效的，但氨苯砜 100mg/d 与 TMP 20mg/（kg·d）联用则是一种有效的替代治疗方法[46]。在一项小样本量的临床研究中发现，TMP-SMX 与 TMP-氨苯砜疗效差异不大（TMP-SMX 93%；TMP-氨苯砜 90%）[47]。TMP 与氨苯砜联用时其血药浓度均比单用时有所升高，且联合用药能产生一种抑制叶酸合成的新的嘧啶[48]。TMP-氨苯砜不能用于既往对磺胺类药物过敏，且表现为 I 型超敏反应、表皮坏死或 Stevens-Johnson 综合征的患者。氨苯砜有血液系统毒性，可表现为溶血性贫血、高铁血红蛋白血症、中性粒细胞减少症和血小板减少症。葡萄糖-6 磷酸脱氢酶（glucose-6-phosphate dehydrogenase，G-6PD）缺乏患者不能分解过氧化氢，如接受氨苯砜的治疗，发生血液系统不良反应风险增加。

有研究报道，在使用伯氨喹（primaquine）（每日 30mg/kg）的基础上联用克林霉素（clindamycin）（静脉注射 600mg，每 6 小时 1 次或口服 600mg，每日 3 次），治疗成功率可达 70%～100%。其常见的不良反应为皮疹，但往往不用停药即可消退。一些患者出现中毒症状（发热、皮疹、粒细胞减少及高铁血红蛋白症），需要停药[48-50]。同氨苯砜一样，由于 G-6PD 缺乏的患者发生溶血性贫血风险增加，故在开始本方案治疗前应进行 G-6PD 的筛查，避免用于 G-6PD 缺乏的患者。

一项纳入 181 例轻、中度 PCP 患者的双盲试验对这 3 种治疗方案的有效性及安全性进行了评估。TMP-SMX 和 TMP-氨苯砜根据患者体重计算给药剂量，克林霉素-伯氨喹给药剂量为克林霉素 600mg 每日 3 次+伯氨喹 30mg/kg 每日 1 次。中、重度 PCP 患者（P(A-a)O₂>45）均使用强的松

（40mg，每日 2 次，共 5 日，继而 40mg，每日 1 次，共 21 日）治疗。皮疹是最常见的剂量相关性不良反应（TMP-SMX 19%；氨苯砜-TMP 10%；克林霉素-伯氨喹 21%）。血液系统不良反应多见于克林霉素-伯氨喹组，肝功能损害（较基线水平升高 5 倍以上）多见于 TMP-SMX 组。克林霉素-伯氨喹组在治疗第 7 日显示出更高的生活质量评分，但到第 21 日时，再次评价与其他两组对比无显著差异[45]。在轻、中度 PCP 患者的治疗中，3 组药物疗效无明显差异。

J. R. 因发生严重不良反应需住院继续 PCP 的治疗。他在使用 TMP-SMX 时发生了严重不良反应，因此同样含有磺胺成分的氨苯砜-TMP 也不适用。注射用喷他脒是一个可供选择的药物，但因其不良反应较多且更为严重，只有在患者为重型 PCP 时才推荐使用。阿托伐醌可用于不耐受 TMP-SMX 治疗的无胃肠功能紊乱的轻症 PCP 患者，但治疗效果不如 TMP-SMX 及喷他脒。克林霉素-伯氨喹在治疗轻、中度 PCP 时与 TMP-SMX 等效，且可经口服给药，对于本例患者是最佳选择。

经检测，J. R. 的 G-6PD 检查结果正常，随后给予克林霉素-伯氨喹的治疗方案，疗程 14 日，这样 J. R. 可完成它总时长为 21 日的药物治疗（见表 77-2）。

糖皮质激素的应用

> **案例 77-1，问题 4**：J. R. 的 PCP 是否需要使用糖皮质激素进行治疗？如果是，那么糖皮质激素应用于 PCP 的治疗应何时开始，应如何给药？

糖皮质激素的应用对于那些临床表现较重，且 PaO₂<70mmHg 或 P(A-a)O₂>35mmHg 的急性 PCP 患者非常重要[13]。许多患者在进行药物治疗初期有一个临床急性加重期，可能与药物迅速杀灭肺孢子菌时出现的急性炎症反应有关。对于中、重度 PCP 患者[未吸氧状态下，PaO₂<70mmHg 或 P(A-a)O₂>35mmHg]在药物治疗开始的 72 小时以内使用泼尼松，可避免威胁生命的临床急性加重症状出现[51]，对于治疗超过 72 小时后发生的急性呼吸衰竭，糖皮质激素仍有一定的作用[52]。应用泼尼松的推荐方案为 40mg，每 12 小时 1 次，连续 5 日，继而 40mg，每日 1 次，连续 5 日，继而 20mg，每日 1 次，连续 11 日，总疗程为 21 日[53]。需静脉给药的患者，可使用甲泼尼松龙，给药剂量为泼尼松的 75%。糖皮质激素的使用有激活某些潜在感染（如 TB）或使某些未表现出临床症状的现有感染恶化（特别是真菌感染）的风险[54]。但短期糖皮质激素的辅助治疗，患者获益远大于相关的风险。短期使用糖皮质激素治疗常见的不良反应包括溃疡性食管炎、食欲增加、体重增加、水钠潴留、头痛及转氨酶升高。用药同时需警惕患者发生血糖升高、胃肠道出血及不可控制的血压升高等不良反应。

J. R. 仅有轻度的低氧血症（PaO₂>70mmHg），可不使用糖皮质激素治疗。

预防

> **案例 77-1，问题 5**：J. R. 住院后的治疗反应良好。他现在可以开始进行二级预防，当他出院时应选择何种方案进行二级预防？

TMP-SMX 的预防作用早已为人熟知[50]，使其在临床被广泛应用甚至推动了 PCP 预防指南的制定（见表77-2）[13]。CD4+T 淋巴细胞计数<200/μl 的未接受 HAART 和肺孢子菌预防的患者，在第6、12 和36 个月 PCP 的发病率分别为 8.4%、18.4% 和 33.3%。这些数据构成了 AIDS 患者进行感染预防的基础[55]。除了 CD4+T 淋巴细胞计数<200/μl，其他可能高发 PCP 风险的人群还包括 CD4+T 淋巴细胞计数低于 14% 的患者、有 AIDS 相关性疾病病史，有口咽部念珠菌感染史及 CD4+T 淋巴细胞计数处于 200~250/μl 的患者[12]。J. R. 未接受一级预防而发生 PCP 感染。为防止感染复发，除非抗逆转录治疗后 J. R. 能免疫重建，否则需终身接受二级预防。

PCP 的一级预防（急性事件发生前）和二级预防（急性事件发生后）的用药和剂量给药方案完全相同[12]。TMP-SMX 强效剂每日 1 片是最有效的预防方案，普通一剂每日 1 片与之效果近似，但药物毒性较少。对于曾发生轻度过敏反应（不威胁生命的皮疹或发热）的患者，仍可采取重新给予初始剂量或半剂量药物方案，或逐次递增药物剂量（脱敏疗法）进行治疗。脱敏疗法要优于替换药物和直接再次给予初始剂量治疗[56]。脱敏疗法是从小剂量开始给药，然后在数日至数周的时间内逐渐增加剂量至目标剂量。此外，使用 TMP-SMX 预防 PCP 失败的患者，发生急性感染后，仍对治疗量 TMP-SMX 有较好反应。尽管如此，J. R. 使用 TMP-SMX 治疗时曾发生威胁生命的药物不良反应，不能进行脱敏治疗，应选用其他替代药物进行预防。

可选用的替代预防治疗方案包括：氨苯砜、氨苯砜+乙胺嘧啶（含亚叶酸）、阿托伐醌混悬液及使用 Respirgard Ⅱ 雾化器吸入喷他脒（见表77-2）。TMP+SMX 还对弓形虫及某些细菌感染有预防作用，氨苯砜+乙胺嘧啶（pyrimethamine）、阿托伐醌单用或与乙胺嘧啶联用方案也能预防弓形虫感染[12]。还有一些未经临床验证的给药方案，包括口服克林霉素-伯氨喹、间断静脉给予喷他脒、口服乙胺嘧啶-磺胺嘧啶及使用其他雾化吸入装置吸入喷他脒[12]。在 PCP 预防方面，TPM-SMX 的作用要优于氨苯砜或雾化吸入喷他脒[57]。

接受雾化吸入喷他脒预防的患者中，可观察到肺外的（淋巴结、脾、肝、骨髓、肾上腺、胃肠道）卡氏肺孢子菌感染[58]，这在静脉给药预防的患者中几乎不会发生。此外，雾化吸入喷他脒可改变患者胸部 X 线片的表现（肺上叶浸润、囊性病变、气胸、伴结节样改变的空洞形成及胸腔积液），导致诊断更具难度。

指南推荐在 CD4+T 淋巴细胞计数上升超过感染危险值后，可停止针对某些病原菌感染的药物预防[13]。许多研究结果支持 CD4+T 淋巴细胞计数>200/μl 超过 3 个月的患者，可中止针对 PCP 的二级预防[12]。一项欧洲的队列研究发现，患者的 CD4+T 淋巴细胞计数在 101~200/μl，病毒定量<400 拷贝/ml 时，PCP 发生率非常低，不用考虑预防治疗。表明正在接受有效的抗逆转录病毒治疗患者 CD4+T 淋巴细胞计数>100/μl，中止 PCP 感染预防用药可能是安全的[59]。指南建议，如患者 CD4+T 淋巴细胞计数再次降至

200/μl 以下，或 CD4+T 淋巴细胞计数虽然>200/μl 但 PCP 复发，均应重新开始预防用药[12]。J. R. 住院期间对克林霉素-伯氨喹治疗反应良好。但该方案用于二级预防效果还不确切，不推荐使用。考虑到 J. R. 对 TMP-SMX 过敏，氨苯砜（加或不加乙胺嘧啶）或阿托伐醌的预防方案对他更加合适。

弓形虫脑病

临床表现

案例 77-2

问题1：W. O.，40 岁，男性，在接受戒毒（酒精和吗啡类毒品）治疗时被发现 HIV 阳性。曾因食管念珠菌感染就诊于艾滋病诊疗机构，当时其 CD4+T 淋巴细胞计数为 60/μl（正常值 1 000/μl），HIV 病毒定量 150 000 拷贝/ml，弓形虫 IgG 滴度为 1:256，遂开始 HAART 治疗，随后的 2 年内其疾病控制较好。本次因 24 小时内癫痫连续发作 2 次就诊于急诊科。其时应用的治疗药物包括每日服用恩曲他滨、替诺福韦、地瑞那韦/利托那韦及每月 1 次雾化吸入喷他脒 300mg。患者有发热（37.7℃）、行走困难，CD4+T 淋巴细胞计数为 90/μl（之前为 230/μl），HIV 病毒定量 70 000 拷贝/ml（之前为 4 000 拷贝/ml），白细胞计数（WBC）为 4 200/L（正常值 3 800~9 800/L）。头颅磁共振（MRI）显示脑干部有多处环形病变。诊断考虑为弓形虫脑病，为避免该疾病的传播，W. O. 是否应被隔离治疗？

弓形虫是一种寄生性原生生物，通过环境因素传播并感染人类，这些因素包括食用生/半熟的肉类和接触猫的粪便。免疫力正常的人群感染弓形虫后临床症状表现轻微，类似单核细胞增多症，为一过性且无明显的后遗症（妊娠期妇女除外）。而在包括 AIDS 在内的细胞免疫功能受损（特别是 CD4+T 淋巴细胞计数<100/μl）患者，弓形虫感染容易复发，且表现出严重的临床症状[12]。W. O. 出现的脑病（大脑或脑干的炎症）是 HIV 感染者最常见的弓形虫感染表现。

所有 HIV 感染者都应检查弓形虫 IgG 抗体，以明确患者是否有潜在的感染。在美国，多达 70% 的健康成年人弓形虫血清学检查阳性。HIV 感染者的弓形虫感染呈地域流行性，在美国 3%~10% 的 AIDS 患者发展为弓形虫脑病。法国、萨尔瓦多及塔希提岛等国家，由于习惯食用生/半熟的肉类，这些国家 40~50 岁人群弓形虫 IgG 阳性率高达 90%，其 AIDS 患者弓形虫脑病发病率为 25%~50%[60]。

经口和先天获得是弓形虫的主要传播途径。因此 W. O. 不需被隔离。应告知 HIV 感染特别是弓形虫 IgG 抗体阴性的患者，避免食用生/半熟的肉类（肉食加工过程中内部温度需达到 80~95℃），且在接触生肉或污物后需洗手，蔬菜和水果在食用前均需清洗干净。HIV 感染者需避

免与流浪猫接触,如果养猫则需将猫留在家中,每日更换猫用便池,与猫接触后需彻底洗手[12]。

诊断

案例 77-2,问题 2:是否有充足的临床证据支持 W. O. 弓形虫脑病的诊断?

弓形虫脑病的确诊,需在脑组织中找到弓形虫的囊孢或滋养体,所以临床诊断多为疑似诊断。弓形虫脑病的症状和体征可以是局灶性的(大脑局部有感染灶或炎症病变),也可以是弥漫性的(脑内炎症扩散)。通常 CD4+T 淋巴细胞计数<100/μl 的患者易患弓形虫脑病。弓形虫 IgG 滴度能准确反映既往感染,但不能用于判断是否有急性感染,此外,脑脊液(cerebrospinal fluid,CSF)弓形虫 PCR 检查结果并不总是可靠。大多数患者头颅 CT 或 MRI 上表现出单个或多发环形病损。对于有脑病症状而 IgG 阴性的患者,以及那些对诊断性抗弓形虫治疗反应不佳的患者,可考虑行脑组织活检[61]。弓形虫脑病缺乏特异性诊断依据,因此在治疗疑似弓形虫脑病患者的过程中,应密切注意和检测有无其他引起脑病的原因(如中枢神经系统淋巴瘤或 TB)。W. O. 的临床诊断依据还是比较充分的,包括 HIV 阳性,CD4+T 淋巴细胞计数<100/μl,血清弓形虫 IgG 滴度为1:256,MRI 提示脑干环形损害。类似这种感染的出现加上 CD4+T 淋巴细胞计数下降和 HIV RNA 水平增加,可能是抗逆转录病毒治疗失败的信号,应重新评估 W. O. 的抗 HIV 治疗及患者对治疗的依从性。

预防

案例 77-2,问题 3:W. O. 需接受针对弓形虫感染的预防治疗吗?

与其他 HIV 相关的 OIs 类似,弓形虫的治疗可被分为一级预防、急性感染治疗和二级预防。目前推荐一级预防适用于 CD4+T 淋巴细胞计数<100/μl 且弓形虫 IgG 抗体阳性的患者(见表 77-2)。许多用于 PCP 感染预防的药物,对弓形虫同样有效,包括 TMP-SMX、氨苯砜-乙胺嘧啶-亚叶酸、阿托伐醌,单用或与乙胺嘧啶/亚叶酸联用都可用于弓形虫感染的一级预防[12]。这些预防用药的应用,大大降低了弓形虫脑病的发病率[2,12]。TMP-SMX(强效剂 1 片,口服,每日 1 次)被推荐为预防弓形虫感染的一线用药。目前的资料尚不支持使用大环内酯类抗感染药物与雾化吸入喷他脒来预防弓形虫感染,乙胺嘧啶同样不推荐单独用于弓形虫感染的一级预防[62,63]。

弓形虫感染一级预防的中止指征是患者经 HAART 后,CD4+T 淋巴细胞计数增加至 200/μl 以上≥3 个月。如患者 CD4+T 淋巴细胞计数降至 200/μl 以下,应再次开始感染预防。

W. O. 一直以来都在接受每月 1 次的喷他脒雾化吸入以预防 PCP 感染。考虑到 W. O. CD4+T 淋巴细胞计数低下

且弓形虫 IgG 抗体阳性,需要接受针对弓形虫感染的一级预防。

治疗

急性期治疗

案例 77-2,问题 4:应如何治疗 W. O. 的弓形虫脑病?

治疗急性弓形虫脑病患者的一线治疗方案为:磺胺嘧啶(sulfadiazine)4g/d,分 3~4 次服用,联用乙胺嘧啶首剂负荷量 200mg,随后每日 50~70mg(顿服)+亚叶酸 10~25mg/d[12]。症状消失后诱导治疗应再持续 6 周(整个疗程约 8 周),然后进行维持治疗(二级预防)。约 40%的患者不能耐受磺胺嘧啶的不良反应而中止治疗[64],也有成功脱敏的报道[65]。应该严密监测 W. O. 的临床和影像学变化,如果疗效不佳,需考虑其他诊断。

替代治疗包括乙胺嘧啶+亚叶酸+克林霉素(600~900mg,静脉注射,每 6 小时 1 次或 600mg,口服,每 6 小时 1 次),疗程至少 6 周。一项对照性研究比较了乙胺嘧啶+磺胺嘧啶和乙胺嘧啶+克林霉素两种方案的有效性和安全性。结果表明两种方案均有效,但乙胺嘧啶+磺胺嘧啶的效果优于乙胺嘧啶+克林霉素。两种方案不良反应发生概率相当,但接受乙胺嘧啶+克林霉素治疗的患者,发生严重不良反应导致治疗中止概率更小(11% vs 30%)[66]。因为 TMP-SMX 复方制剂中的 SMX 是唯一易获得的磺胺类药物,对不能采用口服给药方案的患者,TMP-SMX 可不经口服,是一种治疗选择。但实验室和临床资料均不支持单用该药来进行抗弓形虫治疗[67]。此外,临床表现为弓形虫脑病及既往有惊厥史的患者可考虑使用抗惊厥药物;有局灶性炎症或水肿的患者,可谨慎使用糖皮质激素治疗。

案例 77-2,问题 5:W. O. 目前接受磺胺嘧啶-乙胺嘧啶治疗。使用磺胺嘧啶治疗弓形虫脑病有什么限制吗?

与其他接受磺胺类药物治疗的 HIV 感染者类似,使用磺胺嘧啶治疗的最常见不良反应为皮疹[64]。虽然与 TMP-SMX 一样有各种脱敏方案被推荐,但换用替代治疗方案可能更加简便[40,65]。

用药过程中需监测患者的肾功能。血清肌酐升高、血尿或尿量减少都可能继发于磺胺嘧啶引起的结晶尿,磺胺嘧啶的水溶性较其他磺胺类药物差,用药期间需注意补液(2~3L/d),以防止结晶性肾病的发生。在出现结晶尿时,可采用加大补液量并碱化尿液的治疗。

案例 77-2,问题 6:乙胺嘧啶常见不良反应有哪些?

乙胺嘧啶可致骨髓抑制,因此应避免与其他同样易导致骨髓抑制的药物联用(如齐多夫定、更昔洛韦)。使用乙胺嘧啶同时应加用亚叶酸(10~25mg/d)以避免骨髓抑制的

发生(但也不能完全避免),需逆转骨髓抑制时,可将亚叶酸的剂量增加至 $50\sim100\text{mg/d}$[12]分次服用。叶酸(而不是亚叶酸)因其可能被原生动物摄取而对抗乙胺嘧啶-磺胺嘧啶的作用,应避免使用[68]。同样,患者在治疗期间应避免同时服用含有大量叶酸的维生素。

W.O. 未同时服用其他易致骨髓毒性或诱导乙胺嘧啶发生骨髓抑制不良反应的药物,而且他的中性粒细胞数目正常,可以接受乙胺嘧啶-磺胺嘧啶的治疗。

抑制性治疗(二级预防)

> **案例77-2,问题 7:** W.O. 完成了急性弓形虫脑病治疗后,需要接受抑制性治疗吗?

大多数抗原虫药物不能根除弓形虫囊孢,因此除非患者在接受 HAART 后免疫重建,否则往往需要终身接受抑制性治疗[12]。对于不能耐受磺胺类药物的患者,可使用乙胺嘧啶+克林霉素替代方案,但仅有乙胺嘧啶+磺胺嘧啶联合用药方案能提供对 PCP 的预防。有两个针对弓形虫脑病抑制性治疗的小样本量研究结果表明,乙胺嘧啶+磺胺嘧啶治疗方案与乙胺嘧啶+克林霉素及单用乙胺嘧啶相比,疗效更为确切[66]。阿托伐醌联用或不联用乙胺嘧啶的方案,对于弓形虫脑病和 PCP 的预防同样有效,但其治疗费用高昂且仅有一种味道不佳的液体制剂。

已完成初始治疗,并接受二级预防的弓形虫脑病患者,保持在无症状状态复发风险很低,接受 HAART 超过 6 个月,其 CD4+T 淋巴细胞计数持续 $>200/\mu\text{l}$。此时,医生应该结合头颅 MRI 结果,来决定是否中止二级预防。如患者正接受 HAART,其 CD4+T 细胞计数 $>200/\mu\text{l}$ 以上超过 3 个月,中止弓形虫脑病的一级/二级预防是安全的。当 CD4+T 淋巴细胞计数降至 $200/\mu\text{l}$ 以下时,应该重新开始二级预防[12]。

W.O. 的 CD4+T 淋巴细胞计数 $<100/\mu\text{l}$,因此他将继续接受针对弓形虫脑病的乙胺嘧啶-磺胺嘧啶抑制性治疗。而他正在接受雾化吸入喷他脒的治疗以预防 PCP 的发生,但乙胺嘧啶-磺胺嘧啶对 PCP 同样具有预防作用,因此可以停用喷他脒。对他来说,乙胺嘧啶-克林霉素的方案对 PCP 的预防无效,故暂不做考虑[12]。

替代治疗

> **案例77-2,问题 8:**对于不耐受磺胺嘧啶治疗且不愿接受脱敏治疗的患者,应选择何种替代治疗方案?

可用克林霉素(1 200mg,静脉注射,每 6 小时 1 次或 600mg,口服,每 6 小时 1 次)与标准剂量的乙胺嘧啶+亚叶酸联用[12]。此外在数量有限的患者中,乙胺嘧啶+亚叶酸再联合下列任意一种药物:阿奇霉素(1.2~1.5g/d)或克拉霉素(1g,每日 2 次)或阿托伐醌(750mg,口服,每日 4 次)显示出一定的疗效[12]。

巨细胞病毒视网膜炎

诊断

案例 77-3

> **问题 1:** P.Z.,男性,39 岁,艾滋病患者,主诉为视野内出现移动的黑点,伴有闪光,开车时很难辨认路标。最近的实验室辅助检查结果如下:
>
> 血尿素氮(BUN):17mg/dl(正常值,8~25)
> 血清肌酐(SCr):0.8mg/dl(正常值,0.5~1.7)
> CD4+T 淋巴细胞计数:40/μl(正常值,1 000)
> HIV 病毒定量:80 000 拷贝/ml(3 个月前检查结果)
> 白细胞(WBC):1 200/L,中性粒细胞百分比(N%)63%
>
> P.Z. 现在的体重为 63kg,正在使用的治疗药物包括替诺福韦、恩曲他滨、阿扎那韦、利托那韦、氨苯砜(预防 PCP)及阿奇霉素(预防 MAC)。既往应用 AZT 与 TMP-SMX 时曾发生过严重的血液系统不良反应。CMV IgG 抗体阳性,眼底检查发现其左眼近视网膜处有数处出血和瘢痕组织(干酪和番茄酱样改变),P.Z. 的视力问题最可能的原因是什么?

P.Z. 的临床症状及眼底检查提示有视网膜炎症,考虑可能为 CMV 感染所致。HIV 患者的 CMV 感染率很高,但仅在患者 CD4+T 淋巴细胞计数 $<50/\mu\text{l}$ 时,被再次激发出典型的临床症状。在 HAART 开始应用于临床以前,CMV 感染在 AIDS 患者中的发病率约为 30%;在 HAART 普遍开展后,新发病例 CMV 终末器官疾病的发生率降低了 75%~80%,现在约为每年 6%[12,69]。虽然 CMV 感染能引起结肠炎、肺炎、食管炎和肝炎,但视网膜炎仍是 AIDS 患者最常见的活动性感染,占 CMV 终末器官疾病的 75%~85%。一项针对 HAART 应用后 CMV 视网膜炎患者的统计发现,感染存在明显的人口统计学差异,这些患者大多数都接受了 HAART 且 CD4+T 淋巴细胞计数非常低[70],他们的感染特征与 HAART 未应用前的患者相似。CMV 视网膜炎的诊断金标准为视网膜穿刺活检,但很少有病例能取得该部位的活检结果,血清检查也仅能提示既往 CMV 感染,并不能辨别是否活动性感染。这类患者常发生播散性 CMV 感染,治疗期间监测血浆、尿液及痰液的 CMV 检测可用于评估患者对治疗的反应,治疗期间 CMV 检测阳性的患者,疾病更容易复发[71]。临床上对 CMV 性视网膜炎的诊断,往往基于散瞳后的视网膜检查和间接眼底镜检查,就像 P.Z. 一样,检查发现蓬松、白色的视网膜斑,并伴有视网膜出血。

患者一旦诊断为 CMV 视网膜炎,应进行眼外 CMV 感染的全面检查。P.Z. 可能需要终生接受规律的眼科学检查及视网膜照相。与 HIV 的治疗类似,CMV 病毒的脱氧核糖核酸(DNA)定量检查,对评估治疗效果及预测其临床转归有重要作用[12]。

药物治疗

案例 77-3,问题 2:CMV 视网膜炎的治疗选择有哪些?哪个方案适用 P. Z.?

CMV 视网膜炎的治疗有多种方案可供选择:口服缬更昔洛韦;静脉注射用更昔洛韦。注射更昔洛韦再序贯口服缬更昔洛韦;注射用膦甲酸钠,注射用西多福韦等。替代方案包括静脉注射联用更昔洛韦与膦甲酸或眼内注射更昔洛韦、膦甲酸及西多福韦[12]。胃肠外给药的更昔洛韦与膦甲酸联合用药与单用效果相似,但毒性增加,多用于难治性病例的治疗(表 77-3)[72]。

更昔洛韦眼内植入与眼内注射在治疗 CMV 视网膜疾病中作用效果相似,它们的优势仅局限于被感染的眼,但可能增加对侧视网膜炎和眼外 CMV 疾病发生的风险,因此推荐同时给予全身抗 CMV 治疗(如口服或静脉应用更昔洛韦)。与单纯使用眼内治疗相比,采用全身抗巨细胞病毒治疗的方案可降低 50% 的死亡率[73]。眼内埋植更昔洛韦同时给予口服缬更昔洛韦的方案与单用更昔洛韦静脉注射或口服缬更昔洛韦相比,防止 CMV 视网膜炎的复发疗效更好[12]。因此,人们常将这种治疗方案作为 CMV 视网膜炎特别是发生视力损害的患者的首选方案,而另一些人则将单用口服缬更昔洛韦作为首选方案。药物的选择依赖于药物的疗效,毒性,疾病的分期和患者的生活质量等因素。

更昔洛韦

更昔洛韦(ganciclovir)是一种非环状的核苷药物,抗 CMV 活性优于阿昔洛韦。其作用机制与其他核苷类似,更昔洛韦需首先被转运入细胞内并磷酸化,再与内源性核苷竞争结合病毒的 DNA 聚合酶,进而抑制病毒复制。更昔洛韦口服不易吸收(生物利用度约为 5% ~ 9%),其口服制剂已不再销售。静脉注射的更昔洛韦呈双相分布(终末半衰期为 2.5 小时)。该药物在体内主要依靠肾小球过滤及肾小管分泌消除。

其剂量依赖的药物不良反应为骨髓抑制,约 50% 的患者可能发生中性粒细胞减少,也可见血小板减少。在更昔洛韦治疗期间,应每周监测中性粒细胞(ANCs)和血小板绝对计数,如 ANC < 1 000/mm^3,或血小板计数 < 50 000/mm^3,需增加监测频率至每周 2 次[27,74]。更昔洛韦还有眼内埋植剂(见表 77-3),有肾功能不全的患者必需根据肾功能情况调整药物剂量(表 77-4)。

患者发生更昔洛韦所致的骨髓抑制不良反应,可给予粒细胞集落刺激因子(granulocyte colony-stimulating factor,G-CSF)和粒细胞-巨噬细胞集落刺激因子(granulocyte-macrophage colony-stimulating factor,GM-CSF)治疗。G-CSF(非格司亭)和 GM-CSF(沙格司亭)[75,76]已被成功用于激发白细胞,但均未获得 FDA 批准用于该适应证,但其临床治疗效果良好。由于 GM-CSF 可能刺激 HIV 在巨噬细胞系中的复制[77],患者应同时接受抗逆转录病毒治疗。

缬更昔洛韦

缬更昔洛韦(valganciclovir)是一种口服的单价酯类前体药,吸收后能迅速被水解成更昔洛韦。从缬更昔洛韦转化而来的更昔洛韦绝对生物利用度为 60%,口服缬更昔洛韦(900mg)与静脉注射更昔洛韦(5mg/kg)所能达到的血药浓度相似。有研究报道,口服缬更昔洛韦与注射用更昔洛韦在新发 CMV 视网膜炎 AIDS 患者的诱导治疗中效果相当[78],同时它们所致的不良反应的发生频率及严重程度均相似。基于上述资料,口服缬更昔洛韦在 CMV 视网膜炎的诱导治疗中,疗效与安全性均与注射用更昔洛韦相同,因此,该药物也可用于 CMV 视网膜炎 AIDS 患者的长期维持治疗。

西多福韦

西多福韦(cidofovir)是一种拟核苷酸药物,其在细胞内磷酸化后变为活性二磷酸盐代谢物。在所有的抗 CMV 药物中,西多福韦抗病毒效能最高,并兼具抗单纯疱疹病毒(herpes simplex virus,HSV)和 VZV(包括阿昔洛韦耐药的种群)的作用。因核苷酸类似物不需要病毒编码的激酶激活,西多福韦的激活不需要病毒的参与,可用于对更昔洛韦治疗反应不佳的患者。西多福韦口服吸收不佳(生物利用度 < 5%),细胞内半衰期达 17 ~ 65 小时。其用法为诱导期每周注射给药 1 次,维持期每 2 周注射给药 1 次。

西多福韦溶解性差,约有 80% 的药物以原型通过肾小球滤过及肾小管分泌经尿液排出体外。西多福韦有肾脏毒性,使用丙磺舒(滴注前 3 小时予丙磺舒 2g,然后在用药后的第 2 小时和第 8 小时各予丙磺舒 1g)可抑制肾小管分泌,减少药物肾毒性。每次给药前均需提前 1 小时予以 1L 生理盐水进行预水化,如患者可以耐受,可在西多福韦给药中及给药后重复水化。西多福韦的肾毒性明显并呈剂量依赖性,故应禁止与其他肾毒性药物联用(如 NSAIDs 和氨基糖苷类等),治疗过程中应密切监测患者肾功能变化(BUN、SCr、尿蛋白)(见表 77-4)。对于肾功能减退患者,应调整给药剂量(表 77-5)。

西多福韦药物临床试验中约有 20% 的患者发生中性粒细胞减少,故应将全血细胞计数检查列入常规基线检查项目。此外眼张力减退(眼压降低)及葡萄膜炎(眼色素层神经束炎)也有报道,因此患者还应每月常规进行眼科检查[12]。

西多福韦的治疗应用有限,其优势在于可每周或隔周使用,但肾脏毒性限制了应用。西多福韦在治疗 CMV 视网膜炎方面与膦甲酸和更昔洛韦疗效相当,但目前仍无临床对照试验研究报道。此外,西多福韦对眼外的 CMV 感染(如胃肠感染,肺炎,脑炎)是否有效,尚需进一步研究。

膦甲酸

膦甲酸(foscarnet)是一种焦磷酸类似物,可选择性抑制病毒 DNA 聚合酶及逆转录酶活性。目前推荐用于诱导治疗的膦甲酸剂量(60mg/kg,每 8 小时 1 次或 90mg/kg,静脉注射,每 12 小时 1 次),其体内血药浓度高于体外实验抗 CMV 的浓度(见表 77-4)[79]。膦甲酸剂量相关的毒性反应为肾脏毒性,与药物在肾脏溶解度差,易析出结晶有关[74]。一项与更昔洛韦比较的试验显示,用膦甲酸治疗 CMV 视网膜炎的患者,其生存时间较用更昔洛韦的患者延长 4 个月,但对于已有肾功能不全的患者[肌酐清除率 < 1.2ml/(min·kg)],膦甲酸组存活率较差[80]。

表 77-3　巨细胞病毒视网膜炎治疗方案

	更昔洛韦 IV	缬更昔洛韦 PO	膦甲酸 IV	更昔洛韦 IV+膦甲酸钠 IV	西多福韦 IV
给药剂量	诱导剂量:5mg/kg q12h×14~21d 维持治疗:5mg/(kg·d) 难治性 MCV 的诱导治疗:7.5mg/kg q12h×14~21d 维持治疗:10mg/(kg·d)(肌酐清除率小于 70ml/min 的患者应调整给药剂量,见表 77-4)	诱导剂量:900mg q12h ×14~21d 维持治疗:900mg qd 替代治疗:联用更昔洛韦眼内植入 900mg qd	诱导剂量:90mg/kg q12h×14~21d 维持治疗:90~120mg/(kg·d)治疗同时需充分水化(750~1 000ml 0.9%氯化钠或 5%葡萄糖)	曾使用更昔洛韦治疗患者的诱导治疗:膦甲酸 90mg/kg q12h+更昔洛韦 5mg/(kg·d),疗程 14~21d 维持治疗:膦甲酸钠 90~120mg/(kg·d)+更昔洛韦 5mg/(kg·d) 曾使用膦甲酸钠患者的诱导治疗:膦甲酸钠 90~120mg/(kg·d)+更昔洛韦 5mg/kg q12h 再诱导:膦甲酸 90mg/kg q12h×+更昔洛韦 5mg/kg q12h 14~21d	诱导治疗:5mg/kg qw×2w
可能的药物不良反应	中性粒细胞减少;血小板减少;导管相关性感染;	与更昔洛韦相同	肾毒性;骨髓抑制;贫血;导管相关性感染;恶心;过敏;复发性外阴溃疡	与静脉用更昔洛韦及静脉用膦甲酸相同	肾毒性;中性粒细胞减少(皮疹,发热,恶心,疲乏);眼色素层炎;脱发;张力减退
重要的药物相互作用	中性粒细胞减少(AZT),肿瘤化疗药物(地达罗辛)	与更昔洛韦相同	与其他有肾毒性的药物(如两性霉素 B、氨基糖苷类)联用,毒性增加	与静脉用更昔洛韦及静脉用膦甲酸相同	与其他肾毒性药物(如两性霉素 B、氨基糖苷类、喷他脒、NSAIDs)联用,毒性增加
辅助治疗	G-CSF/GM-CSF 升白治疗	与更昔洛韦相同	以水化治疗为基础;补充电解质(钾、钙、镁);止吐治疗	与静脉用更昔洛韦及静脉用膦甲酸相同	以丙磺舒、水化治疗为基础;止吐;抗组胺剂;对乙酰氨基酚常在术前应用,防止丙磺舒毒性反应发生
优点	系统性治疗;抗 HSV 活性	生物利用度增加从而减少口服药物量	系统性治疗;抗 HSV(包括阿昔洛韦耐药 HSV)活性;抗 HIV 活性	比单药使用时药效增加时治疗仍有效	系统性治疗;不需留置静脉导管;给药频次较少

表 77-3

巨细胞病毒视网膜炎治疗方案(续)

	更昔洛韦 IV	缬更昔洛韦 PO	膦甲酸 IV	更昔洛韦 IV+膦甲酸钠 IV	西多福韦 IV
缺点	骨髓抑制;需每日给药;需留置导管	口服给药需有与更昔洛韦相同的血药浓度;与更昔洛韦相比临床资料缺乏	肾毒性;需每日静脉给药/留置导管;需输液治疗,需输液泵或调速装置以延长每日输液时间	与静脉单独使用更昔洛韦或膦甲酸相比,延长每日输液时间,影响生活质量	需要丙磺舒及水化治疗;丙磺舒药物毒性;肾脏毒性;(可能被延长)
用药监护	诱导治疗:(a) WBC分类计数,血小板计数;(b) 每周复查 SCr 水平	与更昔洛韦相同	诱导治疗:(a) 每周复查 2 次 SCr 水平;(b) 每周 2 次复查电解质包括:血清钙、镁、磷酸盐、钾;(c) 每周 1 次复查血红蛋白,红细胞比容	与静脉注射更昔洛韦及膦甲酸相同	在每一次诱导及维持治疗前 48h 内需监测:(a) SCr,尿蛋白定量;(b) WBC 分类计数,眼内压及裂隙灯检查 每月至少 1 次
	维持治疗:(a) 每周复查 WBC 分类计数,血小板计数;(b) 每 24 周复查 SCr 水平		维持治疗:(a) 每周复查 SCr 水平;(b) 每周复查电解质包括:血清钙、镁、磷酸盐、钾;(c) 每 24 周复查血红蛋白,红细胞比容 1 次		
药物警示与禁忌证	中、重度的血小板减少(血小板计数<25×10⁹/L)	与更昔洛韦相同	同时应用其他肾毒性药物(如两性霉素 B,氨基糖苷类及静脉用喷他脒)或已有严重肾功能损害的患者(SCr>168mmol/L 或肌酐清除率<50mL/min)	与静脉注射更昔洛韦及膦甲酸相同	与静脉用膦甲酸相同,下列情况除外:基础肌酐水平升高(>1.5mg/dl)或肌酐清除率下降(<55ml/min),或静脉输液后)尿蛋白 2+ 下列情况需中止治疗:尿蛋白 3+,血清肌酐较基础水平升高 0.5mg/dl,眼内压较基线水平降低 50%

表77-4
巨细胞病毒感染治疗用药的剂量调整

药物	正常剂量	肌酐清除率/(ml·min⁻¹·1.73m⁻²)	剂量调整				
西多福韦	诱导剂量：5mg/kg IV qw×2w	SCr较基线水平升高0.3~0.4	3mg/kg				
	维持剂量：5mg/kg IV qow	SCr较基线水平升高>0.5 或尿蛋白3+	中止治疗				
		肾功能不全患者禁用： 1. SCr持续>1.5mg/dl 2. 计算CrCl<55ml/min 3. 尿蛋白定量100mg/dl（或>2+）					

药物	正常剂量	CrCl[ml/(min·kg)]	诱导剂量		维持剂量	
			低剂量	高剂量	低剂量	高剂量
膦甲酸	诱导剂量： 60mg/kg IV q8h至 90mg/kg IV q12h	>1.4	60mg/kg IV q8h	90mg/kg IV q12h	90mg/kg IV qd	120mg/kg IV qd
		1.0~1.4	45mg/kg IV q8h	70mg/kg IV q12h	70mg/kg IV qd	90mg/kg IV qd
	维持剂量：90~120mg/kg IV qd	0.8~1.0	50mg/kg IV q12h	50mg/kg IV q12h	50mg/kg IV qd	65mg/kg IV qd
		0.6~0.8	40mg/kg IV q12h	80mg/kg IV q12h	80mg/kg IV q48h	105mg/kg IV q48h
		0.5~0.6	60mg/kg IV qd	60mg/kg IV qd	60mg/kg IV q48h	80mg/kg IV q48h
		0.4~0.5	50mg/kg IV qd	50mg/kg IV qd	50mg/kg IV q48h	65mg/kg IV q48h
		<0.4	不推荐使用		不推荐使用	

药物	正常剂量	CrCl(ml/min)	诱导剂量	维持剂量
更昔洛韦	静脉给药： 诱导剂量：5mg/kg IV q12h	>70	5mg/kg q12h	5mg/kg qd

表77-4

巨细胞病毒感染治疗用药的剂量调整（续）

药物	正常剂量	肌酐清除率/(ml·min⁻¹·1.73m⁻²)	剂量调整	
	维持治疗：5～6mg/(kg·d)×5日/周	50~69	2.5mg/kg q12h	2.5mg/kg qd
		25~49	2.5mg/kg qd	1.25mg/kg qd
		10~24	1.25mg/kg qd	0.625mg/kg qd
		<10	1.25mg/kg tiw（透析后给药）	0.625mg/kg tiw（透析后给药）
缬更昔洛韦	诱导剂量：900mg PO bid	CrCl(mL/min)	诱导剂量	维持剂量
	维持治疗：900mg PO qd	40~59	450mg bid	450mg qd
		25~39	450mg qd	450mg 隔日1次
		10~25	450mg 隔日1次	450mg biw
		血液透析	不推荐使用	不推荐使用

Bid，每日2次；biw，每周2次；CrCl，肌酐清除率；IV，静脉注射；PO，口服给药；qd，每日1次；qow，隔周1次；qw，每周1次；SCr，血清肌酐；tiw，每周3次。

来源：Safrin S et al. Comparison of three regimens for treatment of mild to moderate *Pneumocystis carinii* pneumonia in patients with AIDS. A double-blind, randomized, trial of oral trimethoprim-sulfamethoxazole, dapsone-trimethoprim, and clindamycin-primaquine. ACTG 108 Study Group. *Ann Intern Med.* 1996;124:792；Lee BL et al. Dapsone, trimethoprim, and sulfamethoxazole plasma levels during treatment of *Pneumocystis* pneumonia in patients with the acquired immunodeficiency syndrome (AIDS). Evidence of drug interactions. *Ann Intern Med.* 1989;110:606；Panel on Opportunistic Infections in HIV-infected adults and adolescents. Guidelines for prevention and treatment of opportunistic infections in HIV-infected adults and adolescents: recommendations from CDC, the National Institutes of Health, and the HIV Medicine Association of the Infectious Diseases Society of America. https://aidsinfo.nih.gov/guidelines/html/4/adult-and-adolescent-oi-prevention-and-treatment-guidelines/；and product information.

P. Z. 的 ANC 降低,考虑到更昔洛韦或缬更昔洛韦可能发生骨髓抑制,可加用 G-CSF 治疗。因其肾功能正常(血清肌酐为 0.8ml/dl),可选择膦甲酸或西多福韦治疗。

肾毒性

> **案例 77-3,问题 3:** P. Z. 将接受膦甲酸 90mg/kg,静脉注射,每 12 小时 1 次的治疗,每次持续静滴 2 小时,如何才能将肾毒性发生的风险降至最低?

使用膦甲酸治疗期间,充分水化对防止肾毒性的发生非常重要。为增加尿量,可在首次输注膦甲酸前使用 750~1 000ml 的生理盐水或 5% 葡萄糖,随后根据膦甲酸剂量不同给予 500~1 000ml 的液体。根据 P. Z. 的肌酐清除率调整药物剂量可降低药物肾脏毒性(见表 77-5),应至少每周 2 次监测肌酐水平,并根据肌酐清除率变化调整药物剂量。此外,CMV 感染本身也可导致肾急性间质性改变而使肌酐急剧升高。治疗期间应避免联用其他肾脏毒性药物。

不良反应

> **案例 77-3,问题 4:** 除了肾毒性,膦甲酸还有哪些毒性作用?

膦甲酸是焦磷酸的类似物,在体内可与游离钙结合,导致低钙血症。为减少电解质紊乱相关并发症,膦甲酸需缓慢滴注(1~2 小时),以避免其血药浓度过高[81]。在诱导治疗期间应每周 2 次监测血清游离钙和磷酸盐水平,维持治疗期间则应每周监测 1 次。曾有一例同时接受膦甲酸及胃肠外喷他脒治疗的 AIDS 患者发生致命性低钙血症的报道,因此应避免这种联用[82]。

膦甲酸还可导致阴茎溃疡,特别好发于未进行包皮环切术的患者,注意生殖器卫生可能可以减少阴茎溃疡的发生。膦甲酸的其他不良作用还包括癫痫、低镁血症、贫血、呕吐、发热及皮疹,在诱导治疗期间应每周两次复查血清白蛋白、镁、钾等生化指标,进入维持治疗阶段则可每周复查 1 次。总之,患者对膦甲酸的治疗耐受性低于更昔洛韦[80]。

剂量调整

> **案例 77-3,问题 5:** 尽管每日使用 2L 的生理盐水水化治疗,在使用膦甲酸 12 日后,P. Z. 出现血清肌酐的升高,从 0.8mg/dl 上升至 1.2mg/dl。接下来膦甲酸的治疗剂量应如何调整?

缬更昔洛韦、更昔洛韦、膦甲酸及西多福韦均高度依耐肾脏清除,因此即使患者的肌酐清除率仅有微小的变化,也应调整药物剂量(或调整给药间隙)(见表 77-5)。因此治疗期间监测患者肌酐清除率非常重要。P. Z. 的肌酐清除率估算为 1.2ml/(min·kg),其膦甲酸剂量应调整为 70mg/kg,静脉注射,每 12 小时 1 次(见表 77-5)[12]。

表 77-5

HIV 感染合并结核患者的抗结核治疗推荐

诱导治疗	维持治疗	备注
以利福平为基础的治疗(不予 PIs 及 NNRTIs 同时使用)		
INH/RIF(或 RFB)/PZA/EMB(或 SM)每日 1 次或每周 2~3 次,持续治疗 2 个月	INH/RIF(或 RFB)每日 1 次或每周 2~3 次(疗程视 TB 感染部位不同而定)	含有 RIF 的方案,可能与抗逆转录病毒药物有显著的药物相互作用

EMB,乙胺丁醇;INH,异烟肼;NNRTIs,非核苷酸类抗逆转录药物;PIs,蛋白酶抑制剂;PZA,吡嗪酰胺;RFB,利福布汀;RIF,利福平;SM,链霉素。

来源:Panel on Opportunistic Infections in HIV-infected Adults and Adolescents. Guidelines for prevention and treatment of opportunistic infections in HIV-infected adults and adolescents: recommendations from CDC, the National Institutes of Health, and the HIV Medicine Association of the Infectious Diseases Society of America. https://aidsinfo. nih. gov/guidelines/html/4/adult-and-adolescent-oi-prevention-and-treatment-guidelines/.

长期抑制性治疗

> **案例 77-3,问题 6:** P. Z. 完成 21 日的膦甲酸诱导治疗后,应如何开展随后的维持治疗?

目前临床应用的 CMV 感染的治疗,药物不能完全根除感染,除非 HAART 治疗成功重建其免疫,P. Z. 在诱导治疗后需终生接受长期维持性治疗。有效的抑制性治疗方案包括静脉注射或口服更昔洛韦、静脉注射膦甲酸、静脉注射膦甲酸联合更昔洛韦、静脉注射西多福韦。更昔洛韦植入剂同样有效,但已停产(见表 77-4)。口服缬更昔洛韦已被批准用于急性感染的诱导治疗及抑制性治疗,但已公开发表的相关临床资料仍十分有限。一些无对照的病例报告显示,反复玻璃体内注射更昔洛韦、膦甲酸和西多福韦能有效预防 CMV 视网膜炎。但这种预防仅局部有效,并不能保护对侧眼睛和其他脏器,一般需联合口服缬更昔洛韦治疗。

现有指南建议,对正在接受 HAART 的患者,如患者持续(>6 个月)CD4$^+$T 淋巴细胞计数大于 100~150/μl,且疾病缓解达 30 周以上,可考虑中止预防用药。是否中止取决于患者 CD4$^+$T 淋巴细胞数量的增加及持续时间长短、HIV 病毒拷贝数、视网膜损伤出现的部位及视力丧失的程度[13]。对于所有曾进行抗 CMV 视网膜炎治疗的患者,停药后均应继续定期进行眼科检查,以便及早发现 CMV 视网膜炎的复发或免疫重构性视网膜炎。

复发或难治性 CMV 视网膜炎

> **案例 77-3,问题 7:** 使用膦甲酸维持治疗 5 个月后,随访眼底检查提示 P. Z. 的 CMV 视网膜炎仍在进展,应采取怎样的治疗措施?

大多数未接受 HAART 的 CMV 感染患者,在维持治疗阶段 CMV 视网膜炎均易复发[12]。初次复发大部分可采用与之前相同的治疗方案进行诱导和维持,大部分患者均可有效控制病情进展。P.Z. 能够耐受膦甲酸的治疗,所以他应再次接受另一个疗程的诱导治疗。在再次诱导治疗后,P.Z. 应接受更高剂量的维持治疗[120mg/(kg·d)][12]。

鉴别患者是 CMV 视网膜炎复发还是顽固性 CMV 视网膜炎非常重要。视网膜炎复发,如 P.Z. 这种情况,是指临床可见明显的病毒再次活动迹象,可能的原因包括免疫功能降低、药物在眼部难以达到有效血药浓度或发生病毒耐药。复发的病例可通过使用同一种药物重复诱导和维持治疗得以控制,对于发生病毒耐药而复发的患者,则需要更换治疗药物。CMV 病毒对更昔洛韦耐药的机制有两个,约20% 更昔洛韦耐药病毒株出现 UL54 基因偏好的 DNA 多聚酶突变。这种突变一般也会导致西多福韦耐药,但对膦甲酸影响较小[12];而大多数更昔洛韦耐药的 CMV 病毒株会发生 UL97 基因的突变,突变使更昔洛韦不能磷酸化而失去作用,但西多福韦和膦甲酸仍然有效。接受强化更昔洛韦治疗(>6~9 个月)的患者,可能出现 UL54 和 UL97 发生突变的对昔洛韦高度耐药病毒株[83]。对大多数患者来说,使用更昔洛韦和膦甲酸治疗出现复发时,可考虑换用西多福韦治疗。虽然临床上已有对更昔洛韦和膦甲酸耐药的 CMV 毒株出现,但它们在临床治疗失败中的意义尚不明确。因更昔洛韦和膦甲酸作用机制不同,所以对一种药物耐药的病毒株有可能对另一种药物仍然敏感[84]。耐药或复发的 CMV 视网膜炎可通过局部玻璃体内注射更昔洛韦/膦甲酸(参见"CMV 局部治疗")。

顽固性 CMV 视网膜炎是指治疗无效导致病情持续进展的情况。临床可见于以下两种情况:①诱导治疗期间应答不佳或无应答;②维持治疗期间疾病控制不理想。临床试验中将顽固性 CMV 视网膜炎定义为:尽管接受重复诱导和维持治疗,但 10 周内仍出现 2 次复发。对于顽固性 CMV 视网膜炎,可再次接受大剂量更昔洛韦 7.5mg/kg,每 12 小时 1 次诱导治疗,并序贯予以更昔洛韦 10mg/kg 每日 1 次,或在诱导治疗阶段采用更昔洛韦+膦甲酸联合用药方案[27]。此外,顽固性 CMV 视网膜炎还可使用玻璃体内局部注射更昔洛韦/膦甲酸进行治疗[12]。

局部治疗

案例 77-3,问题 8:玻璃体内注射在 CMV 视网膜炎治疗中的意义?

玻璃体内注射

使用小号注射器进行玻璃体内注射更昔洛韦或膦甲酸是将药物选择性投放至感染灶的一种给药方法。更昔洛韦给药剂量为 0.2~2mg,膦甲酸给药剂量为 1.2~2mg,疾病活动期每周给药 2~3 次,维持期每周给药 1 次[27]。玻璃体内注射的常见并发症包括细菌性眼内炎、玻璃体内出血及视网膜脱落等。随着眼内植入技术的出现,玻璃体内注射已不再常用,更重要的是与全身用药相比,单纯局部眼内注射治疗会导致对侧眼发生 CMV 视网膜炎及眼外 CMV 疾病的风险增大(见表 77-3)。

眼内植入更昔洛韦

案例 77-3,问题 9:P.Z. 适合进行更昔洛韦眼内植入吗?

更昔洛韦植入剂(在美国已停产)是通过外科方法在眼内放入更昔洛韦药库,对于减少视野缺损有较好的疗效,但白内障、玻璃体积血、视网膜脱离等眼部并发症更加常见[85]。

P.Z. 应使用膦甲酸再次诱导治疗,并使用大剂量维持,其他治疗方案或玻璃体内给药,目前均不合适。

缬更昔洛韦

案例 77-3,问题 10:缬更昔洛韦在 CMV 一级预防中的作用?

缬更昔洛韦问世后已完全取代了口服更昔洛韦的地位,而后者也未再销售。口服缬更昔洛韦的血药浓度曲线下面积几乎与静脉用更昔洛韦相同。在维持治疗阶段,服用缬更昔洛韦的剂量为 900mg,每日 1 次。

缬更昔洛韦的许多数据来源于对口服更昔洛韦临床试验数据的分析,在最新的 OIs 治疗指南中,也将口服更昔洛韦替换为缬更昔洛韦。已有两个临床试验对口服更昔洛韦在 CMV 视网膜炎一级预防中的意义进行了评估[86,87]。其中一项研究发现,口服更昔洛韦可降低 1 年发病率约50%[86],但该结果并未在另一项研究中得到证实[90]。不过这两项临床试验在设计上差异很大,这可能导致迥异的研究结果。据一项成本效益分析的估算,使用口服更昔洛韦预防,按预期寿命的估算,每年的费用将超过 170 万美元[88]。将缬更昔洛韦用于 CD4+T 淋巴细胞计数<50/μl 患者的 CMV 视网膜炎一级预防,对于患者生存率的提高尚未得到证明[12]。就具体患者而言,是否应用缬更昔洛韦进行一级预防,应考虑中性粒细胞减少和贫血等不良反应,以及能否延长患者生存时间尚未被证实等问题。应用缬更昔洛韦进行预防不作为常规方案进行推荐(见表 77-2)[12]。

隐球菌感染

临床表现及预后

案例 77-4

问题 1:A.S.,女性,28 岁,体重 48kg,HIV 感染者。她男朋友是一名静脉吸毒者,2 年前死于 AIDS。A.S. 有发热(39.4℃)和 2 周剧烈头痛的病史,实验室检查结果如下:

血红蛋白(Hgb):11.2g/dl
白细胞(WBC)计数:4 100/μl
血小板:73 000/L
血清肌肝(SCr):0.9mg/dl
血糖:94mg/dl
CD4+T 淋巴细胞计数:47/μl

A. S. 对治疗的依从性很差，接受齐多夫定（AZT）、拉米夫定、膦沙那韦及利托那韦治疗后，已经 1 年多没有复诊了。体格检查未发现颈强直，除了中度嗜睡，神经系统检查未见异常；胸部 X 线片及 3 次血液细菌及真菌培养均阴性。CT 扫描未见异常。腰穿抽取脑脊液（CSF）检查结果示：

糖：45mg/dl

蛋白质：90mg/dl

WBC：10/μl

隐球菌抗原滴度：1∶2 048IU

颅内压（ICP）：240mmH$_2$O（正常值，80~220）

A. S. 的临床表现是否支持 AIDS 合并隐球菌脑膜炎的诊断？可能的预后如何？

在 HARRT 开展前，隐球菌感染在美国 AIDS 患者中发病率约 6%～10%，脑膜炎是其常见的临床表现[89]。随着 HARRT 开展及使用氟康唑预防，隐球菌感染的发病率明显降低[89]。2010 年的队列研究结果显示，隐球菌感染排在 AIDS 患者中枢神经系统（CNS）感染发病率的第 2 位[2]。正常免疫状态下，隐球菌是肺部的正常定植菌，当免疫系统受损后，肺部是其最早入侵的部位。隐球菌感染好发于细胞免疫重度受损（CD4$^+$T 淋巴细胞计数 <50/μl）的患者。与细菌性脑膜炎不同的是，隐球菌脑膜炎起病更加隐匿；常见的临床表现为发热及头痛，此外还可能有恶心、呕吐、假性脑膜炎、畏光及精神状态改变。有不到 10% 的患者可出现局灶性神经病变及癫痫发作，脑脊液生化检查可见糖降低，蛋白含量增加。脑脊液中隐球菌抗原滴度及培养通常为阳性。脑脊液检查异常结合患者临床表现即可作出诊断。如不接受 HAART 的患者预后很差，平均存活时间约 5 个月。接受 HAART，但未进行维持性治疗的患者，6 个月内的复发率为 50%。出现神志改变，脑脊液中白细胞计数 <20/μl、隐球菌抗原滴度升高（>1∶1 000）及初始 ICP>200mmH$_2$O，均提示预后不佳[89]。

A. S. 的 CD4$^+$T 淋巴细胞计数为 92/μl，发热达 39.4℃，既往 1 周有头痛病史。其临床表现符合 AIDS 患者隐球菌性脑膜炎的诊断。患者脑脊液生化检查白细胞计数 10/μl，隐球菌抗原滴度升高及 ICP>200mmH$_2$O 均提示预后不佳[90]。如果不接受治疗，隐球菌性脑膜炎将导致死亡。

治疗

两性霉素 B

案例 77-4，问题 2：A. S. 的急性隐球菌性脑膜炎应如何治疗？

目前针对隐球菌性脑膜炎的推荐治疗方案为两性霉素 B[0.7mg/（kg·d），静脉注射] 加氟胞嘧啶 [100mg/（kg·d），口服，分 4 次] 诱导治疗 14 日；病情稳定后（无发热和症状缓解），继以口服氟康唑（400mg/d）进行巩固治疗，持续 8 周直至患者脑脊液培养结果转阴；接着序贯予以氟康唑（200mg/d）长期维持治疗[90]。如患者经 HAART 免疫功能重建后，可以停药。以脂类为载体的两性霉素 B（特别是两性霉素 B 脂质体），其有效剂量应为 4～6mg/（kg·d）[91,92]。

尽管上述治疗方案已很有效，但迅速降低 A. S. 的颅内压对其临床转归同样至关重要。ICP>200mmH$_2$O 的患者，推荐重复腰穿抽取（10～20ml/次）脑脊液减压（A. S. 的 ICP 为 240mmH$_2$O）。此外，还可考虑给 A. S. 插入脑室内分流器降低其 ICP[12]。

案例 77-4，问题 3：在 A. S. 隐球菌性脑膜炎急性期，在两性霉素 B 治疗基础上联用氟胞嘧啶治疗的依据是什么？这样做有什么弊端？

两性霉素 B（amphotericin B）通过与真菌细胞膜的固醇结合引起胞质内容物的外泄而发挥作用。氟胞嘧啶（flucytosine）是一种抗真菌代谢药物，在真菌细胞内去氨基变为 5-氟尿嘧啶（5-fluorouracil,5-FU）取代真菌 RNA 中的尿嘧啶来抑制真菌蛋白的合成，5-FU 也能够被转化为 5-氟脱氧鸟嘧啶单磷酸，是有抑制参与 DNA 合成和细胞核分裂的胸苷酸合成酶作用。氟胞嘧啶作为嘌呤类似物，约有 10% 转化为具有抗代谢活性的 5-FU，因此有潜在的导致骨髓抑制的风险。

一项在非 HIV 患者中进行的经典的前瞻性研究结果支持这两种药物的联合使用[93]。研究中随机给予患者单用两性霉素 B 0.4mg/（kg·d），每日 1 次，6 周之后改为 0.8mg/（kg·d），隔日 1 次，持续 4 周；或两性霉素 B 联合氟胞嘧啶 [150mg/（kg·d），分 4 次口服] 治疗，持续 6 周。联合用药很少出现治疗失败或复发，具有更快的脑脊液内杀菌作用，且较少出现中毒性肾损害，但最终病死率两组并无明显差异，且联合用药组约 1/4 患者出现了白细胞减少和/或血小板减少的不良反应。

如果联用氟胞嘧啶，应密切监测患者的肾功能及血常规。A. S. 是 HIV 患者且正在接受同样有骨髓毒性的 AZA 治疗，发生粒细胞减少的风险将增加。

一项对比性试验评价了单用高剂量两性霉素 B[0.7mg/（kg·d），静脉注射] 或联合小剂量氟尿嘧啶（25mg/kg，每 6 小时一次）治疗 2 周的效果[90]。研究纳入了 381 例急性隐球菌性脑膜炎急性期患者，目前推荐的 HIV 合并急性隐球菌性脑膜炎的治疗方案均基于该项研究结果。该研究的第 2 阶段对病情稳定或有好转的患者重新随机分组，分别给予氟康唑或伊曲康唑巩固治疗 8 周。研究结果表明 60% 的两性霉素 B 联用氟尿嘧啶的患者及 51% 的单用两性霉素 B 治疗的患者，治疗 2 周后脑脊液培养转阴，两组间无显著差异。重要的是，联合用药组在第 2 周时的药物毒性并无显著增加。氟康唑与伊曲康唑疗效相似。多变量分析显示，加用氟尿嘧啶及随机加用氟康唑是脑脊液培养转阴率提高的两个独立相关因素。近期一项研究纳入 299 例患者，将患者随机分入 3 组：两性霉素 B[（1mg/（kg·d）] 治疗 4 周；两性霉素 B[1mg/（kg·d）]+

氟胞嘧啶[100mg/（kg·d）分次给药]治疗2周；两性霉素B[1mg/（kg·d）+氟康唑（400mg，每日2次）治疗2周。使用两性霉素B+氟胞嘧啶联合治疗的患者死亡率最低且脑脊液中真菌清除率显著上升。其不良反应发生率相似，但联合用药组中，中性粒细胞减少不良反应发生率增加。两性霉素B+氟康唑联合治疗无明显获益[94]。

氟康唑

案例77-4，问题4：对A.S.的急性隐球菌脑膜炎能否使用氟康唑代替两性霉素B进行治疗？

氟康唑（fluconazole）是一种三唑类抗真菌药，能抑制真菌细胞色素P450酶，从而切断羊毛固醇转化为麦角固醇的途径。缺少麦角固醇引起真菌细胞膜出现缺陷，并丧失其选择性通透性。与伊曲康唑不同，氟康唑口服吸收良好，甚至在胃内pH值升高时亦然。氟康唑能够透过血-脑屏障且安全性高，其可能作为隐球菌性脑膜炎初始治疗的二线药物。美国国家变态反应与传染病研究所（National Institute of Allergy and Infectious Diseases，NIAID）真菌研究组与艾滋病临床研究组（AIDS Clinical Trial Group，ACTG）进行的一项前瞻性随机多中心试验，共纳入194名患者，对两性霉素B[平均剂量为0.4~0.5mg/（kg·d），静脉注射，是否联用氟胞嘧啶由研究者决定]和氟康唑（200mg/d，口服，首日负荷剂量400mg/d）治疗10周的疗效和安全性进行评估[95]。尽管两组患者病死率无明显差异（两性霉素B 14% vs 氟康唑18%），但接受氟康唑治疗的患者大多死于治疗后的2周内（15% vs 8%，P=0.25）；且在治疗成功的患者中，首次脑脊液培养转阴的平均时间两性霉素B（16日）较氟康唑短（30日）。在另一个小样本的前瞻性随机试验中，20名男性AIDS患者随机接受氟康唑（400mg/d，口服）或两性霉素B[0.7mg/（kg·d），静脉注射，第1周每日给药1次，以后每周给药3次]联用氟尿嘧啶[150mg/（kg·d）]治疗[96]，观察10周。治疗结束时氟康唑组有4人死亡，而两性霉素B组均存活（P=0.27）。氟康唑组14名患者中有8人对治疗无反应，两性霉素B组患者均对治疗有反应。氟康唑组中脑脊液培养阳性持续时间平均为41日，两性霉素B组仅为14日（P=0.02）。基于这些结果，大多数临床医生将单独使用两性霉素B或联合氟胞嘧啶作为急性隐球菌性脑膜炎的初始治疗的首选方案。最近有研究建议增加氟康唑剂量，但能否改善预后尚不明确。在一些发展中国家，因两性霉素B不总是能够获得，仍有一些试验在研究使用高剂量氟康唑代替两性霉素B的治疗方案。A.S.的脑膜炎病情严重，她应首选两性霉素B进行治疗。

巩固治疗

案例77-4，问题5：A.S.的隐球菌性脑膜炎疗程应为多久？

A.S.完成了两性霉素B联合氟胞嘧啶为期两周的急性期诱导治疗后，如病情稳定，应转为口服氟康唑400mg/d进行巩固治疗。巩固治疗需持续8~10周，其后终生接受氟康唑200mg/d进行维持治疗（参见"维持治疗"）[90]。

维持治疗

案例77-4，问题6：A.S.治疗成功后，是否应进行维持治疗？

除非在接受HAART后免疫功能重建，否则在诱导治疗和巩固治疗后，A.S.及所有AIDS合并隐球菌性脑膜炎患者都应终生接受维持治疗[12,89,90]。没有接受二级预防的患者复发率较高，生存期也较短[97]。氟康唑（200mg/d）是维持治疗的首选方案。一项纳入61名AIDS患者的随机安慰剂对照研究结果显示，安慰剂组有4例脑膜炎复发，氟康唑组未出现复发[98]。另一项多中心对照临床研究中，患者随机接受两性霉素B[1mg/（kg·d），静脉注射，每周1次]或氟康唑（200mg/d，口服）进行二级预防[99]。研究纳入的189名患者中，两性霉素B组有18%复发，氟康唑组仅为2%，且两性霉素B组中发生严重毒性反应的病例更多[90]。新型三唑类抗真菌药物泊沙康唑及伏立康唑用于治疗隐球菌性脑膜炎的经验不足，且与抗病毒药物同时使用，有更多的药物相互作用[12]。

根据OIs相关的指南推荐[12]，成人及青少年患者完成隐球菌性脑膜炎急性期治疗，症状消失，且经HAART后CD4+T淋巴细胞计数>200/μl超过6个月以上，隐球菌性脑膜炎复发的风险较低。中止这些患者维持治疗是合理的。考虑到再燃的可能性，有的专家建议在中止之前重复腰穿脑脊液检查，以确定患者脑脊液培养结果为阴性。如患者CD4+T淋巴细胞计数再次低于200/μl，则需再次启动二级预防。

一级预防

案例77-4，问题7：隐球菌性脑膜炎进行一级预防有何意义？

HIV感染者隐球菌性病一级预防的相关临床试验研究仍不充分[100,101]。既往一项开放性历史对照研究中，共纳入329例CD4+T淋巴细胞计数<68/μl的HIV患者，采用氟康唑（100mg/d）进行一级预防，以HAART开展前的337例HIV感染者为历史对照组[100]。对照组中有16例发生（4.8%）隐球菌性脑膜炎感染，氟康唑组仅1例发生（0.3%）。另一项预防真菌感染前瞻性随机研究中，428名进展期HIV患者分为两组，分别接受氟康唑200mg/d和克霉唑（10mg，每日5次），平均随访时间35个月。共有32例患者被确诊为侵袭性真菌感染，多为隐球菌感染（17例），其中氟康唑组2例，克霉唑组15例。氟康唑作为预防用药，在有限的观察中，CD4+T淋巴细胞计数<50/μl的患者受益最大，但对生存率的影响并不明显[101]。在乌干达进行的一项随机双盲安慰剂对照临床试验中，使用氟康唑（200mg，口服，每周3次）对CD4+T淋巴细胞计数<200/μl

的成年 HIV 感染者进行一级预防,结果显示,氟康唑能有效预防隐球菌感染,安慰剂对照组发生 18 例隐球菌性脑膜炎感染,而氟康唑组仅出现 1 例。但两组的全因死亡率无明显差异[100]。

在长期接受氟康唑治疗的 HIV 感染者中已有产生耐药的报道[102],加之预防应用不能延长患者生命,并存在可能的药物相互作用和费用等问题。出于以上考虑,目前指南并不推荐对隐球菌性脑膜炎进行常规预防(见表 77-1)[12]。

其他治疗

> **案例 77-4,问题 8:**对于急性隐球菌性脑膜炎的治疗方案,还有哪些研究?

大剂量氟康唑单用(800~2 000mg/d,共 6 个月)与大剂量氟康唑+氟胞嘧啶[每日 100~150mg/(kg·d),共 4 周][103-105]比较的多中心试验已结束。结果显示,氟康唑和氟胞嘧啶联合用药,在患者生存率和脑脊液细菌清除率两方面,均优于氟康唑单药。使用氟康唑与氟胞嘧啶口服生物利用度高、经济安全,该联合用药方案特别适用于发展中国家。另外,更高剂量的氟康唑(1 800~2 000mg/d),对那些不易获得氟胞嘧啶的患者可能是最佳选择。

结核分枝杆菌

临床表现

案例 77-5

> **问题 1:**C. J. ,男性,45 岁,是一名正在服刑期间的 AIDS 患者,主诉发热、咳嗽和间断性夜间盗汗。纯化蛋白衍生物(purified protein derivative,PPD)皮试阴性,两次抗酸杆菌(acid-fast bacilli,AFB)痰涂片检查结果均为阴性;胸部 X 线片示右肺中叶肺门淋巴结可疑的局限性浸润影,未见空洞。为什么考虑 C. J. 感染结核分枝杆菌可能性大?正应用的抗逆转录病毒治疗药物包括阿巴卡韦、拉米夫定和依非韦仑,3 个月前其 CD4$^+$T 淋巴细胞计数为 120/μl,病毒载量为 5 200 拷贝/ml。

在因感染导致死亡的疾病中,TB 排名第二,仅次于 HIV 感染。据 2013 年数据统计,约有 900 万新发感染,150 万人死亡[106],其中 95% 的死亡病例发生于中-低收入国家。2013 年 480 000 例患者感染的 TB 为耐药菌感染,同年美国新发 TB 病例数为 9 582 万,较 2012 年下降 3.6%[107]。随着对 HIV 与 TB 之间的关系的认识加深,以及国家对临床和公共卫生资源的投入增加,美国的 TB 发病率得以控制并出现下降趋势[107]。

C. J. 表现出的发热、咳嗽、夜间盗汗等症状及胸部 X 线片的改变符合 TB 的特征。结合 HIV 病史及服刑史增加其感染 TB,包括多重耐药株的可能性。C. J. 可开始进行标准四联抗 TB 药物治疗:异烟肼+利福平(或利福布汀)+吡

嗪酰胺+乙胺丁醇[12](见第 68 章及表 77-5)。

> **案例 77-5,问题 2:**C. J. 的 PPD 试验阴性,抗酸杆菌痰涂片结果阴性且胸部 X 线片未发现空洞影,为何仍然考虑 TB 诊断?

HIV 感染者 CD4$^+$T 淋巴细胞计数<200/μl,常发生肺外 TB。肺外易感部位包括淋巴结、骨髓、脾、肝、脑脊液及血液[13]。这些患者胸部 X 线片可表现为肺门或纵隔淋巴结肿大及中、下肺野的局部浸润。

HIV 感染合并 TB 的患者,很少出现肺尖浸润灶或空洞。此外,合并发生 PCP,也可干扰胸部 X 线片表现。而且因 HIV 患者的无反应性(指免疫处于一种无反应状态,PPD 试验阴性),其 TB 的确诊主要依赖于痰或其他组织液和体液标本的阳性培养结果。与其他 AIDS 相关的 OIs 不同,进展期患者发生 TB 时,可能有相对较高的 CD4$^+$T 淋巴细胞计数。

HIV 感染者:药物敏感性 TB

案例 77-6

> **问题 1:**K. D. ,男性,26 岁,HIV 感染者,常规临床随访发现他密切接触的一位家庭成员是药物敏感但未经治疗的 TB 活动期患者。K. D. 的 CD4$^+$T 淋巴细胞计数为 350/μl。已行结核菌素皮试(5 个单位 PPD)和另外两个皮肤抗原试验,嘱其 48 小时后复诊。K. D. 既往 PPD 试验阴性,出现过迟发型超敏反应。应如何解释 K. D. 的皮肤试验结果?他有结核菌暴露史,应该接受预防治疗吗?

现有的指南推荐,除非存在用药禁忌,否则对于所有 PPD 试验在 5mm 以上,无活动性 TB 证据(胸部 X 线片正常且无临床症状)的 HIV 患者,不管其是否接种了卡介苗,都应进行预防(异烟肼 300mg/d 口服+维生素 B$_6$ 50mg/d,9 个月)[12]。感染 HIV 的患者禁止接种卡介苗,因其可能导致 TB[12]。PPD 皮试在 HIV 患者出现 5mm 以上的反应应视为阳性结果[12]。虽然尚缺乏系统研究资料,但几乎没有异烟肼预防失败的报道。对于潜在的依从性较差的患者,可使用异烟肼(900mg,口服,每周 2 次)联用维生素 B$_6$(50mg,口服,每周 2 次),持续 9 个月,并对用药情况进行密切监护。如不能使用异烟肼或患者曾暴露于已知的异烟肼耐药结核菌株,作为替代可单用利福平或利福布汀 4 个月,并密切关注与患者应用的抗逆转录病毒治疗药物间的相互作用[12,108]。与活动性 TB 患者有密切接触史的 HIV 患者,不论年龄大小,PPD 皮试结果如何或既往是否进行过药物预防,均应进行药物预防。在任何一种药物预防治疗开始前,必须先排除存在活动性 TB 的可能。应对 K. D. 进行胸部 X 线片检查和临床评估以排除活动性 TB。因不同试验不能得到一致的结论,CDC 不再推荐对这些患者常规进行无反应性测试[12]。

HIV 感染者:蛋白酶抑制剂、非核苷酸类逆转录酶抑制剂、CCR5 拮抗剂及整合酶抑制剂

案例 77-7

问题 1:F.C.,女性,36 岁,6 个前月被确诊为 HIV 感染,本次就诊发现有活动性 TB(胸部 X 线片提示肺部浸润影,痰 AFB 染色和培养呈阳性,分离菌株对所有抗结核药敏感)。她目前服用的药物有替诺福韦,恩曲他滨,阿扎那韦,利托那韦及氟康唑,患者 CD4$^+$T 淋巴细胞计数为 300/μl。F.C. 进行抗结核治疗时必须应考虑什么因素?

合并 TB 的 HIV 患者使用蛋白酶抑制剂(protease inhibitors,PI)会增加其与利福霉素类药物(利福平、利福布汀)间的相互作用。利福霉素为肝细胞色素 P450 酶(如 CYP3A4)的强力诱导剂,可诱导 PI 的代谢,减低其治疗作用。而 PI 可抑制利福霉素的代谢使其血药浓度升高,从而增加其毒性,发生利福布汀相关性眼葡萄膜炎(眼内色素层炎症)等(参见第 68 章)。

根据最新的指南,利福平不能与任何蛋白酶抑制剂(增效的或无利托那韦、可比司他)、依曲韦林、奈韦拉平、利匹韦林或埃替拉韦联合使用[11,108](表 77-6)。利福平可与标准剂量的依非韦仑(600mg,口服,每日 1 次)联用,但必须密切监测抗病毒治疗应答情况。对于体重大于 60kg 的患者,一些临床医生推荐将依非韦仑的剂量增加至 800mg,口服,每日 1 次[11,108]。当利福平与雷特格韦联用时,指南推荐雷特格韦的剂量应为 800mg,口服,每日 2 次,同时,仍需监测抗病毒治疗的应答情况。不推荐利福平与马拉维若的联用,必须联用时马拉维若的剂量应为 600mg,口服,每日 2 次(联用强力 CYP3A4 抑制剂时,剂量应调整为 300mg,口服,每日 2 次)[11]。如与利福平联用,度鲁特韦剂量应调整为 50mg 每日 2 次[11]。利福布汀与利托那韦、可比司他-蛋白酶抑制剂增效剂联用时,利福布汀剂量需减半(由 300mg/d 减量至 150mg/d)[11]。利福布汀与依法韦仑联用时剂量应为每日 450~600mg。与奈韦拉平、依曲韦林、利匹韦林联用时利福布汀可不调整剂量,但利匹韦林需增加剂量至每日 50mg[108]。利福布汀不应与依曲韦林+利托那韦-蛋白酶抑制剂增效剂联用[11]。替诺福韦/恩曲他滨/埃替格韦/可比司他不应与利福布汀联用;与度鲁特韦、雷特格韦联用时可不调整剂量[11]。有 3 项临床试验均证实了,在进行抗结核治疗同时予以抗逆转录治疗可降低死亡率并减少 HIV 相关疾病的发生[109-111],故不推荐在完成抗结核治疗后再给予 HIV 治疗[12]。

F.C. 近期才开始接受 PI 抗病毒治疗且应答良好,为防止出现病毒快速复制或病毒耐药,PI 的治疗不能中止。因此建议利福布汀减量(150mg 每日 1 次或 300mg 每周 3 次)并合用阿扎那韦/利托那韦。考虑到 F.C. 正接受阿扎那韦/利托那韦治疗,她的抗结核治疗方案将以利福布汀为基础,包括每日服用异烟肼、利福布汀、吡嗪酰胺及乙胺丁醇,持续治疗 8 周后,再以异烟肼+利福布汀每日 1 次或每周 3 次,持续治疗 6 个月。

表 77-6

利福平/利福布汀与 NNRTIs 及 PIs 联用的推荐治疗方案

抗逆转录病毒治疗	利福布汀联用	利福平联用	备注
所有利托那韦/可比司他-蛋白酶抑制剂增效剂	150mg qd 或 300mg tiw。推荐进行治疗药物监测	不推荐	
膦沙那韦	考虑更换抗逆转录病毒治疗药物	不推荐	
阿扎那韦	利福布汀 150mg qd 或 300mg tiw	不推荐	
奈韦拉平	可谨慎与利福布汀(常规剂量)联用。尚无相关临床数据。	不推荐	
依非韦林	利福布汀每日 450~600mg 或 600mg tiw(同时还联用 PIs 时除外)	依非韦林推荐常规剂量 600mg qd。一些专家推荐,与利福平联用时,依非韦林剂量增加至 800mg qd	
依曲韦林	利福布汀 300mg qd(需联用增效 PIs)	不推荐	
利匹韦林	利匹韦林增加剂量至每日 50mg	不推荐	
马拉维若	马拉维若 300mg bid(与 CYP3A4 诱导/抑制剂联用时除外),利福布汀 300mg qd	不推荐联用 如需联用,马拉维若剂量 600mg bid,如再联用一种 CYP3A4 抑制剂,马拉维若剂量 300mg bid	

表 77-6
利福平/利福布汀与 NNRTIs 及 PIs 联用的推荐治疗方案(续)

抗逆转录病毒治疗	利福布汀联用	利福平联用	备注
雷特格韦	无需调整剂量	雷特格韦 800mg bid,需严密监测抗病毒治疗应答情况	
度鲁特韦	无需调整剂量	度鲁特韦 50mg bid,如发生整合酶链转移抑制剂抵抗,停药	
埃替格韦/可比司他/替诺福韦/恩曲他滨	不推荐联用	不推荐联用	

Bid,每日 2 次;CYP3A4,细胞色素 P-450 3A4;qd,每日 1 次;tiw,每周 3 次。

来源:Panel on Antiretroviral Guidelines for Adults and Adolescents. Guidelines for the use of antiretroviral agents in HIV-1 infected adults and adolescents. Department of Health and Human Services. January 10,2011;1-166.

鸟复合分枝杆菌感染

临床表现

案例 77-8

问题 1:M. E.,女性,38 岁,HIV 感染者,有静脉吸毒史,本次就诊因发热、夜间盗汗、食欲缺乏、近 4 个月来体重下降 9kg,超过原体重的 15%。由于不能耐受药物不良反应从去年起拒绝接受抗逆转录病毒治疗。既往有反复发作的带状疱疹、PCP 和隐球菌性脑膜炎病史。目前每日使用 1 片强效 TMP-SMX,每当感觉带状疱疹"快出现"时自服伐昔洛韦,拒绝进行分枝杆菌预防治疗。体格检查示:恶病质,肝脾轻度肿大。相关实验室检查:

Hct:23%

WBC:3 500/L,其中中性粒细胞 68%,T 淋巴细胞22%,单核细胞 8%

CD4$^+$T 淋巴细胞计数:25/μl

HIV 病毒载量:200 000 拷贝/ml

AST:135U/L

ALT:95U/L

ALP:186U/L

皮肤试验无反应,胸部 X 线片未见明显异常,基于以上证据拟诊为 MAC 感染,M. E. 的哪些临床表现符合MAC 感染的证据?

播散型 MAC 感染常发生于艾滋病终末期的患者。尸检可在肺及其他多个器官组织中发现 MAC 病原体[112]。HIV 感染者体内最常见的是鸟分枝杆菌(>95%),CD4$^+$T 淋巴细胞计数<100/μl 是 AIDS 患者发生播散型 MAC 感染的高危因素,CD4$^+$T 淋巴细胞计数<50/μl 的患者发生感染的风险最高[12]。预后不良的指征包括曾发生 OIs、血浆HIV RNA 定量水平高、呼吸道或胃肠道 MAC 抗原的定植及体外对 MAC 的免疫应答减弱等[12]。

鸟分枝杆菌广泛存在于食物、水、土壤和室内尘埃内。

侵入人体最可能的途径是经呼吸道或经消化道。常见的与MAC 感染有关的症状有发热、夜间盗汗、食欲减退、抑郁、体重明显下降(超过 10%)、淋巴结肿大和腹泻[12]。M. E.有发热、夜间盗汗、食欲缺乏、体重明显下降和轻度肝脾肿大等,符合 MAC 感染临床表现。尤其是 CD4$^+$ T 淋巴细胞计数仅为 25,使其极易发生该感染。

治疗

初始治疗

案例 77-8,问题 2:在获得血培养 MAC 阳性结果之前,M. E. 即开始药物治疗为什么是合理的?

诊断播散型 MAC 感染的确诊依赖于外周血培养,但一般应先进行血涂片查找 AFB[12]。传统的固体培养基培养法周期较长,获得结果可能需要 8 周的时间。通过肉汤放射分析系统(radiometric broth system,RBS)检测分枝杆菌释放的经 C15-标记的 CO_2,7~10 日就可探查到有无 MAC 生长[113]。用传统方法鉴别结核杆菌和非典型分枝杆菌需要数周到数月的时间,而采用 DNA 探针技术可在数小时内作出诊断[113]。定量血培养已被用于监测药物疗效,但临床上尚未常规施行。RBS 也可提供体外药物敏感性的测定,但需要再等待 7~10 日的时间。即使这些新技术已很普及,大大改进了检测方法,但往往也不能在 2~3 周内得到结果。因此为控制病情,临床上宜尽早对患者进行经验性治疗。虽然 MAC 主要从血中分离,但因为在淋巴结、肝脏、骨髓组织中富有 MAC 感染的靶细胞单核细胞,细胞内 MAC浓度较高(可达 10^{11}CFU/ml),通过组织活检涂片经抗酸染色可快速获得诊断。

以药敏试验结果为基础的治疗

案例 77-8,问题 3:M. E. 的药物治疗应以药敏试验结果为基础进行吗?

目前,有关 MAC 体外药物敏感试验结果与疗效的相关性尚未建立[113,114]。此外,药敏结果也可能与临床疗效不相关,体外药敏出现耐药时,联合其它药物治疗是可能增效的。最后,一些药物的最小抑菌浓度与最大杀菌浓度之间存在较大差异,这样根除病原菌变得非常困难,特别是在一个严重免疫缺陷的宿主。尽管有这些局限性,由于大环内酯类抗生素与临床结果的相关性,建议仅对其进行体外药敏试验[115]。

药物治疗

> **案例 77-8,问题 4:**M. E. 应选择怎样的方案进行治疗?

目前指南推荐二联或三联方案治疗 MAC 感染,每种方案均包括至少 1 种大环内酯类药物。克拉霉素(500mg,口服,每日 2 次)是首选药物,也可用阿奇霉素替代。方案中的第 2 种药物为乙胺丁醇[15mg/(kg·d)],口服]。第 3 种药物有多种选择,包括利福布汀(300mg/d),阿米卡星[10~15mg/(kg·d)]及氟喹诺酮类药物。第 3 种药物的选择主要根据患者 MAC 感染的严重程度包括较高 MAC 定量、CD4$^+$ T 淋巴细胞计数<50/μl、药物相互作用、肝肾功能情况、患者对治疗的耐受性、依从性及治疗费用等多方面进行考虑。阿米卡星[10~15mg/(kg·d)]常用于 MAC 急性感染的治疗,因毒副作用一般不长期使用。完成 12 个月以上 MAC 治疗的患者,持续保持无临床症状,且在接受 HAART 后,CD4$^+$ T 淋巴细胞计数持续升高>100/μl(维持 6 个月以上),可以中止抗 MAC 的维持治疗[12]。

尽管目前已有用四联药物方案进行治疗,但一项研究显示含大环内酯药物的三联方案(克拉霉素+乙胺丁醇+利福平)的疗效优于四联(环丙沙星+氯法齐明+乙胺丁醇+利福平)方案[116]。含大环内类酯药物的方案能快速清除 MAC 菌血症,延长患者的生存期。利福布汀每日 600mg 的剂量,约 1/3 患者出现了葡萄膜炎,当剂量减至每日 300mg 时,葡萄膜炎发生率降至 5.6%。应用较高剂量的利福布汀有利于菌血症的清除,但与低剂量比延长患者生存期上无明显差异。

MAC 感染期间也可并发 IRIS。IRIS 导致的发热及淋巴结肿大与活动期 MAC 感染难以鉴别。IRIS 好发于 CD4$^+$ T 淋巴细胞计数极低合并 MAC 感染的 HIV 患者开始抗逆转录病毒治疗初期阶段,一般呈自限性不需进行治疗,但对于病情严重者应使用类固醇激素治疗。为降低 IRIS 发生的风险,对于未开始抗逆转录病毒治疗的并发 MAC 患者,应先进行抗 MAC 治疗 2 周后再开始抗逆转录病毒治疗[12]。

M. E. 的抗 MAC 感染方案是克拉霉素(500mg,每日 2 次)+乙胺丁醇[15mg/(kg·d)]。之所以选择二联用药方案而不是三联,是考虑到 M. E. 的依从性较差。是否加用第 3 种药物需考虑因素还包括病情严重程度、药物相互作用、耐受性、肝肾功能及治疗花费等。必须告知 M. E.,她的治疗可能起效较慢,一旦治疗有效,应坚持治疗,并重新开始 HAART 治疗。

监护治疗

> **案例 77-8,问题 5:**应如何对 M. E. 的药物治疗进行监护?

MAC 治疗的根本目的在于清除或减少鸟分枝杆菌的数量、减轻症状、提高生活质量并延长生存时间。应监测其症状缓解情况(体温和盗汗频率)和微生物学反应(CFU/ml)。预计在用药 2~4 周即可出现,临床症状改善和分枝杆菌定量下降,但也有可能视患者疾病情况不同而需要更长时间。如 4~8 周后未见好转,应再次进行分枝杆菌的血培养并进行克拉霉素和阿奇霉素的药敏试验。如果出现耐药或可疑耐药,应根据药敏结果增加两种新的抗菌药物(可不包含大环内酯类抗菌药物)。如药敏结果显示对大环内酯类抗菌药物敏感,应继续原方案治疗,并考虑是否存在依从性、药物吸收、耐受性和药物相互作用等问题[12]。如确是药物吸收出现问题,可考虑用静脉制剂。对 M. E. 的随访中还应监护治疗相关的不良反应。抗 MAC 感染的许多药物均有药物相互作用,所以每使用一种新的治疗药物都必须加以关注。少数病例应及时调整药物剂量或更换药物以避免发生不良反应或出现治疗失败[12,115]。

预防

> **案例 77-8,问题 6:**MAC 感染的一级预防应选用什么药物?

最新的官方指南推荐,对 CD4$^+$ T 淋巴细胞数低于 50/μl 的患者采用克拉霉素(500mg,口服,每日 2 次)或阿奇霉素(1 200mg,每周 1 次或 600mg,每周 2 次)进行预防治疗。虽然阿奇霉素联用利福布汀较单用阿奇霉素效果更好,但治疗费用、不良反应及两药间的药物相互作用均增加,而且该联用方案不能提高生存率,因此不作为常规推荐。如果对克拉霉素和阿奇霉素均不耐受,可以用利福布汀(300mg/d)预防(表 77-1)[12]。

曾有研究将 682 例 CD4$^+$ T 淋巴细胞计数<100/μl,MAC 血培养阴性的 HIV 患者随机分为两组,分别接受克拉霉素(500mg,口服,每日 2 次)和安慰剂。结果显示,克拉霉素组 MAC 菌血症发生率减少了 69%,病例更少(6% vs 16%)。更重要的是在随访的 10 个月中,克拉霉素组患者的存活率更高(68% vs 59%),平均存活时间更长。这是第 1 个 MAC 感染预防相关的前瞻性研究,表明预防 MAC 感染可延长患者的存活时间,降低发生播散型 MAC 感染的风险[33]。

另一项纳入 CD4$^+$ T 淋巴细胞数低于 100/μl 的 HIV 患者的研究中,对阿奇霉素(1 200mg,每周 1 次)、利福布汀(300mg/d)和两药联用三者的疗效和安全性进行比较。结果显示 MAC 菌血症的发生率分别为 13.9%、23.3% 和 8.3%,3 组间患者生存时间无显著性差异,但联合用药组药物的不良反应发生率明显升高。虽然联用方案的效果明显优于阿奇霉素单用,但因其增加治疗费用和毒副反应及不能延长生存期,仅考虑为备选方案[117]。

克拉霉素、阿奇霉素都是治疗的一线用药,如何选择药物应取决于患者的依从性及潜在的药物相互作用因素。对于依从性差的患者,可选用阿奇霉素(1 200mg,每周 1 次或 600mg,每周 2 次)。与克拉霉素不同,阿奇霉素不影响 P450 酶,与其他药物发生相互作用也较少。如 M.E. 的 CD4⁺ T 淋巴细胞数低于 50/μl,进行 MAC 感染的预防治疗,将使其获益。

CD4⁺ T 淋巴细胞计数增加>100/μl 持续 3 个月以上的患者,可中止一级预防(表 77-2),但如 CD4⁺ T 淋巴细胞下降至<100/μl 时,应重新开始 MAC 感染的预防治疗[12]。

黏膜与皮肤念珠菌病

案例 77-9

问题 1:P.J.,男,45 岁,1 年前发现 HIV 阳性,即开始阿巴卡韦、拉米夫定、地瑞那韦/可比司他治疗。P.J. 是海洛因成瘾者,自从确诊后就未再次就诊。本次就诊主诉吞咽困难、吞咽疼痛和弥散性痛。检查发现口咽部有白色斑、CD4⁺ T 淋巴细胞数为 280/μl。导致患者吞咽困难和吞咽痛最可能的原因是什么?

对于 CD4 计数低于 200/μl 的 HIV 感染者,发生口腔、食管疾病最常见的病因为念珠菌感染,也可由 CMV、HSV 感染及口疮溃疡导致。症状包括吞咽困难、吞咽疼痛和鹅口疮(由念珠菌感染引起)。口腔溃疡常见于 HSV 感染,极少部分由念珠菌,CMV 感染或口疮性溃疡引起。念珠菌感染时疼痛多为弥散性,而 HSV、SMV 感染和口疮性溃疡疼痛多局限。发热主要见于 CMV 感染[12]。大多数感染由白色念珠菌引起,但由于氟康唑暴露增加,已出现非白色念珠菌如光滑念珠菌导致的严重性难治口腔感染病例[12]。口咽部出现局部白色斑的患者很可能发生口腔念珠菌病(鹅口疮),应进行抗真菌治疗。口咽部念珠菌病可考虑采用氟康唑口服制剂(100mg,每日 1 次)治疗,用药方便,较局部处理耐受性好。患者也可同时进行局部抗真菌治疗(如"漱口并吞服"制霉菌素混悬液一茶匙(约 6g)或克霉唑片,每日 4~5 次)。食管念珠菌病首选治疗方案是持续较大剂量氟康唑 14~21 日(400mg,口服或静脉注射,每日 1 次),备选药物包括:伊曲康唑、泊沙康唑(口咽部疾病)、伏立康唑、阿尼芬净、卡泊芬净、米卡芬净及两性霉素 B(食管疾病)[13]。不推荐针对念珠菌病进行预防[12]。

P.J. 有口咽部念珠菌感染,伴有吞咽困难及疼痛,可拟诊为念珠菌食管炎。应经验性给予氟康唑(200mg/d)治疗 14~21 日。如果效果不佳,则应进行内镜检查,取活检并进行真菌培养以明确诊断。如能确诊念珠菌感染,应检查 P.J. 的治疗依从性及所用药物之间可能存在的相互作用。如果患者依从性良好且不存在药物吸收障碍,应考虑泊沙康唑或伊曲康唑溶液。不过在此之前,应首先考虑增加氟康唑的剂量,如仍不能控制,再改为静脉给药的抗真菌治疗。如果不采取二级预防,念珠菌感染很容易复发。对

氟康唑治疗有效的反复发作性或严重的食管炎患者,均应考虑给予氟康唑的长期维持治疗(100~200mg/d),但耐药性可能增加[12]。

(李薇 译,杨波 校,夏培元 审)

参考文献

1. Glynn MK et al. The status of national HIV case surveillance, United States 2006. *Public Health Rep.* 2007;122(Suppl 1):63–71.
2. Buchacz K et al. AIDS-defining opportunistic illnesses in US patients, 1994–2007: a cohort study. *AIDS.* 2010;24:1549.
3. Djawe K et al. Mortality risk after AIDS-defining opportunistic illness among hiv-infected persons—San Francisco, 1981–2012. *J Infect Dis.* 2015;212(9):1366–1375.
4. Hooshyar D et al. Trends in perimortal conditions and mortality rates among HIV-infected patients. *AIDS.* 2007;21:2093.
5. Selik RM et al. Revised surveillance case definition for HIV infection, United States, 2014. *MMWR Recomm Rep.* 2014;63(RR03):1–10.
6. Pantaleo G et al. New concepts in the immunopathogenesis of human immunodeficiency virus infection. *N Engl J Med.* 1993;328:327.
7. Moore RD, Chaisson RE. Natural history of opportunistic disease in an HIV-infected urban clinical cohort. *Ann Intern Med.* 1996;124:633.
8. Egger M et al. Prognosis of HIV-1-infected patients starting highly active antiretroviral therapy: a collaborative analysis of prospective studies. *Lancet.* 2002;360:119.
9. Chaisson RE et al. Impact of opportunistic disease on survival in patients with HIV infection. *AIDS.* 1998;12:29.
10. Mellors JW et al. Plasma viral load and CD4⁺ lymphocytes as prognostic markers of HIV-1 infection. *Ann Intern Med.* 1997;126:946.
11. Panel on Antiretroviral Guidelines for Adults and Adolescents. Guidelines for the use of antiretroviral agents in HIV-1 infected adults and adolescents. Washington, D.C.: Department of Health and Human Services. http://www.aidsinfo.nih.gov/contentfiles/adultandadolescentgl.pdf. Accessed June 1, 2015.
12. Panel on Opportunistic Infections in HIV-infected Adults and Adolescents. Guidelines for prevention and treatment of opportunistic infections in HIV-infected adults and adolescents: recommendations from CDC, the National Institutes of Health, and the HIV Medicine Association of the Infectious Diseases Society of America. https://aidsinfo.nih.gov/guidelines/html/4/adult-and-adolescent-oi-prevention-and-treatment-guidelines/0. Accessed June 1, 2015.
13. Micheals S. Difference in the incidence rates of opportunistic infections before and after the availability of protease inhibitors. In: Conference on Retroviruses and Opportunistic Infections (CROI). Chicago, IL; February 1–5, 1998. Abstract 108.
14. Schwarcz L et al. Declining incidence of AIDS-defining opportunistic illnesses: results from 16 years of population-based AIDS surveillance. *AIDS.* 2013;27:597–605.
15. Jacobson MA et al. Cytomegalovirus retinitis after initiation of highly active antiretroviral therapy. *Lancet.* 1997;349:1443.
16. Tural C et al. Long-lasting remission of cytomegalovirus retinitis without maintenance therapy in human immunodeficiency virus-infected patients. *J Infect Dis.* 1998;177:1080.
17. Breton G et al. Determinants of immune reconstitution inflammatory syndrome in HIV type 1-infected patients with tuberculosis after initiation of antiretroviral therapy. *Clin Infect Dis.* 2004;39:1709.
18. Murdoch DM et al. Incidence and risk factors for the immune reconstitution inflammatory syndrome in HIV patients in South Africa: a prospective study. *AIDS.* 2008;22:601.
19. Ratnam I et al. Incidence and risk factors for immune reconstitution inflammatory syndrome in an ethnically diverse HIV type 1-infected cohort. *Clin Infect Dis.* 2006;42:418.
20. Shelburne SA et al. Incidence and risk factors for immune reconstitution inflammatory syndrome during highly active antiretroviral therapy. *AIDS.* 2005;19:399.
21. Mori S, Levin P. A brief review of potential mechanisms of immune reconstitution inflammatory syndrome in HIV following antiretroviral therapy. *Int J STD AIDS.* 2009;20:447.
22. Carr A, Cooper DA. Restoration of immunity to chronic hepatitis B infection in HIV-infected patient on protease inhibitor. *Lancet.* 1997;349:995.
23. Carr A et al. Treatment of HIV-1-associated microsporidiosis and crypto-

sporidiosis with combination antiretroviral therapy. *Lancet*. 1998;351:256.

24. Elliot B et al. 2.5 year remission of AIDS-associated progressive multifocal leukoencephalopathy with combined antiretroviral therapy. *Lancet*. 1997;349:850.

25. Hicks CB et al. Resolution of intractable molluscum contagiosum in a human immunodeficiency virus-infected patient after institution of antiretroviral therapy with ritonavir. *Clin Infect Dis*. 1997;24:1023.

26. Murphy M et al. Regression of AIDS-related Kaposi's sarcoma following treatment with an HIV-1 protease inhibitor. *AIDS*. 1997;11:261.

27. [No authors listed]. 1997 USPHS/IDSA guidelines for the prevention of opportunistic infections in persons infected with human immunodeficiency virus. USPHS/IDSA Prevention of Opportunistic Infections Working Group. *MMWR Recomm Rep*. 1997;46(RR-12):1.

28. [No authors listed]. 1999 USPHS/IDSA guidelines for the prevention of opportunistic infections in persons infected with human immunodeficiency virus. U.S. Public Health Service (USPHS) and Infectious Diseases Society of America (IDSA). *MMWR Recomm Rep*. 1999;48(RR-10):1.

29. Centers for Disease Control and Prevention. Guidelines for preventing opportunistic infections among HIV-infected persons—2002. Recommendations of the U.S. Public Health Service and the Infectious Diseases Society of America. *MMWR Recomm Rep*. 2002;51(RR-8):1.

30. Benson CA et al. Treating opportunistic infections among HIV-infected adults and adolescents: recommendations from CDC, the National Institutes of Health, and the HIV Medicine Association/Infectious Diseases Society of America [published corretion appears in MMWR Morb Mortal Wkly Rep. 2005;54:311]. *MMWR Recomm Rep*. 2004;53(RR-15):1.

31. Whitley RJ et al. Guidelines for the treatment of cytomegalovirus diseases in patients with AIDS in the era of potent antiretroviral therapy: recommendations of an international panel. International AIDS Society-USA. *Arch Intern Med*. 1998;158:957.

32. Fischl MA et al. Safety and efficacy of sulfamethoxazole and trimethoprim chemoprophylaxis for Pneumocystis carinii pneumonia in AIDS. *JAMA*. 1988;259:1185.

33. Pierce M et al. A randomized trial of clarithromycin as prophylaxis against disseminated Mycobacterium avium complex infection in patients with advanced acquired immunodeficiency syndrome. *N Engl J Med*. 1996;335:384.

34. Schneider MM et al. Discontinuation of prophylaxis for Pneumocystis carinii pneumonia in HIV-1-infected patients treated with highly active antiretroviral therapy. *Lancet*. 1999;353:201.

35. Young L. Pneumocystis carinii pneumonia. In: Walzer PD, ed. *Pneumocystis carinii Pneumonia*. 2nd ed. New York, NY: Marcel Dekker; 1994:vii.

36. Kelley CF et al. Trends in hospitalizations for AIDS-associated Pneumocystis jirovecii pneumonia in the United States (1986 to 2005). *Chest*. 2009;136:190.

37. Montgomery AB. Pneumocystis carinii pneumonia in patients with the acquired immunodeficiency syndrome. Pathophysiology and therapy. *AIDS Clin Rev*. 1991:127.

38. Walzer PD et al. Early predictors of mortality from Pneumocystis jirovecii pneumonia in HIV-infected patients: 1985–2006. *Clin Infect Dis*. 2008;46:625.

39. Sattler R, Jelliffe R. Pharmacokinetic and pharmacodynamic considerations for drug dosing in the treatment of Pneumocystis carinii pneumonia. In: Walzer PD, ed. *Pneumocystis carinii Pneumonia*. Rev ed. New York, NY: Marcel Dekker; 1993:467.

40. Gluckstein D, Ruskin J. Rapid oral desensitization to trimethoprim-sulfamethoxazole (TMP-SMZ): use in prophylaxis for Pneumocystis carinii pneumonia in patients with AIDS who were previously intolerant to TMP-SMZ. *Clin Infect Dis*. 1995;20:849.

41. O'Brien JG et al. A 5-year retrospective review of adverse drug reactions and their risk factors in human immunodeficiency virus-infected patients who were receiving intravenous pentamidine therapy for Pneumocystis carinii pneumonia. *Clin Infect Dis*. 1997;24:854.

42. Conte JE, Jr et al. Intravenous or inhaled pentamidine for treating Pneumocystis carinii pneumonia in AIDS. A randomized trial. *Ann Intern Med*. 1990;113:203.

43. Hughes W et al. Comparison of atovaquone (566C80) with trimethoprim-sulfamethoxazole to treat Pneumocystis carinii pneumonia in patients with AIDS. *N Engl J Med*. 1993;328:1521.

44. Dohn MN et al. Oral atovaquone compared with intravenous pentamidine for Pneumocystis carinii pneumonia in patients with AIDS. Atovaquone Study Group. *Ann Intern Med*. 1994;121:174.

45. Safrin S et al. Comparison of three regimens for treatment of mild to moderate Pneumocystis carinii pneumonia in patients with AIDS. A double-blind, randomized, trial of oral trimethoprim-sulfamethoxazole, dapsone-trimethoprim, and clindamycin-primaquine. ACTG 108 Study Group. *Ann Intern Med*. 1996;124:792.

46. Medina I et al. Oral therapy for Pneumocystis carinii pneumonia in the acquired immunodeficiency syndrome. A controlled trial of trimethoprim-sulfamethoxazole versus trimethoprim-dapsone. *N Engl J Med*. 1990;323:776.

47. Lee BL et al. Dapsone, trimethoprim, and sulfamethoxazole plasma levels during treatment of Pneumocystis pneumonia in patients with the acquired immunodeficiency syndrome (AIDS). Evidence of drug interactions. *Ann Intern Med*. 1989;110:606.

48. Benfield T et al. Second-line salvage treatment of AIDS-associated Pneumocystis jirovecii pneumonia: a case series and systematic review. *J Acquir Immune Defic Syndr*. 2008;48:63.

49. Helweg-Larsen J et al. Clinical efficacy of first- and second-line treatments for HIV-associated Pneumocystis jirovecii pneumonia: a tri-centre cohort study. *J Antimicrob Chemother*. 2009;64:1282.

50. Kim T et al. Clindamycin-primaquine versus pentamidine for the second-line treatment of Pneumocystis pneumonia. *J Infect Chemother*. 2009;15:343.

51. Sistek CJ et al. Adjuvant corticosteroid therapy for Pneumocystis carinii pneumonia in AIDS patients. *Ann Pharmacother*. 1992;26:1127.

52. LaRocco A, Jr et al. Corticosteroids for Pneumocystis carinii pneumonia with acute respiratory failure. Experience with rescue therapy. *Chest*. 1992;102:892.

53. Bozzette SA et al. A controlled trial of early adjunctive treatment with corticosteroids for Pneumocystis carinii pneumonia in the acquired immunodeficiency syndrome. California Collaborative Treatment Group. *N Engl J Med*. 1990;323:1451.

54. Bozzette SA, Morton SC. Reconsidering the use of adjunctive corticosteroids in Pneumocystis pneumonia? *J Acquir Immune Defic Syndr Hum Retrovirol*. 1995;8:345.

55. Ioannidis JP et al. A meta-analysis of the relative efficacy and toxicity of Pneumocystis carinii prophylactic regimens. *Arch Intern Med*. 1996;156:177.

56. Leoung GS et al. Trimethoprim-sulfamethoxazole (TMP-SMZ) dose escalation versus direct rechallenge for Pneumocystis carinii pneumonia prophylaxis in human immunodeficiency virus-infected patients with previous adverse reaction to TMP-SMZ. *J Infect Dis*. 2001;184:992.

57. Bozzette SA et al. A randomized trial of three antipneumocystis agents in patients with advanced human immunodeficiency virus infection. NIAID AIDS Clinical Trials Group. *N Engl J Med*. 1995;332:693.

58. Noskin GA, Murphy RL. Extrapulmonary infection with Pneumocystis carinii in patients receiving aerosolized pentamidine. *Rev Infect Dis*. 1991;13:525.

59. Furrer H et al. May Pneumocystis prophylaxis be safely discontinued in virologically suppressed patients with CD4 counts below 200 cells/microliter? The Collaboration of Observational HIV Epidemiological Research Europe. In: Conference on Retroviruses and Opportunisitic Infections (CROI). San Francisco, CA; February 16–19, 2010:789.

60. Montoya J, Remington J. Toxoplasma gondii. In: Mandell G et al, eds. *Mandell, Douglas, and Bennett's Principles and Practice of Infectious Diseases*. 5th ed. New York, NY: Churchill Livingstone; 2000:2858.

61. Mathews C et al. Early biopsy versus empiric treatment with delayed biopsy of non-responders in suspected HIV-associated cerebral toxoplasmosis: a decision analysis. *AIDS*. 1995;9:1243.

62. Jacobson MA et al. Primary prophylaxis with pyrimethamine for toxoplasmic encephalitis in patients with advanced human immunodeficiency virus disease: results of a randomized trial. Terry Beirn Community Programs for Clinical Research on AIDS. *J Infect Dis*. 1994;169:384.

63. Leport C et al. Pyrimethamine for primary prophylaxis of toxoplasmic encephalitis in patients with human immunodeficiency virus infection: a double-blind, randomized trial. ANRS 005-ACTG 154 Group Members. Agence Nationale de Recherche sur le SIDA. AIDS. Clinical Trial Group. *J Infect Dis*. 1996;173:91.

64. de la Hoz Caballer B et al. Management of sulfadiazine allergy in patients with acquired immunodeficiency syndrome. *J Allergy Clin Immunol*. 1991;88:137.

65. Tenant-Flowers M et al. Sulphadiazine desensitization in patients with AIDS and cerebral toxoplasmosis. *AIDS*. 1991;5:311.

66. Katlama C et al. Pyrimethamine-clindamycin vs. pyrimethamine-sulfadiazine as acute and long-term therapy for toxoplasmic encephalitis in patients with AIDS. *Clin Infect Dis*. 1996;22:268.

67. Torre D et al. Randomized trial of trimethoprimsulfamethoxazole versus pyrimethamine-sulfadiazine for therapy of toxoplasmic encephalitis in patients with AIDS. Italian Collaborative Study Group. *Antimicrob Agents Chemother*. 1998;42:1346.

68. Frenkel JK, Hitchings GH. Relative reversal by vitamins (*p*-aminobenzoic, folic, and folinic acids) of the effects of sulfadiazine and pyrimethamine on Toxoplasma, mouse and man. *Antibiot Chemother (Northfield)*. 1957;7:630.

69. Jabs DA et al. Longitudinal study of the ocular complications of AIDS: 1. Ocular diagnoses at enrollment. *Ophthalmology*. 2007;114:780.

70. Holland GN et al. Characteristics of untreated AIDS-related cytomegalovirus retinitis. II. Findings in the era of highly active antiretroviral therapy (1997 to 2000). *Am J Ophthalmol*. 2008;145:12.

71. Jennens ID et al. Cytomegalovirus cultures during maintenance DHPG therapy for cytomegalovirus (CMV) retinitis in acquired immunodeficiency

syndrome (AIDS). *J Med Virol.* 1990;30:42.

72. [No authors listed]. Combination foscarnet and ganciclovir therapy vs monotherapy for the treatment of relapsed cytomegalovirus retinitis in patients with AIDS. The Cytomegalovirus Retreatment Trial. The Studies of Ocular Complications of AIDS Research Group in Collaboration with the AIDS Clinical Trials Group. *Arch Ophthalmol.* 1996;114:23.

73. Jabs DAet al. Comparison of treatment regimens for cytomegalovirus retinitis in patients with AIDS in the era of highly active antiretroviral therapy. *Opthalmology.* 2013;120:1262–1270.

74. [No authors listed]. Morbidity and toxic effects associated with ganciclovir or foscarnet therapy in a randomized cytomegalovirus retinitis trial. Studies of ocular complications of AIDS Research Group, in collaboration with the AIDS Clinical Trials Group. *Arch Intern Med.* 1995;155:65.

75. Hardy WD. Combined ganciclovir and recombinant human granulocyte-macrophage colony-stimulating factor in the treatment of cytomegalovirus retinitis in AIDS patients. *J Acquir Immune Defic Syndr.* 1991;4(Suppl 1):S22.

76. Jacobson MA et al. Ganciclovir with recombinant methionyl human granulocyte colony-stimulating factor for treatment of cytomegalovirus disease in AIDS patients. *AIDS.* 1992;6:515.

77. Perno CF et al. Effects of bone marrow stimulatory cytokines on human immunodeficiency virus replication and the antiviral activity of dideoxynucleosides in cultures of monocyte/macrophages. *Blood.* 1992;80:995.

78. Martin DF et al. A controlled trial of valganciclovir as induction therapy for cytomegalovirus retinitis. *N Engl J Med.* 2002;346:1119.

79. Aweeka F et al. Pharmacokinetics of intermittently administered intravenous foscarnet in the treatment of acquired immunodeficiency syndrome patients with serious cytomegalovirus retinitis. *Antimicrob Agents Chemother.* 1989;33:742.

80. [No authors listed]. Mortality in patients with the acquired immunodeficiency syndrome treated with either foscarnet or ganciclovir for cytomegalovirus retinitis. Studies of Ocular Complications of AIDS Research Group, in collaboration with the AIDS Clinical Trials Group. *N Engl J Med.* 1992;326:213.

81. Jayaweera DT. Minimising the dosage-limiting toxicities of foscarnet induction therapy. *Drug Saf.* 1997;16:258.

82. Youle MS et al. Severe hypocalcaemia in AIDS patients treated with foscarnet and pentamidine. *Lancet.* 1988;1:1455.

83. Smith IL et al. High-level resistance of cytomegalovirus to ganciclovir is associated with alterations in both the UL97 and DNA polymerase genes. *J Infect Dis.* 1997;176:69.

84. Baldanti F et al. Single amino acid changes in the DNA polymerase confer foscarnet resistance and slow-growth phenotype, while mutations in the UL97-encodedphosphotransferase confer ganciclovir resistance in three doubleresistant human cytomegalovirus strains recovered from patients with AIDS. *J Virol.* 1996;70:1390.

85. Oktavec KC et al. Clinical outcomes in patients with cytomegalovirus retinitis treated with ganciclovir implant. *Am J Opthalmol.* 2012;153:728–733.

86. Brosgart CL et al. A randomized, placebo-controlled trial of the safety and efficacy of oral ganciclovir for prophylaxis of cytomegalovirus disease in HIV-infected individuals. Terry Beirn Community Programs for Clinical Research on AIDS. *AIDS.* 1998;12:269.

87. Spector SA et al. Oral ganciclovir for the prevention of cytomegalovirus disease in persons with AIDS. Roche Cooperative Oral Ganciclovir Study Group. *N Engl J Med.* 1996;334:1491.

88. Rose DN, Sacks HS. Cost-effectiveness of cytomegalovirus (CMV) disease prevention in patients with AIDS: oral ganciclovir and CMV polymerase chain reaction testing. *AIDS.* 1997;11:883.

89. Powderly WG. Cryptococcal meningitis and AIDS. *Clin Infect Dis.* 1993;17:837.

90. van der Horst CM et al. Treatment of cryptococcal meningitis associated with the acquired immunodeficiency syndrome. National Institute of Allergy and Infectious Diseases Mycoses Study Group and AIDS Clinical Trials Group. *N Engl J Med.* 1997;337:15.

91. Baddour LM et al. Successful use of amphotericin B lipid complex in the treatment of cryptococcosis. *Clin Infect Dis.* 2005;40(Suppl 6):S409.

92. Leenders AC et al. Liposomal amphotericin B (AmBisome) compared with amphotericin B both followed by oral fluconazole in the treatment of AIDS-associated cryptococcal meningitis. *AIDS.* 1997;11:1463.

93. Bennett JE et al. A comparison of amphotericin B alone and combined with flucytosine in the treatment of cryptoccal meningitis. *N Engl J Med.* 1979;301:126.

94. Day JN et al. Combination therapy for crytpococcal meningitis. *N Engl J Med.* 2013;368:1291–302.

95. Saag MS et al. Comparison of amphotericin B with fluconazole in the treatment of acute AIDS-associated cryptococcal meningitis. The NIAID Mycoses Study Group and the AIDS Clinical Trials Group. *N Engl J Med.* 1992;326:83.

96. Larsen RA et al. Fluconazole compared with amphotericin B plus flucytosine for cryptococcal meningitis in AIDS. A randomized trial. *Ann Intern Med.* 1990;113:183.

97. Chuck SL, Sande MA. Infections with Cryptococcus neoformans in the acquired immunodeficiency syndrome. *N Engl J Med.* 1989;321:794.

98. Bozzette SA et al. A placebo-controlled trial of maintenance therapy with fluconazole after treatment of cryptococcal meningitis in the acquired immunodeficiency syndrome. California Collaborative Treatment Group. *N Engl J Med.* 1991;324:580.

99. Powderly WG et al. A controlled trial of fluconazole or amphotericin B toprevent relapse of cryptococcal meningitis in patients with the acquired immunodeficiency syndrome. The NIAID AIDS Clinical Trials Group and Mycoses Study Group. *N Engl J Med.* 1992;326:793.

100. Parkes-Ratanshi R et al. Successful primary prevention of cryptococcal disease using fluconazole prophylaxis in HIV-infected Ugandan adults. In: Conference on Retroviruses and Opportunistic Infections (CROI). Montreal, Canada; February 8–11, 2009. Abstract 32.

101. Powderly WG et al. A randomized trial comparing fluconazole with clotrimazole troches for the prevention of fungal infections in patients with advanced human immunodeficiency virus infection. NIAID AIDS Clinical Trials Group. *N Engl J Med.* 1995;332:700.

102. Berg J et al. The hidden danger of primary fluconazole prophylaxis for patients with AIDS. *Clin Infect Dis.* 1998;26:186–187.

103. Mayanja-Kizza H et al. Combination therapy with fluconazole and flucytosine for cryptococcal meningitis in Ugandan patients with AIDS. *Clin Infect Dis.* 1998;26:1362.

104. Milefchik E et al. Fluconazole alone or combined with flucytosine for the treatment of AIDS-associated cryptococcal meningitis. *Med Mycol.* 2008;46:393.

105. Nussbaum JC et al. Combination flucytosine and high-dose fluconazole compared with fluconazole monotherapy for the treatment of cryptococcal meningitis: a randomized trial in Malawi. *Clin Infect Dis.* 2010;50:338.

106. World Health Organization. Tuberculosis Fact Sheet No. 104. http://www.who.int/mediacentre/factsheets/fs104/en/. Reviewed March 2015. Accessed June 17, 2017.

107. Centers for Disease Control and Prevention. TB Incidence in the United States 1953–2013. Atlanta, GA: Centers for Disease Control and Prevention; 2013. http://www.cdc.gov/tb/statistics/default.htm. Accessed June 20, 2017.

108. Centers for Disease Control and Prevention. Managing drug interactions in the treatment of HIV-related tuberculosis; June 2013. http://www.cdc.gov/tb/publications/guidelines/tb_hiv_drugs/pdf/tbhiv.pdf. Accessed July 2015.

109. Abdool Karim SS et al. Timing of initiation of antiretroviral drugs during tuberculosis therapy. *N Engl J Med.* 2010;362:697.

110. Havlir DV et al. Timing of antiretroviral therapy for HIV-1 infection and tuberculosis. *N Engl J Med.* 2011;365(16):1482–1491. http://www.ncbi.nlm.nih.gov/pubmed/22010914. Accessed June 20, 2017.

111. Blanc FX et al. Earlier versus later start of antiretroviral therapy in HIV-infected adults with tuberculosis. *N Engl J Med.* 2011;365(16):1471–1481. http://www.ncbi.nlm.nih.gov/pubmed/22010913. Accessed June 20, 2017.

112. Chaisson RE et al. Incidence and natural history of Mycobacterium avium-complex infections in patients with advanced human immunodeficiency virus disease treated with zidovudine. The Zidovudine Epidemiology Study Group. *Am Rev Respir Dis.* 1992;146:285.

113. Woods GL. Disease due to the Mycobacterium avium complex in patients infected with human immunodeficiency virus: diagnosis and susceptibility testing. *Clin Infect Dis.* 1994;18(Suppl 3):S227.

114. Inderlied C. Microbiology and minimum inhibitory concentration testing for Mycobacterium avium complex prophylaxis. *Am J Med.* 1997;102(Suppl 3):2.

115. Griffith DE et al. An official ATS/IDSA statement: diagnosis, treatment, and prevention of nontuberculous mycobacterial diseases. *Am J Respir Crit Care Med.* 2007;175:367.

116. Shafran et al. A comparison of two regimens for the treatment of Mycobacterium avium complex bacteremia in AIDS: rifabutin, ethambutol, and clarithromycin versus rifampin, ethambutol, clofazimine, and ciprofloxacin. Canadian HIV Trials Network Protocol 010 Study Group. *N Engl J Med.* 1996;335:377.

117. Havliretal. Prophylaxis against disseminated Mycobacterium avium complex with weekly azithromycin, daily rifabutin, or both. California Collaborative Treatment Group. *N Engl J Med.* 1996;335:392.

78

第78章　真菌感染

John D. Cleary and Russell E. Lewis

核心原则	章节案例
1 由于免疫功能低下患者越来越多、使用侵入性装置以及人口老龄化,侵袭性真菌感染跃居常见医院感染第四位。	
2 一般来说,酵母菌感染比霉菌更易治疗。然而,即使给予恰当治疗,两种感染的病死率仍很高。	表78-2
3 获得性真菌感染的最常见危险因素包括:免疫低下宿主、使用广谱抗细菌药物和物理屏障破坏(包括侵入性导管插入术)。	案例78-3(问题1和3)
4 诊断实验(如血清半乳甘露聚糖或β-葡聚糖)可作为抗真菌治疗的监测工具。	案例78-3(问题2)
5 美国感染病学会(Infectious Disease Society of America,IDSA)和真菌研究小组可提供相应指南和循证医学治疗证据	案例78-5(问题1)
6 皮肤真菌感染最常见病原菌为癣菌,最有效的抗真菌药物包括伊曲康唑和特比萘芬。	案例78-1(问题1~3)
7 孢子丝菌属是与皮下感染相关的最常见的真菌病原体之一,两性霉素、特比萘芬和伊曲康唑对其有效。	案例78-2(问题1~3) 图78-1
8 念珠菌为住院患者系统性真菌感染最常见的病原体。如有念珠菌血症必须及时、合理地治疗。延迟治疗或不遵守IDSA指南将导致病死率显著增加。预防和治疗播散性念珠菌病,棘白菌素类和氟康唑备受推崇。	案例78-3(问题1~4和11) 表78-4~表78-6
9 虽然氟康唑对白色念珠菌有效,但是对包括光滑念珠菌和克柔念珠菌在内的非白色念珠菌无效。	案例78-3(问题5)
10 因为传统的两性霉素有常见的输液相关不良反应、肾毒性和电解质紊乱。对于侵袭性真菌感染也可选择包括脂质体两性霉素B、三唑类和棘白菌素类等其他药物。	案例78-3(问题6~10) 表78-3
11 对于尿培养鉴定为酵母菌的住院患者,可能为单纯尿路念珠菌病,也可能为播散性念珠菌病的局部器官感染表现。由于两者鉴别诊断困难,故而治疗药物的选择较为棘手。	案例78-4(问题1)
12 芽生菌病、组织胞浆菌病、球孢子菌病有特定地域流行性特点。长疗程使用多烯类和/或唑类抗真菌治疗有效。	案例78-5(问题1~3)案例78-6(问题1~3)案例78-7(问题1~3) 图78-2~图78-4,表78-7
13 对严重免疫受损患者而言,曲霉是最重要的真菌病原体。针对播散性曲霉感染最有效的治疗方法是立即开始伏立康唑单药或联合其他抗真菌药物治疗。	案例78-8(问题1~3) 图78-5,表78-8
14 新生隐球菌与机会性感染有关,特别是获得性免疫缺陷综合征(acquired immunodeficiency syndrome,AIDS)患者,中枢神经系统(central nervous system,CNS)是其常见的感染部位。AIDS患者隐球菌脑膜炎的初始治疗包括两性霉素B加氟胞嘧啶,继之长程氟康唑序贯治疗。	案例78-9(问题1~3)

目前,真菌感染已然位列常见医院感染第四位。与侵袭性酵母菌感染相关的可归因死亡率约接近40%,而典型真菌感染的病死率是观察比率的两倍(即侵袭性曲霉病)。这种增长可能部分归因于免疫功能低下患者的不断增多,如器官移植、肿瘤化疗相关的白细胞减少和获得性免疫缺陷综合征(acquired immunodeficiency syndrome, AIDS)。本章回顾常见真菌感染的真菌学、诊断和药物治疗学。对于真菌更具体的基本生物学、流行病学、发病机制、免疫学、诊断和真菌感染的监测可参考《临床真菌学》(Clinical Mycology)[1]。还可参考其他章节,包括第65章、第66章、第70章、第73章、第75章、第76章和第77章。

真菌学

形态学

感染人类的致病性真菌是通过孢子繁殖且不具行动能力的真核生物,它们以两种形式存在:丝状霉菌和单细胞酵母。这些形式并不相互排斥,而取决于生长条件,真菌可以一种或两种这样的形式存在(表78-1)。

表 78-1

生物分类

菌丝(霉菌)
透明丝孢霉
曲霉,假霉样真菌
皮肤丝状菌:絮状麦皮癣菌,发癣菌,小孢子菌
暗色丝状菌
链格孢属,花霉,双极霉,分枝孢子菌,膝弯孢霉,外小杯菌,佩德罗索着色芽生菌,瓶霉菌属,镰刀菌
接合菌
伞枝犁头霉,印度毛霉,微小根毛霉
双相型真菌
芽生菌,球孢子菌,副球孢子菌,组织胞浆菌,孢子丝菌
酵母菌
念珠菌,新生隐球菌

双相型真菌(如组织胞浆菌和皮炎芽生菌)以霉菌的形式生长在自然界(27℃),但是当感染宿主(37℃)后,很快转化为寄生酵母形式。从菌丝到酵母的转变能力,是此类真菌感染发病的一个重要因素。其他致病性真菌,如曲霉仅以霉菌的形式生长,而新生隐球菌通常以酵母的形式生长。念珠菌以出芽的形式生长,新出芽的细胞保持附着于母体细胞,并形成假菌丝。真菌是需氧菌,易于生长在培养细菌的常规培养基中。在25~35℃,大多数真菌生长最好。引起皮肤和皮下疾病的真菌,在高于37℃的温度时不易生长。这种生长温度选择性,可部分解释为何局限于皮肤或皮下组织原发灶的病原体很少播散至其他部位。

分类

真菌感染最好是依据感染身体部位来分类(表78-2)。浅部真菌病涉及角质化的皮肤(角质层)和头发。皮肤真菌病可以更深地延伸至表皮,也可能会感染指趾甲。皮下组织真菌病感染真皮和皮下组织;真菌可通过接种,或污染物植入,亦或因营养问题而进入到这些部位。真菌引起人体内脏器官发病是为系统性真菌病。定义标准化对侵袭性真菌感染的日常医疗护理有用,且已经被应用于流行病学和临床试验。每一种感染均参考本准则执行。呼吸道是最主要的侵入门户,但肺部感染可以有症状亦可无症状。全身性念珠菌感染通常来源于胃肠道或皮肤的原发病灶。在这些病例中,病原体可以从原发灶血行播散到全身,造成播散性疾病。条件性致病真菌主要发生在免疫低下宿主,需要积极及时的治疗。引起的机会性感染的真菌种类逐渐增多,特别是随着AIDS的流行;不过,现在广泛使用的高效抗逆转录病毒疗法使得AIDS患者机会性真菌感染发生有所减少[2]。非条件致病性真菌(主要病原体)通常对免疫正常宿主致病。然而,当感染发生在免疫功能低下宿主时,一些主要病原体会导致独特的临床症状,如AIDS患者的组织胞浆菌病[1]。

感染的发病机制

内源性

真菌感染途径分为外源性和内源性。作为人体共生菌群的唯一致病真菌是糠秕孢子菌和念珠菌,糠秕孢子菌会导致非炎症性表皮花斑癣。这些酵母菌感染主要来源于患者自身的正常菌群(内源性感染)。这些内源性皮肤或黏膜的真菌感染通常发生在机体免疫力降低和病原体大量增殖时。过度湿热、口服避孕药、妊娠、糖尿病、营养不良和免疫抑制,糠秕孢子菌和念珠菌更容易引发内源性局部感染。全身性念珠菌感染发生在免疫功能低下或遗传缺陷宿主(见表78-2)[3,4],原本定植在患者皮肤或消化道的病原体可经血源性播散至全身。

外源性

真菌感染源于周围环境,即外源性感染。在皮肤癣菌(癣真菌)病例中,病原体来自于污垢、动物或其他感染者。皮下组织真菌病起因于皮肤直接接种被污染的材料,通常是荆棘或其他植物。由曲霉菌和接合菌(如根霉、犁头霉、毛霉)引起的皮肤和皮下组织感染,常常源于伤口敷料和模型材料被污染[1,5]。已经观察到药物引起的疾病继发于健康和免疫受损的患者使用酿酒酵母(营养保健品)或继发于使用受污染的无菌产品(即喙状明脐菌)。

外源性真菌,定植或携带于医护人员的手部,亦能感染患者;因此,对医护人员需强调手卫生,特别是在护理危重患者时[6]。除念珠菌感染,吸入被感染性孢子污染的灰尘,是系统性真菌病主要病因,主要感染灶在肺部。

表78-2

真菌病的临床分类

分类	感染部位	范例	潜在基因缺陷
表皮	最外面的皮毛	马拉色菌病（花斑癣）	
皮肤	深的表皮及指甲	皮肤癣菌病	
皮下	真皮和皮下组织	孢子丝菌病	
全身性	超过一个内脏器官的疾病		
条件性		念珠菌病	甘露糖结合凝集素1 Toll样受体4
		隐球菌病	Dectin-1
		曲霉病	
		毛霉病	
非条件性		组织胞浆菌病	
		芽生菌病	
		球孢子菌病	干扰素-γ受体1 Dectin-1 甘露糖结合凝集素1

如果局部或全身宿主防御能力不能控制原发感染，该病原体可以血行扩散至其他器官。一些系统性真菌病已经确定地理（流行）区域，在这些区域更常见该类真菌。例如，组织胞浆菌病和芽生菌病最常见于红河、密西西比河和俄亥俄河流域地区，而球孢子菌病在美国西南部和加州中央谷流行。

宿主防御

宿主对真菌感染的防御能力包括非免疫性（又称非特异性免疫或天然抵抗力）和免疫性（也称为特异免疫或获得性抵抗力）机制。非免疫抵抗力主要发挥防止定植和侵入易感组织的作用。皮肤上的正常菌群和黏膜屏障可防止多种病原性细菌和真菌定植（抗定植力）。使用广谱抗菌药物治疗的患者，真菌定植和感染的风险增大。完整的皮肤和黏膜屏障功能，也是重要的防御措施。皮肤缺损（静脉导管、烧伤、外科手术及外伤）是导致局部真菌入侵和真菌血症的危险因素，尤其是念珠菌属。在机动车事故或GI手术后的创伤期间，酵母菌从肠内到腹膜的易位通常与此类感染相关。当这些物理屏障被突破，则由多核白细胞（中性粒细胞）和单核细胞连同防御凝集素（即甘露糖结合蛋白）一起提供早期宿主防御。中性粒细胞的抗真菌活性不但包括吞噬和细胞内杀伤，也包括由分泌性溶酶体酶诱导的细胞外杀伤。中性粒细胞减少症是最常见的中性粒细胞缺陷疾病，易罹患真菌感染；但中性粒细胞的功能缺陷，例如童年慢性肉芽肿病和髓过氧化物酶缺乏症患者，也与真菌感染的频率增加有关，特别是念珠菌和曲霉感染。最后，体温生理调节以及感染所致的发热反应是强效的非特异性免疫防御机制。抗体和补体对预防某些真菌感染有潜在作用，但它们不是获得性抵抗力的主要效应物。细胞免疫、抗原介导的特异性T淋巴细胞、细胞因子和活化的巨噬细胞，是抗真菌的主要获得性（免疫）宿主防御机制。细胞免疫缺陷患者（如免疫抑制的器官移植受者、淋巴瘤和白血病患者、艾滋病和使用皮质类固醇或细胞毒性药物治疗的患者）真菌感染的风险最大。尽管进行合理的抗真菌治疗，严重免疫缺陷往往治疗效果差。增加真菌感染风险相关的其他因素还包括使用肠外营养（total parenteral nutrition, TPN）[1]。有趣的是，特异性T细胞功能障碍的患者（即HIV感染）似乎存在针对黏膜而不是全身念珠菌感染的独立风险。

抗真菌药物

作用机制

表78-3列出了美国食品药品管理局（Food and Drug Administration, FDA）批准用于治疗真菌感染的局部和全身

表78-3

批准使用的抗真菌药物

制剂（商品名）	剂型
全身性给药	
两性霉素B（Abelcet, AmBisome, Amphotec）	静脉用
两性霉素B-脱氧胆酸盐（非专利的）	静脉用
阿尼芬净（Eraxis）	静脉用

表 78-3
批准使用的抗真菌药物（续）

制剂（商品名）	剂型
全身性给药	
卡泊芬净（Cancidas）	静脉用
氟康唑（Diflucan）	静脉用，片剂，口服混悬剂
氟胞嘧啶（Ancobon）	胶囊
灰黄霉素（非专利的）	片剂，口服混悬剂
艾沙康唑（Cresemba）	静脉用，胶囊
伊曲康唑（Sporanox）	静脉用，胶囊，口服溶液剂
酮康唑（Nizoral）	片剂
米卡芬净（Mycamine）	静脉用
泊沙康唑（Noxafil）	口服混悬液
碘化钾	溶液
特比萘芬（Lamisil）	片剂，口服颗粒
伏立康唑（Vfend）	静脉用，片剂，口服混悬液
局部给药，I 类	
两性霉素 B	乳剂，洗剂，软膏，口服混悬液[a]
布替萘芬（Lotrimin Ultra）	乳剂
布康唑（Gynazole）	阴道霜剂
环吡酮（Loprox）	乳剂，凝胶剂，洗剂，洗发水，溶液，混悬液
氯碘羟喹（Vioform）	乳剂，软膏
克霉唑	乳剂，洗剂，锭剂，溶液，片剂，阴道栓剂
益康唑（Spectazole）	乳剂
酮康唑（Nizoral）	乳剂，泡沫，凝胶剂，洗发水
咪康唑	液体粉末气雾剂，含服片剂，乳剂，洗剂，软膏，粉末，栓剂，阴道片剂
萘替芬（Naftin）	乳剂，凝胶
制霉菌素	乳剂，漱口液，软膏，粉末，混悬液，片剂
奥昔康唑（Oxistat）	乳剂，洗剂
聚乙烯吡咯酮碘	气溶胶，灌洗液，凝胶，软膏，溶液，栓剂
硫代硫酸钠（Exoderm）	洗剂
硫康唑（Exelderm）	乳剂，溶液
特比萘芬（Lamisil）	乳剂，喷雾剂
特康唑（Terazol 7）	乳剂，栓剂
噻康唑（Vagistat）	软膏
托萘酯（非专利的）	气雾剂，乳剂，凝胶剂，粉末，溶液
十一烯酸	粉末

[a] 在美国不能购买到。

抗真菌药。灰黄霉素和碘化钾临床应用较为局限，并不用于治疗全身性真菌感染。灰黄霉素有抑制真菌生长的作用，其通过抑制细胞微小管的聚合而抑制真菌细胞的有丝分裂，从而干扰有丝分裂纺锤体的形成，只对皮肤真菌有抗菌活性。碘化钾的抗真菌机制尚不清楚，仅用于淋巴皮肤孢子丝菌病。

12 个常用全身性抗真菌药物可按结构分为 5 类，它们由 4 个相互排斥的机制发挥作用。多烯类中的两性霉素 B（amphotericin B，AmB）和制霉菌素通过结合真菌细胞膜的麦角甾醇，从而造成细胞膜损伤，导致膜除极化和细胞渗漏[7]。与胆固醇相比，两性霉素 B 对麦角固醇的亲和力更强[8]。这种现象被认为是通过亲水氢键和疏水氢键，以及非特异性的范德华力介导。使用 P^{32} 磁共振波谱检查证明，在麦角甾醇侧链的双键（不存在于胆固醇）出现，说明两性霉素 B 对麦角固醇有更强的亲和力[7]。但是，两性霉素 B 也可以结合到哺乳动物细胞的甾醇（如胆固醇），与两性霉素 B 的大部分毒性反应或毒性降低（如循环胆固醇）有关。病原体细胞膜脂质含量改变，可能与耐药性发生有关[9]，尽管其他因素也很重要[10]。然而，两性霉素 B 的抗真菌杀菌效果，一方面与其结合麦角固醇引起的细胞渗漏有关，另一方面也与产生免疫刺激和氧依赖性杀伤有关[8,11]。

5-氟胞嘧啶，一种氟化胞嘧啶类似物，主要通过抑制核酸合成起作用。通过胞嘧啶通透酶，被主动转运进入易感细胞，脱氨基为毒性代谢物 5-氟尿嘧啶。氟尿嘧啶，当转化为 5-三磷酸氟脲苷，其具有抗代谢能力。其被整合到真菌 RNA，代替尿嘧啶，从而破坏蛋白质的合成。5-氟尿嘧啶也可转换为单磷酸氟脱氧尿苷，抑制胸苷酸合酶，从而破坏 DNA 合成[12]。

唑类抗真菌药和烯丙基胺（特比萘芬和萘替芬）干扰麦角固醇生物合成的关键酶，细胞色素（cytochrome，CYP）P450 依赖的羊毛甾醇 C14 脱甲基酶（唑类）或角鲨烯环氧（烯丙胺），抑制甾醇生物合成[13,14]。相对哺乳动物，三唑类（氟康唑、伊曲康唑、泊沙康唑和伏立康唑）对真菌具有高亲和力，较之咪唑类（酮康唑和咪康唑）毒性更低和疗效更高[13]。甾醇生物合成抑制可导致细胞膜缺陷，而出现渗透性改变。一般而言，烯丙胺和较老的唑类是抑菌剂。较新的三唑类（伏立康唑和泊沙康唑）则表现出对一些真菌物种的杀菌活性。体外研究得出的杀菌剂与抑菌剂应用于临床是否有相关性，存在很多争议。不过，如果在体内也能达到同样效果，在免疫抑制宿主首选杀菌剂也属合理[15]。

脂肽类有较强的抗真菌效力，包括棘白菌素（卡泊芬净、米卡芬净和阿尼芬净）。作用机制相同：通过干扰 1,3-β-D-葡聚糖，阻止合成细胞壁多糖（细胞壁多糖具有保护细胞免受渗透和结构应力），最后抑制真菌细胞壁的生物合成。靶向细胞壁（与细胞膜相反，细胞膜是多烯类、唑类和烯丙胺类抗真菌药的靶点）赋予真菌与哺乳动物细胞更大的选择性；因此，棘白菌素类比其他抗真菌药的毒性更少[16]。

抗菌谱及药敏试验

临床实验室标准化研究所（Clinical and Laboratory Standards Institute, CLSI）推荐标准肉汤稀释法（M27-A3）和纸片扩散（M44-A2, M44-S3, M51-A），用于确定体外酵母菌的抗真菌敏感性[17]。这些标准规定测试方法、接种量和准备过程、孵育时间和温度、终点解读以及对两性霉素B、氟胞嘧啶、氟康唑、酮康唑、伊曲康唑的质量控制。最小抑菌浓度（minimum inhibitory concentration, MIC）值的临床解释，是特指氟康唑、伏立康唑、伊曲康唑、氟胞嘧啶和棘白菌素针对念珠菌属真菌培养24小时后的抗菌活性。对于唑类，剂量依赖性敏感（susceptible-dose-dependent, S-DD）折点是依据连续的趋势性数据支持而确定，即对于较高MIC菌株更高的药物浓度疗效会更好[18]。对于白色念珠菌、近平滑念珠菌和热带念珠菌，氟康唑S-DD范围为4~8mg/L，对于光滑念珠菌，氟康唑S-DD范围为≤32mg/L。对于白色念珠菌，伊曲康唑和伏立康唑S-DD范围为0.25~0.5mg/L。由于氟胞嘧啶耐药快速发展，单药治疗结果的MIC相关数据有限，该药的折点均基于历史数据和动物实验的结果。对于念珠菌分离株，认为氟胞嘧啶MIC≤4mg/L为敏感，MIC>16mg/L为耐药。M27-A标准有其局限性，既阻碍两性霉素B折点的进一步解释，也未提出酮康唑MIC解释标准。除了近平滑念珠菌和季也蒙念珠菌具有更高敏感值（<2mg/L）和耐药值（>8mg/L），常见念珠菌MIC<0.25mg/L敏感，>1mg/L耐药。商品化试剂盒同肉汤稀释法、比色法和琼脂平板技术一样均可用于抗真菌的敏感性检测[19-21]。得克萨斯大学健康科学真菌实验室历史性地开展真菌敏感性试验并制定出现用折点和流行病学界值。

E-test试剂盒（AB Biodisk; Piscataway, NJ）是市售的抗真菌梯度条带。由于真菌在琼脂培养基上常呈不均匀性生长，使用这种方法时确定折点常较困难；然而，如能正确使用，唑类抗真菌药对大多数念珠菌的药敏试验中，E-test和M27-A方法之间的关联一直较好[19]。其他正在研发的针对念珠菌药物敏感试验技术包括流式细胞术和直接测量麦角甾醇合成改变的方法[20]。流式细胞术是通过识别精细的剂量效应关系来检测某类抗真菌药物的活性，这种特殊细胞参数可由体外培养液中的细胞通过光束检测而得。测试结果仅耗时4小时即可得。实验室间的可重复性或实验结果与临床结果之间的相关性尚缺乏足够研究[21]。

M38-A2标准推荐用标准肉汤稀释法体外测定某些产孢子霉菌对抗真菌药物的敏感性，包括曲霉属、镰刀菌属、根霉属、假霉样真菌属、鲍氏和孢子丝菌属[15]。E-test（AB Biodisk）也可用于评估霉菌的敏感性，其与CLSI M38-A标准对两性霉素B和伊曲康唑有很好的相关性[22]。比色微量稀释法、流式细胞术和琼脂平板试验方法正在开发中。尽管体外敏感实验取得如此新进

展，但对临床实践的适用性有限，且许多机构目前并不能进行真菌检测。

因为敏感性通常可预测，对临床分离株不推荐常规进行药敏试验；不过，既往公开发表的鉴定到种的酵母菌或霉菌的药敏数据，可以指导临床医生的治疗选择。高剂量治疗失败的患者（如难治性口咽部念珠菌病）或伴发少见酵母菌感染的艾滋病患者的临床分离株可送药敏试验[20]。真菌药敏试验应在拥有接受过真菌培训的技术人员的实验室内进行。尽管有些限制，但某些特点具有共性。首先，两性霉素B对酵母菌和丝状真菌有广泛的体外活性和临床疗效。棘白菌素为念珠菌的杀菌剂，对静止期曲霉有杀菌活性；但其对隐球菌属和许多地方流行性真菌无体外抗菌活性[23]。吡咯类抗真菌药物一般对酵母菌和大多数双相型真菌有效。此外，伊曲康唑、伏立康唑和泊沙康唑对曲霉有极好的体外活性和临床疗效。与其他唑类不同，泊沙康唑和艾沙康唑对接合菌在体外有抗菌活性，且临床疗效有报道，而此前该菌治疗的选择只有两性霉素B[24,25]。

由于最近有棘白菌素和多重耐药菌的报道，特别是对来自血液、无菌液体、组织或脓肿的标本，推荐对光滑念珠菌常规进行氟康唑、伏立康唑和棘白菌素的药敏试验[26-28]。此外，有侵性疾病和初始临床治疗失败的患者应考虑进行药敏，接着请有经验微生物学家会诊。

抗真菌治疗的新领域

各项研究工作旨在提高已有抗真菌药物的疗效，并降低毒性反应，改善口服生物利用度。已经进行两性霉素B气雾剂、伊曲康唑、伏立康唑和卡泊芬净对预防免疫功能低下患者侵袭性肺曲霉病的研究。随机、安慰剂对照试验表明雾化吸入脂质体两性霉素B可减少侵袭性肺曲霉病发生[29]。另外，仍需良好设计的临床试验以进一步证实抗真菌药雾化给药的作用。相比传统胃肠道给药方案，通过雾化达到有效预防所需抗真菌药的最佳剂量和雾化方式尚未确立（表78-4）[29-31]。

新的抗真菌化合物选择一直颇具挑战性。明显阻碍之一是哺乳动物细胞和真菌细胞都是真核生物，许多生化代谢过程类似，有别于原核生物细菌。传统的药物发现过程，主要取决于备选化合物（天然产物或合成化合物）是否具有选择性抑制或破坏真菌细胞的能力。该过程需以下两种方法兼有或其中之一：（a）评估现有化合物（自然或合成的）潜在的抗真菌活性；（b）设计与合成新化合物以选择性地阻断真菌靶点。白念珠菌、光滑念珠菌、烟曲霉菌、稻根霉菌（delmar）和新生隐球菌等基因组测序的最新进展，可促进对新靶点的研究。其他不常规的药物发现方法包括针对已知的传统毒力因子（如黏附因子、分泌酶等），基于以下原理：有效的抗感染药不需杀死微生物。有前景的前驱化合物包括华光霉素、粪壳菌素、裂解肽、羟基吡啶酮类和抗菌肽[32-35]。

表78-4

抗真菌预防疗程和大概费用

制剂	剂量	剂型	推荐方案	费用[a]
选择性消化道脱污染				
两性霉素 B	400mg/d	口服混悬剂	吞服 qid	9.75 $/d
制霉菌素	400 万~1 200 万 U/d	口服混悬剂	吞服 qid	38.50~115.25 $/d
全身性给药				
克霉唑	30~80mg/d	片剂	tid~qid	125~450 $/d
酮康唑	200~400mg/d	口服	每日	0.75~1.50 $/d
伊曲康唑	20~400mg/d	口服	每日	18~36.25 $/d
氟康唑	50~400mg/d	口服	每日	4.50~35.25 $/d
泊沙康唑	600~800mg/d 悬浮液 300mg/d 片剂 300mg/d 静脉注射	口服	每日	175 $/d 636 $/d

[a] 平均批发价格。

Qid，每日 4 次；tid，每日 3 次。

来源：*Red Book*. Montvale, NJ：PDR Network, LLC；2011.

表面和皮肤真菌病

足癣：治疗

案例 78-1

问题 1：C. W.，28 岁，男性，建筑工人，被初诊为慢性"足癣"。他全天穿靴工作，感觉整天双足奇痒。1 周前一直使用托萘酯粉治疗，但无明显疗效。体检发现所有趾间脚蹼皮肤发白、浸渍糜烂伴有裂纹。在足背和脚趾基底面散在水疱。病变部位的刮片进行氢氧化钾检查（KOH）提示分枝状、丝状菌丝，与皮肤癣菌感染一致。诊断足癣成立。可用于 C. W. 的治疗方案是什么呢？

抗真菌治疗的选择应基于感染的程度和类型。

浅表性或皮肤感染应首先考虑局部治疗。任何腺泡性、指甲内或泛发的（>体表面积 20%）的感染，由于局部用药渗透性差，应在医生的指导下全身用药治疗。局部使用的抗真菌药必须由 FDA 非处方抗菌药物产品咨询审查小组进行评审，才能准予作为个人使用的新产品上市。要获得 I 类推荐，每个剂型（或组合）必须通过精心设计的临床试验，以证明该药物对皮肤癣菌病或念珠菌病的微生物学和临床疗效，且毒性（或刺激性）不大。I 类药剂列于表 78-3。II 类药剂（樟脑，克念菌素，煤焦油，薄荷醇，酚，间苯二酚，丹宁酸，麝香草酚，托林达酯）被认为具有与药物疗效相关更高的风险获益比。而 III 类药剂（苯甲酸、硼酸盐、辛酸、羟基喹啉、碘、丙酸、水杨酸、三醋精和龙胆紫）缺乏足够的科学数据以确定其功效。使用任何 I 类药剂局部治疗，应每日 2 次涂抹患处，2~6 周足疗程。治疗时应边治疗边观察反应。

C. W. 可继续使用托萘酯粉 2~6 周，也可改用抗真菌乳剂或洗液（如咪康唑、特比萘芬），药品应该每日两次用于所有受感染的脚趾。C. W. 也尽量使用透气鞋袜（例如，相比合成纤维，棉袜更好，穿皮革制靴子而非乙烯基制靴子）。在他的鞋中使用吸收剂或抗真菌药粉也有帮助（见第 39 章）。

甲癣（甲真菌病）：治疗

案例 78-1，问题 2： 如果 C. W. 也遭受了趾甲感染（灰指甲），还需要什么其他的治疗？

甲癣通常由皮肤真菌，真菌菌丝或假丝酵母引起。

应进行指甲刮片和培养，以帮助制定初始治疗方案。一旦获得培养结果，即应开始治疗，特比萘芬 250mg/d 或伊曲康唑 200mg/d，6 周（指甲）至 12 周（趾甲）疗程。不过在某些情况下，成功治疗指甲的甲癣要求 3~6 个月，而趾甲的甲癣要求 6~12 个月。当几毫米的健康指甲出现在感染指甲边缘的甲襞时，或当被感染部位的尺寸已减少 25% 时，判定治疗成功。

若甲癣累及皮肤或甲沟感染，如果唑类或烯丙基胺有禁忌，可以使用灰黄霉素治疗。灰黄霉素（微型胶囊或超微胶囊）应有效，口服 10mg/（kg·d），边观察疗效边调整剂量[25]。由于长时间大剂量使用药物，C. W. 应密切监测是否出现不良反应相关的症状和体征。特比萘芬或伊曲康唑相关的最常见不良事件是头痛、皮疹和胃肠道不适。灰黄霉素毒性更大，往往会造成过敏反应（荨麻疹、血管神经性水肿和 II 型变态反应）、光敏性皮炎、胃肠道不适和神经系统并发症（头痛、感觉异常和神志改变）[25]。

抗真菌冲击疗法是治疗甲真菌病的一种新方法。FDA批准的一种替代疗法为,在连续 2 个月指甲感染者的常规疗程中,进行持续 1 周的伊曲康唑(200mg,每日 2 次)治疗。双盲、安慰剂对照试验表明,该方案临床有效率77%、真菌学有效率73%[36]。就总体反应和毒性而言,冲击疗法比传统方案更可取。伊曲康唑冲击治疗趾甲感染[37]和氟康唑冲击疗法(150~450mg,每周 1 次,持续 12 个月)治疗轻度疾病[38,39]等比较,显示结果满意。不过 4 个月的冲击(间歇)特比萘芬治疗仍有较高复发率,而长程疗法正在研究以期提高远期疗效[40]。我们正在评估较长疗程的效果。

不推荐将拔除指甲作为唯一治疗方案,因为若不同时全身治疗有较高复发率。但也不建议静脉用抗真菌药物。

> 案例 78-1,问题 3:对 C. W. 而言,描述一下除抗真菌之外,皮质激素、抗细菌药物或其他辅助药的作用。

许多有浅表、皮肤或指甲真菌感染的患者都会有局部炎症和继发性细菌感染。炎症主要是Ⅳ型变态反应。抗真菌药配合外用皮质类固醇可以减轻继发炎症引起的瘙痒和红斑。细菌(变形杆菌或假单胞菌)感染也可能发生在这些发炎或浸渍的区域,需要同时局部抗细菌治疗。药厂经常将干燥剂或收敛剂(如酒精、淀粉、滑石粉和樟脑)加入生产的非处方药制剂中,以增加角质层的脱落。添加的这些药物也可缓解多汗症。这种联合治疗不应常规使用,因可增加毒性风险,但不增加疗效。如需缓解症状,这类药物可只在治疗的最初几日内给予。

C. W. 患病的趾间蹼区呈现浸渍、裂纹和水疱,以脚趾根部为主。局部使用皮质类固醇霜将可能促进愈合过程,使其在抗真菌治疗的头几日更舒适。外用皮质类固醇剂型的选择在第 39 章中介绍。

皮下组织真菌病

孢子丝菌病

治疗方案

案例 78-2

问题 1:O. M.,62 岁,男性,在近 4 个月,他的左手出现一个无痛的、缓慢扩大的溃疡。他是一个热心的园丁,但可以确定以前没有局部外伤。原发病灶开始为红色丘疹,缓慢扩大,然后溃烂。在溃疡发展同时,O. M. 也发现近期有无痛的红色结节蔓延到手臂。否认畏寒、发热、体重减轻或咳嗽。尽管已每日使用聚维酮碘软膏和头孢氨苄治疗 2 周,溃疡仍在慢慢扩大。体格检查 O. M. 无发热。目前在左手手背上有一个 1.5cm² 的溃疡。从溃疡向近端延伸出一条明显的红线,在前臂、肘、臂和腋窝有多个无触痛的、线性分布的红斑结节。4 周前送的溃疡培养现长出申克孢子丝菌。应向 O. M. 推荐什么治疗方案呢?

申克孢子丝菌是双相型真菌,生长于土壤和众多植物中。通常可通过刺或植物的其他尖锐部分刺伤皮肤引起接种继发性感染。申克孢子丝菌感染最常引起皮肤淋巴性感染疾病(图 78-1),如该病例照片所示。皮肤以外的感染很少发生,有时可侵犯肺、骨或关节。

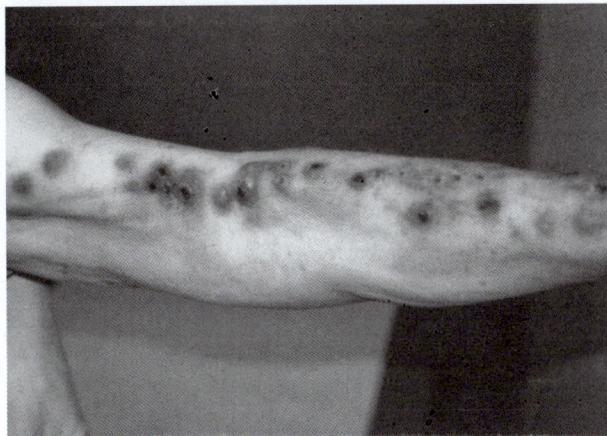

图 78-1 淋巴皮肤孢子丝菌病

热处理

在 20 世纪 30 和 40 年代,局部热敷常用于病情非常轻的斑块性或皮肤淋巴性感染。实际上,这个双相真菌的出芽率可通过升高环境温度而降低,在 90%的斑块型(非常轻的疾病)患者,持续 3 个月每日 1 小时的热治疗是有效的[41]。当怀孕患者存在药物禁忌时,尤其适宜热处理。

伊曲康唑

在针对申克孢子丝菌的体外试验中,伊曲康唑比咪唑类或碘化钾饱和溶液抗菌力更强,对治疗孢子丝菌病有效。由于碘化钾饱和溶液使用后存在一定毒性,已很少用于治疗。使用伊曲康唑 100mg ~ 200mg/d,3 ~ 6 个月,对孢子丝菌皮肤病和皮肤淋巴管型疾病治愈率大于 90%。对于皮肤外的疾病,使用伊曲康唑较高剂量(200mg,每日 2 次)治疗 1~2 年有效率可达 81%,但停药后易复发(27%)[41,42]。这些患者对伊曲康唑的耐受性良好。对于那些患有皮肤以外的病变,无法耐受较高剂量伊曲康唑或病情持续进展者,应使用两性霉素 B 或脂质体两性霉素 B 治疗。如果使用常规两性霉素 B,最常推荐的总剂量为 2.0 ~ 2.5g。虽然伏立康唑、泊沙康唑、雷夫康唑在体外试验对申克孢子丝菌有活性(尽管弱于伊曲康唑),但是它们在孢子丝菌病中的治疗作用尚未确定[43]。酮康唑和氟康唑对治疗孢子丝菌病均无效。

特比萘芬

盐酸特比萘芬对申克孢子丝菌具有良好的体外活性,且已成功用于临床[44]。一项未发表的临床试验,比较 250mg 或 500mg(每日 2 次,持续 3 个月)治疗皮肤淋巴性孢子丝菌病,结果显示与伊曲康唑临床等效。不良反应包括胃肠道不适(味觉障碍、消化不良、腹泻),皮疹和体重增加。

表 78-5　全身使用活性非多烯类抗真菌药物的药代动力学特性

特性	咪唑类		三唑类					棘白菌素类			其他	
	MCZ[a]	KCZ[a]	ITZ[a]	FCZ[a]	PCZ[a] 混悬液/片剂	ICZ[a] (胶囊)	VCZ[a]	AFG[a]	CFG[a]	MFG[a]	5FC[a]	TBF[a]
吸收												
相对生物利用度	<10	75[b]	99.8(40)[b]	(85~92)[b]		>90	>90[d]	<10	<10	<10	75~90[b]	70
C_{max}/(μg·ml⁻¹)	1.9	3.29	0.63	1.4	0.851/2.76	7.50	2.3~4.7[d]	7.5	12	7.1	70~80	1.34~1.7
T_{max}/h	1.0	2.6	4.0	1.0~4.0	3/4	3	<2	1	1	1	<2	1.5
AUC[c]/(μg·h⁻¹·ml⁻¹)	ND	12.9(13.6)	1.9(0.7)	42	8.619/51.62	121.4	9~11(13)[d]	104.5	97.63~100.5	59.9	ND	4.74~10.48
分布												
蛋白结合/%	91~93	99	99.8	11	99	95	58	80	96.5	99.5	2~4	>99
CSF 或血清浓度/%	<10	<10	<10	60	ND	ND	~50	ND	ND	ND	60	<10
排泄												
$\beta\ t_{1/2}$/h	2.1	8.1[d]	17[d]	23~45	31	130	6	25.6	10	13	2.5~6.0	36
尿中有效药物/%	1	2	<10	60~80	13	<1	<2	<1	2	1	0	80

[a] 估计的给定参数来源于目前使用的推荐剂量。咪康唑(MCZ),7.4~14.2mg/(kg·d)(500~1000mg),非口服;酮康唑(KTZ),2.8mg/(kg·d),口服(200mg);伊曲康唑(ITZ),1.4~2.8mg/(kg·d),口服(100~200mg);氟康唑(FCZ),0.7~1.4mg/(kg·d),口服(200mg),每日2次,口服;伏立康唑(VCZ),400mg,每日2次,口服,或第1日2次,然后300mg,每日1次;艾沙康唑(ICZ),200mg(艾沙康唑硫酸酯372mg),每日3次,持续48小时,然后300mg,每日1次;阿尼芬净(AFG)200mg,胃肠外给药;卡泊芬净(CFG),第1日70mg,第2~14日50mg,非口服;米卡芬净(MFG),70mg,非口服;氟胞嘧啶(5FC),150mg/d,非口服;特比萘芬(TBF),250mg/d,口服。

[b] 剂量依赖性和/或输注依赖性。

[c] 进食(禁食)、胃液酸度影响吸收。

[d] 进食高脂肪餐时吸收减少;C_{max} 和 AUC 分别减少 34% 和 24%。

AUC,浓度-时间曲线下面积;CSF,脑脊液;C_{max},最高浓度;ND,没有数据;T_{max},最大浓度时间;$t_{1/2}$,半衰期。

因此,关于皮肤淋巴性孢子丝菌病;治疗选择伊曲康唑100mg/d,至少3个月。如果在前6周没有观察到显著改善,伊曲康唑剂量应增加至200mg/d,并持续6个月,或直到溃疡和淋巴管炎完全好转。大多数患者会对这个剂量有反应,但偶尔有患者可能需要300mg/d或400mg/d的剂量。

伊曲康唑给药

案例78-2,问题2：O. M. 应按何种原则服用抗真菌药?

当伊曲康唑胶囊与食物一起服用时,其血清峰浓度可高出空腹服用时的9倍(与餐同服者血清峰浓度为0.18μg/ml,而禁食者峰浓度仅为0.02μg/ml)[45]。食物对药物吸收的影响似乎取决于食物种类。高碳水化合物膳食可减少伊曲康唑的吸收,而高脂饮食则增加伊曲康唑的吸收[46]。那些进食困难患者(如艾滋病患者和接受抗肿瘤治疗的癌症患者),或胃酸过少患者,在口服常规剂量胶囊后,极难达到治疗有效血浆浓度[47]。虽然伊曲康唑血清药代动力学呈现非线性(即总剂量分成两次给药比单次大剂量给药,有更高的血清峰浓度),临床如此分次服用益处不大。因此,O. M. 应按医嘱把伊曲康唑胶囊与高脂饮食搭配食用,或替代为伊曲康唑溶液以提高口服吸收率。

伊曲康唑口服溶液是环糊精制剂,其在进食患者有55%的口服生物利用度;空腹服用生物利用度可增加(表78-5)。此外,这种制剂的生物利用度不受胃酸水平影响。在一项晚期HIV感染患者队列研究中,28日每日两次给药方案后平均血清浓度为2.7μg/ml[48]。如果选择这种制剂,O. M. 应该每日2次空腹服用伊曲康唑溶液。

案例78-2,问题3：如果由于用药或艾滋病胃病导致O. M. 胃酸缺乏,如何修改服用伊曲康唑胶囊的医嘱?我们是否应该监测唑类的血清浓度来评估疗效?

与酮康唑一样,伊曲康唑胶囊剂需要酸性环境来溶解和吸收。因此,无论是由于药物、手术还是基础疾病(如艾滋病胃病)导致胃酸缺乏的患者可能无法充分吸收伊曲康唑胶囊[47,49]。胃酸缺乏患者使用酮康唑按经验要求同时服用0.2mol/L盐酸溶液4ml。但是酸会腐蚀牙釉质,因此其他替代方案仍在探索。使用酮康唑和伊曲康唑时,可与低pH液体(如227~455ml的碳酸可乐饮料或橙汁)同服,可以使65.2%的胃酸缺乏或服用H₂阻滞剂的健康患者的吸收情况改善[49]。有关联合治疗疑问的更多详细信息请参阅吡咯类药物相互作用部分。

伏立康唑的口服吸收不需要酸性环境,但伏立康唑应于饭前或饭后1小时服用,因为高脂饮食可能会降低伏立康唑血药浓度[50]。相反,泊沙康唑在与食物或高脂饮食同服后,血浆浓度会升高4倍。一种较新的泊沙康唑制剂,可以在十二指肠中以依赖pH的方式释放药物,而不依赖于低胃pH溶解药物,且不需要与食物一起服用以达到治疗浓度[51-53]。艾沙康唑在三唑类抗真菌药物中很独特,因为前体药物(硫酸艾沙康唑)静脉或口服给药后通过血浆酯酶快速裂解成活性抗真菌剂—艾沙康唑。前药的吸收相对完全(生物利用度>90%)并且不需要低胃pH或与食物共同给药。与伏立康唑或泊沙康唑肠胃外制剂不同,静脉用艾沙康唑是水溶性,不溶于羟丙基-β-环糊精。

由于血清酮康唑、伊曲康唑和伏立康唑浓度低于0.25~1.0μg/ml与中性粒细胞减少患者治疗失败的风险增加和病死率增加相关,因此对于治疗失败或疑似低血药浓度危险因素(如肠功能差、药物相互作用和儿科患者)的患者,应进行治疗药物监测;在伏立康唑谷浓度超过5.5μg/ml的患者中,可疑中枢神经系统毒性更常见[54]。同样,泊沙康唑血清浓度小于0.7μg/ml与预防用药期间突破性感染的风险增加相关,谷浓度或随机血清浓度达到1.5μg/ml与已记录的侵袭性曲霉菌病对治疗反应概率提高有关[54]。因为在护理单元(患者床旁或诊所)检测的可行性,未来可能更容易监测血清抗真菌药物浓度,能够更好地建立起药物浓度与疗效或毒性的相关性关系[55]。

系统性真菌病

念珠菌感染

案例78-3

问题1：L. K. ,21岁,男性,身高177cm,77kg,既往体健。16日前因腹部枪伤入院。他经历了3次剖腹探查术修补和切除受损小肠。住院第6日,使用TPN让肠道休息并给予应激剂量的甲泼尼龙。3日前,出现畏寒发热,体温39.1℃;血压100/70mmHg,已下降超过30mmHg(收缩压)。在抽取血培养后立即开始万古霉素和美罗培南治疗。抗生素治疗3日后仍然发热。体格检查显示右锁骨下中心静脉导管通畅;穿刺点没有明显炎症表现。靠近左手腕发现一个约0.5cm宽的红斑结节。双眼眼底检查正常。胸片正常。血常规白细胞(WBC)计数10 950/μl,肾功能正常。该病例有什么主观和客观的证据提示念珠菌感染可能?

流行病学

虽然L. K. 对万古霉素和美罗培南不敏感细菌感染的可能,但也应考虑念珠菌感染的可能性。念珠菌是最常见的院内感染真菌病原体。念珠菌在全国医院感染监控系统和疾病防治中心统计数据中占住院病例真菌感染的72.2%,其中白色念珠菌占55%。所有病例中播散念珠菌病相关的归因死亡率为38%,在极低出生体重新生儿中也有约12%[56]。由于系统性念珠菌病诊断困难,这些统计数据可能低估了真实情况。值得强调的是,在血液系统恶性肿瘤相关中性粒细胞减少患者的尸检中,系统性念珠菌感染率为30%~50%[57]。因此,因系统性感染的诊断能力有限,全身性念珠菌病的发病率可能更高。

特征

因为系统性念珠菌感染不易被察觉,其诊断和疗效监测相对困难。主要临床特征包括全身症状（如发热、寒战、低血压）和终末器官播散的证据，如结节性红斑皮损、眼内炎、肝脓肿和脾脓肿。此外，不到一半的患者会有单次血培养念珠菌阳性。真菌病研究组利用无菌部位单次培养阳性和低血压（收缩期血压 < 100mmHg 或收缩压下降 > 30mmHg）或温度异常（一次 < 35.5℃ 或 > 38.6℃，或间隔超过 4 小时在两个不同部位 > 37.8℃），或感染部位炎症作为诊断标准。

危险因素

念珠菌血症的危险因素包括中心静脉导管、广谱抗生素的使用、大范围外科手术、念珠菌定植、TPN、胰腺炎、中性粒细胞减少或中性粒细胞功能障碍及免疫抑制（如早产儿、烧伤患者、甘露聚糖结合凝集素不足患者和艾滋病患者）[58]。

L. K. 有寒战，体温 39.1℃，低血压。导致他免疫抑制的因素可能是多次外科手术和使用糖皮质激素。锁骨下中心静脉导管可能是侵入门户，而且使用广谱抗生素万古霉素联合美罗培南治疗已能够覆盖大多数病原细菌。虽然 L. K. 已经使用抗生素 3 日，但仍有感染表现，需进一步检查诊断。

诊断性检查

> **案例 78-3，问题 2：**为评价可能的真菌感染，L. K. 需要进行什么诊断性检查？

真菌感染的诊断基于不同程度的确定性。确诊，例如从免疫功能低下患者的临床标本中分离出病原真菌，被称为临床确诊或微生物学确诊。拟诊，在其他情况下，如果临床判断感染的可能性很大时。例如，患者胸片显示结节性病变且荚膜组织胞浆菌补体结合试验滴度高，可初步拟诊组织胞浆菌病。这一方法可在不进行更多侵入性操作以获得肺组织的情况下拟定诊断。这种情况下，仅临床极似诊断时可进行诊断性药物治疗。临床医生可通过各种不同的实验室检查来进一步明确诊断和监测治疗反应。

直接检查

真菌感染患者标本直接涂片检查常可帮助诊断。常规将标本用 10% 氢氧化钾（KOH）处理消化细胞和杂物，致使菌丝或酵母都清晰可见。由于脑脊液本身清晰，这类标本无需用 KOH 处理。CSF 中也可以添加印度墨汁以增加对比度以更好显示病原体轮廓。植物细胞壁钙荧光白（Calcofluor white）可结合到真菌细胞壁，在紫外光显微镜下观察时可发出明亮荧光，也可用于协助识别真菌。

活检标本的组织病理学检查对于诊断和监测真菌感染也很重要，但难以确定真菌到种。这是因为镜下只能观察到其形态，且标本中真菌量也可能非常少。由于标本经苏木精或伊红染色后对于真菌的辨认较为困难，目前已经开发另外的特殊染色方法[58]。过碘酸-希夫染色结合于真菌细胞壁的糖基显示为明显洋红色，更易观察真菌形态。浓郁的洋红色染色使真菌形态更易见。同样，几种银沉淀色（如 Gomori 六胺银）依靠真菌表面的电荷，将氧化银还原

为金属银。该过程使真菌表面呈现一层黑色涂层，勾勒出其形状[59]。粘蛋白胭脂红染色可把复合多糖蛋白染成深红色，例如新生隐球菌厚荚膜上的粘蛋白可被染色。由于没有其他酵母菌可出现粘蛋白胭脂红染色阳性，如有阳性真菌即明确为隐球菌[60]。另外病原体的大小、出芽方式和荚膜的存在与否，均有助诊断。

针对许多真菌的单克隆抗体已上市，使用血清免疫组化方法检测活检标本可鉴定许多真菌病原体[60]。原位寡核苷酸探针杂交检测组织中的真菌，相关试剂正在研发，也将有助于真菌病的诊断[61]。

培养

用于诊断或监测真菌感染的最准确的方法是病原学培养。标本应接种几种不同类型的培养基，其中一些含有抗细菌药物以抑制细菌过度生长。拭子标本培养阳性率非常低，特别是丝状真菌，应尽量少进行此类标本培养。念珠菌一般生长迅速并可在 24~48 小时内进行分离；但许多其他真菌生长缓慢，可能需要孵育 4~6 周，才能分离鉴定。培养成功后，鉴别酵母通常是通过在各种培养基上观察其代谢活动模式，而丝状真菌主要观察其产生的特有孢子和有特征的菌丝。偶尔，丝状真菌产生可识别孢子的过程较缓慢，同种抗原的特异性免疫检测有助于识别。肽核酸原位荧光杂交实验可从血培养瓶中更迅速地识别白色念珠菌[62]。相比传统的芽管形成试验，目前还不清楚此试验的成本效益如何。

抗原检测

真菌可合成不能被人体酶分解的多糖。这些多糖可在体内蓄积，并从尿中排出。通过能特异识别特定真菌物种的抗体可检测这些真菌抗原而协助诊断。最常用的抗原检测试验是隐球菌抗原乳胶凝集试验。该试验可测血清或脑脊液标本。目前 80% 以上培养阳性的隐球菌脑膜炎患者可检测到该抗原。通过在患者治疗过程中确定阳性反应终点稀释度变化，该试验也可用于疗效监测，抗原滴度会随治疗成功而下降[63,64]。

目前针对其他真菌抗原的试验（定量聚合酶链式反应，酶联免疫吸附测定，乳胶凝集）尚未完全建立。乳胶凝集试验也可检测念珠菌抗原，但其实用性尚不清楚。针对血清和尿液中的荚膜组织胞浆菌抗原检测也有报道[65]。在系统性组织胞浆菌患者中，约 50% 患者的血液和 80%~90% 患者的尿液中可检测到抗原。另外芽生菌和副球孢子菌患者标本可出现抗原检测交叉阳性。用于检测曲霉半乳甘露聚糖抗原和念珠菌（1-3）-β-D-葡聚糖的 ELISA 报道，(1-3)-β-D-葡聚糖检测的敏感性和特异性分别为 63% 和 96%，连续两次检测结果大于 7pg/ml，提示对临床有用。相对于其他检测诊断方法，使用这些检测可更快诊断，从而早期治疗以显著缩短病程。另外，最有价值的是 β-葡聚糖检测试验的阴性预测值[66]。不过由于考虑到该试验存在假阳性和假阴性，对于能否显著提高感染高危患者的诊断能力并不确定。假阳性可能由无数产品（IgG、白蛋白、纤维素过滤器或纱布绷带）引起，其结果与哌拉西林/他唑巴坦人造抗生素有关。但可以肯定的是试验结果值的增加和减少可用于监测抗真菌治疗的临床效果[62]。

抗体检测

抗体检测可用于某些真菌病,不适用于其他疾病。全身性念珠菌病的血清学诊断较为复杂,因为大部分人都有抗念珠菌抗体。其效价的升高并非感染的特异表现,而可能仅表示定植。此外,念珠菌播散最有可能发生在免疫功能低下人群,而此类人可能并不会产生抗原抗体反应[67]。另外,超过90%的系统性组织胞浆菌病患者可出现血清抗体阳性[68]。最重要的血清学试验使用补体结合、免疫扩散和酶免疫测定(enzyme immunoassay,EIA)技术。理解每种血清学检查方法的敏感性、特异性和预测值,才能对检查结果做出合适的评估。一般情况下,血清学实验只能拟诊真菌感染。

尽管可以给 L. K. 安排上述相关检测,但首先对其血液和尿液标本直接检查,并连同播散性念珠菌病的症状和体征一起进行评估,方为合理。L. K. 的血液标本也应该在不同真菌培养基上进行培养。因为怀疑念珠菌感染,可能在培养24~48小时内分离到念珠菌。皮肤病灶活检标本的培养和组织病理学检查,不仅在确定播散性念珠菌感染的诊断,而且在监测治疗反应方面也有帮助。前面所述的其他真菌试验不必立即安排,应等待直接涂片和培养的结果。

治疗必要性

> **案例 78-3,问题 3:** 来自 2 日前留取的单次血培养报告念珠菌属生长。为什么 L. K. 单次血培养阳性必须治疗?

念珠菌血症病例对照研究显示,相比在早期接受治疗患者41.8%的病死率,未经治疗的患者病死率高达85.6%。一旦从患者血液中分离到念珠菌,需要立即启动抗真菌治疗。延迟治疗与死亡率的增加显著相关。事实上,如血培养阳性患者延迟治疗24小时或未遵循IDSA治疗指南,会增加近50%的病死率[69-71]。去除易感因素可能提高念珠菌血症的临床转归,例如拔除中心静脉导管可以减少发病率和病死率[72,73]。虽然中心静脉导管的去除有时可能会使患者用药不便,但仍需进行。另外,L. K. 的其他一些危险因素(如广谱抗菌药物使用)也许更加重要。

治疗方案和联合治疗

> **案例 78-3,问题 4:** 治疗念珠菌血症有哪些方案?L. K. 的最佳方案是什么?

念珠菌血症治疗方案因人而异,并需基于患者的免疫力。在免疫功能正常患者,两性霉素 B 制剂、棘白菌素或三唑类可降低发病率和病死率[74-78]。患者无论是否存在中性粒细胞减少,棘白菌素已被证明与两性霉素 B 制剂同样有效;不过,两性霉素 B 清除血流中病原体的速度更快[79,80]。在一项纳入病例最多,控制良好的对照试验中,206 例非中性粒细胞减少患者被随机分配到两性霉素 B 0.5~0.6mg/(kg·d)组和氟康唑 400mg/d 组,共治疗 14 日。两组病死率均小于 9%,治疗成功率(两性霉素 B,80%;氟康唑,72%)无显著差异。不过,试验显示氟康唑组毒性反应较少[75]。因此,治疗敏感念珠菌感染的非中性粒细胞减少患者,氟康唑 400mg/d 与两性霉素 B 一样有效。如念珠菌血症(或本章讨论的其他真菌感染)患者临床情况稳定,且没有深部感染病灶,应使用三唑类或棘白菌素治疗至少 14日。不能使用棘白菌素或三唑类治疗的患者,可用两性霉素 B 0.5~1.0mg/(kg·d)或两性霉素 B 脂质体 3~5mg/(kg·d)。或者,米卡芬净(100mg 或 150mg)与卡泊芬净的比较显示,米卡芬净 100mg 和卡泊芬净治疗 10 日后临床无差异。然而,米卡芬净 150mg 似乎效果反而较弱[81]。

试验对于大剂量氟康唑[12mg/(kg·d)]单独使用,或氟康唑联合两性霉素 B 至少 3 日后单用氟康唑也进行了评价。结果两组有效率无差异且与以前报道的成功率一致。值得注意的是,氟康唑治疗组病例有较高的 APACHE Ⅱ 评分,使比较评价较为困难[79]。与此相反的是,在另一项临床试验中,两性霉素 B 和氟胞嘧啶联合提示比单药治疗更有效[82,83]。对于 APACHE Ⅱ 评分为 10~22 的患者,两性霉素 B 方案可能更有效[79]。

可给予 L. K. 棘白菌素类治疗,根据临床反应和真菌培养鉴定结果来确定总疗程(见案例 78-3,问题 6)。治疗通常应在最后一次血培养阴性后维持 14 日。有些医生每日进行培养以确定这个终点。疗效可通过念珠菌血症患者的症状和体征来监测。对于临床无效患者可考虑联合治疗。更重要的是,应该尽早去除可能的局部感染灶(感染性血栓或腹腔内脓肿)。

> **案例 78-3,问题 5:** 这种真菌已被确定为非白色念珠菌。是否会影响 L. K. 的治疗选择?

从历史上看,非白念珠菌在动物模型与非对照病例报告中由于体外耐药通常导致不良临床后果,因此对于非白色念珠血液感染治疗较为困难。原发耐药(例如,葡萄牙念珠菌对两性霉素 B 耐药,近平滑念珠菌对棘白菌素耐药,克柔念珠菌对氟康唑耐药)或获得性耐药(热带念珠菌或光滑念珠菌对氟康唑耐药)已有报道[76,82,83]。体外获得性氟康唑耐药可能与改变真菌细胞膜通透性、存在抗真菌药外排泵及 CYP450 酶的变化有关。在观察性研究中,氟康唑体外耐药率一直是 9%[76,82,83]。然而,纳入 232 例非中性粒细胞减少患者的大型、多中心临床研究发现酵母菌 MIC 和预后之间没有必然联系。造成这种结果的一个可能原因是对感染危险因素的认识不足或处理不当。例如,去除静脉留置导管可能是比酵母菌 MIC 更重要的预后因素。2008 年首次报道的光滑念珠菌通过 FKS 基因获得对棘白菌素的耐药性不断增加,在棘白菌素治疗失败病例应予怀疑[27,84]。

因此,对于获得性唑类耐药的发生率以及所引起的临床治疗失败率目前无从知晓。推荐对非白念珠菌引起的感染进行密切监测和积极治疗。如能进行真菌药敏试验,则 MIC 大于 16μg/ml 时,应避免给住院患者使用氟康唑。

两性霉素制剂

剂量

> **案例 78-3,问题 6:** 如何选择两性霉素 B 的剂型和剂量,L. K. 又如何使用?

两性霉素 B 治疗的剂量和治疗时间应根据感染严重程度和患者免疫功能个体化。一旦患者病情稳定,治疗应改为先前讨论的适用方案之一。两性霉素 B 制剂的剂量应基于去脂体重。不过,由于去脂体重不易测量,许多临床医生也可使用理想体重。大量两性霉素 B 药物被含有大量吞噬细胞的组织捕获(肝 17.5%～40.3%;脾 0.7%～15.6%;肾 0.6%～4.1%;肺 0.4%～13%)后,不能很好地渗透到脂肪组织中(<1.0%)[77,78]。事实上,与胆固醇结合的两性霉素 B 制剂已被证明与细胞上的网格蛋白小窝(低密度脂蛋白受体或内吞受体)结合,促进细胞内的结合,并可降低肾毒性。因为 L. K. 有 1.72m 高,并不肥胖,他的理想体重应该是 70kg 左右[85]。因此,由于 L. K. 病情不稳定,普通两性霉素 B 初始剂量可达 35mg/d(0.5mg/kg),其后还需增加剂量。治疗的第一日可给予全剂量一半,其后几日给予全剂量。在疾病更严重的患者,可立即开始两性霉素 B 全剂量治疗。虽然普通两性霉素 B 的最佳的给药方案还未完全确立,大多数临床医师倾向逐步增加剂量,以尽量减少输液相关反应。静脉给两性霉素 B 血清峰浓度取决于剂量、给药频率和输液速度。当两性霉素 B 总剂量小于 50mg 时,血清浓度与剂量成正比;剂量大于 50mg 时与稳态血清浓度相关。给药后,两性霉素 B 经过双相消除:血药峰浓度迅速下降(初始 $t_{1/2}$ 为 24～48 小时),但较低浓度(0.5～1.0μg/ml)剂量在 2 周多仍可检测到(终末 $t_{11/2}$ 为 15 日)[86]。两性霉素 B 较长的终末半衰期已经成为目前常用隔日给药的依据,即隔日给予两倍单日剂量。虽然隔日给药治疗方案没有经过仔细评估,但基于有降低肾毒性的可能而存在合理性。使用两性霉素 B 每日 0.5mg/kg 或隔日 1.0mg/kg 的谷浓度可具有充分的抑制常见致病真菌的抗真菌后效应[87]。一旦 L. K. 的临床状况有所改善,由于潜在的肾毒性相比潜在的药效降低更应受到关注,可以考虑两性霉素 B 隔日治疗。

输液反应

> **案例 78-3,问题 7:** 最近 3 日,L. K. 在输入两性霉素 B 6～8 小时期间除了发热和寒战无其他不适。在两性霉素 B 输液前 30 分钟他已经接受服用了乙酰氨基酚 650mg,但今天他拒绝输入两性霉素 B。可以采取哪些措施以尽量减少输液相关反应?

两性霉素 B 制剂的不良反应比较常见,分为输液相关、剂量相关或特异质反应。输液相关反应包括发热、寒战、恶心、呕吐、头痛、低血压和血栓性静脉炎等急性综合征。剂量相关的反应可以是急性(如心律失常)或慢性(如肾功能不全继发电解质紊乱和贫血)。L. K. 不需要治疗前给药以防止两性霉素 B 制剂输液相关不良反应,也不用两性霉素 B 制剂试验性给药。大多进行治疗前给药的做法来源于惯例,而非取决于科学研究结果[88]。目前未在首剂使用前给予 1mg 增量试验法,因为过敏样反应发生率非常低。辅助治疗应局限于用乙酰氨基酚预防发热或头痛,或适当时用肝素防止血栓性静脉炎,直至临床试验能阐明治疗前给药

做法的风险收益比。

许多输液相关的不良反应是由于两性霉素 B 会诱导单核细胞介导细胞因子(白细胞介素-1β、肿瘤坏死因子、前列腺素 E_2)表达[89,90]。氢化可的松是极其有效抑制细胞因子表达的药物[89],它可减弱与两性霉素 B 制剂有关的发热和寒战[91]。然而,氢化可的松并不减少如肾功能不全等慢性的剂量相关毒性,而且糖皮质激素诱导的免疫抑制反应会降低两性霉素 B 抗真菌活性[92]。非甾体抗炎药(NSAIDs)也可防止发热,最有可能通过抑制前列腺素 E_2 表达发挥作用[93]。不过,非甾体抗炎药不被推荐常规使用,因为与两性霉素 B 制剂一起使用时可能增加肾毒性。

体温轻度至中度升高和其他输液相关症状通常在输液完毕时会消退,这些不良反应通常持续 3～5 日。开始治疗时应告知 L. K. 未来几日这些不良反应在没有干预时会逐渐减轻。如果不良反应严重到需要更积极的前驱用药,应开始短期使用氢化可的松 0.7mg/kg,在两性霉素 B 之前使用或加入输液袋内同时使用[91]。哌替啶 25～50mg 快速静脉注射也可减少两性霉素 B 引起的寒战,可以每隔 15 分钟重复,但同时需要监测鸦片中毒症状和体征。有报道平均剂量 45mg 的哌替啶比安慰剂快 3 倍缓解寒战[94]。

普通两性霉素 B 输液速度较快(<通常 4 小时～6 小时)与早发的输液反应有关,而不会引起更严重的输液反应[95,96]。因为输液相关反应随两性霉素 B 输液结束而迅速减弱,许多患者宁愿快速输注(1～2 小时)。1 小时输注后心电图评估表明,对无肾脏或心脏基础疾病的住院患者,这种多烯输液速度在目前推荐剂量下是安全的。然而,快速输注并非对所有患者都安全,因为心律失常出现与剂量和输液速度有关。如果输注太过迅速,两性霉素 B 的高血药浓度可诱发严重的心脏不良事件。报道心律失常最常见于无尿或以前有心脏病的患者[97]。基于该制剂的药效学和浓度依赖性,不建议连续输注。

肾毒性

> **案例 78-3,问题 8:** 在两性霉素 B 治疗第 4 日,L. K. 的血清肌酐(SCr)和血尿素氮(BUN)分别是 2.3mg/dl(SI 单位,203.32μmol/L)和 42mg/dl(SI 单位,14.99mmol/L)。两性霉素 B 如何加剧 L. K. 的肾功能不全,如何防止其恶化?

肾功能不全是最常限制两性霉素 B 制剂使用的不良事件。肾毒性起因于两性霉素 B 介导的肾小管损伤,导致电解质消耗和破坏球反馈机制。两性霉素 B 诱导肾损害的临床表现包括氮质血症、肾小管酸中毒、低钾血症和低镁血症[88]。在血清胆固醇较高的患者中,肾脏损伤以及输液相关反应似乎不太严重。这可能与早期的网格蛋白结合有关。通常情况下,两性霉素 B 相关的肾毒性在停止治疗后 2 周内可逆。两性霉素 B 给药前直接输入生理盐水(250ml)可降低两性霉素 B 诱导肾毒性的风险[98],可应用于 L. K. 下一剂量开始之前。不过,两性霉素 B 不能与生理盐水混合,因为钠可导致两性霉素 B 沉淀,在配液时形成

非活动状态的微粒。其他肾毒性药物应避免（尤其是利尿剂），肾功能已经受损的患者应密切监测且应考虑替代疗法[99]。低钾血症和低镁血症也应密切监测。系统性念珠菌病患者应在使用防止进一步肾功能恶化措施的基础上小心翼翼地继续进行两性霉素 B 治疗。贫血，与肾脏促红细胞生成素产生减少有关，将在两性霉素 B 停止治疗后缓解，不需要特殊治疗[100]。

案例 78-3，问题 9：L. K. 因急性肾小管坏死已出现明显的肾功能障碍。他的全身性抗真菌药物的剂量应该如何调整？

抗真菌药的肾脏清除率个体差异很大。在全身施用两性霉素 B 的前 24 小时内，只有 5%~10% 的原形药物从尿和胆汁中清除[88]，并无任何证据表明已被明显代谢。因此，慢性肾功能或肝功能衰竭患者基本不需要调整剂量。虽然，在治疗期间如果发生急性肾功能障碍，许多临床医生将停止使用两性霉素 B。不过由于药物所致肾毒性是否给 L. K. 停药必须与深部感染患者不治疗的较高病死率相权衡[55,56]。此外也应考虑肾毒性较低的替代抗真菌治疗方案（即三唑类或棘白菌素）。除卡泊芬净以外，棘白菌素推荐剂量在肾功能不全或肝功能不全患者中不变。对于中度肝功能不全患者（Child-Turcotte-Pugh 评分 7~9），卡泊芬净维持剂量应降低到 35mg/d，即使预期较高的标准剂量通常也能很好地耐受。对于严重肝损害患者卡泊芬净没有可参考的数据，应考虑进一步减少用量。

酮康唑和伊曲康唑经过首过代谢后具有双相剂量依赖性的消除[45,46]。这些制剂广泛代谢后通过胆汁排泄；少量原形药物在尿中排泄，因此没有必要在肾功能障碍或透析患者中调整剂量[101]。伏立康唑被细胞色素 P450 2C19 广泛代谢，并在较小程度上被 CYP3A4 代谢为尿液中排泄的无活性代谢物。然而，伏立康唑和泊沙康唑的静脉制剂溶解于通过肾脏消除的磺丁基醚-β-环糊精中。环糊精载体的累积与包括肾功能不全患者中未报道的潜在肾毒性理论相关[102,103]。因此，对于需要广谱三唑类但肾功能受损的患者，首选口服治疗（或艾沙康唑）。与酮康唑和伊曲康唑不同，氟康唑和伏立康唑无广泛代谢。超过剂量 90% 的氟康唑经尿排泄，其中约 80% 为原型药物，约 20% 为代谢物[104]。因为氟康唑以原型在尿中排泄，肾功能不全患者（见表 78-5）应调整剂量[23,24,45-48,88,101-111]。氟康唑和伏立康唑是 L. K. 的合理的替代方案，但必须基于已公布的药物说明调整剂量[105]。

案例 78-3，问题 10：两性霉素 B 脂质体作用是什么？

两性霉素 B 脂质体已被 FDA 批准用于那些不能耐受普通两性霉素 B 的患者（表 78-6）。另外，两性霉素 B 与 10% 或 20% 脂肪乳剂的混合物也已被用于治疗全身性真菌感染。各种两性霉素制剂的脂质载体差异很大。脂质体制剂是球形载体，其在囊泡内外均含有两性霉素 B。试想一下，脂质复合体像雪花形状，胶体分散体系结构形状像一个

绑着两性霉素 B 的飞盘。结构上的差异似乎对治疗结果没有影响，但在体内显示出明显不同的药代动力学和两性霉素 B 释放速率，这可能是每种制剂[112]观察到的不良反应发生率差异的原因，不推荐两性霉素 B 与脂质乳剂的混合物，直到制剂形式足够稳定[113]。然而，在概念上类似，一些临床医生使用两性霉素 B 制剂治疗同时给早餐（高胆固醇膳食）以模拟或增强"脂质"共同给药、巨噬细胞网格蛋白小窝结合，以期降低毒性。

有关两性霉素 B 制剂比较的有限数据可用于协助治疗该病例。一项大型对照试验评估两性霉素 B 脂质复合物治疗播散性念珠菌病。普通两性霉素 B 0.6~1.0mg/（kg·d）治疗 14 日略优于脂质复合制剂 5mg/（kg·d），对于真菌学疗效或生存率分别为 68% 和 63%，但无统计学差异[114]。试验将肾功能不全定义为血肌酐翻倍，却发现两性霉素 B 组相关肾功能不全发生率为 47%，而脂质制剂组仅为 28%。由于药物经济成本，一些卫生机构只提供脂质体制剂给那些已存在肾功能不全或使用普通两性霉素 B 制剂有严重不良反应的患者。然而，由于患者接受和两性霉素 B 相关肾功能不全所致的医疗成本，大多数医疗中心也使用脂质制剂作为多烯类处方。脂质体制剂的适应证将在曲霉病、夹膜组织胞浆菌病和隐球菌病部分进一步评价讨论。

抗真菌预防

案例 78-3，问题 11：对 L. K. 可以采取什么措施预防侵袭性真菌感染？

2014 年，美国国家过敏和传染病研究所（National Institutes of Allergy and Infectious Diseases, NIAID）/真菌病研究小组完成一项随机、双盲、安慰剂对照试验，对于在重症监护病房（intensive care unit, ICU）环境中的高危患者，基于抗原诊断试验（β-D-葡聚糖）对侵袭性念珠菌病开始卡泊芬净抢先治疗[115]。该研究采用针对侵袭性念珠菌病的有效风险预测评分，确定 18% 入住 ICU 的受试者预测的侵袭性念珠菌病发病率大于 10%。预防使用卡泊芬净与已证实或可能的侵袭性念珠菌病或患者病死率的降低无关。因此，对于非中性粒细胞减少患者的预防应限于已证实受益的患者群体：胃肠道穿孔、重症胰腺炎、肝/胰腺或小肠移植受者以及极低出生体重新生儿[57]。

选择性消化道脱污染或全身性抗真菌药物预防可用于高危、免疫功能低下或外科手术患者，以预防可能的真菌感染。L. K. 也可参考上述方案。外科危重患者预防使用氟康唑可能减少 50% 以上侵袭性真菌感染风险，但不是病死率[116]。另外，消化道不能吸收的抗真菌药，如两性霉素 B 或制霉菌素也可选择。口服两性霉素 B 可减少 3~5 倍高危患者的系统性念珠菌病风险[117]。然而，两性霉素大便浓度[118]不可靠的问题，唑类仿制药的成本降低，以及患者对两性霉素 B 依从性差，导致临床常优先使用唑类药物。与安慰剂相比，唑类预防口咽部念珠菌病更有效[119,120]。目前，没有精心设计的比较唑类与多烯类抗真菌药（如两性霉素 B）用于预防口咽部或系统性念珠菌病的研究。

表 78-6

两性霉素 B 制剂

种类	两性霉素 B（Fungizone）	两性霉素 B 脂质复合体（Abelcet）	两性霉素 B 胶体分散体（Amphotec）	两性霉素 B 脂质体（AmBisome）		两性霉素 B 脂质乳液
FDA 批准适应证	危及生命的真菌感染 内脏利什曼病	难治性或不能耐受两性霉素 B	侵袭性曲霉菌病患者 难治性或不能耐受两性霉素 B	FUO 中性粒细胞减少的经验治疗 难治性或不能耐受两性霉素 B 内脏利什曼病		无
剂型						
固醇	无	无	胆固醇硫酸盐	胆固醇硫酸盐（5）[a]		红花、大豆油脂
磷脂	无	DMPC 和 DMPG（7:3）[a]	无	EPC 和 DSPG（10:4）[a]		10~20g/100ml
						EPC>2.21g/100ml
						丙三醇>258g/100ml
两性霉素 B/mole%	34	33	50	10		变量
粒子大小/nm	<10	1 600~11 000	122(±48)	80~120		333~500
厂商	泛型	Enzon	Intermune	藤泽药品		不适用
稳定性	2~8℃ 1 周或 27℃ 24h 内	2~8℃ 15h 或 27℃ 6h	2~8℃ 24h	2~8℃ 24h		不稳定
剂量和速度	0.3 ~ 0.7mg/（kg·d）持续 1~6h[b]	5mg/（kg·d）以 2.5mg/（kg·h）	3~4mg/（kg·d）持续 2h	3~5[c]mg/（kg·d）持续 2h		调查研究：1mg/（kg·d）持续 1~8h
半数致死量	3.3mg/kg	10~25mg/kg	68mg/kg	175mg/kg		不明
药物动力学参数						
剂量	0.5mg/kg	5mg/（kg×7d）	5mg/（kg×7d）	2.5mg/（kg×7d）	2.5mg/（kg×7d）	0.8mg/（kg·d）×13d
血清浓度						
峰值	1.2μg/ml	1.7μg/ml	3.1μg/ml	31.4μg/ml	83.0μg/ml	2.13μg/ml
谷浓度	0.5μg/ml	0.7μg/ml		4.0μg/ml		0.42μg/ml
半衰期	91.1h	173.4h	28.5h	6.3h	6.8h	7.75h
分布容积	5.0L/kg	131.0L/kg	4.3L/kg	0.16L/kg	0.10L/kg	0.45L/kg
清除率	38.0ml/（kg·h）	436.0ml/（kg·h）	0.117ml/（kg·h）	22.0ml/（kg·h）	11.0ml/（kg·h）	37.0ml/（kg·h）
AUC	14μg/（ml·h）	17μg/（ml·h）	43.0μg/（ml·h）	197μg/（kg·h）	555μg/（ml·h）	26.37μg/（ml·h）

[a] 各成分的摩尔比。

[b] 长期输入无益处。

[c] 剂量大于 10mg/kg 没有益处。

　　AmB, 两性霉素 B；AUC, 曲线下面积；DMPC, 肉豆蔻溶脂；DMPG, 肉豆蔻磷脂酰甘油；DSPG, distearolyphosphatidyglycerol；EPC, 卵磷脂；FDA, 美国食品药品管理局；FUO, 不明原因发热；NA, 不适用。

L. K. 可以开始预防使用抗真菌药物,并持续到免疫功能不再低下。如果 L. K. 出院并在门诊治疗,与多烯类相比,每日一次唑类(咪唑或三唑)全身使用更为优选,以提高依从性。再次强调,全身预防用药将增加耐药性、不良反应、药物相互作用风险和潜在经济成本(见表78-4)。在这些患者中可能需要进行治疗药物监测。

念珠菌尿

治疗

案例 78-4

问题 1: M. Y. ,24 岁,男性,因为机动车事故造成复合创伤在外科 ICU 住院。入院后不久,他由于脾脏破裂和肝裂伤接受剖腹探查术。随后出现呼吸和肾功能衰竭。M. Y. 目前已气管插管和机械通气。入院以来,他一直接受高营养支持及广谱抗生素(庆大霉素、氨苄西林和甲硝唑)治疗。已安置导尿管。最近两项尿液分析(urinalyses,UAs)发现出芽酵母菌,且培养显示白色念珠菌大于 100 000 个菌落单位。M. Y. 目前体温正常,眼底检查正常,并没有大结节性皮肤损害存在。白细胞计数为 8 900/μl(SI 单位,白细胞计数为 8.9×10^9/L),过去两日抽取的三套血培养都阴性。M. Y. 的念珠菌尿应该如何治疗?

膀胱炎、尿道炎或由全身感染所致的真菌尿很难区分。同样,因为念珠菌尿患者通常无症状,也很难区分真菌是感染病还是定植。真菌尿不能用于确定部位或入侵的严重程度。系统性疾病的症状和体征应密切观察,直到确定是真菌定植、膀胱炎或尿道炎并排除播散的风险。

根除尿中真菌(特别是白色念珠菌)应先去除留置导尿管和减少真菌感染的危险因素。如果尿管去除后 48 小时内未能清除尿中真菌,应考虑药物治疗。如果预计 M. Y. 有泌尿生殖系统操作,应该接受全身治疗,因为念珠菌尿患者手术后念珠菌血症发生率较高(10.8%)。此外,任何有血液播散的高危患者也应考虑治疗(如使用免疫抑制剂患者)[121]。

在过去曾使用浓度 150μg/ml 的两性霉素 B 行膀胱冲洗,但目前临床已限制应用,且 IDSA 不作推荐[122]。两项比较研究,通过检测真菌清除率,发现使用两性霉素 B 50μg/ml 膀胱冲洗 5 日优于氟康唑 100mg/d。两组 2~4 周临床治愈率相等,然而,两性霉素 B 治疗组病死率更高。有人认为,两性霉素 B 膀胱冲洗治疗失败可能与尿路念珠菌的播散有关[123,124]。全身性抗真菌治疗使用氟胞嘧啶[100~150mg/(kg·d),7 日][125]与唑类[氟康唑 0.6~1.4mg/(kg·d),7 日][126,127],也曾经在非对照或非随机研究中使用过。不推荐使用较新的三唑(伏立康唑、泊沙康唑和艾沙康唑)或棘白菌素治疗念珠菌尿,因为他们在尿液中的浓度较低,尽管有些病例组表明棘白菌素治疗可以清除阳性培养物[128]。

芽生菌病

病原学

案例 78-5

问题 1: C. P. ,17 岁,女性,因为抗生素治疗无效的慢性肺炎被收住院。3 个月前,她开始出现慢性咳嗽,最终发展到大量脓性痰,偶尔带血丝。2 个月前,她的下肢和背部开始出现"疖子",并有渗液。曾在另一家医院住院,但使用阿莫西林和克拉霉素无效。C. P. 否认发热、寒战或夜间盗汗,但体重下降 5kg。体格检查发现体温 38.2℃,右下颌皮下有一个 2cm^2 有波动感和触痛的肿块,在腰部还有一个大约 4cm 宽有波动感的肿块。此外,下肢有数个堆积在一起的 0.5~1cm^2 溃疡,边缘过度角化(图 78-2)。右肺底可闻及啰音。C. P. 的白细胞计数略有升高 13 500/μl(SI 单位,白细胞计数,13.5×10^9/L)。胸片显示在右肺中叶有团块影(图 78-3)。溃疡碎屑和从皮下脓肿吸出物用湿法制备并涂片显示大量基底广泛的出芽酵母,细胞壁具有折光性,为多核细胞浸润的典型皮炎芽生菌。痰液、皮肤碎屑、脓液培养最终确诊。C. P. 的播散性皮炎芽生菌病的侵入门户可能是什么?要如何治疗?

作为典型的地方性真菌病,皮炎芽生菌的主要入侵部位是肺部。C. P. 感染多半来源于肺部,由于其先有咳嗽、咯脓痰及血丝痰病史,而一个月之后才在腿部和腰部出现皮肤病灶。急性肺部感染常无症状,即使有症状时通

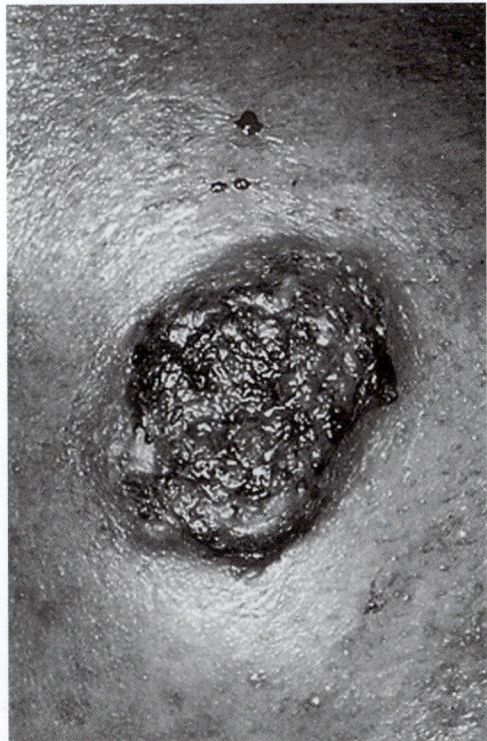

图 78-2　播散性皮炎芽生菌皮肤溃疡

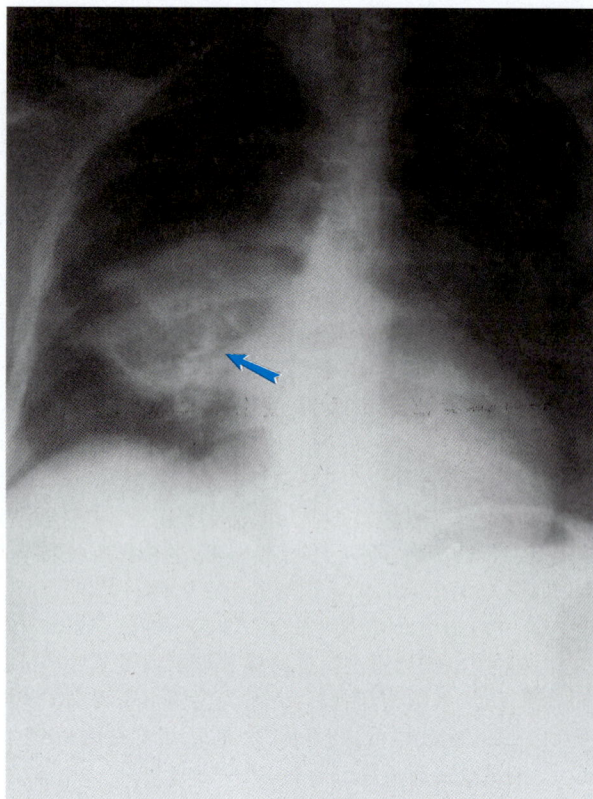

图 78-3 皮炎芽生菌的胸片

常也只需要观察。在这些患者中发展为慢性肺部或肺外芽生菌病数量未知。C. P. 右肺底的啰音和对抗菌药物无效并持续的肺炎提示慢性肺部感染,需要进行治疗。慢性肺炎病史与影像学异常常被误认为结核或肿瘤;胸片上她右肺肿块样浸润也符合慢性肺疾病。肺外感染可涉及皮肤(疣状或溃疡性病变)、骨、泌尿生殖系统(前列腺炎、附睾睾丸炎)或 CNS(脑膜炎或脑脓肿)。如果不及时治疗,至少 21% 的慢性肺部或肺外感染患者将有生命危险[129]。因为 C. P. 存在肺和皮肤皮炎芽生菌的证据,应及时治疗。

治疗

案例 78-5,问题 2: 对 C. P. 应开始什么具体的治疗?

纵观历史,两性霉素 B 制剂被认为是治疗芽生菌病的首选,总剂量超过 2g 的治愈率达 97%,且复发率低,但也会造成大量相关毒性[129]。酮康唑和伊曲康唑相对安全,在非危及生命、非中枢神经系统感染的患者可替代两性霉素 B。NIAID 真菌病研究小组[130]证实唑类可有效治疗与芽生菌和组织胞浆菌相关的慢性肺部和肺外疾病患者。非对照评价酮康唑剂量 400~800mg/d 慢性肺部和肺外感染(不包括危及生命或中枢神经系统)治愈率大约 89%,失败率约 6%,复发率约 5%[130]。类似的研究发现,伊曲康唑胶囊 200~400mg/d,治疗疗程中位数为 6.2 个月,治愈率达 88%~95%[131]。氟康唑剂量小于 400mg/d 则无效,而较高剂量(400~800mg/d)在治疗非危及生命的疾病时与酮康唑一样有效[132]。虽然这些临床试验既没有比较也没有对照,

可以观察到伊曲康唑相比酮康唑毒性更低,有更佳效益(疗效)风险(毒性)比。

C. P. 疾病程度轻到中度,初始可用伊曲康唑 200mg/d 进行治疗。如果 2 周内未见临床改善,或病情出现恶化,伊曲康唑的用量可以 100mg 的增量逐渐调整至最大剂量 400mg/d。治疗应至少继续 6 个月。如果 C. P. 出现严重并发症或脑膜疾病,应停伊曲康唑而同时换用两性霉素 B 或脂质体两性霉素 B。由于存在复发的风险,C. P. 应随访 12 个月。皮炎芽生菌的皮肤和血清学检测不像组织胞浆菌那样敏感,不用作诊断或评估疗效[130,133]。更应密切注意患者症状缓解(皮肤,肺)、微生物学转阴和影像学的改善情况。

孕妇抗真菌

案例 78-5,问题 3: C. P. 自述已停经 3 月,尿妊娠试验阳性。据此结果应如何改变她的治疗方案?

针对孕妇或哺乳期患者,抗真菌剂的安全性数据有限,可参考药物的致畸风险 FDA 分类(见第 49 章,产科药物治疗)[134,135]。唑类系统性使用被归类为 C 级。丹麦的最近一项注册研究发现孕早期的孕妇服用伊曲康唑没有出现出生缺陷的证据[136,137]。然而,在该注册分析的大多数女性接受过低累积剂量的三唑类治疗鹅口疮。但是,孕期或哺乳期的妇女应避免使用这些药物,因为它们对胎儿或新生儿有潜在的致畸性和内分泌毒性。和唑类一样,灰黄霉素和氟胞嘧啶也被归类为 C 级。C. P. 不应使用这些药物。因为风险明显大于益处。在母乳中这些药物分泌很少,部分缺乏临床数据。因此,在使用这些抗真菌药物时,妇女应停止母乳喂养。

两性霉素 B 和特比萘芬被归类为 B 级。基于动物研究,此类药物没有发现胎儿风险,或风险已经在动物身上发现但人类研究还没有确定的结果。关于妊娠期间使用特比萘芬的数据有限。因此,临床医生应尽量避免妊娠期间使用特比萘芬,直到公布数据支持其 B 级分类。此外,孕妇使用两性霉素 B 制剂的大量临床经验证明可成功治疗系统性真菌病,母亲或胎儿都没有发现过多的毒性。因此,两性霉素 B 制剂已是妊娠期抗真菌治疗的重要选择。

组织胞浆菌病

治疗

案例 78-6

问题 1: J. N. ,47 岁,男性,患有严重类风湿性关节炎,过去 6 年一直每日使用泼尼松,目前剂量是 20mg/d。在过去的 4 周,他每日发热到 38.4℃、盗汗明显、厌食、体重减轻 8.2kg。他将泼尼松剂量增加到 40mg/d 但临床无改善。入院时,J. N. 表现为慢性病容,呈长期类固醇治疗的表现。体温 37.8℃,心率 105 次/min。在硬腭上出现较浅口腔溃疡。肝脏长大斜径 18cm,脾在左肋缘下 3cm 可触及。大便隐血阳性。胸片示双肺间质性浸润(图 78-4A)。全血细胞减少,实验室结果如下:

红细胞比容：29%（正常值，39%~45%）（SI 单位，0.29）

白细胞计数：3 500/μl（正常值，4 000~11 000/μl）（SI 单位，3.5×10⁹/L）

血小板计数：78 000/μl（正常值，130~400 000/μl）

UA：8~10 白细胞/高倍视野

SCr：1.9mg/dl（SI 单位，167.96μmol/L）

BUN：42mg/dl（SI 单位，14.99mmol/L 尿素）

胆红素正常，但转氨酶升高约 1.5 倍，血清乳酸脱氢酶比正常高 10 倍。骨髓穿刺和口腔溃疡的活检提示在巨噬细胞和多形核白细胞内多个小的酵母菌与组织荚膜胞浆菌一致（图 78-4B）。血液、尿液、骨髓和口腔溃疡活检培养均为荚膜组织胞浆菌生长。对本例系统性荚膜组织胞浆菌最佳的抗真菌治疗选择是什么？关于 J. N. 的治疗，应监测哪些临床参数以评价疗效和毒性？

系统性组织胞浆菌病进行抗真菌治疗的疗效尚未得到很好的研究。组织胞浆菌病的治疗方案概述在表 78-7[138]。因此，J. N. 应使用静脉用两性霉素制剂或伊曲康唑 2.8mg/（kg·d）进行治疗，治疗的过程中应监测疗效和毒性。最终决定给 J. N. 使用普通两性霉素 B 治疗。

血液和尿液培养，白细胞和血小板计数（组织胞浆菌感染可引起各类血细胞减少），全身症状，血清乳酸脱氢酶和肝脾肿大变化都可用作对 J. N. 的组织胞浆菌病抗真菌治疗结果的评估。不过贫血和胸片检查并不用来评价治疗反应。因为肺部慢性病可形成疤痕性的钙化肉芽肿，即使进行积极的治疗其也很少消退。所以，即使有效治疗后胸部影像学检查也可能出现恶化，而不是改善。此外，两性霉素 B 诱发肾脏疾病与继发性贫血也可以混淆疗效评价结果。因此无论两性霉素 B 剂量如何，如患者接受治疗 3 周以上，贫血都不作为预后判断指标[100]。

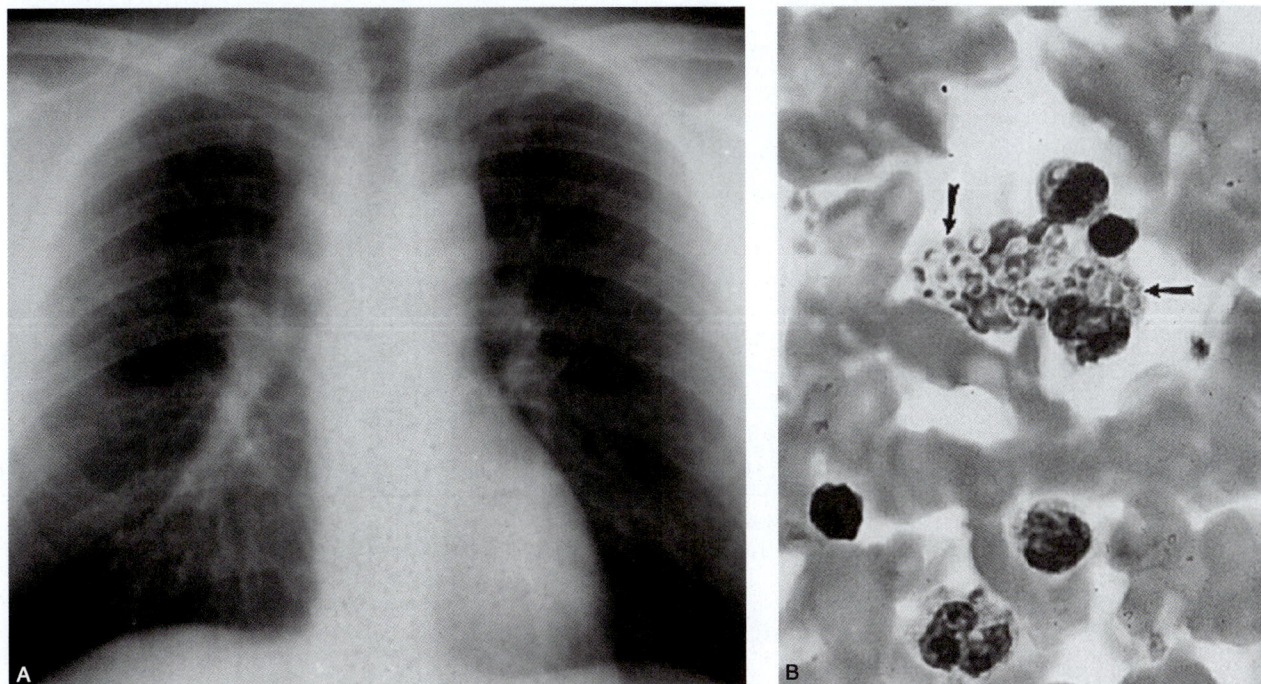

图 78-4　组织胞浆菌病感染。A. 胸片显示双肺间质浸润。B. 外周血革兰氏染色显示出与白细胞内的病原体

因为组织荚膜胞浆菌病经两性霉素 B 治疗后 3 年内约有 5%~15% 的复发率，患者仍需要密切随访。复发病例出现在那些普通两性霉素 B 总治疗剂量小于 30mg/kg 的患者，或伴随有未控制的艾迪生病、免疫抑制、心血管系统感染（心内膜炎、移植瓣和微动脉瘤）患者，以及脑膜炎患者[138]。即使足量两性霉素 B 治疗后，也有超过 90% 的 HIV 阳性患者出现组织胞浆菌病复发。在免疫功能低下患者（HIV）的双盲试验中发现，脂质体两性霉素 B 优于两性霉素 B 脱氧胆酸。尚缺乏伊曲康唑与脂质体两性霉素 B 治疗合并 HIV 感染者的比较数据。如果患者合并 HIV 感染，脂质体两性霉素是首选[139]。因为组织胞浆菌可能从休眠病灶—尤其是患者的残余肉芽肿中重新激活（复发）和播散，后续启动免疫抑制治疗特别令人关注。估计残余病灶就是导致慢性炎症反应和再次复发的原因[140]。

治疗过程中也应注意监测 J. N. 使用两性霉素 B 的潜在不良反应（如输液相关反应、肾毒性、贫血、低钾血症、神经毒性、血栓性静脉炎）。此外，由于长期糖皮质激素治疗和组织胞浆菌病的存在，应密切监测 J. N. 的肾上腺功能。那些继发于组织胞浆菌感染的艾迪生病患者似乎更易出现两性霉素 B 诱发的急性低血压发作。

吡咯类不良反应

案例 78-6，问题 2：使用两性霉素 B 总剂量达 750mg 后，主观和客观表现均证明 J. N. 的组织胞浆菌病临床病情改善。考虑患者的经济情况，医师选择酮康唑 400mg/d 口服作为两性霉素 B 替代方案。6 周后，J. N. 出现阳痿并且怀疑这是否可能是药物引起。酮康唑是 J. N. 阳痿的原因吗？可能性有多大？

与伊曲康唑和氟康唑相比,酮康唑有更多不良反应和更多潜在的药物相互作用。酮康唑最常见的副作用是恶心和呕吐。胃肠道不适与剂量相关,400mg/d 与 800mg/d 相比胃肠道的影响就会较少[138]。内分泌和肝脏毒性是酮康唑最显著的不良反应。若将每日剂量分为两次服用可减少恶心和呕吐。在酮康唑治疗期间已经观察到剂量相关内分泌毒性(肾上腺功能减退、少精症和性欲减退),这是由于其可抑制哺乳动物的甾醇合成[13,141],且停药通常可以缓解。因此,J.N. 主诉阳痿很可能是由于酮康唑造成。他还应监测肝酶,因为转氨酶升高的不良反应发生率大约 10%,偶然情况下甚至可以发生重症肝炎和肝功能衰竭[13,141]。

表 78-7
组织胞浆菌病治疗

疾病	首选	备选
急性肺病		
长期症状(>2 周)	自然缓解	无
免疫功能低下[a]	ITZ 50~100(mg·d)(3~6 个月)[b]	AmB 0.3~0.5mg/(kg·d)[b]
呼吸窘迫(PaO$_2$<70mmHg)	AmB 0.5~1.0mg/(kg·d) ITZ 1.5~2.8mg/(kg·d)(≥6 个月)[b] (TD 250~500mg)±皮质类固醇(甲泼尼龙 0.5~1mg/kg)×1~2 周	ITZ 1.5~2.8mg/(kg·d)(≥6 个月)[b] ITZ(不在危及生命的情况下研究)
慢性肺病		
活动 静止	ITZ[(1.5~2.8mg/(kg·d)(9 个月)][b,c]	AmB 0.5mg/(kg·d[c]) 或 KTZ 400mg/d(≈6 个月)
组织胞浆菌瘤	不治疗	无
纵隔纤维变性	手术[d]	无
系统性疾病		
	AmB(TD 推荐:35mg/kg)或脂质体 AmB 然后 ITZ 2.8mg/(kg·d)×直到 12 个月[b]	氟康唑 400~800mg/d[e]

[a]两性霉素 B 脂质体制剂比普通两性霉素 B 优先选择用于 HIV 感染患者。
[b]应继续治疗直到患者症状缓解和培养阴性 3 个月。基于 IDSA 2007 指南,推荐的治疗持续时间和总剂量只作为指导开始治疗的参考。
[c]只说明严重的症状(如咯血)。
[d]对大多数患者 ITZ 200mg 每日 1 次或每日 2 次持续 6~18 个月。
[e]氟康唑只能用于那些不能耐受 ITZ 的患者。
AmB,两性霉素 B;ITZ,伊曲康唑;KTZ,酮康唑;TD,总剂量。

三唑类——伊曲康唑、氟康唑、伏立康唑——比酮康唑有更好的耐受性,且更少需要监测。这一现象是由于三唑类与真菌细胞色素酶更强的亲和力,并且较少干扰哺乳动物酶[142]。伊曲康唑、氟康唑[6mg/(kg·d)]和伏立康唑没有抗雄激素作用,而且与咪唑类相比恶心和呕吐少见。在临床试验中,报道有 2.7%使用伏立康唑患者出现肝功能异常。肝功能异常可能与较高三唑类剂量或血清浓度升高有关,解决方法可根据临床情况要么继续治疗,要么剂量调整,包括停药。治疗前及整个唑类治疗期间均应定期监测肝功能,因为已有报道严重肝脏不良反应的病例[142]。与伏立康唑相关的独特的不良事件是光敏感,这可能与更高的血浆浓度或剂量相关。一般来说不需停药,如果治疗持续时间超过 28 日,建议监测视力、视野和色觉。使用泊沙康唑治疗不良反应报道有腹泻、乏力、腹胀及眼痛[53]。根据这些数据,应给予 J.N. 试用伊曲康唑。

吡咯类药物相互作用

案例 78-6,问题 3: J.N. 选择继续酮康唑治疗。他现在回来伴随库欣综合征表现。对 J.N. 而言,可能是什么潜在的药物或疾病相互作用导致这个问题?

全身使用唑类和多烯类的药物相互作用程度不同,从轻度不适到危及生命的事件都有报道。从历史上看,唑类和非抑制性 H$_1$ 选择性抗组胺药物之间的相互作用一直很严重,可导致 QT 间期延长和室性心律失常[143]。虽然同时使用皮质类固醇可能减少抗真菌疗效,但没有临床试验提及这个重要问题。同时使用酮康唑时,皮质类固醇血清浓度可出现翻倍,故而建议使用酮康唑时激素剂量应减少

50%。已经证实糖皮质激素和其他唑类之间也有这种相互作用[144]。此外，还有研究发现地塞米松可增加卡泊芬净的清除率。

与唑类抗真菌药物的其他显著药物相互作用涉及其抑制细胞色素 P450 酶系统的能力。所有唑类药都抑制 CYP3A4，只是效力不同：酮康唑是最强的抑制剂，其次是伊曲康唑和伏立康唑，然后是泊沙康唑和氟康唑。关于艾沙康唑相对抑制效力的数据仍在研究中。除了治疗相互作用，许多其他药物也是细胞色素 CYP3A4 的底物，尚待研究评价。由于唑类抗真菌药物血清浓度的增加可能与潜在毒性相关，选择合并用药时应谨慎。伏立康唑相互作用更加复杂，因为它通常可同时抑制 CYP2C9 和 CYP2C19，两种同工酶表现多态性，从而增加 CYP2C9 或 CYP2C19 底物浓度。相反，一些药物可以诱导或抑制细胞色素 P450 系统，分别可减少或增加抗真菌药物的血清浓度。泊沙康唑是 P-糖蛋白外排底物，而且通过 UDP-葡糖醛酸化被代谢；因此，这些代谢通路的抑制剂或诱导剂就可能影响泊沙康唑的浓度[51-53]。

尽管已经记录了数百种药物与抗真菌药（特别是唑类）的相互作用，但理论相互作用的数量可能超过 2 000[145]。因此，在开始和停止抗真菌治疗之前，应仔细筛选患者的药物治疗情况，以评估严重药物相互作用的风险。最好是经常使用计算机更新交互数据库来筛选，该数据库可以商业获得（Lexicomp）或免费（www.fungalpharmacology.org），包括用于智能手机的软件。

球孢子菌病

血清学试验

案例 78-7

问题 1：F. W.，32 岁，菲律宾籍女性，加州中央谷地的终身居民，因为球孢子菌脑膜炎第 3 次复发被送往医院。大约 4 年前，她的两性霉素 B 治疗总剂量为 2.2g，临床反应良好。9 个月以后，出现复发并接受两性霉素 B 共计 1.6g 的第 2 个疗程。在其后 18 个月期间她情况良好，得以重返秘书工作岗位。然而，近 4 个月来 F. W. 出现慢性头痛，一直无法集中精力工作，且据家庭成员报告情绪非常不稳定。颅脑 CT 显示轻度脑积水。腰椎穿刺术发现初始压力 19mmHg（正常，10mmHg）。CSF 分析显示：

WBC：110/μl（正常，0/μl）

葡萄糖：18mg/dl（正常，血清葡萄糖的 60%）

蛋白质：190mg/dl（正常，<50mg/dl）

脑脊液球孢子菌 CF 抗体试验阳性，滴度 1:32。如何解释球孢子菌血清学试验结果？

真菌感染最重要的血清学检测使用的技术包括补体结合（CF）、双向免疫扩散法和 EIA。针对双相型真菌（见表 78-1）的补体结合抗体（如 CF）试验已建立，并使用多种抗原检测。球孢子菌素是粗球孢子菌菌丝相的抗原。61% 的

球孢子菌病患者球孢子菌素补体结合试验滴度可达至少 1:32，且 41% 的滴度可达 1:64。较高的滴度是预后不良的标志，而滴度下降则表明临床改善。因此，F. W. 的脑脊液 CF 滴度 1:32 与球孢子菌病活跃一致。75% 原发性感染患者发病后 1~3 周即可出现血清试验阳性，若感染被控制，阳性结果通常在 4 个月内转阴[146]。利用组合抗原，酶免测定特异性 IgG 和特异性 IgM 诊断粗球孢子菌病的方法得以开发上市。这些试验针对血清和脑脊液有超过 92% 的敏感性和 98% 的特异性。而且从诊断时间上看 EIA 的反应似乎比 CF 的反应更早[147,148]。

抗真菌药物中枢神经系统渗透

案例 78-7，问题 2：对 F. W. 的治疗失败，药代动力学的解释是什么？怎样克服这个问题？

F. W. 已接受长期静脉两性霉素 B 治疗，而脑脊液中仍含有真菌。在这种情况下，治疗失败部分原因可能是游离两性霉素 B 渗透到脑脊液有限[88]。因为普通两性霉素 B 或脂质制剂-解离的两性霉素 B 高度结合脂质（90%~95%），CSF 浓度仅有血清浓度的 2%~4%[88,142]；腹膜、滑膜和胸水浓度都小于血清浓度的 50%（见表 78-5）。氟胞嘧啶蛋白结合不明显，并可穿透脑脊液、玻璃体和腹腔液；其分布容积近似于体内总水量[149]。氟胞嘧啶脑脊液浓度是血清浓度的 74%，已被广泛用于治疗中枢神经系统真菌病，特别是隐球菌性脑膜炎。但是，氟胞嘧啶对球孢子菌无抗菌活性，因此不能用于 F. W. 治疗。

氟康唑分布容积接近体内总水量[150]，氟康唑脑脊液浓度是同期血清浓度的大约 60%。酮康唑穿透脑脊液很差，因其高度结合血浆蛋白（>80%）和红细胞（15%）。伊曲康唑类似于酮康唑，蛋白质结合率大于 99%。伊曲康唑在宿主巨噬细胞内浓度较高，因此尽管其不能渗透到脑脊液，但可以解释其对一些中枢神经系统真菌感染有疗效[151]。棘白菌素的脑脊液渗透性也很差（<5%）。特比萘芬、艾沙康唑和泊沙康唑脑脊液渗透性目前缺乏可靠数据。因此，基于药物动力学的考虑，氟康唑可能是两性霉素 B 鞘内注射的替代方案[152,153]。

研究发现 400mg/d 的氟康唑对球孢子菌脑膜炎患者有效。但一旦停止治疗复发率也很高，类似两性霉素 B。在一项非脑膜炎疾病的对照研究中，口服伊曲康唑 200mg bid 并不优于氟康唑；但是，观察到更好的疗效趋势，特别是对骨感染病[154]。

两性霉素 B 鞘内注射

案例 78-7，问题 3：对 F. W. 进行鞘内注射抗真菌药，可能会观察到什么不良反应？

在全身使用脑脊液穿透力差的抗真菌药物的同时，给予脑室或鞘内注射可以改善治疗结果。成人鞘内注射普通两性霉素 B 剂量的通常范围为 0.25~0.5mg，注射时需同时使用 5% 葡萄糖 5ml 进行稀释[155,156]。几项研究表明，剂量

大于 0.7mg 可提高治愈率,减少复发。因为脑脊液具有在脑室和脊髓之间流动的特性,腰大池或脑室内给药均可推荐。当有必要鞘内注射用药时,药物需溶解于 10% 葡萄糖高渗溶液中使用,且患者应被置于头低脚高位置(trendelenburg position),以期提高脑底脊髓膜和脑室药物的分布并降低局部毒性。伏立康唑、卡泊芬净和脂质两性霉素制剂已有临床应用,但无对照试验进行评价。脑池内使用抗真菌药可能会出现头痛、恶心、呕吐、颅神经麻痹和与穿刺创伤相关的脑池出血等不良反应。使用 Ommaya 贮器可以方便两性霉素 B 脑室内给药。这类装置的常见并发症包括分流器阻塞、细菌定植或细菌性脑膜炎、帕金森症状和癫痫发作[156-158]。在过去,由于操作简单而常使用腰椎穿刺给药,但往往因为化学性蛛网膜炎、头痛、短暂神经根炎、感觉异常、神经冲动、排尿困难、视力障碍、眩晕和耳鸣而必须中断治疗。急性中毒性谵妄、脱髓鞘性周围神经病变、脊髓损伤也有报道[159-162]。不考虑这些众多和严重的不良反应,脑室内给药可有效治疗那些危重或常规给药无反应的脑膜炎患者。

曲霉病

经验治疗(宿主中性粒细胞减少)

案例 78-8

问题 1:M. Z.,29 岁,男性,既往体健,12 日前接受异基因造血干细胞移植。在其等待移植的 7 个月中,他没有因氯喹引起的再生障碍性贫血相关的其他严重并发症。在移植前 2~5 日,开始用环磷酰胺(50mg/kg)和全身诱导照射治疗。然后在移植当日输入与他的人白细胞抗原匹配兄弟的骨髓。于移植后第 3 日出现中性粒细胞减少,白细胞计数为 50/μl。在第 5 日之前 M. Z. 唯一表现只有口腔炎和腹泻。而在第 5 日晨出现发热、胸痛和头痛。体格检查发现体温 37℃。给予经验性抗感染药物,但直至第 8 日临床仍无改善。胸部和鼻窦的 CT 扫描显示胸膜下结节影,右肺有磨玻璃影(晕征)。此病例应考虑什么治疗方案?

如使用适当的抗细菌感染药物的粒细胞减少发热患者仍持续发热超过 96 小时,应开始经验性抗真菌治疗。无深部感染依据患者常规经验治疗一直是普通两性霉素 B 0.3~0.6mg/(kg·d)或氟康唑 200~400mg/d,直到中性粒细胞绝对计数大于 500cell/ul[163]。症状和体征消失作为治疗终点的判断适用于 64% 的患者。

案例 78-8,问题 2:两性霉素 B 脂质体制剂的作用是什么?

因为这种中性粒细胞减少患者接受异基因造血干细胞移植后会引起真菌感染,因此应立即开始有效的抗真菌药物治疗。针对中性粒细胞减少发热患者的一项大型、良好对照、双盲研究,比较 0.6mg/(kg·d)的两性霉素 B 与

3.0mg/(kg·d)的两性霉素 B 脂质体治疗方案。两组治疗中性粒细胞减少(<500 个/μl)并发热超过 96h 患者的生存率和临床成功率均约为 50%[164]。使用其他制剂成功率相似,包括脂质体两性霉素 B(34%)、卡泊芬净(34%)[165]、伏立康唑或伊曲康唑[166,167]。但需注意,发热可能已代表感染进入晚期,所以并非感染的敏感判断标准。防治侵袭性真菌感染进一步加重可能才是判断药物有效性最重要的指标。利用这一判断标准比较各项试验,伏立康唑是最有效的药物:伏立康唑对脂质体两性霉素 B(1.9% vs 5%),两性霉素 B 对脂质体两性霉素 B(3.2% vs 7.8%),尽管两组患者粗死亡率相似(分别为 8% 和 6%)[164,167]。选择这些昂贵但毒性低的药物时,都应当权衡侵袭性真菌病的发病率和病死率情况。

曲霉病治疗

案例 78-8,问题 3:纤维支气管镜检查用于评估胸部 CT 中的结节病变,发现有坏死组织侵蚀细支气管,六胺银染色提示分支呈 45°、分隔状、间隔紧密的菌丝。标本同时送微生物学培养。支气管的灌洗液送半乳甘露聚糖试验指数为 1.1,提示阳性。此前所有的血和痰培养均阴性。此时的诊断很可能是曲霉病。应采取什么样的治疗措施?

在探讨药物治疗之前,首先需要确定感染是侵袭性还是非侵袭性(图 78-5)。大多数患者吸入曲霉后,从来没有出现症状或仅表现出轻度过敏性肺炎。辣椒可能是曲霉暴露的常见食物来源。侵袭性感染更常发生于免疫功能低下患者,尤其是那些长期中性粒细胞减少或接受高剂量[如超过 1mg/(kg·d)泼尼松]或皮质类固醇的患者,或那些使用其他 T 细胞免疫抑制治疗(即阿仑株单抗和抗胸腺细胞球蛋白)实体器官移植后干细胞移植或器官排斥后的急性移植物抗宿主病的患者。相比自体造血干细胞移植,异基因造血干细胞移植具有更高感染率和病死率[168]。CT 上出现"晕轮"征或"新月"征等经典图像则高度提示侵袭性曲霉感染。然而,晕轮征并非特异,因为其他细菌、病毒、恶性或自身免疫疾病也可以产生类似的影像学表现。晕轮征是短暂的,且在感染 1 周后不常见。通常这些结节性病变会扩大(即使采用有效的抗真菌治疗),然后当患者的中性粒细胞计数恢复时出现空洞,形成另一个明显的侵入性曲霉病 CT 异常表现-空气新月征[169]。

现在大多数侵袭性曲霉病病例是基于综合临床和上述放射图像以及针对曲霉细胞壁中半乳甘露聚多糖 ELISA 抗原检测结果做出诊断的。患有曲霉病的中性粒细胞减少患者,在肺部快速进展为浸润性血管疾病,血清半乳甘露聚糖试验的敏感度和特异度相当高(80%~90%)。最初表现为支气管侵袭性肺炎的非中性粒细胞减少患者,在血管浸润前或接受针对霉菌的抗真菌治疗后,该试验不太敏感[170]。在这些患者中,支气管肺泡灌洗液检测半乳甘露聚糖抗原的敏感性优于血清。假阳性检

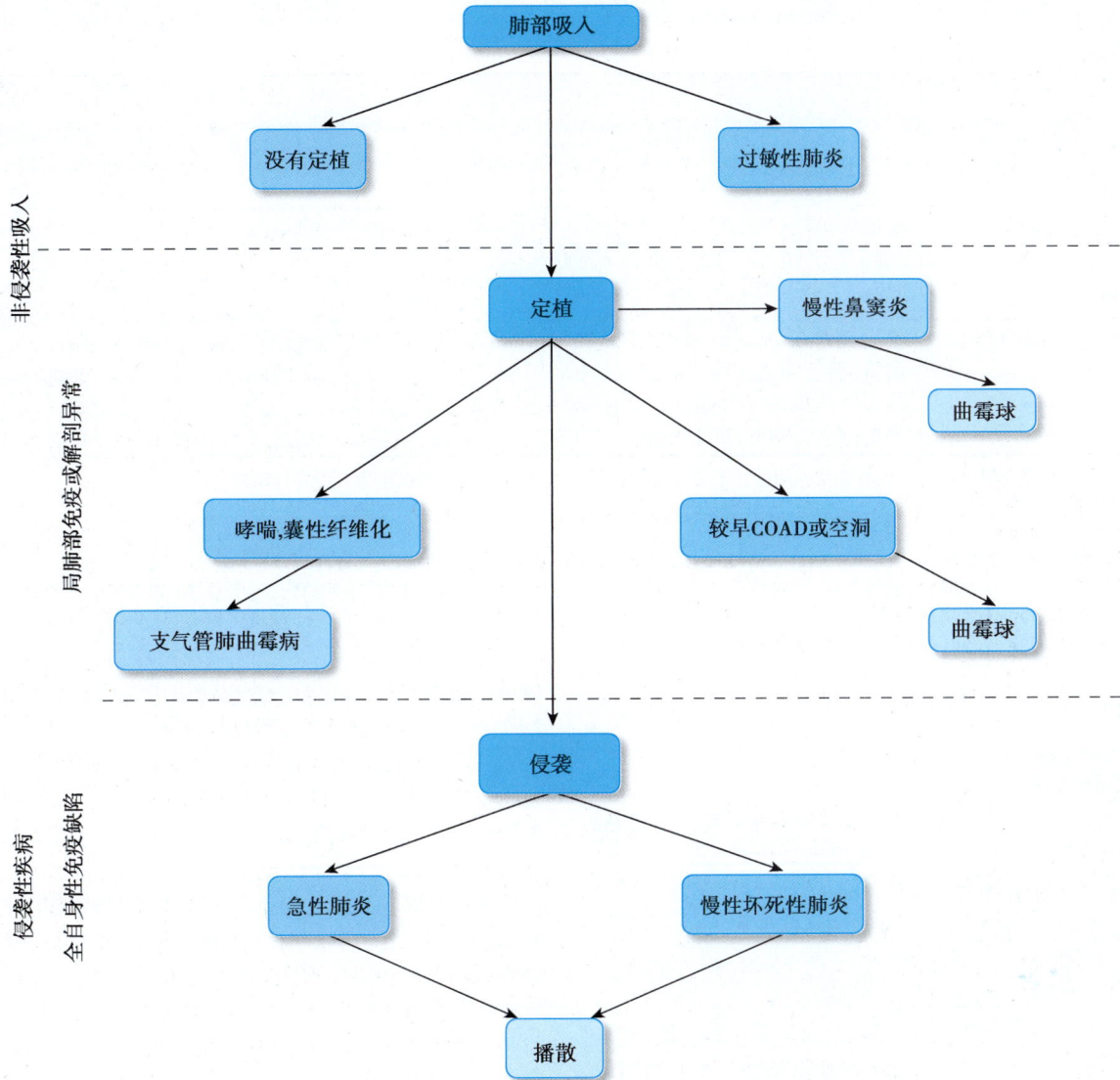

图 78-5　曲霉感染的分类。COAD,慢性阻塞性气道疾病

测结果与小儿胃肠道双歧杆菌定植、其他真核生物感染(即毛孢子菌、镰刀菌、酵母菌、组织胞浆菌或顶孢霉)或静脉使用哌拉西林/他唑巴坦或葡萄糖酸钙有关,临床医生需关注在低患病区域使用该检测进行筛查的假阳性情况。半乳甘露聚糖抗原检测方法是确诊病例中治疗结果观察指标,或作为高患病区域的筛选指标。在这个病例,主观和客观数据都清楚地提示存在侵侵袭性疾病,需要积极治疗。

曲霉病是一种典型的侵袭性真菌感染,其倾向侵入血管和组织。一旦诊断应迅速和积极地开始抗真菌治疗(见表 78-8),如有可能,应同时去除或逆转免疫缺陷状态。确诊或疑似的侵袭性曲霉病应使用伏立康唑、艾沙康唑或脂质两性霉素 B 制剂[如脂质体两性霉素 B 3~5mg/(kg·d)],甚或联合治疗[171-173]。在最近一个欧洲癌症研究和治疗组织(EORTC)/真菌病研究组(MSG)在疑诊或确诊的曲霉病患者中进行试验,伏立康唑联合阿尼芬净治疗至少 2

周与伏立康唑单药治疗相比,6 周全因死亡率减少 8%,尽管这种差异在临床试验设计的背景下没有统计学差异[174]。因此,在侵袭性曲霉病中使用联合治疗的最佳方案仍不明确。尽管抢先治疗和强化治疗,侵袭性曲霉病的病死率仍大于 50%[175]。在初治无反应的患者中,应考虑脂质两性霉素 B 制剂联合治疗或尽可能考虑吡咯类[171-177]。重要的是,一些不常见的霉菌对几类抗真菌药(即毛霉菌、镰刀菌属、丝孢菌属)天然耐药,偶尔会出现感染或突破性感染,这些感染可能无法与侵袭性曲霉病鉴别。

轻度到中度曲霉病患者应使用伏立康唑或艾沙康唑治疗[166]。已报道伏立康唑或艾沙康唑治疗侵袭性曲霉病的临床和微生物治愈率为 50%~71%。在已确诊或很可能是曲霉病患者中进行了伏立康唑与艾沙康唑的治疗对照试验,随机接受艾沙康唑与伏立康唑治疗的患者具有相似的临床反应和病死率,眼、肝和皮肤不良反应发生率较低[178,179]。

表 78-8

曲霉病的治疗方案推荐

疾病	首选	次选
透明斯孢霉菌		
曲霉病		
过敏性支气管肺炎	泼尼松 1mg/(kg·d),此后 0.5mg/(kg·d) 或隔日×3~6 个月,无需抗真菌治疗	伊曲康唑 200mg bid×4 个月[a]
曲霉球	观察	手术[b]
全身性(侵袭性)感染	伏立康唑 6mg/(kg·d)每 12 小时 1 次负荷剂量,此后 4mg/(kg·d)每 12 小时 1 次,静脉用艾沙康唑 300mg,tid 持续 48 小时负荷剂量,此后 300mg 每日 1 次	AmB 脂质体制剂[c,d] 或伯沙康唑 300mg bid 负荷剂量,此后 300mg 每日 1 次或/和棘白菌素联合治疗[e]

[a] 应继续治疗直到患者症状缓解和培养阴性 3 个月。注意持续时间和总剂量用于仅作为参考指导治疗。

[b] 只说明严重的症状(如咯血)。

[c] 这些患者应优先使用两性霉素 B 脂质体制剂。

[d] 脂质体两性霉素 B 剂量大于 3mg/(kg·d)~5mg/(kg·d)与疗效无关,但具有更高的肾毒性风险[20]。

[e] 阿尼芬净(AFG)200mg 胃肠外给药;卡泊芬净(CFG)70(50)mg 在第 1 日(2~14 日)胃肠外给药;米卡芬净(MFG)70mg 胃肠外给药;氟胞嘧啶(5FC)150mg/d 胃肠外给药。

AmB,两性霉素 B;bid,每日 2 次;tid,每日 3 次。

隐球菌病

案例 78-9

问题 1: D. W. ,48 岁,男性,因发热和头痛住院。既往患霍奇金淋巴瘤,完全缓解。腰椎穿刺显示以下内容:

初压:280mmHg(正常值,10mmHg)

白细胞计数:50/μl(正常值,0/μl)

印度墨汁染色:阳性

新生隐球菌抗原滴度:1:4 096

HIV 血清学检查阴性。脑脊液培养为新生隐球菌生长。初步诊断是新生隐球菌性脑膜炎。D. W. 治疗方案是什么?

目前,治疗隐球菌脑膜炎只有两种方案:两性霉素 B 联合或不联合氟胞嘧啶和氟康唑。因为极易产生耐药,氟胞嘧啶不能单独用于治疗或预防。另外,隐球菌对棘白菌素天然耐药。患者不论感染 HIV 与否,联合使用两性霉素 B 和氟胞嘧啶都可提高疗效[180,181]。此外,当联合使用氟胞嘧啶(每日 100~150mg/kg,分为 4 次使用)治疗时,两性霉素 B 的剂量可降低到 0.3~0.6mg/(kg·d),因此可降低剂量相关的两性霉素 B 毒性。不能使用氟胞嘧啶治疗的患者,两性霉素 B 的剂量必须增加到>0.6mg/(kg·d)。联合 5-氟胞嘧啶时,两性霉素 B 1mg/(kg·d)比 0.7mg/(kg·d)有更高杀菌力。由于假定更好的安全性,脂质体两性霉素 B 3mg/(kg·d)也可能代替非脂质制剂用于治疗本病[182]。

氟康唑是合并 HIV 感染的隐球菌性脑膜炎患者中替代两性霉素 B 的选择。不过,以下事项需要注意:与氟康唑相比,治疗使用两性霉素 B 可更迅速杀灭患者脑脊液中真菌,并且在治疗前 2 周病死率更低。神志改变的患者使用氟康唑治疗,早期病死率尤其高[183-185]。因此,有神志改变的隐球菌性脑膜炎患者,初始治疗应使用两性霉素 B 治疗至少 2 周,或使用到直至患者临床症状稳定。

一项关于隐球菌性脑膜炎患者的具有里程碑意义的研究比较随机接受两性霉素 B 1mg/(kg·d)4 周或两性霉素 B 1mg/(kg·d)加氟胞嘧啶[1mg/(kg·d)]或者氟康唑(400mg 每日 2 次)2 周诱导方案[185]。在随机第 70 日时,接受两性霉素 B 加氟胞嘧啶治疗的患者与单独使用两性霉素 B 的患者相比,病死率显著降低(风险比:0.61,95%CI:0.39~0.97,P=0.04)。与两性霉素 B 单一疗法相比,与氟康唑的联合治疗对生存率没有显著影响。值得注意的是,与其他方案相比,两性霉素 B-氟胞嘧啶组合能更快速清除脑脊液中酵母。所有组的不良反应发生率相似,不过接受两性霉素 B-氟胞嘧啶或两性霉素 B-氟康唑方案与两性霉素 B 单药治疗相比,中性粒细胞减少症更常见(34%和32% vs 19%,P=0.04)。

对病情不太严重的其他患者,氟康唑 400mg/d 可能是一个可接受的选择。另一选择是可以包含脂质体两性霉素 B 4~6mg/(kg·d),持续 21 日。但是,直到有更多的相关临床研究完成前,一般不推荐普通两性霉素 B(参见第 77 章)(译者注:在中国,普通两性霉素 B 治疗有效,并作为隐球菌脑膜炎或脑膜脑炎患者的首选)[181]。

D. W. 的初始治疗应着眼于消除导致免疫抑制的所有因素。应立即开始抗真菌治疗,两性霉素 B 0.3~0.6mg/(kg·d)联合氟胞嘧啶 100~150mg/kg 至少 6 周,以提升治愈的机会,特别是对器官移植受者[185]。此外,脑脊液压力高通常表现为头痛,一般应通过腰椎穿刺治疗。在这类患者中应避免使用乙酰唑胺[186]。消除免疫抑制的一个不良后果是免疫重建综合征(immune reconstitution syndrome, IRIS)。这种综合征最常见于开始抗逆转录治疗的 HIV 患者,这种并发症继发于白细胞再次升高后所引起的炎症反应。IRIS 可能会导致这些患者的抗真菌治疗失败。

案例 78-9,问题 2: D. W. 使用氟胞嘧啶治疗时应监测哪些参数?

氟胞嘧啶最常见的副作用是胃肠道不适(如恶心、呕吐和腹泻)。虽然哺乳动物细胞本身不代谢氟胞嘧啶,但肠道菌群可将氟胞嘧啶代谢为氟尿嘧啶。这种毒性代谢产物被推测与胃肠道不适和骨髓毒性的发生部分相关[187]。氟胞嘧啶其他不良反应还包括白细胞减少、血小板减少和肝毒性。剂量依赖性骨髓抑制可能致命,常见于血清氟胞嘧啶浓度大于 $100\mu g/ml$ 的患者。因此,监测血药浓度并维持其低于此水平非常重要[181,183]。如果无法测定氟胞嘧啶血清浓度,骨髓抑制的症状和体征或肾功能出现恶化趋势提示应减量或停药。氟胞嘧啶通过肾小球滤过清除,用量的 $80\% \sim 95\%$ 以原型从尿中排泄。氟胞嘧啶的肾脏排泄直接与肌酐清除率有关,故应根据肌酐清除率调整剂量,以防止肾损害患者药物蓄积造成不良反应[101]。如患者肌酐清除率为 $10\sim40ml/min$,应将氟胞嘧啶剂量减少 50%(通常为 37.5mg/kg,每 12 小时)。若患者肌酐清除率小于 10ml/min,则初始剂量就应为 $37.5mg/(kg \cdot d)$,同时频繁监测氟胞嘧啶血清药物浓度。接受血液透析的患者也需要密切监测血药浓度并调整剂量,推荐透析后给药。

案例 78-9,问题 3: 何时建议开始联合抗真菌治疗?

针对许多常见真菌病的联合抗真菌方案,体外研究结果常不确定。这些不完整和不一致的结果源于培养时间不一致、抗真菌药物血药浓度不一致,以及药物的给药顺序不同。因此,应个体化考虑是否对患者进行抗真菌药物联合治疗。由于临床数据有限,联合抗真菌治疗应慎重选择。除隐球菌性脑膜炎和播散性曲霉病的治疗之外,联合治疗仅限用于治疗失败(播散性念珠菌)且没有其他既定治疗药物选择或病死率高的真菌感染。

(钟册俊 译,刘焱斌 校,吕晓菊 审)

参考文献

1. Anaissie E et al, eds. *Clinical Mycology*. New York, NY: Churchill Livingstone; 2009.
2. Rinaldi MG. Emerging opportunists. *Infect Dis Clin North Am*. 1989;3:65.
3. Vinh D et al. Refractory disseminated coccidioidomycosis and mycobacteriosis in interferon-gamma receptor 1 deficiency. *Clin Infect Dis*. 2009;49:e62.
4. Netea MG, Marodi L. Innate immune mechanisms for recognition and uptake of Candida species. *Trends Immunol*. 2010;31:346.
5. Khardori N et al. Cutaneous Rhizopus and Aspergillus infections in five patients with cancer. *Arch Dermatol*. 1989;125:952.
6. Wingard JR. Importance of Candida species other than *C. albicans* as pathogens in oncology patients. *Clin Infect Dis*. 1995;20:115.
7. Brajtburg J et al. Amphotericin B: current understanding of mechanisms of action. *Antimicrob Agents Chemother*. 1990;34:183.
8. Gruda I et al. Application of differential spectra in the ultraviolet-visible region to study the formation of amphotericin B-sterol complexes. *Biochem Biophys Acta*. 1980;602:260.
9. Hitchcock CA et al. The lipid composition and permeability to azole of an azole-and polyene-resistant mutant of Candida albicans. *J Med Vet Mycol*. 1987;25:29.
10. Pierce AM et al. Lipid composition and polyene antibiotic resistance of Candida albicans. *Can J Biochem*. 1978;56:135.
11. Brajtburg J et al. Stimulatory, permeabilizing, and toxic effects of amphotericin B on L cells. *Antimicrob Agents Chemother*. 1984;26:892.
12. Chouini-Lalanne N et al. Study of the metabolism of flucytosine in Aspergillus species by 19F nuclear magnetic resonance spectroscopy. *Antimicrob Agents Chemother*. 1989;33:1939.
13. Bodey GP. Azole antifungal agents. *Clin Infect Dis*. 1992;14(Suppl 1):S161.
14. Petranyi G et al. Allylamine derivatives: new class of synthetic antifungal agents inhibiting fungal squalene epoxi-dase. *Science*. 1984;244:1239.
15. Manavathu EK et al. Organism-dependent fungicidal activities of azoles. *Antimicrob Agents Chemother*. 1998;42:3018.
16. Walsh TJ et al. New targets and delivery systems for antifungal therapy. *Med Mycol*. 2000;38(Suppl 1):335.
17. Clinical Laboratory Standards Institute. Approved Standard CLSI Document M27-A3, M38A, M44-A2, M44-S3, andM51A. Wayne, PA: Clinical Laboratory Standards Institute; 2011.
18. Rex JH et al. Development of interpretive breakpoints for antifungal susceptibility testing: conceptual framework and analysis of in vitro-in vivo correlation data for fluconazole, itraconazole, and Candida infections. *Clin Infect Dis*. 1997;24:235.
19. Morace G et al. Multicenter comparative evaluation of six commercial systems and the national committee for Clinical Laboratory Standards M27-A broth microdilution method for fluconazole susceptibility testing of Candida species. *J Clin Microbiol*. 2002;40:2953.
20. Rex JH et al. Antifungal susceptibility testing: practical aspects and current challenges. *Clin Microbiol Rev*. 2001;14:643.
21. Vale-Silva LA, Buchta V. Antifungal susceptibility testing by flow cytometry: is it the future? *Mycoses*. 2006;49:261.
22. Lass-Florl C, Perkhofer S. In vitro susceptibility-testing in Aspergillus species. *Mycoses*. 2008;51:437.
23. Wagner C et al. The echinocandins: comparison of their pharmcokinetics, pharmcodynamics and clinical applications. *Pharmacology*. 2006;78:161.
24. [No authors listed]. Posaconazole (Noxafil) for invasive fungal infections. *Med Lett Drugs Ther*. 2006;48:93.
25. Fulvicin (griseofulvin) [package insert]. Liberty Corner, NJ: Schering-Plough Healthcare Products; 1994.
26. Alexander BD et al. Increasing echinocandin resistance in Candida glabrata: clinical failure correlates with presence of FKS mutations and elevated minimum inhibitory concentrations. *Clin Infect Dis*. 2013;56:1724.
27. Beyda ND et al. FKS mutant Candida glabrata; risk factors and outcomes in patients with candidemia. *Clin Infect Dis*. 2014;59:819.
28. Pham CD et al. The role of FKS mutations in *C. glabrata*: MIC values, echinocandin resistance and multidrug resistance. *Antimicrob Agents Chemother*. 2014;58:4690.
29. Rijnders BJ et al. Aerosolized Liposomal AmB for the prevention of pulmonary aspergillosis during prolonged neutropenia: a randomized, placebo-controlled trial. *Clin Infect Dis*. 2008;46:1401.
30. Drew RH et al. Comparative safety of amphotericin B lipid complex and amphotricin B deoxycholate as aerosolized antifungal prophylaxis in lung-transplant recipients. *Transplantation*. 2004;77:232.
31. Le J, Schiller DS. Aerosolized delivery of antifungal agents. *Curr Fungal Infect Rep*. 2010;4:96.
32. Nix DE et al. Pharmacokinetics of nikkomycin Z after single rising oral doses. *Antimicrob Agents Chemother*. 2009:2517.
33. Benincasa M et al. Fungicidal activity of five cathelicidin peptides against clinically isolated yeasts. *J Antimicrob Chemother*. 2006;58:950.
34. Lopez-Garcia B et al. Expression and potential function of cathelicidin antimicrobial peptides in dermatophytosis and tinea versicolor. *J Antimicrob Chemother*. 2006;57:877.
35. Pachl J et al. A randomized, blinded, multicenter trial of lipid-associated amphotericin B alone versus in combination with an antibody-based inhibitor of heat shock protein 90 in patients with invasive candidiasis. *Clin Infect Dis*. 2006;42:1404.
36. Odom RB et al. A multicenter, placebo-controlled, doubleblind study of intermittent therapy with itraconazole for the treatment ofonychomycosis ofthe fingernail. *J Am Acad Dermatol*. 1997;36:231.
37. Havu V et al. A double-blind, randomized study comparing itraconazole pulse therapy with continuous dosing for the treatment of toenail onychomycosis. *Br J Dermatol*. 1997;36:230.
38. Scher RK et al. Once-weekly fluconazole (150, 300, or 450 mg) in the treatment of distal subungual onychomycosis of the toenail. *J Am Acad Dermatol*. 1998;38:S77.
39. Ling MR et al. Once-weekly fluconazole (450 mg) for 4, 6, or 9 months of treatment for distal subungual onychomycosis of the toenail. *J Am Acad Dermatol*. 1998;38:S95.

40. Gupta AK. Single-blind, randomized, prospective study of sequential itraconazole and terbinafine pulse compared with terbinafine pulse for the treatment of toenail ony chomycosis. *J Am Acad Dermatol.* 2001;44:485.

41. Kauffman CA. Endemic mycoses: blastomycosis, histoplasmosis, and sporotrichosis. *Infect Dis Clin North Am.* 2006;20:645.

42. Breeling JL, Weinstein L. Pulmonary sporotrichosis treated with itraconazole. *Chest.* 1993;103:313.

43. McGinnis MR et al. Sporothrix schenckii sensitivity to voriconazole, itraconazole, and amphotericin B. *Med Mycol.* 2001;39:369.

44. Chapman SW et al. Comparative evaluation of the efficacy and safety of two doses of terbinafine (500 and 1000 mg day(-1)) in the treatment of cutaneous or lymphocutaneous sporotrichosis. *Mycoses.* 2004;47:62.

45. Wishart JM. The influence of food on the pharmacokinetics of itraconazole in patients with superficial fungal infection. *J Am Acad Dermatol.* 1987;220.

46. Barone JA et al. Food interaction and steady state pharmacokinetics of itraconazole capsules in healthy male volunteers. *Antimicrob Agents Chemother.* 1993;37:778.

47. Smith D et al. The pharmacokinetics of oral itraconazole in AIDS patients. *J Pharm Pharmacol.* 1992;44:618.

48. Zhao Q et al. Pharmacokinetics of intravenous itraconazole followed by itraconazole oral solution in patients with human immunodeficiency virus infection. *J Clin Pharmacol.* 2001;41:1319.

49. Sporonox (itraconazole) oral suspension [package insert]. Piscataway, NJ: Janssen Pharmaceuticals; 1998.

50. Tatro DS, ed. *Drug Interaction Facts.* St. Louis, MO: Wolters Kluwer. http://www.wolterskluwercdi.com/. Accessed June 20, 2017.

51. Kraft WK et al. Posaconazole tablet pharmacokinetics: lack of effect of concomitant medications altering gastric pH and gastric motility in healthy subjects. *Antimicrob Agents Chemother.* 2014;58:4020.

52. Krishna G et al. A new solid oral tablet formulation of posaconazole: a randomized clinical trial to investigate rising single-and multiple-dose pharmacokinetics and safety in healthy volunteers. *J Antimicrob Chemother.* 2012;67:2725.

53. McKeage K. Posaconazole: a review of the gastro-resistant tablet and intravenous solution in invasive fungal infections. *Drugs.* 2015;75:397.

54. Ashbee HR et al. Therapeutic drug monitoring (TDM) of antifungal agents: guidelines from the British Society for Medical Mycology. *J Antimicrob Chemother.* 2014;69:1142.

55. Smith J, Andes D. Therapeutic drug monitoring of antifungals: pharmacokinetic and pharmacodynamic considerations. *Ther Drug Monit.* 2008;30:167.

56. Arendrup MC et al. Invasive fungal infections in the paediatric and neonatal population: diagnostics and management issues. *Clin Microbiol Infect.* 2009;15:613.

57. Pappas PG et al. Clinical practice guidelines for the management of candidiasis: 2009 update by the Infectious Diseases Society of America. *Clin Infect Dis.* 2009;48(5):503.

58. Woods GL, Gutierrez Y. *Diagnostic Pathology of Infectious Diseases.* Philadelphia, PA: Lea & Febiger; 1993.

59. Arrington JB. Bacteria, fungi, and other microorganisms. In: Prophet EB et al, eds. *Laboratory Methods in Histotechnology. Armed Forces Institute of Pathology.* Washington, DC: American Registry of Pathology; 1992:203.

60. Jensen HE et al. The use of immunohistochemistry to improve sensitivity and specificity in the diagnosis of systemic mycoses in patients with haematologic malignancies. *J Pathol.* 1997;181:100.

61. Lischewski A et al. Detection and identification of Candida species in experimentally infected tissue and human blood by rRNA-specific fluorescent in-situ hybridization. *J Clin Microbiol.* 1997;35:2943.

62. Shepard JR et al. Multicenter evaluation of the Candida albicans/Candida glabrata peptide nucleic acid fluorescent in situ hybridization method for simultaneous dual-color identification of *C. albicans* and *C. glabrata* directly from blood culture bottles. *J Clin Microbiol.* 2008;46:50.

63. Coovadia YJ, Solwa Z. Sensitivity and specificity of a latex agglutination test for detection of cryptococcal antigen in meningitis. *S Afr Med J.* 1987;71:510.

64. Koshi G et al. Coagglutination (CoA) test for the rapid diagnosis of cryptococcal meningitis. *J Med Microbiol.* 1989;29:189.

65. Wheat LJ et al. Diagnosis of disseminated histoplasmosis by detection of *Histoplasma capsulatum* antigen in serum and urine specimens. *N Engl J Med.* 1986;314:83.

66. Pasqualotto AC, Sukiennik TC. Beta-glucan in the diagnosis of invasive fungal disease. *Clin Infect Dis.* 2008;47:292.

67. Crislip MA, Edwards JE, Jr. Candidiasis [published correction appears in Infect Dis Clin North Am. 1989;3:ix]. *Infect Dis Clin North Am.* 1989;2:103.

68. Wheat LJ. Systemic fungal infections: diagnosis and treatment. I. Histoplasmosis. *Infect Dis Clin North Am.* 1988;2:841.

69. Gudlaugsson O et al. Attributable mortality of nosocomial candidemia, revisited. *Clin Infect Dis.* 2003;37:1172.

70. Patel M et al. Initial management of candidemia at an academic medical center: evaluation of the IDSA guidelines. *Diagn Microbiol Infect Dis.* 2005;52:26.

71. Morrell M et al. Delaying the empiric treatment of candida bloodstream infection until positive blood culture results are obtained: a potential risk factor for hospital mortality. *Antimicrob Agents Chemother.* 2005;49:3640.

72. Walsh TH et al. All catheter-related candidemia is not the same: assessment of the balance between the risks and benefit of removal of vascular catheters. *Clin Infect Dis.* 2002;34:600.

73. Nucci M, Anaissie E. Should vascular catheters be removed from all patients with candidemia? An evidence-based review. *Clin Infect Dis.* 2002;34:591.

74. Mora-Duarte J et al. Comparison of caspofungin and amphotericin B for invasive candidiasis. *N Engl J Med.* 2002;347:2020.

75. Rex JH et al. A randomized trial comparing fluconazole with amphotericin B for the treatment of candidemia in patients without neutropenia. *N Engl J Med.* 1994;331:1325.

76. Rex JH et al. Antifungal susceptibility testing of isolates from a randomized, multicenter trial of fluconazole versus amphotericin B as treatment of nonneutropenic patients with candidemia. NIAID Mycoses Study Group and the Candidemia Study Group. *Antimicrob Agents Chemother.* 1995;39:40.

77. Christiansen KJ et al. Distribution and activity of amphotericin B in humans. *J Infect Dis.* 1985;152:1037.

78. Collette N et al. Tissue concentrations and bioactivity of amphotericin B in cancer patients treated with amphotericin B-deoxycholate. *Antimicrob Agents Chemother.* 1989;33:362.

79. Rex JH et al. A randomized and blinded multicenter trial of high-dose fluconazole plus placebo vs. fluconazole plus amphotericin B as therapy of candidemia and its consequences in nonneutropenic patients. *Clin Infect Dis.* 2003;36:1221.

80. Cappelletty D, Eiselstein-McKitrick K. The echinocandins. *Pharmacotherapy.* 2007;27:369.

81. Pappas PG et al. Micafungin versus caspofungin for treatment of candidemia and other forms of invasive candidiasis [published correction appears in Clin Infect Dis. 2008;47:302]. *Clin Infect Dis.* 2007;45:883.

82. Abele-Horn M et al. A randomized study comparing fluconazole with amphotericin B/5-flucytosine for the treatment of systemic Candida infections in intensive care patients. *Infection.* 1996;2496:426.

83. Wingard JR. Infections due to resistant Candida species in patients with cancer who are receiving chromotherapy. *Clin Infect Dis.* 1994;19(Suppl.1):S49.

84. Cleary JD et al. Reduced Candida glabrata susceptibility secondary to an FKS1 mutation developed during candidemia treatment. *Antimicrob Agents Chemother.* 2008;52:2263.

85. Cleary JD, Wasan K. Amphotericin B: a new look at cellular binding. *Open Antimicrobial Agents.* 2011;3:30.

86. Daneshmend TK, Warnock DW. Clinical pharmacokinetics of systemic antifungal drugs. *Clin Pharmacokinet.* 1983;8:17.

87. Ernst EJ et al. Postantifungal effects of echinocandin, azole, and polyene antifungal agents against Candida albicans and Cryptococcusneoformans. *Antimicrob Agents Chemother.* 2000;44:1108.

88. Gallis HA et al. Amphotericin B: 30 years of clinical experience. *Rev Infect Dis.* 1990;12:308.

89. Cleary JD et al. Inhibition of interleukin 1 release from endotoxin- or amphotericin B-stimulated monocytes. *Antimicrob Agents Chemother.* 1992;36:977.

90. Cleary JD et al. Pharmacologic modulation of prostaglandin E2 (PGE2) production by bacterial endotoxin (LPSat 31st Annual Interscience Conference on Antimicrobial Agents and Chemotherapy Meeting); September 19, 1991; Chicago, IL.

91. Tynes BS et al. Reducing amphotericin B reactions. *Am Rev Respir Dis.* 1963;87:264.

92. Hoeprich PD. Clinical use of amphotericin B and derivative: lore, mystique, and fact. *Clin Infect Dis.* 1992;14:S114.

93. Gigliotti F et al. Induction of prostaglandin synthesis as the mechanism responsible for the chills and fever produced by infusing amphotericin B. *J Infect Dis.* 1987;156:784.

94. Burks LC et al. Meperidine for the treatment of shaking chills and fever. *Arch Intern Med.* 1980;140:483.

95. Cleary JD et al. Effect of infusion rate on amphotericin B-associated febrile reactions. *Drug Intell Clin Pharm.* 1988;22:769.

96. Oldfield EC III et al. Randomized, double-blind trial of 1- versus 4-hour amphotericin B infusion durations. *Antimicrob Agents Chemother.* 1990;34:1402.

97. Cleary JD et al. Amphotericin B overdose in pediatric patients with associated cardiac arrest. *Ann Pharmacother.* 1993;27:715.

98. Branch RA. Prevention of amphotericin B-induced renal impairment: a review on the use of sodium supplementation. *Arch Intern Med.* 1988;148:2389.

99. Fisher MA et al. Risk factors for amphotericin B-associated nephrotoxicity.

Am J Med. 1989;87:547.

100. Lin AC et al. Amphotericin B blunts erythropoietin response to anemia. *J Infect Dis.* 1990;161:348.

101. Bennett WM et al. Drug prescribing in renal failure: dosing guidelines for adults. *Am J Kidney Dis.* 1983;3:155.

102. Abel S et al. Pharmacokinetics, safety and tolerance of voriconazole in renally impaired subjects. *Clin Drug Investig.* 2008;28:409.

103. Oude Lashof AM et al. Safety and tolerability of voriconazole in patients with baseline renal insufficiency and candidemia. *Antimicrob Agents Chemother.* 2012;56:3133.

104. Grant SM, Clissold SP. Fluconazole: a review of its pharmacodynamic and pharmacokinetic properties and therapeutic potential in superficial and systemic mycoses [published correction appears in Drugs. 1990;40:862]. *Drugs.* 1990;39:877.

105. Graybill JR. New antifungal agents. *Eur J Clin Microbiol Infect Dis.* 1989;8:402.

106. Van Cauteren H et al. Itraconazole pharmacologic studies in animals and humans. *Rev Infect Dis.* 1987;9(Suppl 1):S43.

107. Hardin TC et al. Pharmacokinetics of itraconazole following oral administration to normal volunteers. *Antimicrob Agents Chemother.* 1988;32:1310.

108. Schwartz S et al. Successful treatment of cerebral aspergillosis with a novel triazole (voriconazole) in a patient with acute leukaemia. *Br J Haematol.* 1997;97:663.

109. Grasela DM et al. Ravuconazole: multiple ascending oral dose study in healthy subjects. Paper presented at 42nd Interscience Conference on Antimicrobial Agents Chemotherapy. San Diego, CA; September 27, 2002.

110. Ullmann AJ et al. Pharmacokinetics, safety, and efficacy of posaconazole in patients with persistent febrile neutropenia or refractory invasive fungal infection. *Antimicrob Agents Chemother.* 2006;50:658.

111. Theuretzbacher U et al. Pharmacokinetic/pharmacodynamic profile of voriconazole. *Clin Pharmacokinet.* 2006;45:649.

112. Wong-Beringer A et al. Lipid formulations of amphotericin B: clinical efficacy and toxicities. *Clin Infect Dis.* 1998;27:603.

113. Cleary JD. Amphotericin B formulated in a lipid emulsion. *Ann Pharmacother.* 1996;30:409.

114. Anaissie EJ et al. Amphotericin B lipid complex versus amphotericin B (AMB) for treatment of hematogenous and invasive candidiasis: a prospective, randomized, multicenter trial [abstract LM21]. In: Program and Abstracts of the 35th Interscience Conference on Antimicrobial Agents and Chemotherapy. Washington, DC: American Society for Microbiology; 1995:330.

115. Ostrosky-Zeichner L et al. MSG-01: a randomized, double-blind, placebo-controlled trial of caspofungin prophylaxis followed by preemptive therapy for invasive candidiasis in high-risk adults in the critical care setting. *Clin Infect Dis.* 2014;58:1219.

116. Pelz RK et al. Double-blind placebo-controlled trial of fluconazole to prevent candidal infections in critically ill surgical patients. *Ann Surg.* 2001;233:542.

117. Ezdinli EZ et al. Oral amphotericin for candidiasis in patients with hematologic neoplasms. *JAMA.* 1979;242:258.

118. DeGregorio MW et al. Candida infections in patients with acute leukemia: ineffectiveness of nystatin prophylaxis and relationship between oropharyngeal and systemic candidiasis. *Cancer.* 1982;50:2780.

119. Cuttner J et al. Clotrimazole treatment for prevention of oral candidiasis in patients with acute leukemia undergoing chemotherapy. *Am J Med.* 1986;81:771.

120. Yeo E et al. Prophylaxis of oropharyngeal candidiasis with clotrimazole. *J Clin Oncol.* 1985;3:1668.

121. Ang BS et al. Candidemia from a urinary tract source: microbiological aspects and clinical significance. *Clin Infect Dis.* 1993;17:662.

122. Fong IW et al. Fungicidal effect of amphotericin B in urine: in vitro study to assess feasibility of bladder washout for localization of site of candiduria. *Antimicrob Agents Chemother.* 1991;35:1856.

123. Vergis EN et al. A randomized controlled trial of oral fluconazole and local amphotericin B for treatment of Candida funguria in hospitalized patients. Paper presented at: Infectious Diseases Society Meeting; September 14, 1997; San Francisco, CA.

124. Jacobs LG et al. Oral fluconazole compared with bladder irrigation with amphotericin B for treatment of fungal urinary tract infections in elderly patients. *Clin Infect Dis.* 1996;22:30.

125. Fujihiro S et al. Flucytosine in the treatment of urinary fungal infections: clinical efficacy and background factors. *Jpn J Antibiot.* 1991;44:14.

126. Graybill JR et al. Ketoconazole therapy for fungal urinary tract infections. *J Urol.* 1983;29:68.

127. Ikemoto H. A clinical study of fluconazole for the treatment of deep mycoses. *Diag Microbiol Infect Dis.* 1989;12(Suppl 4):239S.

128. Lagrotteria D et al. Treatment of candiduria with micafungin: a case series. *Can J Infect Dis Med.* 2007;18:149.

129. Parker JD et al. A decade of experience with blastomycosis and its treatment with amphotericin B. *Am Rev Respir Dis.* 1969;99:895.

130. National Institute of Allergy and Infectious Diseases Mycoses Study Group. Treatment of blastomycosis and histoplasmosis with ketoconazole: results of a prospective, randomized clinical trial. *Ann Intern Med.* 1985;103:861.

131. Bradsher RW. Blastomycosis in systemic fungal infections: diagnosis and treatment I. *Infect Dis Clin North Am.* 1988;2:877.

132. Pappas PG. Treatment of blastomycosis with higher doses of fluconazole. *Clin Infect Dis.* 1997;25:200.

133. Chapman SW. *Blastomyces dermatitidis.* In: Mandell GL et al, eds. *Principles and Practice of Infectious Diseases.* New York, NY: Churchill Livingstone; 1990:1999.

134. US Food and Drug Administration. *Fed Reg.* 1980;44:37434.

135. King CT et al. Antifungal therapy during pregnancy. *Clin Infect Dis.* 1998;27:115.

136. Mølgaard-Nielsen D et al. Use of oral fluconazole during pregnancy and the risk of birth defects. *N Engl J Med.* 2013;369:830.

137. Pursley TJ. Fluconazole-induced congenital anomalies in three infants. *Clin Infect Dis.* 1996;22:336.

138. Wheat LJ. Clinical practice guidelines for the management of patients with histoplasmosis: 2007 update by the Infectious Diseases Society of America. *Clin Infect Dis.* 2007;45:807.

139. Johnson PC et al. Safety and efficacy of liposomal amphotericin B compared with conventional amphotericin B for induction therapy of histoplasmosis in patients with AIDS. *Ann Intern Med.* 2002;137:105.

140. Cleary JD et al. Association between Histoplasma exposure and stroke. *J Stroke Cerebrovasc Dis.* 2008;17:312.

141. Pont A et al. Ketoconazole blocks adrenal steroid synthesis. *Ann Intern Med.* 1982;97:370.

142. Lyman CA, Walsh TJ. Systemically administered antifungal agents. *Drugs.* 1992;44:9.

143. Honig PK et al. Terfenadine-ketoconazole interactions: pharmacokinetic and electrocardiographic consequences [published correction appears in JAMA. 1993;269:2088]. *JAMA.* 1993;269:1513.

144. Glynn AM et al. Effects of ketoconazole on methylprednisolone pharmacokinetics and cortisol secretion. *Clin Pharmacol Ther.* 1986;39:654.

145. Brüggemann RJ et al. Clinical relevance of the pharmacokinetic interactions of azole antifungal drugs with other coadministered agents. *Clin Infect Dis.* 2009;48:1441.

146. Saubolle MA et al. Epidemiologic, clinical, and diagnostic aspects of coccidioidomycosis. *J Clin Microbiol.* 2007;45:26.

147. Peter JB. *Use and Interpretation of Tests in Medical Microbiology.* 3rd ed. Santa Monica, CA: Specialty Laboratories; 1992.

148. Galgiani JN et al. New serologic tests for early detection of coccidioidomycosis. *J Infect Dis.* 1991;163:671.

149. Vermes A et al. Flucytosine: a review of its pharmacology, clinical indications, pharmacokinetics, toxicity and drug interactions. *J Antimicrob Chemother.* 2000;46:171.

150. Brammer KW et al. Pharmacokinetics and tissue penetration of fluconazole in humans. *Rev Infect Dis.* 1990;12(Suppl 3):S318.

151. Phillips P et al. Tolerance to and efficacy of itraconazole in treatment of systemic mycoses: preliminary results. *Rev Infect Dis.* 1987;9(Suppl1):S87.

152. Dodds AE et al. Comparative pharmacokinetics of voriconazole administered orally as either crushed or whole tablets. *Antimicrob Agents Chemother.* 2007;51:877.

153. Bowden R et al. A double-blind, randomized, controlled trial of amphotericin B colloidal dispersion versus amphotericin B for treatment of invasive aspergillosis in immunocompromised patients. *Clin Infect Dis.* 2002;35:359.

154. Galgiani JN et al. Comparison of oral fluconazole and itraconazole for progressive, nonmeningeal coccidioidomycosis. A randomized, double-blind trial. Mycoses Study Group. *Ann Intern Med.* 2000;133:676.

155. Ratcheson RA, Ommaya AK. Experience with the subcutaneous cerebrospinal fluid reservoir: a preliminary report of 60 cases. *N Engl J Med.* 1968;279:1.

156. Harrison HR et al. Amphotericin B and imidazole therapy for coccidioidal meningitis in children. *Pediatr Infect Dis.* 1983;2:216.

157. Witorsch P et al. Intraventricular administration of amphotericin B. *JAMA.* 1965;194:109.

158. Sung JP et al. Intravenous and intrathecal miconazole therapy for systemic mycoses. *West J Med.* 1977;126:5.

159. Fisher JF, Dewald J. Parkinsonism associated with intraventricular amphotericin B. *J Antimicrob Chemother.* 1983;12:97.

160. Winn RE et al. Acute toxic delirium: neurotoxicity of intrathecal administration of amphotericin B. *Arch Intern Med.* 1979;139:706.

161. Haber RW et al. Neurological manifestations after amphotericin B therapy. *BMJ.* 1962;1:230.

162. Carnevale NT et al. Amphotericin-induced myelopathy. *Arch Intern Med.* 1980;140:1189.

163. Anaissie EJ et al. Management of invasive candidal infections: results of a prospective, randomized, multicenterstudy of fluconazole versus amphotericin B and review of the literature. *Clin Infect Dis*. 1996;23:964.

164. Prentice HG et al. A randomized comparison of liposomal versus conventional amphotericin B for the treatment of pyrexia of unknown origin in neutropenic patients. *Br J Haematol*. 1997;98:711.

165. Walsh TJ et al. Caspofungin versus liposomal amphotericin B for empirical antifungal therapy inpatients with persistent fever and neutropenia. *N Engl J Med*. 2004;351:1391.

166. Boogaerts M et al. Intravenous and oral itraconazole versus intravenous amphotericin B deoxycholate as empirical antifungal therapy for persistent fever in neutropenic patients with cancer who are receiving broad-spectrum antibacterial therapy. A randomized, controlled trial. *Ann Intern Med*. 2001;135:412.

167. Walsh TJ et al. Voriconazole compared with liposomal amphotericin B for empirical antifungal therapy in patients with neutropenia and persistent fever [published correction appears in N Engl J Med. 2007;356:760]. *N Engl J Med*. 2002;346:225.

168. Pagano L et al. Fungal infections in recipients of hematopoietic stem cell transplants: results of the SEIFEM B-2004 study [—] Sorveglianza Epidemiologica Infezioni Fungine Nelle Emopatie Maligne. *Clin Infect Dis*. 2007;45:1161.

169. Caillot D et al. Improved management of invasive pulmonary aspergillosis in neutropenic patients using early thoracic computed tomographic scan and surgery. *J Clin Oncol*. 1997;15:139.

170. Nucci M et al. Early diagnosis of invasive pulmonary aspergillosis in hematologic patients: an opportunity to improve the outcome. *Haematologica*. 2013;98:1657.

171. Denning DW et al. Micafungin (FK463), alone or in combination with other systemic antifungal agents, for the treatment of acute invasive aspergillosis. *J Infect*. 2006;53:337.

172. Walsh TJ et al. Safety, tolerance, and pharmacokinetics of high-dose liposomal amphotericin B (AmBisome) in patients infected with Aspergillus species and other filamentous fungi: maximum tolerated dose study. *Antimicrob Agents Chemother*. 2001;45:3487.

173. Maertens J et al. Multicenter, noncomparative study of caspofungin in combination with other antifungals as salvage therapy in adults with invasive aspergillosis. *Cancer*. 2006;107:2888.

174. Marr KA et al. Combination antifungal therapy for invasive aspergillosis. *Clin Infect Dis*. 2004;39:797.

175. Ellis M et al. An EORTC international multicenter randomized trial (EORTC number 19923) comparing two dosages of liposomal amphotericin B for treatment of invasive aspergillosis. *Clin Infect Dis*. 1998;27:1406.

176. Herbrecht R et al. Voriconazole versus amphotericin B for primary therapy of invasive aspergillosis. *N Engl J Med*. 2002;347:408.

177. Segal BH et al. Prevention and early treatment of invasive fungal infection in patients with cancer and neutropenia and in stem cell transplant recipients in the era of newer broad-spectrum antifungal agents and diagnostic adjuncts. *Clin Infect Dis*. 2007;44:402.

178. Maertens J et al. A phase 3 randomized, double-blind trial evaluating isavuconazole versus voriconazole for the primary treatment of invasive fungal infections caused by *Aspergillus* spp. and other filamentous fungi. Barcelona, Spain: European Congress of Clinical Microbiology and Infectious Diseases (ECCMID); May 13, 2004.

179. Walsh TJ et al. Treatment of *Aspergillus*: clinical practice guidelines of the infectious diseases society of America. *Clin Infect Dis*. 2008;46:327.

180. Larsen RA et al. Fluconazole compared with amphotericin B plus flucytosine for cryptococcal meningitis in AIDS: a randomized trial. *Ann Intern Med*. 1990;113:183.

181. Bennett JE et al. A comparison of amphotericin B alone and combined with flucytosine in the treatment of cryptococcal meningitis. *N Engl J Med*. 1979;301:126.

182. Perfect JR et al. Clinical practice guidelines for the management of cryptococcal disease: 2010 update by the Infectious Diseases Society of America. *Clin Infect Dis*. 2010;50(3):291.

183. Saag MS et al. Comparison of amphotericin B with fluconazole in the treatment of acute AIDS associated cryptococcal meningitis. *N Engl J Med*. 1992;326:83.

184. Day JN et al. Combination antifungal therapy for cryptococcal meningitis. *N Engl J Med*. 2013;368:1291.

185. Hibberd PL, Rubin RH. Clinical aspects of fungal infection in organ transplant recipients. *Clin Infect Dis*. 1994;19:S33.

186. Newton PN et al. A randomized, double-blind, placebo controlled trial of acetazolamide for the treatment of elevated intracranial pressure in cryptococcal meningitis. *Clin Infect Dis*. 2002;35:769.

187. Kauffman CA, Frame PT. Bone marrow toxicity associated with 5-fluorocytosine therapy. *Antimicrob Agents Chemother*. 1977;11:244.

79 第79章 病毒感染

Milap C. Nahata, Neeta Bahal O'Mara, and Sandra Benavides

核心原则

		章节案例
①	单纯疱疹病毒性脑炎具有相当高的发病率和死亡率。治疗可选用阿昔洛韦静脉输注21日。	案例79-1(问题2和4)
②	新生儿疱疹可表现为皮肤黏膜、眼部感染、脑炎及播散性疱疹病毒感染。新生儿可在妊娠前3个月或经产道分娩时被感染母亲传染。	案例79-2(问题1和2)
③	唇疱疹是最常见的口面部单纯疱疹病毒(Herpes simplex virus, HSV)感染,免疫功能正常的宿主通常为自限性。免疫功能不全患者需接受抗病毒治疗,主要为口服或静脉注射阿昔洛韦或口服伐昔洛韦。	案例79-3(问题1) 案例79-4(问题1和2)
④	进展性水痘患者并发皮肤外症状或存在并发症高风险时,可因抗病毒治疗获益。	案例79-7(问题1) 案例79-8(问题1)
⑤	带状疱疹药物治疗的目的为减少疼痛和缩短皮疹持续时间,防止出现带状疱疹继发神经痛(postherpetic neuralgia, PHN)。口服阿昔洛韦、泛昔洛韦或伐昔洛韦可以达到治疗效果。PHN的治疗可局部用辣椒素凝胶、乳膏或贴剂或利多卡因贴剂,口服药物如加巴喷丁和普瑞巴林。	案例79-9(问题1)
⑥	神经氨酸酶抑制剂如扎那米韦、奥司他韦和帕拉米韦适用于症状发生48小时内流感的治疗。扎那米韦经口吸入给药最常见不良反应是支气管痉挛。奥司他韦口服给药,常见不良反应为恶心、呕吐和头痛。帕拉米韦为静脉给药,常见不良反应为超敏反应,如Steven-Johnson综合征。	案例79-11(问题2)
⑦	接种流感疫苗是预防流感最有效的方法。但某些高危人群还需要加用奥司他韦或扎那米韦进行预防。	案例79-10(问题2)
⑧	对于呼吸道合胞病毒(respiratory syncytial virus, RSV)可能引发严重感染的高危婴幼儿,应在RSV易感季节应每月肌注帕利珠单抗,共5次进行预防。	案例79-13(问题1和2)
⑨	西尼罗病毒感染从单纯发热到脑炎,致病形式多样。主要采用支持治疗。利巴韦林和干扰素-α-2b已尝试用于这些患者的治疗。免疫球蛋白、单克隆抗体和疫苗疗效评估的临床试验正在进行中。	案例79-14(问题1和2)
⑩	普通感冒最常见的是病毒感染,引起该呼吸道感染的病原体众多,包括鼻病毒、冠状病毒、副流感病毒、RSV、腺病毒和肠道病毒。目前尚无确切疗效预防或治疗的药物。	案例79-15(问题1)

病毒感染是人类疾病的常见病因。据估计在发达国家约60%的疾病由病毒引起,而细菌引起的疾病仅占15%。病毒性疾病包括普通感冒、水痘、麻疹、腮腺炎、流感、支气管炎、胃肠炎、肝炎、脊髓灰质炎、狂犬病和由疱疹病毒引起的一系列疾病。上呼吸道感染如普通感冒或流感,是就医的最常见病因[1]。尽管大多数患者病毒感染为自限性,但某些病毒感染如流感可导致很高的死亡率,尤其是老年患者。例如,1918—1920年在世界范围内暴发的西班牙流感导致2000万~1亿人死亡[2]。虽然流感疫苗可以降低该病的发病率和死亡率,但包括疱疹病毒脑炎和新生儿疱疹在内的其他许多严重的病毒感染还没有疫苗问世。

随着分子病毒学和基因工程技术的进步,抗病毒化学疗法取得了实质性的进展。新研制的抗病毒制剂能够特异性抑制病毒功能,从而最大限度地加强了抗病毒药物的疗效并减少其副作用。

现代诊疗技术可快速诊断病毒性疾病。目前一些病毒性疾病的特异性诊断可在数小时到数日内完成,而以往则需数日甚至数月。诊疗技术的进步为急性病毒感染早期抗病毒药物的合理选择提供了可靠依据。这些改进的诊断技术有助于及时选择恰当的抗病毒药物进行治疗。

本章将介绍常见病毒感染的病因学、发病机制和相关治疗,同时用具体案例阐述抗病毒药物的合理使用。

单纯疱疹病毒感染

疱疹病毒(herpes viruses)可引起多种疾病,包括急性致死性疾病(如疱疹性脑炎、新生儿疱疹)和慢性复发性疾病(如生殖器疱疹)。抗病毒药物可显著降低这些感染的发病率和死亡率[3]。

疱疹性脑炎

单纯疱疹病毒性脑炎是中枢神经系统(central nervous system,CNS)最常见的散发性病毒感染。HSV脑炎每年发生多达50万例,由于诊断困难这一数据可能有所低估。该病好发于6个月至20岁和50岁以上两个年龄段的人群。临床表现为急性发热、头痛、意识模糊及抽搐。儿童只要有发热及行为改变,即应仔细评估是否存在HSV脑炎。本病如不治疗病死率高达70%,97%的幸存者仍有可能复发,仅有2.5%患者能够恢复到正常生活状态[3]。

大多数患者疱疹病毒性脑炎的病原体为1型单纯疱疹病毒(herpes simplex virus-1,HSV-1),而2型单纯疱疹病毒(HSV-2)主要见于新生儿。感染可能局限于脑部或累及皮肤和黏膜。尽管感染可发生在脑部的任何部位,但最常累及额叶的视区和颞叶部分[4]。

疱疹性脑炎常诊断困难。电子计算机断层扫描(computed tomography,CT)可排除具有相似症状的其他病变,如脑脓肿或占位性病变。CT和放射性核素扫描在疾病早期可能无显著性特征。

脑脊液(cerebrospinal fluid,CSF)检查常显示细胞增多(以淋巴细胞为主),白细胞(white blood cells,WBCs)计数可达50~2 000/μl。有时可见多形核白细胞增多和红细胞(red blood cells,RBCs)。许多患者脑脊液中的蛋白水平增高(平均80mg/dl;正常值因年龄而异,例如,如果≥6个月,则为15~45mg/dl)。

脑电图(electroencephalogram,EEG)检查敏感性最高,但特异性最差。CT或脑扫描通常在发病后1~2日后才会出现异常。HSV脑炎的EEG、CT和脑扫描表现可与其他的脑部疾病相似,而明确诊断需行脑组织活检。大多数医疗中心采用聚合酶链反应(polymerase chain reaction,PCR)方法检测脑脊液中单纯疱疹病毒DNA,是具有高度敏感性和特异性快速诊断疱疹性脑炎的方法[5]。

临床表现

案例 79-1

问题1:R. F.,男性,7岁。体重20kg,因抽搐就诊于急诊室。此前3日,R. F. 一直食欲缺乏、头痛并伴有发热(38.3~38.9℃)、嗜睡和定向障碍。实验室检查:白细胞为13×10^6/L,伴核左移。初诊细菌性脑膜炎,静脉给予头孢曲松(50mg/kg,每12小时1次)、地塞米松(0.15mg/kg,每6小时1次)治疗,并予以苯巴比妥(5mg/kg,每24小时1次)控制癫痫。脑脊液检查结果正常,未见细菌。立即静脉给予阿昔洛韦,10mg/kg,每8小时1次。PCR检测脑脊液中HSV-1 DNA阳性。R. F. 有哪些表现符合疱疹性脑炎?

发热、头痛、嗜睡和定向障碍是疱疹性脑炎的常见症状。一些患者的脑脊液检查可以是正常的,正如R. F. 所所表现的那样。脑脊液细菌培养阴性排除了细菌感染[6],而脑脊液中HSV-1 DNA PCR检测结果阳性则明确了疱疹性脑炎的诊断。

治疗:阿昔洛韦

案例79-1,问题2:R. F. 的疱疹性脑炎治疗应选择何种药物?

两项比较阿昔洛韦(acyclovir)和阿糖腺苷(vidarabine)(已在美国撤市)的研究显示,静脉注射阿昔洛韦(10mg/kg,每8小时1次,共10日)可有效治疗疱疹性脑炎[7,8]。阿昔洛韦治疗组12个月的全因死亡率为25%,阿糖腺苷治疗组为59%;阿昔洛韦治疗组约有1/3的患者恢复正常生活,而阿糖腺苷治疗组仅为12%[9]。

为R. F. 选用阿昔洛韦治疗,是因其能减少疱疹性脑炎患者的发病。疑似HSV脑炎患者应尽早开始使用阿昔洛韦治疗以改善临床结局,疗程至少21日[10]。皮质类固醇治疗疱疹性脑炎的疗效尚不明确。一个小样本非随机临床试验发现,皮质类固醇联合静脉注射阿昔洛韦的治疗效果有所提高[11]。不过在皮质类固醇能被推荐常规使用前还需要前瞻性的随机临床试验证据[12]。大多数疱疹性脑炎患者的治疗并不需要特别考虑阿昔洛韦耐药的问题。

不良反应

案例79-1,问题3:R. F. 静脉给予阿昔洛韦可能发生哪些不良反应?该如何监护并使之最小化?

阿昔洛韦是一个相对安全的药物,但静脉给予时可发生相关的肾毒性(表79-1)。约5%~10%患者的血尿素氮

（blood urea nitrogen，BUN）和血清肌酐（serum creatinine，SCr）水平升高，一般为可逆性。阿昔洛韦相对难溶，在 37℃时尿中最大溶解度为 1.3mg/ml。其相关肾损害的机制为高浓度导致的一过性的结晶性肾病[9]。

其他常见不良反应包括胃肠道反应如恶心呕吐，嗜睡、震颤、意识混乱、幻觉和抽搐等中枢神经系统不良反应少见[9,25]。肾功能受损的患者更易发生可逆性神经毒性。另

外，静脉输注阿昔洛韦还可引起注射部位的静脉炎和疼痛[9]，可控制输注浓度在 5mg/ml（最大浓度 7mg/ml）以减缓发生[25]。

使用阿昔洛韦期间必须严密监测肾功能，包括 BUN、SCr 和尿量。为降低肾毒性风险，R.F. 应充分水化，且每次阿昔洛韦输注时间应大于 1 小时。另外应密切观察注射局部有无炎症和疼痛，询问 R.F. 注射局部有无疼痛。

表 79-1

美国食品药品管理局（FDA）批准用于抗病毒治疗药物的不良反应

药物	不良反应
阿昔洛韦[9]	局部刺激和静脉炎；SCr 和 BUN 升高；恶心、呕吐；瘙痒和皮疹；肝转氨酶升高；CNS 毒性；血液学异常
金刚烷胺[13]	恶心、眩晕（头晕）、失眠（5%～10%）；抑郁、焦虑、易激惹、幻觉、意识混乱、口干；便秘、共济失调、头疼、末梢水肿和体位性低血压（1%～5%）；自杀意念或企图（<1%）
西多福韦[14]	肾毒性；中性粒细胞减少症；皮疹、头痛；脱发；贫血；腹痛；发热，感染、眼部张力减退；恶心、呕吐；乏力；腹泻
泛昔洛韦[15]	头疼、恶心、腹泻
膦甲酸[16]	发热、恶心、呕吐；肾脏功能障碍；贫血、腹泻、头痛；电解液异常；骨髓抑制；癫痫发作；厌食症；腹痛、精神状态改变、感觉异常、外周神经病变；咳嗽、呼吸困难；皮疹；一级 AV 阻断、ECG 变化
更昔洛韦[17]	SCr 升高；贫血；中性粒细胞减少症、全血细胞减少症、血小板减少、腹痛、厌食；腹泻、恶心、呕吐、视网膜脱离、玻璃体积血、白内障、角膜浑浊；神经病变；皮疹
奥司他韦[18]	恶心、呕吐、腹泻；腹痛；头晕、眩晕、失眠；自残和精神病
利巴韦林[19]	呼吸状态恶化、细菌性肺炎、气胸、呼吸暂停、呼吸机依赖；心脏骤停、低血压；皮疹、结膜炎
金刚乙胺[20]	CNS（失眠、眩晕、头疼、神经过敏、疲劳）和 GI（恶心、呕吐、食欲缺乏和腹痛）（1%～3%）
曲氟尿苷[21]	滴注时烧灼感或刺痛感（4.6%）、眼睑水肿（2.8%）、角膜病变、反射亢进、间质水肿、充血、眼内压升高
伐昔洛韦[22]	头痛（14%）；恶心（15%）、呕吐（6%）；头晕（3%）；腹痛（3%）
缬更昔洛韦[23]	中性粒细胞减少症；血小板减少症；腹泻、恶心、呕吐、腹痛；SCr 升高；失眠；外周神经病变；感觉异常；CNS（共济失调、头晕、癫痫、精神病、幻觉、困惑、嗜睡）；视网膜脱落（CMV 视网膜炎的治疗过程中）；过敏症
扎那米韦[24]	支气管痉挛、呼吸功能下降、尤其是原有基础呼吸道疾病；鼻腔或咽喉疼痛或堵塞、头痛、咳嗽；腹泻、恶心、呕吐

AV，房室；BUN，血尿素氮；CMV，巨细胞病毒；CNS，中枢神经系统；ECG，心电图；GI，胃肠道；SCr，血清肌酐。

口服替换治疗

案例 79-1，问题 4：经过静脉输注阿昔洛韦 7 日后，R.F. 开始清醒，反应正常，并恢复了正常活动和饮食。住院实习医师建议将静脉给药替换为口服，这样处理是否合适？

口服阿昔洛韦治疗对 R.F. 不合适。根据对成人的研究，阿昔洛韦口服吸收不稳定、缓慢且不完全，相对生物利

用度较低（$F = 0.15～0.30$），并随剂量增加而减低[26]。阿昔洛韦 200～800mg 多剂给药后平均血浆峰浓度为 0.83～1.60μg/ml[26]。由于只有 50%阿昔洛韦能穿透血-脑屏障，口服给药不能使 R.F. 脑脊液中达到足够的药物浓度。有关口服伐昔洛韦治疗脑炎的数据非常有限。在一个 HSV 脑炎患者中口服伐昔洛韦的小型药代动力学试验中发现，当伐昔洛韦在 CSF 达到治疗浓度后，CSF 浓度随时间逐渐下降，可能是因为血-脑屏障的炎症消退。因此，针对 R.F. 不建议当前改用口服治疗，应继续静脉输注阿昔洛韦以完成 21 日的疗程（表 79-2）[27]。

表 79-2

治疗各种病毒感染的 FDA 推荐药物

疾病	药物	剂量	给药途径	疗程
疱疹性脑炎	阿昔洛韦(Zovirax)[a]	>12 岁：10mg/kg q8h	IV	21d
		3 个月~12 岁：20mg/kg q8h	IV	21d
新生儿疱疹	阿昔洛韦(Zovirax)	≤3 个月：10~20mg/kg q8h	IV	14~21d
口面疱疹(治疗复发性感染)	阿昔洛韦(Zovirax) 泛昔洛韦(Famvir) 伐昔洛韦(Valtrex)	成人：400mg 5 次/d 成人：1500mg 成人：2 000mg bid	PO PO PO	5d 给药 1 次 1d
口面疱疹[b]（免疫功能低下患者)	阿昔洛韦(Zovirax)	>12 岁：5mg/kg q8h <12 岁：10mg/kg q8h	IV IV	7d 7d
	泛昔洛韦(Famvir)	成人：500mg bid	PO	7d
带状疱疹[b]（免疫功能正常患者)	阿昔洛韦(Zovirax) 泛昔洛韦(Famvir) 伐昔洛韦(Valtrex)	成人：800mg 5 次/d 成人：500mg q8h 成人：1 000mg q8h	PO PO PO	7~10d 7d 7d
带状疱疹[b]（免疫功能低下患者)	阿昔洛韦(Zovirax)	>12 岁：10mg/kg q8h <12 岁：20mg/kg q8h	IV IV	7d 7d
水痘(免疫功能正常患者)	阿昔洛韦(Zovirax)	>40kg：800mg qid >2 岁且<40kg：20mg/kg（最大剂量 800mg) qid	PO PO	5d 5~10d
水痘(免疫功能低下患者)	阿昔洛韦(Zovirax)	>12 岁：10mg/kg q8h <12 岁：500mg/m^2 q8h	IV IV	7~10d 7~10d
巨细胞病毒性视网膜炎(免疫功能低下患者)	更昔洛韦(Cytovene)	5mg/kg q12h，然后 5mg/(kg·d)，7 日/周或 6mg/(kg·d)，5 日/周	IV	诱导治疗 14~21d；维持治疗
	西多福韦(Vistide)	5mg/kg 前 2 周每周 1 次，然后每 2 周 1 次	IV	维持用药
	膦甲酸(Foscavir)	90mg/kg q12h，然后 90mg/(kg·d)	IV	诱导治疗 2 周；维持治疗
	缬更昔洛韦(Valcyte)	900mg bid，900mg qd	PO	诱导治疗 21d 后；维持治疗
A 型流感	金刚烷胺[c](Symmetrel)	>9 岁：100mg bid	PO	10d(治疗)，14~28d（与疫苗联合预防)，90d(无疫苗的预防)
		1~9 岁儿童：4.4~8.8mg/(kg·d)，但须最大剂量<150mg/d	PO	
	金刚乙胺[c](Flumadine)	>14 岁：100mg bid	PO	7d(治疗，未批准用于儿童)，预防 6 周
		1~13 岁儿童：100mg bid	PO	预防 6 周
		1~9 岁儿童 5mg/(kg·d)，bid（最大剂量 150mg/d)	PO	
A 型和 B 型流感	奥司他韦(Tamiflu)	>13 岁(或者>40kg)：75mg bid	PO	5d(治疗)
		>13 岁(或者>40kg)：75mg/d	PO	10d(预防)
				社区暴发，预防 6 周
		24~40 kg：60mg bid	PO	5d(治疗)

表 79-2

治疗各种病毒感染的 FDA 推荐药物（续）

疾病	药物	剂量	给药途径	疗程
		16~23 kg：45mg bid		
		>1 岁且 0~15 kg：30mg bid		
		24~40 kg：60mg/d	PO	10d（预防）
		16~23 kg：45mg/d		
		>1 岁且 0~15 kg：30mg/d		
	扎那米韦（Relenza）	>7 岁：10mg（2 喷）bid	吸入	5d（治疗）
		成人和青少年：10mg（2 喷）qd	吸入	10d（预防） 28d（社区暴发）
		>5 岁：10mg（2 喷）qd	吸入	10d（预防）
呼吸道合胞体病毒	利巴韦林（Virazole）	6g 入 300ml 液中，每日持续 12~18h	吸入	3~7d

ᵃ FDA 批准剂量是 10mg/kg。虽然 15~20mg/kg 也有使用，但是这个剂量的安全性尚未评估。

ᵇ 膦甲酸 40mg/kg IV q8h 被推荐用于阿昔洛韦耐药的单纯疱疹病毒或带状疱疹病毒感染。

ᶜ 金刚烷胺和金刚乙胺不再是推荐预防或治疗甲型流感的首选药物。

Qd，每日 1 次；bid，每日 2 次；qid，每日 4 次；IV，静脉注射；PO，口服。

新生儿疱疹

大多数新生儿疱疹（neonatal herpes）感染来源于感染母亲分娩时的生殖器分泌物[28]，多为 HSV-2 病毒。在美国年发病率为 1/5 000~1/3 000。感染可表现为以下 3 种形式之一：皮肤、眼睛和口腔（skin, eye, and mouth, SEM）局部感染（45%）；脑炎（30%）；或播散性疾病（25%）。很多患儿可导致灾难性的严重残疾[28]。采用目前可获得的抗病毒药物治疗，中枢神经系统感染的死亡率为 4%，而全身播散感染的死亡率可达 29%[28]。新生儿 HSV-1 感染可在出生后通过接触有或无症状家庭成员口面部感染或医院传播获得。如果感染来自母亲，临床症状一般出现于出生后 5~17日。尽管皮肤出现小水疱是感染的特征性改变，但至少有 1/3~1/2 的新生儿无皮肤发生[29]。70% 的新生儿患者，感染可由单纯皮损进展为涉及包括肺、肝、脾、CNS 和眼睛等其他脏器的疾病。

新生儿疱疹感染可通过对婴儿或母亲的上皮细胞进行直接荧光抗体检查诊断。水疱基底部位检查可发现 HSV 感染特征的巨细胞和核内包涵体。血清学检查结果也有助于诊断。

危险因素

案例 79-2

问题 1：S. P.，18 岁，妊娠 33 周。因胎膜早破待产入院。4 小时后，S. P. 经阴道分娩一 2.5kg 的男婴，R. P.。产后 24 小时患者报告外阴部出现水疱，她曾有生殖器疱疹史。她最近一次发作是在妊娠初 3 个月内。男婴 R. P. 是否有感染疱疹病毒的风险？

R. P. 有感染疱疹的风险，因为他母亲在妊娠初 3 个月内曾发生生殖器疱疹，他又是经阴道分娩而不是剖宫产[30]。若疱疹病毒来自原发感染母亲，新生儿感染疱疹的危险约为 35%；若来自感染复发的母亲其危险性为 3%[30]。

治疗：阿昔洛韦

案例 79-2，问题 2：出生后第 10 日，R. P. 出现食欲缺乏、易怒和呼吸窘迫。3 日之后开始出现皮损。R. P. 应该如何治疗？

R. P. 已表现出 HSV 感染的体征，必须给予抗病毒治疗（见表 79-2）。新生儿 HSV 感染应选择阿昔洛韦静脉注射治疗[28,29]。阿糖腺苷曾是治疗新生儿 HSV 的首选抗病毒制剂，因其能显著降低发病率，并是其他抗病毒制剂疗效对照的标准。阿糖腺苷与阿昔洛韦临床对照研究显示，阿昔洛韦在治疗婴幼儿 SEM 感染、脑炎和播散性 HSV 感染与阿糖腺苷等效[31]。由于阿昔洛韦使用更安全方便，因此已成为治疗新生儿 HSV 的标准治疗药物。

阿昔洛韦给药方法

案例 79-2，问题 3：R. P. 应该接受多大剂量的阿昔洛韦治疗？

尽管按 30mg/kg 剂量，分 3 次静脉给药，已被证明治疗新生儿疱疹有效，但 60mg/kg 的剂量分 3 次静脉给药在降低发病率和死亡率上更优。高剂量阿昔洛韦常导致血液系统异常，特别是中性粒细胞减少症[9,32,33]。新生儿仅累及

SEM 的最短疗程为 14 日，CNS 感染或播散性感染需疗程更长（如 21 日）[28]。

新生儿 SEM 感染长期口服阿昔洛韦抑制病毒的临床意义已有研究[34,35]，结果表明口服阿昔洛韦 300mg/m²，每日给药 3 次可以降低感染的再发率。但约一半患者发生了中性粒细胞减少症，其中还有一位患者出现了阿昔洛韦耐药[35]。由于抑制性阿昔洛韦应用的远期获益不肯定，不推荐应用于 SEM 感染患者[35]。

口面部疱疹

原发性和复发性口面部 HSV-1 感染可无任何症状。龈口炎和咽炎是 HSV-1 初次感染最常见的临床表现。复发性唇疱疹通常由 HSV 感染再活化导致，临床表现为发热、乏力、肌肉痛、食欲缺乏和易激惹。免疫功能低下的患者口面部疱疹（oral-facial herpes，herpes labialis）疼痛剧烈、损伤广泛、病毒分泌时间延长，因此宜进行抗病毒治疗。

唇疱疹（cold sores）是最为常见的口面部 HSV 感染。临床表现为疼痛或感觉异常和红斑以及水疱和水肿后丘疹。几日后形成痂皮并愈合。发病 2~3 日后病毒培养呈阳性，可通过电镜查见水疱液中的病毒颗粒或细胞荧光抗体染色而快速诊断。

抗病毒治疗的适应证

案例 79-3

问题 1：M. K.，男性，26 岁。在接触一位活动性疱疹患者后 2 日，出现口面部皮肤疼痛和红斑。接下来的 2 日发生明显水肿。M. K. 既往有过类似经历，无其他病史。他应进行抗病毒药物治疗吗？

大多数唇疱疹患者的病程是自限性，一般在 10 日内痊愈。抗病毒药物（如阿昔洛韦，伐昔洛韦，泛昔洛韦）仅适用于存在原发性感染、基础疾病或免疫功能低下的患者，因其可导致病程延长或播散。

M. K. 不应接受抗病毒治疗，但可考虑使用对乙酰氨基酚或非甾体抗炎药（NSAIDs）缓解症状。虽然冰敷、乙醚、赖氨酸、硝酸银及天花疫苗被用来治疗唇疱疹，但目前尚无证据支持它们的疗效。用冰或冰棒对改善症状也可能是有益的。

案例 79-4

问题 1：P. L.，男性，16 岁，8 个月前确诊为急性淋巴细胞白血病，为行骨髓移植入院。入院实验室检查显示其体内有 HSV-1 抗体。在 4 个月前的化疗期间，他曾患口面部疱疹。对即将骨髓移植的 P. L.，该病史及检查结果有什么意义？

免疫抑制的患者易患严重的皮肤黏膜 HSV 感染。因此应当考虑静脉给予阿昔洛韦抑制口面部 HSV 复发[36,37]。口服泛昔洛韦（famciclovir）已被批准用于治疗 HIV 感染患

者[38]，用于其他免疫功能低下患者的疗效如何仍缺乏证据。

抗病毒治疗

案例 79-4，问题 2：P. L. 未进行抗病毒治疗。两周后，他感到疲乏、口腔黏膜感到疼痛，且面部出现了皮损，皮损标本经免疫荧光查见 HSV。P. L. 应选择何种治疗？

应静脉给予阿昔洛韦 5mg/kg，每 8 小时 1 次，疗程 7 日[9]或直至皮损愈合。之后替换为口服阿昔洛韦 200mg，每日 3 次，疗程约 6 个月[26]。骨髓移植者并且病毒培养证明存在复发性皮肤黏膜单纯疱疹感染，口服阿昔洛韦（400mg，每日 5 次，疗程 10 日），在减轻疼痛、减少病毒排放、新皮损形成和缩短愈合时间上均优于安慰剂[39]。伐昔洛韦和泛昔洛韦也常用于移植患者的治疗[40]。

案例 79-5

问题 1：N. B.，女性，43 岁。1 年来反复发作唇疱疹 8~10 次，每次于感冒或日晒后发作。她要求处方阿昔洛韦，以在感觉唇疱疹发作前服用。抗病毒药物治疗对免疫功能正常患者的复发性唇疱疹急性期的治疗和预防有什么意义？

FDA 批准用于治疗免疫功能正常患者复发性唇疱疹的局部外用药物，包括 5% 阿昔洛韦乳剂（Zovirax）、5% 阿昔洛韦和 1% 氢化可的松乳剂（Xerese）、10% 二十二烷醇（Abreva）以及 1% 喷昔洛韦（Denavir）乳剂。临床试验表明这些制剂在唇疱疹刚露出端倪时开始治疗，可适当缩短皮损的愈合时间[41-47]。虽然喷昔洛韦乳剂可能比阿昔洛韦乳剂更为有效，但优势不显著[44,45]。二十二烷醇相比于其他制剂的优势在于它是非处方药。外用制剂必须在唇疱疹发生后 1 小时内使用，之后每 2 小时 1 次（睡眠时除外），连续 4 日。

迄今已完成的口服抗病毒药物的疗效评价研究结果并不一致。一些研究表明，免疫功能正常患者应用口服抗病毒药物能够缩短病程，减轻疼痛。但一项采用口服阿昔洛韦 200mg，每日 5 次，共 5 日的研究并未显示任何获益[48]。而在唇疱疹发生后 1 小时内开始口服阿昔洛韦 400mg，每日 5 次，共 5 日，可明显减轻疼痛，缩短愈合时间[49]。在唇疱疹出现最初迹象时口服伐昔洛韦 2g，12 小时后再次服用 2g，或单次口服泛昔洛韦 1 500mg，可获同样疗效[50,51]。目前尚无直接比较不同口服抗病毒药物疗效的研究数据[52]。当选择一种药物时，应同时考虑它的给药频次和成本[9,15,22]。

对每年唇疱疹复发 6 次和以上、没有先兆的频繁感染或有严重症状的患者推荐长期抑制治疗方案。对于每年口唇疱疹复发 6 次及以上的免疫正常患者的口唇疱疹，口服阿昔洛韦 400mg，每日 2 次，疗程 4 个月，较安慰剂可明显减少唇疱疹复发次数[53]。每日口服伐昔洛韦 500mg 或 1 000mg 同样能有效减少复发次数[54]。泛昔洛韦用于长期

抑制治疗唇疱疹的对照临床试验尚未见报道。

N.B. 可选择外用制剂或口服抗病毒药物以治疗其唇疱疹的急性发作,应指导她在唇疱疹初露迹象或症状时即开始治疗。如果想进行抑制治疗,应该口服阿昔洛韦或伐昔洛韦。

耐药性

免疫功能低下的口唇疱疹患者,阿昔洛韦耐药的疱疹病毒的发生率明显高于免疫功能正常者。据估计目前免疫功能低下人群 HSV 耐药率约 5%,部分人群如骨髓移植患者耐药率可达 30%[55,56]。在应用阿昔洛韦静脉注射无效的皮肤黏膜疱疹 AIDS 患者,静脉注射膦甲酸 40mg/kg,每 8 小时 1 次较静脉注射阿糖腺苷 15mg/(kg·d)疗效更好而毒性更低[57]。但值得关注的是日益上升的 HSV 对膦甲酸的耐药性,尤其在骨髓移植人群[58,59],西多福韦(cidofovir)用于治疗这类患者具有一定的疗效。对于阿昔洛韦耐药复发性生殖器疱疹患者,仅有限的证据显示局部用 5%咪喹莫特(imiquimod)乳剂治疗有效[60]。

水痘-带状疱疹病毒感染

水痘

水痘(chickenpox)过去是儿童常见的病毒感染,但自 1995 年应用水痘-带状疱疹病毒(varicella-zoster virus,VZV)疫苗后,在美国的发病率已降低了 84%[61]。该疫苗已被美国儿科学会(American Academy of Pediatrics)列为儿童的常规免疫之一。未接受免疫接种的青少年和没有得过水痘的成年人都应该接种疫苗。在该疫苗上市前,美国每年约有近 4 百万人发病,90%的病例发生在 15 岁以下的儿童和青少年中,而这其中大多数病例发生在 1 至 4 岁之间[62]。随着水痘病例数量减少,并发症和死亡率也随之下降[63]。感染 VZV 的患者,包括免疫功能低下的个体和孕妇,是出现肺炎和脑炎等并发症的风险人群。感染艾滋病毒的 VZV 儿童死亡风险增加[63]。

该病属传染性疾病,平均潜伏期 14~16 日。儿童从出疹前 1~2 日至水痘完全结痂均具有传染性(通常为出疹后 4~6 日)[63]。

超过 90%的易感者在家庭接触后感染,因此接触史有助于诊断。从皮损上刮下的标本经涂片可查见多核巨细胞。水痘标本电镜观察可发现病毒,对流免疫电泳可检测到抗病毒抗原。水痘是水痘-带状疱疹初次感染的表现,而带状疱疹是 VZV 的再激发[63]。

临床表现

案例 79-6

问题 1:A.V.,男性,10 岁。因可能复发水痘伴进展性皮损入院进行评估和治疗。据其母亲和家庭医生介绍,A.V. 曾于 4 岁时患轻微水痘且没有接种过疫苗。10 日前,颈部出现皮肤水疱和脓疱且呈进行性加重,逐渐扩散至背部、躯干、四肢和面部,伴发热 3 日(口腔体温 40.5℃),入院时体温已降至 37℃,呕吐 4 日。入院查体显示:神清,查体合作,定向力良好,但有明显的共济失调和小脑异常体征。与 VZV 感染一致的皮疹遍及面部、颈部、胸部和背部,融合成片。可见到红斑为基底的薄壁小水疱到脐样水疱不同阶段的皮损,少见结痂。血生化分析显示:

BUN:3.213mmol/L(正常值范围,1.8~6.4mmol/L)

SCr:15.25μmol/L(正常值范围,44~71μmol/L)

AST:65IU/L(正常值范围,0~34IU/L)

ALT:122IU/L(正常值范围,0~34)

由于可能存在 VZV 感染相关的小脑病变,因此开始静脉注射阿昔洛韦 550mg,每 8 小时 1 次(每日 1 500mg/m²)。同时给予苯海拉明(diphenhydramine)口服治疗瘙痒,但 A.V. 仅在入院第 1 日服用了两次。

阿昔洛韦治疗的第 2 日仍有新的皮疹出现。第 3 日皮损停止,且旧的皮损开始愈合,共济失调也逐日改善,A.V. 于治疗第 7 日出院,未再诉恶心和呕吐。出院后血清学随访显示,VZV 酶联免疫吸附测定(enzyme-linked immunosorbent assay,ELISA)滴度在第 20~60 日有 4 倍以上的升高,结果提示为初次 VZV 感染。为什么 A.V. 应用阿昔洛韦治疗是恰当的?

抗病毒治疗

新生儿、成人、免疫功能低下、进展性水痘和有皮外并发症的患者均可从阿昔洛韦治疗中获益。阿昔洛韦可有效地阻断 VZV 感染的全身播散,促进皮损愈合,缓解发热和疼痛并降低死亡率[64,65]。A.V. 水痘呈持续进展性,并有皮外并发症表现(如共济失调、小脑异常体征)。由于可能存在小脑受累,因此 A.V. 使用阿昔洛韦静脉注射治疗是恰当的。

案例 79-7

问题 1:C.J.,男孩,8 岁。患水痘在家隔离观察。4 日后,他的 15 岁兄弟 K.J. 也出现了相同的症状。免疫功能正常患者使用阿昔洛韦治疗水痘的疗效如何?C.J. 或 K.J. 应使用阿昔洛韦治疗吗?

3 项关于儿童(2~18 岁)的临床研究表明:在发病初始 24 小时内开始口服阿昔洛韦 20mg/kg,每日 4 次,疗程 5~10 日可明显减轻发热、瘙痒,加速愈合,减少新的皮损发生。但获益并不明显(较安慰剂快 1 日愈合),且并不能减少并发症的发生[66]。因此美国儿科学会不推荐在健康儿童常规使用阿昔洛韦,所以 C.J. 无应用指征[67]。

青少年和成人较儿童更易发生并发症(如肺炎、脑炎等)。其他易导致并发症的高危人群包括慢性皮肤或肺部疾病、长期接受水杨酸治疗和接受短期、间隙性或雾化皮质类固醇治疗的患者[67]。青少年和成人在发病的初始 24 小时内给予阿昔洛韦口服治疗 800mg,每日 4 次,疗程 5

日,可明显减少皮损和缩短愈合时间,减轻发热和瘙痒症状。但阿昔洛韦能否预防严重并发症的发生尚不清楚[68-70]。因此对 K. J. 这样 14 岁以上的男孩或有慢性呼吸或皮肤疾病的具有发生重症水痘高风险的患者,应考虑应用阿昔洛韦治疗[71]。目前尚无临床试验结果支持泛昔洛韦和伐昔洛韦用于治疗水痘。然而,对于有中重度并发症风险的青少年和成人,可能更推荐服用频次较少的伐昔洛韦或泛昔洛韦。

支持治疗

案例 79-7,问题 2: 支持治疗对 C. J. 和 K. J. 的治疗有何意义?

冷浴和应用炉甘石(calamine)或其他外用止痒剂可减轻瘙痒症状。并修剪指甲以避免刮伤和继发细菌感染。重症患者因需要镇静,可能应用全身止痒剂和抗组胺药才能达到目的。C. J. 和 K. J. 应避免使用阿司匹林,因为水杨酸类药物可导致麻疹或流感样疾病的患儿发生瑞氏综合征(Reye syndrome)(参见第 102 章)。

带状疱疹

带状疱疹(shingles,herpes zoster)感染是因人体免疫力下降时潜伏于感觉神经元中 VZV 激活引起,在免疫功能低下的人群(HIV、肿瘤和接受免疫抑制剂治疗的患者)发病率较高。带状疱疹发病率随年龄增长而上升,老年患者一旦发病,一般病情较重[72]。

急性带状疱疹感染特征性临床表现是刺痛或灼痛感,可伴有感觉过敏。多数患者有皮疹,开始为红斑,逐渐进展为水疱,约 7~10 日后干燥结痂,约 1 个月后痊愈,可能会留有瘢痕[72]。

疱疹后神经痛(postherpetic neuralgia,PHN)是急性带状疱疹的常见并发症,可在皮疹后发生并持续 1 个月以上,估计约有 10%~70% 的患者存在 PHN。由于其治疗十分困难,因此带状疱疹的预防是十分重要的[72]。

急性带状疱疹药物治疗的目的是抑制病毒复制以减轻疼痛和缩短皮疹时间,最终目的是避免神经损害,降低 PHN 发生率和严重程度。但遗憾的是,治疗并不能完全避免 PHN 的发生。

带状疱疹疫苗(Zostavax)能显著降低发病率及其并发的 PHN(见第 64 章)。

免疫正常患者的抗病毒治疗

案例 79-8

问题 1: E. O.,男性,72 岁,既往健康。主诉左臂下面烧灼痛 2 日就诊。疼痛可放射至胸部,触摸局部疼痛加重。今晨发现手臂出现皮疹,并向中线蔓延。实验室检查发现:BUN 5.4mmol/L(正常值范围,2.88~6.48),SCr 177μmol/L(正常值范围,53.10~106.20),未接种过带状疱疹疫苗。确诊为带状疱疹。应开始何种治疗?

阿昔洛韦是所有新抗 VZV 治疗药物药效的标准对照制剂。免疫功能正常患者,口服阿昔洛韦 800mg,每日 5 次,疗程 10 日,能有效减轻初始 28 日的急性疼痛,治疗应在皮疹发生后的 72 小时内开始。阿昔洛韦减轻 PHN 及慢性疼痛的作用充其量为中等程度。大量的临床试验显示其不能减轻 PHN,虽然一项关于阿昔洛韦治疗带状疱疹的 meta 分析显示有效,但 6.3 例患者需从 VZV 感染发生后开始治疗并持续 6 个月,才能防止 1 例 PHN 发生[73]。

泛昔洛韦已被批准用于急性带状疱疹感染的治疗。前药泛昔洛韦在肠道内可被迅速吸收并转化为活性形式喷昔洛韦(penciclovir)。泛昔洛韦的生物利用度较阿昔洛韦高,因而在感染细胞内具有较高的活性药物浓度。其半衰期(10 小时)也长于阿昔洛韦,可减少给药频次[74]。一项大样本的临床对照试验显示,口服泛昔洛韦 500mg 每日 3 次,缩短急性疼痛持续时间和促进皮疹愈合的疗效与口服阿昔洛韦 800mg 每日 5 次相当[75]。泛昔洛韦不能减少 PHN 的发生率,但能缩短 PHN 的病程[76]。

为克服阿昔洛韦生物利用度差的缺点,研发上市了阿昔洛韦的前体药物伐昔洛韦。口服给药经迅速和充分的吸收后转化成阿昔洛韦。临床试验表明,口服伐昔洛韦 1g 每日 3 次减轻皮疹进展和缩短皮疹愈合时间与口服阿昔洛韦 800mg 每日 5 次疗效相当,缓解带状疱疹相关疼痛的作用较阿昔洛韦更有效[77]。伐昔洛韦减少急性带状疱疹相关疼痛和 PHN 的疗效类似泛昔洛韦[78]。

E. O. 应选择以上 3 种药物中的一种开始治疗。泛昔洛韦或伐昔洛韦可能更合适,因为每日 3 次的给药方案依从性明显好于阿昔洛韦每日 5 次的给药方案。治疗应在皮疹发生 72 小时内给予,阿昔洛韦疗程 10 日,泛昔洛韦或伐昔洛韦的疗程为 7 日。虽然这些药物不能预防 PHN,但是可以缩短疼痛持续时间。因均在肾脏消除,故剂量的选择应基于 E. O. 的肌酐清除率(表 79-3)。

E. O. 处于急性期,可能还需要控制疼痛的药物治疗,如非甾体抗炎药、阿片类药物或曲马多(tramadol)[91,92]。另外,建议 E. O. 保持皮疹区域的清洁和干燥,避免局部用抗菌药物。如果皮疹加重或出现发热,应与家庭医生联系。

案例 79-8,问题 2: E. O. 是否应该使用皮质类固醇来治疗或预防带状疱疹相关疼痛?

是否使用皮质类固醇如泼尼松(prednisone)或泼尼松龙(prednisolone)仍存在争议[93],已有大量研究对类固醇治疗急性神经痛和 PHN 的疗效进行了评估。早期的研究显示,对急性疼痛和 PHN 均有效,但这些研究均为小样本非对照试验,所使用的皮质类固醇药物及给药方案也不相同。新近的绝大多数研究表明皮质类固醇能缓解急性疼痛,但对 PHN 无效[94-97]。考虑到阿昔洛韦、泛昔洛韦或伐昔洛韦等药物可有效治疗急性疼痛,E. O. 不应该使用皮质类固醇,因其对防止 PHN 无效并可能引起带状疱疹的播散及继发细菌感染。

表79-3

抗病毒药物的临床药代动力学

药物	患者类型	峰浓度/(μg·ml⁻¹)	表观分布容积	药物消除			备注
				尿液原型药/%	清除率	消除半衰期/h	
阿昔洛韦[9,25,26,79-82]	成人	3.4~22.9(2.5~10mg/kg,IV) 0.83~1.61(200~800mg,PO)	59L/1.73m²	69~91	327ml/(min·1.73m²)	2.5~3.3	如果 ClCr 为 25~50ml/(min·1.73m²),可按100%推荐剂量,但应将给药间隔延长至 12h 和 24h;如 ClCr 为 0~10ml/(min·1.73m²),可用 50% 推荐剂量,每 24 小时 1 次
	新生儿	N/A	24~30L/1.73m²	N/A	98~122ml/(min·1.73m²)	3.2~4.1	
金刚烷胺[13]	成人	0.2~0.5(100~200mg,PO)	3~8L/kg	52~88	2.5~10.5L/h	20~41	肾衰患者的剂量调整:ClCr 30~50ml/(min·1.73m²),第 1 日 200mg,之后 100mg/d;ClCr 15~29ml/(min·1.73m²),第 1 日 200mg,之后 100mg 每两日 1 次;ClCr < 15ml/(min·1.73m²),200mg 每周 1 次
泛昔洛韦[15,83,84]	成人	0.8~6.6(150~1 000mg,PO)	1.1L/kg	73~94ᵃ	0.37~0.48L/(h·kg)	2.2~3.0	如果 ClCr 40~59ml/min,100%推荐剂量,延长给药间隔至 12h;ClCr 20~39ml/min,100%推荐剂量,延长给药间隔至 24h;ClCr < 20ml/min,250mg 每 24 小时 1 次
奥司他韦[18,85-87]	成人	0.6~3.5ᵇ(75mg,PO)	23~26L	99ᵇ	18.8L/h	6.0~10	如果 ClCr 10~30ml/min,每日 75mg。肝功能损害的影响尚无评价证据
	小儿(1~12岁)	0.06~0.8ᵇ(2mg/kg,PO)	N/A	N/A	0.63L/(h·kg)	3.2~7.8	根据体重和年龄推荐剂量。体重15kg年龄1~3岁,30mg bid;15~23kg,4~7岁,45mg bid;23~40kg,8~12岁,60mg bid;>40kg,>13岁,正常成人剂量
	青少年	N/A	N/A	N/A	0.32L/(h·kg)	8.1	

表 79-3

抗病毒药物的临床药代动力学（续）

药物	患者类型	峰浓度/(μg·ml⁻¹)	表观分布容积	药物消除			备注
				尿液原型药/%	清除率	消除半衰期/h	
金刚乙胺[20]	成人	0.2~0.7(100~200mg,PO)	17~25L/kg	20	20~48L/h	25~32	由于本药明显影响陈代谢，严重肝脏疾病患者必须调整剂量。老年人和严重肾衰竭患者也需要调整剂量。生产商建议剂量减半（ClCr<10ml/min）
伐昔洛韦[22,88]	成人	5.7~6.7ᶜ(1 000mg,PO)	N/A	46~80ᶜ	N/A	2.5~3.3ᶜ	如果ClCr 30~49ml/min，100%推荐剂量，延长给药间隔至12h；ClCr 10~29ml/min²，100%推荐剂量，延长给药间隔至24h；ClCr<10ml/min²，500mg，每24小时1次
扎那米韦[24,89,90]	成人	0.02~0.1(10mg,INH)	15.9L	7~17	2.5~10.9L/h	2.5~5.1	吸入剂量的4%~17%可被机体吸收，虽然关于肝肾损害的研究非常有限，但可不调整剂量

ª 活性代谢物喷昔洛韦的药代动力学特点。
ᵇ 活性代谢物奥司他韦羧酸盐。
ᶜ 活性代谢物阿昔洛韦的药代动力学特点。
Bid, 每日2次；ClCr, 肌酐清除率；INH, 吸入法；IV, 静脉；N/A, 未检测到；PO, 口服。

尽管有多种药物得到研究,但 FDA 批准用于 PHN 的治疗药物包括外用辣椒素(capsaicin)乳膏、凝胶或 8%辣椒素贴剂、5%利多卡因贴剂(Lidoderm)和口服加巴喷丁和普瑞巴林。辣椒素可耗竭将疼痛从外周传递到中枢神经系统的神经递质 P 物质。最大规模的一项双盲安慰剂对照试验评估了 143 名 PHN≥6 个月患者的疗效,结果 0.075%辣椒素乳膏治疗 6 周后,治疗组和对照组的疼痛积分分别下降 21%和 6%[98]。在双盲试验阶段结束之后,继续用辣椒素乳膏治疗两年,绝大多数疼痛得到持续缓解[98]。辣椒素每日应用药 3~4 次。8%辣椒素贴剂应由医护人员用药,用药时间约 1 小时,用药间隔不能短于 3 个月。5%利多卡因贴剂仅与安慰剂进行过对照试验,且缓解疼痛的作用只持续至给药后 4 至 12 小时。辣椒素乳膏、凝胶或利多卡因贴剂均可作为 E.O. 的一线选择药物。辣椒素给药后常见的不良反应为烧灼感,有三分之一的患者无法耐受,随着使用持续烧灼感会逐渐减弱。

如果处方利多卡因贴剂,E.O. 应在医护人员指导下可在疼痛区域贴最多 3 个贴剂,应告知患者每日贴药时间不能超过 12 小时,重点是正确处理使用过的贴剂。即使用过的贴剂也含有大量的利多卡因,小孩或宠物可能因咀嚼、吞咽使用过的贴剂导致严重的后果[99]。

普瑞巴林(pregabalin)已被批准用于治疗 PHN,但存在发生相关不良反应的较大风险。普瑞巴林通过与钙通道亚基结合,减少神经末梢钙流入,使谷氨酸、去甲肾上腺素和 P 物质等神经递质的释放减少[100]。临床研究显示,普瑞巴林治疗组有 29%患者出现头晕,而安慰剂组只有 9%。普瑞巴林治疗组 22%患者出现嗜睡,而安慰剂组仅 8%。头晕和嗜睡在普瑞巴林给药后迅速出现,并呈剂量依赖性[100]。

其他用于治疗 PHN 的药物包括三环类抗抑郁药物[如阿米替林(amitriptyline)、地昔帕明(desipramine)]和阿片类制剂[101]。

免疫功能低下患者的抗病毒治疗

案例 79-9

问题 1: R.F.,女性,68 岁,主诉"面部疱疹并伴随剧烈疼痛"。她有风湿性多发性肌痛和疑似颞动脉炎引起头痛的病史,通常给予类固醇有效。入院 5 日前开始出现右前额头痛并进行性加重,2 日前家庭医生调整其泼尼松剂量,从 30mg/d 改为 60mg/d。1 日前,面部出现疱疹。诊断为带状疱疹病毒感染以控制疼痛收治入院。入院 6 小时后,R.F. 开始出现幻视、耳鸣以及自言自语。行腰穿脑脊液检查结果显示:

白细胞计数:3 个(2 个淋巴细胞和 1 个单核细胞)

红细胞计数:3 个

蛋白质:84mg/dl

葡萄糖:86mg/dl

分离出带状疱疹病毒。即行静脉注射阿昔洛韦 10mg/kg,每 8 小时 1 次治疗。抗病毒治疗为什么适用于 R.F.?她应继续还是停用泼尼松?

R.F. 长期使用大剂量的皮质类固醇,有抗病毒治疗的适应证。阿昔洛韦可以阻止类似 R.F. 的免疫功能低下患者带状疱疹病毒急性感染的进展[102]。

静脉注射阿昔洛韦 10mg/kg,每 8 小时 1 次,是治疗严重免疫功能不全患者有效的方案。对病情较轻的免疫功能不全患者,在密切监护下,可以口服阿昔洛韦 800mg,每日 5 次;或伐昔洛韦 1 000mg,每日 3 次;或泛昔洛韦 500mg,每日 3 次[103]。抗病毒治疗能快速清除皮肤囊泡中的带状疱疹病毒。阿昔洛韦缓解疼痛或预防 PHN 的作用近乎没有[102]。初步的研究表明伐昔洛韦或泛昔洛韦对免疫功能低下患者的严重带状疱疹有效[104,105]。

全身应用皮质类固醇尚未证实其有效性,并可能延缓皮损愈合。因此如果可能,R.F. 的泼尼松应缓慢减量。

阿昔洛韦的不良反应

案例 79-9,问题 2: 在阿昔洛韦治疗的第 4 日,R.F. 出现严重恶心并呕吐 3 次。实验室检查显示:BUN 16.07mmol/L,SCr 282.88μmol/L(基线值:BUN 3.57mmol/L,SCr 88.40μmol/L)。为什么 R.F. 必须调整阿昔洛韦剂量?

接受阿昔洛韦治疗的带状疱疹病毒感染患者出现恶心呕吐的不良反应已有报道[9],同样 SCr 与 BUN 升高也与阿昔洛韦治疗有关,其发生可能继发于阿昔洛韦在肾小管中的结晶,摄入液体量不足时尤为明显(见表 79-1)。由于 R.F. 肌酐清除率在 10~25ml/(min·1.73m²),阿昔洛韦剂量给药间隔应延长至 24 小时,并应在治疗期间尽力维持水化(参见表 79-3 和第 2 章)。

流行性感冒

流行性感冒(influenza)是由正黏液病毒科病毒导致的急性感染。A 型病毒常引起流感的流行,而 B 型病毒通常引起散发感染。感染通过吸入流感患者喷嚏射出含有病毒的空气飞沫传播,也可因直接接触被含病毒飞沫和被鼻咽分泌物污染的物品传播,典型的潜伏期为 2 日(1~4 日)。

流感 A 型病毒根据表面抗原分为血凝素(H)和神经酰胺酶(N)型。有 3 个血凝素亚型(H1,H2,H3)和 2 个神经酰胺酶亚型(N1,N2)可引起人流感。一种亚类病毒感染后对其他亚类的病毒几乎没有或根本没有免疫力。此外,同一亚型病毒随时会发生明显的抗原变异(抗原漂移)。因此,感染或疫苗接种不能提供对同一亚型但亲缘关系较远病毒感染的免疫保护,这是流感持续发生大规模流行的根本原因。为最大限度地提高免疫效率,疫苗应根据当年最可能流行的病毒株抗原重新制备[106]。

6个月以上的个体均可接种流感疫苗。接种流感疫苗对于部分人群至关重要,具有最高风险的人群(表79-4)应每年接种流感疫苗。目前有两种流感病毒疫苗,一种包含两种A型病毒株和一种B型病毒株的三价疫苗,以及一种含有两种A型和B型病毒株的四价疫苗[107]。目前,没有关于哪种疫苗更适用于特殊人群的建议。但是,高剂量疫苗制剂是其他流感疫苗制剂中含有抗原量的4倍,适用于65岁及以上的患者。老年人对已知标准剂量的流感疫苗反应不理想,较高剂量的疫苗旨在提高老年人的免疫反应。使用高强度疫苗的早期试验发现,与标准剂量疫苗相比,高剂量疫苗在65岁及以上成人预防流感的效率提高了24.2%[108]。最后,皮内注射的流感疫苗应皮下注射,而不是肌内注射。皮内疫苗需要较小规格的针给药,并且较少的抗原与常规流感疫苗一样有效,它适用于18~64岁的成年人[109]。

疫苗的效果取决于疫苗与流行病毒的相似性和宿主的免疫力。如疫苗与流行病毒抗原匹配,疫苗对健康成人及儿童的保护率约70%~90%。可预防30%社区老年人入院及发生肺炎,对居住于养老院的老年人预防率为40%[110]。尽管疫苗的效能较低,但仍可降低发病的严重程度及减少并发症的出现。

表79-4

需接种流感疫苗的人群[97]

- 所有年龄≥6个月的人
- 居住于护理之家或长期护理机构的人
- 有慢性肺病或心血管疾病的成人和儿童
- 因慢性代谢性疾病(如糖尿病)、肾功能不全、血红蛋白病或免疫抑制(药物治疗或HIV感染导致)需医学随访的成人和儿童
- 有误吸风险的儿童和成人(如认知障碍、脊髓损伤、癫痫)
- 接受长程阿司匹林治疗的儿童(6个月至18岁)
- 流感季节有受孕计划的妇女
- 医护工作者
- 高危人群的家庭成员(包括有接触的婴儿和0~59个月的儿童)

易被患者传播流感的高风险个体包括:医院和诊所的医师、护士和其他工作人员;养老院和慢性病护理机构雇员;提供家庭保健服务人员及其包括儿童的家庭成员,每年均需要接种疫苗。考虑到流感的高发病率和死亡率,所有人均应每年接种流感疫苗。

疫苗的最佳接种时间为10月中旬到11月中旬,因为在美国流感活跃的高峰期为12月下旬至次年3月上旬。接种太早将导致所需的抗体滴度在流感季节结束前即发生衰减。流感疫苗应该在整个流感季节都可使用,即使在已

确定有流感疫情暴发的社区[107]。

因为注射用流感疫苗为灭活疫苗,不含有传染性的病毒,不会引起流感。最常见不良反应是接种部位疼痛,持续约2日[111]。发热、不适、肌痛和其他全身反应不常发生,一般在疫苗接种后6~12小时发生,持续约1~3日[110,111]。卵蛋白引起的速发型过敏反应(荨麻疹、血管神经性水肿、变应性哮喘或全身性过敏反应)罕见。高过敏体质者和正患急性发热疾病者不能接种。但伴或不伴发热的轻微疾病不是流感疫苗接种的禁忌证,特别对患轻微上呼吸道感染或过敏性鼻炎的儿童。当存在疫苗接种禁忌时,应预防性使用神经氨酸酶抑制剂[奥司他韦(oseltamivir)或扎那米韦(zanamivir)][107]。在美国因金刚烷胺(amantadine)和金刚乙胺(rimantadine)广泛耐药已不再推荐用于预防流感[107]。

依靠临床表现不能鉴别A型和B型流感。必须从咽喉冲洗液或痰液中分离出病毒和恢复期抗体滴度显著升高才能确诊。

临床表现

案例 79-10

问题1: K.B.,女性,40岁。来到药房声称患"流感"。她最近刚找到一份工作,担心生病需要休息的时间过长会失去岗位。为鉴别普通感冒与流感,你应如何进行问诊?

要鉴别普通感冒与流感很困难,但有一些线索可以初步区分。在美国流感发病流行的典型季节是从12月至次年3月,流感患者一般更多具有全身症状,如发热可>38.9℃伴头痛、肌痛和咳嗽。而普通感冒更常见流鼻涕、鼻塞和打喷嚏。咽喉痛两者均可发生。细菌性咽喉炎(如化脓性咽喉炎)与病毒性咽喉炎的不同之处在于后者发病缓且疼痛轻,淋巴结轻微增大无压痛[112]。

应询问K.B.的症状表现和疾病接触史,并深入了解其所在社区是否确定有流感流行,这些将有助于鉴别流感与普通感冒。

治疗

案例 79-10,问题 2:K.B. 陈述过去24小时的症状符合流感的表现。治疗流感都有哪些选择?为什么她应考虑使用神经氨酸酶抑制剂如扎那米韦或奥司他韦进行治疗?

疑似或确诊流感并伴有并发症高风险(如先天性心脏或肺部疾病者、未接种疫苗的婴儿和儿童、老年人、免疫功能低下者)的患者,在出现症状后48小时内开始抗病毒治疗可获较好疗效。无论是否接种过疫苗、疾病是否严重以及是否要求住院均应给予治疗。发病已超过48小时的患者也可考虑治疗,但治疗效果较差[113]。治疗可缩短病程,减少传播的可能,降低并发症的发生。

神经氨酸酶抑制剂扎那米韦(Relenza)和奥司他韦

（Tamiflu）能有效抑制流感 A 和 B。其机制是选择性抑制病毒复制及传播所必需的酶——神经氨酸酶。目前口服奥司他韦适用于 1 岁或以上的患者的预防和治疗，口服扎那米韦用于 7 岁以上患者流感的预防和 5 岁及以上患者的治疗[18,24]。帕拉米韦是一种肠外制剂，适用于 18 岁以上的成人，以及不能耐受或口服奥司他韦不吸收或吸入扎那米韦的患者[114]。

扎那米韦目前可用的为吸入性粉剂，用于成人流感治疗，10mg（2 吸），每日 2 次，共用 5 日。第 1 日 2 次吸入间隔至少 2 小时，第 2～5 日，2 次吸入间隔至少 12 小时[24]。用药后可能会发生支气管痉挛，如果要使用支气管扩张剂，应在扎那米韦给药前使用[24]。给药系统（Rotadisk/Diskhaler）的正确使用很重要，临床药师应培训患者掌握使用给药系统的技巧。

奥司他韦与扎那米韦有相似的药理学特点，但口服生物利用度明显优于扎那米韦。奥司他韦已被批准用于 1 岁及以上儿童和成人。成人治疗流感采用剂量 75mg，每日 2 次，共 5 日[18]。奥司他韦对于儿童推荐使用混悬液。与扎那米韦类似，奥司他韦也必须在症状发作 48 小时内用药。常见不良反应为恶心、呕吐和头痛[18]。值得重视的是已发现奥司他韦耐药的流感病毒[115]。此外已有多起服用奥司他韦后，发生自残和兴奋谵妄的报告，并以儿童多见[116]。

帕拉米韦的剂量为一次 600mg，肌内注射或 15 至 30 分钟内静脉给药。由于该药物主要用于中度甲型流感患者，因此感染乙型流感的患者或需要住院治疗的严重感染患者的疗效尚不清楚。最常见的不良反应是腹泻；然而，有报道在使用过程中出现严重的皮肤病反应和异常行为。

近年来，流感病毒对金刚烷胺和金刚乙胺耐药率性急剧上升。因此已不再常规推荐用于流感的预防或治疗[117]。

流感发病 48 小时内服用扎那米韦和奥司他韦后，症状约在可以在 1 日左右缓解[118-120]。有关神经氨酸酶抑制剂可否预防肺炎等严重流感并发症或使慢性疾病加重的证据仍不充分[107]。考虑到 K. B. 出现症状仅 24 小时且致病原不确定，神经氨酸酶抑制剂可使其获益。口服奥司他韦较吸入扎那米韦用药更方便，使患者用药依从性更好。虽然奥司他韦不能治愈流感，但可在 1 日内缓解症状。因此她应使用奥司他韦治疗，疗程 5 日。

案例 79-11

问题 1： J. T.，男性，74 岁。从一个养老院被带到急救部就诊，主诉"发热伴寒战、咳嗽、头痛、不适、厌食和畏光"。已发病 48 小时，并于当晚病情加重。查体显示：面色潮红，皮肤发热且潮湿，呼吸困难。生命体征血压 150/90mmHg，脉搏 108 次/min，呼吸 22 次/min，体温 39.4℃；双肺听诊可闻及啰音；胸部 X 片显示双肺浸润改变，但无实变影。动脉血气分析显示明显的低氧血症，PaO_2 和 $PaCO_2$ 均为 6.665kPa。J. T. 有明确的慢性支气管炎病史，并在 16 个月前发生过一次脑卒中。

留取血、痰和尿培养标本后，J. T. 开始抗菌药物治疗（静脉注射头孢曲松钠 1g，每 24 小时 1 次和阿奇霉素 500mg，每 24 小时 1 次）。痰标本革兰氏染色查见很多白细胞，但未见细菌。经鼻管进行氧疗 4L/min。

24 小时后，呼吸困难加重，动脉血气进一步恶化（PaO_2 5.332kPa，$PaCO_2$ 7.332kPa）。行气管插管并取痰标本并进行病毒学检查。3 日后，从痰液分离出流感病毒 A；血、尿及痰细菌培养均阴性。为什么其表现指向流感病毒感染？J. T. 具有抗病毒治疗指征吗？

尽管流感症状会随年龄有所不同，但绝大多数 A 型流感表现为突起高热、寒战、咳嗽和头痛。如 J. T. 这样的老年和有基础疾病的患者多需要住院治疗，因病情可能迅速恶化。

J. T. 进行抗病毒治疗不合适。目前尚无在症状出现 48 小时后治疗有效的抗病毒药物。此外抗病毒药物只对没有并发症的流感有效[107]。

预防

流行性感冒疫苗

案例 79-11，问题 2： 在接下来的 3 周内，另外 2 家养老院也出现了多例 A 型流感患者。应采取什么措施以防止流感在其他居住者中进一步暴发？

居住于护理之家的人与工作人员应同时接种疫苗和采用奥司他韦或扎那米韦进行化学预防。美国疾病控制预防中心（Centers for Disease Control and Prevention，CDC）推荐所有 6 个月及以上的人进行免疫接种，特别是高危人群（见表 79-4）[107]。首先是具有发生流感并发症高风险人群及其家庭接触者，其次是 50 岁及以上健康成年人和上一年度需定期随访的慢性代谢性疾病儿童患者。任何小于 9 岁的儿童都需要接种两次以保证获得最佳效果。第一次接种应在可获取疫苗时尽早进行，如果可能最好在 10 月结束前。第二次应在社区出现流感前。疫苗接种应贯穿整个流感季节，根据流感持续时间，可以延续至次年 2 月或 3 月。但流感疫苗并不能完全的达到预防效果（70%）[120]，因此可能产生抗体不足的高危人群（如晚期 HIV 感染患者，居住护理之家者）应使用奥司他韦或扎那米韦作为疫苗保护的补充[108,113]。

减毒活流感疫苗适用于 2～49 岁非妊娠健康个体。临床研究显示，对于匹配的流感病毒株，流感减毒活疫苗在儿童的保护率约为 87%，而成人约 85%[121,122]。与肌内注射接种相比，经鼻途径更方便，依从性更好。但因为是活疫苗，接种后 2 日或更长时间可能发生病毒复制和分泌。因此免疫抑制的患者及其密切接触者（包括医护工作者）不可接受活疫苗。其他不应接种活疫苗的人包括哮喘患者、慢性肺部或心血管系统疾病患者、慢性代谢疾病如糖尿病、肾脏功能障碍或血红蛋白病患者，正接受阿司匹林或其他水杨酸盐类药物治疗的儿童和青少年等[107]。

奥司他韦和扎那米韦

奥司他韦预防流感的临床试验研究显示,安慰剂组和治疗组经实验室确诊的流感发生率分别为 4.8% 和 1.2%[123],而在一家专业护理机构,安慰剂组和奥司他韦治疗组的流感发生率分别为 4.4% 和 0.4%。此外,奥司他韦可将在家中暴露于流感的患者感染率从 12% 降至 1%。扎那米韦也被证实能有效预防流感[124,125]。

比较两种神经氨酸酶抑制剂效果的研究结果尚无公开报道。考虑到奥司他韦为口服制剂,对于养老院患者应用更方便,而扎那米韦需要采用特殊的给药装置并配合正确的吸入方式。

呼吸道合胞病毒感染

呼吸道合胞病毒(respiratory syncytial virus,RSV)导致 2 岁以下婴幼儿细支气管炎和支气管肺炎。有一半以上的婴幼儿在 2 岁内被感染过,其中约 1%~2% 需要住院治疗[126]。严重早产儿、免疫力低下、先天性心脏病或肺部疾病儿童因 RSV 感染存在死亡高风险[127]。3 岁前感染过 RSV 的患者在其童年时期患哮喘的风险增加[128]。

RSV 感染通常发生在冬季,患者多有胸部 X 片和血气分析结果异常,鼻咽分泌物中可分离出病毒。

临床表现和利巴韦林治疗

案例 79-12

问题 1:J.R.,男婴,6 月龄,因"昏睡、呼吸急促和发绀"送入急诊。J.R. 为先天性 HIV 患儿。查体发热(38.9℃)、呼吸急促、呼气时可闻及喘鸣音。胸部 X 片显示有扁平的横膈膜和肺实质过度充气。由于低氧血症和高碳酸血症,J.R. 被放置于充氧箱以维持肺泡氧分压>7.999kPa。其呼吸道分泌物中可分离出 RSV。J.R. 适用什么治疗?

J.R. 这样的 RSV 患者,治疗目的是为了增加血氧饱和度,减轻气道阻塞[129]。RSV 的治疗应根据临床症状体征和相关并发症制定个体化方案。首要治疗是给氧。尽管支气管扩张剂或皮质类固醇有可能缓解如哮喘等疾病的气道阻塞,但它们尚未证实在治疗毛细支气管炎方面有效[130,131]。作为雾化给药的高渗盐水有利于增加黏液纤毛清除率[130]。患有中度至重度毛细支气管炎的婴儿和儿童,预期住院时间(length of stay,LOS)至少 3 日,当使用 3% 生理盐水雾化时,可能使 LOS 缩短 1 日[131]。不良反应包括喘息和分泌物过多。

利巴韦林(ribavirin)对包括 RSV 病毒在内的 DNA 和 RNA 病毒均有抗病毒活性。早期安慰剂对照的研究显示,无论是健康或是具有基础疾病的患儿利巴韦林治疗均能显著改善临床症状,并可促进临床康复和改善动脉血氧饱和度[132]。但后续的研究发现,利巴韦林对于有多种危险因素的患者无效[133,134]。因此,前述健康婴幼儿常规使用利巴韦林治疗仍无证据。而其是否能减少远期后遗症和高危人群(包括早产儿、支气管肺发育不良、先心病、囊性纤维化和免疫缺陷的患者)感染的严重程度也尚未证实[135]。目前推荐存在严重并危及生命的高危婴幼儿感染患者可考虑使用利巴韦林治疗[135]。因为 J.R. 存在免疫缺陷,如果病情恶化可以考虑使用利巴韦林。

利巴韦林用法

案例 79-12,问题 2:利巴韦林应如何使用?在 J.R. 给药期间应注意什么?

利巴韦林通过一个喷雾装置以气雾剂方式给药,喷雾时产生的颗粒足够小(直径 1~2μm)以能达到下呼吸道。利巴韦林在储存器的溶解浓度为 20mg/ml(6g 加入 300ml 灭菌水),给药需持续 12~18 小时。虽然在非机械通气的患者,2 小时内给药 2g,每日 3 次(采用 60mg/ml 溶液)已得到成功应用[132]。利巴韦林疗程需 3~7 日[19]。

利巴韦林被批准用于需要机械通气的患者。但利巴韦林具有吸湿性,其气溶颗粒会沉淀于管壁和呼吸器的呼气膜,可能阻塞呼气膜并且改变呼气末峰压[19]。虽然利巴韦林一直安全的用于这类患者[136,137],仍建议密切监测这些患者的呼吸治疗以防止这类问题。除检查管道之外,应对标准换气循环进行调整[19]。

不良反应

案例 79-12,问题 3:利巴韦林都有哪些重要的不良反应?

利巴韦林最常见的不良反应是皮疹、轻微支气管痉挛和可逆性皮肤刺激[138]。尽管长期随访的资料仍有限,一项对应用利巴韦林后一年的患者的评估研究显示,发生反应性气道疾病的严重程度和需要住院的呼吸相关疾病的发生率均有所降低[139],其远期效应仍有待评估。

利巴韦林禁用于孕妇和将受孕的妇女[19]。尽管没有人体试验数据,但利巴韦林几乎对所有测试过的动物均有致畸作用和/或致胚胎死亡。仓鼠灌服单剂量 2.5mg/kg、大鼠每日灌服剂量 10mg/kg,均已证实其致畸作用,头颅、腭、眼、颌、骨骼和胃肠道畸形均有报道。利巴韦林降低动物胚胎和子代的成活率。家兔每日口服剂量低至 1mg/kg,就可发生死胎。

利巴韦林对实施治疗涉及人员的环境作用值得重视。一项对 19 个护士的研究未在血或尿中检测到利巴韦林,但另一研究报道在一个对经氧罩给予利巴韦林患者进行护理的护士红细胞中发现了利巴韦林[140]。空气中利巴韦林浓度以用氧罩给药时最高,其次是面罩,经机械通气气管插管给药时浓度最低。因此建议:①利巴韦林气雾剂应单独经由机械通气患者的气管插管给药[126];②儿童接受利巴韦林治疗时应在一间独立的负压房间内用一配有高效空气过滤器的密封容器给药[19];③应为实施治疗的医护人员定制一次性隔离衣和一次性空气净化呼吸器或一次性防药尘呼吸器[140];④有生育计划的男性和女性不能护理经氧罩给予利巴韦林治疗的患者[140]。Valeant 制药公司上市有供氧和利巴韦林的气雾给药系统,可减少利巴韦林向环境的逸散[19]。

预防

帕利珠单抗(palivizumab),采用重组 DNA 所得的人源单克隆抗体,能有效抗 RSV 并适用于有 RSV 呼吸道感染的高危儿童(如 CLD 婴儿或不足 29 孕周的早产儿),其作用已在这些儿童中得到验证[141]。在 RSV 流行季节每月肌注帕利珠单抗一次共 5 个月的儿童因 RSV 感染的住院和入住重症监护病房率降低,因 RSV 感染的住院时间缩短。帕利珠单抗因易于给药(肌内注射)已取代 RSV-免疫球蛋白(静脉注射)在婴儿的使用,并与接种的麻疹-腮腺炎-风疹活疫苗和水痘活疫苗无相互作用。由于是人工合成产品,不是来源于人血,也不会传播血源性疾病[142]。结合 S. N. 的年龄和 CLD 史,他适用帕利珠单抗治疗[130]。

帕利珠单抗剂量和使用方法

帕利珠单抗的肌注剂量是 15mg/kg。首剂应在 RSV 季节开始之前给予,以后每月给 1 次,共 5 个月。在北半球,典型的 RSV 流行季节为当年 11 月到次年 4 月。

汉坦病毒

感染

啮齿类动物是汉坦病毒(*Hantavirus*)的主要储存宿主,在美国其主要是鹿鼠(*Peromyscus maniculatus*)。这些病毒不会导致储存宿主疾病,人类吸入含病毒的动物唾液、尿、粪等微尘时发生感染。大多数患者能回忆起在发病前 6 周内接触过啮齿类动物或其排泄物[143]。尚未发现存在人和人之间的传播。

疾病定义包括临床证据:①成人不明原因的发热性 ARDS 或急性双侧肺间质浸润性为特征的发热;或②尸检发现因不明原因的呼吸系统疾病导致的非心源性肺水肿。此外,存在以下实验室证据:①血清学阳性(有特异性的汉坦病毒 IgM 抗体,或者 IgG 滴度升高);②组织标本中汉坦病毒抗原免疫组化阳性;或③在组织标本汉坦病毒 PCR 检测阳性[144]。

汉坦病毒感染能引起 3 种不同的疾病:肾综合征出血热、流行性出血热,汉坦病毒肺综合征(hantavirus pulmonary syndrome,HPS)。肾综合征出血热和流行性出血热主要发生在亚洲和欧洲国家。而汉坦病毒肺综合征仅发生在西半球,包括北美洲[145]。从 1993 年到 2013 年,美国报告了 606 例 HPS 病例,其中 36% 死亡[146]。大多数病例发生在美国西南部地区的春季和夏季。

临床表现

汉坦病毒肺综合征患者的临床特征包括发热、肌痛、头痛和咳嗽,可伴发腹痛、恶心或呕吐。体格检查通常不可靠,实验室异常包括白细胞增多、血小板减少和低白蛋白血症。X 线胸片初期可正常,但迅速出现双肺浸润和 ARDS。其他病毒性肺炎很少像汉坦病毒感染这样迅速进展为 ARDS。由于没有特异性症状和体征,一些患者可能被误诊为流感[147]。

治疗

支持治疗很重要,氧疗和机械通气也许是必需的。低血压可用血管收缩药物加上审慎地静脉输注晶体液(如 0.9% NaCl 溶液)以防止肺水肿加重。应当制定全面的预防和呼吸道隔离措施[145]。

目前尚无 FDA 批准的抗汉坦病毒药物。根据一项 242 例患者的研究表明,静脉给予利巴韦林较安慰剂明显降低发病率(少尿和出血)和病死率。给药方案为先给予利巴韦林负荷剂量 33mg/kg,以后按 16mg/kg,每 6 小时 1 次,4 日后按 8mg/kg,每 8 小时 1 次,维持 3 日[148]。

然而,另外两个治疗 HPS 的临床试验却没有获得相同疗效的结果。由 CDC 进行的一项开放试验中,接受和不用利巴韦林治疗患者的病死率分别为 47% 和 50%[147]。此外,美国国立卫生研究院(National Institutes of Health,NIH)进行的一个小样本试验则发现利巴韦林治疗患者无任何获益[149]。

西尼罗病毒

西尼罗病毒(West Nile virus,WNV)于 1999 年首次在美国纽约出现。此后迅速传播,美国大陆各州均有感染发生[150]。西尼罗病毒感染正常发生在热带地区,但国际旅行的增加及气候模式变化导致向其他地方传播。

WNV 属于黄病毒科,其传播媒介为库蚊(包括尖音库蚊、*Culex retuans* 和致倦库蚊)。人类和鸟类可因经传染的库蚊直接叮咬感染[151],鸟类是病毒的贮存宿主。WNV 还可感染马等各种脊椎动物。WNV 通常经感染蚊子直接叮咬传播,但已有经输血、器官移植、胎盘垂直传播和哺乳等传染的报道[152]。由于蚊子的生物周期受季节变化影响,WNV 感染在夏季及早秋季节最常见。

诊断通常需要综合临床表现和实验室检查结果。WNV 感染表现多样,包括无症状感染、西尼罗热、脑炎和脑膜炎等,其中累及神经系统的感染死亡率较高。老年患者死亡率高,70 岁以上死亡率为普通人群的 9 倍[153]。CDC 制定的 WNV 感染诊断的实验室标准包括:①从组织、血液、脑脊液或其他体液中分离出 WNV 抗原或基因序列；②脑脊液中 WNV IgM 抗体阳性；③WNV 抗体滴度 4 倍升高；④一次血清标本中发现 WNV IgM 或 IgG 滴度升高[154]。

临床表现

> **案例 79-14**
>
> **问题 1**：A. G.，女性，84 岁。平素体健，是社区年度鲜花节的组织者。孙女去她家发现她意识不清，诉头疼、乏力和进行性肌无力，遂来急诊就诊。体温 39.4℃，精神状态检查评分为 21（总分 30）。肌张力降低，手臂和腿上可见红斑和丘疹。除了轻微的低钠，血细胞计数和电解质正常。脑脊液中白细胞数和蛋白增多，糖正常，抗 WNV IgM 抗体阳性，CT 扫描未见异常。哪些症状和体征指向 WNV 脑炎？

WNV 急性期症状和体征包括突起发热、厌食、虚弱、恶心、呕吐、头疼、精神状态改变和颈项强直。手臂、腿、颈部、躯干可出现皮疹，典型的皮疹为红斑和斑丘疹，可呈麻疹样出疹[155]。实验室检查白细胞数可正常或升高。脑炎患者可有低钠血症；脑脊液中常见细胞增多，多为淋巴细胞增多，蛋白水平升高，糖水平正常[155]。除约 1/3 患者的磁共振成像（magnetic resonance imaging，MRI）显示脑膜或脑室周边区域信号增强外，急性期无论 CT 还是 MRI 检查均无其他异常[155]。

随着疾病的进展，患者肌无力加重和反射减弱、可出现类似于格林-巴利综合征一样的弥漫性松弛性麻痹，也可出现共济失调、锥体束征、脑神经异常、脊髓炎、视神经炎和抽搐。

治疗

> **案例 79-14，问题 2**：什么样的治疗适用于 A. G.？

目前 WNV 感染的治疗主要为支持性治疗。仅有发热的感染患者通常为自限性。但有肌无力及脑炎表现的重症患者应入住重症监护病房（intensive care unit，ICU），多数患者需要机械通气。现有的抗病毒药物在体内均无抗 WNV 作用，虽然利巴韦林在体外可抑制 WNV 的复制[155]。重症患者采用大剂量的利巴韦林和干扰素-α-2b 联合治疗已取得一定成功。虽然尚未明确最佳剂量，但干扰素每日剂量应为 200 万～300 万单位和利巴韦林每日 2 400mg 才可能发挥抑制病毒作用[156-158]。目前的临床试验研究了静脉注射免疫球蛋白，人源化单克隆抗体治疗和预防 WNV 疫苗的有效性和安全性。

严重急性呼吸窘迫综合征

严重急性呼吸窘迫综合征（severe acute respiratory distress syndrome，SARS）是一种烈性传染性疾病，于 2003 年初首次在中国报道。此后在东亚、北美（尤其是加拿大）、南美和欧洲数国均有发生。在 2003 年疾病暴发期间，

有近 8 000 例报告，死亡率约 10%[159,160]。自 2004 年后全球再无 SARS 病例报道。亚洲和加拿大 2004 年以前报告的许多病例均来源于一个单发病例，引起公寓、宾馆和医疗机构等聚集人群的感染暴发。有证据表明超过 60 岁的老年患者，随年龄增大死亡风险增高[161]。

该病通过空气飞沫易于传播。地域性和近期的疫区旅行史对于评估感染该病的风险非常重要。在美国 100 名疑似病例中，94% 在发病前 10 日到过 SARS 疫区[162]。SARS 被认为主要通过与感染者密切接触传播（如分享餐具、见面交谈的间隔距离<1m）。

SARS 冠状病毒（SARS coronavirus，SARS-CoV），是从患者体内分离出来的一种新型冠状病毒，经鉴定为 SARS 的病原体。用明确诊断为 SARS 患者的咽拭子标本接种 Vero E6 细胞株，细胞发生特征性病理学改变[163]。目前尚未确定 SARS-CoV 自然储存宿主，但在喜马拉雅果子狸、中国白鼬獾和貉身上都曾发现过病毒。

临床表现

CDC 定义的 SARS 包括临床表现、流行病学特征、实验室检查和排除标准[164]。早期症状包括发热、寒战、强直、肌痛、头痛、腹泻、咽喉痛或流鼻涕。轻中度病情包括体温高于 38℃ 和咳嗽或呼吸短促等下呼吸道疾病症状。重症 SARS 除上述症状外，还有肺炎影像学表现和急性呼吸窘迫综合征。

SARS 病例的确诊中，可能或很可能接触 SARS-CoV 是关键的依据之一。可能接触是指旅行到一个有 SARS 病例记录或最近有疑似 SARS-CoV 传播的地方，并在病发前 10 日与有轻中度或严重呼吸道疾病的患者密切接触。很可能接触是指密切接触过确诊患者或有 SARS 症状的人[165]。

在美国有疑似 SARS 病例时，可应用酶联免疫分析法检测血清抗 SARS-CoV 抗体、从临床标本中分离 SARS-CoV 或逆转录 PCR 检测 SARS-CoV RNA 等进行确诊。其中酶联免疫分析法和逆转录 PCR 法都是 CDC 认可的方法[163]。最新的实验室诊断标准及相关信息可通过美国 CDC 网站检索。

虽然大多数感染患者都呈自限性，但 SARS 在刚出现症状时即可发生低氧血症，根据病情进展可能需要气管插管或机械通气。SARS 患者通常不会出现神经系统或胃肠道症状。

治疗

在 2002—2003 年 SARS 暴发期间用于治疗的药物包括广谱抗菌药物、利巴韦林、洛匹那韦（lopinavir）/利托那韦（ritonavir）、皮质类固醇、干扰素和免疫球蛋白（immunoglobulin）等[165]。广谱抗菌药物被推荐用于覆盖其他潜在的病原体直到 SARS-CoV 的病原体被确定。利巴韦林的给药方案包括静脉给予 400mg/d，或首剂 2g 后 1g 静脉注射，每 6 小时 1 次，疗程 4～14 日[166]。有趣的是，利巴韦林在体外并不能抑制 SARS-CoV，而且经利巴韦林治疗死亡的患者，其病毒载量仍在上升[167,168]。此外，常见不良药物反应包括溶血性贫血（61%）、低钙血症（58%）和低镁症（46%）。

洛匹那韦和利托那韦在 3 项体外实验研究中有 2 项显示能抑制 SARS-CoV。口服洛匹那韦 400mg 与利托那韦 100mg 每日 2 次可能对治疗 SARS 有效,但证据仍不足[165]。各种皮质类固醇、干扰素和免疫球蛋白的应用仍存有争议。由于缺乏前瞻性随机对照试验,目前尚无可用的治疗指南。

中东呼吸综合征

中东呼吸综合征(middle east respiratory syndrome,MERS)于 2012 年在沙特阿拉伯首次报道。截至 2015 年 6 月,共报告了 1 130 例,主要发生在阿拉伯半岛,最近一次发生在韩国[196,170]。迄今为止,美国仅报告了两例,为居住在沙特阿拉伯并前往美国的医护人员。两人都在医院接受了支持治疗,并已经出院[171]。

MERS 的致病微生物是中东呼吸综合征冠状病毒(MERS-CoV)。MERS 的症状包括发热、咳嗽和呼吸急促。在一些患者中,报告了如恶心,腹泻和呕吐的胃肠道症状。感染进展为包括肺炎和肾衰竭在内的并发症。伴有合并症的患者死亡风险最高,如糖尿病,癌症,心脏病,肺病或慢性肾病。有潜在免疫缺陷的患者可能死亡风险最大[169]。

MERS-CoV 通过与受感染个体的密切接触传播,可能通过呼吸道飞沫传播。报告的大多数感染发生在医院或照顾感染者,或者跟感染者一起生活的个体[166]。MERS 的治疗是针对症状和并发症的支持性治疗。

寨卡病毒

2007 年,太平洋岛屿首次报道了寨卡病毒(Zika virus),非洲和东南亚也有罕见的病毒暴发。2015 年,在巴西检测到它,截至 2016 年 5 月,报告的播散区域包括太平洋岛屿,加勒比海地区以及南美洲和中美洲。截至 2016 年 5 月,美国报告了 503 起与旅行有关的感染案例[172]。

寨卡病毒属于黄病毒科(Flaviviridae)的 RNA 病毒。最常见的感染症状包括发热,斑丘疹,关节痛和结膜炎[173]。感染是轻微的,自限性的,通常在 1 周内消退。在一些个体中,已经报道了神经和自身免疫并发症,如格林-巴利综合征。已发生感染寨卡病毒的孕妇传染给新生儿,导致婴儿出现小头畸形并在某些情况下丧失胎儿[173]。通过 RT-PCR,免疫球蛋白 M 和中和抗体检测确认诊断。

寨卡通过蚊子传播,可以通过性传播[174]。妇女,特别是孕妇,与前往活动寨卡地区的男性进行性活动时应该使用乳胶安全套,或者避免进行性活动。暴露后,在精液中检测到病毒长达 60 日[175]。目前还没有从女性到男性的传播记录[174]。目前尚无疫苗或药物来预防寨卡病毒感染。所有前往寨卡病毒传播区域的旅行者或居民都应遵循避免蚊虫叮咬的步骤,以避免感染寨卡病毒。如果前往报告 Zika 的地区,防止寨卡病毒感染的保护措施包括穿着长袖衬衫和裤子,留在窗户上的空调区域有屏风,使用含有 N,N-二乙基间甲苯酰胺的驱蚊剂,并在蚊帐中睡觉[176]。寨卡病毒的治疗是支持性治疗[177]。正在开发针对寨卡病毒的疫苗。

普通感冒

普通感冒是最常见的病毒感染。美国年发病约 6 200 万例[178],据统计导致缺工和缺课分别约为 2 000 万和 2 200 万日次。幼儿发生频率较高,随着年龄增长而逐渐降低。虽然普通感冒为自限性疾病,但仍有约 20% 感冒儿童因此发生中耳炎[179]。

呼吸道感染患者可分离出许多病毒,其中鼻病毒是最常见的病原体[180]。鼻病毒所致感染约占所有呼吸道疾病的 34%。鼻病毒的血清型超过 100 种,且每种血清型的流行都随时间和地域变化。其他病原体包括冠状病毒、副流感病毒、RSV、腺病毒和肠病毒。由于多种病原体均可导致普通感冒,要研制一种有效的疫苗非常困难。

普通感冒的治疗是采用药物对症治疗。非甾体抗炎药、减轻口腔或鼻内充血的药物、抗组胺药及止咳药都可用于治疗。但是这些药物仅能缓解很少一部分症状,也不能缩短自然病程[181-183]。FDA 不推荐 4 岁以下的儿童患者使用止咳和抗感冒药,因为存在致死风险[184-186]。目前尚无针对普通感冒的特异性抗病毒药物。

预防

案例 79-15

问题 1:J.C. 来药房询问一种天然草药制品,希望能在即将来临的寒冷季节里预防感冒。自述在去年感冒了 3 次而其邻居一次都没有。邻居曾提到服用过一种草药制品。J.C. 忘记了药名,但他想购买能有助于预防感冒的任何制品。

锌

锌是一种食品补充成分,其预防和治疗的作用已得到较多研究。其作用机制可能是抑制鼻病毒 3C 蛋白酶,从而阻止病毒复制。锌在体外具有抗病毒活性。过去几十年里有关锌减轻感冒症状、缩短病程的临床研究结果并不一致。如果在症状出现后 24 小时内开始使用,锌可能会缩短症状,但不会减轻感冒的严重程度。在感冒症状持续时间内建议使用锌含片,每日至少服用 75mg[187]。服用锌含片的感冒患者有口腔刺激感、口感差、恶心和腹泻的不良体验。现在已不推荐锌用于普通感冒的治疗或预防。

紫锥花

紫锥花是从菊科紫锥花属植物中萃取出来的一种草本产品,被认为能刺激免疫系统,尤其是促进吞噬作用。一些应用紫锥花的临床试验结果显示,相比于安慰剂能降低感染的发生率,但是该结果并不是结论性的,因其较之于安慰剂,并未在减轻普通感冒严重程度和缩短病程上显示获益[188]。其中一项研究显示紫锥花并不优于安慰剂,反而治疗组皮疹的发生率增加[189]。鉴于目前证据尚无明确结论,有可能是因使用的紫锥花产品浓度差异所致,不推荐其用于普通感冒的治疗或预防[190]。

(邱学文、靳迺诗 译，孙凤军 校，夏培元 审)

参考文献

1. Hing E et al. National Hospital Ambulatory Medical Care Survey: 2007 Outpatient Department Summary. Hyattsville, MD: National Center for Health Statistics; 2010. National Health Statistics Reports; no 28.
2. Murray CJ et al. Estimation of potential global pandemic influenza mortality on the basis of vital registry data from the 1918–20 pandemic: a quantitative analysis. *Lancet*. 2006;368:2211.
3. Whitley RJ et al. Herpes simplex virus. *Clin Infect Dis*. 1998;26:541.
4. Schleede L et al. Pediatric herpes simplex virus encephalitis: a retrospective multicenter experience. *J Child Neurol*. 2013;28(3):321–331.
5. Aurelius E et al. Rapid diagnosis of herpes simplex encephalitis by nested polymerase chain reaction assay of cerebrospinal fluid. *Lancet*. 1991; 337:189.
6. Whitley RJ. Herpes simplex encephalitis; adolescents and adults. *Antiviral Res*. 2006;71:141.
7. Whitley RJ et al. Vidarabine versus acyclovir therapy in herpes simplex encephalitis. *N Engl J Med*. 1986;314:144.
8. Skoldenberg B et al. Acyclovir versus vidarabine in herpes simplex encephalitis. *Lancet*. 1984;2:707.
9. Zovirax (acyclovir) [product information]. Mississauga, Ontario: Glaxo Smith Kline; 2014.
10. James SH et al. Antiviral therapy for herpesvirus central nervous system infections: neonatal herpes simplex virus infection, herpes simplex encephalitis, and congenital cytomegalovirus infection. *Antiviral Res*. 2009;83:207.
11. Kamei S et al. Evaluation of combination therapy using aciclovir and corticosteroid in adult patients with herpes simplex virus encephalitis. *J Neurol Neurosurg Psychiatry*. 2005;76:1544.
12. Oppenshaw H, Cantin EM. Corticosteroids in herpes simplex virus encephalitis. *J Neurol Neurosurg Psychiatry*. 2005;76:1469.
13. Symmetrel [product information]. Chadds Ford, PA: Endo Pharmaceuticals; 2009.
14. Vistide (cidofovir inection) [product information]. Foster City, CA: Gilead Sciences; 2010.
15. Famvir [product information]. East Hanover, NJ: Novartis Pharmaceutical Corporation; 2013.
16. Foscavir [product information]. Lake Forest, IL: Hospira; 2012.
17. Cytovene IV [product information]. South San Francisco, CA: Genentech; 2010.
18. Tamiflu [product information]. South San Francisco, CA: Genentech USA; 2014.
19. Virazole (ribavirin for inhalation solution) [product information]. Costa Mesa, CA: Valeant Pharmaceuticals; 2007.
20. Flumadine [product information]. St. Louis, MO: Forest Pharmaceuticals; 2010.
21. Trifluridine Ophthalmic Solution, 1% [product information]. Fort Worth, TX: Falcon Pharmaceuticals, Ltd.; 2011.
22. Valtrex [product information]. Mississauga, Ontario: Glaxo Smith Kline; 2015.
23. Valcyte [product information]. South San Francisco, CA: Genentech USA; 2015.
24. Relenza [product information]. Research Triangle Park, NC: Glaxo Smith Kline; 2011.
25. Wagstaff AJ et al. Aciclovir: a reappraisal of its antiviral activity, pharmacokinetic properties and therapeutic efficacy. *Drugs*. 1994;47:153.
26. Zovirax (oral) [product information]. Mississauga, Ontario: Glaxo Smith Kline; 2014.
27. Pouplin T et al. Valacyclovir for herpes simplex encephalitis. *Antimicrob Agents Chemother*. 2011;55:36.
28. Kimberlin DW. Herpes simplex virus infections in neonates and early childhood. *Semin Pediatr Infect Dis*. 2005;16:271.
29. Kohl S. The diagnosis and treatment of neonatal herpes simplex virus infection. *Pediatr Ann*. 2002;31:726.
30. [No authors listed]. Management of herpes in pregnancy. ACOG practice bulletin No. 82. *Obstet Gynecol*. 2007;109:1489–1498.
31. Whitley R et al. A controlled trial comparing vidarabine with acyclovir in neonatal herpes simplex virus infection. Infectious Diseases Collaborative Antiviral Study Group. *N Engl J Med*. 1991;324:444.
32. Kimberlin DW. Neonatal herpes simplex infection. *Clin Microbiol Rev*. 2004;17:1.
33. Kimberlin DW, Whitley RJ. Neonatal herpes: what have we learned. *Semin Pediatr Infect Dis*. 2005;16:7.
34. Kimberlin DW et al. Administration of oral acyclovir suppressive therapy after neonatal herpes simplex virus disease limited to the skin, eyes, and mouth: results of a phase I/II trial. *Pediatr Infect Dis J*. 1996;15:247.
35. Gutierrez K, Arvin AM. Long term antiviral suppression after treatment for neonatal herpes infection. *Pediatr Infect Dis J*. 2003;22:371.
36. Ljungman P. Prophylaxis against herpesvirus infections in transplant recipients. *Drugs*. 2001;61:187.
37. Slifkin M et al. Viral prophylaxis in organ transplant patients. *Drugs*. 2004;64:2763.
38. Schacker T et al. Famciclovir for the suppression of symptomatic and asymptomatic herpes simplex virus reactivation in HIV-infected persons. *Ann Intern Med*. 1998;128:21.
39. Shepp DH et al. Oral acyclovir therapy for mucocutaneous herpes simplex virus infections in immunocompromised marrow transplant recipients. *Ann Intern Med*. 1985;102:783.
40. Shiley K, Blumberg E. Herpes viruses in transplant recipients: HSV VZV human herpes viruses, and EBV. *Infect Dis Clin North Am*. 2010;24:373.
41. Spruance SL et al. Acyclovir cream for treatment of herpes simplex labialis: results of two randomized, doubleblind, vehicle-controlled, multicenter clinical trials. *Antimicrob Agents Chemother*. 2002;46:2238.
42. Raborn GW et al. Effective treatment of herpes simplex labialis with penciclovir cream: combined results of two trials. *J Am Dent Assoc*. 2002;133:303.
43. Sacks SL et al. Clinical efficacy of topical docosanol 10% cream for herpes simplex labialis: a multicenter, randomized, placebo-controlled trial. *J Am Acad Dermatol*. 2001;45:222.
44. Lin L et al. Topical application of penciclovir cream for the treatment of herpes simplex facialis/labialis: a randomized, double-blind, multicentre, aciclovir-controlled trial. *J Dermatolog Treat*. 2002;13:67.
45. Femiano F et al. Recurrent herpes labialis: efficacy of topical therapy with penciclovir compared with acyclovir (aciclovir). *Oral Dis*. 2001;7:31.
46. Spruance SL et al. Penciclovir cream for the treatment of herpes simplex labialis. A randomized, multicenter, doubleblind, placebo-controlled trial. Topical Penciclovir Collaborative Study Group. *JAMA*. 1997;277:1374.
47. Raborn GW. Penciclovir cream for recurrent herpes simplex labialis: an effective new treatment [abstract]. *Antimicrob Agents Chemother*. 1996;36:178.
48. Rabom GW et al. Oral acyclovir and herpes labialis: a randomized, double-blind, placebo-controlled study. *J Am Dent Assoc*. 1987;115:38.
49. Spruance SL et al. Treatment of recurrent herpes simplex labialis with oral acyclovir. *J Infect Dis*. 1990;161:185.
50. Spruance SL et al. Single-dose, patient-initiated famciclovir: a randomized, double-blind, placebo-controlled trial for episodic treatment of herpes labialis. *J Am Acad Dermatol*. 2006;55:47.
51. Spruance SL et al. Clinical significance of antiviral therapy for episodic treatment of herpes labialis: exploratory analyses of the combined data from two valaciclovir trials. *J Antimicrob Chemother*. 2004;53:703.
52. Jensen LA et al. Oral antivirals for the acute treatment of recurrent herpes labialis. *Ann Pharmacother*. 2004;38:705.
53. Rooney JF et al. Oral acyclovir to suppress frequently recurrent herpes labialis: a double-blind, placebo-controlled trial. *Ann Intern Med*. 1993;118:268.
54. Baker D, Eisen D. Valacyclovir for prevention of recurrent herpes labialis: 2 double-blind, placebo-controlled studies. *Cutis*. 2003;71:239.
55. Morfin F, Thouvenot D. Herpes simplex virus resistance to antiviral drugs. *J Clin Virol*. 2003;26:29.
56. Rabella N et al. Antiviral susceptibility of herpes simplex viruses and its clinical correlates: a single center's experience. *Clin Infect Dis*. 2002;34:1055.
57. Safrin S et al. A controlled trial comparing foscarnet with vidarabine for acyclovir-resistant mucocutaneous herpes simplex in the acquired immunodeficiency syndrome. The AIDS Clinical Trials Group. *N Engl J Med*. 1991;325:551.
58. Chen Y et al. Resistant herpes simplex virus type 1 infection: an emerging concern after allogeneic stem cell transplantation. *Clin Infect Dis*. 2000;31:927.
59. Bryant P et al. Successful treatment of foscarnet-resistant herpes simplex stomatitis with intravenous cidofovir in a child. *Pediatr Infect Dis J*. 2001;20:1083.
60. Brummitt CF. Imiquimod 5 % cream for the treatment of recurrent, acyclovir-resistant genital herpes. *Clin Infect Dis*. 2006;42:575.
61. Seward JF et al. Varicella disease after introduction of varicella vaccine in the United States, 1995–2000. *JAMA*. 2002;287:606.
62. Marin M et al. Varicella prevention in the United States: a review of successes and challenges. *Pediatrics*. 2008;122:e744.
63. Centers for Disease Control and Prevention. Varicella. In: Hamborsky J et al, eds. *Epidemiology and Prevention of Vaccine-Preventable Diseases*. 13th ed. Washington, D.C.: Public Health Foundation; 2015.
64. Carcao MD et al. Sequential use of intravenous and oral acyclovir therapy of varicella in immunocompromised children. *Pediatr Infect Dis J*. 1998;17:626.
65. Masaoka T et al. Varicella-zoster virus infection in immunocompromised patients. *J Med Virol*. 1993;(Suppl 1):82.
66. Klassen TP et al. Acyclovir for treating otherwise healthy children and adolescents. *Cochrane Database Syst Rev*. 2005;(4):CD002980.
67. Marin M et al. Prevention of varicella: recommendations of the Advisory Com-

mittee on Immunization Practices (ACIP). *MMWR Recomm Rep*. 2007;56(RR-4):1.

68. Wallace MR et al. Treatment of adult varicella with oral acyclovir: a randomized placebo-controlled trial. *Ann Intern Med*. 1992;117:358.

69. Whitley RJ. Therapeutic approaches to varicella-zoster virus infections. *J Infect Dis*. 1992;166(Suppl 1):S51.

70. Feder HM, Jr. Treatment of adult chickenpox with oral acyclovir. *Arch Intern Med*. 1990;150:2061.

71. [No authors listed]. American Academy of Pediatrics Committee on Infectious Diseases: the use of acyclovir in otherwise healthy children with varicella. *Pediatrics*. 1993;91:674.

72. Adams EN et al. Herpes zoster and vaccination: a clinical review. *Am J Health Syst Pharm*. 2010;67:724.

73. Jackson JL et al. The effect of treating herpes zoster with oral acyclovir in preventing postherpetic neuralgia: a metaanalysis. *Arch Intern Med*. 1997;157:909.

74. Diaz-Mitoma F et al. Oral famciclovir for the suppression of recurrent genital herpes: a randomized controlled trial. *JAMA*. 1998;280:887.

75. deGreef H; Famciclovir Herpes Zoster Clinical Study Group. Famciclovir, a new oral antiherpes drug; results of the first controlled clinical study demonstrating its efficacy and safety in the treatment of uncomplicated herpes zoster in immunocompetent patients. *Int J Antimicrob Agents*. 1995;4:241.

76. Tyring S et al. Famciclovir for the treatment of acute herpes zoster: effects on acute disease and postherpetic neuralgia: a randomized, double-blind placebo-controlled trial. Collaborative Famciclovir Herpes Zoster Study Group. *Ann Intern Med*. 1995;123:89.

77. Beutner KR et al. Valaciclovir compared with acyclovir for improved therapy for herpes zoster in immunocompetent adults. *Antimicrob Agents Chemother*. 1995;39:1546.

78. Tyring SK et al. Antiviral therapy for herpes zoster: randomized, controlled trial of valacyclovir and famciclovir therapy in immunocompetent patients 50 years and older. *Arch Fam Med*. 2000;9:863.

79. Whitley RJ et al. Pharmacokinetics of acyclovir in humans following intravenous administration. A model for the development of parenteral antivirals. *Am J Med*. 1982;73(1A):165.

80. Blum MR et al. Overview of acyclovir pharmacokinetic disposition in adults and children. *Am J Med*. 1982;73(1A):186.

81. Hintz M et al. Neonatal acyclovir pharmacokinetics in patients with herpes virus infections. *Am J Med*. 1982;73:210.

82. de Miranda P et al. Acyclovir kinetics after intravenous infusion. *Clin Pharmacol Ther*. 1979;26:718.

83. Filer CW et al. Metabolic and pharmacokinetic studies following oral administration of 14C-famciclovir to healthy subjects. *Xenobiotica*. 1994;24:357.

84. Pue MA et al. Linear pharmacokinetics of penciclovir following administration of single oral doses of famciclovir 125, 250, 500, and 750 mg to healthy volunteers. *J Antimicrob Chemother*. 1994;33:119.

85. He G et al. Clinical pharmacokinetics of the prodrug oseltamivir and its active metabolite Ro 64–0802. *Clin Pharmacokinet*. 1999;37:471.

86. Bardsley-Elliot A, Noble S. Oseltamivir. *Drugs*. 1999;58:851.

87. Oo C et al. Pharmacokinetics of anti-influenza prodrug oseltamivir in children aged 1–5 years. *Eur J Clin Pharmacol*. 2003;59:411.

88. Soul-Lawton J et al. Absolute bioavailability and metabolic disposition of valaciclovir, the L-valyl ester of acyclovir, following oral administration to humans. *Antimicrob Agents Chemother*. 1995;39:2759.

89. Dunn CJ, Goa KL. Zanamivir: a review of its use in influenza. *Drugs*. 1999;58:761.

90. Cass LMR et al. Pharmacokinetics of zanamivir after intravenous, oral, inhaled, or intranasal administration to healthy volunteers. *Clin Pharmacokinet*. 1999;36(Suppl 1):1.

91. Whitley RJ et al. Management of herpes zoster and postherpetic neuralgia now and in the future. *J Clin Virol*. 2010;48(Suppl 1):S20.

92. Levin MJ et al. Prevention strategies for herpes zoster and post-herpetic neuralgia. *J Clin Virol*. 2010;48(Suppl 1):S14.

93. Ernst ME et al. Oral corticosteroids for herpes zoster pain. *Ann Pharmacother*. 1998;32:1099.

94. Harpaz R et al. Prevention of herpes zoster. Recommendations of the Advisory Committee on Immunization Practices (ACIP). *MMWR Recomm Rep*. 2008;57(RR-5):1.

95. Chen N et al. Corticosteroids for preventing postherpetic neuralgia. *Cochrane Database Syst Rev*. 2010;(12):CD005582.

96. Wood MJ et al. A randomized trial of acyclovir for 7 days or 21 days with and without prednisolone for treatment of acute herpes zoster. *N Engl J Med*. 1994;330:896.

97. Santee JA. Corticosteroids for herpes zoster: what do they accomplish? *Am J Clin Dermatol*. 2002;3:517.

98. Watson CP et al. A randomized vehicle-controlled trial of topical capsaicin in the treatment of postherpetic neuralgia. *Clin Ther*. 1993;15:510.

99. Lidoderm [product information]. Chadds Ford, PA: Endo Pharmaceuticals; 2010.

100. Lyrica [product information]. Vega Baja, PR: Pfizer Pharmaceuitcals LLC; 2006.

101. Volpi A et al. Current management of herpes zoster. *Am J Clin Dermatol*. 2005;6:317.

102. Balfour HH, Jr et al. Acyclovir halts progression of herpes zoster in immunocompromised patients. *N Engl J Med*. 1983;308:1448.

103. Dworkin RH et al. Recommendations for the management of herpes zoster. *Clin Infect Dis*. 2007;44(Suppl 1):S1.

104. Tyring S et al. A randomized, double-blind trial of famciclovir versus acyclovir for the treatment of localized dermatomal herpes zoster in immunocompromised patients. *Cancer Invest*. 2001;19:13.

105. Arora A et al. Double-blind study comparing 2 dosages of valacyclovir hydrochloride for the treatment of uncomplicated herpes zoster in immunocompromised patients 18 years of age and older. *J Infect Dis*. 2008;197:1289.

106. Centers for Disease Control and Prevention. Influenza. In: Hamborsky J et al, eds. *Epidemiology and Prevention of Vaccine-Preventable Diseases*. 13th ed. Washington, D.C.: Public Health Foundation; 2015.

107. Grohskopf LA et al. Prevention and control of seasonal influenza with vaccines: recommendations of the advisory committee on immunization practices (ACIP) – United States, 2015–16 influenza season. *MMWR Morb Mortal Wkly Rep*. 2015;64:818.

108. Diaz-Granados CA et al. Efficacy of high-dose versus standard dose influenza vaccine in older adults. *N Engl J Med*. 2014;371:635–645.

109. Fluzone Intradermal [product information]. Swiftwater, PA: Sanofi Pasteur; 2014.

110. Nichol KL et al. Side effects associated with influenza vaccination in healthy working adults. A randomized, placebo controlled trial. *Arch Intern Med*. 1996;156:1546.

111. Margolis KL et al. Frequency of adverse reactions after influenza vaccination. *Am J Med*. 1990;88:27.

112. Scolaro KL. Colds and allergy. In: Krinsky DL et al, eds. *Handbook of Nonprescription Drugs: An Interactive Approach to Self-Care*. 18th ed. Washington, DC: American Pharmacists Association; 2015.

113. Harper SA et al. Seasonal influenza in adults and children—diagnosis, treatment, chemoprophylaxis, and institutional outbreak management: clinical practice guidelines of the Infectious Diseases Society of America. *Clin Infect Dis*. 2009;48:1003.

114. Rapivab [product information]. Durham NC: BioCryst Pharmaceuticals; 2014.

115. Centers for Disease Control and Prevention (CDC). Oseltamivir-resistant 2009 pandemic influenza A (H1N1) virus infection in two summer campers receiving prophylaxis—North Carolina, 2009. *MMWR Morb Mortal Wkly Rep*. 2009;58:969.

116. Centers for Disease Control and Prevention. Children and flu antiviral drugs. Updated January 25, 2017. http://www.cdc.gov/flu/children/antiviral.htm. Accessed August 1, 2017.

117. Centers for Disease Control and Prevention. Antiviral agents for the Treatment and Chemoprophylaxis of influenza. Recommendations of the Advisory Committee on Immunization Practices (ACIP). *MMWR Morb Mortal Wkly Rep*. 2011;60:1–26.

118. Hayden FG et al. Use of oral neuraminidase inhibitor oseltamivir in experimental influenza: randomized controlled trials for prevention and treatment. *JAMA*. 1999;282:1240.

119. [No authors listed]. Randomised trial of efficacy and safety of inhaled zanamivir in treatment of influenza A and B virus infections. The MIST (Management of Influenza in the Southern Hemisphere Trialists) Study Group [published corrections appear in Lancet. 1999;353:504; Lancet. 1999;353:1104]. *Lancet*. 1998;352:1877.

120. Jefferson T et al. Neuraminidase inhibitors for preventing and treating influenza in healthy adults. *Cochrane Database Syst Rev*. 2010;(2):CD001265.

121. Allison MA et al. Influenza vaccine effectiveness in healthy 6- to 21-month-old children during the 2003–2004 season. *J Pediatr*. 2006;149:755.

122. FluMist [product information]. Gaithersburg, MD: Med Immune LLC; 2012.

123. Hayden FG et al. Use of selective oral neuraminidase inhibitor oseltamivir to prevent influenza. *N Engl J Med*. 1999;341:1336.

124. Hayden FG et al. Inhaled zanamivir for the prevention of influenza in families. Zanamivir Family Study Group. *N Engl J Med*. 2000;343:1282.

125. Monto AS et al. Zanamivir in the prevention of influenza in healthy adults: a randomized controlled trial. *JAMA*. 1999;282:31.

126. Lugo RA, Nahata MC. Pathogenesis and treatment of bronchiolitis. *Clin Pharm*. 1993;12:95.

127. Shay DK et al. Bronchiolitis-associated mortality and estimates of respiratory syncytial virus-associated deaths among US children 1979–1997. *J Infect Dis*. 2001;183:16.

128. Perez-Yarza EG et al. The association between respiratory syncytial virus

infection and the development of childhood asthma: a systematic review of the literature. *Pediatr Infect Dis J.* 2007;26:733.

129. Panitch HB. Respiratory syncytial virus bronchiolitis: supportive care and therapies designed to overcome airway obstruction. *Pediatr Infect Dis J.* 2003;22(2 Suppl):S83.

130. Ralston SL et al. Clinical Practice Guideline: the diagnosis, management, and prevention of bronchiolitis. *Pediatrics.* 2014;134;e1474.

131. Gadomski AM et al. Bronchodilators for bronchiolitis. *Cochrane Database Syst Rev.* 2010;(12):CD001266.

132. [No authors listed]. American Academy of Pediatrics Committee on Infectious Diseases: use of ribavirin in the treatment of respiratory syncytial virus infection. *Pediatrics.* 1993;92:501.

133. Englund JA et al. High-dose, short-duration ribavirin aerosol therapy compared with standard ribavirin therapy in children with suspected respiratory syncytial virus infection. *J Pediatr.* 1994;125:635.

134. Wheeler JG et al. Historical cohort evaluation of ribavirin efficacy in respiratory syncytial virus infection. *Pediatr Infect Dis J.* 1993;12:209.

135. Ventre K, Randolph AG. Ribavirin for respiratory syncytial virus infection of the lower respiratory tract in infants and young children. *Cochrane Database Syst Rev.* 2007;(1):CD000181.

136. Meert KL et al. Aerosolized ribavirin in mechanically ventilated children with respiratory syncytial virus lower respiratory tract disease: a prospective, double-blind, randomized trial. *Crit Care Med.* 1994;22:566.

137. Smith DW et al. A controlled trial of aerosolized ribavirin in infants receiving mechanical ventilation for severe respiratory syncytial virus infection. *N Engl J Med.* 1991;325:24.

138. Janai HK et al. Ribavirin: adverse drug reactions, 1986 to 1988. *Pediatr Infect Dis J.* 1990;9:209.

139. Edell D et al. Early ribavirin treatment of bronchiolitis: effect on long-term respiratory morbidity. *Chest.* 2002;122:935.

140. Krilov LR. Safety issues related to the administration of ribavirin. *Pediatr Infect Dis J.* 2002;21:479.

141. [No authors listed]. Palivizumab, a humanized respiratory syncytial virus monoclonal antibody, reduces hospitalizations from respiratory syncytial virus infection in high-risk infants. The IMpact-RSV Study Group. *Pediatrics.* 1998;102(3, pt 1):531.

142. [No authors listed]. Prevention of respiratory syncytial virus infections: indications for the use of palivizumab and update on the use of RSV-IGIV American Academy of Pediatrics Committee on Infectious Diseases and Committee of Fetus and Newborn. *Pediatrics.* 1998;102:1211.

143. Khan AS et al. Hantavirus pulmonary syndrome: the first 100 US cases. *J Infect Dis.* 1996;173:1297.

144. Centers for Disease Control and Prevention (CDC). Hantavirus. Hantavirus Pulmonary Syndrome (HPS) Case Definition. http://www.cdc.gov/hantavirus/health-care-workers/hps-case-definition.html. Accessed August 3, 2015.

145. Mertz GJ et al. Hantavirus infection. *Dis Mon.* 1998;44:85.

146. Centers for Disease Control and Prevention (CDC). Hantavirus. Annual U.S. HPS Cases and Case-fatality, 1993–2013. www.cdc.gov/hantavirus/surveillance/annual-cases.html. Accessed August 3, 2015.

147. Mertz GJ, Chapman L. Hantavirus infections in the United States: diagnosis and treatment. *Adv Exp Med Biol.* 1996;394:153.

148. Huggins JW et al. Prospective, double-blind, concurrent, placebo-controlled clinical trial of intravenous ribavirin therapy of hemorrhagic fever with renal syndrome. *J Infect Dis.* 1991;164:1119.

149. Mertz GJ et al. Placebo-controlled, double-blind trial of intravenous ribavirin for the treatment of hantavirus cardiopulmonary syndrome in North America. *Clin Infect Dis.* 2004;39:1307.

150. Centers for Disease Control and Prevention (CDC). West Nile virus. West Nile virus disease cases reported to CDC by state and year, 1999–2014. http://www.cdc.gov/westnile/resources/pdfs/data/2-west-nile-virus-disease-cases-reported-to-cdc-by-state_1999-2014_06042015.pdf. Accessed August 1, 2015.

151. Centers for Disease Control and Prevention. All About Hantaviruses. Hantavirus Pulmonary Syndrome (HPS). http://www.cdc.gov/ncidod/diseases/hanta/hps/. Accessed January 21, 2011.

152. Diamond MS. Progress on the development of therapeutics against West Nile virus. *Antiviral Res.* 2009;83:214.

153. Nash D et al. The outbreak of West Nile virus infection in the New York City area in 1999. *N Engl J Med.* 2001;344:1807.

154. Centers for Disease Control and Prevention. Neuroinvasive and Non-Neuroinvasive Domestic Arboviral Diseases. 2004 Case Definition. CSTE Position Statement Number 09-ID-28. http://www.cdc.gov/osels/ph_surveillance/nndss/casedef/arboviral-2004.htm. Accessed November 24, 2010.

155. Petersen LR, Marfin AA. West Nile virus: a primer for the clinician. *Ann Intern Med.* 2002;137:173.

156. Lewis M, Amsden JR. Successful treatment of West Nile virus infection after approximately 3 weeks into the disease course. *Pharmacotherapy.* 2007;27:455.

157. Anderson JF, Rahal JJ. Efficacy of interferon alpha-2b and ribavirin against West Nile Virus in vitro. *Emerg Infect Dis.* 2002;8:107.

158. Kalil AC et al. Use of interferon-alpha in patients with West Nile encephalitis: report of 2 cases. *Clin Infect Dis.* 2005;40:764.

159. Centers for Disease Control and Prevention (CDC). SARS basic fact sheet. Updated July 2, 2012. http://www.cdc.gov/sars/about/fs-sars.html. Accessed August 1, 2017.

160. World Health Organization. Global Alert and Response (GAR). Summary of probable SARS cases with onset of illness from 1 November 2002 to 31 July 2003. http://www.who.int/csr/sars/country/table2004_04_21/en/index.html. Accessed December 17, 2010.

161. Donnelly CA et al. Epidemiological determinants of spread of causal agent of severe acute respiratory syndrome in Hong Kong [published correction appears in Lancet. 2003;361:1832]. *Lancet.* 2003;361:1761.

162. Centers for Disease Control and Prevention (CDC). Update: outbreak of severe acute respiratory syndrome—worldwide, 2003. *MMWR Morb Mortal Wkly Rep.* 2003;52:269.

163. Ksiazek TG et al. A novel coronavirus associated with severe acute respiratory syndrome. *N Engl J Med.* 2003;348:1953.

164. Centers for Disease Control and Prevention (CDC). Revised U.S. surveillance case definition for severe acute respiratory syndrome (SARS) and update on SARS cases—United States and worldwide, December 2003. *MMWR Morb Mortal Wkly Rep.* 2003;52:1202.

165. Christian MD et al. Severe acute respiratory syndrome. *Clin Infect Dis.* 2004;38:1420.

166. Stockman LJ et al. SARS: systematic review of treatment effects. *PLoS Med.* 2006;3:e343.

167. Centers for Disease Control and Prevention (CDC). Severe acute respiratory syndrome (SARS) and coronavirus testing—United States 2003 [published correction appears in MMWR Morb Mortal Wkly Rep. 2003;52:345]. *MMWR Morb Mortal Wkly Rep.* 2003;52:297.

168. Mazulli T et al. Severe acute respiratory syndrome associated coronavirus in lung tissue. *Emerg Infect Dis.* 2004;10:20.

169. Centers for Disease Control and Prevention (CDC). Update on the Epidemiology of Middle East Respiratory Syndrome Coronavirus (MERS-CoV) Infection, and Guidance for the Public, Clinicians, and Public Health Authorities—January 2015. *MMWR Morb Mortal Wkly Rep.* 2015;64:61

170. Centers for Disease Control and Prevention (CDC). MERS in the Republic of Korea. Available at: http://wwwnc.cdc.gov/travel/notices/watch/mers-republic-of-korea. Accessed August 6, 2015.

171. Centers for Disease Control and Prevention (CDC). MERS in the US. http://www.cdc.gov/coronavirus/mers/us.html. Accessed August 6, 2015.

172. Centers for Disease Control and Prevention (CDC) Zika Virus. http://www.cdc.gov/zika/geo/index.html. Accessed May 18, 2016.

173. Centers for Disease Control and Prevention (CDC). Recognizing, Managing, and Reporting Zika Virus Infections in Travelers Returning from Central America, South America, the Caribbean, and Mexico. http://emergency.cdc.gov/han/han00385.asp. Accessed May 18, 2016.

174. Oster AM et al. Update: Interim Guidance for Prevention of Sexual Transmission of Zika Virus—United States, 2016. *MMWR Morb Mortal Wkly Rep.* 2016;65:323.

175. Atkinson B et al. Detection of Zika virus in semen [letter]. *Emerg Infect Dis.* 2016;22:940.

176. Centers for Disease Control and Prevention (CDC). Zika Virus, Prevention. http://www.cdc.gov/zika/prevention/. Accessed May 18, 2016.

177. Chen LH et al. Zika virus: rapid spread in the western hemisphere. *Ann Intern Med.* 2016;164:613.

178. Centers for Disease Control and Prevention (CDC), National Center for Health Statistics. Vital and Health Statistics: Current Estimates From the National Health Interview Survey, 1996. October 1999. http://www.cdc.gov/nchs/data/series/sr_10/sr10_200.pdf. Accessed December 17, 2010.

179. Heikkinen T, Järvinen A. The common cold. *Lancet.* 2003;361:51.

180. Monto AS. Epidemiology of viral respiratory infections. *Am J Med.* 2002;112(Suppl 6A):4S.

181. Eccles R. Efficacy and safety of over-the-counter analgesics in the treatment of common cold and flu. *J Clin Pharm Ther.* 2006;31:309.

182. Arroll B. Non-antibiotic treatments for upper-respiratory tract infections (common cold). *Respir Med.* 2005;99:1477.

183. Kim SY et al. Non-steroidal anti-inflammatory drugs for the common cold. *Cochrane Database Syst Rev.* 2009;(3):CD006362.

184. Centers for Disease Control and Prevention (CDC). Revised product labels for pediatric over-the-counter cough and cold medicines. *MMWR Morb Mortal Wkly Rep.* 2008;57:1180.

185. Vassilev ZP et al. Safety and efficacy of over-the-counter cough and cold medicines for use in children. *Expert Opin Drug Saf.* 2010;9:233.

186. Centers for Disease Control and Prevention (CDC). Infant deaths associated with cough and cold medications—two states, 2005. *MMWR Morb Mortal Wkly Rep.* 2007;56:1.

187. Singh M et al. Zinc for the common cold. *Cochrane Database Syst Rev.* 2013;6:CD001364.

188. Karsch-Volk M et al. Echinacea for preventing and treating the common cold. *Cochrane Database Syst Rev.* 104;2:DC000530.

189. Taylor JA et al. Efficacy and safety of echinacea in treating upper respiratory tract infections in children: a randomized controlled trial. *JAMA.* 2003;290:2824.

190. Caruso TJ, Gwaltney JM, Jr. Treatment of the common cold with echinacea: a structured review. *Clin Infect Dis.* 2005;40:807.

80 第80章 病毒性肝炎

Jerika T. Lam and Curtis D. Holt

核心原则

<table>
<tr><td>① </td><td>甲型肝炎病毒(hepatitis A virus,HAV)感染是一种世界流行的急性自限性疾病,经粪-口途径传播。HAV引起肝细胞损伤与细胞病变和免疫反应有关,可导致黄疸、肝酶升高。治疗上一般给予支持治疗,以及通过接种疫苗进行有目的的预防(暴露前后)。</td></tr>
<tr><td>② </td><td>乙型肝炎病毒(hepatitis B virus,HBV)是一种血源性病原体,通过破损的皮肤、围产期暴露、血液及其制品或性接触传播。HBV感染分为可缓解的急性期和慢性期。慢性病程可持续数十年,发展为肝硬化和死亡。慢性感染患者可给予聚乙二醇干扰素、核苷或核苷酸逆转录酶抑制剂治疗。一些策略(免疫球蛋白、核苷或核苷酸逆转录酶抑制剂)可有效预防HBV感染。</td></tr>
<tr><td>③ </td><td>丙型肝炎病毒(hepatitis C virus,HCV)是一种血源性病原体,通过破损的皮肤、围产期暴露、血液及其制品或性接触传播。HCV分急性期和随后的慢性期,慢性感染可发展为肝硬化、肝功能失代偿、肝细胞癌,甚至死亡。急性期临床表现与HAV、HBV类似。慢性丙型肝炎可使用直接抗病毒(direct-acting antiviral,DAA)药物治疗。</td></tr>
<tr><td>④ </td><td>丁型肝炎病毒(hepatitis D virus,HDV)是一种小RNA病毒,需要和HBV共同感染才能复制。HDV最有可能经皮暴露后感染。HDV与HBV同时感染可导致更高的急性肝衰竭风险。其预防依赖于对HBV的成功免疫。</td></tr>
<tr><td>⑤ </td><td>戊型肝炎病毒(hepatitis E virus,HEV)与HAV类似,均经粪口途径传播,尤其是污水传播。其在发展中国家更为常见。急性感染通常都能康复。</td></tr>
</table>

章节案例

案例80-1(问题1~3)
案例80-2(问题1)
案例80-3(问题1)

案例80-4(问题1~4)
案例80-5(问题1和2)
案例80-6(问题1~3)
案例80-7(问题1)
案例80-8(问题1)
案例80-9(问题1)
案例80-10(问题1和2)
案例80-11(问题1)
案例80-12(问题1~14)

案例80-13(问题1)
案例80-14(问题1~3)
案例80-15(问题1~4)

有5种不同的肝炎病毒可导致肝脏疾病。第6种病毒也已经被确定,但是否为肝脏疾病的起因还有待明确。这5种肝炎病毒中包括4种RNA病毒和一种DNA病毒[1]。每种病毒的类型可用血清学检查来确定,有时需要用基因分型。尽管在病毒性肝炎预防方面已取得很大进展,但因病毒的高复制和高突变率如每日丙型肝炎病毒复制约10^{12}个病毒体,乙型肝炎病毒复制10^{11}个病毒体,人类免疫缺陷病毒(human immunodeficiency virus,HIV)复制10^{10}个病毒体[11,12],因此,病毒感染后的治疗仍进展有限。本章将介绍甲~戊型病毒性肝炎的病毒学、流行病学、发病机制、临床表现、诊断、自然病程、预防及治疗策略。

病因和特性

在美国,病毒性肝炎是导致人们患病和死亡的主要原因之一[1-3]。至少5种明确的病毒可导致病毒性肝炎:①甲型肝炎病毒(hepatitis A virus,HAV)引起甲型肝炎;②乙型肝炎病毒(hepatitis B virus,HBV)引起乙型肝炎;③丙型肝炎病毒(hepatitis C virus,HCV)引起丙型肝炎;④乙型肝炎病毒相关的丁型肝炎病毒(hepatitis D virus,HDV)引起丁型肝炎;⑤戊型肝炎病毒(hepatitis E virus,HEV)引起戊型肝炎(表80-1)。这些病毒的免疫学特征和流行方式各不相同（见表 80-1）[4,5]。HAV 和 HEV 感染主要通过粪-口途径传播，而 HBV、HCV 和 HDV 感染主要是经血液传播[1-3]。其他一些病毒主要累及肝外器官和系统，并可继发类肝炎样综合征（hepatitislike syndrome），包括 EB 病毒（单核细胞增多症）、巨细胞病毒、单纯性疱疹病毒、水痘带状疱疹病毒、风疹病毒、麻疹病毒和腮腺炎病毒。

表 80-1

病毒性肝炎的特点[4,5]

病毒	核酸	传播途径	慢性疾病风险	死亡率
HAV	非包膜的单链 RNA	粪-口途径	无	低
HBV	包膜的双链 DNA	注射、性接触、围生期	高	中~高
HCV	包膜的单链 RNA	注射、性接触、围生期	高	中~高
HDV	包膜的单链 RNA	注射、性接触、围生期	高	高
HEV	非包膜的单链 RNA	粪-口途径	无	低~中

HAV，甲型肝炎病毒；HBV，乙型肝炎病毒；HCV，丙型肝炎病毒；HDV，丁型肝炎病毒；HEV，戊型肝炎病毒；RNA，核糖核酸；DNA，脱氧核糖核酸。

急性和慢性肝炎的定义

病毒性肝炎可表现为急性或慢性肝炎。急性肝炎定义为一种伴或不伴黄疸或血清转氨酶升高大于正常值上限 10 倍的疾病，且病程不超过 6 个月[1-3,5]。慢性肝炎是一种长期的肝脏炎症状态，在急性起病后持续肝细胞坏死≥6 个月[4,5]。HBV、HCV 感染是慢性病毒性肝炎最常见的病因[3]。药物性和自身免疫性慢性肝炎发病率较低，而代谢紊乱和 HDV 造成的慢性肝炎相对少见[6,7]。HAV 及 HEV 为自限性感染，很少发展为慢性肝炎。

疑似慢性肝炎的血清学评估

血清学检测有助于病毒性肝炎的诊断。甲型肝炎病毒抗体（抗-HAV）、乙型肝炎病毒表面抗原（HBsAg）和丙型肝炎病毒抗体（抗-HCV）是有助于诊断的血清标志物。急性 HAV 感染的诊断需甲型肝炎抗体 IgM 阳性。如果 HBsAg 阳性，还需进一步检测 HBeAg 和乙型肝炎病毒定量（HBV-DNA），以明确乙型肝炎病毒复制是否活跃和评估病毒载量。HBV 感染的患者还应检测丁型肝炎抗体（抗-HDV）以判断是否合并丁型肝炎。如果肝炎的血清学检测阴性，应进一步除外其他少见但可治疗的导致慢性肝炎的疾病，包括酒精性肝病、Wilson 病、α-抗胰蛋白酶缺乏症和药源性慢性活动性肝炎。与可逆性慢性活动性肝炎综合征相关的药物包括有甲基多巴[8]、呋喃妥因[9]和异烟肼[10]，磺胺类药物[11]及丙硫氧嘧啶[12]也罕有发生。

甲型肝炎病毒

病毒学和流行病学

甲型肝炎病毒（hepatitis A virus）是一种直径 28nm、二十面体、非包膜的病毒。它属于微小 RNA 病毒科中的一种单链、正向、线性 RNA 肠病毒（见表 80-1）[2,4,5]。

HAV 在世界范围内分布[13,14]。感染的流行与供水的质量、公共卫生水平和年龄有关[14,15]。由于甲型肝炎病情常表现轻微而未被发现，造成数据漏报，因此发病率数据并不准确。HAV 主要通过粪-口途径在人与人之间传播[15,16]。HAV 较顽固，可抵抗各种外界因素包括干燥、环境因素（气温高达 56℃和低至-20℃）、胃酸（pH 3.0）和上消化道消化酶对其的降解，所以容易在人群中流行。被排泄物污染的水和食物是 HAV 传播的一个重要途径[16,17]。儿童被认为是重要的传染源[17,18]。

2014 年美国的甲型肝炎的总体发病率为 4/100 万[19]。食用粪便污染的食物和水以及未烹煮的被 HAV 污染的食物可引起 HAV 感染同源暴发。在卫生和供水维护良好的发达国家，HAV 水源传播并不常见[19]。在美国，起初仅推荐感染高风险的人群和生活在高风险社区的儿童进行 HAV 疫苗接种，但由于美国仍有大量 HAV 病例发生，目前已经扩大了 HAV 疫苗接种的人群范围。2006 年，美国免疫接种实践咨询委员会（Advisory Committee on Immunization Practices，ACIP）建议为所有 12~23 个月的儿童常规接种疫苗[20]。

极罕见的 HAV 感染病因包括输注处于病毒血症期患者的血液或血液制品、接触 HAV 感染的灵长类动物模型[16,21]。因为 HAV 感染不存在无症状的携带状态，且潜伏期很短，所以经皮肤传播很少见[16]。有 HAV 感染风险的职业包括污水清洁工人、医院的清洁工、日间护理人员和儿科护士[18,19]。对于到卫生条件差的地区旅行的人群而言，HAV 是最常见的可预防（如接种疫苗）的传染病[22]。

发病机制

虽然 HAV 引起肝脏损伤的确切机制尚不明确[17,23,24]，但病毒是在肝脏或肝细胞中进行复制。随后肝细胞坏死导致病毒清除，并最终临床治愈[18]。

自然史

接触 HAV 后（一般通过食用被粪便污染的食物获得），病毒在感染后数小时或数日内在肝细胞中驻留并复制。HAV 经翻译和复制后被释放到胆小管中，再被转运到肠道，随后通过粪便排泄，每克粪便中高达 10^9 个感染性病毒体[17]。这一过程发生在感染的亚临床阶段（潜伏期）或无黄疸前驱期（14～21 日），先于丙氨酸氨基转移酶（alanine aminotransferase，ALT）水平升高、出现临床症状或黄疸之前[18]。这期间病毒的接触传染性最高，在出现症状或黄疸后传染性明显降低。HAV 感染可能发生在两个临床过程中，亚临床肝炎（无症状）常见于儿童患者，而无黄疸型肝炎（有症状但无黄疸）或黄疸型肝炎发生于成人患者，并可能导致暴发性肝炎和死亡，特别 50 岁以上患者[18]。由于强烈的体液和细胞免疫反应，尤其是自然杀伤细胞、CD4+ 和 CD8+ 细胞毒性 T 细胞，慢性 HAV 感染通常不会出现[25]。最重要的是，体液免疫在病毒清除过程中发挥关键作用，在出现中和抗体后导致病毒血症下降。HAV 的病程包括潜伏期、急性肝炎期和恢复期。在 HAV 感染后 6 个月内，通常所有患者可完全临床恢复。

临床表现

案例 80-1

问题 1：E. T. ，34 岁，男性，职业为医药销售代表，因急性黄疸伴"尿色加深"来急诊室就医。患者既往体健，2 周前始感疲乏无力，自认为与工作劳累有关。追问病史还曾有轻微头痛、食欲下降、肌肉痛、腹泻和低热，体温在 37.2～38.3℃。自认为这些是感冒症状，服用对乙酰氨基酚并大量饮水。症状持续到昨日自行缓解，然后发现其尿液颜色呈可乐色。今晨注意到眼睛和皮肤黄染，遂到医院就诊。

既往史：近期有过呼吸道感染，经左氧氟沙星治疗后好转。个人史：经常去当地的牡蛎餐馆吃生牡蛎。否认吸烟及近期出国旅行史，偶有饮酒。否认性接触史、注射毒品史及输血史。近期用药史：因"肌肉痉挛"必要时口服安定 5mg，但已停用几个月。两年前因摩托车事故留下癫痫发作病史，为此每日口服苯妥英钠 400mg 治疗。

体格检查：患者发育正常，营养良好，无急性病容，神志清楚，定向力正常，体温 37.2℃。皮肤巩膜黄染，腹部检查肝脏增大，质软，右上腹有压痛。实验室检查示：血红蛋白（Hgb）16g/l；红细胞比容（Hct）44%；白细胞（WBC）5 500/μl；谷草转氨酶（AST）120U/L；谷丙转氨酶（ALT）240U/L；碱性磷酸酶 86U/L；总胆红素 3.2mg/dl；直接胆红素 1.5mg/dl；苯妥英钠血药浓度 12mg/l（正常 10～20mg/l）。白蛋白、凝血酶原时间、血糖和电解质均正常。抗-HCV、HBeAg、HBsAg 和乙型肝炎核心抗体（抗-HBc）均为阴性，但抗-HAV IgM 为阳性。E. T. 有哪些临床特征和血清学标志物符合病毒性肝炎的诊断？

HAV 感染后的潜伏期一般为 15～50 日（平均 28 日），期间宿主通常没有症状。因此 E. T. 已经过了这一时期。因为 HAV 滴度在急性期的粪便样本中最高，所以自黄疸出现前 14～21 至黄疸出现后 7～8 这期间为传染期，因此 E. T. 正处于传染期。在 HAV 感染急性期，患者的血清和唾液的传染性比粪便要小，而尿液和精液则没有传染性。应将 E. T. 的病情告知其家人和最近与他有直接接触的人，避免被传染[26]。

HAV、HBV、HCV、HDV 和 HEV 感染的急性期症状都相似。但 HAV 感染的症状较 HBV 和 HCV 的急性感染更加明显[5]。通常 HAV 感染的症状发生在黄疸出现前一周或更早。临床症状是否出现与年龄有关。6 岁以下患儿，70% 没有症状，但年龄更大的儿童及成人会有症状，且 70% 伴有黄疸[18]。E. T. 有 HAV 急性感染的症状和体征，包括不典型的前驱症状如乏力、虚弱、厌食、恶心和呕吐。腹痛和肝脏肿大也是急性感染的常见症状，发热、头痛、关节痛、肌痛和腹泻症状较少见。在出现前驱症状 1～2 周后，患者可进入黄疸期，出现陶土色便、深色尿、巩膜及皮肤黄染症状。尿色加深是由于胆红素升高的缘故，一般发生在黄疸出现前不久。需询问 E. T. 是否有大便颜色变浅（浅灰或浅黄色），这通常在黄疸期出现。E. T. 巩膜黄染强烈提示其为病毒性肝炎。黄疸型肝炎多发生于成年人，比无黄疸型肝炎多出 3.5 倍，后者常见于儿童[16,26]。

E. T. 的肝功能检查结果（如 AST、ALT 和总胆红素升高）也提示病毒性肝炎。血清转氨酶在 HAV 感染的前驱期就开始升高（通常 ALT>AST），在黄疸出现前达峰值。转氨酶常大于 500U/L，最初每周可降低 75%，之后以较慢的速度下降。血清胆红素的浓度高峰出现在转氨酶高峰之后，很少大于 10mg/dl。胆红素的降低较转氨酶慢，通常在 3 个月内降至正常。在 HAV 感染急性期也可出现右上腹压痛、轻度肝大及脾大[5,26]。

肝外表现

案例 80-1，问题 2：E. T. 急性 HAV 感染还可发生哪些其他症状？

随着黄疸的出现，可出现瘙痒等前驱症状及肝外表现，多见于病程较长的患者。因此，需要监测 E. T. 感染 HAV 的其他临床表现，包括免疫复合物相关的皮疹、白细胞破碎性脉管炎、肾小球肾炎、冷球蛋白血症（比 HCV 感染时少见）和关节炎[26]。

诊断及血清学

检测 HAV 抗原和抗-HAV 的方法见图 80-1。有肝炎临床表现或无症状但有血清转氨酶升高的患者，检测 HAV IgM 可判断是否为急性 HAV 感染。HAV IgG 出现在 IgM 之后，它提示既往有过 HAV 暴露和免疫，而 IgG 水平持续升高则提示近期有暴露[5,26]。抗-HAV IgM 一般存在于整个病程（16～40 周），通常较早达峰值，并在最初感染后的 3～4 个月逐渐下降至不能检测[26]。有四分之一的 HAV 感染患者 IgM 持续存在超过 6 个月，偶尔更长。HAV IgG 最早出现在恢复期，并在急性感染恢复后持续存在数十年，其滴度下降很缓慢[16,26]。酶联免疫吸附测定（enzyme-linked immunosorbent assay，ELISA）和放射免疫分析法（radioimmunoassay methods）检测甲型肝炎抗体的敏感性和特异性都很高，是诊断急性 HAV 感染的可靠方法。E. T. 的抗-HAV IgM 阳性，符合急性 HAV 感染，而抗-HBc IgM 阴性，可排除急性 HBV 感染[16,26]。

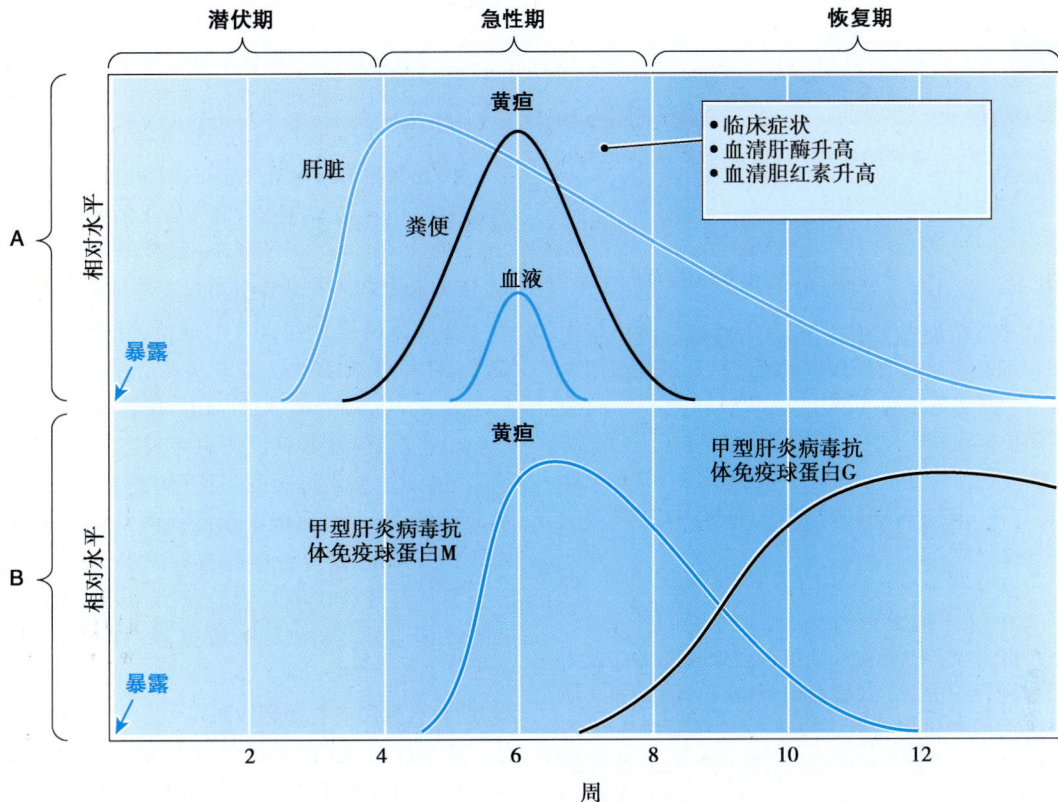

图 80-1　甲型病毒性肝炎的典型病程。A. 肝脏、粪便、血液中甲型肝炎病毒水平；B. 血中甲型肝炎病毒标志物。（来源：Adapted from Thomas H. McConnell，*The Nature of Disease Pathology for the Health Professions*，Philadelphia：Lippincott Williams & Wilkins，2007. with permission）

治疗

一般治疗

HAV 感染一般为自限性疾病，很少引起暴发性肝衰竭和死亡等严重并发症[27]。其治疗包括支持治疗和严重并发症的治疗。一些患者可能需要静脉补充液体和电解质、营养支持以及使用止吐药物。退热药物（对乙酰氨基酚）可增加发生暴发性肝衰竭的风险，应尽量避免使用。考虑到可能发生溶血反应及急性肾损伤，还需定期评估肾脏功能和全血细胞计数。患者在急性期应忌酒。待症状缓解和血生化指标恢复正常后，可适量饮酒。总之，HAV 感染的预后良好。HAV 感染伴有长期免疫，通常不会复发或发展为慢性肝炎。

药物剂量的调整

案例 80-1，问题 3：E.T. 的其他用药在 HAV 感染急性期是否需要调整？

在肝脏疾病时，经肝脏消除的药物的剂量调整很难预测。这是因为肝脏的代谢功能很复杂，肝脏疾病时对许多氧化和结合代谢过程都有不同程度的影响。在肾脏疾病时，肌酐水平可作为内源性标志物来预测药物的肾脏清除率。但是，肝脏疾病没有这样一个内源性标志物来预测药物经肝脏的清除率。实验室检查中，粗略估计肝脏合成功能的指标（白蛋白、凝血酶原时间）及胆汁清除的指标（胆红素），曾被用来估计肝脏的损伤程度，但将其用于预测经肝代谢药物的药代动力学参数变化并不可靠。在肝脏疾病急性期，应尽量避免使用不必要的或有潜在肝毒性的药物。如果必须使用经肝脏清除的药物，应谨慎地采用尽可能小的剂量来达到理想的治疗效果。

应建议 E.T. 停用地西泮，因为该药需在肝脏中进行生物转化，且有资料表明在急性肝炎时该药可在体内蓄积[28]。如果 E.T. 需要用药物来治疗肌肉抽搐，可以减少地西泮的用量或改用其他在急性肝炎时不会蓄积的药物（如劳拉西泮）[29]。急性肝炎患者使用苯妥英钠无需调整剂量[30]。因 E.T. 的苯妥英钠血药浓度在预期治疗范围内，所以目前无需调整剂量。

甲型肝炎的预防

甲型肝炎可通过免疫接种来预防。免疫接种可以是被动的、主动的或两种方法同时应用。被动免疫就是给予免疫球蛋白以提供暂时性的保护性抗体。主动免疫是接种疫苗以刺激机体产生保护性抗体[20,31]。预防可在暴露之前（暴露前预防）或暴露之后（暴露后预防）进行。

暴露前的预防

案例 80-2

问题 1：M. D. 是一个 22 岁的学生，准备在泰国度假 2 周。他计划 3 个月后去度假，想知道自己是否需要进行 HAV 的预防。

免疫球蛋白

在甲型肝炎疫苗没有上市应用之前，注射免疫球蛋白是唯一用于甲型肝炎暴露前的预防方法。尽管单独应用免疫球蛋白产生被动免疫可有效预防甲型肝炎病毒的感染[20]，但其保护期很短。使用免疫球蛋白进行暴露前预防（如旅行者对疫苗成分过敏或不愿接种），肌注 0.02ml/kg 可获得不足 3 个月的保护期，肌注 0.06ml/kg 可获得 5 个月或更长时间的保护[19,20,26]。

疫苗

接种甲型肝炎疫苗进行主动免疫在很大程度上代替了用免疫球蛋白进行的甲型肝炎暴露前预防。在美国和其他国家有两种灭活的单价甲型肝炎疫苗：贺福立适（Havrix）和维康特（Vaqta）。这两种疫苗都是经甲醛灭活处理的 HAV 减毒株[32]。厂商用不同的单位来标示其疫苗中抗原的含量，Havrix 的剂量以酶联免疫吸附测定单位（ELISA units，EU）表示，而 Vaqta 的剂量则以甲型肝炎抗原单位（U）来表示。这些疫苗可提供长期的免疫。它们不含硫柳汞和汞防腐剂，对儿童和成人安全、有效[33]。

接种方案

根据不同的年龄，Havrix 疫苗有两种剂型：对 12 个月至 18 岁的患者，每次 720EU（0.5ml/剂），注射两次；年龄大于 19 岁的患者，每次 1 440EU（1.0ml/剂），注射两次（表 80-2）[27,31,32]。Havrix 疫苗用法为三角肌注射，6~12 个月后再加强注射一次。Havrix 儿童剂型（三剂给药方案）不再应用。而 Vaqta 根据年龄也有两种剂型，对 12 个月至 18 岁的患者，每次 25U（0.5ml），注射两次；大于 19 岁的患者，每次 50U（1.0ml），注射两次（表 80-2）[27,31,32]。用法同样为三角肌注射，6~18 个月后再加强注射 1 次[20,31,32]。

表 80-2

甲型肝炎疫苗的推荐剂量[27,31,32]

接种年龄	剂量[a]	时间表/月[b]
Havrix		
儿童 12 个月~18 岁	720EU（0.5ml）	0,6~12
成人≥19 岁	1 440EU（1.0ml）	0,6~12
Vaqta		
儿童 12 个月~18 岁	25U（0.5ml）	0,6~18
成人≥19 岁	50U（1.0ml）	0,6

[a] 酶联免疫吸附试验单位。
[b] 0 代表首次接种时间，后面的数字代表首次接种后的月数。

组合疫苗

美国食品药品监督管理局（The US Food and Drug Administration，FDA）还批准了一个 HAV 和 HBV 的组合疫苗（双福立适，Twinrix），可用于 18 岁及以上成人[17,22,54]。Twinrix 具有与 Havrix 和 Engerix-B 相同的抗原成分。每一剂量的 Twinrix 包含至少 720 EU 灭活的甲型肝炎病毒和 20μg 重组 HBsAg[34,35]。Twinrix 不含有硫柳汞和汞防腐剂，其对儿童和成人是安全和有效[33]。

基础免疫接种包含 3 剂疫苗，分别在第 0、1、6 个月给予，这和单独接种乙型肝炎疫苗相同[34,35]。18 岁及以上成人，只要有 HAV 和 HBV 疫苗使用指征均可给予 Twinrix，包括慢性肝脏疾病患者、注射毒品者、男男性行为者、有职业感染风险的人群（饲养感染了 HAV 的灵长类动物的人）和凝血因子紊乱而需要输注血液制品的患者[34,35]。国际旅游者推荐接种 HAV 疫苗；旅游者去到乙型肝炎高发或中等发病的地区，并计划在该地停留大于 6 个月且与当地人密切接触，建议接种乙型肝炎疫苗[36]。

效果、安全性和应答的持续时间

甲型肝炎疫苗的保护效力为 94%~100%，这很好的验证了疫苗的有效性[34]。疫苗的耐受性良好，其最常见不良反应包括注射部位疼痛、头痛、肌痛和乏力。

成功免疫接种后，这种保护性的维持时间究竟多长，目前还缺乏充分的研究。但疫苗产生的保护性抗体的有效滴度可以在儿童中维持至少 14~20 年，在成人中维持至少 25 年[32,34]。此时是否需要加强接种，美国免疫接种顾问委员会（US Advisory Committee on Immunization Practices，ACIP）尚无推荐。HAV 疫苗在孕期的安全性尚未确立。但由于疫苗来自于灭活的 HAV，理论上对胎儿的风险较低。可能面临较高感染风险的女性，应该与其保健医生和产科医生讨论接种疫苗的获益与风险[19]。

适应证

ACIP 推荐以下高危人群接受甲型肝炎疫苗接种：计划到甲型肝炎高度流行地区（南美和中美洲、南亚和东南亚、加勒比地区及中东）[37-39]及中度流行地区（欧洲东南部和前苏联地区）的旅行者；居住在甲型肝炎高发和周期性甲型肝炎暴发流行社区的儿童（阿拉斯加土著人村落、美国印第安人保留地）、男男性行为者、注射毒品者、有 HAV 感染职业风险的研究人员或医务人员、有凝血因子障碍的患者和慢性肝脏疾病患者，其发生暴发性甲型肝炎风险增加[20,27,31,32]。因此，M. D. 应该接种 Havrix 1 440EU 或 Vaqta 50U，初次接种可在其旅游期间提供足够的保护以防止 HAV 感染，并可在旅行回来后进行加强接种，加强接种时间至少在初次接种 6 个月后。如果 M. D. 决定近 2 周内旅行，那他应该在出发前接种疫苗和免疫球蛋白[36]。

暴露后预防

案例 80-3

问题 1：L. W. ，26 岁，男性，最近诊断 HAV 感染。他在上大学期间兼职做售货员。他和妻子及刚出生不久的女儿住在一起。哪些与 L. W. 接触的人需要给予 HAV 暴露后预防？

尽管以往推荐免疫球蛋白用于未接种疫苗但近期有 HAV 暴露的患者，但甲型肝炎疫苗也可有效预防健康人群继发 HAV 感染[19]。HAV 暴露后 2 周以内，年龄在 12 个月~40 岁的健康人群，均可注射疫苗，但年龄不在此范围或有其他严重的合并症者应接受免疫球蛋白而非疫苗[31,36]。因此，L. W. 的妻子应该注射 HAV 疫苗预防，他的 10 个月大的女儿应该接受 0.02ml/kg 的免疫球蛋白预防，在暴露后尽快给予肌内注射，最迟不超过暴露后 2 周。如果接触者在暴露前至少 1 个月接种过一剂甲型肝炎疫苗则不需要给予免疫球蛋白，因为在疫苗接种 1 个月后，超过 95% 的患者可获得保护性抗体滴度[20]。在工作场所或学校偶然接触人群不推荐预防治疗。

在 HAV 暴露 2 周内应用免疫球蛋白预防急性 HAV 感染的有效率为 80%~90%[20,26]。大多数患者如早期及时给予免疫球蛋白治疗，可预防临床和亚临床 HAV 感染。注射免疫球蛋白后产生的保护作用迅速且完全，但维持时间较短。其他需要使用免疫球蛋白预防的情况包括在日托中心发生的 HAV 感染，以及某些情况下负责准备和保存食物的人是感染甲型肝炎的患者。当日托中心有一名员工或被看护者被诊断为 HAV 感染，那么所有员工和儿童都应使用免疫球蛋白来预防[15,19,20]。如果一个从事食品行业工作的人患有甲型肝炎，那么同一工作场所的其他食品工作者也要应用免疫球蛋白预防。因为食品消费者从患有甲型肝炎的食品工作人员处感染 HAV 的可能性很小，所以对他们不推荐常规应用免疫球蛋白[15,20]。

婴儿和孕妇应使用不添加硫柳汞的免疫球蛋白制剂[15]。尽管免疫球蛋白不会阻碍灭活疫苗、口服脊髓灰质炎病毒疫苗及黄热病疫苗的免疫反应[22]。但是，它会对那些经肝脏代谢的疫苗，如麻疹、腮腺炎、风疹和水痘疫苗的免疫反应有所干扰。因此，风疹和水痘疫苗应在使用甲型肝炎免疫球蛋白后至少 3 个月再进行接种。在接种风疹和水痘疫苗 2 周内不应使用甲型肝炎免疫球蛋白。如果在风疹疫苗接种 2 周内应用甲型肝炎免疫球蛋白，那么需在 3 个月后重新接种疫苗[15,19,20]。在应用甲型肝炎免疫球蛋白 3 个月后应行水痘血清学检查，以确定是否需要重新接种水痘疫苗。

乙型肝炎病毒

病毒学

乙型肝炎病毒是一种二十面体的有包膜的病毒，直径 42nm，属于嗜肝病毒科[40-43]。病毒基因组为部分双链，环状 DNA 与 DNA 多聚酶相连。与 HAV 不同，HBV 的抗原性复杂，可导致急性疾病，伴或不伴慢性疾病状态。HBV 感染可有症状或无症状。从暴露到出现黄疸的平均潜伏期为 90 日（60~150 日），从暴露到出现血清 ALT 水平异常的平均潜伏期为 60 日（40~90 日）[42-43]。

HBV 的生命周期见图 80-2。对 HBV 生命周期的阐明促进了药物的研发。HBV 的 DNA 聚合酶有很重要的作用，它既可以作为反转录酶从基因组 RNA 反转录（RT）合成

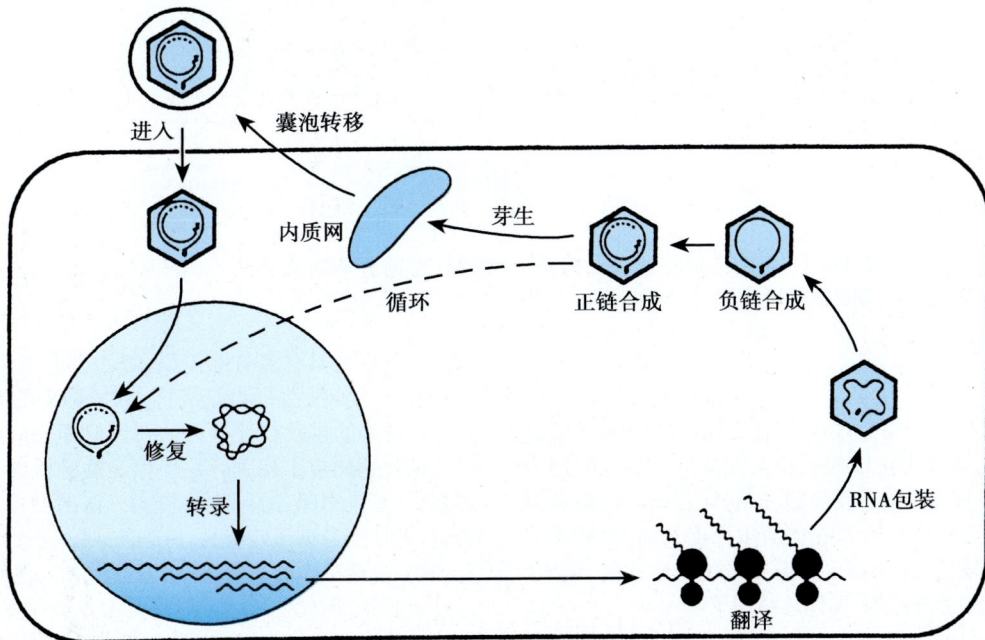

图 80-2　乙型肝炎病毒的生命周期。（来源：Reprinted from Ganem D. Hepadnaviridae：the viruses and their replication. In：Fields BN，ed. *FundamentalVirology*. 3rd ed. Philadelphia，PA：Lippincott-Raven；1996：1199. with permission）

DNA 负链,又可以作为内源性的 DNA 聚合酶。因为 HBV 聚合酶与反转录病毒(如 HIV)的反转录酶有一点同源关系,所以一些 HIV 聚合酶或反转录酶的抑制剂也可以抑制 HBV 聚合酶的活性。因此,反转录酶抑制剂被用来治疗和预防 HBV 感染,但是多数这类药物已出现了快速耐药。

流行病学

全球约有 20 亿人口感染 HBV,有 3.5 亿~4 亿人患有慢性 HBV 感染[44,45]。HBV 导致约一百万人死于肝硬化、肝衰竭和肝细胞癌[46-48]。在 2002 年,超过 60 万人死于 HBV 相关的急性或慢性肝脏疾病[44,45]。在美国,每年估计有 220 万人感染 HBV,约 5 500 人死于感染[47,48]。

婴儿和 5 岁以下儿童发生急性 HBV 感染通常无症状,而 5 岁以上儿童和成人有 30%~50% 可能出现临床症状和体征[49]。临床症状和体征包括厌食、恶心、呕吐、腹痛、不适和黄疸。乙型肝炎的肝外表现可能包括皮疹、关节痛和关节炎[50]。在免疫功能正常的成人中,约 95% 的初次感染是自限性的,病毒从血液中清除,随后对再感染持续免疫。从急性到慢性 HBV 感染的进展受到感染者年龄的影响。约 30% 的 5 岁以下儿童感染者和少于 5% 的 5 岁以上的感染者会发展为慢性 HBV 感染[49]。免疫抑制的患者(如糖尿病患者、艾滋病患者或血液透析患者)感染 HBV 后,有较

高的风险发展为慢性 HBV 感染[50]。

在世界某些地区如亚洲,HBV 感染在围产期获得。由于与急性肝炎相关的肝细胞膜 HBV 蛋白不会发生细胞免疫应答,在亚洲 90% 以上的感染者会发展为慢性终身感染[51]。另一方面,在西方国家,急性 HBV 感染大多发生在青春期和青年期人群,原因是存在利于血源传播的行为和环境,如性活动、静脉注射毒品和职业暴露。急性 HBV 没有特异性治疗方法,支持治疗是主要的治疗手段[51,52]。

与 HAV 相似,慢性 HBV 感染定义为患者 HBsAg 阳性 >6 个月(图 80-3)。自 1991 年至今,在美国急性 HBV 感染的发生率已下降了 82%[45,52-54]。所有年龄段和种族及高危人群均有下降,尤其是儿童、卫生保健工作者及疫苗接种率最高的人群下降最为明显。高风险行为的减少也使得感染传播减少。在美国,感染乙型肝炎的高危人群包括某些种族人群(如阿拉斯加土著人,太平洋岛民)、来自乙型肝炎高发区(如印度、中亚和东南亚)的第一代移民、静脉吸毒者、男同性恋、非洲裔美国人和男性(较女性发病率高)[52-54]。与急性乙型肝炎感染关系最为密切的危险因素包括异性性行为(42%)、男男性行为(15%)和静脉吸毒(21%)[52-54]。适合接种乙型肝炎疫苗的场所包括性病诊所(sexually transmitted disease,STD)、监狱和监禁中心。

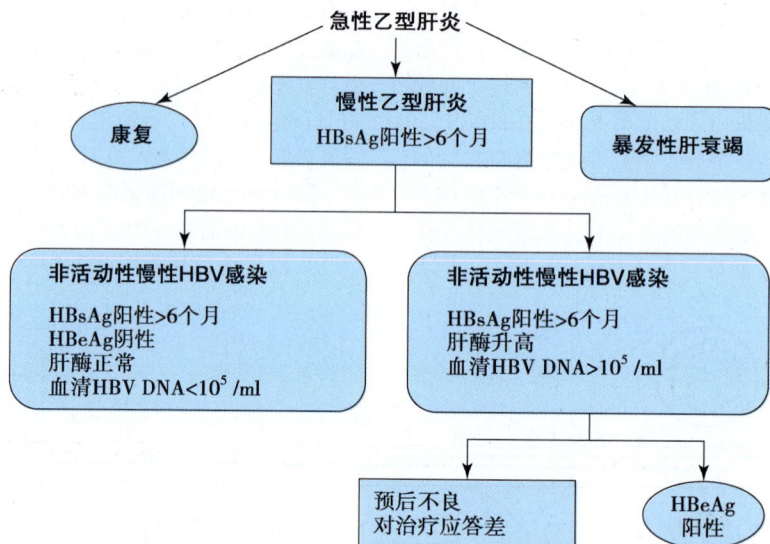

图 80-3 急性乙型肝炎病毒感染。[来源:美国肝病研究学会(AASLD)/美国感染病学会(IDSA)指南]

传播途径

HBV 通过接触感染了 HBV 的血液、精液和其他体液进行传播。此外,未接种疫苗的成年人在从事一些危险行为时可发生 HBV 传播,包括性接触、皮肤穿刺或围产期暴露于感染的血液或体液。HBV 在血清中浓度较高,在精液和唾液中的浓度较低[49]。HBV 传播方式包括性传播、输血、围产期传播和注射毒品等,具体总结如下。

性传播

在包括北美的 HBV 非高发地区,性行为特别是无保护

的性行为以及具有多名性伴侣,是乙型肝炎传播最重要的途径[52-54]。异性性行为是美国 HBV 感染的主要途径(占 26%),感染的风险与性行为的持续时间、性伴侣的数量及性传播疾病病史正相关。性伴侣是静脉吸毒者、卖淫者或嫖娼者,感染 HBV 的风险性较大。如果性伴侣是 HBV 感染者,即使没有高风险行为,感染的风险也较大。因为大部分 HBV 慢性感染的患者为"隐匿携带者",他们并不知道自己已经感染,所以性传播可能是全世界最主要的 HBV 传播方式。许多 HBV 感染可以通过普遍的疫苗接种来预防。使用避孕套可以减少经性传播的危险性[52-54]。

1980—1985 年期间,发现男男性行为者感染 HBV 的比

率很高,占所有报道的 HBV 感染病例的20%[52-54]。该人群感染 HBV 的最常见相关因素包括同时存在多个性伴侣、肛交、及性活动持续时间长等。目前该人群的 HBV 感染率有所下降,估计约 8%。这可能与害怕感染 HIV 而改变性行为有关。与异性性行为一样,应用避孕套同样可以减少传染的危险性。

血液和血制品

虽然通过检测血液(HBsAg 和抗-HBc)和筛除 HBV 感染高风险者献血使得输血相关的 HBV 感染风险明显减少,但据估计,在 50 000 人中仍有 1 人通过该途径感染[52-54]。

围产期传播

幼儿期暴露和围产期暴露是 HBV 感染的另一个传播途径。血清中 HBV 高浓度可增加垂直传播途径(和针刺暴露传播途径)感染的概率。HBeAg 阳性且病毒复制水平高(大于 80pg/ml)的母亲,婴儿感染 HBV 的可能性为 70%~90%,而感染 HBV 但 HBeAg 阴性的母亲,其婴儿只有 10%~40% 的可能感染 HBV[52-54]。感染通常发生在婴儿出生和刚出生后不久,10%~15% 的婴儿在出生时被感染 HBV。

在高出生率的发展中国家及美国 HBV 高发地区,HBsAg 阳性的母亲所生的婴儿在围产期有可能感染 HBV,据报道感染率约 7%~13%[48-50]。另外,HBsAg 阳性母亲,即便其婴儿在出生时未感染 HBV,在幼儿期被感染的危险性仍很高,有 60% 在出生后 5 年内感染了 HBV。出生后发生感染的机制仍不清楚,既不是围产期传播也不是性传播。尽管在母乳中可检测到 HBsAg,但是母乳喂养并不被认为是 HBV 的传播途径。

静脉吸毒

在美国和全球其他国家,吸食毒品是一个重要的 HBV 传播途径,占所有乙型肝炎患者的 23%[52-54]。感染 HBV 的危险性与吸毒的时间长短有关。因此,无论是当前感染还是既往感染过 HBV,在吸毒 5 年后,其血清标志物通常为阳性。

其他传播途径

感染 HBV 的其他危险因素包括:在医疗机构工作、接受输血和透析、接受污染针头的针灸和纹身、前往乙型肝炎流行的国家旅行和在收容机构或监狱生活[52-54]。散发的 HBV 传播病例可通过非经皮穿刺途径传播,如经皮肤、粘膜小破口或咬伤所致。尽管在唾液、痰液、汗液、精液、阴道分泌液、乳汁、脑脊液、腹水、胸膜液、滑膜液、胃液和尿液中可发现 HBsAg,但只有精液、唾液和血清的 HBV 有传染性[55-58]。

发病机制

与甲型肝炎相似,临床研究表明,乙型肝炎引起肝脏损伤的发病机制中,宿主免疫反应较病毒因素更为重要。宿主的细胞和体液免疫与 T 淋巴细胞有关,可使病毒从肝脏清除增加,但同时会导致肝细胞损伤[55,56]。

诊断

血清中出现 HBsAg 即可诊断为 HBV 感染。约 5%~10% 的急性感染患者血清 HBsAg 水平很快降低到目前采用的分析方法的检测限以下,但血清中抗-HBc IgM 阳性可证明其近期曾发生 HBV 急性感染。另一个是通过定性或定量测定血清 HBV DNA,它是反映病毒复制活跃和诊断的较可靠指标,在急性感染的病程早期即可在血清中检测到[57-59]。HBV DNA 持续阳性则表明感染在持续、病毒复制活跃和高传染性。

血清学

与 HBV 感染相关的抗原和抗体包括 HBsAg 和 HBsAg 抗体(抗-HBs)、乙型肝炎核心抗原(HBcAg)、HBcAg 抗体(抗-HBc)、乙型肝炎 e 抗原(HBeAg)、HBeAg 抗体(抗-HBe)。血清学标志物 HBsAg、抗 HBc 和抗 HBs 可用于区分急性期、恢复期和慢性期感染。筛查 HBeAg 和抗-HBe 则用于慢性感染患者的管理[49]。

HBV 感染的血清学模式、定义及诊断标准见表 80-3。在感染的最初几周(2~10 周),血中 HBsAg 即可阳性,并在血清转氨酶升高和出现临床症状前几周内持续存在(图 80-4)[57-58]。通常在 HBV 暴露 1~3 个月后可出现临床症状。HBsAg 阳性可持续至病情康复后 4~6 周方能不被检出。如果 HBsAg 阳性持续 6 个月以上,则意味着进展为慢性感染。HBsAg 的抗体(抗-HBs)通常在一个短的窗口期后出现,这个窗口期内检测不到 HBsAg 和抗-HBs。大多数患者抗-HBs 在 HBV 感染后仍将持续存在多年,其存在表明对再感染有免疫力(图 80-4)。

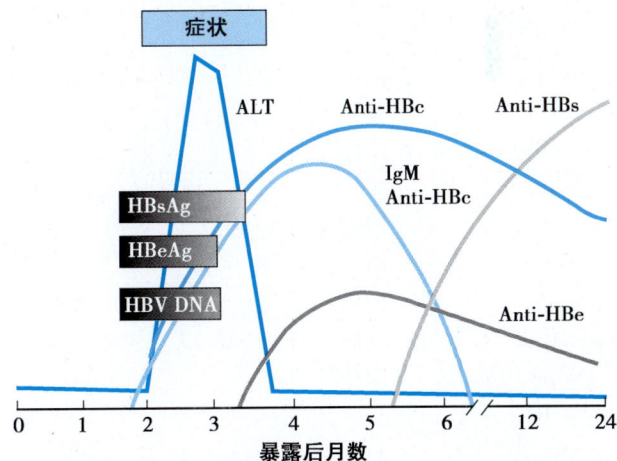

图 80-4 急性乙型肝炎病毒感染消退后时间发生顺序。ALT,谷丙转氨酶;Anti-HBc,乙型肝炎病毒核心抗体;Anti-HBe,乙型肝炎病毒 e 抗体;Anti-HBs,乙型肝炎病毒表面抗体;HBeAg,乙型肝炎病毒 e 抗原;HBsAg,乙型肝炎病毒表面抗原;HBV DNA,乙型肝炎病毒 DNA;IgM Anti-HBc,乙型肝炎病毒核心抗体免疫球蛋白 M。(来源:Adapted from Perrillo RP, Regenstein FG. Viral and immune hepatitis. In Kelley WN, ed. *Textbook of Internal Medicine*. 3rd ed. Philadelphia, PA: J. B. Lippincott; 1996. with permission)

表 80-3

乙型肝炎病毒的实验室标志物及解释[55,56]

实验室标志物	解释
乙型肝炎表面抗原（hepatitis B surface antigen，HBsAg）	感染的标志；阳性提示具有传染性
乙型肝炎表面抗体（hepatitis B surface antibody，anti-HBs）	既往感染或已接种过疫苗
乙型肝炎核心抗体（hepatitis B core antibody，anti-HBc）	既往感染或正在感染的标志
乙型肝炎核心抗体 IgM（IgM antibody to hepatitis B core antigen，IgM anti-HBc）	提示急性感染；机体对 HBV 最早的免疫反应
乙型肝炎 e 抗原（hepatitis B e antigen，HBeAg）	病毒正在复制，具有传染性
乙型肝炎 e 抗原（hepatitis B e antibody，HBeAb or anti-HBe）	病毒不再复制；接受抗病毒治疗的患者，HBV 长期清除的预测
乙型肝炎病毒 DNA（hepatitis B virus DNA，HBV-DNA）	提示病毒的复制活跃；比 HBeAg 更精确；主要用于监测治疗反应

表 80-4

乙型肝炎病毒：实验室结果的解释[45]

实验室标志物	实验室结果	临床解释
HBsAg	阴性	易感人群
anti-HBc	阴性	
anti-HBs	阴性	
HBsAg	阴性	自然感染而获得免疫
anti-HBc	阳性	
anti-HBs	阳性	
HBsAg	阴性	注射乙型肝炎疫苗而获得免疫
anti-HBc	阴性	
anti-HBs	阳性	
HBsAg	阳性	急性感染
anti-HBc	阳性	
IgM anti-HBc	阳性	
anti-HBs	阴性	
HBsAg	阴性	解释不清楚；4 种可能性： （1）感染康复（最常见） （2）抗-HBc 假阳性，因此易感 （3）"低水平"的慢性感染 （4）急性感染康复中
anti-HBc	阳性	
anti-HBs	阴性	

anti-HBc，乙型肝炎病毒核心抗体；anti-HBs，乙型肝炎病毒表面抗体；HBsAg，乙型肝炎病毒表面抗原；IgM anti-HBc，乙型肝炎病毒核心抗体免疫球蛋白 M。

血清学标志物的解释见表 80-4。HBeAg 是一种可溶性的病毒蛋白，在急性感染期可检测到，并在慢性乙型肝炎感染时持续存在。HBeAg 是 HBV 复制活跃的标志，它的存在与血液循环中的 HBV 病毒颗粒相关。HBsAg 和 HBeAg 同时存在表明病毒复制活跃且具有很强的传染性，这时需要给予抗病毒治疗。一般来说，从 HBeAg 到乙型肝炎 e 抗体（抗-HBe）的血清学转换可导致 HBV DNA 水平下降，表明感染开始缓解。但一些患者由于感染野生型病毒或存在前 C 区或启动子变异，使得 HBeAg 分泌减少（HBeAg 阴性患者），而可能导致持续的活动性肝脏疾病及血清 HBV DNA 阳性。

乙型肝炎病毒的核心抗原一般不游离于血循环中，因此无法检测。抗-HBc 是 HBcAg 的抗体，一般可在 HBsAg 出现后 1~2 周及临床症状出来前被检测出，并终身存在。检测抗-HBc IgM 是诊断急性 HBV 感染最敏感的试验。在疾病的恢复期，抗-HBc 主要是 IgG。这种抗体的出现说明 HBV 的既往或现症感染。此外，在非 HBV 流行地区，单独的抗-HBc 检测阳性可能与低水平的 HBV DNA 相关。HBV DNA 的存在可能会增加 HBV 的传播以及进展为肝硬化和肝癌的风险。接种 HBV 疫苗的个体并不出现抗-HBc，所以出现该抗体说明患者曾感染过 HBV，而非接种疫苗的结果。

自然史

急性 HBV 感染的患者中，只有 1% 发展成暴发性肝炎，表现为凝血障碍、肝性脑病和脑水肿[66,61]。在无 HDV 或 HCV 合并感染时，造成暴发性肝炎的原因是对病毒的高免疫应答。急性肝衰竭的患者，其 HBsAg 常被早期清除，导致诊断困难，但抗-HBc IgM 阳性可明确诊断。

HBV 感染有 4 个阶段：免疫耐受、免疫清除、低水平复制或无复制（静息携带者）和再激活阶段。有最高达 12%（平均 5%）的免疫功能正常患者在感染 HBV 后变为慢性感染（血清中可检测到 HBsAg≥6 个月）[59,60]。这些患者的 HBsAg 持续存在而抗-HBs 未产生。新生儿感染后发展为慢性感染的危险性很高（大于 90%），可能因为其免疫系统尚未发育完善。50% 感染的新生儿有病毒复制活跃的证据。此外，那些清除病毒能力减弱的患者，包括接受长期血液透析者、器官移植后服用免疫抑制剂者、接受化疗者和 HIV 感染患者，发展成为慢性 HBV 感染的危险性更高[40,62]。患者的预后与是否存在病毒复制及肝脏损伤的程度有关。约 50% 慢性病毒携带者持续存在病毒复制，并伴有转氨酶升高，这些患者中约 15%~20% 在 5 年内可发展成肝硬化[40-43,62]。据报道，HBeAg 可自发转阴（7%~20%/年），可能是抗病毒药物治疗的结果之一，而 HBsAg 转阴少见（1%~2%/年）。一般慢性病毒携带者会终身携带病毒[40-43,62]。患者的 5 年生存率取决于疾病的严重程度（55% 的幸存者存在肝硬化）。无症状的乙型肝炎携带者往往临床表现轻微，并发症较少，即使进行一段较长时间的随访也是如此。病毒复制活跃的慢性携带者（HBeAg 阳性）

发生肝细胞癌（hepatocellular carcinoma，HCC）的危险性较无症状乙型肝炎携带者高 300 倍[62,63]。

临床表现

案例 80-4

问题 1：W. H. ,35 岁,男性,近 1 个月出现进行性的恶心、呕吐、厌食和皮肤巩膜黄染。在过去的 1 周内开始出现进行性嗜睡、意识模糊、定向力障碍,最后陷入Ⅳ度昏迷。收入急诊科后行气管插管,并转入重症监护室。其个人史有 10 年的注射毒品史,酗酒史(已戒 5 年)。体格检查:外貌显老、高血压(血压为 158/99mmHg)、心动过缓(心率 58 次/min)、呼吸困难(呼吸频率 26 次/min)、严重皮肤和巩膜黄染、叩诊肝浊音区缩小(肝体积缩小)。瞳孔反应迟钝,肌张力增高;神经系统检查表现神志不清,不能唤醒。实验室检查示:

    红细胞比容：42%
    血红蛋白：14g/dl
    血小板：85 000/μl
    凝血酶原时间：25.8s
    INR：3.8
    AST：555U/L
    ALT：495U/L
    ALP：101U/ml
    总胆红素：8.4mg/dl
    HBV DNA：6×10⁶IU/ml

肝炎血清学检查：HBsAg、HBeAg、抗-HBc IgM 和 HBV DNA 阳性。抗-HAV IgM、抗-HDV IgM 和抗-HCV 均阴性。血气分析显示代谢性酸中毒合并呼吸性碱中毒。W. H. 的血肌酐为 1.8mg/dl,且近期尿量减少。

W. H. 哪些临床表现支持急性肝炎和急性肝功能衰竭的诊断?

急性乙型肝炎的临床表现和急性甲型肝炎相似。W. H. 的初期临床症状如恶心、呕吐、厌食、巩膜黄染和皮肤黄疸,符合急性乙型肝炎的诊断。其血清学检查显示抗-HBc IgM 阳性和 HBV DNA 阳性也支持诊断。

急性肝衰竭

急性 HBV 感染最重要的并发症是急性肝衰竭(acute liver failure,ALF),广义上是指患者在感染后 26 周内出现凝血异常(INR>1.5)和不同程度的神志改变(脑病)[61,64]。W. H. 存在肝性脑病、嗜睡、神志不清、昏迷、凝血障碍、血流动力学不稳定、进行性肝功能下降和酸中毒。ALF 患者多有脑水肿(80%死亡率),这是由于血-脑屏障受损使得富含蛋白质的液体进入脑组织细胞间隙,造成脑水肿和颅内压(intracaranial pressure,ICP)升高。当 ICP 大于 30mmHg 时,即会出现临床症状(瞳孔反应迟钝,肌张力增高)[61,65-67]。脑水肿可导致 ICP 升高,降低脑灌注。如果脑灌注压(血压减去颅内压)不能维持在 40mmHg 以上,

就会引起脑缺血。值得注意的是,ALF 患者颅内压升高与脑病的严重程度相关。Ⅰ级或Ⅱ级脑病罕有发生脑水肿的报道,但Ⅳ级昏迷发生脑水肿比例可达 75%[68]。此时,头颅影像学检查(计算机断层扫描)、抬高床头和气管插管(及随后的过度通气)都是必要的医疗干预措施。

W. H. 有脑水肿的症状,使用 100~200ml 20%甘露醇注射液(0.5~1.0g/kg)快速静脉滴注,通过渗透性利尿以降低其 ICP 可能获益,如果血清渗透压几个小时后仍未超过 320mOsm/L,可以再次应用[67,68]。由于 W. H. 血压 158/99mmHg,心率 58 次/min,有脑出血的危险,故应安置 ICP 监测装置[67,68]。尽管放置 ICP 监测装置是有创性的,且有潜在的出血并发症,但它能提供重要的预后信息。如果患者脑灌注压大于 40mmHg,且使用甘露醇难以控制,则不适宜行肝移植治疗。W. H. 还有 ALF 常见的严重凝血障碍表现。由于肝脏合成凝血因子Ⅱ、Ⅴ、Ⅶ、Ⅸ和Ⅹ减少,使得 PT 延长和 INR 升高[64-66]。重组活化凝血因子Ⅶ常作为实施侵入性操作前的备用药,也可选择性用于 ALF 患者。另外,ALF 常存在轻度弥散性血管内凝血,可导致凝血因子消耗。W. H. 还有血小板减少,存在发生消化性溃疡的危险[68,69]。如果他的血小板计数低于 10 000/μl,则需要输注血小板。由于 W. H. 并没有活动性出血,所以此时没有输注新鲜冰冻血浆的指征[28,69,75-80]。

W. H. 还需要监测心血管和肾功能的异常情况。尽管 W. H. 有高血压,但大部分 ALF 患者会出现低血压和低血容量,发生胶体蛋白降低所致的间质性水肿[64,67]。据报道,43%~55%的 ALF 患者可发生功能性肾衰,即肝肾综合征或急性肾小管坏死[69,70]。患者发生 HRS 时,可出现肾血流减少,肾素和醛固酮水平升高,但心房利钠肽水平没有改变[70]。

与 W. H. 被观察到的一样,ALF 患者可以出现各种酸碱平衡紊乱,包括中枢性通气过度造成的呼吸性碱中毒或乳酸堆积导致的代谢性酸中毒[66,69]。另外,还可发生低钠血症、低钾血症、低钙血症、低镁血症、低血糖、感染(细菌或真菌)和胰腺炎。因此,要密切监测 W. H. 的钠、钾、钙、镁、血糖和淀粉酶[66,69]。ALF 患者预防性使用抗菌药物可降低感染的发生率,但未证实能提高患者生存率。因此,初始治疗未使用抗菌药物者,需严密监测是否发生感染(通过检查胸部 X 片,血液、尿液、痰液培养),一旦疑似感染应立即给予恰当的抗细菌或真菌治疗。此外,ALF 患者还可出现肺部的并发症如低氧血症、误吸、成人呼吸窘迫综合征和肺水肿[69,70]。

预后

案例 80-4,问题 2： W. H. 的预后会怎样?

尽管 ALF 的发生率不到 1%,但是一旦发展为肝性脑病,患者的预后很差[70,71]。ALF 患者存活与否,主要取决于病因、肝脏损伤的程度和残存肝细胞的再生能力,以及在

病程中出现的并发症的处理。存活率多取决于 ALF 的病因。非甲非乙型肝炎(non-A,non-B hepatitis,NANB)、氟烷或药物性肝损害患者较甲型肝炎、乙型肝炎和对乙酰氨基酚过量患者的生存率更低[71]。年龄小于 14 岁、重度肝性脑病、肝脏变小和肝功能检查值(如血清胆红素、转氨酶、碱性磷酸酶、PT 和血清白蛋白)明显异常也是 ALF 患者预后不良的指标[70,71]。由于 W.H. 有严重的肝性脑病、脑水肿和肝功能检查异常,故其预后不良。

治疗

> 案例 80-4,问题 3:为 W. H. 的急性肝衰竭制定一个恰当的治疗方案?

急性肝衰竭的首要治疗是对昏迷患者进行支持治疗。现已证实给予肝素、前列腺素、胰岛素及胰高血糖素全身治疗的效果是有限的[66]。如果肝实质容量不能有效恢复的话,全血或血浆置换、血液透析,以及其他去除血浆毒素、改善肝性脑病级别的疗法的长期效果并不理想。硫喷妥纳可能对降低 ICP 有效,但应用糖皮质激素和长时间过度通气没有价值[66,69]。给予 W. H. 预防性应用 H_2 受体拮抗剂可获益,因为有证据表明这类药物可以降低上消化道出血的风险[66]。尽管有限的数据也支持使用质子泵抑制剂,但其确切效果尚未明确。如果 W. H. 出现活动性出血,可使用血制品(红细胞、新鲜冰冻血浆、血小板),亦可行肺动脉监测以指导血容量及气体交换的管理。还应密切监测 W. H. 其他并发症,特别是心律失常、血流动力学改变、肾功能不全、酸中毒、肺部并发症以及脓毒症。

如果患者的预后信息提示,若不进行肝移植其存活的概率小于 20%,则应行肝移植。对乙酰氨基酚中毒导致的急性肝衰竭患者,若 PH<7.3,凝血酶原时间延长(PT>100秒),血肌酐升高(>3.4mg/dl)、伴 Ⅲ 或 Ⅳ 级肝性脑病,通常也需要进行肝移植[71]。其他原因所致的急性肝衰竭、PT>50 秒,或符合下列指标中的三个(不论肝性脑病级别)则需要进行肝移植:年龄小于 10 岁或大于 40 岁;非甲非乙型肝炎(NANB)导致的急性肝衰竭;氟烷所致的肝炎或特异质药物反应;肝性脑病前黄疸持续时间>7 日;血清胆红素>17.5mg/dl[70,71]。虽然这些标准在全球被广泛采用,但对于中等程度疾病的患者并不可靠,其灵敏度尚可,但特异性较差。为此,目前开发了一些其他模型和替代标志物来预测生存率,如终末期肝病模型、急性生理学和慢性健康评估 II 评分系统、Gc 蛋白(即维生素 D_3 结合蛋白)、甲胎蛋白和肌钙蛋白等。迄今为止,这些方法均不能精确地预测 ALF 的结局。

合并艾滋病毒(HIV)感染

> 案例 80-4,问题 4:W. H. 同时感染 HIV 及 HBV 的可能性多大?

目前已有 HBV 感染患者合并其他病毒感染的报道。例如 80% 以上的 AIDS 患者可检测到既往或活动性 HBV 感染的标志物,其中约 10% 的人血清 HBsAg 阳性[42,43]。也有报道慢性 HBV 感染者合并 HIV 感染高达 13%[42,43]。与单独感染 HBV 者相比,同时感染 HBV 及 HIV 的患者病毒复制水平高、谷丙转氨酶水平低、肝脏病理改变较轻。虽然 HBV 感染并不降低 HIV 阳性患者的生存率,但由于这些患者的存活期更长,就可能出现肝功失代偿及 HBV 感染的临床表现[50,52]。

乙型肝炎的预防

改变性行为,监控高危险人群或场所(如性病诊所、HIV 检测及治疗机构、戒毒机构、针对静脉吸毒者的卫生保健机构、针对男同性恋的卫生保健机构和监狱)及血液制品,开展针具免费换用项目,加强宣传教育等措施对控制 HBV 传播可能有一定的作用。预防性治疗的目标是识别所有需要免疫接种的人,通过接种疫苗使其获得长期保护,从而降低发生慢性 HBV 感染及并发症的风险,同时也降低治疗的副作用和费用。

暴露前预防

> **案例 80-5**
>
> 问题 1:P. G.,实习护士,55 岁,准备临床轮转。她没有肝炎病史也没有进行过免疫接种。她身高 157cm,体重 80kg,她应该采取什么措施来预防 HBV 感染?

Recombivax HB(10mg HBsAg/ml)和 Engerix-B(20mg HBsAg/ml)是使用重组 DNA 技术生产的酵母源 HBV 疫苗,可诱导产生免疫反应。由于 P. G. 在临床轮转中可能接触到有传染性的体液,所以她需要接种重组乙型肝炎疫苗 Recombivax HB 或 Engerix-B 进行乙型肝炎预防[72,73]。

剂量方案

HBV 疫苗之间相对效能的比较临床意义不大,因为对照试验显示,使用推荐剂量的 Recombivax HB 和 Engerix-B 接种,结果两者具有相同的免疫原性和耐受性。故 P. G. 可以选用任何一种产品,但要根据厂家所推荐的剂量注射。成人和儿童应在三角肌肌内注射乙型肝炎疫苗,新生儿和婴儿可于大腿前外侧注射。臀部注射疫苗免疫原性明显降低,这可能是因为臀部大量的脂肪组织阻止了疫苗与抗原识别白细胞的结合。一项关于疫苗接种的小型系列研究结果显示,健康人在臀部注射 HBV 疫苗不产生抗体,而在上臂注射有良好的应答。P. G. 可以选用 Recombivax HB(10μg)或 Engerix-B(20μg),在三角肌肌内注射 1ml 药物[74,76]。

效果

两种重组酵母 HBV 疫苗(Recombivax HB 或 Engerix-

B)可以产生相似的效果[71-73]。目前保护性抗体水平定义为抗-HBs≥10IU/ml[63,67]。这一阈值得自于早期在同性恋受试者中进行的 HBV 疫苗接种试验,该研究发现接受疫苗并且抗体浓度 ≥ 10 个样本比例单位(sample ratio units,SRU)即可免受 HBV 感染[74,75]。如果用国际标准单位,10 SRU 血清抗体水平大致相当于 10IU/ml。鉴于此,抗-HBs 滴度≥10IU/ml 被认为是保护性抗体滴度,美国 ACIP 也采用了这个标准。尽管有些人接种疫苗并产生了可检测到的免疫应答,但仍可能感染 HBV,并且几乎所有的感染都是无症状性的,仅通过检测到核心抗体才发现有过感染。发生这种感染主要限于对疫苗接种无应答或应答不良的患者[53]。

无应答者

案例 80-5,问题 2: P.G. 已经完成了乙型肝炎疫苗(Engerix-B)的三次接种,她自愿参加了一项药物临床试验,试验前常规肝炎血清学检测显示其抗-HBs 为阴性。为什么 P.G. 对乙型肝炎疫苗接种无应答,对她应采取什么样的措施?

两个重要因素决定疫苗接种的有效性:接种时的年龄和基础免疫功能。在健康接种者中,免疫应答随年龄增长而降低。一项研究显示,经过 3 次乙型肝炎疫苗接种后,不同年龄段获得保护性抗-HBs 水平(≥10SRU)的比率:0~19 岁为 99%,20~49 岁为 93%,50 岁以上仅为 73%。免疫功能低下的患者如接受血液透析者、感染 HIV 者及接受过化疗的儿童,他们对 HBV 接种应答不佳[61,84,85,87]。吸烟和肥胖患者对疫苗的应答也不佳[74,75]。P.G. 存在两个危险因素:年龄大于 50 岁并且中度肥胖(她的理想体重应为 50kg)。

乙型肝炎疫苗接种应答差的受试者分为两类,应答低下者和真正无应答者,应答低下者可能在追加一剂疫苗后才产生保护性抗体。对于第一次接种程序应答不佳者应重新接种。对于第一次接种程序应答低下者(anti-HBs < 10IU/ml),可再次给予一剂加强注射或重复完整接种三剂后 50%~90% 可以达到保护性水平的抗-HBs[76,77]。对于初次接种 Engerix-B 乙型肝炎疫苗后无应答者,再次注射 3 个剂量的 HBVax Ⅱ乙型肝炎疫苗(Recombivax HB)后有 60% 出现免疫应答,提示某些应答不满意的患者,换用另一品牌的乙型肝炎疫苗再进行接种也是可行的[76,77]。对无应答者(检测不到抗-HBS)进行重复接种的成功率不高,即使抗体达到保护性水平,一般也难以维持[53]。免疫功能健全的人对乙型肝炎疫苗真正无应答非常少见,这些人可能存在对接种无应答的遗传易感性[76,78]。所以,应该让 P.G. 再次注射乙型肝炎疫苗。1 个月后再检测抗-HBs 水平,如果仍然无应答,可再注射两剂以完成第二个接种程序。

乙型肝炎疫苗间的互换性

案例 80-6

问题 1: T.M.,32 岁,是一名医院检验科技师。他已注射了 2 次 Recombivax HB 乙型肝炎疫苗,最近应该行第 3 次接种。而他新工作单位的职工保健室只有 Engerix-B 乙型肝炎疫苗。不同厂家生产的乙型肝炎疫苗可以相互换用吗?

一般推荐使用同一个品牌的乙型肝炎疫苗完成全程接种,但有资料表明这对于产生保护水平的抗体并非必需。为弄清初始使用 Recombivax HB 乙型肝炎疫苗者,后续是否可用 Engerix-B 乙型肝炎疫苗来完成全程接种。有试验让健康成人在基线期及第 1 个月后注射 Recombivax HB 疫苗 10μg,在第 6 个月时将受试者随机分为两组:一组注射 Engerix-B 疫苗 20μg;另一组接受 Recombivax HB 疫苗 10μg。在第 3 次给药后 1 个月检测抗体水平发现:注射 Engerix-B 疫苗组 100% 出现保护性抗体水平,而 Recombivax HB 疫苗组为 92%[72,73]。

Chan 及其同事对最初使用血源疫苗(Heptavax-B)全程接种的儿童,再用重组疫苗或血源疫苗加强注射的应答情况进行了研究[78]。他们将儿童随机分为两组:一组仍注射血源疫苗 5μg,另一组使用 Engerix-B 重组疫苗 20μg。1 个月后所有儿童的抗-HBs 滴度均显著性升高,这一结果提示,对最初接种血源疫苗者给予重组乙型肝炎疫苗加强注射能够产生足够的免疫应答。根据美国 ACIP 接种指南,第 1 针或前 2 针注射某厂家生产的疫苗,之后换用另一个厂家的疫苗所产生的免疫应答与全部应用同一个厂家的疫苗所产生的免疫应答相当[53]。

T.M. 可以使用 Engerix-B 疫苗来完成其乙型肝炎疫苗的全程接种。可使用该药推荐的剂量 20μg/ml 三角肌肌内注射。

应答的持续时间

案例 80-6,问题 2: T.M. 是否需要另一次加强注射来维持对 HBV 感染的保护性?

许多长期随访研究对疫苗诱导的免疫力的持续时间进行了评估[79-82]。抗-HBs 的持续时间与接种后抗体的峰值成正比,对接种血源疫苗者随访 6~12 年,有 68%~85% 的患者抗-HBs 仍维持在保护性水平[79-82]。重要的是,这些试验发现乙型肝炎疫苗的保护效能很高,即使血清抗-HBs < 10IU/ml 时也是如此。HBsAg 很难被检测到,大多数 HBV 感染事件主要是无症状性的血清转换成抗-HBc 阳性。这些研究表明,乙型肝炎疫苗成功接种后可获得长期的保护,至少在 12 年之内不需要加强注射。

即使抗-HBs 浓度降低甚至检测不到,仍可保护机体不被 HBV 入侵,其机制可能与此前致敏的 B 淋巴细胞的免疫记忆现象有关。这种免疫记忆,再加上 HBV 的潜伏期较长,使得再次接触到 HBV 的患者能够快速且充分地合成保护性抗体以阻止 HBV 感染[77]。

总之,对于免疫功能健全的人群,在成功接种后不需要常规加强注射,而免疫功能不全者则需要维持最低保护水平的抗体。ACIP 推荐长期血液透析的患者应每年检测抗体水平,如果抗体水平低于 10IU/ml,则给予加强注射[53]。基于现有的资料,T. M. 不需要乙型肝炎疫苗加强注射。

指征

案例 80-6,问题 3:为什么 T. M. 适合接种乙型肝炎疫苗,还有哪些人应该接种?

ACIP 推荐以下高危人群进行暴露前乙型肝炎疫苗接种:接触血液的医护人员,残障机构工作人员,血液透析的患者,接受血液制品者,HBV 携带者的家庭成员和性接触者,到 HBV 流行地区出国旅游者,注射毒品者,性行为频繁的男性同性恋者,双性恋者,长期监禁的囚犯[53,83,84]。由于 T. M. 是一名医院检验科技师,属于 HBV 感染的高危人员,所以他应该接种乙型肝炎疫苗。

乙型肝炎疫苗的普遍接种

除了上述列举的高危人群外,所有婴儿都应该接受乙型肝炎疫苗接种。仅对高危人群接种并没有使乙型肝炎发病率明显下降。HBV 感染的高危人群(注射毒品者,多个性伙伴者)在从事高危行为之前一般没有接种疫苗。另外,有许多人先前由于没有确切的危险因素而没有接种疫苗,后来却被感染了。如果在儿童开始危险行为前即接种乙型肝炎疫苗可能会显著降低 HBV 感染的发生率。为达到这一目标,现在已将乙型肝炎疫苗纳入现行的儿童计划免疫接种。在新生儿期接受首剂注射(最好在新生婴儿出院之前),最晚不超过 2 个月[52,53]。推荐的接种程序见表 80-5。

表 80-5

HBsAg 阴性的母亲的婴儿接种乙型肝炎疫苗的推荐程序[52,53]

乙型肝炎疫苗	婴儿的年龄
选择 1	
第一剂	出生(出院前)
第二剂	1~2 个月[a]
第三剂	6~18 个月[a]
选择 2	
第一剂	1~2 个月[a]
第二剂	4 个月[a]
第三剂	6~18 个月[a]

[a] 乙型肝炎疫苗可以与白喉-破伤风-百日咳疫苗、乙型流感嗜血杆菌偶联疫苗、麻疹-腮腺炎-风疹疫苗、口服脊髓灰质炎疫苗同时使用。

案例 80-7

问题 1:R. M. 有 2 个小孩,年龄分别为 11 岁和 2 个月。2 个月大的女儿刚注射了第 2 剂乙型肝炎疫苗,而她的儿子在儿童期免疫接种时没有接种过乙型肝炎疫苗。她想知道现在他儿子是否需要接种?

美国疾病预防控制中心(Centers for Disease Control and Prevention,CDC)已对 1991 年以前出生的有潜在乙型肝炎感染风险的儿童和青少年的免疫接种问题做了说明。目前的推荐意见认为没有接种 3 针乙型肝炎疫苗的青少年,应该在 11~15 岁期间开始或完成接种方案。推荐 0、1、2 月或 0、4、6 月方案[52,53]。人们期望通过对所有婴儿和先前未接种的 11~12 岁青少年普遍接种疫苗,以及继续对高危人群免疫接种,降低急性乙型肝炎感染、乙型肝炎相关的慢性肝病及肝细胞癌的发生率。R. M. 的大儿子应接种乙型肝炎疫苗,可采用 Recombivax HB 5μg 或 Engerix-B 10μg 三角肌注射,首次注射后间隔 1~2 个月和 4~6 个月再分别注射第 2、3 针。

副作用

接种乙型肝炎疫苗通常耐受性良好。注射部位疼痛是最常见的副作用,可在 3%~29% 的接种者发生。小于 6% 的接种者可出现短暂的发热(体温 >37.7℃),其他不良反应还有恶心、皮疹、头痛、肌痛或关节痛,发生率均小于 1%。美国 FDA 及 CDC 通过疫苗安全数据链项目和疫苗不良事件报告系统,对疫苗的安全性进行监测[52,53]。基于这些报告系统,其他与药物相关的不良反应还包括过敏反应(1 例/110 万剂疫苗)、格林巴利综合征和多发性硬化。其他罕见的不良事件还有慢性疲劳综合征、神经系统障碍(脑白质炎、视神经炎及横向脊髓炎)、类风湿关节炎、1 型糖尿病和自身免疫性疾病,但这些不良反应与疫苗的相关性还有待确认。

暴露后预防

皮肤暴露

案例 80-8

问题 1:K. N. ,26 岁,医学生,在给一个 HBsAg 阳性的患者采血时被污染的针头意外扎伤。K. N. 以前没有接种过疫苗,否认肝炎或肝病史。她目前处于破伤风免疫保护状态。体重 56kg。她在经皮接触 HBV 后该如何治疗?

HBV 暴露后,可接种乙型肝炎疫苗预防性治疗,还可考虑注射乙型肝炎免疫球蛋白(hepatitis B immunoglobulin,HBIG)进行被动免疫治疗[53]。ACIP 推荐在 HBV 暴露后给予免疫预防。K. N. 皮肤暴露于 HBV,故应该采用主动免疫和 HBIG 被动免疫。K. N. 接触的是 HBsAg 阳性的患者,而且之前没有接种过疫苗。她应该尽早(最好在 24 小时之内)接受一剂 HBIG 0.06ml/kg(3.4ml),臀部或三角肌肌内注射。HBIG 是由含有滴度较高的乙型肝炎表面抗体(抗-HBs)的健康人的血浆制成。美国 HBIG 的抗-HBs 滴度为 1:100 000,这个滴度由放射免疫法确定。在预防经皮暴露后乙型肝炎感染方面,HBIG 的效果优于普通免疫球蛋白。K.N. 在注射 HBIG 的同时,还应该肌内注射乙型肝炎疫苗进行主动免疫(在不同的部位注射)。第 2 和第 3 剂应分别在 1 个月和 6 个月后给予。从 HBIG 或普通免疫球蛋白被动获得的抗乙型肝炎病毒抗体不会干扰乙型肝炎疫苗产生的主动免疫[83]。

如果经皮接触的人的 HBsAg 状态不详,那么预防 HBV 感染的推荐措施取决于对方是否为 HBsAg 阳性的高危人群。高危人群包括男同性恋者、注射毒品者、血液透析患者、精神病院患者、来自 HBV 流行地区的移民、HBV 携带者的家庭成员。

性接触暴露

案例 80-9

问题 1:G.G.,20 岁,建筑工人,他的性伴侣近期查出 HBsAg 阳性。目前对于与 HBsAg 阳性患者有过性接触的人有哪些建议?

性接触传播是 HBV 感染的重要原因,每年大约 30%~60% 的新增病例通过性接触感染[42,43,62]。在性接触暴露后乙型肝炎感染的预防方面,与无抗-HBs 活性的普通免疫球蛋白相比,使用单剂 HBIG(5ml)产生被动免疫能获得较好的预防效果[63,83]。美国 CDC 建议与急性或慢性 HBV 感染者有过性接触的易感者,应在最近一次性接触后 14 日内肌肉注射一剂 HBIG 0.06ml/kg。在注射 HBIG 后,还应接受标准的三针乙型肝炎疫苗免疫接种[53]。

围生期暴露

案例 80-10

问题 1:S.L.,新生儿,体重 3.2kg,其母亲 HBsAg 阳性。S.L. 有感染 HBV 的危险吗?应该如何预防?

在许多亚洲国家及其他发展中国家,围产期(垂直)传播是 HBV 感染的主要途径。HBV 感染的母亲在分娩时,其婴儿感染 HBV 的风险高于 85%。感染婴儿中,有 80%~90% 成为慢性 HBsAg 携带者。虽然有暴发性病例的报道,但大多数新生儿感染 HBV 时是无症状的[62,84]。尽管新生儿在疾病早期通常没有肝脏损害,但慢性 HBsAg 携带会产生严重的不良后果。慢性乙型肝炎感染可导致慢性肝病,并且已被证明是导致原发性肝细胞癌的一个主要危险因素[62,63]。

母亲为慢性乙型肝炎携带者,可将病毒传染给自己的孩子。新生儿被感染的风险与孕妇的 HBsAg 和 HBeAg 状态有关。S.L. 发生 HBV 感染的可能性很高,需要立即注射 HBIG(使血循环立即产生高滴度的抗-HBs)和接种乙型肝炎疫苗(获得长期的免疫保护)。对怀孕女性普查 HBsAg 并给予 HBIG 和乙型肝炎疫苗接种,对预防 HBV 感染和慢性携带状态的有效率为 85%~98%[63,77,83]。而单用 HBIG 有效率为 71%。两者同时应用不会影响新生儿抗-HBs 的产生[52,53,63,83]。

HBsAg 阳性的孕妇,新生儿应在出生后 12 小时内不同部位同时肌内注射适量的乙型肝炎疫苗(见表 80-5)及 HBIG(0.5ml)。S.L. 应在出生后尽快肌内注射 HBIG 0.5ml,同时在另一肌内部位注射乙型肝炎疫苗 Recombivax HB 5μg 或 Engerix-B 10μg。

案例 80-10,问题 2:如果 S.L. 母亲的 HBsAg 状况不明怎么办?

ACIP 对围产期 HBV 感染的预防做出了推荐,包括对所有怀孕女性在早期产前检查时常规检测 HBsAg。对于 HBsAg 阴性但存在 HBV 感染高危因素或者有明显肝炎表现的孕妇,应当重复做 HBsAg 检测。对于产前未检测 HBsAg,准备住院分娩的孕妇也应该采集血样。当检测结果待定时,新生儿应在出生后 12 小时内注射乙型肝炎疫苗。如果母亲随后被查出 HBsAg 阳性,新生儿应在出生后 7 日内尽快注射 HBIG,然后间隔 1 月、6 月再分别接种第 2 和第 3 剂疫苗。如果母亲查出 HBsAg 阴性,新生儿也要按常规程序完成疫苗接种[63]。

慢性乙型肝炎的评估和处理

案例 80-11

问题 1:E.A.,55 岁,女性,因近期出现轻度黄疸到肝病科就诊。她既往在 1988 年分娩时有输血史,余不详。为评估 E.A 乙型肝炎感染的程度,应该行哪些检查?

首先,需详细询问病史和全身体格检查,重点询问有无合并感染的风险因素、饮酒史、乙型肝炎及肝癌家族史。其次,还应行实验室检查评估肝脏疾病,如 HBV 复制标志物,HCV、HDV、HIV 筛查检验。甲型肝炎疫苗接种情况也需要了解。对于是否行肝组织活检应基于患者的年龄、ALT 水平、HBeAg 状态和 HBV-DNA 水平,以及其他的临床特征提示存在慢性肝脏疾病或门脉高压症。对不考虑治疗的患者(非活动期 HBV 携带者),基于 HBeAg 状态的随访指南如图 80-5 所示。对于以下高危人群还应定期筛查 HCC,如年龄大于 40 岁的亚洲男性,年龄大于 50 岁的亚洲女性、肝硬化患者、有 HCC 家族史者、20 岁以上黑人、年龄大于 40 岁且持续或间歇性出现 ALT 或 HBV-DNA 水平升高的病毒携带者。

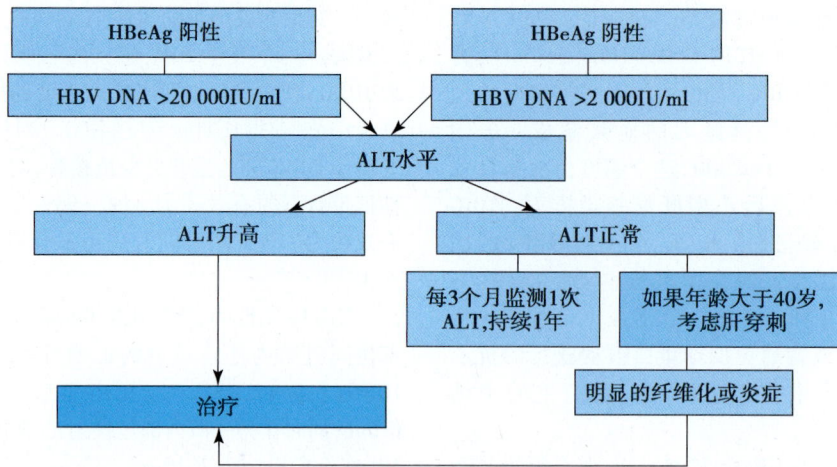

图 80-5　乙型肝炎病毒治疗决策概览。ALT，谷丙转氨酶；HBeAg，乙型肝炎病毒 e 抗原；HBV，乙型肝炎病毒

案例 80-12

问题 1：C.R.，48 岁，男性，因出现黄疸，伴乏力倦怠和间歇性腹痛 1 月，就诊于急诊科。C.R. 有乙型肝炎病史 12 年。既往有静脉吸毒史（已戒 2 年）、酗酒史（已戒 2 年）。几周前，C.R. 发现尿色逐渐变深、眼睛逐渐变黄。另外，C.R. 有重度抑郁病史，服用艾司西酞普兰治疗。

体格检查：消瘦，表情自然，无发热，血压、心率、呼吸频率均正常。巩膜中度黄染。腹软无膨隆。肝增大，无触痛，肋缘下 5cm 可触及，肝边缘光滑，跨度 15cm。脾肋下可扪及。心脏、肺、神经系统和四肢检查均正常。

实验室检查：

红细胞压积（Hct）：39%

血红蛋白（Hgb）：11g/dl

白细胞（WBC）：8.8/μl

血小板（PLT）：75 000/μl

凝血酶原时间（PT）：15.4s

国际标准化比值（INR）：2.1

谷草转氨酶（AST）：326U/L

谷丙转氨酶（ALT）：382U/L

碱性磷酸酶（ALP）：142U/ml

总胆红素：4.2mg/dl

白蛋白：2.8g/dl

肝炎血清学检测：HBsAg（+），HBeAg（+），抗-HBc（+），抗-HBcIgM（-），抗 HAV IgM（-），抗-HCV（-）。HBV DNA 大于 20 000IU/ml。肝活检显示：汇管区周围炎症，有碎屑样坏死和桥接坏死。哪些临床资料支持 C.R. 的慢性乙型肝炎的诊断？

像 C.R. 这样年龄的人，如果出现慢性黄疸和肝脾肿大伴有明显的 AST、ALT 升高，则提示慢性肝炎可能。虽然长期酗酒所致的酒精性肝炎也会出现上述的临床特征，但是 C.R. 的 HBV 血清学检测为阳性。其 HBsAg 及 HBeAg 阳性提示病毒复制活跃，并有较强的传染性。

血清转氨酶可轻度或明显升高，ALT 常高于 AST。血清胆红素一般大于 3.0mg/dl，ALP 通常升高，PT 可能延长。类似 C.R. 这样的患者，有 PT 延长、血小板减少及白蛋白降低等表现，多为严重慢性肝炎并考虑肝病失代偿。

肝组织活检对慢性肝炎患者的诊断、治疗和预后非常重要。C.R. 的肝活检显示典型的三联征：汇管区周围炎、碎屑样坏死和桥接坏死。其肝活检和肝炎血清学检测结果均符合慢性乙型肝炎的诊断。

治疗慢性乙型肝炎，需要了解治疗前肝炎的自然史以及干预后的潜在益处。目前已有 6 种药物被美国 FDA 批准用于慢性乙型肝炎的治疗。

案例 80-12，问题 2：C.R. 的慢性乙型肝炎是否需要治疗？

应根据 C.R. 的症状严重程度、血清生化和肝穿刺的结果决定是否对其治疗。C.R. 为重症慢性乙型肝炎患者，其临床症状如黄疸、重度乏力、腹痛，以及肝功能检测和 HBV DNA 水平提示疾病为进展期（白蛋白下降，PT 延长、血小板低）。因此，C.R. 应接受治疗以抑制 HBV 复制、缓解肝细胞的损伤和预防远期肝脏不良后果的出现[62,84]。

治疗目的

案例 80-12，问题 3：慢性乙型肝炎的治疗目的是什么？

目前认为慢性肝炎发展至肝硬化可能与持续的乙型肝炎病毒复制有关。病毒复制减弱通常会使传染性减低、肝脏内炎性细胞减少以及血清转氨酶水平降至正常。HBeAg 和 HBV DNA 的转阴被认为是病毒复制停止的指标。

慢性乙型肝炎治疗目的是持续抑制病毒复制和缓解肝

脏疾病,从而缓解肝细胞持续损伤,延缓和减轻肝硬化及 HCC 的发生[84,85]。在慢性乙型肝炎的临床研究中,通常用以下指标作为治疗有效的终点指标:发生血清学转换,即 HBeAg 阳性转变为 HBeAg 阴性(伴有抗-HBe 出现);血清转氨酶水平下降;体循环中的 HBV DNA 被清除;肝脏组织学改善。临床试验中很难做到清除 HBsAg(HBV 携带状态的终止)。另外,慢性乙型肝炎抗病毒治疗的应答可分为生化应答、病毒学应答、组织学应答,以及治疗中应答或治疗结束后持续应答。

药物治疗

> 案例 80-12,问题 4:在 HBV 感染的急性期开始治疗是否对 C.R. 有利?

急性乙型肝炎药物治疗的效果并不令人满意。早期研究表明糖皮质激素治疗可使血清转氨酶和胆红素水平短暂下降。但近年来更多研究表明,糖皮质激素治疗可导致更高的疾病复发率及死亡率[85-88]。其他治疗包括乙型肝炎免疫球蛋白(HBIG)和干扰素-α(interferons alpha)均对急性乙型病毒性肝炎无效[63,84]。核苷类似物和核酸反转录酶抑制剂可降低慢性乙型肝炎患者 HBV DNA 水平,但对急性乙型肝炎患者的疗效还有待进一步研究[88,92]。因此,对 C.R. 而言,不建议在乙型肝炎急性感染阶段行抗病毒治疗。

干扰素

> 案例 80-12,问题 5:C.R. 应该接受何种药物治疗慢性乙型肝炎?

以往认为,干扰素(interferons,IFNs)是治疗慢性乙型肝炎最有效的药物[89,90],其机制是通过与靶细胞表面特异性受体结合而活化细胞,从而诱导效应蛋白的合成[89,91]。这些细胞内的蛋白质再诱导启动 IFNs 的抗病毒、抗增殖活性以及免疫调节功能。其抗病毒活性可能是通过抑制病毒进入宿主细胞,调节病毒复制环节的某些步骤(如病毒脱壳,抑制 mRNA 和蛋白合成)而实现。唯一经 FDA 批准且市售的用于 HBV 感染治疗的 IFN 为聚乙二醇干扰素-α2a(pegylated interferon-α2a,PegIFN-α2a)(Pegasys)。该制剂为聚乙二醇修饰的 IFN,使得血清半衰期延长,抗病毒作用更为持久。给药频次从每周 3 次延长至每周 1 次。

疗效

聚乙二醇干扰素

PegIFN-α2a 比普通干扰素给药更为方便,对 HBV 抑制作用更强。临床试验表明,聚乙二醇干扰素(pegylated interferon,PegIFN)较普通的干扰素制剂疗效稍好。对 PegIFN-α2a 皮下注射每周 180μg、PegIFN-α2a 皮下注射每周 180μg +拉米夫定(lamivudine)口服 100mg/d、单用拉米夫定口服 100mg/d 3 种方案的疗效比较的临床研究显示[90],在 24 周随访结束后,接受 PegIFN 单药或联合治疗较拉米

夫定单药治疗的 HBsAg 血清转换率更为显著。PegIFN-α2a(单用或联合)组有 16 名患者发生 HBsAg 血清转换,而拉米夫定单药治疗组均没有发生血清转换(P = 0.001)[91]。另外,在治疗结束后,联合治疗组的病毒抑制程度最为显著。PegIFN-α2b 治疗 HBeAg 阳性患者也取得了相似的结果。唯一发表的针对 HBeAg 阴性患者的治疗试验,将 PegIFN-α2a 每周 180μg(n = 177)、PegIFN-α2a 每周 180μg +拉米夫定 100mg/d(n = 179)、拉米夫定 100mg/d 单药治疗(n = 181)3 种方案的治疗效果进行了比较。结果显示联合治疗组的病毒抑制程度更高,但持续应答(72 周时 HBV DNA 及 ALT 水平)与 PegIFN-α2a 单药治疗相当,优于拉米夫定单药治疗。PegIFN 组中有 12 人发生 HBsAg 转阴而拉米夫定组均未转阴。而且,在 PegIFN 基础上加用拉米夫定并没有提高治疗后的应答率[92]。

给药注意事项

PegIFN-α2a 是唯一被美国 FDA 批准用于治疗 HBV 感染的聚乙二醇干扰素,推荐剂量为每周 180μg,皮下注射,疗程 48 周[90-92]。每周 3 次给药较每日给药更容易发生严重流感样症状和头痛等不良反应,但发生严重的骨髓抑制更少见[90,91]。

治疗应答预测指标

> 案例 80-12,问题 6:PegIFN-α2a 对 C.R. 治疗有效吗?

某些指标量可以预测 PegIFN-α2a 的疗效,其中最可靠的指标是治疗前的 ALT 和 HBV DNA 水平[90-92]。治疗前 ALT 高水平(>2 倍正常值上限)和 HBV DNA 水平<20IU/ml 的患者,可能会取得较好的疗效[90-93]。PegIFN 治疗后 HBeAg 血清转换可改善生存率、降低并发症。其他可能有效的应答预测指标还包括病史较短、HIV 阴性、肝穿刺或其他诊断工具显示组织学活性指数高等[56-60,109]。HBeAg 阴性患者尚无相应的预测持续应答的指标。C.R. 肝穿刺表明其为慢性肝病,治疗前转氨酶水平较高,HBV DNA 水平>20 000IU/ml,慢性肝病病史较长,故不宜使用 PegIFN-α治疗。

不良反应

> 案例 80-12,问题 7:C.R. 不宜使用 PegIFN-α 还有其他原因吗?

PegIFN 的不良反应可分为早发不良反应和迟发不良反应,早发不良反应很少影响 PegIFN 的使用,而迟发不良反应则需要降低剂量或中断治疗[90-92]。PegIFN 的早发不良反应通常在给药后数小时内出现,类似于流感样综合征,表现为发热、寒战、腹泻、恶心、肌肉痛、乏力和头痛等。几乎所有接受 PegIFN 治疗的患者均可出现,多次用药后症状可缓解。睡前注射 PegIFN 可减轻不良反应的程度。对乙酰氨基酚可用于治疗 PegIFN 产生的早发不良反应,但剂量应控制在每日 2g 内,以减少发生肝毒性的风险。迟发不良反应通常在给药后 2~4 周出现且较严重,包括流感样症状加重、脱发、骨髓抑制、细菌感染、甲状腺功能异常(甲减或甲亢)以及精神异常(情绪不稳、易怒、抑郁、焦虑、谵妄及

自杀意念）。这些不良反应限制了 PegIFN 的应用。使用 PegIFN 还可导致 30%~40% 的患者 ALT 升高,ALT 的反应被认为是预后有利的指标,但也有报道其可导致肝功失代偿,尤其是肝硬化患者。C.R. 有严重抑郁症病史,是使用 PegIFN 的禁忌证,而且失代偿肝病使用 PegIFN 可能导致暴发性肝衰竭。因此,虽然 IFNs 被批准用于治疗 HBV,但对 C.R. 不是最佳选择[90-92]。

核苷/核苷酸类似物

案例 80-12,问题 8: 其他哪种抗病毒治疗适用于 C.R. 的慢性乙型肝炎?

尽管 PegIFN-α2a 是治疗慢性乙型肝炎重要的药物,但大多数临床试验中纳入的人群均为特定的慢性乙型肝炎患者。特别是试验未纳入失代偿期肝病的患者,由于这些患者脾脏肿大常伴有白细胞和血小板减少,PegIFN 的应用剂量受到限制。除 PegIFN-α2a 外,FDA 还批准了几种抗病毒药物用于慢性乙型肝炎的治疗,包括拉米夫定(lamivudine)、阿德福韦酯(adefovir dipivoxil)、恩替卡韦(entecavir)、富马酸替诺福韦二吡呋酯(tenofovir dipivoxil fumarate)和替诺福韦艾拉酚胺(tenofovir alafenamide)。

拉米夫定

拉米夫定(Epivir-HB)是第一个被 FDA 批准用于治疗病毒复制活跃、肝脏炎症的代偿期慢性乙型肝炎患者的口服核苷类似物。核苷类似物也可作为肝功失代偿患者的治疗选择[85-87]。拉米夫定是 3'-硫胞嘧啶的(-)对映异构体,是一种口服的 2',3'-双脱氧核苷类似物,通过终止前病毒 DNA 新链的形成和干扰 HBV 反转录酶的活性而抑制 DNA 的合成[93-95]。对于慢性乙型肝炎的治疗,拉米夫定的剂量为口服每日 100mg。拉米夫定耐受性良好,可降低血清 HBV DNA 水平[85-87,93,95]。拉米夫定也可作为 HIV 治疗的替代核苷类似物,与抗逆转录病毒药物联合给药,高剂量 600mg 口服,每日 1 次。

拉米夫定耐药

案例 80-12,问题 9: 拉米夫定发生耐药对 C.R. 有哪些风险?

鉴于病毒反转率高及聚合酶(特别是反转录酶)易错配的特性,病毒发生耐药突变常见。导致拉米夫定耐药的最常见突变是在 HBV 聚合酶高度保守的蛋氨酸密码子的特定点突变,导致蛋氨酸残基变成了缬氨酸或异亮氨酸[96,97]。拉米夫定长期治疗后(如 52 周),这些在 YMDD 核心区的基因突变致使对拉米夫定的敏感性降低。该模序突变区与 HIV 反转录酶的突变部位类似,被认为是酶的活性中心,可导致拉米夫定耐药[96,97]。在持续治疗 6 个月或更长时间后,通常能够检测到对拉米夫定耐药的 HBV 突变株。综合 4 项研究的数据显示,治疗 1 年突变发生率为 16%~32%,2 年增加至 47%~56%,3 年达 69%~75%[96,97]。YMDD 突变的发生可使临床反应降低,ALT 水平升高,肝脏

组织学恶化。另有报道表明,尽管拉米夫定耐药,继续应用仍可改善患者的病情,但是一定会出现病毒耐药的长期结果(包括肝功失代偿及肝病恶化)。因此,拉米夫定对慢性乙型肝炎患者的临床应用有限,目前已被作为二线治疗药物。

案例 80-12,问题 10: 还有哪些核苷或核苷酸类似物可用于治疗 C.R. 的慢性乙型肝炎?

阿德福韦

阿德福韦酯(Hepsera)被批准用于口服治疗有 HBV 病毒活动复制证据,并伴有血清转氨酶(ALT 或 AST)持续升高或肝脏组织学活动性病变的成人慢性乙型肝炎患者[98-100]。阿德福韦酯为口服前体药物,活性药物为单磷酸腺苷的无环核苷酸类似物,是一种选择性病毒核酸多聚酶和反转录酶抑制剂。较早的 2 项试验报告了阿德福韦治疗 HBeAg 阴性[99]和 HBeAg 阳性慢乙型肝炎患者的疗效[100]。阿德福韦的不良反应包括腹痛、腹泻、消化不良、头痛、恶心和肾毒性。

阿德福韦耐药发生率远低于拉米夫定。HBeAg 阴性患者的临床试验显示,阿德福韦治疗后 1、2、3、4 和 5 年的累计耐药率分别为 0、3%、1%、18% 和 29%[99]。而 HBeAg 阳性患者的 5 年累计耐药率为 20%[100]。也有其他报道显示阿德福韦治疗 2 年后的耐药率高达 20%[98]。阿德福韦发生耐药的危险因素与病毒抑制不佳和连续的单药治疗有关。因此,阿德福韦对于 C.R. 也应该作为二线治疗。

恩替卡韦

恩替卡韦(Baraclude)为口服的无环鸟嘌呤核苷类似物,抗 HBV 活性强[100-103]。药物从 3 个不同的环节抑制 HBV 的复制:①HBV DNA 多聚酶的启动;②前基因组 mRNA 逆转录负链的形成;③HBV DNA 正链的合成。体外研究显示恩替卡韦较拉米夫定和阿德福韦具有更强的抗病毒活性,并对拉米夫定耐药的 HBV 突变株也有很好的疗效。

两项已发表的 Ⅲ 期临床试验报告了恩替卡韦治疗 HBeAg 阳性[102]及 HBeAg 阴性[103]乙型肝炎患者的疗效。研究纳入了既往没有使用过核苷类似物治疗的代偿期肝病患者,随机接受恩替卡韦 0.5mg/d 或拉米夫定 100mg/d 治疗 52 周。在治疗第 48 周,HBeAg 阳性患者恩替卡韦治疗组较拉米夫定组有更高的组织学改善(72% vs 62%)、病毒学改善(HBV DNA 低于检测限比率,67% vs 36%)和生化指标改善(ALT 恢复正常,68% vs 60%)[102]。值得注意的是,两组的血清转化率相似(21% vs 18%)。研究期间没有检测到恩替卡韦耐药,但随访数据显示有较低的耐药率(治疗 96 周耐药率为 3%)[102]。研究者的结论认为,HBeAg 阳性患者使用恩替卡韦与拉米夫定的安全性相似,而在组织学、病毒学和生化应答率方面显著优于拉米夫定。那些治疗后 HBeAg 仍为阳性且 HBV DNA 复制处于低水平的患者,继续使用恩替卡韦和拉米夫定治疗 1 年,在第 2 年分别有 11% 和 13% 的患者发生血清学转换[101,102]。

在另一项 HBeAg 阴性乙型肝炎感染的试验中,患者随机接受恩替卡韦 0.5mg/d 或拉米夫定 100mg/d 治疗 52 周。在第 48 周时,恩替卡韦治疗组较拉米夫定组有更高的组织学应答(70% vs 61%;P<0.01),病毒学应答(90% vs 72%)和生物化学应答(78% vs 71%)[103]。接受恩替卡韦治疗的患者没有检测到耐药。两组的安全性和不良事件相似。因此,C. R. 可以使用恩替卡韦 0.5mg/d 治疗。对于所有核苷类似物,药物剂量应根据肾功能进行调整。而且,恩替卡韦可以用于拉米夫定难治或耐药的患者。这些患者应停用拉米夫定以减少与恩替卡韦交叉耐药的风险。对于拉米夫定耐药的患者,恩替卡韦的药物剂量为 1.0mg/d,但有研究显示,这些患者使用恩替卡韦治疗 5 年后的耐药率为 51%。因此,这些患者可能还需要其他替代药物治疗[104-108]。在组织学改善方面,恩替卡韦优于富马酸替诺福韦酯[109]。

富马酸替诺福韦二吡呋酯

富马酸替诺福韦二吡呋酯(Viread)已被批准用于口服治疗慢性乙型肝炎。该药是一种强效的核苷酸类似物,与阿德福韦结构相似、疗效相当,但肾毒性更小[110-112]。临床试验已证明了富马酸替诺福韦二吡呋酯治疗 HBeAg 阳性和阴性的慢性乙型肝炎患者的疗效[137]。在第一个 HBeAg 阳性的代偿期肝病患者的 III 期临床试验中,富马酸替诺福韦二吡呋酯治疗组与对照组相比,在治疗结束后替诺福韦组 HBV DNA 检测不出的比率(76% vs 13%)、ALT 恢复正常率(68% vs 54%)及 HBsAg 转阴率(3% vs 0%)均高于对照组。两组的组织学应答率及 HBeAg 转阴率相似。值得注意的是,在治疗结束时,将阿德福韦治疗组的患者转为富马酸替诺福韦二吡呋酯继续治疗以及 72 周所有能检测出 HBV DNA 的患者在其原治疗方案基础上加用恩曲他滨继续治疗,随后都获得了血清学改善。

在第二个试验中,HBeAg 阴性代偿期肝病患者给予了与上述相似的治疗方案(富马酸替诺福韦二吡呋酯 300mg/d 或阿德福韦 10mg/d,治疗 48 周)[111]。治疗 48 周时,富马酸替诺福韦二吡呋酯组比阿德福韦组的血清 HBV DNA 检测不出的比率更高(93% vs 63%)。两组的 ALT 恢复正常率(76% vs 77%)及组织学应答率(72% vs 69%)相似。该研究中没有患者的 HBsAg 转为阴性。与第一个试验相同,在治疗 48 周时,将阿德福韦治疗的患者转为富马酸替诺福韦二吡呋酯继续治疗,两组在 72 周仍能检测出 HBV DNA 的患者加用恩曲他滨。与 HBeAg 阳性组类似,初始接受阿德福韦治疗而后转为富马酸替诺福韦二吡呋酯治疗,可进一步抑制病毒复制。在这两项试验中,只观察到 7 例患者在 96 周治疗期内发生病毒学突破,但没有检测到替诺福韦耐药的 HBV 突变。目前指南和临床数据均支持替诺福韦(300mg,口服,每日 1 次)作为治疗 C. R. 肝病的一线药物[112]。富马酸替诺福韦二吡呋酯通常耐受性良好,但也有报道其可引起范可尼综合征、肾功能不全、骨软化和骨密度减少[110]。与同类药物相似,富马酸替诺福韦二吡呋酯的剂量应根据肾功能情况进行调整[110-112]。慢性乙型肝炎的治疗推荐见表 80-6。

表 80-6

慢性乙型肝炎的治疗推荐[113,116]

药物	首选治疗	评论
恩替卡韦	是(除非有拉米夫定耐药史)	高效能,高耐药基因屏障
富马酸替诺福韦二吡呋酯	是	高效能,高耐药基因屏障
替诺福韦艾拉酚胺	是	高效能,高耐药基因屏障
聚乙二醇干扰素	是	肝硬化患者的安全性差
阿德福韦	否	低耐药基因屏障;肾毒性
拉米夫定	否	低耐药基因屏障

替诺福韦艾拉酚胺

替诺福韦艾拉酚胺(TAF, Vemlidy)是最新批准用于治疗慢性 HBV 感染的口服抗病毒药。它是一种核苷酸前药,经过两步转化为替诺福韦二磷酸盐,可抑制 HBV 的复制[113]。TAF 与富马酸替诺福韦二吡呋酯为同类药物,具有相似的抗病毒作用,但单次剂量不到后者的十分之一。该药每次口服 25mg,每日 1 次,较富马酸替诺福韦二吡呋酯的血浆稳定性更高,能更有效地将替诺福韦输送至肝细胞,这使得血液中的替诺福韦减少,从而具有更好的肾脏安全性(eGFR 和肾小管功能)和骨骼安全性(脊柱和髋骨骨密度降低更小)[113-115]。两项关键的国际 III 期临床研究("108 研究"和"110 研究")显示了 TAF 在 1 298 例初治和经治的成人 HBV 感染患者中的治疗效果。"108 研究"是一项随机、双盲、阳性对照试验,结果显示在初治和经治的 HBeAg 阴性的慢性 HBV 感染的患者中,TAF 的疗效不劣于富马酸替诺福韦二吡呋酯[114]。"110 研究"纳入了 873 例 HBeAg 阳性患者,随机给予 TAF 或富马酸替诺福韦二吡呋酯治疗,研究结果同样显示,TAF 组受试者在 48 周和 96 周时 HBV DNA 降至 29IU/ml 以下的比例不劣于富马酸替诺福韦二吡呋酯组[115]。对 96 周的数据进一步分析显示,TAF 组与富马酸替诺福韦二吡呋酯组相比,受试者 ALT 恢复正常的比率更高。在研究中没有发现病毒对 TAF 或富马酸替诺福韦二吡呋酯耐药[114,115]。

研究受试者通常能很好地耐受 TAF,因不良事件停药的比率为 1%,而富马酸替诺福韦二吡呋酯组为 1.2%。TAF 最常见不良事件(发生率≥5%)包括头痛、疲劳、腹痛、咳嗽、恶心和背痛。与富马酸替诺福韦二吡呋酯类似,TAF 的安全风险警示包括乳酸性酸中毒、严重肝大伴脂肪变性、治疗结束后(特别是在停药时)严重的乙型肝炎急性加重。目前还没有 TAF 导致 Fanconi 综合征或近端肾小管病的报道[114,115]。然而,临床上推荐在 TAF 治疗前和治疗期间监测血肌酐、血磷、肌酐清除率、尿糖和尿蛋白。抗病毒药物也被批准用于 HIV-1 治疗,作为抗逆转录病毒与整合酶链转移抑制剂联合治疗方案的一部分。然而，在 HBV 和 HIV 合并感染患者中，TAF 的安全性和有效性尚未确立。TAF 的肾毒性低于富马酸替诺福韦二吡呋酯，但不推荐用于 CrCl<15ml/min 的患者，肝功能损害失代偿（Child-Pugh B 或 C）的患者也不推荐使用[131-115]。

在药物相互作用方面，不推荐 TAF 与抗惊厥药（如奥卡西平、苯巴比妥和苯妥英）、抗结核病药（如利福布汀、利福平和利福喷汀）或圣约翰草合用。与这些药物合用可导致 TAF 的血药浓度降低，而降低治疗效果。TAF 也是 P-糖蛋白（P-glycoprotein，P-gp）和乳腺癌耐药蛋白（breast cancer resistance protein，BCRP）的底物，所以显著影响 P-gp 和 BCRP 活性的药物可能影响 TAF 的吸收[113]。PegIFN 与口服抗病毒药物的比较见表 80-7。

表 80-7

HBV 治疗药物比较[85,86,96,97]

	聚乙二醇干扰素 α-2a	核苷（酸）类似物
优点	有限的疗程 无或几乎没有耐药 12 个月内 HBeAg 血清转化率较高	强有力的抗病毒效果 耐受性良好 口服给药
缺点	适度的抗病毒效果 耐受性差 麻烦的副作用 皮下注射	疗程不确定 耐药风险 长期安全性未知

联合治疗

案例 80-12，问题 11：如果 C. R. 使用恩替卡韦或替诺福韦治疗失败，可否采用联合治疗？

对于 HIV 和 HCV，联合治疗比单药治疗疗效更好。联合治疗对 HBV 感染可能也会产生潜在的相加或协同抗病毒作用，降低或延缓病毒耐药。现已评估了几种联合治疗方案的疗效（PegIFN+拉米夫定，拉米夫定+阿德福韦，拉米夫定+替比夫定），但结果并不优于单药治疗[116]。在降低患者耐药率方面，联合治疗优于拉米夫定单药治疗。可是恩替卡韦或富马酸替诺福韦二吡呋酯的组合疗法并没有比单药治疗耐药率更低。因此，目前联合治疗并不适合 C. R.。

肝移植

案例 80-12，问题 12：如果 C. R. 药物治疗失败，肝脏继续失代偿，由慢性肝炎进展至肝硬化，可采用哪些非药物治疗措施？

在大多数移植中心，胆汁淤积或酒精性肝病的患者在肝移植术后的 1 年生存率均超过 90%[117]。慢性乙型肝炎患者肝移植的历史数据表明，移植肝脏发生 HBV 再感染的风险约为 80%[117-120]。再感染率与原发的肝病及移植时的

乙型肝炎病毒载量相关，移植肝再感染可造成移植失败、再次移植或死亡。但通过恰当的移植后 HBV 预防管理，乙型肝炎肝硬化患者在肝移植后的 1 年总体生存率现已超过 85%，5 年总体生存率超过 75%。综上，肝移植对于 C. R. 是一种可行的治疗措施。

案例 80-12，问题 13：当前防止肝移植后乙型肝炎复发的建议有哪些？

预防移植后 HBV 复发最有效的措施是在术中无肝期和术后给予高剂量的注射用乙型肝炎免疫球蛋白（HBIG）。在术后早期，每日静脉注射 HBIG 以保持患者血清抗 HBs 抗体水平≥100IU/L，患者的总体生存率（84%）与非 HBV 感染患者移植后的生存率相当[119,120]。而且，长期注射 HBIG 的患者（>6 个月）较短期注射 HBIG（<6 个月）的患者 HBV 感染复发率更低（35% vs 75%），3 年以上存活率更高（78% vs 48%）[119,120]。

乙型肝炎免疫球蛋白的剂量、用法和不良反应

许多肝移植中心常规在无肝期（受体的肝脏被切除）给予输注 HBIG 10 000IU（10 瓶，50ml 溶于 250ml 生理盐水中），术后 6 日每日给予 10 000IU（50ml，输注 4~6 小时）。肝移植患者通常每月注射 1 次 HBIG（10 000IU），终生使用；如果 HBsAg 转为阳性，表明治疗失败，则可停止使用[119,120]。该方案可使抗 HBs 抗体滴度维持在 500~2 000IU/L，能保护多数移植后患者免于 HBV 再感染。接受 HBIG 治疗的患者常发生血清病样综合征（发热、肌痛），可在给药前使用对乙酰氨基酚或苯海拉明等，并延长输注时间（>6 小时），如患者不能耐受则需暂停 HBIG 治疗[119,120]。

长期应用 HBIG 需关注的问题包括治疗失败（尽管抗-HBs 抗体滴度足够高，也可能从肝外部位感染 HBV）、病毒变异以及高昂的治疗费用（>60 000 美元/年）[119,120]。一些药代动力学模型数据表明在给予一个减量的诱导剂量（无肝期给药 10 000IU，随后 2 000IU 静注×6 个剂量）后，继以肌内注射 HBIG 维持治疗（每 2~3 周 2.5~10ml），能达到相似的治疗效果，并能降低静脉用药的费用[119,120]。

案例 80-12，问题 14：对肝移植的受肝者 HBV 感染，口服抗病毒药物有何作用？

核苷及核苷酸类似物，如拉米夫定、阿德福韦、恩替卡韦、富马酸替诺福韦二吡呋酯以及最新的替诺福韦艾拉酚胺，可用于预防因慢性 HBV 感染而行肝移植的患者再次感染 HBV[120,121]。在肝移植前后使用拉米夫定单药治疗，可使 HBV DNA 阳性患者成功转阴。在移植和非移植患者中也观察到药物耐药[120,121]。美国 FDA 尚未批准核苷类似物用于预防移植后 HBV 感染。但一些移植中心已经实施了临床方案，在移植前给予阿德福韦、恩替卡韦或替诺福韦，使移植时的病毒载量（HBV DNA）低于检测限以下，然后在术后选择一种上述药物与 HBIG 联合应用[120,121]。由于这些治疗策略有效且耐药率低，现已成为术前和术后早期的

临床标准程序。今后,可考虑联合核苷类似物(恩替卡韦)及核苷酸类似物(富马酸替诺福韦二吡呋酯、阿德福韦)预防移植后 HBV 再感染,也许可以避免联用 HBIG[121]。目前 TAF 在肝移植患者中应用的安全性和有效性数据非常有限。

丙型肝炎病毒

病毒学

目前认为丙型肝炎病毒(HCV)是慢性非甲非乙型(NANB)输血相关性肝炎最常见的病因[122,123]。HCV 属于黄病毒科,为正向单链 RNA 病毒,直径为 50~65nm(见表80-1)。它可引起人类和黑猩猩急性和慢性 HCV 感染。如果不治疗,慢性 HCV 可以在一部分患者中发展为肝硬化和肝细胞癌[124]。传染性病毒结构由包含病毒核心蛋白和 RNA 的磷脂双分子层中的包膜糖蛋白组成[125]。进入肝细胞后,病毒 RNA 通过宿主细胞器翻译成多聚蛋白,其在翻译期间和之后被宿主和病毒编码蛋白裂解为成熟的病毒蛋白和非结构蛋白(图 80-6)。

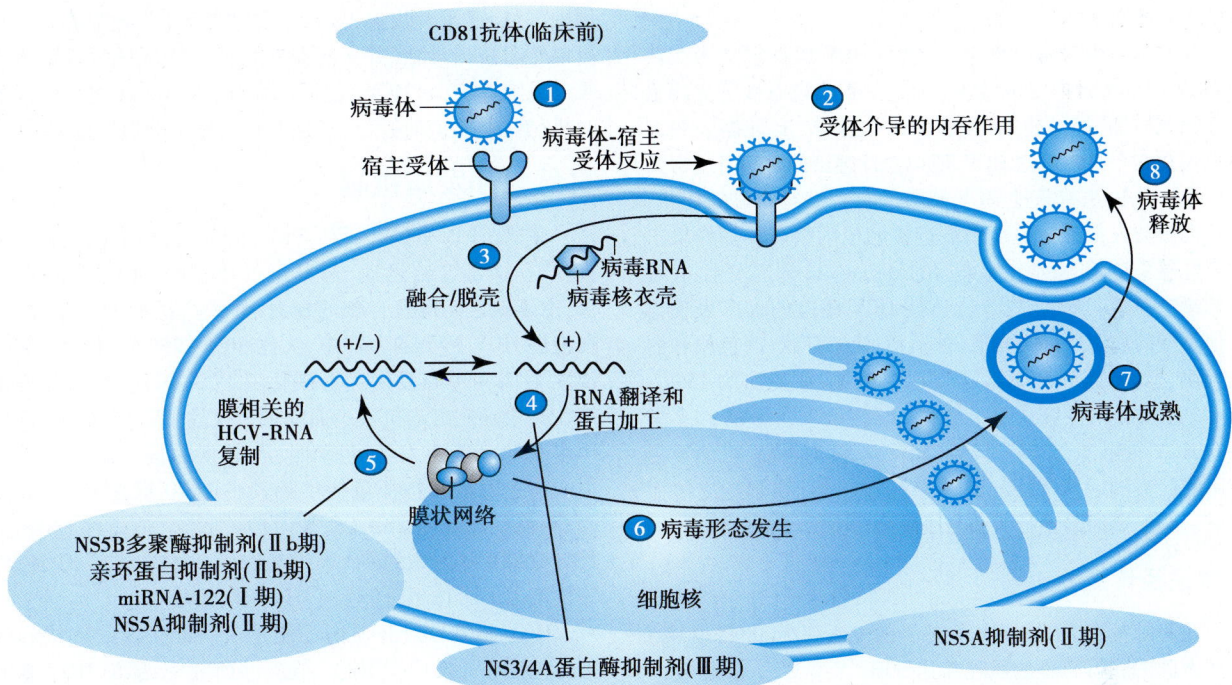

图 80-6 丙型肝炎病毒的生命周期。(来源:Ciesek S, Manns MP. Hepatitis in 2010: the dawn of a new era in HCV therapy. *Nat Rev Gastroenterol Hepatol.* 2011;8(2):69-71.)

流行病学

估计全球感染慢性丙型肝炎的人群超过 1.8 亿,其中包括高危人群如注射毒品者、血液透析患者、癌症患者和有偿献血者。如以抗-HCV 来筛查感染,那么除高危人群外,全球 HCV 的感染率为 1.6%(1.3%~2.1%),相当于有 1.15(0.92~1.49)亿人经历过病毒血症感染[126-128]。这一患病率为保守估计,因为不包括高危人群(如血液透析患者,癌症患者,有偿献血者和注射吸毒者)。感染患者中大多数(1.04 亿)为成人,抗-HCV 阳性率为 2.0%。全球报告的 HCV 有 6 种基因型。在全球范围内,基因 1 型最为常见,占所有感染的 46%,其次是基因 3 型(22%),基因 2 型和 4 型(各占 13%)。1b 亚型占所有感染的 22%[129]。对全球基因型分布进一步分析显示,基因 1 型普遍分布于澳大利亚、欧洲、拉丁美洲和北美洲(占所有病例的 53%~71%),基因 3 型占亚洲所有感染的 40%[130-133],基因 4 型则在北美、埃及和中东地区最为常见(71%)[132]。

HCV 感染可发生于任何年龄,20~39 岁年龄组发病率最高,且男性占比更多。急性 HCV 在感染黑人和白人中的发病率相似,西班牙人有较高的发病率。在患病人群中,30~49 岁人群及男性患者慢性 HCV 感染的患病率最高[124,134,135]。在发病种族或民族上,慢性 HCV 感染与急性感染不同,黑人慢性感染的发病率显著高于白人。在美国,流行的 HCV 基因型主要是 1 型,70% 为 1a 和 1b 亚型[134,136]。了解 HCV 的基因型与血清型(基因型特异抗体)有助于对治疗做出推荐和建议。病毒基因型一旦确定则无需复查,因为感染过程中基因型恒定不变。由于 HCV 病毒复制有较高的突变率,在感染个体中可能存在紧密相关的 HCV 病毒分离株的异质种群,也就是所谓的准种[134,136]。准种的数量在感染过程中会不断增加,使得 HCV 病毒可以逃逸宿主的免疫系统,从而导致感染持续存在。2012 年,美国疾病预防控制中心发布了一项新建议,对所有 1945 年至 1965 年出生的成年人（"婴儿潮"出生人群）都应进行一次丙型肝炎检测，无需事先确定 HCV 风险状况[137]。这一特定群体的选择是基于常规筛查的 HCV 患病率、疾病负担和成本效益分析数据报告[138]。该人群的抗-HCV 的阳性率约为 3.5%[138,139]。此外，据估计与丙型肝炎相关的所有死亡中有 70% 来自于这一人群。对该出生队列进行筛查并给予有效的抗丙型肝炎治疗，预计可以显著减少失代偿性肝硬化、HCC、肝移植和 HCV 相关死亡的人数。美国疾病预防控制中心对该队列进行筛查的建议也得到了美国预防服务工作组和美国肝病研究协会的支持，特别是对于那些具有高危行为、风险暴露和与 HCV 获得相关的医疗条件的人群[140,141]。

与其他肝炎病毒感染类似，急性 HCV 感染定义为在获得 HCV 后 6 个月内发生感染。无论是否出现急性肝炎的临床症状或体征，都可能发生急性 HCV 感染。有证据表明大多数人在 6 个月内清除 HCV，所以急性感染的时间窗通常为 6 个月。通常，患有急性 HCV 感染的患者没有明显的症状，并且大多数人都不知道他们最近接触了丙型肝炎。如果出现急性感染症状，通常在感染后的最初 4~12 周内发生，并可能持续存在 2~12 周[142,143]。急性 HCV 感染的临床表现与其他类型的病毒性肝炎相似（如黄疸、流感症状、深色尿和白色大便、恶心、腹痛和不适）[144]。据报道，在美国约 15%~20% 有症状的急性肝病是由急性 HCV 引起[145]。有许多潜在的 HCV 接触源，如经皮传播（如输血、注射毒品、可能重复使用的针头的手术、纹身、身体穿孔和针灸）和非经皮传播（如性接触、高风险性行为和与医院内污染的设备接触）。

经皮途径传播

在静脉吸毒人群中，HCV 感染的发生率为 48%~90%，这类人群中获得感染的风险高达 90%[124,125,134]。静脉吸毒者急性 NANB 肝炎中有 75% 为抗 HCV 抗体阳性，并且与输血相关性肝炎不同的是，静脉吸毒相关的 HCV 感染发生率一直高居不下[124,125,134]。其他 HCV 感染的高危因素还包括 HBV 或 HIV 感染。HCV 感染的高危人群还包括长期接受血液透析的患者（45% 以上）及卫生保健工作者（针刺后血清转化发生率为 0~4%）[124,125,134]。

非经皮及散发传播

非经皮途径传播包括性伴侣之间的相互传播及母婴之间的垂直传播。HCV 性传播的数据分析显示，性传播途径的传播效率低于经皮途径。男男性接触的性传播风险似乎最高，尤其是有身体创伤或粗暴性行为时[142,143]。

案例 80-13

问题 1：一名 30 岁女性在诊断为慢性丙型肝炎后 3 个月到诊所就诊。她既往间断注射甲基苯丙胺 6 年，但否认在近 3 个月内未服用过任何药物。陪同她的男友 HCV 阴性，他们询问你关于她的丙型肝炎及向其他人传播的风险。他们在一起同居了两年。她将丙型肝炎传染给男友的风险如何？

这对情侣无需改变他们的性行为。美国疾病预防控制中心发布了丙型肝炎患者的咨询建议。建议患者不要共用针头或任何注射材料，如炊具、棉花、水或药物。HCV 传播的风险在长期、单一、不和谐的伴侣中非常低。因此，建议情侣在这种情况下无需要改变他们的性行为。在男男性接触者人群中 HCV 的传播风险可能很大，特别是在粗暴性活动的情况下。HCV 可能通过剃须刀或牙刷在家庭传播，但分享食物、水或餐具并不构成风险[141]。

与围产期 HBV 母婴传播的高发生率相比，围产期 HCV 的母婴传播概率相对较小。一般来说，HCV 感染的妇女对婴儿进行母乳喂养被认为是安全的，但如果母亲的乳头（或周围区域）破裂和出血，多数专家建议停止母乳喂养。母亲可以暂时挤出母乳（并将其丢弃），待乳头区域愈合后再恢复母乳喂养[141]。HCV 母婴传播的研究热点还包括传播的时机（宫内、生产时）和围产期获得性感染的自然过程等。

自然史和发病机制

获得 HCV 的人中有 75%~85% 会发展成慢性感染[146]。病毒增殖迅速，每日可产生 10^{10}~10^{12} 个病毒粒子，由于缺乏病毒聚合酶的校对，导致广泛的遗传多样性。在慢性 HCV 感染的人群中，大约 20%~25% 的患者在获得 HCV 后 20~30 年发展为肝硬化[147-149]。因此，宿主免疫系统在其根除病毒的机制中面临重大挑战[150]。然而，小部分 HCV 感染者能自发清除感染。与较低的慢性病发生率相关的宿主因素或特征包括年龄较小（<20 岁）、女性、非黑人、免疫状态和 IL28B CC 基因型[151,152]。值得注意的是，具有 IL28B 基因型的 CC 等位基因的个体较具有 CT 或 TT 等位基因的个体更可能发生 HCV 自发清除。

HCV 感染导致肝损伤可能是由病毒引发的直接和间接的免疫介导反应所引起。在一些研究中，感染 HCV 基因 3a 型的患者具有更高的脂肪肝患病率，这与肝纤维化进展有关[147,153,154]。肝纤维化是一种动态瘢痕形成过程，在此过程中，慢性炎症刺激胶原蛋白和细胞外基质蛋白的产生和积聚。HCV 慢性感染，随着时间的推移，肝内总胶原蛋白含量增加，纤维化进展，可能发展为肝硬化。纤维化是肝硬化的前兆[153,154]。对于 HCV 感染的人，影响肝纤维化进展速度的因素包括获得 HCV 时年龄较大（>40 岁）、男性、酗酒、大量使用大麻、合并 HIV 或 HBV 感以及代谢因素（如脂肪肝和胰岛素抵抗）[155-160]。对于丙型肝炎相关肝硬化患者，每年发生 HCC 的风险估计为 1%~4%[149,161]。

诊断和筛查

目前诊断 HCV 主要采用两套检测系统，包括检测 HCV 特异性抗体（抗-HCV）的血清学检查及检测病毒核酸的分子学检测方法。但这两套检测手段都不能用以评估 HCV 感染患者疾病的严重程度或预测疾病的预后情况。

肝病的诊断还应进一步筛查其他导致肝病和肝功能检查异常的原因，包括非病毒所致的肝脏炎症、遗传和获得的情况。肝病的其他病因可能包括酒精性肝病、非酒精性脂肪性肝病、α-1 抗胰蛋白酶缺乏症、血色素沉着病（肝内铁过量积聚）和自身免疫性肝炎。

实验室检查与血清学检查

常用于评估 HCV 感染的实验室检查包括 HCV RNA、HCV 抗体(抗-HCV)和 ALT。HCV 感染者可能会依次出现以下异常实验室检查结果:最初可检测出 HCV RNA,继而 ALT 升高,然后出现抗-HCV[162-163]。

案例 80-14

问题 1: N.P. 是一名 27 岁的法学院学生,他到诊所进行常规体检。他向初级保健医生抱怨他最近有类似流感的症状和恶心。他还注意到尿液颜色加深,他的朋友告诉他面色发黄、苍白。N.P. 在很久前有静脉注射毒品和饮酒史。

最近的实验室检查结果如下:

ALT:350IU/L

血清抗 HCV:阳性

HCV RNA 水平:1.1×10^6 IU/ml

N.P. 急性 HCV 感染的临床和血清学特征是什么?

N.P. 的临床表现与急性 HCV 感染一致,包括疲劳、头痛和尿色深等症状。他的实验室检查显示 ALT 升高、抗-HCV 阳性和 HCV RNA 可检测出。

通常在感染后 1~2 周内通过核酸测试(NAT)可在血液中检测到 HCV RNA。还应对 HCV RNA 进行定性、定量和基因型测试。从感染到血浆中可检测出 HCV RNA(市面上可获得的检测方法),这一时间段被称为"隐蔽期"或"前病毒血症期"。在此期间,易感肝细胞发生 HCV 感染的可能性最大。隐蔽期后 8~10 日为"上升期",期间 HCV 复制呈指数增加并且容易在血浆中检测到。随后进入"平台期",HCV RNA 病毒载量水平在注射后 6~10 周达到峰值,并在峰值水平附近保持约 40~60 日[163,164]。在急性感染期,HCV RNA 的检测结果不是很可靠,因为 RNA 水平可能会显著波动。而在患者出现症状后,HCV RNA 可检测出且水平更稳定[142,165]。

在感染后 4~12 周,患者可能出现肝细胞损伤,导致血清 ALT 水平升高。在 HCV RNA 能检测出后 1~2 周可发生 ALT 升高(先于抗-HCV 前出现)。通常,在急性感染后,ALT 平均可增加至 800IU/L。美国 CDC 使用 ALT>200IU/L 作为急性疾病的诊断标准之一[162]。

与 HCV 感染相关的第三项异常实验室检查结果为血液中出现 HCV 抗体。通常在感染 8~12 周可检测到抗-HCV。大约 12 周后,90% 以上的患者会出现抗-HCV 阳性。从最初感染到血清转化这段时间被称为"血清窗口期"[143]。可检测出抗-HCV 并不能明确区分急性和慢性感染期。此外,抗-HCV 不是诊断急性 HCV 的可靠标志物,因为只有约 50%~70% 的患者在症状出现时才可检测出抗-HCV[164,165]。

案例 80-14,问题 2: 在 N.P. 或任何其他人感染 HCV 之后,实验室检查结果的一般顺序是什么?

首先检测到 HCV RNA,随后氨基转移酶水平升高,然后抗-HCV 阳性。

急性 HCV 感染实验室诊断的金标准是抗-HCV 血清转换(疑似 HCV 暴露前抗-HCV 阴性而暴露后抗-HCV 阳性)和 HCV RNA 病毒载量检测阳性[145,164]。但是,因为很少患者知道自己暴露或存在感染风险,可能不会及早就医进行评估和诊断。通常,与基线时阴性实验室结果相比,HCV 的诊断是基于首次检测到 HCV RNA 和新近 ALT 升高。建议对高风险暴露的患者进行密切随访,以确定其诊断和治疗。已知暴露于 HCV 的患者,建议进行如下实验室检测[162,166]:

- 初次就诊时:抗-HCV、HCV RNA 和 ALT
- 在怀疑接触后 4 周:抗-HCV、HCV RNA 和 ALT
- 在怀疑接触后 12 周:抗-HCV、HCV RNA 和 ALT

案例 80-14,问题 3: 根据 2016 年美国 CDC 的急性丙型肝炎的诊断标准,作为临床表现之一,ALT 水平需要升高多少?

ALT>200IU/L。N.P. 的 ALT 结果为 350IU/L。

急性 HCV 感染很少会导致危及生命的疾病。2016 年美国 CDC 定义的急性丙型肝炎包括临床和实验室的诊断标准,分为疑似或确诊,诊断标准可区分新发感染和现行感染[162]。急性丙型肝炎的临床标准为具有与急性病毒性肝炎一致的任何症状或体征(如发热、头痛、腹痛、不适、厌食、恶心、呕吐和腹泻),并伴有黄疸,或急性期血清 ALT 水平升高>200IU/L 的疾病[162,165,166]。

作为患者病情全面检查的一部分,对慢性 HCV 感染患者的完整实验室评估包括[152,165,167]:

- **常规检查:** 全血细胞计数、血小板计数、血肌酐和甲状腺功能检查(thyroid function tests, TSH)。由于一些研究表明维生素 D 缺乏的患者对丙型肝炎的治疗反应会降低,一些专家建议检测基线维生素 D 水平(1,25-OH 维生素 D)。

- **肝脏炎症和功能:** ALT 或天冬氨酸氨基转移酶(aspartate aminotransferase, AST)、总胆红素、直接胆红素、碱性磷酸酶、血清白蛋白和 INR。

- **合并其他病毒感染的检测:** 甲型肝炎抗体、乙型肝炎表面抗原、乙型肝炎核心抗体、乙型肝炎表面抗体和 HIV 抗体。

- **HCV RNA 水平(病毒载量):** 定量 HCV RNA 病毒载量,以确认患者慢性 HCV 感染,并确定治疗前基线水平。在没有治疗的情况下,没有必要重复评估 HCV RNA 水平,因为随着时间的推移,检测值不能提供有用的预后信息。

- **HCV 基因型:** HCV 存在 6 种不同的基因型,具有显著不同的临床特征,主要在治疗反应率方面显著不同。在美国,HCV 基因 1 型最常见,占感染病例的 70%~74%。了解 HCV 基因型非常重要,因为不同基因型的患者对抗病毒治疗的反应有很大差异,并且治疗方案也明显不同。

■ IL-28B 检测:IL-28B 基因位点编码干扰素 λ 且与 HCV 治疗应答强烈相关,尤其是以干扰素为基础的疗法。该项检查可检测 IL-28B 基因位点上的单核苷酸多态性(single-nucleotide polymorphism,SNP)。自直接抗病毒(direct-acting antiviral,DAA)药物问世以来,由于其较高的治愈率或持续病毒学应答(sustained virologic response,SVR),以干扰素为基础的疗法不再推荐用于慢性 HCV 的治疗。所以该项检查目前仅为备选。

非侵入性血清标志物在预测是否存在显著肝纤维化或肝硬化方面有一定的临床价值,但不能用于区分肝纤维化的中间阶段。间接标志物包括天冬氨酸氨基转移酶与血小板比率指数(aspartate aminotransferase-to-platelet ratio index,APRI)、FIB-4、FibroIndex、Forns 指数、HepaScore(FibroScore)、FibroSure 和 FibroTest-ActiTest。

APRI 模型是一种易于计算的方法,可以预测显著和严重的肝纤维化或肝硬化。通过使用患者的天冬氨酸氨基转移酶(AST)水平和血小板计数以及 AST 正常的上限值进行计算。一项纳入 40 项研究的 meta 分析发现,APRI 截点值 ≥0.7 诊断显著肝纤维化(METAVIR 评分为 F2)的敏感性和特异性分别为 77% 和 72%。截点值在 1.0 以上诊断严重肝纤维化/肝硬化(METAVIR 评分为 F3~F4)的敏感性和特异性 61%~76% 和 64%~72%。截点值在 2.0 以上对于诊断肝硬化具有较好的特异性(91%),但敏感性较差(46%)[168-171]。APRI 具有良好的诊断效用,可用于预测严重纤维化或肝硬化,但不能将中度纤维化从轻度或重度纤维化中准确区分开来。肝脏指南建议将 APRI 与其他非侵入性纤维化标志物一起使用。

FIB-4 是一种简单、快速和廉价的检测,可立即提供结果。通过使用年龄、AST、ALT 和血小板计数计算结果。截点值<1.45 排除显著肝纤维化的敏感性为 74% 和特异性为 80%。截止值>3.25 诊断肝硬化的特异性达 98%。FIB-4 在排除或诊断肝硬化方面具有临床应用价值,但截点值在 1.45~3.25 之间不能明确区分纤维化[172]。因此,建议采用其他方法预测肝纤维化。

FibroIndex 是一种简单的评分方法,包括 3 项生化指标:AST、血小板计数和 γ 球蛋白。截止值≤1.25 诊断轻度纤维化(METOIR 评分 F0 或 F1)的敏感性和特异性分别为 40% 和 94%。而截止值≥2.25 诊断显著纤维化(METAVIR 评分 F2 或 F3)的灵敏度和特异性分别为 36% 和 97%。METAVIR 评分 F4 的纤维化患者未纳入研究[173]。

Forns 指数的计算方法较为复杂,包含的参数有年龄、γ 谷氨酰转移酶(GGT)、胆固醇和血小板计数。截止值<4.25 对于排除显著纤维化(F2、F3 或 F4)具有 96% 的阴性预测值,而截止值>6.9 对于显著纤维化(F2、F3 或 F4)的阳性预测值只有 66%。Forns 指数是有用的,在选择低纤维化风险的患者方面具有良好的预测价值,但不能可靠预测更严重的纤维化或肝硬化[174]。HCV 感染基因 3 型的患者可能具有不同的胆固醇水平,故 Forns 指数不应用于这些患者。

HepaScore 或 FibroScore 公式比其他间接标志物更复杂。公式中还包括其他纤维化标志物(如年龄、性别、总胆红素、GGT、α-2-巨球蛋白和透明质酸水平)。截止值≤0.2 在排除纤维化方面具有 98% 的阴性预测值,而截止值≥0.8 对预测肝硬化只有 62% 的阳性预测值[175]。HepaScore 在排除显著纤维化方面具有良好的效用,但在预测肝硬化方面效果不佳。

在美国和欧洲市售的 FibroSure 和 FibroTest-ActiTest 为同一检查。在美国可获得 FibroSure 检查。这些检查可用于评估肝脏炎症和纤维化。FibroSure 可对肝纤维化等级和分期进行估计。它包括的参数有患者年龄、性别、六项与肝纤维化相关的生化标志物如 α-2-巨球蛋白、触珠蛋白、GGT、载脂蛋白 A1、总胆红素和 ALT。临界值<0.31 对于没有临床显著纤维化的患者具有 91% 的阴性预测值。截止值>0.48 时预测显著纤维化的阳性预测值为 61%,截止值为 0.72 时阳性预测值为 76%[176]。FibroSure 检测禁用于 Gilbert 病、急性溶血、肝外胆汁淤积、器官移植后及肾功能不全的患者,这可能导致定量计算和预测不准确。

预测肝纤维化或肝硬化除了侵入性间接标志物外,还有纤维化的直接标志物。纤维化的直接标志物包括前胶原(Ⅱ、Ⅲ、Ⅳ 型)、基质金属蛋白酶、细胞因子和趋化因子。这些标志物预测肝纤维化的效能不同。FIBROSpect Ⅱ 是唯一市售的检测,其将透明质酸、金属蛋白酶-1 组织抑制剂(TIMP-1)和 α-1-巨球蛋白结合起来预测纤维化阶段(F2~F4)。指数评分>0.42 表明为 F2~F4 期纤维化,该截点值的敏感性和特异性分别为 80.6% 和 71.4%[176,177]。对于存在肝活检禁忌或拒绝行肝活检的患者,FIBROSpect Ⅱ 检测是一种很好的工具,可用于确定患者是否存在肝硬化。对于不适合肝活检的患者,这些标志物也是可靠临床替代检查。如果非侵入性方法可以明确评估肝纤维化,则可能不需要进行肝脏活检。

肝脏影像学检查是一种有效的无创诊断技术,可鉴别肝硬化并对肝纤维化进行分层。目前使用的几种影像学检查包括肝脏超声、瞬时超声弹性成像和磁共振弹性成像。

组织活检

肝活检和组织学分析仍然是诊断其他肝病原因和确立纤维化严重程度的金标准。它能提供关于等级(当前肝脏损伤的炎症程度)和阶段(当前肝纤维化的量)的信息。一些因素(如饮酒、肝脏铁浓度增加和脂肪变性)与肝纤维化进展加速相关,可能引起对进展期纤维化的关注[178-180]。肝组织活检具有一定的局限性,它是一种侵入性操作,有出血和并发症风险,而且大约 20% 的患者纤维化分期不正确[178-180]。由于这些局限性以及评估肝纤维化的无创性检测的开发,现在肝活检的已较少使用。

免疫抑制患者

接受肾移植的患者发生 HCV 感染的风险较高(6%~28%),因为他们可能在移植前接受血液透析时获得感染,或者移植后从供体或输注血液制品获得感染[181,182]。肾移植术后，抗-HCV 阳性的患者较抗-HCV 阴性的患者更常出现转氨酶升高（分别为 48% 和 14%），且前者尚有发生肝硬化的病例报道[181,182]。

临床和肝外表现

大多数急性 HCV 感染患者没有症状[126,134,135]，而大约 40% 的慢性 HCV 感染患者至少会出现一种肝外表现。具体的肝外表现各异，且发生率的数据均来自观察性研究。肝外临床表现包括冷球蛋白血症性血管炎、伴或不伴有冷球蛋白血症的肾脏病变，皮肤临床表现包括皮肤白细胞碎屑性血管炎、迟发性皮肤卟啉症，糖尿病和代谢综合征和淋巴瘤[183-190]。成功根治 HCV 可降低某些肝外表现（如淋巴瘤和糖尿病）和病症（如冷球蛋白血管炎和肾病）的风险。

丙型肝炎的预防

暴露前预防

目前尚无有效预防 HCV 感染的疫苗，因此预防丙型肝炎感染的重点主要是明确那些尚未被感染的高危人群，指导他们采取措施减少感染。美国 CDC 及国家卫生研究院发布了一系列的预防建议[120,162]。其主要措施包括：在卫生保健机构应采取初级预防措施，并坚持执行通用的（标准的）预防策略保护医护人员及患者；HCV 感染患者应避免献血及捐献器官组织或精子。但在某些特殊情况下，也可能会考虑使用 HCV 感染阳性患者的器官组织。如在紧急情况下，经充分告知及知情同意之后，HCV 阴性的患者可能需要接受来自 HCV 阳性或感染情况不明的供体捐献的器官。对有意愿献血的人员，应采取措施明确其有无毒品静脉注射史，否则不得献血。

此外，对于有多个性伴侣的个体，应大力倡导安全性行为，包括使用乳胶安全套。而长期的单一配偶之间的传播很少见[126-128]。虽然 HCV 阳性者与其性伴侣之间可能存在潜在的传播可能，但目前并没有充分的数据说明有固定性伴侣者应该改变其性行为，但建议 HCV 感染患者的性伴侣应检测有无 HCV 抗体。

如果家庭成员中有 HCV 阳性者，应避免共用剃须刀及牙刷，有伤口应及时包扎[126-128]。注射针头要依据标准的预防措施小心谨慎处理，不必刻意避免家庭成员之间的密切接触、共餐或共用餐具。而且也不应在社会活动、教育及就业等方面排斥 HCV 阳性的儿童或成人。

另外，HCV 感染也不是怀孕的禁忌，围产期母婴传播率不足 6%[126-128]。而且也没有证据表明哺乳会造成母婴传播，因此哺乳是安全可行的。HCV 阳性母亲的婴儿在 1 岁时应检测 HCV 抗体。

最后，免费更换注射针头及其他安全静脉吸毒项目可有效减少注射引起的 HCV 传播，这些项目作为丙型肝炎的传播的重要措施应大力推广[126-128]。为患者和医师提供清楚的、证据明确的关于丙型肝炎自然史、预防及治疗措施的信息资料也非常重要。

治疗目标

案例 80-15

问题 1：K. C.，一名 20 岁的女性，因肝酶升高就诊。近期她看过妇科医生，实验室检查显示 ALT/AST 显著升高。除几月前患过流感，她否认近期有任何症状或健康问题。她目前在丹尼餐厅担任服务员。她否认既往疾病史，否认服用任何处方药、草药及非处方药。K. C. 自 15 岁在商场工作以来，一直使用注射用海洛因，并且她最好的朋友因过量使用毒品而去世。K. C. 在她朋友去世后继续放纵自己，而且对共用针头不够小心。大约 1 年前，她的医生给她检测过 HCV 和 HIV，结果均为阴性。

体格检查发现她有多处文身和身体穿孔，手臂上有一些痕迹。她的体格检查无明显异常。肝脏无肿大，没有扑翼样震颤（没有肝病所致的皮肤红斑）、腹水和黄疸。腹部超声正常。

ALT：45IU/L

AST：64IU/L

血清抗-HCV：阳性

HCV RNA 水平：6.1×10⁶IU/mL

HCV 基因型：1a 型

FibroSure：F1（轻度纤维化；没有肝硬化）

K. C. 和她的父母希望她得到治疗。他们同意继续提供支持。K. C. 同意去戒毒所和心理咨询。K. C. 的治疗目标是什么？持续病毒学应答 12 周（sustained virologic response 12，SVR12）的定义是什么？

K. C. 的临床表现包括流感样症状、ALT 升高、抗-HCV 阳性和 HCV RNA 可检出，符合慢性 HCV 感染。SVR12 定义为治疗结束后 12 周仍检测不出 HCV RNA。HCV 治疗的主要目标是实现病毒学治愈，或 SVR24，定义为在治疗结束后 24 周仍检测不出 HCV RNA。使用敏感的检测方法检测 HCV RNA，如低于最低检测限 25IU/mL 即为阴性。

HCV 治疗的主要目标是实现 SVR，即在治疗结束后 12 周，使用灵敏的检测方法仍检测不到 HCV RNA（<25IU/ml），这被称为 SVR12[126]。达到 SVR12 的患者中，超过 99% 的患者也达到 SVR24[191]。对达到 SVR24 的患者长期随访，发现几乎所有的患者在治疗结束后数年检测 HCV RNA 仍为阴性[192-194]。在临床方面，实现 SVR24 相当于实现病毒学治愈或完全根除 HCV。

SVR 的影响是非常积极的，因为与没有达到 SVR 的患者相比，实现 SVR 的患者的肝脏炎症和纤维化有所改善。在一项汇总分析中，患者在使用普通干扰素单药治疗、PegIFN 单药治疗或 PegIFN 联合利巴韦林治疗前和治疗后（1 月至 6 年）取肝组织活检分析，结果实现 SVR 的患者与感染复发的患者相比，治疗后的坏死性炎症评分更低（前后降幅分别为 67% 和 32%）[195]。其他研究也证实了实现 SVR 患者的长期组织学益处[192-194,196]。一项研究纳入了进展期肝纤维化的患者，给予抗病毒治疗后，获得 SVR 的患者与没有获得 SVR 的患者相比，全因死亡、肝脏相关死亡、肝功衰竭和肝细胞癌的发生率更低[197]。成功治疗反应的大部分生存获益与改善的临床结果相关，主要是因为肝功能衰竭的发生率较低。一项纳入了 35 项研究的 meta 分析显示，HCV 治疗能明显提高 5 年总生存率，包括肝硬化和合并 HIV 感染的患者[198]。关于肝外临床表现，成功治疗 HCV 可改善或缓解胰岛素抵抗和糖尿病[199,200]。总体而言，SVR 与肝脏炎症和纤维化的逆转相关，并且可使丙型肝炎的死亡率降低至少 60%[201]。

预测治疗反应的因素

案例 80-15，问题 2：K. C. 的父母已经了解了 HCV 感染，并且知道基因型可能会影响治疗反应。他们询问 K. C. 的基因型是否会影响她对 HCV 治疗的反应？

在 DAA 治疗时代，K. C. 的基因型应该不会影响她对治疗的反应。如果根据基因型使用了恰当的 DAA 组合药物，那么所有基因型的治疗反应都很高。一些病毒和宿主因素可以预测患者的治疗反应，如 HCV 基因型、HCV RNA 水平、IL28B 基因型、种族、年龄、性别和肝纤维化程度。HCV 有 6 种主要基因型，编号 1~6 型。在 DAA 药物问世前，即干扰素治疗时代，基因型是获得 SVR 的预测因子[202-204]。而目前，由于 DAA 对所有基因型的治疗都非常有效，HCV 基因型在预测治疗反应方面的作用有所减弱。

在干扰素治疗时代，HCV RNA 水平对治疗成功率有所影响。高 RNA 水平和基因 1 型的患者实现 SVR 的比率降低了 27%[205]。而在目前的 DAA 时代，基线 HCV RNA 对实现 SVR 几乎没有影响。值得注意的是，一项雷迪帕韦/索非布韦（ledipasvir-sofosbuvir）短期治疗（8 周）丙型肝炎的临床试验的事后分析显示，非常高的基线 RNA 水平（>6×10^6IU/ml）可能降低 SVR[206]。

对于接受干扰素为基础治疗方案的患者，IL28B 基因的多态性与治疗应答率的差异相关。与具有 CC 等位基因的患者相比，具有 CT 或 TT 等位基因的患者，其 SVR 率降低 40%[207]。大多数非裔美国人具有不太有利的基因型（CT 或 TT）。另一方面，亚洲人携带 CC 基因型比例最高，可能对干扰素治疗的反应更好。在 DAA 时代，IL28B 基因型似乎不影响治疗反应。同样，在 DAA 时代，种族、年龄和性别似乎对 HCV 感染的治疗反应没有显著影响。

肝纤维化程度仍可能影响接受 DAA 治疗患者的 SVR 率。进展期肝纤维化定义为肝纤维化评分 F3（肝硬化前期或桥接纤维化）和 F4（肝硬化），此期所有基因型的患者使用干扰素治疗的病毒学治愈率均明显降低（低 10%~20%）[202-204]。在接受 DAA 治疗的患者中也观察到类似的降低。给予依帕西韦/索非布韦（edipasvir/sofosbuvir）12 周治疗的失代偿期肝硬化（Child-Pugh B 级或 C 级）患者的 SVR 率（86%~87%）低于给予相同治疗的非肝硬化患者（>95%）[208]。在 DAA 联合治疗中添加利巴韦林及延长治疗时间是目前提高肝硬化患者 SVR 率的策略。

目前慢性丙型肝炎的治疗策略

曾经，丙型肝炎基因 1 型被认为是最难治疗的丙型肝炎基因型。从 1998 年到 2013 年，其治疗从最初干扰素单药治疗，到 PegIFN 单药治疗，再到 PegIFN 联合利巴韦林治疗，再到 PegIFN 联合利巴韦林和 NS3/4A 蛋白酶抑制剂的三联疗法。目前的研究主要集中在基因 1 型感染，包括增强 HCV 的治疗效果、改善病毒学治愈或 SVR。这些探索中最有希望的是 DAA 药物的研发。这些口服化合物的研发直接针对丙型肝炎病毒复制基因组中的特定步骤。2013 年底至 2014 年大部分时间，基因 1 型的标准初始治疗为 PegIFN 联合利巴韦林再加上索非布韦（sofosbuvir）或西美瑞韦（simeprevir）。自 2015 年以来，基因 1 型（包括其余 6 种基因型）的标准治疗由不含干扰素的全口服 DAA 联合方案组成，因为该方案 SVR 率更高，耐受性更好。随着标准治疗从 PegIFN 变为 DAA，疗程也从传统的 48 周缩短至 24 周再到 12 周。这些口服化合物的研发直接针对丙型肝炎病毒复制基因组中的特定步骤。根据作用机制和治疗靶点将 DAA 分为四类，包括非结构蛋白（non-structural protein，NS）3/4A 丝氨酸蛋白酶抑制剂、NS5B 核苷聚合酶抑制剂、NS5B 非核苷聚合酶抑制剂和 NS5A 抑制剂[209]。

根据美国肝脏病学会和美国感染病学会的 HCV 指南，应向所有慢性 HCV 感染者提供治疗，因为 DAA 更安全，耐受性更好，实现病毒学治愈更有效[210]。DAA 治疗的绝对禁忌证为预期寿命短的患者（<12 个月）；利巴韦林禁用于孕妇、计划怀孕的女性及其男性伴侣[211,212]。育龄期的慢性丙型肝炎患者接受包含利巴韦林的治疗时，强烈建议在治疗期间和治疗结束后 6 个月内使用两种形式的避孕措施。同样，在开始 HCV 治疗时还需注意有无相对禁忌证，包括严重的药物滥用、不受控制或不稳定的精神问题，以及可能对患者治疗、实验室检查和定期随访的依从性造成负面影响的社会问题。

直接抗病毒药物

案例 80-15，问题 3：K. C. 的 HCV 感染的基因分型为基因 1a 型。什么药物是慢性 HCV 感染基因 1a 型患者的有效治疗方法？

可供 K. C. 选择的 DAA 药物联合治疗方案有很多。她没有肝硬化体征，也没有脾肿大、腹水、凝血功能障碍和食管静脉曲张等失代偿临床表现。此外，她没有合并 HIV 或 HBV 感染，如果合并感染可能会加速其丙型肝炎的进展。对于 HCV 基因 1 型（1a 和 1b）感染者，DAA 联合治疗非常有效，SVR 率可达 90% 以上（表 80-8）。

NS3/4A 蛋白酶抑制剂

NS3/4A 丝氨酸蛋白酶参与了 HCV 翻译后加工和复制，NS3/4A 蛋白酶抑制剂通过两种机制发挥作用。首先，通过阻断 NS3 催化位点或 NS3/NS4A 相互作用来破坏病毒复制过程[213]。其次，NS3/NS4A 蛋白酶抑制剂也阻断 TRIF 介导的 Toll 样受体信号传导和 Cardif 介导的视黄酸诱导基因 1（retinoic acid-inducible gene 1，RIG-1）信号传导，从而导致干扰素的诱导受损并阻止病毒消除（见表 80-8）。

表 80-8

用于 HCV 感染治疗的直接抗病毒药物的比较[243]

	蛋白酶抑制剂	NS5B 多聚酶抑制剂	NNPIs	NS5A 抑制剂
DAA 药物	格佐普韦 帕利瑞韦 西美瑞韦	索非布韦	达塞布韦	达卡他韦 依巴司韦 雷迪帕韦 奥比他韦 维帕他韦
作用机制	阻断 NS3/NS4A 丝氨酸蛋白酶的功能	阻断 NS5B 多聚酶的功能	阻断 NS5B 多聚酶的功能	阻断复制复合体和调控作用
基因型	格佐普韦:1,4,6ᵃ 型 帕利瑞韦:1 型 西美瑞韦:1 型	1~4 型	1 型	达卡他韦:1~3 型 依巴司韦:1,4,6 型 雷迪帕韦:1,4,5,6 型 奥比他韦:1 型 维帕他韦:1~6 型
效能	高(不同基因型各异)	中~高(各种基因型一致)	不同基因型各异	高(对多种基因型有效)
耐药屏障	低(基因 1a 型<基因 1b 型)	高(基因 1a 型 = 基因 1b 型)	非常低(1a 型<1b 型)	低(基因 1a 型<1b 型)
药物相互作用的可能性	高	低	各异	低~中
不良反应	皮疹、贫血、胆红素增高	线粒体毒性、与 HIV 药物(NRTIs)和利巴韦林存在药物相互作用	各异	各异
剂量	每日 1 次到每日 3 次	每日 1 次到每日 2 次	每日 1 次到每日 3 次	每日 1 次
备注	未来一代的蛋白酶抑制剂对更广泛的基因型具有活性,并且具有更高的耐药屏障	在病毒复制的活跃位点单靶点的结合	在变构位点多靶点结合	多种抗病毒机制

DAA,直接抗病毒;NS5B,非结构蛋白 5B;NNPIs,非核苷聚合酶抑制剂;NS5A,非结构蛋白 5A;HIV,人类免疫缺陷病毒;NRTIs,核苷(酸)逆转录酶抑制剂。

ᵃ依巴司韦/格佐普韦对 HCV 基因 6 型具有抗病毒活性,但 FDA 尚未批准用于该基因型的治疗。

特拉匹韦(telaprevir)和波普瑞韦(boceprevir)是第一代 NS3/4A 蛋白酶抑制剂用于治疗 HCV,可与 PegIFN-α2a 和利巴韦林联用来治疗基因 1 型感染。但由于给药繁琐、副作用明显、药物相互作用和耐药屏障低,两药的临床重要性显著减小。随着更有效和耐受性更好的蛋白酶抑制剂问世且无需联合 PegIFN-α2a 和利巴韦林治疗丙型肝炎,特拉匹韦和波普瑞韦逐渐被临床淘汰。新一代的蛋白酶抑制剂的药物相互作用更少、给药方案进行了改良和严重不良反应较少。尽管这些新的蛋白酶抑制剂对基因 1 型感染的效果有所提高,但对其他基因型的疗效有限,耐药屏障低[214]。在美国新上市的蛋白酶抑制剂包括西美瑞韦(simeprevir)、格佐普韦(grazoprevir)和帕利瑞韦(paritaprevir)。日本还上市了阿拉匹韦(asunaprevir)。

西美瑞韦(simeprevir)是首个第二代蛋白酶抑制剂,为大环类蛋白酶抑制剂。该药胶囊剂型用量 150mg,被批准

与 PegIFN-a2a 和利巴韦林联合使用,或与索非布韦联用±利巴韦林,用于治疗慢性基因 1 型 HCV 感染的患者[215]。西美瑞韦口服给药,每日 1 次,随食物同服,不应单药治疗。肾功能不全患者无需调整剂量。西美瑞韦不宜用于中度(Child-Pugh B 级)或严重(Child-Pugh C 级)肝功能损害的患者,因为这类患者中药物的暴露增加 2~5 倍。据报道,东亚人种应用西美瑞韦暴露量更高,因此,这类患者应谨慎使用西美瑞韦[216]。

尽管有报告西美瑞韦可导致瘙痒和恶心,但西美瑞韦的总体耐受性良好。在临床试验中,因不良反应停止治疗并不常见[217,218]。然而,在临床试验中,一些患者发生光敏反应和皮疹导致严重不良反应而需要住院治疗。应提醒患者注意光敏反应和皮疹的风险,并在治疗过程中采取防晒措施和/或减少阳光照射。如发生严重的皮疹或光敏反应,应停用西美瑞韦。另外还有短暂的胆红素轻度升高的报

告,这可能是由于抑制肝转运蛋白 OATP1B1 和 MRP2 而使胆红素清除减少,但这并不表明肝功能恶化。

在药物相互作用方面,西美瑞韦主要经 CYP3A 同工酶氧化代谢[219]。与强诱导剂和 CYP3A4 抑制剂合用可影响西美瑞韦的血药浓度。西美瑞韦还可抑制 OATP1B1/3 转运蛋白,故可能增加 OATP1B1/3 底物(阿托伐他汀和瑞舒伐他汀)的血清水平[215]。

西美瑞韦的疗效受到 NS3/4A 蛋白酶的耐药突变或多态性的影响。特别是,Q80K 多态性的存在与较低的 SVR 率(58%)相关(如果不存在 Q80K,SVR 率为 84%)[216]。然而,有数据表明,当西美瑞韦与 NS5B 聚合酶抑制剂索非布韦合用时,Q80K 突变不会显著影响 SVR 率[220]。有研究报道,在使用特拉匹韦或波普瑞韦治疗失败时,出现其他耐药突变(如 R155K 和 A156T/V)会影响西美瑞韦的临床反应[215]。

格佐普韦(grazoprevir)是一种强效的第二代蛋白酶抑制剂,只能与 NS5A 抑制剂依巴司韦(elbasvir)联合使用。格佐普韦对 HCV 基因 1、4 和 6 型均有活性,但 FDA 只批准其用于基因 1 型和 4 型的治疗(参见"固定剂量组合"章节)。

帕利瑞韦(paritaprevir)是 FDA 批准用于治疗基因 1 型 HCV 感染的第 3 个第二代蛋白酶抑制剂,与低剂量利托那韦(一种 HIV 蛋白酶抑制剂)联合使用。利托那韦没有任何抗 HCV 活性,但它通过抑制 CYP3A 介导的代谢,而从药代动力学上增强帕利瑞韦的作用。帕利瑞韦和利托那韦与奥比他韦(一种 NS5A 抑制剂)共同组成固定剂量组合。(参见"固定剂量组合"章节)

NS5A 抑制剂

NS5A 抑制剂通过阻断 HCV 复制和组装过程中的蛋白质而发挥作用(见表 80-8)[221-222]。NS5A 抑制剂的相对强效,并对所有基因型有效,但其耐药屏障较低且具有多种毒性反应。当与 PegIFN 和利巴韦林合用时,NS5A 抑制剂可以显著降低 HCV RNA 水平,提高 SVR[223]。可与其他 DAA 固定剂量组合的 NS5A 抑制剂包括雷迪帕韦、奥比他韦和依巴司韦。达卡他韦(Daclatasvir)是目前唯一可单独获得的 NS5A 抑制剂。

达卡他韦(daclatasvir,Daklinza)是一种 NS5A 抑制剂,主要与 NS5B 聚合酶抑制剂索非布韦联合使用。其对 HCV 基因 1、2 和 3 型均有活性。该药剂量为 60mg 口服,每日 1 次,可与或不与食物同服。达卡他韦不能单药治疗,其被批准与索非布韦±利巴韦林联合给药。如果停用索非布韦,也应停用达卡他韦。肝肾功能不全的患者无需调整剂量。达卡他韦具有良好的耐受性,临床试验中常见的副作用有头痛、疲劳和恶心[224,225]。

达卡他韦通过 CYP3A 途径代谢,与强诱导剂如利福平、苯妥英、卡马西平和圣约翰草等合用会显著降低达卡他韦的血药浓度,故应避免合用。当与中度 CYP3A 诱导剂(如依法韦仑、依曲韦林、地塞米松和萘夫西林)合用时,达卡他韦的剂量应增至每日 90mg。另一方面,当与 CYP3A 抑制剂(如 HIV 蛋白酶抑制剂、一些唑类抗真菌药物和克拉霉素)合用时,达卡他韦的剂量应减少至每日 30mg。除

CYP450 肝药酶系统外,达卡他韦还抑制 P-糖蛋白(P-glycoprotein,P-gp)、有机阴离子转运多肽(organic anion transporting polypeptide,OATP)1B1、1B3 和 BCRP。当地高辛与达卡他韦合用时,可能需要调整地高辛的剂量。

达卡他韦相关的体外耐药突变包括 M28、A30、L31 和 Y93 的基因多态性,这些基因多态性与临床疗效密切相关。根据临床试验数据,Y93H 多态性的出现与 SVR 率减低相关,并可导致几种病毒学失败[225]。

依巴司韦(elbasvir)是一种 NS5A 抑制剂,仅与格佐普韦(一种 NS3/4A 丝氨酸蛋白酶抑制剂)固定剂量组合使用(参见"固定剂量组合"章节)。

雷迪帕韦(ledipasvir)是一种 NS5A 抑制剂,仅与索非布韦(一种 NS5B 聚合酶抑制剂)固定剂量组合使用(参见"固定剂量组合"章节)。

奥比他韦(ombitasvir)是一种 NS5A 抑制剂,仅与蛋白酶抑制剂帕利瑞韦和利托那韦组成固定剂量组合,并与达塞布韦(一种 NS5B 非核苷酸抑制剂)联合使用(参见"固定剂量组合"章节)。

维帕他韦(velpatasvir)是一种 NS5A 抑制剂,对基因 1~6 型均有抗病毒活性。该药仅与索非布韦固定剂量组合使用(参见"固定剂量组合"章节)。

NS5B RNA 依赖的 RNA 聚合酶抑制剂

NS5B 是一种 RNA 依赖性 RNA 聚合酶,参与翻译后加工,对于 HCV 复制是必需的。聚合酶有一个与核苷结合的催化位点和四个与非核苷结合的其他位点,结合后可产生变构效应。所有 6 种基因型的酶结构都是高度保守的。NS5B 聚合酶抑制剂有两类:核苷/核苷酸类似物(nucleoside/nucleotide analogues,NPI)和非核苷类似物(non-nucleoside analogues,NNPI)。NPI 与 NS5B 的催化位点结合,而 NNPIs 起到变构抑制剂的作用[213,214]。

索非布韦(sofosbuvir,Sovaldi)是第一个用于 HCV 治疗的 NS5B NPI。该药不宜单药治疗,与其他抗病毒药物组合使用可对不同基因型发挥更好的疗效。索非布韦片每日 400mg,口服,可与或不与食物同服。该药主要经肾清除,但药代动力学研究表明,轻度或中度肾功能不全患者[eGFR>30ml/(min·1.73m^2)]无需调整剂量[226]。然而,在严重肾功能不全和接受血液透析的患者中索非布韦的血药浓度升高。目前这类患者的剂量调整数据有限。索非布韦可用于中度(Child-Pugh B 级)或严重(Child-Pugh C 级)肝功能不全和肝硬化的患者,无需调整剂量。

索非布韦耐受性良好。当与 PegIFN 和利巴韦林合用时,索非布韦和利巴韦林(有或没有 PegIFN)的常见不良反应有疲劳、头痛、恶心、失眠和贫血[227,228]。使用索非布韦或含索非布韦方案时禁止合用胺碘酮,因为可能导致严重心动过缓和致命性心脏骤停[229,230]。

索非布韦也是 P-gp 药物转运蛋白的底物,与强效肠道 P-gp 诱导剂具有显著的药物相互作用,可降低索非布韦其血药浓度。索非布韦禁止与抗惊厥药(如卡马西平、苯妥英、苯巴比妥和奥卡西平),抗结核药物(如利福平、利福布汀和利福喷汀)和圣约翰草合用。值得注意的是,索非布韦也禁止与胺碘酮合用[222,230]。索非布韦的体外耐药性多态

性已有报道,但其临床意义尚不清楚。

达塞布韦(dasabuvir)与索非布韦不同,是一种 NS5B NNPI,其与帕利瑞韦/利托那韦/奥比他韦组合包装使用(参见"固定剂量组合"章节)。NNPI 类的效力低于 NPI 类,对基因 1 型更具特异性,具有低至中度的耐药屏障,毒性反应多变[231]。

案例 80-15,问题 4:根据 2016 年美国肝病学会指南,K. C. 可选择哪种固定剂量 DAA 联合疗法,治疗疗程多长?

目前 FDA 批准了 4 种的固定剂量组合药物,对 HCV 基因 1 型(和其他基因型)有效。K. C. 可以选择以下任何一种方案:

(1)依巴司韦 50mg/格佐普韦 100mg(Zepatier)1 片,每日 1 次,口服,疗程 12 周;

(2)雷迪帕韦 90mg/索非布韦 400mg(Harvoni)1 片,每日 1 次,口服,疗程 12 周;

(3)索非布韦 400mg/维帕他韦 100mg(Epclusa)1 片,每日 1 次,口服,疗程 12 周;

(4)帕利瑞韦 50mg/利托那韦 33.33mg/奥比他韦 8.33mg+达塞布韦 200mg(PrOD 或 Viekira XR)3 片,每日 1 次,食物同服;同时加用利巴韦林(剂量基于体重),分两次给药,疗程 12 周。

固定剂量组合

依巴司韦/格佐普韦

作为一复方制剂,依巴司韦 50mg + 格佐普韦 100mg(Zepatier)口服,每日 1 次,疗程 12~16 周[232]。根据患者的具体病情,该方案联合或不联合利巴韦林(剂量基于体重)。依巴司韦/格佐普韦已被研究和批准用于治疗 HCV 和 HIV 合并感染。用药前应记录患者基线转氨酶水平,并检测当前或既往 HBV 感染(HBsAg 和抗 HBc),以确保在 HCV 治疗期间不会有 HBV 急性发作的风险。该方案是第一种新型 DAA 疗法,可用于肾功能不全患者(包括血液透析患者),无需调整剂量。但该方案禁用于 Child-Pugh B 级或 C 级的肝硬化患者。在使用依巴司韦/格佐普韦前,基因 1a 型感染的患者应检测是否存在 NS5A 耐药相关变异(resistance-associated substitutions, RAS)和 NS3 蛋白多态性。NS5A 多态性位于 M28、Q30、L31 和 Y93 位点,在基因 1a 型的患者中,先前存在 NS5A 多态性与依巴司韦耐药和方案的 SVR 率减低相关[233]。在服用依巴司韦/格佐普韦前,估计大约 11% 的基因 1a 型病毒具有这些多态性中的一种。对于存在 NS5A 多态性的患者,可通过加用利巴韦林(剂量基于体重)并延长治疗疗程来提高 SVR 率。值得注意的是,多态性不影响基因 1b 型病毒感染者的 SVR 率。NS3 蛋白的多态性,尤其是基因 1a 型病毒的 Q80L 多态性,似乎不影响治疗应答和 SVR 率。在治疗后的患者中 NS5A 耐药突变长期持续存在似乎是 NS5A 与 NS3 多态性的其他不同之处。

依巴司韦/格佐普韦总体耐受性良好。在大型临床试验中,最常见的不良反应是头痛、疲劳和恶心[233,234]。大约 1% 的患者在治疗后期发生转氨酶升高大于正常上限的 5 倍,但不伴胆红素升高,停用药物后能逐渐恢复。因此建议在治疗前和第 8 周检测氨基转移酶(如疗程为 16 周,则在第 12 周进行检测)。如果转氨酶升高并伴有其他肝损伤症状或体征,如黄疸、胆红素或 INR 升高,则应停用药物。该方案主要通过 CYP3A 代谢,其中格佐普韦还是 OATP1B1/3 转运蛋白的底物。因此,依巴司韦/格佐普韦禁止与强效诱导剂(如利福平、苯妥英、卡马西平、圣约翰草和环孢菌素)、依法韦仑和 HIV 蛋白酶抑制剂合用。此外,该方案也不推荐与酮康唑、萘夫西林、莫达非尼和抗逆转录病毒药物(依曲韦林或可比司他)合用。

雷迪帕韦/索非布韦

索非布韦(400mg)与一种 NS5A 抑制剂雷迪帕韦(90mg),两药作为固定剂量组合(Harvoni),单片服用,可与或不与食物同服[213]。根据患者人群,在该方案基础上联合或不联合利巴韦林(剂量基于体重)。该方案对 HCV 基因 1、4、5 和 6 型均有抗病毒活性。严重肾功能不全[eGFR > 30ml/(min·1.73m²)]时,索非布韦及其代谢物可能会发生蓄积,因此,在获得进一步的数据支持前,该固定组合方案不宜用于此类患者。轻度或中度肾功能不全,以及中度(Child-Pugh B 级)或严重(Child-Pugh C 级)肝功能损害患者,无需调整剂量。

Harvoni 耐受性良好,常见的不良反应包括疲劳、头痛、恶心和失眠。药物相互作用方面,雷迪帕韦也是 P-gp 药物转运蛋白的底物,与强效的肠道 P-gp 诱导剂合用可显著降低血药浓度,因此,雷迪帕韦与索非布韦一样,不应与强效的肠道 P-gp 诱导剂合用。雷迪帕韦的吸收受胃内 pH 的影响。合用抑酸剂可以提高胃内 pH 值,使雷迪帕韦的吸收降低。如需要使用质子泵抑制剂,质子泵抑制剂的剂量不应超过相当于奥美拉唑每日 20mg 的剂量。如果同时给予 H₂ 受体拮抗剂(如法莫替丁 40mg 或同等剂量),则两药应间隔 12 小时[226]。

Harvoni 的耐药性与几个 NS5A 突变点相关,如病毒 1a 亚型中的 Q30R、Y93H/N 和 L31M 及病毒 1b 亚型中的 Y93H[235],突变可降低雷迪帕韦的敏感性。存在 NS5A 突变并不需要调整组合方案的疗程或剂量。进行任何临床调整尚需要进一步的研究数据。

索非布韦/维帕他韦

另一种固定剂量组合方案(Epclusa)由索非布韦(400mg)和一种 NS5A 抑制剂维帕他韦(100mg)组成。该复方片剂,每日服用一片,联合或不联合利巴韦林,疗程 12 周。该方案对所有 HCV 基因型都有效。轻度至中度肾功能损害,或中度(Child-Pugh B 级)或严重(Child-Pugh C 级)肝功能损害的患者需要调整剂量。由于该方案中包含索非布韦,所以肾脏方面的注意事项也同样适用于该组合方案。常见的不良反应包括头痛、疲劳、恶心、鼻咽炎和失眠[236]。

与索非布韦类似,维帕他韦也是 P-gp 药物转运蛋白的底物,因此,与强效肠道 P-gp 诱导剂合用可降低索非布韦和维帕他韦两药的血药浓度。Epclusa 禁止与抗惊厥药、抗结核药和圣约翰草合用。依法韦仑也可显著降低维帕他韦的血药浓度,应避免合用。维帕他韦也是 P-gp 的抑制剂,可增加 P-gp 底物的吸收。与雷迪帕韦相似,维帕他韦需要酸性的胃内环境以获得最佳吸收。质子泵抑制剂和 H_2 受体拮抗剂可提高胃内 pH 水平,导致维帕他韦的吸收减少。如与质子泵抑制剂合用,索非布韦/维帕他韦应空腹服用,在服用奥美拉唑 20mg(或等效剂量的同类药物)前 4 小时服用。胺碘酮与索非布韦/维帕他韦的联用可引起严重的心动过缓和心脏骤停,故应禁止合用[226]。

帕利瑞韦/利托那韦/奥比他韦 + 达塞布韦

帕利瑞韦/利托那韦/奥比他韦的组合制剂与达塞布韦(一种 NS5B 非核苷聚合酶抑制剂)联用。该方案通常被称为 PrOD(Viekira Pak,Viekira XR)。根据患者群体,PrOD 可联合或不联合利巴韦林(剂量基于体重)用于基因 1a 型和 1b 型的无肝硬化或代偿期肝硬化患者的治疗。只要肝功能正常且纤维化程度轻微(Metavir 评分≤2),PrOD 联合利巴韦林也适用于任何 HCV 基因 1 型亚型的肝移植患者[237]。而由帕利瑞韦/利托那韦/奥比他韦组合的制剂(Technivie)与 PROD 不同,方案中不含达塞布韦,被批准用于基因 4 型 HCV 感染的无肝硬化患者的治疗。帕利瑞韦/利托那韦/奥比他韦±达塞布韦可用于肾功能不全的 HCV 感染患者,而对于严重肾功能不全的患者[eGFR<30ml/(min·1.73m²)]尚缺乏研究[237]。对于轻度(Child-Pugh A 级)肝功能不全的患者,使用该方案无需调整剂量,但中度至重度(Child-Pugh B 级和 C 级)肝功能损害的患者则应禁用该方案。肝硬化的患者使用该方案(有或没有达塞布韦)有发生肝硬化失代偿的案例报道[238]。大多数的肝硬化失代偿案例发生在用药后 1~4 周,导致一些患者需要行肝移植或致死。

PrOD 有速释和缓释两种口服剂型。对于速释剂型(Viekira Pak),每日 1 次,每次 2 片组合片剂(每片含有 12.5mg 奥比他韦、75mg 帕利瑞韦和 50mg 利托那韦)。达塞布韦与该方案同时使用,每日 2 次,每次 1 片(250mg)。对于缓释剂型(Viekira XR),每日 1 次,每次 3 片(每片含有 8.33mg 奥比他韦、50mg 帕利瑞韦、33.33mg 利托那韦和 200mg 达塞布韦),同时联合利巴韦林(剂量基于体重),分 2 次给药,与食物同服。PrOD 方案应与食物同服,其耐受性通常良好。在 PrOD 方案联用利巴韦林的试验中,最常见的副作用包括恶心、瘙痒、失眠、腹泻和虚弱[239,240]。疲劳和头痛是最常见的副作用,可能与利巴韦林有关。联用利巴韦林的患者中还观察到血红蛋白水平降低(降低 2~2.5g/dl)。该方案引起严重贫血(血红蛋白<8g/dl)不常见[239,240]。

PrOD 的组分既是 CYP450 酶的底物又是酶的抑制剂。帕利瑞韦/利托那韦/奥比他韦和达塞布韦的联合方案应禁止与抗惊厥药、利福平、圣约翰草、含有炔雌醇的口服避孕药和沙美特罗合用[237]。某些药物(如 HMG-CoAs、环孢菌素、他克莫司和抗心律失常药物)与 PrOD 方案合用时,应密切监测并调整这些药物的剂量。

使用帕利瑞韦、奥比他韦和达塞布韦可分别选择出 NS3、NS5A 和 NS5B 中的耐药突变,从而降低这些抗病毒药物的活性。在临床试验中,基因 1a 型感染患者中常见的耐药突变有 NS3 中的 D168V、NS5A 中的 M28A/T/V 和 Q30E/K/R,以及 NS5B 中的 S556G/R[239-242]。这些耐药突变可引起疾病复发。基因 1b 型感染患者的病毒学失败并不多。

未来的治疗选择[243]

目前,几种治疗 HCV 基因 1 型感染的药物包括 voxilaprevir、ABT-493 联合 ABT-530、MK-3682 和 MK-8408 正在研究中。Voxilaprevir 是一种在研的 NS3/4A 蛋白酶抑制剂,目前与索非布韦、维帕他韦组成复方制剂进行研究。该三联组合药片拟用于短期治疗及 DAA 治疗失败的补救治疗。

ABT-493(NS3/4A 蛋白酶抑制剂)联合 ABT-530(NS5A 抑制剂)的组合剂型对各种基因型均有抗病毒活性,该组合方案的 8 周疗法用于肝硬化的基因 1 型患者,以及 12 周疗法用于有 DAA 治疗史患者的挽救治疗正在研究中。

MK-3682(NS5B 抑制剂)联合 MK-8408(第二代 NS5A 抑制剂),再与格佐普韦或依巴司韦组合成三联方案,这些方案的 8 周疗法正被研究用于基因 1、2 或 3 型感染的治疗。

丁型肝炎病毒

病毒学和流行病学

丁型肝炎病毒(HDV)是一种小的单链环状 RNA 动物病毒(36nm),与有缺陷的 RNA 植物病毒相似(表 80-1)[244-246]。

全球共有 1 500 万~2 000 万人感染 HDV,其中以地中海盆地、中东、中亚和亚洲北部、非洲西部和中部、亚马孙流域、哥伦比亚、委内瑞拉、西亚和南太平洋为高发区[244-246]。接种疫苗可以显著降低 HDV 的感染率。然而,流行地区移民、静脉吸毒者的增加、性行为和整形等导致 HDV 在某些地区发病率上升。美国每年大约有 7 500 人感染 HDV[247,248]。HDV 在有针刺史(如静脉吸毒者)和血友病患者中发病率最高(分别为 20%~53% 和 48%~80%),并可能受感染的持续时间等其他因素影响[247,248]。HDV 的传播途径与 HBV 相似,因此,HBV 易感人群和慢性 HBV 携带者,存在感染 HDV 的风险。HDV 与 HBV 感染主要有两种模式:同时感染(coinfection)和重叠感染(superinfection)。由于 HDV 感染需要 HBV 的存在,所以在易感人群中控制 HBV 感染则可控制 HDV 感染[248,249]。

发病机制

有限的资料显示 HDV 抗原和 HDV RNA 对肝细胞有直接毒性作用,但免疫反应可能同样重要[248,249]。此外,与慢性 HDV 感染相关的几种自身抗体可能在疾病的发展中发挥了作用,这可部分解释 HDV 合并 HBV 感染者与 HBV 单独感染者的疾病严重程度不同。

诊断与血清学

通过反转录聚合酶链反应(reverse transcription-polymerase chain reaction,RT-PCR)方法检测 HDV RNA 来确认

HDV 的存在，是目前最准确的诊断工具。检测抗 HDV IgM 的 ELISA 和放射免疫试验试剂盒已有市售[248,249]。检测抗-HDV 对早期诊断帮助不大，因为抗体阳性通常已经到了病程的晚期。急性 HDV 感染时，抗-HDV IgM 通常早于抗-HDV IgG 出现，因此可用于急性 HDV 感染的诊断。抗-HDV IgM 在自限性 HDV 感染时不持续，但在慢性 HDV 感染患者中可能持续存在。另外，抗-HDV IgM 检测不能鉴别是同时感染（HDV 和 HBV 感染同时发生）还是重叠感染（慢性 HBV 携带者）。

同时感染和重叠感染的区别在于是否存在抗-HBc IgM。在急性同时感染，血清抗-HDV IgM、HDV RNA 与抗-HBc IgM 同时出现；而重叠感染不能检测到抗-HBc IgM。在持续感染时，抗-HDV 的存在及其滴度的水平与疾病严重程度相关。抗-HDV IgG 的滴度超过 1∶1 000 表明病毒复制活跃。

有 20% 以上的患者在急性感染的潜伏期后期可出现 HDV 抗原并持续至症状期。由于该抗原易消逝，所以需要重复检测才能发现。HDV RNA 是急性或慢性 HDV 感染的早期指标[248,249]。HDV 感染出现症状时，90% 的患者可检测到 HDV RNA。HDV RNA 在症状缓解后可检测不到，但慢性感染时仍有升高。

自然史

HDV 和 HBV 同时感染时发生严重和暴发性肝炎的风险更高[249,250]，但感染发展为慢性肝病的概率与 HBV 单独感染相似；而重叠感染发展为慢性疾病的比例较高，临床病程可能也不尽相同。大约有 15% 的 HDV 重叠感染患者在感染后 12 个月内很快发展为肝脏失代偿（如肝硬化），另有 15% 的患者呈良性病程，大多数患者（70%）则缓慢发展至肝硬化，这与患者年龄、静脉吸毒和病毒复制水平有关[249]。此外，HBsAg 及 HBeAg 阳性的 HDV 重叠感染者，较 HBsAg 及抗-HBe 阳性的重叠感染者更易发生暴发性肝病，且更易发展为慢性肝病[249,250]。

预防

HDV 的复制依赖于 HBV 的复制，因此接种 HBV 疫苗并成功获得免疫也可防止 HDV 感染[244-246]。目前，对于具有 HDV 重叠感染危险的慢性 HBV 感染同时者尚无有效的免疫预防措施。HDV 重叠感染的预防应以行为矫正为基础，如使用安全套以防止性接触传播、实施免费换用针头计划以减少静脉吸毒传播。

治疗

治疗的目标是根除伴随 HBV 的 HDV。当血清 HDV RNA 和 HDV 抗原不能被持续检出，则表明 HDV 已根除。值得注意的是，只有当 HBsAg 被清除，才会出现完全的临床缓解。支持疗法是 HDV 感染的一般治疗措施。由于 HDV 感染常发生暴发性肝衰竭，所以应密切监测肝衰竭的征象。HDV 感染致暴发性或终末期肝病的患者可选择肝移植。慢性 HDV 感染的患者抗病毒治疗效果不理想[251-254]。

对于 HDV 导致的肝硬化失代偿期患者，肝移植是治疗的最佳选择，因为 IFN 治疗可加重肝脏的失代偿[251-254]。移植前 HBV DNA 水平是影响预后的最重要因素，并可预测移植后的再感染率。因慢性 HDV 感染接受肝移植的患者与 HBV 单独感染接受肝移植的患者相比，术后发生 HBV 再感染的比率较低，分别为 67% 和 32%[253,254]，其原因可能与 HDV 抑制 HBV 的复制有关。此外，HDV 肝硬化患者肝移植后的 3 年生存率高于仅 HBV 感染的肝硬化者（88% vs 44%），与因其他原因行肝移植的患者相当[117-119]。

戊型肝炎病毒

病毒学、流行病学、传播和发病机制

戊型肝炎病毒（hepatitis E virus，HEV）为二十面体无包膜病毒（见表 80-1）。HEV 的基因组为单链的多聚腺苷酸 RNA。与 HAV 不同，HEV 含有一个 RNA 基因组，能通过重叠开放读码框（open reading frames，ORF）编码非结构蛋白[255,256]。HEV 序列可分为四个基因型（1~4 型）。基因 1 型由发展中国家的流行株组成；基因 2 型分布于墨西哥；基因 3 型分布于美国、欧洲、日本，可导致急性肝炎且与家猪有关；基因 4 型分布于亚洲国家[257-260]。

HEV 在非洲、东南亚和中亚、墨西哥、中美洲和南美洲等地区流行，既可出现大规模流行也可散发感染[258,259,261,262]。在非流行区也有散发感染，通常与到流行区旅游有关。HEV 发病率（暴露后的患者被感染的比率）较 HAV 低（分别为 1% 和 10%）。在流行区，通常每 5~10 年暴发一次感染，常发生在暴雨季节，洪水或季风季节之后，或洪水消退之后[260-262]。流行地区 HEV 感染的总死亡率约 0.5%~4%，而妊娠妇女的死亡率高达 20%[263]，其原因尚不清楚。妊娠期，尤其是在怀孕前 3 个月，胎儿发生并发症的概率增加。与其他原因所致的急性肝炎相比，HEV 导致宫内死胎或出生后立即死亡的概率也更高[263]。

HEV 经粪-口途径传播，最常见的传播途径是饮用了被粪便污染的水[261,262]。恶劣的条件加上不良的个人卫生及公共卫生可导致戊型肝炎的流行。其他传播途径包括食用生的或未煮熟的被感染动物的肉，如野猪、鹿和家畜（如家猪），还有垂直传播及血液传播[258,259]。

HEV 造成肝损伤的机制可能为干扰细胞内大分子的产生，引起细胞膜和溶酶体的通透性改变[257,259]。此外，免疫介导机制也被认为参与了肝损伤，可能通过直接淋巴细胞毒性反应和抗体介导的细胞毒性反应破坏肝细胞。

诊断

早期对 HEV 抗体的检测是使用电镜观察粪便或血清中 HEV 颗粒表面的 HEVAg 及采用免疫组化方法检测肝组织内的抗原来实现的[257,259,260]。目前采用荧光抗体阻断法检测血清中 HEV 抗体，尽管这种方法特异性较高，但对急性 HEV 感染检测的敏感性较差（敏感率为 50%）[257,259,260]。随着 HEV 的克隆及其序列测定的成功，利用病毒结构区的重组表达蛋白来进行 Western blot 和 ELISA 法检测抗-HEV 成为可能。反转录聚合酶链反应(RT-PCR)也可检测血清、肝脏或粪便中的 HEV RNA 而用于 HEV 的诊断[257,259,260]。而临床上主要通过排除法来诊断 HEV。

临床表现和自然史

戊型病毒性肝炎典型的临床症状包括黄疸、尿色深、肝脏肿大、肝酶升高、腹痛、恶心、呕吐及发热。重症患者可出现凝血时间延长和胆汁淤积,可能与基因 4 型有关[257-259]。疾病病程有前驱期和黄疸期两个阶段。血清转氨酶的高峰提示黄疸期的到来,通常需要 6 周才恢复至基线水平[257-259]。在黄疸期粪便中通常能检测出 HEV RNA,并能持续至该期结束后 10 日。出现黄疸后,粪便排出病毒可持续 52 日。在黄疸前期血清中即可检测到病毒,早于在粪便中检出,但在转氨酶水平达高峰时血清病毒开始检测不到。由于出现症状时血清中 HEV RNA 阴性,所以检测 HEV RNA 进行诊断的作用有限,而且 PCR 检测结果与感染性之间的关系也尚未阐明。在 ALT 达高峰之前,HEV IgM 即开始出现,抗体滴度随着 ALT 的升高而升高,达高峰后逐渐下降。大多数患者 HEV IgM 可在发病后存在 5~6 个月。HEV IgG 在 HEV IgM 之后出现,在急性感染后可存在 14 年以上,但免疫保护作用持续的时间尚未明确[257-260]。

对于未死亡病例,急性戊型肝炎通常可完全恢复,而不会产生任何慢性并发症。感染后可获得免疫保护以防止再感染,但这种保护作用持续的时间尚不确定。

预防和治疗

目前尚无针对 HEV 感染的免疫保护措施,有效的预防措施主要靠改善流行区的卫生条件。应教育前往流行区的旅游者注意饮用水、食用冰的卫生,不要食用未加工的贝类以及未加工的带皮水果和蔬菜。饮用水应煮沸以灭活 HEV。目前还没有防止 HEV 感染的疫苗或接触后的预防措施。

总结

病毒性肝炎仍然是一个重要的全球流行的传染病。迄今为止,通过普遍接种疫苗的预防策略是减少 HAV、HBV、HDV 感染最有效的方法。对大众宣教肝炎病毒常见的传播途径可能会改变人们的行为,从而全面减少感染的发生。一旦 HBV 和 HCV 进展为慢性感染,则需要使用更有效且耐受良好的抗病毒药物治疗。有效的治疗可延缓疾病进展,防止终末期肝病和其他并发症(如肝性脑病、顽固性腹水、凝血功能紊乱和肝细胞癌)的发生。随着对病毒复制的了解不断加深以及适当的研究模型的建立,新的药物将会陆续出现。此外,运用病毒动力学和基因组学的方法可以优化药物治疗的应答,尤其是 HCV 感染患者。病毒性肝炎对患者的经济和生活质量的影响还有待充分阐明。

(詹世鹏 译,唐敏 校,夏培元 审)

参考文献

1. Alter MJ, Mast EE. The epidemiology of viral hepatitis in the United States. *Gastroenterol Clin North Am*. 1994;23:437–455.
2. Kudo M. Viral Hepatitis A to E: an update in 2010. *Intervirology*. 2010;53:5–9.
3. Te HS, Jensen DM. Epidemiology of hepatitis B and C viruses: a global overview. *Clin Liver Dis*. 2010;14:1–21.
4. Davis S. Chronic hepatitis. In: Kaplowitz N, ed. *Liver and Biliary Diseases*. 2nd ed. Baltimore, MD: Williams & Wilkins; 1996:327.
5. Nelson KE, Thomas DL. *Viral Hepatitis. In Infectious Disease Epidemiology*. 2nd ed. Sudbury, MA: Jones and Bartlett; 2007.
6. Døssing M, Sonne J. Drug-induced hepatic disorders. Incidence, management and avoidance. *Drug Saf*. 1993;9:441–449.
7. Hoofnagle JH, Di Bisceglie AM. Therapy of chronic delta hepatitis: overview. *Prog Clin Biol Res*. 1993;382:337–343.
8. Maddrey WC, Boitnott JK. Severe hepatitis from methyldopa. *Gastroenterology*. 1975;68:351–360.
9. Black M et al. Nitrofurantoin-induced chronic active hepatitis. *Ann Intern Med*. 1980;92:62–64.
10. Maddrey WC, Boitnott JK. Isoniazid hepatitis. *Ann Intern Med*. 1973;79:1–12.
11. Tönder M, Nordoy A, Elgio K. Sulfonamide-induced chronic liver disease. *Scand J Gastroenterol*. 1974;9:93–96.
12. Weiss M, Hassin D, Bank H. Propylthiouracil-induced hepatic damage. *Arch Intern Med*. 1980;140:1184–1185.
13. Shapiro CN, Margolis HS. Worldwide epidemiology of hepatitis A infection. *J Hepatol*. 1993;18 Suppl 2:S11–S14.
14. Melnick J. History and epidemiology of hepatitis A virus. *J Infect Dis*. 1995;171(Suppl 1):S2–S8.
15. Gilroy RK. Hepatitis A. *Medscape*, 2016. www.emedicine.medscape.com/article/177484-overview#a3. Accessed on July 12, 2017.
16. Cuthbert JA. Hepatitis A: old and new. *Clin Microbiol Rev*. 2001;14:38–58.
17. Hollinger FB, Martin A. Hepatitis A virus. In: Knipe DM, Howley PM, eds. *Fields Virology*. 6th ed. Philadelphia, PA: Lippincott Williams & Wilkins; 2013;550–581.
18. Phan C, Hollinger B. Hepatitis A: Natural History, Immunopathogenesis, and Outcome. *Clin Liver Dis*. 2013;2:231–234.
19. CDC. www.cdc.gov/hepatitis/hav/havfaq.htm#general. Accessed July 13, 2017.
20. Advisory Committee on Immunization Practices et al. Prevention of hepatitis A through active or passive immunization: recommendations of the Advisory Committee on Immunization Practices (ACIP). *MMWR Recomm Rep*. 2006;55:1–23.
21. Sheretz RJ et al. Transmission of hepatitis A by transfusion of blood products. *Arch Intern Med*. 1984;144:1579–1580.
22. Steffen R et al. Epidemiology and prevention of hepatitis A in travelers. *JAMA*. 1994;272:885–889.
23. Terrault NA et al. AASLD guidelines for treatment of chronic hepatitis B. *Hepatology*. 2016;63:261–283.
24. McMahon BJ. The natural history of chronic hepatitis B virus infection. *Hepatology*. 2009;49(5, Suppl):S45–S55.
25. Lemon SM et al. Immunoprecipitation and virus neutralization assays demonstrate qualitative differences between protective antibody responses to inactivated hepatitis A vaccine and passive immunization with immune globulin. *J Infect Dis*. 1997;176:9–19.
26. Brundage SC, Fitzpatrick AN. Hepatitis A. *Am Fam Physician*. 2006;73:2162–2168.
27. Craig AS, Schaffner W. Prevention of hepatitis A with the hepatitis A vaccine. *N Engl J Med*. 2004;350:476–481.
28. Klotz U et al. The effects of age and liver disease on the disposition and elimination of diazepam in adult man. *J Clin Invest*. 1975;55:347–359.
29. Kraus JW et al. Effects of aging and liver disease on disposition of lorazepam. *Clin Pharmacol Ther*. 1978;24:411–419.
30. Blascke TF et al. Influence of acute viral hepatitis on phenytoin kinetics and protein binding. *Clin Pharmacol Ther*. 1975;17:685–691.
31. Lu PJ et al. Hepatitis A vaccination coverage among adults aged 18–49 years in the United States. *Vaccine*. 2009;27:1301–1305.
32. American Academy of Pediatrics Committee on Infectious Diseases. Hepatitis A vaccine recommendations. *Pediatrics*. 2007;120:89.
33. CDC. Pinkbook. Thimersol; 2013.
34. Van Damme P, Van Herck K. A review of the long term protection after hepatitis A and B vaccination. *Travel Med Infect Dis*. 2007;5:79.
35. Centers for Disease Control and Prevention. FDA approval for a combined hepatitis A and B vaccine. *MMWR Morb Mortal Wkly Rep*. 2001;50(37):806.
36. Advisory Committee on Immunization Practices, Centers for Disease

Control and Prevention. Update: prevention of hepatitis A after exposure to hepatitis A virus and in international travelers. Updated recommendations of the Advisory Committee on Immunization Practices (ACIP). *MMWR Morb Mortal Wkly Rep*. 2007;56:1080.

37. Chobe LP, Arankalle VA. Investigation of a hepatitis A outbreak from Shimla Himachal Pradesh. *Indian J Med Res*. 2009;130:179–184.

38. Cao J et al. Hepatitis A outbreaks in China during 2006: application of molecular epidemiology. *Hepatol Int*. 2009;3:356–363.

39. Fischer GE et al. The epidemiology of hepatitis A virus infections in four Pacific Island nations, 1995–2008. *Trans R Soc Trop Med Hyg*. 2009;103:906–910.

40. Dienstag JL. Hepatitis B virus infection. *N Engl J Med*. 2008;363:298.

41. Liang TJ. Hepatitis B: the virus and disease. *Hepatology*. 2009;49(5, Suppl):S13.

42. Lok A, McMahon BJ. Chronic hepatitis B: update 2009. *Hepatology*. 2009;50:661.

43. Doo EC, Ghany MG. Hepatitis B virology for clinicians. *Clin Liver Dis*. 2010;14:397.

44. CDC. Pinkbook: HBV, July 16, 2017. https://www.cdc.gov/vaccines/pubs/pinkbook/hepb.html

45. CDC. Recommendations for identification and public health management of persons with chronic hepatitis B virus infection. *MMWR Morb Mortal Wkly Rep*. 2008;57(RR-8):9–11.

46. Ganem D, Prince AM. Hepatitis B virus infection—natural history and clinical consequences. *N Engl J Med*. 2004;351:351.

47. Lok AS, McMahon BJ. Chronic hepatitis B. *Hepatology*. 2007;45:507–539.

48. Hoofnagle JH et al. Management of hepatitis B: summary of a clinical research workshop. *Hepatology*. 2007;45:1056–1075.

49. CDC, 2006. https://www.cdc.gov/mmwr/preview/mmwrhtml/rr5516a1.htm?s_cid=rr5516a1_e

50. Dienstag JL. Hepatitis B virus infection. *N Engl J Med*. 2008;359:1486–1500.

51. Dienstag JL, Isselbacher KJ. Acute viral hepatitis. In: Kasper DL et al, eds. *Harrison's Principles of Internal Medicine*. 16th ed. Vol. 2. New York, NY: McGraw-Hill, 2005:1822–1838.

52. Sorrell MF et al. National Institutes of Health consensus development conference statement: management of hepatitis B. *Hepatology*. 2009;49(5, Suppl):S4.

53. A comprehensive immunization strategy to eliminate transmission of hepatitis B virus infection in the United States: recommendations of the Immunization Practices Advisory Committee (ACIP) Part II: immunization of adults [published correction appears in *MMWR Morb Mortal Wkly Rep*. 2007;56:1114].

54. Kim WR. Epidemiology of hepatitis B in the United States. *Hepatology*. 2009;49(5, Suppl):S28.

55. Chang JJ, Lewin SR. Immunopathogenesis of hepatitis B infection. *Immunol Cell Biol*. 2007;85:16.

56. Bertoletti A, Gehring AJ. The immune response during hepatitis B infection. *J Gen Virol*. 2006;87(Pt 6):1439.

57. Valsamakis A. Molecular testing in the diagnosis and management of hepatitis B. *Clin Microbiol Rev*. 2007;20:426.

58. Vivekanandan P, Singh OV Molecular methods in the diagnosis and management of chronic hepatitis B. *Expert Rev Mol Diagn*. 2010;10:921.

59. Deny P, Zoulim F. Hepatitis B virus: from diagnosis to treatment. *Pathol Biol (Paris)*. 2010;58:245.

60. Bowden S. Serological and molecular diagnosis. *Semin Liver Dis*. 2006;26:97.

61. Lee WM. Etiologies of acute liver failure. *Semin Liver Dis*. 2008;28:142.

62. Chan HL, Sung JJ. Hepatocellular carcinoma and hepatitis B virus. *Semin Liver Dis*. 2006;26:153.

63. Lai M, Liaw YF. Chronic hepatitis B: past present and future. *Clin Liver Dis*. 2010;14:531.

64. Polson J et al. AASLD position paper: the management of acute liver failure. *Hepatology*. 2005;41:1179.

65. Ichai P, Samuel D. Etiology and prognosis of fulminant hepatitis in adults. *Liver Transpl*. 2008;14(Suppl 2):S67.

66. Craig DG et al. Review article: the current management of acute live failure. *Aliment Pharmacol Ther*. 2010;31:345.

67. Lidofsky SD et al. Intracranial pressure monitoring and liver transplantation for fulminant hepatic failure. *Hepatology*. 1992;16:1.

68. Larsen FS, Wendon J. Brain edema in liver failure: basic physiologic principles and management. *Liver Transpl*. 2002;8:983.

69. Bernal W et al. Acute liver failure. *Lancet*. 2010;376:190.

70. Munoz SJ. The hepatorenal syndrome. *Med Clin North Am*. 2008;92:813.

71. Dhiman RK et al. Early indicators of prognosis in fulminant hepatic failure: an assessment of the Model for End-Stage Liver Disease (MELD) and King's College Hospital criteria. *Liver Transplant*. 2007;13:814.

72. Recombivax HB (hepatitis Bvaccine) [package insert]. West Point, PA: Merck and Company; 1998.

73. Engerix-B (hepatitis B vaccine) [package insert]. Philadelphia, PA: Smith Kline Beecham Pharmaceuticals; 1998.

74. Szmuness W et al. Hepatitis B vaccine: demonstration of efficacy in a controlled clinical trial in a high-risk population in the United States. *N Engl J Med*. 1980;303:833.

75. Hadler SC et al. Long-term immunogenicity and efficacy of hepatitis B vaccine in homosexual men. *N Engl J Med*. 1986;315:209.

76. Goldwater PN. Randomized, comparative trial of 20 micrograms vs 40 micrograms Engerix B vaccine in hepatitis B vaccine non-responders. *Vaccine*. 1997;15:353.

77. West DJ, Calandra GB. Vaccine induced immunologic memory for hepatitis B surface antigen: implications for policy on booster vaccination. *Vaccine*. 1996;14:1019.

78. Chan CY et al. Booster response to recombinant yeast derived hepatitis B vaccine in vaccinees whose anti-HBs responses were initially elicited by a plasma-derived vaccine. *Vaccine*. 1991;9:765.

79. Wainwright RB et al. Protection provided by hepatitis B vaccine in a Yupik Eskimo population—results of a 10-year study. *J Infect Dis*. 1997;175:674.

80. Resti M et al. Ten-year follow-up study of neonatal hepatitis B immunization: are booster injections indicated? *Vaccine*. 1997;15:1338.

81. Yuen MF et al. Twelve-year follow-up of a prospective randomized trial of hepatitis B recombinant DNA yeast vaccine versus plasma-derived vaccine without booster doses in children. *Hepatology*. 1999;29:924.

82. Huang LM et al. Long-term response to hepatitis B vaccination and response to booster in children born to mothers with hepatitis B e antigen. *Hepatology*. 1999;29:954.

83. Redeker AG et al. Hepatitis B immune globulin as a prophylactic measure for spouses exposed to acute type B hepatitis. *N Engl J Med*. 1975;293:1055.

84. Hollinger F, Lau DT. Hepatitis B: the pathway to recovery through treatment. *Gastroenterol Clin North Am*. 2006;35:895.

85. Bhattachararya D, Thio CL. Review of hepatitis B therapeutics. *Clin Infect Dis*. 2010;51:1201.

86. Hynicka LM et al. A review of oral antiretroviral therapy for the treatment of chronic hepatitis B. *Ann Pharmacother*. 2010;44:1271.

87. Rijckborst V et al. Review article: chronic hepatitis B— antiviral or immunomodulatory therapy? *Aliment Pharmacol Ther*. 2011;33:501.

88. Lau GK. Current treatments for patients with HBeAg- positive chronic hepatitis B virus infection: a comparison focusing on HBeAg seroconversion. *Liver Int*. 2010;30: 512.

89. Perrillo R. Benefits and risks of interferon therapy for hepatitis B. *Hepatology*. 2009;49(5, Suppl):S103.

90. Lau GKK et al. Peginterferon Alfa-2a, lamivudine, and the combination for HBeAg-positive chronic hepatitis B. *N Engl J Med*. 2005;352:2682.

91. Janssen HLA et al. Pegylated interferon alfa-2b alone or in combination with lamivudine for HBeAg-positive chronic hepatitis B: a randomised trial. *Lancet*. 2005;365:123.

92. Marcellin P et al. Peginterferon alfa-2a alone, lamivudine alone, and the two in combination in patients with HBeAgnegative chronic hepatitis B. *N Engl J Med*. 2004;351:1206.

93. Doong SL et al. Inhibition of the replication of hepatitis B virus in vitro by 2′,3′-dideoxy-3′-thiacytidine and related analogues. *Proc Natl Acad Sci USA*. 1991;88:8495.

94. Dienstag JL et al. Histological outcome during long-term lamivudine therapy. *Gastroenterology*. 2003;124:105.

95. Dienstag JL et al. Lamivudine as initial treatment for chronic hepatitis B in the United States. *N Engl J Med*. 1999;341:1256.

96. Ghany MG, Doo EC. Antiviral resistance and hepatitis B therapy. *Hepatology*. 2009;49(5, Suppl):S174.

97. Zoulim F, Locarnini S. Hepatitis B virus resistance to nucleos(t)ide analogues. *Gastroenterology*. 2009;137:1593.

98. Dando TM, Plosker G. Adefovir dipivoxil: a review of its use in chronic hepatitis B. *Drugs*. 2003;63:2215.

99. Hadziyannis SJ et al. Adefovir dipivoxil for the treatment of hepatitis Be antigen-negative chronic hepatitis B. *N Engl J Med*. 2003;348:1192.

100. Marcellin P et al. Adefovir dipivoxil for the treatment of hepatitis Be antigen-positive chronic hepatitis B. *N Engl J Med*. 2003;348:808.

101. Scott LJ, Keating GM. Entecavir: a review of its use in chronic hepatitis B. *Drugs*. 2009;69:1003.

102. Chang TT et al. A comparison of entecavir and lamivudine for HBeAg-positive chronic hepatitis B. *N Engl J Med*. 2006;354:1001.

103. Lai CL et al. Entecavir versus lamivudine for patients with HBeAg-negative chronic hepatitis B. *N Engl J Med*. 2006;354:1863.

104. Colonno RJ et al. Entecavir resistance is rare in nucleoside naive patients with hepatitis B. *Hepatology*. 2006;45:1656.

105. Tenney DJ et al. Long-term monitoring shows hepatitis B virus resistance to entecavir in nucleoside-naïve patients is rare through 5 years of therapy. *Hepatology*. 2009;49:1503.

106. Gish RG et al. Entecavir therapy for up to 96 weeks in patients with

1856

第
十
四
篇

感
染
性
疾
病

HBeAg-positive chronic hepatitis B. *Gastroenterology*. 2007;133:1437.

107. Chang TT et al. Entecavir treatment for up to 5 years in patients with hepatitis B e antigen-positive chronic hepatitis B. *Hepatology*. 2010;51:422.

108. Shim JH et al. Efficacy of entecavir in patients with chronic hepatitis B resistant to both lamivudine and adefovir or to lamivudine alone. *Hepatology*. 2009;50:1064.

109. Govan L et al. Comparative effectiveness of antiviral treatment for hepatitis B: a systematic review and Bayesian network meta-analysis. *Eur J Gastroenterol Hepatol*. 2015; 27(8):882–894.

110. Perry CM, Simpson D. Tenofovir disoproxil fumarate in chronic hepatitis B. *Drugs*. 2009;69:2245.

111. Marcellin P et al. Tenofovir disoproxil fumarate versus adefovir dipivoxil for chronic hepatitis B. *N Engl J Med*. 2008;359:2442.

112. Woo G et al. Tenofovir and entecavir are the most effective antiviral agents for chronic hepatitis B: a systematic review and Bayesian meta-analyses. *Gastroenterology*. 2010;139:1218.

113. VEMLIDY(R) oral tablets, tenofovir alafenamide oral tablets [Product Information]. Foster City, CA: Gilead Sciences, Inc (per manufacturer); 2016.

114. Buti M et al. Tenofovir alafenamide versus tenofovir disoproxil fumarate for the treatment of patients with HBeAg-negative chronic hepatitis B virus infection: a randomised, double-blind, phase 3, non-inferiority trial. *Lancet Gastroenterol Hepatol*. 2016;1:196–206.

115. Chan HL et al. Tenofovir alafenamide versus tenofovir disoproxil fumarate for the treatment of HBeAg-positive chronic hepatitis B virus infection: a randomised, double-blind, phase 3, non-inferiority trial. *Lancet Gastroenterol Hepatol*. 2016;1:185–195.

116. Terrault NA. Benefits and risks of combination therapy for hepatitis B. *Hepatology*. 2009;49(5, Suppl):S122.

117. Beckebaum S et al. Hepatitis B and liver transplantation: 2008 update. *Rev Med Virol*. 2009;19:7.

118. Samuel D. The option of liver transplantation for hepatitis B: where are we? *Dig Liver Dis*. 2009;41(Suppl 2):S185.

119. Katz LH et al. Prevention of recurrent hepatitis B virus infection after liver transplantation: hepatitis B immunoglobulin, antiviral drugs, or both? Systematic review and metaanalysis. *Transplant Infect Dis*. 2010;12:292.

120. Angus PW, Patterson SJ. Liver transplantation for hepatitis B: what is the best hepatitis B immune globulin/antiviral regimen? *Liver Transpl*. 2008;14(Suppl 2):S15.

121. Saab S et al. Posttransplantation hepatitis B prophylaxis with combination oral nucleoside and nucleotide analogtherapy. *Am J Transplant*. 2011;11:511.

122. Choo QL et al. Isolation of a cDNA clone derived from a blood-borne non-A, non-B viral hepatitis genome. *Science*. 1989;244:359–362.

123. Bartenschlager R et al. Assembly of infectious hepatitis C virus particles. *Trends Microbiol*. 2011;19:95–103.

124. Alter HJ, Seeff LB. Recovery, persistence, and sequelae in hepatitis C virus infection: a perspective on long-term outcome. *Semin Liver Dis*. 2000;20:17–35.

125. Scheel TK, Rice CM. Understanding the hepatitis C virus life cycle paves the way for highly effective therapies. *Nat Med*. 2013;19:837–849.

126. Ghany MG et al. Diagnosis, management and treatment of hepatitis C: an update. *Hepatology*. 2009;49:1335–1374.

127. Seeff LB. The history of the "natural history" of hepatitis C (1968–2009). *Liver Int*. 2009;29(Suppl 1):89.

128. Chavaliez S, Pawlotsky JM. Hepatitis C virus: virology, diagnosis, and management of antiviral therapy. *World J Gastroenterol*. 2007;13:2641.

129. Gower E et al. Global epidemiology and genotype distribution of the hepatitis C virus infection. *J Hepatol*. 2014;61:S45–S57.

130. Kershenobich D et al. Trends and projections of hepatitis C virus epidemiology in Latin America. *Liver Int*. 2011;31:18–29.

131. Cornberg M et al. A systematic review of hepatitis C virus epidemiology in Europe, Canada, and Israel. *Liver Int*. 2011;31:30–60.

132. Sievert W et al. A systematic review of hepatitis C virus epidemiology in Asia, Australia, and Egypt. *Liver Int*. 2011;31:61–80.

133. Hope VD et al. Prevalence and estimation of hepatitis B and C infections in the WHO European Region: a review of data focusing on the countries outside the European Union and the European Free Trade Association. *Epidemiol Infect*. 2014;142:270–286.

134. Williams IT et al. Incidence and transmission patterns of acute hepatitis C in the United States, 1982–2006. *Arch Intern Med*. 2011;171:242.

135. Wilkins T et al. Hepatitis C: diagnosis and treatment. *Am Fam Physician*. 2010;81:1351.

136. Bartenschlager R et al. Hepatitis C virus replication cycle. *J Hepatol*. 2010;53:583.

137. Smith BD et al. Hepatitis C virus antibody prevalence, correlates and predictors among persons born from 1945 through 1965, United States, 1999–2008 [Abstract]. American Association for the Study of Liver Disease, November 6, 2011. San Francisco, CA 2011.

138. Rein DB et al. The cost-effectiveness of birth-cohort screening for hepatitis C antibody in U.S. primary care settings. *Ann Intern Med*. 2012;156:263–270.

139. Armstrong GL et al. The prevalence of hepatitis C virus infection in the United States, 1999 through 2002. *Ann Intern Med*. 2006;144:705–714.

140. AASLD/IDSA/IAS-USA. Recommendations for testing, managing, and treating hepatitis C. HCV testing and linkage to care. Accessed July 15, 2017.

141. Hepatitis C: Screening. U.S. Preventive Services Task Force. September 2016. https://www.uspreventiveservicestaskforce.org/Page/Document/UpdateSummaryFinal/hepatitis-c-screening.

142. Chung RT. Acute hepatitis C virus infection. *Clin Infect Dis*. 2005;41 Suppl 1:S14–S17.

143. Maheshwari A et al. Acute hepatitis C. *Lancet*. 2008;372:321–332.

144. Gerlach JT et al. Acute hepatitis C: high rate of both spontaneous and treatment-induced viral clearance. *Gastroenterology*. 2003;125:80–88.

145. Hajarizadeh B et al. Case definitions for acute hepatitis C virus infection: a systematic review. *J Hepatol*. 2012;57:1349–1360.

146. Thomas DL et al. The natural history of hepatitis C virus infection: host, viral, and environmental factors. *JAMA*. 2000;284:450–456.

147. Missiha SB et al. Disease progression in chronic hepatitis C: modifiable and nonmodifiable factors. *Gastroenterology*. 2008;134;1699–1714.

148. Poynard T et al. Rates and risk factors of liver fibrosis progression in patients with chronic hepatitis C. *J Hepatol*. 2001;34:730–739.

149. Ryder SD et al. Trent Hepatitis C Study Group. Progression of hepatic fibrosis in patients with hepatitis C: a prospective repeat liver biopsy study. *Gut*. 2004;53:451–455.

150. Thomas DL, Seeff LB. Natural history of hepatitis C. *Clin Liver Dis*. 2005;9:383–398.

151. Micallef JM et al. Spontaneous viral clearance following acute hepatitis C infection: a systematic review of longitudinal studies. *J Viral Hepat*. 2006;13:34–41.

152. Thomas DL et al. Genetic variation in IL28B and spontaneous clearance of hepatitis C virus. *Nature*. 2009;461:798–801.

153. Friedman SL. Evolving challenges in hepatic fibrosis. *Nat Rev Gastroenterol Hepatol*. 2010;425–436.

154. Hernandez-Gea V, Friedman SL. Pathogenesis of liver fibrosis. *Annu Rev Pathol*. 2011;6:425–456.

155. Hui JM et al. Insulin resistance is associated with chronic hepatitis C virus infection and fibrosis progression. *Gastroenterology*. 2003;125:1695–1704.

156. Ishida JH et al. Influence of cannabis use on severity of hepatitis C disease. *Clin Gastroenterol Hepatol*. 2008;6:69–75.

157. Jamma S et al. Current concepts of HBV/HCV coinfection: Coexistence, but not necessarily in harmony. *Curr Hepat Rep*. 2010;9:260–269.

158. Hezode C et al. Daily cannabis use: a novel risk factor of steatosis severity in patietns with chronic hepatitis C. *Gastroenterology*. 2008;134:432–439.

159. Chen CM et al. Alcohol and hepatitis C mortality among males and females in the United States: a life table analysis. *Alcohol Clin Exp Res*. 2007;31:285–292.

160. Fartoux L et al. Impact of steatosis on progression of fibrosis in patients with mild hepatitis C. *Hepatology*. 2005;41:82–87.

161. Benvegnu L et al. Natural history of compensated viral cirrhosis: a prospective study on the incidence and hierarchy of major complications. *Gut*. 2004;53:744–749.

162. Centers for Disease Control and Prevention. National Notifiable Diseases Surveillance System (NNDSS). Hepatitis C, acute: 2012 case definition.

163. Dustin LB. Too low to measure, infectious nonetheless. *Blood*. 2012;119:6181–6182.

164. McGovern BH et al. Improving the diagnosis of acute hepatitis C virus infection with expanded viral load criteria. *Clin Infect Dis*. 2009;49:1051–1060.

165. Glynn SA et al. Dynamics of viremia in early hepatitis C virus infection. *Transfusion*. 2005;45:994–1002.

166. Mondelli MU et al. Acute hepatitis C: diagnosis and management. *J Hepatol*. 2005;42(Suppl 1):S108–S114.

167. Ghany MG et al. American Association for the Study of Liver Diseases. An update on treatment of genotype 1 chronic hepatitis C virus infection: 2011 practice guideline by the American Associaton for the Study of Liver Diseases. *Hepatology*. 2011;54:1433–1444.

168. Boursier J et al. Comparison of eight diagnostic algorithms for liver fibrosis in hepatitis C: new algorithms are more precise and entirely noninvasive. *Hepatology*. 2012;55:58–67.

169. Castera L. Noninvasive methods to assess liver disease in patients with hepatitis B or C. *Gastroenterology*. 2012;142:1293–1302.e4.

170. Duarte-Rojo A et al. Noninvasive markers of fibrosis: key concepts for improving accuracy in daily clinical practice. *Ann Hepatol*. 2012;11:426–439.

171. Holmberg SD et al. Non-invasive serum fibrosis markers for screening and staging chronic hepatitis C virus (HCV) patients in a large U.S. cohort. *Clin Infect Dis*. 2013;57:240–246.

172. Vallet-Pichard A et al. FIB-4: an inexpensive and accurate marker of fibrosis in HCV infection. Comparison with liver biopsy and fibrotest. *Hepatology*.

2007;46:32–36.

173. Koda M et al. FibroIndex, a practical index for predicting significant fibrosis in patients with chronic hepatitis C. *Hepatology*. 2007;45:297–306.

174. Forns X et al. Identification of chronic hepatitis C patietns without hepatic fibrosis by a simple predictive model. *Hepatology*. 2002;36:986–992.

175. Becker L et al. Validation of hepascore, compared with simple indices of fibrosis, in patients with chronic hepatitis C virus infection in United States. *Clin Gastroenterol Hepatol*. 2009;7:696–701.

176. Patel K et al. An independent and prospective comparison of two commercial fibrosis marker panels (HCV FibroSURE and FIBROSpect II) during interferon alfa-2b combination therapy for chronic hepatitis C. *J Viral Hepat*. 2009;16:178–186.

177. Zaman A et al. Assessment of FIBROSpect II to detect hepatic fibrosis in chronic hepatitis C patients. *Am J Med*. 2007;120:280.e9–e14.

178. Rockey DC et al. American Association for the Study of Liver Diseases. Liver biopsy. *Hepatology*. 2009;49:1017–1044.

179. Lefkowitch JH. Liver biopsy assessment in chronic hepatitis. *Arch Med Res*. 2007;38:634–643.

180. Theise ND. Liver biopsy assessment in chronic viral hepatitis: a personal, practical approach. *Mod Pathol*. 2007;20(Suppl 1):S3–S14.

181. Moghaddam SM et al. Hepatitis C and renal transplantation: a review on historical aspects and current issues. *Rev Med Virol*. 2008;18:375.

182. Gane E, Pilmore H. Management of chronic viral hepatitis before and after renal transplantation. *Transplantation*. 2002;74:427.

183. Dal Maso L, Franceschi S. Hepatitis C virus and risk of lymphoma and other lymphoid neoplasms: a meta-analysis of epidemiologic studies. *Cancer Epidemiol Biomarkers Prev*. 2006;15:2078–2085.

184. Dalrymple LS et al. Hepatitis C virus infection and the prevalence of renal insufficiency. *Clin J Am Soc Nephrol*. 2007;2:715–721.

185. Gisbert JP et al. Prevalence of hepatitis C virus infection in porphyria cutanea tarda: systematic review and meta-analysis. *J Hepatol*. 2003;39:620–627.

186. Hanouneh IA et al. Clinical significance of metabolic syndrome in the setting of chronic hepatitis C virus infection. *Clin Gastroenterol Hepatol*. 2008;6584–6589.

187. Hartridge-Lambert SK et al. Hepatitis C and non-Hodgkin lymphoma: the clinical perspective. *Hepatology*. 2012;55:634–641.

188. Iannuzella F et al. Management of hepatitis C virus-related mixed cryoglobulinemia. *Am J Med*. 2010;123:400–408.

189. Kamar N et al. Treatment of hepatitis C virus-related glomerulonephritis. *Kidney Int*. 2006;69:436–439.

190. Zignego AL et al. Italian Association of the Study of Liver Commission on Extrahepatic Manifestations of HCV infection. Extrahepatic manifestations of hepatitis C virus infection: a general overview and guidelines for a clinical approach. *Dig Liver Dis*. 2007;39:2–17.

191. Burgess SV et al. Concordance of sustained virologic response at weeks 4, 12 and 24 post-treatment of hepatitis C in the era of new oral direct-acting antivirals: a concise review. *Ann Hepatol*. 2016;15:154–159.

192. George SL et al. Clinical, virologic, histologic, and biochemical outcomes after successful HCV therapy: a 5-year follow-up of 150 patients. *Hepatology*. 2009;49:729–738.

193. Maylin S et al. Eradication of hepatitis C virus in patients successfully treated for chronic hepatitis C. *Gastroenterology*. 2008;135:821–829.

194. Morisco F et al. Sustained virological response: a milestone in the treatment of chronic hepatitis C. *World J Gastroenterol*. 2013;19:2793–2798.

195. Pockros PJ et al. Histologic outcomes in hepatitis C-infected patients with varying degrees of virologic response to interferon-based treatments. *Hepatology*. 2010;52:1193–1200.

196. Toccaceli F et al. Long-term liver histology improvement in patients with chronic hepatitis C and sustained response to interferon. *J Viral Hepat*. 2003;10:126–133.

197. Veldt BJ et al. Sustained virologic response and clinical outcomes in patients with chronic hepatitis C and advanced fibrosis. *Ann Intern Med*. 2007;147:677–684.

198. Simmons B et al. Long-term treatment outcomes of patients infected with hepatitis C virus: a systematic review and meta-analysis of the survival benefit of achieving a sustained virological response. *Clin Infect Dis*. 2015;61:730–740.

199. Arase Y et al. Sustained virological response reduces incidence of onset of type 2 diabetes in chronic hepatitis C. *Hepatology*. 2009;49:739–744.

200. Conjeevaram HS et al. Changes in insulin sensitivity and body weight during and after peginterferon and ribavirin therapy for hepatitis C. *Gastroenterology*. 2010;140:469–477.

201. Butt AA et al. Effect of hepatitis C virus and its treatment on survival. *Hepatology*. 2009;50:387–392.

202. Fried MW et al. Peginterferon alfa-2a plus ribavirin for chronic hepatitis C virus infection. *N Engl J Med*. 2002;347:975–982.

203. Hadziyannis SJ et al. Peginterferon alfa-2a and ribavirin combination therapy in chronic hepatitis C: a randomized study of treatment duration and

ribavirin dose. *Ann Intern Med*. 2004;140:346–355.

204. Manns MP et al. Peginterferon alfa-2b plus ribavirin compared with interferon alfa-2b plus ribavirin for initial treatment of chronic hepatitis C: a randomised trial. *Lancet*. 2001;358:958–965.

205. Zeuzem S et al. Optimized threshold for serum HCV RNA to predict treatment outcomes in hepatitis C patients receiving peginterferon alfa-2a/ribavirin. *J Viral Hepat*. 2012;19:766–774.

206. Kowdley KV et al. Ledipasvir and sofosbuvir for 8 or 12 weeks for chronic HCV without cirrhosis. *N Engl J Med*. 2014;370:1879–1888.

207. Ge D et al. Genetic variation in IL28B predicts hepatitis C treatment-induced viral clearance. *Nature*. 2009;462:399–401.

208. Charlton M et al. Ledipasvir and sofosbuvir plus ribavirin for treatment of HCV infection in patients with advanced liver disease. *Gastroenterology*. 2015;149:649–659.

209. Poordad F, Dieterich D. Treating hepatitis C: current standard of care and emerging direct-acting antiviral agents. *J Viral Hepat*. 2012;19:449–464.

210. American Association for the Study of Liver Diseases and the Infectious Diseases Society of America. Recommendations for testing, management, and treating hepatitis C. When and in whom to initiate HCV therapy. AASLD/IDSA; 2016

211. Feld JJ et al. Ribavirin revisited in the era of direct-acting antiviral therapy for hepatitis C virus infection. *Liver Int*. 2017;37:5–18.

212. Roberts SS et al. The ribavirin pregnancy registry: Findings after 5 years of enrollment, 2003–2009. *Birth Defects Res A Clin Mol Teratol*. 2010;88:551–559.

213. Pockros PJ. New direct-acting antivirals in the development for hepatitis C virus infection. *Therap Adv Gastroenterol*. 2010;3:191–202.

214. Hunt D, Pockros P. What are the promising new therapies in the field of chronic hepatitis C after the first-generation direct-acting antivirals? *Curr Gastroenterol Rep*. 2013;15:303–313.

215. Olysio (simeprevir). US FDA approved [product information]. Titusville, NJ: Janssen Therapeutics, Division of Janssen Products, LP,; November 2013.

216. Lenz O et al. Resistance analyses of HCV isolates from patients treated with simeprevir in phase 2b/3 studies. Presented at the 64th annual meeting of the American Association for the Study of Liver Diseases, Washington, DC, November 1–5, 2013. Abstract #1101.

217. Jacobson IM et al. Simeprevir (TMC435) with peginterferon/ribavirin for chronic HCV genotype 1 infection in treatment-naïve patients: results from QUEST-1, a phase III trial. Presented at the 48th annual meeting of the European Association for the Study of the Liver, Amsterdam, The Netherlands, April 24–28, 2013. Abstract 1425.

218. Manns M et al. Simeprevir (TMC435) with peginterferon/ribavirin for treatment of chronic HCV genotype 1 infection in treatment-naïve patients: results from QUEST-2, a phase III trial. Presented at the 48th annual meeting of the European Association for the Study of the Liver, Amsterdam, The Netherlands, April 24–28, 2013. Abstract 1413.

219. Williams JA et al. Comparative metabolic capabilities of CYP3A4, CYP3A5, and CYP3A7. *Drug Metab Dispos*. 2002;30:883–891.

220. Lawitz E et al. Simeprevir plus sofosbuvir, with or without ribavirin, to treat chronic infection with hepatitis C virus genotype 1 in non-responders to pegylated interferon and ribavirin and treatment-naïve patients: the COSMOS randomized study. *Lancet*. 2014;384:1756–1765.

221. Evans MJ et al. Phosphorylation of hepatitis C virus nonstructural protein 5A modulates its protein interactions and viral RNA replication. *Proc Natl Acad Sci USA*. 2004;101:13038–13043.

222. Tellinghuisen TL et al. Regulation of hepatitis C virion production via phosphorylation of the NS5A protein. *PLoS Pathol*. 2008;4:e1000032.

223. Gao M et al. Chemical genetics strategy identifies an HCV NS5A inhibitor with a potent clinical effect. *Nature*. 2010;465:96–100.

224. Sulkowski MS et al. Daclatasvir plus sofosbuvir for previously treated or untreated chronic HCV infection. *N Engl J Med*. 2014;370:211–221.

225. Nelson DR et al. All-oral 12-week treatment with daclatasvir plus sofosbuvir in patients with hepatitis C virus genotype 3 infection: ALLY-3 phase III study. *Hepatology*. 2015;61:1127–1135.

226. Sovaldi (sofosbuvir). US FDA approved product information; Foster City, CA: Gilead Sciences; December 2013.

227. Lawitz E et al. Sofosbuvir for previously untreated chronic hepatitis C infection. *N Engl J Med*. 2013;368:1878–1887.

228. Lawitz E et al. Sofosbuvir in combination with peginterferon alfa-2a and ribavirin for non-cirrhotic, treatment-naïve patients with genotypes 1, 2, and 3 hepatitis C infection: a randomised, double-blind, phase 2 trial. *Lancet Infect Dis*. 2013;13:401–408.

229. FDA Hepatitis Update—Important safety information: Harvoni and Sovaldi. March 21, 2015. **http://content.govdelivery.com/accounts/USFDA/bulletins/f97c71**. Accessed on July 16, 2017.

230. Renet S et al. Extreme bradycardia after first doses of sofosbuvir and da-

clatasvir in patients receiving amiodarone: 2 cases including a rechallenge. *Gastroenterology.* 2015;149:1378–1380.

231. Au JS, Pockros PJ. Novel therapeutic approaches for hepatitis C. *Clin Pharmacol Ther.* 2014;95:78–88.

232. Zepatier (elbasvir and grazoprevir). US FDA approved product information; Whitehouse Station, NJ: Merck and Co, Inc; January 2016.

233. Zeuzem S et al. Grazoprevir-elbasvir combination therapy for treatment-naïve cirrhotic and noncirrhotic patients with chronic hepatitis C virus genotype 1, 4, or 6 infection: a randomized trial. *Ann Intern Med.* 2015;163:1–13.

234. Lawitz E et al. Efficacy and safety of 12 weeks versus 18 weeks of treatment with grazoprevir (MK–5172) and elbasvir (MK-8742) with or without ribavirin for hepatitis C virus genotype 1 infection in previously untreated patients with cirrhosis and patients with previous null response with or without cirrhosis (C-WORTHY): a randomized, open-label phase 2 trial. *Lancet.* 2015;185:1075–1086.

235. Wyles D et al. Post-treatment resistance analysis of hepatitis C virus from phase II and III clinical trials of ledispasvir/sofosbuvir. *J Hepatol.* 2017;66:703–710.

236. Jacobson IM et al. The tolerability of sofosbuvir/velpatasvir for 12 Weeks in > 1000 patients treated in the ASTRAL-1, ASTRAL-2, and ASTRAL-3 studies: An integrated safety analysis. Presented at the 51st Annual Meeting of the European Association for the Study of the Liver (EASL), Barcelona, Spain, April 13–17, 2016.

237. Viekira Pak Product Information: oral extended-release tablets, dasabuvir, ombitasvir, paritaprevir, ritonavir oral extended-release tablets. AbbVie Inc (per FDA), North Chicago, IL, 2016.

238. FDA Drug Safety Communication: FDA warns of serious liver injury risk with hepatitis C treatments Viekira Pak and Technivie. October 22, 2015. **http://www.fda.gov/Drugs/DrugSafety/ucm468634.htm.** Accessed on July 16, 2017.

239. Feld JJ et al. Treatment of HCV with ABT-450/r-ombitasvir and dasabuvir with ribavirin. *N Engl J Med.* 2014;370:1594–1603.

240. Zeuzem S et al. Retreatment of HCV with ABT-450/r-ombitasvir and dasabuvir with ribavirin. *N Engl J Med.* 2014;370:1604–1614.

241. Ferenci P et al. ABT-450/r-ombitasvir and dasabuvir with or without ribavirin for HCV. *N Engl J Med.* 2014;370:1983–1992.

242. Andreone P et al. ABT-450, ritonavir, ombitasvir, and dasabuvir achieves 97% and 100% sustained virologic response with or without ribavirin in treatment-experienced patients with HCV genotype 1b infection. *Gastroenterology.* 2014;147:359–365.

243. Schaefer EA, Chung RT. Anti-hepatitis C virus drugs in development. *Gasteroenterology.* 2012;142:1340.

244. Taylor JM. Hepatitis delta virus. *Virology.* 2006;344:71.

245. Rizzetto M. Hepatitis D: thirty years after. *J Heptol.* 2009;50:1043.

246. Pascarella S, Negro F. Hepatitis D virus: an update. *Liver Int.* 2011;31:7.

247. Rizzetto M. Hepatitis D: clinical features and therapy. *Dig Dis.* 2010;28:139.

248. Grabowski J, Wedemeyer H. Hepatitis delta: immunopathogenesis and clinical challenges. *Dig Dis.* 2010;28:133.

249. Yurdaydin C et al. Natural history and treatment of chronic delta hepatitis. *J Viral Hepat.* 2010;17:749.

250. Farci P et al. Treatment of chronic hepatitis D. *J Viral Hepat.* 2007;14(Suppl 1):58.

251. Castelnau C et al. Efficacy of peginterferon alpha-2b in chronic hepatitis delta: relevance of quantitative RT-PCR for follow-up. *Hepatology.* 2006;44:728.

252. Niro GA et al. Pegylated interferon alpha-2b as monotherapy or in combination with ribavirin in chronic hepatitis delta. *Hepatology.* 2006;44:713.

253. Wedemeyer H et al. Peginteferon plus adefovir versus either drug alone for hepatitis delta. *N Engl J Med.* 2011;264:322.

254. Mansour W et al. Resolution of chronic hepatitis delta after 1 year of combined therapy with pegylated interferon, tenofovir and emtricitabin. *J Clin Virol* 2010;47:97.

255. Aggarwal R. Hepatitis E: historical, contemporary and future perspectives. *J Gastroenterol Hepatol.* 2011;26(Suppl 1):72.

256. Aggarwal R, Naik S. Epidemiology of hepatitis E: current status. *J Gastroenterol Hepatol.* 2009;24:1484.

257. Khuroo MS. Hepatitis E virus. *Curr Opin Infect Dis.* 2008;21:539.

258. Bihl F, Negro F. Hepatitis E virus: a zoonosis adapting to humans. *J Antimicrob Chemother.* 2010;65:817.

259. Mushawhar IK. Hepatitis E virus: molecular virology, clinical features, diagnosis, transmission, epidemiology, and prevention. *J Med Virol.* 2008;80:646.

260. Teshale EH et al. The two faces of hepatitis E virus. *Clin Infect Dis.* 2010;51:328.

261. Mahtab MA et al. Hepatitis E virus is a leading cause of acute and chronic liver disease: experience from a tertiary centre in Bangladesh. *Hepatobiliary Pancreat Dis Ing.* 2009;8:50.

262. Mahtab MA et al. HEV infection as an etiologic factor for acute hepatitis: experience from a tertiary hospital in Bangladesh. *J Health Popul Nutr.* 2009;27:14.

263. Navaneethan U et al. Hepatitis E and pregnancy: understanding the pathogenesis. *Liver Int.* 2008;28:1190.

81 第81章 寄生虫感染

Sheila Seed，Larry Goodyer，and Caroline S. Zeind

核心原则

核心原则	章节案例
疟疾	
① 致人感染的疟原虫有：恶性疟原虫、间日疟原虫、卵形疟原虫和三日疟原虫。 大部分患者早期表现为非特异性的发热，其中约 2/3 的患者可能出现头痛、肌痛和全身乏力。	案例 81-1（问题 1）
② 有疟疾症状的旅行者应尽早就医。恶性疟是最严重的疟疾，死亡率最高。对疟疾没有免疫力的人群，如来自非疟疾流行地区的旅行者，死亡率更高，而长期生活在流行地区并接触疟疾的成人确实会产生半免疫力。疑似或确诊疟疾，特别是恶性疟，需要在早期进行医学干预。例如当患者出现类似疟疾早期的发热，且就医不便时，可自行服用抗疟药物作为临时处理措施。	案例 81-1（问题 1~3 和 5）
③ 前往疟疾流行地区的旅行者应了解感染疟疾的风险，并知道如何通过防蚊措施和药物来预防疟疾。妊娠妇女是疟疾感染和发生并发症的高危人群。妊娠妇女和计划怀孕的女性应避免前往疟疾流行地区。如必须前往，应给予有效的药物预防。	案例 81-1（问题 4） 案例 81-2（问题 1~3） 案例 81-3（问题 1） 表 81-1 和表 81-2
④ 选择药物方案时必须考虑药物耐受性、患者个体因素、不良反应、注意事项和禁忌证等因素。	案例 81-1（问题 4） 案例 81-2（问题 1~3） 案例 81-3（问题 1） 表 81-1 和表 81-2
阿米巴病	
① 阿米巴病由溶组织内阿米巴引起，常见于阿米巴痢疾和阿米巴肝脓肿。结合患者的旅行史、粪便检查、组织活检及超声检查排除肝脓肿后，可对阿米巴痢疾做出诊断。阿米巴病的治疗需联用对肠内和肠外阿米巴均有效的药物。应对所有阿米巴包囊携带者和妊娠妇女予以治疗，以防止发生侵袭性感染及传播。	案例 81-4（问题 1 和 2） 案例 81-5（问题 1 和 2） 案例 81-6（问题 1） 案例 81-7（问题 1） 表 81-3
蓝氏贾第鞭毛虫病	
① 蓝氏贾第鞭毛虫病的体征和症状较隐匿和模糊，但患者常表现为腹泻和大量恶臭便，大便蓝氏贾第鞭毛虫阳性。	案例 81-8（问题 1）
② 蓝氏贾第鞭毛虫病的主要治疗药物为甲硝唑、替硝唑和硝唑尼特。	案例 81-8（问题 2） 表 81-3
蛲虫病	
① 蛲虫感染的体征和症状可能较轻微，使用透明胶纸粘贴法可确诊本病。治疗蛲虫的驱虫药包括阿苯达唑、噻嘧啶、或苯咪唑（美国未批准上市）。需要特别强调家庭措施对根除蛲虫感染的重要性。	案例 81-9（问题 1 和 2） 表 81-3

绦虫病

🔵 绦虫主要包括牛肉绦虫和猪肉绦虫,其感染症状无特异性。将这两种绦虫感染同其他绦虫感染进行区分非常重要。吡喹酮对所有绦虫感染均有效。猪囊尾蚴病是由猪肉绦虫幼虫包囊引起的并发症,可致严重中枢神经系统感染(神经囊尾蚴病),该病需要特殊的检查才能确诊,其治疗方案尚有争议。吡喹酮适用于大多数绦虫病,且耐受良好。

案例 81-10(问题 1 和 2)

表 81-3

虱病

🔵 头虱和体虱与皮肤反应相关,可用扑灭司林、除虫菊酯、马拉硫磷和伊维菌素等许多药物治疗。需要特别注意药物的使用方法、药物的耐药性和除虱措施。

案例 81-11(问题 1 和 2)

表 81-3 和表 81-4

疥疮

🔵 疥疮引起瘙痒性皮疹和上下肢指/趾间区的抓痕。治疗药物包括林旦、扑灭司林和克罗米通。感染者及其家庭成员的衣物和个人物品需要高温(>50℃)洗涤以避免再感染。

案例 81-12(问题 1)

表 81-3

疟疾

流行病学

据世界卫生组织(World Health Organization,WHO)估计,2015 年全球约有 2.14 亿疟疾患者,其中 43.8 万人死亡,人数较 2000 年减少了 60%[1]。全球约 89%的疟疾患者和 91%的死亡病例来自撒哈拉以南的非洲国家。在疟疾高发地区,5 岁以下儿童极易感染,死亡人数大于总死亡人数的 2/3(70%)[1]。2000—2015 年,全球 5 岁以下儿童的疟疾致死率降低了 65%。虽然在北美、欧洲、澳大利亚、新西兰、日本等发达国家,疟疾不再是一种地方性传染病,但是人们前往疟疾流行地区,以及从流行地区移民或难民迁徙至非流行地区,导致输入发达国家的疟疾病例数增加[2,3]。美国每年有数百万的旅行者前往疟疾流行地区,每年约 1 500 名患者被诊断为疟疾,其中大部分是从疟疾流行地区返回的旅行者[4]。

疟疾种类分布

致人感染的疟原虫有恶性疟原虫、间日疟原虫、卵形疟原虫和三日疟原虫[5]。4 种疟原虫在全球的分布具有地区差异[2]。但绝大部分输入病例是由恶性疟和间日疟引起[2],其比例很大程度由旅行者的目的地和移民社区的性质决定[2]。在大多数国家,只有 5%或更少比例的疟疾病例由卵形疟和三日疟引起[2]。此外,诺氏疟原虫,一种在猴子体内发现的疟原虫,也在东南亚边境丛林地区的死亡患者体内有发现[5]。

疟原虫的生命周期和传播

疟原虫在人类宿主体内的生命周期复杂。所有种类疟原虫的传播均由携带致疟寄生虫的雌性按蚊叮咬并将无性子孢子注入人体血液所致。在 5~16 日内(取决于疟原虫的种类)子孢子经过生长繁殖,将在肝细胞内产生子细胞或裂殖子。间日疟和卵形疟可在肝内经历长时间的潜伏期(休眠子),并在数月或数年后释放入血引起感染再燃。裂殖子离开肝细胞并重新进入血液开始入侵红细胞和无性繁殖的循环,从红细胞中产生和释放新生裂殖子。通过这一过程,被感染的蚊子叮咬后 1 周即可出现症状,但在恶性疟感染中,出现症状需 3 个月甚至更长时间。疟疾发作时特征性的寒战和发热通常与血液中裂殖子和其他致热源周期性地释放同时发生。恶性疟感染时,这种周期性可能并不明显。一部分裂殖子会分化为有性子孢子,形成在血流中循环传播的雄性和雌性配子体(图 81-1)。宿主血液中的配子体如被雌性按蚊在吸血时摄取,将在按蚊肠内受精和无性分裂并形成卵囊。每个卵囊经生长繁殖会产生数以千计的活性单倍体,称为子孢子。成熟的卵囊一旦破裂将释放子孢子,并大量涌入按蚊的唾液腺。按蚊再次叮人时注入的子孢子将使疟原虫的生命周期延续。

大部分疟疾病例是因具有感染性的雌性按蚊叮咬所致,少量由输血、共用针头、器官移植或母婴传播引起[2]。

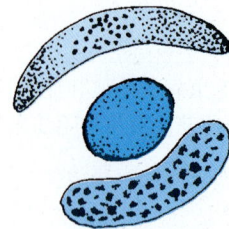

图 81-1 恶性疟原虫配子体

耐药性

药物的耐药性已成为控制疟疾最大的难题之一[1,2]。已经明确恶性疟和间日疟对抗疟药耐药,但尚不明确三日疟和卵形疟是否对抗疟药耐药。值得注意的是,印尼报道了2例氯喹耐药的三日疟原虫的病例,但其临床意义尚不明确[6]。

氯喹耐药的恶性疟原虫(chloroquine-resistant *P. falciparum*,CRPF)分布广泛,在所有疟疾流行地区均有发现,包括撒哈拉以南非洲、南美洲、印度次大陆、东南亚和大洋洲。目前墨西哥、加勒比海地区、中美洲、阿根廷和部分中东地区尚未发现CRPF[7]。恶性疟除了在东南亚部分地区对青蒿素耐药之外,还对目前市售的其他抗疟药,如磺胺多辛/乙胺嘧啶、甲氟喹、卤泛群和奎宁耐药。全球某些地区大量存在多重耐药的疟原虫。

氯喹耐药的间日疟也已成为全球性的公共卫生问题。自1989年首次在澳洲居民或前往巴布亚新几内亚的旅行者体内发现之后,氯喹耐药的间日疟原虫目前在东南亚、印度次大陆和南非也有发现。由于上述地区同时也是CRPF的流行地区,同时这些地区不选择氯喹作为抗疟药,所以这对药物预防推荐几乎没有影响[3]。

美国疾病预防控制中心(Centers for Disease Control and Prevention,CDC)和世界卫生组织(WHO)可在线检索多种来源的疟疾更新资讯和特定国家风险[1,3]。

急性疟疾

体征和症状

案例81-1

问题1:M. T.,男性,27岁,大学生,主诉全身乏力、肌痛、头痛和持续发热5日,急诊入院。患者是西非加纳原住民,最近回国探望了父母,4周前回到美国。入院前两日,患者突发寒战,1小时后出现高热、头痛、恶心、呕吐。寒战和发热持续约24小时后恢复正常。住院当日下午,他再次发生寒战和高热,体温40℃。

医师询问病史和旅游经历时,他提及他没有服用药物预防疟疾,因为他认为他从小便生活在加纳,直到青年时期才前往美国与亲友团聚并上学,理应获得免疫力;同时回加纳期间,他也没有采取避蚊措施。

体检显示,患者为黑人男性,消瘦,急性病容,诉剧烈腹痛。腹部检查发现脾轻度肿大、软有触痛。血压110/70mmHg,心率120次/min,呼吸32次/min,肺部听诊有湿啰音,体温40℃。血常规检查结果如下:

血红蛋白(Hgb):11g/dl

血细胞比容(Hct):34%

白细胞(WBC)计数:5 300/μl,中性粒细胞76%(正常45%~65%),淋巴细胞23%(正常15%~35%),单核细胞1%。血小板26 000/μl

肌酐:1.5mg/dl

CRP:228.9mg/dl

胆红素:1.0mg/dl

尿常规显示痕量白蛋白和尿胆原阳性。制备厚和薄血涂片显示感染红细胞占20%,薄血涂片吉姆萨染色发现恶性疟原虫配子体。描述为何M. L.的表现符合恶性疟感染,并解释他的风险因素。

M. T. 近期去过西非的加纳,那里是恶性疟的流行地区。潜伏期一般为1周~3个月,罕有病例时间更长[8,9]。疟疾的早期症状不具特异性,大部分患者有发热并伴寒战,就如同M. T. 表现一样。大约2/3感染者常出现头痛、肌痛和乏力症状,约1/3患者可出现干咳但无其他呼吸道症状、腹泻及其他胃肠道症状[6]。M. T. 的表现与大部分感染疟疾的旅行者一致,约90%的疟疾感染者直到返程前均不出现症状[10-12]。由于疟疾的症状没有特异性,所以详细询问旅行史对疾病评估非常重要。M. T. 有疫区旅行史,周期性寒战和高热,有血小板减少、腹痛、脾大,血液中查见恶性疟原虫的配子体,故可以确诊疟疾。

由于M. T. 早年在加纳长大,但目前已在美国(非疟疾流行国家)居住十多年,他这类人群被称为"探访亲友的旅行者(travelers visiting friends and relatives,VFR travelers)",是一类高风险人群[13]。当他返回加纳(疟疾流行国家)看望父母时,其对疟疾的免疫力已缺失一段时间,这使得他感染的风险增大。不幸的是,M. T. 认为自己感染风险低而忽视了药物预防。卫生保健医师应向VFR旅行者告知药物预防和其他预防措施的重要性。

治疗

案例81-1,问题2:M. T. 所患恶性疟应如何治疗?

不幸的是,M. T. 所患的恶性疟是最严重的一种疟疾,死亡率也最高。因此,应对M. T. 进行紧急救治,因为诊断和治疗的延迟会增加死亡率[8]。M. T. 将被分类为伴并发症的重度疟疾,可能导致包括脑型疟在内的器官损伤。恶性疟原虫使红细胞黏附血管壁,导致局部损伤和终末器官缺血,这是恶性疟原虫有别于其他类型疟原虫的特征之处。他的临床症状和20%的红细胞感染率支持重度恶性疟的诊断。

美国针对疟疾的治疗指南由疾控中心[14]和世界卫生组织[15]提供,可分别登录网址 http://www.cdc.gov/malaria/diagnosis_treatment/treatment.html 和 http://www.who.int/malaria/publications/atoz/9789241549127/en/查询。

由于M. T. 病情凶险,他应立即转入监护病房并开始静脉滴注青蒿琥酯,持续至少24小时。根据世界卫生组织对重度疟疾的治疗指南,应选择静脉滴注或肌内注射青蒿琥酯,因其较肠外给予奎宁可大幅降低死亡率[15]。许多医院/医疗机构不再储备静脉用葡糖酸奎尼丁用于疟疾治疗,如果使用该药物,需密切监测其心脏毒性。青蒿琥酯注射液是一种尚处于临床研究阶段的新药,它可从美国CDC获得。如果没有青蒿琥酯注射液,可肌内注射蒿甲醚代替,后者对成人和儿童患者来说是较奎宁更优的选择。

一旦M. T. 接受至少24小时的静脉药物治疗且能够耐受口服治疗,他将接受为期3日的以青蒿素为基础的联合治疗(artemisinin-based combination therapy,ACT),如蒿甲醚-本芴醇(复方蒿甲醚)。该青蒿素复方将快速有效地将疟原虫从血中清除。如果没有市售的ACT,替代选择有:青蒿琥酯+克林霉素,青蒿琥酯+多西环素,奎宁+克林霉素或奎宁+多西环素,尽管奎宁的耐受性和副作用问题重重。在治疗的前24小时死亡风险最高,需严密监护以防治并发症,并给予支持治疗。

治疗其他类型的疟疾

> **案例81-1,问题3:** 如果 M.T. 感染的是其他类型疟疾,将如何治疗?

如果 M.T. 感染了其他类型的疟疾(间日疟、卵形疟或三日疟),持续3日使用 ACT 药物被认为是所有种类疟疾的一线治疗方案[15]。该方案对疟疾有充分的疗效、良好的药物依从性和较低的耐药风险。对无合并症的疟疾有如下5种 ACT 组合药物:

- 蒿甲醚+本芴醇
- 青蒿琥酯+阿莫地喹
- 青蒿琥酯+甲氟喹
- 青蒿琥酯+SP(sulfadoxine-pyrimethamine,磺胺多辛-乙胺嘧啶)
- 二氢青蒿素+哌喹

应核实对氯喹耐药的地区,如曾报道过氯喹耐药间日疟的国家:巴布亚新几内亚、印度尼西亚、巴西、哥伦比亚、埃塞俄比亚、危地马拉、圭亚那、印度、缅甸、秘鲁、大韩民国、所罗门群岛、泰国和土耳其[8,16]。

感染卵形疟和间日疟的患者应给予伯氨喹治疗,以防止肝中潜伏的红外期疟原虫导致的再燃[2]。在服用伯氨喹之前,应开展实验室检查以排除葡萄糖-6-磷酸脱氢酶(G6PD)缺乏综合征,因为 G6PD 缺乏可引起溶血,足以致人死亡。

疟疾预防

> **案例81-1,问题4:** 在 M.T. 前往加纳看望父母之前,应推荐什么药物预防疟疾?为 M.T. 提供关于抗疟药选择、药物不良反应、咨询和防蚊措施的建议。

前往疟疾流行区域的旅行者,如 M.T.,应采取药物预防和防蚊措施[7]。疟疾预防的目标不但要预防恶性疟原虫引起的疟疾,而且要预防所有种类疟原虫引起的疟疾。重要的是,需根据目的国、详细行程、特定的活动(如在荒野中背包徒步旅行)、酒店的类型、旅行的方式等评估个人患疟疾的风险。妊娠、哺乳和其他情况、艾滋病、其他免疫功能低下疾病以及目的地内疟原虫对药物的耐药性都将影响对风险的评估。

M.T. 是居住在非流行国家的第一代移民,并且他即将返回他的祖国加纳,因此他被认为是具有高感染风险的 VFR 旅行者。美国 CDC[17] 推荐的防疟药可登录网址 https://wwwnc.cdc.gov/travel/yellowbook/2018/infectious-diseases-related-to-travel/malaria#3-10-chlor 查询。

考虑到 M.T. 即将前往加纳,那里的恶性疟占所有类型疟疾的90%,防疟药应选择阿托伐醌-氯胍、多西环素或甲氟喹。M.T. 应了解这些药物之间的差异,包括用法、不良反应概况和潜在的药物相互作用。表81-1 对各种防疟药物进行了总结,并重点标注了不良反应、禁忌证、注意事项和潜在的药物相互作用[5,17,18]。应重点强调在旅行开始前药物预防的重要性。虽然目的地可能销售防疟药物,但这些药物的质量未知,因此不建议在当地购买。当地出售的防疟药物可能是伪劣产品或不符合生产标准,也可能含有杂质[19,20]。

表 81-1

用于疟疾预防的抗疟药

药物	用法	不良反应	禁忌证和注意事项	药物相互作用
阿托伐醌-氯胍(复方制剂)	在所有地区均服药 在前往疟疾疫区前1~2日开始使用,持续用药至离开疫区后7日,每日1次(每日固定同一时间服药) 与食物或乳饮料同服 在美国和欧盟,有市售的儿童用制剂(1/4 片 = 62.5mg 阿托伐醌和25mg 氯胍)。美国 CDC 批准该药可用于体重>5kg 的婴幼儿,而世界卫生组织允许该药用于体重>11kg 的婴幼儿 分药需由药剂师操作,并置于胶囊内	恶心、呕吐、腹痛、转氨酶升高、癫痫和皮疹	严重肾损伤患者禁用(肌酐清除率<30ml/min) 妊娠和哺乳期妇女慎用(只在治疗获益大于风险时才可使用)	四环素、利福平和利福平会显著降低阿托伐醌的血药浓度(避免合用) 可能与逆转录蛋白酶抑制剂(利托那韦、达芦那韦、阿扎那韦、茚地那韦和洛匹那韦)和非核苷类逆转录酶抑制剂(奈韦拉平、依曲韦林和依法韦仑)发生相互作用,使用时需密切监控 甲氧氯普胺会降低阿托伐醌的生物利用度,服用治疗剂量的阿托伐醌时,应避免使用甲氧氯普胺止吐 由于西咪替丁和氟伏沙明会影响氯胍的代谢,应避免合用

表 81-1
用于疟疾预防的抗疟药（续）

药物	用法	不良反应	禁忌证和注意事项	药物相互作用
磷酸氯喹	只在对氯喹敏感的疟原虫流行地区服用 在前往疫区前 1~2 周开始使用，持续用药至离开疫区后 4 周，每周 1 次（固定在每周的同一日服药） 美国和加拿大没有市售的磷酸氯喹，但该药在绝大部分疫区有市售的片剂和糖浆制剂	可能加重银屑病；黑人出现瘙痒；恶心、头痛、皮疹、可逆性角膜混浊、指甲和黏膜变色、神经性耳聋、畏光、肌病、每日使用会出现视网膜病变、恶血质、精神病、癫痫发作和脱发	以下患者禁用： 对含 4-氨基喹啉结构的药物过敏和 G6PD 缺乏综合征的患者（使用预防和治疗剂量时，溶血罕有发生）、自身有原发性视网膜病变、中枢神经系统疾病、重症肌无力、造血器官疾病、有癫痫或精神病病史的患者 肝功能受损时需要减量	与其他致 QT 延长药物（索他洛尔、胺碘酮和本荪醇、抗逆转录病毒药物利匹韦林）合用可能增加 QT 间期延长的风险，因此应避免氯喹与上述药物合用 氯喹可抑制 CYP2D6，当与 CYP2D6 底物（美托洛尔、普萘洛尔、氟西汀、帕罗西汀和氟卡尼）合用时，可增加其不良反应 抗酸剂或高岭土可减少氯喹的吸收，服药间隔应≥4 小时 由于西咪替丁会抑制氯喹的代谢，应避免同时服用西咪替丁和氯喹；应避免同时服用氯喹和 CYP3A4 抑制剂（利托那韦、酮康唑和红霉素），因其会升高氯喹的血药浓度 氯喹可能增加地高辛和钙调磷酸酶抑制剂的血药浓度，合用时需密切监测 氯喹会降低氨苄西林的生物利用度，服药间隔应≥2 小时 氯喹可能降低环丙沙星和甲氨蝶呤的生物利用度
多西环素	在所有地区均服药 在前往疟疾疫区前 1~2 日开始使用，持续用药至离开疫区后 4 周，每日 1 次，每日同一时间服药	胃肠道不适（恶心、呕吐、腹痛和腹泻，频率低于其他四环素类药物）；食管溃疡、阴道念珠菌病、光过敏、过敏性反应、恶血质、氮质血症和肝炎	8 岁以下儿童和妊娠妇女禁用 会通过乳汁排泄，可能引起牙齿永久变色、牙釉质损伤、骨骼生长受损和光过敏	苯妥英钠、卡马西平和巴比妥类药物会减少多西环素的半衰期 抗凝药物与多西环素联用时需减量，并密切观察凝血酶原时间 水杨酸铋和含铁、钙、镁、铝制剂可减少其吸收，服药时间应间隔 3 小时以上 多西环素可能影响青霉素的杀菌活性，应避免同服
硫酸羟氯喹	只在对氯喹敏感的疟原虫流行地区服用，是氯喹的替代药			

表 81-1

用于疟疾预防的抗疟药（续）

药物	用法	不良反应	禁忌证和注意事项	药物相互作用
甲氟喹	在对甲氟喹敏感的疟原虫流行地区服用 在前往疫区前2周（以上）开始使用，持续用药至离开疫区后4周，固定在每周的同一日服药1次 在给旅行者开具甲氟喹处方时，还应附带一份美国食品药品管理局的药物指南	头晕、腹泻、恶心、梦境清晰、梦魇、易激怒、情绪善变、头痛、失眠、焦虑、癫痫和精神病	对甲氟喹及其相关药物（奎宁、奎尼丁）过敏、抑郁频繁发作、近期有抑郁病史、广泛性焦虑、精神失常、精神分裂、其他重大的精神疾病或癫痫发作的患者禁用 有精神疾病或抑郁病史患者慎用 不推荐心脏传导异常患者使用 服用抗心律失常药、β受体阻滞剂、钙通道阻滞剂、抗组胺药、H_1受体拮抗剂、三环类抗抑郁药和吩噻嗪类药物的患者应慎用或避免使用 生产厂家、美国CDC和世界卫生组织批准该药用于无法推迟必须前往高风险地区的中期妊娠和晚期妊娠妇女 少量药物经乳汁排泄，对母乳喂养的婴儿的影响未知	可与能改变心脏传导功能的抗疟药发生相互作用，增加本药醇（在美国有市售的复方制剂，用于治疗无合并症的疟疾）QT间期延长的致死风险，因此应避免使用或慎用 可能降低抗惊厥药（丙戊酸、卡马西平、苯巴比妥和苯妥英钠）的血药浓度，应避免同服 可能升高钙调磷酸酶抑制剂和mTOR抑制剂（他克莫司，环孢菌素A和西罗莫司）的血药浓度 潜在的CYP3A4抑制剂（如克拉霉素、红霉素、酮康唑、伏立康唑、伊曲康唑、利托那韦，洛匹那韦、达芦那韦、阿扎那韦和可比司他）可能增加甲氟喹的血药浓度和QT间期延长的风险 CYP3A4诱导剂（如依法韦仑、奈韦拉平、依他维林、利福平和利福布汀）可能降低甲氟喹的血药浓度，应避免合用 避免波普瑞韦、特拉匹韦（抗丙肝药）与甲氟喹合用
伯氨喹	短期前往间日疟主要流行地区服用 可减少间日疟和卵形疟感染复燃的风险 在前往疟疾疫区前1~2日开始使用，持续用药至离开疫区后7日，每日1次，每日固定同一时间服药 治疗前应确保G6PD水平正常	胃肠道不适、G6PD缺乏综合征的患者出现溶血、高铁血红蛋白症	以下患者禁用： G6PD缺乏综合征的患者（治疗开始前，应检测G6PD水平以排除G6PD缺乏），妊娠期和哺乳期妇女（除非婴儿的G6PD水平正常）	

来源：Arguin PM, Tan KR. Malaria. In: Centers for Disease Control and Prevention. CDC Health Information for International Travel 2016. New York, NY: Oxford University Press; 2016:242-255; Youngster I, Barnett ED. Interactions among travel vaccine & drugs. In: Centers for Disease Control and Prevention. CDC Health Information for International Travel 2016. New York, NY: Oxford University Press; 2016:54-57; Schlagenhauf P, Kain KC. Malaria prophylaxis. In: Keystone JS et al, eds. *Travel Medicine.* 3rd ed. Philadelphia, PA: Saunders Elsevier; 2013:146-147.

应告知 M.T. 采取避蚊措施，不仅能预防疟疾，还可预防伊蚊传播的登革热、奇昆古尼亚和寨卡病毒。由于蚊子主要在黄昏至拂晓期间叮咬，可使用防蚊帐（最好喷过杀虫剂）和杀虫喷雾剂，穿覆盖全身大部分躯体的长衣裤，衣服上喷除虫菊酯。表81-2总结了各种防蚊措施，旅游者可酌情参考[21-22]。除了防蚊措施之外，还应重点告知旅游者，如 M.T.，在户外活动和傍晚时检查自己的身体和随身衣服（参考第82章获取更多信息）。

备用应急治疗

考虑到治疗延迟带来的并发症和死亡风险，在20世纪80年代末引入了备用应急治疗（standby emergency treatment，SBET）这一概念，并在之后进行了更新，是指让旅行者携带适当的治疗剂量的抗疟药，当旅行者出现发热症状，但24小时内无法及时就医时，可自行服用[23-25]。SBET的主要问题是旅行者很难根据临床症状自我判断是否感染疟疾。在旅行者出现类似疟疾发热的症状但又无法就医时，应自行服药直至医院就诊。

> 案例 81-1,问题 5：M. T. 在前往加纳之前,需要 SBET 作为备选吗?

美国有两种市售的非处方抗疟药:阿托伐醌-氯胍和蒿甲醚-本芴醇。由于 M. T. 即将前往加纳的一个偏远地区旅行,行程开始前应与旅行健康咨询师仔细沟通。M. T. 应将 SBET 作为备选,在旅途中携带适量全程用的抗疟药。值得注意的是,相同或相近的药物不能既用于预防又用于治疗。因此,如果 M. T. 携带足够量的阿托伐醌-氯胍作为 SBET,那么不能使用阿托伐醌-氯胍用于药物预防。甲氟喹和多西环素都可用于疟疾预防。

基于免疫层析检测疟原虫蛋白的快速诊断试验(rapid diagnostic tests,RDT) 和恶性疟流行地区使用的 ACTs 已成为当前全球疟疾控制策略的重要组成。正在评估 RDT 作为辅助旅行者自行判断是否应使用 SBET 的工具[23]。未来将继续评估 RDT 的可行性与实用性,为旅行者是否应使用 SBET 提供帮助。

表 81-2

防蚊措施

保护措施		备注
服装	穿长袖衬衫、长裤和袜子 在启程前 24~48 小时内,向衣服上喷洒除虫菊酯并晾干或购买提前处理过的衣服	除虫菊酯处理过的衣服经多次洗涤后仍具有驱虫能力 皮肤用的驱虫剂也可用于衣服,衣服洗过之后必须重新喷洒 喷过其他驱虫剂(如 DEET)的衣服可避免节肢动物叮咬,但清洗之后效果不佳,需要另外多次喷洒
杀虫剂	除虫菊酯:高效杀虫剂、杀螨剂和驱虫剂	
用于衣服和皮肤的驱虫剂	淋洗或喷洒驱虫剂至外露的皮肤 确保在蚊子最活跃时有充足的防护(蚊子主要在黄昏至拂晓期间叮咬) 防护减少和蚊子叮咬时需重新喷洒 旅行前购买驱虫剂	驱虫剂可与防晒霜合用。一般建议分开使用,先用防晒霜,再用驱虫剂。防晒霜的使用频次和每次用量均超过了驱虫剂,因此不推荐二者同时用 旅行者可能更经常用到防晒霜。有限的证据显示,使用防晒霜之后再喷含 DEET 的驱虫剂会使防晒因子降低 1/3
	DEET(化学名:N,N-二乙基-m-甲苯酰胺或 N,N-二乙基-3-甲基-苯甲酰胺) 全球 DEET 制剂的浓度范围在 5%~100% 之间 对于大多数户外活动,10%~35% DEET 将提供充足的保护	美国驱虫剂的金标准,自 1957 年批准以来已使用多年 可用于皮肤、衣服、蚊帐或避难所、玻璃窗、帐篷或睡袋
	派卡瑞丁[KBR 3-23(Bayrepel)]和美国以外的派卡瑞丁;化学名:21-(2-羟基乙基)-1-哌啶甲酸-1-甲基丙酯	
	柠檬桉叶油(oil of lemon eucalyptus,OLE)或 PML(化学名:对薄荷烷-3,8-二醇) 人工合成的 OLE	需注意的是,在 EPA 注册的驱虫剂均含有 OLE(或 PML)的活性成分。不推荐柠檬桉树的"纯"油(挥发油未制成驱虫剂制剂),因其未经过有效性和安全性实验验证,也未在 EPA 注册
	IR3535[化学名:3-(正丁基-N-乙酰基)-氨基丙酸,乙酯]	

EPA,美国环境保护署。

来源:Fradin MS. Insect protection. In:Keystone JS et al,eds. *Travel Medicine*. 3rd ed. Philadelphia,PA:Saunders Elsevier; 2013:51-61; Nasci RS et al. Protection against mosquitoes,ticks,& other arthropods. In:Centers for Disease Control and Prevention. CDC Health Information for International Travel 2016. New York,NY:Oxford University Press;2016:94-99; Schlagenhauf P,Kain KC. Malaria prophylaxis. In:Keystone JS et al,eds. *Travel Medicine*. 3rd ed. Philadelphia,PA:Saunders Elsevier; 2013:143-144.

案例 81-2

问题 1： J. P.，男性，35 岁，在美国拥有小企业，准备去印度尼西亚东部地区看望他病重的祖母。J. P. 在 20 岁时便移民至美国，之后未曾回国。考虑到他祖母的健康状况，他 24 周孕龄的妻子 R. T. 准备带 6 岁的女儿一同前往。R. T. 也来自印度尼西亚，在 8 年前移民至美国。评估该家庭每名成员患疟疾的风险。

短期和长期旅行者的防疟策略是防蚊措施和药物预防联合使用。评估每名旅行者的感染风险很重要，包括具体城市的详细行程路线、酒店的类型和活动（如背包徒步旅行和探险旅行）。

与上文中 VFR 旅行者 M. T.（案例 81-1）一样，J. P. 和 R. T. 是居住在非流行国家的第一代移民并即将返回祖国，因此患病风险高。他们自认为从小便生活在疟疾流行国家（印度尼西亚），理应获得免疫力而没有患病风险。应向他们告知，任何获得性免疫力可迅速丧失，他们的患病风险与不具免疫的旅行者一致。由于 R. T. 是一名妊娠妇女，应向其告知妊娠疟疾感染可能比未妊娠妇女更严重，且会增加不良妊娠风险，尤其是妊娠期感染恶性疟与流产、死产、宫内发育迟缓及其他并发症和孕产妇死亡风险增加有关[7]。由于印度尼西亚东部是恶性疟流行地区，应建议她不跟随前往。他们 6 岁的女儿也需遵循防疟措施，因为婴儿、儿童和不同年龄段的成人前往疟疾流行地区均可能被感染。

案例 81-2，问题 2： J. P. 和他妻子 R. T. 尚未决定是否带女儿一起去看望 J. P. 的祖母。他们想更多了解关于疟疾的信息和防疟措施，以便权衡此次旅行的利弊。

在印度尼西亚东部，包括巴布亚新几内亚，推荐 J. P. 和他的家人采用药物预防以防止 CRPF 感染。美国 CDC 的国际旅行健康咨询[26]（一般指黄皮书）可为旅行者和医师提供最新的关于寄生虫病与免疫需求的信息。此外，像 J. P. 和他妻子这样的旅行者以及医师在程序菜单里可选择旅行者的类型，像他们这样的情况，可以选择"与儿童一起前往""看望朋友或家人"和"妊娠妇女"类别，这将为他们提供额外的信息以满足他们特殊的需求。此外，上文提及的美国 CDC"疟疾热线"也可提供防疟帮助。《发病与死亡周报》（*Morbidity and Mortality Weekly Reports*）和世界卫生组织还提供了其他有用的资源。

非恶性疟的药物预防

值得注意的是，几乎所有恶性疟都对氯喹耐药，前往印度尼西亚东部的旅行者最常遇到间日疟和恶性疟（参考恶性疟药物预防的部分）。有报道证实巴布亚新几内亚或印度尼西亚氯喹耐药的间日疟流行率很高[14]。因此推荐阿托伐醌-氯胍、多西环素和甲氟喹用于普通患者的治疗，甲氟喹用于妊娠妇女的治疗。在排除 G6PD 缺陷之后，感染卵形疟和间日疟的患者还应连续 14 日服用伯氨喹，以防止肝中潜伏的红外期疟原虫导致的再燃。妊娠妇女应避免使用伯氨喹。

恶性疟的药物预防

恶性疟流行地区可选择 3 种大体等效的预防药物阿托伐醌-氯胍、多西环素和甲氟喹。应基于个体因素、患者对方案的偏好、不良反应和禁忌证选择药物（参考表 81-1）。阿托伐醌和氯胍复方制剂的用法是：在前往疟疾疫区前 1~2 日开始使用，每日 1 次，持续用药至离开疫区后 1 周。甲氟喹的用法是：在前往疟疾疫区前 1 周（以上）开始使用，持续用药至离开疫区后 4 周。第三选择多西环素的用法是：在前往疟疾疫区前 1 日开始使用，持续用药至离开疫区后 4 周。

像 R. T. 那样前往 CRPF 流行地区的妊娠妇女，只推荐甲氟喹用于预防。没有证据支持妊娠期使用阿托伐醌-氯胍的安全性，因此不予推荐，而多西环素则是禁用。考虑到印尼东部普遍流行的恶性疟和间日疟，应推荐甲氟喹而不是氯喹作为 R. T.（正处于中期妊娠）的预防药物。综上所述，前往印尼东部之前应关注间日疟的耐药性问题，甲氟喹将是正确的选择。

考虑到妊娠期间感染疟疾的风险，J. P. 和 R. T. 应重新评估他们一同旅行的计划。由于 8 岁以下儿童禁用多西环素，他们 6 岁的女儿可选择甲氟喹和阿托伐醌-氯胍。应给予他们可行的建议，如使用物理屏障（衣物、蚊帐）、驱蚊剂等，尽量缩短停留时间也可减少疟疾感染的可能性。表 81-2 总结了各种防蚊措施，旅游者可酌情参考[21-22]。可登录美国 CDC 官 网 http://wwwnc.cdc.gov/travel/yellowbook/2018/infectious-diseases-related-to-travel/malaria 查询预防药物。

疟疾疫苗

案例 81-2，问题 3： J. P. 能以接受疫苗免疫替代药物预防吗？

由于疫苗研制过程中遇到的技术难题和缺乏市场，目前尚无有效的抗疟疫苗可用[27]。随着恶性疟原虫成功离体培养、基因工程和单克隆抗体研究的进展，疫苗的研究已取得一些突破，但离批准上市还有很长的时间。疟原虫在其生命周期中经历了多相改变，每一阶段的虫体基因组均有明显差异，所表达的大量抗原也不同。疟疾疫苗的开发依赖于识别和鉴定这些抗原以及根据这些抗原产生的单克隆抗体。目前有十几种疟疾疫苗处于临床试验阶段。疟疾疫苗技术路线图（Malaria Vaccine Technology Roadmap）已由全球领先的卫生组织设计完成，旨在加速高效疫苗的研制。

案例 81-3

问题 1： C. S.，29 岁，女性，携带当地旅游诊所开具的处方来到社区药房购买甲氟喹。她自诉她将与一群女性朋友前往撒哈拉以南非洲旅游 6 周，由于有 1 个月要在户外活动，她很担心甲氟喹的不良反应。同时她也想知道关于疟疾预防的建议。她目前正在服用口服避孕药和复合维生素，并不了解药物的过敏反应。向 C. S. 提供关于甲氟喹和疟疾预防的指导。

应重点考虑患者的个体差异和药物的相关因素。基于 C.S. 的诉求，可建议她在旅行前 2.5~3 周开始服用甲氟喹，每周 1 次，每次服药时间相同[7]。甲氟喹在前 3 次服药期间便会出现主要的不良反应，这将有助于考察她对药物的耐受性。如不能耐受，可立即换药。

因为 C.S. 在旅行前便开始服用甲氟喹，持续用药至离开疫区后 4 周，所以任何的防疟策略都应强调药物预防依从性的重要性。应向 C.S. 告知个人防护措施包括住宿防护、驱虫剂的使用、保护性的衣服和蚊帐（参考表 81-2）。例如说，如果 C.S. 选择了含 DEET 的驱虫剂，应建议她将防晒霜和驱虫剂分开使用（而不是合用）。防晒霜的使用频次和每次用量均超过驱虫剂。有限的证据显示，在使用防晒霜之后再喷含 DEET 的驱虫剂会使防晒因子降低 1/3[22]。

阿米巴病

流行病学和死亡率

阿米巴病是肠道内原生动物溶组织内阿米巴引起的感染，可引起腹泻和阿米巴痢疾（图 81-2）。当寄生虫侵犯其他器官时会发生肠外感染，侵犯最多的器官是肝脏，常引起肝脓肿[28,29]。阿米巴病全球分布广泛，有超过 5 000 万患者，年死亡人数超过 10 万[30]。大多数患者均居住、前往或近期从阿米巴病流行地区移民过来，这些地区卫生条件差，主要是热带和亚热带的发展中国家。阿米巴病通过粪-口途径传播，包括人与人之间直接接触和摄入污染的食物和水[31]。危险因素包括卫生条件差、肛交性暴露和家庭成员与患者接触。绝大部分患者感染的是迪斯帕内阿米巴（*E. dispar*）（80%）或莫氏内阿米巴（*E. moshkovskii*），它们与溶组织内阿米巴（10%）的抗原不同，不会引起侵袭性疾病症状[32,33]。阿米巴病患者可无症状，或表现为结肠炎或痢疾。肠外损伤包括肝、肺、皮肤脓肿以及罕见的脑脓肿[28,29,31-33]。

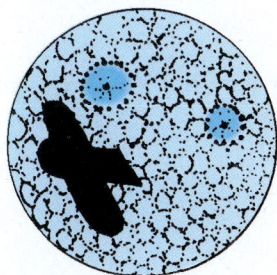

图 81-2 溶组织内阿米巴

生命周期

宿主摄入污染了阿米巴成熟包囊的水或食物可致感染。摄入的包囊在小肠腔内脱囊，产生八核滋养体，并移行至大肠（图 81-3）。滋养体以二元式分裂法生长繁殖。在非侵袭性感染中，滋养体停留在肠腔内。在侵袭性感染中，滋养体入侵肠黏膜并产生溃疡，引起阿米巴痢疾。滋养体可通过血流进入肝脏，罕有形成脑、肺和生殖器脓肿的病例。滋养体和包囊可通过感染者的粪便排出。滋养体在宿主体外不能生存，如果经口摄入会被胃液消化。包囊在室外可存活数日至数周，只有当温度超过 55℃ 或含高浓度氯的水才能杀灭[32,33,35]。

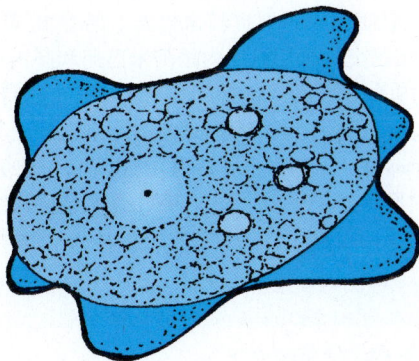

图 81-3 溶组织内阿米巴滋养体

阿米巴痢疾

诊断

案例 81-4

问题 1： B.W.，39 岁，近期从印度农村移民过来。因水样便 14 日，偶有便中带血，伴腹痛和发热送往急诊室。体格检查：体型消瘦男性，诉腹部不适，偶有恶心，血压 150/90mmHg，脉搏 90 次/min，体温 37.6℃。无黄疸或淋巴结肿大；腹部轻微膨隆，右下腹压痛；肝功能正常；大便隐血阳性；光镜检查发现大便有滋养体和包囊；结肠镜在肠黏膜上查见烧瓶形溃疡；溃疡组织活检显示为滋养体。大便标本的抗原检测证实存在溶组织内阿米巴。B.M. 有哪些临床表现支持阿米巴结肠炎的诊断？

阿米巴急性结肠炎患者可能出现潜血或水样便、腹痛、便秘、胃痛、发热、直肠出血（特别是儿童）、恶心和厌食[36-39]。患者体格检查显示为与重症结肠炎表现相一致的体温升高、心动过速与高血压。当患者出现潜血或水样便、腹痛、发热时，可疑诊为阿米巴痢疾。若腹泻超过 10 日，应进一步明确是否为肠外寄生虫感染[40]。几乎所有阿米巴结肠炎患者的大便血红素阳性。显微镜检查大便样本只能鉴别滋养体或包囊，并不能区分是否为溶组织内阿米巴还是其他阿米巴感染。需检测不同时期的 3 份大便样本，因为如果只检 1 份，可能漏检包囊。血清学检查无法确定是现症感染还是既往感染。目前有多种市售抗原检测试剂盒可用于区分大便中阿米巴原虫的类型，其特异性和灵敏度各不相同。B.W. 近期从流行国家移民过来，症状与阿米巴结肠炎相一致。B.W. 的大便抗原检查证实了阿米巴感染，可确诊为阿米巴病。

案例 81-4，问题 2： 治疗 B.W. 的市售药物有那些？何种治疗方案是首选？

如果明确鉴定出溶组织内阿米巴，需进行治疗。迪斯帕尔阿米巴感染无需治疗[36-38]。治疗围绕清除肠腔内滋养体和包囊进行。有两类药物可治疗 B.W. 的阿米巴病，一类为组织内杀阿米巴药，另一类为肠内抗阿米巴药。轻-中度、重度肠道或肠外症状的患者需先服用组织内杀阿米巴药，再服一定疗程的肠内抗阿米巴药。治疗 B.W. 的症状性阿米巴结肠炎需联用组织内杀阿米巴药和肠内抗阿米巴药。组织内杀阿米巴药包括硝基咪唑、硝唑尼特和氯喹。治愈率达 90% 的药物有 5-硝基咪唑、甲硝唑（Flagyl）和替硝唑（Tindamax）[29,39]。硝唑尼特有治疗效果但研究数据有限；氯喹对肠道感染无效。甲硝唑可清除肠道和组织的滋养体，但对肠内包囊无效。为根除定植，应序贯使用肠内抗

阿米巴药巴龙霉素、糠酸（在美国和加拿大未批准上市）和双碘喹啉。

B.W. 的阿米巴痢疾需每日 3 次口服或静脉滴注甲硝唑 750mg，连续 5～10 日[34]。替代方案为每日 1 次口服替硝唑 2g，其治疗持续时间更短，耐受性更好。甲硝唑常见的不良反应是恶心、金属味觉和腹部不适。应警示患者，在治疗期间及其后 72 小时内饮酒可能出现双硫仑样反应[42]。组织内杀阿米巴药治疗结束后，应序贯使用肠内抗阿米巴药，首选药物是巴龙霉素，需分 3 次口服 25～35mg/（kg·d），连续 5～10 日。二线药物是二氯尼特和双碘喹啉（参考表 81-3）[28]。巴龙霉素最常见的不良反应是腹痛/痉挛、恶心和腹泻。不能同时使用巴龙霉素和甲硝唑。

表 81-3

各型寄生虫感染的药物治疗[a]

药物的选择	剂量	不良反应	警示
阿米巴病			
无症状包括包囊携带者			
肠内抗阿米巴药			
巴龙霉素（首选药物）	成人和儿童：25～35mg/（kg·d）PO tid× 5～10 日	恶心、呕吐、腹泻和痉挛	胃肠道梗阻患者禁用 肾功能损伤患者慎用
双碘喹啉	成人：650mg PO tid×20 日 儿童：30～40mg/（kg·d）PO tid×20 日 （最大剂量 2g/d）	恶心、呕吐和头痛	可致视神经损伤，老年患者应避免使用
糠酸二氯尼特（未在美国上市）	成人：500mg PO tid×10 日 儿童：20mg/（kg·d）PO tid×10 日	腹部胀气、恶心和腹痛	
有症状或侵袭性肠道感染			
组织内杀阿米巴药			
甲硝唑	成人：750mg PO tid×5～10 日 儿童：35~50mg/（kg·d）PO tid×7～10 日	恶心、头痛、金属味觉、与酒精合用发生双硫仑样反应和腹部不适	早期妊娠妇女应避免使用
替硝唑	成人：2g PO qd×3 日 儿童：50mg/kg（最大剂量 2g）×3 日	金属味或苦味、厌食、恶心、呕吐、上腹部不适和疲劳	早期妊娠和哺乳期妇女禁用
序贯使用肠内抗阿米巴药：参考上述剂量			
阿米巴肝脓肿			
甲硝唑	成人：750mg PO/IV tid×5～10 日 儿童：35～50mg/（kg·d）tid×5～10 日	恶心、头痛、金属味觉、与酒精合用发生双硫仑反应、感觉异常	早期妊娠妇女应避免使用
替硝唑	成人：2g PO qd×3～5 日 儿童：50mg/kg（最大剂量 2g）×5 日	金属味或苦味、厌食、恶心、呕吐、上腹部不适和疲劳	早期妊娠和哺乳期妇女禁用

表 81-3

各型寄生虫感染的药物治疗ᵃ（续）

药物的选择	剂量	不良反应	警示
序贯使用肠内抗阿米巴药以根除肠道定植：参考上述剂量			
蛔虫病（蛔虫）			
阿苯达唑	成人和儿童：单次 400mg	恶心、呕吐、头痛、肝功能异常	妊娠期避免使用
甲苯达唑（已从美国退市）	成人和儿童：100mg bid PO×3 日 或 500mg PO 顿服 如需要可重复 3 周	头痛、腹泻、腹痛和头晕	妊娠期避免使用 肝病和炎症性肠病患者慎用
蛲虫病（蛲虫）			
甲苯达唑（已从美国退市）	成人和儿童：单次 100mg PO，2 周内重复	腹泻和腹痛	妊娠期避免使用 肝病和炎症性肠病患者慎用
噻嘧啶双羟萘酸盐	成人和儿童：单次 11mg/kg PO（最大剂量 1g），2 周内重复	恶心、呕吐、头痛、头晕、腹泻和腹部绞痛	妊娠期避免使用 肝病患者慎用
阿苯达唑	成人和儿童：单次 400mg PO；2 周内重复	恶心、呕吐、头痛和肝功能异常	妊娠期避免使用
丝虫病			
乙胺嗪	成人：第 1 日，50mg PO；第 2 日，50mg tid；第 3 日，100mg tid；第 4～14 日，6mg/（kg·d），分 3 次服用 儿童：第 1 日，25～50mg；第 2 日，25～50mg tid；第 3 日，50～100mg tid；第 4～14 日，6mg/（kg·d），分 3 次服用	严重的过敏或发热反应、胃肠道紊乱、罕有脑病	
阿苯达唑	400mg PO qd×10 日	恶心、呕吐、头痛和肝功能异常	妊娠期避免使用
吸虫病（吸虫）ᵇ			
吡喹酮	成人和儿童：40mg/（kg·d）PO 分 2 次，间隔 4 小时（埃及血吸虫，曼森氏裂体吸虫和刚果裂体吸虫） 60mg/（kg·d）PO 分 3 次，间隔 4 小时或分 2 次，间隔 6 小时（日本血吸虫和湄公河裂体吸虫）	不适、头痛、头晕、镇静状态、发热、腹痛	禁止与其他强效 CYP 酶诱导药（利福平）合用 眼囊尾蚴病患者禁用
蓝氏贾第鞭毛虫病			
甲硝唑	成人：250mg PO tid×5～7 日（与三餐同服） 儿童：15mg/（kg·d）PO tid×5～7 日	恶心、头痛、金属味觉、与酒精合用发生双硫仑反应	早期妊娠妇女应避免使用
替硝唑	成人：单次 2g PO 儿童：单次 50mg/kg	金属味或苦味、厌食、恶心、呕吐、上腹部不适和疲劳	早期妊娠和哺乳期妇女禁用

表 81-3

各型寄生虫感染的药物治疗ᵃ(续)

药物的选择	剂量	不良反应	警示
硝唑尼特	成人和儿童:>12 岁:500mg PO bid×3 日 儿童:<12 岁:7.5mg/kg bid×3 日	腹痛、腹泻、呕吐和头痛	肝和肾功能损伤患者慎用
巴龙霉素(早期妊娠首选)	成人:500mg PO tid×10 日 儿童:25mg/(kg·d)tid×10 日	恶心、呕吐、腹泻和痉挛	胃肠道梗阻患者禁用 肾功能损伤患者慎用
阿苯达唑	400mg PO qd×5 日	恶心、呕吐、头痛和肝功能异常	妊娠期避免使用
甲苯咪唑	200mg PO tid×5 日	头痛、腹泻、腹痛和头晕	妊娠期避免使用 肝病和炎症性肠病患者慎用
钩虫病			
甲苯达唑	成人和儿童:100mg PO bid×3 日 或单次 500mg PO	头痛、腹泻、腹痛和头晕	妊娠期避免使用 肝病和炎症性肠病患者慎用
阿苯达唑	单次 400mg PO	恶心、呕吐、头痛和肝功能异常	妊娠期避免使用
虱			
1%扑灭司林	使用指南参考表格 81-4	偶见过敏反应、轻微刺痛、红斑	对菊花过敏患者慎用 不推荐用于眉毛或睫毛
伊维菌素	成人和儿童:200μg/kg × 3 日,第 1、2、10 日	发热、瘙痒、淋巴结痛、头痛、关节痛、罕有低血压	严重哮喘患者慎用
利什曼病			
葡萄糖酸锑钠	成人:20mg/kg IV 或 IM×20~28 日 儿童:同成人	胃肠道症状、不适、头痛、关节痛、肌痛、贫血、中性粒细胞减少、血小板减少,心电图异常(ST 段及 T 波改变)	心脏病患者慎用 肾或肝功能损伤患者慎用
两性霉素 B 脂质体	免疫功能正常患者:3mg/(kg·d)(第 1~5、14 和 21 日)。如需要可重复 免疫缺陷患者:4mg/(kg·d)(第 1~5、10、17、24、31 和 38 日)。如果需要进一步治疗,请寻求建议	低血压、寒战、头痛、贫血、血小板减少、发热,血清肌酐升高	
疥疮			
5%扑灭司林	外用涂布全身 作用 8~14 小时后洗净药物(淋浴或坐浴)	皮疹、水肿、红斑	对菊花过敏患者慎用
疥疮的替代药物			
伊维菌素	成人:20μg/kg PO;2 周内重复	恶心、腹泻、头晕、眩晕、瘙痒	严重哮喘患者慎用
林旦	外部给药一次	不推荐用于妊娠妇女、婴儿以及大量皮肤破损的患者。当其他药物无效时作为二线治疗药物	美国儿科学会不推荐 只是二线治疗药物 因神经毒性被标注"黑框警告" 加州、英国和澳大利亚禁用

表 81-3

各型寄生虫感染的药物治疗ᵃ（续）

药物的选择	剂量	不良反应	警示
克罗米通（10%）	外用涂布全身，特别是褶皱处。可在 24 小时内重复涂抹。最后一次用药后 48 小时淋浴洗净	局部皮肤刺激	不能用于新生的渗出性皮肤。不可吞咽
绦虫ᶜ,ᵈ			
吡喹酮	成人和儿童：单次 5～10mg/kg PO	不适、头疼、眩晕、镇静状态、嗜酸粒细胞增多、发热	禁止与其他强效 CYP 酶诱导药（利福平）合用 眼囊尾蚴病患者禁用
棘球蚴囊ᵉ			
阿苯达唑	成人：400mg bid×8～30 日，如必要可重复 儿童：15mg/（kg·d）×28 日，如必要可重复（外科切除术可先于药物治疗）	腹泻、腹痛、罕有肝毒性、白细胞减少	妊娠期避免使用
滴虫病			
甲硝唑	成人：2g PO×1 日或 250mg PO tid×7 日 儿童：15mg/（kg·d）PO tid×7 日	恶心、头痛、金属味觉、与酒精产生双硫仑反应、感觉异常	早期妊娠妇女应避免使用

ᵃ 未列出疟疾的治疗和预防药物（可通过表 81-1 查询美国 CDC 和世界卫生组织提供的疟疾治疗指南以及治疗和预防药物）。

ᵇ 埃及血吸虫，曼森氏裂体吸虫，日本血吸虫，中华枝睾吸虫，卫氏肺吸虫。

ᶜ 超适应证使用治疗绦虫感染。治疗微小膜壳绦虫的剂量为单次 25mg/kg。

ᵈ 阔节裂头绦虫的替代治疗：成人，单次口服氯硝柳胺 2g；儿童，单次口服 50mg/kg（最大剂量 2g）。

ᵉ 细粒棘球绦虫、多房棘球绦虫。

Bid，每日 2 次；IM，肌内注射；IV，静脉滴注；PO，口服；qd，每日 1 次；tid，每日 3 次。

来源：Drug Facts and Comparisons. https://fco-factsandcomparisons-com. ezproxymcp. flo. org/action/home？ siteid = 5&reauth. St. Louis, MO：Wolters Kluwer Health, Inc. Accessed July 31, 2017

一项对阿米巴病确诊患者的研究表明，与单用甲硝唑相比，加用布拉氏酵母菌可减少患者的血性腹泻和增加对包囊的清除[43]。

应在治疗期间和治疗结束后 3 个月内密切关注 B. W. 的腹泻和腹痛是否改善。需检测不同时期的 3 份大便样本以确保包囊被完全清除[44]。

阿米巴包囊的携带者

案例 81-5

问题 1：M. A.，男性，56 岁，在多次前往东南亚以后，到家庭医师那里做常规检查。M. A. 目前无症状，但大便常规查见溶组织阿米巴包囊，M. A. 需要接受治疗吗？

M. A. 是无症状包囊携带者。包囊携带者通常不进展为侵袭性阿米巴病，感染有时可自愈[29]。非致病性的迪斯帕内阿米巴包囊携带者无需治疗，无症状的溶组织内阿米巴阳性患者需接受治疗以防止传染给他人[28,29]。

案例 81-5，问题 2：应使用何种药物治疗 M. A.？

推荐肠内抗阿米巴药治疗无症状阿米巴病患者。首选

药物是巴龙霉素，需分 3 次口服 25～35mg/（kg·d），连续 5～10 日，并与食物同服。也可推荐糠酸二氯尼特（未在美国上市）或双碘喹啉，但巴龙霉素有效率高于双碘喹啉[45]。为确认阿米巴感染得到根除，应当连续 3 个月每月检查 M. A. 的大便标本[44]。

肠外感染

案例 81-6

问题 1：M. M.，男性，26 岁，主诉右上腹痛、发热和寒战，急诊入院。体格检查显示，患者吸气困难伴有肩背部疼痛及腹部压痛。右肺底可闻及湿啰音。实验室检查显示，嗜中性白细胞增多、轻度贫血、碱性磷酸酶和丙氨酸氨基转移酶升高。血清学检查显示，内阿米巴属抗体滴度高。计算机断层扫描（computed tomography，CT）证实肝右叶脓肿。应如何治疗 M. M.？

少于 1% 的阿米巴病患者会发生肠外感染，其中肝脓肿最为常见。由于肠肝循环的存在，肝右叶是最常感染部位[38]。M. M. 的临床表现和实验室检查结果与肝脓肿一致。据报道大约只有 50% 的阿米巴肝脓肿患者会出现腹泻。阿米巴肝脓肿的首选治疗方案是连续 5～10 日使用甲

硝唑,并序贯使用肠内抗阿米巴药如巴龙霉素[37]。不推荐抽吸引流脓肿,除非药物治疗 4~5 日后仍无效,或出现继发性感染以及有迫近心包破裂的证据。治疗结束后,需使用超声密切监控 M. M. 的脓肿进展,病灶可能需长达 12 个月才会消退。肝脓肿的并发症包括腹腔穿孔、脓毒性休克或二重感染。肠和肝以外的感染非常罕见(<0.1%),感染累及脑或皮肤通常与阿米巴肝脓肿相关。由于这些感染的罕见性,目前无明确的治疗指南[36,37]。

妊娠妇女的治疗

案例 81-7

问题 1:S. W. ,女性,26 岁,来自苏丹的难民。因水样便、便中带血、腹部绞痛和发热 5 日入院。她目前妊娠 12 周,在到达美国的 4 周前未做产前保健。体格检查显示,体温 38℃,心率 80 次/min,血压 140/85mmHg。新鲜大便隐血和滋养体阳性。抗原检测证实存在溶组织内阿米巴。弯曲菌、沙门菌和志贺菌培养阴性。超声和 CT 扫描未见肝脓肿。医师诊断为肠阿米巴病。

应如何治疗 S. W. 的感染?基于她目前的情况,需要如何考虑?

S. W. 需接受肠内抗阿米巴药治疗。首选药物是甲硝唑,但她妊娠不足 3 个月。妊娠初期三个月应避免使用硝基咪唑类药物如甲硝唑和替硝唑。甲硝唑极易透过胎盘屏障,对胎儿的影响尚不明确[42]。S. W. 应使用巴龙霉素,每日 25~35mg/kg,分 3 次服用,连续 5~10 日。巴龙霉素是一种口服不吸收的氨基糖苷类药物,安全性极佳。该药最常见的不良反应是恶心、呕吐和腹部绞痛。为确保清除感染,应连续 3 个月检查 S. W. 的大便标本[36,37]。

如果 S. W. 的感染未被清除或进展为暴发性结肠炎或阿米巴肝脓肿,妊娠超过 3 个月后应使用组织内杀阿米巴药如甲硝唑,并序贯使用肠内抗阿米巴药如巴龙霉素或二线药物如双碘喹啉或糠酸二氯尼特。若选择双碘喹啉,其最常见的不良反应为头痛、恶心和呕吐。老年患者应特别关注视神经损伤,应当避免使用双碘喹啉。曾有超剂量使用出现周围神经病的报道。应选择糠酸二氯尼特,其最常见的不良反应是气胀,但它在美国未获批准上市[36]。

蓝氏贾第鞭毛虫病

流行率与传播

蓝氏贾第鞭毛虫病是由原生生物蓝氏贾第鞭毛虫(G. lamblia)引起的疾病,在全球多个地区流行。一般高发于卫生条件差、食用受污染的水或食物的发展中国家。虽然此病流行于亚洲、非洲或南美洲,但在美国是最常见的肠道寄生虫病[34,47]。生活在卫生条件差、经济落后的农村、与感染者接触或出国旅行的人群感染风险最高。该病好发于儿童和免疫功能低下的患者。患者临床表现多样,轻则出现自限性腹泻,重则出现慢性腹泻、腹部绞痛、排泄漂浮的疏松灰白色油状大便、疲劳、体重减轻和脂肪、乳糖、维 A

和维 B$_{12}$ 吸收不良[48]。严重感染可致小肠黏膜损伤。

生命周期

感染通过摄食被包囊污染的水和食物或通过粪-口途径传播。包囊在小肠内释放滋养体(每个包囊产生 2 个滋养体)[46]。滋养体在近端小肠腔内复制,并以自然状态存在或依靠腹吸盘附着于黏膜。滋养体移行至结肠时形成包囊,随粪便一并排出。包囊质地坚硬,在冷水或含氯环境中可存活数周(图 81-4)[47,49]。

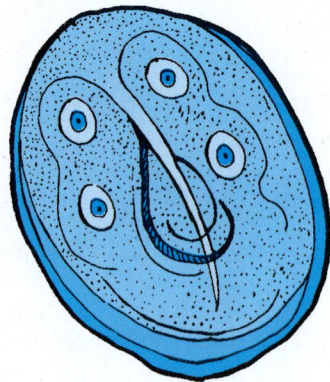

图 81-4　蓝氏贾第鞭毛虫包囊

诊断

体征和症状

案例 81-8

问题 1:P. C. ,女性,23 岁,参加完赞比亚一个传教旅行后于 1 周前返回美国,主诉腹泻、大便恶臭呈灰白色油状、腹部绞痛和疲劳就诊。P. C. 自诉腹泻、偶有便秘 2 个月。她在过去长达 1 年的旅行中曾偶发腹泻,但很快自愈,腹泻通常发生在湖里游完泳之后。出现腹泻后,她的体重减少了约 7.7kg。她否认大便内有血或黏液,且未出现发热。实验室检查结果如下:大便脂肪含量>12g(正常值 7g),全血细胞计数(complete blood counts,CBC)显示贫血伴血小板减少,维生素 B$_{12}$ 水平低。3 份不同的大便样本检查结果均显示蓝氏贾第鞭毛虫包囊阳性,抗原检测证实存在蓝氏贾第鞭毛虫。

P. C. 的哪些临床表现支持对蓝氏贾第鞭毛虫病的诊断?

感染蓝氏贾第鞭毛虫的患者可能无临床症状,表现为自限性腹泻,也可能出现慢性腹泻伴腹痛、黄色油状恶臭大便、腹胀、体重减少或气胀。慢性腹泻可能由脱水和脂肪、乳糖、维生素 A 和维生素 B$_{12}$ 吸收不良引起[47-50]。通常的潜伏期为摄入包囊后 6~15 日。即便只有 10 个包囊也会引起感染[51]。患者的体征和症状以及在大便内查见包囊或滋养体可确诊感染。因为只检测 1 份大便样本可能漏检包囊,所以推荐多次检测大便样本(至少 3 次)。ELISA 或直接荧光法检测大便样本的抗原较传统湿镜显微术更灵敏,可用于出现蓝氏贾第鞭毛虫病症状但多种检测包囊阴性的患者。由于症状表现相似,应排除细菌(沙门菌、志贺菌、弯曲菌)和病毒(轮状病毒、诺如病毒)感染的可能。蓝氏贾第鞭毛虫病和上述感染不同之处在于病程的时长(首次发病前隐匿 7～10 日)和体重的减轻[49]。

P. C. 曾在赞比亚进行传教工作,因此具有高感染风险。她可能摄食了受污染的食物和水,特别是她可能误饮了湖水。她的症状和慢性蓝氏贾第鞭毛虫病一致:恶臭油状大便、阵发性腹泻和便秘、疲劳和腹部绞痛。部分患者也会出现气胀。实验室检查结果符合吸收不良:大便脂肪含量大于 12g(正常大便脂肪含量<7g)[50];结果大于 7 意味着脂肪吸收不良导致脂肪泻[52]。慢性感染也可表现为贫血和低维生素 B_{12} 水平。P. C. 的 3 次大便样本检测均查见蓝氏贾第鞭毛虫包囊,抗原检测也证实存在蓝氏贾第鞭毛虫,因此确诊为蓝氏贾第鞭毛虫病。

案例 81-8,问题 2: P. C. 应如何治疗?

硝基咪唑类药物是 P. C. 贾第鞭毛虫病的首选治疗。甲硝唑 250mg,每日 3 次,连续 5～7 日,有效率为 52%～100%[53]。单剂替硝唑 2g,耐受性可能更好,因其疗程更短,有效率与甲硝唑相似。替代药物包括:硝唑尼特 500mg 口服每日 2 次,巴龙霉素 500mg 每日 3 次×10 日(早期妊娠首选),阿苯达唑 400mg 口服每日 1 次×5 日。奎纳克林[54]和呋喃唑酮[55]均有治疗效果,但美国尚未批准上市。

应建议 P. C. 养成良好的卫生习惯,花至少 20 秒的时间用肥皂和水洗手,以控制疾病传播[56]。腹泻通常在 1～2 日内缓解,10 日左右完全消退。吸收不良可能持续 4～8 周[53,25-60]。如果治疗失败,必须额外增加一个疗程。更高给药剂量或更长治疗时间可有效清除耐药株[49]。

蛲虫病

流行率

蛲虫病是由蛲虫引起的肠道感染,同时也是全球最常见的蠕虫感染。蛲虫病高发于学龄儿童(5～10 岁)、失去自理能力的人和家庭成员或保姆已患病的家庭。与其他蠕虫感染不同,各社会阶层群体均可患病。该病通过粪-口传播,儿童感染的主要原因是吮吸手指。当某一家庭成员感染蛲虫病后,该家庭所有成员均应给予治疗[61-63]。

生命周期

人类是蛲虫唯一的宿主。蛲虫在人肠道内只能存活约 4 周。蛲虫卵通过脏手抓挠肛周、接触污染的食物或水入口。共用污染的衣服或床单可在人与人之间传播。蛲虫卵被摄入后,在小肠(十二指肠)孵育成幼虫,幼虫迁行至大肠并经 2 次蜕皮后发育为成虫(图 81-5)。蛲虫在回肠交配,其后雄虫死亡并随大便排出。雌虫受孕后定植于大肠和盲肠。因虫卵成熟依赖于氧,雌虫会在夜间迁行至直肠和肛门,并释放约 11 000 个虫卵。虫卵沉积于肛周皮肤后可出现剧烈的瘙痒[64,65]。

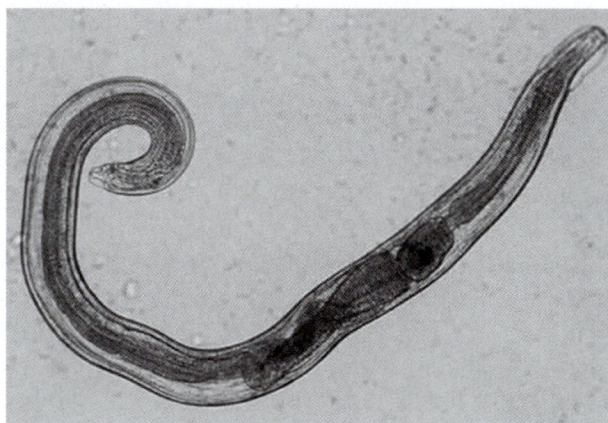

图 81-5　成熟雄性蛲虫。[来源:Centers for Disease Control and Prevention(CDC)-DpDx-Laboratory Identification of Parasitic Diseases of Public Concern. *Taeniasis* Image Gallery. https://www.cdc.gov/dpdx/enterobiasis/index.html. Accessed July 31,2017.]

体征和症状

案例 81-9

问题 1: N. D. ,5 岁,男孩,被他妈妈带去看儿科医师。他妈妈告诉医师 N. D. 已连续多日抓挠肛周。剧烈的瘙痒让他整夜无眠,并且很容易被激怒。N. D. 身高约 114cm,体重 19kg。利用透明胶纸粘贴法发现肛周有蛲虫卵。N. D. 的那些体征和症状可用于确诊蛲虫病?

蛲虫感染患者可无症状或只出现轻微的症状;最常见的症状是虫卵沉积于肛周引起的夜间肛周瘙痒和抓挠。抓挠皮肤可导致继发性细菌感染和睡眠障碍。重症感染者可出现腹痛、食欲减退和失眠。蛲虫感染罕有严重的并发症,但可引起排尿困难、阑尾炎或阴道感染[66,67]。

N. D. 表现为肛周瘙痒、失眠,"透明胶纸粘贴法"也显示蛲虫卵阳性,提示蛲虫感染。

案例 81-9,问题 2: N. D. 应该如何治疗?他的父母有必要治疗吗?

治疗蛲虫感染有 3 种不同的药物——阿苯达唑、双羟萘酸噻吩嘧啶(非处方药)和甲苯达唑(美国尚未批准上市)。N. D. 可接受单次阿苯达唑 400mg 或双羟萘酸噻吩嘧啶 11mg/kg(最大剂量 1g),并在 2 周内重复一剂。甲苯达唑目前未在美国上市,但可从国外购买。甲苯达唑可单次给药 100mg,并在 2 周内重复一剂。

阿苯达唑和甲苯达唑是广谱抗蠕虫药物,可选择性作用于蛲虫肠细胞的微管,通过耗竭糖原而杀灭蛲虫[68,69]。阿苯达唑是治疗蛲虫病的首选药物,治愈率超过 90%。阿苯达唑和甲苯达唑的人体耐受性较好,最常见不良反应为腹痛。双羟萘酸噻吩嘧啶作为去极化的神经肌肉阻滞剂,可使成虫瘫痪并在排卵前随大便排出[69]。它最常见的不良反应是恶心和呕吐。液体制剂在使用前需震摇,可与果汁或牛奶同服。

N. D. 家庭内所有成员均需同时治疗。其他预防方法包括餐前便后认真洗手、勤剪指甲、用热水勤洗床单和内衣[66]。

绦虫病

概述

肠绦虫(绦虫)属于环节动物;成虫主要寄生于胃肠道,而幼虫可寄生于任何器官[70]。致人感染的种类有:牛肉绦虫、猪肉绦虫、阔节裂头绦虫、亚洲带绦虫和微小膜壳绦虫。人因食用生的或未煮熟的肉(猪肉或牛肉)或鱼肉而感染绦虫[71]。

绦虫依靠其首段,即头节,附着于肠黏膜[70-72]。头节的顶部称为顶突,部分长有小钩。绦虫颈节较短,后方长有节片。节片成熟后形成链状体节,使绦虫外形呈带状。体节的长度因绦虫的种类而异(牛肉绦虫共有节片2 000多片)。通过肉眼无法区分不同种类绦虫的妊娠节片。明确绦虫的种类需检查头节、节片和卵。

绦虫通过吸盘直接从宿主摄取营养物质,但不侵犯组织黏膜或吸血;因此通常无症状或症状轻微[71]。典型症状包括胃肠道症状、轻度嗜酸性粒细胞增多和IgE水平升高。猪肉绦虫感染可致囊尾蚴病;神经囊尾蚴病是其中最严重的一种类型,常累及中枢神经系统。因此,积极治疗所有种类的绦虫感染至关重要。

生命周期

人是牛肉绦虫和猪肉绦虫唯一的终宿主。牛或猪因食用被虫卵污染的植物或含孕节的大便而感染。虫卵孵出后将侵犯肠壁,最终在肌肉组织中发育为囊尾蚴。人因食用生的或未煮熟的肉而感染。囊尾蚴在人体内能够存活数年,可在小肠内经2个月发育为成虫。成虫不断地长出节片,节片成熟后变得质地坚硬,并从虫体脱落。脱落的节片随后移行至肛门或随大便排出[73]。

流行病学

据估计全球约1.7亿~2亿人感染绦虫[71]。猪肉绦虫感染遍及全球所有养猪的国家,但最常流行于拉丁美洲、撒哈拉以南非洲、中国、印度和东南亚[70-71]。牛肉绦虫感染常见于食用生的或未煮熟牛肉的国家,最常流行于欧洲东部、俄罗斯、东非、拉丁美洲、印度尼西亚和中国[73]。发展中国家的农村和卫生条件差、经济落后的地区发病风险最高[74]。工业国家的绝大部分神经囊尾蚴病例主要见于来自绦虫病流行国家的难民、移民或旅行者。

囊尾蚴病

囊尾蚴病由猪肉绦虫的幼虫包囊引起。幼虫会迁行至体内各处,如肌肉、脑、皮下组织或眼。神经囊尾蚴病是发生在中枢神经系统的感染,它引起了全球1/3的获得性癫痫[75]。患者的体征和症状因包囊所处的位置而异。寄生在肌肉的包囊除了引起皮下包块,可能不会引起其他临床表现。沉积于眼部的包囊会引起飞蚊症或视力模糊[76]。神经囊尾蚴病的临床表现取决于包囊的位置和数量;症状包括癫痫发作、局灶性神经功能缺损、认知能力下降和颅内压升高[76,77]。

临床表现和影像学手段如MRI和CT可用于对神经囊

尾蚴病的诊断[74]。治疗因人而异,应基于囊尾蚴的大小、位置和分期调整治疗方案。治疗药物包括驱虫剂如吡喹酮和/或阿苯达唑。经常联用皮质类固醇和抗癫痫药以控制癫痫发作和虫体死亡引起的炎症反应。许多患者可能需要手术治疗[77-80]。

牛肉绦虫和猪肉绦虫

体征和症状

案例81-10

问题1:L. D.,28岁的传教士,在埃塞俄比亚生活了12周后于近期返回美国,他因肛周瘙痒和弥漫性腹部不适(主要是绞痛)就诊。他没有发热和轻度腹泻的症状,但他自述曾看见大便中有"活动的大米状物体"。实验室检查显示嗜酸性粒细胞计数和IgE水平轻度升高。肛周透明胶纸法检查和几日内3次大便化验结果均查见牛肉绦虫。

L. D. 的症状符合牛肉绦虫感染吗?如何区分感染的类型?

绦虫感染患者可表现出一系列的症状。许多患者没有症状,但如果有,通常都较轻。症状包括腹痛、痉挛、气胀、便秘、恶心、呕吐、头痛、维生素缺乏或体重减轻。更严重的症状包括阑尾炎和胰腺炎。病人可能报告大便中有绦虫节片。由于成虫具有免疫原性,部分患者可能出现嗜酸性粒细胞计数和IgE水平升高[72]。

无法通过肉眼区分牛肉绦虫和猪肉绦虫的虫卵。检查头节(罕有病例)和孕节可明确绦虫的种类。感染2~3个月之后,才能从大便检测出虫卵和节片。美国CDC推荐检测不同时期的3份大便样本以明确诊断。猪肉绦虫头节的特点是头节张有4个吸盘,顶突张有2排小钩(图81-6)[72,81,82]。牛肉绦虫头节张有4个吸盘但无顶突或小钩(图81-7)[81]。生物分子分析较大便镜检可更准确地区分绦虫的种类,但前者仅在研究型实验室才有[82]。

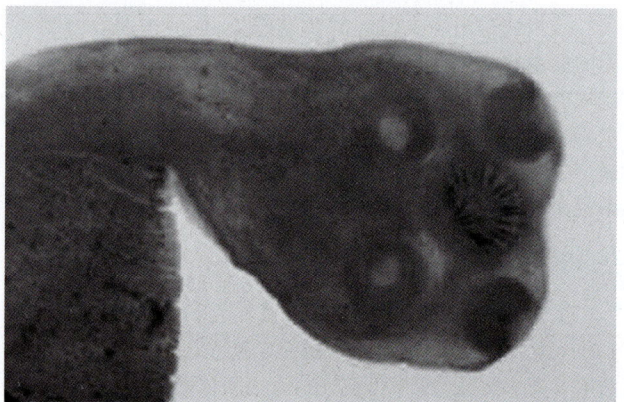

图81-6　猪肉绦虫头节。[来源:Centers for Disease Control and Prevention(CDC)-DpDx-Laboratory Identification of Parasitic Diseases of Public Concern. *Taeniasis* Image Gallery. https://www.cdc.gov/dpdx/enterobiasis/index.html. Accessed July 31,2017.]

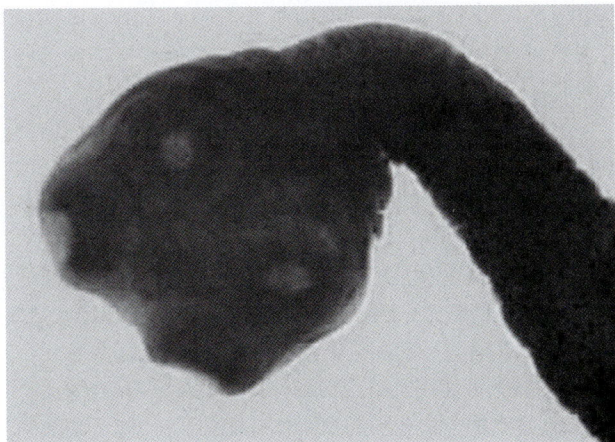

图 81-7　牛肉绦虫头节。[来源：Centers for Disease Control and Prevention（CDC）-DpDx-Laboratory Identification of Parasitic Diseases of Public Concern. *Taeniasis* Image Gallery. https://www.cdc.gov/dpdx/enterobiasis/index.html. Accessed July 31, 2017.]

案例 81-10，问题 2： L. D. 应怎样治疗和进行疗效评价？

牛肉绦虫和猪肉绦虫感染的治疗均首选吡喹酮 5~10mg/kg，一次顿服[83]。吡喹酮可以杀灭成虫，但对虫卵无作用。典型的不良反应包括全身乏力、头痛、眩晕、腹部不适和罕见的荨麻疹。L. D. 应被告知在进食时整片以水和食物一起吞服。药物的苦味可引起 L. D. 作呕或呕吐，因此建议整片迅速吞服。由于不能达到足够的血药浓度，禁止吡喹酮与强效 CYP 450 酶诱导药如利福平同服。L. D. 应被告知在服药当日和第二日不能驾驶汽车或操作重型机械。吡喹酮对牛肉绦虫和猪肉绦虫感染的治愈率高（高达 98%）[84]。

替代药物可用氯硝柳胺，成人单次口服 2g，儿童 50mg/kg。氯硝柳胺在美国没有市售的人用制剂。硝唑尼特曾成功治愈感染牛肉绦虫，同时对吡喹酮和氯硝柳胺耐药的患者[71]。无论何种治疗方案，均需在治疗后第 1 和第 3 个月检测大便中的虫卵以确认感染得到根除。

推荐通过清肠获取头节来鉴别绦虫的种类[71]。目前有 2 种方案供选择：一种是在治疗前服用聚乙二醇电解质，另一种是服用驱虫剂 2 个小时内给予蓖麻油或硫酸镁溶液。绦虫及其节片会在 6~12 小时内随粪便排出。应告知患者收集 72 小时内的大便以获取绦虫的节片。

虱病

流行率

虱病（虱感染）可由头虱（图 81-8）、体虱或者阴虱引起。虱感染仍然是全球面临的主要问题，社会各阶层群体均可发生虱病[85]。据估计在美国治疗头虱的花费可能超过 10 亿美元[86]。

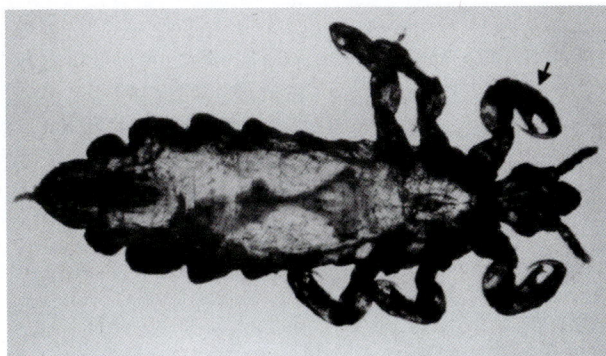

图 81-8　头虱

生命周期

头虱和体虱具有相似的生命周期，只是寄殖地不同。虱的生命周期分为 3 个阶段：虫卵、幼虫和成虫。雌虱受精后产卵（长达 10 日），卵黏附在头发或者衣服的缝隙中。卵（图 81-9）经 7~10 日的发育成幼虫，再经过 3 次蜕皮进化为成虫。虱通过向宿主注入少量唾液吸食人血为生；不吸血虱将死亡。虱用头部中间的口锥刺破宿主皮肤，并利用吻突上的环状牙齿吸附。虽然在眉毛、睫毛和腋毛均可发现阴虱，但它们主要寄生在阴毛[85,87-89]。

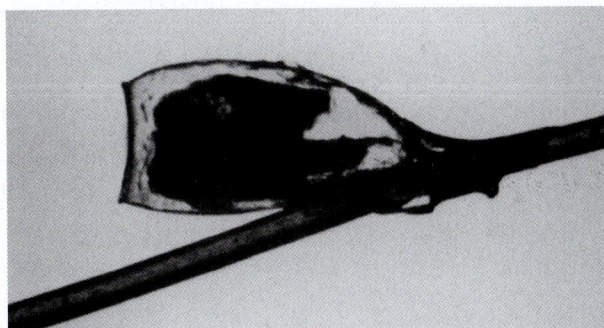

图 81-9　发丝上的虱卵

流行病学

头虱高发于 3~12 岁学龄儿童及其家人。由于毛发质地不同，非洲裔美国人少有感染。据估计美国头虱感染的总人数高达 1 200 万[90]。体虱在衣服上产卵，头虱和阴虱则在发根处产卵。头虱和体虱通过身体和衣物的接触在宿主间传播，但阴虱通过性接触传播。

体征和症状

案例 81-11

问题 1： W. L.，男性，30 岁，流落街头的无家可归者，因全身剧烈瘙痒就诊。体格检查显示脓疱型皮损遍及全身。皮肤增厚，且躯干中部脱色。分诊护士诉 W. L. "全身长满了虱子"。

W. L. 的症状为什么与虱感染一致？

头虱和体虱感染的患者最常见的症状是头皮、耳、颈和身体其他部位的瘙痒。慢性虱病可能引起色素过度沉着和皮肤增厚,常见于腰、腹股沟和大腿上部区域("流浪者病")。重度虱病引起的顽固性瘙痒和抓挠可致毛囊炎、出血性斑疹或丘疹、继发性细菌感染[85-91]。而在校儿童多为头虱感染,可能仅有头皮、耳和颈部的轻度瘙痒[92]。

治疗

案例 81-11,问题 2: 应如何治疗 W. L. 头部、身体和生殖器区域的虱感染?

W. L. 应同时治疗细菌性脓疱和虱病。治疗成人和儿童头虱的一线药物是 1% 扑灭司林液。替代药物可用 0.5% 马拉硫磷洗液和 0.33% 除虫菊酯加 4% 胡椒基丁醚。近来有研究表明不同的外用药物效果可能不同。英国已有对 0.5% 马拉硫磷洗液耐药的头虱报道。美国上市的洗液配方中含有松油醇、双戊烯和松针油,这可能是造成美国耐药

性迟发的原因[86,93]。林旦因神经毒性而被美国食品药品管理局(FDA)批准为二线药物,只有当其他替代药物治疗失败时才可使用(表 81-4)[86]。

用热水洗浴或洗衣服可清除体虱。因 W. L. 感染严重,应同时外用灭虱药。治疗头虱的药物也可用于体虱,治疗应在 7~10 日内重复一次[85,94]。口服药物如伊维菌素虽未经 FDA 批准,但有证据显示其对难治性虱病更有效[95]。阴虱的一线治疗药物是 1% 扑灭司林液或除虫菊酯加胡椒基丁醚。替代治疗方案包括 0.5% 马拉硫磷洗液作用 8~12 小时或伊维菌素 250μg/kg,并在 14 日内重复一次[96]。W. L. 的瘙痒可使用抗组胺药和外用低效激素对症治疗。

"天然产物"如白千层属灌木加薰衣草油、椰子油加茴香油、茶树油、凡士林洗发水、蛋黄酱和丝塔芙都曾用于虱感染的治疗[97,98],但均未被 FDA 批准,且未被证明效果更佳。使用细齿梳人工去虱虽然繁琐但很有必要,因为不是所有的灭虱药都能 100% 杀灭虱卵。据报道,在梳头前应用醋制品 3 分钟,可使"除虱"更容易[86]。

表 81-4

治疗头虱的非处方和处方药

非处方药[a,b]	
药物	**使用说明**
1% 扑灭司林	先用不含护发素的洗发水洗头,趁头发未干时使用扑灭司林。作用 10 分钟后再用水洗净 如查见活虱,需在 7~10 天内重复一次(在第 9 天重复用药最佳) 替代治疗时间表:0、7 和 13~15 天 护发素和含硅制品可减少扑灭司林残留
除虫菊酯加胡椒基丁醚 (有市售的摩丝和洗发水)	用于干燥的头发,持续作用 10 分钟再用水洗净 重复治疗的时间表与扑灭司林相同 因发生明显的耐药,治疗效果下降
处方药	
0.5% 马拉硫磷洗液	用于干燥的头发,让其自由风干,作用 8~12 小时后再用水洗净 如查见活虱,需在 7~9 天内重复一次 因含有酒精而高度易燃。应告知患者裸露头发自由风干-当头发还潮湿时,不能使用吹风机、卷发熨斗或平板熨斗 英国已发现耐药。目前美国的制剂处方不同于英国,耐药率少于英国
5% 苄醇	用足够量的洗液至干燥的头发以饱和头皮和所有头发 需作用 10 分钟再用水洗净 重复治疗过程与扑灭司林相同
0.9% 多杀菌素悬浮液	用于干燥的头发以饱和头皮和发根(可能需要整瓶洗液)。需作用 10 分钟再用水洗净 如查见活虱,需在 7 天内重复一次
0.5% 伊维菌素洗液	用于干燥的头发和头皮,作用 10 分钟再用水洗净。只需使用一次

[a] 所有外用药均需在水槽用热水洗净-而不能淋浴或在浴缸洗浴以减少皮肤暴露。
[b] 使用坚硬的细齿梳可除去头发上的虱。
有多种治疗头虱的药物。未持续使用或未遵照指南使用可能引起耐药或治疗失败。
来源:Devore CD,Schutze GE. The Council on school health and committee on infectious diseases. Head lice. *Pediatrics*. 2015;135(5):e1355-e1365;Centers for Disease Control and Prevention(CDC)Head Lice Treatment. http://www.cdc.gov/parasites/lice/head/treatment.html. Accessed July 31,2015.

凡士林

为清除 W. L. 眼睑和睫毛上的虱，可使用眼科用凡士林软膏[89]。每日 2~4 次用棉签将凡士林涂在睫毛和眼睑上。这种方法可使虱窒息或者将它们从体表清除。普通的凡士林会刺激 W. L. 的眼睛。

去污染措施

虱病的治疗应当包括彻底的去污染以避免再感染。衣服、床单等私人物品应使用温度高于 50.4℃ 的热水烫洗，并在此温度下干燥[86]。不能水洗的物品可干洗或置于塑料袋内存放 2 周。应使用吸尘器清扫家具和地毯；不推荐喷洒灭虱药。应使用热水浸泡发刷、梳子和其他塑料制品[99]。虱在单位和学校的出没仍是问题，在每日开始新的工作和学习前将个人外层衣饰（外套、帽子、领带）放置于自己的塑料袋内隔离，该措施可显著减少虱的再感染。

疥疮

流行率

疥疮是由雌性疥螨引起的传染性皮肤病。疥螨感染遍及全球，社会各阶层群体均可发生。疥疮通过皮肤密切接触传播[96]。结痂性疥疮常见于免疫功能缺陷者，是更严重的一种疥疮，具有高度传染性。养老院和监狱等机构常有疥疮感染暴发[100]。典型临床表现为丘疹样皮疹伴剧烈瘙痒。具有厚痂皮的结痂性疥疮含有大量的疥螨和虫卵。

生命周期

成年雌虫在宿主的皮肤上挖洞并存放虫卵和粪便。卵经孵育后长成幼虫，最终发育为成虫。雌虫可存活长达 6 周，每日可产 2~4 个虫卵。皮损的典型表现是由于疥螨挖洞和排泄物引起的超敏反应。皮损部位通常见于手指间隙、手腕、肘部、臀部和生殖器[101-103]。

治疗

案例 81-12

问题 1：G. P. ，26 岁，疗养院工作的护士。因双手掌跖部瘙痒性丘疹伴有抓痕，去看家庭医师。疗养院的几名患者和护士，以及她 5 岁的儿子都有与她相似的症状。皮肤刮片法查见她手指间隙有洞穴。显微镜检查发现疥螨虫卵及其粪便。

G. P. 和她的家人应如何治疗？治疗同时应进行哪些特别的说明和指导？

目前有多种疥疮治疗药物。2 个月及以上的患儿首选 5% 扑灭司林乳膏[102]。将其涂布于从颈部到脚趾的全身皮肤，只需薄薄一层，8~14 小时后再用水洗净。虽然伊维菌素未被 FDA 批准，但可作为一线药物，可单次口服伊维菌素 200mg/kg，并在 2 周内重复一次。因其杀螨效果有限，需

重复给药一次[104]。不推荐伊维菌素用于 5 岁以下、体重低于 15kg 的儿童、妊娠妇女或哺乳期妇女[102]。鉴于已经报道的毒副作用，林旦只作为二线药物[105]。如果一线药物耐药或治疗失败，才可使用林旦。

疥螨首次感染几个星期后才会出现症状。应治疗患者的性伴侣或与患者长期接触的个体[96]。家庭内的所有成员均需同时治疗以防止再感染。症状可持续 2 周，如果超过 2 周，则需评估是否治疗失败。

应对 G. P. 进行除药物之外的其他治疗措施教育。所有床单和衣服均需使用 60℃ 的热水烫洗，并高温干燥或干洗。因疥螨离开人皮肤超过 72 小时会死亡，可将不能水洗的物品，如毛绒玩具，置于密封的塑料袋内存放 48~72 小时[96,106]。不推荐对居住区域进行熏蒸。

（刘职瑞 译，刘芳 校，夏培元 审）

参考文献

1. World Health Organization (WHO). International travel and health. Geneva, Switzerland: World Health Organization; 2015.
2. Deye GA, Magill AJ. Malaria: epidemiology and risk to the traveler. In: Keystone JS et al, eds. Travel Medicine 3rd ed. Philadelphia, PA: Saunders Elsevier; 2013:135–142.
3. World Tourism Organization. UNWTO World Tourism Barometer. January 2011. http://www2.unwto.org/publication/unwto-annual-report-2011
4. Centers for Disease Control and Prevention (CDC). Malaria and Travelers. http://www.cdc.gov/malaria/travelers/index.html. Accessed December 29, 2015.
5. Arguin PM, Tan KR. Malaria. In: Centers for Disease Control and Prevention. Health Information for international travel; 2016:236–255.
6. Maguire JD et al. Chloroquine-resistant Plasmodium malariae in south Sumatra, Indonesia. Lancet. 2002;360(9326):58–60.
7. Schlagenhauf P, Kain KC. Malaria chemoprophylaxis. In: Keystone JS et al, eds. Travel Medicine. 3rd ed. Philadelphia, PA: Saunders Elsevier; 2013:143–162.
8. Mendelson M. Approach to the patient with malaria. In: Keystone JS et al, eds. Travel Medicine. 3rd ed. Philadelphia, PA: Saunders Elsevier; 2013:173–177.
9. Genton B, D'Acremont V. Clinical features of malaria in returning travelers and migrants. In: Schlagenhauf-Lawlor P, ed. Travellers' Malaria. Hamilton, Ontario: Decker; 2001:371–402.
10. Kain KC, Keystone JS. Malaria in travelers. Epidemiology, disease and prevention. Infect Dis Clin North Am. 1998;12:267–284.
11. Baird JK, Hoffman SL. Prevention of malaria in travelers. Med Clin North Am. 1999;83:923–944.
12. Mali S et al. Malaria surveillance-United States, 2010. MMWR Surveill Summ. 2012;61(2):1–17.
13. Leder K et al. Illness in travelers visiting friends and relatives: a review of the GeoSentinel Surveillance Network. Clin Infect Dis. 2006;43(9):1185–1193.
14. Centers for Disease Control and Prevention Treatment Guidelines. Guidelines for Treatment of Malaria in the United States. http://www.cdc.gov/malaria/resources/pdf/treatmenttable.pdf. Accessed December 29, 2015.
15. World Health Organization (WHO). Guidelines for the Treatment of Malaria. 3rd ed. 2015. http://apps.who.int/iris/bitstream/10665/162441/1/9789241549127_eng.pdf?ua=1&ua=1pdf. Accessed March 13, 2016.
16. International Travel and Health. Geneva, Switzerland: WHO; 2010.
17. Centers for Disease Control and Prevention (CDC). Drugs used in the prophylaxis of malaria. http://wwwnc.cdc.gov/travel/yellowbook/2016/infectious-diseases-related-to-travel/malaria#4661. Accessed December 29, 2015.
18. Youngster I, Barnett ED. Interactions Among Travel Vaccine & Drugs. In: Centers for Disease Control and Prevention. CDC Health Information for International Travel 2016. New York, NY: Oxford University Press; 2016:54–57.
19. Goodyer LI, Gibbs J. Medical supplies for travellers to developing countries. J Travel Med. 2004;11:208–212.
20. Centers for Disease Control and Prevention (CDC). Counterfeit and Substandard Antimalarial drugs: Information for Travelers: http://www.cdc.gov/malaria/travelers/counterfeit_drugs.html. Accessed December 29, 2015.
21. Fradin MS. Insect protection. In: Keystone JS et al, eds. Travel Medicine. 3rd ed. Philadelphia, PA: Saunders Elsevier; 2013:51–61.

22. Nasci RS et al. Protection against mosquitoes, ticks, & other arthropods. In: Centers for Disease Control and Prevention. CDC Health Information for International Travel 2016. New York, NY: Oxford University Press; 2016:94–99.

23. Grobusch MP. Self-Diagnosis and Self-Treatment of Malaria by the Traveler. In: Keystone JS et al, eds. *Travel Medicine*. 3rd ed. Philadelphia, PA: Elsevier Saunders; 2013.

24. World Health Organization (WHO). Development of recommendations for the protection of short-stay travellers to malaria-endemic areas: memorandum from two WHO Meetings. *Bull World Health Organ*. 1988;66:177–196.

25. World Health Organization (WHO). Malaria. In: World Health Organization. International travel and health: situation as on 1 January 2002. Geneva, Switzerland: World Health Organization; 2002:130–148.

26. Centers for Disease Control and Prevention (CDC). CDC Health Information for International Travel 2016. New York, NY: Oxford University Press; 2016.

27. Centers for Disease Control and Prevention (CDC). Malaria Vaccine. http://www.cdc.gov/malaria/malaria_worldwide/reduction/vaccine.html. Accessed December 29, 2015.

28. Bercu TE et al. Amebic colitis: new insights into pathogenesis and treatment. *Curr Gastroenterol Rep*. 2007;9(5):429–433.

29. Choudhuri G, Rangan M. Ambeic infections in humans. *Indian J Gastroenterol*. 2012;31(4):153–162.

30. Gunther J et al. Amebiasis-related mortality among United States residents, 1990–2007. *Am J Trop Med Hyg*. 2011;85(6):1038–1040.

31. World Health Organization (WHO). International Travel and Health. Amoebiasis. www.who.int/ith/diseases/amoebiasis/en. Accessed May 7, 2015.

32. Petri WA, Jr, Haque R. Entamoeba species, including amebiasis. In: Mandell GL et al, eds. *Mandell, Douglas, and Bennett's Principles and Practice of Infectious Diseases*. 7th ed. Philadelphia, PA: Churchill Livingstone; 2010:3411.

33. Petri WA Jr, Singh U. Enteric amebiasis. In: Guerrant RL et al, eds. *Tropical Infectious Diseases: Principles, Pathogens, & Practice*. 2nd ed. Philadelphia, PA: Churchill Livingstone; 2006:967.

34. Ross AG et al. Enteropathogens and chronic illness in returning travelers. *N Engl J Med*. 2013;368:1817–1825.

35. Centers for Disease Control and Prevention (CDC). DPDx-Amebiasis Life Cycle. www.cdc.gov/dpdx/amebiasis. Accessed June 17, 2015.

36. Stanley S. Amebiasis. *Lancet*. 2003;361(9362):1025–1034.

37. Pritt BS, Clark CG. Amebiasis. *Mayo Clinic Proc*. 2008;83(10):1154–1159.

38. Ximenez C et al. Noveleities in amebiasis: a neglected tropical disease. *J Global Infect Dis*. 2011;3(2):166–174.

39. Haque R et al. Amebisis. *N Engl J Med*. 2003;348(16):1565–1573.

40. Ryan ET et al. Case 20-2011: a 30-year-old man with diarrhea after trip to the Dominican Republic. *N Engl J Med*. 2011;364(26):2536–2541.

41. Amebiasis (Amebic Dysentery). Disease Management and Investigative Guidelines. Kansas Disease Investigation Guidelines; 2009. http://www.kdheks.gov/epi/Investigation_Guidelines/Amebiasis_Investigation_Guideline.pdf. Accessed June 18, 2015.

42. *Product Information: FLAGYL(R) Oral Tablets, Metronidazole Oral Tablets*. New York, NY: G.D. Searle (per FDA); 2013.

43. Dinleyici EC et al. Clinical efficacy of Saccharomyces boulardii and metronidazole compared to metronidazole in children with acute bloody diarrhea caused by amebiasis: a prospective, randomized open-label study. *Am J Trop Med Hyg*. 2009;80(6):953–955.

44. Wolfe MS; Nondysenteric intestinal amebiasis. Treatment with diloxanide furoate. *JAMA*. 1973;224(12):1601–1604.

45. Blessmann J, Tannich E. Treatment of asymptomatic intestinal *Entamoeba histolytica* infection. *N Engl J Med*. 2002;347(17):1384.

46. Centers for Disease Control and Prevention (CDC). Giardia. Pathogen and Environment. http://www.cdc.gov/parasites/giardia/pathogen.html. Accessed June 30, 2015.

47. Escobeda AA et al. Giardiasis: the ever present threat of a neglected tropical disease. *Infect Disord Drug Targets*. 2010;10(5):329–348.

48. Centers for Disease Control and Prevention (CDC). Giardia. Illness and Symptoms. www.cdc.gov/parasites/giardia/illness.html. Accessed May 7, 2015.

49. Gardner TB, Hill DR. Treatment of giardia. *Clin Microbiol Rev*. 2001;14(1):114–128.

50. Ryan ET et al. Case 38-2011: a 34-year-old man with diarrhea and weakness. *N Engl J Med*. 2011;365(24):2306–2316.

51. Hawrelak J. Giardiasis: pathophysiology and management. *Altern Med Rev*. 2003;8(2):129–142.

52. MedLine Plus. US National Library of Medicine. Fecal Fat. http://www.nlm.nih.gov/medlineplus/ency/article/003588.htm. Accessed July 6, 2015.

53. Escobedo AA, Cimerman S. Giardiasis: a pharmacotherapy review. *Expert Opin Pharmacother*. 2007;8(12):1885–1902.

54. Quinacrine. FDA Uses. Micromedex 2015. Greenwood Village, CO: Truven Health Analytics. http://www.micromedexsolutions.com.ezproxymcp

55. Furazolidone. FDA Uses. Micromedex 2015. Greenwood Village, CO: Truven Health Analytics. http://www.micromedexsolutions.com.ezproxymcp.flo.org/micromedex2/librarian/PFDefaultActionId/evidencexpert.DoIntegratedSearch#. Accessed August 1, 2017.

56. Centers for Disease Control and Prevention (CDC). Parasites-Giardia. Prevention and Control. http://www.cdc.gov/parasites/giardia/prevention-control.html. Accessed July 10, 2015.

57. Hill DR, Nash TE. Intestinal flagellate and ciliate infections. In: Guerrant RL et al, eds. *Tropical Infectious Diseases: Principles, Pathogens, & Practice*. 2nd ed. Philadelphia, PA: Churchill Livingstone; 2006:984.

58. Hill DR. Giardia lamblia. In: Mandell GL et al, eds. *Mandell, Douglas, and Bennett's Principles and Practice of Infectious Diseases*. 7th ed. Philadelphia, PA: Churchill Livingstone; 2010:3527.

59. Farthing MJ. Treatment options for eradication of intestinal protozoa. *Nat Clin Pract Gastroenterol Hepatol*. 2006;3:436.

60. Ratanapo S et al. Multiple modes of transmission of giardiasis in primary schoolchildren of a rural community, Thailand. *Am J Trop Med Hyg*. 2008;78:611.

61. Centers for Disease Control and Prevention (CDC). Enterobiasis. http://www.cdc.gov/parasites/pinworm. Accessed June 26, 2015.

62. Wang L, Hwang K, Chen E. Enterobius vermicularis infection in schoolchildren: a large-scale survey 6 years after a populatin-based control. *Epidemiol Infect*. 2010:138(1):28–36.

63. Stermer E, Sukhotnic I, Shaoul R. Pruritus ani: an approach to an itching condition. *J Pediatr Gastroenterol Nutr*. 2009;48(5):513–516.

64. Centers for Disease Control and Prevention (CDC). Enterobiasis. Biology. http://www.cdc.gov/parasites/pinworm/biology.html. Accessed June 26, 2015.

65. Cappello M, Hotez P. Intestinal nematodes In: Long S, ed. *Principles and Practice of Pediatric Infectious Diseases*. 4th ed. New York, NY: Churchill Livingstone; 2012.

66. Centers for Disease Control and Prevention (CDC). Enterobiasis. Prevention and Control. https://www.cdc.gov/parasites/pinworm/prevent.html. Accessed August 1, 2017.

67. Kucik CJ et al. Common intestinal parasites. *Am Fam Physician*. 2004;69(5):1161–1168.

68. Maguire J. Nematodes (Roundworm). In: Bennett J, Blaser M, eds. *Mandell, Douglas and Bennett's Principles and Practice of Infectious Diseases*. 8th ed. New York, NY: Saunders; 2015:3199–3207.

69. Anthelmintics. In: McEvoy GK, Snow KE, eds. *AHFS Drug Handbook. STAT!Ref Online Electronic Medical Library*. Bethesda, MD: American Society of Health-System Pharmacists; 2015.

70. White A Jr, Weller PF. Cestode infections. In: Kasper D et al, eds. *Harrison's Principles of Internal Medicine*. 19 ed. New York, NY: McGraw-Hill; 2014. http://accesspharmacy.mhmedical.com.ezproxymcp.flo.org/content.aspx?bookid=1130&sectionid=79741152. Accessed July 31, 2017.

71. Craig P, Ito A. Intestinal cestodes. *Curr Opin Infect Dis*. 2007;20:524–532.

72. Centers of Diseases Control and Prevention (CDC). Taeniasis FAQs (Tapeworm). http://www.cdc.gov/parasites/taeniasis/gen_info/faqs.html. Accessed July 21, 2015.

73. Centers for Disease Control and Prevention (CDC). Parasites-Taeniasis. Biology. http://www.cdc.gov/parasites/taeniasis/biology.html. Accessed July 21, 2015.

74. Ito A et al. The present situation of human taeniases and cysticercosis in Asia. *Recent Pat Antiinfect Drug Discov*. 2014:9(3):173–185.

75. Coral-Almeida M et al. Taenis solium human cysticercosis: a systematic review of sero-epidemiological data from endemic zones around the world. *PLoS Negl Trop Dis*. 2015;9(7):e0003919.

76. Centers for Disease Control and Prevention (CDC). Cysticercosis FAQs. http://www.cdc.gov/parasites/cysticercosis/gen_info/faqs.html. Accessed July 27, 2015.

77. Jun-Cook H. Pharmacokinetic variability of anthelmintic: implications for the treatment of neurocysticercosis. *Expert Rev Clin Pharmacol*. 2012;5(1):21–30.

78. World Health Organization (WHO). Taeniasis/cysticercosis. http://www.who.int/mediacentre/factsheets/fs376/en/. Updated May 2015. Accessed July 30, 2015.

79. Garcia HH et al. Efficacy of combined antiparasitic therapy with praziquantel and albendazole for neurocysticercosis: a double-blind, randomized controlled trial. *Lancet Infect Dis*. 2014;14(8):687–695.

80. Romo ML et al. Routine drug and food interactions during anthelminthic treatment of neurocysticerosis: a reason for the variable efficacy of albendazole and praziquantel? *J Clin Pharmacol*. 2014;54(4):361–367.

81. Centers for Disease Control (CDC). Parasites-Taeniasis. http://www.cdc.gov/parasites/taeniasis/index.html. Accessed July 21, 2015.

82. Centers for Disease Control (CDC). Parasites-Taeniasis. Resources for Health

professionals. http://www.cdc.gov/parasites/taeniasis/health_professionals/index.html Accessed July 30, 2015.

83. Biltricide (praziquantel) [prescribing information]. Wayne, NJ: Schering; March 2014.

84. Chai JY. Praziquantel treatment in trematode and cestode infections: an update. *Infect Chemother*. 2013;45(1):32–43.

85. Pollack RJ et al. Ectoparasite infestations and arthropod injuries. In: Kasper D et al, eds. *Harrison's Principles of Internal Medicine*. 19th ed. New York, NY: McGraw-Hill; 2015. http://accesspharmacy.mhmedical.com.ezproxy.mcphs.edu/content.aspx?bookid=1130&Sectionid=79757711. Accessed July 31, 2015.

86. Devore CD, Schutze GE. The Council on school health and committee on infectious diseases. Head lice. *Pediatrics*. 2015;135(5):e1355–e1365.

87. Centers for Disease Control and Prevention (CDC). Lice-Body Lice. Biology. www.cdc.gov/parasites/lice/body/biology.html. Accessed July 31, 2015.

88. Centers for Disease Control and Prevention (CDC). Lice-Pubic "Crab" Lice. www.cdc.gov/parasites/lice/pubic/biology.html. Accessed July 31, 2015.

89. Centers for Disease Control and Prevention (CDC). Lice-Pubic "Crab" Lice-Treatment. http://www.cdc.gov/parasites/lice/pubic/treatment.html. Accessed July 31, 2015.

90. Centers for Disease Control and Prevention (CDC). Lice-Head Lice General Information. http://www.cdc.gov/parasites/lice/head/gen_info/faqs.html. Accessed July 31, 2015.

91. Centers for Disease Control and Prevention (CDC). Lice-Body Lice-Frequently asked questions. http://www.cdc.gov/parasites/lice/head/gen_info/faqs.html. Accessed July 31, 2015.

92. Yetman RJ. The child with pediculosis capitis. *J Pedi Health Care*. 2014;29(1):118–120.

93. Ovide 0.5% Lotion [package insert]. Hawthrone, NY; TaroPharmaceutical; 2014.

94. Centers for Disease Control and Prevention (CDC). Head Lice Treatment. http://www.cdc.gov/parasites/lice/head/treatment.html. Accessed July 31, 2015.

95. Chosidow O et al. Oral ivermectin versus malathion lotion for difficult to treat head lice. *N Engl J Med*. 2010;362:896–905.

96. Centers for Disease Control and Prevention (CDC). 2015 Sexually Transmitted Diseases Treatment Guideline. Ectoparasitic Infections – Pediculosis Pubis. http://www.cdc.gov/std/tg2015/ectoparasitic.htm. Accessed July 31, 2015.

97. Centers for Disease Control and Prevention (CDC). Parasites-Lice-Head-Lice. Prevention & Control. https://www.cdc.gov/parasites/lice/head/prevent.html. Accessed August 1, 2017.

98. Diamantis SA et al. Treatment of head lice. *Dermatol Ther*. 2009;22:273–278.

99. National Pediculosis Association. Alternative treatment. http://www.headlice.org/faq/treatments/alternatives.htm. Accessed July 31, 2015.

100. Centers for Disease Control and Prevention (CDC). Scabies. Epidemiology & Risk Factors. www.cdc.gov/parasites/scabies/epi.html. Accessed June 29, 2015.

101. Centers for Disease Control and Prevention (CDC). Scabies. Biology. http://www.cdc.gov/parasites/scabies/biology.html. Accessed June 29, 2015.

102. Currie BJ, McCarthy JS. Permethrin and ivermectin for scabies. *N Engl J Med*. 2010;362(8):717–725.

103. Chouela E et al. Diagnosis and treatment of scabies: a practical guide. *Am J Clin Dermatol*. 2002;3(1):9–18.

104. Mohebbipour A et al. Comparison of oral ivermectin vs. lindane lotion 1% for the treatment of scabies. *Clin Exp Dermtalo*. 2013;38:719–723.

105. Nolan K et al. Lindane toxicity: a comprehensive review of the medical literature. *Pediatr Dermatol*. 2012;29:141–146.

106. Centers for Disease Control and Prevention (CDC). Scabies. Prevention and Control. www.cdc.gov/parasites/scabies/prevent.html. Accessed June 29, 2015.

82 第 82 章 蜱传播疾病

Caroline S. Zeind, Michelle L. Ceresia, and Lin H. Chen

核心原则	章节案例
莱姆病	
① 莱姆病是伯氏疏螺旋体引起的多系统螺旋体病,通过已感染的黑腿蜱虫叮咬传播给人。可根据发病地区、蜱的种类和附着时间长短指导临床用药。	案例 82-1(问题 1)
② 莱姆病随分期和感染时间不同而临床表现多样,最常见的特征为皮肤游走性红斑疹(erythema migrans,EM)。	案例 82-2(问题 1 和 2)
③ 连续几周(10~21 日)的抗菌药物可有效治疗大部分的局限性(早期)莱姆病;但如果不治疗,感染会扩散至关节、心脏和神经系统。	案例 82-2(问题 3 和 4) 案例 82-3(问题 1) 案例 82-4(问题 1)
回归热	
① 回归热是由疏螺旋体属引起的细菌感染。回归热有两种类型,蜱传播回归热(tick-borne relapsing fever,TBRF)发生于美国西部,虱传播回归热(louse-borne relapsing fever,LBRF)通常发生于发展中国家的难民安置点。	案例 82-6(问题 1)
宫本疏螺旋体病	
① 宫本疏螺旋体病是新近发现的由硬蜱属传播的蜱传播疾病,其与莱姆病、无形体病和巴贝虫病流行地区相同。	案例 82-6(问题 2)
南方蜱相关皮疹	
① 南方蜱相关皮疹(southern tick-associated rash illness,STARI)是通过孤星蜱传播的蜱传播疾病,病因尚未明确。被叮咬的患者偶尔出现与莱姆病相似的皮疹。	案例 82-7(问题 1)
无形体病	
① 无形体病是嗜吞噬细胞无形体引起的蜱传播疾病,在 20 世纪 90 年代中期的美国首次确认可致人患病。如果治疗不当,可使病情加重,并危及生命。	案例 82-8(问题 1)
巴贝虫病	
① 巴贝虫病是一种嗜红细胞寄生虫病,通过某种蜱传播,可表现为无症状到危及生命,尤其是免疫缺陷患者。	案例 82-9(问题 1 和 2)
科罗拉多蜱传热、蜱传播脑炎和其他病毒介导的蜱传播疾病	
① 科罗拉多蜱传热(Colorado tick fever,CTF)是病毒介导的蜱传播疾病,儿童的病情较成人更严重。其他介导蜱传播疾病的病毒包括波瓦森病毒、波本病毒和腹地病毒。	案例 82-10(问题 1)
蜱麻痹	
① 蜱麻痹在全球均有发生,可影响人和牲畜。除去蜱后可逆转病情。	案例 82-11(问题 1)
蜱传播疾病的预防	
① 蜱传播疾病的预防非常重要。个人防护等措施可辅助预防。	案例 82-5(问题 1)

概述

目前大部分新发传染病均由节肢动物蜱和蚊传播[1]。遗憾的是，除了少数例外情况，这些新发疾病不能通过疫苗预防。蜱属于蛛形纲昆虫，蛛形纲还包括蝎、蜘蛛和螨[2]。蜱传播疾病可致人和动物患病，已逐渐成为一个全球性的问题[3]。作为人类疾病的传播媒介，蜱通过传播病原体或通过叮咬将蜱毒素注入宿主体内传播疾病。细菌、克次体、原虫和病毒等病原体都可通过蜱传播给人类（表82-1）[4,5]。

蜱属昆虫

蜱家族共有3科，但仅有2科具有人类致病的临床意义，即软体蜱（软蜱科）和硬体蜱（硬蜱科）[2]。美国硬蜱科13属中有4属革蜱、硬蜱、钝眼蜱和扇头蜱传播疾病。软蜱科5属中向人传播病原体的只有钝缘蜱。大多数硬体蜱的生命周期为2~3年，分幼虫、若虫和成虫期3个阶段[2]。从幼体开始，每发育到下一阶段前都需要吸1次血，通常需在宿主体内持续附着数小时或数日。软体蜱可有多个若虫期，若虫和成虫需要多次吸血维持生命，一次通常要30分钟。但软蜱科昆虫在不吸血的情况下仍能存活数年[2]。人类对于几乎所有种属的蜱和蜱传播疾病来说只是偶然的宿主。

表 82-1

蜱传播疾病

疾病	病原体	蜱媒介	宿主	流行地区	注释
细菌引起的					
无形体病 人粒细胞无形体病	嗜吞噬细胞无形体	肩突硬蜱、太平洋硬蜱	鹿、麋鹿、野生啮齿动物	北美洲（美国中西部北部和东北部）	以前被认为是人粒细胞埃立克体病（human granulocytic ehrlichiosis, HGE） 在莱姆病流行地区有发病报道；与埃立克体病和落基山斑疹热一致
埃立克体病	查菲埃立克体、尤因埃立克体和 muris-like 埃立克体（Ehrlichia muris-like, EML）	美洲钝眼蜱	鹿、狗	北美洲（美国东南部和中南部，从东部海岸线往西延伸至得克萨斯州）	临床表现与无形体病相似，但由2种不同的蜱传播，美国的流行地区与无形体病不同。 新种类 EML 于 2009 年在美国中西部的北部地区患者体内被发现 治疗：与无形体病和落基山斑疹热一致
莱姆病	伯氏疏螺旋体、梅奥型疏螺旋体	肩突硬蜱、太平洋硬蜱	野生啮齿动物	北美洲：伯氏疏螺旋体；梅奥型疏螺旋体（美国中西部新发现的种类，基因序列有别于伯氏疏螺旋体、阿弗西尼疏螺旋体和伽氏疏螺旋体） 欧洲：欧洲东部和中部更常见 亚洲：北亚 阿弗西尼疏螺旋体和伽氏疏螺旋体	全球有3种致病的种类：伯氏疏螺旋体（北美洲），欧洲和亚洲：阿弗西尼疏螺旋体、伽氏疏螺旋体
宫本疏螺旋体病	宫本疏螺旋体	肩突硬蜱、太平洋硬蜱			首例患者于 2013 年在北美洲被发现

表 82-1

蜱传播疾病(续)

疾病	病原体	蜱媒介	宿主	流行地区	注释
蜱传播回归热	疏螺旋体属 赫氏疏螺旋体、派氏疏螺旋体或墨西哥疏螺旋体	赫氏钝缘蜱、派氏钝缘蜱和墨西哥钝缘蜱	啮齿动物	北美洲(美国西部各州)、中美洲、南美洲、地中海地区、中亚和非洲大部分地区	大部分病例发生在夏季,病例发生在啮齿动物出没的小木屋;也可发生在冬季,由生火取暖激活在墙壁或木制品中休眠的蜱
蜱传播斑疹热立克次体感染,广义分为"斑疹热立克次体"[a]	立克次体属 派氏立克次体 全球:立克次体属包括康氏立克次体和非洲立克次体	不同的立克次体,蜱种类不同		北美洲: 美国: 派氏立克次体(美国东部和南部)和 364D 立克次体属(加利福尼亚州北部和太平洋海岸) 全球: 除南极洲外所有的大洲,多种立克次体属包括康氏立克次体和非洲立克次体	
落基山斑疹热	立氏立克次体	变异革蜱、安德逊革蜱、血红扇头蜱	野生啮齿动物、蜱	北美洲: 美国>60%的病例发生于北卡罗来纳州、俄克拉荷马州、阿肯色州、田纳西州和密苏里州;亚利桑那州中部报道的病例增加	美国:除夏威夷和阿拉斯加外的 48 个州均有报道 治疗:与无形体病和埃立克体病一致
兔热病	土拉热弗朗西斯菌	变异革蜱、安氏革蜱、美洲钝眼蜱	兔、野兔、啮齿动物、家猫	最常见于美国中南部、太平洋西北岸和马萨诸塞州部分地区	美国:除夏威夷外所有的州均有报道 其他传播路径:吸入与直接接种
寄生虫引起的					
巴贝虫病	巴贝虫种(大部分是微小巴贝虫)	肩突硬蜱	小鼠、田鼠	北美洲(美国东北部和中西部北部,这些地区微小巴贝虫流行);西海岸也有散发病例	巴贝虫可通过输血传播
病毒引起的					
科罗拉多蜱传热	科蜱病毒种	安氏革蜱	野生啮齿动物、哺乳动物	北美洲: 美国西部和加拿大西南部(海拔 1 219~3 048m)	在人与人之间传播(罕见)
腹地病毒	白岭病毒	美洲钝眼蜱		美国: 密苏里州和田纳西州	全球
蜱传播脑炎	黄病毒家族成员	蓖子硬蜱、全沟硬蜱	啮齿动物	欧洲: 温带地区、林区 亚洲: 亚洲北部(温带地区、林区)	摄入未经巴氏消毒的乳制品(来自感染的奶牛、山羊和绵羊)也可感染

表 82-1

蜱传播疾病（续）

疾病	病原体	蜱媒介	宿主	流行地区	注释
波瓦森病毒	黄病毒家族成员	肩突硬蜱、考克硬蜱		北美洲： 美国（东北部各州和五大湖区） 加拿大 欧洲：俄罗斯	
克里米亚-刚果出血热	内罗病毒。布尼亚病毒家族	硬蜱		亚洲、非洲和欧洲	与受污染的血液、唾液接触或吸入也可感染
鄂木斯克出血热	黄病毒家族成员	网纹革蜱、边缘革蜱和全沟硬蜱		欧洲：俄罗斯西南部	
基萨诺尔森林病	黄病毒家族成员	距刺血蜱（硬蜱）		亚洲：印度南部 沙特阿拉伯（aka Alkhur-ma 病）	与收割时暴露有关
其他					
南方蜱相关皮疹		美洲钝眼蜱		美国东部、东南部和中南部	

a 通过美国疾病预防控制中心（CDC）可获得更多国外蜱传播斑疹热立克次体的信息：http://www.cdc.gov/otherspottedfever/。

来源：Centers for Disease Control and Prevention. Tickborne diseases of the US：http://www.cdc.gov/ticks/diseases/. Accessed July 23,2017.

莱姆病

莱姆病，或者更准确地称为莱姆疏螺旋体病，是多种不同基因种的广义伯氏疏螺旋体引起的多系统螺旋体病[5,6]。莱姆病由蜱叮咬传染。在 20 世纪 70 年代中期，美国康涅狄格州莱姆附近地区出现了不合常理的关节炎暴发流行，被首次确认为莱姆病[6]。但与莱姆病晚期表现相同的疾病早在一个多世纪以前的欧洲已有记载。在欧洲和北美洲，莱姆病目前被公认为是最常见的蜱传播疾病[6]。

病原体

伯氏疏螺旋体在全球有 3 种基因亚型可致人感染，即阿弗西尼疏螺旋体（Borrelia afzelii）、伽氏疏螺旋体（Borrelia garinii）和狭义的伯氏疏螺旋体（后文均指伯氏疏螺旋体）[6,7]。虽然欧洲发现了所有的 3 个亚型，但大部分分离株为伽氏疏螺旋体或阿弗西尼疏螺旋体，已鉴定的北美株属于伯氏疏螺旋体，是莱姆病的病原体。

蜱传播媒介

常叮人的硬蜱有 4 种。篦子硬蜱和全沟硬蜱分别是欧洲和亚洲的主要传播媒介。在美国，黑腿蜱或鹿蜱，即肩突硬蜱是东北部、大西洋中部、中北部各州主要的传播媒介；而太平洋硬蜱，即西部黑腿蜱，是美国西部主要的传播媒介[6,7]。

蜱从已感染的储存宿主吸血获得伯氏疏螺旋体，存储宿主包括小鼠、鼩鼱、小型哺乳动物和鸟类。吸入的螺旋体休眠于蜱中肠。当蜱叮咬新的宿主时，螺旋体通过其唾液管注入宿主皮肤[6,8,9]。在附着最初的 24～36 小时期间，通过蜱传播入宿主的螺旋体极少，但感染若虫蜱附着超过 72 小时一定会传播螺旋体。

大部分人被感染都是在春夏两季被蜱虫叮咬所致。幼虫和若虫期蜱体积小于 3mm，因此常被忽略。能够回忆起曾被蜱叮咬过莱姆病患者不到一半。不成熟期的蜱寄生于小型、中型和大型的哺乳动物、蜥蜴或鸟类[2]。虽然幼蜱吸了感染者的血后会传播疏螺旋体，但因罕有发生，因此幼蜱不是莱姆病的传播媒介[3]。成年蜱只寄生于大中型的哺乳动物[2]。虽然成年蜱也可传播莱姆病的病原体，但因其体积较大，在传染之前即更容易被发现并被清除。

对于各时期的蜱来说，人都只是意外的宿主。虽然蜱能寄生于多种动物，但每种蜱都有各自的偏好。螺旋体、宿主和媒介间复杂的相互作用影响了蜱叮咬后莱姆病的发病风险。莱姆病不在人类之间直接传播，没有明确证据表明通过性接触、精液、尿或乳汁在人与人之间传播[6]。

临床特征和诊断

局限（早）期

虽然莱姆病随分期和感染时间不同而临床表现多样，皮肤游走性红斑丘疹是其最常见的特征，60%～90%的北美患者会出现该症状[6]。对于北美大部分患者，蜱叮咬部位出现的游走性红斑是感染早期首发的标志性症状[8]。游走性红斑是人体固有免疫应答的表现，在 3～30 日（平均是 7日）内出现。发热、头痛、疲劳、肌肉和关节痛、淋巴结肿大和特异性的皮肤游走性红斑丘疹通常是常见的早期症状和体征（叮咬后 3～30 日内出现）[4]。

莱姆病的诊断常依据患者症状、体格检查结果（如游走性红斑）和可能的蜱暴露史。因其是多系统疾病，如果不治疗,感染会扩散至关节、心脏和神经系统。正确使用实验室方法可辅助诊断,但在感染前几周血清学试验灵敏度较差。虽然没有必要,但在某些病例中,急性和恢复期测定滴度可能有助于诊断。在感染的前几周,具有游走性红斑、全身性症状和可能的蜱暴露史的患者可临床拟诊为莱姆病。在莱姆病早期应使用适当的抗菌药物。

弥散期

在弥散期,血清学检测的灵敏度尚可,推荐使用标准化的血清两步检测法[4,8,11]。莱姆病的临床表现和检测复杂,读者可通过美国疾病预防控制中心(Disease Control and Prevention, CDC)和其他资源获取更多信息[4]。在此阶段,莱姆病具有多种不同的临床表现(表 82-2)。

表 82-2

莱姆病的临床表现

局限早期
■ 皮肤游走性红斑丘疹:红色环状或均匀的扩张性皮疹
■ 流感样症状-全身乏力、头痛、发热、肌痛和关节痛
■ 淋巴结病
弥散期
■ 流感样症状
■ 淋巴结病
■ 多个继发性环形皮疹
心脏
■ 心肌炎或心包炎
■ 传导缺陷、不同程度的房室或束支传导阻滞,但无持续异搏点
神经系统
■ 贝尔麻痹或其他脑神经病
■ 脑膜炎
■ 神经根神经炎,脊髓炎
■ 感觉性或运动性周围神经病
风湿病
■ 在 1 个或多个关节出现瞬时的游走性关节炎
■ 肌腱、囊、肌肉和骨骼的游走性疼痛
■ 腘窝囊肿
■ 关节炎可在相同或不同的关节复发(如果不治疗)
其他
■ 结膜炎、角膜炎、葡萄膜炎
■ 轻度肝炎
■ 脾大

来源:Centers for Disease Control and Prevention. *Tickborne Diseases of the United States. A Reference Manual for Health Care Providers*. 3rd ed. 2015.

治疗

应根据临床表现制定莱姆病的治疗策略[4,11]。在感染早期便接受正确治疗的莱姆病患者可迅速完全康复。感染

早期通常使用的口服药物包括多西环素、阿莫西林或头孢呋辛酯(表 82-3)[5]。弥散(晚)期莱姆病患者需评价病情的严重程度,可能需要静脉给药[4,11]。

表 82-3

局限(早)期莱姆病的推荐治疗措施

成人:多西环素 100mg PO BID×14 日(14~21 日)
或
阿莫西林 500mg PO TID×14 日(14~21 日)
或
头孢呋辛酯 500mg PO BID×14 日(14~21 日)
儿童:阿莫西林 50mg/(kg·d)分三次 PO(单次最大量为 500mg)×14 日(14~21 日)
儿童:头孢呋辛 30mg/(kg·d)分两次 PO(单次最大量为 500mg)×14 日(14~21 日)
儿童(>8 岁):可以用多西环素 4mg/(kg·d)分两次 PO(单次最大量为 100mg)×14 日(14~21 日)

来源:Centers for Disease Control and Prevention. *Tickborne Diseases of the United States. A Reference Manual for Health Care Providers*. 3rd ed. 2015; Wormser GP et al. The clinical assessment, treatment, and prevention of Lyme Disease, Human Granulocytic Anaplasmosis, and Babesiosis: clinical practice guidelines by the Infectious Diseases Society of America. [published correction appears in *Clin Infect Dis*. 2007;45 (7):941]. *Clin Infect Dis*. 2006;43:1089-1134.

案例 82-1

问题 1: C. J. ,男性,32 岁,在 8 月前往马萨诸塞州西部露营,因持续低热和肌痛 2 日到家庭医师那里就诊。他自诉曾玩皮划艇,并和家人在森林里徒步旅行,在旅行的最后 1 日,他发现有一只小蜱附着在他的大腿上,他立即将其打死。当时他察觉到在蜱叮咬的部位有一个小且痒的斑点,但无其他症状。询问医师是否需要实验室检查和/或给予预防性治疗。基于他的临床表现和蜱暴露史,应采取何种正确的方法处理?

在意识到被蜱叮咬后,不推荐常规使用血清学检测和抗菌药物预防[4,11]。在蜱叮咬后的最初几周内检测不到伯氏疏螺旋体抗体,因此不推荐进行血清学检测。因 C. J. 的咬伤仅仅发生在 2 日前,针对伯氏疏螺旋体的抗体检测不可能呈阳性[8,10,11]。

发展成为莱姆病受下列因素影响:螺旋体从感染蜱到人的传播速率,蜱叮咬的时间,蜱充血的程度("盾形指数"),该地区感染螺旋体蜱的流行程度(与蜱的种类有关)和该地区宿主动物的储存能力[3]。

虽然被感染蜱叮咬患莱姆病的概率大约为 10%,如果在附着后 24 小时内除去蜱将大幅减少感染的风险。C. J. 身上痒的小斑点可能是对咬伤的超敏反应。在除去蜱 48 小时内或蜱仍附着时,会形成这种非传染性的皮肤损伤性红斑。它们的直径通常小于 5cm,并且可能表现为荨麻疹

并在 1 或 2 日内消失[4,6]。

抗菌药物预防用药可采用多西环素 200mg（8 岁和以上年龄的儿童剂量为 4mg/kg，最大剂量不超过 200mg），单剂口服，但必须满足下列条件：(a)对多西环素无禁忌；(b)能够在除去蜱 72 小时内用药；(c)能够确定为肩突硬蜱若虫或成虫并附着 36 小时以上，或根据充血程度或暴露时间推断叮咬超过 36 小时；(d)根据当地生态学证据，感染伯氏疏螺旋体蜱的比例为 20% 或更高[3]。不推荐因蜱传播疾病而常规检测蜱[3]。

因太平洋硬蜱感染伯氏疏螺旋体的比例相对较低，因此太平洋硬蜱叮咬后不需要抗菌药物预防用药[11]。而 C.J. 曾前往肩突硬蜱流行地区，该地区肩突硬蜱感染伯氏疏螺旋体的比例高。如果不能确定蜱附着的时间，可预防性给予多西环素。

游走性红斑

体征、症状和病程

案例 82-2

问题 1：M.K.，女性，37 岁。因右膝痛和多发性大而散的皮丘疹 10 日就诊。3 个月前，即 7 月，她去缅因州拜访朋友，大多数时间都在户外活动。2 个月前，她丈夫发现她左腋下有大约 9cm 的环形红斑疹。在接下来两周，皮疹明显扩大呈红圈。M.K. 认为皮疹扩大是因其轻度瘙痒抓挠造成。此后皮疹逐渐消失。在 8 月末，M.K. 感觉疲劳、恶心和头痛 1 周，自认为是"夏季流感"。9 月初她出现右膝痛，服用布洛芬有所缓解。

体检显示无发热，右膝轻度软组织肿胀，血白细胞计数正常。ELSA 抗体滴定 IgM 和 IgG Western blot 检测发现血清伯氏疏螺旋体抗体阳性。梅毒和妊娠试验结果呈阴性。

M.K. 开始口服多西环素 100mg，每日 2 次 4 周疗程的治疗。M.K. 皮疹的哪些特征与莱姆病游走性红斑相符？

莱姆病游走性红斑一般在 30 日（平均 7~14 日）内在感染蜱叮咬的部位出现。典型的皮疹为红色斑疹或丘疹，出现在大腿、背、肩、小腿、腹股沟、腘窝、腰窝、腋窝、臀部或上臂[4,6,11]。儿童游走性红斑通常出现在头部发际线、颈、臂或腿部。其直径以每日 2~3cm 的速度扩展至 5~70cm（平均 16cm），红斑的中央区域有时会正常[5,10]。但美国部分患者游走性红斑的中央区域不会正常。皮疹触之可温热、通常无痛，部分患者有轻微的灼伤感或瘙痒。高达 50% 的游走性红斑患者会继发多种皮损，其机制最可能是螺旋体经血循环播散到皮肤其他部位而不是由蜱多处叮咬导致[5]。如不治疗，游走性红斑一般在几周内消退；如给予治疗通常在数日内消退[4,6,11]。

游走性红斑可能伴有低热和其他非特异性症状（如全身乏力、头痛、肌痛或关节痛）[4,6,11]。部分患者可无症状。

莱姆病通常没有咳嗽、鼻炎、鼻窦炎和其他呼吸系统症状[4]。游走性红斑的诊断存在误区，其皮损有时候容易误诊。M.K. 的皮疹大（>9cm），呈红色，且有红圈出现，并在数周内消退，这些特征与游走性红斑相符。

血清学检测

案例 82-2，问题 2：对 M.K. 进行的实验室检测的可能原理是什么？

现行指南推荐 ELISA 初筛和 Western blot 确诊的两步检测法[8,10,11]。该检测对莱姆病关节炎的灵敏度是 97%~100%[9,11]。但目前不推荐对早期游走性红斑患者常规进行常规血清学检查。同时应当排除梅毒和其他可致假阳性的已知生理学原因（牙周病螺旋体）。莱姆病患者的风湿因子或抗核抗体检测通常呈阴性。这些检测有助于鉴别莱姆病、风湿性关节炎和系统性红斑狼疮。莱姆病患者的白细胞计数正常或轻微升高。M.K. 的白细胞计数正常。多西环素为四环素类药物，使用前应排除妊娠。M.K. 最值得关注的是存在继发的游走性红斑，表明感染已播散。

游走性红斑是莱姆病患者的早期特征，可使医师能早期诊断和治疗[4,11]。在美国，当患者出现游走性红斑（莱姆病的唯一表现）时，医师无需确切的实验室检测结果即可给予临床诊断[4,11]。尽早治疗可防止播散性感染导致的后遗症。

莱姆病治疗

抗菌药物

案例 82-2，问题 3：为什么选择多西环素治疗 M.K.？

伯氏疏螺旋体对阿莫西林、四环素和部分二代和三代头孢菌素敏感，对青霉素 G 中度敏感，对一代头孢菌素、利福平、复方新诺明、氨基糖苷类、氯霉素和氟喹诺酮类药物耐药[4,11]。

由于可口服、相对便宜和体外活性好的优点，青霉素、四环素和红霉素曾一度是莱姆病治疗的首选药物。但是体外活性并不等同于体内活性。多西环素目前是莱姆病治疗的首选药物。阿莫西林和头孢呋辛酯同为一线药物。但在欧洲，仍在继续成功使用青霉素治疗。对孕妇、哺乳妇和小于 8 岁的儿童推荐使用非多西环素类药物治疗[4,11]。

与三代头孢菌素相比较，二代口服头孢呋辛酯具有良好的体外活性和效能。但它较口服阿莫西林和多西环素费用高。三代头孢菌素中，头孢曲松具有最强的体外活性和半衰期长的优点，每日服药 1 次适用于门诊患者，但价格昂贵，且主要通过胆汁代谢，腹泻发生率远高于其他 β 内酰胺类药物。

大环内酯类药物克拉霉素和阿奇霉素的体外活性尚不明确[4,11]，与红霉素相似，治疗莱姆病时效果较差。大环内酯类药物与趋溶酶体药物尤其是羟氯喹联用能够显著减轻症状,这可能与联用的抗炎活性而不是直接的抗菌效应有关[3]。多西环素口服吸收良好,较胃肠外给药的头孢曲松和头孢噻肟便宜。其半衰期长达 18～22 小时,脑脊液通透性好,即使脑膜未发生炎症,也能达到血清浓度的 10% 以上。虽然没有四环素那么明显,多西环素在肠道内也可与 2、3 价钙离子形成螯合物,从而减少口服吸收。此外,推荐将多西环素与食物同服以减少恶心[3]。与其他四环素类药物相比,多西环素对 2 价钙离子亲和力最小,如果与牛奶同服,仅减少 20% 的口服吸收。多西环素主要的不良反应是光毒性,这一点尤其需要关注,因为莱姆病通常在阳光充足的季节发病。较易忽略的不良反应是食管溃疡。应告知患者不要临睡前服用多西环素或其他四环素类药物,特别是胶囊制剂,应至少用 240ml 清洁液体站立吞服。虽然多西环素的体外活性不如部分 β 内酰胺类抗菌药物,但伯氏疏螺旋体对其非常敏感,临床疗效已得到充分肯定。综上所述,多西环素适用于对 M.K. 的治疗。

慢性莱姆关节炎

案例 82-2,问题 4: M.K. 在完成第 2 个疗程的抗菌药物治疗后,膝关节炎症状已持续 3 个月,现在考虑为莱姆关节炎。应重复使用抗菌药物治疗 M.K. 的关节炎吗?

急性莱姆关节炎是由螺旋体引发的中性白细胞、细胞因子、免疫复合物、补体和单核细胞蓄积所导致[12],正确给予抗菌药物总能成功治愈。在无神经系统疾病的临床表现时,推荐类似 M.K. 的成人患者使用阿莫西林、多西环素或头孢呋辛酯[11]。莱姆病的治疗通常需要 28 日[11]。极少数患者的莱姆关节炎可持续存在[12],原因是患者体内持续的炎症反应或自身免疫所引起,并不是因伯氏疏螺旋体在关节内持续存在的后果[12]。可考虑对关节液进行 PCR 检测,如果结果呈阴性,可以对症治疗而不用再次给予抗菌药物。滑膜切除术对这些患者常有良好效果,也表明其滑膜炎不是因感染持续所致。可以给予非甾体抗炎药、抗风湿药、关节内皮质醇注射液或者滑膜切除治疗[3,11]。但需要指出的是,在抗菌药物未用于莱姆病治疗的年代,那些长达数月或数年持续存在莱姆关节炎的患者即使不治疗仍会最终得到改善[12]。

神经莱姆病

案例 82-3

问题 1: E.T.,女性,57 岁,因出现轻微认知和记忆障碍等神经莱姆病的早期症状到家庭医师处就诊。血清两步检测法确认其 IgG 呈阳性。是否应给予 E.C. 抗菌药物治疗? 如果给予,疗程要多长?

晚期莱姆病神经并发症非常罕见,可表现为脑病、周围神经病或脑脊髓炎[4,11]。虽然欧洲发现的致病疏螺旋体种类与美国的没有完全重叠,但没有证据显示抗菌药物的治疗效果不同[10]。基于这些研究,口服多西环素可作为欧洲

神经莱姆病和美国早期莱姆病门诊患者的一线药物。早期神经系统疾病患者采用口服抗菌药物就足够了,但病情严重者应静脉给药[13]。综上,E.T. 应口服多西环素,并在治疗后重新评估病情。

莱姆病后综合征

案例 82-4

问题 1: 一个因莱姆病连续 4 周使用抗菌药物的朋友主诉她的病情迁延,她认为这是"慢性莱姆病"。她需要更多的关于莱姆病的信息。你将如何回答?

慢性莱姆病是一个令人迷惑的术语,大多数学术权威认为"莱姆病后综合征"可能真实存在[4]。虽然具体病因不明,大部分医学专家相信莱姆病对组织和免疫系统的残留损伤导致了症状迁延。患者可表现为疲劳、浑身肌肉痛、认知障碍或这些主观症状导致生活质量大幅下降。主观症状必须在初诊为莱姆病的 6 个月之内发作,并持续到抗菌药物治疗结束后至少 6 个月。如果依从推荐的方案进行莱姆病治疗,这些症状难以确认是由伯氏疏螺旋体慢性感染所致。因为早期莱姆病采用针对性的抗菌药物治疗几无失败,病原体从未发现产生耐药[3]。对这些有慢性主观症状并超过半年的患者,不推荐重复或延长抗菌药物治疗[4,11]。

应当鼓励你朋友去尝试做一下其他疾病的检查。即使是确诊莱姆病的患者,其每日生活中感到的疼痛似乎更多与治疗后综合征相关,而不是莱姆病本身[4]。

莱姆病预防

案例 82-5

问题 1: 一个居住在莱姆病流行地区的家庭担心他们有感染此病的风险。针对莱姆病和蜱传播疾病的预防,你将给予他们什么建议?

虽然某些媒介传播疾病的预防是控制媒介,但由于缺乏有效的手段而杀虫剂可能污染环境,要以控制蜱来预防蜱传播疾病已被证明困难重重。已评估过的预防方法包括用火破坏蜱的巢穴、用化学喷雾剂如杀螨剂清除蜱、驱赶蜱的宿主鹿和让小鼠免受蜱感染等[13]。

目前预防蜱传播和蚊传播疾病的疫苗种类有限[14]。莱姆病的人用疫苗不再市售。由于需求量太低,美国的制药企业早在 2002 年就停止了生产。目前预防莱姆疏螺旋体病的疫苗正在研发中[15]。

预防莱姆病的首要步骤是个人防护和避免蜱附着[16,17]。蜱驱除剂可用在皮肤或衣服上。一类常用的驱虫剂是化学合成药物,如避蚊胺(N,N-diethyl-*m*-toluamide,DEET)、派卡瑞丁(在欧洲又称为埃卡瑞丁)和驱蚊酯(IR3535)。第二类驱虫剂是植物来源的挥发油及其化学合成物,如柠檬桉叶油或 PMD(对甲基萘-3,8-二醇),后者是柠檬桉树叶的提取物柠檬桉的化学合成物。

DEET 皮肤驱虫剂已逐渐成为预防蚊和蜱传播疾病的

首选驱虫剂,与苄氯菊酯衣服驱虫剂联合使用可提供充足的防护。DEET已被测试证明驱除硬蜱的效果明显好于邻苯二甲酸二丁酯、苯二甲酸二甲酯和除虫菊及其任意两种驱虫剂的组合[16,17]。DEET总体上是安全的[17],虽然过度使用可致儿童癫痫发作,但极为罕见[17,18]。根据说明书使用,即使是对2月龄以上的儿童,不良反应的风险很小[3]。不推荐长期和过度使用。使用含最低有效浓度(20%~30%)的DEET产品是恰当的。使用时宜尽可能减少用量以降低毒性,应避免将其吸入肺或进到眼睛里,进入室内后应清洗净皮肤上的驱虫剂,避免用在小孩子的手上(可能接触其眼睛和嘴),并且只应用在未破损的皮肤或衣服上。

派卡瑞丁是欧洲在20世纪90年代研发的驱虫剂,大约10年前在美国上市。相较DEET,它具有无化学气味和不具黏性或油腻感等优势。它也可用在塑料上,不会像DEET那样破坏眼镜架等合成塑料。IR3535最初在美国作为润肤剂和保湿霜上市,随后被作为驱虫剂使用。植物来源的驱虫剂,如柠檬桉叶油或PMD,对莱姆病(肩突硬蜱,太平洋硬蜱)和落基山斑疹热(安氏革蜱)的蜱媒介具有驱除效果[1]。

2000—2012年有关驱虫剂对蚊和蜱驱除效果研究进展的综述发现只有少量对硬蜱行为和驱除效果研究的文献[18,19]。应用派卡瑞丁、IR3535和PMD的文献也纳入了综述。研究结果显示IR3535驱除肩突硬蜱的时间最长,而DEET和含派卡瑞丁或PMD的制剂驱除蓖子硬蜱的效果好于IR3535[18]。当暴露于可传播疾病的蜱、蚊、白蛉或蚋时,外用IR3535、派卡瑞丁或柠树油(或PMD)的防护效果好于只用DEET[1](参考第81章,表81-2,防蚊措施)。

防护蜱的物理屏障是保护性着装长裤和长袖衬衫,将衬衫扎于裤子,裤子压进靴子,不穿露趾的鞋[1]。蜱易于附着于亮色衣服。推荐定期对身体进行检查,一旦发现即迅速除去。防护蜱传播病最佳的措施是破坏蜱的栖息环境。在莱姆病流行地区,蜱叮咬后可给予抗菌药物预防。

回归热

回归热由疏螺旋体种感染引起,可引起阵发性发热、恶心、头痛、肌肉和关节痛。回归热有两种类型,蜱传播回归热(tick-borne relapsing fever,TBRF)发生在美国西部,虱传播回归热(louse-borne relapsing fever,LBRF)通常只发生在发展中国家的难民安置点[5]。

蜱传播媒介

传播回归热的蜱媒介主要是软体蜱中的钝缘蜱,寄生于野生啮齿动物和家畜,仍可寄生于人。在北美,携带地区回归热的病原体的蜱是存在明显差异的,3种蜱:赫氏钝缘蜱(*Ornithodoros hermsii*)、派氏钝缘蜱(*Ornithodoros parkeri*)和墨西哥钝缘蜱(*Ornithodoros turicata*)[20]。虽然蜱本身也是疏螺旋体的储存宿主,但疏螺旋体通常辗转存在于野生啮齿动物、蜱和鸟[5]。与莱姆病类似,全球蜱传播回归热的流行周期和媒介的变异性较北美更大。

蜱的地理分布

在北美,回归热不是一种常见病,大都限于在携带疏螺旋体蜱的分布地区。美国绝大部分TBRF感染病例发生在西部14个州,由赫氏疏螺旋体引起[5]。这些蜱生存于西部边境和墨西哥的山区和半干旱平原。当去到蜱或啮齿动物出没的小屋或避暑地时,即可能传染上TBRF。TBRF可通过多种蜱传播。赫氏钝缘蜱引起了美国绝大部分病例,通常生存于海拔457.2~548.6m的地区。西南部低纬度地区的派氏和墨西哥钝缘蜱可传播致病的疏螺旋体,它们寄居于木屋和地松鼠、草原犬鼠、穴居猫头鹰的皮毛间。

螺旋体行为

蜱通过从寄生的小型野生啮齿动物吸血获得螺旋体。如果动物血中存在高浓度的疏螺旋体,那么大量的螺旋体将被蜱摄入,并停留在蜱的中肠内。在接下来的几日,螺旋体侵入中肠壁,穿越血淋巴系统,并在几周内感染其唾液腺及其他组织和器官。一些雌性钝缘蜱可能发生卵巢感染,并将疏螺旋体传给后代,但这在赫氏钝缘蜱(*O. hermsii*)很少发生[20]。疏螺旋体一旦侵入蜱唾液腺,就必将侵入到蜱的下一个宿主体内。

蜱行为

与硬体蜱不同,这些蜱吸血很快,通常在30~90分钟后脱离人体[20,21]。它们通常在人们入睡时吸血,叮咬时无痛,因此绝大部分人都不知道已被叮咬[18]。

疾病特征

地方性回归热的特征是在经过4~18日的潜伏期后突发高热(通常>39℃)[20]。患者可并发恶寒战栗、严重头痛、腹痛、肌痛、关节痛、恶心、呕吐和全身乏力。近年有报道极少数患者可出现呼吸窘迫综合征[20]。未经治疗3日(范围从12小时至17日)热退[20],紧随3~36日(通常7日)不定的不发热期,然后再次发生发热和全身症状,呈周期性反复发作,每发作一次,发热程度逐渐减轻。未经治疗患者一般会有3~5次典型发作。

常规实验室检测几无意义。常见中度贫血和红细胞沉降率(erythrocyte sedimentation rate,ESR)升高。白细胞计数可能正常,常见中度到重度的血小板减少,但不具特异性。回归热确诊需在发热患者外周血涂片直接查见螺旋体[20],血片瑞氏染色和吉姆萨染色有助于查找。很少有诊断实验室开展缺乏特异性的血清抗体检测[20]。通过皮疹部位活检来检测螺旋体是不可靠的。用特定的培养基直接培养血中的螺旋体是最特异的检测方式,但过程漫长,仅用于实验室研究。

治疗

没有证据表明这些疏螺旋体有抗菌药物耐药性。成功的治疗方案通常包括给予7~10日的抗菌药物[5,20]。推荐使用四环素类药物(500mg,每6小时1次,连续10日)。可替代使用红霉素500mg(或12.5mg/kg),每6小时1次,连续 10 日。有中枢神经症状的患者推荐头孢曲松（每日 2g，连续 10~14 日）。病情严重者可能需要住院静脉给予抗菌药物治疗。

案例 82-6

问题 1：T. J. ，男性，49 岁，突发高热、严重头痛、全身乏力、恶心、呕吐和肌痛就诊于家庭医师。1 周前，即 8 月末，他刚从大峡谷北缘的乡村小屋返回。医师要求做人工全血计数（complete blood count，CBC）、血生化检查和吉姆萨染色血涂片观察。T. J. 近期曾前往回归热暴发的地区。血涂片确认有疏螺旋体存在，医师处方了 10 日疗程的四环素。在服用首次剂量 2 小时后，T. J. 的妻子给医师电话报告病情加重。T. J. 出现了体温升高、眩晕和寒战，并且呼吸和脉搏频率加快。这些症状意味着什么？是药物的不良作用吗？

应用首剂抗菌药物后有高达 54% 的回归热患者发生赫克斯-海默尔反应（Jarisch-Herxheimer reaction）（参考第 72 章）[21]。该反应可发生于 LBRF、TBRF 和梅毒或莱姆病等其他螺旋体病[3]。典型的反应包括体温升高、寒战、肌痛、心动过速、低血压、呼吸频率加快和血管扩张[20]。治疗应采取支持监护。反应严重者可能需要住院以监护生命体征和纠正低血容量。虽然该反应是因抗菌药物的应用而发生，但不是药物过敏，应当继续完成抗菌药物治疗。

宫本疏螺旋体

案例 82-6，问题 2：T. J. 继续完成抗菌药物治疗后症状消失。基于他的临床表现和检查结果，对他的诊断和治疗是正确的。宫本疏螺旋体是怎么出现的？应选择什么治疗药物？

宫本疏螺旋体与 TBRF 感染的病原体亲缘关系较近，与致莱姆病的伯氏疏螺旋体关系较远。宫本疏螺旋体于 1995 年在日本被首次鉴别后，已在北美两种蜱体内检测到，即黑腿蜱或鹿蜱（肩突硬蜱）和西部黑腿蜱（太平洋硬蜱）。俄罗斯于 2011 年发现和描述了首个人感染病例，随后美国东北部于 2013 年也发现了首个病例[22]。到目前为止，美国已有少于 60 例记录良好的宫本疏螺旋体感染病例。由于蜱可传播莱姆病、无形体病和巴贝虫病，研究人员和医师需更多地了解此类感染的传播途径和症状体征。

宫本疏螺旋体感染的患者无特异性症状，通常出现发热、寒战、头痛、肌痛和关节痛等[22,23]。宫本疏螺旋体感染不常出现莱姆病常见的皮疹，51 例感染患者只有 4 例出现皮疹。用于莱姆病的血清学检查无助于对宫本疏螺旋体感染的诊断。目前确诊需要进行 PCR 实验检测病原体的 DNA 或基于抗体的实验。连续 2~4 周使用多西环素已成功治疗宫本疏螺旋体感染的患者，也可使用阿莫西林和头孢曲松。宫本疏螺旋体病需持续研究评估，该病可能是美国东北部新发的蜱传播疾病。

南部蜱相关皮疹

案例 82-7

问题 1：G. T. ，47 岁，男性，南密苏里州居民，最近被孤星蜱（lone star tick）叮咬后出现了类似游走性红斑的皮疹。由于这种蜱不是莱姆病的传播媒介，那么发病原因会是什么，应如何治疗？

美洲钝眼蜱（孤星蜱）遍布美国的东南部和中南部，从大西洋海岸向北远至缅因州，目前其分布区域正不断扩大[4]。不同于肩突硬蜱，南部各州美洲钝眼蜱会主动叮咬人[5,24]。显微镜和培养发现 1%~5% 的美洲钝眼蜱有螺旋体，并将其命名为孤星包柔式螺旋体（B. lonestari）[2,5,24]。密苏里州的一项调查研究发现，南部蜱相关皮疹（southern tick-associated rash illness，STARI）的游走性红斑样皮损的病原体既不是孤星包柔式螺旋体，也不是伯氏疏螺旋体[5,24]。人们已竭尽全力尝试培养这种莱姆病样的螺旋体均未获成功[24]。STARI 的病因尚未查明。STARI 皮疹的外观和内容物与莱姆病的游走性红斑有很多不同之处，如莱姆病游走性红斑有大量的血细胞，而 STARI 主要为淋巴细胞渗出[24]。

对 G. T. 的诊断常依据症状、地理分布和蜱叮咬的信息。由于 STARI 的病因未知，目前尚无有效的检测手段，也不清楚使用抗菌药物是否必要或对患者有益[24]。例如可给予多西环素治疗 10~30 日，存在皮疹以外症状表现发热、严重头痛、淋巴结病或多处皮损时疗程宜更长[22]。

其他细菌感染疾病：兔热病

兔热病

病因学和流行病学

1911 年，美国公共卫生署的 George W. McCoy 和 Charles W. Chapin 调查了发生于加利福尼亚州 Tulare 县野生地松鼠的瘟疫性疾病，并发现了兔热病的病原体[25]。致病菌是多形性过氧化氢酶阳性需氧无包膜革兰氏阴性不动小球杆菌，现在命名为土拉热弗朗西斯菌，以纪念 Edward Francis 在兔热病研究中野外工作及贡献。鉴于此病与菌血症有关，他建议术语兔热病[25]。

虽然兔热病在全球各地都有发现，但主要集中于北半球[22]。土拉热弗朗西斯菌最重要的储存宿主是野生兔子、蜱和虻蝇[25]。北美的传播媒介主要是美洲狗蜱、美洲钝眼蜱和安氏革蜱。蜱传播兔热病主要发生在春节和夏季，这与身体可能暴露的程度相符[4]。1950 年以前，绝大部分患者都因与被感染动物（通常是野兔或家兔）直接接触发病，发生在秋季或冬季的兔热病与狩猎季有关。但现在蜱叮咬传播是密西西比河以西一半以上兔热病的致病原因。在夏季的数月中，蜱或苍蝇叮咬似乎是兔热病传给人的主要途径。其他动物，如家养猫，容易被感染，可将兔热病传给人[4]。从宠物店购买的仓鼠也易患兔热病，因此在触摸患病或死亡的动物时需小心。其他途径包括食用或接触感染的肉类、水或泥土，吸入气溶胶中细菌和或被感染的动物、蚊、斑虻叮咬[25]。罕有在人与人间直接传播。

临床表现

兔热病的临床表现与传播途径、患者个体情况和感染的细菌亚种有关[25]。兔热病的6种经典表现为溃疡淋巴结型、淋巴结型、伤寒型、眼腺型、口咽型和肺炎型。后3种据认为可能不由蜱传播，而另有传播途径。目前将其临床表现分为两大类：溃疡淋巴结型和伤寒型[25]。

溃疡淋巴结型是兔热病最常见的类型，约占总发病数75%[25]。60%的溃疡淋巴结型发生在下肢、会阴、臀部或躯干易于节肢动物叮咬的部位。开始是坚硬的红斑性丘疹，后破溃形成溃疡并在数周内痊愈[22]。伴有局部疼痛性淋巴结病，以腹股沟或大腿多见。伤寒型约占总发病的25%，特征是发热、寒战、头痛、虚弱、腹痛和虚脱。发热和寒战是所有类型兔热病的常见表现[25]。

感染细菌后，经过4~5日的潜伏期，患者会突然出现发热、寒战、头痛、咳嗽、关节痛、肌痛、疲惫和不适。症状的严重程度差异较大，从轻度的自限性疾病（可能是B型兔热病）到罕见的脓毒性休克（可能是A型兔热病）。特异性的临床表现是高热无脉搏加快或脉搏体温不一致[22]。常见并发轻度肝炎、继发性肺炎和咽炎。使用抗菌药物治疗无并发症的兔热病，死亡率只有1%~3%。伤寒型兔热病的发病率和死亡率正逐渐上升。源自肺部感染的兔热病死亡率最高[25]。兔热病感染患者不会传播给他人，因此医疗机构仅需进行标准护理即可。但应当报告和调查任何可疑的暴发[25]。

诊断

兔热病的实验室诊断仅靠对细菌反应的抗体检测，常规实验室检查无助于诊断。抗体检查阳性需要10~14日，因此通常需经验治疗。诊断常依据流行病学史和相应的临床表现进行疑诊。疑似患者的血清土拉热弗朗西斯菌抗体凝集反应检测滴度为1:160或更高（微量凝集反应滴度为1:128或更高）就强烈提示兔热病，但在急性期和康复阶段的2周内，滴度增高4倍或以上才有诊断价值[26]。兔热病每发作一次，可被检测的抗体能在体内存在很多年[25]。

治疗

兔热病的治疗药物包括链霉素、庆大霉素、多西环素和环丙沙星。链霉素曾一直是治疗兔热病的首选药物，但目前市场上常断货。部分医师认为庆大霉素是氨基糖苷类药物中治疗非脑膜炎兔热病的最佳替代药物。与链霉素相比，庆大霉素MIC更低、前庭毒性更小、可及性更好。虽然与链霉素效果相似，但庆大霉素治疗失败和复发率较高。妥布霉素的效果次于庆大霉素和链霉素，不应使用。

许多兔热病抗菌药物治疗的报道均为短疗程。为了防止兔热病加重或复发，应进行长疗程治疗（10~14日），尤其是病情较重者。使用抗菌药物治疗兔热病时，可发生赫克斯海默尔反应。抗菌药物预防不推荐用于与兔热病患者

接触的人群，但可用于疑似被兔热病生物恐怖袭击的人群。在暴露于生物武器经空气传播的兔热病病菌后3~5日内，会发生肺炎和其他感染症状的急性热病。美国尚无可用的兔热病疫苗。前苏联曾经研发了具有部分保护功能的疫苗，但这只针对进行实验工作的特定高危人群[23]。如同莱姆病节中讨论，应在流行区域户外活动时采取个人防护措施[25]。

立克次体病：落基山斑疹热、派式立克次体感染、埃立克体病和无形体病

落基山斑疹热

落基山斑疹热（Rocky Mountain spotted fever, RMSF）是美国最普遍和最致命的立克次体病。早在1872年，美国西北部的白人定居者就有感染落基山斑疹热的病例，而在此之前，该病就可能在这一地区的原住民中流行。在18世纪末，发生于蒙大拿州和爱达荷州Bitterroot、Snake和Boise河谷居民落基山斑疹热首次得到描述。Howard Ricketts在1908年发现了病原体，即立氏立克次体[26]。立克次体是多形性弱革兰氏阴性小球杆菌（0.3μm×1μm），专性细胞内寄生，它离开宿主后只能短暂生存[25]。

流行病学

落基山斑疹热遍布北美，包括美国、加拿大和墨西哥以及中南美洲部分地区[26]。在西半球以外尚未有记录。"落基山斑疹热"的命名属用词不当，因该病是从落基山脉诸州往东迁移而来，且目前发病率最高的是北卡罗来纳州、南卡罗来纳州、弗吉尼亚州、俄克拉荷马州、阿肯色州和田纳西州[26,27]。绝大部分感染是在偏远的农村或郊外因蜱传播，在城市罕有暴发。

落基山斑疹热在5~9岁儿童发病率最高[28]。另外一个高发病人群是大于60岁的男性。危险因素包括男性、居住在林区和暴露于感染蜱的狗。与其他蜱传播疾病一样，落基山斑疹热与季节高度相关，多发于春末夏初[26]。

蜱媒介和宿主

在美国东部、南部和西部海岸，落基山斑疹热的传播媒介为犬蜱，即变异革蜱[2]；而在落基山脉诸州为安德逊革蜱[24]；在墨西哥则是血红扇头蜱和卡宴花蜱，后者也是中南美洲的传播媒介[24]。血红扇头蜱为褐色的犬蜱，是新鉴定的亚利桑那州特定区域内落基山斑疹热的传播媒介[26-28]。

革蜱只在成年期才寄生于人[26]。幼年期革蜱在含立克次体血症的小型哺乳动物身上寄生时可能被感染，这些动物包括花鼠、地松鼠、棉鼠、白靴兔和草地田鼠。狗尚未被认为是立氏立克次体的储存宿主，但狗对落基山斑疹热易感，从而将感染的蜱引入家中[26,27]。成年蜱将立克次体高效地传递给后代建立起新的感染蜱链。如果成年蜱中立克次体量太大，可引起蜱死亡导致感染蜱链减少。因此一定有蜱意外的储存宿主，才能如上述形成新的感染蜱的生成链，否则落基山斑疹热将逐渐消失。综上，蜱是立氏立克次体的传播媒介和宿主[26]。人类只是其生命终端的偶然宿主[26]。

病程、症状和死亡率

人感染立克次体通常由被感染的蜱经叮咬传播[26]。用手指压碎蜱后，蜱内病原体也可经破损皮肤进入或形成气溶胶被吸入人体。另一感染途径是眼结膜接触到感染的蜱组织或粪便，输入被污染的血和污染针头穿刺也可传播立氏立克次体[26]。

立克次体进入体内后通过血行迅速播散，它更偏好分布于血管内皮，特别是微血管和中型血管[27]。在 2~14 日的孵育期内，诱导吞噬使立克次体进入内皮细胞，并在细胞质和胞核内以二分裂方式复制，导致全身性血管炎，激活凝血因子、毛细血管通透性增加和多器官发生微栓塞[26]。立克次体不分泌外毒素，但可引起宿主细胞膜氧化和过氧化损伤，最终导致细胞坏死[26]。严重感染病例可同时出现低血压和血管内凝血，导致细胞、组织或器官衰竭。

脱水是落基山斑疹热的早期症状，接着发生血管通透性增加、水肿、血容量减少、低蛋白血症、血清胶体渗透压降低和肾前性氮质血症。落基山斑疹热是累及多系统的疾病，但可主要表现为某一特定器官受损。如果脑或肺严重感染，将导致死亡。病情进展的严重程度与水肿（特别是儿童）和低蛋白血症密切相关。17%患者会出现低血压，而56%患者有低钠血症。肺部微血管内皮的广泛感染会引起非心源性的肺水肿。

落基山斑疹热通常伴有肌痛（72%~83%）或肌肉压痛，这是骨骼肌坏死的表现，肌酸激酶会显著增高。35%~52%患者因血管内凝血过度消耗血小板表现血小板减少。弥散性血管内凝血以及伴随的血纤维蛋白原减少罕有发生，即使在严重和死亡病例中也少见[27]。30%患者因血管严重损伤导致失血或溶血发生贫血。如果不给予治疗或治疗不及时，起病后 8~15 日内会死亡。病情严重者远期后遗症包括下肢的部分瘫痪、肢端坏疽并需要截肢、耳聋或听力受损、尿失禁、活动或语言障碍，但及时予以抗菌药物治疗的患者中少见[26]。

"暴发型"落基山斑疹热是指起病迅速，患者约在病后 5 日内死亡。其临床特点是发病初仅有神经系统症状或稍晚再出现皮疹。该病与葡萄糖-6-磷酸脱氢酶缺乏、高龄、男性和酗酒高度相关[26,27]。在没有抗菌药物的时代，落基山斑疹热的死亡率高达30%，如今使用抗菌药物治疗后降至5%[2,27]。

落基山斑疹热初期的 3 个典型症状是：发热、皮疹和头痛，在病程的前 3 日仅 5%患者出现症状，而约 60%患者在感染 2 周后才出现以上症状[26,28]。落基山斑疹热的皮疹通常出现在发热后 2~4 日，开始为 1~5 毫米大小的指压可褪色的粉红色斑疹，之后变成丘疹[27]。它首先出现在踝、腕和前臂，之后很快就出现在掌或足底，然后扩散到手臂、大腿和躯干，通常会转化为瘀斑。但皮疹表现对鉴别诊断的价值有限，因皮疹也可能不出现或呈一过性或延迟发生，皮疹可能根本不转成瘀斑或不呈典型分布。

诊断

就绝大部分蜱传播疾病而言，血清学检测用于早期诊断不是特别可靠。可依据临床体征和症状以及病史进行初次诊断。落基山斑疹热的病情进展迅速，可危及生命，应尽早立即给予抗立克次体药治疗以防止发病或死亡[26,27]。

立氏立克次体难于培养。皮疹部位活检标本免疫组化检测是唯一能及时确诊的方法，但这种方法仅限于出现皮疹的患者，此外多数实验室开展不了此检测项目[26]。

落基山斑疹热最具诊断价值的血清学检测是抗体间接免疫荧光测定（indirect immunofluorescence assay，IFA），但是抗体通常在感染 10~14 日后才出现[26]。落基山斑疹热更显著的实验室异常包括白细胞计数正常但核左移、低钠血症、血小板减少、血清转氨酶或肌酸激酶升高和脑脊液细胞增多，这些表现出现在病程晚期，对疾病的早期诊断没有帮助。

临床症状和病史对于早期诊断和成功治疗极其重要。治疗必须先于实验室确诊[26]。对于发热、皮疹和有蜱暴露史的患者，应考虑落基山斑疹热。如果是居住大西洋南部或美国中南部或曾于 5~9 月在当地旅行过的发热儿童、青壮年和超过 60 岁的老年男性应重点考虑对落基山斑疹热的诊断。出现症状 5 日后才开始治疗的患者，死亡率将从 5%升至 22%。

治疗

当疑诊为落基山斑疹热时，成人和儿童均应立即使用一线药物多西环素。体重 45kg 以下儿童的推荐治疗方案是多西环素 100mg，每日 2 次；或按 2.2mg/kg 给药，每日 2 次。标准疗程为 7~14 日，其中包括在体温恢复正常后至少 3 日[4,5]。因使用其他抗菌药物可增加死亡的风险，美国疾病预防控制中心和美国儿科学会推荐多西环素作为儿童疑诊为落基山斑疹热的标准治疗药物。有严重四环素过敏史的患者应禁用多西环素，某些症状轻微的孕妇女也应禁用，此时可选用氯霉素作为替代药物[26]。但美国目前没有氯霉素的口服制剂，且氯霉素有严重的不良反应，包括灰婴综合征和再生障碍性贫血[26]。红霉素、青霉素、磺胺类、氨基糖苷类和头孢类药物对落基山斑疹热无效，且磺胺类药物可加重病情。

在落基山斑疹热的治疗中，正确的支持治疗是重要内容[4]。重度患者应住院，必须对其血流动力学、肾和呼吸系统功能进行监护，并及时补液[4]。

预防

除采用与莱姆病相同的预防指导原则外，保持宠物不寄生蜱可减少暴露风险。决不要压碎蜱，因可使立克次体通过皮损、黏膜或结膜进入人体。目前尚无可用的疫苗[26]。不推荐在蜱叮咬后进行抗菌药物预防，因为没有证据表明该方法有效并且该方法可能延缓疾病的发作。

斑疹热立克次体

引起落基山斑疹热的立氏立克次体，和许多已鉴别的其他立克次体病原体，被广义定义为"斑疹热立克次体"（spotted fever group Rickettsia，SFGR）[29]。在美国，这些病原体包括派氏立克次体和 Rickettsia 364D。在全球范围内，致人感染的蜱传播斑疹热立克次体的数量逐年增加[4,30]。多西环素能有效治疗斑疹热立克次体感染，可作为该病的首选抗菌药物[4]。

埃立克体病和无形体病

种属鉴别、蜱媒介和疾病宿主

虽然埃立克体病和无形体病由 2 种不同的蜱传播，且分布于美国的不同地区,但患者的临床表现相似[4,5]。"埃立克体病"可泛指各种不同的埃立克体感染疾病,包括查菲埃立克体和尤因埃立克体,它们均由美国东南部和中南部的孤星蜱传播,该病流行于东海岸线往西至得克萨斯州。第3种埃立克体被暂时称为 muris-like 埃立克体(Ehrlichia muris-like,EML),它在美国中西部北部地区患者体内被发现,但尚不能明确何种蜱传播 EML,其临床表现也与其他埃立克体感染没有差别。

无形体病是由嗜吞噬细胞无形体引起的细菌感染性疾病,它于1994年作为病原体在人体内被首次发现[4]。虽然之前被认为是人粒细胞埃立克体病(human granulocytic ehr-lichiosis,HGE),但2001年发现其病原体属于无形体属,因此改称为人粒细胞无形体病(human granulocytic anaplasmo-sis,HGA)。迄今为止,美国报道最多的病例分布于中西部北部和东北部各州,由黑腿蜱(肩突硬蜱)传播。西部海岸的病例由西部黑腿蜱(太平洋硬蜱)传播。

临床和实验室发现

人埃立克体病和无形体病临床表现无特异性,类似于落基山斑疹热的发热和流感样症状。感染引起的症状在蜱叮咬后1~2周内出现,且各不相同。免疫缺陷(如使用皮质类固醇、肿瘤化疗、器官移植后长期使用免疫抑制剂)、HIV 感染或脾切除的患者病情可能更重,死亡风险也更高。

诊断应注意如下体征:血转氨酶升高、白细胞(伴核左移)和血小板均减少。皮疹不是埃立克体病常见的特征,也少见于无形体病,但高达60%查菲埃立克体感染的儿童会出现皮疹。埃立克体病和无形体病的诊断必须依据临床发现,同时应立即治疗,无需等待实验室检查结果,即使实验室初步检查结果阴性也不应停止治疗。有蜱暴露史,出现发热、血小板减少、肝功异常的患者应进行外周血涂片检查。外周血涂片见中性粒细胞内桑椹胚可初步诊断,但此特征在大多数感染患者中并不存在。明确诊断仍需进行血清学检查、PCR 实验或直接培养[31]。与许多其他蜱传播疾病类似,血清学检测埃立克体和无形体抗体仅能用于回顾性确诊。

治疗和预防

案例 82-8

问题 1:G. C.,男性,68岁,居住在威斯康星州西北部,5月末出现流感样症状。以发热、寒战、头痛、肌痛、恶心和食欲消退2日入院。查体显示体温39.4℃,无皮疹和其他明显异常。问诊时,诉1周前在打猎时曾多次被蜱叮咬。医生疑诊为无形体病。采集血液用于血清学检测、全血细胞分类计数、血生化和瑞氏染色显微镜检查,即刻就得异常发现包括中性粒细胞内桑椹胚、白细胞计数 $2\,500/\mu l$、血小板计数 $80\times10^3/\mu l$、C 反应蛋白 136mg/L(正常值,4~8mg/L)、天冬氨酸氨基转移酶 150IU/L 和乳酸脱氢酶 700IU/L。血清学结果尚无回报。早期应使用何种抗菌药物治疗?

G. C. 的病史符合 HGA,他处于疫区,又在疾病高发的季节有过户外活动,绝大部分 HGA 患者均发生在5~8月,

他的发病史刚好符合蜱叮咬到发病1~2周的潜伏期。

他的症状也指向 HGA。几乎所有的 HGA 患者均有高于37.6℃的发热。G. C. 其他症状也与此病相符,包括僵直(寒战)、头痛、肌痛、恶心和食欲减退。实验室查见特征性的中性粒细胞桑椹胚,白细胞减少和红细胞减少也强烈支持 HGA 的诊断。肝酶升高提示轻中度肝损伤也支持 HGA 的诊断。

多西环素是治疗 G. C. 的一线药物,可用于疑诊为埃立克体病或无形体病的成人和所有年龄段的儿童[4,5]。类似 G. C. 的患者在起病5日内使用多西环素,可在2日内退热,具有较好的治疗效果[32]。如果多西环素治疗后发热持续2日,则提示诊断不正确。

原虫:巴贝虫病

巴贝虫、蜱和宿主

全球分布有超过100种巴贝虫[4]。但可导致人类感染只有4种:微小巴贝虫、分歧巴贝虫、邓肯巴贝虫和没有命名的 MO1[4,32],其中微小巴贝虫是最常见致病原,其传播媒介为主要流行于美国东北部和中西部北部的肩突硬蜱,但包括西海岸在内的其他地区也有散发的病例。除了硬蜱,巴贝虫还可通过革蜱、血蜱和扇头蜱传播。由于巴贝虫一般由肩突硬蜱的若虫(大小相当于罂粟籽)传播,患者常常不能回忆起曾被蜱叮咬过。

症状和诊断

案例 82-9

问题 1:H. W.,男性,68岁,马萨诸塞州马撒葡萄园岛(Martha's Vineyard)居民,7月曾划船、钓鱼及在湖边徒步旅行。大约1周后感觉疲惫和食欲缺乏。8月中旬因发热、头痛、大汗淋漓、全身不定位疼痛和偶见黑色尿就诊于家庭医生。无确切蜱叮咬史。体格检查发现肝脾肿大。实验室检查示红细胞性贫血、血红蛋白降低、血红蛋白尿、血小板减少和肝酶增加。体温40℃。吉姆萨薄血涂片发现超过5%的红细胞内有未着色的环形寄生虫。医生制定了阿托伐醌和阿奇霉素联合治疗方案。哪些线索指向巴贝虫病的诊断?

只有直接观测到红细胞内存在原虫,才可确诊巴贝虫病。虽然吉姆萨染色是通常使用的检测手段,但寄生虫数量低,存在假阴性结果。绝大部分患者就诊时处于疾病早期,红细胞感染率低于1%,因此需要制备多个血涂片检查[3,32]。由于血涂片检查成功率低或只能检出少数患者的寄生虫,因此应同时进行其他辅助性检测,如使用间接免疫荧光检测血清中抗巴贝虫抗体 IgM 和 IgG,或 PCR 检测血中巴贝虫 DNA[3]。

巴贝虫病患者的临床表现与疟疾相似,轻则无症状,重则出现严重并发症和死亡[11]。虽然绝大多数感染微小巴贝虫的患者没有症状,但某些患者可出现流感样症状,如发

热、寒战、大汗淋漓、头痛、肌痛和恶心。此型巴贝虫病被视为是特殊的、隐性无症状疾病[32]。已有大量通过输血感染的病例，表明在献血者中有无症状巴贝虫病患者。

第二型巴贝虫病被称为"轻中度病毒样疾病"[33]。表现为逐渐加重的疲惫和全身不适，后期出现发热并伴有一个或多个下列症状：寒战、发汗、头痛、关节痛或肌痛、食欲消退或咳嗽[30]，罕有皮疹。病情可持续数周至数月，一些患者可长达1年或更久[33]。

第三型巴贝虫病是潜在致命的溶血性，它发生于高龄、HIV感染或免疫抑制剂治疗所致免疫低下、恶性肿瘤或脾切除等易致严重感染的患者[32]。虽然巴贝虫感染的发病率在成人和儿童并无差异，但在50岁以上患者感染更为严重。严重巴贝虫病的并发症包括急性呼吸衰竭、弥散性血管内凝血、充血性心力衰竭、昏迷和肾衰竭，死亡率5%~9%[3,32]。

同H.W.一样，美国东北部的病例通常为有脾患者。症状明显的病例常见于50~60岁患者，许多人均不能准确回忆起曾被蜱叮咬。巴贝虫病绝大部分症状是溶血或寄生虫血症引起的系统性炎症反应[30]。有限的证据显示其潜伏期一般在蜱叮咬后1~6周[34]。正如H.W.的表现一样，首发症状后非特异性的病毒样症状陆续在数日后出现，特征为不同程度的溶血性贫血。任何曾在7~8月间居住在或前往过感染流行区域的不明原因发热患者，应高度怀疑是否为巴贝虫感染，特别是有蜱叮咬史患者更应如此。

治疗

> **案例 82-9，问题 2：** 选择阿托伐醌和阿奇霉素治疗 H.W. 是否正确？还有哪些药物可用于巴贝虫病的治疗？

最初联用克林霉素和奎宁治疗巴贝虫病的方案完全出于偶然发现。在1982年，一名8个月龄婴儿因疑似输血感染疟疾给予氯喹治疗，无效后改用奎宁和克林霉素患者热退，此后该患者被确诊为巴贝虫病。虽然该药物联用方案仍在使用，但不良反应（如耳鸣、眩晕和腹泻）频发，常因剂量减少和停药而出现[3,32]，并在用于脾切除、HIV感染和正接受皮质激素患者治疗时可出现失败[3]。

轻中度巴贝虫病就如H.W.的治疗，应首选阿托伐醌联用阿奇霉素方案。该方案也成功地治疗了儿童患者，虽然至今也无治疗对照研究证据[32]。免疫缺陷的巴贝虫病患者采用该方案存在疾病复发并发生巴贝虫耐药[33,35]，常规7~10日的疗程对这些患者可能是不够的[35]。阿奇霉素联用阿托伐醌方案较联用克林霉素和奎宁的耐受性更好。给药方案是阿托伐醌750mg，每12小时口服1次，阿奇霉素是第1日口服500mg~1 000mg，后续7~10日口服250~1 000mg[32]。免疫缺陷患者可增加阿奇霉素剂量至每日600mg~1 000mg[3,36]。儿童患者阿托伐醌按20mg/kg（最大剂750mg），每12小时1次，阿奇霉素第1日口服10mg/kg

（最大剂量500mg），之后7~10日每日5mg/kg[3,32]。

严重的巴贝虫病患者应静脉给予克林霉素并口服奎宁治疗[32]。成人患者推荐克林霉素300~600mg，每6小时1次；同时口服奎宁650mg，每6~8小时1次，疗程7~10日。儿童推荐克林霉素7~10mg/kg（最大剂量600mg），每6~8小时1次；同时口服奎宁8mg/kg（最大剂量650mg），每8小时1次，疗程7~10日[3,32]。

由于有并发症的风险，应使用抗菌药物治疗所有出现症状并经PCR或血涂片确认为巴贝虫病的患者[34]。血清抗体阳性同时有症状，但血涂片或PCR没有发现寄生虫的患者，应不予治疗。无症状患者无论血清学检测、血涂片和PCR结果如何，同样不应予以治疗。但无症状患者如果这些检测结果均为阳性且重复检测确定寄生虫血症超过3个月的应给予治疗[3,32]。

严重巴贝虫病患者发生高载量寄生虫血症（感染红细胞超过10%），溶血明显或肺、肾和肝功能受损时，给予成分或全血输注是挽救生命的措施。血中快速增加的寄生虫会引起大量的血管内溶血和肾衰竭，必须立即给予治疗。

巴贝虫病患者应接受抗菌药物治疗，特别是具有严重或持续症状的患者，应评估是否合并感染伯氏疏螺旋体和嗜吞噬细胞无形体。

巴贝虫病的预防方法和其他蜱传播疾病相同。无脾患者应避免前往巴贝虫病流行地区。迄今没有证据表明蜱叮咬后使用抗菌药物可以预防巴贝虫感染[32]。虽然牛用疫苗已投入使用，但尚无人用疫苗上市。

病毒：科罗拉多蜱传热、蜱传播脑炎和其他病毒介导的蜱传播疾病

科罗拉多蜱传热

病毒鉴定、蜱和储存宿主

自从第一批移民到达落基山后，就有了"高山热"的记载。后来因病原体被鉴定为科罗拉多蜱传热病毒，被重新命名为科罗拉多蜱传热病毒（Colorado tick fever virus, CT-FV）。

CTF是由双链RNA科蜱病毒引起，它是寄生于红细胞内的病毒。已知至少有22株科罗拉多蜱传热病毒，但致人感染病毒株之间的抗原变异性很小[33]。由于病毒在蜱内复制，因此它是虫媒病毒。其原发感染被认为是因病毒侵入造血干细胞，因此存活至成熟的红细胞内[37,38]。

CTF是经感染蜱叮咬传播的病毒性疾病[37]。虽然已发现至少有8种蜱感染有病毒，但成年安氏革蜱是将CTF传播给人的主要媒介[37,38]。安氏革蜱寄生于多种哺乳动物，但地松鼠、豪猪、金花鼠与蜱一样，均是科罗拉多蜱传热病毒的原始储存宿主[37,38]。在蜱内跨生命周期传播保证了科罗拉多蜱传热病毒在蜱的终身感染[37]。

流行性

CTF主要发生在美国和加拿大交界的西部黑山和落基

山脉的高海拔山林区域,特别是朝南的丛林曲和大陆分界线东面的干燥岩山地区[37,38]。虽然 CTF 在 3~10 月均有流行,但 5~7 月是发病的高峰期[4,5]。

症状

案例 82-10

问题 1:T. P. ,27 岁,美国佐治亚州亚特兰大人。她从科罗拉多落基山东部为期一周的春末野营后返回 4 日后,出现发热、寒战、头痛、肌痛、结膜炎和嗜睡等。否认蜱叮咬史和皮疹史。医师怀疑是落基山斑疹热,处方多西环素治疗,症状和发热开始缓解,但 2 日后症状再次出现。体格检查显示体温为 39℃。实验室检查白细胞计数 2 400/μL,其他正常。解释为什么 T. P. 的临床表现提示 CTF 的诊断?

CTF 的症状通常于蜱叮咬后 3~5 日出现,虽然有超过一半患者记不起曾被蜱叮咬[37,38]。最常见的初始症状是突然发热、头痛、寒战但无肌强直和肌痛[37]。5%~15% 患者可能发生皮肤瘀斑、斑丘疹或斑疹[38]。大约一半的发热患者会出现"双相"型发热和其他症状,这意味着他们连续多日发热,其后的几日热退,接着再出现第二个周期的发热和其他症状[37,38]。虽然疲劳和全身乏力可能持续数月,但本病罕有后遗症[38],一般在 1~3 周恢复。儿童较成人更易有并发症。由于病毒可在红细胞内存活数月并通过输血传播给他人,疑诊为 CTF 的患者应推迟献血和捐献骨髓至患病后 6 个月。

实验室检查

中到重度白细胞减少是 CTF 最重要的实验室检查异常。起病第 1 日白细胞计数通常正常,但在第 5~6 日减少至 2 000~4 000/μl,分类以淋巴细胞为主[38]。但约有 1/3 CTF 确诊病例的白细胞计数在 4 500/μl 左右。绝大部分患者热退 1 周内白细胞计数恢复正常。患者还可能出现血小板减少[37,38]。虽然脑脊液可能出现淋巴细胞增多,但并不能据此鉴别于其他原因的脑膜脑炎[38]。

诊断和治疗

CTF 诊断可依据间接免疫荧光红细胞染色,补体结合试验或 ELISA 等血清学检测结果[37,38]。将疑似感染的血注射入乳鼠脑内是最灵敏的分离方法[37,38]。在起病 5 日内 RT-PCR 检测病毒有助于诊断,而在出现症状 2 周后,血清学检测更具诊断意义[38]。CTF 无特定的治疗药物,本病通常为自限性。应提供支持治疗。最佳防护措施仍是避免被蜱叮咬[38]。

蜱传播脑炎

蜱传播脑炎(Tick-Borne encephalitis,TBE)是一种危及生命的神经系统疾病,因患病人数在过去 10 年显著增加[4,34],该病在亚洲和欧洲已逐渐成为公众卫生问题。TBE 病毒分为 3 个亚型——中欧(西方型)、西伯利亚型和远东型(俄罗斯春夏或东方型),蜱传播脑炎流行于欧洲中部和东部、俄罗斯和远东地区,不同亚型在地理分布上有部分重叠[4,34]。

病原体为黄病毒属脂质包被的球状 RNA 病毒[4,39]。西方型通过蓖子硬蜱传播,西伯利亚和远东型通过全沟硬蜱传播,在日本通过卵形硬蜱传播[40]。少部分蜱传播脑炎是食用未经高温消毒的污染牛奶或乳酪导致,与蜱无直接关系[39]。病毒主要的储存宿主是小型啮齿类动物[39]。蜱是传播媒介,人是病毒的偶然宿主。蜱在生命各阶段均可感染病毒,也能通过交配获得病毒,病毒可经卵传播和跨生命周期传播[39]。在蜱叮咬的数分钟内,病毒即通过蜱唾液迅速传入人体,即使尽早移除蜱可能都无法阻止脑炎发生。

本病临床症状顾名思义最终表现为中枢神经系统受累,进展为无菌性髓膜炎、脑膜脑炎和脑脊膜脑脊髓炎。起始为发热性头痛,继之中枢神经系统症状。目前没有可用的抗病毒药物,对各种并发症应采取支持治疗。欧洲有 2 种针对成人和儿童的市售灭活疫苗(FSME-IMMUN 和 Encepur)[4]。FSME-IMMUN 的成人型在加拿大也获批上市。俄罗斯有两种市售灭活疫苗(TBE-Moscow 和 Enc-Vir)。读者可以通过 CDC 查阅有关流行国家接种疫苗的信息[4]。

波瓦森病毒

波瓦森病毒为黄病毒属的 RNA 病毒,与圣路易斯市西尼罗河脑炎和蜱传脑炎病毒具有亲缘关系[4]。美国、加拿大和俄罗斯均发现有波瓦森病。美国在过去 10 年报道了大约 60 例病例,大部分分布在东北部各州和五大湖区。潜伏期一般在 1 周~1 个月。许多感染的患者无症状。此病的体征和症状包括发热、头痛、呕吐和萎靡。由于波瓦森病毒能感染中枢神经系统,疾病可进展为脑膜脑炎伴意识错乱、癫痫发作和记忆缺失。尚无波瓦森病的疫苗或治疗药物。疑诊患者应采取支持治疗。

毒素:蜱麻痹

蜱麻痹

案例 82-11

问题 1:C. M. ,女孩,7 岁,居住在华盛顿州 Spokane 市,向其父母诉说双腿无力。第 2 日她妈妈发现她的病情加重,迅速带她到儿科医师那里就诊。医师发现 C. M. 出现双下肢和下部躯干弛缓性瘫痪,但感觉和定向力正常。医师在其头皮上发现有一只蜱并进行了移除,2 日后 A. M. 恢复正常。发生了什么情况?

蜱麻痹(蜱中毒)在全球范围的人类和多种动物均有发生,由探险家 Hovell 于 1824 年在澳大利亚首次发现[40],全球对人和动物致病蜱有 60 种,但致人疾病的在北美主要为安氏革蜱和变异革蜱[40],在澳大利亚为全环硬蜱[40]。

在澳大利亚和北美绝大部分病例发生于春夏两季。美国高发区域包括太平洋西北地区、邻近加拿大西南部和落基山脉诸州[40]。儿童中女性更易感染;而成人中男性更易感染[40]。流行病学分析发现,女孩儿的长发为蜱寄生提供了隐蔽场所[40]。

蜱麻痹由雌性蜱的大唾液腺分泌的神经毒素所引起,通常需要吸附于宿主身上 4~5 日才会出现症状[40]。毒素作用于运动神经元减少乙酰胆碱的释放,其机制与肉毒毒素相似[40]。在几小时或者几日内,从下肢感觉异常和对称性肌力减弱伴运动困难,进展至弛缓性麻痹。中枢感觉一般正常,无疼痛,血和脑脊液检查正常[40]。如果没有及时除去蜱,将发展为呼吸麻痹和死亡[40]。早期报道的死亡率为 10%,目前经 ICU 治疗和呼吸支持,死亡率已显著降低[40]。华盛顿州 50 年间连续 33 个患者死亡率为 6%,且最后两名死者的时间为 20 世纪 40 年代[40]。儿童与成人比较,每千克体重的毒素剂量更高,因此更易发生蜱麻痹[39]。诊断应包括全身皮肤检查是否有附着的充血蜱证据[39]。

在北美,患者通常在除去蜱后数小时或数日内可完全康复。在澳大利亚,起病更急,在除去蜱后症状仍可持续 2 日,完全恢复约需数周。主要进行支持治疗,来源于狗的抗毒血清仅用于动物治疗,但在澳大利亚也偶尔用于严重蜱麻痹患者[40]。应用狗的抗毒血清存在血清病和急性过敏反应的风险,当地专家必须根据病例的具体情况决定是否使用[39]。

混合感染

在美国西北部,由于巴贝虫病、无形体病和莱姆病的蜱媒介和哺乳动物宿主是相同的,理论上 1 次蜱叮咬可将 3 种疾病传染给人类。特别是在流行地区,患者可发生莱姆病、巴贝虫病或无形体病[5]。存在共感染的患者,每种疾病的自然病程可能改变或表现加重的临床症状,特别流感样症状。在欧洲和俄罗斯,由于相同的蜱媒介可传播莱姆病和蜱传播脑炎,合并感染时可能使病情更严重[39]。

合并感染还可能影响初始治疗抗菌药物的选择。如阿莫西林可用于治疗早期莱姆病,但对 HGA 无效,而多西环素对这两种病都有效。事实上,一些治疗失败的莱姆病病例即因合并感染所致。同时罹患莱姆病和巴贝虫病的患者比单一感染患者症状更多,病程更长。在两种疾病同时流行的地区,当患者被诊断中度到重度莱姆病时,应当考虑存在同时感染巴贝虫病和无形体病的可能性。无形体病患者会出现中性粒细胞减少和血小板减少,巴贝虫病患者会出现贫血和血小板减少,而莱姆病患者不会出现这些症状[5]。对于流行区的那些流感样症状持续且恰当治疗无效的莱姆病患者,医师应对其进行巴贝虫病和无形体病的相关检查[5]。

总结

对人患蜱传播疾病深入研究的绝大多数结果表明,各种致病原均与蜱-鹿-啮齿动物循环紧密相关。蜱传播疾病已成为全球性的问题,且越来越具有挑战性。科学家们不断完善蜱传播疾病的诊断、治疗和预防措施,并寻找能控制可传播疾病蜱种群的方法。未来我们可能将面临持续上升的已知病原或未知病原的蜱传播疾病。由于绝大部分患者的体征和症状不具特异性,对于高度怀疑蜱传播疾病的患者,与其他类似临床表现的疾病区分开来至关重要。当考虑为蜱传播疾病时,应获得确切的蜱暴露史和当地的流行病学资料。对于蜱传播疾病,增强个人防护意识和避免蜱接触非常重要。

(刘职瑞 译,孙凤军 校,夏培元 审)

参考文献

1. Diaz JH. Chemical and plant-based insect repellents: efficacy, safety, and toxicity. *Wilderness Environ Med.* 2016;27:153.
2. Anderson JF, Magnarelli LA. Biology of ticks. *Infect Dis Clin N Am.* 2008;22(2):195, v.
3. De la Fuente J et al. Overview: Ticks as vectors of pathogens that cause diseases in humans and animals. *Front Biosci.* 2008;13:6938–6946.
4. Centers for Disease Control and Prevention. Ticks. http://www.cdc.gov/ticks/diseases/. Accessed January 17, 2017.
5. Centers for Disease Control and Prevention. Tickborne Diseases of the United States. A Reference Manual for Health Care Providers, 3rd ed. 2015. https://www.cdc.gov/lyme/resources/tickbornediseases.pdf. Accessed January 17, 2017.
6. Mead PS. Epidemiology of Lyme disease. *Infect Dis Clin N Am.* 2015;(29):187–210.
7. Maraspin V, Ruzic-Sablijic E, Strele F. Lyme borreliosis and *Borrelia spielmanii*. *Emerg Infect Dis.* 2006;12:1177.
8. Schriefer ME. Lyme disease diagnosis. *Clin Lab Med.* 2015;35:797–814.
9. Theel ES. The past, present, and (possible) future of serologic testing for Lyme disease. *J Clin Microbiol.* 2016;54(5):1191–1196.
10. Sanchez E et al. Diagnosis, treatment, and prevention of Lyme disease, Human Granulocytic Anaplasmosis, and Babesiosis. A review. *JAMA.* 2016;315(16):1767–1777.
11. Wormser GP et al. The clinical assessment, treatment, and prevention of Lyme Disease, Human Granulocytic Anaplosmosis, and Babesiosis: clinical practice guidelines by the Infectious Diseases Society of America. *Clin Infect Dis.* 2006;43:1089–1134.
12. Rivera Rivera KB, Blais CM. Tick-borne infections. *Hosp Med Clin.* 2015;4:489–499.
13. Hinckley AF et al. Effectiveness of residential acaricides to prevent Lyme and other tick-borne diseases in humans. *J Infect Dis.* 2016;(214):183–188.
14. De la Fuente J, Contreras M. Tick vaccines: current status and future directions. *Expert Rev Vaccines.* 2015;14(10):1367–1376.
15. Plotkin SA. Need for a new Lyme disease vaccine. *N Engl J Med.* 2016;375:911–913.
16. Alpern JD et al. Personal protection measures against mosquitoes, ticks, and other arthropods. *Med Clin N Am.* 2016(100):303–313.
17. Dantas-Torres F, Otranto D. Best practices for preventing vector-borne diseases in dogs and humans. *Trends Parasitol.* 2016;32(1):43–55.
18. Lupi E et al. The efficacy of repellents against Aedes, Anopheles, Culex and Ixodes spp.—A literature review. *Travel Med Infect Dis.* 2013;11(6):374–411.
19. Bissinger BW, Roe RM. Tick repellents: past, present, and future. *Pestic Biochm Physiol.* 2010;96:63–79.
20. Dworkin MS et al. Tick-borne relapsing fever. *Infect Dis Clin N Am.* 2008;22(3):449, viii.
21. Schwan TG et al. Diversity and distribution of Borrelia hermsii. *Emerg Infect Dis.* 2007;13(3):436.
22. Malloy PJ et al. Borrelia miyamotoi disease in the northeastern United States. *Ann Intern Med.* 2015;163: 91–98.
23. Hu LT et al. Case 24-2015-A 28-year-old pregnant woman with fever, chills, headache, and fatigue. *N Engl J Med.* 2015;373:468–475.
24. Masters EJ et al. STARI, or Masters disease: lone star tickvectored Lyme-like illness. *Infect Dis Clin N Am.* 2008;22(2):361, viii.
25. Nigrovic LE, Wingerter SL. Tularemia. *Infect Dis Clin N Am.* 2008;22(3):489, ix.
26. Chen LF, Sexton DJ. What's new in Rocky Mountain spotted fever? *Infect Dis Clin N Am.* 2008;22(3):415, vii.
27. Chapman AS et al; Tickborne Rickettsial Diseases Working Group, CDC. Diagnosis and management of tickborne rickettsial diseases: Rocky Mountain spotted fever, ehrlichioses, and anaplasmosis—United States: a practical guide for physicians and other health-care and public health officials. *MMWR*

Recomm Rep. 2006;55(RR-4):1.

28. Buckingham SC et al; Tick-borne Infections in Children Study Group. Clinical and laboratory features, hospital course, and outcome of Rocky Mountain spotted fever in children. *J Pediatr*. 2007;150(2):180–184.

29. Demma LJ et al. Rocky mountain spotted fever from an unexpected tick vector in Arizona. *N Engl J Med*. 2005;353(6): 587.

30. Raoult D. Emerging rickettsioses reach the United States. *Clin Infect Dis*. 2010;51(1):121.

31. Shapiro MR et al. Rickettsia 364D: a newly recognized cause of eschar-associated illness in California. *Clin Infect Dis*. 2010;50(4):541.

32. Bakken JS, Dumler S. Human granulocytic anaplasmosis. *Infect Dis Clin N Am*. 2008;22(3):433, viii.

33. Vannier E et al. Human babesiosis. *Infect Dis Clin N Am*. 2008;22(3):469, viii.

34. Ergunay K et al. A review of methods for detecting tick-borne encephalitis virus infection in tick, animal, and human specimens. *Vector Borne Zoonotic Dis*. 2016;16(1):4–12.

35. Krause PJ et al. Persistent and relapsing babesiosis in immunocompromised patients. *Clin Infect Dis*. 2008;46(3):370.

36. Wormser GP et al. Emergence of resistance to azithromycin-atovaquone in immunocompromised patients with Babesia microti infection. *Clin Infect Dis*. 2010;50(3):381.

37. Attoui H, et al. Coltiviruses and seadornaviruses in North America, Europe, and Asia. *Emerg Infect Dis*. 2005;11(11):1673.

38. Romero JR, Simonsen KA. Powassan encephalitis and Colorado tick fever. *Infect Dis Clin N Am*. 2008;22(3):545, x.

39. Kaiser R. Tick-borne encephalitis. *Infect Dis Clin N Am*. 2008;22(3):561, x.

40. Edlow JA, McGillicuddy DC. Tick paralysis. *Infect Dis Clin N Am*. 2008;22(3):397, vii.

第十五篇　精神疾病和物质滥用

Michael C. Angelini and Michael G. Carvalho

83

第 83 章　焦虑障碍

Jolene R. Bostwick and Kristen N. Gardner

核心原则	章节案例
临床评估和鉴别诊断	
① 焦虑障碍(anxiety disorders)以焦虑情绪体验为主要特征,表现为与客观事件不相称、对周围情境反应过度或导致精神痛苦,严重者可影响日常功能。躯体疾病或躯体相关因素也可诱发或加剧焦虑。	案例 83-1(问题 1) 表 83-2
广泛性焦虑障碍	
① 根据《精神障碍诊断与统计手册》(第 5 版)(DSM-5)的定义,广泛性焦虑障碍(generalized anxiety disorder,GAD)是一种慢性疾病,焦虑持续存在,患者不能有效地控制焦虑的症状。焦虑症状严重并损害了日常功能是使用药物治疗的指征。	案例 83-2(问题 1) 表 83-3
② 广泛性焦虑的一线治疗方法包括药物治疗和非药物治疗。药物治疗包括文拉法辛(venlafaxine)、度洛西汀(duloxetine)、选择性 5-羟色胺再摄取抑制剂(selective serotonin reuptake inhibitor,SSRI)、丁螺环酮(buspirone)和苯二氮䓬类。心理治疗,如认知行为治疗(cognitive behavioral therapy,CBT)可单独实施,也可以与药物联合使用。制订广泛性焦虑障碍的个体化治疗方案应考虑以下因素:患者既往治疗情况、是否合并其他精神疾病、药物的药代动力学特点、预期的起效时间和患者的偏好。	案例 83-2(问题 2 和 3) 表 83-4,表 83-5,表 83-6,表 83-8
③ 当广泛性焦虑的患者开始使用苯二氮䓬类药物治疗时,应对患者进行以下用药教育:可能出现的不良反应、药物依赖性和药物相互作用。还应注意药物对妊娠的影响、药物的致畸性和药物对哺乳的影响。	案例 83-2(问题 4 和 5) 案例 83-3(问题 1) 案例 83-4(问题 1 和 2) 案例 83-5(问题 1) 案例 83-6(问题 1~3) 表 83-7
④ 患者开始接受 SSRI、文拉法辛或者度洛西汀治疗时,应告知患者不良反应可能会出现在治疗早期或者后期,可能会持续较长的时间。此外,应告知所有接受药物治疗的患者关于药物的治疗疗程。	案例 83-2(问题 6)
惊恐障碍	
① 惊恐障碍(panic disorder)的症状特点是短时间的强烈恐惧体验。发作时伴有心率加快、呼吸急促、胃肠道紊乱或颤抖。这些与躯体相关的感觉,因为患者认为是躯体疾病而常常未能得到诊断或被误诊。	案例 83-7(问题 1) 表 83-9
② 惊恐障碍的治疗包括 CBT、药物治疗(SSRI、文拉法辛、三环类抗抑郁药或苯二氮䓬类药物)和联合治疗。药物治疗应使用较低的起始剂量以减少短期治疗即可能出现的不良反应如紧张不安,并应提前告知患者。	案例 83-7(问题 2~4) 表 83-5
社交焦虑障碍和特定恐怖症	
① 社交焦虑障碍(social anxiety)和特定恐怖症(specific phobias)都包括过度的恐惧和由此导致的逃避行为,希望通过逃避使得恐惧减轻。社交焦虑障碍包括涉及社会交往的、广泛的和强烈的焦虑。特定恐怖症是与特定的物体或场景(如蜘蛛、电梯)相关的强烈恐惧。社交焦虑障碍的一线治疗药物是 SSRI,而心理治疗是特定恐怖症的主要治疗方式。	案例 83-8(问题 1~3) 表 83-5,表 83-10

创伤后应激障碍和急性应激障碍

① 创伤后应激障碍（post-traumatic stress disorder，PTSD）和急性应激障碍（acute stress disorder）发生在个体经历令人痛苦的严重创伤性事件后。在 PTSD 中，创伤性体验反复发生、回避、反应过度和在认知和心境方面的负性改变造成患者心理、社会功能和人际关系严重受损。

案例 83-9（问题 1）
表 83-11

② 主要的治疗药物是 SSRI，SSRI 和认知行为治疗都可有效治疗 PTSD。根据精神疾病共病情况，如同时存在需要治疗的抑郁或睡眠障碍，则在保留原有药物的基础上辅加药物治疗。治疗的目标是改善核心症状和恢复患者功能。

案例 83-9（问题 2 和 3）
表 83-5

强迫性障碍

① 强迫性障碍（obsessive-compulsive disorder，OCD）以反复出现强迫思维或强迫动作为特征。患者无法控制这些强迫症状，每日至少持续 1 个小时。OCD 的治疗包括药物［SSRI、氯米帕明（clomipramine）或文拉法辛］和心理治疗（CBT，CBT 联合暴露治疗）。药物治疗联合心理治疗是最优的治疗方案，但近 40% 的患者在接受联合治疗方案后仍然不能有效控制强迫症状。

案例 83-10（问题 1~5）
表 83-5

② 基于许多 OCD 患者在接受单药治疗后症状没有得到完全缓解，考虑联合抗抑郁药物或辅助抗精神病药治疗，注意监测可能增加的药品不良反应和药物相互作用。

案例 83-11（问题 1~3）

焦虑被描述为一种不适感，一种伴有特征性躯体感觉的莫名其妙的恐惧和担忧。当人类感知到损害自身健康的危险时会产生正常的反应。出于自我保护的目的，当压力刺激产生焦虑时，激活神经生物系统。焦虑反应由两部分基本症状组成：①精神症状，如担心、害怕、难以集中注意力；②躯体症状，如心率加快、呼吸急促、颤抖、踱步。某些疾病（嗜铬细胞瘤、甲状腺功能亢进）和药物（拟交感神经药物）也可出现和焦虑一样的精神和躯体症状。当焦虑是由于外部因素如躯体疾病和药物所引起时，去除这些因素之后，焦虑症状可得到相应减轻[1]。

如果焦虑不是由外部因素所引起，和实际威胁的程度不相称、持续的时间超过威胁存在的时间，临床上称之为焦虑障碍（anxiety disorders）。不同类型的病理性焦虑可从以下几个方面来鉴别：①焦虑障碍是原发性的；②由于躯体疾病或物质使用引起的继发性焦虑障碍；③对急性应激的反应（如失去至亲、婚姻或财务出现问题）；④只是其他精神障碍的一个相关症状，但对于指导和选择最佳治疗方案是很重要的[1]。

焦虑障碍的分类和诊断

《精神障碍诊断与统计手册》（第 5 版）（*Diagnostic and Statistical Manual of Mental Disorders*，fifth edition，DSM-5）将原发性焦虑障碍分为 7 个类型：广泛性焦虑障碍（generalized anxiety disorder，GAD）、惊恐障碍、恐怖症（包括特定恐怖症和社交焦虑障碍）、分离焦虑障碍、选择性缄默症和广场恐怖症[1]。强迫性障碍（obsessive-compulsive disorder，OCD）和创伤性应激障碍（post-traumatic stress disorder，PTSD）在 DSM-5 中归入新的类目。每种类型都达到了病理性焦虑的程度，但症状的特点、严重程度和病程都不一样，药物治疗和非药物治疗对不同类型焦虑障碍的有效性也不

相同。这说明不同类型的焦虑障碍存在生物学差异。在 DSM-5 中，继发性焦虑障碍包括"由于其他躯体疾病所致的焦虑障碍"和"物质（药物）所致的焦虑障碍"[1]。焦虑障碍常伴发其他精神障碍，如心境障碍。虽然心境障碍有着突出的情绪问题，但和焦虑障碍同样都与边缘系统失调相关，因此具有许多相同的症状，包括疲劳感、难以集中注意力、坐立不安、失眠和躯体症状[2]。

焦虑的神经生物学

参与调节情绪、处理学习和记忆过程的边缘系统由一系列的结构组成，包括海马和杏仁核，这些结构对于人类行为而言是必不可少的。海马回路可将短期记忆转变为长期记忆，并储存空间记忆。杏仁核回路涉及情感和表达。起始于杏仁核的神经传出通路被认为与人类的恐惧和焦虑反应的调节有关[3]。不同杏仁核相关回路的失调或过多输出是引起各种焦虑障碍的常见原因，但不同的焦虑障碍类型存在不同的功能异常。假设对于压力反应的失调是引起焦虑障碍的基础，那么焦虑的发生可能主要与边缘系统神经通路、交感神经系统和下丘脑-垂体-肾上腺皮质（hypothalamic-pituitary-adrenal axis，HPA）轴的相互作用有关[2,4]。许多神经递质和神经内分泌系统互相作用并调节边缘系统的神经通路功能，包括：单胺类神经递质，肾上腺素和去甲肾上腺素；促肾上腺皮质素释放激素（corticotropin-releasing hormone，CRH）；吲哚胺，5 羟色胺（5-hydroxytryptamine，5-HT）；抑制性氨基酸，γ-氨基丁酸（γ-aminobytyric acid，GABA）；兴奋性氨基酸，谷氨酸；神经肽，胆囊收缩素（cholecystokinin，CCK），神经肽 Y 和 P 物质[3,5]。因此，产生和调节这些神经递质和神经内分泌系统的基因是一个研究热点。更进一步，目前正在运用表观遗传学机制来探索基因和环

下丘脑-垂体-肾上腺皮质系统、去甲肾上腺素系统和5-羟色胺系统的相互影响

在急性威胁事件中,恐惧刺激经过丘脑传递到杏仁核,然后投射到下丘脑和脑干。蓝斑(locus ceruleus, LC)释放去甲肾上腺素,在外周所表现出的反应就是心率加快,心脏每搏输出量增加和血管舒张,供给肌肉更多的血液。蓝斑是大脑中合成去甲肾上腺素的主要部位。中枢释放去甲肾上腺素产生警觉和唤醒,使个体集中注意力以应付威胁。机体对压力和恐惧的反应引起唤醒和焦虑症状(如心动过速、颤抖、出汗)。去甲肾上腺素支配海马增强了焦虑记忆的形成。去甲肾上腺素支配杏仁核则增加令人不愉快的记忆。正常情况下,个体能够对情绪过载的记忆进行编译。但当过度刺激的情况下,这将导致持续的唤醒和过度警觉。个体感知到威胁后,下丘脑释放CRH,CRH激活垂体前叶释放促肾上腺皮质激素(adrenocorticotropic hormone, ACTH),ACTH刺激肾上腺皮质释放糖皮质激素。短期升高的糖皮质激素通过激活HPA和动员储备的能量,使得身体能够适应充满压力的环境。但糖皮质激素如果长期升高,将损害神经的适应性,甚至可能导致神经细胞死亡。将CRH注射进啮齿类动物的蓝斑,可引发焦虑样的行为[2,4,7]。

抑制性神经递质5-HT参与压力反应,但还不完全明确5-HT的作用。5-HT参与了睡眠、食欲、记忆、冲动、性行为和运动功能的生理调节,并可能具有抑制攻击性行为的作用。大脑大部分的5-HT能神经元位于中缝核。中缝核和蓝斑之间存在相当数量的连接,它们之间存在相互抑制的作用。在正常情况下,来自海马的5-HT连接降低杏仁核的活性,减轻恐惧和焦虑反应。但处于压力的情况下,促使蓝斑神经元发放,抑制中缝核神经元的发放,增加CRH的释放,边缘系统敏感性上升,最终导致觉醒和储存充满压力和不愉快的记忆,使个体处于觉醒状态以应对威胁[2]。

尽管现在焦虑的特异性病因学只是一个假设,但当前激活5-HT系统或激活其他抑制系统如GABA的治疗方案支持了这种假设。

焦虑障碍的流行病学和临床意义

焦虑障碍(anxiety disorders)是一组最常见的精神疾病。流行病学调查显示,13%～28%的美国人在其一生中的某段时间出现过焦虑障碍。焦虑障碍在世界其他国家的流行情况与之相似[8,9]。女性焦虑障碍的患病率比男性高[9]。

目前,药物、认知和行为治疗或者联合治疗可以有效治疗大多数的焦虑障碍。然而只有不到1/3的患者寻求医疗帮助,这其中有相当多的患者没有得到正确的诊断[9]。许多焦虑障碍的诊治是在非精神病机构进行的。患者常去初级医疗保健机构,向医师诉说难以用躯体疾病解释的症状,而焦虑一直未被发现。相当一部分的焦虑患者并不认为服用药物可以解决情绪问题。而另一些患者因为没有得到正确的诊断而一直没有进行治疗[10]。

因为焦虑是一种每个人都很熟悉的情绪,人们并不重视焦虑对于患者社会功能和生活质量的影响。应提高社会,特别是医疗保健机构对病理性焦虑的认识。这样,患者就可以寻求和接受适合他们的治疗。表83-1列出了提供焦虑障碍相关信息和治疗的机构。

表83-1

美国管理焦虑障碍的组织机构

焦虑指导
www.anxietycoach.com
美国焦虑障碍协会
www.adaa.org
远离恐惧
www.freedomfromfear.org
国际OCD基金会
Website:www.locdf.org
美国精神健康协会
www.nmha.org/
国家精神疾病联盟
www.naml.org
PTSD中心
www.ptsdingfo.org

PTSD,创伤后应激障碍;OCD,强迫性障碍。

焦虑的临床评估和鉴别诊断

案例83-1

问题1:R.R.,女性,49岁,向医师诉说她出现了睡眠问题,容易感到疲劳和紧张,长期处于忧虑状态。R.R.在2年前离婚,独自抚养15岁的女儿。自从离婚后,R.R.重新从事护士工作,但她一直担心不能挣到足够的钱来支撑她和女儿的生活。R.R.患有高血压、哮喘和季节性过敏。她目前服用的处方药有氢氯噻嗪每日12.5mg、氯沙坦每日50mg、孟鲁司特每日10mg、泮托拉唑每日40mg和沙丁胺醇,沙丁胺醇在必要时每4～6小时使用1～2喷治疗喘息和呼吸急促。同时服用非处方药氯雷他定每日10mg和伪麻黄碱治疗过敏,伪麻黄碱在必要时每4～6小时服用60mg,必要时每8～12小时服用萘普生200mg治疗偶尔发作的后背疼痛,必要时每日服用聚乙二醇治疗便秘。R.R.在感到压力大的时候,会饮用咖啡和酒来帮助自己放松紧张的情绪,一般每日早晨喝3～4杯咖啡,每周有4个晚上会喝1～2杯酒。R.R.否认精神疾病史,但常常会处于"担心"的状态。在对R.R.进行焦虑症状的临床评估和鉴别诊断时应该考虑哪些因素?

图83-1展示了焦虑障碍的诊断决策树,可以帮助医师鉴别引发焦虑的各种原因和不同类型的焦虑障碍。根据DSM-5中关于原发性焦虑障碍的诊断标准,这些症状不应是任何医疗(药物或疾病)原因的激发症状。

過度和持续的焦虑

由于药物或物质引起的焦虑 —是→ 物质所致的焦虑障碍

否

由于其他躯体疾病引起的焦虑 —是→ 由于其他躯体疾病导致的焦虑障碍

否

近期遭受创伤或社会心理应激引起的焦虑 —是→ 以创伤性再体验、回避、负性认知、情绪症状和警觉性增高为特点的PTSD症状 —否→ 伴有焦虑情绪的适应障碍

否　　　是

反复发作的、不可预测的恐惧发作引起了持续的关注、焦虑或行为改变(见表83-9) —是→ 惊恐障碍

症状持续 > 1个月 —否→ 急性应激障碍

是

PTSD

惊恐障碍 → 因害怕惊恐发作而回避某些地点或环境

否　　　是

非广场恐怖症　　　广场恐怖症

否

以强迫思维和强迫行为为特征的OCD —是→ OCD

否

主要与惧怕某些特定的物体或环境相关的焦虑 —是→ 与接触社会环境有关的焦虑和恐惧 —是→ 社交焦虑障碍

否　　　否

特定恐怖症

以过度的、持续的焦虑为特征的GAD(见表83-3) —是→ GAD

否

未特定的焦虑障碍

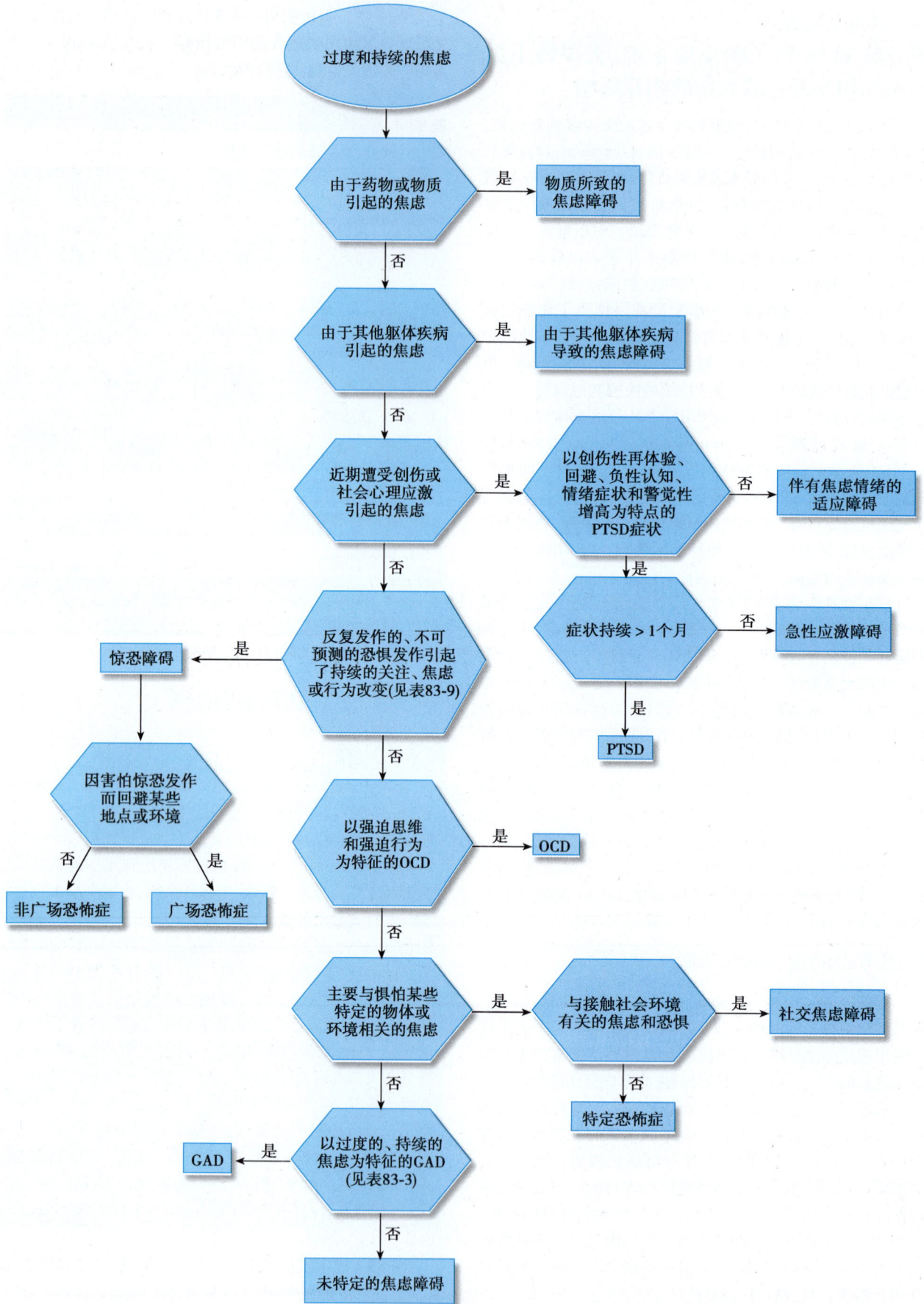

图83-1　焦虑障碍诊断决策树。GAD，广泛性焦虑障碍；OCD，强迫性障碍；PTSD，创伤后应激障碍

继发性焦虑的病因

如果焦虑的症状是由躯体疾病所直接导致，诊断为躯体疾病继发的焦虑障碍[1]。在做出原发性焦虑障碍的诊断之前，需要进行全面的体格和实验室检查，并详细了解躯体和精神疾病病史，来排除可逆性的病因。老年人群罕见新发的焦虑障碍，一般只出现在某些疾病或者物质使用的情况下。焦虑的发生可使躯体疾病临床表现复杂化，并对疾病的进程产生不利影响。必须注意到 R. R. 已经49岁了，而更年期的起始年龄中位数是52岁。尽管更年期不属于躯体疾病，但可出现睡眠障碍和情绪波动的症状。

躯体疾病患者的焦虑发生率高于普通人群[11]。在某些病例中，疾病本身可引起焦虑，患者在应对疾病时也会产生反应性焦虑。尽管有效治疗躯体疾病可以缓解相关的焦虑，但进行短期的抗焦虑治疗是可以获益的。

当评估焦虑可能的病因时，还要考虑到患者服用的所有药物（包括治疗咳嗽和感冒的非处方药）[12]。当焦虑症状的出现与物质中毒或撤药有关，或药物的应用与焦虑症状有病因学上的关联时，即可诊断为物质使用所导致的焦虑障碍。在 R. R. 所使用的药物中，伪麻黄碱可引起焦虑症状。其他可引起焦虑的药物见表83-2。人们容易忽视精

神兴奋性物质的滥用、中枢神经系统抑制剂的突然停用（如酒精、巴比妥类和苯二氮䓬类）、过多摄入咖啡因和停止摄入尼古丁均为潜在的导致焦虑的因素。虽然 R. R. 目前尚未过量使用酒精，但如果她使用酒精作为一种自我治疗焦虑的方式，就有可能成为酒精依赖的开始。

虽然焦虑症状是焦虑障碍的特征性表现，但它不是焦虑障碍这个诊断类目所独有的。实际上，任何精神疾病都可以出现焦虑症状。如果焦虑症状仅伴随其他精神症状出现，可排除单纯性焦虑障碍的诊断。在这些病例中，可通过治疗原发的精神障碍而使焦虑得到缓解。就像 R. R. 目前有睡眠困难、疲劳和过度担心的症状，这些症状可能是焦虑或者是抑郁的核心症状，也可能两者都是。其他精神障碍的患者也可出现原发性焦虑障碍，与焦虑发生共病的情况很常见。抑郁症尤其与焦虑障碍明显相关，两者之间有很高的共病率[7,13]。焦虑和抑郁共病的病残率和自杀率比单独的焦虑或抑郁高，治疗效果更差。

应激性或创伤性的生活事件会使人产生焦虑，这些事件引起的焦虑可能会很严重并影响社会功能，但应被视为对环境变化的正常反应。通常，这种焦虑是自限性的和短暂的，当人们适应了新环境几日至几周以后就可缓解。如果没有焦虑障碍的既往史、症状只持续几个月，可诊断为伴

表 83-2

继发性焦虑的原因

躯体疾病
内分泌和代谢疾病：甲状腺功能亢进，低血糖，原发性慢性肾上腺皮质功能减退症，库欣综合征，嗜铬细胞瘤，PMS，电解质紊乱，急性间歇性卟啉症，贫血
神经系统：癫痫发作，多发性硬化，慢性疼痛综合征，脑外伤，中枢神经系统肿瘤，偏头痛，重症肌无力，帕金森病，眩晕，震颤
心血管系统：二尖瓣脱垂，CHF，心律失常，MI 后，β 肾上腺素能功能亢进状态，高血压，心绞痛，脑梗死后
胃肠系统：PUD，克罗恩病，溃疡性结肠炎，肠易激综合征
呼吸系统：COPD，哮喘，肺炎，肺水肿，呼吸机依赖，肺栓塞
其他：HIV 感染，系统性红斑狼疮

精神疾病
抑郁，躁狂，精神分裂症，适应障碍，人格障碍，谵妄，痴呆，进食障碍

药物
中枢兴奋性药物：苯丙胺，咖啡因，可卡因，二乙胺苯丙酮，麻黄碱，MDMA（ecstasy），哌甲酯，尼古丁（包括撤药），PCP，去氧肾上腺素，伪麻黄碱
中枢镇静剂（撤药）：巴比妥类药物，苯二氮䓬类药物，乙醇，阿片类
精神药物：抗精神病药物（静坐不能），安非他酮，丁螺环酮，SNRI，SSRI，TCA
心血管药物：卡托普利，依托普利，地高辛，丙吡胺，肼屈嗪，普鲁卡因胺，普罗帕酮，利血平
其他药物：沙丁胺醇，氨茶碱，巴氯芬，溴隐亭，环丝氨酸，氨苯砜，屈大麻酚，依法韦仑，氟喹诺酮类，干扰素-α，异烟肼，异丙肾上腺素，左旋多巴，利多卡因，甲氟喹，甲氧氯普胺，谷氨酸钠，烟酸，NSAID，培高利特，奎纳克林，西布曲明，他汀类，类固醇类，茶碱，甲状腺素，曲坦类，长春碱，育亨宾

CHF，充血性心力衰竭；COPD，慢性阻塞性肺疾病；HIV，人类免疫缺陷病毒；MDMA，亚甲二氧基甲基苯丙胺；MI，心肌梗死；NSAID，非甾体抗炎药；PCP，苯环己哌啶；PMS，经前期综合征；PUD，消化性溃疡病；SNRI，5-羟色胺和去甲肾上腺素再摄取抑制剂；SSRI，5-羟色胺再摄取抑制剂；TCA，三环类抗抑郁药。

有焦虑情绪的适应障碍。如果症状严重并且持续了较长时间，则可诊断为原发性焦虑障碍。慢性焦虑的首次发作常发生在应激期间。在急性应激期间，短期使用抗焦虑药物治疗或心理咨询可极大提高个体应对压力的能力。但对原发性焦虑的治疗则通常需要很长时间。

总的来讲，在对 R. R. 做出原发性焦虑障碍诊断之前，需要进一步评估病例中出现的各种因素，包括躯体疾病（哮喘）、可能处于绝经期、服用伪麻黄碱和咖啡因、可能存在抑郁以及最近生活中的变化。如果可以的话，在做出焦虑障碍的诊断和制定合适的治疗之前，应纠正或治疗这些因素。

广泛性焦虑障碍

流行病学和临床病程

广泛性焦虑障碍（generalized anxiety disorder，GAD）是最常见的焦虑障碍之一，其终生患病率为 9%，女性经历 GAD 的概率大概是男性的 2 倍[1,14]。GAD 通常缓慢起病，与生活压力的增加有关。GAD 是所有焦虑障碍中起病年龄最晚的[1]，GAD 起病的中位年龄是 30 岁[9,14]，但从中青年期到 55 岁左右均为发病的危险期。与亚裔、拉美裔、非裔美国人相比，白种人更有可能报告更多的焦虑症状[15]。典型的 GAD 病程常被描述为慢性波动性病程，但目前对 GAD 长期的病程的了解还很不足。未经治疗的患者中，只有不到一半发生自然缓解。

大多数 GAD 患者至少共病一种其他类型的精神障碍，最常见的共病是惊恐障碍、社交焦虑障碍、特定恐怖症、OCD 和抑郁障碍[8]。最新的证明表明，GAD 本身是自杀观念的一个危险因素，尤其在女性患者，共病、物质滥用和抑郁时更要考虑到这一点[16]。

诊断标准

GAD 的特征表现为过度地焦虑或担心生活中的事件，且持续时间超过 6 个月[1]。患者常常很难控制这种担心，这种焦虑和担心与表 83-3 中所列出的症状中至少 3 种有关。尽管 GAD 的躯体症状和其他一些焦虑障碍相似，但如果焦虑只与其他焦虑障碍（如对病菌的强迫思维、对社交场合的恐惧）相关，则可排除 GAD 的诊断。

表 83-3

广泛性焦虑障碍的症状

这种焦虑和担心与下列症状中至少 3 项有关（儿童只需要 1 项）：

- 坐立不安或感到激动或紧张
- 容易疲倦
- 注意力难以集中或头脑一片空白
- 易激惹
- 肌肉紧张
- 睡眠障碍

病因学和病理生理学

遗传学因素在 GAD 的病因学里起着很重要的作用，基因在 GAD 发病过程中的作用与在神经症和抑郁中的作用相同，遗传学因素与环境因素共同决定患者的发病[5,17,18]。生物学研究发现 GAD 患者的去甲肾上腺素能、5-羟色胺能、CCK 和 GABA-A 受体功能异常[5]。有研究报道 GAD 患者中 α_2-肾上腺素受体的数量减少，这是应对儿茶酚胺水平增高而发生的受体下调。

广泛性焦虑障碍的治疗

非药物性治疗

对 GAD 的治疗包括非药物治疗和药物治疗两部分。非药物治疗包括支持性心理治疗、动力性心理治疗、CBT（包括基于网络或计算机的治疗项目）、放松训练和调节练习，这些治疗有助于缓解焦虑和提高应对技巧[19-21]。CBT 的目的在于找出消极的思维模式，这种思维模式常可引起或加重焦虑，通过治疗将其转变为积极正面的思维模式。CBT 能使焦虑症状明显缓解，疗效可持续 6~12 个月，同时还降低了 GAD 与精神疾病的共病[19]。

苯二氮䓬类药物

苯二氮䓬类药物治疗 GAD 和其他焦虑障碍都有效，特别是短期的疗效明确，具有快速缓解症状的作用，因此是目前应用很广泛的抗焦虑药[22]。苯二氮䓬类药物显示出了快速缓解症状的作用，但苯二氮䓬类药物仍然存在依赖和撤药的风险，不推荐长期用于 GAD 患者的治疗。

作用机制

苯二氮䓬类药物有四方面不同的作用：抗焦虑作用、抗惊厥作用、肌肉松弛作用和镇静催眠作用。GABA 是中枢神经系统一种重要的抑制性神经递质，苯二氮䓬类药物通过与中枢的 GABA-A 受体结合来增强 GABA 的作用[23]。苯二氮䓬药物广泛用于治疗躯体或精神疾病，包括肌肉痉挛、癫痫、焦虑障碍、急性激越和失眠。因为起效迅速，并且作用持续时间短，苯二氮䓬类药物除了常用于缓解焦虑不安，还用于手术或其他医疗操作前诱导镇静。

苯二氮䓬类药物的比较

目前，美国共有 14 种苯二氮䓬类药物上市，包括 7 种抗焦虑药、6 种口服的镇静催眠药和 1 种抗惊厥药。抗焦虑药可以产生镇静作用，镇静催眠药也有抗焦虑的作用，同类药物申请不同的适应证，反映了制药商在药品说明书方面的决策。表 83-4 比较了已上市的口服苯二氮䓬类药物的临床特性。咪达唑仑和氯巴占没有用于治疗焦虑，所以没有包括在表 83-4 中。大多数苯二氮䓬类有说明书之外的使用，包括治疗与躯体疾病或精神疾病相关的焦虑和激越、酒精戒断症状、肠易激综合征、经前期综合征、化疗引起的恶心和呕吐、紧张症、破伤风、不自主运动障碍（不安腿综合征、静坐不能、迟发性运动障碍、特发性震颤）和与各种神

表 83-4

苯二氮䓬类药物的临床应用比较

通用名(商品名)	FDA 批准的适应证	常用剂量范围(≤65岁)	最大推荐剂量(≤65岁)	等效剂量
阿普唑仑(Xanax,Xanax XR,Niravam 口腔崩解片,口服溶液)	焦虑,与抑郁相关的焦虑,惊恐障碍	0.5~6mg/d(惊恐障碍可增至 10mg/d)	2mg/d	1
氯氮䓬(Librium,Limbitrol[a],Librax[b])	焦虑,术前焦虑,急性酒精戒断症状	15~100mg/d	40mg/d	50
氯硝西泮(Klonopin,口腔崩解片)	抗惊厥,惊恐障碍	0.5~12mg/d	3mg/d	0.5
氯查配特(Tranxene,Tranxene-SD)	焦虑,酒精戒断症状,抗惊厥	15~60mg/d	30mg/d	15
地西泮(Valium,口服溶液,注射液)	焦虑,肌肉松弛,急性酒精戒断症状,术前焦虑,抗惊厥	4~40mg/d	20mg/d	10
艾司唑仑(ProSom)	镇静-催眠	1~2mg HS	1mg HS	2
氟西泮(Dalmane)	镇静-催眠	15~30mg HS	15mg HS	30
劳拉西泮(Ativan,口服溶液,注射液)	焦虑,与抑郁相关的焦虑,抗惊厥,麻醉术前用药	2~6mg/d	3mg/d	1.5~2
奥沙西泮(Serax)	焦虑,酒精戒断症状	30~120mg/d	60mg/d	30
夸西泮(Doral)	镇静-催眠	7.5~15mg HS	7.5mg HS	15
替马西泮(Restoril)	镇静-催眠	15~30mg HS	15mg HS	30
三唑仑(Halcion)	镇静-催眠	0.125~0.25mg HS	0.125mg HS	0.25

[a] 复方制剂,成分包括阿米替林。
[b] 复方制剂,成分包括克利溴铵(胃肠道抗痉挛药物)。
FDA,美国食品药品监督管理局;HS,睡前。

经系统疾病(脑性瘫痪、截瘫)相关的痉挛发作。

抗抑郁剂

尽管苯二氮䓬类药物的处方量很大,但仍推荐抗抑郁药物作为治疗大多数患者 GAD 的一线用药。这两种药物最重要的临床差异在于苯二氮䓬类的抗焦虑作用起效迅速,而抗抑郁药物是在数周内逐渐起效的。因此,在对许多焦虑障碍患者使用抗抑郁药进行治疗的初始阶段,常短期合用苯二氮䓬类药物[24]。

如表 83-5 所示,SSRI 已经成为治疗所有 5 种原发性焦虑障碍的一线药物[25]。由于治疗抑郁的共患疾病疗效肯定,并且耐受性良好,与其他药物相比[除了 5-羟色胺和去氧肾上腺素再摄取抑制剂(SNRI)],SSRI 的使用越来越普遍。

早期的对照研究发现曲唑酮(trazodone)、多塞平(doxepin)、丙咪嗪(imipramine)和阿米替林(amitriptyline)治疗 GAD 的疗效等于甚至优于苯二氮䓬类[22]。虽然没有苯二氮䓬类药物起效快,而且三环类抗抑郁药(TCA)类药物在治疗初期常引起焦虑加重(特别在大剂量时),但能耐受 TCA 类药物副作用的患者继续使用的话可获得治疗 GAD 的疗效。然而,TCA 类药物未能广泛用于治疗焦虑障碍,人们将注意力转向了更加安全、耐受性更好的其他抗抑郁药物,包括 SSRI 和 SNRI。

SSRI 中的帕罗西汀(paroxetine)和艾司西酞普兰(escitalopram),已被美国食品药品管理局(Food and Drug Administration,FDA)批准用于治疗 GAD。舍曲林和西酞普兰也已经在进行治疗 GAD 的研究,前者是一项指南首选的一线药物[24]。总的来说,推荐 SSRI 和 SNRI 作为治疗 GAD 的一线药物。应根据患者的具体情况(如停药综合征的风险、药物相互作用、耐受性和患者的偏好)来选择药物[20-25]。

和 TCA 一样,患者在服用 SSRI 早期会经历焦虑加重,所以对于 GAD 患者,SSRI 的起始剂量一般低于正常起始剂量。特别是氟西汀,在服用早期比其他 SSRI 更容易出现焦虑加重的不良反应[26]。

5-羟色胺和去甲肾上腺素再摄取抑制剂(serotonin and norepinephrine reuptake inhibitors,SNRI)文拉法辛(venlafaxine)和度洛西汀(duloxetine)是美国 FDA 批准的治疗 GAD 的药物。新的 SNRI 类药物包括左旋米那普仑(levomilnacipran)、米那普仑(milnacipran)和文拉法辛的活性代谢物去甲文拉法辛(desvenlafaxine),在治疗焦虑方面还没有足够的研究。已有的数据显示,这两种药物对治疗与抑郁相关的焦虑有效,尚需进一步的随机对照试验来证实[27-29]。文拉法辛的副作用与 SSRI 相似,最常见与剂量相关的恶心,通常在连续服药 1~2 周后逐渐消失。与 SSRI 相似,需要注

表 83-5

焦虑障碍药物治疗方案的总结

疾病名称	FDA 批注的一线药物(除非另有说明)	二线药物	可能的其他选择
广泛性焦虑障碍	丁螺环酮 苯二氮䓬类(仅短期使用) 艾司西酞普兰 度洛西汀 帕罗西汀 文拉法辛(缓释剂型)	西酞普兰 普瑞巴林 舍曲林	非典型抗精神病药[c] 氟西汀 米氮平 三环类抗抑郁药[b]
惊恐障碍	西酞普兰[a] 艾司西酞普兰[a] 氟西汀 氟伏沙明[a] 帕罗西汀 舍曲林 文拉法辛	苯二氮䓬类(如阿普唑仑、氯硝西泮、地西泮) 氯丙咪嗪 丙咪嗪 米氮平	抗惊厥药 非典型抗精神病药 苯乙肼
社交焦虑障碍	艾司西酞普兰[a] 氟伏沙明(缓释剂型) 帕罗西汀 文拉法辛(缓释剂型) 舍曲林	苯二氮䓬类(如阿普唑仑、氯硝西泮) 西酞普兰 普瑞巴林	非典型抗精神病药 度洛西汀 氟西汀 加巴喷丁 米氮平 苯乙肼[b] 苯环丙胺[b]
创伤后应激障碍	帕罗西汀 文拉法辛(缓释剂型)[a] 舍曲林	氟西汀 西酞普兰 艾司西酞普兰 氟西汀 氟伏沙明 米氮平	阿米替林[b] 抗惊厥药 非典型抗精神病药[c] 安非他酮 度洛西汀 丙咪嗪[b] 奈法唑酮[b] 苯乙肼[b] 哌唑嗪
强迫性障碍	艾司西酞普兰[a] 氟西汀 氟伏沙明 氟伏沙明(缓释剂型) 帕罗西汀 舍曲林	西酞普兰 氯米帕明[b] 文拉法辛	抗惊厥药[c] 抗精神病药[c] 苯乙肼

[a] 不是 FDA 批准的适应证,但证据支持使用。

[b] 有疗效但不推荐作为一线药物使用,因为具有不良的临床特性(副作用、潜在的毒性、药物相互作用)。

[c] 仅作为辅助治疗

意 SNRI 在使用初期也会引起焦虑加重,使用更低的起始剂量可以减轻此类不良反应。文拉法辛如果在治疗 GAD 的剂量范围内(75~225mg),一般不出现血压明显的升高,但剂量进一步增大时可出现。长期研究报道了文拉法辛缓释制剂持续治疗 6 个月可获得 GAD 的缓解[30]。无论短期或长期的临床试验都证实了度洛西汀治疗 GAD 的疗效。在一项非劣效性试验中,度洛西汀每日 60~120mg 和文拉法辛缓释剂每日 75~225mg 都达到了非劣效性的标准[31-35],

并表现出了相当的耐受性[36]。

米氮平(mirtazapine)是一种非 SSRI 抗抑郁药。虽然有少量的研究支持米氮平治疗 GAD 共病抑郁的患者,但目前缺乏对照研究数据[37,38]。由于对 5-HT$_2$ 受体有阻断作用,米氮平引起焦虑的发生率较低(见第 86 章,可获取更多关于临床使用抗抑郁药物的信息)。对沃替西汀进行了治疗 GAD 的短期和长期研究,结果存在差异[39-42]。正如之前提到的,抗抑郁药物治疗 GAD 时,推荐使用更低的起始剂量来避免焦虑症状的急性加重。降低抗抑郁药物相关的不良反应方面,建议采取慢滴定法和进行患者教育,患者教育包括可能导致自杀的黑框警告[43]。虽然抗抑郁药物改善焦虑症状可在 2 周内可起效,但其疗效一般在 8~12 周甚至更长时间里才能逐渐增强。因此,足量使用抗抑郁药物治疗 GAD 至少 8 周后再评估是否有效。甚至有一些 GAD 患者在 4~6 个月时症状仍在持续改善[44,45]。

总之,与苯二氮䓬类药物相比,抗抑郁药物治疗 GAD 的优势包括:对认知症状如过度担忧的疗效更好,治疗常见共患病如抑郁和其他焦虑障碍的疗效更好。而且抗抑郁药物没有发生药物滥用或依赖性的风险,停药症状较轻,长期使用无认知损害。

治疗广泛性焦虑障碍的其他药物

丁螺环酮(buspirone),属于阿扎哌隆类药物,作为第一种非苯二氮䓬类抗焦虑药在美国上市,获得 FDA 批准用于治疗 GAD。丁螺环酮不作用于 GABA 受体,而是 5-HT$_{1A}$ 受体的部分激动剂,导致 5-HT 神经递质的减少[46]。此外,丁螺环酮通过阻断突触前膜的多巴胺-2 自身受体,增加多巴胺能神经传递,增加去甲肾上腺素能的活性[47]。丁螺环酮治疗认知焦虑有效,不产生药物滥用和药物依赖。但是,丁螺环酮起效缓慢,不适于临时需要时的治疗。

普瑞巴林(pregabalin),属于 V 类管制药品,列于 SSRI 和 SNRI 之后推荐作为治疗 GAD 的二线药物。与苯二氮䓬类和文拉法辛相比,普瑞巴林同样能有效控制 GAD 的躯体症状和精神症状[43,48]。已开始研究将普瑞巴林作为 SSRI 或 SNRI 的增效剂[49]。尽管缺乏与 SSRI 和 SNRI 的对照研究,一些指南仍支持将普瑞巴林作为 GAD 的一线治疗药物[20,50]。需要注意长期使用普瑞巴林可能会引起体重增加以及对患有肾脏疾病或有物质滥用史的人使用的限制[25]。普瑞巴林的抗焦虑作用与剂量相关,剂量为每日 300mg 时达到平台效应。一项持续了 24 周的长期研究显示,与安慰剂相比,普瑞巴林剂量达到每日 450mg 可有效预防焦虑复发[51]。一项开放研究中,普瑞巴林的剂量用到每日 600mg,可维持疗效长达 1 年[52]。

现在,已有抗精神病药超说明书用于治疗 GAD 患者,尽管目前的指南强调不应该在初级医疗机构首选非典型抗精神病药来治疗 GAD,建议在多种抗抑郁药治疗无效后才考虑使用[24]。已进行了阿立哌唑(aripiprazole)、奥氮平(olanzapine)、喹硫平(quetiapine)、利培酮(risperidone)和齐拉西酮(ziprasidone)治疗难治性 GAD 的研究,大量的证据和目前的指南支持使用喹硫平[20,25,53]。这些非典型抗精神病药物对一线药物治疗无效的患者可能有效[20,24,25]。

广泛性焦虑障碍的临床表现和评估

案例 83-2

问题 1:L. V.,32 岁男性,在过去的 10 年里一直从事教师职业。L. V. 以前工作表现很好,但近 8 个月以来他频繁缺勤,经常对学生和同事发火。在临床评估中,L. V. 主诉烦躁、易激惹和紧张,经常胃部不适和腹泻。他没有精神疾病史,承认对一些小事感到有压力并过分担心。无论他怎么努力也无法控制这些症状。L. V. 否认任何惊恐障碍和强迫性障碍的症状。

L. V. 的体格检查无明显阳性发现,家族史中只有他的姐姐是个"容易紧张的人"。L. V. 否认使用过成瘾性物质,在社交活动中会喝上 3~4 瓶啤酒,但最近他并不喜欢喝啤酒了。L. V. 的精神检查结果如下:

- 外表和行为:L. V. 穿着整洁得体,讲话条理清晰,但经常坐立不安并用右脚拍击地面。
- 心境:L. V. 有焦虑表现并且担心医师的评估,承认偶尔因为焦虑而感到抑郁和无助。L. V. 长期存在入睡困难,但入睡后能够维持一整晚。
- 认知:L. V. 对人物、时间和地点的定向力完好。
- 思维:L. V. 否认有幻听或幻视,否认自杀观念和杀人意图。

L. V. 有时无法放松并且容易害怕,特别在教室里和在学生的周围。他最近工作起来十分困难,上司已经告诉他如果不改变他的状态就会很快失去工作。L. V. 说他只希望像过去那样能好好完成工作,能够放松下来回归生活。他的自知力和判断力都很好,能主动寻求治疗。医师的临时诊断为 GAD。L. V. 的表现具有 GAD 的哪些临床特征?如何对他的症状进行客观的评估?

L. V. 表现出以下与 GAD 相关的症状:难以控制的过分焦虑、易激惹、紧张和无法放松。其他典型的焦虑症状还包括胃肠道症状(胃部不适和腹泻)、容易受到惊吓和烦躁不安。尽管这些症状不是某种特定疾病的必要诊断条目,但与这些症状相关的各种表现与 GAD 是一致的。L. V. 无躯体和精神疾病的病史,无成瘾性物质使用史,最近没有使用酒精,可以排除继发性焦虑的可能。L. V. 的症状持续 8 个月,符合 GAD 诊断的病程要求,L. V. 的年龄与 GAD 的发病年龄一致。更重要的是,症状已经严重影响了 L. V. 的工作能力和生活质量。因此,对 L. V. 做出 GAD 的诊断是恰当的。

汉密尔顿焦虑量表(Hamilton Anxiety Rating Acale, HAM-A)在对焦虑患者的临床评估方面是非常有用的,是 GAD 临床试验的标准工具。HAM-A 评分>18,即考虑为严重焦虑,若评分在 7~10 之间,没有症状,定义为缓解期[54]。HAM-A 可用于对 L. V. 这样的焦虑患者进行基线症状的评估,并且还可用于对治疗效果的观察。Sheehan 残疾量表是一种主观评分,通常用于评价因 GAD 和其他焦虑障碍引起的功能损害。该量表有 3 个评分项目,分值从 1~10。评分达到 1 即表明有轻度功能障碍,10 分则显示功能严重受损[54]。

治疗的指征和选择

案例 83-2,问题 2:根据 L. V. 病例所提供的信息,如何确定是否有治疗的指征? 在为 L. V. 选择最佳治疗方案时应该考虑什么因素?

L. V. 符合 GAD 的诊断标准,焦虑障碍引起了明显的功能损害。他对自己的疾病有自知力,并希望通过治疗改善工作能力和生活质量。L. V. 存在治疗的指征,进行合适的治疗可达到这样的目标。

GAD 的治疗选择包括药物治疗和非药物治疗。心理治疗如认知行为治疗在 GAD 的治疗中是有效的,但单独使用心理治疗只适合轻度到中度焦虑症状的患者。在 L. V. 的病例中,由于焦虑造成的功能受损威胁到了他的工作,因此需要立即给予治疗。可以的话,L. V. 需要药物治疗结合心理治疗。

治疗 GAD 的药物中,一线治疗药物有:短期使用的苯二氮䓬类、维持治疗使用的 SSRI(艾司西酞普兰和帕罗西汀)和 SNRI(度洛西汀和文拉法辛)以及丁螺环酮[20,24,25]。药物选择首先要考虑是否存在共病的精神疾病。GAD 患者常见共病抑郁,抗抑郁药物是推荐用于共病抑郁的 GAD 患者的首选药物。GAD 患者可能会存在其他躯体疾病或精神障碍,可根据情况选择能够对两种疾病同时有效的药物。

当选择治疗 GAD 的药物时,另一个需要考虑的重要问题是起效的快慢。苯二氮䓬类可在治疗的数小时内减轻焦虑,而抗抑郁药物和丁螺环酮起效较缓慢。药品费用也是一个需要考虑的问题,普通的苯二氮䓬类药物和 SSRI 类药物比较低廉。

在 L. V. 的病例中,因为工作问题他需要通过治疗使得症状能够快速缓解,苯二氮䓬类药物是治疗初期最好的选择。L. V. 年轻健康,没有酒精和物质滥用史。如果有酒精和物质滥用史,则不适宜使用苯二氮䓬类药物。虽然 L. V. 偶尔在社交聚会上喝酒,但最近他没有参与这样的场合。一旦他开始服用苯二氮䓬类药物进行治疗,也要避免饮用酒精。GAD 是一种慢性疾病,长期治疗推荐抗抑郁药物和丁螺环酮而不是苯二氮䓬类药物。因此,在该病例中,选择一种抗抑郁药物或丁螺环酮是适宜的。

苯二氮䓬类药物治疗

影响苯二氮䓬类药物选择的因素

案例 83-2,问题 3:医师建议 L. V. 选用帕罗西汀进行维持治疗,在初始治疗的几个星期内同时使用苯二氮䓬类药物以快速控制焦虑症状,直至帕罗西汀的抗焦虑疗效出现。在苯二氮䓬类药物的选择中需要考虑哪些重要因素?

在苯二氮䓬类药物中,没有一种药物在治疗 GAD 方面显示出比其他同类药物有更好的疗效。但某些药物比其他药物的应用要广泛。阿普唑仑(alprazolam)、劳拉西泮(lorazepam)、氯硝西泮(clonazepam)和地西泮(diazepam)都能有效治疗 GAD。

因为苯二氮䓬类药物的总体抗焦虑效果相似,从中选择药物时应考虑其他的因素。苯二氮䓬类药物的药代动力学特征各不相同,这些差异通常是选择药物时主要考虑的因素(表 83-6)。

表 83-6

苯二氮䓬类的药代动力学比较

药物	清除半衰期/h[a]	活性代谢产物	蛋白结合率/%	代谢途径	口服起效速度
氯氮䓬	>100	去甲基地西泮	96	氧化	中等
地西泮	>100	去甲基地西泮	98	氧化(CYP3A4,CYP2C19)	非常快
奥沙西泮	5~14	无	87	结合	慢
氟西泮	>100	去烷基氟西泮,羟乙基氟西泮	97	氧化	快
氯䓬酸	>100	去甲基地西泮	98	氧化	快
劳拉西泮	10~20	无	85~90	结合	中等
阿普唑仑	12~15	几乎无	80	氧化(CYP3A4)	快
替马西泮	10~20	几乎无	98	结合	中等
三唑仑	1.5~5	几乎无	90	氧化(CYP3A4)	中等
夸西泮	47~100	2-氧夸西泮,去烷基氟西泮	>95	氧化	快
艾司唑仑	24	几乎无	93	氧化	中等
氯硝西泮	20~50	几乎无	85	氧化,还原(CYP3A4)	中等
咪达唑仑	1~4	无	97	氧化(CYP3A4)	NA

[a] 原形药物+活性代谢产物。

CYP,细胞色素 P-450 酶;NA,不适用。

可根据药代动力学特点即消除半衰期和代谢物是否有活性来区别不同的苯二氮䓬类药物（表83-6）。地西泮（diazepam）（Valium）和氯氮䓬（chlordiazepoxide）（Librium）的半衰期为10~40小时，经肝脏氧化代谢为具有活性的代谢产物去甲基地西泮（desmethyldiazepam，DMDZ）[23]。代谢产物DMDZ的半衰期长，长期使用代谢产物为DMDZ的苯二氮䓬类药物可能会发生药物的蓄积并使作用时间延长[55]。这一点对某些特定人群尤其危险，如老年人、有肝脏疾病的患者、服用其他干扰苯二氮䓬类代谢的药物或慢代谢型患者。尽管根据这些药物的作用时间可以每日服用1次，但临床上多采用每日分几次服用以减少副作用。

如表83-6所示，氯硝西泮（clonazepam）的消除半衰期为20~50小时，可采用每日1次的给药频率。阿普唑仑（alprazolam）（Xanax，Niravam）和劳拉西泮（lorazepam）（Ativan）的半衰期中等，为10~20小时。奥沙西泮（oxazepam）（Serax）半衰期略短，为5~14小时。阿普唑仑、劳拉西泮和奥沙西泮通常需要每日3次或每日4次服药以维持临床疗效，阿普唑仑的缓释剂型可以每日1次或每日2次服药。与快速释放剂型相比，阿普唑仑缓释剂型的血药浓度峰值较低，中枢神经系统副作用更少[56]。特别是劳拉西泮、替马西泮（temazepam）和奥沙西泮的代谢产物无活性，长期使用不会发生蓄积，比长效制剂更适合老年人和肝脏疾病患者。与1相反应的氧化代谢不同，2相反应的葡萄糖醛酸过程不因年龄增长而减弱[57]。

苯二氮䓬类药物在口服后迅速吸收[23]。因为药物的脂溶性不同，导致了吸收率、起效速度和疗效持续时间的差异（见表83-6）。地西泮和氯硝西泮脂溶性最高，起效最快，适于需要快速抗焦虑作用时使用。但这两种药物可能会在某些患者身上产生"毒品"样的感觉或是"愉悦"感。但高脂溶性的苯二氮䓬类药物在脑外重新分布的速度很快，极大地减少了作用的持续时间。地西泮、劳拉西泮、氯氮䓬和咪达唑仑有胃肠道外给药剂型（静脉注射或肌内注射）[23]，用于治疗严重的激越或癫痫发作以及作为术前镇静和抗焦虑使用。肌内注射氯氮䓬和地西泮都会引起疼痛。当需要肌内注射给药以迅速控制焦虑或激越时，劳拉西泮是首选药物。

选择苯二氮䓬类药物时需要考虑的另一个重要因素是费用。原研苯二氮䓬类药物价格较贵，仿制药一般比较便宜。还应考虑潜在的药物相互作用，这些相互作用可导致药代动力学和临床疗效的改变（见案例83-4，问题1）。

L. V. 健康、年轻，未服用其他药物，临床医师可以为L. V. 选择任意一种苯二氮䓬类药物，但使用短效高效能的药物如劳拉西泮或者阿普唑仑是更合理的选择。劳拉西泮的起始剂量一般为每次0.5~1.0mg，每日3次，阿普唑仑为每次0.25~0.5mg，每日3次。在表83-4里列出的剂量范围内，每3~4日可增加一次剂量。L. V. 应该可以感觉到在治疗的前几天即有焦虑症状的减轻。推荐使用仿制药以降低治疗费用。

不良反应和患者教育

> **案例83-2，问题4：** L. V. 开始服用阿普唑仑每次0.25mg，每日3次，同时服用帕罗西汀。苯二氮䓬类药物治疗会出现什么副作用？应给L. V. 怎样的建议？

总的来说，苯二氮䓬类药物非常安全且耐受性良好。镇静作用和疲乏是苯二氮䓬类药物最常见的副作用，但镇静作用也有益缓解焦虑伴发的失眠。对苯二氮䓬类药物镇静作用的耐受性通常在持续治疗1~2周时产生，这也是建议苯二氮䓬类镇静-催眠药物短期使用的主要原因[20,23,25]。而对药物的抗焦虑作用和肌松作用不会出现耐受性。

苯二氮䓬类药物可引起认知功能损害和顺行性遗忘（服用药物之后对新信息的记忆力下降），症状与药物剂量相关，在停药后可恢复。认知损害可出现耐受性，但在某些患者，认识损害可持续整个治疗过程[58]。最近的研究证实了长期使用苯二氮䓬类药物和痴呆之间的关系[59,60]。在苯二氮䓬类药物治疗期间服用酒精会极大增加出现记忆损害和镇静作用的风险以及出现其他严重反应如呼吸抑制的风险。相比年轻患者，老年患者对苯二氮䓬类药物引起的镇静作用、认知和精神运动损害更敏感，对副作用的耐受性出现较晚[61]。

在苯二氮䓬类药物治疗期间还可能会发生精神运动方面的副作用，如协调性问题和反应时间延迟[23]。这些副作用与剂量相关，通常在持续治疗几周后缓解。老年人如果在前一晚服用长效苯二氮䓬类药物可能会造成次日白天残留效应，可能发生驾驶事故和住院[62]。

已证实使用苯二氮䓬类药物和发生跌倒之间存在关联，尤其对于老年患者来说[63]。剂量增加过快和使用剂量过大是主要风险，但即使使用低剂量的短效苯二氮䓬类药物也会显著增加老年患者跌倒的风险[63-65]。呼吸抑制是苯二氮䓬类药物可能引起的另一种不良反应，但一般只发生在有严重呼吸系统疾病、药物过量（见案例83-5，问题1）、与酒精或抑制呼吸的药物（如阿片类药物）同时使用的情况。睡眠呼吸暂停患者应避免使用苯二氮䓬类药物。呼吸系统并发症主要发生于静脉给药的方式。严重的呼吸抑制可见于同时使用苯二氮䓬类和奥氮平、洛沙平（loxapine loxapine）或氯氮平（clozapine）的情况。此外，应该注意苯二氮䓬类增加处方药物过量的死亡风险，特别是和其他药物合用或者存在药物滥用的情况下[66]。

苯二氮䓬类药物治疗很少发生脱抑制现象，脱抑制伴有焦虑和激越加重[23]，主要见于老年患者或有发育障碍的患者[67]。其他一些少见的行为问题如愤怒、敌意、抑郁和自杀观念，见于少数使用苯二氮䓬类的患者[23,68]。这些报道大多数是自发报告的，患者之前就患有精神障碍，包括双相障碍或精神分裂症[43]。精神障碍患者常出现异常行为问题，他们的治疗药物一般包括苯二氮䓬类，因而很难明确这些反应是否由苯二氮䓬类药物引起。总体来讲，没有确切的证据表明苯二氮䓬类药物可引起暴力或自杀行为，但又不会引起暴力或自杀行为的证据[23,67]。

总之，应告知 L. V. 在治疗的第 1 周可能会出现镇静的副作用，可能出现思维困难、难以集中注意力和记忆困难，但随着机体对药物逐渐耐受，这些副作用可逐渐消失。在驾驶或进行其他需要集中注意力的操作时要非常小心，特别在服药的第 1 周。建议 L. V. 在服用苯二氮䓬类药物期间避免饮酒。

苯二氮䓬类药物的滥用和依赖

案例 83-2，问题 5： 2 周后，L. V. 向医师谈到对药物使用的顾虑。药物很有效地缓解了他的焦虑症状。目前他遵医嘱每日早晨服用帕罗西汀 20mg，阿普唑仑每次 0.25mg，每日 3 次。然而，他的朋友告诉他，继续服用阿普唑仑会成瘾，L. V. 想知道是否应该停止使用阿普唑仑。苯二氮䓬类是否有滥用和产生依赖的可能性？关于阿普唑仑的成瘾问题应当向 L. V. 提供什么样的建议？

滥用和依赖是临床使用苯二氮䓬类药物治疗的一个主要问题。苯二氮䓬类药物属于 Ⅳ 类控制物质。地西泮、阿普唑仑和劳拉西泮比奥沙西泮和氯氮䓬更容易发生药物滥用[69]。药物滥用的差异一般与药物起效速度和引起主观欣快感的能力相关。阿普唑仑缓释剂因为起效缓慢、血药浓度峰谷比较小且血药浓度峰值较低，据报道没有速释剂型容易发生药物滥用[56]。

没有物质滥用史、以治疗为目的而服用苯二氮䓬类药物的患者，不容易出现加量用药或滥用现象[67]。

可以从几方面避免或者尽量减少出现苯二氮䓬类药物的滥用和依赖。首先，如果确定患者存在酒精或物质滥用史，则使用非苯二氮䓬类药物治疗[69]。其次，应当告知患者可能需要使用苯二氮䓬类多长时间、可能出现的撤药症状和准备停止治疗时需要逐渐减量的重要性。还应解释成瘾性和适当治疗性使用时伴有的某种程度的躯体依赖之间的区别。

应告知 L. V.，只要药物能帮助他缓解焦虑症状，并且他能遵医嘱服用阿普唑仑，就不会发生成瘾。然而，因为身体可能对药物会产生一定的生理依赖，如果突然停用阿普唑仑，L. V. 会感到焦虑加重以及发生其他撤药症状。所以当准备停药时，应在充足的一段时间内逐渐减小剂量，尽可能地减轻撤药症状。

治疗的持续时间

案例 83-2，问题 6： 2 周之后复诊，L. V. 的 GAD 症状又得到了进一步的改善。他已服用阿普唑仑和帕罗西汀 1 个月，帕罗西汀已逐渐增加剂量到每日 40mg。他还需要药物治疗多长时间？

GAD 是一种慢性疾病，在整个病程中症状是波动性的，需要长期治疗。虽然长期使用苯二氮䓬类药物一般是

安全有效的，但仍建议把疗程限制在最短的时间范围内[20,22,25]。在抗抑郁药物治疗 GAD 的初始阶段，可使用苯二氮䓬类药物来治疗急性焦虑反应，疗程通常限制在 2~6 周。服用阿普唑仑联合帕罗西汀 1 个月后，L. V. 反映治疗效果很好。由于帕罗西汀的抗焦虑效应通常在服用治疗剂量后的 2~4 周出现，此时停用阿普唑仑是适宜的。虽然可能性很小，但即使 L. V. 服用阿普唑仑仅 1 个月，也要考虑可能会出现严重的撤药反应；因此，根据对减量的耐受性[70]，阿普唑仑应当在数周内逐渐减停。对于长期服用短效苯二氮䓬类药物治疗的患者，为了减轻停药时的撤药症状，可以使用等效剂量的长效药物如地西泮替代治疗[71]。

目前仍没有对药物治疗 GAD 的疗程达成共识。推荐有效药物治疗在产生效应后至少再使用 6~12 个月[22,72]。持续使用抗抑郁药物治疗 6 个月以上可显著减少 GAD 的复发[73]。因此，在 L. V. 的病例中，在停用阿普唑仑后，帕罗西汀应继续治疗 5~11 个月。之后，可以考虑逐渐停用帕罗西汀。如果复发，需要重新开始治疗。

苯二氮䓬类药物的撤药症状和处理

案例 83-3

问题 1： T. B.，48 岁女性，因为骑车与汽车发生碰撞而出现持续的背部和其他部位损伤，服用地西泮作为肌肉松弛剂 7 个月，剂量为每次 20mg，每日 2 次。5 日前，因为经济原因，T. B. 未能继续服药。现对 T. B 做了一个简单的精神状态检查，发现她呈轻度的意识模糊和易激惹状态。躯体方面，T. B. 一直在颤抖，她主诉恶心、失眠。她既往无类似症状，也无精神疾病史。T. B. 否认有吸烟、饮酒或其他药物滥用史。如何对 T. B. 进行治疗？

T. B. 已经停用地西泮 5 日，由于长期使用苯二氮䓬类药物，停药后很可能发生撤药综合征。她的精神症状和躯体症状与苯二氮䓬类药物的撤药症状一致。苯二氮䓬类药物的撤药综合征指患者存在一定程度的躯体依赖性，根据药物治疗的剂量、治疗的持续时间、停药的速度和药物的半衰期，躯体依赖性的发生、持续时间和严重程度有所不同[69,70]。通常在停用短效苯二氮䓬类药物后 1~2 日内会出现撤药综合征，其症状比停用长效苯二氮䓬类药物药物所出现的撤药综合征持续的时间短，但更严重。长效苯二氮䓬类药物的撤药综合征通常在停药后 4~7 日出现并持续数周。苯二氮䓬类药物的撤药症状列于表 83-7 中，在停药时如能缓慢减药，撤药症状通常较轻[68]。在苯二氮䓬类药物撤药期间，很少发生如癫痫发作或精神症状等严重的症状。癫痫发作的危险因素包括头部受伤、酒精依赖、脑电图异常和使用了可降低癫痫发作阈值的药物。

给予 T. B. 口服 10~20mg 的地西泮，必要时 1~2 小时内重复给药 1 次。如果重新服用之前每日 40mg 剂量的地西泮即可有效缓解撤药症状，但 T. B. 的急性外伤已经 7 个

表83-7
苯二氮䓬类药物的撤药症状

常见	少见	罕见
焦虑	恶心	意识混乱
失眠	抑郁	谵妄
易激惹	共济失调	精神症状
肌肉疼痛或无力	肌张力亢进	癫痫发作
震颤	视物模糊	紧张症
食欲丧失	乏力	

月了,现在应当逐渐停用地西泮的治疗了。

关于苯二氮䓬类药物的停药,已经提出了各种不同的减量方案,即使在管理低剂量苯二氮䓬类药物的停药时,也应在4~16周之内逐渐减量完成[68]。应根据患者的情况来制订个体化的药物减量方案。总的指导原则为每1~2周减少剂量的10%~25%。药物减量的前半部分(减到起始剂量的50%)通常更容易一些,比后半部分的减量速度也可更快一些,后半部分的减量通常需要更长的时间[70]。在T.B.的病例中,减药过程可能需要持续几个月。

总的来说,患者在停药时应与治疗时使用同一种苯二氮䓬类药物。但因为撤药症状在停用短效药物时要比停用长效药物时更加严重,所以可先使用相当剂量的长效药物替代治疗以减轻撤药症状,之后再逐渐减少长效药物的用量[70,71]。在撤药比较困难的病例中,也可加用辅助药物如抗惊厥药卡马西平或苯巴比妥,或者普萘洛尔来减轻对逐渐撤药的不适反应,尽管普萘洛尔对撤药相关的焦虑没有作用,也不降低癫痫的风险[70,74]。

苯二氮䓬类的药物相互作用

案例 83-4

问题1:N.P.,20岁大学生,女性,服用阿普唑仑治疗GAD 2个月,阿普唑仑剂量为每次1mg、每日3次,必要时服用,对改善GAD的症状非常有效。但她觉得最近压力特别大,因为学校高级课程的课业负担繁重,同时还要平衡社会生活,包括维系新的恋爱关系。N.P.无其他疾病史,但最近出现了几次胃灼热,可能与压力过大有关。N.P.最近开始口服避孕药(Yaz),每日吸2盒烟,每日最多的时候喝3杯(每杯355ml)含咖啡因的苏打水,服用雷尼替丁(ranitidine)治疗胃灼热。在该病例中,存在哪些潜在的药物相互作用?

最常见引起药效学相互作用的药物是其他的中枢神经系统抑制剂如酒精或巴比妥类药物,同时使用这些药物可增强对中枢神经系统和呼吸系统的抑制作用,可能会危及生命。引起药代动力学相互作用的药物主要是抑制或诱导苯二氮䓬类药物代谢的药物[75]。具有重要临床意义的药物相互作用发生于唑类抗真菌药物和苯二氮䓬类药物联合使用时。唑类抗真菌药是强效的CYP3A4抑制剂,可导致阿普唑仑的曲线下面积(AUC)增加170%[76]。因此,当患者同时使用这两种药物时,阿普唑仑的剂量应减少1/3。苯二氮䓬类药物有相对较广的安全范围,血浆水平升高或清除期延长均不易产生严重的毒性,但可增强镇静作用并影响精神运动,这些作用在某些病例中有显著的临床意义。相反,肝药酶诱导剂导致苯二氮䓬类药物代谢加快,从而降低药物疗效。如表83-8中所列出的,大多数苯二氮䓬类药物的药代动力学相互作用主要涉及CYP3A4或CYP2C19介导的代谢途径。可以参考药物相互作用方面的数据库如Facts & Comparisons(http://www.wolterskluwercdi.com),以获得更多信息。

表83-8
影响苯二氮䓬类药物作用的生理性因素

因素	生理性和药代动力学作用	临床意义
年龄	通过增加所有苯二氮䓬类药物的Vd而增加药物的清除半衰期[92]	在老年患者中建议减少苯二氮䓬类药物剂量和给药次数
	通过氧化代谢的苯二氮䓬类药物的清除减少(表83-6)[93]	通过结合代谢的苯二氮䓬类药物更适用于老年患者
	血浆蛋白浓度下降可引起与血浆蛋白结合率高的苯二氮䓬类药物游离成分增多(表83-6)	可能增加临床效应
	胃酸减少可能增加对苯二氮䓬类药物的吸收率	药物起效可能加快
性别	苯二氮䓬类药物的肝脏氧化代谢存在与年龄相关的降低,男性更明显	老年男性使用苯二氮䓬类药物时需采用更低剂量
	绝经期前女性CYP3A4和CYP2C19活性增加可导致通过氧化代谢的药物清除增加[77]	绝经期前女性可能出现苯二氮䓬类药物血浓度下降和通过氧化代谢途径的药物作用时间缩短
	女性葡萄糖醛酸化的降低可导致通过结合代谢的苯二氮䓬类药物清除减慢[77]	女性劳拉西泮和替马西泮的清除半衰期延长,需要减少服药次数

表 83-8

影响苯二氮䓬类药物作用的生理性因素(续)

因素	生理性和药代动力学作用	临床意义
	女性因为肌肉组织占的比例少,脂肪组织比重大而使 Vd 增大[77]	可能延长女性的清除半衰期,增加药物的蓄积,在老年女性更明显
	女性血浆蛋白结合率较低[77]	临床意义尚不清楚
肥胖	因 Vd 增大而延长苯二氮䓬类药物的消除半衰期	肥胖患者易发生药物蓄积,可能需要减少剂量
肝病	在肝硬化和肝炎患者中对长效苯二氮䓬类药物和阿普唑仑的清除减少,消除半衰期延长;奥沙西泮和三唑仑无变化[57]	避免使用长效苯二氮䓬类药物,或使用很低的剂量以免药物蓄积
	在肝硬化患者中劳拉西泮的清除半衰期延长,而在急性肝炎患者中无此现象	在肝硬化患者中减少劳拉西泮的剂量或者延长给药间隔时间
肾病	血浆蛋白结合率的降低可导致与血浆蛋白结合率高的苯二氮䓬类药物游离成分的增多(见表 83-6)[94]	可能需要减少用药剂量
种族	在亚洲人中地西泮和阿普唑仑的氧化代谢率(CYP2C19 介导的)低[95]	建议亚洲人在使用地西泮、阿普唑仑和其他苯二氮䓬类药物采用较低剂量

CYP,细胞色素 P450;Vd,分布容积。

在 N.P. 的病例中,最重要的可能导致药物相互作用的是阿普唑仑和新近服用的避孕药 Yaz。口服避孕药中的雌激素可抑制阿普唑仑经 CYP3A4 代谢,导致副作用增加[77,78]。对 N.P. 来说,在苯二氮䓬类药物治疗期间,如果同时服用避孕药,需要减少苯二氮䓬类药物的剂量。口服避孕药也可加速经葡萄苷酸化途径代谢的其他苯二氮䓬类药物(劳拉西泮、奥沙西泮和替马西泮)的清除,但这种相互作用的临床表现并不明显[57,77]。

吸烟可加快某些苯二氮䓬类药物(氯䓬酸、劳拉西泮和奥沙西泮)的清除,而对其他苯二氮䓬类药物(地西泮、咪达唑仑和氯氮䓬)无影响[79]。总的来说,吸烟的作用尚不明确,在服用苯二氮䓬类药物时停止吸烟或开始吸烟的患者中,有可能发生某些影响。而且,吸烟的患者同时服用口服避孕药发生严重心血管事件的风险很高,为了健康及防范风险,N.P. 应立即停止吸烟。如果 N.P. 不停止吸烟,需要对她进行密切的监测以决定是否有必要将阿普唑仑减量。

还应建议 N.P. 减少饮用含咖啡因的苏打水,因为咖啡因可增加焦虑,减弱阿普唑仑的疗效。已发现咖啡因可使地西泮的血药浓度降低 22%,但缺乏对其他苯二氮䓬类药物影响的研究[77]。

苯二氮䓬类药物在妊娠期和哺乳期的应用

案例 83-4,问题 2:N.P. 在 2 年后来门诊复查,她自我感觉很好。从学校毕业后幸福的结了婚,她说已经和丈夫开始了家庭生活。N.P. 准备怀孕,已停止服用避孕药并成功地戒了烟。N.P. 一直在必要时服用阿普唑仑每次 0.5mg、每日 2~3 次,她想知道在怀孕前是否需要停用阿普唑仑。阿普唑仑是否具有致畸性? N.P. 的焦虑是否有合适的替代治疗?

早先的报道提示地西泮可能与某些先天畸形有关,包括唇裂或腭裂,肢体、手指或足趾的畸形,但后来的研究未能证实这一说法[80-84]。大多数苯二氮䓬类抗焦虑药物被划为妊娠期分级 D 类药物(如果 FDA 说明书关于修改妊娠期和哺乳期的信息生效,妊娠分级的信息也要进行修改),表示该类药物对胎儿有一定的风险,但对某些患者,使用药物带来的益处大于风险[82,84]。有证据表明在妊娠的前 3 个月使用苯二氮䓬类药物可使发生唇裂或腭裂的风险增加 2.4 倍,但绝对风险只增加 0.01%。苯二氮䓬类药物并没有显示出很强的致畸性,但在妊娠期应尽量避免使用,尤其在妊娠期的前 3 个月。例如 N.P. 这样的患者,在妊娠前就应将苯二氮䓬类药物逐渐减量直至停用。非药物治疗对 N.P. 的 GAD 是有益的,这些治疗包括放松疗法、冥想、生物反馈和认知疗法。如有必要,可在妊娠的第 4~9 个月期间单次或多次使用低剂量的苯二氮䓬类药物,这对胎儿的影响不大。对于计划怀孕的患者,应考虑使用半衰期短的药物,如劳拉西泮[84]。应避免长期或大剂量使用苯二氮䓬类药物,尤其是长效剂型的药物,会导致药物在胎儿体内蓄积。母亲在妊娠期使用苯二氮䓬类药物,新生儿可出现围生期后遗症,包括撤药症状、镇静、肌无力、肌张力减退、呼吸暂停、喂养困难、体温调节中枢受损、低出生体重和早产率增加[81,85]。

临床中可能会遇到服用苯二氮䓬类药物维持治疗的女性发生意外妊娠的情况。在这样的病例中,总的原则应当是立即停止所有的药物。但是不建议长期服用苯二氮䓬类药物的患者突然停用药物,因为随之发生的撤药反应对孕妇和胎儿都不利。应尽可能快的将苯二氮䓬类药物的剂量逐渐减至合适的最低剂量,如果可以的话再停药[86]。产后是焦虑障碍复发的高风险时期,应针对新晋母亲可能出现的复发征兆进行监测。苯二氮䓬类药物可经乳汁排出,因此建议母亲在哺乳期避免使用,但不是绝对的禁忌[87]。如果需要使用苯二氮䓬类药物,推荐使用短效且无活性代谢产物的药物,以避免婴儿出现镇静、喂养困难、撤药症状和其他症状[81,88]。

苯二氮䓬类药物过量和氟马西尼的应用

案例 83-5

问题 1:S. P. ,17 岁,男性,由母亲送至医院。他意识不清,呼吸表浅且缓慢。他母亲说前天晚上他服了一整瓶的地西泮(共 30 片,每片 5mg)。S. P. 因为 8 个月前的一场车祸造成了严重的头部损伤。他现在服用卡马西平预防癫痫发作,每次 200mg、每日 3 次。S. P. 的母亲认为他只过量服用了地西泮,因为家里没有其他的药物。毒理检测显示,苯二氮䓬类呈阳性,其他物质呈阴性。服用过量苯二氮䓬类有什么体征和症状?为何在该病例中不适宜使用苯二氮䓬类药物的拮抗剂氟马西尼(flumazenil)治疗?

苯二氮䓬类药物过量服用的表现为呼吸系统和中枢神经系统的抑制,这两点在这个病例中都很明显(S. P. 几乎完全丧失了意识,呼吸浅慢)。只是苯二氮䓬类药物过量服用的话,很少会威胁到生命,通常能完全恢复[89]。氟马西尼是苯二氮䓬受体拮抗剂,能有效逆转与苯二氮䓬类药物中毒相关的镇静作用。它缓解呼吸抑制的作用不大,但在意识状态好转之后,呼吸也会得到改善[89]。

氟马西尼的主要用途是逆转苯二氮䓬类药物(主要是咪达唑仑)引起的过度镇静,主要是因为小手术或诊断操作而需要镇静的患者。已证实氟马西尼可以治疗苯二氮䓬类药物过量,但由于潜在的严重并发症(室上性心律失常和癫痫发作)和对费用-疗效问题的质疑,对该药的使用仍有争议[90,91]。而且未发现应用氟马西尼可以降低过量使用苯二氮䓬类药物的死亡率和缩短住院时间;故其在苯二氮䓬类药物过量方面的使用受到限制[90]。

在发生可降低癫痫发作阈值的药物过量时,如 TCA 类药物过量,应避免使用氟马西尼治疗。在使用氟马西尼之前,应做毒物筛查和心电图检查。考虑到癫痫发作的风险,对存在颅内压增高或有癫痫、头部外伤、长期使用苯二氮䓬类药物或滥用违禁毒品(可卡因,海洛因)的患者应避免使用氟马西尼。氟马西尼只能在能对癫痫发作进行处置的情况下方可使用。

氟马西尼在静脉给药后 1~2 分钟内即可逆转苯二氮䓬类药物诱发的镇静或昏迷。氟马西尼最常见的副作用包括激越、头晕、恶心、全身不适、易流泪、焦虑和全身发冷[89]。快速或过量输入氟马西尼会出现心动过速和高血压。氟马西尼的清除半衰期为 41~79 分钟,1~2 小时后镇静作用可再次出现,特别是大剂量使用长效苯二氮䓬类药物的病例中,在这些病例中可重复给予氟马西尼。使用氟马西尼处理后的患者出院前要确定是否完全康复了(平稳 3~4 小时),建议这些患者在出院后 24 小时内避免驾车或进行其他有潜在危险性的活动。氟马西尼通过肝脏广泛代谢为葡萄糖苷酸结合物和去乙基化的游离酸。建议肝功能障碍的患者减少药物用量。因为 S. P. 有头部外伤和癫痫

发作史,不宜使用氟马西尼。对他的处理应为全面的支持性治疗,如果有指征可给予机械性通气。此外,还应进行精神评估以明确 S. P. 过量服药的原因。

影响苯二氮䓬类药物的生理性因素

案例 83-6

问题 1:B. G. ,68 岁,男性,在一次车祸后由他的妻子带到急症室。除了有几处由于汽车的安全气囊引起的轻微擦伤外,身体其他部位没有受伤。然而,B. G. 出现昏睡,轻度的意识模糊和步态不稳。毒理检测显示除氯硝西泮之外,未服用酒精或其他物质,氯硝西泮是几个月前医师的处方。B. G. 的妻子说他一直在服用氯硝西泮,每次 0.5mg、每日 2 次,这对改善他的情绪和焦虑很有效。B. G. 身高 177cm,体重 113kg,因为多年来大量饮酒而患有中度肝脏疾病。到目前为止,B. G 已成功戒酒近 2 年时间。除了氯硝西泮,因为胃灼热,他还服用非处方药奥美拉唑(ameprazole)和西咪替丁(cimetidine)。根据分析,B. G. 目前出现的是地西泮的不良反应,可能是由于药物的蓄积作用所致。在这个病例中是什么因素导致了地西泮的蓄积?

苯二氮䓬类药物的药代动力学可受多种生理因素影响(见表 83-8)[57,77,92-95]。地西泮的蓄积作用可出现不良后果,在这个病例中存在几种可能导致地西泮蓄积的相关因素。

B. G. 的年龄会影响地西泮的清除。CYP3A4 和 CYP2C19 的活性随年龄的增长而降低。葡萄糖苷酸化代谢途径受年龄的影响最小,如劳拉西泮和奥沙西泮的清除就不受年龄的影响[57]。在老年人中造成苯二氮䓬类药物半衰期延长的其他因素包括肝脏血流量下降和脂溶性化合物的分布容积增加(由于肌肉含量减少和脂肪增多),后者在清除率不变的情况下可延长药物的半衰期。如在案例 83-3,问题 4 中所描述的,老年患者对苯二氮䓬类药物的镇静作用和精神运动,尤其是认知损害更敏感。鉴于这些原因,应避免在老年患者中使用苯二氮䓬类药物。如果必须使用,推荐在大于 65 岁的老年人中,苯二氮䓬类药物剂量为健康成人的 1/3~1/2(见表 83-4)。

性别也可能影响苯二氮䓬类药物的清除率,但研究结果不一致[77,96,97]。研究报道女性的 CYP3A4 和 CYP2C19 活性高于男性,可以作为部分解释。女性绝经之后原先较高的 CYP3A4 活性恢复至正常,绝经后苯二氮䓬类药物的用量应相应减少。相反地,女性比男性的葡萄糖苷酸化代谢过程要慢,导致替马西泮和奥沙西泮等药物的清除率低[57,77]。

肥胖和肝脏功能损伤是 B. G. 病例中的另外两个生理因素。肥胖可增加苯二氮䓬类药物的表观分布容积,增加长效药物的蓄积。但在肥胖患者中未见到劳拉西泮和奥沙西泮清除半衰期的显著变化。肝脏功能障碍可降低清除率,延长苯二氮䓬类药物的半衰期,因此推荐肝脏功能障碍的患者应减少苯二氮䓬类药物的用量。患肝脏疾病时,劳拉西泮、奥沙西泮和替马西泮的药代动力学不受影响。

肾功能不全患者苯二氮䓬类药物蛋白结合率下降,导致

蛋白结合率高的苯二氮䓬类药物中以游离形式为多,但未观察到游离形式药物的清除率或表观分布容积有显著变化。关于种族特征,多达20%的亚洲人都是CYP2C19的弱代谢者,对各种CYP2C19酶底物,包括地西泮的清除率降低[98]。

综上所述,在B. G.身上可影响苯二氮䓬类药物药代动力学的生理因素为年龄、肥胖、男性和患有肝脏疾病。这些因素引起氯硝西泮的蓄积,从而导致患者出现精神状态的改变。除了这些因素,西咪替丁和奥美拉唑还都可增加氯硝西泮的暴露量,从而导致氯硝西泮的清除率下降和副作用增加(见表83-8)[77]。

如果认为有必要对B. G.继续进行苯二氮䓬类药物治疗,可换成劳拉西泮或奥沙西泮,因为这两种药物受年龄、肥胖、肝脏疾病或药物相互作用的影响最小。根据药物的相对作用强度,参考苯二氮䓬类药物剂量的等效性决定所选药物的等效剂量(见表83-4)。然而,等效性只是总的指导原则,换用药物需要考虑患者的因素,考虑经常使用的剂量范围。例如B. G.一直服用每日1mg的氯硝西泮,计算出等效的劳拉西泮的剂量为每日3~4mg。考虑到B. G的年龄和对目前服用剂量的反应,建议使用较低的起始剂量,即每次0.5~1.0mg,每日2次。同时应该对可能出现的药物副作用或撤药症状进行监测。换成非苯二氮䓬类药物对于B. G.可能更好。

丁螺环酮治疗

案例83-6,问题2:在氯硝西泮中毒恢复几日后,B. G.表示想停止苯二氮䓬类药物治疗,因为匿名戒酒会的同伴批评了他服用可能产生依赖性的药物。现决定将B. G.服用的氯硝西泮换成丁螺环酮治疗。与苯二氮䓬类药物相比,丁螺环酮的临床特性如何?

丁螺环酮(buspirone)没有中枢神经系统抑制作用、镇静作用、认知功能损害或精神运动损害、呼吸系统抑制作用、肌肉松弛和抗惊厥作用[46]。丁螺环酮的这些特点很适合合并各种躯体疾病的老年患者使用。丁螺环酮耐受性良好,可能出现的副作用包括轻度恶心、头晕、头痛和使用初期容易引起紧张[99]。与许多抗抑郁药物不同,丁螺环酮不会引起性功能方面的副作用,而且还能改善一些GAD患者的性功能问题[47]。丁螺环酮产生药物滥用的可能性很小,它没有被列为控制使用的物质。它在停药时不产生躯体依赖或撤药症状,甚至在长期服用后也不会出现[46,100]。丁螺环酮也不与酒精或其他中枢神经系统抑制剂发生相互作用,它在过量服用时是相对安全的[46]。

丁螺环酮是5-HT1a受体的激动剂和拮抗剂。在对GAD的治疗中,丁螺环酮和苯二氮䓬类药物如阿普唑仑、劳拉西泮、奥沙西泮、地西泮和氯硝西泮一样有效[99,100]。和抗抑郁药物一样,在治疗焦虑的认知症状时,丁螺环酮比苯二氮䓬类药物更有效。然而,丁螺环酮的抗焦虑作用是逐渐起效的,比苯二氮䓬类药物起效慢。虽然在开始治疗的7~10日即可见到丁螺环酮起效,但要3~4周时才能达到最佳的疗效。如果丁螺环酮有效,应该持续服用,而不应仅在焦虑时服用。

从苯二氮䓬类药物治疗换为丁螺环酮治疗

案例83-6,问题3:患者如何从苯二氮䓬类药物治疗换为丁螺环酮治疗?

丁螺环酮无中枢神经系统抑制作用,不与苯二氮䓬类药物发生交叉耐药,故丁螺环酮对预防和治疗苯二氮䓬类药物撤药症状无效。因此,当患者从苯二氮䓬类药物治疗换到丁螺环酮治疗时,应逐渐停用苯二氮䓬类药物。因为丁螺环酮在治疗几周以后才会完全起效,可以在苯二氮䓬类药物减药前就开始使用丁螺环酮。在苯二氮䓬类药物减药期间给予其他抗焦虑作用的药物,可间接缓解苯二氮䓬类药物的撤药症状[101]。

同时服用食物可通过减少药物的首过代谢而明显增加其生物利用度。丁螺环酮的副作用如精神紧张,主要是由它的活性代谢产物1-嘧啶哌嗪(1-PP)产生的[46,102]。丁螺环酮的平均半衰期较短,大约为2~3小时,但1-PP的作用时间较长。

在肾病或肝病患者中丁螺环酮的清除率显著降低,但副作用和耐受性无明显变化[46]。然而,对肾功能或肝功能受损的患者仍建议使用较低剂量的丁螺环酮治疗,对有严重肝肾功能损害的患者应当避免使用丁螺环酮。

丁螺环酮由CYP3A4代谢,合并使用CYP3A4抑制剂包括葡萄柚汁,可导致丁螺环酮水平显著升高[46]。因为丁螺环酮的安全范围大和耐受性好,即使它的血浆浓度出现明显增高,也无明显的临床表现。在药效学相互作用方面,丁螺环酮应避免与单胺氧化酶抑制剂类药物合用,与高剂量抗抑郁药物合用也应谨慎,有发生5-羟色胺综合征的风险。

有研究认为使用过苯二氮䓬类药物治疗的患者对丁螺环酮反应不良[72,100]。但如果苯二氮䓬类药物能缓慢减药,防止撤药症状出现,丁螺环酮在这类人群中也有疗效[22]。B. G.服用氯硝西泮已经几个月的时间,需要至少几周的时间逐渐停药,B. G.可在这时开始丁螺环酮治疗。通常推荐丁螺环酮的起始剂量为每日15mg,分2~3次服用,但因为B. G.有肝脏疾病,应使用更低剂量(每日10mg)。每日2次的给药方式可增加患者的依从性,在疗效和耐受性方面优于每日3次的给药方式[103]。通常每3~4日每日剂量增加5mg。最适宜的抗焦虑剂量为每日20~30mg,推荐的最高剂量为每日60mg。对肝病患者无特殊的用药指导原则;根据治疗的反应和出现的副作用,对B. G.进行缓慢的剂量调整。

惊恐障碍

诊断标准

惊恐障碍(panic disorder)的典型特征为突然发生的强烈的惊恐发作,表现为一系列压倒性的症状和感觉,在10分钟内达到发作高峰,症状见表83-9。满足诊断标准,要求至少在1次发作之后,出现下列症状,且持续1个月(或更长)时间,症状包括持续地担忧或担心惊恐发作的结果或者与惊恐发作相关的行为方面出现显著的改变[1]。如果少于满足诊断标准的4项所需症状，则被称为"有限症状的惊恐发作"。根据发生时的情境定义了3种惊恐发作类型：不可预测的或没有诱因的惊恐发作（惊恐发作与环境刺激无关）；与环境相关的惊恐发作（总是在暴露于环境刺激时发生）；有环境倾向的惊恐发作（惊恐发作多与环境刺激有关，但并不总是在有环境刺激时发生）[1]。

表 83-9

惊恐障碍的症状[1]

■ 心悸、心慌或心率加快	■ 感到头昏、脚步不稳、头重脚轻或昏厥
■ 出汗	
■ 震颤或发抖	■ 现实解体或人格解体
■ 气短或窒息感	■ 害怕失去控制或发疯
■ 哽噎感	■ 濒死感
■ 胸痛或胸部不适	■ 感觉异常
■ 恶心或腹部不适	■ 发冷或发热感

尽管惊恐发作是惊恐障碍的典型症状，但惊恐发作也可能与抑郁或者其他焦虑障碍有关[1]。例如，与环境相关的惊恐发作通常是特定恐怖症和社交焦虑障碍的特征表现，而不是惊恐障碍的特征表现。有环境倾向的惊恐发作可发生在惊恐障碍中也可发生在恐惧症中。夜间惊恐发作可以使人从睡眠中惊醒，一般预示着是惊恐障碍。因为惊恐发作的不可预知，导致患者普遍的焦虑或对突然发作的持续恐惧。

流行病学和病程

尽管惊恐障碍的终身患病率是6.8%，但有大约10%的人群反复发生未达到符合惊恐障碍诊断标准的惊恐发作，有近30%的人群会在其一生中的某个时期经历一次惊恐发作[14]。惊恐障碍通常发生在有压力事件的时期，首次发作常见于十几岁到三十几岁的人群，首次发作少见于老年人群[8,77]。女性受到压力事件的影响而发生惊恐发作的人数是男性的2~3倍[77]。

和其他焦虑障碍一样，惊恐障碍常共病严重的精神疾病，包括其他焦虑障碍、情感障碍、人格障碍和酒精/物质使用障碍，大多数患者在某一时期会伴随抑郁发作[1,14,104,105]。共病其他精神疾病或者躯体疾病的患者，症状更严重，对治疗的反应更慢，达到缓解的可能性更小，并且自杀风险更高（特别是当出现抑郁或物质滥用时）[106]。大多数患者的病程呈现缓解和复发交替，有近1/5的患者一直存在持续的症状[107]。

惊恐障碍有着很高的医疗服务使用率[106]。绝大多数患者没有焦虑主诉，而是仅有躯体症状，如胸痛、胃肠不适、头痛、头晕和呼吸急促，这些症状常导致误诊[108]。初级医疗机构对惊恐障碍缺乏识别，进一步增加了对医疗设施的使用。据估计，约有10%~30%的惊恐障碍患者因为各种躯体症状就诊于前庭功能紊乱科、呼吸科或神经科，其中60%的患者就诊于心内科[1]。很多患者在得到正确诊断之前在医疗机构已反复就诊十多年。

病因学和病理生理学

在已提出的惊恐障碍的神经生物学模型中，杏仁核是恐惧回路的中心枢纽[5,109]。从杏仁核、下丘脑和蓝斑发出的各种投射触发了自主神经和神经内分泌反应，导致焦虑和惊恐发作。惊恐障碍患者焦虑的敏感性（害怕与焦虑相关的感觉）增强。有很多物体和情景可触发焦虑和恐惧反应[109]。如前所述，蓝斑放电失调可引起急性惊恐发作（见"焦虑的神经生物学"）。去甲肾上腺素系统的反应过度可能是造成惊恐发作的潜在原因[110]。

一些神经生物学研究显示，惊恐障碍患者大脑的某些区域存在葡萄糖代谢的异常。以下发现提示患者易于发生惊恐发作，但需要进一步的研究来证实[105,109-111]：GABA-A受体、NE、5-HT和CCK功能异常；GABA-A苯二氮䓬结合位点减少；神经活性类固醇异常调节GABA-A受体；HPA轴的过度激活；CCK-B受体基因的多态性和对CO_2的高度敏感性。

惊恐发作对吸入35%的CO_2高度敏感，这可用来区分惊恐障碍和其他焦虑障碍（如OCD和GAD）[108]。这种关联具有特异性，至少对惊恐障碍的一个亚型如此。因此，对CO_2的高度敏感性可作为一个生物学特征标志。进行有效的药物治疗可明显减轻惊恐障碍对CO_2吸入的敏感性[110]。脑部影像学研究也显示在惊恐障碍患者某些脑区有葡萄糖代谢的异常[108]。

遗传和环境的影响都可导致出现家族聚集性，如果一级亲属患有惊恐障碍，那该个体发生惊恐障碍的风险升高8~21倍[1,17]。一般认为这种易感性增加了焦虑的敏感性，从而使无害的正常的身体感觉被误认为是危险的，进而产生恐惧[112]。一些研究显示，儿童期令人痛苦的事件（如和父母分离和受到虐待）和儿童期行为抑制（如过度恐惧和避免新的刺激）与之后发生惊恐障碍的风险显著增加有关[109]。然而，没有哪种单一的生物学异常可解释惊恐障碍的发生机制，需要做进一步的研究以明确在惊恐障碍中各种病理生理因素、遗传因素和认知因素之间复杂的相互作用。

惊恐障碍的治疗

目前，大约70%~90%的惊恐障碍患者接受治疗后，症状有明显缓解，治疗方法有药物治疗和CBT[1,105]。药物和CBT在治疗的早期主要减轻惊恐发作，对恐惧性回避的治疗效果要晚一些才出现。非药物治疗在减少回避行为方面疗效显著。惊恐障碍的一线治疗药物有SSRI和文拉法辛；TCA类药物的耐受性较差，在安全性和药物相互作用方面存在更多问题[20,25,112,113]。虽然苯二氮䓬类药物也有效，但考虑到这类药物的滥用倾向、认知和精神运动方面的损害、并且治疗常见共病缺乏疗效，所以不再推荐作为一线治疗药物。惊恐障碍中常见的焦虑敏感性增加使患者对使用SSRI和TCA治疗之初的副作用特别敏感，如焦虑和激越。因此在惊恐障碍中，抗抑郁药物治疗的起始剂量应低于正常起始剂量。

选择性5-羟色胺再摄取抑制剂

帕罗西汀、舍曲林、氟西汀和文拉法辛已被FDA批准治疗惊恐障碍,其他 SSRI(氯伏沙明、西酞普兰和艾司西酞普兰)在降低惊恐发作的频率、预期焦虑和相关的抑郁症状方面也显示有效[20,25,113]。虽然建议使用较低的起始剂量(帕罗西汀每日 10mg、舍曲林每日 25mg、氟西汀或艾司西酞普兰每日 5~10mg)以减小副作用,但通常需要高于抗抑郁的剂量才能起效。推荐帕罗西汀、西酞普兰和氟西汀治疗惊恐障碍的目标剂量范围为每日 20~40mg;舍曲林和氟伏沙明为每日 100~200mg;艾司西酞普兰为每日 10~20mg[112]。文拉法辛缓释剂型的起始剂量建议每日 37.5mg,治疗剂量范围为每日 150~225mg[112]。

SSRI 和其他抗抑郁药物治疗惊恐障碍起效缓慢,一般需要几周时间。通常在治疗 1~2 周后惊恐发作的频率开始减少。如需充分评价疗效,则至少需要持续治疗 6 周。在治疗 6 个月或更长时间后仍然可见症状持续改善[112]。

苯二氮䓬类药物

在苯二氮䓬类药物中,虽然劳拉西泮和地西泮在等效剂量治疗惊恐障碍有效,但对阿普唑仑和氯硝西泮的研究最广泛,这两种药物也已经被 FDA 批准用于惊恐障碍的治疗[108,112]。

使用苯二氮䓬类药物治疗惊恐障碍的患者,面临着如何确定适宜的给药剂量的问题,因为惊恐障碍患者比其他焦虑障碍患者需要更大的剂量才能产生临床疗效[118]。这可能和惊恐障碍患者的苯二氮䓬类药物结合位点的敏感性降低有关[115]。对大多数的惊恐障碍患者,阿普唑仑的有效剂量范围是每日 4~6mg,但一些患者需要每日 10mg 才能产生最佳疗效。因为阿普唑仑的作用持续时间相对较短,血药浓度有较大波动,在下一次服药前可能会出现突发的焦虑或惊恐发作,所以通常阿普唑仑每日的总剂量需要分 3~4 次服用。阿普唑仑缓释剂型就是针对这个问题研发的[56]。阿普唑仑缓释剂可以每日 1 次或每日 2 次使用,能够降低给药间期发生焦虑的可能。缓释剂型可能比速释剂型引起药物滥用的风险小,但尚未有研究证实。惊恐障碍患者对苯二氮䓬类药物的撤药反应敏感性增强。介于这个原因,惊恐障碍患者更倾向于选用长效的氯硝西泮而不是阿普唑仑[114]。

三环类抗抑郁药,单胺氧化酶抑制剂和其他抗抑郁剂

TCA 是第一类广泛用于治疗惊恐障碍的药物,丙米嗪(imipramine,每日 100~300mg)、氯米帕明(每日 50~150mg)与阿普唑仑疗效相当,但耐受性较差[116]。缺乏其他 TCA 类药物的使用证据[20,25,112,113]。

氯米帕明对 5-羟色胺的作用更强,所以与其他 TCA 类药物相比,它治疗惊恐障碍更有效[117]。虽然使用较低的起始剂量可减少焦虑样的副作用,但仍有许多患者因为耐受性差而中断治疗。

在 MAOI 类药物中,根据 1980 年前的研究,苯乙肼(phenelzine)(Nardil)对治疗惊恐障碍疗效很好,但惊恐障碍的诊断标准 1980 年才首次公布,所以那些患者很可能不完全符合目前的惊恐障碍诊断标准[112]。近来没有 MAOI

的相关研究可用于评估苯乙肼在当前诊断和治疗标准范围内的疗效。与其他抗抑郁药相比,MAOI 在临床使用上具有许多缺点。因此,对于难治性病例的治疗,MOAI 通常作为最后的选择(见第 86 章)。初步的研究表明米氮平也能有效治疗惊恐障碍[20,112]。对 SSRI 治疗无效的患者换用米氮平可能有效[112]。

其他制剂

其他据报道可有效治疗惊恐障碍的药物包括抗惊厥药(丙戊酸和左乙拉西坦)和抗精神病药(主要是利培酮和奥氮平),作为单药治疗或与 SSRI 联合使用[20,112]。在推荐以上这些药物中的任何一种用于治疗惊恐障碍前,需要了解更多的信息。

非药物治疗

CBT 也是治疗惊恐障碍的一种有效方法,包括暴露治疗和放松训练[105,112]。惊恐障碍的认知理论建立在患者焦虑敏感性增强的基础之上。认知理论认为躯体上的焦虑感觉被误解为严重的或威胁生命的,正是这些恐惧触发了一个循环,使得焦虑症状进一步恶化,最终发展为惊恐发作。逆转这个循环中的认知因素是 CBT 的一个整合部分,它对最后的治疗效果有很重要的作用[112]。呼吸训练和暴露于恐惧的情景是行为治疗的重要部分。

一些研究发现药物比 CBT 对惊恐障碍更有效,但另外一些研究报道了相反的结果[112,118]。药物联合 CBT 治疗可以提高症状严重者的应答率/缓解率,改善在进行停药尝试阶段可能会出现的反应和降低复发率。特别是对伴有严重广场恐惧症的患者或对一种治疗仅部分反应的患者[20,114,119]。

惊恐障碍的临床表现和鉴别诊断

案例 83-7

问题 1:S. K.,24 岁,女性,艺术家,主诉胸痛、呼吸困难、头晕和恶心。她描述自己的感觉"好像我的头在空间中消失了,我在我的身体之外"。这些感觉通常在短时间内迅速增强,在 10 分钟内到达顶峰,在 30 分钟内开始消退。她说她最近因为经济窘迫而承受了巨大的压力,没有支付艺术工作室的房租而和房东发生了冲突。S. K. 害怕她会因为生活上的压力而心脏病发作或出现卒中。她最近因为常出现相同的症状而去看家庭医师,然而全面的体格检查和实验室检查没有发现异常。她说自己的第一次发作是在 5 个月前突然出现的,那时她正在美术商店购买油画颜料。她不知道这样的发作什么时候会再次发生,从那以后,她的症状更加严重且发作更加频繁。因为害怕在公共场合发作,她渐渐独自待在工作室。S. K. 使用大麻来放松,偶尔会饮酒。她曾患过抑郁,2 年前因为一次严重的抑郁发作而住院治疗。心电图检查结果正常。医师的诊断是伴有广场恐惧症的惊恐障碍。S. K. 表现出的惊恐障碍的临床特征是什么?哪些是惊恐障碍鉴别诊断的重要因素?

S. K. 的表现有许多惊恐障碍的典型特征,如在病例中所描述的,典型的首次惊恐障碍发作没有先兆,它发生在正常的日常活动时,通常持续 10~30 分钟。惊恐发作是极端令人恐惧的,通常惊恐障碍患者会感到焦虑,会觉得自己生病了。就像 S. K. 一样,在惊恐发作之后或发作时人们常去看医师,当时他们认为自己有心脏疾病或其他严重疾病。遗憾的是,初级医疗机构缺乏对惊恐障碍的识别,不能找到症状的真正病因。当患者得知他们各方面都是健康的时候,他们仍反复就诊或咨询不同的医师或专家,想为令自己恐惧的症状找到躯体上的解释。

S. K. 表现出了惊恐障碍的核心症状:胸痛、呼吸急促、头晕、腹部不适和失去控制。广场恐惧症的特征表现在:S. K. 因为害怕惊恐发作而尽量不离开工作室。其他与惊恐障碍诊断一致的因素有:年轻,女性、躯体检查无异常。这个病例也显示了惊恐障碍发作和应激性生活事件之间的联系,它常与抑郁发生共病,在初级医疗机构缺乏对惊恐障碍的识别。

因为多种物质或躯体疾病可引起严重的焦虑和恐惧,有必要排除这些潜在原因[108]。最常见的诱发惊恐发作的物质有咖啡因、酒精、尼古丁、非处方感冒药、大麻、苯丙胺(amphetamine)和可卡因(cocaine)(见表 83-2)[108]。S. K. 使用大麻,这与出现惊恐障碍的症状有关联。长期使用中等剂量或过量的大麻,会使得惊恐障碍的治疗复杂化,但偶尔使用大麻尚不会影响治疗[120,121]。虽然 S. K. 没有长期过量使用大麻,但如果她对治疗没有产生足够的反应,那么需要进一步探讨大麻对治疗的影响。可以导致惊恐发作的疾病包括:甲状腺功能异常、哮喘、COPD、二尖瓣脱垂和癫痫发作[122]。惊恐障碍也可发生在其他焦虑障碍的病程中,在这些病例中,惊恐发作通常在暴露于令人恐惧的客体或情境(恐惧症)时发生,如与强迫思维有关的对象(OCD)或与创伤性应激源相关的刺激(PTSD)。S. K. 说她的惊恐发作是不能预测的,尚不清楚发作是否与环境相关或有环境倾向,这些特点与惊恐障碍是一致的。

惊恐障碍的治疗选择、选择性 5-羟色胺再摄取抑制剂的剂量问题和选择性 5-羟色胺再摄取抑制剂联合苯二氮䓬类治疗

案例 83-7,问题 2:S. K. 去看精神科医师,医师决定让她服用帕罗西汀,每日早晨 20mg。3 日后,S. K. 给医师打电话说服用帕罗西汀后焦虑和惊恐发作明显加重。医师处方了阿普唑仑 0.5mg(片剂),建议 S. K. 在感到焦虑的时候服用 1 片。在选择药物治疗惊恐障碍时应注意什么问题? 医师对 S. K. 的治疗是否适宜?

SSRI 是治疗惊恐障碍的一线用药[20]。像 S. K. 这样有抑郁病史的患者,SSRI 同时可预防抑郁复发。当患者的症状严重到令人痛苦时,一开始治疗就需要合用苯二氮䓬类药物,因为苯二氮䓬类药物可以在 SSRI 起效前快速缓解惊恐发作和焦虑。通常在几个星期后可以逐渐减量苯二氮

䓬类药物直到停药。尽管指南推荐只有首次焦虑的程度很高才考虑联合用药,否则应该单药治疗,但联合使用苯二氮䓬和 SSRI 是目前最常用的惊恐发作治疗方案[123]。有物质滥用史的患者应避免使用苯二氮䓬类药物,但如果症状严重且当前没有物质滥用(特别是酒精),可短期内使用低剂量的苯二氮䓬类药物[20,69,112]。根据 S. K. 惊恐发作的功能损害程度和痛苦的严重程度,治疗初期联合使用苯二氮䓬类和 SSRI 是很好的选择。因为惊恐发作在不到 30 分钟的时间里迅速达到发作的高峰,苯二氮䓬类药物按需服用对预防惊恐发作没有作用。所以在初始治疗期间,使用苯二氮䓬类药物治疗时,预定时间给药优于按需给药的方案。

选择哪一种 SSRI 治疗惊恐发作时,应了解到舍曲林和帕罗西汀不易引起焦虑,而氟西汀较易引起焦虑[26]。如果使用帕罗西汀,应该从很低的起始剂量开始使用(每日 10mg)。在 S. K. 的病例中,每日 20mg 的起始剂量过大。此外,苯二氮䓬类药物定时给药比按需给药更好。在经过 2~4 周的治疗之后,SSRI 逐渐加量至目标剂量,苯二氮䓬类药物可以逐渐停药。当二者联合应用时,还应该考虑到 SSRI 和苯二氮䓬类的药物相互作用,因为某些 SSRI 可以抑制苯二氮䓬类的代谢,导致苯二氮䓬类的副作用增加(见苯二氮䓬类药物的相互作用)。

患者教育

对 S. K. 这样的患者,在开始使用 SSRI 治疗惊恐障碍时,就应告知他们在治疗第 1 周或第 2 周可能会出现焦虑加重,还应告诉他们 SSRI 的其他常见副作用,包括恶心、头痛、性功能障碍、失眠或镇静作用。因为这些副作用与剂量相关,患者如果出现这些问题应告诉医师,可能需要减少药物剂量。这些副作用(性功能障碍除外)通常在治疗 1~3 周后减轻。有必要告知患者抗抑郁药物在服药几周后才开始起效,6~12 周才能完全起效。对于联合使用苯二氮䓬的患者,也应该告知他们苯二氮䓬类药物起效快,能够预防 SSRI 在治疗早期出现的焦虑,但仅限于治疗的初始阶段使用。关于苯二氮䓬治疗的其他问题也应该告知患者(见案例 83-2,问题 4)。还应让患者了解治疗的目标和治疗持续时间。向患者提供关于惊恐障碍性质的信息,包括安慰患者惊恐障碍不会威胁到生命安全。大多数医师会建议患者创建一个"惊恐障碍日记",记录惊恐发作的频率和症状。

临床评估和治疗目标

案例 83-7,问题 3:S. K. 拒绝继续服用帕罗西汀治疗,因此换用艾司西酞普兰。艾司西酞普兰以起始剂量每日 5mg 治疗了 1 周,S. K. 对药物的耐受性很好。计划在接下来的几周内逐渐将艾司西酞普兰加至每日 10mg,再逐渐加量至每日 20mg。S. K. 同时使用阿普唑仑治疗,每次 0.5mg,每日 2~3 次。此病例的治疗目标是什么,如何评估 S. K. 对治疗的反应?

治疗结果可以从 5 个方面来进行评估:①惊恐发作的

频率和严重性;②预期焦虑;③恐惧性回避行为;④总体的健康状况;⑤在不同领域(工作、学习、家庭)与疾病相关的功能障碍[112]。在这个病例中,治疗目标首先为预防惊恐发作,然后是减轻她的预期焦虑,接下来是改善恐惧性回避行为[54]。这些治疗结果能让她在需要的时候轻松地离开工作室,改善她的整体功能和生活质量。

有一些工具也用于评估惊恐障碍的治疗效果[54]。除了"惊恐障碍日记"以外,还有恐惧问卷、恐惧评估问卷和惊恐障碍严重程度问卷。目前许多专家认为后者是最有用的评估工具,因为它可评估惊恐障碍所有 5 个方面的治疗效果[54,112]。

病程和治疗持续时间

> 案例 83-7,问题 4:在艾司西酞普兰治疗 3 个月后,S. K. 来门诊随访时说她没有再发生惊恐发作,社会功能有了明显的改善。她目前每日服用 20mg 西酞普兰,逐渐停用阿普唑仑已经有 3 ~ 4 周了。现在能正常画画,卖画后支付房租,开始和男朋友约会。除了轻度性欲下降,S. K. 没有出现明显的副作用。S. K. 现在感觉很好,她想知道治疗还需要多长时间。对惊恐障碍的治疗一般建议持续多长时间?

惊恐障碍的长期药物治疗试验建议,惊恐障碍患者在急性期之后,治疗还需再持续 6 ~ 12 个月[20,112]。尽管研究者们对于最佳的治疗持续时间仍存在争议,但关于药物维持治疗可有效预防复发这点已被证实。在急性惊恐发作缓解后,药物维持治疗可保障患者有时间恢复正常的生活方式,重新建立日常的活动。

在本病例中,S. K. 目前每日 20mg 的艾司西酞普兰治疗剂量是合适的,这在治疗惊恐障碍的有效剂量范围内,应该再持续目前的治疗 3 ~ 6 个月。副作用性功能障碍不会随着继续治疗而减轻,如果没有减轻,应进行针对性治疗(见第 86 章)。在达到完全缓解之后,可采取试验性停药,以决定是否有必要继续药物治疗。出现应激性生活事件或在这 5 个方面中(在工作、学习和生活中,惊恐发作的发生频率和严重程度、预期焦虑、恐惧回避行为、总体幸福感和疾病相关的功能障碍)的任一方面仍有残留问题的患者不应停药[112]。停药时,不管服用的是哪一类的药物,都应在几个月内缓慢撤药。因为惊恐障碍严重影响社交、职业等方面的重要功能,复发的患者应重新开始药物治疗。长期使用抗抑郁药物并在必要时加用苯二氮䓬类药物,一般不会发生明显不良反应,也不需要加大药物剂量,即可有效维持治疗的良好效果。

社交焦虑障碍和特定恐怖症

恐惧障碍的分类和诊断

DSM-5 中恐惧障碍的分类包括两个主要类型——特定恐怖症和社交焦虑障碍(以前称为社交恐惧症),它们的症状表现见表 83-10[1]。这些障碍表现为过度的或不合理的恐惧和采取回避行为以减轻焦虑。特定恐怖症和社交焦虑障碍的主要区别为:前者是恐惧和回避特定的刺激,而不是对社交场合的普遍恐惧。

表 83-10

社交焦虑障碍(社交恐惧症)的症状(条目 1~5)和特定恐怖症的症状(条目 2~5)[1]

1. 个体由于面对陌生人或可能被他人审视的一种或多种社交情境时而产生的持久显著的害怕,因为害怕而感到尴尬和难堪
2. 恐惧的事物或情境总是能够促发立即的焦虑反应
3. 对恐惧的事物或情境主动地回避,或是带着强烈的害怕或焦虑去忍受
4. 这种害怕超过了与在社交文化规范下的社交情境相关的实际威胁
5. 这种害怕或回避会严重干扰个体的日常活动或引起明显的痛苦

社交焦虑障碍

社交焦虑障碍(social anxiety disorder)表现为因为担心会受到羞辱或尴尬,而表现出强烈的不合理的害怕、焦虑或者回避在社交场合受到其他人的注视或评价[1]。一个典型特征是恐惧和焦虑只限于在社交情境下产生(如与人交谈、加餐社交聚会、在公共场所饮食、使用公共厕所、公开演讲),当患者独自一人时通常没有任何症状。如果这种恐惧仅出现在公共场所的演讲或表演,适用于表演型社交焦虑障碍的诊断。除了具有其他焦虑障碍的典型特征之外,社交焦虑障碍最常见的症状为脸红、肌肉颤抖和说话口吃。在暴露于恐惧的物品或情境时,惊恐发作也可发生在特定恐怖症或社交焦虑障碍的病程中。然而,与惊恐障碍不同的是,社交焦虑障碍是害怕他人审视,而不是担心惊恐发作。

特定恐怖症

特定恐怖症(specific phobias)分成 5 个亚类:动物型(如昆虫、狗、蜘蛛)、自然环境型(如高处、水、暴风雨)、血液-注射-损伤型(如血液、损伤、侵入性医疗操作)、情境型(如飞机、桥梁、电梯)和其他类型[1]。如果诊断为特定恐怖症,必须是造成了明显的功能损害或者痛苦。例如那些恐惧飞行并且由于工作要求必须乘坐飞机的人才能被诊断特定恐惧,而那些恐惧飞行但从来不需要乘坐飞机的人就不会有功能上的损害。

特定恐怖症的一线治疗包括避免刺激源和基于暴露的心理治疗,如 CBT 或虚拟现实暴露。通常认为药物治疗是没有收益的,因为没有对特定恐怖症的药物治疗进行充分的研究,而认为心理治疗是很有效的。苯二氮䓬类药物可有效减少恐惧引起的焦虑,但可能会干扰暴露治疗的疗效[20,25,113]。

社交焦虑障碍

流行病学和临床病程

在美国,社交焦虑障碍的终生患病率和过去 1 年的患病率大约分别为是 13% 和 7%[14,124]。男性和女性的患病率之比大约为 2∶3[9]。社交焦虑障碍通常发病较早,首次发病平均年龄在 14~16 岁[125]。一半以上的患者在青春期之前发病,这部分患者在童年期常有害羞行为和行为抑制[125]。社交焦虑障碍呈慢性病程,如果没有接受有效的治疗,自发缓解的可能性很小,疾病将持续终生。据报道,仅有 20%~40% 的患者在病程达 20 年后缓解[124]。

共病和临床意义

社交焦虑障碍的共病率很高,估计有 70%~90% 的患者在其一生中至少还患过一种其他精神疾病[1,124,125]。常见的共病疾病包括单纯恐惧症、重度抑郁、GAD、惊恐障碍、躯体变形障碍和酒精滥用。社交焦虑障碍发病年龄早,通常早于其他共病疾病出现。许多人使用酒精来减少社交场合的紧张焦虑。社交焦虑障碍的自杀风险非常高,特别是在与其他精神疾病发生共病的情况,如共病抑郁[9]。

因为社交焦虑障碍通常起病于青少年时期,会严重干扰社交技能的发展,影响学业的完成和职业能力的发展,影响形成人际关系的能力[126]。这将导致功能损害,并可持续终生。社交焦虑障碍还与失业、低教育水平相关,依赖于社会财政支持系统[9]。社交焦虑障碍患者很少能够结婚,有一半以上的患者存在中度到重度的日常生活能力受损[126]。

病因学和病理生理学

社交焦虑障碍是一种家族性疾病,但还没有找到相关的遗传因子和环境因素[17]。早期的易感因素包括父母的焦虑行为模式和父母的过度保护[1]。儿童期害羞之后发展成社交焦虑障碍有关,可能和 5-羟色胺转运启动子区域的基因多态性有关[127]。

生物学研究提示表演型社交焦虑障碍的病理生理机制涉及去甲肾上腺素系统功能异常。相反,在非表演型社交焦虑障碍,有大量的证据表明涉及多巴胺系统(多巴胺神经传递减少)和 5-羟色胺能功能障碍(5-HT$_2$ 受体超敏)[128-130]。

社交焦虑障碍的治疗

社交焦虑障碍的早期识别和治疗对减轻功能受损是非常重要的,并可减缓共病疾病的发展。然而,因为这种疾病的性质,患者不愿寻求治疗,导致治疗平均延迟了 16 年[131]。那些寻求帮助的患者,即使是到精神卫生机构也很少能得到恰当的诊断和治疗[125]。药物治疗成为了社交焦虑障碍的一线治疗方法。非药物治疗,特别是 CBT,也是有效的[20]。数据不支持常规使用联合治疗模式来治疗社交焦虑障碍,医师应根据患者的具体情况来决定是否采用联合治疗[132]。

选择性 5-羟色胺再摄取抑制剂,5-羟色胺和去甲肾上腺素再摄取抑制剂

和其他焦虑障碍一样,除了 SNRI 类药物文拉法辛外,

SSRI 被认为是大多数社交焦虑障碍患者的主要治疗选择,其中帕罗西汀、舍曲林、氟伏沙明缓释剂和文拉法辛缓释剂已通过了 FDA 的批准[132]。尽管氟西汀存在阴性证据,氟西汀、西酞普兰和艾司西酞普兰在对照临床试验中也显示有效[20,132]。度洛西汀的初步证据显示这种药物可能有效[133]。

与 GAD 和惊恐障碍的患者不同,社交焦虑障碍的患者通常能够耐受抗抑郁药物常用的起始剂量。社交焦虑障碍的目标有效剂量在抗抑郁治疗的常用剂量范围内。一般认为 SSRI 所呈现出来的是平坦的剂量-反应曲线[134]。在社交焦虑障碍的固定剂量研究中发现,帕罗西汀(每日 20mg、每日 40mg 和每日 60mg)和度洛西汀(每日 ≥60mg)不同剂量之间的疗效没有总体差异[133,135]。虽然有些患者可能需要更高的剂量,但在增加剂量之前应该治疗足够的时间(2~4 周)。SSRI 治疗起效缓慢,需要加至足量并且治疗至少持续 8~10 周才能评价它的疗效。有些患者治疗持续到 8 周时只是初步起效,到 12 周时疗效才进一步加强,在持续治疗 16 周后才可见症状改善[136]。

其他抗抑郁药剂

MAO 抑制剂类药物苯乙肼(每日 60~90mg)、反苯环丙胺(每日 30~60mg)和司来吉兰(每次 5mg,每日 2 次)治疗社交焦虑障碍的疗效同样显著,但是,对 SSRI 治疗无效的患者对此类药物也无反应[20,125,132]。

病例报告和开放性试验提示安非他酮对社交焦虑障碍的治疗有效,但需要对照试验进一步证实疗效[125]。虽然米氮平的小型随机对照研究结果相互矛盾,但在对 SSRI 治疗无效的患者中可以考虑使用。丙米嗪治疗社交焦虑障碍无效,TCA 类药物(氯米帕明除外)也不是推荐的治疗选择[20,125,132]。同样,鉴于肝毒性和相互矛盾的研究证据,包括一项阴性的随机对照研究,不建议使用奈法唑酮[20]。

苯二氮䓬类药物

因为在治疗共病的精神疾病方面疗效有限,并有滥用和依赖的风险,苯二氮䓬类药物通常作为社交焦虑障碍的二线治疗药物。在临床实践中,在参加有压力的社交场合前,苯二氮䓬类一般根据需要与 SSRI 联合使用[132]。但是,苯二氮䓬类作为辅助治疗药物在减少反应时间或提高反应率方面的疗效尚不清楚[137]。高效能的苯二氮䓬类药物在某些患者可以作为单药治疗。氯硝西泮和阿普唑仑对某些社交焦虑障碍患者也有效。氯硝西泮(每日 1~3mg)在一项对照研究中疗效显著,而阿普唑仑(每日 1~6mg)与安慰剂相比只显示出适度的疗效[132]。

β 受体阻滞剂和其他药物

β 肾上腺素受体阻滞剂可缓解焦虑的外周自主神经症状,因此,对表演型社交焦虑障碍有效[125]。推荐普萘洛尔(每日 10~80mg)和阿替洛尔(每日 25~50mg)可在表演前 1~2 小时前根据需要使用。在实际使用药物之前,应试剂量以评估耐受性。

普瑞巴林在基于对急性治疗和预防复发的安慰剂对照

试验中,患者没有共病,没有使用 SSRI 治疗的情况下,可作为一线治疗药物[138]。普瑞巴林可能需要较高的剂量(每日 450~600mg)才能有效。根据报道,其他抗惊厥药、抗精神病药和其他药物也能有效治疗社交焦虑障碍,但只作为二线或三线治疗[20,43,132]。这些药物包括加巴喷丁、硫加宾、托吡酯、丙戊酸盐衍生物、奥氮平单药治疗、阿立哌唑增效治疗、利培酮增效治疗和托莫西汀。

非药物治疗

一些研究显示,在对社交焦虑障碍的治疗中,CBT 与药物治疗具有可比性[139]。尽管药物治疗起效更快,但 CBT 治疗的获益维持时间更长,疗效可持续 1~5 年。认知治疗可改善适应不良的思维方式,如认为自己会表现不好,过分关注他人对自己的负性评价[139]。和其他焦虑障碍的治疗一样,行为治疗包括重复暴露于令其感到恐惧的社交场合并进行练习。社交技能训练也对提高人际交流技巧很有帮助。

社交焦虑障碍的临床表现

案例 83-8

问题 1: S. H. ,18 岁,男性,由母亲带到精神科门诊,母亲说儿子非常害羞,担心他不能适应大学生活。S. H. 是由初级保健医推荐来精神科就诊的。母亲说他很聪明,在高中尽管经常缺课但考试成绩都是 A,但他只有一位好朋友,从不和女孩约会。母亲说在上高中的时候,S. H. 从来不参加任何学校的社会活动,他把时间都花在了计算机上面。高中毕业时,他接到了社区大学全额奖学金的通知,但他对上大学这件事情很焦虑,考虑是否要拒绝奖学金。当精神科医师问他问题时,他脸很红,说话的时候声音发颤。S. H 承认他的行为不正常,他说害怕在人多的时候自己会做出愚蠢的事,当他不得不和别人说话的时候,他会特别尴尬。他 3 年来一直想追求一个女孩,但是,当他想接近那个女孩的时候,就会有严重的焦虑发作。他害怕遭到拒绝,因为他觉得没有女孩想和他这样的人约会。精神科医师的诊断是社交焦虑障碍。S. H. 表现出的社交焦虑障碍的临床特征是什么?

S. H. 具有许多广泛性社交焦虑障碍的特征性表现。S. H. 承认他不喜欢和别人在一起,他害怕感到尴尬,他常回避社交场合,这是社交焦虑障碍的典型特征。他在和别人说话时脸红、声音发抖,这在社交焦虑障碍患者中也是很常见的症状。其他典型的焦虑症状有:心悸、颤抖、出汗、肌肉紧张、喉咙发干、感觉热或冷和胃部下沉的感觉。S. H. 还表现出对拒绝的高度敏感以及不自信,他能意识到自己的行为和恐惧不合情理。这些症状与 S. H. 的年龄与社交焦虑障碍的诊断相符。

S. H. 这个病例显示了社交焦虑障碍导致的显著功能障碍。S. H. 的焦虑障碍使他不能发展正常的社会功能:交朋友、与女孩约会、经常参与社会活动、追求更高教育程度

的机会。如果不进行治疗,可能会显著地损害他生活中各个方面的功能。

社交焦虑障碍的治疗选择

案例 83-8,问题 2: 医师决定对 S. H. 进行药物治疗,准备使用舍曲林,每日早晨服用 50mg,舍曲林治疗对这个病例合适吗?

因为广泛性社交焦虑障碍严重影响了 S. H. 的生活,有进行药物治疗的指征。SSRI 是治疗社交焦虑障碍的一线用药,舍曲林被 FDA 批准用于社交焦虑障碍的治疗,有仿制品种,是很好的治疗选择。舍曲林对许多常与社交焦虑障碍共病的其他精神疾病也是有效的。在 S. H. 这个病例中,建议舍曲林的起始剂量为每日 50mg,之后根据用药反应,每 4 周增加 50mg,最大增加到每日 200mg。治疗 2~4 周内可见疗效,但通常需要 8~12 周时才能取得最佳治疗效果。如果可以,对 S. H. 的治疗可采用 CBT 结合药物治疗。

治疗目标和治疗持续时间

案例 83-8,问题 3: 在这个病例中治疗的目标是什么,如何客观评估 S. H. 对治疗的反应? 有效的治疗应持续多长时间?

评价社交焦虑障碍的治疗效果有 3 个主要方面:症状、功能和总体健康状态[54]。疗效评估要考虑到这 3 个方面,即使所有的焦虑症状消失了,但如果功能没得到明显改善,治疗也不能算是有临床显著性。医师使用的 Liebowilz 社交焦虑量表和患者使用的 Sheehan 残疾量表分别用于评估症状和功能的改善[54]。在 S. H. 的病例中,希望达到的治疗效果是减少对社交场合的恐惧和回避,使其能自然地与人交往、上学并且改善他的总体生活质量。

几项双盲研究调查了社交焦虑障碍停止治疗后的复发率[132,136,139]。根据这些研究结果得出,在停止有效治疗后社交焦虑障碍很容易复发。长期的研究显示,在持续治疗期间,舍曲林、帕罗西汀、艾司西酞普兰、氟伏沙明缓释剂、文拉法辛缓释剂、普瑞巴林和氯硝西泮能够预防社交焦虑障碍的复发[20]。因此,建议药物治疗在起效后至少持续 1 年[125,132]。在此之后,可以逐渐试验性停药,同时密切监测复发征兆。

创伤后应激障碍和急性应激障碍

诊断标准

创伤后应激障碍(posttraumatic stress disorder,PTSD)和急性应激障碍(acute stress disorder)发生在那些经历了极度痛苦创伤性事件的人,以侵入性再体验、回避、自主神经过度觉醒、负性认知和情绪症状为特征[1]。除了退伍军人之外,创伤后应激障碍还发生在遭受自然灾害,严重事故,暴

力犯罪,强奸,身体虐待或性虐待以及政治受害(难民、集中营幸存者、人质)等事件的人身上。创伤性事件不是一定对PTSD受害者造成躯体损伤。目睹他人遭受伤害或被杀、被诊断患有威胁生命的疾病、经历至爱之人的意外死亡,这些常见的创伤类型也可能导致PTSD[1]。

PTSD的症状见表83-11[1]。根据诊断标准,患者必须通过以下一种或多种方式接触于实际或被威胁的死亡、严重的伤害或性暴力:直接经历事件、目睹事件、获悉亲密的家庭成员或朋友身上发生了创伤性事件、经历或极端接触于创伤性事件的令人作呕的细节[1]。标注包括是否伴延迟性表达即PTSD延迟性发作(事件后至少6个月)和是否伴分离症状[1]。PTSD的诊断标准规定症状必须持续存在至少1个月。在DSM-5中,急性应激障碍是一个独立的诊断类别,其症状持续时间<1个月(至少3日)[1],许多临床特征与PTSD相同,和PTSD一样,要求症状必须严重到导致功能损害。

表83-11

创伤性应激障碍的症状(≥6岁的个体)

1. 侵入[如记忆、梦境、分离性反应(如闪回),暴露于与创伤性事件相关的刺激所经历的强烈痛苦,或对象征或类似事件的内在或外在线索的生理反应]

2. 回避(回避或尽量回避与创伤性事件有关的痛苦记忆、思想或感觉,或外部提示如地点、人、与事件有关的谈话)

3. 警觉性增高,包括以下至少2项:
   - 睡眠障碍
   - 易激惹或发怒
   - 注意力难以集中
   - 过度警觉
   - 过分的惊跳反应
   - 不计后果的自我毁灭的行为

4. 与创伤性事件有关的认知和心境的持续负面改变,包括以下至少2项:
   - 无法记住创伤性事件的某个方面
   - 对自己、他人或世界的负性信念或预期
   - 由于对创伤性事件的原因或结果的认知歪曲,导致个体责备自己或他人
   - 负性情绪状态
   - 对活动的兴趣降低或参与活动减少
   - 与他人脱离或疏远
   - 缺乏体验正性情绪的能力

流行病学和临床病程

在伊拉克和阿富汗的服役军人中,PTSD的终生患病率大约为10%~24%[140]。尽管男性经历创伤的机会比女性大,女性的患病率却是男性的2倍[141]。由于全世界创伤性事件的发生频率在不断增高,预计PTSD的发生率也会升高。据估计,如今在美国有80%~90%的人在生命中的某个时间会经历至少一次足以导致PTSD的创伤性事件[141]。

大部分遭受创伤性事件的人不会发生PTSD;大约90%的人都会发生一次急性应激反应,在经历创伤后发生,可完全恢复[141]。导致PTSD的风险因素包括:遭受袭击性暴力事件,严重的和慢性的损伤,抑郁障碍或焦虑障碍病史,在创伤后缺乏社会支持,在创伤期间或创伤后不久出现分离症状或其他严重症状[140-142]。曾遭受过创伤的人群在之后发生创伤时罹患PTSD的风险增大,童年时遭受性虐待或躯体虐待的人群是敏感人群[142,143]。总体上,79%~88%的PTSD患者会共病其他精神障碍,最常见的是重度抑郁、酒精或其他物质滥用、GAD、惊恐障碍和恐怖症[140,141,143-145]。PTSD的自杀风险很高并且受共病抑郁症的影响[146]。最近的研究还发现创伤后应激障碍与冠心病、创伤性脑损伤或性功能障碍有关[147-149]。PTSD可导致严重的功能损害,并与一些不良结果相关,这些结果包括辍学、青少年怀孕、失业、婚姻不稳定、法律问题和工作能力下降[150]。

PTSD的病程因人而异,大部分符合PTSD诊断标准(创伤发生后PTSD症状至少持续1个月)的患者会在6~9个月内自行恢复[144],少数患者(10%~25%)的病程会持续数年,个别患者甚至终生不愈。

病因学和病理生理学

目前,心理创伤,特别是发生在早年的创伤或慢性损伤,可引起大脑功能的不同方面和神经生物的应激反应发生持续改变[151]。已发现PTSD患者去甲肾上腺素能、5-羟色胺能、谷氨酸能、GABA系统、HPA轴、神经内分泌、P物质和阿片样物质功能发生改变的证据[152-155]。应激诱发中枢去甲肾上腺素系统的高度活跃可导致和PTSD相关的广泛性焦虑和自主性高度警觉[153]。

应激和创伤的神经生物变化可导致脑部结构和功能的改变,包括减少海马体积和过度激活杏仁核[156]。遗传因素也可能在个体对于应激破坏性影响的易感性方面发挥作用[157]。

创伤后应激障碍的治疗

药物或CBT都可以有效治疗PTSD。非药物治疗适用于轻度PTSD的初始治疗;对于中度或重度疾病患者,建议单独进行药物治疗或在某些情况下合并心理治疗[25,142,143,150,158]。在对不同的治疗方法进行评估时,应该考虑对所有四种核心症状群(创伤性再体验或侵入性症状、回避、过度警觉或负性认知和情绪症状)的疗效。不是所有的治疗方法都对每一种核心症状有效。

PTSD的一线治疗药物是SSRI或SNRI文拉法辛,但其他抗抑郁药物也可能是有效的。药物治疗一般需要8~12周或更长的时间逐渐起效。在12周能显示出部分疗效的话,可能还需要经过几个月的治疗才能完全缓解,因此需要足够长时间的治疗才能确定一个药物是否真正有效。但是,如果经过4周的治疗后症状仍未见改善,则可能意味着这种治疗是无效的,应该改变治疗方案[159]。虽然需要进一步研究,但已经在成人中评估了各种药物治疗方案对预防PTSD的作用。最近的一篇综述强调了氢化可的松的潜在

作用,但仍需要进一步的研究[160]。

选择性 5-羟色胺再摄取抑制剂、5-羟色胺和去甲肾上腺素再摄取抑制剂

舍曲林(sertraline)和帕罗西汀(paroxetine)是目前 FDA 批准的治疗 PTSD 的药物。大样本的对照试验研究证实这两种药物和文拉法辛均有效且优于安慰剂[161]。这两种药物也对抑郁症状和广泛性焦虑症状有良好的疗效,并且可以改善总体功能和生活质量[159,161]。氟西汀的使用在治疗某些患者的 PTSD 中显示出疗效,但研究结果却相互矛盾[20,25]。开放性试验显示西酞普兰、艾司西酞普兰和氟伏沙明在治疗 PTSD 上是有效的,但随机、双盲、对照研究则得出相反的结果[159,162]。最后,一项针对难治性 PTSD 男性患者的小型自然研究显示,度洛西汀可能有效治疗共病抑郁症的 PTSD[163]。然而,另一项针对退伍军人的小型前瞻性研究提示,有必要进行深入的研究[164]。

其他抗抑郁药剂

几项开放性试验和病例报告已经证实萘法唑酮、米氮平和安非他酮也能有效治疗 PTSD 的核心症状[155,165]。尽管使用这些抗抑郁药物的支持性证据不强,它们仍然被认为是 SSRI 或文拉法辛治疗某些 PTSD 患者的合适替代药物。在对照研究中同时发现,TCA 类药物阿米替林和丙咪嗪及 MAOI 类药物苯乙肼对 PTSD 有效,但是由于这些药物的耐受性和安全性较差,通常不推荐使用[143]。因为 PTSD 的自杀率相对较高,TCA 类在这类人群中使用的风险很高。

其他药物

除抗抑郁剂外的一些其他药物已经成功地应用于有限的 PTSD 病例中。抗惊厥药在病例系列研究和开放性研究中治疗 PTSD 的结论不一致[20,25,161,165]。卡马西平、丙戊酸盐、托吡酯(topiramate)、噻加宾、加巴喷丁、奥卡西平、氨己烯酸(vigabatrin)、普瑞巴林、左乙拉西坦和拉莫三嗪在某些患者中有显著疗效,特别是双相障碍的患者,能有效缓解易激惹、冲动、愤怒或暴力行为[166]。抗惊厥药物对于侵入性症状、创伤性再体验和警觉性过高的症状也有效。尽管证据有限,非典型抗精神药物(利培酮、氯氮平和奥氮平)已经用于治疗 PTSD 相关的精神病性症状和改善睡眠障碍。一项研究中,与安慰剂相比,在服兵役的人员中辅助使用利培酮治疗难治性 PTSD 未能获益[167]。然而,最近的一项 meta 分析表明这些药物可能治疗侵入的核心症状有效[168]。α_1 肾上腺素能受体拮抗剂哌唑嗪,可以减少 PTSD 患者的梦魇,增加睡眠时间,减少其他核心症状[155,169]。哌唑嗪可能需要使用更高的剂量,最高每日 16mg,以达到最佳疗效[170]。β 肾上腺素能受体拮抗剂治疗 PTSD 则是有争议的。在发生创伤性事件后数小时内服用普萘洛尔,可达到阻断记忆巩固、预防 PTSD 的作用,但还需要大量的研究来证实这种预防方法的有效性[171]。如前所述,需要进一步的研究,初步证据支持使用氢化可的松用于治疗 PTSD[160]。通常认为苯二氮䓬类药物治疗 PTSD 无效,不建议使用[172]。

非药物治疗

有各种不同的心理治疗方法用于治疗 PTSD,包括焦虑应对训练,可帮助患者处理应激[172]。以创伤为焦点的 CBT 和眼动脱敏再处理治疗对 PTSD 同样有效。以上任何一种方法都适用于所有的 PTSD 患者[140,158]。认知治疗对于减少消沉情绪、内疚和羞愧感非常有效,而暴露疗法则对于减少侵入性想法、闪回和回避行为有更好的疗效。需要进行研究以进一步确认虚拟现实暴露疗法和经颅磁刺激在 PTSD 中的效用[173,174]。关于联合使用心理治疗和药物治疗的研究,尚没有得到明确的结论,需要进一步的研究来证明联合治疗比单独药物治疗或单独心理治疗的效果更好[170]。

创伤后应激障碍的临床表现

案例 83-9

问题 1:D. D.,42 岁,女性,1 个月前当她走出自己的汽车时,在住所附近的行车道上遭到袭击并被强奸。当时,她没有寻求医疗帮助,几日后她才将自己的不幸告诉别人,包括她的家人。她找到医师,抱怨说难以入眠、易激惹、焦虑和抑郁。当被问及近来有无应激性生活事件时,她才告诉医师她被强奸了。D. D. 没有精神疾病史,她所有的症状都是在被袭击之后出现的,在此之前从未有过精神病性症状。她说晚上常做噩梦,并且每次回家走出自己的车门时总是非常的焦虑(对此她尽可能地回避)。当电话铃响起或某个人出其不意地接近她时,她会很害怕。如果见到与袭击她的人在体形上有任何相似之处的男人时,她总是极度惊恐。D. D. 还称尽管她努力不去想自己被强奸的经过,但这些痛苦的回忆经常在没有任何原因的情况下在头脑中闪现。强奸犯仍逍遥法外,D. D. 因自己没有及时报告而深感内疚。她的症状严重损害了她的工作能力,并且给她的婚姻带来了压力。D. D. 具有哪些 PTSD 的临床特征呢?

PTSD 患者经常有一些非特异性的症状如普遍性的焦虑、抑郁或物质滥用。他们或许没有意识到或者不想去揭示他们的症状与他们所经历的创伤之间存在关系。临床医师需要进行仔细地评估来获得一幅提示 PTSD 的画面。D. D. 表现出了 PTSD 的核心症状:创伤性再体验(侵入)性症状(噩梦、反复回忆),回避那些会使她回忆起创伤性事件的活动,警觉性增高(睡眠障碍、易激惹、过度的应激反应)和认知的负性变化(内疚)。另外,她还有抑郁情绪、痛苦感、婚姻问题以及由于症状而造成的职业功能方面的损害。因为在此之前 D. D. 没有任何精神疾病,而被袭击与其症状之间有时间上的关联,故支持 PTSD 的诊断,不支持诊断为其他精神疾病如焦虑或抑郁障碍。因为创伤性事件发生于 1 个月前,故应分类为急性发作性 PTSD。

治疗选择以及选择性 5-羟色胺再摄取抑制剂的给药剂量

案例 83-9,问题 2：在为 D. D. 选择初始治疗方案时,什么是需要考虑的重要影响因素？

由于 D. D. 具有中度到重度 PTSD 症状,推荐药物治疗,也可以考虑药物治疗联合 CBT。单纯非药物治疗一般只用于轻度症状的患者。对大多数 PTSD 患者来说,初始治疗可选用一种 SSRI 药物[161]。对于本例患者,舍曲林是一个合理的选择,该药是 FDA 批准用于治疗 PTSD 的药物。SSRI 用于治疗 PTSD 时推荐低剂量每日 25mg 起始,根据患者的耐受情况逐渐加到目标剂量范围每日 100 ～ 150mg[165]。在创伤后的第 1 个月内,患者如果主诉有持续的睡眠障碍往往容易发展成慢性的 PTSD,所以治疗睡眠障碍是 PTSD 初始治疗的一个重要方面[175]。如果有条件,可以考虑使用 CBT 来治疗失眠[176]。

临床评估与治疗目标

案例 83-9,问题 3：这个病例中的治疗目标是什么？如何客观地评估 D. D. 的症状？

治疗 PTSD 的首要目标为减少创伤性再体验(侵入)、回避和警觉性增高等核心症状。在 D. D. 这个病例中,这些靶症状包括梦魇、闯入性回忆、回避性行为、易激惹、警觉性增高、睡眠障碍和内疚感。在治疗的前 2 周内这些症状会逐渐得到改善,之后 2 ～ 3 个月持续好转。在这个病例中,治疗的次要目标包括增强 D. D. 的抗压能力、降低与工作和婚姻相关的功能损害、改善总体生活质量。其他 PTSD 中常见的治疗目标包括减少不良行为(使用酒精或物质、危险性行为、暴力)和解决可能共病的精神疾病。

PTSD 患者对治疗的反应,有几种不同的评估量表可用来进行评估[54]。常用的量表是临床 PTSD 诊断量表和 PTSD 治疗结果量表。临床 PTSD 诊断量表常用于 PTSD 临床试验中的评估。Sheehan 残疾量表常用于评估 PTSD 导致的功能损害。

病程和治疗时间

在创伤性事件发生后的前 3 个月内开始治疗更容易取得积极的治疗效果[143,150]。没有明确的标准来评价 PTSD 的治疗效果,通常认为如果患者的症状减少 30% ～ 50%,同时伴有大部分功能的改善,即可认为疗效很好。一般在治疗期间很少能达到完全康复。对于药物治疗或者心理治疗有部分疗效的患者,如果加用另外一种模式的治疗可能会有更好的疗效。当使用一种 SSRI 无效时,可以换用另外一种 SSRI 或另一类治疗 PTSD 可能有效的抗抑郁药[20]。症状部分缓解者或许在加用其他药物治疗后会得到更好的疗效,这取决于患者主要存在哪种核心症状(见"PTSD 的治疗"章节)。

对治疗有效的患者,如果是急性病例(在治疗前症状出现 < 3 个月),通常推荐再继续治疗 6 ～ 12 个月,而慢性病例(在治疗前症状出现 > 3 个月)则应再继续治疗 12 ～ 24 月[143]。长期维持 SSRI 药物治疗可有效预防 PTSD 复发,尤其是在治疗的前 3 个月内出现良好疗效的患者[172]。当需要停止药物治疗时,应在 1 ～ 3 个月内逐渐停药。

强迫性障碍

诊断标准

强迫性障碍(obsessive-compulsive disorder, OCD)的特征为反复出现的想法(强迫思维)和/或行为(强迫行为),患者不能主动忽略或压抑这些想法。强迫行为的目的是减少与强迫思维相关的焦虑或防范一些可能发生的事件或情况。然而,强迫行为是明显过度的,实际上并没有以任何现实的方式与强迫观念产生连接。强迫观念和强迫行为导致明显痛苦,消耗时间(每日大于 1 小时)或显著损害患者的功能[1]。强迫思维和强迫动作都是令人不快且十分痛苦的,不能从中获得快乐和满足。这一点常被描述为被"强迫"的,是 OCD 患者与其他不良行为(病理性赌博或购物)之间的重要区别。

OCD 是一种临床异质性的疾病,涉及广泛的症状,有 4 种主要的 OCD 症状维度:对称性强迫思维和重复、排列及计数的强迫行为;污染的强迫思维和清洁的强迫行为;囤积的强迫思维和强迫行为;侵入性的、性的或宗教性的强迫思维及相关的强迫行为。虽然个体的特定症状可能会随时间而变化,但通常仍保持在同一个维度内[177]。

流行病学和临床病程

OCD 是最少见的焦虑障碍之一,终生风险和 12 个月的患病率在 2% ～ 3%[14]。虽然 OCD 的起病年龄从幼儿期到成年期,但平均起病年龄是 20 岁,比大多数的焦虑障碍晚。男性的发病年龄(儿童期起病)比女性(成年期起病)早。大约 1/4 的患者在 14 岁时出现症状,30 岁以后起病很少见[1]。儿童期起病的 OCD 可能是一种特殊的疾病亚型[177]。尽管急性起病可发生在紧张有压力的时期和怀孕期间,但是症状的出现通常是渐进的[1,178]。

OCD 的病程和严重程度是高度可变和不可预测的。大多数 OCD 患者的病程通常是慢性的,伴有症状的加重和缓解,而不是间歇性或偶发性的病程。一项为期 40 年的自然主义研究发现,尽管有 83% 患者在随访期结束时得到改善,但只有 20% 的人完全缓解[179]。

OCD 会对功能有着严重的不利影响,损害了如社交、学习、工作、交朋友的能力,影响了患者与家人和朋友保持良好关系,因为患者花费了大量时间进行强迫思维和执行强迫行为,并且回避能够触发强迫思维和强迫行为的情境[1,180]。估计每个 OCD 患者在其一生中平均损失了 3 年的工资[180]。生活质量评估显示,与在抑郁症患者中观测到的结果相似,OCD 患者的生活质量存在严重受损。

尽管目前有几种有效的治疗方法可用于 OCD,但在发病到寻求医学评估之间平均有 7.5 年的延迟[180]。这可能是因为大多数 OCD 患者认识到他们的症状是毫无意义的,因此觉得难堪而试图掩藏。OCD 患者常偷偷地按他们的仪式做事,可成功地在别人面前隐藏他们的症状。当这些患者首次寻求治疗时,他们通常没有选择去精神医疗机构,因此强迫症状常被漏诊。整个医疗系统的临床医生可以将4 个简单的 OCD 筛查问题纳入他们的实践,以提高检测能力:你经常控制不住的反复洗手吗? 你经常反复进行检查吗? 你经常有难以去除并反复出现的令人感到痛苦的想法吗? 你不得不反复或用某种方式来完成一些动作[181]?

精神疾病的共病和强迫谱系障碍

和其他焦虑障碍一样,OCD 常与其他精神疾病发生共病。2/3 的 OCD 患者在一生中经历过抑郁[1,172]。OCD 还与特定恐怖症、社交恐惧症、GAD、惊恐障碍、精神分裂症、分裂情感性障碍、双相障碍、进食障碍有着相当高的共病率。

识别 OCD 的共病疾病很重要,影响到对治疗的选择。与其他焦虑障碍一样,OCD 常共病其他精神疾病。60%~90% 的 OCD 患者常共病情绪障碍(如抑郁、双相情感障碍)、焦虑和抽动障碍[1,20,25,179]。抽动障碍发生在 20%~30% 的 OCD 患者中。这些个体代表了一种独特的疾病亚型,以男性多见,发病时间更早(10 岁前),症状更严重,对SSRI 的反应比单纯的 OCD 患者差[182]。OCD 与强迫性人格障碍(obsessive-compulsive personality disorder, OCPD)的鉴别很难,OCPD 是一种呆板的不灵活的遵守规矩和秩序、追求完美主义的人格模式,这两种疾病可共同存在于一小部分患者中。但是 OCPD 不涉及令人痛苦的强迫思维和强迫行为。

强迫症不再被归类在 DSM-5 中的焦虑障碍中,而是归于新的强迫及相关障碍中的疾病[1]。其他相关疾病包括躯体变形障碍(专注于想象的或有轻微缺陷的外观)、拔毛癖(反复拔掉自己的毛发)、抓痕障碍(皮肤搔抓)和囤积障碍。与 OCD 一样,许多患有这些疾病的患者对 5-羟色胺抗抑郁药如氯米帕明和 SSRI 的治疗反应良好[183]。

病因学和病理生理学

已有大量的研究尝试从生物学方面来解释 OCD。因为OCD 表现出临床异质性,对于不同亚型可能存在不同的病因。结构和功能性脑成像表明 OCD 是一种神经系统疾病,其特征在于涉及额叶和基底节区域的超功能回路,称为额叶纹状体回路[177]。如果发生异常则意味着谷氨酸能、多巴胺能和 5-羟色胺能的神经传递中存在潜在的功能障碍。支持这一假设的证据是,这种异常在使用 SSRI 单药治疗或者抗精神病药增效治疗后恢复正常。初步证据表明,谷氨酸能药物治疗 OCD 有效。此外,神经调节疗法(如深部脑刺激,നì丝氨酸增强的 CBT)和中断该回路的神经外科技术通常在治疗 OCD 中是有效的。该回路中的异常活动可能导致执行功能、决策制订和记忆的受损,因为这些认知功能是由该回路调节的。

除生物学因素外,对双胞胎和家族的研究证实遗传因素对 OCD 的发病也有影响,特别是早发性 OCD 的病

例[17,184]。遗传学研究发现 OCD 与谷氨酸能[高亲和力的神经元(上皮)兴奋性氨基酸转运蛋白]、多巴胺能(儿茶酚-O-甲基转移酶和多巴胺 D_4 受体基因)和 5-羟色胺能(5-HT 1Dβ 和 5-HT2A 型受体基因)途径的特异多态性有关[185-187]。OCD 的遗传力估计为 40%,其余的变异主要由环境因素(如围产期事件、创伤、压力、神经炎症)介导[177]。其中一个例子是自身免疫性疾病,称为 PANDAS(与链球菌感染有关的儿童自身免疫性神经精神疾病)。有报道描述了在链球菌感染后突然发生严重抽动和强迫症状的儿童[188]。用其他药物和方式(如抗生素、皮质类固醇、手术)可以更好地治疗这些儿童。任何发生强迫症状并且在过去6 个月内有咽炎史的儿童,应考虑 PANDAS 相关的可能性。

强迫性障碍的治疗

在 OCD 的治疗中,药物治疗和行为治疗均有效。行为治疗对 OCD 很重要,与药物联合是最佳的治疗方案。所有在治疗中始终有效的药物都是 5-羟色胺再摄取的有效抑制剂。这些药物包括 SSRI、氯米帕明和 SNRI 类的文拉法辛。

选择性 5-羟色胺再摄取抑制剂和 5-羟色胺-去甲肾上腺素再摄取抑制剂

SSRI 是 OCD 的一线治疗药物。基于双盲、安慰剂对照研究,FDA 批准了氟伏沙明、氟西汀、帕罗西汀和舍曲林治疗 OCD[189]。西酞普兰和艾司西酞普兰对 OCD 也有效,但支持性的证据较少,尤其是西酞普兰。在治疗 OCD 方面,没有一种 SSRI 被认为比另一种更有效,但有些患者可能比另一些患者更好地应答或耐受一种药物[189]。SSRI 在 OCD 的治疗中,以 SSRI 的常用起始剂量开始,至少 4 周以后才可加量高于目标最低有效剂量(氟伏沙明每日 200mg,氟西汀每日 40mg,帕罗西汀每日 40mg,舍曲林每日 100mg)[189]。SSRI 通常被认为具有剂量-反应关系,因此 SSRI 有效治疗OCD 可能需要使用更高的剂量[25]。另外,一些对照研究支持文拉法辛在治疗 OCD 中的疗效[190]。虽然其他 SNRI(度洛西汀,去甲文拉法辛,米那普仑或左旋体米那普仑)最终可能在 OCD 的治疗中显示出疗效,但尚未在 OCD 治疗中的对这些药物进行设计良好的对照研究[191]。

氯米帕明

氯米帕明(clomipramine)是 FDA 批准用于 OCD 治疗的第一种药物,在 SSRI 广泛使用之前,氯米帕明已作为标准药物用于治疗 OCD 多年。许多大型的对照试验证明氯米帕明的治疗效果远远优于安慰剂,它可显著改善大约60%~70% 患者的 OCD 症状[179,190]。尽管有一些相反的结论[193],因为没有证实其他 TCA 类药物的有效性,氯米帕明是唯一推荐用于 OCD 治疗的 TCA 类药物[20,25,113,179,192]。这归因于与其他 TCA 相比,5-HT 再摄取抑制作用更有效。氯米帕明常被称为 SRI(5-羟色胺再摄取抑制剂)而不是SSRI(选择性 5-羟色胺再摄取抑制剂),是因为它的主要活性代谢产物去甲基氯米帕明是有效的去甲肾上腺素再摄取抑制剂。氯米帕明也可阻断肾上腺素能、组胺和胆碱能受体,从而也会出现与其他 TCA 类似的药品不良反应(见第

86 章)。

尽管直接的比较研究显示,氯米帕明和 SSRI 治疗 OCD 的疗效相似,但是有几个 meta 分析得出这样的结论,氯米帕明总体上优于 SSRI[190,194]。然而,因为耐受性较差(如镇静、直立性低血压和抗胆碱能副作用),目前氯米帕明只作为对 SSRI/文拉法辛治疗反应不佳的 OCD 患者的二线治疗选择[190]。在案例 83-11,问题 1 中讨论了氯米帕明在临床中应用的细节问题。

增效治疗药物

除了文拉法辛,在 OCD 治疗的研究中,其他药物单药治疗没有显示出明显的疗效。但是,有几种药物可增强部分反应患者对 SSRI 或氯米帕明的反应[195]。对于表现出部分反应的患者,联合使用一种 SSRI 和氯米帕明是一个很好的选择,但是一定要注意潜在的药物相互作用,因为这可能会增加氯米帕明的毒性(见案例 83-11,问题 2 和问题 3)。

抗精神病药物是 OCD 中研究最多的药物增效方案,并且可以改善 30% 患者的反应[196]。抗精神病药物增效治疗特别对以下 4 种情况可能有效:难治性 OCD、OCD 患者自知力差(通常是难治性)、共病抽动障碍和共病精神分裂症[197]。针对抗精神病药的有效性进行的几项 meta 分析[196,198-200],认为利培酮(每日 0.5~4mg)在增效抗抑郁药治疗 OCD 中有最高级别的证据基础。其他的增效药物包括阿立哌唑和氟哌啶醇(与第二代抗精神病药相比,氟哌啶醇的耐受性较差)。而喹硫平(最高剂量达每日 600mg)和奥氮平(每日 2.5~20mg)的使用是有争议的,因为在良好设计的试验中得到了不一致的证据支持。初步证据表明帕利哌酮可能并不比安慰剂更有效,齐拉西酮可能不如喹硫平有效[201,202]。最近的证据表明,抗精神病药的效果不如使用暴露与反应预防疗法(exposure-response prevention,ERP)增效 CBT 治疗,因此可能不是首选的增效方案[203,204]。另外,必须权衡抗精神病药物的使用和耐受性及安全性的问题,如代谢紊乱和锥体外系症状。

尽管证据仅限于较低质量的研究,抗惊厥药(如托吡酯、拉莫三嗪、普瑞巴林、加巴喷丁)也可以被认为是增效药物[20,205]。抗惊厥药物增效治疗的方案应该是最后考虑使用的治疗方案之一,除非有临床指征。

其他制剂

虽然苯二氮䓬类药物通常用于治疗其他焦虑障碍,但治疗 OCD 不能获益。有几篇报道关于氯硝西泮作为辅助治疗或单药治疗 OCD 有效,可能是由于其具有 5-羟色胺能特性所致;然而,双盲安慰剂对照试验的结果均为阴性[206]。因此,治疗指南不推荐使用氯硝西泮[179]。

MAO 抑制剂苯乙肼是最早进行 OCD 治疗研究的药物之一。早期的病例报告显示它的作用是有利的。但是,最近的研究报告显示苯乙肼治疗 OCD 无效[179]。

非药物治疗

认知行为治疗

认知行为治疗(CBT)是 OCD 治疗中一种非常重要的

治疗方法,应尽可能地纳入治疗计划中。心理治疗和药物联合治疗通常优于单独的药物治疗,但不优于单独的 CBT[20,179]。单独使用 CBT 可能适用于轻度 OCD 或需要避免用药的情况(如妊娠、躯体疾病)。CBT 的治疗效果在停止治疗后能维持较长时间,这一点优于药物治疗,可以改善复发的预防[181]。

CBT 中认知方法的目的在于改变 OCD 患者不良的思维模式,这对强迫思维最适用,这些强迫思维包括顾虑重、道德上的罪恶感和病理性的疑虑。行为治疗,包括暴露与反应预防疗法,让患者暴露于感到恐惧的客体或情景中,然后对通常会出现的强迫性反应进行预防。这类治疗对害怕污染、囤积和仪式行为的患者最有效,仪式行为包括对称性、计数或重复的行为。因为暴露与反应预防疗法可引起焦虑,使患者感到痛苦,许多患者拒绝参与治疗[207]。

神经外科治疗

从 20 世纪 50 年代开始对 OCD 进行神经外科治疗,这种方法被认为是治疗难治性 OCD 的最后选择。扣带回前部和内囊前肢毁损术是最常见的方法。神经外科治疗的指征有:症状造成了严重的功能损害,系统的药物和行为治疗至少持续了 5 年但疗效欠佳[208]。神经外科治疗的成功率为 35%~70%,并发症(包括潜在感染、人格改变、认知受损和癫痫)罕见。有限的长期随访研究表明,在神经心理学表现有轻度至中度损伤的情况下可以保持有益效果[208,209]。深部脑刺激,即将电极植入双侧丘脑底核和伏隔核,在治疗难治性强迫症中使用得越来越多。尽管这项操作尚处于实验阶段,但整体的初步结果是积极的[210]。

疗效的确定

OCD 患者对药物治疗的反应是渐进的,并具有延迟性。在治疗的第 1 个月开始出现症状的改善。在第 4~9 周时对低剂量 SSRI 反应不充分的患者,如果有必要,可逐渐将剂量增加到制药商推荐的最大剂量。评估药物的治疗收益和最大效应需要 5~6 个月的时间,在此之前,建议在最大耐受药物剂量下先进行 8~12 周的试验。

因为当前 OCD 的治疗方法很少能完全消除症状,OCD 治疗的主要目标是尽量减少症状对功能的影响[211]。在大多数 OCD 的临床试验中,将临床反应定义为 Yale-Brown 强迫症状筛查量表(Yale-Brown Obsessive-Compulsive Symptom Checklist,Y-BOCS)减分率为 25%~35%。因此,即使那些被归类为应答者的患者也可能还残留有 65%~75% 的原始症状,可见,治疗可显著改善患者功能或生活质量,也可能无明显改善。Y-BOCS 是对表现出 OCD 症状的患者进行初步评估的一个客观工具。该量表包括 10 个项目,最高可能得分为 40 分。15 分以上通常就考虑为具有临床意义的强迫症状[212]。该量表是评估 OCD 临床试验中药物疗效的标准工具。在临床实践中,有专门为儿童设计的版本用来评估儿童对于治疗的反应。

疗效欠佳或无效的应对策略

在药物(SSRI 或氯米帕明)治疗初期,大约 40%~60%

的患者获得具有临床意义的症状改善,但只有小部分的患者疗效显著[190]。疗效不佳的预测因素包括:自知力差,表现为与囤积、性、宗教和对称维度相关的症状、青春期前起病,存在共病、情绪障碍和进食障碍等[20]。对治疗无效的患者,通常建议进行第二次 SSRI 的治疗,大约 20% 的初始无效的患者在继续治疗中会有效。考虑到氯米帕明在 SSRI 治疗无效的患者中的有效性,其作为二线治疗药物是合理的,但权衡疗效和耐受性问题,氯米帕明通常作为三线治疗选择[181,190]。对初始 SSRI 治疗部分有效的患者可以通过联合增效药物来巩固治疗效果,而不是换用另一种新药物,这样可能会失去已经获得的治疗改善。此外,如果耐受性可以的话,使用超出 FDA 批准的 SSRI 剂量对治疗效果不佳的患者可能获益[213-215]。

临床表现和评估

案例 83-10

问题 1:R. G. ,25 岁,女性,她的丈夫说她每日要花 1.5 小时清洗炉子,每日洗 4 次澡。大约 1 年前在她生下儿子之后就开始出现这些怪异的行为,现在越来越严重。R. G. 的丈夫说他已经无法忍受她这些奇怪的习惯。R. G. 最近丢掉了自己秘书的工作,因为工作拖沓(工作前需花 3 小时做准备)和去厕所的时间太长。R. G. 承认这样做很没必要,但她控制不住要确认她和她周围的环境完全没有受到细菌的污染,这样她的孩子才不会生病。她家的房子有 3 层,但因害怕在抱着孩子的时候会从楼梯上摔下来,她只在一层活动。R. G. 说她对可能会发生在她家中的可怕事情总有"如果发生了,我该怎么办?"的想法,这种想法让她感到很痛苦。医师的诊断是 OCD。R. G. 所表现出来的 OCD 的临床特征是什么?如何对她的症状进行客观的评估?

R. G. 表现出许多 OCD 的特征性症状。OCD 患者最常见的临床表现为过分害怕尘土、细菌或毒素的污染,反复洗手或清洗物品或打扫他们周围的环境。这些患者特别回避接触脏的东西(如门把手和钱)或避免和别人握手。另一种常见的表现为病理性怀疑,患者总是担心会因为他的疏忽而发生什么不好的事情。患者会害怕没有锁好门,没有关掉炉子,没有关好冰箱的门或没把药物放在远离孩子处。结果是他们总是一遍又一遍的检查他们做过的事情。

R. G. 的强迫思维有怕污染和病理性怀疑,强迫行为有过分洗手和清扫。这些症状很消耗时间,引起了明显的痛苦,导致了 R. G. 失业和婚姻问题。如这个病例所见,大多数患者表现出不同的强迫思维和强迫行为的混合症状。R. G. 意识到她的想法和行为很没必要,在大多数 OCD 患者中都可遇到这种情况。这个病例也说明了 OCD 常发生在应激性或重要的生活事件时期。妊娠、亲人的去世和婚姻问题是 OCD 的诱发因素[178,211,216]。

选择性 5-羟色胺再摄取抑制剂治疗强迫性障碍

案例 83-10,问题 2:R. G. 的 Y-BOCS 评分为 33。她的医师给她开了氟伏沙明,第 1 周每日早晨服用 100mg,此后每日早晨服用 200mg。医师推荐 R. G. 去看心理医师,服药同时接受 CBT。这种初始治疗选择是否合适?

选择性 5-羟色胺再摄取抑制剂的选择和给药剂量

SSRI 如氟伏沙明是 OCD 患者首次进行药物治疗的最好选择。SSRI 之间的主要差异为药代动力学特性和潜在的药物相互作用(见第 86 章)。SSRI 在疗效方面没有总体差异。对 R. G. 而言,氟伏沙明是合适的选择。然而,使用的剂量不合适的。对于成年人,推荐的氟伏沙明起始剂量为每日 50mg(儿童为每日 25mg),它具有镇静作用,最好是在晚上服用。使用高于必要的剂量会增加不良反应和药物成本,最终导致早期治疗终止。根据患者对起始剂量的耐受性,氟伏沙明可每 3~4 日加量 50mg,直至加到初始目标剂量每日 200mg 和最大剂量每日 300mg[189]。如果每日 1 次的给药方法耐受性差,每日剂量超过 100mg 时可分成 2 次服用。

辅助性认知行为治疗

R. G. 的 Y-BOCS 评分为 33,在严重程度上为中到重度,支持使用联合治疗。当单独使用非药物治疗时,总体疗效预计为 50%~70%,这对于增强药物治疗的疗效是非常有意义的[181]。对于 R. G. 来说,ERP 治疗可以这样进行:把泥土盖住手,在一定时间内不让她洗去手上的土。这些行为治疗会引起极端的焦虑与不适,会导致患者从治疗中脱落或对家庭作业(在医疗机构之外仍需坚持治疗)的依从性差,但如果患者能坚持治疗,行为治疗非常有效。

选择性 5-羟色胺再摄取抑制剂的不良反应和患者教育

案例 83-10,问题 3:结合药物治疗,还应向 R. G. 提供哪些患者咨询信息?

应该对所有开始治疗的 OCD 患者说明:药物是逐渐起效的,通常要几个星期后才可观察到疗效。强调至少要 3 个月才可见到最佳的治疗效果,而使症状完全消失是不可能的。最初治疗无效的患者,还可以选择其他治疗方法。

应告知 R. G. 氟伏沙明可能出现的副作用,包括恶心、镇静、失眠和头痛。氟伏沙明应与餐同服以减少这些副作用。副作用最常见于药物治疗的前几周,通常与剂量相关,在继续治疗一段时间后减轻。在第 86 章中讨论了 SSRI 类的副作用及其处理以及药物间的相互作用。应鼓励患者将服药后出现的任何问题报告给医师。应强调坚持治疗的重要性,包括药物治疗和行为治疗。

案例 83-10，问题 4：4 周后，R.G. 每日服用氟伏沙明200mg，她对药物的耐受性很好，但症状没有明显的改善，Y-BOCS 评分有轻微降低，现在的评分为 30。R.G. 做过 2 次认知行为治疗，这些治疗让她很紧张，她不想再做了。R.G. 要求换用一种更有效的药物，她想使用阿普唑仑来缓解她接受行为治疗时的焦虑。此时对R.G. 来说，最好的治疗方法是什么？

此时不建议换用另一种药物，R.G. 使用氟伏沙明治疗的时间还短，不足以评估氟伏沙明的疗效。R.G. 对氟伏沙明的耐受性很好，症状已有轻度改善，目前应再持续服用氟伏沙明至少 4 周。此外，应向 R.G. 强调 OCD 的治疗是逐渐起效的。再过几个星期后可考虑增加氟伏沙明的剂量，加到每日 250mg 或每日 300mg，因为有些患者对高剂量的药物反应更好。如果使用高剂量氟伏沙明治疗 10~12 周后，R.G. 仍存在显著的功能损害，就应考虑改变治疗方案（如换用另一种 SSRI 类药物或增效治疗）。

应鼓励 R.G. 继续 CBT 治疗，这样 OCD 得到成功治疗的机会更大。行为治疗要取得治疗效果，焦虑反应是不可缺少的一部分。使用苯二氮䓬类药物可阻断焦虑反应、减弱 CBT 的疗效。因此，应尽量避免使用阿普唑仑，而应在短期内减少行为治疗的强度。此外，氟伏沙明可抑制经 CYP3A4 调节的阿普唑仑代谢，增强阿普唑仑的作用。

病程和治疗持续时间

案例 83-10，问题 5：在治疗 5 个月后，R.G. 很高兴地报告了她的 OCD 症状明显改善了（Y-BOCS 评分为 11）。虽然她还间断的出现与污染和怀疑有关的强迫思维，但症状的强度已经减轻。现在她能控制住过分的清洗和洗手，在家上下楼梯时只有轻度不适。以前的老板已经同意她在准备好了后可回到原来的秘书岗位，她也正计划去上班。R.G. 的丈夫对她的这些改变很高兴。这次就诊主要的问题是现在 R.G. 恢复得不错，是否可停止治疗了？对于 R.G. 的长期治疗有什么建议？

这个病例显示了 OCD 治疗常见的结果，患者虽然获得了显著的功能改善，但仍有一些症状会持续存在（R.G. 的 Y-BOCS 评分为 11）。目前建议对初次 OCD 发作的有效治疗应至少持续 1 年，以减少复发[212,217]。因此，R.G. 应继续至少 7 个月以上的药物治疗。有几项研究结果均提示在维持治疗期间减少药物的剂量（SSRI 和氯米帕明）与继续足量治疗在防止 OCD 复发方面具有相似的效果[212]。如果R.G. 出现任何与氟伏沙明相关的副作用，可建议在维持治疗期间将剂量减到最小有效剂量（每日 150mg）。

药物维持治疗 1 年之后，在谨慎权衡可能的风险和获益之后，可考虑停药。当准备停止药物治疗时，应逐步减量，每 1~2 个月减少大约 25% 的剂量。在此期间应持续监测是否出现复发的征兆。逐步停药可以降低出现撤药症状的概率，撤药症状常发生在突然停用 SSRI 或 TCA 类药物之后（见第 86 章）。在 2~4 次严重复发或 3~4 次程度较轻

的复发之后，建议长期甚至终生维持性药物治疗。

氯米帕明治疗

用药指南

案例 83-11

问题 1：K.T.，男性，18 岁，亚洲人，2 年前被诊断为 OCD，同时患有中度的抑郁症。因过去使用帕罗西汀和氟伏沙明的疗效不好，他的医师想给他使用氯米帕明治疗。该患者使用氯米帕明治疗是否合适？对于将要开始氯米帕明治疗的患者，应给予什么建议？

当前指南推荐氯米帕明用于对至少两种 SSRI 无效的患者；因此，为 R.G. 选用氯米帕明治疗是合适的[179]。应注意的是，和其他 TCA 类药物一样，氯米帕明过量服用是很危险的。因为 K.T. 有抑郁情绪，在开始氯米帕明治疗前，应仔细评估他是否有自杀的想法。如果观察到他有自杀观念，最好试用另一种 SSRI，而不使用氯米帕明治疗。这个病例也显示了 OCD 常与抑郁发生共病。幸运的是，对 OCD 最有效的治疗方法是抗抑郁药物，对 OCD 和抑郁同时都有效。然而，抑郁和 OCD 对治疗的反应是相互独立的，某些药物可能对抑郁有效，而 OCD 症状却仍然存在[212]。

氯米帕明的起始剂量为每日 25~50mg，建议与餐同服。初始治疗时可分次服用以减少治疗的副作用，但考虑到氯米帕明的平均消除半衰期为 24 小时，剂量滴定期过后可在每晚睡前一次性顿服[189,218]。

根据患者对药物的耐受性，氯米帕明的剂量可在 2~4 周的时间内增加到每日 150~200mg 的初始目标剂量范围。氯米帕明的最大推荐剂量为每日 250mg，因为大剂量时癫痫发作的风险（2.1%~3.4%）比每日剂量小于 250mg（0.24%~0.48%）[219] 显著增加。氯米帕明治疗时间的延长也会增加癫痫发作的风险。氯米帕明慎用于有癫痫发作史、头部损伤或患有其他可降低癫痫发作阈值疾病的患者。

氯米帕明的副作用和监测指南

案例 83-11，问题 2：对氯米帕明的治疗监测（包括疗效和不良反应）应遵循什么指导原则？

氯米帕明比 SSRI 的耐受性差，可引起许多明显的不良反应，特别是在治疗前几周。十分常见的副作用通常指一半以上服用氯米帕明的患者发生的副作用，包括镇静、口干、头晕和颤抖[219]。便秘、恶心、视力模糊、失眠和头痛也经常发生。应告知 K.T. 以上这些反应不是严重的副作用，通常会随着治疗逐渐消失。

许多长期接受氯米帕明（或其他 TCA）治疗的患者体重明显增加。和 SSRI 一样，氯米帕明引起的性功能障碍在男性和女性中都有发生。氯米帕明可引起男性患者射精异常，可损害生育能力。还应告知患者，氯米帕明与酒精同时服用会增加中枢神经系统的抑制作用，在驾驶或从事其他危险活动时要注意药物可能引起的镇静作用。

和其他 TCA 类药物一样,对有心脏疾病风险的患者和儿童患者,在使用氯米帕明治疗前要先进行心电图检查。在氯米帕明治疗的前 3 个月还要密切监测肝酶的情况,在治疗前应检查肝功能的基线水平。药物导致的肝酶变化是可逆的,在停用氯米帕明后可恢复正常。

尚未明确氯米帕明治疗 OCD 的血药浓度对有效剂量范围的参考价值。但在某些患者,监测血药浓度可帮助临床指导用药剂量并减小药物的毒性。氯米帕明在不同个体的代谢差异很大,很难精确的预测氯米帕明任一给定剂量的血药浓度。包括氯米帕明在内的三环类 TCA 药物在肝脏代谢均先通过各种同工酶进行去甲基作用,这些同工酶包括 CYP1A2、CYP2C19 和 CYP3A4[218,220]。之后,母药(氯米帕明)和主要的活性代谢产物(N-去甲氯米帕明)再经过 CYP2D6 介导的羟基化作用。因此,氯米帕明的代谢会受到肝药酶 CYP1A2、CYP2C19、CYP3A4 和 CYP2D6 抑制剂的影响。与氯米帕明有临床意义的药物相互作用是几种 SSRI,包括氟西汀、帕罗西汀、氟伏沙明和舍曲林(见第 86 章)。

尽管大量的研究未发现氯米帕明血药浓度和临床疗效之间的关系,但氯米帕明和 N-去甲氯米帕明的比例可能具有重要临床意义[221]。氯米帕明主要对 5-羟色胺能产生作用,而 N-去甲氯米帕明主要对去甲肾上腺素能产生作用;高水平的去甲氯米帕明降低临床疗效总体有效率。N-去甲氯米帕明经 CYP2D6 介导代谢,影响去甲氯米帕明清除的因素(CYP2D6 抑制剂或 CYP2D6 弱代谢者)改变了氯米帕明和去甲氯米帕明的代谢比率,进而降低氯米帕明的疗效。

与白种人相比,像 K. T. 这样的亚洲患者,氯米帕明的清除率明显较低,氯米帕明与 N-去甲氯米帕明的比例更高,因此可能需要降低氯米帕明的使用剂量[222]。这可能是 CYP2C19 或 CYP2D6 的基因多态性造成的,导致亚洲人群中经过这些途径代谢的药物的清除率降低。因此,加量的时候应仔细监测可能出现的中毒体征,在使用常用剂量而出现预期外效应的患者中(亚洲人或其他人种)应检查氯米帕明的血药浓度。而 CYP2D6 的超快代谢型患者恰恰相反,在这些患者中需要高剂量的氯米帕明才能取得治疗效果。

增效治疗

> **案例 83-11,问题 3:** K. T. 在服用每日 100mg 的氯米帕明 10 周后,药物已部分起效。他目前存在轻到中度的抗胆碱能副作用,白天经常感到疲劳。相对于给药剂量而言,血药浓度较高 453ng/ml(氯米帕明和 N-去甲氯米帕明,血药浓度范围 150~450ng/ml)[223]。医师准备加用其他药物以增强治疗效果。结合 K. T. 当前的药物治疗方案和药物增效治疗支持性证据,哪种药物是 K. T. 增效治疗的最好选择?

SSRI 增效 TCA 类药物治疗,需要注意药物相互作用。氯米帕明经由 CYP1A2、CYP3A4、CYP2C19 和 CYP2D6 代谢[218,220,224,225]。其中,CYP2D6 代谢途径最为重要,是氯米帕明和去甲氯米帕明清除的限速代谢途径。氟伏沙明、帕

罗西汀和氟西汀是氯米帕明代谢的强抑制剂,舍曲林是弱到中度的抑制剂。艾司西酞普兰和西酞普兰对氯米帕明没有明显的药物相互作用,但缺乏增效氯米帕明的证据[226]。氯米帕明和第二代抗精神病药物之间的药物相互作用较少。但抗精神病药物增效治疗的大多数试验研究集中于增效 SSRI,而不是氯米帕明。尽管如此,在设计良好的试验中,抗精神病药物(如利培酮和阿立哌唑)增效治疗显示了一致性的疗效,对于如前所述要求进一步改善症状的患者也是一种合理的治疗方案。但是多数设计良好的研究都是小型研究(15~45 位患者)。但氟哌啶醇并不是 K. T. 最好的治疗选择,因为氟哌啶醇抑制氯米帕明的代谢,并且作为第一代抗精神病药物,其不良反应较多。

(熊玉兰 译,张卫华 校,姚贵忠 审)

参考文献

1. American Psychiatric Association. *Diagnostic and Statistical Manual of Mental Disorders*. 5th ed. Washington, DC: American Psychiatric Association; 2013.
2. Ressler KJ, Nemeroff CB. Role of serotonergic and noradrenergic systems in the pathophysiology of depression and anxiety disorders. *Depress Anxiety*. 2000;12(Suppl 1):2.
3. Garakani A et al. Neurobiology of anxiety disorders and implications for treatment. *Mt Sinai J Med*. 2006;73(7):941.
4. Gunnar M, Quevedo K. The neurobiology of stress and development. *Annu Rev Psychol*. 2007;58:145.
5. Martin EI et al. The neurobiology of anxiety disorders: brain imaging, genetics, and psychoneuroendocrinology. *Psychiatr Clin North Am*. 2009;32:549.
6. Martin EI et al. The neurobiology of anxiety disorders: brain, imaging, genetics, and psychoneuroimmunology. *Clin Lab Med*. 2010:8650891.
7. Mathew SJ et al. Recent advances in the neurobiology of anxiety; implications for novel therapeutics. *Am J Med Genet C Semin Med Genet*. 2008;148C:89.
8. Kessler RC et al. Prevalence, severity, and comorbidity of 12-month DSM-IV disorders in the National Comorbidity Survey Replication. *Arch Gen Psychiatry*. 2005;62:617.
9. Lépine JP. The epidemiology of anxiety disorders: prevalence and societal costs. *J Clin Psychiatry*. 2002;63(Suppl 14):4.
10. Weisberg RB et al. Psychiatric treatment in primary care patients with anxiety disorders: a comparison of care received from primary care providers and psychiatrists [published correction appears in *Am J Psychiatry*. 2007;164:833]. *Am J Psychiatry*. 2007;164:276.
11. Wise MG, Griffies WS. A combined treatment approach to anxiety in the medically ill. *J Clin Psychiatry*. 1995;56(Suppl 2):14.
12. The Medical Letter. Drugs that may cause psychiatric symptoms. *Med Lett Drugs Ther*. 2002;44:59.
13. Moller HJ. Anxiety associated with comorbid depression. *J Clin Psychiatry*. 2002;63(Suppl 14):22.
14. Kessler RC et al. Twelve-month and lifetime prevalence and lifetime morbid risk of anxiety and mood disorders in the US. *Int J Methods Psychiatr Res*. 2012;21:169.
15. Asnaani A et al. A cross-ethnic comparison of lifetime prevalence rates of anxiety disorders. *J Nerv Ment Dis*. 2010;198:551.
16. Cougle JR et al. Anxiety disorders and suicidality in the National Comorbidity Survey—Replication. *J Psychiatr Res*. 2009;43:825.
17. Hettema JM et al. A review and meta-analysis of the genetic epidemiology of anxiety disorders. *Am J Psychiatry*. 2001;158:1568.
18. Stein MB. Neurobiology of generalized anxiety disorder. *J Clin Psychiatry*. 2009;70(Suppl 2):15.
19. Borkovec TD, Ruscio AM. Psychotherapy for generalized anxiety disorder. *J Clin Psychiatry*. 2001;62(Suppl 11):37.
20. Katzman MA et al. Canadian clinical practice guidelines for the management of anxiety, posttraumatic stress and obsessive-compulsive disorders. *BMC Psychiatry*. 2014;14(Suppl 1):S1.
21. Cuijpers P et al. Psychological treatment of generalized anxiety disorder: a meta-analysis. *Clin Psychol Rev*. 2014;34:130.
22. Brawman-Mintzer O. Pharmacologic treatment of generalized anxiety disorder. *Psychiatr Clin North Am*. 2001;24:119.
23. Mihic S, Harris R. Chapter 17. Hypnotics and Sedatives. In: Brunton LL,

Chabner BA, Knollmann BC. eds. *Goodman & Gilman's The Pharmacological Basis of Therapeutics*. 12 ed. New York, NY: McGraw-Hill; 2011. Available at http://accesspharmacy.mhmedical.com/content.aspx?bookid=374&Sectionid=41266223. Accessed June 24, 2015.

24. National Institute for Health and Care Excellence (NICE). Generalised anxiety disorder and panic disorder (with or without agoraphobia) in adults: management in primary, secondary and community care. NICE clinical guideline 113. Available at http://www.nice.org.uk/CG113. Accessed July 6, 2015.

25. Baldwin DS et al. Evidence-based pharmacological treatment of anxiety disorders, post-traumatic stress disorder and obsessive-compulsive disorder: a revision of the 2005 guidelines from the British Association for Psychopharmacology. *J Psychopharmacol*. 2014;28(5):403–439.

26. Brambilla P et al. Side-effect profile of fluoxetine in comparison with other SSRIs, tricyclic and newer antidepressants: a meta-analysis of clinical trial data. *Pharmacopsychiatry*. 2005;38(2):69.

27. Tourian KA et al. Analysis of the effect of desvenlafaxine on anxiety symptoms associated with major depressive disorder: pooled data from 9 short-term, double-blind, placebo-controlled trials. *CNS Spectr*. 2010;15:187.

28. Pae CU et al. Milnacipran: beyond a role of antidepressant. *Clin Neuropharmacol*. 2009;32:355.

29. Asnis GM, Henderson MA. Levomilnacipran for the treatment of major depressive disorder: a review. *Neuropsychiatr Dis Treat*. 2015;11:125.

30. Rickels K et al. Remission of generalized anxiety disorder after 6 months of open-label treatment with venlafaxine XR. *Psychother Psychosom*. 2013;82(6):363.

31. Khan AY, Macaluso M. Duloxetine for the treatment of generalized anxiety disorder: a review. *Neuropsychiatr Dis Treat*. 2009;5:23.

32. Hartford J et al. Duloxetine as an SNRI treatment for generalized anxiety disorder: results from a placebo and active-controlled trial. *Int Clin Psychopharmacol*. 2007;22:167.

33. Koponen H et al. Efficacy of duloxetine for the treatment of generalized anxiety disorder: implications for primary care physicians. *Prim Care Companion J Clin Psychiatry*. 2007;9:100–107.

34. Rynn M et al. Efficacy and safety of duloxetine in the treatment of generalized anxiety disorder: a flexible-dose, progressive-titration, placebo-controlled trial. *Depress Anxiety*. 2008;25:182.

35. Davidson JR et al. Duloxetine treatment for relapse prevention in adults with generalized anxiety disorder: a double-blind placebo-controlled trial. *Eur Neuropsychopharmacol*. 2008;18:673.

36. Allgulander C et al. A non-inferiority comparison of duloxetine and venlafaxine in the treatment of adult patients with generalized anxiety disorder. *J Psychopharmacol*. 2008;22(4):417.

37. Fawcett J, Barkin RL. A meta-analysis of eight randomized, double-blind, controlled clinical trials of mirtazapine for the treatment of patients with major depression and symptoms of anxiety. *J Clin Psychiatry*. 1998;59:123.

38. Gambi F et al. Mirtazapine treatment of generalized anxiety disorder: a fixed dose, open label study. *J Psychopharmacol*. 2005;19:483.

39. Mahableshwarkara AR et al. A randomized, double-blind, fixed-dose study comparing the efficacy and tolerability of vortioxetine 2.5 and 10 mg in acute treatment of adults with generalized anxiety disorder. *Hum Psychopharmacol*. 2014;29(1):64.

40. Bidzan L et al. Vortioxetine (Lu AA21004) in generalized anxiety disorder: results of an 8-week, multinational, randomized, double-blind, placebo-controlled clinical trial. *Eur Neuropsychopharmacol*. 2012;22(12):847.

41. Baldwin DS et all. Lu AA21004, a multimodal psychotropic agent, in the prevention of relapse in adult patients with generalized anxiety disorder. *Int Clin Psychopharmacol*. 2012;27(4):197.

42. Rothschild AJ et al. Vortioxetine (Lu AA21004) 5 mg in generalized anxiety disorder: results of an 8-week randomized, double-blind, placebo-controlled clinical trial in the United States. *Eur Neuropsychopharmacol*. 2012;22(12):858.

43. Ravindran LN, Stein MB. The pharmacologic treatment of anxiety disorders: a review of progress. *J Clin Psychiatry*. 2010;71:839.

44. Stocchi F et al. Efficacy and tolerability of paroxetine for the long-term treatment of generalized anxiety disorder. *J Clin Psychiatry*. 2003;64:250.

45. Montgomery SA et al. Effectiveness of venlafaxine, extended release formulation, in the short-term and long-term treatment of generalized anxiety disorder: results of a survival analysis. *J Clin Psychopharmacol*. 2002;22:561.

46. Mahmood I, Sahajwalla C. Clinical pharmacokinetics and pharmacodynamics of buspirone, an anxiolytic drug. *Clin Pharmacokinet*. 1999;36:277.

47. Apter JT, Allen LA. Buspirone: future directions. *J Clin Psychopharmacol*. 1999;19:86.

48. Lydiard RB et al. Comparative efficacy of pregabalin and benzodiazepines in treating the psychic and somatic symptoms of generalized anxiety disorder. *Int J Neuropsychopharmacol*. 2010;13:229.

49. Rickels K et al. Adjunctive therapy with pregabalin in generalized anxiety

disorder patients with partial response to SSRI or SNRI treatment. *Int Clin Psychopharmacol*. 2012;27:142.

50. Frampton JE. Pregabalin: a review of its use in adults with generalized anxiety disorder. *CNS Drugs*. 2014;28:835.

51. Feltner D et al. Long-term efficacy of pregabalin in generalized anxiety disorder. *Int Clin Psychopharmacol*. 2008;23:18.

52. Montgomery S et al. Long-term treatment of anxiety disorders with pregabalin: a 1 year open-label study of safety and tolerability. *Curr Med Res Opin*. 2013;29(10):1223-30.

53. Hershenberg R et al. Role of atypical antipsychotics in the treatment of generalized anxiety disorder. *CNS Drugs*. 2014;28:519.

54. Ballenger JC. Treatment of anxiety disorders to remission. *J Clin Psychiatry*. 2001;62(Suppl 12):5.

55. Trevor AJ. Sedative-hypnotic drugs. In: Katzung BG, Trevor AJ. eds. *Basic & Clinical Pharmacology*. 13 ed. New York, NY: McGraw-Hill; 2015. Available at http://accesspharmacy.mhmedical.com/content.aspx?bookid=1193&Sectionid=69106765. Accessed July 1, 2015.

56. Klein E. The role of extended-release benzodiazepines in the treatment of anxiety: a risk-benefit evaluation with a focus on extended-release alprazolam. *J Clin Psychiatry*. 2002;63(Suppl 14):27.

57. Liston HL et al. Drug glucuronidation in clinical psychopharmacology. *J Clin Psychopharmacol*. 2001;21:500.

58. Gladsjo JA et al. Absence of neuropsychologic deficits in patients receiving long-term treatment with alprazolam-XR for panic disorder. *J Clin Psychopharmacol*. 2001;21: 131.

59. Zhong G et al. Association between benzodiazepine use and dementia: a meta-analysis. *PLoS One*. 2015;10(5):e0127836.

60. Billoti de Gage S et al. Is there really a link between benzodiazepine use and the risk of dementia? *Expert Opin Drug Saf*. 2015;14(5):733.

61. Lauderdale SA, Sheikh JI. Anxiety disorders in older adults. *Clin Geriatr Med*. 2003;19:721.

62. Meuleners LB, Duke J, Lee AH, et al. Psychoactive medications and crash involvement requiring hospitalization for older drivers: a population-based study. *J Am Geriatr Soc*. 2011;59(9):1575.

63. Huang AR et al. Medication-related falls in the elderly: causative factors and preventive strategies. *Drugs Aging*. 2012;29(5):359.

64. Ensrud KE et al. Central nervous system-active medications and risk for falls in older women. *J Am Geriatr Soc*. 2002;50:1629.

65. Wang PS et al. Hazardous benzodiazepines regimens in the elderly: effects of half-life, dosage, and duration on risk of hip fracture. *Am J Psychiatry*. 2001;158:892.

66. Toblin RL, Paulozzi LJ, Logan JE, et al. Mental illness and psychotropic drug use among prescription drug overdose deaths: a medical examiner chart review. *J Clin Psychiatry*. 2010;71(4):491.

67. Rothschild AJ et al. Comparison of the frequency of behavioral disinhibition on alprazolam, clonazepam, or no benzodiazepine in hospitalized psychiatric patients. *J Clin Psychopharmacol*. 2000;20:7.

68. Mancuso CE et al. Paradoxical reactions to benzodiazepines: literature review and treatment options. *Pharmacotherapy*. 2004;24(9):1177.

69. Posternak MA, Mueller TI. Assessing the risks and benefits of benzodiazepines for anxiety disorders in patients with a history of substance abuse or dependence. *Am J Addict*. 2001;10:48.

70. Rickels K et al. Pharmacologic strategies for discontinuing benzodiazepine treatment. *J Clin Psychopharmacol*. 1999;19(Suppl 2):12S.

71. Lader M et al. Withdrawing benzodiazepines in primary care. *CNS Drugs*. 2009;23:19.

72. Davidson JR et al. A psychopharmacological treatment algorithm for generalized anxiety disorder (GAD). *J Psychopharm*. 2010;24(1):3.

73. Donovan MR et al. Comparative efficacy of antidepressants in preventing relapse in anxiety disorders—a meta-analysis. *J Affect Disord*. 2010;123(1–3):9.

74. Askgaard G et al. Phenobarbital compared to benzodiazepines in alcohol withdrawal treatment: a register-based cohort study of subsequent benzodiazepines use, alcohol recidivism, and mortality. *Drug Alcohol Depend*. 2016;161:258.

75. Tanaka E. Clinically significant pharmacokinetic drug interactions with benzodiazepines. *J Clin Pharm Ther*. 1999;24:347.

76. Yasui N et al. Effect of itraconazole on the single oral dose pharmacokinetics and pharmacodynamics of alprazolam. *Psychopharmacology (Berl)*. 1998;139:269.

77. Pigott TA. Gender differences in the epidemiology and treatment of anxiety disorders. *J Clin Psychiatry*. 1999;60 (Suppl 18):4.

78. Stoehr GP et al. Effect of oral contraceptives on triazolam, temazepam, alprazolam, and lorazepam kinetics. *Clin Pharmacol Ther*. 1984;36:683.

79. Zevin S, Benowitz NL. Drug interactions with tobacco smoking: an update. *Clin Pharmacokinet*. 1999;36:425.

80. ACOG Committee on Practice Bulletins—Obstetrics. ACOG Practice Bulletin:

Clinical management guidelines for obstetrician-gynecologists number 92, April 2008(replaces practice bulletin number 87, November 2007). Use of psychiatric medications during pregnancy and lactation. *Obstet Gynecol.* 2008;111:1001.

81. Wikner BN et al. Use of benzodiazepine receptor agonists during pregnancy: neonatal outcome and congenital malformations. *Pharmacoepidemiol Drug Saf.* 2007;16:1203.

82. Bellantuono C et al. Benzodiazepine exposure in pregnancy and risk of major malformations: a critical overview. *Gen Hosp Psychiatry.* 2013;35(1):3.

83. Reis M1, Källén B. Combined use of selective serotonin reuptake inhibitors and sedatives/hypnotics during pregnancy: risk of relatively severe congenital malformations or cardiac defects. A register study. *BMJ Open.* 2013 Feb 19;3(2).

84. National Institute for Health and Care Excellence. Antenatal and postnatal mental health: clinical management and service guidance. December 2014. http://www.nice.org.uk/guidance/cg192. Accessed July 6, 2015.

85. Iqbal MM et al. Effects of commonly used benzodiazepines on the fetus, the neonate, and the nursing infant. *Psychiatr Serv.* 2002;53(1):39.

86. O'Hara MW, Wisner KL. Perinatal mental illness: definition, description, and aetiology. *Best Pract Res Clin Obstet Gynaecol.* 2014;28(1):3.

87. Kelly LE et al. Neonatal benzodiazepine exposure during breastfeeding. *J Pediatr.* 2012;161(3):448.

88. LactMed: Drugs and lactation database. http://toxnet.nlm.nih.gov. Accessed July 6, 2015.

89. Weinbroun AA et al. A risk-benefit assessment of flumazenil in the management of benzodiazepines overdose. *Drug Saf.* 1997;17:181.

90. Mathieu-Nolf M et al. Flumazenil use in an emergency department: a survey. *J Toxicol Clin Toxicol.* 2001;39:15.

91. Penninga E et al. Adverse events associated with flumazenil treatment for the management of suspected benzodiazepine intoxication - a systematic review with meta-analyses of randomised trials. *Basic Clin Pharmacol Toxicol.* 2015. doi: 10.1111/bcpt.12434.

92. Herman RJ, Wilkinson GR. Disposition of diazepam in young and elderly subjects after acute and chronic dosing. *Br J Clin Pharmacol.* 1996;42:147.

93. Kaplan GB et al. Single-dose pharmacokinetics and pharmacodynamics of alprazolam in elderly and young subjects. *J Clin Pharmacol.* 1998;38:14.

94. Matzke GR, Frye RF. Drug administration in patients with renal insufficiency: minimising renal and extrarenal toxicity. *Drug Saf.* 1997;16:205.

95. Wan J et al. The elimination of diazepam in Chinese subjects is dependent on the mephenytoin oxidation phenotype. *Br J Clin Pharmacol.* 1996;42:471.

96. Yonkers KA et al. Gender differences in pharmacokinetics and pharmacodynamics of psychotropic medication. *Am J Psychiatry.* 1992;149:587.

97. Chetty M et al. Sex differences in the clearance of CYP3A4 substrates: exploring possible reasons for the substrate dependency and lack of consensus. *Curr Drug Metab.* 2012;13(6):778.

98. Kurose K et al. Population differences in major functional polymorphisms of pharmacokinetics/pharmacodynamics-related genes in Eastern Asians and Europeans: implications in the clinical trials for novel drug development. *Drug Metab Pharmacokinet.* 2012;27(1):9.

99. Pecknold JC. A risk-benefit assessment of buspirone in the treatment of anxiety disorders. *Drug Saf.* 1997;16:118.

100. Dimitriou EC et al. Buspirone vs. alprazolam: a double-blind comparative study of their efficacy, adverse effects and withdrawal symptoms. *Drug Invest.* 1992;4:316.

101. Delle Chiaie R et al. Assessment of the efficacy of buspirone in patients affected by generalized anxiety disorder, shifting to buspirone from prior treatment with lorazepam: a placebo-controlled, double-blind study. *J Clin Psychopharmacol.* 1995;15:12.

102. Uhlenhuth EH et al. International study of expert judgment on therapeutic use of benzodiazepines and other psychotherapeutic medications: IV Therapeutic dose dependence and abuse liability of benzodiazepines in the long-term treatment of anxiety disorders. *J Clin Psychopharmacol.* 1999;19(Suppl 2):23S.

103. Sramek JJ et al. Meta-analysis of the safety and tolerability of two dose regimens of buspirone in patients with persistent anxiety. *Depress Anxiety.* 1999;9:131.

104. Grant BF et al. Epidemiology of DSM-5 alcohol use disorder: results from the national epidemiologic survey on alcohol and related conditions III. *JAMA Psychiatry.* 2015;72(8):757.

105. Roy-Byrne PP et al. Panic disorder. *Lancet.* 2006;368: 1023.

106. Roy-Byrne PP et al. Panic disorder in the primary care setting: comorbidity, disability, service utilization, and treatment. *J Clin Psychiatry.* 1999;60:492.

107. Andersch S. Hetta J. A 15-year follow-up study of patients with panic disorder. *Eur J Psychiatry.* 2003;18:401.

108. Katon WJ. Cllinical practice. Panic disorder. *N Engl J Med.* 2006;354(22):2360.

109. Cousins MS et al. GABA(B) receptor agonists for the treatment of drug addiction: a review of recent findings. *Drug Alcohol Depend.* 2002;65:209.

110. Hasler G et al. Altered cerebral y-aminobutyric acid type-A-benzodiazepine receptor binding in panic disorder determined by [^{11}C]flumazenil positron emission tomography. *Arch Gen Psychiatry.* 2008;65:1166.

111. Perna G et al. Antipanic drug modulation of 35% CO_2 hyperreactivity and short-term treatment outcome. *J Clin Psychopharmacol.* 2002;22:300.

112. Work Group on Panic Disorder et al. *Treatment of Patients with Panic Disorder.* 2nd ed. Available at http://psychiatryonline.org/pb/assets/raw/sitewide/practice_guidelines/guidelines/panicdisorder.pdf. Accessed August 10, 2015.

113. Bandelow B et al. World federation of societies of biological psychiatry (WFSBP) guidelines for the pharmacological treatment of anxiety, obsessive-compulsive and post-traumatic stress disorders – first revision. *World J Biol Psychiatry.* 2008;9(4):248.

114. Zamorski MA, Albucher RC. What to do when SSRIs fail: eight strategies for optimizing treatment of panic disorder. *Am Fam Physician.* 2002;66:1477.

115. Lydiard RB. The role of GABA in anxiety disorders. *J Clin Psychiatry.* 2003;64(Suppl 3):21.

116. Lepola U et al. Sertraline versus imipramine treatment of comorbid panic disorder and major depressive disorder. *J Clin Psychiatry.* 2003;64:654.

117. Caillard V et al. Comparative effect so flow and high doses of clomipramine and placebo in panic disorder: a double-blind controlled study. French University Antidepressant Group. *Acta Psychiatr Scand.* 1999;99:51.

118. van Apeldoorn FJ et al. Is a combined therapy more effective than either CBT or SSRI alone? Results of a multicenter trial on panic disorder with or without agoraphobia. *Acta Psychiatr Scand.* 2008;117:260.

119. Kampman M et al. A randomized, double-blind, placebo-controlled study of the effects of adjunctive paroxetine in panic disorder patients unsuccessfully treated with cognitive-behavioral therapy alone. *J Clin Psychiatry.* 2002; 63:772.

120. Dannon PN et al. Comorbid cannabis use and panic disorder: short term and long term follow-up study. *Hum Psychopharmacol.* 2004;19:97.

121. Bricker JB et al. Does occasional cannabis use impact anxiety and depression treatment outcomes?: results from a randomized effectiveness trial. *Depress Anxiety.* 2007;24: 392.

122. Muller JE et al. Anxiety and medical disorders. *Curr Psychiatry Rep.* 2005;7:245.

123. Bruce SE et al. Are benzodiazepines still the medication of choice for patients with panic disorder with or without agoraphobia? *Am J Psychiatry.* 2003;160:1432.

124. Ruscio AM et al. Social fears and social phobia in the USA: results from the national comorbidity survey replication. *Psychol Med.* 2008;38:15.

125. Pollack MH. Comorbidity, neurobiology, and pharmacotherapy of social anxiety disorder. *J Clin Psychiatry.* 2001; 62(Suppl 12):24.

126. Stein MB, Kean YM. Disability and quality of life in social phobia: epidemiologic findings [published correction appears in *Am J Psychiatry.* 2000;157:2075]. *Am J Psychiatry.* 2000;157:1606.

127. Arbelle S et al. Relation of shyness in grade school children to the genotype for the long form of the serotonin transporter promoter region polymorphism. *Am J Psychiatry.* 2003;160:671.

128. Mathew SJ et al. Neurobiological mechanisms of social anxiety disorder. *Am J Psychiatry.* 2001;158:1558.

129. Schneier FR et al. Low dopamine D2 receptor binding potential in social phobia. *Am J Psychiatry.* 2000;157: 457.

130. Freitas-Ferrari MC et al. Neuroimaging in social anxiety disorder: a systematic review of the literature. *Prog Neuropsychopharmacol Biol Psychiatry.* 2010;34:565.

131. Iza M et al. Probability and predictors of first treatment contact for anxiety disorders in the United States: analysis of data from the National Epidemiologic Survey on Alcohol and Related Conditions (NESARC). *J Clin Psychiatry.* 2013;74(11):1093.

132. Davidson JRT. Pharmacotherapy of social anxiety disorder: what does the evidence tell us? *J Clin Psychiatry.* 2006;67(Suppl 12):20.

133. Simon NM et al. Duloxetine for the treatment of generalized social anxiety disorder: a preliminary randomized trial of increased dose to optimize response. *CNS Spectr.* 2010;15:367.

134. Stein DJ et al. A 2010 evidence-based algorithm for the pharmacotherapy of social anxiety disorder. *Curr Psychiatry Rep.* 2010;12:471.

135. Liebowitz MR et al. A randomized, double-blind, fixed-dose comparison of paroxetine and placebo in the treatment of generalized social anxiety disorder. *J Clin Psychiatry.* 2002;63:66.

136. Stein DJ et al. Predictors of response to pharmacotherapy in social anxiety disorder: an analysis of 3 placebo-controlled paroxetine trials. *J Clin Psychiatry.* 2002;63:152.

137. Pollack MH. A double-blind randomized controlled trial of augmentation and switch strategies for refractory social anxiety disorder. *Am J Psychiatry.* 2014;171(1):44.

138. Feltner DE et al. Efficacy of pregabalin in generalized social anxiety disorder: results of a double-blind, placebo-controlled, fixed-dose study. *Int Clin Psychopharmacol.* 2011;26:213.

139. Fedoroff IC, Taylor S. Psychological and pharmacological treatments of social phobia: a meta-analysis. *J Clin Psychopharmacol.* 2001;21:311.

140. Shalev AY. Posttraumatic stress disorder and stress-related disorders. *Psychiatr Clin North Am*. 2009;32:687.

141. Breslau N. The epidemiology of posttraumatic stress disorder: what is the extent of the problem? *J Clin Psychiatry*. 2001;62(Suppl 17):16.

142. Ballenger JC et al. Consensus statement on posttraumatic stress disorder from the International Consensus Group on Depression and Anxiety. *J Clin Psychiatry*. 2000; 61(Suppl 5):60.

143. American Psychiatric Association. *Practice Guideline for the Treatment of Patients with Acute Stress Disorder and Posttraumatic Stress Disorder*. Arlington, VA: American Psychiatric Association; 2004.

144. Breslau N. Outcomes of posttraumatic stress disorder. *J Clin Psychiatry*. 2001;62(Suppl 17):55.

145. Jacobsen LK et al. Substance use disorders in patients with posttraumatic stress disorder: a review of the literature. *Am J Psychiatry*. 2001;158:1184.

146. Krysinska K, Lester D. Post-traumatic stress disorder and suicide risk: a systematic review. *Arch Suicide Res*. 2010;14(1):1.

147. Edmondson D et al. Posttraumatic stress disorder and risk for coronary heart disease: a meta-analytic review. *Am Heart J*. 2013;166(5):806.

148. Tran JK et al. Sexual dysfunction in veterans with post-traumatic stress disorder. *J Sex Med* 2015;12(4):847.

149. Motzkin JC, Koenigs MR. Post-traumatic stress disorder and traumatic brain injury. *Handb Clin Neurol*. 2015;128:633.

150. Davidson JRT. Recognition and treatment of posttraumatic stress disorder. *JAMA*. 2001;286:584.

151. Nutt DJ, Malizia AL. Structural and functional brain changes in posttraumatic stress disorder. *J Clin Psychiatry*. 2004;65(Suppl 1):11.

152. Koob GF. Corticotrophin-releasing factor, norepinephrine, and stress. *Biol Psychiatry*. 1999;46:1167.

153. Southwick SM et al. Role of norepinephrine in the pathophysiology and treatment of posttraumatic stress disorder. *Biol Psychiatry*. 1999;46:1192.

154. Friedman MJ. Future pharmacotherapy for post-traumatic stress disorder: prevention and treatment. *Psychiatr Clin North Am*. 2002;25:427.

155. Ravindran LN, Stein MB. Pharmacotherapy of PTSD: premises, principles, and priorities. *Brain Res*. 2009;1293: 24.

156. Thomaes K et al. Can pharmacological and psychological treatment change brain structure and function in PTSD? A systematic review. *J Psychiatr Res*. 2014;50:1.

157. Voisey J et al. Progress towards understanding the genetics of posttraumatic stress disorder. *J Anxiety Disord*. 2014;28(8):873.

158. National Institute for Clinical Excellence (NICE). *National Clinical Practice Guideline Number 26. Post-Traumatic Stress Disorder (PTSD): The Management of PTSD in Adults and Children in Primary and Secondary Care*. London, UK: National Institute for Clinical Excellence; 2005.

159. Stein DJ et al. Pharmacotherapy for post traumatic stress disorder (PTSD). *Cochrane Database Syst Rev*. 2006;(1): CD002795.

160. Amos T et al. Pharmacologic interventions for preventing post-traumatic stress disorder (PTSD). *Cochrane Database Syst Rev*. 2014 Jul 8;7:CD006239

161. Ipser JC, Stein DJ. Evidence-based pharmacotherapy of post-traumatic stress disorder (PTSD). *Int J Neuropsychopharmacol*. 2012 Jul;15(6):825.

162. Robert S et al. Open-label trial of escitalopram in the treatment of posttraumatic stress disorder. *J Clin Psychiatry*. 2006;67:1522.

163. Walderhaug E et al. Effects of duloxetine in treatment-refractory men with posttraumatic stress disorder. *Pharmacopsychiatry* 2010:43:45.

164. Villarreal G et al. Duloxetine in military posttraumatic stress disorder. *Psychopharmacol Bull*. 2010;43(3):26.

165. Asnis GM et al. SSRIs versus non-SSRIs in post-traumatic stress disorder: an update with recommendations. *Drugs*. 2004;64:383.

166. Warner CH et al. Identifying and managing posttraumatic stress disorder. *Am Fam Physician*. 2013;88(12):827.

167. Krystal JH et al. Adjunctive risperidone treatment for antidepressant-resistant symptoms of chronic military service-related PTSD: a randomized trial. *JAMA*. 2011;306(5):493.

168. Han C et al. The potential role of atypical antipsychotics for the treatment of posttraumatic stress disorder. *J Psychiatr Res*. 2014;56:72.

169. Boehnlein JK, Kinzie JD. Pharmacologic reduction of CNS noradrenergic activity in PTSD: the case for clonidine and prazosin. *J Psychiatr Pract*. 2007;13:72.

170. Koola MM et al. High-dose prazosin for the treatment of post-traumatic stress disorder. *Ther Adv Psychopharmacol*. 2014;4(1):43.

171. Argolo FC et al. Prevention of posttraumatic stress disorder with propranolol: a meta-analytic review. *J Psychosom Res*. 2015;79(2):89.

172. Davidson JR. Long-term treatment and prevention of posttraumatic stress disorder. *J Clin Psychiatry*. 2004;65(Suppl 1): 44.

173. Motraghi TE et al. Virtual reality exposure therapy for the treatment of posttraumatic stress disorder: a methodological review using CONSORT guidelines. *J Clin Psychol*. 2014 Mar;70(3):197.

174. Karsen EF et al. Review of the effectiveness of transcranial magnetic stimulation for post-traumatic stress disorder. *Brain Stimul*. 2014;7(2):151.

175. Hetrick SE et al. Combined pharmacotherapy and psychological therapies for post traumatic stress disorder (PTSD). *Cochrane Database Syst Rev*. 2010;(7):CD007316.

176. Talbot LS et al. Cognitive behavioral therapy for insomnia in posttraumatic stress disorder: a randomized controlled trial. *Sleep*. 2014;37(2):327.

177. Pauls DL et al. Obsessive-compulsive disorder: an integrative genetic and neurobiological perspective. *Nat Rev Neurosci*. 2014;15(6):410.

178. Altshuler LL et al. Course of mood and anxiety disorders during pregnancy and the postpartum period. *J Clin Psychiatry*. 1998:59(Suppl 2):29.

179. American Psychiatric Association. *Practice Guideline for the Treatment of Patients with Obsessive-Compulsive Disorder*. Arlington, VA: American Psychiatric Association; 2007.

180. Hollander E. Obsessive-compulsive disorder: the hidden epidemic. *J Clin Psychiatry*. 1997;58(Suppl 12):3.

181. Stein DJ. Obsessive-compulsive disorder. *Lancet*. 2002;360:397.

182. Rosario-Campos MC et al. Adults with early-onset obsessive-compulsive disorder. *Am J Psychiatry*. 2001;158:1899.

183. Phillips KA. The obsessive-compulsive spectrums. *Psychiatr Clin North Am*. 2002;25:791.

184. Nestadt G et al. A family study of obsessive-compulsive disorder. *Arch Gen Psychiatry*. 2000;57:358.

185. Melke J. Serotonin transporter gene polymorphisms and mental health. *Curr Opin Psychiatry*. 2003;16:215.

186. Pato MT et al. Recent findings in the genetics of OCD. *J Clin Psychiatry*. 2002;63(Suppl 6):30.

187. Leckman JF, Kim Y-S. A primary candidate gene for obsessive-compulsive disorder. *Arch Gen Psychiatry*. 2006;63:717.

188. da Rocha FF et al. Obsessive-compulsive disorder and immunology: a review. *Neuropsychopharmacol Biol Psychiatry*. 2008;32:1139.

189. Blier P et al. Pharmacotherapies in the management of obsessive-compulsive disorder. *Can J Psychiatry*. 2006;51:417.

190. Dell'Osso B et al. Diagnosis and treatment of obsessive-compulsive disorder and related disorders. *Int J Clin Pract*. 2007;61:98.

191. Dell'Osso B et al. Serotonin norepinephrine reuptake inhibitors (SNRIs) in anxiety disorders: a comprehensive review of their clinical efficacy. *Hum Psychopharmacol*. 2010;25:17.

192. National Institute for Health and Care Excellence (NICE). Obsessive-compulsive disorder: core interventions in the treatment of obsessive-compulsive disorder and body dysmorphic disorder. NICE clinical guideline 31. Available at http://www.nice.org.uk/cg31. Accessed August 11, 2015.

193. Jermain DM, Crismon ML Pharmacotherapy of obsessive-compulsive disorder. *Pharmacotherapy*. 1990;10(3):175.

194. Ackerman DL, Greenland S. Multivariate meta-analysis of controlled drug studies for obsessive-compulsive disorder. *J Clin Psychopharmacol*. 2002;22:309.

195. Hollander E et al. Refractory obsessive-compulsive disorder: state-of-the-art treatment. *J Clin Psychiatry*. 2002; 63(Suppl 6):20.

196. Dold M et al. Antipsychotic augmentation of serotonin reuptake inhibitors in treatment-resistant obsessive-compulsive disorder: an update meta-analysis of double-blind, randomized, placebo-controlled trials. *Int J Neuropsychopharmacol*. 2015;18(9):1.

197. Abdel-Ahad P, Kazour F. Non-antidepressant pharmacological treatment of obsessive-compulsive disorder: a comprehensive review. *Curr Clin Pharmacol*. 2013;8(4):1.

198. Dold M et al. Antipsychotic augmentation of serotonin reuptake inhibitors in treatment-resistant obsessive-compulsive disorder: a meta-analysis of double-blind, randomized, placebo-controlled trials. *Int J Neuropsychopharmacol*. 2013;16(3):557.

199. Bloch MH et al. A systematic review: antipsychotic augmentation with treatment refractory obsessive-compulsive disorder. *Mol Psychiatry*. 2006;11(7):622.

200. Komossa K et al. Second-generation antipsychotics for obsessive-compulsive disorder. *Cochrane Database Syst Rev*. 2010;8(12):CD008141.

201. Savas HA et al. Quetiapine and ziprasidone as adjuncts in treatment-resistant obsessive-compulsive disorder: a retrospective comparative study. *Clin Drug Invest*. 2008;28(7):439.

202. Storch EA et al. Double-blind, placebo-controlled, pilot trial of paliperidone augmentation in serotonin reuptake inhibitor-resistant obsessive-compulsive disorder. *J Clin Psychiatry*. 2013;74(6):e527.

203. Foa EB et al. Six-month outcomes from a randomized trial augmenting serotonin reuptake inhibitors with exposure and response prevention or risperidone in adults with obsessive-compulsive disorder. *J Clin Psychiatry*. 2015;76(4):440.

204. Simpson HB et al. Cognitive-behavioral therapy vs risperidone for augmenting serotonin reuptake inhibitors in obsessive-compulsive disorder: a randomized

clinical trial. *JAMA Psychiatry*. 2013;70(11):1190.

205. Wang HR et al. Potential role of anticonvulsants in the treatment of obsessive-compulsive and related disorders. *Psychiatry Clin Neurosci*. 2014;68(10):723.

206. Hollander E et al. A double-blind, placebo-controlled trial of clonazepam in obsessive-compulsive disorder. *World J Biol Psychiatry*. 2003;4(1):30.

207. Ong CW, Clyde JW, Bluett EJ, et al. Dropout rates in exposure with response prevention for obsessive-compulsive disorder: What do the data really say? *J Anxiety Disorder*. 2016;40:8.

208. Dougherty DD et al. Prospective long-term follow-up of 44 patients who received cingulotomy for treatment-refractory obsessive-compulsive disorder. *Am J Psychiatry*. 2002;159:269.

209. Greenberg BD et al. Invasive circuitry-based neurotherapeutics: stereotactic ablation and deep brain stimulation for OCD. *Neuropsychopharmacology*. 2010;35;317.

210. Hamani C et al. Deep brain stimulation for obsessive-compulsive disorder: systematic review and evidence-based guideline sponsored by the American Society for Stereotactic and Functional Neurosurgery and the Congress of Neurological Surgeons (CNS) and endorsed by the CNS and American Association of Neurological Surgeons. *Neurosurgery*. 2014;75(4):327.

211. Attiullah N et al. Clinical features of obsessive-compulsive disorder. *Psychiatr Clin North Am*. 2000;23:469.

212. Hollander E et al. Pharmacotherapy for obsessive-compulsive disorder. *Psychiatr Clin North Am*. 2000;23:643.

213. Pampaloni I et al. High-dose selective serotonin reuptake inhibitors in OCD: a systematic retrospective case notes survey. *J Psychopharmacol*. 2010;24(10):1439.

214. Ninan PT et al. High-dose sertraline strategy for nonresponders to acute treatment for obsessive-compulsive disorder: a multicenter double-blind trial. *J Clin Psychiatry*. 2006;67:15.

215. Rabinowitz I et al. High-dose escitalopram for the treatment of obsessive-compulsive disorder. *Int Clin Psychopharmacol*. 2008;23:49.

216. Horwath E, Weissman MM. The epidemiology and cross-national presentation of obsessive-compulsive disorder. *Psychiatr Clin North Am*. 2000;23:493.

217. Koran LM et al. Efficacy of sertraline in the long-term treatment of obsessive-compulsive disorder. *Am J Psychiatry*. 2002;159:88.

218. Nielsen KK et al. Single-dose kinetics of clomipramine: relationship to the sparteine and s-mephenytoin oxidation polymorphisms. *Clin Pharmacol Ther*. 1994;55:518.

219. Nissen D et al. *Mosby's Drug Consult*. 13th ed. St. Louis, MO: Mosby; 2003.

220. Nielsen K et al. The biotransformation of clomipramine in vitro, identification of the cytochrome P450s responsible for the separate metabolic pathways. *J Pharmacol Exp Ther*. 1996;277:1659.

221. Oesterheld J, Kallepalli BR. Grapefruit juice and clomipramine: shifting metabolic ratios. *J Clin Psychopharmacol*. 1997;17:62.

222. Shimoda K et al. Pronounced differences in the disposition of clomipramine between Japanese and Swedish patients. *J Clin Psychopharmacol*. 1999;19:393.

223. Balant-Gorgia AE, Gex-Fabry M, and Balant LP. Clinical pharmacokinetics of clomipramine. *Clin Pharmacokinet*. 1991;20(6):447-62.

224. Nemeroff CB et al. Newer antidepressants and the cytochrome P450 system. *Am J Psychiatry*. 1996;153:311.

225. Michalets EL. Update: clinically significant cytochrome P-450 drug interactions. *Pharmacotherapy*. 1998;18:84.

226. Andrade C. Augmenting selective serotonin reuptake inhibitors with clomipramine in obsessive-compulsive disorder: benefits and risks. *J Clin Psychiatry*. 2013;74(12):e1128.

84

第 84 章　睡眠障碍

Devon A. Sherwood and Anna K. Morin

核心原则	章节案例
失眠和由此导致的日间嗜睡	
① 通过询问了解失眠的类型(如入睡困难、维持睡眠障碍、早醒),可能的病因(生活方式、药物),导致的功能损害和伴随的情况。以上这些是选择合适治疗的基本依据。	案例 84-1(问题 1 和问题 2) 表 84-1,表 84-4,图 84-2
② 推荐非药物治疗如认知-行为治疗作为失眠的一线治疗方法,这些方法疗效明确且可避免药物的不良反应。	案例 84-1(问题 3 和 4) 表 84-2
③ 根据疗效、耐受性、起效时间和持续时间、次日日间宿醉感和物质滥用可能性来选择药物。	案例 84-1(问题 5~10) 表 84-3
④ 失眠与躯体疾病共病,往往是长期的(>1 个月),如果不予治疗的话,可影响躯体疾病的康复。推荐同时治疗躯体疾病和失眠。	案例 84-2(问题 1~4) 表 84-5,图 84-2
⑤ 失眠与精神疾病共病,要求优化精神疾病维持治疗的药物方案。根据睡眠情况和物质滥用史来选择适宜的安眠药。	案例 84-3(问题 1~4) 图 84-2
⑥ 治疗老年失眠患者,需考虑到与年龄相关的药效学和药代动力学改变,并了解患者的治疗期望值。药物剂量低于年轻患者。	案例 84-4(问题 1~5) 表 84-3
⑦ 如果非药物治疗无效,孕期短期使用苯海拉明是安全的(<1 周)。孕期使用苯二氮䓬类药物和非苯二氮䓬受体激动剂的风险大于收益。	案例 84-5(问题 1)
睡眠呼吸暂停	
① 睡眠呼吸暂停所导致的日间嗜睡(excessive daytime sleepiness,EDS)和疲劳可增加罹患心脑血管疾病的风险。有效的治疗包括持续气道正压通气或外科手术,可降低心血管疾病的发生,并改善总体的功能和生活质量。	案例 84-6(问题 1 和 2)
② 睡眠呼吸暂停患者应避免使用镇静催眠类药物,此类药物会干扰患者觉醒,对生命造成威胁。	案例 84-6(问题 3)
发作性睡病	
① 发作性睡病是一种无法治愈的神经性疾病,以突发睡眠和猝倒为特征。兴奋性药物莫达非尼或阿莫达非尼可减少突发的睡眠,并增加日间的警觉,但对猝倒和夜间失眠无效。	案例 84-7(问题 1 和 2)
② 羟丁酸钠治疗猝倒有效,可改善夜间睡眠,但有很高的滥用可能性和精神方面不良反应。	案例 84-7(问题 3 和 4)

概述

成年人大概有 1/3 的时间在睡眠中度过。虽然睡眠所有的功能还没有完全清楚,但对几乎所有的哺乳动物来说,

睡眠是天然必需的[1,2]。人类自然的生理功能形成了睡眠,很多因素可以影响睡眠的过程,睡眠障碍非常普遍。睡眠缺乏普遍存在并会威胁到公众安全,包括睡眠时间不足、睡眠时间不规律、睡眠质量差及睡眠或昼夜节律紊乱[3,4]。数十年的科学研究发现睡眠缺乏和某些疾病风险的增加有

关,包括心血管和代谢疾病、精神疾病、物质滥用、妊娠并发症、神经行为和认知损害[4,5]。据报道,至少有 10% 的美国人患有睡眠障碍,具有临床意义和公共卫生问题[3]。在美国,睡眠障碍(sleep disorders)主要包括失眠(比例为 15%～35%)[6]、睡眠呼吸暂停(比例为 6%～24%)[8,9]、睡眠中周期性肢体运动障碍(periodic limbmovements in sleep, PLMS,之前称为夜间肌阵挛)、不安腿综合征(restless leg syndrome, RLS,比例为 3%～15%)[10,11] 和发作性睡病(比例为 0.025%～0.05%)[12]。未经治疗的睡眠障碍,包括慢性失眠,睡眠呼吸暂停,PLMS 和发作性睡病,都与精神和身体功能下降以及生活质量下降有关[3,4,7]。

梦魇、夜间腿部疼挛和打鼾是良性的睡眠障碍,3～6 岁的儿童中有 5%～30% 发生梦魇,大概 2%～6% 的成年人每周都出现梦魇[13]。睡行症发生在 1%～2% 的人群中。复杂的睡眠行为障碍并不常见,甚至是罕见的,例如在半睡半醒状态开车或进食。这些行为更常见于正在服用镇静催眠药的患者。在为患者处方任何睡眠相关药物时,应提供相应的用药教育[13,14]。

昼夜节律和睡眠周期

睡眠是一个周期性出现,具有不同时相的动态过程。人类的内源性睡眠-觉醒模式基于太阳的日夜循环,称之为昼夜节律。昼夜节律由内部和外部因素控制,将睡眠-觉醒周期设定为 24 小时。感觉输入(视觉和听觉)或其他外部因素通过与内部网络一起工作并将信号发送给大脑,引发觉醒或睡眠,将"内部时钟"修定为 24 小时。因此,黑暗是一种视觉信号,使大脑为睡眠做好准备。同样,明亮的光线可以让大脑为觉醒做好准备[1,2]。

一旦睡眠开始,它就会在快速眼动(rapid eyemovement,REM)睡眠和非快速眼动(nonrapid eyemovement,NREM)睡眠之间交替。这两个阶段在整个睡眠周期中的时间长度不同。一个正常的夜间睡眠通常由 4～6 个 REM 和 NREM 睡眠组成的睡眠周期组成,平均每个周期持续 90 分钟(在 70～120 分钟之间变化)[15]。见图 84-1 不同年龄阶段的正常睡眠周期。

多导睡眠监测

每个睡眠阶段都具有生理功能,在睡眠实验室可以用多导睡眠监测(polysomnography,PSG)进行监测。PSG 是用于记录 3 种电生理学检查:脑电图(electroencephalogram,EEG),肌电图和每只眼睛的眼电图。PSG 还可以记录包括心电图、空气热敏电阻及腹部和胸部运动带,以及氧饱和度的监测。通过测量脑电波、肌肉张力和眼球运动模式对不同睡眠时相进行分类[15,16]。

非快速眼动睡眠

非快速眼动睡眠(nonrapid eyemovement,NREM)可依据时间的长短再分为 4 期。第 1 期介于睡眠与觉醒状态之间,为松弛觉醒状态,占总睡眠时间的 2%～5%。第 1 期睡眠的作用促使人开始入睡。50% 的睡眠时间是处于第 2 期

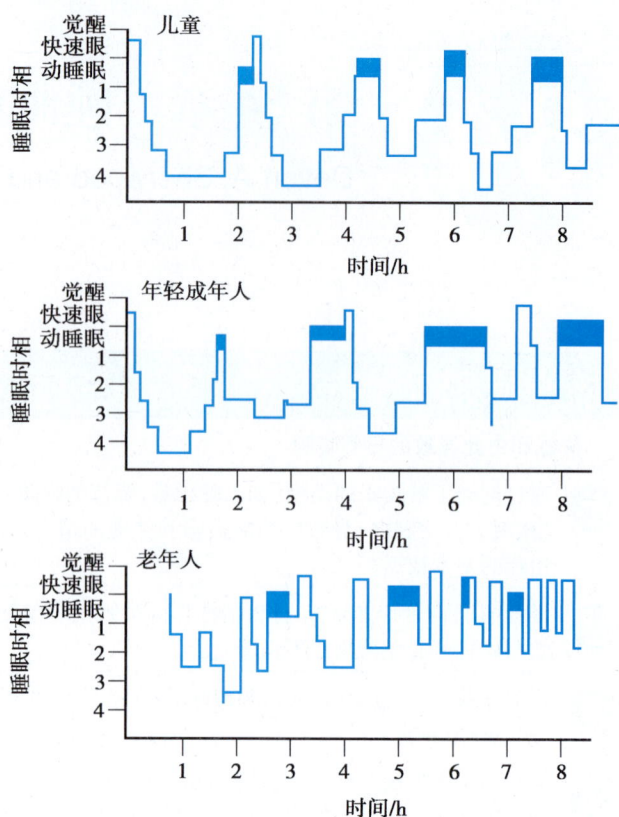

图 84-1　正常睡眠循环

睡眠,此时为快波(theta)睡眠期或轻睡眠期。第 2 期睡眠通过松弛肌肉和低电压的脑电活动使肌肉和大脑得到休息。在第 1 期和第 2 期睡眠期间,人们最容易被唤醒。第 3 期和第 4 期是慢波(delta)睡眠期或深睡眠期。第 3 期睡眠平均占整个睡眠时间的 5%,在年轻健康的成年人中第 4 期睡眠占 10%～15%。与第 1 期、第 2 期相反,在第 3 期和第 4 期或 delta 睡眠中很难被唤醒[15]。Delta 睡眠,又称为恢复期睡眠,由 5-羟色胺、腺苷、胆囊收缩肽和白介素-1 介导。白介素-1 有促进慢波睡眠的作用,这一发现支持已广为人知的深睡眠期与免疫功能增强有关的论点。某些激素(生长激素抑制素、生长激素)主要是在慢波睡眠时释放。深睡眠期在婴儿和儿童期所占比例非常大,到青少年期深睡眠期时间下降至每晚近 4 小时。65 岁时,深睡眠期仅占整个睡眠时间的 10%,而到了 75 岁,就几乎无深睡眠期了[1,15-17]。

快速眼动睡眠

尽管认为快速眼动睡眠(rapid eyemovement,REM)对于身体的休息与恢复是必要的,但其作用尚不清楚。在婴儿期,REM 睡眠很重要,占到总睡眠时间的 50%。随着年龄逐渐增长至 2 岁之前到整个成人期,REM 睡眠一般占总睡眠时间的 20%～25%。直到健康的老年人仍能很好地维持总 REM 睡眠时长的百分比,但是当老年人出现器质性脑功能障碍后,REM 的睡眠时长百分比会显著下降。快速眼动期睡眠因既包含深睡眠又包含浅睡眠,所以又被称为异相睡眠。在深睡眠中身体和脑干的功能随着肌肉和交感神经活性的降低而呈深睡状态,但神经化学反应和大脑高级

皮层功能十分活跃。做梦多发生在快眼动期,而人们一旦被呼唤时会很快清醒[15]。

在快眼动期内,有很多生理功能发生了改变。呼吸的深度和频率发生改变,呼吸变得无规律。机体失去对体温的调节控制,体温会有所下降。快眼动期还会导致心率、血压(BP)、脑血流量和新陈代谢的改变以及心输出量降低和尿量减少。由于自主神经系统的不稳定以及体温的变化,导致血液黏滞度增高[1,15-17]。

在整个夜间,每次快速眼动睡眠的持续时间不同,每一次的循环持续时间都在增加。后半夜,在5点左右体温达到最低点,此时,快眼动期的持续时间更长更明显。尽管快眼动期在整个睡眠中所起的作用仍然未知,但可以确定机体是需要快速眼动睡眠的。睡眠状况不好、药物影响或者罹患疾病,均会导致快眼动期的缺乏,此时,机体和大脑会发生补偿反应,出现快眼动期反弹,人们会做栩栩如生的梦或者总觉得睡的不安稳[15-18]。

睡眠-觉醒周期的神经化学

失眠和催眠的神经化学

要真正掌握睡眠障碍的机制以及在临床中使用合适的安眠药,必须对大脑的神经化学有一个基本的了解。安眠药通过调节大脑的神经递质和神经肽[如5-羟色胺、去甲肾上腺素、乙酰胆碱、组胺、腺苷和γ氨基丁酸(GABA)]起作用。位于脑干、下丘脑和前脑基底核的神经系统通过神经递质和神经肽的释放控制睡眠-觉醒周期,与丘脑和大脑皮层连接。去甲肾上腺素能、组胺能和含有乙酰胆碱的神经元通过调节皮层与皮层下的神经元促进觉醒[18]。兴奋性氨基酸如谷氨酸盐和刺激性神经肽(如P物质、促甲状腺激素释放素、促肾上腺皮质激素释放素)也可以促进觉醒[18]。下丘脑分泌素1和2又被称为食欲素A和B,是能够调节睡眠-觉醒循环的神经肽。发作性睡病和原发性嗜睡症的患者体内常缺乏这种下丘脑分泌素[15,18-20]。

觉醒与睡眠是控制大脑活动的竞争性对立状态。当维持觉醒的神经元系统减弱时,促进睡眠的神经元开始兴奋,觉醒转换为睡眠。脑干中缝核5-羟色胺神经元的感觉传入减少和运动活动的抑制,促进了慢波睡眠的出现[15,16,18]。阿片肽(如脑啡肽、内啡肽)和抑制性的神经递质γ氨基丁酸也可促进睡眠[15,21]。

药物诱导对神经化学的影响

通过熟悉安眠药对特定神经递质的作用,我们也可以掌握睡眠的神经化学理论。苯二氮䓬类化合物作用于GABA氯离子通道复合体,氯离子通道开放,抑制大脑过度兴奋的区域[22,23]。具有GABA兴奋作用的安眠药如苯二氮䓬类药物可诱发睡眠,减少睡眠中的觉醒次数,延长2期睡眠时间[18,22,24]。但苯二氮䓬类药物同时也减少了4期的慢波睡眠时间,并且抑制快速眼动睡眠,致使快速眼动睡眠在突然被中断后反弹出现[15,22,24]。组胺能神经元参与维持觉醒状态,某些抗组胺药物可通过对组胺能神经元的阻滞从而促

进睡眠。腺苷是一种可促进睡眠的神经递质、咖啡因及其他甲基黄嘌呤类物质通过拮抗腺苷受体产生兴奋性作用[18,20]。

神经递质的改变可能会影响快速眼动睡眠。药物诱导的去甲肾上腺素能样和5-羟色胺能样调节作用通常会减少快速眼动睡眠。多巴胺能神经递质的增加可延长觉醒时间,但对快速眼动睡眠没有直接作用。而胆碱能神经递质的增加能诱发快速眼动睡眠[18]。由大脑中枢、神经化学物质和神经肽构成相互影响的网络,调节人们的睡眠-觉醒循环。所以,药物或疾病这些可改变神经传递的因素也影响睡眠-觉醒的调节。

诊断

《国际睡眠障碍分类》(第3版)(*International Classification of Sleep Disorders*,Third Edition,ICSD-3)[25]和《精神障碍诊断与统计手册》(第5版)(*Diagnostic and Statisticalmanual ofmental Disorders*,Fifth edition,DSM-5)[26]是用于对睡眠障碍进行诊断和分类的最新版指南。ICSD-3和DSM-5都主要根据病理生理学和推测的病因而不是睡眠时长来对睡眠障碍进行分类。DSM-5对睡眠障碍的分类见表84-1。

表84-1

睡眠-觉醒障碍的分类[2]

失眠障碍:睡眠过少或无恢复性睡眠;没有可识别的潜在原因,或与躯体疾病、其他睡眠障碍或精神障碍共病
嗜睡障碍:当需要保持警醒时候睡眠过多或陷入困倦
发作性睡病/下丘脑分泌素缺乏:以EDS为特征,日间的任何时间可突然发生睡眠发作,可能会发生猝倒,睡眠瘫痪和睡眠幻觉
与呼吸相关的睡眠障碍:大多数有呼吸问题干扰睡眠的个体会经历片段化的睡眠和抱怨日间嗜睡
阻塞性睡眠呼吸暂停低通气
中枢性睡眠呼吸暂停
睡眠有关的通气不足
昼夜节律睡眠-觉醒障碍
睡眠时相综合征:入睡和觉醒早于或晚于预期
不规则的睡眠-觉醒型:入睡和觉醒的时间没有规律
非24小时的睡眠-觉醒型:入睡和觉醒时间逐渐晚于预期
倒班工作型:与工作时间表相关的睡眠改变
非快速眼动睡眠觉醒障碍
睡惊类型:在睡眠周期的第一部分,患者出现明显的恐惧并哭泣,但没有醒来;仅成人被认为是病理性的
睡行症:反复出现的睡眠期间出现以行走为主的行为,通常发生在睡眠周期的第一部分
梦魇障碍:患者被令人烦躁的梦惊醒,害怕入睡
快速眼动睡眠行为障碍:在REM睡眠期间,患者出现讲话,捶打和/或觉醒
不安腿综合征:患者在不活动的时候特别是在夜间,需要活动腿部;导致睡眠片段化和日间困倦
物质/药物所致的睡眠障碍:可导致失眠或嗜睡
其他特定的、未特定的失眠障碍

EDS,日间嗜睡;REM,快速眼动睡眠

失眠障碍

在 1 年的时间内,大约有 1/3（30%～36%）的人群会经历失眠。由于失眠会引起日间功能损害,10%～15% 的人认为失眠是严重问题[25]。睡眠研究还表明,慢性失眠可以预测尚未得到诊治的疾病或可能引起损伤和疾病[2,27-29]。患有持续性失眠的儿童、青少年和成年人患上焦虑的可能性是没有发生失眠的人群的 2 倍,发生抑郁症的可能性是没有发生失眠的人群的 4 倍[27]。除外其他因素,长期失眠的患者更容易出现高血压、呼吸困难、胃肠道疾病、癌症和慢性疼痛[27-29]。老年人群发生失眠和日间嗜睡（excessive daytime sleepiness,EDS）意味着有必要住进养老院[30]。

根据 ICSD-3 和 DSM-5,满足失眠障碍的标准,要求睡眠困难必须在重要的功能区域（即社交、职业、教育、学术和行为）造成严重的痛苦或损害,至少存在 3 个月,每周至少出现 3 晚[25,26]。失眠障碍可以根据持续时间进一步分类如下:间歇性（1～3 个月）,持续性（>3 个月）和复发性（1 年内发作 2 次或更多次）。持续时间少于 1 个月的失眠,以前称为短期失眠,被归类为其他特定的失眠障碍[25]。

患者的评估

对患者进行评估的第一步是明确睡眠问题是入睡困难、易醒、早醒、非恢复性睡眠还是日间嗜睡（excessive daytime sleepiness,EDS）。让患者回答"你入睡需要多长时间,能睡多久?"这样的问题,然后与患者正常睡眠时的睡眠模式相比较,方可判断是否发生了变化。类似"你白天觉得怎么样?是精力充沛的,还是发困,或是什么别的感觉?"的问题有助于判断功能损害的程度。此外,应评价患者的睡眠时间表,包括睡眠时间、睡眠潜伏期、夜间觉醒的次数和长度、重新开始睡眠的时间及总的觉醒时间和睡眠时间[31]。

下一步将调查睡眠障碍的可能原因和任何伴随的症状。所有与睡眠障碍同时存在的因素,包括躯体的、药物的、环境的和社会原因均应考虑到并予以解决。还应评价睡眠困难对日间功能的影响,以评估障碍的严重程度。患者记录就寝和起床时间的睡眠日记,可以估计入睡时间、睡眠次数、睡眠持续时间或觉醒、服用药物或摄入物质的种类和时间,每一次小睡的时间和持续时间及睡眠质量,可以帮助阐明睡眠障碍的类型[31]。

除了评估患者的症状和明确失眠的原因外,讨论患者的治疗期望也很重要。不是所有的患者都需要相同的睡眠时间,睡眠过多与睡眠过少都存在问题[26]。

非药物治疗

心理和行为治疗是慢性失眠的一线治疗方案。认知行为治疗（cognitive behavioral therapies,CBT）是有效的治疗方法,是对失眠进行的长期干预,被认为是进行护理的标准[32,33]。在缩短睡眠潜伏期和提高睡眠效率方面,CBT 可能比药物治疗更有效[34,35]。非药物干预的治疗获益不是立竿见影的,可能需要数周才能达到治疗目标。治疗结果取决于患者的个体差异、失眠的严重程度和病程的不同[34]。表 84-2 列出了对已确定的认知和行为干预措施进行的简要说明,以及重要的睡眠卫生方案和患者咨询[32]。

表 84-2

失眠的非药物治疗[32-34]

1. 认知行为治疗:重点是改变引起睡眠障碍的行为和认知
   认知治疗:识别并改变那些干扰睡眠的想法
   行为治疗:刺激控制疗法,睡眠限制疗法,松弛疗法,矛盾意向疗法
   a. 刺激控制:重新建立大脑和床（卧室）之间的联系,重新建立规律的睡眠-觉醒周期
   b. 睡眠限制:通过将床上时间限制为仅实际睡觉的总小时数来创造"睡眠债务",然后随着睡眠效率的提高而增加躺在床上的时间
   c. 松弛疗法:针对由压力和紧张引起的生理性过度觉醒（例如冥想、渐进性紧张和肌肉放松、瑜伽、伸展）
   d. 矛盾意向疗法:鼓励患者从事让他们感到害怕的行为,"保持清醒"可减少因试图睡着而产生的焦虑
2. 睡眠卫生:单独实施效果不佳,只作为辅助治疗
   避免睡前饮用含咖啡因的饮料、避免吃得过饱和饮用酒精;进行运动可以释放压力、放松大脑,但建议在晚餐前较早的时间进行运动;不要看着闹钟睡觉,保持固定的入睡时间;卧室的使用只为了睡眠和性生活,保持卧室的黑暗、舒适和安静

药物治疗

药物治疗的指征包括:当非药物治疗无效或无法实施时;睡眠困难引起明显的痛苦或损伤;需要立即缓解症状;患者倾向于进行药物治疗;或者失眠与其他躯体疾病、睡眠障碍或精神疾病共病时[32]。然而,当需要药物治疗时,患者通常不会向其医疗保健提供者寻求失眠的治疗。相反,患者常使用酒精或非处方助眠剂,这样会产生不良的影响,可能会加重失眠或使次日功能受损[35-37]。

理想的安眠药应起效快速（20 分钟内,即自然的入睡时间）,帮助患者整夜安睡,不会导致日间功能受损,并且不会引起滥用。但目前尚无这种理想的安眠药。作用于苯二氮䓬受体的安眠药接近理想安眠药的要求[35,38]。由于药代动力学的差异（表 84-3）,临床上使用的安眠药在起效时间、持续时间、是否影响日间功能方面均有所不同[39]。选择合适的安眠药必须考虑到失眠的类型和患者的生理特点。例如,患者如果是入睡困难,但持续睡眠正常,希望次日没有残留效应,合适的安眠药则应具备起效快、半衰期短以及代谢产物无活性的特点[35,38,39]。年龄、性别、社会经济状况和共病其他疾病也会影响安眠药的处方[37-40]。

表 84-3

FDA 批准的用于治疗失眠障碍的镇静-催眠药[36-38,61]

通用名[a]（商品名）	剂量/mg		起效时间/min	半衰期/h	作用持续时间[b]	失眠适应证
	健康成人	老年人肝功能损伤者				
苯二氮䓬类						
艾司唑仑	1~2	0.5~1	60~120	10~24	中等	入睡困难和睡眠维持困难[f]
氟西泮	15~30	NR	60~120	>100[c]	长	入睡困难和睡眠维持困难[f]
夸西泮（Doral）	7.5~15	NR	30~60	47~100[c]	长	入睡困难和睡眠维持困难[f]
替马西泮（Restoril）	7.5~30	7.5	60~120	3.5~18.4	中等	入睡困难和睡眠维持困难[f]
三唑仑（Halcion）	0.125~0.25	0.125	15~30	1.5~5.5	短	入睡困难[f]
非苯二氮䓬受体激动剂						
扎来普隆（Sonata）	10~20	5~10	30	1	短	入睡困难[f]
唑吡坦						
口服片剂（Ambien）	5~10[d]	5	30	1.4~4.5	短	入睡困难[f]
ER 口服片剂（Ambien CR）	6.25~12.5[d]	6.25	30	1.62~4.05	中等	入睡困难和睡眠维持困难[g]
舌下含片（Intermezzo）[e]	1.75~3.5[d]	1.75	20~38	1.4~3.6	短	半夜醒来后难以入睡[h]
舌下含片（Edluar）[e]	5~10[d]	5	30	1.57~6.73	中等	入睡困难[f]
口腔喷雾剂（Zolpimist）[i]	5~10[d]	5	10	2.7~3	短	入睡困难[f]
右佐匹克隆（Lunesta）	1~3（所有患者从 1mg 起始）	1~2	30	6	中等	入睡困难和睡眠维持困难[g]
褪黑素受体激动剂						
雷美替胺（Belsomra）	8	8	30	1~5[c]	短	入睡困难[g,j]
食欲素受体拮抗剂						
苏沃雷生（Belsomra）	10~20（5~10，中度 CYP3A4 抑制剂）	老年人-未特定的严重肝功能障碍=NR	30	12	中等	入睡困难和睡眠维持困难[g]
抗抑郁剂						
多塞平（Silenor）	6	3	30	15.3（31[e]）	中等	睡眠维持困难[g,j]

[a] 调剂时使用具体药品的药物指南。

[b] 单剂量服药后患者感觉药物作用持续的时间；通常接近多剂量给药的半衰期；存在个体差异；持续用药可产生耐药性，疗效持续时间缩短；短= 1~5 小时；中等= 5~12 小时；长≥12 小时。

[c] 半衰期包括母体化合物及其活性代谢物。

[d] 女性从低剂量起始。

[e] 在舌下溶解而不是整片吞下。

[f] FDA 批准短期（连续 7~10 日）治疗失眠症。

[g] 不限于短期服用。

[h] 仅在计划唤醒时间之前至少还剩 4 小时服用。

[i] 在就寝之前喷在舌头上。

[j] 不是管控物质。

FDA，美国食品药品管理局；NR，不推荐；ER，缓释制剂。

健康人群的失眠

案例 84-1

问题 1: P.B.,36 岁,男性,要求使用药物治疗睡眠障碍。他前往加利福尼亚进行了长达 1 个月的商务差旅。2 日前,他返回了马萨诸塞州的波士顿,现在很难入睡。在 4 周前刚到加利福尼亚的时候,他傍晚 7 点就入睡,凌晨 3 点醒来。在加利福尼亚州为期 4 周的差旅中,他的睡眠状况已逐渐调整好,但现在回到波士顿后,需要 2~3 小时才能入睡,不能按时醒来,甚至睡过早晨 9 点。作为一名会计师,他需要在早上 6 点醒来,整个白天都必须保持清醒。从 P.B. 的陈述中可以得到哪些可用于评估睡眠障碍的重要信息? 还需要向 P.B. 进一步了解哪些可用于协助评估睡眠困难的信息?

P.B. 的描述符合昼夜节律睡眠-觉醒障碍,特别是与时区跨越相关的睡眠时相综合征(以前称为"时差")。他的主诉是入睡困难和晚于预期时间醒来,没有睡眠维持困难或早醒的问题。对 P.B. 来说,重要的一点是白天不能有困倦感,因为他要履行自己的工作义务。还需要向 P.B. 了解的其他信息包括:失眠持续的时间、已使用的治疗方法及效果、目前使用的药物、是否同时存在躯体疾病或精神障碍、是否饮酒或饮用咖啡以及有无生活压力。评估所有上述信息对于治疗 P.B. 的睡眠问题是很有必要的。

案例 84-1,问题 2: 关于以上信息的回答是,P.B. 没有躯体疾病,目前也未使用处方药物。从加利福尼亚回来后,因为鼻塞,他晚上曾使用过伪麻黄碱。P.B. 无饮酒史,也不喝咖啡,但近来为了保持清醒,在午餐和晚上就寝之间的时间段内偶尔消费 1~2 听可乐,可乐的摄入量一直在增加。P.B. 否认长期睡眠障碍,但他补充"自从出差回来我一直无法入睡,我不知道为什么"。究竟是什么原因导致了 P.B. 的睡眠困难呢?

P.B. 的这类睡眠障碍与以下几个因素相关:由于旅行而扰乱了昼夜节律,使用了刺激性的血管收缩剂(伪麻黄碱),服用了含咖啡因的饮品(平均每听可乐大概含 35mg 咖啡因,P.B. 每日消费 35~70mg)。此外,他需要一段时间来适应在新环境中入睡。所有这些因素都可能导致入睡困难。昼夜节律性睡眠障碍是由于人所处的环境所需的睡眠-觉醒时间表与昼夜节律睡眠-觉醒模式之间的不匹配引起的。

非处方药物治疗

案例 84-1,问题 3: 如果 P.B. 要购买非处方安眠药,有什么建议?

在推荐任何药物哪怕是非处方药时,也要评估药物对机体作用的利弊。尽管非处方产品(如抗组胺药、褪黑素、缬草和其他草药)通常被宣传为助眠剂,但支持使用这些产品的数据有限。抗组胺药物可产生困倦感以帮助入睡。在服用抗组胺药物的第二日,有些患者并没有觉得很轻松,而是感觉到迟钝和昏沉、精神不振。抗组胺药物的残留效应很明显,与药物的脂溶性以及中枢组胺(H_1)和毒蕈碱的阻滞作用有关[35,41]。脂溶性低的抗组胺药(西替利嗪,氯雷他定)不通过血-脑屏障,故不产生镇静作用。苯海拉明是非处方安眠药中最常用的抗组胺药,其他抗组胺药多西拉敏或者羟嗪也在使用。

案例 84-1,问题 4: 还有哪些用药咨询信息是需要向 P.B. 说明的?

在连续使用 3~7 日后,患者对抗组胺药的镇静作用产生耐受[35,37-38,41]。由于日间容易出现困倦并可对认知造成影响[33],对于要保持整个日间精神集中的会计,抗组胺药物并不适合。所以,对于 P.B 的睡眠障碍,在采用药物治疗前应先给予非药物治疗。

时差:非药物治疗与三唑仑或非苯二氮䓬受体激动剂

案例 84-1,问题 5: P.B. 询问他是否可以尝试使用三唑仑来治疗睡眠困难? 你会提出什么建议?

P.B. 应该对可能造成他睡眠困难的原因有所了解(即时区跨越、含咖啡因的饮料、伪麻黄碱、新的环境)。他也应该知道在旅行后生物钟的调整需要 1~3 周的时间[42]。应强调非药物干预在改善睡眠方面的重要性(见表 84-2),特别是与重建期望的睡眠-觉醒周期和睡眠卫生教育有关的改善睡眠的措施。此外,早晨保证 1 小时的亮光照射,通过这样的环境刺激使生物钟节律恢复正常[42]。如果 P.B. 在坚持进行认知行为治疗后睡眠问题仍未解决,则需要处方安眠药。

如果停留的时间相对较短(<5 日),并且必须在到达目的地最初的 48 小时内完成重要的活动,服用短效安眠药(表 84-3)[35,38,41,43]如三唑仑可有效诱导和调节睡眠[42]。三唑仑具有快速的镇静催眠作用(在 15~30 分钟内),适用于睡眠潜伏期延长。三唑仑的半衰期短约 1.5 小时,服用推荐剂量(健康成人为每日 0.125~0.25mg,老年人为每日 0.125mg)不会导致次日功能损伤。女性口服安眠药的生物利用度相对较高,比男性更容易发生不良反应[35,41]。P.B. 可以要求医生处方三唑仑 0.125mg,必要时服用。苯二氮䓬类,特别是三唑仑的不良反应包括损害学习能力,导致顺行性遗忘以及发生复杂睡眠行为的可能性(例如,在睡眠时进食、驾驶或进行其他活动)。这些不良反应可影响日间功能,导致无法记住旅行中学到和了解到的新信息。应提醒 P.B. 长期使用苯二氮䓬类药物可能会产生对催眠效应的耐受和生理依赖性,以及突然停药可能导致反弹性失眠的可能性[35,37,41]。激动苯二氮䓬受体的安眠药中,三唑仑最容易出现反跳性失眠(如白天紧张、震颤、失眠比以前更严

重)和撤药反应,反跳性失眠出现在连续使用 7~10 日以上后突然停药的情况。可能和它与不同的 γ-氨基丁酸(GABA)₍A₎受体亚型的亲和力高有关[43-45]。苯二氮䓬类药物的药理学性质,包括镇静、顺行性遗忘、抗焦虑和抗惊厥活性、肌肉松弛和增强乙醇作用,是作用于各种 GABA₍A₎ 受体亚基相互的结果。苯二氮䓬类药物的镇静作用主要通过 GABA₍A₎ 受体 α1 亚基调节[45]。非苯二氮䓬类安眠药(NBRA;也称为 Z-安眠药),如扎来普隆、唑吡坦和右佐匹克隆,与三唑仑相比,由于对 α₁ 受体亚基的选择性,在推荐剂量很少有引起反跳性失眠和顺行性遗忘的报道,并且无明显的抗焦虑和肌肉松弛作用[43]。此外,三唑仑半衰期短,血药浓度迅速降低易引起包括焦虑和失眠在内的撤药反应。三唑仑在必要时使用即可有效诱导睡眠。而长效安眠药,如氟西泮,会导致次日早晨无法按时醒来,应避免使用。

褪黑素

案例 84-1,问题 6：P. B. 想尝试使用褪黑素来改善睡眠,但想了解它是否安全有效。褪黑素治疗昼夜节律或其他类型睡眠障碍的安全性和有效性的信息有哪些?

褪黑素是由大脑松果体分泌的激素。松果体通过一个神经通路穿过下丘脑视交叉上核与视网膜相连,即调节机体昼夜节律的生物钟。松果体只在夜间和相对黑暗的时候分泌褪黑素(5-羟色胺代谢的副产物)[41,46]。

在成人的研究中显示,自然状态下,在内源性褪黑素水平增高(晚上 10 点至午夜)之前,使用褪黑素至少有轻度促进睡眠的作用。相比晚上 11 点 30 分,褪黑素在早晨 8 点更能引起明显睡意,从理论上来说,是因为午夜大脑的褪黑素受体已经饱和[41,46]。在新时区,接近目标就寝时间时服用 0.5~5mg 的剂量可以减少睡眠问题。褪黑素在长期使用治疗昼夜节律睡眠障碍或其他睡眠障碍中的有效性和安全性尚未确定。消费者在购买褪黑素时应被告知,美国 FDA 未对其成分含量进行监管。褪黑素的副作用包括嗜睡、头痛及恶心,按照 0.5~5mg 的剂量服用可耐受[41,46,47]。有报告褪黑素的使用还与抑郁、肝脏疾病治疗有关,具有血管收缩、免疫调节和避孕的作用[41,46]。

雷美替胺

案例 84-1,问题 7：医生给 E. P. 处方了雷美替胺(ramelteon),睡前服用 8mg。与褪黑素相比,雷美替胺的优势是什么?

雷美替胺(ramelteon)是高选择性的褪黑素受体 1 和 2(MT1 和 MT2)的激动剂。MT1 调节睡眠,MT2 调节生物节律从日间转变为夜晚[48,49]。美国 FDA 已批准雷美替胺用于治疗入睡困难。原发性失眠的临床研究显示,雷美替胺将入睡时间减少了 10~19 分钟,增加了总的睡眠时间 8~22 分钟[48-50]。一项为期 6 个月的对照研究显示,雷美替胺在减少入睡时间方面优于安慰剂。在使用 1 周时,雷美替胺

起效比安慰剂快 15 分钟,但在使用 6 个月时只快了 9 分钟[49]。雷美替胺的半衰期为 1~2.6 小时,其活性代谢物 MⅡ 的半衰期为 2~5 小时。雷美替胺在肝脏主要通过 CYP(cytochrome P-450,细胞色素 P-450 酶)1A2 代谢,轻度肝脏疾病可使血药浓度增高,因此中度以上肝病患者使用雷美替胺要谨慎。氟伏沙明是 CYP1A2 的强抑制剂,可显著升高雷美替胺的血药浓度,雷美替胺应避免与氟伏沙明或其他 CYP1A2 抑制剂合用。雷美替胺常见的不良反应包括头疼(7%)、头晕(5%)、嗜睡(5%)、疲乏(4%)和恶心(3%)[49,50]。

在临床试验中,即使剂量达到常用治疗剂量的 20 倍,也没有证据显示雷美替胺出现认知障碍、反跳性失眠、撤药反应或滥用的可能性[51]。这些结果与三唑仑在治疗剂量和剂量比平时高 3 倍上的滥用潜力和副作用显著不同[48,49,52]。值得注意的是,没有研究直接比较雷美替胺和另一种催眠药对失眠的治疗效果[52]。雷美替胺对于初次失眠的患者来说是一个合理的选择,没有滥用的可能性,并且几乎没有次日功能受损的风险。

需要注意的是,目前没有雷美替胺和其他治疗失眠的安眠药的直接对比研究[52]。对处于失眠早期的患者,希望服用没有滥用可能性且没有发生次日功能损害风险的药物,雷美替胺是一个合适的选择。

非苯二氮䓬受体激动剂(扎来普隆、唑吡坦和右佐匹克隆)

案例 84-1,问题 8：P. B. 回来已经有 1 个月的时间,但是仍然存在睡眠困难。有没有其他起效快速、日间镇静作用弱、可以服用数周到数月的药物(除三唑仑和雷美替胺之外)?

在快速起效方面,NBRA 类药物扎来普隆、唑吡坦和右佐匹克隆可以满足 P. B. 的要求。它们对 GABA₍A₎ 受体上的 α₁ 亚基有不同程度的选择性。这种选择性意味着 NBRA 在具有安眠效应的同时,没有明显的抗焦虑、肌肉松弛和抗惊厥作用。而且,与老一代非选择性的苯二氮䓬类药物如三唑仑和替马西泮相比,NBRA 的滥用风险、撤药反应和耐药性的发生风险低。这些特性决定了 NBRA 更适于治疗长期失眠的患者。美国 FDA 已批准唑吡坦缓释剂和右佐匹克隆用于长期失眠的治疗,可持续治疗 3~6 个月[38]。一项 12 个月的研究显示,唑吡坦与反跳性失眠或撤药症状没有关系[53]。对右佐匹克隆进行了 12 个月的夜间给药研究,发现其耐受性良好,未观察到耐受[54]。NBRA 对 α₁ 受体选择性的另一个优势是不改变睡眠结构和睡眠时相。替马西泮和氟西泮增加 2 期睡眠的比例,抑制快速眼动睡眠和 3 期、4 期恢复性深睡眠。相比之下,NBRA 不影响睡眠时相,停药后很少产生令人难受的快速眼动睡眠反弹(栩栩如生的梦境,自主神经失调)[38,44]。

NBRA 在药代动力学和不良反应方面各不相同。唑吡坦(zolpidem),第一个 NBRA,1991 年在美国上市。唑吡坦吸收迅速,1.5 小时内血药浓度即可达峰值,消除也较快,平

均半衰期约为 2.5 小时[42]。为了更快入睡,应空腹服用唑吡坦以加快吸收。食物对药物效应的研究显示,餐后 20 分钟口服 10mg 唑吡坦片剂,导致 AUC 和 C_{max} 分别下降 15% 和 25%,T_{max} 从 1.4 小时增加到 2.2 小时[55]。唑吡坦通过 CYP3A4 代谢,因此,与 CYP3A4 抑制剂如地尔硫䓬和氟西汀共同使用时应考虑到药物的相互作用。唑吡坦无活性代谢产物,在推荐剂量下具有较低的日间镇静残留风险[38,43]。唑吡坦缓释剂除了可保证更长的睡眠持续时间之外,和普通剂型相比没有其他明显的优势。唑吡坦缓释剂是一种双层片剂,第一层可快速溶解以诱导睡眠,第二层可逐渐释放唑吡坦以改善睡眠维持时间。速释剂型的血药浓度达峰时间是 1.5 小时,缓释剂型的血药浓度达峰时间为 2 小时,因此疗效可持续更长时间[39]。值得注意的是,唑吡坦已被批准作为口服喷雾剂来帮助入睡。由于颊部吸收,它具有起效快的特点[56]。2013 年,FDA 批准了唑吡坦说明书的修订和剂量建议,警告患者在服用唑吡坦缓释剂后次日不应进行驾驶。此外,药物代谢存在性别差异,女性代谢唑吡坦比男性慢,导致血药浓度比男性高出近 2 倍。因此,在女性或老年人中,推荐的起始剂量为速释剂 5mg 或缓释剂 6.25mg[57]。尽管正常成年男性唑吡坦速释剂型的剂量是 10mg,女性、老年人或像 P. B. 这样担心药效可能过强的患者,建议睡前服用 5mg。

扎来普隆(zaleplon)半衰期(大约 1 小时)和作用持续时间都比唑吡坦短(见表 84-3)。在所有安眠药物中,扎来普隆导致日间残留镇静作用的风险最低,对于记忆力以及精神活动的影响最小。一项关于精神运动功能、觉醒、记忆和认知功能的评估表明,扎来普隆不会造成认知方面的损害[38,43]。扎来普隆常见的副作用包括眩晕、头疼和困倦[58]。在剂量加大至 60mg 的研究中,服药后约 30 分钟副作用开始出现,1~2 小时最明显,4 小时后症状完全消失。只要患者还剩 4 小时的睡眠时间,就可以服用扎来普隆。扎来普隆首先经过醛脱氢酶途径,再经过 CYP3A4 途径进行代谢,代谢产物无活性。总的来说,与唑吡坦和右佐匹克隆相比,扎来普隆与其他药物或食物的相互作用较少[41]。

右佐匹克隆(eszopiclone)长期使用的安眠疗效已被证实,在连续使用 6 个月后,仍然能保持有效而没有产生耐药性,美国 FDA 已批准用于长期失眠的治疗[59-62]。年轻患者剂量为每晚 2~3mg,老年患者剂量为每晚 1~2mg,疗程 6 个月。高剂量范围在改善维持睡眠方面更显著。唑吡坦、扎来普隆和右佐匹克隆都能快速起效,但疗效持续时间不同(表 84-3)。在进食高脂饮食后服用,右佐匹克隆的血药浓度达峰时间推迟 1 小时,入睡时间也相应推迟[59,60]。

比起唑吡坦和扎来普隆,右佐匹克隆的受体选择性差,具有抗焦虑、遗忘和抗惊厥的活性[61]。在 3 种 NBRA 类药物中,16%~33% 的患者提到服用右佐匹克隆有令人不悦的苦味,与剂量相关[59,60]。右佐匹克隆最常见的不良反应是头痛和头晕。在高剂量时,高达 3% 的患者在次日发生意识混乱和记忆损害[38,60]。右佐匹克隆由 CYP3A4 代谢,因此 CYP3A4 的诱导剂和抑制剂均可影响到右佐匹克隆的代谢和临床疗效[60]。

P. B. 需要能够迅速入睡但无后续作用的药物。唑吡坦和扎来普隆都是可供选择的药物,这两种药均可改善患者的入睡困难。由于起效快和半衰期短,扎来普隆可能是首选,有较低的日间镇静残留风险。在这 3 种 NBRA 中,右佐匹克隆的半衰期最长,次日功能损害的风险也最大。

> **案例 84-1,问题 9:**考虑到起效迅速、成本低和对次日功能的影响小,推荐 P. B. 服用唑吡坦 5mg。按照说明书,唑吡坦属于Ⅳ类管控物质,FDA 警告服用唑吡坦可能会发生复杂性睡眠行为如睡眠时进餐或驾驶,因此 P. B. 担心可能出现的不良反应。应该如何处理 P. B. 的担心?

对患者进行用药教育能有效地解决患者的担心,患者可以与医师充分沟通,相互交换意见。建议从强调唑吡坦在改善睡眠和保持日间功能的优势时,就可以开始进行用药教育。医师应告诉 P. B.,一般来说唑吡坦的耐受性很好,他将从最低的剂量开始服用,以减少不良反应的发生。还应告知 P. B.,唑吡坦有哪些常见的不良反应和可能发生的严重不良反应。常见的不良反应包括:头痛(30%)、腹痛(6%)、无力(5%)、嗜睡(5%)和头晕(7%)[38,58]。在上市后的研究中,报道了过敏反应和噩梦的不良反应。应鼓励 P. B. 及时反馈药物的效果及副作用。饮用酒精的话,应在服用唑吡坦 3~4 小时之前。服用唑吡坦或任何 NBRA 时不可同时饮用酒精,否则会增加副作用的发生率和严重程度,干扰睡眠。

关于 P. B. 对发生复杂性睡眠行为的担心,合理的解释是"虽然已有报道称服用安眠药的患者会在半睡半醒的状态下出现打电话、进餐、发生性行为或驾驶等行为,但发生这些行为是很罕见的。在服药剂量大于推荐剂量,或同时饮用酒精,或同时服用其他具有镇静作用的药物时,发生这些危险行为的风险增大"[14]。另一种罕见的不良反应是变态反应,表现为面部水肿(血管神经性水肿)。所有这些安眠药物的使用指南应包括在药品说明书的信息中[14]。

虽然 NBRA 类药物的滥用风险低于苯二氮䓬类药物,但它们在活性物质使用障碍的患者中也存在一定的风险。NBRA 类药物属于Ⅳ类管控物质,比起雷美替胺和具有镇静作用的抗抑郁药曲唑酮,NBRA 类药物更易滥用[48]。虽然 NBRA 很少出现耐受和发生撤药反应,但有报道在突然停药的情况下会发生。应告知患者出现耐受和撤药反应的可能性,特别是在高剂量时。

> **案例 84-1,问题 10:**P. B. 咨询一种新的睡眠药物苏沃雷生是否可以帮助他睡眠。关于苏沃雷生治疗失眠的安全性和有效性,你可以向 P. B. 提供什么信息?

苏沃雷生(suvorexant)是 2014 年 FDA 批准的食欲素受体拮抗剂,用于治疗以入睡困难和/或睡眠维持困难为特征的失眠。食欲素信号通路促进觉醒;拮抗食欲素受体可以促进睡眠。研究表明,苏沃雷生可以减少睡眠起始和睡眠后醒来的潜伏期,而不会破坏睡眠结构。起始剂量推荐每日在睡前 30 分钟内服用 10mg,并且至少有 7 小时的时间用于睡眠。苏沃雷生应空腹服用,如果与餐同服或餐后很快服用,睡眠起始时间可能会延迟 1.5 小时。如果需要,剂量可以以 5mg 的增量增加至睡前最大推荐日剂量 20mg。苏沃雷生是一种 CYP3A 底物,当与中度 CYP3A 抑制剂同时使用时,建议每日剂量减少 5mg;不建议与强效 CYP3A 抑制剂同时使用[63]。突然停药后未观察到反跳性失眠或撤药症状[64]。与唑吡坦相比,苏沃雷生更少发生滥用,与苯二氮䓬类受体激动剂安眠药一样是Ⅳ类管控物质[63]。在对苏沃雷生进行评估的临床试验中,最常报告的不良反应是日间嗜睡。此外,也有报道发生复杂性睡眠行为、自杀观念、睡眠瘫痪、幻觉和猝倒样症状,呈剂量依赖性。发作性睡病患者禁用苏沃雷生。目前,缺乏苏沃雷生与其他安眠药的对比研究。苏沃雷生在治疗睡眠障碍中的位置尚未确立。

躯体疾病患者的睡眠障碍

失眠和对睡眠时相的影响

案例 84-2

问题 1:A. T. ,42 岁,女性,甲状腺功能减退 5 年,高血压及下背部疼痛 2 年。此次,心肌梗死后 5 日,刚从重症监护病房(ICU)转至普通病房,目前处于"稳定"状态。A. T. 身高 175cm,体重 72kg,目前每日早餐后服用阿司匹林(aspirin)(肠溶片)81mg,左甲状腺素(levothyroxine)112mg,以及非洛地平(felodipine)10mg。她的主诉是失眠,包括入睡困难、睡不安稳和早醒。A. T. 还报告说入院前失眠已持续 6 周了,住院期间失眠加重。A. T. 的失眠属于哪种类型? 失眠对她的健康有什么样影响?

A. T. 的失眠属于长期失眠,在入院前她已存在 6 周的失眠症状。她的失眠较为严重,因为包括了入睡困难、易醒和早醒症状。对睡眠紊乱进行监测以及给予有效的治疗是十分必要的。有研究表明,睡眠状况不好会加剧自主神经系统的不稳定性,导致心肌灌注不良,增加其他心脏不良事件[65]。

一个正常的睡眠周期是一个连续的非快速动期和快速眼动睡眠的循环。患者的连续睡眠被剥夺会导致每个睡眠时相的时间不足。2 期睡眠时间的减少会导致肌肉组织得不到充分放松与恢复。如果非快速动 3 期和 4 期睡眠缺乏,免疫和修复功能将会受到干扰。如果快速眼动睡眠缺乏或过多,会改变神经递质的功能,并干扰机体的生理性稳态过程[15,16,28]。

药物和疾病的病因学

案例 84-2,问题 2:在为 A. T. 制订治疗计划前,还应该考虑到哪些特殊的药物或疾病因素?

图 84-2 是失眠的治疗流程,对系统地处理 A. T. 的失眠很有帮助。流程要求仔细评估患者的失眠类型和与失眠同时存在的其他情况。有很多躯体疾病和原发性睡眠障碍都会发生入睡困难和维持睡眠障碍(表 84-4 和表 84-

5)[5,28,65]。首先,应考虑 A. T. 是否符合睡眠呼吸暂停综合征,因为未经治疗的睡眠呼吸暂停综合征是心脏疾病的一个已知病因,而且给予未经治疗的睡眠呼吸暂停综合征患者使用安眠药是很危险的(见案例 84-6,睡眠呼吸暂停综合征部分)。其次,要达到最佳治疗效果,需要对疼痛进行处理,A. T. 的疼痛包括急性心肌梗死后疼痛和慢性下背部疼痛。50% 的下背部疼痛患者长期存在睡眠状况不好[28,65]。第三,A. T. 刚从 ICU 出来,由于昼夜持续照明、人声嘈杂以及不断的干扰,睡眠剥夺的情况在 ICU 病房很普遍。睡眠剥夺能降低自然杀伤细胞的活性以及减少非快眼动 3、4 期(机体正在进行修复)的时间,延长病程或加重病情[41,66,67]。药物可能是 A. T. 发生失眠的原因(表 84-5)。服用过量左甲状腺素会过度刺激中枢神经系统,因此,应重新评估 A. T. 的甲状腺功能,以确定目前使用的甲状腺素剂量是否合适,特别还要注意患者尚处于心梗后状态[68]。钙通道阻滞剂非洛地平也能引起患者发生偶发性失眠,非洛地平是导致失眠的一个可能因素[68]。

表 84-4

不同睡眠障碍类型的可能原因[5,28,65]

入睡困难
获得性的或条件激活的(原发性失眠):不安腿综合征
药物:哌甲酯,莫非达尼,氟西汀,安非他酮,皮质类固醇,β 肾上腺素受体阻滞剂
物质:咖啡因,瓜拉那,酒精
精神障碍:精神分裂症,抑郁,焦虑障碍,双相障碍
躯体疾病:慢性疼痛,神经疾病,胃肠道疾病,心肺疾病(特别是处于卧位)
维持睡眠困难
精神障碍:重度抑郁,焦虑或双相障碍,物质滥用
睡眠呼吸障碍:睡眠呼吸暂停综合征,急性呼吸窘迫综合征
心脏疾病:心房颤动,心衰,心绞痛
神经疾病:痴呆,帕金森病,多发性硬化
早醒
重度抑郁
提前睡眠时相型:获得性的或条件激活的(原发性失眠)
被迫早起,因为家庭或工作事务
日间嗜睡
药物:可乐定,抗组胺药,抗精神病药,抗抑郁药,苯二氮䓬类药物,水合氯醛,阿片类药物,抗惊厥类药物,α₁ 肾上腺素受体阻滞剂
阻塞性睡眠呼吸暂停,中枢性睡眠呼吸暂停,发作性睡病
长期睡眠剥夺

表 84-5

导致长期睡眠障碍的可能原因[5,28,65,68]

精神疾病	
焦虑障碍	抑郁障碍
双相障碍	精神障碍
人格障碍	躯体化障碍
器质性精神障碍	物质滥用
躯体/神经系统疾病	
心绞痛	痴呆
气管炎	胃溃疡
慢性疲劳	甲亢和甲低
囊性纤维病	哮喘
Huntington 舞蹈病	慢性阻塞性肺疾病
帕金森病	癫痫
高血压	食管反流
关节炎	肾功能不全
心脏病	结缔组织病
慢性疼痛	
癌症	
睡眠障碍	
不安腿综合征	睡眠呼吸暂停综合征（阻塞性或中枢性）
PLMS	原发性打鼾症
睡眠节律紊乱（时差，倒班工作，睡眠时相延迟）	发作性睡病
药物相关的睡眠障碍	
失眠	睡眠过度
酒精	酒精
安非他酮	苯二氮䓬类
氟西汀	降压药类
舍曲林	可乐定
MAO 抑制剂	α 肾上腺素受体阻滞剂
TCA	ACE 抑制剂
甲状腺素	β 肾上腺素受体阻滞剂
钙通道拮抗剂类	抗惊厥药
血管收缩剂	止痛药
食欲抑制剂	水合氯醛
茶碱	抗精神病药
皮质类固醇	抗组胺药
多巴胺受体激动剂	阿片类

ACE，血管紧张素转换酶；MAO，单胺氧化酶；TCA，三环类抗抑郁药；PLMS，睡眠中周期性肢体运动障碍。

造成 A. T. 早醒的其他原因，既可能与住院期间清晨的干扰有关，也可能与抑郁障碍有关。应对 A. T. 进行一次精神检查以排除抑郁症，有 1/3 的心肌梗死后患者有可能发生抑郁[69]。一般来说，患慢性疾病的患者发生抑郁障碍的危险性增高，其典型症状即为失眠或者睡眠过度。对其他慢性疾病（心血管病、肺部疾病、肾病、神经系统疾病）的研究显示，尽管不伴发抑郁症，睡眠紊乱的发生率仍很高[28,65]。长期失眠与许多原因有关，导致失眠治疗反应欠佳。纠正失眠的可能原因将有助于失眠的治疗。

安眠药物的比较

案例 84-2，问题 3：A. T. 的疼痛经过治疗后得到了缓解，她的左甲状腺素剂量合适，也除外了睡眠呼吸障碍、RLS、PLMS 和硝苯地平引起的睡眠紊乱。精神检查显示 A. T. 未患抑郁症，但她为"心脏病发作后的未来生活"焦虑，仍存在入睡困难和维持睡眠困难，达到了原发性失眠和焦虑性适应障碍的诊断标准。她准备于 2 日后出院，精神科医师建议她辅助使用具有抗焦虑作用的药物，可能有助于改善她的睡眠。考虑到 A. T. 的特殊情况，选择哪种安眠药最合适？

对 A. T. 来讲，理想的安眠药应该起效迅速，并能维持她整夜安睡。不经肝脏代谢的安眠药与其他药物的相互作用较少，并且较少在体内蓄积。然而，如果日间也需要用药控制焦虑，则需要一种代谢和消除都很缓慢的安眠药。几种安眠药的常用剂量范围见表 84-3。此外，还应考虑安眠药的药效学和药代动力学特点（表 84-3）。药物起效时间与脂溶性、受体亲和力和血药浓度达峰时间（Tmax）相关[39,41]。

苯二氮䓬类药物的依赖性和耐受性

案例 84-2，问题 4：进一步讨论 A. T. 的治疗问题，关于减少焦虑和缓解睡眠问题，A. T. 偏向于采用认知行为治疗。医师处方了替马西泮，在需要的时候睡前服用 15mg。A. T. 将定期前往门诊接受药物有效性和耐受性的监测。因为 A. T. 准备出院，她女儿对替马西泮可能引起的躯体依赖性以及成瘾性表示担心。应该如何处理她的担心？

对 A. T. 来说，优先选择非选择性的苯二氮䓬类安眠物，因为除了有安眠的作用之外还需要有抗焦虑的特性。NBRA 不是有效的抗焦虑药物。根据三唑仑的药效学和药代学特点，它迅速起效的特点适于治疗 A. T. 的失眠；然而，三唑仑的持续时间不足以维持 A. T. 的睡眠。而且 A. T. 需要使用安眠药超过 7~10 日，但 7~10 日是使用三唑仑的最长时间。因为长期使用增加出现副作用的风险，易发生由撤药引起的严重失眠反弹[41]。

长期服用氟西泮可于 15~45 分钟内使人入睡。但在用药的第 1 日夜里，氟西泮的安眠作用并不像三唑仑那样好。氟西泮（flurazepam）具有中等程度的脂溶性，主要活性由代

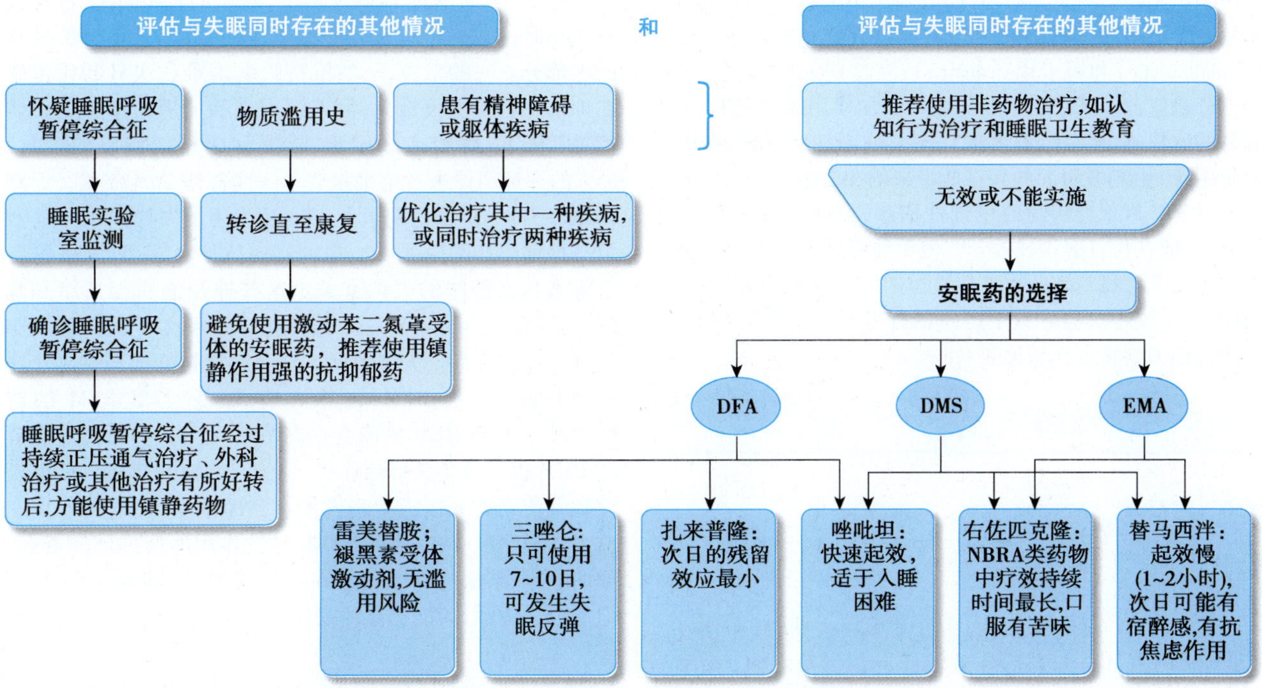

评估与失眠同时存在的其他情况　　　和　　　评估与失眠同时存在的其他情况

| 怀疑睡眠呼吸暂停综合征 | 物质滥用史 | 患有精神障碍或躯体疾病 |

推荐使用非药物治疗,如认知行为治疗和睡眠卫生教育

↓

| 睡眠实验室监测 | 转诊直至康复 | 优化治疗其中一种疾病,或同时治疗两种疾病 |

无效或不能实施

↓

| 确诊睡眠呼吸暂停综合征 | 避免使用激动苯二氮䓬受体的安眠药,推荐使用镇静作用强的抗抑郁药 |

安眠药的选择

睡眠呼吸暂停综合征经过持续正压通气治疗、外科治疗或其他治疗有所好转后,方能使用镇静药物

DFA　　DMS　　EMA

| 雷美替胺;褪黑素受体激动剂,无滥用风险 | 三唑仑:只可使用7~10日,可发生失眠反弹 | 扎来普隆:次日的残留效应最小 | 唑吡坦:快速起效,适于入睡困难 | 右佐匹克隆:NBRA类药物中疗效持续时间最长,口服有苦味 | 替马西泮:起效慢(1~2小时),次日可能有宿醉感,有抗焦虑作用 |

图 84-2　失眠的治疗流程。DFA,入睡困难;DMS,维持睡眠困难;EMA,早醒

谢产物去烷基氟西泮产生,其脂溶性依赖于去烷基氟西泮的血浆浓度[41]。而去烷基氟西泮的血药浓度需要 24 小时的蓄积方可达到安眠效果。研究显示连续使用氟西泮 30 日,仍可维持安眠效果。去烷基氟西泮对受体的亲和力很小,半衰期长,从体内逐渐消除,很少发生失眠反弹[41]。长期用药可导致去烷基氟西泮蓄积,会影响部分患者在日间的认知功能,或者与其他在肝脏代谢的药物竞争,导致其他药物血药浓度水平的改变[41,68]。因为长期下背部疼痛,A. T. 不能四处走动,由于药物蓄积造成的过度镇静会影响她日间的功能。考虑到对次日功能的损害,建议使用其他的药物。同样的,夸西泮的半衰期长,容易造成药物蓄积,也不是 A. T. 的最佳选择。

替马西泮(temazepam)的起效时间为 1~2 小时。与去烷基氟西泮类似,它有中等程度的脂溶性,但需要较长的溶解时间。替马西泮达到最大血药浓度值需要 1.5~2 小时。替马西泮的溶解时间长是因为其凝胶胶囊内的药物颗粒体积较大。A. T. 服用替马西泮的优点是该药不需在肝脏代谢,作用持续时间为 8~12 小时,不会干扰其他在肝脏代谢的药物,不在体内蓄积。与氟西泮相比,替马西泮造成日间功能损害的风险很低[41,70]。但是,尽管建议替马西泮在睡前 1 小时服用,还是应注意该药起效缓慢。

最适合 A. T. 的药物是替马西泮,是批准用于治疗失眠的 5 种苯二氮䓬类药物中的一种(见表 84-3),替马西泮的优点是持续作用时间长,可维持 A. T. 整夜安眠,有抗焦虑作用,日间功能损害的风险低[41,70]。

药物依赖和成瘾是公众最关心的话题之一。似乎每个电视台都有"药物专家",每个流行杂志都有"健康专栏"。这些媒体传播的消息可能传递了错误的概念以及不真实的信息,导致公众对医药知识的认识混乱。对于医务工作者

来说,用简单易懂的语言向公众提供药物知识是非常重要的。

例如医师可以回答她"很高兴你能关心这个问题,在你母亲出院前我们可以很好地讨论一下替马西泮治疗的问题。替马西泮可以改善你母亲的睡眠,能够帮助她尽快恢复。替马西泮的治疗效果之一是安眠作用可持续 8 小时,这样你母亲就可以整夜安睡,得到很好的休息。此外,替马西泮还可以减轻她的焦虑,从而减轻心脏负担"。

"替马西泮可能产生的副作用包括站立不稳和头晕。如果有任何不良反应发生,就应该告诉医师。现在还不知道你母亲需要服用多久替马西泮。治疗时间将根据治疗的情况确定。如果你母亲每晚服用替马西泮超过 4 周,就可能会发生 2 个问题:①可能产生耐药性,即药物不再有效;②可能产生药物依赖性,即如果不用药,她的失眠可能会加重。对你母亲服用替马西泮的担心主要不是成瘾性而是依赖性。这意味着这你的母亲不能随意更改剂量,也不能自行停药。调整剂量或停用药物必须在医嘱下逐渐进行。成瘾性和依赖性并不是一定会发生,因为你的母亲只在需要时才临时用药,所以可能不会出现这两种情况。如果真的出现上述情况,可用其他治疗方法帮助她睡眠,需要停用替马西泮的话,应逐渐减量以预防撤药反应的发生。建议你的母亲不要饮酒,如果出现药效降低或者发生不良反应请及时告知医师。"

服用苯二氮䓬类药物超过 1 年时间的患者多见于老年患者,或患躯体疾病,长期烦躁不安并有惊恐障碍或长期失眠的患者。大多数长期服用苯二氮䓬类药物的患者,服用剂量基本不变,不会发生剂量逐渐加大或滥用现象。长期烦躁不安的患者,其烦躁的原因尚不清楚,有时即使将苯二氮䓬的剂量加大也不能有效缓解烦躁不安。很少有人为追

求快感服用苯二氮䓬类药物,一般来说不会导致药物滥用。而瘾君子大多为多种物质滥用者,滥用酒精、麻醉剂、美沙酮(methadone)和可卡因(cocaine),在这些人中,药物滥用是十分普遍的。苯二氮䓬类药物可增加使用镇静剂和美沙酮者的欣快感,减轻酗酒者的焦虑及戒断症状,缓解(可卡因使用者)由刺激引起的兴奋所带来的冲击感[71,72]。

对苯二氮䓬类药物的生理性依赖,会导致出现撤药综合征,一般在每日服用长效苯二氮䓬类药物2~4周后出现。服用短效苯二氮䓬类药物可在更短的时间内就出现生理依赖(数日~数周),会导致更严重的撤药反应[41,44]。安眠药的药代动力学特征比较见表84-3。

失眠和精神障碍患者

安眠药的选择步骤

案例84-3

问题1:M.B.,33岁,女性,在过量服用舍曲林、布洛芬和苯海拉明自杀未遂后住院治疗。在事发之前,M.B.已经戒酒3年了。M.B.在入院后被诊断为抑郁障碍、物质滥用和酒精依赖。与M.B.面谈之后得知,她因为失眠停用氟西汀已有5个月。3个月前在离婚期间,M.B.的抑郁症状加重。入院2周前,门诊初级保健医生处方了舍曲林治疗抑郁症和奥美拉唑治疗胃酸反流。5日前,她参加了一个狂欢酒会,以自杀未遂结束。她的主要症状包括早醒、入睡困难、体重下降9kg、淡漠、社会功能退缩、抑郁心境、绝望感和无愉悦感。入院后继续服用舍曲林每日100mg和奥美拉唑每日20mg。M.B目前主诉感觉坐立不安,每晚只能睡3~4个小时。见表84-3和图84-2,根据各种安眠药的临床疗效特点和患者的情况制订一个有针对性的治疗计划。治疗M.B.的睡眠问题,哪种方法最合适?

如图84-2失眠治疗流程所列出的内容,可作为评估和处理M.B.失眠的指南。首先,确定M.B.失眠的类型(入睡困难、维持睡眠困难或早醒)和与失眠同时存在的其他情况。然后,明确引起失眠的可能原因并进行治疗。如果M.B.愿意尝试,可以采用认知行为治疗。

选择使用何种安眠药时,应考虑的因素包括:患者是否有物质滥用史,是否要求安眠药起效迅速和作用时间持久。例如有的药物(氟西泮)其活性代谢产物的作用时间长,会产生蓄积,造成日间的宿醉感。若安眠药及其代谢产物不需经肝脏代谢,则不会受其他经肝脏代谢的药物影响。若失眠是长期的并已对安眠药产生了耐药性,或者患者希望使用滥用风险低的药物(M.B.有物质使用障碍),可选择曲唑酮或其他具有明显镇静作用的抗抑郁药。

抑郁症患者的睡眠障碍

案例84-3,问题2:M.B.的失眠属于哪种类型,与其他类型的失眠有什么不同?

M.B.有入睡困难以及早醒,睡眠时间减少至每晚仅3~4小时。她被诊断为抑郁障碍,睡眠困难只是抑郁症状的一部分。一般来说,虽然维持睡眠困难和次日的疲倦感在抑郁患者中也很常见,但入睡困难和早醒与抑郁更密切相关。M.B.深受入睡困难,早醒和次日疲倦感的困扰。65%的抑郁门诊患者至少报告了一个睡眠紊乱症状。而和M.B.一样的抑郁住院患者,90%都发生了失眠[73]。

抑郁引起的失眠可能与神经递质如5-羟色胺、去甲肾上腺素和多巴胺的失调有关。这些神经递质与情绪和睡眠-觉醒循环的调节有关[16,66]。抗抑郁药物可以改变REM的神经递质活性。大多数促5-羟色胺能抗抑郁药抑制快速眼动睡眠,延长REM的潜伏期,减少全部REM的时间[73,74]。剥夺REM的确会提高情绪[73,75]。剥夺抑郁患者的REM也会改善其抑郁症状。此外,抗抑郁药还可调整慢波睡眠使之更加接近生理性的自然睡眠类型,这种作用在前半夜最明显[75]。具有5-HT$_2$拮抗作用的抗抑郁镇静药,如曲唑酮、奈法唑酮(nefazodone)及米氮平(mirtazapine),不但能改善失眠,还能提高睡眠质量[73]。

案例84-3,问题3:除抑郁外,还有哪些因素(如药物和酒精)可能与M.B.的失眠有关?应怎样解决?

治疗

治疗M.B.的失眠应从患者教育开始。应当使她知道,超过90%的抑郁患者存在睡眠紊乱,无论轻重,睡眠问题均会在抑郁症状好转后得到改善(2~8周)。当M.B.的抑郁开始有所好转时再实施睡眠指导和认知行为干预较为合适,她会更加主动地去改善睡眠状况。同时,舍曲林可能会引起不安或失眠,应在清晨服药以最大程度减少药物带来的影响[70]。具有镇静作用的抗抑郁药米氮平可作为优先选择的药物,除非像M.B.曾经使用过舍曲林而且有较好的疗效,才可证明目前进行的治疗是合理的。M.B.在入院之前有饮酒行为,酒精会影响睡眠,在镇静作用消失后可以增加觉醒次数,导致很多片段化的睡眠[37]。应建议所有的患者,饮酒的话至少在睡觉前3小时。考虑到有酒精滥用史,M.B.应避免再次饮用酒精。尽管停用药物后的撤药反应和戒酒后的延迟性"戒酒综合征"有时会出现以过度睡眠为主的症状,但两者主要引起失眠[37,76]。

安眠药

案例84-3,问题4:曲唑酮用于治疗失眠有哪些证据?治疗失眠除曲唑酮以外,还可使用哪些抗抑郁药?在使用抗抑郁药治疗M.B.的失眠时,需要对此类药物的利弊进行讨论分析。

对于伴随失眠的抑郁症患者,建议使用短效安眠药或镇静抗抑郁药,因为良好的夜间睡眠可以改善治疗的依从性和日间功能,直到抗抑郁治疗明显起效为止[65,66]。很多抗抑郁药,包括5-羟色胺再摄取抑制剂(selective serotonin reuptake inhibitors，SSRI）如舍曲林，在提升抑郁情绪的同时，影响了睡眠。SSRI、5-羟色胺及去甲肾上腺素再摄取抑制剂（如文拉法辛、去甲文拉法辛和度洛西汀）、安非他酮（bupropion）和单胺氧化酶抑制剂都可引起失眠[68,73]。对一些使用 SSRI 治疗抑郁的患者进行残留症状分析，发现44%的患者持续存在失眠，需要加用曲唑酮或者米氮平这样的药物来辅助治疗。

因为 M. B. 有药物使用史和酒精滥用史，不推荐使用作用于苯二氮䓬受体的安眠药。非选择性的苯二氮䓬类药物例如替马西泮会产生欣快感，并与酒精有交叉耐受现象，使本来就存在物质滥用问题的患者发生苯二氮䓬的滥用[41]。新型的 GABA$_A$ 受体 α_1 亚基选择性 NBRA（唑吡坦、扎来普隆和右佐匹克隆）也存在滥用、依赖和撤药反应的问题，因此也不宜用于 M. B. 的治疗[38,58]。

如果临床医生确定优选舍曲林治疗，则可加入曲唑酮以缓解失眠[77]。曲唑酮与氟西汀、安非他酮或者单胺氧化酶抑制剂同时服用，可缩短入睡时间，增加睡眠总时间，但是某些服用氟西汀的患者不能耐受加用曲唑酮而产生的镇静作用。在短期研究（<6 周）中，曲唑酮作为抑郁患者的辅助治疗药物，其镇静作用不会随着治疗的持续而下降。但有报告称随着治疗时间的进一步延长，曲唑酮的镇静治疗效果会降低[63]。曲唑酮在低剂量时表现出 5-HT$_2$ 受体拮抗剂的特点，加上对组胺-1 和 α_1 肾上腺素能受体的拮抗作用，为其作为镇静剂的疗效提供了理论依据[78]。

曲唑酮（trazodone）不算是一种高效的抗抑郁药物，因为大多数患者不能耐受它抗抑郁作用的剂量范围（每日 300~600mg）。因为具有镇静作用，在主要的抗抑郁药物起效前，低剂量曲唑酮（每日睡前服用 50~200mg）常作为辅助药物用于治疗失眠[77]。曲唑酮的半衰期，年轻人为 6.4 小时，老年人为 11.6 小时。在肝脏经过 CYP2D6 和 CYP3A4 代谢，因此这两种同工酶的抑制剂可升高曲唑酮的血药浓度、增加不良反应的发生风险。曲唑酮的常见不良反应包括困倦（29.1%）、头晕（21.9%）和口干（17.7%）。在每日剂量超过 200mg 时会发生心律失常，0.01%~0.1%的男性患者会出现阴茎异常勃起。阴茎异常勃起虽然发生率很低，但如果没有及时治疗的话会产生严重后果，应向服用任何剂量曲唑酮的男性询问有关阴茎异常勃起的问题[77]。在一项有安慰剂作为对照的原发性失眠的研究中，研究者比较了曲唑酮、唑吡坦和安慰剂在 306 名成年人（21~65 岁）中的安眠效应。受试者被随机分为曲唑酮 50mg 组、唑吡坦 10mg 组和安慰剂组，研究进行 2 周。患者每日早晨完成主观睡眠问卷，每周由研究者通过睡眠问卷来评价睡眠参数。在治疗的第 1 周，曲唑酮和唑吡坦的疗效相当。但在第 2 周，只有唑吡坦比安慰剂有效[77]。三环类抗抑郁药（TCA，如阿米替林，多塞平）已用于治疗原发性失眠数年了。在病例报告中，三环类药物治疗失眠的有效剂量范围为每晚 10~75mg[41,73]。但 TCA 可增加心血管意外的风险并有抗胆碱能副作用（见第 86 章）。

超低剂量的多塞平（doxepin），3mg 和 6mg 的片剂目前可用于治疗维持睡眠困难。多塞平不属于管制药物，很适合有物质滥用史的患者使用。在 1 000 多名患者中进行了 4

项临床研究，证实了超低剂量多塞平在年轻人和老年人中的疗效和安全性[79]。多塞平能改善夜间后 1/3 时段的睡眠质量。多塞平的耐受性很好，镇静作用的残留和抗胆碱作用与安慰剂无区别；对次日的警觉、记忆和精神运动功能无明显影响；连续使用 3 个月仍可保持安眠效应。原研药低剂量规格的主要问题在于成本过高。低剂量的研究是否会增加仿制药 10mg 规格的使用量，原研低剂量规格的片剂是否比仿制药有优势，这些问题仍有待观察。

关于 M. B. 能否使用 TCA，主要考虑安全性问题。M. B. 有物质滥用史，并曾有自杀行为，TCA 如超剂量使用，毒副作用比曲唑酮大。有很多报告称与 CYP450 2D6 抑制剂同时使用时，TCA 的血浆浓度会增高至中毒水平（见第 86 章）。

换用米氮平作为抗抑郁药物可获得安眠作用，这对 M. B. 来说是个合理的选择。在第 4 周时，如果舍曲林在 M. B. 能耐受的最大剂量只产生部分但明显的抗抑郁疗效，那么加用米氮平可进一步缓解抑郁症状。米氮平（mirtazapine）的镇静作用来自于 5HT$_2$ 的拮抗作用和抗组胺效应，过量使用的安全性大于 TCA[73]。米氮平不会引起阴茎异常勃起，但会引起体重增加。

老年人的睡眠障碍

案例 84-4

问题 1： S. D. ，77 岁的老年男性，就诊于初级医疗机构的老年科。生命体征：体温 37.1℃，心率 58 次/min，呼吸 18 次/min，血压 166/69mmHg，身高 160cm，体重 49.4kg。S. D. 于 4 日前曾就诊于急诊室，主诉心悸和焦虑。在他就诊前，服用的药物包括阿替洛尔（atenolol）每日 50mg、劳拉西泮 睡前 1mg 和保健品锯棕榈每日 320mg。在急诊室就诊时，S. D. 诉说他因为失眠服用劳拉西泮已经 1 年多，但最近两晚劳拉西泮没有起效，他开始感觉心悸和焦虑。心电图检查显示窦性心律 67 次/min，脑部 CT 没有显示脑出血。医师建议 S. D. 停用劳拉西泮，换用苯海拉明（diphenhydramine）50mg 睡前服用。S. D. 只服用了一次苯海拉明，感觉"很糟糕"，在之后的两日很疲惫。S. D. 不存在入睡困难，但夜间总要醒来 2~3 次去小便，再次入睡就很困难。之前，劳拉西泮对于他的失眠很有效。对于 S. D. 这样的老年失眠患者，在评估和治疗方面需要考虑哪些重要因素？

老年人失眠的治疗处于进退两难的境地。最近的证据显示，为了降低失眠可能带来的严重并发症，老年人失眠的治疗需求增长，但许多药物治疗方案的风险大于受益。美国国立老年研究所对 65 岁以上有失眠主诉的 9 282 名老年人进行的大样本流行病学研究中，57%的受访者表示大多数情况下他们至少存在一种睡眠困难的问题：19%抱怨入睡困难，30%夜间易醒，19%发生早醒[80]。尽管睡眠困难的发生率很高，但更多是由于身体或精神健康因素所引起的，而不是和年龄相关[80,81]。

从人类发展史来看，人们认为与年龄相关的睡眠改变在成年早期已经开始出现，在整个成年期逐步稳定发展[82]。然而，一项纳入65个关于睡眠参数定量研究的meta分析，包含了5~102岁没有睡眠问题的群体，发现睡眠改变发生在60岁左右[73]。睡眠潜伏期的改变很小，80岁与20岁相比增加不超过10分钟。但年龄增长到60岁时，1期睡眠和2期睡眠的百分比明显增加，总睡眠时间明显减少，慢波睡眠、快眼动睡眠和快眼动睡眠潜伏期的百分比明显下降，在60岁之后却只有很小的变化。因此，识别引发老年人睡眠问题的因素很重要，这对正确的诊断和选择适宜的治疗是很有帮助的。在治疗老年患者的睡眠问题时要考虑到他们的睡眠结构正在发生改变[82]。

案例84-4，问题2：造成老年人睡眠问题的常见原因？

造成老年人短期失眠的常见原因包括：急性躯体疾病、住院、睡眠环境改变、药物、急性或反复出现的心理压力。长期失眠与多种因素相关：躯体疾病、行为方面、环境和各种药物[83]。治疗失眠的第一步，根据患者的既往史和用药史、体格和精神检查，实验室检查包括甲状腺功能、血生化和心肺功能，首先明确哪些因素是可以进行治疗的[83,84]。需要特别关注的躯体疾病有：任何原因造成的慢性疼痛、肺部疾病、慢性肾脏病、神经系统疾病、多尿、前列腺或内分泌系统疾病。与失眠密切相关的疾病状态包括：心脏疾病、高血压、糖尿病、胃溃疡、关节炎、偏头痛、哮喘-慢性阻塞性肺疾病神经系统问题、月经相关问题、抑郁障碍和双相情感障碍[85,86]。原发性睡眠障碍包括RLS、睡眠呼吸暂停和昼夜节律紊乱[65,81,86]。需要对与失眠相关的药物进行评估，处方药和非处方药物都要评估，然后考虑更换药物或者改变服药时间。许多作用于中枢神经系统的药物，在药物的使用期和停药后对睡眠-觉醒模式都有影响[36,80,86]。需要关注的药物包括兴奋性物质[咖啡因、尼古丁和苯丙胺(amphetamine)]、酒精、激活性抗抑郁药(如SNRI和安非他酮)、伪麻黄碱(pseudoephedrine)、β受体阻滞剂、钙离子拮抗剂、皮质类固醇和多巴胺激动剂，甚至像利尿剂这样的药物都可能会造成夜间觉醒等睡眠问题。

失眠的心理治疗和药物治疗的比较

案例84-4，问题3：对于S.D.来说，有哪些适合的非药物治疗方法？

相对于药物治疗来说，CBT是一种安全有效的治疗方法，也可作为药物的增效治疗方法[34,35]。限制CBT使用的因素包括没有被广泛认识和应用以及时间成本高。对于老年人的短期失眠，药物和非药物治疗都是有效的。目前的证据显示，行为治疗所达到的睡眠改善，其持续的时间更长[34]。一项meta分析纳入了21项研究，比较了药物治疗和行为治疗对于成人长期失眠的疗效，发现这两种方法在觉醒次数、早醒时间、总睡眠时间和睡眠质量方面都达到了中等程度以上的改善，行为治疗比药物治疗更显著地减少

睡眠潜伏期的时间[87]。一项研究比较了CBT、药物(唑吡坦)和两者联合治疗63名入睡困难的年轻和中年患者的疗效[34]。3种治疗在改善睡眠潜伏期的百分比方面有显著差异(CBT 52%，唑吡坦14%，联合治疗52%，安慰剂17%)，在改善总睡眠时间方面没有明显差异。可以得出这样的结论，在治疗入睡困难方面，单独实施CBT或与药物联合使用比单独药物治疗更有效。CBT的主要优势体现在避免了药物治疗的成本、不良反应和药物相互作用。CBT的缺点包括：起效时间长，初始治疗费用高，在很多地区缺乏通过培训认证的实施者[88]。

案例84-4，问题4：关于S.D.使用劳拉西泮或苯二氮䓬类药物，需要注意哪些问题？

老年人使用苯二氮䓬类药物，应特别关注的问题是依赖性、跌倒风险、认知障碍和记忆减退。限制失眠患者长期使用安眠药物的原因是依赖性和非治疗性使用[89]。但失眠患者发生依赖的风险和非治疗性使用苯二氮䓬类药物的比例相对较低。一般情况下，当治疗无效或患者有物质滥用史或存在焦虑时，需要提高安眠药的剂量。尽管尚存在争议，但一般认为新一代的非苯二氮䓬类药物在依赖性和物质滥用方面的发生率低于苯二氮䓬类药物。最应该关注的是苯二氮䓬类药物在老年患者中所引起的跌倒和随之发生的髋部骨折。美国新泽西州医疗补助公布的42个月的汇总数据显示，超过125 000名65岁以上的老年人发生了与苯二氮䓬类药物相关的髋部骨折[90]。与没有暴露于苯二氮䓬类药物的患者相比，只要暴露于任何一种苯二氮䓬类药物，髋部骨折的发生率就高达54%，在对混淆变量进行校正后，髋部骨折的发生率为24%。半衰期短的苯二氮䓬类，其安全性并不比长半衰期的苯二氮䓬类高。在开始使用苯二氮䓬类的前2周是发生髋部骨折风险最高的时期。这些结果进一步支持了现行的临床建议，即相比于年轻人，老年人应使用低剂量的苯二氮䓬类药物。但此建议受到了质疑，因为基于对药物清除的考虑，只有长半衰期的苯二氮䓬类需要避免在老年患者中使用。应密切监测服用苯二氮䓬类药物的老年患者，预防药物引起的认知下降[91]。

案例84-4，问题5：对于S.D.使用苯海拉明，需要关注哪些问题？

不推荐老年人使用镇静性的抗组胺药物治疗失眠，因为没有证据显示可得到持续的治疗获益。抗组胺药物有明显的抗胆碱能效应、认知损害、口干、尿潴留和便秘[36,88,92]。对抗组胺药镇静作用的耐受可迅速出现(3~7日)，这对镇静作用的持续来说是一个问题[93,94]。

S.D.的失眠问题主要与夜尿增多有关。他自行使用锯棕榈治疗多尿的症状，而在急诊室就诊时他并没有提到(可能是因为医师没有询问他是否在使用非处方药物或草药)。医师应该询问患者是否正在使用非处方药物或草药来治疗某些症状。因此，治疗S.D.的失眠，应首先评估和治疗夜尿增多。S.D.出现过劳拉西泮的撤药症状。考虑

到老年人使用苯二氮䓬类存在很多潜在风险,建议 S.D. 停用劳拉西泮。不建议 S.D. 选用苯海拉明,因为苯海拉明的安眠效应持续时间短,而且会加重他的多尿症状和记忆损害。对许多老年患者而言,治疗失眠的最好方法是:了解引起失眠的原因,明确哪些原因是可以进行治疗的;进行睡眠卫生教育;避免使用苯二氮䓬类药物和抗组胺药(这两种药物的风险大于获益)。

儿童期失眠

儿童期的睡眠需求差异很大,1~3 岁需要 12~14 小时,青少年需要 8.5~9.5 小时[95]。所有的重度睡眠障碍都可能发生在儿童期,因此在对失眠进行评估时,需要考虑到 RLS、PLMS、睡眠呼吸暂停综合征和发作性睡病。儿童期入睡困难和维持睡眠障碍常见于 ADHD(25%~50%)和孤独谱系障碍(44%~83%)。在婴幼儿中,10%~30%存在睡前抵抗,可通过对父母进行教育来进行行为干预。在儿童期,导致睡眠问题的主要因素有入睡时间不固定、在床以外的地方睡觉、恐惧、精神和躯体状态[95]。

至少有 5%~10%的高中学生存在睡眠时相延迟,这是一种生理状态,他们在凌晨 1~3 点入睡,在早晨 9 点至中午醒来。但按照学校的作息要求必须早起,导致了高中生们长期存在睡眠剥夺。问卷调查数据显示,28%的高中生每周在学校至少睡着过一次,14%的高中生因为睡过头而迟到[95]。

通过行为干预可养成儿童期良好的睡眠习惯(固定入睡和起床时间,建立睡前程序)。儿童期就可以开始接受行为干预,一直持续到整个青少年期,形成终生的健康睡眠。没有任何安眠药获得 FDA 的批准用于儿童和青少年,缺乏有效的证据来指导医师使用药物治疗儿童期失眠。苯海拉明、可乐定和褪黑素常用于治疗儿童和部分青少年的睡眠障碍。尽管现在 NBRA 类药物在儿童群体的使用缺乏设计良好的研究,但这类药物在儿童期的使用量正在增加[96]。

妊娠期和哺乳期

案例 84-5

问题 1:J. J. ,32 岁,女性,妊娠 16 周。她搬进新家后发生了入睡困难和维持睡眠困难。她想了解能否像怀孕前一样服用唑吡坦来治疗失眠。她还想知道使用褪黑素或者其他非处方安眠药是否安全。

怀孕女性比非怀孕期间出现更多的失眠症状,许多人服用安眠药或镇静药。尽管需要经常使用安眠药,但由于担心致畸性,医疗机构通常不愿意为孕妇开处方药。在美国 FDA 妊娠期用药分级目录中,多西拉敏是 A 类,但是批准的适应证是妊娠剧吐而不是失眠[97]。苯海拉明是 B 类,是妊娠期最安全的安眠药[94]。然而,妊娠期的女性仅仅只有在需要时才考虑使用。不建议哺乳期使用镇静性抗组胺药,因为抗组胺药的抗胆碱能效应会减少乳汁的产生[99]。

考虑到褪黑素、雷美替胺和苏沃雷生对胎儿的风险未知,最好也避免在妊娠期使用[98]。

关于处方量最大的安眠药唑吡坦,美国儿科学会认为母亲在哺乳期可以服用唑吡坦,但应根据个体情况来权衡利弊[98,99]。其他 NBRA 类药物没有推荐在妊娠期和哺乳期使用的足够证据。

苯二氮䓬类药物是妊娠分级中的 D 类或 E 类,应避免在妊娠期使用。如果在妊娠期的中间 3 个月和后 3 个月使用,可升高新生儿呼吸抑制、新生儿肌无力和喂养困难的风险。在妊娠期的前 3 个月使用苯二氮䓬类药物有发生新生儿先天性腭裂的风险,但这个观点存在争议[100]。不推荐在哺乳期使用苯二氮䓬类药物,在大多数病例中,其风险大于获益[99]。

睡眠呼吸暂停

临床表现

案例 84-6

问题 1:E. S. ,56 岁男性患者,门诊主诉为慢性疲劳、精力不足、打鼾严重以及明显的睡眠不足。E. S. 前来诊所就诊的原因是:"在过去的 6 个月里,我和妻子一直在分房睡。我妻子说我响亮的鼾声和喘息声使她无法入睡。我整个白天都很困,经常打盹"。在提前退休后的 1 年时间里,他睡眠症状逐渐严重,体重增加[身高 183cm,体重 100kg,体重指数(BMI)29.8kg/m²],并发现了高血压。目前,E. S. 的血压是 145/92mmHg。现在每日早晨服用赖诺普利(lisinopril)25mg 和阿司匹林 81mg。

关于 E. S. 睡眠障碍的可能原因有哪些? 为什么对他来说,进行睡眠实验室分析很重要?

E. S. 存在的问题是睡眠质量下降、打鼾严重、气喘以及体重增长。引起这些症状的可能原因有很多,最严重的就是睡眠呼吸暂停综合征。睡眠呼吸暂停综合征(sleep apnea)是一种神经系统疾病,特征是持续 10 秒的呼吸短暂小发作,1 小时内可出现多次这种小发作。如果只是气流减少但没有呼吸暂停,那么称为低通气。大脑对呼吸暂停和低通气的反应是发出"微小唤醒"信号唤醒患者,刺激其呼吸[101,102]。这些频繁发放的"微小唤醒"信号使患者的总睡眠时间、慢波睡眠或快速眼动睡眠时间不足,患者得不到高质量的睡眠。阻塞性睡眠呼吸暂停综合征(obstructive sleep apnea,OSA)是睡眠呼吸暂停综合征中最常见的类型,当患者体重超过正常水平,将对喉部及悬雍垂造成压力,引起气道的狭窄,导致呼吸困难或呼吸暂停及严重打鼾。预计 3%~7%的男性和 2%~5%的女性符合 OSA 的诊断标准[102,103]。

使用多导睡眠描记法(如 EEG,眼电图,肌电图)测量的睡眠呼吸暂停/低通气指数(AHI)表示每小时的发作次数。依据 AHI 评分和伴有的日间过度睡眠的症状来诊断 OSA:>5~14(轻度),15~29(中度),>30(严重)[102]。

OSA 的危险因素包括：年龄 65 岁及以上、肥胖（BMI> 30）、男性、颜面解剖学异常、上呼吸道存在机械和神经特性的改变、遗传倾向、吸烟、睡前饮酒，以及高血压、糖尿病、多囊卵巢综合征、甲状腺功能减退症和妊娠的合并症[103]。高血压和体重增加可能导致 E.S. 出现睡眠困难。未经治疗的 OSA 与高血压、冠状动脉疾病和脑血管疾病的风险增加有关[104-106]。睡眠呼吸暂停综合征在普通女性人群中的发病率为 5%，在男性为 15%，但在高血压人群中这一比例增至 40%[104]。对 OSA 进行治疗可以改善血压控制情况，可增加恢复性睡眠的时间。值得注意的是，OSA 可发生于非肥胖者及包括婴儿在内的所有年龄人群[103,105]。与呼吸相关的睡眠障碍，包括打鼾，即使对于体重正常的年轻人也是高血压的一个重要危险因素[104]。

在睡眠实验室通过多导睡眠描记法进行整夜观察，可确诊或除外睡眠呼吸暂停综合征，并可对 OSA 与不常见的中枢性睡眠呼吸暂停进行鉴别[102,105]。中枢性睡眠呼吸暂停导致睡眠过程中呼吸反复开始和停止。因为大脑不会向控制呼吸的肌肉发送适当的信号（隔膜在试图吸入空气时不会移动）[105]。中枢性睡眠呼吸暂停的治疗需要使用持续正压给氧（continuous positive airway pressure，CPAP）、减轻体重或改善解剖学的通气状况以缓解症状。中枢性睡眠呼吸暂停经常与 OSA 伴发存在。

药物治疗的注意事项

> **案例 84-6，问题 2：** 睡眠实验室的分析结果确诊了 E.S. 的睡眠问题是 OSA。每小时内平均发生 65 次呼吸暂停。E.S. 的体重增加和活动少可能是造成 OSA 的原因。为何不能使用安眠药来治疗 E.S. 的失眠？

安眠药、酒精或任何中枢神经抑制剂均可危及睡眠呼吸暂停患者的生命，故不能用于 E.S.。中枢神经抑制剂影响因呼吸暂停而发出的，为刺激呼吸恢复所需的微小唤醒信号。对本病例来说，睡眠实验室的观察结果挽救了 E.S. 的生命，避免了由于服用具有中枢神经抑制作用的安眠药而造成的病情恶化。

可采用气管切开术、鼻腔手术、扁桃体切除术、悬雍垂腭咽成形术和经鼻或者经口腔的 CPAP 治疗 OSA[98]。减肥和 CPAP 是最有效的治疗方法，坚持才能够保持疗效[102,105]。进行 CPAP 治疗时，患者每晚戴着一个很轻的面罩，由机器持续提供气流来预防呼吸停止并改善睡眠。虽然 CPAP 对阻塞性和中枢性睡眠呼吸暂停均有效，但疗效持续时间太短，当停止使用此方法时，呼吸暂停会重新出现。一项对夜间发生心动过缓以及睡眠呼吸暂停患者的初步研究显示，植入永久性心脏起搏器可以显著改善心动过缓以及睡眠呼吸暂停的症状[106]。目前来说，对于 E.S. 的高血压和睡眠呼吸暂停，最好的治疗方法是减肥和 CPAP。

> **案例 84-6，问题 3：** 如果减重、手术或者 CPAP 都没有效果或无法进行，什么药物可以有效地治疗 E.S. 的睡眠呼吸暂停？

莫达非尼（modafinil）和阿莫达非尼（armodafinil）是治疗发作性睡病的药物，经 FDA 批准也可用于治疗由阻塞性睡眠呼吸暂停综合征或倒班造成的日间嗜睡。对于 E.S.，这两种药作为每晚 CPAP 的辅助治疗，早晨服用莫达非尼 200~400mg 或阿莫达非尼 150~200mg[108,109]。在 20 世纪 80 年代，已有关于普罗替林（protriptyline）改善患者 AHI 方面的证据，但该药未经 FDA 批准，仅用于少数睡眠呼吸暂停患者[109]。

发作性睡病

发作性睡病（narcolepsy）是一种不能治愈的神经系统疾病，主要特点为不可抗拒的睡眠发作，每日发生 3~5 次，可发生在患者清醒状态的任何时候。发作性睡病可伴发猝倒的发生，60%~90% 的患者可发生猝倒[110]。猝倒指面部和肢体肌张力的突然丧失，通常由情绪激动或大笑引起。猝倒可能是不易察觉的，比如患者出现跛行或不能移动，也可能出现戏剧性的倒向地板[111]。睡眠发作时可出现入睡前幻觉（如幻听、幻视、幻触），即感知觉障碍。患者会看到或感觉到想象中的客体、或听到不存在的声音。睡瘫是在入睡时和觉醒时发生的一种可怕经历；发作时患者不能活动肢体，不能说话甚至不能深呼吸。幸好，发作性睡病患者的睡瘫发作只是一种短暂的（持续时间< 10 分钟）良性过程。10%~20% 的患者出现 EDS、猝倒、入睡前幻觉和睡瘫症。除了日间睡眠过度，以上的症状都发生在、或部分发生在快速眼动睡眠[13,101,110]。

发作性睡病的症状通常从青春期就开始出现，但是直到 20 岁左右才被确诊。早期症状表现为日间嗜睡及夜间睡眠质量低。发作性睡病患者的睡眠周期不稳定，频繁出现快速眼动睡眠、睡眠不规律和慢波睡眠减少。在睡眠实验室通过多导睡眠描记法可以确诊发作性睡病。发作性睡病的睡眠结构发生了明显改变，患者没有 90 分钟的潜伏期，直接进入快速眼动睡眠[101,110]。脑脊液下丘脑分泌素的浓度<110pg/ml 也是发作性睡病的一个诊断标准。10%~20% 的患者出现 EDS、猝倒、催眠幻觉和睡眠麻痹的症状。对已去世的发作性睡病患者做脑部检查发现，下丘脑分泌素的神经元减少了 85%~95%[111]。

不明原因引起的自身免疫应答损害了位于下丘脑的下丘脑分泌素（食欲素）细胞，发生睡眠-觉醒循环紊乱。下丘脑分泌素（食欲素）还参与体重控制、体液平衡和体温控制[101,110]。

治疗方法的比较

治疗发作性睡病的最佳治疗方案包括对睡眠发作和猝倒同时进行治疗。Ⅱ类管控目录药物哌甲酯（methylphenidate）和右苯丙胺（dextroamphetamine）是用于治疗发作性睡病的一线药物，65%~85% 的患者可获得明显的症状改善。混合性苯丙胺盐（mixed amphetamine salts）也是 FDA 批准用于治疗发作性睡病的药物[101]。哌甲酯和苯丙胺的作用机制是增加了多巴胺与去甲肾上腺素的神经传递。C-IV 类管控目录药物莫达非尼（modafinil）能有效治疗发作性睡病而且滥用风险小。其作用机制尚未完全清楚,可能是通过刺激肾上腺素能、去甲肾上腺素能、组胺能、GABA-调节、谷氨酸能以及下丘脑分泌素(食欲素)来增加觉醒时间[3,116]。阿莫达非尼(armodafinil)是莫达非尼的右旋对映体,其治疗效果、不良反应特性、半衰期和滥用风险与莫达非尼相似[110]。总的来说,这些兴奋性药物可减少睡眠发作的次数,提高工作效率,延长入睡时间,但是不能完全消除睡眠发作。在发作性睡病起病时尝试使用免疫抑制剂治疗的研究正在进行中。免疫抑制治疗的假说认为,在病理性免疫应答期使用免疫制剂可以阻止或减少下丘脑分泌素系统的损伤,预防发生发作性睡病[101,110]。

精神兴奋性药物和莫达非尼治疗猝倒无效,但是使用小剂量抗抑郁药可以减少猝倒的发作。最早使用的是三环类抗抑郁药[丙米嗪(imipramine)和氯米帕明],普罗替林、去甲丙米嗪(desipramine)和SSRI(氟西汀、舍曲林以及帕罗西汀)也被证实有效[101]。与TCA相比,SSRI和普罗替林的优点是较少发生日间困倦感。抗抑郁药物治疗猝倒的作用机制与抑制快速眼动睡眠有关。基于大多数的研究都是小样本的无对照的,一篇来自Cochrane数据库的评价认为没有充分的证据推荐抗抑郁药物作为治疗发作性睡病的有效药物[114]。然而,对发作性睡病这样罕见的疾病很难设计大规模的研究[101]。此外,没有研究显示抗抑郁药能减少睡眠发作的频率[101,110,112]。

羟基丁酸钠(sodium oxybate),是一种抑制中枢神经系统的γ-羟基丁酸盐,是经过美国FDA批准用于治疗猝倒和发作性睡病日间嗜睡的药物。羟基丁酸钠治疗猝倒的作用机制与减少快速眼动睡眠、改善睡眠质量和增加3期、4期慢波睡眠有关[101,112]。患者就寝后,必须在夜间服用2次羟丁酸钠,以巩固6~8小时的睡眠。在2项随机、双盲、安慰剂对照试验中,羟基丁酸钠每晚9g(睡前450mg,2~4小时后450mg),发作性睡病患者发生猝倒的频率中位数明显减少了69%。4.5~9g治疗8周后,猝倒发作频率中位数减少了57%~85%,与剂量相关。使用Epworth嗜睡量表进行评价,两项试验都显示了日间嗜睡减少了6%~30%,日间睡眠发作减少了20%~43%[107]。羟基丁酸钠的滥用风险很高,属于Ⅲ类管控药物。它仅通过管控手段来获取,在美国通过Xyrem Success Program提供,仅使用美国的一家中央药房进行配药[110,111]。

苯丙胺盐与氟西汀

问题 1: G. B. ,23岁男性,发作性睡病,目前每日早晨服用混合性苯丙胺盐缓释剂60mg治疗睡眠发作,睡前服用氟西汀20mg治疗猝倒。使用这两种药物治疗对G. B. 可能存在什么风险?

食欲缺乏、胃疼、紧张不安、易激惹、失眠和头疼是这些中枢兴奋性药物的常见副作用[101]。发作性睡病患者服用任何剂量的兴奋性药物都有可能发生精神病性反应,停药后症状可消失。长期使用兴奋性药物会发生严重的并发

症,如高血压和肝功能异常。服用兴奋性药物,即使较高剂量时(80mg 苯丙胺),也不会使发作性睡病患者达到正常的清醒水平,有时还会干扰夜间睡眠。为了预防服用中枢兴奋性药物引起的失眠,药物必须在下午3点以前服用。某些发作性睡病患者服用兴奋性药物会逐渐产生耐药性[101,110,113]。采用药物"假日"的方法可使患者重新获得药物的治疗效果,但许多患者在发生耐药性时自行增加药物剂量。一项对116名使用兴奋性药物治疗发作性睡病的病例对照研究显示,超剂量服用中枢兴奋性药物会明显增加患精神疾病、物质滥用、住院治疗、快速性心律失常和食欲缺乏的风险[101,113]。

氟西汀(fluoxetine)能改善猝倒,但加重夜间失眠,引起患者坐立不安、头痛、恶心和性功能障碍如性快感缺失[73,112]。此外,氟西汀是CYP2D6的潜在抑制剂,会引起苯丙胺的水平升高[114]。G. B. 在开始使用氟西汀治疗后,需要进行密切监测,苯丙胺的剂量需调低30%~60%以减少副作用的发生并预防中毒。氟西汀治疗猝倒的最佳剂量还没有确定,但应使用最低有效剂量,减少不良反应发生的风险。

莫达非尼和羟基丁酸钠盐

案例 84-7,问题 2: 在使用苯丙胺盐和氟西汀治疗后,G. B. 出现了不能忍受的紧张不安、易激惹和夜间失眠,并且猝倒症状没有得到改善。G. B. 要求改用莫达非尼和羟基丁酸钠盐,联合使用这两种药物对他有无益处?

目前没有充分的临床对照试验来比较莫达非尼和其他中枢神经系统兴奋性药物的作用;早晨服用推荐剂量每日200~400mg对中枢神经系统影响不大,较少引起失眠[115]。与兴奋性药物相比,莫达非尼滥用风险小,属于Ⅳ类管控药物。在服用莫达非尼推荐剂量每日200mg或每日400mg的238位患者中,只有头疼的发生概率高于安慰剂组。在患者就诊时,需要告知食欲缺乏、紧张、坐立不安心率和血压的改变等与剂量相关的不良反应。莫达非尼的最大耐受剂量为每日600mg,在耐受性试验观察中发现每日800mg可产生血压增高,心率加快[116]。用滴定法逐渐加大药物剂量可增加耐受性。阿莫达非尼,莫达非尼的立体异构体,常用的有效剂量为每日150~250mg,和莫达非尼有类似的不良反应特点[110,115]。

与抗抑郁药相比,羟基丁酸钠的优势在于改善日间的觉醒状态。一项包含278名患者的对照试验显示,与莫达非尼单药治疗组相比,莫达非尼联合羟基丁酸钠治疗增加慢波睡眠的时间(3期和4期睡眠),改善夜间睡眠紊乱[117]。羟基丁酸钠与莫达非尼一起使用安全有效。鉴于呼吸抑制的风险,羟基丁酸钠禁止与作用于中枢神经系统的抗抑郁药物和安眠药联用[111]。

案例 84-7,问题 3: 当G. B. 的药物换为莫达非尼和羟基丁酸钠后应给他哪些用药建议?

应告知服用莫达非尼的患者注意药物相互作用。代谢酶的诱导：莫达非尼诱导 CYP3A4 在肠道的代谢，可降低三唑仑和炔雌醇的血药浓度[118]。代谢酶的抑制：莫达非尼与氯氮平同时服用可能会发生毒性反应，其机制可能是莫达非尼对 CYP2C19 的抑制[119]。因为莫达非尼越来越多的用于治疗其他疾病，包括与帕金森病并发的日间嗜睡、纤维肌痛、睡眠呼吸暂停、与多发性硬化并发的疲劳和注意力缺陷多动障碍，所以对于药物相互作用的监测尤为重要[120-122]。

羟基丁酸钠应空腹服用以达到最大疗效，禁用于睡眠呼吸障碍、睡眠呼吸暂停、酒精或物质滥用者[112]。羟基丁酸钠的常见不良反应包括恶心、头痛、头晕和遗尿症。临床试验已证实了羟基丁酸钠和莫达非尼联用的安全性[117]，但有发生严重副作用的报道如疼痛、精神疾病、抑郁和新发的自杀观念[123]。应告知 G. B. 和他的家人使用羟基丁酸钠和莫达非尼的风险和获益，即发生严重不良反应的风险和治疗猝倒和失眠的疗效。服用药物期间应进行密切监测，尤其是服药的第 1 周和调整剂量期间[123]。指导 G. B. 正确服用羟基丁酸钠，每晚睡前服用一半剂量，然后设置闹钟，4小时后服用另一半剂量。

打盹和其他行为干预

案例 84-7，问题 4：已经向 G. B. 解释了药物治疗的益处、可能的风险以及进行规律性复诊的重要性，他也同意向他的初级保健医师定期报告药物疗效以及副作用。医师提醒 G. B. 在日间打盹间隔期间服药。为什么打盹有助于 G. B. 的治疗？还有哪些行为干预法有助于发作性睡病的治疗？

计划午餐后打盹 15～20 分钟，在下午 5 点 30 分重复，这样可使发作性睡病患者保持清醒，延长睡眠发作间隔期的时间。加入已成立的发作性睡病支持小组，可帮助 G. B. 更好的应对这种可影响终生的慢性疾病。G. B. 还应当戒酒，并调整入睡及起床时间，建立良好的睡眠习惯[101,110]。

（熊玉兰 译，张卫华 校，姚贵忠 审）

参考文献

1. Stevens S, Hening WA. Sleep and wakefulness. In: Goetz CG. *Textbook of Clinical Neurology*. 3rd ed. Philadelphia, PA: Saunders; 2007:21.
2. Jha PK et al. Circadian rhythms in glucose and lipid metabolism in nocturnal and diurnal mammals. *Mol Cell Endocrinol*. 2015;418(Pt 1):74–88.
3. Ram S et al. Prevalence and impact of sleep disorders and sleep habits in the United States. *Sleep Breath*. 2010;14:63.
4. Laposky AD et al. Reducing health disparities: the role of sleep deficiency and sleep disorders. *Sleep Med*. 2016;18:3–6.
5. Ford ES et al. Trends in outpatient visits for insomnia, sleep apnea, and prescriptions for sleep medications among US adults: findings from the National Ambulatory Medical Care Survey 1999–2010. *Sleep*. 2014;37:1283.
6. Roth T et al. Prevalence and perceived health associated with insomnia based on DSM-IV-TR; International Statistical Classification of Diseases and Related Health Problems, Tenth Revision; and Research Diagnositc Criteria / International Classification of Sleep Disorders, Second Edition Criteria: Results from the America Insomnia Survey. *Biol Psychiatry*. 2011;69:592.
7. Ford ES et al. Trends in insomnia and excessive daytime sleepiness among US adults from 2002 to 2012. *Sleep Med*. 2015;16:372.
8. Dewan NA et al. Intermittent hypoxemia and OSA. *Chest*. 2015;147:266.
9. Mohsenin V. Obstructive sleep apnea and hypertension: a critical review. *Curr Hypertens Rep*. 2014;16:482.
10. Merlino G et al. Sleep-related movement disorders. *Neurol Sci*. 2012;33:491.
11. Rye DB. Restless legs syndrome and periodic leg movements of sleep. *Neurol Clin*. 2012;30:1137.
12. Longstreth WT et al. The epidemiology of narcolepsy. *Sleep*. 2007;30:13.
13. Mason TB, Jr, Pack AI. Pediatric parasomnias. *Sleep*. 2007;30:141.
14. U.S. Food & Drug Administration. Consumer updates. Side effects of sleep Drugs. https://wayback.archive-it.org/7993/20161024065915/ http://www.fda.gov/downloads/ForConsumers/ConsumerUpdates/ UCM107761.pdf. Accessed June 18, 2015.
15. Carskadon MA, Dement WC. Normal human sleep: an overview. In: Kryger MH et al, eds. *Principles and Practice of Sleep Medicine*. 5th ed. Philadelphia, PA: WB Saunders; 2011:16.
16. Moszczynski A et al. Neurobiological aspects of sleep physiology. *Neuro Clin*. 2012;30:963.
17. Provencio I. Chronobiology. In: Sadock B et al, eds. *Kaplan and Sadock's Comprehensive Textbook of Psychiatry*. 9th ed. Philadelphia, PA: Lippincott Williams and Wilkins; 2009:198.
18. McGinty D, Szymusiak R. Neural control of sleep in mammals. In: Kryger MH et al, eds. *Principles and Practice of Sleep Medicine*. 5th ed. Philadelphia, PA: WB Saunders; 2011:76.
19. Ebrahim IO et al. Hypocretin (orexin) deficiency in narcolepsy and primary hypersomnia. *J Neurol Neurosurg Psychiatry*. 2003;74:127.
20. Taber KH, Hurley RA. Functional neuroanatomy of sleep and sleep deprivation. *J Neuropsychiatry Clin Neurosci*. 2006;18:1.
21. Greco M et al. Opiodergic projections to sleep-active neurons in the ventrolateral preoptic nucleus. *Brain Res*. 2008;1245:96.
22. Lancel M. Role of GABAA receptors in the regulation of sleep: initial sleep responses to peripherally administered modulators and agonists. *Sleep*. 1999;22:33.
23. Winsky-Sommerer R. Role of GABAA receptors in the physiology and pharmacology of sleep. *Eur J Neurosci*. 2009;29:1779.
24. Arbon EL et al. Randomised clinical trial of the effects of prolonged-release melatonin, temazepam and zolpidem on slow-wave activity during sleep in healthy people. *J Psychopharm*. 2015;29:764.
25. *The International Classification of Sleep Disorders*. 3rd ed. Westchester, IL: American Academy of Sleep Medicine; 2014.
26. *Diagnostic and Statistical Manual of Mental Disorders*. 5th ed. Washington, DC: American Psychiatric Association; 2013.
27. Morin CM et al. Epidemiology of insomnia: prevalence, course, risk factors, and public health burden. *Sleep Med Clin*. 2013;8:281.
28. Taylor DJ et al. Comorbidity of chronic insomnia with medical problems. *Sleep*. 2007;30:213.
29. Sivertsen B et al. The epidemiology of insomnia: associations with physical and mental health. *J Psychosom Res*. 2009;67:109.
30. Neikrug AB et al. Sleep disorders in the older adult – a mini-review. *Gerontology*. 2010;56:181.
31. Shutte-Rodin S et al. Clinical guideline for the evaluation and management of chronic insomnia in adults. *J Clin Sleep Med*. 2008;4(5):487–504.
32. Morgenthaler T et al. Practice parameter for the psychological and behavioral treatment of insomnia: an update. An American Academy of Sleep Medicine report. *Sleep*. 2006;29:1415.
33. Hood HK et al. Cognitive-behavioral therapy for chronic insomnia. *Curr Treat Options Neurol*. 2014;16:321.
34. Jacobs GD et al. Cognitive behavior therapy and pharmacotherapy for insomnia: a randomized controlled trial and direct comparison. *Arch Intern Med*. 2004;164:1888.
35. Benca RM. Diagnosis and treatment of chronic insomnia: a review. *Psychiatr Serv*. 2005;56:332.
36. Buysse DJ. Insomnia. *JAMA*. 2013;309:706.
37. Morin CM et al. Chronic insomnia. *Lancet*. 2012;379:1129.
38. Morin AK et al. Therapeutic options for sleep-maintenance and sleep-onset insomnia. *Pharmacotherapy*. 2007;27:89.
39. Erman MK. Influence of pharmacokinetic profiles on safety and efficacy of hypnotic medications. *J Clin Psychiatry*. 2006;67(Suppl 13):9.
40. Morlock RJ et al. Patient characteristics and patterns of drug use for sleep complaints in the United States: analysis of National Ambulatory Medical Survey data, 1997–2002. *Clin Ther*. 2006;28:1044.
41. Curry DT et al. Pharmacologic management of insomnia: past, present, and future. *Psychiatr Clin North Am*. 2006;29:871.
42. Zee PC, Goldstein CA. Treatment of shift work disorders and jet lag. *Curr Treat Options Neurol*. 2010;12:396.
43. Drover DR. Comparative pharmacokinetics and pharmacodynamics of short-acting hypnosedatives: zaleplon, zolpidem and zopiclone. *Clin Pharmacokinet*. 2004;43:227.

44. Bunney WE, Jr et al. Report of the Institute of Medicine Committee on the efficacy and safety of Halcion. *Arch Gen Psychiatry*. 1999;56:349.

45. Rudolph U et al. GABA$_A$ receptor subtype functions. *Curr Opin Pharmacol*. 2006;6:18.

46. Herxheimer A, Petrie KJ. Melatonin for the prevention and treatment of jet lag. *Cochrane Database Syst Rev*. 2002;(2):CD001520.

47. Van der Heijden KB et al. Effect of melatonin on sleep, behavior and cognition in ADHD and chronic sleep-onset insomnia. *J Am Acad Child Adolesc Psychiatry*. 2007;46:233.

48. Sherwood DA et al. Ramelteon (Rozerem): a novel treatment option for patients with insomnia. *P T*. 2007;32:427.

49. Rozerem (ramelteon tablets) [product information]. Lincolnshire, IL: Takeda Pharmaceuticals America; 2010.

50. Borja NL et al. Ramelteon for the treatment of insomnia. *Clin Ther*. 2006;28:1540.

51. Mayer G et al. Efficacy and safety of 6-month nightly ramelteon administration in adults with chronic primary insomnia. *Sleep*. 2009;32:351.

52. Johnson MW. Ramelteon: a novel hypnotic lacking abuse liability and sedative adverse effects. *Arch Gen Psychiatry*. 2006;63:1149.

53. Roehrs TA et al. Twelve months of nightly zolpidem does not lead to rebound insomnia or withdrawal symptoms: a prospective placebo-controlled study. *J Psychopharmacol*. 2012;26:1088.

54. Roth T et al. An evaluation of the efficacy and safety of eszopiclone over 12 months in patients with primary insomnia. *Sleep Med*. 2005;6(6):478–495.

55. Ambien (zolpidem tablets) [product information]. Bridgewater, NJ: Sanofi-Aventis US LLC; 2014.

56. Zolpimist (zolpidem oral spray) [product information]. Louiville, KY: Magna Pharmaceuticals; 2016.

57. U.S. Food and Drug Administration. FDA Drug Safety Communication: FDA approves new label changes and dosing for zolpidem products and a recommendation to avoid driving the day after using Ambien CR. http://www.fda.gov/drugs/drugsafety/ucm352085.htm. Accessed June 18, 2015.

58. Zammit G. Comparative tolerability of newer agents for insomnia. *Drug Saf*. 2009;32:735.

59. Najib J. Eszopiclone, a nonbenzodiazepine sedative-hypnotic agent for the treatment of transient and chronic insomnia. *Clin Ther*. 2006;28:491.

60. Lunesta (eszopiclone tablets) [product information]. Marlborough, MA: Sunovion Pharmaceuticals; 2014.

61. Krystal AD et al. Sustained efficacy of eszopiclone over 6 months of nightly treatment: results of a randomized, double-blind, placebo-controlled study in adults with chronic insomnia. *Sleep*. 2003;26:793.

62. Walsh JK et al. Nightly treatment of primary insomnia with eszopiclone for six months: effect on sleep, quality of life, and work limitations. *Sleep*. 2007;30:959.

63. Citrome L. Suvorexant for insomnia: a systematic review of the efficacy and safety profile for this newly approved hypnotic – what is the number needed to treat, number needed to harm and likelihood to be helped or harmed? *Int J Clin Pract*. 2014;68:1429–1441.

64. Michelson D et al. Orexin receptor antagonism and efficacy of suvorexant during 1-year treatment of insomnia with subsequent abrupt treatment discontinuation: a phase 3 randomized, double-blind, placebo-controlled trial. *Lancet Neurol*. 2014;13:461–471.

65. Ancoli-Israel S. The impact and prevalence of chronic insomnia and other sleep disturbances associated with chronic illness. *Am J Manag Care*. 2006;12(8 Suppl):S221.

66. Krystal AD. Sleep and psychiatric disorders: future directions. *Psychiatr Clin North Am*. 2006;29:1115.

67. Fondell E et al. Short natural sleep is associated with higher T cell and lower NK cell activities. *Brain Behav Immun*. 2011;25:1367.

68. [No authors listed]. Drugs that may cause psychiatric symptoms. *Med Lett Drugs Ther*. 2002;44:59.

69. Thombs BT. Prevalence of depression in survivors of acute myocardial infarction. *J Gen Intern Med*. 2006;12:30.

70. Greenblatt DJ et al. Clinical pharmacokinetics of anxiolytics and hypnotics in the elderly. Therapeutic considerations (Part I). *Clin Pharmacokinet*. 1991;21:165.

71. Dement WC. Introduction. Clinical considerations. Overview of the efficacy and safety of benzodiazepine hypnotics using objective methods. *J Clin Psychiatry*. 1991;52(Suppl):27.

72. Dell'osso B et al. Do benzodiazepines still deserve a major role in the treatment of psychiatric disorders? A critical reappraisal. *Eur Psychiatry*. 2013;28:7.

73. Becker PM, Sattar M. Treatment of sleep dysfunction and psychiatric disorders. *Curr Treat Options Neurol*. 2009;11:349.

74. Sutton EL. Psychiatric disorders and sleep issues. *Med Clin N Am*. 2014;98:1123.

75. Vogel GW et al. Drug effects on REM sleep and on endogenous depression. *Neurosci Biobehav Rev*. 1990;14:49.

76. Arnedt JT et al. Treatment options for sleep disturbances during alcohol recovery. *J Addict Dis*. 2007;26:41.

77. Mendelson WB. A review of the evidence for the efficacy and safety of trazodone in insomnia. *J Clin Psychiatry*. 2005;66:469.

78. Stahl SM. Mechanism of action of trazodone: a multifunctional drug. *CNS Spectr*. 2009;14:536–546.

79. Markov D, Doghramji K. Doxepin for insomnia. *Curr Psychiatry*. 2010;9:67.

80. Ancoli-Israel S. Sleep and its disorders in aging populations. *Sleep Med*. 2009;10(Supp 1):S7.

81. Espiritu JR. Aging-related sleep changes. Sleep in elderly adults. *Clin Geriatr Med*. 2008;24:1.

82. Vitiello MV Growing old should not mean sleeping poorly: recognizing and properly treating sleep disorders in older adults. *J Am Geriatr Soc*. 2007;55:1882.

83. Kamel NS, Gammack JK. Insomnia in the elderly: cause, approach and treatment. *Am J Med*. 2006;119:463.

84. Passarella S, Duong MT. Diagnosis and treatment of insomnia. *Am J Health Syst Pharm*. 2008;65:927.

85. Budhiraja R et al. Prevalence and polysomnographic correlates of insomnia comorbid with medical disorders. *Sleep*. 2011;34:859.

86. Benca RM et al. Special considerations in insomnia diagnosis and management: depressed, elderly, and chronic pain populations. *J Clin Psychiatry*. 2004;65(Suppl 8):26.

87. Smith MT et al. Comparative meta-analysis of pharmacotherapy and behavior therapy for persistent insomnia. *Am J Psychiatry*. 2002;159:5.

88. Suhl J. The neuropharmacology of sleep disorders: better sleeping through chemistry? *J Pharm Pract*. 2007;20:181.

89. Krystal AD. The changing perspective on chronic insomnia management. *J Clin Psychiatry*. 2004;65(Suppl 8):20.

90. Wagner AK et al. Benzodiazepine use and hip fractures in the elderly: who is at greatest risk? *Arch Intern Med*. 2004;164:1567.

91. Billioti de Gage S et al. Benzodiazepine use and risk of Alzheimer's disease: a case-control study. *BMJ*. 2014;349:g5205.

92. Tariq SH, Pulisetty S. Pharmacotherapy for insomnia. *Clin Geriatr Med*. 2008;24:93.

93. Glass JR et al. Effects of 2-week treatment with temazepam and diphenhydramine in elderly insomniacs: a randomized, placebo-controlledtrial. *J Clin Psychopharmacol*. 2008;28:182.

94. Richardson GS et al. Tolerance to daytime sedative effects of H1 antihistamines. *J Clin Psychopharmacol*. 2002;22:511.

95. Meltzer LJ, Mindell JA. Sleep and sleep disorders in children and adolescents. *Psychiatr Clin North Am*. 2006;29:1059.

96. Troester MM et al. Pediatric sleep pharmacology: a primer. *Semin Pediatr Neurol*. 2015;22:135.

97. Okun ML et al. A review of sleep-promoting medications used in pregnancy. *Am J Obstet Gynecol*. 2015;214:428.

98. Committee on Drugs. American Academy of Pediatrics. Use of psychoactive medication during pregnancy and possible effects on the fetus and newborn. *Pediatrics*. 2000;105(4, pt):880.

99. Eberhard-Gran M et al. Use of psychotropic medications in treating mood disorders during lactation: practical recommendations. *CNS Drugs*. 2006;20:187.

100. Dolovitch LR et al. Benzodiazepine use in pregnancy and major malformations or oral cleft: meta-analysis of cohort and case-control studies. *BMJ*. 1998;317:839.

101. Erman MK. Selected sleep disorders: restless legs syndrome and periodic limb movement disorder, sleep apnea syndrome, and narcolepsy. *Psychiatr Clin North Am*. 2006;29:947.

102. Greenstone M, Hack M. Obstructive sleep apnea. *BMJ*. 2014;348:g3745.

103. Punjabi NM. The epidemiology of adult obstructive sleep apnea. *Proc Am Thorac Soc*. 2008;5:136–143.

104. Borgel J et al. Obstructive sleep apnea and blood pressure. *Am J Hypertens*. 2004;17(12, pt 1):1081.

105. Jean-Louis G et al. Cardiovascular disease risk reduction with sleep apnea treatment. *Expert Rev Cardiovasc Ther*. 2010;8:995

106. Martin JM et al. Association between treated and untreated obstructive sleep apnea and risk of hypertension. *JAMA*. 2012;307(20):2169–2176.

107. Garrigue S et al. Benefit of atrial pacing in sleep apnea syndrome [published correction appears in N Engl J Med. 2002;346:872]. *N Engl J Med*. 2002;346:404.

108. Keating GM, Raffin MJ. Modafinil: a review of its use in excessive sleepiness associated with obstructive sleep apnoea/hypopnoea syndrome and shift work sleep disorder. *CNS Drugs*. 2005;19:785.

109. Dopheide JA. Medication effects. In: Kushida CA, ed. *Obstructive Sleep Apnea: Diagnosis and Treatment*. New York, NY: Informa Healtcare USA; 2007:295.

110. Ahmed I, Thorpy M. Clinical features, diagnosis and treatment of narcolepsy. *Clin Chest Med*. 2010;31:371.

111. Robinson DM, Keating GM. Sodium oxybate: a review of its use in the

management of narcolepsy [published correction appears in CNS Drugs. 2007;21:692]. *CNS Drugs*. 2007;21:337.

112. Vignatelli L et al. Antidepressant drugs for narcolepsy. *Cochrane Database Syst Rev*. 2008;(1):CD003724 pub3.

113. Auger RR et al. Risk of high-dose stimulants in the treatment of disorders of excessive somnolence: a case-control study. *Sleep*. 2005;28:667.

114. Weiss M et al. A randomized, double-blind trial of paroxetine and/or dextroamphetamine and problem-focused therapy for attention-deficit/hyperactivity disorder in adults. *J Clin Psychiatry*. 2006;67:611.

115. Hirai N, Nishino S. Recent advances in the treatment of narcolepsy. *Curr Treat Options Neurol*. 2011;13:437–457.

116. Wong YN et al. A double-blind, placebo-controlled, ascending-dose evaluation of the pharmacokinetics and tolerability of modafinil tablets in healthy male volunteers. *J Clin Pharmacol*. 1999;39:30.

117. Black J et al. The nightly administration of sodium oxybate results in significant reduction in the nocturnal sleep disruption of patients with narcolepsy. *Sleep Med*. 2009;10:829.

118. Robertson P, Jr et al. Effect of modafinil on the pharmacokinetics of ethinyl estradiol and triazolam in healthy volunteers. *Clin Pharmacol Ther*. 2002;71:46.

119. Dequardo JR. Modafinil-associated clozapine toxicity. *Am J Psychiatry*. 2002;159:1243.

120. Hogl B et al. Modafinil for the treatment of daytime sleepiness in Parkinson disease: a double-blind, randomized, crossover, placebo-controlled polygraphic trial. *Sleep*. 2002;25:905.

121. Rammohan KW et al. Efficacy and safety of modafinil (Provigil) for the treatment of fatigue in multiple sclerosis: a two centre phase 2 study. *J Neurol Neurosurg Psychiatry*. 2002;72:179.

122. Biederman J et al. A comparison of once-daily and divided doses of modafinil in children with attention-deficit/hyperactivity disorder: a randomized, double-blind, and placebo-controlled study. *J Clin Psychiatry*. 2006;67:727.

123. Ortega-Albas JJ et al. Sodium oxybate and modafinil: a good combination? *Sleep Med*. 2010;11:956.

85

第85章　精神分裂症

Richard J. Silvia，Robert L. Dufresne，and Justin C. Ellison

核心原则

		章节案例
①	精神分裂症是一种会反复发作的异质性综合征,包括阳性和阴性症状。这些症状群会对患者的生活质量、功能恢复和预后产生不同影响。在疾病首次发作之前的数月,患者可能已经出现不为人注意的前驱症状。精神分裂症可急性或隐匿起病,会对日常生活和社会功能造成影响。	案例85-1(问题1和2) 表85-1~表85-3
②	根据患者所处疾病发展阶段的不同,治疗目标也随之不同。在急性期,稳定病情和保障安全是主要目标。在稳定期,维持病情稳定和改善功能是主要目标。治疗方法包括药物治疗和非药物治疗。	案例85-1(问题3~5)
③	在为精神分裂症患者选择合适的治疗方案时,需要考虑许多因素。患者方面的因素包括共患病、靶症状、既往依从性、个人及亲属的药物治疗反应史等。药物相关因素包括有效性、安全性、药代动力学特性、药物相互作用及经济性。	案例85-1(问题6、7、10、11、14、15、22、26、27、30和33) 表85-5~表85-7,表85-9
④	抗精神病药的不良反应具有多样性,包括急性和慢性锥体外系运动障碍、代谢紊乱(如体重增加、血糖及血脂水平的变化)、镇静及直立性低血压等。应当全程监测并及时处理不良反应,从而确保治疗的持续安全性,避免治疗终止。	案例85-1(问题8、9、15~25和27~30) 表85-4~表85-7,表85-10~表85-13,图85-1
⑤	对于那些对足量足疗程治疗反应欠佳的患者,应评估其依从性。抗精神病药的长效注射针剂可能有助于提高患者的依从性。对于那些对2种及以上抗精神病药充分治疗都反应不佳的难治性患者,可考虑使用氯氮平治疗。但是,由于氯氮平具有引起粒细胞减少的风险,因此在治疗期间应当严密监测血象。	案例85-1(问题12~14、26和30~32) 表85-8,表85-13
⑥	对于育龄期女性的治疗,需要特别注意一些问题。未经治疗的精神症状可导致母亲自我照顾不佳以及对胎儿监护不足。除此之外,还可能导致物质滥用、危险行为甚至自杀的发生。因此,患者和治疗团队都应重新评估抗精神病治疗的利弊。	案例85-1(问题34)
⑦	对于首发精神分裂症患者,早期识别症状以及接受合适的多学科综合治疗对于患者长期的功能恢复是至关重要的。这类患者对不良反应敏感性很高。抗精神病药的剂量应逐渐滴定至最低有效剂量。	案例85-1(问题35) 表85-2

精神分裂症(schizophrenia)是一种会对患者功能产生终生影响的精神疾病。主要表现为一种思维障碍。患者的感知觉、现实检验能力、思维过程及行为通常存在异常。这些症状会对患者的社会、职业以及情绪调节等功能造成不同程度的损伤。患者可能需要通过住院治疗来维持或恢复其功能水平。精神分裂症的治疗包括多种方法和模式,最终目标都是改善患者的症状和功能,减少住院次数以及降低疾病整体发病率和死亡率。

流行病学

精神分裂症是一种具有异质性的"谱系"障碍。其发病率约为0.7%[1]。精神分裂症是世界上排名第9的致残原因[2]。不同文化和种族的人群的发病率相似。虽然人们常常误认为男性的发病更为普遍,但事实上发病率并无性别差异。虽然男性通常在18~25岁发病,而女性通常在

26~45 岁发病,但疾病会持续终生[3]。总体上,与女性患者相比,男性患者的症状通常会更严重。

经济负担

精神分裂者的经济负担是巨大的[4-7]。据估算在 2002 年美国用于精神分裂症的开支为 627 亿,包括 303 亿直接健康医疗开支(其中药物治疗花费 50 亿)和 324 亿间接开支(包括生产力丧失导致的损失及其他医疗系统的开支)[3]。虽然在改善精神分裂症症状和恢复功能水平方面,医疗技术在不断进步,但目前精神分裂仍无法治愈。由于很多患者发病较早,终生患病带来的负担非常繁重。许多患者需要多次入院治疗。而在院外,患者仍需要坚持门诊治疗。除此之外,许多患者还需要照顾机构或者家人提供支持性的生活环境。这也给患者的家庭带来了经济负担。

病因学(神经生物学)

精神分裂症是一种复杂的多因素疾病。目前的病因假说涉及多种神经递质和生理机制。除了对生物样本的直接分析,许多涉及神经递质系统异常的假说均来源于抗精神病药的药理机制研究。不同患者的神经系统扫描和神经解剖学测量结果差异较大,因此也不足以作为可靠的诊断手段。随着遗传学的不断发展,基因标志物最近被广泛研究,但也不能解释一切。在这一部分中,我们将对参与精神分裂症发生发展的化学、生物及环境因素进行讨论。

遗传和环境危险因素

与普通人群相比,精神分裂症患者的家属的患病率更高。精神分裂症的基因假说由此提出。根据与患者亲缘关系的不同,家属的患病率也随之变化(约 2%~50%)[1]。在 40%~60% 的病例中,父母患病的儿童也患上了精神分裂症。在 10%~15% 的病例中,患者的兄弟姐妹,包括异卵双胞胎患上了精神分裂症。在同卵双胞胎中,若其中一个患病,另一个患病的风险会增加 50%。患者的二级或三级亲属的患病风险接近普通人群,但仍然会增加 2%~5%。许多基因被认为参与精神分裂症的发生,但是目前还未发现一种参与所有患者发病的基因。这些发现提示可能多种基因共同参与精神分裂症的发生。虽然精神分裂症的病因涉及遗传因素,但并不能解释一切。约 2/3 的患者并无家族史。因此在这些患者中其他因素在发挥影响[1]。早期发育过程中的环境暴露与精神分裂症的发生有关。研究发现母亲孕期感染(特别是流感)、应激及营养不良与孩子患上精神分裂症有关。胎儿分娩期间或婴儿出生后前几个月缺氧可能会使精神分裂症的发生风险加倍。童年创伤和物质滥用也与精神分裂症的发生有关。

病理学

精神分裂症的病理生理学基础很复杂,目前仍未研究清楚。可能将其定义为一种涉及多种不同潜在机制的综合

征更为合适[8]。虽然人们已经注意到很多脑结构和生理异常,如灰质和全脑体积缩小及脑室体积增加等[9],但是大部分治疗仍然集中于对抗假设的多巴胺-2(dopamine 2,D_2)受体活性增强。典型抗精神病药的效能与它们对这些受体的拮抗有关。但是一些非典型抗精神病药(如氯氮平)的 D_2 受体阻断率并不高,但却非常有效[10]。最早的精神分裂症的多巴胺假说认为精神分裂症的阳性症状(如概念解体和幻觉)是由中脑边缘系统多巴胺神经元活性异常增高引起的;而阴性症状和情感症状则是由中脑皮层多巴胺神经元活性低下引起的[11]。由于许多多巴胺受体激动剂都能加重阳性症状,发挥与抗精神病药相反的作用,所以虽然该假说是个简化的概念框架,但它在临床实践中仍然有用。阴性症状与多巴胺的关系更复杂。一些研究结果提示前额叶多巴胺活性的下降与阴性症状有关,而纹状体多巴胺活性的增强与阳性症状的出现有关[12]。为了解释抗精神病药氯氮平(clozapine)和喹硫平(quetiapine)既能有效控制精神症状又较少引起运动系统不良反应、催乳素升高及继发阴性症状,理论假说提出与其他抗精神病药相比它们能够与 D_2 受体更快解离[13]。还有研究提示当 D_2 受体占有率达到 65% 药物起效;而 78% 的受体占有率预示着可能出现锥体外系不良反应[14]。

最近的一些假说提出谷氨酸和 γ 氨基丁酸(γ-aminobutyric acid,GABA)也参与精神分裂症的发病,并且与多巴胺递质系统相互作用[15]。谷氨酸假说最早在 20 世纪 80 年代被提出。之后,N-甲基-D-天门冬氨酸(N-methyl-D-asparticacid,NMDA)受体功能低下假说也被提出。NMDA 受体拮抗剂能够在健康个体中诱发出所有主要的精神分裂症症状,如阳性症状、阴性症状及认知症状。这进一步支持了 NMDA 假说。由于阴性症状和认知障碍既不能被 D_2 受体拮抗剂所治疗,也不会被多巴胺受体激动剂所加重,所以谷氨酸紊乱假说看起来很有吸引力。不同于皮层下多巴胺功能失调,大脑的病理改变(如伴随皮层萎缩的树突和轴突广泛性发育不良)可能与 NMDA 受体功能低下有关[16]。大脑的兴奋性神经传导以谷氨酸能神经传递为主导。在前驱期和发病后,谷氨酸失调可能与多巴胺紊乱有关[17]。在精神分裂症的发生中,多巴胺能的改变被认为是发病机制链条中的终末环节。抗精神病药通过逆转其他神经递质改变所引起的中脑皮层多巴胺活性增强来发挥药效[10]。

NMDA 受体活性的进行性降低也与精神分裂症的神经解剖学改变一致[18]。早在 20 世纪 20 年代人们就已经发现精神分裂症患者的脑体积减小。最近越来越多的研究也发现精神分裂症患者的脑结构发生了变化,包括特定脑区体积减小及神经连接改变[8]。脑室扩大是精神分裂症的典型神经解剖学改变。除此之外还存在大脑皮层椎体细胞树突棘密度下降,而 NMDA 受体正是存在于这些细胞上[19]。神经解剖学改变还包括白质完整性受损以及顶下小叶、前额叶、颞叶、丘脑及纹状体等区域灰质体积缩小[20]。大量研究提示精神分裂症的脑白质异常与功能传导束连接异常有关[21]。

脑边缘系统 D_2 受体活性过高为主要特征的异质性综合征[26]。

临床表现

精神分裂症的历史概念

早期的精神病学家 Arnold Pick 和 Emil Kraepelin 在 19 世纪晚期第一次完整的描述了精神分裂症的症状,他们将其称之为"早发性痴呆"(一种在生命早期出现的认知和行为障碍综合征)[22]。而 Bleuler 则将其描述为"精神的解体"[23]。在过去人们认为精神分裂症以大脑进行性退化为主要特征。虽然现代研究的发现似乎能印证这一历史观点,但是很少有精神分裂症患者表现出类似神经退行性疾病的进行性功能丧失[24]。多巴胺受体拮抗剂能够有效治疗精神分裂症[25]。这使得人们将精神分裂症定义为以中

诊断和鉴别诊断

在《精神障碍诊断与统计手册(第 5 版)》(*Diagnostic and Statistical Manual of Mental Disorders*, Fifth edition, DSM-5)中,精神分裂症的诊断标准要求患者必须持续存在 2 种以上的症状,如妄想、幻觉、言语或行为紊乱等,并且症状持续 6 个月以上[27]。除此之外,在 DSM-5 中精神分裂症的亚型,如偏执型或未分化型被删除。这些区分的临床意义并不大,因为患者通常会在疾病的不同阶段分别或同时表现出各种亚型的特征性症状[27]。那些同时存在情感症状和典型精神病性症状的患者仍然被诊断为分裂情感障碍(表 85-1)。

表 85-1

DSM-5 关于精神分裂症的诊断标准

A. 特征性症状

至少符合以下症状中的 2 条,且存在至少 1 个月(如果得到有效治疗可少于 1 个月)。至少一条症状必须为 1、2 或 3;

1. 妄想

2. 幻觉

3. 言语混乱(如经常言语离题或言语不连贯)

4. 明显的行为紊乱或紧张症行为

5. 阴性症状[即情感淡漠或意志缺乏(社会隔离)]

B. 社会或职业功能障碍

在发病后的大部分时间,至少 1 种主要功能,如工作、人际关系或自理能力显著低于发病前水平(或儿童或青少年期起病者的人际关系、学业或职业功能未能达到预期的发展水平)

C. 持续时间

症状持续至少 6 个月。在这 6 个月中的至少 1 个月(如果治疗成功,可少于 1 个月)内,症状满足标准 A(即急性期症状),可以包括前驱期和残留期。在前驱期或残留期,疾病还可以表现为阴性症状,或 2 个及以上的标准 A 的症状,但症状较轻

D. 排除分裂情感性障碍和心境障碍

伴有精神病性症状的分裂情感性障碍和心境障碍已经被排除,因为抑郁发作、躁狂发作或混合发作不会与精神分裂症急性期症状同时出现,而且如果在急性期出现心境障碍发作,与急性期和残留期相比,它们总的持续时间也很短

E. 排除物质使用和躯体情况

该病并非由某种物质(如成瘾性药物或治疗药物)的直接生理作用或某种疾病所致

F. 与广泛性发育障碍的关系

如果存在孤独症或其他广泛性发育障碍病史,那么只有当明显的妄想或幻觉症状也持续至少 1 个月时,才能够作出精神分裂症的附加诊断

来源:American Psychiatric Association. *Diagnostic and Statistical Manual of Mental Disorders*. 5th ed. Arlington, VA: American Psychiatric Publishing; 2013: 87~122.

许多疾病在加重过程都会出现精神病症状(表 85-2)。精神分裂症的临床表现与双相情感障碍的不同之处在于它的突出症状为思维过程紊乱和幻觉,也可能会出现诸如淡漠、缺乏动力、言语贫乏和情绪迟钝等"阴性"症状。那些

既存在精神分裂症阳性症状又存在躁狂或抑郁的患者可被诊断为分裂情感障碍(双相型)[28]。精神分裂症患者患上继发性抑郁的情况也并不少见。这些患者可能会出现自杀行为[29]。

表 85-2

精神分裂症的鉴别诊断

药物诱导的精神障碍
酒精（或其他镇静催眠药）
苯丙胺（或其他中枢兴奋剂）
可卡因（cocaine）
大麻
苯己环哌啶（phencyclidine，PCP）
麦角酸二乙基胺（lysergic acid diethylamide，LSD）
抗胆碱能药物（特别是过量时）
类固醇激素
其他精神障碍
伴有精神病性症状的重度抑郁或双相障碍
分裂情感性障碍
精神分裂症样障碍和短暂精神病性障碍
妄想障碍
分裂型人格障碍
强迫性障碍和躯体变形障碍
创伤后应激障碍
孤独症谱系障碍和交流障碍

来源：American Psychiatric Association. *Diagnostic and Statistical Manual of Mental Disorders*. 5th ed. Arlington，VA：American Psychiatric Publishing；2013：87～122.

　　在处理新发的精神病症状时，医师应注意排除药物诱导的精神障碍（即安非他命、可卡因、"k2"合成大麻、抗胆碱能药、LSD、苯己环哌啶）。类固醇激素可诱发躁狂型精神病，而合成代谢类固醇可能诱发更加具有攻击性的精神症状。因此有必要进行毒物筛查。患者可能会出现短暂的精神病发作。这种发作起病突然并且可以持续超过 1 个月，但不会再复发。对于症状持续时间为 1～6 个月的患者，可考虑诊断为精神分裂症样障碍。除此之外，患者可出现与幻听和妄想相关的抑郁情绪。最后，患有 A 类人格障碍的患者可表现出隔离症状，如偏执、情感淡漠，但是并不能满足精神分裂症的诊断标准[30]。

核心症状

　　精神分裂症的特征性症状通常分为两大类：阳性症状和阴性症状（表 85-3）。阳性症状其实就是公众对精神分裂症的普遍认识：幻觉、妄想和紊乱。幻觉会波及 5 种感觉器官，但幻听最为常见。妄想是指持续存在的错误信念，即使事实证据是相反的。妄想亚型包括被害妄想、情爱妄想（如钟情妄想）、夸大妄想（具有某种超能力）及躯体妄想（即在妊娠试验结果阴性的情况下认为自己已怀孕）。紊

乱症状包括言语紊乱、思维紊乱（接触性离题、言语离题、病理性赘述、思维不连贯）及行为紊乱（衣着、外观、攻击行为、重复动作）。言语紊乱包括语词新作、音联、语词杂拌、模仿言语。行为紊乱包括持续动作、模仿动作、衣着怪异及其他怪异行为。阴性症状包括情感淡漠、言语贫乏（言语不能）及意志缺乏[31]。感受快乐的能力丧失（快感缺乏）和社会退缩可导致患者功能严重受损，即使其阳性症状并不严重。在急性发作期间，阳性症状可能最先出现，然而长期来看，阴性症状更为棘手，更具有致残性。精神分裂症还会出现认知症状，包括具象思维、注意力不集中、记忆问题、学习和执行功能受损以及思维紊乱[32]。当这些认知症状合并阴性症状伴随患者一生时，患者的功能必将严重受损。精神分裂症还经常伴发抑郁[33]，并且很难治疗[28,34,35]。抑郁症状常常很容易被忽视[36,37]，因为治疗的注意力都集中在阳性症状。抑郁也可能被阴性症状所掩盖

表 85-3

精神分裂症的阳性和阴性症状

阳性症状	阴性症状
幻觉（听觉、视觉或其他感觉）	情绪表达减弱（身体语言）
妄想（被害、偏执、夸大等）	意志缺乏/精神运动迟滞
思维/言语紊乱	失语症（言语减少）
行为紊乱或异常运动行为（包括紧张症）	快感缺乏（感受快乐的能力下降）
异常行为	社交缺乏
好斗、激越和敌意	情感淡漠
牵连观念	

案例 85-1

问题 1： J.J.，26 岁单身女性，在凌晨 3 点钟被学校保安送至当地医院急诊。当时她被发现裸露着身体在校园内边跑边尖叫着"他们要抓我，不会放过我的！他们一直在让我逃跑躲起来"，J.J. 的室友和保安人员一起陪着她。

　　现病史： J.J. 无法提供病史，她的室友愿意提供信息。问诊时，J.J. 答非所问，不停地在重复说她所担心的事情"他们要抓我"。当被问到谁在抓她，她答道"当然是 FBI！他们认为我是间谍，但我是 CIA 的间谍！" J.J. 被发现在与不在同一屋内的人交谈。当被问及此事时，她称她能够通过脑内的传感器听到 CIA 上级的声音，并且需要进行回应。她说传感器还允许她读取其他人的想法，这是她为 CIA 工作的方式。她的室友称 J.J. 在最近几个学期的行为一直很古怪，当时她觉得这可能是她们正在玩的线上游戏引起的。有一次，她返回宿舍，发现 J.J. 已经用家具将门从屋内反锁，这样就不会有人找到她。室友还说 J.J. 经常在电脑前熬到很晚，并声称自己在"寻找敌方间谍"。

治疗史：J.J. 没有值得注意的治疗史和精神病史。她从未住院或接受过精神疾病的治疗。她的室友是在 3 年前进入大学时认识 J.J. 的。她们已经成为室友 2 年了。室友说那时 J.J. 非常正常——安静、羞涩、学习成绩优秀，直到 1 年前暑假结束返校后开始出现异常行为。她说从那时起 J.J. 的行为越来越异常和古怪。

社会心理史：在与 J.J. 的母亲电话沟通后，发现 J.J. 的父亲有酗酒和家庭暴力史，这导致了她的父母的离婚。那时 J.J. 14 岁。J.J. 的叔叔被诊断患有精神分裂症，并曾经多次住院治疗。J.J. 的母亲说她一直是个好学生，但是由于高中期间不爱社交，她与同学的关系比较疏远。有一次，她曾经朝同学尖叫如果他们实施计划并呼叫警察她会自卫。J.J. 被安排免费参加学校的情绪管理项目，但是她从未到场。J.J. 的室友称 J.J. 只是偶尔在聚会上喝一些酒，并且否认她存在物质滥用的情况。

精神检查：外观和行为：J.J.，身高较高，中等体型，穿戴休闲整洁并符合年龄。她一直不停环视房间和走来走去。这可能是偏执和激越的表现。她不断要求"在他们找到我之前"释放自己。情绪：J.J. 非常焦虑，担心"FBI 会找到我"并阻止她完成任务。由于她目前处于激越状态，情绪较激动。她未主诉任何抑郁情绪。记忆：长期记忆完整（由其室友确认）。但是当被要求完成短期记忆测验时，J.J. 不合作，并称"这是在浪费时间，释放我"。定向力：人物、地点、时间和环境定向力完整。思维内容：J.J. 坚持要求离开从而完成她的任务。她坚信她待在这里越久，FBI 越有可能找到她，那时她将"需要逃命"。她还说自己正在通过植入的传感器来读取这个房间内的人的思想。她否认存在自杀或杀人的观念。她指责医师在帮助 FBI 将其留在这里。思维过程：J.J. 存在言语紊乱，让人难以理解。感知觉：J.J. 正在回应内在刺激，很有可能存在幻听。她反复询问工作人员是否有东西着火了以及气味是从哪里来的。自知力：J.J. 对自己的症状和精神状况缺乏自知力，很有可能需要住院治疗。暂定诊断：精神病发作，精神分裂症可能性大。

J.J. 存在哪些精神分裂症的核心症状？如何通过核心症状来监测治疗？

J.J. 目前存在大量精神分裂症的典型症状，包括嗅幻觉和听幻觉（听到 CIA 上级和其他人在对其说话），妄想（认为她在为 CIA 工作，并且 FBI 正在抓她，她的脑内有传感器）以及超自然观念（她能读取别人的思想）。在言语方面她表现出联想紊乱。J.J. 目前处于激越和不合作的状态，与那些她认为是 FBI 派来的人陷入了争吵。这些行为也提示她存在妄想。如果给予有效的治疗，这些症状会开始随着时间的推移减少和减轻，从而帮助我们评估 J.J. 的治疗反应。

案例 85-1，问题 2： J.J. 的病史中的哪些信息有助于确诊精神分裂症？ J.J. 的预后如何？

虽然 J.J. 既往未接受过抗精神病治疗，但她的年龄处于精神分裂症首次发作的年龄范围内（青少年晚期到 25 岁左右）。据其室友所述，在过去的 6 个月至 1 年，J.J. 的异常行为不断增多，而且愈演愈烈。在此之前，J.J. 确实存在一些前驱症状。最值得注意的是在高中期间，她与同龄人的交往存在困难，处于孤立状态。另外其家族史为阳性（叔叔），并且父亲还有酗酒史。J.J. 的预后不确定。因为起病早、家族史阳性以及幼年不稳定的家庭环境都预示着预后较差，但是她的基线功能水平和智商相对较高（她在高中和大学的学业成绩很好），这个因素会增加预后良好的概率。由于 J.J. 处于疾病发展的早期，所以确定她的长期预后还需要时间。

典型病程和转归

精神分裂症病程的个体差异较大。然而常见的模式包括一个在 12 岁之前的儿童期出现的前驱期（存在认知、运动和社交等方面的前驱症状），一个在青少年期出现的前驱期（出现短暂而轻微的阳性症状发作以及功能下降）以及一个出现丰富阳性症状的活跃期[20,38]。女性、以阳性症状和情绪症状为主、起病快速、发病较晚以及病前功能水平较高与更好预后相关[39,40]。

在发病早期，精神分裂症的阴性（缺陷）和认知症状通常占主导。丰富的阳性症状、通常在男性 18～25 岁及女性 20～30 岁出现[22]。在前驱期患者可能出现类似阴性症状的表现：情感淡漠、动力下降及社会退缩等。患者还可能出现诸如注意力不集中和记忆差等认知症状。这些症状可表现为患者学业成绩和工作表现变差。前驱期还可见较轻的阳性症状，主要表现为思维紊乱。其他诸如抑郁、焦虑或易激惹等症状也可能会出现。青少年期出现的这些症状通常难以识别，会被误认为是青春期问题或是由药物滥用引起的。这一阶段可能持续数周至数年。在许多病例中，当患者出现了更多显著的阳性症状时才被转而确诊为精神分裂症，而且在经历数月甚至更久后才得到治疗。这种延迟可能会影响疾病的长期预后。早期治疗能够降低后期的复发率[41]。

精神分裂症的活跃期会覆盖大部分成年期。之后患者会进入慢性疾病的残余症状期。在这个阶段，症状有点类似前驱期的症状。随着疾病的进展，发作间期的残余症状会增加，日常生活功能将难以维持。随着患者年龄的增加，精神分裂症的并发症、治疗相关的代谢综合征以及烟草使用的影响会日益突出[38]。精神分裂症患者的预期寿命比普通人群少 9～10 年[42]。在生命后期，阴性症状和认知症状成为主导[27]。然而，在早期干预和支持下许多患者的症状能够得到有效控制，甚至过上有意义的充实生活。

治疗

精神分裂症通常被认为是一种包括不同阶段的慢性终生疾病。疾病的严重程度决定了患者的功能水平。虽然药物治疗能够减轻症状和改善功能，但常常会有一些症状对治疗反应欠佳。除此之外，即使治疗充分，患者仍会出现复发，从而需要强度更高的治疗。因此治疗需要持续终生，并且包括多种治疗方法——药物治疗、社会心理治疗及个案管理等。

治疗目标

精神分裂症的总体治疗目标是减轻症状,从而改善患者的功能和生活质量。根据患者所处的疾病发展阶段的不同,治疗目标也不同。不同阶段采用不同的药物和非药物治疗策略。美国精神病学会发布的治疗实践指南将疾病分为3期——急性期、巩固治疗期和稳定期[27]。这些阶段并不是静止的。患者可能频繁进入不同的阶段。

急性期

急性期的治疗目标是降低症状对患者本人或他人的威胁和风险。处于精神病急性发作期的患者的症状以阳性症状为主导,表现为言语和(或)行为紊乱。阴性症状和自杀观念也可能更为显著和严重。这时患者通常需要比门诊治疗强度更高的治疗。住院治疗成为必要的选择,从而快速控制患者的病情。急性精神病发作的激越症状需要使用药物来处理,包括短效抗精神病药注射剂和苯二氮䓬类药物。然而,在这个阶段社会心理干预和家庭支持也很重要[43]。应尽快开始药物治疗从而缩短治疗延迟时间,进而改善长期预后[44]。

应当通过患者主诉和间接信息(如照护者的观察、购药记录)来确定患者精神失代偿的原因。精神分裂症的病程非常多样。甚至在治疗过程中,社会心理应激因素及违法物质的滥用等都可能引起病情加重。然而如果病情加重是由治疗依从性差所导致的,则应当与患者一同分析原因。如果依从性差是由药物不良反应无法耐受所造成的,可考虑降低剂量或换药。如果忘记服药是主要原因,可考虑使用长效注射针剂。总而言之,抗精神病治疗方案的制订和修改应基于患者的倾向、既往治疗反应史、耐受性和相关合并症。

巩固期

巩固期的治疗目标是促进持续恢复、维持症状控制、准备转入院外支持治疗机构以及减轻不良反应和降低复发风险。应当进行患者和家属教育,使他们了解症状改善的时间轴、可能出现的药物不良反应和处理方法、依从性的重要性以及如何识别症状复发的早期表现。在首次发作后的前6个月复发风险最高。因此药物治疗应至少维持6个月,期间药物剂量应维持有效治疗剂量[45]。患者及照护者应知晓部分应答(如幻听内容和频率减少)并不是治疗失败。残余症状可能持续整个急性期和巩固期,但也可能随着治疗的持续而减轻。

稳定期

稳定期聚焦于生活质量和功能的恢复。通过优化疾病治疗、最小化不良反应发生风险以及社会心理干预可达到该阶段的治疗目标。患者经常问要使用抗精神病药多久。与对照组相比,抗精神病药治疗可显著降低1年复发率[46]。因此,维持治疗应至少持续1年,除非不良反应无法耐受或诊断不确定。对于那些已经经历过反复发作(5年内至少发作2次)或对本人和他人存在安全威胁的患者,

推荐终身治疗。对于首发患者,在接受治疗1年后可在严密监测下尝试谨慎的缓慢滴定减量[45]。在巩固期,推荐常规监测不良反应,特别是锥体外系综合征(extra pyramidal symptoms,EPS)和代谢综合征。当主要治疗药物的靶点位于中枢神经系统时,患者通常不会将不良反应,特别是躯体主诉和药物联系在一起,所以需要对其进行用药教育和严密监护。在功能恢复方面,社会心理治疗是重要的辅助治疗手段。社会心理干预包括针对高风险患者的社区治疗管理、职业训练和就业支持以及认知行为治疗。在该阶段还应当采取辅助治疗手段处理并发症(如抑郁和焦虑)。

非药物治疗

除了药物治疗,目前已经发现多种非药物治疗方法可有效治疗精神分裂症。大部分患者能够从多学科联合治疗中获益。精神分裂症治疗指南推荐治疗计划应包括药物和非药物治疗方案[45]。非药物治疗干预包括个体或群体社会心理治疗及家庭治疗、认知技术训练、职业技术训练等。这些治疗可以增进患者对疾病的理解、降低症状复发的风险及改善患者的社会和职业功能。

非药物治疗方法的选择应基于患者的认识水平和特定需要,但在整个疾病病程中都可以考虑使用这些方法。例如,对于处于急性发作的患者,认知或职业训练并不合适,但他们可能能够从个体治疗中获益。个体治疗能够改善患者对自身疾病的认识以及帮助患者理解治疗的必要性。在急性期,其他简单的干预手段也可能发挥重要作用。例如,病房利用相关技术最小化对患者的刺激或应激,特别是对那些激越或者具有潜在攻击性的患者。团体治疗有助于提高患者的社交能力。

当患者进入巩固期或维持期,可以考虑增加其他技能训练。在这一阶段许多患者可能还存在一些对药物治疗反应不佳的阴性症状和认知症状。认知技术训练能够促进这两方面症状的改善,帮助患者克服症状带来的功能损伤。职业技能训练能够帮助患者为将来再次步入职场做好准备,即使只是一个并不重要的工作岗位。

家庭治疗对患者和家庭均有益处。当家庭成员被诊断患上精神分裂症,许多家庭都会受到严重影响。提高家庭对疾病的理解以及指导家庭成员如何与患者相处是非常重要的。除此之外,家庭治疗和援助项目能够减轻成员患病对整个家庭造成的压力。

通过患者教育(特别是用药教育)和依从性教育,药师在非药物治疗中也可以发挥作用。协助处理药物不良反应也是药师可以参与的工作。

> **案例85-1,问题3:** 对于J.J.,具体的治疗目标是什么?

目前首要也是最重要的目标是保证J.J.的安全。虽然并不严重,但她一直在用拳头锤墙,给自己造成了伤害。由于存在偏执症状,她也很好辩,这也可能会导致不必要的争吵。经过治疗后,J.J.的症状应该会减轻。她的功能和对疾病的认识也会随之改善。根据J.J.目前的症状及对疾病的认识水平,她可能需要住院治疗来确保安全及治疗

的有效性。

案例 85-1,问题 4:目前你会推荐 J.J. 接受哪些非药物治疗?

在急性期,特别是当 J.J. 的症状以阳性症状为主时,非药物治疗的重点应该为减少环境刺激因素和疾病教育。通过减少应激因素,J.J. 的偏执和激越症状可能会减轻,从而对治疗也更加配合。疾病教育可贯穿于个体治疗和团体治疗。当 J.J. 进入稳定期,可以开始进行更多的专项干预,比如职业技能训练。这取决于她的需要和当时的功能水平。

当她的病情足够稳定而能够更好地理解目前的治疗以及潜在的不良反应时,用药教育也可使 J.J. 获益,如来自药师用药教育。

案例 85-1,问题 5:工作人员应当如何有效地与 J.J. 沟通?她的家人和朋友在其住院期间和出院回家后应该如何与她进行沟通?你有什么建议?

治疗人员应当尝试采用不会激惹 J.J. 或加重偏执症状的方法与其进行沟通,包括言语和非言语沟通(身体语言)。如果 J.J. 已经变得偏执和激越,应保持平静,并试图缓和气氛。直接挑战她的幻觉和妄想都极有可能加重她的偏执,所以应当避免此类做法。如果可能,可以在 J.J. 比较平静或症状较少的时候与其交流,并询问 J.J. 在她激动的时候哪种交流方式能够使她平静下来,如单独在房间放松一下,听音乐或与治疗人员交谈。

应当对 J.J. 的家庭和朋友进行疾病教育,从而使他们了解如何避免扰乱 J.J. 和加重她的症状,特别是在急性期。避免谈论使她心烦意乱的话题。在 J.J. 出院回家后,应像往常一样与她正常沟通,但是对症状的复发应保持警惕。如果他们观察到 J.J. 的状态发生显著变化,应尝试请专业医疗人员对 J.J. 进行评估。

评估

上文已经对精神分裂症及其鉴别诊断进行了讨论。确诊后应根据患者访谈、家庭和朋友的访谈及医疗记录提供的信息评估症状的严重程度。目前无法凭借实验室检查来评估精神分裂症的进展。基线实验室检查对于鉴别诊断和不良反应监测非常重要。首先,应尽可能获得完整的既往史和包括用药历史记录的药物治疗史。建议患者接受体格检查和实验室检查(肝功能、肾功能及甲状腺功能检查、全血细胞分析、尿液毒物筛查)。考虑到 2 型糖尿病在精神分裂症患者中发病率较高,快速血糖检测和糖化血红蛋白测定是有益的,特别是当患者年龄超过 40 岁或正在服用能够显著延长 Q-T 间期的药物时。

精神分裂症的临床评估方法是精神检查[47]。如果患者已经入组临床研究,通常使用阳性症状和阴性症状量表(Positive and Negative Symptoms Scale,PANSS)[48]、简明精神评估量表(Brief Psychiatric Rating Scale,BPRS)[49] 和临床总

体印象量表(Clinical Global Impression Scale,CGI)来评估精神症状。抗精神病药的不良反应的评估工具包括异常不自主运动量表(Abnormal Involuntary Movements Scale,AIMS)、评估迟发型运动障碍的运动障碍识别系统用户量表(Dyskinesia Identification System Condensed User Scale,DISCUS)[50] 以及评估药源性帕金森症的 Simpson-Angus 评估量表[51]。常见不良反应可通过不良反应量表(Treatment Emergent Symptoms Scale,TESS)来记录。这些是适用于评估症状严重程度的所有量表,但不用作临床诊断工具。

药物治疗

抗精神病药

抗精神病药的分类和命名

第一个有效的抗精神病药物是氯丙嗪(chlorpromazine),一个具有镇静作用的低效价"典型"抗精神病药。氯丙嗪在 1951 年被首次研发出来用于增强麻醉作用。它的发明者 Laborit 称其为"植物稳定剂"[52]。它的上市导致住院精神分裂症患者的数量急剧下降,但它并不完美。氯丙嗪可以引起许多不良反应,如药源性帕金森症、急性肌张力障碍、镇静、抗胆碱能效应和直立性低血压。当人们认识到 D_2 受体拮抗剂能够有效治疗精神分裂症,越来越多的同类药物被开发上市。它们中的一些药物的特异性更高,能够选择性激活多巴胺受体。特异性更强的药物对其他神经递质系统的影响更小(图 85-1)。与"低效价"药物(如氯丙嗪和硫利达嗪)相比,"高效价"第一代抗精神病药(如氟哌啶醇、氟奋乃静)引起相关不良反应(如镇静、食欲增加、口干、便秘和直立性低血压)的可能性更小。然而,高效价第一代抗精神病药(first-generation antipsychotics,FGA)引起急性肌张力障碍和药源性帕金森症的风险更高。中等效价的药物(如洛沙平、吗茚酮和奋乃静)会引起中等程度的不良反应。这些药物还有一些区分于其他药物的独特特性。例如,吗茚酮能够引起中等程度的体重减轻[53,54]。由于对 5-羟色胺(serotonin,5-HT)受体具有亲和性,洛沙平具有一定不典型性。对这些特性的认识促进了第二代抗精神病药(second-generation antipsychotics,SGA)或"不典型抗精神病药"的开发[55]。

第一个 SGA 氯氮平的药理机制与之前上市的抗精神病药大不相同。它是 $5-HT_{2a}$ 受体和 $5-HT_{2c}$ 受体的强拮抗剂。后来证明正是对 5-羟色胺受体的拮抗作用决定了新型抗精神病药的"非典型性"。研究显示氯氮平可以有效治疗难治性精神分裂症[56],但是粒细胞缺乏症的发生率为 1%~2%[57]。在较高剂量下氯氮平引起癫痫发作的发生率为 6%[58]。除此之外,氯氮平还可能引起流涎和便秘,甚至与心肌炎的发生相关[59-61]。由于氯氮平仅限于治疗难治性精神分裂症或对其他药物无法耐受的患者,更新型的药物被开发上市,如利培酮(risperidone)、奥氮平(olanzapine)、喹硫平和齐拉西酮(ziprasidone)。这些药物可以用作初始治疗。但是后来研究又发现这些更新型的药物与肥胖、高甘油三脂血症和 2 型糖尿病相关,因此使用时也应当

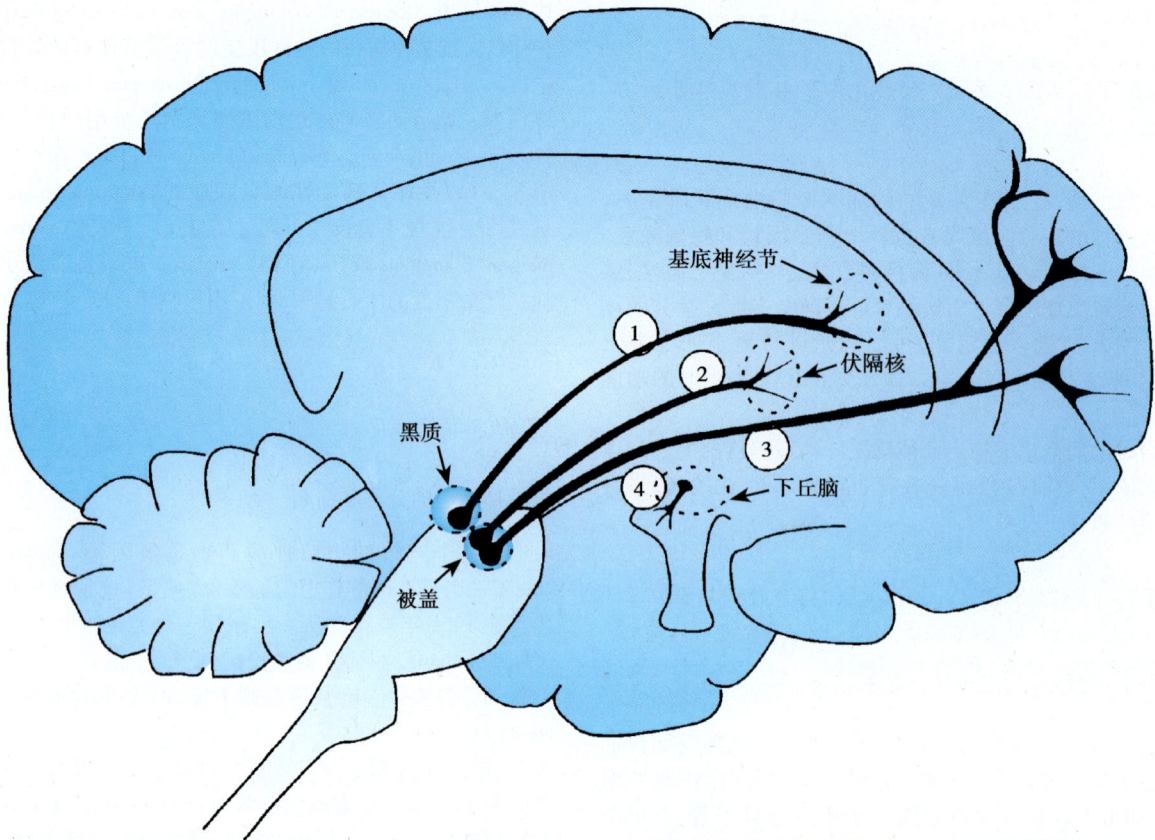

图 85-1　脑内 4 条多巴胺通路。脑内 4 条多巴胺神经通路的神经解剖学可以解释已知药物的治疗作用和不良反应。①黑质纹状体多巴胺通路由黑质投射至基底神经节,主要控制运动;②中脑边缘多巴胺通路由中脑腹侧被盖区投射至边缘系统的伏隔核,被认为与许多行为有关,如愉悦感、药物滥用的强烈欣快感以及精神疾病的妄想和幻觉;③与中脑边缘多巴胺通路相关的通路是中脑皮层多巴胺通路。它也是从中脑腹侧被盖区发出投射,但其轴突通向边缘皮层,参与介导阳性和阴性精神病性症状以及抗精神病药对认知的不良影响。④第 4 条多巴胺通路控制催乳素的分泌,被称为结节漏斗多巴胺通路。它从下丘脑投射至垂体前叶

谨慎小心。之后具有一定独特机制的药物被开发出来,如阿立哌唑(aripiprazole)、鲁拉西酮(lurasidone)、帕利哌酮(paliperidone)、伊潘立酮(iloperidone)、阿塞那平(asenapine)、依匹哌唑(brexpiprazole)和卡利拉嗪(cariprazine)。

不同类型抗精神病药的区分要点

有时根据作用受体的不同或效价不同来定义不同的抗精神病药是有用的(表 85-4)。第二代抗抑郁药阻断 5-HT$_{2a}$ 受体的强度高于阻断 D$_2$ 受体的强度。第二代抗精神病药引起帕金森综合征和迟发型运动障碍的风险低于第一代抗精神病药,但其中一些药物比第一代药物更容易引起代谢问题[52]。低效价抗精神病药的常用剂量为每日上百毫克。与它们所对应的高效价药物(每日 1~20mg)相比,低效价药物的抗组胺作用、抗胆碱能作用和对 α$_1$ 受体的拮抗作用都更强。

表 85-4

抗精神病药拮抗受体的临床作用

受体(亚型)	拮抗的临床作用
D$_2$	中脑边缘系统通路(基底神经节)——治疗阳性症状 中脑皮层通路(前额叶)——可能加重阴性症状 黑质纹状体通路(黑质)——锥体外系症状 结节漏斗通路(下丘脑-垂体前叶)——催乳素释放增加
5-HT$_{2a}$	治疗阴性症状;增加前额叶多巴胺的释放;可能减少中脑边缘通路多巴胺的释放
5-HT$_{2c}$	参与介导抗精神病药相关的体重增加
毒蕈碱(μ$_1$)	抗胆碱能副作用(口干、便秘、尿潴留、视物模糊、皮肤干热、记忆损伤);镇静
组胺(H$_1$)	食欲增加;镇静
肾上腺素受体 α$_1$	直立性低血压

典型抗精神病药或第一代抗精神病药

低效价吩噻嗪类抗精神病药包括原型抗精神病药的氯丙嗪(chlorpromazine)和硫利达嗪(thioridazine)及其代谢物美索哒嗪(mesoridazine)。低效价典型抗精神病药是组胺-1(histamine-1,H_1)受体的强阻断剂。与高效价药物相比,这类药物更容易引起体重增加。它们还能拮抗肾上腺素受体α-1,引起直立性低血压。它们阻断毒蕈碱受体会导致口干、视物模糊和便秘。当剂量超过每日800mg时,硫利达嗪可能会引起视网膜病变。除此之外,说明书黑框警告硫利达嗪可能会引起具有显著临床意义的QT间期延长,特别是当患者在同时服用细胞色素P450酶2D6(CYP2D6)抑制剂[63]。由于硫利达嗪可能引起心律失常,故仅限于难治性患者的治疗。它的临床应用并不普遍。

常见的中等效价的典型抗精神病药包括吗茚酮(molin-done)、洛沙平(loxapine)和奋乃静(perphenazine)。吗茚酮是唯一与体重下降有关的抗精神病药[53,54]。由于洛沙平有吸入剂型,它在临床的使用正在增多。由于CATIE-1试验选用了奋乃静,因此它在临床的使用正在回热[64]。在不良反应方面这类药物介于高效价药物和低效价药物之间。

高效价典型抗精神病药能够选择性阻断 D_2 受体,因此较少引起与抗组胺作用、抗胆碱作用和α-1受体阻断作用相关的不良反应。然而,它们引起锥体外系不良反应的风险高于低效价药物,如肌张力障碍、药源性帕金森症和静坐不能。氟哌啶醇(haloperidol)和氟奋乃静(fluphenazine)都有长效缓释注射剂型,而且引起代谢问题的风险更低。这两个优势促进了它们在临床的使用。其他不常用的高效价药物包括替沃噻吨(thiothixene)和三氟拉嗪(trifluopera-zine)(表85-5)。

表 85-5

第一代抗精神病药[279-287]

药物名称(通用名);效价-氯丙嗪当量;分类	剂型	成人给药方法	剂量调整
氟哌啶醇 高;2 丁酰苯	片剂:0.5,1,2,5,10,20mg 口服液:2mg/ml 注射剂(速释):5mg/ml 注射剂(长效):50,100mg/ml	起始:0.5~5mg,每日2次或每日3次(取决于症状严重程度) 常用剂量:5~10mg	肾功能不全:无特殊推荐 肝功能不全:无特殊推荐
氟奋乃静 高;2 吩噻嗪	片剂:1,2.5,5,10mg 口服酏剂:2.5mg/ml 口服液:5mg/ml 注射液(速释):2.5mg/ml 注射液(长效):25mg/ml	起始:2.5~10mg,每隔6~8h 常用剂量:每日1~40mg	肾功能不全:谨慎使用(透析无法排泄) 肝功能不全:谨慎使用
替沃噻吨 高;4 硫杂蒽	胶囊:1,2,5,10mg	起始:每日6~10mg(分次给药) 常用剂量:每日5~60mg	肾功能不全:谨慎使用(透析无法排出) 肝功能不全:考虑减量
三氟拉嗪 高;5 吩噻嗪	片剂:1,2,5,10mg	起始:2~5mg,每日2次 常用剂量:每日15~20mg	肾功能不全:谨慎使用(透析无法排出) 肝功能不全:谨慎使用
奋乃静 中等;8~10 吩噻嗪	片剂:2,4,8,16mg	起始:4~8mg,每日3次 常用剂量:每日8~64mg	肾功能不全:无特殊推荐 肝功能不全:考虑减量
洛沙平 中等;10 二苯氧氮平类	胶囊:5,10,25,50mg 吸入粉末:10mg	起始:10mg,每日2次 常用剂量:每日20~250mg(口服)	肾功能不全:无特殊推荐 肝功能不全:无特殊推荐
氯丙嗪 低;100 吩噻嗪	片剂:10,25,50,100,200mg 注射液:25mg/ml	起始:每日100~200mg(分次给药);根据医嘱每3~4日增加每日20~50mg	肾功能不全:无特殊推荐 肝功能不全:考虑减量
硫利达嗪 低;100 吩噻嗪	片剂:10,25,50,100mg	起始:50~100mg,每日3次,逐渐加量 常用剂量:每日50~800mg	肾功能不全:谨慎使用(透析无法出) 肝功能不全:考虑减量

第二代抗精神病药对 5-HT$_{2a}$ 受体的拮抗作用强于对 D$_2$ 受体的作用。与其相关的锥体外系综合征的发生显著减少。与其他抗精神病药相比,第二代抗精神病药(如氯氮平、喹硫平和奥氮平)更可能引起代谢紊乱,如体重增加[65]、高甘油三酯血症[66-70]及血糖调节紊乱[71]。在治疗精神分裂症的阴性和认知症状方面,非典型抗精神病药被广泛认为更加有效,并且引起迟发型运动障碍的风险相对较低[62]。

氯氮平具有独特的药理特性,使得它成为唯一一个能够有效治疗难治性精神分裂症和自杀行为的抗精神病药[56,62]。与其他抗精神病药相比,氯氮平引起粒细胞减少的风险更高,因此需要严密监测血象。在难治性精神分裂症的部分,我们会继续讨论这个药物。在剂量低于每日 6mg 的情况下,利培酮(risperidone)较少引起锥体外系不良反应,但会引起静坐不能,特别是在老年患者中。帕利哌酮(paliperidone)(9-羟利培酮)是利培酮的活性代谢产物。它与前药利培酮的有效性相当[72]。帕利哌酮是控释口服渗透制剂。它利用渗透压来释放药物成分。应当告知患者当粪便中出现不溶性外壳时无须紧张。在长效制剂的部分,我们会继续讨论帕利哌酮和前药利培酮的长效注射制剂。

奥氮平(olanzapine)是一种非常有效的非典型抗精神病药,但是它会引起血糖调节紊乱相关的体重增加和血甘油三酯升高[68,73]。由于烟草中的多环芳香烃能够诱导 CYP1A2 的活性,因此需要调整吸烟患者的给药剂量[74]。喹硫平是一个低效价 D$_2$ 受体拮抗剂[64],由于它引起运动障碍的风险较低,因此对于合并帕金森症的患者,优先使用喹硫平,而不是氯氮平[75]。在使用奥氮平和氯氮平之前以及用药过程中,应当监测患者的日常饮食和锻炼。齐拉西酮应与热量为 500cal 的食物同服从而保证药物的吸收。它可能会引起轻微的体重增加或血脂异常[76]。齐拉西酮的抗胆碱作用最弱,并且引起锥体外系不良反应的风险最低。虽然上市初有齐拉西酮引起心脏传导延迟的警告(QT

间期延长),但目前罕见严重致死病例报道[77-79]。建议在治疗开始之前及过程中进行心电图检查[80]。

由于在一些患者中阿立哌唑表现出激活作用,因此应在早晨给药。这可能是由于该药对 D$_2$ 受体具有部分激动作用。阿立哌唑引起的典型不良反应包括在治疗前几周出现恶心、呕吐及失眠。它引起体重增加、血脂异常和 QT 间期延长的风险较低,但是却能够引起血液中催乳素和甘油三酯水平下降。事实上,它可被用于缓解其他抗精神病药引起的高催乳素血症[81-83]。它引起 EPS 的风险似乎也很低。虽然大部分情况下阿立哌唑对多巴胺系统的独特作用是有益于患者的,但部分激动 D$_3$ 受体可能导致冒险的奖赏行为(如赌博)的增加[84,85]。依匹哌唑在药理机制和临床应用方面都类似于阿立哌唑。在临床试验中,其有效性高于对照组[86,87]。它能够部分激动 D$_2$ 受体和 5-HT$_{1a}$ 受体,拮抗 5-HT$_{2a}$ 受体、去甲肾上腺素 α$_{1b}$ 受体和 α$_{2c}$ 受体[88]。依匹哌唑通过肝 CYP2D6 和 3A4 代谢。当这些细胞色素酶受到抑制时,建议调整药物剂量[89]。卡利拉嗪在药理机制方面类似于阿立哌唑和依匹哌唑。它是 D$_2$ 受体和 5-HT$_{2a}$ 受体的拮抗剂和 5-HT$_{1a}$ 受体的部分激动剂。然而,它对 D$_3$ 受体的亲和力是 D$_2$ 受体的 10 倍[90]。目前还不清楚哪些因素导致它对 D$_3$ 受体的亲和力更强[91-93]。

与典型抗精神病药相比,伊潘立酮引起药源性帕金森症、静坐不能和高催乳素血症的可能性更低,但引起体重增加、直立性低血压和 QT 间期延长的风险居中[94,95]。阿塞那平需要舌下含服从而保证药物的快速而完全的吸收。舌下给药的绝对生物利用度是 35%,而吞服的生物利用度不到 2%。应当告知患者在舌下给药后 10 分钟内不要进食或饮水。最常见的不良反应(发生率>5%,或是对照组的 2 倍)是困倦、头晕、锥体外系综合征、静坐不能和体重增加[96]。鲁拉西酮引起药源性帕金森症、代谢并发症和 QT 间期延长的风险较低。鲁拉西酮需要与餐同服(350cal 以上)从而保证药物的充分吸收。最常见的不良反应包括恶心、呕吐、静坐不能、头晕和镇静(表 85-6)[97]。

表 85-6

第二代抗精神病药[288-296]

药物名称 (通用名)	剂型	成人给药方法	剂量调整
阿立哌唑	片剂:2,5,10,15,20,30mg 口腔崩解片:10,15mg 注射液(短效):9.75mg/ 1.3ml 注射剂(长效):300mg/瓶 和 400mg/瓶 口服液:1mg/ml	起始:每日 10~15mg,每 2 周 调整剂量一次 常用剂量:15~40mg 最大剂量:每日 30mg	肾/肝功能不全:无须调整剂量
阿塞那平	舌下片:5,10mg	起始:5mg,每日 2 次(增加 剂量未显示出获益增加)	肾/肝功能不全:无须调整剂量;不推荐用于重 度肝损伤患者
依匹哌唑	片剂:0.25,0.5,1,2,3, 4mg	起始:第 1~4 日,每日 1mg; 第 5~7 日,每日 2mg;第 8 日, 每日 4mg 常用剂量:每日 4mg	肾功能不全:肌酐清除率<60ml/min 的患者的 用药最大剂量为每日 3mg 肝功能不全:Child-Pugh 评分≥7 的患者的最大 剂量为 3mg

表 85-6

第二代抗精神病药[288-296]（续）

药物名称（通用名）	剂型	成人给药方法	剂量调整
卡利拉嗪	胶囊:1.5,3,4,5,6mg	起始:每日 1.5mg,第 2 日加量至每日 3mg,根据需要增量幅度为 1.5~3mg 常用剂量:每日 1.5~6mg	肾功能不全;肌酐清除率<30ml/min 时,不推荐使用 肝功能不全:不推荐用于重度肝损伤患者(Child-Pugh 评分为 10~15)
氯氮平	片剂:12.5,25,50,100,200mg 口腔崩解片:12.5,25,100mg	起始:每日 12.5~25mg 按照每日 25~50mg 的加量速度滴定至目标剂量每日 300~450mg 常用剂量:每日 350~600mg 最大剂量:每日 900mg	肾/肝功能不全:无须调整剂量
伊潘立酮	片剂:1,2,4,6,8,10,12mg	起始:1mg,每日 2 次,按照每日 2mg 的加量速度滴定至目标剂量每日 12~24mg 最大剂量:每日 24mg	肾功能不全:无须调整剂量 肝功能不全:不推荐使用
鲁拉西酮	片剂:20,40,80,120mg	起始:每日 40mg,与餐同服 常用剂量:每日 40~160mg 最大剂量:每日 160mg	肾功能不全:中到重度损伤患者的起始用药剂量减为每日 20mg,最大剂量减为每日 80mg 肝功能不全:中度损伤患者的起始用药剂量减为每日 20mg,最大剂量减为每日 80mg,严重损伤者的最大剂量减为每日 40mg
奥氮平	片剂:2.5,5,7.5,10,15,20mg 口腔崩解片:5,10,15,20mg 注射剂（短效）:10mg/瓶（5mg/ml） 注射剂（长效）:210,300,405mg/瓶	起始:每日 2.5~10mg 常用剂量:每日 20~40mg 最大剂量:每日 20mg	肾功能不全:应考虑降低起始剂量至每日 5mg 肝功能不全;Child-Pugh 分类 A 和 B 无须进行剂量调整
帕利哌酮	片剂(缓释):1.5,3,6,9mg 注射剂（长效）:39,78,117,156,234mg	起始:每日 6mg,每 5 日最多增加 3mg 常用剂量:每日 9~12mg 最大剂量:每日 12mg	肾功能不全: 肌酐清除率 50~79ml/min:起始剂量为 3mg,最大剂量为每日 6mg 肌酐清除率 10~49ml/min:起始剂量为 1.5mg,最大剂量为每日 3mg 肌酐清除率<10ml/min:不推荐使用 肝:Child-Pugh 分类 A 和 B 无须进行剂量调整
喹硫平	片剂(速释):25,50,100,200,300,400mg 片剂（缓释）:50,150,200,300,400mg	起始(速释):25mg,每日 2 次;增量幅度为 25~50mg,每日给药 2~3 次,直到第 4 日达到目标剂量,每日 300~400mg;之后每隔至少 2 日调整 1 次剂量,增幅为 25~50mg;常用剂量为每日 300~750mg 起始(缓释):每日 300mg;目标剂量为每日 400~800mg 最大剂量:每日 800mg	肾功能不全:无须调整剂量 肝功能不全:速释片的起始剂量为每日 25mg,每日增加 25~50mg;缓释片的起始剂量为每日 50mg,每日增加 50mg

表 85-6

第二代抗精神病药[288-296]（续）

药物名称 （通用名）	剂型	成人给药方法	剂量调整
利培酮	片剂:0.25,0.5,1,2,3,4mg 口腔崩解片:0.5,1,2,3,4mg 溶液:1mg/ml 注射剂（长效）:12.5,25, 37.5,50mg	起始:每日 1~2mg;常用剂量:每日 4~6mg 常用剂量:每日 4~8mg 最大剂量:每日 16mg	肾/肝功能不全:推荐起始剂量为 0.5mg,每日 2 次;剂量增幅为每次 0.5mg,每日 2 次;超过 1.5mg,每日 2 次的滴定需要至少 1 周来完成
齐拉西酮	胶囊:20,40,60,80mg 注射剂(短效):20mg/ml	起始:20mg,每日 2 次,与食物同 服;剂量调整间隔应大于 48 小时 最大积累量:80mg,每日 2 次	肾功能不全:中度损伤者无须调整 剂量 肝功能不全:中度损伤者无须调整 剂量

药物作用机制

所有抗精神病药都至少具有对 D_2 受体的拮抗作用。根据是否拮抗 $5-HT_{2a}$ 受体和其他多巴胺受体,抗精神病药可分为两类。虽然抑制中脑边缘通路的多巴胺传递被认为有助于缓解精神分裂症阳性症状,但是中脑皮层通路多巴胺受体活性的下降可能与阴性症状有关。第二代抗精神病药可以通过拮抗 $5-HT_2$ 来平衡多巴胺传递的减少以及降低迟发型运动障碍的发生风险[98]。

抗精神病药的选择

对于所有患者,抗精神病药的选择应当个体化。具体药物的选择通常基于一系列因素。患者方面的因素包括既往用药史、共患病及同时在服用的药物、患者的喜好以及潜在的对治疗开销的顾虑。如果患者既往曾接受过抗精神病药治疗,治疗史有助于我们选择药物。治疗应答的最好的预测因素之一是患者既往对某种抗精神病药治疗的应答情况或其一级亲属的应答情况。如果患者在过去对某种抗精神病药治疗应答不佳,应当选择其他药物。与某种药物相关不良反应史同样有助于治疗药物的选择。如果既往患者在接受某种抗精神病药治疗时曾出现不良反应,应当避免使用该药。除此之外,如果不良反应曾导致治疗终止或依从性不佳,未来治疗应当选择引起此种不良反应的风险最小的抗精神病药。如果无法获得患者的信息,特别是首次确诊无治疗史,患有精神分裂症的一级亲属的治疗史也有助于治疗药物选择。

FGA 和 SGA 之间的选择存在争议。比较两类药物的头对头研究显示两者的有效率相当[99,100]。"更老"的药更容易引起运动障碍,如锥体外系综合征(EPS);"更新"的药容易引起代谢紊乱。虽然在临床实践中 SGA 被广泛用作首选药物[101],但在大部分治疗指南中,FGA 和 SGA(氯氮平除外)都可作为一线治疗药物。药物的选择取决上文所述的那些患者因素[102,103]。

案例 85-1,问题 6: 目前你会为 J.J. 推荐哪类抗精神病药? 在为她制订药物治疗方案时,你会考虑哪些因素?

由于 J.J. 既往未接受过抗精神病药治疗,大部分药物都可以尝试。非典型抗精神病药可能更可取。因为典型抗精神病药虽然有效,但可能会引起严重的锥体外系不良反应或其他无法耐受的不良反应,可能会进一步导致依从性不佳。除此之外,与 SGA 相比,长期使用 FGA 更有可能引起迟发型运动障碍。由于 J.J. 很年轻并且相当健康,我们可以选择一种代谢紊乱风险最低的药物。同时还需要考虑药物经济学因素。目前一些非典型抗精神病药的仿制药已经上市,而另一些还没有。

案例 85-1,问题 7: 考虑到 J.J. 的急性症状,应首选哪种药理机制的药物?

考虑到 J.J. 存在急性精神病性症状和激越,应当考虑联合使用抗精神病药和辅助治疗药物。虽然抗精神病药是精神分裂症治疗的主要药物,但是它们并不能足够快速的减轻症状。苯二氮䓬类可能有用,特别是在激越加重的时期。同时还可以使用辅助药物治疗不良反应,如 EPS。基于 J.J. 对口服药物的依从性及目前不断加重的激越症状,可能需要立刻给予肌内注射剂(包括抗精神病药、苯二氮䓬类药物和治疗不良反应的药物)来进行治疗。

有效性

过去的大量研究在比较抗精神病药和安慰剂的有效性,而目前大量研究在比较不同抗精神病药的有效性。这些研究试图通过采用不太严格的纳入标准、延长治疗时间、前瞻性设计以及扩大样本量来比较这些药物在接近真实常规医疗路径下的有效性[104]。这些研究依然是采用意向治疗分析的随机双盲试验。解读这些研究有助于搭建理想人群研究和现实常规医疗之间的桥梁。

其中一个具有里程碑意义的研究是由美国国立精神健康研究所(National Institute of Mental Health,NIMH)资助的抗精神病药有效性研究(Clinical Antipsychotic Trials of Intervention Effectiveness,CATIE)。CATIE 的第一阶段研究对非典型抗精神病药[喹硫平(n=329)、利培酮(n=333)、奥

氮平(n=330)和齐拉西酮(n=183)]与中等效价的典型抗精神病药奋乃静(n=257)的有效性进行了比较。主要结局变量是因任何原因停用抗精神病药的时间。总体上,74%的患者在18个月后停止治疗。研究显示奥氮平的停药率(64%)显著低于喹硫平(82%)和利培酮(74%)(P<0.001)。在调整为多重比较分析后,奥氮平与齐拉西酮和奋乃静的差别并不具有显著性。当独立分析时,接受奥氮平治疗的患者因无法耐受而停药的比例显著高于其他药物,但会经历更长的时间才会停药。由于齐拉西酮组的患者数量较少,与其他药物比较时该组的权重较低。18个月的研究时间并不足以得到这些药物引起迟发性运动障碍和代谢紊乱的信息[64]。

如果脱落的主要原因是无法耐受或治疗无效,停药的患者会被纳入第二阶段的CATIE研究,接受不同抗精神病药的治疗。那些对第一阶段治疗应答不良的患者会进入第二阶段的氯氮平组[105]。在耐受不佳的研究组中,奥氮平(n=68)或利培酮(n=70)的治疗持续时间显著长于喹硫平(n=65)和齐拉西酮(n=135)[106]。在应答不佳的研究组中,氯氮平(n=45)的治疗持续时间明显短于奥氮平(n=17)、喹硫平(n=14)或利培酮治疗(n=14)[107]。第三阶段的CATIE研究纳入了270名在往期研究中停药的患者。这些患者被安排继续接受阿立哌唑、氯氮平、奥氮平、奋乃静、喹硫平和利培酮的治疗。样本数量的不足导致研究无法显示出不同药物的有效性的差异,并且在这个开放试验中,很少有患者接受奋乃静(n=4)或氟奋乃静癸酸酯(n=9)的治疗[108]。需要注意的是,随着CATIE研究的继续,由于研究对象的损耗,每一阶段的统计权重都低于上一个阶段,进一步导致了Ⅱ型误差的增加。

另一个经常被引用的研究是抗精神病药治疗精神分裂症的成本效用研究(Cost Utility of the Latest Antipsychotic Drugs in Schizophrenia Study, CutLASS 1)。在这项研究中227名患者被随机分配接受FGA或SGA的治疗。这项研究旨在比较FGA和SGA的整体差别,而不是各个药物的具体差别。那些关于第二代抗精神病药具有优势的假说并没有得到证明[109]。CutLASS 2研究同样纳入了对第一阶段治疗反应欠佳的患者,比较了氯氮平和其他SGA的疗效。服用氯氮平的患者的PANSS评分显著改善(p<0.01),并且自我感觉变好(p<0.05)。正如生活质量量表(quality of life scale, QLS)所显示的,患者的生活质量也呈现出改善的趋势(p=0.08)[109,110]。

在首发患者中,SGA的应答率和缓解率高于氟哌啶醇[111]。为了解决抗精神病药有效性研究中样本量不足的问题,科研人员开始使用meta分析及相关技术。一项涵盖150项随机双盲研究的meta分析纳入了20 000名患者。分析发现只有氨磺必利、氯氮平、奥氮平和利培酮比第一代抗精神病药更有效。除了阿立哌唑和齐拉西酮,第二代抗精神病引起EPS的风险更低,但是引起体重增加的比例显著高于氟哌啶醇。然而,在体重增加方面,低效价典型抗精神病药(如氯丙嗪)和第二代药物之间无明显差异[112]。

一个有效性试验和meta分析都未涉及的有争议的问题是抗精神病药的联合使用[113]。虽然联合使用是一个相对普遍的现象[114],但是由于缺乏有效性和安全性的证据并不推荐这种治疗方法[115,116]。事实上,医疗质量改善项目对抗精神病药的联合使用进行了调查研究[117]。在一些情况下,抗精神病药的联合使用是合理和有益的[28,113,118,119]。例如,对于正在服用利培酮的患者,加用阿立哌唑来缓解高催乳素血症。但是有些时候对于难治性精神分裂症应当换用氯氮平,而不是联合用药[120]。

剂型

抗精神病药有多种剂型来满足不同治疗需求。最常见的剂型包括口服制剂,如片剂/胶囊(长效或短效)、口腔崩解片(orally disintegrating tablets, ODT)及口服溶液/混悬液。许多抗精神病药还有注射剂(如短效肌内注射剂和长效肌内注射剂)。在选择合适的剂型时,应考虑多个因素,如疾病的严重程度,症状对患者本人和他人的危险性,患者的服药依从性以及治疗条件。

替代口服剂型

虽然大部分抗精神病药都有传统的片剂和胶囊剂型,其中一些还有其他口服剂型。为了提高依从性,其中几种抗精神病药还有口服液或口腔崩解片等剂型。第二代抗精神病药(如阿立哌唑、利培酮和齐拉西酮)有口服溶液剂型。这种剂型对那些难以吞咽传统药片(或不愿吞服)的患者很有帮助,同时便于特殊剂量给药,特别是对于老年和儿童患者。当将其置于舌上时,口腔崩解片会迅速溶解。患者仅需吞咽唾液就能完成药物在肠道的吸收。当在病房发现患者“口腔”藏药或者不依从服药时,这种剂型特别有用。利培酮、奥氮平、阿立哌唑和氯氮平均有口腔崩解片。阿塞那平仅有舌下溶解片。

短效注射剂

在疾病急性期抗精神病药的短效注射剂型被频繁使用。转诊至精神科急诊的患者的病情通常很危急,对本人和他人可能都存在危险。当使用非药物降级技术(non-pharmacologic de-escalation techniques)失败且患者拒绝口服药物,给予患者短效肌内注射剂治疗能够快速有效的控制激越。肌内注射剂可以避免首过代谢,因此它的效能是口服制剂的2~4倍,并可在30~60分钟内迅速达到峰浓度[121]。诸如氟哌啶醇、奋乃静和氯丙嗪等FGA以及诸如奥氮平、齐拉西酮和阿立哌唑等SGA都有短效肌内注射剂型。

目前还没有比较SGA短效肌内注射剂有效性的头对头研究。然而,一篇涵盖了9个随机对照双盲试验的综述对它们的有效性和安全性进行了评估。这篇综述对奥氮平、齐拉西酮和阿立哌唑与安慰剂或活性对照药(氟哌啶醇或劳拉西泮)进行了比较,并对需治数(number needed to treat, NNT)和出现1例副作用所需处理的病例数(number needed to harm, NNH)进行了计算[122]。所有3种药物的有效性均优于安慰剂。奥氮平和齐拉西酮的NNT最低。10mg奥氮平优于7.5mg氟哌啶醇(NNT=5)。低剂量阿立哌唑(1mg)肌内注射剂的有效性低于7.5mg氟哌啶醇肌内注射剂（NNT＝－5）。齐拉西酮肌内注射剂的随机对照试验没有设活性对照药（氟哌啶醇或劳拉西泮）。虽然所有3种药物引起EPS的风险均低于氟哌啶醇，但从NNH来看SGA的不良反应谱差异较大。奥氮平与低血压的出现相关（NNH＝50）[122]。这与药厂的推荐——避免与苯二氮䓬类药物同时使用一致。在其中一个研究中，阿立哌唑与静坐不能的发生有关（NNH＝47）[122]。研究未提供齐拉西酮引起QT间期延长的NNH。药厂的指南提出齐拉西酮肌内注射剂禁止用于那些既往有QT间期延长病史、最近曾出现心肌梗死发作及患有失代偿心力衰竭的患者。当与其他能够引起QT间期延长的药物[即Ⅰa和Ⅲ类抗心律失常药、硫利达嗪（thioridazine）、氯丙嗪、莫西沙星（moxifloxacin）等]合用时应当小心。由于该药的辅料环糊精通过肾脏清除，所以肾功能不全的患者应慎用[123]。

氟哌啶醇短效肌内注射剂是医院急性激越治疗路径中的常用药物。这主要是由于它具有明确的有效性，引起直立性低血压的风险较低以及可与劳拉西泮（lorazepam）肌内注射剂同时给药。在药物经济学方面，氟哌啶醇也比SGA具有优势，但是基于EPS发生风险较高，抗胆碱能药物（苯扎托品）肌内注射剂的成本也应考虑在内。总之抗精神病药的短效肌内注射剂是医疗团队的重要配备，并且对保障激越患者的安全非常重要（表85-7）。

表 85-7

治疗急性激越的药物[121,290-303]

药物	剂型	给药方法	起效时间/min	最大剂量/24h⁻¹	药效持续时间/h
劳拉西泮	PO（片剂），IM，IV	1～2mg	60～90（PO） 15（IM）	10mg	8～10
典型抗精神病药					
氟哌啶醇	PO（片剂），IM	每0.5～2小时5～10mg	30～60	30mg	长达24
氟奋乃静	PO（片剂），IM	每6小时1～2.5mg（PO）； 每6小时1.25mg（IM）	未提供	10mg	6～8
氯丙嗪	PO（片剂），IM	50mg（IM）；每1～4小时100mg（PO）	15～60	200mg	未提供
非典型抗精神病药					
奥氮平	PO（片剂），IM，ODT	每2～4小时5～10mg	15～45	30mg（IM），20mg（ODT）	24
利培酮	PO（片剂、口服液），ODT	每0.5～2小时1～2mg	60	4mg	未提供
齐拉西酮	PO（片剂），IM	每2～4小时10～20mg	30～60	40mg	4
阿立哌唑	PO（片剂、口服液），IM，ODT	10～15mg（片剂）； 每2小时9.75mg（IM）	1～3小时	30mg	未提供

IM，肌内注射；IV，静脉注射；ODT，口腔崩解片；PO，口服。

长效注射剂

对于既往曾有治疗不依从历史的患者以及那些更喜欢长效制剂而不是每日服药1次的口服药物的患者，抗精神病药的长效注射剂（long-acting injectable antipsychotics，LAIA）也是一种选择。LAIA可以降低患者的服药频率。LAIA可以每2周、每月或每季度给药1次。因此不依从也显得更加明显。当患者未按预约接受注射，应及早进行干预。在转为接受LAIA治疗前，应确定相应的口服药物的有效性和安全性。除了注射部位疼痛，等效剂量的LAIA引起不良反应的风险并不会比口服药物更高[124]。LAIA需要数月才能达到稳态血药浓度；因此根据靶症状和不良反应的短期变化来调整剂量是没有意义的。

许多大规模随机对照研究都未能证明在预防复发方面

LAIA优于口服药物[125]。一项涵盖21个随机对照研究的meta分析纳入了5 176名患者，发现与口服药物相比LAIA并不能降低复发率[126]。这可能与受试人群的选择有关。相对于真实世界的患者，一般受试人群的疾病自知力更好，对口服药物的依从性更高。对于那些使用LAIA的更加不稳定的患者，增加就诊次数、直接或间接监测依从性以及给予免费的研究药物都会削弱随机对照研究反映复发率的效能。一项由Rosenheck及其同事开展的历时2年的随机双盲对照研究纳入了369名可能需要入院治疗的精神分裂症患者[127]。这些患者被分配至利培酮长效注射剂组和口服药组。2组的住院率、精神症状或社会功能水平没有显著差异。镜像研究在相同的患者中对口服抗精神病药和LAIA的治疗持续时间进行了比较。这种研究方法被认为可以更好地了解真实世界的LAIA的有效性。一篇涵盖了

25 项镜像研究的系统性综述和 meta 分析纳入了 5 940 名患病时间超过 12 个月的患者。这些患者都接受了超过 6 个月的口服药物和 LAIA 的治疗。在预防住院（16 项研究，RR＝0.43；95% CI，0.35~0.53；P＜0.001）及降低住院次数（15 项研究，RR＝0.38；95% CI，0.28~0.51；P＜0.001）方面，LAIA 优于口服抗精神病药。应当谨慎解读镜像研究的结果。因为镜像研究本身固有期待偏差并且返回稳态可能只是反映了疾病的自然进程[125]。

首次发作的患者通常对治疗及依从性的重要性缺乏认识，所以可能能够从 LAIA 的治疗中获益。一项纳入了 86 名首发精神分裂症患者的随机对照试验对利培酮长效注射剂和口服利培酮进行了对比，发现长效注射剂组的复发率更低（5% vs 0.33%）[128]。另一个前瞻性的开放随机对照研究以 2：1 的比例将首发精神分裂症患者随机分配至换用长效利培酮注射剂组（n＝26）和继续口服药物组（n＝11），并随访患者至 104 周。该研究发现接受长效利培酮注射剂治疗的患者的依从性在 12 周开始显示出显著优势。然而，在整个治疗期间，依从性无显著差异[129]。

两种高效价第一代抗精神病药——氟奋乃静和氟哌啶醇有癸酸酯长效注射剂型。由口服药物换为氟哌啶醇长效注射剂有两种方式。一种是给予 10 倍口服剂量的长效氟哌啶醇，另一种是负荷给药模式——给予 20 倍口服剂量的长效氟哌啶醇[130]。负荷剂量模式可以更快地达到氟哌啶醇的治疗血药浓度，并且允许更早停用口服药物[124,130]。标准的换药流程要求在滴定减量前维持口服当前剂量的氟哌啶醇至少 1 个月[124]。癸氟奋乃静的释放更比癸酸氟哌啶醇快，通常在 24 小时达到峰浓度。推荐在给予第 1 针癸氟奋乃静时口服剂量减少 50%，在给予第 2 针时停用口服药物[124,131]。目前还没有足够的数据支持癸氟奋乃静的负荷剂量给药方案的合理性。标准流程为每 2~4 周给予 1.25 倍当前口服剂量的长效注射剂治疗[131]。一项双盲研究显示在复发率、症状改善和不良反应方面，2 周和 6 周的注射间隔无显著差异[132]。这些结果提示注射间隔可以长于通常的 2~4 周。这样可以在确保无复发风险的前提下减少抗精神病药暴露。2 种癸酸酯剂型都需要使用"Z 形注射法"来预防药量损失、脓肿形成和皮下包块。然而，这种注射法要比标准注射法疼。

第二代抗精神病药阿立哌唑、利培酮、帕利哌酮和奥氮平有长效注射针剂型。阿立哌唑一水合物（aripiprazolemonohydrate）要求口服重叠给药 14 日，然后每月注射 1 次。阿立哌唑十二烷酸酯（aripiprazole lauroxil）是阿立哌唑的前药，需要口服重叠给药 21 日，但可以每 4 周或每 6 周注射 1 次 882mg 规格的长效制剂[132]。对于大多数患者，阿立哌唑一水合物的起始剂量为 400mg，每月给药 1 次。然而，对于肾功能受损的患者或者同时服用 CYP3A4 和 2D6 强诱导剂和强抑制剂超过 14 日的患者，需要进行剂量调整（具体见表 85-8）。阿立哌唑十二烷酸酯的给药剂量取决于个体患者所需的口服剂量（即，10mg 口服阿立哌唑等效于 441mg 注射剂）。

利培酮 LAI 可以每 2 周给药 1 次。由于利培酮从多聚微球中释放入血存在延迟，因此需要口服重叠给药 3 周。

在注射后的前 3 周，不到 1% 的利培酮被释放。帕利哌酮棕榈酸酯可以每月给药 1 次，并且推荐的负荷给药模式不需要口服重叠给药。在没有肾损伤的患者中，起始负荷给药模式包括在第 1 日在三角肌注射 234mg 规格的药物，接着第 8 日在三角肌注射 156mg 规格的药物。帕利哌酮棕榈酸酯应避免用于严重肾损伤的患者（CrCl＜50ml/min）。帕利哌酮棕榈酸酯还有每 3 个月给药 1 次的剂型。之前在接受每月给药 1 次的帕利哌酮棕榈酸酯治疗并且已经维持治疗 4 个月以上的患者可以考虑换用这种剂型。每 3 个月给药 1 次的剂型的给药剂量应为上一次每月给药 1 次的剂型的给药剂量的 3.5 倍。然而，2 种剂型的注射体积并无明显差别。

由于奥氮平可能会引起注射后谵妄镇静综合征（postinjection delirium sedation syndrome，PDSS），因此奥氮平 LAI 与风险提高及降低策略（riskevaluation and mitigation strategy，REMS）相关。人们认为该症状与一部分药物意外进入血管内有关。药物很有可能是在注射造成血管损伤后进入血管的。这一部分药物进入血管后会快速释放，进而导致循环系统中奥氮平的浓度远高于预期。受累患者出现的症状类似于奥氮平过量时的症状（即镇静、混乱、言语含糊、步态异常或昏迷）。患者必须在有急诊响应设施的医疗机构接受注射，并且在注射后必须接受观察至少 3 个小时。PDSS 的发生率为 0.2%，并且既往对该不良反应耐受并不意味着未来注射发生 PDSS 的风险会降低。奥氮平 LAI 的配置需要获得 Zyprexa Relprevv 患者监护项目的审核。该项目要求处方者、医疗机构、患者和药房在配置药物之前进行登记。繁琐的给药程序以及注射后观察的要求限制了奥氮平 LAI 在临床的应用。

药代动力学和药物相互作用

为了保证抗精神病药治疗的安全性和有效性，治疗时还需要考虑药代动力学因素和药物相互作用。需要注意起效时间和达到稳态时间的区别。在治疗开始的数日内就可以看到精神分裂症阳性症状的改善。然而达到稳态血药浓度还需要 4~7 天，甚至更长（取决于药物的半衰期）。在确定给药频率时，抗精神病药的半衰期也可能具有误导性。除了阿塞那平和齐拉西酮，绝大部分抗精神病药应当每日给药 1 次（由于吸收的问题）。这主要是因为中枢神经系统的药物浓度更高，并且受体被占的时间更长，以及药理作用持续的时间比血药浓度反映的时间要长[134]。在起始滴定过程中，当靶症状是激越或者患者对峰浓度依赖性的不良反应（镇静和直立性低血压）还未耐受，可以分次给药。一旦患者成功耐受药物，可以合并至睡前给药，从而降低服药负担及提高患者依从性[135]。

抗精神病药相互作用主要由直接的药代动力学相互作用或药效动力学的加合作用介导。药代动力学相互作用通常涉及由 CYP450 介导的 I 相氧化代谢；但相互作用偶尔也会涉及 II 相代谢（如葡萄糖醛酸化）。许多抗精神病药通过 CYP1A2，2D6，3A4 代谢（表 85-9）。抑制或诱导细胞色素酶会导致具有临床意义的血药浓度的改变。例如，抗抑郁药氟伏沙明抑制 CYP1A2 会引起氯氮平的血药浓度显著上升，从而使患者出现癫痫等严重不良反应的风险增加。

表 85-8　抗精神病药长效注射剂（LAIA）[304-311]

	剂型	口服转为长效注射剂	剂量	给药间隔	负荷剂量	口服重叠给药
癸氟奋乃静	25mg/ml（5ml 多剂量小瓶）	10mg PO=12.5mg q3w IM	起始：12.5~25mg 目标：12.5~50mg	q2~4w	否	第 1 次注射后，口服给药剂量减半；第 2 次注射后停止口服
癸酸氟哌啶醇	50mg/ml；100mg/ml（1ml 单剂量小瓶 & 5ml 多剂量小瓶）	口服剂量的 10~20 倍	口服剂量的 10~20 倍，qm；若未接受过癸氟哌啶醇治疗，首剂最大 100mg	q4w	首剂为口服剂量的 20 倍 维持剂量为口服剂量的 10 倍	如果未使用负荷剂量，继续口服至第 3 针
阿立哌唑—水合物	300 & 400mg	400mg qm IM	起始：400mg，IM，qm 300mg，IM，qm（CYP2D6 弱代谢者，同时使用 CYP2D6 或 3A4 强抑制剂，或者较高剂量时出现不良反应）200mg IM qm(CYP2D6 弱代谢者在服用 CYP 3A4 强抑制剂，或者同时服用 CYP2D6 和 3A4 强抑制剂)	qm	否	继续口服给药 14 日
阿立哌唑十二烷酸酯	441,662,882mg	口服剂量 / 肌内注射剂量：10mg → 441mg；15mg → 662mg；≥20mg → 882mg	起始：441,662,或 882mg qm 取决于口服剂量；882mg q6w	q4~6w	否	21 日
双羟萘酸奥氮平	210,300 & 405mg	口服剂量 / 前 8 周肌内注射剂量 / 肌内注射维持剂量：10mg/d → 210mg q2w 或 405mg q4w / 150mg q2w 或 300mg q4w；15mg/d → 300mg q2w / 210mg q2w 或 405mg q4w；20mg/d → 300mg q2w / 300mg q2w	起始：150~300mg IM q2w 或 405mg q4w 目标：300mg q2w 或 405mg q4w	q2w 或 q4w	是	未要求

表 85-8

抗精神病药长效注射剂（LAIA）[304-311]（续）

剂型	口服转为长效注射剂	剂量		给药间隔	负荷剂量	口服重叠给药
帕利哌酮棕榈酸酯（In-vega Sustenna） 39，78，117，156 & 234mg	第 1 日肌内注射 234mg，第 8 日注射 156mg（均在三角肌注射） 中度肾功能不全（CrCl ≥ 50ml/min 并 < 80ml/min）：第 1 日肌内注射 156mg，第 8 日 117mg	口服剂量	肌内注射剂量	q4w	是	未要求
		3mg/d	39~78mg			
		6mg/d	117mg			
		12mg/d	234mg			
		中度肾功能不全	78mg			
帕利哌酮棕榈酸酯（In-vega Trinza） 273，410，546，819mg	由 Sustenna 的剂量换算	Sustenna	Trinza	q3m	否	未要求
		78	273			
		117	410			
		156	546			
		234	819			
利培酮长效注射剂 12.5，25，37.5，50mg	起始：25mg IM q2w 口服重叠给药 3 周 目标：25~50mg IM q2w	口服剂量	肌内注射剂量	q2w	否	继续口服 3 周
		2~3mg	25mg			
		4~5mg	37.5mg			
		6mg	50mg			

IM，肌内注射；qw，每周 1 次；qm，每月 1 次。

诱导 CYP1A2 会出现相反的情况。如果患者同时服用 CYP1A2 诱导剂（如卡马西平或苯妥因），氯氮平的血药浓度会下降，从而导致症状复发的风险增加。值得特别注意的 CYP1A2 的常见诱导剂是烟草。烟草中的多环芳香碳氢化合物，而不是尼古丁，能够诱导 CYP1A2。因此，当患者在服用由 CYP1A2 代谢的药物（如氯氮平、奥氮平、阿塞那平）时，如果他们继续抽烟，血药浓度会下降高达 50%。许多抗抑郁药和情感稳定剂都能显著影响细胞色素酶代谢途径，所以在加用这些药物时应当小心[136,137]。当为了在受体水平加强抗精神病作用而合并使用其他不会影响抗精神病药血药浓度的药物时，药效动力学相互作用会发生。例如，在 SGA 治疗的基础上加用抗胆碱能药物苯扎托品（benztropine）；加用奥氮平或氯氮平会使抗胆碱能不良反应加重（如便秘）。

表 85-9

抗精神病药的药代动力学比较

抗精神病药	平均半衰期/h	主要代谢通路
第一代抗精神病药（FGA）		
氯丙嗪	24	CYP 2D6
氟奋乃静	14～16	CYP 2D6
氟哌啶醇	18	CYP 2D6，CYP 3A4
洛沙平	6～8	无（少量——CYP 1A2，CYP 2D6，CYP 3A4）
奋乃静	9～12	CYP 2D6
三氟拉嗪	3～12	CYP 1A2
硫利达嗪	5～27	CYP 2D6
替沃噻吨	34	CYP 1A2
第二代抗精神病药（SGA）		
阿立哌唑	75～94	CYP 2D6，CYP 3A4
阿塞那平	24	UGT1A4，CYP 1A2
依匹哌唑	86～91	CYP 2D6，CYP 3A4
卡利拉嗪	48～336	CYP 3A4
氯氮平	8～12	CYP 1A2，CYP 3A4
伊潘立酮	18～33	CYP 2D6，CYP 3A4
鲁拉西酮	18	CYP 3A4
奥氮平	21～54	CYP 1A2；CYP 2D6
帕利哌酮	23	有限部分通过 CYP 2D6，CYP 3A4
喹硫平	7	CYP 3A4
利培酮	3～20	CYP 2D6
齐拉西酮	7	醛氧化酶；CYP 1A2；CYP 3A4

UGT1A4，二磷酸尿苷葡萄糖苷转移酶 1 家族，多肽 A4。

来源：Adapted from Facts & Comparisons eAnswers。http://online. factsandcomparisons. com/MonoDisp. aspx?　monoID＝fandc-hcp10202. Accessed May 15, 2016, with permission.

药物经济学

由于 FGA 都有更便宜的仿制药，而新上市的 SGA 仍然处于专利保护期，非典型抗精神病药的药物支出比典型抗精神病药高 10～100 倍[138]。这不可避免地会引起人们对非典型抗精神病药的花费的关注。从 1997—2007 年，美国用于门诊抗精神病药处方的年度开支从每年 17 亿美元上升至每年 7.4 亿美元[139]。这项开支占据了整个美国精神疾病支出的一大部分。随着 SGA 的仿制药的上市，关于高支出的担忧会略微减轻，但差距依然存在。

药物开支常常被详细审核，但是在审视抗精神病治疗时，还应权衡考虑其他疾病相关开支。一些因素（如住院率、门诊服务及患者功能）也应纳入考虑的范围。一项研究考察了在 100 000 名接受医疗补助的患者中进行 SGA 处方限制的影响。研究发现从 2001—2008 年住院率增加了 13%，住院开销增加了 23%，医疗总支出增加了 16%，而药物开支仅减少了 4%[140]。在选择药物时，应当综合考虑各个因素，如有效性、不良反应及药物支出，特别是总的公共卫生支出。

不良反应

在选择抗精神病药时需要考虑的一个重要因素便是药物的不良反应谱。虽然许多不良反应常见于大部分抗精神病药,但是这些不良反应的发生率却相差较大。常见的广谱不良反应包括 EPS、抗胆碱能作用、心血管系统不良反应、糖脂代谢紊乱及高催乳素血症等。

治疗任何疾病都应小心地保持有效性和耐受性之间的平衡。当患者出现不良反应,应对药物治疗的风险获益比进行评估。患者的获益程度、不良反应的严重程度及发生频率、患者的不适程度等药物治疗方面的因素都应被考虑在内。任何时候在做出处理不良反应的决策时,患者都应参与其中。那些严重影响患者的无法解决的不良反应会导致治疗不依从及潜在的治疗失败。

如果不良反应被定级为轻度并且仅引起患者轻微的不适,那么可以暂时不进行干预,只需要严密监测以确保其不会随着时间推移而恶化。许多不良反应可能不止是个小麻烦。这时可以这样处理。当不良反应加重或进一步给患者带来了不适,此时可能需要直接干预。一般需要降低抗精神病药的剂量或者加入治疗不良反应的药物。如果需要,可以换用该类不良反应发生风险较小的抗精神病药。一个需要考虑的潜在因素是换药过程中的精神状态失代偿的风险。抗精神病药的药理机制相似,有效率亦相似,但并不是所有抗精神病药对特定患者都有效。

当根据不良反应和/或有效性确定必须换药时,有以下几种换药方法供选择。当不良反应很严重甚至威胁生命时,我们需要快速换药——立即停用正在使用的药物并开始使用新的药物。当我们有更多的时间完成换药时,可以采取从一个药到另一个药的交叉滴定。在这些例子中,新药可以逐渐加量,而现用药可以同时逐渐减量;或者直接给予治疗剂量的新药,然后逐渐降低现用药的剂量。药物加量或减量的速率取决于患者的临床情况以及安全风险(表85-10)。

表 85-10

抗精神病药的不良反应的相对发生率

	镇静	锥体外系反应	抗胆碱能作用	直立性低血压	体重增加
典型——低效价药物					
氯丙嗪	+++	++	++	+++	
硫利达嗪	+++	+	+++	+++	
典型——中等效价药物					
洛沙平	+	++	+	+	
奋乃静	++	++	+	+	
典型——高效价药物					
氟奋乃静	+	++++	+	+	
氟哌啶醇	+	++++	+	+	
替沃噻吨	+	+++	+	+	
三氟拉嗪	+	+++	+	+	
非典型药物					
阿立哌唑	+	+	0~+	+	+
阿塞那平	++	+	0~+	++	+
氯氮平	+++	0	+++	+++	++++
伊潘立酮	++	+	+	++	+
鲁拉西酮	+	+++	0	+	++
奥氮平	++	+	++	++	++++
帕利哌酮	+	+	0~+	+	+
喹硫平	++	0	0~+	++	+++
利培酮	+	++	0~+	++	+++
齐拉西酮	++	++	+	++	+

0,没有作用;+,低;++,中等;+++,高;++++,非常高。

来源:Reprinted from Facts & Comparisons eAnswers. http://online.factsandcomparisons.com/MonoDisp.aspx?_monoID=fandc-hcp10202. Accessed May 15,2016,with permission.

锥体外系不良反应和迟发性运动障碍

抗精神病药阻断纹状体 D_2 受体还会引起急性不良反应,如肌张力障碍(如不自主的骨骼肌收缩)及药源性帕金森症(假性帕金森症)。恢复纹状体乙酰胆碱和多巴胺的平衡能够减轻 EPS。这也是为什么具有抗胆碱能活性的低效价 FGA 在这方面的问题反而比高效价药物少。多种方法可以减轻这一不良反应,包括给予抗胆碱能药物苯扎托品或苯海索、给予金刚烷胺、降低抗精神病药剂量或使用 SGA。然而,一些证据提示换用 SGA 并不总会使运动障碍缓解达到预期水平[141]。

肌张力障碍

急性肌张力障碍是一种令人不适的持续的肌肉收缩,累及颈部、躯干、舌头或出现动眼危象(眼球上翻)。动眼危象和肌张力障碍通常在治疗的前几日出现。肌内注射抗胆碱能药物可以快速缓解症状(苯扎托品 2mg,肌内注射)。急性症状缓解后应继续常规给予抗胆碱能药物口服治疗。然而,当医师在努力与偏执或多疑的患者建立治疗同盟时,快速治疗通常不会改善患者对照护者的态度[142]。

帕金森综合征

药源性帕金森症是一种最为常见的可逆转的运动系统不良反应。它的临床表现包括强直、面具脸、运动迟缓和震颤。这些症状是短暂的并且易于治疗。它们通常会在治疗开始的前 3 个月出现。药源性帕金森症是独立于特发性帕金森症的疾病。

与低效价药物相比,高效价 FGA 更有可能诱发药源性帕金森症。在风险较高的患者(既往未用药,女性,高龄)中使用较高剂量的 FGA 会增加药源性帕金森症发生的风险。总体上 SGA 引起药源性帕金森症的风险较低。其中氯氮平和喹硫平的风险最小,常被用于同时患有特发性帕金森症的患者,而且不会加重这些患者潜在的运动障碍症状[143-145]。在这些患者中氯氮平非常有效,但喹硫平的有效性存在争议[75]。

减轻或消除药源性帕森金症的方法包括降低抗精神病药的剂量,换用非典型抗精神病药(喹硫平和氯氮平的风险最低)或加用抗帕金森症药物。常用的抗帕金森症药是抗胆碱能药物,如苯扎托品(benztropine)(从 0.5mg,每日 2 次到 2mg,每日 3 次)、苯海索(rihexyphenidyl)、比哌立登(biperiden)、苯海拉明(diphenhydramine)或新型药物金刚烷胺(amantadine)(从每日 100mg 到每日 400mg,分次给药)。抗胆碱能药物本身也会引起不良反应,还会增加服药负担,所以通常在 3 个月后可以考虑停用。由于金刚烷胺通过不同的机制来发挥作用,因此不存在上面的担忧,但是在许多患者中它不如抗胆碱能药物有效[142]。抗胆碱能不良反应将在下面的"抗胆碱能不良反应"的部分详细讨论。

静坐不能

静坐不能可单独出现或者与药源性帕金森症或迟发型运动障碍同时出现[146,147]。它表现为无法保持静止,伴随强烈的内源性不安。这些症状使患者看起来非常激越[148]。在一些不幸的病例中,静坐不能被误认为精神分裂症的激越症状,但是增加抗精神病药的剂量反而会恶化症状。对

抗静坐不能的最好方法是略微减少抗精神病药的剂量,加用低剂量 β 肾上腺素受体阻滞剂(普萘洛尔 10mg,每日 2 次或每日 3 次),或者加用抗胆碱能药物(特别是当患者同时存在药源性帕金森症)。如果患者对上述策略应答不佳,也可考虑使用苯二氮䓬类药物(表 85-11)。

表 85-11

治疗抗精神病药诱导的帕金森症和静坐不能的药物

药物	等效剂量/mg	日剂量/mg
抗胆碱能药物		
苯扎托品	0.5	1~8
比哌立登	0.5	2~8
苯海拉明	25	50~250
丙环定	1.5	10~20
苯海索	1	2~15
多巴胺能药物		
金刚烷胺	—	100~300
GABA 能药物		
地西泮	10	5~40
氯硝西泮	2	1~3
劳拉西泮[a]	2	1~3
去甲肾上腺素能阻滞剂		
普萘洛尔	—	20~60(最大 = 120)

[a] 口服给药或肌内注射。

案例 85-1,问题 8:最终,J. J. 在住院期间稳定接受依匹哌唑每日 2mg 治疗。工作人员观察到她的精神症状开始减轻,但是激越症状却在慢慢加重。她不断在病区内走来走去,无法安静坐下。她称自己在大部分时间都感到不适。病区工作人员已经不得不每日数次加用劳拉西泮 1mg 来控制她的激越。目前 J. J. 可能存在哪种 EPS 症状?她的哪些临床表现支持这一诊断?

J. J. 极有可能存在静坐不能。由于在开始使用依匹哌啶治疗后她的症状确实减轻了,所以引起激越的原因不大可能是精神分裂症本身。抗精神病药,甚至包括那些 D_2 受体部分激动剂,都可能引起静坐不能。她目前的症状可能是静坐不能,表现为持续踱步(运动)、总是烦躁不安和内源性坐立不安的感觉。虽然劳拉西泮常被用来治疗激越,但也可以用来治疗静坐不能。

案例 85-1,问题 9:哪些方法适于用来治疗 J. J. 的静坐不能?

首先也是最重要的是确定患者是否能够接受更低剂量

的抗精神病药治疗并保持病情稳定。通常减少抗精神病药的剂量能够缓解 EPS 症状。如果无法降低剂量或者降低剂量会造成 J.J. 的病情波动，那么就需要加用另一种药物来对抗不良反应。虽然劳拉西泮可以发挥这样的作用，但是还应考虑到长期使用苯二氮䓬类药物的影响。由于 J.J. 的静坐不能可能是由依匹哌唑引起，所以在接受依匹哌唑治疗期间她都存在治疗静坐不能的需要。另一种可能满足治疗需要的药物是普萘洛尔，一种非选择性 β 受体阻滞剂。研究发现在较低的剂量下（10~20mg，每日 2 次），普萘洛尔能够有效缓解静坐不能。如果选择使用普萘洛尔，应当监测患者的血压和心率。

> **案例 85-1，问题 10：** 当安排其出院时，药房通知你 J.J. 的保险不能支付依匹哌唑。这时 J.J. 适合换用哪种药物？

　　理想情况下，我们会建议 J.J. 继续使用住院期间能够维持其病情稳定的药物。因此如果可能，应当设法联系她的保险公司获得该药的授权。如果无法获得，应当仔细保险人员 J.J. 是否有使用阿立哌唑的权限。类似于依匹哌唑，阿立哌唑也是一种 D_2 受体部分激动剂，所以理论上它发挥疗效的方式应该类似于依匹哌唑。如果 J.J. 的保险也无法支付阿立哌唑，那么可以考虑换用具有相似不良反应谱的另一种非典型抗精神病药。由于依匹哌唑引起 EPS 和代谢不良反应的风险较低，齐拉西酮的不良反应谱与之类似，所以可以考虑使用齐拉西酮，但是保险仅能覆盖齐拉西酮仿制药。

> **案例 85-1，问题 11：** J.J. 在住院期间已经开始服用齐拉西酮（40mg，每日 2 次，与餐同服）进行治疗。她的核心症状何时开始减轻？还有哪些治疗能够改善她出院后的预后？

　　虽然 J.J. 的症状在治疗开始的前几日就会开始减轻，但是症状的显著改善可能需要花费 1 周甚至更长。此时她的病情虽然足够稳定而可以出院，但仍存在一些功能的损伤。恢复到病前水平可能还需数周、数月甚至永远都不可能完全恢复。非药物治疗方法，包括个体和团体治疗也能够促进 J.J. 病情的持续改善和稳定。对她及其家庭成员进行疾病教育对改善 J.J. 的预后也是有益的。

> **案例 85-1，问题 12：** J.J. 回家后，本学期向学校提出请假。在接下来的一个新学期她返校继续学业。但是她发现自己在课堂上很难集中注意力。她将其归结为齐拉西酮的使用。自从 5 个月前出院后，她未再出现任何精神症状。她认为自己已经痊愈了，不需要再接受治疗。她联系了她的精神科医生，咨询停药的问题。此时 J.J. 应当停药么？关于 J.J. 治疗所需要持续的时间，指南有什么推荐？

J.J. 不应该在这个时候停药。虽然此时可能需要根据注意力不集中的表现和原因对药物治疗进行调整，但是这不是停药的原因。大部分治疗指南推荐在急性发作后至少维持治疗 6 个月，1 年更好。由于她的症状刚刚消失 5 个月，如果不接受药物治疗疾病复发的风险很高。

> **案例 85-1，问题 13：** 最终，J.J. 决定停药并不再复诊。在不到 1 个月后，由于疾病复发，她被父母送至急诊并被收入院治疗。这时 J.J. 可以选择使用长效注射剂么？

　　J.J. 目前并不适合使用 LAIA，因为她还未试用过任何长效针剂对应的口服药物。在使用长效注射剂前应多次给予患者相应的口服药物，从而避免药物过敏反应，或者当患者已经在使用口服药物进行维持治疗，可以换用长效注射剂。然而，如果 J.J. 确实对口服药物依从性较差，LAIA 确实可以使她获益。虽然由于对疾病和治疗的认识不足，J.J. 对这次药物治疗的依从性不佳，但可以通过疾病教育来改善她的依从性。除此之外，也可以对其家庭成员进行教育来帮助她维持依从性。

> **案例 85-1，问题 14：** 在最近一次住院期间，J.J. 对口服药物的依从性仍然不好。她最终同意接受 LAIA 治疗。但是在与她的保险员沟通后，唯一可支付的 LAIA 就是利培酮长效注射剂。该药适合用于 J.J. 的治疗么？为什么？

　　即使 J.J. 在过去已经接受过利培酮的治疗并且对利培酮并不过敏，利培酮 LAIA 仍然不是个明智的选择。由于利培酮 LAIA 的独特的药代动力学特点，它需要口服重叠给药 3 周，因为初始注射的针剂还未开始释放活性药物成分。如果 J.J. 的依从性依然欠佳，这会导致治疗结局不佳，特别是在出院后。应当再次联系 J.J. 的保险公司，尝试找到可支付的非典型性抗精神病药的长效注射剂。

迟发性运动障碍

　　一个与长期抗精神病药治疗相关的更为棘手的不良反应是持续的波及舌、手、足的舞蹈样手足徐动症[149]。抗精神病药长期阻滞纹状体 D_2 受体会导致这些受体对多巴胺超敏。相互联系的神经递质系统（如 GABA 能和胆碱能系统）的改变会导致运动障碍[150]。这种情况常见于抗精神病药的撤药、降低剂量或者由其他抗精神病药换为氯氮平或喹硫平时。如果运动困难的症状持续存在，就会发展成为迟发型运动障碍。迟发型运动障碍也可能在经历多年抗精神病药治疗且未进行任何治疗调整的情况下出现。FGA 引起迟发型运动障碍的风险（在长期用药的成人患者中为 5%）高于 SGA。但是不同研究报道的发病率差异较大[151]。患者出现迟发型运动障碍的风险会随着一些因素的变化而增加，包括累计终身治疗剂量增多、治疗持续时间延长、年龄增长、共患糖尿病、患上创伤性脑损伤、患上情感障碍、使用抗胆碱能药物、既往曾出现药源性帕金森症以及女性[152-155]。虽然服用典型抗精神病药的患者出现迟发型运动障碍的风险更高，但非典型抗精神病药也存在该风险。

非典型抗精神病药的风险虽然更低,但也不能忽视[156]。

虽然在撤药时出现的运动障碍并不一定都会发展成为持续的迟发型运动障碍,但是在一些病例中患者在抗精神病药滴定减量或换药后的很长一段时间内都一直存在"不干净"的运动症状。这些运动症状一旦出现,就难以治疗。通过换药来减弱多巴胺对纹状体受体的作用可能会引起症状的短暂好转,之后运动障碍的症状依然会长期恶化。几乎没有双盲研究能够显示加用各种治疗药物的有效性。那些在早期病例报道和开放研究中显示出治疗潜质的药物地西泮(diazepam)、多奈哌齐(donepezil)、侧链氨基酸都未能通过双盲研究的考验[157-159]。即使是已经被大家所认可的处理策略,如降低抗精神病药剂量(如有可能停药)、换用风险更低的第二代抗精神病药(氯氮平或喹硫平)都不能保证每次理想的治疗结果。有限的证据提示氯氮平和银杏叶可能有效[159]。然而更好的策略似乎是预防其发生。预防的方法包括使用尽可能低的抗精神病药剂量,选用风险更低的药物以及利用异常不自主运动量表来严密监测运动症状[150,151,160]。我们确实也有一些选择来使治疗更适合易感患者。目前迟发型运动障碍的严重程度和发病率似乎在下降[150],我们也许可以乐观一些。

抗胆碱能作用

低效价典型抗精神病药和非典型药物中的氯氮平和奥氮平的抗胆碱能作用较强。抗胆碱不良反应的严重程度差别较大,可以从轻微不适上升到危及生命。这些不良反应包括便秘、尿潴留、视物模糊、眼睛、口腔和喉咙干燥、心动过速、肠梗阻、意识模糊和谵妄。对于一些轻度的不适(如口干)如果不处理也可能会产生严重的后果。如果通过饮用高糖饮料来缓解口渴会引起龋齿和体重增加。经常食用高糖口香糖或饮料还可能引起口腔真菌感染。如果抗胆碱能药物无法减量,患者可以食用无糖硬糖或口香糖,或唾液替代产品来缓解症状[161]。总体上,精神分裂症患者应当进行常规的口腔检查。另一个被忽视的抗胆碱不良反应是便秘。患者可能将便秘归因于目前正在服用的抗精神病药。持续监测患者肠道功能以及建议患者采取适当的肠道调整方案(如饮食调整、体育锻炼、使用容积性泻药、使用大便软化剂)对患者是有益的,从而避免1周未处理的肠道问题主诉进展成为肠梗阻[162]。

当加用抗胆碱能药物苯扎托品来预防和治疗EPS时,患者的抗胆碱能负担加重。在治疗和转诊期间,应当定期评估抗胆碱能药物的使用。如果不能逐渐停用不必要的抗胆碱能药物,患者的生活质量会下降,不良反应也可能会增加[163]。

心血管作用

抗精神病药可以通过直接或间接拮抗肾上腺素和胆碱能受体、间接影响自主神经系统及压力感受性反射对心血管系统产生影响[164]。抗精神病药引起的3个常见的心血管系统不良反应包括直立性低血压、心动过速和QT间期延长。我们将在下文对这3种不良反应进行讨论。

直立性低血压

40%的接受抗精神病药治疗的患者会出现直立性低血压[164]。该不良反应主要在初始药物加量期间频繁发生。老年患者的发生率异常高。直立性低血压主要是由血管α_{1A}肾上腺素受体受到阻断引起的。这使得患者难以适应血压的位置性变化。通常在开始抗精神病药治疗或加大剂量的前2~3周内患者会逐渐耐受直立性低血压。那些对α_{1A}肾上腺素受体亲和力高于D_2受体的药物(如氯氮平、利培酮)引起直立性低血压的发生率要高于那些对α_{1A}肾上腺素受体亲和力低于D_2受体的药物(氟哌啶醇)[164]。直立性低血压会进一步导致跌倒事件的发生。以下方法可降低跌倒的风险:①减慢滴定速率;②分次给药;③叮嘱患者要缓慢改变身体姿势(由卧姿转为坐姿)。其他有助于缓解直立性低血压的非药物干预手段包括增加液体和盐的摄入以及穿戴支持性长袜。如果非药物干预手段不具有临床可行性,可给了氟氢可的松(fludrocortisone)或麻黄碱(ephedrine)来对抗氯氮平引起的持续的直立性低血压[165]。

心动过速

抗精神病药能够发挥抗胆碱能作用,抑制迷走神经活性,导致心动过速,进一步引起直立性低血压。氯氮平对心率的影响具有剂量依赖性(每分钟20~25次)[164]。如果心动过速对患者造成了困扰或者已经产生了相应的临床症状,应当考虑减少药物剂量,减慢滴定速度或加用低剂量具有心脏选择性的β受体阻滞剂[165,166]。

心电图改变

QT间期延长是与所有抗精神病药相关的可变风险。QT间期延长会增加尖端扭转型室性心动过速的发生风险。这是一种与晕厥和心脏猝死有关的恶性多态性室性心动过速[164]。这一不良反应的机制被认为是阻断快速激活的延迟整合钾电流,钾离子外流出心肌细胞,进而导致心脏复极化[164,167]。然而,目前还没有充足的研究数据证明抗精神病药诱导的QT间期延长与心脏猝死有关[164,167]。

辉瑞制药公司与FDA协作完成了一项名为054的研究。这项由Harrigan及其同事进行的随机平行对照的前瞻性试验对不同抗精神病药的血药峰浓度与QT间期的关系进行了研究[168]。研究药物包括氟哌啶醇每日15mg(n=27)、硫利达嗪每日300mg(n=30)、齐拉西酮每日160mg(n=31)、喹硫平每日750mg(n=27)、奥氮平每日20mg(n=24)和利培酮每日6~8mg增至每日16mg(n=25/20)。没有患者的QT间期超过500毫秒。单药治疗的患者与合并使用代谢抑制剂的患者的QT间期平均延长值无明显差异。对QT间期影响最严重的抗精神病药是硫利达嗪(30.1毫秒)和齐拉西酮(15.9毫秒)。氟哌啶醇、喹硫平、奥氮平、利培酮(每日6~8mg)和利培酮(每日16mg)的影响程度中等,它们使QT间期分别延长了7.5、5.7、1.7、3.9和3.6毫秒[169]。QT间期的平均日变量约为75~100毫秒。该值可能会随着睡眠、饮食、肥胖、电解质紊乱、内分泌失调、性别和年龄波动[164,167]。在054研究和齐拉西酮数据库收入的共4571名接受齐拉西酮治疗的患者中,未观察到尖端扭转型室性心动过速的发生[168]。另外短期和长期的随机试验均发现一个较新的SGA伊潘立酮与齐拉西酮相似,存在引起QT间期延长的风险。该风险具有剂量依赖性和药物相互作用依赖性[170]。

在临床实践中,应当避免同时使用能够引起 QT 间期延长的药物。如果患者没有潜在的心脏疾病以及尖端扭转型室性心动过速的风险因素,并且必须合并用药,应当对患者进行严密监测。如果 QT 间期延长超过 500 毫秒,应当停用相互影响的药物。对于有潜在的心脏问题、电解质异常、先天性长 QT 间期延长综合征的患者,或者当患者正在服用其他影响心脏功能的药物(特别是Ia 类抗心律失常药——丙吡胺、普鲁卡因胺、奎尼丁和Ⅲ类抗心律失常药——胺碘酮、多非利特、索他洛尔)时,应当避免使用引起 QT 间期延长风险比较高的抗精神病药(氯丙嗪和齐拉西酮)。

案例 85-1,问题 15: 在本次住院中,医师加强了对 J. J. 的疾病教育和用药教育,并号召其父母帮助她以保证服药。J. J. 最终同意服用口服药物,并且治疗再次稳定在利培酮 2mg,每日 2 次。出院后,她的门诊精神科医师注意到 J. J. 仍在对内在刺激进行回应,并确认她仍然存在幻听。J. J. 的父母确认她正在服药,所以剂量增至 3mg,每日 2 次。在再次复诊的数周内,J. J. 的父母通知她的精神科医师她几乎无法移动,有时走路像个老人。医生对 J. J. 进行了检查,注意到她存在中等程度的躯体强直和手部震颤。当她走路时,步态短而拖沓。但她的幻听症状已经减轻了。J. J. 出现神经系统症状的原因是什么? 她的哪些表现是神经系统不良反应?

J. J. 极有可能患上了药源性帕金森症,这是 EPS 中的一种类型。J. J 目前存在的异常表现——强直、震颤和拖沓步态是药源性帕金森症的典型症状。虽然与传统抗精神药相比利培酮作为一种非典型抗精神病药引起该类问题的可能性较低,但仍然存在风险。其中一个风险因素就是增加剂量。而 J. J. 最近刚刚增加了利培酮的用量。每日 6mg 足以阻断纹状体 D_2 受体进而引起这种类型的 EPS。

案例 85-1,问题 16: 如果处理J. J. 出现的药源性帕金森症?

理想情况下,首选方法是降低可疑药物的剂量。由于 J. J. 的利培酮用量刚刚增加至每日 6mg 来治疗残留症状,所以目前减量不是非常合适的选择,因为精神病性症状在减量后很可能会复发。可以考虑换用其他抗精神病药。除了 EPS,J. J. 在维持使用当前剂量的药物的情况下病情一直比较稳定。其他方法包括加用抗胆碱能药物(如苯扎托品)或金刚烷胺。

案例 85-1,问题 17: 在加用苯扎托品 0.5mg,每日 2 次后,J. J. 的药源性帕金森症得到了缓解。J. J. 需要继续无限期服用这个药物么?

在帕金森症缓解后,J. J. 应当继续维持使用苯扎托品至少 3 个月。如果那时她的临床表现没有变化,并且精神分裂症的药物治疗也未发生变化,应当重新评估苯扎托品的使用。如果停止使用苯扎托品后她的帕金森症状并未再

复发,她就不需要再继续服用这一药物了。然而,如果 EPS 复发,她可能需要继续接受抗胆碱能药物治疗。

案例 85-1,问题 18: 在使用利培酮和抗精神病药治疗期间,还应对 J. J. 监测哪些不良反应?

接受抗精神病药物治疗的任何患者都应该监测所有类型的 EPS,包括帕金森症。对于其他类型的 EPS,如肌张力障碍和运动障碍,也应该关注迟发性运动障碍的进展。虽然使用非典型抗精神病药物如利培酮的风险较低,但仍有可能引起上述不良反应。在抗精神病治疗开始期间和整个治疗期间,应定期监测 J. J. 的体重、血糖和血脂。利培酮也会引起直立性低血压,所以应该监测 J. J. 是否眩晕,尤其是站着的时候。

代谢副作用

高催乳素血症

催乳素是垂体前叶催乳激素细胞分泌的多肽类激素。多巴胺能够抑制从下丘脑投射至垂体前叶的结节漏斗通路的催乳素释放。阻断该通路的 D_2 受体会导致催乳素释放的增加,进而影响多个器官功能和全身的基因表达。对 D_2 受体阻断能力更强的药物引起高催乳素血症的风险更高[171]。一项由 Leucht 及其同事完成的 meta 分析根据抗精神病药对标准化催乳素水平的影响对这些药物进行了风险分层:帕利哌酮(最高)、利培酮、氟哌啶醇、鲁拉西酮、齐拉西酮、伊潘立酮、氯丙嗪、奥氮平、阿塞那平、喹硫平,以及阿立哌唑[最低(降低)催乳素水平][172]。指南推荐根据临床医师的建议进行基线催乳素水平的监测,并在每次复诊时或者病情稳定后每年筛查催乳素升高的症状[45,173,174]。正常催乳素水平的上限是男性 18~20ng/ml 和女性 24ng/ml(未孕或未在哺乳)。

催乳素分泌过度的临床结果包括性功能障碍、男性乳腺发育、溢乳、闭经、性腺功能减退及长期升高引起的骨密度下降。然而,催乳素水平并不与这些不良事件直接相关,而患者可能一直不会出现症状。只有对出现症状的患者,才可以考虑治疗[83,172]。对于有症状的患者,推荐首先降低药物剂量或换用对 D_2 受体阻断强度较低的药物。如果这些方法都无法改善症状或由于临床原因无法得以实施,可以考虑使用多巴胺受体激动剂,如溴隐亭(bromocriptine)、卡麦角林(cabergoline)和金刚烷胺。然而使用多巴胺受体激动剂时必须对潜在获益与精神病性症状加重的风险进行权衡[45,171,174,175]。日益增加的研究数据支持加用一种 D_2 受体部分激动剂阿立哌唑来对抗高催乳素血症[81,83,176-178]。

案例 85-1,问题 19: 经过一段时间后,为了治疗残留症状,J. J. 服用的利培酮剂量增加至 4mg,每日 2 次。在一次复诊时,J. J. 咨询怀孕期间服用利培酮是否安全。在谈话中,J. J. 告诉她的精神科医生她已经怀孕,因为她已经停经接近 2 个月,并且乳房开始涨大并出现周期性泌乳。医师开具了验孕的医嘱,结果回报阴性,但是她的血浆催乳素水平是 115ng/ml。如何解释 J. J. 认为自己怀孕的问题?

妊娠试验阴性证明 J. J. 并未怀孕。她的症状提示她可能患上了高泌乳素血症。这是另一种与抗精神病药阻断 D_2 受体相关的不良反应。J. J. 的泌乳素水平升高导致她出现闭经和泌乳的症状。虽然这并不是大部分抗精神病药的常见不良反应，但是在增加泌乳素水平方面，利培酮和帕利哌酮的风险类似于典型抗精神病药。

案例 85-1，问题 20：应当如何处理 J. J. 的高泌乳素血症？

理想情况下，抗精神病药引起的高催乳素血症可通过降低可疑药物剂量来治疗。由于对较低治疗剂量应答不佳，J. J. 的利培酮剂量已经被增加至 4mg，每日 2 次。所以降低抗精神病药剂量不具有临床可行性。这时可以考虑换用引起高催乳素血症风险较小的抗精神病药。如果临床实际也不适合换药，可以考虑加用多巴胺激动剂，如金刚烷胺。由于可能会恶化精神病症状，在使用多巴胺受体的强激动剂时应当非常谨慎。目前的研究证据支持加用阿立哌唑治疗高催乳素血症，但是只有在尝试过其他药物后才能考虑使用阿立哌唑，除非 J. J. 需要强度更高的抗精神病治疗。

体重增加

虽然 SGA 的研发意在使患者免于遭受锥体外系不良反应的困扰，但是类似于低效价抗精神病药，许多新一代抗精神病药（如氯氮平、奥氮平、喹硫平和利培酮）会引起另一种不良反应——体重增加[65]。这种显著的体重增加一般发生在治疗开始的前几个月，并且体重至少增加 9kg[179]。一项研究显示 15.4% 的接受奥氮平治疗的患者的体重在治疗开始前 6 周会至少增加 7%[180]。氯氮平和其他更新型的 SGA 也可能引起体重增加和甘油三酯水平升高[65-68]，进一步引起血糖调节紊乱[71,181,182]。由于常共患躯体疾病及存在内源性久坐的生活习惯，精神分裂症患者比非精神疾病患者更容易发生过早死亡。因此，体重增加造成的长期后

果甚至比迟发型运动障碍还严重[156,183]。

无数机制假说尝试解释 SGA 如何引起体重增加。这些机制涉及组胺受体的拮抗[184,185]，与基因易感性相关的 $5-HT_{2C}$ 受体的阻断[186,187]，可能导致含糖饮料过度消耗的毒蕈碱受体阻断[188] 以及血浆瘦素分泌受损[189-191]。联合使用其他药物，如丙戊酸、锂盐、米氮平、抗组胺药和三环类抗抑郁药，也会通过药效协同作用增加患者体重[70,192]。

高血糖和糖尿病

目前关于 SGA 是否直接参与糖尿病的发生并不明确。然而，SGA 明确可以引起体重增加、甘油三酯升高及胰岛素敏感性下降，进而导致内分泌紊乱的发生频率增加或发病提前[71,181,193-195]。早期研究显示血浆胰岛素水平与氯氮平浓度中度相关（$r = 0.6，P = 0.03$）[196]，但是 Lund 及其同事发现服用氯氮平的 20~34 岁的患者患上糖尿病和高脂血症的风险是服用 FGA 患者的 2.5 倍[197]。其他回顾性研究也提示服用 SGA（氯氮平、奥氮平、喹硫平或利培酮）的年龄不到 40 岁的患者患上糖尿病的风险略高于那些服用 FGA 的患者（$OR = 1.09，CI = 1.03~1.15$）[181]。服用奥氮平、利培酮或喹硫平的患者的糖尿病发生率是服用典型低效价抗精神病药的患者的 1.5 倍[71]。指南强调应该常规监测这些患者的血糖、体重和血脂[193,198]。

血脂异常

在抗精神病药治疗过程中也可见甘油三酯和总胆固醇水平的升高。最早的病例报道是关于氯氮平引起甘油三酯升高[66,68,199]，后来出现了喹硫平和奥氮平的病例报道[67]。利培酮不会像氯氮平那样引起甘油三酯显著升高[199]。齐拉西酮对甘油三酯的作用可以忽略不计[200,201]。在双盲试验中，阿立哌唑组的甘油三酯水平低于对照组[202]。在大部分研究中，氯氮平、奥氮平和喹硫平会导致甘油三酯升高约 60~70mg/dl[66,67,70]。一些患者会出现甘油三酯的急剧升高（> 1 000mg/dl），这通常与急性胰腺炎相关（表 85-12）[69]。

表 85-12

非典型抗精神病药的代谢监测方案[a]

	基线	第 4 周	第 8 周	第 12 周	第 16 周	第 20 周	第 24 周	每季度	每年
个人或家族史	×								×
体重（BMI）[a]	×	×	×	×	×	×	×	×	
腰围	×								×
血压	×			×					×
空腹血糖	×	×（在此期间测定 1 次）	×				×	×（第 1 年）	×
空腹血脂	×		×				×		×

根据临床需要可增加监测频率。

[a] 一些参考文献推荐在治疗开始的前 6 周每周监测体重，从而确定患者是否存在更显著的长期体重增加的风险。

来源：American Diabetes Association et al. Consensus development conference on antipsychotic drugs and obesity and diabetes. *Diabetes Care*. 2004;27(2):267-272;Hasnain M et al. metabolic syndrome associated with schizophrenia and atypical antipsychotics. *Curr Diab Rep*. 2010;10(3):209-216. doi:10.1007/s11892-010-0112-8;Kinon BJ et al. Association between early and rapid weight gain and change in weight over one year of olanzapine therapy in patients with schizophrenia and related disorders. *J Clin Psychopharmacol*. 2005;25(3):255-258. doi:10.1097/01.jcp.0000161501.65890.22;and Marder SR et al. The Mount Sinai conference on the pharmacotherapy of schizophrenia. *Schizophr Bull*. 2002;28(1):5-16.

案例 85-1,问题 21: 当 J.J. 在接受抗精神病药治疗时,还应当监测哪些代谢指标? 接受抗精神病治疗的患者面临哪些代谢方面的风险?

J.J. 及其他所有接受抗精神病药治疗的患者都面临显著的体重增加、糖代谢紊乱(包括 2 型糖尿病)和血脂紊乱的风险。不同药物的风险不同。SGA 的风险被认为高于 FGA。与其他抗精神病药相比,利培酮存在中等程度的风险。其他影响风险高低的因素包括患者的饮食习惯、锻炼习惯、糖尿病和胆固醇异常的家族史等。

案例 85-1,问题 22: 医师决定将 J.J. 的治疗药物由利培酮换为引起高催乳素血症风险较低的药物。J.J. 开始使用奥氮平治疗。在利培酮减停的过程中,奥氮平的剂量逐渐滴定至每日 20mg。在开始奥氮平治疗时应对哪些指标和症状进行监测?

由于奥氮平引起代谢不良反应的风险较高,应严密监测这类不良反应。应当严密监测 J.J. 的体重,特别是在治疗开始前和治疗开始后的前几个月。这段时间应当每月检测一次体重。除此之外,还应当在前 3 个月每月监测血糖和/或糖化血红蛋白及血脂(包括基线水平)。

还应对血压进行监测,特别是在体重显著增加的时候。如果这些指标发生异常,应当及时处理。

案例 85-1,问题 23: 在接受奥氮平治疗 2 个月后,J.J. 复诊抱怨她总是在吃东西并且现在已经穿不上去年夏天的衣服了。她今日的体重是 68kg(BMI = 25.9kg/m²)。在服用奥氮平之前,她的体重是 63kg(BMI = 23.9kg/m²)。J.J. 的父母也很担心,因为她从来没有吃过这么多东西。她目前的精神状况良好,没有出现精神症状。他们询问食欲和体重的增加是否与奥氮平有关? 是否能采取一些措施来减轻这一反应?

奥氮平肯定与 J.J. 最近的体重增加有关,因为在 SGA 中奥氮平引起体重增加的风险最高。奥氮平可以使体重至少增加 5kg。由于 J.J. 及其父母已经注意到在奥氮平治疗开始后她的食欲的开始增加,这使得奥氮平的相关性更加确定。虽然目前没有确证有效的干预手段来减轻抗精神病药引起的体重增加,但是我们不妨尝试一些方法。J.J. 可以预约一位营养师来对她的饮食进行评估,也可以增加日常锻炼。日常锻炼可以是在健身房,甚至只是每日步行 20~30 分钟,每周 4~5 日。

案例 85-1,问题 24: 1 个月后,J.J. 回到门诊复诊。几日前的相关血液检查显示空腹血糖为 214mg/dl。4 个月前的血糖是 132mg/dl。她的糖化血红蛋白也从 5.9% 上升到了 7.1%。血脂检查显示总胆固醇为 256mg/dl,直接低密度脂蛋白为 117mg/dl,高密度脂蛋白为 34mg/dl 以及甘油三酯为 997mg/dl。这些变化与 J.J. 的抗精神病药治疗有关么? 如果有关,应当如何处理?

SGA 可能引起血糖和血脂的升高,特别是奥氮平。自从 J.J. 开始使用奥氮平治疗,她的血糖和糖化血红蛋白就开始升高。这进一步证明奥氮平是"始作俑者"。虽然 J.J. 的低密度脂蛋白胆固醇和高密度脂蛋白胆固醇的水平并不理想,但是这并不是现在的关注点。因为她的甘油三酯水平太高了。如此高水平的甘油三酯可能与胰腺炎有关。应当询问 J.J. 是否有上腹部疼痛等症状。

我们可以加用其他合适的药物来治疗血糖和血脂升高,还可以考虑换用其他引起代谢紊乱风险较低的 SGA。但是换药可能引起精神症状失代偿。我们只有在充分评估这一风险之后,才能做出决定。

合并症

目前,代谢综合征被看作是治疗精神分裂症过程中出现的主要并发症。因此推荐患者常规监测体重、空腹血脂的变化及血糖调节异常的表现[193,192,203]。据估算,代谢综合征在精神分裂症患者中的患病率约为 18.8%~40%[204]。由于未经治疗的精神分裂症患者已经面临患上代谢综合征的风险[205],我们应当尽量降低风险发生的概率。除此之外,既然抗精神病药相关的体重增加及代谢并发症的发生都很迅速,因此应当在患者开始接受抗精神病药治疗或换药的时候更加频繁的评估代谢副作用。这种监测对患者可能是有帮助的[206]。

除此之外,有效的药物治疗常伴随潜在的严重代谢不良反应,如肥胖、高甘油三酯血症及其所致的血糖调节障碍和运动障碍(如静坐不能、药源性帕金森症和迟发型运动障碍)。一项研究显示与未患精神疾病的对照组相比,精神分裂症组的代谢障碍患病率高 3 倍(3.7;95% CI = 1.5~9.0)[207]。事实上,心血管并发症是精神分裂症患者的死亡年龄低于同龄人的主要原因[208]。

另一个值得关注的问题是这些代谢不良反应(如体重、血清瘦素、血脂和血糖)是深静脉血栓的风险因素[210,211]。深静脉血栓的发生也与抗精神病药的使用有关,并且具有遗传背景[209]。相关性最明确的药物是氯氮平[212]。引起代谢紊乱风险最高的药物之一就是氯氮平。然而即使对代谢无明显影响的抗精神病药也与深静脉血栓发病率的升高有关[213]。曾经有明确的病例报道记录了在抗精神病药的使用过程中患者出现肺栓塞[214,215]。虽然抗精神病药相关的深静脉血栓很罕见,但也应对风险获益比进行适当的评估[216]。

在抗精神病药物治疗过程中心血管不良反应也是一个值得关注的问题。研究显示在老年人群中,奥氮平、利培酮和喹硫平的使用与在治疗开始后前 6 个月出现脑血管不良事件和短暂性脑缺血发作的风险提高 3 倍有关[217,218]。其他抗精神病药也可能会引起心血管不良反应[219]。这类不良事件可能与老年患者死亡风险的轻度升高有关[220]。所以,美国 FDA 黑框警告服用这类药物可能会增加老年患者脑血管不良事件的发生风险。

神经恶性综合征

神经恶性综合征(neuroleptic malignant syndrome,NMS)是一种抗精神病药诱发的罕见但可能致命的不良反应。使用任何抗精神病药或突然停用多巴胺激动剂都有可能诱发这一并发症。因此早期识别和及时处理非常重要。目前有许多 NMS 的诊断标准供研究使用,但是临床上广泛使用的是 DSM-5。NMS 的主要表现是高热(39~40℃)、肌肉强直、意识改变以及肌酐磷酸激酶显著升高(通常高于 1 000μg/L)。其他症状包括流涎、吞咽困难、心动过速(超过 100bpm)、多汗、尿失禁和血压波动。主要处理方法包括停止抗精神病药治疗、支持性治疗以及加用药物治疗[如丹曲林钠(dantrolene sodium)、比哌立登或溴隐亭]。39% 的 NMS 病例存在抗精神病药联合使用的情况[221]。一些理论认为体力耗竭和脱水会增加患者患上 NMS 的风险,所以服用抗精神病药的患者在炎热天气下应注意不要过度运动。除此之外,抗精神病药可以通过影响下丘脑(体温调节和摄食中枢)增加这些患者发生热耗竭的风险。抗胆碱能药物可以通过抑制腺体分泌发挥类似作用[222]。

案例 85-1,问题 25:由于 J. J. 目前存在体重增加、高血糖和高血脂等问题,她的精神科医师决定换用鲁拉西酮,剂量滴定至每日 80mg。在既往换药的过程中,J. J. 做得很好。在鲁拉西酮治疗几周后的一个晚上,她的父母将她送至急诊。当时 J. J. 在发热、流汗,并且看起来意识模糊、颈部强直。急诊检查显示 J. J. 的体温是 39℃,血压为 176/98mmHg,脉搏为 136 次/min,呼吸频率为 36 次/min。强直的颈部并不疼痛,有时回答问题语无伦次,但是并未查出精神病性症状。虽然急诊的空调在工作,她仍在不停出汗。实验室检查回报除了肌酐激酶升高(5 960μg/L),其他生化指标正常,全血细胞计数正常,血糖正常。在她进入急诊 2 小时后再次检查生命体征。结果显示:体温 39℃,血压 96/62mmHg,脉搏 146 次/min,呼吸频率 39 次/min。J. J. 出现这些症状的原因是什么? 如何对 J. J. 进行治疗?

J. J. 极有可能出现了神经恶性综合征。该并发症可能是由鲁拉西酮引起的。虽然在任何抗精神病药治疗过程中的任何时候,NMS 都可能发生,但是一般在抗精神病药治疗刚开始的时候更可能发生。J. J. 并未感到颈部疼痛并且白细胞正常,因此目前的表现不支持诊断父母所担心的脑膜炎(虽然需要进行排除)。高热、血压波动、心动过速、多汗、意识模糊(不伴随精神病症状)及肌酐激酶显著升高都提示 NMS。由于 NMS 可能危及生命,J. J. 需要住院治疗。她需要停用所有抗精神病药 2 周。由于在此期间精神病症状可能复发,所以她还极有可能需要再次入院治疗。在 NMS 的急性期治疗过程中,她可能需要丹曲林、溴隐亭(多巴胺激动剂)等药物来治疗高热和血压升高等。在等待 NMS 缓解的长期治疗过程中,J. J. 可能需要苯二氮䓬类的镇静剂,因为在这段时间内我们不能使用抗精神病药主动治疗精神分裂症。

案例 85-1,问题 26:在 NMS 发作结束后,J. J. 再次住院。在这次住院期间,她逐渐开始服用阿立哌唑进行治疗。在阿立哌唑滴定加量的过程中,她开始出现轻微的颈部强直。这个症状可能只是轻度的帕金森症。但是对 NMS 的恐惧开始困扰 J. J.。她开始拒绝服用任何抗精神病药。她的精神科医师决定开始使用阿立哌唑的长效注射剂进行治疗。但是阿立哌唑长效注射剂有 2 种不同的剂型,哪个更适合 J. J. 呢?

理想情况下,我们在换用长效注射剂之前应当先维持使用相应的口服药物一段时间。但是 J. J. 的不依从导致无法继续使用口服药物治疗。2 种剂型的阿立哌唑长效注射剂在治疗起始时都需要口服重叠给药:一水合物需要 14 日,十二烷酸酯需要 21 日。然而需要关心的主要问题是给药剂量。一水合物对所有患者的使用剂量是相同的,除非患者存在肾功能不全或正在服用 CYP450 抑制剂。而十二烷酸酯的剂量则需要根据患者之前的口服剂量来换算。由于 J. J. 既往在接受阿立哌唑口服药物治疗时,药量未达到有效的维持治疗剂量,所以很难换算出长效注射剂的给药剂量。因此,选择一水合物(400mg,每日早晨 1 次)进行治疗可能更容易操作。在起始治疗期间,应口服重叠给药 14 日。由于 J. J. 在接受口服药物治疗时曾出现药源性帕金森症,因此无论选择哪种版本的阿立哌唑长效注射剂都应当严密监测帕金森症的进展。

案例 85-1,问题 27:在过去的几个月,J. J. 一直在接受阿立哌唑一水合物 LAIA 的治疗(400mg,每日早晨 1 次)。她的症状得到了改善,但是每日仍有幻听的一些表现。因此医师加用了氟哌啶醇(每日 5mg)。她的幻听症状在氟哌啶醇加量至每日 10mg 后的几周内减弱了。但是现在 J. J. 和她的父母一起来到诊所附属的急诊,因为她的颈部顺时针转向了她的右肩膀,她无法将头向后转向脊柱和向前看。J. J. 说她的脖子很疼。她希望这种感觉快点消失。J. J. 目前的主述的最有可能的原因是什么? 如何处理这些症状?

J. J. 很有可能存在肌张力障碍。这可能是最近加用氟哌啶醇并不断加量所致。她出现的肌张力障碍的类型是斜颈。这是一种引起躯干上部肌肉收缩以及颈部扭转的肌张力障碍。这是另一种类型的 EPS,并且正如 J. J. 所出现的症状,肌肉强烈收缩会引起肌肉疼痛。FGA 引起这类问题的风险高于 SGA。不良反应出现的时间与加用氟哌啶醇的时间符合该不良反应的发生规律。

由于给 J. J 带来了疼痛,所以急性肌张力障碍需要尽快处理。口服药物需要花费 1 个小时甚至更长的时间才能起效,所以为了快速起效首选注射剂。由于伴有药源性帕金森症,可以选择抗胆碱能药物来对抗 EPS。大部分急诊都备有苯扎托品和苯海拉明的肌肉(静脉)注射剂型。虽然阿托品(atropine)也易于获得,但由于其对心脏也有影响,因此也并不常用。如果需要,我们还可以选择苯二氮䓬类药物的肌肉(静脉)注射剂型,因为这类药有助于肌肉的放松并且能够帮助 J. J. 平静下来。

除此之外,J. J. 的药物治疗方案可能也需要进行调整从而预防肌张力障碍的发生,包括降低氟哌啶醇的剂量或联合使用抗胆碱能药物。

案例 85-1,问题 28:在接下来的 8 年,J. J. 一直维持联合使用阿立哌唑一水合物 LAIA 和氟哌啶醇。在这段时间里她的症状会出现定期复发,但未住院治疗。氟哌啶醇的剂量被逐渐增加至每日 15mg。J. J. 今日来到门诊复诊,主诉"手部震颤"正在困扰着她。在体格检查的过程中,J.J.表现出了做鬼脸、舌部不自主运动、咂嘴和手部扭转等症状。当她想抓住一个东西或者用手完成其他活动时手部颤动消失。哪些药物最有可能引起 J.J.出现运动障碍?

这些症状很可能是迟发型运动障碍的早期表现。氟哌啶醇是一种高效价 FGA,引起迟发型运动障碍的风险很高,约为每年使用人群的 3%～5%,而 J.J.的患病风险为24%～40%。J.J.的症状符合迟发型运动障碍的特征症状,即累及口面、四肢和躯干的无规则舞蹈样手足徐动症。当J.J.使用手来执行一项持续性任务时,她的不规则手部运动会停止和减轻。这一点也提示可能存在迟发型运动障碍。

案例 85-1,问题 29:哪些方法可以治疗 J.J.目前存在的迟发型运动障碍?

虽然目前对于迟发型运动障碍没有明确的治疗方法,但是有一些方法可能能够减轻症状。缓慢降低 J.J.的氟哌啶醇的用量可能有助于减轻运动症状;应当避免快速减量,因为这样有可能会加重症状。如果在降低氟哌啶醇的剂量甚至停药后,患者依然存在运动症状,一些证据支持使用氯氮平治疗运动障碍和精神病性症状。但由于氯氮平可能会带来其他一些问题,所以应谨慎采取这一干预手段。

应答不足

必须通过对慢性精神分裂症患者进行整体评估来确认过去的药物治疗是否为明确的治疗失败。治疗不依从、不耐受和剂量未达足量都可能被认为是治疗失败。精神分裂症患者的习惯性前瞻记忆受损,这使得他们难以记起自己是否曾服药[223],进而导致漏服或剂量加倍。应当采用合作性的及非惩罚性的方式对患者的用药依从性进行深入评估。临床症状的恶化常常缓慢而隐匿,并伴有治疗依从性不佳[224]。治疗关系不佳及社会支持不足可能也会导致精神分裂症患者依从性差[225]。其他重要的预测因素包括自知力缺乏、共患物质滥用、病程短、出院计划和环境存在问题[226]以及敌对程度较高[227]。对于治疗依从性差的患者,应当采用抗精神病长效注射剂进行治疗。

在临床症状对初始治疗出现部分应答后,应当继续使用治疗剂量的抗精神病药维持治疗至少 4～6 周。只有当症状对足量足疗程治疗应答不佳时才能考虑换药或联合治疗。患者的治疗可能在交叉滴定换药过程中或治疗转换中停滞不前。这样更加显示出仔细评估患者用药史及转为有效的单药治疗的重要性。单药治疗可以避免不良反应增加以及减轻患者的服药负担和开支。

尽管采用多药联合治疗,仍有 20%～30% 的患者无应答。目前最广为应用且最严格的难治性精神分裂症的评估标准是由 Kane 及其同事在一项重要研究中提出的。这项研究还进一步促成了氯氮平在美国的上市。难治性精神分裂症的定义是:①在过去 5 年接受过至少 3 种足量(相当于或大于每日 1 000mg 的氯丙嗪等效剂量)和足疗程(6～8周)抗精神病药(其中 2 种化学结构不同)治疗;②5 年内没有无症状期;③BPRS 总分>45[57,228]。

氯氮平是治疗难治性精神分裂症的最有效的药物。所有 2 种以上抗精神病药治疗失败的患者都应当考虑使用氯氮平[57,107,172,229]。对于自杀或暴力风险较高的患者,氯氮平也是一种选择[102,230]。尽管具有有效性的优势,但由于不良反应的问题氯氮平在难治性精神分裂症的治疗中未得到充分利用。严密监测和随访对于氯氮平的安全有效使用十分必要。基线监测指标包括体格检查(体重、血压、腰围),糖化血红蛋白或空腹血糖,血脂,肝功能,尿肌酐,血尿素和妊娠试验。氯氮平具有独特的不良反应谱,涉及一些抗精神病药的常见不良反应以及 5 个黑框警告中的威胁生命的不良反应。黑框警告中的警示包括粒细胞减少、癫痫、心肌炎及其他心血管和呼吸系统反应以及患有痴呆相关精神疾病的老年患者的死亡率上升。

粒细胞缺乏症(agranulocytosis)是一种罕见,但潜在威胁生命的造血系统不良反应。1% 的接受氯氮平治疗的患者会出现粒细胞缺乏症(诊断标准为中性粒细胞计数<500mm^3)。粒细胞缺乏症的发生不具有剂量依赖性。虽然在治疗开始的前 6 个月,粒细胞缺乏症的发生风险更高,但是在治疗的任一阶段均可发生。氯氮平可能引起中到重度的中性粒细胞缺乏(ANC 500～2 000/mm^3)。氯氮平引起的粒细胞缺乏症可能一部分是通过选择性作用于多形核中性粒细胞前体介导的,然而机制还未被完全阐明。只有在通过氯氮平风险评估与监测项目(Risk Evaluation andmonitoring Strategy,REMS)的审核以确保中性粒细胞绝对值在正常范围内后才能开具氯氮平。药房、患者和医师必须在REMS 上登记。在开始氯氮平治疗之前的 7 日内必须检查中性粒细胞绝对值(absolute neutrophil count,ANC)。在治疗开始后的前 6 个月每周检测 ANC。如果 ANC 在正常范围内(>1 500/μl),在接下来的 6 个月监测频率可降为每 2周 1 次。如果在 6 个月后各项指标正常,可以将监测频率降为每 4 周 1 次,并且在之后氯氮平治疗期间维持每 4 周 1次的监测频率。特定种族人群,包括非洲和中东人种的ANC 平均值低于正常范围,这种现象被称之为良性种族性粒细胞减少(benign ethnic neutropenia,BEN)。氯氮平REMS 项目允许降低 BEN 患者的 ANC 值正常范围。由于机体无法抵抗感染,严重的中性粒缺乏症可能是致命的。这是一个需要立即停止使用氯氮平的急症。在其他病例中,应当在 2 周甚至更长的时间内逐渐减停氯氮平,从而避免胆碱能效应反弹(多汗、头痛、恶心、呕吐及腹泻)和精神症状复发。在粒细胞缺乏症发生后,患者不应当继续使用氯氮平;而在中性粒细胞缺乏症发生后,一些患者曾成功再次使用氯氮平[231]。更多信息可参考 https://www.clozapinerems.com/(表 85-13)。

表 85-13

氯氮平治疗期间的白细胞监测

ANC 水平	治疗推荐	WBC 和 ANC 监测频率
首发患者的正常范围 普通人群 ■ ANC≥1 500/μl	初始治疗 ■ 如果治疗被中断 　■ <30 日，继续之前的监测方案 　■ ≥30 日，按照新患者进行监测	每周 1 次，持续 6 个月 ■ 6~12 个月，每 2 周 1 次 ■ 12 个月后，每月 1 次
BEN 人群 ■ ANC≥1 000/μl ■ 治疗前，至少进行 2 次 ANC 检测		
轻度中性粒细胞缺乏 (1 000~1 499/μl)[a]	普通人群 ■ 继续治疗	普通人群 ■ 每周 3 次，直到 ANC≥1 500/μl ■ 当 ANC 恢复至 1 500/μl，可以重新按照之前处于"正常范围"的监测频率监测[b]
	BEN 人群 ■ 处于正常范围，继续治疗 ■ 在起始治疗前至少进行至少 2 次 ANC 检测 ■ 如果治疗被中断 　■ <30 日，继续之前的监测方案 　■ ≥30 日，按照新患者进行监测 ■ 由于非中性粒细胞缺乏的原因停药	BEN 人群 ■ 起始 6 个月，每周 1 次 ■ 第 6~12 个月，每 2 周 1 次 ■ 12 个月后，每月 1 次
中度中性粒细胞缺乏 (500~999/μl)	普通人群 ■ 推荐血液科就诊 ■ 由于存在可疑的氯氮平引起的中性粒细胞缺乏中断治疗 ■ 当 ANC 恢复至≥1 000/μl，继续治疗	普通人群 ■ 每日检测 1 次直到 ANC 恢复到≥1 000/μl ■ 每周检测 3 次直到 ANC≥1 500/μl ■ 当 ANC≥1 500/μl，每周检测 ANC，持续 4 周，然后恢复到之前处于"正常范围"的监测频率[b]
	BEN 人群 ■ 推荐血液科就诊 ■ 继续治疗	BEN 人群 ■ 每周检测 1 次直到 ANC≥1 000/μl 或≥患者的基线水平 ■ 当 ANC≥1 000/μl 或≥患者的基线水平，每周检测 1 次 ANC，持续 4 周，然后恢复到之前处于"正常范围"的监测频率[b]。
重度中性粒细胞缺乏 (<500/μl)	普通人群 ■ 推荐血液科就诊 ■ 由于存在可疑的氯氮平引起的中性粒细胞缺乏中断治疗 ■ 除非医师确认获益大于风险，不能再次使用氯氮平	普通人群 ■ 每天检测 1 次直到 ANC≥1 000/μl ■ 每周检测 3 次直到 ANC≥1 500/μl ■ 当 ANC 恢复至≥1 500/μl，如果患者再次使用氯氮平，按照之前处于"正常范围"的监测频率监测
	BEN 人群 ■ 推荐血液科就诊 ■ 由于存在可疑的氯氮平引起的中性粒细胞缺乏中断治疗 ■ 除非医师确认获益大于风险，不能再次使用氯氮平	BEN 人群 ■ 每天检测 1 次直到 ANC≥500/μl ■ 每周检测 3 次直到 ANC≥基线水平 ■ 当 ANC≥1 000/μl 或≥患者的基线水平，如果患者再次使用氯氮平，按照之前处于"正常范围"的监测频率监测

[a] 24 小时重复测定 ANC，确认所有检验报告中 ANC<1 500/μl（对于 BEN 人群，ANC<1 500/μl）。
[b] 如果临床情况允许。
WBC：白细胞计数；ANC：中性粒细胞绝对计数；BEN：良性种族性粒细胞减少。
来源：Clozaril(clozapine tablets) [package insert]. East Hanover, NJ：Novartis Pharmaceuticals Corporation；September 2015

氯氮平引起癫痫发作的风险具有剂量依赖性。在每日服用 600mg 氯氮平的患者中，癫痫的发生率是 4.4%。一些病例报道提示当氯氮平血药浓度大于 500~1 300ng/ml 时，癫痫发生的风险会增高[232,233]。通常不推荐预防性使用抗癫痫药物[234]。但是既往服用氯氮平时曾出现癫痫发作的患者仍然可以使用较低剂量的氯氮平并开始使用抗癫痫药。根据引起粒细胞减少的风险及药物相互作用谱，首选丙戊酸和拉莫三嗪，而不是卡马西平[233]。心肌炎是一种潜在的致命的超敏反应，一般发生于开始氯氮平治疗的前 3 周。由于症状多变且不特异，心肌炎常被误诊，但据估计它的发生率在 0.1%~3%[235]。Ronaldson 及其同事提出的监测流程包括在治疗开始之前进行肌钙蛋白、C 反应蛋白和心电图的基线检测，然后在第 1、14、21 和 28 日再次进行检测。当患者出现肌钙蛋白或 C 反应蛋白的轻度升高、心动过速或者类似感染的症状时，应当改为每日检测直到症状缓解。当肌钙蛋白升高至正常上限的 2 倍或者 C 反应蛋白 >100mg/L 时，应当停用氯氮平[61]。在症状缓解后，患者也许能够再次使用氯氮平[236,237]。

黑框警告中的"其他心血管和呼吸系统不良反应"是指氯氮平引起的直立性低血压。约 9% 的患者会出现直立性低血压，但会在 4~6 周后耐受[165]。在治疗刚开始的时候风险更高，这就要求从 12.5mg，每日 2 次开始按照每日 25~50mg 的增幅缓慢增加剂量。当停药间隔超过 2 日时，应重新进行剂量滴定从而避免患者出现严重的直立性低血压，并可以进一步降低摔倒发生的风险。应叮嘱患者在从卧位变成坐位时动作要缓慢，并且维持足够的水和盐的摄入。对于加量后持续存在头晕和直立性低血压的患者，降低氯氮平剂量并不是合理的选择。可以考虑加用盐皮质激素和氟氢可的松进行治疗[165]。

氯氮平还与一些频繁发生的令人困扰的不良反应有关。如果这些不良反应不能够得到合适的处理也会对生活质量造成影响。便秘是一种常见的但容易被忽视的不良反应。如果不处理可能会导致严重的不良反应，包括麻痹性肠梗阻和小肠穿孔。14%~60% 的服用氯氮平的患者会出现该不良反应。每次复诊都应筛查患者目前的排便习惯，并且医师应降低采取通便方案的阈值。通便方案包括给予容积性泻药、增加液体摄入、给予大便软化剂以及短期使用刺激性泻药或灌肠治疗。氯氮平的抗胆碱能作用还可能导致胃肠道运动减弱和小肠梗阻等。这些不良反应的发生率约为 0.3%。应当限制抗胆碱能药物和阿片类药物的使用。如果发生肠梗阻，应当暂时降低氯氮平的剂量或停用。患者首次使用氯氮平时通常会出现明显的镇静作用。我们可以通过减慢滴定速度或改为睡前给药来改善。正如上文所述，氯氮平可导致良性心动过速，但是如果同时出现流感样症状、呼吸困难、发热或胸痛，应当进行进一步检查来排除心肌炎的可能性。流涎是一种令人尴尬的不良反应，在极端情况下会导致睡眠中断或吸入性肺炎。治疗方法包括降低药物剂量以及非药物处理方法，如在枕头上放一块毛巾。药物治疗首选局部抗胆碱能药物［异丙托溴铵（ipratropium）（0.03%~0.06%，舌下喷 1~2 次）或阿托品（将 1~2 滴阿托品眼药水溶解至 1 盎司水中含漱）］，其次可选择系统性抗胆碱能药物［苯扎托品（0.5~2mg 睡前服用）或甘罗溴铵（glycopyrrolate）（1~2mg）］或 α_2 受体激动剂可乐定（clonidine）[238]。对于严重病例，可以通过腮腺注射肉毒素来进行治疗[238]。患者通常由于尴尬而不好意思报告夜间遗尿的问题。处理方法包括避免夜间饮水、就寝前排空尿液或对夜间遗尿保持警惕。去氨加压素（desmopressin）可能能够有效治疗夜间遗尿，但在使用时应注意继发的低血钠[165]。

案例 85-1，问题 30：由于 J.J. 目前存在迟发型运动障碍，并且既往其他抗精神病药治疗失败，J.J. 的精神科医师决定开始使用氯氮平进行治疗。对于 J.J.，应当对哪些项目和指标进行监测？

对于所有使用氯氮平的患者，都应当监测粒细胞数量和代谢指标。由于 J.J. 既往在接受其他抗精神病药治疗时，曾出现过代谢不良反应（体重增加、血糖和甘油三酯升高），所以在她使用氯氮平时应当更加小心。除此之外，还应当告知 J.J. 可能出现的其他不良反应，包括直立性低血压、镇静、抗胆碱能作用（特别是便秘）和流涎。

案例 85-1，问题 31：在 J.J. 开始氯氮平治疗前，需要完成哪些实验室检查和其他检查？

氯氮平治疗需要在用药前测定中性粒细胞绝对值的基线水平，从而确保患者的中性粒细胞数量在正常范围内。除此之外，还需要测定测体重、腰围、血糖（糖化血红蛋白）和血脂从而对代谢不良反应进行监测。肝功能和肾功能的基线检查也需要完成。除此之外不要忘记进行妊娠试验。

案例 85-1，问题 32：在 J.J. 开始氯氮平治疗后，应监测哪些指标？监测频率如何？

在开始氯氮平治疗的前 6 个月，应每周检测 ANC。如果检测结果正常（ANC≥1 500/μl），可以在接下来的 6 个月每隔 1 周检测 1 次 ANC 水平。之后可以每 4 周进行 1 次检测。除此之外，在治疗开始的前几个月至少每月测量 1 次体重（或者每周 1 次），每季度检测 1 次血糖和血脂。在复诊时要注意询问头晕、便秘、镇静和流涎等问题。

血药浓度监测

目前还没有足够的研究数据支持抗精神病药血药浓度和有效性之间存在较强的相关性[239]。抗精神病药血药浓度监测并不是常规治疗流程的一部分。但氯氮平是个例外。目前有充足的数据支持当氯氮平血药浓度大于 350ng/ml 时治疗应答率更高[173,240]。以下情况可以考虑进行血药浓度监测：

1. 在既往有效治疗剂量下精神症状出现失代偿
2. 在足量足疗程治疗后，治疗反应差
3. 在既往可耐受剂量下出现的未预料到的不良反应

4. 加用或减停可能发生相互作用的药物

5. 儿童、老年及其他存在潜在的药代动力学改变的患者

6. 存在可疑的治疗不依从

非抗精神病药物

虽然精神分裂症主要通过使用抗精神病药进行治疗，但是在某些情况下，其他药物也可能使患者受益。苯二氮䓬类药物适用于那些存在急性激越的患者。根据患者的临床症状和表现，其他药物（如心境稳定剂和抗抑郁药）也可能有益。

心境稳定剂

锂盐、卡马西平、丙戊酸盐和拉莫三嗪等心境稳定剂已经被研究用于精神分裂症的治疗。这些药物通常用于联合治疗那些情感症状为核心症状的精神分裂症患者。但是这些研究数据有时是模棱两可或相互矛盾的。

没有任何一个心境稳定剂能够单独有效治疗精神分裂症。作为联合用药，拉莫三嗪对精神分裂症有中等程度的治疗作用，但是对于难治性患者收效甚微[241]。在一些质量不高的研究中，锂盐具有一定增效作用，但是需要质量更高的研究来进一步证实[242]。一项最近的 meta 分析显示丙戊酸钠联合抗精神病药可以明显改善精神分裂症患者或者分裂情感障碍患者的症状[243]。一项最近的 Cochrane 综述并不推荐卡马西平作为增效剂治疗精神分裂症[244]。关于心境稳定剂联合抗精神病药治疗精神分裂症还需要进一步研究。联合用药时应仔细评估潜在的药物相互作用以及额外的不良反应和服药负担。

抗抑郁药

精神分裂症患者常常会出现抑郁症状[37,245]。大约 6%~10%的精神分裂症患者会实施自杀[29,246-248]。虽然研究结果存在争议，但是研究显示抗精神病药治疗精神分裂症患者的抑郁症状的有效性不尽相同[54,99,249,250]。许多研究认为 SGA 比 FGA 更有效[250,251]。SGA 在治疗抑郁症状方面的优势可能源于这类药物引起药源性焦虑和运动不能的可能性更低以及对阴性症状的治疗作用[250,251]。大量研究显示对于一些抑郁患者加用抗抑郁药是有效的[252]。在这些研究中抗抑郁药应答模式的差异提示那些阳性症状控制良好的患者更可能对抗抑郁药增效治疗应答良好[28]。在一个试验中，抗抑郁药安非他酮的治疗效果明显比替沃噻吨对照组差[34]。

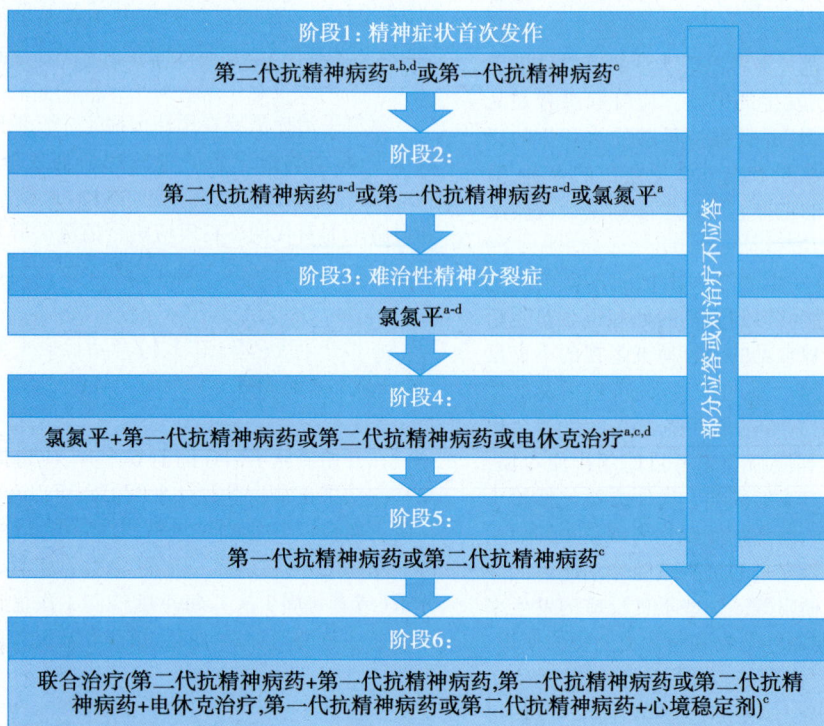

阶段1：精神症状首次发作
第二代抗精神病药[a,b,d]或第一代抗精神病药[c]

阶段2：
第二代抗精神病药[a-d]或第一代抗精神病药[a-d]或氯氮平[a]

阶段3：难治性精神分裂症
氯氮平[a-d]

阶段4：
氯氮平+第一代抗精神病药或第二代抗精神病药或电休克治疗[a,c,d]

阶段5：
第一代抗精神病药或第二代抗精神病药[c]

阶段6：
联合治疗(第二代抗精神病药+第一代抗精神病药，第一代抗精神病药或第二代抗精神病药+电休克治疗，第一代抗精神病药或第二代抗精神病药+心境稳定剂)[c]

部分应答或对治疗不应答

图 85-2 精神分裂症治疗指南的简要汇总。来源：[a]American Psychiatric Association ［Lehman AF et al. Practice guideline for the treatment of patients with schizophrenia, second edition. *Am J Psychiatry*. 2004；161（2，Suppl）：1-56. doi：10.1176/appi. books. 9780890423363. 45859. ］；[b]Patient Outcomes Research Team ［Buchanan RW et al. The 2009 schizophrenia PORT psychopharmacologic treatment recommendations and summary statements. *Schizophr Bull*. 2010；36（1）：71-93. doi：10.1093/schbul/sbp116. ］，[c]Texas Medication Algorithm Project ［Moore T et al. The Texas medication algorithm project antipsychotic algorithm for schizophrenia：2006 Update. *J Clin Psychiatry*. 2007；68（11）：1751-1762. doi：10.4088/JCP. v65n0408. ］，[d]International Psychopharmacology Algorithm Project ［IPAP Schizophrenia Algorithm. TheInternational Psychopharmacology Algorithm Project website. http://www.ipap.org/schiz/. Updated March 27,2006. Accessed February 1,2016. ］

一些研究提示抗抑郁药可能能够减轻精神分裂症的阴性症状[253]。一篇综述发现在 14 项 SSRI 的研究中仅有 5 项显示抗抑郁药能够有效缓解阴性症状;然而,在 6 项米氮平的研究中有 4 项显示它具有有效性[252]。没有充足的证据证明三环类能够有效治疗阴性症状[254]。

> **案例 85-1,问题 33:** J.J. 每日服用氯氮平 450mg,应答良好。但是更高的剂量会导致 J.J. 出现难以耐受的不良反应。一段时间后,当 J.J. 意识到她的生活不再能回到从前的样子时,她开始变得沮丧。她的精神科医生对她的继发性抑郁进行了评估,决定采用帕罗西汀(每日 20mg)进行治疗。这一治疗决策合理么?

虽然帕罗西汀适合用来治疗抑郁症,但是对于 J.J. 很可能并不是好的选择。研究数据显示帕罗西汀能够引起抗胆碱能不良反应。这会与氯氮平的抗胆碱能作用发生加合作用。因此需要对抗胆碱能不良反应进行监测,并且在不良反应出现后还需要进行处理。选择药物相互作用风险更低的抗抑郁药(如艾司西酞普兰或舍曲林)也许更为合适。

精神分裂症的治疗指南

许多组织发布了精神分裂症的临床治疗指南,包括美国精神病协会(AMERICAN PSYCHIATRIC Association, APA)、精神病患者结局研究组(Patient Outcomes Research Team on Schizophrenia, PORT)、得克萨斯州医学算法项目(Texas Medication Algorithm Project, TMAP)和英国国立优质卫生和保健研究(National Institute for Care Excellence of the United Kingdom, NICE)[101-103,255]。这些指南是确保治疗具有循证依据和安全性的优质资源和起点。然而,应当记住不同组织提出治疗推荐所要求的证据等级。PORT 指南要求至少有 2 个随机对照研究。APA 采用了不甚明确的系统性评价文献的流程,然后依据下列标准来对推荐进行分级:(a)具有充分临床效度的推荐;(b)具有中等临床效度的推荐;(c)基于少量证据的推荐。其他指南可能还包括专家建议或缺乏高水平证据的专家共识[101,103],如抗精神病药的联合治疗或对氯氮平应答不佳的患者的治疗。这些指南提供了治疗的基本框架,但是绝不能替代临床决策和个体化治疗。任何治疗决策都应取得治疗团队、照护者,特别是患者本人的一致同意。图 85-2 显示了目前各种指南在抗精神病药治疗精神分裂症方面的一致观点。

特殊人群

妊娠

女性精神分裂症患者的发病高峰期与分娩高峰期重叠。未计划怀孕可能是一个值得注意的问题[256]。应当常规对患者进行安全性行为的教育,并且提供避孕用品。在开具抗精神病药处方前应首先进行妊娠试验。妊娠患者的主要治疗目标是对药物致畸的风险和继续治疗预防精神状态失代偿的获益进行权衡。未得到治疗的精神症状会将患者和胎儿同时置于显著的风险中。抗精神病药的有效治疗可以使母亲完成对自己和胎儿的照顾[257]。理想情况下,治疗决策应当由包括患者、精神科医生、产科医生、初级保健医生和儿科医生的多学科团队来共同制订。怀孕期间的治疗指南如下[257]:

1. 足量单药治疗或联合治疗。
2. 避免为了减少胎儿暴露和降低疾病复发风险而进行换药。
3. 根据既往用药史和安全性数据选择合适的药物。
4. 一般优先选择代谢物更少、相互作用更少及蛋白结合率更高的药物。

由于实施设计严谨的前瞻性对照研究会受到伦理的限制,妊娠期使用抗精神病药的安全性数据有限。一些不确定的证据显示胎儿暴露抗精神病药与严重的先天性畸形、围产期死亡、高出生体重(SGA)和低出生体重(FGA)有关[256]。针对抗精神病药的大规模前瞻性国家妊娠注册数据显示在 214 名妊娠前 3 个月使用 SGA 的病例中有 3 例严重胎儿畸形发生。在包括 89 名患者的对照组中仅有 1 例严重畸形发生。暴露和未暴露胎儿之间的 OR 值为 1.25(95% CI = 0.13~12.19)。虽然研究数据仍在不断增多,但是目前的研究结果显示 SGA 暴露组不可能比对照组发生严重畸形的风险高 10 倍以上[258]。在 2011 年,FDA 更新了在妊娠第三阶段使用抗精神病药的安全标签。安全标签提示新生儿可能会出现撤药症状或 EPS。然而有些病例可能存在物质滥用和同时使用精神活性物质等混杂因素。这些症状通常不需要进行干预并会在数小时到数天内缓解;然而一些症状会导致住院时间延长[259]。

> **病例 85-1,问题 34:** 几个月后,门诊收到来自 J.J. 初级保健医师的消息。消息称 J.J. 已经怀孕,并且已经通过妊娠试验确认。J.J. 仍在接受氯氮平治疗,精神状态稳定,而且目前在超市兼职。J.J. 不想失去孩子,但是对是否继续服药表示担心。J.J. 应当继续服用氯氮平么?如果她服用或停止服用,胎儿存在哪些风险?

孕期抗精神病药的使用要特别谨慎。由于目前 J.J. 在服用氯氮平的过程中病情稳定,如果她停药将会面临显著的复发风险。在复发期间,如果她出现高风险行为,这对她本人和胎儿都是相当危险的。维持病情稳定非常重要,因为 J.J. 只有在照顾好自己的同时才能照顾好胎儿。然而,抗精神病药确实存在致畸的风险。应当告知 J.J. 这些风险。氯氮平被 FDA 定为妊娠 B 级药物。这意味着氯氮平的妊娠安全性优于大部分抗精神病药,但仍存在一定风险。应该由 J.J.、精神科医生、产科医生和其他照护者共同决定是否在妊娠期继续氯氮平治疗。

首发精神病和早发精神分裂症

出现早期精神病的儿童和青少年患者对 EPS 和代谢不良反应都相当敏感[260,261]。总体上,首发精神病的症状能够对较低剂量的抗精神病药治疗产生应答。因此,应当采取最低有效剂量进行治疗从而避免增加不良反应负担。关于选择哪种治疗方法以及何时进行干预是个复杂的问题。多项研究已经证明抗精神病药能够有效治疗早发精神病[262-265]。然而，前驱症状的治疗还存在争议。早期识别前驱症状以及存在前驱症状的患者非常重要。一些因素预示症状发展为精神病的风险升高。这些因素包括：具有精神分裂症的遗传背景，存在大量异常思维内容、多疑和偏执、社交障碍，以及存在物质滥用史[266]。目前一些研究提示高危人群早期使用 ω-3 脂肪酸或抗抑郁药可能能够降低发展成为精神病的风险[261,267,268]。早期就诊于多学科综合门诊可以减轻精神病性症状、改善生活质量、提高学习和工作完成度及复诊率[269,270]。缩短精神病的未治疗时间可以改善长期预后并提高疾病缓解率[44,271,272]。神经认知损伤也是早期精神分裂症未来功能结局的重要预测因素。不幸的是，目前的精神药物对神经认知的改善都非常有限[273]。认知促进治疗联合抗精神病药物治疗可能会持续改善早期精神病患者的神经认知功能和社会功能[274,275]。

在获得初步缓解后，指南推荐继续维持抗精神病药治疗至少 1 年[44,102,255]。停药研究显示 5 年复发率为 80%[276]。然而，在症状缓解 6 个月后谨慎减量的策略可能会改善患者的长期功能恢复。Wunderink 及其同事对一项历时 2 年的开放性随机对照试验进行了长达 7 年的随访研究。在这个研究中，他们对首发精神病缓解 6 个月后维持治疗（maintenance therapy，MT）和减停药物（dose reduction/discontinuation，DR）2 种策略进行了对比。在最初的随机对照研究中，128 名患者被随机分配至 MT 组和 DR 组接受了 18 个月的随访。MT 组的短期疾病复发率低于 DR 组[277]。然而，在第 7 年随访时 DR 组的痊愈率约为 MT 组的 2 倍（40.4% vs 17.6%），并且长期复发率并无显著差异[278]。这项研究的局限性在于同意入组的人群的功能水平和依从性都更好，配合度也更高。这些发现提示了限制整体抗精神病药负担对患者功能恢复率的影响。通过最小化抗精神病药剂量来降低不良反应负担可以改善社会功能，提高治疗依从性以及降低耐受相关的自行停药率。功能恢复是早期精神分裂症的关键治疗目标。促使患者在发病早期充分参与治疗，使用最低的抗精神病药有效治疗剂量以及提供心理指导可以为患者展开不同的未来——疾病康复、学业完成、返回职场以及投身充满意义的社会生活。

> 案例 85-1，问题 35：J. J. 产下了 1 名男婴，R. J. 分娩过程正常。经过一段时间，R. J. 的儿科医生注意到他不经常与其他孩子交往，特别是在进入青春期后。他现在 15 岁，比较孤立，没有很多同龄人朋友，并且最近在学校的表现开始变差。由于老师经常发现他在课堂上注意力不集中，因此老师请儿科医生评估 R. J. 是否存在潜在的注意力缺陷多动障碍（attention deficit hyperactivity disorder，ADHD）。J. J. 还告知儿科医生她认为 R. J. 有一位"想象中的朋友"。因为 J. J. 经常看到 R. J. 独自一人在房间与一个不存在的人交谈。R. J. 可能存在哪些潜在的问题？应当如何治疗？

R. J. 患上早发精神分裂症的风险更高，并且目前已经

存在一些潜在的症状。R. J. 的社交缺乏和孤立可能是精神分裂症的前驱症状。他的"想象中的朋友"可能是他在回应幻听和（或）幻视；青春期一般不会再有想象中的朋友。如果 R. J. 存在幻听，那么他在学校出现的注意力缺乏可能源自幻听，而并不是 ADHD。考虑 R. J. 的母亲患有精神分裂症，R. J. 具有遗传易感性。如果评估后确诊其患有精神分裂症，应当开始抗精神病治疗。在治疗开始时应选用不良反应负担最小的药物并将治疗剂量控制在最小有效剂量。应对 R. J. 进行定期评估来确定是否可以停药。但是也可能需要更长期的治疗。这主要取决于他的治疗应答和预后。

（郭海飞、赵悦 译，梁英 校，姚贵忠 审）

参考文献

1. Tandon R et al. Schizophrenia, "Just the Facts" What we know in 2008. 2. Epidemiology and etiology. *Schizophr Res.* 2008;102(1–3):1–18. doi:10.1016/j.schres.2008.04.011.
2. Lopez AD. The evolution of the Global Burden of Disease framework for disease, injury and risk factor quantification: developing the evidence base for national, regional and global public health action. *Global Health.* 2005;1:5. doi:10.1186/1744-8603-1-5.
3. Ayuso-Mateos JL. Global burden of schizophrenia in the year 2000 : version 1 estimates. *World Heal Organ.* 2001:1–11. http://www.who.int/healthinfo/statistics/bod_schizophrenia.pdf. Accessed January 1, 2016.
4. Wu EQ et al. The economic burden of schizophrenia in the United States in 2002. *J Clin Psych.* 2005;66(9):1122–1129.
5. Thieda P et al. An economic review of compliance with medication therapy in the treatment of schizophrenia. *Psychiatr Serv.* 2003;54(4):508–516. doi:10.1176/appi.ps.54.4.508.
6. Kennedy JL et al. The social and economic burden of treatment-resistant schizophrenia: a systematic literature review. *Int Clin Psychopharmacol.* 2014;29(2):63–76. doi:10.1097/YIC.0b013e32836508e6.
7. Davies L, Drummond M. The economic burden of schizophrenia. *Psychiatr Bull.* 1990;14:522–525.
8. Keshavan MS et al. Schizophrenia, "just the facts": what we know in 2008. Part 3: neurobiology. *Schizophr Res.* 2008;106(2/3):89–107. doi:10.1016/j.schres.2008.07.020.
9. Bakhshi K, Chance SA. The neuropathology of schizophrenia: a selective review of past studies and emerging themes in brain structure and cytoarchitecture. *Neuroscience.* 2015;303:82–102. doi:10.1016/j.neuroscience.2015.06.028.
10. Howes OD, Kapur S. The dopamine hypothesis of schizophrenia: version III—The final common pathway. *Schizophr Bull.* 2009;35(3):549–562. doi:10.1093/schbul/sbp006.
11. Schwartz TL et al. Glutamate neurocircuitry: theoretical underpinnings in: schizophrenia. *Front Pharmacol.* 2012;3:1–11. doi:10.3389/fphar.2012.00195.
12. Lodge DJ, Grace AA. Developmental pathology, dopamine, stress and schizophrenia. *Int J Dev Neurosci.* 2011;29(3):207–213. doi:10.1016/j.ijdevneu.2010.08.002.
13. Seeman P. Reviews and overviews does fast dissociation from the dopamine D 2 receptor explain the action of atypical antipsychotics ? A new hypothesis. *Am J Psychiatry.* 2001;158(March):360–369. doi:10.1176/appi.ajp.158.3.360.
14. Kapur S et al. Relationship between dopamine D2 occupancy, clinical response, and side effects: a double-blind PET study of first-episode schizophrenia. *Am J Psychiatry.* 2000;157(4):514–520. doi:10.1176/appi.ajp.157.4.514.
15. Anticevic A et al. Connectivity, pharmacology, and computation: toward a mechanistic understanding of neural system dysfunction in schizophrenia. *Front Psychiatry.* 2013;4:1–21. doi:10.3389/fpsyt.2013.00169.
16. Coyle JT. NMDA receptor and schizophrenia: a brief history. *Schizophr Bull.* 2012;38(5):920–926. doi:10.1093/schbul/sbs076.
17. Howes O et al. Glutamate and dopamine in schizophrenia : an update for the 21 st century. *J Psychopharmacol.* 2015;29(2):97–115.
18. Gruber O et al. Magnetic resonance imaging in studying schizophrenia, negative symptoms, and the glutamate system. *Front Psychiatry.* 2014;5:1–11. doi:10.3389/fpsyt.2014.00032.
19. Garey LJ et al. Reduced dendritic spine density on cerebral cortical pyramidal neurons in schizophrenia. *J Neurol Neurosurg Psychiatry.* 1998;65(4):446–453.

doi:10.1136/jnnp.65.4.446.

20. Nasrallah H et al. Beyond the facts in schizophrenia: closing the gaps in diagnosis, pathophysiology, and treatment. *Epidemiol Psychiatr Sci.* 2011;20(04):317–327. doi:10.1017/S204579601100062X.

21. Fitzsimmons J et al. Review of functional and anatomical brain connectivity findings in schizophrenia. *Curr Opin Psychiatry.* 2013;26(2):172–187. doi:10.1097/YCO.0b013e32835d9e6a.

22. Moskowitz A, Heim G. Eugen Bleuler's Dementia Praecox or the Group of Schizophrenias (1911): a centenary appreciation and reconsideration. *Schizophr Bull.* 2011;37(3):471–479. doi:10.1093/schbul/sbr016.

23. Tandon R et al. Schizophrenia, "just the facts" 4. Clinical features and conceptualization. *Schizophr Res.* 2009;110(1–3):1–23. doi:10.1016/j.schres.2009.03.005.

24. Zipursky RB et al. The myth of schizophrenia as a progressive brain disease. *Schizophr Bull.* 2013;39(6):1363–1372. doi:10.1093/schbul/sbs135.

25. Hegarty JD et al. One hundred years of schizophrenia: a meta-analysis of the outcome literature. *Am J Psychiatry.* 1994;151(10):1409–1416.

26. Abi-Dargham A et al. Increased baseline occupancy of D2 receptors by dopamine in schizophrenia. *Proc Natl Acad Sci USA.* 2000;97(14):8104–8109. doi:10.1073/pnas.97.14.8104.

27. American Psychiatric Association. Schizophrenia spectrum and other psychotic disorders. In: American Psychiatric Publishing, ed. *Diagnostic and Statistical Manual of Mental Disorders.* 5th ed. Arlington, VA: American Psychiatric Publishing; 2013:87–122.

28. Dufresne RL. Issues in polypharmacotherapy: focus on depression in schizophrenia. *Psychopharmacol Bull.* 1995;31(4):789–796.

29. Palmer BA, Pankratz VS, Bostwick JM. The Lifetime Risk of Suicide in Schizophrenia. 2005;62:247–253. doi:10.1001/archpsyc.62.3.247.Text.

30. American Psychiatric Association. Personality disorders. In: American Psychiatric Publishing, ed. *Diagnostic and Statistical Manual of Mental Disorders.* 5th ed. Arlington, VA: American Psychiatric Publishing; 2013:645–684.

31. Elis O et al. Psychosocial treatments for negative symptoms in schizophrenia: current practices and future directions. *Clin Psychol Rev.* 2013;33(8):914–928. doi:10.1016/j.cpr.2013.07.001.

32. Keshavan MS et al. Schizophrenia, "Just the Facts" 6. Moving ahead with the schizophrenia concept: from the elephant to the mouse. *Schizophr Res.* 2011;127(1–3):3–13. doi:10.1016/j.schres.2011.01.011.

33. Lako IM et al. The course of depressive symptoms and prescribing patterns of antidepressants in schizophrenia in a one-year follow-up study. *Eur Psychiatry.* 2012;27(4):240–244. doi:10.1016/j.eurpsy.2010.10.007.

34. Dufresne RL et al. Bupropion and thiothixene versus placebo and thiothixene in the treatment of depression in schizophrenia. *Drug Dev Res.* 1988;12(3/4):259–266.

35. Becker RE. Depression in Schizophrenia. *Psychiatr Serv.* 1988;39(12):1269–1275. doi:10.1176/ps.39.12.1269.

36. Mandel MR et al. Development and prediction of postpsychotic depression in neuroleptic-treated schizophrenics. *Arch Gen Psychiatry.* 1982;39(2):197–203. doi:10.1001/archpsyc.1982.04290020051010.

37. Häfner H et al. Depression, negative symptoms, social stagnation and social decline in the early course of schizophrenia. *Acta Psychiatr Scand.* 1999;100(2):105–118. doi:10.1111/j.1600-0447.1999.tb10831.x.

38. Insel TR. Rethinking schizophrenia. *Nature.* 2010;468(7321):187–193. doi:10.1038/nature09552.

39. Davidson L, McGlashan TH. The varied outcomes of schizophrenia. *Can J Psychiatry.* 1997;42(1):34–43.

40. Lieberman JA et al. Factors influencing treatment response and outcome of first-episode schizophrenia: implications for understanding the pathophysiology of schizophrenia. *J Clin Psychiatry.* 1996;57(9):5–9.

41. Schennach R et al. Treatment Response in First-episode Schizophrenia. *Clin Psychopharmacol Neurosci.* 2012;10(2):78–87.

42. Jobe TH, Harrow M. Long-term outcome of patients with schizophrenia: a review. *Can J Psychiatry.* 2005;50(14):892–900.

43. Dixon LB et al. The 2009 Schizophrenia PORT psychosocial treatment recommendations and summary statements. *Schizophr Bull.* 2009;36(1):48–70. doi:10.1093/schbul/sbp115.

44. Perkins DO et al. Relationship between duration of untreated psychosis and outcome in first-episode schizophrenia: a critical review and meta-analysis. *Am J Psychiatry.* 2005;162(10):1785–1804.

45. Lehman AF et al. Practice guideline for the treatment of patients with schizophrenia, second edition. *Am J Psychiatry.* 2004;161(2, Suppl):1–56. doi:10.1176/appi.books.9780890423363.45859.

46. Leucht S et al. Antipsychotic drugs versus placebo for relapse prevention in schizophrenia: a systematic review and meta-analysis. *Lancet.* 2012;379(9831):2063–2071. doi:10.1016/S0140-6736(12)60239-6.

47. Trzepacz PT et al. *The Psychiatric Mental Status Examination.* Oxford University Press; 1993.

48. Leucht S et al. What does the PANSS mean? *Schizophr Res.* 2005;79(2/3):231–238.

49. Overall JE, Gorham DR. The brief psychiatric rating scale. *Psychol Reports* vol. 1962;10:799–812.

50. Dean CE et al. Clinical rating scales and instruments: how do they compare in assessing abnormal, involuntary movements? *J Clin Psychopharmacol.* 2004;24(3):298–304.

51. Guy W. *Manual for Psychopharmacology: Revised.* Rockville,MD: US Department of Health, Education and WelfarePublic Health Service, Alcohol, Drug Abuse and Mental Health Administration, NIMH Psychopharmacology Research Branch, Division of Extramural Research Program; 1976.

52. López-Muñoz F et al. History of the discovery and clinical introduction of chlorpromazine. *Ann Clin Psychiatry.* 2005;17(3):113–135. doi:10.1080/10401230591002002.

53. Gardos G, Cole JO. Weight reduction in schizophrenics by molindone. *Am J Psychiatry.* 1977;134(3):302–304.

54. Dufresne RL et al. Thioridazine improves affective symptoms in schizophrenic patients. *Psychopharmacol Bull.* 1993;29(2):249–255.

55. Popovic D et al. Revisiting loxapine: a systematic review. *Ann Gen Psychiatry.* 2015;14(1):10–17. doi:10.1186/s12991-015-0053-3.

56. Kane J et al. Clozapine for the treatment-resistant schizophrenic. A double-blind comparison with chlorpromazine. *Arch Gen Psychiatry.* 1988;45(9):789–796.

57. Alvir JM et al. Clozapine-induced agranulocytosis. Incidence and risk factors in the United States. *N Engl J Med.* 1993;329(3):162–167. doi:10.1056/NEJM199307153290303.

58. Jalenques I. Drug-resistant schizophrenia treatment options. *CNS Drugs.* 1996;5(1):8–23.

59. Hyde N et al. Prevalence of cardiovascular and metabolic events in patients prescribed clozapine: a retrospective observational, clinical cohort study. *Curr Drug Saf.* 2015;10:125–131.

60. Ronaldson KJ et al. A new monitoring protocol for clozapine-induced myocarditis based on an analysis of 75 cases and 94 controls. *Aust N Z J Psychiatry.* 2011;45(6):458–465. doi:10.1016/j.hlc.2010.06.772.

61. Hatton J et al. Clozapine-induced myocarditis. *Tex Hear Inst J.* 2015;42(2):155–157.

62. Meltzer H. Update on typical and atypical antipsychotic drugs. *Annu Rev Med.* 2012;64(1):120928131129008. doi:10.1146/annurev-med-050911-161504.

63. Fenton M et al. Thioridazine for schizophrenia (review). *Cochrane Database Syst Rev.* 2011;(5):1–149. doi:10.1002/14651858.CD001944.pub2.

64. Lieberman JA et al. Effectiveness of antipsychotic drugs in patients with chronic schizophrenia. *N Engl J Med.* 2005;353(12):1209–1223. doi:10.1056/NEJMoa1404304.

65. Allison DB et al. Antipsychotic-induced weight gain: a comprehensive research synthesis. *Am J Psychiatry.* 1999;156(11):1686–1696.

66. Ghaeli P, Dufresne RL. Serum triglyceride levels in patients treated with clozapine. *Am J Health Syst Pharm.* 1996;53(17):2079–2081.

67. Osser DN et al. Olanzapine increases weight and serum triglyceride levels. *J Clin Psychiatry.* 1999;60(11):767–770. doi:10.4088/JCP.v60n1109.

68. Gaulin BD et al. Clozapine-associated elevation in serum triglycerides. *Am J Psychiatry.* 1999;156(8):1270–1272.

69. Meyer JM. Novel antipsychotics and severe hyperlipidemia. *J Clin Psychopharmacol.* 2001;21(4):369–374. doi:10.1097/00004714-200108000-00003.

70. Meyer JM. A retrospective comparison of weight, lipid, and glucose changes between risperidone- and olanzapine-treated inpatients: metabolic outcomes after 1 year. *J Clin Psychiatry.* 2002;63(5):425–433. doi:10.4088/JCP.v63n0509.

71. Lambert BL et al. Diabetes risk associated with use of olanzapine, quetiapine, and risperidone in Veterans Health Administration patients with schizophrenia. *Am J Epidemiol.* 2006;164(7):672–681. doi:10.1093/aje/kwj289.

72. Kane J et al. Treatment of schizophrenia with paliperidone extended-release tablets: a 6-week placebo-controlled trial. *Schizophr Res.* 2007;90(1–3):147–161. doi:10.1016/j.schres.2006.09.012.

73. Lieberman JA. Comparative effectiveness of antipsychotic drugs. *Arch Gen Psychiatry.* 2006;63(3):1069–1072. doi:10.1176/appi.ajp.160.3.590-a.

74. Carrillo JA et al. Role of the smoking-induced cytochrome P450 (CYP)1A2 and polymorphic CYP2D6 in steady-state concentration of olanzapine. *J Clin Psychopharmacol.* 2003;23(2):119–127.

75. Friedman JH. Atypical antipsychotic drugs in the treatment of Parkinson's disease. *J Pharm Pract.* 2011;24(6):534–540.

76. Miceli JJ et al. The effect of food on the absorption of oral ziprasidone. *Psychopharmacol Bull.* 2007;40(3):58–68.

77. Sidana A et al. Ziprasidone and its association with sudden cardiac death - a case report. *Indian J Psychiatry.* 2004;46(1):79–80.

78. Taylor D. Ziprasidone in the management of schizophrenia: the QT interval issue in context. *CNS Drugs.* 2003;17(6):423–430.

79. Glassman AH, Bigger JT. Antipsychotic drugs: prolonged QTc interval, torsade de pointes, and sudden death. *Am J Psychiatry.* 2001;158(11):1774–1782.

80. Mandrioli R et al. Evaluation of the pharmacokinetics, safety and clinical

efficacy of ziprasidone for the treatment of schizophrenia and bipolar disorder. *Expert Opin Drug Metab Toxicol.* 2015;11(1):149–174.

81. Boggs D et al. Treatment of hyperprolactinemia and gynecomastia with adjunctive aripiprazole in 2 men receiving long-acting injectable antipsychotics. *Prim Care Companion CNS Disord.* 2013;15(4):4088. doi:10.4088/PCC.13l01519.

82. Chen J-X et al. Adjunctive aripiprazole in the treatment of risperidone-induced hyperprolactinemia: a randomized, double-blind, placebo-controlled, dose–response study. *Psychoneuroendocrinology.* 2015;58:130–140. doi:10.1016/j.psyneuen.2015.04.011.

83. Kelly DL et al. Treating symptomatic hyperprolactinemia in women with schizophrenia: presentation of the ongoing DAAMSEL clinical trial (Dopamine partial Agonist, Aripiprazole, for the Management of Symptomatic ELevated prolactin). *BMC Psychiatry.* 2013;13(1):214. doi:10.1186/1471-244X-13-214.

84. Cohen J et al. Aripiprazole-induced pathological gambling: a report of 3 cases. *Curr Drug Saf.* 2011;6(1):51–53. doi:10.2174/157488611794480016.

85. Gaboriau L et al. Aripiprazole: a new risk factor for pathological gambling? A report of 8 case reports. *Addict Behav.* 2014;39(3):562–565. doi:10.1016/j.addbeh.2013.11.005.

86. Correll CU et al. Efficacy and safety of brexpiprazole for the treatment of acute schizophrenia: a 6-week randomized,double-blind, placebo-controlled trial. *Am J Psychiatry.* 2015;(9):870–880. doi:10.1176/appi.ajp.2015.14101275.

87. Kane JM et al. A multicenter, randomized, double-blind, controlled phase 3 trial of fixed-dose brexpiprazole for the treatment of adults with acute schizophrenia. *Schizophr Res.* 2015;164(1–3):127–135. doi:10.1016/j.schres.2015.01.038.

88. Maeda K et al. Brexpiprazole I: in vitro and in vivo characterization of a novel serotonin-dopamine activity modulator. *J Pharmacol Exp Ther.* 2014:jpet.114.213793 -. doi:10.1124/jpet.114.213793.

89. REXULTI® (brexpiprazole) tablets (Package Insert). Tokyo, Japan:Osutka Pharmaceutical Co. Ltd; 2015.

90. Werner FM, Covenas R. New developments in the management of schizophrenia and bipolar disorder: potential use of cariprazine. *Ther Clin Risk Manag.* 2015;11:1657–1661. doi:10.2147/TCRM.S64915.

91. Kane JM et al. Efficacy and safety of cariprazine in acute exacerbation of schizophrenia: results from an international, phase III clinical trial. *J Clin Psychopharmacol.* 2015;35(4):367–373. doi:10.1097/JCP.0000000000000346.

92. Sachs GS et al. Cariprazine in the treatment of acute mania in bipolar i disorder: a double-blind, placebo-controlled, phase III trial. *J Affect Disord.* 2015;174:296–302. doi:10.1016/j.jad.2014.11.018.

93. Durgam S et al. An evaluation of the safety and efficacy of cariprazine in patients with acute exacerbation of schizophrenia: a phase II, randomized clinical trial. *Schizophr Res.* 2014;152(2/3):450–457. doi:10.1016/j.schres.2013.11.041.

94. Citrome L. Iloperidone for schizophrenia: a review of the efficacy and safety profile for this newly commercialised second-generation antipsychotic. *Int J Clin Pract.* 2009;63(8):1237–1248.

95. Cutler AJ et al. Four-week, double-blind, placebo- and ziprasidone-controlled trial of iloperidone in patients with acute exacerbations of schizophrenia. *J Clin Psychopharmacol.* 2008;28(2 Suppl 1):S20-S28. doi:10.1097/JCP.0b013e318169d4ce.

96. Henry JM, Fuller M. Asenapine: a new antipsychotic option. *J Pharm Pract.* 2011;24(5):447–451. doi:10.1177/0897190011422875.

97. Harvey PD. The clinical utility of lurasidone in schizophrenia : patient considerations. *Neuropsychiatr Dis Treat.* 2015;11:1103–1109.

98. Segman RH et al. Association between the serotonin 2A receptor gene and tardive dyskinesia in chronic schizophrenia. *Mol Psychiatry.* 2001;6(2):225–229. doi:10.1038/sj.mp.4000842.

99. Tollefson GD et al. Olanzapine versus haloperidol in the treatment of schizophrenia and schizoaffective and schizophreniform disorders: results of an international collaborative trial. *Am J Psychiatry.* 1997;154(4):457–465. doi:10.1176/ajp.154.4.457.

100. Kane JM et al. Efficacy and safety of asenapine in a placebo- and haloperidol-controlled trial in patients with acute exacerbation of schizophrenia. *J Clin Psychopharmacol.* 2010;30(2):106–115. doi:10.1097/JCP.0b013e3181d35d6b.

101. Moore T et al. The Texas medication algorithm project antipsychotic algorithm for schizophrenia: 2006 Update. *J Clin Psychiatry.* 2007;68(11):1751–1762. doi:10.4088/JCP.v65n0408.

102. Buchanan RW et al. The 2009 schizophrenia PORT psychopharmacological treatment recommendations and summary statements. *Schizophr Bull.* 2010;36(1):71–93. doi:10.1093/schbul/sbp116.

103. NICE. National collaborating centre for mental health, psychosis and schizophrenia in adults: treatment and management. *Clin Guidel 178.* 2014. (**https://www.nice.org.uk/guidance/cg178**).

104. Gartlehner G et al. A simple and valid tool distinguished efficacy from effectiveness studies. *J Clin Epidemiol.* 2006;59(10):1040–1048.

105. Stroup T et al. The National Institute of Mental Health Clinical Antipsychotic Trials of Intervention Effectiveness (CATIE) project: schizophrenia trial design and protocol development. *Schizophr Bull.* 2003;29(1):15–31.

106. Stroup TS et al. Effectiveness of olanzapine, quetiapine, risperidone, and ziprasidone in patients with chronic schizophrenia following discontinuation of a previous atypical antipsychotic. *Am J Psychiatry.* 2006;163(4):611–622. doi:10.1176/appi.ajp.163.4.611.

107. McEvoy JP et al. Effectiveness of clozapine versus olanzapine, quetiapine, and risperidone in patients with chronic schizophrenia who did not respond to prior atypical antipsychotic treatment. *Am J Psychiatry.* 2006;163(4):600–610. doi:10.1176/appi.ajp.163.4.600.

108. Stroup TS et al. Results of phase 3 of the CATIE schizophrenia trial. *Schizophr Res.* 2009;107(1):1–12. doi:10.1016/j.schres.2008.10.011.

109. Lewis S, Lieberman J. CATIE and CUtLASS: can we handle the truth? *Br J Psychiatry.* 2008;192(3):161–163. doi:10.1192/bjp.bp.107.037218.

110. Lewis SW et al. Randomised controlled trials of conventional antipsychotic versus new atypical drugs, and new atypical drugs versus clozapine, in people with schizophrenia responding poorly to, or intolerant of, current drug treatment. *Health Technol Assess (Rockv).* 2006;10(17):iii–iv, ix–xi, 1–165. doi:10.3310/hta10170.

111. Boter H et al. Effectiveness of antipsychotics in first-episode schizophrenia and schizophreniform disorder on response and remission: an open randomized clinical trial (EUFEST). *Schizophr Res.* 2009;115(2/3):97–103. doi:10.1016/j.schres.2009.09.019.

112. Leucht S et al. Second-generation versus first-generation antipsychotic drugs for schizophrenia: a meta-analysis. *Lancet.* 2009;373(9657):31–41. doi:10.1016/S0140-6736(08)61764-X.

113. Zink M et al. Polypharmacy in schizophrenia. *Nervenarzt.* 2011;82(7):853–858. doi:10.1097/YCO.0b013e3283366427.

114. Kogut SJ et al. Prescribing of antipsychotic medication in a Medicaid population: use of polytherapy and off label dosages. *J Manag Care Pharm.* 2005;11(1):17–24.

115. Centorrino F et al. Multiple versus single antipsychotic agents for hospitalized psychiatric patients: case-control study of risks versus benefits. *Am J Psychiatry.* 2004;161(4):700–706. doi:10.1176/appi.ajp.161.4.700.

116. Barnes TRE, Paton C. Antipsychotic polypharmacy in schizophrenia: benefits and risks. *CNS Drugs.* 2011;25(5):383–399. doi:10.2165/11587810-000000000-00000.

117. Goren JL et al. Development and delivery of a quality improvement program to reduce antipsychotic polytherapy. *J Manag Care Pharm.* 2010;16(6):393–401.

118. Preskorn SH, Lacey RL. Polypharmacy: when is it rational? *J Psychiatr Pract.* 2007;13(2):97–105. doi:10.1097/01.pra.0000265766.25495.3b.

119. Correll CU et al. Antipsychotic combinations vs monotherapy in schizophrenia: a meta-analysis of randomized controlled trials. *Schizophr Bull.* 2009;35(2):443–457. doi:10.1093/schbul/sbn018.

120. Strassnig M, Harvey P. Treatment resistance and other complicating factors in the management of schizophrenia. *CNS Spectr.* 2014;19:16–24.

121. Battaglia J. Pharmacological management of acute agitation. *Drugs.* 2005;65(9):1207–1222. doi:10.2165/00003495-200565090-00003.

122. Citrome L. Comparison of intramuscular ziprasidone, olanzapine, or aripiprazole for agitation: a quantitative review of efficacy and safety. *J Clin Psychiatry.* 2007;68(12):1876–1885.

123. Geodon (ziprasidone HCI) [package insert]. New York, NY: Pfizer; 2010.

124. McEvoy JP. Risks versus benefits of different types of long-acting injectable antipsychotics. *J Clin Psychiatry.* 2006;67(Suppl 5):15–18.

125. Kishimoto T et al. Long-acting injectable versus oral antipsychotics in schizophrenia: a systematic review and meta-analysis of mirror-image studies. *J Clin Psychiatry.* 2013;74(10):957–965. doi:10.4088/JCP.13r08440.

126. Kishimoto T et al. Long-acting injectable vs oral antipsychotics for relapse prevention in schizophrenia: a meta-analysis of randomized trials. *Schizophr Bull.* 2014;40(1):192–213. doi:10.1093/schbul/sbs150.

127. Rosenheck RA et al. Long-acting risperidone and oral antipsychotics in unstable schizophrenia. *N Engl J Med.* 2011;364(9):842–851. doi:10.1056/NEJMoa1005987.

128. Subotnik KL et al. Long-acting injectable risperidone for relapse prevention and control of breakthrough symptoms after a recent first episode of schizophrenia. A randomized clinical trial. *JAMA Psychiatry.* 2015;72(8):822–829. doi:10.1001/jamapsychiatry.2015.0270.

129. Weiden PJ et al. Maintenance treatment with long-acting injectable risperidone in first-episode schizophrenia: a randomized effectiveness study. *J Clin Psychiatry.* 2012;73(9):1224–1233. doi:10.4088/JCP.11m06905.

130. Ereshefsky L et al. A loading-dose strategy for converting from oral to depot haloperidol. *Hosp Community Psychiatry.* 1993;44(12):1155–1161.

131. Yadalam KG, Simpson GM. Changing from oral to depot fluphenazine. *J Clin Psychiatry.* 1988;49(9):346–348.

132. Carpenter WT Jr et al. Comparative effectiveness of fluphenazine decanoate injections every 2 weeks versus every 6 weeks. *Am J Psychiatry.* 1999;156(3):412–418. doi:10.1176/ajp.156.3.412.

133. Citrome L. Aripiprazole long-acting injectable formulations for schizophrenia: aripiprazole monohydrate and aripiprazole lauroxil. *Expert Rev Clin Pharmacol.* 2014;9(2 SRC - GoogleScholar):169–186.

134. Tauscher J et al. Significant dissociation of brain and plasma kinetics with antipsychotics. *Mol Psychiatry.* 2002;7(3):317–321. doi:10.1038/sj.mp.4001009.

135. Pfeiffer PN et al. Dosing frequency and adherence to antipsychotic medications. *Psychiatr Serv.* 2008;59(10):1207–1210. doi:10.1176/appi.ps.59.10.1207.

136. Brodie MJ et al. Enzyme induction with antiepileptic drugs: cause for concern? *Epilepsia.* 2013;54(1):11–27. doi:10.1111/j.1528-1167.2012.03671.x.

137. Kennedy WK, Jann MW, Kutscher EC. Clinically significant drug interactions with atypical antipsychotics. *CNS Drugs.* 2013;27(12):1021–1048. doi:10.1007/s40263-013-0114-6.

138. Rosenheck RA et al. Rethinking antipsychotic formulary policy. *Schizophr Bull.* 2008;34(2):375–380. doi:10.1093/schbul/sbm089.

139. Stagnitti MN. Trends in antipsychotics purchases and expenses for the U.S. civilian noninstitutionalized population, 1997 and 2007. *Agency Healthc Res Qual.* 2016;30. http://www.meps.ahrq.gov/mepsweb/data_files/publications/st275/stat275.pdf. Accessed July 3, 2017.

140. Seabury SA et al. Formulary restrictions on atypical antipsychotics: impact on costs for patients with schizophrenia and bipolar disorder in Medicaid. *Am J Manag Care.* 2014;20(2):e52-e60.

141. Peluso MJ et al. Extrapyramidal motor side-effects of firstand second-generation antipsychotic drugs. *Br J Psychiatry.* 2012;200(5):387–392. doi:10.1192/bjp.bp.111.101485.

142. Holloman LC, Marder SR. Management of acute extrapyramidal effects induced by antipsychotic drugs. *Am J Heal Pharm.* 1997;54(21):2461–2477.

143. Factor SA et al. Clozapine for the treatment of drug-induced psychosis in Parkinson's disease: results of the 12 week open label extension in the PSYCLOPS trial. *Mov Disord.* 2001;16(1):135–139. doi:10.1002/1531-8257(200101)16:13.0.CO;2-Q.

144. The Parkinson Study Group. Low-dose clozapine for the treatment of drug-induced psychosis in Parkinson's disease. *N Engl J Med.* 1999;340:757–763.

145. Friedman JH. Managing idiopathic Parkinson's disease in patients with schizophrenic disorders. *Parkinsonism Relat Disord.* 2011;17(3):198–200. doi:10.1016/j.parkreldis.2010.11.019.

146. Dufresne RL, Wagner RL. Antipsychotic-withdrawal akathisia versus antipsychotic-induced akathisia: further evidence for the existence of tardive akathisia. *J Clin Psychiatry.* 1988;49(11):435–438.

147. Barnes TR, Braude WM. Akathisia variants and tardive dyskinesia. *Arch Gen Psychiatry.* 1985;42(9):874–878. doi:10.1097/00004714-198602000-00012.

148. Barnes TRE. A rating scale for drug-induced akathisia. *Br J Psychiatry.* 1989;154:672–676. doi:10.1192/bjp.154.5.672.

149. Citrome L et al. Tardive dyskinesia: minimizing risk and improving outcomes in schizophrenia and other disorders. *Am J Manag Care.* 2007;(December):1–12. http://www.ajmc.com/journals/supplement/2007/2007-12-vol12-n1-decisionmakernews/dec07-2760p1-12. Accessed July 3, 2017.

150. Margolese HC et al. Tardive dyskinesia in the era of typical and atypical antipsychotics. Part 1: pathophysiology and mechanisms of induction. *Can J Psychiatry.* 2005;50(9):541–547.

151. Correll CU et al. Lower risk for tardive dyskinesia associated with second-generation antipsychotics: a systematic review of 1-year studies. *Am J Psychiatry.* 2004;161(3):414–425. doi:10.1176/appi.ajp.161.3.414.

152. Jeste DV. Tardive dyskinesia in older patients. *J Clin Psychiatry.* 2000;61(S4):27–32.

153. Tarsy D, Baldessarini RJ. Epidemiology of tardive dyskinesia: is risk declining with modern antipsychotics? *Mov Disord.* 2006;21(5):589–598. doi:10.1002/mds.20823.

154. Casey DE. Tardive dyskinesia: pathophysiology and animal models. *J Clin Psychiatry.* 2000;61(S4):5–9.

155. Glazer WM. Review of incidence studies of tardive dyskinesia associated with typical antipsychotics. *J Clin Psychiatry.* 2000;61(S4):15–20.

156. Remington G. Tardive dyskinesia: eliminated, forgotten, or overshadowed? *Curr Opin Psychiatry.* 2007;20(2):131–137. doi:10.1097/YCO.0b013e328017f6b1.

157. Bergman J et al. Beneficial effect of donepezil in the treatment of elderly patients with tardive movement disorders. *J Clin Psychiatry.* 2005;66(1):107–110. doi:10.4088/JCP.v66n0115.

158. Weber SS et al. Diazepam in tardive dyskinesia. *Drug Intell Clin Pharm.* 1983;17(7/8):523–527.

159. Bhidayasiri R et al. Evidence-based guideline: treatment of tardive syndromes: report of the Guideline Development Subcommittee of the American Academy of Neurology. *Neurology.* 2013;81(5):463–469. doi:10.1212/WNL.0b013e31829d86b6.

160. Tenback DE et al. Effects of antipsychotic treatment on tardive dyskinesia: a 6-month evaluation of patients from the European Schizophrenia Outpatient Health Outcomes (SOHO) study. *J Clin Psychiatry.* 2005;66(9):1130–1133. doi:10.1016/S0084-3970(08)70526-7.

161. Hideaki T et al. Dental conditions in inpatients with schizophrenia: a large-scale multi-site survey. *BMC Oral Health.* 2012;12(32).

162. Nielsen J, Meyer JM. Risk factors for ileus in patients with schizophrenia. *Schizophr Bull.* 2012;38(3):592–598. doi:10.1093/schbul/sbq137.

163. Desmarais JE et al. Anticholinergics in the era of atypical antipsychotics: short-term or long-term treatment? *J Psychopharmacol.* 2012;26(9):1167–1174. doi:10.1177/0269881112447988.

164. Leung JYT et al. Cardiovascular side-effects of antipsychotic drugs: the role of the autonomic nervous system. *Pharmacol Ther.* 2012;135(2):113–122. doi:10.1016/j.pharmthera.2012.04.003.

165. Iqbal MM et al. Clozapine: a clinical review of adverse effects and management. *Ann Clin Psychiatry.* 2003;15(1):33–48.

166. Miller DD. Review and management of clozapine side effects. *J Clin Psychiatry.* 2000;61(Suppl 8):14–19.

167. Beach SR et al. QTc prolongation, torsades de pointes, and psychotropic medications. *Psychosomatics.* 2013;54(1):1–13. doi:10.1016/j.psym.2012.11.001.

168. FDA Psychopharmacological Drugs Advisory Committee. 19 July 2000 Briefing Document for Zeldox Capsules (Ziprasidone HCl). 2000.

169. Harrigan EP et al. A randomized evaluation of the effects of six antipsychotic agents on QTc, in the absence and presence of metabolic inhibition. *J Clin Psychopharmacol.* 2004;24(1):62–69. doi:10.1097/01.jcp.0000104913.75206.62.

170. Potkin SG et al. A thorough QTc study of 3 doses of iloperidone including metabolic inhibition via CYP2D6 and/or CYP3A4 and a comparison to quetiapine and ziprasidone. *J Clin Psychopharmacol.* 2013;33(1):3–10.

171. Bostwick JR et al. Antipsychotic-induced hyperprolactinemia. *Pharmacotherapy.* 2009;29(1):64–73. doi:10.1097/JCP.0b013e31818ba5d8.

172. Leucht S et al. Comparative efficacy and tolerability of 15 antipsychotic drugs in schizophrenia: a multiple-treatments meta-analysis. *Lancet.* 2013;382(9896):951–962. doi:10.1016/S0140-6736(13)60733-3.

173. Kreyenbuhl J et al. The Schizophrenia Patient Outcomes Research Team (PORT): updated treatment recommendations 2009. *Schizophr Bull.* 2010;36(1):94–103. doi:10.1093/schbul/sbp130.

174. Melmed S et al. Diagnosis and treatment of hyperprolactinemia: an Endocrine Society clinical practice guideline. *J Clin Endocrinol Metab.* 2011;96(2):273–288. doi:10.1210/jc.2010-1692.

175. Lehman AF et al. The Schizophrenia Patient Outcomes Research Team (PORT): updated treatment recommendations 2003. *Schizophr Bull.* 2004;30(2):193–217.

176. Yasui-Furukori N et al. Dose-dependent effects of adjunctive treatment with aripiprazole on hyperprolactinemia induced by risperidone in female patients with schizophrenia. *J Clin Psychopharmacol.* 2010;30(5):596–599. doi:10.1097/JCP.0b013e3181ee832d.

177. Kane JM et al. A multicenter, randomized, double-blind, placebo-controlled, 16-week study of adjunctive aripiprazole for schizophrenia or schizoaffective disorder inadequately treated with quetiapine or risperidone monotherapy. *J Clin Psychiatry.* 2009;70(10):1348–1357. doi:10.4088/JCP.09m05154yel.

178. Shim JC et al. Adjunctive treatment with a dopamine partial agonist, aripiprazole, for antipsychotic-induced hyperprolactinemia: a placebo-controlled trial. *Am J Psychiatry.* 2007;164(9):1404–1410. doi:10.1176/appi.ajp.2007.06071075.

179. Kinon BJ et al. Association between early and rapid weight gain and change in weight over one year of olanzapine therapy in patients with schizophrenia and related disorders. *J Clin Psychopharmacol.* 2005;25(3):255–258. doi:10.1097/01.jcp.0000161501.65890.22.

180. Jaton LA et al. Differential rate of weight gain present among patients treated with olanzapine. *Schizophr Res.* 2003;60:357S.

181. Sernyak MJ et al. Association of diabetes mellitus with use of atypical neuroleptics in the treatment of schizophrenia. *Am J Psychiatry.* 2002;159(4):561–566. doi:10.1176/appi.ajp.159.4.561.

182. Newcomer JW et al. Abnormalities in glucose regulation during antipsychotic treatment of schizophrenia. *Arch Gen Psychiatry.* 2002;59(4):337–345.

183. Ryan MCM, Thakore JH. Physical consequences of schizophrenia and its treatment: the metabolic syndrome. *Life Sci.* 2002;71(3):239–257. doi:10.1016/S0024-3205(02)01646-6.

184. Kroeze WK et al. H1-histamine receptor affinity predicts short-term weight gain for typical and atypical antipsychotic drugs. *Neuropsychopharmacology.* 2003;28(3):519–526.

185. Poyurovsky M et al. The effect of betahistine, a histamine H1 receptor agonist/H3 antagonist, on olanzapine-induced weight gain in first-episode schizophrenia patients. *Int Clin Psychopharmacol.* 2005;20(2):101–103.

186. Ellingrod VL et al. Weight gain associated with the -759C/T polymorphism of the 5HT2C receptor and olanzapine. *Am J Med Genet B Neuropsychiatr Genet.* 2005;134B(1):76–78.

187. Reynolds GP et al. Association of antipsychotic drug-induced weight gain with a 5-HT2C receptor gene polymorphism. *Lancet.* 2002;359(9323):2086–2087.

188. Silvestre JS, Prous J. Research on adverse drug events. I. Muscarinic M3 receptor binding affinity could predict the risk of antipsychotics to induce type 2 diabetes. *Methods Find Exp Clin Pharmacol.* 2005;27(5):289–304.

189. Atmaca M et al. Serum leptin and triglyceride levels in patients on treatment with atypical antipsychotics. *J Clin Psychiatry*. 2003;64(5):598–604. doi:10.4088/JCP.v64n0516.

190. Hägg S et al. Leptin concentrations are increased in subjects treated with clozapine or conventional antipsychotics. *J Clin Psychiatry*. 2001;62(11):843–848. doi:10.4088/JCP.v62n1102.

191. Ellingrod VL et al. Leptin and leptin receptor gene polymorphisms and increases in body mass index (BMI) from olanzapine treatment in persons with schizophrenia. *Psychopharmacol Bull*. 2007;40(1):57–62.

192. Laimer M et al. Effect of mirtazapine treatment on body composition and metabolism. *J Clin Psychiatry*. 2006;67(3):421–424. doi:10.4088/JCP.v67n0313.

193. American Diabetes Association et al. Consensus development conference on antipsychotic drugs and obesity and diabetes. *Diabetes Care*. 2004;27(2):267–272.

194. Henderson DC et al. Clozapine, diabetes mellitus, weight gain, and lipid abnormalities: a five-year naturalistic study. *Am J Psychiatry*. 2000;157(6):975–981. doi:10.1176/appi.ajp.157.6.975.

195. Dufresne RL. Weighing in: emergent diabetes mellitus and second-generation antipsychotics. *Ann Pharmacother*. 2007;41(10):1725–1727. doi:10.1345/aph.1K362.

196. Melkersson KI et al. Different influences of classical antipsychotics and clozapine on glucose-insulin homeostasis in patients with schizophrenia or related psychoses. *J Clin Psychiatry*. 1999;60(11):783–791.

197. Lund BC, Perry PJ, Brooks JM, Arndt S. Clozapine use in patients with schizophrenia and the risk of diabetes, hyperlipidemia, and hypertension: a claims-based approach. *Arch Gen Psychiatry*. 2001;58(12):1172–1176. doi:10.1001/archpsyc.58.12.1172.

198. Marder SR et al. The Mount Sinai conference on the pharmacotherapy of schizophrenia. *Schizophr Bull*. 2002;28(1):5–16.

199. Ghaeli P, Dufresne RL. Elevated serum triglycerides with clozapine resolved with risperidone in four patients. *Pharmacotherapy*. 1999;19(9):1099–1101. doi:10.1592/phco.19.13.1099.31586.

200. Kingsbury SJ et al. The apparent effects of ziprasidone on plasma lipids and glucose. *J Clin Psychiatry*. 2001;62(5):347–349.

201. Cohen S et al. Weight, lipids, glucose, and behavioral measures with ziprasidone treatment in a population with mental retardation. *J Clin Psychiatry*. 2003;64(1):60–62.

202. Newcomer JW et al. Changes in non-high-density lipoprotein cholesterol levels and triglyceride/high-density lipoprotein cholesterol ratios among patients randomized to aripiprazole versus olanzapine. *Schizophr Res*. 2008;106(2/3):300–307.

203. McGrath JJ. Myths and plain truths about schizophrenia epidemiology - The NAPE lecture 2004. *Acta Psychiatr Scand*. 2005;111(1):4–11. doi:10.1111/j.1600-0447.2004.00467.x.

204. Goethe JW et al. Signs and symptoms associated with the metabolic syndrome in psychiatric inpatients receiving antipsychotics: a retrospective chart review. *J Clin Psychiatry*. 2007;68(1):22–28.

205. Enez Darcin A et al. Metabolic syndrome in drug-naïve and drug-free patients with schizophrenia and in their siblings. *Schizophr Res*. 2015. doi:10.1016/j.schres.2015.05.004.

206. Weissman EM et al. Lipid monitoring in patients with schizophrenia prescribed second-generation antipsychotics. *J Clin Psychiatry*. 2006;67(9):1323–1326. doi:10.4088/JCP.v67n0901.

207. Saari KKM, Lindeman SMS, Viilo KM, et al. A 4-fold risk of metabolic syndrome in patients with schizophrenia: the Northern Finland 1966 Birth Cohort study. *J Clin Psychiatry*. 2005;66(5):559–563.

208. Ringen PA et al. Increased mortality in schizophrenia due to cardiovascular disease: a non-systematic review of epidemiology, possible causes, and interventions. *Front Psychiatry*. 2014;5(September):1–11. doi:10.3389/fpsyt.2014.00137.

209. Beckman MG et al. Venous thromboembolism. A public health concern. *Am J Prev Med*. 2010;38(4, Suppl):S495-S501. doi:10.1016/j.amepre.2009.12.017.

210. Masopust J et al. Risk of venous thromboembolism during treatment with antipsychotic agents. *Psychiatry Clin Neurosci*. 2012;66(7):541–552. doi:10.1111/pcn.12001.

211. Zhang R et al. Antipsychotics and venous thromboembolism risk: a meta-analysis (Provisional abstract). *Pharmacopsychiatry*. 2011;44(5):183–188.

212. Paciullo CA. Evaluating the association between clozapine and venous thromboembolism. *Am J Heal Pharm*. 2008;65(19):1825–1829. doi:10.2146/ajhp070638.

213. Brunet N et al. Venous thromboembolism in patients prescribed aripiprazole: a case series. In: *Presented at the 49th ASHP Midyear Clinical Meeting and Exhibition* on December 7–11, 2014 in Anaheim, California.

214. Srihari VH, Lee TW. Pulmonary embolism in a patient taking clozapine. *BMJ*. 2008;336(7659):1499–1501. doi:10.1136/bmj.39545.690613.47.

215. Allenet B et al. Antipsychotic drugs and risk of pulmonary embolism. *Pharmacoepidemiol Drug Saf*. 2011;21(1):42–48.

216. Liperoti R, Pedone C, Lapane KL, Mor V, Bernabei R, Gambassi G. Venous thromboembolism among elderly patients treated with atypical and conventional antipsychotic agents. *Arch Intern Med*. 2014;165(22):2677–2682. doi:10.1001/archinte.165.22.2677.

217. Layton D et al. Comparison of incidence rates of cerebrovascular accidents and transient ischaemic attacks in observational cohort studies of patients prescribed risperidone, quetiapine or olanzapine in general practice in England including patients with dementia. *J Psychopharmacol*. 2005;19(5):473–482.

218. Wooltorton E. Risperidone (Risperdal): increased rate of cerebrovascular events in dementia trials. *Cmaj*. 2002;167(11):1269–1270.

219. Huybrechts KF et al. Comparative safety of antipsychotic medications in nursing home residents. *J Am Geriatr Soc*. 2012;60(3):420–429. doi:10.1055/s-0029-1237430.Imprinting.

220. Schneider LS et al. Risk of death with atypical antipsychotic drug treatment for dementia: meta-analysis of randomized placebo-controlled trials. *JAMA*. 2005;294(15):1934–1943.

221. Tse L et al. Neuroleptic malignant syndrome: a review from a clinically oriented perspective. *Curr Neuropharmacol*. 2015;13(3):395–406.

222. Hoffmann MS et al. Heat stroke during long-term clozapine treatment: should we be concerned about hot weather? *Trends Psychiatry Psychother*. 2016;38(1):56–59. doi:10.1590/2237-6089-2015-0066.

223. Elvevåg B et al. Habitual prospective memory in schizophrenia. *BMC Psychiatry*. 2003;7:1–7. doi:10.1186/1471-244X-3-9.

224. Davis JM. Maintenance therapy and the natural course of schizophrenia. *J Clin Psychiatry*. 1985;11(2):18–21.

225. Sendt K-V et al. A systematic review of factors influencing adherence to antipsychotic medication in schizophrenia-spectrum disorders. *Psychiatry Res*. 2015;225(1/2):14–30. doi:10.1016/j.psychres.2014.11.002.

226. Lacro JP et al. Prevalence of and risk factors for medication nonadherence in patients with schizophrenia: a comprehensive review of recent literature. *J Clin Psychiatry*. 2002;63(10):892–909.

227. Czobor P et al. Treatment adherence in schizophrenia: a patient-level meta-analysis of combined CATIE and EUFEST studies. *Eur Neuropsychopharmacol*. 2015:1–9. doi:10.1016/j.euroneuro.2015.04.003.

228. Conley RR, Kelly DL. Management of treatment resistance in schizophrenia. *Biol Psychiatry*. 2001;50(11):898–911. doi:10.1016/s0006-3223(01)01271-9.

229. Rosenheck RA. Outcomes, costs, and policy caution: a commentary on the cost utility of the latest antipsychotic drugs in schizophrenia study (CUtLASS 1). *Arch Gen Psychiatry*. 2006;63:1074–1087.

230. Agid O et al. Clozapine's role in the treatment of first-episode schizophrenia. *Treat Psychiatry*. 2013;170(February):146–151.

231. Manu P et al. When can patients with potentially life-threatening adverse effects be rechallenged with clozapine? A systematic review of the published literature. *Schizophr Res*. 2012;134(2/3):180–186.

232. Devinsky O et al. Clozapine-related seizures. *Neurology*. 1991;41(3):369–371.

233. Varma S. Clozapine-related EEG changes andseizures: dose and plasma-level relationships. *Ther Adv Psychopharmacol*. 2011;1(2):66. doi:10.1177/.

234. Lundblad W et al. Medical management of patients on clozapine: a guide for internists. *J Hosp Med*. 2015;10(8):537–543. doi:10.1002/jhm.2345.

235. Ronaldson KJ, Fitzgerald PB, McNeil JJ. Clozapine-induced myocarditis, a widely overlooked adverse reaction. *Acta Psychiatr Scand*. 2015;132(4):231–240. doi:10.1111/acps.12416.

236. Kane JM et al. The field of schizophrenia: strengths, weaknesses, opportunities, and threats. *Schizophr Bull*. 2012;38(1):1–4. doi:10.1093/schbul/sbr131.

237. Ronaldson KJ et al. Observations from 8 cases of clozapine rechallenge after development of myocarditis. *J Clin Psychiatry*. 2012;73(2):252–254. doi:10.4088/JCP.11l07467.

238. Bird AM et al. Current treatment strategies for clozapine-induced sialorrhea. *Ann Pharmacother*. 2011;45(5):667–675. doi:10.1345/aph.1P761.

239. Hiemke C et al. AGNP consensus guidelines for therapeutic drug monitoring in psychiatry: update 2011. *Pharmacopsychiatry*. 2011;44(6):195–235.

240. Perry PJ et al. Clozapine and norclozapine plasma concentrations and clinical response of treatment-refractory schizophrenic patients. *Am J Psychiatry*. 1991;148(2):231–235. doi:10.1176/ajp.148.2.231.

241. Premkumar TS, Pick J. Lamotrigine for schizophrenia (Review). *Cochrane Database Syst Rev*. 2008;(4):CD005962.

242. Leucht S et al. Lithium for schizophrenia. *Cochrane Database Syst Rev*. 2015;10(10):CD003834. doi:10.1002/14651858.CD003834.pub3.

243. Tseng PT et al. Significant effect of valproate augmentation therapy in patients with schizophrenia: a meta-analysis study. *Med*. 2016;95(4):e2475. doi:10.1097/MD.0000000000002475.

244. Leucht S et al. Carbamazepine for schizophrenia. *Cochrane Database Syst Rev*. 2014;5:CD001258. doi:10.1002/14651858.CD001258.pub3.

245. An Der Heiden W et al. Depression in the long-term course of schizophrenia. *Eur Arch Psychiatry Clin Neurosci.* 2005;255(3):174–184. doi:10.1007/s00406-005-0585-7.

246. Caldwell CB, Gottesman II. Schizophrenics kill themselves too: a review of risk factors for suicide. *Schizophr Bull.* 1990;16(4):571–589. doi:10.1093/schbul/16.4.571.

247. Hor K, Taylor M. Suicide and schizophrenia: a systematic review of rates and risk factors. *J Psychopharmacol.* 2010;24(4, Suppl):81–90. doi:10.1177/1359786810385490.

248. Pompili M et al. Suicide risk in schizophrenia: learning from the past to change the future. *Ann Gen Psychiatry.* 2007;6:10. doi:10.1186/1744-859X-6-10.

249. Kasper S. Treatment of depressive symptoms with quetiapine. *Expert Rev Neurother.* 2003;3(4):417–423. doi:10.1586/14737175.3.4.417.

250. Tollefson GD, Sanger TM. Depressive Signs and Symptoms in Schizop Lu, Yili Thieme, Martha E.hrenia. *Arch Gen Psychiatry.* 1998;55(3):250. doi:10.1001/archpsyc.55.3.250.

251. Siris SG. Depression in schizophrenia: perspective in the era of "atypical" antipsychotic agents. *Am J Psychiatry.* 2000;157(9):1379–1389. doi:10.1176/appi.ajp.157.9.1379.

252. Terevnikov V et al. Randomized Controlled Trials of Add-On Antidepressants in Schizophrenia. *Int J Neuropsychopharmacol.* 2015;18(9):1–14. doi:10.1093/ijnp/pyv049.

253. Rummel C et al. Antidepressants as add-on treatment to antipsychotics for people with schizophrenia and pronounced negative symptoms: a systematic review of randomized trials. *Schizophr Res.* 2005;80(1):85–97. doi:10.1016/j.schres.2005.07.035.

254. Plasky P. Antidepressant usage in schizophrenia. *Schizophr Bull.* 1991;17(4):649–657.

255. Lehman AF et al. Practice guideline for the treatment of patients with schizophrenia, second edition. *Am J Psychiatry.* 2004;161(2, Suppl):1–56. doi:10.1176/appi.books.9780890423363.45859.

256. Einarson A, Boskovic R. Use and safety of antipsychotic drugs during pregnancy. *J Psychiatr Pr.* 2009;15:183.

257. American College of Obstetricians and Gynecologists. Use of psychiatric medications during pregnancy and lactation. *Obs Gynecol.* 2008;117(6):1472–1483.

258. Cohen LS et al. Reproductive safety of second-generation antipsychotics: current data from the Massachusetts General Hospital national pregnancy registry for atypical antipsychotics. *Am J Psychiatry.* 2016;173(3):263–270. doi:10.1176/appi.ajp.2015.15040506.

259. US Food and Drug Administration FDA Drug Safety Communication. Antipsychotic drug labels updated on use during pregnancy and risk of abnormal muscle movements and withdrawal symptoms in newborns. 2016. **http://www.fda.gov/Drugs/DrugSafety/ucm243903.htm.** Accessed March 1, 2016.

260. Correll CU et al. Cardiometabolic risk in patients with first-episode schizophrenia spectrum disorders: baseline results from the RAISE-ETP study. *JAMA Psychiatry.* 2014;71(12):1350–1363. doi:10.1001/jamapsychiatry.2014.1314.

261. McGorry PD et al. Intervention in individuals at ultra-high risk for psychosis: a review and future directions. *J Clin Psychiatry.* 2009;70(9):1206–1212. doi:10.4088/JCP.08r04472.

262. Alvarez-Jimenez M et al. Preventing the second episode: a systematic review and meta-analysis of psychosocial and pharmacological trials in first-episode psychosis. *Schizophr Bull.* 2011;37(3):619–630. doi:10.1093/schbul/sbp129.

263. McEvoy JP et al. Efficacy and tolerability of olanzapine, quetiapine, and risperidone in the treatment of early psychosis: a randomized, double-blind 52-week comparison. *Am J Psychiatry.* 2007;164(7):1050–1060. doi:10.1176/ajp.2007.164.7.1050.

264. Schooler N et al. Risperidone and haloperidol in first-episode psychosis: a long-term randomized trial. *Am J Psychiatry.* 2005;162(5):947–953. doi:10.1176/appi.ajp.162.5.947.

265. Sanger TM et al. Olanzapine versus haloperidol treatment in first-episode psychosis. *Am J Psychiatry.* 1999;156(1):79–87. doi:10.1176/ajp.156.1.79.

266. Cannon TD et al. Prediction of psychosis in youth at high clinical risk: a multisite longitudinal study in North America. *Arch Gen Psychiatry.* 2008;65(1):28–37. doi:10.1001/archgenpsychiatry.2007.3.

267. Amminger GP. Long-chain omega3 fatty acids for indicated prevention of psychotic disorders: a randomized, placebo-controlled trial. *JAMA.* 2010;67(2):146–154.

268. Amminger GP, McGorry PD. Update on omega-3 polyunsaturated fatty acids in early-stage psychotic disorders. *Neuropsychopharmacology.* 2012;37(1):309–310. doi:10.1038/npp.2011.187.

269. Kane JM et al. Comprehensive Versus Usual Community Care for First-Episode Psychosis: 2-Year Outcomes From the NIMH RAISE Early Treatment Program. *Am J Psychiatry.* 2016;173(4):362–372. doi:10.1176/appi.ajp.2015.15050632.

270. Birchwood M et al. The UK national evaluation of the development and impact of Early Intervention Services (the National EDEN studies): study rationale, design and baseline characteristics. *Early Interv Psychiatry.* 2014;8(1):59–67. doi:10.1111/eip.12007.

271. Marshall M et al. Impact of early intervention services on duration of untreated psychosis: data from the National EDEN prospective cohort study. *Schizophr Res.* 2014;159(1):1–6. doi:10.1016/j.schres.2014.07.005.

272. Marshall M et al. Association between duration of untreated psychosis and outcome in cohorts of first-episode patients: a systematic review. *Arch Gen Psychiatry.* 2005;62(9):975–983.

273. Keefe RSE et al. Neurocognitive effects of antipsychotic medications in patients with chronic schizophrenia in the CATIE Trial. *Arch Gen Psychiatry.* 2007;64(6):633–647. doi:10.1001/archpsyc.64.6.633.

274. Eack SM et al. Cognitive enhancement therapy for early-course schizophrenia: effects of a two-year randomized controlled trial. *Psychiatr Serv.* 2009;60(11):1468–1476. doi:10.1176/appi.ps.60.11.1468.

275. Eack SM et al. One-year durability of the effects of cognitive enhancement therapy on functional outcome in early schizophrenia. *Schizophr Res.* 2010;120(1–3):210–216. doi:10.1016/j.schres.2010.03.042.

276. Robinson D et al. Predictors of relapse following response from a first episode of schizophrenia or schizoaffective disorder. *Arch Gen Psychiatry.* 1999;56(3):241–247.

277. Wunderink L et al. Guided discontinuation versus maintenance treatment in remitted first-episode psychosis: relapse rates and functional outcome. *J Clin Psychiatry.* 2007;68(5):654–661.

278. Wunderink L et al. Recovery in remitted first-episode psychosis at 7 years of follow-up of an early dose reduction/discontinuation or maintenance treatment strategy: long-term follow-up of a 2-year randomized clinical trial. *JAMA Psychiatry.* 2013;70(9):913–920. doi:10.1001/jamapsychiatry.2013.19.

279. Thioridazine hydrochloride [package insert]. Cranbury, NJ: Sun Pharmaceutical Industries, Inc.; August 2014.

280. Trifluoperazine hydrochloride [package insert]. Morgantown, WV: Mylan Pharmaceuticals, Inc.; March 2015.

281. Moban (Molindone Hydrochloride Tablets, USP [package insert]. Chadds Ford, Pennsylvania: Endo Pharmaceuticals; June, 2009.

282. Chlorpromazine hydrochloride [package insert]. Eatontown, NJ: West-ward Pharmaceutical Corp.; June 2012.

283. Fluphenazine hydrochloride [package insert]. Philadelphia, PA: Lannett Company, Inc.; November 2011.

284. Haldol (haloperidol) [package insert]. Titusville, NJ: Janssen Pharmaceuticals; January 2016.

285. Loxapine succinate [package insert]. New Castle, DE: Marlex Pharmaceuticals, Inc.; February 2016.

286. Perphenazine [package insert]. Princeton, NJ: Sandoz, Inc.; December 2015.

287. Navane (thiothixene) [package insert]. New York, NY: Pfizer, Inc.; January 2011.

288. Zyprexa (olanzapine) [package insert]. Indianapolis, IN:Eli Lilly and Company;2010.

289. Vraylar (cariprazine tablets) [package insert]. Parsippany, NJ: Actavis Pharma, Inc.; September 2015.

290. Latuda (lurasidone HCl tablets) [package insert]. Marlborough, MA: Sunovion Pharmaceuticals Inc.; July 2013.

291. Rexulti (brexpiprazole tablets) [package insert]. Tokyo, Japan: Otsuka Pharmaceutical Company; August 2015.

292. Saphris (asenapine tablets) [package insert]. Whitehouse Station Inc.; March 2013., NJ: Merck & Company.

293. Clozaril (clozapine tablets) [package insert]. East Hanover, NJ: Novartis Pharmaceuticals Corporation; September 2015.

294. Invega (paliperidone extended-release tablets) [package insert]. Titusville, NJ: Janssen Pharmaceutical; June 2011.

295. Fanapt (iloperidone tablets) [package insert]. Washington, DC: Vanda Pharmaceuticals Inc.; January 2016.

296. Abilify (aripiprazole) [package insert].Wallingford, CT: Bristol-Myers Squibb; 2011.

297. Garza-Trevino ES, Hollister LE, Overall JE, Alexander WF. Efficacy of combinations of intramuscular antipsychotics and sedative-hypnotics for control of psychotic agitation. *Am J Psychiatry.* 1989;146(12):1598–1601. doi:10.1176/ajp.146.12.1598.

298. Lesem J. Intramuscular ziprasidone, 2 mg versus 10 mg, in the short-term management of agitated psychotic patients. *J Clin Psychiatry.* 2001;62(1):12–18.

299. Brook S et al. Intramuscular ziprasidone compared with intramuscular haloperidol in the treatment of acute psychosis. Ziprasidone I.M. Study Group. *J Clin Psychiatry.* 2000;61(12):933–941.

300. Currier GW et al. Acute treatment of psychotic agitation: a randomized comparison of oral treatment with risperidone and lorazepam versus intramuscular treatment with haloperidol and lorazepam. *J Clin Psychiatry.* 2004;65(3):386–394.

301. Altamura AC et al. Intramuscular preparations of antipsychotics: uses and relevance in clinical practice. *Drugs.* 2003;63(5):493–512.

302. Andrezina R et al. Intramuscular aripiprazole for the treatment of acute agitation in patients with schizophrenia or schizoaffective disorder: a

double-blind, placebo-controlled comparison with intramuscular haloperidol. *Psychopharmacol.* 2006;188(3):281–292. doi:10.1007/s00213-006-0541-x.

303. Breier A et al. A double-blind, placebo-controlled dose-response comparison of intramuscular olanzapine and haloperidol in the treatment of acute agitation in schizophrenia. *Arch Gen Psychiatry.* 2002;59(5):441–448.

304. Aristada (aripiprazole lauroxil extended-release injectable suspension) [package insert]. Waltham, MA: Alkermes, Inc.; October 2015.

305. Risperdal Consta (risperidone long-acting injection) [package insert]. Titusville, NJ: Janssen Pharmaceutical; March 2016.

306. Invega Trinza (paliperidone palmitate extended-release injectable suspension) [package insert]. Titusville, NJ: Janssen Pharmaceutical; May 2015.

307. Zyprexa Relprevv (olanzapine extended release injectable suspension) [package insert]. Indianapolis, IN: Eli Lilly and Company; September 2015.

308. Invega Sustenna (paliperidone palmitate extended-release injectable suspension) [package insert]. Titusville, NJ: Janssen Pharmaceutical; June 2015.

309. Fluphenazine Decanoate (fluphenazine decanoate extended-release injection) [package insert]. Weston, FL: Apotex Corp.; June 2001.

310. Abilify Maintena (aripiprazole for extended-release injectable suspension) [package insert]. Tokyo, Japan: Otsuka Pharmaceutical Company; July 2015.

311. Haldol Decanoate (haloperidol decanoate extended-release injection) [package insert]. Titusville, NJ: Janssen Pharmaceutical; January 2016.

86 第 86 章　抑郁障碍

Michael C. Angelini

核心原则

		章节案例
1	抑郁是一种常见的、通常为慢性的疾病,在任何年龄均可发病。抑郁障碍的诊断标准包括:至少存在 5 种症状,并至少持续 2 周;其中一个症状必须为心境低落或兴趣和愉快感丧失。医师应对所有患者的自杀风险进行评估。	案例 86-1(问题 1) 表 86-4
2	抑郁的治疗可采用多种治疗手段,包括处方药物、心理治疗及躯体治疗。处方药物和/或心理治疗适用于中到重度的抑郁症状的治疗,而躯体治疗适用于重度难治性病例。	案例 86-1(问题 2) 案例 86-2(问题 1 和 2) 案例 86-3(问题 2)
3	所有现有的治疗抑郁的处方药的有效性相当,且均具有延迟起效的特点。抗抑郁药的选择需要考虑多种因素,包括既往的药物应答情况、年龄、生育状况及伴发的躯体疾病和精神障碍。	案例 86-1(问题 2 和 4) 案例 86-2(问题 2) 案例 86-4(问题 1) 表 86-6
4	对于大多数抑郁患者,选择性 5-羟色胺再摄取抑制剂(selective serotonin re-uptake inhibitors,SSRI)可作为初始治疗选择。SSRI 经济便宜并对伴发的焦虑症状有效。该类药物的不良反应通常较轻且为一过性的。总体上,SSRI 的不良反应负担低于其他抗抑郁药。	案例 86-1(问题 2) 案例 86-2(问题 1)
5	患者教育对于能否成功治疗非常重要。患者教育的内容包括不良反应、治疗有效性的监测及治疗的持续时间。	案例 86-1(问题 3) 案例 86-3(问题 3) 表 86-10
6	抗抑郁治疗的目标为症状的缓解。在症状缓解后,一般推荐按原有效治疗方案继续治疗至少 6 个月。	案例 86-1(问题 3) 表 86-10
7	由于只有不到一半的抑郁患者的症状在经过初始药物治疗后得以缓解,故临床医师应全面了解备选抗抑郁药在优化治疗方面的作用。临床医师应熟悉增效策略。对于应答不全的患者,临床医师还应了解更换其他抗抑郁药的利弊。	案例 86-2(问题 1~3)
8	对于低于 18 岁的患者,如果抑郁得不到治疗,自杀风险会显著增加。治疗方法包括心理治疗和特定的抗抑郁药治疗。青少年和儿童患者的抗抑郁药的选择不同于成年患者。	案例 86-3(问题 1 和 2)
9	抑郁常常共病慢性疼痛。推荐使用能够同时改善这两个症状的药物。SNRI 类抗抑郁药适用于这种情况。	案例 86-4(问题 1)

引言

总体上,抑郁障碍是一种常常被误诊或疏于治疗的精神疾病。抑郁症可能会对躯体和社会功能造成严重影响。这种影响甚至超过了许多其他慢性疾病,包括高血压、糖尿病和关节炎[1]。美国的医疗结局研究显示,抑郁障碍对患者的损伤程度与慢性心脏疾病相当[2]。抑郁障碍相关的财政支出是巨大的,造成了沉重的社会负担。据估计,美国 2000 年用于抑郁的支出为 831 亿美元,其中大部分支出(515 亿美元)是由生产力的丧失和旷工造成的[1,3]。

流行病学

自从第二次世界大战后,抑郁障碍在研究人群中的终生患病率一直稳步升高。最近的一项调查研究显示,成人的心境障碍的年患病率约为 10%。在 12 个月中每 15 个成人中就会有 1 个人(6.7%)经历抑郁发作[4]。多项欧洲和美国的研究进行了估算。抑郁障碍的 1 年患病率和终生患病率分别为 4.1% 和 6.7%[5]。不同种族的抑郁发病率非常相似,但社会经济地位较低的阶层的发病率会略微升高,而女性的发病率是男性的 2 倍[1,5]。

抑郁障碍的最常见的发病年龄为近 30 岁的时候。但是发病年龄跨度很大,首次发病可以在任一年龄。遗传因素在抑郁障碍的病因中占据重要地位。若父母一方患病,后代患病的概率比普通人群高 2.7 倍;若父母双方均患病,则后代患病的概率比普通人群高 3.0 倍[6]。同卵双胞胎的同病率为 54%~65%,双卵双胞胎为 14%~24%[7]。遗传因素还可能使抑郁的发病年龄提前(30 岁前)[8]。除此之外,目前已经有明确证据表明生活中的应激事件(即环境因素)可能会导致抑郁障碍的发生。这些环境因素包括童年的不良经历、身体或言语虐待、低自尊状态、挚爱的死亡、失业及失恋。急性抑郁发作通常被认为是环境因素和遗传因素共同作用的结果。例如,带有心境障碍遗传易感基因的个体可能会经历创伤性事件,而这些创伤经历最终会诱发抑郁。但抑郁障碍也可发生于既未携带遗传易感基因也未经历应激事件的个体。

诊断和分类

当对抑郁症进行评估时,识别症状引起的损伤程度非常重要。正如所有其他生物系统,身体能够在特定范围内运转良好(如血钾或血压等)。情绪也不例外。只要抑郁症状不是持续存在或者不具有损害性,没有理由进行激进的治疗。一旦抑郁症的严重程度足以造成功能损伤,则需要对其进行治疗。

如前所述,抑郁障碍可以单次发作,但反复发作的情况更常见。因此,对于大部分患者,抑郁障碍为慢性疾病[5]。复发频率差异很大。一些患者间断经历抑郁发作,发作间期的数年内的大部分时间情绪相对正常;另外一些患者的抑郁发作可能从未完全缓解,发作间期还有残余症状。患者日后抑郁发作的风险随疾病的慢性程度呈不成比例的增加。例如,在第一次发作后,患者出现第二次发作的可能性为 50%;第二次发作后,出现第三次发作的可能性为 70%;随着第三次发作的发生,第四次发作的概率增至 90%。

DSM-5 描述了不同类型的抑郁障碍,包括破坏性心境失调障碍、重度抑郁障碍、持续性抑郁障碍、经前期烦躁障碍、物质(药物)所致的抑郁障碍、由于其他躯体疾病所致的抑郁障碍、其他特定的抑郁障碍和未特定的抑郁障碍(表 86-1)[9]。抑郁障碍还可根据横断面的症状特征和说明标注分为几种亚型。例如,"伴焦虑痛苦"是指存在焦虑症状,如担心和紧张不安。"伴混合特征"是指存在躁狂或轻度躁狂症状。"伴忧郁特征"是指患者存在原发自主神经系统症状、早醒、精神运动性激越或迟滞及显著的厌食或体重下降。忧郁性抑郁通常是一种较严重的抑郁类型,并且通常无明显环境诱因[9,10]。与其他类型的抑郁障碍相比,忧郁性抑郁自发缓解的概率更小。"伴非典型性特征"的抑郁亚型的

症状包括体重增加、嗜睡、铅样瘫痪或对拒绝过度敏感。"伴心境一致性或不一致性精神病性特征"是指伴有幻觉或妄想的原发性抑郁障碍。其他 DSM-5 的诊断分类包括"伴紧张症""伴围产期起病"及"伴季节性模式"。

表 86-1

抑郁障碍的分类

1. 重度抑郁障碍
2. 持续性抑郁障碍
3. 破坏性心境失调障碍
4. 经前期烦躁障碍
5. 物质(药物)所致的抑郁障碍
6. 由于其他躯体疾病所致的抑郁障碍
7. 其他特定的抑郁障碍
8. 未特定的抑郁障碍

来源:Adapted with permission from American Psychiatric Association. Diagnostic and Statistical Manual of Mental Disorders. 5th ed. Washington,DC:American Psychiatric Association;2013

与重度抑郁障碍相比,持续性抑郁障碍的症状更少且程度更轻,但是病程更长。症状通常会持续至少 2 年。在现实环境中,持续性抑郁障碍不易被发现。由于患者还能够上学、工作或照顾孩子,所以他们通常不会寻求治疗帮助。他们会对工作不太满意,升职机会也会变少。持续性抑郁障碍的传统治疗方法是心理治疗,但是研究证据显示抗抑郁药治疗可能更加有效[11]。

鉴别诊断

多种疾病或药物可能诱发或加重抑郁症状(表 86-2 和表 86-3)[1,5,10]。因此,DSM-5 指出,即使患者的症状符合所有其他诊断标准,只要"器质性因素"与抑郁症状的发生呈现时间相关性,患者就不能被诊断为抑郁障碍[9]。这项规

表 86-2

可能出现类似抑郁的症状的躯体疾病

脑卒中
帕金森病
痴呆
多发性硬化
内分泌疾病
代谢疾病
感染性疾病
慢性疼痛

来源:Practice guideline for the treatment of patients with major depressive disorder. 3rd ed. Arlington,VA:American Psychiatric Association. 2010

表86-3

部分可能引起抑郁的药物

苯二氮䓬类药物
皮质类固醇激素
干扰素
白介素-2
促性腺激素释放激素
甲氟喹
口服和植入避孕药
高剂量亲脂性 β 受体阻滞剂
抗癫痫药
伐尼克兰(varenicline)

来源:Patten SB,Barbui C. Drug-induced depression:a systematic review to inform clinical practice. *Psychother Psychosom.* 2004;73(4):207-215

定的依据是当器质性疾病被治愈或停止使用诱发抑郁症状的药物时,抑郁障碍会自行缓解,而不需要心理和躯体治疗干预。尽管表中所列的疾病和药物对临床医师的诊断有所帮助,但是应认识到支持抑郁和这些特定器质性因素相关的证据是非常有限并有待考证的。当怀疑某种药物或疾病引起了抑郁症状时,首先应当在采取措施前调查分析两者出现的时间是否具有相关性。除此之外,患有躯体疾病(例如激素水平异常)的患者除了可能存在疾病相关的抑郁症状,还可能同时存在重度抑郁障碍。治疗躯体疾病可能会减轻抑郁症状,但是仍然需要对重度抑郁障碍进行治疗[1,5,10]。

临床表现

要做出抑郁障碍的诊断,患者的症状必须至少持续 2 周,且必须排除躯体疾病及药物的影响(根据 DSM-5 诊断标准)。患者必须满足至少 5 条症状,且其中之一需为心境低落或快感缺乏(兴趣与愉快感丧失)。其他 7 条症状如下:

1. 食欲改变或显著的体重降低或增加
2. 失眠或睡眠增多
3. 精神运动激越或迟滞
4. 精力减退
5. 自罪观念和无价值感
6. 集中注意的能力降低(或决策困难)
7. 反复出现自杀观念

诊断标准还规定心境素乱必须对本人造成痛苦或导致临床上社会功能或职业功能受损。除此之外,必须确认这些症状并非由躯体或器官疾病引起(表86-4)。

表86-4

抑郁障碍的诊断标准

- 在连续 2 周内存在下述症状中的 5 项或以上,并且功能较前有所变化。其中至少 1 项症状是抑郁心境或兴趣(愉快感)丧失

  - 几乎每日的大部分时间心境低落

  - 几乎每日的大部分时间对所有或几乎所有活动的兴趣明显降低

  - 没有节食而体重却明显下降,或者体重增加,或者几乎每日都存在食欲减退

  - 几乎每日都失眠或睡眠过多

  - 几乎每日都感到疲乏或精力减退

  - 几乎每日都感到思维能力或集中注意的能力降低,或者犹豫不决

  - 几乎每日都存在无用感,或过度的不适切的内疚感

  - 几乎每日都存在精神运动性激越或迟滞

  - 反复想到死亡,反复出现自杀观念

- 症状在临床上引起显著的悲伤或社会、职业及其他重要功能的损伤

- 症状并非由潜在的疾病或物质(药物或毒品)所引起

- 重度抑郁发作的出现不能用精神分裂症、分裂情感性障碍、妄想障碍或双相障碍来更好地解释。

来源:Adapted with permission from American Psychiatric Association. Diagnostic and Statistical Manual of Mental Disorders. 5th ed. Washington,DC:American Psychiatric Association;2013.

病理生理学

单胺假说提出去甲肾上腺和/或 5-羟色胺(5-HT)在神经突触浓度的降低会引起抑郁。去甲肾上腺素耗竭理论最初源于对利血平的作用的观察。利血平耗竭了中枢神经系统中儿茶酚胺的储备,并导致抑郁[12,13]。去甲肾上腺素耗竭理论逐步发展成为众人所接受的假说。该假说强调 5-羟色胺在促进或"允许"去甲肾上腺素功能减退方面具有更为重要的作用。该假说提出 5-羟色胺或去甲肾上腺素在中枢神经系统中浓度的降低会引起抑郁。研究显示 5-羟色胺合成缺陷与抑郁发生相关。这种情况见于 2 类人群,一类是基因缺陷导致无法合成 5-羟色胺,另一类是 5-羟色胺前体被耗竭[14,15]。普遍认为选择性 5-羟色胺再摄取抑制剂(selective serotonin reuptake inhibitor,SSRI)、5-羟色胺和去甲肾上腺素再摄取抑制剂(serotonin and norepinephrine reuptake inhibitor,SNRI)被认为可以通过抑制突触间隙去甲肾上腺素或(和)5-羟色胺被再摄取进入神经元,有效升高突触间隙神经递质浓度来缓解抑郁。米氮平和单胺氧化酶抑制剂(monoamine oxidase inhibitors,MAOI)通过不同机制发挥疗效,但也会增加 5-羟色胺和去甲肾上腺素(MAOI 增加多巴胺)[16,17]。

抑郁障碍与突触前后的受体的密度或敏感性的改变有

关,即受体数量下调或敏感性降低[18]。这些改变包括突触后 α 肾上腺素受体敏感性下降以及与之相伴的多巴胺受体（D_2 受体亚型）和 5-羟色胺受体（5-HT_{1A} 和 5-HT_{2A} 受体亚型）敏感性的下降。例如选择性 5-羟色胺再摄取抑制剂（SSRI）可以通过阻断再摄取迅速提高 5-羟色胺能神经递质的效能，但从给药时间和起效时间的相关性来看，它们的治疗作用与突触前自身受体（5-HT_{1A}）下调导致 5-羟色胺释放增加相关[19]。这种下游效应解释了为什么抗抑郁药的起效存在延迟[14,15]。

随着神经生物学的发展，我们已经发现其他神经递质系统也会影响情绪。这进一步促进了非直接作用于 5-HT 的抗抑郁药的研发。这些机制包括阻断 P 物质和拮抗促肾上腺皮质激素释放因子或皮质类固醇激素受体[20-23]。

神经内分泌学发现

与神经递质系统失衡一样，神经内分泌紊乱也可能会导致抑郁障碍的发生。抑郁患者经常被检测出甲状腺功能异常［包括三碘甲腺原氨酸（triiodothyronine，T_3）和/或甲状腺素（thyroxine，T_4）水平偏低］[24]。它们还会对促甲状腺激素的刺激产生异常的应答，包括应答不足或过度应答[25]。在临床上甲状腺功能减退症患者也经常会出现抑郁症状，而补充甲状腺素可以逆转这一病理进程。这提示了心境障碍与甲状腺功能稳态之间的间接联系[26]。下丘脑-垂体-肾上腺（hypothalamic-pituitary-adrenal，HPA）轴也可能参与抑郁障碍的发生。研究显示抑郁患者的 HPA 轴活性增高[27,28]。抑郁患者的垂体和肾上腺的腺体体积通常会增大。在抑郁发作期间促肾上腺皮质激素释放激素（corticotropin-releasing hormone，CRH）水平会升高，而给予抗抑郁药或电休克治疗（electric convulsive treatment，ECT）后 CRH 水平会降低[22,29]。外源性给予实验动物促肾上腺皮质激素释放激素可以诱导出典型的抑郁症状，包括食欲降低、焦虑、失眠及性欲降低[23]。在临床研究中，阻断突触后皮质醇受体的药物也具有抗抑郁作用[23,30,31]。有趣的是，研究发现 5-羟色胺对 HPA 轴有强烈的影响，激活下丘脑室旁核的 5-羟色胺受体（5-HT_2）可刺激神经元分泌 CRH。在抑郁障碍中下丘脑体积的缩小可导致循环中糖皮质激素水平的升高，进一步导致神经元凋亡[32]。研究提示慢性刺激 HPA 轴诱导产生的高皮质醇血症可能会引起人脑灰质的丢失。但需要注意，关于下丘脑体积与抑郁障碍的关系，研究结果并不一致，而且很多因素都可能影响这些研究结果[33]。皮质类固醇还能够调节 5-羟色胺的合成、代谢和再摄取[22]。然而，这方面的研究结果并不一致，因为正如不同抑郁亚型对皮质醇的影响不同，不同药物对皮质醇的作用也不尽相同[34,35]。在抑郁患者的前瞻和尸检研究中可见炎症细胞因子的上升，但是研究结果仍然并不一致[27,36]。

遗传学研究

在过去的几年中，遗传学和药物基因组学快速发展。目前一些研究提示某些基因在预测抗抑郁药应答或不良反应方面能够发挥一定作用。药效学靶点主要为：5 羟色胺转运体（serotonin transporters，5-HTTLPR），色氨酸羟化酶 1 和 2（tryptophan hydroxylase enzymes1 and 2，TPH1 和 TPH2），5-羟色胺 1A（serotonin 1A，5-HT_{1A}）和 2A（5-HT_{2A}）受体，脑源性神经营养因子（brain-derived neurotrophic factor，BDNF），G 蛋白 β3 亚单位（G-protein beta-3 subunit，GNB3），单胺氧化酶和 P-糖蛋白。药动学靶点主要为 CYP1A2，CYP2C19，CYP2D6 和 CYP3A4 酶[37-39]。在一项纳入 1 435 名患者的 meta 分析中 5-羟色胺转运体 SLC6A4 的基因多态性与应答率和缓解率有关[38]。研究发现，与携带 ll 基因型的患者相比，携带 ss 基因型的患者在接受 SSRI 治疗期间症状缓解率更低，达到症状缓解 50% 所需要的时间更长。一篇最近发表的综述提出基因 SLC6A4、HTR2A、BDNF、GNB3、FKBP5、ABCB1 及细胞色素 P450 基因（CYP2C19，CYP2D6）与抑郁症最相关[40]。药物基因组学研究的巨大挑战在于在抑郁症等复杂疾病中确定与药物应答相关的基因表型。其实最可能的是多种基因与疾病表型、药物应答和毒性反应相关，而且毫无疑问基因和环境的相互作用也会影响这些表型的确定。

影像学研究

影像学研究（包括计算机断层扫描、磁共振成像、正离子发射计算机断层扫描、单光子发射计算机断层扫描）提示抑郁患者存在区域性脑功能障碍，主要受累区域包括边缘系统和前额叶。前额叶和尾状核脑血流和/或代谢的变化与常见的抑郁症状相关例如烦躁不安、愉快感缺乏、绝望及情感贫乏[41]。正电子发射计算机断层扫描研究显示左半球杏仁核活动的增加与日后抑郁障碍的发生有关[42]。由于不同类型的抑郁障碍与不同区域的功能异常有关，故目前出现一种"网络"假说。该假说可能会促进抑郁障碍的诊断与靶向治疗的发展[43]。除此之外，海马体积的丢失似乎与抑郁症的严重程度和持续时间相关[44]。

患者评估工具

许多年来，药效学研究一直使用评定量表。目前这些量表也被广泛推荐用于常规临床诊疗。评定量表有助于评估精神疾病的严重程度、量化目标症状的改善程度以及评估治疗效果。但是，它们并非诊断疾病所必需的。各种量表的长度、内容及格式均有不同，可由医疗服务提供者、患者、研究人员、家庭成员或管理员完成。抑郁障碍的临床评定量表很多，包括汉密尔顿抑郁量表（Hamilton Rating Scale or Depression，HAM-D17 或 HAM-D21）、贝克抑郁问卷（Beck Depression Inventory，BDI）、霍普金斯抑郁症状检查表、Montgomery-Asberg 抑郁量表（Montgomery-Asberg Depression Rating Scale，MADRS）、流行病研究中心抑郁水平评定量表（Center for Epidemiological Studies Depression Scale，CES-D）、患者健康问卷（Patient Health Questionnaire，PHQ-9），抑郁症状快速评定量表（Quick Inventory of Depressive Symptoms，QIDS16 或 QIDS30）（表 86-5）[45-51]。在初级诊疗机构中 30%～50% 的病例都未被识别，因此加强医师教育可能会改善抑郁症的诊断水平。通常推荐采用两步法进行症状筛查。首先使用 PHQ-9 或 HADS 量表来进行简单的问卷筛查。如果筛查结果为阳性，应进行更为深入的评估从而识别需要治疗的抑郁障碍[5,52]。

表86-5

部分抑郁评估量表的比较

工具	轻微	轻度	中度	严重
汉密尔顿抑郁量表（HAM-D17）（医师评估版）	<8	8~15	16~27	>27
贝克抑郁问卷（BDI）				
贝克抑郁问卷（BDI）（医师评估版）	<10	10~16	17~29	>29
贝克抑郁问卷（BDI）（患者自评版）	<10	10~15	16~23	>23
抑郁症状快速列表（QIDS）				
抑郁症状快速列表（QIDS-C$_{16}$）（医师评估版）	<6	6~10	11~15	>15
抑郁症状快速列表（QIDS-SR$_{16}$）（患者自评版）	<6	6~10	11~15	>15
患者健康问卷抑郁量表（PHQ）（患者自评）	<10	11~14	15~19	>19
Montgomery-Asberg 抑郁量表（MADRS）（患者自评）	<7	7~19	20~34	>34

抑郁障碍的非药物治疗

心理治疗

对于轻到中度抑郁障碍，研究证明心理治疗和药物治疗效果相当，并且心理治疗更为一些患者所接受。心理治疗包括多种治疗方法。专家认为认知行为治疗（cognitive behavioral therapy，CBT）、行为激活（behavioral activation，BA）及人际心理治疗（interpersonal psychotherapy，IPT）是有效的，其中CBT常被单独使用[5]。对于重度抑郁障碍急性期的治疗，抗抑郁药似乎比单独实施心理治疗的疗效更好，起效更快[5,26]。然而在治疗结束后，心理治疗的获益比药物治疗的持续时间更长。除此之外，对于那些之前对抗抑郁药应答良好的患者，心理治疗可能对预防复发特别有益[53]。总体来说，联合治疗的效果优于任一单一方法的治疗。

躯体干预治疗

电休克治疗（electric convulsive treatment，ECT）是一种安全、快速、高效的治疗方法。在20世纪40年代和50年代，ECT非常流行。它被随意用于各种精神疾病的治疗。随着有效的精神药物的诞生以及越来越多的病例报道描述接受ECT治疗的患者出现了骨折和严重认知损伤，这种治疗手段逐渐衰落。自从20世纪50年代以来，ECT治疗得到了明显的改进和提高[54]。目前临床上开始在ECT治疗过程中常规联合药物治疗来预防不良反应的发生（例如，短效巴比妥用于全身麻醉，抗胆碱药物用于预防心动过缓及减少呼吸道分泌物，琥珀酰胆碱用来预防骨骼肌强直阵挛性收缩引起的骨折）。电刺激本身不再是单一稳定的持续电流而是一系列短时电脉冲。这种电刺激方式可以降低ECT治疗后头痛及记忆损伤的严重程度。

ECT的基本原理为通过放置单侧或双侧电极来产生一定的电流，从而诱导全面的抽搐发作。某些药物可能会提

高发作阈值（苯二氮䓬类药物）或加重认知损害（锂盐）。在进行治疗之前应停用上述药物。ECT的副作用一般较轻，主要包括一过性的顺行性遗忘（如对实施治疗前后发生的事情回忆困难）、逆行性遗忘、意识错乱、头痛及肌肉疼痛。心血管不良反应（如室性心律失常、心肌梗死）是最严重的不良反应，但这些不良反应非常罕见[54]。

ECT被推荐用于难治性抑郁、严重的自主神经性抑郁、精神病性抑郁及妊娠期抑郁的治疗。ECT的总体应答率相当可观，可以达到70%~90%，而且还具有一项独特的优势，那就是在治疗开始的1~2周内即会产生治疗效果[54-56]。ECT的推荐治疗频率不尽相同。虽然证据表明每周2次的耐受性更好且成本效益更高，但大部分医疗机构为了获得快速的治疗应答而采用每周3次的方案[57]。关于维持期的治疗频率，最新证据表明维持ECT治疗（每周1次或更低频率）1个月可以与高强度的药物治疗一样有效预防复发[58]。

其他躯体干预治疗也已经被成功用于抑郁障碍的治疗。重复经颅磁刺激（repetitive transcranial magnetic stimulation，rTMS）是一种非侵入性的治疗手段。它可以发放电刺激。电刺激穿过头皮，最终在大脑皮层产生电场[59,60]。与ECT不同，rTMS并不会诱发真正的抽搐发作。它非常易于耐受，主要的副作用包括一过性的头皮不适和头痛。前期研究已经在抑郁患者中成功地实施了高频率重复刺激。脑成像研究显示TMS能够使患者获得与抗抑郁药一致的功能改善。然而，并不是所有的研究数据都支持该方法的有效性。总体结果显示TMS对抑郁症或难治性抑郁症仅有比较弱的治疗作用[56,61,62]。2008年，美国食品药品管理局（Food and Drug Administration，FDA）决定批准TMS上市，用于治疗至少一种抗抑郁药物治疗失败的患者。

迷走神经刺激是指在锁骨下的皮下组织外科植入电极装置，沿着左侧迷走神经向大脑皮层发送脉冲。遥控棒可以调整设置[56,63]。虽然这种治疗方法的起效需要时间并且不能用于急性期治疗，FDA已批准其用于难治性抑郁的治疗。

装置植入是一项具有风险的侵入性手术操作。然而,癫痫和抑郁的研究已经显示出这种方法具有长期安全性。药物治疗联合迷走神经刺激对抑郁症的治疗可能是有益的[56]。

光照治疗对于缓解季节性抑郁的易怒和萎靡不振等症状特别有效。季节性抑郁是一种程度较轻的抑郁类型,是由自然光照随季节变换而降低引起的[10,64]。光照治疗是利用一个能够发射 1 500~2 000lux 照度的灯箱来进行的,每日照射 1~2 小时。治疗耐受性通常良好。

生活方式调整

心境障碍的所有治疗方案都应致力于逆转不健康或有害的生活习惯以及加强缓解紧张和有益健康的活动。对于抑郁障碍或焦虑障碍的患者,应最大限度地控制酒精和非法药物的使用。评估并改善睡眠习惯,从而使患者获得理想的休息。饮食习惯的改善目标为形成多样、均衡及营养丰富的膳食习惯。

增加体育活动和坚持心肺锻炼对健康大有益处,包括缓解抑郁障碍[5]。关于锻炼是否能够有效改善抑郁,研究结果不尽相同,但锻炼确实能够调节食欲、改善睡眠结构、增加能量、增添自信、促进稳态的回归[65]。研究显示运动锻炼可以增加外周循环 5-HT 的浓度以及促进海马神经元的发生[66]。其他活动也可以缓解紧张和增进患者对自身情绪状态的认识。这些活动包括写日记、祷告、冥想、瑜伽和太极。如今多家医疗中心已经开始开展冥想课程。研究表明这些治疗手段对多种疾病均有益处,包括癌症、慢性疼痛综合征及艾滋病(human immunodeficiency virus,HIV)[67]。

重度抑郁障碍

案例 86-1

问题 1:A. R. ,25 岁女性,研究生,来到学生保健门诊进行常规体检。在检查期间,A. R. 提到"我近来的情绪一直很低落,并总想就此放弃"。其体格检查未见明显异常,所有实验室检测结果(全血细胞计数及分类、电解质检测及甲状腺功能检测)均在正常范围内。人绒毛膜促性腺激素刺激试验阴性。根据病历,她目前没有服用任何药物,正在使用复合维生素,否认饮酒、吸烟或使用其他软性毒品。

诊断

在问诊中,A. R. 提到在过去几个月她感到情绪低落的时间越来越多,并经常在早晨没有什么特别原因就哭泣。她还讲到她对自己以前的爱好不再感兴趣(弹钢琴,骑山地自行车,园艺)。在过去的 6 个月,她的食欲有所下降,体重减轻了 6.8kg。她感觉到自己被学业和工作压垮了,并且出现了睡眠问题,经常在半夜醒来并且无法继续入睡。她在白天没有精神,且发现集中注意力和做出决定很困难。很明显,这些症状正在影响她完成毕业工作的能力,因为她正在掉队并且毕业项目的结题时间也延迟了。

检查过程中,A. R. 衣着得体,看起来有些悲伤,但灵敏协调。她的情感是退缩、忧虑及悲伤的。她情绪抑郁,并承认有自杀观念,但无具体计划。她的人物、时间和空间定向力完整,但存在短期记忆缺损。根据评估,她的智力水平高于平均水平。注意力和抽象思维正常(例如,"不要为洒出的牛奶哭泣","滚动的石头不会长苔藓")。她否认听到异常的声音或存在其他幻觉。她否认存在任何躁狂的症状,例如精力增加、语速加快和思维奔逸(见第 87 章)。她对自己的疾病有很好的自知力。A. R. 完成了 PHQ-9 量表,总分为 15。其中 5 个不同问题评分≥2,第 1 个和第 2 个问题评分为 2(即中到重度抑郁)。在对 PHQ-9 的结果进行评估后,医师对 A. R. 进行了更为深入的访谈。她被诊断患有重度抑郁障碍。哪些非药物治疗方法能够有效治疗抑郁症?

从 A. R. 的病史来看,她存在焦虑和抑郁的情绪以及愉快感缺乏(失去对爱好和有趣活动的兴趣)。除此之外,她出现频繁哭泣、食欲减低(没有主动节食而体重却降低6.8kg)、注意力难以集中、精力不足、自杀观念、无用感和不合理的自罪。精神检查结果与病史中的这些核心症状一致,表现为情绪低落和悲伤。她在检查过程中频繁出现哭泣。

根据 DSM-5 的标准(见表 86-4),A. R. 患有重度抑郁障碍。在过去的 2 周,她持续存在相关症状中的至少 5 个症状,而且其中一个是情绪低落或愉快感缺乏。她的症状并非由其他疾病、药物、思维障碍或丧亲所致。这些症状正在影响她的功能,因为目前她无法完成学校的学业工作。

心理治疗可能对中到重度抑郁障碍有一定的治疗作用。研究显示联合应用心理治疗和药物治疗的治疗效果优于单独使用任一方法。ECT 是一种有效躯体治疗方法,但是应保留用作难治性病例的治疗。rTMS 目前仍处于研究阶段,还未被广泛标准化应用。生活方式调整(例如锻炼)一般来说也是有益的,但作用强度不足以治疗临床上的抑郁症状。

药物治疗

药物的选择:全面考虑

案例 86-1,问题 2:A. R. 同意使用抗抑郁药。针对 A. R. 的症状,可供选择的药物有哪些? 在选择抗抑郁药时应考虑哪些因素?

随机对照研究显示抗抑郁药的治疗有效率通常为60%~70%(有效的定义为抑郁量表评分下降50%)[5,10]。

抗抑郁药被分为 6 类:

1. 5-羟色胺再摄取抑制剂(SSRI)
2. 5-羟色胺和去甲肾上腺素再摄取抑制剂(serotonin norepinephrine reuptake inhibitors,SNRI)
3. 三环类抗抑郁药(tricyclic antidepressants,TCA)
4. 其他[如曲唑酮(trazodone)、奈法唑酮(nefazodone)、米氮平(mirtazapine),安非他酮]

5. 单胺氧化酶抑制剂（monoamine oxidase inhibitors，MAOI）

6. 5-羟色胺再摄取抑制剂和受体调节剂（最新的类型）

当比较抗抑郁药对抑郁症状的改善作用时，所有类别抗抑郁药被认为是等效的。在严重病例中，双重作用机制的抗抑郁药可能更有效。但这并没有导致专家忽略其他因素（共病、禁忌证和药物相互作用）明确推荐这类药物（表86-6 和表 86-7）[5,10,26,28]。舍曲林（sertraline）和艾司西酞普兰（escitalopram）的有效性和安全性（耐受性）的比例最优[5,10,68,69]。因此，在没有其他因素影响药物选择的情况下，可以选择两者之一。

表 86-6

选择抗抑郁药时需要考虑的因素

- 既往药物应答的情况（个人或家庭成员）
- 药物过量的安全性
- 药物不良反应谱
- 患者年龄
- 伴发的躯体及精神疾病
- 同时服用的药物（潜在的药物相互作用）
- 便利性（如最小的剂量规格，是否能够每日服药 1 次）
- 治疗费用
- 患者的偏好

表 86-7

抗抑郁药物的药理作用

药物	5-羟色胺	去甲肾上腺素	多巴胺	生物利用度（口服）	蛋白结合率	半衰期/h（活性代谢产物）
选择性 5-羟色胺再摄取抑制剂						
氟西汀	++++	0/+	0	80%	95%	24~72（146）
舍曲林	++++	0/+	+	>44%	95%	26（66）
帕罗西汀	++++	+	0	64%	99%	24
西酞普兰	++++	0	0	80%	<80%	33
艾司西酞普兰	++++	0	0	80%	56%	27~32
5-羟色胺和去甲肾上腺素再摄取抑制剂						
文拉法辛	++++	+++	0	92%	25%~29%	4（10）
去甲文拉法辛	+++	+++	0	80%	30%	11（0）
度洛西汀	++++	++++	0	50%	>90%	12（8~17）
左旋米那普仑	+	++++	0	92%	22%	12
去甲肾上腺素再摄取抑制剂						
安非他酮	0/+	+	++	>90%	85%	10~21
三环类抗抑郁药						
地昔帕明	+	++++	0/+	51%	90%	12~28
去甲替林	++	+++	0	46%~56%	92%	18~56
阿米替林	++++	++++	0	37%~49%	95%	9~46（18~56）
丙咪嗪	+++	++	0/+	19%~35%	95%	6~28（12~28）
多塞平	+++	+	0	17%~37%	68%~85%	11~23
其他						
米氮平	+++	++++	0	50%	85%	20~40
奈法唑酮	+++	+	0	20%	99%	5
维拉唑酮	++++	0	0	72%	98%	25
沃替西汀	++++	0	0	75%	99%	60

0，可以忽略；+，非常低；++，低；+++，中等；++++，高。

来源：Practice guideline for the treatment of patients with major depressive disorder. 3rd ed. Arlington，VA：American Psychiatric Association；2010；Deardorff WJ，Grossberg GT. A review of the clinical efficacy，safety and tolerability of the antidepressants vilazodone，levomilnacipran and vortioxetine. *Expert Opin Pharmacother*. 2014；15（17）：2525-2542.

第一个需要考虑的因素是患者既往对抗抑郁药的治疗反应情况。如果无法获得既往用药史，医师应当进一步了解家族成员的用药史。如果一级亲属曾有过成功的抗抑郁药治疗经历且不良反应较少，那么该药物（或者同一类药物)可以作为初始治疗的选择。其次需要考虑的因素是抗抑郁药对人体以及伴发的躯体疾病的潜在影响。例如，某些抗抑郁药［如 TCA，帕罗西汀（paroxetine），米氮平（mirtazapine）］与显著的体重增加相关，故不是肥胖患者的理想选择。同样，有癫痫发作史的患者应避免使用安非他酮（bupropion）。药代动力学相互作用也有助于确定首选治疗药物。在 SSRI 中，氟西汀（fluoxetine）和帕罗西汀对

CYP450 2D6 具有显著的抑制作用，然而西酞普兰（citalopram）、艾司西酞普兰（escitalopram）、舍曲林和氟伏沙明（fluvoxamine）对 CYP450 2D6 几乎无作用。氟伏沙明对 CYP1A1/2 有较强作用，但对 3A4 仅有轻到中度的影响（表 86-8）[70]。其他在药物选择时需要考虑的重要因素包括过量使用的安全性、服药的便利性（每日 1 次 vs 分次服用）、剂量滴定的必要性、花费和患者喜好[10]。

表 86-8

基于细胞色素 P450 酶系统的药物相互作用

相对风险	CYP1A2	CYP2C9/19	CYP2D6	CYP3A4
强	氟伏沙明	氟伏沙明		
			氟西汀	
				奈法唑酮
			帕罗西汀	
中等			度洛西汀	
			安非他酮	
		氟西汀		氟西汀
				氟伏沙明
弱			文拉法辛	
	舍曲林	舍曲林	舍曲林	舍曲林
			西酞普兰	
	帕罗西汀	帕罗西汀		帕罗西汀
			氟伏沙明	
			西酞普兰	
	氟西汀			
			奈法唑酮	

治疗预期

所有的抗抑郁药均具有相似的延迟起效的特点。患者在治疗前 2 周会出现症状改善的迹象，但直到第 6~8 周症状才会出现最大程度的改善[5,26,71]。患者的应答模式大致相同。其中自主神经系统症状通常最先开始缓解（如睡眠和食欲改变、精力下降、过度焦虑和易激惹），而认知症状的缓解较慢，可能需要 3~4 周，甚至更长。这些症状包括过度的内疚和悲观、注意力不集中、无助或悲伤及性欲下降（表 86-6~表 86-9）。

选择性 5-羟色胺再摄取抑制剂

不良反应

虽然抗抑郁药的起效会延迟，但是不良反应却会在治疗开始后不久就出现。SSRI 能够增加突触间隙的 5-羟色胺，但是中枢神经系统有 14 个不同的 5-羟色胺受体发挥不

同作用[15]。因此 SSRI 会引起多种不同的不良反应，包括胃肠道（gastrointestinal，GI）反应、中枢神经系统（central nervous system，CNS）紊乱及性功能障碍。

所有这类药物均可能会引起恶心，但通常是一过性的，在治疗 1 周后会消失。一般情况下，SSRI 引起的恶心会在服药后 1~2 个小时内出现，这可能只是局部的胃肠道刺激症状。所以一般建议患者饭后或进食后服药，特别是在治疗第 1 周。SSRI 引起的恶心也可能是由药物刺激中枢 5-HT$_{3C}$ 受体及进一步激活化学感受区介导的[72]。SSRI 还可能引起一过性的令人困扰的胃肠道活动增强。腹泻通常会限于在治疗的头几周出现，与胃肠道 5-HT$_3$ 受体过度激活有关。与恶心一样，腹泻通常会在治疗几周后缓解，除非增加药物剂量。与此相反的是，帕罗西汀对毒蕈碱受体具有轻度亲和力，可阻断该受体引起便秘、口干及排尿延迟。因此，通常不推荐帕罗西汀用于那些已经存在便秘或那些需要避免使用抗胆碱能药物的患者（如老年人）。

表 86-9
常用抗抑郁药的剂量范围

药物	起始剂量/ (mg·d^{-1})	常用剂量/ (mg·d^{-1})
5-羟色胺再摄取抑制剂		
氟西汀	20	20~60
舍曲林	50	50~200
帕罗西汀	20	20~60
帕罗西汀 ER	12.5	25~75
西酞普兰	20	20~60
艾司西酞普兰	10	10~20
5-羟色胺和去甲肾上腺素再摄取抑制剂		
文拉法辛 IR	37.5	75~375
文拉法辛 ER	37.5	75~375
去甲文拉法辛	50	50
度洛西汀	60	60~120
左旋米那普仑	20	40~120
多巴胺再摄取抑制剂		
安非他酮 IR	150	300~450
安非他酮 SR	150	300~400
安非他酮 ER	150	300~450
三环类抗抑郁药		
丙咪嗪	25~50	100~300
地昔帕明	25~50	100~300
阿米替林	25~50	100~300
去甲替林	25	50~200
其他		
米氮平	15	45
奈法唑酮	50	150~300
5-羟色胺再摄取抑制剂和受体调节剂		
维拉唑酮	10	20~40
沃替西汀	10	20

来源：Practice guideline for the treatment of patients with major depressive disorder. 3rd ed. Arlington, VA: American Psychiatric Association; 2010; Deardorff WJ, Grossberg GT. A review of the clinical efficacy, safety and tolerability of the antidepressants vilazodone, levomilnacipran and vortioxetine. *Expert Opin Pharmacother*. 2014; 15 (17): 2525-2542

SSRI 能够对中枢神经系统产生广泛的影响，引起睡眠紊乱等问题。SSRI 能够对睡眠结构产生显著而多变的影响。睡眠研究显示，SSRI 能够延长睡眠潜伏期并降低睡眠

效率，通常会导致晨起困倦或心神不宁。许多患者也注意到自己的梦变得更加逼真和难以忘怀，然而这种变化是患者所不希望发生的。SSRI 还可能会延长快动眼睡眠，导致睡眠循环次数减少[73]。然而，需要强调的是，一旦药物的抗抑郁作用开始起效，抑郁症状开始缓解，睡眠也会随之逐渐改善。

SSRI 对性功能的不良影响通常会导致治疗依从性下降[74]。据报道，性功能障碍的发生率为 1.9%~75%。发生率存在如此大的差异可能是由于不良反应的筛查方法存在差异造成的[75]。SSRI 相关的性功能障碍的实际发生率大概为 30%~50%，并且更常见于男性，但是女性更加严重[75]。性高潮延迟是 SSRI 或 SNRI 的最常见的性功能障碍主诉。该不良反应症状应与性欲降低相鉴别。性欲降低被认为是抑郁障碍的精神病理学的一方面。事实上，药源性性高潮延迟已被看作为一种优势，用来治疗男性早泄，但是大部分患者发现其并不能达到预期效果[75]。由于 5-HT$_{2c}$ 受体被过度激活，所有 SSRI 都具有引起性功能障碍风险。帕罗西汀的风险更高，因为它还能抑制一氧化氮合成酶，降低一氧化氮水平[75]。该不良反应可能具有剂量依赖性，降低日剂量可能会改善症状。与 SSRI 的胃肠道和中枢神经系统不良反应不同的是，性功能障碍并非一过性的，临床医师必须对其进行处理，从而帮助患者完成治疗疗程。

发现以及正确处理 SSRI 引起的性功能障碍是提高治疗依从性的重要保证之一。医师可能对询问患者的性生活问题感到尴尬，但是该不良反应的高发生率使得医师必须进行详细而直接的问诊。一些患者承认存在性功能障碍，但认为情绪和健康的改善比性功能障碍的治疗更重要。然而，对于另外一些患者，如果该不良反应得不到处理，他们可能会直接停药。

明智的做法是告知患者性功能障碍可能会随着时间推移而自行改善，这取决于性功能障碍的类型和病因。在 70%~90% 的未治疗的患者中，性欲降低与抑郁本身相关[76]。这一症状很有可能会随着抗抑郁治疗的进行而得到缓解。然而，SSRI 和 SNRI 引起的射精延迟和性冷淡通常会持续存在并影响抗抑郁治疗。

通常处理性功能障碍的首选方式之一是降低药物剂量，但这可能会导致一些患者的抑郁症状的加重或复发。在 A. R. 的病例中，舍曲林的剂量并不高，进一步降低药物剂量存在一定的风险。另一个替代方案为药物假期。短效 SSRI 的小规模开放研究显示，如果患者在周五和周六临时停药，性功能会在周末恢复至正常[77,78]。据报道该方法能够成功改善患者的性功能障碍，但也可能会引起治疗不依从，进一步导致抑郁复发或撤药症状的发生。因此并不推荐。

如果患者已经对抗抑郁药治疗产生应答，那么当前情况下的下一个选择是考虑给予性功能障碍的对抗药物。目前应用最普遍的对抗药物是安非他酮（bupropion）。临床报道和对照研究显示在加用安非他酮后约 50% 的患者的性高潮延迟或性冷淡等症状得到缓解[5,79-82]。该药在抑郁患者和非抑郁人群中同样有效。常见的起始剂量为每日 150mg。如果无效，在数日后可增至安非他酮控释片

150mg,每日 1 次(或缓释片 300mg,每日 1 次)。目前尚不明确 SSRI 导致性功能障碍的机制以及安非他酮缓解该不良反应的机制。一些研究者认为可能是增加的多巴胺具有促进性功能的作用[83]。

还有一些其他药物被用于治疗 SSRI 引起的性功能障碍。一项大规模随机对照研究观察了西地那非(sildenafil)对 SSRI 引起的男性性功能障碍的治疗作用[84]。总体上,治疗组中有 54%的男性出现应答,而安慰剂组的应答率为 4%。一项西地那非的开放研究纳入了已出现性冷淡的服用 SSRI 的女性患者,结果为阳性。他达那非能够发挥类似的作用[85]。

金刚烷胺(amantadine)、丁螺环酮(buspirone)及育亨宾(yohimbine)也曾被用来成功治疗射精延迟或性欲降低,但证据有限[86-88]。一项小规模双盲研究纳入了已出现抗抑郁药相关的性功能障碍的抑郁患者,比较了金刚烷胺与丁螺环酮或安慰剂的治疗效果[89]。这 3 个药物在改善性功能障碍方面疗效相当,唯一具有统计学差异的项目是接受金刚烷胺治疗的患者的精力增加(与安慰剂组比较)。一项银杏叶制剂的开放研究报道了非常高的治疗成功率。但是临床实践的结果比较复杂[90]。米氮平能够阻断突触后 5-HT$_2$ 受体。研究显示它引起性功能障碍的风险低于其他 SSRI[91]。研究显示 5-羟色胺和组胺受体阻滞剂赛庚啶(cyproheptadine)可以缓解这一不良反应。最后,中枢兴奋性药物,如哌甲酯(methylphenidate)、右旋安非他命(dextro-amphetamine),可能会增加服用 SSRI 的患者的性欲,但由于其具有潜在的依赖性并存在滥用的风险,因此并不推荐常规使用这些药物[92]。

所有抗抑郁药都有关于增加自杀风险的黑框警告,特别是对于 24 岁以下的患者。然而,接受抗抑郁药治疗的患者的自杀实施率却低于未治疗的患者[5,26,93,94]。研究显示治疗组的儿童和青少年患者出现自杀观念的比例为 4%,而对照组是 2%[94]。因此,为了保护这些患者,推荐儿童和青少年患者在开始抗抑郁药治疗时,应当在治疗的第 1 个月每周复诊 1 次,在第 2 个月每 2 周复诊 1 次,之后每月复诊 1 次。同样应当对成年患者的治疗进行高频率的监测。研究显示每周复诊可以提高治疗依从性。然而,其他因素也可能会影响治疗监测,例如就诊的便利性。因此推荐在急性期治疗期间(初始 12 周)至少每 1~2 周与患者进行一次会谈(如通过电话)从而完成对自杀风险、不良反应和依从性的评估[5,10]。与三环类抗抑郁药相比,过量使用 SSRI 的安全性更高。因此对于自杀风险较高的患者或者同时患有增加冲动行为和自伤行为的疾病的患者(如物质滥用),优先考虑使用 SSRI。

除了胃肠道、中枢神经系统不良反应和性功能障碍,SSRI 还可能引起其他不常见的不良反应。所有抗抑郁药引起头痛的发生率约为 10%~15%,略高于对照组。与头痛相关的停药率很低(约 1%~3%)[95]。这一不良反应可能是由 5-HT$_{1b}$ 和 5-HT$_{1d}$ 受体介导。值得注意的是,SSRI 实际上是预防偏头痛的二线治疗药物[96,97]。SSRI 还会引起

汗液分泌增多,导致特别的不适和尴尬[98]。减少抗抑郁药剂量可能有助于缓解该不良反应。如果减量不可行,α 受体阻滞剂[如特拉唑嗪(terazosin)、哌唑嗪(prazosin)]、赛庚啶和抗胆碱能药物[如苯扎托品(benztropine)(睡前服用)]也可以用来对抗这一不良反应[99,100]。SSRI 还可能引起夜间磨牙,导致牙齿裂口或碎裂以及牙齿排列错乱[101]。患者通常很少注意到这些夜间发生的不良反应,而只是主诉早晨出现持续的头部钝痛。该不良反应具有剂量依赖性。丁螺环酮(buspirone)、苯二氮䓬类药物和加巴喷丁(gabapentine)可以对抗该不良反应[102,103]。在小规模的回顾性研究和一些病例报告中,SSRI 与低钠血症或抗利尿激素分泌失调综合征(syndrome of inappropriate antidiuretic hormone,SIADH)相关[104,105]。所有 SSRI 及文拉法辛均与该不良反应相关,而且似乎只有老年患者可能出现这一不良反应。

SSRI 还与锥体外系反应(extrapyramidal side effect,EPS)相关,包括静坐不能、肌张力障碍及帕金森综合征。这些症状的性质与高效价抗精神病药产生的 EPS 一致[106-108]。幸运的是,其发生率远低于抗精神病药引起的 EPS[86]。虽然所有抗抑郁药均有引起 EPS 的报道,但是大部分病例与激进的给药方式或同时服用多巴胺拮抗剂有关。EPS 通常在治疗开始的 1~4 周内出现。人们推测 EPS 是通过 5-HT 神经元间接影响多巴胺活性介导的[107]。在大脑的某些区域,5-HT 和多巴胺似乎产生相反的作用。中枢 5-HT 受体的激活会导致多巴胺神经递质传递的减少。SSRI 引起的 EPS 的处理方法与抗精神病药一致。对于肌张力障碍和帕金森综合征,可给予抗胆碱能药物并降低 SSRI 的剂量。降低 SSRI 剂量和/或给予低剂量 β 受体阻滞剂通常可以改善静坐不能[108]。

SSRI 对体重的长期影响差异较大,并且很难预测。值得注意的是,食欲下降是最常见的抑郁症状之一,而在给予抗抑郁药后体重的轻度增加可被视为治疗成功的表现。相反,早期的一些报道称氟西汀能够引起体重下降,这对于肥胖患者是有益的。但是纵向研究发现这只是一种一过性的短期现象[109]。据报道,在长期使用后,所有 SSRI 都可能会引起显著的体重增加。但这是一个相对少见的不良反应。该不良反应通常被认为是通过某种还未确定的基因介导的。帕罗西汀是一个例外。与其他 SSRI 相比,它引起体重增加的可能性更大。一项长期的随机对照试验比较了氟西汀、舍曲林和帕罗西汀对体重的影响[110]。给予 SSRI7 个月后,在接受帕罗西汀治疗的患者中有 25%出现显著的体重增加(定义为体重增长达到总体重的 7%),而氟西汀和舍曲林分别为 7%和 4%[110]。西酞普兰和艾司西酞普兰的长期研究显示 3%~5%的患者会出现显著的体重增加。虽然 SSRI 引起体重增加的风险很小,但是由于抑郁症会出现食欲变化,所以在长期治疗过程中最好对疾病或药物引起的体重变化进行监测。

流行病学研究显示 SSRI 和 SNRI 与上消化道出血风险的增加有关。不良反应需治人数为 3 177[111,112]。最近的研究表明这一风险处于中等水平,且同时使用非甾体抗炎药

（non-steroidal antiinflammatory drug，NSAID）会使风险升高，不良反应需治人数降为 881[112-114]。酒精的使用也会增加出血风险[113,114]。SSRI 引起上消化道出血的机制可归结为这类药物对血小板激活和聚集的抑制作用。应避免将 SSRI 和 SNRI 用于那些存在活动性胃肠道出血的患者，并且不推荐同时使用高剂量的 NSAID。

剂量滴定

案例 86-1，问题 3： AR 和医师决定开始艾司西酞普兰治疗（每日晨服 10mg）。标准的治疗监护流程是什么？预期给药剂量会如何调整？治疗预期如何？

在治疗开始时对治疗建立合理的预期非常重要。应当告知患者预期的治疗疗程以及不良反应会比治疗效果更早出现。同时患者还应当知道虽然抗抑郁药可以缓解急性抑郁症状并预防复发，但药物不能去除环境中的应激刺激、增加自信心或逆转负性认知和情绪。

在接受药物治疗 2 周后，A.R. 的症状出现了改善。这可能与药物治疗有关。但是对照组的症状在这段时间也出现了改善。在 2 周的监测期期间，治疗组和对照组开始出现差异；之后差异逐渐扩大直到第 8 周。应当提醒 A.R. 抗抑郁药治疗在 4~6 周才可能达到最佳疗效。因此，应当推荐她继续维持目前的治疗（艾司西酞普兰，每日 10mg），并在 2 周后复诊时再次评估药物疗效。如果在第 4 周症状改善依然不明显，有必要考虑换药。如果症状的改善程度超过了 25%，应当继续维持当前治疗 4 周，然后再决定治疗效果是否令人满意。如果改善不大，例如 25%~30%，可以增加剂量并且继续监测 8 周[5,10,26]。

治疗持续时间

根据健康研究和质量机构（Agency for Health Research and Quality）发布的指南，抑郁障碍的治疗分为 3 个阶段（表 86-10）[115]。第一阶段，急性期治疗，持续约 12 周；在这段时间，医师应设法消除患者的症状和缓解病以（具体标准为无抑郁症的损害症状，HAMD₁₇ 评分 ≤ 7 或 MADRS 评分 ≤ 10）[5,10]；第二阶段通常被称为巩固期治疗，因为在这个阶段患者会继续使用之前产生初始治疗应答的药物并且医师致力于维持急性期症状的缓解。巩固期治疗的持续时间不固定（4~9 个月），但是推荐所有抑郁患者完成前两个阶段的治疗。因此，治疗时间至少持续 7 个月。还有一些研究者认为在症状完全缓解后治疗还应至少持续 6 个月[5]。

治疗的第三个阶段是维持期治疗或预防性治疗，并不适用于所有患者。初始治疗 6~7 个月后，继续治疗的必要性取决于多个患者特异性因素。必须考虑既往发作的次数、抑郁症家族史、患者年龄、当前症状的严重程度、治疗应答情况及环境应激因素的持续性。对于特定人群，推荐不定期进行维持药物治疗：①既往抑郁障碍的发作次数≥3 的患者；②年龄大于 50 岁且既往发作次数≥2 的患者；③年龄大于 60 岁且既往发作次数≥1 的患者[5,10]。推荐所有年龄大于 65 岁的老年抑郁患者继续使用抗抑郁药治疗[116]。

表 86-10

抗抑郁药的治疗持续时间

急性期治疗阶段	3 个月
巩固期治疗阶段	4~9 个月
维持期治疗阶段	时间不定

- 推荐所有重度抑郁患者进行急性期和巩固期治疗（即最短疗程为 7 个月）

- 根据以下因素决定维持期治疗时间

  - 既往发作的次数

  - 既往发作的严重程度

  - 抑郁症家族史

  - 患者年龄（老年人预后更差）

  - 对抗抑郁药的反应

  - 环境刺激因素的持续性

- 如果满足下列标准中的一个，推荐不定期进行维持期治疗

  - 既往发作次数≥3（无论多大年龄）

  - 年龄大于 50 岁且既往发作次数≥2

  - 年龄大于 60 岁且既往发作次数≥1

由于 A.R. 对艾司西酞普兰治疗的应答非常充分，所以推荐按照当前有效剂量（每日 10mg）继续治疗 7 个月。在完成上述治疗后，医师应对患者进行评估，从而决定是否进行维持期治疗。最终，应由患者决定是否继续抗抑郁治疗，并应详细告知患者停止治疗的潜在后果。

如果将来 A.R. 决定停止抗抑郁药治疗，应将决定告知医师以便实施合适的滴定减量流程及监测计划。应告知 A.R. 潜在的撤药症状（表 86-11）[117]。长期使用 SSRI（一般>2 个月）后突然停药会出现困倦、头痛、焦虑、流感样症状和感觉异常[5,117]。这些症状一般在停药后 36~72 小时内发生，并会持续至少 1 周。撤药症状通常较轻并具有自限性，但可能会给患者带来不适和恐慌。由于帕罗西汀、氟伏沙明（fluvoxamine）和文拉法辛的半衰期相对较短（并且没有半衰期较长的代谢物），所以与其他 SSRI 和 SNRI 相比，它们的撤药症状更加严重。由于半衰期较长（活性代谢物的半衰期也很长），氟西汀一般不会产生撤药症状。无论如何建议在长期治疗疗程结束时逐渐缓慢停药，从而降低出现撤药症状的风险以及复发的风险[118]。目前滴定减量所需的时间并不确定。更换同类型药物不需要交叉滴定，因此可以很快完成。换用其他类型的药物或彻底停止抗抑郁药治疗一般需要 6~8 周。同时还应当指导患者识别撤药症状，并使患者了解这些撤药症状并不会威胁生命。如果患者允许，滴定减量可以更快完成（3~7 日）[10,117]。

表 86-11

抗抑郁药的停药

撤药症状

- 帕罗西汀、文拉法辛的撤药症状更严重
- 症状：困倦，恶心，感觉异常，焦虑（失眠），流感样症状
- 发生：停药 36~72 小时后
- 持续时间：3~7 日

注意：停药后 1~6 个月复发风险最大。

自杀风险评估

应常规筛查抑郁患者是否存在自杀观念（如"你曾经有过完全放弃的想法么？""你曾经想过伤害自己么？"）。据报道自杀行为的发生率 2%~15%。世界范围内超过70%的自杀发生于重度抑郁患者[5,119]。应重视患者说出的隐射自杀的话语（如"生活不值得继续下去了，""我要离开，可能再也见不到你了"）。一些因素可能提示患者实施自杀的风险更高，如患有失能性疾病、失业、有酒精（药物）滥用史、伴发慢性疼痛和焦虑或存在自杀的家族史[10]。性别也是一个因素，女性更可能产生自杀企图，而男性更可能实施自杀[10]。

对于自杀观念活跃的患者，通常有必要进行住院治疗，从而使患者与高危环境隔离。其他挽救生命的干预手段包括与患者的家属和保健人员建立密切联系，说服患者签订安全合约及确保患者家中没有枪支和其他致命武器。抗抑郁药过量使用的致死风险并不相同。三环类抗抑郁药（tricyclic antidepressant，TCA）的风险远远高于 SSRI。度洛西汀、文拉法辛和米氮平的风险低于 TCA，但是高于 SSRI。在SSRI 中，西酞普兰过量的心脏毒性最高，但仍低于文拉法辛[5]。对于存在自杀风险的患者，应禁忌使用 TCA 和MAOI。

虽然 A. R. 目前没有详细的自杀计划，但她存在一定的自杀风险。在治疗的最初几周，其家人或朋友应当对其进行密切监护。如果她的自杀观念变得更加强烈，出于安全考虑应将其送至精神科急诊接受评估。不幸的是，并不是总能够成功预测 A. R.（或其他抑郁患者）是否会实施自杀。即使采取最严密的防范措施，仍有一小部分患者自杀成功。

案例 86-1，问题 4： 在 A. R. 接受治疗 1 年后，她询问医生是否能够停止艾司西酞普兰治疗。因为她正准备结婚并且在考虑怀孕？最合适的停药方法是什么？在妊娠期间，如何处理抑郁的问题？

应当在数周内逐渐减停艾司西酞普兰（例如，在 2~4周内每日降低 5mg 直到停药）。在停药后的第 1 个月复发风险相对较低。抑郁症状通常会在第 2 个月或第 3 个月复发。在停药后的最初 6 个月内复发风险最高[120]。

妊娠期和哺乳期的抗抑郁药治疗

在妊娠期和产后，抑郁障碍的发生风险会增高[121]。一项最近发表的前瞻性研究显示在得知怀孕后停止抗抑郁药治疗的女性更可能在产前复发（停止抗抑郁药治疗的女性的复发率为 68% vs 继续抗抑郁药治疗的女性为 26%；风险比为 5.0）[122]。

在决定妊娠期间使用抗抑郁药治疗之前，应当仔细评估风险和获益。抑郁障碍可能会对母亲及胎儿造成不良影响，但宫内药物暴露也具有潜在风险，所以应对两者进行权衡比较。从母亲的角度，未得到治疗的抑郁障碍会给患者带来很多痛苦。这段时间的睡眠和食欲也可能会降低，而此时这些功能对于胎儿的发育非常重要。母亲还可能存在饮酒或物质滥用的风险。研究显示患有抑郁障碍的妊娠女性定期进行产前检查的比例较小[123]。妊娠期抑郁是产后抑郁的高危因素。

目前，人们认为大部分 SSRI 和新型抗抑郁药引起胎儿严重畸形的风险非常低，它们被 FDA 评为 C 级（表示药物对胎儿的影响不确定）。2 个大规模的病例对照研究证实了这些药物的相对安全性[130,131]。但这两个研究也报道了一些风险的轻微增加[124,125]。

帕罗西汀是一个例外。研究显示它会增加新生儿出现先天性心脏缺陷的风险[126]。FDA 将其评为 D 级。另一个需要注意的问题是，妊娠期服用 SSRI 或 SNRI 是婴儿出现戒断症状的风险因素。TCA 过去也有过类似报道。一项小规模的对照研究（n=40）观察了氟西汀和西酞普兰对新生儿中枢神经系统的影响。该研究发现，与对照组相比，在出生最初 4 日，婴儿不安、震颤、抖动和反射亢进的发生率增加。这些表现不久就能自行缓解[127]。虽然一些医师认为这些研究结果提示应当在产前逐渐减停抗抑郁药，但是另外一些医师却认为对于新妈妈来说，分娩和产后的变化是重大的应激因素。如果停药，这段时间抑郁症复发的风险会异常增高。虽然一项前瞻性研究发现无论抑郁症还是SSRI 都不会影响婴儿体重[128]，但是也有研究报道宫内暴露 SSRI 的婴儿的出生体重会出现小幅度但具有显著性的下降。然而，医师应当注意到这些风险的提高同样见于未服用抗抑郁药的抑郁患者。一些研究试图鉴别到底是药物还是疾病本身导致风险的提高，但结果差异较大[129]。安非他酮的妊娠安全性尚未得到广泛研究。一篇动物实验的综述提示先天性畸形风险的增加，而人类研究的回顾性综述却未能确认胎儿畸形和自发性流产的风险的增高。基于动物实验的发现，FDA 最近将安非他酮的评级降为 C 级。关于米氮平、文拉法辛或度洛西汀的数据更少，但是宫内暴露这些药物的婴儿未发生显著的不良反应。同样，胎儿畸形也很少见于 TCA。人们已经逐渐认可了它们对于妊娠妇女的安全性。除此之外，由于诱发高血压危象的风险较高，应当避免使用 MAOI。虽然不建议在普通人群中筛查抑郁症状，但是对于妊娠期和产后女性推荐进行筛查[130]。如果需要使用抗抑郁药治疗，推荐单药治疗并且避免在妊娠期最初 3 个月用药。除此之外，不要突然停药，特别是在分娩前，因为产后抑郁的发生风险会升高。

对于 A. R. ,评估停药后出现抑郁发作的风险非常重要。这是她第一次出现抑郁发作(发生于应激环境下),目前无症状,并且她没有心境障碍的遗传背景。如果决定建立一个家庭,A. R. 可能会考虑在尝试怀孕之前减停艾司西酞普兰数周。如果她成功怀孕但抑郁障碍复发,那么使用 SSRI 对胎儿产生不良影响的风险也很低。理论上,如果在妊娠最初 3 个月之后开始抗抑郁药治疗(大部分重要的胎儿器官发育发生在最初 3 个月),风险会进一步降低,而降低剂量会进一步减少胎儿的药物暴露。患有轻到中度抑郁障碍的妊娠期妇女还可以考虑另一个选择——心理治疗[123,131]。

在分娩后的最初几日,大约 70% 的新妈妈会出现悲伤或焦虑("婴儿忧郁"),但是这些感觉通常会在 1~2 周内缓解,且不需要治疗。约 10% 的母亲会在产后出现不能自行缓解的以及最终满足抑郁障碍诊断标准的症状。这些症状的起病时间并不确定,从产后立即出现到几个月之后都有可能。虽然心理治疗可能更受欢迎,因为该治疗方法避免了母乳介导的婴儿药物暴露,但是对于新妈妈,每周将婴儿留在家中单独外出接受心理治疗并不方便也不切合实际。因此,通常使用抗抑郁药治疗产后心境障碍。未治疗的产后抑郁会给母亲和新生儿带来症状相关的风险。因此,应当首先考虑减轻抑郁症状。如果抗抑郁药是最有效的治疗选择,那么应当处理好药物治疗和哺乳的关系[132]。

由于当今医疗界广泛推崇母乳喂养,所以必须考虑药物从母亲到婴儿的被动运输。TCA 和 SSRI 的研究显示母乳中的抗抑郁药的浓度不可忽略。然而婴儿血液中的药物浓度却相对较低。少数关于药物暴露的影响的病例报道也局限于婴儿易激惹性增加。在目前上市的抗抑郁药中,多塞平(doxepin)和氟西汀在婴儿体内的浓度最高。尽管这一发现的临床意义并不明确,但仍推荐避免使用这 2 种药物[133]。SSRI 的最新研究结果显示,舍曲林在母乳中的浓度最低,帕罗西汀、西酞普兰和艾司西酞普兰介于氟西汀和舍曲林之间[132,134]。如果哺乳期女性仍继续使用抗抑郁药,应使用最低剂量。母乳中的 SSRI 浓度会在患者口服药物后 4~8 小时内达峰。如果哺乳期患者特别介意药物的母乳暴露,建议其可以在服药前将奶泵出并储存。

药物相互作用

SSRI 是潜在的 CYP450 的抑制剂,但是各个药物对具体代谢通路的作用存在差异(表 86-8)。例如,CYP1A2 对氟伏沙明的抑制作用最敏感,而氟西汀和帕罗西汀对 CYP2D6 的亲和力最高,会导致 TCA 和帕罗西汀的血药浓度分别升高 4 倍和 5 倍[70,135]。氟西汀的活性代谢产物对 CYP3A4 有中等程度的抑制作用。比较起来,舍曲林、西酞普兰和艾司西酞普兰的潜在药物相互作用较少,但它们在某些情况下能够抑制 CYP2D6 代谢通路的药物的代谢(如给药剂量较高,患者存在遗传易感性),一般会使 AUC 增加 30%~50%,但是一般不具有临床意义。所以联合使用 CYP2D6 代谢通路的药物和舍曲林、艾司西酞普兰、西酞普兰及氟伏沙明引起不良反应的风险很低,但是在加用抗抑郁药后的数周内仍然应当注意监测[70,135-138]。

虽然抗抑郁药对不同 CYP450 同工酶的离体亲和力有助于预测潜在的药物相互作用,但是不同患者的相互作用的强度具有显著差异。大部分这些差异可以归因于基因多态性。例如,对于 CYP2D6,大约 5%~10% 的白种人和 1%~2% 的亚洲人是弱代谢者[139]。CYP3A4 是人体内含量最丰富的细胞色素酶。在抗抑郁药及其代谢产物中,只有氟西汀和氟伏沙明对该酶分别有轻到中度的抑制作用。这两种药物会导致处于 CYP3A4 代谢通路的阿普唑仑的曲线下面积大约增加 50%~150%[70,137]。

5-羟色胺综合征

5-羟色胺综合征是一种突触内 5-羟色胺过多引起的罕见但却致命的药物相互作用。合用 2 种及以上能够促进 5-羟色胺传递的药物可能会导致该相互作用的发生[140]。5-羟色胺综合征包括一系列症状,包括焦虑、发抖、出汗、震颤、反射亢进和自主神经系统紊乱[血压和心率升高(降低)][140]。恶性高热可能导致死亡。它的发生可能是由 5-HT$_{1a}$ 和 5-HT$_{2a}$ 受体过度激活引起的(高热、不协调和神经肌肉效应)[140]。它可能在给药后数小时内出现。轻度 5-羟色胺综合征的症状会在停用 5-羟色胺能药物后 24~48 小时内缓解。对于更严重的反应,可以使用 5-羟色胺拮抗剂赛庚啶进行治疗[140]。丹曲林(dantrolene)已经被成功用于高热的治疗[141]。

过多的 5-羟色胺可以通过以下 4 种机制产生:阻止其降解,阻止其被再摄取进入神经元,增加前体物质或激动剂,以及促进其释放。大部分 5-羟色胺综合征的病例报道和死亡病例都存在 MAOI 和 SSRI 的联用。目前这一联用方式已成为绝对禁忌。其他病例报道涉及 MAOI(或 SSRI)与色氨酸(tryptophan)、哌替啶(meperidine)、SNRI、三环类药物、右美沙芬(dextromethorphan)、利奈唑胺(linezolid)和曲马多(tramadol)的联用[140]。还有 1 例 5-羟色胺综合征的病例是由氯米帕明(clomipramine)和 S-腺苷蛋氨酸(S-adenosylmethionine)联用引起的[142]。理论上,SSRI 与圣约翰草之间也可能发生这种相互作用。但是最新证据显示在治疗剂量下植物制剂对单胺氧化酶的抑制作用很小。但是曾经有一个病例系列报告报道了 5 个老年患者出现了这样的药物相互作用。据回忆,这些患者表现出了 5-羟色胺综合征的症状。考虑到持续存在的不确定性,最好避免这种联合用药[143]。正如之前的研究所述,最令人担忧的风险是联合使用那些能够通过不同机制增加 5-羟色胺的药物(例如通过抑制单胺氧化酶和阻断 5-羟色胺再摄取)。还有病例报告报道同时使用多种 SSRI 也可能导致 5-羟色胺综合征,但通常不会危及生命。还应当注意很多药物都能够抑制单胺氧化酶,虽然它们并没有被归为单胺氧化酶抑制剂。这类药物包括利奈唑胺、右美沙芬和哌替啶。

曲唑酮与 SSRI 的联用可能会产生一些问题,因为这两类抗抑郁药都能增强中枢神经系统 5-羟色胺活性。在 2 个病例中,曲唑酮都与 5-羟色胺综合征相关,一个是与丁螺环酮联用,另一个是与 MAOI 联用[144]。然而,事实上曲唑酮经常被用于治疗抑郁患者的失眠症状。但是目前也没有确定的曲唑酮引起 5-羟色胺综合征的病例报道。这种风险可能只存在于高剂量给药的情况[145,146]。

问题 1： M. G. ，35 岁已婚女性。她被诊断患有重度抑郁障碍，并且已经接受舍曲林（100mg，每日早晨 1 次）治疗 8 周，但是应答不良。然后她换用了氟西汀（20mg，每日早晨 1 次），治疗 8 周后仅产生部分应答。M. G. 对 2 种治疗剂量的抗抑郁药均应答不佳，下一步的治疗计划是什么？

临床试验的汇总研究显示大部分接受任一种抗抑郁药充分治疗的抑郁障碍患者都会产生治疗应答（传统上定义为抑郁症状评分下降 50%）。然而，在症状缓解 50% 后，重度抑郁患者仍然存在显著的精神病理学症状和相关功能障碍。因此，症状完全缓解是我们的治疗目标[5]。近年来的 STAR＊D 研究显示，在经过 4 个阶段的治疗后（药物治疗或心理治疗），33% 的患者并不能达到缓解[147]。除此之外，在经过每个单一疗程的抗抑郁药治疗后，患者不大可能达到缓解。一项纵向研究发现存在残余症状的患者在治疗结束后 12 个月内的复发率是那些症状完全缓解的患者的 3 倍[148]。难治性抑郁患者的直接医疗开支会比非难治性抑郁患者高 40%[149]。医疗开支主要包括药物开支和门诊治疗费用。

对于 M. G. ，第一步应该是排除其他可能的疾病，特别是双相情感障碍，确定诊断。双相抑郁在诊断上与抑郁症的重度抑郁发作难以区别。由于抗抑郁药对双相抑郁的治疗效果很有限，因此如果她患上的是双相抑郁，那么这就可以解释 M. G. 的治疗反应不佳。还应该筛查是否存在其他药源性因素，比如加用其他药物或存在物质滥用。对 M. G. 的治疗依从性进行评估也非常重要。充分治疗是指在患者依从治疗的情况下使用临床有效剂量持续治疗至少 4 周。

药物选择

5-羟色胺和去甲肾上腺素再摄取抑制剂

由于仅有 30%～40% 的抑郁患者的症状会有效缓解，而大约 20%～25% 的患者会由于不良反应而停药，所以大部分患者最终需要调整治疗方案或换回初始方案[10]。

在 M. G. 的病例中，舍曲林和氟西汀的治疗并不成功。但是大规模对照研究提示对一种 SSRI 反应欠佳或无法耐受的患者可能对另一种 SSRI 产生治疗应答[150-152]。例如，在 STAR＊D 研究中，一些患者最初对西酞普兰反应欠佳，但当把这些患者随机分配至其他 SSRI（舍曲林）治疗组后，由于它们属于另外一类抗抑郁药（特别是文拉法辛和安非他酮），患者很有可能会产生治疗应答[153]。对于 M. G. ，由于 2 种 SSRI 都治疗失败，推荐换用其他不同类别的抗抑郁药，如 SNRI、α_2 受体拮抗剂或多巴胺再摄取抑制剂[5,10]。对于 M. G. ，首先推荐使用一种 SNRI 类药物——度洛西汀。

SNRIs

文拉法辛、度洛西汀、去甲文拉法辛和左旋米那普仑属于一类相对较新的抗抑郁药，称之为 SNRI（见表 86-7）。当剂量小于每日 150mg 时，文拉法辛仅通过阻断 5-羟色胺再摄取发挥治疗作用。因此，该剂量的文拉法辛产生的不良反应在性质和程度上都与 SSRI 类似，例如胃肠道紊乱、睡眠紊乱和性功能障碍。当剂量较高时，文拉法辛对去甲肾上腺素的作用开始出现，这会导致不同的不良反应的出现（如心动过速和高血压）。度洛西汀和去甲文拉法辛同样也会提高这两种神经递质的活性，但研究显示它们的作用并不具有剂量依赖性。左旋米那普仑是一种对去甲肾上腺素的作用强于 5-羟色胺的 SNRI。然而，它抑制去甲肾上腺素再摄取的效能类似于度洛西汀。比值的差异源于它抑制 5-羟色胺再摄取的效能低于其他 SNRI[155,156]。文拉法辛有速释和缓释 2 种剂型。它的血浆半衰期相对较短（5～8 小时），并会发生去甲基化，生成活性代谢产物（O-去甲基文拉法辛）。而去甲文拉法辛的半衰期也比较短（11 小时）。去甲文拉法辛在 2008 年被美国 FDA 批准用于抑郁障碍的治疗。目前市面上的去甲文拉法辛为缓释剂型，它的作用机制类似于文拉法辛。它对毒蕈碱受体、组胺受体、胆碱能受体或肾上腺素能受体均没有亲和力，终末半衰期为 11 小时[157,158]。CYP2D6 抑制剂不会影响去甲文拉法辛的代谢；然而，CYP3A4 抑制剂可抑制它的清除。度洛西汀的半衰期也相对较短（12 小时），通过 CYP450 1A1 代谢。左旋米那普仑主要通过 CYP3A4 代谢，终末半衰期为 12 小时并且剂型为缓释片剂[159]。文拉法辛、去甲文拉法辛和左旋米那普仑都不是 CYP450 的强抑制剂。度洛西汀是 CYP2D6 的中等程度的抑制剂[138,159]。与 SSRI 一样，SNRI 与 5-羟色胺综合征相关。除此之外，当联合使用 SSRI 和 MAOI 时，血压会升高。

所有 SNRI 都具有引起血压升高和心率加快的风险。这一不良反应被认为是由去甲肾上腺素增加引起的。文拉法辛会导致血压平均升高 1mmHg，心率每分钟增加 3 次[160]。度洛西汀会引起血压平均升高 1mmHg，心率每分钟增加 3 次[161]。去甲文拉法辛会引起血压平均升高 2mmHg，心率每分钟增加 4 次[162,163]。左旋米那普仑的风险最高，能够引起血压平均升高 4mmHg，心率每分钟增加 8 次[164]。一些患者使用任一种 SNRI 都会出现血压的大幅变化。因此，在每次剂量调整的数周内都应当对生命体征进行监测。

1.3% 的使用度洛西汀的患者的肝功能指标会升高至正常上限的 3 倍，而对照组为 0.2%[165]。虽然比例并不高，类似于其他抗抑郁药，但 FDA 依然警告度洛西汀禁用于那些严重酒精成瘾或患有慢性肝脏疾病的患者[165]。研究显示左旋米那普仑也能够在治疗初始引起肝功能指标略微上升[159]。

SSRI 和5-羟色胺受体调节剂

维拉唑酮和沃替西汀是一种新型抗抑郁药。这些药物像SSRI一样通过抑制5-羟色胺再摄取来发挥主要的抗抑郁作用(表86-10)。除此之外,这两种药物还能作用于5-羟色胺受体。维拉唑酮是5-HT$_{1a}$受体的部分激动剂[166]。沃替西汀是5-HT$_{1a}$受体的激动剂,5-HT$_{1d}$、5-HT$_3$及5-HT$_7$受体的拮抗剂以及5-HT$_{1b}$受体的部分激动剂。尽管能够直接作用于5-羟色胺受体,但头对头研究显示与SSRI和SNRI相比,这类药物在有效性和不良反应负担方面并没有优势[164,166-168]。在2个独立研究中,与60mg度洛西汀相比,20mg沃替西汀组的MADRS减分更少(分别为-16.9 vs -15.57和-18.8 vs -21.2)[169,170]。

维拉唑酮应当与餐同服。因为这样可以使吸收率提高50%。它主要通过CYP3A4代谢,其次是通过CYP2C19代谢。酶抑制剂和诱导剂对血药浓度影响很小。它的半衰期约为25小时[171]。维拉唑酮似乎对CYP450酶没有影响[138]。沃替西汀通过多个CYP450通路代谢,主要通过CYP2D6代谢,半衰期约为60小时。它似乎对CYP450酶也没有影响(见表86-7和表86-8)[172]。

当回答M.G.的问题时,可以告知其新型药物并不比现用药更好。虽然度洛西汀对生命体征的影响很小并且通常不具有临床意义,但是与沃替西汀相比,在度洛西汀治疗期间,需要更加注意生命体征的监测。度洛西汀对CYP2D6的抑制作用强于沃替西汀。应当逐渐滴定剂量至每日60mg。每次增加剂量时都应对治疗反应进行监测(见表86-9)。

其他药物：安非他酮,米氮平,曲唑酮和奈法唑酮

安非他酮属于氨基酮类,作用机制完全不同于其他FDA批准上市的抗抑郁药。安非他酮对神经递质5-羟色胺的作用可以忽略不计,但它可以通过增强多巴胺和/或去甲肾上腺素的活性来发挥药效(见表86-7)[173]。缺乏对5-HT的作用既能产生有益影响,也能产生不利影响。有益的影响是不会引起性功能障碍和镇静。不利影响是与其他能够增强5-羟色胺能的药物相比,其抗焦虑作用较弱[5]。在治疗剂量下,安非他酮的不良反应谱不同于SSRI和SNRI。最常见的不良反应包括恶心、失眠、激越和神经过敏。这些不良反应可能是由多巴胺的刺激作用引起。安非他酮还存在引起癫痫发作的风险。但是如果患者不属于易感人群(如有癫痫发作史、伴发贪食症或有近期重度饮酒史),治疗剂量的安非他酮似乎不大可能引起癫痫发作。安非他酮是为数不多的能够降低食欲的抗抑郁药。一项随机对照研究纳入了采取低热量饮食的肥胖抑郁障碍患者。研究发现,与对照组相比,安非他酮更容易引起显著的体重下降[174]。在治疗26周之后,40%的接受安非他酮治疗的患者的总体重减轻了5%以上,而对照组中仅有16%的患者的体重减轻了5%以上。体重降低可能与抑郁症状的改善呈正相关。由于对5-HT受体无激活作用,所以它对性功能几乎没有影响。对于那些正在服用SSRI或SNRI出现性功能障碍的患者,加用安非他酮可能会减轻这一不良反应。由

于其对神经递质的独特作用,也可用于联合治疗那些对SSRI和SNRI应答不佳的患者[5]。安非他酮似乎也不会影响易感人群的心脏节律进而引起心律失常。如果开始安非他酮治疗,应当对高血压患者的血压进行监测[176]。

安非他酮通过CYP2B6代谢转化为活性代谢产物(9-羟安非他酮)。安非他酮(及其代谢物)对CYP2D6具有中等程度的亲和力,能够抑制其活性。与文拉法辛和美托洛尔联用时,可以看到这两种药物的浓度显著升高(表86-8)。由于其半衰期较短(母体药物约为8小时,活性代谢产物为12小时),安非他酮普通制剂的治疗剂量通常被分次给予。推荐起始剂量为100mg,每日2次,至少3日后增至100mg,每日3次。单次剂量不得超过150mg,并且至少间隔6小时给药。对于缓释剂型,初始剂量为每日150mg,最早在第4日增至150mg,每日2次。安非他酮缓释制剂的单次剂量最高为200mg,至少间隔8小时给药。每日用药1次的缓释制剂的起始剂量为每日150mg,最早在第4日增至每日300mg。普通剂型和控释剂型的最大日剂量为450mg,缓释制剂的最大日剂量为400mg(见表86-9)。由于癫痫的发生具有剂量依赖性,所以应当严格遵守最大剂量的限制[10]。

米氮平是一种新型抗抑郁药,它可以通过复杂的作用机制调节5-羟色胺和去甲肾上腺素的活性。离体实验显示米氮平是突触前α$_2$-自身受体和突触后5-HT$_2$和5-HT$_3$受体的拮抗剂[177]。除此之外,米氮平可能还对5-羟色胺再摄取转运体具有抑制作用。虽然它的作用方式与其他抗抑郁药不同,米氮平最终发挥的作用还是增强5-羟色胺和去甲肾上腺素的活性(见表86-8)。在一项氟西汀治疗中重度抑郁障碍的随机对照研究中,经过4周的治疗后,米氮平看起来比氟西汀更有效(安非他酮的有效率为58%,而氟西汀为30%;P<0.05),但是在6周后差异不再显著(安非他酮为63%,而氟西汀为54%;P<0.67)[178]。

米氮平的最常见的不良反应是镇静和体重增加。由于米氮平的抗组胺作用较强,所以镇静作用较强并且类似曲唑酮常被用于改善睡眠。但是与曲唑酮不同的是,其耐受性更好。但也有报道称,较高剂量(每日30mg)的米氮平的镇静作用反而弱于较低剂量的米氮平,这可能是由于抗组胺作用在15mg时已经达到平台,而去甲肾上腺素的增强效应会随着剂量增加而一直增加直到60mg。除了食欲和体重增加,米氮平还与显著的总胆固醇和甘油三酯升高相关。这可能是由于它对H$_1$和5-HT$_{2c}$受体具有拮抗作用。这个药理机制类似于非典型抗精神病药引起代谢障碍的机制。因此糖尿病患者应当优先选择SSRI,而不是米氮平。米氮平似乎不会影响心脏节律进而引起心律失常[175]。推荐起始剂量为睡前15mg,治疗剂量为每日15~45mg(见表86-9)[179]。对照研究的数据显示每日60mg是安全和有效的[179-181]。与安非他酮一样,对于那些对SSRI/SNRI治疗反应不佳的患者,可考虑联合使用米氮平。尽管米氮平与SNRI一样能够增加5-羟色胺和肾上腺素,但是它是通过独特的机制——拮抗α2受体发挥作用。因此米氮平和SNRI/SSRI的联合使用得到了广泛推荐[5,10,182]。

奈法唑酮和曲唑酮的作用机制相似。它们都是5-羟色

胺再摄取抑制剂,但奈法唑酮还对去甲肾上腺素再摄取有轻度抑制作用(见表86-7)。两者都能阻断 5-HT$_2$ 受体[17]。这些独特的机制使得它对性功能几乎没有影响[183]。换药研究已经显示服用 SSRI 后出现性功能障碍的患者在换用奈法唑酮后不良反应消失。有趣的是,虽然罕见,但确实有病例报道记录了曲唑酮引起阴茎异常勃起的现象[184]。由于对中枢 H$_1$ 受体的阻断作用会引起镇静和嗜睡,曲唑酮很少被单独用于抑郁的治疗[10,146,184]。当日剂量超过 150mg,曲唑酮能够发挥抗抑郁作用,而大部分患者需要每日300mg。镇静作用通常在较低剂量例如 25mg 下出现[184,185]。这也导致了临床医生更喜欢将曲唑酮用作助眠药联合其他抗抑郁药使用,而不是将其滴定至足量来单药治疗抑郁。曲唑酮还是潜在的 α$_1$ 受体拮抗剂,能够引起直立性低血压。奈法唑酮还未得到广泛使用的一个原因是它具有潜在的肝毒性,而且风险高于其他抗抑郁药[5,10]。通过适当的监测,例如在治疗的最初 18~24 个月,每 3 个月检测 1 次肝功能,这种风险几乎可以被消除[10]。然而,加用其他具有肝毒性的药物(例如丙戊酸)会增加这种风险,使得奈法唑酮比大部分其他抗抑郁药更难以使用。奈法唑酮通过 CYP3A4 代谢,并对 CYP3A4 有中到强度的抑制作用(见表86-8)[76,186]。

TCA

　　SSRI 已经取代 TCA 成为治疗心境障碍的首选药物。SSRI 的广泛应用归功于它的许多优势,包括不良反应负担更轻、过量服用的安全性高、剂量滴定步骤更少以及患者的偏好[5,10,26]。meta 分析的结果显示,虽然 SSRI 的总体有效性与 TCA 相当,但接受 SSRI 治疗的初级门诊患者因不良反应过早停药的比例更低[187]。TCA 能够引起一系列不良反应,从轻度不适(口干、镇静、便秘)到严重的不良反应(心血管系统不良反应)[188]。这些不良反应经常会导致无法增加药物剂量至治疗剂量[188],同时也会削弱患者的治疗依从性[189]。虽然医师更愿意使用 SSRI 和更新的 SNRI 来治疗抑郁症,但是较低剂量的 TCA 仍可用于治疗伴发于抑郁障碍的疾病(如偏头痛、慢性疼痛)。由于 TCA 主要通过 CYP2D6 代谢,因此需要严密监测药物相互作用。如前所述,一些 SSRI 和 SNRI 能够显著抑制这条代谢通路,进而增加 TCA 的毒性。

不良反应

　　TCA 主要通过抑制 5-羟色胺和去甲肾上腺素再摄取发挥治疗作用(见表86-7)[190]。除此之外,TCA 还能显著影响乙酰胆碱受体、组胺受体和 α 肾上腺素受体,导致不良反应的发生,进而影响患者的依从性[26]。虽然患者可能会逐渐耐受这些不良反应,但是它们可能永远都不会完全消失。

　　由于能够拮抗中枢 H$_1$ 受体,TCA 还具有镇静作用,故常常通过睡前服用来降低对生活的影响。意识混乱或记忆缺损也可见于 TCA。这些不良反应对于老年人尤为麻烦。在这方面,仲胺类药物更易于耐受,但是所有 TCA 都能在一定程度上损伤注意力或影响觉醒。因此不推荐 TCA 用于老年人的治疗[10]。镇静作用(伴随直立性低血压)会增

加跌倒的风险。由于其还可能引起体重增加和便秘,所以 TCA 不适合用于共病糖尿病的患者。

　　直立性低血压是 TCA(还有 MAOI)的最常见的心血管系统不良反应,具有较高的发病率和致死率[191,192]。直立性低血压的主要不良后果是跌倒,继而导致骨折、皮肤撕裂甚至心肌缺血。患有充血性心力衰竭(congestive heart failure,CHF)的患者最有可能发生直立性低血压。与仲胺类(如去甲替林、地昔帕明)相比,叔胺类(如丙咪嗪、阿米替林)抗抑郁药引起的直立性低血压更为严重。临床研究结果也支持这一发现。在 TCA 中去甲替林引起直立性低血压的风险最低[193,194]。

　　关于心脏安全性,特别是对心律的影响,抗抑郁药之间存在显著差异。总体来看,对于既往有心律失常或心肌梗死发作病史的患者,SSRI 可能相对安全[175]。在一项安慰剂对照研究中,患有不稳定性心脏疾病的住院患者被随机分配至舍曲林组或安慰剂组[195]。2 组患者对药物的总体耐受性都比较好,但是舍曲林组的严重心血管不良事件的发生率更低。回顾性研究的结果显示,对于患有心脏疾病的抑郁患者,SSRI 可能具有心脏保护作用。它对血小板聚集的抑制作用也许可以解释这种保护作用[196,197]。

　　TCA 能够增加心率,这可能是通过其内在抗胆碱能作用引起窦房结活性增加来介导的。这一作用并没有显著的临床意义,特别是对于躯体健康的抑郁患者[10,198]。然而,对于那些患有心脏传导疾病,冠状动脉疾病或 CHR 的抑郁患者,这一作用就可能产生较大的影响。无论在抑郁患者还是非抑郁患者中,治疗剂量的 TCA 都能够减少房性和室性期前收缩[199,200]。具有 I A 类抗心律失常活性的抗抑郁药(TCA)也具有致心律失常的作用,从而导致室性心律失常发生率的上升,甚至会造成猝死风险的提高。TCA 对心率和心脏传导的作用与其对快速钠离子通道的抑制作用有关,还与蒲肯野纤维动作电位幅度和膜反应性的降低以及传导减慢有关[200]。去甲替林一度被认为对患有心脏疾病的患者比较安全,但一项随机对照研究显示,它诱发心脏不良事件的风险高于帕罗西汀[201]。既往患有传导性障碍或过量服用药物的患者发生心律失常的风险更高[193]。因此,应当在开始 TCA 治疗之前进行心电图检查,明确基线心脏状态,并且避免用于既往存在心脏传导异常的患者[10]。

　　另一个与 TCA 相关的风险是癫痫发作阈值的降低。与其他 TCA 相比,氯米帕明和马普替林的风险最高[110,202,203]。类似于安非他酮,TCA 在剂量较高的时候引起癫痫发作的风险增加。如果患者存在癫痫发作的风险或既往曾出现过癫痫发作,首选 SSRI,因为 SSRI 在这方面的安全性更高[110,202,203]。另外 TCA 还可能引起光敏反应。因此过度接触太阳光可能会导致严重的晒伤。对于那些既往曾发生过光敏反应或生活方式需要频繁接触太阳光的患者,推荐换用其他类别的药物[204]。

单胺氧化酶抑制剂

　　对于多种抗抑郁药治疗失败的患者,可以考虑选择单胺氧化酶抑制剂(monoamine oxidase inhibitors,MAOI)。MAOI 可以通过增强单胺物质活性来缓解抑郁症状。它是

通过抑制负责降解5-羟色胺、去甲肾上腺素和多巴胺的单胺氧化酶来发挥作用。这与SSRI/SNRI通过阻止5-羟色胺和/或去甲肾上腺素再摄取进入神经元来增加递质活性不同。这种独特的机制可能正是难治性病例所需要的。应当谨慎选择候选MAOI药物，并且只能由专业精神科医生开具处方。

虽然在20世纪70年代和80年代苯乙肼（phenelzine）和反苯环丙胺（tranylcypromine）被广泛使用，但近些年它们的使用日趋减少。这主要是由于它们存在严重的药物相互作用和药物-食物相互作用的风险[205]。标准的抑郁症治疗流程并不推荐MAOI的使用，但是对于非典型抑郁的治疗，MAOI在有效性方面具有少许优势[5,10]。TCA和SSRI治疗非典型抑郁的研究显示，这两类药物在有效性方面相当，并且均优于对照组。但是出于安全性的考虑，应首选SSRI[10,206]。

"干酪样反应"表现为高血压危象。如此命名是由于这种反应发生于那些同时摄入非选择性MAOI和富含酪胺的食物的患者。酪胺，是酪氨酸代谢的副产物，通常存在于某些食物和饮料中，如陈年干酪或基安蒂红酒（表86-12）。

表86-12

含有酪胺的食物

含有较高含量酪胺的食物[a]
熏制、陈年或腌制的肉类或鱼
Sauerkraut 德国泡菜
陈年干酪（如斯提尔顿奶酪、蓝奶酪）
酵母提取物（如马麦酱）
蚕豆
含有中等含量酪胺的食物[b]
啤酒（精酿＞市售商品）
牛油果
肉类提取物
红酒（如基安蒂红酒）
含有较低含量酪胺的食物[c]
含咖啡因的饮料
精馏酒精
巧克力
酱油
奶油干酪
酸奶和酸奶油

[a]不可食用。
[b]可适量食用。
[c]可以食用。
来源：Dietary restriction, tyramine, and the use of monoamine oxidase inhibitors. *J Clin Psychopharmacol*. 1989;9:397.

当未服用MAOI时，酪胺可以在被身体吸收之前通过胃肠道内的单胺氧化酶（monoamine oxidase，MAO）快速代谢。当服用MAOI后，更多的酪胺会被身体吸收，循环系统中的酪胺浓度会相应增高，导致去甲肾上腺素（和其他儿茶酚胺）从突触前储存囊泡中被替换出来。大量去甲肾上腺素涌入突触间隙，而去甲肾上腺素的代谢降解同样被MAOI所抑制，从而诱发显著的血压升高[207]。MAOI有一种更为安全的药物剂型——每日给药1次的司来吉兰透皮贴剂。由于避开了胃肠道，因此司来吉兰透皮贴剂对胃肠道内的MAO影响较小。虽然通过改变剂型药物的安全性得以提高，但是仍然存在药物-食物相互作用引起血压升高的风险，特别是在药物剂量较高的时候。因此FDA推荐在药物剂量达到每日6mg时进行饮食限制。除此之外，35%的患者会出现给药部位反应[5,208,209]。司来吉兰有3种规格——6mg、9mg和12mg。司来吉兰透皮贴剂和口服MAOI应保留用来治疗难治性病例，并且只能由经验丰富的医生处方[5,209]。

不良反应

直立性低血压、体重增加、水肿和性功能障碍是MAOI的常见不良反应[191]。与TCA一样，非选择性MAOI在临床上可以引起严重的直立性低血压。因为收缩压在仰卧和站立时都会下降，所以MAOI被认为能够直接阻滞交感神经[210,211]。苯乙肼可能比反苯环丙胺更容易引起直立性低血压[212]。由于直立性低血压具有剂量依赖性，所以降低剂量有助于减轻症状[213]。超过20%的服用MAOI的患者会出现性功能障碍，但该症状会随着时间的推移自行缓解和消失[214,215]。10%的既往患有双相障碍的患者会发生转躁。因此，在这类人群中，应避免MAOI的使用[191]。虽然MAOI并不是抗毒蕈碱受体药物，但一些患者却会出现抗毒蕈碱受体样不良反应，包括近视力模糊和排尿延迟。降低剂量有助于减轻症状，但这些不良反应也会随着时间推移而减轻。在治疗剂量下，非选择性MAOI与药源性心律失常无关，也不会产生抗心律失常作用。与其他MAOI一样，司来吉兰具有较强的激活作用。该药引起失眠的病例报道很常见。

非选择性MAOI可能会发生一些致命的药物相互作用。类似与酪胺的相互作用，合用MAOI与间接拟交感药物［如苯丙醇胺（phenylpropanolamine）和伪麻黄碱（phenyl-propanolamine）］（非处方感冒药和减肥药的常见成分）会引起血压的急剧升高，诱发卒中。

联合使用SSRI和MAOI或其他具有单胺氧化酶抑制作用的药物也可能引起5-羟色胺综合征。在SSRI和MAOI的替换过程中，应至少间隔14日的洗脱期。由于氟西汀（和它的主要活性代谢产物诺氟西汀）的半衰期较长，推荐在停止使用氟西汀后洗脱期至少应达到5周。在与其他5-羟色胺能药物（例如曲坦类药物和曲马多）联用时，也应保持谨慎[140]。

案例86-2，问题3：尽管在接受度洛西汀（60mg，每日早晨1次）治疗，M. G. 仍然存在一些残留症状。当剂量增加至90mg时，她出现了无法耐受的失眠。虽然M. G. 对治疗产生了部分应答（症状减轻了大约40%），但是她现在仍然受到抑郁的困扰。下一步治疗该如何进行？

非抗抑郁药物协同抗抑郁药物

难治性抑郁是指在接受 2 种以上抗抑郁药足量足疗程治疗后抑郁症状依然无法达到缓解。足量足疗程是指使用治疗剂量维持治疗 4~8 周,不包括滴定时间[216,217]。难治性抑郁的常用治疗策略是联合使用 SSRI 和安非他酮或米氮平。其他策略包括加用其他类抗抑郁药或联合躯体治疗,特别是 ECT[5,10,26,216,217]。

如果患者的症状未达到完全缓解,有多种药物可供选择用来协同 SSRI/SNRI。研究显示一些非典型抗精神病药、锂盐和三碘甲状腺原氨酸(triiodothyronine,T_3)均可有效增强抗抑郁治疗。虽然丁螺环酮的研究数据不够充足,但是仍然得到了推荐[5,216,217]。基于设计严谨且可重复性良好的研究的数据支持,非典型抗精神病药已经被相对广泛地用于难治性抑郁症的治疗。4 种非典型抗精神病药(奥氮平/氟西汀合剂、阿立哌唑、喹硫平和依匹哌唑)已经获得 FDA 的批准用于辅助治疗难治性抑郁。除此之外,研究显示其他非典型抗精神病药也能够有效地辅助难治性抑郁的治疗[5,216,217]。一般来说,与精神分裂症相比,较低剂量的非典型抗精神病药就能发挥增强治疗的作用,并且起效较快。考虑到显著的代谢不良反应的风险,临床医师应当在加强抗抑郁治疗之前仔细评估风险和获益[5,10]。

另一个需要加用非典型抗精神病药联合治疗的情况是伴有精神病性症状的抑郁障碍的治疗。在抑郁发作期间伴发精神病性症状的患者出现自杀的风险更高,抑郁障碍也更容易变得慢性化[10]。多项研究显示联合使用抗精神病药和抗抑郁药的获益高于单独用药。尽管维持期建议单药治疗,但是在急性期推荐联合使用抗精神病药和抗抑郁药并且在抑郁和精神病性症状缓解后缓慢减停[5,10,218]。最不适合联用的抗抑郁药是安非他酮。它的增强多巴胺能的作用会使精神病性症状恶化[10]。除此之外,ECT 也被推荐用于伴有精神病性症状的抑郁症的治疗[5,10,218]。

锂盐作为增效剂也可以与 TCA 联用发挥抗抑郁作用[217]。在 9 个锂盐治疗抑郁的研究中,7 个研究显示阳性结果,并且药物通常在 1 周内达到稳态血药浓度(即给药后 3~7 日)[219]。锂盐的有效浓度范围通常与治疗双相障碍的浓度范围一致(0.5~1.2mmol/L)。由于锂盐的治疗窗狭窄,并且药物相互作用显著,因此只能由经验丰富的医生开具处方[5]。

三碘甲腺原氨酸(T_3)用于治疗那些对抗抑郁药治疗部分应答或反应欠佳的患者已有很长的历史了。在 6 个随机对照研究中,5 个研究的结果支持 T_3 用于增强抗抑郁药治疗,平均效应值为 0.58[220]。当剂量为每日 25mg 时,T_3 可以加速和增强患者的治疗应答,特别是对女性患者的增强作用更强。类似于锂盐,甲状腺素优化治疗的效果在 1~2 周最显著。当剂量为常用剂量(每日 75~100mg)时,甲状腺素(T_4)同样有效。STAR * D 研究比较了锂盐和 T_3 在最初 2 次治疗失败的患者中对西酞普兰治疗的增强效果[221]。这两种药物的缓解率均处于中等水平(T_3 为 24.7%,锂盐为 15.9%),两者没有显著差别。

STAR * D 研究比较了安非他酮与丁螺环酮的增强治疗效果。加用这两种药物都能达到 30% 的有效率[221]。丁螺环酮可能更适合用于残留症状为焦虑的患者,通常要求剂量滴定至每日 30~60mg[5,182]。总体上中枢兴奋剂和莫达非尼未显示出对抑郁症状的治疗作用[182,222]。然而它们能够在等待主要药物起效的过程中短暂缓解过度疲劳和嗜睡[5,217]。

对于 M. G. ,由于目前两种药物单药治疗均以失败告终,并且她对度洛西汀治疗也只是达到部分应答,所以以下一步可以考虑在 SNRI 的基础上加用一种药物进行联合治疗。推荐在度洛西汀的基础上,加用另一种抗抑郁药(米氮平或安非他酮)或者一种非典型抗精神病药。如果存在失眠,米氮平、喹硫平和奥氮平可能更合适,并且如果将来度洛西汀加量,这些药物可以对抗度洛西汀引起的失眠。安非他酮可能会恶化失眠症状。阿立哌唑、依匹哌唑、米氮平、喹硫平和奥氮平都有可能引起体重增加和甘油三酯异常(风险由大到小)。应当对每种药物存在的风险进行讨论,并且请 M. G. 参与决定哪种药物选择更适合她的生活方式。这些都有助于确保依从性。M. G. 决定加用阿立哌唑(2mg,每日早晨 1 次)并且同时加强锻炼来对抗可能出现的体重增加和甘油三酯升高。

儿童和青少年抑郁

案例 86-3

问题 1: A. A. ,15 岁男性,在过去的 6 个月情绪和行为发生了变化。他是高中二年级学生,平均成绩为 B。他过去是校曲棍球队的成员,有很多朋友。在过去的 6 个月,他很少和同学交往,直到现在他甚至不想出门。在上个曲棍球赛季结束后,正常情况下他应该参加赛季间的曲棍球夏令营。但是今年他不想参加。他的学习成绩开始下滑,因为他无法集中注意力完成学校的功课。最近他还经常旷课,因为他不想起床。已经排除他在服用非法药物或遭受了创伤。自从去年开始他的体重减轻了 4.5kg,其他既往史并无特别。体重减轻可能是食欲下降造成的。他的家庭支持很好。对于儿童和青少年抑郁有什么治疗推荐?

儿童和青少年抑郁的发病率比成人低。随着年龄增长,抑郁发生风险从 3~5 岁的 0.5% 上升到 12~17 岁的 3.5%[10,223]。儿童和青少年抑郁的诊断标准与 DSM-5 的成人诊断标准相同。然而问诊问题会稍有不同。例如,注意力缺乏可能被错误描述为拖延症,快感缺乏可能被描述为"感到无聊"[9]。治疗指南与成人有所区别。一个原因是在儿童和青少年的研究中对照组的应答率较高,这就导致了治疗组与对照组的差异不如成人研究的显著。在许多研究中,SSRI 治疗的应答率很高,但是对照组的应答率也不低。因此两组的差异就无法达到统计学差异[224-226]。基于上述原因,专家指南推荐支持性照护和正式谈话治疗作为轻到中度抑郁的首选治疗方法[227,228]。与成人相比,儿童和青少年的治疗药物的选择范围有限。FDA 批准氟西汀可用于 8 岁及以上儿童,艾司西酞普兰可用于 12 岁以上的患者。而氯米帕明(10

岁及以上)、氟伏沙明(8 岁及以上)及舍曲林(6 岁及以上)仅被 FDA 批准用于治疗强迫障碍,而不是抑郁症。度洛西汀被批准用于治疗 7 岁以上患者的广泛性焦虑;丙米嗪则可用于治疗 6 岁以上患者的遗尿症。简而言之,只有 2 种抗抑郁药被 FDA 批准用于治疗儿童抑郁,虽然许多其他抗抑郁药确实有治疗儿童其他疾病的适应证。

> **案例 86-3,问题 2:** 儿童精神科医生推荐 A. A. 找心理医生就诊。在经过 4 个月的谈话治疗后,A. A. 的症状整体上得到了改善,但偶尔还会出现悲伤,导致他每月中有几日无法上学。目前决定继续谈话治疗并加用药物治疗。首选哪个药物?

对于成人,所有抗抑郁药的疗效相当。与成人不同,儿童和青少年抑郁治疗指南推荐使用 SSRI,特别是氟西汀和艾司西酞普兰[227,228]。氟西汀的起始剂量为 10mg,每日早晨 1 次;目标剂量为每日 20~40mg。艾司西酞普兰的起始剂量为 5~10mg,每日早晨 1 次;目标剂量为每日 10~20mg。有趣的是,随着儿童年龄的增长,对照组和 SSRI 治疗组的差异会越来越大。例如,对于 12 岁以下的患者,艾司西酞普兰治疗组和对照组的缓解率无统计学差异;但是对于青少年患者,两组出现了统计学差异[224,229]。由于在所有年龄组中都缺乏有效性以及在年轻患者中脱落率较高,帕罗西汀不推荐用于抑郁的治疗[224,226]。在 SSRI 治疗失败后,可以考虑使用安非他酮、米氮平、文拉法辛和度洛西汀[227]。由于风险大于获益,不推荐使用 TCA[227,230]。

> **案例 86-3,问题 3:** A. A. 开始使用氟西汀(10mg,每日早晨 1 次)治疗。在儿童和青少年患者开始抗抑郁药治疗的时候,应当进行哪些监测以保证治疗安全性?

一般来说,对于儿童患者 SSRI 易于耐受,但是黑框警告提示警惕自杀风险。与成人患者相同,临床医师需要对自杀风险进行监测。对于儿童,产生自杀观念的风险会加倍。药物治疗组为 4%,而对照组为 2%。但出现自杀行为的风险不会加倍。需要注意的是,与抗抑郁药治疗组相比,未治疗组的自杀实施率更高[94,231-233]。随着年龄增加,产生自杀观念的风险会逐渐降低。虽然由于抑郁症本身与自杀风险的提高相关,很多指南推荐持续监测,但是对于年龄超过 24 岁的患者,我们对其自杀观念的警惕程度可略微降低。在儿童和青少年患者中,专家推荐在开始抗抑郁药治疗的第 1 周对自杀观念进行监测;在接下来的 4 周每隔 1 周筛查 1 次;之后每月筛查 1 次或由医师和患者决定监测频率[227,234]。谈话治疗可能也能够对抗自杀观念增多[235]。

老年抑郁症

与年轻时起病的抑郁障碍相比,老年期起病的抑郁障碍通常更难以识别。医师和患者都可能将抑郁症状归咎于"自然衰老的表现",而忽视了它的严重性。除此之外,在退休后,人们对自身能力的期望也降低了,导致对功能损伤程度的估计变得困难。由于老年人常存在躯体并发症,故抑郁症

状常被忽视或在检查中被误诊[116,236]。总体来说,老年抑郁障碍的核心症状与年轻患者相同。在 DSM-5 中,抑郁障碍的诊断标准也不是年龄特异的。然而,从性质来看,老年人的症状表现与年轻人存在很大的不同。例如,老年患者更可能表现为精神运动迟滞;老年人一般很少承认自己患有"抑郁症",反而他们的注意力总是集中在躯体不适(如睡眠差、精力下降、胃肠道功能的变化、身体疼痛)[10]。他们也不大会暴露或承认存在自杀的想法。由于老年人的自杀成功率最高,所以对抑郁障碍和自杀风险的准确评估非常重要[10,16,237]。在评估老年患者的非特异行为和认知症状时,首先需要对躯体疾病和其他精神障碍进行仔细鉴别,因为很多躯体疾病的表现与抑郁障碍的症状很类似。贫血、恶性肿瘤和充血性心力衰竭(congestive heart failure,CHF)和内分泌紊乱都可能表现出类似于抑郁障碍的症状。

衰老会导致单胺物质消耗减少以及单胺氧化酶活性增高[116]。其中一个比较困难的鉴别诊断是抑郁和痴呆[238,239]。与抑郁障碍一样,痴呆患者也可能表现出兴趣丧失、记忆力下降或注意力不集中、面部表情减少及主动社交减少。这两种疾病经常会伴发,因为 30%~70% 的痴呆患者患有抑郁障碍[239]。事实上,一些专家指出老年期新发的抑郁障碍可能是阿尔茨海默病的前驱症状[239,240]。一项纵向队列研究发现在诊断为抑郁障碍急性发作的老年人中,57% 的患者在未来 3 年内被诊断患有阿尔茨海默病[238]。在诊断方面,痴呆和抑郁障碍有 3 点明显的不同:①症状(痴呆的症状变化缓慢而隐匿,抑郁障碍则较快);②定向力(痴呆患者的定向力严重受损,抑郁患者的定向力完整);③主要的中枢神经系统损伤(痴呆患者的短期记忆受损,抑郁障碍则是集中注意的能力受损)。

老年人的药物选择

对于伴有认知损伤的抑郁患者,抗抑郁药可以改善情感症状并促进功能恢复,而认知功能也能得到一定程度的改善。除此之外,由于原发性退行性痴呆的诊断为排除性诊断,抗抑郁药的成功治疗有助于明确潜在的病理状态。对于心境障碍的个人或家族史阳性的患者,推荐进行抗抑郁药试验治疗[241]。虽然起效较慢(通常需要 6 周),但是抗抑郁药对老年患者的总体有效性与年轻患者相当[5]。心理治疗可能对老年患者更加有效,因为躯体并发症和神经退行性疾病对情绪都有影响[5]。与之相似的是,各种抗抑郁药的治疗效果在老年患者和普通患者之间也不存在差异。因此尽管躯体并发症和现用药物通常会对治疗计划产生很大的影响,老年抑郁患者的抗抑郁药的选择策略与年轻患者类似。例如,避免在患有闭角型青光眼、慢性便秘或排尿延迟的患者中使用具有抗胆碱能活性的抗抑郁药(如 TCA)。TCA 的抗胆碱能作用还可能造成记忆损伤及心血管不良反应,例如心律失常、直立性低血压和心动过速。这也是老年人避免使用 TCA 的重要原因。另一个原因是,TCA 的抗组胺、抗胆碱能和阻断 α 受体的作用导致摔倒的风险增加。

推荐 SSRI 作为一线治疗药物,除了帕罗西汀。因为帕罗西汀具有抗胆碱能作用,而其他 SSRI 类没有。SNRI 也能够有效治疗老年抑郁[5,10,26],但是文拉法辛的脱落率高于

SSRI[5]。虽然具有镇静作用的抗抑郁药(例如米氮平)可以改善抑郁患者的睡眠,但是其他老年患者可能需要具有激活作用的抗抑郁药来提高精力和促进觉醒(如安非他酮)。

所有抗抑郁药都具有引起抗利尿激素分泌失调综合征的风险,而 SSRI 的风险最高。与年轻患者相比,老年患者的风险更高。一些综述报道低钠血症的发生率高达32%[10,242]。与其他药物一样,对于老年患者需要降低抗抑郁药起始治疗剂量[5,10,116]。即使老年患者看起来对较低剂量的药物治疗产生了一定程度的应答,但是仍需要将剂量滴定至有效治疗剂量。

血药浓度监测

一些研究尝试确认 SSRI 和 SNRI 的血药浓度与治疗应答之间的相关性,但大部分以失败告终。与之相反,一些 TCA 的血药浓度与治疗应答的相关性很高。去甲替林的血药浓度和临床应答呈线性相关,而丙米嗪呈 S 形相关[243,244]。丙米嗪的临床疗效通常与丙米嗪及其去甲基代谢物地昔帕明的浓度有关。地昔帕明的血药浓度与临床应答的关系还不明确,也许是呈线性相关[245]。关于阿米替林的争议最大。不同研究分别显示血药浓度和疗效呈线性相关、S 形相关或不相关[246-248]。美国精神病协会推荐在以下情况应该对 TCA 的血药浓度进行监测:患者为老年人、治疗应答差、对治疗不依从、出现不良反应或者联合用药可能导致药物相互作用[249]。应当在剂量稳定至少 1 周后测定丙咪嗪、去甲替林及地昔帕明的血药浓度。那时血药浓度已经达到稳态。应当在上次给药后 12 小时抽取血样。由于临床效用有限,不推荐常规监测其他抗抑郁药的血药浓度。然而,血药浓度可能有助于评估患者依从性或排除严重中毒[250]。

抗抑郁药和慢性疼痛

案例 86-4

问题 1:D. C. ,42 岁女性,既往存在慢性背痛和左腿疼痛。她注意到自己在过去的 4 个月哭泣的次数增加并且对社交活动的兴趣降低。她将这一变化归因于她正在经历的应激事件,因为她正在照顾最近搬来和她一起住的有身体残疾的母亲。问诊时,她称自己的精力和注意力显著下降,存在入睡和睡眠维持困难。

D. C. 想起自己曾经在 8 年前出现过一次抑郁发作,那时她刚刚被强制停止教学工作。当时她服用的药物是文拉法辛(由于恶心而停药),最终经过一个疗程的心理治疗,她的症状得以缓解。在她的既往史中,慢性疼痛非常突出(7 年前遭遇车祸后出现,现在每日都在困扰着她;她目前对疼痛的评级为 5/10)。除此之外,既往史还有高血压和高脂血症。她目前使用的药物包括赖诺普利(lisinopril)每日 10mg 和阿托伐他汀(atorvastatin)每日 10mg。除此之外,在 2 个月前,她开始在睡前服用阿米替林 50mg 治疗失眠,但是却发现体重增加了5.44kg,故最近停止使用阿米替林。与此同时,她每周都会拜访她的治疗师。

对于这位患有慢性疼痛的患者,哪些因素会影响治疗药物的选择?推荐给予患者哪些治疗?

慢性疼痛综合征和心境障碍之间存在强烈和复杂的相关性。流行病学研究显示 50% 的患有慢性疼痛的患者满足抑郁障碍的诊断标准[251],而在这类人群中,焦虑障碍也较常见。另一方面,高达 65% 的抑郁症患者存在躯体疼痛的症状,而且疼痛是主要主诉。一部分研究者认为这一共病现象可以通过神经递质 5-羟色胺和去甲肾上腺素活性的降低来解释。前额叶皮层和边缘系统的神经递质传递异常会导致心境障碍,而脊髓下行投射纤维的神经递质传递异常会改变痛觉敏感性。其他理论则认为抑郁障碍普遍存在细胞因子活性的升高,而这些细胞因子能够介导慢性疼痛的炎症反应[251,252]。

伴有慢性疼痛的抑郁患者的治疗计划的制订应该瞄准这两个共患病以期获得最佳疗效。关于抗抑郁药的选择,首选能够同时治疗 2 种症状群的药物,例如具有缓解疼痛作用的抗抑郁药和能够促进睡眠并缓解焦虑的药物。研究已经证明,除了治疗焦虑和抑郁,能够增强 5-羟色胺和去甲肾上腺素活性的抗抑郁药(TCA 和 SNRI)还能够有效缓解神经病理性疼痛[5,251,252]。由于缺乏增强去甲肾上腺素的作用,SSRI 的有效性相对较差。去甲肾上腺素对于镇痛非常重要[5]。

选择抗抑郁药时需要充分考虑药物相互作用这一因素。例如,在一些病例报告中,联合使用 5-羟色胺能抗抑郁药(SSRI 或 SNRI)与镇痛药曲马多与 5-羟色胺综合征的发生相关。不推荐联合使用这些药物。在使用阿片类镇痛药时应当避免同时使用那些能够抑制CYP2D6 的药物(如氟西汀、帕罗西汀、度洛西汀、安非他酮)。因为阿片类药物是前药,需要通过代谢生成活性化合物。这类镇痛药包括可乐定(活性代谢物为吗啡)、二氢可待因酮(hydrocodone)(活性代谢物为氢化吗啡酮)、羟考酮(oxycodone)(羟吗啡酮)及曲马多(tramadol)(O-去甲基曲马多)。正在服用阿片类药物的患者应当优先考虑使用不会影响 CYP450 的抗抑郁药(见表86-8)。

D. C. 的症状满足抑郁障碍急性发作的诊断标准,并且药物治疗的指针明确。在供选择的药物中,SSRI 治疗神经病理性疼痛的有效性还未得到证明。SNRI 和 TCA 可有效治疗神经病理性疼痛、抑郁和焦虑。TCA 存在依从性不佳和显著的毒副作用风险。除此之外,既往 D. C. 在使用低剂量 TCA(阿米替林每日 50mg)时出现了明显的体重增加,因此推荐其使用其他类的抗抑郁药。SNRI 是治疗抑郁和慢性肌痛的不错的选择。但是既往 D. C. 在使用文拉法辛时曾出现恶心等不良反应,所以可以考虑使用另一种SNRI,如度洛西汀或左旋米那普仑。然而,度洛西汀能够抑制 CYP2D6,所以在日后需要更换药物时应当考虑这一因素。

总结

抑郁发作具有显著的致残性,并且常常因为自杀导致死亡率上升。治疗可以减轻急性症状,预防未来复发。所有抗抑郁药的有效性相当。考虑药物-疾病和药物-药物相互作用有助于确定首选治疗药物。总体上,基于耐受性、过量使用的安全性和治疗开支等因素,SSRI 是最好的首选药物。在 SSRI 中,舍曲林和艾司西酞普兰具有一定优势。既往患者药物治疗史和家族药物治疗应答史也是重要的决定性因素。在症状缓解后应至少持续治疗 6 个月。有些患者甚至需要终身治疗。当治疗开始后,应进行患者教育和安全性监测。抗抑郁治疗可以改善生活质量,降低自杀事件的发生率。

(赵悦 译,陈超 校,姚贵忠 审)

参考文献

1. National Collaborating Centre for Mental Health (UK). Depression: The Treatment and Management of Depression in Adults (Updated Edition). National Institute for Health and Clinical Excellence: Guidance. Leicester (UK): British Psychological Society; 2010

2. Wells KB et al. The functioning and well-being of depressed patients. *JAMA*. 1989;262:914.

3. Greenberg PE et al. The economic burden of depression in the United States: how did it change between 1990 and 2000? *J Clin Psychiatry*. 2003;64:1465.

4. Kessler RC et al. Prevalence, severity and comorbidity of 12-month DSM-IV disorders in the national comorbidity survey [published correction appears in Arch Gen Psychiatry. 2005;62:709]. *Arch Gen Psychiatry*. 2005;62:617.

5. Cleare A et al. Evidenced based guidelines for treating depressive disorders with antidepressants: a revision of the 2008 British Association for Psychopharmacology guidelines. *J Psychopharmacol*. 2015;29(5):459–525.

6. Lieb R et al. Parental major depression and the risk of depression and other mental disorders in offspring: a prospective-longitudinal community study. *Arch Gen Psychiatry*. 2002;59:365.

7. McGuffin P, Katz R. The genetics of depression and manic depressive disorder. *Br J Psychiatry*. 1989;155:294.

8. Blehar MC et al. Family and genetic studies of affective disorders. *Arch Gen Psychiatry*. 1988;45:289.

9. American Psychiatric Association. *Diagnostic and Statistical Manual of Mental Disorders, (DSM-5)*. 5th ed. Arlington, VA: American Psychiatric Association Press; 2013.

10. Practice guideline for the treatment of patients with major depressive disorder. 3rd ed. Arlington, VA: American Psychiatric Association; 2010.

11. Cuijpers P et al. Are psychological and pharmacologic interventions equally effective in the treatment of adult depressive disorders? A meta-analysis of comparative studies. *J Clin Psychiatry*. 2008;69:1675.

12. Schildkraut JJ. Neuropsychopharmacology and the affective disorders. *N Engl J Med*. 1969;281:302.

13. Maas JW. Biogenic amines and depression. *Arch Gen Psychiatry*. 1975;32:1357.

14. Hamon M, Blier P. Monoamine neurocircuitry in depression and strategies for new treatments. *Prog Neuropsychopharmacol Biol Psychiatry*. 2013;45:54–63.

15. Kohler S et al. The serotonergic system in the neurobiology of depression: relevance for novel antidepressants. *J Psychopharmacol*. 2016;30(1):13–22.

16. Richelson E. Multi-modality: a new approach for the treatment of major depressive disorder. *Int J Neuropsychopharmacol*. 2013;16:1433–1442.

17. Artigas F et al. Mechanism of action of antidepressants. *Psychopharmacol Bull*. 2002;36(suppl 2):123–132.

18. Charney DS et al. Receptor sensitivity and the mechanisms of action of antidepressant treatment. *Arch Gen Psychiatry*. 1981;381:1160.

19. Risch SC, Nemeroff CB. Neurochemical alterations of serotonergic neuronal systems in depression. *J Clin Psychiatry*. 1992;53:3.

20. Kramer MS et al. Distinct mechanism for antidepressant activity by blockade of central substance p receptors. *Science*. 1998;281:1640.

21. Gold PW et al. New insights into the role of cortisol and the glucocorticoid receptor in severe depression. *Biol Psychiatry*. 2002;52:381.

22. Nemeroff CB. New directions in the development of antidepressants: the interface of neurobiology and psychiatry. *Hum Psychopharmacol*. 2002;17:13.

23. Valdez GR. Development of CRF1 receptor antagonists as antidepressants and anxiolytics. Progress to date. *CNS Drugs*. 2006;201(11):887–896.

24. Dunlop BW, Nemeroff CB. The role of dopamine in the pathophysiology of depression. *Arch Gen Psychiatry*. 2007;64:327.

25. Nemeroff CB, Evans DL. Thyrotropin-releasing hormone (TRH), the thyroid axis, and affective disorder. *Ann N Y Acad Sci*. 1989;553:304.

26. Mitchell J et al. Institute for Clinical Systems Improvement. Adult depression in primary care. Updated September 2013.

27. Furtado M, Katzman MA. Examining the role of neuroinflammation in major depression. *Psychiatr Res*. 2015;229:27–36.

28. Duval F et al. Chronobiological hypothalamic-pituitary-thyroid axis status and antidepressant outcome in major depression. *Psychoneuroendocrinology*. 2015;59:71–80.

29. Carroll BJ et al. Pathophysiology of hypercortisolism in depression. *Acta Psychiatr Scand*. 2007;115(S433):90–103.

30. Wolkowitz OM, Reus VI. Treatment of depression with antiglucocorticoid drugs. *Psychosom Med*. 1999;5:698.

31. Belanoff JK et al. Anopenlabeltrialof C-1073 (mifepristone) for psychotic major depression. *Biol Psychiatry*. 2002;5:386.

32. Lee AL et al. Stress and depression: possible links to neuron death in the hippocampus. *Bipolar Disord*. 2002;4:117.

33. Agarwal N et al. Update on the use of MR for assessment and diagnosis of psychiatric diseases. *Radiology*. 2010;255(1):23–41.

34. Sarubin N et al. Impact on cortisol and antidepressant efficacy of quetiapine and escitalopram in depression. *Psychoneuroendocrinology*. 2014;39:141–151.

35. Karlovic d et al. Serum concentrations of CRP, IL-6, TNF-alpha and cortisol in major depressive disorder with melancholic or atypical features. *Psychiatry Res*. 2012;198:74–80.

36. Lotrich FE. Inflammatory cytokine-associated depression. *Brain Res*. 2015;1617:113–125.

37. Kato M, Serretti A. Review and meta-analysis of antidepressant pharmacogenetic findings in major depressive disorder. *Mol Psychiatry*. 2010;15:473–500.

38. Serretti A et al. Meta-analysis of serotonin transporter gene promoter polymorphism (5-HTTLPR) association with selective serotonin reuptake inhibitor efficacy in depressed patients. *Mol Psychiatry*. 2007;12:247.

39. Horstmann S, Binder EB. Pharmacogenomics of antidepressant drugs. *Pharmacol Ther*. 2009;124:57–73.

40. Fabbri C, Serretti A. Pharmacogenetics of major depressive disorder: top genes and pathways toward clinical applications. *Curr Psychiatry Rep*. 2015;17:50.

41. George MS et al. SPECT and PET imaging in mood disorders. *J Clin Psychiatry*. 1993;54:6.

42. Nemeroff CB. The neurobiology of depression. *Sci Am*. 1998;278:42.

43. Mayberg HS. Modulating dysfunctional limbic-cortical circuits in depression: towards development of brain-based algorithms for diagnosis and optimised treatment. *Br Med Bull*. 2003;65:193.

44. Cole J et al. Hippocampal atrophy in first episode depression: a meta-analysis of magnetic resonance imaging studies. *J Affect Disord*. 2011;134:483–487.

45. Hamilton M. A rating scale for depression. *J Neurol Neurosurg Psychiatry*. 1960;23:56.

46. Beck AT et al. An inventory for measuring depression. *Arch Gen Psychiatry*. 1961;4:561.

47. Zung WW. A self-rating depression scale. *Arch Gen Psychiatry*. 1965;12:63.

48. Montgomery SA, Asberg M. New depression scale designed to be sensitive to change. *Br J Psychiatry*. 1979;134:382.

49. Radloff LS. The CES-D scale: a self-report depression scale for research in the general population. *Appl Psychol Meas*. 1977;1:385.

50. Kroenke K et al. The PHQ-9: validity of a brief depression severity measure. *J Gen Intern Med*. 2001;16:606.

51. Rush AJ et al. The 16-item Quick Inventory of Depressive Symptomatology (QIDS), Clinician Rating (QIDS-C), and Self-Report (QIDS-SR): a psychometric evaluation in patients with chronic major depression [published correction appears in Biol Psychiatry. 2003;54:585]. *Biol Psychiatry*. 2003;54:573.

52. Siu AL; the USPSTF. Screening for depression in adults. US Preventative Services Task Force recommendation statement. *JAMA*. 2016;315(4):380–387.

53. Arnow BA, Constantino MJ. Effectiveness of psychotherapy and combination treatment for chronic depression. *J Clin Psychol*. 2003;59:893.

54. UK ECT Review Group. Efficacy and safety of electroconvulsive therapy in depressive disorders: a systematic review and meta-analysis. *Lancet*. 2003;361(9360):799–808.

55. Devanand DP et al. Electroconvulsive therapy in the treatment-resistant patient. *Psychiatr Clin North Am*. 1991;14:905.

56. Cusin C, Dougherty DD. Somatic therapies for treatment-resistant depression: ECT, TMS, VNS, DBS. *Biol Mood Anxiety Disord*. 2012;2:14.

57. Shapira B et al. Cost and benefit in the choice of ECT schedule. *Br J Psy-*

chiatry. 1998;172:44.

58. Kellner CH et al. Continuation electroconvulsive therapy vs. pharmaco-therapy for relapse prevention in major depression: a multisite study from the consortium for research in electroconvulsive therapy (CORE). *Arch Gen Psychiatry.* 2006;63:1337.

59. Hallett M. Transcranial magnetic stimulation: a primer. *Neuron.* 2007;55:187–199.

60. Rossi S et al. Safety, ethical considerations, and application guidelines for the use of transcranial magnetic stimulation in clinical practice and research. *Clin Neurophysiol.* 2009;120:208–239.

61. Martin JL et al. Transcranial magnetic stimulation for treating depression. *Cochrane Database Syst Rev.* 2003;(3):CD003387.

62. Janicak PG et al. Transcranial magnetic stimulation in the treatment of major depressive disorder: a comprehensive summary of safety experience from acute exposure, extended exposure, and during reintroduction treatment. *J Clin Psychiatry.* 2008;69:222.

63. Groves DA, Brown VJ. Vagal nerve stimulation: a review of its applications and potential mechanisms that mediate its clinical effects. *Neurosci Biobehav Rev.* 2005;29:493.

64. Gross F, Gysin F. Phototherapy in psychiatry: clinical update and review of indications. *Encephale.* 1996;22:143.

65. Lawlor DA, Hopker SW. The effectiveness of exercise as an intervention in the management of depression: systematic review and meta-regression analysis of randomized controlled trials. *BMJ.* 2001;322:763.

66. Brene S et al. Running is rewarding and antidepressive. *Physiol Behav.* 2007;92:136.

67. Carlson LE et al. Mindfulness-based stress reduction in relation to quality of life in breast, mood, symptoms of stress and levels of cortisol, dehydroepian-drosterone and melatonin in breast cancer and prostate cancer outpatients. *Psychoneuroendocrinology.* 2004;29:448.

68. Cipriani A et al. Comparative efficacy and acceptability of 12 new-generation antidepressants: a multiple-treatments meta-analysis. *Lancet.* 2009;373:746.

69. Gartlehner G et al. Comparative benefits and harms of second-generation antidepressants for treating major depressive disorder. An updated meta-analysis. *Ann Intern Med.* 2011;155:772–785.

70. Spina E et al. Clinically relevant pharmacokinetic drug interactions with second-generation antidepressants: an update. *Clin Ther.* 2008;30(7):1206–1227.

71. Taylor MJ et al. Early onset of selective serotonin reuptake inhibitor antidepressant action: systematic review and meta-analysis. *Arch Gen Psychiatry.* 2006;63:1217.

72. Dubovsky SL. Beyond the serotonin reuptake inhibitors: rationale for the development of new serotonergic agents. *J Clin Psychiatry.* 1994;55(Suppl):34.

73. Vogel GW et al. Drug effects on REM sleep and on endogenous depression. *Neurosci Biobehav Rev.* 1990;14:49.

74. Gregorian RS et al. Antidepressant-induced sexual dysfunction. *Ann Pharmacother.* 2002;36:1577.

75. Prabhaker D, Balon R. How do SSRIs cause sexual dysfunction? *Curr Psychiatr.* 2010;9(12):30–34.

76. Casper RC et al. Somatic symptoms in primary affective disorder: presence and relationship to the classification of depression. *Arch Gen Psychiatry.* 1985;42:1098.

77. Shen WW, Hsu JH. Female sexual side effects associated with selective serotonin reuptake inhibitors: a descriptive clinical study of 33 patients. *Int J Psychiatry Med.* 1995;25:239.

78. Rothschild AJ. Selective serotonin reuptake inhibitor-induced sexual dysfunction: efficacy of a drug holiday. *Am J Psychiatry.* 1995;152:1514.

79. Labbate LA, Pollack MH. Treatment of fluoxetine-induced sexual dysfunction with bupropion: a case report. *Ann Clin Psychiatry.* 1994;6:13.

80. Ashton AK, Rosen RC. Bupropion as an antidote for serotonin reuptake inhibitor-induced sexual dysfunction. *J Clin Psychiatry.* 1998;59:112.

81. Kennedy SH et al. Combining bupropion SR with venlafaxine, paroxetine or fluoxetine: preliminary report on pharmacokinetic, therapeutic, and sexual dysfunction effects. *J Clin Psychiatry.* 2002;63:181.

82. Demyttenaere K, Jaspers L. Bupropion and SSRI-induced side effects. *J Psychopharmacol.* 2008;22(7):792–804.

83. Woodrum ST, Brown CS. Management of SSRI-induced sexual dysfunction. *Ann Pharmacotherapy.* 1998;32:1209–1215.

84. Nurnberg HG et al. Treatment of antidepressant-associated sexual dysfunction with sildenafil. *JAMA.* 2003;289:56.

85. Segraves RT et al. Tadalafil for treatment of erectile dysfunction in men on antidepressants. *J Clin Psychopharmacol.* 2007;27(1):62–66.

86. Shrivastava RK et al. Amantadine in the treatment of sexual dysfunction associated with selective serotonin reuptake inhibitors. *J Clin Psychopharmacol.* 1995;15:83.

87. Norden MJ. Buspirone treatment of sexual dysfunction associated with selective serotonin re-uptake inhibitors. *Depression.* 1994;2:109.

88. Jacobsen FM. Fluoxetine-induced sexual dysfunction and an open-label trial of yohimbine. *J Clin Psychiatry.* 1992;53:119.

89. Michelson D et al. Female sexual dysfunction associated with antidepressant administration: a randomized, placebocontrolled study of pharmacologic intervention. *Am J Psychiatry.* 2000;157:239.

90. Cohen AJ, Bartlik B. Ginkgo biloba for antidepressant-induced sexual dysfunction. *J Sex Marital Ther.* 1998;24:139.

91. Gelenberg AJ et al. Mirtazapine substitution in SSRI-induced sexual dysfunction. *J Clin Psychiatry.* 2000;61(5):356–360.

92. Delgado PL et al. Treatment strategies for depression and sexual dysfunction. *J Clin Psychiatry.* 1999;17:15.

93. Gunnell D et al. Selective serotonin reuptake inhibitors (SSRIs) and suicide in adults: a meta-analysis of drug company data from placebo controlled, randomized controlled trials submitted to the MHRA's safety review. *BMJ.* 2005;330:385–390.

94. Isacsson G, Rich CL. Antidepressant drugs and the risk of suicide in children and adolescents. *Pediatr Drugs.* 2014;16:115–122.

95. Ferguson JM. SSRI antidepressant medications: adverse effects and tolerability. *Prim Care Companion J Clin Psychiatry.* 2001;3:22–27.

96. Modi S, Lowder D. Medications for migraine prophylaxis. *Am Fam Phys.* 2006;73(1):72–78.

97. Hamel E. Serotonin and migraine: biology and clinical implications. *Cephalalgia.* 2007;27:1295–1230.

98. Vida S, Looper K. Precision and comparability of adverse event rates of newer antidepressants. *J Clin Psychopharmacol.* 1999;19:416.

99. Marcy TR, Britton ML. Antidepressant-induced sweating. *Ann Pharmacother.* 2005;39:748–752.

100. Mercadante S. Hyoscine in opioid-induced sweating. *J Pain Symptom Manage.* 1998;15:214.

101. Romanelli F et al. Possibleparoxetine-inducedbruxism. *Ann Pharmacother.* 1996;30:1246.

102. Ellison JM, Stanziani P. SSRI-associated nocturnal bruxism in four patients. *J Clin Psychiatry.* 1993;54:432.

103. Rugh JD, Harlan J. Nocturnal bruxism and temporomandibular disorders. *Adv Neurol.* 1988;49:329.

104. Kirby D, Ames D. Hyponatremia and selective serotonin reuptake inhibitors in elderly patients. *Int J Geriatr Psychiatry.* 2001;16:484.

105. Arinzon ZH et al. Delayed recurrent SIADH associated with SSRIs. *Ann Pharmacother.* 2002;36:1175.

106. Leo RJ. Movement disorders associated with selective serotonin reuptake inhibitors. *J Clin Psychiatry.* 1996;57:449.

107. Caley CF. Extrapyramidal reactions and the selective serotonin-reuptake inhibitors. *Ann Pharmacother.* 1997;31:1481–1489.

108. Lane RM. SSRI-Induced extrapyramidal side-effects and akathisia: implications for treatment. *J Psychopharmacol.* 1998;12(2):192–214.

109. Levine LR et al. Use of a serotonin re-uptake inhibitor, fluoxetine, in the treatment of obesity. *Int J Obes.* 1987;11(Suppl 3):185.

110. Fava M et al. Fluoxetine versus sertraline and paroxetine in major depressive disorder: changes in weight with long-term treatment. *J Clin Psychiatry.* 2000;61:863–867.

111. Paton C, Ferrier IN. SSRIs and gastrointestinal bleeding. *BMJ.* 2005;331:529.

112. Anglin R et al. Risk of upper gastrointestinal bleeding with selective serotonin reuptake inhibitors with or without concurrent nonsteroidal anti-inflammatory use: a systematic review and meta-analysis. *Am J Gastroenterol.* 2014;109:811–819.

113. Vidal X et al. Risk of upper gastrointestinal bleeding and the degree of serotonin reuptake inhibition by antidepressants: a case-control study. *Drug Saf.* 2008;31:159.

114. Lewis JD et al. Moderate and high affinity serotonin reuptake inhibitors increase the risk of upper gastrointestinal toxicity. *Pharmacoepidemiol Drug Saf.* 2008;17:328.

115. Depression Guideline Panel. Rockville, MD: Agency for Health Policy and Research, US Dept of Health and Human Services; 1993.

116. Felice D et al. When aging meets the blues: are the current antidepressants effective in depressed aged patients? *Neurosci Biobehav Rev.* 2015;55:478–497.

117. Warner CH et al. Antidepressant discontinuation syndrome. *Am Fam Physician.* 2006;74:449–457.

118. Baldessarini RJ et al. Illness risk following rapid versus gradual discontinuation of antidepressants. *Am J Psychiatry.* 2010;167:934.

119. Davies S et al. Depression, suicide, and the national service framework. *BMJ.* 2001;322:1500–1501.

120. Judd LL. The clinical course of unipolar major depressive disorders. *Arch Gen Psychiatry.* 1997;54:989.

121. Nonacs R, Cohen LS. Depression during pregnancy: diagnosis and treatment options. *J Clin Psychiatry.* 2002;63:24.

122. Cohen LS et al. Relapse of major depression during pregnancy in women who maintain or discontinue antidepressant treatment [published correction

appears in JAMA. 2006;296:170]. JAMA. 2006;295:499.

123. Chaudron LH. Complex challenges in treating depression during pregnancy. Am J Psychiatry. 2013;170:12–20.

124. Louik C et al. First-trimester use of selective serotonin reuptake inhibitors and the risk of birth defects. N Engl J Med. 2007;356:2675.

125. Alwan S et al. Use of serotonin-reuptake inhibitors in pregnancy and the risk of birth defects. N Engl J Med. 2007;356:2684.

126. Berard A et al. First trimester exposure to paroxetine and risk of cardiac malformations in infants: the importance of dosage. Birth Defects Res B Dev Reprod Toxicol. 2007;80:18.

127. Laine K et al. Effects of exposure to selective serotonin reuptake inhibitors during pregnancy on serotonergic symptoms in newborns and cord blood monoamine and prolactin concentrations. Arch Gen Psychiatry. 2003;60:720.

128. Wisner KL et al. Does fetal exposure to SSRIs or maternal depression impact infant growth? Am J Psychiatry. 2013;170:485–493.

129. Einarson A et al. Rates of spontaneous and therapeutic abortions following use of antidepressants in pregnancy: results from a large prospective database. J Obstet Gynaecol Can. 2009;31:452.

130. O'Connor E et al. Primary care screening for and treatment of depression in pregnant and postpartum women. Evidence report and systematic review for the US Preventative Services Task Force. JAMA. 2016;315(4):388–406.

131. Yonkers KA et al. The management of depression during pregnancy: a report from the American Psychiatric Association and the American College of Obstetricians and Gynecologists. Gen Hosp Psychiatry. 2009;31:403.

132. Gentile S. The safety of newer antidepressants in pregnancy and breastfeeding. Drug Saf. 2005;28(2):138–152.

133. Spigstet O, Hagg S. Excretion of psychotropic drugs into breast milk: pharmacokinetic overview and therapeutic implications. CNS Drugs. 1998;9:111.

134. Wisner KL et al. Serum sertraline and n-desmethylsertraline levels in breast-feeding mother-infant pairs. Am J Psychiatry. 1998;155:690.

135. Greenblatt DJ et al. Human cytochromes and some new antidepressants: kinetics, metabolism and drug interactions. J Clin Psychopharmacol. 1999;19(5 Suppl 1):23S.

136. Preskorn SH. Clinically relevant pharmacology of selective serotonin reuptake inhibitors. An overview with emphasis on pharmacokinetics and effects on oxidative drug metabolism. Clin Pharmacokinet. 1997;32(suppl 1):1–21.

137. Preskorn SH et al. Comparison of duloxetine, escitalopram, and sertraline effects on cytochrome P450 2D6 function in healthy volunteers. J Clin Psychopharmacol. 2007;27(1):28–34.

138. Spina E et al. Clinically significant drug interactions with newer antidepressants. CNS Drugs. 2012;26(1):39–67.

139. Jefferson JW, Griest JH. Brussel sprouts and psychopharmacology: understanding the cytochrome P450 system. Psychiatr Clin North Am. 1996;3:205.

140. Igbal MM et al. Overview of serotonin syndrome. Ann Clin Psychiatr. 2012;24(4):310–318.

141. Graber MA et al. Sertraline-phenelzine drug interaction: a serotonin syndrome reaction. Ann Pharmacother. 1994;28:732.

142. Iruela LM et al. Toxic interaction of S-adenosylmethionine and clomipramine. Am J Psychiatry. 1993;150:522.

143. Lantz MS et al. St. John's wort and antidepressant drug interactions in the elderly. J Geriatr Psychiatry Neurol. 1999;12:7.

144. Sternbach H. The serotonin syndrome. Am J Psychiatry. 1991;148:705.

145. Nierenberg AA et al. Trazodone for antidepressant associated insomnia. Am J Psychiatry. 1994;151:1069.

146. Wilson SJ et al. British Association for Psychopharmacology consensus statement on evidence-based treatment of insomnia, parasomnias and circadian rhythm disorders. J Psychopharmacol. 2010;1–25.

147. Rush AJ et al. Acute and longer-term outcomes in depressed outpatients requiring one or several treatment steps: a STAR*D report. Am J Psychiatry. 2006;163:1905.

148. Paykel ES et al. Residual symptoms after partial remission: an important outcome in depression. Psychol Med. 1995;25:1171.

149. Gibson TB et al. Cost burden of treatment resistance in patients with depression. Am J Manag Care. 2010;16:370.

150. Brown WA, Harrison W. Are patients who are intolerant to one serotonin selective reuptake inhibitor intolerant to another? J Clin Psychiatry. 1995;56:30.

151. Thase ME et al. Citalopram treatment of paroxetine intolerant patients. Depress Anxiety. 2002;16:128.

152. Calabrese JR et al. Citalopram treatment of fluoxet-ineintolerant depressed patients. J Clin Psychiatry. 2003;64:562.

153. Rush AJ et al. Bupropion-SR, sertraline or venlafaxine-XR after failure of SSRIs for depression. N Engl J Med. 2006;354:1231.

154. Kamath J, Handratta V. Desvenlafaxine succinate for major depressive disorder: a critical review of the evidence. Expert Rev Neurother. 2008;8:1787.

155. Bymaster FP et al. Comparative affinity of duloxetine and venlafaxine for serotonin and norepinephrine transporters in vitro and in vivo, human serotonin receptor subtypes, and other neuronal receptors. Neuropsychopharmacology. 2001;25:871–880.

156. Auclair AL et al. Levomilnacipran (F2695), a norepinephrine-preferring SNRI: profile in vitro and in models of depression and anxiety. Neuropharmacology. 2013;70:338–347.

157. Deecher DC et al. Desvenlafaxine succinate: a new serotonin and norepinephrine reuptake inhibitor. J Pharmacol Exp Ther. 2006;318(2):657–665.

158. Nichols AI et al. Pharmacokinetics, pharmacodynamics, and safety of desvenlafaxine, a serotonin-norepinephrine reuptake inhibitor. J Bioequiv Availab. 2013;5(1):22–30.

159. Palmer EC et al. Levomilnacipran: as serotonin-norepinephrine reuptake inhibitor for the treatment of major depressive disorder. Ann Pharmacother. 2014;48(8):1030–1039.

160. Thase ME. Effect of venlafaxine on blood pressure: a meta-analysis of original data from 3744 patients. J Clin Psychiatry. 1998;59:502–508.

161. Wernicke J et al. An evaluation of the cardiovascular safety profile of duloxetine. Findings from 42 placebo-controlled studies. Drug Saf. 2007;30(5):437–455.

162. Thase ME et al. Effects of desvenlafaxine on blood pressure in patients treated for major depressive disorder: a pooled analysis. Curr Med Res Opin. 2015;31(4):809–820.

163. Liebowitz MR et al. A randomized, double-blind, placebo-controlled trial of desvenlafaxine succinate in adult outpatients with major depressive disorder. J Clin Psychiatry. 2007;68:1663–1672.

164. Deardorff WJ, Grossberg GT. A review of the clinical efficacy, safety and tolerability of the antidepressants vilazodone, levomilnacipran and vortioxetine. Expert Opin Pharmacother. 2014;15(17):2525–2542.

165. McIntyre RS et al. The hepatic safety profile of duloxetine: a review. Expert Opin Drug Metab Toxicol. 2008;4(3):281–285.

166. Dawson LA. The discovery and development of vilazodone for the treatment of depression: a novel antidepressant or simply another SSRI? Expert Opin Drug Disc. 2013;8(12):1529–1539.

167. Citrome L. Vortioxetine for major depressive disorder: an indirect comparison with duloxetine, escitalopram, levomilnacipran, sertraline, venlafaxine, and vilazodone, using nuber need to harm, and likelihood to be helped or harmed. J Affect Disord. 2016;196:225–233.

168. Wang G et al. Comparison of vortioxetine versus venlafaxine XR in adults in Asia with major depressive disorder: a randomized, double-blind study. Curr Med Res Opin. 2015;31(4):785–794.

169. Mahableshwarker AR et al. A randomized, double-blind, duloxetine-referenced study comparing efficacy and tolerability of 2 fixed doses of vortioxetine in the acute treatment of adults with MDD. Psychopharmacology (Berl). 2015;232:2061–2070.

170. Boulenger JP et al. Efficacy and safety of vortioxetine (Lu AA21004), 15 and 20 mg/day: a randomized, double-blind, placebo-controlled, duloxetine-referenced study in the acute treatment of adult patients with major depressive disorder. Int Clin Psychopharmacol. 2014;29(3):138–149.

171. Boinpally R et al. Influence of CYP3A4 induction/inhibition on the pharmacokinetics of vilazodone in healthy subjects. Clin Ther. 2014;36(11):1638–1649.

172. Pearce EF, Murphy JA. Vortioxetine for the treatment of depression. Ann Pharmacother. 2014;48(6):758–765.

173. Ascher JA et al. Bupropion: a review of its mechanism of antidepressant activity. J Clin Psychiatry. 1995;56:395.

174. Jain AK et al. Bupropion SR vs. placebo for weight loss in obese patients with depressive symptoms. Obes Res. 2002;10:1049.

175. Alvarez W, Pickworth KK. Safety of antidepressant drugs in the patient with cardiac disease: a review of the literature. Pharmacotherapy. 2003;23:754.

176. Roose SP et al. Cardiovascular effects of bupropion in depressed patients with heart disease. Am J Psychiatry. 1991;148:512.

177. De Boer T. The effects of mirtazapine on central noradrenergic and serotonergic neurotransmission [published correction appears in Int Clin Psychopharmacol. 1996;11:153]. Int Clin Psychopharmacol. 1995;10:19.

178. Wheatley DP et al. Mirtazapine: efficacy and tolerability in comparison with fluoxetine in patients with moderate to severe major depressive disorder. J Clin Psychiatry. 1998;59:306.

179. Watanabe N et al. Mirtazapine versus other antidepressants in the acute-phase treatment of adults with major depression: systematic review and meta-analysis. J Clin Psychiatry. 2008;69(9):1404–1415.

180. Versiani M et al. Comparison of the effects of mirtazapine and fluoxetine in severely depressed patients. CNS Drugs. 2005;19(2):137–146.

181. Guelfi JD et al. Mirtazapine versus venlafaxine in hospitalized severely depressed patients with melancholic features. J Clin Psychopharmacol. 2001;21:425.

182. Preston TC, Shelton RC. Treatment resistant depression: strategies for primary care. Curr Psychiatry Rep. 2013;15:370.

183. Ferguson JM et al. Reemergence of sexual dysfunction in patients with major

depressive disorder: double blind comparison of nefazodone and sertraline. *J Clin Psychiatry*. 2001;62:24–29.

184. Stahl S. Mechanism of action of trazodone: a multifunctional drug. *CNS Spectr*. 2009;14(10):536–546.

185. Sheehan DV et al. Extended-release trazodone in major depressive disorder: a randomized, double-blind, placebo-controlled study. *Psychiatry*. 2009;6(5):20–33.

186. Greene DS, Barbhaiya RH. Clinical pharmacokinetics of nefazodone. *Clin Pharmacokinet*.1997;33(4):260–275.

187. MacGillivray S et al. Efficacy and tolerability of selective serotonin reuptake inhibitors compared with tricyclic antidepressants in depression treated in primary care: systematic review and meta-analysis. *BMJ*. 2003;326:1014.

188. Katon W et al. Adequacy and duration of antidepressant treatment in primary care. *Med Care*. 1992;30:67.

189. Sclar D et al. Antidepressant pharmacotherapy: economic outcomes in a health maintenance organization. *Clin Ther*. 1994;16:715.

190. Tran PV et al. Dual monoamine modulation for improved treatment of major depressive disorder. *J Clin Psychopharmacol*. 2003;23:78–86.

191. Rabkin JG et al. Adverse reactions to monoamine oxidase inhibitors. Part II: treatment correlates and clinical management. *J Clin Psychopharmacol*. 1985;5:2.

192. Glassman AH. Cardiovascular effects of tricyclic antidepressants. *Annu Rev Med*. 1984;35:503.

193. Cassem N. Cardiovascular effects of antidepressants. *J Clin Psychiatry*. 1982;43:22.

194. Freyschuss U et al. Circulatory effects in man of nortriptyline, a tricyclic antidepressant drug. *Pharmacologia Clin*. 1970;2:68.

195. Glassman AH et al. Sertraline treatment of major depression in patients with acute MI or unstable angina [published correction appears in JAMA. 2002;288:1720]. *JAMA*. 2002;288:701.

196. Sauer WH et al. Selective serotonin reuptake inhibitors and myocardial infarction. *Circulation*. 2001;104:1894.

197. Serebrauny VL et al. Effect of selective serotonin reuptake inhibitors on platelets in patients with coronary artery disease. *Am J Cardiol*. 2001;87:1398.

198. Bigger JT, Jr et al. Cardiac antiarrhythmic effect of 5 imipramine hydrochloride. *N Engl J Med*. 1977;296:206.

199. Giardina EG, Bigger JT, Jr. Antiarrhythmic effect of imipramine hydrochloride inpatients with ventricular premature complexes with psychological depression. *Am J Cardiol*. 1982;50:172.

200. Muir WW et al. Effects of tricyclic antidepressant drugs on the electrophysiological properties of dog Purkinje fibers. *J Cardiovasc Pharmacol*. 1982;4:82.

201. Roose SP et al. Comparison of paroxetine and nortriptyline in depressed patients with ischemic heart disease. *JAMA*. 1998;279:287.

202. Montgomery SA. Antidepressants and seizures: emphasis on newer agents and clinical implications. *Int J Clin Pract*. 2005;12:1435–1440.

203. Castano-Monsalve B. Antidepressants in epilepsy. *Rev Neurol*. 2013;57(3):117–122.

204. Warnock JK, Morris DW. Adverse cutaneous reactions to antidepressants. *Am J Clin Dermatol*. 2002;3(5):329–339.

205. Zisook S. A clinical overview of monoamine oxidase inhibitors. *Psychosomatics*. 1985;26:240.

206. McGrath PJ et al. A placebo-controlled study of fluoxetine versus imipramine in the acute treatment of atypical depression. *Am J Psychiatry*. 2000;157:344.

207. Haefely W et al. Biochemistry and pharmacology of moclobemide, a prototype RIMA. *Psychopharmacology (Brel)*. 1992;106(Suppl):S6.

208. Amsterdam JD. A double-blind, placebo-controlled trial of the safety and efficacy of selegiline transdermal system without dietary restrictions in patients with major depressive disorder. *J Clin Psychiatry*. 2003;64:208–214.

209. Robinson DS, Amsterdam JD. The selegiline transdermal system in major depressive disorder: a systematic review of safety and tolerability. *J Affect Disord*. 2008;105:15–23.

210. Murphy DL et al. Monoamine oxidase-inhibiting antide-pressants: a clinical update. *Psychiatr Clin North Am*. 1984;7:549.

211. Kronig MH et al. Blood pressure effects of phenelzine. *J Clin Psychopharmacol*. 1983;3:307.

212. Salzman C. Clinical guidelines for the use of antidepressant drugs in geriatric patients. *J Clin Psychiatry*. 1985;46(10, pt 2):38.

213. Mallinger AG et al. Pharmacokinetics of tranylcypromine in patients who are depressed: relationship to cardiovascular effects. *Clin Pharmacol Ther*. 1986;40:444.

214. Robinson DS et al. Clinical pharmacology of phenelzine. *Arch Gen Psychiatry*. 1978;35:629.

215. Mitchell JE, Popkin MK. Antidepressant drug therapy and sexual dysfunction in men: a review. *J Clin Psychopharmacol*. 1983;3:76.

216. Zhou X et al. Comparative efficacy, acceptability, and tolerability of augmentation agents in treatment-resistant depression: systematic review and network meta-analysis. *J Clin Psychiatry*. 2015;76(4):e487–e498.

217. McIntyre RS et al. Treatment-resistant depression: definitions, review of the evidence, and algorithmic approach. *J Affect Disord*. 2014;156:1–7.

218. Rothschild A. Challenges in the treatment of major depressive disorder with psychotic features. *Schizophr Bull*. 2013;39(4):787–796.

219. Bauer M et al. Lithium augmentation in treatment-resistant depression: meta-analysis of placebo-controlled trials [published correction appears in J Clin Psychopharmacol. 2000;20:287]. *J Clin Psychopharmacol*. 1999;119:427.

220. Altshuler LL et al. Does thyroid supplementation accelerate tricyclic antidepressant response? A review and meta-analysis of the literature. *Am J Psychiatry*. 2001;158:1617.

221. Nierenberg AJ et al. A comparison of lithium and T3 augmentation following two failed medication treatments for depression: a STAR-D report. *Am J Psychiatry*. 2006;163:1484.

222. Shelton RC et al. Therapeutic options for treatment-resistant depression. *CNS Drugs*. 2010;24:131.

223. Centers for Disease Control and Prevention. Mental health surveillance among children-United States, 2005-2011. *MMWR*. 2013;62(suppl 2):1–39.

224. Choe CJ et al. Depression. *Child Adolesc Psychiatr Clin N Am*. 2012;21:807–829.

225. Hetrick SE et al. Selective serotonin reuptake inhibitors (SSRIs) for depressive disorders in children and adolescents. *Cochrane Database Syst Rev*. 2007;3:art no. CD004851.

226. Hetrick SE et al. Newer generation antidepressants for depressive disorders in children and adolescents. *Cochrane Database Syst Rev*. 2012;11:art no. CD004851.

227. American Academy of Child and Adolescent Psychiatry Official Action. Practice parameter for the assessment and treatment of children and adolescents with depressive disorders. *J Am Acad Child Adolesc Psychiatry*. 2007;46(11):1503–1526.

228. Cheung AH et al. Guidelines for adolescent depression in primary care (GLAD-PC): II. Treatment and ongoing management. *Pediatrics*. 2007;120(5):e1313–e1326.

229. Wagner KD et al. A double-blind, randomized, placebo-controlled trial of escitalopram in the treatment of pediatric depression. *J Amer Acad Child Adolesc Psychiatry*. 2006;45(3):280–288.

230. Hazell P, Mirzaie M. Tricyclic drugs for depression in children and adolescents. *Cochrane Database Syst Rev*. 2013;6:CD002317.

231. Bridge JA et al. Clinical response and risk for reported suicidal ideation and suicide attempts in pediatric antidepressant treatment. A meta-analysis of randomized controlled trials. *JAMA*. 2007;297(15):1683–1696.

232. Schneeweiss S et al. Comparative safety of antidepressant agents for children and adolescents regarding suicidal acts. *Pediatrics*. 2010;125(5):876–888.

233. Isacsson G, Ahlner J. Antidepressants and the risk of suicide in young persons-prescription trends and toxicological analyses. *Acta Psychiatr Scand*. 2014;129:296–302.

234. Worsening depression and suicidality in patients being treated with antidepressants. U.S. Food and Drug Administration Web site. http://www.fda.gov/downloads/Drugs/DrugSafety/InformationbyDrugClass/UCM173233.pdf. Accessed April 24, 2016.

235. Treatment for Adolescents With Depression Study (TADS) Team. Fluoxetine, cognitive-behavioral therapy, and their combination for adolescents with depression. Treatment for adolescents with depression study (TADS) randomized controlled trial. *JAMA*. 2004;292:807–820.

236. Shanmugham B et al. Evidence-based pharmacologic interventions for geriatric depression. *Psychiatr Clin North Am*. 2005;28:821–835.

237. Juurlink D et al. Medical illness and the risk of suicide in the elderly. *Arch Intern Med*. 2004;164:1179–1184.

238. Reding M et al. Depression in patients referred to a dementia clinic: a three year prospective study. *Arch Neurol*. 1985;42:894.

239. Meyers BS, Bruce ML. The depression-dementia conundrum. *Arch Gen Psychiatry*. 1998;55:102.

240. Green RC et al. Depression as a risk factor for Alzheimer disease. *Arch Neurol*. 2003;60:753.

241. Cummings JL. Dementia and depression: an evolving enigma. *J Neuropsychiatry Clin Neurosci*. 1989;1:236.

242. Jacob S, Spinler SA. Hyponatremia associated with selective serotonin-reuptake inhibitors in older adults. *Ann Pharmacother*. 2006;40:1618–1622.

243. Asberg M et al. Relationship between plasma level and therapeutic effect of nortriptyline. *BMJ*. 1971;3:331.

244. Glassman AH et al. Clinical implications of imipramine plasma levels for depressive illness. *Arch Gen Psychiatry*. 1977;34:197.

245. Nelson JC et al. Desipramine plasma concentrations and antidepressant response. *Arch Gen Psychiatry*. 1982;39:1419.

246. Ziegler VE et al. Amitriptyline plasma levels and therapeutic response. *Clin Pharmacol Ther*. 1976;19:795.

247. Moyes IC et al. Plasma levels and clinical improvement—a comparative study of clomipramine and amitriptyline in depression. *Postgrad Med J*. 1980;56(Suppl 1):127.

248. Robinson DS et al. Plasma tricyclic drug levels in amitriptyline-treated depressed patients. *Psychopharmacology*. 1979;63:223.

249. The use of laboratory tests in psychiatry: tricyclic antidepressants—blood level measurements and clinical outcome. An APA Task Force Report. *Am J Psychiatry*. 1985;142(2):155–162.

250. Linder MW, Keck PE, Jr. Standards of laboratory practice: antidepressant drug monitoring. *Clin Chem*. 1998;44:1073.

251. Robinson MJ et al. Depression and pain. *Front Biosci (Landmark Ed)*. 2009;14:5031–5051.

252. Rijavec N, Grubic VN. Depression and pain: often together but still a clinical challenge—a review. *Psychiatr Danub*. 2012;24(4):346–352.

87 第 87 章　双相障碍

Megan J. Ehret and Charles F. Caley

核心原则

		章节案例
1	双相障碍(bipolar disorder, BD)是慢性进行性疾病,发生于 4% 的人群,以交替出现躁狂和抑郁为特点。应激性生活事件、物质滥用、治疗依从性差和药物是双相障碍的常见诱因。	案例 87-1(问题 1~问题 3)
2	躁狂发作主要表现为心境高涨、易激惹、目标导向的活动增多、自我评价过高、判断力受损和活动增多。	案例 87-1(问题 1) 案例 87-2(问题 1)
3	双相障碍的抑郁发作和抑郁障碍的诊断标准相同,包括抑郁心境、兴趣减退、无价值感、注意力不能集中和反复出现自杀的想法。	案例 87-7(问题 1)
4	丙戊酸盐、锂盐或非典型抗精神病药是急性躁狂的一线治疗药物。根据症状的严重程度,选择单药治疗或联合用药。	案例 87-1(问题 4 和 5) 案例 87-2(问题 1) 案例 87-5(问题 2) 案例 87-6(问题 1)
5	锂盐、拉莫三嗪、喹硫平、鲁拉西酮或这些药物联合使用,是治疗双相抑郁的适宜药物。	案例 87-7(问题 1)
6	双相障碍的维持治疗很有必要,其目的在于防止疾病的进展。临床标准方案是继续急性期的治疗,逐渐将治疗方案简单化。如果可以,以锂盐、拉莫三嗪、丙戊酸盐或非典型抗精神病药单药治疗。	案例 87-5(问题 1) 案例 87-8(问题 1 和 2)
7	治疗双相障碍的药物有较多的不良反应,对患者的依从性有所影响。在选用药物时应考虑患者曾经使用哪些药物治疗有效、患者的偏好和长期使用的耐受性。对于某些药物,常规要求通过血药浓度和实验室检查来监测不良反应。	案例 87-1(问题 6~8) 案例 87-2(问题 1~8) 案例 87-3(问题 1) 案例 87-4(问题 1 和 2)
8	非药物治疗包括电休克治疗和草药类膳食补充剂也是治疗双相障碍的重要备选。	案例 87-8(问题 3 和 4)

引言

双相障碍(bipolar disorder, BD),也称为躁郁症,是一种死亡率较高的严重精神疾病,常被误诊而得不到合适的治疗[1,2]。BD 自杀率高,占用了大量的医疗资源和公共援助[3]。全球疾病负担排行中,BD 超过了许多慢性疾病如艾滋病、糖尿病和哮喘[4]。

流行病学

在美国,DSM-IV-TR 定义的双相 I 型障碍 12 个月的患病率估计为 0.6%;双相 II 型障碍更为常见,患病率为 0.8%[5]。双相谱系障碍的患病率为 4.4%,包括双相 I 型、双相 II 型和阈下 BD(如未特定的 BD)[8]。双相 I 型和双相 II 型以女性患者多见,阈下 BD 则以男性多见[6]。BD 具有家族性发病的特点,一级亲属的发病率是普通人群的 11 倍[7]。双胞胎的研究进一步支持了连锁遗传。Goodwin 和 Jamison 的研究发现,单卵双生双胞胎疾病发生率的一致率(先证者的单卵双胞胎的患病率)为 63%,而异卵双胞胎只有 13%[7]。

1991—2009 年,美国因 BD 造成的经济负担估计达 1 510 亿美元[8]。直接花费,如住院、门诊和药物占总额的 20%。剩余的 80% 都是间接的,如患者失去工作能力和照料者的负担。

双相谱系障碍首次发病的平均年龄为 21 岁[6]。双相 I 型的首次发病年龄最小,平均为 18 岁;双相 II 型 20 岁;

阈下 BD 22 岁[6]。大约有 20%~30% 的新发病例是 10~15 岁的儿童[9,10]。老年人中 BD 发病很罕见,60 岁以上的新发病例数急剧下降。老年人出现躁狂应引起医师的重视,应查明是否由其他疾病引起[11]。

患者的首发症状可能是任何心境发作。需要注意的是,75%的患者在出现多次抑郁发作后才发展为躁狂发作[9]。在病程早期,这部分患者被误诊(主要被误诊为抑郁障碍)的现象十分常见,大概 70% 的患者会被误诊[9]。高达 1/4 的患者在得到正确诊断前已接受过 5 位医师的诊断。造成误诊的最主要原因是没有重视躁狂症状,通常患者并不认为躁狂症状是个问题[9]。

BD 是一种复发性疾病,与 BD 无关的单次躁狂发作病例少于 10%[12]。大多数 BD 患者在他们终生的病程当中发生过被发作期间(稳定的心境)分隔的多次躁狂、轻躁狂和抑郁发作。大多数情况下,躁狂发生在抑郁发作之前或紧随其后[12]。在首次发病到确诊或第一次住院治疗,通常需要 5~10 年的时间[11]。

病程以发作类型、发作间隔时间、复发频率、发作的严重程度和主要的综合征(躁狂、轻躁狂或抑郁)为特征。这些因素在整个病程中并不是固定不变的。例如,患者在经历轻躁狂或躁狂前可能会经历烦躁不安和抑郁发作。通常,心境稳定的间隔期和循环周期长度随着发作次数的增加而缩短。病程随着时间发展,反复交替出现抑郁和躁狂或轻躁狂发作,而无心境稳定间隔期存在。

快速循环(rapid cycling),BD 的一种标注,可发生在双相Ⅰ型和双相Ⅱ型的患者,定义为患者每年至少经历 4 次心境障碍发作。20%的 BD 病例发生快速循环,女性更易发生[13]。快速循环型 BD 患者常规治疗一般难以起效,由于心境的快速改变带来极高的死亡率。

BD 的预后,即使经过治疗后仍不容乐观,73%的 BD 患者症状缓解后会在 5 年内复发。并且将近一半的患者在发作时伴有严重情绪症状,只有少于 20%的患者症状缓解比较满意或仅残留轻微症状[14]。

病理生理学

BD 是一种复杂的疾病,涉及发育、遗传、神经生物学和心理因素[15]。神经影像学研究已经证实诊断为 BD 的患者存在神经化学、解剖学和功能上的异常[16]。最近的研究表明,突触和回路功能的改变可以解释情绪和认知的变化,而非之前的个体神经递质功能障碍理论[17]。环境或心理社会、压力源、免疫因素和睡眠功能障碍与 BD 有关,并可能对病程产生负面影响[18-22]。

临床表现

BD 的危险因素包括有心境障碍的家族史、围产期压力、头部创伤、环境因素(包括昼夜节律紊乱)及社会心理和身体压力。最近对已发表的 16 份不同研究设计的报告进行的系统评价表明,BD 的早期阶段和可疑的前驱状态包括:早发性的惊恐发作和惊恐障碍、分离焦虑、广泛性焦虑障碍、注意缺陷多动障碍、行为症状和障碍[23]。

躁狂发作(manic episodes)一般从发生睡眠模式的改变开始,伴有心境高涨。主要症状包括语量增多、整夜保持清醒以及做事虎头蛇尾。躁狂通常具有思维紊乱的特点,表现为"思维奔逸"(语速快,在多种想法或话题间快速转换)并有夸大妄想症状(对于特殊力量、知识、能力、重要性或身份的错误概念)。躁狂患者的行为具有侵犯、喧哗、紧张、易激惹、怀疑和挑衅的特点。患者常常表现为判断力受损,举例来说,他们会在注定失败的商业项目中消耗大量金钱、性滥交、物质滥用或者触犯法律。

躁狂症状在数天至 1 周多的时间内逐渐发展,历经 3 个阶段[24]。阶段Ⅰ以欣快、易激惹、情绪不稳定、夸张、过度自信、思维奔逸、精神运动性激越以及语速和语量增多为特点。阶段Ⅰ对应轻躁狂发作,阶段Ⅱ的特点是烦躁不安(极度不舒服和不安的感觉)、敌意、愤怒、妄想以及认知混乱。阶段Ⅱ对应躁狂的急性期,许多患者的症状发展不超过这一时相。某些患者可发展到阶段Ⅲ,即躁狂发作发展到一种很难鉴别的精神病性状态。处于阶段Ⅲ的患者会感觉恐惧和惊慌,他们的行为怪异,精神活动错乱并可能出现幻觉。患者从简单的思维混乱转向思维不连贯和定向力障碍。躁狂发作是逐渐发展的过程,症状的缓解也是逐渐的过程。首先是精神症状逐渐消失,易激惹、偏执和过度行为仍然持续存在。最后,残留症状如话多、富有感染力和烦躁不安也会随时间逐渐缓解。

虽然 BD 的抑郁发作与单相抑郁的诊断标准相同,但双相抑郁的主要症状还是有一些不同。与单相抑郁相比,双相抑郁(尤其是Ⅰ型)更多表现为情绪不稳定、精神病性特征、精神运动迟缓和共病物质滥用[25];更容易出现焦虑、激越、失眠、躯体化症状和体重下降[25]。

混合状态很常见,可能代表双相障碍更严重的阶段。混合发作与发病年龄较小有关,经常出现精神病性症状,较高的共病率,达到缓解的时间更长,是自杀的主要风险[26-28]。

Salvatore 等[29]明确了混合发作的三大主要症状:躁狂性木僵、激越性抑郁和伴有思维贫乏的躁狂。躁狂性木僵,最重要的一种混合状态,表现为心境高涨伴有精神运动性抑制(木僵)和思维迟滞[29]。激越性抑郁,表现为心境低落伴有精神运动性兴奋和思维奔逸。伴有思维贫乏的躁狂,表现为心境高涨伴有精神运动性兴奋和思维迟滞。混合状态可突然发生,或作为抑郁发作或躁狂发作的转换阶段,持续时间可短至数日,也可能是慢性病程,持续数周到数月。

BD 患者有较高的死亡率,由自然和非自然因素所导致。心血管疾病是自然死亡的主要原因[30]。BD 患者中,心血管疾病的死亡率估计是普通人群的 2 倍[31-33];脑血管疾病、冠心病(急性心肌梗死)和心脏骤停(心室颤动)的发生率均增加[33]。自杀(主要在抑郁和混合发作期)和危险行为(主要在躁狂和轻躁狂发作期)是非自然性死亡的主要原因。自杀行为是一个复杂的问题,可能取决于环境条件和 BD 固有的危险因素,目前有关自杀风险的证据可能会受到多种危险因素的质疑[34]。据报道,多达 25%~50%

的 BD 患者有企图自杀的终生风险,而完成自杀的终身风险可能高达 17%~19%[35]。在 BD 的报道中,经过最严格的估算,完成自杀的发生率在男性为 7.8%,女性为 4.8%[36]。既往自杀未遂和绝望感是自杀死亡的主要危险因素[21]。非致死性自杀行为的高危因素包括:家族自杀史、首发年龄小、发作程度严重、混合发作、快速循环、共病其他精神障碍和物质滥用[37]。在 BD 经过适宜的治疗后,由心血管疾病或自杀导致的死亡率明显下降[14]。

大约 42% 的 BD 患者共病物质滥用障碍[6]。BD 患者中,共病物质滥用障碍的终身患病率,双相 I 型估计为 40%,双相 II 型估计为 20%[38]。BD 共病酒精滥用的估计为 50%,共病大麻滥用的估计为 30%[39,40]。快速循环型和躁狂伴焦虑患者物质滥用的发生率最高[41]。如果滥用活性物质,会增加 BD 的治疗难度。持续的活性物质中毒和戒断状态不仅影响 BD 的病程,还会被误诊为心境障碍发作。症状反复出现,容易产生治疗抵抗,导致更多暴力和自杀行为[42]。想要达到最好的治疗结果,就必须同时对 BD 和物质滥用同时进行治疗。

BD 患者很可能会经历来自生活中各个方面的压力和剧变,包括婚姻关系、职业生涯和财务问题。88% 的 BD 患者住过 1 次院,66% 住过至少 2 次院[43]。BD 患者的离婚率是普通人群的 2~3 倍。患者们会抱怨与家人关系很糟,将近 75% 的患者认为家人对 BD 的认识不足[9]。患者怪异的、不合时宜而且不可靠的行为会影响到工作。一项研究显示,60% 的患者被解雇,88% 的患者认为疾病的影响使他们不能出色地完成工作,63% 的患者觉得他们被区别对待了[9]。BD 患者常由于过度消费造成财务和法律上的问题,包括违法、物质滥用和高风险行为。

诊断

心境障碍中的 BD,其诊断标准来自《精神障碍诊断与统计手册(第 5 版)》(Diagnostic And Statistical Manual of Mental Disorders, Fifth Edition, DSM-5)[12]。BD 间断性发作的心境障碍被定义为伴各种标注的躁狂发作、轻躁狂发作或抑郁发作,包括混合特征和快速循环。

躁狂(manic)以及轻躁狂(hypomanic)发作(表 87-1)都具有明确的、异常的和持续性的情感高涨、自大狂妄或易激惹的特点及持续的目标导向的活动增多或精力旺盛[12]。当然,轻躁狂发作的程度比躁狂发作要轻。躁狂发作的严重程度足以导致职业功能、社会活动和生活功能明显受损,影响躯体健康状况,患者需要入院治疗[12]。虽然躁狂发作和轻躁狂发作是 BD 的特征性症状,但抑郁发作一般是主要的而且首发的症状[44,45]。BD 和抑郁障碍关于抑郁发作的诊断标准是一样的(见第 86 章)[12]。

至少经历过 1 次或多次躁狂发作的患者,无论有或没有抑郁发作均诊断为双相 I 型障碍(bipolar I disorder)。至少有 1 次轻躁狂发作和至少 1 次抑郁发作(无躁狂或混合发作病史)的患者则诊断为双相 II 型障碍(bipolar II disorder)[12]。

表 87-1

DSM-5 躁狂发作的诊断标准[a]

1. 一段时间内,出现明显异常且持续的心境高涨、膨胀或易激惹,或持续的目标导向的活动增多或精力旺盛 ≥1 周(若必须住院治疗则不强调病程持续时间)

2. 在心境紊乱、精力旺盛或活动增加的时期内,至少存在 3 项以下症状持续存在(如果心境仅是易激惹,则为 4 项),且达到显著的程度
   - 自我评价过高或夸大
   - 睡眠需求减少(例如,仅 3 小时睡眠,就精神饱满)
   - 比平时更健谈或有持续讲话的压力感
   - 意念飘忽或主观感受到思维奔逸
   - 随境转移(注意太容易被不重要的或无关的外界刺激所吸引)
   - 目标导向的活动增多(社交的、工作、学习或性活动)或精神运动性激越
   - 过度地参与那些图一时快乐很可能带来痛苦后果的高风险活动(如无限制的购物、轻率的性行为或者愚蠢的商业投资)

3. 这种心境紊乱严重到足以导致显著的社会或职业功能损害,或必须住院以防止伤害自己或他人,或者有精神病性特征

4. 这种发作不能归因于某种物质的生理效应(如滥用毒品、药物、其他治疗)或由其他躯体疾病所致(如甲状腺功能亢进)

[a] 轻躁狂发作的诊断标准和躁狂相同,但症状只要求至少持续 4 日,其程度不致造成社会功能和工作能力严重受损,也不要求必须住院治疗,也不伴有精神病性症状。
由抗抑郁治疗(例如药物,电休克治疗,光照治疗)所致的类躁狂发作或类轻躁狂发作,不应诊断为双相障碍。
来源:American Psychiatric Association. Mood disorders. In:American Psychiatric Association, ed. Diagnostic and Statistical Manual of Mental Disorders. 5th ed. Text Revision. Washington, DC:American psychiatric Association;2013;123,124.

环性心境障碍(cyclothymic disorder)的诊断适用于至少 2 年的时间内经历过轻躁狂和心境恶劣的时期,但不符合躁狂、轻躁狂发作或抑郁发作的诊断标准。

DSM-5 采用了一系列的描述方法称为标注来更深入的说明病程和患者最近的发作特点。近期的发作首先被分为轻躁狂发作、躁狂发作或抑郁发作。伴混合特征的诊断,当患者符合躁狂或轻躁狂发作的全部诊断标准,在目前或最近一次躁狂或轻躁狂发作的大多数日子里,存在至少 3 项抑郁症状;或者患者符合抑郁发作的全部诊断标准,在目前或最近一次抑郁发作的大多数日子里,存在至少 3 项躁狂或轻躁狂发作的症状。再根据症状的严重程度(轻度、中度和重度)、精神病性症状出现的特征(发作间期部分或者全部缓解)、是否伴有围产期紧张症及围产期发病来诊断。其他标注表明了关于疾病类型的信息。举例来说,有些患者在 1 年中特定的时间(通常为冬天)里发生抑郁发作,或是在特定的季节里发生从抑郁发作到躁狂发作的转换,即伴

季节性模式。快速循环发作的标注适用于在先前的 12 个月内至少有 4 次符合躁狂、轻躁狂或抑郁发作诊断标准的心境发作[12]。

治疗概述

在最近的 15~20 年,已经出版了几个治疗指南。最近的治疗指南由以下机构出版:美国退伍军人事务部[Department of Veterans Affairs(2010)],英国精神药理协会[British Association for Psychopharmacology(2016)],加拿大情绪和焦虑治疗网络[Canadian Network for Mood and Anxiety Treatments,CANMAT],世界生物精神病学会联合会[World Federation of Societies of Biological Psychiatry,WFSBP],以及哈佛南岸计划[Harvard South Shore Program(2010/4)][35,46-50]。建议读者将已发表的疗效研究按照双相(Ⅰ型 vs Ⅱ型),心境发作(躁狂、混合、抑郁)和治疗时期(急性期与维持期)来分类。根据出版的时间,治疗指南可反映出以上这些标注。此外,在这些临床分类中,通常有不平衡的已发表的证据支持这些治疗建议。

建议读者在参考已发布的 BD 疗效研究和指南时,首先考虑急性期或者慢性期的治疗,然后才是躁狂发作与抑郁发作。

贯穿疾病各个阶段的治疗目标很多,包括控制急性症状、达到症状缓解、恢复正常功能、预防复发和预防自杀[11]。对于躁狂和抑郁发作的急性期治疗和预防以后发作的巩固期治疗都需要考虑个体化的特点。治疗方案的制订应考虑到目前的症状、既往治疗史、患者的偏好、共病情况和物质滥用情况。

急性轻躁狂或躁狂发作的首次治疗,应选用疗效明确的抗躁狂药物如锂盐(lithium)、丙戊酸盐(valproate,VPA)或非典型抗精神病药(atypical antipsychotic,AAP)。在躁狂的发作期,短期辅助使用苯二氮䓬类可以控制激惹症状并改善睡眠[11]。对于严重的躁狂症状或者足量单药治疗(一般 1~2 周)仍只有部分缓解者,推荐锂盐、VPA 或一种抗精神病药两种药物联合治疗[46]。卡马西平(carbamazepine,CBZ)或典型(第一代)抗精神病药也是抗躁狂治疗的一种选择,两种药物联合治疗效果更好。对于难治性 BD 患者,推荐采用电休克治疗(electroconvulsive therapy,ECT)、氯氮平(clozapine)或 3 种药物联用,即锂盐+抗惊厥药物(CBZ、奥卡西平或 VPA)+AAP。当使用药物联用时,应选用不同类别的药物。拉莫三嗪不建议用于治疗急性躁狂。

对于急性混合状态,VPA 或 AAP 的疗效优于锂盐。如果 VPA 或者一种 AAP 单药治疗的效果不佳,推荐这两种药物联合使用。

治疗双相抑郁的理想药物应该能快速产生抗抑郁作用,并且有效预防抑郁发作的再次发生,同时不会诱发转躁或快速循环发作。由于双相抑郁发作具有病程长和易复发的特点,药物长期服用的耐受性就尤为重要。一线治疗方案根据选择的指南而有所不同,但都包括:锂盐、拉莫三嗪、鲁拉西酮、奥氮平或喹硫平单药治疗;锂盐、丙戊酸或奥氮平与一种选择性 5-羟色胺再摄取抑制剂(SSRI);锂盐与丙戊酸;锂盐或丙戊酸与安非他酮[47-52]。后续的治疗在指南上又有所不同,但包括上述选择的不同组合。其他选择包括辅助使用莫达非尼或其他抗抑郁药。三线治疗方案包括卡马西平、ECT、锂盐与普拉克索、MAOI 或 TCA。读者可参考具体的指南了解完整的详细信息。

BD 的巩固治疗延续急性期的治疗方案,逐渐简化治疗药物直至只使用锂盐或 VPA 或拉莫三嗪单药治疗。许多种 AAP 巩固治疗 BD 有效,如奥氮平、喹硫平、阿立哌唑和注射用利培酮长效针剂,但长期使用有发生代谢和神经系统并发症的风险[48]。不管选用哪种治疗方案,服药依从性对长期的康复来说至关重要。患者和其照料者应一起积极讨论没有坚持服药的原因,如矛盾的心理、药物不良反应、缺乏自知力、不愿放弃躁狂发作所带来的精力充沛和高涨的感觉[11]。建议患者保持规律的日常活动,固定睡觉和起床时间,正常饮食,常规运动和按照时间表进行活动,维持稳定的生活。

临床评估

临床表现和诊断

案例 87-1

问题 1:T. R. ,25 岁男性,由妻子 A. R. 伴随来到门诊。在带 T. R. 来诊所之前,A. R. 曾电话告诉了医师 T. R. 最近的情况。3 周前,T. R. 从工作了一整个冬天的地方结束了一个钓螃蟹的旅行返回家中,在那之前他一切还很正常。为了缓解工作压力,他从同事那里借来一些"神经药丸"。从那时起,T. R. 的举止越来越"野蛮"。他晚上睡得越来越晚,经常在凌晨 2 点钟或 3 点钟时冲进卧室,有时会大声吵醒 A. R. 。他时不时送给 A. R. 他们原本负担不起的昂贵礼物。他经常跳到床上并开始大声唱 A. R. 喜欢的歌。A. R. 还提到 T. R. 在这段时间里总是有性要求,事后睡上 2~3 个小时,起床的动静很大,然后离开家。

在过去的几周,T. R. 开车莽撞,远远超过了限速要求。警察要求他靠边停车了很多次,给他开了很多罚单,不只是超速驾驶,还有闯红灯,跨越双黄线。上周,当老板给他打电话表示很担心他的行为时,T. R. 就说他要辞职。他写了一份凌乱无逻辑的辞职报告,至少有 10 页长,并叫 24 小时工作的航空邮递将这一报告送到老板处(就在距离他家约 4 800m 处),随后在快递员来取走报告前,他却离家出走了。数小时后 T. R. 开了一辆崭新的名牌车回家,穿着昂贵的套装和红色牛仔靴,戴着插有大羽毛的亮绿色帽子。他告诉 A. R. 他有了一份新工作,这份工作可让他成为百万富翁。昨晚,A. R. 在清理衣物时发现在他裤子口袋里装有大量现金。当晚他没有回家,在凌晨 4 点钟打电话给 A. R. 说要收拾行李去达拉斯,他将要成为达拉斯职业足球队的主教练。

到达诊所后，T. R. 强调"我不需要医师，我很棒"，然后他突然开始唱歌。他衣着华丽但蓬头垢面。他亲切地拥抱了他的医师（陌生人），他坐不住、不肯听别人讲话。他言语急促，声音很大；不能将话讲完整或表达完整的意思，他说话押韵而且含有双关语。他的情绪明显高涨，在检查过程中越来越易激惹。他对人物和地点有定向力，但认为现在是第二日。他的智商看起来处于平均水平。当要求他解释一句谚语时，T. R. 变得非常生气，将椅子从屋子一端扔到另一端。T. R. 的哪些表现符合躁狂发作的诊断？

躁狂发作的特点是心境、行为、认知和感知觉的改变（见表87-1）[24]。T. R. 最初的表现是心境高涨。他精力充沛并表达他的感觉很好。但是，躁狂症患者通常表现为心境的不稳定性，他们可能会变得易激惹并且容易沮丧，特别在遇到困难的时候。当医师问诊时，T. R. 变得易激惹并非常愤怒。他迅速出现的悲伤和愤怒的情绪进一步证实了他心境的波动。

T. R. 的表现符合躁狂患者典型的行为以及言语特征。他睡眠需求减少、行为鲁莽、过度活跃。他的语速很快，声音很大并充满押韵和双关语，通过唱歌来表达情感。他处于"思维奔逸"状态，其言语会从一个话题快速转换到另一个话题。躁狂患者的行为通常具有过度夸张的特点，T. R. 衣着华丽，拥抱医师，写了很长的辞职信，距离很近却使用快递，送他妻子昂贵的礼品。

急性躁狂发作常出现夸大妄想，本质上是有不切实际的或带有宗教色彩、妄自尊大、认为自己拥有巨大的财富或能完成特殊使命。例如，T. R. 对挣钱的计划、对唱歌水平的自信和得到一个职业足球队教练的位置。躁狂患者通常行为混乱，无法完成任务。他们总是从一个念头转换到另一个念头，或由一个计划转换到另一个计划。在这个病例中，T. R. 不注重个人卫生，并忘记发出他的辞职信。

诱发因素

案例87-1，问题2：什么因素致使 T. R. 在这段时间里出现躁狂发作？

T. R. 正处于疾病好发的年龄。同时，躁狂发作往往是由社会心理问题和反复出现的生活压力所引起的[7]。工作时间长和睡眠减少可能是发展成躁狂发作的一个诱发因素。

很多药物和临床状态能够诱发躁狂发作（表87-2）[29-50]。最为常见的引起躁狂发作的药物是影响单胺类神经递质的药物，例如抗抑郁药和兴奋性药物[53]。皮质类固醇类、合成代谢类固醇、异烟肼（isoniazid）、左旋多巴（levodopa）、咖啡因和非处方兴奋性药物均可诱发或加重躁狂。

表 87-2

已有报道可引起躁狂的药物[53-74]

抗惊厥药	加巴喷丁，拉莫三嗪，托吡酯
抗抑郁药	单胺氧化酶抑制剂，TCA，SSRI，SNRI，安非他酮，奈法唑酮，曲唑酮，米氮平，沃替西汀
抗菌药	克拉霉素，氧氟沙星，磺胺甲基异噁唑，红霉素，异烟肼，甲硝唑，齐多呋定，依法韦仑
抗帕金森病药	左旋多巴，金刚烷胺，溴隐亭
抗焦虑药/安眠药	丁螺环酮，阿普唑仑，三唑仑
非典型抗精神病药	阿立哌唑，奥氮平，喹硫平，利培酮，齐拉西酮
CNS 兴奋剂	咖啡因，可卡因，哌甲酯，苯丙胺
滥用药物	大麻，PCP，LSD
内分泌系统药物	皮质类固醇激素，甲状腺补充剂，雄激素
草药	圣约翰草，SAMe，蚂蟥，ω-3 脂肪酸，色氨酸
拟交感神经药	麻黄碱，苯丙醇胺，伪麻黄碱，苯肾上腺素
其他制剂	西咪替丁，曲马多，西布曲明

CNS，中枢神经系统；LSD，麦角二乙酰胺；PCP，苯环己哌啶；SAMe，S-腺苷基甲硫氨酸；SNRI，5-羟色胺和去甲肾上腺素再摄取抑制剂；SSRI，选择性 5-羟色胺再摄取抑制剂；TCA，三环类抗抑郁药。

案例87-1，问题3：如果 T. R. 借来的"神经药丸"是抗抑郁药，是否引起了他的躁狂发作？

抗抑郁剂是常给双相抑郁患者处方的药物（35%～40%）[47]。抗抑郁剂的使用存在争议，有意见指出抗抑郁剂缺乏疗效、破坏心境，并可引起转躁。目前，主要的抗抑郁药包括单胺氧化酶抑制剂（monoaminoxidase inhibitors，MAOI）、三环类抗抑郁药（tricyclic antidepressants，TCA）、5-羟色胺再摄取抑制剂（selective serotonin reuptake inhibitors，SSRI）和 5-羟色胺/去甲肾上腺素再摄取抑制剂（serotonin and norepinephrine reuptake inhibitors，SNRI）与诱发 BD 患者转躁有关[54]。尽管转躁风险很大，仍然有高达 50% 的 BD 患者接受抗抑郁药治疗，仅有一半的患者同时使用了心境稳定剂[75]。有许多病例报告报道了使用抗抑郁药物治疗可引发躁狂或者轻躁狂发作，但是相关的对照研究很少，导致很难进行抗抑郁药物之间的对比评价[76]。见案例87-7以得到双相抑郁使用抗抑郁剂的详细信息。

一项对比研究发现单胺氧化酶抑制剂苯环丙胺（tranylcypromine）和 TCA 类药物丙米嗪（imipramine）诱发急性躁狂的发生率相似（分别为 21% 和 25%）[77]。一项 meta 分析发现 TCA 的转躁率（11%）比 SSRI（4%）高[78]。一项关于安非他酮、舍曲林（sertraline）和文拉法辛（venlafaxine）（都与心境稳定剂合用）的对照研究显示，在急性治疗期总的转躁率为 19%，在巩固治疗期转躁率为 37%，3 种抗抑郁药之间没有显著差异[79]。发生过躁狂或轻躁狂发作的患者，在抑郁发作阶段接受抗抑郁药物治疗，会加速抑郁躁狂的循环，尽管他们同时也接受了抗躁狂药物的治疗[80]。其他最近的文献表明，相比于安慰剂，抗抑郁剂辅助心境稳定剂治疗与增加疗效和增加治疗过程中出现心境转相的风险无关[81]。在 T. R. 的病例中，抗抑郁药可能会引起躁狂发作或缩短他的循环周期，使他由之前的抑郁发作状态或正常心境转变为躁狂发作[82]。任何出现急性躁狂发作的患者都应进行药物审查，以确定继续服用抗抑郁药物的风险[35]。

目前的指南指出，双通道的单胺再摄取抑制剂比单通道的药物更容易引起转躁。同时，指南也指出，抗抑郁剂与治疗躁狂的药物联合使用不易诱发躁狂[47]。

急性躁狂的治疗

躁狂发作有几种严重的并发症，如不进行治疗，严重的躁狂发作会导致发热、意识模糊、衰竭甚至死亡。在躁狂发作中出现的判断力受损、活动过度及进行危险活动会损害人际关系、导致失业及经济状况恶化，受伤甚至死亡。躁狂患者可能会参加非法活动或者实施违法行为。例如，T. R. 不顾一切地驾驶，可能失去他的工作，花费重金购买礼物、服装和汽车并计划实现各种不切实际的挣钱计划。他突然随身携带大量现金，可能来自于家庭所有的存款或利用某种非法手段获得。躁狂患者可能会发生有风险的性接触，导致感染性传播疾病，如人类免疫缺陷病毒。躁狂患者常发生酒精和物质滥用，加重或加速心境障碍循环。像 T. R. 所表现出的易激惹性，会导致暴力行为，造成患者或他人受伤。治疗的目标是控制症状、缩短发作的时间、减少循环发作的频率以及防止疾病复发。

丙戊酸盐（丙戊酸钠，丙戊酸）

根据躁狂的类型和严重程度，一线治疗药物有锂盐（lithium）、丙戊酸盐（valproate，VPA）和非典型抗精神病药（atypical antipsychotic，AAP）或以上药物联合使用[46-50]。如果出现精神病性症状，AAP 是一种合适的选择，可以单药治疗或与心境稳定剂联合使用。VPA 具有起效快、耐受性较好、预防心境障碍发作的疗效明确这些特点，对 T. R. 来说

是理想的药物选择[83-85]。

剂量与监测

T. R. 服用 VPA 的起始剂量为每次 250mg，每日 3 次[11]。随后，剂量每 2~3 日增加 250~500mg，直至血液中 VAP 的水平为 50~125μg/ml，或达到最大剂量每日 60mg/kg[86]。另一种方案是口服负荷剂量，在急性躁狂发作期，VAP 剂量为每日 20~30mg/kg，分为 3 次给药。第二种方案药物起效更快，已在住院患者中使用[87]。50μg/ml 是 VAP 治疗的最低有效血药浓度，更高的浓度对应更好的疗效。一般在治疗第 3 日，当 VAP 血药浓度高于 84μg/ml 时，能获得更多的早期症状改善[88]。一项汇总分析显示，VAP 的血药浓度和疗效之间存在线性关系，当血药浓度高于 94μg/ml 时，VAP 达到最佳疗效[89]。而当 VAP 的血药浓度高于 125μg/ml 时，不良反应开始增多，应避免高于该浓度[83]。

在开始 VPA 治疗前，应进行包括全血细胞计数（CBC）和分类、血小板计数、肝功能在内的实验室基线检查。应记录 T. R. 的基线体重和神经系统状态。鉴于 VPA 的致畸性，绝经前女性还应进行妊娠试验。应注意患者同时服用的其他药物，已有文献报道阿司匹林、劳拉西泮、苯妥英、苯巴比妥、拉莫三嗪、利福平、华法林、非尔氨酯和卡马西平与 VPA 存在药物相互作用（见第 60 章）。

VAP 能够降低躁狂发作的程度和缩短发作时间，降低发作频率并增加发作间期正常心境的持续时间。一旦开始治疗，就应对 T. R. 核心症状的改善情况进行监测，包括夸大妄想、睡眠需求减少、语速急促、注意力分散和冲动行为。大约在服用 VAP 后的第 5 日开始出现症状改善[89]。

不良反应

应监测可能出现的与剂量相关的不良反应，包括各种胃肠道反应（恶心、腹泻、消化不良、厌食）、困倦、共济失调、震颤、肝酶升高及血小板减少。胃肠道反应可采取减少剂量、改用缓释剂型[90]、服用抗酸制剂或 H₂ 受体阻滞剂来缓解。减少剂量可以减轻中枢神经系统不良反应如共济失调和困倦，困倦在持续服药后也可耐受。如果震颤影响到患者的日常生活功能，可以通过减少剂量或换用缓释剂型来减轻[86]。转氨酶轻度增高一般认为是暂时性的，但如增高到正常值的 2~3 倍时，则需停用 VAP[91]。

在服用 VAP 的患者中，高达 20% 的患者发生体重增加[83]。一些患者往往因为不能忍受体重增加而中断服药。体重增加与 VAP 血药浓度相关，因此减少药物剂量可能对减轻体重的增加有帮助[83,92]。在女性中，VAP 可能与发生

多囊卵巢综合征有关[93]。多囊卵巢综合征的核心特征是月经稀发和雄性激素水平过高,在服用 VPA 的 BD 女性患者中大约有 10% 会发生。脱发发生在 0.5%～12% 的患者中,脱发可能会随着剂量减少而得到改善[94]。

只有少数服用 VAP 的精神病患者会发生高血氨症脑病[95,96]。如果患者出现昏迷或精神状态改变,应检测血氨水平和肝功能情况。如果怀疑高血氨症脑病由 VAP 引起,应停用 VAP。VAP 其他严重的不良事件包括暴发性肝衰竭、粒细胞缺乏和胰腺炎,这些情况均需立即停药。

2008 年 1 月,美国食品药品管理局(Food and Drug Administration,FDA)向医疗专业人员发出关于抗癫痫药物(antiepileptic drug,AED),包括 VPA 可能会增加自杀风险的警告。为了进行分析,FDA 使用了关于 11 种 AED 的 199 个随机临床试验的数据,涉及 43 892 名患精神疾病或神经疾病的研究参与者。在 AED 说明书的"警示语"中,指出临床试验期间使用 AED 治疗的患者,其自杀风险大约是安慰剂治疗的 2 倍(0.43% vs 0.24%;调整后的相对危险度 = 1.8,95% 可信区间 = 1.2,2.7;病例数 = 530)。在这些临床试验中,AED 治疗的患者一共有 4 例自杀,安慰剂对照组没有出现自杀。因此,建议医疗专业人员告知患者和其护理者警惕患者是否出现抑郁症状或心境/行为改变或发生恶化,尤其是当患者接受 AED 治疗时,他们的想法或行为会集中在自我伤害上[97]。

一旦开始 VAP 治疗,至少在前 3 个月内每月做 1 次检查,包括 VAP 血药浓度、肝功能、全血细胞计数和分类以及血小板计数,以后每 3～6 个月仍需复查 1 次[11]。开始 VAP 治疗前,测量体重基线水平,接受治疗期间还应每月测量 1 次。

案例 87-1,问题 8: 使用滴定法将 T. R. 使用 VAP 的剂量加至每日 2 500mg,VAP 的血药浓度稳定在 95μg/ml。1 个月后,进行常规的全血细胞计数、分类以及血小板计数检查,结果如下:

　　红细胞计数:$5.2×10^6/\mu l$
　　血红蛋白:14.5g/dl
　　红细胞比容:43%
　　白细胞计数:$8.5×10^3/\mu l$
　　中性粒细胞百分数:59%
　　淋巴细胞百分数:27%
　　单核细胞百分数:6%
　　嗜酸性粒细胞百分数:2%
　　嗜碱性粒细胞百分数:0.5%
　　血小板计数:$75×10^3/\mu l$
　　如何处理 VAP 引起的血小板减少?

VAP 引起的血小板减少见于 18% 的患者,与女性患者和血药浓度较高(女性 > 100μg/ml,男性 > 130μg/ml)相关[98]。应当告知患者注意是否容易出现皮肤瘀斑或容易出血等现象。在大多数情况下,患者无临床症状,将剂量降低后即可改善,通常不需要停用药物[99]。对于 T. R. 来说,应减少 VAP 的剂量并密切观察血小板计数,同时还应注意躁狂症状是否复发。

锂盐

使用锂盐前的全面检查

案例 87-2

问题 1: C. N. ,21 岁女性,3 周前第一次被诊断为躁狂发作,住院服用奥氮平每日 15mg 治疗。经过治疗后,C. N. 的躁狂发作逐渐稳定,10 日后出院。预约在出院 1 周后精神科门诊随访,但她没有履约。今日,C. N. 在母亲的要求下来到急诊室。C. N. 揪着母亲的头发,从汽车里被拉出来时粗鲁地踢人。她尖声叫着"FBI 正在追我,妈妈!你希望他们找到我,是不是? 要不是你阻拦了我,我早就离开这个国家了! 我就要嫁给查尔斯王子并成为英格兰的新王后了"。经过评估,C. N. 的情绪处于易激惹状态,她在医师周围来回走动,穿着短裙、踩着高跟鞋、佩戴繁华夺目的人造珠宝。在检查中,她打断医师,笑着并用挑衅的语气大声说"咱们离开这里吧!"。她母亲说 C. N. 出院后因为体重增加而停止服用奥氮平,数日内都没有去当地社区大学上课。她待在户外,把收音机开得很响,驾驶莽撞,就在今日早晨开车撞到了车库墙面。医生希望将 C. N. 收治住院,并开始锂治疗。在开始对 C. N. 进行锂盐治疗前需要进行哪些实验室检查?

因为锂盐治疗对许多系统和器官会有所影响,在开始治疗前必须进行基线的实验室检查。基线的实验室检查有助于发现是否存在使用禁忌证,或者是否需要进行剂量调整。患者是年轻的健康女性,实验室筛查项目包括电解质、血尿素氮、肌酐、尿比重、促甲状腺激素(TSH)、甲状腺素(T_4)及 CBC(表 87-3)。因为锂盐具有致畸性,开始治疗前还应进行妊娠试验。

表 87-3

锂盐治疗期间的常规检查

	基线	每 1～3 个月	每年
CBC	X		
电解质	X		X
肾功能[a]	X		X
ECG[b]	X		X
尿常规	X		
甲状腺功能	X		X
血锂浓度[c]		X	
体重或 BMI	X		X
妊娠试验[d]	X		

[a] 重点监测有肾病史的患者。
[b] 患者 ≥45 岁或有心脏病史。
[c] 推荐在治疗的第 1 个月每周监测 1 次。
[d] 育龄期妇女。
BMI,体重指数;CBC,全血细胞计数;ECG,心电图。

剂量

有许多计算锂盐剂量的方法。简单的方案是按每次 300mg,每日 2 次的剂量开始对 C. N. 的治疗,这一剂量是健康成年患者的常用起始剂量。

急性躁狂发作的患者需要服用比维持期更高的剂量。治疗 C. N. 的急性发作需要使其血药浓度达到 0.8 ~ 1.2mmol/L[11]。由于锂盐不能立即起效,应每周根据血锂浓度调整锂盐剂量,直至躁狂发作缓解为止。随着 C. N. 病情的逐渐恢复进入维持阶段的治疗,锂盐的剂量以及目标血锂浓度都需要进行重新评估(见案例 87-8,问题 1)。

锂盐在肾功能正常的年轻患者中的半衰期大约是 24 小时,在治疗大概 5 日后才能达到稳定的血锂浓度。锂盐的起效缓慢,需要服用 1~2 周方可达到最佳疗效[11]。因此,应加用一些辅助性药物来帮助控制 C. N. 的急性期症状[11]。苯二氮䓬类和抗精神病药都可作为辅助性药物使用[11]。非典型抗精神病药优于典型抗精神病药(见第 85 章)。非典型抗精神病药与锂盐联用治疗急性躁狂,可以加强锂盐疗效,缩短起效时间[48]。苯二氮䓬类可以迅速降低兴奋性、减轻焦虑和缓解失眠[100]。

不良反应

表 87-4

锂盐的不良反应

机体系统/器官分类	不良反应	备注
心血管系统	ECG 改变	T 波低平,心动过缓或心律不齐,PVC 频繁发生,SSNS,心肌炎
	水肿	主要发生在脚踝;暂时的或间歇性的;继发于糖盐代谢障碍;慎用利尿剂、慎限钠饮食,避免出现锂盐中毒
皮肤	痤疮	加重
	银屑病	加重,发展至难治性
	皮疹	斑丘疹或毛囊炎
内分泌	甲状腺功能减退	大约 5% 的患者出现甲状腺肿大,30% 的患者发生有临床意义的甲状腺功能减退;性欲减退
	甲状旁腺功能亢进	无临床意义
	致畸作用	埃布斯坦综合征(三尖瓣畸形,房间隔缺损);建议女性患者提前做好怀孕计划
胃肠道	食欲缺乏,恶心(10% ~ 30%)	在治疗早期出现,一般是暂时的;可能是锂盐中毒的早期表现
	腹泻(5% ~ 20%)	缓释制剂可能会有所改善
血液系统	白细胞增多	可能对 Felty 综合征(医源性的中性粒细胞减少)是有益处的
神经系统	震颤(10% ~ 65%)	剂量相关;多见于男性;抗抑郁药物或抗焦虑药物会加重震颤;减少锂盐剂量或加用 β 肾上腺素能受体拮抗剂
	认知损害(10%)	降低患者依从性;被认为是"精神迟钝"
	疲乏无力	可能是锂盐中毒早期表现;与抑郁状态相似
肾脏	多尿烦渴,肾性尿崩症	肾脏可能出现形态学上的改变;需要进行充分的水化

ECG,心电图;PVC,室性早搏;SSNS,病态窦房结综合征。

对血锂浓度的监测具有十分重要的意义,因为在锂盐治疗的早期就必须密切关注不良反应的发生并予以控制。当患者由急性躁狂状态开始恢复时,锂盐的清除率可能会有所下降;患者表现为血锂浓度增高和副作用加重(表87-4)。C. N. 尚不属于这样的情况,因为她的血锂浓度处于治疗急性躁狂所需的正常范围内。

C. N. 抱怨她手部震颤,原因需要接受检查来明确。在服用锂盐的患者中,有 10%~65% 的人出现震颤。震颤的特点是快速、有节律和幅度小[100,101]。通常震颤出现在治疗早期,继续治疗会自行消失。咖啡因、震颤史或震颤家族史、焦虑、抗抑郁药、抗精神病药和老年人是发生锂盐相关震颤的危险因素[101]。震颤常见于血锂浓度高的患者,在血锂浓度达峰值时震颤会更严重[11]。如果震颤不妨碍 C. N. 的活动,不需要治疗。但如果震颤造成了严重影响,就应减少锂盐的剂量,或加用 β 肾上腺素能受体拮抗剂,常使用普萘洛尔进行治疗。换用锂盐的缓释剂型,可以降低血药浓度峰值,也可以改善与血锂峰值浓度相关的震颤[11]。由于目前尚处于治疗的早期,并且 C. N. 的血锂浓度仅为中等水平,如果需要进行干预,加用普萘洛尔比减少锂盐的剂量更合理,普萘洛尔剂量为每次 10mg,每日 3 次。一般,普萘洛尔的常用有效剂量每日 <160mg[101]。对 C. N. 进行震颤相关知识和普萘洛尔不良反应的教育,并建议她减少咖啡因的摄入。

另外,还应询问 C. N. 在医师查房时去卫生间的情况,因为锂盐会造成腹泻和多尿。多尿和烦渴在服用锂盐的患者中很常见,高达 60% 的患者会发生[102]。肾性尿崩症少见,见于 10% 的长期锂盐治疗患者,与锂盐剂量相关(见第 53 章)[103]。因此,减少 C. N. 服用锂盐的剂量可减轻她的多尿症状。每日 1 次的锂盐服药方法没有被广泛接受,但对情况稳定的患者改用这种血药浓度谷值较低的服药方法,能够有助于减少尿量[11]。如果这些干预对 C. N. 均未奏效,还可给予阿米洛利,降低锂盐对游离水的清除作用[11,104]。

如果 C. N. 上洗手间是由于腹泻,也可能是锂盐引起的,服用锂盐治疗的患者中高达 20% 在早期会发生腹泻、腹胀,治疗早期还可能发生胃痛[105]。锂盐引起的腹泻与过高的血锂浓度、每日 1 次的服药方法和快速吸收的药物剂型有关;因此,使用分次服药的方法有助于减轻症状。对于出现腹泻或多尿,也可减少剂量或换用缓释剂型。仔细监测 C. N. 的体液状态和血锂浓度,脱水使得锂盐在肾脏近端小管的重吸收增加,导致药物蓄积和中毒。

案例 87-2,问题 5: C. N. 服用锂盐可能会造成哪些肾脏损伤?

应告知 C. N.,锂盐会发生肾脏方面的副作用。长期服用锂盐与肾功能损害相关,但是,发生终末期肾病的病例十分少见[106]。对于肾小球滤过率急剧下降的患者,需要进行肾功能的常规监测(见表87-3)。这类患者应停用锂盐,以避免发展成为终末期肾病。造成肾功能不全的危险因素包括锂盐中毒、损伤肾小管滤过功能的躯体疾病(如高血压、糖尿病),联用了损伤肾脏的药物[107]。告诉 C. N.,怀疑发生锂盐中毒的相关症状时及时告知医师(见表 87-2,问题7)。定期监测血锂浓度和肾功能,能在很大程度上减少锂盐引起肾脏疾病的风险。最后,还应当告诉 C. N. 多尿不代表会发生严重的肾脏不良反应。

患者教育

案例 87-2,问题 6: 在出院前,C. N. 应该了解哪些锂盐相关的知识?

应当告诉 C. N.,在就诊时,应向所有相关的医护人员报告她目前服用的所有药物。她应当知道脱水、发热、呕吐以及低钠饮食都会造成血锂浓度的增高。因此,她需要饮用大量液体并进食含钠量高的饮食。

应告诉 C. N.,如果开始出现锂盐中毒的症状,包括震颤加重、言语不清、肌无力或抽搐或行走困难时,主动联系医师。还应告诉 C. N. 在选择非处方药时要小心。特别警告她避免服用非甾体抗炎药,这些药会升高血锂浓度[108]。C. N. 也应知道咖啡因也会给服用锂盐的患者带来麻烦,短期服用咖啡因会加重锂盐造成的震颤,长期服用咖啡因可降低血锂浓度[108]。关于对血药浓度的监测问题,C. N. 需要知道血锂浓度一般在服药大约 12 小时后开始下降。如果她是在晚上和早晨服用锂盐,可晚间照常用药,在第二日早晨服药前取血液样品进行检测。

毒性

案例 87-2,问题 7: 出院后 6 个月,C. N. 的母亲来电话咨询,她说 C. N. 这几日一直有恶心、呕吐以及腹泻症状。在过去的几小时内,C. N. 变得神志不清,并出现粗大的震颤以及言语含糊。发生这些症状距离上次血锂浓度检查 4 个月后。药物治疗期间唯一有变化的是因为头痛,C. N. 开始服用萘普生。现在应该采取什么措施?

C. N. 很有可能是发生了锂盐中毒,中毒症状在锂盐过量服用或排出减少后会立刻出现。轻度中毒症状通常出现在锂盐的血药浓度 <1.5mmol/L 时,包括淡漠、懒散、肌无力并且伴有恶心和易激惹。中度中毒时血药浓度在 1.5~2.5mmol/L,症状发展为粗大的震颤、言语含糊、步态不稳、嗜睡、意识不清、肌肉抽搐以及视力模糊。重度中毒时血药浓度 >2.5mmol/L,可出现癫痫、昏迷、肾衰竭及心血管疾病。C. N. 目前处于中度锂中毒状态。应停用锂盐和任何可以降低锂盐清除的药物,直到恢复。应立即送她到急诊室,进行包括血锂浓度、电解质以及肾功能的实验室检查。锂中毒没有解毒剂,应立刻静脉注射补液以保证 C. N. 不脱水,还应迅速纠正电解质紊乱状态。根据体格检查和实验室检查的结果,开始进行心脏监测,可考虑血液透析。血液透析用于缩短身体不同组织暴露于高浓度锂的时间,并将血锂浓度降低到 1.0mmol/L。Mohandas 和 Ramjmohan 建议血液透析的指征包括:肾功能受损、严重的(不可逆的)神经症状、急性锂摄入(症状明确,血锂浓度大于 4mmol/L)和慢性锂毒性(血锂浓度高于治疗浓度,并有明显的临床表现)[109]。

甲状腺功能减退

> **病例 87-2,问题 8:** C. N. 服用锂盐(每日 1 200mg)1 年后随诊,她诉说锂盐使她的动作变慢。她近几周感到疲劳并且发现体重增长,她认为自己患上了抑郁。在诊室中,C. N. 抱怨温度太低了。C. N. 的症状最可能的原因是什么?如何进行治疗?

C. N. 的症状由甲状腺功能减退引起。锂盐影响碘与甲状腺激素的结合,干扰甲状腺激素的分泌,还可能干扰 T_4 到 T_3(三碘甲状腺氨酸)的外周转化[110]。根据实验室检查数据,发现 BD 患者中,锂盐引起的甲状腺功能减退的发生率在 28% ~ 32%,而未服用锂盐的患者发生率是 6% ~ 11%[111]。锂盐引起甲状腺功能减退的危险因素有:女性、一级亲属有甲状腺功能减退或甲状腺疾病史、体重增加、TSH 基线水平高、之前就存在自身抗体、碘缺乏的饮食、快速循环型和高血锂浓度[112]。对女性和不分性别的中年患者来说,锂盐治疗的最初 2 年发生甲状腺功能减退的风险较高[112]。

对 C. N. 进行甲状腺功能检查来评估她目前的症状。如果发现 C. N. 发生甲状腺功能减退,没有必要停用锂盐,但应使用可使甲状腺功能恢复正常的左甲状腺素。即使她的 TSH 水平较高而 T_3 和 T_4 水平正常,低剂量的甲状腺素补充剂也可缓解症状并预防抑郁的发生[110]。

药物-药物、药物-食物相互作用

> **案例 87-3**
>
> **问题 1:** T. J. ,35 岁男性,严重的躁狂发作,住院接受锂盐治疗。他的血锂浓度稳定在 0.84mmol/L 已达数周,他最近 2 次的血锂浓度分别降到 0.65mmol/L 和 0.61mmol/L,但其服用的药物剂量并没有改变。T. J. 坚持他是遵医嘱服药的,医护人员也认为他确实是按医嘱吃药了,但同时注意到他在病房外咖啡店里的时间过多。什么因素可能导致了 T. J. 的血锂浓度下降?

药物间的相互作用是常见的引起锂盐血药浓度改变的原因,但是 T. J. 的用药方案并没有变化(表 87-5 列出了具有临床意义的药物相互作用)。药物的剂型和品牌有时会影响血锂浓度。但是,锂盐容易吸收而且半衰期长,所以服药 12 小时后通常不会发生血药浓度的重大变化。将柠檬酸盐剂型换为固体剂型时会引起血锂浓度的微小变化。

表 87-5

锂盐的药物相互作用及临床表现

可能增加锂盐浓度的药物

NSAID

已有许多 NSAID 导致锂盐浓度增高 50% ~ 60% 的报告,可能与前列腺素的合成被抑制,引起钠和锂的重吸收作用增强有关

利尿剂

所有利尿药均可增加钠的排出量,引起近端肾小管对钠和锂的重吸收增强。噻嗪类利尿剂对锂盐浓度的影响最大,袢利尿剂和保钾利尿剂影响较小,比较安全

血管紧张素转换酶(ACE)抑制剂

ACE 抑制剂和锂盐均可造成血容量不足和肾小球滤过率下降,导致锂盐排出减少

血管紧张素Ⅱ受体阻滞剂(ARB)

ARB 通过阻断 AT1 受体,减少钠的重吸收,导致锂排泄减少

可能降低锂盐浓度的药物

茶碱,咖啡因

茶碱和咖啡因可促进肾脏对锂盐的清除,可导致锂盐浓度降低 20%

乙酰唑胺

乙酰唑胺可影响近端肾小管对锂离子的重吸收

钠

高钠饮食可促进肾脏对锂盐的清除

可能增加锂盐毒性的药物

甲基多巴

有联用锂盐和甲基多巴引起困倦、烦躁不安和意识模糊的病例报告

卡马西平

有联用锂盐和卡马西平引起血锂浓度正常的病人出现神经毒性反应的报告

钙通道拮抗剂

有联用锂盐和钙通道阻滞剂维拉帕米、地尔硫䓬引起神经毒性反应的报告。锂盐干扰了钙离子的细胞转运

抗精神病药

有联用锂盐和多种抗精神病药引起神经毒性反应(脑病综合征、锥体外系反应、小脑症状、脑电图异常)的报告。可能与锂盐在组织内的吸收引起吩噻嗪浓度的增高有关,或与锂盐的多巴胺阻滞作用有关。目前对这一现象的研究尚无定论

选择性 5-羟色胺再摄取抑制剂

有氟伏沙明和氟西汀与锂盐联用导致后者的毒性增加的报告。舍曲林与锂盐联用也可引起恶心和震颤

NSAID,非甾体抗炎药。

T. J. 的血锂浓度下降应归结于去咖啡店,因为饮食对于锂盐排出有重要的影响。如果 T. J. 在咖啡店消费大量含咖啡因的饮料或者含盐过多的零食,会造成血锂浓度的

下降。钠和甲基黄嘌呤(例如咖啡因,茶碱)的摄入增多均可增加锂盐的清除[108]。

急性躁狂发作也可增加锂盐的排出[7]。如果 T.J. 有复发的迹象,血锂浓度的下降可能是又回到躁狂发作状态所致。

妊娠期锂盐的使用

案例 87-4

问题 1:A.J.,36 岁女性,服用锂盐有效维持治疗 BD 已 5 年。目前她计划怀孕,故询问是否能继续服用锂盐。

虽然对于将锂盐列为致畸原存在相当大的分歧,但已证实锂盐与许多种先天性畸形有关,包括罕见的心脏三尖瓣下移畸形(Ebstein 畸形)[113]。最初认为服用锂盐会导致 Ebstein 畸形的发病率提高 400 倍,但是后来发现只比普通人群提高了 20~40 倍[114]。在对照试验中,锂盐组先天性畸形的发病率为 4%~12%,对照组为 2%~4%[115]。因为畸形最有可能发生于孕期的最初 3 个月内,若时间允许,怀孕前特别是在孕期的最初 3 个月内,应停止服用锂盐。

除了心脏畸形问题外,服用锂盐的母亲产下的婴儿还会出现肌张力降低、肾性尿崩症以及甲状腺功能异常[113]。孕期服用锂盐会增加早产的风险[116]。而其他 BD 常用的精神药物,在安全性方面也不是很理想,或者安全性尚不明确。VPA 和卡马西平属于美国 FDA 妊娠分级 D 类药物;现在一致的认识是这些药物都有致畸作用,应避免使用[117]。拉莫三嗪,美国 FDA 妊娠分级 C 类。1 558 位患者在妊娠期的最初 3 个月单药暴露于拉莫三嗪,主要出现 35 种先天畸形(2.2%,95%CI=1.6%~3.1%)[118]。

典型抗精神病药和大多数非典型抗精神病药属于妊娠分级 C 类药物,引起形态上的畸形结果比心境稳定剂小。氯氮平和鲁拉西酮都是妊娠分级 B 类药物。同样,关于典型抗精神病药引起胎儿畸形方面的数据也是来自初步的试验。在比较 AAP 通过胎盘屏障方面,奥氮平(olanzapine)的暴露量最高(脐带中的血药浓度是母体血药浓度的 72%),其次是氟哌啶醇(haloperidol)(65%),然后是利培酮(risperidone)(49%)和喹硫平(24%)[119]。奥氮平发生低出生体重和进入新生儿 ICU 的概率最大。

因此,医师应和 A.J. 讨论服用锂盐的相关风险。除了药物致畸的可能,还应考虑到疾病本身即躁狂或抑郁复发造成的危害及停用锂盐或换用其他抗躁狂药物所带来的风险。A.J. 也应该参与到治疗决策的制订过程。

如果 A.J. 和她的医师决定继续维持锂盐治疗,必须在妊娠期间密切监测锂盐的血药浓度,并定期调整药物剂量。在妊娠期的最后 3 个月内,锂盐的清除率增加 30%~50%,血锂浓度下降,需要调整药物剂量[114]。在怀孕大约 16~18 周后,使用筛查化验、高分辨超声和胎儿超声心动图来判断胎儿是否会发展为心脏缺陷[114]。如果有可能,医师应在 A.J. 分娩前减少锂盐的剂量,从而使新生儿的血锂浓度降至最低,并补偿分娩后出现的锂盐排出减少[114]。

如果 A.J. 和她的医师决定停用锂盐,就必须为停用锂盐的风险有所准备。有许多例反弹性的躁狂发作都是由于突然停用锂盐引起的。如果决定停药,应指导 A.J. 在 4 周内逐渐减少锂盐的剂量,直至最后完全停药。

案例 87-4,问题 2: A.J. 整个孕期都没有服用锂盐。分娩后,A.J. 和她的医师决定重新开始锂盐治疗。多长时间后才可开始这一治疗?

当 A.J. 开始排尿并且体内水分充足即可重新开始锂盐治疗。但是,还要考虑到 A.J. 是否决定母乳喂养孩子。因为锂盐会分泌入乳汁,其浓度可达到母体血液中浓度的 72%[114]。新生儿的风险包括甲状腺功能减退、发绀、肌张力减退、嗜睡和心律失常。应密切监测婴儿的体液状态,因为在婴儿处于疾病状态下,会容易发展成为锂中毒。因此,A.J. 和她的医师需要权衡母乳喂养的获益和新生儿暴露于锂盐的风险,或者产后仍避免使用锂盐。应该让 A.J. 了解到大约有 40%~70% 的 BD 女性患者在产后出现心境障碍的发作[114-119]。

如果 A.J. 选择在服用锂盐的同时坚持母乳喂养,但在孩子生病出现发热、呕吐和腹泻时应改喂配方奶粉,因为这些症状均可增加锂盐中毒的风险。还应当告诉 A.J.,当孩子出现腹泻、呕吐、肌张力降低、吸吮能力下降、肌肉抽搐、烦躁不安或其他无法解释的行为改变时应联系儿科医师。

非典型抗精神病药

案例 87-5

问题 1:D.W.,一位 34 岁的女歌手和音乐家,因为最近出现躁狂发作第 4 次住院。她既往患银屑病和哮喘。使用锂盐治疗造成银屑病症状恶化和震颤,震颤影响到弹奏吉他,令她无法忍受。由于患有哮喘,她不能使用普萘洛尔,于是换用 VPA 治疗。但震颤又重新成为困扰她的问题。而且,由于服用 VPA 后体重增加、头发脱落,她很担心她的形象。还有哪些药物可以治疗急性躁狂?

可选择非典型抗精神病药(atypical antipsychotic,APP)作为治疗急性躁狂的一线药物。最近有 3 个系统评价和 meta 分析支持 AAP 作为一线药物[120-122]。Perlis 等[120]回顾了 12 项随机、安慰剂对照的单药治疗研究和 6 项 AAP 作为辅助用药的研究,发现 AAP 的总体有效率为 53%,安慰剂为 30%,而 AAP 之间的有效率没有区别。在辅助用药的研究中,一种心境稳定剂(主要是锂盐或 VPA)联用一种 APP 能达到 50% 的症状改善,平均比值比为 2.4。Scherk 等[121]所做的一项 meta 分析,纳入了 24 项随机对照研究,显示了 AAP 治疗急性躁狂的优势,与锂盐、VPA 和氟哌啶醇等效;一种 APP 联用锂盐、VPA 或卡马西平在缓解躁狂症状方面疗效更好,比锂盐或其他抗惊厥药物更少发生治疗中断。另一项 meta 分析特别评价了 AAP 与锂盐、或其他抗惊厥药物联用,联合用药比单独用药疗效更佳[122]。在大多数的联合用药研究中,只有当患者使用锂盐或其他一种抗惊厥药无效或只有部分疗效时,才联合使用一种 APP。

因此,联合用药不作为初始治疗方案。

在最近来自68项随机对照试验的系统性评价中,通过多处理因素meta分析比较了在治疗急性躁狂中抗躁狂药物与安慰剂和抗躁狂药物之间的疗效和耐受性。一共分析了14种治疗方案,包括阿立哌唑、阿西那平、卡马西平、丙戊酸、加巴喷丁、氟哌啶醇、拉莫三嗪、锂盐、奥氮平、帕利哌酮、喹硫平、利培酮、托吡酯、齐拉西酮和安慰剂。所有抗精神病药物治疗急性躁狂的疗效均明显优于心境稳定剂,利培酮和奥氮平是其中疗效最佳、耐受性最好的药物。拉莫三嗪、托吡酯和加巴喷丁的疗效没有明显优于安慰剂,不应列入治疗急性躁狂的药物名单[123]。

此外,对32项安慰剂对照试验的对比分析表明,第二代抗精神病药的YMRS评分明显高于心境稳定剂,但疗效需要与预期的常见不良反应相平衡[124]。使用APP要特别关注代谢方面的不良反应,包括体重增加、糖代谢紊乱和血脂异常(见第85章)。氯氮平和奥氮平是引发代谢综合征风险性最高的药物,中度风险性药物有喹硫平、伊潘立酮(iloperidone)、帕利哌酮和利培酮,低度风险性药物有齐拉西酮、布雷帕唑(brexpiprazole)、卡利拉嗪(cariprazine)、阿塞那平(asenapine)、鲁拉西酮(lurasidone)和阿立哌唑[48,125]。氯氮平其他方面的安全性问题同样需要关注,如

粒细胞缺乏、癫痫发作、流涎、抗胆碱作用和直立性低血压。氯氮平治疗难治性躁狂有效,并能维持长期心境稳定,但缺乏氯氮平与其他APP比较的研究数据[126-128]。

氯氮平、奥氮平、阿塞那平和喹硫平的镇静作用较强,有利于急性躁狂的治疗,但长期使用的依从性差[129]。阿立哌唑和齐拉西酮的镇静作用弱,在用于治疗急性躁狂时需要加用苯二氮䓬类药物。苯二氮䓬类可以缓解阿立哌唑引起的静坐不能,接受阿立哌唑治疗的患者有11%~18%会发生静坐不能[130,131]。卡利拉嗪也与治疗引起的静坐不能和锥体外系反应有关(>10%)[132]。阿塞那平会引起味觉障碍或口腔感觉不良,尽管其黑樱桃配方有助于缓解不愉快的味道[133]。齐拉西酮有激活的作用,在剂量增加到每日120mg以上时,激活作用减弱[134]。利培酮是AAP中耐受性最好的,但引起血清催乳素升高和锥体外系症状的风险很高[135]。

D. W. 很在意体重增加,因此,阿立哌唑、卡利拉嗪、阿塞那平或齐拉西酮是治疗他躁狂发作的合适选择。在D. W. 服药物期间,注意监测是否出现特征性不良反应,如运动障碍和代谢紊乱。患者之间存在药效学的个体差异[47],如果D. W. 对首选的AAP治疗无效,可以更换为另一种AAP。表87-6列出了AAP治疗急性躁狂的推荐剂量。

表 87-6

AAP 治疗急性躁狂的推荐剂量

非典型抗精神病药	起始剂量	滴定	有效剂量范围
阿立哌唑	每日 15mg	不要求	每日 15~30mg
阿塞那平	10mg,每日 2 次	5mg,每日 2 次	5~10mg,每日 2 次
卡利拉嗪	每日 1.5mg	第 2 日,剂量增加至每日 3mg;然后根据需要,每日增加 1.5mg 或 3mg	每日 3~6mg
奥氮平	每日 10~15mg	每日 5mg	每日 5~20mg
喹硫平	50mg,每日 2 次	50mg,每日 2 次	200~400mg,每日 2 次
喹硫平(缓释剂型)	每日 300mg	每日 300mg	每日 400~800mg
利培酮	每日 2~3mg	每日 1mg	每日 1~6mg
齐拉西酮	40mg,每日 2 次	20~40mg,每日 2 次	40~80mg,每日 2 次

来源:Abilify(aripiprazole)[package insert]. Tokyo, Japan: Otsuka Pharmaceutical; February 2012; Saphris(asenapine)[package insert]. Whitehouse Station, NJ: Merck & Company; Vraylar(cariprazine)[package insert]. Parsippany, NJ: Allergan; April 2015; March 2015; Zyprexa(olanzapine)[package insert]. Indianapolis, IN: Eli Lilly and Company; December 2014; Seroquel(quetiapine)[package insert]. Wilmington, DE: Astra Zeneca Pharmaceuticals; October 2013; Seroquel Extended Release(quetiapine fumarate)[package insert]. Wilmington, DE: Astra Zeneca Pharmaceuticals; October 2013; Risperdal(risperidone)[package insert]. Titusville, NJ: Janssen, LP; April 2014; Geodon(ziprasidone)[package insert]. New York, NY; Pfizer; December 2014.

案例 87-5,问题 2: 如果锂盐、VPA 和 AAP 治疗无效,还可选择什么药物来治疗急性躁狂?

抗惊厥药

如果锂盐、丙戊酸及 AAP 治疗急性躁狂均无效,卡马西平可作为一个备选药物[11,46,47]。2005 年,根据 2 项双盲、随机、安慰剂对照的临床试验,FDA 批准卡马西平缓释剂用于治疗急性躁狂和混合发作[136]。一个关于 4 项随机对照试验(n=464)的 meta 分析发现,卡马西平维持治疗的

疗效与锂盐相似,因不良反应而中断治疗的例数少于锂盐[137]。尽管疗效明确,但是因为耐受性差和药物相互作用的风险高,卡马西平较少用于治疗 BD。如果选用卡马西平进行治疗,卡马西平(carbamazepine)的起始剂量为每次 100~200mg,每日 2 次。每 3~4 日剂量增加 200mg,直至达到所需的血药浓度[11]。尽管尚未证实卡马西平的血药浓度与 BD 治疗效果之间的关系,但血药浓度>12μg/ml 时可产生镇静作用和共济失调。癫痫预防的目标血药浓度保持在 4~12μg/ml 之间[11]。维持治疗的平均日剂量为每日 200~1 600mg(见第 60 章)。

奥卡西平（oxcarbazepine），一种与卡马西平结构类似的药物，相比卡马西平有一些优势，包括耐受性更好、药物相互作用更少。但奥卡西平缺乏设计良好的治疗 BD 的临床试验[138]。Cochrane 评价表明，没有足够的、达到合格的方法学质量要求的试验来推荐卡马西平治疗双相障碍的急性期或维持治疗[139,140]。

其他抗惊厥药物治疗躁狂症的研究包括拉莫三嗪、加巴喷丁、托吡酯（topiramate）、噻加宾（tiagabine）、唑尼沙胺（zonisamide）和左乙拉西坦（levetiracetam）。在初期进行关于拉莫三嗪治疗躁狂的开放性试验中就得出了阳性的结论，但有 2 项未公布的试验结果是阴性[141]。因此，目前专家们仍怀疑拉莫三嗪对于治疗急性躁狂是否有明显疗效。开放性试验和病例报告都显示了加巴喷丁辅助治疗躁狂、轻躁狂和 BD 的抑郁状态有效[142-144]。但是近期很多对照研究发现加巴喷丁未必有效[145]。在一项双盲、安慰剂对照研究中，给予双相 I 型障碍，目前表现为躁狂发作或者混合发作的患者使用加巴喷丁作为辅助药物。12 周后，与安慰剂相比，加巴喷丁没有明显效果；安慰剂组患者的情况甚至优于加巴喷丁组。

有 4 项双盲、安慰剂对照试验显示，托吡酯在治疗急性躁狂方面与安慰剂相比没有优势，疗效不如锂盐[146,147]。目前已有噻加宾、左乙拉西坦和唑尼沙胺在 BD 中使用的研究，但仍缺乏安全性和有效性方面的评估数据。

联合治疗

尽管有很多种治疗急性躁狂的药物，但大多数患者采用单药治疗无效，药物联合治疗是一线治疗方法[148]。能获得更好疗效的药物组合包括锂盐和 AAP、VPA 和 AAP 及锂盐和 VPA[35,46]。需要注意避免同时使用卡马西平和氯氮平，因为会增加血液方面的不良反应。不推荐卡马西平和奥氮平或者卡马西平和利培酮联合使用，会导致不良反应增多并且疗效降低[47]。

苯二氮䓬类药物和抗精神病药物治疗急性激越

案例 87-6

问题 1：M. B.，39 岁男性，因急性躁狂发作住院治疗。M. B. 拒绝接受药物治疗，他说"我被自己的超能力所控制了"。他通过在病区里来回踱步和大喊来试图放松。当医务人员要求他回到自己的房间时，他变得很激越、搬起椅子，对企图靠近他的人挥动椅子。M. B 曾经使用氟哌啶醇出现急性肌张力障碍。M. B. 既往有糖尿病和高血压病史。应建议 M. B. 选用哪种药物治疗？

苯二氮䓬类和抗精神病药可用于治疗激越、易激惹和急性躁狂发作导致的活动过度。对处于精神障碍急性期的患者来说，优先选择口服剂型的药物[149]。液体剂型和口腔崩解片可使口服给药更加容易。拒绝口服药物的患者可要求使用肌内注射[150]。过去常联合使用肌内注射氟哌啶醇和劳拉西泮（lorazepam）。目前，齐拉西酮（ziprasidone）、阿立哌唑（aripiprazole）和奥氮平（olanzapine）有快速起效的肌

内注射剂型。齐拉西酮肌内注射 10~20mg 能够有效治疗精神病患者的激越症状[151,152]。同样，肌内注射阿立哌唑 9.75~15mg 和奥氮平 10mg 能够有效控制躁狂或混合状态的激越症状[153,154]。齐拉西酮、阿立哌唑和奥氮平在第 1 次给药 2~4 小时后，如果需要可以重复给予相同的剂量。一般来说，苯二氮䓬类联合抗精神病药使用安全，比单药使用疗效更好。但不推荐肌内注射奥氮平与苯二氮䓬类联合使用，可能会造成过度镇静和抑制心肺功能[155,156]。

劳拉西泮（lorazepam）是苯二氮䓬类药物中治疗急性激越性躁狂的首选药物。劳拉西泮的优点包括：有肌内注射和口服剂型（口服剂型包括片剂和溶液剂）、代谢产物没有活性、肝肾功能不全患者使用安全。专家共识及指南推荐劳拉西泮的口服剂量为 1~3mg，肌内注射剂量为 0.5~3mg，至少 60 分钟后才可再次给药。在第一个 24 小时内的最大剂量不能超过 10~12mg[157]。在治疗躁狂发作的激越症状时，最应该关注的是苯二氮䓬类的镇静作用。对住院患者采用短期苯二氮䓬类治疗，可降低滥用和成瘾的风险。

M. B. 不配合治疗，而且有攻击性，具备使用肌内注射治疗的指征。因为 M. B. 曾注射使用典型抗精神病药物氟哌啶醇出现肌张力障碍，所以推荐使用 AAP（奥氮平、齐拉西酮或阿立哌唑）的肌内注射剂型。选择肌内注射齐拉西酮 10mg 和劳拉西泮 2mg。也可以选用阿立哌唑联合劳拉西泮治疗。当 M. B. 能安静下来并开始接受治疗后，应更换为口服药物治疗。

急性双相抑郁的治疗

案例 87-7

问题 1：H. C.，31 岁的女性患者，因为 3 个月前的急性躁狂发作被收入院。出院时她服用的药物是 VPA，每日 1 750mg，疗效很好。但是最近她父母报告说，2 周来大部分时间她都躺在床上。起床后，H. C. 会坐在沙发上一动不动的好几个小时。对父母送来的食物，她只是稍微吃一点。未发现她有躯体性疾病的症状或体征，她也未服用其他药物、未饮酒，并且据她父母所知也未使用毒品。H. C. 去年被诊断为 2 型糖尿病，目前已通过饮食很好地控制住了血糖。她父母报告说 H. C. 曾断断续续地哭泣，对于躁狂时的行为很自责，说过"不想活了，干脆死了算了"之类的话。H. C. 的父母害怕她会自杀。据她父母反映，她一直在按照医嘱服用 VPA，最近因为抑郁发作加用锂盐，但并没有什么帮助。她出院时 VPA 的血药浓度为 84μg/ml。现在对 H. C. 的治疗应当如何调整？

BD 是一种反复发作且病程长的精神疾病，BD 的患者有 3/4 的时间都是在患病中度过[158]。因为抑郁症状常常很难得到控制，患者存在很大的自杀风险，其自杀风险是普通人群的 15 倍[159]。对于双相抑郁，治疗的目标主要是缓解抑郁症状。治疗原则除缓解急性抑郁症状外，还应包括降低自杀风险和预防心境障碍复发（包括躁狂和抑郁）。

因为急性抑郁的症状常常被误诊为复发性抑郁障碍，治疗要避免诱发躁狂和促发快速循环发作，同时需要考虑到预防复发和药物长期使用的耐受性[160]。

治疗双相抑郁的第一步是判断患者的依从性，并且调整目前使用的心境稳定剂的剂量[35]。对 H. C. 来说，VPA 已达到了治疗剂量，因此不需要调整剂量。

锂盐

到目前为止，锂盐仍然是治疗双相抑郁的一线药物[47,48]。CANMAT 指南推荐血锂浓度应 ≥0.8mmol/L 才能获得良好的治疗效果[49]。在安慰剂对照的交叉试验中，锂盐治疗双相抑郁的平均有效率为 76%[161]。锂盐也能有效预防抑郁复发。一项使用锂盐进行长达 6 年的维持治疗的随访研究发现，每年抑郁发作的频率降低 46%，发作时间减少 53%[162]。针对 1~2 年的长期研究所做的 meta 分析发现，与安慰剂组（相对危险度，0.78；95% 置信区间，0.60~1.01）相比，锂盐组抑郁复发的相对危险度降低到 22%，但与安慰剂组在统计学上没有显著性差异[163]。锂盐通常耐受性好，因不能耐受而退出治疗的患者并不比安慰剂组多。锂盐常见的副作用有嗜睡、腹泻和甲状腺功能减退[156]。除了对 BD 有抗抑郁作用，锂盐还可以降低自杀风险、自伤风险和全因死亡率[164,165]。

拉莫三嗪

世界生物精神病学会联合会（World Federation of Societies of Biological Psychiatry，WFSBP）和 CANMAT 指南均推荐拉莫三嗪作为治疗双相抑郁的一线药物。但最近来自 5 项双盲、安慰剂对照试验的数据质疑了拉莫三嗪作为一线药物的地位[47,49]。这 5 项研究观察到，与安慰剂相比，拉莫三嗪对主要终点指标没有任何改善[Hamilton 抑郁量表（Hamilton Depression Rating Scale，HAM-D）评分或 Montgomery Asberg 抑郁量表（Montgomery-Åsberg Depression Rating Scale，MADRS）评分]。关于这 5 项研究的独立 meta 分析发现，拉莫三嗪治疗双相抑郁可显著获益（但仅是轻度的），对 HAM-D 应答的相对危险度为 1.27，对 MADRS 应答的相对危险度为 1.22[166]。目前的观点在认为拉莫三嗪具有降低抑郁复发风险的作用方面没有太多分歧。纳入 2 项拉莫三嗪长期研究（18 个月）的汇总分析显示，抑郁复发的风险降低了 36%[167]。拉莫三嗪耐受性良好，在不良反应方面与安慰剂没有区别。因为拉莫三嗪的抗躁狂作用有限，不管是严重的、新发的或复发的躁狂，拉莫三嗪都应联合一种抗躁狂药物如锂盐进行治疗[46]。

拉莫三嗪联合锂盐对缓解抑郁症状有效，可考虑在治疗双相抑郁中使用。经锂盐治疗达到稳定状态（血锂浓度 0.6~1.2mmol/L，持续 3 个月以上）的患者，随机分为拉莫三嗪组（每日 200mg）和安慰剂组。锂盐-拉莫三嗪组的有效率为 52%（根据 MADRS 评分），锂盐-安慰剂组有效率仅为 32%[168]。综合研究结果、临床经验和长期治疗的耐受性，对于单药治疗效果不佳的患者，可以考虑使用拉莫三嗪联合锂盐治疗。

由于 VPA 对 UGT2B7 的抑制作用，可使拉莫三嗪的 AUC 增高 2.6 倍。临床医生应特别注意在同时服用其他药物的情况下，开始或停用药物时的剂量[91]。

非典型抗精神病药

AAP 也是治疗双相抑郁的一个选择。有 4 项为期 8 周的双盲、安慰剂对照的研究证实了喹硫平（每日 300mg 和每日 600mg）治疗双相抑郁的疗效[169-172]。300mg 组的有效率为 58%~69%，600mg 组的有效率为 58%~70%。2 个剂量组都常见的不良反应有困倦、嗜睡、口干和头晕。在接受喹硫平治疗的患者中大概有 5%~10% 出现有临床意义的体重增加（≥7% 基线体重）。

联合使用奥氮平和氟西汀可有效治疗双相抑郁[173]。对急性双相抑郁进行了 7 周的治疗研究，在症状改善方面，OFC（奥氮平氟西汀合剂）优于拉莫三嗪，但在有效率方面没有显著性差异（OFC 为 69%，拉莫三嗪为 60%）[174]。在一项 6 个月的研究中，抑郁的复发率很低，OFC 和拉莫三嗪的复发率很接近（OFC 为 14%，拉莫三嗪为 18%）。这项研究的扩展研究（延长到 6 个月）中，OFC 引起了代谢指标的明显升高（体重、血糖、催乳素和胆固醇）[175]。值得注意的是，OFC 组有 34% 的患者发生了有临床意义的体重增加（拉莫三嗪组仅为 2%）。因此，在选择 OFC 治疗时，应考虑代谢综合征的风险。在 2 项为期 6 周的随机、双盲对照临床试验中，鲁拉西酮以每日 20~60mg 和每日 80~120mg 的剂量进行单药治疗，显示出了疗效。低剂量组的有效率为 53%，高剂量组为 51%，安慰剂组为 30%。另一项类似设计的研究显示与安慰剂无明显差异。增效锂盐或 VPA 治疗的试验显示，安慰剂与锂盐或 VPA 联合使用的有效率为 42%，鲁拉西酮与锂盐或 VPA 联合使用的有效率为 57%[176,178]。表 87-7 提供了 AAP 批准用于治疗双相抑郁的剂量信息。

表 87-7

治疗双相障碍的非典型抗精神病药物剂量

非典型抗精神病药	起始剂量	滴定	有效剂量范围
鲁拉西酮	20mg/d	20mg，每 2 日	20~120mg/d
奥氮平/氟西汀	6/25mg/d	按说明书指示	12/50mg/d
喹硫平（速释/缓释）	50mg/d	100mg，第 2 日 200mg，第 3 日 300mg，第 4 日	300mg/d

来源：Latuda（lurasidone）[package insert]. Marlborough, MA: Sunovion Pharmaceuticals；July 2013；Symbyax（olanzapine/fluoxetine）[package insert]. Indianapolis, IN: Lilly USA, LLC.；January 2015；Seroquel XR（quetiapine XR）[package insert]. Wilmington, DE: AstraZeneca；July 2009.

尽管可有效治疗难治性单相抑郁，但基于 2 项随机对照试验的研究结果，阿立哌唑在治疗双相抑郁方面没有显示出疗效[172,179]。根据这些研究，CANMAT 指南未将阿立哌唑列为治疗急性双相抑郁的推荐药物[49]。其他的 AAP 没有进行过治疗双相抑郁的系统性研究。

抗抑郁剂

BD 患者使用抗抑郁药物一直是充满争议的。考虑到可能会引起转躁或循环加快,有的指南建议限制抗抑郁药物在BD中的使用[48],而有的指南推荐在早期可以使用抗抑郁药物治疗复发的抑郁发作,特别是SSRI[47]。不管哪一种情况,达成共识的观点是,抗抑郁药物不能单药使用,必须与抗躁狂药物如VPA、锂盐或AAP联合使用[47,48]。作为BD系统治疗强化方案(Systematic Treatment Enhancement Program for Bipolar Disorder,STEP-BD)的一部分研究,即历时26周的抗抑郁药增强治疗双相抑郁的大型双盲、安慰剂对照研究,在抗躁狂药物治疗的基础上,比较了抗抑郁药(安非他酮和帕罗西汀)和安慰剂作为辅助治疗的效果[81]。将维持长时间的痊愈(心境稳定达8周)作为主要终点指标,使用抗抑郁药的患者有24%能达到,安慰剂组有27%能达到。两组间在引发心境转换方面没有显著差异。最近,一项meta分析纳入了15个主要关于安非他酮和SSRI的研究,发现在急性双相抑郁(<16周)的治疗中,抗抑郁药并不比安慰剂更有效[180],但这项分析也没有发现抗抑郁药增加心境转换的风险。因此,尽管增加抗抑郁药治疗在引起转躁方面可能是安全的,但对于改善抑郁症状是否有很大的益处仍存在疑问。

因为H. C.在过去抑郁发作时对锂盐联合VPA的治疗反应不好,这次考虑换用其他一线药物如拉莫三嗪。鉴于H. C.患有2型糖尿病,不考虑选用OFC或者喹硫平。鲁拉西酮也是一个治疗选择,尽管目前还没有鲁拉西酮在治疗双相抑郁方面与拉莫三嗪、喹硫平或OFC进行比较的研究数据。确定拉莫三嗪的剂量需要考虑同时服用的VPA,VPA会抑制拉莫三嗪的代谢。对于H. C.,拉莫三嗪的起始剂量为第1周和第2周25mg,隔1日1次;第3周和第4周剂量增加到每日25mg;第5周剂量增加到每日50mg;第6周开始,达到最大剂量每日100mg。不与VPA同时使用时,拉莫三嗪的目标剂量是每日200mg。如果患者服用肝酶诱导剂(如卡马西平),拉莫三嗪的目标剂量则是每日2次,每次200mg[181]。拉莫三嗪发生皮疹的风险很高,可能会发展成为威胁生命的Stevens-Johnson综合征,所以使用时要遵循严格的剂量滴定方法(见第60章)。VPA和拉莫三嗪联合使用,发生严重皮肤不良反应的风险增高。因此,H. C.如果发生皮疹,应尽快联系医师。

双相障碍的维持治疗

案例 87-8

问题1: R. L.,33岁男性,服用锂盐治疗急性躁狂发作已有3周时间,锂盐剂量为每次600mg,每日2次。R. L.现在无明显的躁狂症状。但因为以前发生过抑郁和躁狂发作,他的医师决定开始预防性(维持性)锂盐治疗。对R. L采用锂盐维持治疗的目的是什么?在他接受锂盐维持治疗阶段,应当如何进行监测?R. L的锂盐维持性治疗应持续多长时间?

BD复发会导致生活质量下降、再次治疗的效果差和认知损害[35]。因此,早期进行预防性(维持性)的治疗可以预

防疾病的进展。维持治疗的目标包括延长发作间隔的时间、减少发作的频率、减少单次发作的严重程度和持续时间。在大多数的病例中,对患者的治疗都是从急性躁狂或抑郁发作开始。在急性期过后,仍然继续急性期的药物治疗,突然改变药物治疗的方案可能会导致治疗结果不佳[35]。

锂盐

前文提到的meta分析(案例87-7,问题1),纳入了5项随机安慰剂对照的关于长期使用锂盐预防BD复发的研究[163]。虽然锂盐不能有效降低抑郁复发的风险,但可有效降低其他心境障碍发作的风险(相对危险度0.66),尤其是躁狂发作(相对危险度0.62)。所有心境障碍发作的平均复发率,锂盐组为40%,安慰剂组为60%。躁狂发作的平均复发率,锂盐组为14%,安慰剂组为24%。

对于R. L.来说,他应该继续使用锂盐治疗。锂盐维持治疗的目标血药浓度是0.5~0.8mmol/L[11]。高血锂浓度0.8~1.0mmol/L的复发率比低浓度0.4mmol/L和0.6mmol/L低,但不良反应的发生明显增多[182]。

除了确定R. L.锂盐维持治疗的合适剂量,还应考虑使用频率是否每日1次,以改善依从性和减少不良反应。在重新调整剂量期间,需要更频繁地监测血锂浓度。一旦血锂浓度达到稳态,监测频率可以减为每个季度1次。锂盐监测的推荐指南见表87-3。

> **案例87-8,问题2:** 如果锂盐治疗无效,可选择其他什么药物进行维持治疗?

抗惊厥药

丙戊酸盐(valproate,VPA)和拉莫三嗪(lamotrigine)可作为锂盐的替换药物,对维持治疗BD有效。在首个VPA维持治疗BD的对照试验中,患者随机分为VPA组、锂盐组和安慰剂组分别维持治疗52周[183]。在评价心境障碍治疗效果的主要指标方面,3个组没有显著性差异。有部分患者以各种原因中断了治疗,VPA组中断治疗的比例为62%,锂盐组为76%,安慰剂组为75%。VPA组持续治疗的时间(198日)比锂盐组(152日)明显延长,和安慰剂(165日)相比没有明显差异。VPA的平均血药浓度是85μg/ml。拉莫三嗪在维持治疗BD方面已进行了严格的研究。纳入2项安慰剂对照研究的汇总分析显示,拉莫三嗪联合治疗组和锂盐联合治疗组(联合使用其他药物或电休克)对任何一种心境障碍发作的治疗持续时间大概是安慰剂组的2倍(见案例87-7,问题1)[167]。拉莫三嗪联合治疗的时间是197日,锂盐187日,安慰剂86日。预防躁狂发作,优先选用锂盐;而在预防抑郁发作方面,优先选用拉莫三嗪。

非典型抗精神病药

AAP在BD的维持治疗中的使用越来越多。目前为止,阿立哌唑、奥氮平、喹硫平(辅助用药)、利培酮长效注射剂和齐拉西酮(辅助用药)已获得美国FDA批准用于维

持治疗 BD(表 87-8)。一项 meta 分析评价了 20 个试验(n =5 364)进行 BD 维持治疗的疗效。与安慰剂对照组相比,单药治疗方案没有显著降低躁狂/混合和抑郁症发作的风险,而喹硫平联合锂盐或 VPA 的治疗方案显著降低躁狂/混合和抑郁症发作患者的发作风险[184]。应把长期使用的风险包括代谢综合征和 EPS 作为选用 AAP 时的主要考虑因素(见案例 87-5,问题 1)。

表 87-8

FDA 批准用于治疗双相障碍的药物

药物	躁狂	混合	抑郁	维持治疗
卡马西平(缓释胶囊)	×	×		
拉莫三嗪				×
锂盐	×			×
丙戊酸钠	×	×		
阿塞那平	×	×		
阿立哌唑	×	×		×
鲁拉西酮			×[a]	
奥氮平	×	×		×
奥氮平-氟西汀			×	
喹硫平	×	×	×	×[a]
喹硫平(缓释)	×	×	×	×[a]
注射用利培酮长效针剂				×
利培酮	×	×		
齐拉西酮	×	×		×[a]

[a] 单药治疗或增效锂盐/丙戊酸盐;FDA,美国食品药品管理局。

目前没有 AAP 在 BD 维持治疗中的比较研究。在选择使用 APP 时应主要考虑长期使用所引起的包括代谢综合征在内的不良发应(见案例 87-5,问题 1)。

案例 87-8,问题 3: 心理治疗在 BD 治疗中的地位?

心理治疗在急性期治疗和维持治疗中都显示了良好的疗效。例如,心境障碍的发作常常和过度的压力相关,特别是处于 BD 的病程早期[7]。如果患者和家属知道如何避免或更好的应对这种压力,将会减少急性发作带来的影响,有效预防复发。

心理治疗能够帮助患者家属更好的应对由于患者躁狂或抑郁发作而导致的极端情绪问题。心境障碍复发常伴随发生暴力行为、不忠行为、财政债务、物质滥用、自杀观念和不自重的行为,家属不得不忍耐患者的这些行为和担心患

者再次发作。规律的睡眠-觉醒节律对维持心境稳定很重要,建议对患者进行睡眠卫生教育。最后,应强调长期服药依从性的重要性。BD 患者常常会因为追求躁狂状态时的欣快感,或者因为多种精神药物治疗累积产生的不良反应而停止药物治疗。

BD 的心理治疗方法与精神分裂症很相似。家庭治疗和认知行为治疗、人际社会节奏治疗一样有效。单相抑郁的协同护理模式在初级医疗机构得到了广泛的研究。但尚不明确 BD 协同护理模式的效果。在 STEP-BD 研究中,BD 协同护理的效果不佳[185]。据报道,家庭治疗的有效率为 77%,人际社会节奏治疗为 64%,认知行为治疗为 60%,协同护理为 54%。专家认为协同护理干预比其他 3 种治疗方式的效果差。

尽管大多数的专家建议患者进行规律的体力活动来预防双相情绪的转换,但没有支持这种观点的文献研究。生活方式调查显示,与无严重精神疾病的患者相比,BD 患者不愿进行运动,易养成不良的饮食习惯[186]。理论上,运动可改善饮食习惯、调节睡眠、增强体力和促进心境稳定。增加运动量可能有助于改善 BD 的预后,应该鼓励患者坚持运动,至少对身体健康有益。

案例 87-8,问题 4: BD 的其他治疗方法?

替代治疗

已进行了大量草药制剂和膳食补充剂治疗 BD 的研究。关于双相抑郁和单相抑郁的双盲安慰剂对照研究的一项 meta 分析发现,与安慰剂组相比,抑郁发作患者能从 ω-3 脂肪酸补充剂中明显获益[187]。在大多数的病例中,ω-3 脂肪酸补充剂包括二十碳五烯酸和二十二碳六烯酸,用作辅助治疗。在二十碳五烯酸和二十二碳六烯酸联合使用的研究中,二十碳五烯酸的剂量研究范围为每日 1~9.6g。

在一项双相抑郁的增效治疗研究中,进行了肌醇、拉莫三嗪和利培酮的比较[188]。在缓解抑郁发作方面,3 种治疗的效果相当,但这项研究是开放性的而且样本量小(n=66)。此外,圣约翰草和 S-腺苷基甲硫氨酸治疗抑郁发作可能有效。然而,以上提到的这几种制剂,和传统的抗抑郁药物一样,因为心境转换的风险,通常避免在 BD 中单独使用[55,56]。

电休克治疗

电休克治疗(electroconvulsive therapy,ETC)对 BD 的不同亚型都有效,在现代 BD 的治疗中有着重要的地位。电休克治疗双相抑郁和单相抑郁的有效率大概都是 80%,60% 的有效率就已符合缓解的标准[189]。ECT 同样能有效缓解急性躁狂。覆盖 50 年研究的一项综述总结了"经 ECT 治疗的患者有 80% 达到了缓解和明显的临床改善"[190,191]。

在进行电休克治疗前,需要对 BD 患者的治疗药物进行仔细评估。抗惊厥药和苯二氮䓬类可以升高发作阈值,影响 ECT 的疗效。一项回顾性分析显示,服用抗惊厥药物的患者也能获得与未服用抗惊厥药物患者相同的疗效,但

需要进行更多次的 ECT 治疗,导致住院时间延长[192]。ECT 理想的联合用药是拉莫三嗪,拉莫三嗪对电刺激量和发作持续时间没有明显影响[193]。早期的研究不推荐锂盐联合 ECT 进行治疗,因为会造成器质性脑综合征。然而,最近有大量的前瞻性研究发现,在没有 ECT 并发症危险因素的年轻患者中锂盐联合 ECT 治疗的安全性[194,195]。小型病例系列研究和临床经验认为在 ECT 治疗期间使用 APP 安全有效[196-198]。

BD 易复发,有效且安全的治疗方法少。目前,ECT 仍然是一种治疗 BD,特别是治疗双相抑郁的有效方法。标准 BD 药物治疗方案无效的患者,症状严重的患者,或没有适宜治疗药物的患者,都可以考虑使用 ECT 进行治疗。

(熊玉兰 译,陈超 校,姚贵忠 审)

参考文献

1. Wolkenstein L et al. Misdiagnosing bipolar disorder—do clinicians show heuristic biases? *J Affect Disord*. 2011;130:405.

2. Evans-Lacko SE et al. Evaluation of guideline-concordant care for bipolar disorder among privately insured youth. *Prim Care Companion J Clin Psychiatry*. 2010;12(3).

3. Judd LL, Akiskal HS. The prevalence and disability of bipolar spectrum disorders in the US population: re-analysis of the ECA database taking into account subthreshold cases. *J Affect Disord*. 2003;73:123.

4. Ferrari AJ et al. Health states for schizophrenia and bipolar disorder within the global burden of disease 2010 study. *Popul Health Metr*. 2012;10:16.

5. American Psychiatric Association. Mood disorders. In: American Psychiatric Association, ed. *Diagnostic and Statistical Manual of Mental Disorders*. 4th ed. Text Revision. Washington, DC: American Psychiatric Association; 2000:345.

6. Merikangas KR et al. Lifetime and 12-month prevalence of bipolar spectrum disorder in the National Comorbidity Survey replication. *Arch Gen Psychiatry*. 2007;64:543.

7. Goodwin FK, Jamison KR. *Manic-Depressive Illness: Bipolar Disorders and Recurrent Depression*. New York, NY: Oxford University Press; 2007.

8. Dilsaver SC. An estimate of the minimum economic burden of bipolar I and II disorders in the United States: 2009. *J Affect Disord*. 2011;129:79.

9. Hirschfeld RM et al. Perceptions and impact of bipolar disorder: how far have we really come? Results of the national depressive and manic-depressive association 2000 survey of individuals with bipolar disorder. *J Clin Psychiatry*. 2003;64:161.

10. Kupfer DJ et al. Demographic and clinical characteristics of individuals in a bipolar disorder case registry. *J Clin Psychiatry*. 2002;63:120.

11. American Psychiatric Association. Practice guidelines for the treatment of patients with bipolar disorder (revision). *Am J Psychiatry*. 2002;159(4 Suppl):1.

12. American Psychiatric Association. Mood disorders. In: American Psychiatric Association, ed. *Diagnostic and Statistical Manual of Mental Disorders*. 5th ed. Text Revision. Washington, DC: American Psychiatric Association; 2013:123.

13. Schneck CD et al. Phenomenology of rapid-cycling bipolar disorder: data from the first 500 participants in the Systematic Treatment Enhancement Program. *Am J Psychiatry*. 2004;161:1902.

14. Gitlin MJ et al. Relapse and impairment in bipolar disorder. *Am J Psychiatry*. 1995;152:1635.

15. Miklowitz DJ, Ciccetti D. Toward a life span developmental psychopathology perspective on bipolar disorder. *Dev Psychopathol*. 2006;18:935–938.

16. Hallahan B et al. Structural magnetic resonance imaging in bipolar disorder: an international collaborative meta-analysis of individual adult patient data. *Biol Psychiatry*. 2011;69:326–335.

17. Martinowich K et al. Bipolar disorder: from genes to behavior pathway. *J Clin Invest*. 2009;119:726–736.

18. Beyer JL et al. Stressful life events in older bipolar patients. *Int J Geriatr Psychiatry*. 2008;23:1271–1275.

19. Miklowitz DJ, Johnson SL. Social and familial factors in the course of bipolar disorder: basic processes and relevant interventions. *Clin Psychol*. 2009;16:281–296.

20. Goldstein BI et al. Inflammation and the phenomenology, pathophysiology, comorbidity, and treatment of bipolar disorder: a systematic review of the literature. *J Clin Psychiatry*. 2009;70:1078–1090.

21. Drexhage RC et al. The mononuclear phagocyte system and its cytokine inflammatory networks in schizophrenia and bipolar disorder. *Expert Rev Neurother*. 2010;10:59–76.

22. Gruber J et al. Sleep matters: sleep functioning and course of illness in bipolar disorder. *J Affect Disord*. 2011;134:416–429.

23. Faedda GL et al. Clinical risk factors for bipolar disorders: a systematic review of prospective studies. *J Affect Disord*. 2014;168:314–321.

24. Goodwin FK, Jamison KR. Clinical description. In: Jamison FK, Jamison KP, eds. *Manic-Depressive Illness: Bipolar Illness and Recurrent Depression*. New York, NY: Oxford University Press; 2007:29.

25. Goodwin FK, Jamison KR. Conceptualizing manic-depressive illness: the bipolar-unipolar distinction and the development of the manic-depressive spectrum. In: Goodwin FK, Jamison KR eds. *Manic-Depressive Illness and Recurrent Depression*. New York, NY: Oxford University Press; 2007:3.

26. Baldessarini RJ et al. Onset-age of bipolar disorders at six international sites. *J Affect Disord*. 2010;121:143–146.

27. Shim IH et al. Mixed-state bipolar I and II depression: time to remission and clinical characteristics. *J Affect Disord*. 2014;152–154:340–346.

28. Undurraga J et al. Suicidal risk factors in bipolar I and II disorder patients. *J Clin Psychiatry*. 2012;73:778–782.

29. Salvatore P et al. Weygandt's on the mixed states of manic-depressive insanity: a translation and commentary on its significance in the evolution of the concept of bipolar disorder. *Harv Rev Psychiatry*. 2002;10:255.

30. Angst F et al. Mortality of patients with mood disorders: follow-up over 34–38 years. *J Affect Disord*. 2002;68:167.

31. Laursen TM, Nordentoft M. Heart disease treatment and mortality in schizophrenia and bipolar disorder—changes in the Danish population between 1994 and 2006. *J Psychiatr Res*. 2011;45:29–35.

32. Laursen TM et al. Increased mortality among patients admitted with major psychiatric disorders: a register-based study comparing mortality in unipolar depressive disorder, bipolar affective disorder, schizoaffective disorder, and schizophrenia. *J Clin Psychiatry*. 2007;68:899–907.

33. Westman J et al. Cardiovascular mortality in bipolar disorder: a population-based cohort study in Sweden. *BMJ Open*. 2013;3:e002373, doi: 10.1136/bmjopen-2012-002373.

34. Marangell LB et al. Prospective predictors of suicide and suicide attempts in 1556 patients with bipolar disorders followed for up to 2 years. *Bipolar Disord*. 2006;8:566–575.

35. Yatham LN et al. Canadian Network for Mood and Anxiety Treatments (CANMAT) guidelines for the management of patients with bipolar disorder: consensus and controversies. *Bipolar Disord*. 2005;7(Suppl 3):5.

36. Nordentoft M et al. Absolute risk of suicide after first hospital contact in mental disorder. *Arch Gen Psychiatry*. 2011;68:1058–1064.

37. Hawton K et al. Suicide and attempted suicide in bipolar disorder: a systematic review of risk factors. *J Clin Psychiatry*. 2005;66:693.

38. Cerullo MA, Strakowski SM. The prevalence and significance of substance use disorders in bipolar type I and II disorder. *Subst Abuse Treat Prev Policy*. 2007;2:29.

39. Reiger DA et al. Comorbidity of mental disorders with alcohol and other drug abuse. Results from the Epidemiologic Carchment Area (ECA) study. *JAMA*. 1990;264:2511–2518.

40. Agrawal A et al. Cannabis involvement in individuals with bipolar disorder. *Psychiatry Res*. 2011;185:459–461.

41. Tsai SY et al. Risk factors for completed suicide in bipolar disorder. *J Clin Psychiatry*. 2002;63:469.

42. Swann AC. The strong relationship between bipolar and substance-use disorder. *Ann N Y Acad Sci*. 2010;1187:276.

43. Woods SW. The economic burden of bipolar disorder. *J Clin Psychiatry*. 2000;61(Suppl 13):38.

44. Lish JD et al. The National Depressive and Manic-Depressive Association (DMDA) survey of bipolar members. *J Affect Disord*. 1994;31:281.

45. Judd LL et al. The long-term natural history of the weekly symptomatic status of bipolar I disorder. *Arch Gen Psychiatry*. 2002;59:530.

46. Mohammad O, Osser DN. The psychopharmacology algorithm project at the Harvard South Shore Program: an algorithm for acute mania. *Harv Rev Psychiatry*. 2014;22:274–294.

47. Goodwin GM et al. Evidence-based guidelines for treating bipolar disorder: revised third edition recommendations from the British Assoication for Psychopharmacology. *J Psychopharmacol*. 2016;30:495–553.

48. Ansari A, Osser DN. The psychopharmacology algorithm project at the Harvard South Shore Program: an update on bipolar depression. *Harv Rev Psychiatry*. 2010;18:36–55.

49. Yatham LN et al. Canadian network for mood and anxiety treatments (CANMAT) and international society for bipolar disorders (ISBD) collaborative update of CANMAT guidelines for the management of patients with bipolar disorder: update 2013. *Bipolar Disord*. 2013;15:1–44.

50. Grunze H et al. The world federation of societies of biological psychiatry (WFSBP) guidelines for the biological treatment of bipolar disorder. *World J Biol Psychiatry*. 2013;14:154–219.

51. Bawa R, Scarff JR. Lurasidone: a new treatment option for bipolar depression – a review. *Innov Clin Neurosci*. 2015;12:21–23.

52. Latuda (lurasidone) [package insert]. Marlborough, MA: Sunovion Pharmaceuticals; July 2013.

53. Peet M, Peters S. Drug-induced mania. *Drug Saf*. 1995;12:146.

54. Goldberg JF, Truman CJ. Antidepressant-induced mania: an overview of current controversies. *Bipolar Disord*. 2003;5:407.

55. Goren JL et al. Bioavailability and lack of toxicity of *S*-adenosyl-L-methionine (SAMe) in humans. *Pharmacotherapy*. 2004;24:1501.

56. Moses EL, Mallinger AG. St. John's wort: three cases of possible mania induction. *J Clin Psychopharmacol*. 2000;20:115.

57. Stoll AL et al. Omega 3 fatty acids in bipolar disorder: a preliminary double-blind, placebo-controlled trial. *Arch Gen Psychiatry*. 1999;56:407.

58. Ogawa N, Ueki H. Secondary mania caused by caffeine. *Gen Hosp Psychiatry*. 2003;25:138.

59. Sultzer DL, Cummings JL. Drug-induced mania—causative agents, clinical characteristics and management: a retrospective analysis of the literature. *Med Toxicol Adverse Drug Exp*. 1989;4:127.

60. Padala PR et al. Manic episode during treatment with aripiprazole. *Am J Psychiatry*. 2007;164:172.

61. Rachid F et al. Possible induction of mania or hypomania by atypical antipsychotics: an updated review of reported cases. *J Clin Psychiatry*. 2004;65:1537.

62. Abouesh A et al. Antimicrobial-induced mania (antibiomania): a review of spontaneous reports. *J Clin Psychopharmacol*. 2002;22:71.

63. Blanch J et al. Manic syndrome associated with efavirenz overdose. *Clin Infect Dis*. 2001;33:270.

64. Jochum T et al. Topiramate induced manic episode. *J Neurol Neurosurg Psychiatry*. 2002;73:208.

65. Margolese HC et al. Hypomania induced by adjunctive lamotrigine. *Am J Psychiatry*. 2003;160:183.

66. Short C, Cooke L. Hypomania induced by gabapentin. *Br J Psychiatry*. 1995;166:679.

67. Watts BV, Grady TA. Tramadol-induced mania. *Am J Psychiatry*. 1997;154:1624.

68. Rego MD, Giller EL, Jr. Mania secondary to amantadine treatment of neuroleptic-induced hyperprolactinemia. *J Clin Psychiatry*. 1989;50:143.

69. Price WA, Bielefeld M. Buspirone-induced mania. *J Clin Psychopharmacol*. 1989;9:150.

70. Gupta N. Venlafaxine-induced hypomanic switch in bipolar depression. *Can J Psychiatry*. 2001;46:760.

71. Bhanji NH et al. Dysphoric mania induced by high-dose mirtazapine: a case for "norepinephrine syndrome"? *Int Clin Psychopharmacol*. 2002;17:319.

72. Zaphiris HA et al. Probable nefazodone-induced mania in a patient with unreported bipolar disorder. *Ann Clin Psychiatry*. 1996;8:207.

73. Benazzi F. Organic hypomania secondary to sibutramin ecitalopram interaction. *J Clin Psychiatry*. 2002;63:165.

74. El-Mallakh RS. Bupropion manic induction during euthymia, but not during depression. *Bipolar Disord*. 2001;3:159.

75. Baldessarini RJ et al. Patterns of psychotropic drug prescription for US patients with a diagnosis of bipolar disorders. *Psychiatr Serv*. 2007;58:85–91.

76. Gijsman HJ et al. Antidepressants for bipolar depression: a systematic review of randomized, controlled trials. *Am J Psychiatry*. 2004;161:1537–1547.

77. Himmelhoch JM et al. Tranylcypromine versus imipramine in anergic bipolar depression. *Am J Psychiatry*. 1991;148:910.

78. Peet M. Induction of mania with selective serotonin reuptake inhibitors and tricyclic antidepressants. *Br J Psychiatry*. 1994;164:549.

79. Leverich GS et al. Risk of switch in mood polarity to hypomania or mania in patients with bipolar depression during acute and continuation trials of venlafaxine, sertraline, and bupropion as adjuncts to mood stabilizers. *Am J Psychiatry*. 2006;163:232.

80. Mattes JA. Antidepressant-induced rapid cycling: another perspective. *Ann Clin Psychiatry*. 2006;18:195.

81. Sachs GS et al. Effectiveness of adjunctive antidepressant treatment for bipolar depression. *N Engl J Med*. 2007;356:1711–1722.

82. Altshuler LL et al. Antidepressant-induced mania and cycle acceleration: a controversy revisited. *Am J Psychiatry*. 1995;152:1130.

83. Bowden CL. Valproate. *Bipolar Disord*. 2003;5:189.

84. Bowden CL et al. Efficacy of divalproex vs. lithium and placebo in the treatment of mania. *JAMA*. 1994;271:918–924.

85. Bowden CL et al. A randomized, placebo-controlled 12-month trial of divalproex and lithium in the treatment of outpatients with bipolar 1 disorder. *Arch Gen Psychiatry*. 2000;57:481–489.

86. Bowden CL et al. Relation of serum valproate concentration to response in mania. *Am J Psychiatry*. 1996;153:765.

87. Hirschfeld RM et al. The safety and early efficacy of oral-loaded divalproex versus standard-titration divalproex, lithium, olanzapine, and placebo in the treatment of acute mania associated with bipolar disorder. *J Clin Psychiatry*. 2003;64:841.

88. Allen MH et al. Linear relationship of valproate serum concentration to response and optimal serum levels for acute mania. *Am J Psychiatry*. 2006;163:272.

89. Bowden CL et al. A randomized, placebo-controlled, multicenter study of divalproex sodium extended release in the treatment of acute mania. *J Clin Psychiatry*. 2006;67:1501.

90. Smith MC et al. Clinical comparison of extended-release divalproex versus delayed-release divalproex: pooled data analyses from nine trials. *Epilepsy Behav*. 2004;5:746.

91. Depakote (divalproex sodium) [package insert]. North Chicago, IL: AbbVie; February 2016.

92. Tohen M et al. Olanzapine versus divalproex sodium for the treatment of acute mania and maintenance of remission: a 47-week study. *Am J Psychiatry*. 2003;160:1263–1271.

93. Joffe H et al. Valproate is associated with new-onset oligoamenorrhea with hyperandrogenism in women with bipolar disorder. *Biol Psychiatry*. 2006;59:1078.

94. Mercke Y et al. Hair loss in psychopharmacology. *Ann Clin Psychiatry*. 2000;12:35.

95. Kimmel RJ et al. Valproic acid-associated hyperammonemic encephalopathy: a case report from the psychiatric setting. *Int Clin Psychopharmacol*. 2005;20:57.

96. Elgudin L et al. Ammonia induced encephalopathy from valproic acid in a bipolar patient: case report. *Int J Psychiatry Med*. 2003;33:91.

97. Suicidal Behavior and Ideation and Antiepileptic Drugs. **http://www.fda.gov/Drugs/DrugSafety/PostmarketDrugSafetyInformationforPatientsandProviders/ucm100190.htm.** Accessed June 15, 2015.

98. Nasreddine W, Beydoun A. Valproate-induced thrombocytopenia: a prospective monotherapy study. *Epilepsia*. 2008;49:438.

99. Acharya S, Bussel JB. Hematologic toxicity of sodium valproate. *J Pediatr Hematol Oncol*. 2000;22:62.

100. Janicak PG et al. Treatment with mood stabilizers. In: Janicak PG et al. eds. *Principles and Practice of Psychopharmacotherapy*. 4th ed. Philadelphia, PA: Lippincott Williams & Wilkins; 2006:369.

101. Gelenberg AJ, Jefferson JW. Lithium tremor. *J Clin Psychiatry*. 1995;56:283.

102. Henry C. Lithium side-effects and predictors of hypothyroidism in patients with bipolar disorder: sex differences. *J Psychiatry Neurosci*. 2002;27:104.

103. Bendz H, Aurell M. Drug-induced diabetes insipidus: incidence, prevention, and management. *Drug Saf*. 1999;21:449.

104. Finch CK et al. Treatment of lithium-induced diabetes insipidus with amiloride. *Pharmacotherapy*. 2003;23:546.

105. Mellerup ET, Plenge P. The side effects of lithium. *Biol Psychiatry*. 1990;28:464.

106. Tredget J et al. Effects of chronic lithium treatment on renal function. *J Affect Disord*. 2010;126:436.

107. Lepkifker E et al. Renal insufficiency in long-term lithium treatment. *J Clin Psychiatry*. 2004;65:850.

108. Dunner DL. Drug interactions of lithium and other antimanic/mood-stabilizing medications. *J Clin Psychiatry*. 2003;64(Suppl 5):38.

109. Mohandas E, Rajmohan V. Lithium use in special population. *Indian J Psychiatry*. 2007;49:211–218.

110. Kleiner J et al. Lithium-induced subclinical hypothyroidism: review of the literature and guidelines for treatment. *J Clin Psychiatry*. 1999;60:249.

111. Zhang ZJ et al. Differences in hypothyroidism between lithium-free and lithium-treated patients with bipolar disorders. *Life Sci*. 2006;78:771.

112. Livingstone C, Rampes H. Lithium: a review of its metabolic adverse effects. *J Psychopharmacol*. 2006;20:347.

113. Ernst CL, Goldberg JF. The reproductive safety profile of mood stabilizers, atypical antipsychotics, and broadspectrum psychotropics. *J Clin Psychiatry*. 2002;63(Suppl 4):42.

114. Jain AE, Lacy T. Psychotropic drugs in pregnancy and lactation. *J Psychiatr Pract*. 2005;11:177.

115. Cohen LS et al. A reevaluation of risk of in utero exposure to lithium. *JAMA*. 1994;271:146.

116. Troyer WA et al. Association of maternal lithium exposure and premature delivery. *J Perinatol*. 1993;13:123.

117. Ward S, Wisner KL. Collaborative management of women with bipolar disorder during pregnancy and postpartum: pharmacologic considerations. *J Midwifery Womens Health*. 2007;52:3.

118. Cunnington MC et al. Final results from 18 years of the international lamotrigine pregnancy registry. *Neurology*. 2011;76(21):1817–1823.

119. Newport DJ et al. Atypical antipsychotic administration during late pregnancy: placental passage and obstetrical outcomes. *Am J Psychiatry*. 2007;164:1214.

120. Perlis RH et al. Atypical antipsychotics in the treatment of mania: a meta-analysis of randomized, placebo-controlled trials. *J Clin Psychiatry.* 2006;67:509.

121. Scherk H et al. Second-generation antipsychotic agents in the treatment of acute mania: a systematic review and metaanalysis of randomized controlled trials. *Arch Gen Psychiatry.* 2007;64:442.

122. Smith LA et al. Acute bipolar mania: systematic review and meta-analysis of co-therapy vs. monotherapy. *Acta Psychiatr Scand.* 2007;115:12.

123. Cipriani A et al. Comparative efficacy and acceptability of antimanic drugs in acute mania: a multiple-treatments meta-analysis. *Lancet.* 2011;378:1306–1315.

124. Correll CU et al. Antipsychotic and mood stabilizer efficacy and tolerability in pediatric and adult patients with bipolar I mania: a comparative analysis of acute, randomized, placebo-controlled trials. *Bipolar Disord.* 2010;12:116–141.

125. American Diabetes Association et al. Consensus development conference on antipsychotic drugs and obesity and diabetes. *Diabetes Care.* 2004;27:596.

126. Banov MD et al. Clozapine therapy in refractory affective disorders: polarity predicts response in long-term follow-up. *J Clin Psychiatry.* 1994;55:295.

127. Calabrese JR et al. Clozapine for treatment—refractory mania. *Am J Psychiatry.* 1996;153:759.

128. Suppes T et al. Clinical outcome in a randomized 1-year trial of clozapine versus treatment as usual for patients with treatment-resistant illness and a history of mania. *Am J Psychiatry.* 1999;156:1164.

129. McIntyre RS, Konarski JZ. Tolerability profiles of atypical antipsychotics in the treatment of bipolar disorder. *J Clin Psychiatry.* 2005;66(Suppl 3):28.

130. Sachs G et al. Aripiprazole in the treatment of acute manic or mixed episodes inpatients with bipolar I disorder: a 3-week placebo-controlled study. *J Psychopharmacol.* 2006;20:536.

131. Keck PE, Jr et al. A placebo-controlled, double-blind study of the efficacy and safety of aripiprazole inpatients with acute bipolar mania. *Am J Psychiatry.* 2003;160:1651.

132. Sachs GS et al. Cariprazine in the treatment of acute mania in bipolar I disorder: a double-blind, placebo-controlled, phase III trial. *J Affect Disord.* 2015;174:296–302.

133. Saphris (asenapine) [package insert]. Whitehouse Station, NJ: Merck & Company; December 2014.

134. Stahl SM, Shayegan DK. The psychopharmacology of ziprasidone: receptor-binding properties and real-world psychiatric practice. *J Clin Psychiatry.* 2003;64(Suppl 19):6.

135. Lieberman JA et al. Effectiveness of antipsychotic drugs in patients with chronic schizophrenia [published correction appears in N Engl J Med. 2010;363:1092]. *N Engl J Med.* 2005;353:1209.

136. Post RM et al. Thirty years of clinical experience with carbamazepine in the treatment of bipolar illness: principles and practice. *CNS Drugs.* 2007;21:47.

137. Ceron-Litvoc D et al. Comparison of carbamazepine and lithium in treatment of bipolar disorder: a systematic review of randomized controlled trials. *Hum Psychopharmacol.* 2009;24:19–28.

138. Pratoomsri W et al. Oxcarbazepine in the treatment of bipolar disorder: a review. *Can J Psychiatry.* 2006;51:540.

139. Vasudev A et al. Oxcarbazepine for acute affective episodes in bipolar disorder. *Cochrane Database Syst Rev.* 2011;12:CD004857.

140. Vasudev A et al. Oxcarbazepine in the maintenance treatment of bipolar disorder. *Cochran Database Sys Rev.* 2008;23(1):CD005171.

141. Rosa AR et al. Is anticonvulsant treatment of mania a class effect? Data from randomized clinical trials? *CNS Neurosci Ther.* 2011;17:167–177.

142. Young TL et al. Gabapentin as an adjunctive treatment in bipolar disorder. *J Affect Disord.* 1999;55:73.

143. Schaffer CB, Schaffer LC. Gabapentin in the treatment of bipolar disorder. *Am J Psychiatry.* 1997;154:291.

144. Ghaemi SN et al. Gabapentin treatment of mood disorders: a preliminary study. *J Clin Psychiatry.* 1998;59:426.

145. Pande AC et al. Gabapentin in bipolar disorder: a placebo-controlled trial of adjunctive therapy. *Bipolar Disord.* 2000;2(3, pt 2):249.

146. Chengappa KN et al. The evolving role of topiramate among other mood stabilizers in the management of bipolar disorder. *Bipolar Disord.* 2001;3:215.

147. Kushner SF et al. Topiramate monotherapy in the management of acute mania: results of four double-blind placebo-controlled trials. *Bipolar Disord.* 2006;8:15.

148. Wolfsperger M et al. Pharmacological treatment of acute mania in psychiatric in-patients between 1994 and 2004. *J Affect Disord.* 2007;99:9.

149. Allen MH et al. What do consumers say they want and need during a psychiatric emergency? *J Psychiatr Pract.* 2003;9:39.

150. Currier GW, Medori R. Orally versus intramuscular administered antipsychotic drugs in psychiatric emergencies. *J Psychiatr Pract.* 2006;12:30.

151. Lesem MD et al. Intramuscular ziprasidone, 2 mg versus 10 mg, in the short-term management of agitated psychotic patients [published correc-

tion appears in J Clin Psychiatry. 2001;62:209]. *J Clin Psychiatry.* 2001;62:12.

152. Daniel DG et al. Intramuscular (IM) ziprasidone 20 mg is effective in reducing acute agitation associated with psychosis: a double-blind, randomized trial. *Psychopharmacology (Berl).* 2001;155:128.

153. Zimbroff DL et al. Management of acute agitation in patients with bipolar disorder: efficacy and safety of intramuscular aripiprazole. *J Clin Psychopharmacol.* 2007;27:171.

154. Meehan K et al. A double-blind, randomized comparison of the efficacy and safety of intramuscular injections of olanzapine, lorazepam, or placebo in treatment of acutely agitated patients diagnosed with bipolar mania. *J Clin Psychopharmacol.* 2001;21:389.

155. Battaglia J et al. Haloperidol, lorazepam, or both for psychotic agitation? A multicenter, prospective, double-blind, emergency department study. *Am J Emerg Med.* 1997;15:335.

156. Zyprexa [package insert]. Indianapolis, IN: Eli Lilly & Co; 2014.

157. Allen MH et al. The expert consensus guideline series. Treatment of behavioral emergencies 2005. *J Psychiatr Pract.* 2005;11(Suppl 1):5.

158. Baldessarini RJ et al. Bipolar depression: overview and commentary. *Harv Rev Psychiatry.* 2010;18:143.

159. Tondo L et al. Suicidal risks among 2826 Sardinian major affective disorder patients. *Acta Psychiatr Scand.* 2007;116:419.

160. Malhi GS et al. Medicating mood with maintenance in mind: bipolar depression pharmacotherapy. *Bipolar Disord.* 2009;11(Suppl 2):55.

161. Yatham LN et al. Bipolar depression: criteria for treatment selection, definition of refractoriness, and treatment options. *Bipolar Disord.* 2003;5:85.

162. Tondo L et al. Long-term clinical effectiveness of lithium maintenance treatment in types I and II bipolar disorders. *Br J Psychiatry Suppl.* 2001;41:s184.

163. Geddes JR et al. Long-term lithium therapy for bipolar disorder: systematic review and meta-analysis of randomized controlled trials. *Am J Psychiatry.* 2004;161:217.

164. Cipriani A et al. Lithium in the prevention of suicidal behavior and all-cause mortality in patients with mood disorders: a systematic review of randomized trials. *Am J Psychiatry.* 2005;162:1805.

165. Calabrese JR et al. Lamotrigine in the acute treatment of bipolar depression: results of five double-blind, placebo-controlled clinical trials. *Bipolar Disord.* 2008;10:323.

166. Geddes JR et al. Lamotrigine for treatment of bipolar depression: independent meta-analysis and meta-regression of individual patient data from five randomised trials. *Br J Psychiatry.* 2009;194:4.

167. Goodwin GM et al. A pooled analysis of 2 placebo-controlled 18-month trials of lamotrigine and lithium maintenance in bipolar I disorder. *J Clin Psychiatry.* 2004;65:432.

168. van der Loos ML et al. Efficacy and safety of lamotrigine as add-on treatment to lithium in bipolar depression: a multicenter, double-blind, placebo-controlled trial. *J Clin Psychiatry.* 2009;70:223.

169. Calabrese JR et al. A randomized, double-blind, placebo controlled trial of quetiapine in the treatment of bipolar I or II depression. *Am J Psychiatry.* 2005;162:1351.

170. Thase ME et al. Efficacy of quetiapine monotherapy in bipolar I and II depression: a double-blind, placebo-controlled study (the BOLDER II study) [published correction appears in J Clin Psychopharmacol. 2007;27:51]. *J Clin Psychopharmacol.* 2006;26:600.

171. McElroy SL et al. A double-blind, placebo-controlled study of quetiapine and paroxetine as monotherapy in adults with bipolar depression (EMBOLDEN II). *J Clin Psychiatry.* 2010;71:163.

172. Young AH et al. A double-blind, placebo-controlled study of quetiapine and lithium monotherapy in adults in the acute phase of bipolar depression (EMBOLDEN I). *J Clin Psychiatry.* 2010;71:150.

173. Tohen M et al. Efficacy of olanzapine and olanzapine-fluoxetine combination in the treatment of bipolar I depression [published correction appears in Arch Gen Psychiatry. 2004;61:176]. *Arch Gen Psychiatry.* 2003;60:1079.

174. Brown EB et al. A 7-week, randomized, double-blind trial of olanzapine/fluoxetine combination versus lamotrigine in the treatment of bipolar I depression. *J Clin Psychiatry.* 2006;67:1025.

175. Brown E et al. Olanzapine/fluoxetine combination vs. lamotrigine in the 6-month treatment of bipolar I depression. *Int J Neuropsychopharmacol.* 2009;12:773.

176. Loebel A et al. Lurasidone monotherapy in the treatment of bipolar I depression: a randomized, double-blind, placebo-controlled study. *Am J Psychiatry.* 2014;171:170–168.

177. Loebel A et al. Lurasidone as adjunctive therapy with lithium or valproate for the treatment of bipolar I depression: a randomized, double-blind, placebo-controlled study. *Am J Psychiatry.* 2014;171(2):169–177.

178. Findlay LJ et al. Management of bipolar I depression: clinical utility of lurasidone. *Ther Clin Risk Manag.* 2015;11:75–81.

179. Thase ME et al. Aripiprazole monotherapy in nonpsychotic bipolar I depression: results of 2 randomized, placebo-controlled studies [published correction appears in J Clin Psychopharmacol. 2009;29:38]. *J Clin Psychopharmacol.* 2008;28:13.

180. Sachs GS et al. Effectiveness of adjunctive antidepressant treatment for bipolar depression. *N Engl J Med.* 2007;356:1711.

181. Lamictal (lamotrigine) [package insert]. Research Triangle Park, NC. GlaxoSmithKline; October 2010.

182. Sidor MM, Macqueen GM. Antidepressants for the acute treatment of bipolar depression: a systematic review and meta-analysis. *J Clin Psychiatry.* 2011;72:156.

183. Gelenberg AJ et al. Comparison of standard and low serum levels of lithium for maintenance treatment of bipolar disorder. *N Engl J Med.* 1989;321:1489.

184. Bowden CL et al. A randomized, placebo-controlled 12-month trial of divalproex and lithium in treatment of outpatients with bipolar I disorder. Divalproex Maintenance Study Group. *Arch Gen Psychiatry.* 2000;57:481.

185. Vieta E et al. Effectiveness of psychotropic medications in the maintenance phase of bipolar disorder: a meta-analysis of randomized controlled trials. *Int J Neuropsychopharmacol.* 2011;14:1029–1049.

186. Miklowitz DJ et al. Intensive psychosocial intervention enhances functioning in patients with bipolar depression: results from a 9-month randomized controlled trial. *Am J Psychiatry.* 2007;164:1340.

187. Kilbourne AM et al. Nutrition and exercise behavior among patients with bipolar disorder. *Bipolar Disord.* 2007;9:443.

188. Freeman MP et al. Omega-3 fatty acids: evidence basis for treatment and future research in psychiatry [published correction appears in J Clin Psychiatry. 2007;68:338]. *J Clin Psychiatry.* 2006;67:1954.

189. Nierenberg AA et al. Treatment-resistant bipolar depression: a STEP-BD equipoise randomized effectiveness trial of antidepressant augmentation with lamotrigine, inositol, or risperidone. *Am J Psychiatry.* 2006;163:210.

190. Bailine S et al. Electroconvulsive therapy is equally effective in unipolar and bipolar depression. *Acta Psychiatr Scand.* 2010;121:431.

191. Mukherjee S et al. Electroconvulsive therapy of acute manic episodes: a review of 50 years' experience. *Am J Psychiatry.* 1994;151:169.

192. Meeter M et al. Retrograde amnesia after electroconvulsive therapy: a temporary effect? *J Affect Disord.* 2011;132:216.

193. Virupaksha HS et al. Comparison of electroconvulsive therapy (ECT) with or without anti-epileptic drugs in bipolar disorder. *J Affect Disord.* 2010;127:66.

194. Sienaert P et al. Concurrent use of lamotrigine and electroconvulsive therapy. *J ECT.* 2011;27:148.

195. Small JG, Milstein V. Lithium interactions: lithium and electroconvulsive therapy. *J Clin Psychopharmacol.* 1990;10:346.

196. Thirthalli J et al. A prospective comparative study of interaction between lithium and modified electroconvulsive therapy. *World J Biol Psychiatry.* 2011;12:149.

197. Masdrakis VG et al. Safety of the electroconvulsive therapy-ziprasidone combination. *J ECT.* 2010;26:139.

198. Masdrakis VG et al. The safety of the electroconvulsive therapy-aripiprazole combination: four case reports. *J ECT.* 2008;24:236.

88 第88章 发育障碍

Lee A. Robinson and Kimberly Lenz

核心原则

		章节案例
1	发育障碍是一组早期大脑发育受损的疾病。这一大类疾病包括智力障碍(intellectual disability, ID)和孤独症谱系障碍(autism spectrum disorder, ASD)等诊断。ASD的核心诊断特征包括交互性社交交流和社交互动方面的损害以及存在受限的、重复的行为、兴趣或活动模式。这些症状从儿童早期出现,并损害了日常功能。尽管标准的行为诊断工具可作为辅助,但是ASD仍通过临床评估来进行诊断。相较于女孩,ASD更常见于男孩。核心症状可通过多种非药物方法来进行干预,包括专业教育、物理治疗、职业治疗、言语和语言治疗以及行为治疗,如应用行为分析(applied behavior analysis, ABA)。	案例88-1(问题1) 表88-1
2	ID/ASD患者共病注意缺陷/多动障碍(attention-deficit/hyperactivity disorder, ADHD)的比例很高。ID/ASD共病ADHD的治疗,尤其是过度活动,与单纯ADHD的治疗方案类似。药物治疗包括兴奋剂、α_2激动剂和托莫西汀。ID/ASD共病ADHD的患者对药物治疗的效应值小于单纯的ADHD患者,药物的耐受剂量较低,药物不良反应的风险增加,包括食欲减退、失眠、抑郁症状、易激惹和社交退缩的比例增加。	案例88-1(问题2)
3	一些发育障碍患者表现出易激惹和攻击行为,如果非药物干预无效则可通过药物干预来进行治疗。药物治疗发育障碍患者易激惹(攻击)行为方面,证据最强的是利培酮和阿立哌唑,剂量一般低于治疗精神分裂症或双相障碍的剂量,并且不良反应相对常见,包括镇静、体重增加和锥体外系症状。	案例88-2(问题1)
4	发育障碍患者共病焦虑或抑郁的风险很高。虽然没有大型前瞻性、随机对照试验(randomized controlled trials, RCT)支持选择性5-羟色胺再摄取抑制剂(selective serotonin reuptake inhibitors, SSRI)用于治疗发育障碍共病焦虑或抑郁,但在病例研究和开放性研究中已显示出可能获益。SSRI治疗发育障碍儿童重复行为的RTC显示了不同的结果。已证实发育障碍患者使用SSRI在心境和行为方面的不良反应风险有所增加,因此,目标剂量应该低于治疗焦虑或抑郁的剂量。	案例88-3(问题1和2)
5	发育障碍患者常共患各种躯体疾病或其他精神障碍,因此可能会经常同时服用多种不同药物。应采取预防措施以避免发生药效学或药代动力学的药物相互作用,在发生药物不良反应时,应始终考虑到药物相互作用的可能性。	案例88-3(问题1和2)
6	睡眠障碍在发育障碍患者中很常见。褪黑激素具有很强的证据可以安全有效地治疗这类人群的睡眠障碍。	案例88-4(问题1)

发育障碍是一组以早期大脑发育受损为特征的疾病,导致认知、交流、行为、感觉或运动功能缺陷。这一广泛的疾病包括智力障碍和孤独症谱系障碍(autism spectrum disorder, ASD)、注意缺陷/多动障碍(attention-deficit/hyperac-tivity disorder, ADHD)和抽动障碍、交流障碍、学习障碍、脑瘫、先天性耳聋和先天性失明。其中,智力障碍和ASD是本章的重点,ADHD和抽动障碍在另一章中介绍。智力障碍(intellectual disability, ID),以前称为精神发育迟滞,是一

种智力和适应功能缺陷的疾病。ID 的诊断通常是针对年龄较大的儿童,大龄的儿童进行智力测试更有效和更可靠。全面发育迟缓(global developmental delay, GDD)的诊断专用于年龄较小的儿童,指存在 2 个或多个领域的发育迟滞。ASD 包括广泛性发育障碍(pervasive developmental disorder, PDD)中的孤独症、阿斯伯格综合征和未在他处注明的广泛性发育障碍,涉及社交交流障碍,存在受限的、重复的行为、兴趣或活动模式[1]。

流行病学、病程和预后

在美国,根据父母的报告,发育障碍在社区中很常见,多达 15% 的儿童患病[2]。总体上,发育障碍在男孩的发病率几乎是女孩的 2 倍,接受医疗补助保险儿童的发病率是使用个人保险儿童的 2 倍[2]。此外,家庭收入低于联邦贫困水平且母亲受教育程度较低(任何低于大学学位的教育程度)所报告的发育障碍患病率较高[2]。

对于 ID 和 GDD,估计美国的总体患病率在 1%~3%,数据具有相当大的变异性,取决于如何定义和报告诊断[3,4]。与女性和高收入国家相比,智力障碍在男性以及低收入和中等收入国家的患病率更高[3]。

近年,ASD 的患病率有增高趋势,美国疾病控制和预防中心的数据显示每 68 名儿童中约有 1 名(1.47%)被确诊为 ASD[5]。大约 1/3 的 ASD 儿童可能会有智力损害,而处于平均智力水平或高于平均智力水平的儿童被诊断为 ASD 的比例一直在逐步上升,这可以部分解释 ASD 总体患病率上升的原因[5]。在 ASD 儿童中,男孩的比例一直是女孩的 4~5 倍[5]。在美国,大约 30% 患有 ASD 的儿童伴有一定程度的 ID[5]。

ID 和 ASD 的病程和预后在很大程度上取决于疾病的严重程度、共病躯体疾病和精神障碍的影响以及获得医疗服务的机会。大多数患者可继续原来的生活,在日常生活方面只需要极少的帮助;但一部分患者需要居家支持团体的稳定指导,并协助其完成日常生活中的基本事务。

病理生理学:病因、解剖和生理学

许多已知和未知的遗传和环境因素可导致与发育障碍相关的早期大脑发育障碍。

ID 和 ASD 的危险因素包括早产、低出生体重、小于胎龄儿和低阿普加评分,这些因素与 ID 的相关性更强[6]。特别对于 ID 来说,危险因素可能因 ID 的严重性而不同。研究表明,轻度 ID 的危险因素包括:母孕龄在 20 岁以下或 30 岁以上、母亲怀孕时父亲年龄在 40 岁以上、胎儿出生顺序的增加、社会不利因素的增加、母亲高中以下教育程度、多胎胎并且在出生顺序中是第二个或者更晚的[7,8]。母亲怀孕时年龄越大和母亲教育水平越低,罹患严重 ID 的风险就越高[7]。不伴 ID 的 ASD,其他危险因素包括母孕龄 35 岁或以上、第一胎婴儿、男婴和社会经济优势增加[8]。

在所有的 ID 病例中,只有大约一半可以明确病因,包

括基因异常、产时窒息、大脑发育不全和环境因素[9]。只有大约 30% 的 ASD 儿童可以确定可识别的遗传病因[10]。遗传性 ID 的遗传方式可能仅代表少数已确定的病例,而 ASD 被广泛认为是遗传度估计为 60%~90% 的遗传性最高的神经精神疾病之一[11]。对于有一个患有 ASD 孩子的父母,未来孩子的兄弟姐妹患 ASD 的概率为 5%~20%,如果这个患 ASD 的孩子是女孩,概率则更高[12]。如果一个家庭已经有 2 个患有 ASD 的孩子,这个概率会增加到 33% 左右[12]。

对于遗传异常,X 连锁基因缺陷占男性所有 ID 病例的 10%~12%,最常见的是脆性 X 综合征[13]。脆性 X 综合征,以 X 染色体上 FMR1 基因的 CGG 三重重复扩增为特征,是 ID 最常见的单基因病因,约占 ID 患者的 0.5%~3%[14],约占 ASD 患者 1%~3%[10,15]。一些可遗传的单基因疾病约占 ASD 病例的 5%~7%,除脆性 X 综合征之外,还包括 PTEN 基因突变相关的巨脑综合征(约 1%)、结节性硬化综合征(约 1%)和雷特综合征(约 1%)[10,15]。ID 和 ASD 的其他遗传原因包括遗传代谢病,如苯丙酮尿症、腺苷琥珀酸裂合酶缺乏症和 Smith-Lemli-Opitz 综合征[15]。虽然遗传代谢病相对少见,仅占 ID 病例的 1%~5%,但治疗后的阳性预后可能性很高[4]。

其他可能导致 ID 和 ASD 的遗传异常包括:非遗传性的或新发的单基因突变、染色体畸变、基因印迹异常或表观遗传疾病[14]。染色体畸变大概占 ID 患者的 25%,其中约 8% 或 9% 是 21-三体综合征或称为唐氏综合征(这是 ID 最常见的原因)[14,16]。与发育迟缓相关的 Prader-Willi 和 Angelman 综合征是涉及印迹基因的 2 种疾病。

文献中 ID 的环境原因占 2%~13%,包括产前毒物暴露(如胎儿酒精综合征)、产前感染(如 TORCH 感染,即刚地弓形虫、风疹病毒、巨细胞病毒、单纯疱疹病毒感染)和早期严重的心理社会剥夺[17,18]。ASD 的环境原因包括妊娠早期子宫内暴露于丙戊酸、沙利度胺、米索前列醇、有机磷杀虫剂氯吡硫磷和邻苯二甲酸盐及妊娠早期风疹感染[19]。虽然接受了大量的审查,但多项研究表明,疫苗与孤独症之间没有相关性[20]。

临床表现

一旦发现某个儿童延迟达到 1 个或多个发育标志时,通常在临床上可识别为发育障碍。美国儿科学会(American Academy of Pediatrics, AAP)已要求初级保健医在持续整个儿童期的每一次访视中评估儿童的发育情况[21]。AAP 建议儿科医生在 9、18、24 或 30 个月的访视中使用标准化的发育筛查工具[如年龄与发育进程问卷(Ages and Stages Questionnaires, ASQ)和父母对发育状况的评估(Parents' Evaluation of Developmental Status, PEDS)]及 18 和 24 个月访视时使用孤独症的特定筛查工具[如改良婴幼儿孤独症量表(Modified Checklist for Autism in Toddlers, mCHAT)][21,22]。一旦在常规的筛查和监测中有预警提示,应将儿童转诊到相应的机构和专家以进行早期干预和纳入治疗计划[21]。对发育障碍的早期识别取决于儿童是否能够获得预防性医疗保健,而几乎 25% 有特殊医疗保健需求的儿童无法享受预防性医疗保

健[23]。发育缺陷的性质和严重程度应根据年龄来判断。发育障碍和孤独症筛查方法的敏感性很少能达到 0.9[21]，因此可能无法筛查出相对轻微的发育缺陷。ASD 儿童的平均诊断年龄约为 53 个月[5]。共病智力障碍的儿童，其孤独症的诊断年龄更早；智商评分较高的儿童和最终诊断为阿斯伯格症的儿童，其受限性不包括语言发育障碍，通常诊断的年龄更晚[5]。有些患者发育障碍的症状不明显，可能直到成年才被诊断出来。在早期帮助诊断为 ASD 的症状包括严重的语言缺陷、拍手、用脚趾走路和持续的古怪行为[24]。

诊断

美国精神病学会和美国智力与发育障碍协会（American Association on Intellectual and Developmental Disability，AAIDD）都将 ID 定义为包括智力和适应功能两方面的缺陷，表现在概念、社交和实用的领域中的一种障碍[1,25]。《精神障碍诊断与统计手册（第 5 版）》（Diagnostic and Statistical Manual of Mental Disorders，Fifth Edition，DSM-5）要求 ID 在"发育阶段"发生，而 AAIDD 要求发生在 18 岁之前。智力发育水平是通过临床判断和标准化的智力测试来评估的，比如智商测试（韦氏儿童智力量表和斯坦福-比奈智力量表），有智力障碍的个体的分数比人群均值低 2 个或更多标准差，评分范围是 65~75[1]。较早的文献主要根据智商测评分数进行诊断，智力残疾（当时称为精神发育迟滞）是基于智商分数来进行标注的[1]。目前的诊断方法更多地关注适应功能的测评，因为这与治疗计划和支持更相关。适应性功能也可通过临床或标准化的适应功能测试（如 Vineland 适应行为量表）进行评估。DSM-5 中智力障碍的不同严重程度是基于适应功能来分为轻度、中度、严重和极重度。智力和适应功能的标准化测试一般对于 5 岁以上的儿童有效；对于 5 岁以下的儿童，则使用 GDD 的诊断来描述，即存在 2 个或 2 个以上发育领域的显著迟滞，包括粗细运动、言语（语言）、认知、社交人际关系和日常生活活动[26]。

在 DSM-5 中，孤独症谱系障碍（autism spectrum disorder，ASD）定义为存在交互性社交交流和社交互动的持续损害和受限的、重复性的行为、兴趣或活动模式，这些症状从儿童早期出现，并损害了日常功能（表 88-1）[1]。标准化的行为诊断工具包括护理者访谈、问卷调查和临床观察（如孤独症诊断访谈和孤独症诊断观察计划）可用于辅助临床评估进行诊断。

在 1 名儿童被确诊为发育障碍后，需要进一步的诊断性检查以确定病因，因为某些病因是可以治疗的（如代谢障碍），一些病例提示可能存在共病躯体疾病（如唐氏综合征和脆性 X 综合征患者常伴有心脏疾病），有些病例可以帮助父母预测下一个孩子存在发育障碍的风险。进一步的病因学检查应包括完整的病史（包括产前和出生史）、三代或三代以上的家族史、躯体和神经系统检查（检查重点是与可识别的综合征一致的表现）[4]。

表 88-1

DSM-5 关于 ASD 的诊断标准

A. 在多种场所下，社交交流和社交互动方面存在持续性的缺陷，表现为目前或历史上的下列情况（示例如下）：
1. 社交情感互动中的缺陷，例如，从异常的社交接触和不能正常地来回对话到分享兴趣、情感或情感的减少，到不能启动或对社交互动做出回应
2. 在社交互动中使用非语言交流行为的缺陷，例如，从语言和非语言交流的整合困难到异常的眼神接触和身体语言，或者理解和使用手势方面的缺陷到面部表情和非语言交流的完全缺乏
3. 发展、维持和理解人际关系的缺陷，例如，从难以调整自己的行为以适应各种社会情景的困难到难以分享想象的游戏或交友的困难，到对同龄人缺乏兴趣

B. 受限的、重复的行为、兴趣或活动模式，表现为目前的或历史上的下列 2 项情况（示例如下）：
1. 刻板或重复的躯体运动、使用物体或言语（如简单的躯体刻板运动、摆放玩具或翻转物体、模仿言语、特殊短语）
2. 坚持相同性，缺乏弹性地坚持常规或仪式化的语言或非语言的行为模式（例如，对微小变化的改变极端痛苦，难以转变，僵化的思维模式，仪式化的问候、每日需要走相同的路线或吃同样的食物）
3. 高度受限的、固定的兴趣，其强度和专注度方面是异常的（例如，对不寻常物体的强烈依恋或先占观念，过度的局限或持续的兴趣）
4. 对感觉输入的过度反应或反应不足，或在对环境的感受方面不同寻常的兴趣[例如，对疼痛（温度）的感觉麻木，对特定的声音或质地的不良反应，对物体过度地嗅或触摸，对光线或运动的凝视]严重程度是基于社交交流的损害和受限的重复的行为模式[1 级（需要支持）、2 级（需要多的支持）、3 级（需要非常多的支持）]

C. 症状必须存在于发育早期（但是，直到社会需求超过有限的能力时，缺陷可能才会完全表现出来，或可能被后天学会的策略所掩盖）

D. 这些症状会导致社交、职业或目前其他重要功能方面的有临床意义的损害

E. 这些症状不能用智力障碍（智力发育障碍）或全面发育迟缓来更好地解释。智力障碍和孤独症谱系障碍经常共同出现，作出孤独症谱系障碍和智力障碍的合并诊断时，其社交交流应低于预期的总体发育水平

如果 ID 或 GDD 儿童在进行检查后仍没有发现已知的病因，可以考虑进行染色体微阵列分析筛查是否存在代谢障碍，某些代谢异常是可以进行治疗的[4]。美国医学遗传学与基因组学学会也提出，诊断为 ASD 的病例如果进行检查后没有发现已知的病因，所有患儿都应接受染色体微阵列检查，有临床指征的患儿应接受代谢或线粒体检查。应

对所有男孩进行脆性 X 染色体测试,对所有女孩进行 MECP₂(雷特综合征)测试,巨脑畸形的儿童应进行 PTEN 检测,只有存在特定的临床指征(如癫痫发作、发育倒退、昏迷史、小头畸形)的情况下,才进行神经影像学检查[27]。

案例 88-1

问题 1:L. B. ,一名 3 岁男孩,被母亲带到儿科做健康检查。在行为健康筛查的过程中,他的母亲提到,L. B. 很少说话,面部表情单一,不能分享活动中的乐趣,没有与日托班的其他儿童互动的意愿。最近,他总是大声发出没有任何意义的"呜呜"的声音,每日会喊多次。只要遇到任何的改变,他都会变得非常暴躁。在检查期间,儿科医生完成了儿童孤独症评定量表,第二版(CARS-2),结果是 32 分,提示 ASD 的诊断。儿科医生建议 L. B. 的母亲带他到治疗 ASD 的发育儿科医生处就诊,以进一步评估。经过全面的评估,进行鉴别诊断后,L. B 被诊断为 ASD,开始使用应用行为分析(ABA)进行干预。

L. B. 表现出来的孤独谱系障碍的症状和体征有哪些?

根据 DSM-5 关于 ASD 的诊断标准,L. B. 在多种情境中显示出持续的社交沟通和社交互动缺陷,表现在非语言沟通缺陷(面部表情不佳)、不会与其他儿童建立关系以及不良的社交情感互动(缺乏兴趣分享)。L. B. 也表现出受限的、重复的行为模式,比如他刻板的"呜呜"声,对相同性坚定不移的坚持及与变化有关的攻击性。

治疗概述

治疗和社会心理干预

患有 ID 或 ASD 的个体可以从多种不同的干预中受益,以帮助解决沟通、社交技能、感觉统合、行为矫正、粗细运动、执行功能和适应功能等问题。在美国,根据《残疾人教育法》(Disabilities Education Act, IDEA),大多数这些干预措施都是通过公共教育系统向儿童免费提供的,家庭不承担任何费用。IDEA 向所有州提供补助金,为 3 岁以下发育迟滞的儿童提供早期干预服务。每个州的干预服务各不相同,但每个儿童和家庭都要接受评估以获得个性化家庭服务计划(Individuals with Disabilities Education Act, IFSP),该计划详细说明了所提供的干预措施,其中包括但不限于物理治疗、职业治疗、言语(语言)治疗和行为治疗。个性化教育计划(Individualized Education Plan, IEP),为年龄达到 3 岁、可以接受专业教育的儿童所制订,概述了从学前开始在学校环境中提供的干预服务。IEP 服务包括了上述所有类型的干预措施,以及学术支持、社会技能小组、社交语言辅导、职业培训和情感咨询。IEP 需要每 3 年重新评估一次,并更新测试和评估内容。IFSP 和 IEP 的实施必须得到家庭的同意,如果家庭不同意这样的支持计划,可以通过申诉程序进行变更。

尽管 IDEA 保证了患者获得干预服务的权利,但发育

障碍的儿童和家庭也经常在其社区接受社会心理服务。事实上,在 2011 年关于诊断和服务途径的调查中,近 2/3 的 ASD 和/或 ID 儿童正在接受社区服务[28]。ASD 儿童和 ID 儿童使用所有基于学校或社区干预服务的概率大概是没有相应诊断儿童的 8 倍和 9 倍[28]。

ASD 的核心症状,包括社交交流缺陷和重复、受限的行为和兴趣,最常用的治疗方式是应用行为分析(applied behavior analysis, ABA)。ABA 是一种基于操作性条件反射概念的行为治疗,其中前因导向行为、导致结果。在 ABA 中,对于期望行为,比如适当的社交反应,可以通过激励得到加强。经典的 ABA 采用行为分解训练(discrete trial training, DTT),其中特定的技能被分解为离散的组成部分,并在高度结构化的环境中进行系统的教学,通常使用食物和贴纸等作为激励措施。但 ABA 的批评者们担心 ASD 儿童不太可能在试验环境之外应用学到的技能。因此,许多不同的治疗方法应运而生,如关键反应治疗和早期介入丹佛模式,这两种方法都是 ABA 的派生,以及基于发展、个体差异和人际关系(developmental individual-difference relationship-based, DIR)的地板时光训练。这些操作都在更自然的环境中进行,更注重培养孩子的主动性和积极性,采用更自然的激励如积极的影响和情感。Wong 等[29]最近的综述显示,支持对 ASD 儿童、青少年和成人进行此类干预的研究证据差异很大。尽管如此,操作性条件反射以及控制前因、行为和强化的原则仍然是治疗发育障碍个体攻击行为的主要手段[30]。

ID 患者通常需要与 ASD 患者同样类型的干预措施,但更强调适应功能的训练和独立生活技能的建立。同样,对于 ID 的个体,进行心理干预的证据基础也各不相同。最近针对 ID 患者心理治疗的综述和 meta 分析显示,个体治疗似乎优于群体干预,对抑郁和愤怒的治疗可获得中等及以上疗效,但没有证据表明治疗对人际关系功能有影响[31]。

药物治疗

支持 ID/ASD 患者进行精神药物治疗的证据相对有限,只有少数是大型双盲、随机、安慰剂对照试验,而其中许多研究是由药物制造商资助或主导的。目前大多数的随机对照试验主要针对患有 ASD 的儿童和青少年,部分原因可能是由于患有 ID/ASD 的成人出现了并发症。在 ID/ASD 伴发的行为问题方面,药物治疗的研究证据最强,这些行为问题没有任何心境方面的病因。

尽管证据有限,但从事 ID/ASD 诊疗的临床医生认为,作为综合治疗计划的一部分,药物具有非常重要的作用。尽管许多文献都是关于 ASD 儿童的研究,但应该注意的是,大部分的研究包含了许多共病 ID 的患者(76%[32]、71%[33]、53%[34]、平均智商 63[35,36])。研究标明,ASD 共病 ID 的患者对药物不良反应的敏感性高于单纯的 ID 或 ASD 的患者,因此,药物治疗应谨慎进行。

在撰写本文时,美国食品药品监督管理局(FDA)没有批准任何药物用于治疗 ID/ASD 的任何核心症状。药物治疗研究证据最多的目标症状行为包括过度活动、易激惹、重复行为和自伤行为。由于焦虑障碍是 ID/ASD 患者最常见

的共病精神疾病,因此焦虑(抑郁)是精神药物治疗的另一个常见目标症状,但相关的研究支持还很少。睡眠障碍在发育障碍患者中也很常见,通常也是药物治疗的指征。

过度活动

ID/ASD 患者的 ADHD 共病率很高,相关文献显示,ASD 儿童的患病率大概是 30%,数据来源于社区人群和非临床人群,其患病率分别约为 28%[37] 和 31%[38];经临床评估的儿童,其患病率为 41%~78%[39]。与单纯的 ADHD 患者一样,ID/ASD 患者 ADHD 症状的主要治疗方法包括兴奋剂、α_2 激动剂和托莫西汀。

兴奋剂

兴奋剂主要是哌甲酯类和苯丙胺类,通过增加神经元突触间隙中的多巴胺和去甲肾上腺素的数量发挥作用。多巴胺和去甲肾上腺素的增加是由于阻断了多巴胺和去甲肾上腺素(哌甲酯和苯丙胺)的再摄取,增加了多巴胺和去甲肾上腺素(苯丙胺)的释放。

Reichow 等[40]最近在一项针对 PDD 儿童 ADHD 症状的药物治疗的 meta 分析,包括了 4 项关于兴奋剂的随机对照试验。这 4 项随机对照试验都研究了哌甲酯,发现它对治疗 ADHD 症状特别是过度活动方面优于安慰剂。其中样本量最大的一项(n=66)试验中[41],过度活动和冲动症状治疗的效应量大于注意缺陷症状(父母评分为 0.77 vs 0.60,教师评分为 0.48 vs 0.35)[35]。然而,在 meta 分析中,兴奋剂治疗 PDD 儿童 ADHD 症状的效应量(哌甲酯为 0.67)[40]低于治疗单纯的 ADHD 儿童(哌甲酯为 0.77,苯丙胺为 1.03)[42]。在儿科精神药理学研究组(Research Unit on Pediatric Psychopharmacology,RUPP)的研究中[41],49% 的儿童治疗有效,相比之下,ADHD 儿童的多模式治疗研究(Multimodal Treatment Study of Children with ADHD,MTA)中,69% 的儿童治疗有效,后者主要研究的是单纯的 ADHD 儿童(ID 是一个排除标准,ASD 在任何受试者中都未被提及作为共病诊断)[43]。

与安慰剂相比,接受哌甲酯治疗的 PDD 儿童更容易出现药物不良反应,食欲下降、失眠、抑郁症状、易激惹和社交障碍的发生率增加[40]。与单纯的 ADHD 儿童相比,PDD 儿童使用哌甲酯的不良反应发生率也更高,18% 的 RUPP 受试者[41]因为不良反应(主要是易激惹)而停药,而 MTA 研究中仅为 1.4%[43]。

4 项随机对照试验中,哌甲酯的平均剂量范围为 0.29~0.45mg/kg[40]。对 RUPP 研究数据的二次分析显示,治疗 ADHD 症状,哌甲酯 0.25mg/kg 和 0.5mg/kg 的剂量比低剂量 0.125mg/kg 更持续有效[35]。MTA 研究使用的最高剂量为 0.8mg/kg,RUPP 研究使用的最高剂量为 0.625mg/kg[41]。

哌甲酯日剂量可每周滴定 1 次,直到获得最佳剂量。在第 1 周内即可观察到症状的改善[44]。

总体而言,研究文献表明,哌甲酯可用于改善 PDD 儿童的 ADHD 症状,尤其是过度活动。但与无发育障碍的儿童相比,PDD 儿童使用哌甲酯的效应量较低,耐受剂量较低,不良反应的风险更高。

虽然还没有进行随机对照试验研究苯丙胺类兴奋剂治疗 ASD 儿童 ADHD 的效果,但指南和共识建议苯丙胺盐可以作为一种选择,表明哌甲酯存在疗效不足和剂量限制性不良反应[45]。

α_2 激动剂

ADHD 确切的发病机制尚不清楚,通常认为 α_2 激动剂是通过刺激蓝斑中含有去甲肾上腺素的神经元细胞体上的 α_2 肾上腺素受体起作用的,蓝斑调节前额叶皮质的强直放电和阶段放电。这使人们能够更加关注所需完成的任务[46]。

α_2 激动剂包括可乐定(非选择性 α_2 肾上腺素能受体激动剂)和胍法辛(选择性 α_2 肾上腺素能受体激动剂)。α_2 激动剂最初用于治疗高血压,但也显示出可以改善 ADHD 的症状。

Reichow 等[40]对可乐定对比安慰剂治疗 PDD 儿童 ADHD 进行了一项小型研究(n=8)[47]。没有发现有统计学意义的结果,改善 ADHD 症状和易激惹的效应量在中等范围内(分别为 g=0.51 和 g=0.64),在过度活动(g=0.30)和刻板行为(g=0.24)方面改善较小。研究者[47]报告了服用可乐定的一些儿童低血压和嗜睡的发生率增加。平均剂量为每日 0.15~0.20mg。

一项针对胍法辛治疗发育障碍儿童 ADHD 的小型试点随机对照试验(n=11)显示,多动分量表和全面改善评分显著降低,11 名受试者中有 5 名治疗有效[48]。在这项研究中,不良反应包括嗜睡、易激惹、遗尿、腹泻、便秘和社交退缩;在另一项胍法辛治疗 PDD 儿童的开放性研究中,其他不良反应包括睡眠障碍(失眠或睡眠维持困难)[49]。这 2 项研究的剂量范围都是每日 1~3mg。

总体而言,一小部分文献显示,可乐定和胍法辛可以有效治疗 ASD/ID 儿童的 ADHD 症状,其不良反应与单纯的 ADHD 儿童相似,但需要更多的证据支持这两种药物在 ASD/ID 人群中的使用。

托莫西汀

托莫西汀是一种治疗 ADHD 的药物,通过抑制去甲肾上腺素的再摄取,从而增加突触间隙中去甲肾上腺素的含量。剂量通常是每日 1 次,在至少 3 日后调整至目标剂量。在第 1~2 周内就可观察到临床效益[50]。

Reichow 等[40]的 meta 分析发现,有 2 个随机对照试验在 PDD 儿童中将托莫西汀与安慰剂进行比较,但这 2 个随机对照试验中只有样本量较大的一个(n=97)[51]在治疗全面 ADHD 症状和过度活动方面具有明显受益(效应量分别为 g=0.83 和 g=0.80)[40]。这项研究由 Harfterkamp 等[51]完成,与安慰剂相比,接受托莫西汀治疗的儿童,其注意缺陷和对立行为分量表的变化,差异没有统计学意义。

与服用安慰剂的受试者相比,PDD 儿童的恶心、食欲下降和早醒的发生率增加。托莫西汀的平均剂量为 1.2mg/(kg·d)[51]和 44.2mg/d[52]。这样的剂量仅略低于托莫西汀治疗无发育障碍的 ADHD 儿童的其他大型研究(托莫西汀的平均剂量为 1.45mg/（kg·d）和 53.0mg/d[53]）。药物制造商的研究文件显示，单纯的 ADHD 儿童使用托莫西汀的剂量超过每日 1.2mg/kg 没有额外的益处[50]。

与 α_2 激动剂相似，文献显示托莫西汀治疗 PDD 儿童的 ADHD 症状，特别是对过度活动有效。与治疗无发育障碍的 ADHD 儿童的剂量和不良反应相似。

其他药物

三环类抗抑郁剂（tricyclic antidepressants，TCA），抑制 5-羟色胺-去甲肾上腺素的再摄取，用于治疗儿童单纯的 ADHD 已有很长时间[54]，对治疗 ASD 儿童的 ADHD 也进行了研究。在 Gordon 等进行的氯米帕明和地昔帕明随机交叉对照试验中（每次干预 5 周）[55]，在降低儿童精神病评定量表（Children's Psychiatric Rating Scale，CPRS）孤独症相关分量表的多动评分方面，两种药物均明显优于安慰剂，但两者之间没有差异。TCA 的不良反应明显，主要是抗胆碱能作用，包括口干、视物模糊、胃肠动力下降和尿潴留。TCA 还可导致心律不齐、心动过速和低血压，心脏病患者应谨慎使用，剂量稍过量时可能有生命危险。TCA 主要通过肝脏细胞色素 P450 酶代谢，包括 3A4 和 2D6。因此，这些酶的抑制剂可导致 TCA 的浓度增加，发生不良反应包括心脏异常的风险增高。

尽管抗精神病药物不是治疗正常发育儿童 ADHD 的推荐药物[54,56]，但利培酮和阿立哌唑治疗 ASD 儿童易激惹（攻击）行为的研究显示，多动分量表评分显著改善，差异有统计学意义（利培酮[32-34]，阿立哌唑[57,58]）。孤独症治疗网精神药理学委员会药物治疗选择小组推荐，如果 ASD 个体在使用兴奋剂、托莫西汀和 α_2 激动剂后其 ADHD 症状没有获得足够改善，可使用非典型抗精神病药物作为治疗药物[45]。

其他药物，尽管在 ASD 儿童的随机对照试验中，在改善过度活动方面已经显示出一些有希望的证据，但尚未纳入标准治疗选择方案。这些药物包括 ω-3 脂肪酸[59]、噻奈普汀[60]以及作为利培酮增效剂的己酮可可碱[61]和托吡酯[62]。

> **案例 88-1，问题 2**：L. B.，5 岁，接受 ABA 干预已经 2 年，进展顺利。但是，最近 L. B. 在家里变得越来越不守规矩和好动。在学校里，老师们注意到他不专心，总是在教室里走来走去，喜欢盯着窗外看。在讲故事和做手工的时候，他总是搞破坏和过于活跃，在房间里跑来跑去。因此，L. B. 的儿科医生增加了 ABA 的家庭服务时间，ABA 实施人员教给 L. B. 的父母行为管理的技巧。儿科医生还建议对上课方式进行一些调整，以帮助 L. B. 集中注意力。然而，并没有减少 L. B. 在家庭和学校发生破坏性行为、注意力不集中和过度活跃。儿科医生认为药物治疗可能有帮助，希望咨询临床药师一起讨论一个合适的治疗方案。
>
> 针对 L. B. 的症状，什么药物和治疗方案最适合？

临床试验显示，对于 ADHD 儿童，兴奋剂是一种非常有效的治疗选择。美国儿童和青少年精神病学学会（Ameri-can Academy of Child and Adolescent Psychiatry，AACAP）和美国儿科学会（American Academy of Pediatrics，AAP）建议在行为矫正治疗不充分的学龄前儿童中使用哌甲酯，而不是苯丙胺或非兴奋剂。学龄前儿童对哌甲酯的代谢速度比年龄较大的儿童慢，因此起始剂量较低，最佳治疗剂量可能也低于大龄儿童。

根据这些信息，临床药师可以建议 L. B. 服用哌甲酯速释溶液每次 1.25mg，每日 2 次，第 3 日增加至每次 2.5mg，每日 2 次，随后可根据症状的改善情况每 3 日增加一次剂量，最大剂量为每次 7.5mg，每日 3 次。临床药师可以建议父母在服药期间记录下药物反应和可能出现的不良反应，在 1 周之后向儿科医生报告。

易激惹（攻击）行为

易激惹（攻击）行为是 ASD 儿童接受药物治疗的目标行为，有强的随机对照试验证据。大部分证据来自利培酮或阿立哌唑的 4 项大型随机对照试验[32,33,57,58]。利培酮和阿立哌唑是仅有的 2 种获得 FDA 批准用于发育障碍患者的药物。每种药物都有一种 FDA 批准的适应证用于治疗儿童和青少年孤独症相关的易激惹（利培酮 15~17 岁，阿立哌唑 6~17 岁）。

利培酮

McCracken 等[32]和 Shea 等[33]对利培酮进行了持续 8 周的研究，研究对象是单纯孤独症[32]和主要患孤独症（70% 的研究人群患有孤独症，其余者被诊断为未特定的 PDD、阿斯伯格综合征或童年瓦解性精神障碍）的儿童和青少年群体，这两类群体大多共病 ID（64% 的研究人群[33]，81% 的研究人群[32]）。与安慰剂相比，2 项研究均显示利培酮显著改善异常行为检查量表（Aberrant Behavior Checklist，ABC-I）[ABC-I 是一个有 15 个项目的分量表，包括"自我伤害""对自己的身体暴力""对其他儿童和成年人有攻击性""易激惹""脾气暴躁""情绪低落""情绪变化""大喊大叫"和不适宜的"尖叫"等内容，单个项目的评分范围从 0 分（没有问题）到 3 分（严重）][58]的易激惹分量表和 ABC 的多动和刻板印象分量表的评分，差异有统计学意义。与安慰剂相比，只有 Shea 等的研究显示了利培酮在社交退缩和不恰当言语的分量表中的改善也具有统计学显著意义[33]。每项研究对"有效"的定义不同。在 McCracken 等的研究中[32]，32 例阳性结果被定义为 ABC-I 评分至少下降 25%，临床总体印象评分量表（Clinical Global Impression Rating Scale，CGI）和改善分量表（CGI improvement subscale，CGI-I）的评分明显改善或显著改善。根据这个定义，利培酮组 69% 的受试者治疗有效，安慰剂组为 12%。在 Shea 等的研究中[33]，有效被定义为在 5 个 ABC 分量表中至少有 2 个的评分比基线减少 ≥50%，而其他分量表中没有一个的评分比基线增加 ≥10%。根据这个定义，利培酮组 69% 的受试者治疗有效，而安慰剂组为 40%。

在 McCracken 等的研究中[32]，与安慰剂组相比，利培酮组的受试者食欲增加、疲劳、嗜睡、头晕和流涎的发生率明显增高,震颤、心动过速和便秘的发生率有增加的趋势($P=0.06$)。在 McCracken 等的另一项为期 16 周的开放扩展研究中[32],最常见的不良反应是食欲增加、遗尿、日间疲劳、口干、唾液过多、鼻炎、咳嗽和焦虑[63]。在 Shea 等的研究中[33],接受利培酮治疗的受试者在体重、脉率和收缩压方面的增加更明显,报告的嗜睡发生率也明显更高(利培酮 73% vs 安慰剂 8%),28% 的人发生锥体外系症状(extrapyramidal symptoms,EPS),安慰剂组为 13%。这两项利培酮持续 8 周的研究中,平均体重增加为 2.7kg,利培酮最终平均日剂量分别为 1.8mg[32] 和 1.48mg[33]。在抗精神病药物治疗儿童和青少年早发精神分裂症和分裂情感性障碍的大型随机对照试验中,利培酮的最终平均日剂量为 2.8mg(ID 是排除标准)[64]。

尽管在 8 周的利培酮研究中没有涉及催乳素,但 McCRACEN 等[32] 的研究进行了长期随访,证实了利培酮治疗与血清催乳素水平发生 2~4 倍的增加有关[65]。

McDougle 等[66] 在成人 ASD 患者中进行的利培酮研究显示,与安慰剂相比,利培酮可减少攻击行为,常见的不良反应包括镇静和体重增加。利培酮的最终平均日剂量为 2.9mg,精神分裂症患者大型随机对照试验中利培酮的平均每日剂量为 3.9mg[67]。

阿立哌唑

Marcus 等[58] 和 Owen 等[58] 对阿立哌唑对照安慰剂治疗孤独症儿童和青少年的研究持续时间均为 8 周。2 项研究均未提及共病 ID 的患病率。2 项研究均显示,与安慰剂相比,阿立哌唑治疗的儿童在 ABC-I、CGI-I 及多动和刻板 ABC 分量表方面有显著改善,差异有统计学意义。尽管 Owen 等[57] 的灵活剂量研究显示,与安慰剂相比,阿立哌唑在 ABC 分量表的不恰当言语评分上有显著改善,差异有统计学意义;但在 Marcus 等的[58] 固定剂量研究中,只有每日 15mg 剂量的阿立哌唑改善显著,差异有统计学意义。与安慰剂相比,2 项研究均未显示出阿立哌唑对 ABC 的嗜睡/社交退缩分量表的评分有显著改善。这两项研究都将"有效"定义为 ABC-I 分量表评分从基线到终点至少降低 25%,并且在终点时 CGI-I 得分为 1(非常大的改善)或 2(很大的改善)。根据这一定义,Owen 等的研究中[57],阿立哌唑治疗的有效率为 52.2%(安慰剂组为 14.3%),尽管在 Marcus 等的研究中[58],阿立哌唑各个剂量(5mg,55.8%;10mg,49.2%;15mg,52.8%)的有效率均高于安慰剂(34.7%),但只有每日 5mg 的剂量与安慰剂相比,差异具有统计学意义。

在 Marcus 等的研究中[58],导致阿立哌唑停药的 3 个最常见的不良反应是镇静、流涎和震颤,安慰剂组没有任何关于这几种不良反应的报告。Owen 等的研究[57] 中阿立哌唑组报告的最常见不良反应是疲劳、嗜睡、呕吐、食欲增加和镇静,14.9% 的阿立哌唑组受试者(安慰剂组为 8%)报告了 EPS,其中最常见的症状是震颤(8.5%)。在 Marcus 等的研究[58] 中,所有阿立哌唑剂量报告的 EPS 发生率(每日 5mg,23.1%;每日 10mg,22.0%;每日 15mg,22.2%)大约是安慰剂组的 2 倍(11.8%),其中最常见的不良反应是震颤和锥体外系障碍。8 周后与安慰剂组相比,阿立哌唑组体重显

著增加,差异有统计学意义。Owen 等[57] 的研究中,阿立哌唑组平均体重增加 2.0kg,Marcus 等[58] 的研究中分别为 1.3kg(每日 5mg)、1.3kg(每日 10mg)和 1.5kg(每日 15mg)。有意思的是,2 项研究都显示阿立哌唑与安慰剂相比,催乳素水平显著降低,差异有统计学意义。Owen 等[57] 的研究中,阿立哌唑的最终平均日剂量为 8.9mg。在一项为期 52 周的开放性随访研究中,参与者来自 Owen 等[57] 和 Marcus 等[58] 的研究以及新招募的受试者,阿立哌唑的最终平均日剂量为 10.6mg[68]。在一项为期 2 个月,阿立哌唑与利培酮治疗 ASD 儿童的随机对照试验中,阿立哌唑的最终平均日剂量为 5.5mg[69]。药物制造商推荐阿立哌唑在精神分裂症或双相障碍儿科患者中的每日剂量为 10mg[70]。

总体而言,文献显示利培酮和阿立哌唑可以有效减轻 ASD 儿童和青少年的易激惹和攻击行为,剂量低于治疗精神分裂症或双相障碍儿童的剂量。对于常见的不良反应比如镇静、体重增加和 EPS,应密切监测。值得注意的是,利培酮可持续升高催乳素水平,而阿立哌唑可持续降低催乳素水平。

尽管利培酮和阿立哌唑是 2 种获得 FDA 批准用于治疗 ASD 儿童易激惹症状的抗精神病药物,但其他典型和非典型抗精神病药物也证明了可有效治疗 ASD 儿童的易激惹症状。在 4 项随机对照试验和 2 项长期随访研究中,氟哌啶醇在剂量范围每日 0.5~4.0mg 之间显示出治疗易激惹症状的益处,但运动障碍的发生率很高(34%)[71]。一项随机对照试验支持匹莫齐特治疗获益,一项随机对照试验支持使用奥氮平,还有开放性研究和病例报告支持奥氮平、氯氮平、喹硫平、齐拉西酮和帕利哌酮治疗获益[72]。利培酮和氟哌啶醇在孤独症儿童中进行的头对头随机对照试验表明,利培酮在减少 PDD 的异常行为和症状方面比氟哌啶醇更有效[73]。一项比较了利培酮、氟哌啶醇和安慰剂治疗 ID 成人攻击行为的随机对照试验显示,所有 3 组治疗均能减少攻击行为,3 组之间无显著差异[74]。

其他药物

丙戊酸盐

2 项规模类似的随机对照试验($n=30$[75] 和 $n=27$[36])观察了丙戊酸盐和安慰剂对 ASD 儿童和青少年易激惹和攻击行为的影响,结果并不一致。Hellings 等[75] 发现 8 周后丙戊酸盐与安慰剂对易激惹和攻击行为的改善(包括 ABC-I 和 CGI-I)没有显著差异;而 Hollander 等[36] 的研究显示,12 周后对 CGI-I 和 ABC-I 的评分改善方面,丙戊酸盐优于安慰剂,丙戊酸盐和安慰剂在不良反应发生率方面没有显著差异;但在 Hellings 等[75] 的研究中,丙戊酸盐组食欲增加的发生率显著增加,丙戊酸盐组有 2 名患者血氨水平升高,其中 1 人出现临床相关症状。2 项研究都设置了目标血丙戊酸盐浓度(分别至少达到 50μg/ml[36] 和 70~100μg/ml[75])。

其他药物治疗 ASD 患者易激惹症状的支持证据包括有限的随机对照试验数据、开放性研究或病例报告。这些药物包括丁螺环酮、氯米帕明、可乐定、左乙拉西坦、美金

刚、米氮平、吡格列酮、托吡酯（作为利培酮的增效剂）、利鲁唑、舍曲林、曲唑酮[72]、氟伏沙明[76]和锂[77]。在 Reichow 等[40]最近对 PDD 儿童 ADHD 症状治疗药物的 meta 分析中，哌甲酯在治疗易激惹方面有中等程度的疗效，但没有统计学意义。

利培酮和阿立哌唑都可用于治疗 ASD 儿童的易激惹，但阿立哌唑在体重增加方面的风险比利培酮低。在一些患者中，阿立哌唑对体重的益处大于阿立哌唑临床疗效低于利培酮的潜在风险。在这种情况下，临床药师可以建议医生每隔 1 周减少 1mg 的利培酮，同时开始服用阿立哌唑每日 2mg，7 日后增加至每日 5mg。阿立哌唑每周可增加 5mg 的用量，最高剂量可达每日 15mg。应监测 C. Y. 在交叉减量（滴定）期间及之后的耐受性。

重复行为

许多不同类型的药物被研究用于治疗 ASD 患者的重复行为。基于强迫性障碍儿童表现出重复行为和强迫行为之间的相似性以及临床观察到 PDD 儿童可能是因为焦虑而引起重复行为的增加，进行了选择性 5-羟色胺再摄取抑制剂（selective serotonin reuptake inhibitor，SSRI）和 TCA 治疗重复行为的研究。然而，关于是否使用 SSRI 或 TCA，文献的观点并不一致。

选择性 5-羟色胺再摄取抑制剂

针对 SSRI 治疗儿童 ASD 和重复行为的 2 项随机对照试验，其结果相互矛盾。Hollander 等的交叉试验[78]（n = 39，平均年龄 8.2 岁）显示，根据儿童耶鲁-布朗强迫症状量表（Children's Yale-Brown Obsessive Compulsive Scale，CY-BOCS）的强迫分量表测试，低剂量的氟西汀口服溶液治疗重复行为优于安慰剂，具有中等以上效应量（0.76）。但对改善孤独症其他症状方面与安慰剂没有差异。King 等[79]针对 ASD 儿童的重复行为所进行的西酞普兰（n = 73）与安慰剂（n = 76）的大型研究表明，西酞普兰与安慰剂在改善整体症状（CGI-I）或重复行为，在修订的 CY-BOCS-PDD 量表评分方面无显著差异。然而，在成人 ASD 患者中，氟伏沙明与安慰剂的随机对照试验（每组 n = 15）显示，氟伏沙明在改善重复思维和行为方面明显优于安慰剂[76]。更多有

关 ASD 儿童 SSRI 处方的详细信息请见下文焦虑（抑郁）相关内容。

三环类抗抑郁剂

Gordon 等[55]对氯米帕明进行了随机对照试验，通过改良的 CPRS OCD 分量表，改良的国立精神卫生研究所（National Institute of Mental Health，NIMH）强迫量表和改良的 NIMH 强迫和焦虑量表的测试显示，在治疗 ASD 儿童的重复行为方面，氯米帕明显著优于安慰剂和地昔帕明。最后 1 周氯米帕明的平均每日剂量为 152mg；最后 1 周氯米帕明的平均血药浓度为 235ng/ml，去甲氯米帕明的平均血药浓度为 422ng/ml。总的来说，氯米帕明的不良反应相对较轻，但此项试验中服用氯米帕明的患者，出现 1 例癫痫发作，2 例心脏不良事件，1 例校正的 QT 间期延长（0.45 秒），还有 1 例严重的心动过速（160～170 次/min），以上不良反应均在剂量减少后缓解。在 Remington 等[80]的随机交叉对照试验（每次干预 7 周）中，比较了氯米帕明和氟哌啶醇在孤独症儿童中的作用。最显著的发现是服用氯米帕明的受试者中只有 37.5% 完成了这项研究（相比之下，氟哌啶醇为 69.7%，安慰剂 65.6%）。导致停药的不良反应包括行为问题、疲劳或嗜睡、震颤、心动过速、失眠、出汗、恶心或呕吐以及食欲下降。氯米帕明的日平均剂量为 128.4mg，范围为 100～150mg。

总体而言，SSRI 特别是氟西汀，TCA 特别是氯米帕明，可能对减少 ASD 儿童的重复行为有帮助，虽然不良反应可能限制氯米帕明的使用。SSRI 中的氟伏沙明也可能有助于减少成人 ASD 患者的重复行为。

抗精神病药

抗精神病药物在减少 ASD 儿童的重复行为方面有很强的证据。几乎所有支持抗精神病药物治疗的数据都来自于以治疗易激惹为目标的研究。阿立哌唑[57,58]和利培酮[32,33]在降低 ABC 刻板行为分量表评分方面均优于安慰剂。McDougle 等[81]在 RUPP 为期 8 周的利培酮试验中，进行的二次分析显示[32]，与安慰剂相比，利培酮显著降低了改良版 CY-BOCS 强迫分量表（效应值，0.55）和 Ritvo-Freeman 真实生活量表的感觉运动行为分量表的得分（效果值，0.45）。在 ASD 成人患者中也发现了利培酮有助于减少重复行为，包括 McDougle 等的随机对照试验[66]显示，利培酮显著减少 Y-BOCS 改良版本的评分（只针对重复行为，而不是观念）。

兴奋剂

Reichow 等最近对治疗 PDD 儿童 ADHD 症状的药物进行了 meta 分析，哌甲酯在治疗刻板行为方面有中等疗效，但没有统计学意义[40]

其他药物

尽管在 Hollander 等对 ASD 儿童的研究中，丙戊酸盐显示了治疗易激惹的有效性，但与安慰剂相比，它在重复行为方面没有显著改善[36]。一项剂量为每日 1.5g 的 ω-3 脂肪

酸(鱼油组 n＝7,安慰剂组 n＝5)的小型随机对照试验显示,尽管在降低 ABC 刻板行为评分方面的效应值为 0.72,但与安慰剂相比没有显著差异[59]。

自伤行为

根据评分量表或病因学理论,自伤行为通常被认为是对自我的攻击行为或是重复的、刻板行为。因此,治疗自伤行为的药理学方法是基于治疗攻击行为或重复行为的。然而,自伤行为也有其自身的研究基础,研究结果不尽相同。

典型和非典型抗精神病药

关于典型抗精神病药物减少发育障碍个体自伤行为的研究,已进行了许多随机对照试验,但结果差异很大。目前,有一些可信度相对低的证据表明,氟哌啶醇、氟奋乃静、氯丙嗪或硫利达嗪在减少自伤行为方面是有益的[82]。利培酮是一种非典型抗精神病药物,在改善自伤行为上具有最强的随机对照试验数据。有 2 项关于 ID 儿童的、规模相对较大的随机对照试验显示[83,84],利培酮可改善 Nisonger 儿童行为评定表中的自伤(刻板)分量表的评分,其中一项结果有统计学意义[84]。服用利培酮的儿童,其体重增加和嗜睡明显高于安慰剂组。一项针对成人的研究中,使用自伤行为问卷进行测试显示,利培酮显著降低 ASD 成人患者的自伤行为,差异有统计学意义[66]。

抗抑郁剂

氯米帕明已被证实能有效减少自伤行为,但有显著的不良反应[82]。氟西汀在 2 个随机对照试验中均可有效减少强迫性搔抓皮肤[85,86],而氟伏沙明也显示可有效减少 ASD 成人的重复行为和攻击行为[76]。病例报告和开放性研究显示丁螺环酮和帕罗西汀也有可能获益[82]。

纳曲酮

最近对智力障碍成人使用纳曲酮的系统综述显示,10 项随机对照试验中有 8 项显示自伤行为的频率降低[87]。更具体地说,50%的受试者其自伤行为有所改善,严重 ID 患者的改善更为明显。9%的患者出现轻微不良反应,包括体重减轻、食欲下降、口干、打哈欠、轻度肝功能异常、恶心和疲劳。剂量范围为 0.5~2mg/kg,25~100mg。

总体而言,尽管证据非常有限,但有文献支持使用利培酮、纳曲酮和氯米帕明来减少发育障碍患者的自伤行为。氟西汀和氟伏沙明也可能获益,但证据不多。

焦虑/抑郁

选择性 5-羟色胺再摄取抑制剂

研究发现,PDD 的个体共病焦虑和心境障碍的风险很高[37,38]。因为已证实了 SSRI 在正常发育儿童中使用的获益和相对的安全性,因此,SSRI 常用于治疗发育障碍儿童的焦虑和抑郁。尽管文献中有大量的病例报告和开放性研

究表明 SSRI 能改善 ASD 个体的焦虑,但目前尚未开展大型双盲、安慰剂对照试验研究,以明确 SSRI 对发育障碍儿童抑郁或焦虑的影响[88,89]。

总体而言,文献表明,与正常发育的儿童相比,发育障碍儿童对 SSRI 的反应可能不同。对 SSRI 的反应包括 3 个不同的方面:不良反应风险、剂量要求和目标症状。

不良反应

与正常发育的儿童相比,发育障碍儿童更容易发生 SSRI 的不良反应,特别是情绪和行为方面的不良反应。但仅有 2 项 SSRI 在发育障碍儿童中使用的随机对照试验,评估了氟西汀[78]和西酞普兰[79]对重复行为的影响。在 Hollander 等[78]的低剂量氟西汀交叉研究(每个试验周期为 8 周,n＝39,平均年龄＝8.2 岁)中,氟西汀治疗期间最常见的不良反应是激越(46%)、失眠(36%)和焦虑(紧张)(16%),但氟西汀和安慰剂在治疗后的不良反应,差异无统计学意义。此外,氟西汀组有 16%的受试者由于出现激越需要减少剂量,而安慰剂组为 5%。

Geller 等[90]和 Liebowitz 等[91]对正常发育儿童进行了氟西汀治疗 OCD 的随机对照试验(Geller:13 周;氟西汀组 n＝71,安慰剂组 n＝32;平均年龄＝11.4 岁;Liebowitz:急性期 8 周;氟西汀组 n＝21,安慰剂组＝22;平均年龄＝12~13 岁)。在 Geller 等的研究中[90],在报告的不良反应上,两组间的差异无统计学意义,氟西汀组报告的最常见不良反应为头痛(28%)、鼻炎(27%)和腹痛(16%),没有激越的报告。在 Liebowitz 等的研究中[91],心悸、体重减轻、嗜睡、震颤、噩梦和肌肉疼痛,这 6 项不良反应在氟西汀组的发生率明显增加。服用氟西汀者报告的最常见不良反应是头痛(52%)、腹痛(43%)、食欲下降(38%),睡眠维持困难(38%)和嗜睡(38%)。

对于西酞普兰,在 King 等[79]为期 12 周的研究中(西酞普兰组 n＝73,安慰剂组＝76;平均年龄 7~9 岁),97.3%接受西酞普兰治疗的 ASD 患者至少经历过一次治疗后出现的不良反应,与安慰剂组相比,他们更容易发生不良反应,具体包括:精力旺盛(38%)、冲动(19%)、注意力下降(12%)、过度活动(12%)、刻板(11%)、腹泻(26%)、失眠(23.3%)、皮肤干燥或瘙痒(12%)。

相比之下,在西酞普兰治疗正常发育儿童和青少年抑郁症的随机对照试验中,最常见的不良反应是头痛、胃肠道问题和失眠[92]。在一项 8 周的随机对照试验中,Wagner 等[93]进行了西酞普兰治疗正常发育儿童抑郁症(西酞普兰组＝89,安慰剂组＝85;平均年龄 12 岁)的研究,西酞普兰组＞10%的受试者报告的不良反应只包括鼻炎(14%)、恶心(14%)和腹痛(11%)。在 von Knorring 等[94]为期 12 周随机对照试验中,西酞普兰对照安慰剂治疗正常发育的抑郁症青少年(西酞普兰组 n＝124,安慰剂组＝120;平均年龄 16 岁),头痛(26%和 25%)、恶心(19%和 15%)和失眠(13%和 11%)是两组中最常见的不良反应(分别为西酞普兰和安慰剂的发生率),只有疲劳是西酞普兰组(6%)中报告的明显多于安慰剂组(1%)的不良反应。

剂量

与正常发育的儿童相比,PDD 儿童通常需要较小剂量的 SSRI,在较高剂量下可能会出现不良的情绪或行为事件。对于氟西汀,在 Hollander 等的研究中[78],PDD 儿童氟西汀的最终平均日剂量为 9.9mg 或 0.36mg/kg。Geller 等[90]和 Liebowitz 等[91]对正常发育儿童 OCD 的研究中,氟西汀的最终平均日剂量分别为 24.6mg 和 64.8mg(急性期后)。此外,在正常发育儿童抑郁和焦虑的随机对照试验中,氟西汀耐受性良好,平均日剂量分别为 20mg[95-97]、28.4mg[98]、33.3mg[98]和 40mg[99]。

在 King 等对 ASD 儿童的研究中[79],西酞普兰治疗重复行为的平均日剂量为 16.5mg。西酞普兰在正常发育的儿童和青少年抑郁症中的研究,西酞普兰的平均日剂量为 24mg[93]和 26mg[94]。

PDD 儿童需要使用较低剂量 SSRI,到成人期后剂量可能会增加。随机对照试验显示,成人 ASD 患者的 SSRI 平均日剂量接近正常发育成人的预期剂量:氟西汀 36.7mg[101]和 64.8mg[101],氟伏沙明 276.7mg[76]。

药师建议停用氟西汀,然后开始使用舍曲林每日 12.5mg,舍曲林是一种较弱的 2D6 抑制剂。药师建议继续使用利培酮,但剂量减少至每日 0.5mg。

目标症状

大部分研究 ASD 儿童焦虑和抑郁症状所使用的评定量表已在正常发育儿童中验证过。对于焦虑症状,由父母报告的、ASD 儿童表现出来的高水平的焦虑的预测因素包括:智商>70[102-104],由父母评定的社会功能损害较严重[102,103],年龄增加[103];此外,智商<70 的儿童,如果他们表现出更具适应性的社会行为,父母报告的焦虑水平可能更高[102,103]。对于抑郁症状,较高的智商和较大的年龄与较高的抑郁水平相关[105],并且两者都预示着 ASD 儿童的社交自我知觉较低[106]。反过来,较低的社交自我知觉预示着抑郁水平较高[106]。此外,社会功能受损程度较低(社会功能较高)的 ASD 成人患者更容易出现抑郁症状[107]。所有这些表明了 ASD 个体越是意识到自身的社会功能损害,或越是暴露于社会交往之中,他们越有可能表现出典型的焦虑或抑郁症状。

然而,限于所使用的量表,这一部分文献仅涉及焦虑和抑郁的情绪症状,这些症状也可见于正常发育的个体。从事 PDD 诊疗工作的临床医生很清楚地意识到,焦虑和抑郁可能在该人群中以其他方式表现出来。对于 ASD 的个体,将自身的情感体验传达给他人的这种能力是受损的,而且在情感管理方面也会有很大的困难。通常就会导致抑郁和焦虑等情绪以其他方式表现出来,包括僵化、发脾气、对立、社交回避、过度活动、重复行为、易激惹、攻击行为和自伤。SSRI 针对以上所提到的一些行为的研究结果是不一致的。

不过,总体而言,病例研究和开放性研究显示,在 PDD 儿童中使用 SSRI 治疗典型的焦虑和抑郁症状是可获益的。为了避免出现严重的情绪和行为不良反应,目标剂量应该低于正常发育的儿童。

睡眠障碍

褪黑素

治疗发育障碍个体睡眠困难,研究证据最强的药物是褪黑素。Hollway 和 Aman 的综述[108]发现 13 项睡眠困难患者的随机对照试验中,许多患者存在发育障碍。褪黑素在所有 13 项随机对照试验中都有阳性结果,特别是在入睡和睡眠维持方面,最长的试验持续了 10 周。睡眠潜伏期的效应值大小为 0.25~1.63,总睡眠时间的效应值为 0.25~1.0。不良反应一般较轻,与安慰剂相似,剂量为 2.5~10mg。

雷美替胺

褪黑素受体 MT$_1$/MT$_2$ 的激动剂在发育障碍儿童中的证据有限,但在正常发育的成人中,特别是在原发性失眠和睡眠维持困难患者中,有相当多的阳性结果[108],其不良反应轻微,与安慰剂相似,剂量范围为 4~64mg。

可乐定

虽然没有对发育障碍儿童和睡眠障碍儿童进行随机对照试验,但回顾性综述显示,剂量在 0.05~0.1mg 有助于改善睡眠障碍[108]。

曲唑酮

虽然还没有对睡眠障碍儿童进行随机对照试验，但对儿童进行的 4 项开放性研究和对成人进行的 2 项开放性研究显示，曲唑酮对睡眠改善包括睡眠结构有收益[108]，剂量从 25~150mg 不等。

米氮平

一项针对儿童的开放性研究和一项针对成人的随机对照试验显示，米氮平对治疗睡眠问题有益，有轻微的不良反应，包括食欲增加、易激惹和镇静作用[108]，剂量范围为 7.5~45mg。

苯海拉明

尽管苯海拉明在儿童睡眠障碍患者中的使用非常广泛，但只有 Hollway 和 Amand 的 3 项随机对照试验明确了在儿童患者中的使用[108]，其中 2 项研究结果为阴性，一项研究显示获益，而没有一项研究是专门针对发育障碍儿童的。

唑吡坦

在青少年和成人中的获益比儿童大，但相关的研究有限，没有一项研究是针对发育障碍个体的[108]。

苯二氮䓬类

在儿童的部分对照或非对照研究和成人的对照研究中，苯二氮䓬类药物可有效改善与迷走神经相关的睡眠障碍（如周期性肢体运动障碍、咬舌、快速眼动睡眠期睡眠行为障碍），但发生不良反应的风险很大，包括耐受、依赖、反跳性失眠、白天镇静和认知障碍[108]。

总体而言，褪黑素是治疗发育障碍患者睡眠障碍研究最多、有效、安全的药物选择。尽管雷美替胺、曲唑酮、米氮平和可乐定在治疗睡眠障碍方面有良好的证据，但对发育障碍患者需要进行进一步研究。研究证据并不支持在儿童睡眠障碍中广泛使用苯海拉明。唑吡坦和苯二氮䓬类药物可能对某些人群的睡眠有益，这些人群主要指服用唑吡坦的成人以及服用苯二氮䓬类药物的异态睡眠患者。

案例 88-4

问题 1：T. T. 是一名患有 ASD 和严重睡眠障碍的 10 岁男孩。在过去的几周里，他的父亲给他服用过苯海拉明，但对 T. T. 的总睡眠时间有任何有意义的改善。去年，T. T. 服用过褪黑素每日 2.5mg，但只获得很小的改善。现在，T. T. 的医生考虑开始使用低剂量的苯二氮䓬类药物，但考虑到不良反应的风险，医生征求临床药师的意见。

临床药师注意到 T. T. 去年服用的褪黑素剂量较低，建议在考虑使用管控药物之前再试用一次褪黑素。药师推荐的剂量是睡前约 1 小时服用 5mg。药师建议如果没有获得足够的疗效，剂量可以增加至 10mg。

表 88-2

目标症状和药物治疗总结

目标症状	治疗药物（类别）
过度活动	兴奋剂，托莫西汀，α_2 激动剂
易激惹（攻击）行为	利培酮，阿立哌唑
重复行为	利培酮，阿立哌唑，氟西汀，氯米帕明，氟伏沙明
自伤行为	利培酮，氯米帕明，纳曲酮
焦虑/抑郁	SSRI
睡眠障碍	褪黑素，雷美替胺，可乐定，曲唑酮，米氮平，唑吡坦，苯二氮䓬类

SSRI，选择性 5-羟色胺再摄取抑制剂。

（熊玉兰 译，董敏 校，姚贵忠 审）

参考文献

1. American Psychiatric Association. Neurodevelopmental disorders. In: American Psychiatric Association. *Diagnostic and Statistical Manual of Mental Disorders*. 5th ed. Arlington, VA: American Psychiatric Association; 2013. doi.org/10.1176/appi.books.9780890425596.dsm01.

2. Boyle CA et al. Trends in the prevalence of developmental disabilities in US children, 1997–2008. *Pediatrics*. 2011;127:1034–1042.

3. Maulik PK et al. Prevalence of intellectual disability: a meta-analysis of population-based studies. *Res Dev Disabil*. 2011;32:419–436.

4. Moeschler JB, Shevell M; Committee on Genetics. Comprehensive evaluation of the child with intellectual disability or global developmental delays. *Pediatrics*. 2014;134:e903e918.

5. Developmental Disabilities Monitoring Network Surveillance Year 2010 Principal Investigators. Prevalence of autism spectrum disorder among children aged 8 years autism and developmental disabilities monitoring network, 11 Sites, United States, 2010. *MMWR Surveill Summ*. 2014;63(2):1–21.

6. Schieve LA et al. Comparison of perinatal risk factors associated with autism spectrum disorder (ASD), intellectual disability (ID), and co-occurring ASD and ID. *J Autism Dev Disord*. 2015;45:2361–2372.

7. Croen LA et al. The epidemiology of mental retardation of unknown cause. *Pediatrics*. 2001;107(6):e86.

8. Leonard H et al. Autism and intellectual disability are differentially related to sociodemographic background at birth. *PLoS One*. 2011;6(3):e17875.

9. Shevell M. Global developmental delay and mental retardation or intellectual disability: conceptualization, evaluation, and etiology. *Pediatr Clin North Am*. 2008;55:1071–1084.

10. Schaaf CP, Zoghbi HY. Solving the autism puzzle a few pieces at a time. *Neuron*. 2011;70:806–808.

11. Posthuma D, Polderman TJ. What have we learned from recent twin studies about the etiology of neurodevelopmental disorders. *Curr Opin Neurol*. 2013;26:111–121.

12. Baker E, Jeste SS. Diagnosis and management of autism spectrum disorder in the era of genomics: rare disorders can pave the way for targeted treatments. *Pediatr Clin North Am*. 2015;62:607–618.

13. Ropers HH. Genetics of early onset cognitive impairment. *Annu Rev Genomics Hum Genet*. 2010;11:161–187.

14. Willemsen MH, Kleefstra T. Making headway with genetic diagnostics of intellectual disabilities. *Clin Genet*. 2014;85:101–110.

15. Miles JH. Autism spectrum disorders—a genetic review. *Genet Med*. 2011;13(4):278–294.

16. Rauch A et al. Diagnostic yield of various genetic approaches in patients with unexplained developmental delay or mental retardation. *Am J Med Genet A*. 2006;140A:2063–2074.

17. Curry CJ et al. Evaluation of mental retardation: recommendations of a consensus conference. *Am J Med Genet*. 1997;72:468–477.

18. Battaglia A et al. Diagnostic yield of the comprehensive assessment of devel-

opmental delay / mental retardation in an institute of child neuropsychiatry. *Am J Med Genet*. 1999;82:60–66.

19. Landrigan PJ et al. A research strategy to discover the environmental causes of autism and neurodevelopmental disabilities. *Environ Health Perspect*. 2012;120(7):A258–A260.

20. Rutter M. Incidence of autism spectrum disorders: changes over time and their meanings. *Acta Paediatr*. 2005;94:2–15.

21. Council on Children with Disabilities, Section on Developmental Behavioral Pediatrics, Bright Futures Steering Committee and Medical Home Initiatives for Children with Special Needs Project Advisory Committee. Identifying infants and young children with developmental disorders in the medical home: an algorithm for developmental surveillance and screening. *Pediatrics*. 2006;118(1):405–420.

22. Johnson CP, Myers SM; the Council on Children with Disabilities. Identification and evaluation of children with autism spectrum disorders. *Pediatrics*. 2007;120(5):1183–1215.

23. Strickland BB et al. Assessing and ensuring a comprehensive system of services for children with special health care needs: a public health approach. *Am J Public Health*. 2011;101(2):224–231.

24. Mandell DS et al. Factors associated with age of diagnosis among children with autism spectrum disorders. *Pediatrics*. 2005;116(6):1480–1486.

25. Schalock RL. The evolving understanding of the construct of intellectual disability. *J Intellect Dev Disabil*. 2011;36(4):223–233.

26. Shevell M et al. Practice parameter: evaluation of the child with global developmental delay: report of the quality standards subcommittee of the American academy of neurology and the practice committee of the child neurology society. *Neurology*. 2003;60:367–380.

27. Schaefer GB, Mendelsohn NJ, for the Professional Practice and Guidelines Committee. Clinical genetics evaluation in identifying the etiology of autism spectrum disorders: 2013 guideline revisions. *Genet Med*. 2013;15(5):399–407.

28. Zablotsky B et al. Service and treatment use among children diagnosed with autism spectrum disorders. *J Dev Behav Pediatr*. 2015;36:98–105.

29. Wong C et al. Evidence-based practices for children, youth, and young adults with autism spectrum disorder: a comprehensive review. *J Autism Dev Disord*. 2015;45:1951–1966.

30. Brosnan J, Healy O. A review of behavioral interventions for the treatment of aggression in individuals with developmental disabilities. *Res Dev Disabil*. 2011;32:437–446.

31. Vereenooghe L, Langdon PE. Psychological therapies for people with intellectual disabilities: a systemic review and meta-analysis. *Res Dev Disabil*. 2013;34:4085–4102.

32. McCracken JT et al. Risperidone in children with autism and serious behavioral problems. *N Engl J Med*. 2002;347:314–321.

33. Shea S et al. Risperidone in the treatment of disruptive behavioral symptoms in children with autistic and other pervasive developmental disorders. *Pediatrics*. 2004;114(5):e634–e641.

34. Nagaraj R et al. Risperidone in children with autism: randomized, placebo-controlled, double-blind study. *J Child Neurol*. 2006;21:450–455.

35. Posey DJ et al. Positive effects of methylphenidate on inattention and hyperactivity in pervasive developmental disorders: an analysis of secondary measures. *Biol Psychiatry*. 2007;61:538–544.

36. Hollander E et al. Divalproex sodium vs placebo for the treatment of irritability in children and adolescents with autism spectrum disorders. *Neuropsychopharmacology*. 2010;35:990–998.

37. Simonoff E et al. Psychiatric disorders in children with autism spectrum disorders: prevalence, comorbidity, and associated factors in a population-derived sample. *J Am Acad Child Adolesc Psychiatry*. 2008;47(8):921–929.

38. Leyfer OT et al. Comorbid psychiatric disorders in children and autism: interview development and rates of disorders. *J Autism Dev Disord*. 2006;36:849–861.

39. Murray MJ. Attention-deficit / hyperactivity disorder in the context of autism spectrum disorders. *Curr Psychiatry Rep*. 2010;12:382–388.

40. Reichow B et al. Systematic review and meta-analysis of pharmacological treatment of the symptoms of attention-deficit / hyperactivity disorder in children with pervasive developmental disorders. *J Autism Dev Disord*. 2013;43:2435–2441.

41. Faraone SV, Buitelaar J. Comparing the efficacy of stimulants for ADHD in children and adolescents using meta-analysis. *Eur Child Adolesc Psychiatry*. 2010;19:353–364.

42. Research Units on Pediatric Psychopharmacology Autism Network. Randomized, controlled, crossover trial of methylphenidate in pervasive developmental disorders with hyperactivity. *Arch Gen Psychiatry*. 2005;62:1266–1274.

43. MTA Cooperative Group. A 14-month randomized clinical trial of treatment strategies for attention-deficit/hyperactivity disorder. *Arch Gen Psychiatry*. 1999;56:1073–1086.

44. Quinn D et al. Single-dose pharmacokinetics of multilayer-release meth-

45. Mahajan R et al. Clinical practice pathways for evaluation and medication choice for attention-deficit / hyperactivity disorder symptoms in autism spectrum disorders. *Pediatrics*. 2012;130:s125–s138.

46. Floyd Sallee et al. Review of the rationale and clinical utilization of a2-Adrenoceptor agonists for the treatment of attention-deficit / hyperactivity and related disorders. *J Child Adolesc Psychopharmacol*. 2013;23(5):308–319.

47. Jaselskis CA et al. Clonidine treatment of hyperactive and impulsive children with autistic disorder. *J Clin Psychopharmacol*. 1992;12:322–327.

48. Handen BL et al. Guanfacine in children with autism and/or intellectual disabilities. *J Dev Behav Pediatr*. 2008;29:303–308.

49. Scahill L et al. A prospective open trial of guanfacine in children with pervasive developmental disorders. *J Child Adolesc Psychopharmacol*. 2006;16(5):589–598.

50. Harfterkamp M et al. A randomized double-blind study of atomoxetine versus placebo for attention-deficit / hyperactivity disorder symptoms in children with autism spectrum disorder. *J Am Acad Child Adolesc Psychiatry*. 2012;51(7):733–741.

51. Arnold LE et al. Atomoxetine for hyperactivity in autism spectrum disorders: placebo-controlled crossover pilot trial. *J Am Acad Child Adolesc Psychiatry*. 2006;45(10):1196–1205.

52. Newcorn JH et al. Atomoxetine and osmotically released methylphenidate for the treatment of attention deficit hyperactivity disorder: acute comparison and differential response. *Am J Psychiatry*. 2008;165:721–730.

53. Strattera (atomoxetine) [prescribing information]. Indianapolis, IN: Eli Lilly and Company; 2002:1–18. **http://pi.lilly.com/us/strattera-pi.pdf**. Accessed July 3, 2017.

54. Pliszka SR et al. The Texas children's medication algorithm project: revision of the algorithm for pharmacotherapy of attention-deficit / hyperactivity disorder. *J Am Acad Child Adolesc Psychiatry*. 2006;45(6):642–657.

55. Gordon CT et al. A double-blind comparison of clomipramine, desipramine, and placebo in the treatment of autistic disorder. *Arch Gen Psychiatry*. 1993;50:441–447.

56. Pliszka S et al. Practice parameter for the assessment and treatment of children and adolescents with attention-deficit/hyperactivity disorder. *J Am Acad Child Adolesc Psychiatry*. 2007;46(7):894–921.

57. Owen R et al. Aripiprazole in the treatment of irritability in children and adolescents with autistic disorder. *Pediatrics*. 2009;124:1533–1540.

58. Marcus RN et al. A placebo-controlled, fixed-dose study of aripiprazole in children and adolescents with irritability associated with autistic disorder. *J Am Acad Child Adolesc Psychiatry*. 2009;48(11):1110–1119.

59. Amminger GP et al. Omega-3 fatty acids supplementation in children with autism: a double-blind randomized, placebo-controlled pilot study. *Biol Psychiatry*. 2007;61:551–553.

60. Niederhofer H et al. Tianeptine: a novel strategy of psychopharmacological treatment of children with autistic disorder. *Hum Psychopharmacol*. 2003;18:389–393.

61. Akhondzadeh S et al. Double-blind placebo-controlled trial of pentoxifylline added to risperidone: effects on aberrant behavior in children with autism. *Prog Neuropsychopharmacol Biol Psychiatry*. 2010;34:32–36.

62. Rezaei V et al. Double-blind, placebo-controlled trial of risperidone plus topiramate in children with autistic disorder. *Prog Neuropsychopharmacol Biol Psychiatry*. 2010;34:1269–1272.

63. Aman MG et al. Acute and long-term safety and tolerability of risperidone in children with autism. *J Child Adolesc Psychopharmacol*. 2005;15(6):869–884.

64. Sikich L et al. Double-blind comparison of first- and second-generation antipsychotics in early-onset schizophrenia and schizoaffective disorder: findings from the treatment of early-onset schizophrenia spectrum disorders (TEOSS) study. *Am J Psychiatry*. 2008;165:1420–1431.

65. Anderson GM et al. Effects of short- and long-term risperidone treatment on prolactin levels in children with autism. *Biol Psychiatry*. 2007;61:545–550.

66. McDougle CJ et al. A double-blind, placebo-controlled study of risperidone in adults with autistic disorder and other pervasive developmental disorders. *Arch Gen Psychiatry*. 1998;55:633–641.

67. Lieberman JA et al. Effectiveness of antipsychotic drugs in patients with chronic schizophrenia. *N Engl J Med*. 2005;353(12):1209–1223.

68. Marcus RN et al. Aripiprazole in the treatment of irritability in pediatric patients (aged 6-17 years) with autistic disorder: results from a 52-week, open-label study. *J Child Adolesc Psychopharmacol*. 2011;21(3):229–236.

69. Ghanizadeh A et al. A head-to-head comparison of aripiprazole and risperidone for safety and treating autistic disorders, a randomized double blind clinical trial. *Child Psychiatry Hum Dev*. 2014;45:185–192.

70. Abilify (aripiprazole) [prescribing information]. Rockville, MD: Otsuka Amer-

ylphenidate and immediate-release methylphenidate in children with attention-deficit/hyperactivity disorder. *J Clin Pharmacol*. 2007;47(6):760–766.

ica Pharmaceutical; 2002:1–24. http://www.otsuka-us.com/Documents/Abilify.PI.pdf. Accessed July 3, 2017.

71. Campbell M et al. Neuroleptic-related dyskinesias in autistic children: a prospective, longitudinal study. *J Am Acad Child Adolesc Psychiatry*. 1997;36(6):835–843.

72. Doyle CA, McDougle CJ. Pharmacotherapy to control behavioral symptoms in children with autism. *Expert Opin Pharmacother*. 2012;13(11):1615–1629.

73. Miral S et al. Risperidone versus haloperidol in children and adolescents with AD: a randomized, controlled, double-blind trial. *Eur Child Adolesc Psychiatry*. 2008;17:1–8.

74. Tyrer P et al. Risperidone, haloperidol, and placebo in the treatment of aggressive challenging behaviour in patients with intellectual disability: a randomized controlled trial. *Lancet*. 2008;371:57–63.

75. Hellings JA et al. A double-blind, placebo-controlled study of valproate for aggression in youth with pervasive developmental disorders. *J Child Adolesc Psychopharmacol*. 2005;15(4):682–692.

76. McDougle CJ et al. A double-blind, placebo-controlled study of fluvoxamine in adults with autistic disorder. *Arch Gen Psychiatry*. 1996;53:1001–1008.

77. Tyrer SP et al. Factors associated with a good response to lithium in aggressive mentally handicapped subjects. *Prog Neuro-Psychopharmacol Biol Psychiatry*. 1984;8:751–755.

78. Hollander E et al. A placebo controlled crossover trial of liquid fluoxetine on repetitive behaviors in childhood and adolescent autism. *Neuropsychopharmacology*. 2005;30:582–589.

79. King BH et al. Lack of efficacy of citalopram in children with autism spectrum disorders and high levels of repetitive behavior. *Arch Gen Psychiatry*. 2009;66(6):583–590.

80. Remington G et al. Clomipramine versus haloperidol in the treatment of autistic disorder: a double-blind, placebo-controlled, crossover study. *J Clin Psychopharmacol*. 2001;21(4):440–444.

81. McDougle CJ et al. Risperidone for the core symptom domains of autism: results from the study by the autism network of the research units on pediatric psychopharmacology. *Am J Psychiatry*. 2005;162:1142–1148.

82. Minshawi NF et al. Multidisciplinary assessment and treatment of self-injurious behavior in autism spectrum disorder and intellectual disability: integration of psychological and biological theory and approach. *J Autism Dev Disord*. 2015;45:1541–1568.

83. Snyder R et al. Effects of risperidone on conduct and disruptive behavior disorders in children with subaverage IQs. *J Am Acad Child Adolesc Psychiatry*. 2002;41(9):1026–1036.

84. Aman MG et al; Risperidone Disruptive Behavior Study Group. Double-blind, placebo-controlled study of risperidone for the treatment of disruptive behaviors in children with subaverage intelligence. *Am J Psychiatry*. 2002;159:1337–1346.

85. Simeon D et al. A double-blind trial of fluoxetine in pathologic skin picking. *J Clin Psychiatry*. 1997;58:341–347.

86. Bloch MR et al. Fluoxetine in pathologic skin-picking: open-label and double-blind results. *Psychosomatics*. 2001;42:314–319.

87. Roy A et al. Are opioid antagonists effective in reducing self-injury in adults with intellectual disability? A systemic review. *J Intellect Disabil Res*. 2015;59:55–67.

88. White SW et al. Anxiety in children and adolescents with autism spectrum disorders. *Clin Psychol Rev*. 2009;29(3):216–229.

89. Vasa RA et al. A systematic review of treatments for anxiety in youth with autism spectrum disorders. *J Autism Dev Disord*. 2014;44:3215–3229.

90. Geller DA et al. Fluoxetine treatment for obsessive-compulsive disorder in children and adolescents: a placebo-controlled clinical trial. *J Am Acad Child Adolesc Psychiatry*. 2001;40(7):773–779.

91. Liebowitz MR et al. Fluoxetine in children and adolescents with OCD: a placebo-controlled trial. *J Am Acad Child Adolesc Psychiatry*. 2002;41(12):1431–1438.

92. Hetrick SE et al. Newer generation antidepressants for depressive disorders in children and adolescents. *Cochrane Database Syst Rev*. 2012;11:1–155.

93. Wagner KD et al. A randomized, placebo-controlled trial of citalopram for the treatment of major depression in children and adolescents. *Am J Psychiatry*. 2004;161:1079–1083.

94. von Knorring AL et al. A randomized, double-blind, placebo-controlled study of citalopram in adolescents with major depressive disorder. *J Clin Psychopharmacol*. 2006;26:311–315.

95. Emslie GJ et al. A double-blind, randomized, placebo-controlled trial of fluoxetine in children and adolescents with depression. *Arch Gen Psychiatry*. 1997;54:1031–1037.

96. Emslie GJ et al. Fluoxetine for acute treatment of depression in children and adolescents: a placebo-controlled, randomized clinical trial. *J Am Acad Child Adolesc Psychiatry*. 2002;41(10):1205–1215.

97. Birmaher B et al. Fluoxetine for the treatment of childhood anxiety disorders. *J Am Acad Child Adolesc Psychiatry*. 2003;42(4):415–423.

98. March J et al. Fluoxetine, cognitive-behavioral therapy, and their combination for adolescents with depression. *J Am Med Assoc*. 2004;292:807–820.

99. Beidel DC et al. SET-C versus fluoxetine in the treatment of childhood social phobia. *J Am Acad Child Adolesc Psychiatry*. 2007;46(12):1622–1632.

100. Buchsbaum MS et al. Effect of fluoxetine on regional cerebral metabolism in autistic spectrum disorders: a pilot study. *Int J Neuropsychopharmacol*. 2001;4:119–124.

101. Hollander E et al. A double-blind placebo-controlled trial of fluoxetine for repetitive behaviors and global severity in adult autism spectrum disorders. *Am J Psychiatry*. 2012;169:292–299.

102. Dubin AH et al. Investigation of individual factors associated with anxiety in youth with autism spectrum disorders. *J Autism Dev Disord*. 2015;45:2947–2960.

103. Sukhodolsky DG et al. Parent-rated anxiety symptoms in children with pervasive developmental disorders: frequency and association with core autism symptoms and cognitive functioning. *J Abnorm Child Psychol*. 2008;36:117–128.

104. Mazurek MO, Kanne SM. Friendship and internalizing symptoms among children and adolescents with ASD. *J Autism Dev Disord*. 2010;40:1512–1520.

105. Mayes SD et al. Variables associated with anxiety and depression in children with autism. *J Dev Phys Disabil*. 2011;23:325–337.

106. Vickerstaff S et al. Intellectual ability, self-perceived social competence, and depressive symptomatology in children with high-functioning autistic spectrum disorders. *J Autism Dev Disord*. 2007;37:1647–1664.

107. Sterling L et al. Characteristics associated with presence of depressive symptoms in adults with autism spectrum disorder. *J Autism Dev Disord*. 2008;38:1011–1018.

108. Hollway JA, Aman MG. Pharmacological treatment of sleep disturbance in developmental disabilities: a review of the literature. *Res Dev Disabil*. 2011;32:939–962.

第 89 章　儿童、青少年和成人注意缺陷多动障碍

Michael C. Angelini and Joel Goldstein

核心原则		章节案例
①	注意缺陷多动障碍(attention deficit hyperactivity disorder,ADHD)是一种异质性精神障碍,分为 3 个亚型,包括注意障碍为主型、多动/冲动为主型及混合型。诊断标准要求这些症状在多个场合出现,并在 12 岁前就已经出现,同时排除其他疾病引起这些症状的可能性。	案例 89-1(问题 1) 表 89-1
②	行为治疗是治疗计划的重要组成部分,通常包括教育干预、创建结构化环境及引入应急培训。	案例 89-1(问题 1~3)
③	中枢兴奋剂能够快速缓解 ADHD 症状,显著改善患儿的预后。对一种中枢兴奋剂应答不佳的患者可能对另一种中枢兴奋剂反应良好。这提示了不同中枢兴奋剂在药理机制方面存在一些差异。虽然中枢兴奋剂的作用持续时间相对较短,但是多个能够延长 ADHD 症状缓解时间的剂型已经获准上市,这些剂型允许每日给药 1 次。	案例 89-1(问题 3~5) 表 89-2
④	近些年,一些非中枢兴奋剂被证明可以有效治疗 ADHD,包括某些抗抑郁药、α 受体激动剂和促进认知的药物。这些药物适用于既往有物质滥用史的患者,还可以用于治疗难治性疾病。它们的不良反应与传统中枢兴奋剂不同,并且具有延迟起效的特点。	案例 89-1(问题 6) 表 89-2
⑤	由于对药物耐受和药物滥用的无端恐惧,许多人不愿意考虑使用中枢兴奋剂治疗 ADHD。所以目前出现了许多替代疗法,包括调整饮食习惯、使用草药和营养补充剂及其他躯体干预手段。虽然近些年来科学研究越来越严谨,而且其中一些治疗方法有希望被证明有效,但是目前的支持性证据还是非常少。	案例 89-2(问题 1)
⑥	ADHD 常与一些精神和躯体疾病共病,这些伴发疾病常会影响 ADHD 的治疗计划的制订。ADHD 患儿常伴发抽动障碍,如 Tourette 综合征。但研究证据显示,对于这类患儿中枢兴奋剂不仅安全而且有效。	案例 89-1(问题 1)
⑦	一些 ADHD 患儿的症状会持续至成年,特别是注意障碍为主型。人们越来越认识到患有 ADHD 的成人存在显著的社会功能和职业能力损害。幸运的是,用来治疗儿童 ADHD 的药物对成人同样有效。中枢兴奋剂是最有效的治疗药物,但是却存在被滥用和转移兜售的风险。监测中枢兴奋剂的使用是必要的。如果发生滥用和转售,应当对诊断进行重新评估及换用其他滥用风险较低的药物。	案例 89-2(问题 2)

　　虽然注意缺陷多动障碍(attention deficit and hyperactivity disorder,ADHD)的诊断和治疗存在较大的争议,但作为一种严重的精神疾病,早在 2 个多世纪前就有关于 ADHD 的详细描述[1]。目前已经有非常有效的药物可以缓解 ADHD 的核心症状。这些药物通常是安全的,并可以改善长期预后[2]。

　　根据定义,ADHD 的症状早在童年期就会出现,并且在许多病例中会一直持续到成年。如果不进行治疗,ADHD 会对患者的学业和社会功能产生广泛而消极的影响;成人的职业功能也会受损[3]。ADHD 患者常共患其他精神疾病,包括发育障碍、情绪障碍和物质滥用。

　　虽然多动一直是一个令人头疼的儿童行为问题,但直到 1980 年,《精神障碍诊断与统计手册》(Diagnostic and Statistical Manual of Mental Disorders,DSM)(第 3 版)才将其

正式编入。在最新发布的 DSM-5 中，ADHD 分为 3 个亚型：注意缺陷为主型、多动/冲动为主型及混合型[4]。与 DSM-4 要求起病年龄小于 7 岁不同，DSM-5 要求起病年龄小于 12 岁。从症状性质来看，ADHD 的核心症状具有性别差异。与女孩相比，男孩中更常见多动/冲动为主型[5]。这些症状通常会随着时间推移而变化。在青春期，多动/冲动症状会减轻。成人 ADHD 则以注意缺陷症状为主要表现[6]。

虽然许多研究已经反复证明药物能够有效治疗 ADHD，但是由于许多原因，大部分儿童和青少年 ADHD 并未得到最优化的治疗。主要原因包括：家长不愿意让患儿使用药物、病耻感以及精神健康服务存在缺陷等[7]。我们需要注意到 ADHD 已经给西方社会带来了巨大的经济负担。Doshi 等进行的一项 meta 分析研究显示，美国的治疗开支增幅达 1 430~2 660 亿美元[8]。虽然用于青少年 ADHD 患者的教育和医疗的开支已经非常庞大，但成年患者生产力下降和收入减低带来的经济损失是最大的。除此之外，研究显示患者的家庭成员相关的"外溢成本"也不低[8]。

30 年来，哌甲酯（methylphenidate）和苯丙胺（amphetamine）等中枢兴奋剂一直是治疗儿童 ADHD 的一线药物。最新研究还显示出它们能够给青少年和成年患者带来的短期改善和长期获益[1,9-11]。不幸的是，目前的研究还未能一致证明中枢兴奋剂可以降低违法犯罪率。但是中枢兴奋剂也会引起一些罕见但却严重的不良反应，而且存在被转移和滥用的风险[11-13]。近些年来人们已经发现了中枢兴奋剂的替代药物。这些替代药物已经被证明是有效的，但目前主要作为二线药物被用于治疗共患躯体或精神疾病的患者[11]。行为治疗最近也得到了重视，并且大部分专家认为，对于 ADHD 患者，药物治疗联合非药物干预能够产生最佳的长期预后效果[2]。

近年来的多个具有里程碑意义的研究对澄清 ADHD 诊断和治疗中的许多重要问题大有帮助。ADHD 多模式治疗研究（Multimodal Treatment of Attention Deficit Hyperactivity Disorder Study，MTA）是关于 ADHD 治疗和结局的开创性研究。该研究的主要发现已于 1999 年发表，之后陆续有研究结果发表。MTA 是一项不同于以往 ADHD 研究的多中心研究。它的研究时间更长，并且对药物联合认知行为治疗与同时结合常规社区治疗 2 种治疗模式进行了对比。MTA 的主要发现包括：①与单独采用高强度行为治疗或常规社区治疗相比，单独药物治疗或结合认知行为治疗更加有效；②接受联合治疗的青少年患者需要的治疗药物剂量更低；③对于共患其他精神疾病的青少年患者，联合治疗比单一药物治疗的结局更好[14,15]。

患有 ADHD 的学前儿童的药物治疗存在一些争议。学前儿童 ADHD 治疗研究（Preschool ADHD Treatment Study，PATS）被认为是该领域的具有里程碑意义的研究。该研究的大部分结果于 2006 年发表。它的主要发现包括：①学前儿童的治疗应答更好，并且较低的药物剂量引起的不良反应更少；②学前儿童对中枢兴奋剂的不良反应更为敏感，需要更严密的监测。需要特别指出的是，年龄较小的患儿可能会出现更多情绪方面的不良反应，如易怒、易哭[16,17]。

流行病学

ADHD 是一种慢性的精神行为障碍。据估计全球学龄儿童的患病率为 6%~12%[18]。美国疾病预防控制中心（Centers for Disease Control and Prevention）对 2006 年全美儿童健康调查的数据进行了分析，发现在 1997—2006 年，ADHD 的发病率平均每年增加 3%[19]。在 2006 年，7.4% 的 4~17 岁的美国儿童被诊断为 ADHD。据 DSM-5 的报道，在大部分不同文化体系的人群中，ADHD 在儿童中的发病率约为 5%，在成人中的发病率约为 2.5%。男性的发病更为普遍。在儿童中，男女比为 2∶1；在成人中为 1.6∶1[4]。然而据推测这一性别差异可能被夸大了，主要是因为男孩中更常见多动冲动为主型，而这一亚型更容易被发现。而女孩中常见的注意缺陷为主型却不易被发现。当 ADHD 持续到成年后，患病率降到了 4.4%（标准误为 0.6），其中已婚的失业的非西班牙裔白人男性的患病风险更高[19]。

病理学

多种基因异常和神经化学异常与 ADHD 的发病相关。ADHD 的估测遗传度约为 0.7。这提示 ADHD 可能是遗传度最高的精神疾病之一[20]。家系研究显示，ADHD 患者的一级亲属的 ADHD 发病率是普通人群的 6~8 倍[21]。目前已经发现了一些与 ADHD 相关的候选基因，如多巴胺受体基因、多巴胺转运体基因和 5-羟色胺转运体基因[22,23]。尽管每个基因都与 ADHD 存在一定的关联，但没有任何一个基因与 ADHD 的发生独立相关。ADHD 的发生更可能是多个基因相互作用的结果，这些基因影响 5-羟色胺、多巴胺和去甲肾上腺素等神经递质的传递[22]。

多项神经影像学研究显示，青少年和成年 ADHD 患者的脑结构和神经发育存在持续的异常。研究显示 ADHD 患者的脑体积减小[24]。特别的是，前额皮层、基底神经节、小脑和颞顶叶的体积减小最为显著[24]。功能磁共振研究显示，在完成记忆测验任务时，ADHD 患者的前扣带回灌注减少[25]。该脑区与执行功能有关。ADHD 患者存在执行功能障碍，表现为在完成特定任务时出现任务组织、情绪控制、动机维持、自我管理、储存特定信息等方面的困难。这些能力就是我们所说的执行功能。这些变化仅是基于人群的科学研究发现，还不能实际用于临床诊断。

病因学

ADHD 是一种异质性的行为障碍，存在多种病因学理论。显而易见，ADHD 的发生与遗传因素相关。然而，对于这一点，还没有某个特定风险基因被确认[20]。因此，其他环境和社会因素也在被研究，例如母亲吸烟、饮食因素、早产（低出生体重）及家庭环境（养育行为）。在以上所提这些因素中，低出生体重的研究证据最为确定[20,26]。而养育行为的潜在影响是一个复杂的综合性因素。这是由于养育 ADHD 患儿对于父母是个巨大的挑战。除此之外，由于 ADHD 具有高度的遗传性，很多 ADHD 患儿的父母也患有 ADHD。

诊断、表现和症状

ADHD 的诊断是借助多种筛查工具及通过神经精神评估所做出的临床诊断。ADHD 在儿童中的诊断主要按照 DSM-5 来进行（表 89-1）。该项评估应包括与患者和/或父母的访谈、体格检查（包括神经系统检查）及获取患者在学校或日托机构的功能水平的信息、评估共患的精神疾病，以及回顾患者的医疗、社会和家庭史[2]。其他有价值的信息来源包括表现报告（如报告卡或工作总结）以及来自 2 个不同场合的 ADHD 评定量表[4]。目前已有多个已确证效能的量表供临床使用。其中一些量表提供分别面向父母和老师的 2 种版本。评定量表不仅有助于临床诊断还可以用来监测治疗效果。

表 89-1

ADHD 的诊断标准

注意缺陷症状

（在 2 个以上场合，如家中、学校或医师办公室，出现过下述注意缺陷症状中的至少 6 项，持续至少 6 个月）

1. 常常不注意细节，容易出现粗心所致的错误
2. 常常难以保持注意力
3. 常常心不在焉，似听非听
4. 往往不能按照指示行动并不能完成作业、日常家务或工作
5. 常常难以完成有条理的任务或其他活动
6. 不愿意做持续用脑的事情，如家务活动或作业
7. 常常丢失学习、活动所必需的东西
8. 容易受外界刺激而分心
9. 在日常活动中常常丢三落四

多动/冲动症状

（在 2 个以上场合，如家中、学校或医生办公室，出现过以下多动/冲动症状中的至少 6 项，持续至少 6 个月）

多动
1. 常常手脚动个不停，或在座位上扭来扭去
2. 在教室或其他要求坐好的场合，常常擅自离开座位
3. 常常在不适合的场合过分地奔来奔去或爬上爬下
4. 往往不能安静地投入游戏或参加业余活动
5. 常常一刻不停地活动，好像有个机器在驱动他
6. 常常话多

冲动
7. 常常别人问话未完即抢着回答
8. 在活动中常常不能耐心地排队等待轮换上场
9. 常常打断或干扰他人

来源：American Psychiatric Association. *Diagnostic and Statistical Manual of Mental Disorders*. 4th ed. Text Revision（*DSM-5*）. Arlington, VA：American Psychiatric Association Press；2015.

最新出版的 DSM-5 对 ADHD 的诊断标准进行了一系列修订。患者只有在 2 个以上场合，例如家中、学校或医生办公室出现过至少 6 项症状，并且症状至少持续 6 个月，才能满足 ADHD 的诊断标准。而且必须有证据显示这些症状在 12 岁之前就已经出现。基于这些诊断标准，ADHD 被分为 3 种亚型：注意缺陷为主型、多动/冲动为主型及混合型。诊断标准要求这些症状已经影响或损伤了患者的日常功能，以至于看护人总是会发现那些对患儿的教育、人际关系或社交生活造成负性影响的症状（见表 89-1）。然而，有时候家长或老师会抱着"看看它能不能有所帮助"的心态向医师施压开具中枢兴奋剂的处方。如果中枢兴奋剂有效，他们会误认为 ADHD 的诊断是成立的。除此之外，DSM-5 删掉了孤独谱系障碍的排除标准。然而，DSM-5 指出 ADHD 的症状不会单独在其他精神疾病的病程中出现[4]。

儿童期未治疗的成人 ADHD 的诊断是困难的。成人 ADHD 的诊断主要依赖于患者对儿童期症状的回忆。这些症状应符合 DSM-5 的儿童 ADHD 的诊断标准。与通常熟悉儿童 ADHD 症状的老师不同，配偶、同事和雇主对 ADHD 并不熟悉。他们可能将患者的症状归结为懒散或表现不佳。

共病及预后

在 10~25 岁，ADHD 症状的发生频率和严重程度都在以每 5 年 50% 的速度下降，但通常会一直持续至成年期[6]。在 ADHD 的鉴别诊断中，将 ADHD 与各种行为障碍、发育障碍和躯体疾病相鉴别是非常重要的。ADHD 患者常共患其他精神疾病，超过 87% 的 ADHD 患儿至少共患 1 种精神障碍，67% 的 ADHD 患儿共患 2 种或以上[27]。常见的共患病或症状类似于 ADHD 的疾病包括品行障碍（conduct disorder）、对立违抗障碍（oppositional defiant disorder）、Tourette 综合征（Tourette syndrome）、抑郁障碍（depression）、焦虑障碍（anxiety disorders）和强迫障碍（obsessive-compulsive disorder）。其中，焦虑障碍和心境障碍（mood disorders）经常被误诊为 ADHD。ADHD 和学习障碍的共病很复杂并且通常都会给学业带来巨大挑战。研究显示，25%~30% 的青少年 ADHD 患者存在以语言受损为基础的或其他学习障碍[27]。临床经验提示 ADHD 通常在学龄早期出现（例如幼儿园、小学一年级），而学习障碍可能在小学高年级出现，那时儿童正在"通过阅读来学习"，而不是还在"学习阅读"。药物治疗是 ADHD 的主要治疗手段，但是学习支持和个体化的教学策略也是共患学习障碍的患者的一个治疗选择。药物对学习障碍的治疗并无益处。

研究显示，ADHD 患者的一级亲属的 ADHD 患病率增加（一致率为 25%），同时多种物质依赖、反社会性人格障碍（antisocial personality disorder）、抑郁障碍和焦虑障碍的患病率也会增加[28]。ADHD 患儿成年后出现反社会行为、抑郁障碍或多种物质依赖的风险增加。大多数共病患者的 ADHD 症状会持续至成年[11]。患有 ADHD 的成人通常比较自负，且学业成绩、工作表现和社会经济地位却比他们的兄弟姐妹差。他们的离婚率、工作变动次数或车祸发生率更高。大部分患有 ADHD 的成人存在严重的主观悲伤情绪（79%）和人际交往问题（75%）[29]。

一些疾病通常会使 ADHD 的诊断变得更为复杂，因此应当在治疗开始前予以排除。这些疾病包括头外伤、癫痫、代谢障碍、脑部感染、毒物暴露（如铅暴露）、睡眠问题、物质滥用和甲状腺功能亢进。

案例 89-1

问题 1：M. T.，12 岁女孩，刚刚进入初中学习。M. T. 的母亲给儿科医师打电话寻求建议。M. T. 在其 2 岁时从危地马拉被收养。收养前的养育情况不得而知。M. T. 在升学的过程中遇到了大量困难。她似乎被大量的课业所击垮，变得退缩和愤怒。由于 M. T. 未能完成大部分作业，老师已经给她的父母打过电话。M. T. 的妈妈感到迷茫，因为 M. T. 现在的老师更多，而他们并不了解她，也不知道如何像小学老师那样给予她支持。M. T. 已经开始向社区社工进行咨询，但她并不想去。她的母亲希望了解药物是否有帮助。关于鉴别诊断，你如何考虑？

抑郁是最先考虑的诊断。然而，在青少年精神疾病患者中，共病相当普遍。我们需要考虑是否存在其他潜在的疾病或可能造成影响的环境因素。

案例 89-1，问题 2：在评估过程中，我们下一步需要做什么？

儿科医生将 M. T. 转诊至儿童（青少年）精神科医生进行评估。专业人士帮助其父母申请了校内教育评估。后者包括学业和心理评估。该评估提示患者存在潜在的低自尊。然而评估还显示患者的信息处理速度慢。同时还有 ADHD 和执行功能受损的证据。Vanderbilt 量表确定了 ADHD 的诊断。

目前多个评估工具可用于 ADHD 的诊断和临床治疗。这些工具通常提供父母和老师 2 种版本。常用工具包括 Conners 临床总体指数评分，SNAP-IV 评定量表，DuPaul ADHD 评定量表和 Vanderbilt 量表。其中一些量表有专利权，其他诸如 Vanderbilt 量表均可公共使用[30]。

案例 89-1，问题 3：首选治疗方式是什么？

精神科医师向 M. T. 及其父母提供了关于 ADHD 的心理教育。他们讨论了 ADHD 可能在女孩中更容易被忽略以及青少年 ADHD 患者常常共病抑郁、焦虑、品行障碍和物质滥用障碍。这主要是由于患者在学校和活动中经历通常会导致他们产生自卑感。除此之外，他们为 M. T. 制订了个体化的教育计划（individualized educational plan，IEP）从而为她在学校学习提供更多的支持。IEP 列出了具体的特殊措施，例如延长考试时间、在教室前部安排座位以及提供安抚玩具。

M. T. 可以继续向社工进行咨询。他们可以采用认知和行为治疗方法来处理 M. T. 的 ADHD 症状、抑郁和低自尊问题。大家一致同意停掉所有抗抑郁药来观察其他治疗方法是否有效。

M. T. 的 ADHD 症状可以通过父母和老师完成的 Vanderbilt 量表来进行跟踪监测。他们对使用药物治疗 ADHD 进行了讨论，并一致同意尝试使用中枢兴奋剂进行治疗。

治疗

中到重度 ADHD 的最佳治疗策略是药物治疗联合行为治疗。ADHD 是一种慢性疾病，症状通常会持续至青少年和成年。认识到这一点很重要。在制订治疗计划之前，应当与患儿、家长和学校一同确立明确和现实的治疗目标。

目前已有不少基于循证文献和专家意见的 ADHD 共识和实践指南。这些指南有助于临床医师采用一致的方法评估、诊断和治疗 ADHD 患者[2,31-34]。

行为治疗

关于社会心理干预或教育对 ADHD 症状以及患者功能的改善作用，人们在过去已经进行了很多研究[2]。行为干预已经成为一种最常见的非药物治疗方法。它强调在家和学校创建一个干扰最小的结构化环境。应急训练是行为治疗的一个常见组成部分。在这个训练中，儿童在完成任务后会受到代币奖励，也会因为不当行为而受到惩罚（取消某项权利）。虽然大部分治疗指南推荐尝试某种类型的结构化行为矫正，但是还没有足够的证据表明这些治疗方法能够有效改善患者的功能和预后[33]。

上文提到的儿童 ADHD 的多模式治疗研究（Multimodal Treatment Study of Children with ADHD，MTA）是一项标志性研究[14]。该研究探讨了行为矫正、药物治疗和联合治疗的疗效。人们所熟知的 MTA 协作研究组对长期药物治疗和行为治疗的有效性和耐受性进行了比较。579 名 7～10 岁的混合型 ADHD 患儿被随机分至 4 个不同的治疗组：药物治疗组、行为治疗组、药物治疗联合行为治疗组和规范的集体支持治疗组。行为干预是以小组为单位在放松的环境中由辅导员或助手实施的为期 8 周，每周 5 日，每日 9 小时的高强度项目。在学期开始后，受试者会接受为期 60 日的由经过培训的兼职辅助人员直接开展的训练。除此之外，老师会接受每 2 周 10～16 次的关于课堂行为管理策略的咨询。日常行为报告卡会寄到父母手中。与此同时，受试者家庭会参与 27 次团体治疗会议以及 8 次家庭个体会议。在接受药物治疗的儿童中，75% 接受哌甲酯治疗，10% 接受右旋苯丙胺（dextroamphetamine），而 15% 接受匹莫林（pemoline）、丙米嗪（imipramine）、可乐定（clonidine）、胍法辛（guanfacine）或安非他酮（bupropion）。在经过为期 14 个月的研究后，根据家长和老师对注意力的评分和老师对多动/冲动的评分，该研究得出结论：药物治疗比行为治疗更有效。虽然家长更愿意接受联合治疗（药物治疗联合行为矫正），但是与药物治疗相比，联合治疗并未显示出具有统计学差异的优势。根据老师和家长的报告，与行为治疗和集体支持治疗相比，联合治疗能够更加有效地改善 ADHD 症状。但针对共患其他疾病（品行障碍、对立违抗障碍、焦虑或情感障碍）的儿童的亚组分析发现行为治疗与单一治疗一样有效。一项为期 3 年的随访研究显示所有 4 种治疗方法在改善学业表现和社会功能方面同样有效，但是考虑到行为治疗的花费较高且耗费人力，药物治疗仍然是中到重度 ADHD 患儿的一线治疗选择[15]。目前已经有许多分别在学校、门诊或家中开展的干预项目来处理 ADHD 症状。大部分干预是有效的。除此之外，暑期治疗项目也得以开展，从而能够在学校学期之外的时间提供强度更高的干预[35]。

表 89-2

治疗 ADHD 的常用药物概述

药物		作用持续时间	儿童常用剂量	成人常用剂量	
中枢兴奋剂					
哌甲酯 C-II	Aptenso XR	长	20~60mg/d	20~60mg/d	成人可能需要更高的剂量，可以根据耐受程度逐渐加量
	Concerta	长	18~72mg/d	18~72mg/d	
	Matadate CD	长	20~60mg/d	20~60mg/d	
	Matadate ER	中等	20~60mg/d	20~60mg/d	
	Methylin ER	中等	20~60mg/d	20~60mg/d	
	Quillichew ER	长	20~60mg/d	20~60mg/d	
	Quillivant XR	长	20~60mg/d	20~60mg/d	
	Ritalin IR	短	20~60mg/d	20~60mg/d	
	Ritalin SR	中等	20~60mg/d	20~60mg/d	
	Ritalin LA	长	20~60mg/d	20~60mg/d	
	Daytrana Transdermal Patch	长	10~30mg/9h	10~30mg/9h	
右旋哌甲酯 C-II	Focalin	短	5~20mg/d	20mg/d	
	Focalin XR	长	5~20mg/d	20mg/d	
苯丙胺	Adzenys XR ODT	长	6.3~18.8mg/d	无推荐最大剂量	成人剂量类似儿童剂量，根据耐受程度进行剂量滴定
	Dynanavel XR	长	20mg/d	无推荐最大剂量	
	Evekeo	长	2.5~40mg/d	无推荐最大剂量	
苯丙胺/右旋苯丙胺 C-II	Adderall	短	10~40mg/d	10~40mg/d	根据耐受程度调整剂量
	Adderall XR	长	10~30mg/d	10~20mg/d	
右旋安非他命 C-II	Dexedrine	短	5~40mg/d	5~40mg/d	
	Dexedrine XR	长	5~40mg/d	5~40mg/d	
	Procentra	短	5~40mg/d	5~40mg/d	
	Zenzedi	短	5~40mg/d	5~40mg/d	
二甲磺酸赖右苯丙胺	Vyvanse	长	30~70mg/d	30~70mg/d	
甲基苯丙胺	Desoxyn	长	5~25mg/d	无推荐剂量	强烈建议不要使用本药
非兴奋剂					
去甲肾上腺素能药物					
托莫西汀	Strattera	长	40~100mg/d	40~100mg/d	
α₂-受体激动剂					
可乐定 胍法辛	Clonidine	短	0.1~0.3mg/d	0.1~0.3mg/d	关于成年人的使用的研究较少。高剂量用于控制血压。建议在使用过程中监测低血压
	Kapvay	长	0.1~0.4mg/d	0.1~0.4mg/d	
	Guanfacine	短	1~4mg/d	1~4mg/d	
	Intuniv	长	1~4mg/d	1~4mg/d	

IR,速释;SR,控释;ER 和 XR,缓释;ODT,口腔崩解片;CD,控释

药物治疗

中枢兴奋剂

60多年的临床经验证明中枢兴奋剂是治疗ADHD的最有效的药物。目前美国市场上有两大类中枢兴奋剂,分别为哌甲酯类和苯丙胺类。研究报道它们均可以改善ADHD患儿的学业表现和行为(表89-2)[32]。

一篇共纳入近6 000名儿童和成人ADHD患者的短期临床实验综述对中枢兴奋剂的有效性和安全性进行了评估。结果发现,中枢兴奋剂组中75%~85%的患者症状改善;而安慰剂组中仅5%~30%的患者症状改善[36]。虽然根据药理作用中枢兴奋性被归为一类,它们都能够增加突触间隙的去甲肾上腺素和多巴胺水平,但是产生这一作用的机制却不尽相同。这些作用机制的微小差别可以解释对某种中枢兴奋剂部分应答的患者对另一种药物却反应良好。事实上,20%~25%的对一种中枢兴奋剂反应欠佳的患者会对另一个药物反应良好[31],并且在先后尝试2种药物治疗后,超过90%的儿童都会产生治疗应答[37]。中枢兴奋剂起效快速,通常会在2小时内起效[38]。

哌甲酯(methylphenidate)和右旋哌甲酯(dexmethyl-phenidate)作用于多巴胺转运蛋白,从而阻断多巴胺由突触间隙被再摄取进入突触前神经元。哌甲酯经羧酸酯酶代谢成为利他林酸。这是一条非CYP450酶代谢途径[39,40]。

哌甲酯的最常见的不良反应包括食欲抑制、失眠、头痛、恶心、呕吐及腹痛[40]。

目前市场上还有长效哌甲酯透皮制剂供选择。由于不同温度及不同位置的皮肤通透性存在差别,与其他透皮给药系统一样,哌甲酯长效制剂的药物传输的个体差异较大。当贴片用于炎症皮肤表面,AUC和Cmax会增加300%。如果贴片覆盖区域的温度较高(例如在太阳下进行户外运动),AUC和Cmax会增加250%[2,41,43]。贴片可被贴于臀部9个小时。哌甲酯会稳定释放长达11.5个小时并被吸收进入循环。与口服长效渗透泵释放系统相比,2种系统的不良反应相似,但透皮系统的不良反应数量更多。皮肤刺激是仅限于透皮贴剂的不良反应。它的发生率约为3%~40%[41]。

苯丙胺,包括混合的苯丙胺盐、右旋苯丙胺和二甲磺酸赖右苯丙胺(lisdexamfetamine),可以促进突触前神经元中的储存囊泡释放多巴胺和去甲肾上腺素并阻断其在突触间隙的储存和再摄取。它们还能轻度抑制单胺氧化酶[44,45]。

右旋苯丙胺通过CYP2D6代谢。对CYP2D6的强效抑制可导致血药浓度升高2倍。长效制剂二甲磺酸赖右苯丙胺是一种前体药物。它需要在血液中经过酶水解来去掉L-赖氨酸基团,从而生成具有活性的右旋苯丙胺[46,47]。二甲磺酸赖右苯丙胺能够被快速吸收进入血液,但是水解是其限速步骤,可延缓右旋苯丙胺释放入血,因此允许每日给药1次。

对于大约2/3的ADHD患儿,哌甲酯和苯丙胺的有效性相当,因此确定首选药物应当基于药物作用持续时间、患者偏好的剂型及药物开支等因素[33]。如表89-2所示,根据作用持续时间和药物传递系统,中枢兴奋剂可以分为以下几类:短效(2~5小时),中效(6~8小时)及长效(10~12小时)。长效制剂可以使孩子免于在学校服药,还可以避免2次给药间出现"疗效空窗",故首选长效制剂[48]。许多长效制剂具有二相性——给药后速释给药系统首先开始释放药物,数小时后长效给药系统开始释放。例如,Ritalin LA、Metadate CD、Focalin XR和Adderall XR均包含速释和肠包衣缓释微粒2种给药系统,从而达到速释剂型每日给药2次的血药浓度水平。虽然FDA已经批准甲基苯丙胺(meth-amphetamine)用于治疗ADHD,但是由于滥用风险和神经毒性非常高,没有任何专家指南推荐使用该药。

不良反应

两大类中枢兴奋剂的不良反应谱相似。失眠和食欲下降等不良反应通常程度较轻微,并且患者一般会在数日内耐受这些不良反应。如果必要,调整药物剂量和服药时间可以改善这些反应(表89-3)。一项比较哌甲酯和右旋

表89-3

中枢兴奋剂的不良反应的处理

不良反应	处理
食欲降低,恶心或生长迟缓	■ 在药效减退后安排晚饭 ■ 饭后服药 ■ 鼓励摄入高热量食物或营养补充剂 ■ 鼓励夜间(睡前)吃一些零食 ■ 将长效制剂换为短效制剂 ■ 如果不良反应严重,考虑药物假期或换药
睡眠障碍	■ 在白天较早的时候服药 ■ 如果在使用控释制剂,考虑换为短效制剂 ■ 停止在下午(晚上)服药
行为反跳	■ 如果在使用短效制剂,考虑换为长效制剂 ■ 交替重叠给药
易激惹	■ 评估症状出现的时间 　■ 与药物达峰时间相关:降低剂量或尝试使用长效制剂 　■ 与药物浓度降低相关:改为长效制剂 ■ 评估共患病
烦躁不安、心境不稳、焦虑不安、头昏或退缩行为	■ 降低剂量或换为长效制剂 ■ 考虑共病诊断
头晕	■ 监测血压 ■ 鼓励增加入量 ■ 降低剂量或换为长效制剂从而减弱药物达到峰浓度时的作用
引起或加重抽动障碍	■ 停药 ■ 考虑换用可乐定或胍法辛 ■ 考虑转诊

苯丙胺的不良反应的双盲交叉对照研究发现，与基线相比，服用哌甲酯的受试者出现了食欲下降，而服用右旋苯丙胺的患者出现了严重的失眠和食欲下降[49]。与右旋安非他命相比，哌甲酯引起的不良反应更为严重，包括失眠、食欲减退、易怒、经常哭泣、焦虑、烦躁不安和梦魇[49]。仅有3.2%的患者会因不良反应而停药[35]。另一项头对头研究显示哌甲酯速释制剂和右旋/左旋苯丙胺速释制剂引起的不良反应的类型和发生率相似[50]。

中枢兴奋剂的使用与生长迟滞具有一定的相关性，但影响轻微，并且能够通过药物假期来减轻或消除[51-53]。当患儿开始药物假期，在周末和夏天停止使用药物，药效似乎没有消失[54]。药物假期的风险在于症状加重。这可能对儿童的社会心理发育造成影响。

中枢兴奋剂的心脏安全性也引起了关注。然而，基于人群的研究显示使用中枢兴奋剂的患者发生猝死的风险与普通人群相同[55]。在使用哌甲酯和苯丙胺的患者中可见血压和心率的轻微升高，但是心电图的改变非常罕见[56-58]。医师应当遵循美国儿科学会（American Academy of Pediatrics）和美国心脏学会（American Heart Association，AHA）的建议：对所有 ADHD 患儿进行心血管疾病家族史或个人史的筛查，并对血压和心率进行常规的持续监测，从而实现对心血管事件风险的管控[59]。预防性心电图检查并不必要，但 AHA 推荐对所有儿童进行常规检查。中枢兴奋剂不适合用于那些存在心脏结构异常的患者[60]。

非中枢兴奋剂

对于无其他共患病的 ADHD 患者，起始治疗推荐使用哌甲酯或苯丙胺[2,32,34]。而对这两类中枢兴奋剂均反应不佳或不愿使用的患者可以尝试使用非中枢兴奋剂（见表89-2）。非中枢兴奋剂不如中枢兴奋剂有效，并且用药患者通常需要 4 周才能出现完全应答。一项纳入 29 个双盲安慰剂对照研究的 meta 分析对中枢兴奋剂和非中枢兴奋剂的有效性进行了评估。该分析包含了 4 465 名儿童，并采用了 17 个疗效测量指标[61]。研究发现苯丙胺和哌甲酯的疗效优于托莫西汀（atomoxetine）、莫达非尼（modafinil）和安非他酮（$P=0.02$）[61]。如果托莫西汀治疗失败或不适合患者使用，可以考虑使用 α_2-去甲肾上腺素能受体激动剂可乐定（clonidine）和胍法辛（guanfacine）[31-33]。

托莫西汀

托莫西汀能够抑制突触前的去甲肾上腺素转运体，被归为非中枢兴奋剂。临床研究显示，在改善儿童、青少年和成人 ADHD 的症状方面，托莫西汀优于安慰剂[62,63]。然而，比较托莫西汀和中枢兴奋剂的多个研究发现托莫西汀不如中枢兴奋剂有效[2,64-67]。

在给药后，托莫西汀可能会很快产生一些作用。但是，与中枢兴奋剂不同，它需要更长的时间（6~8 周）来充分发挥疗效。为了避免恶心（12%）、呕吐（15%）和无力（11%）等不良反应，托莫西汀需要 10~14 日的剂量滴定来达到 1~1.5mg/（kg·d）的治疗剂量[68]。除此之外，托莫西汀还能升高血压和加快心率。在儿童中，高收缩压和高舒张压

的发生率分别为 8.6% 和 5.2%。3.6% 的患者的心率超过 110 次/min 并且比基线心率多 25 次/min 以上[68]。托莫西汀通过 CYP2D6 来代谢。主要代谢产物 4-羟托莫西汀是去甲肾上腺素再摄取的强抑制剂，但是其浓度很低。托莫西汀的半衰期为 4~5 小时，在高脂饮食下可再延长 3 小时[69]。

目前一些上市后的病例报道报告了与托莫西汀相关的可逆性肝损伤，但比较罕见[70]。在治疗开始前应当进行基线肝功能检查。如果患者出现黄疸或肝损伤，应当立即停药。托莫西汀的用药警告还包括它可能会增加自杀观念。所有抗抑郁药的标签均有此警告。然而，1 个纳入 14 项研究的 meta 分析显示并没有受试者实施自杀。托莫西汀组出现自杀观念的比例为 5/1 357（0.37%），而安慰剂组为 0/851（0%）[71]。所以，虽然风险较低，但 FDA 仍然要求在治疗开始的最初 3 个月频繁监测自杀风险。

α_2-去甲肾上腺素能受体激动剂

可乐定和胍法辛近年来一直被用于控制多动/冲动或攻击性症状以及改善失眠[72]。它们可以直接激动前额叶皮层和蓝斑核的突触后去甲肾上腺素能受体。胍法辛是 α_{2a} 受体的最特异的激动剂；而可乐定的特异性稍低，可以激动 α_{2a}、α_{2b} 和 α_{2c} 受体。FDA 已经批准可乐定和胍法辛的缓释制剂用来单独治疗 ADHD 或与中枢兴奋剂联合使用治疗 ADHD。可乐定和胍法辛也已经获得 FDA 的批准与中枢兴奋剂联合使用治疗 ADHD。虽然它们可以用于单药治疗，但是一般不作为一线用药。因为它们不如中枢兴奋剂有效。不过这类药物对共患的行为症状特别有效，例如攻击行为和抽动[31-34,73-75]。

胍法辛主要通过 CYP3A4 代谢。当同时给予 CYP3A4 强效抑制剂，其血药浓度会增加 200%。胍法辛缓释制剂的血药浓度约为速释制剂的 60%。可乐定部分通过 CYP2D6 代谢，该通路的抑制剂只会轻度改变其血药浓度[76]。缓释制剂的 AUC 约为速释制剂的 89%。

α_2-去甲肾上腺素能受体激动剂的不良反应谱与中枢兴奋剂和托莫西汀差别较大。胍法辛和可乐定引起镇静及相关不良反应的发生率均为 40% 左右。两者还可能引起血压和心率下降，故需要对生命体征进行监测。高达 20% 的使用可乐定的儿童会出现心动过缓（HR<60bpm）。胍法辛也可能引起心动过缓，但程度较轻。这可能是由于胍法辛对 α_{2a} 受体的特异性更高。突然停用这两个药物都会引起反跳性高血压[73]。

虽然研究证明速释制剂是有效的，但由于其作用持续时间较短，因此仅需每日给药 1 次的胍法辛缓释制剂和每日给药 2 次的可乐定缓释制剂更能够满足需求[32]。

案例 89-1，问题 4： M.T. 的父母和儿科医生均同意使用药物来治疗她的 ADHD 症状。对于 M.T.，12 岁女孩，哪个药物可以作为首选药物？

任何一类中枢兴奋剂均可作为一线治疗药物。这个病例首先尝试使用哌甲酯（10mg，每日早晨 1 次）。在稳步加

量至每日 30mg 后,其父母感到患者在注意力方面的改善甚微,反而出现了明显的不良反应——恶心和食欲下降。

> **案例 89-1,问题 5:** 下一步,我们还可以为 M. T. 选择哪个药物进行治疗?

专家指南提到如果一致同意使用药物治疗,那么中枢兴奋剂最有效。但是没有任何一类中枢兴奋剂优于另一类中枢兴奋剂。初始药物选择主要基于临床医生的经验和患者及其家属的接受度。如果初始选择的中枢兴奋剂无效,推荐换用另一类中枢兴奋剂。经过以上治疗,90% 的患儿出现应答。因此,对于 M. T.,下一步治疗方案应从每日 5mg 右旋苯丙胺(每日早晨服用 1 次)起始,根据患者的耐受情况,逐渐增加至最大量每日 40mg。

> **案例 89-1,问题 6:** 当速释右旋苯丙胺的剂量达到每日 10mg(每日早晨 1 次)时,M. T. 的症状有所改善,但在给药后 4 小时改善明显消失。在学校假期期间,M. T. 每日服药 2 次,每次 10mg。这些治疗有一定的效果。因此儿科医生决定换为右旋苯丙胺长效胶囊,每日早晨服用 20mg。该治疗一直持续至 M. T. 的学期结束,但并未产生最佳疗效。注意力差以及多动等残余症状依然存在。应如何制订 M. T. 的下一步药物治疗方案?

增加剂量至 30mg 是一种选择。虽然换用托莫西汀也是一种选择,但研究数据显示托莫西汀并不比中枢兴奋剂更有效。专家推荐联合使用中枢兴奋剂和 α_2 受体激动剂。研究显示,与单药治疗相比,联合治疗的有效性更高。

共病

Tourette 综合征和抽动障碍

Tourette 综合征(Tourette syndrome)是一种以抽动为标志性症状的神经精神疾病。与普通人群相比,ADHD 患儿共患抽动障碍的风险更高。对于这类患者,中枢兴奋剂相对安全。Tourette 综合征研究组分别对哌甲酯、可乐定以及两者联用与安慰剂进行了比较。该研究纳入了 136 名 7~14 岁的共患 ADHD 和 Tourette 综合征的患儿[77]。在此之前,专家推荐避免在共患 ADHD 和 Tourette 综合征的患儿中使用哌甲酯,担心这样会恶化抽动症状。但该研究组称研究结果并不支持上述专家建议。该研究组推荐 ADHD 患儿在起始治疗时选择哌甲酯,如果出现抽动症状或抽动症状加重再换用托莫西汀或可乐定。一项纳入共患 ADHD 和 Tourette 综合征患者的 meta 分析显示,在大部分患儿中,哌甲酯能够最大限度地改善症状,而且并不会加重抽动症状。与哌甲酯相比,α_2 受体激动剂在改善 ADHD 症状方面的有效性偏低,而对抽动症状的控制更佳。托莫西汀对 2 种症状的改善均有益处,也是一种治疗选择[32,74,75]。应当避免使用苯丙胺。虽然苯丙胺的确能够改善 ADHD 症状,但是与哌甲酯相比,苯丙胺引起抽动症状加重的风险

偏高[74,75]。

一篇综述推荐治疗不伴发 ADHD 的抽动障碍首选 α_2 受体激动剂胍法辛和可乐定。由于胍法辛的镇静作用弱于可乐定,故优选胍法辛[78]。

焦虑障碍

与普通人群相比,焦虑障碍更常伴发于 ADHD 患儿(约 9 倍)和成人患者(约 4 倍)。虽然焦虑障碍是独立的一种疾病,但患儿的焦虑症状与 ADHD 引起的成绩不佳直接相关。给予中枢兴奋剂治疗能够改善焦虑,间接提高患儿的成绩。然而,在接受中枢兴奋剂治疗后,一些患儿的焦虑症状并未改善,有时甚至加重。这时推荐使用托莫西汀而不是 SSRI 治疗焦虑,同时继续使用中枢兴奋剂[2,79]。

物质滥用

虽然中枢兴奋剂具有滥用的风险,但是多项研究显示,在那些经过药物治疗后 ADHD 症状得以改善的患儿中,中枢兴奋剂反而能保护患儿,避免物质滥用的出现。一项纳入流行病学文献的 meta 分析显示接受中枢兴奋剂治疗的 ADHD 患者患上物质滥用的风险低于那些未经中枢兴奋剂治疗的患者[80]。但是对于那些已经患上物质滥用的患者,使用中枢兴奋剂的结果恰恰相反。对于这些患者,中枢兴奋剂可以改善他们的 ADHD 症状,但效果不及那些未共患物质滥用的患者。中枢兴奋剂可能不会减轻物质滥用的症状,但也不会加重它们[81]。专家建议对于共患物质滥用的患者,首选非中枢兴奋剂,但并不完全禁忌使用中枢兴奋剂,可在严密监测下使用。越来越多的数据显示中枢兴奋剂在高校中的转售扩散率很高。一项研究报道提出中枢兴奋剂扩散使用率的增高与学业难度的增加有关[32,82,83]。

如果中枢兴奋剂的误用和转售扩散令人担忧,可考虑使用哌甲酯透皮贴剂。另外,右旋哌甲酯的前药二甲磺酸赖右苯丙胺的滥用风险较低[32,34,43,44,46]。

尽管不如中枢兴奋剂有效,对于某种特定亚型的患者,托莫西汀效果更优。由于它不是中枢兴奋剂,因此滥用和扩散的风险更低。对于那些有物质成瘾史的患者或当患者正与其他有物质成瘾问题的人(如父母、兄弟姐妹)居住在一起时,首选托莫西汀。

精神病性症状

中枢兴奋剂可能会引起精神症状的出现,这可能源于中枢多巴胺系统的增强。如果孩子承认存在幻觉或表现出怪异行为,应当停用中枢兴奋剂。当症状消失,可以尝试再次从小剂量开始使用。如果患儿在使用药物期间一直表现稳定,但突然开始出现精神症状,应当对药物相互作用进行评估。与口服制剂相比,哌甲酯透皮贴剂的血药浓度会发生更大程度的无法准确预计的波动[42,43]。这是由于透皮贴剂的吸收波动更大。透皮贴剂的吸收率会受到贴剂放置部位和皮肤温度的影响。不推荐使用抗精神病药治疗精神症状等[32]。

其他 FDA 未批准的治疗药物

安非他酮

在治疗 ADHD 方面，与安慰剂相比，安非他酮是有效的，但有效性低于中枢兴奋剂[67]。随机对照研究已经证明安非他酮可以作为中枢兴奋剂的替代药物有效治疗儿童、青少年和成人 ADHD[84-86]。在 ADHD 研究中安非他酮的最为常见的 2 个不良反应是皮肤反应和癫痫。安非他酮引起皮肤反应的发生率是安慰剂的 2 倍。在一项研究中，5.5%（4/72）的患者因安非他酮引起的严重荨麻疹而停药[87]。在成人患者中，当缓释安非他酮制剂的剂量超过每日400mg 或控释安非他酮制剂的剂量超过每日 450mg 时，癫痫的发生率约增加 4 倍[88]。虽然目前没有病例报告报道治疗剂量的安非他酮引起患儿出现癫痫发作，但仍推荐在ADHD 的治疗中安非他酮的剂量不要超过 6mg/（kg·d），并且避免在有癫痫病史的患者中使用安非他酮。

莫达非尼

莫达非尼已被证明可以有效治疗青春期前、青少年和成人 ADHD[89,90]。2006 年，FDA 儿科顾问委员会（Pediatric FDA Advisory Committee）评估了莫达非尼治疗 ADHD 的有效性和安全性，最终明确了莫达非尼的有效性，但基于安全性考虑并未批准其用于治疗 ADHD。933 例患者中有 12 例出现了皮疹，其中 1 例是 Stevens-Johnson 综合征[91]。

三环类抗抑郁药（TCA）和 5-羟色胺及去甲肾上腺素再摄取抑制剂（SNRI）

2007 年出版的指南提出 TCA 可作为 ADHD 的治疗药物。但是由于它们的耐受性较差以及对心脏传导的严重影响，2011 年和 2014 年出版的指南不再推荐这类药物[2,32-24]。

SNRI 类药物文拉法辛可以有效治疗成年和儿童ADHD。对于共病焦虑或抑郁的年龄较大的患者，文拉法辛可以成为合理的治疗选择。但是由于抗抑郁药具有增加儿童自杀观念的风险，在决定使用文拉法辛前应先尝试其他治疗选择。由于成人常共病焦虑或抑郁，文拉法辛在这类人群中的使用更为普遍[32]。

替代治疗

大量研究试图确定是否有某种饮食会导致 ADHD。最著名的疗法之一就是 Feingold 饮食疗法。最近的综述发现关于这一疗法的研究的质量都较低，并且疗效甚微。大部分研究都不是双盲研究。即使发现有效，有效率也低于FDA 批准的药物。除此之外，这类饮食疗法在实施执行方面存在局限性，因为它们去除了很多美国餐桌上常见的食物。一些假设认为儿童的 ADHD 样行为可能与他们对特定色素、人工甜味剂和香料的不耐受有关。我们不应当阻止父母为孩子选择更健康的食物，但并不确定这种做法是否能有效减轻儿童的 ADHD 症状。除此之外，如果孩子由于尝试不同饮食疗法而耽误了药物治疗的实施，则可能会导致症状比预期持续更久[92]。

许多公司已经开发出了膳食补充剂，声称可以有效治疗和预防 ADHD。但是目前仍缺乏来自严谨的研究的令人信服的数据支持，并且可能只有一小部分对特定食物过敏或不耐受的儿童会获益[92-94]。例如，高剂量的维生素或矿物质的摄入被升级为一种预防手段，但是目前所有的随机对照研究均未发现大剂量维生素能够有效治疗 ADHD[95]。一些人口学研究显示 ω-3 脂肪酸也可能能够治疗 ADHD。这些研究表明大量膳食补充 ω-3 脂肪酸与各种神经精神疾病的发生风险的降低相关。补充 ω-3 脂肪酸，特别是其中的 EPA，可能带来些许益处[96,97]。与之类似，还有一些关于锌、铁、镁、金丝桃属植物（圣约翰草）、银杏叶制剂缓解ADHD 症状的报道，但是目前支持以上干预方法的证据非常有限[98]。

还有一些躯体治疗方法旨在缓解 ADHD 症状，并有可能在未来几年被证明有效[98]。几个小规模随机研究已经报道了神经反馈治疗的有效性。在神经反馈治疗中，我们借助脑电图仪调节儿童特定脑区的活动（如增加慢波或 α波活动）。初步研究表明冥想能够有效改善 ADHD 症状，特别是正念疗法。正念疗法已经被证明有助于抑郁和慢性疼痛的治疗[99]。在门诊可以开展的干预治疗包括认知行为治疗，社会技能训练和基于计算机的认知训练。其中一些干预策略的早期研究结果令人充满信心。未来还需要进一步的研究来确认它们的有效性[35]。关于针灸，最近一篇系统性综述未能检索到足够严谨的研究来纳入分析[100]。

成人 ADHD

案例 89-2

问题 1：K.C.，27 岁女性，药学系的兼职教授。她来到零售药房购买右旋苯丙胺速释制剂（10mg，每日 3 次）。对于成人 ADHD，推荐的治疗是什么？

据估计 2/3 的 ADHD 患儿的症状会持续至成年[11]。进入青春期后，多动/冲动症状通常会变得不那么明显，但注意缺陷症状会一直持续至成年期[6]。虽然很多 ADHD患儿成年后可能不再满足 ADHD 严格的诊断标准，但是持续存在的严重的注意缺陷症状会继续导致显著的社会功能损伤。一项研究对 128 名 ADHD 患儿进行了为期数年的跟踪随访，结果显示多动/冲动症状的缓解率高于注意缺陷症状[6]。另一些研究者追踪 ADHD 患儿直到成年，并比较了对照组和 ADHD 组的学业成绩。后者发生留级、参加课外辅导、进入特殊班级和存在阅读障碍的比例显著高于前者[101,102]。与儿童期未患 ADHD 的成人相比，ADHD 患儿在成年后心理疾病的患病率以及出现教育方面的问题的风险更高[103]。研究发现患有 ADHD 的成人的社会经济地位更低，并会经历更多的工作困难和工作调动[104]。成年 ADHD 患者出现心理适应不良、超速违法和更换工作的比例更高[105]。在患有 ADHD 的成人中被吊销驾驶证的、工作表现差的以及被解雇或辞职的人数更多，有多次婚姻经历的比例也更高[11]。

目前,成人 ADHD 的诊断标准与儿童和青少年的一致 (DSM-5)[4]。但是确定诊断还需要在 2 个以上场合出现注意缺陷或多动/冲动症状中至少 5 项,持续至少 6 个月。成人 ADHD 的诊断还需要有证据证明这些症状在 12 岁前就存在。一项研究比较了 7 岁前即被诊断的成人 ADHD 和当时存在诊断必需的症状但缺乏童年起病证据的成人 ADHD 的功能结局,结果发现两者在学习障碍、拘留、机动车事故和离婚等主要结局方面并无差异[106]。

对于中到重度成人 ADHD,目前仍推荐药物治疗作为一线治疗选择[32]。虽然认知行为治疗和辩证行为疗法等心理治疗的优势已经逐渐引起了人们的注意,但这些干预手段目前仅被推荐用于那些药物治疗疗效不佳的患者[107,108]。

据报道多种药物可以有效治疗成人 ADHD,包括哌甲酯、右旋哌甲酯、复合苯丙胺盐[94]、二甲磺酸赖右苯丙胺、地昔帕明(desipramine)、安非他酮[54]、托莫西汀等 α_2 受体激动剂,文拉法辛和莫达非尼[85,90,109-116]。其中中枢兴奋剂和托莫西汀已被 FDA 批准用于治疗成人 ADHD。总体上,这些 ADHD 治疗药物在成人中产生的疗效类似于儿童。一项 meta 分析发现长效中枢兴奋剂的疗效显著高于非中枢兴奋剂,但是短效中枢兴奋剂的疗效与后者相当[9]。研究者还注意到,与多动症状相比,较低剂量的药物似乎对注意缺陷症状更有效。例如,当注意缺陷症状为患者的主要症状时,哌甲酯速释制剂的剂量更加保守(成人 0.3mg/kg)。与之相反,当哌甲酯速释制剂的剂量超过 0.6mg/kg 时,通常用于治疗儿童的行为症状[117]。用于治疗成人 ADHD 的哌甲酯剂量与儿童的有效剂量[0.5~1.0mg/(kg·d)]一致[110]。苯丙胺的有效治疗剂量为每日 20~60mg[111]。地昔帕明的有效剂量约为每日 150mg[114]。安非他酮的常用剂量为 3mg/(kg·d)[85]。2 项大规模研究中托莫西汀的剂量为每日 60~120mg[114,115]。莫达非尼的平均有效剂量为每日 207mg[90]。

研究已经证明,在减少犯罪行为和驾驶事故方面,托莫西汀或中枢兴奋剂具有一定改善作用[118-121]。

案例 89-2,问题 2: 在为 K. C. 配置处方时,药师对处方进行了审核,发现处方是在 30 日内开具的。他还检查了该州的处方监测系统,发现患者已经在 25、28 和 54 日前从其他药店购买了相同的药物。这 2 份处方是由不同的医生开具的。

药师应该如何处理 K. C. 的要求?

如上所述,许多儿童的 ADHD 症状会持续到成年。既往已经确诊 ADHD,或者儿童期存在未治疗的症状是确诊成人 ADHD 所必需的。然而,许多其他疾病可能导致假阳性症状。在进行精神检查的同时,必须进行全血细胞计数、尿毒理学分析和颅脑损伤评估[122]。同时,必须排除物质滥用障碍的可能性。与其他有滥用风险的药物一样,中枢兴奋剂也可能被患者滥用或者转销给那些想要利用药物获得极度兴奋体验的人群。越来越多的研究数据显示在校大学生存在为了提高学习成绩间断使用中枢兴奋剂的滥用情况,而且还会同时使用镇静类药物。因此,药师应当与处方医师进行沟通,提醒他患者最近曾在其他药房取药。新处方可能是合法的,但也存在 K. C. 本人在滥用右旋苯丙胺或转销给他人的可能性。目前有必要对她的诊断进行重新评估。如果患者依然确定患有 ADHD,那么可以换用滥用风险更小的中枢兴奋剂,例如二甲磺酸赖右苯丙胺,或哌甲酯透皮贴剂。虽然上述这些中枢兴奋剂的滥用风险较小,但并非完全没有,因此还可以推荐换用无滥用风险的托莫西汀。托莫西汀和其他 FDA 未批准适应证的药物(如 α_2 受体激动剂、安非他酮、文拉法辛和莫达非尼)可能不如中枢兴奋剂有效,但在药物滥用方面更安全。

（赵悦 译,司飞飞 校,姚贵忠 审）

参考文献

1. Palmer ED, Finger S. An early description of ADHD (inattention subtype): Dr. Alexander Crichton and 'mental restlessness' (1798). *Child Psychol Psychiatry Rev*. 2001;6:66.
2. Pliszka SR et al. Practice parameter for the assessment and treatment of children and adolescents with attention-deficit/hyperactivity disorder. *J Am Acad Child Adolesc Psychiatry*. 2007;46:894.
3. Biederman J et al. Functional impairments in adults with self reports of diagnosed ADHD: a controlled study of 1001 adults in the community. *J Clin Psychiatry*. 2006;67:524.
4. American Psychiatric Association. *Diagnostic and Statistical Manual of Mental Disorders (DSM 5)*. 5th ed. Washington, DC: American Psychiatric Association Press; 2013.
5. Obioha O, Adesman A. Pearls, perils, and pitfalls in the assessment and treatment of attention-deficit/hyperactivity disorder in adolescents. *Curr Opin Pediatr*. 2014;26(1):119–126.
6. Biederman J et al. Age-dependent decline of symptoms of attention deficit hyperactivity disorder: impact of remission definition and symptom type. *Am J Psychiatry*. 2000;157:816.
7. Winterstein AG et al. Utilization of pharmacologic treatment in youths with ADHD in Medicaid database. *Ann Pharmacother*. 2008;42:24.
8. Doshi JA et al. Economic impact of childhood and adult attention-deficit/hyperactivity disorder in the United States. *J Am Acad Child Adolesc Psychiatry*. 2012;51(10):990–1002.
9. Faraone SV, Glatt SJ. A comparison of the efficacy of medications for adult attention-deficit/hyperactivity disorder using meta-analysis of effect sizes. *J Clin Psychiatry*. 2010;71:754.
10. Rosler M et al. A randomised, placebo-controlled, 24-week, study of low-dose extended-release methylphenidate in adults with attention-deficit/hyperactivity disorder [published correction appears in *Eur Arch Psychiatry Clin Neurosci*. 2009;259:36]. *Eur Arch Psychiatry Clin Neurosci*. 2009;259:120.
11. Kooij SJJ et al. European consensus statement on diagnosis and treatment of adult ADHD: the European Network Adult ADHD. *BMC Psychiatry*. 2010;10:67.
12. Molina BSG et al. Delinquent behavior and emerging substance in the MTA at 36 months: prevalence, course, and treatment effects. *J Am Acad Child Adolesc Psychiatry*. 2007;46:1028.
13. Wigal SB. Efficacy and safety limitations of attention-deficit hyperactivity disorder in children and adults. *CNS Drugs*. 2009;23(Suppl 1):21.
14. The MTA Cooperative Group. A 14-month randomized clinical trial of treatment strategies for attention-deficit/hyperactivity disorder. The MTA Cooperative Group. Multimodal Treatment Study of Children with ADHD. *Arch Gen Psychiatry*. 1999;56:1073.
15. Jensen PS et al. 3-year follow-up of the NIMH MTA Study. *J Am Acad Child Adolesc Psychiatry*. 2007;46:989.
16. Greenhill L et al. Efficacy and safety of immediate-release methylphenidate treatment for preschoolers with ADHD. *J Am Acad Child Adolesc Psychiatry*. 2006;45(11):1284–1293.
17. Riddle MA et al. The preschool attention-deficit/hyperactivity disorder treatment study (PATS) 6-year follow-up. *J Am Acad Child Adolesc Psychiatry*. 2013;52(3):264–278.
18. Biederman J, Faraone SV. Attention-deficit hyperactivity disorder [published correction appears in *Lancet*. 2006;367:210]. *Lancet*. 2005;366:237.
19. Kessler RC et al. The prevalence and correlates of adult ADHD in the

United States: results from the National Comorbidity Survey Replication. *Am J Psychiatry.* 2006;163:716.

20. Tarver J et al. Attention-deficit hyperactivity disorder (ADHD): an updated review of the essential facts. *Child Care Health Dev.* 2014;40(6):762–774.

21. Faraone SV et al. Validity of *DSM-IV* subtypes of attention-deficit/hyperactivity disorder: a family study perspective. *J Am Acad Child Adoles Psychiatry.* 2000;39:300.

22. Faraone SV et al. Molecular genetics of attention deficit/hyperactivity disorder. *Biol Psychiatry.* 2005;57:1313.

23. Li D et al. Meta-analysis shows significant association between dopamine system genes and attention deficit hyperactivity disorder (ADHD). *Hum Mol Genetics.* 2006;15:2276.

24. Friedman LA, Rapoport JL. Brain development in ADHD. *Curr Opin Neurobiol.* 2015;30:106–111.

25. Bush G et al. Anterior cingulate cortex dysfunction in attention-deficit/hyperactivity disorder revealed by fMRI and the Counting Stroop. *Biol Psychiatry.* 1999;45:1542.

26. Johnson S, Marlon N. Preterm birth and childhood psychiatric disorders. *Pediatr Res.* 2011;69(5):11R–18R.

27. Pliszka SR. Comorbidities of attention-deficit/hyperactivity disorder with psychiatric disorder: an overview. *J Clin Psychiatry.* 1998;59(Suppl 7):50.

28. Weiss G, Hechtman LT. *Hyperactive Children Grow Up: Empirical Findings and Theoretical Considerations.* New York, NY: Guilford Press; 1986.

29. Brod M et al. Comparison of the burden of illness for adults with ADHD across seven countries: a qualitative study. *Health Qual Life Outcomes.* 2012;10(47):1–17.

30. Martin et al, eds. *Pediatric Psychopharmacology: Principles and Practice.* New York, NY: Oxford University Press; 2011:398.

31. Seixas M et al. Systematic review of national and international guidelines on attention-deficit hyperactivity disorder. *J Psychopharmacol.* 2011;26(6):753–765.

32. Bolea-Alamanac B et al. Evidence-based guidelines for the pharmacologic management of attention deficit hyperactivity disorder: update on recommendations from the British Association for Psychopharmacology. *J Psychopharmacol.* 2014:1–25.

33. Clinical Practice Guideline ADHD: Clinical Practice Guideline for the Diagnosis Evaluation, and Treatment of Attention-Deficit/Hyperactivity Disorder in Children and Adolescents. *Pediatrics.* 2011;128(5):1–16.

34. Canadian Attention Deficit Hyperactivity Disorder Resource Alliance (CADDRA). *Canadian ADHD Practice Guidelines.* 3rd ed. Toronto, ON: CADDRA; 2011.

35. Faraone SV, Antshel KM. Towards and evidence-based taxonomy of non-pharmacologic treatments for ADHD. *Child Adolesc Psychiatric Clin N Am.* 2014;23(4):965–972.

36. Greenhill LL et al. Stimulant medications. *J Am Acad Child Adolesc Psychiatry.* 1999;38:503.

37. Ramtvedt BE et al. Clinical gains from including both dextroamphetamine and methylphenidate in stimulant trials. *J Child Adolesc Psychopharmacol.* 2013;23(9):597–604.

38. Pliszka SR et al. The Texas Children's Medication Algorithm Project: revision of the algorithm for pharmacotherapy of attention-deficit/hyperactivity disorder. *J Am Acad Child Adolesc Psychiatry.* 2006;45:642.

39. Sun Z et al. Methylphenidate is stereoselectively hydrolyzed by human carboxylesterase CES1A1. *J Pharmacol Exp Ther.* 2004;210(2):469–476.

40. Heal DJ, Pierce DM. Methylphenidate and its isomers. Their role in the treatment of attention-deficit hyperactivity disorder using a transdermal delivery system. *CNS Drugs.* 2006;20(9):713–738.

41. Anderson VR, Scott LJ. Methylphenidate transdermal system in attention-deficit hyperactivity disorder in children. *Drugs.* 2006;66(8):1117–1126.

42. Gonzalez MA et al. Effects of application to two different skin sites on the pharmacokinetics of transdermal methylphenidate in pediatric patients with attention-deficit/hyperactivity disorder. *J Child Adolesc Psychopharmacol.* 2009;19(3):227–232.

43. Daytrana [prescribing information]. Miami, FL: Noven Pharmaceuticals; 2015.

44. Hutson PH et al. Preclinical pharmacokinetics, pharmacology and toxicology of lisdexamfetamine: a novel d-amphetamine pro-drug. *Neuropharmacology.* 2014;87:41–50.

45. Markowitz JS, Patrick KS. Pharmacokinetic and pharmacodynamic drug interactions in the treatment of attention-deficit hyperactivity disorder. *Clin Pharmacokinet.* 2001;40(10):753–772.

46. Vyvanse [prescribing information]. Lexington, MA: Shire US; 2015.

47. Pennick M. Absorption of lisdexamfetamine dimesylate and its enzymatic conversion to d-amphetamine. *Neuropsychiatr Dis Treat.* 2010;6:317–327.

48. Melmed RD. Drug delivery systems for ADHD: US Food and Drug Administration (FDA)-approved stimulant and nonstimulant medications for ADHD. *Medscape Psychiatry.* 2005;10(2):2–35.

49. Efron D et al. Side effects of methylphenidate and dexamphetamine in children with attention deficit hyperactivity disorder: a double-blind, crossover trial. *Pediatrics.* 1997;100:662.

50. Pliszka SR et al. A double-blind, placebo-controlled study of Adderall and methylphenidate in the treatment of attention-deficit/hyperactivity disorder. *J Am Acad Child Adolesc Psychiatry.* 2000;39(5):619–626.

51. MTA Cooperative Group. National Institute of Mental Health Multimodal Treatment Study of ADHD follow-up: changes in effectiveness and growth after the end of treatment. *Pediatrics.* 2004;113:762.

52. Spencer TJ et al. Growth deficits in ADHD children revisited: evidence for disorder-associated growth delays? *J Am Acad Child Adolesc Psychiatry.* 1996;35:1460.

53. Rapport MD, Moffitt C. Attention deficit/hyperactivity disorder and methylphenidate: a review of height/weight, cardiovascular, and somatic complaint side effects. *Clin Psychology Rev.* 2002;22(8):1–17.

54. Martins S et al. Weekend holidays during methylphenidate use in ADHD children: a randomized clinical trial. *J Child Adolesc Psychopharmacol.* 2004;14(2):195–205.

55. Rappley M et al. ADHD drugs and cardiovascular risk. *N Engl J Med.* 2006;354:2296.

56. Cooper WO et al. ADHD drugs and serious cardiovascular events in children and young adults. *N Engl J Med.* 2011;365(20):1896–1904.

57. Stiefel G, Besag FMC. Cardiovascular effects of methylphenidate, amphetamines and atomoxetine in the treatment of attention-deficit hyperactivity disorder. *Drug Saf.* 2010;33(10):821–842.

58. Martinez-Raga J et al. Risk of serious cardiovascular problems with medications for attention-deficit hyperactivity disorder. *CNS Drugs.* 2013;27:15–30.

59. Hammerness PG et al. Cardiovascular risk of stimulant treatment in pediatric attention deficit/hyperactivity disorder: update and clinical recommendations. *J Am Acad Child Adolesc Psychiatry.* 2011;50(10):978.

60. Vetter VL et al. Cardiovascular monitoring of children and adolescents with heart disease receiving medications for attention deficit/hyperactivity disorder. *Circulation.* 2008;117(18):2407–2423.

61. Faraone SV et al. Comparing the efficacy of medications of ADHD using meta-analysis. *Med Gen Med.* 2006;8:4.

62. Michelson D et al. Atomoxetine in the treatment of children and adolescents with attention-deficit/hyperactivity disorder: a randomized, placebo-controlled, dose-response study. *Pediatrics.* 2001;108:E83.

63. Michelson D et al. Once-daily atomoxetine treatment for children and adolescents with attention deficit hyperactivity disorder: a randomized, placebo-controlled study. *Am J Psychiatry.* 2002;159:1896.

64. Wigal SB et al. A laboratory school comparison of mixed amphetamine salts extended release (Adderall XR) and atomoxetine (Strattera) in school-aged children with attention deficit/hyperactivity disorder. *J Atten Disord.* 2005;9:275.

65. Gibson AP et al. Atomoxetine versus stimulants for treatment of attention deficit/hyperactivity disorder. *Ann Pharmacother.* 2006;40:1134–1142.

66. Dittman RW et al. Treatment response and remission in a double-blind, randomized, head-to-head study of lisdexamfetamine dimesylate and atomoxetine in children and adolescents with attention-deficit hyperactivity disorder. *CNS Drugs.* 2014;28:1059–1069.

67. Stuhec M et al. Comparative efficacy and acceptability of atomoxetine, lisdexamfetamine, bupropion and methylphenidate in treatment of attention deficit hyperactivity disorder in children and adolescents: a meta-analysis with focus on bupropion. *J Affect Disord.* 2015;178:149–159.

68. Strattera (Atomoxetine) [package insert]. Indianapolis, IN: Eli Lilly and Company; 2011.

69. Eiland LS, Guest AL. Atomoxetine treatment of attention-deficit/hyperactivity disorder. *Ann Pharmacother.* 2004;38:86–90.

70. Garnock-Jones KP, Keating GM. Atomoxetine. A review of its use in attention-deficit hyperactivity disorder in children and adolescents. *Pediatr Drugs.* 2009;11(3):203–226.

71. Bangs ME et al. Meta-analysis of suicide-related behavior events in patients treated with atomoxetine. *J Am Acad Child Adolesc Psychiatry.* 2008;47(2):209–218.

72. American Academy of Pediatrics. Clinical practice guideline: treatment of the school-aged child with attention-deficit/hyperactivity disorder. *Pediatrics.* 2001;108:1033.

73. Hirota T et al. Alpha-2 agonists for attention-deficit/hyperactivity disorder in youth: a systematic review and meta-analysis of monotherapy and add-on trials to stimulant therapy. *J Am Acad Child Adolesc Psychiatry.* 2014;53(2):153–173.

74. Bloch MH et al. Meta-analysis: treatment of attention-deficit/hyperactivity disorder in children with comorbid tic disorders. *J Am Acad Child Adolesc Psychiatry.* 2009;48(9):884–893.

75. Pringsheim T, Steeves T. Pharmacological treatment for attention deficit hyperactivity disorder (ADHD) in children with comorbid tic disorders.

第
十
五
篇

精
神
疾
病
和
物
质
滥
用

Cochrane Database Syst Rev. 2011;(4):CD007990.

76. Cleassens AJ et al. CYP2D6 mediates 4-hydroxylation of clonidine in vitro: implication for pregnancy-induced changes in clonidine clearance. *Drug Metab Disp.* 2010;39(9):1393–1396.

77. Tourette's Syndrome Study Group. Treatment of ADHD in children with tics: a randomized controlled trial. *Neurology.* 2002;58:527.

78. Chadehumbe MA et al. Psychopharmacology of tic disorders in children and adolescents. *Pediatri Clin N Am.* 2011;58:259–272.

79. Kaplan G, Newcorn JH. Pharmacotherapy for child and adolescent attention-deficit hyperactivity disorder. *Psychiatr Clin North Am.* 2011;58:99–120.

80. Wilens TE et al. Does stimulant therapy of attention-deficit/hyperactivity disorder beget later substance abuse? A meta-analytic review of the literature. *Pediatrics.* 2003;111:179.

81. Cunill R et al. Pharmacological treatment of attention deficit hyperactivity disorder with co-morbid drug dependence. *J Psychopharm.* 2015;29(1):15–23.

82. McCabe SE et al. Non-medical use of prescription stimulants among US college students: prevalence and correlates from a national survey. *Addiction.* 2005;99:96–106.

83. Webb JR et al. Prevalence of stimulant use in a sample of US medical students. *Ann Clin Psychiatry.* 2013;25(1):27–32.

84. Simeon JG et al. Bupropion effects in attention deficit and conduct disorders. *Can J Psychiatry.* 1986;31:581.

85. Kuperman S et al. Bupropion SR vs. methylphenidate vs. placebo for attention deficit hyperactivity disorder in adults. *Ann Clin Psychiatry.* 2001;13:129.

86. Barrickman LL et al. Bupropion versus methylphenidate in the treatment of attention-deficit hyperactivity disorder. *J Am Acad Child Adolesc Psychiatry.* 1995;34:649.

87. Conners CK et al. Bupropion hydrochloride in attention deficit disorder with hyperactivity. *J Am Acad Child Adolesc Psychiatry.* 1996;35:1314.

88. Davidson J. Seizures and bupropion: a review. *J Clin Psychiatry.* 1989;50:256.

89. Biederman J et al. A comparison of once-daily and divided doses of modafinil in children with attention-deficit/hyperactivity disorder: a randomized, double-blind, and placebo-controlled study. *J Clin Psychiatry.* 2006;67:727.

90. Taylor FB, Russo J. Efficacy of modafinil compared to dextroamphetamine for the treatment of attention deficit hyperactivity disorder in adults. *J Child Adolesc Psychopharmacol.* 2000;10:311.

91. Modafinil (CEP-1538) Tablets: Supplemental NDA20–717/S-019 ADHD Indication. http://www.fda.gov/ohrms/dockets/ac/06/transcripts/2006-4212T1-Part1.htm. Accessed July 19, 2017.

92. Nigg JT, Holton K. Restriction and elimination diets in ADHD treatment. *Child Adolesc Psychiatr Clin North Am.* 2014;23:937–953.

93. Stevens LJ et al. Dietary sensitivities and ADHD symptoms: thirty-five years of research. *Clin Pediatr.* 2011;50(4):279–293.

94. Millichap JG, Yee MM. The diet factor in attention-deficit/hyperactivity disorder. *Pediatrics.* 2012;129:330–337.

95. Marcason W. Can dietary intervention play a part in the treatment of attention deficit and hyperactivity disorder? *J Am Diet Assoc.* 2005;105:1161.

96. Hurt EA, Arnold LE. An integrated dietary/nutritional approach to ADHD. *Child Adolesc Psychiatr Clin North Am.* 2014;23:955–964.

97. Bloch MH, Qawasmi A. Omega-3 fatty acid supplementation for the treatment of children with attention-deficit/hyperactivity disorder symptomatology: systematic review and meta-analysis. *J Am Acad Child Adolesc Psychiatry.* 2011;50(10):991–1000.

98. Skokauskas N et al. Complementary medicine for children and young people who have attention deficit hyperactivity disorder. *Curr Opin Psychiatry.* 2011;24:291.

99. Krisanaprakornkit T et al. Meditation therapies for attention deficit/hyperactivity disorder (ADHD). *Cochrane Database Syst Rev* 2010;(6):CD006507.

doi:10.1002/14651858.CD006507.pub2.

100. Li S et al. Acupuncture for attention deficit hyperactivity disorder (ADHD) in children and adolescents. *Cochrane Database Syst Rev.* 2011;(4):CD007839.

101. Biederman J et al. Patterns of psychiatric comorbidity, cognition, and psychosocial functioning in adults with attention deficit hyperactivity disorder. *Am J Psychiatry.* 1993;150:1792.

102. Biederman J et al. Gender differences in a sample of adults with attention deficit hyperactivity disorder. *Psychiatry Res.* 1994;53:13.

103. Biederman J et al. Adult outcome of attention-deficit/hyperactivity disorder: a controlled 16-year follow-up study. *J Clin Psychiatry.* 2012;73(7):941–950.

104. Borland BL, Heckman HK. Hyperactive boys and their brothers: a 25-year follow-up study. *Arch Gen Psychiatry.* 1976;33:669.

105. Murphy K, Barkley RA. Attention deficit hyperactivity disorder adults: comorbidities and adaptive impairments. *Compr Psychiatry.* 1996;37:393.

106. Faraone SV et al. Neuropsychological studies of late onset and subthreshold diagnoses of attention-deficit/hyperactivity-disorder. *Biol Psychiatry.* 2006;60:1081.

107. Safren SA et al. Cognitive-behavioral therapy for ADHD in medication-treated adults with continued symptoms. *Behav Res Ther.* 2005;43:831.

108. Hesslinger B et al. Psychotherapy of attention deficit hyper-activity disorder in adults—a pilot study using a structured skills training program. *Eur Arch Psychiatry Clin Neurosci.* 2002;252:177.

109. Spencer T et al. A double-blind, crossover comparison of methylphenidate and placebo in adults with childhood-onset attention-deficit hyperactivity disorder. *Arch Gen Psychiatry.* 1995;52:434.

110. Spencer TJ et al. Efficacy and safety of dexmethylphenidate extended-release capsules in adults with attention-deficit/hyperactivity disorder. *Biol Psychiatry.* 2007;61:1380.

111. Weisler RH et al. Mixed amphetamine salts extended-release in the treatment of adult ADHD: a randomized, controlled trial. *CNS Spectr.* 2006;11:625.

112. Adler LA et al. Double-blind, placebo-controlled study of the efficacy and safety of lisdexamfetamine dimesylate in adults with attention-deficit/hyperactivity disorder. *J Clin Psychiatry.* 2008;69:1364.

113. Wilens TE et al. Six-week, double-blind, placebo-controlled study of desipramine for adult attention deficit hyperactivity disorder. *Am J Psychiatry.* 1996;153:1147.

114. Spencer T et al. Effectiveness and tolerability of tomoxetine in adults with attention deficit hyperactivity disorder. *Am J Psychiatry.* 1998;155:693.

115. Michelson D et al. Atomoxetine in adults with ADHD: two randomized, placebo-controlled studies. *Biol Psychiatry.* 2003;53:112.

116. Hedges D et al. An open trial of venlafaxine in adult patients with attention deficit hyperactivity disorder. *Psychopharmacol Bull.* 1995;31(4):779–783.

117. Sprague RL, Sleator EK. Methylphenidate in hyperkinetic children: differences in dose effects on learning and social behavior. *Science.* 1977;198:1274.

118. Lichtenstein P et al. Medication for attention deficit-hyperactivity disorder and criminality. *N Engl J Med.* 2012;367:2006–2014.

119. Verster JC et al. Methylphenidate significantly improves driving performance of adults with attention deficit hyperactivity disorder: a randomized crossover trial. *J Psychopharmacol.* 2008;22:230–237.

120. Gobbo MA, Louza MR. Influence of stimulant and non-stimulant drug treatment on driving performance in patients with attention deficit hyperactivity disorder: a systematic review. *Eur Neuropsychopharmacol.* 2014;24:1425–1443.

121. Sobanski E et al. Driving performance in adults with ADHD: results from a randomized, waiting list controlled trial with atomoxetine. *Eur Psychiatry.* 2013;28:379–385.

122. McGough JJ, Barkley RA. Diagnostic controversies in adult attention deficit hyperactivity disorder. *Am J Psychiatry.* 2004;161:1948–1956.

90

第 90 章　物质滥用

Michael C. Angelini

核心原则		章节案例
1	物质滥用是一种仅次于药物滥用的不断对身体和心理造成破坏的慢性疾病。这种慢性疾病会造成生活的诸多方面紊乱,因此需要采用多种治疗方式。	案例 90-1(问题 1) 案例 90-11(问题 1) 表 90-1
2	阿片类滥用包括毒品如海洛因和非医学用途使用处方镇痛药。阿片戒断综合征表现为流感样症状如恶心、呕吐、出汗、腹泻、疼痛、脉搏加速和血压升高。阿片受体完全激动剂美沙酮、部分激动剂丁丙诺啡和拮抗剂纳曲酮均可作为维持治疗,减少复发。如果母亲进入阿片类药物戒断或母亲成瘾行为复发,在怀孕期间的治疗需要考虑胎儿风险。如果母亲一直服用美沙酮或丁丙诺啡,新生儿就会出现新生儿戒断综合征。	案例 90-2(问题 1) 案例 90-3(问题 1) 案例 90-4(问题 1) 案例 90-5(问题 1) 表 90-2
3	镇静催眠药物滥用包括苯二氮䓬类、巴比妥类、肌松药(如卡利普多)和 γ-羟丁酸(γ-hydroxybutyric acid,GHB)。戒断症状与酒精戒断症状相似,包括震颤、失眠、焦虑、脉搏和血压上升、癫痫发作、幻觉,并可能危及生命。临床常采用 3 种治疗方案:逐渐降低成瘾药物的剂量;用苯巴比妥替代成瘾药物并逐渐减量;用长效苯二氮䓬类药物代替成瘾药物并逐渐减量。	案例 90-6(问题 1) 表 90-3
4	主要的中枢神经系统(central nervous system,CNS)兴奋剂滥用包括可卡因和苯丙胺。这些药物有严重的急性和慢性不良反应,如高热、妄想、精神病、高血压、心律失常、心肌梗死、癫痫和卒中。停止服用兴奋剂与严重的症状无关。戒断反应主要包括疲劳和嗜睡。目前没有美国食品药品管理局批准用于兴奋剂使用障碍的戒断或维持治疗的治疗方案。	案例 90-7(问题 1 和 2)
5	致幻剂包括麦角酸二乙酰胺(LSD)、赛洛西宾、麦斯卡林、二亚甲基双氧苯丙胺(MDMA),可能会引起心理性依赖,但不会引起生理性依赖。中毒时产生的不良反应如焦虑、妄想、恐惧,可以使用苯二氮䓬类或抗精神病药物治疗,但最好使用"减压"方法进行治疗。	案例 90-8(问题 1~3)
6	大麻是一种广泛使用的物质。戒断症状比较轻,通常表现为焦虑、抑郁、躁动、失眠,一般不需要治疗。长期使用会增加车祸、肺部并发症、精神病和焦虑的风险。	案例 90-9(问题 1~3)
7	酒精使用障碍指急性或慢性摄入酒精,引起酒精中毒、戒断和成瘾。酒精中毒是一种急性的危及生命的疾病,需要积极的医疗救助。其症状包括浓烈的酒精气味、误吸风险、抑制和浅呼吸及心脏骤停。治疗方式一般包括呼吸支持和一系列用于排除其他药物或潜在的任何可能需要关注的疾病问题的诊疗措施。	案例 90-10(问题 1) 表 90-4,表 90-5
8	酒精戒断是一种伴随着酒精耐受性增加或长期酒精摄入而导致生理依赖的神经生物学综合征。这一综合征包含了一系列症状或表现,包括感觉异常、头痛、恶心、焦虑、颤抖、心率加快、血压升高及癫痫。因为不经治疗的戒断可以导致死亡,所以对症状诱发因素的评估和对酒精戒断反应的治疗有着极其重要的作用。治疗的难点不仅是在于可能发生的身体状况或认知能力的退化,还在于缺乏对作为长期酒精摄入的原因或结果而存在的严重疾病状态或心理状态的关注。还应当启动包括液体(如生理盐水)、营养(如硫胺素、叶酸、多种维生素)和电解质替代(如镁、钾)的辅助治疗,以解决长期饮酒的生理后果。	案例 90-10(问题 2~4) 表 90-6

⑨ 慢性酒精使用障碍(酒精依赖)是一种终身复发性障碍,包括酒精滥用(在发生酒精相关性生理、社交、心理或职业问题的情况下持续饮酒或在危险状况下——例如驾驶时——饮酒),甚至达到患者至少存在如下 7 种症状中 3 种的程度:忽视其他活动、过量饮酒、摄入酒精控制能力受损、坚持饮酒、花费大量的时间在酒精相关活动上、出现酒精戒断症状和酒精耐受。已批准的治疗药物有双硫仑(disulfiram)、纳曲酮(naltrexone)(片剂与注射剂)及阿坎酸(camprosate)。选择哪种取决于多因素,如家庭支持、医疗合并症和相关使用药物。

章节案例

案例 90-11(问题 1)
表 90-4,表 90-6

物质滥用

反复吸食毒品引起生理状态或神经适应性的改变就会出现生理依赖性。出现生理依赖性后,突然停药就会出现一系列典型的戒断症状。精神成瘾或精神依赖性是指"物质滥用后引起的临床意义上的严重损伤或痛苦"[1]。精神成瘾或精神依赖性是一种慢性或周期性用药的渴求(不是强迫)状态,尽管有时不存在生理依赖性,也不需要增加药物剂量。具体到每个药物会有不同的临床症状,但都包括一个继发于用药成瘾后导致的进展性生理或心理破坏的慢性过程。成瘾不是一种诊断,但被美国成瘾医学学会(American Society of Addiction Medicine)定义为一种大脑奖赏、动机、记忆和相关回路的慢性疾病。这些回路的功能障碍具有生物、心理、社会和精神方面的影响。有一种对物质的病理追求,即无法自制、失去控制、渴望以及对问题严重性的认识减弱。它是周期性的,有复发和缓解的时期。如果不进行治疗,它将严重致残,并将导致过早死亡。成瘾经常被用来描述一种最具致残性和最严重的物质滥用[2]。尽管所有药物成瘾过程的神经化学机制基本一致,但不同药物之间的社会心理学和药物动力学参数有差异。与酗酒的例子相似,具有成瘾性疾病相关遗传基因者暴露于某一类药物和其他成瘾性药物的精神刺激后,更易成瘾[3]。

案例 90-1

问题 1:R. L. ,26 岁,最近由于非法藏有和吸食羟考酮后驾驶而被逮捕。这已经是去年第二次犯罪记录了。R. L. 并不是每日都吸食羟考酮,但他承认每周都有服用。R. L. 的状况符合物质滥用的诊断吗?

《精神障碍诊断与统计(第 5 版)》(DSM-5)的引用标准将物质相关性障碍分为 2 组:物质滥用(表 90-1)和物质诱发障碍(中毒、戒断和其他)[1]。2014 年,预估有 2 700 万12 岁或 12 岁以上的人被列为现有的非法吸毒者[4]。

药物治疗只是物质滥用管理的一部分。第一步是戒断治疗(根据滥用的物质),然后是个体化、多元化社会心理治疗,这种方式有效并且是限制最少和成本效益最好的方式。医疗服务人员和患者之间通过支持、共情、无偏见的、良好医患关系形成有效的治疗联盟可以达到良好的治疗效果。物质滥用是一个复杂的疾病,会破坏个人诸多方面的生活。因此多模式治疗是必要的。心理社会治疗可能包括也可能不包括药物治疗,包括个人和团体咨询、认知-行为疗法(学习使用触发器、新的应对机制、预防复发)、动机增强疗法、家庭咨询及基于凭据的强化治疗等。这些疗法通常通过参与支持小组得到加强,如 12 步计划[3]。

表 90-1

美国精神病学会,《精神障碍诊断与统计》,物质依赖和物质滥用的标准

患者在 12 个月内出现以下 2 项或多项表现:

经常使用比预期更大剂量或更长周期的物质[a]

减少物质滥用的坚定意愿或戒除或控制物质滥用的努力失败

大量时间花费于获取物质,滥用物质或从物质作用中恢复过来

滥用物质的渴望或强烈冲动

反复物质滥用导致不能履行工作、学校、家庭中的职责

尽管该物质的作用可造成也可加重顽固的社会或人际关系问题,仍然继续使用该物质

因为滥用物质,放弃或减少重要的社会、职业或休闲活动

当身体处于危险状况时仍反复滥用物质

尽管知道物质滥用可引发或加剧持续或反复发生的生理或心理问题,但仍然继续滥用物质

耐受,定义为以下任何一项

需要明显增加物质的使用量才能达到沉醉状态或渴望的效果

继续使用相同剂量的该物质,效果却明显减少

戒断,定义为以下任何一项

该物质的典型戒断综合征

戒断症状可通过使用同类相关药物减轻(例如,使用苯二氮䓬类药物用于酒精戒断)

[a] 物质可被定义为任何药物,包括酒精。

来源:American Psychiatric Association. *Diagnostic and Statistical Manual of Mental Disorders*,(DSM-5). 5th ed. Washington,DC:American Psychiatric Publishing;2013.

R. L. 在明知对身体有害并且去年因为吸毒后驾驶而被逮捕 2 次的情况下仍吸食羟考酮，符合 DSM-5 中的物质滥用标准。

阿片类

阿片类滥用包括非法药物如海洛因和非医疗使用的处方镇痛药。根据缉毒局（Drug Enforcement Administration, DEA）的说法，处方镇痛药似乎越来越多的通过互联网从合法或不合法的供应来源获取[5]。2014 年美国针对药物使用和健康的全国调查数据表明，年龄在 12 岁及以上人群中，有 430 万非医疗使用处方镇痛药者[4]。非 FDA 批准的鸦片类药物海洛因主要源于四大产地，南美洲、墨西哥、东南亚和西南亚。墨西哥一直是美国西海岸的主要供应国，并且随着南美产量的下降，正在扩大在美国东部市场的分销[6]。墨西哥海洛因黑焦油的效力很强，纯度在 40% ~ 80%，但其植物杂质含量高于从亚洲或南美进口的白色粉末海洛因[7]。这种高纯度的海洛因滋生了一批年轻群体，他们通过抽烟或用鼻吸食高纯度的海洛因来避免针头注射的不便和危害。随着物质滥用加剧和使用者的习惯改变（每日使用量增加），通常使用者最终都会注射毒品。美国疾病预防控制中心（Centers for Disease and Prevention, CDC）预测，去年美国大约有 90 万人使用过海洛因。2014 年美国针对药物使用和健康的全国调查数据表明，自 21 世纪初以来的海洛因使用增加，主要由 18 ~ 25 岁年龄人群驱动[4]。一些处方类阿片药物滥用者最终会转向使用海洛因，主要还是因为海洛因成本更低。

阿片样物质滥用

连续使用阿片类数日，任何人都会产生生理依赖性。在急性疼痛的治疗中，阿片类药物依赖通常不具有临床意义，因为随着疼痛的缓解，患者会自然逐渐减少阿片类镇痛药量。如果阿片类突然停止使用，患者可能会出现戒断症状；但是，这些症状的强度个体差异较大，跟阿片类的剂量和疗程也有关系。尽管引起临床生理依赖性精确的阿片类剂量和疗程是未知的，但是可以确定的是剂量过大以及时间过长都会在阿片类停用的时候产生更加严重的戒断症状。

生理依赖是指在长期暴露过程中产生的神经生物学适应，无论是否有滥用潜力（如 β-受体阻滞剂、类固醇、SSRI），许多药物类别都会发生这种情况。在物质滥用进程中会出现生理依赖性和耐受性（为达到初始效果而不断增加剂量的需求），非长期使用阿片治疗的病理性后遗症。

许多报道表明治疗疼痛服用阿片类而导致的阿片类使用障碍发生率的风险较低[8]。历史上，由于疼痛治疗不足出现过很多问题。理论上说疼痛通过减弱阿片类的欣快感来降低成瘾性的风险。然而，那些在环境上或基因上有物质滥用风险的人可能首先通过合法的、治疗剂量的阿片类药物治疗急性疼痛综合征，这进而发展为阿片类药物的不当使用和由此产生的物质滥用。因此，使用阿片类药物治疗疼痛需要仔细监测（见第 55 章）。

某些药理学特性，如药效强、起效快、作用时间短和水溶性，可能会增加药物滥用的可能性。尽管所有的阿片类药物都有滥用的倾向，但有些药物本质上比其他药物更容易滥用。例如，由于阿片类药物的某些增强特性（如多个波峰和波谷）被降低，控制释放制剂被认为比直接释放制剂更不容易引起药物使用障碍。然而，当奥施康定等片剂被碾碎时，药物的控释性能受到损害，其剂量远远高于直接释药的普通制剂。尽管制造商试图改变奥施康定的配方，使其更难被篡改，但该产品仍有可能被滥用。混合激动剂拮抗剂阿片类药物（喷他佐辛、纳布啡、布托啡诺、丁丙诺啡）滥用的可能性低于纯 μ 激动剂（如吗啡、氢吗啡酮、羟考酮）；然而，已经观察到这些药物对所有人的滥用状况[8]。减少转移和误用的其他选择是帮助临床医生限制阿片类药物处方的处方管理策略[9,10]。总的来说，减少这一问题的最佳方法是心理治疗、药物治疗和政策的结合。

"假性上瘾"一词被创造出来，用来描述对疼痛治疗不足的患者某些"药物寻求行为"的不准确解释。他们的专注实际上反映了减轻疼痛的需要，但是其被错误地解释为一种严重的物质滥用（成瘾）。

医疗并发症

通过公用注射器和针头会导致许多传染病的扩散。主要传染疾病有病毒性肝炎，尤其是丙肝（HCV）。据疾病预防控制中心称，在美国，2015 年有 6% 的人群由于注射毒品感染人类免疫缺陷病毒（HIV）[11]。其他传染病如梅毒、破伤风、肉毒杆菌、疟疾都会通过相似的途径传染，当遇到患有此类疾病患者时，应同时考虑到他是否吸毒。当自行服用海洛因时，棉花用于过滤杂质；因此，棉花中仍然残余一些毒品。将这些已用过的棉花保留，当没有钱或者找不到毒品的时候，就向棉花中加入水或其他溶剂，提取出剩余毒品并静脉注射。"棉花热"是一种急性的发热反应。会在注射后的 30 分钟内发作，表现为寒战、发汗、直立性低血压、心动过速、低热。这些症状初始会被认为败血症，但是即使没有治疗，大部分症状都会在 2~4 小时内缓解，1 日内完全恢复。过去认为由于体内被注入细小棉花絮而引起过敏性棉花发热，但是 1 个案例报告提示成团泛菌（一种早期肠杆菌）通过热稳定的细菌内毒素进入体内引起发热[12]。棉花和棉花类植物会感染成团泛菌[13]。静脉注射毒品者常将发热、寒战、难受、痛苦这一类短期疾病通称为棉花热[14]。

阿片类药物毒性与过量

案例 90-2

问题 1：T. F. , 21 岁，男性，过量服用海洛因后意识丧失。呼吸频率缓慢，每分钟 4 次，发绀、双瞳对称、血压略微下降（117/72mmHg）。在肘窝处有一针刺伤和几个旧针痕和愈合瘢痕。应立即对这个患者做哪些处理？

及时治疗包括呼吸道处理、心肺支持和给予阿片类拮抗剂纳洛酮。纳洛酮作为阿片类的完全拮抗剂可以迅速逆转毒品过量所致的呼吸道抑制和低血压。常见给药途径为静脉注射,如果不能静脉注射,也可以肌内注射、皮下、鼻内或气管内插管。急救人员和服用过量药物的人的朋友或家庭成员的鼻腔用药已证明可有效挽救生命[15,17]。

纳洛酮初始静脉注射剂量为 0.2~0.4mg,要缓慢注射,并在 T. F. 有反应的时候停止注射。没有必要直到出现阿片类戒断症状才停止;纳洛酮治疗的终点是患者的生命体征平稳。纳洛酮引起的突发的戒断综合征要比单独戒除阿片类的症状严重。若患者仍无反应,应当重复注射纳洛酮,最高剂量为 10mg[15]。如果注射纳洛酮到 10mg,患者仍无反应,应重新考虑阿片类服用过量的诊断是否有问题[15]。

根据剂量和给药途径,纳洛酮的作用时间在 20~60 分钟不等。治疗美沙酮过量服用时,需要每隔 20~60 分钟连续给予纳洛酮,针对长效阿片类毒性[15]。纳洛酮治疗结束后要密切监测患者是否再现阿片类中毒症状。如果需要高剂量纳洛酮或者患者重复出现呼吸抑制都应采用静脉注射纳洛酮。

治疗阿片类戒断综合征

阿片类戒断

案例 90-3

问题 1: D. J. 来到戒毒诊所,此刻离他上次吸食海洛因有 10 小时。他浑身出汗,震颤并且哈欠连天。脉搏 92,血压 130/86mmHg。他今年 28 岁,每日注射 2 个"1/4袋"(价值 25 美元)的海洛因约 1 个月。他解释说,他开始吸食海洛因,现在已经发展到注射海洛因。D. J. 养成了"大习惯"(耐受性增强了,他每日需要服用的维持欣快感的药物也增加了)。他买不起日常用品。当他试图停止时,他突然变成"涂鸦病"(典型的海洛因戒断症状)。请描述 D. J. 的戒断症状和可用于戒毒的治疗方案。

D. J. 停吸产生了戒断综合征;因此,他被认为生理上对海洛因成瘾。毒品能够快速减轻戒断症状进而引起复吸。D. J. 有着持续想获得海洛因的欲望,但是他无法负担费用,但整日想方设法要获得毒品的欲望构成了他对海洛因的心理依赖性。需要注意的是海洛因的生理依赖性变化较大,普遍认为即使几日后复吸也有可能出现戒断综合征[2,18]。

距离上次吸食吗啡或海洛因(二乙酰吗啡)6~12 小时,海洛因上瘾的患者会出现焦虑、多动、烦躁不安、失眠且哈欠连天、流涎、流涕、流泪的典型症状。会出汗伴随寒战、毛发竖起、鸡皮疙瘩。厌食、恶心、呕吐、腹部绞痛,有时也会发生腹泻。背痛伴随肌肉痉挛,出现踢腿运动。在末次吸毒后的 48~72 小时,这些症状最严重。D. J. 表现出典型的海洛因戒断症状,应当选择合适的支持性治疗。

在戒断症状出现时,心率、血压会升高。营养和水分不足同时伴随呕吐、出汗、腹泻会使体重迅速下降,出现脱水、酮症和酸碱代谢紊乱。在戒断症状的高峰阶段很少发生心

血管衰竭。在戒断后的 7~14 日,即使没有治疗,戒断症状也会减轻。但如果想恢复到生理平衡就需要数月或更长的时间[2,3]。

阿片类药物戒断症状的特点、严重性和时间过程取决于诸多因素,包括特定的阿片类物质、日摄入总剂量、摄入间隔时间、用药年限、吸毒意图和吸毒者的健康及个性。与镇静催眠药的戒断症状不同,阿片类戒断症状极少对生命造成威胁。

所有阿片类药物的生理戒断综合征在定性上相似但在定量上如开始发作时间、持续时间和严重程度上有所不同。作用时间较短的阿片类倾向于短暂的、强烈的戒断症状。而在体内代谢较慢的阿片类会出现长而温和的戒断症状。

解毒治疗的选择通常包括突然停止阿片类药物与支持性非阿片类药物治疗的选择或阿片类替代。目前,美沙酮和丁丙诺啡是 FDA 批准的阿片类替代药物。非阿片类药物治疗包括停药的对症治疗。这种方法的主要成分是 α-2 激动剂可乐定。第三种方法是在全身麻醉下使用阿片类拮抗剂快速解毒[2,18]。

美沙酮脱毒

美沙酮是一种合成的口服阿片激动剂,作用时间在12~24 小时。从药理作用上来说,美沙酮与吗啡和其他阿片类似物属于同一类。美沙酮脱毒疗法通过对客观戒断症状的判断来决定美沙酮的每日用量来治疗患者。这其中要用到戒断症状的评定标准,如临床戒断症状量表[19]。在开始的 24 小时内,美沙酮剂量从 5mg 增加至 10~20mg[19]。只有更大毒瘾的患者才会用大剂量的美沙酮初始剂量(如20mg 的初始剂量)。若首次服用美沙酮后,戒断症状持续2~4 小时,可额外增加美沙酮 5~10mg。联邦监察局规定美沙酮的初始剂量最高为 40mg,除非有医生明确表明 40mg美沙酮起始剂量无法控制阿片类戒断症状[20]。一旦美沙酮达到稳定剂量(通常每日 40~60mg,可能高达每日120mg),住院患者美沙酮剂量每日减少 20%,门诊患者美沙酮剂量每日减少 5%[15,19,20]。研究表明,缓慢减少剂量效果更好。减量后维持治疗时间不固定,但通常需要 3~4周。缓慢减量的整个过程可能需要 6 个月。美沙酮最常见的副作用是便秘、出汗、性功能障碍[15,19]。一项美沙酮减量疗法与其他脱毒疗法(肾上腺素激动药和其他阿片类激动剂)对比的系统评价报告表明尽管不同机构在设计、周期、治疗目标上各有不同,但治疗的有效性是相似的[21]。A. X. 美沙酮治疗的合理起始剂量为 20mg 口服,若戒断症状持续,可在 2~4 小时后再增加美沙酮 5~10mg。每日剂量应每 3 日向上滴定 10mg,直至达到美沙酮剂量为每日60mg 稳定。

丁丙诺啡脱毒

丁丙诺啡是一种合成的部分阿片激动剂,于 2002 年 10月被 FDA 批准用于治疗阿片类药物依赖。它是 μ 受体的部分激动剂,在阿片类药物依赖的患者中,它可以预防戒断症状。由于其部分效应,它产生最大的"天花板"镇痛,舌下剂量为 24~32mg,相当于口服美沙酮的 60~70mg。与完

全阿片类药物激动剂相比，丁丙诺啡与轻度戒断综合征有关[22]。

因为丁丙诺啡是一种附表Ⅲ类药物，所以根据2000年的《药物成瘾治疗法案》，它可以在以治疗药物成瘾治疗法的办公室环境中开处方。含有盐酸丁丙诺啡薄膜剂和片剂可单用或与纳洛酮合用。纳洛酮口服吸收较差，在复方片中加入纳洛酮是为了防止丁丙诺啡在静脉注射中的滥用。这两种形式都可以在住院环境中使用，但在门诊环境中首选组合产品，以减少转移的风险。当开始滴定丁丙诺啡时，第1次给药时间应在最后一次服用短效阿片类药物（如海洛因）4小时后或长效阿片类药物（如美沙酮）24小时后。如前所述，客观评价阿片类药物戒断症状可能涉及使用标准评定量表。诱导给药应从第1日的2mg或4mg开始，如果戒断症状消退然后重新出现，可每2~4小时重复1次，最多可达8mg。然后，剂量可在第2日以2~4mg的增量滴定至12~16mg[22]。诱导期间的高剂量可能会诱发戒断症状。在住院环境中，患者可能稳定在相对较低的每日剂量（如每日8mg），然后在数日内以每日2mg的量逐渐减少[15]。在门诊环境中，患者最初应稳定在每日剂量（大约8~32mg），以抑制戒断。然后应在10~14内逐渐减少剂量。丁丙诺啡用于阿片类药物戒断时，与任何显著的不良反应无关[3]。丁丙诺啡和美沙酮解毒应配合上述心理治疗和支持小组。

Cochrane综述发现，相对于可乐定，丁丙诺啡在缓解阿片类药物戒断症状方面更有效；服用丁丙诺啡的患者治疗时间更长，更有可能完成治疗[23]。使用丁丙诺啡或美沙酮出现的戒断症状的严重程度相似，但丁丙诺啡治疗后戒断症状可以更快解决。这项meta分析的作者总结说，虽然对丁丙诺啡和美沙酮进行比较的证据有限，但这两种药物在管理阿片类药物戒断方面效果相似。

阿片类药物戒断的非阿片类对症治疗

虽然阿片类药物替代品已显示可安全停药，但阿片类药物治疗并非总是必要的。由于 α_2 肾上腺素能激动剂可乐定能够改善阿片类药物戒断症状，因此它被广泛用作非阿片类药物的替代品。其他 α_2 肾上腺素能激动剂（洛非西定、胍法辛、醋酸胍苯乙酯）也已被研究[2,3,24]。蓝斑去甲肾上腺素能神经在阿片类药物戒断过程中增加，并被 μ 受体激动剂阿片类药物阻断。因此，阿片类药物戒断症状的部分原因是蓝斑交感神经活动过度。中枢 α_2 肾上腺素能激动剂能在阿片类药物戒断过程中抑制蓝斑去甲肾上腺素能神经元递质流出，从而显著减轻部分症状。

因此，可乐定最好用于多药方案。使用可乐定的禁忌证包括舒张压小于70mmHg，同时依赖镇静催眠药及可乐定过敏或既往不耐受。最常见的副作用是镇静和低血压。Cochrane综述审查了比较可乐定减量和美沙酮减量对戒断的治疗，发现两者在海洛因或美沙酮戒断症状中的疗效无显著差异[24]。另一项Cochrane综述显示丁丙诺啡在缓解阿片类药物戒断症状方面比可乐定更有效[23]。

给药剂量为0.1mg（>91kg，患者0.2mg）的可乐定舌下或口腔试验剂量：如果舒张压保持在70mmHg以上，可给予

额外剂量。口服可乐定每次0.1~0.2mg，每日2~4次，最高每日1mg，最高剂量在停用阿片类药物后仅可维持2~4日，之后7~10日逐渐减量并停药[24]。由于阿片类药物的戒断还包括肌肉骨骼疼痛、焦虑、失眠和胃肠道疾病等其他影响，因此通常使用双环维林、洛哌丁胺和布洛芬作为辅助药物。当排毒治疗中不含阿片类物质时尤其需要加用辅助药物[2,18]（表90-2）。

表 90-2

阿片类药物戒断症状治疗

症状	药物
骨骼、肌肉、关节或其他疼痛	布洛芬、萘普生、其他非甾体抗炎药
失眠、焦虑	苯二氮䓬类药物
胃肠道功能亢进	洛派丁胺、双环维林
恶心	丙氯拉嗪、恩丹西酮

来源：Schuckit MA. Treatment of opioid-use disorders. *N Engl J Med*. 2016;375:357-368 and ASAM Public Policy Statement on Treatment for Alcohol and Other Drug Addiction, Adopted May 1, 1980, Revised: January 1, 2010. http://www.asam.org/quality-practice/defnition-of-addiction.

对于可乐定的治疗，应评估D. J.的血压和药物史。如果在可乐定试验后，他的舒张压大于70mmHg，他可以接受口服0.1mg可乐定，并辅以其他药物治疗其戒断症状，同时进行心理社会咨询。

超快速阿片脱毒

超快速阿片脱毒（ultrarapid opiate detoxification, UROD）是一种通过阿片拮抗剂诱发戒断来缩短阿片解毒周期的方法。阿片类拮抗剂引起阿片类受体激动剂的快速剥离。UROD是在强镇静或全身麻醉下进行的，所以患者没有意识到急性脱瘾症状。UROD的治疗方案因手术室的设置（住院或门诊）、阿片类拮抗剂（纳洛酮、纳美芬或纳曲酮）、麻醉剂、辅助药物和麻醉时间的长短而不同[25]。

UROD治疗过程存在风险，例如有吸入性呕吐，心血管并发症，包括心脏骤停、肺水肿和死亡[25]。一些患者报告了几日的残留脱瘾症状[26]。对5项随机对照试验的回顾发现，与更安全、更便宜的治疗方法相比，UROD无益处[26]。UROD一直被批评为仅仅是一个快速的修复，不能解决恢复所需的基础行为更改。此外，当已经有更安全、已建立的程序时，UROD会增加患者的发病率和死亡率。UROD的高成本限制了它的可及性。美国成瘾医学协会建议不要用这种方法来治疗由心脏并发症和麻醉相关事件引起的阿片类药物戒断[2]。

阿片类毒品滥用者的维持治疗

维持疗法

门诊物质滥用干预计划的最终目标是帮助成瘾患者进

入无药健康的生活方式。这就减少了患者的医疗,减少了社会成员的犯罪和医疗费用。美沙酮用于阿片类药物滥用障碍的维持治疗是受联邦监管的,只能通过经特别许可的阿片类药物治疗项目获得。2000 年的《药物成瘾治疗法案》允许有资格的医生在办公室形式的环境下,为阿片类药物依赖的治疗开出经批准的附表Ⅲ、Ⅳ和Ⅴ类药物[27]。目前,只有丁丙诺啡一种附表Ⅲ药物,被批准用于这一适应证。

案例 90-4

问题 1: A. X. ,27 岁,男性,严重阿片类药物使用障碍,海洛因成瘾 3 年,但厌倦了街头场景,想戒毒。他无法承担嫖资,但又不确定自己是否能够完全放弃使用阿片。他看起来愿意接受海洛因成瘾的治疗。有什么好的治疗建议呢?

消除非法使用鸦片剂的目标是金标准,然而,一个更现实的期望是减少使用和随后的伤害。即使是暂时减少海洛因的使用也是有好处的,因为它降低了发生重要健康(艾滋病毒、丙肝)和社会(犯罪)问题的风险[2]。阿片类药物依赖的医疗管理应伴随心理社会治疗,如认知行为治疗、行为治疗和自助组织,如麻醉品匿名协会(Narcotics Anonymous, NA)。

美沙酮维持是阿片类药物依赖最常见的药物治疗形式。在美沙酮维持期间,海洛因依赖的患者稳定在一剂美沙酮的剂量上,美沙酮的剂量足以抑制 12~24 小时的渴望,但不会产生欣快感。研究表明,维持美沙酮60mg 或以上剂量的患者比维持低剂量的患者疗效更好[28]。大多数患者在每日 60~120mg 的剂量范围内效果很好,尽管有些患者需要更高剂量,而有些患者需要更低剂量[20]。由于美沙酮是通过 CYP4503A4 酶诱导代谢的,其 CYP4503A4酶诱导剂可导致维持美沙酮治疗的患者突然出现戒断反应。抑制这一途径的药物延长了美沙酮作用的持续时间。美沙酮的半衰期一般为 25 小时(15~60 小时),但如果经常使用,可延长至 120 小时[29]。该药物每日在诊所以单次口服液体剂量给药。在日常咨询和康复的帮助下,我们的目标是最终减少患者对美沙酮的依赖。支持治疗后反复发作的患者需要长期的维持治疗。这可能需要数年时间,而且研究表明,治疗时间越长,效果越好。美沙酮之所以有效,是因为它能在不产生欣快感的情况下减少人们对它的渴望,这主要是因为它到达高潮的时间较慢。这就产生了对其他阿片类药物的高度交叉耐受,因此静脉注射其他阿片类药物获得欣快感是极其困难的。但是,通过同时给予其他阿片类药物的静脉注射,患者已经能够达到欣快的状态。如今使用的高纯度海洛因需要更高剂量的美沙酮才能达到交叉耐受[28]。它经常与芬太尼联用以增加阿片作用。

丁丙诺啡具有基于办公室的可用性的优势,因此消除了与去美沙酮诊所有关的缺点,并为患者提供了更多接受治疗的场所,因为美沙酮诊所对可登记的患者人数有限制,而且可能距离患者的家数百英里。将丁丙诺啡、大剂量美

沙酮(60mg 和 100mg)治疗与小剂量美沙酮(20mg)治疗进行比较,3 种治疗均能有效治疗阿片类药物依赖,且优于小剂量美沙酮[30]。试验比较了每日 12~16mg 的丁丙诺啡与中等剂量的美沙酮(每日 50~60mg)的疗效相似,尽管更高剂量的美沙酮(>80mg)似乎优于丁丙诺啡[30]。与低剂量美沙酮相比,低剂量丁丙诺啡的疗效似乎更差[31]。与服用的美沙酮临床患者相比,服用丁丙诺啡的患者更容易就业,医学并发症少,用药时间短[32,33]。有多种口腔和舌下丁丙诺啡含服剂型,其中一些剂型的吸收率不同。所有药物均与原丁丙诺啡舌下片(Subutex 和 Suboxone)在药代动力学、血药浓度和药效方面进行比较。

还有一种可以使用的丁丙诺啡植入剂,它被发现与低剂量的丁丙诺啡舌下制剂同样有效[34]。对于维持治疗来说,丁丙诺啡联合纳洛酮是标准的护理方法,怀孕和对纳洛酮过敏是仅有的 2 个不联合使用的原因[2]。

丁丙诺啡的半衰期很长,约为 35 小时(24~60 小时),停药后会产生相对轻微的停药反应[35]。它被认为是一种比美沙酮更安全的替代品,因为危及生命的呼吸抑制比单纯的 μ 受体激动剂更不可能发生,除非同时服用另一种中枢神经系统抑制剂。大多数与丁丙诺啡有关的死亡是由于丁丙诺啡与苯二氮䓬类药物的合用或者注射配方制剂造成的[22,36]。纳洛酮推注剂量在逆转丁丙诺啡引起的呼吸抑制方面常常无效,因为它长期占用 μ 受体。持续注射纳洛酮是克服丁丙诺啡引起的呼吸抑制的必要条件[37]。与美沙酮相比,另一个安全优势是延长 QTc 的风险较低[29]。丁丙诺啡与美沙酮类似,也被 CYP450 3A4 代谢。

麻醉拮抗剂纳曲酮可阻断海洛因等阿片类药物的兴奋作用,防止身体依赖性的发展,并可预防阿片类药物过量致死。纳洛酮与纳曲酮相似,但作用时间短,口服吸收能力极差,不实用。纳曲酮具有口服活性,可提供剂量相关的阿片类药物阻断持续时间。口服 100mg 纳曲酮可阻断阿片作用 2 日,150mg 可阻断 3 日。因此,可以在周一、周三和周五给药;然而,建议每日午前服用 50mg,因为它更容易使患者记住,提供患者用药依从性。纳曲酮还可作为注射型缓释制剂,每月使用 1 次[38]。患者选择纳曲酮治疗必须停用阿片类药物,以免突然发生的戒断反应。对于海洛因或吗啡依赖的患者,建议等待 4~7 日,而较长的半衰期可能需要等待 10~14 日。这种药物最成功的治疗对象是那些有强烈戒毒动机的患者。

由于 A. X. 有短暂的阿片类药物滥用史,丁丙诺啡(纳洛酮)或纳曲酮是他作为门诊患者的理想选择。美沙酮同样有效,但它需要到诊所登记,这对他来说可能可行,也可能不可行。美沙酮诊所被认为比其他选择更有效,因为A. X. 的成瘾性变得更严重。

研究表明医生比普通人消耗更多的阿片类、镇定剂、酒精,但烟草消费量更少[39]。这是因为医生更容易接触到滥用物质。药物依赖性成为医务服务人员的职业危害。芬太尼(有注射剂和透皮贴剂)和哌替啶是医务人员的主要滥用药物。临终关怀员工和兽医也很容易得到高效能阿片类药物。研究表明精神科医生和急诊科医生此类药物用量最高,外科医生和儿科医生用量最低[39]。芬太尼容易产生快

速依赖性,较强的耐受性和寻药行为,成瘾的医生会在数月内而不是数年就出现上述情况。

需要对成瘾的医务人员进行综合评估,是否存在专业障碍,是否涉及公共安全、健康和伦理争议,如出现职业违规或职业不当行为需要本人向医学委员会报告。应暂停向 FDA 进行医师资格证登记。通常认为医护人员成瘾需要更长时间的治疗期,人们普遍认为,卫生保健提供者需要较长时间的治疗,因为出于对公共安全的考虑,他们的康复水平较高,而且他们可能善于隐瞒自己的病情[39]。

卫生保健提供者通常是纳曲酮治疗(尤其是长效注射剂)的良好候选者,因为尽管在工作中能继续获得阿片类药物,但仍需要保持无药状态。

孕期阿片类毒品滥用者的治疗

案例 90-5

问题 1: J. R. ,28 岁,女,过去一直采用每日 100mg 的美沙酮维持疗法。末次月经为 8 周前,昨日用早孕棒测试为阳性。临床医生应该如何解决她的问题?

从 1970 年起,美沙酮就用来治疗孕期阿片类滥用者[20]。美国国立卫生研究院 1998 年将美沙酮定为孕期妇女阿片类使用障碍治疗的金标准[40]。美沙酮也是目前 FDA 批准的唯一阿片类用于阿片类使用障碍孕妇的辅助治疗药物。接受美沙酮治疗的妇女有规律经期、排卵期、备孕、正常怀孕。但是海洛因成瘾的妈妈们通常要面对更复杂的怀孕状况,她们的生活方式会让自己的健康受损并没有足够的孕期护理[22]。海洛因成瘾的妈妈生出的婴儿由于受一些物质的影响(如酒精、可卡因、烟草)容易重量较轻,胎儿较小或者早产[22]。

孕期戒断治疗

J. R. 应继续维持美沙酮治疗,以避免诱发戒断综合征或鸦片成瘾复发。复发和脱瘾综合征都可能导致自然流产[20]。结构化的美沙酮维持项目提供咨询和围产期医疗保健,这是额外的好处。因为在妊娠期间发生的动力学变化,美沙酮的剂量应在整个妊娠期间单独滴定,甚至可能需要增加剂量,从每日 1 次改为每日 2 次的剂量[2]。如有需要,可以处理新生儿阿片类药物引起的中枢神经系统抑郁或美沙酮停药后反应。

美沙酮仍然是阿片类依赖孕妇的标准治疗药物;但是越来越多的证据表明丁丙诺啡有望成为替代药物[15]。一些证据表明丁丙诺啡维持治疗孕妇所产婴儿的新生儿戒断综合征发生率较低,住院时间较短[41-43]。

新生儿戒断综合征

案例 90-5,问题 2: 因为美沙酮可以透过胎盘屏障,J. R. 的孩子出生后是否会出现阿片类戒断症状,如果出现应如何处置?

美沙酮可以透过胎盘屏障,会抑制中枢神经系统和呼吸,使新生儿出现阿片类戒断症状。常见的新生儿戒断症状有:躁动、颤动、高声尖叫、过度紧张、反射增加、反胃、呼吸急促、腹泻、打喷嚏。癫痫可能与阿片类戒断有关,但并不会直接导致戒断反应[44]。

针对新生儿戒断症状要同时兼顾对症处理和喂食。当出现症状时再进行处理,不推荐预防性治疗。轻微的戒断症状不需要治疗,中至重度症状需要 14 日以上的治疗[44]。

新生儿出生 48 小时内通常会出现生理性成瘾症状。这个时候,通常就要开始治疗。目前采用吗啡治疗新生儿戒断综合征[41,44-46]。吗啡起始剂量为 50μg/kg 口服,每日 4 次,剂量滴定到可以控制症状为止。当戒断症状稳定后,剂量可以按每日 20% 的速度减量,直到停止使用。苯巴比妥更适合用于混合型成瘾或者苯二氮䓬类的成瘾或者已使用了最大量的阿片类药物[41]。苯巴比妥的起始 24 小时剂量为 5~10mg/(kg·d),然后慢慢减量,每日减少 20%。

如果 J. R. 的新生儿出现阿片类戒断综合征(如不吃东西、颤栗或焦躁不安),合理的干预方案为口服 50μg/kg 的吗啡,每日 4 次。症状稳定后,第 2 周逐渐减量(如每日 20%)。研究表明,如果吗啡无法使用,丁丙诺啡可以作为替代选择[44]。

哺乳期

美沙酮可以进入乳汁。但是进入乳汁的美沙酮的量不会对婴儿产生影响[47]。其他研究也表明,只有少量的美沙酮进入乳汁[20]。对丁丙诺啡哺乳期治疗的安全性研究较少。一项研究表明在新生儿的尿液中可检测出少量的丁丙诺啡及其衍生物纳布啡[48]。母乳喂养对婴儿有利,应鼓励 J. R. 进行母乳喂养。

镇静催眠药

镇静催眠药是一大类化合物,有广泛的临床应用,包括麻醉、治疗焦虑、治疗失眠。乙醇也属于镇静催眠剂。乙醇在美国被大量滥用,具体将在后面章节讨论。苯二氮䓬类已经成为镇静催眠药滥用的典型药物。其他滥用药物包括卡立普多和 γ-羟基丁酸。卡立普多是一个非一线的骨骼肌松弛药,活性代谢物甲丙胺酯易产生滥用[49]。γ-羟基丁酸由于可以产生欣快和镇定催眠被认为是神经递质类滥用。尽管镇静催眠药会以单药形式滥用,但是他们更常被当作阿片类和乙醇类等其他化学物质的附加物。

与镇静催眠药相关的戒断综合征

案例 90-6

问题 1: B. J. 接受了 1 年的抗焦虑治疗,阿普唑仑的服药剂量已达到每日 1mg,每日 5 次。他承认有不良就医行为并在大街上购买阿普唑仑来维持他的每日剂量。他说他用苯二氮䓬类药物来获得快感,但如果超过一个下午不用阿普唑仑,他也会变得极度焦虑。如果他突然停用阿普唑仑会出现戒断症状吗?

长期接受镇静催眠药治疗的患者突然停药后通常会出现戒断综合征。与酒精戒断症状类似，会出现失眠、焦虑、震颤、头痛、躁动、恶心、呕吐、高血压、心动过速、对光线、声音和触摸敏感、感觉异常[50]。全面性强直阵挛发作可以表现为单独癫痫发作也可以出现癫痫持续状态。酒精戒断会诱发精神病患者出现震颤性谵妄，表现为定向障碍、躁动、烦乱、幻觉。在精神错乱时，燥热和激动会引起筋疲力尽、横纹肌溶解症、心血管损害和死亡。作用时间较短的甲丙胺酯和巴比妥类药物戒断综合征峰值持续1~5日。作用时间短的苯二氮䓬类药物（如劳拉西泮、奥沙西泮、阿普唑仑、替马西泮）停药后，戒断症状会在末次服药后的12~24小时内出现。长效制剂，或者有活性代谢物的药物相比于短效制剂出现的戒断症状更温和。长效苯二氮䓬类药物戒断症状通常在末次服药的5日内出现，峰值在1~9日[50]。

B. J. 滥用阿普唑仑，服用量超过推荐的最大剂量。当停用阿普唑仑后，他极有可能出现戒断症状如癫痫。应该采取医疗措施控制他的戒断症状。

镇静药戒断综合征治疗

针对镇静催眠药的依赖性，临床常采用3种治疗方案：逐渐降低成瘾药物的剂量；用苯巴比妥替代成瘾药物并逐渐减量；用长效苯二氮䓬类药物代替成瘾药物并逐渐减量[51]。逐渐降低成瘾药物的剂量适用于患者对治疗剂量药物成瘾或者服用长效镇静催眠药成瘾，同时没有酒精滥用或其他物质滥用的状况。近期发表的一篇 meta 分析表明对单纯苯二氮䓬类成瘾者，逐渐减量要优于突然停药[52]。卡马西平可以作为苯二氮䓬类逐渐减量过程中的辅助药物，但需要大样本对照实验来进一步验证。镇静催眠药成瘾的患者通常对这种药物有着强烈的愿望。用长效制剂来取代该种药物可以避免成瘾的加剧。

苯巴比妥疗法应用于一些药物治疗项目中。苯巴比妥替代疗法的药理学原理为长效制剂的血浆药物浓度相对稳定，可以减少戒断综合征的暴发。致死剂量比毒性剂量高很多倍，并且剂量增加会伴随烦躁不安，减少患者的用药欲望。标准方法包括计算滥用镇静催眠药每日总剂量的苯巴比妥替代剂量。根据苯巴比妥的等量催眠剂量换算（表90-3）。如果使用多种镇静催眠药，需要将每种药物和酒精的量加起来。换算出的苯巴比妥替换量每日要分3~4次服用（避免焦虑）。因为是根据患者的病史估算的剂量，所以未必准确，当估算剂量超过每日180mg时，建议先口服一个预剂量，预剂量为总剂量的1/3，服用后观察1~2小时。观察患者的戒断综合征是否减轻，同时注意是否有治疗过度的状况，如出现嗜睡或不协调的动作等。当确定好一个合适的剂量，患者应在1~2周内都服用同样的剂量。然后逐渐减量，每周或隔周减少15mg，或者每周减少当前剂量的10%。当降至总剂量的25%~35%的时候，要降低减量的速度，稳定患者的病情。如果一旦出现戒断症状，就停止减量[50]。

表 90-3

30mg 苯巴比妥的等量催眠剂量换算[43]

纯乙醇 30~60ml	氯硝西泮 1~2mg	戊巴比妥 100mg
阿普唑仑 0.5~1mg	地西泮 10mg	司可巴比妥 100mg
布他比妥 100mg	氟硝西泮 1~2mg[a]	替马西泮 15mg
卡立普多 700mg	劳拉西泮 2mg	三唑仑 0.25~0.5mg
甲胺二氯䓬 25mg	奥沙西泮 10~15mg	唑吡坦 5mg

[a] 美国禁止使用。

来源：Dickinson WE, Eickelberg SJ. Management of sedative-hypnotic intoxication and with drawal. In: Ries RK et al. eds. Principles of Addiction Medicine, 4th ed. Philadelphia, PA: Lippincott Williams & Wilkins; 2009:5

B. J. 对阿普唑仑成瘾，降低阿普唑仑剂量或者用苯巴比妥替代疗法都可以做到安全戒断。他每日阿普唑仑用药量为10mg，换算成苯巴比妥为每日300mg，应分3~4次服用。在能够耐受的情况下，每周递减10%的苯巴比妥用药量。

γ-羟基丁酸

γ-羟基丁酸（γ-hydroxybutyric acid，GHB），又被称为液态快乐丸，是一种强效聚会药丸。曾经是非处方类营养补充剂，主要用于健美者，由于大量中毒报告，FDA 1990年禁止 GHB 在零售市场流通。2000年，GHB 被归类于Ⅰ类药物。但是，含有 GHB 的制剂，羟丁酸钠用来治疗嗜睡引起的猝倒症，属于Ⅲ类处方药。GHB 在哺乳动物脑组织中被发现，由前体神经递质 γ-氨基丁酸（GABA）转化而来[53]。GHB 也被认为是一种神经递质。实验数据表明外源性给予 GHB 可以激动 $GABA_B$ 受体[53]。

GHB 具有中枢神经系统镇静作用，由于能够引起欣快感、去抑制、增强性欲而被大量滥用。GHB 对心理的影响与酒精类似，性欲增加、短期顺行性遗忘，感觉异常或产生幻觉。GHB 的剂量-效应曲线非常陡峭，副作用包括眩晕、恶心、虚弱、躁动、幻觉、癫痫、呼吸抑制和昏迷。与酒精有协同效应。GHB 过量可以致命，目前没有解毒剂。主要采用支持疗法治疗 GHB 过量。

GHB 规律使用会引起成瘾、耐受性和生理依赖性。当每日剂量摄入较高（每日18mg 或更高，液体制剂中含量变化较大），服用较频繁（每1~3小时喝1次）会出现戒断综合征[53]。戒断综合征表现为肌肉痉挛、恶心、呕吐、震颤、焦虑、失眠、心动过速、躁动、谵妄和严重精神病。有报道因肺水肿引起死亡。戒断综合征的治疗主要采用支持疗法，使用苯二氮䓬类（劳拉西泮或地西泮）进行镇定。戒断症状可持续2周[53]。

GHB 曾被虚假报道为天然安全的催眠药，由于治疗指数低，非法供应的制剂尤其是液体制剂中含量不明，使得 GHB 成为一个极为危险的药物。产生生理依赖性也是可能的。GHB,与苯二氮䓬类药物氟硝西泮均被认为是"约会强奸"药物,因为它们能引起深度催眠和失忆。GHB与酒精混合时药效会加强,这通常是性侵者迫害受害者的方式。

中枢神经兴奋剂

可卡因

可卡因是从天然古柯叶中提取出的生物碱。主要分布于南美的安第斯山脉。18世纪首次分离得到可卡因。19世纪被广泛用于滋补药和长生不老药。1914年通过的哈里森麻醉剂法案规定可卡因为非法药物。1970年可卡因划分为Ⅱ类管控药物。根据2014年全美药物滥用和健康调查数据,在过去的1年里美国大陆有100万人可卡因成瘾,这与2009年的数据相似[4]。可卡因属于中枢神经兴奋剂,能够引起血管收缩和局麻效应。可卡因主要通过阻断多巴胺、去甲肾上腺素、5-羟色胺的再摄取引起兴奋。可卡因还会促进多巴胺和去甲肾上腺素的释放。这些效应会引起神经递质的增多。可卡因对神经生理学有其他的间接效应,包括对内源性阿片系统的作用[54,55]。目前认为可卡因的强迫使用,是由于可卡因的强化效应,这种效应主要发生在脑内富含多巴胺神经终端的区域。

剂型和给药途径

在可卡因制作过程中,叶子中生物碱会溶解到有机溶剂中,然后浓缩形成黏状物质,称为糊或可卡因糊。将糊中的古柯碱(可卡因)与其他的植物类生物碱相分离,转化成盐酸盐或其他盐类,沉淀并干燥。在黑市中经常可以看到白色的可卡因盐酸盐粉末。最终的成品经常与各种掺杂物混合来增加利润。禁药取缔机构的数据表明可卡因的平均纯度从2006年的68.1%下降到2009年的46.2%[56]。粉末状的可卡因通常用来鼻吸。通常将10mg或25mg可卡因粉末放在平面上,摆成一条直线,用吸管或者美元卷成的筒吸入。低到中度可卡因成瘾者每周需要1~3g。可卡因粉末也可用来静脉注射。水溶性粉末与水混合后注射。当可卡因与海洛因同时注射时被称为"速球"。

盐酸可卡因在高温下溶解,并且其精神兴奋活性会在加热过程中被破坏。因此,像吸烟一样吸食盐酸可卡因是无效的。20世纪70年代,流行使用可卡因游离生物碱,因为游离生物碱熔点低,可以被吸食,能够带来强烈的快感。可卡因游离生物碱溶于乙醚,当把可卡因生物碱类加入乙醚后,盐酸盐便会被溶掉。糖类、盐类以其他水溶性杂质都会从乙醚中析出,乙醚溶液中只剩下可卡因的游离生物碱。将乙醚挥干后就会得到可卡因游离生物碱的粉末。游离生物碱的提取很危险,并且会残留有机溶剂,因此容易挥发,使用者容易置人烧伤的危险中。

20世纪80年代,出现了一种更简便、更安全的提取生物碱方法。在制备过程中,将盐酸可卡因溶于水,加入可溶性无机盐(漂白剂或碳酸氢钠),会使可卡因游离生物碱析出,将盐酸盐和其他水溶性杂质留在水中。析出的物质通

常称为"岩石"。岩石的尺寸不等,通常在0.1~0.5g。

药物动力学和药效

可卡因可以快速引起欣快感但持续时间较短。鼻吸可卡因欣快感持续大概2分钟;烟吸可卡因的欣快感持续6~8秒。可卡因可被血浆、肝、脑和其他组织中的酯酶快速代谢,半衰期约为30分钟[54]。当酒精与可卡因同时使用时,会出现可卡因的代谢物可卡乙碱。可卡乙碱可以加强快感,也可以增加可卡因的毒性。可卡乙碱引起的死亡率是单用可卡因的18~25倍[56]。

可卡因兴奋的初始表现为放松、欣快、多话、极度活跃的状态。另外也会增加性趣,减少短期记忆、注意力集中程度降低、饥饿感、警觉性降低、有灵魂出窍的感觉。如果不继续服用可卡因,兴奋过后的1~3小时就会进入抑郁、疲惫、饥饿和困倦的状态。生理症状包括散瞳、窦性心动过速、血管收缩引起高血压、磨牙症、重复性行为、高热、多语。几个小时后,继续吸食可卡因,欣快感会转变为烦躁不安、幻觉,进一步出现精神混乱。一些使用者会不间断地服用可卡因直到出现精神毒性[57]。

不良反应

2007年,美国报道了553 530例可卡因相关的急诊服务[58]。急慢性可卡因使用造成的不良反应众多,涉及体内各个器官。

与可卡因相关的心血管并发症包括高血压、心律失常、心肌缺血、心肌梗死、扩张型心肌病、肥厚型心肌病、心肌炎、主动脉夹层、加速动脉粥样硬化。无论是否有心脏病史,只要急性或慢性服用可卡因的各种剂型都有可能引起这些心血管疾病。这些心脏症状可能在其他毒性表现如癫痫发作前、发作中或者发作后出现,并且可能致命。可卡因引起的心肌梗死原因是多样化的,可能包括以下1个或多个过程:冠状动脉血管收缩、血压升高和心率加快引起心肌耗氧量增多、血小板聚集增加和血栓形成、冠状动脉痉挛、心律不齐。在服用可卡因后第1个小时危险度最高[59]。研究表明,服用可卡因后因胸痛被送到急诊的患者当中有6%出现心肌梗死[56,57,59]。

可卡因引起的急性冠脉综合征临床处理与正常情况不一样。尤其要注意,非选择性β-受体阻断剂(如普萘洛尔)由于无α受体抗衡效应被禁止使用,同时溶栓要谨慎,硝酸甘油和苯二氮䓬类药物是一线治疗用药[56,57,59]。可卡因引起的胸痛,需要观察12个小时,排除心肌梗死或心肌缺血后方可出院[57]。

可卡因与脑血管病变有关。血压升高、血管收缩、血栓形成会引起卒中。另一种相关中枢神经系统并发症为癫痫。首次使用可卡因出现癫痫,通常为单一性全面强直-阵挛性发作。通常在可卡因使用后90分钟内出现,因为这个时间段可卡因血药浓度最高[54]。

可卡因的给药途径也会影响其副作用。比如,吸食可卡因会引起肺部并发症包括纵隔气肿、气胸、心包积气、急性发作期支气管哮喘、弥漫性肺泡出血、肺水肿、肺挫裂伤。肺挫裂伤是与临床和组织学发现相关的急性肺浸润的症

状[56]。鼻吸可卡因会引起鼻中隔穿孔,由于可卡因有局麻和缩血管作用。静脉注射可卡因会引起肾梗死、伤口肉毒症、病毒性肝炎、HIV 感染、细菌性心内膜炎、败血症和其他感染并发症。C. H. 由于吸食可卡因,可能会出现心血管、脑血管或者肺部并发症。应该根据症状对他进行全面彻底的急诊相关检查。

可卡因滥用

一个不顾不良反应后果滥用可卡因的患者,在出现戒断症状(进急诊病房)的情况下仍然可以继续服用可卡因。通过继续吸食可卡因来缓解,根据 DSM-5,这可被诊断为可卡因成瘾。持续高强度的使用可卡因会引起中枢耐受性。这是由于脑部适应性变化引起的耐受性[54]。一旦出现戒断症状会继发性引起长时间吸食或暴发性吸食。急性期的症状包括抑郁、疲惫、渴求、嗜睡和焦虑。接着出现快感缺乏和食欲过盛。尽管大部分症状比较温和,可以在 1~2 周内解决,但是快感缺乏和烦躁可以持续数周。这些症状不会引起较强的生理性改变,通常也不会致命[57]。

戒断综合征的治疗

如果是简单的可卡因戒断综合征无需临床治疗。多种药物疗法进行可卡因脱毒治疗的研究一直在进行。一些研究得出不同的结果,但是至今也没有明确哪个药物可以有效治疗可卡因成瘾[15]。对多巴胺拮抗剂[金刚烷胺、司来吉兰、左旋多巴(卡比多巴)、培高利特],抗抑郁药(盐酸地昔帕明、氟西汀、安非他酮),卡马西平的研究结果并不一致。对哌甲酯作为可卡因成瘾的维持疗法,满足情绪上的进一步需求进行了研究,结果发现哌甲酯并不能有效控制可卡因成瘾,患者仍然对可卡因带来的快感有强烈的需求,并且哌甲酯本身容易滥用。近期研究表明托吡酯、巴氯芬、塞加宾、莫达非尼可能有一定效果,但还需要重复试验验证[15]。目前正在研究可卡因疫苗。针对可卡因成瘾的心理学治疗是有效的[15]。可以采用认知-行为疗法和行为疗法,比如权变管理配合 12 步导向个体化心理咨询就是有效的,不同心理疗法效果差异较大。参与 12 步导向疗法小组可作为辅助疗法,似乎一定程度上可以减少可卡因的使用[3,15]。

苯丙胺

中枢神经系统兴奋剂无论是否得到社会的认可都已经有上千年的使用史了。中国从麻黄中提取出了含麻黄碱的物质[7]。东非和阿拉伯半岛的人们通过咀嚼阿拉伯茶的叶子来得到阿拉伯茶酮带来的兴奋感[54]。咖啡因以咖啡和可乐汽水的形式在世界范围内被广泛接受。1887 年合成了苯丙胺,1919 年合成了甲基苯丙胺。20 世纪 70 年代立法禁止苯丙胺的广泛使用,同时也促使了黑市的形成。20 世纪 90 年代,加利福尼亚和美国西海岸经历了一场由于苯丙胺滥用引发的系列入院、意外中毒中心及执法行为的加强。苯丙胺滥用自此成为一个全国性的问题。政府不得不限制麻黄素和伪麻黄素的零售,二者是合成苯丙胺的原料。狡猾的毒贩很快开发了新市场,通过向苯丙胺结晶中加入

颜色鲜艳的色素和矫味剂(草莓、可乐、樱桃、橘子)掩盖苯丙胺的苦味,来吸引年轻人和刚开始吸毒的人。根据 2014 年全美药物滥用与健康调查报告,目前美国苯丙胺使用者有 569 000 人[4]。

生理性和心理性效应

案例 90-7

问题 1:D. C. 是个大学生,在过去的这个周末参加聚会时吸食了苯丙胺。2 日后他要参加期中考试,由于复习太累有些学不下去了,他的朋友便建议他多吸点苯丙胺提神帮助复习。D. C. 发现苯丙胺非常合他的意,并开始每日使用。他一连几日不睡觉不洗澡,因为他很少有食欲,体重也开始下降。他认为他的朋友们正在和缉毒署合作,窃听他的电话。这些症状是兴奋剂使用成瘾吗?

苯丙胺通过促进去甲肾上腺素、5-羟色胺、多巴胺的释放来刺激中枢神经系统。有促进释放和抑制再摄取的双重作用。对去甲肾上腺素和多巴胺的作用要强于 5-羟色胺[47]。

苯丙胺和甲基苯丙胺强烈的兴奋作用使其在各类人群中都广为流行,包括学生、运动员、军人、节食者、长途客运司机。刚吸的时候,会感觉到警觉、欣快、精力充沛,会有自信心倍增、善于交际的错觉,同时食欲下降。但是持续吸入刺激性会下降并伴有重复动作。生理效应包括磨牙、震颤、肌肉颤搐、瞳孔放大、高血压、发汗、体温升高、恶心、口干、体重减轻、营养不良。持续使用多日后,兴奋性会下降,出现思维混乱、偏执狂、神经病。持续使用会很快出现耐受性[54]。

苯丙胺通常吸入或注射,很少口服。与吸食可卡因类似。苯丙胺结晶最初在日本、台湾、美国西海岸流行,之后很快风靡全美国。通过加热苯丙胺的结晶产生蒸汽,吸入。也可以用烫吸法和静脉注射。吸食后起效迅速,可维持24 小时。在吸烟者中,苯丙胺更容易引起精神病。

D. C. 刚吸食苯丙胺时可以保持清醒状态继续学习。但如果持续下去,缺乏睡眠,考试肯定是会受影响的。

不良反应和毒性

D. C. 逐渐表现出苯丙胺滥用的慢性毒性特征,并且随着他的使用会持续恶化。慢性中毒表现为精神不稳定、激进、情绪易变、不可预料的暴力行为,甚至杀人。持续多日未眠并吸食苯丙胺会产生妄想症,包括幻觉如蚁走感(有东西在皮肤表面爬行的感觉)。初始无需药物治疗,可以采用由旧金山 Haight-Ashbury 免费诊所所创立的 ART 方法:即接纳患者的及时需求;向患者保证这种症状是由药物产生的,最终会消失;安慰和以实际导向的交流[57]。情绪激动暴躁的精神病者需要给予苯二氮䓬类药物,如地西泮(口服10~30mg 或肌内注射、静脉注射 2~10mg)或劳拉西泮(口服、肌内注射、静脉注射 2~4mg)。如果精神症状持续,需要高效安定剂如氟哌丁醇(口服、肌内注射、静脉注射 5~10mg)或利培酮(口服 2~4mg),这 2 种药物抗副交感神经

的作用较小。如果采用低效安定剂如氯丙嗪,会产生较强的抗副交感神经作用,会加重精神错乱和高热的症状[57]。

苯丙胺的中毒的生理症状表现为高血压、卒中、癫痫、高热、性功能障碍、龋齿、横纹肌溶解、肾衰竭、心律不齐、心肌炎、营养不良。

动物实验已证实神经毒性的表现涉及多巴胺和5-羟色胺能神经元(可能通过干扰单胺载体增加活性氧的产生)。如果长期使用,也会引起永久性的神经毒性[60]。

戒断和治疗

案例90-7,问题2:D.C. 由于在酒吧斗殴中袭击他人被逮捕。他被关在县监狱并且不能通过提交保释金保释。在监禁期间会出现什么戒断症状吗?

D.C. 可能会有强烈寻求甲基苯丙胺的渴望,出现躁动、疲劳和嗜睡。突然停止慢性兴奋剂的使用出现的戒断症状与可卡因基本相似。与可卡因一样,阶段症状会出现显著的疲劳、抑郁和快感缺乏。大部分症状温和且在1~2周内缓和,快感缺乏和抑郁会持续得更久。

临床研究表明对甲基苯丙胺依赖的治疗与可卡因依赖的治疗方法类似。目前还没有对甲基苯丙胺依赖有效的药物治疗。目前认为比较有效的方式是心理治疗,如认知-行为疗法和权变管理[57]。

分离麻醉药物:苯环利定、氯胺酮和右美沙芬

苯环利定和氯胺酮属于苯基环氧烷基胺,分离麻醉剂。苯环利定(phencyclidine,PCP)曾被用做静脉注射麻醉剂,商品名为Sernyl[61]。用后因出现烦躁不安而在1965年被撤市。1967年以商品名 Sernylan 复出,直到1978年作为兽用麻醉药上市,制造和贩卖该药属违法行为。氯胺酮现为人用和兽用麻醉剂。有一些数据支持其用于治疗难治性抑郁症,但其常见的分裂的副作用混淆并阻碍了研究的进行,而且分裂是该药显著的副作用。有必要进行更多的研究,也可能用于现有抗抑郁药物疗效滞后期间的短期治疗[62]。氯胺酮的作用时间较短,效果稍弱于苯环利定。

对苯基环氧烷基胺(arylcycloalkylamines)的滥用主要集中在大城市中。PCP 相对容易合成,成本低廉,因此,常用 PCP 冒充其他黑市药物如麦角酸酰二乙胺(lysergic acid diethylamide,LSD)、苯丙胺、麦司卡林或者四氢大麻酚(Δ-9-tetrahydrocannabinol,THC)。氯胺酮(K粉)常用做俱乐部药物,有时冒充3,4-亚甲基二氧基甲基苯丙胺(3,4-methylenedioxymethamphetamine,MDMA)。氯胺酮常从兽用原料中提取。粉末状 PCP 常与欧芹、大麻或香烟一同吸食。口服、鼻吸和静脉给药。可卡因和 PCP 游离碱形成的混合物称为"空间碱"。尽管氯胺酮市售制剂为液体注射剂,人们常会用蒸发得到的粉末进行鼻吸或者压成片剂。

右美沙芬是非处方(over the counter,OTC)的止咳药,是复方制剂的感冒药中常见的止咳成分,近来被发现滥用,尤其是青少年人群。滥用可能与其廉价、合法、相比于其他

毒品没有那么多的社会反对意见有关,可以通过 OTC 获得,是药厂制造的因此使用更安全。右美沙芬是可卡因类似物酒石酸左啡诺的 D-异构体。右美沙芬的代谢副产物去甲右美沙芬,有较弱的 N-甲级-D-天冬氨酸(N-methyl-D-aspartate,NMDA)拮抗剂活性[53]。当大量服用右美沙芬后会出现与苯环利定和氯胺酮相似的效果。右美沙芬滥用剂量从300~1800mg 不等。一种市场上流行的"柯利西锭感冒制剂"(coricidin HBP cough and cold,C-C-C)因为右美沙芬含量最高(每剂量单位含有30mg)成为最常用的滥用制剂。网上可以买到右美沙芬的粉末制剂,可以直接口服或鼻吸。右美沙芬的兴奋性可以持续3~6小时,包括欣快、分裂、幻觉、感觉敏化、时间观念改变、兴奋过度、强制性思维、定向障碍;血压、心率、体温升高;视力模糊。OTC 药物制剂的其他成分如对乙酰氨基酚、氯苯那敏、愈创甘油醚、酒精,大剂量服用也会出现问题。PCP 是一种典型的解离性药物,对 PCP 效果的综述性研究也适用于氯胺酮和右美沙芬。

苯环利定

苯环利定中毒

使用 PCP 的人可能表现出烦躁、发汗、迷失方向。血压、脉搏和体温都会升高,患者可能会出现垂直型和水平型眼球震颤。这些症状符合 PCP 中毒[61]。PCP 和氯胺酮是主要的兴奋型神经递质谷氨酸 NMDA 受体亚型的非竞争性拮抗剂。剂量、给药途径、血药浓度都对 PCP 的药理作用和中毒症状有影响。低剂量 PCP 引起酒醉、共济失调、体像障碍、麻木、身心分离感。可同时或分别出现垂直或水平型眼球震颤,PCP 的麻醉效应可以提高痛阈。中毒后可发生失忆。

随着 PCP 剂量的增加,患者会表现出躁动、好斗、紧张症(氯胺酮使用者谓之 K洞)、精神错乱。PCP 对自主神经系统的作用尤其明显,表现出肾上腺素能、胆碱能、多巴胺能的混合效应。常出现高血压。中度中毒患者会出现心动过速、呼吸急促、高热。出现混乱感觉的患者会觉得自己力大无穷。加上 PCP 的麻醉效应,会在受伤时没有明显痛感,所以不会停止打架。

大剂量 PCP 会明显引起中枢神经系统的抑郁,不会再出现眼球震颤。除了早期的生理症状,呼吸抑制、惊厥、酸中毒、横纹肌溶解症会进一步加重患者的状况。横纹肌溶解症,尤其是酸中毒下出现的横纹肌溶解症容易引起急性肾衰竭[57]。重度中毒患者会出现强直角弓反张和肌肉强直。

对中毒的医疗处理

通过血液检测或者尿液检测可以判断是否为 PCP 中毒。目前,临床没有有效的解毒剂,只能采用支持疗法。应尽量减少环境刺激。如果试图说服患者即可引发患者的好斗反应时,就要怀疑是否服用了违禁化学物质。身体约束会提高横纹肌溶解症的风险,只有当患者严重威胁自己或者别人的时候方采用。轻至中度 PCP 中毒引起的焦虑、躁

狂可以采用苯二氮䓬类药物处理,但苯二氮䓬类会减慢高剂量 PCP 的肾清除。如果没有苯二氮䓬类,可以肌内注射 5mg 氟哌啶醇[57]。避免使用低效的神经松弛剂,容易诱发低血压和癫痫。

可以用 β-受体阻断剂或者钙离子通道阻断剂来治疗高血压。地西泮作为抗痉挛药(静脉注射 5～10mg,最高 30mg)可以有效处理 PCP 诱发的癫痫[57]。极度躁狂、癫痫和高热会引发横纹肌溶解症,其次会引起心肌缺血、肾功不良、肝功不良。因此给予相应的抗焦虑药物、神经松弛剂、抗惊厥药、降温处理是有必要的。

当尿液呈酸性时利于 PCP(碱性化合物)的排泄;但是,并不推荐这种方法,因可加重肌红蛋白尿性急性肾衰竭[51]。活性炭可以避免 PCP 在肠道的重吸收并促进 PCP 的排泄,初始剂量为 50～150g,之后每 6～8 小时服用 30～40g[57]。

心理和长期效应

PCP 长期使用会延长残留的心理症状,包括焦虑、抑郁和精神病[57]。对这些症状需要采用药物治疗。长时间的精神后遗症与发病前的精神病理学有关。可能出现感知障碍,包括听觉和视觉幻觉,如在后像中出现移动的物体("拖尾")。还有报道服药后出现幻觉重现(具体描述见下文 LSD 部分)。

DSM-5 不认可 PCP 戒断综合征;但是 PCP 大量使用者中有 1/4 在停药后出现相应症状[57]。这些症状包括抑郁、焦虑、易怒、嗜睡、发汗和震颤。动物实验表明 PCP 可产生戒断症状,但是仍然不确定人是否会产生[57]。目前,没有治疗 PCP 成瘾的药物。一些动物实验表明神经毒性;但是在人体的长期实验结果并不知道,需要进一步验证。长期用药者抱怨常会出现飘飘然感觉;他们会易怒、反社会、反人性的、远离人群。有的还会出现记忆差错、语言和视觉障碍、混乱。

致幻剂

致幻剂分为吲哚烷基胺(如 LSD、裸盖菇素、二甲基色胺)或苯乙胺(如麦司卡林、MDMA)。LSD 被认为是致幻剂的原型。尽管 MDMA(摇头丸)类属于苯乙胺,结构上却与安非他命和麦司卡林相似。MDMA 被定义为放心药,因有较强的安慰作用和轻微的致幻作用。entactogen 这个词可以翻译为"触碰内心"。致幻剂通常被称为迷幻剂。

2014 年,调查表明美国有 120 万在使用致幻剂。MDMA 的使用人群近年来迅速增长,部分原因是它被用作"俱乐部毒品"。2014 年,美国有 609 000 人在过去 1 个月用过 MDMA[4]。通常致幻剂可以自行服用,可以增强娱乐性,如跳舞、思维扩展。一些人会表现出心理依赖性并表现出更强的用药意愿和行为。

LSD(麦角二乙酰胺)

作用

LSD-25 是 1938 年由瑞士山德士制药公司艾伯特·霍夫曼首次合成,几乎算是最有名的致幻剂了。最初开发 LSD-25 是兴奋剂,但却发现伴有强烈的子宫刺激,会引起实验动物兴奋或者全身僵硬。5 年后,将 LSD-25 重合成用于其他药理活性的测定,霍夫曼博士在合成时感受到强烈的焦躁不安,以至于必须回家休息。随后出现了 2 个小时的图片和颜色千变万化的视幻觉。之后,他把 LSD-25 归类为强效致幻剂。近百篇文献报道了 LSD 可以协助心理治疗,尤其是对成瘾行为方面。许多人用 LSD 进行娱乐和自我释放,伴随而生的 LSD 心理副作用也开始引起越来越多人的关注。1965 年山德士停止生产 LSD-25(同时停产的还有裸盖菇素、盖菇素及相关副产品)。1970 年,由于市场需求大导致黑市大量非法供应,美国将 LSD 列入 I 类管控药。

尽管经典迷幻剂的机制还没有完全弄清。但普遍认为是 5-HT 受体,尤其是 5-HT$_2$ 受体的完全或部分激动剂[63]。LSD 作为最有名的致幻剂,有效剂量为 25～250μg。大部分使用者在服用 100～150μg LSD 即会产生显著作用。这个剂量会产生轻至中度拟交感神经效应,强烈的视幻觉以及混乱感。例如声音和音乐被认为是视觉意象,闻到特殊气味,把静物看成动物。除了这些感觉知觉变化外,对心理也有影响,如人格解体综合征、恍惚感、情感的快速改变。伴随躯体效应包括头晕、恶心、柔弱、震颤、皮肤刺痛[63]。LSD 服后 1 小时内会出现这些反应,2～4 小时到高峰。需要 10～12 小时才能恢复到正常状态[64]。一个人用药 1 小时后,会对周围环境的感觉发生变化,伴随一些精神和躯体症状。

不良反应

致幻剂最常见的不良反应是急性焦虑伴恐惧的精神症状,被称为"低谷期"。迷幻剂使用后的感受与主观条件(使用者的精神状态和对毒品的预期效果)和客观条件(吸毒时的环境包括社会因素)相关。不需要外界干预,吸毒者可自行安静下来。对这些吸毒者开始用的疗法被称为"现实疗法",包括劝说自己面对恐惧和焦躁。将患者置于安静、放松的环境,帮助他们集中注意力去思考那些引起他们焦虑的不确定因素。同时再次让患者确信他此刻所处的环境是安全的,药效会在几个小时后消失。这些不良体验大多在毒性期内消失(一般 6～12 小时),有时会持续到 24 小时或 48 小时[57]。

如果试图说服患者不要恐惧无效的话,就要考虑药物治疗。口服苯二氮䓬类镇定药(如 10～30mg 地西泮)或者静脉注射苯二氮䓬类药(如肌内注射 2mg 劳拉西泮),通常会有效缓解患者的紧张感[57]。支持性说服工作仍要继续,因为苯二氮䓬类药物无法阻止毒品带来的低谷期,只能起到镇静作用。如果没有苯二氮䓬类药物,可以考虑肌内注射 2mg 氟哌啶醇。吩噻嗪类药效较差,应避免使用[57]。

关于致幻剂的躯体不良反应,经典的致幻剂安全系数较高,需要监测患者的惊厥或者体温是否升高,可能存在潜在的高热危险。如果体温不降下来,抗惊厥治疗是无效的[57]。

幻觉重现和长期效应

使用致幻剂会引起短暂的精神病或者表现出潜在的精

神障碍;但是,真正的精神病发作还是很罕见的。致幻剂引起的精神疾病持续超过1个月就要怀疑潜在的精神病理学障碍[51]。致幻剂不会引起认知障碍[64]。

致幻剂持续性知觉障碍(hallucinogen persisting perceptual disorder,HPPD)又被称为幻觉重现,表现为致幻剂服用者恢复正常状态后会突然部分或完全重现当时的致幻感觉。幻觉重现时间从几分钟、几日到几个月不等(通常为几小时)。各项研究中幻觉重现的发病率差异较大,机制不清[65]。幻觉重现可能自发出现,也可能因为运动、压力或其他药物(大麻)[64]诱发。治疗方案仍存在争议。目前还没有针对HPPD有效的随机、对照研究。

LSD和其他经典的致幻剂有较低的成瘾性。临床上也没有明显的戒断症状。常见的间歇使用模式源于这类药物容易产生快速耐受性。

摇头丸(MDMA)

案例90-8

问题1:R.X.和他的朋友P.B.每周去通宵狂欢跳舞而且经常服用MDMA,R.X.说MDMA令她觉得"我爱周围的每个人",P.B.喜欢能够"不觉疲倦地通宵跳舞"的状态。这些效果是否与MDMA的反应相同?

1914年默克制药公司获得了MDMA的专利权,但直到20世纪50年代才进行动物实验,美国陆军情报中心把它当做洗脑剂使用。直到70年代末期,有一些研究表明MDMA可用于不同状况患者的治疗[66]。MDMA可以产生可控的、舒服的内在接触效应,同时服用者感觉清晰。MDMA产生的感觉可以完全回忆出来,在这个过程中经历的东西也可以完全融入正常生活中。大众赋予了MDMA几个不同的名字,比如摇头丸、XTC、亚当、M&Ms。媒体很快捕捉到精神病专家和用过MDMA药物者对于MDMA的各种轶事。1985年,禁药取缔机构将MDMA列为管控Ⅰ类药物。很快,MDMA的黑市供应商如雨后春笋般冒出,MDMA的受欢迎度也一路飙升。2001年,在MDMA研究者的游说下,FDA批准将MDMA用于创伤后应激障碍(PTSD)治疗的中试研究。安慰剂对照实验研究结果表明MDMA对PTSD显效(83% vs 25%)[67]。MDMA主要有3种神经化学机制:阻断5-HT再摄取、刺激5-HT释放和刺激多巴胺释放[68]。MDMA中毒后的潜在心理症状为高度的共情、亲密感、对他人的接纳程度和自我感觉极其良好[69]。主客观环境会影响这种感觉。安非他命样不良反应包括瞳孔散大、心动过速、发汗、精力和警觉性增加、磨牙、恶心和厌食[70]。MDMA通常以片剂形式服用,服后30~60分钟起效。一些使用者会在2小时后加1剂。MDMA药效通常能够维持4~6小时,半衰期约为8小时。服用者在狂欢的时候常会多剂量服用,也常常将不同种药物混合服用。摇头丸和LSD合用通常称为"糖果抛"[68]。

R.X.感觉爱上了周围每一个人,这种感觉与MDMA的共情作用一致,P.B.能够整夜跳舞不知疲倦,这与MDMA的安非他命样精力大增作用一致。

不良反应

案例90-8,问题2:服用MDMA几个小时后,P.B.仍然在跳舞。她开始觉得热并且大汗淋漓。在去酒吧喝点东西的路上,她感觉眩晕,摔倒在门前。她的朋友目睹了她的系列反应并拨打了急救电话。P.B.发生了什么?

狂欢的场景通常拥挤、温度较高再加上服用MDMA,会同时导致多种不良反应。由于服药者在不断运动,会导致缺水。另外,MDMA市面上是无法获得的,于是其他苯乙胺类药物如3,4-亚甲二氧基苯丙胺(3,4-methylenedioxy-amphetamine,MDA)和对甲氧基苯丙胺(paramethoxyamphetamine,PMA)、可卡因、鸦片、氯胺酮、右美沙芬开始冒充MDMA。多药合用产生大量问题。大剂量的右美沙芬会竞争MDMA的肝代谢,同时抗胆碱能作用会抑制出汗,间接引起过热[66]。

MDMA最危险的不良反应是高热。MDMA对5-HT$_2$有较弱的亲和力,体温增高可能与这个有关[68]。高热会导致横纹肌溶解、急性肾衰竭和急性肝衰竭、弥散性血管内凝血(disseminated vascular coagulopathy,DIC)和死亡[71]。DIC是死亡最主要的原因。主要靠降温措施和静脉注射退热药来治疗高热。苯二氮䓬类(如肌内注射或静脉注射2mg劳拉西泮)和丹曲林(静脉注射1mg/kg)有效。其他不良反应包括高血压、心律失常、惊厥、脑血管意外、肝炎和低钠血症(通过大量饮水来避免高热引起的伤害)[70,71]。2011年,急诊接待了22 498名与MDMA服用有关的患者[72]。服用MDMA也会引起不良的心理症状,包括焦虑、抑郁、惊恐发作、躁动和妄想症,偶见精神病。处理方法与经典致幻剂相同,包括说服疗法和服用苯二氮䓬类药物。P.B.出现了MDMA诱发的高热,需要进行紧急医疗评估。

长期影响

案例90-8,问题3:R.X.在报纸上看到服用MDMA会导致脑损伤的报到,担心自己的大脑出现了永久性损伤。MDMA的长期影响有哪些?

动物实验表明MDMA长期使用会诱发5-羟色胺(5-HT)耗竭。表现为较低的5-HT浓度、代谢物水平降低、色氨酸羟化酶水平较低、5-HT再摄取载体的缺失[66]。MDMA会损害5-HT轴突投射;轴突萌生和再生能力尚存,但不清楚再生后是否受损[66,73]。MDMA同时具有肝毒性和神经毒性,可能是由氧化应激、线粒体功能障碍和兴奋毒性引起的[60]。

针对人体的几项回顾性研究表明MDMA使用者的认知能力低于非使用者。但这些研究有一些混淆变量,如是否使用其他药物、混淆因素暴露和生活方式因素[66,73]。

MDMA使用似乎并不会产生生理依赖性,但一些使用者会出现心理依赖性,并很快出现耐受性,持续24~36小时。这是零星服药后的常见现象[57,69]。没有出现需要药物处理的明显戒断症状。

大麻

大麻是美国使用最广的违禁品。2014年,在美国过去的1年里有3 510万人报告使用大麻[4]。大麻中作用于精神的主要成分是Δ-9-四氢大麻酚(Δ-9-tetrahydrocannabinol,THC),尽管该植物含有70多种大麻类物质[74]。在美国,大麻类植物的花、叶会被剁碎、干燥,卷成香烟纸(大麻香烟)或者装入烟斗或水烟中抽。每个烟卷重0.5~1g,分为含THC 5mg(轻型)、30mg(平均型)和150mg(最高档次大麻)。生长技术涉及在授粉之前将雌性植物与雄性植物分开,会让雌性植物中THC含量增高,高达14%[75]。

大麻属植物的树脂可以被压成饼状、球状和棒状,称为大麻树脂,可供吸食。大麻树脂含有高达8%的THC。用有机溶剂将植物中的油萃取出来,其中效能较高的大麻衍生物THC含量高达50%[75]。

大麻素神经生物学的研究者发现CNS有2种大麻素受体:CB₁和CB₂;可能还有别的受体。主要的药理学和副作用是由CB₁受体介导的[75]。另外,发现了5种作用于大麻受体的内源性大麻素[76]。其中花生四烯酸乙胺醇和2-花生四烯酰甘油最有名[76]。有证据表明THC与阿片的相互作用可以增强镇痛效果。大麻素可以释放内源性阿片类物质,大麻素受体与P物质(能够传递疼痛信息的神经递质)受体共同定位于纹状体。接下来的研究将围绕将THC作为添加剂协助阿片类止痛,预防阿片类耐受性的产生以及依赖性等[75]。

大麻的治疗作用向来备受舆论争议。对大麻素的研究主要集中在几个方面,包括:减轻恶心呕吐,增强食欲,以及治疗疼痛、癫痫、青光眼和运动障碍(帕金森病、亨廷顿病、妥瑞症和多发性硬化病)[75,77]。1999年,加利福尼亚州通过了SB847号法令,允许加利福尼亚大学成立大麻医学研究中心来进一步拓展大麻的疾病治疗应用。2010年该中心经过加利福尼亚法律和政府批准的临床试验报告表明大麻对外伤或疾病的镇痛作用是次要的,大麻可以减少MS痉挛[78]。THC的合成形式四氢大麻酚,有处方片剂;另外一种合成大麻素,大麻隆,有市售胶囊。医用大麻倡导者主张吸入,起效快并且容易滴定剂量。另外,恶心的患者应避免口服给药。安全、有效、快速的给药系统将是下一步研究方向。美国目前正在研究四氢大麻酚的口腔黏膜喷雾,四氢大麻酚是从大麻类物质中提取出来的。主要活性成分为THC和大麻二酚组成的大麻提取物喷雾剂在加拿大已经批准上市,英国也在使用。在德国可以买到由THC和大麻二酚按一定比例混合制备的胶囊[75]。其他可替代的给药形式包括气雾剂、贴剂和栓剂。

作用

案例90-9

问题1:P. H.,16岁,男,朋友给了P. H. 一卷大麻。他吸食后有头晕和欣快感。他开始对周围的所有东西大笑。30分钟后,他和他的朋友觉得非常饿并吃了几块糖。P. H. 的哪个症状与大麻相关?

印度大麻使用者主要感觉是镇静、精神放松、欣快和轻微的致幻效果。这些效果取决于周围主客观环境。其他常见的感觉有糊涂,主观感觉时间变慢、合群性、饥饿感,以及使人对音乐、食物、其他感知觉活动着迷等较温和的感知力变化。心理状态表现为恍惚、欣快、亢奋和憔悴。吸食大麻通常会在最初的3~4分钟引起肢体麻木感和刺痛感,以及头晕,精力不集中,漂浮感。一些症状是由于吸食大麻时要深吸气同时屏气来让大麻得到充分吸收导致换气过度引起的。在开始的10~30分钟,使用者会感觉到心动过速(可能心悸)、轻微发汗、结膜炎(红眼)、口干、虚弱、直立性低血压、发抖和共济失调伴随欣快感。症状会持续1~3小时,然后有30~60分钟困倦期,直到清醒。口服大麻会使起效时间延缓45~60分钟[75]。P. H. 表现出的欣快、眩晕、食欲增加与大麻中毒一致。

不良反应

案例90-9,问题2:P. H. 与他的朋友一同吸食了更多的大麻。第一次吸食后感觉非常好,这次他打算多吸几回。他觉得朋友们在嘲笑他,自己的心跳加速。他开始觉得恐慌,P. H. 的反应是由大麻引起的吗?

2007年美国急诊接待的违禁品送诊中大麻位居第二,这间接验证了大麻的广泛使用。2007年有308 547例大麻相关的急诊事件[58]。其中包括大麻与其他药物合用的情况。随着大麻中THC含量的提高,急诊接待量也随之增高。急诊接待患者大多出现了意外反应,如焦虑、妄想和惊恐发作。没有记录在案的因大麻吸食过量而致死的情况,大麻的副作用也是有自限性的,通常不需要药物处理。大麻最常见的不良反应就是由焦虑、妄想、人格解体、定向障碍、困惑引起的惊恐发作和无法适应的恐惧感。说服和减少压力性刺激可以减轻这种症状。烦躁和焦虑感会在几个小时内消失,如果采用上述方法可以缩短时间。当用安慰策略无法解决的恐慌反应可以口服苯二氮䓬类药物,相当于5~10mg地西泮[57]。初次吸食者、高剂量、同时服用其他精神药物和明显的应激状况下会出现这些不良的心理反应。需要药物治疗的严重反应比较少。有综述表明使用大麻可以增加脆弱易感个体的精神分裂危险性,对之前有慢性精神病的患者有不良影响[79]。其他不良反应可能包括减慢精神运动反应和短期记忆丧失。在某些急性中毒受试者和慢性使用者中已经显示出慢性的精神运动反应。甚至医用大麻用户也显示出汽车事故急剧增加。短期记忆丧失也是大麻中毒常见的急性可逆效应。P. H. 的偏执观念和恐慌反应可能是由于高剂量以及他对大麻的使用经验不足造成的。

长期影响

案例90-9,问题3:P. H. 每日都吸食大麻。大麻长期使用可能造成的影响有哪些?

长期使用大麻会引起"无动机综合征",表现为冷漠、缺少长期目标达成感、不能处理压力、产生惰性,但还缺少有效的证据支持这种症状[75,80,81]。大麻重度使用者会出现认知损害,但似乎停用后可以恢复[82]。然而,青少年大脑表现出与大麻相关的智商下降,即使停用 1 年后,智商也不会逆转[83]。使用时间越长,损害越严重[67]。其他与大麻相关的毒品也会引起认知损害。如上所述,在长期使用大麻的人群中,存在今后生活患上精神病剂量依赖性风险[79,84]。慢性病患者牙周健康状况较差[85]。长期大剂量吸食大麻者的肺部并发症也很显著。常见有久咳、痰、哮喘、支气管炎和慢性吸烟患者的典型细胞改变[75,85]。THC是强效支气管扩张剂,对于大剂量使用大麻者,无论口服还是吸食大麻都会引起强烈的支气管扩张作用。对于哮喘患者,THC 的支气管扩张效应没有那么强烈[87]。几周后会出现耐受性,长期吸食大麻者气道阻力增加同时肺功能降低[75]。尼古丁香烟中的致癌物也存在于大麻中并且相比于不使用者一些癌症风险增加[75,81]。有报道称曲霉属真菌感染的大麻会引起免疫力低下者肺部真菌感染,而这些使用者可能是把大麻当做药物使用[88]。

大麻的精神作用会逐渐产生耐受性。长期使用者不会获得新手那么多感觉,需要戒断一段时间才能恢复灵敏度。长期使用者可以耐受更高的剂量,而相同的剂量下新手则会中毒。大麻的生理和心理耐受性出现得比较快。长期大剂量使用会产生依赖性,表现为生理性戒断症状。戒断症状包括焦虑、抑郁、易怒、躁动、厌食、失眠、逼真的或令人不安的梦、发汗、颤动、恶心、呕吐和腹泻[57,75,83]。焦虑和不适感与流感相似。能够产生依赖性的大麻累积使用量和使用疗程仍然是未知的。戒断症状通常温和并具有自限性,不需要药物治疗。

人们通常将大麻当做入门级毒品,意味着它可以诱导使用效应更强的毒品如可卡因、海洛因。大麻是使用最广的违禁品,当然酒精和香烟早在大麻使用之前就出现了。目前没有明确研究表明大麻与之后其他毒品使用之间的关系[75]。

使用大麻有明显的急性和慢性风险。随着越来越多的州将大麻用于娱乐和"医疗"目的合法化,研究人员将能够完整地定义和预测这些问题的。

吸入剂

19 世纪早期麻醉药物(一氧化二氮、氯仿和乙醚)引入临床,进一步扩大了这些吸入剂,增强人们娱乐性的使用度。现在,吸入剂滥用包括大量的家庭、工作、零售店可见的化学物质。吸入剂通常可以分为三大类:挥发性溶剂(多为烃类化合物);挥发性亚硝酸盐(戊基、丁基、异丁基、环己基);一氧化二氮(笑气)。这些液体或胶体糊状物的废气或蒸汽,可以直接从容器中吸入或者倒入布上或手上直接吸食。气雾剂和气态物质如笑气可用来给气球充气,使用者可从气球里吸入笑气。这些物质可以直接口服或喷入嘴里。挥发性溶剂包括汽油、甲苯、煤油、乙醇、航模黏合胶、香蕉水、丙酮(洗甲水、混凝土模剂)、石脑油(打火机油)、塑料黏结剂和修正液(如立可白里含有 1,1,1,-三氯

乙烷、三氯乙烯、四氯乙烯)等。挥发性亚硝酸盐已经被消费产品安全委员会禁止,但仍然可以找到,以小瓶子形式销售,标签写着视频头清洗剂或者房间增香剂。亚硝酸戊酯在医学上作为血管扩张剂治疗心绞痛,是处方药。挥发性亚硝酸盐又被称为"爆竹",因为安瓿打开的时候会发出类似的响声。最常用的吸入剂是胶水、鞋油、甲苯和汽油[89]。常见多种物质混合使用。银色和金色的漆材比较受欢迎,因为比其他颜色含有更多的甲苯[90]。

与其他毒品滥用不同的是,吸入剂在年轻人群中非常受欢迎(始终是 8 年级学生的年度发病率为最高),并随着年龄增长使用率下降。下降是因为用其他毒品替代了吸入剂,吸入剂被认为是儿童毒品。由于吸入剂成本低、易获得、起效快、法律干预少,受到儿童和青春期人群的欢迎。另外,吸入剂方便隐藏。2009 年的监测未来(Mornitoring the Future,MTF)研究指出 8 年级、10 年级和 12 年级学生中有 12.5% 滥用过吸入剂[91]。MTF 和其他青春期国家调查发现继大麻之后,吸入剂是 8 年级学生使用最多的违禁药品。大部分使用者在吸入剂使用前有饮酒史或者吸烟史[92]。这些调查大多针对在校生,有可能低估了实际数值,因为调查中没有包含小众但高危的人群(监禁中、流浪者和青春过渡期少年)。

吸入剂作用

吸入剂滥用包括大量化学物质,这些物质有不同的药理学效应。事实上,对挥发性吸入剂的作用机制仍不太清楚。基本都有中枢抑制作用。动物实验表明挥发性溶剂的作用机制与乙醇和镇静催眠药相似[93]。

气体和烟雾由于脂溶性高,易于分布于脂肪密集的组织如脑和肝脏,因此吸入后会被快速吸收[93]。呼气是主要的消除途径,大部分会被代谢。这些物质吸入后会产生短暂的刺激性并且能在中枢抑制出现前减少抑制。急性中毒与欣快感、眩晕、眼花、口齿不清、脚步不稳、困倦有关[90]。当严重影响到中枢神经系统时会出现幻觉、幻想。使用者在较短的睡眠时间中会感到兴奋、梦幻般的欣快感。中毒的时间可以持续几分钟,但是使用者可能会通过不断复吸使感觉持续几个小时。笑气是谷氨酸受体 NMDA 亚型的拮抗剂[61]。对它的药理作用知之甚少。中毒后的欣快感和症状与挥发性溶剂相似。

挥发性亚硝酸盐的主要作用是舒缓全身肌肉,包括血管。会使大量血涌入脑部。起效时间为 7～8 秒,持续 30秒。紧接着会出现严重的头痛、眩晕和眼花。挥发性亚硝酸盐可以增加平滑肌的肿大和松弛,常用于性生活中[93]。

与吸入剂相关的急性和慢性中毒

许多化学吸入剂可以引起巨大的毒性。与化学物质的种类,暴露的幅度和时间有关。并发症源于溶剂或其他毒性成分如汽油中的铅等。挥发物的脂溶性进一步加重了毒性。可能出现对脑、肝、肾、骨髓,尤其是肺的损伤,严重暴露和超敏反应都会诱发。吸入剂使用者眼部、鼻子、口腔会出现刺激性反应包括鼻炎、结膜炎、皮疹[93]。高铁血红蛋白血症与挥发性亚硝酸盐的使用有关。

吸入剂使用引起的死亡可能源于过量或创伤(摔倒、溺水、上吊)。过量引起的死亡是因为呼吸道问题或中枢抑制而窒息[93]。急性毒性引起心搏骤停,被称为"吸气性猝死"[90],心肌对儿茶酚胺的敏化,运动会使病情恶化,引起致命性室性心律失常。

大部分吸入剂都有轻到重度的神经毒性。神经功能缺陷包括认知障碍、共济失调、视神经病、耳聋和体内平衡机制紊乱。长期使用吸入剂会引起脑白质缺失、脑萎缩和特定神经通路的损伤。当停止吸入后,部分对神经系统和其他器官的损伤可以恢复[90]。

吸入剂滥用和依赖性

尽管吸入剂滥用和依赖是被忽视的研究领域,仍然可以看到吸入剂的强迫用药行为相关报道。动物实验表明一些吸入剂有强化特性[93,94]。长期使用吸入剂是否出现戒断症状尚不清楚。慢性使用吸入剂时会出现综合征,实际上吸入剂的使用属于偶发行为,使用者不会多次暴露于高剂量以致于产生生理依赖性或耐受性的程度。

酒精滥用

酒精含量及其定义

含酒精(乙醇)饮料中乙醇所占的百分比很宽泛。标准酒精度数(proof)是一种表示酒精饮料中含有多少乙醇的衡量方式,它是酒精体积分数(alcohol by volume,ABV)的2倍,而酒精体积分数一般用百分数表示。这种系统可以追溯到18世纪,甚至可能追溯到人类发明火药的时候。用水与酒精的混合溶液倒在少量的火药上,而火药仍可被点燃的方式"验明正身"。如果火药没法被点燃,这种溶液里水的含量就太多了,所以这种溶液的酒度就被认为是"不足"的。一个经过"验明正身"的溶液被定义为100标准酒度(100)[95,96]。在美国,标准酒度在15.6℃(60℉)情况下2倍于以百分数表示的酒精体积分数。因此"80标准酒度"就是40%酒精体积分数,而纯酒精(100%)就是"200标准酒度"。纯乙醇不能保持在100%,这是由于纯酒精是吸水剂,可以从空气中吸收水分。

从法律角度来说,在美国,酒精体积分数低于0.5%可以被称为无酒精麦芽汁饮料。淡啤酒的酒精度为2%~4% ABV,啤酒的酒精度为4%~6% ABV,黄啤酒、黑啤酒和特种啤酒的酒精含量可以高达10% ABV。葡萄酒一般酒精含量为14%~16%(28~32标准酒度),因为当发酵过程达到这一酒精浓度时,就会使酵母变性。在发酵完全后,靠蒸馏分离含酒精的液体成分和糖分来源(如谷物和水果)可得到更烈的酒。蒸馏酒也因此不可能高于95%(190标准酒度)。在美国,一杯酒的标准被认为是14g(1盎司≈28g)或包括15g(0.5液体盎司纯酒精)酒精。这相当于340g(355ml)5%啤酒,141.7g(148ml)12%红酒,或42.5g(44ml)烈酒[95,96]。

流行病学

2014年国家药物使用与健康调查显示[4],在12岁以上的美国人群中,稍多于一半(52.7%)的人是目前有饮酒习惯者(在过去30日内至少饮用1杯酒)。这大概是1.37亿人,与2005年估计的1.26亿人(51.8%)结果相当。在2014年,有酗酒现象(在过去30日内,每5日或更多时间,一次饮用5杯或以上酒)的人则占据了12岁以上总人口的6.2%[4]。大约10%的美国人会在一生中受到过酒精依赖的影响[97,98]。酒精依赖的治疗主要包括以减少酒精相关问题为目标的心理干预、社会干预和药物干预[99]。治疗通常包括两阶段:排毒和保养。

药物治疗的合理性基于以下几点考虑。随着神经生物学的进展,确定了开始和维持饮用酒精的神经递质系统;这些神经递质或其受体在接受了药物改变后可能逆转依赖状态[100]。有前景的基因学研究证实了酗酒人群是一组异源群体,而且许多变异基因可以使人偏向于增加酒精使用,而另一些变异基因则可以提供对该行为的保护[100]。动物模型已经证实的可以使动物减少酒精摄入的物质,预示着相似的物质可以减少人类的酒精摄入。

酒精摄入的风险与获益

酒精对于增加诸如心血管疾病、肝硬化和胎儿发育异常的发生具有明确证据。酒精使用和滥用造成了数以千计的受伤事件、车祸和暴力事件[101]。酒精可以大大影响工人的生产率和缺勤率、家庭互动和在校表现[102]。反之,有研究表示,也有一些从不饮用酒精的人会比摄入少量或中量酒精的人面临更高风险的情况,尤其是患冠心病(coronary heart disease,CHD)的风险[103]。

若干研究记录了中等饮酒量与降低CHD和心肌梗死(myocardial infarction,MI)风险之间的联系[104,105]。但是,在MI后过量饮酒,会增加患者死亡率[106]。美国指南定义中低等饮酒量为在女性或65岁以上人群中,每日饮酒1杯以下,男性每日饮酒2杯以下[107]。中等饮酒量和CHD的风险降低之间存在联系并不意味着酒精是造成低风险的原因。一项人口研究的综述显示,戒酒者的死亡风险增高可能归因于社会经济和就业状况、心理健康和整体健康因素,而与戒酒无关[108]。中等饮酒量的人群在CHD死亡率上有优势;但在更大量的饮酒者身上这种优势消失,这是由于大量饮酒提高了其他心脏疾病、癌症、肝硬化和创伤的死亡率。在最终发生疾病的人群中风险在低到中等饮酒量的人群小于不饮酒或大量饮酒的人群。这一结果在酒精摄入量和全因死亡数的关系图中显示为一个U形曲线[103]。

酒精可能对CHD患者的保护作用的机制并不明确。一些证据显示不同品种的酒,例如红葡萄酒含有丰富的丹宁酸,可能能够提升抗氧化水平[106]以降低机体内血脂,减少体内脂肪。特别的,酒精降低CHD患者风险的机制包括增加高密度脂蛋白水平、降低低密度脂蛋白水平、预防血栓形成、减少血小板聚集及降低血浆载脂蛋白浓度,使得血管斑块形成减弱,减慢凝血速度[109,110]。不过,摄入酒精的方式也可能相关。举例来说,葡萄酒在随适量食物摄入时吸收更慢。但是对任何种类酒的暴饮都会增加CHD的死亡风险[106]。

药物代谢动力学和药理学

当饮用正常社交饮酒量时，乙醇在胃部、小肠和结肠吸收完全；但是，各处速率不同。空腹口服乙醇的血药浓度达峰时间一般为 30~75 分钟，但是多种因素都可以影响到吸收速率和吸收程度[111]。吸收最快的剂型是含有 10%~30% 酒精的碳酸饮品。相反的，高酒精浓度可以引起胃肠道（gastrointestinal, GI）黏膜内的血管收缩，导致乙醇吸收的减慢甚至不完全。小肠内乙醇吸收的速率明显快于 GI 内其他部分，而且不受食物影响。通过控制乙醇到达小肠的速度，可以控制胃排空的因素也同样控制着乙醇的吸收速度[112,113]。例如，胃内的食物会延缓乙醇的吸收，很可能是由于它减慢了胃的排空。酒精中毒的强度不是单与血浆浓度相关。对任何特定的血浆浓度，更严重的认知损害是在乙醇血浆浓度升高时而非被清除时被观测到的。中毒程度也直接与达到有效血浆药物浓度的速率有关联，酒精对认知能力有负面影响，也对血液中酒精浓度曲线的上升和下降存在一个差异化效应。后者可能与酒精中毒的严重后果有重大关系[114]。

血乙醇水平（blood alcohol level, BAL）或血乙醇浓度（blood alcohol concentration, BAC）中乙醇的重量以毫克计算，血液的体积以分升计算。这样 BAC 就可以用比例（如 100mg/dl 或 1.0g/L）或百分比（如 0.1% 酒精）表达。基于标准化考虑，在其他体液中乙醇浓度通常被转换为等量的血液乙醇浓度。

酒精代谢的特异性影响到个人对酒精的敏感性以及更易受到酒精对具体行为和生理效应的影响。醇脱氢酶（alcohol dehydrogenase, ADH）途径是人体酶系统代谢酒精的主要途径。主要由胃部（ADH6 和 ADH7）和肝脏（ADH1、ADH2 和 ADH3）的 ADH 同工酶进行酒精代谢。这一途径通过 ADH 同工酶把乙醇转化为乙醛，导致了烟酰胺腺嘌呤二核苷酸（nicotinamide adenine dinucleotide, NAD）还原为 NADH。在第二步，乙醛是通过乙醛脱氢酶转化为乙酸，也同样使 NAD 还原为 NADH。这是乙醇代谢的限速步骤，而当大量的乙醇消耗 NAD[115]，这条途径趋于饱和，乙酸最终被转化为二氧化碳和水。另外一个途径则在酒精依赖人群中更突出，包括了滑面内质网过氧化物酶的过氧化氢酶途径和微粒体乙醇氧化系统（microsomal ethanol oxidizing system, MEOS），MEOS 中主要的功能成分是细胞色素酶 P450（CYP）2E1。

乙醇进入体内后，90%~98% 在肝脏被氧化，剩余部分经肺泡从呼吸和经尿液以原型排泄。乙醇代谢过程曾被认为是零级动力学；但实际上，米氏方程和其他非线性、浓度依赖性的模型更精确地描述了其代谢过程[116,117]。在一些情况下，一部分吸收的乙醇不会在循环系统中出现，暗示了首过效应的存在。但是，肝脏和胃部的 ADH 对这一效应的相关性大小还存在争议[118,119]。Levitt 等用一个二室模型、米氏方程的药代动力学模型和实验数据显示了胃内的代谢过程对首过效应影响极小[120-122]。他们相信胃代谢导致首过代谢的性别和种族差异。对胃部 ADH 的估算显示了根据摄入的乙醇浓度，酶对乙醇的代谢速率由 0.9~1.8g/h 不

等[123]。酒精首过消除的（first-pass extraction）程度倾向于随着酒精的增加而下降。这可能是由于不论来源的酒精使 ADH 的饱和所致。当血浆乙醇水平大于 0.2g/ml 时，ADH 系统饱和。而当肝脏 ADH 系统饱和时，就会增加未转化的乙醇排泄量。这就引起了当血浆乙醇浓度增加时，呼吸中酒精气味越重的现象。酒精的代谢同样由于 CYP2E1 的刺激，而更倾向于非线性过程，而这增加了长期酒精摄入者的耐受性。

在酒精依赖患者、女性、老年人和日本人群中发现较低的首过代谢率[120,122]。胃部 ADH 是使得食物可降低酒精生物利用度的原因之一。通过延缓胃排空，食物增加了胃部代谢量[123]。

在文献中，被公认的乙醇氧化率为男性 0.15g/（ml·h），女性 0.18g/（ml·h）[124]。虽然这一速率仍被广泛地用于法律和医学领域，也有数据显示了酒精代谢率的多样性。举例来说，遗传因素和其他因素可以用来解释 ADH 的不同活性[125,126]。多数重度长期饮酒者酒精氧化率是正常值的 2 倍，而他们的代谢率会戒酒一段时间后会恢复到基线水平[127]。重度长期饮酒者的氧化率同样会随着血液乙醇水平的升高而升高[127]。与之相对的，终末期肝病患者可能发展至无代谢能力阶段。

长期酒精使用可以引起肝脏变性。多余的氢被转化为脂肪酸，乙醇而非脂肪直接氧化供给能量导致了高脂血症和肝脏脂肪沉积。脂肪肝是酒精性肝硬化的第一步。累积的乙醛导致微管变短和增厚，从而导致线粒体功能障碍是导致肝毒性过程中的机制之一。被损坏的微管抑制了肝细胞的分泌而导致了肝脏体积和重量的增加[128]。营养缺乏和肝蛋白代谢受损也成为长期饮酒者出现肝毒性的原因[129,130]。

乙醛被认为参与了酒精作用的大部分过程[131]。伴随着乙醛浓度升高的乙醇中毒导致了常见敏感反应，如血管扩张和脸红、皮温升高、心率呼吸增快及血压降低。乙醛同样导致了支气管收缩和过敏样反应，引起口腔和喉咙的干渴以及恶心和头痛。这些由乙醛介导的副反应是潜在的保护饮酒者过度饮酒的措施，但是乙醛同样也有引起欣快感的能力，可能加剧酒精摄入。乙醛同样也导致了胃肠道和上呼吸道的癌症发病率增加，这一发病率趋势可在重度酒精摄入者身上观察到，而乙醛的升高同时也是肝硬化发生过程中的一个环节[132]。

摄入乙醇后可以通过不同方式麻醉抑制中枢神经系统（central nervous system, CNS）。对这一影响耐受的情况通常发生于长期饮酒后，例如保持血液酒精含量 0.150g/ml 的人群不会在数年里每日饮酒 1 品脱（568ml）以上 80 标准酒度（或等价液体）时产生明显的行为和神经系统的功能障碍。

酒精依赖的神经生物学基础

对酒精敏感的蛋白包括离子通道，神经递质受体和信号转导过程涉及的酶类[133]。值得注意的神经递质、激素以及腺苷、大麻素受体、促肾上腺皮质激素释放激素（corticotropin-releasing factor, CRF）、多巴胺（dopamine, DA）、γ-氨基

丁酸(γ-aminobutyric acid,GABA)、食欲刺激素(ghrelin)、谷氨酸盐、神经激肽-1(neurokinin-1,NK1)、神经肽Y(neuropeptide Y,NPY)、去甲肾上腺素、阿片样肽类和5-羟色胺(serotonin,5-HT)等神经肽。CNS内最重要的抑制性神经递质是GABA,与它相关的氯离子通道会被低浓度的酒精影响。通常来说,当GABA与GABA$_A$受体结合,氯离子通道打开,使带负电荷的氯离子进入细胞从而抑制神经元细胞活性[134]。酒精的存在使得GABA释放,增加了两者结合的抗焦虑作用[135]。由于酒精的持续抑制,受体的补偿机制就是减少GABA$_A$受体亚基[135]。其他镇静药物,如苯二氮䓬类,也同样会结合于氯离子通道的不同位点促进GABA抑制。酒精和镇静催眠药这一作用的机制相同,解释了这些物质之间的交叉耐受性。

谷氨酸是CNS中主要的兴奋性神经递质。低剂量的酒精强力抑制NMDA受体,同时抑制神经元活动[136]。连续暴露于高剂量的酒精后,NMDA受体上调,以试图平衡乙醇的抑制作用。因此,乙醇对GABA和谷氨酸的共同作用达到了抑制兴奋和促进镇静的作用。

酒精也会影响其他几种离子通道和受体。5-HT$_3$受体亚型对低剂量的酒精极为敏感,这可能导致5-HT和DA的激活。酒精还会影响β肾上腺素能和通过与膜结合的G蛋白连接于腺苷酸环化酶的腺苷神经递质受体的活动。低剂量的酒精可促进去甲肾上腺素、5-HT、DA、内源性大麻素信号系统和其他与G蛋白相关的神经递质受体的活性[137-139]。

在神经生物学行为水平,中脑边缘系统从腹侧被盖区到伏隔核区的多巴胺能通路可被包括酒精、可卡因、鸦片制剂和尼古丁在内的多数产生依赖性的药物激活[140,141]。所以推定,这种途径介导产生了药物奖赏感(drug reward),也产生了对所有可产生依赖的药物的滥用[142]。重复酒精使用会使该系统敏感,使得与酒精相关的行为刺激系统开始释放多巴胺,并促成更多的酒精使用[143]。由滥用药物释放的多巴胺是自然状态下的2~10倍[144]。这种敏感性解释了患者对药物滥用的渴望和专注。

长期饮酒后的戒断可以导致神经系统兴奋的一系列症状,如烦躁不安和负强化。它暗示了成瘾导致了对酒精的渴望和对酒精使用的执念,而酒精依赖者们会不断饮酒以避免这一感觉[145]。如前所述,长期饮酒会导致GABA$_A$下调以及NMDA上调,引起CNS极度活跃。蓝斑,一种位于脑桥核的含有去甲肾上腺素的细胞,会在戒断过程中过度活跃,可以解释酒精戒断症状的不良反应。长期酒精和药物使用改变了基因表达和增加了腺苷酸环化酶的水平,上调环磷酸腺苷(cyclic adenosine Monophosphate,cAMP)-依赖性蛋白激酶,导致这一大脑区域cAMP反应元件结合蛋白(cAMP-response element binding protein,CREB)和几个磷蛋白的耐受和依赖[146]。

酒精中毒

毒理学

乙醇在髓质可通过类似于全身麻醉剂的机制抑制神经

元内外钠的流动来抑制呼吸[147]。使得Na$^+$/K$^+$-腺苷三磷酸酶(Na$^+$/K$^+$-adenosine triphosphatase,ATPase)被抑制,cAMP的浓度降低,GABA合成受损。乙醇是一种中枢神经系统抑制剂,甚至使用中它产生的非抑制效果也是由于它优先抑制了抑制性神经元。在高浓度乙醇中出现更多的整体神经元抑制。

酒精中毒治疗本质上是支持治疗。然而在重度中毒患者中,呼吸速率的长时间减缓会导致心律失常、心脏骤停和死亡,且常伴有呕吐物的误吸。呼吸抑制是引起呼吸性酸中毒酸碱异常的原因。即使当血液中乙醇含量低于导致髓质麻痹的浓度,也仍会出现呼吸抑制导致的高碳酸血症和缺氧[148,149]。这使得严重醉酒的患者最优先考虑的问题是患者的呼吸情况。

重度中毒患者,他们出现的呼吸抑制需要立即进行支持治疗,其中包括利用气管插管进行呼吸支持。这应该足以将酸碱平衡恢复到正常范围内,当代谢性酸中毒是酸碱平衡紊乱的主要成分时,它可能需要加用碳酸氢钠。这应该与适当的呼吸支持共同使用,以防止高碳酸血症的发展。

血乙醇浓度

长期使用酒精可产生很强的耐受性;因此,血乙醇水平不能作为生理状态的唯一决定因素。相比之下,对于初次饮酒(alcohol naive)的人,在300mg/dl范围内的BAC即可能是致命的,但对于长期饮酒者可以在更高水平保持清醒和警觉。血液乙醇浓度通常与患者的临床表现相关(表90-4),但是耐受能力因人而异。运动功能障碍可在500mg/dl的水平时观察到。中度的运动障碍,通常被认为在800mg/dl出现,这也是全美法律规定驾驶车辆时中毒的标准。呼吸抑制可能发生在乙醇浓度450mg/dl时[150]。被公认的乙醇对人半数致死量剂量(LD$_{50}$)是在血中的浓度500mg/dl,虽然已报告乙醇致死的浓度范围为295~699mg/dl[151,152]。

表90-4

血液酒精浓度和临床状态的关系

血乙醇浓度	临床表现[a]
50mg/dl(0.05mg%)	可观察到的运动功能障碍
80mg/dl(0.08mg%)	中度受损;驾驶时中毒状态的法律定义
450mg/dl(0.45mg%)	呼吸抑制
500mg/dl(0.50mg%)	乙醇LD$_{50}$

[a] 对酒精的耐受因人而异;LD$_{50}$,半数致死剂量。

在较低的乙醇浓度死亡的相关因素包括了酒精不耐受、服用其他药物、心脏疾病及误吸。例如,死于乙醇和巴比妥类共同作用的患者的平均乙醇浓度为359mg/dl,这一机制,也普遍适用于其他抑制呼吸的常用药物,如抗焦虑药和阿片类药物[152,153]。因此,临床医生应该对尿液进行一个毒理学筛查以排除可能服用的药物影响。

紧急处理

在面对紧急的中毒患者时,一般处理包括支持治疗和保护措施。乙醇中毒患者容易出现血容量不足导致低血压。低体温也是严重中毒的并发症,可以导致低血压。低血糖最常发生在减少碳水化合物摄入时。这个情况常见于营养不良的酗酒者身上,但如果现在处于节食期也极有可能发生。如果静脉注射给液,维生素 B_1 应该先于葡萄糖注射以避免韦尼克脑病。此外,应考虑在加用短效苯二氮䓬类药物,如劳拉西泮。

洗胃可能对预计服用其他药物或近期摄入大量酒精的患者有用。活性炭吸附乙醇的能力很差,但是在怀疑其他药物合并时应该使用。血液透析可以迅速清除体内乙醇[154]。通常情况下,当血液乙醇浓度大于 600mg/dl 时[70],应立即启动透析治疗。辅助通气和良好的支持治疗通常是最重要的,因为在乙醇中毒中,呼吸抑制是首要死亡原因。

有了良好的支持治疗,通常不需要透析。如果患者病情不平稳或者受其他的复杂因素影响,如合并疾病(如肾功能不全)或服用其他药物时,可以考虑透析(表 90-5)。

表 90-5

急性酒精中毒:症状和治疗

症状	原因	治疗
呼吸性酸中毒	酒精引起的呼吸抑制;对高碳酸血症和低氧反应不敏感	气管插管呼吸支持
昏迷	酒精引起的中枢神经系统抑制;使用其他药物	洗胃,纳洛酮 1mg,每 2~3 分钟重复 1 次,最多 10mg,这取决于患者反应和摄入药物。条件允许可透析
低血压	低血容量	静脉液体疗法
低血糖	最常发生在营养不良的患者。丙酮酸通过糖异生转化为乳酸,而不是葡萄糖	50% 葡萄糖(50ml)静脉推注

酒精戒断

症状和体征

案例 90-10

问题 1: J. M. 是一家疗养院的厨师,他的妻子是那里的管理员。他在工作时喝酒,被发现昏迷后送到医院。他的妻子说 J. M. 每日喝 1.89L(半加仑)伏特加,过去曾经酗酒。J. M. 的妻子说,她不相信他滥用过毒品或处方药。他的入院血乙醇浓度(BAC)为 520mg/dl。J. M. 有肝功能不全继发肝硬化的病史。实验室结果报告如下:

钠:143mmol/L	白蛋白:4.7g/dl
钾:4.2mmol/L	胆固醇:423mg/dl
CO_2:25.2mmol/L	CK:1 344U/L
氯:107mmol/L	总胆红素:2.3mg/dl
BUN:18mg/dl	直接胆红素:0.3mg/dl
肌酐:0.8mg/dl	ALP:74U/L
血糖:101mg/dl	AST:288U/L
钙:9.9mg/dl	ALT:148U/L
镁:0.9mg/dl	GGT:992U/L
尿酸,6.3mg/dl	

临床诊断 J. M. 酒精戒断反应需要进行什么症状和体征的监测?

许多酒精依赖者有显著生理依赖性,他们在戒酒或减少饮酒量时出现的各种症状被称为"酒精戒断综合征"(alcohol withdrawal syndrome", AWS)。按照生理依赖程度,AWS 包括从显著不适、轻度震颤到酒精戒断有关的谵妄、幻觉、癫痫发作和可能的死亡[155,156]。J. M. 992U/L 的 GGT 和病史表明,他是一位重度饮酒者。J. M. 的 AST、ALT 和总胆红素升高,直接胆红素正常,这些指标表明他胆红素排泄功能存在问题,这与病毒性肝炎或肝硬化一致。

当酒精依赖患者因为其他原因入院,其酒精依赖的问题可能被忽略,导致其在不同环境下发生 AWS。例如,来自某初级医疗机构的数据表明,15% 患者存在危险性饮酒情况或发现酒精相关的健康问题[157]。手术患者应在术前筛查可能的酒精依赖,以预防和充分治疗手术期间和手术后 AWS 有关的并发症[158]。

诊断 AWS 的第一个标准:长时间重度饮酒患者停止饮酒或减少饮酒量;达到第一个标准后几个小时到几日之内出现 2 个或多个以下症状:自主神经亢进、手抖增加、失眠、恶心或呕吐、短暂性触觉、视觉、听觉方面的幻觉或错觉、精神运动性激越、焦虑及癫痫大发作[1]。这些症状必须造成显著的器官功能障碍或损害,并排除一般医学情况,确定非其他精神疾病引起。戒断相关的癫痫发作是一种更严重的戒断表现,同样的,酒精戒断谵妄(alcohol withdrawal delirium,AWD)或震颤性谵妄也被视为严重的戒断表现。在发生 AWS 的患者中,AWD 的致死率约 5%[159]。公认的 AWS 并发症预测因子包括饮酒的持续时间、解毒前乙醇摄入总量和以前的戒断相关癫痫的发作和 AWD 发作[160]。

案例 90-10,问题 2:怎么对 J. M. 戒断症状的严重性进行定量评估?

目前,评价酒精依赖患者戒断反应严重程度的工具中,最常用的是临床机构酒精戒断状态评定量表(修订版)(the revised Clinical Institute Withdrawal Assessment, CIWA-Ar)[161],另外,镇静躁动量表(Sedation-Agitation Scale, SAS)可以用来评估兴奋状态[162]。CIWA-Ar 是用于 AWS 严重程度分级的 10 项量表,常被用作评估住院患者戒断症状严重程度的工具。CIWA-Ar 提供了一套总计 67 分的标准,评价头痛、恶心、颤抖、激动、感觉异常、出汗、听觉和视觉障碍、缺乏对时间或地点的认知程度。AWS 患者可基于 CIWA-Ar 评分启动治疗。当 CIWA-Ar 评分不高于 8,表示戒断反应轻微,几乎不需要药物治疗。当 CIWA-Ar 评分为 9~15,表示中度戒断反应,可能需要一些药物治疗。当 CIWA-Ar 评分超过 15,表示严重戒断反应,癫痫和 AWD 发生风险增加。解读 CIWA-Ar 分数时,也应考虑合并疾病和用药的影响。实际上,CIWA-Ar 评分的单个条目对 AWS 不具有特异性,同样,对戒断反应的一些症状也缺乏敏锐性。我们可以将 SAS 与 CIWA-Ar 联合使用,来评价患者的躁动和意识水平,并应当正确及时给予苯二氮䓬类药物治疗(用于分数>4 的 7 分量表)。

戒断管理

案例 90-10,问题 3:对于像 J. M. 发生酒精戒断症状且有肝硬化表现的患者,哪些治疗药物疗效最好?

苯二氮䓬类

苯二氮䓬类通过刺激 GABA$_A$ 受体缓解焦虑,可以实现酒精的替代治疗[163]。这些药物能预防酒精戒断期间的原发和继发癫痫发作[158,163,164]。长效的苯二氮䓬类药物在体内的代谢排泄是逐渐减少的,其血清药物浓度波动降低,有助于酒精戒断[157]。长效的苯二氮䓬类药物(如氯氮䓬和地西泮)在停药期间,导致更少的反跳作用和戒断性癫痫发作[165,166]。短效药物(如劳拉西泮和奥沙西泮)在肝脏中代谢,可被氧化为非活性代谢物,虽然给药频率增加,但可能更适合于合并肝脏疾病的酗酒者以及老年人,短效劳拉西泮和长效地西泮因其起效时间短而存在滥用风险[164,167]。当用药适宜时,所有的苯二氮䓬类药物在改善酒精戒断症状和体征方面效果相同;但是,实际治疗药物的选择取决于以下因素:药代动力学特性,给药剂量,是否存在肝功能不全,以及剂量滴定的简易性(表 90-6)[168]。

表 90-6

酒精戒断综合征的治疗建议

治疗方案	临床合理性	药物	给药方案(示例)	注意事项
固定剂量调整策略	无论患者严重程度如何,先接受 2~3 日固定剂量药物治疗。常用于严重的酒精戒断综合征患者	氯氮䓬	25~100mg/(2~6)h, PO 或 25mg/(2~4)h, IV	治疗前,确定固定剂量方案和时间参数。当症状难以控制时可按需加用药物(如 CIWA-Ar 评分持续在 8~10 分)
		地西泮	10mg/(1~2)h, PO(最大 60mg)或 5~10mg, IV, 20~120 分钟(最大 100mg/h 或 250mg/8h)	
		劳拉西泮	前 2 日:2~4mg PO,每日 4 次;第 3、4 日:1~2mg PO,每日 4 次;第 5 日:1mg PO,每日 2 次,可 IV/IM(最大 20mg/h 或 50mg/8h)	
根据症状调整剂量策略	每小时对患者进行 CIWA-Ar 评分以决定药物治疗剂量。其主要的优势在于在相同的疾病控制情况下,减少药物使用,降低镇静不良反应的发生	氯氮䓬	50~100mg	减少门诊患者药物滥用的可能,成本低,24~48 小时长效作用

表 90-6

酒精戒断综合征的治疗建议（续）

治疗方案	临床合理性	药物	给药方案（示例）	注意事项
		地西泮	10～20mg	持续作用时间长（20～50小时），减少症状突破发生，使治疗更平缓
		劳拉西泮	2～4mg	持续作用时间短，可能更加适合有迟发镇静作用风险的患者（如老人、肝功能不全患者）
替代疗法	对苯二氮䓬类药物过敏或有禁忌的患者	卡马西平	第1日 600～800mg 逐渐减量至第5日 200mg 400mg，PO 每日3次，3日；然后 400mg，PO 每日2次，1日；然后 400mg，PO，1日	卡马西平和巴氯芬都无成瘾性；药物相互作用少；几乎不发生药物相关认知障碍
	可能与苯二氮䓬类药物等效	巴氯芬	5mg PO 每日3次，3日，然后增加至 10mg，每日3次	已知可以降低癫痫发作的阈值；酒精戒断常规治疗还需更多信息
辅助治疗方法	肾上腺素受体功能亢进	可乐定	按需口服 0.1mg，每日2次	用于治疗轻、中度肾上腺素受体功能亢进
	肾上腺素受体功能亢进	β-受体阻滞剂：阿替洛尔，美托洛尔	每日 50mg，PO 2.5～5mg IV	可能比单独服用奥沙西泮更快改善生命体征。最多3剂，每次间隔约2分钟；使用心率和血压的参数
	焦虑、幻觉、谵妄	神经阻滞剂：氟哌啶醇 奥氮平	0.5～5mg/h，PO/IM/IV，最大每日 100mg 10mg，IM	起效迅速但需注意 QTc 延长（如>450ms）建议在使用静脉注射前进行基础心电图检查 最大剂量，3次，10mg，间隔2～4小时；重复给药前监测直立性低血压

CIWA-Ar，临床机构酒精戒断状态评定量表（修订版）；IM，肌肉注射；IV，静脉注射；PO，口服。

来源：Guirguis AB，Kenna GA. Treatment considerations for alcohol withdrawal syndrome. US Pharm. 2005；30；71；Mayo-Smith MF, et al. Management of alcohol withdrawal delirium. An evidence-based guideline [published correction appears in Arch Intern Med. 2004；164；2068. Dosage error in article text]. Arch Intern Med. 2004；164；1405.

剂量

酒精戒断治疗中，苯二氮䓬类药物的剂量调整策略有2种，分别是固定剂量调整策略和根据症状调整剂量策略。固定剂量调整策略包括确定所选药物的给药间隔与给药剂量，通常情况下，在治疗的第2日规定的时间点逐渐降低剂量。根据症状调整剂量策略是根据事先由 CIWA-Ar 评定的戒断症状严重程度，在设定的给药间隔内重复给药。只有在 CIWA-Ar 评分高于事先规定的治疗阈值时，才给予药物治疗。在该策略下，因为给药剂量是根据戒断症状的严

重程度进行调整，所以，可以将治疗不足与过度治疗的风险降至最小。几个研究证明，相比固定剂量调整策略，根据症状调整剂量策略可以缩减疗程，减少总给药量，并且有不降低疗效的优势[168]。

有些酒精戒断患者的治疗面临着合并疾病的挑战，比如，某 AWS 患者伴发冠状动脉疾病。对于这样的患者，戒断相关高血压的治疗可能更加主动，因此用 β 受体阻滞剂或可乐定进行治疗。这种辅助治疗由于可以掩盖患者戒断反应的自主神经表现，可能降低 CIWA-Ar 评分的敏感性，从而导致戒断反应患者的治疗不足，增加戒断反应相关的

严重后遗症。鉴于这些排除标准,根据症状调整剂量方法并未在此类人群和既往发生过戒断反应相关严重癫痫和谵妄的人群中测试。因此,此类人群推荐使用传统固定剂量调整策略[168]。有效的治疗方案需要考虑这两种策略。例如,低风险患者(无 AWS 或 AWD 史,每周酒精摄取量小,无早期 AWS 的症状和体征)接受根据症状调整剂量策略(如劳拉西泮,1mg/h,按需)。或者高风险患者(有 AWS 或 AWD 史,戒断性癫痫发作,每周酒精摄取量大,有早期 AWS 的症状和体征)接受固定剂量的劳拉西泮,或剂量递减的地西泮和对酒精戒断反应症状和体征控制不佳时,按需服用的苯二氮䓬类药物。重要的是,如果住院患者有严重的症状,苯巴比妥、右美托咪定和丙泊酚是苯二氮䓬类药物的有效辅助药物[168]。

禁忌、警告与相互作用

老年人肝、肾功能不全以及服用治疗糖尿病或肝硬化等药物的患者或者其他精神疾病如痴呆,需要密切监测以防药物过量。正在服用钙离子通道阻滞剂、β-受体阻滞剂以及 α_2-肾上腺素受体激动药的酒精戒断综合征患者,可能会掩盖高血压、心悸和震颤等症状。

不论症状轻重,存在以下危险因素者应入院治疗:伴严重的酒精戒断症状史、戒断性癫痫发作史或震颤性谵妄史、多次戒酒史、合并精神疾病或内科疾病、近期大量饮酒、妊娠或缺乏可靠人员的照护[168]。

劳拉西泮是唯一通过肌肉注射可预测性吸收度的苯二氮䓬类药物(如果必须肌内注射,可选用此药)。很少有必要使用极高剂量的苯二氮䓬类药物来控制 AWS。目前没有对照试验比较不同苯二氮䓬类药物治疗 AWS 的优缺点,也没有明确证据支持劳拉西泮作为治疗 AWS 的一线药物[168,169]。

对于大多数轻到中度 AWS 患者,门诊解毒治疗安全有效,且花费比住院治疗少。如果选择门诊治疗,应该指导患者和陪护人员如何服用这些药物、可能的副作用、预期的戒断症状以及病情恶化的应对措施。每次就诊时,只能处方低剂量的戒断药,尤其是苯二氮䓬类药物。由于门诊治疗中缺乏密切监测,应该使用固定剂量调整的给药方案。

鉴于 J. M. 的肝酶升高,开始劳拉西泮治疗是合理的。短效药物,如劳拉西泮,因经肝脏代谢比例低,更适用于有肝功能不全明确证据的患者。

辅助治疗

案例 90-10,问题 4: 对于 J. M. 可考虑什么样的辅助治疗?

评估患者水合作用,电解质(尤其是钾与镁)以及营养状态。在因呕吐、出汗和高热后过度丢失体液的患者中,静脉营养支持可能是必要的[170]。酒精戒断患者应定期服用维生素 B_1、多种维生素以及 1mg 叶酸。如果给予静脉输液,为预防 Wernicke 脑病的突然发生,维生素 B_1 的注射应

优先于葡萄糖[160]。酒精依赖患者缺乏维生素 B_1 会增加 Wernicke 脑病的发生风险[171]。韦尼克脑病主要表现为急性精神错乱、共济失调和眼肌麻痹的三联症状。Korsakoff 综合征是 Wernicke 脑病后期的神经精神性表现:记忆减弱和虚构症,因此,这种症状又被称为 Wernicke-Korsakoff 综合征。常见于慢性酒精使用障碍患者,但也可见于营养不良相关的疾病的患者,如长期血液透析或获得性免疫缺陷综合征[172]。

维生素 B_1 缺乏导致大脑对葡萄糖利用减少。机体通常储存 3 周的维生素 B_1 需求量(每日需求量约 1.5mg)。大脑维生素 B_1 缺乏时,仅可通过静脉迅速升高维生素 B_1 血浆浓度。即使每日口服大剂量,维生素 B_1 经胃肠道吸收很少(<5%),因此需要经非胃肠道供应维生素 B_1[171]。患者应每日 3 次通过静脉注射至少 200~500mg 维生素 B_1,连续治疗 3 日,以预防维生素 B_1 缺乏对神经精神的影响[172]。

在 AWS 治疗,应对症选择使用除镇静催眠药的其他辅助药物,如 β-受体阻滞剂(如普萘洛尔[173]、阿替洛尔[174])或者 α_2-肾上腺素受体激动剂(如在 ICU 中,可乐定[175] 或右美托咪定)可用来调节重度高血压或其他自主神经症状。但是,这些药物有可能掩盖预示戒断性癫痫症发生的症状,以致未能提供对抗癫痫的措施。可用于中度至重度高血压或其他自主症状。α_2-肾上腺素能激动剂是首选,因为它能减少神经的去甲肾上腺素流出神经细胞,并解决所有高肾上腺素能效应,而不仅仅是用 β-受体阻滞剂影响 β-受体,并且使用 β-受体阻滞剂导致谵妄似乎更常见[168,169]。抗精神病药物(如氟哌啶醇、喹硫平)能用于控制幻觉和严重焦虑,但因其可降低癫痫阈值,必须密切监测[163,168,176]。

酒精依赖的药物治疗

案例 90-11

问题 1: R. M. 55 岁,63.5kg,在酒精戒断之前每周喝大约 60 杯。R. M. 已婚,拥有一个好的工作,他如今承诺进行戒酒。R. M. 从朋友那里打听到双硫仑这个药物,想要使用此药物帮助他戒酒。当日测得的实验结果如下:

钠:132mmol/L	天冬氨酸氨基转移酶(AST):30U/L
钾:3.3mmol/L	丙氨酸氨基转移酶(ALT):35U/L
CO_2:22.6mmol/L	尿酸:9.1mg/dl
氯:109mmol/L	钙:8.7mg/dl
血尿素氮:14mg/dl	镁:1.7mg/dl
肌酐:1.0mg/dl	白蛋白:4.0g/dl
血糖:123mg/dl	胆固醇:255mg/dl
总胆红素:0.3mg/dl	肌酸激酶:78U/L
直接胆红素:0.1mg/dl	谷氨酰转肽酶:30U/L
碱性磷酸酶:53U/L	

双硫仑适合 R. M. 吗?

为了评估酒精使用障碍的治疗,需要准确的病史和实验室检验结果。此外,几个工具可以用来筛查和描述患者的酒精摄入程度。最后,使用的时间和目的通常是影响工具选择的主要因素。筛查评估酒精滥用危险因素最简单的方法是询问患者:在过去的 1 年中有多少场合你一次性喝了 5 杯(男性)/4 杯(女性)酒[177]?如果回答是肯定的,还需要进一步随访患者的饮酒史。第二种方法 C-A-G-E 包括 4 个问题:

1. 你是否曾觉得你需要少喝酒?

2. 有人因批评你喝酒而激怒你吗?

3. 你曾因你的酗酒感到悲伤或羞愧吗?

4. 你曾有过清晨第一件事喝杯酒来稳定焦虑或消除宿醉(醒眼酒)?

2 个问题的肯定回答表明存在酒精摄入问题(表 90-7)[178]。由世界卫生组织制订的酒精滥用疾病鉴别测试(Alcohol Use Disorders Identification Test, AUDIT)也同样可以对个人进行筛选,并找出有问题的酗酒者[179]。

表 90-7

有效筛选评估酒精问题

C-A-G-E 筛选问题(CAGE)
你是否觉得你应该减少饮酒?
有人因批评你喝酒而激怒你吗?
你曾因你的酗酒感到悲伤或羞愧吗?
你曾有过清晨第一件事喝杯酒来稳定焦虑或消除宿醉(醒眼酒)?
确定近期酒精摄入量的方法
急性酒精摄入
■ 血液酒精浓度
■ 尿(乙基葡萄糖醛酸酐)
■ 唾液
■ 呼气酒精含量
近期重度酒精摄入
■ γ 谷氨酰胺转移酶(GGT)
■ 糖缺失性转铁蛋白(CDT)
■ 红细胞平均体积(MCV)

药物治疗

酒精依赖的药物治疗焦点在于戒酒疗程完成后,患者几日内不再饮酒,如何预防复发。药物治疗仅是心理治疗的辅助手段并且不单独使用[180]。到目前为止,双硫仑、阿坎酸和纳曲酮片剂和注射剂是经 FDA 批准用于治疗酒精依赖性的药物。此外,一些其他药物在治疗酒精依赖上显示出不同程度的成功,例如喹硫平、昂丹司琼等[180-202]。然而,很多问题至今尚未得到解答,如长期戒酒率、患者药物治疗应使用多长时间、最佳剂量以及药物是否对男性、女性或者其他特定亚群更加有效[203]。

双硫仑

双硫仑是一种不可逆转的乙醛脱氢酶抑制剂,可以阻止酒精代谢,导致乙醛积累。双硫仑通过调节乙醛水平升高来强化个体停止饮酒的欲望。患者摄入酒精可导致头痛、心悸、低血压、面部潮红、恶心和呕吐等反应。双硫仑治疗成功的主要预测因子是患者做出的完全戒酒的承诺。虽然成功的传闻很常见,临床证据表明,在酗酒者参与特殊高风险情况下(如婚礼、毕业典礼),对双硫仑使用进行监督,可得到最佳效果[3,180]。

双硫仑的对照临床试验明确显示了疗效,但这并不是一个一致的发现[180]。双盲、安慰剂对照的研究中使用双硫仑是困难的,因为 2 个治疗组在酒精摄入上存在心理震慑,同时对实验中发生药物相互作用复发酒精依赖的患者不再设盲。

在一个最严格的退伍军人中进行的临床试验中,患者服用安慰剂或 1mg 或 250mg 双硫仑在戒酒率之间无显著差异[181]。然而,随机分配接受 250mg 双硫仑的患者每日饮酒量更少(每年饮酒天数更少)。社会地位稳定的中年人更可能从双硫仑中获益。在另一个试验中,监督患者服用双硫仑,饮酒量更少频率更低,但是随机分配的患者对服用的药物是已知的[204]。

当患者被分配到支持性治疗以验证依从性时,双硫仑相对于阿坎酸和纳曲酮的疗效显示了双硫仑的明确疗效优势[205,206]。虽然在双重诊断酒精依赖患者中[207],双硫仑联合纳曲酮没有看出优势,但在一项研究中双硫仑联合阿坎酸可使累积戒酒天数增加[208]。

剂量

双硫仑推荐起始剂量为 250mg,每日 1 次,每日 125~500mg[207]。因为有显著比例的患者在日常每日剂量 250mg 时未能出现双硫仑反应[209,210],所以如果患者喝酒未发生双硫仑反应,剂量可增加至 500mg,需要注意的是,每日剂量超过 250mg 时副作用增加。在戒酒后至少 12~24 小时开始给药(当血液或呼吸酒精浓度为零)。治疗继续与否取决于个人需要,但一般至少需要 90 日,并且维持治疗可能需要数年。

禁忌证、警告与相互作用

发生双硫仑反应时,心血管和身体机能发生剧烈变化,因此,双硫仑是禁用于心脏病、冠状动脉闭塞、脑血管病、肾或肝衰竭患者。在较高的剂量,会发生精神病性反应。许多临床医生避免双硫仑用于老年患者或严重内科疾病(如糖尿病)。双硫仑导致妊娠胎儿异常尚不明确。但是,一些数据发现新生婴儿肢体短缺,与其母亲在怀孕最初 3 个月服用双硫仑有关[211,212]。

因此,仅在妊娠期母亲和胎儿的获益大于可能的风险时,使用双硫仑;孕妇在怀孕最初 3 个月应避免使用双硫仑

（C级）。哺乳期妇女使用此药物的安全性尚无定论。

双硫仑具有肝毒性，有肝脏基础疾病的患者应谨慎使用。使用双硫仑治疗前，建立肝功能基线，治疗14日后，重新测定肝功能。每6个月检测全血细胞计数（CBC）和肝功能（LFT）[213]。

R. M. 肝功正常；然而在基线和治疗期间应周期性监测LFT。虽然并不是所有医生都同意，大部分医生都推荐在最低基线LFT：ALT、AST和GGT，当LFT超过3倍正常上限降低双硫仑剂量[213]。如果肝酶升高，每1周或2周重复检测LFT直至正常；如果未升高，每3~6周检测LFT，随着LFT增高，我们应有酒精依赖复发而不是双硫仑中毒的意识[214,215]。持续的LFT升高也可能暗示病毒性肝炎（乙肝或丙肝），对于有高危因素的酗酒者，需要制订一套肝炎治疗计划。目前，指南指出，减少酒精使用将保持正常的LFT。精神疾病的不良影响包括定向障碍、焦虑、抑郁和行为改变，如偏执狂、戒断和奇怪的行为以及精神分裂症的恶化，尤其是每日服用超过250mg的剂量[216,217]。对于有这些症状的人，应该避免或非常谨慎地使用双硫仑，尽管在酒精依赖症患者中，包括精神分裂症患者，每日使用剂量为250mg的双硫仑是安全的[207,218,219]。双硫仑的常见副作用包括嗜睡（尤其是在治疗的前几周）、金属味或大蒜味以及性功能障碍。如果感到困倦或疲劳，可在睡前服用。

双硫仑是CYP2E1氧化酶的有效抑制剂，可与抗凝剂（华法林）、抗癫痫药（苯妥英、卡马西平）、一些苯二氮䓬类药物（如地西泮）和三环类抗抑郁药（阿米替林、德普拉明）相互作用，可能增加这些药物的毒性。联合使用单胺氧化酶抑制剂可使谵妄发生风险增加。类似酒精-双硫仑相互作用的双硫仑不良反应也可以在使用甲硝唑和奥美拉唑中发生[220]。

服用双硫仑的患者必须定期接受相关的咨询服务，并严格按医嘱定期复查肝功能，以使双硫仑发挥最佳疗效。让其他人参与帮助验证管理过程可以获得更好的结果。只有在咨询了处方医生和相关顾问后，才能停止使用双硫仑。患者在接触含有酒精的产品前，必须保证已经停药至少3日（有时候需停药达14日）。教育服用双硫仑的患者在食物、非处方药、漱口水和局部洗液中含有的即使是少量的酒精也会有危险，这是非常重要的。告知患者如果出现如呼吸困难、恶心、呕吐、食欲减退、尿颜色变深或皮肤或眼睛色素沉着改变（主要是变黄）等情况时，应及时报告。

总结

一般来说，考虑到成功所需的特殊条件，双硫仑并不是治疗酒精中毒的首选药物。在使用双硫仑时，患者的社会生活环境、生理和精神状况都是重要的考虑因素。R. M. 似乎是双硫仑的合理人选，因为他已经同意让他的药物管理部门监督（在这种情况下是由他的妻子监督）他的稳定工作以及他保持戒酒的动机。R. M. 仍需定期接受咨询和支持服务。

阿坎酸

阿坎酸（campral）有多种作用，但主要是作为谷氨酸和GABA的调节剂。其主要作用机制可能是作为一种谷氨酸NMDA受体的弱拮抗剂，通过拮抗mGluR5受体来间接调解谷氨酸NMDA受体位点[221]。一系列的meta分析和系统综述表明，当阿坎酸作为一种社会心理干预的辅助手段时，阿坎酸有助于改善戒酒的效果，比如：戒酒所需时间的长短以及戒酒的成功率等[180,222-224]，但是如果在患者出现酒精中毒后初始治疗并没有选用阿坎酸，那么它不大可能有上述疗效[225,226]。也有证据表明阿坎酸的戒酒效果在停止服药后的一段时间内依旧有效[227]。阿坎酸似乎在以促进患者戒酒为目标的治疗方案中特别有效，并可被用于初级保健机构以及专业的成瘾治疗项目中[228]。它几乎没有任何治疗禁忌证存在。还有研究发现少量共存于所有患者体内且可用来预测服用阿坎酸时患者病情改善程度的特征性信息。在一项包含了美国以及欧洲所有研究的meta分析中发现，可用来预测戒酒效果的因素有：患者戒酒的动机、愿意做出的改变、酒精使用障碍的严重程度、治疗起始1周内的依从性，以及是否和伴侣或孩子一起居住等[229]。然而，在一个包含了7个欧洲研究的meta分析中却没有发现特别有意义的可用于预测戒酒效果的因素[230]。总之，想要使用阿坎酸来治疗酒精使用障碍的患者应该自己有着想要戒酒的决心，并在停止饮酒后再开始服用阿坎酸[231,232]。

在一项有关阿坎酸有效性的系统评价中[231]，相关的研究数据证明了阿坎酸有着强大的疗效。此外，在几项有关阿坎酸的研究中也证明了阿坎酸的积极疗效，比如，在一项覆盖了272名严重酒精依赖患者的研究中，在最初2个月的戒酒治疗中，服用阿坎酸治疗的实验组中坚持下来的患者比例明显高于服用安慰剂的对照组患者[184]，并且在使用阿坎酸治疗的患者中有约40%的患者持续戒酒时间达到48周，而服用安慰剂的患者中仅有17%的患者达到。

对阿坎酸的研究目前已经持续了1年多，在试验完成后进行的长期随访（12个月）中发现，阿坎酸在治疗结束后依旧对患者的戒酒率有着一定的积极影响，但在患者不喝酒的时候未发现上述影响。也有一些研究显示类似的治疗结束后仍保持的积极效果很有限或者几乎没有[191,233-236]，但其中有2个实验的说服力较差[191,233-236]，其中一个研究仅基于一个较短周期的阿坎酸治疗，而另一个研究则在启动阿坎酸治疗上有较长的延迟[234,235]。总之，大部分的研究表明阿坎酸用于帮助患者戒酒时是安全的，且患者耐受性较好[237]。

剂量

阿坎酸的规格是333mg/片，常用剂量为每日666mg，每日3次[238]。患者无须滴定即可从常规剂量开始治疗。阿坎酸不能被胃肠道很好地吸收，且半衰期约30小时，达到治疗所需的血药浓度需要几日的时间[238]。阿坎酸对酗酒者安全有效,不良反应少,并且不会使患者产生镇静作用或药物依赖性。其主要的不良反应为胃肠道反应,包括恶心、腹泻及腹胀等,通常恶心呕吐的症状比较容易控制,但如果症状很严重或者经常反复,则需要将剂量减少1/3~1/2,用药疗程一般取决于治疗的效果以及患者自己的意愿。

禁忌证、注意事项和相互作用

阿坎酸以原型从尿液中排出,所以不应该被用于重度肾功能损害[肌酐清除率(CrCl)<30ml/min]或者曾对阿坎酸过敏的患者[238]。对于中度肾功能损害(CrCl 30~50ml/min)的患者应该调整阿坎酸的剂量为每日3次,每次333mg。而对于妊娠期妇女,只有在权衡利弊后认为服用阿坎酸的获益将远超可能风险时才能使用,因为已在大鼠中发现致畸风险(FDA分级C级)[238]。同时,应注意阿坎酸与四环素类药物同服时,阿坎酸制剂中的钙离子可能会导致四环素类药物吸收减少,疗效降低[238]。而其与纳曲酮同服时,纳曲酮会在一定程度上增加阿坎酸的血浆浓度,尽管这种相互作用的临床意义尚不明确,两种药物联用是安全的[238,239]。已经发现在服用阿坎酸的患者中有人出现了自杀倾向(包括企图自杀、自杀未遂、已自杀等),在进行阿坎酸药物治疗的同时,必须联合如认知行为治疗(cognitive-behavioral therapy,CBT)、定期参加匿名戒酒者(Alcoholics Anonymous,AA)聚会等社会心理治疗项目。服用阿坎酸的时间可以不安排在三餐时,但服用时必须整片吞服阿坎酸片剂,切不可嚼碎或碾碎后再服用。此外,尽管目前还没有发现阿坎酸与酒精的相互作用,但是在服用阿坎酸的同时停止饮酒并联合心理和社会支持有助于发挥其最佳的戒酒效果。若患者出现下列任何症状,必须及时告知医生:持续腹泻、体重增加过多或过快、四肢肿胀、呼吸困难、昏厥或出现自杀的念头等。

一项针对353名酒精依赖患者的长期回顾性研究中发现,相比于阿坎酸单独治疗,有监督的戒酒硫治疗能产生更好的效果,特别是在有较长的酒精依赖史的患者中[206]。

纳曲酮

当饮酒时,纳曲酮可以阻断内啡肽的作用,进而抑制伏隔核(在人体内被认为在大脑正强化、奖赏和渴求等活动中起到关键作用)的多巴胺释放[145]。尽管纳曲酮疗法已经被证实适用于所有酒精依赖且不存在治疗禁忌证的患者,但是在一项针对1 388名美国专业治疗成瘾的医师们的调查中发现,他们开出的戒酒处方中,开具纳曲酮的处方仅占13%[240]。而通过他们的自我反馈报告发现,他们不开具更多纳曲酮处方的主要原因为患者拒绝服用纳曲酮或拒绝遵从相应的治疗方案(23%)及患者无法负担使用纳曲酮治疗的费用(21%)。

有证据似乎支持纳曲酮作为社会心理干预治疗的辅助治疗,以帮助患者在较短的时间内获得较高的戒酒率,同时

还可以防止患者在戒酒治疗失败后完全复发[180,209,241-242]。相比较而言,纳曲酮与双硫仑(戒酒硫)的疗效类似,且可能比阿坎酸更有效[192,242-244]。

有少量研究表明,纳曲酮在治疗对酒精有强烈渴求[182,245]、研究开始时认知状态不佳[246]以及高依从性[247,248]的患者时效果最佳,这一观察结果也与已确认的纳曲酮能够减少患者对酒精的渴求感的作用相一致。此外,还有证据表明,对于有酗酒家族史、开始饮酒的年龄早以及合并使用其他药物的患者,更有可能通过使用纳曲酮治疗而获益[249]。

在对用于治疗酒精中毒的药物治疗方案的综合评述中发现,尽管口服纳曲酮不能明显提高戒酒率,但是它能持续作用于患者以减少重度饮酒者的复发率及饮酒的频率[232,250,251]。进一步来说,在几个使用纳曲酮的研究报告中发现,阿片类受体拮抗剂在减少复发率、增加不喝酒天数百分比[182,183,247]以及减少大量饮酒者对酒精的渴求程度[252]等方面的有效性较安慰剂有明显提升。但也有研究并未发现使用纳曲酮与安慰剂有显著差异[253,254]。至于不同的纳曲酮临床试验出现不同的结果,则可能是以下几个因素引起的:有些研究的样本量太小,或有些研究缺少了能证明治疗效果的统计检验力[235]。但也有几个大型的研究报告了消极结果[253-255]。

尽管如此,COMBINE试验[191]还是通过试验发现服用纳曲酮联合其他药物治疗的患者较那些服用安慰剂同时联合除纳曲酮以外的其他药物治疗或者综合行为干预治疗(CBI)的患者有更高的不饮酒天数百分比,从而明确地表明了纳曲酮的有效性。同时,纳曲酮还有减少大量饮酒风险的作用,而其缓释型注射剂(380mg)对酒精依赖的患者而言也有很好的安全性和耐受性[256]。在2个随机双盲的安慰剂对照试验中发现,每月注射1次的纳曲酮缓释型注射剂或纳曲酮的其他长效制剂的疗效是值得肯定的[198,257,258],并且上述剂型还有助于提高患者的依从性。Garbutt等[198]研究发现,男性使用纳曲酮注射剂的效果较女性更为明显,而女性使用纳曲酮的效果仅与使用安慰剂的效果相似。此外,由于在临床研究中发现,与安慰剂相比,纳曲酮注射剂的作用效果极强,所以FDA要求生产商需在他们的产品信息中标明在开始使用纳曲酮注射剂治疗时必须禁酒。在初级保健机构中也发现,使用纳曲酮注射剂治疗3个月并联合由医师提供的药物管理服务的治疗方案对酒精依赖患者是有效的[259]。

剂量

纳曲酮已经被批准用于具有高风险复发因素的酒精使用障碍患者最初90日的戒酒治疗,同时已有为期1年的观察实验证明纳曲酮对患者而言有着很好的安全性和耐受性。纳曲酮的后续治疗以及调整均须根据患者对药物的反应进行,并且只有在咨询医师或者其他医疗服务人员后才能决定是否停药,切忌自行停药。通常纳曲酮的剂量为每日50mg,但是据报道每日25~100mg的剂量也是有效的,尤

其是对于那些服用纳曲酮后体内血药浓度较低的患者[259]。纳曲酮的不良反应,如恶心、头痛等,通常多见于开始治疗的最初几日,而将起始2~4日的剂量调整为每日25mg(半片),可减少纳曲酮相关不良反应的发生。由于纳曲酮的半衰期很长(4小时,纳曲酮的活性代谢物6-β-纳曲酮的半衰期是13小时),一项研究以每周3次给药:周一100mg,周三100mg,周五150mg(相当于每日50mg)[202]。因为每周只需要3次(而不是7次)的观察,所以这种方法可能更有利于监测或观察纳曲酮的使用。但是,在大多数情况下不建议使用这种给药方法。

对于纳曲酮的缓释型注射剂(380mg)应该每4周注射1次,并保证每次都是深部肌肉注射(即注射到臀肌),并需注意在左右臀部交替注射,避免每次都在一侧臀部注射。对于轻中度肝肾功能损伤的患者不用调整纳曲酮的剂量,但对于严重肝肾功能损害的患者目前还没有充分的研究结果[198]。

禁忌证、注意事项和相互作用

纳曲酮禁用于下列患者:严重肝肾功能不全者;曾对纳曲酮敏感或过敏者;对阿片类药物成瘾的、正在服用阿片类镇痛药或处于急性阿片类药物戒断反应的患者。妊娠期妇女使用纳曲酮时必须权衡利弊。纳曲酮应严禁与阿片类药物同服,患者在开始服用纳曲酮前必须保证已脱离阿片类药物至少7~14日,并进行相关的检测,如尿液药物浓度测试等,以避免诱发急性戒断综合征。尽管很少发生,但还是应该在使用纳曲酮治疗之前进行纳洛酮催瘾试验,以避免同时服用纳曲酮与阿片类药物的现象发生。纳曲酮的FDA妊娠期药物分级为C级,而纳曲酮是否能经乳汁排泄目前尚不明确。

目前临床存在的一个与纳曲酮片剂或其长效注射剂有关的问题是疼痛管理问题,任何试图使用外源性阿片类药物来对抗由纳曲酮引起的阿片类药物阻断作用的方法都可能导致阿片类药物过量且可能致命。如果有患者在使用注射剂后出现疼痛,首选止痛药物应该是非阿片类药物,如非甾体抗炎药(NSAID),当患者依旧感觉疼痛,才可以选择阿片类药物,但这很可能需要更大的剂量和更频繁的用药。当需要逆转纳曲酮的阻断作用来进行疼痛管理时,患者必须处在一个配备有可及时为患者进行心肺复苏术并监护患者呼吸抑制情况的设备及人员的环境中。

在一个为期1年的安全研究中发现,纳曲酮最常见的不良反应是恶心、头晕、镇静、头痛、焦虑及视力模糊[260]。假如患者在服药期间出现了上述不良反应,通常可以通过将药物剂量减少一半,来减少不良反应的发生。大剂量的纳曲酮(如200mg)可能会导致肝衰竭。此外,当患者在服药期间出现下列情况,如过度疲劳、不寻常的出血或者擦伤、食欲缺乏、右上腹疼痛、皮肤或眼睛颜色改变、粪便或尿液颜色改变、出现自杀倾向及肺炎的前兆等时,也需及时告知医师。接受纳曲酮长效缓释注射剂型的患者还必须监测注射部位是否有任何不良反应,如肿胀、压痛、瘀伤或69%

的皮肤发红,与之相比的安慰剂50%皮肤变红。如果这些不良反应在2周内无法恢复,可能导致硬化、蜂窝组织炎、脓肿、无菌脓肿或坏死。有些患者可能需要评估是否需要外科介入治疗[260]。

药物联合治疗

采用阿坎酸与纳曲酮联合治疗的原理主要是认为阿坎酸能够减少患者的负强化,而纳曲酮能够弱化患者的正强化[141]。为了验证这个假设,欧洲进行了一个包含160位患者的随机对照研究,但经研究发现,尽管纳曲酮联合阿坎酸治疗产生的治疗效果要优于单独使用安慰剂治疗或单独使用阿坎酸治疗产生的效果,但是与单独使用纳曲酮治疗产生的疗效相比并没有明显的优势[244]。在一项受试者超过1 300名的大型随机双盲研究中,研究者分别单独给予受试者安慰剂、纳曲酮、阿坎酸,或联合医疗管理或综合行为干预治疗(CBI)[191]。最终研究发现,不管是单独使用阿坎酸或安慰剂,还是联合研究中规定的其他治疗方法,2种药物对受试者的戒酒效果并没有显著性差异。此外,接受安慰剂治疗并接受专业的健康护理人员提供的医疗管理(MM)的患者与单独接受综合行为干预治疗(CBI,一种包含12步简易步骤的、与认知行为治疗CBT类似的治疗方案)的患者相比,前者的效果更好。从现有的证据来看,将阿坎酸与纳曲酮联合使用是可以接受的,但是一些患者的预期疗效可能不会比单独使用纳曲酮更好。

托吡酯

托吡酯有多种作用机制,其中包括通过增强对GABA$_A$的抑制作用,减少多巴胺在中脑的释放,这一机制被认为对治疗酒精使用障碍和维持治疗有潜在益处[261]。此外,它会拮抗红藻氨酸对红藻氨酸/2-氨基-3-羟基-5-甲基-4-异噁唑丙酸(AMPA)谷氨酸受体亚型的激动作用,并抑制碳酸酐酶同工酶Ⅱ型和Ⅳ型碳的作用[262]。托吡酯未被FDA批准用于治疗酒精使用障碍。

在一项随机双盲的安慰剂对照研究中,研究者设计了一个12周的治疗周期,在起初的8周中,研究者分别给予150位患有酒精依赖的受试者(包括男性和女性)起始剂量为每日25mg并逐渐加量至每日300mg的托吡酯或对应剂量的安慰剂[190],在研究的后4周,将所有受试者的托吡酯或安慰剂剂量均调整至相同剂量,并保证所有的受试者都在研究期间接受短暂的行为依从性强化治疗(rief behavioral compliance enhancement therapy,BBCET),即一个由专业健康护理人员提供的10~15分钟的咨询和交流时间以帮助受试者解决相应的不良反应问题同时促进受试者的依从性(见表87-6)。最终发现,接受托吡酯治疗的受试者与接受安慰剂的受试者相比,平均每日的饮酒杯数、在饮酒的日子里平均每日的饮酒数量、饮酒的天数以及对酒精的渴求感均明显减少,并且接受托吡酯治疗的受试者不喝酒的天数明显增加了。有证据表明,尽管戒酒率在托吡酯研究的起始阶段并没有被当做观察指标,但托吡酯很可能在戒酒治疗的起始阶段就已经发挥了很好的疗效[263]。在一个Ⅱ期临床试验中,接受托吡酯治疗的受试者大量饮酒天数的占比、在饮酒的日子里平均每日的饮酒数量均明显降低,并且不喝酒的天数占比明显提高,从而证实了托吡酯在戒酒治疗中的作用。

在治疗酒精依赖时,托吡酯的起始剂量一般为每日25mg并经过超过6周时间的剂量调整,将剂量逐渐增加至每日300mg(早上100mg,下午200mg)或增加至患者的最大耐受剂量。此外,托吡酯突然停药与诱发癫痫发作之间的关系已经在无癫痫发作史的患者中被证实了,所以推荐在准备停用托吡酯时逐渐减量直至完全停药(如每4日减少剂量的25%,直到16日完全停药)。

除感觉异常(四肢刺痛)外,其他明显的副作用包括精神错乱、思维迟缓、抑郁和嗜睡,这些副作用可以在开始治疗时通过滴定减弱。此外,约1.5%的患者出现肾结石[264],所以应鼓励患者每日补充足量的水来进行充分的水合作用,特别是对于那些患结石风险高的患者。托吡酯还可能导致患者出现睡眠过多、头晕、记忆改变、味觉改变(尤其是碳酸饮料的味道)、视力改变(尤其是与眼内压升高有关)、协调障碍、食欲减退或体重减轻及情绪多变等不良反应。

禁忌证、警告和相互作用

托吡酯禁用那些对药物过敏的人。对于有尿石症、感觉异常、继发性闭角型青光眼、肾脏或肝脏损害以及容易发生酸中毒的病症或治疗(如肾脏疾病、严重呼吸系统疾病、癫痫持续状态、腹泻、手术、生酮饮食或药物)的患者,应谨慎使用托吡酯。监测高氯非离子间隙性代谢性酸中毒是必要的,因此应该定期评估和监测化学酸碱性(如HCO_3^-和pH)。代谢性酸中毒可引起诸如疲倦和食欲缺乏的症状,或包括心律失常或糖尿病在内的更严重的病症。已发现托吡酯在动物研究中具有致畸作用,并且是妊娠期C级药物[264]。已发现伴随使用口服避孕药、苯妥英、卡马西平和丙戊酸与托吡酯相互作用[220]。共同给予另一种碳酸酐酶抑制剂,如乙酰唑胺,可能会增加肾结石形成的可能性,应予以避免。

酗酒导致的合并症

参与有害饮酒的患者常常出现共病问题。酒精与许多药物有显著的药物相互作用(表90-8)。临床医生还必须考虑合并精神疾病(也称为双重诊断,如抑郁症、双相情感障碍或精神分裂症)与物质使用障碍相结合的可能性。烟草和咖啡因的依赖很常见[265]。合并症状增加导致医疗和精神疾病的治疗预后较差。

表90-8

乙醇与药物的相互作用

对乙酰氨基酚	慢性过量饮酒会增加对乙酰氨基酚诱导的肝毒性的敏感性。急性中毒理论上可以防止对乙酰氨基酚的毒性,因为产生的肝毒性代谢物较少
抗凝血剂(口服)	慢性乙醇代谢诱导华法林的肝代谢,降低血小板减少血栓形成的作用。非常大的急性乙醇剂量(>每日3杯)可能损害华法林的代谢并增加降血栓形成作用。维生素K依赖性凝血因子可能在患有肝病的酗酒者中降低,也会影响凝血功能
抗抑郁药	可以增强酒精和精神运动障碍的镇静作用。急性乙醇会损害新陈代谢。氟西汀、帕罗西汀、氟伏沙明及其他可能的5-羟色胺再摄取抑制剂(SSRI)不会干扰乙醇的精神或主观的效应
抗坏血酸	抗坏血酸增加乙醇清除率和血清甘油三酯水平,并在乙醇代谢后改善运动协调性和颜色辨别力
巴比妥类药物	苯巴比妥降低血液乙醇浓度;急性酒精中毒抑制戊巴比妥代谢;慢性酒精中毒可增强肝脏戊巴比妥的代谢
苯二氮䓬类药物	精神运动性损伤随合用乙醇而增加
溴隐亭	乙醇可增加溴隐亭的胃肠道副作用
咖啡因	咖啡因对乙醇引起的精神运动障碍没有影响
钙通道阻滞剂	维拉帕米抑制乙醇代谢并增加中毒
头孢菌素类抗生素	乙醇会产生潮红、恶心、头痛、心动过速和低血压。具有乙基四唑硫醇侧链的头孢菌素抗生素产生这种双硫仑样反应(如头孢哌酮、头孢噻吩、头孢替坦)

表 90-8

乙醇与药物的相互作用（续）

水合氯醛	可能发生血浆三氯乙醇（水合氯醛代谢物）和血液乙醇的升高。合并中枢神经系统（CNS）抑郁症。血管扩张，心动过速，头痛
氯仿	乙醇会增加氯仿的肝毒性
多西环素	慢性消耗乙醇诱导多西环素的肝代谢并可降低抗生素的血清浓度
红霉素	乙醇可能干扰乙基琥珀酸盐的吸收。对其他配方的影响尚不清楚
呋喃唑酮	当摄入乙醇时，可能发生恶心、潮红、头晕和呼吸困难（即，双硫仑样反应）
H_2 拮抗剂	西咪替丁增强乙醇效应。在血浆乙醇浓度-时间曲线下增加血浆乙醇浓度峰值和面积。CNS 毒性来自西咪替丁血清浓度的增加。尼扎替丁和雷尼替丁还可通过抑制胃醇脱氢酶轻微增加血液酒精浓度（BAL）。法莫替丁不影响血液酒精浓度
异烟肼	用异烟肼消耗乙醇会增加肝毒性的风险。含酪胺的酒精饮料可能引起高血压反应
酮康唑和甲硝唑	当摄入乙醇时，可能发生恶心，潮红，头晕和呼吸困难（即，甲硝唑可能发生双硫仑样反应）。据报道，有乙醇消耗和酮康唑的类似晒伤的皮疹。伊曲康唑可能会发生类似的反应，但没有报
甲丙氨酯	可能发生协同中枢神经系统抑制
甲氧氯普胺	增强乙醇的镇静作用
单胺氧化酶抑制剂	含酪胺的酒精饮料（例如葡萄酒，啤酒）可能引起高血压危象。优降宁可抑制醛脱氢酶并引起与乙醇的双硫仑样相互作用
麻醉镇痛药	静脉内哌替啶的分布容积随着乙醇消耗的增加而增加。临床意义不明。增强 CNS 抑郁的可能性
口服降糖药	如果摄入酒精（即双硫仑样反应），氯磺丙脲，甲苯磺丁脲和妥拉磺脲可能引起潮红，头晕，恶心和呼吸困难。副醛可能发生代谢性酸中毒
吩噻嗪	增强乙醇的精神运动性效应
奎吖因	可能抑制乙醛氧化
水杨酸盐	增加与阿司匹林相关的胃出血；可能会增加胃肠道出血的机会
四氯乙烯	可能发生中枢神经系统抑制
三氯乙烯	当暴露于三氯乙烯饮用酒精的患者时，可能发生潮红，流泪，视力模糊和呼吸急促

来源：Adapted from Ciraulo D，Shader RI，Greenblatt DJ，Creelman WL. *Drug Interactions in Psychiatry*. 3rd ed. Philadelphia，PA：Lippincott Williams & Wilkins；2006，with permission.

双重诊断患者的最佳治疗原则包括：①灵活性（例如，尽管治疗的目标可能是戒酒，但对于某些情况，正确方向的措施对于提高患者依从性同样重要）；②重复（例如，不断反复强调远离酒精和对抗其精神症状是一个优先事项）；③咨询（例如，将患者与适当的干预措施相匹配）。这些因素都是长期治疗成功的基础。适当时使用药物（例如，早期和积极的药物干预和非药物治疗）也可以帮助患者提高依从性；但是，必须尽一切努力使用不会引起欣快感或引起依赖的药物，即使在复发期间也是有效和安全的[2,3]。

具有药物使用和精神疾病的患者构成了实质性且具有挑战性的亚群。单独治疗酗酒预示其他疾病（包括早期复发）的结果较差。应实施针对每种疾病的早期和积极治疗。此外，必须注意确保如果与酒精混合使用的药物是安全的[3]。

（梁硕 译，陶小妹 校，孙路路 审）

参考文献

1. American Psychiatric Association. *Diagnostic and Statistical Manual of Mental Disorders (DSM-5)*. 5th ed. Washington, DC: American Psychiatric Publishing; 2013.
2. ASAM Public Policy Statement on Treatment for Alcohol and Other Drug Addiction, Adopted May 1, 1980, Revised January 1, 2010. http://www.asam.org/quality-practice/definition-of-addiction. Accessed November 26, 2016.
3. Lingford-Hughes AR et al. BAP updated guidelines: evidenced guideline for the pharmacologic management of substance abuse, harmful use, addiction and comorbidity: recommendations from BAP. *J Psychopharmacol*. 2012;26(7):899–952.
4. Center for Behavioral Health Statistics and Quality. *Behavioral health trends in the United States: Results from the 2014 National Survey on Drug Use and Health* (HHS Publication No. SMA 15-4927, NSDUHSeries H-50); 2015. http://www.samhsa.gov/data/. Accessed November 26, 2016.
5. Substance Abuse and Mental Health Administration, Office of Applied Studies. *Results from the 2009 National Survey on Drug Use and Health: Volume I. Summary of National Findings*. Rockville, MD: Substance Abuse and Mental Health

Administration, US Dept of Health and Human Services; 2010. NSDUH Series H-38A, HHS Publication No. SMA 10–4586Findings.

6. U.S. Department of Justice National Drug Intelligence Center National Drug Threat Assessment 2010. February 2010. **https://www.justice.gov/ archive/ndic/pubs38/38661/heroin.htm**. Accessed January 31, 2017.

7. Inaba DS, Cohen WE. *Uppers, Downers, All Arounders: Physical and Mental Effects of Psychoactive Drugs*. 6th ed. Medford, OR: CNS Productions; 2007.

8. Savage SR, Horvath R. Opioid therapy of pain. In: Ries RK et al, eds. *Principles of Addiction Medicine*. 4th ed. Philadelphia, PA: Lippincott Williams & Wilkins; 2009:1329.

9. Sullivan MD et al. Trends in opioid dosing among Washington State Medicaid patients before and after opioid dosing guideline implementation. *J Pain*. 2016;17(5):561–568.

10. Garcia M et al. Implementation of an opioid management initiative by a state Medicaid program. *J Manag Care Pharm*. 2014;20(5):447–454.

11. HIV and Injection Drug Use. HIV Surveillance Report 2016;27 **http://www .cdc.gov/hiv/risk/idu.html**. Accessed November 26, 2016.

12. Ferguson R et al. Enterobacter agglomerans-associated cotton fever. *Arch Intern Med*. 1993;153(20):2381.

13. Deletoile A et al. Phylogeny and identification of Pantoea species and typing of Pantoea agglomerans strains by multilocus gene sequencing. *J Clin Microbiol*. 2009;47(2):300.

14. Torka P, Gill S. Cotton fever: an evanescent process mimicking sepsis in an intravenous drug user. *J Emerg Med*. 2013;44(6):e385–e387.

15. Kleber HD et al. Treatment of patients with substance use disorders, second edition. American Psychiatric Association. *Am J Psychiatry*. 2007;164(4 Suppl):5.

16. McAuley A et al. Exploring the life-saving potential of naloxone: a systematic review and descriptive meta-analysis of take home naloxone (THN) programmes for opioid users. *Int J Drug Policy*. 2015;26:1183–1188.

17. Rando J et al. Intranasal naloxone administration by police first responders is associated with decreased opioid overdose deaths. *Am J Emerg Med*. 2015;33(9):1201–1204.

18. Schuckit MA. Treatment of opioid-use disorders. *N Engl J Med*. 2016;375:357–368

19. Tetrault JM, O'Connor PG. Management of opioid intoxication and withdrawal. In: Ries RK et al, eds. *Principles of Addiction Medicine*. 4th ed. Philadelphia, PA: Lippincott Williams & Wilkins; 2009:589.

20. Batki SL et al. *Medication-Assisted Treatment for Opioid Addiction in Opioid Treatment Programs. Treatment Improvement Protocol (TIP) Series 43*. Rockville, MD: Center for Substance Abuse Treatment, Substance Abuse and Mental Health Services Administration, US Dept of Health and Human Services; 2005. DHHS Publication No. (SMA) 05–4048.

21. Amato L et al. Methadone at tapered doses for the management of opioid withdrawal. *Cochrane Database Syst Rev*. 2005;(3):CD003409.

22. McNicholas L. *Clinical Guidelines for the Use of Buprenorphine in the Treatment of Opioid Addiction. Treatment Improvement Protocol (TIP) Series 40*. Rockville, MD: Center for Substance Abuse Treatment, Substance Abuse and Mental Health Services Administration, US Department of Health and Human Services; 2004. HHS Publication No. (SMA) 04–3939.

23. Gowing L et al. Buprenorphine for the management of opioid withdrawal. *Cochrane Database Syst Rev*. 2009;(3):CD002025.

24. Gowing L et al. Alpha2-adrenergic agonists for the management of opioid withdrawal. *Cochrane Database Syst Rev*. 2009;(2):CD002024.

25. Collins ED et al. Anesthesia-assisted vs buprenorphine-or clonidine-assisted heroin detoxification and naltrexone induction. *JAMA*. 2005;294(8):903.

26. Gowing L et al. Opioid antagonists under heavy sedation or anaesthesia for opioid withdrawal. *Cochrane Database Syst Rev*. 2010;(1):CD002022.

27. Substance Abuse and Mental Health Services Administration, Center for Substance Abuse Treatment. Buprenorphine, Summary of Drug Addiction Treatment Act of 2000. **http://buprenorphine.samhsa.gov/titlexxxv .html**. Accessed June 16, 2010.

28. Stine SM, Kosten TR. Pharmacologic interventions for opioid addiction. In: Ries RK et al, eds. *Principles of Addiction Medicine*. 4th ed. Philadelphia, PA: Lippincott Wilkins & Williams; 2009:651.

29. Chou R et al. Methadone safety: a clinical practice guideline from the American Pain Society and College on problems of drug dependence, in collaboration with the Heart Rhythm Society. *J Pain*. 2014;15(4):321–337.

30. Johnson RE et al. A comparison of levomethadyl acetate, buprenorphine, and methadone for opioid dependence. *N Engl J Med*. 2000;343(18):1290.

31. Mattick RP et al. Buprenorphine maintenance versus placebo or methadone maintenance for opioid dependence. *Cochrane Database of Systematic Reviews* 2014;(2):CD002207. doi:10.1002/14651858.CD002207.pub4.

32. Baxter JD et al. Factors associated with Medicaid patients' access to buprenorphine treatment. *J Sub Ab Treat*. 2011;41:88–96.

33. Sullivan LE et al. The practice of office-based buprenorphine treatment of opioid dependence: is it associated with new patients entering into treatment?

Dug Alc Dep. 2005;76:113–116.

34. Rosenthal RN et al. Buprenorphine implants for treatment of opioid dependence: randomized comparison to placebo and sublingual buprenorphine/naloxone. *Addiction*. 2013;108:2141–2149.

35. Soyka M. New developments in the management of opioid dependence: focus on sublingual buprenorphine–naloxone. *Subst Abuse and Rehab*. 2015;6:1–14.

36. US Department of Justice, Drug Enforcement Administration, Office of Diversion Control. Drugs and Chemicals of Concern: Buprenorphine, July 2013. **https://www.deadiversion.usdoj.gov/drug_chem_info/buprenorphine .pdf** Accessed January 31, 2017.

37. van Dorp E et al. Naloxone reversal of buprenorphine-induced respiratory depression. *Anesthesiology*. 2006;105 (1):51.

38. The Medical Letter. Naltrexone (Vivitrol)—a once-monthly injection for alcoholism. *Med Lett Drugs Ther*. 2006;48 (1240):63.

39. Earley PH. Physician health programs and addiction among physicians. In: Ries RK et al, eds. *Principles of Addiction Medicine*. 4th ed. Philadelphia, PA: Lippincott Williams & Wilkins; 2009:531.

40. National Consensus Development Panel on Effective Medical Treatment of Opiate Addiction. Effective medical treatment of opiate addiction. *JAMA*. 1998;280(22):1936.

41. Ebner N et al. Management of neonatal abstinence syndrome in neonates born to opioid maintained women. *Drug Alcohol Depend*. 2007;87(2/3):131.

42. Jones HE et al. Buprenorphine versus methadone in the treatment of pregnant opioid-dependent patients: effects on the neonatal abstinence syndrome. *Drug Alcohol Depend*. 2005;79(1):1.

43. Lund IO et al. A comparison of buprenorphine and naloxone to buprenorphine and methadone in the treatment of opioid dependence during pregnancy: maternal and neonatal outcomes. *Subst Abuse: Res Treat*. 2013;7:61–74

44. Kraft WK, van den Anker JN. Pharmacologic management of the opioid neonatal abstinence syndrome. *Pedriatr Clin N Am*. 2012;59:1147–1165.

45. Jackson L et al. A randomised controlled trial of morphine versus phenobarbitone for neonatal abstinence syndrome. *Arch Dis Child Fetal Neonatal Ed*. 2004;89(4):F300.

46. Osborn DA et al. Opiate treatment for opiate withdrawal in newborn infants. *Cochrane Database Syst Rev*. 2010;(10):CD002059.

47. Jansson LM et al. Methadone maintenance and lactation: a review of the literature and current management guidelines. *J Hum Lact*. 2004;20(1):62.

48. Lindemalm S et al. Transfer of buprenorphine into breast milk and calculation of infant drug dose. *J Hum Lact*. 2009;25(2):199.

49. Ciraulo DA, Knapp CM. The pharmacology of nonalcohol sedative hypnotics. In: Ries RK et al, eds. *Principles of Addiction Medicine*. 4th ed. Philadelphia, PA: Lippincott Williams & Wilkins; 2009:99.

50. Dickinson WE, Eickelberg SJ. Management of sedative-hypnotic intoxication and withdrawal. In: Ries RK et al, eds. *Principles of Addiction Medicine*. 4th ed. Philadelphia, PA: Lippincott Williams & Wilkins; 2009:573.

51. Miller NS, Kipnis SS. *Detoxification and Substance Abuse Treatment. Treatment Improvement Protocol (TIP) Series 45*. Rockville, MD: Center for Substance Abuse Treatment, Substance Abuse and Mental Health Services Administration, US Department of Health and Human Services; 2006. HHS Publication No. (SMA) 06–4131.

52. Fatseas DC et al. Pharmacological interventions for benzodiazepine mono-dependence management in outpatient settings. *Cochrane Database Syst Rev*. 2006;(3): CD005194.

53. Snead OC 3rd, Gibson KM. Gamma-hydroxybutyric acid [published correction appears in *N Engl J Med*. 2006;354(5):537]. *N Engl J Med*. 2005;352(26):2721.

54. Gorelick DA. The pharmacology of cocaine, amphetamines, and other stimulants. In: Ries RK et al, eds. *Principles of Addiction Medicine*. 4th ed. Philadelphia, PA: Lippincott Williams & Wilkins; 2009:133.

55. Stefano GB et al. Nicotine, alcohol and cocaine coupling to reward processes via endogenous morphine signaling: the dopamine-morphine hypothesis. *Med Sci Monit*. 2007;13(6):RA91.

56. Devlin RJ, Henry JA. Clinical review: major consequences of illicit drug consumption. *Crit Care*. 2008;12(1):202.

57. Wilkins JN et al. Management of stimulant, hallucinogen, marijuana, phencyclidine, and club drug intoxication and withdrawal. In: Ries RK et al, eds. *Principles of Addiction Medicine*. 4th ed. Philadelphia, PA: Lippincott Williams & Wilkins; 2009:607.

58. Substance Abuse and Mental Health Services Administration, Office of Applied Studies. *Drug Abuse Warning Network, 2007: National Estimates of Drug-Related Emergency Department Visits*. Rockville, MD: Substance Abuse and Mental Health Administration, US Dept of Health and Human Services; 2010.

59. McCord J et al. American Heart Association Acute Cardiac Care Committee of the Council on Clinical Cardiology. Management of cocaine-associated chest pain and myocardial infarction: a scientific statement from the Amer-

ican Heart Association Acute Cardiac Care Committee of the Council on Clinical Cardiology. *Circulation*. 2008;117(14):1897.

60. Turillazzi E et al. MDMA toxicity and pathological consequences: a review about experimental data and autopsy findings. *Curr Pharmaceutical Biotech*. 2010;11(5):500–509.

61. Domino EF, Miller SC. The pharmacology of dissociatives. In: Ries RK, Fiellin DA, Miller SC, Saitz R, eds. *Principles of Addiction Medicine*. 4th ed. Philadelphia, PA: Lippincott Williams & Wilkins; 2009:231.

62. Caddy C et al. Ketamine and other glutamate receptor modulators for depression in adults. *Cochrane Database Syst Rev*. 2015;(9):CD011612.

63. Glennon RA. The pharmacology of classical hallucinogens and related designer drugs. In: Ries RK et al, eds. *Principles of Addiction Medicine*. 4th ed. Philadelphia, PA: Lippincott Williams & Wilkins; 2009:215.

64. Pechinick RN et al, eds. *Substance Abuse: A Comprehensive Textbook*. 4th ed. Philadelphia, PA: Lippincott Williams & Wilkins; 2005:313.

65. Halpern JH, Pope HG Jr. Hallucinogen persisting perception disorder: what do we know after 50 years? *Drug Alcohol Depend*. 2003;69(2):109.

66. Grob CS, Poloand RE. MDMA. In: Lowinson JH et al, eds. *Substance Abuse: A Comprehensive Textbook*. 4th ed. Philadelphia, PA: Lippincott Williams & Wilkins; 2005:374.

67. Mithoefer M et al. The safety and efficacy of {+/–}3,4-methylenedioxymethamphetamine-associated psychotherapy in subjects with chronic, treatment-resistant posttraumatic stress disorder: the first randomized controlled pilot study. *J Psychopharmacol*. 2011;25(4):439–452.

68. Malberg JE, Bonson KR. How MDMA works in the brain. In: Holland J, ed. *Ecstasy: The Complete Look at the Risks and Benefits of MDMA*. Rochester, VT: Park Street Press; 2001:29.

69. Bravo GL. What does MDMA feel like? In: Holland J, ed. *Ecstasy: The Complete Guide: A Comprehensive Look at the Risks and Benefits of MDMA*. Rochester, VT: Park Street Press; 2001:21.

70. Henry JA, Rella J. Medical risks associated with MDMA use. In: Holland J, ed. *Ecstasy: The Complete Guide: A Comprehensive Look at the Risks and Benefits of MDMA*. Rochester, VT: Park Street Press; 2001:71.

71. Hall AP, Henry JA. Acute toxic effects of 'Ecstasy' (MDMA) and related compounds: overview of pathophysiology and clinical management. *Br J Anaesth*. 2006;96(6):678.

72. Substance Abuse and Mental Health Services Administration, Office of Applied Studies. Drug Abuse Warning Network: Emergency Department Visits Involving PCP. November 12, 2013. **https://www.samhsa.gov/data/sites/ default/files/DAWN143/DAWN143/sr143-emergency-phencyclidine-2013 .htm** Accessed January 31, 2017.

73. Baggott M, Mendelson J. Does MDMA cause brain damage? In: Holland J, ed. *Ecstasy: The Complete Guide: A Comprehensive Look at the Risks and Benefits of MDMA*. Rochester, VT: Park Street Press; 2001:110.

74. Ben Amar M, Potvin S. Cannabis and psychosis: what is the link? *J Psychoactive Drugs*. 2007;39(2):131.

75. Welch SP. The pharmacology of cannabinoids. In: Ries RK et al, eds. *Principles of Addiction Medicine*. 4th ed. Philadelphia, PA: Lippincott Williams & Wilkins; 2009:193.

76. Mechoulam R. Plant cannabinoids: a neglected pharmacological treasure trove. *Br J Pharmacol*. 2005;146(7):913.

77. Chong MS et al. Cannabis use in patients with multiple sclerosis. *Mult Scler*. 2006;12(5):646.

78. Center for Medicinal Cannabis Research, University of California. Report to the Legislature and Governor of the State of California presenting findings pursuant to SB847 which created the CMCR and provided state funding. February 2010. **http://www.cmcr.ucsd.edu/CMCRREPORT_FEB17.pdf**. Accessed September 18, 2010.

79. Andrade C. Cannabis and neuropsychiatry, 2: the longitudinal risk of psychosis as an adverse effect. *J Clin Psychiatry*. 2016;77(6):e739-e742

80. Martz ME, et al. Association of marijuana use with blunted nucleus accumbens response to reward anticipation. *JAMA Psychiatry*. 2016;73(8):838–844.

81. Reece AS. Chronic toxicology of cannabis. *Clin Toxicol* 2009;47:517–524.

82. Pope HG Jr et al. Neuropsychological performance in long-term cannabis users. *Arch Gen Psychiatry*. 2001;58(10):909.

83. Simpson AK, Magid V. Cannabis use disorder in adolescence. *Child Adolesc Psychiatric Clin N Am*. 2016;25:431–443.

84. Moore THM, et al. Cannabis use and risk of psychotic or affective mental health outcomes: a systematic review. *Lancet*. 2007;370:319–328.

85. Meier MH, et al. Associations between cannabis use and physical health problems in early midlife. A longitudinal comparison of persistent cannabis vs tobacco users. *JAMA Psychiatry*. 2016;73(7):731–740.

86. Tetrault JM et al. Effects of marijuana smoking on pulmonary function and respiratory complications: a systematic review. *Arch Intern Med*. 2007;167(3):221.

87. Tashkin DP. Airway effects of marijuana, cocaine, and other inhaled illicit

agents. *Curr Opin Pulm Med*. 2001;7(2):43.

88. Szyper-Kravitz M et al. Early invasive pulmonary aspergillosis in a leukemia patient linked to aspergillus contaminated marijuana smoking. *Leuk Lymphoma*. 2001;42(6):1433.

89. Substance Abuse and Mental Health Services Administration, Office of Applied Studies. *Patterns and Trends in Inhalant Use by Adolescent Males and Females: 2002–2005. The National Survey on Drug Use and Health Report*. Rockville, MD: Office of Applied Studies, Substance Abuse and Mental Health Services Administration, US Dept of Health and Human Services; 2007.

90. National Institute on Drug Abuse, Research Report Series. *Inhalant Abuse*. Rockville, MD: National Institute on Drug Abuse, US Dept of Health and Human Services; 2005. NIH Pub. No. 05–3818.

91. Johnston LD et al. *Monitoring the Future: National Results on Adolescent Drug Use: Overview of Key Findings, 2009*. Bethesda, MD: National Institute on Drug Abuse. 2010. NIH Pub. No. 10–7583.

92. Substance Abuse and Mental Health Services Administration, Office of Applied Studies. *Characteristics of Recent Adolescent Inhalant Initiates*. Rockville, MD: National Survey on Drug Use and Health, Substance Abuse and Mental Health Services Administration, US Dept of Health and Human Services. 2006. The NSDUH Report, Issue 11.

93. Balster RL. The pharmacology of inhalants. In: Ries RK et al, eds. *Principles of Addiction Medicine*. 4th ed. Philadelphia, PA: Lippincott Williams & Wilkins; 2009:241.

94. Riegel AC et al. The abused inhalant toluene increases dopamine release in the nucleus accumbens by directly stimulating ventral tegmental area neurons. *Neuropsychopharmacology*. 2007;32(7):1558.

95. Heath DB, ed. International Handbook on Alcohol and Culture. Westport, CT: Greenwood Press; 1995.

96. Bardon S. *Brewed in America: A History of Beer and Ale in the* United States. Boston, MA: Little Brown; 1962.

97. Grant BF. Prevalence and correlates of alcohol use and DSM-IV alcohol dependence in the United States: results of the National Longitudinal Alcohol Epidemiologic Survey. *J Stud Alcohol*. 1997;58:464.

98. Regier DA et al. Comorbidity of mental disorders with alcohol and other drug abuse. *JAMA*. 1990;264:2511.

99. Kenna GA et al. Pharmacotherapy, pharmacogenomics and the future of alcohol dependence treatment. Part 2. *Am J Health Syst Pharm*. 2004;61:2380.

100. Kranzler HR, Edenberg HJ. Pharmacogenetics of alcohol and alcohol dependence treatment. *Curr Pharm Des*. 2010;16:2141.

101. Cherpitel CJ et al. The effect of alcohol consumption on emergency department services use among injured patients: a cross-national emergency room study. *J Stud Alcohol*. 2006;67:890.

102. Cox RG et al. Academic performance and substance use: findings from a state survey of public high school students. *J Sch Health*. 2007;77:109.

103. Thun MJ et al. Alcohol consumption and mortality among middle-aged and elderly U.S. adults. *N Engl J Med*. 1997;337:1705.

104. Zakhari S. Alcohol and the cardiovascular system: molecular mechanisms for beneficial and harmful action. *Alcohol Health Res World*. 1997;21:21.

105. Mukamal KJ et al. Alcohol consumption and risk for coronary heart disease in men with healthy lifestyles. *Arch Intern Med*. 2006;166:2145.

106. Mukamal KJ et al. Binge drinking and mortality after acute myocardial infarction. *Circulation*. 2005;112:3839.

107. U.S. Department of Health and Human Services. *Healthy People 2010: Understanding and Improving Health*. 2nd ed. Washington, D.C.: US Government Printing Office; 2000.

108. Fillmore KM et al. Alcohol consumption and mortality. I. Characteristics of drinking groups. *Addiction*. 1998;93:183.

109. Magrone T et al. Red wine consumption and prevention of atherosclerosis: an in vitro model using human peripheral blood mononuclear cells. *Curr Pharm Des*. 2007; 13:3718.

110. Agarwal DP. Cardioprotective effects of light-moderate consumption of alcohol: a review of putative mechanisms. *Alcohol*. 2002;37:409.

111. David DJ, Spyker DA. The acute toxicity of ethanol: dosage and kinetic nomograms. *Vet Hum Toxicol*. 1979;21:272.

112. Oneta CM et al. First pass metabolism of ethanol is strikingly influenced by the speed of gastric emptying. *Gut*. 1998;43:612.

113. Jones AW et al. Effect of high-fat, high-protein, and high-carbohydrate meals on the pharmacokinetics of a small dose of ethanol. *Br J Clin Pharmacol*. 1997;44:521.

114. Pihl RO et al. Alcohol affects executive cognitive functioning differentially on the ascending versus descending limb of the blood alcohol concentration curve. *Alcohol Clin Exp Res*. 2003;27:773.

115. Swift R. Direct measurement of alcohol and its metabolites. *Addiction*. 2003;98(Suppl 2):73.

116. Wilkinson PK et al. Blood ethanol concentrations during and following

constant-rate intravenous infusion of alcohol. *Clin Pharmacol Ther*. 1976;19:213.

117. Hammond KB et al. Blood ethanol: a report of unusually high levels in a living patient. *JAMA*. 1973;226:63.

118. DiPadova C et al. Effects of fasting and chronic alcohol consumption on the first-pass metabolism of ethanol. *Gastroenterology*. 1987;92:1169.

119. Ammon E et al. Disposition and first-pass metabolism of ethanol in humans: is it gastric or hepatic and does it depend on gender? *Clin Pharmacol Ther*. 1996;59:503.

120. Levitt MD, Levitt DG. The critical role of the rate of ethanol absorption in the interpretation of studies purporting to demonstrate gastric metabolism of ethanol. *J Pharmacol Exp Ther*. 1994;269:297.

121. Levitt MD et al. Use of measurements of ethanol absorption from stomach and intestine to assess human ethanol metabolism. *Am J Physiol*. 1997;273:G951.

122. Lieber CS. Ethnic and gender differences in ethanol metabolism. *Alcohol Clin Exp Res*. 2000;24:417.

123. Franke A et al. Alcohol-related diseases of the esophagus and stomach. *Dig Dis*. 2005;23:204.

124. Lands WE. A review of alcohol clearance in humans. *Alcohol*. 1998;15:147.

125. Crabb DW et al. Alcohol sensitivity, alcohol metabolism, risk of alcoholism, and the role of alcohol and aldehyde dehydrogenase. *J Lab Clin Med*. 1993;122:234.

126. Kopun M, Propping P. The kinetics of ethanol absorption and elimination in twins and supplementary repetitive experiments in singleton subjects. *Eur J Clin Pharmacol*. 1977;11:337.

127. Adachi J et al. Comparative study on ethanol elimination and blood acetaldehyde between alcoholics and control subjects. *Alcohol Clin Exp Res*. 1989;13:601.

128. Lieber CS. Alcoholic fatty liver: its pathogenesis and mechanism of progression to inflammation and fibrosis. *Alcohol*. 2004;34:9.

129. Lieber CS. Metabolism of alcohol. *Clin Liver Dis*. 2005;9(1):1–35.

130. DeFeo P et al. Ethanol impairs post-prandial hepatic protein metabolism. *J Clin Invest*. 1995;95:1472.

131. Eriksson CJP. The role of acetaldehyde in the actions of alcohol (update 2000). *Alcohol Clin Exp Res*. 2001;25 (5 Suppl ISBRA):15S.

132. O'Shea RS et al. Practice Guideline Committee of the American Association for the Study of Liver Diseases; Practice Parameters Committee of the American College of Gastroenterology. Alcoholic liver disease. *Hepatology*. 2010;51:307.

133. Substance Abuse and Mental Health Services Administration. Results from the 2007 National Survey on Drug Use and Health: National Findings. Rockville, MD: Office of Applied Studies; 2008. NSDUH Series H-34, HHS Publication No. SMA 8-4343.

134. Suzdak PD et al. Ethanol stimulates gamma-aminobutyric acid receptor-mediated chloride transport in rat brain synaptoneurosomes. *Proc Natl Acad Sci USA*. 1986;83:4071.

135. Kumar S et al. The role of GABA(A) receptors in the acute and chronic effects of ethanol: a decade of progress. *Psychopharmacology (Berl)*. 2009;205:529.

136. Vengeliene V et al. Neuropharmacology of alcohol addiction. *Br J Pharmacol*. 2008;154:299.

137. Nagy J. Changes in regulation of NMDA receptor functions. *Curr Neuropharmacol*. 2008;6:39.

138. Nestler EJ et al. Second messenger and protein phosphorylation mechanisms underlying possible genetic vulnerability to alcoholism. *Ann N Y Acad Sci*. 1994;708:108.

139. Basavarajappa BS, Hungund BL. Neuromodulatory role of the endocannabinoid signaling system in alcoholism: an overview. *Prostaglandins Leukot Essent Fatty Acids*. 2002;66:287.

140. Koob GF, Weiss F. Neuropharmacology of cocaine and ethanol dependence. *Recent Dev Alcohol*. 1992;10:201.

141. Söderpalm B, Löf E, Ericson M. Mechanistic studies of ethanol's interaction with the mesolimbic dopamine reward system. *Pharmacopsychiatry*. 2009;42(Suppl 1):S87.

142. Wise RA, Bozarth MA. A psychomotor stimulant theory of addiction. *Psychol Rev*. 1987;94:469.

143. Robinson TE, Berridge KC. The neural basis of drug craving: an incentive-sensitization theory of addiction. *Brain Res Brain Res Rev*. 1993;18:247.

144. Volkow ND, Li T-K. Drug addiction: the neurobiology of behaviour gone awry. *Nat Rev Neurosci*. 2004;5:963.

145. Koob GF, Volkow ND. Neurocircuitry of addiction [published correction appears in *Neuropsychopharmacology*. 2010;35:1051]. *Neuropsychopharmacology*. 2010;35:217.

146. Chao J, Nestler EJ. Molecular neurobiology of drug addiction. *Annu Rev Med*. 2004;55:113.

147. Melgaard B. The neurotoxicity of ethanol. *Acta Neurol Scand*. 1983;67:131.

148. Kupari I et al. Acute effects of alcohol, beta blockade and their combination on left ventricular function and hemodynamics in normal man. *Eur Heart J*. 1983;4:463.

149. Michiels TM et al. Naloxone reverses ethanol induced depression of hypercapnic drive. *Am Rev Respir Dis*. 1983; 128:823.

150. O'Neill S et al. Survival after high blood alcohol levels. Association with first-order elimination kinetics. *Arch Intern Med*. 1984;144:641.

151. Maldonado JR. An approach to the patient with substance use and abuse. *Med Clin North Am*. 2010;94:1169, x-i.

152. Poikolainen K. Estimated lethal ethanol concentrations in relation to age, aspiration, and drugs. *Alcohol Clin Exp Res*. 1984;8:223.

153. Golan D et al. *The Principles of Pharmacology. The Pathophysiologic Basis of Drug Therapy*. 2nd ed. Baltimore, MD: Lippincott Williams & Wilkins; 2008:171.

154. Jones AW, Hahn RG. Pharmacokinetics of ethanol in patients with renal failure before and after hemodialysis. *Forensic Sci Int*. 1997;90:175.

155. Kozak LJ et al. National Hospital Discharge Survey: 2000 annual summary with detailed diagnosis and procedure data. *Vital Health Stat 13*. 2000;(153):1.

156. Finn DA, Crabbe JC. Exploring alcohol withdrawal syndrome. *Alcohol Health Res World*. 1997;21:149.

157. Kosten TR, O'Connor PG. Management of drug and alcohol withdrawal. *N Engl J Med*. 2003;348:1786.

158. Spies CD, Rommelspacher H. Alcohol withdrawal in the surgical patient: prevention and treatment. *Anesth Analg*. 1999;88:946.

159. Trevisan LA et al. Complications of alcohol withdrawal: pathophysiological insights. *Alcohol Health Res World*. 1998; 22:61.

160. Asplund CA et al. 3 regimens for alcohol withdrawal and detoxification. *J Fam Pract*. 2004;53:545.

161. Sullivan JT et al. Assessment of alcohol withdrawal: the revised clinical institute withdrawal assessment for alcohol scale (CIWA-Ar). *Br J Addict*. 1989;84:1353.

162. Riker RR et al. Prospective evaluation of the Sedation-Agitation Scale for adult critically ill patients. *Crit Care Med*. 1999;27:1325.

163. Schatzberg AF et al. *Manual of Clinical Psychopharmacology*. 7th ed. Washington, D.C.: American Psychiatric Publishing; 2010.

164. Lejoyeux M et al. Benzodiazepine treatment for alcohol-dependent patients. *Alcohol*. 1998;33:563.

165. Hillbom M et al. Seizures in alcohol-dependent patients: epidemiology, pathophysiology and management. *CNS Drugs*. 2003;17:1013.

166. Ritson B, Chick J. Comparison of two benzodiazepines in the treatment of alcohol withdrawal: effects on symptoms and cognitive recovery. *Drug Alcohol Depend*. 1986;18:329.

167. Kraemer KL et al. Managing alcohol withdrawal in the elderly. *Drugs Aging*. 1999;14:409.

168. Perry EC. Inpatient management of acute alcohol withdrawal syndrome. *CNS Drugs*. 2014;28:401–410.

169. Carlson RW, et al. Alcohol withdrawal syndrome. *Crit Care Clin*. 2012;28:549–585.

170. Bayard M et al. Alcohol withdrawal syndrome. *Am Fam Physician*. 2004;69:1443.

171. Cook CC et al. Vitamin B deficiency and neuropsychiatric syndromes in alcohol misuse. *Alcohol*. 1998;33:317.

172. Isenberg-Grzeda E, et al. Wernicke-Korsakoff-Syndrome: Under-recognized and under-treated. *Psychosomatics*. 2012;53:507–516.

173. Sellers EM et al. Comparative efficacy of propranolol and chlordiazepoxide in alcohol withdrawal. *J Stud Alcohol*. 1977;38:2096.

174. Horwitz RI et al. The efficacy of atenolol in the outpatient management of the alcohol withdrawal syndrome. Results of a randomized clinical trial. *Arch Intern Med*. 1989; 149:1089.

175. Baumgartner GR, Rowen RC. Clonidine vs chlordiazepoxide in the management of acute alcohol withdrawal syndrome. *Arch Intern Med*. 1987;147:1223.

176. Mayo-Smith MF et al. Management of alcohol withdrawal delirium. An evidence-based practice guideline. *Arch Intern Med*. 2004;164:1405.

177. Vinson DC et al. Comfortably engaging: which approach to alcohol screening should we use? *Ann Fam Med*. 2004;2:398.

178. Ewing JA. Detecting alcoholism. The CAGE questionnaire. *JAMA*. 1984;252:1905.

179. Saunders JB et al. Development of the Alcohol Use Disorders Identification Test (AUDIT): WHO Collaborative Project on Early Detection of Persons with Harmful Alcohol Consumption. II. *Addiction*. 1993;88:791.

180. Garbutt JC et al. Pharmacological treatment of alcohol dependence: a review of the evidence. *JAMA*. 1999;281:1318.

181. Fuller RK et al. Disulfiram treatment of alcoholism. A Veterans Administration cooperative study. *JAMA*. 1986; 256:1449.

182. O'Malley S et al. Naltrexone and coping skills therapy for alcohol dependence. *Arch Gen Psychiatry*. 1992;49:881.

183. Volpicelli JR et al. Naltrexone in the treatment of alcoholism. *Arch Gen Psychiatry*. 1992;49:876.

184. Sass H et al. Relapse prevention by acamprosate. Results from a placebo controlled study on alcohol dependence. *Arch Gen Psychiatry*. 1996;53:673.

185. Pelc I et al. Efficacy and safety of acamprosate in the treatment of detoxified alcohol-dependent patients. A 90-day placebo-controlled dose finding study.

Br J Psychiatry. 1997;171:73.

186. Kranzler HR et al. Placebo-controlled trial of fluoxetine as an adjunct to relapse prevention in alcoholics. *Am J Psychiatry.* 1995;152:391.

187. Cornelius JR et al. Fluoxetine in depressed alcoholics. A double-blind placebo controlled trial. *Arch Gen Psychiatry.* 1997;54:700.

188. Pettinati H et al. Sertraline treatment for alcohol dependence. Interactive effects of medication and alcoholic subtype. *Alcohol Clin Exp Res.* 2000;24:1041.

189. Johnson BA et al. Ondansetron for reduction of drinking among biologically predisposed patients: a randomized controlled trial. *JAMA.* 2000;284:963.

190. Johnson BA et al. Oral topiramate for treatment of alcohol dependence: a randomised controlled trial. *Lancet.* 2003; 361:1677.

191. Anton RF et al. Combined pharmacotherapies and behavioral interventions for alcohol dependence. The COMBINE study: a randomized controlled trial. *JAMA.* 2006;295:2003.

192. Berglund M. Pharmacotherapy for alcohol dependence. In: Berglund M et al. eds. *Treating Alcohol and Drug Abuse: An Evidence Based Review.* Weinheim, Germany: Wiley-VCH; 2003:313.

193. Kranzler H et al. A double-blind, randomized trial of sertraline for alcohol dependence: moderation by age of onset and 5-HTTLPR genotype. *J Clin Psychopharmacol.* 2011;31:22.

194. Johnson BA et al. Topiramate for treating alcohol dependence: a randomized controlled trial. *JAMA.* 2007;298:1541.

195. Johnson BA et al. Improvement of physical health and quality of life of alcohol-dependent individuals with topiramate treatment: US multisite randomized controlled trial. *Arch Intern Med.* 2008;168:1188.

196. Johnson BA et al. Pharmacogenetic approach at the serotonin transporter gene as a method to reduce severe alcohol consumption. *Am J Psychiatry.* In press.

197. Anton RF et al. A randomized, multicenter, double-blind, placebo-controlled study of the efficacy and safety of aripiprazole for the treatment of alcohol dependence. *J Clin Psychopharmacol.* 2008;28:5.

198. Garbutt JC et al. Efficacy and tolerability of long-acting injectable naltrexone for alcohol dependence: a randomized controlled trial [published corrections appear in *JAMA.* 2005:293;2864; *JAMA.* 2005;293:1978]. *JAMA.* 2005; 293:1617.

199. George DT et al. Rimonabant (SR141716) has no effect on alcohol self-administration or endocrine measures in nontreatment-seeking heavy alcohol drinkers. *Psychopharmacology (Berl).* 2010;208:37.

200. Farren CK et al. A double-blind, placebo-controlled study of sertraline with naltrexone for alcohol dependence. *Drug Alcohol Depend.* 2009;99:317.

201. Veterans Administration Cooperative Study #1027. Quetiapine fumarate extended release (XR) for the treatment of alcohol dependency in very heavy drinkers. NIAAA/NIH Final Study Report, February 15, 2010.

202. Angelini M, Brahmbhatt Y. A review of the pharmacologic options for the treatment of alcohol dependence. *Formulary.* 2007;42:14–31.

203. Leggio L et al. Typologies of alcohol dependence. From Jellinek to genetics and beyond. *Neuropsychol Rev.* 2009;19:115.

204. Chick JK et al. Disulfiram treatment of alcoholism. *Br J Psychiatry.* 1992;161:84.

205. De Sousa A, De Sousa A. A one-year pragmatic trial of naltrexone vs disulfiram in the treatment of alcohol dependence. *Alcohol.* 2004;39:528.

206. Diehl A et al. Why is disulfiram superior to acamprosate in the routine clinical setting? A retrospective long-term study in 353 alcohol-dependent patients. *Alcohol.* 2010;45:271.

207. Petrakis IL et al. VA New England VISN I MIRECC Study Group. Naltrexone and disulfiram in patients with alcohol dependence and comorbid psychiatric disorders. *Biol Psychiatry.* 2005;57:1128.

208. Besson J et al. Combined efficacy of acamprosate and disulfiram in the treatment of alcoholism: a controlled study. *Alcohol Clin Exp Res.* 1998;22:573.

209. Fuller RK, Gordis E. Does disulfiram have a role in alcoholism treatment today? *Addiction.* 2004;99:21.

210. Brewer C. Recent developments in disulfiram treatment. *Alcohol.* 1993;28:383.

211. Helmbrecht GD, Hoskins IA. First trimester disulfiram exposure: report of two cases. *Am J Perinatol.* 1993;10:5.

212. Reitnauer PJ et al. Prenatal exposure to disulfiram implicated in the cause of malformations in discordant monozygotic twins. *Teratology.* 1997;56:358.

213. Saxon A et al. Disulfiram use in patients with abnormal liver function test results. *J Clin Psychiatry.* 1998;59:313.

214. Wright C et al. Screening for disulfiram-induced liver test dysfunction in an inpatient alcoholism program. *Alcohol Clin Exp Res.* 1993;17:184.

215. Wright C 4th et al. Disulfiram-induced fulminating hepatitis: guidelines for liver-panel monitoring. *J Clin Psychiatry.* 1988;49:430.

216. Daniel DG et al. Capgras delusion and seizures in association with therapeutic dosages of disulfiram. *South Med J.* 1987;80:1577.

217. Amini M, Runyon BA. Alcoholic hepatitis 2010: a clinician's guide to diagnosis and therapy. *World J Gastroenterol.* 2010;16:4905.

218. Larson EW et al. Disulfiram treatment of patients with both alcohol dependence and other psychiatric disorders: a review. *Alcohol Clin Exp Res.* 1992;16:125.

219. Mueser KT et al. Disulfiram treatment for alcoholism in severe mental illness. *Am J Addict.* 2003;12:242.

220. Ciraulo DA et al. *Drug Interactions in Psychiatry.* 3rd ed. Philadelphia, PA: Lippincott Williams & Wilkins; 2006.

221. Mason BJ, Heyser CJ. Acamprosate: a prototypic neuromodulator in the treatment of alcohol dependence. *CNS Neurol Disord Drug Targets.* 2010;9:23.

222. Slattery J et al. Prevention of relapse in alcohol dependence. Health Technology Assessment Report 3. Glasgow: Health Technology Board for Scotland; 2003.

223. Miller WR et al. Mesa Grande: a methodological analysis of clinical trials of treatments for alcohol use disorders. *Addiction.* 2002;97:265.

224. Mann K et al. The efficacy of acamprosate in the maintenance of abstinence in alcohol depending individuals: results of a meta-analysis. *Alcohol Clin Exp Res.* 2003;28:51.

225. Chick J et al. United Kingdom Multicentre Acamprosate Study (UKMAS): a 6-month prospective study of acamprosate versus placebo in preventing relapse after withdrawal from alcohol. *Alcohol.* 2000;35:176.

226. Gual A, Lehert P. Acamprosate during and after acute alcohol withdrawal: a double-blind placebo-controlled study in Spain. *Alcohol.* 2001;36:413.

227. Poldrugo F. Acamprosate treatment in a long-term community-based alcohol rehabilitation programme. *Addiction.* 1997;92:1537.

228. Kiritze -Topor P et al. A pragmatic trial of acamprosate in the treatment of alcohol dependence in primary care. *Alcohol.* 2004;39:520.

229. Mason B. Individual patient data meta-analysis of predictors of outcome including U.S. and European studies in acamprosate: new preclinical and clinical findings. Presented at the Research Society on Alcoholism; June 26, 2005; Santa Barbara, CA.

230. Verheul R et al. Predictors of acamprosate efficacy: results from a pooled analysis of seven European trials including 1485 alcohol-dependent patients. *Psychopharmacology (Berl).* 2005;178:167.

231. Carmen B et al. Efficacy and safety of naltrexone and acamprosate in the treatment of alcohol dependence: a systematic review. *Addiction.* 2004;99:811.

232. Kenna GA. Pharmacogenomics and the future of alcohol dependence treatment. In: Sher L, ed. *Research on the Neurobiology of Alcohol Use Disorders.* New York, NY: Nova Publishers; 2008:79.

233. Mason BJ et al. Effect of oral acamprosate on abstinence in patients with alcohol dependence in a double-blind, placebo-controlled trial: the role of patient motivation. *J Psychiatr Res.* 2006;40:383.

234. Chick J et al. A multicentre, randomized, double-blind, placebo-controlled trial of naltrexone in the treatment of alcohol dependence or abuse. *Alcohol.* 2000;35:587.

235. Namkoong K et al. Acamprosate in Korean alcohol dependent patients: a multi-centre, randomized, double blind, placebo-controlled study. *Alcohol.* 2003;38:135.

236. Roussaux JP et al. Does acamprosate diminish the appetite for alcohol in weaned alcoholics? [in French]. *J Pharm Belg.* 1996;51:65.

237. Rosner S et al. Acamprosate for alcohol dependence. *Cochrane Database Syst Rev.* 2010;(9):CD004332.

238. Mason BJ et al. A pharmacokinetic and pharmacodynamic drug interaction study of acamprosate and naltrexone. *Neuropsychopharmacology.* 2002;27:596.

239. Johnson BA et al. Dose-ranging kinetics and behavioral pharmacology of naltrexone and acamprosate, both alone and combined, in alcohol-dependent subjects. *J Clin Psychopharmacol.* 2003;23:281.

240. Mark TL et al. Physicians' opinions about medications to treat alcoholism. *Addiction.* 2003;98:617.

241. Kenna GA et al. Pharmacotherapy, pharmacogenomics, and the future of alcohol dependence treatment, part 1. *Am J Health Syst Pharm.* 2004;61:2272.

242. Srisurapanont M, Jarusuraisin N. Opioid antagonists for alcohol dependence. *Cochrane Database Syst Rev.* 2005;(1): CD001867.

243. Kranzler HR, Van Kirk J. Efficacy of naltrexone and acamprosate for alcoholism treatment: a meta-analysis. *Alcohol Clin Exp Res.* 2001;25:1335.

244. Kiefer F et al. Comparing and combining naltrexone and acamprosate in relapse prevention of alcoholism: a double-blind, placebo-controlled study. *Arch Gen Psychiatry.* 2003;60:92.

245. McCaul ME et al. Naltrexone alters subjective and psychomotor responses to alcohol in heavy drinking subjects. *Neuropsychopharmacology.* 2000;22:480.

246. Jaffe AJ et al. Naltrexone, relapse prevention and supportive therapy with alcoholics: an analysis of patient-treatment matching. *J Consult Clin Psychol.* 1996;64:1044.

247. Monti PM et al. Naltrexone's effect on cue-elicited craving among alcoholics in treatment. *Alcohol Clin Exp Res.* 1999;23:1386.

248. Volpicelli JR et al. Naltrexone and alcohol dependence. Role of subject compliance. *Arch Gen Psychiatry.* 1997;54:737.

249. Rubio G et al. Clinical predictors of response to naltrexone in alcoholic patients: who benefits most from treatment with naltrexone? *Alcohol.* 2005;40:227.

250. Ray LA et al. Naltrexone for the treatment of alcoholism: clinical findings,

烟草是一种有害物质,它的使用极大地增加了人们依赖、疾病、残疾和死亡的概率。香烟是唯一上市的消费品,如果按预期使用,将导致一半或更多用户死亡[1]。烟草制品是经过精心设计的配方,可优化尼古丁的输送,尼古丁是一种符合成瘾物质标准的化学品:①尼古丁诱导精神活性作用;②以高度控制或强迫的方式使用;③尼古丁的药理作用强化了烟草使用的行为模式[2]。作为多种疾病(包括心血管疾病、癌症和肺病)的主要危险因素,烟草是我们社会中已知的可预防的过早死亡和疾病的原因[3]。自 1964 年外科医生关于吸烟的首次报告以来,美国有超过 2 000 万人死于吸烟或二手烟暴露[3]。在全球范围内,每年有近 700 万人死于吸烟(600 万)或接触二手烟(89 万)[4]。

在美国,吸烟导致每年超过 480 000 人过早死亡[3]。除了对烟草使用者造成的伤害外,二手烟暴露每年导致约 50 000 人死亡[5,6]。根据美国外科医生办公室的说法,没有无风险的接触烟草烟雾的程度[2]。由于其带来的健康和社会负担,因此在与所有吸烟者进行每次临床接触时应解决烟草使用和依赖性问题[7]。

烟草使用和依赖的流行病学

在美国,卷烟是最常见的烟草形式,但其他形式也很普遍:无烟烟草(嚼烟、口鼻烟)、烟斗、雪茄、丁香烟、比迪烟和水烟。电子香烟越来越受欢迎。电子烟,一种电子尼古丁传递系统(electronic nicotine delivery systems,ENDS),含有由尼古丁和其他物质组成的液体,这些物质由雾化器加热并作为蒸汽吸入。在成年人中,吸烟流行率因社会人口因素而异,包括性别、种族或民族、教育程度、年龄和贫困程度。美国疾病预防控制中心(Centers for Disease Control and Prevention,CDC)报告称,2014 年,美国有 21.3%的成年人每日或某些天使用烟草产品,17%的人报告使用过卷烟[8]。精神疾病患者的吸烟率增加,超过 1/3 的精神病患者吸烟[9]。

导致烟草成瘾的因素

烟草成瘾是由于尼古丁依赖维持的[10,11]。尼古丁诱导多种药理作用导致依赖[12]。然而,烟草依赖不仅仅是尼古丁药理学的问题——它是复杂过程相互作用的结果,包括渴望尼古丁的直接药理作用、戒断的减轻、学习的联想和环境线索(如广告、烟的气味或观察吸烟的其他人)[11]。生理因素,如先前存在的疾病(如精神病合并症[9,11]和一个人的遗传特征),也可能使个人易于吸烟[12,13]。

尼古丁是烟草的成瘾成分,被迅速吸收并通过血-脑屏障,有助于其成瘾性。吸入后,尼古丁会在几秒内到达大脑[10]。因此,吸烟者几乎立即体验到尼古丁的积极作用,包括快感、减轻焦虑、改善任务表现、改善记忆力、调节情绪和松弛骨骼肌[10]。通过改变神经递质水平介导的作用,加强了对含尼古丁产品的继续使用[10,11]。

尼古丁药理学

尼古丁(nicotine)是少数存在于液态的天然生物碱之一。尼古丁是一种透明的弱碱物质,pKa 为 8.0[14]。在酸性介质中,尼古丁被电离并且吸收不良;相反,在碱性介质中,尼古丁是非离子化的并且被很好地吸收。在生理条件下(pH=7.4),大部分尼古丁是非离子化的形式并且容易穿过细胞膜[14]。鉴于 pH 和吸收之间的关系,烟草业和制药公司能够滴定其烟草产品和尼古丁替代品治疗(nicotine replacement therapy,NRT)产品的 pH,以最大限度地提高尼古丁的吸收能力[14-16]。

一旦被吸收,尼古丁就会诱发一系列中枢神经系统,心血管和代谢功能的效应。尼古丁刺激几种神经递质的释放,诱导一系列药理作用,如愉悦(多巴胺),唤醒(乙酰胆碱,去甲肾上腺素),认知增强(乙酰胆碱),食欲抑制(多巴胺,去甲肾上腺素,血清素),学习(谷氨酸),记忆增强(谷氨酸),情绪调节(血清素),减少焦虑和紧张[β-内啡肽和 γ-氨基丁酸(GABA)][17]。多巴胺的反馈通路,一种引起某些刺激的愉悦感的网络,是药物诱导反馈的核心。腹侧被盖区域的神经元含有神经递质多巴胺,其在伏隔核和前额皮质中释放。吸入后立即大量的尼古丁进入大脑,刺激多巴胺的释放,从而引起几乎立即的愉悦感,同时缓解尼古丁戒断的症状。这种快速剂量反应加强了药物的重复给药并使吸烟行为长期存在[11,17]。

尼古丁的长期应用已被证明可以增加大脑特定区域中尼古丁受体的数量[18]。这可能表示对尼古丁介导的受体脱敏反应的上调,并可能在尼古丁耐受和依赖中发挥作用[17,18]。慢性尼古丁给药也导致在一天中对其行为和心血管作用的耐受性;然而,烟草使用者在从尼古丁过夜戒烟后恢复了对尼古丁影响的敏感度,如图 91-1 所示[19]。吸烟后,吸烟者经历了明显的药理作用,尤其是唤醒。全天吸的所有支香烟中没有任何一支香烟能产生第一支香烟同样程度的愉悦或唤醒。出于这个原因,许多吸烟者将第一支香烟描述为当天最重要的香烟。初始吸烟后不久,耐受性开始发展。因此,快乐或唤醒和戒烟的阈值水平在一日中逐渐上升,因为吸烟者变得耐受尼古丁的影响。随着持续吸烟,尼古丁会累积,从而导致更大程度的耐受。当日晚些时候,每根香烟只产生有限的快感或唤醒;相反,吸烟主要是减轻尼古丁戒断症状。过夜暴露于尼古丁导致药物反应的重新敏感(即,耐受性丧失)。大多数依赖吸烟者倾向于每日吸一定数量的香烟,并且往往每日消耗足够的尼古丁以达到所需的吸烟效果并最大限度地减少尼古丁戒断症状[11,19]。戒断症状,包括愤怒、焦虑、抑郁难以集中注意力、注意力不集中、失眠和烦躁不安,通常在戒烟后几日内出现,1 周内达到高峰,并在 2~4 周内消退[20]。烟草使用者擅长滴定全天的尼古丁含量以避免戒断症状,保持愉悦和唤醒,调节情绪。

尼古丁在肝脏中广泛代谢,并且在较小程度上在肾脏和肺中代谢。大约 70%至 80%的尼古丁代谢成可替代的可替宁[14]。尼古丁(半衰期[$t_{1/2}$] = 2 小时)对非活性化合物的快速代谢是烟草使用者频繁重复给药的需要的基础。然而,可替宁的半衰期要长得多($t_{1/2}$ = 18~20 小时),因此,可替宁通常用作烟草使用的标志物以及暴露于二手烟的标记物[14]。然而,可替宁的测量不能区分来自烟草产品的尼古丁和来自 NRT 产品的尼古丁和其他代谢物在尿液中排泄。

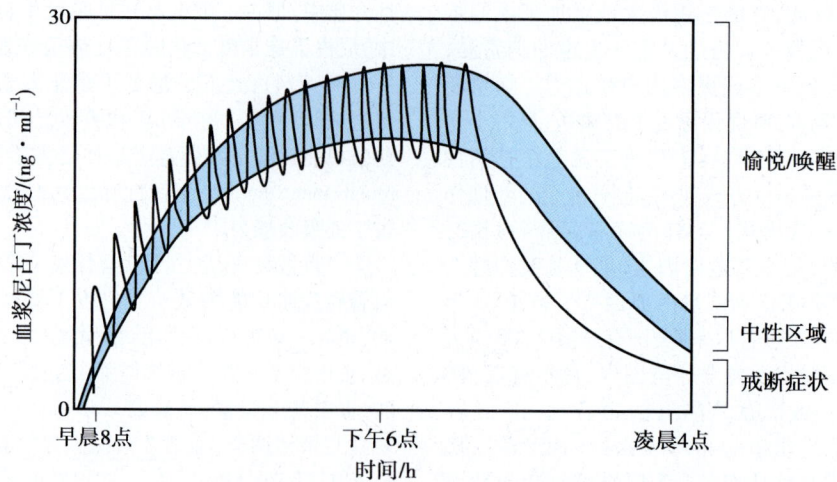

图 91-1　全天尼古丁成瘾周期。锯齿线表示尼古丁的静脉血浆浓度,因为在早晨 8 点至晚上 9 点每 40 分钟抽吸 1 支香烟。上面的实线表示尼古丁产生愉悦或唤醒的阈值浓度。低位的实线表示出现尼古丁戒断症状(即撤药症状)的浓度。阴影区域代表尼古丁浓度区域(中性区域),吸烟者在该区域内感到舒适,既没有快感和兴奋感,也没有戒断症状。(来源:Reprinted with permission from Benowitz NL. Cigarette smoking and nicotine addiction. *Med Clin North Am*. 1992;76(2):415)

尿排泄依赖于 pH;酸性尿液中排泄率增加[14]。尼古丁穿过胎盘并积聚在母乳中[14]。

药物与吸烟的相互作用

人们普遍认为烟草烟雾中的多环芳烃(polycyclic aromatic hydrocarbons,PAH)是导致大多数药物与吸烟相互作用的原因[21,22]。多环芳烃是由烟草不完全燃烧产生的,是几种肝细胞色素 P450 微粒体酶(CYP1A1,CYP1A2,可能还有 CYP2E1)的强诱导剂。虽然烟草烟雾中的其他物质,包括丙酮、吡啶、苯,尼古丁、一氧化碳和重金属(如镉),也可能与肝酶相互作用,但它们的作用似乎不那么显著。大多数药物与烟草烟雾的相互作用是发生在药代动力学方面,这是由烟草烟雾中的化合物诱导药物代谢酶(尤其是 CYP1A2)引起的。表 91-1 总结了药物与烟草的主要相互作用[21,22,23]。开始吸烟、戒烟或显著改变吸烟水平的患者可能需要对某些药物进行调整。

表 91-1

药物与烟草烟雾的相互作用

药物/分级	药效及相互作用机制
药代动力学相互作用	
阿普唑仑(Xanax)	■ 显著性不确定,但可能导致↓血浆浓度(高达 50%);↓半衰期(35%)
苯达莫司汀(Treanda)	■ 由 CYP1A2 代谢。制造商建议,由于苯达莫司汀浓度可能与其两种活性代谢物浓度有关,因此在吸烟者中谨慎使用
咖啡因	■ ↑代谢(诱导 CYP1A2);↑清除率(56%) ■ 咖啡因水平在停止吸烟后可能会增加
氯丙嗪(Thorazine)	■ ↓AUC(36%)和血清浓度(24%) ■ ↓吸烟者可能出现镇静和低血压;吸烟者可能需要↑剂量
氯吡格雷(Plavix)	■ ↑氯吡格雷及其活性代谢产物(诱导 CYP1A2) ■ 吸烟者氯吡格雷的作用增强(≥每日 10 支):显著↑抑制血小板,↓血小板聚集;虽然已经显示出改善的临床结果,但也可能会有出血的风险
氯氮平(Clozaril)	■ ↑代谢(诱导 CYP1A2);↓血浆浓度(18%) ■ ↑可能会出现戒烟水平;密切监测药物水平并根据需要减少剂量,以避免毒性
厄洛替尼(Tarceva)	■ ↑清除率(24%);↓血清浓度(2 倍)
氟卡尼(Tambocor)	■ ↑消除(61%);↓血清浓度(25%) ■ 吸烟者可能需要↑剂量

表 91-1

药物与烟草烟雾的相互作用（续）

药物/分级	药效及相互作用机制
氟伏沙明（Luvox）	■ ↑代谢（诱导 CYP1A2）；↑清除（24%）；↓AUC（31%）；↓C_{max}（32%）和 Css（39%） ■ 通常不推荐剂量调整，但吸烟者可能需要↑剂量
氟哌啶醇（Haldol）	■ ↑清除率（44%）；↓血清浓度（70%）；数据不一致，因此临床意义尚不清楚
肝素	■ 机制未知，但观察到↑清除和↓半衰期。吸烟有促血栓形成的作用 ■ 由于 PK 和 PD 方面的相互作用，吸烟者可能需要↑剂量
胰岛素,皮下注射	■ 可能↓胰岛素吸收继发于外周血管收缩；吸烟可能会导致内源性物质的释放，导致胰岛素抵抗 ■ PK 和 PD 相互作用可能不具有临床意义，但吸烟者可能需要↑剂量
伊立替康（Camptosar）	■ ↑消除（18%）；↓活性代谢产物 SN-38 的血清浓度（~40%；通过葡萄糖醛酸化的诱导）；↓全身暴露导致较低的血液学毒性并可能降低疗效 ■ 吸烟者可能需要↑剂量
美沙酮	■ 可能↑代谢（诱导 CYP1A2，美沙酮的次要途径），在停止吸烟时仔细监测反应
美西律（Mexitil）	■ ↑清除率（25%；通过氧化和葡萄糖醛酸化）；↓半衰期（36%）
奥氮平（Zyprexa）	■ ↑代谢（诱导 CYP1A2）：↑清除率（98%）；↓血清浓度（12%） ■ 通常不推荐剂量调整，但吸烟者可能需要↑剂量
普萘洛尔（Inderal）	■ ↑清除率（77%；通过侧链氧化和葡萄糖醛酸化）
利奥西呱（Adempas）	■ ↓血浆浓度（50%~60%） ■ 吸烟者每日 3 次可能需要高于 2.5mg 的剂量；考虑停止吸烟时减少剂量
罗匹尼罗（Requip）	■ 患有不安腿综合征患者的研究中↓C_{max}（30%）和 AUC（38%） ■ 吸烟者可能需要↑剂量
他克林（Cognex）	■ ↑代谢（诱导 CYP1A2）；半衰期缩短（50%）；血清浓度降低 3 倍吸烟者可能需要增加剂量
他司美琼（Hetlioz）	■ 增加代谢（诱导 CYP1A2）；药物暴露下降 40%。吸烟者可能需要增加剂量
茶碱（Theo-Dur 等）	■ ↑代谢（诱导 CYP1A2）；↑清除（58%~100%）；↓半衰期（63%） ■ 开始、停止或更改吸烟量，应监控药物水平 ■ 二手烟雾暴露者增加清除 ■ 吸烟者的维持剂量要高得多
替扎尼定（Zanaflex）	■ 在男性吸烟者中观察到↓AUC（30%~40%）和↓半衰期（10%）
三环类抗抑郁药（如丙咪嗪,去甲替林）	■ 与三环类抗抑郁药相互作用可能在↓血液浓度，但临床意义尚未确定
华法林	■ ↑R-异构体的代谢（CYP1A2 的诱导）；然而,S-异构体更有效,对 INR 的影响尚无定论。考虑监测戒烟的 INR
药效学相互作用	
苯二氮䓬类药物（地西泮,氯氮䓬）	■ ↓镇静和嗜睡,可能由尼古丁刺激中枢神经系统引起
β-受体阻滞剂	■ 降低抗高血压和心率控制效果；可能由尼古丁介导的交感神经激活引起 ■ 吸烟者可能需要↑剂量
皮质类固醇,吸入	■ 患有哮喘的吸烟者对吸入皮质类固醇的反应可能较小

表 91-1

药物与烟草烟雾的相互作用(续)

药物/分级	药效及相互作用机制
荷尔蒙避孕药(合并)	■ ↑吸烟和使用联合激素避孕药的女性患心血管不良反应(如卒中、心肌梗死和血栓栓塞)的风险 ■ ↑随着年龄增长和严重吸烟(每日 15 支或更多支烟)的风险,35 岁及以上的女性非常明显
5-羟色胺 5-HT1 受体激动剂(曲坦类)	■ 此类药物可能引起冠状动脉痉挛;由于可能无法识别的 CAD,吸烟者请谨慎使用

粗体行表示临床上最重要的相互作用。AUC,曲线下面积;C_{max},最大浓度;Css,稳态浓度;INR,国际标准化比率;PD,药效学;PK,药代动力学。

来源:Adapted with permission from *Rx for Change*:*Clinician-Assisted Tobacco Cessation*. Copyright © 1999-2017. The Regents of the University of California. All rights reserved.

烟草使用的健康后果

所有形式的烟草都是有害的,并且没有安全的烟草产品暴露水平。吸烟在各种疾病的发展中具有因果或促成作用,几乎影响身体的每个器官[2,3]。

二手烟的暴露

暴露于二手烟,其中包括燃烧烟草的烟雾和吸烟者呼出的烟雾,影响了估计在美国年龄超过 3 岁的 8 800 万不吸烟者[24]。接触二手烟会导致不吸烟的儿童和成年人患病和过早死亡,每年估计造成 5 万人死亡。尽管烟草控制取得了实质性进展,但仍有数百万美国儿童和成人在家中和工作场所接触二手烟。证据表明,没有无风险的二手烟暴露水平。只有完全消除室内空间的吸烟才能完全防止不吸烟者接触二手烟。将吸烟者与不吸烟者分开,清洁空气和通风建筑物不能消除不吸烟者接触二手烟的风险。

戒烟的益处

戒烟后不久(如 2 周~3 个月),戒烟的好处就会出现,包括改善肺功能,循环系统功能。戒烟可导致肺功能的显著改善(见第 19 章)。停止吸烟 1 年后,冠心病的过度风险降至持续吸烟者的一半。戒烟 5~15 年后,卒中的风险降低到与终身不吸烟者相似的水平,戒烟 10 年后,肺癌死亡的概率大约是持续吸烟者的一半。此外,患口腔、咽喉、食管、膀胱、肾脏或胰腺癌的风险降低。最后,在戒烟 15 年后,冠心病的风险降低到与从未吸烟的人相似的水平[25]。同样,最近的数据表明,在一段持续时间内戒烟的吸烟者总体而言与心血管疾病、缺血性心脏病和卒中相关的死亡率与从未吸烟的人相似。相比之下,成功戒烟但后来又恢复吸烟的人死亡风险明显高于终身不吸烟者[26]。

在 30 岁、40 岁、50 岁和 60 岁时戒烟会分别延长 10 年、9 年、6 年和 3 年的寿命[1]。平均而言,吸烟者比不吸烟者寿命短了大约 10 年。至少有一半继续吸烟的人最终会因与烟草有关的疾病而死亡。35 岁以前戒烟的人增加了 10 年的寿命,其预期寿命与从未吸烟的男性相似[1]。减少吸烟并不等同于减少伤害[27],甚至低吸烟水平(例如每日

1~4 支香烟)都有风险记录[28,29]。因此,减少每日吸烟数量应被视为戒烟的积极步骤,但不应被推荐为目标终点。对于任何使用烟草的患者,目标是完全,长期禁用所有含尼古丁的产品。

烟草使用和依赖:治疗方法

大多数烟草使用者试图在没有援助的情况下戒烟,尽管接受援助的人更有可能成功戒烟[7,30]。鉴于烟草依赖综合征的复杂性以及导致烟草使用的因素群,治疗需要多方面的方法。为了帮助临床医生和其他专家为使用烟草的患者提供戒烟治疗,美国公共卫生服务局发布了《治疗烟草使用和依赖的临床实践指南》。该文件代表了超过 8 700 篇已发表文章的精华[7],指出临床医生可以对患者的戒烟能力产生重要影响。对 29 项研究的 meta 分析[7]估计,接受临床医生或非临床医生戒烟干预的患者,与未接受临床医生干预的患者相比,更有可能戒烟(停止后 5 个月或更长时间)的概率分别为 2.2 和 1.7 倍。虽然,即使是临床医生的简短建议也会导致戒烟的可能性增加,但更多的强化咨询会使戒烟率大幅提高[7]。提供咨询服务的其他有效方法包括小组计划[7,31]和电话咨询[32]。互联网干预措施近年来变得越来越普遍,但对 28 项试验的 meta 分析显示结果不一致[33]。

有许多有效的药物可用于治疗烟草依赖,临床医生应鼓励所有试图戒烟的患者使用,除了在医学上有禁忌或有效证据不足的特定人群(即孕妇、无烟烟草使用者、很少吸烟者、青少年)[7]。虽然药物治疗和行为咨询都是独立有效的,但当 2 种方法同时使用时,患者的戒烟概率会大大增加[34]。临床医生可以通过推荐药物治疗剂和补充药物使用与行为咨询,如本章后面所述,对患者戒烟成功的可能性产生重大影响。

协助患者戒烟

行为咨询战略

根据临床实践指南[7],5 个关键组成部分构成了戒烟综合咨询:①询问(Ask)患者是否使用烟草;②建议(Advise）烟草使用者戒烟；③评估（Assess）患者戒烟的准备情况；④协助（Assist）患者戒烟；⑤安排（Arrange）后续护理。

这些步骤被称为"5A"并且简要地描述如下。图 91-2 可用作构建咨询互动的指南。

第一步：询问烟草使用情况

➲ 建议对话
- "你有没有吸烟或使用任何类型的烟草，比如电子烟?"
- "我花时间与所有患者谈论烟草使用，因为它很重要。"
- "药物X通常用于与吸烟有关或由吸烟引起的疾病。你或你家里有人吸烟吗?"
- "症状X经常由于暴露于烟草烟雾而引起或恶化。你或你家里有人吸烟吗?"

第二步：强烈建议戒烟

➲ 建议对话
- 戒烟是您现在和将来保护自己健康的最重要的事情。我接受过培训，以帮助我的患者戒烟，当你准备好时，我很乐意与你一起设计治疗方案
- 你有什么关于戒烟的想法吗?
- 你有考虑在下个月某个时候戒烟吗?
- 在给予建议之前，请考虑让患者同意这样做，例如，"我可以告诉你为什么这会引起我的注意吗?"（然后详细阐述患者特定的问题）

第三步：评估戒烟的准备情况

```
          患者现在使用烟草吗?
         ┌──────┴──────┐
         是            否
         ↓             ↓
  患者现在愿意戒烟吗?    患者曾经使用过烟草吗?
   ┌────┴────┐        ┌────┴────┐
   否        是        是        否
   ↓         ↓         ↓         ↓
 培养动力   提供治疗   预防复发*   鼓励继续

  5R      5A或转诊
```

*对于未使用烟草多年并且没有重新开始吸烟风险的成年人，不需要复发预防干预措施。

来源：Fiore MC, Jaen CR, Baker TB, et al. Treating Tobacco Use and Dependence: 2008 Update. Clinical Practice Guideline. Rockville, MD: U.S. Department of Health and Human Services, Public Health Service. May 2008.

第四步：协助戒烟

√ 评估烟草使用历史
- 目前使用：所用烟草的种类，品牌，数量
- 过去使用：
  - 烟草使用期限
  - 最近使用水平的变化
- 过去戒烟尝试
  - 尝试次数，最近尝试的日期，持续时间
  - 以前用过的方法——什么方法有用或无用?为什么有用或者无用?
  - 先前给药，剂量，依从性，治疗持续时间
  - 复发的原因

√ 讨论关键问题（针对即将到来或当前的戒烟尝试）
- 想要戒烟（或避免复发）的原因（动机）
- 对戒烟（或避免复发）能力的信心
- 烟草使用的诱因
- 与烟草使用相关的常规和情况
- 与压力有关的烟草使用
- 戒烟的社会支持
- 对体重增加的担忧
- 对戒断症状的担忧

√ 促进戒烟过程
- 讨论戒烟方法：不同方法的利弊
- 设置戒烟日期：理想情况下，距离不到2周
- 建议完成烟草使用日志
- 讨论关键问题的应对策略（认知，行为）
- 讨论戒断症状
- 讨论"失败"与复发的概念
- 提供药物咨询：依从，适当使用和示范
- 在整个戒烟尝试过程中提供协助

√ 评估戒烟尝试（在跟进时）
- 尝试的状态
- 询问"失败"和复发
- 药物依从性和停药计划

第五步：安排后续咨询

√ 在整个戒烟尝试中监控患者的进度。跟进接触应在检测后的第1周内进行。第1个月建议进行第2次后续联系。应安排其他联系方式。咨询联系人可以面对面，通过电话或电子邮件进行。保持患者进度记录

√ 解决诱惑和触发；讨论防止复发的策略。

√ 祝贺患者继续取得成功

图 91-2 戒烟咨询指南。（来源：Reprinted with permission from *Rx for Change*: *Clinician-Assisted Tobacco Cessation*. Copyright © 1999—2017. The Regents of the University of California. All rights reserved.)

- **问题**：筛查烟草使用是必不可少的，是临床护理的常规组成部分。以下问题可用于识别烟草使用者："您是否吸烟或使用任何类型的烟草?"至少烟草使用状态（当前、以前、从不使用者）和使用水平（如每日吸烟的数量）应评估并记录在病历中。此外，应询问患者是否接触二手烟。

- **建议**：应建议烟草使用者考虑戒烟；建议应该清晰，引人注目，但要敏感地传达关注和协助戒烟的意愿。在可能的情况下，将建议与患者的健康状况，药物治疗方案，想要戒烟的个人原因或烟草使用对他人的影响等因素联系起来，对消息进行个性化。例如，"我很担心你的情况，因为你的肺气肿使用了2种不同的吸入剂。而戒烟是改善呼吸的最重要的治疗方法。我强烈建议你戒烟，你有兴趣让我帮你吗?"

- **评估**：提供适当的咨询干预措施的关键是评估患者是否准备戒烟。患者应归类为：①未准备好在下个月戒烟；②准备在下个月戒烟；③最近戒烟的人，在过去6个月内

戒烟；或者④戒烟超过6个月的患者[7,35]。该分类定义了临床医生的下一步措施，即提供适合患者戒烟准备的咨询。作为当前吸烟者的一个例子："Malkin 先生，您对戒烟的想法是什么，您会考虑在下个月的某个时间戒烟吗?"准备戒烟的患者的咨询干预措施与不考虑戒烟的患者的咨询干预措施不同。

- **协助**：在为烟草使用者提供咨询时，临床医生和患者认为戒烟是一个可能需要数月甚至数年才能实现的过程，是很重要的。目标是促进戒烟过程中的前进，目标终点是对所有含尼古丁产品的持续禁欲。

  当咨询不准备戒烟的患者时，第一步培养动机非常重要。一些患者不相信戒烟是重要的，但大多数人认识到戒烟的必要性，只是不准备承诺这样做。很多患者都曾多次尝试戒烟，但都以失败告终，因此他们因太过气馁而不再尝试。通过临床医生与患者密切合作设计治疗计划，"5R"可用于增强戒烟动机[7]（表 91-2）。虽然对患者进行关于药

物治疗的教育可能是有用的，但为那些没有准备好戒烟的患者制订治疗方案是不合适的。

不准备在接下来的30日内戒烟的患者，鼓励他们认真考虑戒烟并提出以下问题：

1. 你有没有打算戒烟？如果患者回答"否"，临床医生应该问："需要发生什么改变您才会决定戒烟？"如果患者回答"什么都没有"，那么在患者改变主意的时候提供帮助。如果患者回答"是"，则临床医生应该继续问题2。

表 91-2

加强戒烟动机：戒烟咨询的"5R"方法

- **相关性（Relevance）**——鼓励患者思考戒烟的重要原因。咨询的框架应与患者的疾病风险或疾病，家庭或社会情况（例如，患有哮喘的儿童），健康问题，年龄或其他患者因素（例如先前的戒烟经历）相关
- **风险（Risks）**——要求患者识别吸烟可能带来的负面健康后果，如急性风险（呼吸急促，哮喘急性发作，妊娠危害，不孕），长期风险（癌症，心脏病和肺病）以及环境风险（通过作为负面榜样促进儿童吸烟；二手烟对其他人的影响，包括儿童和宠物）
- **奖励（Rewards）**——让患者确定他们预期戒烟所带来的潜在益处，例如改善健康状况，增强体能，增强味觉和嗅觉，减少烟草支出，减少浪费的时间或错过的工作，减少对他人的健康风险（胎儿、儿童、室友），减少皮肤老化
- **障碍（Roadblocks）**——帮助患者识别戒烟的障碍，并协助制订应对策略（表91-4）以解决每个障碍。常见的障碍包括尼古丁戒断症状，对失败的恐惧，戒烟时需要社会支持，抑郁，体重增加以及剥夺或丧失感
- **重复（Repetition）**——继续与戒烟尝试成功的患者合作。讨论吸烟发生的情况，以确定复发的触发因素；这是学习过程的一部分，将成为下次戒烟尝试的有用信息。尽可能重复干预

来源：Reprinted from Fiore MC et al. *Treating Tobacco Use and Dependence*；2008 *Update*. Clinical Practice Guideline. Rockville, mD：Public Health Service, U. S. Department of Health and Human Services；2008.

2. 比起以后再戒烟，现在戒烟可能有什么好处？患者吸烟的时间越长，戒烟通常变得更加困难。大多数患者会同意，从来没有一个理想的戒烟时间，拖延戒烟日期的负面影响大于积极影响。

3. 你决定尽早戒烟的话会发生什么变化？这个问题探讨了患者对戒烟的看法，揭示了戒烟的一些障碍，然后可以进行讨论。

对于准备戒烟的患者（即下个月），目标是与患者一起设计个性化治疗计划，解决图91-2中"协助"部分列出的关键问题[23]。第一步是讨论患者的烟草使用历史，询问吸烟水平，吸烟年数，以前用于戒烟的方法（哪些有效、哪些不起作用及其原因），以及先前戒烟尝试失败的原因。临床医生应引出患者对戒烟药物的意见，并应与患者一起选择戒烟方法（例如，药物治疗，行为咨询计划）。虽然重要的是要认识到，药剂可能并不适合所有患者，也不是所有患者都能负担得起，但临床医生应该教育患者，如果服用正确的药物，可以大大增加成功的可能性。

患者应选择戒烟日期，最好是在接下来的2周内。这样可以有足够的时间为戒烟做准备，包括心理准备，环境准备，从家里，汽车里和工作场所清除所有烟草制品和烟灰缸以及向家人，朋友和同事寻求支持。表91-3列出了应对戒烟的其他策略。应告知患者戒断症状，药物使用，以及在整个戒烟尝试中接受行为咨询的重要性。最后，应该赞扬患者采取重要措施改善他们的健康状况。

- **安排：**由于在提供多种咨询互动时患者的戒烟能力会增加，安排后续咨询是治疗烟草依赖的重要因素。后续接触应在戒烟日期后不久进行，最好在第1周内进行。在戒烟后的第1个月内建议进行第2次随访[7]。应进行额外的随访，以监测患者的进展，评估药物治疗方案的依从性，并提供额外的支持。

预防复发咨询应该是与最近戒烟的患者的每次随访接触的一部分。在咨询最近的戒烟者时，重要的是要解决在戒烟症状和使用烟草的渴望或诱惑方面的挑战。表91-3列出了烟草使用的主要诱因或诱惑策略清单[23]。重要的是，由于烟草使用是一种习惯性行为，应建议患者改变日常生活习惯；这有助于解除特定行为与使用烟草的关系。应鼓励"失改"和吸烟（或使用任何形式的烟草）或完全复发回到习惯性烟草使用状态的患者思考首次发生烟草使用的情景并确定复发的触发因素。此过程为将来的退出尝试提供有价值的信息。

表 91-3

烟草戒断的认知和行为策略

认知策略	
专注于重新培训患者的思维方式。通常，患者会考虑他们正想要吸烟的事实，这会导致复发。患者必须认识到，想要一支香烟并不意味着他们需要一支香烟	
回顾戒烟的承诺	每日早上，说："我很自豪我在没有烟草的情况下度过了另一天！"提醒自己，渴望和诱惑是暂时的，并且会过去。默默地或者大声地宣布，"我是一个不吸烟者，诱惑会过去"
转移注意力	当出现烟草使用的想法时，刻意，立即，将思维重新聚焦于其他想法
积极地自我对话"鼓舞人心的谈话"	说"我能做到这一点"并提醒自己以前避免吸烟的困难情况
通过想象放松	把意识集中于积极和放松的想法

表 91-3

烟草戒断的认知和行为策略(续)

精神演练,具象化	通过设想如何最好地处理事情,来为可能出现的情况做准备。例如,想象一下,如果朋友提供香烟,在你的精神演练中会出现什么反应,甚至可以通过大声说出来练习它

行为策略

采取具体行动以降低复发风险。在确定与烟草使用相关患者的特异性触发因素和惯例或情况后,在戒烟前考虑这些策略。以下是几种常见线索或复发原因的策略

压力	预测即将到来的工作,学校或个人生活中的挑战。在压力期间制定烟草使用的替代计划(例如,使用深呼吸,休息或离开当前的情景,打电话给朋友或家人寻求支持,或使用尼古丁替代疗法来管理情境渴望)
酒精	饮酒可导致复发。考虑在戒烟的早期阶段限制或戒除酒精
其他烟草使用者	当患者身边围绕着其他烟草使用者时,戒烟更加困难。如果家庭中有另一个烟草使用者,这尤其困难。在戒烟的早期阶段,限制与使用烟草的人长时间接触。要求同事,朋友和室友不要在你面前吸烟或使用烟草
满足口头需要	有非烟草口服替代品(如口香糖、无糖糖果、吸管、牙签、润唇膏、牙刷、尼古丁替代疗法、瓶装水)随时可用
自动吸烟习惯	预测与烟草使用相关的惯例并制订替代计划 例如: 每日早上喝咖啡:改变早晨的惯例,喝杯茶来代替咖啡,喝咖啡前冲个澡,在起床后进行快步走 驾驶时:从车上取下所有烟草,车里的角落都仔细检查好,听有声读物或谈话收音机,使用口服替代品代替烟草 在通话时:通话时站立,限制通话时间,更改电话位置,通过涂鸦或素描来保持双手占用 饭后:起床后立即做饭或吃完后快步走,打个电话给支持你戒烟的朋友
后期体重增加	不要尝试一次修改多个行为。如果体重增加是戒烟的障碍,参加定期的身体活动并坚持健康饮食(而不是严格节食)。仔细制订计划和准备膳食,增加水果和水的摄入量,以创造饱腹感,咀嚼无糖口香糖或吃无糖糖果。考虑使用可以延迟体重增加的药物疗法(例如,尼古丁口香糖,锭剂或安非他酮缓释剂)
对烟草的渴望	对烟草的渴望是暂时的,通常在 5~10 分钟内就会过去。通过转移注意力处理渴望,休息一下,做别的事情,深呼吸

来源:Reprinted with permission from *Rx for Change*:*Clinician-Assisted Tobacco Cessation*. Copyright 1999-2017. The Regents of the University of California. All rights reserved.

药物治疗方案

应鼓励所有试图戒烟的吸烟者使用 1 种或多种美国食品药品管理局(FDA)批准的辅助药物来戒烟。需要特别考虑的潜在例外情况包括医学禁忌证或在特定人群中使用,因为没有足够的有效证据(即孕妇、无烟烟草使用者、轻度吸烟者、青少年)[7]。药物治疗应始终与行为支持和咨询相结合。目前,FDA 批准的一线药物已被证明可有效促进戒烟,包括 5 种 NRT 剂型,缓释安非他酮和伐尼克兰[7]。治疗方案的选择取决于患者对药物的偏好。要根据以前戒烟药物的经验,当前的医疗条件,以前的吸烟水平,药物依从性问题以及患者的自付费用来给予药剂。表 91-4 列出了一线药剂的剂量信息、注意事项和不良反应。

一线治疗

尼古丁替代疗法

尼古丁替代疗法(nicotine replacement therapy,NRT)是通过减少与戒烟相关的身体戒断症状来提高戒烟率,而患者则侧重于行为矫正和应对戒烟带来的心理问题。此外,由于 NRT 的起效不像通过吸烟获得的尼古丁那样快,因此患者不太习惯这种接近于立刻起效,增强了尼古丁吸入后的作用。一项 meta 分析发现,与安慰剂相比,所有 NRT 制剂在戒断率方面都有统计学意义。使用 NRT 的患者戒烟的可能性是接受安慰剂患者的 1.6 倍[36]。图 91-3 描绘了与无烟的香烟和鼻烟相比的各种 NRT 配方的浓度-时间曲

表 91-4

药理学产品指导：FDA 批准的戒烟药物

NRT 剂型					安非他酮	伐尼克兰
口香糖	含片	透皮贴剂	鼻腔喷雾剂	口腔吸入剂		
产品						
力克雷戒烟糖 (Nicorette^a) 雷诺尼古丁口香糖 ZONNIC^b 非专利	Nicorette Lozenge^a; NicoretteMini Lozenge^a (标准和迷你) 非专利	NicoDerm CQ^a 非专利	Nicotrol NS^c	Nicotrol inhaler^c	Zyban^a	Chantix^e
OTC	OTC	OTC (NicoDermCQ^a 非专利) 处方药(非专利)	处方药	处方药	处方药	处方药
2mg, 4mg	2mg, 4mg	7mg, 14mg, 21mg 24 小时释放	计量喷雾剂 10mg/ml 水溶液	10mg 弹药筒 每吸含 4mg 尼古丁	150mg 缓释片	0.5mg, 1mg 片剂
原味,肉桂味,水果味,薄荷味	樱桃味,薄荷味					
预防措施、警告和禁忌证						
■ 近期 (≤2 周) 心肌梗死 ■ 严重的潜在心律失常 ■ 严重或恶化的心绞痛 ■ 颞下颌关节病 ■ 怀孕^d 和哺乳期 ■ 青少年 (<18 岁)	■ 近期 (≤2 周) 心肌梗死 ■ 严重的潜在心律失常 ■ 严重或恶化的心绞痛 ■ 怀孕^d 和哺乳 ■ 青少年 (<18 岁)	■ 近期 (≤2 周) 心肌梗死 ■ 严重的潜在心律失常 ■ 严重或恶化的心绞痛 ■ 怀孕^d (处方剂型, D 级) 和哺乳期 ■ 青少年 (<18 岁)	■ 近期 (≤2 周) 心肌梗死 ■ 严重的潜在心律失常 ■ 严重或恶化的心绞痛 ■ 潜在的慢性鼻病 (鼻炎,鼻息肉,鼻窦炎) ■ 严重的反应性气道疾病 ■ 怀孕^d (D 级) 和哺乳期 ■ 青少年 (<18 岁)	■ 近期 (≤2 周) 心肌梗死 ■ 严重的潜在心律失常 ■ 严重或恶化的心绞痛 ■ 支气管痉挛性疾病 ■ 怀孕^d (D 级) 和哺乳期 ■ 青少年 (<18 岁)	■ 同时使用已知降低癫痫发作阈值的药物或医疗治疗 ■ 肝功能损害 ■ 妊娠^d (C 类) 和母乳喂养 ■ 青少年 (<18 岁) ■ 神经精神症状急诊治疗^e **■ 禁忌证:** ■ 癫痫发作 ■ 合并安非他酮 (例如, Wellbutrin) 治疗 ■ 当前或事先诊断为贪食症或神经性贪食症 ■ 同时突然停用酒精或镇静剂 (包括苯二氮草类药物) ■ 治疗前 14 日单胺氧化酶抑制剂治疗	■ 严重的肾功能损害 (需要调整剂量) ■ 怀孕^d (C 类) 和哺乳期 ■ 青少年 (<18 岁) ■ 紧急神经精神症状治疗^e

表 91-4

药理学产品指导：FDA 批准的戒烟药物（续）

NRT 剂型	口香糖	含片	透皮贴剂	鼻腔喷雾剂	口腔吸入剂	安非他酮	伐尼克兰
剂量	睡醒后第 1 支香烟 ≤30 分钟：4mg 睡醒后第 1 支香烟 >30 分钟：2mg 第 1~6 周：每 1~2 小时 1 块 第 7~9 周：每 2~4 小时 1 块 第 10~12 周：每 4~8 小时 1 块 ■ 最大剂量，每日 24 块 ■ 缓慢咀嚼 ■ 当出现辛辣或刺痛的感觉时（约咀嚼 15~30 下后），须将咀嚼胶置于唇旁或颊边 ■ 当刺痛感消失时继续咀嚼 ■ 重复咀嚼和放置步骤，直至大部分尼古丁消失（刺痛感不再出现，通常 30 分钟） ■ 放置在口腔内的不同位置 ■ 使用 15 分钟前或在使用过程中不可进食或喝饮料 ■ 疗程：长达 12 周	睡醒后第 1 支香烟 ≤30 分钟：4mg 睡醒后第 1 支香烟 >30 分钟：2mg 第 1~6 周：每 1~2 小时 1 锭 第 7~9 周：每 2~4 小时 1 锭 第 10~12 周：每 4~8 小时 1 锭 ■ 最大剂量，每日 20 锭 ■ 允许慢溶解（标准版：20~30 分钟；迷你版：10 分钟） ■ 尼古丁释放可引起温热感、刺痛感或咳嗽 ■ 不要咀嚼或吞咽 ■ 会偶尔旋转到口腔的不同区域 ■ 使用 15 分钟前或在使用过程中不可进食或喝饮料 ■ 疗程：长达 12 周	>每日 10 支烟： 21mg/d ×4 周（通常的） ×6 周（NicoDerm CQ） 14mg/d×2 周 7mg/d×2 周 ≤每日 10 支烟： 14mg/d×6 周 7mg/d×2 周 ■ 每日轮换贴片部位，至少 1 周不要在同一皮肤部位使用一同一张新贴片 ■ 贴片需要贴 16 个小时，如果出现睡眠障碍可以在睡前揭下 ■ 疗程：8~10 周	1~2 剂/小时 （每日 8~40 剂） 1 剂 =2 喷（每个鼻孔 1 喷）；每喷含有 0.5mg 的尼古丁，要喷到鼻腔黏膜 ■ 最大剂量： - 每小时 5 剂或 - 每日 40 剂 ■ 为了获得最佳效果，初始使用需至少每日 8 剂 ■ 作为喷雾剂使用，不可嗅、吞咽，或通过鼻子吸入 ■ 疗程：3~6 个月	每日 6~16 弹药筒 个体化给药；初始使用需每 1~2 小时用 1 个弹药筒 ■ 最佳效果需连续吸入 20 分钟 ■ 初始使用需至少每日 6 弹药筒 ■ 主动吸入 20 分钟后，尼古丁在弹药筒中耗尽 ■ 吸入喉后部或短呼吸 ■ 不要吸入肺部（像"吸"一根烟），但"吸"，就像照明管道 ■ 打开弹药筒可保持效力 24 小时 ■ 使用 15 分钟前或在使用过程中不可进食或喝饮料 ■ 疗程：3~6 个月	150mg，每日早上口服，连续 3 日，然后增加到 150mg，每日 2 次 不要超过 300mg/d ■ 在戒烟日期前 1~2 周开始治疗 ■ 剂量间隔至少 8 小时 ■ 避免睡前服用，以减少失眠 ■ 剂量逐渐减少是没有必要的 ■ 可与 NRT 安全使用 ■ 疗程：7~12 周，维持最多 6 个月	第 1~3 日： 0.5mg，每日早上口服 第 4~7 日： 0.5mg，每日 2 次，口服 第 2~12 周： 1mg，每日 2 次，口服 ■ 在戒烟日期前 1 周开始治疗 ■ 吃完后用一整杯水服用 ■ 没有必要逐渐减少剂量 ■ 建议对严重肾功能不全患者进行剂量调整 ■ 疗程：12 周；在选定的患者中可以使用额外的 12 周疗程 ■ 可以在目标戒烟日期前最多 35 日内开始戒烟，或者在戒烟前的 12 周内减少吸烟，并继续治疗 12 周

表 91-4

药理学产品指导:FDA 批准的戒烟药物(续)

NRT 剂型	口香糖	含片	透皮贴剂	鼻腔喷雾剂	口腔吸入剂	安非他酮	伐尼克兰
不良反应	■ 口腔或下巴疼痛 ■ 打嗝 ■ 消化不良 ■ 唾液分泌过多 ■ 与错误咀嚼方法相关的不良反应: ■ 头晕 ■ 恶心或呕吐 ■ 喉咙和口腔刺激	■ 恶心 ■ 打嗝 ■ 口腔刺激 ■ 胃灼热 ■ 头痛 ■ 咽喉痛 ■ 头晕	■ 局部皮肤反应(红斑,瘙痒,灼热) ■ 头痛 ■ 睡眠障碍(失眠,异常或多梦境);与夜间尼古丁吸收有关	■ 鼻腔或喉咙刺激(热,辛辣或灼烧感) ■ 鼻炎 ■ 撕裂 ■ 打喷嚏 ■ 咳嗽 ■ 头痛	■ 口腔或喉咙刺激 ■ 咳嗽 ■ 头痛 ■ 鼻炎 ■ 消化不良 ■ 打嗝	■ 失眠 ■ 口干 ■ 神经紧张或难以集中 ■ 皮疹 ■ 便秘 ■ 癫痫发作(风险约为 0.1%) ■ 神经精神症状(罕见;见注意事项)	■ 恶心 ■ 睡眠障碍(失眠,异常或多梦境) ■ 便秘 ■ 肠胃胀气 ■ 呕吐 ■ 神经精神症状(罕见;见注意事项)

a 由葛兰素史克(GlaxoSmithKline)销售。

b 由 Niconovum USA(雷诺兹烟草公司的子公司)销售。

c 由辉瑞公司销售。

d 美国临床实践指南指出,尽管有效性证据和安全治疗理论不充分,仍应鼓励怀孕的吸烟者不使用药物戒烟。怀孕的吸烟者应提供超过最小限度的戒烟行为干预建议。

e 2009 年 7 月,FDA 强制执行所有含安非他酮-伐尼克兰的产品的处方信息,包括黑框警告严重神经精神症状的风险,包括行为改变,敌意,激动,情绪低落,自杀念头和行为以及企图自杀。如果患者出现躁动,情绪低落或者他们有自杀念头或行为,或者他们有自杀念头或行为改变,临床医生应建议停止服用伐尼克兰或安非他酮缓释剂,并立即联系医务人员。如果因神经精神症状而停止治疗,应监测患者至自至症状消失。根据强制制造商的包装说明书。

f 有关完整的处方信息,请参阅制造商的包装说明书。

NRT,尼古丁替代疗法;OTC,非处方药;Rx,处方药;SR,缓释。

来源:Adapted with permission from Rx for Change: Clinician-Assisted Tobacco Cessation. Copyright © 1999—2017. The Regents of the University of California. All rights reserved.

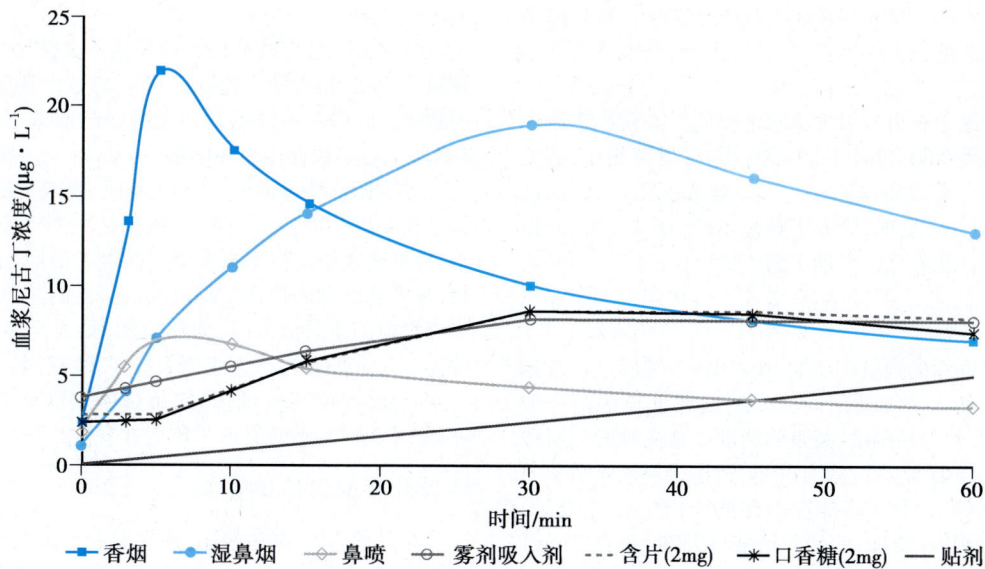

图 91-3 各种含尼古丁产品的血浆尼古丁浓度。[来源：Reprinted with permission from *Rx for Change*: *Clinician-Assisted Tobacco Cessation*. Copyright © 1999—2017. The Regents of the University of California. All rights reserved. Plasma nicotine concentration curves derived from Choi JH et al. Pharmacokinetics of a nicotine polacrilex lozenge. *Nicotine Tob Res*. 2003；5（5）：635；Schneider NG et al. The nicotine inhaler: clinical pharmacokinetics and comparison with other nicotine treatments. *Clin Pharmacokinet*. 2001；40（9）：661；and Fant RV et al. Pharmacokinetics and pharmacodynamics of moist snuff in humans. *Tob Control*. 1999；8（4）：387.]

线[37-39]。尼古丁鼻喷雾剂最快地达到其峰值浓度。尼古丁口香糖，锭剂和口服吸入剂具有相似的浓度曲线，尼古丁透皮贴剂起效最慢，但在持续的一段时间内可以保持更稳定的尼古丁血药浓度水平。虽然理想情况下，在 NRT 开始使用时停止使用烟草，但一些患者在开始 NRT 后可能会偶尔使用烟草制品。如果患者放松自律并使用烟草制品，或者开始使用 NRT 来减少完全戒烟前吸烟的数量，这样，患者就可以更加灵活地继续使用 NRT（"从减少吸烟到戒烟"方法）[34,40,41]。在尝试戒烟之前使用尼古丁贴片可能比在戒烟那一日开始再使用更加有效，然而研究数据表明仍然存在争议，并且没有证据支持在戒烟之前使用其他形式的NRT[41]。

缓释安非他酮

缓释安非他酮是一种非典型的抗抑郁药，其可能作为尼古丁受体[42]拮抗剂，通过阻断中枢神经系统[7]中多巴胺和去甲肾上腺素的再吸收来帮助戒烟。这些刺激神经的化学物质调节多巴胺奖赏效应途径并降低对尼古丁的渴望和戒断症状[7]。与安慰剂相比，缓释安非他酮大约使长期戒烟率增加 1 倍[7,43]。

伐伦克林

伐尼克兰是一种部分受体激动剂，在 $\alpha_4\beta_2$ 神经元尼古丁乙酰胆碱受体上高亲和力和选择性结合[44]。伐尼克兰在戒烟中的功效被认为是受体部位持续的低水平激动剂活性与尼古丁结合的竞争性抑制的结果。部分激动剂使受体受到适度的刺激，导致多巴胺水平增加，减弱了尼古丁戒断

的症状。此外，伐尼克兰通过阻断尼古丁激活 $\alpha_4\beta_2$ 烟碱乙酰胆碱受体，抑制多巴胺释放，认为这与强化和奖赏效应导致吸烟相关[44,45]。与安慰剂相比，使用伐尼克兰可使戒烟的概率增加 1 倍以上[7,46]。应监测患者的神经精神症状，包括行为，情绪或自杀念头和行为的变化[47]。

二线治疗

虽然没有经 FDA 批准专门用于戒烟，但可以推荐使用处方药可乐定和去甲替林作为二线药物[7]。缺乏 FDA 批准的戒烟指征和一些副作用使他们不能成为一线药物[7]。

烟草使用和依赖的治疗药物

尼古丁透皮贴片

案例 91-1

问题 1：T. B. 是一名 32 岁的女性，她参加了一个戒烟计划的小组。在之前的小组期间，戒烟顾问讨论了各种戒烟药物。T. B. 从今日开始将戒烟日期设定为 1 周，她开始使用尼古丁透皮贴剂。目前每日吸烟 1.5 包（PPD），这比她过去 10 年 2 包的量要少。T. B. 说她在早上醒来后马上抽了几根。她不吃药，也没有医疗问题。T. B. 应该选择哪种尼古丁透皮贴剂，应该如何使用？

透皮尼古丁输送系统由不可渗透的表面层、尼古丁储存器、黏合剂层和可移除的保护层组成。虽然透皮给药技术各个厂家有所不同，但尼古丁都可以被很好地吸收，24

小时贴剂释放 68%~82% 的剂量可以透过皮肤。来自贴剂的血浆尼古丁浓度在 1~4 小时内缓慢上升,并在 3~12 小时内达到峰值[14]。

使用透皮贴剂获得的尼古丁水平较低且波动小于使用烟草制品或其他 NRT 制剂(图 91-3)。与安慰剂相比,透皮尼古丁贴剂能显著改善戒断率[7,35]。对 25 项随机对照试验进行的 meta 分析发现,尼古丁贴片治疗(6~14 周)使得长期戒烟有效性比安慰剂增加了约 1 倍[7]。

剂量

各个厂家推荐的剂量列于表 91-4 中。一般而言,吸烟时间长数量大的人需要使用高强度制剂和更长的治疗时间。最终,治疗的起始剂量、减量的速度和总持续时间必须根据患者的基线吸烟水平、副作用的发生(如恶心、消化不良、神经质、头晕、出汗)及是否存在戒断而个体化设计。T. B. 目前每日吸 30 支,因此她应该使用贴剂(每日 21mg)开始治疗。

患者教育

T. B. 应该按照指示每日在同一时间将贴剂贴在上半身或手臂上部外侧的干净、干燥、无毛的皮肤区域上。为了尽量减少局部皮肤反应的可能性,贴剂应用部位应每天移动,同一区域在 1 周内不应重复使用。应确保贴剂粘附在皮肤上,特别是边缘周围。临床医生应该告知 T. B. 如果正确使用,水不会降低尼古丁贴剂的有效性,她可以在贴着的同时洗澡、淋浴、游泳和锻炼。最后,如果使用贴剂出现皮肤发红且 4 日后无法消退;出现皮肤肿胀或皮疹;出现心律不齐或心悸;或者出现尼古丁过量的症状,如恶心、呕吐、头晕、腹泻、出汗、虚弱或心跳加快等,应停止使用并请联系医务人员。

不良反应

> **案例 91-1,问题 2:** 10 日后,T. B. 身上出现了皮疹,她认为是由尼古丁贴剂引起的。昨天,当她从左上臂取下第一片贴剂时,她发现贴合处出现皮疹。今日早上,从右上臂取下第二片贴剂后,她又发现了类似的皮疹。T. B. 描述她右臂上的皮肤略带红色但没有肿胀;左臂上的皮疹只有微弱的粉红色。她的最后一次吸烟是 2 日前。此时应该对 T. B. 进行怎样的处理?

与尼古丁贴剂相关的最常见的副作用是皮肤应用部位的局部反应(红斑,灼热和瘙痒)。这些反应通常由皮肤堵塞或对贴剂黏合剂敏感引起的。每日变换贴剂使用部位可以最大限度地减少皮肤刺激;但是贴剂黏合剂带来的皮肤反应仍多达 50%。小于 5% 的患者由于皮肤反应停止治疗[7]。

T. B. 出现了轻微的皮肤反应,不过在去除贴剂 24~48 小时内皮肤出现红肿是常见的。她可以外用氢化可的松乳膏(0.5% 或 1%)或曲安奈德乳膏(0.5%),或者口服抗组胺药进行对症治疗[7]。也可以尝试不同品牌的贴剂,因为黏合剂可能会有所不同。由于左臂上的皮疹几乎已经消退,因此在红斑不影响生活的情况下 T. B. 可以继续使用尼古

丁透皮贴剂。

与尼古丁透皮贴剂相关的其他不太常见的副作用包括做噩梦、失眠和头痛。睡眠障碍可能是由夜间尼古丁吸收引起的。应告知睡眠障碍的患者在睡前取下贴剂,并在第 2 日醒来后尽快使用新的贴剂[7]。

医生还应通过询问 T. B. 目前的戒烟情况来提供行为指导和支持。需要解决的问题包括她对于坚持戒烟的信心,她想要吸烟的概率以及复发的潜在诱因,尼古丁戒断症状,帮助她戒烟的社会支持以及她可能的其他问题或疑虑。审查潜在的应对措施(行为和认知,见表 91-4)并安排之后的随访是合理的。医生应该表扬 T. B. 戒烟的决定,称赞她在 48 小时内没有吸烟,并向她说明皮肤刺激通常容易治疗,这是一种常见的尼古丁贴剂并发症。

选择此产品考虑的因素

与其他 NRT 制剂相比,透皮尼古丁贴剂的主要优点是易于使用,全天连续释放尼古丁,并且每日仅需要给药 1 次。贴剂的缺点包括与贴剂黏合剂导致的皮肤刺激的高发生率以及尼古丁的剂量不能迅速调节以减轻戒断症状。最后,患有潜在皮肤病的患者(如牛皮癣、湿疹、特应性皮炎)不应该使用贴剂,因为他们出现皮肤刺激的可能性更大。

> **案例 91-1,问题 3:** T. B. 想停止尼古丁透皮贴剂。她想购买非处方戒烟药,并且想知道口香糖或锭剂是否是一种有效的替代品。你会推荐哪一种?应该考虑哪些因素?

尼古丁口香糖

尼古丁离子交换树脂口香糖是尼古丁和波拉克林的树脂复合物,尼古丁在口腔黏膜上缓慢释放和吸收。该产品有 2mg 和 4mg,并有多种口味。口香糖是独特的烟草状,略带胡椒味,薄荷味或果味,并含有缓冲剂以增加唾液 pH,从而增强尼古丁在口腔的吸收。每个部分吸收的尼古丁量是可变的,但如果使用得当,2mg 和 4mg 的口香糖中大约能吸收大约 1.6mg 和 2.2mg 的尼古丁。在咀嚼 1 片口香糖后,约 90 分钟达到尼古丁的峰值血浆浓度,然后缓慢下降(图 91-3)。与接受安慰剂的患者相比,使用尼古丁口香糖的患者更可能保持节制状态[7,35]。

剂量

表 91-4 概括了制造商推荐的尼古丁口香糖给药方案。尼古丁口香糖的推荐剂量基于当天的"首次吸烟时间"(time to first cigarette,TTFC)。睡醒后不久就有强烈的吸烟欲望或需要是尼古丁依赖的关键指标[48]。因此,在醒来后 30 分钟内吸入当日第 1 支烟的患者可能更依赖于尼古丁,并且需要的剂量比那些在醒来后 30 分钟内不吸烟的患者更高(见表 91-4)。"在口中咀嚼和停留"方法(见表 91-4)可以缓慢,匀速地释放尼古丁。如果在给定剂量之内出现吸烟的渴望,患者可以使用口香糖(每日最多 24 片)。一般来说,每日吸烟较多的患者比吸烟较少的患者需要更多的尼古丁口香糖以减轻他们对吸烟的渴望。最好选用以固定

的给药方案来使用口香糖,在 1~3 个月内逐渐减量,而不是仅在有吸烟的渴望时用它来控制[7]。

患者教育

使用"咀嚼和停留"的方法(见表 91-4),对于使用尼古丁口香糖至关重要。咀嚼和停留的步骤应该重复,直到大部分尼古丁被释放出来。

应告知患者,酸性饮料(如咖啡、果汁、葡萄酒、软饮料)可以短暂地降低唾液的 pH,减少尼古丁口香糖的吸收从而降低其有效性,为防止这种相互作用,应建议患者在使用尼古丁口香糖前或使用尼古丁口香糖 15 分钟内不要进食或饮品(水除外)。

不良反应

通过使用适当的咀嚼技术,可以最大限度地减少或预防大多数常见的副作用(见表 91-4)[7]。应提醒患者过快咀嚼口香糖使尼古丁过量释放,导致头晕、恶心、呕吐、喉咙和口腔刺激、呃逆和消化不良等。

选择此产品考虑的因素

尼古丁口香糖的优点包括该配方可用于满足口腔渴望,以及 4mg 强度可能控制体重增加[7]。由于这些原因,口香糖可能对有体重增加问题的患者或厌倦有吸烟诱因的患者特别有益。对于需要灵活给药并且喜欢自我调节尼古丁水平以控制戒断症状的能力的患者,口香糖也可能是有利的。一些患者可能会发现由于口香糖的粘性稠度影响牙齿工作而难以使用。其他人可能会觉得如此频繁地咀嚼口香糖很困难或不可接受。患有颞下颌关节(temporomandibular joint,TMJ)病的患者不应使用尼古丁口香糖。

尼古丁含片

尼古丁离子交换树脂含片是一种无糖,有特殊味道的复合物,它由尼古丁和波拉克林钾组成。该产品有 2mg 和 4mg 的强度,可以像硬糖或其他药用锭剂一样(例如,吸入并在口腔中从一侧移动到另一侧直至完全溶解)。也有迷你含片。因为尼古丁含片完全溶解,所以尼古丁比同等剂量的尼古丁口香糖多含有大约 25% 的尼古丁[35]。与尼古丁口香糖一样,锭剂还含有缓冲剂(碳酸钠和碳酸氢钾)以增加唾液 pH,从而增强尼古丁的口腔吸收。使用 30~60 分钟后,达到尼古丁峰值浓度,然后缓慢下降(见图 91-3)。与安慰剂相比,尼古丁含片可以使 6 个月戒烟率增加大约 1 倍[35]。

剂量

表 91-4 概述了制造商推荐的尼古丁含片剂量计划。与尼古丁口香糖一样,锭剂基于"首次吸烟时间"给药。如果患者按固定时间表而不是根据需要使用锭剂,更有可能戒烟成功。如果在预定剂量之内出现吸烟的渴望,患者可以额外使用锭剂(在 6 小时内最多 5 个锭剂或每日最多 20 个锭剂)。

患者教育

与口香糖类似,尼古丁含片是一种特殊配方的尼古丁输送系统,必须正确使用才能获得最佳效果。应该让锭剂慢慢溶解在口中,当尼古丁被释放时,患者可能会有温热、刺痛的感觉。患者应将锭剂放置到口腔的不同区域,以减少黏膜刺激的可能性。如果使用得当,锭剂应在 30 分钟内完全溶解。应该建议患者不要咀嚼或吞服锭剂,因为这会增加胃肠道副作用的发生率。

应提醒患者,尼古丁含片与口香糖一样,有效性可能会被酸性饮料(如咖啡、果汁、葡萄酒或软饮料)降低[49]。患者应在使用尼古丁含片前 15 分钟内不要进食或饮水(水除外)。

不良反应

通常,尼古丁锭剂耐受性良好。最常见的副作用包括恶心、呃逆、咳嗽、消化不良、头痛和胃肠胀气。一次使用 1 个以上锭剂,连续使用锭剂,或咀嚼或吞服锭剂的患者更容易出现消化不良或呃逆。

选择此产品考虑的因素

尼古丁含片类似于尼古丁口香糖配方,这种配方可用于满足患者吸烟的渴望,4mg 强度可能减慢体重增加[7,49],患者可自己进行剂量滴定以获得精确的剂量以控制戒断症状。因为含片不需要咀嚼,许多患者认为这是一种更加严谨的尼古丁输送系统。含片的缺点在于它需要频繁给药,并且有胃肠道副作用(恶心、打嗝和胃灼热)。

T. B. 表示对尼古丁口香糖或含片用于戒烟的尝试感兴趣。这两种药物都是有效的,治疗的选择取决于患者对治疗的看法和期望,包括依从性,以往戒烟药物的经验以及其他问题(如不良反应、体重增加、成本药物)。T. B. 将成为任何一种药的候选者。如果她能够遵守频繁的给药时间表(醒来后每 1~2 小时使用 1 片含片或 1 片口香糖)。T. B. 在早晨醒来后立即抽她的第 1 支烟,每日抽大约 30 支,这种吸烟模式表明尼古丁依赖程度更高,因此 T. B. 需要更高剂量的 NRT。T. B. 应在清醒时按照表 91-4 中列出的时间表,每隔 1~2 小时开始给予 1mg 的尼古丁含片或尼古丁口服治疗,并逐渐减量。

后期体重增加

> **案例 91-1,问题 4:** T. B. 戒烟后非常担心体重会增加。戒烟后体重增加是否常见,如果是,如何预防?

大多数烟草使用者在戒烟后体重增加,医生既不应否认体重增加的可能性,也不应极度轻视戒烟的重要性[7]。对几乎所有患者而言,与持续吸烟带来的风险相比,过度增重相关的健康风险可以忽略不计。

大多数戒烟者的体重增加不到 4.54kg,但体重增加的范围很广,高达 10% 的戒烟者体重增加了 13.62kg[7]。一般而言,女性的体重增加的往往比男性多。在一项对近 6 000 名吸烟者戒烟后随访 5 年的研究中,随访期间的平均体重增加为女性 8.72kg 和男性 7.58kg[50]。

烟草对体重的抑制效果是众所周知的。但是,大多数成功的戒烟者体重增加的机制尚不完全清楚。吸烟者的代谢率与非吸烟者相比高出约 10%[51]。增加的热量可能是由于食欲增加、味觉改善,或通过从手到口的改变用食物替代烟草。

一般而言,如果患者尝试一次改变多种行为,则成功的可能性较小。对于大多数患者,通常不建议用节食的方法来防止体重增加,特别是在戒烟的早期阶段[7]。应该告知 T. B.,平均体重增加不到 4.54kg 对她健康状况的影响小于持续吸烟的危害。虽然还没有明确证据证明运动干预措施可以减少戒烟者的体重增加,但也应该推荐给 T. B.,因为她对体重增加表示非常担忧,这可能是她戒烟的障碍。适度增加活动有助于控制体重增加,而且运动可以作为行为的方式替代烟草的使用。此外,应该建议 T. B. 控制饮食,避免暴饮暴食,增加水摄入量,以产生饱腹感,咀嚼无糖口香糖,并限制酒精饮料。可能会考虑给予 T. B. 已经证明可以延缓体重增加的药物治疗方案,包括 NRT、伐尼克兰或缓释安非他酮[7,52]。然而,要注意的是,没有一种药物能够长期预防体重增加[7,52]。

重新开始吸烟

案例 91-1,问题 5: 在后续接触过程中,医生得知 T. B. 周末在聚会上吸了半包香烟,并且在戒烟 1 个月后复发到她以前的吸烟情况。医生应该如何应对?

医生应该感谢 T. B. 对于自己的吸烟情况是诚实的,并询问她是否愿意讨论吸烟时的情况。在她吸烟的时候,她在哪儿,和谁一起,她是如何获得香烟的,她当时的感受如何?具体来说就是她复吸的诱因(如酗酒、沮丧、在她身边有吸烟的朋友)?重要的是,医生帮助患者将这些信息用作学习过程的一部分,但重点关注"积极方面",例如 T. B. 能够保持无烟 1 个月以上的能力。戒烟 4 周后,尼古丁戒断的大部分物理效应已经完全解决,因此,她的复发可能是心理或情境因素导致,可以通过有效的应对来减轻。在关于吸烟发生的情况的讨论之后,医生与患者一起制订避免复发的计划是很重要的(见表 91-3)。

吸烟与心血管疾病

案例 91-2

问题 1: P. J. 是一名 62 岁的男性,接受选择性冠状动脉旁路移植术(coronary artery bypass graft,CABG)手术。他有心绞痛,高血压,血脂异常,外周血管疾病(peripheral vasculardisease,PVD)和过敏性鼻炎病史,这些很重要。他在 2 年前接受了双侧颈动脉内膜切除术,并在 5 年前进行了髂动脉血管成形术和支架植入术治疗 PVD。P. J. 的个人社会史对于烟草使用(2PPD)和酒精(每日 3~4 次饮酒)非常重要。他超重约 4.54kg。他的术前实验室结果显示,总胆固醇为 270mg/dl(理想值<200),低密度脂蛋白胆固醇(LDL-C)为 163mg/dl(最佳值<70),高密度脂蛋白胆固醇(HDL-C)为 35mg/dl(偏低<40),甘油三酯为 350mg/dl(正常值<150)。入院前服用药物包括:阿替洛尔每日 50mg,阿司匹林每日 81mg,硝酸异山梨酯 20mg,每日 3 次,阿托伐他汀每日 20mg,氟替卡松鼻喷雾剂(50μg/喷雾剂),每日 1 次,根据需要舌下含服 0.4mg 硝酸甘油。烟草的使用可能引起或加剧了 P. J. 的哪些慢性疾病?

大量证据表明吸烟史是导致心血管疾病的主要原因,并且每年导致大约 128 000 例与心血管疾病相关的死亡[3,5,53]。

吸烟导致心血管疾病发生发展有许多合理的病理生理机制。烟草的烟雾中的氧化剂和其他化合物会引起血小板聚集和血栓形成增加的高凝状态,这大大增加了心肌梗死(myocardial infarction,MI)和猝死的风险[53,54]。烟雾中的一氧化碳减少了组织和器官(包括心肌组织)可利用的氧气量,并降低心室颤动阈值[53]。吸烟可能通过影响血脂而加速动脉粥样硬化;与非吸烟者相比,吸烟者的总胆固醇、LDL-C 和甘油三酯水平往往更高,HDL-C 水平更低[3]。吸烟会增加炎症介质(C-反应蛋白、白细胞和纤维蛋白原)的水平,这可能有助于动脉粥样硬化的发展[55]。最后,吸烟刺激神经递质(如肾上腺素、去甲肾上腺素)的释放,增加心肌负荷并诱导冠状血管收缩,导致缺血、心律失常和猝死[3,53]。

P. J. 入院接受的冠状动脉心脏病和心绞痛的 CABG 手术及之前的外周血管疾病(支架置入血管成形术)和脑血管疾病(双侧颈动脉内膜切除术)都是与慢性烟草使用相关的疾病。他的总胆固醇、LDL-C 和甘油三酯升高,HDL-C 水平降低与吸烟引起的血脂异常一致。吸烟与 P. J. 其他已经确定的心血管危险因素(高血压、血脂异常)相结合,增加了他患严重心血管疾病的风险[3,53]。幸运的是,吸烟对血脂、凝血、心肌负荷和冠状动脉血流的影响似乎是可逆的,如果能够戒烟,P. J. 进一步发生心血管相关并发症的风险将显著降低[25,56]。戒烟会使冠心病患者死亡风险降低 36%。戒烟相关的死亡风险降低与其他二级预防方法(如高脂血症和高血压的治疗方法)相一致[57]。医生应该将此次住院治疗作为帮助 P. J. 戒烟的机会[7]。此外,有数据表明,为住院患者启动强化戒烟咨询干预措施对于长期减少吸烟的欲望是有效的[58]。

非香烟形式的烟草

案例 91-2,问题 2: 胸外科医生强烈建议 P. J. 戒烟。P. J. 想知道每日减少到 1~2 支雪茄是否可以替代他现在每日 1~2 包的香烟。

雪茄对健康的不良影响已被充分描述,包括肺癌、口腔癌、喉癌、食管癌和胰腺癌的风险增加。此外,吸入雪茄时常深吸气会导致患心血管疾病和慢性阻塞性肺疾病的风险增加[59,60]。只吸雪茄的吸烟者患肺癌的风险会降低,但仍明显高于他们完全戒烟时[60]。

雪茄的重量和尼古丁含量因品牌而异。大多数雪茄的重量约为 1~22g,香烟一般不到 1g。1996 年研究的 10 种市售雪茄的尼古丁含量范围为 10~444mg。相比之下,美国卷烟的总尼古丁含量范围相对较窄(平均值为 13.5±0.1mg)/卷烟[61]。1 支大雪茄可能含有与整包香烟一样多的烟草,并提供足够的尼古丁来建立和维持依赖[62]。

每日 1~2 支雪茄的尼古丁含量能够维持他对尼古丁的依赖。此外,以前的吸烟者容易吸入的更深,这进一步增加了患癌症和心血管疾病和肺病的风险。医生应该强烈建议 P. J. 戒烟,换用雪茄是一种不安全的选择。

P. J. 对透皮贴剂的治疗反应不佳,并且使用尼古丁口香糖导致难以忍受的下颌疼痛。与早期的口香糖配方相比,新型尼古丁口香糖配方的粘度较低,因此更容易咀嚼;但是,还有其他选择。他没有尝试过的一线治疗方案包括尼古丁含片(见案例 91-1,问题 3),尼古丁鼻腔喷雾剂,尼古丁吸入剂,缓释安非他酮,伐尼克兰或一线药物的有效组合(见案例 91-3,问题 1)。

尼古丁鼻腔喷雾剂

尼古丁鼻腔喷雾剂是尼古丁的水溶液,可在计量喷雾泵中获得,在鼻黏膜给药。每次会提供含有 0.5mg 尼古丁的 50ml 喷雾。鼻喷剂中的尼古丁比其他 NRT 制剂能更快被吸收(图 91-3),在给药后 11~18 分钟内达到静脉尼古丁浓度峰值[14]。与安慰剂相比,使用尼古丁鼻喷剂使戒烟率增加 1 倍以上[7,35]。

剂量

表 91-4 概述了制造商推荐的尼古丁鼻喷雾剂计量。2 次喷雾含一个剂量尼古丁(1mg),每个鼻孔中喷 1 次(0.5mg)。为了获得最佳效果,应鼓励患者在治疗的最初 6~8 周内至少使用每日 8 剂,因为较低频率的给药可能效果较差。根据需要,可以将初始方案增加至最大推荐剂量:每小时 5 个剂量或每日 40mg。6~8 周后,剂量应在另外 4~6 周内逐渐减少。

患者教育

在第一次使用鼻腔喷雾剂前,必须要将尼古丁喷雾泵启动并准备好,这个过程需要将装置制动到组织中,直到可见细微的喷雾(约 6~8 次)才算完成。给药时,患者应该头部稍微向后倾斜并将瓶子的尖端插入鼻孔。喷雾增加了流泪,咳嗽和打喷嚏的可能性,因此患者应等待 5 分钟再开车或操作重型机械。

不良反应

在临床试验中,94% 的患者在治疗的前 2 日出现中度至重度鼻刺激;81% 的患者在治疗 3 周后仍然有轻度至中度的鼻腔刺激。还报道了鼻塞和味觉和嗅觉的短暂变化[7]。尽管局部不良反应发生率很高(见表 91-4),但大多数患者在第 1 周内对喷雾的刺激作用有耐受性[63]。

选择此产品考虑的因素

使用尼古丁鼻喷雾剂的优点是能够快速滴定治疗以控制戒断症状。然而,因为来自喷雾的尼古丁更快地穿透中枢神经系统,所以在治疗期间可能存在出现更高的依赖性的可能。尼古丁鼻喷雾剂中具有一种介于烟草制品和其他 NRT 之间独立的潜在中间产物,因此对于患有慢性鼻病(如鼻炎、息肉、鼻窦炎)或严重反应性气道的个体疾病不应该使用尼古丁鼻喷雾,因为它有刺激作用。有报道称在使用尼古丁鼻喷雾剂后哮喘恶化[64]。

尼古丁吸入剂

尼古丁口腔吸入剂(nicotine inhaler)装置包括塑料吸嘴及含有 10mg 尼古丁及 1mg 薄荷脑的一次性多孔药盒。加入薄荷脑是为了减轻尼古丁的刺激作用。

每日吸烟 1 包的人每日需重复手到嘴的动作 200 次,很多吸烟者发现他们会想念吸烟的动作和伴随吸烟的相关行为。尼古丁吸入剂的设计目的是提供尼古丁替代治疗,同时解决了对吸烟者来说非常重要的感觉和仪式因素[36]。

患者通过吸嘴吸入时,尼古丁蒸气从药盒释放并分布于整个口腔。当正确使用吸入剂时,药盒中释放约有 4mg 的尼古丁喷雾,其中 2mg 经口腔黏膜吸收[65]。尼古丁的血浆浓度达峰时间大约是 30 分钟[14],随后缓慢消除(见图 91-3)。尼古丁吸入剂的长期戒烟率约是安慰剂的 2 倍[7,35]。

剂量

表 91-4 概述了尼古丁吸入剂的生产企业推荐剂量。在初始治疗的 3~6 周,患者应于清醒状态下每 1~2 小时使用一药盒的剂量。剂量按需增加,直至最大剂量每日 16 盒。生产企业建议,每盒尼古丁的耗竭时间是持续喷射 20 分钟。推荐治疗疗程为 3 个月,之后的 6~12 周随着每日用量递减患者可脱离吸入剂。

患者教育

为了减少可能的咽喉刺激,应教育患者缓慢吸入(就像吸烟斗)。正确使用时,20 分钟内轻吸 100 口吸入剂与 5 分钟内吸 10 口烟近似[36]。吸入器中尼古丁的释放为温度依赖型,在 4.4℃ 以下释放会显著减少[7,36]。在低温条件下,患者应将其保存在温暖的环境中(如口袋里)[7]。相反地,在温暖条件下,每吸释放的尼古丁含量增加。然而,在高温条件下使用尼古丁吸入剂,即使使用最大量,尼古丁的血浆浓度一般也不超过吸烟的水平[36]。

正如所有的 NRT 一样,尼古丁吸入剂经口腔黏膜吸收,酸性食物及饮料会降低其有效性,如咖啡、果汁、白酒或无酒精饮料。因此,应教育患者在使用尼古丁吸入剂前 15 分钟或使用时不应进食或饮用任何饮品(白水除外)。

不良反应

尼古丁吸入剂最常见的副作用包括口腔或咽喉刺激

（40%）及咳嗽（32%）[7]。大多数患者上述症状轻微，继续使用逐渐减轻。其他罕见的副作用包括鼻炎、消化不良、呃逆以及头痛。少于5%的患者会由于不良反应的发生不得不中断治疗。

产品选择注意事项

倾向于此种治疗的患者通过滴定的方式很容易处理戒断症状；由于可模仿手-口吸烟动作，患者发现尼古丁吸入剂是非常好的选择。由于尼古丁喷雾可刺激并诱发支气管痉挛，潜在支气管痉挛的患者应慎用尼古丁吸入剂。

丁胺苯丙酮缓释制剂

丁胺苯丙酮缓释制剂（sustained-release bupropion）长期戒烟率高于安慰剂（RR 1.62，见表91-4）[7,43]。

剂量

由于丁胺苯丙酮缓释制剂大约在治疗1周后才能达到稳态血药浓度，所以在患者仍在吸烟时即应开始治疗（见表91-4）。患者应该在治疗的前2周设定目标戒烟日期，通常是在第2周。前3日丁胺苯丙酮缓释制剂的初始剂量是150mg，早晨服用。如果患者对初始剂量产生耐受，应在第4日增加至最大推荐剂量，即每日300mg（150mg，每日2次）。在戒烟日后应继续治疗7~12周。

患者教育

建议既往有失眠症的患者避免在睡前2次服药。应告知患者丁胺苯丙酮会引起头晕（dizziness）、嗜睡（drowsiness），提醒患者在驾驶及操作机械时应谨慎行事。由于酒精会增加癫痫发作（seizures）的可能性，服用丁胺苯丙酮的同时，患者应避免或仅适量饮酒。服用丁胺苯丙酮时突然停止饮酒可能增加癫痫发作的风险。此外，避免丁胺苯丙酮剂量相关的不良反应（包括癫痫发作），建议患者不宜同时服用Zyban[66]、Wellbutrin或丁胺苯丙酮的普通剂型。

不良反应

丁胺苯丙酮最常见的不良反应包括失眠（35%~40%）和口干（10%）[8]；上述症状会随着服药时间的延长逐渐减轻。每日傍晚服用第2次剂量，但服药时间应在第1次服药的8小时后，可能会减少失眠。罕见的副作用包括头痛、恶心、震颤和皮疹。癫痫发作为丁胺苯丙酮治疗的剂量相关毒性，为此，潜在癫痫发作的患者及接受丁胺苯丙酮其他剂型（Wellbutrin，Wellbutrin SR，Wellbutrin XL）治疗的患者禁用。厌食症或神经性贪食症患者、突然停止饮酒或突然停用镇静药（包括苯二氮䓬类）的患者及正在服用单胺氧化酶抑制剂的患者也应禁用丁胺苯丙酮，因为会增加上述人群潜在的癫痫发作[67]。

在戒烟相关的临床试验中，丁胺苯丙酮缓释制剂导致癫痫发作的频率小于0.1%（在8 000位接受丁胺苯丙酮治疗的患者中共有7位发生癫痫发作），与报道的丁胺苯丙酮缓释制剂用于治疗抑郁症时发生癫痫发作的发生率相当（0.1%）[68]。

因此，有癫痫发作史或颅骨创伤史的患者、服用药物可降低癫痫发作阈值的患者及患有潜在的严重肝硬化的患者，应极度谨慎服用丁胺苯丙酮。生产企业建议患者2次服药间隔至少为8小时，并且限制每日总剂量不超过300mg。虽然已取消了黑框警告，但临床医生在患者服用丁胺苯丙酮时应监测患者是否出现严重的精神症状。

选择产品注意事项

丁胺苯丙酮缓释制剂可能是倾向服用口服药品的患者的选择（另一种可以选择的口服品种是伐尼克兰，详见下文）。由于丁胺苯丙酮缓释制剂需要每日2次给药，因此可很好地解决依从性问题（例如，无法持续服用需每日多次给药的短效NRT制剂的患者）。丁胺苯丙酮缓释制剂可能对合并抑郁症的患者或在既往的戒烟尝试中有抑郁症史的患者有益。最后，丁胺苯丙酮缓释制剂减少治疗期间发生的戒烟后体重增加[7,52]，这使担忧戒烟后体重增加的患者可能获得短期效益。丁胺苯丙酮缓释制剂的劣势包括失眠的高患病率，以及一些禁忌、注意事项会限制某些患者的服用。

伐尼克兰

多篇meta分析的数据显示，与安慰剂[7,46]、NRT（尼古丁替代疗法）[46]及丁胺苯丙酮缓释制剂[7,46]相比，伐尼克兰显著提高长期戒烟率。伐尼克兰与安慰剂的长期戒烟（≥6个月）合并风险比为2.24（95% CI，2.06~2.43）。经过1年的随访，伐尼克兰与丁胺苯丙酮缓释制剂的合并风险比为1.39（95% CI，1.25~1.54）。在24周时，伐尼克兰与NRT（尼古丁替代疗法）的合并风险比为1.25（95% CI，1.14~1.37）[46]。更低剂量和更长时间的伐尼克兰已被在临床试验中证明是安全有效的[46]。

药代动力学

伐尼克兰口服后完全吸收，口服生物利用度（bioavailability）不受食物影响。一旦吸收，伐尼克兰极少代谢，其中92%以原型经尿排泄。伐尼克兰主要通过肾小球滤过与肾小管分泌作用消除[69]。伐尼克兰的半衰期约为24小时，多剂量口服给药后4日内达到稳态血药浓度[69]。

剂量

伐尼克兰的治疗应于患者停止吸烟的前1周开始（表91-4）。剂量应逐步滴定以减少治疗相关的恶心及失眠。伐尼克兰的推荐剂量滴定如下：第1~3日，每日0.5mg；第4~7日，0.5mg，每日2次；第2~12周，1mg，每日2次。另一种方法是在开始服用伐尼克兰后8~35日设定戒烟日期。应建议患者在前12周内减少吸烟，然后继续服用伐尼克兰12周[69]。对于在12周结束时戒烟成功的患者，可额外增加12周的治疗以增加长期戒烟的可能性。肾功能受损的患者应慎用伐尼克兰。对于严重肾功能障碍的患者（估算肌酐清除率<30ml/min），伐尼克兰的最大推荐剂量为 0.5mg，每日 2 次[69]。对于正进行血液透析的终末期肾病患者，最大推荐剂量为 0.5mg，每日 1 次[69]。

患者教育

伐尼克兰应于餐后用 230ml 的水送服。恶心、失眠的副作用通常发生短暂。如果患者出现情绪激动、敌对、情绪低落，行为或思想的改变等不典型副作用，应立即停药并告知医护人员（见以下不良反应部分）。

不良反应

伐尼克兰通常耐受性良好。常见副作用（发生率为 5%，是安慰剂组的 2 倍）包括恶心（30%）、睡眠障碍（失眠 18%；噩梦 13%）、便秘（8%），气胀（6%）及呕吐（5%）。恶心的副作用为剂量依赖性，通常为轻中度且发生短暂；然而，对于某些患者，恶心会持续几个月。初始剂量滴定有利于减少恶心的发生。大约 3% 接受伐尼克兰剂量为 1mg、每日 2 次的患者由于恶心的发生过早终止治疗。对于不耐受恶心的患者，应考虑降低给药剂量[69]。

FDA 推荐：①在服用伐尼克兰之前，患者应告知医护人员其精神疾病史；②在服用伐尼克兰期间，医师及患者应监测心情、行为变化[69]。一项大型随机、对照试验，一组包括目前或过去精神疾病的吸烟者，评估伐尼克兰、丁胺苯丙酮、尼古丁贴片和安慰剂的神经精神安全性。组间报告的神经精神不良事件无差异[70]。此外，在精神分裂症和分裂情感障碍患者中使用伐尼克兰的已发表病例和临床试验的综述得出结论，在患有这些疾病的稳定情况下，仔细监测的患者中，精神症状并未显著恶化[71]。近期对伐尼克兰的说明书进行了修订，包括稳定性心血管疾病患者增加可能的心血管事件风险（如心肌梗死、缺血性及出血性脑卒中）的警告[69]。然而，一项公布的 meta 分析研究结果表明，伐尼克兰在戒烟期间发生严重心血管事件的风险没有显著增加[72]。据报道，使用伐尼克兰治疗的患者癫痫发作，最常见于治疗的第 1 个月内。这些事件发生在没有癫痫发作史的人群中，也发生在患有远程病史或控制良好的癫痫病症的人群中[69]。

产品选择注意事项

伐尼克兰是烟草使用和依赖的一线治疗药物[7,23]。因其口服给药方案方便以及新的作用机制，尤其适合服用其他一线药物（如 NRT 或丁胺苯丙酮缓释制剂）治疗失败的患者。考虑到伐尼克兰会导致潜在的神经精神副作用，现有精神疾病或有精神疾病史的患者服用伐尼克兰时应特别谨慎。

P. J. 在既往的戒烟治疗中已经尝试过尼古丁咀嚼胶及透皮贴剂。因为他不耐受尼古丁咀嚼胶（下颌疼痛），这种治疗方式不合适。尼古丁透皮贴剂的按需动态给药及剂量滴定使 P. J. 减轻戒断症状和对吸烟的渴

望，既往使用效果表明，短效的尼古丁替代制剂可能有效。其他一线治疗包括尼古丁鼻喷剂、吸入剂、含片、丁胺苯丙酮缓释制剂及伐尼克兰。P. J. 患有过敏性鼻炎，可能会对喷雾的刺激作用更加敏感，所以不宜使用尼古丁鼻喷剂。此外，一些数据表明，患有鼻炎患者，尼古丁的生物利用度会降低[63]。而且，对于慢性鼻炎的患者，尼古丁鼻喷剂的安全性及有效性的证据尚不充分。因此，P. J. 合理的选择包括丁胺苯丙酮缓释制剂、尼古丁含片、尼古丁吸入剂及伐尼克兰。任何一种选择都是合理的，治疗方案应取决于 P. J. 的个人偏好。如果选择伐尼克兰，考虑到 P. J. 患有潜在的心血管疾病，医护人员应要求其及时告知新发或加重的心血管症状，如果他出现心肌梗死的症状和体征，应立即就医。最后，可以考虑联合治疗方案（见案例 91-3，问题 1）。

心血管疾病患者 NRT 的安全性

案例 91-2，问题 4： 如果 P. J. 选择尼古丁吸入剂，NRT 对心血管疾病患者是安全的吗？

尼古丁激动交感神经系统（sympathetic nervous system），导致心率增加、血压升高及心肌收缩力增加。同时，尼古丁可引起冠状动脉血管收缩[74]。上述血流动力学效应使心血管疾病的患者应用 NRT 的安全性遭到质疑，尤其是严重心律失常（serious arrhythmias）、不稳定心绞痛（unstable angina）及近期发生心肌梗死的患者。

尼古丁透皮贴剂被批准不久之后，媒体就报道了与 NRT（贴剂及咀嚼胶）相关的心血管不良事件（如心律失常，心肌梗死及卒中）。此后，一些随机对照试验证实了心血管疾病患者使用 NRT 的安全性问题，包括经血管造影证实的冠状动脉狭窄、心肌梗死、稳定性心绞痛以及既往的冠状动脉旁路移植术（coronary artery bypass grafting，CABG）或血管成形术[75-77]。试验结果表明，与安慰剂组相比，心血管事件的发病率或死亡率没有显著增加。然而，这些试验明确地排除了不稳定心绞痛、严重心律失常以及近期发生心肌梗死的患者，NRT 相关制剂的生产企业建议，心肌梗死后期（2 周内）、严重心律失常及不稳定心绞痛患者应谨慎服用[7]。

尽管 2 个小样本量的回顾性研究质疑 NRT 在重症监护室使用的安全性[77,78]，NRT 在心血管疾病患者中的应用成为大量研究的主体，专家普遍认为 NRT 在所研究人群的风险低于继续吸烟带来的风险[2,53,72,74,75]。2008 年的临床实践指南指出，并没有服用这些药物增加心血管风险的证据[7]。与 NRT 也许会增加像 P. J. 这类患者的理论风险相比，吸烟对他的健康更加有害。不同于 NRT，香烟含有大量的有毒物质，可引起高凝状态，减少血红蛋白携氧能力，对血脂产生不利影响。P. J. 使用任何 NRT 产品的推荐剂量，所摄入尼古丁的含量均不超过既往吸 2 包香烟所摄入的尼古丁含量。医师应强烈鼓励在 P. J. 的戒烟治疗中应用药物疗法。P. J. 体重增加 4.5kg；在戒烟后适度的体重增加所带来的额外风险

与持续吸烟相比,可能无临床意义。

对烟草依赖的联合治疗

案例 91-3

问题 1:J. B.,男性,60 岁,为进一步评价和管理慢性阻塞性肺疾病(chronic obstructive pulmonary disease,COPD)被送到呼吸门诊。他主诉运动耐量下降,最低运动量后(如在打高尔夫球或爬楼梯时),气短增加(shortness of breath,SOB)。他目前规律应用沙丁胺醇吸入剂(90μg/喷),每 4 小时 2 喷规律治疗气短。既往病史仅为骨关节炎,服用对乙酰氨基酚控制病情,剂量为 1g,每日 3 次。有 40 年的吸烟史,每日约 1.5~2 包。J. B. 在过去的 1 年做了几次戒烟尝试。第 1 次戒烟尝试("冷火鸡"疗法)时,2 日内复吸。第 2 次戒烟尝试时,J. B. 成功的戒烟 2 周(含服 4mg 尼古丁含片),但是,他对频繁给药的依从性差,并于停用尼古丁含片后复吸。最近一次戒烟尝试是 6 个月前曾服用伐尼克兰。在服药 1 月后自认为不再需要服用伐尼克兰后中断,并于 1 周内复吸。进一步询问后,J. B. 自述他在任何一次戒烟尝试中没有参加行为咨询项目(behavioral counseling program),也未寻求额外的帮助(除了药物治疗)。他戒烟欲望强烈,但由于既往的戒烟失败望而却步。体格检查:呼吸音粗,咳嗽后音清;胸片提示无浸润。J. B. 担心他的肺功能恶化,因此再次尝试戒烟。适合 J. B. 的治疗方案是什么?

吸烟是 COPD 发展的最重要危险因素[3],几乎所有诊断为 COPD 的患者现在吸烟或有吸烟史[79]。考虑到他持续恶化的肺功能症状,他应尽快戒烟。应告知 J. B. 治疗 COPD 的药物只能有限地缓解症状,戒烟对于治疗来说至关重要[79,80]。医师应赞扬他戒烟的意愿,并为其制订一个个体化的治疗方案。

使用标准剂量的 NRT 时尼古丁的血浆浓度一般比规律吸烟要低得多[63,81]。常规剂量的 NRT 可能对于一些患者来说仅达到亚治疗浓度,尤其是中至重度的吸烟者。

NRT 的联合治疗方案是将一种长效制剂(尼古丁透皮贴剂)与一种短效制剂(如尼古丁咀嚼胶、含片、吸入剂及鼻喷剂)联合作为初始治疗方案。长效制剂以相对恒定的浓度预防严重戒断症状的发生,短效制剂以更快的速度释放尼古丁,用来控制潜在复吸情形下的戒断症状(如餐后、压力时期及周围有其他吸烟者时)。

对照试验表明与安慰剂组相比,尼古丁透皮贴剂联合短效 NRT 制剂(如尼古丁口香糖、含片、鼻喷剂或吸入剂)显著增加戒烟率。多个试验中,在丁胺苯丙酮缓释制剂与尼古丁贴剂的联合治疗的结果相似。积极的二联疗法包括 NRT 的三代制剂(如贴剂、吸入剂及鼻喷剂)联合或不联合丁胺苯丙酮缓释制剂及三联疗法(如贴剂、吸入剂、丁胺苯丙酮缓释制剂)[82]或许是安全、有效的治疗方案。一些数据表明,单独添加伐尼克兰[83]或添加丁胺苯丙酮缓释制剂

和伐尼克兰混合的尼古丁贴片[84,85]治疗可提高戒烟率;然而,在伐尼克兰中加入安非他酮缓释制剂对长期禁欲和抑郁症和焦虑症的发生率几乎没有影响[85]。

医师应意识到尽管 FDA 已经批准尼古丁贴剂与丁胺苯丙酮缓释制剂的二联疗法用于戒烟治疗,但联合第三代 NRT 制剂的三联疗法尚未通过 FDA 的批准。此外,目前 NRT 联合用药的最佳制剂、剂型及疗程未知。

考虑到 J. B. 患病的严重程度及戒烟的意愿,医师应尽快开始戒烟治疗。他的治疗方案应包括药物治疗、行为咨询及适当的随访。

药物治疗

医师应与 J. B. 一起共同选择合适的药物治疗方案。如前所述,合适的选择包括各种 NRT 制剂、丁胺苯丙酮缓释制剂、伐尼克兰或一线制剂的有效联合。J. B. 既往尼古丁含片单药治疗的依从性差,此次治疗应选择长效的戒烟药物如尼古丁贴剂、丁胺苯丙酮缓释制剂或伐尼克兰。联合治疗也可能是合适的。

行为咨询

尽管单独的药物治疗对于戒烟是有效的,但联合疗法可以最大限度地提高患者长期成功戒烟的机会。J. B. 既往 1 个月的戒烟尝试中显示伐尼克兰对其疗效良好。然而,J. B. 的复吸可能是由于疗程的缩短及缺少行为改变计划。应该告知 J. B. 药物会使其在戒烟治疗时感到更舒适,而行为咨询通过帮助其处理困境及复吸的因素从而改变坏"习惯"。应建议 J. B. 除药物治疗外还应寻求行为治疗方案。应提醒 J. B. 坚持药物治疗方案,每日及整个疗程的坚持会增加他戒烟的机会。医生提供的咨询服务可包含个体化信息,以进一步提高他戒烟的积极性。例如:医师可对其进行肺功能测试,将 J. B. 的肺量测定结果转化为一个有效的"肺龄"(例如,类似于平均健康个体年龄所对应的肺功能值)。在一项最近的对照试验中,这种方法显著地增加了长期(12 个月)戒烟率[86]。

吸烟与药物的相互作用

案例 91-4

问题 1:M. K. 是前来购买诺孕酯(炔雌醇)的新患者。该患者的历史表格显示年龄 32 岁,体重 65kg,身高 178cm。她既往未服用过处方药,偶尔服用氯雷他定 10mg 治疗过敏,布洛芬 400mg 治疗痛经。她没有严重的既往疾病史。她的父亲患有高血压,并于去年发生心肌梗死;母亲患有 2 型糖尿病及血脂异常。患者有吸烟史(15 年,每日 1 包)及饮酒史(每晚 1 杯白酒),咖啡因摄入史(每日 3~4 杯咖啡)。M. K. 的新处方是否有任何潜在的药物相互作用?

吸烟与激素复合避孕药

服用口服避孕药的注意事项包括烟草与复合避孕药中的雌激素存在潜在的相互作用（见第47章）。已知雌激素通过改变凝血因子水平和增加血小板聚集来促进凝血。如案例91-2，问题1中所述，烟草烟雾中的物质引起的高凝状态，会增加急性心血管事件的风险。同时暴露于2种因素中（吸烟及高浓度的雌激素）会增加血栓栓塞和血栓性疾病的风险。大量的流行病学证据表明，正在口服避孕药的女性吸烟增加其严重不良心血管事件的风险，包括卒中、心肌梗死和血栓栓塞[87,88]。年龄在15~34岁的每100 000位吸烟的女性口服避孕药时，其心血管疾病死亡的绝对风险为3.3，相比较年龄在35~44岁的每100 000位女性，其心血管疾病死亡的绝对风险为29.4，所以这种风险是与年龄相关的[89]。由于心血管不良事件的风险增加，现有的指南[89]中指出复合避孕药不应在年龄大于35岁的吸烟女性中使用，并建议在此人群中使用仅含孕激素或非激素的避孕药。M. K.，32岁，尽管每日吸烟20支，说明书中的禁忌并不包括口服避孕药。然而，医师应强烈建议M. K.戒烟，并评估其意愿。医师应告知M. K.如果继续吸烟，服用口服避孕药时，血块形成、卒中或心脏病的发作风险将不断增加。

补充疗法

> **案例91-4，问题2**：M. K.想知道电子香烟或vapes是否对戒烟有效？

一些患者或临床医生可能会询问电子尼古丁传递系统（ENDS）在戒烟中的功效。这些装置似乎提供了一种有吸引力的解决方案，因为它们可以消除烟草在香烟中燃烧时吸入的有毒物质的暴露。很少有数据支持使用ENDS作为戒烟疗法。系统评价得出结论，ENDS可能有助于吸烟者成功戒烟，但需要更强大的ENDS安全性和有效性数据[90]。初步数据表明，将ENDS用于香烟不会增加戒烟功效[91]。关于ENDS作为戒烟方法的安全性的数据尚不清楚，尽管迄今为止报道的不良事件很少[90,91]。M. K.应该被告知ENDS作为戒烟疗法的功效尚未确定，目前不建议使用这些药物。

尽管可以购买有助于患者戒烟的草药和顺势疗法产品，但缺乏安全性及有效性的相关数据。此外，应提醒患者，草药香烟不是安全的替代品，因为它们会吸入烟雾中存在的其他毒素。

> **案例91-4，问题3**：M. K.不打算在接下来的30日内戒烟。她目前处于性活跃期，需要一种可靠的避孕方式，所以不能停服口服避孕药。她想知道低剂量的避孕药或其他制剂（如贴剂、阴道避孕环）对吸烟者来说是否更安全。

在美国，可口服复方避孕药含20~50μg炔雌醇。较高剂量的炔雌醇似乎具有更大的促凝血作用[92-94]。

2001年，美国公共卫生部发布了相比于高剂量口服避孕药，低剂量口服避孕药可降低冠心病（coronary heart disease，CHD）的发生风险。尽管如此，报告警示，使用口服避孕药的重度吸烟者仍有较高的冠心病发生风险[94]。

使用阴道避孕环的血清雌激素水平显著低于透皮或口服复方避孕药，并且数据没有显示透皮贴或避孕环是吸烟女性更安全的选择。目前的指南对含有雌激素的所有避孕药采用相同的预防措施[89]。

为M. K.开具的口服复方避孕处方药（Ortho Tri-Cyclen）含有35μg乙炔雌二醇和0.25mg诺孕酯。仍然有些医师推荐吸烟者使用低剂量（20μg）雌激素制剂，但现有的证据表明，现有的处方方案不会对M. K.带来额外的风险。医师应告知M. K.目前尚未有研究表明吸烟者使用含低剂量雌激素（如20μg）的口服避孕药或新的透皮和阴道避孕环制剂时，心血管不良事件风险降低[95]。在现有的数据中，服用复合激素类避孕药的吸烟女性，只有戒烟可以明确降低卒中、心肌梗死及血栓栓塞的风险。

行为咨询

尽管M. K.尚未考虑戒烟，医师采用5R's（见表91-2）激发其戒烟的积极性是合适的。该咨询应与M. K.的状况相关，应突出继续吸烟的风险，如血栓栓塞和血栓性疾病的风险升高（与继续服用口服避孕药有关）。M. K.应充分考虑戒烟的受益及潜在障碍。随后，医师应审慎地评估M. K.吸烟情况及戒烟的积极性，并于M. K.准备充分时提供戒烟帮助。如果M. K.决定戒烟，应再次评估其咖啡因的摄入情况，因为咖啡因是通过CYP450 1A代谢的，据报道戒烟的患者体内咖啡因浓度会增加56%[21]。

帮助戒烟的简单干预措施

案例91-5

> **问题1**：J. C.，52岁，男性，有哮喘史，医师为其开具处方药沙丁胺醇吸入剂。这是其在过去的2个月内第3次开具沙丁胺醇吸入剂（200剂量/吸入器）。在此之前，最后一次处方是在1年以前。J. C.主述每周的大部分时间都用沙丁胺醇来控制咳嗽及气短（SOB）的症状。他没有其他身体异常，未服用其他药物。患者有吸烟史（每日1.5包；在"所有人都吸烟"的地方开始新工作后又再次吸烟）。20年前，J. C.曾使用"冷鸡尾酒"疗法戒烟（例如没有任何治疗药物或咨询），尽管戒烟成功，但是经历了痛苦的几周后，他不愿意在一个充满压力的择业环境中"再经历戒烟"。
>
> 在时间不充裕的情况下医师能够提供哪些简短的戒烟干预协助他戒烟？

戒烟热线电话

医师应意识到当地以社区为基础的戒烟资源,包括热线电话。在患者访问期间,当时间不足或专业知识不足以提供全面的戒烟辅导时,鼓励医师应用 5A 模型,通过询问(ask)患者吸烟情况,建议(advise)吸烟者戒烟,并介绍(refer)准备戒烟的患者拨打热线电话。一般可以不到 3 分钟内完成简短有效的干预。电话服务可以提供低成本的干预措施,覆盖由于地理位置或缺乏保险或财政资源而有限获得医疗的患者。在临床试验中,戒烟咨询在促进戒烟方面有功效[30,32]。戒烟热线咨询中增加药物治疗部分与单独药物治疗相比显著提高戒烟率[7]。此外,初步证据表明,戒烟热线对无烟烟草戒烟也有效[96]。

J. C. 的哮喘控制不好(例如,随着他短效支气管扩张剂的使用量的增加)。J. C. 哮喘控制情况的变化与他近期换工作和每日吸烟有关。暴露于烟草烟雾环境中是触发哮喘发作和哮喘控制不佳的一个重要原因。鉴于医师此时不能提供全面的戒烟咨询,一个简短的干预是合适的。医师应该强烈建议 J. C. 戒烟,这是哮喘管理的关键部分,然后向他提供免费的戒烟热线电话或向社区内的其他资源(如当地的个体或群体咨询计划)寻求帮助。临床医生应该简要解释一下,与他之前的"冷火鸡"经历相比,药物治疗与支持相结合应该会增加成功戒烟尝试的可能性。临床医生可以通过教育减少尼古丁戒断症状的药物的益处,来解决 J. C. 之前的戒烟消极经历。

精神疾病患者吸烟

案例 91-6

问题 1:J. D. ,女,42 岁,为跟进抑郁症管理就诊。9 个月前,她开始每日服用文拉法新缓释剂(venlafaxine XR)75mg。3 个月的跟进随访后,每日服用文拉法新缓释剂 150mg,抑郁症状控制平稳且有所改善。患者自述睡眠有所改善。J. D. 无其他用药史,且没有同时服用其他药物。社会史为吸烟(每日 1 包,25 年)、摄入咖啡因(每日 1~2 罐可乐)、无饮酒。J. D. 有戒烟的意愿,她现在身体条件良好,如果戒烟成功,她的身体状况会得到整体改善。J. D. 自述她在上一次戒烟尝试时(7 年前使用尼古丁咀嚼胶)感到心情低落、注意力不集中并难以入睡。她担心戒烟后抑郁症会复发。此时,J. D. 戒烟合适吗?适合她的治疗建议是什么?

心理疾病患者占美国人口的 22%,吸烟者占美国人口的 36%[9]。过去,精神卫生社区并未解决患者的戒烟问题,但越来越多的证据表明,戒烟是可能的,应积极提倡。戒烟干预是心理疾病患者整体健康监护计划的基本要素[97]。

鉴于 J. D. 目前有戒烟的意愿,且抑郁症已稳定 4 个月以上,医师应与 J. D. 共同讨论戒烟计划及初始治疗方案。治疗方案应包括咨询及药物治疗,并持续监测戒烟进程及抑郁症状。

治疗方案选择

药物治疗

因为 J. D. 无用药禁忌证,任何 FDA 批准的戒烟药物都是合适的。尽管在精神疾病患者中,伐尼克兰的风险是不确定的[98],但伐尼克兰似乎是安全的。在一篇无心理疾病患者的合并分析中,睡眠紊乱及障碍只在服用伐尼克兰的患者中发病率较高[98]。

无论选择丁胺苯丙酮缓释制剂、伐尼克兰或 NRT 产品,医师均应密切监测并评估抑郁症状的发生率。如果 J. D. 选择丁胺苯丙酮缓释制剂和伐尼克兰后产生激惹、抑郁情绪及任何行为改变等不典型的尼古丁戒断症状,或有自杀想法或行为时,应建议她停药并立即就医。

行为咨询

因为 J. D. 已决定戒烟,医师应赞扬她做出对自己身体健康积极的重要决定。应告知 J. D. ,戒烟是一个过程,在即将到来的几个月,他们应紧密合作,以解决戒烟所带来的生理及心理方面的问题。

案例 91-6,问题 2:因为上一次戒烟尼古丁咀嚼胶并未起作用,与医师讨论各种治疗方案后,J. D. 决定将丁胺苯丙酮缓释制剂加入她的治疗方案中。她还认为,文拉法辛和与丁胺苯丙酮联合用药可能有助于"使她的抑郁症更稳定"。她告诉医生,她最大的恐惧是面对工作压力时她戒烟的能力。她是一位调查研究人员,必须在客户要求的最后期限前完成工作。J. D. 该如何处理这种压力状况?

在压力大的情况下或暴露于其他触发吸烟环境需吸烟缓解情况下,通常有多种解决办法(见表 91-3)。医师应鼓励 J. D. 去思考有效的策略,如深呼吸或寻找朋友提供支持。此外,医师应考虑建议她按需使用短效的 NRT 产品(如尼古丁咀嚼胶、含片、吸入剂或喷鼻剂)来缓解吸烟的渴望。对于丁胺苯丙酮缓释片的使用量应复查(见表 91-4)。在戒烟日期后约 3 个月,应安排一次随访,并且在随访前她遇到任何困难应联系医师。

案例 91-6,问题 3:4 周后,J. D. 打电话报告说她有口干,失眠,紧张和焦虑的症状。目前她也在使用尼古丁咀嚼胶(2mg),每日约 4 片。此时应如何处理?

如上所述,失眠、口干通常与丁胺苯丙酮缓释制剂的治疗有关,持续使用一般应减量[67]。低剂量的尼古丁咀嚼胶不可能导致这种情况。为了改善失眠,可建议她提前服用第二剂量,但于当日第1次给药后不少于8小时。或者,医师可考虑早上减少日剂量至150mg只于早晨服用,晚上不服。虽然药品生产企业推荐剂量为每日300mg,但是150mg的剂量已被证明与300mg的剂量产生类似的效果且耐受性好[99,100]。医师也应评估 J. D. 咖啡因的体内消除方式,适当建议她降低50%的咖啡因摄入量,并且中午12点钟后,不喝含咖啡因的饮料,所以睡觉之前身体已经清除刺激成分[22]。

戒烟的扩展用药

案例91-6,问题4:3个月后,J. D. 回到医师办公室,她自述表现良好,但有一些"波动",共吸烟4次,她一直通过深呼吸练习来处理工作上的压力。她1周几次使用尼古丁咀嚼胶,尚未准备好停用丁胺苯丙酮缓释制剂。她想知道她能否延长治疗疗程,直至像不吸烟者那样情绪稳定。

延长药物治疗的疗程似乎是安全、有效的。长期随访数据表明,大约15%的长期戒烟患者继续尼古丁咀嚼胶的治疗没有严重的副作用[101]。2008版临床实践指南指出,延长药物的使用可能会使治疗期间有持续戒断症状的患者、停药后不久又复吸的患者或对长期治疗感兴趣的患者受益[7]。

医师应意识到,虽然很多药物(丁胺苯丙酮缓释制剂、伐尼克兰、尼古丁喷鼻剂、尼古丁吸入剂)被 FDA 批准用于长期(6个月)戒烟治疗,增加治疗疗程的有效性尚未确定。近期一篇纳入8个临床试验的 meta 分析发现延长伐尼克兰的治疗可防止复吸,延长丁胺苯丙酮的治疗不会产生重要的临床效果,延长尼古丁替代治疗的效果有待继续研究[102]。鉴于 J. D. 目前的抑郁症,并且因为她对继续治疗感兴趣,临床医生建议继续治疗12周,并重新评估当时的进展情况是合理的。如果 J. D. 决定停止使用丁胺苯丙酮,那么应该由她的心理健康专家进行密切监测,以评估任何反弹的抑郁症状。

(程小强 译,陶小妹 校,孙路路 审)

参考文献

1. Doll R et al. Mortality in relation to smoking: 50 years' observations on male British doctors. *BMJ.* 2004;328:1519.
2. U.S. Department of Health and Human Services. *How Tobacco Smoke Causes Disease—The Biology and Behavioral Basis for Smoking Attributable Disease: A Report of the Surgeon General.* Atlanta, GA: U.S. Department of Health and Human Services, Centers for Disease Control and Prevention, National Center for Chronic Disease Prevention and Health Promotion, Office on Smoking and Health, 2010.
3. U.S. Department of Health and Human Services. *The Health Consequences of Smoking—50 Years of Progress: A Report of the Surgeon General.* Atlanta, GA: U.S. Department of Health and Human Services, Centers for Disease Control and Prevention, National Center for Chronic Disease Prevention and Health Promotion, Office on Smoking and Health, 2014.
4. World Health Organization Tobacco Fact Sheet. http://www.who.int/mediacentre/factsheets/fs339/en/. Accessed August 12, 2017.
5. Centers for Disease Control and Prevention. Smoking-attributable mortality years of potential life lost, and productivity losses—United States, 2000–2004. *MMWR Morb Mortal Wkly Rep.* 2008;57(45):1226.
6. National Center for Chronic Disease Prevention and Health Promotion, Office on Smoking and Health. *The Health Consequences of Involuntary Exposure to Tobacco Smoke: A Report of the Surgeon General.* Atlanta, GA: Office on Smoking and Health, National Center for Chronic Disease Prevention and Health Promotion, Centers for Disease Control and Prevention, U.S. Department of Health and Human Services; 2006.
7. Fiore MC et al. *Treating Tobacco Use and Dependence: 2008 Update. Clinical Practice Guideline.* Rockville, MD: Public Health Service, U.S. Department of Health and Human Services; 2008.
8. Hu SS, Neff L, Agaku IT, et al. Tobacco Product Use Among Adults—United States, 2013–2014. *MMWR Morb Mortal Wkly Rep.* 2016;65:685–691.
9. Centers for Disease Control and Prevention. Vital signs: current cigarette smoking among adults aged ≥18 years with mental illness—United States, 2009–2011. *MMWR Morb Mortal Wkly Rep.* 2013;62(5):81–87.
10. Benowitz NL. Clinical pharmacology of nicotine: implications for understanding, preventing, and treating tobacco addiction. *Clin Pharmacol Ther.* 2008;83(4):531–541.
11. Benowitz NL. Nicotine addiction. *N Engl J Med.* 2010;362(24):2295–2303.
12. Lessov-Schlaggar CN et al. Genetics of nicotine dependence and pharmacotherapy. *Biochem Pharmacol.* 2008;75(1):178.
13. Li MD et al. A meta-analysis of estimated genetic and environmental effects on smoking behavior in male and female adult twins. *Addiction.* 2003;98(1):23–31.
14. Benowitz NL et al. Nicotine chemistry, metabolism, kinetics and biomarkers. *Handb Exp Pharmacol.* 2009;(192):29.
15. Kessler DA. The control and manipulation of nicotine in cigarettes. *Tob Control.* 1994;3:362.
16. Stevenson T, Proctor RN. The secret and soul of Marlboro: Phillip Morris and the origins, spread, and denial of nicotine freebasing. *Am J Public Health.* 2008;98(7):1184.
17. Benowitz NL. Neurobiology of nicotine addiction: implications for smoking cessation treatment. *Am J Med.* 2008;121(4, Suppl 1):S3.
18. Govind AP et al. Nicotine-induced upregulation of nicotinic receptors: underlying mechanisms and relevance to nicotine addiction. *Biochem Pharmacol.* 2009;78(7):756.
19. Benowitz NL. Cigarette smoking and nicotine addiction. *Med Clin North Am.* 1992;76(2):415.
20. Hughes JR. Effects of abstinence from tobacco: valid symptoms and time course. *Nicotine Tob Res.* 2007;9(3):315.
21. Zevin S, Benowitz NL. Drug interactions with tobacco smoking. An update. *Clin Pharmacokinet.* 1999;36(6):425.
22. Kroon LA. Drug interactions with smoking. *Am J Health Syst Pharm.* 2007;64(18):1917.
23. University of California. *Rx for Change: Clinician-Assisted Tobacco Cessation.* San Francisco, CA: The Regents of the University of California; 2004–2015.
24. Centers for Disease Control and Prevention. Vital signs: nonsmokers' exposure to secondhand smoke—United States, 1999–2008. *MMWR Morb Mortal Wkly Rep.* 2010; 59(35):1141.
25. Centers for Disease Control and Prevention, Office on Smoking and Health. *The Health Benefits of Smoking Cessation: A Report of the Surgeon General.* Rockville, MD: Office on Smoking and Health, Centers for Disease Control and Prevention, U.S. Department of Health and Human Services; 1990. DHHS Publication No. (CDC) 90–8416.
26. Bjartveit K, Tverdal A. Health consequences of sustained smoking cessation. *Tob Control.* 2009;18(3):197.
27. Schane RE et al. Health effects of light and intermittent smoking: a review. *Circulation.* 2010;121(13):1518.
28. Bjartveit K, Tverdal A. Health consequences of smoking 1–4 cigarettes per day. *Tob Control.* 2005;14(5):315–320.
29. Tverdal A, Bjartveit K. Health consequences of reduced daily cigarette consumption. *Tob Control.* 2006;15(6):472.
30. Zhu S et al. Smoking cessation with and without assistance: a population-based analysis. *Am J Prev Med.* 2000;18(4):305.
31. Stead LF, Carroll AJ, Lancaster T. Group behaviour therapy programmes for smoking cessation. *Cochrane Database of Sys Rev.* 2017;(3):CD001007.
32. Stead LF et al. Telephone counselling for smoking cessation. *Cochrane Database Syst Rev.* 2013;(10):CD002850.
33. Civljak M et al. Internet-based interventions for smoking cessation. *Cochrane Database Syst Rev.* 2013;(7):CD007078.

34. Stead LF, Koilpillai P, Fanshawe TR, Lancaster T. Combined pharmacotherapy and behavioural interventions for smoking cessation. *Cochrane Database of Sys Rev.* 2016;(3):CD008286.

35. Prochaska JO, Di Clemente CC. *The Transtheoretical Approach: Crossing Traditional Boundaries of Therapy.* Homewood, IL: Dow Jones-Irwin; 1984.

36. Stead LF et al. Nicotine replacement therapy for smoking cessation. *Cochrane Database Syst Rev.* 2012;(11):CD000146.

37. Choi JH et al. Pharmacokinetics of a nicotine polacrilex lozenge. *Nicotine Tob Res.* 2003;5(5):635.

38. Schneider NG et al. The nicotine inhaler: clinical pharmacokinetics and comparison with other nicotine treatments. *Clin Pharmacokinet.* 2001;40(9):661.

39. Fant RV et al. Pharmacokinetics and pharmacodynamics of moist snuff in humans. *Tob Control.* 1999;8(4):387.

40. Shiffman S et al. Quitting by gradual smoking reduction using nicotine gum a randomized controlled trial. *Am J Prev Med.* 2009;36(2):96.

41. Carpenter MJ et al. Clinical strategies to enhance the efficacy of nicotine replacement therapy for smoking cessation: a review of the literature. *Drugs.* 2013;73(4):407.

42. Slemmer JE et al. Bupropion is a nicotinic antagonist. *J Pharmacol Exp Ther.* 2000;295(1):321.

43. Hughes JR et al. Antidepressants for smoking cessation. *Cochrane Database Syst Rev.* 2014;(1):CD000031.

44. Coe JW et al. Varenicline: an alpha4beta2 nicotinic receptor partial agonist for smoking cessation. *J Med Chem.* 2005;48(10):3474.

45. Foulds J. The neurobiological basis for partial agonist treatment of nicotine dependence: varenicline. *Int J Clin Pract.* 2006;60(5):571.

46. Cahill K, Lindson-Hawley N, Thomas KH, Fanshawe TR, Lancaster T. Nicotine receptor partial agonists for smoking cessation. *Cochrane Database of Sys Rev.* 2016;(5):CD006103.

47. Postmarket Reviews. The smoking cessation aids Varenicline (marketed as Chantix) and Bupropion (marketed as Zyban and generics): suicidal ideation and behavior. *FDA Drug Saf Newsl.* 2009;2(1):1–4.

48. Heatherton TF et al. Measuring the heaviness of smoking: using self-reported time to the first cigarette of the day and number of cigarettes smoked per day. *Br J Addict.* 1989;84(7):791.

49. Henningfield JE et al. Drinking coffee and carbonated beverages blocks absorption of nicotine from nicotine polacrilex gum. *JAMA.* 1990;264(12):1560.

50. O'Hara P et al. Early and late weight gain following smoking cessation in the Lung Health Study. *Am J Epidemiol.* 1998;148(9):821.

51. Perkins KA et al. Acute effects of tobacco smoking on hunger and eating in male and female smokers. *Appetite.* 1994;22(2):149.

52. Farley AC et al. Interventions for preventing weight gain after smoking cessation. *Cochrane Database Syst Rev.* 2012;(1):CD006219.

53. Benowitz NL. Cigarette smoking and cardiovascular disease: pathophysiology and implications for treatment. *Prog Cardiovasc Dis.* 2003;46(1):91.

54. Adamopoulos D et al. New insights into the sympathetic, endothelial and coronary effects of nicotine. *Clin Exp Pharmacol Physiol.* 2008;35(4):458.

55. Bazzano LA et al. Relationship between cigarette smoking and novel risk factors for cardiovascular disease in the United States. *Ann Intern Med.* 2003;138(11):891.

56. Tonstad S, Andrew Johnston J. Cardiovascular risks associated with smoking: a review for clinicians. *Eur J Cardiovasc Prev Rehabil.* 2006;13(4):507.

57. Critchley JA, Capewell S. Mortality risk reduction associated with smoking cessation in patients with coronary heart disease: a systematic review. *JAMA.* 2003;290(1):86.

58. Rigotti NA et al. Smoking cessation interventions for hospitalized smokers: a systematic review. *Arch Intern Med.* 2008;168(18):1950.

59. Baker F et al. Health risks associated with cigar smoking. *JAMA.* 2000;284(6):735.

60. National Cancer Institute. *Cigars: Health Effects and Trends.* Bethesda, MD: National Cancer Institute; 1998.

61. Connolly GN et al. Trends in nicotine yield in smoke and its relationship with design characteristics among popular US cigarette brands, 1997–2005. *Tob Control.* 2007;16(5):e5.

62. Henningfield JE et al. Nicotine concentration, smoke pH and whole tobacco aqueous pH of some cigar brands and types popular in the United States. *Nicotine Tob Res.* 1999;1(2):163.

63. Benowitz NL et al. Sources of variability in nicotine and cotinine levels with use of nicotine nasal spray, transdermal nicotine, and cigarette smoking. *Br J Clin Pharmacol.* 1997;43(3):259.

64. Roth MT, Westman EC. Asthma exacerbation after administration of nicotine nasal spray for smoking cessation. *Pharmacotherapy.* 2002;22(6):779.

65. Molander L et al. Dose released and absolute bioavailability of nicotine from a nicotine vapor inhaler. *Clin Pharmacol Ther.* 1996;59(4):394.

66. Zyban [prescribing information]. Research Triangle Park, NC: GlaxoSmith-Kline; May 2017.

67. Dunner DL et al. A prospective safety surveillance study for bupropion sustained-release in the treatment of depression. *J Clin Psychiatry.* 1998;59(7):366.

68. Chantix [prescribing information]. New York, NY: Pfizer; December 2016.

69. Ebbert JO et al. Effect of varenicline on smoking cessation through smoking reduction: a randomized clinical trial. *JAMA.* 2015:313:687.

70. Anthenelli RM, Benowitz NL, West R, et al. Neuropsychiatric safety and efficacy of varenicline, bupropion, and nicotine patch in smokers with and without psychiatric disorders (EAGLES): a double-blind, randomised, placebo-controlled clinical trial. *Lancet* 2016;387:1507.

71. Lunell E et al. Relative bioavailability of nicotine from a nasal spray in infectious rhinitis and after use of a topical decongestant. *Eur J Clin Pharmacol.* 1995;48(1):71.

72. Mills EJ et al. Cardiovascular events associated with smoking cessation pharmacotherapies. *Circulation.* 2014;129(1):28.

73. Benowitz NL, Gourlay SG. Cardiovascular toxicity of nicotine: implications for nicotine replacement therapy. *J Am Coll Cardiol.* 1997;29(7):1422.

74. Joseph AM et al. The safety of transdermal nicotine as an aid to smoking cessation in patients with cardiac disease. *N Engl J Med.* 1996;335(24):1792.

75. Tzivoni D et al. Cardiovascular safety of transdermal nicotine patches in patients with coronary artery disease who try to quit smoking. *Cardiovasc Drugs Ther.* 1998;12(3):239.

76. Working Group for the Study of Transdermal Nicotine in Patients with Coronary Artery Disease. Nicotine replacement therapy for patients with coronary artery disease. *Arch Intern Med.* 1994;154(9):989.

77. Lee AH, Afessa B. The association of nicotine replacement therapy with mortality in a medical intensive care unit. *Crit Care Med.* 2007;35(6):1517.

78. Paciullo CA et al. Impact of nicotine replacement therapy on postoperative mortality following coronary artery bypass graft surgery. *Ann Pharmacother.* 2009;43(7):1197.

79. Global Strategy for the Diagnosis, Management and Prevention of COPD, Global Initiative for Chronic Obstructive Lung Disease (GOLD) 2017. http://www.goldcopd.com. Accessed August 29, 2017.

80. Anthonisen NR et al. Effects of smoking intervention and the use of an inhaled anticholinergic bronchodilator on the rate of decline of FEV1. The Lung Health Study. *JAMA.* 1994;272(19):1497.

81. Lawson GM et al. Application of serum nicotine and plasma cotinine concentrations to assessment of nicotine replacement in light, moderate, and heavy smokers undergoing transdermal therapy. *J Clin Pharmacol.* 1998;38(6):502.

82. Steinberg MB et al. Triple-combination pharmacotherapy for medically ill smokers: a randomized trial. *Ann Intern Med.* 2009;150(7):447.

83. Koegelenberg CFN et al. Efficacy of varenicline combined with nicotine replacement therapy vs varenicline alone for smoking cessation. *JAMA.* 2014;312(2):155.

84. Rose JE, Behm FM. Combination treatment with varenicline and bupropion in an adaptive smoking cessation paradigm. *Am J Psychiatry.* 2014;171:1199.

85. Ebbert JO et al. Combination varenicline and bupropion SR for tobacco-dependence treatment in cigarette smokers. A randomized trial. *JAMA.* 2014;311(2):155.

86. Parkes G et al. Effect on smoking quit rate of telling patients their lung age: the Step2quit randomised controlled trial. *BMJ.* 2008;336(7644):598.

87. Burkman R et al. Safety concerns and health benefits associated with oral contraception. *Am J Obstet Gynecol.* 2004;190(4 Suppl):S5.

88. Schwingl PJ et al. Estimates of the risk of cardiovascular death attributable to low-dose oral contraceptives in the United States. *Am J Obstet Gynecol.* 1999;180(1, Pt 1):241.

89. Curtis KM, Tepper NK, Jatlaoui TC, et al. U.S. Medical Eligibility Criteria for Contraceptive Use, 2016. *MMWR Recomm Rep.* 2016;65(3):[3-103].

90. Hartmann-Boyce J, McRobbie H, Bullen C, Begh R, Stead LF, Hajek P. Electronic cigarettes for smoking cessation. *Cochrane Database of Sys Rev.* 2016(9):CD010216. .

91. Manzoli L et al. Electronic cigarettes efficacy and safety at 12 months: Cohort Study. *PLoS One.* 2015;10(6):e0129443.

92. Fruzzetti F. Hemostatic effects of smoking and oral contraceptive use. *Am J Obstet Gynecol.* 1999;180(6, Pt 2):S369.

93. Aldrighi JM et al. Effect of a combined oral contraceptive containing 20 microg ethinyl estradiol and 75 microg gestodene on hemostatic parameters. *Gynecol Endocrinol.* 2006;22(1):1.

94. Office on Smoking and Health, National Center for Chronic Disease Prevention and Health Promotion. *Women and Smoking: A Report of the Surgeon General.* Atlanta, GA: Centers for Disease Control and Prevention, U.S. Department of Health and Human Services; 2001.

95. Van Den Heuvel MW et al. Comparison of ethinylestradiol pharmacokinetics in three hormonal contraceptive formulations: the vaginal ring, the transdermal patch and an oral contraceptive. *Contraception.* 2005;72(3):168.

96. Schroeder SA. A 51-year-old woman with bipolar disorder who wants to

quit smoking. *JAMA*. 2009;301(5):522.

97. Kishi T, Iwata N. Varenicline for smoking cessation in people with schizophrenia: systematic review and meta-analysis. *Eur Arch Psychiatry Clin Neurosci*. 2015;265(3):259.

98. Tonstad S et al. Psychiatric adverse events in randomized, double-blind, placebo-controlled clinical trials of varenicline: a pooled analysis. *Drug Saf*. 2010;33(4):289.

99. Swan GE et al. Effectiveness of bupropion sustained release for smoking cessation in a health care setting: a randomized trial. *Arch Intern Med*. 2003;163(19):2337.

100. Hurt RD et al. A comparison of sustained-release bupropion and placebo for smoking cessation. *N Engl J Med*. 1997;337(17):1195.

101. Murray RP et al. Safety of nicotine polacrilex gum used by 3,094 participants in the Lung Health Study. Lung Health Study Research Group. *Chest*. 1996;109(2):438.

102. Hajek P et al. Relapse prevention interventions for smoking cessation. *Cochrane Database Syst Rev*. 2009;(1):CD003999.

第十六篇 肿 瘤

Christy S. Harris

92 第92章 贫血

Cindy L. O'Bryant, Ashley E. Glode, and Lisa A. Thompson

核心原则

		章节案例
①	多种病因可诱发贫血,完善的实验室检查对于准确判断是否贫血以及寻找贫血的病因十分必要。	案例92-1(问题1和2) 案例92-2(问题1) 案例92-5(问题2) 表92-1,表92-2,表92-3
②	缺铁性贫血是世界上最常见的营养不良性贫血,伴有脸色苍白、心血管系统、呼吸系统和认知系统的相关并发症,使生活质量下降。	案例92-1(问题2)
③	缺铁性贫血常通过口服或肠外补充铁剂治疗,治疗的目标是在治疗开始后2~4周将血红蛋白含量提高1~2g/dl。	案例92-1(问题1、3~5和7~9) 表92-6,表92-8
④	判断巨幼细胞贫血的病因是缺乏维生素 B_{12} 还是叶酸,对于减轻因其缺乏所引起的潜在的长期影响十分重要。	案例92-2(问题1和2) 案例92-3(问题1) 案例92-5(问题1和2)
⑤	镰状细胞病的患者应该接受适宜的预防治疗,包括青霉素预防感染、常规免疫接种。	案例92-6(问题1和2)
⑥	急性镰状细胞危象是一种紧急状态,应该采取适当的治疗措施,如镇痛、输血、输氧、抗生素治疗。	案例92-7(问题1~3)
⑦	炎症性贫血是由炎性细胞因子的上调导致红细胞生成减少而引起的,其治疗重点在于控制基础疾病以及使用促红细胞生成素(erythropoietin,EPO)。	案例92-8(问题1)
⑧	EPO 治疗的效果取决于用药剂量和贫血病因。促红细胞生成素类药物(erythropoiesis-stimulating agents,ESA)常因缺铁而治疗效果不佳。出于安全性考虑,已经有针对 ESA 制剂的风险评估和缓解策略(risk evaluation and mitigation strategy,REMS)。	案例92-8(问题1)

贫血

定义

贫血是指红细胞(red blood cell,RBC)数量减少,常描述为每微升(μl)血液中红细胞计数降低,或单位容积内血红蛋白(hemoglobin,Hgb)浓度水平低于组织进行充足氧合所需的正常生理水平。贫血不是一个诊断,而是一个疾病的客观征象。贫血诊断包含发病机制,如继发于叶酸缺乏的营养不良性巨幼红细胞贫血,继发于缺铁的低色素性红细胞贫血。正确的诊断有助于选择适宜的方法来纠正贫血。

发病机制

贫血是许多病理情况下常见的症状,常与营养物质缺乏、急、慢性疾病密切相关,药物也可导致贫血。红细胞生成减少、红细胞破坏增加、红细胞流失增多均可引起贫血。红细胞生成减少引起的贫血,是干细胞增殖或分化失衡导致;红细胞破坏增加引起的贫血,常继发于溶血;而红细胞丢失增多所致的贫血,多由急、慢性失血导致。急性失血性贫血、缺铁性贫血、炎症所致贫血是最主要的贫血类型。根据病理生理学和形态学特点,贫血的分类如表92-1所示:

表 92-1

贫血的分类

病理生理学分类（根据病理生理学对贫血进行分类）
失血
急性：创伤、溃疡、痔疮
慢性：溃疡、阴道出血、服用阿司匹林
红细胞生成减少
营养不良：维生素 B_{12}、叶酸、铁等缺乏
幼红细胞减少：骨髓衰竭（再生障碍性贫血、放疗、化疗、叶酸阻滞剂）或骨髓浸润（白血病、淋巴瘤、骨髓瘤、转移性实体肿瘤、骨髓纤维化）
内分泌不足：垂体、肾上腺、甲状腺、睾丸
慢性疾病：肾、肝、感染、肉芽肿、胶原性血管性疾病等相关疾病
红细胞过度破坏
内在因素：遗传性疾病（G6PD）、血红蛋白合成异常
外在因素：自身免疫反应、药物反应、感染（内毒素）
形态学分类
根据红细胞大小（小细胞性、正常细胞性、大细胞性贫血）
根据血红蛋白含量（低色素性、正常色素性、高色素性贫血）
大细胞性贫血
伴有合成减少的成熟障碍
巨幼红细胞：恶性（维生素 B_{12} 缺乏症）、叶酸缺乏
正常细胞正常色素性贫血
近期失血
溶血反应
慢性疾病
肾衰竭
自身免疫性疾病
内分泌疾病
小细胞低色素性贫血
缺铁性贫血
基因异常：镰状细胞贫血、地中海贫血

G6PD，葡萄糖-6-磷酸脱氢酶。

促红细胞生成素是一种刺激骨髓中红系前体细胞增殖和分化的激素，通常红细胞数量是由促红细胞生成素（erythropoietin，EPO）的反馈机制所调控。骨髓中两种前体红系细胞为爆式红系形成单位（the burst forming unit-erythrocyte cell，BFUe）和红系集落形成单位（the colony forming unit-erythrocyte cell，CFUe），BFUe 为最早的前体细胞，它可以发育为 CFUe。BFUe 对促红细胞生成素中度敏感，并且受其他细胞因子[如白介素（IL）-3 和粒细胞-巨噬细胞集落刺激因子（GM-CSF）]的影响。与 BFUe 相比，CFUe 对促红细胞生成素高度敏感，并且能够在其作用下，分化成红细胞和网织红细胞。肾脏生成了人体内 90% 的促红细胞生成素，肝脏合成了其余部分。肾小管周围细胞感受到机体携氧能力降低时，就会促进促红细胞生成素释放至血液。慢性贫血的患者可能会因贫血程度的不同导致对 EPO 反应迟钝或不充分。

检查

症状和体征

根据红细胞减少的程度以及病程的长短，贫血的症状和体征有很大的差异。红细胞数量减少导致载氧能力降低从而引起组织缺氧。为维持重要器官如脑、心脏、肾脏的组织供氧，机体通过调节会减少非重要组织如皮肤、黏膜、四肢的灌注。在慢性发展初期的贫血可能无症状或仅表现为轻微的运动性呼吸困难、劳力性心绞痛、疲惫或全身乏力等[1,2]。

严重贫血（血红蛋白<8g/dl）时，为改善对组织的供氧，患者的心率和每搏输出量通常会增加。心率和每搏输出量的变化可能会导致收缩期杂音、心绞痛、充血性心力衰竭、肺淤血、腹水、水肿等症状。因此，伴有心脏疾病的患者通常不能耐受贫血。皮肤和黏膜苍白、黄疸、光滑或牛肉样舌、唇干裂和匙形指甲（凹甲）等症状也可能与不同病因的严重贫血有关。

病史

由于贫血的发病机制复杂，完整的病史和体格检查十分重要，包括症状发生的时间顺序和目前的临床症状。评估患者贫血的诊断时，病史应包括：①既往和当前血红蛋白或血细胞比容（hematocrit，Hct）值；②输血史；③家族史，长期存在的贫血可能提示某种遗传疾病；④职业、环境背景和社会关系；⑤用药史，用于排除因为药物反应或者交叉反应导致的贫血。

体格检查

皮肤黏膜苍白是贫血的最易观察到的体征，一般观察眼睑结膜、黏膜、指端甲床和手掌的鱼际比较可靠。血容量减少性贫血（急性失血），可出现体位性低血压和心动过速。维生素 B_{12} 缺乏性贫血，伴有神经系统症状，如深腱反射改变、共济失调、振动觉和位置感减退。溶血性贫血由于释放胆红素，可以出现轻微黄疸。出血的体征包括瘀点、瘀斑、血肿、鼻出血、牙龈出血、血尿和便血。

实验室检查

病史和体格检查可初步怀疑贫血，但进一步确定是否存在贫血、贫血的程度和贫血的原因，还需要完善的实验室检查。贫血的实验室常规检查指标，见表 92-2。最基本的检测方法是全血细胞计数（complete blood count，CBC）。其他评估营养不良的指标,包括铁元素、维生素 B_{12}、叶酸、EPO 水平有助于发现贫血原因,见表 92-3。男性的正常血细胞比容(Hct)比女性高,随着大气和血液中氧气含量的减少,生活在海拔 1 219m 以上的人群比低海拔地区的 Hct 值增加。

表 92-2

贫血的常规实验室检查

全血细胞计数(CBC):Hgb、Hct、RBC(包括 MCV、MCH、MCHC)计数、WBC(和分类)

血小板计数

红细胞形态

网织红细胞计数

胆红素和 LDH

血清铁、TIBC、血清铁蛋白、转铁蛋白饱和度

外周血涂片检查

粪便潜血检查

骨髓穿刺及活检[a]

[a] 以上检查应用于外周血涂片异常的患者。

Hgb,血红蛋白;Hct,血细胞比容;LDH,乳酸脱氢酶;MCV,平均红细胞体积;MCH,平均血红蛋白含量;MCHC,平均血红蛋白浓度;WBC,血白细胞;RBC,红细胞;TIBC,总铁蛋白结合力。

表 92-3

其他的血液学检查指标

实验室检查	儿童	成人	
	1~15 岁	男性	女性
促红细胞生成素/(百万 $U \cdot ml^{-1}$)	4~26	4~26	4~26
网织红细胞计数/%	0.5~1.5	0.5~1.5	0.5~1.5
TIBC/($mg \cdot dl^{-1}$)	250~400	250~400	250~400
Fe/($mg \cdot dl^{-1}$)	50~120	50~160	40~150
Fe/TIBC/%	20~30	20~40	16~38
铁蛋白/($ng \cdot ml^{-1}$)	7~140	15~200	12~150
叶酸/($ng \cdot ml^{-1}$)	7~25	7~25	7~25
红细胞叶酸/($ng \cdot ml^{-1}$)	—	140~960	140~960
维生素 B_{12}/($pg \cdot ml^{-1}$)	>200	>200	>200

Fe,血清铁;TIBC,总铁结合力。

红细胞形态学的改变有助于判断贫血的性质。红细胞指数,包括 MCV、MCH、MCHC 是全血计数的重要指标。注

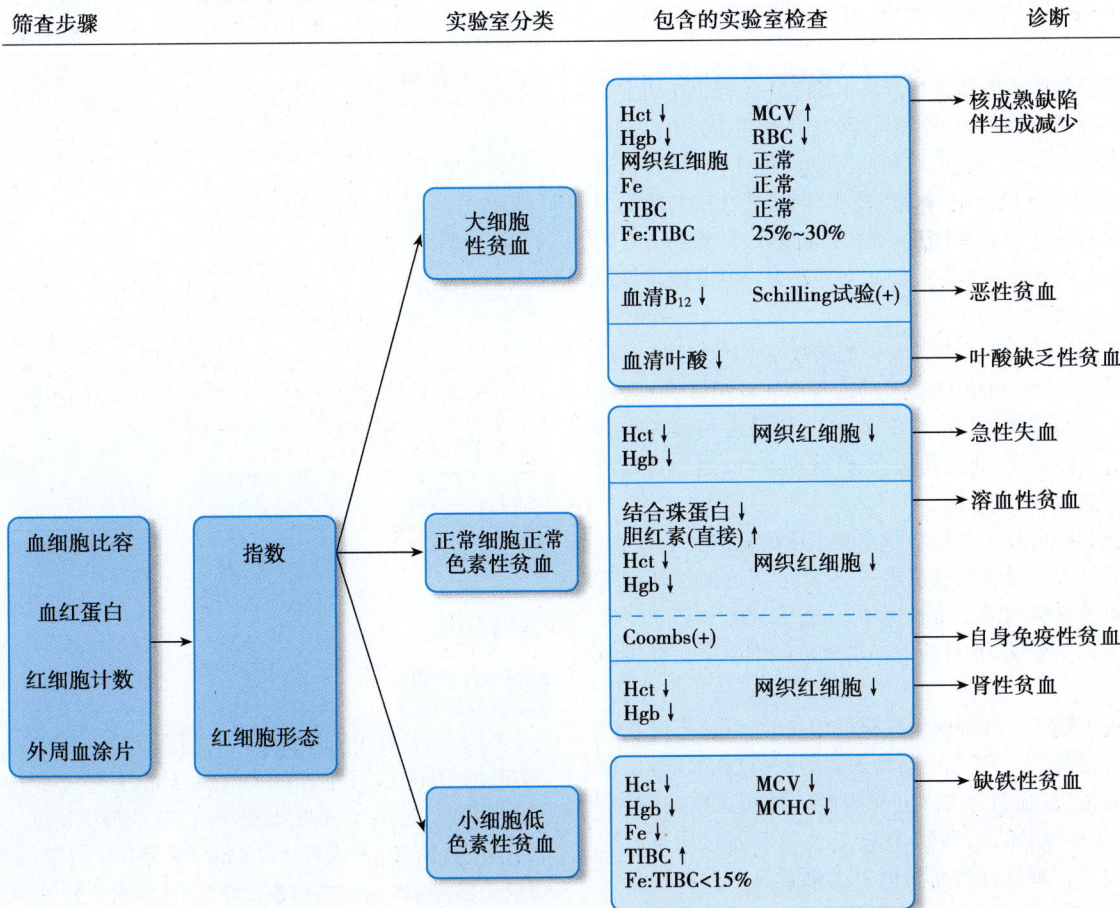

图 92-1 贫血的实验室诊断

意当提及 MCV、MCH 等时，微粒和细胞可以转换使用。显微镜下观察外周血涂片可以检测维生素 B_{12} 缺乏和叶酸缺乏引起的大细胞性贫血（大细胞），或与缺铁性贫血密切相关的小细胞性贫血（小细胞）。急性失血通常表现为正常细胞性贫血。

结合病史和体格检查中获取的信息，常规的实验室检查能为各种常见的贫血的鉴别提供完整的信息（图 92-1）。如果常规实验室检查不能确定贫血的病因，应该考虑自身免疫性疾病、胶原血管性疾病、慢性感染、可能导致贫血的内分泌失调。当不能明确病因或外周血涂片异常时，需要进行骨髓穿刺和活检。

贫血有很多病因，本章主要描述最常见的贫血类型及其治疗的药物，对溶血性贫血将不作讨论。在阅读本章前，读者应该回顾用于评价和检测贫血的基本血液学实验室检查（参见第 2 章）。

缺铁性贫血

缺铁是指机体处于铁负平衡状态，即每日摄入的铁和原有的储存铁不能满足红细胞生成及其他组织的需要[3]。这与血浆铁供给骨髓的红细胞生成减少的铁缺乏性贫血不同，其可在储存铁量正常或升高时发生。正常人体内铁总量为 3~4g，其中约 2.5g 存在于红细胞中[4,5]。大部分铁与转铁蛋白（转运铁的蛋白）结合，只有一小部分以游离形式存在于血浆中[4]。

尽管红细胞不断地进行新陈代谢，但衰老的红细胞中的铁可以被重吸收再利用，参与新的红细胞生成，所以铁的总量基本保持不变。在男性和非经期女性体内，每日仅有 1~2mg 铁通过轻微出血、尿液、汗腺、脱落的含铁的肠黏膜细胞排泄到体外[4]。女性月经期时，机体每日要多丢失约 1mg 的铁[6]。妊娠期及哺乳期妇女是铁丢失的其他常见原因（参见第 49 章）。

铁含量正常的人日常饮食中的铁吸收率约为 10%。据统计，美国人平均 1 000 卡热量的饮食中含有 5~15mg 元素铁以及 1~5mg 血红素铁，其中 1~2mg 铁最终可通过小肠吸收。对于妊娠期、哺乳期妇女、月经期女性，她们每日需摄入铁量高达 20~30mg[7]。

铁主要是通过十二指肠和空肠上段的黏膜主动吸收。食物中的铁大多是三价铁离子，它必须在胃内酸性环境下转化为更容易吸收的二价铁离子，二价铁离子和转铁蛋白结合后转运至骨髓，在骨髓中参与成熟红细胞中血红蛋白的合成。

当机体缺铁或红细胞生成速度加快时，胃肠道对铁的吸收率可提高 3~5 倍[6]。动物来源的铁（血红素铁）比植物来源的铁（非血红素铁）更易吸收。胃肠道疾病、外科搭桥、低氯环境、感染、药物-食物复合物等因素均可改变铁的吸收[7]。缺铁性贫血是世界上最常见的营养不良性疾病[6]，尽管缺铁性贫血的原因很多（表 92-4），但失血是更常见的原因之一。慢性失血的常见原因主要有消化道溃疡、痔疮、摄入胃肠道刺激物、月经过多、多胎妊娠、多次献血[8]。

表 92-4

缺铁性贫血的病因[8]

失血	月经过多、胃肠道（消化性）溃疡、献血
吸收下降	药物、胃切除术、减肥手术、局限性肠炎
需求增加	婴儿、妊娠及哺乳期妇女、青少年
利用障碍	遗传性、铁利用率下降
环境	摄入不足、食物（如素食主义）

膳食参考铁摄入量见表 92-5[9,10]。妊娠期和哺乳期的妇女对铁的需求量增加，往往无法单纯从食物中获得足够的铁，需要口服补充铁剂。婴儿在出生后 6 个月内可以从母体获得足够的铁，6 个月到 3 岁的婴儿生长迅速，血容量增加 3 倍，这个时期最容易发生缺铁。早产儿铁储存量较正常婴儿少，因此需要补充治疗。

表 92-5

食物中铁摄入量参考值[9,10]

	mg/d
健康、非经期妇女	8
经期妇女	18
孕妇	27
哺乳期妇女	9
素食主义者	16ᵃ
早产儿	2~4
足月婴儿（出生至 6 个月）	0.27
足月婴儿（7~12 个月）	11
幼儿（1~3 岁）	7

ᵃ 比非素食者高 2 倍。

诱发因素

案例 92-1

问题 1：患者 H.P.，女，31 岁，到门诊就诊。主诉：乏力、头晕、上腹痛；既往史：消化性溃疡 5 年，月经过多 10 年，慢性头痛 15 年；生育史：2 个子女，分别为 1 岁和 3 岁。目前服药情况：米诺环素 100mg，每日 2 次口服治疗痤疮；布洛芬 400mg，头痛时按需服用；埃索美拉唑 40mg，每日 1 次。系统回顾：运动耐受能力下降。体格检查：

苍白,嗜睡,看上去比实际年龄苍老,生命体征在正常范围内,心律规整,100 次/min。显著的体征为甲床苍白、脾大。

实验室检查结果:

Hgb:8g/dl

Hct:26%

血小板计数:500 000/μl

网织红细胞计数:0.2%

MCV:75fl

MCH:23pg/cell

MCHC:300g/L

血清铁:40μg/dl

血清铁蛋白:9ng/ml

总铁结合力(TIBC):450g/dl

粪便潜血:4+(正常为阴性)

缺铁是 H.P. 贫血的主因。计划行上消化道和小肠检查以判定其持续上腹部疼痛的原因。

H.P. 出现缺铁性贫血的原因是什么?

导致 H.P. 缺铁性贫血的因素有:严重的月经过多史、4+的粪便潜血阳性提示月经、胃肠道都有失血。胃肠道的出血可能是继发于 H.P. 长期服用非甾体抗炎药物,或由于消化道溃疡复发,或两者同时存在。

许多育龄期的女性处于缺铁的临界状态,在妊娠过程中,就会由于铁的需求量增加,出现缺铁[3]。H.P. 已经生育了 2 个子女,因此她体内的储存铁在最近几年被反复超负荷利用。此外,由于质子泵抑制剂和米诺环素的影响,从食物中吸收铁受到限制,最终造成缺铁(见案例 92-1,问题 6)。

症状、体征、实验室检查

H.P. 的乏力、头昏症状可能是由严重贫血导致。总体上,在贫血达到重度以前,上述症状发生的频率和正常人一样。缺铁性贫血最重要的症状、体征和心血管系统密切相关,反映出氧需求增加和氧供给减少之间的不平衡。

H.P. 的心率加快、运动耐受降低、面色苍白符合组织缺氧表现及缺铁性贫血的心血管反应。H.P. 的缺铁已进展为具有临床表现的缺铁性贫血。然而部分无症状患者,也可以通过检测体内储存铁的复合物——铁蛋白,判断体内储存铁的缺乏。铁蛋白主要为细胞内蛋白,除了少数情况之外,血清铁蛋白的浓度与机体储存铁紧密相关[7]。在炎症性疾病、感染、恶性肿瘤、肝病、慢性肾病状态下,其急性期反应物铁蛋白水平更高[3,7]。H.P. 患者的血清铁蛋白水平为 9ng/ml,而血清铁蛋白水平<12ng/ml 即为贫血,TIBC 上升也能反映储存铁的缺乏,但它不如血清铁蛋白敏感。在缺铁时,血清铁浓度较低,而通常 TIBC 较高。因

此,在缺铁性贫血出现明显的临床症状之前,血清铁蛋白下降和 TIBC 上升均可被检测到。随着贫血的进展,这些异常指标会持续并恶化,正如 H.P. 的实验室检查一样。如果检测发现 TIBC 正常或下降,且血清铁蛋白下降,说明可能是由于其他原因导致的贫血(如恶性肿瘤、感染或炎症性疾病),在这种情况下需要进一步检查寻找病因(如骨髓检查)。

H.P. 的血清铁和血清铁蛋白降低,TIBC 升高,符合缺铁性贫血典型的实验室检查结果。血清转铁蛋白受体水平可以反映增生活跃的红细胞前体细胞数量,在缺铁性贫血时,其水平明显增高。随着机体储存铁被逐渐消耗,血红素和 Hgb 的合成减少。在严重的缺铁性贫血中,红细胞呈低色素(MCHC 下降)和小细胞性(MCV 下降)[5]。

通常只要血红蛋白浓度不低于 10g/dl,红细胞指数不会出现异常变化。H.P. 的红细胞指数表明她的贫血是小细胞低色素性。

网织红细胞计数可以初步判断红细胞是否有效生成,它在缺铁性贫血中通常为正常或降低。H.P. 的网织红细胞计数为 0.2%,这与缺铁性贫血也是一致的。

小细胞低色素性贫血的患者,通常需做粪便潜血检查。H.P. 的粪便潜血结果为 4+,提示胃肠道有失血。进一步的检查(如内镜检查、胃肠道成像),对确定病因十分必要。总之,H.P. 的症状、体征,以及实验室检查结果均符合缺铁性贫血的诊断。

铁剂治疗

口服铁剂

H.P. 的基本治疗就是控制引起贫血的原发病,在本案例中原发病可能有多种。H.P. 的储存铁降低是由于胃肠道失血、多次妊娠、月经过多,以及食物中铁的吸收减少等多种原因导致,或许还与不合理的饮食有关。因此,除了对胃肠道失血的原因进行治疗外,还应该分析和调整摄入的饮食结构,依据医生的处方给予补充铁剂,以增加她的储存铁,纠正贫血。

通常成人的硫酸亚铁用量为 325mg(1 片),每日 2~3 次,各餐之间服用。由于铁在肠道的吸收有限,低剂量补铁的方案不仅有效,而且还可减少副作用,提高依从性[7]。实际上,如果没有经失血造成铁丢失,每日需要的元素铁量,可以通过公式计算得出,假定的每日最大血红蛋白生成量为 0.25g/dl:

每日所需元素铁量(mg/d)=(0.25g Hgb/100ml 血液/d)

(5 000ml 血液)(3.4mg 铁/1g Hgb)

(公式 92-1)

$=40mg \ 铁/[d×20\%吸收率(在缺铁期的近似吸收率)]$

$=200mg \ 铁/d$

$=1\ 000mg \ 硫酸亚铁/d(硫酸亚铁含20\%铁元素)$

$=325mg,每日 3 次硫酸亚铁$

(公式 92-2)

药物选择

案例 92-1,问题 4:不同铁剂之间有何差别?应该选择哪种铁剂?

二价铁离子比三价铁离子容易吸收 3 倍。尽管硫酸亚铁、葡萄糖酸亚铁、富马酸亚铁的吸收率几乎相同,但它们所含铁的量有所差异[11]。羰基铁是另一种可用的铁剂,但这种形式的铁须先在胃酸中溶解方可被吸收,故其使用有限。表 92-6 对比了多种口服铁制剂中铁的含量,这有助于医生对患者治疗做出合理的选择。

表 92-6

口服铁剂的比较[11]

制剂	剂量/mg	Fe²⁺含量/mg	铁/%
硫酸亚铁	325	65	20
富马酸亚铁	324	106	33
葡萄糖酸亚铁	240	29	12
羰基铁	—	45	—
硫酸亚铁缓释片(时间释放)	160	50	32

注:这是一份可供使用的典型口服铁制剂清单。

产品剂型

在选择药物时,药物的剂型非常重要。缓释药物和肠溶制剂是能够增加胃肠道的耐受性或降低副作用的药物,有助于增加生物利用度,还可能含有增强吸收的添加剂。这些药物每日只需给药 1 次,患者依从性高。

据称缓释铁制剂引起的胃肠道的副作用更少,但是还没有被对照试验证实。实际上,这些药物将运送铁经过十二指肠和空肠上段,因此会降低铁的吸收[5,7]。由于缓释制剂存在吸收差、治疗后血象变化欠佳等问题,故在初期治疗时应谨慎选用。

佐剂可以和多种铁剂联合,用以提高吸收率和降低副作用。铁在十二指肠和空肠上段的吸收需要酸性环境。1g 抗坏血酸(维生素 C)能增加 7%的吸收率,而小剂量的维生素 C(如 25mg)并不能够显著改变铁的吸收率[12]。有时将粪便软化剂加入铁剂中以减少便秘的发生[5]。粪便软化剂剂量如果不合适,则可能需要额外加用。总之,H.P. 应使用含有硫酸亚铁、葡萄糖酸亚铁、富马酸亚铁的最便宜的铁剂。

治疗目标

案例 92-1,问题 5:铁剂治疗的目标是什么?应该如何监测 H.P. 的治疗效果?

铁剂治疗的目标是使血红蛋白浓度和血细胞比容达到正常,并且补足储存铁。治疗初期,如果给予足够剂量的铁制剂,网织红细胞计数将会在治疗第 3~4 日上升,并在 7~10 日达到高峰。经过 2 周的铁制剂治疗,网织红细胞计数会回到正常水平。对于门诊患者,Hgb 的反应是一种方便检测的判断治疗效果的指标。血液的反应通常在第 2~3 周可以看到,Hgb 会上升 1~2g/dl,Hct 会上升 6%。因此,可以预测 H.P. 的贫血会在 1~2 个月内得到纠正。但是,铁剂治疗要在 Hgb 正常后,再服药 3~6 个月以确保补足体内的储存铁[7]。治疗持续时间与铁剂的吸收方式密切相关,在治疗的第 1 个月,有较多的铁被吸收,而当储存铁饱和后,铁的吸收减少。

患者资料

案例 92-1,问题 6:当给予口服铁剂治疗时,应该给 H.P. 提供什么信息?如果 H.P. 不能耐受胃肠道副作用(如恶心、上腹部疼痛),应该怎么办?

铁制剂应该被装在不易被儿童打开的容器中,建议 H.P. 将铁剂存放在她的孩子不能接触到的地方。对于年幼儿童,意外的摄取口服铁制剂可造成严重的后果[13](见第 5 章,药物过量中毒治疗)。应告知 H.P.,口服铁剂后会产生黑便。她应该在空腹的时候服用铁制剂,因为食物尤其是奶制品能使吸收率降低达 50%[11]。

5%~20%的患者会出现消化道相关的副作用,如恶心、上腹痛、便秘、腹绞痛、腹泻。便秘和剂量无关,但恶心和上腹痛等副作用会随着可溶性铁与胃、十二指肠的接触增加而加重[5]。为了减少消化道不适,口服铁剂一般从小剂量开始,硫酸亚铁 325mg/d。每 2~3 日增加 1 片,直到达到硫酸亚铁的治疗剂量,325mg,每日 3 次。

应该告知 H.P.,铁剂治疗的潜在药物相互作用。目前她正在服用质子泵抑制剂,这种药物提高了胃的 pH 值,降低了二价铁盐的溶解度,抑制铁的吸收。另外,制酸剂会提高胃内的 pH,某些特定的阴离子(碳酸根和氢氧根)还会与铁离子结合形成不可溶解的复合物。表 92-7 提供了额外的铁剂与药物的相互作用以供参考。

H.P. 还正在服用米诺环素治疗痤疮。当联合应用米诺环素和铁剂时,两者的吸收率都会下降,因此米诺环素应该与铁剂间隔至少 2 小时使用[11]。

注射铁剂治疗

用药指征

案例 92-1,问题 7:H.P. 应该何时使用注射铁剂治疗?

表 92-7

药物与铁剂的相互作用

铁剂与药物的相互作用			
促变药物	对象药物[a]		描述
乙酰氧肟酸（AHA）	铁剂	↓	AHA 螯合重金属,特别是铁,铁的吸收可能会减少。当使用铁剂时,应肌内注射（IM）
抗酸剂	铁剂	↓	铁在胃肠道的吸收会降低
抗坏血酸	铁剂	↑	抗坏血酸的剂量≥200mg 已证明能增强铁的吸收≥30%
钙盐	铁剂	↓	可以减少胃肠道的吸收。如果可能,间隔给药
氯霉素	铁剂	↑	血清铁水平增加
消化酶	铁剂	↓	同时服用胰腺提取物,可降低口服铁的血清铁水平
H2 阻滞剂	铁剂	↓	铁在胃肠道的吸收会降低
质子泵抑制剂	铁剂	↓	铁在胃肠道的吸收会降低
曲恩汀	铁剂	↓	这 2 种药物抑制了彼此的吸收。如需使用铁剂,至少间隔 2 小时给药
铁剂	曲恩汀		
铁剂	卡托普利	↓	在 2 小时内合用,可促进非活性卡托普利二硫二聚体的形成
铁剂	头孢菌素（如头孢地尼）	↓	铁补充剂和铁强化食品可分别使头孢地尼的吸收率降低 80% 和 30%。如果头孢地尼治疗期间需要补充铁剂,应在补充剂之前或之后 2 小时服用头孢地尼。铁-富铁婴儿配方奶粉（元素铁 2.2mg/170g）对头孢地尼的吸收没有影响
铁剂	氟喹诺酮类药物（如环丙沙星）	↓	由于铁-喹诺酮络合物的形成,可以降低氟喹诺酮类的胃肠道吸收。避免合用这类药物（有关管理建议,请参阅氟喹诺酮类专论）
铁剂	左旋多巴	↓	左旋多巴似乎与铁盐形成螯合物,降低左旋多巴吸收和血清水平
铁剂	左旋甲状腺素	↓	左旋甲状腺素的功效可能会降低,导致甲状腺功能减退,避免合用
铁剂	甲基多巴	↓	甲基多巴吸收的程度可能会降低,导致疗效降低
铁剂	霉酚酸酯	↓	霉酚酸酯的吸收可能会减少,避免合用
铁剂	青霉胺	↓	可能由于螯合作用,青霉胺的胃肠道吸收显著降低
铁剂	四环素	↓	在 2 小时内合用可降低四环素的吸收和血清水平。也可以降低铁盐的吸收
四环素	铁剂		
铁剂	甲状腺激素	↓	甲状腺激素的吸收可能会减少,避免合用

[a] ↑=对象药物增加；↓=对象药物减少。

来源：Facts & Comparisons eAnswers. http://online.factsandcomparisons.com/MonoDisp.aspx?monoID=fandc-hcp11143#IronSaltsDrug Interactions. Accessed June 12, 2015.

应用注射铁剂有几个指征。口服铁剂治疗效果差的原因主要包括依从性差、误诊、炎症状态、吸收障碍（如萎缩性胃炎、放射性肠炎、十二指肠或上段局部切除）、需要快速补充铁、持续失血等于或大于生成红细胞的速度[3,4]。除了铁剂治疗效果差是使用注射铁剂的指征外,对口服铁剂不能耐受、需要抗酸药物治疗、大量失血并拒绝输血治疗,这些也是使用注射铁剂的指征。对于 H.P.,如果证实了她不能耐受、持续失血或需要长时间接受抗酸药物治疗、吸收障碍,则应使用注射铁剂。

首选途径

案例 92-1,问题 8：胃肠外铁剂治疗的首选方案是什么？

胃肠道外的铁剂主要是葡萄糖酸铁、右旋糖酐铁、蔗糖铁、羧基麦芽糖铁和纳米氧化铁,见表92-8[14]。药物之间的比较显示出相似的功效、不同的给药方案的成本有所不同。右旋糖酐铁和羧基麦芽糖铁是美国食品药品管理局(Food and Drug Administration,FDA)批准的2种药物,用于不能口服铁剂和口服铁剂无效者。这2种铁制剂,可不经过稀释缓慢静脉推注,也可待稀释后静脉滴注。虽然FDA批准的说明书中没有明确指出右旋糖酐铁的用法,但是通常右旋糖酐铁溶解于500ml的0.9%生理盐水中静脉输注[3]。右旋糖酐铁制也是在胃肠道外给药的铁剂中唯一可通过肌内注射给药的铁剂。在少数情况下,例如在静脉给药受限的患者中,肌内注射方式更优。虽然数据有限,但在临床实践中给予右旋糖酐铁的总剂量(估算的总铁缺乏量)输注,证明是合理和方便的[15]。总剂量给药方式可能与发热、不适、兴奋和肌痛的流行率更高相关。由于右旋糖酐铁可能出现过敏反应,应先进行肌内注射或静脉注射的剂量测试,成人的测试剂量为25mg右旋糖酐铁。虽然铁剂的过敏反应在几分钟内就会发生,但推荐在测试1小时后再给予剩余的初始剂量。在右旋糖酐铁治疗中,应考虑后续的试验剂量,但不是必需的。

葡萄糖酸亚铁、蔗糖铁、纳米氧化铁是另外3种胃肠道外治疗的铁剂,FDA批准用于正在血液透析的慢性肾病患者的缺铁性贫血。羧基麦芽糖铁用于治疗非透析依赖性慢性肾病的缺铁性贫血。葡萄糖酸亚铁、蔗糖铁、纳米氧化铁

发生严重过敏反应的概率较低,目前尚无明确的推荐试验剂量。这些患者需要的铁量多超过1~2g,因此为满足铁的总需求剂量,葡萄糖酸亚铁和蔗糖铁需要多次给药。

一般来说,这些药物的不良反应率相似。在给予任何胃肠道外铁剂后,应监测患者的过敏反应至少30分钟。

剂量计算

案例 92-1,问题 9: 为使 H. P. 的 Hgb 达到正常水平并补充足够的储备铁,静脉推注的右旋糖酐铁的总剂量应如何计算?多久能看到疗效?

右旋糖酐铁总剂量可以通过下面的公式计算:

$$铁(mg)=[体重(kg)\times0.66]\times[100-100\times Hgb/14.8]$$

（公式 92-3）

这里的 Hgb 是检测到的患者的血红蛋白值(g/dl)。公式用了患者的体重(kg),并假设达到100%的正常的血红蛋白为14.8g/dl。儿童的正常平均血红蛋白比较低,所以给予体重小于13.6kg的儿童的铁剂应为计算值的80%。

由于失血而引起贫血的患者(如出血倾向)和接受透析的患者,需要的铁量主要是根据丢失的铁量估计。用下面的公式计算:

$$铁(mg)=丢失的血液(ml)\times Hct(患者的血细胞比容)$$

（公式 92-4）

表 92-8

肠道外铁剂的比较

制剂	剂型	常用剂量	最大剂量
羧基麦芽糖铁	注射用溶液: 50mg/ml(铁元素)	体重≥50kg:每剂 750mg 体重<50kg:每剂 15mg/kg 重复给药间隔应≥7 日	1 500mg (每疗程累计)
纳米氧化铁	注射用溶液: 30mg/ml(铁元素)	每剂 510mg;3~8 日后重复 1 次	N/A
右旋糖酐铁	注射用溶液: 50mg/ml(铁元素)	试验量:25mg,再最大给予 75mg(依据患者体重确定剂量)	100mg/d
蔗糖铁	注射用溶液: 20mg/ml(铁元素)	HD:连续 HD 期间 100mg,共 10 剂 CKD,非透析:14 日内 5 次不同时间给予 200mg;在第 1 日和第 14 日 1 次给予 500mg CKD,PD:第 1 日和第 14 日静脉注射 300mg,第 28 日静脉注射 400mg	N/A
葡萄糖酸铁钠复合物	注射用溶液: 12.5mg/ml (铁元素)	每剂 125mg(通常最大重复给药总剂量为 1 000mg)	N/A

CKD,慢性肾脏疾病;HD,血液透析;PD,腹膜透析。

来源: Facts & Comparisons eAnswers. http://online.factsandcomparisons.com/MonoDisp.aspx?monoid=fandc-hcp15283&book=DFC&search=83228%7c24&isStemmed=True&fromtop=true&section=table-list#IRONPARENTERALProductTable. Accessed June 6, 2015.

这个公式假设 1ml 正常色素血中含有 1mg 铁。

经过胃肠外铁剂治疗后，右旋糖酐铁被网状内皮细胞摄入、处理，再释放入血浆和骨髓。由于铁和血红蛋白结合的速度没有发生变化，所以注射铁的疗效与口服铁剂相同。血红蛋白在最初治疗的 2 周，预计每周可以上升 1~2g/dl，2周后，血红蛋白每周可以上升 0.7~1g/dl，直到血红蛋白达到正常水平。

副作用

案例 92-1，问题 10：胃肠道外铁剂的副作用是什么？

胃肠道外的铁剂给药的不良反应少见[16]，少于 1% 的患者会发生过敏反应。与葡萄糖酸铁和蔗糖铁相比，经胃肠外使用右旋糖酐铁过敏反应发生率更高[16,17]。一项与右旋糖酐铁比较的小型研究中，羧基麦芽糖铁在患者中的免疫相关不良反应显著减少[18]。经胃肠外使用铁剂的其他副作用还包括胸痛、头痛、低血压、恶心、呕吐、腹部绞痛和腹泻。

巨幼细胞贫血

巨幼细胞贫血是一种常见疾病，主要病因是维生素 B_{12} 缺乏、叶酸缺乏、代谢障碍或遗传性疾病引起的维生素 B_{12} 或叶酸利用障碍[19,20]。

在细胞复制时，因 DNA 的合成障碍，形成巨幼红细胞增多症，特征是巨大的不成熟的细胞核[19]。RNA 和蛋白的合成没有受到影响，细胞质正常成熟。贫血时，巨幼细胞不仅在红细胞检测中可以见到，在许多增殖细胞（如子宫颈、皮肤、胃肠道）中都可以见到。MCV 用来表示巨幼细胞的程度，计算公式如下所示：

$$MCV(fl) = [Hct(\%) \times 10] / [RBC 计数(10^6/\mu l)]$$

（公式 92-5）

维生素 B_{12} 和叶酸缺乏在各个器官系统的临床表现不尽相同，但血液学上的改变相似。典型的巨幼细胞贫血进展缓慢，红细胞呈现为一种巨大的、椭圆的、血红蛋白化良好的红细胞，细胞大小不均还有细胞核残余物；网织红细胞计数低，胆红素水平升高；骨髓活检可以发现骨髓增生活跃；细胞核发育不成熟，但巨细胞胞浆正常成熟；由于骨髓内溶血，骨髓中储存铁增高。症状主要是疲劳、既有的心血管和肺部病变加重、溃疡、苍白、镜面舌、腹泻或便秘、食欲减退[21,22]。

维生素 B_{12} 缺乏性贫血

维生素 B_{12} 代谢

维生素 B_{12} 缺乏或利用障碍是造成巨幼细胞贫血的 2 种发病机制[22]。维生素 B_{12}（钴铵素）是微生物自然合成的。人类自己不能合成维生素 B_{12}，必须从食物中获取。动物蛋白、强化食品提供大部分膳食性维生素 B_{12}[23]。典型的西方饮食每日含有 3.5~5μg 维生素 B_{12}，足够补充每日

从尿液、汗液和其他分泌物中的丢失的 1μg 铁。

食物中的维生素 B_{12} 在胃中从蛋白复合物中释放出来，与内因子结合以避免被消化道中的微生物降解。维生素 B_{12} 吸收过程中，内因子是不可缺少的。回肠末端的特异性黏膜受体允许维生素 B_{12}-内因子复合物附着，维生素 B_{12} 被转运至回肠细胞，最后由门静脉入血。

维生素 B_{12} 被吸收后，与特异性的 β-转运球蛋白（转钴蛋白Ⅰ、转钴蛋白Ⅱ、转钴蛋白Ⅲ）结合，转钴蛋白Ⅱ主要辅助维生素 B_{12} 通过细胞膜，并把维生素 B_{12} 转运至肝脏和其他器官。在肝脏，维生素 B_{12} 被转变成辅酶 B_{12}，辅酶 B_{12} 对于造血、维持整个神经系统髓鞘和上皮细胞的产生是必不可少的。

体内维生素 B_{12} 的总储存量为 2 000~3 000μg，其中约 50% 储存于肝脏。由于体内储存量大，通常维生素 B_{12} 缺乏 5~10 年后才出现贫血的症状[21]。

维生素 B_{12} 缺乏的发病机制和评估

维生素 B_{12} 缺乏是由于供给减少（摄入、吸收、转运、利用下降）或需求增加（新陈代谢消耗、破坏、排泄增多）引起的。维生素 B_{12} 缺乏的其他原因包括蛋白中的维生素 B_{12} 分解不充分、先天性内因子缺乏。继发性内因子缺乏可发生在胃大部切除术后、免疫功能受损者（如艾迪生病、幼年恶性贫血）、腐蚀剂使胃黏膜受损等情况下，胃黏膜不能生成内因子。

恶性贫血可导致维生素 B_{12} 缺乏[24,25]。萎缩性胃炎伴内因子缺乏和胃酸分泌减少、胃部分切除术、胰腺疾病和营养不良都会导致恶性贫血。恶性贫血通常还见于甲亢、自身免疫性甲状腺炎、白癜风、风湿性关节炎、胃癌。一些恶性贫血的患者血清中存在内因子和壁细胞抗体。

这类恶性贫血发病隐匿，患者通常持续数月感觉不适，一般至少会出现以下 2 项症状：乏力、舌部溃疡、四肢出现对称性麻木和针刺感。维生素 B_{12} 缺乏的神经系统症状主要与髓磷脂的合成缺陷有关，通常表现为周围神经病变的手套或袜套样感觉障碍，出现非特异性表现，如耳鸣、神经炎、眩晕和头痛。

实验室检查

一般而言，血清维生素 B_{12} 水平能准确反映组织内储存的维生素 B_{12}。在叶酸缺乏、转钴蛋白Ⅰ缺乏、骨髓瘤、孕妇和服用大剂量维生素 C 的患者中，其维生素 B_{12} 降低[21]；在骨髓增殖性疾病、肝脏或肾脏疾病患者中，则维生素 B_{12} 会近似正常。测定血清中的甲基丙二酸和同型半胱氨酸水平也可鉴别维生素 B_{12} 缺乏和叶酸缺乏，如果是维生素 B_{12} 缺乏性贫血，经过维生素 B_{12} 治疗后，血清中这些化学物质将下降。

抗体测试（壁细胞抗体以及抗内因子抗体）被用于确定维生素 B_{12} 缺乏的原因[25,26]。恶性贫血患者因为缺乏用以结合的内因子，而不能有效吸收维生素 B_{12}。一些患者虽然可生成内因子，但仍然无法吸收食物中的维生素 B_{12}。吸收不良常见于老年人，可由以下原因引起：肠道菌群夺取维生素 B_{12}、胃酸缺乏、长期使用抗酸药治疗、胰腺功能不全、

酗酒、维生素 B_{12} 从蛋白质分解障碍，以及继发于回肠祥、改道、切除引起的内因子受体缺乏等[27]。

恶性贫血

体征、症状、实验室检查

案例 92-2

问题 1：C. L. ，63 岁，北欧男性，目前在一家私人诊所就诊。病史：乏力、情绪激动 1 年，伴有舌痛、腹泻便秘交替和双足针刺感。体格检查：苍白、舌红、四肢末端振动觉障碍、定位差、肌无力和共济失调。

典型的实验室表现：

Hgb：8.7g/dl

Hct：27%

MCV：115fl

MCH：38pg/cell

MCHC：340g/L

网织红细胞计数：0.4%

血涂片：可见异形红细胞和红细胞大小不均

白细胞：4 000/μl

血小板：100 000/μl

血清铁：90μg/dl

总铁结合力：350g/dl

血清铁蛋白：140ng/ml

红细胞叶酸：300ng/ml

血清维生素 B_{12}：90pg/ml

内因子抗体：阳性

C. L. 具有恶性贫血的哪些典型的症状、体征、实验室检查结果？

C. L. 的症状和体征符合典型的恶性贫血。这种疾病与性别无关（主要发生于北欧血统的人），发病的平均年龄在

60 岁[28]。恶性贫血的病因主要为内因子在胃部的生成不足，引起维生素 B_{12} 吸收障碍，最终导致维生素 B_{12} 缺乏。维生素 B_{12} 缺乏引起 C. L. 的症状和体征，表现为舌红、舌痛、下肢振动感降低、眩晕和情绪激动。MCV 升高提示巨幼细胞贫血。

叶酸和铁剂也可影响 MCV 的变化，在患者的诊断、评估过程中，应该同步被检测。在这个案例中，C. L. 的叶酸和铁检测正常，血清维生素 B_{12} 水平降低，血涂片可见异形红细胞和红细胞大小不均，显示无效的红细胞生成，骨髓中其他细胞系的发育也受到影响。红细胞增生的同时伴有骨髓的其他细胞减少（如白细胞和血小板），使 C. L. 体内的红系对髓系细胞的比率增大。患者的血红蛋白降低、MCV 增加、血清 B_{12} 水平降低、内因子抗体的出现，符合萎缩性胃炎相关的恶性贫血。由于 Schilling 测试具有放射性，在美国已不再用于检测肠道内维生素 B_{12} 的吸收不良[21]。

治疗

案例 92-2，问题 2：C. L. 的恶性贫血应该如何治疗？预期服药后多久会见到疗效？

C. L. 应该选择使用维生素 B_{12} 注射剂，其总量为每日机体需求的量约为 2μg，加上补充组织储存的量，大约为 2 000~5 000μg，平均为 4 000μg。为补充维生素 B_{12} 的储存量，可根据表 92-9 中的给药方案肌内注射维生素 B_{12}[29]。肌内注射和皮下注射的给药方式可以持续释放维生素 B_{12}，比静脉给药的利用率高。当血液学指标达到标准后，可以考虑口服片剂或经鼻给予维生素 B_{12} 溶液维持治疗。

维生素 B_{12} 治疗可彻底逆转恶性贫血的血液系统并发症[22,23]。网织红细胞计数在治疗的第 1 周内增加，巨幼红细胞贫血在 6~8 周内缓解。神经症状可能首先恶化，然后在数周至数月内改善，有一些症状可能永久不能改善。由于红细胞生成加速，机体钾的需求增加，应该监测血清钾

表 92-9

巨幼细胞贫血的维生素 B_{12} 补充方案

患者人群	初始补充			长期（终身）补充		
	剂量	频率	给药途径	剂量	频率	给药途径
成人	100μg	首先，每日 1 次，持续 7 日；其次，每 2 日 1 次，持续 14 日；最后，每 3~4 日 1 次，持续 2~3 周	肌内注射或皮下注射	100~200μg	每月 1 次	肌内注射或皮下注射
严重缺乏	100~1 000μg	每日 1 次或每 2 日 1 次，持续 1~2 周	肌内注射或皮下注射	100~1 000μg	每 1~3 月 1 次	肌内注射或皮下注射经鼻给药
				500μg	每周 1 次	
	1 000~2 000μg	每日 1 次，持续 1~2 周	口服	1 000μg[a]	每日 1 次	口服

[a] 胃肠道对维生素 B_{12} 吸收正常的患者，每日 1~25μg 的剂量作为膳食补充是足够的。

的水平,如果机体出现缺钾,应该补充钾。每 3~6 个月检查 1 次外周血细胞计数,以评估治疗效果。如果维持治疗中断,恶性贫血可在 5 年内复发,患者的依从性对长期治疗的成功至关重要。

口服维生素 B₁₂

案例 92-2,问题 3：影响口服维生素 B₁₂ 吸收的因素有哪些？C.L. 何时可将胃肠外给药有效地换为口服维生素 B₁₂ 治疗？

一次服药或一餐中吸收的维生素 B₁₂ 为 1~5µg,美国人平均每日可以从食物中吸收 5µg 维生素 B₁₂[23]。若增加口服维生素 B₁₂,其吸收率将下降。若给予 1µg 的维生素 B₁₂,约 50% 被吸收,而给予 20µg 的维生素 B₁₂,只有 5% 被吸收。总的来说,口服维生素 B₁₂ 被认为是安全、有效的[30],尽管缺乏长期疗效数据,但仍认为口服维生素 B₁₂ 不应该作为维生素 B₁₂ 缺乏症急性治疗的常规方法[27]。口服大剂量的维生素 B₁₂ 治疗恶性贫血,仅用于特定患者,特别是那些不能或不愿意接受胃肠外治疗的患者[27,31]。依从性问题或口服治疗的效果不佳将置患者于严重神经系统损伤的危险之中。为确保患者的依从性,对口服维生素 B₁₂ 的患者的监测应该更频繁。

胃切除术后贫血

案例 92-3

问题 1：F.M. 由于反复发作的难治性溃疡病行胃切除术,在胃切除后可能会出现何种贫血？F.M. 应该接受维生素 B₁₂ 的预防性治疗吗？

胃大部切除或全胃切除由于无法产生内因子,导致维生素 B₁₂ 吸收障碍而容易发生贫血,特别是恶性贫血。储存的维生素 B₁₂ 在 2~3 年内被完全消耗后,患者血液学和神经系统的异常才会出现。因此,全胃切除后的患者需要预防性给予维生素 B₁₂[32]。由于储存的维生素 B₁₂ 不会被立刻完全消耗,对 F.M. 仅需要维持治疗(见案例 92-2,问题 2)。

胃旁路术后贫血

案例 92-4

问题 1：P.G.,48 岁,女性,计划进行腹腔镜 Roux-en-Y 胃旁路术(RYGB)手术治疗病态肥胖,体重指数(BMI)>40。预计 P.G 会出现哪些类型的贫血？

当患者进行 RYGB 手术,将缩小胃部大小,并进行胃空肠吻合和空肠吻合[33]。这使食物绕过吸收铁的十二指肠和近端空肠,导致铁缺乏性贫血。胃袋不再是酸性环境,损害了铁转运机制的功能,降低了铁剂的生物利用度。患者还被建议避免食用红肉,而红肉是铁的常见膳食来源。维生素 B₁₂ 的生物利用也需要酸性环境,导致其吸收减少。

因为体内储存了大量的维生素 B₁₂,减肥手术后维生素 B₁₂ 缺乏的诊断罕见。食物中叶酸摄入量减少,可能导致叶酸缺乏。叶酸多数从小肠的上 1/3 处吸收,也能在任何其他位置吸收。缺铁是减肥手术患者贫血的最常见病因,同时因其他微量元素缺乏也可引起贫血。

案例 92-4,问题 2：P.G. 应选择何种策略来预防贫血？

减肥手术后,患者需要终身服用多种维生素和微量营养素的补充剂[34]。患者应服用每日推荐量 100% 的强效复合维生素以及至少 75% 的营养素,应至少含有 18mg 铁、400µg 叶酸、硒和锌[35]。患者应每日额外服用 1~2 片铁盐(硫酸亚铁或富马酸亚铁),以预防缺铁性贫血。除强效复合维生素外,患者还应每日口服 350~500µg 或每月注射 1 000µg 氰钴胺。

叶酸缺乏性贫血

叶酸代谢

所有食物中都含有叶酸,尤其是新鲜的蔬菜、水果、发酵粉,以及动物蛋白。由于食品强化,美国人每日饮食平均可以提供 50~2 000µg 叶酸,如果在大量水中烹饪时间超过 15 分钟,将破坏食物中的叶酸[36]。人体需要的叶酸据年龄、叶酸代谢率、细胞周期不同有所差异,但总量约为 3µg/(kg·d)[36]。成人每日需要的最低叶酸量为 50µg,由于食物中的叶酸并不能完全被吸收,建议每日摄取量为 200µg。当代谢加快,细胞分裂加速时,叶酸需求量增加(如孕妇、婴儿、感染、恶性肿瘤、溶血性贫血)。下面是根据年龄和生长需要计算的每日叶酸需求量:儿童 80~400µg,婴儿 65µg,孕妇或哺乳期妇女 600µg[37]。

叶酸以多聚谷氨酸盐形式存在,通过胃肠道酶的作用,形成单谷氨酸盐被吸收。一旦被吸收,无活性的二氢叶酸在二氢叶酸还原酶作用下转变为具有活性的四氢叶酸(叶酸)。

与维生素 B₁₂ 的储存量相比,机体叶酸的储存量很小,大约只有 5~10mg。一旦摄入减少,叶酸缺乏,在 3~4 个月后即可出现巨幼细胞贫血。

发病诱因

叶酸缺乏最常见原因为酒精中毒、细胞新陈代谢加速、叶酸摄入不足。酗酒患者从每日食物中的叶酸吸收受到限制,甚至不能吸收,而且由于酒精对于肝脏的毒性作用,影响了叶酸在肝脏的再利用。妊娠末期的妇女,由于饮食不合理和代谢加速,叶酸缺乏加重。叶酸辅酶参与大部分的代谢途径(图 92-2)。因此细胞新陈代谢加速(如溶血性贫血、血红蛋白病、铁粒幼细胞贫血、白血病、淋巴瘤和多发性骨髓瘤)或食物中叶酸缺乏(如时尚饮食和减肥饮食)均会导致叶酸缺乏。叶酸缺乏也常见于慢性透析患者、影响吸收的肠道疾病(如炎性腹泻和节段性肠炎)、空肠切除术和影响叶酸代谢的药物[38,39](如甲氧苄啶、乙胺嘧啶、甲氨蝶呤、柳氮磺胺嘧啶、避孕药和抗惊厥药),少数患者为先天性叶酸代谢障碍[40]。

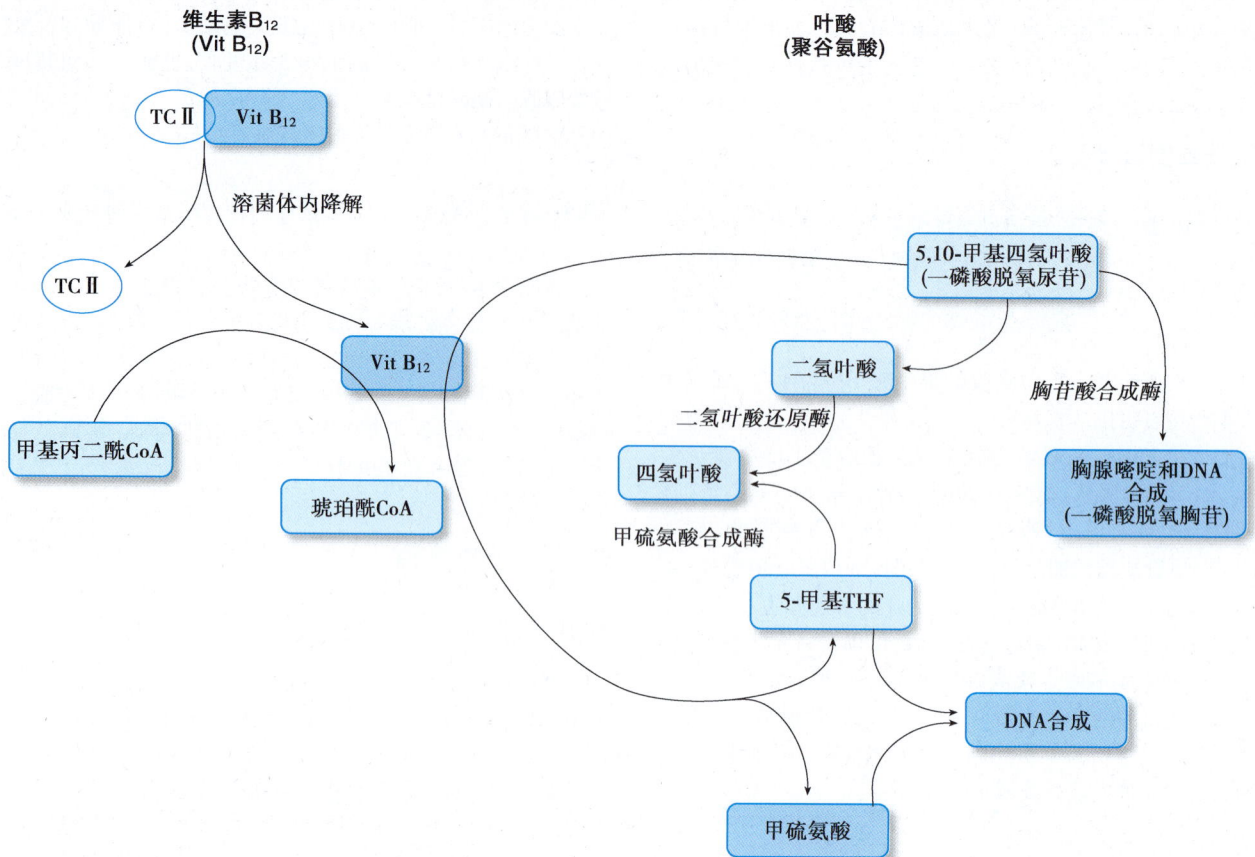

图 92-2 细胞内代谢途径。维生素 B_{12} 和叶酸对合成 DNA 的核酸前体都是必需的。TC II,转钴蛋白 II;THF,四氢叶酸

对巨幼红细胞贫血的评估必须彻底,因为不加区分地使用非指导性治疗可能是危险的。大剂量的叶酸可以部分逆转由维生素 B_{12} 缺乏导致的造血异常;但叶酸并不能纠正维生素 B_{12} 缺乏引起的神经系统损害。因此,在叶酸治疗开始之前,必须将叶酸缺乏与维生素 B_{12} 缺乏区分开,否则可能出现维生素 B_{12} 缺乏引起的神经系统后遗症。

案例 92-5

问题 1:D. H. ,女性,26 岁,中期妊娠,经产妇女,营养不良,到当地诊所常规检查。D. H. 有 7 年的酗酒史和 3 年的吸毒史。她与她的男朋友以及一个 19 个月的女儿生活在一起。D. H. 在 2 次妊娠期前 3 个月,由于早孕反应恶心、呕吐和厌食致体重下降了 3.6~4.5kg。主诉为活动后气紧、心悸、腹泻。

相关实验室检查为:

Hct:25. 5%

MCV:112fl

MCH:34pg/cell

RBC:1. 1×10⁶/μl

血清铁:179μg/dl

叶酸:40ng/ml

血清维生素 B_{12}:350pg/ml(正常 200~1 000pg/ml)

网织红细胞:1%

血小板:70 000/μl

白细胞计数:2 000/μl

粗颗粒中性多形核粒细胞

LDH:425U/L

胆红素:1. 2mg/dl

D. H. 没有服用任何处方药物。导致 D. H. 叶酸缺乏的因素是什么?

与大部分叶酸缺乏患者相似,D. H. 有多个引起叶酸缺乏的高危因素,如吸毒、酗酒,以及多胎妊娠引起的恶心、呕吐、厌食造成营养不良。酒精对肠道黏膜具有毒副作用,还可影响骨髓对叶酸的利用。应该详细询问 D. H. 的饮食习惯和最近的体重变化。可能由于经济原因或过度烹饪食物,她的饮食中缺乏叶酸。可卡因也可引起厌食。滥用药物和酗酒的人群很少摄入有营养的食物。考虑到叶酸缺乏的进展可以周或月计,叶酸缺乏的诊断是合理的。

诊断和治疗

案例 92-5,问题 2: 哪些实验室检查支持叶酸缺乏的诊断,D. H. 应该如何治疗和监测?

D. H. 的实验室检查显示为大细胞性贫血（Hct，25.5%；MCV，112fl），全血细胞减少（红细胞数、白细胞计数、血小板数）。血清维生素 B_{12} 测定显示维生素 B_{12} 的储存正常，而红细胞叶酸浓度降低、全血细胞的减少，以及大细胞性贫血证实叶酸的储存量不足。

通常血清叶酸浓度反映前 3 周的叶酸平衡，但一餐均衡饮食能够提高血清中叶酸的水平，并造成叶酸储存假性升高。红细胞中以多聚谷氨酸盐的形式存在的叶酸能准确反映组织中叶酸的储存量，它大约是相应的血清叶酸浓度的 10～30 倍[41]。溶血作用和维生素 B_{12} 缺乏可以导致细胞内叶酸以单谷氨酸盐的形式释放，形成一个高峰，造成血清中叶酸水平上升的假相[42]。

建议 D. H. 改变现有的饮食和生活习惯。因为人体储存叶酸的总量为 5～10mg，如果 D. H. 每日摄入 1mg 的叶酸，连用 2～3 周，应能超过她机体缺乏的叶酸储存量。然而，如考虑酒精和其他因素的影响，应服用更高的剂量，如每日 5mg[38]。当补充足够的储存量后，D. H. 还应该在妊娠期和哺乳期继续服用叶酸。在治疗一段时间后，应该重新评估，以检测治疗效果以及引起叶酸缺乏的病因是否已纠正。只要存在影响叶酸代谢的危险因素，每日应该补充 1mg 叶酸。因为母体可以优先为胎儿提供叶酸，D. H. 的胎儿叶酸缺乏的可能性很小，然而孕期中母体持续性的叶酸缺乏会引起新生儿出生缺陷（见第 49 章，产科药物治疗学）。

判断 D. H. 的治疗效果可以通过几个不同的参数判定。尽管没有常规地骨髓穿刺检查，红细胞的形态在启动治疗的 24～48 小时应该开始恢复正常，外周血中的粗颗粒中性白细胞应该大约在 1 周消失。血清生化和血象也会在治疗 10 日内开始正常。网织红细胞计数应该在 2～3 日开始升高，10 日达到高峰。乳酸脱氢酶（LDH）和胆红素在 1～3 周可恢复正常。贫血应该在 1～2 个月内可以纠正。一旦贫血纠正，每日 100μg 的叶酸足够供机体的需要（与患者的怀孕或哺乳状态无关）。

镰状细胞贫血

发病机制

镰状细胞贫血是一种遗传性、常染色体隐性 Hgb 疾病，特征是 β-球蛋白基因上的 DNA 替换[43]。成人血红蛋白由 4 部分组成，包括两个 α-球蛋白链、两个 β-球蛋白链（α2β2）。在胎儿整个发育过程中，γ-球蛋白是 β-球蛋白基因的主要表达产物，形成胎儿的 Hgb（HbF 或 α2γ2）。正常情况下，从婴儿出生到出生后 3～6 个月这个阶段，γ-球蛋白逐渐被 β-球蛋白代替，表现为成人 Hgb（HbA，α2β2）逐渐增多[44,45]。

镰状细胞贫血是由于 DNA 编码中谷氨酸密码子的腺嘌呤被胸苷酸取代，使 B_6 缬氨酸代替了谷氨酸[45]，βS 代表镰状 β-球蛋白的遗传性[46]，这种基因替换使其与正常血红蛋白相比，产生更多的阴性电荷，在脱氧状态会聚集和聚合，形成镰状红细胞[44,45]。镰状红细胞更为僵硬，在通过微血管时可能会"滞留"，导致血管闭塞。

另外镰状红细胞表面含有重排列的氨基磷脂，可增强红细胞启动凝血功能的能力，更容易黏附于血管内皮、激活补体。这些与其他类型细胞的异常交互作用导致溶血现象及血管闭塞，从而引起多种并发症，例如贫血、疼痛、感染、多器官损害等[44]。基于以上原因，更应致力于新生儿早期诊断，以降低 3 岁以下儿童的发病率或死亡率[47]。

异常血红蛋白聚合作用的遗传模式不止 1 种。镰状细胞贫血患者为纯合子，继承双亲每一方的镰状基因（α2βS2）；而具有镰状细胞性状的患者是杂合子，遗传了来自父母一方的镰状细胞基因和来自另一方的 HbA 基因（α2βAβS）。其他遗传模式包括患者含有 1 个镰状细胞基因及 1 个 HbC 基因［在这样的患者谷氨酸被赖氨酸 B_6 所替换（α2βSβC）］。患者还可能遗传 1 个镰状细胞基因和 1 个 β-地中海贫血基因（α2βSβSthal），这种情况的患者临床症状的严重程度比镰状细胞贫血更轻[48]。与后 2 种遗传模式相比，血液系统异常更常见于镰状细胞贫血的患者[44,45]。

实验室检查

在镰状细胞病患者中，WBC 和血小板计数通常升高，白细胞分类正常[44]。网织红细胞计数范围在 5%～15%，MCV 也可能升高。如果 MCV 在正常范围内，则必须考虑到是否伴有缺铁性贫血或 $β_0$-地中海贫血的可能。镰状细胞贫血患者的氧合不足的血液中更有可能观察到镰状细胞。与之相对，镰状细胞特征的患者可以表现为正常红细胞形态、WBC、网织红细胞，以及血小板计数正常，罕见镰状细胞。镰状细胞贫血伴 $β_0$-地中海贫血患者的血液系统的异常表现更为多样化，它取决于 HbA 表达的量。这种类型的贫血难以与镰状细胞贫血区分，小红细胞血症可能是唯一的区分指标[44]。

临床病程及处理

为了早期发现这类患者，美国已将新生儿镰状细胞贫血或镰状细胞性状作为了筛选项目，因此绝大多数患者能够在出生后第 1 年内得以诊断。患有镰状细胞疾病或携带镰状细胞基因的家族亦可以进行遗传咨询。而对已患有镰状细胞疾病的患者提供由血液病学专家、多学科团队进行的医学治疗。

镰状细胞贫血者表现的临床症状比只具有镰状细胞性状的患者更重。镰状细胞贫血者最容易受影响的器官为肾脏，在肾脏髓质形成的微小梗死灶导致肾小管尿浓缩功能受损。妊娠期间，泌尿系统感染及血尿发生概率增加。然而，血管栓塞事件不常见，通常由低氧状态引起。

对于镰状细胞贫血的治疗主要针对预防感染及血管闭塞危象的支持性治疗。镰状细胞疾病的临床表现多变，难以预测。一些患者可发生大量的健康问题。肾脏、脾脏、视网膜、骨等器官的 pH 较低，容易发生缺氧，是血管闭塞事件的多发部位。也可发生心、肺、神经系统、肝胆系统、产科（妇科）、眼科、皮肤、骨科等的并发症。针对这些并发症的治疗具有器官特异性，主要是支持性治疗。

镰状细胞 HbC 病几乎没有并发症，这类患者通常体检只发现脾大而其他正常。患者有细菌感染风险,由于升高的血红蛋白水平,可能会引起眼睛、骨及肺部的血管闭塞事件[44,48]。

感染

案例 92-6

问题 1：B.C.,4 个月,女,近期被诊断为镰状细胞贫血(父母双方均具有镰状细胞遗传性状),她还有 1 个具有镰状细胞性状,但无症状的年长同胞。B.C. 的这一诊断将如何影响其感染风险?

B.C. 由于镰状细胞贫血所导致的脾脏功能、补体活性、粒细胞功能、细胞免疫,以及微量元素缺乏等缺陷,而面临更高的感染风险[49]。脾功能的受损导致 B.C. 对于多糖荚膜类细菌感染风险增高,如肺炎链球菌、流感嗜血杆菌、脑膜炎奈瑟氏菌、伤寒沙门氏菌等。尽管这类感染风险将贯穿终身,但最易发生于婴幼儿时期。由肺炎链球菌、支原体或病毒所引起的肺炎,可以导致组织缺氧加重,逐渐引起血管闭塞和急性胸痛综合征(下面将更深入地讨论)。肺炎、血管闭塞所导致的肺部并发症也可能引起右心衰竭。其他的一些感染,诸如金黄色葡萄球菌或鼠伤寒所导致的骨髓炎、大肠杆菌引起的泌尿系感染等,也是镰状细胞贫血患者常见的并发症[44,46]。

案例 92-6,问题 2：对于 B.C. 而言应采取怎样的措施来预防感染?

首先,镰状细胞贫血患者应遵守常规的预防措施,如勤洗手、避免接触患者、吃熟透的食物,以防未熟的食物可能携带有沙门氏菌(尤其是鸡肉、鸡蛋之类)[49]。其次,对于儿童应密切观察其临床症状,在感染最早期开始使用抗生素治疗。预防性使用青霉素可以有效地降低 3 岁以下儿童[50]的肺炎发病率及死亡率[46],推荐持续使用到 5 岁。如 B.C. 这类患者,1 岁之前应给予 62.5mg,每日 2 次,1~3 岁增加至 125mg,每日 2 次,然后给予 250mg,每日 2 次,直到 5 岁。美国指南推荐 5 岁时停止使用青霉素预防,除非孩子接受了脾切除术或患有侵袭性肺炎球菌感染[51]。

对于镰状细胞纯合子患者,推荐接受所有儿童及成人的标准疫苗接种。对于 B.C. 而言,在 2 岁及 5 岁时应接受肺炎链球菌 23 价多糖疫苗接种,并且以后每 10 年进行增强接种[47]。因为镰状细胞患者对于疫苗通常反应不佳,仅有 50%患者能够受到疫苗保护。因此,在低龄儿童中仍需要进行青霉素预防性用药[52]。

案例 92-6,问题 3：B.C.,3 岁,临床表现面色苍白、活动明显减少,她目前在日托班,她的母亲提到 B.C. 的许多同学刚经历了轻微的病毒性疾病。我们从她的儿科医生处获得以下的血细胞检查资料:

Hgb,6.2g/dl

Hct,18.1%

血小板,97 000/μl

网织红细胞计数,0.5%

WBC 计数,6 000/μl

B.C. 出现上述症状的病因是什么? 应该如何进行治疗?

人乳头瘤病毒(HPV)B19 是引起短暂 RBC 再生障碍的常见病因,感染后引起血液系统再生障碍改变的概率高达 67%[53]。这是一种感染性极高的儿童期疾病,超过 70%的成年人血清检测阳性[49]。近 70%的镰状细胞纯合子患者在 20 岁时 HPV B19 血清检测呈阳性[54]。在正常个体感染之后,通常为无症状性或表现为轻微的流感样症状,伴或不伴全身性斑丘疹。在 65%~80%的被感染个体中,HPV B19 同样可以影响骨髓中的红系干细胞,造成短暂的 7~10 日的临时性的红细胞生成中断。正常个体的 RBC 寿命是 120 日,这种短期内的中断并不会产生任何典型症状,而对于镰状细胞贫血患者而言,RBC 的生存周期仅有 5~15 日,这一短暂性的红细胞生成中断将会引起严重的贫血。同样约有 1/4 的被感染个体会出现血小板减少症,少于 20%的患者出现粒细胞减少症。尽管大部分的儿童会在 2 周内恢复,但大多数患者需要输血治疗以纠正贫血。

血管闭塞性并发症

案例 92-7

问题 1：J.T.,18 岁,男性,患有镰状细胞贫血,因"急性腹痛、气短"入院。

在幼童时期,曾发作过数次急性疼痛、手足肿胀、黄疸。本次入院前 3 年,J.T. 因镰状细胞贫血引起的骨坏死,需接受左髋关节置换术。近期,通过反复输血减少了镰状细胞危象的发生。

体格检查:黑种人,体形消瘦,急性痛苦面容,巩膜黄染,脉搏 118 次/min,呼吸频率为 17 次/min,体温 37.1℃,双肺听诊呼吸音清,心脏听诊心音亢进,左胸骨旁可闻及收缩期杂音,脾大,胸片提示心脏扩大。

全血细胞计数检查结果如下:

Hgb:5.9g/dl

Hct:27%

WBC 计数:5 000/μl

血小板:335 000/μl

网织红细胞计数:1%

胆红素:5.8mg/dl

血肌酐:3.1mg/dl

血尿素氮:54mg/dl

外周血涂片显示偶见镰状细胞。以上哪些症状、体征符合镰状细胞贫血? 哪些是并发症?

血管闭塞发作,或"镰状细胞危象",可引起剧烈疼痛和器官损害。常见诱因包括缺氧、脱水、感染和怀孕等[55]。根据脾大及伴有镰状细胞的贫血表现,J.T. 目前存在急性脾隔离危象（acute splenic sequestration crisis），表现为几个小时内脾脏快速肿大并伴有进行性的贫血。急性脾隔离危象由脾脏内红细胞捕获引起，导致脾大和进行性贫血。网织红细胞计数减低与急性脾隔离危象相关，如果贫血在近几日内发生，网织红细胞则会出现代偿性增生。J. T. 的网织红细胞代偿不充分可能反映了贫血的进展迅速、HPV B19 感染，以及继发于肾功能不全的骨髓对 EPO 反应减低。

案例 92-7，问题 2： J. T. 应该如何治疗？

根据 J. T. 的症状和体征，需及时进行输血治疗[51]。并且考虑到患者的血清肌酐及尿素氮水平均升高，提示液体量不足，应该进行充分水化。镰状细胞贫血患者由于尿液浓缩功能受损经常引起脱水，而这将进一步促进镰状细胞的形成。急性疼痛通常持续 2～6 日，应立即给予镇痛药物包括静脉注射阿片类制剂进行治疗，为了使患者感到舒适，应该积极地镇痛治疗，并持续至出院后几日（见第 55 章，疼痛及其管理）。不要因为害怕成瘾，而拒绝使用阿片类药物[55]。

成年患者出现重度脾大、反复梗死或反复疼痛发作，可以考虑脾切除；儿童患者则要出现危象才予考虑。长期卧床的镰状细胞贫血患者应给予肝素抗凝治疗，以避免出现血管闭塞或深静脉血栓。

案例 92-7，问题 3： J. T. 急诊入院 3 个月之后，2 日前再次出现发热、咳嗽、剧烈的搏动性胸腹部疼痛。这是他自去年以来的第 3 次入院。

实验室检查结果如下：

Hgb，6.6g/dl

Hct，18.9%

血小板，218 000/μl

WBC，19 700/μl

胆红素，4.7mg/dl

血肌酐，1.1mg/dl

胸片提示双肺弥漫性间质改变。生命体征如下：血压为 98/53mmHg，心率为 102 次/min，呼吸频率为 23 次/min，体温 38.6℃，氧饱和度为 93%。J. T. 目前是镰状细胞疾病的哪种并发症？应该如何治疗？

J. T. 目前为急性胸痛综合征，是导致镰状细胞疾病患者发病和死亡的主要原因。急性胸痛综合征的诊断主要为胸部 X 线片可见新发浸润性病变，同时伴有发热、咳嗽、进行性加重的贫血、胸膜炎性或非胸膜炎性胸痛等 1 个或以上症状。患者亦有可能出现气短、水泡音、缺氧和喘息（更多见于儿童）[51]。而引起急性胸痛综合征的原因包括肺脂肪栓塞、肺梗死和感染等[3]。通常与肺炎衣原体、肺炎支原体、肺炎链球菌、流感嗜血杆菌，以及各种病毒相关。

治疗的首要目标是防止进展为急性呼吸衰竭，因此，治疗应主要包括疼痛管理、补液治疗、吸氧、诱发性肺活量训练、抗生素使用和输血治疗[51]。优化的疼痛管理和诱发性肺活量训练对防止肺换气不足和肺不张十分重要，同时这也能提升患者自我舒适度。氧气的补充应该给予低流量鼻导管供氧（氧饱和度，92%～95%，肺泡氧分压，70～80mmHg）。对于如 J. T. 一样伴发热的重症患者，由于很难排除细菌感染，应该及时静脉给予广谱抗生素治疗。经验性抗生素的使用应考虑以上所提及的常见病原体。

输血主要用于增加血液中氧的亲和力，适用于低氧血症患者或临床状态逐渐恶化，血红蛋白比基线值降低 >1.0g/dl 的患者。对于 J. T. 而言，应密切监测其呼吸功能，如果临床症状无法改善，应进行输血治疗。

频发血管闭塞危象的治疗

案例 92-7，问题 4： 哪些预防性治疗措施可以减少 J. T. 血管闭塞危象的发生？

HgbF（HbF）具有阻止血红蛋白聚合的保护性作用。研究表明 HgbF 水平高于 20% 的患者，病情相对较轻或良性，很少发生血管闭塞危象[55]。羟基脲已经被证实可以增加 HgbF 的合成，从而减少 RBC 镰状改变及其相关并发症的发生[56-58]。羟基脲可预防性应用于复发的中-重度血管闭塞危象发作的患者，但不能紧急使用。由于羟基脲是 1 种细胞毒性制剂并伴有骨髓抑制，故在镰状细胞患者中的应用时需仔细权衡其利弊。美国指南推荐羟基脲用于在 12 个月内至少 3 次镰状细胞相关的中度至重度疼痛危象的成年患者[51]。接受羟基脲治疗的患者，应在治疗前检查骨髓，并在治疗中定期复查。羟基脲的其他不良反应包括胃肠道反应（恶心、呕吐、腹泻）、皮肤反应（斑丘疹、皮肤瘙痒），且如果用药时间过长有继发肿瘤（白血病）的风险。羟基脲治疗镰状细胞贫血的推荐剂量为 15～35mg/（kg·d）。治疗目标包括改善疼痛和健康感，增加 HbF、Hgb（如果严重贫血），以及维持可接受的血小板和粒细胞计数。治疗开始后，应密切监测全血细胞计数，并根据检查结果及时调整药物剂量。一些临床试验表明经过羟基脲的治疗，能够使镰状细胞贫血患者的临床进程得以改善[57,59]。其他有希望治疗镰状细胞贫血的方法包括骨髓移植和基因治疗[60,61]。

铁螯合治疗

案例 92-7，问题 5： 尽管给予羟基脲治疗，J. T. 仍进一步恶化，需要输血治疗。初步估计，J. T. 在过去 2 年输血 6 次，在他的一生中至少需要 25U 的全血。他到血液病专科医生就诊时，J. T. 的血清铁蛋白为 1 050μg/L。这项治疗的哪些潜在的不良反应需引起血液病专科医生的注意？还需要哪些实验室检查？

需要长期输注浓缩红细胞的患者因铁过多而导致铁中毒的风险明显增加[62]。通常血浆中的铁与转铁蛋白结合，然而当转铁蛋白已结合饱和时，患者会出现高水平的非转铁蛋白-结合铁，后者将在其他器官存积，最常见的是肝脏。而在这些器官中，非转铁蛋白-结合铁形成自由基，引起组织损伤及纤维化。

镰状细胞疾病患者应该注意监测铁过量[51]，尽管检测血清铁蛋白水平是最为常用的筛查铁过载的方法，但其准确性受到炎症过程的影响。因此，当患者不处于急性危象时，应进行连续性的血清铁蛋白监测，以获得患者的稳态值。还有更多特殊检查如磁共振成像也可检测心脏、肝脏、胰腺、脾脏等器官中的铁含量水平，但由于费用太高而未列入常规检测[62]。测定铁过量的金标准是通过肝活检测定其铁浓度，但这项检查是专科医生才能实施的侵入性检查。

案例92-7，问题6：J. T. 回来进行铁过载的持续评价。他重复测定的血清铁蛋白水平分别为 1 357μg/L 和 1 500μg/L（间隔 3 个月）。肝脏铁浓度为 7.8mg/g 干重。J. T. 满足接受铁螯合物治疗的标准吗？有哪些的方案可供选择？

J. T. 的稳态血清铁蛋白水平持续高于 1 000μg/L，且肝脏铁含量高于 7mg/g 干重[51]，符合铁螯合物治疗的标准。患者接受铁螯合物治疗的其他指征包括：浓缩红细胞的输注量约为100ml/kg，或体重40kg及以上的患者输注过 20U 的浓缩红细胞的量。

目前有 3 种铁螯合剂被批准用于镰状细胞贫血患者，它们的剂量和不良反应如表92-10 所示。这些螯合剂通过结合循环系统和组织中的游离铁、然后通过尿液和胆汁排出体外来发挥作用。

甲磺酸去铁胺（deferoxamine，DFO）是最早使用的、临床应用经验最多的制剂。DFO 和地拉罗司这两种药物在低至 2 岁的镰状细胞贫血患者中均有使用，去铁酮未被批准用于儿童。由于其半衰期短，DFO 必须每日持续静脉或皮下输注，连续给药 5 日。而地拉罗司（deferasirox）半衰期相对较长，可每日 1 次口服给药，更为方便，患者依从性更好。在一项纳入 195 例镰状细胞疾病患者的研究中，2 组患者分别给予 DFO 及等比剂量的地拉罗司，血清铁蛋白水平降低基本一致[63]。此外，地拉罗司组中更多患者认为他们接受了方便的治疗[62]。尽管去铁酮的研究主要在对其他铁螯合剂反应不足的输血性铁过载患者中进行，但研究显示去铁酮对镰状细胞贫血患者的疗效与地拉罗司相似[64]。尽管 2 种药物均可导致眼、耳毒性，但 DFO 表现出更显著的剂量依赖性[65,66]，地拉罗司则有更强的肾毒性、肝毒性，更易引起血细胞减少。DFO 和地拉罗司对 J. T. 目前都是适用的。

J. T. 还需接受适当的监测，包括血清铁蛋白水平及每年进行视力和听力的评估，而在一些治疗中心每 2 年将对患者进行 1 次肝活检以评估疗效[51]，对于使用地拉罗司的患者在开始使用或剂量调整后的第 1 个月内，需每周 1 次进行血肌酐检测，此后每月检测 1 次[51]。同时应注意每月监测尿蛋白及肝功能。

表92-10

FDA 批准的铁螯合疗法

药物治疗	剂量	给药频率	给药途径	常见/严重的不良反应	备注
甲磺酸去铁胺（DFO）	25~50mg/（kg·d），根据效果调整剂量（儿童最大剂量 40mg/kg）	周一至周五每日给药	皮下注射 8~12 小时	常见的：头痛，上呼吸道感染，腹痛，恶心，呕吐，发热，疼痛，关节痛，咳嗽，鼻咽炎，便秘，胸痛，注射部位不适，肌肉痉挛，病毒感染 严重的：耳毒性，肝毒性，肾毒性，眼毒性，低血压，过敏反应，呼吸窘迫综合征，生长迟缓	需要一个注射器泵或气囊输液器；不同部位轮流注射以避免瘢痕形成
地拉罗司	Exjade：20mg/（kg·d），逐渐加量，直到有效。 Jadenu：14mg/（kg·d），逐渐加量，直到有效。	每日 1 次	Exjade：口服饮用 Jadenu：口服片剂	常见的：头痛，腹痛，恶心，发热，呕吐，腹泻，背痛，上呼吸道感染，关节痛，疼痛，咳嗽，鼻咽炎，皮疹，便秘，胸痛 严重的：肾毒性，血细胞减少，肝衰竭，胃肠道出血，过敏反应，眼部不适	Exjade 应溶解于果汁中服用
去铁酮	75mg/（kg·d）（分 3 次，每次 25mg/（kg·d）。滴定到有效（最大剂量 99 mg/（kg·d）	每日 3 次	口服片剂	常见的：尿液颜色改变、恶心、呕吐、腹痛、谷丙转氨酶增高、关节痛、中性粒细胞减少 严重的：粒细胞缺乏症、中性粒细胞减少症、肝毒性、缺锌	可出现红棕色尿液 妊娠分级：D

镰状细胞贫血的其他并发症

神经系统并发症

神经系统并发症与年龄密切相关。脑卒中常发生在10岁以前，而脑内出血则是与成年期相关的并发症。对于进行 RBC 输注患者卒中的一级预防的目标是维持 HbS 水平低于30%，这样可使高风险患者卒中的发生率降低92%[67]。如果卒中已发生，除非接受长期 RBC 输注治疗，否则大约50%的患者会在3年内出现复发性脑卒中[45]。RBC 输注治疗值得关注的一个问题是铁超载。关于慢性羟基脲联合放血治疗（移除血液以减少铁负荷）作为脑卒中二级预防的获益的证据仍有争议[68,69]。

泌尿生殖系统并发症

肾脏和生殖系统并发症在镰状细胞贫血中很常见，因所处环境（组织缺氧、酸中毒和高渗）使肾髓质或阴茎海绵体容易发生梗死，从而导致患者发生尿排钾减少、高尿酸血症、血尿、低渗尿和肾脏衰竭。伴有肾脏疾病的患者也可能会有不适当的低水平 EPO。而发生海绵体血管闭塞的男性患者可出现急性或慢性阴茎异常勃起，保守治疗包括静脉输液和疼痛控制，顽固性病例可能需要外科手术治疗[44,46]。

微梗死并发症

微梗死同样也经常导致眼科、肝脏、骨科及妇产科并发症，镰状细胞贫血的患者可能需要筛查以监测是否出现这些并发症[51]。

炎症性贫血

炎症性贫血（anemia of inflammation，AI）常指由于慢性疾病引起红细胞生存时间和生成减少所致的轻度和中度贫血，通常数月或数年内发生[70]。炎症性贫血与许多疾病有关，如自身免疫性疾病、急慢性感染、慢性肾衰竭、肿瘤等[71]。由于这些疾病十分常见，因此 AI 十分普遍，据估计其发病率仅次于缺铁性贫血。大多数炎症性贫血表现为正常细胞正常色素性贫血，但有1/4的患者表现为小细胞低色素性贫血[72]。AI 的突出特点是铁的利用度发生改变，由于铁调节蛋白（调节铁代谢的激素）增加，因此铁指数不能可靠地反映出铁的利用

度[73]。此外，EPO 反应可能与贫血的程度不相匹配[74]。

AI 的发病机制尚不十分明确，炎症细胞因子的产生，如干扰素-γ、肿瘤坏死因子-α、IL-6 和 IL-1 可激活巨噬细胞，进而导致红细胞消耗和破坏，或通过抑制红细胞系前体，如 BFUe，使红细胞生成受到抑制[75]。作为对炎症的反应，IL-6 水平升高，通过 JAK-STAT 信号通路使铁调节蛋白生成增多，从而抑制储存铁向血浆中释放。这种高浓度的铁调节蛋白导致低铁血症（功能性铁缺乏），并减少红细胞的生成[73]。铁调节蛋白通过降低十二指肠铁吸收，可进一步改变体内铁的内稳态[72]。铁相关检测的回顾分析对鉴别患者是 AI 还是缺铁性贫血非常重要。在 AI 中，血清铁、转铁蛋白饱和度和 TIBC 降低，血清铁蛋白升高。相反，缺铁性贫血患者血清铁、转铁蛋白饱和度和血清铁蛋白降低，TIBC 增高。然而，应该认识到这2种类型的贫血均可在 AI 患者见到。

轻度和中度 AI 的管理通常侧重于基础疾病的治疗。尽管会影响患者的生活质量，但 AI 通常不会进展或危及生命。患者可能需要输血治疗贫血症状，这与肝炎、病毒感染、铁过载、治疗相关急性肺损伤和免疫原性反应的风险相关。除非伴有维生素 B_{12} 和叶酸缺乏，否则不需要补充维生素。功能性缺铁性贫血或绝对缺铁性贫血的患者，可能需要补充铁。重组人促红细胞生成素（erythropoiesis-stimu-lating agents，ESA）已成功用于治疗类风湿性关节炎、获得性免疫缺陷综合征（acquired immunodeficiency syndrome，AIDS）、肿瘤和慢性肾脏疾病所致的 AI 患者。然而药物费用和增加的安全风险也很明显，当决定治疗时应该评估其风险收益比[72,74]。

重组人促红细胞生成素（rhEPO）治疗

rhEPO 治疗适用于与慢性肾脏疾病相关的贫血、药源性贫血（骨髓抑制化疗和齐多夫定治疗）和择期非心脏、非血管手术的自体输血[76-78]。根据剂量和贫血病因，ESA 治疗效果的出现可能需要数日到数周。有2种 ESA 目前在美国已被批准使用：阿法依泊汀（epoetin alfa）和阿法达依泊汀（darbepoetin alfa）。阿法达依泊汀是在阿法依泊汀增加2条碳链，显著增加了硅酸含量，从而使其清除率降低，血清半衰期延长至阿法依泊汀的3倍。药动学参数的差异使阿法达依泊汀的给药频率降低。表92-11 显示了阿法依泊汀和阿法达依泊汀目前治疗方案。在所有患者中，对 ESA 缺少反应（ESA 低反应性）最常见的原因是缺铁。

表 92-11

重组人促红细胞生成素（rhEPO）的使用及治疗方案[a]

贫血的病因	阿法依泊汀		阿法达依泊汀	
	剂量/(U·kg⁻¹)	给药次数	剂量/(μg·kg⁻¹)	给药次数
齐多夫定诱导	100	每周3次	—	—
化疗诱导	150 或 40 000U（总量）	分别每周3次或每周1次	2.25 或 500μg（总量）	分别每周1次或每3周1次
慢性肾脏疾病	50~100	每周3次	透析患者 0.45 或 0.75 非透析患者 0.45	分别每周1次或每2周1次 每4周1次

[a] 成人剂量。

尽管有些评估 ESA 用于治疗慢性肾脏疾病和化疗引起的贫血（chemotherapy-induced anemia，CIA）的研究显示了获益（如减少了红细胞的输注），但也有证据表明 ESA 的使用在不同患者人群中增加了心血管事件、卒中、血栓形成、总生存期缩短和/或肿瘤进展和复发的风险[79,80]。2011 年，基于识别阿法依泊汀和阿法达依泊汀风险因素的研究，FDA 授权了风险评估和缓解策略（Risk Evaluation and Mitigation Strategy，REMS）项目。最近，FDA 对 ESA REMS 的要件进行了评估，发现这些要件对 ESA 的利用影响最小，远小于 CMS 覆盖范围规定和 FDA 的其他监管措施。因此，2017 年，FDA 决定不再要求 ESA REMS 要件，用药风险和收益可通过当前产品说明书信息传达。在开始使用 ESA 前，鼓励卫生保健服务提供者向患者介绍其风险和收益。

肾功能不全相关贫血

肾功能不全相关贫血的病因比较复杂，但涉及 EPO 生成的减少和 RBC 寿命的缩短。重复输血是一种可行的治疗，但可导致并发症，除非需要快速纠正 Hgb，否则应避免重复输血。因为 EPO 在缺氧时分泌于肾脏，并且负责红细胞从其他干细胞的正常分化，所以促红细胞生成治疗被用于治疗正在接受血液透析的肾衰竭患者的贫血[79,81]。终末期肾病患者使用批准剂量的阿法依泊汀和阿法达依泊汀治疗，Hct 呈现剂量依赖性升高（见表 92-11）。更高目标浓度的 Hgb（>13g/dl）与死亡率和不良反应增加有关。FDA 发布的对这些药物的黑框警告中要求进行个体化治疗以维持达到降低输血所需的 ESA 最低剂量[76-78]。该目标 Hgb 不同于目前的肾脏疾病指南[79,82]，关于肾功能不全贫血患者治疗目标和 ESA 的恰当使用以及静脉注射铁的更多信息，参见第 28 章慢性肾脏疾病。

恶性肿瘤相关性贫血

案例 92-8

问题 1：P. M.，女性，62 岁，被诊断为Ⅳ期卵巢癌。因第 4 周期的卡铂和紫杉醇化疗来就诊。她称上楼时气短和乏力，除此之外状态良好。CBC 检查结果如下：

Hgb：9.7g/dl

Hct：29%

MCV：90fl

网织红细胞，100×10³/μl

外周血涂片显示正常细胞正常色素性红细胞，铁在正常限度范围内。P. M. 贫血最可能的原因是什么？什么治疗策略比较合适？

P. M. 看起来像恶性肿瘤相关贫血，可被归为 AI 或 CIA。贫血在癌症患者中很常见，发生率高达 30%～90%[83]。癌症患者贫血的病因学通常比较复杂，可由多种因素引起，如合并症、恶性肿瘤、失血、营养缺乏，以及放疗和/或化疗[84]。化疗引起的贫血是造血功能损害影响红细胞生成和化疗药物（如含铂药物）的肾毒性作用降低促红

细胞生成素产生的结果[80]，其贫血通常是正常细胞正常色素性，在治疗过程中发生[85]。和 P. M. 一样，CIA 通常为轻到中度，患者无症状或症状轻微（虚弱、运动耐量降低）[86]。影响癌症患者恶性肿瘤相关贫血发病率的因素为肿瘤类型、分期和疾病持续时间、治疗的类型、方案和强度、既往骨髓抑制化疗或放疗史。接受化疗的癌症患者应通过全血细胞计数定期常规筛查 CIA。根据 NCNN 肿瘤学临床实践指南（NCCN 指南），在 Hgb 低于 11g/dl 时应该进行 CIA 评估。其他应进行的检测还包括外周血涂片、网织红细胞计数，以及其他贫血潜在原因的检查。

CIA 的推荐治疗包括输血或使用 ESA 治疗（含或不含铁补充剂）[80]。如果可能，应治疗基础疾病。关于治疗方案的选择，当需要快速纠正 Hgb 时，应使用浓缩红细胞（packed red blood cells，PRBC），输注 1 单位的 PRBC 预期能使 Hgb 增加 1g/dl、Hct 增加 3%。使用输血进行长期治疗与已知风险（尤其是癌症患者血栓事件风险）的增加相关[87]。关于输血对死亡率的影响研究数据还存在争议[80]。癌症患者的贫血治疗需考虑给予含或不含铁补充剂的 ESA，可以降低输血需求。大样本多中心的随机临床试验表明，对于非化疗引起的贫血患者没有从使用 ESA 中获益。在接受 ESA 治疗的头颈部癌、乳腺癌、非小细胞肺癌、淋巴癌和宫颈癌贫血患者的临床试验中，发现死亡和肿瘤进展的风险增高，使得所有 ESA 产品信息上增加了黑框警告，提醒以上风险和其他严重不良反应风险会增加[88]。因为没有临床试验报道其对生存有不良影响（小细胞肺癌可能例外），ESA 推荐用于接受骨髓抑制化疗且治疗目的不是治愈的癌症贫血患者。根据 FDA 的推荐，只在血红蛋白低于 10g/dl 并且还有两个月的化疗计划时方可启动 ESA 治疗，且应给予避免输注红细胞所需的最低剂量，当化疗结束时应停止该药物的使用[76-78]。尽管临床试验证明使用 ESA 治疗的患者反应率高达 70%～80%，但不是每位患者均对治疗有反应[89]。对 rhEPO 治疗无效的最常见原因是铁的绝对缺乏或功能性铁缺乏。在治疗前和治疗期间均应评价是否伴有缺铁，如果需要应给予补充。口服或静脉铁可用于补充，但临床试验数据显示需要给予 ESA 时，静脉补铁较优[80]。

P. M. 这个病例，临床医师可以选择几种治疗方案。如推迟化疗时间，以便血液学指标恢复和贫血症状减退；另一选择便是给予输血支持治疗，使患者症状减轻并能更好地耐受化疗。而且，可考虑应用 ESA；另外，因患者患有的转移性疾病（不可治愈），将继续化疗直至疾病进展，也应考虑使用阿法依泊汀或阿法达依泊汀进行促红细胞生成治疗。这种治疗能提高 Hct 和 Hgb，减少输血，改善患者的生活质量。应用阿法依泊汀治疗 P. M.，治疗方案为初始剂量 150U/kg，通常皮下注射给药，每周 3 次，或者每周 1 次给予阿法依泊汀 40 000U[77,78]。替代给药方案，每 2 周 80 000U 或每 3 周 120 000U，在造血和输血方面证明是安全有效的[80,90]。阿法达依泊汀对于 P. M. 治疗也是一种选择，最初的治疗剂量为 2.25μg/kg，皮下给药，每周 1 次[76,91]。临床研究发现，每周给予 100μg 阿法达依泊汀或每 2 周给予 200μg 阿法达依泊汀或每 3 周给予 300μg 阿法达依泊汀，

能取得类似的受益效果,阿法依泊汀也存在相似的情况[92-94]。每周检测 Hgb 以监测 ESA 的治疗反应,直到 Hgb 水平稳定为止。在此期间,应将剂量调整至避免输血所需的最低量。至少需要 2 周才能见到红细胞增加。如果 Hgb 在任一 2 周内的增加超过 1g/dl,或 Hgb 达到避免输血的水平,则需要减少剂量(阿法依泊汀为 25%,阿法达依泊汀 40%)。在应用阿法依泊汀 4 周内或阿法达依泊汀 6 周时,如果未见反应(Hgb 增加量低于 1g/dl,总量仍然低于 10g/dl),则应考虑增加剂量。阿法依泊汀的常见剂量递增方案为:如果最初每周 3 次 150U/kg 治疗,则升高至每周 3 次 300U/kg;如果最初每周 1 次 40 000U,则每周 1 次 60 000U。如果阿法达依泊汀的治疗剂量最初为每周 1 次 2.25μg/kg,则增为每周 1 次 4.5μg/kg。此时还应考虑是否需要补充铁。在第 8 或 9 周再次评估效果,并根据 Hgb 水平或能否避免输血而适当减少剂量。如果治疗第 8 或 9 周后 Hgb 没有显著改变或者仍需要输血治疗,则可停止该药物治疗[76-78]。

人类免疫缺陷病毒(HIV)相关性贫血

贫血在 HIV 患者中很常见,并与疾病的严重程度及临床预后相关[95]。在该类患者群体中,贫血被认为是一项增加发病率和死亡率的独立预后因素[96]。它还被证明是未达到病毒抑制的患者治疗失败的标志,因此应作为治疗的一部分进行监测[97]。几个因素可导致 HIV 患者发生贫血,包括感染、恶性肿瘤、血红蛋白遗传性疾病的存在、营养不良,以及抗逆转录病毒联合治疗(cART)的应用。感染的例子包括细菌感染(鸟分枝杆菌复合病)、真菌感染(组织胞浆菌病)、病毒感染(巨细胞病毒、Ⅰ 或 Ⅱ 型疱疹病毒、HPV B19)。使用骨髓抑制药物(抗 HIV 病毒药物:齐多夫定、扎西他滨、去羟肌苷、拉米夫定)、使用其他治疗艾滋病相关疾病的药物(例如骨髓抑制化学治疗药物:更昔洛韦、复方磺胺嘧啶、氨苯砜),以及恶性肿瘤、卡波西肉瘤和淋巴瘤等损害正常的骨髓功能的疾病,均会使患者患贫血的概率增加[98]。维生素 B_{12} 缺乏是 1/3 艾滋病患者贫血的主要原因[97],且与艾滋病的进展相关[99]。回肠内 HIV 感染单核细胞,以及感染所致胃黏膜功能改变,引起维生素 B_{12} 吸收障碍[100]。血液毒性药物(如齐多夫定、甲氧苄啶)能改变维生素 B_{12} 和叶酸的利用[101],给患者带来风险。最新证据表明,病毒可在病理生理学上发挥作用,导致红细胞生成和促红细胞生成反应减少[95]。HIV 相关性贫血的常见特征包括网织红细胞计数减少,形态学正常细胞和正常色素的红细胞,铁储备充足而促红细胞生成素的反应受损[95]。

治疗 HIV 相关性贫血包括促红细胞生成疗法,或在允许的情况下撤去致病药物。无论是否使用药物、$CD4^+$ 计数或病毒量多少,促红细胞生成疗法均能提高 HIV 感染成人患者的 Hgb 水平和生活质量[100]。尽管在美国齐多夫定已不再是 HIV 治疗的一线药物,但仍在孕妇、儿童,以及发展中国家使用。它的使用与开始治疗 3~6 个月内发生的细胞减少症,特别是贫血的发生有关[102]。临床研究表明,在服用齐多夫定的患者中,促红细胞生成素基线水平低于 500U/L 的人,输血需求明显减少[103]。齐多夫定诱导的贫血患者,最初可以 100U/kg 每周 3 次阿法依泊汀治疗。密切监测红细胞指数,如果 Hgb 超过 12g/dl,则应暂停给药,直到其下降到小于 11g/dl。此时推荐剂量减少 25%,或采用预防输血所需的最低剂量。治疗 8 周后,如果患者对阿法依泊汀的治疗反应不佳,可增加剂量 50~100U/kg 每周 3 次,每隔 4~8 周加量 1 次,或增加至 300U/kg 每周 3 次。若使用 300U/kg 剂量共 8 周仍无效果,这表示继续治疗无法获益,应停用该药物[76-78]。此外,每周 1 次阿法依泊汀的给药方案已经在 40 000U 的起始剂量下进行了评估[104]。已经评估了阿法达依泊汀在接受透析的 HIV 患者中的使用,在治疗贫血时它和阿法依泊汀一样安全和有效[105]。

(唐仕炜 译,黄媛 校,汪林 审)

参考文献

1. Bergin JJ. Evaluation of anemia. Getting the most out of the MCV RDW and other tests. *Postgrad Med J*. 1985;77:253.
2. Dawson AA et al. Evaluation of diagnostic significance of certain symptoms and physical signs in anaemic patients. *Br Med J*. 1969;4:436.
3. Cook JD. Diagnosis and management of iron-deficiency anaemia. *Best Pract Res Clin Haematol*. 2005;319:322.
4. Waldvogel-Abramowski S et al. Physiology of iron metabolism. *Transfus Med Hemother*. 2014;41:000.
5. Alleyne M et al. Individualized treatment for iron-deficiency anemia in adults. *Am J Med*. 2008;943:948.
6. Killip S et al. Iron deficiency anemia [published correction appears in Am Fam Physician. 2008;78:914]. *Am Fam Physician*. 2007;75:671.
7. Zhu A et al. Evaluation and treatment of iron deficiency anemia: a gastroenterological perspective. *Dig Dis Sci*. 2010;55:548.
8. Camaschella C. Iron-deficiency anemia. *N Engl J Med*. 2015;1832:1843.
9. National Academy of Sciences, Institute of Medicine, Food and Nutrition Board. *Dietary Reference Intakes for Vitamin A, Vitamin K, Arsenic, Boron, Chromium, Copper, Iodine, Iron, Manganese, Molybdenum, Nickel, Silicon, Vanadium, and Zinc*. Washington, DC: National Academies Press; 2001.
10. Baker RD et al. Diagnosis and prevention of iron deficiency and iron-deficiency anemia in infants and young children (0–3 years of age). *Pediatrics*. 2010;126:1040.
11. Iron-containing products. Facts & comparisons eAnswers. http://online.factsandcomparisons.com/monodisp.aspx?monoid=fandc-hcp11143&book=dfc&search=83228│24&isstemmed=true&fromtop=true&section=druginters#IronSaltsDrugInteractions. Accessed June 2015.
12. Cook JD et al. Effect of ascorbic acid intake on nonheme-iron absorption from a complete diet. *Am J Clin Nutr*. 2001;73:93–98.
13. Centers for Disease Control and Prevention (CDC). Toddler deaths resulting from ingestion of iron supplements—Los Angeles, 1992–1993. *MMWR Morb Mortal Wkly Rep*. 1993;42(06):111–113.
14. Iron parenteral. Facts & comparisons eAnswers. http://online.factsandcomparisons.com/MonoDisp.aspx?monoid=fandc-hcp15283&book=DFC&search=83228%7Cx24&isStemmed=True&fromtop=true&section=table-list#IRONPARENTERALProductTable. Accessed June 2015.
15. Reddy CM et al. Safety and efficacy of total dose infusion of iron dextran in iron deficiency anaemia. *Int J Clin Pract*. 2008;62:413.
16. Chertow GM et al. Update on adverse drug events associated with parenteral iron. *Nephrol Dial Transplant*. 2006;378:382.
17. Bailie GR. Comparison of rates of reported adverse events associated with i.v. iron products in the United States. *Am J Health Syst Pharm*. 2012;69:310–320.
18. Bailie GR et al. Differences in spontaneously reported hypersensitivity and serious adverse events for intravenous iron preparations: comparison of Europe and North America. *Arzneimittelforschung*. 2011;61:267–275.
19. Aslinia F et al. Megaloblastic anemia and other causes of macrocytosis. *Clin Med Res*. 2006;4:236.
20. Kaferle J et al. Evaluation of macrocytosis. *Am Fam Physician*. 2009;79:203–208.
21. Langan RC et al. Update on Vitamin B12 deficiency. *Am Fam Physician*. 2011;1425:1430.
22. Stabler S.P. Vitamin B12 deficiency. *N Eng J Med*. 2013;149–160.
23. Institute of Medicine (US) Standing Committee on the Scientific Evaluation of Dietary Reference Intakes and its Panel on Folate, Other B Vitamins, and

Choline. Dietary Reference Intakes for Thiamin, Riboflavin, Niacin, Vitamin B6, Folate, Vitamin B12, Pantothenic Acid, Biotin, and Choline. Washington, DC: National Academies Press (US): 1998.

24. Bizzaro N et al. Diagnosis and classification of pernicious anemia. *Autoimmun Rev*. 2014;13:565–568.

25. Hernandez CM. Advances in mechanisms, diagnosis, and treatment of pernicious anemia. *Discov Med*. 2015;19:159–168.

26. Hvas AM et al. Diagnosis and treatment of vitamin B12 deficiency. An update. *Haematologica*. 2006;91:1506–1512.

27. Dali-Youcef N, Andrès E. An update on cobalamin deficiency in adults. *QJM*. 2009;102:17.

28. Lahner E, Annibale B. Pernicious anemia: new insights from a gastroenterological point of view. *World J Gastroenterol*. 2009;15:5121.

29. Cyanocobalamin. Facts & Comparisons eAnswers. http://online.factsandcomparisons.com/MonoDisp.aspx?monoid=fandc-atoz0158&book=A-TOZ&ParentBook=DFC&fromdfc=fandc-hcp14510. Accessed June 2015.

30. Butler CC et al. Oral vitamin B_{12} versus intramuscular vitamin B12 for vitamin B12 deficiency: a systematic review of randomized controlled trials. *Fam Pract*. 2006;23:279.

31. Lane LA, Rojas-Fernandez C. Treatment of vitamin b(12)-deficiency anemia: oral versus parenteral therapy. *Ann Pharmacother*. 2002;36:1268.

32. Adachi S et al. Enteral vitamin B12 supplements reverse postgastrectomy B12 deficiency. *Ann Surg*. 2000;232:199–201.

33. vonDrygalski A et al. Anemia after bariatric surgery: more than just iron deficiency. *Nutr Clin Pract*. 2009;217:226.

34. Love AL et al. Obesity, bariatric surgery, and iron deficiency: true, true, true, and related. *Am J Hematol*. 2008;83:403–409.

35. Allied Health Sciences Section Ad Hoc Nutrition Committee. ASMBS allied health nutritional guidelines for the surgical weight loss patient. *Surg Obes Relat Dis*. 2008;4:S73–S108.

36. Herbert V. Recommended dietary intakes (RDI) of folate in humans. *Am J Clin Nutr*. 1987;45:661.

37. Folic Acid and Derivatives. Facts & Comparisons eAnswers. http://online.factsandcomparisons.com/monodisp.aspx?monoid=fandc-hcp10889&quick=376262|5&search=37626215&isstemmed=true. Accessed November 2010.

38. Kornberg A et al. Folic acid deficiency, megaloblastic anemia and peripheral polyneuropathy due to oral contraceptives. *Isr J Med Sci*. 1989;25:142.

39. McKinsey DS et al. Megaloblastic pancytopenia associated with dapsone and trimethoprim treatment of Pneumocystis carinii pneumonia in the acquired immunodeficiency syndrome. *Arch Intern Med*. 1989;149:965.

40. [No authors listed]. Hereditary dihydrofolate reductase deficiency with megaloblastic anemia. *Nutr Rev*. 1985;43:309.

41. Chanarin I. Megaloblastic anaemia, cobalamin, and folate. *J Clin Pathol*. 1987;40:978.

42. Snow CF. Laboratory diagnosis of vitamin B_{12} and folate deficiency: a guide for the primary care physician. *Arch Intern Med*. 1999;159:1289.

43. Pack-Mabien A, Haynes J, Jr. A primary care provider's guide to preventive and acute care management of adults and children with sickle cell disease. *J Am Acad Nurse Pract*. 2009;21:250.

44. Embury SH, Vichinsky E. Sickle cell disease. In: Hoffman R et al, eds. *Hematology: Basic Principles and Practices*. 3rd ed. New York, NY: Churchill Livingstone; 2000:510.

45. Frenette PS, Atweh GF. Sickle cell disease: old discoveries, new concepts, and future promise. *J Clin Invest*. 2007;117:850.

46. Redding-Lallinger R, Knoll C. Sickle cell disease—pathophysiology and treatment. *Curr Probl Pediatr Adolesc Health Care*. 2006;36:346.

47. Karnon J et al. The effects of neonatal screening for sickle cell disorders on lifetime treatment costs and early deaths avoided: a modeling approach. *J Public Health Med*. 2000;22:500.

48. Powars DR et al. Outcome in hemoglobin SC disease: a four-decade observational study of clinical, hematologic, and genetic factors. *Am J Hematol*. 2002;70:206.

49. Booth C et al. Infection in sickle cell disease: a review. *Int J Infect Dis*. 2010;14:e2.

50. Gaston MH et al. Prophylaxis with oral penicillin in children with sickle cell anemia: a randomized trial. *N Engl J Med*. 1986;314:1593.

51. National Institutes of Health; National Heart, Lung, and Blood Institute Division of Blood Diseases and Resources. *Evidence-based management of sickle cell disease: Expert Panel Report, 2014*. www.nhlbi.nih.gov/guidelines/sickle-cell-disease-guidelines. Accessed June 15, 2015.

52. John AB et al. Prevention of pneumococcal infection in children with homozygous sickle cell disease. *Br Med J (Clin Res Ed)*. 1984;288:1567.

53. Serjeant BE et al. Haematological response to parvovirus B19 infection in homozygous sickle-cell disease. *Lancet*. 2001;358:1779.

54. Smith-Whitley K et al. Epidemiology of human parvovirus B19 in children

55. Mousa S et al. Management of painful vaso-occlusive crisis of sickle-cell anemia: consensus opinion. *Clin Appl Thromb Hemost*. 2010;16:365.

56. Charache S et al. Effect of hydroxyurea on the frequency of painful crises in sickle cell anemia. Investigators of the Multicenter Study of Hydroxyurea in Sickle Cell Anemia. *N Engl J Med*. 1995;332:1317.

57. Goldberg MA et al. Treatment of sickle cell anemia with hydroxyurea and erythropoietin. *N Engl J Med*. 1990;323:366.

58. Ferster A et al. Hydroxyurea for the treatment of severe sickle cell anemia: a pediatric clinical trial. *Blood*. 1996;88:1960.

59. el-Hazmi MA et al. On the use of hydroxyurea/erythropoietin combination therapy for sickle cell disease. *Acta Haematol*. 1995;94:128.

60. Walters MC et al. Impact of bone marrow transplantation for symptomatic sickle cell disease: an interim report. Multicenter investigation of bone marrow transplantation for sickle cell disease. *Blood*. 2000;95:1918.

61. Panepinto JA et al. Matched-related donor transplantation for sickle cell disease: report from the Center for International Blood and Transplant Research. *Br J Haematol*. 2007;137:479.

62. Inati A. Recent advances in improving the management of sickle cell disease. *Blood Rev*. 2009;23(Suppl 1):S9.

63. Vichinsky E et al. A randomised comparison of deferasirox versus deferoxamine for the treatment of transfusional iron overload in sickle cell disease. *Br J Haematol*. 2006;136:501.

64. Calvaruso G et al. Deferiprone versus deferoxamine in sickle cell disease: results from a 5-year long-term Italian multi-center randomized clinical trial. *Blood Cells Mol Dis*. 2014;53:265.

65. Exjade [package insert]. Stein, Switzerland. Novartis Pharma Stein AG; 2010.

66. Desferal [package insert]. Stein, Switzerland. Novartis Pharma Stein AG; 2008.

67. Adams RJ et al. Prevention of a first stroke by transfusions in children with sickle cell anemia and abnormal results on transcranial Doppler ultrasonography. *N Engl J Med*. 1998;339:5.

68. Ware RE et al. Prevention of secondary stroke and resolution of transfusional iron overload in children with sickle cell anemia using hydroxyurea and phlebotomy. *J Pediatr*. 2004;145:346.

69. Ware RE et al. SWiTCH Investigators. Stroke with transfusions changing to hydroxyurea (SWiTCH). *Blood*. 2012;119:3925.

70. Linker CA. Blood disorders. In: McPhee SJ, Papadakis MA, eds. *Current Medical Diagnosis and Treatment*. 49th ed. New York, NY: McGraw Hill; 2010:439.

71. Weiss G, Goodnough LT. Anemia of chronic disease. *N Engl J Med*. 2005;352:1011.

72. Gangat N, Wolanskyj AP. Anemia of chronic disease. *Semin Hematol*. 2013;50:232.

73. Sankaran VG et al. Anemia: progress in molecular mechanisms and therapies. *Nat Med*. 2015;21:221.

74. Nemeth E, Ganz T. Anemia of inflammation. *Hematol Oncol Clin North Am*. 2014;28:671.

75. Libregts SF et al. Chronic IFN-gamma production in mice induces anemia by reducing erythrocyte life span and inhibiting erythropoiesis through the IRF-PU.1 axis. *Blood*. 2011;118:2578.

76. Aranesp (darbepoetin alfa) [prescribing information]. Thousand Oaks, CA: Amgen; 2015.

77. Procrit (epoetin alfa) [prescribing information]. Thousand Oaks, CA: Amgen; 2013.

78. Epogen (epoetin alfa) [prescribing information]. Thousand Oaks, CA: Amgen; 2014.

79. Kidney Disease Improving Global Outcomes. KIDGO clinical practice guidelines for anemia in chronic kidney disease. http://www.kdigo.org/clinical_practice_guidelines/pdf/KDIGO-Anemia%20GL.pdf. Accessed June 16, 2015.

80. National Comprehensive Cancer Network. NCCN guidelines for cancer- and chemotherapy-induced anemia v1.2018. http://www.nccn.org. Accessed August 3, 2017.

81. KDOQI. KDOQI Clinical Practice Guideline and Clinical Practice Recommendations for anemia in chronic kidney disease (2006). *Am J Kidney Dis*. 2006;47(Suppl 3):S1.

82. KDOQI. KDOQI Clinical Practice Guideline and Clinical Practice Recommendations for anemia in chronic kidney disease: 2007 update of hemoglobin target. *Am J Kidney Dis*. 2007;50:471.

83. Knight K et al. Prevalence and outcomes of anemia in cancer: a systemic review of the literature. *Am J Med*. 2004;116(Suppl 7A):11S.

84. Schwartz RN. Anemia in patients with cancer: incidence, causes, impact, management and use of treatment guidelines and protocols. *Am J Health Syst Pharm*. 2017;64:S5.

85. Ludwig H et al. The European Cancer Anaemia Survey (ECAS); a large, multinational. Prospective survey defining the prevalence, incidence, and treatment of anaemia in cancer patients. *Eur J Cancer*. 2004;40:2293.

with sickle cell disease. *Blood*. 2004;103:422.

86. U.S. Department of Health and Human Services. National Institutes of Health. National Cancer Institute. Common Terminology Criteria for Adverse Events (CTCAE) Version 4.0. http://evs.nci.nih.gov/ftp1/CTCAE/CT-CAE_4.03_2010-06-14_QuickReference_8.5x11.pdf. Accessed June 16, 2015.

87. Khoranna AA et al. Blood transfusions. Thrombosis, and mortality in hospitalized patients with cancer. *Arch Intern Med.* 2008;168:2377.

88. Fishbane S. The role of erythropoiesis-stimulating agents in the treatment of anemia. *Am J Manag Care.* 2010;16(Suppl):S67.

89. Ludwig H et al. Treatment patterns and outcomes in the management of anaemia in cancer patients in Europe: findings form the Anaemia Cancer Treatment (ACT) study. *Eur J Cancer.* 2009;45:1603.

90. Demetri GD et al. Quality-of-life benefit in chemotherapy patients treated with epoetin alfa is independent of disease response or tumor type: results from a prospective community oncology study. Procrit Study Group. *J Clin Oncol.* 1998;16:3412.

91. Vansteenkiste J et al. Double-blind, placebo-controlled, randomized phase III trial of darbepoetin alfa in lung cancer patients receiving chemotherapy. *J Natl Cancer Inst.* 2002;94:1211.

92. Schwartzberg LS et al. A randomized comparison of every-2-week darbepoetin alfa and weekly epoetin alfa for the treatment of chemotherapy-induced anemia in patients with breast, lung, or gynecologic cancer. *Oncologist.* 2004;9:696.

93. Boccia R et al. Darbepoetin alfa administered every three weeks is effective for the treatment of chemotherapy-induced anemia. *Oncologist.* 2006;11:409.

94. Canon JL et al. Randomized, double-blind, active-controlled trial of every-3-week darbepoetin alfa for the treatment of chemotherapy-induced anemia. *J Natl Cancer Inst.* 2006;98:273.

95. Redig AJ et al. Pathogenesis and clinical implicatiosn of HIV-related anemia in 2013. *Hematology Am Soc Hematol Educ Program.* 2013;2013:377.

96. Mocroft A et al. Anaemia is an independent predictive marker for clinical prognosis in HIV-infected pateints from across Europe. EuroSIDA study group. *AIDS.* 1999;13:943.

97. Anude Cj et al. Immuno-virologic oitcomes and immune-virologic discordance among adults alive and on anti-retroviral therapy at 12 months in Nigeria. *BMC Infect Dis.* 2013;13:113.

98. Murphy RA et al. Antiretroviral therapy-associated toxicities in the resource-poor world: the challenge of a limited formulary. *J Infect Dis.* 2007;196(Suppl 3):S449.

99. Tang AM et al. Low serum vitamin B-12 concentrations are associated with faster human immunodeficiency virus type 1 (HIV-1) disease progression. *J Nutr.* 1997;127:345.

100. Volberding PA et al. Anemia in HIV infection: clinical impact and evidence-based management strategies. *Clin Infect Dis.* 2004;38:1454.

101. Beach RS et al. Altered folate metabolism in early HIV infection. *JAMA.* 1988;259:519.

102. Sharma SK. Zidovudine-induced anaemia in HIV/AIDS. *Indian J Med Res.* 2010;132:359.

103. Fischl M et al. Recombinant human erythropoietin for patients with AIDS treated with zidovudine. *N Engl J Med.* 1990;322:1488.

104. Brokering KL, Qaqish RB. Management of anemia of chronic disease in patients with the human immunodeficiency virus. *Pharmacotherapy.* 2003;23:1475.

105. Lucas C et al. Effectiveness of weekly darbepoetin alfa in the treatment of anaemia of HIV-infected haemodialysis patients. *Nephrol Dial Transplant.* 2006;21:3202.

93

第 93 章　肿瘤及治疗原则

Jaime E. Anderson，Andrea S. Dickens，and Katherine Tipton Patel

核心原则	章节案例
① 肿瘤是一组疾病,其特点为异常细胞无限制的生长和扩散。肿瘤远处转移较原发肿瘤通常会对并发症的发生率、患者生活质量与死亡率,造成更大的影响。	案例 93-1(问题 1)
② 避免已知的致癌因素可以预防癌症。另外,对于特定的高危人群,疫苗的应用和肿瘤筛查也可起到预防作用。	案例 93-2(问题 1)
③ 肿瘤的组织学诊断是选择治疗方案的最重要依据。分期诊断会影响治疗的选择和预后。作为分期诊断的重要手段,影像学检查有助于识别肿瘤的远处转移。	案例 93-3(问题 1)
④ 恶性肿瘤的初始症状会因为组织部位、肿瘤位置及大小而发生改变。如果这些症状影响患者的生活状态(可以衡量患者的体力状况),则可能影响治疗方案。	案例 93-4(问题 1)
⑤ 癌症主要有 3 种治疗方法:外科手术,放射疗法和系统性治疗。治疗目标是尽可能使患者获得治愈。	案例 93-5(问题 1)
⑥ 化疗中出现的生化耐药是大多数癌症治疗获得成功的最大阻碍。发生在肿瘤细胞合成期或分裂期的基因突变,可导致耐药。	案例 93-6(问题 1)
⑦ 不同类型的系统性疗法包括:化疗、靶向制剂、内分泌治疗和生物反应调节剂。应根据肿瘤患者的组织学检查结果、疾病分期,以及对治疗的预期耐受性,综合选择系统性治疗方法为患者制订联合治疗方案。	案例 93-7(问题 1) 案例 93-8(问题 1) 案例 93-9(问题 1)
⑧ 治疗反应评估包括抗肿瘤作用、毒性反应,以及对患者生活质量影响的评估。评估应当定期的重复进行,包括体格检查、实验室检测,以及对不同阶段癌症的重复性诊断检查。	案例 93-10(问题 1)
⑨ 癌症的系统性治疗有潜在的致癌、致畸、致突变风险。应用和管理这些药物会对医护人员的健康造成一定风险。应按照国家指导方针和标准,制定正确的工作准则和规程,以最大限度地提高安全性并降低风险。	案例 93-11(问题 1~4)

肿瘤疾病介绍

　　癌症(瘤、肿瘤或者恶性肿瘤)并不是单个疾病。它是以异常细胞无限制的生长和扩散为特征的一组疾病。癌细胞并不遵循细胞生长、增殖与生存的正常流程,而且它们也不具备其他正常分化(成熟)细胞的生理功能。癌细胞的其他特征还包括:它们能侵入相邻的正常组织,从初始肿瘤细胞(组织)进行分裂,并通过血液或淋巴发生转移,在远

处器官内继续生长,形成新的肿瘤。癌细胞刺激新血管生成和无限增殖的潜能,有利于自身的生长和存活[1]。肿瘤可以产生于体内任何组织。癌细胞得以不受控制地生长,最终就会导致患者的死亡。

癌症统计

　　每年,美国癌症协会都会发表新发案例数目和癌症死亡人数的预测。美国国家癌症研究所发表的癌症统计数据中,包括了癌症风险、癌症流行和生存状态[2]。美国癌症协

会预测,有 1/2 的美国男性和 1/3 的美国女性最终会患癌症,2015 年将会诊断出大约 1 658 370 个新案例[3]。表 93-1 中列举了美国成年人中最常见的癌症和相关死亡率。癌症发病率和相关死亡率受年龄和种族背景的共同影响,在老年人和非裔美国人中发病率较高[3]。其他导致癌症发病率上升的个人因素包括环境因素、生活方式、遗传因素、免疫抑制,以及暴露于单个或多个潜在致癌物中[4]。

病因

癌症起源于单个正常细胞的变异。最初的 1 个"事件"会造成细胞 DNA 的损伤或突变。这些"事件"可能包括生活方式、环境因素或者职业因素,药物治疗(比如细胞毒性化疗、免疫治疗或放射性治疗),以及遗传因素。吸烟可能是导致癌症的最大单因素。大约有 1/3 是由于可预测的原

表 93-1

预估新发癌症病例和死亡率,2015[3],美国

预估新发癌症病例			
男性		女性	
前列腺	220 800(26%)	乳腺	231 840(29%)
肺部和支气管	115 610(14%)	肺部和支气管	105 590(13%)
结肠和直肠	69 090(8%)	结肠和直肠	63 610(8%)
膀胱	56 320(7%)	子宫体	54 870(7%)
皮肤黑色素瘤	42 670(5%)	甲状腺	47 230(6%)
非霍奇金淋巴瘤	39 850(5%)	非霍奇金淋巴瘤	32 000(4%)
肾和肾盂	38 270(5%)	皮肤黑色素瘤	31 200(4%)
口腔和咽喉	32 670(4%)	胰腺	24 120(3%)
白血病	30 900(4%)	白血病	23 370(3%)
肝及肝内胆管	25 510(3%)	肾和肾盂	23 290(3%)
所有部位	848 200(100%)	所有部位	810 170(100%)
预估死亡率			
男性		女性	
肺部和支气管	86 380(28%)	肺部和支气管	71 660(26%)
前列腺	27 540(9%)	乳腺	40 290(15%)
结肠和直肠	26 100(8%)	结肠和直肠	23 600(9%)
胰腺	20 710(7%)	胰腺	19 850(7%)
肝和肝内胆管	17 030(5%)	卵巢	14 180(5%)
白血病	14 210(5%)	白血病	10 240(4%)
食管	12 600(4%)	子宫体	10 170(4%)
膀胱	11 510(4%)	非霍奇金淋巴瘤	8 310(3%)
非霍奇金淋巴瘤	11 480(4%)	肝和肝内胆管	7 520(3%)
肾和肾盂	9 070(3%)	大脑和其他神经系统	6 380(2%)
所有部位	312 150(100%)	所有部位	277 280(100%)

来源:Siegel RL et al. Cancer statistics, 2015. *CA Cancer J Clin.* 2015;65(1):5-29.

因,比如缺乏体力活动、肥胖、营养状况不佳等其他生活方式因素[5]。据估计,每年有 200 万被确诊的皮肤癌,是可以通过正确的皮肤防护来避免的[6]。

癌症是 1 种遗传性疾病。与癌症的发病机制有着紧密联系的是 2 种基因:致癌基因和抑癌基因。细胞 DNA 的损坏会引起基因突变,从而导致致癌基因活化和抑癌基因减少或失活。在一定情况下,致癌基因的过度活跃或表达会导致肿瘤形成。致癌基因来源于正常基因(原癌基因)的遗传变异,如染色体异位、基因缺失、前病毒插入和癌基因突变。

正常细胞的生长和繁殖受一些蛋白质的影响,这些蛋白质被称作生长因子。生长因子和细胞表面的受体结合后,会激活细胞内的一系列酶,刺激细胞信号通路和基因转录,这些基因编码所表达的蛋白质可以调节细胞的生长和增殖。这种细胞信号的协调和整合过程被称为信号转导。原癌基因负责编码以下几种信号通路转导分子:生长因子、生长因子受体、信号酶和 DNA 转录因子。这几种反应蛋白处于非正常状态或数量过多,会扰乱正常细胞的生长信号通路,导致过度生长和增殖,最终引起恶性转化。

抑癌基因是正常细胞中存在的基因,它编码那些抑制细胞异常分裂和生长的蛋白质。抑癌基因缺失和突变会导致这些蛋白质失活,从而失去了对细胞分裂的正常抑制作用。第 3 类基因,即 DNA 修复基因的突变,也与肿瘤的形成有关。DNA 修复基因编码的蛋白质可以对基因复制过程中引起的基因损伤进行修复。DNA 修复基因的突变进一步加重基因突变引起的肿瘤的发生。

癌症发展是一个多步骤的过程。因此,细胞内多种基因的突变、致癌基因的激活和抑癌基因的丢失与失活,是癌变的必要因素[7]。正常组织的癌变或肿瘤转移通常是多基因协作的结果。

肿瘤生长

细胞周期

癌细胞和正常细胞一样,通过特定、有序的过程来完成细胞复制,这一过程被称为细胞周期(图 93-1)。在细胞周期的 4 个阶段(M,G_1,S 和 G_2)中,每一个阶段都为细胞分裂做着必要的准备。在第 1 阶段,M 期,细胞进行有丝分裂,是细胞分裂的过程。有丝分裂后,细胞进入第 1 间隙或静止期(G_1)。在此 G_1 静止或间隙期,细胞合成 DNA 复制过程中所必需的酶。DNA 的复制过程发生在 S 期。S 期后,细胞进入第 2 静止期(G_2),大量合成 RNA 和蛋白质,为有丝分裂 M 期做准备。完成有丝分裂的细胞,可以进入下一个增殖周期再次分裂,分化或成熟为具有特定功能的细胞并最终死亡,或者进入第 3 静止期(G_0)[8]。

正常细胞的增殖是受精准调控的,以维持细胞凋亡和细胞生长之间的平衡。如上文所说,原癌基因发出促进信号,肿瘤抑制基因发出抑制信号,各司其职,调控着整个细胞周期。细胞周期中,细胞的转化是一个被严格调控的过程,有一系列的调控点接受各种信号转导,监督细胞的增殖数量和完整性[8]。细胞周期蛋白是在细胞核内发现的一组相互作用的蛋白,其与细胞周期蛋白依赖性激酶(cyclin-

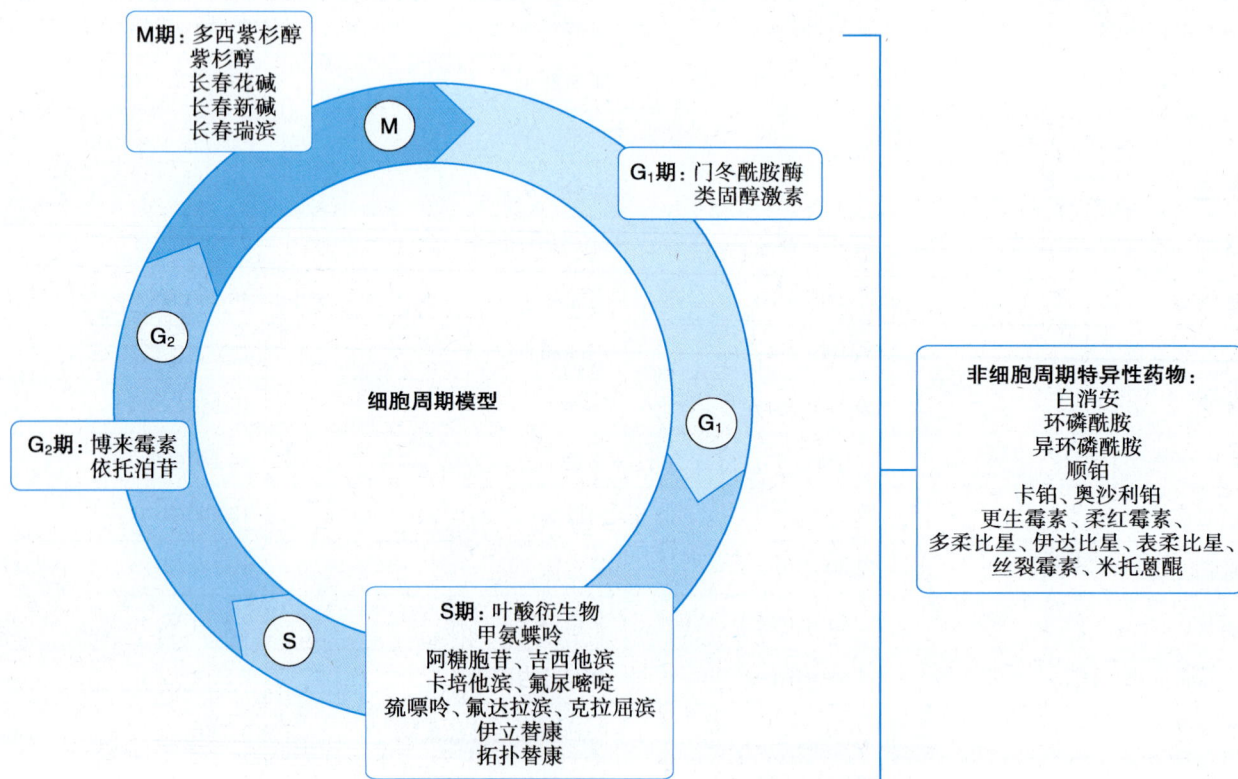

M期:多西紫杉醇
紫杉醇
长春花碱
长春新碱
长春瑞滨

G_1期:门冬酰胺酶
类固醇激素

G_2期:博来霉素
依托泊苷

细胞周期模型

非细胞周期特异性药物:
白消安
环磷酰胺
异环磷酰胺
顺铂
卡铂、奥沙利铂
更生霉素、柔红霉素、
多柔比星、伊达比星、表柔比星、
丝裂霉素、米托蒽醌

S期:叶酸衍生物
甲氨蝶呤
阿糖胞苷、吉西他滨
卡培他滨、氟尿嘧啶
巯嘌呤、氟达拉滨、克拉屈滨
伊立替康
拓扑替康

图 93-1　细胞周期和作用于细胞周期的代表性细胞毒类药物

dependent kinases,CDK)一起组成了细胞周期中不同阶段的信号通路调节的分子机制。细胞周期蛋白和周期素依赖性蛋白激酶结合,形成分子开关的复合体。当一个细胞通过 G_1 到 S 阶段出现的限制点时,其中一个分子开关会对其进行调控。如果在 G_1 阶段,细胞周期蛋白和周期素依赖性蛋白激酶不足,那么这个细胞将无法进入 S 阶段开始细胞分裂。通过了这个限制点的细胞一定会进入细胞周期的下一个阶段[8]。周期素依赖性蛋白激酶复合物的下降标志着一个阶段的结束。细胞周期蛋白和周期素依赖性蛋白激酶的增加或者下降是被很多因素影响的,比如细胞周期蛋白基因转录、细胞周期蛋白降解、周期素依赖性蛋白激酶抑制剂,以及各种蛋白质和酶的磷酸化。激活信号从细胞外环境通过生长因子受体信号转导通路传递到细胞核,影响细胞周期和细胞周期蛋白-CDK 复合物的形成。复合物通过三磷酸腺苷分子(ATP)生成磷酸基团,并转化为视网膜母细胞瘤蛋白(retinoblastoma protein,pRb)。如果 pRb 能充分磷酸化,它将释放细胞所需的转录因子,生成细胞分裂所需的蛋白质。换句话说,磷酸化的 pRb 促进细胞周期从 G_1 阶段进入 S 阶段,从而进行随后的细胞分裂。其他抑制细胞增殖的信号通路,通过内源性 CDK 抑制剂,从而导致 pRb 的去磷酸化。

在癌细胞中,细胞周期蛋白、CDK 和抑制蛋白的调节作用可能通过恶性转化被破坏,或者这些蛋白质发生改变,导致恶性转化。人类发生癌症时,这些过程常会发生缺陷,包括 *Rb* 基因和编码 pRb 的肿瘤抑制基因的缺失,CDK 过于活跃或 CDK 抑制因子的缺失导致的 CDK 失调[9]。如上所述,pRb 调控细胞周期从 G_1 阶段进入 S 阶段,如果该分子表达减少,会发生细胞过度增殖。在正常细胞中,*p53* 基因可调控细胞在受到生化或分子损伤时进入暂时的停滞期,直到 DNA 损伤被修复[10]。如果损伤无法修复,细胞将会凋亡(细胞程序性死亡),以防止基因受损的细胞过度增殖。第 2 种抑癌基因 *p53* 的缺失或突变同样在人类癌症中很常见,并且其缺失和突变与癌细胞对细胞周期的阻滞或凋亡的抵抗有关。

癌变

癌变是由正常细胞转化为癌细胞的过程。如果刺激和抑制生长信号的平衡变得失调,可能会发生癌变。在癌变过程中,细胞凋亡和衰老(老化)的正常机制不能正确运作,过度的细胞分裂不能得到控制。因为调节这些过程的原癌基因和肿瘤抑制基因异常表达于癌细胞中,细胞新生和成熟(衰老)细胞消亡之间的平衡被破坏。而且癌细胞较少依赖于来自外部生长因子的刺激信号[10]。除此之外,由于有激活端粒酶的能力,癌细胞具备无限复制的潜能[1,11]。端粒酶是一种合成端粒序列的酶,能使细胞无休止地增殖。在大多数正常人体细胞中端粒酶的表达受到抑制,但在大多数癌细胞中被激活[10,11]。端粒是存在于真核细胞线状染色体末端的一小段 DNA-蛋白质复合体[11]。随着每次连续的细胞复制,端粒会发生损耗,并且在端粒达到临界长度后,细胞会经历不可逆的生长停滞(复制衰老)[11]。正常细胞中有限的端粒序列可以调节细胞的寿

命,与此不同的是,癌细胞能通过它们的能力无限维持端粒的长度。

转移

案例 93-1

问题 1: S.T.,男性,16 岁。因右腿肿胀并伴有疼痛被送至急诊室。X 线检查结果怀疑为骨肿瘤所致骨折。活组织切片检查确认为骨肉瘤。例行的 X 线胸片检查发现有 3 处可能为恶性肿瘤的结节。那么 S.T. 究竟是患有肺癌还是合并有腿部骨肉瘤相关的肺部转移?

S.T. 并没有患有肺癌,并且肺部的结节极有可能由腿部骨肉瘤转移产生。癌症细胞最具恶性的特征在于癌细胞的散播和转移能力。与原发性肿瘤相比,在并发症的发生频率以及肿瘤患者的生活质量上,肿瘤的转移产生的影响更大。同样地,在致死率上,肿瘤的转移比起原发肿瘤更具影响力。因此,诊断为肿瘤转移的患者预后更差。

癌细胞要发生转移必须生成新的血管并获得养分以达到能蔓延至远处部位的目的(转移)。出于对低氧供应(缺氧)等因素的应对,癌细胞和周围组织分泌生长因子来刺激新血管的生长(血管生成),从周围正常宿主组织中现有的血管上生长出来。血管内皮生长因子(vascular endothelial growth factor, VEGF)、血小板衍生的生长因子(platelet-derived growth factor, PDGF)和碱性成纤维细胞生长因子(basic fibroblast growth factor, bFGF)是被研究的最为深入的 3 种维持内皮细胞生长所需的生长因子。这些生长因子一旦被肿瘤细胞释放,它们将与现有血管内皮细胞表面的酪氨酸激酶受体相结合,并激活一系列细胞内相关蛋白的信号转导,这些蛋白将信号转导至细胞核内,产生可以激发新的内皮细胞生长的信号因子[12]。一旦原有的内皮细胞被生长因子激活,它们将开始合成基质金属蛋白酶(matrix metalloproteinase, MMP)。这些酶破坏周围细胞的细胞外基质,从而原有内皮细胞侵入细胞外基质,并开始细胞分裂[12]。这样的浸润和增殖过程被重复几次,直至新的血管形成。

肿瘤细胞可以通过这些新生血管扩散转移到远端。细胞必须从原发肿瘤脱离和扩散到体内其他部位,才能形成转移灶。正常情况下,细胞间彼此黏附并且和细胞外基质也相互粘连。细胞-细胞黏附分子被称为钙黏着蛋白,细胞-细胞外基质黏附分子被称为整合蛋白。在癌细胞中,这些分子通常缺乏,从而使肿瘤细胞轻易地从原发肿瘤肿块扩散到其他地方。

一旦肿瘤细胞离开原发肿块,肿瘤细胞可以通过体内血液或淋巴系统,形成转移位点。通常,从原发肿瘤释放后,肿瘤细胞扩散到它们遇到的第 1 个毛细血管床。如果原发部位的血供应到腔静脉,癌细胞将到达肺中的毛细血管床。同样,如果原发部位排出的血液供应到门脉循环,癌细胞将到达肝脏中的毛细血管床。此外,肿瘤细胞有可能通过它们遇到的第 1 个毛细血管床,进入动脉循环。如果恶性细胞到达动脉循环系统,它们可以扩散到遍及全身的

其他器官和组织。

组织或器官内的生长条件(如生长因子、生理条件)也可以决定肿瘤转移位点的位置。当癌细胞建立转移部位后,它必须再次进行血管生成,以确保持续增长。总之,血管生成和血液及淋巴扩散能够帮助癌症细胞侵入健康的组织,增加肿瘤的发生率和死亡率。

癌症预防

烟草

吸烟是引发癌症的重要因素之一,它可以增加肺癌、头颈癌、胃肠道癌症、膀胱癌,以及宫颈癌等许多癌症的发生率[5]。因而,减少烟草的摄入量在癌症预防中起到重要作用。有关更多信息,请访问美国癌症协会网站的以下页面:https://www.cancer.org/cancer/cancer-causes/tobacco-and-cancer.html。关于烟草依赖性和戒烟方法,见第88章。

化学预防

化学预防是使用药物或物质来逆转、抑制或预防癌症的发生。已经对许多类型的癌症开展了预防研究。化学预防在特定的乳腺癌、结肠癌和前列腺癌高危人群中有效[13]。讨论的这些癌症的化学预防,见第97章、第99章和第100章。

人乳头瘤病毒(human papilloma virus,HPV)疫苗

案例93-2

问题1:M.M.,女性,44岁。向你咨询关于宫颈癌的疫苗预防。她听说疫苗现已推出。M.M.是否应该考虑将疫苗在她的女儿或者儿子身上使用?这能取代她女儿的巴氏涂片筛查吗?

人乳头瘤病毒(HPV)主要通过性接触直接传播,并且血清型16和18(HPV-16,HPV-18)是近70%的宫颈癌发生的主要原因[14]。有3种不同的HPV病毒疫苗,每一种都需要在6个月内肌内注射3次。HPV 2价疫苗(Cervarix)包括人类乳头瘤病毒类型16和18,而4价人乳头瘤病毒(Gardasil)疫苗包括6型、11型、16型和18型HPV病毒。2种疫苗都显示了能够降低子宫上皮瘤变(cervical intraepithelial neoplasia,CIN)的发病率。这是一种可导致宫颈癌的癌前病变[15-17]。由于HPV感染进展为浸润性宫颈癌需要几年甚至几十年的时间,CIN在HPV疫苗临床试验中作为替代疗效终点。预期使用HPV疫苗将最终降低宫颈癌的发病率。

HPV 9价疫苗(Gardasil 9)也包含同样的HPV病毒型为2价疫苗和4价疫苗(6,11,16,18),但另外5种HPV类型(31,33,45,52,58)的增加能够预防大约90%的宫颈癌[18]。人HPV 4价疫苗和HPV 9价疫苗都被批准用于预防外阴上皮内瘤变(vulvar intraepithelial neoplasia,VIN)和阴道上皮内瘤变(vaginal intraepithelial neoplasia,VAIN),以及预防男性与HPV相关的生殖器疣和肛门癌。没有数据

显示这些疫苗可以预防HPV相关的其他癌症(阴茎癌或头颈部癌)。

常规巴氏涂片和HPV筛查应继续应用于所有接种疫苗的妇女,因为疫苗不预防HPV的所有血清型,并且疫苗诱导抗HPV免疫持续时间是未知的。

M.M.应在与她女儿的儿科医师商讨后,再确定她女儿是否使用HPV疫苗。疫苗适用于9~26岁的女性,且在性行为发生之前接种疫苗最有效。无论M.M.的女儿是否接种疫苗,她还是应该根据目前的指导方针接受常规巴氏涂片检查[19]。HPV 4价疫苗和9价疫苗已被批准预防9~26岁男性相关的肛门癌和生殖器疣。因此,M.M.应该也可以考虑为她的儿子接种疫苗。疾病控制中心推荐所有在11~12岁的女性和男性都可以接种HPV疫苗[20]。

饮食

饮食已被证实与结肠癌、前列腺癌和乳腺癌的发展相关。尽管如此,美国癌症协会倡导健康的饮食,包括蔬菜、水果、全谷类纤维和低脂肪、少红肉[21]。有关更多信息,请访问美国癌症协会网站的以下页面:http://www.cancer.org/Cancer/CancerCauses/Dietand PhysicalActivity/index。

流行病学研究表明,饮食、环境和其他社会因素都在前列腺癌的发展中发挥一定作用,并且随着人口从低发地区迁移至高发地区,结直肠癌的发病率呈上升趋势[22,23]。在女性中,乳腺癌的患病风险增加同肥胖和缺乏运动有关,但是与高脂肪膳食的关系并不明晰[24]。同时,一定程度的酒精摄入也与乳腺癌的风险有关[25]。有关更多信息,请访问美国癌症协会网站的以下页面:http://www.cancer.org/Healthy/EatHealthyGetActive/index。

日晒和紫外线辐射

除了日晒和其他形式的紫外线辐射,大多数和皮肤癌有关的危险因素是不可控的。紫外线辐射和皮肤癌之间的相互作用关系是复杂的,因为非黑色素瘤(如基底细胞癌和鳞状细胞癌)和紫外线辐射暴露总累计量有关,然而黑色素瘤和间歇性阳光暴露有关[26]。黑色素瘤的患病风险在经历了5次及以上严重皮肤晒伤的人群中更高,特别是在青春期[26,27],或有使用日光浴床的历史。平流层中臭氧层的变薄也可能导致黑色素瘤的发病率增加[26]。

预防皮肤癌的发生基于限制阳光暴露和紫外线辐射。美国癌症协会指南指出,上午10点到下午4点是紫外线最强的时间,此时应避免或减少阳光照射。同时,穿戴防护衣物(包括帽子、太阳镜、长袖衬衫、长裤)和使用防晒霜等也是减少阳光暴露的推荐措施[27]。单独使用防晒霜来预防黑色素瘤是有争议的,尤其是在有意进行阳光暴露的情况下,为了减少患皮肤癌的风险,人们应当尽可能地减少日晒[27,28]。

癌症的筛查和早期检测

标准化筛查测试有助于无症状个体(筛选)和有症状个体(早期检测)的疾病诊断。根据美国癌症协会要求,癌

症筛查检测要满足4个基本要求：①必须有充分的证据表明该测试可有效降低发病率或死亡率；②测试带来的益处应高于其风险；③该测试的成本应与预期获益达到平衡；④测试在目前医护背景下应是切实可行的。有关更多信息，请访问美国癌症协会网站的以下页面：http://www.cancer.org/Healthy/FindCancerEarly/CancerScreeningGuidelines/american-cancer-society-guidelines-for-the-early-detection-of-cancer。

筛查指南经常更新，在为患者提供咨询服务时应参照最新的指南。专业组织，包括美国癌症协会（http://www.cancer.org）和美国国家综合癌症网络（http://www.nccn.org），都会定期发布乳腺癌、宫颈癌、结肠癌、肺癌和前列腺癌的筛查建议[29]。

癌症诊断与分期

肿瘤的组织学诊断是治疗方式选择的决定性因素。这是因为组织学分类会影响其自然特性、进展模式和对治疗的反应。病理学专家通过活组织切片的显微镜观察和生化检查，可以提供最准确的病理学诊断。之后，再开始对癌症进行分期。

案例 93-3

问题1：经乳房肿块活检后，J. S. 被诊断出患有乳腺癌。化疗、放疗和手术通常用于乳腺癌的治疗与诊断。对J. S. 来说，还需要什么样的信息指导治疗计划的选择？

癌症分期，以及组织学诊断，都会影响治疗选择和预后。对肿瘤进行分期，可以确定疾病或扩散的程度。

癌症的分期，通常需要通过物理或放射的方法来测量原发肿瘤的大小［如 X 线、计算机断层（computed tomography, CT）扫描、磁共振成像（magnetic resonance imaging, MRI）扫描或正电子发射断层（positron emission tomography, PET）扫描］，局部淋巴结的病理检查来提供扩散的证据[30]。有些症状（如疼痛）或体征（如红肿、异常实验室检查结果）可能表明肿瘤已在一个较远的位点出现，临床医生也会对这些症状和体征加以评估。肿瘤转移的常见部位可见表93-2。

所有类型的肿瘤均可进行分期。对于实体瘤，最广泛使用和接受的分期方式是TNM系统，包含了原发肿瘤的大小（T）、区域淋巴结的传播程度（N）和肿瘤是否转移到其他器官（M）。癌症发展的程度与预后和TNM的不同分期息息相关。大多数实体肿瘤根据TNM的各个分期进一步归纳为总的分期，以帮助确定治疗决策和比较不同的患者人群。结直肠癌、乳腺癌和肺癌均有TNM分期系统。

TNM系统可以用于实体瘤的分期，但却不适用于恶性血液病的分期，如白血病、淋巴瘤和多发性骨髓瘤等。由于血液系统恶性肿瘤主要发生在广泛分布于全身的血细胞和淋巴组织中，TNM系统不能有效描述这些疾病。为了确定疾病程度，指导治疗方案和提供预后信息，已经为恶性血液病开发了特定的分期系统。成人血液恶性肿瘤分期系统将在第96章中详细讨论。

表 93-2

癌症转移的常见部位

肿瘤类型	转移部位
乳腺	骨（溶骨性病变），肺，肝，脑。雌激素阳性肿瘤优先转移至骨骼，而雌激素阴性肿瘤更多的转移至脏器
肺	肝、脑、肾上腺、胰腺、对侧肺和骨
前列腺	骨（溶骨性病变）
结肠	门脉循环模式有助于传播到肝脏和腹膜腔，但转移也发生在肺部
卵巢	近距离扩散至腹腔
骨髓瘤	骨（溶骨性病变），有时扩散到其他器官

一些肿瘤的分期系统中还包括其他特点，如临床症状和体征，生化特性和其他实验室检查，可以帮助进一步确定疾病并对预后进行判断。例如霍奇金淋巴瘤的分期系统包括一些体征（如发热、盗汗、体重减轻），这些症状表明预后较差，可能预示需要强化治疗。

肿瘤分期在最初诊断时进行，并在治疗期间定期进行，用以评估患者对治疗的反应。肿瘤分期也应在如下情况进行：①当有证据表明在治疗期间肿瘤有了进一步发展或是在治疗后肿瘤复发，以确定下一阶段的治疗方案；②为了能评估对治疗的反应。

J. S. 需要经过适当的影像学和实验室检查，并进行临床评估，以对其乳腺癌进行分期。这些检查包括血液检查（如完整血细胞计数、血小板计数和肝功能检查）、乳房 X 线检查或乳房超声波检查、确定肿瘤的 ER（PR）和 HER2 状态、乳腺 MRI 检查、骨扫描、腹部扫描，以及胸部影像学检查。一旦分期完成，治疗建议和方案就得以确定。不同阶段乳腺癌的治疗方案将在第97章中具体阐述。

临床表现和肿瘤并发症

恶性肿瘤的初始体征和症状是多种多样的，取决于组织学诊断、肿瘤位置（包括转移性肿瘤）和肿瘤大小。由邻近组织和器官的压迫、梗阻和破坏引起的继发性疼痛是最常见的症状。其他患者常见的初始症状还包括厌食、体重减轻和疲劳。然而有些症状可以被伴随性疾病所遮掩，如有慢性肺病的肺癌患者。大多数肿瘤会出现早期症状和体征，但是有一些却在病程晚期或肿瘤明显增大后才有症状出现。在这种情况下，早期诊断十分困难。因此，高于平均患病风险水平的人群应该定期进行筛查，以发现早期病变。肝、肾、肺部肿瘤会加深治疗的复杂程度，因为会引起器官功能障碍和代谢紊乱。除此之外，压迫或梗阻会通过削弱正常组织器官的功能，产生疼痛或其他不舒服的生理反应而产生一个"占位效应"。对于危及生命的并发症，如上腔静脉阻塞、脊髓压迫和脑转移等，需要立即采取干预措施。

问题 1：P. N.，女性，59 岁。出现气短、乏力、食欲缺乏、消瘦，以及腹痛和腹胀，在过去 3 周已显著恶化。CT 扫描时发现腹部胰头处的肿块，活检确认为胰腺癌。分期检查证实存在远处转移。她的丈夫说，她以前是一个活跃的人，但最近一直无法打扮自己或参与日常活动，基本无法下床，她的活动状况是否会影响她接受的治疗类型？

癌症会对患者的生活质量和治疗耐受能力产生深远的影响。例如，营养不良的患者，由于身体过于虚弱，会继发出现厌食、机械性梗阻和不能容忍一些治疗的相关疼痛。体力状态是患者体能的测量评估方法，可以反映患者行走、照顾自己或他人，以及开展正常活动的能力。对于某些肿瘤来说，治疗前体力状态较差，意味着患者对治疗耐受能力降低、肿瘤对治疗的应答减弱，以及较差的治疗结果。在这些情况下，尤其不能确定肿瘤是否对治疗有反应时，通常推荐保守治疗。因此，病人的体力状态在分期评估和治疗期间都十分重要。不同的评分标准（如 Karnofsky 评分，美国东部肿瘤协作组）都可被用来确定体力状态。Karnofsky 评分和东部肿瘤协作组评分标准见于表 93-3[31]。由于 P. N. 体力状态不佳（美国东部肿瘤协作

组表现情况中第 3 项），她可能无法很好地耐受化疗，她的肿瘤科医生会推荐较为保守的、毒性较小的治疗计划。同时由于其他的情况，如抑郁症，可能加重她的症状，所以对 P. N. 应进行综合评估。

治疗

问题 1：T. J.，男性，40 岁。既往无疾病史，主诉出现腹痛、恶心、呕吐、无力、体重锐减。体检报告显示他有轻微黄疸，以及轻度贫血。腹部 CT 扫描提示在胰腺部位有肿块，提示为恶性肿瘤。已确诊并分期，T. J. 问医生如何治疗这种恶性肿瘤？治疗的目标是什么？

特定治疗方式的选择及治疗目标不仅取决于患者组织学检查和癌症分期，而且和患者对不同治疗方式下的耐受预期相关，因为要综合考虑治疗的获益和风险。治疗的目的应当是使患者有可能治愈。在肿瘤负荷低（早期）的时候，无论何种治疗方式，患者的治愈率都是优先考虑的。当无有效的治疗方式时，治疗可以暂缓一步，控制疾病症状成为首要目标。治疗目标在于平衡生存期和生活质量。

表 93-3

体力状态评级[31]

美国东部肿瘤协作组（ECOG）		Karnofsky 评分	
等级	说明	等级	说明
0	活动能力完全正常，与起病前活动能力无任何差异	100	正常，无症状和体征
		90	能进行正常活动，有轻微症状和体征
1	剧烈活动受限，能自由走动及从事轻体力活动	80	勉强进行正常活动，有一些症状或体征
		70	生活能自理，但不能维持正常生活和工作
2	能自由走动及生活自理，但已丧失工作能力，日间不少于一半时间可以起床活动	60	生活能大部分自理，但偶尔需要别人帮助
		50	常需要人照料和频繁的医疗协助
3	生活仅能部分自理，日间一半以上时间卧床或坐轮椅	40	生活不能自理，需要特别照顾和帮助
		30	生活严重不能自理；虽然住院治疗但不会死亡
4	活动能力完全丧失，生活不能自理，基本卧床或者轮椅	20	病重，需要住院和积极的支持治疗
		10	濒死
5	死亡	0	死亡

癌症治疗主要有 3 个方式：手术、放射治疗和全身治疗（包括化疗、靶向治疗和生物反应调节剂等）。全身治疗是血液恶性肿瘤的主要治疗方式。对大多数实体恶性肿瘤，手术或放射治疗是治疗局部疾病的最初选择。基于这些信息，联合治疗将可以最大程度地治愈或控制疾病（如放疗联合化疗，或是全身化疗后进行手术）。相反地，化疗主要用于治疗血液恶性肿瘤，以及在诊断时就已经转移或在初期治疗后转移复发的恶性肿瘤。T.J. 的治疗将取决于肿瘤组织学和分期结果。T.J. 的治疗目标由其所处阶段和预后所决定。如果 T.J. 疾病有可能治愈，那么他应该采取有针对性的治疗方法，而如果 T.J. 的疾病处于晚期，预后较差，那么则应该采取保守治疗。

手术

手术是患者治疗实体肿瘤的一种重要的选择方式。随着近些年外科手术技术的进步（如微创手术）以及对肿瘤生长和转移进一步的研究，肿瘤被成功切除的患者数量呈递增趋势。手术可以用作预防性（如切除结肠息肉或宫颈病变的细胞）或诊断治疗，或用于一些癌症分期（如活检组织学评估）。

手术对局部和晚期肿瘤均适用。手术是局部肿瘤的有效治疗方法时，外科医生可将肿瘤及肿瘤周围正常组织进行切除，对于那些不能完全切除的局部肿瘤，患者可行减瘤术来切除部分肿瘤，以期待在之后的化疗或放疗过程中可以成功杀死肿瘤细胞。

对局限的转移性肿瘤患者转移部位进行姑息性手术，可改善肿瘤进展所导致的疼痛症状或器官功能异常（如，胃肠道梗阻）。姑息性手术可以改善生活质量但不能延长患者生存。

放疗

放射疗法可用于治疗局部实体瘤。放疗可以是治愈性疗法、辅助疗法，抑或是姑息性疗法。根据组织类型（如骨、肺、乳腺、肝、脑）和治疗目的的不同，放疗采取不同的剂量。治疗部位接收的辐射总量存在一定的限度，这取决于接收辐射的组织类型。如果患者在进行放疗的同时或不久后接受化疗，肿瘤周围正常组织的损伤将非常大且有可能恶化。放疗完成后随后接受化疗，这将会产生局部毒性"放射记忆"，体现为辐射点部位的皮肤发红、肿胀和脱皮。

不是所有的癌症都对辐射敏感，所以这种物理疗法限用于以下情况（表 93-4）。对放疗敏感的肿瘤，放疗较手术治疗有潜在的优势。例如，放疗可以包括肿瘤周围更广的区域，并且可以治疗手术不能安全操作的肿瘤区域。当手术可能导致严重的致残或毁容时，可以应用放疗。患者可以同时多部位地接受放射治疗。

有多种方法将放疗运用到肿瘤治疗中。其中外放射治疗和近距离放射疗法是常用于恶性肿瘤的 2 种方法。较新的放疗技术，包括术中放疗、超分割放疗、立体定向放疗、调强放疗、带电粒子（质子）放疗、计算机三维成像放

疗，可降低相关毒性，增强肿瘤应答，提高放疗的临床应用价值[32,33]。

表 93-4

常应用于放疗的癌症

急性淋巴细胞性白血病（中枢神经系统照射）

脑和中枢神经系统

乳腺

头颈癌，鳞状细胞

肺

淋巴瘤

神经母细胞瘤

前列腺

直肠

睾丸，精原细胞瘤

系统性治疗

并非所有的癌症都可以通过手术或放射疗法进行治疗。有些患者在初始诊断时肿瘤就已发生转移，有些通过治疗不能根除，有些在经过手术或放疗的初步治疗后又复发。在这些情况下，肿瘤细胞已经从原发肿瘤中释放出来。系统性治疗（包括化疗、靶向治疗、内分泌疗法和生物反应调节剂）通常是控制疾病的唯一希望。

化疗

美国国家癌症研究所将化疗定义为治疗癌细胞的化学药物[34]。在本章中，化疗被定义为直接作用于快速分裂的细胞的细胞毒性治疗。化疗药物能破坏 DNA，干扰 DNA 合成或阻止细胞分裂来杀死癌细胞。化疗药物按其对细胞周期的影响或作用机制分类。影响细胞周期特定阶段的被称为细胞周期特异性药物或顺序依赖性药物。相反，影响细胞周期任何阶段的被称为细胞周期非特异性药物或剂量依赖性药物（图 93-1）。一些化疗药物的具体作用机制描述见表 93-5[35]。

影响化疗反应的因素

细胞杀伤

20 世纪 60 年代的啮齿类动物模型研究表明当生长比率为 100% 时（所有细胞处于分裂期），肿瘤细胞对药物敏感，化疗药物杀死肿瘤细胞的数量和其剂量呈正相关[36,37]。例如，如果化疗药物将肿瘤负荷由 10^{10} 减少至 10^8 个细胞，当肿瘤负荷仅为 10^7 时，相同剂量可同样将其减少至 10^5 个细胞。这一理论已经成为大家所熟知的细胞杀伤或对数杀伤假说（图 93-2）。

在临床上，并不是每次化疗都能和预期的一样使肿瘤细胞减少。这是由于人类肿瘤细胞的生长比率并不是 100%，细胞群是非均匀的且部分细胞对化疗产生了耐药性。

表 93-5

化疗药物

亚类	药物(商品名)	作用机制	给药途径	主要毒性反应
烷基化剂				
氮芥(及相关制剂)		双官能团烷基化,促进 DNA 交叉联结		骨髓抑制;恶心、呕吐;疲乏
	苯达莫司汀(Treanda)	氮芥类似物烷化剂	IV	以及:肝功能障碍;发热;头痛
	苯丁酸氮芥(Leukeran)		PO	以及:皮疹;肝功能障碍;肺纤维化;肌阵挛、幻觉
	环磷酰胺(Cytoxan)		IV、PO	以及:免疫抑制;出血性膀胱炎;脱发;罕见的心肌炎
	异环磷酰胺(Ifex)		IV	以及:出血性膀胱炎(与 MESNA 合用);脑病;脱发
	美法仑(Alkeran)		IV、PO	以及:反胃
	塞替哌(Thioplex)	氮芥类似物烷化剂,形成不稳定的亚乙基亚胺基	IV、IT、腔内给药	以及:过敏、皮疹、视力模糊;眩晕;脱发
亚硝基脲		通过 DNA 和 RNA 交联干扰正常的细胞功能		骨髓抑制;恶心、呕吐;肺纤维化;肝脏和肾脏功能障碍
	卡莫司汀(BiCNU)		IV、脑内植入	
	洛莫司汀(CeeNU)		PO	以及:眼部变化
铂类似物		与 DNA 亲核位点反应,导致 DNA 交联		骨髓抑制、恶心、呕吐;周围神经炎;过敏或类过敏样反应;二次恶性肿瘤
	卡铂(Paraplatin)		IV	以及:电解质紊乱
	顺铂(Platinol)		IV,IP	以及:肾功能障碍;耳毒性;电解质异常;疱疹
	奥沙利铂(Eloxatin)		IV	以及:对冷敏感,颌骨痉挛,吞咽困难;腹泻;肺纤维化
三氮烯		DNA 烷基化导致双链断裂和细胞凋亡		骨髓抑制;恶心,呕吐,厌食;疲劳;头痛;脱发
	达卡巴嗪(DTIC-Dome)	前药(由 CYP 激活)	IV	以及:流感样综合征
	替莫唑胺(Temodar)	达卡巴嗪的前药(自发水解)	IV、PO	以及:便秘

表 93-5

化疗药物（续）

亚类	药物（商品名）	作用机制	给药途径	主要毒性反应
其他				
	白消安（Myleran，Busulfex）	双官能团烷基化，促进 DNA 交叉联结，干扰正常功能	IV、PO	骨髓抑制；肺纤维化；皮肤色素沉着；肝功能障碍；癫痫发作、大剂量引发静脉闭塞性疾病
	丙卡巴肼（Matulane）	通过蛋氨酸的甲基化抑制 DNA 和 RNA 的合成	PO	骨髓抑制；恶心，呕吐；神经毒性；肝功能障碍；继发性恶性肿瘤
抗代谢药物				
DNA 去甲基化药物		掺入 RNA 和 DNA，并抑制甲基化		骨髓抑制；恶心、呕吐、腹泻；淤血、瘀斑；疲乏，发热
	阿扎孢苷（Vidaza）		IV 或 SC	以及：注射部位反应
	地西他滨（Dacogen）		IV	以及：电解质紊乱；水肿；精神异常
	奈拉滨（Arranon）		IV	以及：嗜睡、眩晕、癫痫、周围神经病变；水肿
叶酸阻滞剂		抑制二氢叶酸还原酶；干扰 DNA 合成、修复和细胞复制		骨髓抑制；口腔炎；恶心；疲劳；肝脏功能障碍
	甲氨蝶呤（Trexall）		IV、PO	以及：肾功能障碍；光敏性；肺毒性；神经毒性
	培美曲塞（Alimta）	以及：抑制其他酶参与叶酸代谢	IV	以及：皮疹
	普拉曲沙（Folotyn）	选择性地进入表达减少叶酸携带酶-1 的细胞	IV	以及：发热；水肿；腹泻；咳嗽、皮疹
嘌呤类似物		通过掺入 DNA 抑制 DNA 合成和修复		骨髓抑制；恶心、呕吐、食欲减退；疲劳
	克拉屈滨（Leustatin）	前药（细胞内磷酸化）	IV	以及：发热；疲劳；头痛；皮疹；注射部位反应
	氯法拉滨（Clolar）	以及：抑制核糖核苷酸还原酶	IV	以及：头痛；皮疹、瘙痒；焦虑；发热；心动过速、低血压；腹泻；肝肾功能障碍
	氟达拉滨（Fludara）	以及：抑制 DNA 的聚合酶和核糖核酸还原酶	IV	以及：发热、畏寒；水肿；咳嗽；皮疹

表 93-5

化疗药物（续）

亚类	药物（商品名）	作用机制	给药途径	主要毒性反应
	巯嘌呤（Purinethol）	以及：在 S 期转化为核糖核苷酸	PO	以及：皮疹；药物引起的发热；肝功能障碍
	硫鸟嘌呤（Tabloid）	以及：与巯基嘌呤完全交叉耐药	PO	以及：肝毒性、静脉闭塞性疾病；口腔炎；高尿酸血症；液体潴留
其他				
	羟基脲（Hydrea,Droxia）	使细胞处于细胞周期的 G_1 期	PO	骨髓抑制；皮肤毒性；恶心、呕吐、腹泻
嘧啶类似物		掺入 RNA 和 DNA；干扰 RNA 功能		骨髓抑制；恶心、呕吐、口腔炎、腹泻
	卡培他滨（Xeloda）	以及：为 5-氟尿嘧啶的前药，抑制胸苷酸合成酶	PO	以及：手足综合征；厌食症
	阿糖胞苷（Cytosar-U,Ara-C）	以及：抑制 DNA 聚合酶	IV, IT（脂质体）	以及：阿糖胞苷综合征（发热、肌痛、骨痛、皮疹、结膜炎）；肝功能障碍
	氟尿嘧啶（Adrucil）	以及：抑制胸苷酸合成酶	IV	以及：脱发；手足综合征
	吉西他滨（Gemzar）	以及：抑制 DNA 聚合酶和核糖核苷酸还原酶	IV	以及：流感样综合征；皮疹，水肿
抗有丝分裂药物				
埃博霉素		直接和 β-微管蛋白结合，提升微管组织的稳定性		脱发；骨髓抑制；周围神经炎；肌肉骨骼疼痛、关节痛；口腔炎、恶心、呕吐、腹泻
	伊沙匹隆（Ixempra）		IV	
紫杉烷类（及相关药物）		直接和 β-微管蛋白结合，提升微管组织的稳定性，抑制微管的分解		骨髓抑制；脱发；恶心、呕吐、腹泻；周围神经炎；肌肉骨骼痛、关节痛；疲乏
	卡巴他赛（Jevtana）		IV	
	多西他赛（Taxotere）		IV	以及：手足综合征；水肿；超敏反应
	紫杉酚（Taxol）		IV,IP	以及：超敏反应
	白蛋白结合型紫杉醇（Abraxane）		IV	

表 93-5

化疗药物（续）

亚类	药物（商品名）	作用机制	给药途径	主要毒性反应
长春生物碱类		与微管蛋白结合,抑制微管组装和阻碍有丝分裂纺锤体形成		骨髓抑制;神经毒性,神经病变;骨痛;便秘;疱疹
	长春碱（Velban）		IV	
	长春新碱（Oncovin）		IV	以及:自主神经病变（大剂量）;发热;恶心;便秘;SIADH
	长春瑞滨（Navelbine）		IV	以及:疲乏;肝功能障碍
大田软海绵素类似物		破坏微管聚合		骨髓抑制;脱发;恶心、便秘;周围神经病变;疲乏
	艾日布林（Halaven）		IV	
其他				
	雌莫司汀（Emcyt）	使微管形成稳定	PO	男性乳房发育;肝功能障碍;水肿;恶心、腹泻
抗肿瘤抗生素				
蒽环类抗生素		稳定拓扑异构酶Ⅱ与DNA结合形成的易断裂复合物,导致DNA单链或双链断裂		骨髓抑制;黏膜炎;脱发;恶心、呕吐;累积性心脏毒性;继发性恶性肿瘤
	柔红霉素（Cerubidine）		IV	以及:疱疹
	柔红霉素脂质体（DaunoXome）		IV	以及:腹泻;疲乏、僵直、神经病变;呼吸困难
	多柔比星（Adriamycin,Rubex）		IV	以及:急性心脏毒性;疱疹
	多柔比星脂质体（Doxil）		IV	以及:疲乏;口腔炎;皮疹、手足综合征
	表柔比星（Ellence）		IV	以及:黏膜炎、脱发;疱疹
	伊达比星（Idamycin）		IV	以及:腹泻;脱发;疱疹
	戊柔比星（Valstar）		膀胱内	尿急;尿频;排尿困难、血尿

表 93-5

化疗药物(续)

亚类	药物(商品名)	作用机制	给药途径	主要毒性反应
其他				
	博来霉素(Blenoxane)	与 DNA 结合,使 DNA 单链或双链断裂	IV	红斑、色素沉着;肺毒性;发热、寒战
	更生霉素(Cosmegen)	插入 DNA,抑制 DNA 合成和 DNA 依赖性 RNA 合成	IV	骨髓抑制;恶心、呕吐;肝功能障碍;疱疹;放射增敏
其他型				
三尖杉碱		抑制核糖体功能,损害蛋白质合成		骨髓抑制;腹泻、恶心;输液相关反应、注射部位反应;高尿酸血症;感染、发热、疲乏
	Omacetaxine(SyRiBo)		SC	
诱导分化剂		促进骨髓分化和成熟		恶心、呕吐、腹泻;皮肤毒性;头痛、疲劳、水肿;骨痛
	三氧化二砷(Trisenox)	还有:导致形态学变化和 DNA 破裂的细胞凋亡特征	IV	还有:RA-APL 综合征(发热、呼吸困难、呼吸窘迫、水肿、多器官衰竭)、骨髓抑制、白细胞增多;心脏效应;精神混乱;电解质紊乱
	维 A 酸(Vesanoid)		PO	以及:RA-APL 综合征、白细胞增多;心脏效应;精神混乱;血脂异常
	贝沙罗汀(Targretin)		PO	以及:血脂异常;甲状腺功能减退;骨髓抑制
DNA 拓扑异构酶抑制剂		抑制拓扑异构酶,使 DNA 双链断裂		骨髓抑制、疲劳;脱发
	依托泊苷(VePesid)	抑制拓扑异构酶 II	IV、PO	以及:恶心、呕吐;超敏反应;继发性恶性肿瘤
	伊立替康(Camptosar)	抑制拓扑异构酶 I	IV	以及:腹泻、胆碱能综合征;肝功能障碍
	拓扑替康(Hycamtin)	抑制拓扑异构酶 I	IV、PO	以及:恶心、呕吐、腹泻
其他				
	门冬酰胺酶(Elspar, Erwinase)	大量减少门冬酰胺,导致蛋白质合成受到抑制	IV	超敏反应;恶心、呕吐;凝血因子减少;肾功能障碍

CYP,细胞色素;DNA,脱氧核糖核酸;IP,腹腔注射;IT,鞘内注射;IV,静脉注射;PO,口服;RA-APL,维 A 酸-急性早幼粒细胞白血病;RNA,核糖核酸;SC,皮下注射;SIADH,抗利尿激素分泌过多综合征。

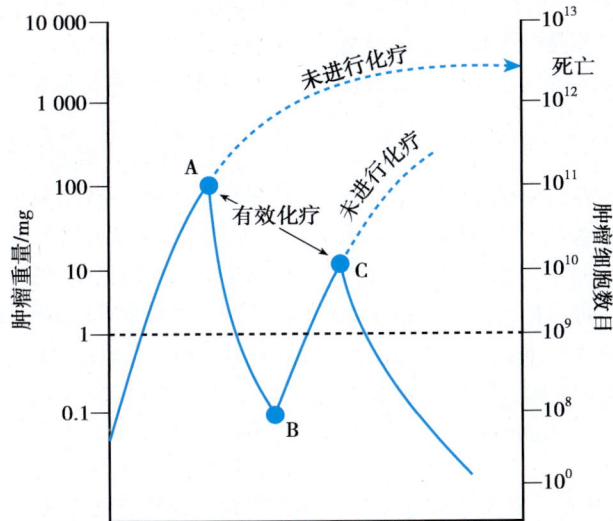

图93-2 对数杀伤假说。肿瘤细胞刚开始生长时速率很快,当细胞数目达到 10^{11} 时逐渐减慢,肿瘤细胞数达到2万亿($2×10^{12}$)或重量达到2kg时对人类则是致命的。在点A给以有效的化疗可使肿瘤细胞数降至点B。在恢复期肿瘤将重新生长至下次化疗开始,即点C

剂量强度

剂量强度是指化疗中单位时间所给药物的剂量(如,mg/($m^2 \cdot week$))。逐步加大药物的剂量强度可以克服耐药。证据表明,减少剂量会导致化疗敏感性肿瘤患者第1次接受化疗治疗失败[38]。也有报道在一些人类肿瘤包括乳腺癌、淋巴瘤、晚期卵巢癌和小细胞肺癌的治疗中,剂量强度和反应率有着直接的联系[39,40]。然而,剂量密集疗法并不能提高大多数实体瘤的总治愈率。

大多数化疗方案的剂量强度因剂量相关毒性和骨髓抑制而受到限制。为了使毒性降到最低和给予更高的剂量,可为患者补充造血生长因子、进行自身干细胞移植和改变给药计划[41,42]。

周期依赖性

化疗药物按周期给药(如:每2周、每3周或每4周),周期之间存在着恢复期。一个典型的化疗疗程通常由数个化疗周期组成。周期的重复频率取决于被治疗的癌症类型和所使用的药物。

最佳给药方案也和药物的动力学参数有关。例如,周期特异性药物只有在特定细胞周期才能发挥它的细胞毒性作用。如果一个具有较短半衰期的周期特异性药物以静脉推注方式给药,大量肿瘤细胞暴露于药物后将不会处于易被杀灭的细胞周期阶段。相对地,药物通过频繁的静脉推注或连续输液,可以使更多的细胞进入在易被杀灭的周期[43]。

耐药性

案例93-6

问题1:B.C.,男性,39岁,患有侵略性非霍奇金淋巴瘤(NHL)。在诊断时,B.C.颈部淋巴结肿大,呼吸困难,胸部X线检查发现1个大的纵隔肿块。起始化疗用环磷酰胺、多柔比星、长春新碱、泼尼松和利妥昔单抗。第1

个化疗周期后,B.C.的淋巴结肿大大幅缩小。第2个周期胸部X线检查显示出明显改善。当化疗进行到第5个周期时发现淋巴结肿大复发和胸片显示纵隔肿块扩大。为什么B.C.在持续化疗情况下其肿瘤还在生长,他的治疗方案应该如何进行调整?

B.C.肿瘤继续生长很可能是因为肿瘤对化疗耐药引起的,因此中止当前的治疗方案是明智的做法。对化疗的生化耐药是大多数癌症能获得成功治疗的主要障碍[38]。耐药性既可以发生在癌细胞的新生期,也可以发生在细胞分裂期进而导致变异[38]。在1979年提出的一个数学模型表明肿瘤细胞变异产生耐药的速度与肿瘤的遗传不稳定性有关[44]。因此,肿瘤块含有耐药克隆株的概率,与发生突变的速度以及肿瘤大小相关。肿瘤细胞抗细胞毒性药物活性的一些特殊作用机制已经得以阐明。

一些对单一化疗药物产生耐药性的细胞株也可能会对在结构上完全不同的其他细胞毒性药物产生耐药,这种现象被称为多种药物耐受性或多药耐药(MDR)[45]。具有这种耐药性的细胞株通常也会对天然细胞毒药物耐药,例如长春花碱、抗肿瘤抗生素、表鬼臼毒素,喜树碱和紫杉烷类。MDR产生的主要机制是细胞膜上外排转运体数目增加,例如P-糖蛋白。这些蛋白介导化疗药物流出,使得细胞(药物活性部位)内的药物减少[45]。其他的转运蛋白(例如:乳腺癌耐药蛋白)也被发现与耐药性有关[46]。

第2种MDR产生的原因是药物靶点的改变或突变,如与拓扑异构酶Ⅱ结合的改变。拓扑异构酶Ⅱ是一种在蒽环类抗生素和表鬼臼毒素作用下,可以促进DNA链断裂的酶[47]。因为存在发生MDR的可能性,根据MDR的机制,B.C接受的化疗方案中应当不包含能通过MDR机制从肿瘤细胞中外排转运的药物。备选方案如吉西他滨或奥沙利铂,联用或不联用利妥昔单抗,可能是一个较为合理的选择,因为这一方案可有效对抗非霍奇金淋巴瘤且并未发现这些药物是各种外排转运蛋白的底物。

肿瘤部位

化疗药物的细胞毒作用和肿瘤暴露于有效药物浓度时间有关[即,浓度×时间(C×T)]。给药剂量、输液速率、给药途径、亲脂性和蛋白结合率都能够影响药时曲线。其他因素,比如肿瘤的大小和位置,也可以影响药物的细胞毒性。随着肿瘤的增大,其血管供应减少,使得药物更难渗透进整个肿块。若肿瘤位于药物渗透较差的身体部位(如大脑),则不能达到足够的药物浓度来杀伤肿瘤。

遗传药理学

化疗药物的抗癌活性和副作用均与基因多态性有关,这些基因影响着药物的代谢和消除。要想获得更多关于UGT1A1,CY2D6 和 HER2 受体基因多态性的具体信息,请参考第 97 章和第 99 章。

联合化疗

案例 93-7

问题 1:K.K. 新近诊断为 Ⅱ 期、体积较大的霍奇金淋巴瘤。在最初 2 个月,她的初始症状表现为无症状性淋巴结肿大、盗汗,并伴有体重下降 15%。自今日开始行多柔比星、博来霉素、长春碱和达卡巴嗪联合化疗。这些化疗药均对霍奇金淋巴瘤有活性,为什么建议 K.K. 用 4 药联合化疗,而不是单药?

虽然单药化疗对霍奇金淋巴瘤、急性淋巴瘤白血病和成人非霍奇金淋巴瘤早期有效,但是大多数肿瘤对单药化疗仅显示部分或短暂有效。必须承认的是,单药化疗很少能获得长期的缓解,从而促进了多药联合化疗的应用。对于霍奇金淋巴瘤,联合化疗使超过 60% 的患者获得更长的无病生存期。如果 K.K. 接受单药化疗,她不会被治愈。而推荐的联合化疗可以使她有机会获得长期无病生存。

联合化疗对异质肿瘤块中的耐药细胞株有更广的覆盖性。如下一些原则为化疗药物的选择提供依据:

- 单个的化疗药物只有对特定类型的肿瘤有明确活性,才可以应用于联合化疗。
- 方案中所有的药物都应该具有不同的作用机制。
- 药物不应该有重叠的毒性,以使得急性和慢性毒性的严重程度和持续时间最小化。
- 方案中所有的药物都应选择其最适宜的剂量和周期。

后续章节将提供血液病和实体恶性肿瘤治疗中常见化疗方案的示例。

有几个治疗概念是值得注意的。其中心主要围绕

在肿瘤的一线化疗和用来治疗复发性或难治性肿瘤的二线化疗或挽救疗法。本节内容也包括了关于化疗、外科及其他治疗在抗肿瘤治疗疗程中应用时机的基本理论。

初始化疗是一线治疗,在某些肿瘤类型中可以被称为诱导化疗。初始化疗的选择是由临床试验观察结果所决定,而这些临床试验已被证实具有很高的抗肿瘤活性。这些方案可能包括化疗、靶向药物、内分泌药物或生物反应调节剂。当肿瘤对初始治疗耐受或患者无法忍受初始治疗的痛苦时,可实施二线或补救性治疗。在恶性肿瘤患者的疗程中,化疗以各种方式经常被用到。根据特定的肿瘤类型,化疗可以是治愈性的或是姑息性的(表 93-6)[48]。经过初始化疗后,为了提高其长期生存的机会,患者可能需要接受额外的化疗以进一步消除残余病灶,这个化疗被称为巩固、强化,或维持化疗。血液病和实体恶性肿瘤治疗中原发、巩固、维持化疗的应用具体讨论见后续章节。

表 93-6

初始治疗:化疗为初始治疗方式的肿瘤

急性白血病
非霍奇金淋巴瘤
骨髓瘤
霍奇金淋巴瘤
生殖细胞癌
原发性中枢神经系统淋巴瘤
卵巢癌
小细胞肺癌
肾母细胞瘤
胚胎性横纹肌肉瘤

来源:DeVita VT Jr, Chu E. Principles of medical oncology: basic principles. In: DeVita VT Jr et al, eds. *DeVita, Hellman, and Rosenberg's Cancer: Principles & Practice of Oncology.* 8th ed. Philadelphia, PA: Lippincott Williams & Wilkins; 2008:338.

辅助化疗

案例 93-8

问题 1:F.R.,女性,58 岁。除了近期进行了卵巢癌 Ⅲ 期的手术切除,没有其他的健康问题。她被告知目前没有癌症的迹象,但仍需接受 6 个月的化疗。为什么她目前没有可见肿瘤,仍推荐进行化疗呢?

在经过初始治疗后,患者可能仍存在微小转移和残余病变。尽管初始治疗可能已经移除了原发肿瘤所有可见部位,但是这些患者仍有很大的复发可能。为了清除检测不到的肿瘤,最初手术治疗(或放疗)后应推荐进行全身化

疗。初始治疗后进行全身化疗(在 F. R. 的案例下,初始疗法是手术)被称为辅助化疗。因为此时肿瘤负荷相对较低,初始治疗后应紧跟着进行辅助治疗。要从辅助治疗中获益,患者肿瘤复发的风险必须很高,同时要有能有效清除肿瘤的药物。辅助治疗被认为是乳腺癌、肺癌和大肠癌的某些期别的标准治疗,同时对部分卵巢癌、尤因肉瘤、肾母细胞瘤,以及其他恶性肿瘤的患者有效(表 93-7)[48]。辅助治疗的给药持续时间由肿瘤类型和使用药物所决定,但持续时间通常都是数周至数月。实体恶性肿瘤使用辅助化疗的具体讨论请参阅后续章节。F. R. 将接受 6~8 个周期的卡铂加紫杉醇的辅助化疗。

因为微小转移和残留肿瘤很难被检测到,所以决定哪些患者需要接受辅助化疗是一个极大的挑战。临床医生通常依据原发肿瘤的组织学和细胞学特征是否具有复发高风险性来作出决定。

表 93-7

辅助化疗:术后明确需要治疗的肿瘤

多形性胶质细胞瘤	黑色素瘤
乳腺癌	非小细胞肺癌
结直肠癌	骨肉瘤
胃癌	卵巢癌

来源:DeVita VT Jr, Chu E. Principles of medical oncology: basic principles. In: DeVita VT Jr et al, eds. *DeVita, Hellman, and Rosenberg's Cancer: Principles & Practice of Oncology*. 8th ed. Philadelphia, PA: Lippincott Williams & Wilkins; 2008:339, with permission.

新辅助化疗

新辅助化疗主要是在初始治疗(通常是手术或放疗)前的治疗,且患者有局部晚期肿瘤(如较大的肿瘤或与周围重要组织紧密相连的肿瘤),仅进行初始治疗被治愈的可能性不大。我们的目标是采用新辅助治疗来缩小肿瘤,从而提高后续手术或放疗消除肿瘤的可能性。新辅助治疗同时也可以减轻患者所需根治性手术的负荷,这可以保留周围正常组织的外观和功能。肿瘤可对新辅助治疗耐受并继续生长,使得手术和放疗更加困难。患者可能也会经历新辅助治疗所带来的毒性,这会延误手术和影响术后愈合。在局部晚期肿瘤中新辅助化疗已被证实可以提高生存率,包括非小细胞肺癌、乳腺癌、肉瘤、食管癌、喉癌、膀胱癌和骨肉瘤(表 93-8)[48]。实体瘤中新辅助化疗应用的具体讨论请参阅后续章节。

案例 93-9

问题 1:H. P. 是一名 57 岁的男性患者,被怀疑为肺转移性腺癌,目前正在进行分期诊断。他已经听说了细胞毒化疗是唯一治疗转移性癌症的方式。除了细胞毒药物,还有哪些药物可以用来治疗癌症?

表 93-8

新辅助化疗:针对局部晚期需要化疗的肿瘤

肛门癌	肺癌
膀胱癌	头颈部肿瘤
乳腺癌	卵巢癌
宫颈癌	骨肉瘤
胃食管癌	胰腺癌

来源:DeVita VT Jr, Chu E. Principles of medical oncology: basic principles. In: DeVita VT Jr et al, eds. *DeVita, Hellman, and Rosenberg's Cancer: Principles & Practice of Oncology*. 8th ed. Philadelphia, PA: Lippincott Williams & Wilkins; 2008:338.

靶向治疗药物

通过了解癌细胞无序生长和存活、侵犯组织并转移的作用机制,可以设计出抑制这些过程的药物。

单克隆抗体

针对肿瘤的特异性受体,单克隆抗体阻碍配体与它们的靶点结合。不同于传统的化学疗法,单克隆抗体可以选择性靶向作用于癌症通路上的受体或它们的配体,所以,它可以将对非癌细胞的毒性减至最小。表 93-9 是目前由美国食品药品管理局(FDA)批准的治疗恶性肿瘤的单克隆抗体种类[35]。

酪氨酸激酶抑制剂

酪氨酸激酶抑制剂(tyrosine kinase inhibitors,TKI)是一种通过与 ATP 竞争结合细胞内酪氨酸激酶结构域发挥抑制酪氨酸激酶激活的小分子。这些抑制剂的优点包括它可以抑制一些不过度表达表面受体或有受体突变的细胞,从而直接抑制其激活或细胞信号通路。另外,虽然大多数酪氨酸激酶抑制剂都只抑制单个靶点,但是它们也会通过抑制影响生物级联反应的其他分子而产生抗肿瘤活性或毒性。

这类药物均是口服给药。由于不同的药代动力学,应向患者提供关于相关的给药说明(如,空腹服用、全餐服用)。另外,许多 TKI 是 CYP P450 酶的底物,对其有抑制或诱导的作用。因而,注意此类药物的潜在相互作用对安全用药至关重要。

表 93-10 为目前 FDA 已批准的治疗恶性肿瘤的酪氨酸激酶抑制剂[35]。

其他靶向药物

随着信号转导途径和细胞增殖信息的深入了解,越来越多的靶向药物正在研发。组蛋白去乙酰化酶抑制剂、mTOR 抑制剂、蛋白酶体抑制剂是具有新作用机制的代表。表 93-11 列出了目前 FDA 批准治疗恶性肿瘤的靶向药[35]。

表 93-9

单克隆抗体[a]

抗体类型	药品（商品名）	作用机制	主要毒性
抗 CD-19，抗 CD-3	博纳吐单抗（Blincyto）	结合 B 细胞上的 CD19 和 T 细胞上的 CD3 细胞，引起 B 细胞和 T 细胞形成溶细胞突触	神经毒性；感染；震颤；发热；水肿、皮疹；恶心、腹泻、便秘；细胞因子释放综合征
抗 CD-20	奥妥珠单抗（Gazyva）	结合 B 细胞上的 CD20；诱导细胞通过 ADCC、CDC 和抗体依赖性细胞吞噬作用死亡	骨髓抑制；肝肾功能障碍；电解质紊乱；感染；输液反应
	奥法木单抗（Arzerra）	与利妥昔单抗在不同结合位点的 B 细胞上结合 CD20；通过 ADCC 和 CDC 诱导细胞死亡	咳嗽；腹泻、恶心；疲劳；骨髓抑制；超敏反应、发热；皮疹；感染
	利妥昔单抗（Rituxan）	与 B 细胞上的 CD20 结合；通过 ADCC 和 CDC 诱导细胞死亡	超敏反应；骨髓抑制；感染；肿瘤溶解综合征
抗 CD-20 放射剂	替伊莫单抗（Zevalin）	钇-90（Y-90）与利妥昔单抗结合；与 B 细胞上的 CD20 结合并释放辐射（β 粒子），通过自由基引发细胞损伤	输液反应；畏寒、恶心；疲劳；骨髓抑制；参见利妥昔单抗的主要毒性
	托西莫单抗（Bexxar）	碘-131 与利妥昔单抗结合；与 B 细胞上的 CD20 结合并释放辐射；通过 ADCC 和 CDC 诱导细胞死亡	输液反应；恶心；骨髓抑制、感染；甲状腺功能减退症；参见利妥昔单抗主要毒性
抗 CD-30	本妥昔单抗（Adcetris）	三组分抗体药物偶联物；与表达 CD30 的细胞结合并被内在化；然后释放一个单甲基耳硅烷 E，从而破坏微管网络	骨髓抑制；周围神经病变；疲劳；恶心、呕吐、腹泻；发热；皮疹；上呼吸道感染
抗 CD-52	阿仑单抗（Campath）	结合 CD52，导致 CD52 阳性白血病细胞裂解	超敏反应；骨髓抑制、机会性感染、发热；恶心、皮疹
抗 EGFR	西妥昔单抗（Erbitux）	通过抑制表皮生长因子受体（EGFR）来抑制细胞增殖	脓疱性皮疹；超敏反应；疲劳；恶心、呕吐、口腔炎；低镁血症
	帕尼单抗（Vectibix）	比西妥昔单抗更高的亲和力结合 EGFR，防止细胞活化和抑制细胞增殖	脓疱性皮疹、瘙痒；疲劳；超敏反应，腹痛、恶心、腹泻；低镁血症；甲沟炎
抗 HER2	曲妥珠单抗-美坦新偶联物（Kadcyla）	曲妥珠单抗与微管抑制剂 DM1 的 HER2 抗体药物偶联物；结合 HER2 诱导细胞周期停滞和细胞死亡	骨髓抑制、恶心、便秘、腹泻；疲劳、周围神经病变；低钾血症，发热
	帕妥珠单抗（Perjeta）	结合 HER2，抑制 HER2 二聚化和下游信号转导，阻止细胞生长	骨髓抑制；心肌病；疲劳、脱发；恶心、呕吐，腹泻
	曲妥珠单抗（Herceptin）	与 HER2 结合；通过 ADCC 诱导细胞死亡	心肌病；腹泻、恶心、呕吐；输液反应
抗 VEGF	贝伐单抗（Avastin）	结合并抑制 VEGF 配体与受体的相互作用，阻断血管生成	高血压；出血、血栓形成；消化道穿孔；伤口愈合延缓；蛋白尿
	拉莫鲁单抗（Cyramza）	结合并抑制 VEGF2 配体与受体（VEGF-A，VEGF-C，VEGF-D）的相互作用，阻断血管生成	高血压；蛋白尿；输液反应；出血；血栓形成；消化道穿孔

表 93-9

单克隆抗体^a（续）

抗体类型	药品（商品名）	作用机制	主要毒性
免疫检查点抑制剂	伊匹单抗（Yervoy）	抑制 CTLA-4 增强 T 细胞活化和增殖,恢复抗肿瘤免疫应答	疲劳;恶心、厌食、腹泻、结肠炎;瘙痒、皮疹;肝功能障碍;垂体炎
	纳武单抗（Opdivo）	通过抑制 PD-1 活性增强 T 细胞的活化和增殖,致使 T 细胞通路负调控因子恢复抗肿瘤免疫应答	皮疹、瘙痒;恶心、便秘,腹泻;疲劳,电解质异常;肝功能障碍;肌肉骨骼疼痛;咳嗽;肺炎
	派姆单抗（Keytruda）		疲劳;瘙痒、皮疹;电解质异常;肝功能障碍;恶心、便秘、腹泻;关节痛;咳嗽、肺炎
其他	达妥昔单抗（Unituxin）	通过 ADCC 和 CDC 对 GD-2 表达神经母细胞瘤细胞的裂解作用	骨髓抑制;荨麻疹;腹泻、恶心、呕吐;肝毒性;发热;毛细血管渗漏综合征;输液相关反应;周围神经病变

^a 所有单克隆抗体均为静脉给药。

ADCC,抗体依赖性细胞毒性;CDC,补体依赖性细胞毒性;CTLA-4,细胞毒性 T 淋巴细胞相关抗原-4;EGFR,表皮生长因子受体;HER,人表皮生长因子受体;PD-1,程序性细胞死亡受体-1;VEGF,血管内皮生长因子。

表 93-10

酪氨酸激酶抑制剂

类别^a	药品（商品名）	作用机制	主要毒性
ALK 抑制剂		抑制 ALK,从而减少表达 ALK 融合蛋白的细胞中肿瘤细胞增殖;也抑制 ROS1 激酶	骨髓抑制,视觉障碍;肝酶升高;腹泻、恶心、呕吐;疲劳
	色瑞替尼（Zykadia）	抑制 IGF-1R、胰岛素受体激酶	以及:肌酐升高;高血糖
	克唑替尼（Xalkori）		以及:味觉障碍;水肿;心动过缓
BCR-ABL 抑制剂		抑制 BCR-ABL 激酶,c-KIT 和 PDGFR 激酶	骨髓抑制;恶心、呕吐、腹泻;疲劳;皮肤毒性
	伯舒替尼（Bosulif）	包括抗大多数伊马替尼耐药的 BCR-ABL 突变和 SRC 激酶活性	以及:电解质紊乱;肝酶升高;发热;咳嗽、呼吸困难
	达沙替尼（Sprycel）	抑制大多数伊马替尼耐药的 BCR-ABL 突变激酶和 SRC 激酶	以及:头痛;体液潴留;胸腔积液
	甲磺酸伊马替尼（Gleevec）		以及:液体潴留;头痛;肝脏毒性;肌肉骨骼疼痛
	尼罗替尼（Tasigna）	抑制大多数伊马替尼耐药的 BCR-ABL 突变激酶	以及:肌肉骨骼疼痛;肝脏毒性;高血糖;QT 延长
	帕纳替尼（Iclusig）	抑制大多数伊马替尼耐药的 BCR-ABL 突变激酶和 VEGFR、SRC-RET 和 FLT3 激酶	以及:高血压;水肿、动脉缺血;头痛;关节痛;便秘;肝功能障碍;呼吸困难、胸腔积液
BTK 抑制剂		不可逆地抑制 B 细胞受体信号通路的 BTK	骨髓抑制;恶心、腹泻;疲劳、水肿、发热;皮肤毒性;肌肉骨骼疼痛;肿瘤溶解综合征

表 93-10

酪氨酸激酶抑制剂(续)

类别[a]	药品(商品名)	作用机制	主要毒性
	依鲁替尼(Imbruvica)		
EGFR 抑制剂		抑制 EGFR-TK;肿瘤生长抑制作用	皮疹、皮肤干燥、瘙痒;甲沟炎;腹泻
	阿法替尼(Gilotrif)	EGFR 及 HER2、HER4 的不可逆抑制剂	以及:口腔炎、食欲减退
	厄洛替尼(Tarceva)	EGFR 可逆抑制剂	
HER2 抑制剂		可逆性抑制 HER2 和 EGFR TK	恶心、腹泻;皮肤毒性;骨髓抑制;肝毒性;心肌病、QT 延长;肺毒性
	拉帕替尼(Tykerb)		
MEK 抑制剂		通过抑制 MEK 的激活来减少细胞增殖和增加细胞凋亡,MEK 是 BRAF(突变体)的下游效应子	心肌病;痤疮样皮疹;腹泻;肝功能障碍;水肿;QT 延长;低白蛋白血症
	曲美替尼(Mekinist)		
PI3K 抑制剂		抑制在 B 细胞上表达的 PI3K	骨髓抑制;恶心、腹泻、结肠炎、胃肠穿孔;疲劳;肝毒性;肺毒性
	艾代拉里斯(Zydelig)		
VEGF 抑制剂		抑制 VEGF 受体酪氨酸激酶从而阻断血管生成和肿瘤生长	高血压;腹泻、恶心、呕吐
	阿西替尼(Inlyta)		以及:电解质紊乱、肌酐增加;疲劳;骨髓抑制;蛋白尿
	卡博替尼(Cometriq)	还抑制 FLT-3、KIT、MET、RET 激酶	以及:肝酶升高,口腔炎、体重减轻、厌食;疲劳;电解质紊乱;手足综合征、毛发颜色变化
	仑伐替尼(Lenvima)	还抑制 PDGFR、KIT 和 RET 激酶	以及:掌跖感觉丧失性红斑;蛋白尿;血栓形成、出血;肝毒性;胃肠道穿孔
	帕唑帕尼(Votrient)	还抑制 c-KIT、PDGFR、FGFR 激酶	以及:头发和皮肤的脱色;味觉障碍、视觉障碍;肌肉痉挛;脱发,皮疹
	瑞戈非尼(Stivarga)	还抑制 PDGFR-α 和 PDGFR-β、RET、RAF-1 激酶	以及:黏膜炎;疲劳;蛋白尿;掌跖感觉丧失性红斑;皮疹;发声障碍;发热;骨髓抑制;感染
	索拉非尼(Nexavar)	还抑制 RFK 激酶,PDGFR-β、FLT-3,c-KIT、RET 激酶	以及:皮疹、掌跖感觉丧失性红斑;骨髓抑制
	舒尼替尼(Sutent)	还抑制 PDGFR-α 和 FLT-3 激酶	以及:骨髓抑制;QT 间期延长;掌跖感觉丧失性红斑、皮肤变色
	凡德他尼(Caprelsa)	还抑制 EGFR、RET、SRC 激酶	以及:QT 延长;头痛;结肠炎;肝功能障碍;白细胞减少症;皮疹、光敏性

[a] 所有酪氨酸激酶抑制剂均为口服给药。

ALK,间变性淋巴瘤激酶;ROS1,c-ros 癌基因 1;IGF-1R,胰岛素样生长因子 1 受体;BCR-ABL,断点簇区域-ABL1 基因融合基因;KIT,酪氨酸蛋白激酶试剂盒;PDGFR,血小板衍生生长因子;SRC,类固醇受体辅活化剂;VEGFR,血管内皮生长因子受体;RET,c-RET 癌基因;FLT-3,Fms 样酪氨酸激酶 3;BTK,Bruton 酪氨酸激酶;EGFR,表皮生长因子受体;TK,酪氨酸激酶;HER2,人表皮生长因子受体 2;HER4,人表皮生长因子受体 4;MEK,丝裂原活化蛋白激酶(MAPK)/细胞外信号调节激酶;BRAF,原癌基因 b-Raf;PI3K,磷脂酰肌醇 3-激酶;MET,原癌基因 c-Met;FGFR,成纤维细胞生长因子受体;RAF,MAPK 3 激酶。

表 93-11

其他靶向相关制剂

分类	药品(商品名)	作用机制	给药途径	主要毒性
组蛋白去乙酰化酶(HDAC)抑制剂		抑制 HDAC 导致乙酰基的积累,细胞周期阻滞与细胞凋亡		恶心;呕吐;疲劳;骨髓抑制;发热;周围水肿;心电图改变
	贝林司他(Beleodaq)		IV	
	帕比司他(Farydak)		PO	以及:腹泻;电解质紊乱;肌酐升高;发热
	罗米地辛(Istodax)		IV	以及:厌食、消化不良;瘙痒症、皮炎;感染
	伏立诺他(Zolinza)		PO	以及:腹泻、食欲减退、体重减轻、消化不良;蛋白尿、瘙痒、脱发
蛋白酶体抑制剂		抑制蛋白酶体,调节细胞内蛋白质稳态的酶		恶心、腹泻、便秘;周围神经病变;头痛、疲劳、发热;骨髓抑制;带状疱疹复发
	硼替佐米(Velcade)		IV 和 SC	
	卡菲佐米(Kyprolis)		IV	以及:水肿、呼吸困难;心脏毒性;超敏反应
mTOR 抑制剂		抑制 mTOR 激酶,VEGFR		疲劳、恶心、厌食;皮肤毒性;高脂血症、高血糖、电解质紊乱;口腔炎;骨髓抑制、感染;肺炎
	依维莫司(Afinitor)		PO	
	坦罗莫司(Torisel)		IV	以及:胃肠道穿孔
免疫调节剂		免疫调节和血管生成作用		疲劳;致畸潜能;血栓栓塞;关节痛
	来那度胺(Revlimid)	抑制促炎细胞因子的分泌;诱导骨髓瘤细胞细胞周期阻滞和凋亡	PO	以及:血小板减少、中性粒细胞减少、瘙痒;皮疹;腹泻、发热;头晕
	泊马度胺(Pomalyst)	诱导骨髓瘤细胞细胞周期阻滞和凋亡;增强 T 细胞和 NK 细胞介导的细胞毒性	PO	以及:皮疹;周围水肿;便秘、恶心、腹泻;骨髓抑制;肌肉痉挛;呼吸困难、肾功能障碍
	沙利度胺(Thalomid)		PO	以及:心动过缓;头晕、嗜睡;中性粒细胞减少症、周围神经病变
BRAF 抑制剂		阻断突变 BRAF 的细胞增殖		皮肤毒性;恶心、腹泻;水肿;头痛;肝功能障碍;发热、寒战;继发性皮肤癌
	达拉非尼(Tafinlar)		PO	以及:电解质异常、高血糖;骨髓抑制

表 93-11
其他靶向相关制剂（续）

分类	药品（商品名）	作用机制	给药途径	主要毒性
	威罗菲尼（Zelboraf）		PO	以及：疲劳；关节痛；厌食症
其他				
CDK 抑制剂	帕布昔利布（Ibrance）	可逆性抑制 CDK	PO	骨髓抑制、感染、疲劳；恶心、呕吐、腹泻；口腔炎、脱发；血栓形成
刺猬抑制剂	维莫德吉（Erivedge）	在刺猬信号转导途径中选择性结合并抑制跨膜蛋白；抑制皮肤基底细胞的无限制增殖	PO	疲劳；脱发；厌食、恶心、腹泻、便秘；肌肉痉挛；关节痛
IL-2 受体抑制剂	地尼白介素（Ontak）	含有白喉毒素和 IL-2 片段的融合蛋白；指导白喉毒素对 IL-2 受体表达细胞的细胞杀伤作用，从而抑制蛋白合成，细胞死亡	IV	超敏反应；恶心，呕吐、腹泻；疲劳；皮疹；发热、僵硬；毛细血管渗漏综合征；周围性水肿
PARP 抑制剂	奥拉帕尼（Lynparza）	抑制 PARP 酶，诱导 BRCA 缺陷细胞合成致死	PO	恶心、呕吐、疲劳；骨髓抑制；肌肉骨骼疼痛、血栓形成；上呼吸道感染；间质性肺病；继发性恶性肿瘤
VEGF 抑制剂	阿柏西普（Zaltrap）	包含 VEGF 受体结合域的融合蛋白，可作为 VEGF 的诱饵受体，抑制血管生成	IV	疲劳、腹泻、口腔炎；骨髓抑制；高血压、蛋白尿；出血、伤口愈合不良；血栓形成；胃肠道穿孔

　　IV，静脉注射；PO，口服；SC，皮下；HDAC，组蛋白去乙酰化酶；mTOR，哺乳动物雷帕霉素靶向；VEGFR，血管内皮生长因子受体；NK，自然杀伤；BRAF，原癌基因 b-Raf；CDK，细胞周期素依赖性激酶；IL-2，白细胞介素 2；PARP，多聚 ADP-核糖聚合酶。

靶向药物联合治疗

　　在细胞毒化疗的基础上联合靶向药物的最佳治疗活性是很难预测的。尽管临床研究在继续，但将靶向药物和化疗相结合的知识仍是有限的。实体肿瘤和恶性血液病中靶向治疗联合化疗使用的具体讨论请参阅后续章节。

内分泌治疗

　　内分泌疗法可用于治疗几种常见的癌症，包括乳腺癌、前列腺癌和子宫内膜癌，它们都来源于激素敏感组织（表 93-12）。这些肿瘤生长都是由内源性激素引起，内源性激素通过与细胞膜或细胞质中的特异性受体相结合来触发生长信号。目前内分泌疗法通过阻断受体或消除滋养肿瘤的内源性激素来抑制肿瘤生长。并不是所有激素敏感组织引起的肿瘤都对激素调控有响应。响应缺乏可能与激素耐受肿瘤细胞或内源滋养激素的抑制不足有关[49]。

免疫治疗

　　免疫疗法由刺激人体免疫系统以识别循环肿瘤细胞的物质组成。有些制剂以免疫系统的某些细胞为靶点，其他制剂则更加非特异性[34]。机体的免疫系统在癌症的发展和根除中起着至关重要的作用。通常情况下，完整的免疫系统可以保护宿主细胞免受恶性细胞和感染性病原体的攻击，目前的证据表明，"弱化的"免疫系统的个体患癌风险增加。免疫治疗可包括疫苗、细胞因子和检查点抑制剂。

　　Sipuleucel-T（Provenge）最近已被批准用于对先前激素治疗产生抵抗的转移性前列腺癌患者[50]。免疫系统在受到刺激后可以自动识别患者的自身癌细胞。细胞因子干扰素-α 和白细胞介素-2 都是最先可获得的治疗癌症的重组细胞因子。它们非特异性地刺激 B 细胞和 T 细胞增殖和分化并影响其他的免疫功能[51-56]。免疫检查点抑制剂释放免疫系统的刹车，使其能够更好地识别和杀死癌细胞[34]。

　　如果 H.P. 确诊为Ⅳ期肺腺癌，治疗期间除了进行细胞毒性的化疗外，还需接受其他的药物。H.P. 接受的非细胞毒性药物的具体讨论详见第 98 章。

表 93-12

内分泌疗法

分类	药品	作用机制	给药途径	主要毒性
雄激素类		睾酮的合成衍生物;通过负反馈系统抑制 GnRH、LH、FSH		声音变粗、脱发、多毛症、面部或躯干痤疮、液体潴留、月经不调、胆汁淤积性黄疸
	甲睾酮(Androxy)		PO	
雄激素阻滞剂				潮热;乳房压痛;肝功能障碍、腹泻;疲劳;水肿;高血压;关节痛
	阿比特龙(Zytiga)	抑制睾酮前体(DHEA,雄烯二酮)的形成;选择性抑制 CYP17	PO	以及:高甘油三酯血症;电解质异常
	比卡鲁胺(Casodex)	非甾体雄激素受体抑制剂	PO	以及:男性乳房发育;背痛;便秘;感染
	恩杂鲁胺(Xtandi)	抑制雄激素受体易位,导致细胞凋亡	PO	以及:便秘;中性粒细胞减少症
	氟他胺(Eulexin)	抑制雄激素在组织中的摄取和结合;非甾体类	PO	以及:溢乳;性欲减退;阳痿;直肠出血
	尼鲁米特(Nilan-dron)	非甾体雄激素受体抑制剂	PO	以及:失眠;头痛;便秘;流感样综合征;性欲减退
雌激素阻滞剂		雌激素受体的竞争性结合会导致雌激素受体的下调		肝酶升高;潮热;肌痛、关节痛;恶心、呕吐;血栓栓塞
	氟维司群(Faslodex)		IM	
	他莫昔芬(Nolvadex,Soltamox)		PO	以及:恶心、呕吐;水肿、子宫内膜癌
芳香酶抑制剂		抑制芳香化酶,阻止雄激素向雌激素的转化		潮红;恶心;疲劳、失眠;增加骨折、关节痛的危险
	阿那曲唑(Arimidex)		PO	
	依西美坦(Aromasin)		PO	
	来曲唑(Femara)		PO	以及:高胆固醇血症
雌激素类		通过负反馈系统抑制雄激素的合成以及促性腺激素、FSH 和 LH 的分泌		恶心、呕吐、液体潴留、潮热、厌食、血栓栓塞、肝功能障碍
	炔雌醇(Estradiol)		PO	
	共轭雌激素(Premarin)		PO	以及:头痛
GnRH 类似物(LHRH 激动剂)		下调垂体 GnRH 受体,降低 FSH 和 LH 的分泌		闭经、潮热、性功能障碍;恶心、水肿;肿瘤耀斑;注射部位反应;骨质疏松
	戈舍瑞林(Zoladex)		SC	以及:头痛、情绪不稳定、膀胱炎、阴道炎
	组氨瑞林(Vantas)		SC	

表 93-12

内分泌疗法（续）

分类	药品	作用机制	给药途径	主要毒性
	亮丙瑞林（Lupron，Eligard）		IM，SC	以及：阴道炎
	曲普瑞林（Trelstar）		IM	
GnRH 阻滞剂		结合垂体上 GHRH 受体，阻断 FSH 和 LH 的分泌		潮热；肝毒性；注射部位反应
	地加瑞克（Firmagon）		SC	
孕激素类		促进子宫内膜组织的分化和维持		体重增加、水肿；潮热、阴道出血；血栓形成
	甲羟孕酮（Provera）		PO	以及：情绪不稳
	醋酸甲地孕酮（Megace）	还可抑制 LH 并增强雌激素代谢	PO	

CYP，细胞色素；DHEA，脱氢表雄酮；FSH，促卵泡激素；GnRH，促性腺激素释放激素；IM，肌内；LH，促黄体生成激素；LHRH，促黄体生成激素释放激素；PO，口服；SC，皮下。

给药方式

全身给药

细胞毒化疗药物最常见的全身给药途径为静脉给药、快速推注（通常<15 分钟）、短时静脉输注（15 分钟到若干小时）或连续输注（持续 24 小时至几个星期）。某些细胞毒性药物可通过口服给药、肌内注射或皮下给药。

靶向制剂既可通过静脉给药也可口服给药。单克隆抗体主要经静脉短时输注给药，而小分子酪氨酸激酶抑制剂主要通过口服给药。内分泌药物主要通过口服或皮下途径给药。

尽管化疗最初是用于全身给药，科技的发展已经使得人们可以利用化疗药物局部作用于身体的特定部位从而治疗肿瘤（表 93-13）。局部化疗能够在肿瘤区域保持药物高

表 93-13

局部化疗

给药途径	适应证
鞘内或脑室内	白血病、淋巴瘤
膀胱内	膀胱癌
腹腔内	卵巢癌
胸腔内	恶性胸腔积液
动脉内	黑色素瘤，肉瘤
肝动脉	肝转移
化疗栓塞（动脉或静脉）	结肠癌、直肠癌、良性肿瘤、肝转移

浓度的同时减少药物的全身暴露以及后续毒性。这种给药方式的一个潜在的缺点是，远端的微转移区域无法暴露于化疗药物中，使肿瘤得以继续生长。

疗效评估

案例 93-10

问题 1：G. K.，女性，67 岁，诊断为转移性乳腺癌。她的症状包括弥漫性疼痛，食欲减退，以及疲劳。目前已接受 2 个周期的联合化疗。近期的 CT 显示她腹部的几处肿瘤缩小，而且疼痛也减少了。那么她还应当接受多久的化疗呢？

在全身治疗过程中一个非常重要的步骤就是评估患者对治疗的反应。疗效评估应该包括治疗过程中抗肿瘤以及毒性作用的评估，以及对患者整体生活质量和生存率的评估。评估应定期重复进行，包括体格检查、实验室检测，以及重复的分期诊断。通常情况下，除非有新的体征或症状提示出现其他部位转移，才会进行重复的分期诊断。

为了统一评价标准，定义如何选择可评估的肿瘤，以及利用新的成像技术（螺旋 CT 和 MRI），2000 年出台了实体瘤疗效评价标准（Response Evaluation Criteria in Solid Tumors，RECIST）。世界卫生组织、美国国家癌症研究所和欧洲癌症研究与治疗组织都采用 RECIST 标准作为评估肿瘤状况的常用方法。包括肿瘤大小的直接测定、治疗疗效的持续时间和患者存活期在内的多个标准用于评估抗肿瘤治疗的效果（表 93-14）[57]。

表 93-14

目标病灶化疗疗效的评价标准（RECIST1.1 版）

完全缓解

所有目标病灶消失。全部病理性淋巴结（无论目标病灶淋巴结与否）的短直径必须减小至<10mm

部分缓解

以基线和直径为参考，靶区直径总和至少减少 30%

疾病进展

目标病灶直径之和至少增加 20%，以目标病灶直径和的最小值作为参照（如果研究中基线值最小则以基线值为参照）。另外，必须满足病灶直径和的绝对值增加至少 5mm。出现一个或多个新病灶也可被认为是疾病进展

病情稳定

病灶的缩小既没有达到部分缓解的标准，其增加也不足以达到疾病进展的水平，研究中可将直径和的最小值作为参考

表 93-15

临床上常用的肿瘤标志物

肿瘤标志物	与标志物相关的肿瘤
CA-19-9	胰腺癌
CA-15-3，CA-27-29	乳腺癌
甲胎蛋白（AFP）	肝癌、睾丸癌、卵巢癌
CA-125	卵巢癌
癌胚抗原（CEA）	结肠癌、肺癌
人绒毛膜促性腺激素（HCG）	滋养细胞肿瘤、睾丸癌
β_2-微球蛋白	多发性骨髓瘤
前列腺特异性抗原（PSA）	前列腺癌

几个标准化毒性分级量表常用来评估与化疗相关的毒性作用，但美国国家癌症研究所常见不良事件的毒性标准是最常用的评估标准[31,58]。化疗药物和靶向制剂的毒性作用将在第 94 章《化疗药物和分子靶向药物的副作用》进一步探讨。

由于化疗药物潜在的毒性是很严重的，所以对治疗的风险与效益进行评估非常重要。治疗方案对患者的生理、心理和社会交往等方面的影响应当是利大于弊的。为了评估患者的生活质量，出现了多种综合评测工具[59]。此外，其他的临床获益（如疼痛的降低、止痛药使用的减少、体重增加、体能改善）已经被美国 FDA 认可作为评估患者生活质量和批准新的化疗药物的标准。

鉴于 G. K. 的肿瘤对治疗的反应，只要治疗过程中没有出现她无法忍受和危及生命的治疗相关毒性，就应该继续接受治疗。对于某些癌症，由于在一定的化疗周期之后毒性作用非常严重，继续化疗对患者而言已经无法获得收益。

肿瘤标志物

肿瘤标志物是指能够在肿瘤组织找到，或者由肿瘤释放进血液和其他体液（例如尿液）中的物质[34]。然而并不是所有的肿瘤都有相应的肿瘤标志物。理想的肿瘤标志物应当是主要由癌细胞（或者其他对肿瘤产生反应的组织细胞）根据肿瘤的大小按相应比例水平产生并释放的。手术切除肿瘤、化疗和放疗均会导致标志物水平的下降。此外，理想的肿瘤标志物应该能够在极低的水平被检测到，这样才能发现比常规的 CT 和 X 线片所能检测到的更小的肿瘤[60]。因此，肿瘤标志物可用于监测缓解期患者和检测复发疾病。不幸的是，很少有标志物能够满足上述标准从而有效地在临床上用于筛查和诊断检查。大多数肿瘤标志物对肿瘤缺乏特异性，可能由于其他原因而升高。表 93-15 列出了一些常用的肿瘤标志物。

细胞毒药物的使用和处理

对药房的影响

案例 93-11

问题 1：一位医疗诊所的管理人员宣布近期将会引进 2 名肿瘤医师加入到该医疗团队。此前，患者都是到其他地方就诊，该诊所没有准备和使用过细胞毒性药物。这 2 名医师的到来对药剂科意味着什么呢？

该机构新增的癌症治疗服务将会从以下 3 个方面影响药剂科：预算、药品安全处理和处置的政策，以及规程、员工培训。该药剂科需要增加预算以适应更多的患者，购买新设备、耗材、辅助用药和化疗药物。为了估算预算的增加，药剂师应当向肿瘤医师咨询预计的化疗药物使用量、他们开具化疗药物处方的偏好，以及他们预备会用到的辅助药物。所有的化疗药物和辅助药物（如止吐药、镇痛药、生长因子）都必须按规定引进该医疗机构。此外，药剂师还应当确定预计使用的临床研究中的药物，其可能需要的临床药学服务，以及任何计划相关的门诊输液程序。药剂科应该制定新的政策和规程来确保化疗药物的安全使用。这些都必须通过员工培训传达给每一位工作人员，因为安全使用化疗药物是降低用药错误和损伤的关键。

用药差错

近年来，一些因为化疗药物相关的用药差错导致的死亡以及永久性的残疾被媒体广泛报道。这些灾难性的事件使人们高度重视整个肿瘤药物的使用过程，并确定了若干会造成风险的因素。尤其是使用缩写、口头医嘱、多日的治疗方案、不正确的引用和协议，以及难以辨认的医嘱都会导

致用药差错。随着电脑处方和打印医嘱的使用,很多的用药错误都在减少。一些团队还通过提出政策建议使得用药差错达到最小化[61-66]。

风险

案例 93-11,问题 2: 使用细胞毒性药物有什么潜在的风险？有什么资源可以协助药剂科责任人和员工制定政策及规程？

在动物实验以及治疗剂量的使用过程中,很多这类药物都是致癌、致畸、致突变的[66]。医务人员在使用这些药物的时候,面临 2 个方面的危险,药物自身的毒性,以及工作人员暴露在药物中的程度(例如剂量及时间)[66]。多项研究试图评估医务人员在有毒药物中职业暴露的危害。这些研究测定尿液致突变性、染色体损伤、血药浓度,以及配制和使用药品时工作区域的污染[66-68]。某些研究表明,尿液致突变性和染色体损伤仍被认为是细胞毒性药物暴露导致的直接结果。另外有些报道,包括与细胞毒药物相关的生殖系统风险(如导致不孕不育或增加胎儿流产概率等),以及医护人员由于怀孕期间接触细胞毒药物导致胎儿存在先天缺陷等[67,69]。根据这些报告的结果,结合在接受化疗患者中观察到的毒性,美国社会卫生系统药师指出接触有害药物的医护人员可能会吸收或吸入这些药物,存在造成不良后果的风险[66]。

鉴于存在毒性药物产生的职业暴露,一些机构已经发布了在工作场所安全使用(存储、配制、给药和处置)这些药物的指南[66,68]。这些文件可以帮助药学部门建立政策与规程。

政策与规程

案例 93-11,问题 3: 什么政策和规程是必要的,在建立和实施使用指南时应当和哪些部门协商？

制定的政策必须全方位地解决工作场所潜在的职业暴露,应包括:①工作人员对潜在危险的"知情权";②对工人进行危险药物使用的教育和培训;③监管保证药物安全使用的质量保证程序;④为备孕、怀孕及正在哺乳的员工制订指南。

具体的规程应当明确指出如何合理使用这些有毒药物,应涉及储存、使用、处置等各个环节。相关规定明确指出:①接收药品和在库房内的储存;②对注射制剂的配制和输注;③对口服和外用制剂的处理和调剂;④对渗出或泄漏药品的清理;⑤急性暴露的处理;⑥毒性药物的废弃处置和用以准备和分发化疗药物的设备用品。如果肿瘤治疗中包括门诊输液或家庭护理,规程也应当涉及如何在家里适当地使用和处置这些药物。口服化疗药物的使用和生物治疗也必须有明确指导。制定的政策应包括工具清洗步骤,及不可随意处置的用于拆分口服细胞毒性药物的工具,以尽量减少对其他药物的污染[70]。

会受到这些准则影响的有关部门包括医务人员、护理、

家政(在清理设备和泄漏的药品时)、维护人员(设备维护)和接收药品的相关部门(其中细胞毒性药物可从供应商处直接接收)。最后,制定政策和规程时还应该咨询该医疗机构安全办公室和法律工作人员。

必要的设备和用品

案例 93-11,问题 4: 处理危险药物时必要的设备和用品有哪些？

适当的设备和用品可以保护工作人员和环境,最大限度地减少医疗场所的职业暴露。所有操作指南推荐的对危险药物的操作(如重组、混合),都应在 II 级生物安全柜(biologic safety cabinet,BSC)中完成,以最大限度的保护工作人员和环境。进一步的研究还需要评估工作环境中因化疗药物的挥发而产生的职业暴露。工作人员还需要穿戴手套(1 双或 2 双)、防护靴套、发罩、口罩和长袖隔离衣等。此外,只能使用具有 Luer-Lok 接头配件的注射器和静脉输液装置。最终产品(如注射器,静脉输液包或输液瓶)应放置在可密封的容器如塑料袋中,以防止意外的溢出,并明确标注为危险药物。美国药典规定了混合无菌产品的准则[71]。

危险废弃物处置需要特定的容器,在每个会用到这些药物的场所均应放置。这些药物的处置应遵循国家和地方的法规和制度。在所有储存、配制、使用这些危险药物的场所,用于清理溢出物的材料(如吸收材料、塑料袋或容器、防护服)都必须放置。

(杜宏源、申玲玲 译,桂玲 校,杜光 审)

参考文献

1. Hanahan D, Weinberg RA. The hallmarks of cancer. *Cell*. 2000;100:57.
2. National Cancer Institute. Surveillance, Epidemiology, and End Results (SEER). http://seer.cancer.gov. Accessed June 10, 2015.
3. Siegel RL. Cancer Statistics, 2015. *CA Cancer J Clin*. 2015;65(1):5–29.
4. Byers T. Trends in United States Cancer Mortality. In: DeVita VT, Jr et al, eds. *DeVita, Hellman, and Rosenberg's Cancer: Principles & Practice of Oncology*. 9th ed. Philadelphia, PA: Lippincott Williams & Wilkins; 2011:128.
5. American Cancer Society. Tobacco-related cancers fact sheet. http://www.cancer.org/cancer/cancercauses/tobaccocancer/tobacco-related-cancer-fact-sheet. Accessed June 10, 2015.
6. American Cancer Society. Cancer Facts & Figures 2015. Atlanta, GA: American Cancer Society; 2015.
7. Weinberg R. How cancer arises: an explosion of research is uncovering the long-hidden molecular underpinnings of cancer—and suggesting new therapies. *Sci Am*. 1996:62.
8. Park MT, Lee SJ. Cell cycle and cancer. *J Biochem Mol Biol*. 2003;36:60.
9. Sherr CJ. Cancer cell cycles. *Science*. 1996;274:1672.
10. Hahn WC, Weinberg RA. Rules for making human tumor cells [published correction appears in N Engl J Med. 2003; 348:674]. *N Engl J Med*. 2002;347:1593.
11. Hahn WC. Role of telomeres and telomerase in the pathogenesis of human cancer. *J Clin Oncol*. 2003;21:2034.
12. Rundhaug JE. Matrix metalloproteinases, angiogenesis, and cancer. *Clin Cancer Res*. 2003;9:551.
13. Tsao AS et al. Chemoprevention of cancer. *CA Cancer J Clin*. 2004;54:150.
14. Muñoz N et al. Epidemiologic classification of human papillomavirus types associated with cervical cancer. *N Engl J Med*. 2003;348:518.
15. Paavonen J et al. Efficacy of a prophylactic adjuvanted bivalent L1 virus-like-particle vaccine against infection with human papillomavirus types

16 and 18 in young women: an interim analysis of a phase III double-blind, randomised controlled trial [published correction appears in Lancet. 2007;370:1414]. *Lancet.* 2007;369:2161.

16. FUTURE II Study Group. Quadrivalent vaccine against human papillomavirus to prevent high-grade cervicallesions. *N Engl J Med.* 2007;356:1915.

17. Garland SM et al. Quadrivalent vaccine against human papillomavirus to prevent anogenital diseases. *N Engl J Med.* 2007;356:1928.

18. Joura EA et al. A 9-valent vaccine against infection and intraepithelial neoplasia in women. *N Engl J Med.* 2015;372(8):711.

19. American Cancer Society. American Cancer Society Guidelines for the Early Detection of Cancer. http://www.cancer.org/healthy/findcancerearly/cancerscreeningguidelines/american-cancer-society-guidelines-for-the-early-detection-of-cancer. Accessed June 10, 2015.

20. Centers for Disease Control and Prevention. Immunization schedules. http://www.cdc.gov/vaccines/schedules/hcp/imz/child-adolescent.html. Accessed June 10, 2015.

21. American Cancer Society. Diet and physical activity. http://www.cancer.org/Cancer/CancerCauses/DietandPhysicalActivity/index. Accessed June 10, 2015.

22. Libutti SK et al. Cancer of the colon. In: DeVita VT, Jr et al, eds. *DeVita, Hellman, and Rosenberg's Cancer: Principles & Practice of Oncology.* 9th ed. Philadelphia, PA: Lippincott Williams & Wilkins; 2011:768.

23. Scher HI et al. Cancer of the prostate. In: DeVita VT, Jr et al, eds. *DeVita, Hellman, and Rosenberg's Cancer: Principles & Practice of Oncology.* 9th ed. Philadelphia, PA: Lippincott Williams & Wilkins; 2011:932.

24. Morrow M et al. Cancer of the breast: malignant tumors of the breast. In: DeVita VT, Jr et al, eds. *DeVita, Hellman, and Rosenberg's Cancer: Principles & Practice of Oncology.* 9th ed. Philadelphia, PA: Lippincott Williams & Wilkins; 2011:1117.

25. Hamajima N et al. Alcohol, tobacco and breast cancer—collaborative reanalysis of individual data from 53 epidemiological studies, including 58,515 women with breast cancer and 95,067 women without the disease. *Br J Cancer.* 2002;87:1234.

26. Gilchrest BA et al. The pathogenesis of melanoma induced by ultraviolet radiation. *N Engl J Med.* 1999;340:1341.

27. American Cancer Society. Skin cancer prevention and early detection. http://www.cancer.org/acs/groups/cid/documents/webcontent/003184-pdf.pdf. Accessed June 10, 2015.

28. Christensen D. Data still cloudy on association between sunscreen use and melanoma risk. *J Natl Cancer Inst.* 2003;95:932.

29. NCCN Clinical Practice Guidelines In Oncology (NCCN Guidelines®) for Detection, Prevention, and Risk of Cancer. http://www.nccn.org/professionals/physician'gls/f guidelines.asp. Accessed June 10, 2015.

30. American Cancer Society. Imaging (Radiology) Tests for Cancer. http://www.cancer.org/treatment/understandingyourdiagnosis/examsandtestdescriptions/imagingradiologytests/index. Accessed June 10, 2015.

31. Oken MM et al. Toxicity and response criteria of the Eastern Cooperative Oncology Group. *Am J Clin Oncol.* 1982;5:649.

32. Heron DE et al. Radiation medicine innovations for the new millennium. *J Natl Med Assoc.* 2003;95:55.

33. Durante M, Loeffler JS. Charged particles in radiation oncology. *Nat Rev Clin Oncol.* 2010;7:37.

34. National Cancer Institute. Dictionary of cancer terms. http://www.cancer.gov/dictionary/. Accessed June 10, 2015.

35. Facts & Comparisons eAnswers [online]. 2015. Alphen aan den Rijn, South Holland: Wolters Kluwer Health. Accessed June 10, 2015.

36. Skipper HE et al. Experimental evaluation of potential anticancer agents: XIII. On the criteria and kinetics associated with "curability" of experiment leukemia. *Cancer Chemother Rep.* 1964;35:1.

37. Skipper HE. Reasons for success and failure in treatment of murine leukemias with the drugs now employed in treating human leukemias. In: Skipper HE, ed. *Cancer Chemotherapy.* Ann Arbor, MI: University Microfilms International; 1978;1.

38. Sparreboom A, Baker SD. Cancer therapeutics: pharmacokinetics and pharmacodynamics of anticancer drugs. In: DeVita VT, Jr et al, eds. *DeVita, Hellman, and Rosenberg's Cancer: Principles & Practice of Oncology.* 9th ed. Philadelphia, PA: Lippincott Williams & Wilkins. 2011:174.

39. Wood WC et al. Dose and dose intensity of adjuvant chemotherapy for stage II, node-positive breast carcinoma [published correction appears in N Engl J Med. 1994;331:139]. *N Engl J Med.* 1994;330:1253.

40. Lorigan P et al. Randomized phase III trial of dose-dense chemotherapy supported by whole-blood hematopoietic progenitors in better-prognosis small-cell lung cancer [published correction appears in J Natl Cancer Inst. 2005;97: 941]. *J Natl Cancer Inst.* 2005;97:666.

41. Balducci L et al. Management of adverse effects of treatment: neutropenia and thrombocytopenia. In: DeVita VT, Jr et al, eds. *DeVita, Hellman, and Rosenberg's Cancer: Principles & Practice of Oncology.* 9th ed. Philadelphia, PA: Lippincott Williams & Wilkins; 2011:1960.

42. Lazarus HM et al. Stem cell transplantation: autologous stem cell transplantation. In: DeVita VT, Jr et al, eds. *DeVita, Hellman, and Rosenberg's Cancer: Principles & Practice of Oncology.* 9th ed. Philadelphia, PA: Lippincott Williams & Wilkins; 2011:1907.

43. Mormont MC, Levi F. Cancer chronotherapy: principles, applications, and perspectives. *Cancer.* 2003;97:155.

44. Goldie JH, Coldman AJ. A mathematic model for relating the drug sensitivity of tumors to the spontaneous mutation rate. *Cancer Treat Rep.* 1979;63:1727.

45. Gottesman MM. Mechanisms of cancer drug resistance. *Annu Rev Med.* 2002;53:615.

46. Leonard GD et al. The role of ABC transporters in clinical practice. *Oncologist.* 2003;8:411.

47. Pessina A et al. Altered DNA-cleavage activity of topoisomerase from WEHI-3B leukemia cells with specific resistance to ciprofloxacin. *Anticancer Drugs.* 2001;12:441.

48. DeVita VT, Jr, Chu E. Principles of medical oncology: basic principles. In: DeVita VT, Jr et al, eds. *DeVita, Hellman, and Rosenberg's Cancer: Principles & Practice of Oncology.* 8th ed. Philadelphia, PA: Lippincott Williams & Wilkins; 2008:338.

49. Ali S, Coombes RC. Endocrine-responsive breast cancer and strategies for combating resistance. *Nat Rev Cancer.* 2002;2:101.

50. Higano CS et al. Integrated data from 2 randomized, double-blind, placebo-controlled, phase 3 trials of active cellular immunotherapy with sipuleucel-T in advanced prostate cancer. *Cancer.* 2009;115:3670.

51. Kirkwood J. Cancer immunotherapy: the interferon-alpha experience. *Semin Oncol.* 2002;29(3, Suppl 7):18.

52. Atkins MB. Interleukin-2: clinical applications. *Semin Oncol.* 2002;29(3, Suppl 7):12.

53. Lotze MT et al. Lysis of fresh and cultured autologous tumor by lymphocytes cultured in T-cell growth factor. *Cancer Res.* 1981;41:4420.

54. Rayner AA et al. Lymphokine-activated killer (LAK) cells: analysis of factors relevant to the immunotherapy of human cancer. *Cancer.* 1985;55:1327.

55. Rosenberg SA et al. Aprogress report on the treatment of 157 patients with advanced cancer using lymphokine-activated killer cells and interleukin-2 or high-dose interleukin-2 alone. *N Engl J Med.* 1987;316:889.

56. Rosenberg SA et al. Treatment of 283 consecutive patients with metastatic melanoma or renal cell cancer using high-dose bolus interleukin 2. *JAMA.* 1994;271:907.

57. Eisenhauer EA et al. New response evaluation criteria in solid tumours: revised RECIST guideline (version 1.1). *Eur J Cancer.* 2009;45:228.

58. National Cancer Institute. Common Terminology Criteria for Adverse Events Version 4.0. http://evs.nci.nih.gov/ftp1/CTCAE. Accessed June 10, 2015.

59. Cella D et al. Advances in quality of life measurements in oncology patients. *Semin Oncol.* 2002;29(3, Suppl 8):60.

60. Fojo AT, Bates SE. Cancer therapeutics: assessment of clinical response. In: DeVita VT, Jr et al, eds. *DeVita, Hellman, and Rosenberg's Cancer: Principles & Practice of Oncology.* 9th ed. Philadelphia, PA: Lippincott Williams & Wilkins; 2011:311.

61. American Society of Health-System Pharmacists. ASHP Guidelines on Preventing Medication Errors With Antineoplastic Agents. http://www.ashp.org/DocLibrary/Best Practices/MedMisGdlAntineo.aspx. Accessed June 10, 2015.

62. Neuss MN et al. 2013 Updated American Society of Clinical Oncology/Oncology Nursing Society Chemotherapy Administration Safety Standards Including Standards for the Safe Administration and Management of Oral Chemotherapy. *J Oncol Practice.* 2013;9(2s):5–13.

63. Cohen MR et al. Preventing medication errors in cancer chemotherapy. *Am J Health Syst Pharm.* 1996;53:737.

64. Attilio RM. Caring enough to understand: the road to oncology medication error prevention. *Hosp Pharm.* 1996;31:17.

65. Goldspiel BR et al. Preventing chemotherapy errors: updating guidelines to meet new challenges. *Am J Health Syst Pharm.* 2015;72:668–669.

66. American Society of Health-System Pharmacists. ASHP guidelines on handling hazardous drugs. *Am J Health Syst Pharm.* 2006;63:1172.

67. Selevan SG et al. A study of occupational exposure to antineoplastic drugs and fetal loss in nurses. *N Engl J Med.* 1985;313:1173.

68. National Institute for Occupational Safety and Health. NIOSH alert: preventing occupational exposures to antineoplastic and other hazardous drugs in health care settings. http://www.cdc.gov/niosh/docs/2004-165/pdfs/2004-165.

pdf. Accessed June 10, 2015.

69. Hemminki K et al. Spontaneous abortions and malformations in the offspring of nurses exposed to anaesthetic gases, cytostatic drugs, and other potential hazards in hospitals, based on registered information of outcome. *J Epidemiol Community Health*. 1985;39:141.

70. Goodin S et al. Safe handling of oral chemotherapeutic agents in clinical practice: recommendations from an international pharmacy panel. *J Oncol Pract*. 2011;7:7.

71. American Society of Health-Systems Pharmacists. The ASHP Discussion Guide on USP Chapter <797> for Compounding Sterile Preparations. Summary of Revisions to USP Chapter <797>. http://www.ashp.org/s_ashp/docs/files/discguide797-2008.pdf. Accessed June 10, 2015.

94 第94章 化疗和靶向制剂的不良反应

Amy Hatfield Seung and Emily Mackler

核心原则	章节案例
1 骨髓抑制是细胞毒抗肿瘤治疗中最常见的毒副反应之一。细胞毒治疗可能会影响到任何一个或所有的骨髓系细胞,如红细胞、中性粒细胞和血小板。因贫血、中性粒细胞减少,以及血小板减少诱发的并发症如出血、感染等致残及致死率很高。预防性给予生长因子类药物,可减轻化疗的骨髓抑制不良反应。	案例94-1(问题1~4)
2 整个胃肠道(gastrointestinal,GI)对细胞毒化疗药物都高度敏感,可引起恶心、呕吐、黏膜炎、口干、便秘和腹泻等不良反应。预先干预的效果有限,支持疗法是治疗患者不良反应的基础。	案例94-2(问题1~3) 案例94-3(问题1)
3 抗肿瘤治疗的皮肤毒性包括脱发、指甲变化、色素沉着过度、放射敏感、手足综合征、皮肤干燥,以及痤疮样皮疹。大部分的毒性反应都是一过性的,停药后可以恢复。皮肤毒性反应的出现及持续时长取决于使用的化疗药物。治疗方法主要是支持疗法。	案例94-4(问题1~4) 表94-1、表94-2
4 渗漏是指化疗药物在输注时不小心渗入静脉周围组织。一些抗肿瘤药物具有起疱特性,可引起组织坏死以及渗出部位的永久损害。渗漏案例需紧急处理,根据不同药物采取不同措施。如抬高患肢、强力抽吸残留的渗漏药物、冰敷或热敷,以及使用有效的解毒剂。	案例94-4(问题5~7) 表94-3~表94-5
5 许多抗肿瘤治疗都和免疫球蛋白E介导的超敏反应有关。最常见的引起超敏反应的药物有单克隆抗体药物利妥昔单抗、曲妥珠单抗、西妥昔单抗及奥法木单抗等。超敏反应通常发生在第1次给药,提前给予对乙酰氨基酚、苯海拉明和糖皮质激素可使超敏反应的发生率降到最低。	案例94-5(问题1) 表94-6、表94-7
6 抗肿瘤药物具有多种类型的中枢神经系统(central nervous system,CNS)毒性,包括:脑病、小脑毒性和周围神经病变,不同的药物毒性表现不同。大部分的神经毒性症状经过一段时间后可恢复正常,但还是有必要调整用药方案包括停药或减量。	案例94-6(问题1~4) 表94-8
7 在接受注射和口服抗肿瘤药物治疗的患者中常见的心脏毒性表现为心肌疾病、心律失常和高血压。蒽环类药物引起的心肌疾病与患者的累积药量密切相关,可用常用的强心药物治疗。	案例94-7(问题1~4)
8 部分抗肿瘤药物会产生严重的肾脏和膀胱毒性,采取预防措施十分必要。顺铂是肾毒性最大的药物之一。预防顺铂肾毒性的方法包括常规给予生理盐水、甘露醇、氨磷汀。甲氨蝶呤引起的肾损伤可通过碱化尿液预防,亚叶酸钙解救。异环磷酰胺引起的出血性膀胱炎可通过同时给予美司钠预防。	案例94-8(问题1和2) 案例94-9(问题1~3) 表94-9

		章节案例
9	很多抗肿瘤药物具有器官特异性毒性,如博莱霉素可引起肺纤维化,阿糖胞苷引起的转氨酶升高。这些器官毒性没有确定的解救方法,只能采取必要的支持疗法缓解症状。如果毒性不良反应不能减轻,则有必要停药或减量。	案例 94-10(问题 1~4) 案例 94-11(问题 1) 表 94-10~表 94-13
10	许多抗肿瘤药物在治疗后会引起长期并发症,包括治疗相关的急性髓细胞性白血病、淋巴瘤、膀胱癌、骨肉瘤。在评估特定的治疗方案时应充分考虑包括继发性恶性肿瘤在内的不良反应以及风险和效益比。	案例 94-12(问题 1 和 2)
11	某些细胞毒化疗药物具有潜在的生殖毒性。性别、年龄、药物及累积用药量是决定不孕风险的主要因素。在开始治疗前需要同患者讨论保留生育能力的方法。	案例 94-13(问题 1) 案例 94-14(问题 1~3)

细胞毒药物、靶向抗肿瘤药物,以及免疫治疗药物对肿瘤细胞有毒性,对宿主的各种组织和器官也有毒性。不管是注射给药还是口服给药,抗肿瘤治疗都有不良反应,这些不良反应可以分为一般毒性和严重毒性、特定器官毒性,以及长期并发症。一般及严重毒性大多是因为药物抑制了宿主细胞的分化。对细胞毒药物最敏感的机体组织富含新生细胞群,如淋巴组织、骨髓、胃肠道(gastrointestinal,GI)和皮肤上皮组织。还有一些一般及严重毒性反应(如恶心和呕吐、超敏反应)经常发生在治疗刚刚结束之后。特殊的器官毒性往往是因为该器官对药物的特异性吸收或抗肿瘤药物对该器官有选择性毒性。长期并发症通常发生在抗肿瘤治疗之后数月到数年。继发于持续的免疫低下或者特殊治疗引起的组织细胞永久性坏死。不管是哪种类型的毒性,其中大部分都可以依据美国国家癌症研究所(National Cancer Institute,NCI)不良反应通用术语标准对其严重性进行分级。这个分级办法采用通用的方法将临床事件进行分级,并为接受标准治疗方案的患者提供毒性反应处理方法[1]。这些标准可以在 NCI 网页(http://ctep. cancer. gov/protocolDevelopment/electronic_applications/ctc. htm)上看到。

抗肿瘤治疗相关的毒性是制约有效治疗剂量的最重要因素。所以探讨任何抗肿瘤药物的疗效时都不能忽略药物有关的不良反应。需要考虑的药物毒性包括不良反应的发生率、可预见程度、严重程度,以及可逆性。此外,药物的选择、药物剂量、给药间隔会影响一些不良反应的发生率。尽管在特定的人群中不良反应的发生率和可预见性已经明确,但因个体敏感性不同,发生率还是会有差异。对于某个患者来说,会发生什么样的不良反应很难预测。因为有的毒性反应特点很明确,医生应能辨识大部分常见的毒性反应。

临床医生还应考虑患者的特异性,如疾病分期、伴发病、合并用药,这些都有可能产生和抗肿瘤治疗不良反应类似的症状和体征。很多患者同时患有其他的疾病,也可引起器官功能的损害。此外大部分肿瘤患者同时在服用其他的药物,包括抗菌药物、止痛药物,这些药物可能引起其他的不良反应或与抗肿瘤药物产生相互作用。当这些患者出现了新的症状,很难判定是疾病进展了,还是其他药物引起的,或者是抗肿瘤治疗本身引起的反应。

一般及严重毒性反应

血液系统毒性

骨髓中含有一群多功能干细胞,这些细胞具有自我更新能力,可分化成任何一种成熟的血细胞。这些细胞形成初期兼具髓系和淋巴系分化能力。髓系干细胞可进一步分化成为红细胞(red blood cell,RBC)、血小板和白细胞(white blood cell,WBC)。粒细胞有几种类型,包括中性粒细胞,嗜碱性粒细胞和嗜酸性粒细胞,其中中性粒细胞是最主要的类型。

当干细胞转化为特定的细胞系后,骨髓祖细胞将经历一系列的分裂(有丝分裂期),使细胞数量增加。之后经过一些发育阶段,最终分化为成熟的细胞(减数分裂期)离开骨髓。正常静息状态下,细胞经历分裂池和后分裂池大约需 10~14 日。这个过程受多个细胞因子调控。虽然很多细胞因子已经被确认,但只有几个生长因子可以通过 DNA 重组技术获得。这些生长因子可以扩展分裂池,加速干细胞的成熟和分化。最终可使整个分化过程缩减至 5~7 日。

造血干细胞发育及生存周期长短决定该细胞系被抑制的严重程度(最低点)以及外周血细胞减少持续时间的长短。因为红细胞在外周血中的生存周期大约 120 日,如果短时间的红细胞生成功能损伤,临床不太可能产生明显的贫血症状。贫血通常进展缓慢,需要经过数个细胞毒治疗周期。相反,血小板的生存周期约为 10 日,粒细胞只有 6~8 小时。因此出现中性粒细胞减少的时间早于血小板减少,不过两者都会在第 1 次或后续的细胞毒化疗后出现。临床医生将不得不根据最低值调整下一次化疗剂量,让患者慢慢恢复。对危及生命的中性粒细胞减少或血小板减少,医生有必要采取措施,使接下来的细胞毒化疗不良反应的风险降到最低。为了减少骨髓抑制的发生,可以采取减量、延长化疗时间间隔使患者恢复,或使用集落刺激因子(colony-stimulating factors,CSF)。集落刺激因子作为一种替代疗法可以预防严重的中性粒细胞减少症。

骨髓抑制

案例 94-1

问题1：J. T. ，男性，68岁，59kg，既往健康，因咳嗽和呼吸困难(shortness of breath，SOB)就医，胸片显示右上肺损伤；外科手术和细胞学检查支持非小细胞肺癌(non-small-cell lung cancer，NSCLC)诊断。未发现转移。J. T. 被诊断为早期(Ⅱ期)非小细胞肺癌。他的医生打算采用卡铂辅助化疗方案，目标剂量为第1日药时曲线下面积(area under the concentration-time curve，AUC)6mg/(ml·min)，紫杉醇135mg/m²。讨论这个治疗方案可能产生的毒性。治疗方案可能对骨髓产生什么影响，J. T. 接受治疗后会有什么临床表现。哪些因素会影响这些不良反应的发生率和严重性？J. T. 什么时候会出现这些症状？

尽管一些毒性反应通常与卡铂和紫杉醇相关，但这个化疗方案最可能出现的和最严重的毒性反应是骨髓抑制。这个化疗方案会显著影响各个细胞系，包括红细胞、中性粒细胞、血小板。血细胞减少将显著升高发病率和死亡率。红细胞减少会引起贫血，患者通常会表现出虚弱、运动耐力下降。中性粒细胞计数减少则会显著增加患者细菌感染风险。此外，血小板减少会引起血小板减少症，从而引起胃肠道和泌尿生殖道出血。

患者和药物相关因素都能显著影响细胞毒治疗后血细胞减少的程度。药物相关因素包括：特定药物、剂量强度和给药间隔。因为大部分抗肿瘤治疗都不是单药治疗，同时服用其他细胞毒治疗药物可能比单药的骨髓抑制效应更强。患者个人因素会影响骨髓腔内细胞密度，从而影响血细胞减少的程度。包括：①年龄。年轻患者比年长患者更能耐受细胞毒化疗药物，因为他们有更多的红骨髓，而骨髓脂肪的含量较低。②骨髓储备。某些疾病肿瘤细胞会侵入骨髓，如白血病和一些淋巴瘤，在这种情况下，骨髓没有足够的造血干细胞储备去帮助恢复造血功能。③之前接受细胞毒化疗、放疗或联合放化疗引起骨髓抑制的程度。之前的细胞毒化疗和放疗治疗范围如果包括含骨髓的骨头(盆骨和胸骨)，也会使造血功能下降。④肝、肾代谢及排泄药物的能力。如果药物用于某些器官功能不全(如肝或肾)患者，药物清除变慢，会导致系统暴露于药物时间延长，从而产生很大的毒性，包括延长血细胞减少时间。

这些因素以及干细胞动力学知识可以帮助临床医生预测治疗引起的血细胞减少的严重程度和持续时间。

对于大部分骨髓抑制药物而言，患者白细胞和血小板计数在细胞毒治疗开始后5~7日内开始下降，7~10日达到最低值，14-26日恢复。细胞周期特异性细胞毒化疗药物，如长春新碱和抗代谢药，会很快引起血细胞减少症状，与非细胞周期特异性药物，如烷化剂和蒽环类药物相比，恢复速度也更快。亚硝基脲类药物在用药后4~6周会出现严重的迟发性中性粒细胞减少和血小板减少症，目前机制不明。其他类似药物还有丝裂霉素和氮芥。所有这些药物的细胞毒性出现在细胞的静止期。亚硝基脲类、丝裂霉素和氮芥引起的中性粒细胞减少会有2个低谷期。1个和细胞周期非特异性药物引起的血细胞减少时期一致，另1个发生在治疗后4~6周左右。所以很多与这些药物联用的化疗方案会以6周为1个化疗周期，从而避免在第2个最低值出现前进行其他治疗。但对其他具有骨髓抑制作用的治疗方案而言，3~4周为1个周期是安全的。大部分的靶向治疗不产生骨髓抑制作用，因为药物经过设计，只抑制1个特定的分子通道，而不是作用于所有的增殖性细胞。因这些药物骨髓抑制作用最小，在与引起血细胞减少的化疗方案联用时，会更倾向于选择这些药物。

J. T. 治疗方案中的所有药物都有骨髓抑制的不良反应。他的年龄也是骨髓抑制的高风险因素。应仔细交待J. T. ，一旦出现感染(包括发热)或出血症状，立即联系医生或到急诊科就诊。通常，这些症状在开始化疗后10~14日出现。

预防中性粒细胞减少

案例 94-1,问题 2：第1次细胞毒药物化疗结束后第9日，J. T. 开始咽喉痛并发热。入院后静脉注射(intravenous，IV)抗菌药物。当时，他的白细胞计数300/μl；绝对中性粒细胞计数(absolute neutrophil count，ANC)，50/μl；血小板，102 000/μl；血红蛋白(hemoglobin，Hgb)，11g/dl。3日后，他的体温恢复正常，所有细菌培养结果为阴性。此时距上次化疗时间3周，而他正准备接受第2次化疗。是否应给予和第1次相同的剂量？

J. T. 可以选择减少后来所有化疗周期中每一种药物的剂量(通常减少25%)。尽管减量可以明显减轻中性粒细胞减少的症状，但同时也可能降低药效，使这些对化疗敏感的肿瘤有存活的机会。因为J. T. 的肿瘤(如，早期非小细胞肺癌)对化疗药物敏感且有治愈的可能，减量不是最好的选择。为了在后续治疗中使粒细胞减少的风险降到最低，可以给J. T. 使用CSF，预防潜在的粒细胞减少相关的并发症。

预防性给予CSF可以减少细胞毒化疗引起的骨髓抑制。在美国有几个这样的产品：集落刺激因子粒细胞集落刺激因子[granulocyte colony-stimulating factor，G-CSF(非格司亭，tbo-非格司亭和非格司亭-sndz)]、粒细胞巨噬细胞集落刺激因子[granulocyte-macrophage colony-stimulating factor，GM-CSF(沙格司亭)]、聚乙二醇长效形式的白细胞生长因子、聚乙二醇非格司亭。开发聚乙二醇非格司亭的目的是为了保证在提供与非格司亭相同的药理作用的同时减少注射次数，给患者带来益处和方便。2015年3月，FDA批准了第1个非格司亭生物类似物非格司亭-sndz在美国上市。尽管在2012年，tbo-非格司亭就已获得FDA的上市批准，但那是在美国建立生物制剂审批制度前，作为生物制品许可申请提交的，而非生物类似物。在新制度里，生物类似药的审批关注药物的临床安全，特别是药物的免疫原性，对药物耐受性和安全性的评估应建立在临床应用的基础上[2]。美国临床肿瘤学会(American Society of Clinical Oncology，

ASCO）发表了 CSF 临床应用循证指南[3]。对那些既往能引起约 20% 的患者产生发热性中性粒细胞减少症的化疗方案，指南推荐所有患者在使用这些方案时，应使用 CSF 进行初级预防。这不仅可以减少发热性中性粒细胞症的发生率，还可以降低患者的住院率及广谱抗菌药物的使用率。但使用 CSF 并不能改善整体生存率和肿瘤对药物的反应。2 个随机Ⅲ期临床试验表明，对那些已知的中性粒细胞减少发生率为 20% 的方案而言，预防性使用 CSF，可降低这一比例。其中一个实验，928 位乳腺癌患者接受多西他赛 100mg/m²，每个周期 21 日的治疗方案，患者被随机分成 2 组，1 组给予安慰剂，1 组化疗后 24 小时皮下注射（subcutaneously, SC）聚乙二醇非格司亭 6mg。使用聚乙二醇非格司亭组患者发热性中性粒细胞减少发生率较低（2 组分别为 1% 和 7%），住院治疗率也较低（分别为 1% 和 14%）[4]。另一个试验，共纳入 171 例接受大剂量化疗的小细胞肺癌患者，化疗方案为第 1 日给予环磷酰胺 1 000mg/m²、多柔比星 45mg/m²、第 1～3 日依托泊苷 100mg/m²，每个治疗周期 21 日。患者随机分成 2 组，一组预防性给予抗菌药物和非格司亭，另一组只预防性给予抗菌药物。5 个疗程结束后，预防性给予抗菌药物组发热性粒细胞减少症发生率为 32%，而抗菌药物联用非格司亭组为 18%[5]。一项纳入 17 个随机试验的 meta 分析研究表明，3 493 名实体瘤或淋巴瘤成年患者，预防性给予非格司亭能够降低发生发热性中性粒细胞减少的风险，提高细胞毒化疗药物按计划足量给药患者的比例。此外，研究者还发现，使用非格司亭可显著减少感染引起的死亡率[6]。对于前一周期未使用 CSF 但发生中性粒细胞减少并发症的患者，ASCO 推荐第 2 周期预防性给予 CSF，因为此时减量或延迟治疗会给生存或治疗效果带来负面影响[3]。因为 J. T. 的治疗方案引起发热性中性粒细胞减少的概率未达到 20%，因而第 1 个化疗疗程结束后，医生没有建议其使用 CSF。现在，既然 J. T. 已经患上发热性中性粒细胞减少，同时他又是个有治愈可能的恶性肿瘤患者，那么，在他接下来的化疗疗程中应该加入 CSF，以预防中性粒细胞减少性发热的再次发生。

集落刺激因子的剂量

> 案例 94-1，问题 3：为了减轻化疗引起的中性粒细胞减少，J. T. 应该使用多大剂量的 CSF？

非格司亭、tbo-非格司亭或非格司亭-sndz 的推荐起始剂量是 5μg/（kg·d），单次皮下注射，沙格司亭的起始剂量为 250μg/（m²·d），皮下注射，给药时间为骨髓毒性化疗药物给药后 24～72 小时。美国临床肿瘤学会指南申明：不管是以体重计算的非格司亭还是沙格司亭，都应折算成最相近的药品包装剂量，可以让患者更方便、减少费用，同时也不影响临床效果。因为市场上销售的非格司亭有 300 和 480μg 2 种规格，体重低于 75kg 的成年患者可以使用 300μg 规格的药品，每日 1 次，体重大于 75kg 的成年患者可使用 480μg 规格[3]。市售沙格司亭的规格不同，体重划分值也不同。体重大于 60kg 的患者每日用药剂量应为

500μg，体重不足 60kg 的患者，每日用药剂量应为 250μg 规格。聚乙二醇非格司亭每个治疗周期给药 1 次，给药时间为骨髓毒性化疗药物给药后 24～72 小时，且距离下一次治疗开始时间不少于 14 日，成人给药剂量为 6mg，皮下注射，不考虑患者体重因素。近期上市了 1 个聚乙二醇非格司亭新剂型，有 1 个定时的自动注射装置，装置激活后 27 小时会自动给药[7]。

美国临床肿瘤学会指南还推荐了比说明书更短的疗程。说明书推荐在出现化疗引起的粒细胞减少最低值时开始连续使用非格司亭或沙格司亭，直到患者的中性粒细胞计数大于 10 000/μl，推荐原因是：据观察，停用 CSF 后，患者中性粒细胞计数会下降约 50%。而对于中性粒细胞计数小于 500～1 000/μl 的患者来说，细菌感染的风险最高，但对于中性粒细胞计数大于 500～1 000/μl 的患者则没有那么高的细菌感染风险。因此，很多医生选择在患者中性粒细胞计数恢复到 2 000～4 000/μl 时停用 CSF。这样一来，既减少了用药天数和治疗费用，又减少了额外的细菌感染的风险。美国临床肿瘤学会指南支持较早停用 CSF 这一建议。

总而言之，J. T. 应该从最后 1 剂化疗药物给药结束后第 2 日开始皮下注射非格司亭、tbo-非格司亭或非格司亭-sndz 300μg/d，或者沙格司亭 250μg/d。治疗需持续到 ANC 上升到 2 000～4 000/μl。目前非格司亭比沙格司亭的应用更为广泛。J. T. 还有另一种方式可以选择，即化疗结束后第 2 日单剂量注射 6mg 的聚乙二醇非格司亭。这种更方便的给药方式归功于聚乙二醇非格司亭良好的药代动力学特性。经过聚乙二醇化结构修饰，聚乙二醇非格司亭几乎完全依赖于中性粒细胞受体介导的清除，通过这种机制，聚乙二醇非格司亭可以自我调节血清浓度。聚乙二醇非格司亭的血清浓度在化疗引起粒细胞减少的情况下持续上升，当中性粒细胞计数恢复正常时开始下降[8]。除了费用高和不方便以外，非格司亭和沙格司亭唯一的不良反应是轻微和短暂的骨痛。骨痛最通常发生在患者从外周血细胞减少最低值开始恢复的阶段。骨痛发生的可能原因为 CSF 对粒细胞生成的刺激作用。大部分患者主诉的骨痛发生在骨髓丰富的部位，例如胸骨和盆骨部位。他们应该被告知：骨髓恢复期发生骨痛是正常的，通常可以通过服用止痛药缓解。

集落刺激因子治疗发热和中性粒细胞减少

> 案例 94-1，问题 4：如果 J. T. 没有预防性使用非格司亭，在发生发热性中性粒细胞减少症之后使用 CSF 是否会有帮助？

发热性粒细胞减少使患者入院率增加、延长住院时间、发病率和致死率增加，所以最好的选择是预防性使用 CSF，但也有不少研究想弄清楚 CSF 是否可用于治疗中性粒细胞减少引起的发热。因为对于已经出现发热性中性粒细胞减少患者来说，中性粒细胞减少的持续时间是最有意义的预后因素，CSF 带来的主要益处就是能缩短中性粒细胞减少的持续时间。CSF 通过扩展定向祖细胞分裂池，将细胞在

后分裂池中的时间从 6 日减少到 1 日，从而加速整个造血过程。如果 CSF 减少了发热性粒细胞减少患者粒细胞减少的持续时间，患病率、致死率和医疗费用就会显著减少。

不少随机、双盲、安慰剂对照研究[9]和 2 个 meta 分析[3,10,11]都表明对于已经出现发热性粒细胞减少的患者而言，使用 CSF 可以减少粒细胞减少的持续时间。联合非格司亭和沙格司亭的研究资料显示，两者或多或少可以缩短住院时间，但对病死率没有影响。此外，对于是否所有发热性粒细胞减少患者都需要住院治疗目前尚有争议。一些研究表明，不住院治疗发热性粒细胞减少症可以获得相同的疗效和安全性，且成本效益比更高[12-14]。尽管 CSF 确实可以促进中性粒细胞减少症的恢复，对于已经出现发热性中性粒细胞患者使用过这类药物的成本-效益比仍有待进一步证实。美国临床肿瘤学会指南目前并不支持在发热性中性粒细胞患者中常规使用 CSF，尽管他们确实认识到，某些发热性中性粒细胞减少患者和潜在不良临床结局风险较高的患者(例如年龄>65 岁、肺炎、真菌感染、低血压、脓毒血症综合征，以及没有控制住的原发疾病)可能从使用 CSF 中获益[3]。

血小板减少症

血小板减少是化疗药物另一个常见的骨髓抑制毒性。通常，临床通过输注血小板和调整化疗药物剂量来治疗血小板减少症。虽然血小板生长因子奥普瑞白介素，可用于防治严重的血小板减少症，并减少非髓系恶性肿瘤伴严重血小板减少症高风险患者的血小板输注次数，但因为其潜在的副作用和有限的疗效，临床上应用的并不多[15,16]。大多数临床医生并不考虑使用奥普瑞白介素治疗患者因化疗引起的血小板减少症，该药也未纳入标准治疗方案。血小板生成素受体激动剂罗米司亭和艾曲泊帕的应用正在研究中。这 2 个药物都被批准用于特发性血小板减少性紫癜(idiopathic thrombocytopenia purpura, ITP)，但用于治疗化疗药物引起的血小板减少症，目前只有个案报道和 I 期临床试验研究[17]，因而不会在这个病例中使用。

贫血

贫血通常不是与细胞毒化疗药物剂量相关的毒性反应，因为红细胞的生存期约为 120 日。化疗主要是可以引起红细胞大小不均或产生大红细胞症。这主要是因为药物抑制了 DNA 的合成，主要发生在使用抗代谢药之后，如：叶酸类似物、羟基脲、嘌呤阻滞剂和嘧啶阻滞剂。贫血通常不伴有红细胞大小的变化。此外，需要输注红细胞的低血红蛋白血症很少是因为化疗这一个因素引起的。要了解更多贫血及其治疗的信息，参见第 92 章。

凝血障碍

癌症患者在化疗后，可出现继发于化疗所致的血小板减少或血栓形成的出血。出血通常发生在使用门冬酰胺酶或聚乙二醇门冬酰胺酶后，药物会抑制受维生素 K 影响的在肝脏内合成的纤维蛋白原和其他特定的凝血因子[18-20]。门冬酰胺酶对蛋白质合成的影响范围较广，用药后较短时间范围内，许多血浆蛋白因子的合成受到抑制。使用了门

冬酰胺酶的患者常常会出现凝血酶原时间(prothrombin time, PT)延长或部分促凝血酶原激酶时间(partial chromboplastin time, PTT)延长的现象。因凝血因子的变化直接导致出血或血栓形成的报告或最终确认的记录并不多。持续使用该药凝血因子水平可能恢复到正常水平，表明因使用门冬酰胺酶而受损的蛋白质合成已被肝脏部分修复。关于凝血因子、纤维蛋白原或维生素 K 用于治疗延长的 PT 和 PTT，指南中并没有给出具体建议[21]。

血栓形成事件

肿瘤患者静脉血栓事件的风险显著升高。其病理生理机制可能包括：以凝血因子异常、凝血瀑布形成为标志的高凝状态、血管壁损伤、血管壁受肿瘤瘤体压迫。发生血栓事件的危险因素包括：肿瘤的类型、肿瘤的分期、合并症、转移能力和接受的系统抗肿瘤治疗。胰腺癌、胃癌、肾癌、肺癌、脑癌及子宫癌发生血栓的风险最大[22]。系统的抗肿瘤治疗发生血栓的风险比不用这些治疗的风险高 2.2 倍[23]。

Trousseau[24]首次报道了肿瘤患者静脉血栓的发生率升高，随后许多研究者确认了多发性或迁移性血栓和肿瘤的关系。有 1/3 看上去很健康的人不明原因的患上深部静脉血栓，之后都被查出患有恶性肿瘤[25,26]。

急性早幼粒细胞性白血病(acute promyelocytic leukemia, APL)治疗初期常常会发生弥散性血管内凝血(disseminated intravascular coagulation, DIC)[27,28]。DIC 是个系统过程，通常因大量凝血瀑布被激活，表现为同时发生的出血和血栓事件。这些事件可引起靶器官损伤。APL 患者接受抗肿瘤治疗后，裂解的肿瘤细胞释放出促凝血物质，同时引起出血或血栓。治疗 DIC 的基础是应对原发疾病。使用肝素和抗纤维蛋白溶解药物降低凝血风险的用法尚有争议。其他治疗是首先给予血液制品支持，包括血小板和冷沉淀剂[28]。

还有一些抗肿瘤药物会增加血栓形成的风险，包括细胞毒化疗药物(顺铂、氟尿嘧啶)、激素靶向药物(他莫昔芬、芳香化酶抑制剂)、抗血管生成药物(贝伐单抗)，以及免疫调节药物(沙利度胺、来那度胺)[29]。在治疗多发性骨髓瘤和其他疾病时，沙利度胺或来那度胺和其他药物如地塞米松、多柔比星等联合可以引起静脉血栓事件[30-32]。当这些药物联用时应注意预防。一些指南和综述对这类患者预防和治疗性使用抗凝药物进行了讨论，药物包括低分子肝素或华法林[30]。使用作用直接的口服抗凝药物如利伐沙班或阿哌沙班的研究还不充分，目前也未推荐用于这类患者的预防给药。贝伐单抗与动脉血栓和出血事件的发生均有相关性。一项回顾性分析对 5 个试验中接受化疗的结直肠癌、乳腺癌或非小细胞肺癌患者进行了分析，联用贝伐单抗的化疗患者动脉血栓发生率为 3.8%，只接受化疗的患者为 1.7%[33]。大部分和贝伐单抗相关的出血事件都不严重，但在转移性结直肠癌和肺癌患者中有严重出血事件的报道[34]。对于贝伐单抗在其他类型癌症患者中引起的不同类型的血栓事件也已经被确认[35]。

其他因素也可使患者产生血栓。许多接受癌症化疗的患者都患有其他疾病，使他们更容易产生血栓。此外，外科

手术操作和卧床休息也会增加血栓风险。当肿瘤患者表现出血栓的体征或症状时,医生应保持高度警惕。一些综述总结了血栓的风险因素和防治措施,并对特殊的临床案例进行了较深入的探讨[30,36,37]。

消化道毒性

消化道对细胞毒化疗药物毒性的敏感性仅次于骨髓。消化道毒性包括恶心、呕吐和口腔并发症、食管炎、结直肠功能紊乱。

恶心和呕吐

恶心和呕吐是许多细胞毒和靶向抗肿瘤药物常见的、严重的毒性反应。抗肿瘤药物及其代谢产物能刺激胃肠道、化学感受器触发器或者中枢神经系统(central nervous system,CNS)的多巴胺或五羟色胺受体,最终作用于呕吐中枢。呕吐通常发生在化疗的第 1 日,并会持续几日[38]。大部分患者在接受传统细胞毒化疗药物前、后几日都需要给予止吐药物控制症状。最合适的止吐方案需结合药物和患者自身特点。一些靶向治疗药物有致吐的风险,不过通常都较轻微。指南正在将这些靶向药物按照临床试验中引起恶心和呕吐的概率纳入致吐分类表(参见第 22 章)。

口腔并发症

口腔并发症包括口腔黏膜炎(口腔炎)、口干症(口干)、感染和出血。不同的抗肿瘤治疗引起严重口腔黏膜炎的概率不同。多柔比星和持续输注氟尿嘧啶是引起严重口腔黏膜炎的高风险药物。事实上,所有接受骨髓移植及造血干细胞移植(hematopoietic cell transplantation,HCT)或接受头、颈部放疗的患者都患有口腔并发症[39]。这些毒性反应的发生是因为化疗对所有快速分裂的细胞没有选择性,包括快速更新的口腔黏膜细胞,其更新时间大约为 7~14 日。细胞毒治疗降低了基底上皮细胞的更新速度,引起黏膜萎缩、腺体和胶原蛋白退化[39,10]。头颈部放射治疗也会减少细胞更新,引起黏膜萎缩。放疗还可以引起唾液腺、肌肉、韧带、血管纤维化,损伤味蕾[40]。同时接受化疗和放疗则会引起口腔感染和出血。这是因为治疗导致骨髓抑制引起了血小板减少症和中性粒细胞减少症。因为口腔黏膜血管丰富,经常会有损伤,血小板减少通常会导致出血。此外,细胞毒化疗和中性粒细胞减少症会改变寄居在口腔内的大量的微生物菌群,从而引起口腔感染。口腔并发症通常会相互加重。例如,口干症会加速黏膜炎的发展、龋齿的形成和局部感染。黏膜炎可明显诱发口腔局部出血和感染,还可引起系统感染导致脓毒血症。这些口腔并发症能引起各种不同程度的不适和不良反应,影响患者的进食能力,从而可能影响机体营养状况。指南中关于口腔并发症的治疗方法有大量综述[41]。

口干症

> **案例 94-2**
>
> **问题 1:** J. B. ,男,55 岁,最近被诊断为局部晚期头颈部肿瘤。他的治疗方案包括:外科术后顺铂、氟尿嘧啶结

合放疗 6 周。经过系统评估,J. B. 口腔卫生状况不好,需咨询大学附属医院口腔科后再进行放、化疗治疗。J. B. 在化疗中是否有患口腔并发症的风险?应采取何措施降低此风险?

如前所述,J. B. 患口腔并发症的风险很高。口干症是头颈部放疗最常见的不良反应之一,继发于放疗引起的唾液腺变化[42]。有证据表明,对唾液腺给予的放射剂量与腺体变化程度直接相关[43]。大多患者在接受不超过 60Gy(放射吸收剂量)放射治疗后,唾液腺会发生变化,这种变化在化疗结束后 6~12 个月逐渐恢复。J. B. 还需要服用化疗药物(如顺铂),该药会引起口干症,从而进一步增加对唾液腺的毒性。临床经验显示,即使只有 2~3 个 2Gy 的放射剂量也可引起口干症[43]。

唾液腺的损伤会引发各种效应,包括失去唾液的缓冲功能、唾液的 pH 降低、没有机械冲刷作用、唾液中免疫球蛋白 A 减少,以及唾液分泌的减少。此外,口干症可使味觉发生改变,使一些患者失去分辨甜味和咸味的能力,有些患者总觉得味苦。口干症往往还会引起龋齿。龋齿和脱钙作用严重到一定程度,牙齿完整性受损,从而产生裂缝。因为没有足够的唾液帮助口腔清除细菌,口干症患者口腔内细菌增多更容易诱发感染。

治疗和预防

阿米福汀,是一个有机硫代硫酸化疗保护药物。有研究证明,术后接受放疗的头颈部肿瘤患者,使用阿米福汀可以减少中到重度口干症的发生率。ASCO 发布的指南推荐在分次放疗且未同时进行化疗的头颈部肿瘤患者中使用阿米福汀,以减少急性和迟发型口干症的发生率[44]。但因价格过高和不良反应,阿米福汀的应用受到限制。如果发生了口干症,治疗措施包括刺激现有的唾液分泌和唾液替代品补充损失的唾液。较低剂量的毛果芸香碱全身给药(口服每次 5~10mg,每日 3 次)可以刺激唾液分泌,可能在临床上给放疗后口干症患者带来显著益处[45]。但也有研究不支持这一结果。毛果芸香碱与剂量相关的不良反应包括类胆碱反应,如出汗、鼻炎、头痛、恶心和腹部绞痛。一篇关于肿瘤治疗中口腔并发症的综述文章建议西维美林(30mg 口服,每日 3 次)和氯贝胆碱(25mg 口服,每日 3 次)比使用毛果芸香碱的副作用少[42]。无蔗糖的硬糖果以及无糖口香糖都能刺激唾液分泌,但这种方法通常被看作口腔安慰剂。唾液替代品也能给口干症患者带来舒适感。市售的唾液替代品通常被推荐用于餐前和睡前。常用的有几种剂型,包括喷雾剂、洗剂、口香糖。患者觉得某种产品或剂型无法接受或无效,可以试试其他剂型或产品。研究表明,含羧甲基纤维素或羟乙基纤维素的唾液替代品比水或甘油基质的溶液更能有效地缓解口干[46,47]。

预防放疗引起的龋齿最好是同时进行氟化物冲击疗法[48]。一般来说,酸性氟化物最有效,但是对于口腔黏膜炎患者而言,中性氟化物可能更易于接受。指导患者每日用 5~10ml 氟化物洗液含漱 1 分钟。0.4%的氟化亚锡凝胶或 1.1%的氟化钠凝胶牙膏也可用于减少患龋齿风险。认真对待口腔卫生、定期做牙科检查,以及禁食蔗糖都可以使

龋齿风险降到最低。

总之,对接受头、颈部放射治疗或化疗,具有口腔并发症高风险的患者而言,开始治疗前应咨询牙科医生。还有罹患恶性血液病最有可能经历长时间骨髓抑制的患者。治疗前进行口腔评估,采取干预措施可以消除潜在的口腔感染或刺激因素。治疗期间采取预防措施也可显著降低口腔并发症发病率[48,49]。考虑到 J. B. 放疗的放射剂量和同时使用顺铂等风险因素,在开始治疗前需要进行牙科检查。

黏膜炎和口腔炎

案例 94-2,问题 2: J. B. 成功地完成了他第一疗程 2 周的联合放化疗治疗;但在第 3 周的第 3 日,他主诉舌头腹侧表面有灼烧感、不适和疼痛。临床检查发现,他两侧的舌腹侧表面及口腔底都出现红斑,两个区域都有一些离散的损伤。J. B. 这些新的症状最可能是什么原因引起的呢?此时采取何治疗方法?

黏膜炎是化疗和放疗对口腔上皮细胞的非特异性效应。未角化的黏膜最易受影响。因此,口颊面、唇、软腭黏膜、舌两侧和口腔底是最常受累的位置。尽管最初损伤都是离散的,但通常会进展成大面积的溃疡。损伤通常不会侵入到口腔外,但会下行至食管乃至整个消化道。黏膜炎和口腔炎这两个术语可以相互通用。黏膜炎可以发生在整个消化道的任何一个位置。症状和体征通常出现在化疗后 5~7 日或放疗过程中的任意时间段。抗代谢药物(例如,甲氨蝶呤、氟尿嘧啶、卡培他滨和阿糖胞苷)和抗肿瘤抗生素是最常见的对消化道上皮细胞产生直接作用的化疗药物。通常损伤减轻或完全恢复需要大约 1~3 周时间,时间长短取决于损伤的严重程度。同传统化疗药物引起的口腔毒性不同,mTOR(雷帕霉素哺乳动物靶点)抑制剂类药物常见而且典型的口腔损害为口疮样黏膜损伤或口腔炎。损伤大多发生在第 1 个化疗周期的第 1 周内。治疗方法主要是支持疗法和减量[50]。

在严重的病例中,黏膜炎可能需要经胃肠外给予阿片类镇痛药缓解疼痛。其他症状包括难以进食和说话。黏膜炎可能会和口腔感染(特别是鹅口疮)混淆,或者这两者会同时发生。局部或全身性细菌、真菌、病毒感染可能发生,并可引起特征性病变,但损伤的出现通常并不总是与感染源相关。这一点在中性粒细胞减少患者身上特别明显,因为这类患者不能产生完整的炎症反应。在这些患者中,感染性损伤的临床表现可能和病原菌的存在及其数量并没有很大的相关性。正常情况下,黏膜提供了天然的屏障,阻挡正常口腔菌群的侵入,但溃疡的黏膜使得病原菌可以进入血循环,除了局部感染以外,患者还可能因此患上致命的感染或脓毒血症。

治疗和预防

黏膜炎的治疗方法为姑息疗法。通常推荐使用局部麻醉药物,包括利多卡因溶液或 0.5% 和 1% 盐酸达克罗宁。相同配比的利多卡因、苯海拉明,以及含镁离子或铝离子的抗酸剂合用,分别发挥麻醉、止血的功效。很多医疗机构自制的混合漱口产品也含有这些成分,以及抗菌药物、制霉菌

素或糖皮质激素。糖皮质激素具有抗炎活性,抗菌药物和抗真菌药物具有抗菌或抗真菌活性。另一个局部用药硫糖铝,具有黏膜保护作用,可以保护损伤部位,减轻不适感。所有这些局部用药都只能控制症状,没有证据支持某一个药物比另一种药物止痛效果更好。此外,这些产品只能缓解口腔和咽喉部损伤,无法到达胃肠道发挥作用。

所有含局麻药物制剂的推荐用法都是"含漱-吐出"。一般每次 5~10ml,每日 3~6 次。患者含漱的时间越长,与药物接触时间就越长,理论上讲,缓解症状的效果就越好。所以建议患者在吐出含漱液以前应尽可能地延长含漱时间。如果患者不慎吞服了含局麻药的含漱液,产生全身效应的风险很小。但大剂量吞服可以导致镇静或心律失常。其他的姑息疗法包括局麻药苯佐卡因和冰块。对小面积局部损伤先用海绵拭干表面,然后再涂上苯佐卡因药膏。患者还会发现含化冰块也能舒缓症状。但是,大部分患者需要全身止痛治疗以减轻疼痛。文中表 94-1 提供了治疗口腔炎的指南[41]。

表 94-1

黏膜炎治疗指南

口腔护理包括以下内容:
1. 去掉义齿,避免进一步刺激和组织损伤
   坚持使用软毛牙刷,轻轻刷洗牙齿
   避免使用含酒精的漱口产品,因为酒精会引起疼痛,使口腔黏膜干燥。应使用普通的生理盐水或碳酸氢钠漱口水
2. 使用局麻药物,控制局部疼痛,特别是饭前(可以加入抗酸药和抗组胺药)。全身性应用阿片类止痛药物包括芬太尼透皮贴剂可治疗严重口腔黏膜炎引起的疼痛。通常避免使用对乙酰氨基酚和布洛芬,因为对乙酰氨基酚会掩盖中性粒细胞减少患者的发热症状。布洛芬会增加血小板减少患者的出血倾向
3. 充分水化和充足的营养摄入:
   清淡饮食,避免辛辣、酸的和含盐量高的食物
   避免粗糙食物,必要时使用食物搅拌器加工
   用无糖口香糖或无糖硬糖,刺激唾液分泌和加强咀嚼运动
   必要时给予静脉营养支持
   避免过热或过冷饮食
   将营养补充剂制成奶昔或冰激凌

Gelclair 是一种生物黏附口腔凝胶,含有聚乙烯吡咯烷酮、透明质酸和甘草次酸(但没有酒精或麻醉药物)。它为黏膜表面提供了一层黏附屏障,保护受损的口腔黏膜免受食物、饮料和唾液的刺激[51]。目前缺乏临床对照研究数据。在一项研究中,20 位正在接受放射治疗的头颈部肿瘤患者发生了口腔炎,将 Gelclair 和标准的治疗包括硫糖铝和利多卡因进行比较研究,结果在止痛作用方面,两者没有显著性差异[52]。

J. B. 此时有轻度的口腔炎症状,应鼓励他保持口腔卫

生,做好口腔护理。此外,还应为其开具局部麻醉药。推荐局部使用利多卡因或局部用利多卡因与苯海拉明及抗酸药的混合物,每次 5~10ml,每日含漱 3~6 次。如果后续几日损伤进一步加重,则需全身性应用阿片类药物。J. B. 还应对口腔局部感染进行仔细评估。

案例 94-2,问题 3:J. B. 的口腔炎可以预防吗?

以前,对放化疗引起的口腔炎的治疗旨在减轻症状,以及避免对口腔黏膜的进一步损伤。冷冻疗法对减轻化疗引起的口腔炎的严重程度也有些效果[53]。在化疗开始前 5 分钟将冰块含在口中,坚持 30 分钟。理论上,冰块可以减少口腔血流,从而保护分裂期细胞免受细胞毒药物的危害。0.12% 的葡萄糖酸氯己定可减少口腔炎的感染频率和严重程度[54,55],但不是所有研究都证明其有效。这种溶液可以当作漱口水用,每日 2 次。不良反应包括偶尔的灼烧感(可能是由于产品中含有酒精的成分,可以通过用水稀释减轻刺激)、牙齿染成浅棕色,不过较容易去除。葡萄糖酸氯己定可能是通过清除口腔内的微生物,减少口腔炎发作的次数和严重程度。

尽管有这些预防措施,但上述方法的疗效都未经证实。目前为止,唯一有证据支持其有效性的药物是帕利夫明,这是一种重组人角质细胞生长因子,有研究证明,对接受异基因造血干细胞移植(HCT)的恶性血液病患者,使用该药可减少口腔炎的发生率和严重口腔炎的持续时间。更多信息参见第 101 章。

其他减少口腔炎发生率,减轻症状的方法包括减少放射量或化疗药物剂量,但这又会有治疗效果降低的风险。对一些抗肿瘤治疗方案而言,口腔炎是与剂量相关的毒副作用。不幸的是,没有预防措施可以减少 J. B. 在放化疗阶段患口腔炎的概率,因而对于 J. B. 来说,治疗的目标就是缓解症状。

食管炎

细胞毒化疗和放疗还可以损伤食管黏膜。尽管吞咽困难是食管炎患者常见症状,还是应该排除其他原因引起的吞咽困难。因为接受骨髓抑制细胞毒化疗的患者可能会出现感染性食管炎,在开始治疗食管炎前,治疗前应做细菌、病毒、真菌培养,确定食管炎感染原因。食管炎的对症治疗方法和口腔炎类似。其他的治疗方式包括注意饮食(例如:禁食酸性和刺激性食物)和服用其他药物(例如:组胺-2[H_2]受体阻滞剂、抗酸剂、质子泵抑制剂)都可以减少对食管的刺激,改善舒适度。患有严重食管炎的患者应给予仔细监护,确保充分水化和充足的营养摄入,教育患者避免食用酸性和刺激性食物。随着骨髓抑制减轻,食管炎症状会在 1~2 周内缓解。

下消化道并发症

抗肿瘤治疗引起的消化道并发症包括吸收不良、腹泻和便秘。这些症状可能与放化疗后消化道结构改变有关。一些研究者指出,在接受细胞毒联合化疗的患者或动物的消化道内,绒毛萎缩和隐窝细胞有丝分裂停止[56-58]。另有研究者认为,化疗可以引起肠壁细胞线粒体、内质网肿胀,肠微绒毛缩短。小肠和大肠的各种变化使得药物的吸收减少,而平时,药物主要是在小肠的上部被吸收。

细胞毒药物引起的肠道结构变化可能也是腹泻的原因,含有伊立替康、高剂量阿糖胞苷或氟尿嘧啶的治疗方案经常引起腹泻。相反便秘较少。长春碱可以引起腹部绞痛、便秘、自主神经失调(见神经毒性部分)导致的麻痹性肠阻塞,出现化疗引起的便秘。便秘也是沙利度胺的不良反应。便秘应预先给予软便剂或轻泻剂。化疗相关的腹泻或便秘发生率很难识别,因为通常与肿瘤及抗肿瘤治疗相关的药物(例如:阿片类镇痛药、止吐药、抗酸药)和临床条件(如:不活动、骨髓压迫)也可能引起这些症状。

腹泻

案例 94-3

问题 1:B. G.,女,60 岁,复发性结直肠癌,对 FOLFOX(氟尿嘧啶、亚叶酸钙和奥沙利铂)方案不敏感,正准备接受初次的西妥昔单抗和伊立替康治疗。如果她出现腹泻,该给她什么指导?

腹泻是肿瘤治疗常见的毒性反应,在用氟尿嘧啶和伊立替康治疗的患者中更常见。此外,腹泻也是新的靶向治疗最常见的副作用之一。近期的一篇综述很好地总结了靶向治疗引起的腹泻[59]。腹泻是一种毒性反应,患者教育在腹泻中非常重要。患者如果没有认识到潜在的严重状况,明白自我治疗的重要性,或不知道什么时候应该联系医生,则有可能导致危及生命的后果。腹泻发生的机制并不完全明确,很可能是多种因素作用的结果,其变化取决于治疗方式的不同。腹泻可能是药物直接作用于胃肠道黏膜的结果,分泌因素、肠蠕动紊乱、免疫治疗相关因素(伊匹单抗),以及副交感神经(伊立替康)的作用。伊立替康在治疗的早期或晚期都可以引起严重的腹泻,不同阶段的腹泻产生的原因不同。伊立替康特有的早发性腹泻(治疗后 24 小时内)可能由副交感神经兴奋引起。患者经常会报告胆碱能神经系统症状,如鼻炎、唾液增多、瞳孔缩小、流泪、出汗、面部潮红和腹部绞痛。这些症状可以通过阿托品静脉或皮下给药 0.25~1mg 预防或治疗。迟发性腹泻(一般在治疗结束 24 小时以后)可能持续时间长,从而引起脱水、电解质紊乱和住院率显著升高。对伊立替康引起的腹泻,患者应该立即服用洛哌丁胺 4mg,之后 12 个小时内每隔 2 小时给予 2mg,减少肠蠕动[60]。洛哌丁胺的最大用药剂量为 24 小时内不超过 16mg,但这并不适用于伊立替康引起的腹泻。如果必要,还要给患者补充液体和电解质。鉴于化疗相关性腹泻可能会引起严重的并发症,迅速采取治疗措施是十分必要的。

如果患者使用最大剂量的洛哌丁胺仍无法控制腹泻症状,可以选用生长抑素类似物奥曲肽控制腹泻。一项随机对照试验比较了洛哌丁胺和奥曲肽在急性白血病患者或接受 HCT 治疗患者中的止泻效果,结果显示洛哌丁胺更加有效[61,62]。不过，有些证据显示奥曲肽可以很好地控制氟尿嘧啶或其他高剂量化疗方案引起的腹泻[63,64]。这些研究的结果并不一致。在一些研究中，接受放化疗或单纯化疗的结直肠癌患者使用长效奥曲肽没能减轻腹泻[64,65]。奥曲肽有抑制肠道分泌活性，增加肠道内钠离子、氯离子和水的吸收。奥曲肽的使用剂量为每次皮下注射 100 ~ 2 000μg，每日 3 次，或使用长效制剂 20 ~ 40mg[64,65]。尽管止泻作用和奥曲肽的剂量显示出一定的相关性，但最佳剂量仍需更多的研究来确定。依据现有的证据，奥曲肽应限于细胞毒化疗相关性腹泻的二线治疗药物。其他的治疗选择，包括抗菌药物、阿片类药物以及糖皮质激素类药物，在一些综述文献里有评价和总结[59,66]。

B.G. 应被告知腹泻是伊立替康的常见不良反应，在接受伊立替康治疗后 24 小时内，一旦开始有腹泻症状，应立即告知看护人员，以便及时接受阿托品治疗。此外，还需为她开具处方药洛哌丁胺，并指导她在化疗后的 24 小时以后出现腹泻时如何使用该药物。

皮肤毒性

抗肿瘤治疗的皮肤毒性包括脱发、色素沉着过度、放射性回忆反应、光敏性皮炎、指甲变化、手-足综合征、痤疮、超敏反应、渗出。对此，一些综述性文献详细表述了靶向药物的皮肤毒性，为这类问题提供了很好的参考[67-70]。

脱发

案例 94-4

问题 1：C.W.，女性，45 岁，近期被诊断为乳腺癌，并接受了乳房肿块及淋巴结切除术。她将接受 20 个疗程的患侧乳房放射治疗。还需要接受化疗使复发的风险降到最低。她的化疗方案为 4 个疗程的多柔比星和环磷酰胺，今天是她第 1 次到医院接受化疗。尽管手术很顺利，但 C.W. 特别害怕接受联合化疗。你在接受 C.W. 咨询时，应告知她最常见的毒性反应。说明骨髓抑制、恶心、呕吐发生的可能性和处理方法。当你详述这些事项时，C.W. 专心聆听，但她最关心的问题是她是否会脱发。C.W. 关心的问题是否为大部分肿瘤患者都关心的问题？该怎样回答这个问题？

C.W. 关心的脱发问题是肿瘤患者在接受第 1 次化疗时都会关注的问题。事实上，一些调研报告表明，在患者最害怕的毒性反应中，脱发仅次于恶心和呕吐排第 2 位。因为毛囊球部细胞每 12 ~ 24 小时更新 1 次，细胞对各种细胞毒化疗药物都很敏感。通常，头发毛囊有独立的生长周期，包括生长期（生长）、衰退或过渡期（毛发生长中期），还有休止期（静止期）。尽管大部分人每日大概会掉 100 根头发，但肿瘤患者掉发的数量大大增加。因为大约 85% ~ 90% 的头发毛囊都处于生长期，化疗药物会部分或完全抑制有丝分裂，损伤毛母细胞的新陈代谢过程。这些作用会导致头发变稀疏、变脆弱，或者无法生长。即使是轻微的接触，如正常梳理头发或在枕头上摩擦也可以破坏脆弱的头

发导致脱发。脱发通常在第 1 疗程完成后 7 ~ 10 日开始，1 ~ 2 个月内最明显。

其他的毛发，如胡须、眉毛、睫毛、腋毛、阴毛等都会受影响，但这些影响程度不同，取决于有丝分裂的速度和处于生长阶段的毛发的比例[71,72]。

C.W. 应被告知会出现脱发的情况，还应让她知晓细胞毒化疗引起的脱发是可逆的。在化疗结束后 1 ~ 2 个月头发会开始再生。再生的头发颜色、质地可能发生改变，新的头发可能颜色变浅、变深，有的头发也会变卷。

一些干预措施可以预防化疗期间的脱发。这些措施尝试阻止化疗药物从血液循环进入毛囊。要么使用止血带压紧头皮，要么使用冰帽使局部低温、血管收缩。考虑到这些方式会给肿瘤细胞提供避难所，这些措施严禁用于恶性血液病患者以及其他有头皮转移风险的肿瘤。考虑到这些用品的有效性和安全性，美国禁止这些产品在市场销售[72,73]。局部使用米诺地尔的研究，目前没有令人满意的结果[74]。

C.W. 所担心的是许多肿瘤患者都会担心的问题，而不只是乳腺癌患者。C.W. 很可能会大面积脱发，也可能头发会掉光，这取决于她的头发厚度和生长速度。她应被告知怎样减少脱发给外貌带来的变化，比如戴假发、时尚的头巾或帽子。她还可以寻求志愿者的帮助，以度过这段困难的时期。作为医疗消费，发套是可以免税的，一些健康保险项目也包含了这类费用。如果 C.W. 打算使用头套，那么可以建议她在脱发前挑选一副假发。

案例 94-4，问题 2： 除了脱发，C.W. 还会有其他的皮肤或指甲变化吗？

指甲和皮肤变化

细胞毒和靶向抗肿瘤药物还会引起一些皮肤和指甲的变化，这也会给 C.W. 带来困扰。

这些毒性的主要结果是影响外表。通常在化疗停止或结束后 6 ~ 12 个月能够恢复。

指甲变化

脚趾甲和手指甲生长停滞的方式和头发一样。甲床有丝分裂减少或停止，会在指甲上产生一条水平凹陷。几周之内，这些苍白色水平凹陷（博氏线）开始出现在甲床上。这种症状在接受化疗超过 6 个月的患者中很常见。这条生长停止线会随着指甲的进一步生长向指尖端推移，通常 6 个月后会消失。使用紫杉醇和多西他赛的患者约有 40% 会出现出血、甲床剥离、变色、急性渗出性甲沟炎等指甲症状[67,75]。环磷酰胺、氟尿嘧啶、柔红霉素、多柔比星和博来霉素会引起指甲色素沉着，其机制不明[76,77]。表现为棕色或蓝色横纹或纵纹。皮肤颜色越深的患者越容易出现这种症状。和博氏线一样，这些色素沉着线也会慢慢随着指甲生长，最终被剪掉。与指甲相关的不良反应没有标准化的治疗方法。可以考虑使用口服抗菌药物和糖皮质激素。

皮肤色素变化

皮肤色素变化是最常见的化疗不良反应之一,但对其机制了解最少。接受细胞毒药物治疗的患者偶有色素减退的报告,但色素沉着更为常见。通常色素沉着和某个确定的因素或系统毒性没有关系。使用很多种类的细胞毒药物都可以引起皮肤色素沉着,如蒽环类药物、烷化剂、抗代谢类药物。大部分药物引起弥漫的、全身性色素沉着。但也可以局部出现于黏膜、头发或指甲。能引起大面积皮肤色素沉着的典型药物有白消安、环磷酰胺、氟尿嘧啶、放线菌素和羟基脲等[67]。

各种不同的化疗药物可以引起不同形式的色素沉着。氟尿嘧啶和博来霉素可以引起一种特殊的发生在注射给药的静脉上的匐行性色素沉着[78,79]。一些研究者将这种症状归为亚临床的静脉炎。博来霉素能在压力止血点处产生色素沉着。有报道表明,塞替派可以在绑缚绷带的皮肤上产生色素沉着,可能是因为分泌的汗液中含有塞替派[80]。有趣的是,又有报道称皮肤接触到塞替派和氮芥会产生色素减退[81,82]。尽管色素沉着反应经常会发生在皮肤上,也有罕见的发生在头发上的报道。甲氨蝶呤可以在浅色头发上产生色素带。这种情况出现在间断性接受高剂量甲氨蝶呤化疗的患者身上。有研究者将这一现象称"标志特征"[83]。另外,头发褪色也见于一些酪氨酸激酶抑制剂类药物,包括舒尼替尼、伊马替尼、帕唑帕尼。这种副作用是因为c-KIT信号抑制导致的色素合成减少[84]。为了减轻患者对这些色素变化的担忧,在开始化疗前应为患者提供咨询。

如前所述,患者在接受细胞毒化疗时发生的色素变化基本上是个美观性的问题。能够预见这些令人苦恼的不良反应,在患者教育时恰当的描述一些案例是非常重要的。这个时候,C. W. 应该接受咨询,医生应告知她将会产生的不良反应,因为她要使用的几个药物都会引起弥漫性或局部性的皮肤、指甲色素沉着。还应该确定的告诉她所有的色素改变问题都会随时间解决。

手-足综合征

有些患者在接受化疗时手掌皮肤会出现红斑,有时会出现在脚掌上。患者还会表述手或脚有刺痛、灼烧感,而不仅仅是表述为疼痛。这些体征和症状可能在几日后消失,也可能会进展为大疱样损伤,继而产生脱皮现象。这种反应被称为化疗相关性肢端红斑或掌跖感觉丧失性红斑综合征。通常引起这种反应的药物包括阿糖胞苷、氟尿嘧啶、多柔比星、脂质体多柔比星、多西他赛、卡培他滨、索拉非尼、舒尼替尼、帕唑帕尼、瑞格非尼、阿西替尼,以及威罗非尼[85,86]。有研究表明,使用含尿素的霜剂能有效地预防手足综合征,这个研究结果源于使用卡培他滨和索拉非尼的患者。两类研究中的患者都使用了10%的尿素霜,1日3次,疗程6~12周,手足综合征的发病率有所降低[87,88]。治疗主要针对症状控制,停药或中断治疗都对缓解症状有帮助。症状缓解后重新开始治疗时,可以从较低剂量开始。

痤疮-红斑皮疹

表皮生长因子受体(epidermal growth factor receptor, EGFR)抑制剂和表皮生长因子受体单克隆抗体最常见的毒性就是皮肤毒性,其机制可能是抑制了 EGFR 依赖性组织中的酪氨酸激酶通路,包括皮肤中的角质细胞。厄洛替尼、吉非替尼、阿法替尼和拉帕替尼是小分子的酪氨酸激酶抑制剂,靶向 EGFR 的细胞内区域,西妥昔单抗和帕尼单抗都是单克隆抗体,靶向的是 EGFR 的细胞外区域。这些药物都和皮肤毒性相关。使用这些药物的患者发生皮肤毒性反应的比例超过 50%,而且反应呈剂量相关性。通常在接受治疗 1~2 周内,患者躯体上部、面部和头皮会突然出现大量小脓疱和斑丘疹。

皮疹的严重程度大多为 1~2 级,有时还有皮肤干燥和瘙痒,但一旦停药都会完全康复,没有后遗症[69,89]。有证据表明皮疹的严重程度和这类药物的有效性相关。一项针对Ⅲ期临床研究的回顾性分析指出,在接受厄洛替尼的非小细胞肺癌患者中,出现皮疹的患者比没出现皮疹的患者生存期更长。没有皮疹的患者生存期约 1.5 个月,皮疹程度为 1 级的患者生存期 8.5 个月,皮疹程度为 2~3 级的患者生存期达到了 19.6 个月[90]。在使用西妥昔单抗治疗结直肠癌的患者中也有皮疹和疗效相关的证据[91]。很多正在研究中的治疗方法有望减轻或预防这种副作用。应告知患者尽量减少日光暴露,使用润肤乳或润肤霜保持皮疹的湿度,避免干燥物[92-95]。癌症支持疗法多国学会(Multinational Association of Supportive Care in Cancer, MASCC)研发了一种表皮生长因子抑制剂引起皮肤毒性工具,用来帮助临床医生监测和上报表皮生长因子引起的皮肤毒性。此外,MASCC 还出版了表皮生长因子抑制剂相关皮肤毒性的预防及治疗患者信息手册和临床实践指南。因为皮疹会引起明显的不适,推荐大多数患者在治疗开始后的 6~8 周采取预防措施,包括含 1%氢化可的松的保湿霜、防晒霜,或者使用米诺环素和多西环素[95]。

皮肤干燥

很多细胞毒抗肿瘤药物(特别是博来霉素、羟基脲和氟尿嘧啶)以及一些靶向制剂(表皮生长因子抑制剂)可引起皮肤干燥。通常皮脂腺和汗腺分泌油脂、乳酸酯,以及其他物质使得皮肤角质层保持柔软,帮助皮肤角质层保留水分。在接受细胞毒治疗的患者身上,药物产生对皮脂腺和汗腺细胞的抑制作用是引起皮肤干燥的可能原因。局部应用润肤霜可以改善这种干燥症状。

与放射治疗的相互作用

案例 94-4,问题 3: C. W. 最近完成了整个乳腺癌放疗疗程。这次随诊后 3 日,她打算离开 1 周,去佛罗里达度假。在放射治疗、阳光暴露和细胞毒抗肿瘤药物之间会有相互作用吗? C. W. 需要特别注意些什么吗? 哪些是她需要了解的和药物毒性相关的症状和表现呢?

细胞毒治疗、放射治疗,以及紫外线(包括体外照射和自然光源)间的相互作用可以分为:放射敏感性反应、放射回忆反应、光敏反应、晒伤复发反应(表94-2)。

表94-2

放、化疗相关反应

放射敏感反应		
博来霉素	多柔比星	羟基脲
更生霉素	氟尿嘧啶	甲氨蝶呤
依托泊苷	吉西他滨	
放射回忆反应		
包括以上所有药物		
长春碱	表柔比星	卡培他滨
依托泊苷	紫杉醇	奥沙利铂
	多西他赛	
对紫外光的反应		
光毒反应		
达卡巴嗪	硫鸟嘌呤	甲氨蝶呤
氟尿嘧啶	长春碱	丝裂霉素
阳光灼伤激活反应		
甲氨蝶呤		

来源:Payne AS et al. Dermatologic toxicity of chemotherapeutic agents. *Semin Oncol.* 2006；33；86；Yeo W, Johnson PJ. Radiation-recall skin disorders associated with the use of antineoplastic drugs；pathogenesis, prevalence, and management. *Am J Clin Dermatol.* 2000；1；113；Alley E et al. Cutaneous toxicities of cancer therapy. *Curr Opin Oncol.* 2002；14；212.

一些很好的综述性文章对每一种相互作用都做了详细的阐述。后面将讨论放射治疗和细胞毒治疗相互作用的重要原则[96-98]。少数细胞毒药物和放射治疗可以产生协同作用,使得放疗效果增强。原因可能是药物干扰了放射修复过程。放疗可以改变DNA分子结构,但切除修复可以使细胞去掉DNA单链上小的、被破坏的部分,依据另一条链上的模板插入新的碱基。这种修复机制需要几种酶,包括DNA聚合酶。细胞毒药物可以干扰细胞损伤修复所需的一些酶及合成机制。尽管放疗和细胞毒治疗的协同作用经常用于实体瘤的治疗,但这种作用也可能对正常组织(如皮肤、食管、肺和胃肠道)产生不良反应。其中放射反应最常累及皮肤。

这些反应可以产生严重的组织坏死,危及器官功能,使得后续治疗延迟或被迫终止。这种反应可以进一步分为放射敏感反应或放射回忆反应。2种反应最根本的区别在于放疗和化疗的时间关系。通常敏感反应是指放疗同时或放疗后1周内再加上化疗。回忆反应是指放疗几周到数年后再进行化疗时,之前接受过放疗的组织产生的炎症反应。放射回忆反应与以前临床表现出的放射性损伤没有关联。

引起放射回忆反应的药物和引起放射敏感性反应的药物是一样的,这一点不足为奇。处理方法为支持疗法,主要是局部用药,包括糖皮质激素等[96,98-101]。

因为紫外光有足够的能量可以引起生物分子的光化学改变,细胞毒药物可以对这个过程产生影响。随后产生的反应通常没有放疗产生的反应严重,产生的机制可能也不一样。光敏反应的定义为由某些药物引起的对紫外光的红斑反应增强(见表94-2)。甲氨蝶呤还能引起晒伤复发反应,和前文中描述的放射回忆反应表现类似,但较轻微。反应比初始的阳光灼伤严重,会引起严重的水疱,通常仅见于接受大剂量甲氨蝶呤的患者。尽管化疗药物引起光敏反应的发生率没有准确的数据,但可能比我们想象的要高。例如,有些我们认为是过敏引起的红斑状周期性皮疹可能就是光敏反应[67,102]。

C.W. 使用的多柔比星可以和放疗产生相互作用。尽管这种报道并不多,但多柔比星确实能使接受过放疗的某些皮肤区域产生更多的红斑。因为 C.W. 发生光敏反应的风险增高,她应该在化疗后几日到一周的时间里避免直接曝露在阳光下。尽管目前没有资料表明防晒霜对 C.W. 这类患者有效,还是应该建议她在无法避免阳光暴露时使用高防护因子的防晒霜。防晒服和帽子可以为 C.W. 提供更好的保护。此外她还需利用间歇休息时间定时评估皮肤对阳光的反应,全天候观察。

案例94-4,问题4: C.W. 怎样知道她自己发生了放射性皮肤反应? 如果发生了这种反应,应给予哪些治疗?

如果 C.W. 发生了放射皮肤反应,她的皮肤会很容易灼伤,出现红斑或发红,随后还会出现干性脱皮。反应更严重的话,会出现小的水疱和渗出。特别严重的情况会出现坏死伴持续疼痛的溃疡。可能出现炎症后色素沉着过度或皮肤脱色情况。治疗的方法取决于反应的严重性。情况不严重可以使用加入激素类润肤霜或清凉敷贴。但受过辐射的皮肤恢复能力差,坏死和溃疡非常难以处理。通常会用外科清创术保持溃疡面清洁。但即使溃疡是清洁的,分泌物和细菌污染也是持续的困扰。除了皮肤以外,其他产生放射反应的组织(例如肺、食管、胃肠道)通常用口服糖皮质激素治疗,尽管目前对这些药物改善症状或减轻进一步损害的效果缺乏证据支持。如果 C.W. 出现了以上任何体征或症状,她应该立刻就医。

刺激和起疱反应

案例9-4,问题5: 在接受第3阶段化疗时,C.W. 使用的药物为多柔比星和环磷酰胺静脉注射,在给药后,C.W. 立刻感觉在注射部分有灼烧和疼痛感。她形容这种感觉和她在以前的疗程中感受到的轻微的不适明显不同。体格检查发现注射部位有轻微的红斑和硬结。在给予化疗药物后会有哪些类型的局部反应?

一些明显的局部反应(从短暂的局部刺激到严重的皮

肤、周围脉管系统和支撑结构坏死)会在细胞毒化疗后发生[68,103,104](表94-3)。有的反应特点是立即产生局部灼烧感、痒和红斑。有些患者还会发生沿给药静脉的"暴发"反应。还有发生在细胞毒药物化疗后更严重的反应，包括刺激性药物或稀释液外渗引起的静脉刺激(静脉炎)[68,103]。外渗是一种潜在的严重局部反应，在化疗过程中发生率为1%，原因是静脉给药时因为渗漏或注射器刺穿了静脉，药物被不慎注入了周围组织，从而使周围组织直接暴露在细胞毒化疗药物下引起损伤。

表 94-3

产生局部毒性的化疗药物

可能引起疱疹的药物	
放线菌素 D	表柔比星
柔红霉素	链佐星
多柔比星	长春碱
伊达比星	长春新碱
氮芥	紫杉醇
丝裂霉素	奥沙利铂
刺激性化疗药物	
卡莫司汀	依托泊苷
顺铂	米托蒽醌
达卡巴嗪	马法兰
长春瑞滨	长春地辛
环磷酰胺	替尼泊苷

来源：Doellman D et al. Infiltration and extravasation：update on prevention and management. *J Infus Nurs.* 2009；32：203；Boulanger J et al. Management of the extravasation of antineoplastic agents. *Support Care Cancer.* 2015；23(5)：1459.

发生外渗的药物如果有发疱或刺激性特性，反应会更加严重。所有具有发疱特性的药物都有可能产生破坏性的反应。那些能和 DNA 结合的药物(如蒽环类药物)可能产生最严重的损害。使用具有这些特性的细胞毒药物治疗可能产生静脉炎和疼痛。外渗可以引起严重的局部刺激或软组织溃疡，但程度取决于使用的药物、外渗的药量和浓度。此外对于很多细胞毒化疗药物的发疱特性还没有清晰的共识，许多参考书根据药物引起疱疹的特性和刺激特性对药物进行了不同的分类。最初可能无法区分局部刺激反应和外渗引起的疱疹，所以一旦使用了能发疱或有刺激性的药物，出现反应时就要按外渗处理。

当发生外渗时，不同患者会表现出一系列不同的体征和症状。具有发疱特性的药物渗入组织，通常会产生严重的灼烧感，这一感觉会持续数小时。尽管有时候并没有立刻出现任何明显的症状或体征，但在用药后数日到数周内，

外渗点外部的皮肤会发红、发硬。发红的部位可能会逐渐消失，也可能会发展为溃疡或坏死[103]。

> **案例 94-4，问题 6：** 什么因素使 C. W. 发生外渗的风险增加？什么样的给药技巧和注意事项可以使外渗风险降到最低？

有几个因素与细胞毒性化疗后外渗和随后组织损伤的风险增加有关。这些风险因素包括全身性血管疾病，常见于老年或体虚患者、经常接受静脉穿刺，以及使用刺激性化疗药物的患者(后者的静脉变得脆弱和不稳定，局部血流减少)；静脉压升高，常见于腋下手术后上腔静脉堵塞或静脉回流受阻的患者；注射部位之前接受过放射治疗；给药的静脉近期接受过静脉穿刺术；注射部位位于关节表面，增加了针头移位的风险；其他的风险因素[68,103]。

如果外渗发生在皮下组织较少的部位(例如手背或手腕)，组织损伤会更严重。因为伤口愈合会更困难，皮下深层结构(如肌腱)药物暴露的风险也会增加[103]。这些风险因素增加了接受发疱化疗药物治疗患者使用中央导管的概率。

C. W. 有几个产生外渗的风险因素，因为乳腺癌，她接受了腋窝淋巴结清除术，发生静脉回流受阻的风险很高。此外，她接受过多次静脉穿刺术，人较瘦，皮下组织相对较少。

具有发疱特性的药物外渗可能产生非常严重的组织损伤，可能导致截肢或死亡。为了防止发病率和死亡率显著上升，工作重点应放在预防上。所有参与给药操作的看护人员都需熟练掌握静脉给药的技能，在执行这类药物的给药操作前，需接受特殊的指导。患者也应知晓，药物注射过程中可能出现的不良反应，一旦感觉异常，如疼痛、痒或灼烧感，应立即报告医生或护士。

> **案例 94-4，问题 7：** C. W. 的肿瘤科护士认为，在给药过程中多柔比星可能发生了外渗，这种情况该如何处理呢？同其他具有发疱特性的药物的处理方式有何不同？

如果尚未使用全部药物，应立即处理潜在的药物外渗，包括停止注射。各种其他的推荐措施可以使药物暴露以及随后的组织损害降到最低(表 94-4)。这包括对外渗部位进行冰敷，抬高患肢。冰敷可以使血管收缩，有助于使外渗物留在局部，让局部血管有时间置换外渗的药物，而热敷被认为会导致血管舒张，增加药物分布和吸收，从而降低刺激性药物在外渗部位的浓度。热敷被推荐用于长春碱类和表鬼臼毒素类药物引起的外渗[103,104]。除了这 2 类药物以外，冷敷的效果比热敷要好。建议使用能够使外渗的化疗药物失活的特定解毒药物。但很多解毒药物的效果都只基于很少的患者资料或动物模型实验，在很多病例中的疗效未得到证实。在一些指南中推荐的解毒药还可能使组织损伤进一步恶化(如，多柔比星的解毒剂碳酸氢钠)。用于发疱类化疗药物外渗的推荐治疗方法见表 94-5[103,104]。

表 94-4

处理发疱类药物疑似外渗的操作步骤建议

1. 立即停止注射，不要拔出针头。任何残留在输液管、针头，以及外渗区域的药物，都应被抽吸出来
2. 尽快联系医生
3. 如果确定恰当，向渗出部位注入解毒剂（尽可能通过原来产生外渗的静脉（IV）针头）
4. 拔出针头
5. 外渗点使用冰敷，抬高四肢 24~48 小时（如果是长春碱或表鬼白毒素类药物，使用热敷）
6. 在患者病历上记录药物、可能发生外渗的量，以及治疗措施
7. 5~7 日内经常检查外渗部位
8. 尽早请外科专家就外渗情况会诊，外科专家可以定期检查外渗部位，如果发生溃疡，外科医生可以快速判断是否有必要开展清创术或切除

引自：Doellman D et al. Infiltration and extravasation：update on prevention and management. *J Infus Nurs.* 2009；32：203；Boulanger J et al. Management of the extravasation of antineoplastic agents. *Support Care Cancer.* 2015；23（5）：1459.

右雷佐生已被确认为可靠的蒽环类抗肿瘤药物外渗解毒剂。右雷佐生，一种铁离子螯合剂，其研究是建立在该药可以避免蒽环类药物对心脏组织的毒性上。2 项前瞻性、多中心无对照研究，对 54 位确认产生蒽环类药物外渗的患者使用了右雷佐生。98.2%的患者避免了外科手术，71%的患者可以继续按原方案治疗，不需要延期。41%的患者因外渗入院。毒性反应包括骨髓抑制、肝功能实验室检查指标升高、恶心、蒽环类药物注射部位疼痛[105]。基于这些结果，右雷佐生被批准用于蒽环类药物的外渗的治疗。右雷佐生的用法为：静脉给药，每日 1 次，连用 3 日，第 1、2 日的剂量为 1 000mg/m^2，第 3 日的剂量为 500mg/m^2。该药应在发生外渗后 6 小时内用药[106]。

超敏反应

几乎所有的抗肿瘤药物都有过个别的发生超敏反应的病例。抗肿瘤药物也能引起所有类型的超敏反应，但据记载，Ⅰ型超敏反应是最常见的类型。Ⅰ型超敏反应是快速发生的反应，大部分由免疫介导，尽管也存在其他的可能的机制。当抗原和免疫球蛋白 E（immunoglobulin E，IgE）相互作用，结合到肥大细胞的细胞膜上，引起肥大细胞脱颗粒，就会产生过敏反应，也称 IgE 介导的反应。Ⅰ型超敏反应

表 94-5

推荐的外渗解毒药物

分类/具体药物	局部/系统解毒药	具体步骤
烷化剂类 顺铂[a] 奥沙利铂 氮芥	1/6-M 硫代硫酸钠溶液	将 4ml 10%硫代硫酸钠同 6ml 无菌注射用水混合用于注射，1/6-M 的溶液，注入外渗部位，每 1mg 氮芥或每 100mg 顺铂的外渗需注射 2ml
丝裂霉素-C	99%二甲基亚砜（W/V）	敷在外渗部位，每 6 小时 1 次，每次 1~2ml，连续 14 日，风干，不要遮盖
蒽环类 多柔比星 柔红霉素	冰敷 右雷佐生	第 1 日立即冰敷 30~60 分钟 每日 1 次，连用 3 日，第 1 次用药应该在外渗发生后 6 小时内 第 1 日：1 000mg/m^2，IV 第 2 日：1 000mg/m^2，IV 第 3 日：500mg/m^2，IV
长春碱类 长春碱 长春新碱	热敷 透明质酸酶	立即热敷 30~60 分钟，每 15 分钟更换 1 次，持续 1 日 注入外渗部位 150 单位
鬼白毒素类[a] 依托泊苷	热敷 透明质酸酶	立即热敷 30~60 分钟，每 15 分钟更换 1 次，持续 1 日 注入外渗部位 150 单位
紫杉烷类 多西他赛 紫杉醇	冰敷 透明质酸酶	立即冰敷 30~60 分钟，每 6 小时 1 次，持续 1 日 注入外渗部位 150 单位

[a] 治疗方法仅适用于大量的外渗（例如：超过疗程一半的剂量）。

IV，静脉注射；W/V，重量/体积。

来源：Goolsby TV, Lombardo FA. Extravasation of chemotherapeutic agents：prevention and treatment. *Semin Oncol.* 2006；33：139；Doellman D et al. Infiltration andextravasation：update on prevention and management. *J Infus Nurs.* 2009；32：203；Totect（dexrazoxane injection）［package insert］. Rockaway, NTTU, Inc.；2011.

的主要症状包括荨麻疹、血管神经性水肿、皮疹、支气管痉挛、腹部痉挛和低血压。尽管和抗肿瘤药物有关的很多反应都是免疫球蛋白介导的，但也不排除其他机制引起的 I 型超敏反应。那些直接作用于细胞表面的反应，包括肥大细胞和嗜碱性粒细胞脱颗粒等，能释放组胺和其他血管活性物质。即便补体旁路被激活，肥大细胞仍可释放血管活性物质。当非 IgE 介导超敏出现 I 型超敏反应症状时，可称为类过敏反应（见第 32 章）。

很多由抗肿瘤药物引起的 I 型超敏反应不是由 IgE 介导的。尽管很少有人研究这种反应的机制，但有 2 个反应特点表明该反应不是由 IgE 介导的。首先，很多反应发生在首次给药过程中或刚开始给药时。这和免疫球蛋白介导的反应不同，后者需要抗原的预先暴露（也就是机体在发生超敏反应前需要先被致敏）。此外，特定的症状或症候群更易诊断为免疫介导的疾病。这些症状包括荨麻疹、血管神经性水肿、支气管痉挛、喉痉挛、血细胞减少、关节炎、口腔黏膜炎、血管炎性青斑和水疱性皮炎。尽管病例报道的症状和严重程度差别很大，根据美国国家癌症研究所（NCI）不良反应通用术语标准，肿瘤药物引起的大部分超敏反应都可以归类为

1 级（短暂出现的皮疹，轻度）或 2 级（轻微的支气管痉挛，中度）。再者，如果患者对某药过敏，且不是由免疫球蛋白介导的，那么只要给予化疗前预防用药，则可安全的完成后续的化疗。例如，很多（>60%）曾经对紫杉醇发生过超敏反应的患者在采取适当的预防措施后都可以继续治疗；提前干预还能减少短时间输注（如 3 小时）时超敏反应的发生率。一些药物通常会在第 1 次治疗后或随后的治疗中发生超敏反应。

另几种类型的超敏反应通常和细胞毒及靶向治疗药物无关。Ⅱ 型超敏反应是溶血性贫血。Ⅲ 型超敏反应是抗原-抗体复合物沉积在血管或组织内，导致组织损伤。被致敏的 T 淋巴细胞和抗原反应，引起淋巴因子的释放，导致Ⅳ 型超敏反应[107]。最常见的能引起超敏反应的抗肿瘤药物以及它们的反应特点列入表 94-6[108-134]。大多数有价值的信息引自患者一系列或个别的案例报道，但提供的信息经常相互矛盾和不一致，特别是在发生率、严重性、特殊症状、病程、成功再激发等方面。如果一位患者发生了超敏反应，而临床决定继续按照现行方案治疗，那么建议医生阅读所有相关文献包括药品生产厂家的资料。一些综述性文章对此会有帮助[107,135,136]。

表 94-6

肿瘤化疗药物常见超敏反应

药物	发生率	风险因素	临床表现	机制	备注
门冬酰胺酶[107]	10%~20%	增加剂量；给药间隔时间（数周到数月）；静脉给药；过敏史；没有联用泼尼松、巯基嘌呤和/或长春新碱	瘙痒，呼吸困难，焦虑不安，荨麻疹，血管神经性水肿，喉痉挛	I 型	换用聚乙二醇-门冬酰胺酶，但有多达 32% 患者会表现出轻度超敏反应
紫杉醇[107,108]	第 1、2 次给药时，多达 10%	不明	皮疹，呼吸困难，支气管痉挛，低血压	非特异性介质释放，聚氧乙烯蓖麻油	预先服用苯海拉明、糖皮质激素和 H_2-受体阻滞剂。换用白蛋白结合型紫杉醇（紫杉醇纳米制剂），部分患者可以更好耐受
顺铂[109-113]	胸膜内给药近 20%，5%~10% 系统症状，溶血性贫血个案报道	增加剂量（通常大于 6 倍剂量）贫血：不明原因	皮疹，荨麻疹，支气管痉挛，贫血，溶血性贫血	I 型贫血：Ⅲ 型	可以换用卡铂，但也有报道两者之间存在交叉过敏
甲基苄肼[116-118]	接近 15%，个案报道	不明	荨麻疹，肺炎	I 型Ⅲ 型	再激发患者会即刻出现症状
蒽环类药物[119-123,125]	依据不同的药物，发生率约 1%~15%	不明	呼吸困难，支气管痉挛，血管神经性水肿	未知，非特异性介质释放	有交叉反应，但发生率及反应相似性未知

表 94-6

肿瘤化疗药物常见超敏反应(续)

药物	发生率	风险因素	临床表现	机制	备注
博来霉素[126-128]	常见	淋巴瘤	发热(高达 42℃),呼吸急促	内源性热原释放	未按照超敏反应严格分类;预先服用对乙酰氨基酚和苯海拉明
利妥昔单抗[129]	首次治疗80%,后续治疗40%	女性,肺浸润,慢性淋巴细胞性白血病,套细胞淋巴瘤	发热,寒战,偶发恶心,荨麻疹,体虚,头痛,疼痛,瘙痒,支气管痉挛,呼吸短促,血管神经性水肿,关节炎,血压下降,呕吐,面色潮红	未知,和制造工艺有关	停药或输注速度降低50%,静脉补液,需要时给予对乙酰氨基酚、苯海拉明或血管加压药
曲妥珠单抗[130]	第1次治疗发生率40%,后续治疗少见	不明	寒战,发热,偶尔恶心和呕吐,疼痛,僵硬,头痛,眩晕,呼吸短促,血压下降,皮疹,虚弱	未知,和制造工艺有关	服用对乙酰氨基酚、苯海拉明、哌替啶
西妥昔单抗[131]	第1次治疗,发生率15%~20%;程度3~4级,3%;后续治疗中少见	不明	气道阻塞(支气管痉挛、哮鸣音、声音嘶哑),荨麻疹,低血压,心脏骤停		预防给予苯海拉明;停止输液或降低输液速度;给予支持治疗:肾上腺素、糖皮质激素、静脉抗组胺药、支气管扩张药,并在需要时给氧
阿仑单抗[132]	第1周静脉给药约90%	不明	低血压,僵硬,发热,呼吸短促,支气管痉挛,寒战,皮疹	未知	持续几日剂量滴定;静脉给药改为皮下给药;预防给予对乙酰氨基酚、苯海拉明、哌替啶
多西他赛[133]	化疗前给药发生率0.9%	不明	血压下降,支气管痉挛,皮疹,面色潮红,瘙痒,呼吸短促,疼痛,发热,寒战	未知	预防给予对乙酰氨基酚、地塞米松、苯海拉明
多柔比星脂质体[134]	6.8%	不明	面色潮红,呼吸短促,血管神经性水肿,头痛,寒战,血压下降	未知,和脂质体成分有关	停止输注,用较低速度重新开始

Ⅰ型:抗体和 IgE 反应结合到肥大细胞膜上引起脱颗粒。药物结合到肥大细胞膜表面引起脱颗粒。激活经典或替代补体通路产生过敏物质。血管活性物质的神经源性释放。Ⅲ型:抗原抗体复合物在血管内皮或组织内沉积。

单克隆抗体

案例 94-5

问题1:S. R. ,男,58 岁,转移性结肠癌,最早接受4个疗程 FOLFOX 化疗方案(第1日奥沙利铂 85mg/m²,静脉注射;第1、2日,亚叶酸钙 100mg/m²,静脉注射;第1日,氟尿嘧啶 400mg/m²,单剂量静脉注射,之后 600mg/m²连续静脉注射22小时,连续2日)加贝伐单抗 5mg/kg,病情进一步进展。之后他又接受了2个疗程的 FOLFIRI二线方案(第1日,伊立替康 180mg/m²;第1、2日,亚叶

酸钙 100mg/m²;氟尿嘧啶 400mg/m² 单剂量给药,之后2日 600mg/m² 连续静脉注射22小时),病情仍未得到控制。现在,S. R. 来到医院,准备接受第1周的西妥昔单抗治疗(负荷剂量 400mg/m²,静脉注射,之后每周 250mg/m²,静脉注射)。讨论 S. R. 可能会产生的毒性反应以及反应的发生时间。应怎样处理这些不良反应?S. R. 还想知道如何能够预防这些不良反应。

目前观察到的西妥昔单抗最常见的毒性反应包括皮疹、腹泻、低镁血症、头痛、恶心和超敏反应。在第1次接

受输液时,约 15%~20%的患者会发生输液相关反应。但严重的超敏反应发生率约为 1%~3%(包括变态反应和过敏反应)。这些反应和输注西妥昔单抗有关,且通常发生在首次输液过程中或输液后 1 小时内。输液前患者应服用苯海拉明。如果 S. R. 开始有这些反应,应停止输液或降低速率。使用西妥昔单抗后产生的皮疹和皮肤干燥和药物抑制表皮生长因子受体有关,这也是该药在临床试验中最常见的不良反应。在治疗开始的 1~3 周内,约有80%的患者会出现皮疹。5%~10%的患者会发生 3~4 级皮疹[137]。

一些单克隆抗体(例如利妥昔单抗、曲妥珠单抗、西妥昔单抗、奥法木单抗)发生超敏反应的概率比传统细胞毒药物高。这些药物是基因工程人源单抗隆抗体,含有外源性蛋白,可以激发超敏反应。首次注射曲妥珠单抗时,约 40%的患者会产生轻度到中度的综合征,表现为寒战、高烧或两者同时出现。这些症状通常在后续治疗中不会再出现[135]。相比之下,使用利妥昔单抗的患者约有 80%会在第 1 次给药时产生输液相关反应,从发热、寒战、僵硬到严重反应(7%),表现为缺氧、肺浸润、成人呼吸窘迫综合征、心肌梗死、心室纤颤、心源性休克等。约 40%接受利妥昔单抗治疗的患者在第 2 次用药时会出现输液相关反应(5%~10%为严重反应)[135]。对这些反应的治疗应遵循传统药物引起的超敏反应的治疗指南。

治疗

对超敏反应的推荐治疗方案概括在表 94-7 中。如果患者对任何一种抗肿瘤药物发生了严重的 I 型超敏反应,应停止治疗。如果一个结构类似物或同一类化学结构的另一种药物对该肿瘤有效,后续治疗应换用类似物或另一种药物,避免将来再次发生超敏反应。如果反应不严重,患者可以预先采取一些措施,抑制超敏反应的发生,从而维持原治疗方案。常规用于预防超敏反应的指南见表 94-7。提前给予糖皮质激素和苯海拉明可显著减少超敏反应的发生率和严重程度。但 H_2 受体阻滞剂和肾上腺素的作用尚存争议。由于这些预防措施是否能够奏效取决于反应产生的原因(免疫原性或者过敏原性),前文所述 I 型超敏反应的临床特点可用来评估潜在的病因。此外,药物中其他的化学成分或者和化疗药物同期服用的其他药物也能引起超敏反应。可能的过敏性物质包括化疗药物稀释剂或配方成分,包括聚氧乙烯蓖麻油(紫杉醇含该物质)、聚山梨醇酯 80(多西他赛含该物质)、苯甲醇(含在非口服甲氨蝶呤、阿糖胞苷、依托泊苷中)、甲氧基聚乙二醇(多柔比星脂质体含该物质)。正确识别潜在的过敏源,可以明显影响对现有反应的治疗,使将来发生反应的风险降到最低。

为了减少紫杉醇的超敏反应,已经发明了白蛋白结合型紫杉醇(紫杉醇纳米制剂),一种紫杉醇血清蛋白结合制剂。因为紫杉醇血清蛋白结合制剂不含聚氧乙烯蓖麻油,同传统的紫杉醇制剂相比,发生超敏反应的可能性较低,患者不必预先使用皮质激素和苯海拉明。2 种药物的剂量没有可比性。尽管这种制剂的超敏反应很少,但其骨髓抑制毒性还是一种剂量限制性毒性[108,138]。

表 94-7

抗肿瘤药物超敏反应的预防和治疗

预防

建立静脉通道

监测血压

预防给药

治疗前 6 小时和 12 小时口服地塞米松 20mg、苯海拉明 50mg,之后在治疗前静脉注射相同剂量以上药物

考虑加用 H_2 受体阻滞剂,用药时间和地塞米松相同

备好肾上腺素和苯海拉明,以防发生超敏反应

在停止治疗后 2 小时内观察患者

治疗

停药(如果是静脉滴注,应立即停止)

肌内注射肾上腺素 0.3mg,或皮下注射直到反应消退

静脉注射苯海拉明 50mg

出现低血压,且肾上腺素无效,则应静脉补液

如果出现喘息,且肾上腺素无效,则应使用沙丁胺醇喷雾

尽管糖皮质激素对最初的反应无效,它们可以阻断之后的过敏反应。因此静脉注射甲泼尼龙 125mg(或等效剂量),以防再次发生过敏症状

特异性器官毒性

神经毒性

特异性药物

案例 94-6

问题 1:A. L. ,一名患有急性淋巴细胞白血病的 39 岁女性,收住院进行诱导化疗。医嘱如下:第一日,静脉注射甲氨蝶呤 $3g/m^2$,1 次给药;第 2~3 日,每 12 小时静脉注射阿糖胞苷 $2g/m^2$,共给药 4 次;第 1 日和第 8 日,静脉注射长春新碱 2mg,共给药 2 次;口服地塞米松 20mg,每日 1 次,连续服用 5 日。实验室检查结果显示白细胞计数 120 000/μl,含9%中性粒细胞、11%淋巴细胞和 80%原始细胞。第 3 日,A. L. 出现神志混乱,并难以完成指鼻试验。第 10 日,患者主诉上下肢麻木。此外,医生发现患者眼睑下垂以及共济失调现象。同时患者主诉有严重便秘。A. L. 身上表现出哪些神经毒性症状和表征?是否需要调整后期的白血病治疗方案?

甲氨蝶呤、阿糖胞苷和长春新碱

甲氨蝶呤在口服给药或静脉注射剂量小于 $1g/m^2$ 时很少或几乎没有神经毒性。然而,大剂量静脉注射甲氨蝶呤

（通常>1g/m²）偶尔可出现急性脑病。这种发生于甲氨蝶呤治疗后的脑病通常是短暂的和可逆的。部分患者在静脉注射大剂量的甲氨蝶呤后可能会出现进行性脑白质病。发生脑白质病的风险会随着甲氨蝶呤剂量的累积和同时进行的颅内放疗而增加[139,140]。可逆性后部脑病综合征也与大剂量的甲氨蝶呤和鞘内应用甲氨蝶呤有关。鞘内应用甲氨蝶呤亦可导致化学性脑膜炎。除此之外,鞘内应用甲氨蝶呤偶可导致脊髓病变和截瘫[141]（参见第 95 章）。在给患者鞘内应用甲氨蝶呤或静脉大剂量应用甲氨蝶呤时应密切监测和神经毒性有关的临床症状和体征。

约 8%~37% 的患者应用大剂量的阿糖胞苷（多剂量>1g/m²）后引起了中枢神经系统的毒性[142,143]。这些神经系统毒性与化疗药物的剂量和疗程相关。增加剂量,每个疗程用量大于 18g/m²,会使神经毒性发生概率提高。老年人比年轻人更加敏感,并且在治疗后期比早期更易出现。就 A. L. 为例,在应用阿糖胞苷化疗几日后就可出现神经系统毒性,在多数情况下,神经系统毒性表现为一般中枢性脑病,其症状如精神错乱、淡漠、癫痫发作和昏迷。小脑功能障碍,表现为共济失调、步态不稳及协调困难、辨距障碍（不能随意停止肌肉的运动并且在进行随意运动时肌肉间的收缩缺乏协调性）,也较常见于接受大剂量阿糖胞苷化疗的患者。这些神经系统症状在停止化疗的几日到几周后可能部分缓解。也有报道指出应用阿糖胞苷化疗后还可能出现一些神经毒性包括进行性脑白质病和化学性脑膜炎。鞘内应

用阿糖胞苷包括其脂质体制剂也可导致化学性脑膜炎或蛛网膜炎[141,144]。脑白质病通常表现为渐进性的性格改变和智力减退、痴呆、偏瘫,有时也会表现为癫痫发作。这些神经毒性在使用其他化疗药物治疗的过程中也会出现。

门冬酰胺酶和聚乙二醇化的门冬酰胺酶也可导致脑白质病,最常表现为嗜睡和精神错乱。这些药物通常在急性淋巴性白血病的化疗方案中使用。偶有严重的大脑功能障碍出现,患者可表现为木僵、昏迷、严重嗜睡、定向力障碍、幻觉或严重抑郁。这些症状可能在用药早期出现（在门冬酰胺酶应用的几日内）或在晚些时候出现,具体情况与治疗方案有关[145,146]。其机制可能是门冬氨酸、谷氨酸和氨的直接神经毒性。这种神经毒性通常是可逆的,急性综合征消失迅速,但是延迟出现的综合征会持续数周。

A. L. 的症状很可能是由于大剂量的甲氨蝶呤和阿糖胞苷共同引起的神经系统毒性作用。由于存在这些因素使得下一步的治疗非常复杂,因为如果去掉或者减少甲氨蝶呤和/或门冬酰胺酶的剂量都将影响完全缓解的可能性。大剂量阿糖胞苷的小脑毒性可能是不可逆的。因此,临床医生可能会在 A. L. 的下一步治疗方案中停用阿糖胞苷。此外,调整甲氨蝶呤的使用包括减少剂量也是必需的。

引起中枢神经系统毒性的众多抗肿瘤药物还包括氟尿嘧啶、氟达拉滨、奈拉滨、丙卡巴肼和异环磷酰胺（表 94-8）。因为患者常伴有（肿瘤）转移性疾病和其他副肿瘤综合征,

表 94-8

化疗药物的神经毒性

急性脑病	慢性脑病综合征	小脑神经病变	外周神经病变	脑神经病变	蛛网膜炎（蛛网膜下腔治疗）	自主神经病变	SIADH
门冬酰胺酶	阿糖胞苷	阿糖胞苷	硼替佐米	氟尿嘧啶	阿糖胞苷	长春碱	环磷酰胺
顺铂	甲氨蝶呤	顺铂	本妥昔单抗	异环磷酰胺	甲氨蝶呤	长春新碱	长春碱
阿糖胞苷	奈拉滨	氟达拉滨	顺铂		塞替派	长春瑞滨	长春新碱
氟达拉滨	塞替派	氟尿嘧啶	多西他赛				长春瑞滨
异环磷酰胺		异环磷酰胺	氟尿嘧啶				
甲氨蝶呤			异环磷酰胺				
奈拉滨			来那度胺				
甲基苄肼			奈拉滨				
			紫杉醇				
			沙利度胺				
			长春碱				
			长春新碱				
			长春瑞滨				

SIADH,抗利尿激素分泌异常综合征。

来源:Newton HB. Neurological complications of chemotherapy to the central nervous system. *Handbook of Clinical Neurology*. 2012;105:903-916; Magge RS, DeAngelis LM. The double-edged sword: Neurotoxicity of chemotherapy. *Blood Rev.* 2015;29(2):93-100.

使得由化疗药物的细胞毒性引起的神经毒性通常很难被意识到,但是它对于是否需要调整药物剂量甚至是停药的评估是很重要的。针对化疗引起的神经毒性的体征、症状、机制,以及可能的治疗措施,已有一些综述做了详细解释[145,147]。当患者出现神经毒性的任何迹象或症状时,应接受神经系统检查,然后降低剂量或停止治疗。

氟尿嘧啶

氟尿嘧啶可导致急性小脑功能障碍,表现为迅速发作的步态失调、肢体活动失调、构音障碍、眼球震颤。在整个治疗过程中接受常规剂量氟尿嘧啶的患者大约有5%~10%会出现小脑功能障碍并且在初期治疗后该症状可持续数周到数月。应用氟尿嘧啶治疗后可发生更广泛的脑病,其表现为头痛、精神错乱、定向力障碍、嗜睡和癫痫。在停用或减量氟尿嘧啶后这些症状是可逆的。在应用卡培他滨(一种口服的氟尿嘧啶前体药物)时也会出现小脑共济失调[148-150]。

氟达拉滨和奈拉滨

当应用氟达拉滨5~7日,剂量大于90mg/m²时可出现严重的神经毒性[145,151,152]。症状包括精神状态的改变、恐光症、黑蒙(失明是暂时的且眼睛本身没有病变)、癫痫全身性发作、痉挛性或迟缓性麻痹、四肢瘫痪和昏迷。即使停止治疗,患者也可能会死亡。但是,如果应用目前的推荐剂量20~30mg/(m²·d),共用5日,这些神经毒性一般很少出现。据报道一般情况下只出现轻微的神经系统症状,而严重的神经毒性[145,151]和视神经脱髓鞘偶有发生[153]。出现症状和体征的患者提示有显著神经毒性,应该接受神经系统检查且必要时停药而无需做低剂量尝试。新型嘌呤类似物奈拉滨具有剂量限制性神经毒性,18%~37%的患者在Ⅱ期试验中表现出严重的3级或4级神经毒性[154,155]。其临床表现包括严重的嗜睡、抽搐,以及外周神经病变,由感觉异常到运动障碍。加重的外周神经病变和脱髓鞘的严重病例也有报道[156]。由于一些情况是不可逆的,所以当出现2级毒性反应时治疗就应停止[157]。

异环磷酰胺

异环磷酰胺与发生脑病的关系被认为是由其代谢产物中的氯乙醛所导致的。脑病的发生率为10%~20%;它在开始治疗后的几个小时到几日内出现,表现为精神错乱和定向力障碍且一般具有自限性。亚甲蓝、白蛋白和硫胺素可用于预防和治疗,当前还没有促进常规预防的确凿证据[158]。据报道,该并发症的危险因素包括异环磷酰胺引起的脑病病史、先前的顺铂暴露、联用阿片类药物、联用CYP2B6抑制剂、肾功能障碍、低血清白蛋白、血红蛋白升高和腹部疾病[159,160]。

案例94-6,问题2: 导致A. L. 肢体麻木的最可能的药物是什么?

外周神经病变

感觉异常(麻木和刺痛)包括双足和双手(或两者)是

长春新碱神经毒性的早期主观症状,其通常在治疗的几周内出现。因为A. L. 在治疗的第1日和第8日使用了长春新碱,那么可以合理假定她的四肢麻木是由长春新碱引起的。这种周围神经毒性通常是双侧对称的,临床上称之为"手套袜套样"神经病变。症状初始有感觉异常、踝反射消失、膝腱反射的抑制。在累积治疗量超过6~8mg的患者中50%~70%会出现无反射(反射缺失)。尽管高龄患者较年轻患者更易出现感觉缺失,但几乎所有患者都主诉在长春新碱或长春碱联合化疗后有感觉缺失。针刺觉和温度觉丧失通常比振动觉和本体感觉丧失更明显。患者也可能表现为运动减弱、足下垂或肌肉萎缩。运动减弱可成为与长春新碱神经毒性有关的最严重的症状,偶尔可致肌肉废用。虽然一些患者出现了肌肉萎缩,但在长春新碱治疗后很少发生真正的肌无力。伴随这种周围神经病变发生的跌倒通常不是由肌无力引起的,一般来说患者在黑暗处容易发生跌倒是因为视觉定向力缺乏而引起本体感觉缺失。这些合并症是部分或完全可逆的,但通常需要几个月的恢复[161]。

其他像长春新碱这种有周围神经毒性作用的药物包括长春碱、长春瑞滨、顺铂、依托泊苷、奥沙利铂、紫杉醇、多西他赛、卡巴他赛、伊沙匹隆、硼替佐米、沙利度胺和来那度胺[147]。与长春花生物碱不同,大多数所列药物只引起肢体麻木,而不会引起反射的缺失或无力。然而,患者可能主诉感觉缺失和疼痛。此症状的发生率与药物的累积剂量相关,同时也与个体危险因素如有糖尿病引起的神经病变的病史相关[162-164]。已有许多预防策略被评估过,包括氨磷汀、谷氨酰胺、谷胱甘肽、维生素E等等,但研究因样本量少并且设计缺少安慰剂-空白随机对照而受限[165]。通过对48名接受奥沙利铂方案治疗的患者进行的随机、双盲、安慰剂对照的Ⅲ期试验,评价了5-羟色胺-去甲肾上腺素再摄取抑制剂文拉法辛对神经病变的预防作用。主要终点是无急性神经毒性的患者百分比,文拉法辛治疗组明显高于安慰剂组(分别为31.3%和5.3%,P=0.03)。由于研究人群较少,并且担心化疗效果受损,这种预防策略并不是常规做法。治疗策略只是缓解症状,包括辅助镇痛药物,如三环类抗抑郁药、抗惊厥药(普瑞巴林和加巴喷丁)和局部用药。周围神经病变通常是可逆的,尽管需要几个月的时间来消退。一些文献对此提供了详细的参考信息[165-167]。

奥沙利铂引起的周围神经病变与其他抗肿瘤药物不同。奥沙利铂引起的神经毒性表现为急性的神经感觉混乱和累积的感觉神经病变。过度兴奋的外周神经导致手、脚,以及口周区域感觉异常和感觉迟钝,其发生率为85%~95%。喉部感觉迟钝也有报道。这种表现是由于暴露于寒冷而触发的。这种累积剂量限制性的慢性脑病被认为是一种感觉神经病变,它在治疗停止后几个月内可逆转。对于有持续神经毒性的患者可进行药量调整,通常会延迟治疗直至状况改善[168,169]。一项前瞻性的随机双盲试验(n=102)评估了静脉输注镁和钙对这些毒性的预防作用,参与试验的是接受奥沙利铂、5-氟尿嘧啶和亚叶酸辅助治疗的结肠癌患者。患者在给予奥沙利铂或安慰剂输注前15分钟及输注结束后立即静脉注射葡萄糖酸钙1g和硫酸镁1g。与安慰剂相比,静脉注射钙和镁显著减少2级或2级以上的感觉神经毒性的发生(分别为 22%、41%)[170]。另一项样本量为 353 人的 III 期随机试验中,与安慰剂相比,患者在接受钙和镁处理前后使用奥沙利铂,周围神经病变的发生率没有显著性差异[171]。报道指出静脉注射钙和镁可降低抗肿瘤治疗的效果[172]。因此,钙、镁静脉注射的使用仍有争议。

案例 94-6,问题 3:A. L. 的眼睑下垂有何意义?

脑神经毒性

脑神经毒性出现于 1%~10% 接受长春花生物碱的患者中。其中大部分患者表现上睑下垂或眼肌麻痹[173,174],这可能与第三脑神经损伤有关。这种毒性作用于其他脑神经可导致三叉神经痛、面瘫、角膜反射抑制和声带麻痹。这可能发生在给药后的前几日到几周内[175]。与应用长春花生物碱相关的神经毒性还包括下颚疼痛,最早可在第 1 次或第 2 次注射后发生[176]。这种疼痛通常可自发终止且不随后续治疗而再发。一些脑神经毒性作用,尤其是应用长春新碱所致的,可由剂量限制,有研究表明随剂量增加而毒性出现增多。A. L. 的眼睑下垂可能是长春新碱所致。

异环磷酰胺、长春碱和顺铂已报道可导致脑神经病变。动脉内给予化疗药物(如卡莫司汀)可增加脑病和脑神经病变的危险性。

耳毒性是以进行性、高频率、神经感觉性耳聋为特征,通常发生于顺铂治疗中[177,178]。最可能的致病机制是顺铂对耳蜗的直接毒性。耳毒性在大剂量时出现更频繁,且随脑神经放疗而加重,在儿童表现更为突出。顺铂耳毒性的可逆性还有待研究。在某些中心,会对接受顺铂治疗的患者进行常规听力测定试验。结果是,与其他中心相比,绝大多数患者都有听力敏感性下降,及早终止顺铂治疗可使听力获得极大改善。尽管耳毒性是顺铂的主要毒性,但在接受卡铂治疗的患者中也有报道[178]。若怀疑有耳毒性,患者须接受听力测试,如果有其他治疗药物可以选用时,需终止目前的药物治疗。

自主神经病变

案例 94-6,问题 4:导致 A. L. 便秘的原因是什么?如何预防?

长春新碱和长春碱常引起自主神经病变。早期的症状(腹部绞痛伴或不伴有便秘)在接受这些药物治疗的 1/3~1/2 患者中均有报道[147,173]。因为严重便秘时可进展至或包含麻痹性肠梗阻,所以建议对接受长春新碱和长春碱化疗的患者应常规预防性使用泻药。刺激性泻药如番泻叶衍生物或比沙可啶被认为是最有效的药物。粪便软化剂也可同时使用。但是没有可信服的证据表明使用泻药可预防便秘。其他和长春花生物碱有关的更少见的自主神经功能紊乱包括膀胱失迟缓伴尿潴留、阳痿和体位性低血压[179,180]。对于上述症状和体征,患者应给予严密监测并且在诊断后接受适当治疗。

心脏毒性

心肌病

多柔比星

案例 94-7

问题 1:D. A. ,一位患有霍奇金病 IV 期的 35 岁男子,现接受 ABVD 方案化疗(第 1、15 日静脉注射多柔比星 $25mg/m^2$、博来霉素 $10U/m^2$、长春碱 $6mg/m^2$、达卡巴嗪 $375mg/m^2$)同时对大面积纵隔肿瘤进行放射治疗。他今日到门诊行第 5 次 ABVD 方案化疗,并主诉心动过速、气短、干咳。体格检查显示颈静脉扩张、肺部有啰音及踝部水肿。既往病史对控制高血压具有重要意义。导致 D. A. 现在这种症状的最可能的原因是什么?

D. A. 的症状是充血性心力衰竭(congestive heart failure, CHF)的表现,最大可能是由多柔比星治疗引起的。多柔比星是一种蒽环类抗生素,可引起剂量依赖性的心脏病,通常与重复给药有关。多柔比星导致心肌细胞损伤的机制与其对肿瘤细胞的细胞毒性不同。由于心肌细胞在生长早期即停止分裂,故推测它们将不会受到以依赖于对活跃的细胞周期循环的细胞发挥细胞毒性的药物的攻击。现已提出许多机制来解释和蒽环类药物有关的心脏毒性作用,包括活性氧族的形成[181-184]。已经有文献对蒽环类药物引起的心脏毒性与其他药物联用的关系、监测技术,以及防治的方法做了评估[181,185,186]。

D. A. 的临床表现是很典型的多柔比星引起的心肌病,尽管他不具有明确的充血性心力衰竭的危险因素。多柔比星累积的总剂量已构成心力衰竭的最明显的危险因素[187]。像 D. A. 这样的患者,在接受标准的 3 周间隔化疗期间,出现心力衰竭的危险性很少,除非总剂量累积达到 450~$550mg/m^2$。在患者治疗的总量超过 $550mg/m^2$ 时,心力衰竭的危险性剧增。患者的多柔比星治疗总量小于 $550mg/m^2$ 时,则有 0.1%~0.2% 发展到心力衰竭的危险。相比之下,治疗量在大于 $550mg/m^2$ 时心力衰竭的危险性几乎直线增加;总治疗剂量达到 $1\,000mg/m^2$ 时发生充血性心力衰竭的可能性接近 50%[187]。

其他能潜在增加 D. A. 发展成多柔比星心肌病的危险因素包括纵隔放疗、既往心脏病史,以及高血压。儿童和老年患者在低累积剂量时即易出现心力衰竭。同时合并使用过的其他化疗药物(如环磷酰胺、依托泊苷、丝裂霉素、美法仑、曲妥珠单抗、紫杉醇、长春新碱、博来霉素)也可诱发多柔比星的心脏毒性[181,185]。当患者接受紫杉醇和多柔比星治疗时,出现心脏毒性的危险与注射顺序和邻近程度有关。药代动力学研究表明,当紫杉醇在多柔比星之前不久给药时,其可增加多柔比星和其活性代谢物多柔比星醇的药时曲线下面积(AUC)。因此,至少应该在给予紫杉醇 30 分钟前给予多柔比星。由于危险因素和多柔比星总累积剂量关系密切,在有 1 个或多个明确危险因素包括纵隔放疗、高龄、已有心血管疾病的患者(高危患者)限定其多柔比星治疗总累积量在 450mg/m² 之内,没有上述危险因素的患者(低危患者)则限于 550mg/m²。

像 D. A. 这样 35 岁男性,多柔比星累积治疗剂量仅 200mg/m² 即出现心力衰竭很少见。然而,纵隔放疗或未诊断出的心脏病均可促成此情况发生。此外,累及心脏的霍奇金病可能是这种表现的原因。

心脏监测

案例 94-7,问题 2：D. A. 在接受多柔比星治疗时需要接受常规心脏监测吗?

多柔比星

多柔比星心肌病的预防主要通过限制多柔比星的总蓄积量实现。但即使限制其总蓄积量,也不能完全预防心肌病。有如下 2 个原因:①对多柔比星的个体耐受性不同,故其心脏毒性作用可在未达到限制剂量之前即出现;②一些临床状况的监测可保证超过限制剂量时对患者产生积极影响。

早期的预防心肌病的措施集中在对心电图(electrocardiogram,ECG)中收缩间期、QRS 电压缺失、或 ST-T 段改变等的监测。这些改变没有特异性或是出现太晚而没有实用性,然而连续超声心动图(echocardiography,ECHO)是有用的。现有对蒽环类心肌病的监测包括对患者左心室射血分数(left ventricular ejection fraction,LVEF)的评估,这是通过超声心动图、放射性核素心室内造影(心内多门电路探测 [MUGA])和心内膜心肌活检来衡量心脏收缩功能的指标。使用放射性核素心室内造影对多柔比星引起的心脏功能异常进行早期检测已被广泛研究[188]。放射性核素心室内造影可以准确探测功能性心脏功能,但它对探测早期心肌细胞损害不十分敏感。运用运动加强放射性核素心室内造影可给出更精准的心功能储备图片。由于心肌细胞的损伤通常在多柔比星治疗数日到数周后出现,放射性核素心室内造影即应在此之前而不是之后完成。尽管用药指南不断变化,多数情况下还是推荐运用超声心动图或放射性核素心室内造影评估左心室射血分数从而进行常规心脏功能评估[185]。

D. A. 在开始第 1 次 ABVD 方案化疗之前应该运用超声心动图或放射性核素心室内造影来进行左心室射血分数的基础评估。在化疗过程中,除非 D. A. 化疗药物接近他的终身累积剂量或出现充血性心力衰竭的临床症状和体征,通常不推荐左心室射血分数监测。由于 D. A. 在他接受第 5 次 ABVD 方案化疗之前出现了充血性心力衰竭的症状,那么就应开展超声心动图且停用多柔比星。

如果计划增加剂量,当患者出现心力衰竭的症状和体征,或者低危患者接受的多柔比星蓄积剂量大于 450mg/m²,或者高危患者接受的剂量大于 350mg/m²,则应进行额外评估。大多数指南推荐当左心室射血分数有超过 10%～20% 的绝对减少,或左心室射血分数少于 40%,或左心室射血分数在运动中未能上升超过 5% 时,应停止多柔比星治疗或行心内膜心肌活检。心内膜心肌活检具有形态学变化的定量测定,为蒽环类药物导致的心肌损伤提供了最具特异性的评估。进行性的心肌病理评分(Billingham 评分)分 0(和正常一样)～3 级(细胞总数中有大于 35% 的弥漫性细胞损害且伴有明显的心脏超微结构变化)[189]。异常的放射性核素心室内造影,心力衰竭的症状和体征的出现都与活检评分相关。通常,在评分小于 2～2.5 时明显的心脏功能变化不易被发现。很多研究者评估这种方法的预见价值。若多给予 100mg 多柔比星,评分为 2 的患者发展成心力衰竭的概率可能小于 10%[190]。心内膜心肌活检最大的危险是右室穿孔及心脏压塞,这种情况很少发生而且也极大程度上取决于手术者的经验。

其他蒽环类药物

柔红霉素与多柔比星的结构区别仅在于第 14 位碳原子的羟基化。尽管柔红霉素可以耐受的累积剂量稍高一些,但这两种药物对心脏的毒性相似[191]。尽管在动物模型和一些早期临床试验中,伊达比星的心脏毒性比多柔比星和柔红霉素小,但其他研究表明,与多柔比星和柔红霉素相比,等量的骨髓抑制剂量同样可以引起心脏毒性[192-194]。表柔比星也被证实会引起充血性心力衰竭[195]。米托蒽醌是一种结构上与蒽环类药物相似的蒽二酮。指南上建议在使用用于监测多柔比星诱导心脏毒性的相关指南也适用于米托蒽醌应用后的监测以减少充血性心力衰竭的发生[185]。

预防

案例 94-7,问题 3：能否通过应用不同剂量或剂量方案或通过保护心肌的药物来预防充血性心力衰竭的发生?

在保持剂量强度的同时,将多柔比星的剂量方案改变为更频繁、更小剂量,可持续降低心脏毒性而又没有明显影响抗肿瘤的效应[196-200]。一些报告显示血浆水平的峰值和累积剂量与多柔比星的心脏毒性的产生有重要关系。多柔比星每周低剂量给药或延长时间持续静脉输注(48～96 小时)相对减少对心脏的影响,并可允许更高累积剂量的治疗。一项回顾性无对照的研究结果显示在每周接受多柔比星治疗的 1 000 名患者中,多柔比星每周给药总剂量 900～1 200mg/m² 产生的心脏毒性和每 3 周给药 550mg/m² 是相等的[197]。尽管还缺乏设计完好的针对大剂量给药与分别给药或静脉持续给药的心脏毒性对比研究,但对那些具有危险因素并将接受超过 450mg/m² 治疗的患者或者没有危险因素但将接受超过 550mg/m² 治疗的患者应考虑到有多种选择的治疗方案。对于那些曾有过心力衰竭或表现过心力衰竭的患者,考虑持续输注蒽环类药物可能比使用大剂量更合适。既能使心脏毒性的风险降至最低,又不会影响到药效的药物联合使用也应该被考虑。

右雷佐生是一种化疗保护药,对那些已经接受多柔比星治疗且累积剂量达 300mg/m² 的转移性乳腺癌妇女,它能减少心肌病的发生率和严重性。右雷佐生的推荐剂量与多柔比星的剂量比是 10：1,在开始使用多柔比星之前 30 分钟内缓慢静脉推注。目前美国临床肿瘤协会指南中不支持患者常规应用右雷佐生,除非当多柔比星的累积剂量超过 300mg/m² 仍计划持续多柔比星治疗[44]。临床试验正在评估儿童和接受其他蒽环类药物的患者中右雷佐生的益处。一项纳入 10 项临床试验共 1 619 例患者的 meta 分析评估了右雷佐生在蒽环类药物治疗中的使用情况,并观察到心衰的风险降低(相对风险 0.18,置信区间 0.1~0.32,p<0.001),但对总体生存率没有影响[201]。尽管有数据表明使用右雷佐生可保护心脏,但由于担心它会降低蒽环类药物的疗效以及增加继发性白血病的可能性,右雷佐生并不是常规使用。在 meta 分析中,所报告的肿瘤有效率没有差异,而归于右雷佐生的毒性反应仅包括中性粒细胞减少的风险增加,而中性粒细胞减少的风险随着计数的恢复而得到解决[201]。

为了减少心脏毒性,可以将多柔比星压缩放入脂质体中。一项转移性乳腺癌患者(n=509)的Ⅲ期试验表明脂质体聚乙二醇化多柔比星的疗效与传统多柔比星相似,同时还能减少心脏毒性[202]。一份综述以及对在接受蒽环类药物治疗的患者中开展的 55 个随机对照试验的 meta 分析表明,与应用传统多柔比星相比,运用脂质体多柔比星显著减少心脏毒性的发生风险(优势比,0.18;置信区间,0.08~0.38)[203]。大多数患者是患有晚期乳腺癌的妇女。尽管脂质体多柔比星可以减少心脏毒性,但其高成本及缺乏等效性证据,在现有的治疗方案中它还不能替代标准多柔比星。从脂质体多柔比星到传统多柔比星的等效剂量还未被确认,且这是根据疾病状态和治疗方案的不同而变化的。

D.A. 的心力衰竭也许可以通过持续输注多柔比星或使用右雷佐生来预防。然而,他没有达到需要更改方案的累积剂量,所以这并不能成为接受首次多循环 ABVD 方案治疗患者的标准处理措施中的一部分。

治疗

案例 94-7,问题 4:临床上如何治疗多柔比星引起的充血性心力衰竭?

蒽环类药物所引起的心力衰竭与其他形式的双室衰竭没有什么不同。心力衰竭可能发生在最后一次给药后的 0~231 日内(平均 33 日)。对蒽环类药物引起的充血性心力衰竭与其他方式引起的心肌病的处理方式是相似的。但这些治疗经常是无效的。临床进程不断变化,有些患者呈疾病稳定状态,而另外一些患者病情好转。在心脏毒性被广泛认识之前,由蒽环类药物引发的心力衰竭的特点是快速进展,通常在几周之内导致死亡。现在的临床结果更好,可能是因为患者开始出现心力衰竭症状体征后很快即停止蒽环类药物的治疗并且对于充血性心力衰竭的治疗更完善。这些措施包括运用螺内酯、β-受体阻滞剂、血管紧张素转化酶抑制剂、血管紧张素Ⅱ受体阻滞剂,以及利尿剂,它们能减少非蒽环类药物引起的充血性心力衰竭的发病率和死亡率。在一项针对至少 2 年未接受蒽环类药物治疗且出现充血性心力衰竭的儿童癌症患者(pediatric cancer patients)的随机、双盲、安慰剂对照试验中,依那普利被用于评估其是否能够预防心脏功能下降。患者使用依那普利 0.05mg/(kg·d),该剂量逐渐升高至 0.10mg/(kg·d),如果没有副作用,该剂量最终增加至 0.15mg/(kg·d)。尽管依那普利不增加运动耐量,但在治疗的第 1 年它确实增加了左室收缩末期壁张力,不良反应包括头晕、低血压和疲劳[204,205]。一项附加试验对患有蒽环类药物引起的心肌病的 201 名患者进行评估。依那普利和卡维地洛在 LVEF 损伤一出现时就给予耐受剂量。有 85 名患者(42%)的充血性心力衰竭得到完全缓解,另外 26 名患者(13%)有部分缓解。开始进行心力衰竭治疗与观察到 LVEF 损伤时间间隔很近的患者对药物的反应更好。对于在蒽环类药物治疗方案结束超过 6 个月后才开始心力衰竭治疗的患者药物不起作用[206]。临床上应谨慎处理 D.A. 的心肌病,给予血管紧张素转化酶抑制剂如依那普利,必要时额外给予利尿剂以限制液体[183]。

曲妥珠单抗

除了蒽环类药物,曲妥珠单抗也与增加的心脏毒性有关,这可能是通过不同机制产生的。心力衰竭的症状和体征(如呼吸困难、加重的咳嗽、周围性水肿,第三心音奔马律和射血分数的减少)已在 3%~7% 的单一曲妥珠单抗治疗的患者中出现。5% 的患者符合纽约心脏病协会(New York Heart Association,NYHA)制定的Ⅲ及Ⅳ级的心力衰竭标准。在接受化疗的转移性乳腺癌患者(n=469)中,使用曲妥珠单抗联合治疗与 27% 的心脏毒性发生率有关,而只用蒽环类药物治疗组的总体发生率为 8%。同样是在这些患者中,曲妥珠单抗与化疗联合使用的患者其 NYHA Ⅲ 或 Ⅳ 级心力衰竭的发生率为 16%,而只使用蒽环类药物的患者的发生率为 3%。此外,联合使用紫杉醇和曲妥珠单抗的患者出现Ⅲ或Ⅳ心力衰竭的总发生率分别为 13% 和 2%,而单一使用紫杉醇的患者的发生率为 1%[207]。一项涉及 5 个随机试验的 meta 分析也表明,曲妥珠单抗给药后心脏毒性风险增加 2.5 倍[208]。这种毒性是直接的且不依赖于累积剂量或治疗疗程。曲妥珠单抗相关的心脏毒性通常在标准药物治疗或停药时出现[181]。在曲妥珠单抗治疗之前和围治疗期间,应测定患者左心室射血分数从而评估心脏功能。如果患者临床上出现左心功能的明显减低,应立即停止治疗。

多靶点酪氨酸激酶抑制剂

多靶点酪氨酸激酶抑制剂显示出一定范围的心血管毒性。由于这种药物是长期服用的,所以在治疗中毒性可能出现的相对较晚。伊马替尼被认为与充血性心力衰竭的发生有关。一个单一机构系列评估了在该机构中接受了伊马替尼治疗的患者(n=1 276)。其中 22 名患者(1.2%)表现出充血性心力衰竭。11 名患者继续使用伊马替尼,同时予以利尿剂、β-受体阻滞剂和血管紧张素转化酶抑制剂。这些继续伊马替尼治疗的患者中有 5 名减少了药物剂量。剩下的 11 名中断了伊马替尼的治疗(3 名患者是因为病情恶化,6 名患者是因为充血性心力衰竭,2 名患者死亡)[209]。接受伊马替尼治疗的患者需要监测心力衰竭的症状和体征[210]。达沙替尼也与心力衰竭和心室功能障碍相关[211]。在接受治疗的 86 名转移性肾细胞癌患者中,索拉非尼和舒尼替尼分别减少 5% 和 14% 的心脏射血分数[212]。一项对接受拉帕替尼治疗的 3 689 名乳腺癌患者的汇集分析报道了心脏功能降低，该情况的发生率为 1.6%（60 名患者）。其中，有 12 名患者和 14 名患者之前分别接受了蒽环类药物和曲妥珠单抗的治疗[213]。其他与 CHF 相关的口服抗肿瘤药物，包括帕唑帕尼和威罗菲尼[185]。靶向治疗引起的心肌病与蒽环类药物引起的心肌病的处理方式相似。中断用药或减少剂量同时给予充血性心力衰竭药物治疗是基本保证警惕的。2 篇综述对靶向治疗引起心肌病的机制和发生率现有的证据进行了总结[181,214]。

心律失常

在使用多柔比星、其他蒽环类药物、顺铂、依托泊苷、紫杉醇、环磷酰胺、氮芥和三氧化二砷治疗期间或之后观察到心电图（ECG）的改变。其中 ST-T 段改变、电压降低、T 波低平、房室异位是最常见的。研究表明有 6%~40% 注射多柔比星的患者会出现心律失常[215]。在 I、II 期试验中紫杉醇也会导致严重的心律失常和传导缺损[216]，多数患者会出现窦性心动过缓。多柔比星和紫杉醇在许多门诊治疗方案中使用，因此这种毒性比较常见。用于治疗急性早幼粒细胞白血病的三氧化二砷可以导致 QT 间期延长和完全的房室传导阻滞。达沙替尼、尼洛替尼、拉帕替尼、帕唑帕尼和舒尼替尼也均可导致 QT 延长[185]。导致这种延长的机制还不清楚。由于尼洛替尼延长 QT 间期的发生率为 1%~10%，因此它有黑框警告。药品说明书对于 ECG 监测、基线、开始使用后 7 日、在改变剂量后和此后的常规使用给出了具体建议[217]。QT 延长会导致尖端扭转型室性心律失常。在开始治疗之前，应先做心电图检查以及血清电解质包括钾和镁的分析和纠正。此外，可能延长 QT 间期的所有药物，包括化疗药和其他支持性治疗药物都应停用[185]。许多其他化疗药物先前没有被指出偶可导致心律失常，但这些是局限于少数零散的报道，在临床上不予考虑。除非患者出现严重的心律失常，否则不应停止化疗。

高血压

在接受血管内皮生长因子（VEGF）受体抑制剂包括贝伐单抗、舒尼替尼、索拉非尼、帕唑帕尼治疗的患者中发现高血压的发病率增加。贝伐单抗相关的高血压可能是剂量相关的，它可以在治疗的任意时刻发生，发生率为 22%~32%。这种高血压通常为 3 级或 3 级以下的，可以通过使用抗高血压药物控制住[218]。在一个 III 期研究中发现，患有转移性肾细胞癌的患者使用索拉非尼后出现心肌缺血和梗死的风险增加[219]。接受这些药物治疗的患者应常规监测血压并及时使用抗高血压药物。对于高血压不可控的患者，化疗药物可能需要减少剂量或者停用。相关共识声明和指南已经发表，以协助使用 VEGF 抑制剂的患者的高血压管理[220,221]。

心绞痛和心肌梗死

氟尿嘧啶和卡培他滨与心绞痛和心肌梗死有关。在一项包括 30 项研究在内的系统性综述中，氟尿嘧啶治疗组中心脏毒性发生率为 0~20%，卡培他滨治疗组中为 3%~35%。最常见的症状是胸痛（0~18.6%），其次是心悸（0~

23.1%）、呼吸困难（0~7.6%）和低血压（0~6%）。接受多日连续输注的患者发生似乎更为频繁[222]。在动物研究中观察到了直接的心肌细胞损伤。然而，人体研究显示冠状动脉痉挛才是导致心绞痛的最可能原因。由于氟尿嘧啶相关的胸痛是对硝酸酯类有反应，因此在理论上，可以通过长效硝酸酯类或钙通道阻滞剂来预防和治疗[221]。基于文献中的病例报道，其他药物（包括但不限于坦罗莫司、多西他赛、紫杉醇和伊马替尼）也会导致胸痛或心肌梗死[185]。

肾毒性

顺铂

案例 94-8

问题 1：T. J.，58 岁，老年男性，患有不可切除的头颈癌，在第 1 日接受顺铂 100mg/m² 静脉注射，第 1~4 日接受氟尿嘧啶 1g/m² 静脉注射。在第 1 日的顺铂治疗前后分别给予 1L 生理盐水（normal saline，NS）。今天是他这种化疗方案的第 3 个周期。用 T. J. 在家收集的 24 小时尿量分析肌酸酐，表明其内生肌酐清除率（creatinine clearance，CrCl）是 75ml/min，在基线水平 110ml/min 之下。其他异常还有血清镁 1.2mEq/L，其余电解质值均在正常范围内。顺铂与 T. J. 的肾小球滤过率（glomerular filtration rate，GFR）和血清镁水平的降低有关吗？

顺铂，一种重金属复合物，在多种实体瘤中有活性作用，对于肺癌、头颈癌和睾丸癌都是作为一线治疗药物使用。顺铂主要的剂量限制毒性是肾毒性和各种肾脏疾患及电解质紊乱，无论是急性还是慢性的，都和顺铂作用有关。20 世纪 70 年代早期，认识到需要水化作用之前，顺铂经常引起急性肾衰竭。现在，由于水化作用的应用，急性肾衰竭已经不常见了。然而肾小管功能障碍和肾小球滤过率的减低仍是未解决的问题。

近端肾小管的直段的形态学损伤是最大的，这里铂的浓度是最高的。急性和累积性肾小管损伤是通过近端肾小管酶类如 β₂-微球蛋白、丙氨酸氨基肽类和 N-乙酰氨基葡萄糖类从尿中排泄的增加被证实。急性肾功能衰竭发生在急性近端肾小管损伤后，表现为前 24~48 小时多尿、尿渗透压降低但肾小球滤过率正常。随后多尿情况减少，在 72~96 小时后又出现持续性的多尿、尿渗透压降低、肾小球滤过率降低。近端肾小管酶类排泄增加与蛋白质和镁从尿中的排泄及近端肾小管对水盐的重吸收减少有关。T. J. 有低镁血症，这是顺铂引起的最常见的电解质异常。低镁血症与剂量有关，但也可发生在 1 次单一治疗之后。尽管用口服镁剂替代治疗，患者在结束顺铂治疗后还会出现持续性的肾脏丢镁和数月甚至数年的血清镁水平减低。顺铂不常引起低钙血症和低钠血症。电解质异常的病因与低镁血症的病因相似，即近端肾小管损伤干扰了这些电解质的重吸收[223,224]。

顺铂的慢性肾毒性表现有肾小球滤过率减低。有公开报道显示在接受多个疗程化疗的患者,大部分出现肾小球滤过率减低12%~25%[224]。这种减低是持续性的且仅部分可逆。血清肌酐的增加或肌酐清除率的减低不一定反映肾小球滤过率的降低。T. J. 面临慢性肾毒性风险的原因是他早先已接受过2轮化疗。接受顺铂治疗的患者需要对其肾功能进行评估,因为如果他们的肌酐清除率减低则需要减少用药。T. J. 的肾小球滤过率减低和低血镁可能是用顺铂化疗所致。尽管在超过60ml/min这一肌酐清除率范围不推荐减少顺铂的剂量,临床医生应提供T. J. 充足而积极的水化作用以预防顺铂的肾毒性。如同T. J. 的案例,尽管给予预防措施,许多患者仍然会出现肾小球滤过率减低。此外,T. J. 应该口服补镁。在大剂量服用镁时,因可造成腹泻而限制其应用。当需要大剂量镁剂时可静脉给药。患者应该经常监测电解质,包括血镁,以减少可能的并发症。

预防

案例94-8,问题2: 对T. J. 应采取什么措施预防顺铂的肾毒性?

有一些方法已用来减少或预防顺铂引起的肾毒性,如用盐和预防性镁制剂进行水化。对于所有接受顺铂治疗的患者来说合并使用盐和镁来进行水化是标准化治疗。患者需用2~3L的生理盐水进行有力地水化作用8~12小时从而维持在顺铂治疗后至少6小时内尿量在100~200ml/h之间[223-225]。老年患者或那些心功能储备降低的患者还需用袢利尿剂(如呋塞米)来清除过多的钠,但这些利尿剂不能用来常规预防肾毒性。此外,化疗前给予甘露醇(25~50g)用来预防顺铂所致的肾动脉血管的收缩而引起的铂在肾小管中浓度的增加。大多数患者预防性补镁均可获益。在顺铂治疗的5日中,预防性静脉注射镁剂每日8mmol,随后口服30mmol镁剂(10mmol,每日3次),与那些在前瞻试验中没有补镁的16名睾丸癌患者相比,其发生肾毒性者少[226]。在此次化疗后的几日里T. J. 的口服水化量应增加至每日2~3L,并且在2次治疗疗程间隙,他应该口服补镁。在他化疗的第4个周期,给予顺铂治疗的同时应给予3~4L盐水。在给予顺铂之前,还可给予静脉注射25~50g甘露醇以减少他未来出现肾毒性的风险。

肾功能障碍的患者通常会减少顺铂的剂量。指南上列出了肾功能减低患者的顺铂剂量调整方案。大都建议当肾小球滤过率减少到30~60ml/min时要减少50%的用药量,当肾小球滤过率降低到10~30ml/min以下时需停止用药。剂量减少百分数通常指在对特定肿瘤的某一复合化疗方案的推荐剂量[227]。顺铂的剂量在50~120mg/m² 范围内,对肾小球滤过率小于60ml/min的患者,顺铂的精确剂量必须根据临床状况而个体化。在T. J. 下一个治疗周期之前,他应该再计算1个24小时尿量的内生肌酐清除率。只要他的内生肌酐清除率维持在60ml/min以上,那么就不需要减少顺铂的使用剂量。因为卡铂不会引起肾毒性,所以如果肿瘤对卡铂有反应且疗效不降低,那么就应考虑使用卡铂作为替代。卡铂主要由肾排泄,其剂量根据Calvert公式算

得[228]。该公式对减少的肾小球滤过率做出了解释,其中考虑到了肾小球滤过率的减少(进一步讨论见第98章)。因此,与肾功能正常的患者相比,肾衰竭的患者接受更低剂量的卡铂。其他因肾衰竭而需要剂量调整或省略的药物详见表94-9。

表94-9

肾功能不全时需调整剂量或减少剂量的抗癌药物

博来霉素	来那度胺
卡培他滨	洛莫司汀
卡铂	美法仑
卡莫司汀	甲氨蝶呤
顺铂	丝裂霉素
阿糖胞苷	培美曲塞
达卡巴嗪	喷司他丁
氟达拉滨	拓扑替康
异环磷酰胺	

来源:Kintzel PE, Dorr RT. Anticancer drug renal toxicity and elimination: dosing guidelines for altered renal function. *Cancer Treat Rev.* 1995;21:33; Launay-Vacher V et al. Prevalence of renal insufficiency in cancer patients and implications for anticancer drug management: the renal insufficiency and anticancer medications (IRMA) study. *Cancer.* 2007;110:1376; Li YF et al. Systemic anticancer therapy in gynecologic cancer patients with renal dysfunction. *Int J Gynecol Cancer.* 2007;17:739.

其他肾毒性药物

近端小管功能障碍

报道的其他引起肾小管损伤的药物有培美曲塞、洛莫司汀、卡莫司汀、异环磷酰胺和氮杂胞苷[223,225]。肾毒性与卡莫司汀、洛莫司汀的总累积剂量相关,但异环磷酰胺并没有。大剂量注射异环磷酰胺导致的肾功能异常使得需分次给药从而降低毒性的发生率[223]。大多数患者都表现出和近端肾小管功能异常一致的症状和体征。

与这些药物中每一种都有关的主要肾损伤均发生在近端肾小管,患者表现出电解质的失衡,如蛋白质、糖、碳酸氢盐和钾的丢失。用药时应认真检测血清肌酐、碳酸氢盐、钾、尿pH、蛋白质和葡萄糖。由于在临床报告中损伤的可逆性变化不一,很多患者在用药后出现肾毒性需要透析[223],如果出现血清肌酐和电解质的变化应立即停用这些药物。

蛋白尿

贝伐单抗,一种抗血管内皮生长因子(VEGF)的单克隆抗体,可引起蛋白尿且在患者中的发生率为21%~46%[229]。虽然贝伐单抗是抗VEGF药物中此类毒性最强的,但口服VEGF抑制剂如阿西替尼也与蛋白尿的产生有关[230]。这种毒性的机制包括微循环血管再生和抑制氮

氧化物合成。它可能导致外周抵抗和内皮功能障碍。由血管内皮生长因子抑制引起的肾小球损伤可能导致肾血栓微血管病和肾小球性肾炎。有 1%～2% 的患者出现严重的肾病综合征[221,229,231]。使用贝伐单抗的患者应通过试纸验尿常规监测蛋白尿。厂家建议尿试纸度数为 2+ 或更高的患者应收集 24 小时尿液来进一步评估。此外，建议在患者 24 小时尿蛋白超过 2g 时延迟后续贝伐单抗的使用，当 24 小时尿蛋白量低于 2g 后重新开始治疗。患者出现蛋白尿大多病情较轻且通常在停药后是可逆的。患有转移性肾细胞瘤的患者若出现严重的蛋白尿则需永久性停药[232]。

案例 94-9

问题 1：J.R.，15 岁，男，右膝骨肉瘤。他的腿现在已治愈，准备行大剂量甲氨蝶呤、亚叶酸解救，多柔比星、更生霉素、博来霉素、顺铂和异环磷酰胺联合化疗。甲氨蝶呤的剂量是按 $12g/m^2$ 静脉注射 4 小时。为预防肾毒性和其他与大剂量甲氨蝶呤化疗有关的毒性作用，J.R. 事先应注意哪些事项？

尽管 90% 的甲氨蝶呤是以原型通过尿液排泄，但其通常是没有肾毒性的；但若不采取适当措施，应用大剂量甲氨蝶呤时也会出现急性肾小管梗阻。急性肾小管梗阻是由于甲氨蝶呤在次级肾小管的沉积所致，沉积物在 pH<7 时很难溶解。为了预防这一现象的发生，对 J.R. 应采取碱化尿液和快速利尿以保证给药后尿量在 100～200ml/h 且至少持续 24 小时。通常给予 25～150mmol/L 的碳酸氢钠液体来保证尿液 pH>7。在此期间，必须密切监测 J.R. 的尿量和 pH，以防止急性肾小管梗阻[233]。此外，甲氨蝶呤清除率的患者内和患者间变异性相当大，特别是在高剂量甲氨蝶呤治疗的情况下。甲氨蝶呤的肾脏排泄是一个复杂的过程，涉及肾小球滤过、肾小管重吸收和分泌。大剂量甲氨蝶呤治疗引起的急性肾小管梗阻，只有在大剂量甲氨蝶呤给药和尿液碱化之前和之后至少 24 小时注意最佳尿量，才能预防[233]。

如果 J.R. 有肾功能不全，甲氨蝶呤的排泄会显著降低，这样可能会因为甲氨蝶呤在血清中持续高水平而出现更严重的骨髓抑制和黏膜炎。亚叶酸是叶酸的还原态，在注射甲氨蝶呤后给予它可选择性地解救正常细胞免受不良反应如骨髓抑制和黏膜炎。因为亚叶酸已经是还原态了，所以它可以避开二氢叶酸还原酶的作用并且不干扰甲氨蝶呤抑制该酶。因此，在大剂量注射甲氨蝶呤后的 24～48 小时内加入亚叶酸解救是很重要的。而注射后 24 小时内获得的甲氨蝶呤的血液浓度通常不能预测 48 小时内的浓度。因此，对 J.R. 和所有接受大剂量治疗的患者都应监测 24～48 小时的甲氨蝶呤浓度。为指导亚叶酸的给药剂量，了解甲氨蝶呤的水平是必要的。亚叶酸解救并不影响甲氨蝶呤的肾脏清除。在因肾功能受损而导致甲氨蝶呤清除延迟的患者中，谷胱甘肽酶常作为救援药物被用于治疗甲氨蝶呤中毒。葡萄糖苷酶是一种重组细菌羧肽酶，

可将甲氨蝶呤转化为非活性代谢物，为肾功能障碍患者和出现甲氨蝶呤中毒信号或症状的患者提供消除甲氨蝶呤的替代途径[234]。

出血性膀胱炎

异环磷酰胺

案例 94-9，问题 2：J.R. 同时也应用异环磷酰胺治疗。在用药前对异环磷酰胺特有的膀胱毒性需要注意哪些？

发病机制

异环磷酰胺，结构上类似环磷酰胺，属于氧氮磷环类抗肿瘤烷化剂，必须在肝脏经细胞色素 P-450 3A4/3A5 和 2B6 酶羟基化和激活。4-羟基代谢物自发释放丙烯醛，后者以高浓度随尿液排出。丙烯醛直接刺激膀胱黏膜导致尿毒性。异环磷酰胺和环磷酰胺均可引起膀胱炎，其程度由轻到严重的膀胱损伤及出血。膀胱炎的特点是膀胱组织水肿和溃烂，随后黏膜上皮细胞脱落，平滑肌纤维和动脉的坏死，最终病灶出血。

临床表现

氧氮磷环类引起的出血性膀胱炎，患者最初会经历一个无症状的阶段，仅有短暂的尿痛、尿频、血尿为特点。停药后症状会在数日或数周消退。氧氮磷环类引起的出血性膀胱炎预后相对较好，尽管也有因大量难治性出血而发生死亡的[235]。J.R. 易于出现出血性膀胱炎的主要因素包括他正在接受的异环磷酰胺的剂量。

预防

大量饮水是用于预防环磷酰胺治疗的患者发生出血性膀胱炎的主要手段。理论上，饮水可冲走膀胱中的毒性代谢物，使其来不及和组织起反应。更具膀胱毒性的异环磷酰胺和一种叫美司钠（mesna）的膀胱保护剂一同上市。这种膀胱保护剂可在膀胱中释放出游离的巯基，它可以中和氧氮磷环类的代谢产物丙烯醛。在依照适宜的剂量表给药时，美司钠可完全防治膀胱毒性作用，因此使用美司钠是目前的标准治疗[225,235]。

美国临床肿瘤协会推荐在异环磷酰胺给药后的 0、4、8 小时，分别通过胃肠外以异环磷酰胺 20% 的剂量静脉给予美司钠（美司钠总剂量为异环磷酸酰胺总剂量的 60%）[44]。目的是使美司钠在异环磷酰胺治疗后能在尿道中维持一段时间以提供充分的膀胱保护作用。因为和异环磷酰胺较长的半衰期相比，美司钠的半衰期很短（<1 小时），故需重复给药。如果患者接受持续的异环磷酰胺输注，则需给予不同剂量的美司钠来治疗。为延长美司钠的保护作用，美国临床肿瘤协会的指南推荐接受异环磷酰胺持续输注的患者应在异环磷酰胺输注终止后以 20% 异环磷酰胺剂量静脉注射美司钠，随后再于 12～24 小时内持续输注 40% 的异环磷酸酰胺剂量[46]。这一方案保证了美司钠在异环磷酰胺用药结束后在膀胱中留存一段相当长的时间。

其他不同的美司钠剂量指南在临床也有应用，但现在还

没有试验来对这些不同方案做比较。当持续静脉给药时,许多研究者按美司钠对异环磷酰胺 1:1 毫克剂量给药。然而剂量指南上对患者接受更高剂量异环磷酰胺(>2.5g/m²)还没有很好的规定。因缺少数据和独特的异环磷酰胺药代动力学特性,剂量指南备受关注。异环磷酰胺的药代动力学是非线性的。例如,剂量为 2.5g/m² 时半衰期是 6~8 小时,而剂量为 3.5~5g/m² 时半衰期是 14~16 小时。目前推荐美司钠在 1 次静脉给药后所提供的保护作用要接近 12 小时之久。异环磷酰胺的用量越大,在其后输注美司钠应超过推荐的 8 小时,以确保其对膀胱的保护[235]。同时也有人关注到 4 小时的剂量间隔不足以维持美司钠在膀胱的水平。为了确保最大限度的阻滞膀胱毒性,美国临床肿瘤协会现在推荐更频繁或延长的美司钠用药方案[44]。由于异环磷酰胺和美司钠在液体中可相溶,因此它们可以同时输注,为患者提供了方便。

由于美司钠作用于膀胱,频繁的排尿可能减少其疗效。可以提醒病人每隔几小时尝试排空膀胱。尽管大量饮水已成为预防环磷酰胺引起的出血性膀胱炎的主要手段,但当美司钠和异环磷酰胺或环磷酰胺一同给予时,大量饮水是不必要的,也是无益的,因大量饮水可增加排尿,从而加快美司钠从膀胱排出。

美司钠通常是静脉给药,但口服给药也可以。口服美司钠的生物有效性接近静脉注射的 50%。因此,患者在口服美司钠时的剂量应为静脉注射的 2 倍(口服美司钠的方案是 40% 的异环磷酰胺剂量)在给予异环磷酰胺之前 2 小时和之后 4 小时和 8 小时服用[236]。也有人建议和异环磷酰胺同时给予。一些治疗中心是在静脉内给予 1 剂美司钠之后 4 小时和 8 小时口服给药,尤其是对门诊患者[44]。所有环磷酰胺治疗的患者都应进行盐性利尿和强制性盐利尿来保护尿道上皮组织。当患者因骨髓移植而接受环磷酰胺治疗时,环磷酰胺的使用是高剂量的,因此患者应使用美司钠和积极水化。其他预防这种并发症的方式有超水化和进行连续膀胱冲洗。对于这些方法的数据比较是有争议的,也报道了血尿和严重的出血性膀胱炎的不同发生率。这些建议是美国临床肿瘤协会一致通过的指南所支持的[44](参见第 101 章)。在给予异环磷酰胺前及给予后的 4 小时和 8 小时,J. R. 应分别接受剂量为异环磷酰胺总剂量 20% 的美司钠。美司钠的总剂量为异环磷酰胺总剂量的 60%。

治疗

案例 94-9:问题 3: 如果 J. R. 患出血性膀胱炎,应如何进行治疗?

一旦发生出血性膀胱炎,必须停止使用引起出血的化疗药并积极水化。若出现肉眼血尿,应插大口径尿管导尿以避免尿道被血栓阻塞。一些临床医生也使用连续的硝酸银冲洗,局部福尔马林滴注法或膀胱血管电烙术止血。对于这些方法哪种更好没有一致的意见。如果这些措施无效,通过手术从膀胱中引流尿液也是必要的[235,237]。

肺毒性

博来霉素和其他药物

案例 94-10

问题 1: J. A. ,54 岁,老年男性,患有Ⅲ期霍奇金淋巴瘤,接受 ABVD 方案(第 1、15 日静脉注射多柔比星 25mg/m²、博来霉素 10U/m²、长春碱 6mg/m²、达卡巴嗪 375mg/m²)化疗 6 个疗程。在最后一个疗程后的第 6 周,患者出现呼吸困难、干咳和发热。胸片呈双肺弥漫性渗出,呼吸频率为 36 次/min,动脉血气(arterial blood gases, ABG)如下:

> pH, 7.50
> 氧分压, 62mmHg
> 二氧化碳分压, 28mmHg
> 氧饱和度, 92%
> 他新出现的肺部病变的病因可能是什么?

对 J. A. 所行的几种处理危险性大,都会引起弥漫性肺渗出和呼吸困难。患者无疑是出现了继发于淋巴瘤和化疗的免疫抑制,正因如此,J. A. 感染的概率增加且可能患上肺炎。此外,渗出可能代表着患者病情的复发。双肺渗出液是他所使用的 1 种或多种化疗药物的毒性的表现。需行进一步检查以确定其原因。

案例 94-10,问题 2: 已经进行了支气管镜行支气管肺泡灌洗和病原微生物学活检。细菌、真菌和病毒培养结果阴性,活检示炎症和纤维化,未见淋巴瘤。这些结果高度提示是药物引起的肺损伤。那么 J. A. 使用的哪种药物和肺毒性有关?

J. A. 所使用的博来霉素使他有患肺毒性的风险。作为开始 ABVD 化疗前初始检查的一部分,J. A. 进行了肺功能试验,结果正常。这是在开始 1 个含有博来霉素的化疗方案前的常规试验。许多化疗药物与肺毒性有关,各种不同的机制和临床表现见表 94-10[238-250]。一些综述讨论了与抗癌药物有关的不同类型的肺毒性[238-240,250]。

在化疗药中,博来霉素最常引起肺毒性。尽管其他肺部病变也有报道,但最多发生的是间质性肺炎合并肺纤维化[238,243,251]。患者通常表现为干咳和呼吸困难。临床上可能仅发现双肺底的细小水泡音,最终发展为粗湿啰音。胸片在早期可正常,但患者可有双侧肺泡和肺间质浸润。动脉血气显示低氧血症,肺功能试验一般有弥散能力进行性下降而没有用力肺活量的明显减少[243,251]。与发生肺毒性最显著相关的因素是博来霉素的累积剂量。在总剂量<400U 时,只有不到 10% 的患者出现肺毒性。当累积剂量达到 450~500U 时,发生率更高。一种很少见的超敏反应,出现发热、嗜酸性细胞增多和肺渗出,这种肺毒性是和剂量无关的。博来霉素肺毒性的死亡率大约为 50%[238,251]。当在症状很轻微和肺功能明显失代偿之前即中断博来霉素的治

表 94-10

化疗引起的肺毒性

药物	组织病理学	临床特征	治疗/预后
白细胞介素-2[241]	毛细血管渗出,肺水肿	临床表现:BP 下降,发热,SOB,食欲减退,皮疹,黏膜炎	停止注射;采取支持疗法快速减轻症状
博来霉素[243,251]	间质水肿和透明膜形成;单核细胞炎性渗出及进展至纤维化;疑有超敏反应的患者嗜酸性粒细胞的渗出	累积总剂量>450mg 或 200U/m² 剂量相关毒性的危险性潜在增加;可在治疗中或之后发生 临床表现:咳嗽,发热,呼吸困难,呼吸急促,啰音,低氧血症,双肺渗出和剂量相关的肺弥散度下降	若在症状和胸片变化轻微时停用博来霉素可恢复;若症状严重可进展和致命。避免累积量> 200mg/m²,监测一系列肺功能试验。若弥散能力小于基线的40%,或 FVC< 25%,或症状体征提示肺毒性发生应终止治疗。若毒性为超敏反应,则类固醇有效
白消安[238]	肺细胞发育异常;单核细胞渗出;纤维化	与剂量无关,还没有报道总剂量<500mg 的病例 临床表现:凶险的呼吸困难,干咳,发热,呼吸急促,啰音,弥漫的线性渗出性低氧血症,弥散力降低	对多数患者是致命的;尽管停药但还在进展,少数病例大剂量类固醇(50 ~ 100mg 泼尼松每日)有效
卡莫司汀[242]		有剂量依赖关系;通常发生于剂量>1 400mg/m² 临床表现:呼吸困难,呼吸急促,干鸣音,双肺啰音,低氧血症,间质渗出;自发性气胸已有报道	停药后可能继续进展。没有证据表明类固醇可改善或改变发生率。若症状严重,死亡率高。建议行一系列肺功能监测。总累积量不能超过 1 400mg/m²
苯丁酸氮芥[240]	肺细胞发育异常;纤维化	通常发生于至少治疗 6 个月后总剂量>2g 临床表现:呼吸困难,干咳,食欲减少,疲乏,发热,低氧血症,双肺低啰音,向双肺野弥漫进展的局限性渗出	尽管停药但多数是致命性的。可给予大剂量类固醇治疗
环磷酰胺[239]	内皮细胞肿胀,肺细胞发育异常,淋巴细胞渗出,纤维化	没有剂量相关性,可于停药后发生 临床表现:进行性呼吸困难,发热,干咳,呼吸急促,细小啰音,弥散能力减低,限制性通气障碍,双侧肺间质渗出	有报道表明在治疗终止的 1~8 周内50%的患者临床痊愈。这些患者中的一些使用类固醇治疗有效,其他虽使用类固醇但仍死亡。偶尔,在没有反复时治疗可重新开始
阿糖胞苷[244]	肺水肿	临床表现:呼吸急促,低氧血症,间质或肺泡渗出	有时是致命的
吉西他滨[245]	肺水肿	23%患者有呼吸困难报道;3%有严重呼吸困难;呼吸困难偶可伴有支气管痉挛(<2%患者);与药物性肺炎一致的实质的肺毒性少见	治疗是支持疗法。症状缓解,通常无再发

表 94-10

化疗引起的肺毒性（续）

药物	组织病理学	临床特征	治疗/预后
氟达拉滨[240]	间质渗出，肺泡炎，小叶中心型肺气肿	临床表现：发热，呼吸困难，咳嗽，低氧血症；在第3和第4个疗程后3~28日发生；双侧浸润和渗出	用或不用皮质类固醇数周内均可自愈
美法仑[238]	肺细胞发育异常	无剂量关系 临床表现：呼吸困难，干咳，发热，呼吸急促，啰音，胸膜痛，低氧血症	多数患者因肺部疾病进展死亡。大多数报告的病例有患者同时应用泼尼松治疗。通常进展快速
甲氨蝶呤[247] 延迟	延迟的非特异性变化；少见有纤维化	无证据表明与剂量有关，每日每周剂量比每月剂量更易致毒性 临床表现：将近50%患者有头痛，不适的前驱症状，呼吸困难，干咳，发热，低氧血症，呼吸急促，啰音，嗜酸性粒细胞增多，发绀，间质渗出，弥散能力降低，限制性通气障碍	绝大多数患者在1~6周内恢复（一些可有持续渗出和肺功能参数的减低）类固醇可产生较快的缓解。尽管继续用药也可缓解，但停药可加快缓解。很少致命
非心源性肺水肿	急性肺水肿	PO或IT给予甲氨蝶呤后6~12h很少发生	可能致命
胸膜炎性胸痛		和其他甲氨蝶呤毒性作用或血清水平无关；不一定在每次化疗过程中均发生 临床表现：右侧胸痛，偶尔有胸膜渗出或肺萎陷，胸膜密度增大	通常3~5日内缓解
丝裂霉素[273]	同博来霉素	临床表现：呼吸困难，干咳，双肺底啰音，低氧血症，双肺间质或细小的叶性渗出，弥散能力降低	在约50%病例中是致命性的。也有报道表明一些患者得到完全缓解，包括一些用类固醇治疗的患者

BP，血压；FVC，用力肺活量；IT，鞘内；PO，口服；SOB，气短。

疗，损伤可能不会进展。相反，有体征和胸片病变明显者一般都死于肺部并发症。其他化疗药可潜在加重博来霉素的肺毒性。J. A. 肺部的病变最可能是由于博来霉素的毒性引起。不幸的是，没有方法可以逆转博来霉素的肺毒性，支持性措施为氧和甾类组成的治疗。

案例 94-10，问题 3：为什么需要对像 J. A. 这样接受博来霉素或其他有肺毒性化疗药物的患者进行常规肺脏评估？

在临床症状发生之前接受博来霉素的患者就发现有和剂量作用相关的肺弥散能力降低，这时推荐行常规检查和系列肺功能试验[243]。如果肺弥散能力减低至基线水平40%以下，用力肺活量下降至基线水平75%以下，或患者有肺损伤的症状和体征应暂停博来霉素治疗[238,251]。一些执业医生也建议限制总累积量在450U或之下。对接受其他

肺毒性药物治疗的患者不常规进行特异性筛查试验。然而，若患者有任何症状或临床发现则应停止治疗直到确定原因。在开始 ABVD 化疗方案的第1个周期前，J. A. 即接受肺功能试验。除非患者表现出气短或呼吸困难的症状和体征，一般不再进行后续试验。因为直到 J. A. 在 ABVD 化疗 6 个疗程后的 6 个月才出现肺部症状，故在他化疗期间没有接受任何后续试验。

治疗

案例 94-10，问题 4：如何治疗 J. A. 的药物性肺毒性？

当肺毒性很明显时，应停用所有相关的药物并根据其生理情况给予对症支持治疗。像 J. A. 所表现的，需排除其他可导致肺渗出的原因（如感染）。但许多病例中肺毒性是不可逆的和进展性的，并且没有有效的治疗。给予皮质类固醇可能仅在一些超敏反应引起的肺损伤病例中有

效。尽管如此，因缺乏其他有效治疗，一般在所有患者中试用类固醇治疗，若停用类固醇，患者应谨慎避免临床加重。

肝毒性

案例 94-11

问题 1：J. D. ,56 岁老年男性,因急性髓细胞性白血病已接受阿糖胞苷化疗 2 个疗程。在他化疗开始前,其肝功能试验(liver function tests, LFT) 和凝血检查在正常范围内。在使用阿糖胞苷的第 2 个疗程的第 10 日,他的实验室检查如下:

天门冬氨酸氨基转移酶,204U/L
丙氨酸氨基转移酶,197U/L
乳酸脱氢酶,795U/L
碱性磷酸酶,285U/L
胆红素,1.2mg/dl
为什么 J. D. 的化疗会引起实验室检查的异常?

LFT 升高常发生于肿瘤患者,原因见表 94-11。其他的症状和体征有黄疸、恶心、呕吐、腹痛和少见的脑病。对患者应行全面的体格检查来判定是否有肿瘤侵及肝脏或感染。此外患者应停用任何不必要的有潜在肝毒性的药物。因为一些药物可以导致肝毒性,临床医生也需考虑停止化疗。

表 94-11
肿瘤患者 LFT 升高的常见原因

肝脏原发或转移性肿瘤
肝毒性药物[如:细胞毒性药物,激素(雌激素、雄激素),抗菌剂(甲氧苄啶-磺胺甲噁唑、伏立康唑)]
感染(如肝念珠菌病,病毒性肝炎)
胃肠外营养
门静脉血栓
副肿瘤综合征
肝病病史(包括乙型肝炎、丙型肝炎)

一些抗癌药物,包括阿糖胞苷与肝细胞损伤(表 94-12)有关[252-263]。通常可引起肝毒性的药物有门冬酰胺酶、卡莫司汀、阿糖胞苷、巯基嘌呤、甲氨蝶呤、伊立替康、奥沙利铂、氯法拉滨和伊马替尼。一篇对 537 名患有酪氨酸激酶相关肝酶升高的癌症患者的综述发现,临床上显著的异常是不寻常且不常见[264]。多种药物对潜在的肝毒性有黑框警告。这些药物的肝毒性通常在治疗后 2 个月内开始,并且在大多数情况下是可逆的。尽管在这些病例中肝毒性死亡并不常见,但也有肝硬化的报道[264]。所有这些药物都

通过肝血供在肝脏中起作用,肝脏独有的门脉和肠系膜上静脉双重血供。肝脏可以解毒或使毒性物质失活,也可对多种化疗药物进行代谢。具有细胞毒性和靶向的药物引起肝毒性的确切机制现在还不清楚,但多数药物可能通过如下途径导致肝损伤:①干扰肝细胞线粒体的功能;②耗竭肝谷胱甘肽储备;③引起超敏反应;④减少胆汁流量;⑤引起肝中心静脉炎从而产生窦性阻塞性综合征(又称静脉闭塞性疾病)。一些文章对于化疗引起的肝毒性是很优秀的参考资源[252,253]。

表 94-12
抗肿瘤药物的肝毒性

药物	类型
门冬酰胺酶[254]	肝细胞性脂肪改变
白消安[255]	静脉闭塞症
卡莫司汀[252]	肝细胞性
氯法拉滨[257]	肝细胞性
阿糖胞苷[258]	胆汁淤积性
依托泊苷[259]	肝细胞性
伊马替尼[253]	肝细胞性
巯嘌呤[261]	胆汁淤积性和肝细胞性
甲氨蝶呤[262]	肝细胞性
链佐星[263]	肝细胞性

一些实验室检查可提供肝脏结构和功能的标记物。血清转氨酶、碱性磷酸酶和胆红素水平应在那些接受肝毒性化疗药物的患者中常规监测。尽管这些实验室指数是肝功能损害的敏感指标,但他们对肝脏疾病类型是非特异性的,与肝脏功能水平没有必然联系。肝脏产生的一些血清蛋白(如铁蛋白、白蛋白、前白蛋白、维生素结合蛋白)的水平对评估肝功能也有帮助。对于出现肝毒性的患者,是否继续化疗是很难决定的。若怀疑化疗是导致肝功能损害的原因,就应该停止治疗直至肝功能实验室指标回到到正常范围内。临床医生也应该为进一步治疗考虑备选化疗(非肝毒性)方案。另外,可能需要调整主要经肝清除的药物的剂量,使用时应谨慎(表 94-13)。J. A. 使用阿糖胞苷治疗可能是导致肝酶升高的原因。因此,费用较高的检查应推迟到肝功能恢复后进行。肝功能恢复应在化疗的 2 周内发生。如果肝功能没有完全恢复正常,进一步的治疗(药物和/或剂量)就需要调整了。

表 94-13

肝功能异常时需调整剂量的化疗药物[a]

氟尿嘧啶	甲氨蝶呤
柔红霉素	紫杉醇
多西他赛	长春碱
表柔比星	长春新碱
依托泊苷	

[a] 表中所列药物只是举例，并没有包含所有需要调整剂量的药物。此外，具体的剂量减少可能依赖于多种因素，包括治疗目标（治愈 vs. 缓解）、患者的身体状况、具体规程。

来源：Thatishetty AV et al. Chemotherapy-induced hepatotoxicity. *Clin Liver Dis.* 2013；17（4）；671-686，ix-x.；Bahirwani R，Reddy KR. Druginduced liver injury due to cancer chemotherapeutic agents. *Semin Liver Dis.* 2014；34（2）；162-171.

化疗的长期并发症

化疗后继发肿瘤

案例 94-12

问题 1：T. D.，55 岁，老年女性，诊断为乳腺癌早期，成功接受根治性乳房切除术后继续接受 4 个周期的辅助 AC 治疗（第 1 日静脉注射多柔比星 60mg/m²、环磷酰胺 600mg/m²）。在乳腺癌治疗完成 18 个月后，T. D. 向初级护理医师主诉疲劳、气促、容易瘀伤和鼻窦炎。外周血涂片显示白细胞计数 120 000 个细胞/μl 及差异超过 90%的原始细胞，骨髓穿刺示急性髓细胞性白血病（acute myelogenous leukemia，AML）。随后的细胞遗传分析显示染色体 11q23 异常。哪些因素支持 T. D. 化疗相关的急性白血病的诊断？

急性白血病与用于治疗血液系统恶性肿瘤、实体瘤和非恶性疾病的化学治疗相关[265]。在涉及拓扑异构酶抑制剂包括依托泊苷和蒽环类药物的联合化疗后出现急性髓细胞性白血病。这种白血病通常发生在结束化疗后的 1～3 年，且在白血病发生前通常不会出现脊髓增生异常。其他特征包括与染色体 11q23 相关的染色体异常[265]。在许多可治愈的疾病如霍奇金淋巴瘤、乳腺癌和睾丸癌中广泛使用这些药物是一个很重要的研究领域。

急性髓细胞性白血病在早期使用烷化剂的患者中也有报道。它通常发生在患者完成化疗后的 5～7 年。在明显的急性白血病发生前有 50%的患者发生骨髓增生异常综合征（白血病前期变化）。虽然所有的烷化剂都可以引起急性白血病，但是美法仑是这类致白血病药物中最强的，其他的化疗药物并不具有如此显著的危险性。大剂量、连续每日服用、延长疗程、年龄超过 40 岁和同时进行放射治疗都

可以增加患急性白血病的风险。一些附加因素也可以增加患者发生急性白血病的危险性[265]。

有可靠证据表明化疗药物也可以引起继发的淋巴系统恶性肿瘤，尤其是非霍奇金淋巴瘤（non-Hodgkin lymphoma，NHL）。由疾病引起的免疫抑制及其治疗，而不是某些特异性化疗药物，可能是导致非霍奇金淋巴瘤的主要原因。其他继发恶性肿瘤也可能在化疗后产生。实体瘤的发生与浅表性膀胱癌患者每日口服环磷酰胺治疗相关，骨肉瘤发生在患者用烷化剂治疗之后[266,267]。使用其他化疗药物治疗的患者继发实体瘤也一样。

T. D. 的急性髓细胞性白血病可能继发于她之前使用多柔比星治疗。治疗其急性白血病的化疗药物及疗程与拓扑异构酶药物引起的恶性肿瘤是相符的。与使用辅助 AC 治疗相关的急性白血病的发生率为 0.2%。此外，超过 90%的接受化疗或放疗并随后发展为治疗相关性骨髓异常增生综合征或急性髓细胞性白血病的患者都存在细胞遗传学异常[265]。在众多由拓扑异构酶抑制剂导致的细胞遗传学异常的病例中都存在染色体 11q23 异常[265]。T. D. 的 11q23 染色体异常有力地支持了化疗相关急性白血病而不是初始白血病的诊断。

案例 94-12，问题 2： 对于 T. D.，相关急性髓细胞性白血病的治疗和预后与初始急性髓细胞性白血病患者相似吗？

与初始急性髓细胞性白血病相比，治疗相关性急性髓细胞性白血病在治疗上效果较差。在标准阿糖胞苷和柔红霉素的化疗方案下只有不到一半的治疗相关急性髓细胞性白血病的患者达到完全缓解，而初始急性髓细胞性白血病患者的完全缓解率为 70%～80%[265]（参见第 96 章）。

对治疗相关性急性髓细胞性白血病最好的"治疗方法"是预防。对于像 T. D. 这样患可治愈恶性肿瘤并接受辅助化疗的患者，避免使用可以导致治疗相关性急性髓细胞性白血病的药物应与治疗获益同时考虑。对于继发白血病的了解使得运用替代疗法逐渐增多。

生育力和致畸性

对卵子产生的影响

案例 94-13

问题 1：C. L.，32 岁，女，近来诊断为乳腺癌 II 期，已行乳房肿瘤切除术和外照射治疗。目前准备用多柔比星、环磷酰胺和紫杉醇（AC-T）做辅助化疗。C. L. 在确诊前 12 个月刚结婚并希望生小孩。辅助化疗对 C. L. 的生育力有何影响？

化疗有潜在的性腺毒性作用。对正在接受癌症治疗的妇女的卵巢活检显示卵子和卵泡成分的丢失。甚至有

证据表明这种损害对青春期前接受癌症治疗的女性也存在。卵子的死亡或变得无功能,是由对卵子的直接损伤或由于支持卵泡细胞的减少造成。如果对卵泡成分的损伤是广泛而不可逆的,即使卵子有剩余储备,生育能力也会受损。

药物导致的卵子和卵泡成分的损伤减少了生育期妇女卵巢雌激素和黄体酮的分泌,导致下丘脑和垂体分泌更多的卵泡刺激素(follicle-stimulating hormone,FSH)和黄体生成素(luteinizing hormone,LH),这促进了卵泡的恢复和易受化疗药物损伤的卵泡的数量增加。如果性腺毒性严重或持久,永久性的卵巢衰竭就会继发于卵子和卵泡的耗竭。然而,其中一些受影响的卵泡的恢复会时常发生,这可能通过月经不规律和经期的延长被证实。如果卵子还有储备及卵泡细胞充分恢复,排卵和妊娠便可以发生。但是对于那些给予大剂量、长时间性腺毒性药物治疗的妇女,永久的卵巢衰竭是不可避免的[268]。

青春期前的女孩有大量的初级卵泡储备,并且因为她们的卵巢还没有分泌雌激素和黄体酮,故 FSH 和 LH 水平的升高不能导致卵泡恢复的发生。由于这个原因,青春期前的女孩可以耐受大剂量药物而不受明显影响,即使以前曾描述其有病理学上的改变。化疗对妇女和女孩的性腺损害已经在一些综述中有所描述[268-270]。

C. L. 要接受 1 种烷化剂的治疗,它是最具有潜在性腺毒性的药物。环磷酰胺因其对男性和女性都可以引起不育,及其在儿童中仍能导致性腺衰竭而被熟知。这种作用受环磷酰胺的总治疗剂量和化疗开始时患者年龄的影响。大于 20 岁的女性在接受平均剂量为 20~50g 的治疗后几乎100%出现闭经。大于 35 岁的女性在接受大于 6~10g 的剂量和 40 岁及更年长的女性在接受超过 5g 的剂量时,会出现同样的结果[271]。C. L. 会不会在预期导致永久性闭经的药物剂量范围内受到伤害,要看这次计划给予的 AC-T 方案中环磷酰胺的准确剂量。

临床医生也需考虑到,当多柔比星和环磷酰胺联合给予时可产生性腺毒性的协同作用。除了烷化剂,仅有的能产生较强性腺毒性的化疗药物包括长春碱、依托泊苷和顺铂。一些综述讨论了单用和联用药时化疗药物的剂量,有关性腺毒性作用的特异发生率及暂时和永久性闭经的患病率[269,271,272]。

C. L. 因化疗期间雌激素和黄体酮生成的减少而出现闭经及绝经期的表现和症状。C. L. 由化疗导致的闭经,在治疗全部结束后的几个月至几年时间可以恢复正常。这一恢复可能通过闭经穿插在正常月经周期中而被部分证实。

妊娠在月经周期正常时是可能发生的,因为排卵也发生了。然而,绝经期的提前是不可避免的。因为妊娠的巨大危险存在于化疗过程的早期,故建议 C. L. 在接受化疗期间应实行生育控制。口服避孕药在乳腺癌患者中通常被认为是治疗不当的,因此,屏障避孕法(即子宫帽、避孕套和杀精子剂)是较好的选择。

对精子产生的影响

案例 94-14

问题 1:J. K. ,25 岁,男性,近期诊断为睾丸癌,将要使用博来霉素、依托泊苷和顺铂进行系统性化疗。系统性化疗对男性性腺功能有什么影响?

化疗药物对男性的主要性腺毒性作用是生精小管内层生殖上皮组织渐进性的剂量相关性的耗竭。上皮耗竭的临床表现为睾丸体积的减小和精子缺乏。负责产生睾酮的Leydig 细胞在形态学上尚保持完整,尽管轻度的功能损伤少有发生。在男性中化疗的主要毒性作用是生殖能力丧失。在治疗期间,性欲和性活动可减退,但是大多数男性诉在化疗后性功能可恢复到化疗前水平[273]。

在化疗药物中,通常大多数烷化剂与精子缺乏有关。渐进性的剂量相关的精子减少发生在接受苯丁酸氮芥[274,275]、环磷酰胺[276,277]、美法仑、白消安、丙卡巴肼和亚硝基脲治疗的男性中。丙卡巴肼是对男性最强的性腺毒性烷化剂。多柔比星、长春碱、阿糖胞苷和顺铂也与精子缺乏有关[278]。多柔比星在与环磷酰胺共同使用时在男性中表现出与先前描述的在女性中相似的协同毒性作用。周期特异性药物,如抗代谢物和长春花生物碱在单独使用时不易发生精子缺乏,但在联合用药时有轻度作用[279]。

女性出生时就已具有全部的卵子储备。与卵子发生不同,精子的发生是一个再生、分化和成熟的连续循环过程,开始于胚胎发生的第 2 个月并一直持续到老年。虽然在动物模型中不同的化疗药物对处于精子发生特定周期的生殖细胞可能发挥更强的损伤作用,但对人应用的性腺毒性药物的使用剂量通常足以对在任何发展阶段的成熟精子细胞的不同比率产生影响。这有 2 点现实含义。第一,是因为精子发生一定开始于在药物引起的精子缺乏发生后的初期,恢复的时间被延长,通常持续至少 2~3 年。第二,是年龄与精子缺乏形成的关系远不如年龄与卵巢抑制的关系清楚。虽然传统上认为青春期前的男孩较成年男性不易受到化疗药物的影响,但男孩的原始精子细胞储备远不及成年男性多。因此,精子发生的潜能在青春期前的测试中比在成人中更易受到细胞毒性的损伤。在一关于化疗给药对男性儿童的影响的综述中,其最后结论是目前所知的对成年男性可产生毒性的药物及方案应被认为对年轻男孩同样有毒性作用[272,273]。由于缺乏睾丸活检,直到青春期损伤才可能被发现。

2 种最可能对年轻男性的生育力造成损伤的疾病是霍奇金病和睾丸癌。对于进展期霍奇金病的标准治疗方案是多柔比星、博来霉素、长春碱和达卡巴嗪(ABVD)。在接受ABVD 方案治疗的患者中,有 35%出现精子缺乏且这些患者几乎都能恢复精子发生[278]。同样的情况也存在于患睾丸癌开始接受化疗的患者。有数据显示因非精原细胞瘤性睾丸癌而接受长春碱、博来霉素和顺铂治疗可以引起化疗所致的精子缺乏。在接受治疗的患者中,约 50%的精子缺乏在 2~3 年内是可逆的。这些患者精子发生的恢复可使其妻子受孕[280,281]。在这些特殊的患者群体中,腹膜后淋巴结切除导致的逆向射精,以及易患不育的隐睾症都可使生育能力不能充分恢复。

案例 94-14,问题 2:除了使用低性腺毒性的化疗药物以外,对于像 J. K. 一样接受化疗的年轻患者还有没有手段可以阻止不育的发生?

精子(配子)的冷冻保存在男性中可以考虑使用。这种手段的 1 个主要的缺陷是发现受霍奇金淋巴瘤和睾丸癌影响的患者在联合化疗前其精子数目、精子体积和精子活力的降低就已经发生了。虽然已发表的研究显示精子数量和活力是人工授精成功与否的重要决定因素,但妊娠的个例也有报道。因此,冷藏精液即使对精子减少的男性也是应该考虑的[273,279]。现在卵母细胞和胚胎的冷冻保存对将要接受细胞毒性化疗的年轻女性也是一种可行的选择手段。即使面对化疗所致的卵巢衰竭,卵子在体外受精并植入经适量激素支持的子宫内膜也可以适应妊娠条件。这对于女性来说可能是一种选择[270,282]。

对于两性,有假设认为化疗导致的性腺毒性可以通过在化疗期间抑制精子发生或卵泡的发展而被减少。抑制性腺的手段包括男性使用睾酮、女性使用口服避孕药,以及男性和女性都使用促性腺激素释放激素类似物(如 LHL 类似物)。一些综述详细的描述了这些方法[269,270,273]。美国临床肿瘤协会对癌症患者保留生育能力提供了建议[282]。

致畸性

案例 94-14,问题 3:如果 J. K. 在联合化疗后恢复了生育能力,他们的后代是否有先天异常的危险或有易患癌症的危险?

许多用于治疗癌症的药物都有特定的干扰 DNA 合成、细胞代谢和细胞分裂的作用。因此,有理由怀疑它们可以导致暴露于这些影响因素中的卵子或精原细胞突变。对于癌症幸存者妊娠的报道仅限于个案报道、小系列和回顾性病例中。1 078 个在儿童期或成年曾接受恶性肿瘤治疗的患者已生育了近 1 600 个孩子。一篇已发表的综述表明没有证据显示在癌症幸存者的后代中自然流产、遗传性疾病或先天畸形的发生更频繁。同样的,在接受癌症治疗患者的后代中也没有表现患恶性肿瘤危险性的增加[272]。对此可能的解释是受化疗影响的卵子和精子通常都已死亡。因此在化疗期间产生不正常后代的风险是最高的。男性和女性在化疗期间应明确禁止受孕。一般来说,建议成年癌症幸存者应在化疗完全结束后等待至少 2 年才可以怀孕生子。在理论上这样才有时间清除受损的生殖细胞。这也提供时间去评估会对胎儿产生严重后果的后续治疗的必要性,特别是针对女性患者。

(李娟、贡雪芃 译,刘金玉、李梦 校,桂玲 审)

参考文献

1. National Cancer Institute. Common Terminology Criteria for Adverse Events v4.0. NCI, NIH, DHHS. May 29,2009. NIH Publication #09-7473.
2. Abraham I et al. Clinical safety of biosimilar recombinant human granulocyte colony-stimulating factors. *Expert Opin Drug Saf.* 2013;12(2):235–246.
3. Smith TJ et al. Recommendations for the Use of WBC Growth Factors: American Society of Clinical Oncology Clinical Practice Guideline Update. *J Clin Oncol.* 2015;33(28):3199–3212.
4. Vogel CL et al. First and subsequent cycle use of pegfilgrastim prevents febrile neutropenia in patients with breast cancer: a multicenter, double-blind, placebo-controlled phase III study. *J Clin Oncol.* 2005;23(6):1178–1184.
5. Timmer-Bonte JN et al. Prevention of chemotherapy-induced febrile neutropenia by prophylactic antibiotics plus or minus granulocyte colony-stimulating factor in small-cell lung cancer: a Dutch Randomized Phase III Study. *J Clin Oncol.* 2005;23(31):7974–7984.
6. Kuderer NM et al. Impact of primary prophylaxis with granulocyte colony-stimulating factor on febrile neutropenia and mortality in adult cancer patients receiving chemotherapy: a systematic review. *J Clin Oncol.* 2007;25(21):3158–3167.
7. Neulasta (pegfilgrastim) [package insert]. Thousand Oaks, CA: Amgen, 2015.
8. Johnston E et al. Randomized, dose-escalation study of SD/01 compared with daily filgrastim in patients receiving chemotherapy. *J Clin Oncol.* 2000;18(13):2522–2528.
9. Garcia-Carbonero R et al. Granulocyte colony-stimulating factor in the treatment of high-risk febrile neutropenia: a multicenter randomized trial. *J Natl Cancer Inst.* 2001;93(1):31–38.
10. Clark OA et al. Colony-stimulating factors for chemotherapy-induced febrile neutropenia: a meta-analysis of randomized controlled trials. *J Clin Oncol.* 2005;23(18):4198–4214.
11. Berghmans T et al. Therapeutic use of granulocyte and granulocyte-macrophage colony-stimulating factors in febrile neutropenic cancer patients. A systematic review of the literature with meta-analysis. *Support Care Cancer.* 2002;10(3):181–188.
12. Hidalgo M et al. Outpatient therapy with oral ofloxacin for patients with low risk neutropenia and fever: a prospective, randomized clinical trial. *Cancer.* 1999;85(1):213–219.
13. Santolaya ME et al. Early hospital discharge followed by outpatient management versus continued hospitalization of children with cancer, fever, and neutropenia at low risk for invasive bacterial infection. *J Clin Oncol.* 2004;22(18):3784–3789.
14. Innes HE et al. Oral antibiotics with early hospital discharge compared with in-patient intravenous antibiotics for low-risk febrile neutropenia in patients with cancer: a prospective randomised controlled single centre study. *Br J Cancer.* 2003;89(1):43–49.
15. Isaacs C et al. Randomized placebo-controlled study of recombinant human interleukin-11 to prevent chemotherapy-induced thrombocytopenia in patients with breast cancer receiving dose-intensive cyclophosphamide and doxorubicin. *J Clin Oncol.* 1997;15(11):3368–3377.
16. Neumega (oprelvekin) [package insert]. In: Inc WP, ed. Philadelphia, PA; 2011.
17. Kuter DJ. Managing thrombocytopenia associated with cancer chemotherapy. *Oncology (Williston Park).* 2015;29(4):282–294.
18. Whitecar JP Jr et al. L-asparaginase. *N Engl J Med.* 1970;282(13):732–734.
19. Ramsay NK et al. The effect of L-asparaginase of plasma coagulation factors in acute lymphoblastic leukemia. *Cancer.* 1977;40(4):1398–1401.
20. Truelove E et al. The coagulopathy and thrombotic risk associated with L-asparaginase treatment in adults with acute lymphoblastic leukaemia. *Leukemia.* 2013;27(3):553–559.
21. Mitchell LG et al. A prospective cohort study determining the prevalence of thrombotic events in children with acute lymphoblastic leukemia and a central venous line who are treated with L-asparaginase: results of the Prophylactic Antithrombin Replacement in Kids with Acute Lymphoblastic Leukemia Treated with Asparaginase (PARKAA) Study. *Cancer.* 2003;97(2):508–516.
22. Khorana AA, Connolly GC. Assessing risk of venous thromboembolism in the patient with cancer. *J Clin Oncol.* 2009;27(29):4839–4847.
23. Blom JW et al. Incidence of venous thrombosis in a large cohort of 66,329 cancer patients: results of a record linkage study. *J Thromb Haemost.* 2006;4(3):529–535.
24. Trousseau A. *Phlegmasia Alba Dolens. Clinique Medicale de l'Hotel Dieu.* Vol 3. London: The New Sydenham Society; 1865.

25. Aderka D et al. Idiopathic deep vein thrombosis in an apparently healthy patient as a premonitory sign of occult cancer. *Cancer.* 1986;57(9):1846–1849.

26. Goldberg RJ et al. Occult malignant neoplasm in patients with deep venous thrombosis. *Arch Intern Med.* 1987;147(2):251–253.

27. Sanz MA, Montesinos P. Open issues on bleeding and thrombosis in acute promyelocytic leukemia. *Thromb Res.* 2010;125 Suppl 2:S51–S54.

28. Stein E et al. The coagulopathy of acute promyelocytic leukaemia revisited. *Best Pract Res Clin Haematol.* 2009;22(1):153–163.

29. Oppelt P et al. Approach to chemotherapy-associated thrombosis. *Vasc Med.* 2015;20(2):153–161.

30. Palumbo A et al. Prevention of thalidomide- and lenalidomide-associated thrombosis in myeloma. *Leukemia.* 2008;22(2):414–423.

31. Zangari M et al. Thrombogenic activity of doxorubicin in myeloma patients receiving thalidomide: implications for therapy. *Blood.* 2002;100(4):1168–1171.

32. Knight R et al. Lenalidomide and venous thrombosis in multiple myeloma. *N Engl J Med.* 2006;354(19):2079–2080.

33. Skillings JR. Arterial thromboembolic events in a pooled analysis of 5 randomized, controlled trials of bevacizumab with chemotherapy. *J Clin Oncol.* 2005;23(Suppl):16S.

34. Johnson DH et al. Randomized phase II trial comparing bevacizumab plus carboplatin and paclitaxel with carboplatin and paclitaxel alone in previously untreated locally advanced or metastatic non-small-cell lung cancer. *J Clin Oncol.* 2004;22(11):2184–2191.

35. Zangari M et al. Thrombotic events in patients with cancer receiving antiangiogenesis agents. *J Clin Oncol.* 2009;27(29):4865–4873.

36. Khorana AA et al. Venous thromboembolism prophylaxis and treatment in cancer: a consensus statement of major guidelines panels and call to action. *J Clin Oncol.* 2009;27(29):4919–4926.

37. Lyman GH et al. Venous thromboembolism prophylaxis and treatment in patients with cancer: American Society of Clinical Oncology clinical practice guideline update 2014. *J Clin Oncol.* 2015;33(6):654–656.

38. Lindley CM et al. Incidence and duration of chemotherapy-induced nausea and vomiting in the outpatient oncology population. *J Clin Oncol.* 1989;7(8):1142–1149.

39. Sonis ST et al. Perspectives on cancer therapy-induced mucosal injury: pathogenesis, measurement, epidemiology, and consequences for patients. *Cancer.* 2004;100(9, Suppl):1995–2025.

40. Garden AS, Chambers MS. Head and neck radiation and mucositis. *Curr Opin Support Palliat Care.* 2007;1(1):30–34.

41. Lalla RV et al. MASCC/ISOO clinical practice guidelines for the management of mucositis secondary to cancer therapy. *Cancer.* 2014;120(10):1453–1461.

42. Epstein JB et al. Oral complications of cancer and cancer therapy: from cancer treatment to survivorship. *CA Cancer J Clin.* 2012;62(6):400–422.

43. Dirix P et al. Radiation-induced xerostomia in patients with head and neck cancer: a literature review. *Cancer.* 2006;107(11):2525–2534.

44. Hensley ML et al. American Society of Clinical Oncology 2008 clinical practice guideline update: use of chemotherapy and radiation therapy protectants. *J Clin Oncol.* 2009;27(1):127–145.

45. Johnson JT et al. Oral pilocarpine for post-irradiation xerostomia in patients with head and neck cancer. *N Engl J Med.* 1993;329(6):390–395.

46. Momm F et al. Different saliva substitutes for treatment of xerostomia following radiotherapy. A prospective crossover study. *Strahlenther Onkol.* 2005;181(4):231–236.

47. Kam MK et al. Prospective randomized study of intensity-modulated radiotherapy on salivary gland function in early-stage nasopharyngeal carcinoma patients. *J Clin Oncol.* 2007;25(31):4873–4879.

48. Aguiar GP et al. A review of the biological and clinical aspects of radiation caries. *J Contemp Dent Pract.* 2009;10(4):83–89.

49. Sonis ST. Oral mucositis in cancer therapy. *J Support Oncol.* 2004;2(6 Suppl 3):3–8.

50. Martins F et al. A review of oral toxicity associated with mTOR inhibitor therapy in cancer patients. *Oral Oncol.* 2013;49(4):293–298.

51. Gelclair [product information]. **www.gelclair.com**. Helsinn Healthcare SA L, Switzerland. Accessed August 1, 2015.

52. Barber C et al. Comparing pain control and ability to eat and drink with standard therapy vs Gelclair: a preliminary, double centre, randomised controlled trial on patients with radiotherapy-induced oral mucositis. *Support Care Cancer.* 2007;15(4):427–440.

53. Mahood DJ et al. Inhibition of fluorouracil-induced stomatitis by oral cryotherapy. *J Clin Oncol.* 1991;9(3):449–452.

54. Ferretti GA et al. Chlorhexidine for prophylaxis against oral infections and associated complications in patients receiving bone marrow transplants. *J Am Dent Assoc.* 1987;114(4):461–467.

55. Ferretti GA et al. Chlorhexidine prophylaxis for chemotherapy- and radiotherapy-induced stomatitis: a randomized double-blind trial. *Oral Surg Oral Med Oral Pathol.* 1990;69(3):331–338.

56. Shaw MT et al. Effects of cancer, radiotherapy and cytotoxic drugs on intestinal structure and function. *Cancer Treat Rev.* 1979;6(3):141–151.

57. Wurth MA, Musacchia XJ. Mechlorethamine effects on intestinal absorption in vitro and on cell proliferation. *Am J Physiol.* 1973;225(1):73–80.

58. Roche AC et al. Correlation between the histological changes and glucose intestinal absorption following a single dose of 5 fluorouracil. *Digestion.* 1970;3(4):195–212.

59. Pessi MA et al. Targeted therapy-induced diarrhea: A review of the literature. *Crit Rev Oncol Hematol.* 2014;90(2):165–179.

60. Irinotecan [package insert]. New York, NY: Pharmacia & Upjohn Company; 2014.

61. Geller RB et al. Randomized trial of loperamide versus dose escalation of octreotide acetate for chemotherapy-induced diarrhea in bone marrow transplant and leukemia patients. *Am J Hematol.* 1995;50(3):167–172.

62. Cascinu S et al. Octreotide versus loperamide in the treatment of fluorouracil-induced diarrhea: a randomized trial. *J Clin Oncol.* 1993;11(1):148–151.

63. Rosenoff SH et al. A multicenter, randomized trial of long-acting octreotide for the optimum prevention of chemotherapy-induced diarrhea: results of the STOP trial. *J Support Oncol.* 2006;4(6):289–294.

64. Zachariah B et al. Octreotide acetate in prevention of chemoradiation-induced diarrhea in anorectal cancer: randomized RTOG trial 0315. *J Natl Cancer Inst.* 2010;102(8):547–556.

65. Hoff PM et al. Randomized phase III trial exploring the use of long-acting release octreotide in the prevention of chemotherapy-induced diarrhea in patients with colorectal cancer: the LARCID trial. *J Clin Oncol.* 2014;32(10):1006–1011.

66. Andreyev J et al. Guidance on the management of diarrhoea during cancer chemotherapy. *Lancet Oncol.* 2014;15(10):e447–460.

67. Payne AS et al. Dermatologic toxicity of chemotherapeutic agents. *Semin Oncol.* 2006;33(1):86–97.

68. Goolsby TV, Lombardo FA. Extravasation of chemotherapeutic agents: prevention and treatment. *Semin Oncol.* 2006;33(1):139–143.

69. Galimont-Collen AF et al. Classification and management of skin, hair, nail and mucosal side-effects of epidermal growth factor receptor (EGFR) inhibitors. *Eur J Cancer.* 2007;43(5):845–851.

70. Heidary N et al. Chemotherapeutic agents and the skin: An update. *J Am Acad Dermatol.* 2008;58(4):545–570.

71. Wang J et al. Protection against chemotherapy-induced alopecia. *Pharm Res.* 2006;23(11):2505–2514.

72. Karakunnel J et al. Hair loss. In: DeVita VT et al, eds. *Cancer: Principles and Practice of Oncology.* 9th ed. Philadelphia, PA: Lippincott Williams & Wilkins; 2011:2368.

73. Grevelman EG, Breed WP. Prevention of chemotherapy-induced hair loss by scalp cooling. *Ann Oncol.* 2005;16(3):352–358.

74. Shin H et al. Efficacy of interventions for prevention of chemotherapy-induced alopecia: a systematic review and meta-analysis. *Int J Cancer.* 2015;136(5):E442–E454.

75. Capriotti K et al. The risk of nail changes with taxane chemotherapy: a systematic review of the literature and meta-analysis. *Br J Dermatol.* 2015.

76. deMarinis M et al. Nail pigmentation with daunorubicin therapy. *Ann Intern Med.* 1978;89(4):516–517.

77. Shetty MR. Case of pigmented banding of the nail caused by bleomycin. *Cancer Treat Rep.* 1977;61(3):501–502.

78. Hrushesky WJ. Serpentine supravenous 5-fluorouracil (NSC-19893) hyperpigmentation. *Cancer Treat Rep.* 1976;60(5):639.

79. Fernandez-Obregon AC et al. Flagellate pigmentation from intrapleural bleomycin. A light microscopy and electron microscopy study. *J Am Acad Dermatol.* 1985;13(3):464–468.

80. Horn TD et al. Observations and proposed mechanism of N,N',N'-triethylenethiophosphoramide (thiotepa)-induced hyperpigmentation. *Arch Dermatol.* 1989;125(4):524–527.

81. Harben DJ et al. Thiotepa-induced leukoderma. *Arch Dermatol.* 1979;115(8):973–974.

82. Vonderheid EC. Topical mechlorethamine chemotherapy. Considerations on its use in mycosis fungoides. *Int J Dermatol.* 1984;23(3):180–186.

83. Wheeland RG et al. The flag sign of chemotherapy. *Cancer.* 1983;51(8):1356–1358.

84. Brzezniak C, Szabo E. Images in clinical medicine. Sunitinib-associated hair depigmentation. *N Engl J Med.* 2014;370(17):e27.

85. Lipworth AD et al. Hand-foot syndrome (hand-foot skin reaction, palmar-plantar erythrodysesthesia): focus on sorafenib and sunitinib. *Oncology.* 2009;77(5):257–271.

86. Miller KK et al. Chemotherapy-induced hand-foot syndrome and nail changes: a review of clinical presentation, etiology, pathogenesis, and management. *J Am Acad Dermatol.* 2014;71(4):787–794.

87. Ren Z et al. Randomized controlled trial of the prophylactic effect of urea-based cream on sorafenib-associated hand-foot skin reactions in patients with advanced hepatocellular carcinoma. *J Clin Oncol.* 2015;33(8):894–900.

88. Hofheinz RD et al. Mapisal versus urea cream as prophylaxis for capecitabine-associated Hand-Foot syndrome: a randomized phase III trial of the

AIO Quality of Life Working Group. *J Clin Oncol.* 2015;33(22):2444–2449.

89. Lynch TJ Jr et al. Epidermal growth factor receptor inhibitor-associated cutaneous toxicities: an evolving paradigm in clinical management. *Oncologist.* 2007;12(5):610–621.

90. Perez-Soler R. Rash as a surrogate marker for efficacy of epidermal growth factor receptor inhibitors in lung cancer. *Clin Lung Cancer.* 2006;89(Suppl 1):S7–S14.

91. Cunningham D et al. Cetuximab monotherapy and cetuximab plus irinotecan in irinotecan-refractory metastatic colorectal cancer. *N Engl J Med.* 2004;351(4):337–345.

92. Liu G et al. Epidermal growth factor receptor polymorphisms and clinical outcomes in non-small-cell lung cancer patients treated with gefitinib. *Pharmacogenomics J.* 2008;8(2):129–138.

93. Tan EH, Chan A. Evidence-based treatment options for the management of skin toxicities associated with epidermal growth factor receptor inhibitors. *Ann Pharmacother.* 2009;43(10):1658–1666.

94. Pomerantz RG et al. Cutaneous reactions to epidermal growth factor receptor inhibitors. *J Drugs Dermatol.* 2010;9(10):1229–1234.

95. Lacouture ME et al. Clinical practice guidelines for the prevention and treatment of EGFR inhibitor-associated dermatologic toxicities. *Support Care Cancer.* 2011;19(8):1079–1095.

96. Yeo W, Johnson PJ. Radiation-recall skin disorders associated with the use of antineoplastic drugs. Pathogenesis, prevalence, and management. *Am J Clin Dermatol.* 2000;1(2):113–116.

97. Camidge R, Price A. Characterizing the phenomenon of radiation recall dermatitis. *Radiother Oncol.* 2001;59(3):237–245.

98. Kvols LK. Radiation sensitizers: a selective review of molecules targeting DNA and non-DNA targets. *J Nucl Med.* 2005;46 Suppl 1:187S–190S.

99. Alley E et al. Cutaneous toxicities of cancer therapy. *Curr Opin Oncol.* 2002;14(2):212–216.

100. Kumar S et al. Management of skin toxicity during radiation therapy: a review of the evidence. *J Med Imaging Radiat Oncol.* 2010;54(3):264–279.

101. Bolderston A et al. The prevention and management of acute skin reactions related to radiation therapy: a systematic review and practice guideline. *Support Care Cancer.* 2006;14(8):802–817.

102. Wyatt AJ et al. Cutaneous reactions to chemotherapy and their management. *Am J Clin Dermatol.* 2006;7(1):45–63.

103. Doellman D et al. Infiltration and extravasation: update on prevention and management. *J Infus Nurs.* 2009;32(4):203–211.

104. Boulanger J et al. Management of the extravasation of anti-neoplastic agents. *Support Care Cancer.* 2015;23(5):1459–1471.

105. Mouridsen HT et al. Treatment of anthracycline extravasation with Savene (dexrazoxane): results from two prospective clinical multicentre studies. *Ann Oncol.* 2007;18(3):546–550.

106. Totect (dexrazoxane injection) [package insert]. Rockaway, NJ: Topo Target USA, Inc.; 2011.

107. Syrigou E et al. Acute hypersensitivity reactions to chemotherapy agents: an overview. *Inflamm Allergy Drug Targets.* 2010;9(3):206–213.

108. Gradishar WJ et al. Phase III trial of nanoparticle albumin-bound paclitaxel compared with polyethylated castor oil-based paclitaxel in women with breast cancer. *J Clin Oncol.* 2005;23(31):7794–7803.

109. Anderson T et al. Chemotherapy for testicular cancer: current status of the National Cancer Institute Combined Modality Trial. *Cancer Treat Rep.* 1979;63(9/10):1687–1692.

110. Denis L. Anaphylactic reactions to repeated intravesical instillation with cisplatin. *Lancet.* 1983;1(8338):1378–1379.

111. Getaz EP et al. Cisplatin-induced hemolysis. *N Engl J Med.* 1980;302(6):334–335.

112. Levi JA, Aroney RS, Dalley DN. Haemolytic anaemia after cisplatin treatment. *Br Med J (Clin Res Ed).* 1981;282(6281):2003–2004.

113. Bacha DM et al. Phase I study of carboplatin (CBDCA) in children with cancer. *Cancer Treat Rep.* 1986;70(7):865–869.

114. Allen JC et al. Carboplatin and recurrent childhood brain tumors. *J Clin Oncol.* 1987;5(3):459–463.

115. Brunner KW, Young CW. A Methylhydrazine Derivative in Hodgkin's Disease and Other Malignant Neoplasms. Therapeutic and Toxic Effects Studied in 51 Patients. *Ann Intern Med.* 1965;63:69–86.

116. Glovsky MM et al. Hypersensitivity to procarbazine associated with angioedema, urticaria, and low serum complement activity. *J Allergy Clin Immunol.* 1976;57(2):134–140.

117. Lokich JJ, Moloney WC. Allergic reaction to procarbazine. *Clin Pharmacol Ther.* 1972;13(4):573–574.

118. Jones SE et al. Hypersensitivity to procarbazine (Matulane) manifested by fever and pleuropulmonary reaction. *Cancer.* 1972;29(2):498–500.

119. Arnold DJ, Stafford CT. Systemic allergic reaction to adriamycin. *Cancer Treat Rep.* 1979;63(1):150–151.

120. Solimando DA Jr, Wilson JP. Doxorubicin-induced hypersensitivity reactions. *Drug Intell Clin Pharm.* 1984;18(10):808–811.

121. Collins JA. Hypersensitivity reaction to doxorubicin. *Drug Intell Clin Pharm.* 1984;18(5):402–403.

122. Etcubanas E, Wilbur JR. Letter: Uncommon side effects of adriamycin (NSC-123127). *Cancer Chemother Rep.* 1974;58(6):757–758.

123. Crowther D et al. Management of adult acute myelogenous leukaemia. *Br Med J.* 1973;1(5846):131–137.

124. Tan CT, et al. Congenital atlanto-axial dislocation. *Med J Malaysia.* 1981;36(4):230–233.

125. Tan CT et al. Phase I trial of rubidazone (NSC 164011) in children with cancer. *Med Pediatr Oncol.* 1981;9(4):347–353.

126. Rosenfelt F et al. A fatal hyperpyrexial response to bleomycin following prior therapy: a case report and literature review. *Yale J Biol Med.* 1982;55(5/6):529–531.

127. Leung WH et al. Fulminant hyperpyrexia induced by bleomycin. *Postgrad Med J.* 1989;65(764):417–419.

128. Bochner BS, Lichtenstein LM. Anaphylaxis. *N Engl J Med.* 1991;324(25):1785–1790.

129. Rituxan (rituximab) [package insert]. South San Francisco, CA: Biogen Idec, Inc., and Genentech, Inc.; 2014.

130. Herceptin (trastuzumab) [package insert]. South San Francisco, CA: Genentech, Inc.; 2015.

131. Erbitux (cetuximab) [package insert]. Branchburg, NJ: Im Clone Systems, Inc.; 2015.

132. Campath (alemtuzumab) [package insert]. Cambridge, MA: Genzyme Corporation; 2014.

133. Taxotere (docetaxel) [package insert]. Bridgewater, NJ: Sanofi-Aventis; 2014.

134. Doxil (doxorubicin) [package insert]. Horsham. PA: Janssen Products, LP; 2015.

135. Lenz HJ. Management and preparedness for infusion and hypersensitivity reactions. *Oncologist.* 2007;12(5):601–609.

136. Tham EH et al. Evaluation and management of hypersensitivity reactions to chemotherapy agents. *Postgrad Med J.* 2015;91(1073):145–150.

137. Saif MW, Kim R. Incidence and management of cutaneous toxicities associated with cetuximab. *Expert Opin Drug Saf.* 2007;6(2):175–182.

138. Abraxane (paclitaxel) [package insert]. Bridgewater, NJ: Abraxis Bioscience, LLC; 2015.

139. Reddick WE et al. Prevalence of leukoencephalopathy in children treated for acute lymphoblastic leukemia with high-dose methotrexate. *Am J Neuroradiol.* 2005;26(5):1263–1269.

140. Dufourg MN et al. Age and high-dose methotrexate are associated to clinical acute encephalopathy in FRALLE 93 trial for acute lymphoblastic leukemia in children. *Leukemia.* 2007;21(2):238–247.

141. Kwong YL et al. Intrathecal chemotherapy for hematologic malignancies: drugs and toxicities. *Ann Hematol.* 2009;88(3):193–201.

142. Smith GA et al. High-dose cytarabine dose modification reduces the incidence of neurotoxicity in patients with renal insufficiency. *J Clin Oncol.* 1997;15(2):833–839.

143. Rubin EH et al. Risk factors for high-dose cytarabine neurotoxicity: an analysis of a cancer and leukemia group B trial in patients with acute myeloid leukemia. *J Clin Oncol.* 1992;10(6):948–953.

144. Gallego Perez-Larraya J et al. Neurologic complications of intrathecal liposomal cytarabine administered prophylactically to patients with non-Hodgkin lymphoma. *J Neurooncol.* 2011;103(3):603–609.

145. Newton HB. Neurological complications of chemotherapy to the central nervous system. *Handb Clin Neurol.* 2012;105:903–916.

146. Raetz EA, Salzer WL. Tolerability and efficacy of L-asparaginase therapy in pediatric patients with acute lymphoblastic leukemia. *J Pediatr Hematol Oncol.* 2010;32(7):554–563.

147. Magge RS, DeAngelis LM. The double-edged sword: Neurotoxicity of chemotherapy. *Blood Rev.* 2015;29(2):93–100.

148. Pirzada NA et al. Fluorouracil-induced neurotoxicity. *Ann Pharmacother.* 2000;34(1):35–38.

149. Lyros E et al. Subacute reversible toxic encephalopathy related to treatment with capecitabine: a case report with literature review and discussion of pathophysiology. *Neurotoxicology.* 2014;42:8–11.

150. Truman N, Nethercott D. Posterior reversible encephalopathy syndrome (PRES) after treatment with oxaliplatin and 5-fluorouracil. *Clin Colorectal Cancer.* 2013;12(1):70–72.

151. Chun HG et al. Central nervous system toxicity of fludarabine phosphate. *Cancer Treat Rep.* 1986;70(10):1225–1228.

152. Warrell RP Jr, Berman E. Phase I and II study of fludarabine phosphate in leukemia: therapeutic efficacy with delayed central nervous system toxicity. *J Clin Oncol.* 1986;4(1):74–79.

153. Merkel DE et al. Central nervous system toxicity with fludarabine. *Cancer Treat Rep.* 1986;70(12):1449–1450.

154. DeAngelo DJ et al. Nelarabine induces complete remissions in adults with relapsed or refractory T-lineage acute lymphoblastic leukemia or lymphoblastic lymphoma: Cancer and Leukemia Group B study 19801. *Blood.* 2007;109(12):5136–5142.

155. Berg SL et al. Phase II study of nelarabine (compound 506U78) in children and young adults with refractory T-cell malignancies: a report from the Children's Oncology Group. *J Clin Oncol.* 2005;23(15):3376–3382.

156. Ngo D et al. Nelarabine neurotoxicity with concurrent intrathecal chemotherapy: Case report and review of literature. *J Oncol Pharm Pract.* 2015;21(4):296–300.

157. Arranon (nelarabine injection) [package insert]. Research Triangle Park, NC: GlaxoSmithKline; 2014.

158. Richards A et al. Evaluation of methylene blue, thiamine, and/or albumin in the prevention of ifosfamide-related neurotoxicity. *J Oncol Pharm Pract.* 2011;17(4):372–380.

159. Szabatura AH et al. An assessment of risk factors associated with ifosfamide-induced encephalopathy in a large academic cancer center. *J Oncol Pharm Pract.* 2015;21(3):188–193.

160. David KA, Picus J. Evaluating risk factors for the development of ifosfamide encephalopathy. *Am J Clin Oncol.* 2005;28(3):277–280.

161. Ramchandren S et al. Peripheral neuropathy in survivors of childhood acute lymphoblastic leukemia. *J Peripher Nerv Syst.* 2009;14(3):184–189.

162. Kanbayashi Y et al. Statistical identification of predictors for peripheral neuropathy associated with administration of bortezomib, taxanes, oxaliplatin or vincristine using ordered logistic regression analysis. *Anticancer Drugs.* 2010;21(9):877–881.

163. Kanbayashi Y et al. Statistical identification of predictors for paclitaxel-induced peripheral neuropathy in patients with breast or gynaecological cancer. *Anticancer Res.* 2013;33(3):1153–1156.

164. Park SB et al. Chemotherapy-induced peripheral neurotoxicity: a critical analysis. *CA Cancer J Clin.* 2013;63(6):419–437.

165. Piccolo J, Kolesar JM. Prevention and treatment of chemotherapy-induced peripheral neuropathy. *Am J Health-Syst Pharm.* 2014;71(1):19–25.

166. Pachman DR et al. Therapeutic strategies for cancer treatment related peripheral neuropathies. *Curr Treat Options Oncol.* 2014;15(4):567–580.

167. Pachman DR et al. Management options for established chemotherapy-induced peripheral neuropathy. *Support Care Cancer.* 2014;22(8):2281–2295.

168. Beijers AJ et al. A systematic review on chronic oxaliplatin-induced peripheral neuropathy and the relation with oxaliplatin administration. *Support Care Cancer.* 2014;22(7):1999–2007.

169. Avan A et al. Platinum-induced neurotoxicity and preventive strategies: past, present, and future. *Oncologist.* 2015;20(4):411–432.

170. Grothey A et al. Intravenous calcium and magnesium for oxaliplatin-induced sensory neurotoxicity in adjuvant colon cancer: NCCTG N04C7. *J Clin Oncol.* 2011;29(4):421–427.

171. Loprinzi CL et al. Phase III randomized, placebo-controlled, double-blind study of intravenous calcium and magnesium to prevent oxaliplatin-induced sensory neurotoxicity (N08CB/Alliance). *J Clin Oncol.* 2014;32(10):997–1005.

172. Hochster HS et al. Use of calcium and magnesium salts to reduce oxaliplatin-related neurotoxicity. *J Clin Oncol.* 2007;25(25):4028–4029.

173. Sandler SG et al. Vincristine-induced neuropathy. A clinical study of fifty leukemic patients. *Neurology.* 1969;19(4):367–374.

174. Albert DM et al. Ocular complications of vincristine therapy. *Arch Ophthalmol.* 1967;78(6):709–713.

175. Holland JF et al. Vincristine treatment of advanced cancer: a cooperative study of 392 cases. *Cancer Res.* 1973;33(6):1258–1264.

176. McCarthy GM, Skillings JR. Jaw and other orofacial pain in patients receiving vincristine for the treatment of cancer. *Oral Surg Oral Med Oral Pathol.* 1992;74(3):299–304.

177. Langer T et al. Understanding platinum-induced ototoxicity. *Trends Pharmacol Sci.* 2013;34(8):458–469.

178. Peleva E et al. Incidence of platinum-induced ototoxicity in pediatric patients in Quebec. *Pediatr Blood Cancer.* 2014;61(11):2012–2017.

179. Citak EC et al. Vincristine-induced peripheral neuropathy and urinary bladder paralysis in a child with rhabdomyosarcoma. *J Pediatr Hematol Oncol.* 2008;30(1):61–62.

180. Carmichael SM et al. Orthostatic hypotension during vincristine therapy. *Arch Intern Med.* 1970;126(2):290–293.

181. Hahn VS et al. Cancer therapy-induced cardiotoxicity: basic mechanisms and potential cardioprotective therapies. *J Am Heart Assoc.* 2014;3(2):e000665.

182. Simunek T et al. Anthracycline-induced cardiotoxicity: overview of studies examining the roles of oxidative stress and free cellular iron. *Pharmacol Rep.* 2009;61(1):154–171.

183. Menna P et al. An introduction to the metabolic determinants of anthracycline cardiotoxicity. *Cardiovasc Toxicol.* 2007;7(2):80–85.

184. Ferreira AL et al. Anthracycline-induced cardiotoxicity. *Cardiovasc Hematol Agents Med Chem.* 2008;6(4):278–281.

185. Truong J et al. Chemotherapy-induced cardiotoxicity: detection, prevention, and management. *Can J Cardiol.* 2014;30(8):869–878.

186. Conway A et al. The prevention, detection and management of cancer treatment-induced cardiotoxicity: a meta-review. *BMC Cancer.* 2015;15:366.

187. Von Hoff DD et al. Risk factors for doxorubicin-induced congestive heart failure. *Ann Intern Med.* 1979;91(5):710–717.

188. Steinberg JS, Wasserman AG. Radionuclide ventriculography for evaluation and prevention of doxorubicin cardiotoxicity. *Clin Ther.* 1985;7(6):660–667.

189. Billingham ME et al. Anthracycline cardiomyopathy monitored by morphologic changes. *Cancer Treat Rep.* 1978;62(6):865–872.

190. Bristow MR et al. Dose-effect and structure-function relationships in doxorubicin cardiomyopathy. *Am Heart J.* 1981;102(4):709–718.

191. Von Hoff DD et al. Daunomycin-induced cardiotoxicity in children and adults. A review of 110 cases. *Am J Med.* 1977;62(2):200–208.

192. Tan CT et al. Phase I and clinical pharmacological study of 4-demethoxydaunorubicin (idarubicin) in children with advanced cancer. *Cancer Res.* 1987;47(11):2990–2995.

193. Villani F et al. Evaluation of cardiac toxicity of idarubicin (4-demethoxydaunorubicin). *Eur J Cancer Clin Oncol.* 1989;25(1):13–18.

194. Feig SA et al. Determination of the maximum tolerated dose of idarubicin when used in a combination chemotherapy program of reinduction of childhood ALL at first marrow relapse and a preliminary assessment of toxicity compared to that of daunorubicin: a report from the Childrens Cancer Study Group. *Med Pediatr Oncol.* 1992;20(2):124–129.

195. Vulsteke C et al. Clinical and genetic risk factors for epirubicin-induced cardiac toxicity in early breast cancer patients. *Breast Cancer Res Treat.* 2015;152(1):67–76.

196. Synold TW, Doroshow JH. Anthracycline dose intensity: clinical pharmacology and pharmacokinetics of high-dose doxorubicin administered as a 96-hour continuous intravenous infusion. *J Infus Chemother.* 1996;6(2):69–73.

197. Weiss AJ et al. Studies on adriamycin using a weekly regimen demonstrating its clinical effectiveness and lack of cardiac toxicity. *Cancer Treat Rep.* 1976;60(7):813–822.

198. Torti FM et al. Reduced cardiotoxicity of doxorubicin delivered on a weekly schedule. Assessment by endomyocardial biopsy. *Ann Intern Med.* 1983;99(6):745–749.

199. Lum BL et al. Doxorubicin: alteration of dose scheduling as a means of reducing cardiotoxicity. *Drug Intell Clin Pharm.* 1985;19(4):259–264.

200. Valdivieso M et al. Increased therapeutic index of weekly doxorubicin in the therapy of non-small cell lung cancer: a prospective, randomized study. *J Clin Oncol.* 1984;2(3):207–214.

201. van Dalen EC et al. Cardioprotective interventions for cancer patients receiving anthracyclines. *Cochrane Database Syst Rev.* 2011(6):CD003917.

202. O'Brien ME et al. Reduced cardiotoxicity and comparable efficacy in a phase III trial of pegylated liposomal doxorubicin HCl (CAELYX/Doxil) versus conventional doxorubicin for first-line treatment of metastatic breast cancer. *Ann Oncol.* 2004;15(3):440–449.

203. Smith LA et al. Cardiotoxicity of anthracycline agents for the treatment of cancer: systematic review and meta-analysis of randomised controlled trials. *BMC Cancer.* 2010;10:337.

204. Sieswerda E et al. Medical interventions for treating anthracycline-induced symptomatic and asymptomatic cardiotoxicity during and after treatment for childhood cancer. *Cochrane Database Syst Rev.* 2011;(9):CD008011.

205. Silber JH et al. Enalapril to prevent cardiac function decline in long-term survivors of pediatric cancer exposed to anthracyclines. *J Clin Oncol.* 2004;22(5):820–828.

206. Cardinale D et al. Anthracycline-induced cardiomyopathy: clinical relevance and response to pharmacologic therapy. *J Am Coll Cardiol.* 2010;55(3):213–220.

207. Slamon DJ et al. Use of chemotherapy plus a monoclonal antibody against HER2 for metastatic breast cancer that overexpresses HER2. *N Engl J Med.* 2001;344(11):783–792.

208. Viani GA et al. Adjuvant trastuzumab in the treatment of her-2-positive early breast cancer: a meta-analysis of published randomized trials. *BMC Cancer.* 2007;7:153.

209. Atallah E et al. Congestive heart failure is a rare event in patients receiving imatinib therapy. *Blood.* 2007;110(4):1233–1237.

210. Kerkela R et al. Cardiotoxicity of the cancer therapeutic agent imatinib mesylate. *Nat Med.* 2006;12(8):908–916.

211. Sprycel (dasatinib) [package insert]. Princeton, NJ: Bristol-Myers Squibb

Company; 2015.

212. Schmidinger M et al. Cardiac toxicity of sunitinib and sorafenib in patients with metastatic renal cell carcinoma. *J Clin Oncol.* 2008;26(32):5204–5212.

213. Perez EA et al. Cardiac safety of lapatinib: pooled analysis of 3689 patients enrolled in clinical trials. *Mayo Clin Proc.* 2008;83(6):679–686.

214. Jarkowski A 3rd et al. Heart failure caused by molecularly targeted therapies for cancer. *Pharmacotherapy.* 2011;31(1):62–75.

215. Wortman JE et al. Sudden death during doxorubicin administration. *Cancer.* 1979;44(5):1588–1591.

216. Rowinsky EK et al. Cardiac disturbances during the administration of taxol. *J Clin Oncol.* 1991;9(9):1704–1712.

217. Tasigna (nilotinib) [package insert]. East Hanover, NJ: Novartis Pharmaceuticals Corporation; 2015.

218. Economopoulou P et al. Cancer therapy and cardiovascular risk: focus on bevacizumab. *Cancer Manag Res.* 2015;7:133–143.

219. Escudier B et al. Sorafenib in advanced clear-cell renal-cell carcinoma. *N Engl J Med.* 2007;356(2):125–134.

220. Maitland ML et al. Initial assessment, surveillance, and management of blood pressure in patients receiving vascular endothelial growth factor signaling pathway inhibitors. *J Natl Cancer Inst.* 2010;102(9):596–604.

221. Izzedine H et al. Management of hypertension in angiogenesis inhibitor-treated patients. *Ann Oncol.* 2009;20(5):807–815.

222. Polk A et al. A systematic review of the pathophysiology of 5-fluorouracil-induced cardiotoxicity. *BMC Pharmacol Toxicol.* 2014;15:47.

223. Shirali AC, Perazella MA. Tubulointerstitial injury associated with chemotherapeutic agents. *Adv Chronic Kidney Dis.* 2014;21(1):56–63.

224. Launay-Vacher V et al. Prevention of cisplatin nephrotoxicity: state of the art and recommendations from the European Society of Clinical Pharmacy Special Interest Group on Cancer Care. *Cancer Chemother Pharmacol.* 2008;61(6):903–909.

225. Perazella MA. Onco-nephrology: renal toxicities of chemotherapeutic agents. *Clin J Am Soc Nephrol.* 2012;7(10):1713–1721.

226. Willox JC et al. Effects of magnesium supplementation in testicular cancer patients receiving cis-platin: a randomised trial. *Br J Cancer.* 1986;54(1):19–23.

227. Kintzel PE, Dorr RT. Anticancer drug renal toxicity and elimination: dosing guidelines for altered renal function. *Cancer Treat Rev.* 1995;21(1):33–64.

228. Calvert AH et al. Carboplatin dosage: prospective evaluation of a simple formula based on renal function. *J Clin Oncol.* 1989;7(11):1748–1756.

229. Izzedine H. Anti-VEGF cancer therapy in nephrology practice. *Int J Nephrol.* 2014;2014:143426.

230. Rixe O et al. Axitinib treatment in patients with cytokine-refractory metastatic renal-cell cancer: a phase II study. *Lancet Oncol.* 2007;8(11):975–984.

231. Zhu X et al. Risks of proteinuria and hypertension with bevacizumab, an antibody against vascular endothelial growth factor: systematic review and meta-analysis. *Am J Kidney Dis.* 2007;49(2):186–193.

232. Avastin (bevacizumab) [package insert]. South San Francisco, CA: Genentech, Inc.; 2015.

233. Widemann BC, Adamson PC. Understanding and managing methotrexate nephrotoxicity. *Oncologist.* 2006;11(6):694–703.

234. Fermiano M et al. Glucarpidase for the management of elevated methotrexate levels in patients with impaired renal function. *Am J Health-Syst Pharm.* 2014;71(10):793–798.

235. Lawson M et al. Urological implications of cyclophosphamide and ifosfamide. *Scand J Urol Nephrol.* 2008;42(4):309–317.

236. Goren MP et al. Pharmacokinetics of an intravenous-oral versus intravenous-mesna regimen in lung cancer patients receiving ifosfamide. *J Clin Oncol.* 1998;16(2):616–621.

237. Mukhtar S, Woodhouse C. The management of cyclophosphamide-induced haematuria. *BJU Int.* 2010;105(7):908–912.

238. Sadowska AM et al. Antineoplastic therapy-induced pulmonary toxicity. *Expert Rev Anticancer Ther.* 2013;13(8):997–1006.

239. Vahid B, Marik PE. Pulmonary complications of novel antineoplastic agents for solid tumors. *Chest.* 2008;133(2):528–538.

240. Vahid B, Marik PE. Infiltrative lung diseases: complications of novel antineoplastic agents in patients with hematological malignancies. *Can Respir J.* 2008;15(4):211–216.

241. Yang JC et al. Randomized study of high-dose and low-dose interleukin-2 in patients with metastatic renal cancer. *J Clin Oncol.* 2003;21(16):3127–3132.

242. Durant JR et al. Pulmonary toxicity associated with bischloroethylnitrosourea (BCNU). *Ann Intern Med.* 1979;90(2):191–194.

243. Sleijfer S. Bleomycin-induced pneumonitis. *Chest.* 2001;120(2):617–624.

244. Haupt HM et al. Ara-C lung: noncardiogenic pulmonary edema complicating cytosine arabinoside therapy of leukemia. *Am J Med.* 1981;70(2):256–261.

245. Gupta N et al. Gemcitabine-induced pulmonary toxicity: case report and review of the literature. *Am J Clin Oncol.* 2002;25(1):96–100.

246. Stoica GS et al. Corticosteroid responsive fludarabine pulmonary toxicity. *Am J Clin Oncol.* 2002;25(4):340–341.

247. Wall MA et al. Lung function in adolescents receiving high-dose methotrexate. *Pediatrics.* 1979;63(5):741–746.

248. Abdel-Rahman O, Elhalawani H. Risk of fatal pulmonary events in patients with advanced non-small-cell lung cancer treated with EGF receptor tyrosine kinase inhibitors: a comparative meta-analysis. *Future Oncol.* 2015;11(7):1109–1122.

249. Teuwen LA et al. Management of pulmonary toxicity associated with targeted anticancer therapies. *Expert Opin Drug Metab Toxicol.* 2015:1–13.

250. Barber NA, Ganti AK. Pulmonary toxicities from targeted therapies: a review. *Target Oncol.* 2011;6(4):235–243.

251. Azambuja E et al. Bleomycin lung toxicity: who are the patients with increased risk? *Pulm Pharmacol Ther.* 2005;18(5):363–366.

252. Thatishetty AV et al. Chemotherapy-induced hepatotoxicity. *Clin Liver Dis.* 2013;17(4):671–686, ix–x.

253. Bahirwani R, Reddy KR. Drug-induced liver injury due to cancer chemotherapeutic agents. *Semin Liver Dis.* 2014;34(2):162–171.

254. Pratt CB, Johnson WW. Duration and severity of fatty metamorphosis of the liver following L-asparaginase therapy. *Cancer.* 1971;28(2):361–364.

255. Dix SP et al. Association of busulfan area under the curve with veno-occlusive disease following BMT. *Bone Marrow Transplant.* 1996;17(2):225–230.

256. Ayash LJ et al. Hepatic venoocclusive disease in autologous bone marrow transplantation of solid tumors and lymphomas. *J Clin Oncol.* 1990;8(10):1699–1706.

257. Jeha S et al. Clofarabine, a novel nucleoside analog, is active in pediatric patients with advanced leukemia. *Blood.* 2004;103(3):784–789.

258. Slavin RE et al. Cytosine arabinoside induced gastrointestinal toxic alterations in sequential chemotherapeutic protocols: a clinical-pathologic study of 33 patients. *Cancer.* 1978;42(4):1747–1759.

259. Johnson DH et al. Etoposide-induced hepatic injury: a potential complication of high-dose therapy. *Cancer Treat Rep.* 1983;67(11):1023–1024.

260. Kikuchi S et al. Severe hepatitis and complete molecular response caused by imatinib mesylate: possible association of its serum concentration with clinical outcomes. *Leuk Lymphoma.* 2004;45(11):2349–2351.

261. Einhorn M, Davidsohn I. Hepatotoxicity of mercaptopurine. *JAMA.* 1964;188:802–806.

262. Bergner N et al. Role of chemotherapy additional to high-dose methotrexate for primary central nervous system lymphoma (PCNSL). *Cochrane Database Syst Rev.* 2012;(11):CD009355.

263. Weiss RB. Streptozocin: a review of its pharmacology, efficacy, and toxicity. *Cancer Treat Rep.* 1982;66(3):427–438.

264. Nordstrom BH et al. Liver function test abnormalities in patients treated with small molecule tyrosine kinase inhibitors. Presented at: International Society for Pharmacoepidemiology Annual Meeting, Brighton, UK, 19–22 August 2010.

265. Churpek JE, Larson RA. The evolving challenge of therapy-related myeloid neoplasms. *Best Pract Res Clin Haematol.* 2013;26(4):309–317.

266. Faurschou M et al. Malignancies in Wegener's granulomatosis: incidence and relation to cyclophosphamide therapy in a cohort of 293 patients. *J Rheumatol.* 2008;35(1):100–105.

267. Guerin S et al. Concomitant chemo-radiotherapy and local dose of radiation as risk factors for second malignant neoplasms after solid cancer in childhood: a case–control study. *Int J Cancer.* 2007;120(1):96–102.

268. Dittrich R et al. Fertility preservation in cancer patients. *Minerva Ginecol.* 2010;62(1):63–80.

269. Knight S et al. An approach to fertility preservation in prepubertal and postpubertal females: a critical review of current literature. *Pediatr Blood Cancer.* 2015;62(6):935–939.

270. Levine JM et al. Infertility in reproductive-age female cancer survivors. *Cancer.* 2015;121(10):1532–1539.

271. Norian JM et al, eds. *Cancer: Principles and Practice of Oncology.* 10th ed. Philadelphia, PA: Lippincott Williams & Wilkins; 2014.

272. Perry MC et al, ed. *The Chemotherapy Source Book.* 5th ed. Philadelphia, PA: Lippincott Williams & Wilkins; 2012.

273. Ragheb AM, Sabanegh ES, Jr. Male fertility-implications of anticancer treatment and strategies to mitigate gonadotoxicity. *Anticancer Agents Med Chem.* 2010;10(1):92–102.

274. Miller DG. Alkylating agents and human spermatogenesis. *JAMA.* 1971;217(12):1662–1665.

275. Cheviakoff S et al. Recovery of spermatogenesis in patients with lymphoma after treatment with chlorambucil. *J Reprod Fertil.* 1973;33(1):155–157.

276. Fairley KF et al. Sterility and testicular atrophy related to cyclophosphamide therapy. *Lancet.* 1972;1(7750):568–569.

277. Buchanan JD et al. Return of spermatogenesis after stopping cyclophosphamide therapy. *Lancet.* 1975;2(7926):156–157.

278. Viviani S et al. Gonadal toxicity after combination chemotherapy for Hodgkin's disease. Comparative results of MOPP vs ABVD. *Eur J Cancer Clin Oncol.* 1985;21(5):601–605.

279. Levine J et al. Fertility preservation in adolescents and young adults with cancer. *J Clin Oncol.* 2010;28(32):4831–4841.

280. Taksey J et al. Fertility after chemotherapy for testicular cancer. *Arch Androl.* 2003;49(5):389–395.

281. Brydoy M et al. Paternity and testicular function among testicular cancer survivors treated with two to four cycles of cisplatin-based chemotherapy. *Eur Urol.* 2010;58(1):134–140.

282. Loren AW et al. Fertility preservation for patients with cancer: American Society of Clinical Oncology clinical practice guideline update. *J Clin Oncol.* 2013;31(19):2500–2510.

95 第 95 章　儿童恶性肿瘤

David W. Henry and Nicole A. Kaiser

核心原则

		章节案例
①	大部分实体肿瘤在诊断时已发生微转移。为提高生存率,在手术前将运用新辅助疗法治疗微转移。残存病灶可作为化疗反应标记,尽管尚未确定新辅助疗法是否可以提高生存率,但可缩小肿瘤体积,增加患者手术机会。	案例 95-3(问题 1)
②	对儿童进行治疗监护时,要注意年龄相关参数变化和较大的体表面积差异。年幼的儿童血压较低,同时心率和呼吸频率较高。药物的摄入和输出需要考虑患儿的体表面积。	案例 95-1(问题 3)
③	按照成人体表面积(如每 1.73m²)估算或者测量的肌酐清除率需要进行调整和评估,根据患儿肾功能调整给药剂量。	案例 95-1(问题 4)
④	婴儿体表面积大于儿童。而且在出生后第一年器官功能变化非常迅速。因此,在化疗给药剂量准则中通常会详细列出如何计算婴儿或儿童给药剂量(例如将 mg/m² 转换成 mg/kg,或者剂量减半)。	案例 95-2(问题 2)
⑤	亚叶酸联用甲氨蝶呤可减少甲氨蝶呤毒性。在患儿大剂量使用甲氨蝶呤和亚叶酸时,需测量甲氨蝶呤的血药浓度以确定在适时停用亚叶酸。肾功能损伤或积液患者或药物相互作用会减缓甲氨蝶呤排泄,需要延长亚叶酸的给药时间。	案例 95-3(问题 3 和 4)
⑥	横纹肌肉瘤起源骨骼肌的软组织肿瘤,是儿童软组织肉瘤中最常见的一种,约占所有儿童癌症的 3%。胚胎和肺泡是其 2 种最常见的儿童病理组织类型。联用长春新碱、更生霉素和环磷酰胺并加以局部手术或放疗,原发癌症患儿的无障碍生存率约为 75%。	案例 95-4(问题 1)
⑦	急性淋巴细胞白血病(acute lymphoblastic leukemia, ALL)是由于细胞异常增殖导致正常的骨髓细胞被替代。症状和体征与缺乏正常骨髓的细胞有关。	案例 95-5(问题 1)
⑧	重要的 ALL 预后变量基于临床和实验研究结果,包括年龄和白细胞(white blood cells, WBC)诊断、性别、种族、免疫分类、细胞遗传学、早期治疗反应(微小残留病灶)。	案例 95-5(问题 1)
⑨	ALL 的治疗分为以下阶段,包括诱导缓解治疗、中枢神经系统(central nervous system, CNS)预防性治疗、巩固(强化)阶段和维持治疗。每个阶段是不同的,每个阶段都会用到多种药物,需要多个疗程和具有不同程度的毒性。	案例 95-5(问题 3、5、6、10~12)
⑩	前期治疗结合了全身和鞘内化疗,从而有助于缓解病情。考虑到相关疾病的发病率和治疗相关的并发症,上述早期治疗可能引发较严重的并发症。	案例 95-5(问题 2 和 3)
⑪	中枢神经系统预防性治疗是 ALL 治疗的关键。现代治疗(预防措施)主要包括鞘内注射抗代谢物,中枢神经系统放射治疗只在特殊情况下进行。	案例 95-5(问题 4、5、7 和 8)

		章节案例
⑫	后期治疗阶段包括加强化疗,主要根据特定类型白血病和患者前期的治疗效果加以调整。	案例 95-5(问题 9) 案例 95-6(问题 4)
⑬	维持治疗是 ALL 治疗中时间最长的阶段,主要是口服抗代谢物疗法,在此期间发生骨髓抑制的可能性小于巩固(强化)阶段。由于此阶段时间较长且相关疾病发病率低,患者治疗依从性降低。	案例 95-5(问题 10~12)
⑭	ALL 复发患者通常可以得到 2 次缓解,但进一步复发的可能性很高。治疗复发有多种方法包括加强化疗或干细胞移植。	案例 95-6(问题 1~3)
⑮	非霍奇金淋巴瘤(non-Hodgkin lymphoma,NHL)占儿童癌症的 10%。治愈率超过 80%。NHL 通常表现为纵隔肿块或积液,肿块可能很大,因此,需要进行辅助治疗以预防肿瘤细胞溶解综合征和肾病。	案例 95-7(问题 1)

儿童恶性肿瘤

在美国,癌症是导致 1~14 岁儿童死亡的主要疾病[1]。然而,通过化疗,许多儿童常见肿瘤的 5 年治愈率已经大于80%。在 2017 年,大约新增 10 270 例儿童恶性肿瘤。急性白血病在儿童恶性肿瘤中最为常见(表 95-1),在本章讨论的实体肿瘤占儿童恶性肿瘤的 2.5%~7.0%[1]。许多常见的小儿肿瘤在成人中并不多见。同样的,成人中常见的肿瘤也很少发生在儿童身上。一般来说,肉瘤和胚胎性肿瘤是常见的儿童肿瘤,而成人中癌占主导地位。

表 95-1

0~14 岁儿童恶性肿瘤的相对发生率

恶性肿瘤	相对发生率/%
急性淋巴细胞白血病	26
中枢神经系统	21
神经母细胞瘤	7
非霍奇金淋巴瘤	6
肾母细胞瘤	5
急性粒细胞白血病	5
霍奇金淋巴瘤	4
横纹肌肉瘤	3
视网膜母细胞瘤	3
骨肉瘤	2.5
尤因肉瘤	1.5
其他组织类型	20

小圆细胞恶性肿瘤

一些小儿恶性肿瘤类似于一个小圆形细胞,使用传统光学显微镜难以诊断其形态。少数典型代表如外周性原始神经外胚层肿瘤、骨外尤因肉瘤、结外淋巴瘤、横纹肌肉瘤转移性神经母细胞瘤和一些骨肉瘤则更具挑战性[2]。因此,最近研究出更新的技术主要是检测肿瘤特异性抗原或染色体畸变,这些信息可能有助于确诊患有癌症的儿童和成人的预后子群和肿瘤类型。例如,外周性原始神经外胚层肿瘤和骨外尤因肉瘤都具有 t(11;22)染色体异位,因此它们都属于尤因肉瘤一类。

遗传学

与成人癌症相似,许多儿童癌症被证实与染色体畸变或遗传缺陷有关。例如,肾母细胞瘤伴随先天性畸形、急性淋巴细胞白血病(acute lymphoblastic leukemia,ALL)伴随唐氏综合征,一些儿童癌症与 p53 缺失或视网膜母细胞瘤抑制基因有关[2-4]。

致癌物

因为致癌物潜伏期很长,对于儿童来说致癌物的作用可能比成人小。然而,一些儿童癌症的病因也与致癌物有关[5]。出生后暴露于电离辐射可能增加患急性白血病、慢性粒细胞性白血病、如脑、甲状腺、骨骼等实体肿瘤和其他肉瘤的风险。利用烷化剂或拓扑异构酶Ⅱ(如依托泊苷或多柔比星)治疗小儿恶性肿瘤可能增加患急性白细胞的风险。治疗儿童 ALL,尤其是小于 5 岁的接受放疗的儿童,会增加将来患中枢神经系统(CNS)肿瘤、白血病、淋巴瘤和其他肿瘤的风险。唯一确定的胎儿期致癌物是己烯雌酚,会增加后代患阴道或宫颈癌的风险[6]。

患者年龄

年龄是影响儿童癌症预后的一个因素。神经母细胞瘤是婴儿最常见的恶性肿瘤,然而,归于此年龄段的生物学病因,婴儿的预后通常比儿童更具好[7]。相比之下,婴儿 ALL 的预后比儿童差。在不同年龄段的孩子中,横纹肌肉瘤的作用方式和靶点通常不同,年轻一些的儿童有更高的生存率[8]。

年龄可能与治疗相关毒性有关。儿童对放疗相关毒性的易感性可能高于成人。4 岁以下的儿童,正常器官发育可能停止,骨骼系统和大脑尤其敏感[7]。青春期前的女孩接受化疗可能降低生育问题的风险,相反,儿童使用蒽环类药物似乎比成人有更高的心血管毒性[9,10]。

近几年,对于青少年和年轻人的治疗变为研究热点[11]。根据各种对比实践,成人和儿科肿瘤学家对此年龄段常见恶性肿瘤(急性白血病、淋巴瘤、肉瘤)进行治疗。该类患者数据已被筛选出,小部分新的治疗相关信息已发布。在过去 30 年里,青少年和年轻患者的治疗结果并没有太大改善。原因尚不清楚,尽管建议过小儿的给药方案需更加谨慎,但儿科肿瘤医生不太愿意因为毒性而减小剂量,且鲜有数据可用于确定青少年和年轻人的合适的剂量。因此儿童肿瘤协会(下一段中描述)和成人协作组一起合作进行临床试验,收集这一群体的数据,这样可能得出更有意义的结论。

多机构研究小组

除了少数儿童肿瘤中心,大多数治疗中心没有足够数量的特定诊断患者,来统计合理时间内治疗方案的效果。大多数儿科中心加入了儿童肿瘤协会(Children's Oncology Group,COG),COG 是美国、加拿大、澳大利亚和新西兰最大的儿科多机构研究小组。通过这种机制,临床试验通常可以在 3~4 年完成,从而使更多的儿童癌症的治疗取得快速进展。在美国,大多数儿科血液和肿瘤患者是根据 COG 标准或现有方案的治疗标准进行治疗。还有其他小型机构专注于早期阶段临床试验或试点研究。与常见的成人癌症不同,能用于小儿恶性肿瘤治疗的化疗方案很少。随着儿童癌症生存率的提高,研究主要专注于减少治疗方法的长期的风险和并发症。重要的是要确定哪些患者癌症风险最大,根据预后将治疗分级。理想情况下,预后情况良好时,进行最小限度的治疗。预后不理想时,需进行全面治疗,治疗效果可能大于治疗风险。在这个方向上,已取得一些进展,未来有希望快速增加我们对癌症的生物学理解。

后遗症

后遗症指持续或发生在治疗结束后的毒性或并发症。大多数早期关于后遗症的数据来源于成人霍奇金淋巴瘤患者或儿童癌症。2 组接受积极治疗后经常可存活几年或几十年。后遗症的例子包括关节或骨骼问题、心脏衰竭、继发恶性肿瘤、卒中和认知功能障碍[12]。一些儿童机构一直在收集成千上万的儿童癌症幸存者和他们的兄弟姐妹的样本,比较 2 组的健康问题。这项研究被称为儿童癌症幸存者研究。Oeffinger 报道,2006 年的数据研究显示,超过 60%的幸存者至少有 1 个慢性健康问题,27% 有严重或致命的健康问题[12]。其健康问题的整体相对风险是兄弟姐妹的3.3 倍,发生关节置换风险高达 54 倍和 15 倍的心脏衰竭风险。这信息重申了临床医生需限制对低风险患者的治疗,从而减少后遗症,提高幸存者的生活质量。圣裘德儿童研究医院主办的一个网站列出了一个包含所有出版研究儿童肿瘤生存者研究的清单(www.stjude.org/ccss)。1 个研究

机构和儿童肿瘤协会赞助了网站(www.survivorshipguidelines.org),其中包含一整套筛选和管理儿童肿瘤生存者的指南[13]。推荐肿瘤生存者保存完整的治疗记录,以便提供给医疗机构,医生也可利用文献报道和指南推荐更好的方案为患者提供治疗。

儿童实体肿瘤

神经母细胞瘤

定义、发生率和其流行病学

神经母细胞瘤是一种起源于交感神经系统的免疫细胞肿瘤[14]。它是少儿时期最常见的颅外肿瘤,占所有儿童肿瘤发病率的 7%。平均确诊年龄是 19 个月,有 36%的儿童在 1 岁前会发病,5 岁以前发病率达到 89%[14]。确诊时,65% 为腹部肿瘤(一半位于肾上腺),20% 为胸部肿瘤[14]。大多确诊时大于 1 岁的孩子都表现出癌症转移。在 1、2、4S 阶段的低风险患儿,可能会存在一些自我痊愈或至少有 75%~90% 的 5 年无事件生存率[15]。中等风险患者 5 年无事件生存率为 50%~75%,但对于高风险患者,5 年无事件生存率只有 19%~42%[16]。随着对高危患儿治疗手段(如下)的发展,生存率可能将进一步提高。

病理生理学

与神经母细胞瘤有关的神经肿瘤可以是神经节瘤(良性的),或者是成神经节细胞瘤(包含良性和恶性的),又或者是纯神经母细胞瘤。在活组织切片检查法中,多个样本要求能够完全评估出肿瘤的恶性程度。和其他肿瘤相比,神经母细胞瘤源于细胞生长控制的缺失,此种缺失是因为致癌基因激活、肿瘤抑制、基因钝化,并伴有恶化过程。MYCN 致癌基因的急速扩增和不良预后与疾病恶化相关,是第 1 个被确定的基因突变。最近,有研究表明,癌症患者的肿瘤带有超二倍性的特征,并且整个染色体复制数量增加到了接近三倍通常会预后较好,但是染色体部分改变导致的二倍性或者四倍性通常和不良预后有关[17,18]。后者包含 1p 丢失或者杂合性丢失 11q,当前的 COG 标准中这两者都被视为风险因素,这要求对患者有更为积极的治疗,否则将归类为中级风险。尽管上述问题的关系还未明确,但这种新的生物学研究让我们更好地理解此类疾病和它的治疗方法。

临床表现、诊断、分期和其他预后因素

患有神经母细胞瘤的患者通常会由家庭成员或医生通过体格检查发现,它会表现为腹部大量淤积固定的、硬的块状或者可能是其他现象和症状,这取决于原始肿瘤和其转移的位置。

例如,可能发生腹胀、不适或胃肠道功能紊乱。其他不常见但典型的一种症状是带眼眶瘀斑的眼球突出、肾素增长的高血压、分泌性腹泻并带有血管活性肠肽的增多、呼吸

困难、神经根被压迫、共济失调综合征,以及单边上睑下垂[14]。肿瘤最常见的转移位点有骨髓、骨、肝脏和皮肤[14]。因为骨髓是常见转移位点(晚期转移),所以为了避免涉及骨髓,行骨髓穿刺术是有必要的。

[123]I间碘苯甲胍测试(metaiodobenzylguanidine,MIBG)是针对神经母细胞瘤的一种重要诊断工具,因为它能深度进入肿瘤组织(包括转移位点)。在 90%的神经母细胞瘤患者的尿液中,儿茶酚胺代谢物、香草扁桃酸(vanillylmandelic acid,VMA)及高香草酸(homovanillic acid,HVA)的含量都会升高,这些对肿瘤的诊断都很有用[14]。因为此类病的婴儿比年龄大的儿童有更好的预后,现已正在努力通过检测婴儿尿液中的 VMA 和 HVA 进行诊断[19]。到目前为止,这些研究成果诊断出更多的高风险疾病的婴儿,但并没有因此减少低风险疾病的年龄较大的患儿数量。这反映了 2 类不同生物学特征:一类是婴儿中所代表的相对良性的生物学类型,另一类是 12~18 个月以上的孩子所代表的相对恶性的生物学类型。

表 95-2 是一个被简化描述的国际分级体系表,在诊断时期,有 20%小于 1 岁的婴儿和 59%的孩子患有 4 期的疾病。国际神经母细胞瘤风险组织制定出了一个更新的疾病风险分级表,但是此标准仅被最近的 COG 手册采用。新的系统将会分为 L1、L2、M 和 MS。M 和 MS 相当于国际神经母细胞瘤的 4 和 4S 期。L1 和 L2 倾向于局部疾病,通过"图像定义的风险因素"列表加以区分[20]。

表 95-2

国际神经母细胞瘤分期(简化描述)

1 期	局部肿瘤完整切除
2A 期	单侧局部肿瘤不完全切除
2B 期	单侧局部肿瘤,完全或不完全切除,非黏附淋巴结传播
3 期	涉及人体中线的两侧
4 期	包含远处淋巴结或器官
4S 期	小于 1 岁的婴儿局部原发性肿瘤(1 或 2 期)转移限于肝脏、皮肤,或小于 10%的骨髓

引自:National Cancer Institute PDQ ® Neuroblastoma Treatment. Bethesda, Maryland:National Cancer Institute. Date last modified 12/15/2014. http://cancer.gov/cancertopics/pdq/treatment/neuroblastoma/Health Professional. Accessed May 14, 2015.

大量的预后因素已经被鉴定出来并且在各地进行讨论[14,19]。现今患者都是被分级后再进行治疗,分级包含年龄、阶段、MYCN 扩增倍率、组织学及二倍性。COG 指南把低风险和中等风险患者分成 4 类,为了匹配表 95-3 描述的分类方法[19]。婴儿比同阶段的年龄大的孩子治疗效果更好,并且低等级的婴儿有着明显自发的恢复概率,并且这种恢复只需要极少的治疗[14,19]。

治疗方法综述

在当今美国临床试验中,低风险的患者通常只需住院观察或者外科手术(表 95-3 的 1~2 组)。连续发病或者复发的患者可能需手术治疗,如果肿瘤已经无法切除,就需要用到化疗了。如果出现了器官衰竭,最初的外科手术可能联合 2~4 个疗程的化疗。中级风险的疾病由于良好或者不利的组织学和染色体倍性,也会要求手术治疗和 4~8 个疗程的化疗(表 95-3 的 3~4 组,表 95-4 的化疗)[19,21]。对于低风险和中级风险患者来说,化疗避免使用顺铂,以减少肾毒性和耳毒性,限制多柔比星总剂量从而避免心脏毒素产生,限制依托泊苷总剂量从而减少继发急性骨髓白血病发生,并且避免使用异环磷酰胺从而根除范科尼肾综合征。对于化疗反应不好的患者则使用放疗。

对于高风险疾病的治疗一般包括首次外科手术(主要为了活组织切片检查)、积极化疗、第 2 次外科手术(主要是残留瘤切除)、再一次积极化疗,或者用高剂量的化疗进行自体祖细胞自救,然后对肿瘤进行放疗后维持治疗(见表 95-3)[16,19]。有自体细胞自救的高剂量化疗已经将从前的 5 年无疾病进展生存率从 10%~20%提高到 49%;然后,后期会有反弹,7 年的无疾病进展生存率只有 26%[22,23]。有证据表明对于高风险的患者有种方法会提高存活率(化疗后 5 年无疾病进展生存率从 29%提升到 46%),那就是进行标准或者高剂量的化疗,6 个周期异维 A 酸(80mg/m^2,每日 2 次,口服,连续 14 日,28 日为一周期)[22]。尽管仍处于研究中,抗 GD2 单克隆抗体达妥昔单抗(ch14.18)联合白介素-2 和粒细胞-巨噬细胞集落刺激因子的维持治疗方案,使生存率进一步提高[24]。典型的自体细胞自救之前的预处理方案包含卡铂和依托泊苷,联合环磷酰胺或者美法仑,或塞替派和环磷酰胺。

临床表现和诊断

案例 95-1

问题 1:H. K. ,2 岁,女,有 3 个月便秘和连续腹胀。食欲不振,有长达 1 周的呕吐症状,面色苍白容易疲惫。腹膜后有个大肿块并且多个腹股沟淋巴结双边增大。她的白细胞(WBC)计数异常,血小板在正常范围内。血清钠、钾、氯化物、肌酸酐和葡萄糖都在正常范围内。实验室结果如下:

血红蛋白(hemoglobin, Hgb):5. 1g/dl(正常值 11~14g/dl)

乳酸脱氢酶(lactate dehydrogenase,LDH):424U/L

白蛋白:2. 3g/dl

尿液 HVA:570mg/g 肌酸酐(正常值<26mg/g)

尿液 VMA:31mg/g 肌酸酐(正常值<11mg/g)

腹部肿块和骨髓的活检发现神经母细胞瘤细胞原癌基因(MYCN)扩增,显示阳性。神经母细胞瘤的淋巴结全部显阴性。对于其他位置的扫描全部都显阴性。上述的现象中,症状和实验室结果有哪些可以作为神经母细胞瘤诊断依据?

表 95-3

儿童肿瘤协会神经母细胞瘤为低、中、高风险患者的分组和治疗

低风险,1 组;观察和手术
所有 1 期患者
2A 或 2B 的患者,>50%切除且 MYCN 未扩增[a]
MYCN 未扩增的第 4S 阶段的婴儿,良好组织型和超二倍性
低风险,2 组;接受 2 个周期的化疗和手术
2A 或 2B,<50%切除,或仅做活检且 MYCN 未扩增
3 期或倾向于 4S 期的婴儿,MYCN 未扩增,良好组织型和超二倍性;如果缺乏 1p 或 11q 杂合性,则增加 1 个组
3 期,>1 岁,MYCN 未扩增,良好组织型
中级风险,3 组;4 个周期的化疗和手术
3 期的婴儿,MYCN 未扩增,二倍性或不良组织型
4 期,18 个月以下,MYCN 未扩增(好基因型)
4S 期的婴儿且 MYCN 未扩增,二倍性或不良组织型
中级风险,4 组:8 个周期的化疗和手术
4S 期的婴儿,未知生物学特征
4 期的婴儿,MYCN 未扩增,二倍性或不良组织型
3 期,18 个月以下,MYCN 未扩增且不良组织型
高风险
活检。5~6 个周期化疗,接着手术,高剂量化疗且自体祖细胞移植,原始肿瘤进行放疗和维持化疗
诱导疗法:长春新碱、多柔比星、环磷酰胺用于第 1、2、4、6 周期;顺铂和依托泊苷用于第 3 和 5 周期
巩固:自体祖细胞移植后大剂量化疗(卡铂、依托泊苷和美法仑)
维持疗法:6 个周期的异维 A 酸(每周期用 2 周停 2 周)和 5 周期达妥昔单抗,同时在第 1、3、5 周期给予 GM-CSF 或在第 2、4 周期给予 IL-2[b]
MYCN 扩增,不包括在以前的组中

　　由于分类和治疗建议正在迅速变化,请参考当前的治疗方案。与新的分期术语的典型相关性:具有良好基因组学的 L1 和 MS 患者属于低风险组;具有良好基因组学的 L2 患者属于中等风险组,但具有不良基因组学的患者属于高风险组;具有良好基因组学的 MS 患者属于低风险组或具有不良基因组学的患者属于高风险组;如果不到 18 个月大,基因组学良好,M 患者将处于高危状态。低危和中危患者化疗方案详见表 95-4。

　　[a]MYCN 是一种与更具侵袭性的高风险神经母细胞瘤相关的癌基因。

　　[b]GM-CSF 是粒-巨噬细胞集落刺激因子。

　　引自:Brodeur GM et al. Neuroblastoma. In:Pizzo PA,Poplack DG,eds. *Principles and Practice of Pediatric Oncology.* 6th ed. Philadelphia, PA:Lippincott Williams & Wilkins;2010:886;National Cancer Institute PDQ ® Neuroblastoma Treatment. Bethesda, MD:National Cancer Institute. Date last modified 12/15/2014. http://cancer.gov/cancertopics/pdq/treatment/neuroblastoma /Health Professional. Accessed May 14,2015.

表 95-4

儿童低、中风险组的神经母细胞瘤化疗周期的基本用药

周期[a]	药物
1	卡铂、依托泊苷
2	卡铂、环磷酰胺、多柔比星
3	环磷酰胺、依托泊苷
4	卡铂、多柔比星、依托泊苷
5	环磷酰胺、依托泊苷
6	卡铂、环磷酰胺、多柔比星
7	卡铂、依托泊苷
8	环磷酰胺、多柔比星

[a] 每行代表了 1 个 21 日的治疗周期。一般来说，前 4 个周期用于中风险并且组织学良好的患者，对于不良组织学的患者，以上 8 个周期都适用。低风险并且潜在器官危险的患者可能要接受前 2~4 个周期加外科手术。对于低风险和中风险患者，请看表 95-3 中通用的化疗指导方案。

引自：Brodeur GM et al. Neuroblastoma. In: Pizzo PA, Poplack DG, eds. *Principles and Practice of Pediatric Oncology*. 6th ed. Philadelphia, PA: Lippincott Williams & Wilkins; 2010:886; National Cancer Institute PDQ ® Neuroblastoma Treatment. Bethesda, MD: National Cancer Institute. Date last modified 12/15/2014. http://cancer.gov/cancertopics/pdq/treatment/neuroblastoma/Health Professional. Accessed May 14, 2015.

实际上 H. K. 的所有发现是符合神经母细胞瘤诊断的。然而，对于低血红蛋白、白蛋白和高 LDH，都不是此肿瘤的特性。除了活检之外，尿液中 VMA 和 HVA 过高也是诊断神经母细胞瘤有利依据。在 H. K 这个案例中，骨髓、淋巴结、原发肿瘤的活检对于证明神经母细胞瘤有无多处转移从而进行分期是十分必要的。

治疗

案例 95-1，问题 2：H. K. 的病症分期？应该怎么治疗？

H. K. 的腹部症状和远处骨髓转移提示疾病分期属于 4 期（或 M 期）。考虑到她的年龄和疾病分期，H. K. 死亡风险很高。她的原癌基因（MYCN）也扩增了。所以，需要包含长春新碱、多柔比星和环磷酰胺进行周期 1、2、4、6 的化疗。另外，在第 3 和 5 周期使用顺铂和依托泊苷。

案例 95-1，问题 3：H. K. 身高 81.5cm，体重 11.65kg，体表面积只有 0.5m²。第 3 个化疗周期，在第 1~4 日使用顺铂，每日 50mg/m²，在第 1~3 日使用依托泊苷，每天 200mg/m²，同时以每小时 62.5ml 的速度静脉滴注输入含 5% 右旋糖的 0.45% 氯化钠进行水化。尿排出量是每小时 4ml/kg。H. K. 的化疗方案与成人的有什么区别吗？

监测依托泊苷的生命体征

虽然预防和监测儿童化疗药物的毒性遵循的原则和成人一样，但是它们也有不同点。当监测依托泊苷低血压反应的生命体征时，对比成人来说，正常的血压会更低（对于 2 岁的女孩来说，在 74mmHg（1mmHg = 133.322Pa）以下的被定义为心脏收缩低血压），并且脉搏会更高（意味着，对于 2 岁的女孩是平均 119 次/min）[25]。有一个重要的基础指标十分必要，这样低血压和心动过速才能被发现。

监测顺铂的水化作用

在使用顺铂的成人中，水化通常是标准化的，在给药前给予静脉注射 1~2L 液体，然后带药注射 1~2L 液体，然后在用药后，持续水化至少 24 小时[26]。对于孩子，水化容量通常需要按照孩子的体重和体表面积进行计算。为了降低顺铂的肾毒性风险，大多数儿科规定推荐用 2 倍维持率的静脉注射以保证每小时至少有 2~3ml/kg 尿液排出。COG 计算的维持液量是每 24 小时 1 500ml/m²，所以说 H. K. 24 小时（每小时 62.5ml）需要的量是 3 000ml/0.5m² = 1 500ml。H. K. 测量的尿液排出量是每小时 4ml/kg，足以防止肾毒性。在顺铂的管理中，也需要监测体重，以保证体液平衡。体重急速增加会使用利尿剂来预防水肿，重量减少则可能脱水，并随后伴尿量减少。这种脱水可能导致严重的肾毒性。后者可以通过增加静脉输液加以缓解。

调整肌酐清除率至成人标准

案例 95-1，问题 4：H. K. 检测的肌酐清除率（creatinine clearance，CrCl）是 39ml/min，由于肌酐清除率低，顺铂使用量需要减少或者调整吗？

当肌酐清除率低于 50~60ml/(min·1.73m²) 时，需要降低顺铂的剂量或停止用药[2,27]。H. K. 的 39ml/min 的肌酐清除率看起来很低，这与患者自身体表面积有关（即 39ml/(min·0.5m²)）。指南中关于被肾小球滤过后药物的清除计算是基于正常成人体表面积 1.73m² 的肌酐清除率。因此，根据成人体表面积校正 H. K. 的肌酐清除率是非常重要的[28]。乘以 1.73/0.5，她的肌酐清除率是 135ml/(min·1.73m²)，所以这不是减少顺铂的理由。需要提醒的是在儿童顺铂治疗中，用血清肌酐和肌酐清除率来评估肾功能的准确性这一做法是存在争议的[29]。

部分缓解和造血祖细胞移植解救

案例 95-1，问题 5：H. K. 在上述的最初化疗中得到了部分缓解，尿液中的 VMA 和 HVA 浓度减少，腹部的最大肿瘤尺寸也减少了 50%。第 2 阶段的外科手术是为了缩减肿瘤，病理结果提示残余瘤包含 95% 成熟（良性）的神经节瘤细胞，但是依旧有神经母细胞瘤细胞出现。对于 H. K. 来说，未来对她最有效的治疗方法是什么？

对于 H. K. 来说加强化疗外加自体外周血液祖细胞移

植可最大程度延长生命。她所接受的治疗方案是高剂量化疗联合骨髓干细胞移植。2~3年的无疾病生存期一般都使用了高剂量的化疗联合自体骨髓祖细胞移植[14,16,19,22,23]。H.K.的治疗方案就是继续高剂量的化疗（卡铂、依托泊苷和美法仑）和自体骨髓祖细胞移植。如果完全缓解，她将接受原发性肿瘤床上的放射治疗，然后接受周期为6个月的异维A酸（顺式维A酸）、5个周期的达妥昔单抗联合带粒细胞-巨噬细胞集落刺激因子（GM-CSF周期1、3、5）和白细胞介素-2（周期2、4）治疗。所有这3种治疗方法，剂量强化化疗联合祖细胞移植、异维A酸和达妥昔单抗方案，都被证明能独立地提高生存率。

基于疾病生物学的治疗

随着神经母细胞瘤生理学的快速发展，未来会有更多的生理疗法出现。在临床试验中的一种药物是[131]I-MIBG，它是一种可以直接让射线到达儿茶酚胺分泌细胞（例如神经母细胞瘤）的化合物。初步研究使用[131]I-MIBG作为神经母细胞瘤患者祖细胞移植前预处理方案的一部分[30]。在临床阶段的间变性淋巴瘤激酶受体酪氨酸激酶抑制剂克唑替尼已经进入儿童受试者Ⅰ~Ⅱ阶段的临床试验，为患有神经母细胞瘤的小部分患者带来希望[31]。

肾母细胞瘤

概述、流行病学和病理生理学

肾母细胞瘤也称为肾胚细胞瘤，是由多种不同成熟阶段肾细胞组成的肾肿瘤[32]。大约有5%的儿童肿瘤是肾母细胞瘤，是最常见的小儿腹内肿瘤[1]。3~4岁为发病高峰[32]。总的来说，肾母细胞瘤有良好的预后。除了扩散间变Ⅳ期，所有类型的肾母细胞瘤4年内无复发率大于50%。对于病情较轻患者，4年无复发生存率通常大于86%[32]。组织学是揭示结果最重要的指标，弥漫性间变性明显比局灶性间变性或良好组织学差。

大约有1.5%的肾母细胞瘤患者有家族史，大约10%患者无虹膜畸形、偏身肥大或泌尿生殖系统异常，表明肾母细胞瘤与基因有关[32,33]。非家族性肾母细胞瘤与11p13和11p15染色体畸变（分别称为WT1和WT2）及X染色体上的WTX有关。这些位点的基因与泌尿道和其他异常组织的正常发育有关。先天性异常与肾母细胞瘤的关系可能与两种疾病相关的一组邻近基因的甲基化和失活有关[32]。家族性综合征可能与近期发现的FWT1（17q12-21）和FWT2（19q13.4）有关[33]。在1p和16q位点失去异质性可能与良好组织学特征的3或4期复发有关。基于这些发现，治疗指南建议对存在这些特征的患儿使用更多的化疗（表95-5）。

临床表现

肿瘤患者经常出现无症状腹部肿块，可能有不适和疼痛[32]。大约25%的患者发生血尿和高肾素型高血压。通常在诊断时已发生转移，通常涉及肺（80%）或肝（15%）。

诊断、分期和治疗综述

肾母细胞瘤的诊断是基于活组织检查和胸部和腹部计算机断层扫描（CT）排除转移。美国的治疗是基于手术切除或减瘤后，良好组织型对比弥漫性或弥散间变的疾病阶段。手术切除是主要治疗，其次是辅助化疗（见表95-5）。

表 95-5

分期和组织学分类决定肾母细胞瘤的治疗方案

1 期的任何组织类型和 2 期的良好组织学

外科手术加18周的长春新碱和更生霉素。退行发育需增加腹部放疗[a]

3 或 4 期，良好组织类型；2、3 或 4 期局部的退行发育

外科手术加24周的长春新碱、更生霉素、多柔比星和腹部放疗[b]。如果胸片显示出现了转移，需要增加肺部放疗，除非化疗后完全缓解

2~4 期，广泛的退行发育

外科手术加24周的长春新碱、多柔比星、依托泊苷和美司钠与环磷酰胺，加减更生霉素和卡铂，腹部放疗。如果胸片显示出现了转移，需要增加肺部放疗，除非化疗后完全缓解

5 期

活检后加新辅助疗法的长春新碱、更生霉素和多柔比星，然后完成切除或者减瘤，接着有更多的化疗，如果效果不好，进行放疗；如果是不良好组织类型，则需要更激进的治疗

[a] 年龄小于24个月、肿瘤小于550g的Ⅰ期患儿：单纯手术治疗在某些临床研究中获得成功。

[b] 3或4期良好组织学但1p和16q上失去异质性的：风险较高，使用长春新碱、更生霉素和多柔比星，加上环磷酰胺和依托泊苷。

引自：National Cancer Institute：PDQ ® Wilms tumor and other childhood kidney tumors treatment. Bethesda, MD：National Cancer Institute. Date last modified August 15, 2014. http://cancer. gov/cancertopics/pdq/treatment/wilms/HealthProfessional. Accessed May 14, 2015

举一个简单例子:1 期是仅限于肾,可以完全手术移除;2 期是侵犯至肾周围但仍可以完全切除;3 期的特点是残余肿瘤局限于腹部;4 期是远端转移;5 期是双侧病变[33]。转移的患者中只诊断出 15%,这些患者预后相对较好。值得注意的是,在欧洲大部分的疗法使用术前新辅助化疗。其他地方讨论了各种方法的利弊[34]。COG 建议除了第 5 期外,在辅助化疗后应紧接着进行手术,新辅助化疗是为了维持肾功能。当前标准使用更新的方案,也调查了低危患者不化疗直接手术的可能性[33]。

临床表现和治疗

案例 95-2

问题 1: B. N.,34 个月,男,苍白且暴躁,腹部不适,2 周内排便减少,进食也减少。在过去的 4 周,活动少于正常状态。血压一直间断性高达 146/87mmHg(正常,90%,106/69mmHg)。实验室结果如下:

血红蛋白(Hgb):7.9g/dl(正常值 11.5~13.5g/dl)

红细胞沉降速率:139mm/h(正常值<10mm/h)

B. N. 有尿道下裂和左肾盂积水的病史。扫描显示右肾扩大,通过被囊发生 2 处腹膜转移。胸片显示有肺部结节。病理活检样本中显示有组织结构良好型肾母细胞瘤。应该怎样对 B. N. 进行治疗?

B. N. 属于肿瘤 4 期,良好组织型,细胞在 1p 和 16q 时对杂合性丧失呈阴性。假设预期扫描与手术结果一致,他将接受为期 24 周的长春新碱、更生霉素和多柔比星进行治疗。他将接受腹部放疗,由于 CT 显示肺结节,同时还需肺部放疗,除非化学疗法使肺转移完全消失。5 项国家肿瘤系列研究试图在保证高治愈率前提下,逐步减少放疗和化疗的毒性。第 4 届全国肿瘤研究小组(NWTS-4)研究表明,间歇、高剂量的更生霉素比低剂量连续 5 日给药具有更高的剂量强度和更少的骨髓抑制。使用更高的剂量强度和剂量密度,6 个月大剂量脉冲式给药与 15 个月的传统方法治疗同样有效[35]。同时,诊所就诊次数减少了,估计费用减少了 50%[35,36]。NWTS-5 评估了手术后 18~24 周的化疗。根据分期和组织学检查结果确定化疗方案(见表 95-5)。不良组织学 Ⅱ 期疾病(局灶性或弥漫性间变)或多种组织学 Ⅲ 期或 Ⅳ 期阶段适宜腹部放疗加化疗。如果 Ⅳ 期疾病转移的胸片结果呈阳性可添加肺部化疗。指南的后一部分现在已经改变,取决于化疗是否清除肺结节。第 Ⅴ 阶段患者或无法手术的肿瘤,可以推迟到新辅助化疗减小肿瘤体积后再手术。

婴儿和幼儿的化疗剂量

案例 95-2,问题 2: B. N. 的化疗剂量有哪些注意事项?

NWTS-2 指出很多预后良好的婴儿毒性死亡,这引起剂量调整[37]。化疗剂量下降了 50% 后,严重的血液毒性、毒性死亡、肺和肝脏并发症减少[38]。重要的是,治疗效果没有降低。降低婴儿化疗剂量同样值得其他小儿癌症考

虑[39-41]。婴儿毒性增加的原因可能包括改变药物动力学或器官敏感性,以及相对于年龄较大的儿童和成年人每公斤有更大的体表面积[37]。NWTS-5 指出,化疗药物的剂量对不到 30 公斤的肿瘤患者来说,应从 mg/m² 转换到 mg/kg。假设体表面积 1m² 的孩子重 30 公斤,平均剂量/m² 可以除以 30 用于定量计算。体重小于 15 公斤的孩子剂量降低 20%~50%。在 NWTS-5 中,12 个月以下的婴儿接受的剂量通过将每公斤毫克剂量减半而进一步降低。

化疗与放疗的相互影响

案例 95-2,问题 3: 基于 B. N. 疗法的相互影响,有哪些剂量上的预防措施吗?

B. N. 的另一个可能出现的与药物有关问题是更生霉素和多柔比星与放疗之间的影响[42-46]。2 种结果已报道:一种是急性辐射效应的增强;另一种是几周后的放疗效果循环(撤销),特别是针对皮肤和黏膜。接受腹部和肺部放疗期间,同时使用更生霉素和多柔比星的剂量需要降低 50%,也包括放疗位点发生皮肤脱屑。在许多尤因肉瘤、横纹肌肉瘤治疗方案中,放射治疗期间需停用更生霉素或多柔比星。

多柔比星对儿童的心脏毒性

案例 95-2,问题 4: 当 B. N. 由于病灶转移需要进行肺部放疗时,会影响正在使用的多柔比星效果吗?

众所周知,纵隔放疗会增加蒽环类药物诱导的心脏毒性风险[47],只有暂时降低 B. N. 使用的多柔比星剂量(减少剂量按案例 95-2,问题 3 所述)。多柔比星总剂量应不超过 5mg/kg(较大的孩子不超过 150mg/m²)。在早期肾母细胞瘤的研究中,20 年后发生充血性心力衰竭的风险是 4.4%,使用更多多柔比星的复发患者高达 17.4%[48]。因此,治疗完成 20 年后可能发生心血管毒性,明显降低左心室壁厚和增加心室后负荷,可能与细胞数量不足有关[49]。如肾母细胞瘤的研究所示,这些报道强调需要减少预后良好患者的化疗。新的建议包括对接受心脏毒性药物的患儿存活者应进行持续且定期的心脏监测。

更生霉素的肝脏毒性

案例 95-2,问题 5: B. N. 持续 10 周使用长春新碱,每周 0.05mg/kg;在第 3、9 周服用多柔比星 1.5mg/kg,第 15、21 周 1mg/kg;在第 0、6、12、18、24 周使用更生霉素 0.045mg/kg。在第 3 周的治疗中他的谷丙转氨酶(alanine aminotransferase,ALT)升高到 78U/dl。这与药物治疗有关吗?

在 NWTS-4 的早期,据报道,没有接受腹部放疗的患者,更生霉素脉冲剂量增加(单剂量 0.06mg/kg)可使严重肝毒性的发生率增加至 14.3%(ALT 升高 10 倍,伴随或不

伴随腹腔积液)[50]。随后,更生霉素的剂量减少。不过,患者接受 0.045mg/kg 脉冲剂量(3.7%)与接受的标准剂量每日 0.015mg/kg 连续 5 日(2.8%),其肝毒性的发生率仍然高于使用相同的每日 0.015mg/kg 连续 5 日的 NWTS-3 结果(0.4%)[51]。肝毒性增加的原因尚未明确。虽然有更严重的静脉阻塞疾病(肝病、肝窦梗阻综合征)被报道,化疗后 1~2 周肝功能通常可恢复正常[33]。一些患者重新开始化疗,但经常减量或不用更生霉素。在此案例中需密切监测 B.N. 以防肝酶持续上升,尤其接受腹部放射治疗可能会增加肝毒性的风险。如果 ALT 升高 2~5 倍,或总胆红素为 3~5mg/dl,他使用的 3 个药物剂量的应该减少 50%。如果 ALT 或胆红素上升至正常值的 2~5 倍以上,应停药,直至测定值低于上述范围。

骨肉瘤

定义、流行病学、病理生理学和病程

骨肉瘤是一种恶性类骨质产生的骨肿瘤,最常发生在青少年或 20~30 岁成年人中[52-54]。第 2 个高发年龄超过 50~60 岁。最常见的表现形式是身体部位疼痛,有时会出现数周或数月。发生最频繁的是在股骨远端、胫骨近端或肱骨近端的干骺端,但它也可能发生在扁骨。

正常儿童突然急剧生长可能与骨恶性反应有关。骨肉瘤与老人患畸形性骨炎有关,另一个情况是快速骨代谢[53]。放疗或核污染也与骨肉瘤有关。视网膜母细胞瘤基因的突变会增加骨肉瘤的风险,眼癌幸存者和携带者需密切监测骨肉瘤。有很多其他不常见的遗传因素也可能增加患骨肉瘤的风险。

典型的分期系统不适用于骨肉瘤,然而,临床诊断疾病的转移、肿瘤的可切除性、肿瘤等级(高或低)对结果很重要。低等级恶性肿瘤不易转移,相对于高等级恶性肿瘤来说不需接受化疗。临床检测发现 15%~20% 的患者发生转移,通常在肺部,但偶尔在同一或其他骨骼。如果仅用手术治疗,80% 的患者将在 5 年内由于转移复发而死亡,表明诊断时已发生微小转移[52-54]。在手术切除中肿瘤坏死的程度是肿瘤的化学敏感性和复发风险的指标。新辅助化疗 6 周期后,手术中大于 90% 的肿瘤坏死与 70%~80% 未转移患者长期生存的概率有关,坏死低于 90% 的未转移患者生存概率降至约 50%。

临床表现及诊断

因为骨肉瘤通常接近长骨关节,常表现为疼痛或跛行。刚开始通常被认为是运动损伤。在一些患者中会发生胳膊或腿骨折,注意观察射线照片。需通过外科手术,进行病理活检来诊断,活检样本可由肿瘤切片获得。

治疗综述

虽然原发性肿瘤患者的主要疗法是手术,化疗是用来防止恶性骨肉瘤转移。经常用于骨肉瘤的药物包括大剂量甲氨蝶呤、顺铂、多柔比星和异环磷酰胺。在过去的 25 年里,治疗方案已发生了小的改变,目前 COG 标准疗法是顺铂和多柔比星与 2 个疗程的大剂量甲氨蝶呤交替进行。新辅助化疗通常是 6 个周期,并在手术后持续 12 个周期(29 周)。肿瘤相对耐受放疗,放疗通常用于局部手术无法控制的情况[54]。手术通常分为 2 类:保留肢体、抢救或截肢后修复。施行的手术种类繁多[52,53]。未转移患者手术后化疗,长期(2~5 年)无疾病生存率是 50%~85%[52-54]。

化疗在治疗中的作用

案例 95-3

问题 1: G.C.,18 岁,男,左肩疼痛 2~3 个月。X 线片发现一个肿瘤,活检证实是常见恶性左肱骨近端骨肉瘤。CT 和骨扫描没有发现明显的转移。肾功能、左心室射血分数和听力测试都在正常范围内。G.C. 开始新辅助化疗,即大剂量甲氨蝶呤与顺铂和多柔比星交替使用。在手术之前将进行 6 个周期的化疗(顺铂(多柔比)2 次和 4 次大剂量甲氨蝶呤),之后,他将进行 6 个周期三药联合化疗和 6 个周期无顺铂的化疗。化疗的目的是什么? G.C. 的术前准备(新辅助化疗)有什么作用?

因为 G.C. 的骨肉瘤在近端肱骨,外科医生可以用文献中记载的多种手术方法移除原发性肿瘤[52,53]。保留肢体通常适用于上肢,比用于下肢的并发症更少。因为骨肉瘤患者通常死于转移,化疗的目的是消除微转移,如前一节中所讨论,微转移的发生率超过 80%。新辅助化疗可减少在等待保肢手术安排、执行,以及愈合阶段的肿瘤微转移。新辅助治疗可能通过萎缩肿瘤改善保肢手术,它还可以对手术中初始化疗的结果进行病理分级,这是复发风险的预后因素(见案例 95-3,问题 2)。然而,迄今为止没有令人信服的证据表明,接受新辅助化疗的患者相对于那些接受化疗作为辅助疗法的患者有更好的无疾病生存率[54]。对于 G.C.,进行保肢同时进行了血管移植,腓骨被插入肿瘤摘除的肱骨。通过新辅助化疗使肿瘤缩减可能会增加手术的难度。

预后影响因素

案例 95-3,问题 2: 手术中,G.C. 的肿瘤表现出良好的组织学反应,肿瘤样本有 99% 坏死。诊断时,他的 LDH 为 220U/L。预后因素如何影响骨肉瘤治疗方案的选择?

传统的分期系统与大多数骨癌无关联。临床上明显的转移或位置不允许手术完整切除原发肿瘤与不良预后相关[52-54]。新的外科技术和疗法可改善预后,20%~30% 的转移患者通过使用新辅助化疗和手术治愈。其他潜在的预后因素已确定,然而,很少因素会需要个体化治疗方案。G.C. 的 LDH 稍微升高与相对较小的肿瘤聚集有关,不用于分层治疗。手术中肿瘤的组织学分级(坏死比例)与复发的风险相关。在当前的研究中,6 个周期的新辅助化疗后,患者肿瘤超过 90% 坏死被认为是良好风险,和 G.C. 一样进行标准化疗。患者术中肿瘤坏死较少的患者被认为是标准风险,他们有更高的治疗失败风险。到目前为止,没有一种治疗方案比上述的良好风险方案对这些患者有更好的疗效。

大剂量甲氨蝶呤的排泄延迟

> **案例 95-3,问题 3:** 使用血管腓骨移植重建手术后,G. C. 重新开始化疗。在他化疗的第 4 个周期,大剂量使用甲氨蝶呤后,G. C. 甲氨蝶呤浓度峰值为 1 300μmol/L,72 小时的浓度是 0.22μM(正常值,72 小时<0.1μmol/L)。记录尿液比重小于 1.010,尿液 pH 在 7.0~8.0 之间,尿量大于 2~3ml/(kg·h),根据指南,这表明甲氨蝶呤引起肾毒性的风险降低。他的肌酐从 0.9mg/dl 增加到 1.1mg/dl[肌酐清除率 106ml/(min·1.73m²)],尽管甲氨蝶呤清除延迟,然而他没有显示任何迹象或症状的毒性。亚叶酸解救(第 24 小时开始,每 6 小时静脉注射 15mg)仍在继续。潜在的问题可能会导致他的甲氨蝶呤蓄积吗?

含蛋白质流体累积(称为第三间隙),如胸腔积液和腹腔积液,或胃肠道(GI)阻塞,可能导致甲氨蝶呤滞留和终端排泄缓慢[55-58]。甲氨蝶呤排泄缓慢使增殖细胞在 S 期暴露给甲氨蝶呤,增加细胞毒性并导致更多的黏膜炎和骨髓抑制。许多药物与甲氨蝶呤相互作用,也可以减缓其排泄。据报道,由于肾毒性,顺铂可减少甲氨蝶呤的排泄,尤其是在顺铂积累剂量大于 300mg/m² 时[59]。G. C. 已使用 4 次剂量为 120mg/m²(总剂量 480mg/m²)的顺铂,这可能导致甲氨蝶呤排泄减少。他没有同时使用肾毒性较大的其他药物,如氨基糖苷类或两性霉素 B。弱有机酸(如水杨酸盐)、非甾体抗炎药(nonsteroidal anti-inflammatory drugs,NSAID)、青霉素或复方新诺明(trimethoprim-sulfamethoxazole,TMP-SMX),可以与甲氨蝶呤通过有机阴离子转移系统竞争肾小管分泌[59,60]。质子泵抑制剂可直接抑制转运蛋白可延迟甲氨蝶呤排泄[59,61]。

尽管 G. C. 的血清肌酐似乎与之前诊断(1.1mg/dl)相同,但血清肌酐并不总是肾功能的良好指标,所以可能 G. C. 有肾损害,只是他的血清肌酐浓度反应不明显[29]。诊断时肌酐清除率为 176ml/(min·1.73m²),复测为 106ml/(min·1.73m²)。与测定乙二胺四乙酸铬的肾小球滤过率相比,测定肌酐清除率可能并不总是准确的[29]。尽管降低肾清除率可能有用,目前尚不清楚为什么 G. C. 甲氨蝶呤蓄积;未来需要密切监测甲氨蝶呤。

亚叶酸解救

> **案例 95-3,问题 4:** G. C. 需要使用多久的亚叶酸?

甲氨蝶呤可阻断二氢叶酸还原酶,亚叶酸能绕过二氢叶酸还原途径,从而减少大剂量甲氨蝶呤的毒性。因此可以作为一种甲氨蝶呤解救剂。甲氨蝶呤细胞毒性取决于暴露浓度和时间[62]。许多高剂量甲氨蝶呤标准需继续使用亚叶酸解救,以剂量 12g/m² 灌注超过 4 小时,大约 72 小时后血清甲氨蝶呤浓度为 0.1μmol/L 为止。因为 G. C. 甲氨蝶呤清除延迟,72 小时期间甲氨蝶呤水平可能偶尔高于 0.1μmol/L,为了预防胃肠道和骨髓细胞毒性可能需要继续使用亚叶酸直到甲氨蝶呤浓度小于 0.05μmol/L[62]。以 G. C. 的剂量,直

到 108 小时后其甲氨蝶呤浓度也不会低于 0.1μmol/L,因此,过去 24 小时一定要使用亚叶酸直到甲氨蝶呤低于 0.05μmol/L。患者接受亚叶酸解救也可能有其他考虑因素。因为竞争关系,可能需要更高剂量的亚叶酸用于甲氨蝶呤浓度过高的患者。

Petros and Evans[56] 在图 95-1 中描述甲氨蝶呤浓度(蓝色阴影区域上方的浓度),这部分患者如果给予常规低剂量的亚叶酸,甲氨蝶呤中毒风险更高[56,63-69]。甲氨蝶呤(12g/m²)灌注 4 小时通常血药浓度峰值为 1 000μmol/L,然后在 24 小时时低于 10μmol/L,48 小时时低于 1μmol/L,72 小时时低于 0.1μmol/L。更高的浓度可能会导致毒性增加,加用亚叶酸可能是必要的。如果 G. C. 的甲氨蝶呤浓度在开始输液后 48 小时仍然大于 1μmol/L,COG 建议亚叶酸剂量增加到每 3 小时 15mg/m²,直到甲氨蝶呤浓度低于 0.5μmol/L。如果甲氨蝶呤给药后 48 小时或更长时间浓度超过 5μmol/L,则建议使用更高剂量的亚叶酸(每 3 小时 150mg/m²)。如果患者呕吐或需要大剂量口服(>50mg),则不推荐口服亚叶酸,因为不好吸收[56]。如果肾衰竭患者使用大剂量甲氨蝶呤,羧肽酶 G2 可能被添加到亚叶酸中。羧肽酶将甲氨蝶呤水解成非活性化合物,其在快速降低甲氨蝶呤浓度方面非常有效。但是,通常需要在甲氨蝶呤治疗后的前 96 小时内给予。尽管甲氨蝶呤的浓度迅速降低,但尚不清楚它在多大程度上降低了高水平和延迟清除的发病率或死亡率[70]。

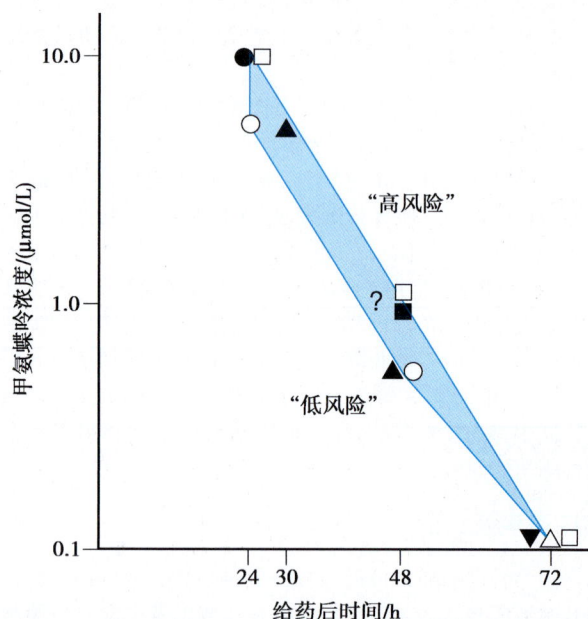

图 95-1　甲氨蝶呤(MTX)血清浓度随时间变化的复合半对数图。几个研究组提出,随着时间推移,MTX 能否达到阈值浓度,可帮助临床医生确定接受大剂量 MTX 和常规剂量亚叶酸后毒性解救的患者是否处于"高风险"。数据来源:(▲)Evans[63]、(△)Tattersal[64]、(●)Isacoff[65]、(○)Isacoff[66]、(□)Nirenberg[67]、(■)Stoller[68]和(▼)Rechnitzer[69](引自:Petros WP,Evans WE. Anticancer agents. In:Burton ME et al, eds. *Applied Pharmacokinetics & Pharmacodynamics*. 4th ed. Philadelphia,PA:Lippincott Williams & Wilkins;2006:617.)

横纹肌肉瘤

定义、流行病学和病理生理学

横纹肌肉瘤是骨骼肌的软组织肿瘤。它是儿童最常见的软组织肉瘤,在患癌儿童中的发生率为3%[1]。2种最常见的儿童组织类型是胚胎和肺泡[71]。

胚胎性横纹肌肉瘤细胞类似于横纹肌,最常发生在幼儿的头部和颈部或泌尿生殖道。肺泡横纹肌肉瘤细胞类似于肺实质细胞,更频繁地发生在年龄较大的儿童或者青少年的躯干或四肢。一般来说,患者肺泡横纹肌肉瘤比胚胎类型患者预后更差。最近的研究表明,没有PAX(FOXO1)融合基因的肺泡横纹肌肉瘤细胞应被视作分子级别和临床上相同的胚胎,尽管这不是当前的标准惯例[72,73]。

临床表现和诊断

横纹肌肉瘤的临床症状随其位置变化而变化(如上文所述,头部和颈部、泌尿生殖器、脑膜、四肢和眼眶)。诊断包括在电子显微镜下的肿瘤活检形态,开展实验来确定分子标记以区分它与其他小圆细胞肿瘤[71]。

治疗综述

结合手术治疗、放疗和化疗。因为位置和横纹肌肉瘤的渗透性特征,完整的手术切除通常比较困难。因为良好的局部控制改善了预后[71],放疗通常是在手术后进行。结合化疗是有必要的,因为仅局部控制的5年生存率只有10%~30%。长春新碱、更生霉素和环磷酰胺(VAC疗法)已广泛用于治疗横纹肌肉瘤[71]。其他药物治疗的组合包括长春新碱、多柔比星和环磷酰胺;异环磷酰胺和依托泊苷;长春新碱和伊立替康[71]。根据第4届横纹肌肉瘤研究组织(Intergroup Rhabdomyosarcoma Study,IRS)使用长春新碱、更生霉素和环磷酰胺的组合用于手术或放疗中局部控制,可使无转移疾病患者的无疾病生存率达到76%[74]。

临床表现、预后因素和治疗

案例95-4

问题1:F. J.,2岁,女,右小腿腓肠肌外侧顶部迅速扩大。无其他不适。骨髓和扫描结果都没有发现转移性疾病。诊断为胚胎性横纹肌肉瘤的Ⅲ期(不利位点且体积>5cm)。最初的预期是手术后仍可能残余肿瘤,符合临床Ⅲ期。化疗包括使用0.05mg/kg长春新碱3个周期(某些周期第1、8和15日化疗,某些周期仅第1日化疗);每个周期的第1日使用0.045mg/kg更生霉素;每个周期的第1日使用73mg/kg环磷酰胺,同时使用美司钠减小出血性膀胱炎的风险。在之前的研究中有肝毒性的报道,特别是3岁以下的患儿,治疗方案建议针对3岁以下的儿童,前3种药物剂量以mg/kg计算。预防性开始使用150mg/(m²·d)的TMP-SMX每周连续3日

给药,每日2次。每个阶段化疗后,F. J. 接受非格司亭5mg/(kg·d)皮下注射14日或至中性粒细胞绝对计数(absolute neutrophil count,ANC)大于750/μl为止。什么因素与F. J.的预后良好有关? 哪种化疗最适合F. J.?

胚胎病理学分类与肺泡病理学分类相比有更好的预后,尽管证据表明,原发性肿瘤的位置比组织学更重要[71]。主要位点影响可切除性、扩散途径,以及早期诊断。此外,年龄介于1~9岁有更好的预后。基于肿瘤扩散的速度和切除的程度,IRS使用临床分组系统(Ⅰ~Ⅳ组)。由于完整手术切除和无肿瘤转移均与良好的预后相关,因此该分组系统有助于较好的预测患者的预后[71]。第4和第5届IRS比较了临床分组系统与TNM(肿瘤、淋巴结、转移)分期系统,TNM分期系统用于成人癌症。虽然2个系统针对特殊患者可能会有不同疾病分期,但都被认为是有价值的,并被当前指南采用。

横纹肌肉瘤的肿瘤部位是分期系统中T评级的重要组成部分。F. J.的肿瘤包含一个不利的位点(小腿),且大于5cm,属于Ⅲ期。虽然她的肿瘤的临床分组为Ⅲ期,新辅助化疗后有良好反应,完整切除术后,其临床分组转为Ⅰ期。这表明根据IRS-Ⅱ、IRS-Ⅲ和IRS-Ⅳ结果,她有80%~90%的3年的生存概率[71,74-76]。IRS-Ⅴ将患者分为具有低风险、中度风险或高危风险。低风险患者包括胚胎性横纹肌肉瘤在有利位点,或者在不利的位点但不超过微小残余肿瘤[71]。中度风险患者存在残余肿瘤胚胎亚型或肺泡亚型无转移性肿瘤。高危风险患者包括那些转移性肺泡或胚胎肿瘤。

化疗对许多低危患者仅限于用长春新碱和更生霉素[71]。大部分中度风险患者用长春新碱、更生霉素和环磷酰胺治疗。高危患者过去的反应并不好,可以在长春新碱、更生霉素和环磷酰胺中添加新药进行试验。最近的一项研究增加了长春新碱和伊立替康、异环磷酰胺和依托泊苷及长春新碱、多柔比星和环磷酰胺(COG ARST0431)的联合化疗方案,高风险特征为0~1的患者的3年无事件生存率似乎很好[77]。F. J.属于低危组,她的原发肿瘤较大,因此增加环磷酰胺到长春新碱和更生霉素的中度风险患者治疗方案是合理的。由于放疗会使得骨骼停止生长,而且她的手术切缘无肿瘤,因此未施行放疗。

复方新诺明预防和非格司亭治疗骨髓抑制

案例95-4,问题2:F. J. 使用复方新诺明和非格司亭的原因?

F. J. 的VAC方案与中性粒细胞减少伴发热的高发病率相关,即使在预试验中也是如此。因为频繁发生严重的骨髓抑制,TMP-SMX在化疗后6个月内,用于预防条件致病菌耶氏肺孢子虫。非格司亭用于减少中性粒细胞减少,以便维持化疗剂量强度。

异环磷酰胺导致的范可尼综合征

案例95-4,问题3：F.J.的妈妈在网上了解到一位横纹肌肉瘤患者使用了长春新碱、异环磷酰胺和依托泊苷治疗后痊愈了,她想知道为什么这个方案不能用于她女儿?

IRS-Ⅳ局部或区域疾病(中等风险)结果证明长春新碱、异环磷酰胺和依托泊苷或长春新碱,更生霉素和异环磷酰胺并没有优于标准疗法的长春新碱、更生霉素和环磷酰胺[74]。此外,包含异环磷酰胺的疗法会造成更大的毒性。异环磷酰胺与肾范可尼综合征有关,表现为以电解质、葡萄糖、氨基酸流失,以及肾小管酸中毒为特征的近端小管缺陷,在少数病例中,伴有血清肌酐升高。数据表明3岁以下的儿童下列情况会导致肾范可尼综合征的风险增加：总异环磷酰胺剂量大于$72\sim100g/m^2$、肾盂积水、单肾,或血清肌酐升高;或之前使用过铂类药物治疗[78-81]。化疗过程中,F.J.出现酮尿,酮尿不是化疗毒性引起的。而是因为美司钠的使用导致的假阳性酮体检验结果[82]。

儿童急性淋巴细胞白血病

急性白血病是造血细胞包括淋巴和骨髓细胞株的恶性肿瘤。急性淋巴细胞白血病(acute lymphoblastic leukemia, ALL)和急性髓细胞性白血病(acute myelogenous leukemia, AML)是2种最常见的儿童白血病的类型。75%的病例为前者,而后者约为15%。ALL是最常见的儿童癌症,大约占儿童恶性肿瘤的26%[83]。在美国,每年约有2 600个小于19岁儿童的ALL新病例[83]。

ALL的发病率在2~3岁有明显的峰值(每百万人中超过80例),然后在8~10岁年龄段大幅降低(每百万人中有20例)。白人孩子与非洲裔美国孩子相比,发病率更高。这个种族差异在2~3岁的年龄段最为明显,在白人孩子中,发病率接近3倍。

在20世纪70年代早期之前,ALL是一种致命的疾病,大多数孩子确诊后存活不超过2~3个月。如今,超过80%的孩子通过抗白血病治疗可以实现生存期延长[83,84]。现在,新的ALL创新疗法都专注于对治疗进行额外的改进,以进一步提高存活率,并降低现有治疗方案中治疗药物所导致的长期发病率[85]。

流行病学及病因学

虽然ALL的病因尚不明确,但已发现一些有趣的联系。在二战时期,白血病在日本原子弹爆炸的幸存者中有着极高的发病率,而那些靠近爆炸中心的幸存者也存在极大的患病风险[86,87]。白血病也发生于那些在子宫中就暴露在辐射下的儿童中[88]。其他未经证明的导致ALL因素还包括暴露于电磁场、农药、怀孕期饮酒、使用避孕药及吸烟[89-92]。还未有研究证明病毒会导致儿童ALL[93]。特别

要说明的是在过去40年里,用电率大幅增加,但儿童ALL的患病率并未有明显上升[94]。

病理生理学

ALL的病理生理学涉及正常骨髓细胞被不成熟的淋巴细胞所代替。ALL的实质性病变是淋巴细胞分化过程中一种恶性细胞的稳定化。很多因素与对正常细胞增殖的调控有关。白血病可能表现为一个或多个正常细胞增殖通路之间关系的破坏,如对淋巴细胞生长因子的不正常应答[95]。

基于形态学、免疫学及细胞遗传学的淋巴母细胞分类系统的有效性,ALL是一种异质性疾病,它表现为明显的细胞遗传学异常。免疫异质性来源于白血病在淋巴细胞分化不同阶段中的转化。此外,包括基因表达谱在内的新兴分类法可以对ALL细胞遗传学亚型进行进一步分类,还可以对不良反应和应答进行预测[96]。正如我们所讨论的,这些分类法有着重要的预后价值。

临床表现

ALL的症状表现通常是非特异性的,一些症状与其他儿童疾病如幼年风湿性关节炎(juvenile rheumatoid arthritis, JRA)相同。这可能导致患有ALL的儿童被误诊为JRA而使用皮质类固醇进行治疗。一般而言,在没有进行全血细胞计数(complete blood count, CBC)或骨髓穿刺检查时,不应该对儿童使用长期糖皮质激素进行治疗。这些症状反映了白血病细胞克隆异常增殖导致正常骨髓元素[即中性粒细胞、红细胞(red blood cells, RBC)及血小板]的缺乏。常见的临床表现包括发热(61%)、出血(48%)和骨骼疼痛(23%)[97]。骨骼疼痛已确定是由过多的骨髓细胞及白血病淋巴母细胞渗透到痛敏性结构如骨膜中导致的。尽管骨骼疼痛可能十分严重,但当化疗开始时即可立刻解决。在体格检查中发现,许多患者有淋巴结病(50%)、脾大(63%)或肝脾肿大(68%)[97]。

在诊断中,至少59%的患者白细胞(white blood cell, WBC)计数正常或偏低,其余患者则计数偏高[97]。WBC的差异是中性粒细胞的比例偏低及淋巴细胞显著增多的典型表现。即使白细胞计数偏低(如$2\,000\sim4\,000/\mu l$),淋巴母细胞也可能出现在外周血液系统,这种情况在白细胞升高时更容易出现[98]。绝大部分患者,都表现出正常细胞正常色素性贫血并伴有血小板减少症[97]。

诊断

在明确诊断ALL时,骨髓穿刺及活体组织切片检查通常都十分必要。在白细胞计数升高的患者中,可以通过外周血液系统中淋巴母细胞的检查进行诊断确证。当骨髓中至少25%的淋巴细胞为原幼细胞时,即可诊断为ALL[99]。绝大多数的ALL患者其原幼细胞比例远高于25%,许多患者骨髓已经完全被淋巴母细胞代替。一旦有儿童被诊断为ALL,确定影响治疗决断及预后的疾病特征十分重要。

预后变量

临床变量

在诊断过程中的临床和实验室发现是十分重要的预后预测因素,被用于确定风险分级。ALL 患儿根据复发风险分为以下几类:标准风险、高风险和极高风险。哪些变量对患者影响最为严重尚存争议。基于初期症状,儿童 ALL 最主要的风险因素为年龄及初期白细胞计数[98]。正在进行的研究可能会进一步细化导致不同 ALL 患病风险人群的因素构成。

白细胞计数

初期白细胞计数是最重要的儿童 ALL 疾病的预测因素之一。它作为预后特征的重要性是因为通常在调整其他重要的预后标准后仍然有效[99]。白细胞计数越高的儿童,完全缓解的持续时间越短[100-102]。缓解持续时间长短与白细胞计数结果存在一定的线性关系。尽管预后良好及预后不良之间尚无明确界线,初期白细胞计数结果高于 50 000/μl 通常与不良预后相关[98]。

年龄

年龄小于 1 岁或大于 9.99 岁的患者预后较差[98]。至少一项试验已证明加强治疗可以克服青少年时期的不利预后因素[103]。这些调查结果显示患有 ALL 的青少年(年龄在 16~21 岁之间),在 6 年里具有接近 60% 的无事件生存率。这与 10~15 岁的患者类似,并高于试验中大部分的老年患者[103]。对于 15~20 岁的青少年,治疗重症小儿白血病方案与成人治疗方案相比有更好的优势。有研究表明,预估无事件生存率在实施儿科方案时有 67%,而使用成人方案时仅为 41%[104]。

年龄是影响最大的预后因素,与其他年龄组相比,婴儿的存活率极低[105-107]。对于婴儿来说,尽管长期使用加强化疗方案,无事件生存率通常低于 50%,尤其是与白血病细胞遗传学相关,如混合血统白血病(mixed lineage leukemia,MLL)[108]。

种族

尽管非裔美国人 ALL 发病率相对较低,但研究表明这些儿童却有比白人儿童更高的复发率[84,109-113]。SEER(National Cancer Institute's Surveillance, Epidemiology, and End Results)项目数据表明非裔美国儿童与白人儿童的 5 年存活率分别为 64% 和 78%。在这些非裔美国患病人群中,更为严重的 ALL 导致了这个差异[113]。然而,在强化治疗下,非裔美国儿童与白人儿童具有相同的 10 年存活率[113]。SEER 更新的数据表明,西班牙裔与非西班牙裔相比发病率更高,而且是发病率最高的种族[112]。分析种族与民族的差异,在同时期治疗中,不同组间也表现出不同存活率。亚洲儿童存活率最高,而非裔美国儿童与西班牙裔存活率最低[113]。

免疫变量

在诊断中,根据白血病淋巴母细胞表面的生物标记物或抗原,可以将 ALL 划分为不同的免疫表型,可以分为 B 细胞和 T 细胞起源。B 细胞谱系可以通过单克隆抗体进一步分为不同亚型,这些亚型反映了白血病发展过程中的不同分化阶段。接近 15%~20% 的 ALL 患儿为 T 细胞系[114,115],而 1%~2% 为 B 细胞系[116,117]。通过使用更先进的诊断技术,大部分之前被划分为非 T 细胞 ALL 或非 B 细胞 ALL(无细胞性 ALL)的患者现在被认为是更为成熟的 B 细胞系白血病[118-120]。大多数 B 细胞系的 ALL 患者(80%)细胞表面的 ALL 抗原(CALLA,特定的 CD10)呈阳性[121],这是 ALL 所共有的。额外的生物标记物,如 CD19 和胞质免疫球蛋白,已经被用于进一步确定 B 细胞系的白血病细胞分化程度。B 细胞系的媒介细胞(pre-B 细胞)具有这些生物标记物,但更为不成熟的细胞(早期的 pre-B 细胞)没有这些标记[121,122]。超过 60% 的 ALL 患儿都有早期 pre-B 亚型白血病,接近 20% 的患儿为 pre-B 细胞白血病。

成熟 B 细胞 ALL(或 Burkitt ALL)历来与不良预后相关,但短期的特殊加强性化疗可以改善其预后[117,123,124]。虽然不同 B 细胞亚型的结果存在一定差异[123],但当考虑其他预后因素或使用有效治疗时,这些差异不再明显[125]。目前,区分不同 B 细胞前体、T 细胞和成熟 B 细胞 ALL 的免疫学特征具有重要的临床意义,因为这 3 种不同的免疫表型使用的是不同类型的化疗方案[85,126]。

T 细胞 ALL 患者有许多特征,如年长的男性患者更可能有更高的初始白细胞计数、存在纵隔肿瘤或涉及中枢神经系统的先天性白血病[127,128]。T 细胞 ALL 患者存活率逐渐下降,尽管强化治疗让他们有所改善[125]。有关强化治疗的研究指出,尽管 T 细胞 ALL 患者会更早复发,但 T 细胞及 B 细胞系 ALL 患者间的复发率并无差别[127,128]。由于 T 细胞淋巴母细胞中甲氨蝶呤多聚谷氨酸合成酶和叶酰多聚谷氨酸合成酶含量较低,因此其甲氨蝶呤的聚谷氨酸化效率偏低[129]。这可能可以解释为什么 T 细胞 ALL 患者化疗耐受性相对较高,需要增加甲氨蝶呤的剂量[85]。

细胞遗传学变量

染色体分析技术的进步促进了 ALL 在生物学方面的研究。在 60%~75% 的 ALL 病例中,发现存在染色体数(染色体倍性)或白血病克隆结构的异常[85]。许多此类异常情况对于预后有着重要作用[85]。染色体倍性表现为 DNA 指数,当值为 1.0 时,表示染色体数正常,当大于 1.0 时,表明正常的染色体数目倍增而使染色体数增加。条染色体数超过 52(DNA 指数大于 1.16,超二倍体)的白血病复发患儿,与二倍体染色体组或 DNA 指数小于 1.16 的患者相比,其持续完全缓解的可能性更大[130]。对于超二倍体及非超二倍体 ALL 的体外研究发现,DNA 指数高的细胞对于抗代谢物(如硫嘌呤)和天冬酰氨酶更为敏感[130,131]。同时,前体超二倍体 B 型 ALL 细胞的叶酸载体数比前体二倍体 B 细胞更少。在超二倍体细胞中,这些载体的基因高水平表达,这可能是导致叶酰多聚谷氨酸合成酶在这些细胞中高于前体二倍体 B 细胞 ALL 患者的原因[131-134]。相比之下,亚二倍性患者(少于 45 条染色体,特别是那些仅有 24~28 条染色体的患者)比非亚二倍性患者更为严重[135]。

基因易位是发生在白血病细胞中[136]最常见的结构异常,约75%的儿童ALL病例中均有此现象[137]。某些易位与治疗失败和疾病复发有关[85]。最常见的与治疗失败有关的易位为MLL重组[t(4;11)、t(11;19)和t(1;11)]和BCR-ABL融合转录[t(9;22),费城染色体]。尤其是带有费城染色体的儿童,似乎代表了高危复发人群,同种异体干细胞移植通常是他们最初治疗的一部分。在所有儿童ALL病例中,接近2%~5%例均出现此易位现象。一项已发表研究在强化白血病疗法中增加了酪氨酸酶抑制剂伊马替尼。他们给28位患儿使用了化疗加伊马替尼,与接受兄弟姐妹骨髓移植的21位患儿和非亲属骨髓移植的13位患儿相比,5年无事件生存率相似(分别为70%、65%、59%)。作者认为同种异体干细胞移植对费城染色体阳性的白血病患儿不能作为前沿治疗手段[136-139]。

一旦患者达到完全缓解,虽然白血病细胞仍有高达10^9的细胞负担,但从形态学评估,在患者恢复的骨髓中染色体倍性及结构异常并不明显。然而,基于聚合酶链反应(polymerase chain reaction,PCR)检测的新技术可以检测许多患者的微小残留。当复发一旦发生,白血病细胞的细胞遗传学特征通常与诊断时观察到的一致[140,141]。

早期应答

儿童ALL预后另一个重要因素是治疗的早期应答。一些调查发现在接受治疗的第7日或第14日的早期应答,无论是外周血液中原幼细胞的清除还是骨髓形态学的缓解(如小于5%的骨髓原幼细胞)都是远期无病生存的预兆。在一项总结了15个试验的综述中,早期应答在每个研究中都是一项独立的预后因素[141]。早期应答通常是通过治疗第14日骨髓形态学的评估结果进行判断,它比骨髓研究更为灵敏。早期应答较慢的儿童比那些原幼细胞快速清除的儿童复发率高出接近2.7倍。有趣的是,应答速度保持其调整为初始白细胞计数的预后意义,进一步提供证据表明这个因素是一个重要且独立的预后标志,它是治疗敏感性的一个直观标志。然而,使用形态学标准来判断应答阶段仍然给患者带来了沉重的疾病负担。特别需要指出的是,这些骨髓测试可能仅仅是一个稀释的样本或骨髓细胞结构的减少,并不能完全反映白血病的机体负担。据估计,这些早期应答的测试可能检测到25%具有早期复发风险的儿童[145]。快速的早期应答被定义为第15日骨髓原幼细胞的清除,而缓慢的早期应答则不同。由于强化后诱导化疗对于缓慢的早期应答患者更为有效,因此患者早期应答的速度现已用于决定后期化疗的类型和强度[133]。另外一些研究通过对ALL高危儿童为期7日的泼尼松初始治疗(在系统诱导化疗开始之前)的应答进行了检验。泼尼松弱应答(7日治疗后患者每μl外周血中胚细胞数量大于1 000)被视为预后不良的预警,并提示需加强诱导化疗以达到提高无事件生存率的目的[142]。

微小残留

一些研究者已经通过使用精确PCR和流式细胞分析开始对骨髓样本中的微小残留病灶(minimal residual disease,MRD)进行检测。ALL患儿MRD的检测可能将依赖于一些淋巴母细胞的特征(包括基因融合转录、免疫表型和抗原受体基因重组)。尽管可依赖PCR靶点检测的特定融合转录仅占儿童ALL案例的1/3,但克隆抗原受体基因重组在几乎所有的案例中发生[140]。使用各类技术,接近50%的ALL患儿在完成诱导治疗后呈MRD阳性,这些患儿中大约45%将会复发。在完成诱导治疗后出现MRD阴性测试的概率更大,因为92.5%为阴性预测值而阳性预测值占44.5%。MRD阳性患者在为期数月的化疗治疗中,MRD持续减少。MRD持续出现超过4~6个月或复发通常可预测疾病后期复发。已经可以确定不论患者的初始白细胞计数或年龄,MRD的存在是一个重要的预后因素[140]。最近大量关于诱导和巩固阶段结束后第7日的骨髓和血液样本的MRD预后值的研究表明,与其他试验或临床因素相比,在诱导阶段结束时的MRD检测是最为重要的预后因素。第7日的MRD发现具有其他预后价值。此诱导结束后的MRD研究的数据发现在无事件生存率中也有很大差异:MRD阴性为88%;MRD在0.01%~0.1%间为59%;MRD在0.1%~1%间为49%;MRD大于1%为30%。MRD可预测早期与晚期发生的复发。如今监测MRD已经成为儿童ALL疾病管理的一部分,同时用于在目前一线白血病研究中的风险分级治疗[143,144]。

治疗综述

儿科ALL的治疗分为不同的化疗阶段。治疗从诱导治疗开始,通常包括除了中枢神经系统预防性治疗外3个或4个不同类型的药物。诱导治疗的强度是基于ALL的生物学,当今用于确定治疗阶段的主要变量是孩子的年龄和白细胞计数的诊断。诱导疗法目标是使病情完全缓解,通常持续28日。诱导缓解治疗后,下一阶段的治疗被定义为诱导后治疗,由一系列不同周期的化疗组成,术语中称为巩固治疗、延迟强化治疗和临时维持治疗。这一阶段的强烈化疗通常会使用与诱导治疗不同的组合治疗方式,目的是为杀死在诱导治疗中未被破坏的细胞周期内的白血病细胞。通过继续实质性的治疗,确定对不同患者最适合的治疗方案。诱导后治疗的持续时间和强度是基于上面所述的某些白血病的预后特征个体化制订的。治疗的第3阶段为维持阶段,是对这些患者持续时间最长的化疗的阶段,往往需要2年左右才能完成。维持治疗的强度通常比之前的治疗阶段低,而且大多为连续口服化疗、数次的静脉注射和CNS治疗。一般情况下,治疗强度从诱导(巩固)阶段到维持阶段不断减小。

诱导缓解治疗

诱导的目标

案例95-5

问题1:J. B.,4岁,西班牙男孩,2周上呼吸道感染史和1周中耳炎。目前症状恶化,有鼻出血现象,并呈现疲

劳。体检发现明显的苍白和肝脾肿大。差分全血细胞计数如下所示,显示为正常细胞正常色素性贫血:

红细胞压积(hematocrit,Hct):15.7%

血红蛋白:5.7g/dl

白细胞计数:4 300/μl

血小板计数:13 000/μl

在白细胞计数的差异显示有82%的淋巴细胞(正常,30%~40%)、7%的中性粒细胞(正常,50%~60%),以及11%的淋巴母细胞(正常,0%)。基于这些结果,进行了骨髓活检,结果显示有95%的淋巴母细胞,确诊为ALL。免疫分类为基于CD10和CD19阳性的早期pre-B细胞类型。胸部射线没有发现纵隔块块,腰椎穿刺显示脑脊液中无白血病淋巴母细胞。对J. B.进行水合、碱化,并使用口服别嘌呤醇200mg/(m² · d),并计划第2日开始诱导治疗。在几日之内,J. B.使用了多种药物对其白血病进行治疗。

J. B.诱导治疗的治疗目标是什么?

诱导治疗的目标是使病情完全缓解(也就是通过形态学显微镜检测,在外周血或骨髓无法检测到白血病细胞)。J. B.的外周血值必须在正常范围内,并且骨髓中淋巴母细胞数必须小于5%。此定义同时假定了在脑脊液(cerebrospinal fluid,CSF)中没有淋巴母细胞存在。此外,基于已知的MRD的检测,在诱导治疗结束时(即第29日),MRD的测量结果小于0.01%现在已经成为治疗第1阶段的另外一个目标。虽然这些结果表明了对化疗的充分反应效果,但并不表明已经治愈。大多数患者在诊断时具有10¹²的细胞,成功的诱导方案将这些细胞减少至10⁹,减少99%的负载[145,146]。因此,J. B.还需要继续治疗以进一步降低白血病细胞的数量,并增加其远期生存的机会。如果不进行持续治疗,多数患者都将在几个月内复发[147]。

诱导联合化疗

案例95-5,问题2:应该使用什么药物以达到完全缓解?

在诱导缓解治疗中最常用的药物制剂是长春新碱、泼尼松、地塞米松、门冬酰胺酶、培门冬酶和柔红霉素(表95-6)。在诱导治疗末期,泼尼松或地塞米松的剂量不是常规地逐渐减少[148-151]。最近,泼尼松作为诱导治疗期间或治疗的整个过程中使用的皮质类固醇,已经开始逐渐被地塞米松所取代。这是因为前期的研究发现,地塞米松具有更大的CSF穿透能力[152]。在标准风险的ALL患者中,随机比较了地塞米松和泼尼松诱导治疗的效果,发现使用地塞米松的患者CNS复发率较低[150]。然而,在高危ALL患者的诱导过程中,使用28日疗程的地塞米松也与青少年感染并发症和关节缺血性坏死发生的风险增加相关[153]。因此在高危患者的诱导治疗期间,应停用或替换地塞米松。对高危患儿强化治疗导致骨髓抑制期间使用地塞米松可大大增加感染风险。

没有完全理想(即仅对白血病细胞有毒,并活跃于细胞

周期的所有阶段)的标准。在活性方面,主要是对淋巴细胞白血病的活性,皮质类固醇、长春新碱和各种门冬酰胺酶产品最接近该理想目标,因为这些药物在保留正常骨髓元素时,对于白血病细胞具有选择性毒性。为了提高完全缓解的成功率,在长春新碱、泼尼松和门冬酰胺酶3药诱导方案中增加另一类药物(表95-6)。最经常使用是蒽环类,如柔红霉素或多柔比星。使用至少3种药物诱导方案是当前关注处于低复发或中复发风险儿童的标准,与低强度治疗相比,这可以改善缓解速度和持续时间[154-156]。目前,4药联合诱导疗法,或由多于4种药物组成的更加强化的诱导方案,通常持续时间超过4周,用于高危复发儿童和成人ALL患者的治疗[148,157-159]。

表 95-6

急性淋巴细胞白血病儿童的全身诱导治疗

药物	服用方法	剂量/疗程
3 药联合诱导方案		
泼尼松	PO	60mg/(m² · d)×28 日
或者		
地塞米松	PO	6mg/(m² · d)×14 日
和		
长春新碱	IV	每周 1.5mg/m²,(最多 2mg)×连续 4 次
和		
培门冬酶	IM	2 500U/m²×单次
如果是 4 药诱导疗法		
柔红霉素	IV	每周 25mg/m²,连续 4 次

IM,肌内注射;IV,静脉注射;PO,口服。

引自:Pui CH et al. Treatment of acute lymphoblastic leukemia. *N Engl J Med*. 2006;166-178; Bassen R et al. Modern therapy of acute lymphoblastic leukemia. *J Clin Oncol*. 2011;29;532.

如果3种药物的诱导治疗结束时,并未达到完全缓解,应给予患者其他药物继续治疗(例如,另外的2~4周柔红霉素和泼尼松;启用阿糖胞苷和额外的门冬酰胺酶;给予长春新碱和泼尼松1~2周)。因为这种情况极少发生,因此对于在此类情况下最有效的药物或方案的使用并未达成共识。大多数这些患者存活率降低,复发率高。

强化诱导治疗对大多数的ALL患儿有益。这种治疗策略支持Goldie和Coldman的假设[160],即在早期治疗中使用强化治疗可以降低抗药性发展的机会。因此,这可能会增加远期无复发幸存者的比例。诱导治疗通常根据临床结果来确定,如诊断时年龄和初始白细胞计数。基于这些预后变量,J. B是复发低风险患者。推荐使用由长春新碱、地塞米松和培门冬酶组成的3药诱导方案来提高他的远期无病生存的机会[149,150,161]。在设计他的后诱导治疗方

案时,将需要依赖于其他实验室数据(如缓解和 MRD 的骨髓分析)。

长春新碱毒性

> 案例 95-5,问题 3: J. B. 在诱导化疗的第 2 周出院。他的 CBC 和分型结果表明,他对于化疗反应良好(即,白细胞计数 2 600/μl、中性粒细胞 69%、淋巴细胞 22%、血小板 229 000/μl、红细胞压积 28.6%,以及囊胚 0)。然而,在诱导化疗的第 3 周,J. B. 有剧烈腹痛症状,6 日未排便。在最近几日 J. B. 表现出"潜意识"行为。如何解释这些症状呢?

长春新碱的使用与神经病变的自律相关联,它可以大大减少胃肠道蠕动[162]。在严重的情况下,可能导致麻痹性肠梗阻。便秘常伴有腹部绞痛,这是相当痛苦的[163]。这些症状通常在用药后 3~10 日很明显,几日后便会缓解。预防性使用大便软化剂(多库酯钠)或泻药(聚乙二醇)可缓解 J. B. 的便秘症状,促进正常排便。这个方案应在长春新碱第 1 次给药后便开始进行。

J. B. 的情绪变化可能是他正在接受地塞米松治疗的结果。情绪不稳、睡眠障碍、情绪低落、精神萎靡在儿童 ALL 患者皮质类固醇治疗期间时有发生[164]。这些行为变化具有相当的破坏性,家长应该提前做好准备。口服异丙嗪可以用来帮助缓解与地塞米松相关的严重的行为变化。行为障碍通常在皮质类固醇药物停药后 2 周内缓解[164]。

鞘内注射化疗预防

> 案例 95-5,问题 4: 除前面叙述的药品,为进行中枢神经系统预防性治疗,在治疗初期(第 1 周)和结束(第 4 周)时,J. B. 还接受了甲氨蝶呤鞘内注射(Intrathecal,IT)化疗的诱导治疗。IT 化疗的目的是什么?

IT 或 CNS 预防性治疗可以减少在 CNS 内的复发概率,并增加 J. B. 远期存活的机会。之前的 CNS 预防性治疗是常规的,CNS 是白血病复发最常见的部位,由此可预测骨髓复发[165,166]。具有非常高的初始白细胞计数、T 细胞 ALL 和婴儿的患者,CNS 复发的风险最大[167,168]。然而,由于所有的 ALL 患者都有 CNS 复发的风险,将 CNS 预防性治疗作为常规治疗可改善无病生存率[85]。由于许多抗白血病药物不能顺利透过血脑屏障进入脑脊液,因此这个区域成为一个白血病淋巴母细胞的避难所。这样做的目的是消除在诊断时存在于 CNS 中的所有白血病淋巴母细胞,防止 CNS 复发。

中枢神经系统预防治疗方案

> 案例 95-5,问题 5: 可用于 CNS 预防治疗的方法有哪些?怎样决定为 J. B. 选择哪一种方式进行治疗?

对于儿童 ALL 的所有治疗方案都采用了中枢神经系统的预防性治疗,虽然使用的是不同的方案。第 1 个成功的 CNS 预防治疗方法为 2 400cGy 的颅辐射,伴或不伴甲氨

蝶呤 IT 治疗均可,这可以显著降低 CNS 的复发率[169]。然而,颅照射的副作用仍存在,包括智力下降、神经内分泌系统功能障碍及心理功能恶化[170-175]。因此,临床医师寻求更为安全的 CNS 预防性治疗替代方案。例如,降低颅照射的剂量(1 800cGy)同时使用 IT 甲氨蝶呤以降低对中枢神经系统的影响,这证明与 2 400cGy 的颅照射剂量预防 CNS 复发的效果相同[168,173]。不过,由于对颅辐射的远期毒性担忧依然存在,尤其是年幼的孩子,它目前仅用于被确诊的 CNS 病变、T 细胞 ALL 患者和 CNS 复发患者的 CNS 疾病检测。目前,CNS 预防性治疗包括甲氨蝶呤 IT、三联 IT 化疗(甲氨蝶呤、阿糖胞苷和氢化可的松)或甲氨蝶呤 IT 联合全身强化剂量甲氨蝶呤治疗[174-176]。

由于患者在中枢神经系统白血病发展中的风险不同,CNS 预防性治疗应进行个体化制订。无论是颅辐射或 IT 化疗,只要进行足够强度的全身治疗,标准 ALL 患儿都有相当的 CNS 保护率[177-179]。这些患者可能会接受甲氨蝶呤 IT 或者三联 IT 化疗,这都取决于所采取的方案[180]。

鞘内注射化疗:慢性不良反应

> 案例 95-6,问题 6: 鞘内注射化疗的慢性不良反应有哪些?

目前正在确认 IT 化疗的慢性毒性。当检查其对生长的影响时,三联 IT 化疗表现出对儿童的最终身高没有影响,相比之下,接受颅照射的儿童其最终身高较低[181]。有限的证据表明,IT 化疗可能与某些神经心理缺陷有关。至少 1 名患者接受无颅照射 IT 化疗研究,已经证明存在高阶认知功能任务障碍和数学学习障碍[182]。另一项研究表明,在 5 岁前接受 IT 治疗的儿童,在小脑额叶脑系统及在神经心理方面均存在缺陷[183]。目前还不清楚这些缺陷是否会转化为显著的长期影响。

> 案例 95-5,问题 7: J. B. 中枢神经系统复发风险低,将接受 IT 甲氨蝶呤治疗。多少剂量的 IT 甲氨蝶呤适合?

甲氨蝶呤鞘内注射剂量

高化疗浓度在到达脑脊液内后的剂量可能会相当低,因为脑脊液分布容积小,而相反外周血浆体积较大(140ml vs 3 500ml)[184,185]。由于大多数药物在脑脊液中半衰期长,因此药物暴露量也被最大化[186]。IT 剂量的确定方法不同于全身给药,后者是基于体重或体表面积进行确定。相比于身体大小,CSF 中甲氨蝶呤的浓度与患者年龄联系更为紧密[187]。3 岁儿童的脑脊液体积接近于成人。由于脑脊液体积与体表面积不相关,因此根据身体大小来确定 IT 的剂量会导致在年轻儿童中呈亚治疗浓度,而在年龄较大的儿童和成人中呈毒性浓度。表 95-7 所示的以年龄为依据的给药方案与以身体大小为依据的给药方案相比,神经毒性更小,同时 CNS 复发率更低[187]。使用此类给药方案,J. B. 的 IT 甲氨蝶呤剂量应为 12mg。如果使用三联鞘内疗法,则阿糖胞苷和氢化可的松的剂量分别是 24mg 及 12mg。后面所列剂量

同样根据年龄确定，但没有文献能支持这些剂量是如何得出的。虽然如此，但有经验证据支持其疗效。

表 95-7

基于患者年龄适用于鞘内化疗的给药方案

患者年龄/岁	甲氨蝶呤/mg	氢化可的松/mg	阿糖胞苷/mg
<1	6	6	12
1	8	8	16
2	10	10	20
3	12	12	24
≥9	15	15	30

长春新碱鞘内注射的危害

案例 95-5，问题 8： J. B. 的三联甲氨蝶呤 IT 治疗需要在同一日给予长春新碱。当这些药物先后使用时，是否应采取其他特别的预防措施？

长春新碱鞘内注射的给药几乎是致命的[188-192]，尽管不止 1 例病例报道未造成死亡，但仍导致严重的后遗症。虽然在医院和诊所开展了广泛的教育工作，以及众多的预防措施，长春新碱 IT 给药疏忽导致的死亡仍有发生。误将长春新碱 IT 给药的患者的临床过程通常从第 1 日的背痛及头痛不断发展，第 2 日肌肉无力（广义的），第 5 日呼吸暂停，第 7~9 日无脑电图活动，并在第 12 日死亡[190]。为避免长春新碱 IT 给药的悲剧，长春新碱应与其他 IT 药物分开配制，特别标记并混合为一个小体积的肠外注射用药包装（如迷你包），而不是在注射器中。在给予 IT 药物后需优先输送到病患区进行静脉输液。

诱导治疗后的个体化治疗

案例 95-5，问题 9： J. B. 骨髓染色体的分析结果发现 TEL-AML1 易位，DNA 指数为 1.0。MRD 检查结果如下所示：血液第 8 日小于 1%，骨髓在第 29 日显示为 0.15%。尽管存在 TEL-AML1 易位，但根据他第 29 日（诱导治疗结束）骨髓 MRD 的阳性发现，J. B. 计划接受更积极的后诱导化疗方案。选择这种治疗方式是因为与其细胞遗传学相比，MRD 的结果对复发概率的预测性更好。虽然 J. B. 曾在第 8 日和诱导治疗完成的第 29 日进行骨髓穿刺，表明完全形态学缓解，但他在诱导结束时发现 MRD 结果优先决定了他需要进一步的治疗。诱导期完成后，J. B 原定接受诱导后化疗的强化阶段，又称为增强临时维持。诱导后化疗的目的是什么？在这一阶段又有些什么有效的方案？

诱导后化疗通常在 2~6 周的治疗周期内，给予各种不同的药物组合。这些不同的后诱导治疗阶段被称为巩固、

维持和强化。

诱导后化疗已被证明是在 ALL 儿童中预防复发中的重要策略，可帮助提高低危 ALL 儿童的无事件生存率至 80% 以上[85,193]。到目前为止，最佳后诱导方案还没有确定。然而，在巩固治疗研究中有一些有趣的发现。通过每 2 周 5g/m² 大剂量甲氨蝶呤连续 4 次静脉注射与低剂量（每日增加 50mg/m² 直到毒性反应）甲氨蝶呤之间的比较，发现大剂量给药可延长 5 年无事件生存期（82±3.5% vs 75.4±3.6%，P=0.006），且毒性无明显增加，而中性粒细胞减少伴发热的发生概率甚至降低了（5.2% vs 8.2%，P = 0.005）。这一结论目前在高危患儿中明确，而在中危患儿中的生存优势正在被研究[194]。最近的一个试验比较了对高危 ALL 儿童持续时间更长或强度更高的后诱导治疗方案，发现较高强度的治疗方案能够获得更好的效果，而持续时间较长的方案并没有。在这项研究中，较高的强度后诱导治疗是更多地使用培门冬酶、长春新碱，以及不断提高剂量甲氨蝶呤（表 95-8）。

表 95-8

急性淋巴细胞白血病的诱导后治疗

疗程
第 0、10、20、30 和 40 日，长春新碱 1.5mg/m²，IV
甲氨蝶呤 5 000mg/m² 静脉注射超过 24h，然后进行亚叶酸解救，每 14 日 1 次，连续 4 次
第 1 和 21 日，培门冬酶，2 500U/m²，IM
第 0 和 30 日，甲氨蝶呤，IT
第 0 和 28 日，环磷酰胺 1g/m²，IV
第 1~4、8~11、29~32 和 36~39 日，阿糖胞苷 75mg/m²，SC 或者 IV
第 0~13 日和 28~41 日，巯嘌呤每日 60mg/m²，PO
第 1、8、15、22 日，甲氨蝶呤，IT
第 14 和 42 日，培门冬酶 2 500U/m²，IM
第 14、21、42 和 49 日，长春新碱 1.5mg/m²，IV
第 8、9、17、18 周，长春新碱 1.5mg/m²，IV
第 8 和 17 周，泼尼松每日 40mg/m²×7 日，PO
第 0~7、14~20 日，地塞米松每日 10mg/m²，PO
第 0、7、14 日，长春新碱 1.5mg/m²，IV
第 3 日，培门冬酶 2 500U/m²，IM
第 0、7、14 日，多柔比星 25mg/m²，IV

IV，静脉注射；IM，肌内注射；PO，口服；SC，皮下注射；IT，鞘内注射。

引自：Borowitz MJ et al. Prognostic significance of minimal residual disease in high rick B-ALL: a report from the Children's Oncology Group Study AALL0232. *Blood*. 2015；126（8）：964-971.

维持化疗方案

案例 95-5,问题 10: J. B. 在完成他的诱导治疗和后诱导治疗后,计划接受从他诱导治疗的开始为期 2.5 年的维持(延续)治疗。他的父母关心为何治疗需要如此长的一段时间,由于 J. B. 已经缓解,此治疗是否必要。J. B. 进行维持治疗或延续治疗的目的是什么? 在 J. B. 这一阶段的治疗应选用哪些药物?

维持治疗或延续治疗维持巩固诱导化疗实现的完全缓解。早期的临床试验已经表明,如果没有维持治疗,大多数 ALL 患者会复发。对诱导治疗和后诱导治疗反应良好的患者,仍具有很高的白血病细胞负荷(尽管检测不到),它必须由额外的治疗根除。在几个月或几年的治疗后发生复发的患者的骨髓活检结果支持这一结论。复发患者的白血病细胞的细胞遗传学特征与诊断时是相同的[195,196]。维持治疗同样有 MRD 研究结果的支持,MRD 研究结果表明一些可检测的白血病细胞在诱导治疗完成后数月仍然存在[140-144]。

那些在诱导治疗过程中有效的药物,是不能在维持治疗阶段保持症状缓解的[9]。然而,其他药物在维持完全缓解方面十分有效。其中 2 种最有效的药物是巯嘌呤和甲氨蝶呤。甲氨蝶呤在间歇给药时最有效且毒性最小,通常每周口服剂量为 $20mg/m^2$。当每日给药时,巯嘌呤是有效且口服耐受性良好,通常每日给药剂量为 $50~75mg/m^2$[197-199]。

其他药物已被添加到标准的维持治疗中,与巯嘌呤和甲氨蝶呤一起改善缓解持续时间,增加患者远期生存的机会。有证据表明,每月脉冲式给予长春新碱和泼尼松在标准风险患者治疗中较优(低骨髓和睾丸复发率)。目前,大部分的儿童 ALL 最现代治疗方案,在开始接近 6 个月就已进行强化诱导和后诱导治疗。这些早期的强化治疗后进行较小强度的维持治疗,由甲氨蝶呤和巯嘌呤结合周期性的 IT 化疗组成,也可脉冲式给予长春新碱(泼尼松)[200-206]。

现有的证据表明,像 J. B. 这样的标准风险患者能从以下治疗方案中受益:每日口服 $50~75mg/m^2$ 的巯嘌呤;每周口服或静脉注射甲氨蝶呤 $20mg/m^2$;同时进行长春新碱周期性脉冲治疗,$1.5mg/m^2$,持续 1 日;口服泼尼松 $40mg/m^2$ 或地塞米松 $6mg/m^2$,每 4 周 7 日。此外,甲氨蝶呤 IT 化疗应每 8~12 周重复进行。

甲氨蝶呤和巯嘌呤维持治疗剂量

案例 95-5,问题 11: 以前述治疗方案进行为期 8 周的维持治疗后,J. B. 的 ANC 在 $2\,000~3\,500/\mu l$ 范围内超过 6 周。其他血液和化学检查结果也在正常范围内。此时是否应该考虑对他的维持治疗方案做出一些调整? 巯嘌呤与甲氨蝶呤是否存在潜在的问题可以解释他的 ANC 值? 是否有可能正常 ANC 增加了治疗失败的风险?

已发现甲氨蝶呤日内浓度变化和巯嘌呤在病患中吸收代谢的显著的个体差异,这可以解释不同患者对标准剂量

巯嘌呤的反应不同[201-207]。大多数患者能够耐受全剂量的巯嘌呤。巯嘌呤是被巯嘌呤-S-甲基酶(thiopurine-S-methyl-transferase,TPMT)灭活的。已知约 89%~94% 的患者 TPMT 活性高,6%~11% 患者为中等活性,而 0.3% 患者活性缺陷。缺乏 TPMT 活性的患者使用标准剂量的巯嘌呤是会有严重的甚至致命的毒性,需要使用非常低的剂量(约 $10mg/m^2$,每周 3 次)以避免重度骨髓抑制[201,208-210]。

接受这些药物一半剂量的患者缓解持续时间短[210]。然而,即使是那些能耐受最大标准剂量的患者同样面临巨大的复发风险。那些能耐受的最大剂量且没有明显骨髓抑制的患者,可能需要比标准初始剂量更高的剂量。某些标准规程中允许每 4~6 周增加甲氨蝶呤或巯嘌呤的剂量,以保持 ANC 在 $300~2\,000/\mu l$ 范围的目标。这通常通过交替增加 25% 的巯嘌呤和甲氨蝶呤的剂量来实现。在这种情况下,每 4~6 周增加一种药物的剂量[211]。

J. B. 有正常的 ANC 并对治疗耐受,因此,尝试增加他的化疗剂量是十分合理的。对于 J. B. 而言,这意味着他巯嘌呤的剂量从每日 $50mg/m^2$ 增加,或者甲氨蝶呤的剂量由每周 $20mg/m^2$ 增加为 $25mg/m^2$。虽然甲氨蝶呤肠外给药提高了依从性并提供了更多的可预测性,但其治疗结果并不能持续改善[212]。要评估 J. B. 是否已接收足够的剂量,每周白细胞计数是必不可少的。这可以让他的治疗团队准确评价给药剂量是否足够,并跟进他的疾病状况以确保持续缓解的继续。如果骨髓抑制的程度不充分,应对 J. B. 的依从性进行调查,因为依从性的减少在儿童 ALL 治疗中是一个常见的问题。至少一个研究发现巯嘌呤在傍晚给药时依从性较高[213-215]。

治疗持续时间

案例 95-5,问题 12: J. B. 的维持治疗需要持续多久?

大多数治疗儿童 ALL 治疗中心治疗持续时间总共约达 2.5 年(女)和 3.5 年(男)。大多数的复发患者在治疗过程中或治疗结束的第 1 年内同样会复发。在治疗结束第 2 年后及此后的每年,复发变得不太常见,但偶尔也可以观察到。一些治疗中心正在探索是否更强化的治疗方案可以减少维持治疗的时间,因为当前的维持治疗持续时间是基于温和的治疗方案数据确定的。在 ALL 维持治疗持续时间的更为确凿的证据出现之前,与 J. B. 一样有类似特征的患者均需要接受约为 2.5 年的化疗。

门冬酰胺酶制剂

门冬酰胺酶可以从 2 个天然来源获得,大肠杆菌和欧文氏菌。这 2 种制剂不是 100% 交叉反应,因此当发生超敏反应时,欧文氏菌产物可被大肠杆菌产物所替代。然而,需要注意的是,17%~26% 的患者会出现交叉反应[216,217]。由于欧文氏菌产物的半衰期更短,欧文氏菌门冬酰胺酶的剂量有必要增加,来获得与大肠杆菌产物相同的活性。注意到接受相等剂量欧文氏菌门冬酰胺酶的患者其缓解率和存活率都比使用大肠杆菌门冬酰胺酶的患者更差。在现代治疗方案中,欧文氏菌门冬酰胺酶的剂量通常是大肠杆菌门

冬酰胺酶剂量约 2.5 倍。在使用这 2 种制剂时,皮疹和沉默免疫的发生率几乎相同。

培门冬酶是已知的门冬酰胺酶的长半衰期改性形式。此试剂是甲氧基 PEG 与大肠杆菌门冬酰胺酶共价连接形成的。大肠杆菌门冬酰胺酶半衰期为 1.2 日,培门冬酶有比大肠杆菌门冬酰胺酶更长的半衰期(5.8 日),而且安全有效,即使是在对大肠杆菌和欧文氏菌门冬酰胺酶存在现有反应的患者中也一样。半衰期的延长可以降低培门冬酶的给药频率(即每 2 周给药 1 次),与天然来源门冬酰胺酶制剂(即 1 周给药 3 次)相比,其给药频率大幅降低。来自不同大肠杆菌菌株的门冬酰胺化合物可能在酶活性和半衰期这两方面有所差异。至少有一项研究已表明,儿童 ALL 的意外死亡率与不同的大肠杆菌门冬酰胺酶制剂之间的等价假设有关[218-222]。

急性淋巴细胞白血病的复发

预后

案例 95-6

问题 1:N. B. 是一位 12 岁 T 淋巴细胞白血病男孩。初始诊断治疗达到完全缓解大约 17 个月后,N. B. 进行了 1 次常规的腰穿作为计划维持治疗方案的一部分。脑脊液分析显示存在大量的淋巴母细胞。全血计数显示:

Hct:29.5%

血小板:120 000/μl

WBC:5 300/μl,其中淋巴细胞占 45%,中性粒细胞占 50%,条带占 5%

骨髓穿刺结果显示 ALL 复发,淋巴母细胞占 53%。N. B. 能达到第 2 次缓解和远期生存的概率是多少?哪些特征提示他的预后较差?

像众多的 ALL 复发的患儿一样,N. B. 复发时并没有临床症状。大多数这样的患儿靠全血计数或腰穿检查诊断。尽管 ALL 的患儿通常复发后有较好的治疗反应,20%~25% 的患儿后期仍会再次复发,且远期生存率不高。常规骨髓穿刺或可在全血计数提示复发之前检测到骨髓复发,但依赖形态学标准的早期骨髓检查对预测远期生存率的影响并无依据[223-225]。

至少 80% 的 ALL 复发患者在接受挽救性治疗后会再次缓解。然而,儿童 ALL 的骨髓复发预示远期生存率较差,且大多数患儿无法治愈。骨髓复发的儿童 5 年无病生存期为 6%~60%,且取决于诸多因素。N. B. 为男性 T 细胞白血病,骨髓和中枢均有复发,复发在初始诊断后 18 个月之内发生,这些因素都决定了他的预后较差[225-229]。

ALL 复发的治疗

案例 95-6,问题 2:为使 N. B. 达到完全缓解并提高他的远期生存率,应使用哪些治疗手段?

挽救治疗所用药物与治疗高风险 ALL 的药物基本一致。总体而言,诱导治疗由长春新碱、泼尼松、柔红霉素和门冬酰胺酶 4 药大剂量联合,伴随针对局部(CNS、睾丸等)复发的放疗和鞘内注射化疗药物[229-231]。诱导治疗完成后,可进行多周期的强化治疗、维持治疗和鞘内注射。若再次复发,则需要使用更强的大剂量甲氨蝶呤和大剂量阿糖胞苷、依托泊苷和环磷酰胺。大剂量甲氨蝶呤中枢穿透性好,可用于治疗和用于中枢白血病复发。大剂量阿糖胞苷(HiDAC,$3g/m^2$,每 12 小时 1 次,一共 4 剂)联合常规剂量的门冬酰胺酶可使重复诱导失败的患儿达到缓解。这种疗法对 40% 的患儿有效,尽管第 2 次缓解的中位维持期不超过 3 个月[232,233]。挽救治疗药物的选择取决于患儿初始疗法的强度、是否在治疗中复发,以及复发部位。对于 N. B. 而言,由于在化疗期间复发,他的挽救疗法应使用之前未尝试过的高强度药物。另外,也应针对局部复发的部位尝试中枢放疗和鞘内注射化疗。

案例 95-6,问题 3:N. B. 家人非常担忧因复发所致的预后较差,并询问造血干细胞移植(hematopoietic cell transplantation,HCT)的可能性。他在这个阶段是否可以考虑 HCT?基于异基因造血干细胞移植的潜在发病率和死亡率风险,N. B. 是否适合进行自体干细胞移植?

异基因造血干细胞移植(allogenic HCT)对于中高风险复发的 ALL 患儿已逐渐变为首选疗法。在复发并达到第 2 次完全缓解后,患儿若接受同胞相合供体来源的 HCT,5 年无事件生存率可达 52%,而仅接受化疗的患儿仅为 5%[234-237]。自体干细胞移植(autologous HCT)对这样的患儿而言,相对于传统化疗并无显著优势,不推荐使用[236]。应该告知 N. B. 的家庭尽快寻找同胞供体,并建议考虑异基因造血干细胞移植。由于 HCT 要在第 2 次达缓解后进行,在寻找供体的同时应开始诱导缓解化疗。如果无法进行 HCT 治疗,可以尝试新型疗法,例如奈拉滨作为嘌呤类似物已被批准用于治疗复发的 T 细胞白血病和淋巴瘤,对儿童治疗缓解率高达 55%[237,238]。

儿童非霍奇金淋巴瘤

淋巴瘤是一类源于免疫细胞和器官的疾病。儿童肿瘤有 10%~15% 为淋巴瘤,不如成人普遍。16 岁以下儿童患淋巴瘤的比例仅占所有淋巴瘤的 3%。淋巴瘤可能与基因突变有关,可源于任何淋巴细胞的任何分裂期。非霍奇金淋巴瘤(NHL)在 10 岁以下儿童中是最常见的淋巴瘤,而霍奇金淋巴瘤在 15~19 岁儿童中更常见。本章节仅对 NHL 论述。近年来,儿童 NHL 的治疗取得了突破性进展,可达到 80% 的治愈率[239]。

分类

对 NHL 存在多种分类方法,这些分类系统中使用的术语也不尽相同[239]。儿童 NHL 建议使用组织病理学分类法,将其分为 3 大类:B 细胞淋巴瘤、淋巴母细胞淋巴瘤和间变性大细胞淋巴瘤[240-243]。相对于成人而言,儿童的病理类别更少。

淋巴母细胞淋巴瘤占儿童 NHL 的 30% 左右,B 细胞淋巴瘤约占 50%,其余为大细胞淋巴瘤[1]。淋巴母细胞淋巴瘤中,通常免疫 T 细胞在组织学上与 ALL 相同。与 ALL 的区别在于是否有骨髓的参与。如果在诊断时有超过 25% 的骨髓浸润,则诊断为 ALL。B 细胞淋巴瘤可进一步分为 Burkitt、类 Burkitt 和大 B 细胞淋巴瘤。间变性大细胞淋巴瘤可以源于 T 细胞或裸细胞[240-243]。

临床表现

儿童 NHL 患者可表现为一系列不同的症状,与 NHL 的类型相关。总体而言,儿童 NHL 多为淋巴结外源性,与成人的症状也有所不同。淋巴母细胞淋巴瘤多表现为纵隔肿瘤和胸腔积液。如果有上腔静脉阻塞存在,也有人伴随疼痛、呼吸困难、面部和上肢水肿。淋巴母细胞淋巴瘤也偏好骨髓和 CNS[244,245]。这类患者的淋巴结病多存在于膈上。B 细胞淋巴瘤的患儿通常有腹部肿瘤、腹痛、肠道功能改变,可能伴有恶心、呕吐。另外,很多 B 细胞淋巴瘤的患儿有骨髓浸润。这类患儿的淋巴结病通常在胸膜下的腹股沟和髂部。间变性大细胞淋巴瘤可累及肠道,或肺部、皮肤、面部和 CNS 等非常见部位[246,247]。

分期

儿童 NHL 的分期有多种体系。通常使用 St. Jude 分期系统[244]。该系统将儿童 NHL 分为 4 期:I 期为单个肿瘤或单个淋巴结;II、III 期包括局部或多个解剖部位的浸润;IV 期是指有骨髓或 CNS 浸润。儿童 NHL 的预后多取决于发病时的肿瘤负荷[247]。然而,针对于不同疾病进展期的现代化疗方案不断优化,晚期与早期 NHL 的患儿可达到相似的无事件生存率。高 LDH 与高肿瘤负荷相关。也有研究证明血清 LDH 水平在 500~1 000U/L 以上者预后也较差[247]。

治疗综述

淋巴母细胞淋巴瘤(T 细胞)

由于诊断时淋巴瘤多殃及全身,所有分期和组织学类型的儿童 NHL 的主要治疗方式均为联合化疗[248,249]。多种化疗药物都证明对儿童 NHL 有效。目前为止,BFM 治疗组报道了最好的治疗结果,5 年无事件生存率高达 92%(表 95-9)。Berlin-Frankfurt-Muenster(BFM)治疗组使用 24 个月内联合高强度化疗方案,对淋巴母细胞淋巴瘤的患儿比 B 细胞或间变性大细胞淋巴瘤需要更长的治疗时间。该化疗方案与儿童 ALL 类似,持续或每周给予患儿化疗。所有的淋巴母细胞淋巴瘤患儿均给予了 CNS 预防疗法,无论分期。极少淋巴母细胞淋巴瘤的患儿发病时处于早期(I 和 II 期),因此在这类人群中开展高水平的临床研究极为困难。对早期疾病缩短治疗周期是不成功的,但有些化疗方案对早期疾病使用了低强度的化疗方案。

表 95-9

T 细胞淋巴母细胞淋巴瘤的 BFM 组治疗方案

药物	剂量	给药时间
诱导疗法 1(所有阶段)		
泼尼松(PO)	60mg/m²	1~28,然后逐渐减少
长春新碱(IV)	1.5mg/m²(max 2mg)	8、15、22、29
柔红霉素(IV 1 小时以上)	30mg/m²	8、15、22、29
左旋门冬酰胺酶(IVª 1 小时以上)	10 000IU/m²	12、15、18、21、24、27、30、33
环磷酰胺ᵇ(IV 1 小时以上)	1 000mg/m²	36、64
阿糖胞苷(IV)	75mg/m²	38~41、45~48、52~55、59~62
6-巯嘌呤(PO)	60mg/m²	36~63
甲氨蝶呤(IT)ᶜ	12mg	1、15、29、45、59
疗法 M(通常阶段 1 和 2)		
巯嘌呤(PO)	25mg/m²	1~56
甲氨蝶呤(IV)	5g/m²	8、22、36、50
甲氨蝶呤(IT)	12mg	8、22、36、50
重复诱导疗法 2(仅阶段 3 和 4)		
地塞米松(PO)	10mg/m²	1~21,然后逐渐减少

表 95-9

T 细胞淋巴母细胞淋巴瘤的 BFM 组治疗方案（续）

药物	剂量	给药时间
长春新碱（IV）	1.5mg/m²（max 2 mg）	8、15、22、29
多柔比星（IV 1 小时以上）	30mg/m²	8、15、22、29
左旋门冬酰胺酶（IVª 1 小时以上）	10 000IU/m²	8、11、15、18
环磷酰胺ᵇ（IV 1 小时以上）	1 000mg/m²	36
阿糖胞苷（IV）	75mg/m²	38~41、45~48
巯鸟嘌呤（PO）	60mg/m²	36~49
甲氨蝶呤（IT）	12mg	38、45
维持疗法（所有阶段）		
巯嘌呤（PO）	50mg/m²	每日服用直至第 24 个月
甲氨蝶呤（PO）	20mg/m²	每周服用直至第 24 个月

注意：3 岁以下儿童调整甲氨蝶呤 IT 剂量。疗法 M 中给予 30 分钟 5g/m² 甲氨蝶呤的 10%，接下来 23.5 小时继续 IV 注射 90%。亚叶酸解救：在第 42 小时 IV 注射 30mg/m²；第 48 小时和第 54 小时 IV 注射 15mg/m²。

ª 在美国此药物是典型肌内注射。

ᵇ 联用美司钠。

ᶜ 第 8、22 日为中枢神经系统兴奋患者增加剂量。

CNS，中枢神经系统；IT，鞘内注射；IV，静脉注射；PO，口服。

引自：Watanabe A et al. Undifferentiated lymphoma, non-Burkitt's type: meningeal and bone marrow involvement in children. *Am J Dis Child.* 1973;125:57.

B 细胞淋巴瘤

淋巴母细胞淋巴瘤和 B 细胞淋巴瘤治疗上最大的区别，是前者使用了更多化疗药物并维持更长的周期。对 B 细胞淋巴瘤的治疗倾向于使用较短的时间、高强度的烷化剂联合大剂量抗代谢药物（例如甲氨蝶呤和阿糖胞苷）。每一个治疗周期直接衔接非常紧密，通常在 ANC 回复到 500/μl 时即可开始下一个化疗周期。B 细胞淋巴瘤的患儿使用 4 药联合治疗（环磷酰胺、长春新碱、甲氨蝶呤和泼尼松）与使用更强的疗法相比，可取得相似的治疗反应[249,250]。

对局部 B 细胞淋巴瘤患儿，有证据表明 6 个月与 18 个月的疗程效果相当。更有研究显示或许 6 个月的疗程对于早期疾病而言过长，在联合化疗 9 周后继续维持治疗并无额外的获益。当前化疗方案包括使用 3~7 个周期不同强度的化疗药物，主要取决于肿瘤是否完全切除、是否有骨髓或中枢浸润、血清 LDH 水平等因素[250]。

在标准方案基础上增加大剂量甲氨蝶呤、异环磷酰胺、依托泊苷和大剂量阿糖胞苷，可使 Ⅲ 期患儿达到与早期疾病相似的生存率。有骨髓浸润的患儿也可从中获益，生存率可高达 80%[1]。目前，完全疾病多采用 6~8 个周期的化疗方案，这与之前的 1~2 年方案相比取得了更好的治疗结果。尽管利妥昔单抗在成人 NHL 中是标准化疗方案中的药物，目前在儿童 NHL 的治疗中尚未一线推荐使用。有病例报道证明利妥昔单抗联合标准方案对复发儿童的治疗有一定的应用价值[250-252]。

大细胞淋巴瘤

大细胞淋巴瘤对 2 种化疗方案都有效[253,254]。因此，尽量使用短疗程、简单的治疗 B 细胞淋巴瘤的化疗方案。对治疗反应不佳的患儿可尝试增加治疗周期数，以期最终取得治疗反应。复发的患者可以尝试高强度诱导化疗，但长期生存率并不高。

淋巴母细胞淋巴瘤

急性期的治疗

案例 95-7

问题 1：D. B.，女，16 岁，因呼吸困难和胸痛 3 周入院。检查发现纵隔包块，病理检查支持淋巴母细胞淋巴瘤（T 细胞）。胸片提示右侧胸腔积液。实验室检查结果如下：

红细胞沉降率：35

WBC：22 000/μl

尿酸：7mg/dl

LDH：1 259U/L

骨髓、CNS 和腹部未发现淋巴瘤。D. B. 目前该如何治疗？在化疗之外，应采取哪些辅助措施来缓解她的急性症状？

D. B. 的呼吸困难和胸痛可能由于纵隔包块堵塞了上腔静脉所致。为缓解堵塞，最适宜的治疗方法是尽快通过化疗减小包块大小。NHL 肿瘤对放疗并不敏感，因此使用放疗并无益处[255]。化疗后大量肿瘤细胞死亡裂解后可出现肿瘤溶解综合征和尿酸肾病。然而，B 细胞淋巴瘤化疗后患肿瘤溶解综合征的风险更高，因为更多的细胞处于 S 期[256,257]。

化疗前应通过碱化尿液和使用别嘌呤醇来预防肿瘤溶解综合征(tumor lysis syndrome，TLS)。因为 D. B. 有胸腔积液，在第三间隙可能有液体蓄积并引起体重增加和排尿减少。因此，对 D. B. 应导管吸出胸水并给予利尿剂利尿。为避免血容量不足并维持电解质平衡，应每日监测液体出入量、体重、电解质，并基于结果调整液体和电解质用量。关于 TLS 的详细讨论参见第 96 章。

不良反应

案例 95-7，问题 2：D. B. 接受了 BFM 联合化疗方案。由于胸腔肿瘤，她的疾病分期为 III 期。她将接受长达 8 周的诱导化疗方案(诱导方案 1，表 95-9)。D. B. 在化疗期间可能会产生哪些药物不良反应？应怎样监测、避免和治疗？

这些化疗药物可产生多种毒性。长春新碱在使用 4 周期间或治疗后可产生便秘和神经痛[163]。便秘可通过使用大便软化剂，加或不加泻药来预防或减轻。神经痛(特别是下颌骨疼痛)可使用低强度止痛药物例如 NSAID，或对乙酰氨基酚联合可待因。2 种不良反应均为自限性，出现后无需将长春新碱停药或减量，除非神经肌肉毒性发生。如前所述，门冬酰胺酶可产生几种不良反应(如超敏反应、凝血障碍和胰腺炎)，大多数无法有效预防。

泼尼松可导致 D. B. 食欲增加并引发胃炎，分次服用可减轻胃肠道症状。另外，泼尼松引发的行为异常也较常见[164]。与泼尼松和长春新碱不同的是，柔红霉素、环磷酰胺、阿糖胞苷和巯嘌呤可产生严重骨髓抑制。白细胞减少很常见，最低点多出现于开始治疗后 8~14 日，并在 21 日后开始逐渐恢复。因为诱导治疗的目标为完全缓解，柔红霉素在诱导治疗前 4 周内不能因单纯的骨髓抑制而停药，但可暂停环磷酰胺、阿糖胞苷和巯嘌呤并在血象恢复后继续使用。

环磷酰胺可导致出血性膀胱炎，多在剂量较大、疗程较长时出现，而 D. B. 的环磷酰胺不满足上述条件。水化尿液使尿量维持在 $50\sim100ml/(m^2 \cdot h)$ 可以有效降低该毒性反应。D. B. 的化疗方案中含有美司钠，可与环磷酰胺的毒性代谢产物结合并降低出血性膀胱炎的风险。由于大量的化疗过程会在门诊进行，应告知患者和家属注意观察感染体征(如发热)，一旦出现应立即告知医生以便及时采取适当措施。为减少出血性膀胱炎的发生，家长应密切观察患儿的尿量。关于这些不良反应的讨论可参见第 94 章。

柔红霉素和环磷酰胺、阿糖胞苷均会导致恶心呕吐。D. B. 的化疗方案包括了糖皮质激素(泼尼松)，在化疗的前 4 周可起到一定的止吐效果[258]。然而，为尽最大可能增加患儿化疗的耐受性，应给予 D. B. 5-HT$_3$ 受体阻滞剂。在化疗的前 4 周，D. B. 可不需要额外增加糖皮质激素，但在后

期的诱导化疗期间，可在注射环磷酰胺的同时口服或注射地塞米松[259]。关于化疗引起的恶心呕吐的详细讨论，请参见第 22 章。

中枢白血病的预防

案例 95-7，问题 3：对 D. B. 的中枢白血病的预防有何重要性？一般用哪些治疗方案？

所有淋巴母细胞淋巴瘤的患儿都应该接受中枢白血病预防的治疗。尽管像 D. B. 一样，多数淋巴母细胞淋巴瘤的患儿不表现为中枢浸润，在中枢预防成为常规治疗之前，中枢浸润在复发时是很常见的[250,251]。当给予鞘内注射甲氨蝶呤或阿糖胞苷后，NHL 复发伴随中枢浸润非常罕见[245]。因此，D. B. 将定期接受鞘内注射甲氨蝶呤(见表 95-9)。

骨髓抑制和血象恢复

案例 95-7，问题 4：诱导化疗后，D. B. 的化疗方案包括 M 方案和重复诱导方案 2(见表 95-9)。D. B. 的血象恢复应该怎样管理？当决定她何时开始下一周期化疗时应参照哪些指南？D. B. 可以从使用粒细胞集落刺激因子帮助血象恢复中获益吗？

M 方案一般不会造成严重骨髓抑制，可在大剂量甲氨蝶呤后使用亚叶酸解救以降低骨髓抑制。这个阶段最大的挑战就是确定甲氨蝶呤无延迟排泄，并持续大剂量水化、碱化尿液，并调整亚叶酸解救剂量。由于 D. B. 诊断时有胸腔积液，因此在下一周期化疗开始之前应确保胸水已消除，否则由于第三间隙液的存在可导致甲氨蝶呤的排泄延迟。胸腔积液是使用甲氨蝶呤的相对禁忌证。甲氨蝶呤的排泄个体间和个体内差异很大，每个剂量之后应密切监测患儿肾功能和甲氨蝶呤的血药浓度。具体参见本章节关于大剂量甲氨蝶呤的讨论。

方案 2 可导致严重骨髓抑制。然而，像方案 1 一样，不能由于单纯的骨髓抑制而停止柔红霉素。同样，在这个方案的第 2 阶段，也不能由于单纯的骨髓抑制而停止阿糖胞苷和巯嘌呤。然而，在第 36 日开始第 2 阶段化疗之前，医生需要确保患者血象已完全恢复(ANC 不少于 $750/\mu l$，血小板不少于 $100\ 000/\mu l$)。D. B. 可能无法在这些阶段从粒细胞集落刺激因子的使用中获益。因为当持续使用产生骨髓抑制的化疗药物时(如方案 2)，化疗方案非常密集，基本没有机会使用粒细胞集落刺激因子。

(张杨、刘东 译，张文婷、魏安华 校，桂玲 审)

参考文献

1. Siegel RL et al. Cancer statistics, 2017. *CA Cancer J Clin*. 2017;67:7.
2. Triche TJ et al. Diagnostic pathology of pediatric malignancies. In: Pizzo PA, Poplack DG, eds. *Principles and Practice of Pediatric Oncology*. 6th ed. Philadelphia, PA: Lippincott Williams & Wilkins; 2010:164.
3. Plon SE, Malkin D. Childhood cancer and heredity. In: Pizzo PA, Poplack DG, eds. *Principles and Practice of Pediatric Oncology*. 6th ed. Philadelphia, PA: Lippincott Williams & Wilkins; 2010:17.
4. Kilburn LB et al. Clinical assessment and differential diagnosis of the child with suspected cancer. In: Pizzo PA, Poplack DG, eds. *Principles and Practice*

of Pediatric Oncology. 6th ed. Philadelphia, PA: Lippincott Williams & Wilkins; 2010: 123.

5. Meadows AT et al. Second neoplasms in survivors of childhood cancer: findings from the Childhood Cancer Survivor Study Cohort. *J Clin Oncol.* 2009;27:2356.

6. Melnick S et al. Rates and risks of diethylstilbestrol-related clear-cell adenocarcinoma of the vagina and cervix: an update. *N Engl J Med.* 1987;316:514.

7. Dreyer Z et al. Infants and adolescents with cancer: special considerations. In: Pizzo PA, Poplack DG, eds. *Principles and Practice of Pediatric Oncology.* 6th ed. Philadelphia, PA: Lippincott Williams & Wilkins; 2010:446.

8. Wexler LH et al. Rhabdomyosarcoma. In: Pizzo PA, Poplack DG, eds. *Principles and Practice of Pediatric Oncology.* 6th ed. Philadelphia, PA: Lippincott Williams & Wilkins; 2010:923.

9. Armenian SO et al. Late effects of childhood cancer and its treatment. In: Pizzo PA, Poplack DG, eds. *Principles and Practice of Pediatric Oncology.* 6th ed. Philadelphia, PA: Lippincott Williams & Wilkins; 2010:1368.

10. Green DM et al. Ovarian failure and reproductive outcomes after childhood cancer treatment: results from the Childhood Cancer Survivor Study. *J Clin Oncol.* 2009;27:2374.

11. Pollock BH. Where adolescents and young adults with cancer receive their care: does it matter? *J Clin Oncol.* 2007;25:4522.

12. Oeffinger KC et al. Chronic health conditions in adult survivors of childhood cancer. *N Engl J Med.* 2006;355:1572.

13. Rosoff PM. The two-edged sword of curing childhood cancer. *N Engl J Med.* 2006;355:1522.

14. Brodeur GM et al. Neuroblastoma. In: Pizzo PA, Poplack DG, eds. *Principles and Practice of Pediatric Oncology.* 6th ed. Philadelphia, PA: Lippincott Williams & Wilkins; 2010:886.

15. Cohn SL et al. The International Neuroblastoma Risk Group (INRG) Classification System: an INRG Task Force report. *J Clin Oncol.* 2009;27:289.

16. Matthay KK et al. Long-term results for children with high-risk neuroblastoma treated on a randomized trial of myeloablative therapy followed by 13-cis-retinoic acid: a Children's Oncology Group study. *J Clin Oncol.* 2009;27:1007.

17. Schleiermacher G et al. Accumulation of segmental alterations determines progression in neuroblastoma. *J Clin Oncol.* 2010;28:3122.

18. Janoueix-Lerosy I et al. Overall genomic pattern is a predictor of outcome in neuroblastoma. *J Clin Oncol.* 2009;27:1026.

19. National Cancer Institute PDQ®. *Neuroblastoma Treatment.* Bethesda, MD: National Cancer Institute. Date last modified 12/15/2014. **http://cancer.gov/cancertopics/pdq/treatment/neuroblastoma/Health Professional**. Accessed May 14, 2015.

20. Monclair T et al. The International Neuroblastoma Risk Group (INRG) staging system: an INRG Task Force report. *J Clin Oncol.* 2009;27:298.

21. Baker DL et al. Outcome after reduced chemotherapy for intermediate-risk neuroblastoma. *N Engl J Med.* 2010;363:1313.

22. Kreissman SG et al. Response and toxicity to a dose-intensive multi-agent chemotherapy induction regimen for high risk neuroblastoma (HR-NB): A Children's Oncology Group (COG A3973) study. *J Clin Oncol.* 2007;25:9505.

23. Philip T et al. 1070 myeloablative megatherapy procedures followed by stem cell rescue for neuroblastoma: 17 years of European experience and conclusions. *Eur J Cancer.* 1997;33:2130.

24. Yu AL et al. Anti-GD2 antibody with GM-CSF, Interleukin-2, and isotretinoin for neuroblastoma. *N Engl J Med.* 2010;363:1324.

25. Taketomo CK et al. *Pediatric & Neonatal Dosage Handbook.* 20th ed. Hudson, OH: Lexi-Comp; 2013:1997.

26. Chabner BA, Longo DL. *Cancer Chemotherapy and Biotherapy: Principles and Practice.* 5th ed. Philadelphia, PA: Lippincott Williams & Wilkins; 2011:317.

27. Bragalone DL. *Drug Information Handbook for Oncology.* 11th ed. Hudson, OH: Lexi-Comp; 2013:294.

28. D'Angio R et al. Creatinine clearance: corrected versus uncorrected [Letter]. *Drug Intell Clin Pharm.* 1988;22:32.

29. Womer RB et al. Renal toxicity of cisplatin in children. *J Pediatr.* 1985;106:659.

30. Yanik GA et al. ^{131}I-metaiodobenzylguanidine with intensive chemotherapy and autologous stem cell transplantation for high-risk neuroblastoma. A new approaches to neuroblastoma therapy (NANT) Phase II study. *Biol Blood Marrow Transplant.* 2015;21:673.

31. Mosse YP et al. Safety and efficacy of crizotinib for paediatric patients with refractory solid tumours or anaplastic large-cell lymphoma: a Children's Oncology Group phase 1 consortium study. *Lancet Oncol.* 2013;14:472.

32. Fernandez C et al. Renal tumors. In: Pizzo PA, Poplack DG, eds. *Principles and Practice of Pediatric Oncology.* 6th ed. Philadelphia, PA: Lippincott Williams & Wilkins; 2010:861.

33. National Cancer Institute: PDQ® Wilms tumor and other childhood kidney tumors treatment. Bethesda, MD: National Cancer Institute. Date last modified August 15, 2014. **http://cancer.gov/cancertopics/pdq/treatment/wilms/HealthProfessional**. Accessed May 14, 2015

34. D'Angio GJ. Pre or postoperative therapy for Wilms' Tumor? *J Clin Oncol.* 2008;26:4055.

35. Green DM et al. Comparison between single-dose and divided-dose administration of dactinomycin and doxorubicin for patients with Wilms' tumor: a report from the National Wilms' Tumor Study Group. *J Clin Oncol.* 1998;16:237.

36. Green DM et al. Effect of duration of treatment on treatment outcome and cost of treatment for Wilms' tumor: a report from the National Wilms' Tumor Study Group. *J Clin Oncol.* 1998;16:3744.

37. Jones B et al. Toxic deaths in the second National Wilms' Tumor Study. *J Clin Oncol.* 1984;2:1028.

38. Morgan E et al. Chemotherapy-related toxicity in infants treated according to the second National Wilms' Tumor Study. *J Clin Oncol.* 1988;6:51.

39. Woods WG et al. Life-threatening neuropathy and hepatotoxicity in infants during induction therapy for acute lymphoblastic leukemia. *J Pediatr.* 1981;98:642.

40. Allen JC. The effects of cancer therapy on the nervous system. *J Pediatr.* 1978;93:903.

41. Reaman G et al. Acute lymphoblastic leukemia in infants less than one year of age: a cumulative experience of the Children's Cancer Study Group. *J Clin Oncol.* 1985;3:1513.

42. D'Angio GJ et al. Potentiation of x-ray effects by actinomycin D. *Radiology.* 1959;73:175.

43. Tan CT et al. The effect of actinomycin D on cancer in childhood. *Pediatrics.* 1959;24:544.

44. Donaldson SS et al. Letter: Adriamycin activating a recall phenomenon after radiation therapy. *Ann Intern Med.* 1974;81:407.

45. Greco FA et al. Adriamycin and enhanced radiation reaction in normal esophagus and skin. *Ann Intern Med.* 1976;85:294.

46. Phillips TL, Fu KK. Acute and late effects of multimodal therapy on normal tissues. *Cancer.* 1977;40:489.

47. Merrill J et al. Adriamycin and radiation-synergistic cardiotoxicity. *Ann Intern Med.* 1975;82:122.

48. Green DM et al. Congestive heart failure after treatment for Wilms' Tumor: a report from the National Wilms' Tumor Study Group. *J Clin Oncol.* 2001;19:1926.

49. Lipshultz SE et al. Chronic progressive cardiac dysfunction years after doxorubicin therapy for childhood acute lymphoblastic leukemia. *J Clin Oncol.* 2005;23:2629.

50. Green DM et al. Severe hepatic toxicity after treatment with single-dose dactinomycin and vincristine. *Cancer.* 1988;62:270.

51. Green DM et al. Severe hepatic toxicity after treatment with vincristine and dactinomycin using single-dose or divided-dose schedules: a report from the National Wilms' Tumor Study. *J Clin Oncol.* 1990;8:1525.

52. Gorlick R et al. Osteosarcoma: biology, diagnosis, treatment, and remaining challenges. In: Pizzo PA, Poplack DG, eds. *Principles and Practice of Pediatric Oncology.* 6th ed. Philadelphia, PA: Lippincott Williams & Wilkins; 2010:1015.

53. Geller DS, Gorlick R. Osteosarcoma: a review of diagnosis, management, and treatment strategies. *Clin Adv Hematol Oncol.* 2010;8:705.

54. National Cancer Institute. *PDQ® Osteosarcoma and Malignant Fibrous Histiocytoma of Bone Treatment.* Bethesda, MD: National Cancer Institute. Date last modified December 4, 2014. **http://cancer.gov/cancertopics/pdq/treatment/osteosarcoma/HealthProfessional**. Accessed May 14, 2015.

55. Evans WE, Pratt CB. Effect of pleural effusion on high-dose methotrexate kinetics. *Clin Pharmacol Ther.* 1978;23:68.

56. Petros WP et al. Anticancer agents. In: Burton ME et al, eds. *Applied Pharmacokinetics and Pharmacodynamics.* 4th ed. Philadelphia, PA: Lippincott Williams & Wilkins; 2006: 617.

57. Evans WE et al. Pharmacokinetics of sustained serum methotrexate concentrations secondary to gastrointestinal obstruction. *J Pharm Sci.* 1981;70:1194.

58. Crom WR et al. The effect of prior cisplatin therapy on the pharmacokinetics of high-dose methotrexate. *J Clin Oncol.* 1984;2:655.

59. Tatro DS. *Drug Interaction Facts 2007.* St. Louis, MO: Wolters Kluwer Health; 2007.

60. Ferrazzini G et al. Interaction between trimethoprim-sulfamethoxazole and methotrexate in children with leukemia. *J Pediatr.* 1990;117:823.

61. Breedveld P et al. Mechanism of the pharmacokinetic interaction between methotrexate and benzimidazoles: potential role for breast cancer resistance protein in clinical drug-drug interactions. *Cancer Res.* 2004;64:5804.

62. Pinedo HM, Chabner BA. Role of drug concentration, duration of exposure and endogenous metabolites in determining methotrexate cytotoxicity. *Cancer Treat Rep.* 1977;61:709.

63. Evans WE et al. Pharmacokinetic monitoring of high-dose methotrexate: early recognition of high-risk patients. *Cancer Chemother Pharmacol.* 1979;3:161.

64. Tattersall MHN et al. Clinical pharmacology of high-dose methotrexate

(NSC-740). *Cancer Chemother Rep*. 1975;6(Pt 3):25.

65. Isacoff WH et al. High-dose methotrexate therapy of solid tumors: observations relating to clinical toxicity. *Med Pediatr Oncol*. 1976;2:319.

66. Isacoff WH et al. Pharmacokinetics of high-dose methotrexate with citrovorum factor rescue. *Cancer Treat Rep*. 1977;61:1665.

67. Nirenberg A et al. High dose methotrexate with citrovorum factor rescue: predictive value of serum methotrexate concentrations and corrective measures to avert toxicity. *Cancer Treat Rep*. 1977;61:779.

68. Stoller RC et al. Use of plasma pharmacokinetics to predict and prevent methotrexate toxicity. *N Engl J Med*. 1977;297:630.

69. Rechnitzer C et al. Methotrexate in the plasma and cerebrospinal fluid of children treated with intermediate dose methotrexate. *Acta Paediatr Scand*. 1981;70:615.

70. Fermiano M et al. Glucarpidase for the management of elevated methotrexate levels in patients with impaired renal function. *Am J Health-Syst Pharm*. 2014;71:793.

71. National Cancer Institute. *PDQ® Childhood Rhabdomyosarcoma Treatment*. Bethesda, MD: National Cancer Institute. Date last modified April 9, 2015. **http://cancer.gov/cancertopics/pdq/treatment/childrhabdomyosarcoma/HealthProfessional**. Accessed May 14, 2015.

72. Wexler LH, Ladanyi M. Diagnosing alveolar rhabdomyosarcoma: morphology must be coupled with fusion confirmation. *J Clin Oncol*. 2010;28:2126.

73. Williamson D et al. Fusion gene-negative alveolar rhabdomyosarcoma is clinically and molecularly indistinguishable from embryonal rhabdomyosarcoma. *J Clin Oncol*. 2010;28:2151.

74. Crist W et al. Intergroup Rhabdomyosarcoma Study-IV: results for patients with nonmetastatic disease. *J Clin Oncol*. 2001;19:3091.

75. Crist WM et al. Prognosis in children with rhabdomyosarcoma: a report of the Intergroup Rhabdomyosarcoma Studies I and II. *J Clin Oncol*. 1990;8:443.

76. Crist W et al. The Third Intergroup Rhabdomyosarcoma Study. *J Clin Oncol*. 1995;13:610.

77. Weigal BJ, et al. Intensive multiagent therapy, including dose-compressed cycles of ifosfamide/etoposide and vincristine/doxorubicin/cyclophosphamide, irinotecan, and radiation, in patients with hi-risk Rhabdomyosarcoma: a report from the Children's Oncology Group. *J Clin Oncol*. doi:10.1200/jco.2015.63.4048.

78. Raney B et al. Renal toxicity in patients receiving ifosfamide/mesna on intergroup rhabdomyosarcoma study (IRS)-IV Pilot regimens for gross residual sarcoma [Abstract]. *Proc Am Soc Clin Oncol*. 1993;12:418.

79. Rossi R et al. Unilateral nephrectomy and cisplatin as risk factors of ifosfamide-inducednephrotoxicity: analysis of 120 patients. *J Clin Oncol*. 1994;12:159.

80. Suarez A et al. Long-term follow-up of ifosfamide renal toxicity in children treated for malignant mesenchymal tumors: an International Society of Pediatric Oncology report. *J Clin Oncol*. 1991;9:2177.

81. Skinner R et al. Risk factors for ifosfamide nephrotoxicity in children. *Lancet*. 1996;348:578.

82. Yehuda AB et al. False positive reaction for urinary ketones with mesna. *Drug Intell Clin Pharm*. 1987;21:547.

83. Ward E et al. Childhood and adolescent cancer statistics, 2014. *CA Cancer J Clin*. 2014;64:83–103.

84. Ries LAG et al, eds. *Cancer Incidence and Survival Among Children and Adolescents: United States SEER Program 1975–1995*. NIH Publication No. 99–4649. Bethesda, MD: National Cancer Institute, SEER Program; 1999.

85. Pui CH, Evans WE. Acute lymphoblastic leukemia. *N Engl J Med*. 2004;350:1535–1548.

86. Bizzozero OJ Jr et al. Radiation-related leukemia in Hiroshima and Nagasaki, 1946–1964: I. Distribution, incidence and appearance in time. *N Engl J Med*. 1966;274:1095.

87. Folley JH et al. Incidence of leukemia in survivors of the atomic bomb in Hiroshima and Nagasaki, Japan. *Am J Med*. 1952;13:311.

88. Morgan KZ. Radiation-induced health effects. *Science*. 1977;195:344.

89. Van Steensel-Moll HA et al. Are maternal fertility problems related to childhood leukemia? *Int J Epidemiol*. 1985;14:555.

90. Stjernfeldt M et al. Maternal smoking during pregnancy and risk of childhood cancer. *Lancet*. 1986;1:1350.

91. London SJ et al. Exposure to residential electric and magnetic fields and risk of childhood leukemia [published correction appears in *Am J Epidemiol*. 1993;137:381]. *Am J Epidemiol*. 1991;134:923.

92. Greenberg RS, Shuster JL Jr. Epidemiology of cancer in children. *Epidemiol Rev*. 1985;7:22.

93. Wyke J. Principles of viral leukemogenesis. *Semin Hematol*. 1986;23:189.

94. Pool R. Is there an EMF-cancer connection? *Science*. 1990;249:1096.

95. Miller DR. Childhood acute lymphoblastic leukemia: 1. Biological features and their use in predicting outcome of treatment. *Am J Pediatr Hematol Oncol*. 1988;10:163.

96. Bhojwani D et al. Potential of gene expression profiling in the management of childhood acute lymphoblastic leukemia. *Paediatr Drugs*. 2007;9:149.

97. Miller DR. Acute lymphoblastic leukemia. *Pediatr Clin North Am*. 1980;27:269.

98. Smith M et al. Uniform approach to risk classification and treatment assignment for children with acute lymphoblastic leukemia. *J Clin Oncol*. 1996;14:18.

99. Margolin JF et al. Acute lymphoblastic leukemia. In: Pizzo PA, Poplack DG, eds. *Principles and Practice of Pediatric Oncology*. 6th ed. Philadelphia, PA: Lippincott Williams & Wilkins; 2010.

100. Sather HN. Statistical evaluation of prognostic factors in ALL and treatment results. *Med Pediatr Oncol*. 1986;14:158.

101. Mastrangelo R et al. Report and recommendations of the Rome Workshop concerning poor-prognosis acute lymphoblastic leukemia in children: biologic bases for staging, stratification, and treatment. *Med Pediatr Oncol*. 1986;14:191.

102. Bleyer WA et al. The staging of childhood acute lymphoblastic leukemia: strategies of the Children's Cancer Study Group and a three-dimensional technique of multivariate analysis. *Med Pediatr Oncol*. 1986;14:271.

103. Nachman J et al. Young adults 16–21 years of age at diagnosis entered on Children's Cancer Group acute lymphoblastic leukemia and acute myeloblastic leukemia protocols. Results of treatment. *Cancer*. 1993;71(Suppl):3377.

104. Boissel N et al. Should adolescents with acute lymphoblastic leukemia be treated as old children or young adults? Comparison of the French FRALLE-93 and LALA-94 trials. *J Clin Oncol*. 2003;21:774.

105. Pui CH, Evans WE. Acute lymphoblastic leukemia in infants. *J Clin Oncol*. 1999;17:438.

106. Lauer SJ et al. Intensive alternating drug pairs after remission induction for treatment of infants with acute lymphoblastic leukemia: a Pediatric Oncology Group pilot study. *J Pediatr Hematol Oncol*. 1998;20:229.

107. Reaman GH et al. Treatment outcome and prognostic factors for infants with acute lymphoblastic leukemia treated on two consecutive trials of the Children's Cancer Group. *J Clin Oncol*. 1999;17:445.

108. Hilden JM et al. Analysis of prognostic factors of acute lymphoblastic leukemia in infants: report on CCG 1953 from the Children's Oncology Group. *Blood*. 2006;108:441.

109. Kalwinsky DK et al. Variation by race in presenting clinical and biologic features of childhood acute lymphoblastic leukaemia: implications for treatment outcome. *Leuk Res*. 1985;9:817.

110. Szklo M et al. The changing survivorship of white and black children with leukemia. *Cancer*. 1978;42:59.

111. Pui CH et al. Outcome of treatment for childhood cancer in black as compared with white children: the St. Jude Children's Research Hospital experience, 1962 through 1992. *JAMA*. 1995;273:633.

112. McNeil DE et al. SEER update of incidence and trends in pediatric malignancies: acute lymphoblastic leukemia. *Med Pediatr Oncol*. 2002;39:554.

113. Bhatia S et al. Racial and ethnic differences in survival of children with acute lymphoblastic leukemia. *Blood*. 2002;100:1957.

114. Gupta S, Good RA. Markers of human lymphocyte subpopulations in primary immunodeficiency and lymphoproliferative disorders. *Semin Hematol*. 1980;17:1.

115. Brouet JC et al. The use of B and T membrane markers in the classification of human leukaemias, with special reference to acute lymphoblastic leukaemia. *Blood Cells*. 1975;1:81.

116. Brouet JC, Seligmann M. The immunological classification of acute lymphoblastic leukemias. *Cancer*. 1978;42:817.

117. Cossman J et al. Induction of differentiation in the primitive B-cells of common, acute lymphoblastic leukemia. *N Engl J Med*. 1982;307:1251.

118. Crist WM et al. Immunologic markers in childhood acute lymphocytic leukemia. *Semin Oncol*. 1985;12:105.

119. Nadler LM et al. Induction of human B-cell antigens in non-T-cell acute lymphoblastic leukemia. *J Clin Invest*. 1982;70:433.

120. Pesando JM et al. Leukemia-associated antigens in ALL. *Blood*. 1979;54:1240.

121. Ritz J et al. A monoclonal antibody to human acute lymphoblastic leukaemia antigen. *Nature*. 1980;283:583.

122. Reiter A et al. Favorable outcome of B-cell acute lymphoblastic leukemia in childhood: a report of three consecutive studies of the BFM group. *Blood*. 1992;80:2471.

123. Magrath IT, Ziegler JL. Bone marrow involvement in Burkitt's lymphoma and its relationship to acute B-cell leukemia. *Leuk Res*. 1979;4:33.

124. Flandrin G et al. Acute leukemia with Burkitt's tumor cells: a study of six cases with special reference to lymphocyte surface markers. *Blood*. 1975;45:183.

125. Sallan SE et al. Cell surface antigens: prognostic implications in childhood acute lymphoblastic leukemia. *Blood*. 1980;55:395.

126. Bowman WP et al. Cell markers in lymphomas and leukemias. In: Stollerman GH, ed. *Advances in Internal Medicine*. Chicago, IL: Year-Book Medical; 1980:391.

127. Amylon MD et al. Intensive high-dose asparaginase consolidation improves survival for pediatric patients with T cell acute lymphoblastic leukemia and

advanced stage lymphoblastic lymphoma: a Pediatric Oncology Group study. *Leukemia*. 1999;13:335.

128. Goldberg JM et al. Childhood T-cell acute lymphoblastic leukemia: the Dana-Farber Cancer Institute acute lymphoblastic leukemia consortium experience. *J Clin Oncol*. 2003;21:3616.

129. Nachman JB et al. Augmented post-induction therapy for children with high-risk acute lymphoblastic leukemia and a slow response to initial therapy. *N Engl J Med*. 1998;338:1663.

130. Rots MG et al. Role of folylpolyglutamate synthetase and folylpolyglutamate hydrolase in methotrexate accumulation and polyglutamylation in childhood leukemia. *Blood*. 1999;93:1677.

131. Look AT et al. Prognostic importance of blast cell DNA content in childhood acute lymphoblastic leukemia. *Blood*. 1985;65:1079.

132. Kaspers GJ et al. Favorable prognosis of hyperdiploid common acute lymphoblastic leukemia may be explained by sensitivity to antimetabolites and other drugs: results of an in vitro study. *Blood*. 1995;85:751.

133. Zhang L et al. Reduced folate carrier gene expression in childhood acute lymphoblastic leukemia: relationship to immunophenotype and ploidy. *Clin Cancer Res*. 1998;4:2169.

134. Belkov VM et al. Reduced folate carrier expression in acute lymphoblastic leukemia: a mechanism for ploidy but not lineage differences in methotrexate accumulation. *Blood*. 1999;93:1643.

135. Heerema NA et al. Hypodiploidy with less than 45 chromosomes confers adverse risk in childhood acute lymphoblastic leukemia: a report from the Children's Cancer Group. *Blood*. 1999;94:4036.

136. Look AT. The cytogenetics of childhood leukemia: clinical and biological implications. *Pediatr Clin North Am*. 1988;35:723.

137. Borkhardt A et al. Biology and clinical significance of the TEL/AML1 rearrangement. *Curr Opin Pediatr*. 1999;11:33.

138. Schultz KR et al. Improved early event-free survival with imatinib in Philadelphia chromosome-positive acute lymphoblastic leukemia: A childrens oncology group study. *J Clin Oncol*. 2009;27(31):5175.

139. Schultz K et al. Long-term follow-up of imatinib in pediatric Philadelphia chromosome-positive acute lymphoblastic leukemia: Children's Oncology Group Study AALL0031. *Leukemia*. 2014;28:1467–1471.

140. Foroni L et al. Investigation of minimal residual disease in childhood and adult acute lymphoblastic leukaemia by molecular analysis. *Br J Haematol*. 1999;105:7.

141. Gaynon PS et al. Early response to therapy and outcome in childhood acute lymphoblastic leukemia: a review. *Cancer*. 1997;80:1717.

142. Arico M et al. Improved outcome in high-risk childhood acute lymphoblastic leukemia defined by prednisone-poor response treated with double Berlin-Frankfurt-Muenster protocol II. *Blood*. 2002;100:420.

143. Willemse MJ et al. Detection of minimal residual disease identifies differences in treatment response between T-ALL and precursor B-ALL. *Blood*. 2002;99:4386.

144. Borowitz MJ et al. Clinical significance of minimal residual disease in childhood acute lymphoblastic leukemia and its relationship to other prognostic factors: a Children's Oncology Group study. *Blood*. 2008;111:5477.

145. Skipper HE, Perry SE. Kinetics of normal and leukemic leukocyte populations and relevance to chemotherapy. *Cancer Res*. 1970;30:1883.

146. Hart JS et al. The mechanism of induction of complete remission in acute myeloblastic leukemia in man. *Cancer Res*. 1969;29:2300.

147. Lonsdale D et al. Interrupted vs. continued maintenance therapy in childhood acute leukemia. *Cancer*. 1975;336:342.

148. Rivera GK et al. Improved outcome in childhood acute lymphoblastic leukaemia with reinforced early treatment and rotational combination chemotherapy. *Lancet*. 1991;337:61.

149. Rizzari C et al. A pharmacological study on pegylated asparaginase used in front-line treatment of children with acute lymphoblastic leukemia. *Haematologica*. 2006;91:24.

150. Bostrom BC et al. Dexamethasone versus prednisone and daily oral versus weekly intravenous mercaptopurine for patients with standard-risk acute lymphoblastic leukemia: a report from the Children's Cancer Group. *Blood*. 2003;101:3809.

151. Clavell LA et al. Four-agent induction and intensive asparaginase therapy for treatment of childhood acute lymphoblastic leukemia. *N Engl J Med*. 1986;315:657.

152. Balis FM et al. Differences in cerebrospinal fluid penetration of corticosteroids: possible relationship to the prevention of meningeal leukemia. *J Clin Oncol*. 1987;5:202.

153. Hurwitz CA et al. Substituting dexamethasone for prednisone complicates remission induction in children with acute lymphoblastic leukemia. *Cancer*. 2000;88:1964.

154. Aur RJ et al. Childhood acute lymphocytic leukemia: study VIII. *Cancer*. 1978;42:2123.

155. Simone JV Factors that influence haematological remission duration in acute lymphocytic leukaemia. *Br J Haematol*. 1976;32:465.

156. Ortega JA et al. L-asparaginase, vincristine, and prednisone for induction of first remission in acute lymphocytic leukemia. *Cancer Res*. 1977;37:535.

157. Reiter A et al. Chemotherapy in 998 unselected childhood acute lympho-blastic leukemia patients: results and conclusions of the multicenter trial ALL-BFM 86. *Blood*. 1994;84:3122.

158. Sackmann-Muriel F et al. Treatment results in childhood acute lymphoblastic leukemia with a modified ALL-BFM'90 protocol: lack of improvement in high-risk group. *Leuk Res*. 1999;23:331.

159. Gaynon PS et al. Improved therapy for children with acute lymphoblastic leukemia and unfavorable presenting features: a follow-up report of the Children's Cancer Group study CCG-106. *J Clin Oncol*. 1993;11:2234.

160. Goldie JH et al. Rationale for the use of alternating non-cross-resistant chemotherapy. *Cancer Treat Rep*. 1982;66:439.

161. Avramis VI et al. A randomized comparison of native *Escherichia coli* asparaginase and polyethylene glycol conjugated asparaginase for treatment of children with newly diagnosed standard-risk acute lymphoblastic leukemia: a Children's Cancer Group study [published correction appears in *Blood*. 2002;100:1531]. *Blood*. 2002;99:1986.

162. Kaplan RS, Wiernik PH. Neurotoxicity of antineoplastic drugs. *Semin Oncol*. 1982;9:103.

163. Legha SS. Vincristine neurotoxicity: pathophysiology and management. *Med Toxicol*. 1986;1:421.

164. Drigan R et al. Behavioral effects of corticosteroids in children with acute lymphoblastic leukemia. *Med Pediatr Oncol*. 1992;20:13.

165. Price RA, Johnson WW The central nervous system in childhood leukemia: I. The arachnoid. *Cancer*. 1973;31:520.

166. Evans AE et al. The increasing incidence of central nervous system leukemia in children. *Cancer*. 1970;26:404.

167. Morrison VA. The infectious complication of chronic lymphocytic leukemia. *Semin Oncol*. 1998;25:98.

168. Bleyer WA, Poplack DG. Prophylaxis and treatment of leukemia in the central nervous system and other sanctuaries. *Semin Oncol*. 1985;12:131.

169. Aur RJ et al. Central nervous system therapy and combination chemotherapy of childhood lymphocytic leukemia. *Blood*. 1971;37:272.

170. Hill JM et al. A comparative study of the long term psychosocial functioning of childhood acute lymphoblastic leukemia survivors treated by intrathecal methotrexate with or without cranial radiation. *Cancer*. 1998;82:208.

171. Pizzo P et al. Neurotoxicities of current leukemia therapy. *Am J Pediatr Hematol Oncol*. 1979;1:127.

172. Meadows A et al. Declines in IQ scores and cognitive dysfunction in children with acute lymphocytic leukaemia treated with cranial irradiation. *Lancet*. 1981;2:1015.

173. Nesbit ME Jr et al. Presymptomatic central nervous system therapy in previously untreated childhood acute lymphoblastic leukaemia: comparison of 1800 rad and 2400 rad. A report for Children's Cancer Study Group. *Lancet*. 1981;1:461.

174. Haghbin M et al. Treatment of acute lymphoblastic leukemia in children with "prophylactic" intrathecal methotrexate and intensive systemic therapy. *Cancer Res*. 1975;35:807.

175. Freeman AI et al. Comparison of intermediate-dose methotrexate with cranial irradiation for post-induction treatment of acute lymphocytic leukemia in children. *N Engl J Med*. 1983;308:477.

176. Komp DM et al. CNS prophylaxis in acute lymphoblastic leukemia: comparison of two methods a Southwest Oncology Group study. *Cancer*. 1982;50:1031.

177. Tubergen DG et al. Prevention of CNS disease in intermediate-risk acute lymphoblastic leukemia: comparison of cranial radiation and intrathecal methotrexate and the importance of systemic therapy: a Children's Cancer Group report. *J Clin Oncol*. 1993;11:520.

178. Tsurusawa M et al. Improvement in CNS protective treatment in non-high-risk childhood acute lymphoblastic leukemia: report from the Japanese Children's Cancer and Leukemia Study Group. *Med Pediatr Oncol*. 1999;32:259.

179. Nachman J et al. Response of children with high-risk acute lymphoblastic leukemia treated with and without cranial irradiation: a report from the Children's Cancer Group. *J Clin Oncol*. 1998;16:920.

180. Matloub Y et al. Intrathecal triple therapy decreases central nervous system relapse but fails to improve event-free survival when compared with intrathecal methotrexate: results of the Children's Cancer Group (CCG) 1952 study for standard-risk acute lymphoblastic leukemia, reported by the Children's Oncology Group. *Blood*. 2006;108:1165.

181. Katz JA et al. Final attained height in patients successfully treated for childhood acute lymphoblastic leukemia. *J Pediatr*. 1993;123:546.

182. Brown RT et al. Chemotherapy for acute lymphocytic leukemia: cognitive

and academic sequelae. *J Pediatr*. 1992; 121:885.

183. Lesnik PG et al. Evidence for cerebellar-frontal subsystem changes in children treated with intrathecal chemotherapy for leukemia: enhanced data analysis using an effect size model. *Arch Neurol*. 1998;55:1561.

184. Poplack DG et al. Pharmacologic approaches to the treatment of central nervous system malignancy. In: Poplack DG et al, eds. *The Role of Pharmacology in Pediatric Oncology*. Boston, MA: Martinus Nijhoff; 1987:125.

185. Collins JM. Regional therapy: an overview. In: Poplack DG et al, eds. *The Role of Pharmacology in Pediatric Oncology*. Boston, MA: Martinus Nijhoff; 1987:125.

186. Bleyer AW Clinical pharmacology of intrathecal methotrexate: II. An improved dosage regimen derived from age-related pharmacokinetics. *Cancer Treat Rep*. 1977;61:1419.

187. Bleyer WA et al. Reduction in central nervous system leukemia with a pharmacokinetically derived intrathecal methotrexate dosage regimen. *J Clin Oncol*. 1983;1:317.

188. Shepherd DA et al. Accidental intrathecal administration of vincristine. *Med Pediatr Oncol*. 1978;5:85.

189. Bain PG et al. Intrathecal vincristine: a fatal chemotherapeutic error with devastating central nervous system effects. *J Neurol*. 1991;238:230.

190. Solimando DA, Wilson JP. Prevention of accidental intrathecal administration of vincristine sulfate. *Hosp Pharm*. 1982;17:540.

191. Dyke RW Treatment of inadvertent intrathecal injection of vincristine. *N Engl J Med*. 1989;321:1270.

192. Fernandez CV et al. Intrathecal vincristine: an analysis of reasons for recurrent fatal chemotherapeutic error with recommendations for prevention. *J Pediatr Hematol Oncol*. 1998;20:587.

193. Mahoney DH et al. Intermediate-dose intravenous methotrexate with intravenous mercaptopurine is superior to repetitive low-dose oral methotrexate with intravenous mercaptopurine for children with lower-risk B-lineage acute lymphoblastic leukemia: a Pediatric Oncology Group phase III trial. *J Clin Oncol*. 1998;16:246.

194. Borowitz MJ et al. Prognostic significance of minimal residual disease in high rick B-ALL: a report from the Children's Oncology Group Study AALL0232. *Blood*. 2015;126(8):964–971

195. Wright JJ et al. Gene rearrangements as markers of clonal variation and minimal residual disease in acute lymphoblastic leukemia. *J Clin Oncol*. 1987;5:735.

196. Secker-Walker LM et al. Bone marrow chromosomes in acute lymphoblastic leukaemia: a long-term study. *Med Pediatr Oncol*. 1979;7:371.

197. Schmiegelow K et al. The degree of myelosuppression during maintenance therapy of adolescents with B-lineage intermediate risk acute lymphoblastic leukemia predicts risk of relapse. *Leukemia*. 2010;24:715.

198. Tubergen DG et al. Improved outcome with delayed intensification for children with acute lymphoblastic leukemia and intermediate presenting features: a Children's Cancer Group phase III trial. *J Clin Oncol*. 1993;11:527.

199. Harris MB et al. Consolidation therapy with antimetabolite-based therapy in standard-risk acute lymphocytic leukemia of childhood: a Pediatric Oncology Group study. *J Clin Oncol*. 1998;16:2840.

200. Bleyer WA et al. Monthly pulses of vincristine and prednisone prevent bone marrow and testicular relapse in low-risk childhood acute lymphoblastic leukemia: a report of the CCG-161 study by the Children's Cancer Study Group. *J Clin Oncol*. 1991;9:1012.

201. Ferrazzini G et al. Diurnal variation of methotrexate disposition in children with acute leukaemia. *Eur J Clin Pharmacol*. 1991;41:425.

202. Lennard L, Lilleyman JS. Variable mercaptopurine metabolism and treatment outcome in childhood lymphoblastic leukemia [published correction appears in *J Clin Oncol*. 1990;8:567]. *J Clin Oncol*. 1989;7:1816.

203. Kato Y et al. Dose-dependent kinetics of orally administered 6-mercaptopurine in children with leukemia. *J Pediatr*. 1991;119:311.

204. Andersen JB et al. Pharmacokinetics, dose adjustments, and 6-mercaptopurine/methotrexate drug interactions in two patients with thiopurine methyltransferase deficiency. *Acta Paediatr*. 1998;87:108.

205. McLeod HL et al. Analysis of thiopurine methyltransferase variant alleles in childhood acute lymphoblastic leukaemia. *Br J Haematol*. 1999;105:696.

206. Pinkel D et al. Drug dosage and remission duration in childhood lymphocytic leukemia. *Cancer*. 1971;27:247.

207. Hale JP, Lilleyman JS. Importance of 6-mercaptopurine dose in lymphoblastic leukaemia. *Arch Dis Child*. 1991;66: 462.

208. Relling MV et al. Prognostic importance of 6-mercaptopurine dose intensity in acute lymphoblastic leukemia. *Blood*. 1999;93:2817.

209. Balis FM et al. Pharmacokinetics and pharmacodynamics of oral methotrexate and mercaptopurine in children with lower risk acute lymphoblastic leukemia: a joint Children's Cancer Group and Pediatric Oncology Branch study. *Blood*. 1998;92:3569.

210. Pearson AD et al. The influence of serum methotrexate concentrations and drug dosage on outcome in childhood acute lymphoblastic leukaemia. *Br J Cancer*. 1991;64: 169.

211. Schmiegelow K et al. Intensification of mercaptopurine/methotrexate maintenance chemotherapy may increase the risk of relapse for some children with acute lymphoblastic leukemia. *J Clin Oncol*. 2003;21:1332.

212. Chessells JM et al. Oral methotrexate is as effective as intramuscular in maintenance therapy of acute lymphoblastic leukaemia. *Arch Dis Child*. 1987;62:172.

213. Lau RC et al. Electronic measurement of compliance with mercaptopurine in pediatric patients with acute lymphoblastic leukemia. *Med Pediatr Oncol*. 1998;30: 85.

214. Festa RS et al. Therapeutic adherence to oral medication regimens by adolescents with cancer. I. Laboratory assessment. *J Pediatr*. 1992;120:807.

215. Kamen BA et al. Methotrexate and folate content of erythrocytes in patients receiving oral vs intramuscular therapy with methotrexate. *J Pediatr*. 1984;104:131.

216. Dellinger CT, Miale TD. Comparison of anaphylactic reactions to asparaginase derived from Escherichia coli and from Erwinia cultures. *Cancer*. 1976;38:1843.

217. Evans WE et al. Anaphylactoid reactions to *Escherichia coli* and *Erwinia asparaginase* in children with leukemia and lymphoma. *Cancer*. 1982;49:1378.

218. Nowak-Gottl U et al. Changes in coagulation and fibrinolysis in childhood acute lymphoblastic leukaemia re-induction therapy using three different asparaginase preparations. *Eur J Pediatr*. 1997;156:848.

219. Duval M et al. Comparison of Escherichia coli-asparaginase with Erwinia-asparaginase in the treatment of childhood lymphoid malignancies: results of a randomized European Organization for Research and Treatment of Cancer-Children's Leukemia Group phase 3 trial. *Blood*. 2002;99: 2734.

220. Kurtzberg J et al. The use of polyethylene glycol-conjugated L-asparaginase in pediatric patients with prior hypersensitivity to native L-asparaginase [abstract]. *Proc Am Soc Clin Oncol*. 1990;9:219.

221. Capizzi RL, Holcenberg JS. Asparaginase. In: Holland JF, ed. *Cancer Medicine*. 3rd ed. Philadelphia, PA: Lea & Febiger; 1993:796

222. Liang DC et al. Unexpected mortality from the use of E. coli L-asparaginase during remission induction therapy for childhood acute lymphoblastic leukemia: a report from the Taiwan Pediatric Oncology Group. *Leukemia*. 1999;13:155.

223. Chessells JM. Relapsed lymphoblastic leukaemia in children: a continuing challenge. *Br J Haematol*. 1998;102:423.

224. Chessells JM et al. Long-term follow-up of relapsed childhood acute lymphoblastic leukaemia. *Br J Haematol*. 2003:123:396.

225. Freyer DR et al. Postrelapse survival in childhood acute lymphoblastic leukemia is independent of initial treatment intensity: a report from the Children's Oncology Group. *Blood*. 2011;117:3010.

226. Nguyen K et al. Factors influencing survival after relapse from acute lyphoblastic leukemia: a Children's Oncology Group Study. *Leukemia*. 2008;22:2142.

227. Roy A et al. Outcome after first relapse in childhood acute lymphoblastic leukaemia—lessons from the United Kingdom R2 Trial. *Br J Haematol*. 2005;130(1):67.

228. Baum E et al. Prolonged second remissions in childhood acute lymphocytic leukemia: a report from the Children's Cancer Study Group. *Med Pediatr Oncol*. 1983;11:1.

229. Rivera GK et al. Intensive retreatment of childhood acute lymphoblastic leukemia in first bone marrow relapse. A Pediatric Oncology Group Study. *N Engl J Med*. 1986;315:273.

230. Culbert SJ et al. Remission induction and continuation therapy in children with their first relapse of acute lymphoid leukemia: a Pediatric Oncology Group study. *Cancer*. 1991;67:37.

231. Amadori S et al. Combination chemotherapy for marrow relapse in children and adolescents with acute lymphocytic leukaemia. *Scand J Haematol*. 1981; 26:292.

232. Harris RE et al. High-dose cytosine arabinoside and L-asparaginase in refractory acute lymphoblastic leukemia: the Children's Cancer Group experience. *Med Pediatr Oncol*. 1998;30:233.

233. Henze G et al. Six-year experience with a comprehensive approach to the treatment of recurrent childhood acute lymphoblastic leukemia (ALL-REZ BFM 85). A relapse study of the BFM group. *Blood*. 1991;78:1166.

234. Boulad F et al. Allogeneic bone marrow transplantation versus chemotherapy for the treatment of childhood acute lymphoblastic leukemia in a second remission: a single institution study. *J Clin Oncol*. 1999;17:197.

235. Wheeler K et al. Comparison of bone marrow transplant and chemotherapy for relapsed childhood acute lymphoblastic leukaemia: the MRC UKALL X experience. *Br J Haematol*. 1998;101:94.

236. Borgmann A et al. Autologous bone-marrow transplants compared with chemotherapy for children with acute lymphoblastic leukaemia in a second remission: a matched pair analysis. The Berlin-Frankfurt-Munster Study Group. *Lancet*. 1995;346:873.

237. DeAngelo D. Nelarabine for the treatment of patients with relapsed or refractory T-cell acute lymphoblastic leukemia or lymphoblastic lymphoma. *Hematol Oncol Clin North Am.* 2009;23:1121.

238. Commander LA et al. Salvage therapy with nelarabine, etoposide, and cyclophosphamide in relapsed/refractory paediatric T-cell lymphoblastic leukaemia and lymphoma. *Br J Haematol.* 2010;150:345.

239. Link MP, Weinstein H. Malignant non-Hodgkin's lymphomas in children. In: Pizzo PA, Poplack DG, eds. *Principles and Practice of Pediatric Oncology.* 6th ed. Philadelphia, PA: Lippincott Williams & Wilkins; 2010.

240. Nathwani BW et al. Malignant lymphoma, lymphoblastic. *Cancer.* 1976;38:964.

241. Bennett HM et al. Classification of non-Hodgkin's lymphomas. *Lancet.* 1974;304:405.

242. Lukes RJ, Collins RD. New approaches to the classification of the lymphoma. *Br J Cancer Suppl.* 1975;2:1.

243. [No authors listed]. National Cancer Institute sponsored study of classifications of non-Hodgkin's lymphomas: summary and description of a working formulation for clinical usage. The Non-Hodgkin's Lymphoma Pathologic Classification Project. *Cancer.* 1982;49:2112.

244. Wanatabe A et al. Undifferentiated lymphoma, non-Burkitt's type: meningeal and bone marrow involvement in children. *Am J Dis Child.* 1973;125:57.

245. Hutter JJ et al. Non-Hodgkin's lymphoma in children: correlation of CNS disease with initial presentation. *Cancer.* 1975;36:2132.

246. Magrath IT. Burkitt's lymphoma. In: Mollander D, ed. *Diseases of the Lymphatic System: Diagnosis and Therapy.* Heidelberg, Germany: Springer-Verlag; 1983:103.

247. Magrath IT et al. Prognostic factors in Burkitt's lymphoma: importance of total tumor burden. *Cancer.* 1980;45:1507.

248. Reiter A et al. Intensive ALL-type therapy without local radiotherapy provides a 90% event-free survival for children with T-cell lymphoblastic lymphoma: a BFM group report. *Blood.* 2000;95:416.

249. Reiter A et al. Improved treatment results in childhood B-cell neoplasms with tailored intensification of therapy: a report of the Berlin-Frankfurt-Munster group trial NHL-BFM 90. *Blood.* 1999;94:3294.

250. Patte C et al. The Societe Francaise d'Oncologie Pediatrique LMB89 protocol: highly effective multiagent chemotherapy tailored to the tumor burden and initial response in 561 unselected children with B-cell lymphomas and L3 leukemia. *Blood.* 2001;97:3370.

251. Jetsrisuparb A et al. Rituximab, combined with CHOP for successful treatment of aggressive recurrent, pediatric B-cell large cell non-Hodgkin's lymphoma. *J Pediatr Hematol Oncol.* 2005;27:223.

252. Claviez A et al. Rituximab plus chemotherapy in children with relapsed or refractory CD20-positive B-cell precursor acute lymphoblastic leukemia. *Haematologica.* 2006;91:272.

253. Weinstein HJ et al. APO therapy for malignant lymphoma of large cell "histiocytic" type of childhood: analysis of treatment results for 29 patients. *Blood.* 1984;64:422.

254. Murphy SB et al. Non-Hodgkin's lymphomas of childhood: an analysis of the histology, staging, and response to treatment of 338 cases at a single institution. *J Clin Oncol.* 1989;7:186.

255. Mott MG et al. Adjuvant low dose radiation in childhood T cell leukaemia/lymphoma (report from the United Kingdom Childrens' Cancer Study Group—UKCCSG). *Br J Cancer.* 1984;50:457.

256. Murphy SB et al. Correlation of tumor cell kinetic studies with surface marker results in childhood non-Hodgkin's lymphoma. *Cancer Res.* 1979;39:1534.

257. Hirt A et al. Differentiation and cytokinetic analyses of normal and neoplastic lymphoid cells in B and T cell malignancies of childhood. *Br J Haematol.* 1984;58:241.

258. Holdsworth MT et al. Acute and delayed nausea and emesis control in pediatric oncology patients. *Cancer.* 2006;106:931.

259. Mehta P et al. Methylprednisolone for chemotherapy-induced emesis: a double-blind randomized trial in children. *J Pediatr.* 1986;108:774.

第 96 章　成人血液系统恶性肿瘤

Lynn Weber，Jacob K. Kettle，Andy Kurtzweil，Casey B. Williams，Rachel Elsey，and Katie A. Won

核心原则

		章节案例

急性髓细胞性白血病

①	急性髓细胞性白血病(acute myelogenous leukemia，AML)一般出现较突然并迅速发展。如果不进行有效治疗，患者会由于感染或出血的发生，在数周甚至数月内死亡。	案例 96-1(问题 1 和 2)
②	诱导治疗后，尽管超过 60% 的患者通过 AML 治疗能够达到完全缓解，但是平均缓解持续时间只有 12~18 个月，而且只有 20%~40% 的患者的无疾病生存期(diseasefree survival，DFS)超过 5 年。短期缓解归因于临床上检测不到的白血病细胞的增殖。因此，缓解后化疗管理的基本原理就是根除这些残余肿瘤细胞。	案例 96-1(问题 6 和 7)
③	随着年龄增长，AML 的发病率随之增加。40 岁年龄中，AML 发病率仅有 1/100 000，但是大于 75 岁人群中，AML 的年发病率增长到 15%。AML 患者的预后是与其年龄直接相关的。	案例 96-1(问题 8)
④	老年与青年患者一样无法耐受强化诱导和缓解后化疗，老年患者常合并多种疾病且体质较差，如果接受常规治疗往往疗效较差。	案例 96-1(问题 8)
⑤	在年轻患者中，未能达到缓解或疾病复发仍是治疗失败的主要原因。这反映了当前的补救方案的失败和缺乏有效的策略来保证已实现第 2 次血液学缓解的患者获得长期的 DFS。补救方案已经被广泛研究，但只有不到 50% 的患者达到第 2 次完全缓解以及中位生存期达到 3~12 个月，这仍然存在相当大的改善空间。	案例 96-2(问题 1)

慢性髓细胞性白血病

①	许多患者表面看起来没有症状，但由于白细胞计数异常高而进行了评估。慢性粒细胞性白血病(chronic myelogenous leukemia，CML)的细胞遗传学特点是费城染色体。染色体易位生成一个叫做 BCR-ABL 的融合基因，表达不当便会导致 CML。识别费城染色体对 CML 的诊断是非常重要的。	案例 96-3(问题 1)
②	造血干细胞移植是治疗 CML 的唯一有效途径，但它很少作为一线治疗方案推荐给 CML 慢性期患者。伊马替尼、尼洛替尼和达沙替尼都是 BCR-ABL 蛋白的小分子酪氨酸激酶抑制剂，都批准作为一线治疗药物。	案例 96-3(问题 3)

慢性淋巴细胞白血病

①	没有明显并发症的慢性淋巴细胞白血病(chronic lymphocytic leukemia，CLL)患者的常见的治疗方案有，利妥昔单抗与氟达拉滨、环磷酰胺或苯达莫司汀联合用药。若患者无法忍受嘌呤类似物，会使用单克隆抗体与苯丁酸氮芥结合治疗。	案例 96-4(问题 3)

②	感染是慢性淋巴细胞白血病患者的常见并发症。对于复发性感染,具有免疫球蛋白治疗的指征,应给予免疫球蛋白治疗。并且需要接种疫苗预防流感和肺炎球菌。但是活疫苗,包括水痘带状疱疹病毒,必须避免。	案例96-4(问题5)

多发性骨髓瘤

①	多发性骨髓瘤(multiple myeloma,MM)通常开始于意义未明的单克隆免疫球蛋白血症(monoclonal gammopathy of undetermined significance,MGUS)。这可能会在转变成有临床表现的恶性疾病 MM 之前几年就有发生。	案例96-5(问题1)
②	对符合条件的患者诱导治疗后进行造血干细胞移植(hematopoietic cell transplantation,HCT)是标准治疗方案,可提高 MM 患者的总体生存期(overall survival,OS)。	案例96-5(问题2)
③	MM 患者的维持疗法包括骨骼疾病的预防和治疗,并应考虑与诱导治疗相结合。	案例96-5(问题3)
④	MM 一般是难以治愈的,即使是维持治疗。因此,该疾病通常复发,常会用到抢救治疗。	案例96-5(问题4和5)

淋巴瘤

①	淋巴瘤是由淋巴组织产生的多种血液恶性肿瘤的总称。淋巴瘤被分为霍奇金淋巴瘤(Hodgkin lymphoma,HL)及非霍奇金淋巴瘤(non-Hodgkin lymphoma,NHL)。NHL 可以进一步划分为侵袭性和惰性淋巴瘤亚组。症状包括无痛性淋巴结病,以及非特异性的症状,包括无显著特征的心神不宁和疲劳。晚期的并发症是由疾病的渗透进入包括肺、中枢神经系统(central nervous system,CNS)和骨髓在内的外髓组织。	案例96-6(问题1)
②	霍奇金淋巴瘤(HL)是 B 细胞瘤,对化疗高度敏感,而且通常可以用现代疗法治愈。多柔比星、博来霉素、长春新碱和达卡巴嗪(a combination of doxorubicin, bleomycin, vinblastine, and dacarbazine,ABVD)的组合是最常用的化疗方案。考虑到大多数患者预期的长期生存期,治疗的延迟后果对这种疾病的管理具有更高的重要性。	案例96-7(问题1和2)
③	如弥散性大 B 细胞淋巴瘤(diffuse large B-cell lymphoma,DLBCL)等具有侵袭性的 NHL,其进展迅速,并采用具有治疗意图的强化联合化疗方案治疗。用利妥昔单抗、环磷酰胺、多柔比星、长春新碱和泼尼松(rituximab, cyclophosphamide, doxorubicin, vincristine, and prednisone,R-CHOP)的化学免疫疗法是对 DLBCL 的常规治疗。	案例96-8(问题1和2)
④	尽管包括滤泡性淋巴瘤(follicular lymphoma,FL)在内的惰性 NHL 通常是无法治愈的,但这些疾病发展缓慢,最初对多种治疗方法都有反应。治疗的目的是减少疾病负担和延长生存期,而且在患者出现症状之前通常是保守治疗。在这些肿瘤的管理中,通常使用苯达莫司汀和利妥昔单抗(bendamustine and rituximab,BR)的联合治疗。	案例96-9(问题1和2)

急性髓细胞性白血病

流行病学

急性髓细胞性白血病(acute myelogenous leukemia,AML)是由一组相对明确的造血系统肿瘤组成,包括细胞发育髓系的前体细胞。

在美国和欧洲,发病率已稳定在 3/100 000~5/100 000。AML 是最常见的成人急性白血病,并且在此类人群肿瘤中大约占据80%的病例。相比之下,在年龄不到10岁的急性白血病儿童中,AML 只占到不足10%的病例。在成人中,诊断平均年龄大约是 67 岁。发病率随年龄而增加,小于或大于 65 岁人群中,发病率分别为 1.3/100 000 和 12.2/100 000。男女比例大约为 5:3[1,2]。

病理生理学

AML 的特点是骨髓前体细胞的无性增殖能力降低,难以进一步分化成更成熟的髓性细胞。因此,在骨髓、外周血,偶尔在其他组织中会积累白血病细胞,大大减少了正常红细胞、血小板、成熟的粒细胞的产生。恶性肿瘤细胞的增殖伴随正常造血细胞减少,最终导致贫血、出血和感染风险的增加。

基于核型状态(染色体的特征,如形状、类型或数量),2 大类别的 AML 可加以区别:①异常核型,大约占 AML 患者的 50%~60%;②其余 AML 患者为正常核型,由传统的细胞遗传学测试证实[3,4]。

不论何种分子型,核型异常患者通常疗效不佳。然而,不同的突变,正常核型患者的预后是不同的,见表 96-1。

表 96-1

预处理分子实体来预测成人急性髓细胞性白血病和正常核型

基因	基因突变/%	预后
NPM1	45~63	优良
FLT3	23~33	较差
C/EBPa	8~19	优良
MLL	5~30	较差

来源:Baldus CD et al. Clinical outcome of de novo acute myeloid leukaemia patients with normal cytogenetics is affected by molecular genetic alterations: a concise review. *Br J Haematol*. 2007;137:387.

临床表现和诊断

AML 患者通常出现全血细胞减少症(如贫血、中性粒细胞减少和血小板减少症)的相关的症状,包括虚弱、容易疲劳、不同严重程度的感染,以及出血(如牙龈出血、瘀斑、鼻衄、月经过多)。这些症状通常同时出现,通常很难预计 AML 发病时间。准确地说,至少有一部分原因是前来就诊的不同患者有不同的症状阈值。大多数患者是由于产生了数周乃至数月的骨髓方面症状才来就医诊断。虽然可以通过检查外周血涂片中是否具有循环的白血病细胞来进行 AML 的假定性诊断,但是明确诊断需要进行骨髓穿刺活检。形态学、免疫表型、细胞遗传学和分子研究在每个案例中都必须进行。从这些研究中得出的信息对于正确的诊断以及判断预后是至关重要的。

治疗概述

一旦确证了 AML,需要马上给予诱导化疗以恢复正常的骨髓功能。虽然在处理 AML 时年轻人和老年人并没有明确的分界线(在大多数研究中的"老年人"被定义为年龄

超过 60 岁的老者),但是年轻人和老年人的治疗方案和结果是不同的。

诱导治疗的目的是减少全身白血病细胞,从大约 10^{12} 降低到大约 10^9 个细胞以下。但是通常认为,如果没有进一步治疗,大量存在的未被检测到的白血病细胞(如微小残留病灶的存在),会导致在几个星期或几个月内复发。治疗 AML 的传统目标是得到并维持完全缓解。这个标准表现为,血小板计数高于 100 000/μl、中性粒细胞计数高于 1 000/μl、骨髓标本少于 5% 胚细胞[5]。

治疗 AML 的最常用的诱导疗法是"7+3"方案,它包括连续 7 日静脉注射(intravenous,IV)阿糖胞苷(每日 100mg/m² 或 200mg/m²),并且在第 1~3 日给予蒽环类药物。最常用的是柔红霉素,可使用伊达比星替代。

刚刚诊断为 AML 的成年人患者中有 60%~80% 的患者都能够通过强化诱导治疗得到完全缓解。然而,如果没有进行进一步的细胞毒性治疗,几乎所有这些患者将在 4~8 个月复发。相比之下,进行了缓解治疗的患者,4 年存活率高达 40%[6]。十几年来,对于更年轻且患有中低风险疾病的患者,给予高剂量阿糖胞苷(high-dose cytarabine,HiDAC)是一种可选择的巩固化疗方案。试图采用高剂量阿糖胞苷(HiDAC)替代其他具有不同作用机制的药物来提高患者生存率的方案并没有得到成功[7]。对于具有异常核型或不良分子突变的患者,尽可能在 HiDAC 后结合适当匹配供体进行同种异体造血细胞移植(allogeneic hematopoietic cell transplant,HCT)。对于年龄大于 75 岁的患者,除了参加临床试验外,没有特定的治疗标准。对于 60~75 岁这一大批患者,大多数临床医生会根据患者的体力状态、患者的愿望,以及预后因素(例如细胞遗传学和基因突变分析)给予诱导和巩固治疗的建议[8]。

由于耐药性或死亡的原因,20%~30% 的成年和 50% 的老年 AML 患者经过强化诱导化疗无法达到完全缓解(complete response,CR)。此外,很大一部分最初实现 CR 的患者也会复发。治愈复发或难治性 AML 患者的最佳机会是同种异体 HCT。最好的结果似乎为实现 CR 后进行清髓性预处理方案。然而,一些患者即使没有实现 CR,仍然可能采用清髓性造血干细胞移植得以治愈,尽管他们长期生存的机会减少了。对于不适合做清髓性造血干细胞移植,但是达到 CR 的患者可以考虑非清髓性预处理[9]。有关白血病 HCT 的完整讨论,参见 101 章。

症状和体征

案例 96-1

问题 1:J.V.,男性,57 岁。因持续的疲倦高热、无法进食而至急诊室。上周外周血涂片显示,全血细胞计数(complete blood count,CBC)中白细胞(white blood cell,WBC)计数为 180 000/μl、白血病细胞超过 90%(正常为 0%)、血红蛋白(hemoglobin,Hgb)为 7.8g/dl、血小板计数为 46 000/μl。骨髓穿刺和活检确诊为 AML(FAB-M2,骨细胞成熟;60% 为原始细胞,髓过氧物酶阳性;CD13 及 CD33 阳性)。除了钾 3.2mmol/L、磷 5.5mg/dl、乳酸

脱氢酶(lactate dehydrogenase, LDH)3 500U/ml 以外,所有血清化学值在正常范围内。体格检查显示其患有口腔白斑,由口腔念珠菌病以及牙列不齐引起。J.V. 所表现的哪些症状和体征与 AML 相一致?

J.V. 持续了 1 周的疲倦高热是由于红细胞的急剧减少所导致的贫血(Hgb,7.8g/dl),以及中性粒细胞计数较低所导致的感染(口腔念珠菌病)。尽管白细胞(WBC)计数较高,但是 90% 以上是原始细胞,是起源于骨髓和淋巴的非成熟的非功能性的细胞。原始细胞通常不会出现在早期慢性白血病和轻中度感染中。然而,原始细胞可能存在于患有原发性骨髓功能障碍(骨髓增生异常综合征)的贫血患者的外周血涂片中。还可能存在于患有严重感染、应激、创伤,以及由慢性粒细胞性白血病(CML)向急性白血病转换的患者中。J.V. 的血小板低会导致出血或瘀伤。总的来说,这些表现为急性白血病的症状和体征。

J.V. 的症状符合 AML 或急性淋巴细胞性白血病(ALL)。然而,ALL 患者通常会出现淋巴结病和肝脾肿大,而 J.V. 没有这些症状。区分这 2 个疾病非常重要,因为两者的治疗方案有很大的不同。AML 在成人比在儿童中更常见。关于 ALL 的更多信息,请参见第 95 章。

分类和诊断

为明确诊断急性髓细胞性白血病,骨髓穿刺须包含 20% 以上的白血病原始细胞。通常骨髓穿刺有小于 5% 的原始细胞。FAB(French-American-British)分类系统基于形态学特征对 AML 进行分类,明确了 8 个变异型。最近,世界卫生组织(World Health Organization,WHO)已经开发了一个分类系统,扩大了 AML 亚型的数量并更好地和基因型信息相结合,这对于判断预后是重要的[10]。

骨髓原始细胞通常含有髓过氧物酶并表达表面标记 CD13、CD33、CD14 和 CD15。特殊的克隆性染色体异常与几个 AML 亚型有关。这些染色体畸变包括整个染色体长(q)臂或短(p)臂上的缺失或增添,以及各种各样的结构重排(如染色体易位、倒置、插入)。许多 AML 中的细胞遗传学异常与分子临床综合征相关,后者目前正在进行基因水平研究。易位 t(15;17)是急性早幼粒细胞白血病(APL 或 AML-M3)的细胞遗传学标志。这种易位分裂了染色体 17 上的维 A 酸受体基因,并阻止了细胞分化需要的维 A 酸控制基因的表达。使用全反式维 A 酸(all-trans retinoic acid,ATRA)治疗的 APL 患者产生了完全的形态学的反应。这个例子说明,确定细胞遗传学或染色体异常对于理解急性白血病的病理生理和确定最佳的治疗方法是至关重要的。目前 3 种染色体异常公认具有较好预后[11,12],分别是 t(8;21)、t(15;17)、倒置(inv)16[11,12]。相反,一些染色体异常预后相对较差,其中包括倒置(inv)3、缺失(del)5、缺失(5q)、缺失(7)和缺失(7q)、三体(8),以及复杂的细胞遗传学异常(3 个或更多的不相关的细胞遗传学异常)。此外,分子异常如 FLT3 通常是不利的,而 NPM1 和 C/EBPa 分子异常通常是有利的,这些对于评估 AML 患者十分重

要[13]。这些研究结果越来越多地被用来指导治疗决策。例如,对于细胞遗传学和分子预后不良的患者,可能考虑采用更积极的缓解后治疗方案,如高剂量 HCT 化疗。其他 AML 预后不良的征象包括在诊断时年龄大于 60 岁、已存在血液系统疾病(如骨髓增生异常综合征)、曾经化疗(如继发性白血病),以及基础状态差[14]。

J.V. 患有 FAB-M2(髓单核细胞)AML。大约 10%~20% 的 FAB-M2 急性白血病患者具有易位 t(8;21)(q22;q22)[11]。这种易位通常在 J.V. 这样的年轻患者中看到,并有较好的治疗反应。J.V. 的骨髓已送交细胞遗传学和分子学分析。然而,在大约 1 周后才能得到结果。虽然细胞遗传学和分子学分析不会改变 J.V. 的诱导治疗方案,但是这些发现与其他前面所讨论的预后特征结合起来会影响缓解后治疗的建议。

治疗

治疗目标

案例 96-1,问题 2:治疗目标是什么?此时什么类型的治疗适用于 J.V.?

J.V. 血液中的白血病细胞异常,对于感染缺乏抵抗能力。它们迅速增殖抑制了红细胞和巨核细胞在骨髓中产生。J.V. 一直都存在致命感染和出血并发症的高风险。首次化疗的目的主要是清除骨髓和外周血中的原始血细胞,为正常的细胞成分再生创造条件。

诱导治疗

标准的 AML 诱导化疗方案包括蒽环类抗生素(柔红霉素或者伊达比星)和阿糖胞苷(抗代谢药)。常用的治疗方案包括第 1~3 日每日静脉注射伊达比星 12mg/m²、第 1~7 日每日静脉持续输注阿糖胞苷 100mg/m²[15-17]。这种 7+3 的联合治疗方案是治疗成人 AML 最有效的化疗方案之一,完全缓解率为 60%~80%[11]。阿糖胞苷采用持续静脉滴注的方式更为首选,因为相对于静脉推注,它在诱导治疗中能够产生更高的应答率[18,19]。

如果一个患者白细胞计数非常高,那么他(她)可能出现血液黏滞性过高导致的并发症(如中枢神经缺氧导致的耳鸣、卒中、失明或头痛,以及肺梗死)。因为阿糖胞苷和伊达比星充分地降低白细胞计数需要数日的时间,在这期间患者可能需要口服羟基脲 2~4g,或者采用白细胞去除术来快速的降低血液中白细胞计数。白细胞去除术并不是常规手段,除非患者出现血液黏滞性过高的体征或者白细胞计数≥100 000/μl。

因为 J.V. 最初的白细胞数目达 180 000/μl,所以采用白细胞去除术联合每日口服羟基脲 2 次,每次 2g 进行治疗。白细胞去除术 12 小时后,J.V. 的白细胞数目回落到 85 000/μl,患者情况基本稳定,能够进行阿糖胞苷和伊达比星的诱导化疗,白细胞去除术和羟基脲的治疗也就终止了。

维A酸和三氧化二砷联合治疗急性早幼粒细胞性白血病

案例 96-1,问题 3：对于 AML 的其他亚型的诱导治疗与前面描述的有差异吗？

7+3 诱导化疗对于除急性早幼粒细胞性白血病（APL 或 AML-M3）以外的所有 AML 类型都有效。急性早幼粒细胞性白血病具有特异性染色体易位 t(15;17)，使得 17 号染色体上维 A 酸受体 α 基因与 15 号染色体的早幼粒细胞白血病（PML）基因产生融合。临床试验中，维 A 酸能够使约 90% 的急性早幼粒细胞性白血病患者的病情完全缓解[20]。维 A 酸治疗后，一些患者的骨髓穿刺结果显示病情缓解的同时，没有出现骨髓抑制[20,21]。不幸的是，维 A 酸通常会导致短暂的缓解。一些试验研究了化疗和维 A 酸的联合治疗[22,23]。现有证据支持维 A 酸与三氧化二砷（砒霜）[24-26] 同时使用，或者使用含或不含阿糖胞苷的蒽环类药物诱导治疗低风险 APL。对于高危 APL，常规化疗仍是治疗的标准[24]。另外，缓解后的治疗还应该包括至少 2 个周期的蒽环类药物治疗。研究显示，间歇性的给予维 A 酸进行维持治疗能够减少复发率[22,27]。

维 A 酸治疗虽然避免了危及生命的骨髓抑制，但可产生明显的毒性，包括分化综合征（以前称为维 A 酸综合征），表现为发热、体重增加、呼吸困难、肺浸润、胸膜或心包积液、低血压和急性肾衰竭[28,29]。如果出现这种症状，应开始皮质类固醇治疗（地塞米松 10mg，每日 2 次，持续 3~5 日，2 周后逐渐减少）[24,30]。维 A 酸也会引起口腔、直肠和皮肤的干燥、脱发、皮疹、睑结膜炎、角膜侵蚀、肌肉无力、指甲的变化、抑郁症、肝酶升高和高胆固醇。尽管在诱导治疗中存在着各种严重并发症，甚至是死亡的风险，但是相对于其他亚型的 AML，APL 患者有更高的长期无病生存率。大约 75% 的患者明确诊断后接受维 A 酸和化疗联合治疗，都能够存活 3~5 年的时间[27]。

诱导治疗的并发症

肿瘤溶解综合征

案例 96-1,问题 4：J. V. 开始诱导化疗 24 小时后，实验室检查结果显示：

> 白细胞计数：78 000/μl
>
> 血钾：5.3mmol/L
>
> 血磷：6.0mg/dl
>
> 尿酸：9.8mg/dl
>
> 血钙：6.0mg/dl
>
> 血肌酐：1.6mg/dl

为什么这些实验室指标变化得如此突然？这种情况能预防或者减小到最小伤害吗？这些代谢紊乱应该怎么控制？

J. V. 发病之初外周血中的原始血细胞数非常高。在化疗过程中，骨髓细胞增生显著和较多原始血细胞的患者可能出现原始血细胞快速溶解，释放出细胞内的成分。这样

可以导致肿瘤溶解综合征（tumor lysis syndrome，TLS），出现代谢异常，比如高尿酸血症、高磷血症、低钙血症和尿毒症。这些都能导致心律失常和急性肾衰竭。在大部分病例中，肿瘤溶解综合征经常发生在化疗开始后 12~24 小时。当然，肿瘤溶解综合征也可以出现在其他恶性肿瘤的治疗后，尤其是那些具有较高肿瘤负荷的病例，如高侵袭性淋巴瘤和急性淋巴细胞白血病等，它较少出现在实体肿瘤的治疗中。

在化疗开始前 24~48 小时，患者应该接受静脉水化（每日 3~4L），以维持肾脏的灌注，增强肿瘤溶解产物的溶解度，同时补偿发热和呕吐造成的液体丢失。静脉滴注碳酸氢钠来碱化尿液，也能够通过保持尿酸的电离状态，从而减少或者预防其在肾小管和集合管的沉淀，但是这种方法目前不作为所有患者的常规推荐。这是因为 pH 增加有可能会增加磷酸钙在软组织和肾小管的沉积，从而加重低钙血症[31,32]。

别嘌呤醇（Allopurinol），一种可以抑制尿酸生成的黄嘌呤氧化酶抑制剂，应在化疗前开始使用来阻止或减少 TLS 并发症。成人的推荐剂量为每日 300~600mg。初次化疗后的 24~48 小时，对 J. V. 的血清尿酸和电解质的监测至少是每日 2~3 次。如果出现严重异常情况，应采取更积极的措施应对。当血清尿酸水平在正常范围内，LDH 正常及白细胞计数较低时，可停用别嘌呤醇。拉布立酶（Rasburicase）————一种重组尿酸氧化酶产物，也可以用作有 TLS 倾向的高危患者的预防药，或者作为已经出现 TLS 患者的治疗药物。拉布立酶可以充当尿酸氧化为尿囊素的催化剂，尿囊素的溶解性是尿酸的 5~10 倍并可以经肾快速排泄。对于 TLS 的预防和治疗，拉布立酶的推荐静脉剂量为 0.2mg/kg。拉布立酶能够快速降低血清尿酸（用药 4 小时内）且耐受性良好[33]。在许多成人试验中心，常用剂量为 3mg 或 6mg[34-38]。尽管拉布立酶显示了极好的疗效和耐受性，但是在预防和治疗成人高尿酸血方面还有待确定，因为它不仅费用高，而且缺乏与其他治疗方案比较的随机对照试验。

尽管入院时 J. V. 的血清钾水平低，但是 TLS 会使其水平显著升高。因此，对于极可能患有 TLS 的患者，在化疗之前不推荐采取任何途径的钾替代疗法。在极端情况下，可能需要通过透析来纠正 TLS 患者严重的代谢及电解质紊乱。J. V. 的肾脏功能继续正常。尽管 J. V. 的肌酐水平高于正常范围，但是他的尿量并没有大幅减少，无需接受进一步干预。

骨髓抑制

案例 96-1,问题 5：在诱导化疗期间，J. V. 接受别嘌呤醇治疗和积极的水化疗法。随着白细胞计数下降，肿瘤溶解减少，代谢异常情况逐渐得到解决。在诱导治疗过程中可能会出现哪些其他的并发症？可以治疗吗？

患者在接受阿糖胞苷和伊达比星诱导治疗时开始后不久便会出现严重贫血、粒细胞减少症（如白细胞计数<100/μl）及血小板减少（<20 000/μl），持续时间通常约为 21~28 日。除此之外，必须考虑如 J. V. 这样严重免疫功能低下的患者有可能发生的所有的感染性并发症。

非格司亭(granulocyte colony-stimulating factor,G-CSF)及沙格司亭(granulocyte-macrophage colony-stimulating factor,GM-CSF)能够刺激体外白血病细胞以及正常的粒细胞前体的形成,但是一些研究表明,当这些药物用来辅助 AML 化疗时是安全的且不影响疾病的预后[39,40]。大多数研究已经证明,集落刺激因子(colony stimulating factors,CSFs)可以缩短重度中性粒细胞减少的时间,有时可以降低相关感染疾病的发病率、全身应用抗生素和抗真菌治疗的持续时间及住院日数。尽管能够减少短期中性粒细胞减少相关的并发症,但是诱导化疗后 CSF 用药对肌酐水平或疾病的长期预后似乎并无重大影响。更多有 CSF 的信息请参考第 90 章。

严重的血小板减少症可能会导致出血且严重程度不一,牙龈出血到大量出血均可发生。当血小板计数减少至 10 000/μl 以下或者患者有过出血经历时,患者接受血小板输注通常可以避免严重出血并发症。

诱导治疗期间可能发生的其他常见药物引起的并发症包括恶心和呕吐、黏膜炎、发热和皮疹(一般治疗原则的更多信息及其管理见第 22、55 和 94 章)。

缓解后治疗

案例 96-1,问题 6:诱导化疗完成之后,J.V 的白细胞数目降至低于 100/μl,血小板数目下降至 5 000/μl。他每约 2~3 日接受 1 次血小板输注以防止出血并发症。在第 9 日时,出现发热,体温为 38.8℃,由于中性粒细胞减少伴发热立即接受广谱抗生素经验性治疗,病情得到控制。在第 29 日时,他的白细胞为 5 600/μl,血小板为 168 000/μl。当他的血红蛋白降至低于 7mg/dl 时,他接受了 2 次红细胞输注。重复骨髓穿刺显示无持续的白血病征兆,患者 J.V 被告知他的白血病病情有所缓解。不过,他的血液科医生推荐他继续化疗,J.V 想知道缓解后治疗有必要吗？如果有,适合于 J.V 的治疗方法又是什么？

基本原理

尽管超过 60% 的白血病患者在接受诱导化疗后达到正常肌酐水平,但是平均缓解持续期仅有 12~18 个月,并且仅有 20%~40% 的患者无病生存期超过 5 年[41]。较短的缓解期与临床无法监测白血病细胞的增殖有关,因此实施缓解后化疗的基本原理就是根除这些残余肿瘤细胞。

在成人白血病患者中,缓解后治疗(postremission therapy),也称为巩固化疗,包括 3~4 个周期的化疗。临床试验表明,对于年龄低于 60 岁的患者,与不进行或低剂量缓解后治疗相比,高剂量的缓解后治疗的无病生存率更高(30%~40%),时间更长(2~5 年)[42,43]。缓解后治疗方案通常包括 HiDAC 单独使用或与 1 种或多种药物联合使用,如蒽环类抗生素或依托泊苷。60 岁及其以上或者患有并发症的患者可能无法忍受这种集中缓解后治疗。在这种情况下,致命毒性的危害可能超过缓解后化疗的潜在好处。用于白血病缓解后治疗的同种异体 HCT 也已经被研究,在第 101 章造血细胞移植有介绍。

总之,J.V. 在进行 HiDAC 诱导治疗之后应当接受巩固治疗,因为巩固治疗已经被证实是他长期生存的最佳选择。此外,同样因为 J.V. 是幸运的,他的疾病风险诊断较好,将不需要进行异基因造血干细胞移植。在巩固治疗后 5 年内,他将接受至少每 2 个月 1 次 CBC 和每年 1 次骨髓活检的密切随访。这种密切随访是很有必要的,因为可以尽早发现病情复发而立即行异基因造血干细胞移植术,最大限度地减少复发时的额外诱导治疗。

大剂量阿糖胞苷

案例 96-1,问题 7:因为此时 J.V. 无需行异基因造血干细胞移植术,他的血液学医生建议他进行 3 个疗程的 HiDAC 作为缓解后治疗。出院 1 周后,J.V. 再次来到医院,分别在第 1、3 和 5 日每隔 12 小时接受 1 次 3g/m² 的 HiDAC 治疗,每次持续 3 小时。与 HiDAC 相关的急性和延迟的潜在毒性是什么？如何避免呢？

常规剂量(每日 100~200mg/m²)使用阿糖胞苷的不良反应有骨髓抑制、发热和皮疹。有时肝酶会突然升高。相对比而言,HiDAC(剂量>1g/(m²·d))的副作用则有很大不同,它可以产生严重的小脑、眼部和皮肤中毒[44,45]。

小脑与眼部中毒

患者在接受 HiDAC 治疗时的一个重大问题是小脑中毒(参见第 94 章,化疗和靶向药物的不良反应,小脑中毒详细分析)。当阿糖胞苷穿透上皮进入前房或眼泪时,角膜上皮细胞损伤会引起眼部毒性,症状包括结膜炎、过度流泪、灼热、眼痛、畏光和视力模糊。人工泪液(每隔 4~6 小时滴 2 滴)与 HiDAC 同时给药基本上可以避免上述症状。糖皮质激素滴眼液可作为一种人工泪液替代品或用于缓解结膜炎的症状[46]。

老年急性髓细胞性白血病

病例 96-1,问题 8:如若 J.V 在 60 岁及以上时,是否推荐诱导治疗及缓解后化疗呢？

如前所述,AML 的发生风险随着年龄的增长而增加。40 岁时,AML 发病率仅为每 1/100 000,但当年龄在 75 岁及以上时,AML 年均发病率将增加至 15%。患者的预后也与年龄直接相关。通常情况下,老年患者一般无法忍受集中诱导及缓解后化疗的痛苦。老年患者经常面临医疗条件及身体机能差的状况,这将直接导致与常规治疗相比,老年患者预后较差[47,48]。

许多单一机构和协作组的研究将老年白血病患者排除在外或是采取其他低强度的治疗方案。对于无客观审查标准的集中化疗,老年患者通常被认为是耐受能力低。由于白血病和骨髓增生异常综合征患者的平均年龄是 67 岁,因此,对年轻患者研究的方案结果可能不适用于老年患者。一些血液学家认为,最适合老年患者的做法是仅提供支持性护理治疗、低强度的治疗或临床治疗。另一些人认为,对一些老年患者进行适度的集中化疗是有益的。然而,由于可能会诱发高风险死亡率,所以大多数医生并不认同。部分研究已经证实了这一说法[49-56]。

由于老年患者发病率和死亡率较高,因此对其实施缓解后治疗非常困难,更重要的是,现无临床试验表明特定的缓解后治疗对老年人有益。由于存在严重的毒副反应风险,因此治疗方案的强度务必被减弱。在 HiDAC 疗法中尤其明显,因为 HiDAC 疗法会增加老年患者的小脑中毒风险。研究表明,低剂量阿糖胞苷($100mg/m^2$,连续输入 5 日)的缓解后治疗与 HiDAC 疗效相当,并且在老年患者中具有更好的耐受性[42]。

难治或耐药的急性髓细胞性白血病

案例 96-2

问题 1: A. W. ,男性,55 岁。在 7+3 的诱导治疗后的大约第 40 日时出现症状。起初,在第 25 日时,他的白细胞计数得到了恢复。第 28 日时,骨髓活检显示原始细胞不足 5%,由此可判定,他的病情得到缓解。此后,近来的全血细胞计数显示,在第 30 日时他的血小板计数明显下降,从 150 000/μl 下降至 10 日后的 90 000/μl。随后的骨髓活检显示原始细胞占据 60%,确诊为白血病复发。这时对 A. W 应采取什么治疗方案呢?

对于年轻患者,病情无法缓解或者疾病复发仍是治疗失败的主要原因。这反映了当前救助方案的失败,及缺乏有效策略来确保那些获得二次血液学缓解的患者的长期无病生存率。即便是已经对广泛的救助方案进行了研究,但仅有不到 50% 的患者得到了二次缓解,且平均生存时间为 3~12 月,这仍然存在极大的改善空间[57]。

对于年龄低于 75 岁且状态良好的患者,复发治疗的方案包括氯法拉滨(clofarabine)、中等剂量阿糖胞苷到 Hi-DAC,或联合疗法,如氟达拉滨、阿糖胞苷和非格司亭(FLAG),或克拉屈滨、阿糖胞苷和非格司亭(CLAG),其次是异基因造血干细胞移植。

急性髓细胞性白血病的未来化疗方向:靶向治疗?

案例 96-2,问题 2: A. W. 的细胞遗传学和分子分析结果表明他的白血病是 FLT3 阳性。针对 A. W 的下一步治疗方案是什么呢?

鉴于一些临床因素对治疗反应的影响,急性髓细胞性白血病的细胞遗传学和分子异质性是治疗成败的关键因素。对于 A. W. 的急性髓细胞性白血病,在他的 FLT3 基因中有 1 处变异,这预示着若无新的疗法,他将无法长期存活。对于 FLT3 内部串联重复突变的患者,预计 5 年总生存期约为 10%~15%[58]。因此,它对于开发新的治疗方法是一种引人关注的分子靶点。尽管有报道称一些分子对 FLT3[59,60] 有抑制活性,但只有少数几个分子进行了临床试

验来评估其在 AML 患者中的疗效:来他替尼[60-62]、米哚妥林[63-65]、奎扎替尼[60]、索拉非尼[66-68] 和舒尼替尼[69]。

到目前为止,对复发或者难治疾病的患者,FLT3 抑制剂只显出了单药治疗的一定作用。然而,体外研究表明 FLT3 抑制剂与常规化疗具有协同作用。因此,有几项临床试验正在研究 FLT3 抑制剂与常规化疗(如柔红霉素、阿糖胞苷)及去甲基化药物(如地西他滨和阿扎胞苷)的联合应用,希望能改善初始和复发 FLT3 变异的患者的预后[70]。一些试验表明,联合治疗可能增加毒性和感染性并发症的风险,还需要进一步研究,以找到能够最大限度提高疗效和减少治疗不良反应的改良组合[67,68]。

对 A. W. 来说,最佳选择是参与 1 个含有 FLT3 抑制剂与化疗相结合的临床试验。若没有可参与的临床试验,则需采用 HiDAC 或者包含氯法拉滨或氟达拉滨的联合方案后,序贯给予异基因造血干细胞移植,是最好的选择。

慢性髓细胞性白血病

流行病学和病理生理学

慢性髓细胞性白血病(chronic myeloid leukemia,CML)是一种骨髓增生性疾病,其特征是骨髓干细胞不受调控的增殖及外周血成熟粒细胞的增多。这种疾病相对罕见,仅占所有癌症病例的 0.4% 和新发白血病病例的 12%[71,72]。确诊的平均年龄为 64 岁,目前预计 10 年存活率为 80%~90%[71,73]。

临床表现及诊断

大约 30%~50% 的患者无症状,最常见的生理表现为脾肿大,则发生在 50%~60% 的患者身上[73]。其他症状可能包括疲惫、腹部饱胀、发热、厌食和体重减轻。对于许多患者而言,怀疑患有 CML 仅仅基于 CBC 异常,随后通过骨髓活检确诊了 CML 标志物,费城(Ph)染色体。细胞遗传学分析显示 Ph 染色体的存在,该染色体是 9 和 22t(9;22)(q34;q11)的易位[74]。这种易位产生了一种具有不受酪氨酸激酶(tyrosine kinase,TK)活性调节的新蛋白质(BCR-ABL)。与不受调节的 TK 恶性转化有关的 3 种主要机制包括细胞周期异常、细胞凋亡抑制和细胞增殖增加[74]。CML 的自然病史可分为 3 个不同的阶段:慢性期、加速期和急变期。最多的患者被诊断为慢性期,这是该疾病的最早阶段。

治疗

目前,造血干细胞移植(hematopoietic stem cell transplant,HCT)仍是治疗慢性髓细胞性白血病的唯一方法。然而,由于其发病率和死亡率较高,TK 抑制剂已成为大多数患者的首选治疗方法。处于加速期或急变期或在 TK 抑制剂治疗期间病情恶化的患者,通常会进行造血干细胞移植[75]。虽然造血干细胞移植的确切时间仍存在争议,但患者的治疗结果与疾病阶段有关,与在加速期(59%)或急变期移植相比,如果患者在慢性期移植,存活 3 年的概率为 91%[76]。自 2001 年 FDA 批准第一种 TK 抑制剂以来,选择造血干细胞

移植的 CML 患者已经下降,但对于抑制剂失败及抑制剂治疗效果不佳的患者来说,造血干细胞移植仍然适用于他们。有关 CML 及 HCT 的更多信息,请参见第 101 章。

TK 抑制剂的主要目标是防止疾病从慢性期发展到加速期或急变期,同时在治疗开始后 12~18 个月内实现完全细胞遗传学反应(complete cytogenetic response,CCyR)[74]。评估 TK 抑制剂的反应基于血液学、细胞遗传学和分子反应。血液学反应(表 96-2)由外周血、血小板计数和脾肿大的正常化决定,而细胞遗传学反应(表 96-3)由骨髓内 Ph 染色体的数量决定。通过聚合酶链反应定量确定,没有可检测到的 BCR-ABL,mRNA 被确定为低于标准基线的 4.5 个对数[74]。

表 96-2

慢性粒细胞性白血病血液反应的定义

	部分血液反应	全部血液反应
外周白细胞计数	$<10\times10^9$/L	$<10\times10^9$/L
血小板计数	$<50\%$ 预处理计数($>450\times10^9$/L)	$<450\times10^9$/L
未成熟的细胞	出现	无
脾肿大	出现(预处理程度 $<50\%$)	无

来源:NCCN Clinical Practice Guidelines in Oncology(NCCN Guidelines).Chronic Myelogenous Leukemia. 2015;V1. 2015. http://www.nccn.org/professionals/physician gls/f guidelines.asp. Accessed May 17, 2015.

表 96-3

慢性粒细胞性白血病细胞遗传学反应的定义

细胞遗传学反应	费城染色体阳性中期细胞百分比/%
完整的	0
部分的	1~35
主要的(包括完全的和部分的反应)	0~35
少量的	>35

来源:NCCN Clinical Practice Guidelines in Oncology(NCCN Guidelines).Chronic Myelogenous Leukemia. 2015;V1. 2015. http://www.nccn.org/professionals/physician gls/f guidelines.asp. Accessed May 17, 2015.

细胞遗传学监测是对骨髓内 Ph 阳性(Ph+)中期减少的评估,该技术是监测患者对 TK 抑制剂治疗反应使用最广泛的技术[74]。广泛使用定量聚合酶链反应(quantitative polymerase chain reaction,QPCR)测定,每隔 3 个月监测

BCR-ABL 转录水平,以防治疗失败或 CML 复发[73,74]。BCR-ABL 转录水平超过 10%,则表示药物治疗失败,因此还需要进行 1 次测量以支持改变替代疗法[77,78]。

症状和体征

案例 96-3

问题 1: S. E.,白人女性,66 岁,最近在年度体检中做了常规 CBC 检查。CBC 结果显示白细胞计数(WBC)152 000/μl、嗜碱性粒细胞百分比为 15%、红细胞压积为 32%、血小板计数 300 000/μl。唯一的相关体格检查为脾肿大,进一步检查,骨髓穿刺液显示骨髓细胞过多但只有不足 10% 的骨髓原始细胞。细胞遗传学分析确诊为处于慢性期的费城染色体阳性的 CML。S. E. 确诊时无症状,甚至白细胞计数很高。这些异常指标可能的临床后果是什么?

S. E. 的实验室检查表明白细胞增多,即白血细胞计数(WBC)大于 100 000/μl。白细胞增多的主要后果可能是白细胞淤滞症,表现为头晕、呼吸困难、阴茎异常勃起、头痛、耳鸣和脑血管意外[79]。有趣的是,除了脾肿大之外,S. E 并没有其他症状,这种情况发生在最新诊断的 50%~60% 的 CML 患者身上。S. E. 骨髓中 Ph 染色体的出现,将她确诊 CML,原始细胞和嗜碱性粒细胞的百分比确定了疾病所处的阶段。根据 WHO 关于 CML 分期的标准,骨髓中不到 10% 的原始细胞和外周血中不到 20% 的嗜碱性粒细胞,确定 S. E. 处于慢性期[74]。有关这些标准,请参阅表 96-4。

表 96-4

世界卫生组织 CML 分期标准

慢性期	无急变期或加速期的标准
加速期	外周血白细胞或有核骨髓细胞中原始细胞占 10%~19% 外周血嗜碱性粒细胞>20% 持续性血小板减少症($<100\times10^9$/L)与治疗无关 或持续性血小板增多症与($>1\,000\times10^9$/L)对治疗无反应 持续的脾肿大或白细胞计数增加,对治疗无反应 克隆进化的细胞遗传学证据
急变期	外周血白细胞或有核骨髓细胞中原始细胞占比>20% 髓外原始细胞增殖 骨髓组织活检可见大焦点或大簇的原始细胞

来源:Vardiman JW et al. The World Health Organization(WHO)classification of myeloid neoplasms. *Blood*. 2002;100:2292.;Cortes J, Kantarjian H. How I treat newly diagnosed chronic-phase CML. *Blood*. 2012;120:1390.

临床病程及预后

案例 96-3，问题 2：S. E. 及其他早期诊断为 CML 患者的预后怎么样？

S. E. 曾被诊断为慢性期 CML，慢性期持续时间可能从几个月到多年不等。由于症状无特异性且相对不明显，所以患者病情发展到晚期才有可能被确诊为 CML。S. E. 的预后较好，如果她能够接受 TK 抑制剂治疗，预计她的 10 年总生存率（overall survival，OS）为 80%~90%[73]。

如果治疗后 S. E. 的白细胞增多症进一步发展，则大量的未成熟的白细胞（胚细胞）将会出现在外周血中，表明疾病发展到第 2 阶段，也就是加速期。如果不加治疗，加速期可快速发展到急变期。预计开始接受 TK 抑制剂治疗的加速期 CML 患者 4 年生存率为 40%~55%[73]。疾病的晚期阶段（急变期或原始细胞危象）被 WHO 界定为外周血中或骨髓中原始细胞超过 20%，被欧洲白血病网界定为血液中或骨髓中原始细胞超过 30%[79]。在此阶段，CML 与急性髓细胞性白血病（AML）难以区别，除非采用细胞遗传学检查。在急变期治疗时，通常对常规诱导 AML 化疗方案是难以控制的。该阶段患者的平均生存率约为 9~12 个月，同种异体 HCT 被认为是良好的一线治疗选择[73]。

治疗

案例 96-3，问题 3：S. E. 在疾病慢性期适合采用什么治疗？

同意使用 TK 抑制剂后，对 CML 的治疗转为对疾病的管理。由于该疾病发病时没有症状，所以她将接受 TK 抑制剂治疗，该抑制剂被批准用于慢性期 CML 的一线管理。

酪氨酸激酶抑制剂

伊马替尼是第一代 TK 抑制剂，可抑制 BCR-ABL 激酶，并阻止调节细胞周期的底物磷酸化[73]。批准是基于重要的干扰素和 STI571（IRIS）国际随机研究试验。该试验比较了伊马替尼与干扰素（IFN）-α 联合低剂量阿糖胞苷对慢性期初诊为 CML 患者的效果。共 1 106 名患者被随机分为伊马替尼组（400mg，每日 1 次，口服）或 IFN（阿糖胞苷）组[80]。试验的所有主要和次要终点证明了伊马替尼与 IFN（阿糖胞苷）的优越性。根据该试验结果，TK 抑制剂成为最新诊断为慢性期 CML 患者一线治疗的护理标准。在 IRIS 试验的 8 年随访中，55% 的患者仍在服用伊马替尼，估计 OS 为 85%[81]。据报告，伊马替尼最常见的毒副作用包括浅表性水肿、恶心、肌肉痉挛和皮疹。

达沙替尼是第二代 TK 抑制剂，与 BCR-ABL 蛋白在主动确认时结合，其效力比伊马替尼高 325 倍[82]。该药的批准基于国际 DASISION（达沙替尼与伊马替尼治疗 CML 患者的研究）试验，该试验比较了达沙替尼与伊马替尼治疗 519 例慢性期 CML 患者的疗效[83]。12 个月时 CCyR 的主要目标和主要分子反应的次要目标在统计学上都优于伊马替尼。达沙替尼与伊马替尼具有相似的安全性，但胸腔积液、肺动脉高压和血小板减少症发病率较高，皮疹和腹泻的发病率较低[82,84]。

尼洛替尼是第二代 TK 抑制剂，其结构与伊马替尼相似，酪氨酸激酶抑制剂由于其结构优化，能够与受体结合或更好的匹配，其药效是后者的 30 倍[82]。认证基于国际 ENESTnd 试验（在临床试验中评估了尼洛替尼对初诊患者的有效性和安全性），该试验将 846 名 CML 慢性期患者随机纳入伊马替尼组或尼洛替尼组。12 个月时，与伊马替尼相比，尼洛替尼的剂量在分子反应及 CCyR 方面具有统计学优势[85]。随访中，尼洛替尼和伊马替尼的分子缓解率从 1 年时的 6% 增加至 10%，5 年后从 21% 增加至 23%[86]。与其他 TK 抑制剂相比，尼洛替尼具有类似的安全性，皮疹、头痛、瘙痒及脱发的发生率较高，而恶心、腹泻、呕吐、水肿和肌肉痉挛的发生率较低[85]。

医生和患者应根据患者个人情况对各治疗方案的潜在风险和获益进行仔细的评估，以便制定最佳的治疗方案。处于慢性期的 CML 患者 S. E. 初始用药选择伊马替尼、尼洛替尼或达沙替尼均可，但她的主管医师建议选择服用伊马替尼，每日服用 400mg，每日 1 次。

复发和难治疾病

例 96-3，问题 4：在 3 个月常规随访时，发现 S. E. 的 BCR-ABL 转录水平为 11%。评估了她的副作用和依从性，患者 90% 的依存性是由于恶心。她接受了药物依从性的咨询，以及服用何种药来治疗恶心，6 个月后重新评估。BCR-ABL 水平测定为 15%，骨髓中中期 Ph+ 占了 36%。由于 S. E. 的依从性有所提高，疾病对伊马替尼产生了耐药性。停止服用伊马替尼，开始服用达沙替尼，每次 100mg，每日 1 次。12 个月时，S. E. 的 BCR-ABL 测定水平维持在 12% 相对低的水平。细胞遗传学分析表明 S. E. 对达沙替尼产生了耐药性。此时，S. E. 还可选择哪些治疗方案？

患者在 6 个月时未达到任何水平的细胞遗传学反应、在 12 个月时未达到主要细胞遗传学反应，或 18 个月时没有 CCyR 被定义为原发性细胞遗传学耐药[74]。就像 15%~25% 开始选择服用伊马替尼进行治疗的患者一样，S. E. 似乎在 6 个月时，产生了主要细胞遗传学耐药性，这导致了治疗的中断[74]。服药依从性能够影响耐药性及其结果[87]。ADAGIO 研究发现在非依从性较高的患者中，1/3 的患者对伊马替尼治疗不依从，应答欠佳[88]。对 S. E. 来说，她的依从性得到改善，但恶心问题仍存在。因此，鉴于她的症状和细胞遗传学，将伊马替尼的剂量从每日 400mg 增加至每日 2 次每次 400mg，似乎并不谨慎。

虽然 S. E. 已经复发，但她有多种治疗方案可供选择：达沙替尼、尼洛替尼、博舒替尼、普纳替尼和奥马西嗪。尼洛替尼和博舒替尼均可用于二线治疗，而普纳替尼和奥美西嗪一般用于对至少 2 种 TK 抑制剂具有耐药性或不耐受的患者。博舒替尼是一种 TK 抑制剂，对 CML 耐药性患者有效。在 118 名提前用伊马替尼治疗、达沙替尼和/或尼洛替尼预处理的患者中，24%通过服用博舒替尼达到全细胞遗传学反应，估计2年中的生存率为83%[89]。普纳替尼是一种TK抑制剂，可用于治疗对其他TK抑制剂耐药的患者或具有特定基因突变的患者（T315I）[74]。PACE研究评估了大量预处理患者，89%的患者实现了主要的细胞遗传学反应并维持了2年，2年总生存率达到86%[90]。奥马西嗪是一种蛋白质合成的抑制剂，可用于治疗对至少2种TK抑制剂耐药的患者[74]。一项对TK抑制剂耐药患者服用奥马西嗪的研究发现患者的平均细胞遗传学反应为20.5%[91]。S. E.的下一次治疗将可能是需要基于她对前2种疗法治疗的耐受性、基因突变、伴随药物和并发症来决定。

慢性淋巴细胞性白血病

流行病学和病理生理学

慢性淋巴细胞性白血病（chronic lymphocytic leukemia, CLL）是由成熟但功能不全的淋巴细胞障碍引起的疾病。淋巴瘤也是由淋巴细胞导致的。因此，2种疾病在某些分子异常方面是类似的。CLL是成人中最常见的白血病类型，每年约有15 000例新病例，4 700例死亡病例[92]。CLL是一种老年性疾病，初诊平均年龄为65岁，初诊时50岁以上患者达90%[93,94]。这种疾病的特征是功能不全的B细胞淋巴细胞产生过量，该淋巴细胞来源于骨髓中的单个干细胞克隆。这些淋巴细胞可蓄积于血液、骨髓、淋巴结，以及脾脏。

临床表现、诊断及治疗概述

与急性白血病相比，慢性白血病的发病和病程相对隐匿。约40%患者刚患此病时无临床症状，通过常规CBC（淋巴细胞增多症、贫血或血小板减少症）得以确诊[95]。有症状的患者常出现盗汗、乏力、体重减轻、发热和疼痛性淋巴结肿大。患者经常因免疫抑制引发的感染或血小板减少症引起的出血而寻求医疗帮助。

预测CLL的临床病程仍是一个挑战，因为一些患者病情发展缓慢而具有较好的生活质量，而其他患者的病情发展迅速并且身体状况每况愈下。因此，患者的生存率存在差异，并取决于疾病诊断时的阶段。CLL的分期基于外周血淋巴细胞计数、淋巴结肿大、肝、脾，以及是否存在贫血和血小板减少。临床实践中最常用的2种分期系统是Rai分类和Binet系统。Rai分类用于国家治疗指南，如表96-5所示。Rai分期是临床上最有用的分期系统，因为它包含预后信息。低危患者（Rai 0期）的生存期与以年龄匹配的对照组相类似。中危患者的生存期较短（Ⅰ期和Ⅱ期），高危患者预后差（Ⅲ期和Ⅳ期）。

治疗的选择部分取决于是否存在细胞遗传学异常［如del（11q）或del（17p）］、有无合并症及年龄大小。常见的一线疗法包括靶向单克隆抗体与苯丁酸氮芥、苯达莫司汀、氟达拉滨或环磷酰胺的联合用药。复发病例常联用初始治疗所用的相同药物。尽管CLL患者经抑制疗法可生存数年，但这些疾病仅能在一小部分使用基于免疫的化学疗法和HCT患者中治愈。

体征与症状

案例 96-4

问题1：G. R,66岁，老年男性患者，主诉持续性咳嗽，伴痰液咳出，并自觉乏力加重。血常规示Hgb为13.0g/dl、白细胞计数为34 000/μl（80%淋巴细胞）、血小板计数为175 000/μl。血压为120/70mmHg、心率为64次/min、呼吸频率为23次/min。无发热。体格检查未见明显异常。他服用阿奇霉素治疗社区获得性肺炎（community-acquired pneumonia），并计划在3周内回访。回访时，血常规示Hgb为13.2g/dl、白细胞计数为32 000/μl（82%淋巴细胞），以及血小板计数为168 000/μl。体检未见变化，胸片显示清楚，咳嗽消失。建议G. R.寻求血液科医生帮助评估其持续淋巴细胞增多状况。引起G. R.淋巴细胞持续增多最可能的原因是什么？

表 96-5

修订版 Rai 分期

风险	分期	淋巴细胞增多症[a]	贫血[b]	血小板减少症[c]	淋巴结肿大	肝大或脾大	平均生存期/年
低	0	+	−	−	−	−	10
中	Ⅰ	+	−	−	+	−	7
	Ⅱ	+	−	−	±	+	
高	Ⅲ	+	+	−	±	±	1.5~4
	Ⅳ	+	±	+	±	±	

[a] 外周血中淋巴细胞数>5 000/μl与占骨髓总细胞数比例>30%。

[b] 血红蛋白<11g/dl,排除免疫介导因素。

[c] 血小板<100 000/μl。

来源：Rai KR et al. Clinical staging of chronic lymphocytic leukemia. *Blood*. 1975;46:219.

伴持续性淋巴细胞增多（外周血淋巴细胞>5 000/μl）的所有成年患者的鉴别诊断中常包括CLL。可引起淋巴细胞增多的其他因素包括对急性感染或病毒的短暂反应，如流感或单核细胞增多症，以及其他血液学恶性肿瘤。

为鉴别良性和恶性淋巴细胞增多，可能需要检查外周血或骨髓形态。CLL患者常同时伴有外周血和骨髓中淋巴细胞增多，而患有其他疾病的患者仅在外周血中具有较高比例的非典型淋巴细胞。无发热及其他感染迹象、无明确的诊断、体检未见明显异常，且外周血存在成熟淋巴细胞，因此，G. R. 最可能被诊断为CLL。对受累细胞进行免疫分型和细胞遗传学分析可以确诊该病，并可提供预后信息及指导治疗。骨髓穿刺活检可能有助于明确诊断[95]。

分期与预后

案例96-4，问题2：G. R. 骨髓检查显示，有核细胞淋巴细胞超过40%。免疫分型显示外周血淋巴细胞大部分为B细胞，CD5、CD19及CD20均呈阳性。对CLL的诊断进行了证实。G. R. 的临床表现符合CLL的吗？G. R. 预后如何？此时适合采用何种治疗？将G. R. 的细胞送去进行常规细胞遗传学分析，结果显示染色体异常（del（11q））。这对其治疗有何影响？

G. R. 伴有乏力、感染及淋巴细胞增多，无淋巴结肿大，根据修订版Rai分期标准，这些症状符合低危CLL的表现。鉴于所处分期，G. R. 的预期生存率至少为10年[93,96]。

疾病早期公认的治疗方法是保守观察。对于无症状的早期疾病患者，与延期治疗相比接受以烷化剂为基础的化疗并未显示出任何优势[97]。冒烟型（无症状）CLL患者的生存预期与年龄和性别相仿的正常人群相似[98,99]。

CLL患者间的临床病程存在显著差异，部分归因于其肿瘤的生物学差异。随着科技的发展，人们已发现染色体异常（11q或17p缺失）、基因突变（未突变的免疫球蛋白可变区和p53），以及血清或细胞表面标志物（升高的β_2微球蛋白、zeta相关蛋白-70及CD38表达）可能提示预后较差[100-102]。13q缺失是最常见的细胞遗传学异常类型，发生在55%的患者身上，该指标预后良好（生存预期>10年）。11q缺失和17p缺失分别占比18%和7%，生存预期较短，分别为7年和3年。最新国家指南已将这些因素纳入到治疗建议当中。

根据修订版Rai分期，虽然G. R. 分期较早，但他伴有11q缺失，提示其预后较差，鼓励他开始治疗。然而，由于症状轻微，G. R. 选择了延期治疗，待症状明显时再接受治疗。

治疗

病例92-4，问题3：G. R. 每3个月看1次血液科医生，2年间未见新发症状或感染性并发症。此时，体检发现颈部、腹股沟区和腋下淋巴结肿大、肝大及脾大。白细胞从

6个月前的34 000/μl增加至现今的68 000/μl（85%淋巴细胞）。Hgb为11.7g/dl，血小板计数为140 000/μl。现在适合接受什么治疗？

开始进行CLL治疗的适应证包括显著的贫血或血小板减少、淋巴结肿大、肝大、脾肿大、不到6个月的时间内淋巴结计数翻倍、持续性B症状（发热、盗汗及体重减轻）、终末器官功能受损，以及反复出现感染。选择治疗时，应考虑患者的体能状态、合并症情况、药品预算与经济基础，以及社会支持力。因为G. R. 已有明显的淋巴结肿大、肝脾增大症状，此时他应该开始接受治疗，以防止其造血功能及免疫功能进一步恶化。

初始治疗

苯丁酸氮芥

慢性淋巴细胞白血病的传统疗法包括使用烷化剂，最常见的是口服苯丁酸氮芥（chlorambucil）或环磷酰胺，联合或不联合泼尼松用药。对日常及间歇的多种给药方案已有报道。对苯丁酸氮芥的总反应率（overall response）约为40%~60%，但部分反应率仅达到3%~5%[94]。现在苯丁酸氮芥的使用已经减少，在临床上使用嘌呤类似物更为常见，如氟达拉滨（fudarabine）。但是，对于70岁及其以上的患者或有严重并发症的年轻患者，推荐使用苯丁酸氮芥联合或不联合泼尼松用药[101]。苯丁酸氮芥通常与单克隆抗体联合使用[101]。

氟达拉滨

氟达拉滨（fludarabine）被认为是如今治疗慢性淋巴细胞白血病的活性药物。氟达拉滨单药治疗，剂量范围为5日静脉注射25~30mg/m²，总反应率为70%~80%，部分反应率为20%~30%，无进展生存期（progression-free survival，PFS）增加[103-107]。与苯丁酸氮芥相比，氟达拉滨可能提高了总生存期，但是各个研究结果并不一致[107,108]。氟达拉滨的相关毒性反应通常较为轻微，包括发热和免疫抑制。氟达拉滨治疗也会增加感染和自身免疫性溶血性贫血发生率。对于老年患者和晚期或肾功能障碍患者应考虑感染预防措施。

氟达拉滨已与其他化疗和单克隆抗体联合用药，包括环磷酰胺和利妥昔单抗，以预防多药耐药性的同时增加疾病反应率。尽管包含氟达拉滨的联合治疗方案已经证实有更高的缓解率及更长的无进展生存期，但总生存期并无差异[109-110]。联合治疗方案的其他毒性反应包括白细胞减少、血小板减少、恶心、呕吐及脱发。

苯达莫司汀

苯达莫司汀（bendamustine）是一种氮芥（烷化剂），于2008年被批准用于治疗慢性淋巴细胞白血病。临床研究已被证明它优于苯丁酸氮芥，其总体反应率和部分反应率分别为68%和31%[111]。常规剂量和用药方案：第1、2日静

脉注射 100mg/m²。毒性反应包括输液反应和骨髓抑制。对于 70 岁及其以上或者有并发症的患者,通常采用联合利妥昔单抗用药。

利妥昔单抗

利妥昔单抗(rituximab)是一种嵌合人-鼠抗 CD20 的单克隆抗体。CD20 表面抗原在慢性淋巴细胞白血病细胞上高度表达。利妥昔单抗作为未曾治疗的患者的初始治疗,每周服用剂量为 375mg/m²,连续 4 周给药,总体反应率为 58%,部分反应率为 9%。这比细胞毒药物治疗的疗效更差,且反应时间也不理想[112]。因此,利妥昔单抗单药治疗不用于严重的合并症患者。一般来说,它与细胞毒性药物联合使用。

联合治疗方案

初始治疗的一个方案是 FCR 联合用药。对慢性淋巴细胞白血病一线治疗的一项研究表明:在第 1~3 日以 25mg/m² 氟达拉滨、250mg/m² 环磷酰胺静脉注射给药,在第 1 个周期的第 1 日以 375mg/m² 利妥昔单抗静脉注射给药,在随后周期中逐步增加至 500mg/m²。总体反应率达到 96%。此治疗方案的毒性反应包括输液相关反应、恶心、呕吐和骨髓抑制。经常发现 3 或 4 期嗜中性白细胞减少,感染率为 20%[113]。建议年龄小于 70 岁且无显著并发症的年轻患者或者无并发症的老年患者,以及有不良的 del(17p)细胞遗传学异常的患者使用 FCR 方案[93]。

最近报道了苯达莫司汀与利妥昔单抗(BR)的联合用药方案结果。对 117 例以前未曾治疗的慢性淋巴细胞白血病患者的一项研究表明,患者在第 1、2 日静脉注射苯达莫司汀 90mg/m²,在第 1 个周期的第 1 日静脉注射利妥昔单抗 375mg/m²,在随后的周期逐步增加至 500mg/m²,直至第 6 个周期,其总体反应率为 90%,部分反应率为 33%[114]。有关 BR 联合治疗和 FCR 作为能耐受联合化疗患者的一线治疗方案的对照研究正在进行。已发表的中期分析显示 2 组的整体反应率(the overall response rate,ORR)相同,均为 98%。然而,在不良反应方面,BR 优于 FCR,FCR 具有的毒性率更高(FCR 为 91%,BR 为 79%)[115]。BR 方案,如苯丁酸氮芥单药或联合泼尼松常用于 70 岁及其以上患者或有并发症的年轻患者[101]。

总之,对于 70 岁以上的老年患者或具有显著合并症的患者的一线治疗通常包括 BR 或苯丁酸氮芥。对于没有合并症的年轻患者,可以进行 3 种药物联合用药,如 FCR。G. R. 现在已经 68 岁了,没有明显的合并症,可能能够耐受 FCR 治疗。

复发性或难治性治疗

案例 96-4,问题 4:G. R. 接受 FCR 治疗作为慢性淋巴细胞白血病的初始治疗方案。治疗 3 个周期后,淋巴结肿大和肝脾肿大症状完全消失,白细胞计数下降至 9 000/μl。他接受了 6 个周期的治疗。治疗结束 1 年半

后他又去医院复查,其白细胞计数为 55 000/μl(70% 淋巴细胞)、血红蛋白为 10g/dl、血小板计数为 90 000/μl。体检发现 G. R. 的颈部、腹股沟和腋窝淋巴结肿大,并无明显的脾肿大。但他主诉自己存在过度疲劳和发热的情况,因此,G. R. 再次复发。这时对他来说什么疗法可能更有效呢?

二线治疗的选择应基于初始治疗的标准。如果患者在接受 FCR 治疗后,3 年以后复发,则复发患者就被划分为治疗敏感型[101]。如果在完成 FCR 治疗后不到 2 年内复发,则被划分为第一线治疗难治型。他现在年龄小于 70 岁且合并症较少,因此可以考虑进行二线治疗。

治疗敏感型

只要预期患者能够耐受一线治疗,治疗敏感型患者将采用相同的一线治疗方案进行再治疗。对于那些 70 岁以上或患有合并症的患者,就选毒性小的方案,包括降低 FCR 剂量、奥尼单抗、苯丁酸氮芥、依鲁替尼、BR、单剂利妥昔单抗,或环磷酰胺-泼尼松-利妥昔单抗[101]。

治疗难治型

难治型患者的治疗方案中包含至少 1 个之前没用过的不同的抗肿瘤药。对 70 岁以上且伴随合并症的患者,治疗方案包括化学免疫组合:减量 FCR 用药、减量的喷司他丁-环磷酰胺-利妥昔单抗、利妥昔单抗-苯丁酸氮芥、BR 及大剂量甲泼尼龙-利妥昔单抗。其他方案包括奥法木单抗、奥滨尤妥珠单抗及利妥昔单抗。对于年龄小于 70 岁且无明显并发症患者的几种选择,包括联合化疗、化学免疫疗法、依鲁替尼、单克隆抗体及同时考虑采取异基因造血干细胞移植[101]。

总之,G. R. 的疾病在初始治疗后的 18 个月内复发可以确定为难治型治疗,因此,他应该接受二线治疗,其中包含一个他之前未曾用过的药物。G. R. 曾选用 FCR 作为自己的初始治疗方案,因此,BR 方案现在对他来说是一个不错的选择。此外,他年龄小于 70 岁,身体状况相对较好,应当可以耐受组合疗法。

感染性并发症

案例 96-4,问题 5:在接受 BR 治疗 6 周后,G. R. 主诉说呼吸急促且伴有发热。详细问诊时,他说自己已经停止服用复方新诺明和伐昔洛韦,因为他自我感觉良好。胸部 X 线显示双肺浸润。G. R. 住院进行进一步的评估和治疗。全血细胞计数显示白细胞计数为 22 000/μl(80% 的淋巴细胞)、绝对中性粒细胞计数为 800/μl、血红蛋白为 11g/dl、血小板计数为 70 000/μl。血清免疫球蛋白定量显示其患有严重的低丙球蛋白血症。G. R. 患肺炎的可能原因是什么,该如何治疗?

感染对慢性淋巴细胞白血病患者的发病率和死亡率有显著影响。免疫球蛋白缺乏、T 细胞功能异常、中性粒

细胞减少,以及化疗会引起慢性淋巴细胞白血病患者的免疫力降低,这些因素导致一般的和机会性感染的发生率增加[116]。高达80%的患者会发展成为感染性并发症,因此,常用的治疗方法是静脉注射免疫球蛋白、抗生素(甲氧苄氨嘧啶-磺胺甲噁唑)、抗病毒药(阿昔洛韦治疗单纯疱疹病毒),以及接种疫苗(流感、肺炎球菌)。机会性感染在接受嘌呤类似物的患者中尤为常见。静脉补充免疫球蛋白可以用来预防未来感染,常用于免疫球蛋白水平低(IgG<500mg/dl)和复发性感染需要住院的患者[117]。

G.R.需要住院治疗,如此他便可以接受广谱抗菌药物来治疗中性粒细胞减少性发热,彻底解决机会性病因。由于G.R.患有严重肺部感染伴低丙种球蛋白血症,需要住院进行治疗,因此应考虑预防性静脉免疫球蛋白治疗来避免后续感染。

多发性骨髓瘤

发病率和流行病学

多发性骨髓瘤(multiple myeloma,MM)被定义为"浆细胞"恶性肿瘤。最终分化的B淋巴细胞能够产生抗体并对抗原暴露作出快速应答[118,119]。在美国,2015年约有26 850名新确诊的多发性骨髓瘤患者,占所有癌症患者的1%[120]。非洲裔美国人的发病率是白人的2倍,确诊的平均年龄为65岁[118,121]。

病理生理学

尽管MM可在初诊中得以确诊,大多数病例被认为起源于一个良性的前驱期病变,被称为未定性单克隆免疫球蛋白病(monoclonal gammopathy of undetermined significance,MGUS)。其特征为异常克隆的浆细胞的积累,可根据血清M蛋白水平(<3g/dl)及缺乏MM典型的临床表现(溶骨性病变、高钙血症及肾功能不全等)与MM相鉴别[122,123]。经过各种遗传事件和浆细胞微环境变化的复杂多步骤过程,每年约有1%的MGUS患者转变为无症状的MM或有症状MM[124,125]。在良性浆细胞转化为恶性浆细胞的过程中,存在促使恶性浆细胞生长的细胞学改变,如诱导血管生成、免疫抑制,以及生产破骨细胞活化因子(如,IL-6、肿瘤坏死因子、甲状旁腺素相关肽)[126,127]。

无症状骨髓瘤表现为无痛,骨髓中M蛋白水平不低于3g/dl和/或浆细胞占比为10%~60%。但仍无症状[122,126]。在确诊为无症状型骨髓瘤后第1个5年内,每年有10%患者发展为MM,在第2个5年内转变率为3%,接下来10年内转变率为每年1%[126]。

临床表现

最初出现症状的MM患者经常抱怨骨痛、疲劳,以及反复感染。这些患者可能伴有终末器官损害,包括高钙血症(hypercalcemia)、肾功能不全(renal dysfunction)、贫血(anemia)及骨性病变(bone lesions)(记作CRAB)。由于MM通常被认为是无法治愈的恶性肿瘤,因此,该病的治疗目标是通过诱导治疗、HCT及维持治疗的联合治疗方案来实现和维持临床反应。

案例 96-5

问题1: B.B.,62岁,既往体健,在进行低强度的工作后,出现急性背痛。他最初遵医嘱使用了非甾类抗炎药物(nonsteroidal anti-inflammatory drugs,NSAIDs),病情无缓解。脊柱CT扫描提示T6~T11存在溶骨性骨性病变。进一步检查提示Hgb为7g/dl、血钙为11.8mg/dl、血肌酐为1.9mg/dl。血清和尿蛋白电泳提示M蛋白类型为IgG-kappa,浓度为5.3g/dl。血清β_2微球蛋白为4.4mg/L。骨髓活检显示存在90%浆细胞,细胞遗传学分析显示t(4:14)易位。骨骼检查提示肋骨也存在病变。诊断为多发性骨髓瘤Ⅱ期。这些临床表现符合多发性骨髓瘤的诊断吗?

B.B.具有多发性骨髓瘤的一些典型表现。当血浆细胞渗入骨髓并分泌破骨细胞活化因子时,就会出现骨痛及骨骼疾病。平片X线片可发现骨质减少或多发性溶骨性病变。无症状MM做了更广泛的图像扫描检查,包括磁共振成像(magnetic resonance imaging,MRI)检查、正电子发射断层扫描(positron emission tomography,PET)和/或CT,以帮助确定MM骨病变的存在[122]。高钙血症和病理性骨折常伴有溶骨性病变。尽管中性粒细胞减少和血小板减少症相对较少,当浆细胞侵入骨髓时,可导致高达70%患者出现正常红细胞正常色素性贫血。肾功能不全通常归因于远曲小管中免疫球蛋白κ或λ轻链的沉积,40%的患者已经或将会出现肾功能不全[128]。继发于高钙血症的脱水、NSAIDs的使用及影像学评估中造影剂的使用可使肾功能障碍进一步加重。B.B.应接受补液治疗以维持正常的体液容量并降低血钙水平,他应避免接受NSAIDs及其他肾毒性治疗。过量的免疫球蛋白生成也可能导致高黏滞综合征(hyperviscosity syndrome),这可能导致中枢神经系统、肾、心脏或肺部症状的出现。在危及生命的情况下,可使用血浆置换治疗以缓解病情。由于其他免疫球蛋白类别的生成减少,患者可能经历反复感染,导致无法调理细菌。

诊断、分期与风险评估

浆细胞疾病诊断标准参见表96-6。B.B.明显符合MM诊断标准。已有2种分期系统被用于诊断MM患者的分期。于1975年制订的较旧版本Durie-Salmon分期系统与新的国际分期系统(ISS)[122,129]。一项大型国际研究验证了ISS,该研究表明可以从血清β_2微球蛋白(所有有核细胞均表达的轻链蛋白)和白蛋白(表96-7)可靠的预测预后。根据国际分期系统,B.B.处于MM的第2阶段,血清β_2微球蛋白水平符合MMⅡ期诊断标准。根据细胞遗传学标记进一步将患者分为具有标准或高风险疾病,也可以帮助确定患者的预后并帮助指导治疗决策。

表 96-6

浆细胞疾病诊断标准[a]

多发性骨髓瘤

活检证实浆细胞瘤或骨髓克隆浆细胞增多≥10%,或以下几方面:

1. 与浆细胞增殖相关的终末器官损伤(蟹类特征),包括以下内容:
   高钙(高于正常范围上限 1mg/dl,或>11mg/dl)
   肾功能不全(肌酐>2mg/dl 或肌酐清除率<40ml/min)
   贫血(低于正常范围的下限 2g/dl,或<10g/dl)
   骨质病变(溶解性病变或骨质疏松症伴压迫骨折)
2. 存在以下任何一种生物标记:
   克隆骨髓浆细胞增多≥60%
   血清游离轻链比≥100(涉及:不涉及)
   磁共振研究>1 个病变部位≥5mm

无症状(冒烟型)多发性骨髓瘤

1. 血清单克隆免疫球蛋白≥3g/dl 或尿液 24 小时单克隆蛋白≥500mg 和/或克隆性骨髓浆细胞增多 10%~60%
2. 未出现与浆细胞增殖相关的终末器官损害

未定性单克隆免疫球蛋白病(monoclonal gammopathy of undetermined significance,MGUS)

1. 血清单克隆免疫球蛋白<3g/dl
2. 骨髓浆细胞<10%
3. 未出现与浆细胞增殖相关的终末器官损害

来源:Rajkumar SV, et al. International Myeloma Working Group updated criteria for the diagnosis of multiple myeloma. *Lancet Oncol.* 2014;15;e538.[122]

表 96-7

MM 国际分期系统

| Ⅰ 期——β₂ 微球蛋白<3.5mg/L 且血白蛋白≥3.5g/dl |
| Ⅱ 期——介于 Ⅰ 期和Ⅲ期之间 |
| Ⅲ 期——β₂ 微球蛋白≥5.5mg/L |

来源:Greipp PR et al. International staging system for multiple myeloma. *J Clin Oncol.* 2005;23;3412.[129]

治疗

初始治疗

MM 患者适合接受系统化疗(表 96-8)。最有效的治疗方法是诱导,然后是自体 HCT;能否进行 HCT 有助于确定最合适的治疗方案[131]。决定是否进行 HCT,需要考虑患者年龄(通常年龄低于 65 岁)和合并症。对于 B.B. 来说,他的年龄(62 岁)和相对良好的健康状况使他可以考虑下一步进行 HCT,作为其 MM 管理的一部分。适合行 HCT 治疗的患者忌用美法仑(melphalan)等药物,因为该类药物降低了收集足够数量的造血干细胞的能力,而造血干细胞是实施自体 HCT 的必要条件。更加激进的 3 种药联合用药的治疗方案对高风险患者来说是有利的,有助于他们增加发展为 CR 的概率[130]。

> 案例 96-5,问题 2:决定让 B.B. 开始接受硼替佐米、来那度胺和地塞米松的治疗方案。这种方案与其他方案相比有哪些优点和缺点?

表 96-8

多发性骨髓瘤治疗方案

方案[a]	药物
诱导治疗	
适合行大剂量化疗的自体 *HCT*	
Rd[b,c,132]	来那度胺,每日 25mg,PO,第 1~21 日 地塞米松,每日 40mg,PO,第 1、8、15 和 22 日 每 28 日重复 1 次
BD[d,130,133]	硼替佐米,1.3mg/m²,IV,第 1、4、8 和 11 日 地塞米松,每日 20mg,PO,第 1~2、4~5、8~9、11~12 日 每 21 日重复 1 次
RVD[b,c,d,134]	来那度胺,每日 25mg,PO,第 1~14 日 硼替佐米,1.3mg/m²,IV,第 1、4、8、11 日 地塞米松,每日 20mg,PO,第 1~2、4~5、8~9、11~12 日 每 21 日重复 1 次

表 96-8

多发性骨髓瘤治疗方案（续）

方案[a]	药物
VTD[b,d,135]	硼替佐米，1.3mg/m²，IV，第 1、4、8、11 日 沙利度胺，每日 200mg，PO，第 1~21 日 地塞米松，每日 40mg，PO，第 1~4，9~12 日 每 21 日重复 1 次
CyBorD[d,130,136]	环磷酰胺，每日 300mg/m²，PO，第 1、8、15 和 22 日 硼替佐米，1.3mg/m²，IV，第 1、8、15、22 日 地塞米松，每日 40mg，PO，第 1、8、15 和 22 日 每 28 日重复 1 次
不适合行大剂量化疗的自体干细胞支持治疗	
MPB[d,137]	美法仑，每日 9mg/m²，PO，第 1~4 日 泼尼松，每日 60mg/m²，PO，第 1~4 日 硼替佐米，1.3mg/m²，IV，前 4 个周期第 1、4、8、11、22、25、29、32 日，随后的周期第 1、8、22、29 日 每 42 日重复 1 次
MPR[b,c,138]	美法仑，每日 0.18mg/m²，PO，第 1~4 日 泼尼松，每日 2mg/kg，PO，第 1~4 日 来那度胺，每日 10mg，PO，第 1~21 日 每 28 日重复 1 次
MPT[b,139]	美法仑，每日 4mg/m²，PO，第 1~7 日 泼尼松，每日 40mg/m²，PO，第 1~7 日 沙利度胺，每日 100mg，PO，第 1~28 日 每 28 日重复 1 次
对于不符合 HCT 的患者，Rd[b,c] 和 BD[d] 是合适的治疗方案	
挽救治疗	
卡非佐米 + 地塞米松 ± 来那度胺[b,d,140,141]	卡非佐米，20mg/m²（第 1 周期的第 1、2 日）或 27mg/m²（以后剂量），IV，第 1、2、8、9、15 和 16 日 地塞米松，每日 40mg，PO，第 1、8、15 和 22 日 来那度胺，每日 25mg，PO，第 1~21 日 每 28 日重复 1 次
泊马度胺 + 地塞米松[b,142,143]	泊马度胺，每日 4mg，PO，第 1~21 日 地塞米松，每日 40mg，PO，第 1、8、15 和 22 日 每 28 日重复 1 次
帕比司他 + 硼替佐米 + 地塞米松[d,144]	帕比司他，每日 20mg，PO，第 1、3、5、8、10、12 日 硼替佐米，1.3mg/m²，IV，第 1、4、8、11 日 地塞米松，每日 20mg，PO，第 1、2、4、5、8、9、11、12 日 每 21 日重复 1 次
硼替佐米 + 多柔比星脂质体[d,145]	硼替佐米，1.3mg/m²，IV，第 1、4、8、11 日 多柔比星脂质体，30mg/m²，IV，第 4 日 1 次 每 21 日重复 1 次
额外的单一或联合治疗方案，包括几种用作诱导治疗的方案也可能是适当的抢救治疗方案	

[a] 并不是所有的方案都包括在内。其他联合治疗方案可能适合于 MM 的治疗。

[b] 当使用来那度胺、泊那度胺或沙利度胺时，建议进行抗血栓预防，特别是与糖皮质激素联合使用时。

[c] 如果肌酐清除率<50ml/min，建议调整来那度胺的剂量。

[d] 推荐使用硼替佐米或卡非佐米来预防疱疹病毒。

HCT，造血干细胞移植；IV，静脉滴注；PO，口服。

蛋白酶体抑制剂硼替佐米通过抑制 26S 蛋白酶体起作用,这是一种多酶复合体,负责对可促使细胞存活、刺激生长,以及阻碍细胞程序化凋亡的相关蛋白进行调节[146]。硼替佐米通常与沙利度胺、来那度胺、环磷酰胺和/或地塞米松联合使用。应监测患者的常见不良反应,包括疲劳、腹泻、轻度恶心、血小板减少,以及周围神经性病变(临床试验中停用硼替佐米的最常见原因)[133]。皮下给药可显著降低神经病变的发生率,可能是许多患者的首选治疗方法[147,148]。据观察,用硼替佐米治疗的患者中,超过 10% 的患者带状疱疹被再激活,因此,应该同时使用抗病毒预防措施[149,150]。硼替佐米的其他好处在于它可使某些预后较差的 MM 患者获得缓解,如伴有高危细胞遗传学异常 del(13) 和 t(4;14)患者[151,152]。B.B. 具有 t(4;14)并将受益于硼替佐米。

沙利度胺和来那度胺是免疫调节药物(immunomodulatory drugs,IMiD)常用于 MM 的初始治疗。它们具有复杂的抗血管生成、抗炎症和免疫调节特性,使它们在 MM 中具有活性[153]。来那度胺的常见不良反应包括血液学毒性、肌肉无力、疲劳和皮疹[154]。一些研究也发现了一小部分风险涉及继发性恶性肿瘤,可能与口服美法仑联合使用有关[155]。虽然这种担忧不会禁止来那度胺的使用,但患者应意识到这种风险。与来那度胺相比,沙利度胺的效力较低,并且毒性较大,除了便秘外,镇静和周围神经病变也是常见的。沙利度胺和来那度胺均有发生血栓栓塞的风险,建议进行静脉血栓栓塞预防[156]。沙利度胺和来那度胺仅可通过限制性获取处方方案获得,因为存在致畸性风险。

地塞米松是治疗 MM 的积极治疗方法,主要用于联合用药。它确实会引发明显的不良反应,包括高血糖、失眠和感染风险的增加。虽然随着剂量的增加,反应率会增加,但较低的剂量往往更有益。当与来那度胺联合使用时,与高剂量地塞米松(每周期 480mg)相比,低剂量地塞米松(每周期 120mg)可使生存率提高 1 年(96% vs 87%,$P = 0.0002$)[131]。

2 或 3 种药物联合用药方案是有效的,适合 MM 的初始治疗。来那度胺、硼替佐米和地塞米松(RVD)的联合用药已经证实新诊断的 MM 患者的反应率高达 100%,最常报道的是感觉神经病变、疲劳和血液学毒性的耐受性[134]。最新的国家综合癌症网络(National Comprehensive Cancer Network,NCCN)肿瘤学临床实践指南(NCCN 指南)推荐 RVD 与其他几种治疗方案作为首选初始诱导治疗方案,其中一些方案见表 96-8[157]。不受诱导方案选择的限制,患者通常在 HCT 之前接受 3~6 个疗程的治疗[158]。

对于不适合行自体 HCT 的患者,宜采用基于美法仑的治疗方案作为诱导治疗。美法仑和泼尼松(MP)联合硼替佐米(MPB)、沙利度胺(MPT)或来那度胺(MPR),均被证明比单用 MP 更有效[137-139]。与 MP 相比,MPT 方案使用性可能有限,因为毒性风险有所增加,包括血栓栓塞、神经病变,便秘和感染。除基于美法仑的治疗方案以外,对不适合移植的 MM 患者来说,来那度胺联合低剂量地塞米松或硼替佐米联合地塞米松也被认为是首选的初始诱导治疗方案[157]。

造血干细胞移植

为了尽力改善 MM 的治疗效果所作出的努力,已致使人们通过自体 HCT 研究高剂量化学疗法(如美法仑 $200mg/m^2$)。在先前未治疗的患者中,对使用自体 HCT 和常规化疗的患者进行随机比较,接受自体 HCT 的患者显示出更高的反应率和更高的存活率[159-162]。年龄、化学敏感性疾病和较少的移植前治疗已成为对自体 HCT 反应的重要预测因素[131]。目前,自体 HCT 被认为是 MM 整体治疗中不可或缺的一部分。应该在符合条件的患者中与诱导治疗联合使用[163]。在 MM 中使用同种异体 HCT 是一种潜在的治疗选择,尽管它已经显示出混合的结果并且通常与过高的发病率和死亡率相关(参见第 101 章)[164-166]。B.B. 将接受 3 个周期的 RVD,随后并将进行 HCT 评估。

双膦酸盐

案例 96-5,问题 3: 为 B.B. 制订了唑来膦酸(zoledronic acid)用药方案:4mg,静脉滴注(15 分钟以上),每隔 28 日 1 次。在血钙正常的情况下,进行双膦酸盐治疗的理论依据是什么?双膦酸盐治疗有何益处和毒性?

在所有 MM 患者中,溶骨性病变或骨质疏松症的发生率接近 80%,是该人群生活质量的最大挑战之一[124]。尽管 MM 的这些骨病表现遍布全身,但最常见于脊柱,病变累及该部位可出现明显的临床问题,包括骨折[118]。

帕米膦酸(pamidronate acid)和唑来膦酸(zoledronic acid)用于预防骨折和改善 OS 的效果已经在 MM 患者中得到证实,不论是否存在溶骨性骨病变[167,168]。帕米膦酸和唑来膦酸(均每月 1 次静脉滴注)具有同等的疗效。由于双膦酸盐对肾功能有负面影响,因此应每月监测血清肌酐,如果肌酐增加超过基线 0.5mg/dl,则应进行治疗。更高的剂量和更短的输注时间与肾损伤有关。若患者的肌酐清除率为 30~60ml/min,患者应该接受小剂量的唑来膦酸和帕米膦酸的服药方案,建议每隔 4~6 小时使用 1 次。颌骨坏死(osteonecrosis of the jaw,ONJ)是双膦酸盐治疗的一种罕见但严重的并发症。与帕米膦酸相比,服用唑来膦酸使患者患 ONJ 的风险增加 9.5 倍[169]。建议在治疗期间进行基线牙科检查和避免侵入性牙科手术。所有患有反应性或稳定疾病的患者应在治疗 2 年后强烈考虑停用双膦酸盐。

狄诺塞麦(denosumab)是一种与 RANK 配体结合的单克隆抗体,可减弱破骨细胞功能,减少骨吸收和骨质破坏。尽管它的有效性很有吸引力,副作用也较少。但在计划的亚组分析中观察到死亡风险增加,因此目前不建议在 MM 患者的治疗中替换双膦酸盐[170]。

B.B. 宜采用双膦酸盐治疗方案,因为他患有有症状性 MM 与脊柱和肋骨中溶骨性疾病。

维持治疗

案例 96-5,问题 4: B.B. 在接受自体 HCT 后进行了 3 个周期的 RVD 治疗。HCT 治疗后 8 日,来院回访。目前他还需要接受其他的治疗吗?

几乎可以肯定的是在自体 HCT 治疗之后,MM 将进一步发展,维持疗法用来延长反应的持续时间。2 项Ⅲ期研究评估了来那度胺在这种情况下的益处。在 CALGB 100104 和 IFM 2005-02 研究中,每日服用来那度胺 10~15mg 可显著改善 PFS,CALGB 研究也显示出生存率的改善[171,172]。尽管沙利度胺也已有一些作为维持治疗的效果,但其副作用限制了其长期使用。因此,虽然应该与患者讨论继发性恶性肿瘤的风险,但优先选择来那度胺,因为其毒性得到改善。硼替佐米也在维持治疗中有一定的疗效。与沙利度胺相比,硼替佐米,每 2 周 1.3mg/m² 的剂量,可显著改善 PFS 和 OS[173]。虽然神经病变是一种长期毒性,可能限制其在某些患者中的使用,但硼替佐米仍是维持治疗中的选择。

决定让 B.B. 采用维持治疗,每日服用来那度胺 10mg,每日 1 次,直至疾病有所缓解。

复发和难治性疾病

> 案例 96-5,问题 5:B.B. 在 HCT 治疗后 4 年疾病复发。采用其他什么方案有益于其骨髓瘤的治疗?

复发或难治性 MM 的治疗选择在逐渐变多。在决定治疗时,需要考虑许多因素,如染色体异常,既往方案的危害和毒性,对既往治疗方案的反应和合并症[174]。对于初次诱导治疗后 6 个月以上复发的 MM 患者,使用相同的方案重新治疗是合理的。对于早期复发或难治性 MM 的患者,应考虑给予含硼替佐米或来那度胺的方案。当与地塞米松联合用药时,与单用地塞米松相比,它们可显著改善疾病的进展时间和生存率[175,176]。硼替佐米也可与聚乙二醇化脂质体多柔比星联合用药,作为有效的挽救方案,通常伴有血细胞减少、腹泻和疲劳之类的毒副作用[145]。

卡非佐米(carlzomib)和泊马度胺(pomalidomide)是 2 种较新的药物,正在进行研究的初始治疗方案表明其效果均在复发或难治性疾病中得到证实。卡非佐米是一种蛋白酶体抑制剂,与硼替佐米相比,具有不可逆性和选择性,导致一些硼替佐米耐药患者的神经病变和活动减少。常见的不良反应包括疲劳、贫血、恶心和血小板减少症。周围神经病变发生在 12.4% 的患者中,只有 1.1% 的患者病变转化为 3 级或更高级别[140]。与来那度胺和地塞米松联合使用时,卡非佐米也具有显著的效果,如第 3 阶段 ASPIRE 试验所示[141]。由于输注反应风险的增加,在服药第 1 周期内,推荐使用地塞米松预先给药。在第 1 个周期内,建议每次剂量进行水合,以降低 TLS 的风险。泊马度胺是新的 IMiD,结构上类似于沙利度胺和来那度胺[153]。Ⅱ期和Ⅲ期试验在复发或难治性情况下,使用或不使用地塞米松时显示出显著的活性和可控的毒性[142,143]。尽管服用泊马度胺的剂量较低,但比较有效,每 28 日 1 个周期,每日 4mg,持续 21日。骨髓抑制是最常见的毒性。

基于第 3 阶段 PANORAMA-1 试验的有利结果,组蛋白去乙酰化酶抑制剂帕比司他也被批准用于复发和难治性疾病,与硼替佐米和地塞米松联合用药[144]。副作用包括血细胞减少、腹泻和周围神经病变,可能会限制帕比司他的使用。NCCN 考虑了各种各样的联合用药方案,作为治疗复发或难治性 MM 患者的首选方案,其中一些列于表96-8[157]。

淋巴瘤

淋巴瘤是源自淋巴组织的血液系统恶性肿瘤的多样化总称。这些淋巴组织增生性疾病之间的异质性表现为病理生理学特征、疾病过程和治疗方法的变化。疾病可能存在于淋巴结内或结外部位,如胃肠道、皮肤、骨髓、鼻窦或中枢神经系统。淋巴瘤分为非霍奇金淋巴瘤(non-Hodgkin lymphoma,NHL)和霍奇金淋巴瘤(Hodgkin lymphoma,HL)。根据诸如起源细胞、组织学和自然史等因素,NHL 进一步分为 20 多种亚型。淋巴瘤分类的综述见表 96-9。有关儿科淋巴瘤的进一步讨论,请参阅第 95 章。

表 96-9
淋巴瘤的简单分类

	细胞起源
霍奇金淋巴瘤	
经典霍奇金淋巴瘤	B 细胞
节性淋巴细胞为主型	B 细胞
侵袭性非霍奇金淋巴瘤	
弥漫性大-B 细胞淋巴瘤	B 细胞
伯基特淋巴瘤	B 细胞
套细胞淋巴瘤	B 细胞
与艾滋病相关的 B 细胞淋巴瘤	B 细胞
原发性中枢神经系统淋巴瘤	B 细胞
前体淋巴细胞白血病(淋巴瘤)	B 细胞或 T 细胞
外周 T 细胞淋巴瘤	T 细胞
间变性大细胞淋巴瘤 T 细胞	T 细胞
成人 T 细胞白血病/淋巴瘤	T 细胞
结外 NK 细胞(T 细胞)淋巴瘤	NK(T 细胞)
迁延性非霍奇金淋巴瘤	
滤泡型淋巴瘤	B 细胞
皮肤 T 细胞淋巴瘤	T 细胞
边缘带淋巴瘤	B 细胞

来源:Harris NL et al. World Health Organization classification of neoplastic diseases of the hematopoietic and lymphoid tissues:Report of the Clinical Advisory Committee meeting-Airlie House,Virginia,November 1997. *J Clin Oncol.* 1999;17:3835.

流行病学、病理生理学和病因

淋巴瘤通过老年人群影响儿童，发病率因疾病类型、地理区域、种族和社会经济地位的不同而不同[72,177]。因果关系往往没有建立，然而，某些病毒感染包括 Epstein-Barr 病毒和人类免疫缺陷病毒，以及免疫抑制剂、自身免疫性疾病和家族史均会使风险增加[178-182]。

临床表现与诊断

案例 96-6

问题 1：E. A.，35 岁，女性，有发热、淋巴结肿大、不适和呼吸短促的 2 周病史，最初用抗生素治疗疑似肺炎。病情严重，住院治疗，其中放射学评估显示弥漫性淋巴结肿大。E. A. 的症状是否与侵袭性或惰性淋巴瘤一致？

E. A. 表现发热、淋巴结病和身体不适的症状都是淋巴瘤的一般征兆，其呼吸系统症状与肺部恶性细胞渗透一致。出现的快速发作和广泛的疾病提示侵袭性淋巴瘤。所涉及的节点的活组织检查对于建立确定的诊断和确定淋巴的亚型是必不可少的。

案例 96-6，问题 2：对于 E. A.，什么诊断性评价对于确诊为淋巴瘤是必需的？

怀疑淋巴瘤需要对淋巴结或相关组织进行有效的活组织检查。利用形态学、免疫表型、流式细胞术和细胞遗传学技术进行诊断。其他患者评估应包括完整的病史和体格检查，重点是淋巴结携带区域与实验室分析，包括CBC、综合代谢组和人类免疫缺陷病毒血清学。放射学评估包括计算机断层扫描或 PET 以评估疾病的程度。分期基于 HL 的 Ann Arbor 系统或 NHL 的 Lugano 修正[183]。这些模式的简化版本如表 96-10 所示。在某些临床情况下，建议进行骨髓活检或腰椎穿刺。对于预期分别用蒽环类药物或博来霉素治疗的所有患者，必须评估基线心脏和肺功能。

表 96-10

淋巴瘤的简单分期

分期		描述
早期	I	疾病局限于单个淋巴结区域
	II	多发淋巴结区域累及横膈膜的同一侧
晚期	III	淋巴结区域累及横膈膜双侧
	IV	弥漫性疾病累及一个或多个淋巴结外器官

A：没有任何 B 症状；B：在过去 6 个月内，不明原因的发热、盗汗，或不明原因的体重下降超过体重的 10%

来源：Cheson BD et al. Recommendations for initial evaluation, staging, and response assessment of Hodgkin and non-Hodgkin lymphoma：the Lugano classification. *J Clin Oncol*. 2014；32：3059.

治疗

化疗、免疫疗法、放射和骨髓移植以多种组合方式联合治疗淋巴瘤。根据疾病的每个特定分类指导治疗方式的选择。侵袭性淋巴瘤，如弥散性 B 细胞淋巴瘤（DLBCL）和霍奇金淋巴瘤，用强化联合化疗方案治疗，其具有治疗意图。相比之下，诸如滤泡性淋巴瘤（FL）等固有淋巴瘤基本上是无法治愈的，并且通过旨在减轻疾病负担和延长生存期的方法定期进行护理。为了优化治疗结果，必须仔细考虑患者的个体特征，包括合并症和机体状态。化疗方案的概述见表 96-11 和表 96-12。

锁骨上淋巴结的活组织检查证实了 E. A. 侵袭性 NL 对的诊断。

表 96-11

淋巴瘤治疗重要初始化疗方案总结

方案	药物	剂量	日数	周期/日
ABVD	多柔比星	25mg/m² IV	1，15	28
	博来霉素	10U/m² IV	1，15	
	长春花碱	6mg/m² IV	1，15	
	达卡巴嗪	375mg/m² IV	1，15	
R-CHOP	利妥昔单抗	375mg/m² IV	1	21
	环磷酰胺	750mg/m² IV	1	
	多柔比星	50mg/m² IV	1	
	长春新碱ᵃ	1.4mg/m² IV	1	
	泼尼松	100mg PO	1~5	

表 96-11

淋巴瘤治疗重要初始化疗方案总结(续)

方案	药物	剂量	日数	周期/日
EPOCH-R	依托泊苷[b]	50mg/m² IV	1~4	21
	泼尼松	60mg/m² PO	1~5	
	长春新碱[b]	0.4mg/m² IV	1~4	
	环磷酰胺	750mg/m² IV	5	
	多柔比星[b]	10mg/m² IV	1~4	
	利妥昔单抗	375mg/m² IV	1	
BR	苯达莫司汀	90mg/m² IV	1,2	28
	利妥昔单抗	375mg/m² IV	1	

[a] 最大剂量 2mg。

[b] 依托泊苷、长春新碱和多柔比星的注射时间需超过 24 小时。

IV,静脉注射;PO,口服。

表 96-12

选择淋巴瘤初始治疗方案或复发(难治性)方案的总结

方案	化学疗法
Stanford V	氮芥、多柔比星、长春花碱、泼尼松、长春新碱、博来霉素和依托泊苷
BEACOPP	博来霉素、依托泊苷、多柔比星、环磷酰胺、长春新碱、丙卡巴肼和泼尼松
ESHAP ± R	依托泊苷、甲泼尼龙、阿糖胞苷、顺铂
DHAP ± R	地塞米松、阿糖胞苷、顺铂
ICE ± R	异环磷酰胺、卡铂、依托泊苷
CVP ± R	环磷酰胺、长春新碱、泼尼松
Hyper-CVAD ± R	环磷酰胺、长春新碱、多柔比星、地塞米松(A 部分)用甲氨蝶呤、阿糖胞苷代替(B 部分)
McGrath Protocol ± R	环磷酰胺、长春新碱、多柔比星、甲氨蝶呤(CODOX-M)用异环磷酰胺、依托泊苷、阿糖胞苷代替(IVAC)

R,利妥昔单抗

案例 96-6,问题 3: 淋巴瘤治疗有哪些重要的支持性护理?

除了选择最佳化疗方案外,还要注意 E. A. 将需要适当的支持性护理,重点是解决治疗和疾病相关的并发症。TLS 的预防和治疗对于初始治疗是至关重要的,特别是对于涉及侵袭性和大包块病变的此类病例。整个化疗构成必须备有充足的止吐药。虽然几乎所有淋巴瘤治疗都是常见的,

但针对侵袭性淋巴瘤设计的方案与显著的血液学毒性和感染性并发症的风险相关。因此,准备相应的粒细胞集落刺激因子、抗生素和血液制品输注是必要的。虽然迫切需要治疗可能会排除机会,但应该为像 E. A. 这样的育龄患者提供生育咨询。化疗和放疗的延迟效应可能在治疗结束后十多年内发展,包括继发性恶性肿瘤、心血管疾病和肺功能障碍。随后,在治疗理论上可治愈的疾病时,旨在监测延迟治疗并发症的生存计划越来越有价值。

霍奇金淋巴瘤

案例 96-7

问题 1: L. G.,26 岁,女性,锁骨周围无痛性肿胀和夜间严重盗汗的病史长达 1 个月。她报告说在过去 6 个月中疲劳加剧并"感觉不适"。X 射线显示宫颈、纵隔和腹股沟淋巴结肿大。宫颈淋巴结的切除活检显示结节性硬化 HL。由于出现贫血和血小板减少症,进行了骨髓活检,发现淋巴瘤细胞呈阳性。所有其他实验室值都是正常的,除此之外,她的健康状况非常好。L. G. 的治疗目标是什么?

霍奇金淋巴瘤,以前称为霍奇金病,是一种 B 细胞肿瘤,含有伴有炎症的 Reed-Sternberg 细胞。HL 代表大约 10% 的淋巴瘤,美国 2015 年新诊断的淋巴瘤患者有 9 050 例[71,72]。HL 的出现显示双峰年龄分布,主要发生在年轻成年人,第 2 个高峰时约为 65 岁[184]。该病曾是一种致命疾病,过去 50 年来对治疗的改善是一件显著成功案例,因为现在 3/4 的患者可以得到治愈[185]。鉴于大多数患者预计长期存活,治疗的延迟后果有对这种疾病的管理更加重要[186,187]。

根据肿瘤细胞的外形和肿瘤微环境的组成,霍奇金淋巴瘤分为经典 HL 或结节性淋巴细胞为主型[188]。根据发

病率,经典 HL 进一步细分为结节性硬化型、混合细胞型、淋巴细胞丰富型,以及淋巴细胞耗竭型[189]。结节性淋巴细胞为主型 HL 仅占所有 HL 的 5%,具有独特的免疫表型和治疗方法。本节的其余部分将重点介绍经典 HL。

预后是多因素的,包括全身症状、疾病阶段和肿块的大小。HL 的国际预后评分(IPS)描述了低蛋白血症(白蛋白<4g/dl)、贫血(Hgb<10.5g/dl)、男性、年龄超过 45 岁、IV 期疾病、白细胞增多症(WBC>15 000/mm³)和淋巴细胞(淋巴细胞计数<8%)作为不良指标[190]。根据 HL 的 IPS,L. G. 有 2 个不利指标——贫血和 IV 期疾病。这表明,虽然她患有晚期疾病,但仍保持良好的长期预后。

初始治疗

> 案例 96-7,问题 2:对 L. G. 来说,什么治疗是最合适的?

HL 初始治疗的目标是最大限度地发挥根除疾病的潜力,同时限制疾病的晚期风险。这需要根据预后因素对患者进行分层。欧洲癌症研究和治疗组织(European Organization for the Research and Treatment of Cancer,EORTC)标准通常用于将患者分为 3 组,包括早期有利组、早期不利组和晚期疾病组。早期有利组的患者有 I 期或 II 期疾病,没有大的纵隔腺病,红细胞沉降率小于 50mm/h,受累淋巴结不超过 3 个,年龄不超过 50 岁。不符合该标准的 I 期或 II 期疾病患者被归类为早期不良,患有 III 期或 IV 期 HL 的患者被归为晚期疾病组。

单独放射治疗是早期疾病数十年的标准治疗方法。虽然有效,但这种方法的实用性受到实质性长期毒性的限制[191,192]。将联合化疗纳入 HL 方案既改善了长期疾病控制又提高了耐受性。因此,单独放射治疗不再是可接受的方法。方案 ABVD(多柔比星、博来霉素、长春花碱和达卡巴嗪)是现代实践中最常用的方案,取代了之前的标准,MOPP(氮芥、长春新碱、丙卡巴肼和泼尼松),显示出优越的疗效,降低了急性毒性和长期并发症的发生率,如继发性白血病和不育症[193,194]。在早期有利的 HL 中,ABVD 的化疗可以单独给药 4~6 个周期,也可以给药 2~4 个周期,然后进行顺序放射治疗[195-197]。这 2 种方法都不具有优越性,因为 OS 似乎是等效的。比较研究表明单独化疗可降低潜在不良事件的风险,而双重治疗可降低疾病的复发率[198-200]。患有早期不良疾病的患者需要较长的治疗时间(4~6 个周期),同时化疗也变的很重要[201]。并且并入对于患有晚期疾病的患者,化疗成为治疗的主要手段,ABVD 的持续时间增加到 6~8 个周期[202-204]。通常保留放射治疗以增加对反应不佳或需要快速减瘤的患者的治疗[205]。由于在这种疾病中保持剂量强度的重要性日益增加,ABVD 的一个显著特点是,由于在这种疾病中保持剂量强度的重要性日益增加,一般可避免剂量减少或白细胞减少继发的延迟[206,207]。

StanfordV 方案包括较短的化疗时间和对辐射依赖性的增加[208]。虽然不太常用这种方案,但它是 ABVD 的合适替代方案,可用于早期和晚期 HL 的治疗[203,209,210]。方案的优点包括多柔比星和博来霉素累积剂量的减少,从而减少这些抗肿瘤药的晚期效应[211,212]。

选择患者可能会从逐步升级的治疗到 BEACOPP 方案。虽然其明显的生存优势尚未证实,但这种强化化疗方案似乎有助于改善肿瘤控制[204,213,214]。具有 4 种或更多不良 IPS 因子的个体,以及体能能够耐受联合用药毒性显著增加的个体,可能会从该方案获得最大的潜在优势。

鉴于横膈膜两侧的多个淋巴结和骨髓的受累,患有 IV 期 HL 的 L. G. ,应接受 ABVD 治疗 6~8 个周期。虽然她患有晚期疾病,但她的预后良好,可以预期能达到长期缓解的效果。

复发性和难治性疾病

> 案例 96-7,问题 3:在完成治疗后 9 个月的常规随访中,检查发现 L. G. 有广泛的淋巴结肿大复发,这被证实为是复发性疾病。对 L. G. 来说,合适的治疗方案是什么?

与许多恶性疾病不同的是,HL 患者在复发或难治性疾病的情况下,保持合理的治愈可能性。复发(包括已记录的缓解后超过 12 个月的微小疾病)提示预后较好。单独或采用放射疗法进行挽救性化疗通常是足够的治疗[215,216]。早期或广泛复发或原发性难治性疾病的患者通常需要二线化疗,然后进行自体骨髓移植。治疗的选择取决于患者的个体特征和提供者的偏好,因为目前没有标准的护理。这种情况下的有效方案模拟复发性 NHL 中使用的方案,包括 DHAP、ESHAP、ICE[217]。重复初始治疗或使用替代的一线治疗方案,可能在少数患者中是合理的[218,219]。本妥昔单抗是一种 CD30 靶向单克隆抗体,与抗微管蛋白抗肿瘤药有连,已证明在骨髓移植失败的大量预处理患者和/或之前的 2 种化疗方案中显示出活性[220]。

鉴于 L. G. 处于疾病的早期阶段,且疾病广泛复发,她应该接受 1 种补救方案,如 ESHAP,然后进行自体干细胞移植,因为早期和广泛复发。她的治疗目标应该是有疗效的。

非霍奇金淋巴瘤

非霍奇金淋巴瘤(NHL)是一系列淋巴恶性肿瘤,其主要特征在于临床特征和对治疗的反应差异。2015 年,在美国,这些疾病的合并导致的新病例估计为 71 850 例,死亡病例为 19 790 例[71]。虽然已经研发和修改了针对 NHL 的各种组织病理学分类方案,但随着人们对 NHL 的细胞理解有所改善,NHL 基本上可以归类为侵袭性或惰性淋巴瘤。大约 90% 的淋巴瘤来自 B 淋巴细胞,其余病例来自 T 淋巴细胞,很少来自自然杀伤(NK)细胞。DLBCL 和 FL 是 NHL 中两种最常见出现的两种亚型,因此将是成为本节的重点内容。

侵袭性淋巴瘤

侵袭性淋巴瘤包括 DLBCL 和 Burkitt 淋巴瘤。虽然这些疾病如果不加以治疗会迅速致命,需要强化治疗,但对于接受现代治疗的许多患者来说,获得治愈的前景是合理的。

案例 96-8

问题 1： P. A.，一名 64 岁的男性，主诉在过去 1 个月内出现淋巴结肿大，偶尔发热和盗汗的症状。体格检查显示颈部、锁骨上和腹股沟淋巴结肿大。除轻度贫血和 LDH 升高外，实验室值正常。锁骨上淋巴结的切除活组织检查证实了 DLBCL 的诊断。流式细胞术对 CD10、CD19 和 CD20 表面标志物的检测呈阳性。他没有任何可识别的结外疾病。P. A. 的疾病是否可以治愈？

DLBCL 占所有 NHL 病例的 25%～30%，是最常见的淋巴瘤类型[10,189,221]。DLBCL 的发病率随着年龄的增长而增加，诊断的平均中位年龄为 60 岁[222]。预期的 5 年生存率为 21%～76%，这取决于各种预后指标。不良指标包括年龄大于 60 岁、LDH 升高、多个结外部位、晚期临床分期和体能状态不佳[223,224]。虽然鉴于其众多不良指标，复发的可能性相对较高，但 P. A. 的治疗仍然是有效的。

初始治疗

案例 96-8，问题 2： 鉴于患者的信息，对 P. A. 来说，标准护理初步治疗是什么？

化学疗法和免疫疗法的联合治疗，伴或不伴放疗，是 DLBCL 治疗的基础。数十年来，环磷酰胺、多柔比星、长春新碱和泼尼松（CHOP）方案一直是 DLBCL 的主流化疗方案，与之前使用的方案相比，是有活性强、耐受性好、更便捷的特点[225]。包含利妥昔单抗，一种 CD20-靶向单克隆抗体，联合 CHOP 治疗（R-CHOP）可使存活率提高约 10%～15%，伴随着不良反应的增加[226-228]。同样，利妥昔单抗的免疫治疗被整合到 DLBCL 的几乎所有治疗中。对于患有 I 期或 II 期疾病的患者，治疗过程包括 3 个周期的 R-CHOP，然后进行相关放疗[229,230]。如果存在相对禁忌证或对放疗的厌恶，通常可以通过省略放射和延长化疗持续时间获得足够的结果。肿瘤的大小和/或疾病的程度限制了在晚期疾病（III 或 IV 期或大肿瘤）患者中放疗的应用。因此，在这种情况下，通过 R-CHOP 的施用治疗总共 6～8 个周期循环是主要的做法。

CHOP 联合利妥昔单抗化疗（因为他的淋巴瘤是 CD20 阳性），持续 6～8 个周期，对于 P. A. 是理想的治疗方案。在这种情况下，对 P. A. 增加放射治疗并不是有益的，因为他患的是有 III 期疾病。

个人情况

案例 96-8，问题 3： 在完成预处理评估期间，发现 P. A. 既往病史对心脏病有重要意义。在超声心动图后，他的射血分数显示为 45%。最后的细胞遗传学分析显示他的淋巴瘤对 c-Myc 和 BCL-2 呈阳性。这些发现是否会改变 P. A. 的治疗方法？如果是这样，怎么样治？

尽管已证实其可靠性，但 R-CHOP 治疗并不适用于所有 DLBCL 患者。蒽环类药物（如多柔比星）是许多淋巴瘤治疗方案的基础。这对患有心血管疾病的患者来说是一个重大的临床挑战。尽管有效性受到影响，但用脂质体多柔比星或米托蒽醌替代 CHOP 中的多柔比星可能是限制心血管毒性的合理选择[231,232]。EPOCH 方案在 DLBCL 中具有显著疗效，注射多柔比星，被认为可以最小化心脏效应[233]。如果必须完全避免使用蒽环类药物和相关化合物，CEPP 方案（环磷酰胺、依托泊苷、泼尼松、丙卡巴肼）是可行的[234]。或者，依托泊苷或吉西他滨可作为 CHOP 方案中多柔比星的可接受替代品[235,236]。治疗非常脆弱或老年 DLBCL 患者同样具有挑战性。考虑到治疗的意图，保持剂量强度是理想的，然而，对于所有患者而言，这是不可能实现的，并且可能需要使用低强度治疗[237,238]。

c-Myc 和 BCL-2 通常出现在 NHL 中，具有介于 DLBCL 和 Burkitt 淋巴瘤之间的特征。这些结果，通常被称为"双发"淋巴瘤，预示着较差的预后和对常规治疗的反应性降低[239,240]。从 CHOP 升级到 EPOCH，这是一项在 Burkitt 淋巴瘤中具有已知活性的方案，似乎可以在这一类 DLBCL 患者中提高应答率并具有可接受的耐受性[241,242]。

从 R-CHOP 到 EPOCH 联合利妥昔单抗的方案改变可能对 P. A. 有利。因为这种治疗方法具有潜在优势，因为他的细胞遗传学异常可能与心脏并发症减少有关。

复发和难治性疾病

案例 96-8，问题 4： 治疗 4 年后，P. A. 的疾病复发。除了淋巴瘤复发外，由于与癌症无关的合并症恶化，在第 1 次治疗后他的身体状况明显恶化。

既然 P. A. 的病又复发了，那么他的其他治疗目标是什么？

骨髓移植的资格是治疗复发或难治性疾病的决策的关键组成部分。对于合适的候选人，治疗的目的是给予积极化疗以诱导最大反应，然后迅速进行自体移植[243,244]。相比之下，对于不适合移植、对治疗没有反应或移植后复发的患者的治疗方法主要是姑息治疗。在自体移植之前，已经成功地使用了许多强化治疗方案来诱导缓解（表 96-11）[245-247]。没有证据表明任何一种方案优于另一种方案，并且所有治疗选择方案都与显著的血液学和非血液学毒性相关。虽然有效数据有限，但利妥昔单抗经常被纳入这些补救方案。使用吉西他滨联合奥沙利铂（GemOx）或 BR 等低强度治疗对于不进行干细胞移植的患者是理想的选择[248,249]。低剂量的单药化疗可能是缓解由大量肿块引起的症状的有效方法。

P. A. 目前 68 岁，身体状况欠佳，所以不太可能是骨髓移植后进行积极抢救治疗的候选人。降低强度的治疗，如 BR 可能对控制疾病有益，尽管在这种情况下治疗的目的是姑息性的。

其他侵袭性 NHL 亚型

Burkitt 淋巴瘤是一种典型的侵袭性恶性肿瘤，表现出极快的增殖率。急性治疗至关重要，必须而且一定比传统的 DLBCL 方案更加有力[250]。活性方案包括 McGrath 协议、Hyper-CVAD 或各种癌症和白血病 B 组（CALGB）方案[251-254]。虽然这些方案中有许多是在利妥昔单抗前期开发的，但考虑到对毒性的影响有限并且证据表明改善了反应，通常包括单克隆抗体。EPOCH 方案是一种可行的治疗选择方案，与其他常用方案相比，具有更好的耐受性和相对疗效[255]。鉴于该疾病偏好涉及 CNS，鞘内化疗或高剂量甲氨蝶呤和阿糖胞苷预防是治疗 Burkitt 淋巴瘤必不可少的组成部分[256]。虽然治疗相关并发症可以比较严重，但在 60%～90% 的儿科和青年患者中可以获得持久的缓解[257]。当这种疾病发生在老年人群中时，这种有利的预后会消失[258]。

套细胞淋巴瘤具有惰性淋巴瘤的无法治愈的性质，同时显示出侵袭性疾病的快速增殖能力[259]。对该疾病的治疗反映了这种双重性质，因为治疗范围从低强度惰性方案到高强度侵袭性方案。虽然目前没有护理标准，但传统做法是根据对疾病反应的感知优势，对年轻和医学上适合的患者实施 Hyper-CVAD 联合利妥昔单抗等强化治疗方案[260]。BR 或 R-CHOP 等方案适用于老年患者或具有显著合并症的患者来说是一种理想的治疗方案[261-263]。多种抗肿瘤药或单药联合依鲁替尼（一种 Bruton-TK 抑制剂）的治疗方案已在治疗复发或难治性疾病中显示出疗效[264-266]。自体或同种异体骨髓移植可考虑用于精心挑选的个体[267]。

惰性淋巴瘤

与侵袭性淋巴瘤相比，惰性淋巴瘤生长缓慢，通常在患者出现症状之前不需要治疗[268]。尽管有许多有效的治疗方法，但惰性淋巴瘤常常无法治愈，并且容易复发。治疗目的是通过减轻疾病负担来延长患者的生存期和缓解症状，直到恶性肿瘤变得对治疗产生抗药性和/或转变为更具侵袭性的淋巴瘤[269]。

案例 96-9

问题 1： T. M. 是一名健康状况良好的 61 岁男性，患有 3 个月无痛性腋窝淋巴结病，该病似乎是"来去匆匆"。患者无其他症状。切除活组织检查和病理检查显示滤泡性 B 细胞淋巴瘤，这是一种惰性淋巴瘤。CT 扫描显示腋窝、纵隔和髂淋巴结肿大。实验室值正常。T. M. 治疗的治疗目标是什么？

FL 是第 2 种最常见的 NHL 形式，约占所有惰性淋巴瘤的 70%[270]。虽然已经描述了儿科变异，但该病症主要出现在 50 岁以上的患者中。有相当比例的患者将在疾病中存活 10 年或更长时间。滤泡性淋巴瘤国际预后指数（FLIPI）将年龄超过 60 岁、LDH 升高、Ⅲ期或Ⅳ期疾病、Hgb 低于 12，以及以上受累淋巴结作为不良指标[271]。

初始治疗

虽然没有建立绝对的治疗标准，但 FL 有多种治疗方案可供选择。对一小部分出现早期疾病的患者，治疗可能仅包括放射治疗，极少数病例可能会被治愈性[272-275]。然而，

在大多数情况下，FL 的初始治疗涉及化学免疫疗法。类似于与 B 细胞相关的侵袭性 NHL，利妥昔单抗的有效性极大的促使 FL 现在的治疗方案的形成[276,277]。首选的初始治疗方案是 BR、R-CHOP、或 R-CVP（利妥昔单抗、环磷酰胺、长春新碱、泼尼松）。苯达莫司汀，一种具有与嘌呤类似物相似性能的烷基化剂，与美罗华联合使用也许是目前最常用的 FL 疗法。与替代方案 R-CHOP 进行比较，BR 能改善 PFS，且骨髓抑制率、感染率和脱发率较低[263,278]。虽然现在 BR 方案更受医生青睐，但广泛的经验亦支持 R-CHOP 方案，并且对晚期患者来说，它仍然是一种合理的治疗方法[279]。对不能耐受蒽环类药物的患者来说，与 R-CHOP 相比，R-CVP 具有良好的耐受性，但在去除多柔比星后效果不佳[276]。利妥昔单抗单独使用可诱导毒性小的高反应率，对无法忍受细胞毒性的患者来说是一种理想的治疗方法[280,281]。在初始治疗结束后，在不同时间服用利妥昔单抗维持治疗，PFS 会增加[282,283]。

案例 96-9，问题 2：T. M. 应该从何时开始接受治疗？

与侵袭性淋巴瘤治疗不同，FL 的积极治疗可以被中止，直到疾病相关症状的发展而不影响结果的地步[268,284]。"观察等待"方法的优点包括避免成本、治疗并发症最小化，并在理论上限制未来的耐药性。淋巴结病引起的局部症状、淋巴瘤浸润继发的器官功能受损、B 症状、骨髓受累的血细胞减少或攻击性侵袭性节律通常被认为是初始治疗开始的指征。

由于他的疾病目前无症状，"观察等待"的方法对 T. M. 是合理的，因为一旦满足了治疗标准，就可以开始治疗，目的是减少与疾病相关的症状并延长生存期。

复发与难治性疾病

案例 96-9，问题 3：T. M. 最终需要治疗他的 FL，并在用 BR 方案治疗后，保持持久的缓解。3 年后，他在多个淋巴结区域出现复发性疾病，伴随着无意识的体重减轻和盗汗。实验室评估显示血小板减少症和中性粒细胞减少症。鉴于其复发的特征，在为 T. M 提供治疗之前必须考虑哪些额外的其他诊断测试？

在复发时，将近 1/3 的 FL 将会转变为侵袭性淋巴瘤[285]。如果出现侵袭性表现，需要进行重复活检以确定是否发生组织学转变[286]。如证实肿瘤发生转变，必须强化治疗以符合侵袭性淋巴瘤的治疗的方案。

案例 96-9，问题 4：可供 T. M. 选择的治疗方案有哪些？

对于 FL 的简单复发，利妥昔单抗在复发性疾病中起着关键作用，并且不管是作为单一药物或与化疗联合治疗都是有效的[287,288]。使用先前的给药方案再次攻击肿瘤对于获得持久缓解且症状最少的患者是合理的。替代的第一线方案也可以在复发情况下有效使用。包含硼替佐米、米托

蒽醌和氟达拉滨的治疗方案在之前进行化疗的患者身上具有活性[289-292]。造血干细胞移植对年轻和医学上适合的患者来说是重要的治疗选择。

T. M. 疾病的迅速复发，需要考虑是否转变为更具侵袭性的淋巴瘤。该患者需要进行重复淋巴结活组织检查。如果疾病没有变化，考虑到他处于疾病晚期，予以 R-CHOP 的治疗方案可能是理想的。

（汤莹 译，张文婷、李梦 校，桂玲 审）

参考文献

1. Yamamoto JF, Goodman MT. Patterns of leukemia incidence in the United States by subtype and demographic characteristics, 1997–2002. *Cancer Causes Control.* 2008;19(4):379–390.

2. Sant M et al. Incidence of hematologic malignancies in Europe by morphologic subtype: results of the HAEMACARE project. *Blood.* 2010;116(19):3724–3734.

3. Grimwade D, Hills RK. Independent prognostic factors for AML outcome. *Hematology Am Soc Hematol Educ Program.* 2009:385–395.

4. Hiddemann W et al. Towards a pathogenesis-oriented therapy of acute myeloid-leukemia. *Crit Rev Oncol Hematol.* 2005;56(2):235–245.

5. Cheson BD et al. Report of the National Cancer Institute-sponsored workshop on definitions of diagnosis and response in acute myeloid leukemia. *J Clin Oncol.* 1990;8(5):813–819.

6. Cassileth PA et al. Maintenance chemotherapy prolongs remission duration in adult acute nonlymphocytic leukemia. *J Clin Oncol.* 1988;6(4):583–587.

7. Kern W, Estey EH. High-dose cytosine arabinoside in the treatment of acute myeloid leukemia: Review of three randomized trials. *Cancer.* 2006;107(1):116–124.

8. Lowenberg B et al. High-dose daunorubicin in older patients with acute myeloid leukemia. *N Engl J Med.* 2009;361(13):1235–1248.

9. Duval M et al. Hematopoietic stem-cell transplantation for acute leukemia in relapse or primary induction failure. *J Clin Oncol.* 2010;28(23):3730–3738.

10. Harris NL et al. World Health Organization classification of neoplastic diseases of the hematopoietic and lymphoid tissues: report of the Clinical Advisory Committee meeting-Airlie House, Virginia, November 1997. *J Clin Oncol.* 1999;17(12):3835–3849.

11. Lowenberg B et al. Acute myeloid leukemia. *N Engl J Med.* 1999;341(14):1051–1062.

12. Visani G et al. The prognostic value of cytogenetics is reinforced by the kind of induction/consolidation therapy in influencing the outcome of acute myeloid leukemia—analysis of 848 patients. *Leukemia.* 2001;15(6):903–909.

13. Foran JM. New prognostic markers in acute myeloid leukemia: perspective from the clinic. *Hematol Am Soc Hematol Educ Prog.* 2010;2010:47–55.

14. Marcucci G et al. Molecular genetics of adult acute myeloid leukemia: prognostic and therapeutic implications. *J Clin Oncol.* 2011;29(5):475–486.

15. Burnett A et al. Therapeutic advances in acute myeloid leukemia. *J Clin Oncol.* 2011;29(5):487–494.

16. Li X et al. The effects of idarubicin versus other anthracyclines for induction therapy of patients with newly diagnosed leukaemia. *Cochrane Database Syst Rev.* 2015;(6):CD010432.

17. Gong Q et al. High doses of daunorubicin during induction therapy of newly diagnosed acute myeloid leukemia: a systematic review and meta-analysis of prospective clinical trials. *PLoS One.* 2015;10(5):e0125612.

18. Rai KR et al. Treatment of acute myelocytic leukemia: a study by cancer and leukemia group B. *Blood.* 1981;58(6):1203–1212.

19. Frei E 3rd et al. Dose schedule and antitumor studies of arabinosyl cytosine (NSC 63878). *Cancer Res.* 1969;29(7):1325–1332.

20. Fenaux P et al. Effect of all transretinoic acid in newly diagnosed promyelocytic leukemia. Results of a multicenter randomized trial. European APL 91 Group. *Blood.* 1993;82(11):3241–3249.

21. Castaigne S et al. All-trans retinoic acid as a differentiation therapy for acute promyelocytic leukemia. I. Clinical results. *Blood.* 1990;76(9):1704–1709.

22. Fenaux P et al. A randomized comparison of all transretinoic acid (ATRA) followed by chemotherapy and ATRA plus chemotherapy and the role of maintenance therapy in newly diagnosed acute promyelocytic leukemia. The European APL Group. *Blood.* 1999;94(4):1192–1200.

23. Sanz MA et al. A modified AIDA protocol with anthracycline-based consolidation results in high antileukemic efficacy and reduced toxicity in newly diagnosed PML/RARalpha-positive acute promyelocytic leukemia. PETHEMA group. *Blood.* 1999;94(9):3015–3021.

24. NCCN Clinical Practice Guidelines in Oncology (NCCN Guidelines®). Acute myeloid leukemia. 2015; V 1.2015. Available at: http://www.nccn.org. Accessed May 29, 2015.

25. Coutre SE et al. Arsenic trioxide during consolidation for patients with previously untreated low/intermediate risk acute promyelocytic leukaemia may eliminate the need for maintenance therapy. *Br J Haematol.* 2014;165(4):497–503.

26. Lo-Coco F et al. Retinoic acid and arsenic trioxide for acute promyelocytic leukemia. *N Engl J Med.* 2013;369(2):111–121.

27. Tallman MS et al. All-trans-retinoic acid in acute promyelocytic leukemia. *N Engl J Med.* 1997;337(15):1021–1028.

28. Tallman MS et al. Clinical description of 44 patients with acute promyelocytic leukemia who developed the retinoic acid syndrome. *Blood.* 2000;95(1):90–95.

29. De Botton S et al. Incidence, clinical features, and outcome of all trans-retinoic acid syndrome in 413 cases of newly diagnosed acute promyelocytic leukemia. The European APL Group. *Blood.* 1998;92:2712–2718.

30. Rogers JE, Yang D. Differentiation syndrome in patients with acute promyelocytic leukemia. *J Oncol Pharm Pract.* 2012;18:109–114.

31. Flombaum CD. Metabolic emergencies in the cancer patient. *Semin Oncol.* 2000;27(3):322–334.

32. Howard SC et al. The tumor lysis syndrome. *N Engl J Med.* 2011;364(19):1844–1854.

33. Pui CH et al. Recombinant urate oxidase (rasburicase) in the prevention and treatment of malignancy-associated hyperuricemia in pediatric and adult patients: results of a compassionate-use trial. *Leukemia.* 2001;15(10):1505–1509.

34. Vines AN et al. Fixed-dose rasburicase 6 mg for hyperuricemia and tumor lysis syndrome in high-risk cancer patients. *Ann Pharmacother.* 2010;44(10):1529–1537.

35. Trifilio SM et al. Effectiveness of a single 3-mg rasburicase dose for the management of hyperuricemia in patients with hematological malignancies. *Bone Marrow Transplant.* 2011;46(6):800–805.

36. Giraldez M, Puto K. A single, fixed dose of rasburicase (6 mg maximum) for treatment of tumor lysis syndrome in adults. *Eur J Haematol.* 2010;85(2):177–179.

37. Reeves DJ, Bestul DJ. Evaluation of a single fixed dose of rasburicase 7.5 mg for the treatment of hyperuricemia in adults with cancer. *Pharmacother.* 2008;28(6):685–690.

38. Trifilio S et al. Reduced-dose rasburicase (recombinant xanthine oxidase) in adult cancer patients with hyperuricemia. *Bone Marrow Transplant.* 2006;37(11):997–1001.

39. Souza LM et al. Recombinant human granulocyte colony-stimulating factor: effects on normal and leukemic myeloid cells. *Science.* 1986;232(4746):61–65.

40. Rowe JM et al. A randomized placebo-controlled phase III study of granulocyte-macrophage colony-stimulating factor in adult patients (>55 to 70 years of age) with acute myelogenous leukemia: a study of the Eastern Cooperative Oncology Group (E1490). *Blood.* 1995;86(2):457–462.

41. Kebriaeri P et al. Acute leukemias. In: De Vita VT et al, eds. *Cancer: Principles and Practice of Oncology.* 10th ed. Philadelphia, PA: Lippincott Williams & Wilkins; 2015:1618–1620.

42. Mayer RJ et al. Intensive postremission chemotherapy in adults with acute myeloid leukemia. Cancer and Leukemia Group B. *N Engl J Med.* 1994;331(14):896–903.

43. Tallman MS et al. Evaluation of intensive postremission chemotherapy for adults with acute nonlymphocytic leukemia using high-dose cytosine arabinoside with L-asparaginase and amsacrine with etoposide. *J Clin Oncol.* 1987;5(6):918–926.

44. Graves T, Hooks MA. Drug-induced toxicities associated with high-dose cytosine arabinoside infusions. *Pharmacotherapy.* 1989;9(1):23–28.

45. Ritch PS et al. Ocular toxicity from high-dose cytosine arabinoside. *Cancer.* 1983;51(3):430–432.

46. Higa GM et al. The use of prophylactic eye drops during high-dose cytosine arabinoside therapy. *Cancer.* 1991;68(8):1691–1693.

47. Kantarjian H et al. Results of intensive chemotherapy in 998 patients age 65 years or older with acute myeloid leukemia or high-risk myelodysplastic syndrome: predictive prognostic models for outcome. *Cancer.* 2006;106(5):1090–1098.

48. Pollyea DA et al. Acute myeloid leukaemia in the elderly: a review. *Br J Haematol.* 2011;152(5):524–542.

49. Rowe JM. Treatment of acute myelogenous leukemia in older adults. *Leukemia.* 2000;14(3):480–487.

50. Estey EH. How I treat older patients with AML. *Blood.* 2000;96(5):1670–1673.

51. DeLima M et al. Treatment of newly-diagnosed acute myelogenous leukaemia in patients aged 80 years and above. *Br J Haematol.* 1996;93(1):89–95.

52. Taylor PR et al. De novo acute myeloid leukaemia in patients over 55-years-old: a population-based study of incidence, treatment and outcome. Northern Region Haematology Group. *Leukemia.* 1995;9(2):231–237.

53. Goldstone AH et al. Attempts to improve treatment outcomes in acute myeloid leukemia (AML) in older patients: the results of the United Kingdom Medical Research Council AML11 trial. *Blood.* 2001;98(5):1302–1311.

54. Baudard M et al. Has the prognosis of adult patients with acute myeloid leukemia improved over years? A single institution experience of 784 consecutive patients over a 16-year period. *Leukemia.* 1999;13(10):1481–1490.

55. Grimwade D et al. The predictive value of hierarchical cytogenetic classification in older adults with acute myeloid leukemia (AML): analysis of 1065 patients entered into the United Kingdom Medical Research Council AML11 trial. *Blood.* 2001;98(5):1312–1320.

56. Fozza C. The role of Clofarabine in the treatment of adults with acute myeloid leukemia. *Crit Rev Oncol Hematol.* 2015;93(3):237–245.

57. Craddock C et al. Biology and management of relapsed acute myeloid leukaemia. *Br J Haematol.* 2005;129(1):18–34.

58. Stirewalt DL et al. Size of FLT3 internal tandem duplication has prognostic significance in patients with acute myeloid leukemia. *Blood.* 2006;107(9):3724–3726.

59. Pratz K, Levis M. Incorporating FLT3 inhibitors into acute myeloid leukemia treatment regimens. *Leuk Lymphoma.* 2008;49(5):852–863.

60. Ramos NR et al. Current approaches in the treatment of relapsed and refractory acute myeloid leukemia. *J Clin Med.* 2015;4(4):665–695.

61. Knapper S et al. A phase 2 trial of the FLT3 inhibitor lestaurtinib (CEP701) as first-line treatment for older patients with acutemyeloid leukemia not considered fit for intensive chemotherapy. *Blood.* 2006;108:3262.

62. Levis M et al. Results from a randomized trial of salvage chemotherapy followed by lestaurtinib for patients with FLT3 mutant AML in first relapse. *Blood.* 2011;117(12):3294–3301.

63. Strati P et al. Phase I/II trial of the combination of midostaurin (PKC412) and 5-azacytidine for patients with acute myeloid leukemia and myelodysplastic syndrome. *Am J Hematol.* 2015;90(4):276–281.

64. Fischer T et al. Phase IIB trial of oral Midostaurin (PKC412), the FMS-like tyrosine kinase 3 receptor (FLT3) and multi-targeted kinase inhibitor, in patients with acute myeloid leukemia and high-risk myelodysplastic syndrome with either wild-type or mutated FLT3. *J Clin Oncol.* 2010;28(28):4339–4345.

65. Stone RM et al. Patients with acute myeloid leukemia and an activating mutation in FLT3 respond to a small-molecule FLT3 tyrosine kinase inhibitor, PKC412. *Blood.* 2005;105(1):54–60.

66. Hu S et al. Activity of the multikinase inhibitor sorafenib in combination with cytarabine in acute myeloid leukemia. *J Natl Cancer Inst.* 2011;103(11):893–905.

67. Ravandi F et al. Phase 2 study of azacytidine plus sorafenib in patients with acute myeloid leukemia and FLT-3 internal tandem duplication mutation. *Blood.* 2013;121(23):4655–4662.

68. Serve H et al. Sorafenib in combination with intensive chemotherapy in elderly patients with acute myeloid leukemia: results from a randomized, placebo-controlled trial. *J Clin Oncol.* 2013;31(25):3110–3118.

69. Fiedler W et al. A phase I/II study of sunitinib and intensive chemotherapy in patients over 60 years of age with acute myeloid leukaemia and activating FLT3 mutations. *Br J Haematol.* 2015;169(5):694–700.

70. Kindler T et al. FLT3 as a therapeutic target in AML: still challenging after all these years. *Blood.* 2010;116(24):5089–5102.

71. National Cancer Institute. Surveillance, Epidemiology, and End Results Program. 2015. **http://seer.cancer.gov/statfacts/html/cmyl.html**. Accessed April 28, 2015.

72. American Cancer Society. *Cancer Facts & Figures 2015*. Atlanta: American Cancer Society; 2015.

73. Jabbour E, Kantarjian H. Chronic myeloid leukemia: 2014 update on diagnosis, monitoring, and management. *Am J Hematol.* 2014;89:548–556.

74. NCCN Clinical Practice Guidelines in Oncology (NCCN Guidelines®). Chronic myelogenous leukemia. 2014; V 1.2014. Available at: **http://www.nccn.org/professionals/physiciangls/fguidelines.asp**. Accessed April 29, 2015.

75. Ljungman P et al. Allogeneic and autologous transplantation for haematological diseases, solid tumours and immune disorders: current practice in Europe 2009. *Bone Marrow Transplant.* 2010;45:219–234.

76. Pavlu J, Apperley J. Allogeneic stem cell transplantation for chronic myeloid leukemia. *Curr Hematol Malig Rep.* 2013:43–51.

77. Baccarani M et al. European LeukemiaNet recommendations for the management of chronic myeloid leukemia: 2013. *Blood.* 2013:872–884.

78. Erba H. Molecular monitoring to improve outcomes in patients with chronic myeloid leukemia in chronic phase: importance of achieving treatment-free remission. *Am J Hematol.* 2015:242–49.

79. Ganzel C et al. Hyperleukocytosis, leukostasis and leukapheresis: practice management. *Blood Rev.* 2012;26:117–122.

80. O'Brien SG et al. Imatinib compared with interferon and low-dose cytarabine for newly diagnosed chronic phase chronic myeloid leukemia. *N Engl J Med.* 2003;348:994.

81. Deininger M et al. International randomized study of interferon vs STI151 (IRIS) 8-year follow up: sustained survival and low risk for progression or events in patient with (CML-CP) treated with imatinib. *Blood.* 2009; ASH Abstract:1126.

82. Wei G et al. First-line treatment for chronic myeloid leukemia: dasatinib, nilotinib, or imatinib. *J Hematol Oncol.* 2010:3(47)1–10.

83. Kantarjian H et al. Dasatinib versus imatinib in newly diagnosed chronic-phase myeloid leukemia. *N Engl J Med.* 2010;362:2260.

84. Jabbour E et al. Early response with dasatininb or imatinib in chronic myeloid leukemia: 3-year follow-up from a randomized phase 3 trail (DASISION). *Blood.* 2014;494–500.

85. Saglio G et al. Nilotinib versus imatinib for newly diagnosed chronic myeloid leukemia. *N Engl J Med.* 2010;362:2251–2259.

86. Larson R et al. Efficacy and safety of nilotinib (NIL) vs imatinib (IM) in patients (pts) with newly diagnosed chronic myeloid leukemia in chronic phase (CML-CP): long-term follow-up (f/u) of ENESTnd. *Blood.* 2014. ASH Abstract:4541.

87. Noens L et al. Measurement of adherence to BCR-ABL inhibitor therapy in chronic myeloid leukemia: current situations and future challenges. *Haematologica.* 2014;437–47.

88. Noens L et al. Prevalence, determinants, and outcomes of nonadherence to imatinib therapy in patients with chronic myeloid leukemia: the ADAGIO study. *Blood.* 2009:5401–5411.

89. Khoury HJ et al. Bosutinib is active in chronic phase chronic myeloid leukemia after imatinib and dasatinib and/or nilotinib therapy failure. *Blood.* 2012:3403–3412.

90. Kantarjian HM et al. Ponatinib (PON) in patients (pts) with Philadelphia chromosome-positive (Ph+) leukemias resistant or intolerant to dasatinib or nilotinib, or with T315I mutation: longer-term follow up of the PACE trial. *J Clin Oncol.* 2014. ASCO Abstract:7081.

91. Chen Y et al. Omacetaxine mepesuccinate in the treatment of intractable chronic myeloid leukemia. *Onco Targets Ther.* 2014:177–186.

92. Shanafelt TD et al. Narrative review: initial management of newly diagnosed, early-stage chronic lymphocytic leukemia. *Ann Intern Med.* 2006;145:435.

93. Binet JL et al. Perspectives on the use of new diagnostic tools in the treatment of chronic lymphocytic leukemia. *Blood.* 2006;107:859.

94. CLL Trialists' Collaborative Group. Chemotherapeutic options in chronic lymphocytic leukemia: a meta-analysis of the randomized trials. *J Natl Cancer Inst.* 1999;91:861.

95. Oscier D et al. Guidelines on the diagnosis and management of chronic lymphocytic leukaemia. *Br J Haematol.* 2004;125:294.

96. French Cooperative Group on Chronic Lymphocytic Leumaemia. Natural history of stage A chronic lymphocytic leukaemia untreated patients. *Br J Haematol.* 1990;76:45.

97. Palma M et al. The biology and treatment of chronic lymphocytic leukemia. *Ann Oncol.* 2006;17(Suppl 10):x144.

98. Byrd JC et al. Select high-risk genetic features predict earlier progression following chemoimmunotherapy with fludarabine and rituximab in chronic lymphocytic leukemia: justification for risk-adapted therapy. *J Clin Oncol.* 2006;24:437.

99. Döhner H et al. Genomic aberrations and survival in 3 chronic lymphocytic leukemia. *N Engl J Med.* 2000;343:1910.

100. Orchard JA et al. ZAP-70 expression and prognosis in chronic lymphocytic leukaemia. *Lancet.* 2004;363:105.

101. NCCN Clinical Practice Guidelines in Oncology (NCCN Guidelines®). Non-Hodgkin's lymphomas. 2015. Version1.2015. Available at:**http://www.nccn.org**. Accessed May 29, 2015.

102. Keating MJ et al. Long-term follow-up of patients with chronic lymphocytic leukemia (CLL) receiving fludarabine regimens as initial therapy. *Blood.* 1998;92:1165.

103. Rai KR et al. Fludarabine compared with chlorambucil as primary therapy for chronic lymphocytic leukemia. *N Engl J Med.* 2000;343:1750.

104. Rummel M. Fludarabine versus fludarabine plus epirubicin in the treatment of chronic lymphocytic leukemia—final results of a German randomized phase-III study [abstract]. *Blood.* 2005;106a:2123.

105. Rai K et al. Long-term survival analysis of the North American intergroup study C9011 comparing fludarabine (F) and chlorambucil (C) in previously untreated patients with chronic lymphocytic leukemia (CLL) [abstract 536]. *Blood.* 2009;114(Suppl 1):536.

106. Eichhorst BF et al. First-line therapy with fludarabine compared with chlorambucil does not result in a major benefit for elderly patients with advanced chronic lymphocytic leukemia. *Blood.* 2009;114:3382.

107. Catovsky D et al. Assessment of fludarabine plus cyclophosphamide for patients with chronic lymphocytic leukaemia (the LRF CLL4 Trial): a randomised controlled trial. *Lancet.* 2007;370:230.

108. Eichhorst BF et al. Fludarabine plus cyclophosphamide versus fludarabine alone in first-line therapy of younger patients with chronic lymphocytic leukemia. *Blood.* 2006;107:885.

109. Woyach JA et al. Chemoimmunotherapy with fludarabine and rituximab produces extended overall survival and progression-free survival in chronic lymphocytic leukemia: long-term follow-up of CALGB study 9712. *J Clin Oncol.* 2011;29:1349.

110. Hallek M et al. Addition of rituximab to fludarabine and cyclophosphamide in patients with chronic lymphocytic leukemia: a randomised, open-label, phase 3 trial. *Lancet*. 2010;376:1164.

111. Knauf WU et al. Phase III randomized study of bendamustine compared with chlorambucil in previously untreated patients with chronic lymphocytic leukemia. *J Clin Oncol*. 2009;27:4378.

112. Hainsworth JD et al. Single-agent rituximab as first-line and maintenance treatment for patients with chronic lymphocytic leukemia or small lymphocytic lymphoma: a phase II trial of the Minnie Pearl Cancer Research Network. *J Clin Oncol*. 2003;21:1746.

113. Early Versus Deferred Treatment With Combined Fludarabine, Cyclophosphamide and Rituximab (FCR) Improves Event-Free Survival In Patients With High-Risk Binet Stage A Chronic Lymphocytic Leukemia—First Results Of a Randomized German-French Cooperative Phase III Trial. 2013 ASH Annual Symposium abstract 524

114. Fischer K et al. Bendamustine combined with rituximab for previously untreated patients with chronic lymphocytic leukemia: a multicenter phase II trial of the German Chronic Lymphocytic Leukemia Study Group. *J Clin Oncol*. 2012;30:3209–3216.

115. Eichhorst B et al. Chemoimmunotherapy with fludarabine (F), cyclophosphamide (C), and rituximab (R) (FCR) versus bendamustine and rituximab (BR) in previously untreated and physically fit patients (pts) with advanced chronic lymphocytic leukemia (CLL): results of a planned interim analysis of the CLL10 trial, an international, randomized study of the German CLL Study Group (GCLLSG). In: *2013 ASH Annual Symposium Abstract 526*.

116. Hallek M. Chronic lymphocytic leukemia for the clinician. *Ann Oncol*. 2011;22(Suppl 4):iv54.

117. Ravandi F, O'Brien S. Infections associated with purine analogs and monoclonal antibodies. *Blood Rev*. 2005;19:253.

118. Munshi NC, Anderson KC. Plasma cell neoplasms. In: De Vita VT et al, eds. *Cancer: Principles and Practice of Oncology*. 9th ed. Philadelphia, PA: Lippincott Williams & Wilkins; 2011:1998.

119. Shapiro-Shelef M, Calame K. Regulation of plasma-cell development. *Nat Rev Immunol*. 2005;5:230.

120. Siegel RL et al. Cancer statistics, 2015. *CA Cancer J Clin*. 2015;65:5–29.

121. Kyle RA et al. Review of 1,027 patients with newly diagnosed multiple myeloma. *Mayo Clinic Proc*. 2003;78:21.

122. Rajkumar SV et al. International Myeloma Working Group updated criteria for the diagnosis of multiple myeloma. *Lancet Oncol*. 2014;15:e538.

123. Kyle RA et al. Prevalence of monoclonal gammopathy of undetermined significance. *N Engl J Med*. 2006;354:1362.

124. Palumbo A, Anderson K. Multiple myeloma. *N Engl J Med*. 2011;364:1046.

125. Raab MS et al. Multiple myeloma. *Lancet*. 2009;374:324.

126. Rajkumar SV et al. Smoldering multiple myeloma. *Blood*. 2015;125:3069.

127. Bianchi G, Munshi N. Pathogenesis beyond the cancer clone(s) in multiple myeloma. *Blood*. 2015;125:3049.

128. Dimopoulos MA et al. Renal impairment in patients with multiple myeloma: a consensus statement on behalf of the International Myeloma Working Group. *J Clin Oncol*. 2010;28:4976.

129. Greipp PR et al. International staging system for multiple myeloma. *J Clin Oncol*. 2005;23:3412.

130. Rajkumar SV. Multiple Myeloma: 2014 updated on diagnosis, risk-stratification, and management. *Am J Hematol*. 2014;89:999.

131. Cavo M et al. International Myeloma Working Group consensus approach to the treatment of multiple myeloma patients who are candidates for autologous stem cell transplantation. *Blood*. 2011;117:6063.

132. Rajkumar SV et al. Lenalidomide plus high-dose dexamethasone versus lenalidomide plus low-dose dexamethasone as initial therapy for newly diagnosed multiple myeloma: an open-label randomized controlled trial. *Lancet Oncol*. 2010;11:29.

133. Harousseau JL et al. Bortezomib plus dexamethasone is superior to vincristine plus doxorubicin plus dexamethasone as induction treatment prior to autologous stem-cell transplantation in newly diagnosed multiple myeloma: results of IFM 2005-01 phase III trial. *J Clin Oncol*. 2010;28:4621.

134. Richardson PG et al. Lenalidomide, bortezomib, and dexamethasone combination therapy in patients with newly diagnosed multiple myeloma. *Blood*. 2010;116:679.

135. Cavo M et al. Bortezomib with thalidomide plus dexamethasone compared with thalidomide plus dexamethasone as induction therapy before, and consolidation therapy after, double autologous stem-cell transplantation in newly diagnosed multiple myeloma: a randomized phase 3 study. *Lancet*. 2010;376:2075.

136. Reeder CB et al. Cyclophosphamide, bortezomib and dexamethasone induction for newly diagnosed multiple myeloma: high response rates in a phase II clinical trial. *Leukemia*. 2009;23:1337.

137. San Miguel JF et al. Persistent overall survival benefit and no increased risk of second malignancies with bortezomib-melphalan-prednisone versus melphalan-prednisone in patients with previously untreated multiple myeloma. *J Clin Oncol*. 2013;31:448.

138. Palumbo A et al. Continuous lenalidomide treatment for newly diagnosed multiple myeloma. *N Engl J Med*. 2012;366:1759.

139. Kapoor P et al. Melphalan and prednisone versus melphalan, prednisone and thalidomide for elderly and/or transplant ineligible patients with multiple myeloma: a meta-analysis. *Leukemia*. 2011;25:689.

140. Siegel DS et al. A phase 2 study of single-agent carfilzomib (PX-171-003-A1) in patients with relapsed and refractory multiple myeloma. *Blood*. 2012;120:2817.

141. Stewart AK et al. Carfilzomib, lenalidomide, and dexamethasone for relapsed multiple myeloma. *N Engl J Med*. 2015;372:142.

142. Richardson PG et al. Pomalidomide alone or in combination with low-dose dexamethasone in relapsed and refractory multiple myeloma: a randomized phase 2 study. *Blood*. 2014;123:1826.

143. San Miguel J et al. Pomalidomide plus low-dose dexamethasone versus high-dose dexamethasone alone for patients with relapsed and refractory multiple myeloma (MM-003): a randomized, open-label, phase 3 trial. *Lancet Oncol*. 2013;14:1055.

144. San Miguel JF et al. Panobinostat plus bortezomib and dexamethasone versus placebo plus bortezomib and dexamethasone in patients with relapsed or relapsed and refractory multiple myeloma: a multicentre, randomized, double-blind phase 3 trial. *Lancet Oncol*. 2014;15:1195.

145. Orlowski RZ et al. Randomized phase III study of pegylated liposomal doxorubicin plus bortezomib compared with bortezomib alone in relapsed or refractory multiple myeloma: combination therapy improves time to progression. *J Clin Oncol*. 2007;25:3892.

146. Rajkumar SV et al. Proteasome inhibition as a novel therapeutic target in human cancer. *J Clin Oncol*. 2005;23:630.

147. Velcade® [package insert]. Cambridge, MA: Millennium Pharmaceuticals Inc; Revised October, 2014.

148. Moreau P et al. Subcutaneous versus intravenous administration of bortezomib in patients with relapsed multiple myeloma: a randomized, phase 3, non-inferiority study. *Lancet Oncol*. 2011;12:431.

149. Vickrey E et al. Acyclovir to prevent reactivation of varicella zoster virus (herpes zoster) in multiple myeloma patients receiving bortezomib therapy. *Cancer*. 2009;115:229.

150. Kropff M et al. Bortezomib in combination with intermediate-dose dexamethasone and continuous low-dose oral cyclophosphamide for relapsed multiple myeloma. *Br J Haematol*. 2007;138:330.

151. Avet-Loiseau H et al. Bortezomib plus dexamethasone induction improves outcome of patients with t(4;14) myeloma but not outcome of patients with del(17p). *J Clin Oncol*. 2010;28:4630.

152. Chng WJ et al. IMWG consensus on risk stratification in multiple myeloma. *Leukemia*. 2014;28:269.

153. Quach H et al. Mechanism of action of immunomodulatory drugs (IMiDS) in multiple myeloma. *Leukemia*. 2010;24:22.

154. Laubach JP et al. Thalidomide, lenalidomide and bortezomib in the management of newly diagnosed multiple myeloma. *Expert Rev Hematol*. 2011;4:51.

155. Palumbo A et al. Second primary malignancies with lenalidomide therapy for newly diagnosed myeloma: a meta-analysis of individual patient data. *Lancet Oncol*. 2014;15:333.

156. Palumbo A et al. Pevention of thalidomide- and lenalidomide-associated thrombosis in myeloma. *Leukemia*. 2008;22:414.

157. NCCN Clinical Practice Guidelines in Oncology (NCCN Guidelines®). Multiple myeloma (Version 4.2015). 2015. Available at: **http://www.nccn .org/**. Accessed May 1, 2015.

158. Stewart A et al. How I treat multiple myeloma in younger patients [published correction appears in *Blood*. 2010;115:4006]. *Blood*. 2009;114:5436.

159. Fermand JP et al. High-dose therapy and autologous blood stem-cell transplantation compared with conventional treatment in myeloma patients aged 55 to 65 years: long-term results of a randomized control trial from the Group Myelome-Autogreffe. *J Clin Oncol*. 2005;23:9227.

160. Child JA et al. High-dose chemotherapy with hematopoietic stem-cell rescue for multiple myeloma. *N Engl J Med*. 2003;348:1875.

161. Attal M et al. A prospective, randomized trial of autologous bone marrow transplantation and chemotherapy in multiple myeloma. Intergroupe Francais du Myelome. *N Engl J Med*. 1996;335:91.

162. Lenhoff S et al. Intensive therapy for multiple myeloma in patients younger than 60 years. Long-term results focusing on the effect of the degree of response on survival and relapse pattern after transplantation. *Haematologica*. 2006;91(9):1228–1233.

163. Moreau P et al. Frontline therapy of multiple myeloma. *Blood*. 2015;125:3076.

164. Lokhorst HM et al. Donor versus no-donor comparison of newly diagnosed myeloma patients included in the HOVON-50 multiple myeloma study. *Blood.* 2012;119:6219.

165. Lokhorst H et al. International Myeloma Working Group consensus statement regarding the current status of allogeneic stem-cell transplantation for multiple myeloma. *J Clin Oncol.* 2010;28:4521.

166. Crawley C et al. Outcomes for reduced-intensity allogeneic transplantation for multiple myeloma: an analysis of prognostic factors from the Chronic Leukaemia Working Party of the EBMT. *Blood.* 2005;105:4532.

167. Kyle RA et al. American Society of Clinical Oncology 2007 clinical practice guideline update on the role of bisphosphonates in multiple myeloma. *J Clin Oncol.* 2007;25:2464.

168. Morgan GJ et al. First-line treatment with zoledronic acid as compared with clodronic acid in multiple myeloma (MRC Myeloma IX): a randomized controlled trial. *Lancet.* 2010;376:1989.

169. Zervas K et al. Incidence, risk factors and management of osteonecrosis of the jaw in patients with multiple myeloma: a single-centre experience in 303 patients. *Br J Haematol.* 2006;134:620.

170. Henry DH et al. Randomized, double-blind study of denosumab versus zoledronic acid in the treatment of bone metastases in patients with advanced cancer (excluding breast and prostate cancer) or multiple myeloma. *J Clin Oncol.* 2011;29:1125.

171. McCarthy PL et al. Lenalidomide after stem-cell transplantation for multiple myeloma. *N Engl J Med.* 2012;366:1770.

172. Attal M et al. Lenalidomide maintenance after stem-cell transplantation for multiple myeloma. *N Engl J Med.* 2012;366:1782.

173. Sonneveld P et al. Bortezomib induction and maintenance treatment in patients with newly diagnosed multiple myeloma: results of the randomized phase III HOVON-65/GMMG-HD4 trial. *J Clin Oncol.* 2012;30:2946.

174. Nooka AK et al. Treatment options for relapsed and refractory multiple myeloma. *Blood.* 2015;125:3085.

175. Richardson PG et al. Bortezomib or high-dose dexamethasone for relapsed multiple myeloma. *N Engl J Med.* 2005;352:2487.

176. Dimopoulos MA et al. Long-term follow-up on overall survival from the MM-009 and MM-010 phase III trials of lenalidomide plus dexamethasone in patients with relapsed or refractory multiple myeloma. *Leukemia.* 2009;23:2147.

177. Evens AM et al. Racial disparities in Hodgkin's lymphoma: a comprehensive population-based analysis. *Ann Oncol.* 2012;23:2128.

178. Alexander FE et al. Risk factors for Hodkin's disease by Epstein-Barr virus (EBV) status: prior infection by EBV and other agents. *Br J Cancer.* 2000;82:1117.

179. Goedert JJ et al. Spectrum of AIDS-associated malignant disorders. *Lancet.* 1998;351:1833.

180. Tinguely M et al. Hodgkin's disease-like lymphoproliferative disorders in patients with different underlying immunodeficiency states. *Mod Pathol.* 1998;11:307.

181. Goldin LR et al. Familial aggregation of Hodgkin lymphoma and related tumors. *Cancer.* 2004;100:1902.

182. Goldin LR et al. Familial aggregation and heterogeneity of non-Hodgkin lymphoma in population-based samples. *Cancer Epidemiol Biomarkers Prev.* 2005;14:2402.

183. Cheson BD et al. Recommendations for initial evaluation, staging, and response assessment of Hodgkin and non-Hodgkin lymphoma: the Lugano classification. *J Clin Oncol.* 2014;32:3059.

184. Brenner H et al. Ongoing improvement in long-term survival of patients with Hodgkin disease at all ages and recent catch-up of older patients. *Blood.* 2008;111:2977.

185. Mauch PM et al. Long-term survival in Hodgkin's disease cancer. *J Sci Am Cancer.* 1995;1:33.

186. Aisenberg AC. Problems in Hodgkin's disease management. *Blood.* 1999;93:761.

187. Aleman BM et al. Long-term cause-specific mortality of patients treated for Hodgkin's disease. *J Clin Oncol.* 2003;21:343.

188. Harris NL. Hodgkin's lymphomas: classification, diagnosis, and grading. *Semin Hematol.* 1999;36:220.

189. Swerdlow SH et al, eds. *WHO Classification of Tumours of Haematopoietic and Lymphoid Tissues.* Lyon, France: IARC; 2008.

190. Hasenclever D, Diehl V. A prognostic score for advanced Hodgkin's disease. International prognostic factors project on advanced Hodgkin's disease. *N Engl J Med.* 1998;339:1506.

191. Duhmke E et al. Low-dose radiation is sufficient for the noninvolved extended-field treatment in favorable of radiotherapy alone. *J Clin Oncol.* 2001;19:2905.

192. Gustavsson A et al. A systematic overview of radiation therapy effects in Hodgkin's lymphoma. *Acta Oncol.* 2003;42:589.

193. Duggan DB et al. Randomized comparison of ABVD and MOPP/ABV hybrid for the treatment of advanced Hodgkin's disease: report of an intergroup trial. *J Clin Oncol.* 2003;21:607.

194. Canellos GP et al. Chemotherapy of advanced Hodgkin's disease with MOPP, ABVD, or MOPP alternating with ABVD. *N Engl J Med.* 1992;27:1478.

195. Engert A et al. Reduced treatment intensity in patients with early-stage Hodgkin's lymphoma. *N Engl J Med.* 2010;363:640.

196. Meyer RM et al. Randomized comparison of ABVD chemotherapy with a strategy that includes comparison of ABVD chemotherapy with a strategy that includes radiation therapy in patients with limited-stage Hodgkin's lymphoma: National Cancer Institute of Canada Clinical Trials Group and the Eastern Cooperative Oncology Group. *J Clin Oncol.* 2005;23:4634.

197. Meyer RM et al. ABVD alone versus radiation-based therapy in limited-stage Hodgkin's lymphoma. *N Engl J Med.* 2012;366:399.

198. Specht L et al. Influence of more extensive radiotherapy and adjuvant chemotherapy on long-term outcome of early-stage Hodgkin's disease: a meta-analysis of 23 randomized trials involving 3,888 patients. International Hodgkin's Disease Collaborative Group. *J Clin Oncol.* 1998;16:830.

199. Shore T et al. A meta-analysis of stages I and II Hodgkin's disease. *Cancer.* 1990;65:1155.

200. Nachman JB et al. Randomized comparison of low-dose involved-field radiotherapy and no radiotherapy for children with Hodgkin's disease who achieve a complete response to chemotherapy. *J Clin Oncol.* 2002;20:3765.

201. Eich HT et al. Intensified chemotherapy and dose-reduced involved-field radiotherapy in patients with early unfavorable hodgkin's lymphoma: final analysis of the German Hodgkin Study Group HD11 trial. *J Clin Oncol.* 2010;28:4199.

202. Bonfante V et al. ABVD in the treatment of Hodgkin's disease. *Semin Oncol.* 1992;19:38.

203. Hoskin PJ et al. Randomized comparison of the stanford V regimen and ABVD in the treatment of advanced Hodgkin's Lymphoma: United Kingdom National Cancer Research Institute Lymphoma Group Study ISRCTN 64141244. *J Clin Oncol.* 2009;27:5390.

204. Federico M et al. ABVD compared with BEACOPP compared with CEC for the initial treatment of patients with advanced Hodgkin's lymphoma: results from the HD2000 Gruppo Italiano per lo Studio dei Linfomi Trial. *J Clin Oncol.* 2009;27:805.

205. Engert A et al. Reduced-intensity chemotherapy and PET-guided radiotherapy in patients with advanced stage Hodgkin's lymphoma (HD15 trial): a randomised, open-label, phase 3 non-inferiority trial. *Lancet.* 2012;379:1791.

206. Boleti E, Mead GM. ABVD for Hodgkin's lymphoma: full-dose chemotherapy without dose reductions or growth factors. *Ann Oncol.* 2007;18:376.

207. Evens AM et al. G-CSF is not necessary to maintain over 99% dose-intensity with ABVD in the treatment of Hodgkin lymphoma: low toxicity and excellent outcomes in a 10-year analysis. *Br J Haematol.* 2007;137:545.

208. Abuzetun JY et al. The Stanford V regimen is effective in patients with good risk Hodgkin lymphoma but radiotherapy is a necessary component. *Br J Haematol.* 2009;144:531.

209. Horning SJ et al. Stanford V and radiotherapy for locally extensive and advanced Hodgkin's disease: mature results of a prospective clinical trial. *J Clin Oncol.* 2002;20:630.

210. Advani RH et al. Efficacy of abbreviated Stanford V chemotherapy and involved-field radiotherapy in early-stage Hodgkin lymphoma: mature results of the G4 trial. *Ann Oncol.* 2013;24:1044.

211. Koontz MZ et al. Risk of therapy-related secondary leukemia in Hodgkin lymphoma: the Stanford University experience over three generations of clinical trials. *J Clin Oncol.* 2013;31:592.

212. Bartlett NL et al. Brief chemotherapy, Stanford V, and adjuvant radiotherapy for bulky or advanced-stage Hodgkin's disease: a preliminary report. *J Clin Oncol.* 1995;13:1080.

213. Viviani S et al. ABVD versus BEACOPP for Hodgkin's lymphoma when high-dose salvage is planned. *N Engl J Med.* 2011;365:203.

214. von Tresckow B et al. Dose-intensification in early unfavorable Hodgkin's lymphoma: final analysis of the German Hodgkin Study Group HD14 trial. *J Clin Oncol.* 2012;30:907.

215. Collins GP et al. Guideline on the management of primary resistant and relapsed classical Hodgkin lymphoma. *Br J Haematol.* 2014;164:39.

216. Brice P. Managing relapsed and refractory Hodgkin lymphoma. *Br J Haematol.* 2008;141:3.

217. Mendler JH, Friedberg JW. Salvage therapy in Hodgkin's lymphoma. *Oncologist.* 2009;14:425.

218. Fisher RI et al. Prolonged disease-free survival in Hodgkin's disease with MOPP reinduction after first relapse. *Ann Intern Med.* 1979;90:761.

219. Longo DL et al. Conventional-dose salvage combination chemotherapy in patients relapsing with Hodgkin's disease after combination chemotherapy: the low probability for cure. *J Clin Oncol.* 1992;10:210.

220. Younes A et al. Results of a Pivotal Phase II Study of brentuximab vedotin

for patients with relapsed or refractory Hodgkin's lymphoma. *J Clin Oncol.* 2012;30:2183.

221. Armitage JO, Weisenburger DD. New approach to classifying non-Hodgkin's lymphomas: clinical features of the major histologic subtypes. Non-Hodgkin's Lymphoma Classification Project. *J Clin Oncol.* 1998;16:2780.

222. Fisher RI et al. Diffuse aggressive lymphoma. *Hematol Am Soc Hematol Educ Prog.* 2004;221.

223. The International Non-Hodgkin's Lymphoma Prognostic Factors Project. A predictive model for aggressive non-Hodgkin's lymphoma. *N Engl J Med.* 1993;329:987.

224. Ziepert M et al. Standard International prognostic index remains a valid predictor of outcome for patients with aggressive CD20+ B-cell lymphoma in the rituximab era. *J Clin Oncol.* 2010;28:2373.

225. Fisher RI et al. Comparison of a standard regimen (CHOP) with three intensive chemotherapy regimens for advanced non-Hodgkin's lymphoma. *N Engl J Med.* 1993;328:1002.

226. Sehn LH et al. Introduction of combined CHOP plus rituximab therapy dramatically improved outcome of diffuse large B-cell lymphoma in British Columbia. *J Clin Oncol.* 2005;23:5027.

227. Pettengell R, Linch D, Haemato-Oncology Task Force of the British Committee for Standards in Haematology. Position paper on the therapeutic use of rituximab in CD20-positive diffuse large B-cell non-Hodgkin's lymphoma. *Br J Haematol.* 2003;121:44.

228. Pfreundschuh M et al. CHOP-like chemotherapy plus rituximab versus CHOP-like chemotherapy alone in young patients with good-prognosis diffuse large-B-cell lymphoma: a randomised controlled trial by the MabThera International Trial (MInT) Group. *Lancet Oncol.* 2006;7:379.

229. Miller TP et al. Chemotherapy alone compared with chemotherapy plus radiotherapy for localized intermediate- and high-grade non-Hodgkin's lymphoma. *N Engl J Med.* 1998;339:21.

230. Persky DO et al. Phase II study of rituximab plus three cycles of CHOP and involved-field radiotherapy for patients with limited-stage aggressive B-cell lymphoma: Southwest Oncology Group study 0014. *J Clin Oncol.* 2008;26:2258.

231. Björkholm M et al. CNOP (mitoxantrone) chemotherapy is inferior to CHOP (doxorubicin) in the treatment of patients with aggressive non-Hodgkin lymphoma (meta-analysis). *Eur J Haematol.* 2008;80:477.

232. Luminari S et al. Nonpegylated liposomal doxorubicin (Myocet™) combination (R-COMP) chemotherapy in elderly patients with diffuse large B-cell lymphoma (DLBCL): results from the phase II EUR018 trial. *Ann Oncol.* 2010;21:1492.

233. Wilson WH et al. Phase II study of dose-adjusted EPOCH and rituximab in untreated diffuse large B-cell lymphoma with analysis of germinal center and post-germinal center biomarkers. *J Clin Oncol.* 2008;26:2717.

234. Chao NJ et al. CEPP(B): an effective and well-tolerated regimen in poor-risk, aggressive non-Hodgkin's lymphoma. *Blood.* 1990;76:1293.

235. Fields PA et al. De novo treatment of diffuse large B-cell lymphoma with rituximab, cyclophosphamide, vincristine, gemcitabine, and prednisolone in patients with cardiac comorbidity: a United Kingdom National Cancer Research Institute trial. *J Clin Oncol.* 2014;32:282.

236. Moccia AA et al. R-CHOP with etoposide substituted for doxorubicin (R-CEOP): excellent outcome in diffuse large B cell lymphoma for patients with a contraindication to anthracyclines (abstract 408). *Blood.* 2009;114:170.

237. Pettengell R et al. Association of reduced relative dose intensity and survival in lymphoma patients receiving CHOP-21 chemotherapy. *Ann Hematol.* 2008;87:429.

238. Peyrade F et al. Attenuated immunochemotherapy regimen (R-miniCHOP) in elderly patients older than 80 years with diffuse large B-cell lymphoma: a multicentre, single-arm, phase 2 trial. *Lancet Oncol.* 2011;12:460.

239. Lin P et al. Prognostic value of MYC rearrangement in cases of B-cell lymphoma, unclassifiable, with features intermediate between diffuse large B-cell lymphoma and Burkitt lymphoma. *Cancer.* 2012;118:1566.

240. Aukema SM et al. Double-hit B-cell lymphomas. *Blood.* 2011;117:2319.

241. Gandhi M et al. Impact of induction regimen and consolidative stem cell transplantation in patients with double hit lymphoma (DHL): a large multicenter retrospective analysis. *Blood.* 2013;122:640.

242. Oki Y et al. Double hit lymphoma: the MD Anderson Cancer Center clinical experience. *Br J Haematol.* 2014;166:891.

243. Singer CR, Goldstone AH. Clinical studies of ABMT in non-Hodgkin's lymphoma. *Clin Haematol.* 1986;15:105.

244. Cortelazzo S et al. Intensification of salvage treatment with high-dose sequential chemotherapy improves the outcome of patients with refractory or relapsed aggressive non-Hodgkin's lymphoma. *Br J Haematol.* 2001;114:333.

245. Mey UJ et al. Dexamethasone, high-dose cytarabine, and cisplatin in combination with rituximab as salvage treatment for patients with relapsed or refractory aggressive non-Hodgkin's lymphoma. *Cancer Invest.* 2006;24:593.

246. Kewalramani T et al. Rituximab and ICE as second-line therapy before autologous stem cell transplantation for relapsed or primary refractory diffuse large B-cell lymphoma. *Blood.* 2004;103:3684.

247. Martín A et al. R-ESHAP as salvage therapy for patients with relapsed or refractory diffuse large B-cell lymphoma: the influence of prior exposure to rituximab on outcome. A GEL/TAMO study. *Haematologica.* 2008;93:1829.

248. Corazzelli G et al. Long-term results of gemcitabine plus oxaliplatin with and without rituximab as salvage treatment for transplant-ineligible patients with refractory/relapsing B-cell lymphoma. *Cancer Chemother Pharmacol.* 2009;64:907.

249. Ohmachi K et al. Multicenter phase II study of bendamustine plus rituximab in patients with relapsed or refractory diffuse large B-cell lymphoma. *J Clin Oncol.* 2013;31:2103.

250. Wasterlid T et al. Impact of chemotherapy regimen and rituximab in adult Burkitt lymphoma: a retrospective population-based study from the Nordic Lymphoma Group. *Ann Oncol.* 2013;24:1879.

251. Maruyama D et al. Modified cyclophosphamide, vincristine, doxorubicin, and methotrexate (CODOX-M)/ifosfamide, etoposide, and cytarabine (IVAC) therapy with or without rituximab in Japanese adult patients with Burkitt lymphoma (BL) and B cell lymphoma, unclassifiable, with features intermediate between diffuse large B cell lymphoma and BL. *Int J Hematol.* 2010;92:732.

252. Thomas DA et al. Hyper-CVAD program in Burkitt's-type adult acute lymphoblastic leukemia. *J Clin Oncol.* 1999;17:2461.

253. Thomas DA et al. Chemoimmunotherapy with hyper-CVAD plus rituximab for the treatment of adult Burkitt and Burkitt-type lymphoma or acute lymphoblastic leukemia. *Cancer.* 2006;106:1569.

254. Rizzieri DA et al. Improved efficacy using rituximab and brief duration, high intensity chemotherapy with filgrastim support for Burkitt or aggressive lymphomas: cancer and Leukemia Group B study 10 002. *Br J Haematol.* 2014;165:102.

255. Dunleavy K et al. Low-intensity therapy in adults with Burkitt's lymphoma. *N Engl J Med.* 2013;369:1915.

256. Hill QA, Owen RG. CNS prophylaxis in lymphoma: who to target and what therapy to use. *Blood Rev.* 2006;20:319.

257. Perkins AS, Friedberg JW. Burkitt lymphoma in adults. *Hematol Am Soc Hematol Educ Prog.* 2008;341.

258. Kelly JL et al. Outcomes of patients with Burkitt lymphoma older than age 40 treated with intensive chemotherapeutic regimens. *Clin Lymphoma Myeloma.* 2009;9:307.

259. Teodorovic I et al. Efficacy of four different regimens in 64 mantle-cell lymphoma cases: clinicopathologic comparison with 498 other non-Hodgkin's lymphoma subtypes. European Organization for the Research and Treatment of Cancer Lymphoma Cooperative Group. *J Clin Oncol.* 1995;13:2819.

260. Romaguera JE et al. High rate of durable remissions after treatment of newly diagnosed aggressive mantle-cell lymphoma with rituximab plus hyper-CVAD alternating with rituximab plus high-dose methotrexate and cytarabine. *J Clin Oncol.* 2005;23:7013.

261. Martin P et al. Intensive treatment strategies may not provide superior outcomes in mantle cell lymphoma: overall survival exceeding 7 years with standard therapies. *Ann Oncol.* 2008;19:1327.

262. Lenz G et al. Immunochemotherapy with rituximab and cyclophosphamide, doxorubicin, vincristine, and prednisone significantly improves response and time to treatment failure, but not long-term outcome in patients with previously untreated mantle cell lymphoma: results of a prospective randomized trial of the German Low Grade Lymphoma Study Group (GLSG). *J Clin Oncol.* 2005;23:1984.

263. Rummel MJ et al. Bendamustine plus rituximab versus CHOP plus rituximab as first-line treatment for patients with indolent and mantle-cell lymphomas: an open-label, multicentre, randomised, phase 3 non-inferiority trial. *Lancet.* 2013;381:1203.

264. Rummel MJ et al. Treatment of mantle-cell lymphomas with intermittent two-hour infusion of cladribine as first-line therapy or in first relapse. *Ann Oncol.* 1999;10:115.

265. Goy A et al. Bortezomib in patients with relapsed or refractory mantle cell lymphoma: updated time-to-event analyses of the multicenter phase 2 PINNACLE study. *Ann Oncol.* 2009;20:520.

266. Wang ML et al. Targeting BTK with ibrutinib in relapsed or refractory mantle-cell lymphoma. *N Engl J Med.* 2013;369:507.

267. Tam CS et al. Mature results of the M. D. Anderson Cancer Center risk-adapted transplantation strategy in mantle cell lymphoma. *Blood.* 2009;113:4144.

268. Ardeshna KM et al. Long-term effect of a watch and wait policy versus immediate systemic treatment for asymptomatic advanced-stage non-Hodgkin lymphoma: a randomised controlled trial. *Lancet.* 2003;362:516.

269. Tan D et al. Improvements in observed and relative survival in follicular

grade 1-2 lymphoma during 4 decades: the Stanford University experience. *Blood.* 2013;122:981.

270. The Non-Hodgkin's Lymphoma Classification Project. A clinical evaluation of the International Lymphoma Study Group classification of non-Hodgkin's lymphoma. *Blood.* 1997;89:3909.

271. Solal-Céligny P et al. Follicular lymphoma international prognostic index. *Blood.* 2004;104:1258.

272. Anderson T et al. Malignant lymphoma. The histology and staging of 473 patients at the National Cancer Institute. *Cancer* 1982;50:2699.

273. Friedberg JW et al. Follicular lymphoma in the United States: first report of the national LymphoCare study. *J Clin Oncol.* 2009;27:1202.

274. Friedberg JW et al. Effectiveness of first-line management strategies for stage I follicular lymphoma: analysis of the National LymphoCare Study. *J Clin Oncol.* 2012;30:3368.

275. Seymour JF et al. Long-term follow-up of a prospective study of combined modality therapy for stage I-II indolent non-Hodgkin's lymphoma. *J Clin Oncol.* 2003;21:2115.

276. Marcus R et al. Phase III study of R-CVP compared with cyclophosphamide, vincristine, and prednisone alone in patients with previously untreated advanced follicular lymphoma. *J Clin Oncol.* 2008;26:4579.

277. Hiddemann W et al. Frontline therapy with rituximab added to the combination of cyclophosphamide, doxorubicin, vincristine, and prednisone (CHOP) significantly improves the outcome for patients with advanced-stage follicular lymphoma compared with therapy with CHOP alone: results of a prospective randomized study of the German Low-Grade Lymphoma Study Group. *Blood.* 2005;106:3725.

278. Flinn IW et al. Randomized trial of bendamustine-rituximab or R-CHOP/R-CVP in first-line treatment of indolent NHL or MCL: the BRIGHT study. *Blood.* 2014;123:2944.

279. Czuczman MS et al. Prolonged clinical and molecular remission in patients with low-grade or follicular non-Hodgkin's lymphoma treated with rituximab plus CHOP chemotherapy: 9-year follow-up. *J Clin Oncol.* 2004;22:4711.

280. Kahl BS et al. Rituximab extended schedule or re-treatment trial for low-tumor burden follicular lymphoma: eastern cooperative oncology group protocol e4402. *J Clin Oncol.* 2014;32:3096.

281. Ghielmini M et al. Prolonged treatment with rituximab in patients with follicular lymphoma significantly increases event-free survival and response duration compared with the standard weekly x 4 schedule. *Blood.* 2004;103:4416.

282. Salles G et al. Rituximab maintenance for 2 years in patients with high tumour burden follicular lymphoma responding to rituximab plus chemotherapy (PRIMA): a phase 3, randomised controlled trial. *Lancet.* 2011;377:42.

283. Zhou H et al. Rituximab maintenance therapy for follicular lymphoma. *Lancet.* 2011;377:1150.

284. O'Brien ME et al. The natural history of low grade non-Hodgkin's lymphoma and the impact of a no initial treatment policy on survival. *Q J Med.* 1991;80:651.

285. Montoto S et al. Risk and clinical implications of transformation of follicular lymphoma to diffuse large B-cell lymphoma. *J Clin Oncol.* 2007;25:2426.

286. Tsimberidou AM et al. Clinical outcomes and prognostic factors in patients with Richter's syndrome treated with chemotherapy or chemo-immunotherapy with or without stem-cell transplantation. *J Clin Oncol.* 2006;24:2343.

287. Davis TA et al. Rituximab anti-CD20 monoclonal antibody therapy in non-Hodgkin's lymphoma: safety and efficacy of re-treatment. *J Clin Oncol.* 2000;18:3135.

288. Schulz H et al. Immunochemotherapy with rituximab and overall survival in patients with indolent or mantle cell lymphoma: a systematic review and meta-analysis. *J Natl Cancer Inst.* 2007;99:706.

289. Tam CS et al. Fludarabine, cyclophosphamide, and rituximab for the treatment of patients with chronic lymphocytic leukemia or indolent non-Hodgkin lymphoma. *Cancer.* 2006;106:2412.

290. Sacchi S et al. Rituximab in combination with fludarabine and cyclophosphamide in the treatment of patients with recurrent follicular lymphoma. *Cancer.* 2007;110:121.

291. Forstpointner R et al. The addition of rituximab to a combination of fludarabine, cyclophosphamide, mitoxantrone (FCM) significantly increases the response rate and prolongs survival as compared with FCM alone in patients with relapsed and refractory follicular and mantle cell lymphomas: results of a prospective randomized study of the German Low-Grade Lymphoma Study Group. *Blood.* 2004;104:3064.

292. Coiffier B et al. Bortezomib plus rituximab versus rituximab alone in patients with relapsed, rituximab-naive or rituximab-sensitive, follicular lymphoma: a randomised phase 3 trial. *Lancet Oncol.* 2011;12:773.

第 97 章　乳腺癌

Kellie Jones Weddle

核心原则

		章节案例
①	乳房 X 线照相和临床乳腺检查是乳腺癌普通发生风险患者的常用筛查方法。	案例 97-1（问题 1）
②	乳腺癌的预防包括手术（预防性乳房切除术 ± 卵巢切除术）和化学治疗。他莫昔芬和雷洛昔芬是 2 个已被批准用于预防乳腺癌的药物。	案例 97-1（问题 2）
③	乳腺癌是美国妇女中最常被诊断的肿瘤。乳腺癌的发展与许多危险因素相关，而性别和年龄是其中最常见的 2 个。	案例 97-2（问题 1） 案例 97-3（问题 1）
④	患者通常的表现症状为无痛性包块。要确诊为肿瘤并判断组织类型，需行乳房 X 线照相检查和组织活检术。同时对肿瘤分期来确定目前疾病处于何种阶段。	案例 97-3（问题 2~4）
⑤	肿瘤特异性特征有助于指导治疗选择和促进预后。最重要的特征是激素水平（雌激素和孕激素受体水平）和人类表皮生长因子受体 2（human epidermal growth factor receptor 2，HER2）的表达情况。	案例 97-3（问题 5）
⑥	局部和全身的治疗方法包括手术、放疗、激素治疗、化学治疗和/或生物治疗	案例 97-3（问题 6~9）
⑦	早期乳腺癌的治愈率较高，手术后患者需接受辅助治疗，根据肿瘤的特异性特征可选择激素治疗（雌激素或孕激素受体阳性患者）或生物治疗，并且根据肿瘤的大小及腋窝淋巴结阳性数目来决定是否需要联合化学治疗。	案例 97-3（问题 7~9）
⑧	用于联合化疗的药物包括蒽环类、环磷酰胺和紫杉醇类。生物治疗如曲妥珠单抗可与化疗合并使用，但限于 HER2 表达阳性的患者。	案例 97-3（问题 6~8）
⑨	转移性乳腺癌被认为是不可治愈的。治疗的决策取决于肿瘤的激素水平、既往治疗的毒性，以及之前的并发症情况。治疗方法同样包括全身治疗（激素治疗、化学治疗、生物治疗）或局部治疗（放射治疗或手术）。	案例 97-4（问题 1~5）

乳腺癌

发病率、患病率和流行病学

乳腺癌是美国妇女中最常发生的恶性肿瘤，其死亡率也仅次于肺癌，处于肿瘤疾病中的第 2 位。该肿瘤起源于乳腺组织，通常发生于导管（运输乳汁至乳头的管道）或小叶（产生乳汁的腺体）。据估计，2017 年有 255 180 名妇女会被诊断为乳腺癌，其中的 41 070 名患者死于该疾病。而近 2 470 例被确诊的男性患者，也提示了乳腺癌并不仅仅是一种女性疾病[1]。

来自女性健康倡议（Women's Health Initiative）的研究显示，由于减少了激素替代疗法的应用，1999—2004 年间乳腺癌的发生率呈持续下降，该结果也同时证实了激素替代疗法会增加乳腺癌的发病风险[2]。有统计表明，1/8 的女性在其一生中将会患上乳腺癌，然而这经常被引用的统计数据可能高估了患乳腺癌的风险，因为它设定的女性生存年龄为 110 岁[3]。

早期诊断的乳腺癌是可被治愈的，而乳腺癌的诊出率也随着标准化筛查方法的应用得到提高。目前，包括美国癌症协会、美国国家综合癌症网、美国预防服务工作组在内的多个机构,均在各自出版的相关指南中对乳腺癌的筛查方法给出了推荐。

病理生理学

乳房本身是由许多不同的结构组成,包括脂肪、肌肉、导管和小叶(图 97-1)。小叶起源于腺组织,每个小叶由 2 层腺泡上皮细胞构成,多个小叶构成呈辐射状排列的乳腺叶。导管则连接了有泌乳功能的小叶与乳头[4]。乳腺癌病理分型基于肿瘤细胞的起源,而 2 种最常见的类型就是导管癌和小叶癌。导管癌可进一步分为浸润性导管癌(invasive ductal carcinoma,IDC)或导管原位癌(ductal carcinoma in situ,DCIS),如癌细胞突破导管壁基膜为 IDC,反之则为 DCIS。同样,小叶癌也可同样以此分类,如分为浸润性小叶癌(invasive lobular carcinoma,ILC)或小叶原位癌(lobular carcinoma in situ,LCIS)。其他类型的乳腺癌包括炎性(在本章后面讨论)和少见的组织类型,如管状或髓样癌,以及肉瘤。

临床表现和诊断

大多数的患者发现时处于疾病早期,5 年生存率可高达 98%[5]。常在进行乳房检查时(可由自己或临床医生进

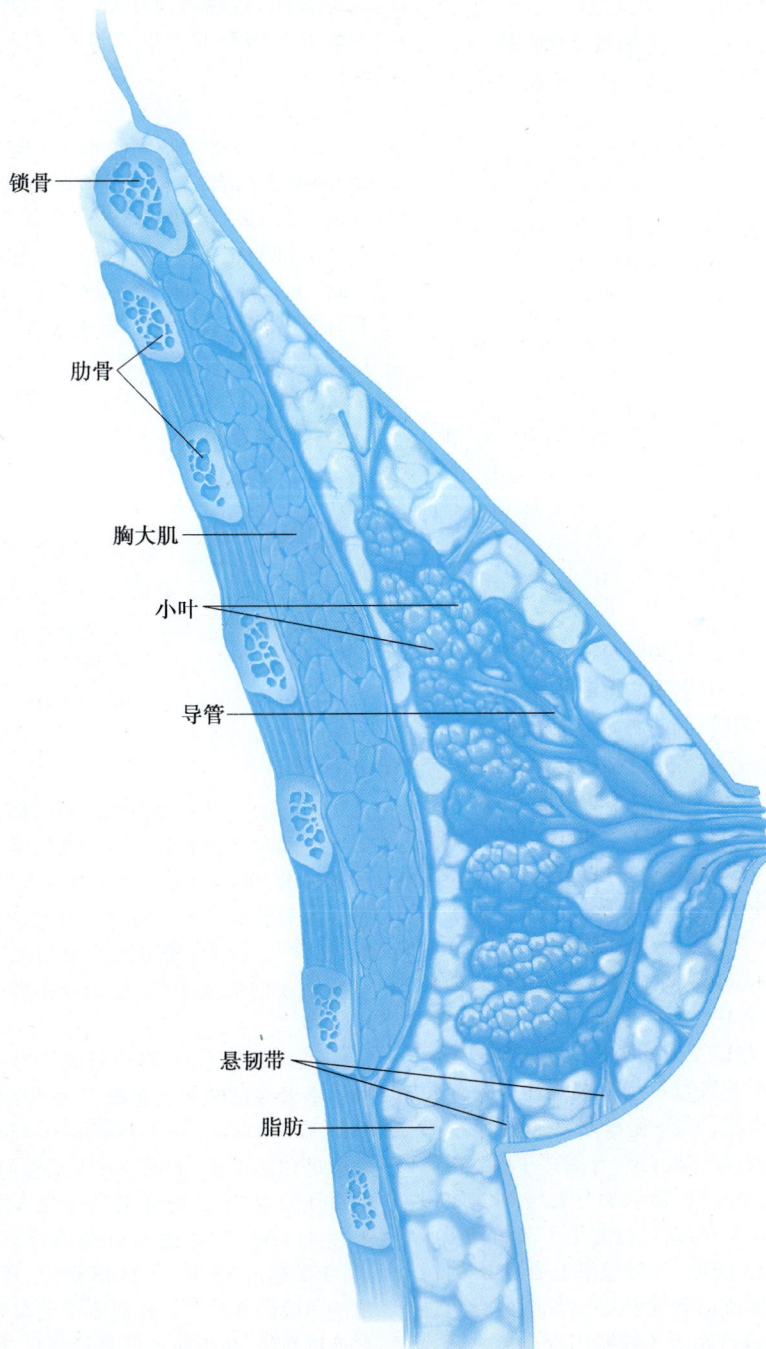

锁骨

肋骨

胸大肌

小叶

导管

悬韧带

脂肪

图 97-1   乳房解剖学。(资料来自 Anatomical Chart Co.)

行)发现一个无痛性肿块,或在行常规乳房 X 线照相检查时发现一个小包块。而已伴有远处转移的患者,常特征性发生基于转移部位的临床症状(如骨转移会导致骨痛发生,或肺转移会引起呼吸急促)。

治疗方式取决于疾病的期别,分期则需依据肿瘤大小(通过临床检查或手术标本可知)、阳性淋巴结数目(根据体格检查或腋窝淋巴结清扫术后的结果),以及疾病程度(通过影像学检查,如 CT,对胸部、腹部、骨盆及骨组织进行扫描以评估是否有远处转移)来判断。

治疗概况

乳腺癌的治疗包括多种形式。手术、放射治疗、激素治疗、化疗和生物疗法都可以根据患者的具体情况采取不同的组合方式加以应用。手术前的治疗称为新辅助治疗,而术后的治疗称为辅助治疗。早期疾病采取手术治疗,是否需要增加额外的治疗,则需要参考其他因素。患者的肿瘤期别决定放疗或化疗的必要性,而肿瘤的特异性特征决定是否需要联合激素或生物治疗。而对伴有转移性疾病的患者,治疗目标是减轻症状、改善生存质量。

筛查

案例 97-1

问题 1:M. P. ,42 岁,女性,既往无乳腺癌病史,其表姐在 65 岁时诊断出了乳腺癌。今日,M. P. 与她的医生讨论例行的乳腺癌筛查。基于 M. P. 的个人史及家族史,她是属于普通风险还是高危风险的人群?对具有不同风险的人群,应推荐何种形式的筛查方法?

乳腺癌筛查指南最近更新于 2015 年,其中,推荐用于普通风险女性的筛查模式和间隔时间都发生了重要变化[6]。对具有普通风险的患者,筛查方法包括乳房 X 线照相检查和乳房自检(由患者自行决定是否选择此方法)。尽管处于 20 岁阶段的女性,乳腺癌的发病风险较低,乳房自检也能使得女性更加熟悉自己的身体,可以更好地辨别随年龄而产生的变化。临床乳腺检查一直以来是筛查指南中的一部分,但随着指南中推荐建议的变化,该部分由于在普通风险女性乳腺癌筛查中缺乏获益,而被移除。

乳房 X 线照相检查在数十年间一直是乳腺癌筛查的金标准。但在更新的指南推荐中,对什么时候开始这项检查,以及间隔多久进行检查的建议发生了变化。在较早的指南中,对 40 岁以上的女性,推荐进行每年 1 次的乳房 X 线照相检查。而在较新的指南里,对具有普通乳腺癌风险的 40~44 岁女性,推荐在有条件的情况下,开始行年度乳房 X 线照相检查,而对 45~54 岁女性,需增加行乳房 X 线照相年检的概率。一旦年龄达 55 岁,则可行 2 年 1 次的乳房 X 线照相检查,或在有条件的情况下,继续行每年 1 次的检查。指南同时推荐,在整体健康状况良好或预期生存超过 10 年的情况下,女性应持续行乳房 X 线照相检查。

多年以来,对于乳房 X 线照相检查是否适用,或什么年龄段适用(自 40 岁还是 50 岁以后适用)一直存在争议。这场争议源于美国预防服务工作组(US Preventative Services Task Force,USPSTF)的推荐[7]。在 USPSTF 的最新推荐中,50 岁以下的女性进行乳腺 X 线检查应基于个体化决定。对 40~49 岁的女性,可选择每 2 年 1 次进行检查,但这也有可能产生假阳性结果,并导致不必要的乳房穿刺。USPSTF 同时还认为,最能从乳房 X 线照相检查中获益的人群为 50~74 岁的女性,且没有足够证据支持对 75 岁及以上的女性进行每年 1 次的检查。虽然这些争议可能会引起困惑,但也提高了公众对乳腺癌筛查重要性的认识。

M. P. 没有患乳腺癌的直系亲属,也未在其他家庭成员中发现早期乳腺癌。因此,她属于普通风险的人群,并应采取标准的乳腺癌筛查方法,开展每年 1 次的临床乳房检查和乳房 X 线照相检查。她也可以决定是否开展乳腺自我检查。

而高风险人群具有以下特点:①具有 BRCA 基因的突变;②未行 BRCA 基因检测,但至少 1 位直系亲属具有 BRCA 突变基因;③根据风险评估模型,推测一生中患乳腺癌的风险超过 20% ~ 25%;④具有显著的乳腺癌家族史[6]。推荐高风险人群进行乳腺磁共振(magnetic resonance imaging,MRI)的筛查,且自 30 岁起每年行 1 次 MRI 和乳腺 X 线检查。MRI 能使放射医师看到乳腺的对比影像,对乳腺癌的检测更灵敏。另外,年轻患者因具有较高水平的雌激素,乳腺组织会更紧密,使得乳房 X 线照相检查的灵敏度降低[8]。

预防

案例 97-1,问题 2:M. P. 是当地医院的一名护士,并在今年志愿加入了由所在医院发起的乳腺癌防治学习班。她被邀请为学习班准备一个关于乳腺癌的讲座,并且决定讨论如何对疾病进行预防。那么,有哪些常用的乳腺癌预防方法呢?还有哪些预防用药是 M. P. 应该介绍的呢?

预防治疗对所有类型的癌症都很关键,尤其是对那些一生中随时可能患乳腺癌的高风险女性,预防性乳房切除和重建术,可以说是提供了改变人生前景的另一选择。尽管手术对乳腺癌的预防非常有效,但也未能消除所有的致病风险[9]。此外,预防性卵巢切除术可为绝经前患者去除雌激素的最大来源,然而也不能完全消除乳腺癌的发生风险[10]。

在此情况下,药物预防成为另一种选择,而他莫昔芬和雷洛昔芬已被证明有效,2 种药物均为选择性雌激素受体调节剂(selective estrogen receptor modulators,SERM)。乳腺癌预防试验(也称为 P1 试验)纳入了超过 13 000 名的高风险女性,她们被随机分为 3 组:年龄超过 60 岁;年龄在 35~59 岁,根据 Gail 风险评估模型,评分在 1.66 以上;年龄超过 35 岁,有 LCIS 病史(一项发展为浸润性乳腺癌的风险因素)[11]。分别给予他莫昔芬每日 20mg 或安慰剂连续 5 年,结果显示他莫昔芬显著降低了乳腺癌的发病风险(P<0. 000 01)。此外,研究还显示 50 岁以上女性对他莫昔芬的毒性反应更明显,这些人群发生深静脉血栓、卒

中、肺栓塞和子宫内膜癌的风险更高[11]。

雷洛昔芬,发现它可以降低乳腺癌的发病风险,是源于在一些骨质疏松症的临床试验中,观察到使用雷洛昔芬的患者乳腺癌发病率明显下降。基于以上信息,开展了一项纳入了 19 000 名绝经后妇女的预防用药临床试验,评估雷洛昔芬每日 60mg 与他莫昔芬每日 20mg,连续服用 5 年的差别[12,13]。结果 2 组在最终诊断为浸润性乳腺癌的人数上没有差别[相对风险(relative risk,RR),1. 02;95% CI,0. 82~1. 28],但是雷洛昔芬组(80 例)较他莫昔芬组(57 例)诊断出了更多的非浸润性乳腺癌,而这种差异的临床意义目前还不明确。他莫昔芬组出现热潮红、子宫内膜癌、血栓栓塞及白内障的事件发生率高,雷洛昔芬则会引起更多的骨骼及肌肉、还有体重增加的问题。基于以上试验结果,雷洛昔芬可推荐用于高风险女性的化学预防。而芳香化酶抑制剂,依西美坦、阿那曲唑已经分别用于绝经后患者的化学预防研究(NCIC CTG MAP Ⅲ 和 IBIS Ⅱ 试验)。尽管 2 项试验均证明能降低乳腺癌发病率,但没有 1 个药物与他莫昔芬或雷洛昔芬进行了对比研究,所以目前还未被批准用于预防性治疗[14,15]。

M. P. 在对乳腺癌高风险女性进行的讲座中,应提供预防性乳房切除术,以及他莫昔芬(对绝经前和绝经后患者)和雷洛昔芬(对绝经后患者)的相关使用信息。

风险因素

案例 97-2

问题 1:B. W. 是一名 55 岁的老年女性,在一次例行的乳腺 X 线照相筛查中,发现左乳外上象限有一个 2.2cm 大小的包块。其他的体检结果无异常,患者也未诉任何不适。所有的实验室检查,包括全血计数和肝功能都在正常范围以内。胸部 X 线检查结果阴性。B. W. 诉她在 10 岁时经历的第 1 次月经周期,并且此后的周期很规律。B. W. 已婚但从未怀孕。对她来说,发生乳腺癌的风险因素有哪些?

目前已发现了许多与乳腺癌相关的风险因素,然而,远超于 50% 的患者除了年龄增加和身为女性外,并没有更多可识别的显著风险(表 97-1)[16]。乳腺癌的中位发病年龄在 60~65 岁之间,且发病风险按每 10 岁逐渐增高。如果患者既往有过乳腺癌病史,或经乳腺活组织检查确诊过非典型增生,其发病风险会进一步增加。

乳腺癌是一种受激素介导的疾病,许多的风险因素与激素水平相关。初潮过早(<12 岁)或绝经较晚(>55 岁)都使得女性暴露于更高的雌激素水平之中,增加乳腺癌的发病风险(RR=1. 5,<12 岁;RR=2,>55 岁)[17]。基于妇女健康倡议组织的研究结果,雌激素替代治疗会增加患者乳腺癌的发生风险[18]。从未生育或者生育年龄大于 30 岁的女性,发病风险也会增加(RR=3. 5)[17]。口服避孕药一直被认为是增加乳腺癌发病风险的因素。早期的避孕药相较于现在的新药,其雌激素含量相对非常高,这些药品中雌激素的剂量被认为可增加乳腺癌的发生风险。但是一项 meta

分析显示,口服避孕药中雌激素的含量多少,对发病风险没有差异性影响[19]。遗传性乳腺癌患者(1 个或多个直系亲属患有乳腺癌)仅占总发病例数的 10%,但这些人群具有最高的发病风险[20]。

表 97-1
乳腺癌发病的风险因素

确定的风险因素
性别:女性>男性
乳腺癌既往史
乳腺癌家族史(直系亲属)
癌前病变(如非典型性增生)
初潮过早(<12 岁),绝经较晚(>55 岁)
生育年龄晚(>30 岁)或未生育
年龄增加
长期应用激素替代疗法(雌激素)
前胸壁照射
可能的风险因素
酒精
肥胖
高脂饮食

来源:Carlson RW,Allred DC,Anderson BO,et al. Invasive breast cancer. *J Natl Compr Canc Netw*. 2011;9:136;Chlebowski RT,Hendrix SL,Langer RD,et al. Influence of estrogen plus progestin on breast cancer and mammography in healthy postmenopausal women:the Women's Health Initiative randomized trial. *JAMA*. 2003;289:3243.

B. W. 具有多种发病的高风险因素,她的初潮年龄为 10 岁,使其暴露于更多的雌激素水平中,并且她未曾生育过。她目前已经 55 岁,随年龄增加发病风险也提高。以上这些都应考虑为 B. W. 的风险因素。

遗传性乳腺癌基因突变

案例 97-3

问题 1:C. D. ,37 岁,女性,乳房 X 线照相检查发现右乳外象限有一 2.2cm 大小包块。所有实验室检查结果正常,胸部 X 线检查阴性。有重要的家族史,母亲于 42 岁时死于乳腺癌,44 岁的姐姐于 5 年前行乳腺肿瘤切除。基于 C. D. 的家族史,她或她的其他家庭成员应行何种基因检测?如果 C. D. 没有乳腺癌家族史,她应做哪些检查来评估乳腺癌的发病风险?

C. D. 有 2 位年轻时就已发病的直系亲属,这意味着可能的遗传性乳腺癌基因突变,她应考虑行 *BRCA*₁ 和 *BRCA*₂ 突变的基因检测。到 70 岁时,具有 *BRCA*₁ 突变的个体,发生乳腺癌的风险超过 60%,发生卵巢癌的风险为 40%。

$BRCA_2$ 突变基因的携带者发生乳腺癌和卵巢癌的风险相对较低(分别约为 40% 和 20%)[20,21]。$BRCA$ 突变率较高的人种为德系犹太人,每 50 个人中有 1 人为 $BRCA$ 突变基因携带者[22]。C. D. 应与遗传咨询师讨论为自己及家人行基因检测的风险与获益。讨论的结果将在未来筛查和预防策略中发挥作用。

普通发病风险的患者(高风险患者已在"筛查"部分做过介绍)可以借助一些经验证的风险评估工具,来评估他们的发病风险。其中 Gail 模型,是一种普通风险患者可应用的工具,考虑到了初潮年龄、初次生育年龄、是否有非典型增生,以及乳腺活组织检查的次数等多种风险因素。其他经验证的评估模型包括 BRCAPRO 和乳腺癌风险评估工具(用于普通风险患者)[23,24]。BRCAPRO 是一个统计程序,用于乳腺癌高发病风险的患者,通过同时收集受影响和未受影响的亲属信息,来预测个体发生 $BRCA_1$ 或 $BRCA_2$ 突变的可能性[21]。有许多资源可以帮助患者及其家庭成员理解他们患乳腺癌的风险,应与医师就个人或家族史进行详细讨论,并考虑选择何种风险评估工具。

临床表现

案例 97-3,问题 2:乳腺癌的典型症状和体征是什么? C. D. 有哪些表现?

典型的临床表现是发现无痛性包块,可由专业医务人员或患者自己经临床检查确定,或者通过乳腺 X 线照相检查发现痛性包块。其他症状包括乳头溢液或乳头下陷,以及乳房皮肤异常[25,26]。少于 10% 的患者会表现出远处转移的相应症状,症状也能反映相应的转移部位(如背痛:骨转移;头痛、恶心、呕吐:脑转移;呼吸困难:肺转移;腹痛:肝转移)[25,26]。C. D. 的临床症状为通过乳房 X 线照相检查,发现了无痛性包块。

诊断

案例 97-3,问题 3:通过乳房 X 线照相检查识别了 C. D. 的乳房肿块后,应通过哪些诊断程序来确定 C. D. 的疾病类型和分期?

乳腺癌的诊断方法包括影像学检查、病史采集和体检。经过触诊,乳房 X 线照相检查完全可以确定异常。也可随后进一步行乳腺超声检查,与乳房囊肿(通常为良性)进行鉴别。一旦确认为包块,应行组织活检来对疾病进行确诊。可通过髓芯活检法进行,是指用一根大口径针对活组织中心进行采样,此法可区分浸润性和非浸润性疾病。其他可用的组织诊断方法有细针抽吸活检和切除活检,但髓芯活检被认为是标准方法[25,26]。

全面的影像学检查也是必要的,应对胸部、腹部、骨盆,以及骨行 CT 扫描检查,以评估是否有远处转移。乳腺癌最常见的转移部位是骨、肺、肝脏、淋巴结和脑[27]。如果患者出现视力模糊、复视、自发性恶心或呕吐、头痛和不稳定步态等症状,应对脑部转移进行评估。这些检查用于确定疾病的程度和期别,并帮助判断患者预后及治疗方法。C. D. 需要进行组织活检,并行胸部、腹部、骨盆,以及骨的全面 CT 扫描检查。

乳腺癌的类型和分期

案例 97-3,问题 4:C. D. 通过髓芯活检术检查发现为浸润性导管癌。其他分期检查包括对胸部、腹部、骨盆,以及骨的全面 CT 扫描,结果显示阴性。体检发现身体同侧淋巴结受累。乳房 X 线照相检查发现右乳有一个 2.2cm 的包块。乳腺癌有哪些常见类型,C. D. 处于疾病的哪个期别?

乳腺癌根据组织类型分为 2 种,包括浸润性和非浸润性(原位)疾病。浸润性导管癌是最常见的类型(约占75%),其次是浸润性小叶癌(约占 5%~10%)。非浸润性肿瘤[分别为导管原位癌(DCIS)和小叶原位癌(LCIS)]较少见[25,26]。另一些少见的组织类型包括髓样癌、黏液癌、管状癌和乳头状癌。一种最具侵袭性的类型为炎性乳腺癌,与其他类型的乳腺癌有显著差别。通常,形成可被体检或乳房 X 线照相术检查出的乳腺癌包块,需要经过多年的时间,但炎性乳腺癌与此相反,其发病突然并能在几周内迅速进展。炎性乳腺癌的临床表现为乳房呈红肿及炎性外观,并伴有橘皮样改变。因皮肤出现蜂窝组织炎样改变,可能会延误诊断。抗生素常被最先使用,但症状并不能随治疗改善。

分期旨在评估疾病所处的程度。确定疾病分期,能明确患者预后并帮助制订最佳的治疗方案。乳腺癌分期使用的是 TNM 分类法(T,肿瘤大小;N,淋巴结状态;M,任何部位的远处转移),基于临床和病理检查可以确定 TNM 的相关信息。2010 年,美国癌症联合委员会(American Joint Commission on Cancer,AJCC)对乳腺癌的分期系统进行了更新[28]。Ⅰ 期,肿瘤小于 2cm,没有淋巴结侵犯,具有高度可治愈性(5 年生存率约为 98%);Ⅱ 期,肿瘤小于 2cm 但伴有淋巴结侵犯,或肿瘤在 2~5cm 但不伴有淋巴结侵犯;Ⅲ 期,肿瘤大于 5cm 并伴有淋巴结侵犯,5 年生存率为 80%;Ⅳ 期,有远处的器官转移,5 年生存率最低,约为 26%(表 97-2)[25,26,29]。大部分患者通过例行筛查,可在疾病 Ⅰ 期或 Ⅱ 期就得到确诊。基于临床分期标准,C. D. 的乳房肿块大小为 2.2cm,并有同侧的淋巴结侵犯,因此,她应该处于 Ⅱ 期。

预后因素

案例 97-3,问题 5:进一步的肿瘤病理检查显示 C. D. 的雌激素受体(estrogen receptor,ER)和孕激素受体(progesterone receptor,PR)均为阳性,人表皮生长因子受体(HER2)为阴性。对所有乳腺癌患者适用的常见预后因素有哪些?

除了分期外,也应参考其他的预后因素,用于协助制订患者的治疗方案。肿瘤大小和淋巴结状态是重要的预后因素,肿瘤较大和淋巴结侵犯的患者,预后相对较差。此外,受侵犯的淋巴结数目较多,会直接导致预后较差。对ER、PR和HER2状态进行的肿瘤病理检查,也为乳腺癌提供了重要的预后指标[30]。ER(PR)阳性的肿瘤生长及进展缓慢,较ER(PR)阴性的肿瘤有较好的预后,大约2/3的乳腺癌患者为ER(PR)阳性。如果患者为ER(PR)阳性,激素疗法是一种治疗选择。HER2阳性的肿瘤更易发生进展,约25%乳腺癌HER2基因扩增检测为阳性。尽管HER2阳性意味着疾病更具有进展性,但同时也预示了对曲妥珠单抗治疗的有效性。

表97-2

美国癌症联合委员会乳腺癌分期标准

期别	T	N	M
0	Tis	N0	M0
Ⅰ A-B	T1~T1a	N0~N1mi	M0
Ⅱ A-B	T0~T3	N0~N1b	M0
Ⅲ A	T0~T3	N1~N2	M0
Ⅲ B	T4	N0~N2	M0
Ⅲ C	任何T	N3	M0
Ⅳ	任何T	任何N	M1

T,肿瘤大小和/或侵袭性;N,淋巴结阳性数;M,转移性疾病;N0,没有侵犯淋巴结;N1,同侧淋巴结侵犯,可活动;mi,微小转移灶;N2,同侧淋巴结侵犯(固定或融合相互),或者为同侧内乳淋巴结侵犯而腋窝淋巴结未侵犯;N3,同侧锁骨下淋巴结、内乳淋巴结和腋窝淋巴结侵犯,或同侧锁骨上淋巴结侵犯,伴或不伴内乳及腋窝淋巴结侵犯;Tis,原位癌;T1,≤2cm;T2,2cm~5cm;T3,>5cm;T4,任何大小的肿瘤伴有皮肤或胸壁侵犯。肿瘤大小为T0或T1,仅伴有淋巴结微小转移灶,应划分为ⅠB而非ⅡA期。

来源:American Joint Committee on Cancer. Breast Cancer. In: Edge S, et al. eds. *AJCC Cancer Staging Manual.* 7th ed. New York, NY: Springer-Verlag; 2010:347.

HER2阳性结果的测定可通过2种方法,免疫组织化学法或荧光原位杂交(fluorescence in situ hybridization, FISH)。通过任一方法可以确定HER2的状态。免疫组织化学法可以判定HER2蛋白是否过表达,报告结果显示为1+、2+或3+。患者检查结果为3+,考虑为HER2阳性,并对曲妥珠单抗或其他靶向HER2的治疗有效。如果患者检查结果为2+(可疑结果),则需要进一步行FISH检查。FISH检测通过与对照组比较HER2基因拷贝数的比率,评估HER2基因扩增情况,仅FISH检查阳性的患者对HER2靶向治疗有效[30]。

临床医师同时还会参考其他的病理检查结果,如核级(决定肿瘤细胞分化程度)及其他评估肿瘤生长分数的检查结果(S期分数、Ki-67和细胞有丝分裂指数),对患者预后进行判断并制订治疗方案。

还有一些其他的工具可以帮助临床医师来制订更具个体化的治疗方法(如,仅用激素治疗或仅行化疗,或者联合

激素治疗与化疗)。一种用于早期术后乳腺癌患者的个体化风险评估的工具为Adjuvant! online(www. Adjuvanton-line. com),可以比较治疗获益与复发风险。该工具利用临床因素来评估辅助治疗后,个体患者复发风险减少的百分比(单用激素治疗、激素和化疗联用的获益比较)。此外,还可通过创建基因序列开展基因分析,并以此来评估患者治疗过程中的复发风险。如今很多患者能在乳腺癌早期就被诊出,并获得很高的治愈率。临床医师可以应用这些检测,根据患者的复发风险评分,来决定患者是应该接受更多或更少的治疗。另一个类似的检测是Oncotype DX分析,可对ER(PR)阳性、淋巴结阴性的患者进行复发风险评分[31]。基于此评分,临床医师和患者能制订最佳的治疗方案,决定是否单用激素治疗,或联合激素治疗与化疗。

治疗

> 案例97-3,问题6:C. D. 诊断为右乳侵袭性导管癌Ⅱ期、ER(+)、PR(+)、HER2(-)。她已行的分期检查包括胸部、腹部和骨盆的CT扫描,以及骨扫描,检查结果均为阴性。根据这些信息,应该给予C. D何种治疗方案?

局部治疗(外科手术和放疗)

外科手术是早期乳腺癌的主要治疗方法。许多年前,通常用一种更为激进的手术方法用来切除乳房肿瘤。这种方法,称为根治性乳房切除术,手术范围包括切除整个单侧乳房、大小胸肌,以及同侧腋窝淋巴结清除。而这种手术方法常会导致肩功能障碍,并带来外观上的影响。而如今,常使用的是乳房改良根治术,该手术方法同样切除整个乳房以及同侧腋窝淋巴结,但会保留胸大肌。两种手术方法对生存率的影响是相同的[32-34]。如果肿瘤包块大于5cm,或患者的阳性淋巴结数目大于4个,或者组织切缘为阳性,行乳房改良根治术的患者可能还需要联合放疗[35,36]。联合放疗可进一步改善疾病的局部控制。这些指南就评估哪些患者可以从联合放疗中获益,正在进行广泛的讨论。

还有一些较保守的手术方法,如乳房肿块切除术、节段性乳房切除术或乳房象限切除术。对包块较小,并希望保留乳房的肿瘤患者,可以使用这类手术。然而也并非对所有患者适用,如多发性肿瘤患者(乳房中有多个肿块)、肿瘤较大者(相对乳房大小),以及炎性乳腺癌患者,就不适合行保乳手术[25,26]。而对选择保乳手术的患者,必须同时行辅助放疗。因手术只是切除了原发肿瘤,还应对剩余的乳房组织行放疗以防止肿瘤复发。乳房改良切除术和保乳手术联合放疗相比较,两者治疗后的生存率是相似的[33,37]。

较大的肿瘤包块并不意味着该患者完全不能接受保乳术,然而,为了满足行此类手术的条件,患者需要接受新辅助化疗以缩小肿瘤包块。新辅助化疗还可以帮助肿瘤医师评估肿瘤对治疗的反应,如果该患者对化疗没有反应,那么肿块大小改变不明显,肿瘤医师可以尽早停用该化疗方案。大部分的患者对化疗是有反应的,而对那些疗效不明显的患者,可以更换化疗方案或行放疗[37]。

淋巴结的分期是通过腋窝淋巴结清除来评估的。需要

清除同侧乳房至少 10 个淋巴结来评估疾病分期。淋巴结清除可能会导致淋巴水肿、血栓栓塞和感染[38-40]。前哨淋巴结活检是一种避免腋窝淋巴结清扫合并症的方法。该方法将蓝色染料（标记为放射性胶体）注入乳腺肿瘤。经过一段时间，染料可以经肿瘤流向淋巴结。外科医生从而能够通过放射性胶体和蓝色来识别前哨淋巴结。与乳房组织（以及肿瘤）相邻的第 1 站是前哨淋巴结。只切除 1 或 2 个前哨淋巴结，可减少淋巴水肿、血栓栓塞和感染的发生风险。

许多人认为这是腋窝淋巴结治疗评估的标准过程[38,41-43]。

因此对 C.D. 来说，保乳手术联合放疗或乳房改良切除术都是可行的，但根据 C.D. 的乳腺癌家族史也可以选择行双侧乳房切除，以预防对侧乳腺癌的发生。

系统性治疗（化疗、内分泌治疗和生物治疗）

外科手术和放疗可以清除大部分的肿瘤细胞，然而，微小病灶却是难以发现并进行局部治疗的。微小病灶可转移至全身各部位，是疾病复发的主要原因。为减少复发概率，需行系统性的辅助化疗、内分泌治疗和/或生物治疗。决定采取何种治疗方法（单一或联合）基于患者的预后因素，包括 ER（PR）及 HER2 的表达情况。正如前面所提到的，类似的 Oncotype DX 基因分析能根据肿瘤特征评估复发风险，并协助确定治疗方案。

肿瘤的大小和其他预后因素也用以评估肿瘤患者特征来确定治疗方案（表 97-3）。美国国家综合癌症网络（The National Comprehensive Cancer Network，NCCN）可提供治疗指南来帮助指导制订治疗计划[37]。肿瘤较小（0.6~1cm）和淋巴结阴性的患者可根据不同的预后特征进一步分为 2 类。一类为预后较好者，为激素受体阳性，可以单用内分泌治疗而无需联合化疗；一类为预后较差者，具有不良的预后因素（如淋巴结侵犯、高级别核型、激素受体阴性或 HER2 阳性），需要行化疗伴或不伴曲妥珠单抗的治疗[25,26]。

表 97-3

辅助治疗的选择依据

	辅助内分泌治疗		辅助化疗[b]
淋巴结阴性	ER/PR（+）	ER/PR（−）	
<0.5cm	是	否	否
0.6~1cm[a]	是	否	可考虑
>1cm	是	否	是
淋巴结阳性	ER/PR（+）	ER/PR（−）	
	是	否	是

[a] 根据 Oncotype DX 试验：低度复发风险评分（<18）= 辅助内分泌治疗；中度复发风险评分（18~30）= 辅助内分泌治疗±化疗；高度复发风险评分（≥31）= 辅助内分泌治疗+化疗。

[b] 曲妥珠单抗治疗：患者 HER2（+）并且无用药禁忌。

来源：NCCN Guidelines. Breast Cancer. V2 http://www.nccn.org/professionals/physicians_gls/pdf/breast.pdf. Accessed August 2, 2017.

肿瘤大于 1cm 通常需行系统性化疗，伴有 ER（PR）阳性的患者同时也应在化疗后联合激素治疗。生物治疗如曲妥珠单抗与化疗联合应用于 HER2 阳性的患者，并应排除患者的用药禁忌，如是否有心脏疾病。患者应该充分了解化疗的绝对获益，因为对那些早期疾病患者，其受益可能低至 2%~3%。早期乳腺癌临床试验协作组（The Early Breast Cancer Trialists Collaborative Group）每 5 年对乳腺癌化疗和激素治疗的随机临床试验结果进行一次概述分析。2005 年，15 年生存调查数据更新出版[44]。尽管没有确定标准的治疗方案，但数据显示联合治疗方案优于单药治疗（联合化疗的复发率和死亡率分别为：HR = 0.77，P < 0.000 01 和 HR = 0.83，P = 0.000 1；单药治疗的复发率和死亡率分别为：HR = 0.86，P = 0.001 和 HR = 0.96，P = 0.4）[44,45]。更新的 meta 分析中也包括了联合紫杉烷与蒽环类药物的方案。在之前的 EBCTCG 试验中，紫杉烷类未包括在数据分析中。但随着联合紫杉烷类的治疗，乳腺癌死亡率减少：RR（事件率比：新方案组和对照组）= 0.86，SE（标准误差）= 0.04，P = 0.000 5[46]。这些数据显示将紫杉烷类增加到标准联合治疗方案中，可使既定患者有获益。

总结 C.D. 的肿瘤特征，为 Ⅱ 期乳腺癌（肿块 2.2cm 伴有阳性淋巴结）、ER（+）、PR（+）、HER2（−）。基于以上信息，根据肿块大小及淋巴结为阳性，C.D. 需行手术治疗及化疗，同时结合激素受体为阳性，还应序贯内分泌治疗。

辅助化疗

> 案例 97-3，问题 7：C.D. 行右乳改良根治性切除术及腋窝淋巴结清除，淋巴结（2/15）呈阳性。她将要行辅助化疗（基于肿瘤大小及淋巴结为阳性）。乳腺癌早期的典型辅助化疗方案有哪些？C.D 应选择哪一种？

许多联合化疗方案用于辅助治疗（表 97-4），含蒽环类药物的方案是常用的。多柔比星或表柔比星联合一种烷化剂（如环磷酰胺），加或不加氟尿嘧啶是典型的治疗方案。根据最近的早期乳腺癌临床试验协作组的分析报告，与环磷酰胺、甲氨蝶呤和氟尿嘧啶的药物治疗相比，蒽环类药物能明显降低肿瘤复发率和死亡率（复发率，0.89；P = 0.001 和死亡率，0.84；P < 0.000 01）[44]。一项大样本量的分析显示联合了一种紫杉烷类药物的治疗，能改善无病生存期（P < 0.000 01）和总生存期（P < 0.000 1）[46]。更新的 meta 分析中也包括了联合紫杉烷与蒽环类药物的方案。正如早期讨论一样，含紫杉烷的最佳治疗方案尚未确定，其用于淋巴结阴性患者中的最大效应也不明确，但是对淋巴结阳性的患者来说，紫杉烷的疗效是明确的。

充血性心力衰竭是蒽环类药物化疗的毒性之一。如果患者既往伴有心力衰竭或其他心脏疾病，蒽环类药物的应用必须谨慎。为了避免潜在的毒性，含紫杉烷的化疗方案（如多西他赛+环磷酰胺），与标准的含蒽环类药物的治疗方案（如多柔比星+环磷酰胺）进行了比较。7 年的随访结果显示，紫杉烷组的无病生存率和总生存率均好于蒽环类药物组（分别为 81% vs 75%，= 0.033 和 87% vs 82%，

=0.032)[47]。尽管结果令人鼓舞，但基于蒽环类药物长期以来的显著疗效，其仍被认为是早期乳腺癌辅助化疗的主要治疗药物。目前正在进行的研究方向是识别对蒽环类药物治疗无反应的特殊人群，通过避免在这些个体中使用蒽环类药物而减少心脏毒性的发生[48]。如果这些特殊的个体被识别出来，更多的以非蒽环类药物为基础的化疗方案将会应用于临床实践。基于 C.D. 的乳腺癌为淋巴结阳性，她将会接受的辅助化疗方案为：多柔比星+环磷酰胺（AC）或氟尿嘧啶+多柔比星+环磷酰胺（FAC），每 3 周 1 次，持续 4 周期后，序贯 1 种紫杉烷类（如紫杉醇）每周 1 次，连续 12 周（常用辅助化疗方案见表 97-4）。

表 97-4

常用新辅助和辅助化疗方案

化疗方案
HER2-阴性
剂量密集性ªAC→紫杉醇每 2 周给药
剂量密集性ªAC→紫杉醇每周给药
TC
CMF，经典（口服）或静脉注射
CAF（口服或静脉注射）
CEF
TAC
AC
AC→紫杉醇每周给药
AC→多西他赛每 3 周给药
FEC（CEF）后序贯紫杉醇或多西他赛
FAC 后序贯紫杉醇或多西他赛
HER2-阳性
AC→紫杉醇+曲妥珠单抗±帕妥珠单抗
TCH±帕妥珠单抗
AC→多西他赛+曲妥珠单抗±帕妥珠单抗
多西他赛+环磷酰胺+曲妥珠单抗
FEC→紫杉醇或多西他赛+帕妥珠单抗
紫杉醇+曲妥珠单抗
帕妥珠单抗+曲妥珠单抗+紫杉醇或多西他赛→FEC

ª 剂量密集性，以每 2 周给药替代每 3 周给药。特殊剂量给药可见引用文献。TCH，多西他赛、卡铂、曲妥珠单抗。A，多柔比星；C，环磷酰胺；E，表柔比星；F，5-氟尿嘧啶；M，甲氨蝶呤；P，紫杉醇；T，多西他赛；→，序贯。

来源：NCCN Guidelines Breast Cancer. V2. http://www.nccn.org/professionals/physicians_gls/pdf/breast.pdf. Accessed August 2, 2017.

曲妥珠单抗可与辅助化疗方案联合应用于 HER2 表达为阳性的患者。曲妥珠单抗最先应用于肿瘤转移的患者，与化疗同时使用，可明显改善患者的总生存期[49]。因为对肿瘤转移患者的疗效显著，曲妥珠单抗很快开始应用于早期的乳腺癌以观察是否可以取得同样的获益。2 项大型的临床试验同时进行以探讨曲妥珠单抗在单抗应用中的不同问题，包括与化疗同时还是序贯使用，以及维持治疗的选择[50,51]。经过 4 周期经典 AC 方案化疗的患者，在接受随后的每周紫杉醇化疗期间，同时或序贯使用曲妥珠单抗。选择在 AC 方案化疗结束后开始曲妥珠单抗治疗，是为了减少多柔比星和曲妥珠单抗联用所导致的潜在心脏毒性[50,51]。这些试验结果被汇总分析并完全公布。结果显示，曲妥珠单抗的应用可显著提高无病生存率和总生存率（复发率降低 52%，$P < 0.000\ 1$；死亡率减少 33%，$P = 0.015$)[50,51]。4 年随访数据继续表明，与单独化疗相比，联用曲妥珠单抗可显著改善疗效。基于这些数据，曲妥珠单抗被批准用于早期 HER2 阳性，完成 AC 方案化疗后，序贯紫杉醇治疗期间的乳腺癌患者，并可持续使用 1 年[52]。而关于曲妥珠单抗维持使用的临床试验 HERA，也正在进一步的研究中（Herceptin 辅助试验）[53]。在试验中，患者被随机分配到持续 1 或 2 年的曲妥珠单抗治疗，结果目前尚未发表。目前曲妥珠单抗应用于辅助治疗的持续使用时间标准仍为 1 年。因为 C.D. 的 HER2 检测为阴性，曲妥珠单抗治疗不应被使用。

化疗毒性

案例 97-3，问题 8：C.D. 将要开始 4 周期的 AC 方案化疗，以及序贯 12 周期的每周紫杉醇化疗。这些治疗方案的常见毒性有哪些？如果 C.D. 的 HER2 检测为阳性，她在接受曲妥珠单抗治疗的同时，还会出现哪些毒性？

多柔比星是一种蒽环类化疗药物。它通过多种机制发挥抗肿瘤作用，但抑制拓扑异构酶 II 可能是其中最主要的[54]。通过抑制该酶，可导致 DNA 双链的断裂。多柔比星的常见毒性包括骨髓抑制、恶心（呕吐）及秃头症。蒽环类药物还有导致心肌病的风险，这是由于多柔比星金属离子螯合物可以触发氧自由基的产生，从而对心肌造成损害。这些毒性反应可表现为急性（症状类似于心律失常或心肌梗死）或慢性（患者显示出充血性心力衰竭的症状）损伤[55]。随着蒽环类药物剂量的累积，发生心脏毒性的风险随之增高[56,57]。蒽环类药物常规用于辅助治疗的剂量，通常不会达到会产生心脏毒性风险的累积水平。如果患者具有潜在的心力衰竭因素，需要通过超声心动图或心室造影扫描来评估基线射血分数[56,58,59]。其他由蒽环类药物引发心脏毒性的风险因素包括年龄超过 70 岁、高血压、冠状动脉疾病史、既往心脏放疗史或蒽环类用药史，对这些患者应行心功能评估[60,61]。

环磷酰胺是一种烷化剂，作用机制是通过与 DNA 形成交叉联接来抑制 DNA 合成[54]。常见毒性为恶心（呕吐）、骨髓抑制和秃头症。虽然较为罕见，但使用烷化剂也有引起继发性白血病的风险[54]。

紫杉醇，一种紫杉烷类化疗药物，从太平洋紫杉树中提取,作用机制为通过与细胞有丝分裂形成的微管中的β-微管蛋白亚基进行结合,阻止纺锤体分离并最终抑制有丝分裂。与紫杉醇相关的常见毒性包括恶心(呕吐)、骨髓抑制、神经病变,以及由溶剂聚氧乙烯蓖麻油所致的过敏反应。所有患者需预先给予地塞米松,以及 H_1 和 H_2 受体阻滞剂,以预防过敏[62]。

曲妥珠单抗是靶向于细胞外 HER2 蛋白的单克隆抗体。与其相关的典型反应为心脏毒性,但与蒽环类药物导致的心脏毒性不一样的是,曲妥珠单抗引起的心脏毒性被认为是可逆的,是 HER2 受体被阻断的结果(HER2 信号通路与心肌细胞生长、修复及生存相关)[60,61]。长期接受曲妥珠单抗治疗的患者,同样需要进行基线心脏功能评估,治疗期间定期行超声心电图或心室造影扫描检查。C. D. 既往并无心脏病史,所以在 AC 方案治疗前,无需进行基线心脏功能评估。她应被告知化疗的常见毒性反应有骨髓抑制、恶心(呕吐)、秃头症、神经病变、心肌病和过敏反应。

内分泌治疗

> 案例 97-3,问题 9:辅助化疗完成后,因为 ER(PR)为阳性,C. D. 将会接受内分泌治疗。常用的辅助内分泌治疗药物有哪些,又有哪些是 C. D. 适用的?

乳腺癌是一种激素介导的疾病,而改变体内激素水平是治疗计划中不可或缺的组成部分。内分泌治疗适用于 ER(PR)为阳性的患者。治疗药物包括选择性雌激素受体调节剂(selective estrogen receptor modulators,SERM)、促黄体激素释放激素(luteinizing hormone-releasing hormone,LH-RH)激动剂、芳香化酶抑制剂(aromatase inhibitors,AI)。患者是否处于绝经期,是指导药物治疗选择的依据。

习惯上,将他莫昔芬作为内分泌治疗的金标准。他莫昔芬是一种 SERM,通过阻断雌激素与受体结合发挥作用,对雌激素的产生无影响。他莫昔芬的抗雌激素作用有益于乳腺癌治疗,但对其他部位,如骨组织,却有不良影响[63,64]。根据全国乳腺癌和肠道外科辅助治疗项目(National Surgical Adjuvant Breast and Bowel Project)的 B-14 临床试验结果,他莫昔芬可用于绝经前或绝经后妇女的治疗,每日 20mg 口服,连用 5 年[65]。因会阻滞化疗药物的抗肿瘤活性,他莫昔芬需在化疗完成后给药[66]。其常见的毒性反应包括阴道分泌物改变和潮热,与安慰剂比较,血栓、肺栓塞和卒中(50 岁以上患者)的发生率更高(风险比分别为 1.60、3.19 和 1.59)[11]。

卵巢是体内主要的雌激素来源,因此,对卵巢的抑制是绝经前患者可选的一种治疗方案。具有卵巢抑制作用的药物为 LH-RH 激动剂。外科手术或放疗也可以诱发卵巢去势,其中手术产生的直接影响是完全的,但后果却不可逆,放疗的治疗影响不完全,反应也较慢[67]。如果女性患者希望在化疗后保有生育能力,需与其医生进行全面的讨论。有研究将使用 LH-RH 类药物作为一种保留生育能力手段,但结果却相对复杂而不明确[68]。研究数据显示,联用 LH-RH 和他莫昔芬,并未达到比单药更显著的疗效[68,69]。

绝经后患者可选择 AI 类药物治疗。芳香化酶抑制剂通过抑制雄烯二酮(睾酮)转换为雌激素酮(雌二醇)来发挥作用,可分为 2 类,包括非甾体类(阿那曲唑和来曲唑)和甾体类(依西美坦)。这些药物对芳香化酶有高度选择性,较他莫昔芬及其他激素药物的毒性低。但 AI 仅能用于绝经后的女性患者,如对绝经前患者使用,则会因身体的补偿机制(如下丘脑-垂体-性腺轴)和负反馈作用,导致初期的雌激素激增。表 97-5 列出了辅助内分泌治疗药物。如果单独应用,AI 需连续使用 5 年。

表 97-5

辅助内分泌治疗

类型	剂量	毒性
非甾体类		
阿那曲唑 来曲唑	每日 1mg,口服 每日 2.5mg,口服	常见毒性:肌痛(关节痛)、潮热、骨质疏松症
甾体类		
依西美坦	每日 25mg,口服	常见毒性:肌痛(关节痛)、潮热、骨质疏松症
选择性雌激素受体调节剂		
他莫昔芬	每日 20mg,口服	常见毒性:潮热、阴道分泌物减少;严重毒性:深静脉血栓、肺栓塞、异常子宫出血

来源:Jones KL, Buzdar AU. A revierw of adjuvant hormonal therapy in breast cancer. *Endocr Relat Cancer*. 2004;11:391; Buzdar AU, Howell A. Advances in aromatase inhibitors: clinical efficacy and tolerability in the treatment of breast cancer. *Clin Cancer Res*. 2001;7:2620.

最佳的内分泌辅助治疗方案并未确定。对绝经前妇女,可选择他莫昔芬±LH-RH 激动剂连用 5 年的治疗方案。如果经他莫昔芬治疗 5 年后仍未绝经,则考虑继续增加 5 年的治疗。现在对于这一推荐,出现了相矛盾的支持数据。基于更新的数据,美国临床肿瘤学会发布更新了激素辅助治疗的实践指南[70-72]。

如果治疗 2~3 年后,患者出现绝经,应转为使用 AI 类药物,直至完成全部 5 年的内分泌治疗疗程。如果患者在内分泌辅助治疗初期就绝经,可选择使用 5 年的 AI 类药物。目前并未对 AI 类药物之间的临床应用进行相互比较,因此,任何 AI 类药物都可作为一线选择[73,74]。另一种治疗方案为,应用他莫昔芬治疗 5 年,如患者在治疗末期出现绝经,再持续给予 AI 类药物治疗 5 年。这在内分泌治疗的持续应用研究中被发现是获益的(BIG 1-98 临床试验),经过 2.4 年的随访发现,增加来曲唑治疗后,可额外获得 4 年的无病生存期(来曲唑组 93% vs 他莫昔芬组 87%;P<0.001)[75]。然而,一项 8.1 年的随访调查数据显示,增加来曲唑治疗相对于来曲唑单药治疗,并未改善患者的无病生存期及生存率[76]。每个患者的治疗时间应基于个体的复发风险及对治疗的耐受性。表 97-6 为辅助内分泌治疗的药物选择。

表 97-6

辅助内分泌治疗概述

选择 1	选择 2	选择 3
治疗开始时为绝经前期(患者可从 3 个选择中完成 1 项治疗)		
他莫昔芬×5 年± LH-RH 激动剂或卵巢切除	如他莫昔芬治疗 2~3 年后仍未绝经,完成 5 年的他莫昔芬治疗 如他莫昔芬治疗 2~3 年后绝经: A. 完成 5 年的他莫昔芬治疗,随后接受 5 年的 AI 治疗 或者 B. 转为 AI×2~3 年,完成一共 5 年的内分泌治疗	如他莫昔芬治疗 5 年后仍未绝经,考虑继续予以 5 年的他莫昔芬治疗 如他莫昔芬治疗 5 年后绝经,给予 AI×5 年
治疗开始时为绝经后期(如在初始治疗时为绝经后期,推荐首选一种 AI 类药物治疗)		
任何 AI×5 年	他莫昔芬×2~3 年然后换用 AI 完成一共 5 年的治疗	他莫昔芬×4~6 年,随后 AI×5 年

AI,芳香化酶抑制剂;LH-RH,促黄体激素释放激素。

来源:NCCN Guidelines. Breast Cancer. V2. http://www.nccn.org/professionals/physicians_gls/pdf/breast.pdf. Accessed August 2, 2017.

C. D. 处于绝经前,所以首先给予他莫昔芬的治疗。如果经过 2~3 年后,C. D. 出现绝经,她可以继续完成他莫昔芬 5 年的治疗疗程,也可换用一种 AI 类药物,直到完成 5 年的内分泌治疗,随后继续 5 年使用 AI 类药物的治疗。因为 C. D. 的年龄,她完成化疗后仍为绝经前的可能性大,需给予 5 年的他莫昔芬治疗。如果治疗后仍未绝经,她需要与临床医生讨论,是否继续他莫昔芬治疗至总使用时间达 10 年。如他莫昔芬治疗 5 年后绝经,推荐继续使用 5 年 AI 类药物。C. D. 还可同时使用 LH-RH 激动剂进行卵巢的药物去势治疗。

转移性乳腺癌

治疗——内分泌治疗

案例 97-4

问题 1:T. R. 是一名 65 岁的绝经后妇女。她在 48 岁时诊断出患有乳腺癌,当时为绝经前,行改良根治性乳房切除术,术后诊断为浸润性导管癌,肿块大小 1.5cm,淋巴结 2/10 阳性、ER(PR)阳性、HER2 阴性。术后完成 4 个疗程的 AC 方案化疗,以及每周的紫杉醇化疗 12 周。随后接受了 5 年的他莫昔芬治疗。完成全部辅助治疗后十年,出现了右臂及肋骨的疼痛,骨扫描提示肿瘤骨转移。此时应给予 T. R. 哪种治疗方案?

早期乳腺癌是可以治愈的。但如患者发展为转移性疾病,治疗的目标就从治愈转为稳定病情的姑息性治疗。治疗是为了令患者提高生活质量,缓解症状。转移性癌症诊断后的平均生存时间大约是 2~4 年,然而,生存时间依肿瘤转移的部位不同而有较大差异,其跨度可从数月至数

年[77]。治疗的选择同样依据于肿瘤转移部位,同时也受其他因素如 ER(PR)状态影响。内分泌治疗对单纯骨转移的患者可能更为有效,而对伴有内脏转移(如肝或肺)的患者,通常需要行化疗。因患者发生内脏器官的转移,意味着肿瘤生长较快,应给予如化疗这样起效较快的治疗方法[25]。除了系统性治疗(化疗和/或激素治疗),临床医生需要决定是否联合局部治疗(如放疗或手术)。放疗可用于伴有疼痛的骨转移,可以阻止肿瘤的进一步生长,还可缓解疼痛。手术适用于因骨转移发生骨折或脊髓压迫的患者,对部分脑转移的患者也可行姑息性手术。这些治疗方法只对局部病灶起效,因此需要联合局部和全身治疗来全面的控制肿瘤进展。化疗较内分泌治疗能更迅速的起效,如果患者伴有恶化的症状,如肺转移导致的呼吸急促、肝转移导致的腹部疼痛,应优先选择化疗而非内分泌治疗,因化疗能较快起效[78]。疾病诊断后经过 5 年或以上再次复发,提示肿瘤生长较慢,并被认为是较好的预后因素。肿瘤的 ER(PR)表达为阳性也被认为是良性的预后因素。一旦开始治疗,需定期对疗效进行评价。肿瘤标记物,如 CA. 27. 29 和 CA. 15. 3 常用于转移性乳腺癌的监测。临床常结合肿瘤标记物及影像学检查的结果来评估患者对治疗的反应。由于 T. R. 为 ER(PR)阳性,且伴有骨转移,内分泌治疗是首选治疗方案。而她既往的辅助治疗中使用过他莫昔芬,且在治疗后进展,结合目前处于绝经期,应选择 AI 类药物治疗,直至再次监测到疾病进展,如肿块增大或影像学发生新生物。

案例 97-4,问题 2:开始给予 T. R. 阿那曲唑 1mg,口服,每日 1 次。还有哪些内分泌治疗药物可以应用于转移性乳腺癌?

转移性乳腺癌的内分泌治疗可以延长患者的无疾病进展生存期。如果一种内分泌治疗药物对患者的治疗长期有

效,则患者很有可能对另一种内分泌治疗药物也有反应[74]。在必须接受化疗之前,患者可以尝试多种内分泌治疗药物。和之前一样,决定使用哪种药物,由患者处于绝经期前或后来决定。如果患者处于绝经前,可选的药物包括他莫昔芬和 LH-RH 激动剂,但如已在辅助治疗中使用过这些药物,则不应再次用于疾病转移期。AI 是绝经后妇女转移性乳腺癌的一线治疗用药。如果使用一种 AI 后,疾病再次出现进展,还可选用另一个不同种类的 AI(如甾体类和非甾体类)。例如,使用阿那曲唑后,患者疾病再次发生进展,可以换用依西美坦。

还有许多其他的激素类药物可供选择。纯抗雌激素药物,氟维司群,是该类药物中唯一的品种。药理机制为通过与雌激素受体结合并下调雌激素受体的表达,来阻止雌激素发挥作用。氟维司群经肌内注射给药,起始用法为500mg,第 1、14、28 日给药,随后 500mg 每月 1 次[79,80]。被批准用于他莫昔芬治疗失败后的转移性乳腺癌[79]。因为每月 1 次肌内注射的用药依从性问题,患者需要考虑其他的替代治疗。其他可用于转移性疾病的激素药物包括,醋酸甲地孕酮、黄体酮和高剂量雌激素(被发现可抑制癌细胞生长)。这些药物在 AI 应用于临床前常被使用,但因毒性反应,目前仅作为多种内分泌治疗失败后的选择,常见的毒性反应包括体重增加、阴道出血和血栓栓塞事件[25]。

一类被称为 mTOR(哺乳动物雷帕霉素靶蛋白)抑制剂的药物应用已得到评估[81]。这些药物显示能对内分泌疗发生抵抗的通路,起到阻断作用。在 BOLERO-2 试验中,以往经过 AI 治疗失败的患者被随机分配至 2 组,分别为依维莫司(每日口服 10mg)联合依西美坦组(每日口服25mg),与安慰剂联合依西美坦组[82]。联合治疗组的无进展生存期,在统计学上获得显著改善,但后续整体存活率在 2 组间并无显著差异[82]。FDA 批准,对转移性乳腺癌患者,经一种非甾体 AI 类药物治疗失败后,可予以这种联合治疗。

另一类最近刚被批准用于 HER2 阴性、ER 阳性的转移性乳腺癌患者的一线治疗新药,是细胞周期蛋白依赖性激酶(cyclin-dependent kinase,CDK)抑制剂。在 Paloma-1实验中发现,帕博西尼与来曲唑联合应用,可显著增加 II期患者的无进展生存期[83]。总生存期目前尚未确定,一项大的 III 期临床试验正在进行中。这类药物靶向抑制CDK4 和 6,并能抑制细胞的生长和分裂。严重的不良反应包括嗜中性粒细胞减少症、肺栓塞(3 例)、背部疼痛(2例)和腹泻(2 例)[83]。T. R. 已经开始阿那曲唑的治疗,当然她也可以选择其他的 AI 作为初始治疗。如果她的病情再次进展,治疗药物的应用顺序依次为依西美坦、依西美坦联合依维莫司、氟维司群,以及其他激素类药物(如醋酸甲地孕酮、高剂量雌激素或雄激素)。治疗目标是在给予化疗前,持续给予 T. R. 多线的内分泌治疗(只要 T. R. 能对内分泌治疗有反应)。

骨转移所致骨相关事件的预防

案例 97-4,问题 3:除了阿那曲唑的治疗,T. R. 还应使用哪些对症支持治疗的药物?

对骨转移患者通常使用双膦酸盐类药物来减少骨相关事件(即病理性骨折、脊髓压缩、需要进行的骨手术或放射治疗)的发生。双膦酸盐类药物可以抑制骨吸收,从而终止骨破坏进程,维持骨周围环境的稳定,预防骨折并降低血钙水平[84,85]。常用药物为帕米膦酸 90mg,静脉注射 2 小时,或唑来膦酸 4mg,静脉注射 15 分钟。2 种药物均为每月给药 1 次。患者一般对双膦酸盐的治疗耐受较好,尽管该类药物可能会引起恶心、骨痛及发热等反应。潜在的肾功能障碍患者需减量使用,但其更知名而罕见的不良反应是颌骨坏死[86]。该反应发生的机制并不完全清楚,但预防是至关重要的。拔牙或行牙科手术期间,患者不应使用双膦酸盐类药物,如既往曾行上述操作,用药前需向口腔颌面外科医生进行咨询。

最近批准的一个可用于预防实体瘤患者骨相关事件的药物,为人源化单克隆抗体-狄诺塞麦。该药物有着独特的作用机制,靶向作用于可调节破骨细胞活性的 RANK 配体,而减少破骨细胞活性,可抑制骨转移的病理发生过程。对狄诺塞麦和唑来膦酸在转移性乳腺癌患者中的临床应用进行了前瞻性的对比研究,显示狄诺塞麦更能延迟和预防骨相关事件的发生[87]。狄诺塞麦为每月 1 次皮下注射给药,与唑来膦酸有相似的毒性反应,但对肾功能不良者无需调整剂量,目前已被美国临床肿瘤学会(the American Society of Clinical Oncology)的指南推荐用于转移性乳腺癌和其他实体瘤预防骨相关事件的治疗[88]。T. R. 可每月 1 次静脉注射唑来膦酸 4mg,或狄诺塞麦 120μg,皮下给药,以预防骨相关事件的发生。

疾病进展

案例 97-4,问题 4:T. R. 通过内分泌治疗获得了较长的无疾病进展生存期,在 4 年内,她先后使用了阿那曲唑、氟维司群、依西美坦及醋酸甲地孕酮。随着换药过程,无疾病间隔期也逐渐缩短。阶段性随访检查结果显示新的肝脏病变,发生侵犯的肿块大小为 1cm×1cm 和 2cm×1cm。胸部 CT 扫描结果无异常。目前也无其他明显症状。T. R. 目前正在接受内分泌治疗,她的治疗方案应如何调整?

因为 T. R. 已轮换使用过多个激素类药物,且无疾病间隔期随着每次换药而逐渐缩短,化疗可能是现在最好的选择。因患者的身体状况良好,保持了较长的无病生存期,且转移的病灶较为局限,显示患者更有可能从后续化疗中获益[78]。只要患者能从化疗中获益并可耐受化疗的毒性反应,化疗可持续进行,但如疾病进展或患者对毒性反应不能耐受,则需要停止化疗或更换化疗方案。患者的毒性反应可能发生在化疗间歇期,使得患者能治疗毒性反应或对治疗产生耐受。

对转移疾病的治疗目标是稳定疾病、缓解症状,这一治疗目标决定了什么时候选用什么样的治疗方案。尤其是单药和联合化疗的选择。联合化疗的毒性相对较高,但其疗效也较好[25,89-91]。伴有多种症状的患者应先给予联合化疗,以尽快缩小肿块。能显著改善生存率的联合化疗方案有多西他赛联合卡培他滨、紫杉醇联合吉西他滨，以及多柔比星联合紫杉醇。T. R. 为无症状性进展，目前单药化疗对她来说是最佳选择。这将减少毒性反应的发生，并为后期治疗保留了更多的可选药物。

化疗方案的选择是非常复杂的。目前并没有标准的推荐药物，其个体化的选择应基于患者的既往治疗、目前的身体状况，以及辅助治疗后复发的时间。

如今大多数患者会接受蒽环类和紫杉烷药物的辅助化疗。如果患者的病情在辅助治疗后迅速进展（如短于1年），会考虑肿瘤对治疗产生耐受，应选择使用不同的药物。但如患者行紫杉醇治疗后出现疾病进展，有数据支持可继续应用多西他赛，因两者之间的出现交叉耐药的情况较少[92,93]。其他与紫杉烷类作用机制相似的药物，如艾立布林或伊沙匹隆，也被证明可用于既往紫杉烷类治疗失败的患者。那些对既往治疗有反应的患者，这些药物为他们提供了更多的选择[25]。

选择方案时还需考虑患者以往在治疗中发生过哪些毒性反应。对既往因糖尿病或化疗发生过神经病变的患者，紫杉烷类药物可能不是合适的选择，因为这些药物也会引起神经病变。此外，口服卡培他滨可优于其他静脉用药的选择。表97-7列出了转移性乳腺癌中的常用药物。如果患者体力状况良好，符合加入临床试验的各项要求，应充分向患者说明并推荐参与。因为 T. R. 也曾接受过蒽环类和紫杉烷类药物的辅助治疗，卡培他滨可能是目前较合适的选择。这是一种口服化疗药，是蒽环类和紫杉烷类化疗失败后，转移性疾病的一线治疗药物。

生物及其他靶向治疗

案例 97-4，问题 5：如果 T. R. 为 HER2 阳性，对她的转移性乳腺癌是否可以使用生物治疗？

曲妥珠单抗对 HER2 阳性的转移性乳腺癌的治疗，具有革命性意义。现在，其他新的生物治疗也被应用于转移性疾病。曲妥珠单抗是完全人源化的单克隆抗体，可与细胞外 HER2 受体结合，通过抗原介导的细胞毒性效应发挥抗肿瘤作用。在 HER2 阳性的转移性乳腺癌患者中，化疗和曲妥珠单抗的联合应用，较单用化疗可显著提高患者生存率[49]。曲妥珠单抗是同类生物治疗中第一个用于此研究的药物，并在转移性乳腺癌的患者中取得明显的生存获益。目前的用法是，当患者使用一种化疗方案后出现进展，需更换为其他化疗药物时，曲妥珠单抗与更换后的化疗药同时使用。而 T. R. 的肿瘤组织 HER2 检测为阴性，不适合使用曲妥珠单抗。肿瘤对曲妥珠单抗可产生耐药，目前许多研究正在进行，为了能开发出可以克服肿瘤耐药机制的新药。

乳腺癌对化学治疗药物产生耐药。虽然曲妥珠单抗能显著改善 HER2 阳性患者的总生存率，但也可能发生耐药。随着新通路和耐药机制的研究，临床医生不断认识到乳腺癌的复杂性。目前有 2 种治疗用于 HER2 阳性乳腺癌的治疗[94]。其中帕妥珠单抗通过新的作用机制来治疗 HER2 阳性乳腺癌。帕妥珠单抗是类似于曲妥珠单抗的一种单克隆抗体，作用于 HER2 受体的胞外结构域，并且能阻断配体依赖的 HER1、HER3、HER4 形成的异源性二聚体。与曲妥珠单抗作用不同的是，曲妥珠单抗结合 HER2 受体结构域 IV 区，而帕妥珠单抗结合 II 区。CLEOPATRA 试验比较了转移性乳腺癌的 3 组一线治疗，分别为帕妥珠单抗+多西他赛+曲妥珠单抗、多西他赛+曲妥珠单抗+安慰剂[95]。中位随访期为 50 个月，其中，帕妥珠单抗组（56.5 个月）较多西他赛+曲妥珠单抗组（40.8 个月）显著改善了总生存率（HR，0.68；95%CI，0.56~0.84；$P<0.001$）[95]。但帕妥珠单抗引起的腹泻、皮疹、黏膜炎和中性粒细胞减少的发生率较

表 97-7

转移性乳腺癌常用化疗方案

HER2 阴性	
序贯或单药	多柔比星、表柔比星、多柔比星脂质体、紫杉醇、多西他赛、卡培他滨、长春瑞滨、吉西他滨、白蛋白结合型紫杉醇、艾立布林、伊沙匹隆
联合化疗	FAC、CAF、FEC、AC、EC、CMF、GT 多西他赛（卡培他滨）、吉西他滨（卡铂）
HER2 阳性	
化疗+曲妥珠单抗	帕妥珠单抗+曲妥珠单抗+多西他赛、帕妥珠单抗+曲妥珠单抗+紫杉醇、紫杉醇+卡铂、多西他赛、长春瑞滨、卡培他滨
既往行曲妥珠单抗治疗	拉帕替尼+卡培他滨、曲妥珠单抗+其他一线治疗药物、曲妥珠单抗+卡培他滨、曲妥珠单抗+拉帕替尼、曲妥珠单抗抗体-药物偶联物
单药治疗失败后，使用的标准药物列表	环磷酰胺、米托蒽醌、顺铂、依托泊苷（口服）、长春花碱、氟尿嘧啶（连续注入）、伊沙匹隆

A，多柔比星；C，环磷酰胺；E，表柔比星；F，氟尿嘧啶；G，吉西他滨；H，曲妥珠单抗；M，甲氨蝶呤；T，紫杉醇。
来源：NCCN Guidelines. Breast Cancer. V2. http://www.nccn.org/professionals/physicians_gls/pdf/breast.pdf. Accessed August 2, 2017.

高。帕妥珠单抗目前已被批准用于转移性乳腺癌的一线治疗，以及联合多西他赛+曲妥珠单抗用于新辅助治疗。

因为帕妥珠单抗靶向于 HER2 受体，会考虑其使用可引起心脏毒性。在 CLEOPATRA 心脏评估试验中，2 组间心脏不良事件的发生率（所有级别）相似：安慰剂组为 16.4%，帕妥珠单抗组为 14.5%。大多数患者表现为无症状性左室射血分数减少，但可在停药后好转[95,96]。

曲妥珠单抗抗体-药物偶联物（也称为 TDM-1）是一种联合抗体-药物的独特制剂：曲妥珠单抗联合 DM1，一种美登素衍生物。美登素是一种有效的微管抑制剂。一旦药物与 HER2 受体结合，它会发生内化并进行降解，释放出细胞毒性药物诱导细胞凋亡。该药在 EMILIA 试验中被证明，对既往使用紫杉烷和曲妥珠单抗治疗失败的患者，与卡培他滨和拉帕替尼治疗组相比较[97]，TDM-1 可同时改善无疾病生存期和总生存率。该药的常见毒性包括外周神经病变、疲劳、贫血、肝酶上升，以及骨髓抑制。与其他靶向 HER2 的治疗一样，也对其心脏毒性进行了评估。与联合用药组相比，TDM-1 导致心脏毒性的发生率明显减少（分别为 3.3% 和 1.8%）。因该药的名称非常类似于传统曲妥珠单抗，因此 FDA 建议添加前缀 ado[98]。TDM-1 已被批注的适应证为，既往接受曲妥珠单抗和一种紫杉烷类药物治疗失败的 HER2 阳性转移性乳腺癌患者，可单独或联合使用。

拉帕替尼是继曲妥珠单抗后，第 2 个被证实有效的 HER2 靶向治疗药物。它是一种口服酪氨酸激酶抑制剂（小分子），可以同时抑制 HER2 和表皮生长因子受体的活性。拉帕替尼获得使用批准是基于一项比较卡培他滨与卡培他滨+拉帕替尼之间临床疗效的研究[99]。这个试验的对象为使用一种蒽环类、紫杉烷类和曲妥珠单抗治疗期间或治疗后，疾病出现进展的患者。相较于卡培他滨单药，联合拉帕替尼的治疗能显著延迟疾病进展（HR, 0.46；95% CI，0.34～0.71；$P<0.001$）[99]。

拉帕替尼的常见毒性反应为腹泻和皮疹。这些临床试验也密切关注了拉帕替尼使用期间心脏毒性的发生情况。因为拉帕替尼的作用机制之一是对 HER2 的阻断作用（如曲妥珠单抗），也具有发生心脏毒性的潜在可能。目前的研究数据并未显示拉帕替尼会增加心功能障碍发生的风险，然而还需积累更多的数据以进行评估[100]。拉帕替尼的适应证包括与卡培他滨或来曲唑联合治疗，或既往蒽环类、紫杉烷类和曲妥珠单抗治疗失败的转移性乳腺癌。

拉帕替尼为细胞色素 P-450（CYP）3A4 和 2C8 同工酶的抑制剂，因此在患者开始接受治疗时，需对其药物使用情况进行完整审查，以确保没有药物之间的相互作用。药品说明书中，对拉帕替尼与 CYP3A4 阻滞剂或诱导剂同时使用的剂量调整有明确推荐[101]。

基于 CLEOPATRA 试验，如果 T. R. 为 HER2 阳性患者，在转移后的一线治疗选择通常为帕妥珠单抗、曲妥珠单抗，与多西他赛进行联用。对那些既往暴露于曲妥珠单抗的二线选择，则为 TDM-1 或拉帕替尼联合卡培他滨治疗。

其他作用机制独特的靶向治疗对转移性乳腺癌的临床作用，也正在被评估。多聚 ADP 核糖聚合酶（poly-ADP-ribose polymerase，PARP）抑制剂可能为三阴性乳腺癌患者（ER、PR、HER2 阴性）提供独特的治疗效果。三阴性乳腺癌对化疗的耐药性强，治疗十分困难。PARP 是一种可以修复 DNA 断裂，在三阴性乳腺癌中过度表达的蛋白酶。因此，这类酶抑制剂有望提高肿瘤对化疗的反应性，特别是可造成 DNA 损伤的细胞毒药物。初期的研究已有结果，目前正在进行的 III 期临床试验，是为了评价 PARP 抑制剂在转移性乳腺癌中的抗肿瘤活性[102]。其他进入研究的药物包括 mTOR（哺乳动物类雷帕霉素靶蛋白）抑制剂、HSP90（热休克蛋白 90）抑制剂、多靶向血管内皮生长因子受体抑制剂、血小板源生长因子和其他的单克隆抗体[102]。

（桂玲 译，郭洁茹 校，杜光 审）

参考文献

1. Seigal RL et al. Cancer Statistics, 2015. *CA Cancer J Clin.* 2015;65:5–29.
2. Eheman CR et al. The changing incidence of in situ and invasive ductal carcinoma and lobular breast carcinomas: United States, 1999–2004. *Cancer Epidemiol Biomarkers Prev.* 2009;18:1763.
3. Feuer EJ et al. The lifetime risk of developing breast cancer. *J Natl Cancer Inst.* 1993;85(11):892–897.
4. Osborne MP, Boolbol SK. Breast anatomy and development. In: Harris JR et al, eds. *Diseases of the Breast.* 5th ed. Philadelphia, PA: Wolters Kluwer Health; 2014:3.
5. Howlander N et al, eds. *SEER Cancer Statistics Review, 1975–2011.* Bethesda, MD: National Cancer Institute. http://seer.cancer.gov/csr/1975_2011/.
6. Smith RA, et al. Cancer Screening in the United States, 2017. A Review of Current American Cancer Society Guidelines and Current Issues in Cancer Screening. *CA Cancer J Clin.* 2017;67:100–121.
7. Siu AL; on behalf of the U.S. Preventative Services Task Force. Screening for Breast Cancer: U.S. Preventative Services Task Force Recommendation Statement. *Ann Intern Med.* 2016;164(4):279–296.
8. Chlebowski RT et al. Influence of estrogen plus progestin on breast cancer and mammography in healthy postmenopausal women: the women's health initiative randomized trial. *JAMA.* 2003;289:3243.
9. Rebbeck TR et al. Bilateral prophylactic mastectomy reduces breast cancer risk in BRCA1 and BRCA2 mutation carriers: the PROSE study group. *J Clin Oncol.* 2004;22:1055.
10. Obermair A et al. The impact of risk-reducing hysterectomy and bilateral salpingo-oophorectomy on survival in patients with a history of breast cancer—a population based data linage study. *Int J Cancer.* 2014;134(9):2211–2222.
11. Fisher B et al. Tamoxifen for prevention of breast cancer: report of the National Surgical Adjuvant Breast and Bowel Project P-1 study. *J Natl Cancer Inst.* 1998;90:1371.
12. Land SR et al. Patient reported symptoms and quality of life during treatment with tamoxifen or raloxifene for breast cancer prevention: the NSABP Study of Tamoxifen and Raloxifene (STAR) P-2 trial [published correction appears in JAMA. 2007; 298:973]. *JAMA.* 2006;295:2742.
13. Savage MI, Brown PH. Chemoprevention. In: Harris JR et al, eds. *Diseases of the Breast.* 5th ed. Philadelphia, PA: Wolters Kluwer Health; 2014:282.
14. Goss PE et al. Exemestane for breast cancer chemoprevention in postmenopausal women. *N Engl J Med.* 2011;364(25):2381–2391.
15. Cuzick J et al. Anastrozole for prevention of breast cancer in high-risk postmenopausal women (IBIS-II): a placebo-controlled trial. *Lancet.* 2014;383(9922):1041–1048.
16. Carlson RW et al. Invasive breast cancer. *J Natl Compr Canc Netw.* 2011;9:136.
17. Clemons M, Goss P. Estrogen and the risk of breast cancer. *N Engl J Med.* 2001;344(4):276–285.
18. Rossouw JE et al. Risks and benefits of estrogen plus progestin in healthy postmenopausal women: principal results from the women's health initiative randomized controlled trial. *JAMA.* 2002;288:321.
19. Marchbanks PA et al. Oral contraceptives and the risk of breast cancer. *N Engl J Med.* 2002;346:2025.
20. Collaborative Group on Hormonal Factors in Breast Cancer. Familial breast cancer: collaborative reanalysis of individual data from 52 epidemiologic studies including 58,209 women with breast cancer and 101,986 women without disease. *Lancet.* 2001;358:1389.
21. Pruthi S et al. Identification and management of women with BRCA

mutations or hereditary predisposition for breast and ovarian cancer. *Mayo Clin Proc.* 2010;85:1111.

22. King MC et al. Breast and ovarian cancer risks due to inherited mutations in BRCA1 and BRCA2. *Science.* 2003;302:643.

23. Rockhill B et al. Validation of the Gail et al. model breast cancer risk prediction and implications for chemoprevention. *J Natl Cancer Inst.* 2001;93:358.

24. Domchek SM et al. Application of breast cancer risk prediction models in clinical practice. *J Clin Oncol.* 2003;21:593.

25. Barnett CM et al. Breast cancer. In: DiPiro JT et al, eds. *Pharmacotherapy: A Pathophysiologic Approach.* 9th ed. New York, NY: McGraw-Hill; 2014:2101.

26. Niravath P, Osborne CK. Evaluation of patients for metastasis prior to primary therapy. In: Harris JR et al, eds. *Diseases of the Breast.* 5th ed. Philadelphia, PA: Wolters Kluwer Health; 2014:488.

27. Overmoyer B, Pierce LJ. Inflammatory breast cancer. In: Harris JR et al, eds. *Diseases of the Breast.* 5th ed. Philadelphia, PA: Wolters Kluwer Health; 2014:800.

28. American Joint Committee on Cancer. Breast Cancer. In: Edge S et al, eds. *AJCC Cancer Staging Manual.* 7th ed. New York, NY:Springer-Verlag;2010:347.

29. Kapoor A, Vogel VG. Prognostic factors for breast cancer and their use in the clinical setting. *Expert Rev Anticancer Ther.* 2005;(2):269–281.

30. Weigel MT, Dowsett M. Current and emerging biomarkers in breast cancer: prognosis and prediction. Endocr Relat Cancer. 2010;17:R245–R262.

31. Albain KS et al. Prognostic and predictive value of the 21-gene recurrence score assay and risk of locoregional recurrence in node-negative, oestrogen-receptor-positive breast cancer on chemotherapy: a retrospective analysis of a randomised trial. *Lancet Oncol.* 2010;11(1):55–65.

32. Fisher B et al. Twenty-five year follow-up of a randomized trial comparing radical mastectomy, total mastectomy, and total mastectomy followed by irradiation. *N Engl J Med.* 2002;347:567.

33. Early Breast Cancer Trialists' Collaborative Group (EBCTCG) et al. Effect of radiotherapy after breast-conserving surgery on 10-year recurrence and 15-year breast cancer death: meta-analysis of individual patient data for 10,801 women in 17 randomised trials. *Lancet.* 2011;378(9804):1707–1716.

34. Lee MC, Jagsi R. Postmastectomy radiation therapy: indications and controversies. *Surg Clin North Am.* 2007;87:511–526.

35. Recht A et al. Postmastectomy radiotherapy: clinical practice guidelines of the American Society of Clinical Oncology. *J Clin Oncol.* 2001;19:1539.

36. Yang SH et al. Breast conservation therapy for stage I or stage II breast cancer: a meta-analysis of randomized controlled trials. *Ann Oncol.* 2008;19:1039–1044.)

37. NCCN Guidelines. Breast Cancer. V2. **http://www.nccn.org/professionals/ physicians_gls/pdf/breast.pdf**. Accessed August 2, 2017.

38. Ivens D et al. Assessment of morbidity from complete axillary dissection. *Br J Cancer.* 1992;66:136–138.

39. Kermaopoulos A et al. Arm morbidity following treatment of breast cancer with total axillary dissection: a multivariated approach. *Oncology.* 1993;50:445–449.

40. Samphao S et al. Management of the axilla in women with breast cancer: current clinical practice and a new selective targeted approach. *Ann Surg Oncol.* 2008;15:1282–1296.

41. Carlson RW et al. Breast cancer. Clinical practice guidelines in oncology. *J Natl Compr Canc Netw.* 2009;7:122–192.

42. Lyman GH et al. Sentinel lymph node biopsy for patients with early stage breast cancer: American Society of Clinical Oncology Clinical Practice Guideline Update. *J Clin Oncol.* 2014;32:1365–1383.

43. Early Breast Cancer Trialists' Collaborative Group (EBCTCG). Effects of chemotherapy and hormonal therapy for early breast cancer on recurrence and 15-year survival: an overview of the randomised trials. *Lancet.* 2005;365:1687–717.

44. Early Breast Cancer Trialists Group (EBCTCG) et al. Comparisons between different polychemotherapy regimens for early breast cancer: meta-analyses of long-term outcome among 100,000 women in 123 randomised trials. *Lancet.* 2012;379:432–444.

45. Early Breast Cancer Trialists Group (EBCTCG) et al. Relevance of breast cancer hormone receptors and other factors to the efficacy of adjuvant tamoxifen: Patient-level meta-analysis of randomised trials. *Lancet.* 2011;378:771–784.

46. Bria E et al. Benefit of taxanes as adjuvant chemotherapy for early breast cancer: pooled analysis of 15,500 patients. *Cancer.* 2006;106:2337–2344.

47. Jones S et al. Docetaxel with cyclophosphamide is associated with an overall survival benefit compared with doxorubicin and cyclophosphamide: 7-year follow-up of US Oncology Research Trial 9735. *J Clin Oncol.* 2009;27:1177–1183.

48. Pritchard KI et al. HER-2 and topoisomerase II as predictors of response to chemotherapy. *J Clin Oncol.* 2008;26:37–43.

49. Slamon DJ et al. Use of chemotherapy plus a monoclonal antibody against HER2 for metastatic breast cancer that over-expresses HER2. *N Engl J Med.* 2001;344:78392.

50. Romond EH et al. Trastuzumab plus adjuvant chemotherapy for operable HER2-positive breast cancer. *N Engl J Med.* 2005;353:1673–1684.

51. Yin W et al. Trastuzumab in the adjuvant treatment of HER2-positive early breast cancer patients: a meta-analysis of published randomized controlled trials. *PLoS One.* 2011;6(6):e21030.

52. Piccart-Gebhart MK et al. Trastuzumab after adjuvant chemotherapy in HER2-positive breast cancer. *N Engl J Med.* 2005;353:1659–1672.

53. Goldhirsch A et al. 2 years versus 1 year of adjuvant trastuzumab for HER2-positive breast cancer (HERA): an open-label randomised controlled trial. *Lancet.* 2013;382:1021–1028.

54. Chabner BA et al. Antineoplastic agents. In: Brunton LL et al, eds. *Goodman & Gillman's The Pharmacologic Basis of Therapeutics.* 11th ed. New York, NY: McGraw-Hill; 2005:1315.

55. Pai VB, Nahata MC. Cardiotoxicity of chemotherapeutic agents: incidence, treatment and prevention. *Drug Saf.* 2000;22:263–302.

56. Keefe DL. Anthracycline-induced cardiomyopathy. *Semin Oncol.* 2001;28(4, Suppl 12):2–7.

57. Ng R et al. Anticancer agents and cardiotoxicity. *Semin Oncol.* 2006;33:2–14.

58. Youssef G, Links M. The prevention and management of cardiovascular complications of chemotherapy in patients with cancer. *Am J Cardiovasc Drugs.* 2005;5:233433.

59. Callahan R, Ganz P. Long-term and late effects of primary curative intent therapy: neurocognitive, cardiac, and secondary malignancies. In: Harris JR et al, eds. *Diseases of the Breast.* 5th ed. Philadelphia, PA: Wolters Kluwer Health; 2014:726.

60. Ewer M, Lippman SM. Type II chemotherapy-related cardiac dysfunction: time to recognize a new entity. *J Clin Oncol.* 2005;23:2900–2902.

61. Yeh ET et al. Cardiovascular complications of cancer therapy: diagnosis, pathogenesis, and management. *Circulation.* 2004;109:3122–3131.

62. Michaud LB et al. Risks and benefits of taxanes in breast and ovarian cancer. *Drug Saf.* 2000;23:401–428.

63. Love RR et al. Effects of tamoxifen on cardiovascular risk factors in postmenopausal women. *Ann Intern Med.* 1991;115:860–864.

64. Love RR et al. Effects of tamoxifen on bone mineral density in postmenopausal women with breast cancer. *N Engl J Med.* 1992;326:852–856.

65. Fisher B et al. Five versus more than five years of tamoxifen for lymph node negative breast cancer: updated findings from the National Surgical Adjuvant Breast and Bowel Project B-14 randomized trial. *J Natl Cancer Inst.* 2001;93:684–690.

66. Albain KS et al. Adjuvant chemotherapy and timing of tamoxifen in postmenopausal patients with endocrine-responsive, node-positive breast cancer: a phase 3, open-label, randomised controlled trial. *Lancet.* 2009;374:2055–2063.

67. Jones KL. Ovarian ablation. In: Buzdar AU, ed. *Endocrine Therapies in Breast Cancer.* 1st ed. Oxford, UK: Oxford University Press; 2008:13.

68. Partridge AH, Ruddy KJ. Fertility and adjuvant treatment in young women with breast cancer. *Breast.* 2007;16(Suppl 2):S175–S181.

69. LHRH-agonists in Early Breast Cancer Overview group, Cuzick J et al. Use of luteinising-hormone-releasing hormone agonists as adjuvant treatment in premenopausal patiens with hormone-receptor-positive breast cancer: a meta-analysis of individual patient data from randomised adjuvant trials. *Lancet.* 2007;369:1711–1723.

70. Davies C et al. Long-term effects of continuing adjuvant tamoxifen to 10 years versus stopping at 5 years after diagnosis of oestrogen receptor-positive breast cancer: ATLAS, a randomised tiral. *Lancet.* 2013;381(9869):805–816.

71. Gray RG et al. aTTom: Long-term effects of continuing adjuvant tamoxifen to 10 years versus stopping at 5 years in 6,953 women with early breast cancer [abstract 05]. *J Clin Oncol.* 2013;13.

72. Burstein HJ et al. Adjuvant endocrine therapy for women with hormone receptor-positive breast cancer: American Society of Clinical Oncology Clinical Practice Guideline Focused Update. *J Clin Oncol.* 2014;32(21):2259–2269.

73. Jones KL, Buzdar AU. A review of adjuvant hormonal therapy in breast cancer. *Endocr Relat Cancer.* 2004;11:391–406.

74. Buzdar AU, Howell A. Advances in aromatase inhibitors: clinical efficacy and tolerability in the treatment of breast cancer. *Clin Cancer Res.* 2001;7:2620–2635.

75. Goss PE et al. A randomized trial of letrozole in postmenopausal women after five years of tamoxifen therapy for early stage breast cancer. *N Engl J Med.* 2003;349:1793–1802.

76. Regan MM et al. Assessment of letrozole and tamoxifen alone and in sequence for postemenopausal women with steroid hormone receptor-positive breast cancer: the BIG 1-98 randomised clinical trial at 8.1 years median follow-up. *Lancet Oncol.* 2011;12:1101–1108.

77. Thientosapol ES et al. Survival times of women with metastatic breast cancer starting first-line chemotherapy in routine clinical practice versus contemporary randomised trials. *Intern Med J.* 2013;43(8):883–888.

78. Briest S, Stearns V. Chemotherapeutic strategies for advanced breast cancer. *Oncology (Williston Park)*. 2007;21:1325–1335.

79. Howell A et al. Fulvestrant versus anastrozole for the treatment of advanced breast carcinoma: a prospectively planned combined survival analysis of two multicenter trials. *Cancer*. 2005;104:236–239.

80. Di Leo A et al. Results of the CONFIRM phase III trial comparing fulvestrant 250 mg with fulvestrant 500 mg in postmenopausal women with estrogen receptor-positive advanced breast cancer. *J Clin Oncol*. 2010;28(30):4594–4600.

81. Baselga J et al. Everolimus in postmenopausal hormone-receptor positive advanced breast cancer. *N Engl J Med*. 2012;366(6):520–529.

82. Piccart M et al. Everolimus plus exemestane for hormone-receptor-positive, human epidermal growth factor receptor-2-negative advanced breast cancer: overall survival results from BOLERO-2†. *Ann Oncol*. 2014;25(12):2357–2362.

83. Finn RS et al. The cyclin-dependent kinase 4/6 inhibitor palbociclib in combination with letrozole versus letrozole alone as first-line treatment of oestrogen receptor-positive, HER2-negative, advanced breast cancer (PALOMA-1/TRIO-18): a randomised phase 2 study. *Lancet Oncol*. 2015;16:25–35.

84. Gralow JR et al. NCCN task force report: bone health in cancer care. *J Natl Compr Canc Netw*. 2009;7(Suppl 3):S1–S3.

85. Michaud LB, Goodin S. Cancer treatment induced bone loss, part 2. *Am J Health Syst Pharm*. 2006;63:534–546.

86. Ruggiero S et al. Practical guidelines for the prevention, diagnosis, and treatment of osteonecrosis of the jaw in patients with cancer. *J Oncol Pract*. 2006;2:7–14.

87. Stopeck AT et al. Denosumab compared with zoledronic acid for the treatment of bone metastases in patients with advanced breast cancer: a randomized, double blind study. *J Clin Oncol*. 2010;28:5132–5139.

88. Van Poznak CH et al. American Society of Clinical Oncology executive summary of the clinical practice guideline update on the role of bone-modifying agents in metastatic breast cancer. *J Clin Oncol*. 2011;29:1221–1227.

89. Sledge G et al. Phase III trial of doxorubicin, paclitaxel, and the combination of doxorubicin and paclitaxel as front-line chemotherapy for metastatic breast cancer: an intergroup trial (E1193). *J Clin Oncol*. 2003;21(4):588–592.

90. O'Shaughnessy J et al. Superior survival with capecitabine plus docetaxel combination therapy in anthracycline-pretreated patients with advanced breast cancer: phase III trial results. *J Clin Oncol*. 2002;20(12):2812–2823.

91. Albain KS et al. Gemcitabine plus Paclitaxel versus Paclitaxel monotherapy in patients with metastatic breast cancer and prior anthracycline treatment. *J Clin Oncol*. 2008;26(24):3950–3957.

92. Valero V et al. A phase II study of docetaxel in patients with paclitaxel resistant metastatic breast cancer. *J Clin Oncol*. 1998;16:3362–3368.

93. Overmoyer B. Options for the treatment of patients with taxane-refractory metastatic breast cancer. *Clin Breast Cancer*. 2008;8(Suppl 2):S61–S70.

94. Jones KL, Buzdar AU. Evolving novel anti-HER2 strategies. *Lancet Oncol*. 2009;10:1179–1187.

95. Swain SM et al. Pertuzumab, Trastuzumab, and Docetaxel in HER2-positive metastatic breast cancer. *N Engl J Med*. 2015;372:724–734.

96. Swain SM et al. Cardiac tolerability of Pertuzumab Plus Trastuzumab Plus Docetaxel in patients with HER2-positive metastatic breast cancer in CLEOPATRA: a randomized, double-blind, placebo-controlled phase III study. *Oncologist*. 2013;18:257–264.

97. Verma S et al. Trastuzumab emtansine for HER2-positive advanced breast cancer. *N Engl J Med*. 2012;367(19):1783–1791.

98. Drug Safety Communication: FDA warns about potential medication errors resulting from confusion regarding proprietary name for breast cancer drug Kadcyla (ado-trastuzumab emtansine). **http://www.fda.gov/drugs/drugsafety/ucm350733.htm**. Accessed August 2, 2017.

99. Cameron D et al. A phase III randomized comparison of lapatinib plus capecitabine versus capecitabine alone in women with advanced breast cancer that has progressed on trastuzumab: updated efficacy and biomarker analyses. *Breast Cancer Res Treat*. 2008;112(3):533–543.

100. Perez EA et al. Cardiac safety of lapatinib: pooled analysis of 3689 patients enrolled in clinical trials. *Mayo Clin Proc*. 2008;83:679–686.

101. Lapatinib (tykerb) [package insert]. Philadelphia, PA: Glaxo-SmithKline; 2010.

102. O'Shaughnessy J et al. Iniparib plus chemotherapy in metastatic triple-negative breast cancer. *N Engl J Med*. 2011;364:205–214.

98 第98章 肺癌

Sara K. Butler

核心原则

核心原则	章节案例
1 在男性及女性群体中,非小细胞肺癌(non-small-cell lung cancer,NSCLC)和小细胞肺癌(small-cell lung cancer,SCLC)共同导致的肿瘤相关死亡率较其他恶性肿瘤会更高。吸烟是肺癌最大的风险因素,且与烟龄成正比。有吸烟史的患者戒烟后,患病风险随戒烟时间延长而降低。	案例98-1(问题1)
2 疾病早期诊断者,成活率提高。美国预防医学工作组推荐,55~80岁有至少每年30包烟的现吸烟者或者戒烟小于15年的这类人群给予每年1次低剂量CT筛查,可以提高检出率和生存率。	案例98-1(问题1) 表98-3
3 根据疾病的位置与分期,患者初始体征和症状表现不同。多数患者在初次诊断之前并无症状,或者体征和症状可能被其他并发症掩盖,如慢性阻塞性肺疾病。	案例98-1(问题2) 案例98-2(问题1) 表98-1
4 外科手术、放疗和化疗都可用于NSCLC的治疗。根据疾病的分期、肿瘤组织学(如腺癌、鳞癌)、分子标记物是否突变[如表皮生长因子受体(epidermal growth factor receptor,EGFR)]、淋巴瘤激酶(anaplastic lymphoma kinase,ALK)、身体状态,并发症和患者意愿,治疗方案需个体化。	案例98-1(问题2和3) 案例98-2(问题1~7) 表98-4~表98-6
5 SCLC一般较NSCLC增殖速率高,因此放疗和化疗是SCLC首选治疗方案。SCLC较NSCLC更趋向于集中且快速的生长,常规不推荐手术治疗。	案例98-3(问题1~4)
6 大部分NSCLC细胞毒化疗方案是以顺铂或卡铂为基础的联合方案,通常使用4~6个周期。维持治疗对正在接受培美曲塞、贝伐单抗和厄洛替尼治疗的患者有更大获益。靶向治疗目前仅限于一些晚期不宜手术的非小细胞肺癌患者。对于疾病早期诊断患者,其使用还需进一步研究。	案例98-1(问题3) 案例98-2(问题1~3) 表98-4~表98-6
7 大部分SCLC细胞毒化疗方案是以顺铂或卡铂为基础,联合依托泊苷的治疗,若疾病处于广泛期可以联合伊立替康。调查研究未显示靶向药物治疗SCLC的有效性。	案例98-3(问题3~6)

肺癌

肺癌包含非小细胞肺癌(non-small-cell lung cancer,NSCLC)和小细胞肺癌(small-cell lung cancer,SCLC),虽然两者具有一定相似性,但治疗方案一般不同。NSCLC占肺癌的85%,其余为SCLC[1]。这一章首先关注NSCLC的临床表现、诊断和治疗,另一个小章节介绍SCLC。

非小细胞肺癌

流行病学

NSCLC在美国的发病率仅次于男性前列腺癌和女性乳腺癌。相较于其他肿瘤,肺癌是导致死亡的主要原因。与大多数实体瘤一样,处在疾病早期的患者比晚期患者有更高的存活率。但是,对于多数患者,由于缺乏明显的症状或因为症状相似的并发症的掩盖,未发现疾病,如慢性阻塞性肺疾病(chronic obstructive pulmonary disease,COPD)。

病理生理学

非小细胞肺癌的发生是一个多阶段的过程,肿瘤组织起源于支气管黏膜上皮组织。形成支气管组织内膜的细胞,造成原癌基因和抑癌基因遗传变异,导致关键分子信号通路的失调。细胞发生增殖,并且对凋亡信号敏感性降低。异常基因的积累,影响细胞转移的能力,导致肿瘤组织局部扩散或远处转移至淋巴结和器官。

NSCLC根据肿瘤组织学进一步分类。主要分3种组织学类型,包括鳞状细胞癌、腺癌、大细胞癌。虽然几十年前这些突变类型就已被识别,近年来研究表明,组织学影响了化疗药物的选择。这3种类型可以更进一步分类,非小细胞肺癌的其他突变类型也存在,本章仅限于讨论这3种突变类型。腺癌和大细胞癌通常统称为非鳞状细胞癌。这些肿瘤通常出现在肺的外周和小气道。经过不同时期的肺实质或支气管壁的增长,原发性肿瘤侵犯血管和淋巴系统,使其转移到其他区域的淋巴结和更远的部位[1]。

风险因素和临床表现

肺癌发生的危险因素有很多,其中最大的危险因素是吸烟,预计吸烟会使患病风险增加30倍。20世纪60年代初,美国吸烟的流行达到顶峰,之后由于对吸烟危害的认识提升,吸烟率稳步下降。男性和女性因肺癌的病死率也遵循这一趋势。男性因肺癌死亡的人数在20世纪80年代达到顶峰,此后逐渐下降。女性因肺癌死亡的人数在21世纪中期开始下降。其他的危险因素包括二手烟、雪茄烟和旱烟、职业和环境暴露因素、氡、石棉、某些重金属(如铬和镉)、各种有机化学物质、辐射、空气污染、结核病史及遗传因素。后者可能与早年患病有关。侵袭性肺癌发生的概率随年龄增长而增加,70岁左右达顶峰[2-4]。

发现患病通常因为出现与肺癌相关的症状和体征,或是患者检查其他疾病或例行检查时偶然发现。相关的体征和症状如表98-1所示,根据肿瘤大小、分期和位置,患者表现多样化。

表98-1

肺癌常见的症状和体征

咳嗽
咯血
喘息
呼吸困难
疼痛(如胸痛)
重要部位阻塞(如食管、上腔静脉)

肺癌的症状很大程度取决于肿瘤大小、胸腔内的位置,以及是否存在转移。

诊断

若考虑恶性肿瘤,需要做腹部和胸部计算机断层扫描(computed tomography,CT)或正电子发射断层扫描(positron emission tomography,PET)-CT扫描,确认原发病灶,寻找可能存在的淋巴结和其他器官或对侧肺的转移。如果发现,行组织病理检查明确诊断。若疑似脑转移,可行头部磁共振成像(magnetic resonance imaging,MRI)检查。手术前可通过支气管刷、支气管灌洗、细针穿刺活检、芯针吸活组织检查、支气管内膜活检和经支气管肺活检等方法取组织标本。纵隔淋巴结也可通过纵隔镜检查取样以确定分期。如果行手术治疗,手术过程中需要对标本进行评估以确定切除边缘状态,并诊断手术过程中偶然发现的结节,以及局部淋巴结取样。术中快速病检为肿瘤分类和分期提供了必要的组织病理学特征[1]。

分期决定预后并指导制订治疗方案。预后程度随初始诊断疾病分期的严重程度增加而下降。病灶限于局部及转移性疾病患者5年总体生存率分别为54%和4%。对于所有阶段的肿瘤,5年总生存期只在过去30年略有改善至18%。但当患者出现首发症状时,超过50%的患者已出现了转移。CT早期发现是有希望的,也可减少至少每年30包吸烟史患者的疾病相关的死亡率[2,4]。分期的类别主要依赖于解剖学特点,国际肺癌研究协会(International Association for the Study of Lung Cancer,IASLC)已更新疾病分期,并于2010年被美国癌症分期联合委员会通过。尽管临床医生越来越重视分子标记物,如表皮生长因子受体(EGFR)基因突变和肿瘤组织学,但修订后的系统仍然严格依照TNM分期系统并强调肿瘤的大小[5,6]。表98-2[5-7]显示TNM分类法是如何用于临床分期。

表98-2

非小细胞肺癌的临床分期[5-7]

临床分期	肿瘤特点
Ⅰ期	肿瘤最大直径≤5cm,无淋巴结转移
Ⅱ期	肿瘤最大直径>5cm,但≤7cm,无淋巴结转移 肿瘤≤7cm,侵犯相邻淋巴结 肿瘤>7cm或者侵犯局部结构(例如胸壁)而无淋巴结受累
Ⅲ期	无论肿瘤大小,侵犯邻近淋巴结或者同侧纵隔淋巴结和/或隆突下淋巴结 肿瘤侵犯纵隔、心脏、大血管、食管,或有同侧不同肺叶的另一个肿瘤结节
Ⅳ期	无论肿瘤大小,有侵犯或转移到对侧叶淋巴结,恶性胸腔积液或远处转移

治疗概况

手术、放疗和全身治疗(化疗和靶向治疗)都是用于治疗非小细胞肺癌(NSCLC)的方法。处于疾病的早期阶段,手术治疗是最有望治愈的。化疗与提高生存率的关联性取决于疾病的分期。本章重点讨论 NSCLC 疾病早期和晚期阶段治疗的关键内容。

早期非小细胞肺癌

案例 98-1

问题1: J. W. ,男性,69 岁。择期白内障手术之前拍胸部 X 线片中发现有 3cm 结节。患者有终身吸烟史,20 岁开始吸烟,每日约 1 盒。于 9 年前戒烟。有无可行的筛选方法用来检测无症状患者的这种疾病? J. W. 有哪些危险因素会导致肺癌?

全国肺癌筛查试验(National Lung Screening Trial, NLST)是一种随机试验,对超过 50 000 名有重度吸烟史的患者进行低剂量 CT 和胸部 X 线片检查,考察肺癌死亡率[8,9]。NLST 结论为,低剂量 CT 筛查可提高肺癌确诊的发生率,可使肺癌相关的死亡率相对降低 20%。但低剂量 CT 扫描得出的假阳性率较胸片高[10]。NSLT 试验致使美国预防医学工作组推荐对于有 30 包·年吸烟史且正在吸烟或者戒烟短于 15 年的 55~80 岁的人群每年进行 1 次低剂量 CT 的肺癌筛查[11]。

肺癌的发病率随着年龄的增长而增加,J. W. 的年龄接近肺癌高发年龄的中位值。且根据先前的讨论结果,男性比女性的发病率稍高。吸烟是肺癌发生的最大危险因素,但如果戒烟会怎样? 患病风险是否随戒烟时间的延长而降低? 这些问题对于医疗工作者鼓励患者戒烟很重要。在 J. W. 的案例中,他戒烟 9 年,吸烟史对于疾病进展有什么影响? 一般而言,即使到中年戒烟,仍然可以避免约 90%由烟草产生的患病风险。表 98-3 显示患者戒烟的年龄和发生肺癌的累积风险(75 岁时)之间的联系[12]。J. W. 约 60 岁戒烟,根据该表,他 75 岁时累积风险约 10%。他现在 69 岁,患病风险应该降低,但随着年龄的增长,累积风险值不会降低。若他持续吸烟,预期患病风险可达 16%。因此戒烟是降低肺癌患病风险的有效方法。J. W. 吸烟量约 35~40 包年,总吸烟量也会增加患病风险。相关研究数据显示,吸烟者每日吸 1 包烟的患病风险是每日吸烟少于半包的 2 倍。非吸烟者的存活率也比吸烟者的存活率高[12,13]。

表 98-3

75 岁肺癌患者的累积死亡风险

吸烟史	75 岁时风险/%
从不吸烟	<1
30 岁戒烟	<2
40 岁戒烟	3
50 岁戒烟	6
60 岁戒烟	10
目前仍在吸烟	16

患者常后悔曾经吸烟,但不能把患病的原因归结于吸烟等单一的因素。事实上 90%的吸烟者不会患肺癌。而且全世界 15%的男性和 53%的女性肺癌患者从不吸烟[14]。这表明其他因素例如基因变异与肺癌的发生有关。研究目的是为了发现吸烟和非吸烟患者肺癌发生潜的基因相关的危险因素,虽然研究证实存在遗传相关因素,但基因多态性的真正影响尚未完全阐明[3,15-18]。

全面了解 J. W. 的病史会有帮助,但很难量化污染、化学物质、二手烟等接触史。大多数人坚持认为肺癌是一种与自身因素相关的疾病,该观点不完全正确。J. W. 有害环境的接触史如氡和二手烟是有限。他的年龄接近发病率的高峰。虽然他戒烟近 10 年,但仍残留以往吸烟史相关的患病风险,且吸烟量大预计残留患病风险更高。鉴于 J. W. 的吸烟史,接受低剂量 CT 筛查以期早期发现肺癌是可获益的。

病例 98-1,问题 2: CT 扫描可提供进一步的评估,结果显示右肺上叶疑似有单个结节,未侵犯纵隔和肺门。结节无钙化。CT 引导下的穿刺活检提示为高分化腺癌,考虑为原发性非小细胞肺癌。通过 PET 扫描进一步分期,结果显示除了该结节外无其他代谢旺盛区域。那么鉴于当前的信息,J. W. 最好的治疗方法是什么? 是否需要手术或新辅助化疗?

对于该患者的治疗目标是达到治愈,特别是疾病处于早期阶段。对于Ⅰ和Ⅱ期的患者手术是最好的治疗方式,因为肿瘤局限在单侧胸,易被手术切除。大多数情况下,肺叶切除术伴淋巴结清扫足以做到局部控制肿瘤。手术中,对淋巴结进行取样以诊断疾病及确定分期。J. W. 的肿瘤是局限性,可推荐肺叶切除术治疗。若原发肿瘤或淋巴结侵犯近端支气管或邻近肺动脉区域,或穿过了肺大裂者,则需进行更广泛的肺切除术。手术是治疗方案,也是最终评估肿瘤分期以指导进一步辅助治疗。肿瘤通常可转移至纵隔淋巴结,对于这些患者(ⅢA 阶段),则可采用新辅助化疗以减少术前的肿瘤负荷。若选择新辅助化疗,化疗方案类似辅助治疗(表 98-4)[19-24]。因此手术是Ⅰ、Ⅱ期和早期Ⅲ期肿瘤患者的主要治疗方式。J. W. 的肿瘤是局限性,可采用手术切除的治疗方式,且肿瘤未累及纵隔,无需进行新辅助化疗[7]。

案例 98-1,问题 3: J. W. 被转诊至一位胸科医生,行右上肺切除伴淋巴结清扫术。病理报告显示 3.2×4cm 的腺癌,且伴有 3 个含癌细胞的支气管周围淋巴结。纵隔淋巴结取样未发现肿瘤细胞。患者肿瘤分期为 T2N1M0(ⅡA 期)非小细胞肺癌。现在已完成肿瘤切除与确定分期,还需要额外的治疗吗? 如果有,可推荐什么治疗方案?

尽管 NSCLC 瘤体对化疗的敏感性最小,但几项研究的证据(见表 98-4)显示,辅助化疗可延长病人存活期,应作为患者治疗方案的一部分。虽然经常推荐辅助化疗,但另外 2 项研究表明,辅助化疗并不总是有效的[25]。有必要识别可能受益于辅助化疗的患者亚型,且处于肿瘤Ⅰ期的患者可能是不能获益的群体。在 CALGB 9633 研究中,患者被随机分配接受卡铂和紫杉醇或安慰剂治疗组,结果显示接受化疗组的患者生存获益。但这种生存获益在整个研究中不一致。亚组分析显示,对于 IB 的患者,肿瘤大于 4cm,则辅助化疗可作为标准治疗方案。该研究表明,Ⅱ、ⅢA 肿瘤患者是辅助化疗的最大获益群体[23]。如表 98-4 所示,辅助化疗方案通常包括顺铂,无法耐受顺铂的患者可使用卡铂,加入表 98-4 所列的一个药物,组成联合治疗方案,让患者接受 4 周期化疗。化疗超过 4 个周期后,通常药物毒性会增加而患者获益减少,因此化疗有益但有其局限性。

表 98-4

非小细胞肺癌患者的辅助化疗方案

方案	时间表
顺铂,第 1、8 日 长春瑞滨,第 1、8、15、22 日	每 28 日 1 个周期,共 4 个周期[20]
顺铂,第 1 日 长春瑞滨,第 1、8、15、22 日	每 28 日 1 个周期,共 4 个周期[21,22]
顺铂,第 1 日 长春瑞滨,第 1、8 日	每 21 日 1 个周期,共 4 个周期[20]
顺铂,第 1 日 依托泊苷,第 1~3 日	每 28 日 1 个周期,共 4 个周期[22]
顺铂,第 1、22、43、64 日 长春花碱,第 1、8、15、22日,43 日之后每 2 周 1 次	每 21 日 1 个周期,共 4 个周期[22]
紫杉醇,第 1 日 卡铂,第 1 日	每 21 日 1 个周期[23]
其他可选方案	
顺铂,第 1 日 吉西他滨,第 1、8 日	每 21 日 1 个周期[7]
顺铂,第 1 日 多西他赛,第 1 日	每 21 日 1 个周期[24]
培美曲塞,第 1 日 顺铂,第 1 日 *非鳞状细胞癌	每 21 日 1 个周期,4 个周期[7]

放射疗法经常用于治疗恶性肿瘤,包括晚期 NSCLC,但治疗肿瘤早期阶段无明显获益。PORT 组纳入 9 个随机试验进行 meta 分析,用于评估 NSCLC 患者全切术后放疗的作用。1 056 名术后放疗的患者有 707 人死亡,1 072 名仅手术治疗的患者有 661 例死亡(风险比为 1.21[95%置信区间,1.08~1.34])。接受放疗死亡率增加 21%,相当于整体存活率从 55% 降低至 48%。亚组分析表明,Ⅰ(Ⅱ)、N0 或 N1 期患者死亡风险增加最大,Ⅲ 期或 N2 期患者则没有明

确的证据[26]。另一项术后放疗的研究来自监测、流行病学,以及研究结果(SEER)数据库 7 465 例患者的数据。该项研究也发现放疗无益,特别是对 N1 和 N0 淋巴结转移的患者。但对于 N2 淋巴结转移的患者,放疗和提高生存率相关[27]。因此,基于这 2 项研究,放疗适用于非小细胞肺癌晚期的患者。总之,辅助化疗推荐用于所有处于 Ⅱ 期或 Ⅲ 期 NSCLC 手术后的患者,以及肿瘤较大(>4cm)的患者。多项前瞻性 Ⅲ 期研究表明手术后行含铂为基础的化疗方案可提高术后患者 10% 的生存率。J. W. 处于 Ⅱ A 期,可在术后行 4 周期基于含铂的联合化疗方案,目前尚不能接受放射治疗。

晚期非小细胞肺癌

案例 98-2

问题 1:L. L.,女性,85 岁。轻微的咳嗽、咳痰,无咳血。伴发热和气促。最初由内科医生诊治肺炎行抗生素治疗,但胸片显示左上肺有浸润。CT 扫描证实左上肺叶有一个 6cm×3cm×3.6cm 的肿块。肿块延伸至左上肺门。右肺上叶可见纵隔淋巴结肿大和多发性肺结节并伴瘢痕,其中最大结节为 14mm×9mm 位于右肺上叶顶端。经支气管肺活检诊断为腺癌,肿瘤侵犯对侧肺叶,因此分期为Ⅳ期。既往病史包括高血压和高脂血症。1950 年行脑部血管瘤切除术,1952 年因宫颈癌行子宫切除术。无吸烟史。经评估,发现她血红蛋白稍低为 11.3g/dl、白细胞计数为 5 200/μl、血小板计数为 245 000/μl。电解质显示血钠 143mmol/L、血钾 4.4mmol/L、肌酐 1.08mg/dl、估算肌酐清除率 48ml/min。体力评分 0~1 分。治疗 L. L. 处于肿瘤晚期(ⅢB 或Ⅳ期)的患者有哪些治疗方案?

手术

处于 ⅢB 或 Ⅳ 期的肿瘤患者常规不宜手术。这类患者肿瘤通常入侵隆突、大血管、椎体、远端淋巴结及转移灶,并常伴恶性胸腔积液。因此,放疗和化疗等综合疗法通常是晚期肿瘤患者首选的治疗方案[28,29]。切除孤立转移灶的手术可用于适宜的患者,尤其是单发性脑转移患者[30]。

放疗

放疗用于不能手术的非转移性非小细胞肺癌患者的局部治疗方法(如根治性放疗),也用于缓解不可治愈的非小细胞肺癌患者的疼痛或气促的姑息治疗。对于 Ⅲ 期肿瘤患者,放疗联合化疗已证明优于单一放疗或是化疗后再放疗的治疗方案[7]。结合化疗的放疗辐射剂量通常在 60~65Gy,每次给予 2Gy。对于 Ⅲ 期肿瘤患者,联合放疗的化疗方案推荐顺铂联合依托泊苷或者卡铂联合紫杉醇。如果患者为腺癌,则培美曲塞可替代依托泊苷或紫杉醇[31-36]。具体化疗方案见表 98-5。转移性肿瘤也可局部放疗。如脑转移、脊髓压迫和可能发生的承重骨骨折都可以在全身治疗前进行放疗或手术治疗。相较 Ⅲ 期患者,Ⅳ 期患者通常在化疗前后接受局部放疗,因为该阶段的患者通常不能耐受化疗与放疗同时进行。

表 98-5
Ⅲ期非小细胞肺癌患者的典型放化疗方案

方案	时间表
顺铂,第 1、8、29、36 日 依托泊苷,第 1~5、29~33 日	联合放疗剂量为 45Gy,分 25 日,每次 1.8Gy 分 5 周以上[31,32]
顺铂,第 1、29 日 长春花碱,每周 1 次,共 5 次	联合放疗剂量为 45Gy,分 25 日,每次 1.8Gy 分 5 周以上[33]
卡铂,第 1 日 AUC5 培美曲塞,第 1 日 *非鳞状细胞癌	每 21 日 1 个周期,共 4 个周期[30] 联合放疗剂量 70Gy,分 35 日,每次 2Gy 分 7 周以上
顺铂,第 1 日 培美曲塞,第 1 日 *非鳞状细胞癌	每 21 日 1 个周期,共 3 个周期[35] 联合放疗剂量 66Gy,分 33 日,每次 2Gy 分 6.5 周以上
紫杉醇每周 1 次,共 7 周 卡铂每周 AUC2,共 7 周 序贯紫杉醇 1 日和卡铂 1 日	联合放疗剂量 63Gy,分 34 日,每次 1.8Gy 分 7 周以上 随后每 21 日进行 1 次巩固化疗,共 2 个周期[36]

化疗

具有良好体力状态的晚期肿瘤患者通常可从化疗中获益。类似早期肿瘤,该阶段的肿瘤对铂及其他细胞毒药物的 2 药联合化疗方案较为敏感,因此可以顺铂或卡铂联合第 2 种细胞毒药物[37-46]。

NSCLC 具有组织学和分子异质性,仍被视为一个单一的病种,但最近的临床试验证明组织学是基于实现安全性或有效性个体化治疗的一个重要因素。若取得活检,区分组织学亚型非常重要(如鳞癌和非鳞癌)。组织学在治疗晚期 NSCLC 中的作用有更广泛的研究[37]。发达国家近年来发现腺癌发生率越来越高,而鳞状细胞癌发生率下降,与吸烟率的下降有关。很多药物对各种组织学亚型的肿瘤均有效,如顺铂、卡铂、吉西他滨和紫杉醇。但其他药物如贝伐单抗和培美曲塞则仅对非鳞状癌患者有效(表 98-6)。鳞癌较腺癌相比会增加严重肺出血的风险[45]。已有报道培美曲塞疗效增强和非鳞癌亚型有重要联系[47,48]。

分析晚期非小细胞肺癌的分子生物学特性也成为临床实践的一部分。非鳞癌患者中取得肿瘤组织应该分析 EGFR 和 ALK 突变的情况[7]。厄洛替尼通常对 EGFR 体细胞基因突变阳性的肿瘤患者治疗效果更好,并已成为标准的一线化疗方案[49]。该项分析限于ⅢB 或Ⅳ期患者,因为尚未证明早期肿瘤患者和 EGFR 非突变患者接受厄洛替尼治疗能获益[50]。因此,肿瘤晚期患者,治疗方案基于肿瘤组织学和体细胞突变情况变得越来越个体化。越来越多的靶向治疗被批准,旨在抑制其他靶标,靶向治疗的应用同样基于个体化原则。

表 98-6
晚期或转移性非小细胞肺癌初始治疗的推荐方案

方案	时间表
紫杉醇,第 1 日 卡铂,第 1 日	每 21 日 1 个周期[38]
顺铂,第 1 日 紫杉醇,第 1 日	每 21 日 1 个周期[38]
顺铂,第 1 日 吉西他滨,第 1、8、15 日 *鳞状细胞癌	每 28 日 1 个周期[38,39]
顺铂,第 1 日 多西他赛,第 1 日	每 21 日 1 个周期[38]
培美曲塞,第 1 日 顺铂,第 1 日 *非鳞状细胞癌	每 21 日 1 个周期[39]
培美曲塞,第 1 日 卡铂,第 1 日	每 21 日 1 个周期[40]
白蛋白结合型紫杉醇,第 1、8、15 日 卡铂,第 1 日	每 21 日 1 个周期[41]
顺铂,第 1 日 长春瑞滨,第 1、8 日 西妥昔单抗每周 *非鳞状细胞癌	每 21 日 1 个周期[42]
顺铂,第 1 日 吉西他滨,第 1、8 日 贝伐单抗,第 1 日 *非鳞状细胞癌	每 21 日 1 个周期[43]
紫杉醇,第 1 日 卡铂,第 1 日 贝伐单抗,第 1 日 *非鳞状细胞癌	每 21 日 1 个周期[43,45]
培美曲塞,第 1 日 顺铂,第 1 日 贝伐单抗,第 1 日 *非鳞状细胞癌	每 21 日 1 个周期[46]

患者 4~6 个周期的治疗后若有疗效或达到疾病的稳定状态,则可以进行维持治疗。维持治疗其目的是延长一线治疗方案的疗效和提高患者生存率,同时尽量减少以铂为基础的联合化疗方案导致的毒性。维持治疗方案与二线

治疗方案不同,二线治疗方案仅仅当患者在一线治疗期间或之后出现疾病进展或不能耐受时使用,而维持治疗可作为一线治疗的替代方案继续治疗。作为一线药物的生物制剂(如贝伐单抗、西妥昔单抗)较细胞毒性药物耐受性更好[44,51],可持续用药。对于腺癌,应给予培美曲塞维持治疗,因为相比安慰剂其总体生存率有所提高[52]。另外,维持治疗药物与一线治疗药物不同,被认为是替代性治疗药物。有临床试验数据支持的培美曲塞、厄洛替尼和多西他赛3种药物可作为替代治疗[7,47,53]。前两个药物与改善总体生存率有关,维持治疗有使用指征[54]。

姑息治疗

转移性非小细胞肺癌患者在确诊后尽早接受姑息治疗更能获益,而不是等到临终关怀。姑息治疗包括帮助患者解决因疾病带来的心理问题,如通过咨询的方法(如治疗结果的期望值和治疗费用承受能力)了解其疾病引起的社会心理问题。一项关于转移性肿瘤患者的研究中,受试者被随机分配至早期姑息治疗结合标准肿瘤治疗组或仅接受标准肿瘤治疗组。接受早期姑息治疗的患者比单独接受标准治疗的患者有更好的生活质量和更长的生存期(11.6个月 vs 8.9个月)。抑郁症状也更少(16% vs 38%)。结果表明,诊断后行有效治疗的同时结合姑息治疗有潜在获益[55]。

因此,患者 L. L. 切除原发灶或转移灶的手术治疗可能无法获益,可选择基于培美曲塞的化疗及培美曲塞的维持治疗方案控制转移的肿瘤。姑息治疗也可获益。

> **案例 98-2,问题 2:** 分析肿瘤组织是否存在 EGFR 突变,L. L. 出现什么样的症状提示需要送检肿瘤标本以分析 EGFR 突变?

EGFR 突变阳性的晚期肿瘤患者,厄洛替尼治疗较常规化疗效果好,因此分析是否存在 EGFR 突变非常重要[49]。且厄洛替尼相较以铂为基础的联合化疗方案具有更好的耐受性,因此 EGFR 突变阳性的患者接受厄洛替尼治疗,抗肿瘤疗效和耐受性更佳[56]。厄洛替尼被美国食品药品管理局(Food and Drug Administration,FDA)批准后不久,研究人员发现女性、亚裔和非吸烟者通常厄洛替尼治疗的效果比其他人群更好。其后证实 EGFR 突变的存在与否较人群因素和吸烟状况能更好地预测厄洛替尼疗效。EGFR 突变率占总群体的 10%~15%,其中 35% 是非吸烟的白色人群,65% 是非吸烟的亚洲人群[57]。L. L. 作为一个不吸烟的白人女性,EGFR 体细胞突变的概率较其他类别的患者(如吸烟者或男性)高。此外,鳞癌患者 EGFR 突变的发生率小于 3%,因此并不推荐鳞癌患者做基因突变检测[7]。L. L. 被诊断为腺癌,这是一种非鳞癌亚型,仅在此基础上可进行基因突变检测。

若患者存在多个临床可预测疗效的因素,可选择厄洛替尼经验性治疗而无需做 EGFR 突变检测。L. L. 属于有3个临床预测因素的类型,包括女性、不吸烟、腺癌。发达国家 NSCLC 患者人群研究表明,存在 3 个或以上这些特征

的患者经验性治疗有效率达 49%,而 EGFR 突变的人群经验性治疗有效率高达 67%[58]。该研究表明,EGFR 突变较多个临床预测因素预测厄洛替尼疗效更佳。

此外,第 2 种 EGFR 阻滞剂,阿法替尼,已经可以用于 EGFR 突变的患者。阿法替尼是 EGFR 的不可逆阻滞剂(而厄洛替尼是可逆的),显示出比常规化疗有效,也是一线厄洛替尼治疗后疾病进展的二线治疗药物[59-62]。

EGFR 检测对小分子酪氨酸激酶抑制剂(如厄洛替尼、阿法替尼)有益,但对阻断 EGFR 的抗体分子(如西妥昔单抗)无效。抗体分子阻断细胞表面受体,刺激免疫应答反应(如抗体依赖性细胞介导的细胞毒性、补体)抗肿瘤,可能无突变时抗体分子仍会结合,通过某些机制促进抗肿瘤效果[43]。小分子抑制剂结合细胞表面的受体,抑制因 EGFR 突变而激活的 ATP 结合区域的活性。

> **案例 98-2,问题 3:** L. L. EGFR 突变阳性,开始行厄洛替尼治疗,治疗 8 周后获得部分疗效。L. L. 接受厄洛替尼治疗对延长生存期获益如何?

EGFR 突变阳性患者接受厄洛替尼治疗可短期获益,但目前尚不明确是否能长期获益。厄洛替尼治疗的有效率约 67%,疾病进展时间为 11.8 个月,总生存期约 24 个月。到目前为止,还没有数据支持小分子抑制剂较以铂类为基础的联合化疗方案可延长总生存期[49]。多数肿瘤相关研究中,论证对抗肿瘤疗效和疾病进展时间(如厄洛替尼)的影响比研究对整体生存率的影响容易。显示总体生存率的改善是很困难的,受试者被随机分配至研究组之一,若疾病进展,该受试者接受对立组治疗,且研究中离组。对立组治疗可延长总体生存期,混淆研究方案的整体生存受益(如厄洛替尼)。需要进一步研究证实厄洛替尼或阿法替尼治疗对整体生存的益处。无证据显示化疗联合厄洛替尼治疗优于任一单独治疗。L. L. 的治疗(单独使用厄洛替尼)期望延长其无进展生存期,尚不明确厄洛替尼是否能延长整体生存期。

> **案例 98-2,问题 4:** 如果 L. L 的肿瘤分类为野生型 EG-FR,那么她应该接受什么治疗?

若活检结果显示肿瘤的 EGFR 为野生型(即非突变型),L. L. 需要接受以铂类为基础的联合治疗,如表 98-6 所示。且 L. L. 为非鳞状细胞癌,辅助治疗最可能的是培美曲塞。Scagliotti 等人将非小细胞肺癌晚期患者随机分配接受顺铂联合吉西他滨或培美曲塞治疗。2 组的中位生存期相似,但肿瘤组织学有差异。接受培美曲塞的腺癌患者中位生存期为 12.6 个月,接受吉西他滨的腺癌患者生存期则较短。接受培美曲塞治疗的鳞状细胞癌患者中位生存期为 9.4 月,而接受吉西他滨的鳞状细胞癌患者生存期更长[39]。若 L. L. 的肿瘤是野生型 EGFR,因为是腺癌,可接受顺铂及培美曲塞作为一线治疗方案。也可考虑联合使用顺铂和紫杉醇与贝伐单抗,后一方案仅被批准用于非鳞状细胞癌的 NSCLC 患者[44]。根据 AVAPERL 试验结果显示 4~6 个周期的细胞毒化疗有疗效的患者可以在此之后接受培美曲

塞和贝伐单抗的维持治疗[46]。

案例 98-2,问题 5: 如第 94 章所述,顺铂和卡铂的不良反应不同。若患者 L. L. 选择了基于铂类为基础的治疗方案而不是厄洛替尼,那么指导 L. L. 选择卡铂还是顺铂的疾病特征是什么?

顺铂主要的副作用是耳毒性、肾毒性和神经毒性,而卡铂主要是与骨髓抑制有关。作为 L. L. 的第 1 个化疗周期,预计髓系祖细胞储备不会被耗尽。估算肌酐清除率是 48ml/min,评估中度肾功能损害。基于以上情况,卡铂肾毒性较少可能优于顺铂,根据卡尔弗特公式依据肾功能计算出药物剂量:

卡铂总剂量(mg)= AUC(GFR+25)　　（公式 98-1）

AUC 表示血药浓度曲线下面积,GFR(glomerular filtration rate)表示肾小球滤过率[63]。该方案中卡铂标准剂量是根据肾功能与 AUC 值,而不是根据标准的体表面积(m^2)来确定。大多数联合治疗方案,AUC 目标值通常是 4~6mg/(ml·min)。若中度肾功能损伤患者接受肾功能正常患者使用的固定剂量,其药物全身性暴露量更大。过大的暴露量可能导致更大的毒性,尤其是严重的骨髓抑制。若根据患者肾功能调整给药剂量,可降低用药过量导致肾功能损害的风险。如患者 L. L. 的卡铂给药后 AUC 为 5mg/(ml·min),计算药物剂量应为 5mg/(ml·min)(48ml/min+25),即 365mg。若她的肌酐清除率在正常范围内(如 100ml/min),卡铂剂量为 625mg(高出约 70%)。不同的方法可以用来评估肾功能,如 Cockroft 和 Gault 方程,选择不同的方法计算的药物剂量可能不同。美国临床肿瘤学会(American Society of Clinical Oncology,ASCO)推荐卡铂的剂量,建议卡尔弗特方程中将 GFR 或者 CrCl 的上限设置为 125ml/min[64]。通常,评估方法的选择由各个机构自行决定,无证据证明任何一个评估方法优于其他方法。持续使用相同的公式,可降低全身性暴露量的可变性,提高对药物耐受的可预测性。若患者的 GFR 估算值采用同位素稀释质谱法,基于血清肌酐同位素稀释质谱法测算,肾小球滤过率(GFR)上限为 125ml/min,患者血清肌酐清除率在 0.7mg/ml 以下时部分患者血清肌酐值可能被低估。FDA 发布安全警告避免肾功能正常的患者因大剂量用药导致药物相关的毒性[64]。

总之,L. L. 应将厄洛替尼作为一线治疗方案。如果她的肿瘤为野生型 EGFR(非突变型),则可考虑使用含铂制剂(例如顺铂或卡铂)联合培美曲塞的方案治疗。L. L. 伴中度肾功能损害,因此顺铂这类肾毒性发生率较高的药物不宜选用,卡铂会是更安全的选择,因其剂量可根据肾功能调整,且肾毒性发生率较顺铂低。

案例 98-2,问题 6: L. L. 有轻微腹泻和皮疹,除此外对厄洛替尼的耐受性良好,药物对日常活动和生活质量无任何影响。L. L. 继续厄洛替尼治疗,9 个月内疾病无进展。目前的计划是继续治疗,直到疾病复发。那么 L. L. 在接受厄洛替尼治疗期间应监测什么不良反应?

通常厄洛替尼治疗患者耐受性良好,特别是相较细胞毒性化疗。EGFR TKI 治疗的 2 个最常见的不良反应是腹泻和皮疹[65]。多数情况下可使用洛哌丁胺治疗腹泻。约 1/3 的皮疹需要干预,如局部使用 2% 克林霉素、米诺环素、多西环素和 1% 氢化可的松(见第 94 章)。也可考虑减少厄洛替尼剂量(按 50mg 递减),尽管可能减少该药物的抗癌疗效[65]。

如上所述,非小细胞肺癌主要患病人群是年龄超过 60 岁的患者。L. L. 已经 85 岁,老年人特别是 80 岁以上的患者不一定能像年轻患者一样耐受化疗,因此老年患者可能治疗不足。但最近研究发现,老年患者接受联合疗法较单一药物治疗方案的生存获益更大[66]。需要有更多针对老年患者不同治疗方案的研究,特别是对生存期、生活质量和耐受性的影响。研究可探索最佳临床参数、预测治疗方案疗效和耐受性,也可预测最大获益的剂量。多数患者为野生型 EGFR,细胞毒性化疗是一线方案。治疗应考虑患者意愿、并发症和体能状态。高龄老人独居较普遍。帮助患者监测化疗所致不良反应(腹泻或呕吐脱水、中性粒细胞减少伴发热等)的护理人员非常重要,特别是对于高龄患病人群。L. L. 持续服用厄洛替尼治疗超过 9 个月,但多数患者最终在 1~2 年内出现疾病进展。疾病进展的患者可再次进行活检,约 40% 会出现 EGFR 继发突变,该突变会导致肿瘤对厄洛替尼耐药[67]。这种情况下,可考虑阿法替尼进行二线治疗。

案例 98-2,问题 7: 除了 EGFR 突变的检测,L. L. 做了 ALK 融合重排进行了病理学分析。如果结果显示阳性,这将如何影响 L. L. 治疗的最初选择?

间变性淋巴瘤激酶(ALK)重排包含了 EML4 和 ALK 的融合,是 2%~7% 的非小细胞肺癌中存在的一种预测性标志物,被证实可以用于确认患者是否可以从 ALK 抑制剂如口服克唑替尼或者色瑞替尼中获益。如果患者从未吸烟或者是腺癌,则 ALK 阳性可能性较大。因此,判定所有腺癌患者是否有 ALK 重排是标准护理方法[68,69]。初始厄洛替尼治疗可使无进展生存期提高 10.9 个月,而接受铂类联合培美曲塞化疗的患者可提高 7.0 个月[70]。此外,克唑替尼已被证实可提高已经接受一线化疗的患者的无进展生存期[71]。最近,一种新的口服 ALK 抑制剂被批准用于已经使用了克唑替尼治疗的患者,其效价是克唑替尼、色瑞替尼的 20 倍[72]。

ALK 抑制剂一般耐受性较好,主要的不良反应为视觉障碍、恶心、呕吐、腹泻和无力等。视觉障碍主要存在于初始治疗的前 2 周,通常表现为闪烁、光线延迟及飞蚊症[73]。

总之,NSCLC 的初始治疗选择主要取决于初始分期、治疗的效果,然后是组织学类型。疾病进展后,有很多化疗方案,虽然总体生存率不佳,但仍可以获得一些无进展生存期。最近,一种新的靶向药物纳武单抗被批准用于治疗进展期非小细胞肺癌患者。纳武单抗是一种 PD-1 受体抑制剂，基于 CheckMate 017 试验结果被 FDA 批准用于进展期已治疗的鳞状非小细胞肺癌。这个试验显示接受纳武单抗治疗的患者比接受多西他赛治疗的患者，总体生存率提高（纳武单抗的总生存率为 42%，多西他赛为 24%，死亡风险比 0.59，$P<0.001$）[74]。预计 PD-1 抑制剂的使用范围扩大至鳞癌以外，而且探索在一线治疗中作用。

小细胞肺癌

流行病学

小细胞肺癌（SCLC）占所有肺癌组织学比例约 13%，性别分布均匀。相较非小细胞肺癌，SCLC 致病因素主要是吸烟。美国自 20 世纪 60 年代以来吸烟人数逐渐降低，SCLC 的发生率也有所下降，每年下降约 2.4%[75]。相对于非小细胞肺癌，SCLC 肿瘤通常倍增速度更快，增殖比例更高，广泛转移更早。SCLC 对化疗和放疗均高度敏感，但多数患者最终仍死于疾病复发[76,77]。

病理生理学

小细胞肺癌被认为是起源于支气管神经内分泌细胞衍生的恶性肿瘤。SCLC 易通过小标本诊断，如支气管镜活检标本、细针抽吸物活检、核心活检、细胞学检查。顾名思义，SCLC 肿瘤包含细胞质体积有限、细胞边界不明确、颗粒染色质较细微，细胞可能是圆形、椭圆形或纺锤形[78]。

临床表现

大多数 SCLC 通常集中生长，表现为巨大的肺门肿块伴病变的体积庞大的纵隔淋巴结，可导致咳嗽和呼吸困难。诊断 SCLC 的患者极少存在肺周的原发肿瘤，非小细胞肺癌患者也如此。肺癌患者因吸烟可能存在如咳嗽甚至呼吸困难的前驱症状，与其他吸烟相关疾病如 COPD 等有关。前驱症状可能不会促使病人马上就诊[79]。

诊断和治疗概述

通常 SCLC 的诊断过程和 NSCLC 类似，SCLC 的分级可用于判断预后和治疗。局限期患者的中位总生存期范围 17~26 个月，广泛期患者则是 3~12 个月[79]（数据取自 14 项 SCLC 的研究，报道的生存范围较广）。不到 5% 的早期肿瘤患者适宜手术（如开胸术），因肿瘤体积大、转移较快，外科手术的作用有限，小细胞肺癌可采用较简单的两极分期方法（即局限期和广泛期），而非 TNM 分期。退伍军人管理局肺癌研究小组（the Veterans Administration Lung Study Group）分期系统，局限期的定义是疾病局限于身体同侧半胸，并在可接受放疗的区域内，广泛期定义为恶性肿瘤超出了身体同侧半胸，包括恶性胸腔积液、心包积液或血性转移[80-82]。随后讨论中，局限期患者接受联合治疗（即化疗和放疗）而广泛期患者仅接受化疗。仅约 30% 的患者是局限期疾病阶段，余下为广泛期疾病阶段[75]。

小细胞肺癌的临床表现和病理生理学特征

案例 98-3

问题 1：M. W.，女性，63 岁。初诊主诉心区痛、右上腹疼痛并伴有胃部胀气感。另外，她发觉 3 个月内体重减轻了 9kg，尽管她认为是节食造成的。患者否认咳嗽，无气促。胸片显示肺右侧有一个大的肿块，延伸至纵隔；有明显的纵隔淋巴结肿大伴气管狭窄，且气管因肿块挤压左移。PET-CT 证实该肿块的存在，腹部或骨盆内其他部位均无异常。患者脑部磁共振显示无转移。随后，患者行支气管镜检查与纵隔肿块活检。病理显示小细胞肺癌组织学阳性。肿瘤局限于胸部和纵隔，患者被诊断为局限性的 SCLC。辅助检查血生化、LDH 和血细胞计数均正常。哪些体征提示患者为 SCLC？

患者 M. W. 主诉心区痛和右上腹部痛，非 SCLC 的常见症状。肿瘤的位置是决定症状的因素，可作为疾病侵袭性的一项指标。M. W. 无咳嗽，但她的症状是中央型肺癌的典型症状，因为肿瘤处于中心区域并累及纵隔。且伴体重降低及食欲减退，尽管 M. W. 将此归于饮食原因，但这是疾病快速进展的症状，并且伴有食欲降低。

M. W. 无 SCLC 患者的常见症状。SCLC 患者常见症状有疲劳，尤其是伴有体能下降的疲劳以及咳血[83]。中央型肺癌约 10% 的患者会出现上腔静脉综合征（superior vena cava syndrome，SVCS）。这是一个非常严重的并发症，若肿瘤持续增长且压迫上腔静脉则需要立即就诊，该并发症限制血液回流至心脏，导致头部和面部水肿[84,85]。

案例 98-3，问题 2：如 M. W. 情况的患者在疾病进展过程中可能会有哪些潜在的并发症？

SCLC 患者和 NSCLC 患者不同，SCLC 患者常伴有副肿瘤综合征。如 NSCLC 患者可患肥大性肺性骨关节病和高血钙。另一方面，SCLC 患者出现低钠血症、库欣综合征、神经系统副肿瘤综合征的概率更高。SCLC 患者抗利尿激素血清药物浓度往往升高，但很少符合 SIADH 标准，且多数是无症状。某些情况下，心房利钠因子的异常产物导致体内钠水平失衡。SCLC 通常对细胞毒性药物敏感，因此治疗低钠血症的 SCLC 患者可采用化疗方案。若需要进一步的治疗（若肿瘤对化疗不敏感或患者有症状）则限制液体量，根据严重程度可选择静脉注射高渗盐水、地美环素治疗[1]。约一半的肺癌患者促肾上腺皮质激素血清浓度升高，但仅有 5% 的 SCLC 患者出现库欣综合征。低钠血症和库欣综合征都是疾病预后差的指标[86]。

多数患者与 M. W. 不同，诊断时肿瘤已转移，最常见的转移部位包括骨、肝、肾上腺和脑。患者有肝或肾上腺病灶不一定都有症状，即使出现胆红素、碱性磷酸酶，或肝转氨酶升高[87]。相较之下，大于 90% 脑转移患者伴有症状，且患者通常存在中枢神经系统并发症（如癫痫）并以此作为疾病的首发症状[1]。

案例 98-3,问题 3：M. W. 在网上了解了各种治疗该疾病的方法,该疾病的 3 种治疗方式(手术、放疗和化疗)的作用如何?

小细胞肺癌的治疗方式

手术

手术在小细胞肺癌患者中的治疗作用较有限。一般情况下,若患者肿瘤大于 3~7cm 及伴任何淋巴结或远处转移均不会从手术中获益[88]。适宜手术的患者比例少于 5%。若选择手术治疗,手术过程包括肺叶切除术伴纵隔淋巴结清扫及取样。术后病人行辅助放疗和化疗,且行预防性头颅放疗(后续章节介绍)。

放疗

SCLC 对放疗敏感,对于局限期患者有效。通常分次放疗,疗程在 3~7 周,总剂量在 45~70Gy。放疗的最优剂量和频率尚待研究。首选三维适形放疗(强度调制放射治疗)是首选方法,辐射来自于外源,同时使用多维成像技术来实现肿瘤位移范围小于 1cm(位移是由于在操作过程中呼吸所致)[89-92]。除了化疗的细胞毒性作用,许多化疗药物使肿瘤对放疗敏感。因此放疗应该与化疗同时开始,通常在第 1 或第 2 周期进行。由于脑转移发生率较高(如超过 50% 的 SCLC 患者发生脑转移),预防性头颅放疗对于完成了初始的化疗或者放化疗的局限期或广泛期患者均是标准治疗。总剂量范围是 25~30Gy,分 10~15 次完成[93,94]。

化疗

SCLC 细胞的增殖指数较高,常见早期转移扩散。全身性化疗由于对转移有效,且在整个细胞周期对肿瘤细胞进展都有效,因此可作为治疗的首选方案。通常大部分治疗方案都是基于铂类药物联合依托泊苷,少数情况下联合伊立替康的治疗(后者被证实在日本患者中是有效的),如表 98-7 所示[95]。如果发现肿瘤对药物敏感,在治疗的早期会出现疗效。通常不推荐超过 6 个周期的长期治疗,因为该治疗疗程已经达最大获益。且药物蓄积导致的毒性会降低患者 6 个周期治疗所获得的整体受益[99,100]。因此通常化疗 4~6 个周期就停止,并需要密切监测患者疾病的复发情况。

如前所述,SCLC 复发率较高,因此通常需要实施二线治疗。表 98-7 列举了几种可行的药物治疗方案,具体选择取决于患者的整体情况(如患者体力状态、前期治疗方案的毒性反应)以及一线方案治疗后复发的时长。除 CAV 方案,大部分药物均是作为单药治疗。通常一线治疗 6 个月内复发认为是治疗耐药,应选择其他药物。若复发发生在 6 个月之后,一线治疗方案可再次使用。目前为止,尚无靶向制剂被批准用于治疗小细胞肺癌。

表 98-7

小细胞肺癌的推荐化疗方案

局限期小细胞肺癌(最长 4~6 个周期)
顺铂,第 1 日 依托泊苷,第 1~3 日,然后每 21 日 1 次[91]
卡铂,第 1 日 依托泊苷,第 1~3 日,然后每 21 日 1 次[69]

广泛期小细胞肺癌(最长 4~6 个周期)
顺铂,第 1 日 依托泊苷,第 1~3 日,然后每 21 日 1 次[71]
卡铂,第 1 日 依托泊苷,第 1、2、3 日,然后每 21 日 1 次[96]
顺铂,第 1 日 伊立替康,第 1、8、15 日,然后每 28 日 1 次[97]
顺铂,第 1 日 伊立替康,第 1、8 日,然后每 21 日 1 次[98]

肿瘤复发的化疗[78]
临床试验推荐
如果在一线治疗后 2~3 个月以内复发,且患者 PS 评分在 0~2:紫杉醇、多西他赛、吉西他滨、伊立替康或拓扑替康(口服或静脉注射)、异环磷酰胺
如果复发在 2~3 个月之后直至 6 个月:拓扑替康(口服或静脉注射)、伊立替康、紫杉醇、多西他赛、口服依托泊苷、长春瑞滨、吉西他滨,或环磷酰胺、多柔比星和长春新碱(CAV)
如果复发在 6 个月之后:初始方案

PS,体力状况。

总之,M. W. 的肿瘤手术切除并非最佳选择,缺乏获益的证据。小细胞肺癌肿瘤细胞增殖迅速,通常对化疗和放疗敏感,全身性治疗是有益的,SCLC 肿瘤通常转移迅速,全身性治疗可根除可能的转移病灶。

案例 98-3,问题 4：M. W. 开始周期 21 日的化疗,化疗的第 1 日静脉使用顺铂,第 1~3 日使用依托泊苷。计划化疗 4~6 个周期,同步放疗[92,101]。对于患者 M. W. 治疗的目的是什么? 开始治疗之前需要达到什么样的基础指标数据? 需要监测哪些参数?

化疗联合放疗

局限期患者(如 M. W.)的治疗目的是延长整体生存期和实现潜在的治愈。对于局限性肿瘤患者,在接受 M. W. 等治疗方案后,治疗方案有效率的期望值为 70%~90%,广泛期肿瘤患者,治疗方案有效率预期值为 60%~70%[78]。

若 M.W. 诊断处于广泛期,治疗目标则是延长总体生存期和缓解症状。由于 SCLC 可能出现的并发症,治疗需最大限度减少并发症的发生风险。如放疗常用于治疗 SVCS 患者,可缩小肿瘤的大小,使血流恢复正常。因此,若患者体力状态能耐受(如 0~2)且极少出现甚至无并发症,则正在接受的治疗方案最佳,如 M.W. 接受的治疗方案。

顺铂联合依托泊苷加上放疗的治疗方案能被大多数患者接纳,尤其是治疗周期限制在 6 周以内的患者。但这些细胞毒性药物的使用可能导致一些不良反应,其中一些可能危及生命。因此临床医生需提前预测不良反应事件,并制订相应治疗计划以减少并发。患者接受顺铂治疗可引起肾功能不全、感觉神经病变、耳毒性,并被认为具有高度致吐性(参考第 94 章)。使用顺铂前,必须水化与利尿,尤其是顺铂使用剂量大于 $40mg/m^2$ 时,需保持尿量在 100~150ml/h。通常采用静脉输液补充钾和镁以抵消顺铂引起的电解质丢失。通常在每次化疗输液前需监测血清肌酐、电解质包括镁和钙。采取适宜的止吐方案防止急性呕吐和迟发呕吐。中性粒细胞减少症通常是依托泊苷剂量限制性毒性。需监测绝对中性粒细胞计数(ANC),若中性粒细胞数目不能及时(即下一个治疗周期之前)恢复至正常,应推迟化疗或减少用药剂量。该治疗方案的 III 期临床试验中,患者 4 级白细胞减少发生率约 35%~40%,各级发热和感染发生率大于 20%[90,91]。通常在放疗结束后须考虑使用集落刺激因子治疗粒细胞减少的不良反应(参考 94 章)。

综上所述,M.W. 治疗的目的是潜在治愈。顺铂治疗前须水化,并补充钾和镁溶液以防顺铂引起的肾毒性。治疗期间,临床医生必须监测因使用依托泊苷可能造成的 ANC 减少,且可能需要延迟化疗或使用集落刺激因子(如粒细胞集落刺激因子,非格司亭)。辅助治疗如在治疗中使用止吐药,对于预防或抑制顺铂相关的急性和迟发型呕吐也是至关重要的。

> **案例 98-3,问题 5:**M.W. 对治疗耐受较好,在治疗中有轻度食管炎和咳嗽。由于积极使用止吐剂未出现呕吐反应,也未表现出任何神经病变或听力下降的症状。M.W. 的哪些不良反应与她的治疗有关?

食管炎和咳嗽都可能归因于放疗的影响。若食管炎恶化至 3 级或以上,患者会失去吞咽能力且需要鼻饲进食。治疗期间咳嗽可能加重,患者会担心这是疾病恶化的迹象。放疗导致的急性(前 3 个月)和慢性(4~12 个月)肺炎,可能是新出现咳嗽的常见原因,可通过糖皮质激素治疗获得改善。

> **案例 98-3,问题 6:**经过 2 个周期化疗和同步放疗后,CT 显示部分病灶对治疗敏感。因此,制订额外的 4 个周期顺铂和依托泊苷的治疗计划。M.W. 的疾病状态可能会如何发展?

即使是无其他并发症和局限期患者如 M.W.,长期生存大于 5 年的概率非常低。完成化疗后,由于大于 50% 的

SCLC 患者会发生脑转移,因此 M.W. 应该接受预防性头颅放疗。预防性头颅放疗不仅降低了肿瘤转移的发病率,且可提高总体生存率[93]。完成治疗 1 年内,多数患者肿瘤会进展或复发。缓解期是预后单个最大预测因子,根据缓解期的长短,患者可分为敏感性或难治性。约一半敏感性肿瘤患者二线治疗有效[100]。多数 SCLC 肿瘤在一线治疗或是抢救治疗中产生耐药。肿瘤治疗的过程中,患者也可能出现继发性肿瘤,特别是 NSCLC。

(陈倩 译,王璐 校,桂玲 审)

参考文献

1. DeVita VT et al, eds. *DeVita, Hellman, and Rosenberg's Cancer: Principles and Practice of Oncology*. 10th ed. Philadelphia, PA: Lippincott Williams & Wilkins; 2014.
2. Siegel RL et al. Cancer statistics, 2015. *CA Cancer J Clin*. 2015;65:5.
3. Li Y et al. Genetic variants and risk of lung cancer in never smokers: a genome-wide association study. *Lancet Oncol*. 2010;11:321.
4. American Cancer Society. Cancer facts and figures. 2015. http://www.cancer.org/acs/groups/content/@editorial/documents/document/acspc-044552.pdf. Accessed June 10, 2015.
5. Rami-Porta R et al. The new tumor, node, and metastasis staging system. *Semin Respri Crit Care Med*. 2011;32:44.
6. Detterbeck FC et al. The new lung cancer staging system. *Chest*. 2009;136:260.
7. NCCN Clinical Practice Guidelines in Oncology (NCCN Guidelines®). Non-small cell lung cancer. https://www.nccn.org/professionals/physician_gls/pdf/nscl.pdf. Accessed June 10, 2015.
8. Aberle DR et al. Baseline characteristics of participants in the randomized national lung screening trial. *J Natl Cancer Inst*. 2011;102:1771.
9. Aberle DR et al. The national lung screening trial: overview and study design. *Radiology*. 2011;258:243.
10. The National Lung Screening Trial Research Team. Reduced lung-cancer mortality with low-dose computed tomographic screening. *N Engl J Med*. 2011;365:395.
11. Moyer VA. Screening for lung cancer: U.S. Preventive Services Task Force recommendation statement. *Ann Intern Med*. 2014;160:330.
12. Peto R et al. Smoking, smoking cessation, and lung cancer in the UK since 1950: combination of national statistics with two case-control studies. *BMJ*. 2000;321:323.
13. Doll R et al. Mortality in relation to smoking: 50 years' observations on male British doctors. *BMJ*. 2004;328:1519.
14. Subramanian J, Govindan R. Lung cancer in never smokers: a review. *J Clin Oncol*. 2007;25:561.
15. Thorgeirsson TE et al. A variant associated with nicotine dependence, lung cancer and peripheral arterial disease. *Nature*. 2008;452:638.
16. Hung RJ et al. A susceptibility locus for lung cancer maps to nicotinic acetylcholine receptor subunit genes on 15q25. *Nature*. 2008;452:633.
17. Amos CI et al. Genome-wide association scan of tag SNPs identifies a susceptibility locus for lung cancer at 15q25.1. *Nat Genet*. 2008;40:616.
18. Rafnar T et al. Genome-wide significant association between a sequence variant at 15q15.2 and lung cancer risk. *Cancer Res*. 2011;71:1356.
19. Pirker R. Adjuvant chemotherapy in patients with completely resected non-small cell lung cancer. *Transl Lung Cancer Res*. 2014;3:305.
20. Butts CA et al. Randomized phase III trial of vinorelbine plus cisplatin compared with observation in completely resected stage IB and II non-small-cell lung cancer: updated survival analysis of JBR-10. *J Clin Oncol*. 2010;28:29.
21. Douillard JY et al. Adjuvant vinorelbine plus cisplatin versus observation in patients with completely resected stage IB-IIIA non-small-cell lung cancer (Adjuvant Navelbine International Trialist Association [ANITA]): a randomised controlled trial [published correction appears in Lancet Oncol. 2006;7:797]. *Lancet Oncol*. 2006;7:719.
22. Arriagada R et al. Cisplatin-based adjuvant chemotherapy in patients with completely resected non-small-cell lung cancer. *N Engl J Med*. 2004;350:351.
23. Strauss GM et al. Adjuvant paclitaxel plus carboplatin compared with observation in stage IB non-small-cell lung cancer: CALGB 9633 with the Cancer and Leukemia Group B, Radiation Therapy Oncology Group, and North Central Cancer Treatment Group Study Groups. *J Clin Oncol*. 2008;26:5043.

24. Fossella F et al. Randomized, multinational, phase III study of docetaxel plus platinum combinations versus vinorelbine plus cisplatin for advanced non-small-cell lung cancer: the TAX 326 study group. *J Clin Oncol.* 2003;21:3016.

25. Scagliotti GV. The ALPI Trial: the Italian/European experience with adjuvant chemotherapy in resectable non-small lung cancer. *Clin Cancer Res.* 2005;11(13, pt 2):5011s.

26. PORT Meta-analysis Trialists Group. Postoperative radiotherapy in non-small-cell lung cancer: systematic review and meta-analysis of individual patient data from nine randomised controlled trials. *Lancet.* 1998;352:257.

27. Lally BE et al. Postoperative radiotherapy for stage II or III non-small-cell lung cancer using the surveillance, epidemiology, and end results database. *J Clin Oncol.* 2006;24:2998.

28. Macchiarini P et al. Extended operations after induction therapy for stage IIIb (T4) non-small cell lung cancer. *Ann Thorac Surg.* 1994;57:966.

29. Rusch VW et al. Neoadjuvant therapy: a novel and effective treatment for stage IIIb non-small cell lung cancer. Southwest Oncology Group. *Ann Thorac Surg.* 1994;58:290.

30. Patchell RA et al. A randomized trial of surgery in the treatment of single metastases to the brain. *N Engl J Med.* 1990;322:494.

31. Albain KS et al. Concurrent cisplatin/etoposide plus chest radiotherapy followed by surgery for stage IIIA (N2) and IIIB non-small cell lung cancer: mature results of Southwest Oncology Group phase II study, SWOG 8805. *J Clin Oncol.* 1995;13:1880.

32. Albain KS et al. Concurrent cisplatin, etoposide and chest radiotherapy in pathologic stage IIIB non-small cell lung cancer: a Southwest Oncology Group, phase II Study, SWOG 9019. *J Clin Oncol.* 2002;20:3454.

33. Curran WJ et al. Sequential vs concurrent chemoradiation for stage III non-small cell lung cancer: randomized phase III trial RTOG 9410. *J Natl Cancer Inst.* 2011;103:1452.

34. Govindan R et al. Randomized phase II study of pemetrexed, carboplatin and thoracic radiation with or without cetuximab in patients with locally advanced unresectable non-small-cell lung cancer: Cancer and Leukemia Group B Trial 30407. *J Clin Oncol.* 2011;29:3120.

35. Vokes EE et al. PROCLAIM: a phase III study of pemetrexed, cisplatin, and radiation therapy followed by consolidation pemetrexed versus etoposide, cisplatin and radiation therapy followed by consolidation cytotoxic chemotherapy of choice in locally advanced stage III non-small-cell lung cancer of other than predominately squamous cell histology. *Clin Lung Cancer.* 2009;10:193.

36. Belani CP et al. Combined chemoradiotherapy regimens of paclitaxel and carboplatin for locally advanced non-small-cell lung cancer: a randomized phase II locally advanced multi-modality protocol. *J Clin Oncol.* 2005;23:5883.

37. Langer CJ et al. The evolving role of histology in the management of advanced non-small-cell lung cancer. *J Clin Oncol.* 2010;28:5311.

38. Schiller JH et al. Comparison of four chemotherapy regimens for advanced non-small-cell lung cancer. *N Engl J Med.* 2002;346:92.

39. Scagliotti GV et al. Phase III study comparing cisplatin plus gemcitabine with cisplatin plus pemetrexed in chemotherapy-naive patients with advanced-stage nonsmall-cell lung cancer. *J Clin Oncol.* 2008;26:3543.

40. Zukin M et al. Randomized phase III trial of single-agent pemetrexed versus carboplatin and pemetrexed in patients with advanced non-small-cell lung cancer and Eastern Cooperative Oncology Group performance status of 2. *J Clin Oncol.* 2013;31:2849.

41. Socinski MA et al. Weekly *nab*-paclitaxel in combination with carboplatin versus solvent-based paclitaxel plus carboplatin as first-line therapy in patients with advanced non-small-cell lung cancer: final results of a phase III trial. *J Clin Oncol.* 2012;30:2055.

42. Pirker R et al. Cetuximab plus chemotherapy in patients with advanced non-small-cell lung cancer (FLEX): an open-label randomized phase III trial. *Lancet.* 2009;373:1525.

43. Reck M et al. Phase III trial of cisplatin plus gemcitabine with either placebo or bevacizumab as first-line therapy for nonsquamous non-small-cell lung cancer: AVAil [published correction appears in J Clin Oncol. 2009;27:2415]. *J Clin Oncol.* 2009;27:1227.

44. Sandler A et al. Paclitaxel-carboplatin alone or with bevacizumab for non-small-cell lung cancer [published correction appears in N Engl J Med. 2007;356:318]. *N Engl J Med.* 2006;355:2542.

45. Johnson DH et al. Randomized phase II trial comparing bevacizumab plus carboplatin and paclitaxel with carboplatin and paclitaxel alone in previously untreated locally advanced or metastatic non-small-cell lung cancer. *J Clin Oncol.* 2004;22:2184.

46. Barlesi F et al. Randomized phase III trial of maintenance bevacizumab with or without pemetrexed after first-line induction with bevacizumab, cisplatin, and pemetrexed in advanced nonsquamous non-small-cell lung cancer: AVAPERL (MO22089). *J Clin Oncol.* 2013;31:3004.

47. Ciuleanu T et al. Maintenance pemetrexed plus best supportive care versus placebo plus best supportive care for nonsmall-cell lung cancer: a randomised, double-blind, phase 3 study. *Lancet.* 2009;374:1432.

48. Scagliotti G et al. The differential efficacy of pemetrexed according to NSCLC histology: a review of two Phase III studies. *Oncologist.* 2009;14:253.

49. Rosell R et al. Erlotinib versus standard chemotherapy as first-line treatment for European patients with advanced EGFR mutation-positive non-small-cell lung cancer (EURTAC): a multicenter, open-label, randomized phase 3 trial. *Lancet Oncol.* 2012;13:239.

50. Goss GD et al. Gefitinib versus placebo in completely resected non-small-cell lung cancer: results of the NCIC CTG BR19 study. *J Clin Oncol.* 2013;31:3320.

51. Patel JD et al. Phase II study of pemetrexed and carboplatin plus bevacizumab with maintenance pemetrexed and bevacizumab as first-line therapy for nonsquamous non-small-cell lung cancer. *J Clin Oncol.* 2009;27:3284.

52. Paz-Ares LG et al. PARAMOUNT: final overall survival results of the phase III study of maintenance pemetrexed versus placebo immediately after induction therapy with pemetrexed plus cisplatin for advanced nonsquamous non-small-cell-lung cancer. *J Clin Oncol.* 2013;31:2895.

53. Cappuzzo F et al. Erlotinib as maintenance treatment in advanced non-small-cell lung cancer: a multicentre, randomised, placebo-controlled phase 3 study. *Lancet Oncol.* 2010;11:521.

54. Fidias P, Novello S. Strategies for prolonged therapy in patients with advanced non-small-cell lung cancer. *J Clin Oncol.* 2010;28:5116.

55. Temel JS et al. Early palliative care for patients with metastatic non-small-cell lung cancer. *N Engl J Med.* 2010;363:733.

56. Pao W, Miller VA. Epidermal growth factor receptor mutations, small-molecule kinase inhibitors, and non-small-cell lung cancer: current knowledge and future directions. *J Clin Oncol.* 2005;23:2556.

57. Jackman D et al. Clinical definition of acquired resistance to epidermal growth factor receptor tyrosine kinase inhibitors in non-small-cell lung cancer. *J Clin Oncol.* 2010;28:357.

58. Jackman DM et al. Impact of epidermal growth factor receptor and KRAS mutations on clinical outcomes in previously untreated non-small cell lung cancer patients: results of an online tumor registry of clinical trials. *Clin Cancer Res.* 2009;15:5267.

59. Dungo RT, Keating GM. Afatinib: first global approval. *Drugs.* 2013;73:1503.

60. Sequist LV et al. Phase III study of afatinib or cisplatin plus pemetrexed in patients with metastatic lung adenocarcinoma with EGFR mutations. *J Clin Oncol.* 2013;31:3327.

61. Yang JC et al. Symptom control and quality of life in LUX-Lung 3: a phase III study of afatinib or cisplatin/pemetrexed in patients with advanced lung adenocarcinoma with EGFR mutations. *J Clin Oncol.* 2013;31:3342.

62. Katakami N et al. LUX-Lung 4: a phase II trial of afatinib in patients with advanced non-small cell lung cancer who progressed during prior treatment with erlotinib, gefitinib, or both. *J Clin Oncol.* 2013;31:3335.

63. Newell DR et al. Carboplatin and etoposide pharmacokinetics in patients with testicular teratoma. *Cancer Chemother Pharmacol.* 1989;23:367.

64. Reck M et al. Erlotinib in advanced non-small cell lung cancer: efficacy and safety findings of the global phase IV Tarceva Lung Cancer Survival Treatment study. *J Thorac Oncol.* 2010;5:1616.

65. Melosky B et al. Management of skin rash during EGFR-targeted monoclonal antibody treatment for gastrointestinal malignancies: Canadian recommendations. *Curr Oncol.* 2009;16:16.

66. Davidoff AJ et al. Chemotherapy and survival benefit in elderly patients with advanced non-small-cell lung cancer. *J Clin Oncol.* 2010;28:2191.

67. Pao W et al. Acquired resistance of lung adenocarcinomas to gefitinib or erlotinib is associated with a second mutation in the EGFR kinase domain. *PLoS Med.* 2005;2:e73.

68. Sun JM et al. Clinical characteristics associated with ALK rearrangements in never-smokers with pulmonary adenocarcinoma. *Lung Cancer.* 2014;83:259.

69. Kwak EL et al. Anaplastic lymphoma kinase inhibition in non-small cell lung cancer. *N Engl J Med.* 2010;363:1693.

70. Solomon BJ et al. First-line crizotinib versus chemotherapy in ALK-positive lung cancer. *N Engl J Med.* 2014;371:2167.

71. Shaw AT et al. Crizotinib versus chemotherapy in advanced ALK-positive lung cancer. *N Engl J Med.* 2013;368:2385.

72. Shaw AT et al. Ceritinib in ALK-rearranged non-small-cell lung cancer. *N Engl J Med.* 2014;370:1189.

73. Rothenstein JM, Letarte N. Management treatment-related adverse events associated with ALK inhibitors. *Curr Oncol.* 2014;21:19.

74. Brahmer J et al. Nivolumab versus docetaxel in advanced squamous-cell non-small cell-lung cancer. *N Engl J Med.* 2015;373:123–135.

75. Govindan R et al. Changing epidemiology of small-cell lung cancer in the United States over the last 30 years: analysis of the surveillance, epidemio-

logic, and end results database. *J Clin Oncol.* 2006;24:4539.

76. Simon G et al. Small-cell lung cancer. *Chest Surg Clin N Am.* 2001;11:165.

77. Simon M et al. Progress in the therapy of small cell lung cancer. *Crit Rev Oncol Hematol.* 2004;49:119.

78. NCCN Clinical Practice Guidelines in Oncology (NCCN Guidelines®). Small cell lung cancer. **https://www.nccn.org/professionals/physician_gls/pdf/sclc.pdf.** Accessed June 10, 2015.

79. Foster NR et al. Prognostic factors differ by tumor stage for small cell lung cancer: a pooled analysis of North Central Cancer Treatment Group trials. *Cancer.* 2009;115:2721.

80. Micke P et al. Staging small cell lung cancer: Veterans Administration Lung Study Group versus International Association for the Study of Lung Cancer—what limits limited disease? *Lung Cancer.* 2002;37:271.

81. Kalemkerian GP, Gadgeel SM. Modern staging of small cell lung cancer. *J Natl Compr Canc Netw.* 2013;11:99.

82. Shepherd FA et al. The international association for the study of lung cancer lung cancer staging project: proposals regarding the clinical staging of small cell lung cancer in the forthcoming (seventh) edition of the tumor, node, metastasis classification for lung cancer. *J Thorac Oncol.* 2007;2:1067.

83. Hollen PJ et al. Quality of life assessment in individuals with lung cancer: testing the Lung Cancer Symptom Scale (LCSS). *Eur J Cancer.* 1993;29(A Suppl 1):S51.

84. Wilson LD et al. Clinical practice. Superior vena cava syndrome with malignant causes [published correction appears in N Engl J Med. 2008;358:1083]. *N Engl J Med.* 2007;356:1862.

85. Sculier JP et al. Superior vena cava obstruction syndrome in small cell lung cancer. *Cancer.* 1986;57:847.

86. Gandhi L, Johnson BE. Paraneoplastic syndromes associated with small cell lung cancer. *J Natl Compr Canc Netw.* 2006;4:631.

87. Chute CG et al. Presenting conditions of 1539 population based lung cancer patients by cell type and stage in New Hampshire and Vermont. *Cancer.* 1985;56:2107.

88. Lad T et al. A prospective randomized trial to determine the benefit of surgical resection of residual disease following response of small cell lung cancer to combination chemotherapy. *Chest.* 1994;106(6 Suppl):320S.

89. Bogart JA et al. 70 Gy thoracic radiotherapy is feasible concurrent with chemotherapy for limited-stage small-cell lung cancer: analysis of Cancer and Leukemia Group B study 39808. *Int J Radiat Oncol Biol Phys.* 2004;59:460.

90. Schild SE et al. Long-term results of a phase III trial comparing once-daily radiotherapy with twice-daily radiotherapy in limited-stage small-cell lung cancer. *Int J Radiat Oncol Biol Phys.* 2004;59:943.

91. Turrisi AT, 3rd et al. Twice-daily compared with once daily thoracic radiotherapy in limited small-cell lung cancer treated concurrently with cisplatin and etoposide. *N Engl J Med.* 1999;340:265.

92. Stinchcombe TE, Gore EM. Limited-stage small cell lung cancer: current chemoradiotherapy treatment paradigms. *Oncologist.* 2010;15:187.

93. Slotman B et al. Prophylactic cranial irradiation in extensive small-cell lung cancer. *N Engl J Med.* 2007;357:664.

94. Le Pechoux C et al. Standard-dose versus higher-dose prophylactic cranial irradiation (PCI) in patients with limited-stage small-cell lung cancer in complete remission after chemotherapy and thoracic radiotherapy (PCI 99–01, EORTC 22003–08004, RTOG 0212, and IFCT 99–01): a randomised clinical trial. *Lancet Oncol.* 2009;10:467.

95. Sundstrom S et al. Cisplatin and etoposide regimen is superior to cyclophosphamide, epirubicin, and vincristine regimen in small-cell lung cancer: results from a randomized phase III trial with 5 years' follow-up. *J Clin Oncol.* 2002;20:4665.

96. Skarlos DV et al. Randomized comparison of early versus late hyperfractionated thoracic irradiation concurrently with chemotherapy in limited disease small-cell lung cancer: a randomized phase II study of the Hellenic Cooperative Oncology Group (HeCOG). *Ann Oncol.* 2001;12:1231.

97. Noda K et al. Irinotecan plus cisplatin compared with etoposide plus cisplatin for extensive small-cell lung cancer. *N Engl J Med.* 2002;346:85.

98. Hanna N et al. Randomized phase III trial comparing irinotecan/cisplatin with etoposide/cisplatin in patients with previously untreated extensive-stage disease small-cell lung cancer. *J Clin Oncol.* 2006;24:2038.

99. Giaccone G et al. Maintenance chemotherapy in small-cell lung cancer: long-term results of a randomized trial. European Organization for Research and Treatment of Cancer Lung Cancer Cooperative Group. *J Clin Oncol.* 1993;11:1230.

100. Tjan-Heijnen VC et al. An analysis of chemotherapy dose and dose-intensity in small-cell lung cancer: lessons to be drawn. *Ann Oncol.* 2002;13:1519.

101. Socinski MA, Bogart JA. Limited-stage small-cell lung cancer: the current status of combined-modality therapy. *J Clin Oncol.* 2007;25:4137.

99 第 99 章　肠癌

Marlo Blazer

核心原则	章节案例
① 家族史、个体化差异、环境影响被认为是结直肠癌的危险因素。其中环境因素是可以通过调整来降低结直肠癌风险的。	案例 99-1(问题 1)
② 通过筛查对结直肠癌进行早期检测可以降低结直肠癌症病死率。推荐大部分的结直肠癌低风险患者在 50 岁时开始进行筛查。	案例 99-1(问题 2)
③ 患者在诊断时可能无临床症状或表现为非典型的症状。结直肠患者检测癌胚抗原可能升高,但其并不能单独作为诊断标准。	案例 99-2(问题 1)
④ 氟尿嘧啶和奥沙利铂的辅助联合化疗目前被认为是根治手术后 Ⅲ 期结直肠癌患者的标准治疗方案。	案例 99-2(问题 2 和 3)
⑤ 诊断为局部结直肠癌的患者在完成彻底治疗后 5 年内,应该坚持定期随访监测。	案例 99-2(问题 5)
⑥ 近 10 年来,新的化疗药物(奥沙利铂、伊立替康)和分子靶向治疗(贝伐单抗、雷莫芦单抗、阿柏西普、瑞格非尼,西妥昔单抗、帕尼单抗)延长了转移性结直肠癌患者的总生存期。氟嘧啶(氟尿嘧啶或卡培他滨)仍然是晚期癌症患者一线和二线治疗中的主要药物。合适的联合化疗和给药顺序对改进结直肠癌患者的护理至关重要。	案例 99-3(问题 1)
⑦ 运用特定的预测标记物有助于让结直肠癌治疗获得最佳的预期疗效。*RAS* 突变型肿瘤患者无法从抗表皮生长因子受体(anti-epidermal growth factor receptor)单克隆抗体治疗中获益。	案例 99-3(问题 4)
⑧ 骨髓抑制、腹泻和周围神经病变是结直肠癌治疗中化疗药物相关的剂量限制性毒性。为保障患者用药安全和提高患者生存质量,预防性方案、密切监测,以及足够的支持治疗措施对有效控制毒性不良反应至关重要。	案例 99-2(问题 3 和 4) 案例 99-3(问题 3)
⑨ 虽然结直肠癌靶向治疗导致的严重的、危及生命的不良反应并不常见,但仍具有潜在的危害,尤其在曾出现过这些并发症的高风险患者中应避免使用。针对一些普通的不良反应则有相关预防和治疗方案,例如血管内皮生长因子治疗相关的高血压或表皮生长因子受体(epidermal growth factor receptor,EGFR)抑制剂导致的皮肤毒性。	案例 99-3(问题 3、5 和 6)
⑩ 氟尿嘧啶和伊立替康的代谢酶的基因变异与化疗毒性增加有关。为避免或控制毒性不良反应,识别这些特定的基因变异的临床技术正不断完善。	案例 99-3(问题 2)

结直肠癌

流行病学、病因学和病理生理学

结直肠癌是直肠或结肠内壁的肿瘤的恶性增长。结直肠癌是美国第 3 常见的癌症,也是癌症相关死亡的第 2 主要原因。预计 2015 年将有 132 700 例新诊断为结肠癌和直肠癌病例,中位年龄为 68 岁,其中 49 700 人将因病死亡。在最近的 10 年中,新药和更准确的生物标记预测使结直肠患者的疾病检测、人身安全和生存率均到了改善。1975 年经年龄调整的 5 年相对生存率(根据 1975—2007 年数据)为 48.6%,2015 年预估为 64.9%(2005—2011 年数据)[1]。

结直肠癌的形成是多级过程。开始于组织的非正常性增生,也就是源于结肠壁最里层的息肉(腺瘤)。从息肉到恶性肿瘤的转变过程可长达 10~15 年[1]。一旦转变发生,癌症将扩散至整个结肠或直肠壁,并且最终可直接侵犯至血液和淋巴结,或其他器官。大部分的结直肠癌分类是腺癌,意味着它们来源于负责消化道分泌物产生的腺体组织。大约 2/3 发生在结肠,剩下的形成于直肠。结直肠癌是可以通过切除前期癌变组织进行预防阻断癌症的为数不多的癌症之一。因此,早期检测至关重要。

结直肠癌的病因学是复杂的,包括患者自身情况、环境和基因等多种因素。其中,年龄被认为是最重要的影响因素,90% 以上确诊患者年龄在 50 岁以上[2]。其他患者具体高危因素包括结肠癌家族史、结肠息肉和炎症性肠炎(溃疡性结肠炎或 Crohn 病)既往史。环境因素例如,以红肉为主、高脂肪、低纤维的饮食习惯,缺少运动的生活方式,肥胖、过量饮酒、长期吸烟等都可以增加结直肠癌风险[2,3]。已有证据显示吸烟,尤其在青年阶段,能增加患结直肠癌的风险。诊断为 III 期结肠癌的患者如果 30 周岁前每年超过 12 包,则可增加复发风险[3]。

遗传性综合征约占所有结直肠癌患者的 5%~6%[4]。包括遗传性非息肉性结直肠癌,又称 Lynch 综合征和家族性腺瘤样息肉(familial adenomatous polyposis,FAP)。虽然所有结直肠癌病例中 FAP 仅占不到 1%,但其与患结直肠癌高达 90% 的终身风险相关,因为常染色体显性的生殖细胞突变导致结肠和直肠的息肉快速增长(10~1 000s),通常发生在青少年时期[5]。Lynch 综合征约占直肠癌病例的 2%~3%[5]。它是一种常染色体显性遗传病,发病年龄早(20~25 岁),与子宫内膜癌,以及尿路、小肠、卵巢、胃、胰腺、胆道、脑和皮肤等器官的癌症风险增加有关。遗传性综合征的筛查要尽早进行(推荐在 10~12 岁进行 FAP 的筛查,在 20~25 岁进行 Lynch 综合征的筛查[5])。

环氧合酶-2 抑制剂塞来昔布,是美国食品药品管理局(Food and Drug Administration,FDA)批准治疗 FAP 的药物。然而,由于非甾体抗炎药的毒副作用,不推荐其常规使用来预防结直肠癌。

临床表现和诊断

结直肠癌进展中临床症状常不明显,而且与很多良性病变的症状类似。例如腹痛、便秘、腹泻、胀气、直肠出血和排便习惯或形状的突然改变。不明原因体重减轻、贫血和虚弱等症状也可能会出现,尤其在疾病晚期。通过结肠镜检查或乙状结肠镜检查并取活检可以确诊该疾病。在开始治疗前还需要进行检查,包括胸腔、腹腔、盆腔计算机断层扫描(computed tomography,CT)扫描,以及血中初始癌胚抗原(carcinoembryonic antigen,CEA)水平的检测。这些检查可确定疾病进展程度,并为治疗中或治疗后的疾病复发或进展提供监测手段。对于直肠癌,超声内镜也可被用来辅助判断肿瘤的术前或临床分期。外科切除术过程中则可以得到结直肠癌的确定性或病理性的分期。

治疗概况

结直肠癌患者的治疗方式与其他实体瘤类似。手术、放疗和化疗均可在局部肿瘤或晚期癌症中使用,选择哪一种治疗方案以及先后顺序取决于疾病部位、恶性程度,以及治疗目标。一般来说,手术方案适用于 I、II、III 期患者。对某些有肿瘤转移的 IV 期患者在治疗过程中适当的时候也可以施行手术。放疗常运用于直肠癌患者。本章将着重介绍结直肠癌患者的全身治疗(如,化疗和分子靶向治疗)。

诊断时疾病的分期决定了初始治疗方案。结直肠癌和其他实体肿瘤一样使用 TNM 分期系统,但它的分期特点是,决定 TNM 分期中"T"的是肿瘤浸润结肠壁的厚度,而不是原发肿瘤的大小。与其他实体瘤一样,这个分期系统里"N"代表淋巴结受累情况,"M"代表远处转移。结肠癌与直肠癌的分期方法完全相同,但是,由于直肠部肿瘤更靠近肛门括约肌,局部治疗失败和原发部位肿瘤复发风险增加。对于 II 期结肠癌患者是否需要进行辅助治疗存在争议。虽然对于 II 期结肠癌患者常规使用辅助治疗不被推荐,但是具有以下高危因素的患者应被考虑,包括 T4 损伤期病变、出现肠梗阻或肠穿孔、组织分化差、淋巴血管侵犯、淋巴结取样不足,以及手术后阳性切缘[5]。

病因学

案例 99-1

问题 1:O. B.,女性,35 岁,最近得知她 58 岁的父亲诊断为结肠癌。O. B. 体重过胖,并且每日抽半包烟。她喜欢外出就餐和在家熬夜看电视。O. B. 想知道自己患结肠癌的风险。她也想了解今后她该如何做,能减少自己患结肠癌的风险。

考虑到 O. B. 的结肠癌家族史,她具有较高的患病风险。此外,她体重过胖,生活方式缺少运动,并且吸烟。她时常外出就餐,但是她的饮食相关信息不详。她可以通过纠正危险因素来降低患结直肠癌的风险。O. B. 可以通过运动和高纤维、低脂肪饮食来减轻体重。此外,她能通过戒烟降低患结直肠癌或其他癌症的风险。

筛查

案例 99-1,问题 2:O. B. 很想知道是否有方法可以筛查出结直肠癌。如果有,可以早期检测出癌症吗? 她的父亲已确诊为结肠癌;因此,O. B. 想知道她应该什么时候进行癌症筛查。

结肠癌和直肠癌是可以通过切除癌前病变组织来预防的癌症,因此,早期检测十分必要。如前所述,结直肠癌的形成是个多级过程,其早期癌变组织是可以检测出并被移除的。结直肠癌并不总是没有临床症状的,通过早期筛查结直肠癌能减少致死率。筛查方法有很多,包括排泄物筛查、直肠指检、钡剂灌肠、内镜检查,以及 CT 结肠成像。排泄物筛查试验是检查粪便隐血,该项检查相对经济、无创,且可以在家进行。主要有 2 种检查,包括粪便隐血试验 (fecal occult blood test,FOBT) 和粪便免疫化学试验 (fecal immunochemical test,FIT)。FOBT 可以降低 33% 的结直肠癌死亡率,但是该检查取样前需要限制饮食[6]。FIT 利用抗体检测人血红蛋白或其他血液成分,与 FOBT 相比,FIT 不受药物或食物干扰。筛查指南承认 FIT 可能比 FOBT 更敏感[7],然而,两者并无优劣之分,极大可能是因为缺乏与 FIT 相关的死亡数据,以及 2 种检测之间潜在的成本(支出)差异。结直肠癌内镜检查包括可弯曲式乙状结肠镜检查与结肠镜检查,检查过程中都可以切除息肉获得活检样本。乙状结肠镜检查的优势是不需要镇静,预处理简单(2 袋 Fleet 灌肠剂),易操作。不愿意接受镇静或大面积的肠道准备的患者可以选择该项检查。乙状结肠镜检查可降低结直肠癌 33% 的发病率与 43% 的死亡率[8]。然而,乙状结肠镜检查的部位仅包括乙状结肠和直肠,结肠镜检查可包括整个结肠。因此,结肠镜检查使用更加广泛,由于能同时显著降低右半侧和左半侧结肠癌发生风险,它可以降低 77% 的结直肠癌发病率[7,9]。CT 结肠成像是较新的方法,可提供结肠的二维或三维影像。与内镜检查一样,CT 结肠成像需要全面的肠道准备,以便肠道内粪便的排出。该项筛查对直径大于等于 6mm 的息肉的敏感性为 80%,对直径大于 1cm 的息肉的敏感性为 90%[10]。然而,任何方法发现的癌性病变最终还需要进行结肠镜检查。

CEA 是肿瘤标记物,已被用作筛查工具,但是其主要用途是监测治疗效果,而不是筛查。健康吸烟者的 CEA 水平可能是不吸烟者的 2 倍。此外,给予转移性结肠癌患者治疗可造成 CEA 的假阳性升高,而疾病并未进展,因此即使在监测治疗反应时,也只能与其他方法结合使用。

美国肿瘤学会、美国结直肠癌多学科协作组与美国放射学会联合发表了结直肠癌的早期检测的筛查推荐共识[11]。根据他们的推荐,达到患结直肠癌普通风险水平的人群建议从 50 岁开始进行筛查(表 99-1)。患结直肠癌平均风险水平的患者无遗传倾向性或结直肠癌家族史。此外,这类人群无息肉既往史、结直肠癌既往史、炎性肠病、慢性溃疡性结肠炎,以及克罗恩病。

O. B. 是 35 岁女性,其直系亲属在 58 岁确诊为结肠癌。通过遗传性综合征患结直肠癌的可能性很小,因为她

的父亲被诊断为结肠癌时已经超过 50 岁了。然而,她确实有加倍的风险患结直肠癌,因为她的直系亲属已被确诊[12]。因为 O. B. 的父亲在 60 岁前被确诊,她有较高的患病风险,应该在 48 岁,也就是比她父亲 58 岁时被确诊早 10 年开始定期进行结直肠癌筛查[10]。

表 99-1

美国癌症协会关于结直肠癌患病年龄和风险的筛查推荐

平均风险	50 岁开始筛查 每年 1 次 DRE 和 FOBT 或 FIT(粪便 DNA 检测,间隔不确定)和以下其中之一项: ■ 每 5 年 1 次乙状结肠镜检查[a] ■ 每 5 年 1 次 CT 成像检查[a] ■ 每 10 年 1 次结肠镜检查[a] ■ 每 5 年 1 次钡剂灌肠检查[a]
家族史	40 岁或比患癌直系亲属确诊时年龄早 10 岁开始筛查
遗传性非息肉性结直肠癌	20~25 岁或比患癌直系亲属确诊时年龄早 10 岁开始筛查
家族性腺瘤样息肉	10~12 岁开始筛查
炎性肠炎、慢性溃疡性结肠炎或克罗恩病	诊断后 8~15 年开始筛查

[a] 阴性结果的监测间隔。如果在筛查中发现息肉,根据活检结果,监测间隔可能会改变[8]。

CT,计算机断层扫描;DRE,直肠指检;FIT,粪便免疫化学实验;FOBT,粪便隐血试验。

临床表现

案例 99-2

问题 1:B. R. 是一名 66 岁白人男性,既往体健,最近由于腹部绞痛和排便习惯改变等消化道症状进行性恶化,他决定去家庭医生处就医。他承认偶尔也会便血,但他认为是痔疮发作。明显家族史中有一位叔叔患有胃癌。他偶尔饮酒,但从未抽烟或用过违禁或软性毒品。体格检查示营养状况良好、发育良好、神志清楚、表情自然。未触及肿大,肝脾肋下未及,腹平软,无压痛及反跳痛,正常活跃肠鸣音。其余系统评价无异常。体力佳。有 2 型糖尿病和高胆固醇血症史,这 2 种疾病都在他目前的药物治疗方案中得到控制。生命体征和实验室数据如下:

血压:108/71mmHg
心率:95 次/min
呼吸:18 次/min
白细胞(white blood cell,WBC)计数:4. 8×10³/μl

血红蛋白:11.6g/dl
红细胞压积:35.1%
血小板计数:208×10³/µl
总胆红素:0.3mg/dl
血清肌酐:0.8mg/dl
血尿素氮:15mg/dl
碱性磷酸酶:61IU/L
乳酸脱氢酶:366IU/L
白蛋白:4.2g/dl
糖化血红蛋白:6.2%
B. R. 的以上症状显示与结直肠癌相关吗?

尽管 B. R. 的症状无明显特别,但排便习惯和便血都是与结直肠癌相关的症状。考虑到患者年龄、症状和缺少癌症前期筛查,额外的检查是需要的,本章节前面提到的筛查方法之一均可,优先选择结肠镜检查。

局限性结直肠癌患者的化疗

辅助治疗

案例 99-2,问题 2:结肠镜检查示,B.R. 患中度分化结肠腺癌,距肛门边缘约 18cm,通过固有肌层侵入淋巴管浸润并累及 25 个区域淋巴结中的 8 个。胸部、腹部和盆腔 CT 显示无转移。CEA 上报值为 8.0ng/ml(正常值范围:非吸烟者 0~3.0ng/ml,吸烟患者为 0~6.0ng/ml)。外科手术切除后,B. R. 可以从辅助化疗中获益吗?哪种化疗药物或化疗方案可以让 B. R. 最大程度的避免日后肿瘤复发?

早前,氟尿嘧啶(也称 5-氟尿嘧啶,5-FU),氟尿嘧啶的一种,联合亚叶酸(leucovorin)被认为是Ⅲ期结肠癌患者辅助治疗的标准化疗方案,与术后不进行化疗相比,无病生存率(disease-free survival,DFS)和总体生存率(overall survival,OS)均有改善[13]。对于肿瘤Ⅱ期患者,只有具有某些高风险因素特征的患者(肿瘤附着于或侵犯其他器官、梗阻或发生肠穿孔)在术后进行氟尿嘧啶联合亚叶酸的方案化疗可

明显获益[13]。亚叶酸可以使氟尿嘧啶的活性代谢产物(氟尿嘧啶脱氧核苷)与其细胞内作用靶点(胸腺嘧啶核苷酸合成酶)的结合更稳固,增强氟尿嘧啶的细胞毒性作用。氟尿嘧啶主要以 2 种不同的方式给药——在 3~5 分钟内进行快速静脉注射,随后进行 24~46 小时的持续静脉输注(视具体方案而定)。单药卡培他滨(capecitabine)是氟尿嘧啶的前药,其口服给药方式更加方便,而且疗效与静脉输注相当(氟尿嘧啶联合亚叶酸)[14]。目前,对于 70 岁以上的Ⅲ期结肠癌患者,氟尿嘧啶联合亚叶酸化疗方案或卡培他滨单药化疗都是首选辅助治疗方案,因为在以氟尿嘧啶为基础方案中增加其他细胞毒性药物并不能带给他们获益[15,16]。

对于 70 岁以下患者,在以氟尿嘧啶为基础的化疗方案(卡培他滨单药或氟尿嘧啶联合亚叶酸)中加入奥沙利铂(一种铂类制剂)被认为是目前Ⅲ期结肠癌患者辅助治疗的标准化疗方案,一些重要的临床试验显示以氟尿嘧啶为基础的化疗方案联合奥沙利铂能改善无病生存率和总体生存率[17,18]。但该联合化疗方案在Ⅱ期结肠癌患者(淋巴结转移阴性)的应用尚存争议,因为其并不能显著改善这类患者的无病生存率和总体生存率[15]。临床实践中曾经有一些氟尿嘧啶联合奥沙利铂的化疗方案。然而,目前更多的惯例推荐联合使用氟尿嘧啶与其他细胞毒性药物时,主要采用输注方式而不是快速静脉注射(静脉推注),以最大限度的提高疗效,同时将毒性降至最低,尽管输注方案中仍包括首先将氟尿嘧啶的总给药剂量中一小部分进行快速静脉注射[19]。

如前所述,奥沙利铂也可以与卡培他滨单药的氟尿嘧啶基础化疗联合。这与奥沙利铂联合氟尿嘧啶和亚叶酸有着相同的疗效。主要的区别在于毒副作用。卡培他滨 1 日口服 2 次,每 21 日 1 个周期,服药 14 日。由于临床实践的细微差别,选择哪一种氟尿嘧啶为基础的化疗需要考虑多种因素。影响药物选择的潜在因素包括但不仅限于毒副作用差异、医疗机构的资源(如静脉泵等)、保险范围及患者的选择。其他可影响卡培他滨为基础的化疗方案选择的因素包括肾损害和相关的药物间相互作用,尤其在同时使用华法林。结肠癌的辅助治疗中常用的方案见表 99-2 所示。

表 99-2

转移性或晚期结直肠癌的选择治疗方案

结直肠癌选择治疗方案——转移性疾病	
方案	药物用法用量
奥沙利铂为基础的化疗方案	
mFOLFOX6ª	■ 奥沙利铂 85mg/m²,静脉滴注 2 小时以上,第 1 日
	■ 亚叶酸 400mg/m²,静脉滴注 2 小时以上,第 1 日
	■ 氟尿嘧啶 400mg/m²,静脉推注,第 1 日;然后 1 200mg/(m²·d)静脉持续泵入给药 2 日(静脉滴注 46~48 小时以上,总给药剂量 2 400mg/m²)
	每 2 周重复 1 次

表 99-2

转移性或中晚期结直肠癌的选择治疗方案（续）

结直肠癌选择治疗方案——转移性疾病	
方案	**药物用法用量**
mFOLFOX6+贝伐单抗	■ 奥沙利铂 85mg/m²，静脉滴注 2 小时以上，第 1 日 ■ 亚叶酸 400mg/m²，静脉滴注 2 小时以上，第 1 日 ■ 氟尿嘧啶 400mg/m²，静脉推注，第 1 日；然后 1 200mg/(m²·d)静脉持续泵入给药 2 日（静脉滴注 46~48 小时以上，总给药剂量 2 400mg/m²） ■ 贝伐单抗 5mg/kg，静脉滴注，第 1 日 每 2 周重复 1 次
mFOLFOX6+帕尼单抗	■ 奥沙利铂 85mg/m²，静脉滴注 2 小时以上，第 1 日 ■ 亚叶酸 400mg/m²，静脉滴注 2 小时以上，第 1 日 ■ 氟尿嘧啶 400mg/m²，静脉推注，第 1 日；然后 1 200mg/(m²·d)静脉持续泵入给药 2 日（静脉滴注 46~48 小时以上，总给药剂量 2 400mg/m²） ■ 帕尼单抗 6mg/kg，静脉滴注 60 分钟以上，第 1 日 每 2 周重复 1 次
CapeOX[a,b]	■ 奥沙利铂 130mg/m²，静脉滴注 2 小时以上，第 1 日 ■ 卡培他滨 850~100mg/m²，口服，每日 2 次，服药 14 日 每 3 周重复 1 次
CapeOX[b]+贝伐单抗	■ 奥沙利铂 130mg/m²，静脉滴注 2 小时以上，第 1 日 ■ 卡培他滨 850~1 000mg/m²，口服，每日 2 次，服药 14 日 ■ 贝伐单抗 7.5mg/kg，静脉滴注，第 1 日 每 3 周重复 1 次
伊立替康为基础的化疗方案	
FOLFIRI	■ 伊立替康 180mg/m²，静脉滴注 30~90 分钟以上，第 1 日 ■ 亚叶酸 400mg/m²，静脉滴注与伊立替康持续时间相同，第 1 日 ■ 氟尿嘧啶 400mg/m²，静脉推注，第 1 日；然后 1 200mg/(m²·d)静脉持续泵入给药 2 日（静脉滴注 46~48 小时以上，给药剂量 2 400mg/m²） 每 2 周重复 1 次
FOLFIRI+贝伐单抗	■ 伊立替康 180mg/m²，静脉滴注 30~90 分钟以上，第 1 日 ■ 亚叶酸 400mg/m²，静脉滴注与伊立替康持续时间相同，第 1 日 ■ 氟尿嘧啶 400mg/m²，静脉推注，第 1 日；然后 1 200mg/(m²·d)静脉持续泵入给药 2 日（静脉滴注 46~48 小时以上，总给药剂量 2 400mg/m²） ■ 贝伐单抗 5mg/kg，静脉滴注，第 1 日 每 2 周重复 1 次
FOLFIRI+西妥昔单抗	■ 伊立替康 180 mg/m²，静脉滴注 30~90 分钟以上，第 1 日 ■ 亚叶酸 400mg/m²，静脉滴注与伊立替康持续时间相同，第 1 日 ■ 氟尿嘧啶 400mg/m²，静脉推注，第 1 日；然后 1 200mg/(m²·d)静脉持续泵入给药 2 日（静脉滴注 46~48 小时以上，总给药剂量 2 400mg/m²） ■ 每 2 周重复 1 次 ■ 西妥昔单抗 400mg/m²，首次静脉滴注 2 小时以上，然后 250mg/m²，静脉滴注 60 分钟以上，每周 1 次 ■ 或者 ■ 西妥昔单抗 500mg/m²，静脉滴注 2 小时以上，第 1 日，每 2 周 1 次

表 99-2

转移性或中晚期结直肠癌的选择治疗方案（续）

结直肠癌选择治疗方案——转移性疾病	
方案	**药物用法用量**
FOLFIRI+帕尼单抗	■ 伊立替康 180mg/m²，静脉滴注 30~90 分钟以上，第 1 日 ■ 亚叶酸 400mg/m²，静脉滴注与伊立替康持续时间相同，第 1 日 ■ 氟尿嘧啶 400mg/m²，静脉推注，第 1 日；然后 1 200mg/(m²·d)静脉持续泵入给药 2 日（静脉滴注 46~48 小时以上，总给药剂量 2 400mg/m²） ■ 帕尼单抗 6mg/kg，静脉滴注 60 分钟以上，第 1 日 每 2 周重复 1 次
FOLFIRI+阿柏西普 目前仅被批准用于 2 线治疗	■ 伊立替康 180mg/m²，静脉滴注 30~90 分钟以上，第 1 日 ■ 亚叶酸 400mg/m²，静脉滴注与伊立替康持续时间相同，第 1 日 ■ 氟尿嘧啶 400mg/m²，静脉推注，第 1 日；然后 1 200mg/(m²·d)静脉持续泵入给药 2 日（静脉滴注 46~48 小时以上，总给药剂量 2 400mg/m²） ■ 阿柏西普 4mg/kg，静脉滴注 60 分钟以上 每 2 周重复 1 次
FOLFIRI+雷莫芦单抗 目前仅被批准用于 2 线治疗	■ 伊立替康 180mg/m²，静脉滴注 30~90 分钟以上，第 1 日 ■ 亚叶酸 400mg/m²，静脉滴注与伊立替康持续时间相同，第 1 日 ■ 氟尿嘧啶 400mg/m²，静脉推注，第 1 日；然后 1 200mg/(m²·d)静脉持续泵入给药 2 日（静脉滴注 46~48 小时以上，总给药剂量 2 400mg/m²） ■ 雷莫芦单抗 8mg/kg，静脉滴注 60 分钟以上 每 2 周重复 1 次
氟尿嘧啶治疗方案[c]	
卡培他滨[d]±贝伐单抗	■ 卡培他滨 850~1 250mg/m²，口服，每日 2 次，第 1~14 日 ■ ±贝伐单抗 7.5mg/kg，静脉滴注，第 1 日 每 3 周重复 1 次
静脉推注或滴注 5-FU/亚叶酸（Roswell Park regimen）	■ 亚叶酸 500mg/m²，静脉滴注 2 小时以上，第 1、8、15、22、29 和 36 日 ■ 氟尿嘧啶 500mg/m²，亚叶酸后 1 小时静脉推注，第 1、8、15、22、29 和 36 日 每 8 周重复 1 次
简化双周输注 5-FU/亚叶酸[d]±贝伐单抗	■ 亚叶酸 400mg/m²，静脉滴注 2 小时以上，第 1 日 ■ 氟尿嘧啶 400mg/m²，静脉推注，然后 1 200mg/(m²·d)静脉持续泵入给药 2 日（静脉滴注 46~48 小时以上，总给药剂量 2 400mg/m²） ■ ±贝伐珠单抗 5mg/kg，静脉滴注，第 1 日
其他联合化疗方案	
IROX 与 FOLFOX 为基础的化疗相比，在一线疗法中较差	■ 奥沙利铂 85mg/m² 静脉滴注 2 小时以上 ■ 伊立替康 200mg/m² 静脉滴注 30~90 分钟以上，每 3 周 1 次
FOLFOXIRI±贝伐单抗 与 FOLFIRI 相比能延长肿瘤无进展生存期；然而，与 FOLFOX 和 FOLFIRI 的测序患者相比，并无相关优势数据（±贝伐单抗）	■ 伊立替康 165mg/m²，静脉滴注，第 1 日 ■ 奥沙利铂 85mg/m²，静脉滴注，第 1 日 ■ 亚叶酸 400mg/m²，静脉滴注，第 1 日 ■ 氟尿嘧啶 1 200mg/(m²·d)静脉持续泵入给药 2 日（静脉滴注 48 小时以上，总给药剂量 2 400mg/m²），第 1 日开始 每 2 周重复 1 次 ■ ±贝伐珠单抗 5mg/kg，静脉滴注，第 1 日

表 99-2

转移性或中晚期结直肠癌的选择治疗方案（续）

结直肠癌选择治疗方案——转移性疾病	
方案	药物用法用量
挽救治疗	
瑞格非尼 用于伊立替康、奥沙利铂、氟尿嘧啶和一种 EGFR 抑制剂（RAS 野生型）使用后进展	160mg，每日清晨与低脂早餐同服，第 1~21 日，每 28 日重复 1 次
曲氟尿苷复方片 用于伊立替康、奥沙利铂、氟尿嘧啶和一种 EGFR 抑制剂（RAS 野生型）使用后进展	35mg/m²，每日口服 2 次，早餐后和晚餐后，第 1~5 日和第 8~12 日，每 28 日为 1 个周期 剂量取决于复方片中曲氟尿苷的含量 在注册登记的临床试验中体表面积的上限为 2.3m²

a 奥沙利铂联合氟尿嘧啶或者卡培他滨（mFOLFOX6 或 CapeOX）治疗 6 个月的方案也用于Ⅲ结肠癌的辅助治疗（术后）。

b Ⅱ期药物临床数据为双周方案，奥沙利铂按 85mg/m² 每 2 周给药 1 次，卡培他滨在第 1~7 日和 15~21 日给药。

c 氟尿嘧啶或卡培他滨±贝伐单抗适用于那些使用奥沙利铂或伊立替康所带来的化疗毒性大于治疗获益的患者，这些患者往往临床表现不佳。

d 卡培他滨单药或氟尿嘧啶联合亚叶酸治疗 6 个月，同样适合高风险的Ⅱ期结肠癌患者的辅助治疗或年龄大于 70 岁的Ⅲ期结肠癌患者术后的辅助治疗。

伊立替康联合氟尿嘧啶和亚叶酸的化疗方案作为Ⅲ期结肠癌患者的辅助治疗被评估。伊立替康的加用并未使患者的无病生存得到获益，而使得化疗毒性增加[20]。因此，伊立替康不是目前用于结直肠癌辅助治疗的药物。此外，一些可用于治疗转移性结肠癌的生物制剂，例如贝伐单抗和西妥昔单抗，已作为辅助治疗进行了研究。但迄今为止，这些被批准用于治疗转移性结肠癌的生物制剂（贝伐单抗、雷莫芦单抗、阿柏西普、西妥昔单抗、帕尼单抗、瑞格非尼）没有一个被批准或推荐用于辅助治疗[17]。

B. R. 的肿瘤已侵犯大量的淋巴结，这就意味着他的病情已经属于ⅢC 期疾病，具有较高的复发风险，因此，术后他应该行辅助化疗。辅助化疗的治疗目标是根治术后残留的、潜在的肿瘤病灶，减少复发风险。B. R. 的第 1 周期辅助化疗应该开始于术后 4~6 周，治疗持续 6 个月。

氟尿嘧啶和奥沙利铂的不良反应

案例 99-2，问题 3：B. R. 计划接受改良的 FOLFOX6（mFOLFOX6）方案进行辅助治疗。在化疗前 B. R. 应知晓哪些潜在的不良反应？该治疗有哪些剂量限制性不良反应？有哪些预防措施可减轻些不良反应？

该案例的治疗目标是治愈，因此，临床在患者可耐受化疗毒性情况下通常采取积极治疗，尽量不减少剂量或延迟化疗。很多化疗相关毒性可发生在化疗中或化疗完成后。

氟尿嘧啶相关的毒性包括手足综合征（hand-foot syndrome，HFS，也称掌跖感觉丧失性红斑）、黏膜炎、腹泻、血液毒性（中性粒细胞减少）、光敏反应，以及罕见的心脏毒性（血管紧张性心绞痛）。HFS 主要通过对症支持措施进行管理，例如，除了暂时停止氟尿嘧啶为基础的化疗外，可以使用局部保湿霜促进伤口治愈。（关于 HFS 的进一步讨论，见第 94 章。）一旦伤口治愈或症状减轻，恢复氟尿嘧啶为基础的化疗时常常会降低化疗剂量。与氟尿嘧啶相比，卡培他滨更容易发生 HFS，程度也更严重[21]。重度中性粒细胞减少常常伴随化疗剂量的减少或延迟，某些病例中临床医生会采用粒细胞集落刺激因子，例如非格司亭（filgrastim）和培非格司亭（pegfilgrastim），以防止在化疗强度不变的情况下发生中性粒细胞减少伴发热。静脉推注氟尿嘧啶比静脉输注氟尿嘧啶或口服卡培他滨更容易发生中性粒细胞减少[22,23]。严重的黏膜炎不常见，主要与静脉推注氟尿嘧啶有关[20,21]。但轻中度的黏膜炎也可发生在使用卡培他滨和输注氟尿嘧啶的患者中，可以通过对症支持治疗进行处理，例如轻度麻醉止痛药或含有利多卡因等局麻药的漱口水。预防这些并发症很重要，包括养成良好口腔卫生习惯和避免刺激口腔黏膜或抑制唾液分泌的有害物质例如酒精、含酒精成分的漱口水或口腔清洗剂、辛辣食物和抗胆碱能药物。和许多含氟制剂一样，氟尿嘧啶和卡培他滨会引起光敏，光照后可导致轻度至重度的晒伤。因此，在氟尿嘧啶化疗期间，应避免长时间的日晒，并建议在户外活动时使用 SPF-15 或更高防晒级别的防晒霜。

奥沙利铂作为最新的抗肿瘤铂类家族成员，其抗肿瘤作用和耐受情况与顺铂或卡铂不同。这 3 种铂类药物中，结直肠癌对奥沙利铂最敏感。奥沙利铂的骨髓抑制和神经系统毒性不良反应是剂量限制性毒性反应，其中骨髓抑制主要表现是中性粒细胞减少和血小板减少。奥沙利铂导致的急性一过性的外周感觉神经病变，表现为感觉异常或肢体末端感觉障碍，伴或不伴有肌肉痉挛。使用奥沙利铂的患者也可能发生急性咽喉感觉异常综合征，其主要特征是感觉吞咽困难和呼吸困难，发生率大于 90%[24,25]。应用奥沙利铂后，遇冷刺激时可诱发急性神经感觉症状。通常发生在静脉输注后数分钟内，症状可维持达 7 日。临床需对患者强调在每次使用奥沙利铂后，要避免接触冷刺激，包括冰冷的食物和饮料。建议使用手套、长袜和围巾保暖，尤其是在寒冷的季节。迟发的、累积性神经毒性反应也可发生在应用奥沙利铂后，而且是非一过性，并呈剂量依赖。首先发生在远端肢体，然后蔓延至手掌和小腿。主要表现为持续的四肢麻木、刺痛或烧灼感的主观感觉。

使用奥沙利铂可发生超敏反应（hypersensitivity reaction），发生率为 10%～25%，虽然使用任何剂量和用药后任何时间都有可能发生，但报道的反应剂量的中位数是 7～9[26]。典型的超敏反应常发生在输注药物期间，但迟发型超敏反应也有可能发生。轻则皮肤瘙痒和潮红，严重则为全身过敏反应。出现轻度过敏反应，则下次化疗除可延长奥沙利铂静脉输注时间，还可给予抗组胺药或激素行预防治疗[例如，苯海拉明（diphenhydramine）50mg 静脉推注或口服，或在奥沙利铂静脉注射前 15 分钟使用地塞米松（dexamethasone）20mg 或其他皮质类固醇]。较严重的过敏反应确保立即停药，但是也有一些成功使用脱敏疗法继续应用奥沙利铂的报道[27,28]。这些方案为奥沙利铂的治疗提供了选择。

奥沙利铂对肝脏的毒性也有报道，主要特点是肝窦损伤。尽管奥沙利铂导致的明显肝衰竭很罕见，但在高达 51% 的患者中可发生肝脏毒性。据报道，脾肿大与肝窦损伤有关，其可能导致血小板减少，在奥沙利铂停药后仍可持续很长时间[29]。

该辅助化疗的主要作用是通过根治术后残留的、潜在的肿瘤病灶，减少疾病复发、延长患者无病生存期。根据辅助化疗临床试验数据和其多变量分析结果，6 个月的辅助化疗被认为是目前术后根治肿瘤的标准方案（共 12 周期的每 2 周 1 次化疗的 FOLFOX 方案，或共 8 周期的每 3 周 1 次化疗的卡培他滨单药或联合奥沙利铂的方案）。一项正在进行的临床试验对 6 个月治疗与 3 个月的治疗必要性进行了评估，但是结果尚未公布[30]。由于 B. R. 将接受氟尿嘧啶联合奥沙利铂的辅助化疗，在首次化疗前这些药物的毒性应被考虑。氟尿嘧啶的毒性与其剂量、给药途径和用法相关。在结直肠癌治疗的剂量下，静脉推注给药与较严重的中性粒细胞减少和黏膜炎相关，而持续滴注给药与较严重的手足综合征（HFS）相关。氟尿嘧啶和光敏性相关，由于被晒伤的高风险，B. R. 应被建议在户外活动时使用 SPF-15 或更高防晒级别的防晒霜。奥沙利铂的主要毒性是血小板减少、神经病变、肝脏毒性和超敏反应。为了尽量减少每次用药后的急性神经病变，应建议 B. R. 避免接触冰冷的物体，包括吃冷的食物或喝冷饮。应推荐他使用手套、袜子和围巾，特别是在寒冷的季节。B. R. 还应在化疗前定期进行实验室检查，以确保他体内中性粒细胞和血小板达标，并定期监测其肝功能变化。

周围神经病变

案例 99-2，问题 4： 8 周期辅助化疗后，B. R. 开始抱怨其双脚脚趾有持续的麻木和刺痛感，虽然不影响日常活动，但也带来诸多烦恼。这是什么药产生的不良反应，应该采取什么措施？

如前所述，周围神经病变（peripheral sensory neuropathy，PSN）随奥沙利铂的持续使用而恶化，而且很难逆转。因此，临床医生和患者需要一同努力以尽量减少其对日常活动造成的潜在不良影响，例如扣衣服上的纽扣、上下楼梯，或者在红灯时踩刹车（常不能确定脚是否踩在刹车板上）。在辅助治疗的重要临床试验中，使用奥沙利铂、氟尿嘧啶和亚叶酸治疗的 6 个月内，12.5% 的患者出现了 3 级 PSN。然而，在治疗评估后 18 个月内，该数值上升至 24.1%，说明即使停药，PSN 仍将持续恶化[17]。随着时间的推移，PSN 可以逐渐改善，在辅助治疗后 4 年中报道的 1 级、2 级和 3 级 PSN 的比例分别为 11.9%、2.8% 和 0.7%[24]。在转移性肿瘤治疗过程中，采用"暂时停药"的策略以保证奥沙利铂抗肿瘤疗效的同时，尽量减少奥沙利铂的暴露，该方案能使患者获益，在延缓 PSN 同时并不影响无病生存率和总体生存率[31,32]。在该方案中，转移性肿瘤患者停止给予奥沙利铂，当肿瘤进展时再重新使用。然而辅助治疗的目标是治愈疾病，必须同时权衡停药带来降低发生长期 PSN 风险的益处和疾病复发的风险。较新的辅助治疗临床试验建议，对于治疗中神经病变严重程度持续大于 2 级的患者维持 4 周的奥沙利铂治疗，并在 PSN 降至 1 级以下恢复奥沙利铂减量化疗方案[23]。对于在 4 周内不能缓解的大于 2 级的神经病变将建议永久停药[23]。

评价某些药物控制化疗产生的周围神经病变的小型临床试验已经开展。这些临床试验致力于发现能够预防或治疗化疗产生的周围神经病变的药物，结果却不尽人意。迄今为止，尚无药物被推荐作为化学保护剂来预防奥沙利铂诱导的 PSN。度洛西汀是一种抗抑郁药物，一项随机对照试验研究结果表明其能有效减轻 PSN 患者的疼痛，包括奥沙利铂诱导的 PSN[33]。此外，可以考虑三环类抗抑郁药如去甲替林或阿米替林，或者抗惊厥药加巴喷丁和普瑞巴林，这些药物疗效确切，被推荐用于神经病理性疼痛的初始治疗[34,35]。需要注意的是在使用这些辅助镇痛药物治疗神经病理性疼痛时，首次用药后往往需要进行剂量上调滴定。临床医师可依据滴定结果给予患者最合适的药物剂量以达到最佳镇痛效果。需要向患者解释这些药物往往需要连续使用数周才会见效，而且适应证仅为 PSN 相关的疼痛，这些药物并未证明可以改善麻木或刺痛。症状减轻需要谨遵医嘱并坚持每日服药，然而，如果症状明显好转，或尽管进行最佳剂量调整疼痛症状仍无改善时，则需考虑停药。

B. R. 目前出现的症状是由于奥沙利铂对外周感觉神经产生了剂量累积毒性。因为 B. R. 已经完成了计划 12 周期辅助化疗中的 8 周期化疗，周围神经病变的症状才刚刚出现，此时的不良反应相对轻微。他将从继续输注奥沙利铂治疗中获益,但要减少给药剂量并密切关注其神经病变。

肿瘤微卫星不稳定性和 BRAF

最终治疗目标是依据患者情况和肿瘤特征进行个体化治疗。无论提供何种治疗,预后指标可提供疾病转归的相关信息。而预测指标是基于所接受的治疗提供疾病转归信息。如前所述,对于 II 期肿瘤患者,辅助治疗仅适用于高危患者。针对"高危" II 期的定义在不同的国家指南中各不相同,但一般包括肿瘤 T4 分期、术中检查少于 12 个淋巴结、组织学低分化、穿孔和梗阻等特征[36]。通过观察肿瘤微卫星不稳定性和 BRAF 突变来判断哪些 II 期肿瘤患者可以从辅助治疗中获益。

微卫星是由错配修复(mismatch repair,MMR)系统监视的短重复核苷酸序列。MMR 系统负责修复 DNA 合成过程中出现的错误。如果肿瘤的 MMR 系统有缺陷,就会发现它们存在微卫星不稳定性(microsatellite instability,MSI)。这一缺陷导致微卫星突变的积累。在对没有给予辅助治疗的 II 期与 III 期肿瘤患者的 5 项临床试验进行综合分析时发现,MSI 患者的 DFS 比微卫星稳定的患者长[31]。此外,II 期肿瘤患者中,使用氟尿嘧啶治疗的患者比仅仅接受手术治疗的患者在 DFS 方面更差[37]。MSI 似乎是一个预后指标,因为它可预测 DFS 在 II 期肿瘤患者中的获益。同时进一步表明氟尿嘧啶和亚叶酸化疗对 II 期 MSI 肿瘤患者没有获益。联合奥沙利铂能否带给高风险 II 期 MSI 肿瘤患者获益尚不清楚,目前还不能仅根据 MSI 状态推荐使用奥沙利铂。

BRAF 癌基因位于 EGFR 受体下游。BRAF 的突变与预后不良有关,但到目前为止,它们在早期和晚期疾病中都没有任何预测价值[38,39]。

复发的临床监测

> 案例 99-2,问题 5:完成辅助化疗后,B. R. 需要多久进行 1 次复查以监测其病情复发?

由于大部分的肿瘤复发发生在完成辅助化疗后 2～3 年,美国临床肿瘤学协会与美国国立综合癌症网络(the National Comprehensive Cancer Network,NCCN)均发表指南,强调局部肿瘤彻底治疗后对患者随访和监测的重要性[17,40]。这些组织均认为患者接受局部肿瘤彻底治疗后应至少在 5 年内定期进行监测。由于大部分肿瘤复发发生相对较早,因此在最初的 2 年内需要进行较频繁的监测筛查,包括病史和体格检查,且每 3～6 个月进行 1 次 CEA 水平检查,之后可减少为每半年 1 次复查,直至 5 年。此外,推荐 5 年内每年至少进行 1 次影像学检查包括胸部、腹部、盆腔的 CT 扫描。术后当年(或上次结肠镜检查大约 1 年)应再次进行结肠镜检查,如果没有发现高级别腺瘤,3 年后应再次进行结肠镜检查。在监测期间,出现体格检查相关症状进展、CT 扫描结果异常,或 CEA 值超标(非吸烟者正常值 3ng/ml,吸烟者正常值 6ng/ml)等情况就需要对肿瘤复发进行评估。5 年监测期后,肿瘤复发风险仍在增加,因此,仍需要每隔 5 年进行 1 次结直肠癌筛查,平均风险的患

者则被推荐需要每隔 10 年进行 1 次筛查。

B. R. 应至少在 5 年内进行定期监测。如果 B. R. 在这 5 年复查阶段中保持无疾病状态,则可认为治愈。大部分肿瘤复发发生相对较早,因此在最初 2 年内 B. R. 需要进行更频繁的监测。每隔 3～6 个月进行 1 次病史和体格检查,并进行一次 CEA 水平检查,此后可减少为每半年 1 次复查。他还应该每年至少进行 1 次胸部、腹部、盆腔的 CT 扫描,持续时间至少 3 年。术后 1 年内或在他初次结肠镜检查后大约 1 年内应再次应进行结肠镜检查,并且 3 年后再次进行。

转移性结直肠癌的化疗

案例 99-3

> **问题 1**:K. T. ,男性,64 岁,2 年前因结肠癌接受辅助化疗,耐受良好。在一次例行的复查中,其 CT 扫描结果提示结肠癌扩散,2 处离散的肝结节,1 处左肺结节,符合转移性肿瘤特征。肝活检阳性,为结肠腺癌。K. T. 自我感觉无不适,无明显临床特征。未进行细胞遗传学相关检查。K. T. 的 CBC 和实验室检查值如下:
>
> 白细胞计数,$7.8 \times 10^3 / \mu l$
> 血红蛋白,13.2g/dl
> 血小板计数,$252 \times 10^3 / \mu l$
> 血清肌酐,1.1mg/dl
> 血尿素氮,15mg/dl
> 谷草转氨酶,28U/L
> 谷丙转氨酶,35U/L
> 碱性磷酸酶,135U/L
> 总胆红素,0.8mg/dl
>
> K. T. 的 CEA 浓度值为 22ng/ml。化疗对 K. T. 的肿瘤转移复发有效吗?

转移性结直肠癌的患者占很大一部分比例。在初发结直肠癌的患者中,约有 20% 已转移,约 50% 被诊断为结直肠癌的患者随后可进展为转移性疾病[1,2]。

近十年来晚期结直肠癌的治疗取得了重大进展,接受治疗的患者的中位生存期目前已超过 2 年[41-43]。治疗包括针对身体功能状态良好患者的联合化疗(氟尿嘧啶联合伊立替康或奥沙利铂),以及针对身体功能较差患者的单药化疗(氟尿嘧啶或卡培他滨或伊立替康)[17]。此外,针对血管内皮生长因子(the vascular endothelial growth factor,VGFR)的药物(如单克隆抗体、贝伐单抗和雷莫芦单抗,以及可溶性诱饵受体阿柏西普)或抗表皮生长因子受体(the epidermal growth factor receptor,EGFR)的药物(西妥昔单抗、帕尼单抗,均为单克隆抗体)可加入适合的患者的化疗方案中。鉴于目前可用药物的数量以及我们在治疗转移性结直肠癌时更倾向于从方案(即联合用药)的角度进行讨论,因此必须考虑哪些药物联合使用时具有更大的协同作用和较少的毒性,以及用药的先后顺序,因为患者很可能在整个疾病期间一直维持某种类型的治疗。

已有伊立替康联合化疗方案的研究报道,包括与氟尿

嘧啶和亚叶酸的推注方案联合（IFL）、与静脉输注方案联合（FOLFIRI），以及与卡培他滨联合（XELIRI 或 CAPIRI）。一般来说 IFL 和 CAPIRI 或 XELIRI 方案都因为毒副作用过大而不受欢迎，而且效果不如 FOLFIRI[17]。

奥沙利铂的联合化疗方案，在结肠癌早期的研究包括与氟尿嘧啶和亚叶酸的输注方案联合（FOLFOX），或与卡培他滨联合（XELOX 或 CAPOX）治疗转移性疾病。奥沙利铂联合氟尿嘧啶治疗转移性肿瘤的各个方案均同样有效，主要区别在于卡培他滨与氟尿嘧啶和亚叶酸的毒副作用不同[19,44]。

首次化疗方案是采用奥沙利铂为基础的方案（FOLFOX 或 XELOX）还是采用伊立替康为基础的化疗方案（FOLFIRI）往往反映了临床实践的差异，而不是临床结果，因为测序研究和多项独立的研究结果表明，2 种方案在一线治疗中疗效相当[17,31-45]。但这些药物方案的最佳给药顺序仍不清楚，因此选择联合化疗作为一线或二线治疗需要综合考虑过往治疗、生存质量、化疗毒性、共存病和患者先入为主的临床实践等方面。肿瘤广泛转移的患者不推荐手术。

在过去的十年中，针对 VGFR（贝伐单抗、阿柏西普和雷莫芦单抗）和 EGFR（西妥昔单抗与帕尼单抗）的生物疗法已运用到很多转移性结直肠癌的患者治疗中。此外，瑞格菲尼，一种多靶点口服酪氨酸激酶抑制剂（tyrosine kinase inhibitor，TKI）和曲氟尿苷（TAS-102），一种口服细胞毒药物，在挽救治疗中较安慰剂组在改善 OS 方面稍显优势。

靶向血管内皮生长因子（vascular endothelial growth factor，VEGF）

贝伐单抗是一种人源化的单克隆抗体，与 VEGF-2 受体的配体（VEGF-A）结合。在一线治疗方案中加入贝伐单抗，如联合以奥沙利铂为基础的 FOLFOX 或 XELOX 方案，或联合以伊立替康为基础的 FOLFIRI 方案均能提高无进展生存率（PFS）和改善 OS，而且联合 FOLFIRI 方案比联合奥沙利铂为基础的化疗方案在改善 OS 方面更显著[17,33]。在二线治疗中仍持续进展时，与安慰剂相比，贝伐单抗联合 FOLFOX 或 FOLFIRI 能增加 1.4 个月额外的生存获益[46]。

2 种较新的抗 VEGF 药物，阿柏西普和雷莫芦单抗，也被研究证实能提高化疗方案的生存获益。但他们在研究方法上的差异需要引起关注，以应用于临床实践。雷莫芦单抗是一种完全与 VEGF-2 受体胞外区域结合的人源单克隆抗体。与 FOLFIRI 联合应用后，患者的生存时间比安慰剂组提高了 1.6 个月[47]。阿柏西普是一种可溶性诱饵受体，主要结合 VEGF-A、VEGF-B 和胎盘生长因子（placental growth factor，PIGF），在奥沙利铂为基础的化疗进展后的二线治疗中联合 FOLFIRI 能较安慰剂组显著提高生存率。然而，在之前接受过贝伐单抗治疗的患者中，这种效果较不明显（约 0.8 个月）[48]。

靶向表皮生长因子受体

EGFR 受体在大多数结直肠癌中过度表达，使其成为

理想的治疗靶点。然而，56%～63%的肿瘤将在 RAS 癌基因中存在下游突变，这是 EGFR 靶向治疗缺乏反应的一个预测生物标志物[32,40,41]。由于 EGFR 治疗只适合那些 RAS 野生型的患者，因此在任何转移性结直肠患者考虑 EGFR 治疗之前，必须进行分析以确定 RAS 基因分型。

西妥昔单抗（cetuximab），作为嵌合单克隆抗体，可阻断 EGFR 的细胞外区域与天然配体结合。它已在与 FOLFIRI 方案或奥沙利铂基础治疗联合的一线治疗中进行了研究，目前仅批准在 RAS 野生型患者中与 FOLFIRI 联合使用作为一线治疗[32,49]。对于伊立替康化疗失败的恶性肿瘤患者，西妥昔单抗作为单药或与伊立替康联合用药仍然有效[50]。帕尼单抗（panitumumab）是完全人源化单克隆抗体，同样作用于 EGFR 的细胞外区域，已在 RAS 野生型患者中显示，当与 FOLFOX 联合使用作为一线治疗时能改善患者 OS。当与 FOLFIRI 联合作为二线治疗方案治疗经含奥沙利铂和贝伐单抗方案治疗后进展的患者时，也显示了改善 OS 的作用[51,52]。帕尼单抗也可用于以奥沙利铂为基础的化疗方案和以伊立替康为基础的化疗方案治疗进展的患者。联合西妥昔单抗或帕尼单抗与贝伐单抗化疗的试验结果显示了较差的无进展生存期和较强的毒性，因此不建议联合使用[53,54]。选择西妥昔单抗还是帕尼单抗作为抗 EGFR 药物，并不是文献数据支持，而是当地临床实践和处方药习惯的差异。在挽救治疗中，它们作为单一疗法被认为是同样有效的，主要的区别是西妥昔单抗比帕尼单抗的输液反应发生率略高一些（13% vs. 3%）[55]。此外，目前还没有数据支持在证明另一种药物有进展后使用其中一种药物。

K. T. 为Ⅳ期结肠癌伴肝、肺转移的患者。治疗目标是延长生存期。基于这点考虑，K. T. 的癌症不可能被治愈。由于未做肿瘤细胞学检查，K. T. 的 RAS 基因型未知。因此，EGFR 单克隆抗体不被推荐为一线治疗选择。K. T. 应接受联合化疗。化疗方案可能是氟尿嘧啶联合奥沙利铂或伊立替康。在该方案中联合贝伐单抗可进一步改善肿瘤应答和 K. T. 的生存期。该案例中，K. T. 计划接受 FOLFIRI 联合贝伐单抗的治疗方案，每 2 周执行 1 次。直至肿瘤进展。化疗方案如下：贝伐单抗 5mg/kg，静脉滴注 10～30 分钟；亚叶酸 200mg/m²，静脉滴注 2 小时；伊立替康 180mg/m²，静脉滴注 90 分钟；氟尿嘧啶 400mg/m²，静脉推注，之后氟尿嘧啶 2 400mg/m²，静脉滴注 46 小时。

MSI-H 肿瘤的免疫治疗

免疫疗法已广泛应用于不同的肿瘤学领域，然而，直到最近，结直肠癌患者似乎还没有从这些药物中获益[56]。2 种新的药物已被批准用于转移性大肠癌，特别是针对错配修复缺陷肿瘤的患者。派姆单抗（Pembrolizumab）作为单药，于 2017 年 5 月 23 日获得美国食品药品管理局（FDA）加速批准，用于治疗缺乏 MMR 的转移性结直肠癌，并在使用氟尿嘧啶、奥沙利铂和伊立替康治疗后疾病进展的患者治疗；纳武单抗（Nivolumab）作为单药，于 2017 年 7 月 31 日获准加速批准用于此类患者[57,58]。2 种药物的批准都是基于肿瘤的反应率，而作为加速批准的条件，需要进

一步研究以证实这2种药物对这一治疗指征的临床获益[57,58]。但是,虽然前景看好,错配修复缺陷的大肠癌患者仅占转移性疾病患者的一小部分(约占总人口的3%,而Ⅱ期结肠癌患者约占22%,Ⅲ期结肠癌患者约占12%)[56]。

肝转移

结直肠癌的转移常累及肝脏。其中20%的转移与原发肿瘤同步发生[2]。对于单发的肝转移的结直肠癌患者,尽早的手术切除是延长患者生存期的最有效的治疗模式[59,60]。由于肿瘤肝转移大部分源自肝动脉供应的肝脏血液,直接将抗肿瘤药物注射至肝动脉血管,可提高肝脏肿瘤区域的药物浓度,这一直是治疗的热点。氟尿苷(floxuridine,FUDR)是一种具有高首过代谢的氟嘧啶类药物,对其进行肝内注射可对肝转移瘤进行化疗,而且几乎没有全身暴露或副作用[61]。然而,肝动脉中FUDR的肝胆毒性作用包括谷草转氨酶(AST)、碱性磷酸酶和胆红素水平的升高,在严重情况下可引起类似硬化性胆管炎的变化[62]。为了防止这种情况,常联合注入地塞米松抗炎[63]。肝动脉内治疗通常仅限于专业的治疗中心。这种治疗的主要限制是,其他部位未被发现的转移瘤不能像在全身给药后一样暴露于药物中。此外,与肝动脉联合全身化疗有关的数据很少,但从现有的有限数据来看,与贝伐单抗联合使用似乎会增加胆道毒性的风险[64]。

伊立替康和氟尿嘧啶的药物基因组学

案例99-3,问题2:在接受FOLFORI与贝伐单抗联合化疗后14日,K. T. 由于发热(38.4℃)进入急诊治疗。进一步评估,K. T. 被诊断为中性粒细胞减少伴发热,白细胞计数(WBC)为 $1.2×10^3/\mu l$,绝对中性粒细胞计数为 $650/\mu l$,于是入院治疗。有没有方法能准确的预测K. T. 的该症状?他可以继续原来的化疗方案吗?

药物基因组学最近的研究确定了几个重要的遗传变异(多态性),部分解释了一些药物治疗的耐受性和有效性方面的个体差异。二氢嘧啶脱氢酶(Dihydropyrimidine dehydrogenase,DPD)是氟尿嘧啶体内分解代谢的限速酶,负责分解氟尿嘧啶为二氢尿嘧啶,并最终转化为氟丙氨酸。氟尿嘧啶和卡培他滨的细胞毒性作用只有在转化为活性代谢物后才能发生,可用于这种转化的氟尿嘧啶的数量取决于其生物转化程度[65]。DPD受遗传多态性的影响,这可能导致其活性不足[66]。大约3%~5%的人口将出现部分DPD缺乏症,有0.2%的人口估计有完全损失[60,67]。虽然目前有几项试验试图验证这一缺陷,但没有一项试验具有准确预测真正缺乏酶活性的特异性和阳性或阴性预测值[68]。到目前为止,大多数在使用氟尿嘧啶治疗之前对DPD缺陷进行评估的研究只涉及降低毒性,而不是减少剂量是否实际必要[62,69,70]。

尿苷二磷酸葡萄糖醛酸转移酶(Uridine diphosphate glucuronosyltransferase,UGT)负责胆红素等机体内源性物质以及药物和毒物的葡萄糖醛酸化反应[71]。其中UGT1A1

负责伊立替康的活性代谢产物SN-38的葡萄糖醛酸化反应,SN-38是伊立替康的活性代谢产物。葡萄糖醛酸化的减少和SN-38的体内蓄积与较严重的毒性有关。在已知的UGT1A1突变中,一个特殊的基因突变(UGT1A1 * 28)与葡萄糖醛酸化减少有关,而使SN-38的暴露延长[72,73]。研究表明,UGT1A1 * 28等位基因纯合子增加了发生中性粒细胞减少的风险[72]。虽然在试验中没有一致观察到,但UGT1A1的遗传多态性也观察到了严重腹泻[72]。尽管可以检测这种多态性,但由于敏感性低(即这项测试能够正确识别所有严重中性粒细胞减少风险的患者的能力)以及缺少检测报告结果解读的指南共识,限制了其在临床实践中的广泛应用[72]。在治疗已知或可疑的DPD缺乏症或UGT1A1多态患者时,临床仍应保持谨慎。

K. T. 应停药并接受抗生素的经验性治疗,直至其发热和中性粒细胞减少痊愈。由于在之前的辅助化疗中并未发生过中性粒细胞减少伴发热,因此他存在DPD基因缺陷的可能性非常小。临床可能会考虑减少氟尿嘧啶的用量。更重要的是,再重新化疗后伊立替康的用量需要减少以降低随后周期化疗中出现中性粒细胞减少伴发热的风险。FDA批准的侵入性UGT1A1分子检测已作为商业项目,专门检测UGT1A1 * 28基因突变。如果已知患者为该基因突变,伊立替康的经验性减量被推荐。然而,如果减量后仍发生严重的毒性事件则通常不推荐使用。

氟尿嘧啶、伊立替康和血管内皮生长因子抑制剂的不良反应

案例99-3,问题3:K. T. 在确认无感染4日后出院。他继续去门诊接受第2周期的FOLFIRI方案与贝伐单抗的联合化疗。他目前对化疗产生的不良反应更加了解了。他主诉在第1周期化疗后,也出现了腹部绞痛,随后腹泻3日,呈水样大便。而且第1次出现鼻出血,并且症状持续了2周。实验室检查如下:

白细胞计数(WBC),$4.5×10^3/\mu l$

血红蛋白,12.5g/dl

血小板计数,$210 000/\mu l$

血肌酐,1.3mg/dl

有什么措施可以缓解或避免发生这些症状?K. T. 希望对目前他所使用的化疗药物的不良反应信息能有更多的了解。

伊立替康导致的腹泻发生率随剂量与联合用药情况而异。转移性结直肠癌临床试验报道了根据伊立替康为基础的化疗方案不同,20%~30%的患者出现了3级或4级腹泻[28,74]。伊立替康的活性代谢产物SN-38可导致胆碱能介导的急性的腹部绞痛和腹泻。皮下或静脉注射阿托品(通常剂量较治疗心脏疾病时的常规剂量低)被推荐治疗伊立替康导致的腹泻。有可能发生延迟性腹泻,因此推荐口服止泻药给予对症治疗。推荐患者首次腹泻口服洛哌丁胺4mg,之后每2小时再服2mg(夜间每隔4小时服用4mg)直至12小时无腹泻发生[75]。如果连续严重腹泻超过48小

时,除以上治疗措施,患者应进行急救护理。因腹泻产生的脱水可导致电解质紊乱并危及生命。

氟尿嘧啶、奥沙利铂和伊立替康的重要不良反应已经在案例99-2的问题3和4,以及案例99-3的问题2中进行了讨论。虽然VEGF抑制剂(贝伐单抗、阿柏西普和雷莫芦单抗)的部分毒性作用与传统化疗有所重叠,但大部分的反应可以区分。大部分的细胞毒药物可导致骨髓抑制,但VEGF抑制剂对增殖细胞并无作用。因此,它们不会导致该类严重不良反应。所有VEGF抑制剂都有发生3级或4级出血事件和胃肠道穿孔的风险,这些事件虽然严重且需要立即就医,但也相对少见(贝伐单抗分别为<3%和<2%)[76]。其他与VEGF抑制剂有关的不良事件有动脉血栓、高血压、蛋白尿和伤口愈合并发症[77]。在进行VEGF抑制剂治疗的同时,血压监测和高血压诊断的药物管理是必不可少的。此外,由于伤口愈合的并发症,VEGF抑制剂的使用至少应在计划的手术前6~8周停止,在病人完全痊愈(至少4~6周)之前不应恢复使用[78,79]。可逆性后部脑病综合征(posterior reversible encephalopathy syndrome,PRES)是一种罕见但严重的副作用,其靶标是血管内皮生长因子(VEGF),包括贝伐单抗,需要立即就医并停止治疗[80,81]。

K. T. 在本次化疗中出现的鼻出血症状与目前接受的化疗方案有直接或间接的关系。虽然氟尿嘧啶和伊立替康也可导致出血,但大多是因为其骨髓抑制作用影响了血小板前体细胞。由于K. T. 近期的实验室检验结果显示血小板计数在正常范围内(210 000/μl),其出血症状更像是使用贝伐单抗引起的。

案例99-3,问题4:经过大约10个月的治疗,K. T. 的CT结果提示肝脏和肺部肿瘤进展。之前肿瘤活检组织的细胞遗传学分析被提交。结果提示野生型RAS基因和BRAF未突变。针对K. T. 的转移性结直肠癌的最佳二线治疗方案选择是什么?

K. T. 未接受EGFR抑制剂单克隆抗体为基础的治疗。肿瘤组织分析显示了RAS基因型为野生型,BRAF细胞遗传学试验结果为阴性。因此,K. T. 可从EGFR抑制剂单克隆抗体治疗中获益。除此之外,伊立替康联合西妥昔单抗具有协同作用。因此,伊立替康联合EGFR抑制剂(西妥昔单抗或帕尼单抗)治疗方案是很好的选择。很多情况下氟尿嘧啶仍会继续使用。

EGFR 抑制剂的不良反应

皮肤反应

案例99-3,问题5:K. T. 将接受以下联合化疗方案:FOLFIRI(因其中性粒细胞减少伴发热而给予伊立替康的剂量减少)和西妥昔单抗500mg/m²。每个周期每2周重复1次。K. T. 在新的抗EGFR治疗中最常见的副作用是什么?如何将这种毒性降到最低?

除了腹泻,EGFR抑制剂产生的皮肤毒性也很常见,在接受该治疗的转移性结直肠癌患者中发生皮肤毒性不良反应的患者超过90%。EGFR抑制剂的皮肤毒性不良反应一般发生在用药7~10日内,常常表现为面部或上身的斑丘疹[82]。这些皮疹造成了患者不适并降低了患者的生活质量。根据皮疹的严重程度推荐西妥昔单抗和帕尼单抗减量或停药。临床各学科之间根据EGFR引起的皮肤毒性的严重程度合作努力来制订治疗策略。并以此开发出多种预防和治疗EGFR抑制剂产生的皮肤毒性的治疗方法,包括使用日常保湿霜、防晒霜、局部外用1%的氢化可的松乳膏和多西环素[83]。四环素类抗生素可介导EGFR抑制剂产生皮疹的多个病理环节,除了具有抗菌作用,还具有抗炎作用和减少淋巴增长作用,因此是合适治疗的一类药物。2项研究表明,使用米诺环素或多西环素作为预防治疗(即在第一次服用西妥昔单抗或帕尼单抗之前给予并在整个治疗过程中继续使用)可显著降低皮疹的严重程度,但不能降低总的发病率[84,85]。

K. T. 极有可能发生EGFR抑制剂相关皮疹。可行的治疗方案如下:日常皮肤保湿防护,每日加用氢化可的松乳膏,给予多西环素100mg,每日2次(或其他四环素类药物)。

输液反应

案例99-3,问题6:K. T. 在使用第一剂西妥昔单抗联合FOLFIRI就出现了问题。注射西妥昔单抗后的几分钟内,他就开始低血压,并出现呼吸困难。应尽快采取哪些措施?

临床试验中应用西妥昔单抗发生3级或4级输液反应的概率小于3.5%,使用帕尼单抗发生该类不良反应的概率更小[50,51,86,87]。由于西妥昔单抗是嵌合的单克隆抗体,所以有较高的不良反应发生率。因此,在应用西妥昔单抗前需要给予苯海拉明进行预处理,而帕尼单抗不需要。尽管估计的超敏反应发生率低于5%,这些不良反应可能被低估了,尤其在美国南部地区,该地区发生超敏反应的发生率较高[88]。为什么该地区的患者超敏反应的发生率更高的原因目前还不清楚。

由于K. T. 发生的过敏反应较严重,此时不允许重新使用西妥昔单抗。

转移性结直肠癌的挽救治疗

瑞格非尼(regorafenib),一种针对VEGF以及多种其他蛋白激酶(KIT、RET、BRAF、PDGFR和FGFR)的多靶点抑制剂,在美国被批准用于转移性结肠癌。目前,它被用作挽救疗法(例如,用于以前接受过氟尿嘧啶、奥沙利铂和依立替康的化疗、抗血管内皮生长因子治疗的患者,以及如果是RAS野生型,使用抗EGFR治疗的患者)。与安慰剂相比,regorafenib在这个患者群体中的生存优势仅为1.4个月。然而,对于HFS、疲劳、腹泻、高血压和皮疹等最常见的3级或更高级别的不良事件的毒性及其处理非常重要[89]。Regorafenib的半衰期为26~28小时,有2种活性代谢物(M2

和 M5），M5 具有抗 VEGF 的特性，半衰期为 48 小时，与传统的 VEGF 抑制剂的出血风险和伤口愈合问题同样的预防措施需要考虑。

三氟尿苷是一种以胸苷为基础的核酸类似物，与胸腺嘧啶磷酸化酶抑制剂盐酸替吡嘧啶（Tipiracil）联合使用，是另一种经批准用于治疗转移性结肠癌的口服药物。三氟尿苷是一种有效的细胞毒性药物，盐酸替吡嘧啶能防止三氟尿苷的快速降解，其组合简称 TAS-102[90,91]。在每 28 日周期的第 1～5 日和第 8～12 日口服 1 次，剂量为 35mg/m² 。与挽救治疗中的安慰剂相比，它还显示出了一个 1.8 个月的生存获益。然而，与靶向治疗不同，TAS-102 具有细胞毒性，因此具有更多的传统化疗副作用[92]。TAS-102 相关的主要 3 级或 3 级以上毒性是血液学毒性（即中性粒细胞减少症、贫血和血小板减少症）[93]。

早期直肠癌患者的化疗和放疗

确诊为结直肠癌的患者中，直肠癌患者比例约占 1/3[3]。结肠癌与直肠癌的发病部位和接受治疗后原发或邻近组织的复发风险不同。如果 B. R. 的肿瘤部位距离肛门 12～15cm 以内，他将被诊断为直肠癌（案例 99-2）。直肠癌与结肠癌的治疗区别主要在 Ⅱ 期或 Ⅲ 期结直肠癌患者中。除非是有禁忌证，放疗应被纳入 Ⅱ 期或 Ⅲ 期直肠癌患者的治疗计划中。此外，放疗期间会应用到稍有不同的手术技术和短疗程的氟尿嘧啶或卡培他滨的化疗，直至放疗完成。放疗同期进行化疗可显著降低局部肿瘤复发率[93-95]。同步放化疗的时机掌握，如应在手术前开始（新辅助）还是在术后（辅助）开始，目前存在争议。2 种方案效果差不多，因此在选择一种方式而不是另一种方式时要考虑其他问题。辅助放化疗可避免过度治疗，而术前进行放化疗的新辅助治疗能潜在缩小肿瘤病灶和肿瘤切除手术范围，适用于较少的根治性手术和肛门括约肌的保留。结肠癌与直肠癌的另一个区别是静脉系统的血管分布。结肠的血管分布经过肝门静脉系统的肠系膜静脉，而直肠远端部分血管分布是直接由静脉到下腔静脉。转移性结直肠癌肿瘤的原发部位的血管分布十分关键。虽然转移性结直肠癌的肿瘤转移好发于肝脏，但与结肠癌相比，远端直肠由于其自身不同的脉管系统使得肿瘤细胞更容易转移至肺部。

（张文婷 译，郭洁茹 校，桂玲 审）

参考文献

1. Binefa G et al. Colorectal cancer: from prevention to personalized medicine. *World J Gastroenterol.* 2014;20(22):6786–6808.
2. American Cancer Society. Cancer facts & figures 2015. Available at: http://www.cancer.org/research/cancerfactsstatistics/cancerfactsfigures2015/. Accessed June 9, 2015.
3. McCleary NJ et al. Impact of smoking on patients with stage III colon cancer: results from Cancer and Leukemia Group B 89803. *Cancer.* 2010;116:957.
4. Stofeel EM et al. Hereditary hereditary colorectal cancer syndromes: American Society of Clinical Oncology clinical practice guideline endorsement of the familial risk-colorectal cancer: European Society for Medical Oncology clinical practice guidelines. *J Clin Oncol.*2014;33:209–217.
5. Benson AB 3rd et al. American Society of Clinical Oncology recommendations on adjuvant chemotherapy for stage II colon cancer. *J Clin Oncol.* 2004;22:3408.
6. Mandel JS et al. Reducing mortality from colorectal cancer by screening for fecal occult blood. Minnesota Colon Cancer Control Study. *N Engl J Med.*1993;328:1365–1371.
7. NCCN Clinical Practice Guidelines in Oncology (NCCN Guidelines®) for Colorectal Cancer Screening v1.2015. http://www.nccn.org/professionals/physician_gls/pdf/colorectal_screening.pdf. Accessed June 25, 2015.
8. Ausk KJ, Dominitz JA. Colonoscopy prevents colorectal cancer in both the right and left colon. *Gastroenterology.*2011;141(1):393–396; discussion 396.
9. Baron TH et al. Recommended intervals between screening and surveillance colonoscopies. *Mayo Clin Proc.* 2013;88(8):854–858.
10. Anderson JC, Shaw RD. Update on colon cancer screening: recent advances and observations in colorectal cancer screening. *Curr Gastroenterol Rep.* 2014;16:403.
11. Levin B et al. Screening and surveillance for the early detection of colorectal cancer and adenomatous polyps, 2008: a joint guideline from the American Cancer Society, the US Multi-Society Task Force on Colorectal Cancer, and the American College of Radiology. *CA Cancer J Clin.* 2008;58:130–160.
12. Taylor DP et al. Population-based family history-specific risks for colorectal cancer: a constellation approach. *Gastroenterology.* 2010;138:877–886.
13. Moertel CG et al. Intergroup study of fluorouracil plus levamisole as adjuvant therapy for stage II/Dukes' B2 colon cancer. *J Clin Oncol.* 1995;13:2936–2943
14. Twelves C et al. Capecitabine as adjuvant treatment for stage III colon cancer. *N Engl J Med.* 2005;352(26):2696–2704
15. Tournigand C et al. Adjuvant therapy with fluorouracil and oxaliplatin in stage II and elderly patients (between ages 70 and 75 years) with colon cancer: subgroup analyses of the Multicenter International Study of Oxaliplatin, Fluorouracil, and Leucovorin in the Adjuvant Treatment of Colon Cancer trial. *J Clin Oncol.* 2012;30:3353–3360.
16. Yothers G et al. Oxaliplatin as adjuvant therapy for colon cancer: updated results of NSABP C-07, including survival and subset analyses. *J Clin Oncol.* 2011;29:3768–3774.
17. André T et al. Improved overall survival with oxaliplatin, fluorouracil, and leucovorin as adjuvant treatment in stage II or III colon cancer in the MOSAIC trial. *J Clin Oncol.* 2009;27(19):3109–3116
18. Haller DG et al. Capecitabine plus oxaliplatin compared with fluorouracil and folinic acid as adjuvant therapy for stage III colon cancer. *J Clin Oncol.* 2011;29(11):1465–1471.
19. NCCN Clinical Practice Guidelines in Oncology (NCCN Guidelines®) NCCN for Colon Cancer v3.2015. Available at: http://www.nccn.org/professionals/physician_gls/pdf/colon.pdf. Accessed 6/25/15.
20. van Cutsem E et al. Randomized phase III trial comparing biweekly infusional fluorouracil/leucovorin alone or with irinotecan in the adjuvant treatment of stage III colon cancer: PETACC-3. *J Clin Oncol.* 2009;27:3117–3125.
21. Cassidy J et al. Randomized phase III study of capecitabine plus oxaliplatin compared with fluorouracil/folinic acid plus oxaliplatin as first-line therapy for metastatic colorectal cancer. *J Clin Oncol.* 2008;26(12):2006–2012.
22. de Gramont A et al. Leucovorin and fluorouracil with or without oxaliplatin as first-line treatment in advanced colorectal cancer. *J Clin Oncol.* 2000;18(16):2938–2947
23. Saltz LB et al. Irinotecan plus fluorouracil and leucovorin for metastatic colorectal cancer. Irinotecan Study Group. *N Engl J Med.* 2000;343(13):905–914.
24. Grothey A. Oxaliplatin-safety profile: neurotoxicity. *Semin Oncol.* 2003;30(4, Suppl 15):5–13.
25. Andre T et al. Oxaliplatin, fluorouracil, and leucovorin as adjuvant treatment for colon cancer. *N Engl J Med.* 2004;350:2343.
26. Yanai T et al. Successful rechallenge for oxaliplatin hypersensitivity reactions in patients with metastatic colorectal cancer. *Anticancer Res.* 2012;32:5521–5526.
27. Gammon D et al. Hypersensitivity reactions to oxaliplatin and the application of a desensitization protocol. *Oncologist.* 2004;9:546–549.
28. Mis L et al. Successful desensitization to oxaliplatin. *Ann Pharmacother.* 2005;39:966.
29. Overman MJ et al. Oxaliplatin-mediated increase in spleen size as a biomarker for the development of hepatic sinusoidal injury. *J Clin Oncol.* 2010;28:15:2549–255.
30. Oxaliplatin, leucovorin calcium, and fluorouracil with or without Celecoxib in treating patients with stage III colon cancer previously treated with surgery [NCT011550045]. Available at https://www.clinicaltrials.gov/ct2/show/NCT01150045. Accessed 6/25/15.
31. Tournigand C et al. OPTIMOX1: a randomized study of FOLFOX4 or FOLFOX7 with oxaliplatin in a stop-and-go fashion in advanced colorectal cancer-a GERCOR study. *J Clin Oncol.* 2006;24:394–400.
32. Simkens LH et al. Maintenance treatment with capecitabine and bevacizumab in metastatic colorectal cancer (CAIRO3): a phase 3 randomised controlled trial of the Dutch Colorectal Group. *Lancet.* 2015;385:1843–1852.

33. Smith EM et al: Effect of duloxetine on pain, function, and quality of life among patients with chemotherapy-induced painful peripheral neuropathy: a randomized clinical trial. *JAMA*. 2013;309:1359–1367.

34. O'Connor AB, Dworkin RH. Treatment of neuropathic pain: an overview of recent guidelines. *Am J Med*. 2009; 122(10, Suppl):S22.

35. Hershman DL et al. Prevention and management of chemotherapy-induced peripheral neuropathy in survivors of adult cancers: American Society of Clinical Oncology clinical practice guideline. *J Clin Oncol*. 2013;32:1–30.

36. Akiyoshi T et al. Recent approaches to identifying biomarkers for high-risk stage II colon cancer. *Surg Today*. 2012;42(11)1037–1045.

37. Sargent DJ, et al. Defective mismatch repair as a predictive marker for lack of efficacy of fluorouracil-based adjuvant therapy in colon cancer. *J Clin Oncol*. 2010;28:3219–3226.

38. Roth AD et al. Prognostic role of KRAS and BRAF in stage II and III resected colon cancer: Results of the translational study on the PETACC-3, EORTC 40993, SAKK 60-00 trial. *J Clin Oncol*.2010;28:466–474.

39. Tol J et al. BRAF mutation in metastatic colorectal cancer. *N Engl J Med*. 2009;361(1):98–99.

40. Meyerhardt JA et al. Follow-up care, surveillance protocol, and secondary prevention measures for survivors of colorectal cancer: American Society of Clinical Oncology clinical practice guideline endorsement. *J Clin Oncol*. 2013;31:1–8.

41. Fuchs CS et al: Randomized, controlled trial of irinotecan plus infusional, bolus, or oral fluoropyrimidines in first-line treatment of metastatic colorectal cancer: results from the BICC-C study. *J Clin Oncol*. 2007;25:4779–4786.

42. Douillard et al. Panitumumab-FOLFOX4 treatment and RAS mutations in colorectal cancer. *N Engl J Med*. 2013;369:1023–1034.

43. Heinemann V et al. FOLFIRI plus cetuximab versus FOLFIRI plus bevacizumab as first-line treatment for patients with metastatic colorectal cancer (FIRE-3): a randomized, open-label, phase 3 trial. *Lancet Oncol*. 2014;15:1065–1075.

44. Saltz, L et al. Bevacizumab in combination with oxaliplatin-based chemotherapy as first-line therapy in metastatic colorectal cancer: a randomized phase III study. *J Clin Oncol*. 2008;26:2013–2019.

45. Tournigand C et al. FOLFIRI followed by FOLFOX6 or the reverse sequence in advanced colorectal cancer: a randomized GERCOR study. *J Clin Oncol*. 2004;22:229–237.

46. Bennouna J et al. Continuation of bevacizumab after first progression in metastatic colorectal cancer (ML18147): a randomised phase 3 trial. *Lancet Oncol*. 2013;14:29–37.

47. Tabernero J et al. Ramucirumab versus placebo in combination with second line FOLFIRI in patients with metastatic colorectal carcinoma that progressed during or after first-line therapy with bevacizumab, oxaliplatin, and a fluoropyrimidine (RAISE): a randomised, double-blind, multicentre, phase 3 study. *Lancet Oncol*. 2015;16:499–508.

48. Tabernero J et al. Aflibercept versus placebo in combination with fluorouracil, leucovorin and irinotecan in the treatment of previously treated metastatic colorectal cancer: prespecified subgroup analyses from the VELOUR trial. *Eur J Cancer*. 2014; 50: 320–331

49. Maughan et al. Addition of cetuximab to oxaliplatin-based first-line combination chemotherapy for treatment of advanced colorectal cancer: results of the randomised phase 3 MRC COIN trial. *Lancet*. 2011;377:2103–2114

50. Cunningham D et al. Cetuximab monotherapy and cetuximab plus irinotecan in irinotecan-refractory metastatic colorectal cancer. *N Engl J Med*. 2004;351:337

51. Douillard J-Y et al. Randomized, phase III trial of panitumumab with infusional fluorouracil, leucovorin, and oxaliplatin (FOLFOX4) versus FOLFOX4 alone as first-line treatment in patients with previously untreated metastatic colorectal cancer: the PRIME study. *J Clin Oncol*. 2010;28(31): 4691–4705.

52. Peeters M et al. Randomized phase III study of panitumumab with fluorouracil, leucovorin, and irinotecan (FOLFIRI) compared with FOLFIRI alone as second-line treatment in patients with metastatic colorectal cancer. *J Clin Oncol*. 2010;28:4706–4713.

53. Hecht JR et al. A randomized phase IIIB trial of chemotherapy, bevacizumab, and panitumumab compared with chemotherapy and bevacizumab alone for metastatic colorectal cancer. *J Clin Oncol*. 2009;27:672.

54. Tol J et al. Chemotherapy, bevacizumab, and cetuximab in metastatic colorectal cancer [published correction appears in *N Engl J Med*. 2010;363:2573]. *N Engl J Med*. 2009;360:563.

55. Price TJ et al. Panitumumab versus cetuximab in patients with chemotherapy-refractory wild-type KRAS exon 2 metastatic colorectal cancer (ASPECCT): a randomised, multicentre, open-label, non-inferiority phase 3 study. *Lancet Oncol*. 2014;15:569–579.

56. Boland PM, Ma WW. Immunotherapy for Colorectal Cancer. Cancers (Basel). 2017 May 11;9(5). pii: E50. doi: 10.3390/cancers9050050

57. https://www.fda.gov/drugs/informationondrugs/approveddrugs/ucm569366.htm; Accessed August 28, 2017.

58. https://www.fda.gov/drugs/informationondrugs/approveddrugs/ucm560040.htm; Accessed August 28, 2017.

59. Adam R et al. Rescue surgery for unresectable colorectal liver metastases downstaged by chemotherapy: a model to predict long-term survival. *Ann Surg*. 2004;240(4):644–657.

60. Kohne C, et al. FOLFIRI plus cetuximab in patients with liver-limited or non–liver-limited RAS wild-type metastatic disease: a subgroup analysis of the CRYSTAL study. *J Clin Oncol*. 2011;29:abstract 3576

61. Kemeny NE et al. Hepatic arterial infusion versus systemic therapy for hepatic metastases from colorectal cancer: a randomized trial of efficacy, quality of life, and molecular markers (CALGB 9481). *J Clin Oncol*. 2006;24:1395–1403

62. Hohn DC et al. Biliary sclerosis in patients receiving hepatic arterial infusions of floxuridine. *J Clin Oncol*. 1985;:98–102.

63. Kemeny N et al. A randomized trial of intrahepatic infusion of fluorodeoxyuridine with dexamethasone versus fluorodeoxyuridine alone in the treatment of metastatic colorectal cancer. *Cancer*. 1992;69:327–334.

64. Cercek A et al. Floxuridine hepatic arterial infusion associated biliary toxicity is increased by concurrent administration of systemic bevacizumab. *Ann Surg Oncol*. 2014;21(2):479–486.

65. Johnson et al. Importance of dihydropyrimidine dehydrogenase (DPD) deficiency in patients exhibiting toxicity following treatment with 5 fluorouracil. *Adv Enzyme Regul*. 2001;41:151–157.

66. Diaso R, Johnson MR. Dihydropyrimidine dehydrogenase: its role in 5-fluorouracil clinical toxicity and tumor resistance. *Clin Cancer Res*. 1999:5:2672–2673.

67. Tuchman et al. Familial pyrimidinemia and pyrimidinuria associated with severe fluorouracil toxicity. *N Engl J Med*. 1985:313:245–249.

68. Boisdron-Celle et al. 5-Fluorouracil-related severe toxicity: a comparison of different methods for the pretherapeutic detection of dihydropyrimidine dehydrogenase deficiency. *Cancer Lett*. 2009:249:271–282

69. Ciccolini et al. A rapid and inexpensive method for anticipating severe toxicity to fluorouracil and fluorouracil-based chemotherapy. *Ther Drug Monit*. 2006;28:678–685.

70. Yang et al. DPD-based adaptive dosing of 5-FU in patients with head and neck cancer: impact on treatment efficacy and toxicity. *Cancer Chemother Pharmacol*. 2011;67:49–56.

71. Desai AA et al. UGT pharmacogenomics: implications for cancer risk and cancer therapeutics. *Pharmacogenetics*. 2003;13:517

72. Ruzzo A et al. Pharmacogenetic profiling in patients with advanced colorectal cancer treated with first-line FOLFIRI chemotherapy. *Pharmacogenomics J*. 2008;8:278

73. Palomaki G et al. Can UGT1A1 genotyping reduce morbidity and mortality in patients with metastatic colorectal cancer treated with irinotecan? An evidence-based review. *Genet Med*. 2009;11(1):21–34

74. Douillard JY et al. Irinotecan combined with fluorouracil compared with fluorouracil alone as first-line treatment for metastatic colorectal cancer: a multicentre randomised trial [published correction appears in *Lancet*. 2000;355:1372]. *Lancet*. 2000;355:1041

75. Benson AB 3rd et al. Recommended guidelines for the treatment of cancer treatment-induced diarrhea. *J Clin Oncol*. 2004;22:2918–2926.

76. Grothey A et al. Bevacizumab beyond first progression is associated with prolonged overall survival in metastatic colorectal cancer: results from a large observational cohort study (BRiTE). *J Clin Oncol*. 2008;26:5326–5334.

77. Saif MW. Anti-VEGF agents in metastatic colorectal cancer (mCRC): are they all alike? *Cancer Manag Res*. 2013;5:103–115.

78. Ellis LM et al. Surgical resection after downsizing of colorectal liver metastasis in the era of bevacizumab. *J Clin Oncol*. 20015;23:22:4853–4855.

79. Scappaticci FA et al. Surgical wound healing complications in metastatic colorectal cancer patients treated with bevacizumab. *J Surg Oncol*. 2005;91:173–180.

80. Seet RCS, Rabinstein AA. Clinical features and outcomes of posterior reversible encephalopathy syndrome following bevacizumab treatment. *Q J Med*. 2012;105:69–75.

81. Tlemsani C et al. Posterior reversible encephalopathy syndrome induced by anti-VEGF agents. *Target Oncol*. 2011;6:253–258.

82. Jean GW, Shah SR. Epidermal growth factor receptor monoclonal antibodies for the treatment of metastatic colorectal cancer. *Pharmacotherapy*. 2008;28:742.

83. Lacouture ME et al. The SERIES clinic: an interdisciplinary approach to the management of toxicities of EGFR inhibitors. *J Support Oncol*. 2006;4:236.

84. Scope A et al. Randomized double-blind trial of prophylactic oral minocycline and topical tazarotene for cetuximab-associated acne-like eruption. *J Clin Oncol*. 2007;25(34):5390–5396.

85. Lacouture ME et al. Skin toxicity evaluation protocol with panitumumab

(STEPP), a phase II, open-label, randomized trial evaluating the impact of a pre-emptive skin treatment regimen on skin toxicities and quality of life in patients with metastatic colorectal cancer. *J Clin Oncol*. 2010:abstract 291

86. Sobrero AF et al. EPIC: Phase III trial of cetuximab plus irinotecan after fluoroprimidine and oxaliplatin failure in ptients with metastatic colorectal cancer. *J Clin Oncol*. 2008;26:14:2311–2319.

87. Van Cutsem E et al. Cetuximab plus irinotecan, fluorouracil, and leucovorin as first-line treatment for metastatic colorectal cancer: updated analysis of overall survival according to tumor KRAS and BRAF mutation status. *J Clin Oncol*. 2011;29:15:2011–2019.

88. O'Neil BH et al. High incidence of cetuximab-related infusion reactions in Tennessee and North Carolina and the association with atopic history. *J Clin Oncol*. 2007;25:3644

89. Grothey A et al. Regorafenib monotherapy for previously treated metastatic colorectal cancer (CORRECT): an international, multicentre, randomised, placebo-controlled, phase 3 trial. *Lancet*. 2013;381(9863):303–312.

90. Tanaka N et al. Repeated oral dosing of TAS-102 confers high trifluridine incorporation into DNA and sustained antitumor activity in mouse models. *Oncol Rep*. 2014;32:2319–2326.

91. Fukushima M et al. Structure and activity of specific inhibitors of thymidine phosphorylase to potentiate the function of antitumor 2?-deoxyribonucle-osides. *Biochem Pharmacol*. 2000;59:1227–1236.

92. Mayer RJ et al. Randomized Trial of TAS-102 for Refractory Metastatic Colorectal Cancer. *N Engl J Med*. 2015;372:1909–1919.

93. Bosset JF et al. Chemotherapy with preoperative radiotherapy in rectal cancer [published correction appears in *N Engl J Med*. 2007;357:728]. *N Engl J Med*. 2006;355:1114.

94. Sauer R et al. Preoperative versus postoperative chemoradiotherapy for rectal cancer. *N Engl J Med*. 2004;351:1731.

95. Smalley SR et al. Phase III trial of fluorouracil-based chemotherapy regimens plus radiotherapy in postoperative adjuvant rectal cancer: GI INT 0144. *J Clin Oncol*. 2006;24:3542

第 100 章　前列腺癌

Marina D. Kaymakcalan and Christy S. Harris

核心原则

		章节案例
1	前列腺癌的危险因素包括年龄、家族史、种族和饮食。	案例 100-1(问题 1 和 2) 图 100-1,图 100-2
2	通过使用前列腺特异性抗原(prostate specific antigen,PSA)检测和直肠指诊进行筛查,可以及早发现前列腺癌。但现在需要担心的是前列腺癌的过度诊断。	案例 100-1(问题 3) 案例 100-2(问题 1) 表 100-1
3	PSA、格里森评分(Gleason score)和肿瘤分期可以决定前列腺癌的侵袭性,并被用于预测是否有复发风险。	案例 100-2(问题 2 和 3) 表 100-2,图 100-3
4	大多数前列腺癌生长缓慢,一些男性可能永远不会出现疾病症状。因此,对某些早期疾病和预期寿命较短的男性,选择行观察和积极监测。	案例 100-2(问题 4) 表 100-3
5	局部疾病的治疗包括手术、放疗和/或雄激素剥夺疗法。雄激素剥夺疗法是晚期前列腺癌的一线治疗方法。它能降低体内睾丸素达去势水平(≤50ng/ml)。这可以通过手术(睾丸切除术)或化学(促性腺激素释放类似激素)手段来实现。	案例 100-2(问题 5) 案例 100-3(问题 1 和 2) 表 100-4,图 100-4
6	当肿瘤对激素治疗产生抵抗机制,对单用激素治疗无反应,则会发生去势抵抗性前列腺癌。	案例 100-3(问题 3)
7	细胞毒化疗或免疫疗法可用于转移性疾病。经常发生的为骨转移,需要治疗以减少骨相关事件。	案例 100-4(问题 1 和 2) 表 100-5
8	前列腺癌的不良影响包括泌尿和性功能,但通常在疾病发展到晚期才会成为问题。治疗的并发症包括心血管和代谢问题。	案例 100-5(问题 1) 案例 100-6(问题 1) 表 100-6
9	非那雄胺或度他雄胺用于前列腺癌的预防,可能是高风险男性患者的一种选择。	案例 100-7(问题 1)

发病率、患病率和流行病学

前列腺腺癌是美国男性最常见的恶性肿瘤,也是美国男性癌症死亡的第 2 大原因。该病主要发生于老年男性,平均诊断年龄为 66 岁[1]。据估计,2015 年前列腺癌的发病率为 220 800 例,死亡人数为 27 540 人[2],每 7 个人中会有 1 位被诊断为前列腺癌,而每 38 位患者中会有 1 位死于前列腺癌[1]。在过去 10 年里,随着治疗方面的进展和公众意识的提高,5 年总生存率提高至 98.9%,而新诊断率每年平均下降 4.3%[1]。由于筛查的广泛应用,前列腺癌可于早期阶段被发现,从而可以采取低创、低不良反应的早期治疗。然而,因为认为过度诊断会导致的过度治疗,筛查指南正在改变。

病理生理学

前列腺是一个核桃形状的腺体,位于膀胱的正下方,在直肠的前方，尿道穿过其中心。这一位置导致了男性可能会在晚期癌症中出现许多泌尿、直肠和性的相关症状。前列腺由小叶腺体组成，这些腺体分泌的液体保护和滋养精液中的精子细胞。这种液体还富含前列腺特异性抗原（prostate specific antigen，PSA），一种能增强精子活力的糖蛋白[3]。前列腺内的细胞通过 5-α-还原酶将睾酮转化为效力更强的双氢睾酮（dihydrotestosterone，DHT），能刺激前列腺内的细胞生长。如果发现较早，癌细胞通常局限在前列腺的包膜内，或可能延伸到周围的精囊和膀胱颈。而最终的全身扩散可通过淋巴管发生，累及骨骼、肺或肝[4]。

临床表现和诊断

由于能够对前列腺癌进行早期诊断，在诊断时很少出现症状。通常在癌细胞扩散到前列腺以外的组织后，临床症状才会表现出来。此时，50 岁以上的男性患者最常见的症状是膀胱出口梗阻，包括尿潴留、夜尿、不完全排空和排尿不畅。在转移性疾病中，可能存在骨痛、贫血或全血细胞减少[4]。

在前列腺癌高风险人群中使用常规 PSA 检测可以及早发现和诊断前列腺癌，尽管血清 PSA 升高并不能直接诊断为癌症。虽然 PSA 对前列腺有很强的特异性，但它对前列腺癌没有特异性，对癌症的总体敏感性在 50%~70%[5]。血液中正常的 PSA 水平通常被认为是低于 4ng/ml，但随着年龄的增长，通常在良性前列腺肥大（benign prostatic hypertrophy，BPH）的情况下，男性的 PSA 水平开始上升。在 40~49 岁的人群中，PSA 水平中值为 0.7ng/ml，在 50~59.6 岁的人群中，中值为 0.9ng/ml[6]。其他能导致 PSA 水平升高的因素有前列腺炎、尿潴留、前列腺感染、射精或外伤。

某些药物和补充剂会影响 PSA 水平，这需要仔细审查患者的用药史。5-α-还原酶抑制剂在给药 6~12 个月后，可导致血清 PSA 水平下降 50%。一些植物类药物，如锯叶棕，同样也可以引起 PSA 的下降[5]。PSA 水平在 4~10ng/ml 的男性，患前列腺癌的概率为 30%~35%。如果 PSA 水平超过 10ng/ml，就有超过 67% 的风险被诊断为前列腺癌[6]。然而，单独使用 PSA 可能不足以进行筛查和诊断，因为多达 15% 的前列腺癌患者没有观察到 PSA 升高[1]。直肠指诊（digital rectal exam，DRE）可以与 PSA 水平监测一起进行。前列腺紧邻直肠，位于直肠前，使得医生可以通过直肠指诊感觉前列腺的外观，正常情况下应该是光滑的，如果触及结节、硬块或不对称，则需考虑癌症可疑。

为明确诊断前列腺癌，可使用超声引导下的经直肠穿刺活检（trans-rectal ultrasound，TRUS）。因不同部位可能存在病理差异，因此其重点在于，需在同一部位取得 10 个或以上的多点活检。治疗方案取决于疾病的范围和侵袭性，以及患者的总体健康和预期寿命。前列腺癌分期体现了疾病的发展程度，可依据美国癌症联合委员会的 TNM（T，肿瘤大小；N，淋巴结状态；M，转移部位）分期标准，但在临床上通常将其分为局部、局部晚期和转移性癌症。肿瘤细胞的侵袭性由癌细胞分化级别和生长速率决定[4,6]。

治疗概况

前列腺癌的治疗方式包括前列腺手术、放疗、激素治疗和化疗。由于前列腺癌主要由 DHT 引起，激素疗法将是主要的治疗方法。只有在转移性疾病中，激素治疗失败后才会使用细胞毒性化疗。同样，在某些情况下，仅仅行临床观察也是一种治疗选择。前列腺癌可能是一种生长非常缓慢的疾病，对合适的男性患者来说，不予治疗仅行监测也是可行的。

对于诊断为局部前列腺癌的患者，切除前列腺、前列腺切除术或放射治疗是确定的局部治疗方案。临床中最常用的放疗包括外束和短距离放射治疗。短距离放射治疗是指，将由放射性小颗粒组成的放射源置入前列腺，适用于小体积肿块。这些治疗可以为局部局限性前列腺癌患者提供治愈的机会。80% 的患者可在此阶段被诊断，5 年生存率为 100%。随着癌症进展，复发风险增加，联合放疗及促性腺激素释放激素（gonadotropin-releasing hormone，GnRH）的治疗可能是必要的。12% 的患者被诊断为局部晚期癌症，其 5 年生存率同样为 100%。只有激素治疗失败后才会使用化疗。许多细胞毒性药物和免疫疗法可用于治疗去势抵抗性转移前列腺癌。虽然只有 4% 的初诊患者为转移性疾病，但他们的 5 年生存率只有 28%[7]。在前列腺癌不同期别的治疗将在后面进行详细讨论。

风险因素

案例 100-1

问题 1：S. J. 是一名 50 岁的非裔美国男性，既往未接受过前列腺癌筛查。无其他合并症，不吸烟，定期锻炼，饮食主要是每周吃 4~5 次红肉，很少吃蔬菜和水果。S. J. 发生前列腺癌的危险因素是什么？

年龄

风险因素在确定哪些人最有可能患前列腺癌方面很重要，也有助于确定哪些人最能从筛查中获益。年龄是最重要的因素，超过一半的病例发生在 65 岁之后，很少发生在 40 岁之前。前列腺癌的平均死亡年龄是 80 岁[1]。

种族

白人和黑人男子分别在 50 岁和 40 岁后，前列腺癌的发生风险开始增加。在美国，非裔美国人的发病风险最高而存活率较低（图 100-1）。前列腺癌死亡率在黑人和白人之间差距最大，黑人死亡率高约 2.5 倍[2]。在 PSA 检测时代之前的数十年，这一比例即存在。黑人男性倾向于在更年轻时即诊断出较晚期的肿瘤，其转移性疾病的发病率要高出 1.5 倍[6]。在一项对非洲和加勒比男性的研究中发现，撒哈拉以南的种族可能更易发病。日本男性的发病风险最低，且 5-α-还原酶的活性亦较低。然而，这些种族间发病率的差异是否确实由遗传或环境原因造成，目前还不清楚[4]。

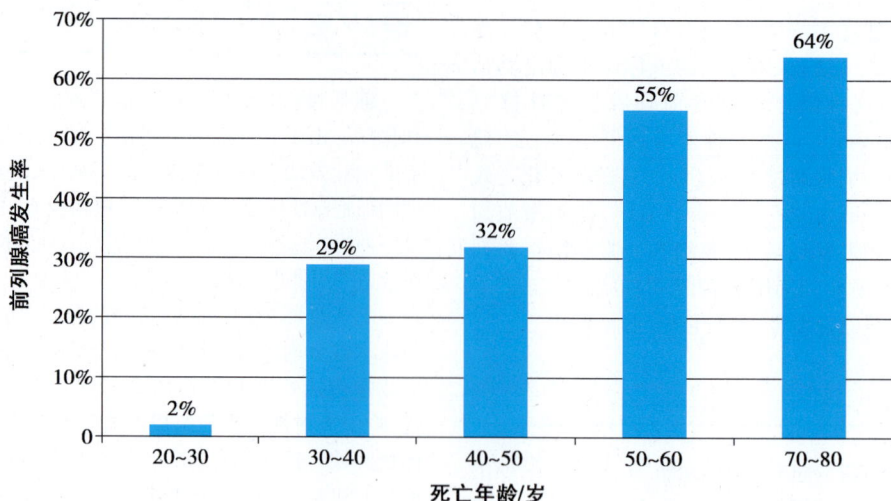

图 100-1　PSA 标准化测试之前,死于非相关原因男性尸检中,发现前列腺癌的百分率[16]

家族史

如果一个男性的兄弟或父亲在 60 岁时被诊断出患有前列腺癌,家族史会使患病风险增加 2.5 倍[6]。如果 2 个或更多的直系亲属患前列腺癌,那么与一般人群相比,患病风险会增加 7~8 倍。被诊断为前列腺癌的家庭成员年龄越小,其患病风险就越高[1,4]。

饮食和生活方式

饮食和生活方式也与前列腺癌发生风险相关。有以下饮食习惯的男性,患前列腺癌的风险更高:高饱和脂肪和红肉的饮食,少摄入水果、蔬菜、番茄制品、鱼或大豆[1,4]。在观察性研究中,维生素 D、钙、番茄红素、锌、ω-3 脂肪酸、α-亚油酸、硒、维生素 E、他汀类药物和非甾体抗炎药物与降低风险有关,但不确定它们对疾病的影响方式[4]。在前瞻性试验中,对几种作为膳食补充剂的药物进行了研究,但没有显示出任何益处。

遗传综合征

生殖细胞系 BRCA2 突变可增加 2~6 倍的前列腺癌发病风险。目前还不清楚 BRCA1 突变对前列腺癌的影响到底有多大,尽管这 2 种突变通常被认为是同时发生的。发生突变的男性患者,癌症侵袭性更强,发病时间更早,而且存活时间明显缩短。

林奇综合征(MLH1、MSH2、MSH6、PMS2 或 EPCAM 生殖细胞突变)患者的前列腺癌风险增加了 2~5 倍。但这些患者的癌症表现与未发生突变的癌症患者相似,因此不会在更早的年龄发生或更具侵袭性[1]。

S. J. 具有下列前列腺癌高风险因素:种族和饮食。可改变的危险因素包括:持续运动养生;改变饮食习惯,少吃红肉,在日常菜单中加入鱼,以及更多的水果和蔬菜。

> **案例 100-1,问题 2:**S. J. 得知他 47 岁的弟弟刚刚被诊断出患有晚期前列腺癌。S. J. 的患病风险会发生改变吗?

因为 S. J. 现在有 1 位一级亲属在 60 岁之前被诊断出患有前列腺癌,他的患病风险大大增加(2.5 倍)。

筛查

> **案例 100-1,问题 3:**在 S. J. 得知其弟弟的诊断后,他变得担心,并预约他的初级保健办公室进行筛查讨论。S. J. 应该开始前列腺癌的常规筛查吗?

在过去 25 年中,前列腺癌的 5 年生存率从 68.3% 上升至 99.9%,10 年生存率为 97.8%,15 年生存率为 91.4%,部分原因是早期检测[8]。目前已发布数个前列腺癌筛查指南,来自于美国癌症协会(American Cancer Society, ACS)[9]、国家综合癌症网络(National Comprehensive Cancer Network, NC-CN)[5]、和美国泌尿外科协会(American Urological Association, AUA)[10](表 100-1)。历史上,50 岁以上的男性被鼓励每年做一次 PSA 检查。在 20 世纪 90 年代早期,PSA 筛查实施后,前列腺癌的诊出率急剧上升:从 1975 年,每 10 万名标准化年龄患者中诊出少于 100 例,到 1992 年每 10 万名达到 240 例的峰值,至撰写本文时,这个比率相当稳定,为每 10 万名中 158 例[4]。然而,现在不同学会之间对于 PSA 筛查的适当建议存在一些争议。前列腺癌是一种生长速度相对较慢的癌症,可能对一些患者不会构成生命威胁,也可能不需要治疗。由于该病主要发生在年龄较大的男性中,如果不进行常规筛查,许多男性可能不会出现促使他们去进行检查的症状。

前列腺、肺、结直肠和卵巢(the Prostate, Lung, Colorectal, and Ovarian, PLCO)筛查试验随机选择超过 76 000 名美国男性进行严格的年度 PSA 和 DRE 筛查或标准检查。研究发现,前列腺癌在年度筛查组中被发现的频率更高,但这并没有改变致死性疾病的发病率[11]。然而,一项欧洲研究对超过 182 000 名男性进行随机的年度筛查或不筛查,在中位数为 11 年的随访中,筛查组的死亡风险相对降低了 21%。

表 100-1

普通风险和高风险患者的前列腺筛查指南

	普通风险	高风险
ACS[9],2010	预期寿命≥10年:50岁开始进行筛查,并令其知晓筛查决策 如果PSA<2.5ng/ml,每2年筛查1次 如果PSA≥2.5ng/ml,每年进行筛查1次 如果PSA≥4ng/ml,考虑活检 预期寿命<10年:如果无症状,不推荐筛查	高风险(非裔美国人,家族史诊断年龄<65岁),预期寿命≥10年:45岁开始进行筛查并令其知晓筛查决策 预期寿命<10年:如果无症状,不推荐筛查 更高风险(多名家庭成员在65岁之前诊断为前列腺癌):40岁开始进行筛查并令其知晓筛查决策 预期寿命<10年:如果无症状,不推荐筛查
NCCN 1. 2017[5]	预期寿命>10年,从45岁开始筛查 45~75岁: 如果PSA≥1.0ng/ml,每1~2年筛查1次 如果PSA<1.0ng/ml,每2~4年筛查1次 如果PSA>3ng/ml或非常可疑DRE,考虑活检	非裔美国人和有家族史的男性,平均发病风险无明显差异,但应考虑早几年开始筛查;需考虑每年进行1次筛查,而不是隔年进行1次
	超过75岁无任何合并症患者: 如果PSA<4ng/ml,每1~4年筛查1次 如果PSA≥4ng/ml或非常可疑DRE,考虑活检	BRCA2(和BRCA1)突变:考虑从40岁开始筛查
AUA[10],2013	55~69岁,令其知晓筛查决策;每2+年筛查1次 ≥70岁,如果预期寿命少于10~15年,不进行筛查	高风险(非裔美国人或家族史)——≤55岁,行个体化决策
USPSTF[14],2012	不推荐进行PSA常规筛查	

为了预防1人死于前列腺癌,1 055名男性需要接受筛查,并检测37种癌症[12]。因此,人们认识到前列腺癌可能被过度诊断(过度检测),特别是在老年人。过度诊断通常被定义为检测1种疾病,但它不会缩短寿命或造成不良影响[13]。美国预防服务特别工作组分析了几项试验的数据,得出结论认为,每1 000名年龄在55~69岁的男性接受筛查,将避免0~1人死于前列腺癌,110名男性将被诊断出前列腺癌。然而,100~120名男性的假阳性结果会导致不必要的活检[14]。任何潜在与诊断相关的风险,包括活检过程中的风险,如感染、出血和排尿困难,以及不必要的治疗相关风险,都应考虑在筛查的风险-效益比中。这些研究强调了选择性筛查的必要性,以避免过度诊断和过度治疗,同时保证长期生存率。

指南中一致推荐,对年龄在70~75岁的男性不需要进行筛查,因为他们目前还没有诊断出癌症,而在这种缓慢增长的癌症出现任何症状之前,更有可能死于其他无关的原因。指南强调考虑患者的预期寿命,对预期寿命少于10~15年的患者不推荐进行筛查。对于那些罹患前列腺癌风险较高的人群(如家庭、种族或其他危险因素),筛查可能应更早开始。然而,许多指南建议人们应该与他们的医生讨论可能的任何风险因素,并共同决定是否进行筛查以及在什么年龄开始,这取决于他们的风险因素、合并症和个人意愿[5,9,10]。S. J.由于他弟弟的诊断、种族,以及可改变的危险因素,增加了他的患癌风险,因此现在开始筛查被认为是谨慎的。但这应该与他的医生讨论,以确保他认识到筛查的所有益处和风险。

预后因素

案例 100-2

问题1:C. W.,67岁,男性。于15年前在他的初级保健医生指导下开始行常规筛查。他的PSA检查结果如下。2012年8月5日,PSA升至6.68ng/ml。DRE为阴性。他的体力状态评分非常好,能够不受限的完成疾病前所有活动。体检未发现明显的抑郁倾向。否认前列腺癌家族史。当被问及社会经历,他说出于社交要求,平均每月喝1~2杯酒,从未吸烟或使用非法药物。既往病史为高胆固醇血症、高血压和抑郁症。

使用的药物为阿托伐他汀、赖诺普利和舍曲林;没有任何已知的过敏经历。

历年PSA值	
时间	PSA水平/(ng·ml⁻¹)
08/05/2012	6.68
09/22/2011	3.11
09/25/2010	2.52
08/29/2009	2.43
08/27/2008	2.27
09/03/2007	2.02
08/19/2006	1.98
08/15/2005	1.82
09/01/2004	1.52
08/28/2003	1.38
09/09/2002	1.25
08/20/2001	1.17

通过上述评估,是什么促使C. W.的初级保健医生将其转诊至泌尿专科医师?

利用预后因素来对癌症复发的风险进行分层,这对癌症的诊断和确定最佳的治疗是至关重要的。对于前列腺癌这样的异质性疾病尤其重要。复发风险高的患者需要更积极的治疗,而那些风险低的患者可以从更保守的方法中获益。肿瘤分期,PSA 和 Gleason 评分是预后因素,可用于计算患者在未来 5~10 年内复发的概率。利用这些因素并结合患者的预期寿命将有助于医生在最大化保证生活质量的同时为患者确定最佳治疗方案。

预期寿命

很多人的死亡原因并非前列腺癌。尸检数据显示,每10 名因各种原因死亡的男性中,就有 7 人在死亡时患有前列腺癌,而这些都没有被诊断出来[15,16](图 100-2)。对患者预期寿命的估计可以帮助确定从治疗中获得的潜在生命收益的程度。在死于另一个不相关的事件之前,生命短暂的男性患任何疾病或发病率的风险都很低,因此可能无法从明确的治疗中获益。相反,对于健康状况良好的年轻人,因为他们的寿命更长可能需要接受治疗,癌症复发可能是发病率和死亡率的一个原因。虽然保险预期寿命图(明尼苏达大都会保险或社会保障管理局人寿保险表)可以用来确定潜在的预期寿命,但它通常是由患者的医疗保健团队进行的综合临床测定,在确定治疗计划时,需要考虑许多因素,包括他们的整体健康状况、生活质量、合并症和家族史[4]。

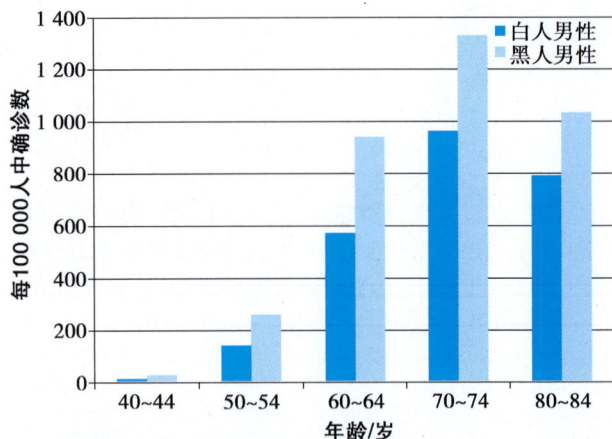

图 100-2 前列腺癌的发病率随种族和年龄变化[4]

前列腺特异性抗原

如前所述,血清 PSA 水平用于筛查前列腺癌检测。这也是一种用于诊断治疗的预后因素,因为更高的 PSA 水平与更高的风险和潜在的疾病发展风险有关。前列腺癌细胞越多,PSA 值就越高。确定癌症水平上升的速度是评估癌症潜在复发和进展能力的另一种方法。然而,众所周知,不是所有的前列腺癌都会导致 PSA 水平升高。这是另一种工具可以帮助医生评估特定病人的复发风险。如前所述,PSA 水平为 4~10ng/ml 的男性患前列腺癌的患病概率为

30%~35%;如果浓度超过 10ng/ml,风险就会加倍[6]。为了更好地确定患者患前列腺癌的风险,已经开发了许多其他筛查方法。

观察 PSA 水平上升的时间,是一种潜在的方法用于鉴别患有前列腺癌的男性和由于其他原因而 PSA 升高的男性。确定 PSA 上升速度可能有助于进一步确定哪些人应该进行活检。在诊断中,PSA 水平快速的增加也能提示疾病更快速的进展并可以作为治疗决策的指南。然而,由于实验室质控原因,要知道正常 PSA 范围随年龄和水平波动是可能存在,这一点很重要[4]。

由于 C. W. 的 PSA 值在 2011 年为 3.21,2012 年为6.68,因此担心他可能患有前列腺癌。前列腺癌预防试验(Prostate Cancer Prevention Trial, PCPT)发现,在 PSA ≤4.0ng/ml 和 DRE 正常的男性中,有 15% 被诊断出患有前列腺癌。当 PSA 水平在 4~10ng/ml 时,这个比例就翻倍[5]。从 2010—2011 年,2011—2012 年,C. W. 的 PSA 变化表明PSA 上升的速度加快了,这也表明了进一步的评估是必要的。巴尔的摩老龄化纵向研究(PLSA)试验表明,在 980 名男性中,PSA 上升速度每年超过 0.35ng/ml 的男性前列腺癌死亡相对风险,比 PSA 上升速度不超过每年 0.35ng/ml的男性高(P=0.02)[5]。

> 案例 100-2,问题 2:C. W. 转诊至泌尿科医生作进一步评估。什么额外的诊断程序可以明确诊断前列腺癌?通过程序可以做什么评估来更好地预测这种疾病?

肿瘤分期

美国癌症联合委员会(American Joint Committee on Cancer, AJCC)开发了一种用于诊断前列腺癌的新分级系统。AJCC TNM 分级系统根据肿瘤大小(T)、淋巴结受累程度(N)和远处转移的缺失或存在程度(M)对肿瘤的程度进行分类。一般而言,如果肿瘤仍在前列腺包膜内,则认为是局部病变。如果癌细胞已经扩散到被膜外或已经侵入邻近的结构,它是局部进展的,如果癌细胞已经扩散到身体的其他部位,则被认为是转移性的。

Gleason 评分

Gleason 评分是肿瘤活检的组织学分级。它是通过累积穿刺活检中,最常见及次常见的的生长模式来计算评分。这个评分是决定治疗和预后最重要的因素之一,因为它与肿瘤的侵袭性有关。侵袭性肿瘤是指生长速度快、转移风险高、局部治疗后易复发的肿瘤。有 5 种不同的生长模式,从高分化(1)到低分化(5),与腺体正常形态进展性损失有关(图 100-3)[18]。分化良好的癌细胞是与正常前列腺细胞最相似的细胞,它们的生长和扩散速度往往比分化不良的癌细胞慢,而分化不良的癌细胞则更具侵袭性。多达 50%的前列腺肿瘤表现出不止一种组织学模式[19]。通过评估多个活检样本来发现最常见的生长模式,可以更准确地估计肿瘤的侵袭行为。第 1 种和第 2 种最常见生长模式的累

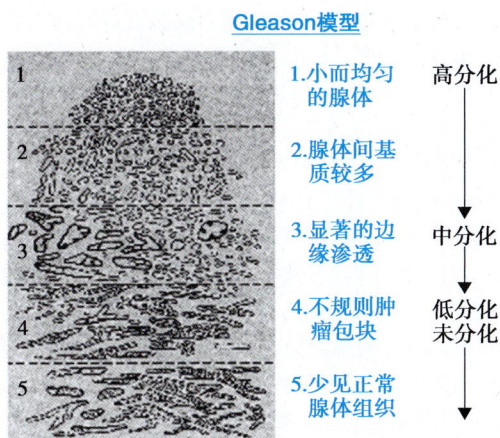

Gleason模型

1. 小而均匀的腺体 —— 高分化

2. 腺体间基质较多

3. 显著的边缘渗透 —— 中分化

4. 不规则肿瘤包块 —— 低分化 未分化

5. 少见正常腺体组织

图 100-3　Gleason 前列腺癌组织学分级中,随着腺体组织失去正常结构、病变进展,评分逐渐增加。(来源:Scher HI et al. Cancer of the Prostate. In:DeVita VT et al,eds. *Cancer:Principles and Practice of Oncology*. 10th ed. Philadelphia, PA:Lippincott Williams & Wilkins;2015.)

积值理论上可以在 2~10,因大多数肿瘤组织评分在 5~10。Gleason 分数不超过 6 分的癌症,分化较好,侵袭性较弱,被认为是低级别的。Gleason 7 分被认为是中级别,而 Gleason 7 分以上被认为是低分化、高等级癌症。Gleason 分数在 2~4 的患者,在 15 年内死于癌症的概率是 4%~7%。Gleason 分数在 8~10 的男性,如果不治疗,15 年内死亡的风险为 87%[4]。

结合分期、PSA 水平和 Gleason 评分的风险分层工具已经被开发和验证,因为它们能够识别出那些在局部治疗后复发风险增加和预后恶化的男性。这些评分系统对尚未接受治疗的患者进行分组,将其分为极低风险、低风险、中等风险、高风险或极高风险,结合患者的预期寿命和总体健康情况进行参考,以选择合适的初始治疗方案(表 100-2)[6,20]。

经直肠超声引导的穿刺活检可明确诊断前列腺癌。活检标本可以结合 DRE 结果来确定临床分期和 Gleason 评分的预后因素。

表 100-2

前列腺癌风险组[6]

风险	阶段	PSA/(ng·ml^{-1})	Gleason 评分	其他
临床进展				
极低风险	T1c	<10	≤6	少于 3 个前列腺活检阳性,每一个活检组织中癌细胞≤50%;PSA 浓度:<0.15ng/(ml·g)
低风险	T1~T2a	<10	≤6	
中等风险	T2b~T2c	10~20	7	
高风险	T3a	>20	8~10	
局部晚期				
极高风险	T3b~T4		5 个活检组织中超过 4 个评分在 8~10	
转移性				
转移性	任何 T、N1 或任何 T、任何 N、M1			

根据预后最严重的因素,对患者进行危险分组。有多种不良因素的患者可能会转入下一个危险组。

案例 100-2,问题 3:C. W. 的穿刺活检提示 Gleason 评分为 3+3＝6,T1c 期(无可疑阳性淋巴结和远处转移)前列腺癌(3/10 活检阳性)。基于以上诊断,C. W. 的风险分组为?

C. W. 为 T1cN0M0 期前列腺癌,Gleason 评分≤6,PSA <10ng/ml。根据这些预后因素,以及 3/10 活检阳性,他可被诊断为低风险前列腺癌。

治疗

观察和积极监测

案例 100-2,问题 4:C. W 咨询了一位肿瘤内科医生关于他低风险前列腺癌的治疗方法。这位肿瘤医生解释说,C. W. 总体较为健康,预期寿命很长,前列腺癌的生长速度相对较慢。那么什么是 C. W. 的前列腺癌保守治疗方案?

已有研究来确定那些以保守观察的治疗方法,而对其癌症没有立即、明确的干预,即能获得良好结果的男性。这是因为我们现在认识到了人们所说的前列腺癌过度治疗。正如前面所讨论的,虽然过度筛查在一些模型评估中起到了一定作用,但在美国所有筛查检测到的癌症中,有23%~42%的人属于过度治疗。根据患者的不同状态,这种非抗癌治疗的方法,具有微妙的区别。

观察不涉及癌症干预,如额外的活检、扫描、手术或治疗,仅监测患者,只有在患者出现症状时才进行姑息治疗。这是患者预期寿命低于10年,低风险或中等风险前列腺癌患者的一种选择,由于同时存在合并症或疾病,这些疾病致死风险很可能会超过前列腺癌,因此无法从治疗中获益[6]。

积极监测不同于观察,因为需要积极监测常规PSA水平,如果癌症似乎在进展中,可能需要进行DRE,目标是推迟治疗的副作用而不错过治愈的机会。因此,推荐用于预期寿命少于20年且患前列腺癌风险非常低的患者,或预期寿命大于10年但患前列腺癌风险较低的患者[6]。在对近1 000名前列腺癌患者进行积极监测(中位观察时间为6.4年,0.2~19.8年)的一项研究中发现:如果患者PSA值在不到3年的时间里翻了1倍,他们的Gleason评分在另一次活检的基础上更高,或者他们有新的临床进展,那么他们是可以接受治疗的。在这993名研究参与者中,有15%已经死亡,其中只有15名患者(1.5%)死于前列腺癌。另有13名患者(1.3%)发生转移,但在分析时只有4人死亡。在5年、10年和15年时间节点里,分别有75.7%、63.5%和55%的患者未经治疗和继续监测[21]。在对5 500多名具有低风险和良好中度风险的前列腺癌患者进行的另一项研究中发现,在接受了近距离放射治疗并进行了积极监测后,这些男性中有605人死亡,但其中只有5.6%死于前列腺癌[22]。这些研究表明,一些患者推迟治疗可能不影响生存。在患者和医生对这种方法的利弊进行全面的讨论后,应作出观察或积极监测的决定(表100-3)。

表100-3

观察和积极监测的利弊[6]

优势	劣势
避免潜在的副作用	错过治愈的机会
生活质量	进展和/或转移的风险
尽量避免不必要的治疗	如果有必要,未来的治疗将更加复杂,副作用也会更多
	神经保留手术将更加困难
	焦虑
	频繁的医学检查和活检

来源:Zelefsky MJ,Eastham JA,Sartor AO. Cancer of the Prostate. In:DeVita VT et al,eds. Cancer:*Principles and Practice of Oncology*. 10th ed. Philadelphia,PA:Lippincott Williams & Wilkins,2014. Accessed November 15,2015.

C.W.为低风险前列腺癌,体力状态良好且没有合并症状,预期生存期较长(≥10年),可行积极监测。鉴于他的年龄和较长的预期寿命,不推荐仅进行观察。

明确的局部治疗

早期疾病的治疗包括放射治疗,主要形式有近距离放射治疗或外束放射治疗(external beam radiation therapy,EBRT)和根治性前列腺切除术。这些局部治疗之所以被使用是因为癌症被认为仍然局限于前列腺。治疗方法的选择取决于风险分层,而风险分层考虑了疾病的程度、病理阶段和PSA、预期寿命、患者偏好,以及可能导致并发症和影响治疗结果的潜在合并症。如果治疗成功且选择了正确的患者,那这些局部疗法就有可能治愈这种疾病。

手术

根治性前列腺切除术是一种切除前列腺及周围组织的手术。一般只推荐临床局限性前列腺癌患者,其预期寿命为10年或以上,且无妨碍手术的合并症[6]。一项使用SEER医疗保险数据库的研究,观察了手术后的结果。在1992—1996年,对11 522名男性的研究中发现,术后并发症与外科诊所和医疗机构的手术量有关。手术量高的医院术后发病率低于手术量低的医院(27% vs 32%,P=0.03);与手术量低的外科医生相比,手术量高的外科医生术后发病率也更低(26% vs 32%,P<0.001)。当然医生或机构与死亡概率之间没有联系[23]。另一项研究发现,在没有接受其他治疗的患者中,当调整了肿瘤特征和手术年限后,外科医生的经验与较低的复发风险有关(P<0.001)。5年的可能复发率在职业生涯早期(10次手术前)为17.8%,而在后期(>250次手术后)为10.9%[24]。这些发现证实了经验是根治性前列腺切除术成功的关键因素。外科手术可以是开放或腹腔镜根治性前列腺切除术,若怀疑有淋巴结转移也可以包括切除周围的淋巴结。腹腔镜前列腺切除术创伤小、住院时间短、恢复快。对于经验丰富的外科医生来说,这2种方法的结果都是可以比较的,但仍需要长期的结果[1]。

来自手术的额外信息可以提供更准确的预后信息,如分级、是否扩展到周围组织或淋巴结。而这些信息可用于确定是否需要进一步治疗。除了提供更准确的预后信息外,根治性前列腺切除术还有一个好处,即治疗时间短,住院时间通常为1日。然而,它确实有勃起功能障碍、尿失禁和任何大手术相关的发病风险。由于这些风险,根治性前列腺切除术适用于预期寿命超过20年的极低风险患者、预期寿命超过10年的低和中等风险患者,以及没有证据表明疾病固定在前列腺外邻近组织的高风险患者[6]。

放射治疗

放射疗法使用高能束(EBRT)或放射性粒子(近距离放射治疗)杀死癌细胞。在近距离放射治疗中,辐射源直接进入前列腺,对周围组织的直接作用最小。这种形式的辐射可以是低剂量或高剂量的,可以作为低风险癌症的单一疗法,也可以作为EBRT的辅助治疗,特别是在中高风险癌症中[6]。在低风险的癌症中，近距离放射治疗与根治性前列腺切除术的控制率相当[25]。近距离治疗的优点是治疗时间短与尿失禁和勃起功能障碍的风险最小，但可导致急性尿潴留。

目前的 EBRT 技术使用三维适形放射治疗技术（three-dimensional conformal radiation therapy，3D-CRT），在计算机生成患者解剖图像的基础上进行放射治疗。增强放疗（intensity-modulated radiation therapy，IMRT）是 3D-CRT 的第2 次迭代，根据治疗区域的需要，使用不同强度的辐射。影像引导放射治疗（image-guided radiation therapy，IGRT）是一种更精确地定位治疗的 3D-CRT。IMRT 和 IGRT 技术都是 EBRT 治疗的标准治疗方法，可以更精确地提供更高剂量的辐射，以降低不良反应的风险。由于前列腺靠近膀胱和直肠，使用 EBRT 治疗可引起直肠急症，增加大便次数、尿频和尿失禁，以及勃起功能障碍。虽然这些症状通常是短期的，而且使用新技术可以降低风险，但在一些患者中，虽然比例较低，这些症状可以长期存在。与根治性前列腺切除术不同，EBRT 避免手术和麻醉导致的并发症，如出血、心肌梗死或肺栓塞。对于低风险、中等风险和高风险的癌症，体外放射治疗是一种选择。它通常与短期雄激素剥夺疗法联合治疗中等风险，与长期雄激素剥夺疗法联合治疗高风险癌症（见下一节雄激素剥夺疗法）。

放射治疗的其他形式，如质子束和立体定向放射治疗用于局限性前列腺癌。然而，在确定的局部治疗一线方案中，这些治疗是否优于目前的标准疗法尚未明确[26]。

目前还没有前瞻性随机对照试验直接比较局部前列腺癌放疗和前列腺切除术的治疗效果。一项回顾性研究比较了 766 例接受 EBRT 治疗的患者和 888 例接受外科手术患者的结果，发现所有疾病组的无病生存率没有显著差异[27]。其他几项回顾性研究也没有发现 EBRT 和前列腺切除术之间的区别[28,29]。在前瞻性随机对照试验能够明确地比较这些治疗方案之间的疗效之前，医生必须比较每种治疗方法的优缺点和患者的个体因素，以确定最合适的治疗方案。

雄激素剥夺疗法

雄激素剥夺疗法（androgen deprivation therapy，ADT）能用于抑制雄激素的产生。中等风险患者可与放疗联合使用，并可作为高风险患者联合放疗治疗的标准。雄激素剥夺疗法可以通过睾丸切除术来进行，因为大约 90% 的雄激素来自睾丸，被称为外科去势，或者通过添加 GnRH 类似物来实现，被称为药物去势。两者都应将人体的睾丸素分泌量降低至去势水平，通常低于 50ng/ml。由于这 2 种方法同样有效，大多数男性会接受 GnRH 治疗。然而，当患者出现进展性症状时，或者当依从性、成本或有效性不高时，睾丸切除术可以立即降低睾丸激素水平。表 100-4 总结了 GnRH 激动剂，其中包括亮丙瑞林、戈舍瑞林、组氨瑞林、布舍瑞林和曲普瑞林，以及一种 GnRH 阻滞剂——地加瑞克。

表 100-4

雄激素阻断药

药剂	给药途径	剂量
GnRH 受体激动剂		
亮丙瑞林（Eligard）	皮下注射	每月 7.5mg 每 3 个月 22.5mg 每 4 个月 30mg 每 6 个月 45mg
亮丙瑞林（Lupron Depot）	肌内注射	每月 7.5mg 每 3 个月 22.5mg 每 4 个月 30mg 每 6 个月 45mg
曲普瑞林（Trelstar or Trelstar Mixject）	肌内注射；吸入剂（重组）	每 4 周 3.75mg 每 12 周 11.25mg 每 24 周 22.5mg
戈舍瑞林（诺雷德）	皮下植入	每 28 日 3.6mg，每 12 周 10.8mg
组氨瑞林（Vantas）	皮下植入	每 12 个月 50mg
布舍瑞林（Suprefact）	皮下注射	每 8 小时 500μg，连续 7 日。每日 1 次，每日 200 μg
布舍瑞林（Suprefac Depot）	皮下植入	每 2 个月 6.3mg 每 3 个月 9.45mg

表 100-4

雄激素阻断药(续)

药剂	给药途径	剂量
GnRH 阻滞剂		
地加瑞克(Firmagon)	皮下注射	负荷剂量:240mg 分为 2 次,每次注射 120mg 维持剂量:每 28 日 80mg (首次加药后 28 日开始)
雄激素阻滞剂		
比卡鲁胺(Casodex)	口服	50mg,每日 1 次(与 GnRH 类似物一起服用) 150mg,每日 1 次(单药治疗)
尼鲁米特(Nilandron)	口服	300mg,每日 1 次,持续 30 日,随后 150mg 每日 1 次
氟他胺(Eulexin)	口服	250mg,每日 3 次

GnRH 激动剂通过与 GnRH 受体结合,抑制垂体黄体生成素(luteinizing hormone,LH)和卵泡刺激素(follicle stimulating hormone,FSH)的产生,降低睾丸激素,进而降低双氢睾酮。它们与 GnRH 受体结合,最初引起 LH 和 FSH 的升高和睾酮的激增,持续 1 周,直到连续的垂体过度刺激最终降低 GnRH 受体并降低激素水平[30](图 100-4)。这种最初、短暂的睾丸激素激增,称为肿瘤耀斑,会对出现症状的患者产生负面影响,包括骨痛和膀胱阻塞。但只要在短时间内进行至少 7 日的抗雄激素治疗,就可以预防耀斑的发生。

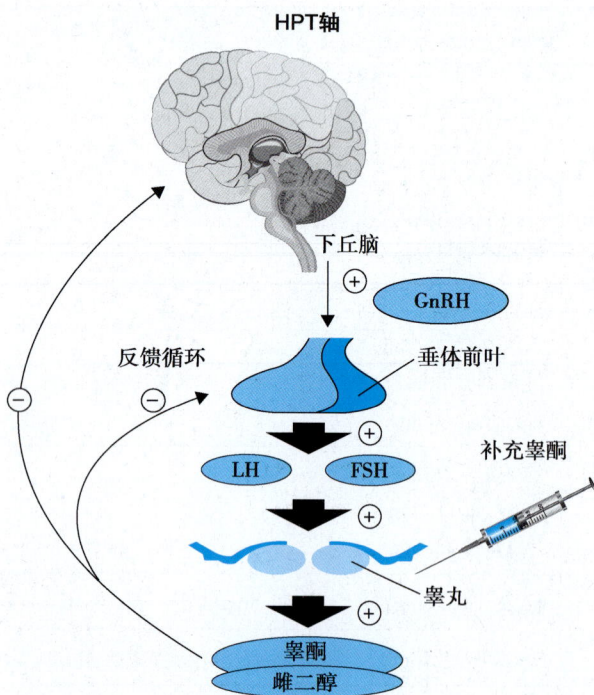

图 100-4 下丘脑-垂体-甲状腺腺轴(the hypothalamic-pituitary-thyroid axis,HPT 轴)受到 GnRH 激动剂的不断刺激通过负反馈来抑制睾酮生成。FSH,卵泡刺激素;GnRH,促性腺激素;LH,黄体生成素

在此情况下使用的抗雄激素是雄激素受体阻滞剂,通过与雄激素受体结合,竞争性地抑制受体与睾酮和双氢睾酮的结合。这些口服药物包括氟他胺、尼鲁米特和比卡鲁胺。阉割联合了 GnRH 激动剂或睾丸切除术和抗雄激素的去势疗法被称为联合阻断雄激素治疗(combined androgen blockade,CAB)。CAB 除了最初用于预防肿瘤耀斑发生的明确局部治疗,还可用于治疗复发性疾病。

因为 GnRH 阻滞剂直接阻断受体,因此立即减少了 LH 和 FSH 的产生,以及随后的睾酮抑制,避免了肿瘤耀斑和抗雄激素的使用,这对此期间合并症增多的患者可能最有用。

在一些中等风险前列腺癌患者的临床试验中,在放疗中联合 ADT 可以提高总体生存率,并对其他患者,特别是那些被认为具有极高风险前列腺癌特征的患者来说,也是一种选择[6]。这些试验支持在中等风险患者中使用 4~6 个月的 ADT 短期疗程[31-33]。在高风险或较高风险患者中,ADT 联合放射治疗可提高生存率,研究倾向于长期 ADT(2~3 年)而非短期 ADT(4~6 个月)。在放疗时加入 ADT 被认为对癌细胞有一种附加的协同细胞毒作用,可能会缩小前列腺和减少所需的辐射量[34]。因此,ADT 通常在放射前 2 个月启动。在局限性前列腺癌患者中,没有伴随放疗的雄激素剥夺单一疗法没有被证明是有益的。新辅助或辅助 ADT 对根治性前列腺切除术没有额外的益处。

传统上,放疗联合 ADT 治疗局限性前列腺癌的研究,采用在整个 ADT 治疗的部分联合使用雄激素阻断剂来进行。是否需要添加抗雄激素还不清楚。Meta 分析表明,比卡鲁胺可能比 GnRH 激动剂单药治疗的总体生存率提高 5%~20%,但仍需要更多的临床试验来明确证实其在局部治疗中的作用[35,36]。抗雄激素单药治疗效果不如药物(外科)去势,不推荐用于局限性前列腺癌的治疗。

使用 ADT 干扰睾酮和二氢睾酮的产生会导致一系列影响生活质量的症状,特别是对于长时间使用 ADT 的患者。这些副作用包括热潮红、性欲减退、勃起功能障碍、男性乳腺增生、行为改变和注射部位灼烧。雄激素剥夺疗法在使用 6 个月后会降低骨密度,从而导致骨质疏松[37]。它还会导致心血管和代谢异常,如体脂肪增加、肌肉力量下降,以及胰岛素敏感性下降,导致高血脂和高血糖。随着 ADT 的使用,糖尿病的发病率增加了 44%[38]。

案例 100-2,问题 5: C. W. 被筛选出继续进行积极的监测。他的肿瘤医生为他预约了每 3 个月进行 1 次 PSA 检查,每 6 个月进行 1 次 DRE 检查。他的检查结果如下:

日期	PSA 水平/(ng · ml^{-1})	DRE
01/13/2013	7. 16	阴性
04/27/2013	7. 45	
7/12/2013	7. 74	阴性
11/03/2013	8. 08	
04/10/2014	8. 75	阴性
10/29/2014	9. 05	
01/30/2015	10. 70	阴性
03/20/2015	11. 19	
07/02/2015	11. 70	阴性

C. W. 的 PSA 值继续上升,然而,他的整体健康状况仍然很好,没有任何症状。C. W. 开始焦虑,肿瘤医师决定行再次活检来重新评估肿瘤及治疗计划。结果显示,Gleason 评分为 4+3 = 7(4/12 活检阳性)。C. W. 可能的治疗方案是什么?

C. W. 为前列腺癌 T1cN0M0 期,Gleason 评分 7 分,PSA 11.7,他被归入中等风险组。明确的局部治疗选择是根治性前列腺切除术或 EBRT 联合 ADT,伴或不伴近距离放射治疗。由于一些试验在中等风险患者中应用了 ADT 联合放疗[31-33],C. W. 将接受 EBRT 联合 4~6 个月的 ADT 短期治疗。

局部晚期疾病

案例 100-3

问题 1: 患者 H. L. 是一名 63 岁男性,前列腺癌临床分期 T1cN0M0,PSA 9.2,Gleason 评分为 4+3 = 7。他的既往病史很普通,体力状况也很好。他没有已知的过敏史,也没有服用任何药物。除了 PSA 水平外,其他实验室指标没有临床意义。H. L. 决定接受根治性前列腺切除术作为明确的局部治疗,随后发现病理分期为 T2cN0M0。他在手术后接受了监测,6 个月后没有任何手术或疾病的症状。手术后他的 PSA 监测值最低点是 0.32ng/ml。肿瘤医师认为癌症仍然存在,但不认为有任何迹象表明出现了播散。H. L. 是什么类型的癌症进展?

复发和进展

对于接受局部放疗或手术治疗的患者,大约 25% ~ 33% 的患者会经历癌症复发。局部治疗结束后,通过定期监测患者 PSA 以检测生物化学的复发,这种复发是 PSA 升高提示的,无其他体征或症状的复发。PSA 复发的阈值取决于初始治疗。因为根治性前列腺切除术需要切除所有的前列腺组织,所以术后血清 PSA 不应被检测出来。根治性前列腺切除术后,PSA 水平超过 0.2ng/ml 被认为生化复发。前列腺根治术后复发的危险因素有 Gleason 评分、手术切缘阳性和术后 PSA 水平升高[39]。根据美国放射肿瘤学协会(American Society of Radiation Oncology, ASTRO)标准,EBRT 后生化复发被定义为 PSA 水平比最低点上升超过 2ng/ml,达到了 PSA 的最低值或连续 3 次高于 PSA 最低点。EBRT 后复发的危险因素有肿瘤体积大、PSA 复发时间短、前列腺外器官浸润、Gleason 评分高[40]。由于 H. L. 无症状,唯一的症状是前列腺切除术后,本来无法检测出来的 PSA 值的上升。因此他是生物化学上复发的前列腺癌。

案例 100-3,问题 2: 什么是 H. L. 可选的最合适的治疗方式?

生化复发表明患者可能是局部复发,也可能是转移复发。被认为是局部复发的患者可能有机会再次接受局部治疗,称为局部解救治疗,为治愈或延缓进展提供机会。前列腺根治术后生化复发且无远处转移迹象的患者可考虑采用或不采用 ADT 的解救放疗。相反,最初接受放射治疗的患者可能是前列腺切除术的候选患者。除解救性前列腺切除术,冷冻疗法(冷冻癌细胞术)和近距离放射治疗(如果 EBRT 是第 1 次使用),也是放射治疗后的解救治疗选择。为了确定解救治疗的适宜性,必须综合患者和疾病的特点进行评估[6]。

在临床特征表明该疾病不再局限于前列腺者,称为播散性前列腺癌,需要全身治疗。由于前列腺癌是由激素驱动的,ADT 是复发性前列腺癌的初始标准治疗方法。在这一点上,患者被认为是去势敏感的,因为他们的癌症仍然可以通过 ADT 降低睾酮达去势水平来抑制。雄激素疗法是一种缓和疗法,但它能控制或延缓症状和并发症,提高患者的生活质量[6]。

由于 ADT 对生化复发的益处尚不完全清楚,何时开始 ADT 尚不明确。观察直到有进展是一种选择,然而,疾病快速进展的患者,可表现为症状的出现、PSA 升高或 PSA 升高速度快、预期寿命长,应尽早开始 ADT。随着 ADT 的长期使用,费用和大量的副作用可能会限制和影响一些患者的生活质量。间歇性 ADT,一旦对治疗有反应,而不是持续给药,是一种可以减少副作用和提高生活质量的方法。这种方法是,患者继续使用 ADT,直到出现最大的 PSA 反应,然后暂时停止 ADT,直到达到一定的 PSA 阈值,ADT 再被重新启动[41]。间歇性 ADT 的全部好处尚不清楚。Crook 和他的同事进行了一项试验,让 1386 名接受放疗后 PSA 升高的男性接受间歇性 ADT 或连续 ADT 治疗。间歇性 ADT 治疗在总体生存率上并不差(8.8 年 vs 9.1 年;HR, 1.02;

95%CI,0.86~1.21),但这一组中更多的患者死于前列腺癌（120/690 vs 94/696）。试验表明间歇性 ADT 可以提高生活质量,然而,必须做更多的研究来确定对生存的真正影响。这种方法可以考虑用于无转移性疾病的患者[42]。ADT 反应的持续时间有所不同,但最终癌症会对 ADT 产生耐药性,大多数患者病情会进展。

在这个疾病阶段,H. L. 有复发性前列腺癌,但没有播散性疾病的证据。因此认为是局部复发,他仍然可能有通过局部解救治疗达到治愈的机会。他首先接受了前列腺切除术治疗,而解救治疗应该包括有或无 ADT 的 EBRT。

去势抵抗的前列腺癌

案例 100-3,问题 3：H. L. 采用 EBRT 进行局部解救治疗,用亮丙瑞林进行 ADT 治疗。EBRT 完成后,他在继续 ADT 治疗的同时接受监测。他的相关实验室结果如下：

日期	PSA 水平/(ng·ml^{-1})	睾酮/(ng·dl^{-1})
04/27/2014	1.56	
07/09/2014	0.36	
10/17/2014	0.31	<50
01/23/2015	0.57	
04/19/2015	1.08	<50
07/10/2015	0.74	
10/02/2015	2.45	<50

除了轻度抑郁和每日 3~4 次潮热外,H. L. 健康状况良好。2015 年 4 月 19 日,骨密度扫描结果显示骨量减少,T 值为-1.5。比卡鲁胺于 2015 年 4 月 19 日加入他的 ADT 治疗计划。H. L. 的癌症是如何进展的？接下来他的肿瘤医师应该怎么办？

前列腺癌去势治疗抵抗（castration-resistant prostate cancer,CRPC）发生时,癌症不再对单用 ADT 有反应,尽管睾丸素水平下降,癌症仍在进展。这是由持续升高的 PSA 或已有转移的新进展所提示的。在这种情况下,有很多不同的疗法可以使用,包括化疗和免疫疗法。CRPC 获得性耐药机制为,上调雄激素和/或雄激素受体,促使癌症在 ADT 存在的情况下生长。这种对雄激素通路的持续依赖使得 CRPC 能够对影响雄激素的其他药物和雄激素受体抑制剂敏感,尽管它的名称表明肿瘤对进一步的雄激素处理具有耐药性。GnRH 激动剂或阻滞剂应在进行任何其他治疗时无限期地继续使用,以保持其对睾酮和双氢睾酮的抑制作用。

如果患者在接受 ADT 治疗时 PSA 水平上升,应重新检查睾酮水平,以确保其低于去势水平。如果不是,那么 ADT 不能充分阻止雄激素的产生,通常建议改变药物或行睾丸切除术。如果睾酮水平低于 50ng/ml,则确认患者有去势抵抗,需要额外的全身治疗（表 100-5）[6]。

表 100-5

转移性去势抵抗前列腺癌的生存和生活质量优势

治疗	总体生存优势	生活质量优势
阿比特龙 1 000mg,口服,每日 1 次,第 1~28 日 泼尼松 5mg,口服,每日 2 次,第 1~28 日 每 28 日重复 1 次	×	×
恩杂鲁胺 160mg,每日 1 次,第 1~28 日 每 28 日重复 1 次	×	×
镭-223,50kBq/kg(1.35microcurie/kg) 每 4 周重复 1 次,共 6 次	×	×
多西他赛 75mg/m^2,静脉注射,第 1 日 泼尼松 5mg,每日 2 次,第 1~21 日 每 21 日重复 1 次	×	×
Sipuleucel-T,每 2 周 1 次 共 3 剂	×	
卡巴他赛 25mg/m^2,静脉注射,第 1 日 泼尼松 10mg,每日 1 次,第 1~21 日 每 21 日重复 1 次	×	
米托蒽醌 12mg/m^2,静脉注射,第 1 日 泼尼松 5mg,口服,每日 2 次 每 21 日重复 1 次		×

kBq,千贝克勒尔

二线激素治疗

尽管这种癌症现在被贴上了去势抵抗的标签,但许多细胞仍然非常依赖雄激素受体,并且可以在整个疾病过程中继续作为靶点。对于服用 GnRH 类似物的患者,如果有足够的去势水平（<50ng/dl）,但 PSA 水平显著升高或临床复发时,他们通常会对二线激素治疗有反应,如抗雄激素剂、抗雄激素撤退、酮康唑、糖皮质激素和雌激素。这些药物可以延缓疾病的进展,延缓对增加毒性的治疗的需求,然而,它们并没有显示出对生存的益处。在采用不同的治疗方式之前,可以按顺序使用这些药物[6]。

联合雄激素阻滞剂加用抗雄激素剂是 CRPC 患者常用的初始治疗方法。如前所述,在这种情况下使用的抗雄激素药物有 3 种,包括比卡鲁胺、尼鲁米特和氟他胺。由于氟他胺每日多次给药,以及尼鲁米特延迟黑暗视觉适应的副作用,比卡鲁胺是典型的首选药物。虽然这些药物的耐受性一般很好,但副作用可能包括肝毒性和肝酶升高。建议使用这些药物期间监测肝功能。胃肠道毒性可能发生,特别是氟他胺。尼鲁米特与肺相关的副作用发生率最高,尽管在任何抗雄激素中都是罕见的[4]。

联合治疗进展后停止抗雄激素剂可导致 PSA 水平下降,称为"抗雄激素戒断综合征"。大约 20% 的患者都有这种反应,应该尝试开始另一种治疗[43]。

酮康唑是一种抗真菌药物,是肾上腺雄激素合成的抑制剂。睾丸在男性体内产生了近 90% 的睾丸激素,其余 10% 来自于肾上腺产生的雄激素。雄激素随后转化为睾酮和双氢睾酮。前列腺癌,口服酮康唑 400mg,每日 3 次,在胃 pH 值较低的情况下,联合低剂量的糖皮质激素,可以最大限度地被吸收。在高达 71% 的患者中,PSA 可以降低 50% 或更多[4]。本药物具有增加药物相互作用的潜力,因为它是 CYP3A4 的有效抑制剂。毒性包括恶心、呕吐、皮疹和疲劳,通常对患者来说是自限性的。

几种不同的糖皮质激素和雌激素历来被用于前列腺癌的治疗。目前还不清楚这些药在 CRPC 中的具体作用。雌激素可抑制垂体中 LH 的释放,进而降低睾丸中睾酮的分泌。它们也可能对癌细胞有直接的细胞毒性作用。联合雌激素和雌二醇氮芥也显示了 24%~42% 的反应率。糖皮质激素,如氢化可的松、地塞米松和泼尼松,可以通过减少垂体中促肾上腺皮质激素(adrenocorticotropic hormone, ACTH)的产生来抑制肾上腺雄激素的合成。考虑到这些药物的毒性以及目前可供选择的药物数量的增加,这些药物在某种程度上已经失宠了[4]。

尽管睾丸素水平低于去势水平,但前列腺特异性抗原(PSA)的上升与 H. L. 去势抵抗相一致。肿瘤医师在 H. L. 的治疗计划中添加了一种抗雄激素剂。一种最初对他的 PSA 有反应的药,但因为一种获得性耐药机制,在他的下一次评估中,他的 PSA 又上升了。对于 H. L. 来说,下一步治疗是停止他的抗雄激素剂的使用以获得撤退反应。

转移性癌

当转移性癌发生时,应评估病情的状况和程度,并开始讨论治疗目标,因为患者是不可治愈的。转移性癌最可能出现在骨骼、肺和肝脏。合并症状更为常见,通常与转移部位有关。对于第 1 次被诊断为转移性前列腺癌的患者来说,治疗从 ADT 开始,就像在早期阶段使用激素治疗一样。雄激素去势疗法将持续进行,而其他药物则在疾病的发展过程中同时使用。

一旦患者发生去势抵抗,健康状况良好且无症状的男性可以使用免疫疗法、肿瘤疫苗进行治疗。对于有症状的去势抵抗,细胞毒性化疗通常被视为一线治疗。在转移性 CPRC 中批准使用较新的抗雄激素药物,并可在化疗前或化疗后使用。这些药物的给药顺序尚不清楚,然而,体力状况不佳、年事已高、病情进展迅速或需要延迟细胞毒性化疗的患者,可以尽早接受相对耐受的抗雄激素药物。在决定是否以及何时实施这些治疗方法时,重要的是要讨论每种治疗方法的益处以及潜在的副作用[44]。

细胞毒药物治疗

案例 100-4

问题 1:E. S. 是一名 70 岁的男性,2004 年行根治性前列腺切除,术后生化复发,自 2005 年 12 月起,每 3 个月接受 1 次亮丙瑞林治疗。2013 年 3 月,PSA 从最初的 0.12 上升至 0.47,他开始使用最初有疗效的比卡鲁胺。然而,PSA 随后在 2013 年 7 月上升到 2.16,于是停止使用比卡鲁胺。他的相关实验室结果如下:

日期	PSA 水平/(ng·ml⁻¹)
07/27/2013	2.16
10/20/2013	3.01
01/10/2014	3.32
04/12/2014	3.67
07/14/2014	3.93
10/26/2014	4.42
01/14/2015	4.77
04/17/2015	5.06
07/23/2015	5.51
10/02/2015	10.79

他继续每 3 个月使用亮丙瑞林和临床监测(相关实验室发现如上)。他来到肿瘤医师的办公室进行例行的随访,他感到越来越疲劳,髋关节又出现了新的疼痛。除了这种新的疼痛之外,他身体健康,每日步行 4.83 千米(3 英里)进行锻炼。他没有已知的药物过敏症状,每日只服用 10mg 的赖诺普利来治疗高血压。肿瘤医师要求对胸部、腹部和骨盆进行 CT 扫描,结果发现 1 个新的骨盆肿块。最好的治疗建议是什么?

紫杉烷类

紫杉烷类是唯一一类在 CRPC 治疗中显示出整体生存效益的化疗药物。这些药物是微管抑制剂,可以促进微管的组装并抑制分解,从而稳定微管并抑制细胞周期。在有紫杉烷类之前,化疗通常是无效的,米托蒽醌只能缓解症状。

多西他赛

当需要进行化疗时,多西他赛联合泼尼松被认为是治疗有症状的、转移性 CRPC 的一线药物。在 2 个随机的Ⅲ期研究中发现基于多西他赛的方案可以提高整体存活率。多西他赛联合泼尼松与之前的治疗标准方案(米托蒽醌联合泼尼松)进行了比较,后者没有任何生存益处,但提高了生活质量。在 1 000 多名男性中,每 3 周使用多西他赛联合泼尼松对比米托蒽醌联合泼尼松,总体存活率增加了约 2 个月(TAX327:18.9 个月 vs 16.5 个月,P = 0.009;SWOG9916:17.5 个月 vs 15.6 个月,P = 0.02)。在 2 项研究中,生活质量是相似的[45-47]。当多西他赛改为低剂量每2周1次,耐受性提高了,发热性中性粒细胞的发生减少和其他毒性较少[48]。对于不能耐受多西他赛3周方案的患者,可以考虑每2周使用1次。

最近有数据支持多西他赛早期应用于晚期或转移性激素敏感性前列腺癌患者。CHAARTED试验表明,在内脏或骨转移的男性中,早期使用多西他赛联合泼尼松6个周期,加上ADT可以提高生存率。平均总生存率为13.6个月,ADT和多西他赛联合组优于ADT组(57.6个月 vs 44个月,P<0.001)。进展时间分别为20.2和11.7个月(P<0.001)。对肿块大的男性进行亚组分析,总体生存率中位数为49.2和32.2个月(P=0.0 006)。这种优势在肿块较小的男性中并不多见。联合用药组的不良反应包括发热性中性粒细胞减少症和神经毒性[49]。

STAMPEDE试验表明,与只接受标准治疗的新诊断的晚期前列腺癌患者相比,增加6个周期多西他赛化疗,平均总生存期延长了10个月(77个月和67个月)。对于转移性疾病的患者,总体生存率增加了22个月(43个月和65个月)[50]。这些研究为早期使用多西他赛获得生存优势提供了证据,提示了一种新的化疗方案。临床观察证实了多西他赛在转移性激素敏感性前列腺癌中的作用。

卡巴他赛

卡巴他赛联合泼尼松可用于以多西他赛为基础的治疗后进展的患者。在一项针对转移性CRPC患者的卡巴他赛联合泼尼松对比米托蒽醌联合泼尼松的随机Ⅲ期研究中,多西他赛耐药的患者总体生存率提高了2.4个月(P=0.000 1),但出现了更严重的副作用。有4.9%的患者死亡(相比于米托蒽醌方案的1.9%),主要原因是败血症和肾功能衰竭。其他不良反应包括发热性中性粒细胞减少症、严重腹泻、贫血、恶心、呕吐和疲劳[51]。随着卡巴他赛毒性发生频率和严重程度的增加,在使用前应评估患者个体风险和获益。

米托蒽醌

在多西他赛作为一线细胞毒性化疗前,米托蒽醌联合泼尼松被认为是唯一一种对转移性CRPC有用的化疗方案。它并没有提高整体存活率,但确实提高了生活质量,可缓解29%的疼痛,而单独使用泼尼松仅为12%[52]。由于其在整体和无进展生存中缺乏获益,被降为最后的治疗选择,用于没有其他可行的治疗方法时,来缓解晚期转移性CRPC的症状。

免疫疗法

Sipuleucel-T

Sipuleucel-T是FDA批准的第1种癌症疫苗。与通过免疫系统识别病毒或细菌来预防感染的疫苗不同,癌症疫苗治疗癌症。这种癌症疫苗能刺激病人自身的免疫系统,对抗前列腺酸性磷酸酶(prostatic acid phosphatase,PAP)抗原,这种抗原在大多数前列腺癌组织中都有表达。从患者身上采集包含抗原提呈细胞的白细胞,然后暴露于PAP-粒细胞巨噬细胞集落刺激因子(PAP-GM-CSF重组融合蛋白)。收集3日后,激活的细胞再注入患者体内。每2周注射1次,共3次。一项随机、双盲、安慰剂对照的Ⅲ期研究对500多名有轻微症状或无症状转移性CRPC的男性进行了研究。总中位生存期为25.8个月,安慰剂组为21.7个月(P=0.03)。治疗耐受性良好,常见的不良反应有轻度至中度发冷(54.1%)、发热(29.3%)和头痛(16%)。与其他治疗转移性CRPC的方法不同,sipuleucel-T不会引起PSA水平的变化[53]。

新一代抗雄激素疗法

对雄激素在前列腺癌中作用的进一步了解,阐明了雄激素通路在CRPC中仍然活跃的概念。这在转移性CRPC中已经证明的疗效促使了新药的开发,这些药物可以抑制雄激素受体或雄激素合成所需的酶。Ⅲ期试验证实了它们对转移性CRPC,在多西他赛使用前后的功效。由于耐受性和易于口服给药,它们可以用于治疗不适宜或不能耐受化疗的患者,在多西他赛之前使用。

阿比特龙

阿比特龙是一种雄激素合成抑制剂,不可逆地抑制CYP17(17α-羟化酶或C17,20-裂解酶),这是一种雄激素生物合成所需的酶,在前列腺、睾丸和肾上腺组织中表达。它抑制睾酮前体、脱氢表雄酮和雄烯二酮。一项Ⅲ期随机安慰剂对照试验发现,在使用多西他赛后进展的转移性CRPC患者中,与单独使用泼尼松相比,阿比特龙与泼尼松联用的总中位生存期可延长4个月以上(15.8个月 vs 11.2个月,P<0.001)[54,55]。骨转移、PSA反应率、PSA进展时间,以及疼痛的缓解也有统计学意义的改善[56]。

阿比特龙优于多西他赛的应用,在另一项Ⅲ期随机试验中进行了研究。无症状或轻度症状转移性CRPC患者无进展生存期比单独使用泼尼松增加了1倍(16.5个月 vs 8.3个月,P<0.001)。疼痛强度的进展从18.4个月延迟到26.7个月[57]。对于不能忍受、希望延迟化疗或选择不接受多西他赛的患者来说,这是一个合理的选择。

由于阿比特龙对CYP17有抑制作用,可能增加肾上腺分泌的盐皮质激素,引起高血压、低钾血症和体液潴留等副作用,应予以监测。同时使用泼尼松可以降低这些副作用的发生率和强度。与阿比特龙相关的最常见不良反应包括疲劳(39%)、背部或关节不适(28%~32%)和周围组织水肿(28%)。22%的患者发生腹泻、恶心、便秘、潮热和高血压,但仅有4%的患者发生严重反应。房颤也很少发生(4%),中止治疗最常见的原因是肝酶升高或心脏功能紊乱。当患者开始服用阿比特龙,肝功能、电解质(钾和磷)和血压应该至少每月监测1次[54-57]。

恩杂鲁胺

恩杂鲁胺是一种雄激素受体抑制剂,抑制雄激素受体易位并与DNA结合,以抑制前列腺癌细胞的增殖。对接受多西他赛标准治疗的转移性CRPC患者进行了初步应用研究。

在 AFFIRM 的试验中,患者以 2∶1 的方式被随机分为恩杂鲁胺组或安慰剂组。由于中期分析的结果,研究提前终止,使用安慰剂的患者开始使用恩杂鲁胺进行治疗。治疗组总生存率中位数为 18.4 个月,安慰剂组为 13.6 个月(P<0.001)。生活质量改善,54% 的患者 PSA 水平下降超过 50%(P<0.001)[58]。治疗组与安慰剂组的不良反应包括疲劳(34% vs 29%)、腹泻(21% vs 18%)、潮热(20% vs 10%)和头痛(12% vs 6%)。癫痫发作偶尔发生(<1%),心血管疾病发生率无差异[58,59]。恩杂鲁胺是目前在转移性 CRPC 中唯一未与泼尼松联合使用的药物。

在多西他赛治疗前的一线治疗中,由于治疗组无进展生存期较好(65% vs 14%,P<0.001),PREVAIL Ⅲ期试验也提前终止。总体生存率也提高了(32.4 个月 vs 30.2 个月,P<0.001)[60]。

镭-223

在没有已知内脏转移的 CRPC 和有症状的骨转移患者中,已经证明镭-223 二氯化物可以提高中位总生存率(镭-223 组为 14.9 个月,安慰剂组为 11.3 个月)。每 4 周服用 1 次,共 6 个周期,可以减轻疼痛。它也延迟了首次骨骼事件的发生时间(15.6 个月 vs 9.8 个月,P<0.001)。它会释放高能量的 α 粒子,以骨转移为靶点,通过与增加骨更新的区域结合,短程辐射在这些靶点区域使双链 DNA 断裂,造成局部毒性作用。治疗组和安慰剂组的不良反应一致,尽管镭-223 组有略高的骨髓抑制发生率。由于不良事件,更多的安慰剂组的参与者中断了研究[61]。

E.S. 是去势抵抗转移性前列腺癌。伴有临床症状,自上次来访以来,他的 PSA 值迅速上升。多西他赛是治疗有症状的转移性前列腺癌的标准药物,这是对 E.S. 最合适的选择,没有任何并发症或其他禁止使用的因素。

骨转移

案例 100-4,问题 2: 既然 E.S. 有骨转移症状,有什么措施可以减少骨相关事件风险?

约 90% 的转移性前列腺癌患者会发生骨转移,并且这是晚期疾病的常见并发症。它们可能是无症状的,但常常会引起疼痛、活动性降低和生活质量下降。这些转移也可能导致骨相关事件(如病理性骨折),需要对骨进行放疗或手术以及脊髓减压。前列腺癌骨转移主要是成骨细胞病变,在肿瘤周围骨形成增加。此外,也会增加成骨细胞骨吸收或溶骨增加[4]。有几种治疗方法可改善症状、预防并发症或提高生存率。

双膦酸盐

唑来膦酸是唯一表现出有利于 CRPC 和骨转移患者的双膦酸盐。在Ⅲ期临床研究中,唑来膦酸可延迟骨相关事件的发生,包括骨骼的辐射、病理性骨折的时间和骨痛。但并未显示可改善生活质量或减少新转移的发展。剂量是每 3~4 周静脉注射 4mg,肾功能不全时必须减少剂量,在肾清除率小于 30ml/min 时不推荐使用。患者应服用钙和维生素 D 预防低钙血症。唑来膦酸可引起颌骨坏死这一罕见且严重的不良反应[4]。

RANKL 抑制剂

Denosumab(地诺单抗)是核因子-kB 配体受体激活剂(RANKL)的单克隆抗体,参与破骨细胞介导的骨吸收和重塑。与唑来膦酸治疗伴骨转移的 CRPC 相比,地诺单抗能更有效地预防病理性骨折、骨转移导致的放疗或手术治疗、或脊髓压迫的骨相关事件。地诺单抗还可恢复了骨密度[4]。地诺单抗相关的严重副作用除与双膦酸盐引起颌骨坏死相同外,还具有较高的低钙血症发生率。地诺单抗的剂量不需要根据肾脏调节,但是肾脏清除率小于 30ml/min 的患者发生低钙血症的风险增加,应该监测肾功能。CRPC 患者发生骨转移时,应每 4 周皮下注射 120mg 地诺单抗。患者应服用钙和维生素 D 预防低钙血症[62]。

全身放射治疗

可以使用全身放射治疗,镭-223 能够延迟前文所述的有症状的骨转移发生骨相关事件的时间。它是唯一具有生存获益的骨靶向治疗,对于患有广泛性骨病但病情轻微的患者,是很好的选择。锶-89 或钐-153 是目前已经使用的 2 种 β-射线治疗剂,用于对姑息性化疗和疼痛药物无反应的骨转移疼痛患者。但它们没有生存益处,如果要使用额外化疗,骨髓抑制是未来计划中必须考虑的主要问题。

虽然不是全身性放疗,但外照射疗法是治疗骨转移的 1 个或几个有症状部位的选择。最常用于缓解症状[6]。

激素

在以前讨论的Ⅲ期试验中,阿比特龙可改善骨相关疼痛和延迟首次发生骨相关事件的时间(13.3 个月 vs 16.7 个月)[56,58]。一项 PREVAIL 研究表明在多西他赛治疗前,恩杂鲁胺也可增加首次骨骼相关事件时间[60]。

E.S. 应在开始治疗时补充钙和维生素 D,并能在日常行走中增加负重锻炼。此外,肿瘤内科医生可推荐每 3~4 周使用唑来膦酸或每 4 周使用 1 次地诺单抗。

前列腺癌治疗的不良反应

由于诊断为前列腺癌的男性人数众多,且治疗后长时间生活的人数不断增加,患者的余生中应考虑到癌症治疗的不良影响。这些影响包括短期和长期问题。患者应该意识到这些潜在的不良影响,且他们的管理策略应包含在与医生的讨论中。来自美国癌症协会关于前列腺癌早期诊断患者长期存活的指南可提供给初级保健医师[8]。

雄激素剥夺疗法

男性使用 ADT 后丢失大部分睾酮可引发一些症状,就像绝经后女性丢失雌激素一样。诊断癌症后大量存活的患者应该意识到这种疗法的长期不良影响。美国临床肿瘤学家协会(American Society of Clinical Oncologists,ASCO)的生存指南认识到这些问题,并为他们提出监测建议,包括健康促进、筛查继发性癌症、直肠和泌尿系统症状、心血管和代谢影响、贫血、骨骼健康、性功能障碍和血管运动症状[63]。

案例 100-5

问题 1： P. L. 是一名 63 岁男性，接受 ADT 治疗已有 1 年多的时间，目前有潮热和轻度抑郁症。他还做了骨密度扫描，显示 ADT 引起骨质减少。P. L. 的肿瘤内科医生能为他做什么以减轻 ADT 治疗所导致的副作用和并发症？

血管舒缩症状

血管舒缩症状会困扰大多数 ADT 治疗期间的男性。潮热的特征是面部和躯干强烈的热感、发红和发汗，还可能包括焦虑和心悸。这些作用在频率、强度和持续时间上有变化。其机制可能是因为雄激素缺失，破坏了去甲肾上腺素和 5-羟色胺神经递质的平衡。这些数据是从许多男女性患者中获取的，因为大多数患者治疗后都又类似反应，而有些药物可产生类似的疗效。这些药物包括雌激素、加巴喷丁、普瑞巴林和文拉法辛[63]。

加巴喷丁是治疗男性潮热最常用的药物之一。使用加巴喷丁剂量高达每日 900mg 的男性 ADT 患者显示潮热显著减少。建议开始时以每日 300mg 进行滴定，并以 300mg 的增量增加，以达到最终剂量。每日 150～300mg 的普瑞巴林对妇女有一定的益处，开始每日给予 2 次 75mg 可能是一个合理的选择，但对男性尚未进行研究。

5-羟色胺和 5-羟色胺-去甲肾上腺素再摄取抑制剂对 ADT 男性有益，不过迄今为止还没有进行安慰剂对照的随机试验。文拉法辛剂量为每日 75mg，是该类研究中最广泛使用的药物。帕罗西汀在男性 ADT 中也有研究。也有报道使用其他药物进行这类研究。

雌激素也被用于治疗潮热。已烯雌酚和经皮雌激素疗效良好。未发现血栓的产生，但一些男性有乳房发育症。甲地孕酮和甲羟孕酮也被用于研究，一项试验表明甲羟孕酮比文拉法辛有更好的疗效。然而，人们担心它可能刺激前列腺癌生长，类似于雄激素受体阻滞剂，如果肿瘤生长，应停止使用该药物。

替代疗法也被用于治疗潮热。针灸在一些小型研究中表现出了潜能。大豆和草药产品也被使用，但是必须进行随机对照研究，以确定这些疗法的真正获益[64]。

心血管和代谢不良反应

值得关注的是 ADT 与心血管疾病死亡风险之间的关联。然而在临床试验中这种关联一致性一直没有被证实。充血性心力衰竭和心肌梗死被认为是有心血管疾病风险的高风险人群。一项非转移性和非 CRPC 研究的 meta 分析显示，接受 ADT 治疗和未治疗的男性在心血管死亡方面没有显著差异。美国心脏协会顾问小组得出结论认为，这种关联仍然存在争议，不建议定期进行心脏检查，但应进行心血管危险因素的筛查及常规监测血压、血脂、血糖，尤其是

那些接受 ADT 治疗超过 6 个月的男性[65]。

雄激素缺乏可增加肥胖风险、减少瘦肌肉量、降低胰岛素敏感性、增加高密度脂蛋白水平，以及增加皮下脂肪堆积。筛查糖尿病和高胆固醇血症是必要的，特别是长期使用 ADT 的患者[8,66-71]。

性相关副作用

性欲减退和勃起功能障碍是 ADT 的不良反应，接受 ADT 治疗的男性发生率高达 85%。ADT 治疗的影响可能会延迟至 2 年后才能完全缓解[72]。停止治疗后勃起功能障碍可恢复。然而，对于长期治疗的患者，医疗团队和患者之间就减轻这些影响的可用措施应该进行公开对话[8]。其他可能导致勃起功能障碍的因素也应考虑在内，包括糖尿病或心血管疾病史，以及患者是否曾经做过前列腺切除术。目前关于这种不良反应的最佳治疗方法尚未达成共识。可以用磷酸二酯酶抑制剂尝试，一项研究显示 44% 的患者使用此药获益[72]。

心理或认知不良反应

可能发生的心理不良反应有痛苦、抑郁和认知障碍。据估计，多达 30% 的患者经历过痛苦，25% 的患者焦虑风险增加，将近 10% 的患者有抑郁症。低水平睾酮会影响某些男性的情绪，导致抑郁和脾气暴躁。常规评估对于识别有这些经历的患者是至关重要的，这些影响可能对生存和生活质量产生重大影响，必要时考虑转诊并进行行为干预[8,73,74]。

骨相关不良反应

接受 ADT 治疗的患者更容易导致骨密度降低和骨折。一项回顾性研究，对 1992—1997 年诊断为前列腺癌的患者进行研究，比较了接受 ADT 治疗与没有接受 ADT 治疗的骨折发生率，结果发现接受 ADT 治疗的男性骨折发生率更高（19.4% vs 12.6%，$P<0.001$）。雄激素去势疗法增加了骨转换，降低骨密度，骨折风险相对增加 21%～54%。在最初的 6～12 个月内骨密度会快速丢失[75]。

美国临床肿瘤学家学会（ASCO）发布的前列腺癌生存指南建议，所有接受 ADT 的男性都应该使用基线双能 X 线吸收仪（dual energy x-ray absorptiometry，DEXA）扫描和使用 FRAX 评分（骨折风险评估）来评估骨折的风险[8]。对于那些确定为高风险的男性来说，有很多选择，如阿仑膦酸钠每周 70mg、唑来膦酸每年 5mg 或地诺单抗每 6 个月 60mg[6]。

颌骨坏死被认为是在改善骨健康中最严重的不良反应。建议患者在开始使用双膦酸盐或地诺单抗治疗之前进行基线牙齿评估，在开始使用这些药物之前，任何侵入性牙科手术要完成并治愈。也要重视良好的口腔卫生。

P. L. 的肿瘤内科医生可以给他提供抗抑郁药。已证明加巴喷丁、文拉法辛、雌激素和针灸对血管舒缩症状（如潮热）有益处。如果 P. L. 对治疗抑郁症和潮热有兴趣，文拉法辛可能是一个不错的选择，因为适当剂量的文拉法辛可以治疗这 2 个副作用。对于 P. L. 骨量的减少，可以做负

重运动、补充维生素 D 和钙，以及每年使用唑来膦酸或 2 年使用 1 次地诺单抗，以防止骨丢失引起的并发症。

辐射效应

案例 100-6

问题 1：K. A. 最近通过活检被诊断为前列腺癌。结果显示 Gleason 评分 4+3 = 7（5/12 活检阳性）。他与肿瘤医生、肿瘤放射师和泌尿科医师对局部治疗进行了讨论。他决定接受放射治疗，肿瘤放射师计划应用 EBRT，同时联合 6 个月的 ADT 治疗。K. A. 的治疗会带来哪些副作用？肿瘤医生对副作用和他的病史（PMH、FH 和 SH）要关注什么？

性相关副作用

勃起功能障碍是放射治疗最常见的性相关不良反应，包括射精量减少、没有射精、性高潮强度降低和性欲下降。EBRT 后 3 年或更长时间，36%~68% 的患者出现勃起功能障碍，联合近距离放射治疗后，50%~60% 男性患者均有一定程度的勃起功能障碍。前列腺根治性切除术后，勃起功能障碍很快就会发生，但可能随着时间的推移而改善。而辐射反应则相反，辐射引起的性功能障碍是一个缓慢的衰落过程。

在一项研究中，80% 接受放射治疗的患者对西地那非反应良好。在另一项研究中，74% 的患者在 4 年后仍有反应。应该还要考虑其他可能导致勃起功能障碍的因素，如冠心病、糖尿病，以及患者年龄。一些没有治疗反应的患者，应该转诊至泌尿科医生或性健康专家以评估其他治疗方案[4,72]。

体外放射治疗

局部放射治疗通常长达 4~6 周，急性症状通常发生在第 3 周左右，并在治疗完成后几日至几周内消失。腹泻可以用标准药物治疗（如洛哌丁胺、地芬诺酯或阿托品）。内痔或外痔可能会发炎，坐浴和氢化可的松栓剂可以帮助缓解症状。此外，急性泌尿道症状也可能发生，使用非那吡啶和 α-受体阻滞剂（如坦索罗辛）可获益。

EBRT 结束后 12~18 个月内可发生放射治疗引起的晚期直肠毒性，并持续数年，尽管 5 年后出现不良反应的情况很少。这些不良反应包括直肠出血、黏液排出和粪便轻度失禁。可通过饮食中增加膳食纤维、类固醇栓剂和坐浴来控制直肠出血，直肠溃疡和瘘管的发生率小于 1%。

晚期尿路感染包括 10%~15% 的慢性尿道炎和 2%~3% 的尿道狭窄[4]。

近距离放射治疗

近距离放射治疗可辐射小面积的前列腺，可减少 EBRT 的一些不利影响。在低剂量近距离放射治疗中，急性尿潴留发生率为 6%~15%，近年来能更好地识别其发展的危险因素，发病率降至 6%。短暂性泌尿系统疾病包括放射性尿道炎或前列腺炎、尿频、尿急和排尿困难。在近距离放射治疗后 1~3 个月症状将出现峰值，并在随后的几个月内逐渐解决，α-受体阻滞剂坦索罗辛可缓解这些症状[4]。

K. A. 在 EBRT 后可能会发生腹泻和痔疮。其他的泌尿系统和直肠症状包括直肠急症、尿频和肠活动增加，勃起功能障碍也可能发生。雄激素去势疗法可引起表 100-6 所列的许多副作用。最常见的不良反应包括性欲减退、勃起功能障碍、热痉挛、体重增加和肌肉丧失。因为 K. A. 已经患有高胆固醇血症和抑郁症，可能会因为使用 ADT 而受到影响，K. A. 的肿瘤医生必须密切监测这些并发症的变化，并在需要时积极治疗。

表 100-6

雄激素去势的不良反应、大概频率和潜在的治疗选择

作用	大概频率	可能的干预措施
性欲减退	一般	未知
勃起功能障碍	一般	未知
潮热	50%~80%	文拉法辛，雌激素，孕激素
肌肉损失	常见，持续时间依赖的	锻炼
体重增加	常见	锻炼或节食
面部或身体毛发减少	很常见	未知
疲劳	未定义	锻炼
情绪不稳	未定义	未知
抑郁	0~30%	各种抗抑郁药
认知功能障碍	未定义	未知
男性乳腺发育	高达 20%	抢先放射
乳房胀痛	未定义	芳香酶抑制剂
骨质疏松	常见，持续时间依赖的	锻炼或双膦酸盐
贫血	5%~13%	不推荐使用促红细胞生成素
高脂血症	10%	饮食，他汀类
糖尿病	每年增长 0.8%	锻炼，口服药
心肌梗死	每年增长 0.25%	危险因素的治疗
冠心病	每年增长 1%	危险因素的治疗

由于缺乏对比研究、定量评估和/或一致的定义，许多事件的发生率未能很好的确定。

来源：Scher HI et al. Cancer of the Prostate. In：DeVita VT et al, eds. *Cancer：Principles and Practice of Oncology*. 10th ed. Philadelphia, PA：Lippincott Williams & Wilkins；2015.

预防

案例 100-7

问题 1：A. G. 是一名 42 岁的非洲裔美国男性，去医生那里讨论降低前列腺癌风险的可能方法。他的父亲在 49 岁时被诊断患有前列腺癌，他的弟弟 45 岁就被诊断出患有前列腺癌。除了生活方式和饮食改变之外，A. G. 的医生应该怎样和他讨论 5-α-还原酶抑制剂的使用？

由于大量男性患有前列腺癌，人们开始关注预防的可能性。一些可改变的危险因素可解决，但也有人关注药物或补充剂，这些药物或补充剂至少可以降低风险或可能预防前列腺癌的发生。

目前最大的试验数据来自 5-α-还原酶抑制剂——非那雄胺和度他雄胺。非那雄胺是 II 型 5-α-还原酶的竞争性抑制剂，能够阻断前列腺细胞中睾酮向双氢睾酮的转化。在前列腺癌预防试验（Prostate Cancer Prevention Trial，PCPT）中，超过 1 800 名 55 岁或以上的男性参与，他们的基线 PSA ≤3 且 DRE 正常。他们被随机分成每日 5mg 组或安慰剂组，每年进行 DRE 和监测 PSA。在 7 年的随访中，服用非那雄胺的男性前列腺癌患病率下降了 24.8%。在非那雄胺队列中，4 368 名男性中有 803 名癌症患者，安慰剂组 4 692 名男性中有 1 147 名癌症。有关性副作用的报道较多，但较少出现下尿路症状，这与非那雄胺的作用机制及其在前列腺良性增生中的应用有关。然而，对于那些服用非那雄胺的男性，高级别（Gleason 评分为 7 分或更高）的癌症比例较高，在非那雄胺组中诊断出 280 个高级别肿瘤，而在安慰剂组中诊断出 237 个[76]。人们担心这些癌症更有侵袭性。这种风险太高，很少有人考虑将其用于预防。在试验开始后的 18 年，再次对存活进行了评估，以确定非那雄胺是否增加了死亡的风险，因为诊断出更高级别的癌症。使用非那雄胺的低级别恶性肿瘤组，10 年生存率为 83%，安慰剂组为 80.9%（$P=0.46$），对于高级别恶性肿瘤，非那雄胺组存活率为 73%，安慰剂组为 73.6%。最近更新的 15 年数据显示非那雄胺组和安慰剂组诊断为前列腺癌的比例分别为 10.5% 和 14.9%（$P<0.001$）。在非那雄胺队列中，3.5% 的为高级别肿瘤，安慰剂组中为 3%（$P=0.05$）。在第 15 年，非那雄胺组存活率为 78%，安慰剂组为 78.2%。非那雄胺组死亡风险比为 1.02（$P=0.46$）。在死亡风险方面两组之间无显著性差异。总体而言，非那雄胺可降低约 1/3 前列腺癌的风险[77]。

度他雄胺，一种 I 型和 II 型 5-α-还原酶抑制剂，在一项为期 4 年的随机、双盲、安慰剂对照研究试验中，男性每日给予 0.5mg 度他雄胺或安慰剂。这些人年龄在 50~75 岁，PSA 在 2.5~10ng/ml，且 6 个月内前列腺活检为阴性。共有 6 729 名男性参与，度他雄胺组中 3 305 名男性有 659 名癌症患者，安慰剂组 3 424 名男性中有 858 名癌症患者。4 年间，相对风险降低了 22.8%（$P<0.001$），且高分化肿瘤组与正常对照组相比无显著性差异。度他雄胺和安慰剂组分别有 9% 和 5.7% 的男性出现勃起功能障碍（$P<0.001$）。虽然度他雄胺

组 BPH 症状较少，但还是发现有性欲减退（3.3% vs 1.6%）。不到 5% 的男性因为药物相关的不良事件而停止了研究[78]。

SELECT 试验评估了硒和维生素 E 在预防前列腺癌中的作用。研究表明，活性氧可能与各种恶性肿瘤的发病和进展有关，如前列腺癌。这是一个 III 期随机、双盲、安慰剂对照试验，以评估每日硒 200μg 和维生素 E 400IU 单独或联合使用的有效性。超过 35 000 名男性参与了研究，他们的 DRE 正常且 PSA 水平<4ng/ml。中位数为 5.46 年，各组之间未见差异[79]。

A. G. 的医生应该说明 5-α-还原酶抑制剂的确能够显著降低前列腺癌的发病率，但是目前还不清楚它们对前列腺癌的生存有什么影响，且可能对高级别癌症的发病率有负面影响。此外，患者可能会有勃起功能障碍和性欲下降等药物副作用。

生存

由于大量患者诊断出前列腺癌且肿瘤通常生长缓慢，因此有大量男性带癌生活或诊断前列腺癌后仍然生存，约占癌症幸存者的 20%。人们认识到在治疗完成后，生理和心理影响可能长期存在。美国癌症协会制定了指南，于 2014 年更新，并在 2015 年得到 ASCO 的认可，用于初级保健医师监测前列腺癌幸存者的健康[8,64]。

需进行生活质量基线评估，如男性性健康 5 项调查表或勃起功能国际指数，至少每年使用其中 1 个进行有效的调查监测[8]。这些有助于识别患者关注的不良负担或其他副作用。

健康生活方式

指南包括强调患者获得和保持健康体重的好处、获得足够的体育锻炼，并食用水果、蔬菜和全谷含量高的饮食。对于那些肠道吸收有残留问题的患者，他们应该向营养师咨询。指南还包括避免饮酒注意事项、限制吸烟，以及每日饮酒不超过 2 杯，必要时停止吸烟喝酒。吸烟会增加复发和其他癌症的发生率。

肥胖与前列腺癌死亡率增高和生化指标复发有关。体重指数（body mass index，BMI）、健康食物的选择及体育活动应该交由初级保健医师处理和鼓励。

已证明体育活动可以改善癌症相关和整体生存率，加速短期疗程后的恢复，并预防一些长期效应。运动可以改善疲劳、焦虑、抑郁症状、自尊、幸福感和生活质量。应鼓励患者每周至少进行 150 分钟的体育锻炼[8]。

监测

一旦治疗结束，应该在最初的 5 年内每 6~12 个月监测 1 次 PSA，然后每年监测 1 次。每年进行 1 次 DRE 也是合适的，尤其有一些患者在癌症发生时 PSA 不会升高。同时，那些接受盆腔放疗的患者患膀胱癌和结肠癌的风险也会增加。他们应该进行常规筛查，有任何血尿、直肠出血或疼痛的迹象都应到肿瘤放射师那里进行评估[4]。

（桂玲 译，张程亮 校，杜光 审）

参考文献

1. American Cancer Society. Cancer Facts and Figures, 2015. http://www.cancer.org/cancer/prostatecancer/detailedguide/prostate-cancer-key-statistics. Accessed December 22, 2015.

2. Siegel RL et al. Cancer statistics, 2015. *CA Cancer J Clin*. 2015;65:5–29.

3. Moore KL et al, eds. *Clinically Oriented Anatomy*. 7th ed. Baltimore, MD: Lippincott Williams & Wilkins; 2014.

4. Scher HI et al. Cancer of the Prostate. In: DeVita VT et al, eds. *Cancer: Principles and Practice of Oncology*. 10th ed. Philadelphia, PA: Lippincott Williams & Wilkins; 2015.

5. National Comprehensive Cancer Network® (NCCN®). Prostate Cancer Early Detection v2.2015, www.nccn.org. Accessed December 21, 2015.

6. National Comprehensive Cancer Network® (NCCN®). Prostate Cancer v1.2015, www.nccn.org. Accessed December 21, 2015.

7. Stephenson AJ et al. Preoperative nomogram predicting the 10-year probability of prostate cancer recurrence after radical prostatectomy. *J Natl Cancer Inst*. 2006;98:715–717.

8. Skolarus TA et al. American Cancer Society prostate cancer survivorship care guidelines. *CA Cancer J Clin*. 2014;64(4):225–249.

9. Wolf AM et al. American Cancer Society Guideline for the early detection of prostate cancer: update 2010. *CA Cancer J Clin*. 2010;60:70–98.

10. Carter HB et al. Early detection of prostate cancer: AUA guideline. *J Urol*. 2013;190(2):419–426.

11. Andriole GL et al. Prostate cancer screening in the randomized Prostate, Lung, Colorectal, and Ovarian Cancer Screening Trial: mortality results after 13 years of follow-up. *J Natl Canc Inst*. 2012;104(2):125–132.

12. Schroeder FH et al. ERSPC investigators: screening and prostate-cancer mortality in a randomized European study. *N Engl J Med*. 2009;360:1320–1328.

13. Drazer MW et al. National trends in prostate cancer screening among older American men with limited 9-year life expectancies: evidence of an increased need for shared decision making. *Cancer*. 2014;120:1491–1498.

14. Moyer VA; U.S. Preventive Services Task Force. Screening for prostate cancer: U.S. Preventive Services Task Force recommendation statement. *Ann Intern Med*. 2012;157(2):120–134.

15. Sakr WA et al. The frequency of carcinoma and intraepithelial neoplasia of the prostate in young male patients. *J Urol*. 1993;150:379–385.

16. Sakr WA et al. High grade prostatic intraepithelial neoplasia (HGPIN) and prostatic adenocarcinoma between the ages of 20–69: an autopsy study of 249 cases. *In Vivo*. 1994;8(3):439.

17. Thompson IM et al. Prevalence of prostate cancer among men with a prostate-specific antigen level < or =4.0ng/mL. *N Engl J Med*. 2004;350(22):2239–2246.

18. Gleason DF. The Veteran's Administration Cooperative Urologic Research Group: histologic grading and clinical staging of prostatic carcinoma. In: Tannenbaum M, ed. *Urologic Pathology: The Prostate*. Philadelphia, PA: Lea and Febiger: 1977;171–198.

19. Gleason DF. Classification of prostatic carcinomas. *Cancer Chemother Rep*. 1966;50:125–128.

20. Rodrigues G et al. Pre-treatment risk stratification of prostate cancer patients: a critical review. *Can Urol Assoc J*. 2012;6(2):121–127.

21. Klotz L et al. Long-term follow-up of a large active surveillance cohort of patients with prostate cancer. *J Clin Oncol*. 2015;33:272–277.

22. Raldow AC et al. Risk Group and death from prostate cancer: implications for active surveillance in men with favorable intermediate-risk prostate cancer. *JAMA Oncol*. 2015;1(3):334–340.

23. Begg CB et al. Variations in morbidity after radical prostatectomy. *N Engl J Med*. 2002;346:1138–1144.

24. Vickers AJ et al. The surgical learning curve for prostate cancer control after radical prostatectomy. *J Natl Cancer Inst*. 2007;99(15):1171–1177.

25. Merrick GS et al. Permanent interstitial brachytherapy in younger patients with clinically organ-confined prostate cancer. *Urology*. 2004;64:754–749.

26. Valicenti RK et al. Adjuvant and salvage radiotherapy after prostatectomy: ASTRO/AUA Guideline. *Int J Radiation Oncol Biol Phys*. 2013;86(5):822–828.

27. D'Amico AV et al. Biochemical outcome after radical prostatectomy, external beam radiation therapy, or interstitial radiation therapy for clinically localized prostate cancer. *JAMA*. 1998;280:969–974.

28. Kupelian PA et al. Higher than standard radiation doses (>or =72 Gy) with or without androgen deprivation in the treatment of localized prostate cancer. *Int J Radiat Oncol Biol Phys*. 2000;46:567–574.

29. Aizer AA et al. Radical prostatectomy vs. intensity-modulated radiation therapy in the management of localized prostate adenocarcinoma. *Radiother Oncol*. 2009;93:185–191.

30. Van Poppel. LHRH agonists versus GnRH antagonists for the treatment of prostate cancer. *Belgian J Med Oncol*. 2010;4:18–22.

31. Bolla M et al. Duration of androgen suppression in the treatment of prostate cancer. *N Engl J Med*. 2009;360:2516–2527.

32. D'Amico AV et al. Androgen suppression and radiation vs radiation alone for prostate cancer: a randomized trial. *JAMA*. 2008;299:289–295.

33. Jones CU et al. Radiotherapy and short-term androgen deprivation for localized prostate cancer. *N Engl J Med*. 2011;365:107–118.

34. Gomella LG et al. Hormone therapy in the management of prostate cancer: evidence-based approaches. *Thera Adv Urol*. 2010;2(4):171–181.

35. Maximum androgen blockade in advanced prostate cancer: an overview of the randomized trials. Prostate Cancer Trialists' Collaborative Group. *Lancet*. 2000;355:1491–1498.

36. Samson DJ et al. Systematic review and meta-analysis of monotherapy compared with combined androgen blockade for patients with advanced prostate carcinoma. *Cancer*. 2002;95:361–376.

37. Greenspan SL et al. Effect of once-weekly oral alendronate on bone loss in men receiving androgen deprivation therapy for prostate cancer: a randomized trial. *Ann Intern Med*. 2007;146:416–424.

38. Basaria S et al. Hyperglycemia and insulin resistance in men with prostate carcinoma who receive androgen-deprivation therapy. *Cancer*. 2006;106(3):581.

39. Freedland SJ et al. Adjuvant and salvage radiotherapy after prostatectomy: American Society of Clinical Oncology Clinical Practice Guideline Endorsement. *J Clin Oncol*. 2014;32:3892–3898.

40. Zumsteg ZS et al. The natural history and predictors of outcome following biochemical relapse in the dose escalation era for prostate cancer patients undergoing definitive external beam radiotherapy. *Eur Urol*. 2015;67(6):1009–1016.

41. Hussain M et al. Intermittent versus continuous androgen deprivation in prostate cancer. *N Engl J Med*. 2013;368:1314–1325.

42. Crook JM et al. Intermittent androgen suppression for rising PSA level after radiotherapy. *N Engl J Med*. 2012;367:895–903.

43. Sartor AO et al. Antiandrogen withdrawal in castrate-refractory prostate cancer: a Southwest Oncology Group trial (SWOG 9426). *Cancer*. 2008;112:2393–2400.

44. Valencia LB et al. Sequencing current therapies in the treatment of metastatic prostate cancer. *Canc Treat Rev*. 2015;41:332–340.

45. Tannock IF et al. Docetaxel plus prednisone or mitoxantrone plus prednisone for advanced prostate cancer. *N Engl J Med*. 2004;351:1502–1512.

46. Berthold DR et al. Docetaxel plus prednisone or mitoxantrone plus prednisone for advanced prostate cancer: updated survival in the TAX 327 study. *J Clin Oncol*. 2008;26:242–245.

47. Petrylak DP et al. Docetaxel and estramustine compared with mitoxantrone and prednisone for advanced refractory prostate cancer. *N Engl J Med*. 2004;351:1513–1520.

48. Kellokumpu-Lehtinen PL et al. 2-weekly versus 3-weekly docetaxel to treat castration-resistant advanced prostate cancer: a randomized, phse 3 trial. *Lancet Oncol*. 2013;14:117–124.

49. Sweeney CJ et al. Chemohormonal therapy in metastatic hormone-sensitive prostate cancer. *N Engl J Med*. 2015;373:737–746.

50. James ND et al. Docetaxel and/or zoledronic acid for hormone-naïve prostate cancer: First overall survival results from STAMPEDE. *J Clin Oncol*. 2015;33:(suppl; abstr 5001).

51. De Bono JS et al. Prednisone plus cabazitaxel or mitoxantrone for metastic castration-resistant prostate cancer progressing after docetaxel treatment: a randomized open0label trial. *Lancet*. 2010;37:1147–1154.

52. Basch E et al. Systemic therapy in men with metastatic castration-resistant prostate cancer: American Society of Clinical Oncology and Cancer Care Ontario Clinical Practice Guideline. *J Clin Oncol*. 2014;32:3436–3448.

53. Kantoff PW et al. Sipuleucel-T immunotherapy for castration-resistant prostate cancer. *N Engl J Med*. 2010;363:411–422.

54. De Bono JS et al. Abiraterone and increased survival in metastatic prostate cancer. *N Engl J Med*. 2011;364:995–2005.

55. Fizazi K et al. Abiraterone acetate for treatment of metastatic castration-resistant prostate cancer: final overall survival analysis of the COU-AA-301 randomised, double-blind, placebo-controlled phase 3 study. *Lancet Oncol*. 2012;13:983–992.

56. Logothetis CJ et al. Effect of abiraterone acetate and prednisone compared with placebo and prednisone on pain control and skeletal-related events in patients with metastatic castration-resistant prostate cancer: exploratory analysis of data from the COU-AA-301 randomised trial. *Lancet Oncol*. 2012;13(12):1210–1217.

57. Ryan CJ et al. Abiraterone in metastatic prostate cancer without previous

chemotherapy. *N Engl J Med.* 2013;368:138–138.

58. Scher HI et al. Increased survival with enzalutamide in prostate cancer after chemotherapy. *N Engl J Med.* 2012;367:1187–1197.

59. Quintela ML et al. Enzalutamide: a new prostate cancer targeted therapy against the androgen receptor. *Canc Treat Rev.* 2015;41:247–253.

60. Beer TM et al. Enzalutamide in metastatic prostate cancer before chemotherapy. *N Engl J Med.* 2014;371:424–433.

61. Parker C et al. Alpha emitter radium-223 and survival in metastatic prostate cancer. *N Engl J Med.* 2013;369:213–223.

62. Fizazi K et al. Denosumab versus zoledronic acid for treatment of bone metastases in men with castration-resistant prostate cancer: a randomised, double-blind study. *Lancet.* 2011;377:813–822.

63. Resnick MJ et al. Prostate cancer survivorship care guideline: American Society of Clinical Oncology Clinical Practice Guideline Endorsement. *J Clin Oncol.* 2015;33:1078–1085.

64. Jones JM et al. Androgen deprivation therapy-associated vasomotor symptoms. *As J Androl.* 2012;14:193–197.

65. Levine GN et al. Androgen-deprivation therapy in prostate cancer and cardiovascular risk: a science advisory from the American Heart Association, American Cancer Society, and American Urological Association: endorsed by the American Society for Radiation Oncology. *CA Cancer J Clin.* 2010;60(3):194.

66. Nguyen PL et al. Association of androgen deprivation therapy with cardiovascular death in patients with prostate cancer: a meta-analysis of randomized trials. *JAMA.* 2011;306:2359-66.

67. Nguyen PL et al. Adverse effects of androgen deprivation therapy and strategies to mitigate them. *Eur Urol.* 2015;67(5):825–836.

68. Hakimian P et al. Metabolic and cardiovascular effects of androgen deprivation therapy. *BJU Int.* 2008;102:1509–1514.

69. Saylor PJ et al. Metabolic complications of androgen deprivation therapy for prostate cancer. *J Urol.* 2009;181:1998–2006.

70. O'Farrell S et al. Risk and timing of cardiovascular disease after androgen deprivation therapy in men with prostate cancer. *J Clin Oncol.* 2015;33:1243–1251.

71. Smith MR et al. Changes in body composition during androgen deprivation therapy for prostate cancer. *J Clin Endocrinol Metab.* 2002;87:599–603.

72. White ID et al. Development of UK guidance on the management of erectile dysfunction resulting from radical radiotherapy and androgen deprivation therapy for prostate cancer. *Int J Clin Pract.* 2015;69:10–23.

73. McGinty HL et al. Cognitive functioning in men receiving androgen deprivation therapy for prostate cancer: a systematic review and meta-analysis. *Support Care Cancer.* 2014;22:2271–2280.

74. Gonzalez BD et al. Course and predictors of cognitive function in patients with prostate cancer receiving androgen deprivation therapy: a controlled comparison. 2015;33:2021–207.

75. Shahinian VB et al. Risk of fracture after androgen deprivation for prostate cancer. *N Engl J Med.* 2005;352:154–164.

76. Thompson IM et al. The influence of finasteride on the development of prostate cancer. *N Engl J Med.* 2003;349(3):215.

77. Thompson IM et al. Long-term survival of participants in the prostate cancer prevention trial. *N Engl J Med.* 2013;369:603–610.

78. Andriole GL et al. Effect of dutasteride on the risk of prostate cancer. *N Engl J Med.* 2010;362(13):1192.

79. Lippman SM et al. Effect of selenium and vitamin E on risk of prostate cancer and other cancers: the Selenium and Vitamin E Cancer Prevention Trial (SELECT). *JAMA.* 2009;301:39–51.

101

第 101 章 造血干细胞移植

Valerie Relias

核心原则	章节案例
1 造血干细胞移植(hematopoietic cell transplantation,HCT)是一个挽救生命的医疗过程,包括输注造血干细胞到患者(HCT 受体)体内来治疗恶性和非恶性疾病和/或恢复正常造血及淋巴细胞功能。	案例 101-1(问题 1) 案例 101-2(问题 1)
2 自体 HCT 是指移植供体和受体是相同的个体,从而消除了移植前和移植后的免疫抑制。自体造血干细胞必须在给予清髓性预处理方案前获取保存,在给予预处理方案后进行输注。	案例 101-1(问题 2 和 3)
3 自体 HCT 移植术后的药物治疗包括使用造血生长因子去刺激干细胞,并加快造血功能的恢复。	案例 101-1(问题 6) 案例 101-2(问题 8)
4 自体 HCT 术后常见的并发症是感染和器官衰竭,并发症发生率不到 5%。自体 HCT 移植术后死亡的最常见原因是原发性疾病的复发。	案例 101-1(问题 5)
5 同种异体 HCT 包括从供体骨髓、外周血祖细胞(peripheral blood progenitor cells,PBPC)或脐带血液得到的造血干细胞的移植。同种异体 HCT 的捐赠者可能是不相关或相关的个体。捐助者和受体之间必须通过人类白细胞抗原(human leukocyte antigen,HLA)分型来测定其组织相容性。在某种程度上,预处理方案是由供体和受体之间的不匹配程度来决定的。	案例 101-2(问题 2 和 3)
6 自体 HCT 的预处理是为了清除残留的恶性肿瘤,同时还提供免疫抑制,以保障移植的干细胞生长并创建移植物抗肿瘤效应。	案例 101-1(问题 4)
7 HCT 的预处理方案的选择取决于多种因素,如基础性疾病、HLA 匹配度、干细胞来源、患者年龄和合并症。预处理方案强度不同,可分为清髓性和非清髓性。	案例 101-2(问题 5 和 6)
8 同种异体 HCT 术后的免疫抑制治疗为防止两者移植排斥和急慢性移植物抗宿主病(acute and/or chronic graft versus host disease,aGVHD/cGVHD)是必要的。一些免疫抑制剂需要通过监测治疗药物来确保高效低毒。	案例 101-2(问题 7) 案例 101-4(问题 1) 案例 101-5(问题 1~9)
9 清髓预处理方案出现的移植后并发症如出血性膀胱炎、黏膜炎、肝窦阻塞综合征(sinusoidal obstructive syndrome,SOS)或静脉闭塞性疾病(veno-occlusive disease,VOD)需要药物干预。	案例 101-2(问题 8 和 9) 案例 101-3 问题 1~9
10 机会性感染是清髓性和非清髓性 HCT 术后的发病率和死亡率的一个主要原因。主要感染的病原体基于移植后的时间而有所不同,包括细菌、真菌和病毒等种类。	案例 101-6(问题 1~3) 案例 101-7(问题 1~4)
11 HCT 的长期并发症包括 cGVHD、内分泌功能紊乱,以及继发性癌症。	案例 101-5(问题 7~9) 案例 101-8(问题 1)

概述

在世界范围内,每年自体造血干细胞移植超过 32 000 例,异体造血干细胞移植超过 25 000 例[1]。使用造血干细胞移植(hematopoietic cell transplantation,HCT)的基本原理是基于化学疗法的陡峭剂量反应。然而,随着化疗剂量的增加,骨髓抑制成为剂量限制性副作用。造血干细胞移植可促进骨髓功能的恢复。

造血干细胞移植是一个将造血干细胞输注到已经接受了高剂量化疗和/或放射治疗的患者的医疗过程。这种方法的变化取决于这些干细胞的供体、自体或非自体,以及干细胞的来源。自体干细胞移植是患者作为造血干细胞的供体,而在同种异体移植中,供体是另一个相关个体,如同胞或无关供体。造血干细胞的来源可以是外周血祖细胞(peripheral blood progenitor cells,PBPC)、骨髓(bone marrow,BM)或脐带血。

HCT 的类型取决于许多因素,包括疾病的类型和状态、患者年龄、性能状态和器官功能,如果需要同种异体移植,还取决于是否有合适的供体。表 101-1 比较了采用清髓或非清髓制备方案的自体和同种异体移植的特征[2]。许多疾病用自体或异体 HCT 治疗(表 101-2)[2]。必须根据注入的造血干细胞的免疫来源(即同种异体或自体)和解剖来源(即骨髓、PBPC 或脐带血)对 HCT 的基本方案进行修改。

HCT 是许多患者唯一的治疗方法,然而,其并发症所致的发病率和死亡率均较高,患有并发症的晚期癌症患者的死亡率大约为 40%[2]。HCT 的基本模式见图 101-1。造血干细胞输注前给予的放疗和/或化疗治疗,被视为预处理方案[2]。造血干细胞输注前的日数计算为阴性(即-3、-2、-1),HCT 输注日计算为第 0 日,移植后的日数计算为阳性

表 101-1

不同类型造血干细胞移植对比

风险[a]	清髓性		非清髓性
	自体	异基因	异基因
移植后复发	+++	+	+
排斥反应	−	+	++
移植延迟	++	+	+
GVHD	−	++	++
感染	+	++~+++[b]	++~+++[b]
移植相关的发病率	+	+++	++
移植相关的死亡率	+	++	+
费用	++	+++	++~+++

[a] 风险随患者潜在疾病、个体特点和既往病史而变化。

[b] 感染的风险随免疫抑制和/或慢性 GVHD 的强度及持续时间的增加而增加。

GVHD,移植物抗宿主病。

表 101-2

造血干细胞移植治疗的适应证

同种异体移植	
良性肿瘤	再生障碍性贫血
	重型地中海贫血
	重症联合免疫缺陷病
	Wiskott-Aldrich 公司综合征
	范可尼贫血
	先天性代谢缺陷
恶性肿瘤	AML
	急性淋巴细胞白血病
	慢性粒细胞白血病
	骨髓增生异常综合征
	骨髓增殖性疾病
	NHL
	霍奇金病
	慢性淋巴细胞性白血病
	多发性骨髓瘤
	少年单核细胞白血病
自体移植	
恶性肿瘤	NHL
	多发性骨髓瘤
	AML
	霍奇金病
	神经母细胞瘤
	生殖细胞肿瘤
其他疾病	自身免疫性疾病
	淀粉样变

HCT 的时间随疾病诊断变化。

AML,急性髓性白血病;NHL,非霍奇金淋巴瘤。

来源:Copelan EA. Hematopoietic stem-cell transplantation. *N Engl J Med*. 2006;354:1813;Vaughan W et al. The principles and overview of autologous hematopoietic stem cell transplantation. *Cancer Treat Res*. 2009;144:23.

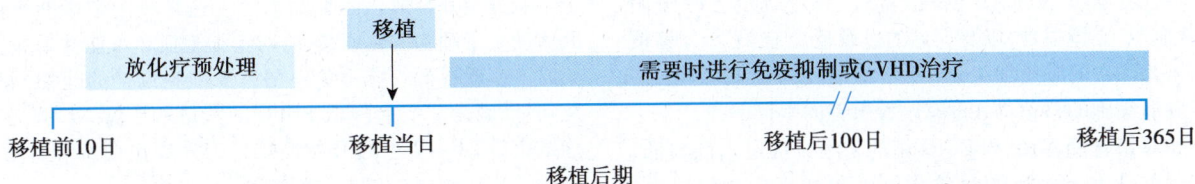

图 101-1　造血干细胞移植的基本模式。移植当日,骨髓、外周血干细胞或脐带血输注。免疫抑制治疗或 GVHD 的预防仅用于异基因移植

(+1、+2 等)。虽然预处理使用的是与常规化疗方案相同的药物,但使用的剂量更高。给予预处理方案的目的是消除残留的恶性肿瘤,并在同种异体 HCT 的情况下,抑制受体的免疫系统[2]。自体 HCT 仅可使用清髓预处理方案,而同种异体 HCT 可使用清髓性、低强度或非清髓性预处理方案。清髓性预处理方案包括近致死剂量的化疗用药和/或清髓性放疗,用以清除骨髓,之后可能休息 1~2 日。预处理结束后再进行造血干细胞移植。清髓性预处理方案有显著的相关毒性和并发症,因此通常限于健康、年轻的(即通常年龄小于 60 岁)患者[3]。或者,进行低强度或者非清髓性移植,以期治愈更多的癌症患者,而不会出现与制备相关的毒性并发症。非清髓方案利用移植物抗肿瘤(graft-versus-tumor,GVT)效应,就是利用供体淋巴细胞诱导的肿瘤根除效应(参见 GVT 部分)。对大多数以化疗为基础的预处理方案,间歇期非常必要,需在此期间清除化疗产生的可能损伤输注细胞的毒性代谢物。化疗和放疗后,一段时间内全血细胞持续减少,直到输注造血干细胞重建造血功能。移植通常需要没有输血的患者连续 3 日维持绝对中性粒细胞计数(absolute neutrophil count,ANC)超过 500/μl 和血小板计数至少 20 000/μl[4]。患者不能维持造血功能时,自体或异体 HCT 后均可能发生移植排斥反应。

自体造血干细胞移植

自体 HCT 定义的特征是,供体和受体是同一个人,移植前后无需行免疫抑制治疗。自体造血干细胞必须在清髓性预处理前获取,储存至预处理后使用。造血干细胞主要用于挽救性治疗,用于重建骨髓造血功能,避免因清髓性治疗导致的长时间持续的、威胁生命的骨髓发育不全[5]。移植前高强度的治疗并不能完全清除肿瘤仍是移植后复发的主要原因[6]。

自体造血干细胞移植的适应证

案例 101-1

问题 1:P. J.,男性,46 岁。患有弥漫性大 B 细胞非霍奇金淋巴瘤(non-Hodgkin lymphoma,NHL),获得完全缓解 1 年后,第 1 次复发。应用地塞米松、大剂量阿糖胞苷和顺铂(DHAP 方案)行 2 个疗程化疗后,测量病灶缩小了 80%。P. J. 的骨髓活检和腰穿均显示阴性。清髓性预处理的自体 HCT 是否为 P. J. 的可选治疗方案?

自体 HCT 可用于治疗多种恶性肿瘤(见表 101-2)。非霍奇金淋巴瘤(NHL)和多发性骨髓瘤是自体 HCT 最常见的适应证,并占所有自体 HCT 的 2/3 以上[2]。几乎所有接受自体 HCT 的患者,此前均接受过标准化疗方案,并未能成功。因此,他们的造血干细胞已经暴露于之前的化疗,能存活的用于移植的干细胞较少。

自体 HCT 主要应用于仍对化疗敏感的侵袭性复发 NHL[7]。在一项随机对照试验中[8],自体骨髓移植(bone marrow transplant,BMT)与常规化疗(DHAP 方案)相比,5 年无病生存率分别为 46% 和 12%(P=0.001)。总的 5 年生存率方面,BMT 移植是 53%,而常规化疗患者是 32%(P=0.038)[8]。

通常对 NHL 患者,在初始治疗复发后才行 HCT,但对某些恶性肿瘤,自身 HCT 即可作为初始治疗方案以提高总生存率和无进展生存期[7,9-10]。

对不同预处理方案、干细胞动员技术和干细胞来源(BMT 与 PBPCT)之间的比较,缺乏前瞻性的研究。然而,自体 PBPCT 已成为干细胞来源首选,因在其他疾病中 PBPCT 能改善治疗结果[11]。PBPCT 细胞定义为表达 CD34 抗原的细胞(如 CD34+),持续在血液中循环,因数量过低而不易达到移植所需标准。动员是指应用相关技术使造血干细胞从骨髓中移出,从而增加循环中的干细胞数量。可以通过使用生长因子或化疗来完成(见自体外周血干细胞动员和采集部分)。

P. J. 体内仍存在对化疗敏感的微小残留病灶(肿瘤对化疗的反应率为 80%)。如前所述,他的长期预后将可因自体 PBPCT,而非进一步常规化疗加以改进。P. J. 可选择行自体 PBPCT,因高剂量化疗消灭其肿瘤的可能性更大。

自体造血干细胞的获取

案例 101-1,问题 2:采集并保存 P. J. 造血干细胞的最好方式是什么?

外周血祖细胞(PBPC)在许多 HCT 中心已经基本上取代了骨髓,据统计 2004—2008 年间成人自体移植中 PBPC 占 98%[1],因 PBPC 较骨髓能被更快速的移植,使得中性粒细胞减少症持续的日数减少[12]。由于干细胞获取在预处理前,自体造血干细胞必须经冷冻保存[2]。通常冻存于 -120℃ 以下,尽管可冻存数年但仍建议几周内完成移植[2]。二甲基亚砜(dimethylsulfoxide,DMSO)是常用以保护造血干细胞冻融期间免受损害的溶剂。储存在 DMSO 中的

造血干细胞输注时引发的毒性,可能与二甲基亚砜本身有关。输注过程中,DMSO 与皮肤潮红、恶心、腹泻、呼吸困难、低血压、心律失常,以及少见的过敏反应有关[13]。移植物中未检测出的肿瘤细胞会导致癌症复发,但不幸的是,清除了肿瘤细胞的移植物并没有改善患者的生存率[2]。

相对于骨髓移植,PBPC 移植的采集方法侵入性较低,而获得的造血干细胞数量较骨髓来源却高达 5 倍以上。这使得 PBPC 移植后,中性粒细胞和血小板能更快速的恢复(中性粒细胞或血小板减少症的持续时间较短)、血小板和抗生素的输注减少,以及住院时间缩短。因此,改用 PBPC 代替骨髓行自体 HCT 的主要原因,是其能更快速的移植并且收集方法侵入性低[11]。所以对 P. J. 来说,提取 PBPC 是最好的方式。这些细胞将在 -120℃ 下以 DMSO 冻存。

动员和采集自体外周血祖细胞

案例 101-1,问题 3:为了 PBPC 动员,P. J. 第 1 日按 4g/m² 静脉注射一剂环磷酰胺,第 2 日接着以 10μg/(kg·d)皮下注射非格司亭,持续到采集外周血祖细胞的完成。使用环磷酰胺后 12 日,P. J. 的白细胞(white blood cell,WBC)计数恢复至 3 000/μl,开始采集外周血祖细胞。经过 2 次造血干细胞的收集,外周血祖细胞达到足够数量。对 P. J. 的细胞进行处理并保存。应用非格司亭和环磷酰胺的原理是什么?是什么决定了采集时间?

外周循环中 PBPC 的数量很少。因此,将 PBPC 从骨髓中动员出来是为采集足够供临床使用 PBPC 所必要的。虽然少数患者的动员效果可能较差,但大多数患者能得到足够数量的自体 PBPC[11]。多种方法可以用来动员 PBPC。造血生长因子(hematopoietic growth factors,HGF)被用于 PBPC 的动员,可单用或与骨髓抑制性化疗组合使用[11]。在给予动员剂后,患者接受单采血液成分术,类似于透析的门诊手术以收集 PBPC[12]。

常用的造血生长因子有,粒细胞-巨噬细胞集落刺激因子[GM-CSF(granulocyte-macrophage colony-stimulatin)、沙格司亭]和粒细胞集落刺激因子[G-CSF(granulocyte colony-stimulating factor)、非格司亭][11,14]。2 种造血生长因子均能动员 PBPC,其中应用非格司亭可得到较高产出率[11]。非格司亭用于自体动员 PBPC 的最常用剂量是皮下注射 10~20μg/(kg·d)[11,14]。非格司亭使用后大约 10 小时即可动员干细胞入血,在第 5 日(与第 6 日相比)开始提取 PBPC 的产率更高[11]。

骨髓抑制性化疗刺激干细胞和祖细胞的增殖。相对于单独使用非格司亭,化疗与非格司亭联用能提高 PBPC 的动员率[11]。化疗可以治疗恶性肿瘤[11]。用于 PBPC 动员的化疗方案包括单药使用环磷酰胺或美法仑。也可将 PBPC 动员合并到特定疾病的单周期化疗内,这样显然更好,例如,对 R-ICE(利妥昔单抗、异环磷酰胺、卡铂、依托泊苷)敏感的非霍奇金淋巴瘤患者可使用单周期 R-ICE 化疗作为

动员方案[11]。通过给予化疗,患者体内的修复机制能促进干细胞分裂并释放进入血液循环。这是一个微妙的平衡,因为动员干细胞的化疗越多,对干细胞损坏可能性越大,采集时产率就更低。应避免使用有干细胞毒性的药物,如卡莫司汀,因为它们会降低 PBPC 的数量和质量。HGF 在化疗结束后 24~72 小时开始使用。当外周血白细胞计数大于 $1×10^3~3×10^3/\mu l$ 时开始提取[11]。

由于广泛的前期治疗或使用骨髓有毒物治疗,某些患者未能动员足够的 PBPC。这些患者就可以使用一种 CXCR4 趋化因子受体的抑制剂——普乐沙福。普乐沙福于 2008 年被美国食品药品管理局(Food and Drug Administrations,FDA)批准与非格司亭联合应用于干细胞动员。CD34 是一种黏附分子,参与促进造血干细胞向骨髓微环境的附着。基质细胞衍生因子-1(SDF-1)是造血干细胞的一种化学诱导物,其存在于循环中,可使造血干细胞快速迁移至外周血[11]。普乐沙福抑制 CXCR4,阻断配体 SDF-1 与 CXCR4 受体的结合,从而从骨髓中释放 $CD34^+$ 细胞。对 2 项随机研究进行比较发现,在联合使用普乐沙福和非格司亭的非霍奇金淋巴瘤及多发性骨髓瘤患者中,分别有 59% 和 72% 可在 4 个或更少的提取部位获得足够多的 $CD34^+$ 细胞供自体移植,而单用非格司亭的 2 类患者,则分别仅有 24% 和 34% 能获得足够多的干细胞[15]。患者给予 10μg/kg 的非格司亭 4 日后,在行干细胞提取前约 10~18 小时使用普乐沙福。提取需每日持续进行,直至获得足够(以受体的千克体重来计算)的 PBPC 目标数量[11]。通常需要 1~2 次大面积的采血,以收集足够数量的 $CD34^+$ 细胞[16]。对于接受移植的成年患者,可输注的 $CD34^+$ 细胞的数量,是 PBPC 数量是否足够以及移植是否可持续进行的最可靠预测指标[11]。为实现成人快速和完全(如白细胞、红细胞、血小板)的移植,自体 PBPCT 所需最少 $CD34^+$ 细胞,即多种不同的阈值已被确定。$CD34^+$ 细胞最小阈值范围为 $1×10^6~3×10^6/kg$(以受体千克体重计算),而给予大于或等于 $5×10^6~8×10^6/kg$ 的 $CD34^+$ 细胞数量,能实现更快速的血小板和中性粒细胞植入[11]。

影响 $CD34^+$ 细胞的产率的因素很多,包括动员前骨髓抑制治疗的时间和数量。动员前放化疗的时间和次数,均会产生负面影响。化疗的类型、化疗方案的数量和持续时间均会影响干细胞采集。此外,低增生骨髓和难治性疾病也会使 PBPC 的采集较为困难[11]。关于儿童行自体 PBPCT 的相关参数及信息很少[17]。提取后,将细胞冷冻保存、存储、解冻,并注入在自体造血干细胞获取部中所提及的患者。因为 P. J. 在初始治疗后,有 1 年的缓解期,也没有接受过放疗,且挽救治疗方案中不含有烷化剂,他的细胞采集预期较为理想并可在较短时间内完成。

清髓性预处理方案

案例 101-1,问题 4:P. J. 及其同类患者使用清髓性预处理方案的目标和特点?

P. J. 自体移植之前的高剂量清髓性预处理方案的基本目标是,清除标准化疗未治愈的残余恶性肿瘤。自体 HCT

没有必要进行免疫抑制,因为移植供体和受体在遗传学上完全相同[2]。自体 HCT 之前最常见的高剂量治疗方案通常为多个烷化剂的联合应用。烷化剂的使用是因为它们对各种恶性肿瘤呈现出显著的量效曲线,并以此抵抗耐药的产生,同时还表现出骨髓抑制的剂量限制性特征[18]。理想中的抗肿瘤联合用药应该具有不重叠且不危及生命的非血液学毒性。常用的清髓性治疗方案如表 101-3 所示[19-23]。清髓性治疗方案所致的早期和晚期毒性见表 101-4[2-4]。

表 101-3

造血干细胞移植清髓性预处理代表性方案

移植类型	疾病状态	方案	剂量/周期
同种异体[75]	恶性血液病[a]	CY/TBI	CY,每日静脉注射 60mg/kg,连续给药 2 日,给予 TBI 前第 1~7 日予以 10~15.75Gy 的全身放疗
自体[92,93]	急性和慢性白血病	BU/CY	BU,成人每次 1mg/kg,PO 或者 0.8mg/kg,IV,每 6 小时给药 16 次 BU,儿童<12kg,每次 1.1mg/kg,IV,每 6 小时给药 16 次 CY,用于 BU 给药后,50mg/(kg·d),IV,每日 1 次,连用 4 日;或 60mg/(kg·d),IV,每日 1 次,连用 2 日
自体[23]	非霍奇金淋巴瘤 霍奇金病	BEAM（卡莫司汀/依托泊苷/阿糖胞苷/美法仑）	卡莫司汀,每次 300mg/(m²·d),IV 依托泊苷,200mg/(m²·d),IV,bid,连用 3 日 阿糖胞苷,200mg/(m²·d),IV,bid,连用 4 日 美法仑,每次 140mg/(m²·d),IV

[a] 包括急性髓性白血病、急性淋巴细胞白血病、慢性髓细胞性白血病、非霍奇金淋巴瘤和霍奇金病。

Bid,每日 2 次;BU,白消安;CY,环磷酰胺;IV,静脉注射;PO,口服;TBI,全身总体照射量。

表 101-4

清髓性异基因造血干细胞移植常见相关毒性

移植后早期（<100 日）	移植后晚期（>100 日）
中性粒细胞减少性发热	增加对感染的易感性
恶心,呕吐,腹泻 黏膜炎 静脉闭塞病 肾功能不全 心脏毒性	内分泌失调（甲状腺功能减退症,出血性膀胱炎,不孕不育,生长迟缓） 神经认知变化
肺炎	继发恶性肿瘤
移植排斥	慢性 GVHD
急性 GVHD	白内障

GVHD,移植物抗宿主病。

自体造血干细胞移植的并发症

案例 101-1,问题 5: 自体 HCT 后必须预防的并发症是什么? 怎么使这些并发症降到最轻? 门诊可提供何种治疗?

自体 HCT 后死亡的最常见原因是原发病的复发。自体 HCT 中最常见的毒性是高剂量化疗引起的全血细胞减少症。由于自体 HCT 并不需要进行复杂的免疫抑制治疗或发生移植物抗宿主病（graft versus host disease,GVHD）,其支持治疗策略与同种异体 HCT 在早晚期恢复阶段均有所不同。隔离和利用空气层流室是不必要的。自体 PBSCT 的使用与较短的中性粒细胞减少期和较少的临床资源需求有关,因此,一些 HCT 中心开发了将门诊护理纳入初始恢复的项目。这些门诊项目还为支付医疗服务的人提供了成本节约[24,25]。在自体 HCT 期间成功进行门诊治疗,需要精心制订和实施必要的支持性治疗策略,以防止或减少感染、化疗引起的恶心和呕吐（chemotherapy-induced nausea and vomiting,CINV）、疼痛,以及达到输血要求。对于有更严重并发症的患者,也有必要制订入院标准。

应用口服或每日 1 次静脉使用抗生素来预防或治疗发热性中性粒细胞减少症促进了门诊治疗,从而避免了许多患者住院[26]。

此外,自体 HCT 门诊护理要求 HCT 中心拥有适当的资源、设施和工作人员,可提供 24 小时护理。接受门诊治疗的患者必须符合条件,如有 24 小时看护陪同,并住在 HCT 中心附近。

自体外周血干细胞移植后造血生长因子的应用

案例 101-1,问题 6: 完成 PBPC 采集 10 日后,P.J. 进行了自体 HCT。在行自体 PBPC 移植前,他接受了含环磷酰胺、卡莫司汀和依托泊苷的清髓性预处理方案。移植当日,为 P.J. 开具了如下医嘱:非格司亭,5μg/(kg·d),第 0 日开始皮下注射,直到绝对中性粒细胞恢复至 500/μl,持续 2 日。对 P.J. 来说,移植后应如何合理应用非格司亭?

无论何种干细胞来源的自体 HCT,都会因清髓性预处理方案而伴有严重的骨髓发育不全(见表 101-3)。自体 BMT 后,发育不全通常会持续 14~21 日,但自体 PBPCT 后持续时间为 10~14 日[21]。在此期间,患者伴有高度的出血和感染风险。为了减轻全血细胞减少症的并发症,可以使用诸如非格司亭和沙格司亭等造血生长因子。这些药物通过刺激定向祖细胞的繁殖发挥作用。HGF 的作用已被几个大型的多中心、随机、双盲、安慰剂对照试验所证明[27-29]。大部分试验表明,HGF 能减少中性粒细胞的移植时间(4~7日),减少感染的发生,缩短自体 BMT 后住院时间,因此节约了资源[27,28,30]。但使用这些药物不影响总体生存率[27,29]。

虽然研究认为在自体 PBPCT 过程中,HGF 可使中性粒细胞快速恢复,但另一些报告则发现在感染发生率和节约相关资源(如缩短住院日数)上并无差别[28,30-32]。尽管临床实践指南支持自体移植后 HGF 的应用,但自体 PBPCT 后 HGF 的获益仍需从药物经济学角度进行深入评估。

在临床实践中,非格司亭被认为是加快中性粒细胞移植的首选。通常认为,非格司亭可以避免沙格司亭所致的发热反应,从而避免出现发热性中性粒细胞减少。虽然从理论上来说,非格司亭和沙格司亭会刺激白血病成髓细胞的繁殖,但到目前为止,并没有证据表明自体或异体 HCT 后使用 HGF 的患者,其白血病复发率会增高[33,34]。

尽管非格司亭和沙格司亭均可加速中性粒细胞的恢复,但并不能刺激血小板增殖或加快血小板恢复[27,28]。在目前阶段,这些药物的作用仍不明确。P. J. 因恶性淋巴瘤正在行自体 PBPCT。尽管这 2 种药物在减少感染或其他相关临床获益方面仍然存在争论[14],为促进移植过程,可选择使用非格司亭或沙格司亭。同时,需要每日对全血细胞分类计数进行监测,非格司亭应一直使用至中性粒细胞恢复正常。

异基因造血干细胞移植

异基因 HCT 是指将捐赠者骨髓、PBPC 或者脐带血中的造血干细胞输注到患者体内。2008 年,北美洲 51% 的移植来自于无血缘关系的捐赠者[1]。因此,为了解异基因 HCT 的应用及并发症,免疫、主要组织相容性复合体(major histocompatibility complex, MHC),以及人白细胞抗原(human leukocyte antigen, HLA)方面的知识是必不可少的。

异基因造血干细胞移植的适应证

案例 101-2

问题 1:B. S. ,22 岁男性,患有急性髓细胞白血病(acute myelocytic leukemia, AML)。采用标准剂量的阿糖胞苷和柔红霉素治疗后,获得初次缓解,随后使用了高剂量的阿糖胞苷进行巩固治疗。B. S. 的细胞遗传学风险高,染色体 11q23 异常和倒位 3。因此,他将接受异基因 HCT 作为缓解后治疗的一部分。HLA 分型确定与其家族中的同胞捐赠者完全匹配。B. S. 今日已经回到诊所进行移植前的准备工作。其体格检查和实验室检查结果均正常。骨髓活检显示原始细胞少于 5%,心电图与心室壁运动检查正常。肾脏、肝脏、肺的功能检查均合格。该患者是否可以行异基因 HCT?

异基因 HCT 的主要适应证包括骨髓或者免疫系统相关的致死性疾病(见表 101-2)。相对于其他治疗方式,异基因 HCT 的最佳对象和时间一直以来都是存在争议的,特别是对于治疗手段在不断增加的 AML[35]。但美国国家综合癌症网络(National Comprehensive Cancer Network, NCCN)提供的 AML 治疗指南中包括异基因 HCT。当同胞或者其他捐赠者[匹配的无关捐赠者(MUD)]配型成功时,对前述血液疾病(脊髓发育不良、继发 AML 等)或细胞遗传学高风险的患者(如 B. S.),异基因 HCT 被推荐为缓解后治疗的一部分[36]。现阶段的研究主要着眼于低强度预处理方案和可以改善预后的新型靶向制剂的运用[36]。B. S. 因其细胞遗传学和捐赠者达到要求,符合行异基因 HCT 的条件。另外,其年龄和器官功能也符合要求,微小残留病灶应该能够完全清除。

组织相容性

案例 101-2,问题 2:在为和 B. S. 同类的患者选择异基因 HCT 的捐赠者时,组织相容性为什么非常重要?

因为在进行异基因 HCT 时,被移植的组织是具有免疫活性的,有发生双向移植排斥的可能性[2]。首先,宿主(接受捐赠者)体内的细胞毒性 T 细胞和 NK 细胞可以识别移植物(捐赠者的造血干细胞)中的 MHC 抗原,引起移植排斥反应。移植后导致无效的造血作用(即 ANC 和/或血小板计数不足)。其次,捐赠者的免疫活性细胞识别宿主的 MHC 抗原,引起免疫反应,被称之为 GVHD。因此,对可行异基因 HCT 患者来说,首要步骤是寻找 HLA 相容的移植物,能使排斥反应和 GVHD 的发生为可接受的低风险。

在异基因 HCT 之前确定潜在捐赠者和患者之间的组织相容性[37]。最初,HLA 分型是使用组织(颊拭子)和血液样本进行的。I 类 MHC 抗原(HLA-A、HLA-B 和 HLA-C)的相容性是通过血清学和基于 DNA 的检测方法确定的[38,39]。目前,大多数临床和研究实验室也在进行分子 DNA 分型[38-47]。具有不同 HLA 抗原(即"抗原不匹配")的供体-受体配对总是具有不同的等位基因,然而,具有相同等位基因的配对总是具有相同的抗原,并被称为"匹配"。然而,一些配对具有相同的 HLA 抗原,但具有不同的等位基因,因此是"等位基因不匹配"(关于组织相容性的更多讨论,见第 34 章)。

同源捐赠者发生移植排斥反应的风险是最小的,意味着接受者和宿主是同卵双胞胎。自然界中,产生同卵双胞胎的概率是 1%,因此患者几乎不太可能有同源捐赠者。对于没有同源捐赠者的患者,最初的 HLA 配型主要在家族成员之中进行,因为在无血缘关系的个体之间发生完全组织相容性匹配的可能性是很小的,同胞兄妹是一个家庭中最有可能配对成功的。然而,仅有 25% 的患者能找到 HLA 配型成功的同胞亲属[38]。

缺少 HLA 匹配的同胞捐赠者是异基因 HCT 的一个障碍。异基因造血干细胞的替代资源,如单个或多个 HLA 或 MUD 位点不匹配的血缘捐赠者,正在被使用[40]。国家骨髓捐赠计划的建立将有助于增加潜在的异基因 HCT 捐赠者[40]。通过这个计划,HLA 匹配的非血缘关系的捐赠者将会被确定。接受非血缘捐赠者的移植相较于同胞捐赠者的移植,更可能导致移植失败和 GVHD[41]。因此,预测导致移植失败或 GVHD 的原因来提高非血缘捐赠者移植可行性和安全性的工作仍在继续(见移植排斥部分)[42]。

预处理方案或预防 GVHD 的免疫抑制治疗,应根据受体和供体之间的不匹配程度来进行调整。匹配越好则移植失败的风险越低,尽管单个 HLA 等位基因的不匹配不会影响整体的存活,多个等位基因的不匹配将显著影响总生存率。最重要的等位基因是 HLA Ⅰ 类抗原(HLA-A、HLA-B、HLA-C)和 HLA Ⅱ 类抗原(HLA-DRB1、HLA-DPB1、HLA-DQB1)[43-45]。随着目前的数据表明 HLA-DPB1 不匹配会增加死亡率,该领域正在不断发展[46]。

异基因 HCT 的适用标准视具体情况而定。拥有同胞捐赠者不再是进行异基因 HCT 的必要条件,通过改进免疫抑制药物和国家骨髓捐赠计划,促进了血缘或非血缘来源的供体,进行匹配或不匹配的移植[41]。潜在捐赠者也包括单倍相合的捐赠,即父母、兄妹、子女只有一个相同的 HLA 单体型。单倍相合捐赠者的 HCT 最初被认为移植失败和患 GVHD 可能性很高,但是最近的技术进步大大改善了结果。单倍相合 HCT 会发生另一种与 NK 细胞有关的同种异体反应机制,可能与 AML 患者的复发率降低有关联[2]。

正常的肾脏、肝脏、肺和心脏功能是进行移植必不可少的因素。以前大于 55 岁的患者不适于进行移植,因其发生相关并发症的可能性较高。然而,现在许多移植中心基于患者生物学功能而非生物学年龄的标准,正在考虑将年龄提高至 65 岁。

获取、处理、移植异基因造血干细胞

案例 101-2,问题 3:为了移植,如何获取和处理来自 B.S. 的同胞捐赠者具有组织相容性的造血干细胞?骨髓、PBPC 或者脐带血作为造血干细胞来源分别有什么优势?

根据获取位置的不同(骨髓、外周血或者脐带血),采集异基因造血干细胞的方法也有差异。ABO 血型不相容增加了 HCT 的复杂程度,却并不是障碍。如果受体和供体的 ABO 血型不相容(同胞捐赠者发生的概率为 30%~40%,非血缘捐赠者更高),需要执行额外的处理程序来减少 HCT 过程中红细胞的输注[47]。不同的策略用于 ABO 血型不相容 HCT 受体的血液支持治疗,包括灌输捐赠者的新鲜冰冻血浆来提供非细胞来源的 A 或 B 型抗原,以及红细胞和血

小板或者 O 型红细胞数量减少的输血类型,来降低免疫相关的溶血性贫血和血栓性微血管病的风险[47]。

骨髓

获取骨髓需要通过外科手术的方法从髂骨中获取。在 BMT 当日,通过局部或全身麻醉,从捐赠者身上获取异基因骨髓[2]。根据疾病治疗方法、预处理方案和输注方式的不同,所需成核骨髓细胞的数量亦有所变化,通常需要输注细胞 $1\times10^8\sim3\times10^8$/kg(以受体体重计算)[17]。从后髂嵴处,通过多次吸取获得骨髓细胞,再经过去除脂肪或者骨髓栓子后,立即注射到患者血管中。如果不能立即注射,可以将骨髓冰冻直到可以输入。一旦开始循环输入,通过趋化因子 SDF-1 或 CXCR4 受体的作用机制,干细胞将移至骨髓处并最终固定下来。

外周血干细胞

如前所述,造血干细胞不断分离,进入循环,并返回骨髓。因此,外周血是造血干细胞的便捷来源之一。外周血 PBPC 的数量以细胞表面因子 CD34 作为标记物来进行评估。血液中循环的 CD34+ 细胞数量通过骨髓动员而不断增加。最常见的用于供体骨髓动员药物为非格司亭,以 $10\sim16\mu g/(kg\cdot d)$ 的剂量连续皮下注射 4~5 日,当第 4 或第 5 日 CD34+ 细胞的数量达到峰值时,再进行外周血干细胞的提取[9]。通常 1~2 次提取可以获得足够数量的外周血干细胞。完全相容的同胞捐赠者提供 CD34+ 细胞的最佳数量为 $4\times10^6\sim10\times10^6$/kg(受体每千克体重),单倍同一性的捐赠者则需要提供更多的细胞数量[10,48,49]。更高的细胞剂量不仅可以使移植更快速,还可以降低真菌感染并提高整体存活率[50]。从外周血中获得造血干细胞后,处理方式与骨髓来源干细胞相同,均需立即使用或者冰冻以备将来所需。相对于骨髓,输注 PBPC 使中性粒细胞和血小板移植更快[2]。拥有一个 HLA 匹配同胞捐赠者的恶性血液病患者,进行 PBPC 移植还具有低复发率和高无瘤存活率的特点[51]。然而,PBPC 移植比骨髓移植需要更多地 T 细胞[2]。因此,PBPCT 具有相似的急性 GVHD 发病率,但总体及慢性 GVHD 的发病率会高出近 20%[51]。

脐带血

来自脐带和胎盘的血液具有丰富的造血干细胞,但体积有限[52]。因此,对于那些没有合适血缘捐赠者的患者,脐带血提供了可以替代的干细胞来源。一经同意,在刚出生时脐带血就可以在胎盘分娩后获得[53]。

随后就应对脐带血进行处理,如果符合已建立的特定标准(例如最小的核细胞内含物、无菌),样品将被用于 HLA 分型并冷藏保存以备将来所需。据估计,已有 20 000 例 HCT 是通过脐带血开展,在世界范围内有超过 300 000 份脐带血被保存。目前对于可用的脐带血能冷藏多久仍不清楚[54]。

相对于非血缘的骨髓或 PBPC 供体,通过非血缘的脐带血供体进行的 HCT 具有很多的优点[52]。特别是以下几点:①脐带血是现成的,使得 HCT 可在更迅速的时间内执

行;②干细胞未曾暴露于胸腺,相对于骨髓或 PBPC 来说,可使 HLA 不匹配度较高[53];③尽管 HLA 配型要求不是那么严格,不匹配的脐带血在保持 GVT 活性的前提下,也不容易引发 GVHD。不算严格的 HLA 配型要求,增加了进行同种异体捐赠的可能性,有利于未注册或者缺少配对干细胞的少数人群进行移植。HLA 匹配度越高,CD34⁺ 细胞数量越多,脐带血移植的效果就越好[55]。然而,脐带血中造血干细胞的数量较少,特别是对于成年人来说,这是个劣势[56]。为了克服细胞数量的限制并改善移植效果,研究人员正尝试以下方法:在移植中结合 2 份脐带血[57]、将脐带血与来自单倍型供体高度纯化的 CD34⁺ 细胞融合[58]、使脐带血祖细胞在体外扩增[59]、直接将脐带血输入骨髓之内[60-62],以及使用能促进脐带血进入骨髓内的药物等方法[63]。

由于充足的细胞剂量对脐带血移植后的移植成活率至关重要,且单个脐带血单位的细胞剂量有限,故成人脐带血移植治疗领域的进展缓慢[56]。然而,近期数据显示,当单个脐带血单位具有足够的细胞剂量时,成人白血病患者的预后与接受非血缘来源的骨髓或外周血移植的患者相似[64]。

此外,对于那些单个脐带血单位细胞剂量不充足的白血病成人,使用 2 个部分匹配的脐带血单位组成移植物也会产生类似于有血缘关系和无血缘关系供者的结果[65]。当使用低强度预处理方案时,脐带血的应用获得良好的疗效数据,可以作为治疗成人患者的造血祖细胞的替代资源,极大地增强了脐带血利用率[66,67]。

总之,过去 10 年,脐带血作为造血干细胞移植中的一种来源被充分利用。建立改善移植新方法、促进免疫重构和提高脐带血移植后效果的研究正在进行,对需要同种异体移植却缺乏合适血缘捐赠者的患者来说,增加了他们获得成功移植的可能。

因为其同胞的 HLA 配型完全一致,从 B. S. 的同胞中获取 PBPC,对 B. S. 进行清髓性 HCT 更加合理。由于预期中性粒细胞和血小板移植速度加快,无病生存率升高和复发率降低,PBPC 移植优于 BMT。

移植物抗肿瘤效应

> **案例 101-2,问题 4:** B. S. 将从他的组织相容性兄弟姐妹中获得同种异体 HCT,希望能诱导 GVT 效应,帮助治疗他的恶性肿瘤。什么是 GVT 效应?哪一类肿瘤最易对这类效应产生反应?

GVT 指供体的细胞毒性 T 淋巴细胞可抑制或消除受体的恶性肿瘤。最初 GVT 效应的临床证据为,并发 GVHD 的患者比无并发症患者疾病复发率更低[68,69]。这表明 GVT 与供体的淋巴细胞相关。而对异基因 HCT 后恶性肿瘤复发的患者,输注淋巴细胞仍能获得疗效,进一步证实了供者的淋巴细胞参与了 GVT 的作用[70,71]。复发肿瘤的清除,同时取决于特定的肿瘤抗原靶点或 GVHD,这可能会影响肿瘤细胞的反应性。不同的疾病对于供者淋巴细胞的反应性有差异,慢性骨髓性白血病(chronic myelogenous leukemia,

CML)和急性白血病分别为最可能和最不可能发生反应的疾病[72]。一些特定的实体瘤患者(如肾细胞癌)也能从 GVT 效应中受益[73]。这些数据促进了低强度和非清髓性预处理方案的运用。

异基因造血干细胞移植的预处理

清髓性预处理方案

> **案例 101-2,问题 5:** 对于像 B. S. 这样接受异基因 HCT 的患者,使用清髓性预处理方案的基本原理是什么?什么类型的方案是可用的,B. S. 的推荐治疗方案是什么?

异基因 HCT 中化疗和/或放疗的联合使用被称为预处理方案。高剂量清髓性预处理方案的原理与自体造血干细胞移植部分讨论的内容相类似。包括以下几点:①清髓性预处理方案通过化疗产生剂量限制性骨髓抑制作用,在输注造血干细胞后,恢复受体的造血功能;②最大程度的提高烷化剂和放疗的剂量-反应曲线的峰值[18];③抑制了宿主的免疫系统。预处理方案的设计是为了消除宿主组织(淋巴组织和巨噬细胞)的免疫活性,抑制和减轻宿主抗移植物反应(即移植物排斥)。相反,在进行同源移植以前,患者也无需行免疫抑制的预处理方案,因为供体和受体为基因同源的。因此,预处理方案应根据原发性疾病和供体-受体之间 HLA 配型情况进行调整。

用于异基因 HCT 的常见预处理方案见表 101-3[8,20,74]。表 101-4 则列出了的清髓性异基因 HCT 的常见毒性。很多血液肿瘤的预处理方案包含了环磷酰胺、放疗或二者联用。环磷酰胺和全身放疗的联用是最早的预处理方案之一,现在仍广泛使用。这种方案有免疫抑制作用,同时还具有抗恶性血液肿瘤(例如白血病、淋巴瘤)的内在活性。全身放疗具有抑制骨髓和免疫系统的作用,与化学疗法不具交互抗性,能够到达不被化疗影响的位点(例如中枢神经系统)[2]。全身放疗的毒性和放疗设备的不足已经促进了非放疗预处理方案的发展。环磷酰胺-全身放疗方案的改进包括用其他药物(如白消安)代替全身放疗,以及增加其他的化疗药物或单克隆抗体药物(如阿伦单抗)到现有方案中。这些措施旨在减少与全身放疗相关的长期毒性(如儿童生长迟缓、白内障)或者提供额外的抗肿瘤效应。在 4 个临床试验的 meta 分析中比较了白消安与环磷酰胺(BU 与 BY)和环磷酰胺与全身放疗(CY 与 TBI)联合用于 AML 和 CML 患者的长期疗效[75]。2 种预处理方案引起远期并发症的发生率相一致,除了 CY 与 TBI 联用引起的白内障,以及 BU 与 BY 联用导致的秃头症,具有较高风险。尽管利用 CY 与 TBI 治疗 AML 有改善无病生存期的趋势,但对 CML 的整体存活率和无病生存期的作用是相似的。对于潜在免疫排斥可能性的不匹配的异基因 HCT,抗胸腺细胞球蛋白也可加入到预处理方案中来进一步抑制受体的免疫功能。

根据以上数据,CY 与 TBI 联用的预处理方案对 B. S. 来说更好,因其患有细胞遗传学高风险的 AML,还拥有一个 HLA 匹配的同胞捐赠者。由于 AML 的复发率较高,所以异基因 HCT 适用于小于 60 岁且体力状况较好的患者，因这类患者对再次诱导化疗的反应性可能会降低，且二次缓解期的持续时间也可能会缩短。

低强度和非清髓性抑制的预处理方案

案例 101-2,问题 6：非清髓性预处理方案的基本原理？B.S 是否为这种方案的合适人选？

与清髓性预处理方案相关药物的毒性（见表 101-4）限制了异基因 HCT 的应用，使其仅能用于年轻患者，因这类患者合并症较少。而很多患恶性血液病的患者年龄较大，清髓性 HCT 则难以在该类患者中应用[76]。观察发现 GVHD 患者复发较少，对 GVT 的理解和应用，促进了强免疫抑制方案和非清髓性预处理（例如低强度和非清髓性）方案的发展[2]。目前，低强度预处理方案应用于约 30% 的异基因移植患者[77]。超过 60% 的接受低强度预处理方案的患者大于 50 岁[1,77]。

低强度预处理方案应用范围广泛，非清髓性方案使骨髓抑制的程度最低。一般而言，较强的预处理方案常应用于非血缘来源或 HLA 不匹配供体的 HCT[78]。低强度方案无法完全清除宿主的正常血液和恶性肿瘤细胞，需要通过 GVT 效应来清除残留的肿瘤。体内新的移植细胞缓慢的取代宿主的造血系统并产生 GVT 效应[73]。移植之后，供体和宿主产生的血液细胞可同时被检测到，这也证实了嵌合现象已经广泛产生，且供体和患者细胞共同在患者中共存一段时间。如果移植失败，典型的现象是只能检测到宿主自身细胞。接受低强度预处理方案之后，嵌合现象（表现为 5%~95% 的供体 T 细胞可在外周血中检测到）在供体和受体之间产生，使得 GVT 效应作为治疗基础产生作用。嵌合现象可用以监测疾病和移植反应。使用传统（如异性供体的性染色体）和分子（如同性供体的可变串联重复序列数量）检测方法，对外周血和骨髓中的 T 细胞和粒细胞的嵌合现象进行评估。用于描述 HCT 后嵌合体特征的方法在其他地方进行了综述[79-81]。移植后数月，供体淋巴细胞可被输注（称为供体淋巴细胞输注）以增加 GVT 活性[2]。并非每个移植中心都可以进行供体淋巴细胞输注，同时还依赖于捐赠者的可供性。其挑战是最大限度的增强 GVT 效果并将发生 GVHD 的风险降至最低。因此，GVHD 的预防，尽管与运用清髓性抑制方案不同，但也是十分必要的。低强度预处理方案降低了治疗相关的死亡率，但其缺点为复发率较高[2,82]。这些方案的安全性和有效性使得它们可以更加广泛的运用于非恶性肿瘤[2]。由于很多的低强度预处理方案的数据来自于年龄较大或者具有合并疾病的患者，它们不能与清髓性预处理方案的数据进行比较[82]。对恶性或非恶性的肿瘤疾病，低强度预处理方案是否能够改善年轻患者或者无并发症患者的长期存活率仍不清楚。需要从并发症、疾病特征、移植前治疗和造血干细胞来源等层面来设计并开展前瞻性对照试验[82]。

关于低强度预处理方案之后最佳造血干细胞来源的依据也是缺乏的。大多数情况下，比较的是 PBPC 和骨髓干细胞移植。其中一些数据显示，相对于骨髓移植，PBPC 可获得更快的移植、更早的 T 细胞嵌合、更长的无进展生存期和更低风险的移植排斥[83,84]。

B.S. 年轻并且身体足够健康，可以接受清髓性异基因造血干细胞移植。目前，低强度 HCT 的一线应用仅限于由于年龄、长期治疗史，或者其他的禁忌证等方面不合格的患者。对 B.S. 来说不是合适的选择。

移植术后免疫治疗

案例 101-2,问题 7：异基因 HCT 后免疫抑制治疗的基本原理是什么？ B.S 的推荐疗法是什么？

输注造血干细胞后，免疫抑制治疗有助于抑制和减少 GVHD。接受同基因移植或者去 T 细胞组织相容性异基因移植的患者，通常不需接受移植术后免疫抑制治疗。在同基因移植时，供体和受体通常是完全相同的，不会产生 GVHD。在去 T 细胞移植时，输注进患者体内的供体 T 细胞数量通常不足以引起有效的移植物抗宿主反应[70,85]。免疫抑制剂可单独或联合应用以抑制 GVHD。通常在清髓性 HCT 后的治疗方案包括环孢素或者他克莫司联合短期低剂量的甲氨蝶呤[86]。GVHD 的预防用药根据低强度预防方案的选择和剂量而有所不同（表 101-5）[87]。类固醇也能用于预防 GVHD，但它们更经常用于治疗 GVHD。对异体 HCT 后无 GVHD 的患者，免疫抑制治疗可逐渐减少并在 6 个月至 1 年后中止。随着时间的发展，供体和受体的免疫活性组织逐渐相互耐受并停止识别对方为异物，不再需要免疫抑制剂。相反，实体器官移植受体通常需要在整个生存期接受持续的免疫抑制治疗。

表 101-5

常见的低强度预处理或非清髓性方案以及移植后免疫抑制[102]

预处理方法	移植后免疫抑制
氟达拉滨，30mg/(m²·d)，IV，连用 3 日（移植前第 4、3、2 日）；TBI，第 0 日单次 2Gy	环孢素，6.25mg/kg，PO，bid，从移植前第 3 日至移植后第 100 日连续使用，随后从移植后第 100~180 日逐渐减量使用
氟达拉滨，25mg/(m²·d)，IV，连用 5 日；美法仑，90mg/(m²·d)，IV，连用 2 日	吗替麦考酚酯，15mg/kg，PO,bid 或 tid，从移植当日至移植后第 40 日连续使用，随后从移植后第 40~90 日逐渐减量使用
氟达拉滨，25~30mg/(m²·d)，IV，连用 3~5 日；白消安 ≤9mg/kg/总剂量	他克莫司需在血液中达到 5~10ng/ml 的浓度；甲氨蝶呤，5mg/(m²·d)，IV，移植后第 1、3、6、11 日

Bid,每日 2 次；IV,静脉注射；PO,口服；TBI,全身照射；tid,每日 3 次。

没有匹配的相关或无关供体,使用单倍相合供体进行 HCT 的患者,可以在输注造血干细胞后使用环磷酰胺。通常在 HCT 约 4 日后给予环磷酰胺。研究表明环磷酰胺不影响造血干细胞,但确实对同种异体反应性 T 细胞发挥作用,从而降低 GVHD 发生的风险[88]。目前正在进行试验以评估这种方法的有效性。

B.S. 接受了清髓性异基因 HCT,将会接受移植后免疫治疗,方案为环孢素注射 6 个月,之后逐渐减少,随后给予短期的甲氨蝶呤治疗,分别在移植后当日给予 $15mg/m^2$,移植后第 3、6、11 日注射 $10mg/m^2$。该联合方案将降低患 GVHD 风险。假设 B.S. 未发生其他并发症,可能在移植术后 9 个月停止免疫抑制。环孢素需要在使用期间进行治疗药物监测。

自基因和异基因清髓性造血干细胞移植的支持治疗比较

案例 101-2,问题 8: 对自基因和异基因移植中清髓性预处理方案的支持治疗策略有什么不同? B.S. 将需要何种支持疗法?

无论接受自基因还是异基因 HCT,对接受清髓性预处理方案的患者,常见的支持疗法包括留置中心静脉导管、输注血液制品,以及化疗引起的恶心呕吐、黏膜炎和疼痛的药物治疗。它们的相似之处在于均能减轻清髓性预处理方案所致的副作用。

由于自基因和异基因 HCT 中免疫抑制的需求不同,支持疗法也各异。异基因 HCT 患者,会经历初期的各类血细胞减少,随后是长时间的免疫抑制,大幅增加细菌感染的可能,更严重的是真菌、病毒和其他机会性感染[4]。免疫抑制治疗引起的额外感染风险被认为是预防或治疗 GVHD 的一部分。异基因 HCT 后,制订减少免疫抑制期间感染风险的支持策略是至关重要的(见感染并发症部分)。

B.S. 接受了清髓性异基因移植,因此,他将被植入一个中心静脉导管。他很可能需要多次红细胞和血小板输注才能进行植入。由于移植后持续数月的免疫抑制,其感染的风险增加。同时,如果他患上 GVHD,那么还需要额外的维持疗法。用环孢素和甲氨蝶呤预防 GVHD 将使他处于高风险的药物毒性中,需要进行监测。如果他接受自基因移植,中性粒细胞减少症的持续时间将会更短,不需要免疫抑制的药物,GVHD 相关的并发症风险亦将会被避免。

清髓性和非清髓性造血干细胞移植的支持治疗比较

案例 101-2,问题 9: 对于异基因移植,清髓性和非清髓性预处理方案的支持治疗策略是什么?

直接对比清髓性和非清髓性预处理方案的毒性不可行,因为后者仅用于无法采用清髓性 HCT 的情况。两者在预处理以及化疗药物(见表 101-3 和表 101-5)的使用上差异巨大。非清髓性 HCT 的感染并发症可能发生在不同时期,但是急性 GVHD 的发生概率和严重程度相似。无论如何,由于接受造血干细胞移植的患者的身体健康状况不同,对其预处理的比较变得困难[78]。临床研究试图设计最优的预处理方案,能使疗效和毒性(如混合嵌合体、疾病反应)都在可以接受的范围内。因此,相较于清髓性 HCT,低强度或非清髓性 HCT 的预处理方案和移植后的免疫治疗会有更多的变化。

造血干细胞移植的并发症

案例 101-3

问题 1: K.M.,36 岁,女性,CML 加速期。确诊后成功的找到了非血缘 6/6HLA 配对的异基因供体。K.M. 将要接受清髓性异基因 PBPCT。预处理方案如下:白消安,需在 4 日内服用 16mg/kg 的总量(每次口服 1mg/kg,每 6 小时 1 次,服用 16 次,移植前第 7、6、5、4 日);环磷酰胺 $60mg/(kg \cdot d)$,静脉注射,注射时间为移植前第 3、2 日。移植前 1 日为休息日,第 0 日时输注 PBPC。K.M. 可能会发生哪些毒性并发症? 它们是否与标准化疗用药导致的并发症相似?

对于抗肿瘤治疗的常规化疗剂量,骨髓抑制是常见的剂量限制性毒性。但 HCT 患者在清髓性治疗前后,常会行造血系统挽救治疗,因此清髓性预处理方案的剂量限制性毒性为非造血系统毒性(如髓外毒性)。毒性大小随预处理方案而不同。大多数接受 HCT 的患者通常会经历化疗药物产生的毒性,如脱发、黏膜炎、化疗引起的恶心呕吐、不孕,以及肺毒性(见第 94 章)。但是,这些药物毒性在 HCT 患者中被夸大了。

表 101-4 描述了一系列骨髓移植前处理可能导致的毒副作用。图 101-2 描述了 HCT 后并发症的发生时间。选择性毒性将在以下部分讨论。

白消安癫痫

案例 101-3,问题 2: 除预处理外,对 K.M. 的支持治疗和监测指标如下:在入院时(移植前第 8 日)开始,给予每日 500mg 的左乙拉西坦(口服,每日 2 次,从移植前 8 日到移植前 3 日)。在第 1 次给予白消安后,监测其稳态血药浓度,维持在 900ng/ml。在给予环磷酰胺前 4 小时及最后一次给药后 24 小时,给予 $3\,000ml/(m^2 \cdot d)$ 的生理盐水。在每次给予环磷酰胺前 30 分钟,给予环磷酰胺剂量 10% 的美司钠,之后在每次给予环磷酰胺后 24 小时持续静脉注射给予 100% 的美司钠。从移植前第 5 天开始,每日检测患者体重 2 次,每 4 小时监测机体的摄入量和尿液的排泄量,每日监测尿液红细胞至最后一次给予环磷酰胺后 24 小时。如果 2 小时内尿液排泄量降至 300ml 以下,静脉注射 250ml 生理盐水并给予 $10mg/m^2$ 的呋塞米(总量不超过 20mg)。对 K.M. 采取这些与白消安治疗相关的支持治疗和监测的依据是什么?

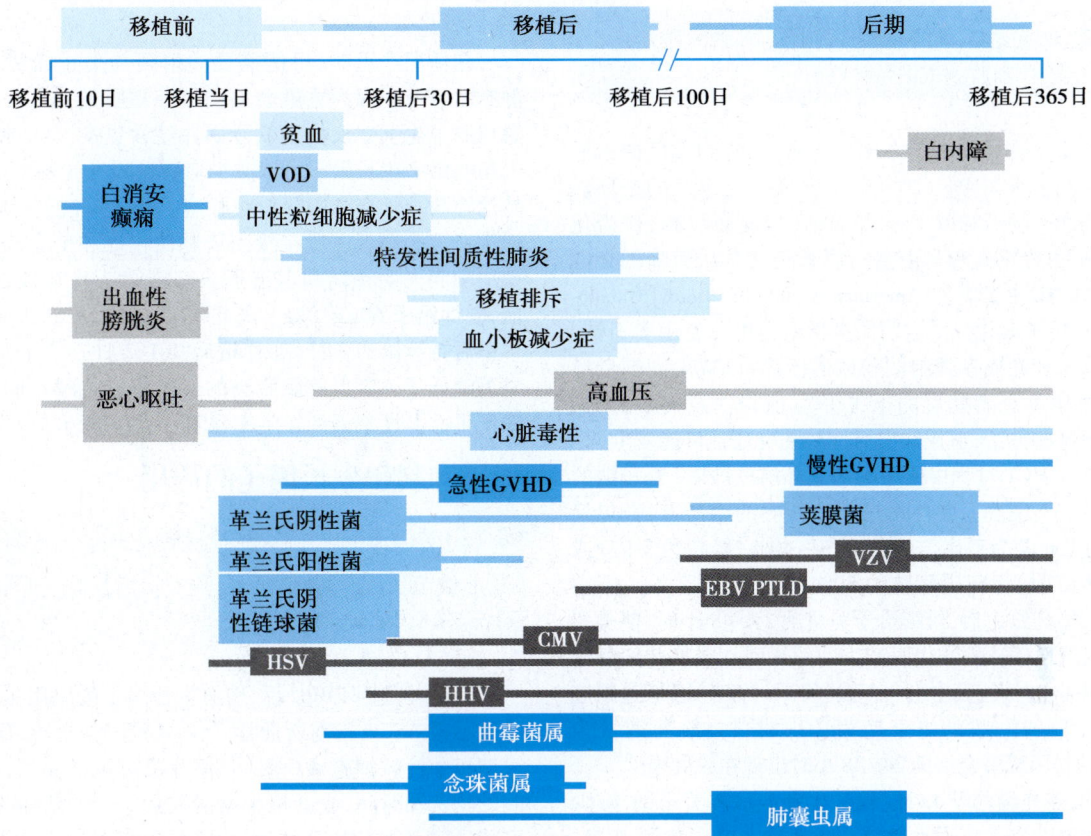

图 101-2　异基因 HCT 患者行造血干细胞移植(HCT)后并发症的发生时间。CMV,巨细胞病毒;EBV,EB 病毒;GVHD,移植物抗宿主病;HHV,人类疱疹病毒;HSV,单纯性疱疹病毒;PTLD,移植后淋巴组织增生病;VOD,静脉阻塞疾病;VZV,水痘带状疱疹病毒

在接受 HCT 预处理过程中,高剂量白消安会使约 10% 的患者产生癫痫。白消安是亲脂性药物,容易随着平均脑脊液(血浆比为 1 或更高)的流动穿透血-脑屏障。白消安癫痫可能是直接的神经毒性作用所导致[89],所以必须采取预防措施。很多 HCT 中心以左乙拉西坦替换了苯妥英钠的应用,但仍在使用苯二氮䓬类药物(如劳拉西泮或氯硝西泮)[90]。癫痫的预防必须在给予白消安之前 12 小时开始,持续到最后一次给予白消安后 24~48 小时。即使采取了预防措施,癫痫仍有可能发生,但是不会造成永久的神经伤害。

白消安的合适剂量

案例 101-3,问题 3: 可采用什么样的剂量策略以最大程度的减少白消安毒性?

白消安与环磷酰胺联合静脉注射是 AML 患者行异基因 HCT 前常用的预处理方案。FDA 推荐剂量为:白消安连续静脉注射给药 16 次,每次 0.8mg/kg,间隔 6 小时(与吸收率达 90% 时,口服给药 1mg/kg 作用相似)[91]。静脉注射白消安时,按体重给予 0.8mg/kg,可达到大约 1 200μM/min

的 AUC,80% 的患者维持 AUC 在 900~1 500μM/min[92]。较高的 AUC 值(>1 500μM/min)与发生肝脏静脉闭塞性疾病(VOD)的风险增加有关,因此,有必要对白消安 AUC 进行监测。第 1 次给药后,目标 AUC 通常在 900~1 350μM/min。这可以最大限度地降低 VOD 和移植失败的风险,并最大限度地降低疾病复发的可能[93](见案例 101-3,问题 7~9,关于 VOD 的讨论)。

为了减少静脉注射的副作用,在 K. M. 第 1 次给予白消安后,对 AUC 进行了监测。第 1 次取样在 2 小时静脉注射后立即执行,在第 1 次取样后 1、2、4 小时再次分别取样。很多中心无法完成白消安的监测分析,所以,如果有必要,须预先安排并及时分析这些样品,以便校正第 2 次或第 3 次白消安的给药剂量。12 小时后,K. M. 的 AUC 达到 1 225μM/min,所以其用药量未做调整。如果 AUC 超过了 1 350μM/min,她的给药剂量可根据以下公式调整:

$$调整后剂量(mg)=实际给药剂量(mg)×目标 AUC(μM/min)/实际 AUC(μM/min)$$

(公式 101-1)

出血性膀胱炎

案例 101-3,问题 4: 对 K. M. 采取的与环磷酰胺治疗相关的支持治疗和监测依据是什么？

在接受环磷酰胺治疗的 HCT 患者中，轻到重度的出血性膀胱炎发生率在 4%~20%[94]。造成膀胱毒性的是环磷酰胺的代谢产物丙烯醛[95]。美司钠(巯乙磺酸钠)作为化学保护剂，可提供硫醇自由基与丙烯醛结合从而降低其毒性。美国临床肿瘤学会(American Society of Clinical Oncology,ASCO)关于放化疗的应用保护指南中推荐使用美司钠，同时采取生理性或者强制性利尿的治疗，以减少高剂量环磷酰胺对 HCT 患者膀胱的毒害[96]。值得注意的是，无论是否使用这些方法，血尿和出血性膀胱炎还是可能发生。

清髓性 HCT 过程中使用高剂量环磷酰胺时，美司钠的最适剂量并不明确。曾使用过很多不同的给药方法，包括间歇推注(剂量为环磷酰胺的 20%~40%，最高达 5 倍)或连续输注(剂量为环磷酰胺的 80%~160%)[94,97,98]。需在环磷酰胺给药结束后，继续给予美司钠 24~48 小时，使美司钠可持续清除环磷酰胺代谢产生的丙烯醛。在静脉注射给予美司钠 4 小时后，其中绝大多数(60%~100%)会通过尿液排泄[99]。环磷酰胺的半衰期为 7 小时[100]，给药剂量为 60mg/kg 时，丙烯醛会持续 24~48 小时出现在尿液中[101]。

因此，需连续给予 K. M. 输注生理盐水和美司钠，减少她因环磷酰胺发生出血性膀胱炎的风险。必须检测 K. M. 尿液中的红细胞，同时监测尿量，以便在发生出血性膀胱炎时可以快速干预。

化疗导致胃肠道反应

案例 101-3,问题 5: 还需要注意哪些终末器官毒性？对 K. M. 是否还需要用其他药物来预防和治疗清髓性预处理导致的肠胃道(gastrointestinal,GI)反应？

预处理方案的高剂量化学疗法导致大多数患者在处理后的 10~15 日出现呕吐和厌食。HCT 受体出现化疗所致的恶心呕吐主要与使用致吐的化疗药物(见第 22 章)、全身放疗，以及对恶心呕吐控制不足有关。所以，同 K. M. 一样的患者，在接受清髓性 HCT 前均会给予 5-羟色胺受体拮抗剂和糖皮质激素进行预防[102]。

美国临床肿瘤学会指南建议使用神经激肽受体-1 拮抗剂——阿瑞吡坦，虽然缺乏支持其在 HCT 患者中应用的证据[102]。阿瑞吡坦是中度的细胞色素 P-450 3A4 抑制剂，理论上它可能会与预处理方案中的药物(尤其是环磷酰胺)发生相互作用。这需要严格的对照试验来评估它造成的影响[102]。有研究数据表明 5-羟色胺受体拮抗剂昂丹司琼会加快清髓性 HCT 乳腺癌患者体内环磷酰胺的清除[103,104]。然而，需要更多的研究来确定其临床应用，因为到目前为止，在接受清髓性 HCT 的患者中，环磷酰胺的药物浓度与治疗效果并非绝对的一致[19,91]。

口腔上皮分化迅速，因此很多接受清髓性预处理方案

的患者会患口腔黏膜炎。作为 GVHD 的预防药物，甲氨蝶呤也会加剧口腔黏膜炎的发生[105]。口腔黏膜炎会导致恶心、厌食。

在情况严重时，可能需要注射阿片类止痛药[106]和全静脉营养液。因为感染会加剧口腔黏膜炎，所以一定要注意口腔卫生。建议使用软牙刷并经常更换[107]。使用重组人角质细胞生长因子可以减少口腔黏膜炎的发生。癌症支持治疗联合学会和国际口腔肿瘤学会建议，行自体 HCT 的恶性血液病患者患者在接受清髓性化疗和全身放疗时，可使用帕利夫明预防口腔黏膜炎。连续 3 日在预处理方案前，立即给予 60μg/(kg·d)的帕利夫明，并在造血干细胞移植后持续给药 3 日(如移植后 0、1、2 日)[108]。帕利夫明显著降低了患者口腔黏膜炎的发生率和持续时间，同时也降低了血源性感染的发生率和阿片类止痛药的应用[108]。

骨髓抑制和生长因子的应用

案例 101-3,问题 6: 医嘱显示，移植后第 5 日就开始使用非格司亭，直到连续 2 日 ANC 均恢复至 500/μl 或以上。对 K. M. 的治疗是否合适？

输注异基因 PBPC 后，造血生长因子的应用具有争议，并且不被 ASCO 指南所推荐[14]。异基因移植后，输入 HGF 可缩短中性粒细胞减少时间，但并没有被证实可以减少住院的花费和时间，或者抗生素的使用。给予造血生长因子可能导致严重 GVHD 的发生，降低生存率[109]。K. M. 正在接受异基因 PBPC 移植，因此不应该使用非格司亭。

肝窦阻塞综合征(SOS)/肝静脉闭塞性疾病

案例 101-3,问题 7: 移植前 K. M. 实验室检查指标在正常范围内。入院时体重为 80kg。在骨髓输入后的 5 日内，K. M. 的体重开始增加约 0.5kg/d，入量超过出量大约 500~1 000ml/d，出现了轻度发热，腋下温度 38℃。血及尿培养均为阴性。移植后第 6 日，K. M. 体重为 85kg。移植后第 7 日的实验室检查如下：

总胆红素：1.5mg/dl
谷草转氨酶(aspartate aminotransferase,AST)：40U/L
碱性磷酸酶：120U/L
移植后第 10 日，K. M. 诉上腹中部、右上腹疼痛，肝脏触痛。随后几日，K. M. 出现黄疸。持续检测肝功能，缓慢上升。移植后第 18 日，指标达到以下峰值：

总胆红素：5.0mg/dl
AST：150U/L
碱性磷酸酶：180U/L
移植后第 18 日，K. M. 的体重为 90kg。在病例记录中，她的问题列表中包含排除肝窦阻塞综合征，什么是肝窦阻塞综合征？

肝窦阻塞性综合征(sinusoidal obstructive syndrome,SOS)，之前称为 VOD，是由水潴留、右上腹疼痛和高胆红素血症组成的综合征。严重时会引起肾功能衰竭、脑病、多器

官衰竭,最终可能导致死亡。SOS 或 VOD 的发生率取决于用于诊断综合征的定义,然而,它最常与 HCT 的高剂量化疗相关。据报道,有 5%~55% 的患者接受清髓性 HCT 治疗[110,111]。SOS 或 VOD 发展的主要风险因素是与清髓性移植相关的高剂量化疗。预处理方案中,包括白消安、环磷酰胺和/或 TBI 大于 13.2Gy 等因素,与 VOD 的高发生率存在关系[19,112]。据报道,患者特异性因素如年龄较大、器官受损和晚期疾病也会增加 SOS 或 VOD 风险。

虽然 SOS 或 VOD 发展的病理生理学不是十分清楚,但已知肝窦内皮细胞的损伤是该过程的最初损伤。内皮损伤继续导致肝窦内皮里层细胞脱落,最终导致栓塞和阻碍肝窦血流[113]。这种肝内血流阻塞导致了窦性前门静脉高压症和肝功能不全恶化,通常表现为胆红素和腹水增加。

临床表现和诊断

> **案例 101-3,问题 8**:K. M. 的哪些持续的症状体征与 SOS 或 VOD 的诊断相关?

SOS 或 VOD 的初始症状可在移植后的前 15~30 日内随时发生。体重在基线以上增加 5%,通常是发生 SOS 或 VOD 的第 1 个表现,发生于骨髓输注 3~6 日以后,约 90% 的患者中[111]。体重增加由水潴留引起,肾钠排泄减少证明这一结果。新发的输血都难以矫正的血小板减少症也可能是即将发生的 SOS 或 VOD 的早期征兆。紧随着体重增加,高胆红素血症也发生于几乎所有患者中,通常出现在造血干细胞输注 10 日后。其他的肝功能异常则会在高胆红素血症后出现,包括谷草转氨酶和碱性磷酸酶升高。腹水、右上腹疼痛和脑病滞后于肝功能变化,在造血干细胞输注后 10~15 日内发生[111]。

虽然肝组织活检是诊断 SOS 或 VOD 的金标准,但由于手术过程中的出血风险,使其应用受到限制。已经有其他非侵入性标准来帮助诊断 HCT 后的 SOS 或 VOD。2 组临床标准要求评估高胆红素血症、腹水或体重增加和右上腹疼痛,并排除药物、急性 GVHD 或感染等其他可能造成肝损伤的原因[111,114]。除了这些标准,超声可能有助于确定是否有逆转肝静脉血流并确认腹水和/或肝肿大。

> **案例 101-3,问题 9**:K. M. 从 SOS 或 VOD 中恢复的可能性有多少?如何对其进行治疗?

尽管多数 SOS 或 VOD 患者(70%~85%)可自然恢复,但 SOS 或 VOD 仍没有标准治疗方法。预防措施旨在控制患者的风险因素,并且还使用了药物预防策略。患者特异性风险因素通常是不可逆的,但是,选择合适的方案,如非清髓方案、避免使用肝毒性药物、使用分次 TBI,以及使用合适的白消安剂量可降低风险。预防性药物也进行了相关评估。预防性肝素的使用在临床试验中显示出不同的结果,因此,它的使用仍存在争议[115]。研究数据表明使用熊去氧胆酸的效果也是不确定的。一些试验表明,通过使用它可以降低 SOS 或 VOD 的发生率。在一项临床研究试验

中,接受熊去氧胆酸的患者肝毒性降低,急性 GVHD 降低,生存率提高[116]。

其他治疗方法包括支持治疗措施,如维持水钠平衡,对于严重的腹水患者,因腹水会导致疼痛和肺损害,可行穿刺抽液[105]。血液扩容如白蛋白和胶体可以用于保持血容量,螺内酯可被用于减少血管外液体积,如果出现脑病,则应限制蛋白质的摄入,并给予乳果糖。不幸的是,这些措施对改善预后的作用一直没被证实。在严重 SOS 或 VOD 和多器官衰竭的患者中,可用的治疗选择是有限的。重组人组织纤溶酶原激活物和肝素的溶栓治疗结果喜忧参半,并能导致致命的颅内或肺出血[105]。去纤维蛋白多核苷酸(defibrotide,DF),是一种研究药物,在治疗 SOS/VOD 方面显示出良好的效果[117-119]。去纤维蛋白多核苷酸,它是核糖核苷酸,有抗血栓形成和抗缺血作用,且对血栓的活性作用不会引起显著的全身抗凝反应。在一项纳入了 88 例重症 VOD 及相关器官功能障碍患者的 DF 临床试验中,36% 的患者 VOD 症状完全消失,35% 患者 HCT 后存活 100 日[119]。

尽管 DF 治疗 SOS 或 VOD 似乎是有效的,对高风险患者预防用 DF 是否获益了解甚少。Corbacioglu 等以患有恶性婴儿骨硬化病并且接受干细胞移植的儿童患者为研究对象,探讨此问题。1996—2001 年间,纳入研究的儿童中,7/11 或者 63.6%(n=20)的儿童患有 SOS 或 VOD。2001—2005 年,在 9 个患者中连续使用 DF 预防,在这个组中,1/9(11.1%)的患者被诊断为中度 SOS 或 VOD,表明 DF 的预防使用有显著的益处。为了进一步探索这个问题,一项美国国立卫生研究院资助的前瞻性随机试验一直在进行,探讨在干细胞移植中,对 SOS 或 VOD 高风险的儿童,预防使用 DF 是否优于 DF 的治疗性应用[120]。

因为 K. M. 未达到严重 SOS 或 VOD 的标准,应该采用限制液体和螺内酯利尿的治疗方法,对她进行保守治疗。其症状和体征可在未来 2 周内恢复。且轻度 SOS 或 VOD 症状,很可能完全恢复,没有后遗症。

移植排斥

案例 101-4

> **问题 1**:E. R.,65 岁,女性,诊断为骨髓增生异常综合征。既往病史为显著的 1 型糖尿病和肾脏功能不全。初步诊断之后,就开始搜寻与她 HLA 完全匹配的非血缘捐赠者。在国家骨髓捐赠者注册表上发现 1 名捐赠者。E. R. 将会接受非清髓性的异基因 HCT,骨髓来自于 1 名无血缘关系的女性捐赠者。E. R. 的预处理方案如下:在移植前第 4、3、2 日,使用氟达拉滨 30mg/(m² · d),在输入骨髓当日行 2Gy TBI,并在移植后予以环孢素和吗替麦考酚酸酯。现为移植后第 28 日,E. R. 的全血细胞学检查结果如下:
>
> 白细胞计数:500/μl
>
> 粒细胞或单核细胞:没有被检测到
>
> 血小板:100 000/μl
>
> 血细胞比容(Hct):30%
>
> 供体 T 细胞嵌合率<5%。E. R. 经历了什么,她该如何治疗?

低强度的治疗方案通常包括氟达拉滨与烷化剂的联合应用或低剂量的 TBI(图 101-3)。用非清髓性氟达拉滨联合 TBI 方案,发生中性粒细胞减少、血小板减少和其他非血液学毒性的概率最小[2]。移植通常在患者接受非清髓性预处理方案的前 30 日进行,然而移植后可能立即出现排斥反应[121]。混合嵌合体一般在非清髓性 HCT 后形成,而在移植后第 28 日,E.R 的供体 T 细胞嵌合率较低,使她处于移植物排斥反应的高风险中器官排斥一直存在,特别是在非清髓性异基因 HCT 之后。供体和受体效应细胞之间的纤弱平衡关系应建立在清髓性化疗和免疫抑制之间,因连续的宿主抗移植物效应可导致移植排斥。对再生障碍性贫血患者、组织不相容或去 T 细胞的 HCT 患者,移植排斥反应发病率更高。移植排斥的治疗选择很有限。尽管毒性较强,如能获得供体,行 2 次 HCT 是最权威的疗法[122]。接受异基因 HCT 的患者,使用抗胸腺细胞球蛋白的免疫抑制剂可以较好的控制移植排斥。行低强度预处理方案后,出现排斥反应的患者,需再次行 HCT。

E.R. 接受了非清髓性处理,因此,移植后她应该发生混合嵌合现象。但是,她只有不到 5% 的供体 T 细胞。目前研究的重点是定量监控嵌合体,特别是评估供体细胞嵌合百分比,这是有助于临床干预的一个工具[80]。因具最具预测性的细胞类型未知,供体不同类型细胞的嵌合比例被评价(如 T 细胞、NK 细胞、粒细胞)。移植后,供者嵌合的百分比随时间变化,称为"移植动力学",受几个重要因素影响,如 HCT、干细胞源和移植后免疫抑制的强度[80,123]。供体和受体细胞之间的平衡需要 GVT 效应最大化,这可降低复发并且使发生 GVHD 风险降至最小[80,123]。基于 E.R. 的嵌合状态,由于缺乏抑制受体恶性肿瘤的供体细胞毒性 T 淋巴细胞,她不会受益于 GVT 效应。

E.R. 处于移植排斥的高风险,因此可能不会从移植中获益。一项中断环孢素和吗替麦考酚酯治疗的试验,是一个选择,该试验试图使平衡移向供体移植物的生长,并远离受体 T 细胞增长。对 E.R. 的 T 细胞嵌合体应定期监测,每日监测造血功能,同时按临床要求进行骨髓活检。

移植物抗宿主病

移植物抗宿主病(graft versus host disease,GVHD)是由于激活了供体的淋巴细胞,导致受体免疫调节系统的损伤。由于绝大部分可预估的发病率及死亡率与移植排斥和 GVHD 相关,供体和受体组织相容性的差异是在异基因 HCT 后行免疫抑制治疗的主要原因。因此,患者接受异基因 HCT 后,应开始移植后免疫抑制治疗或预防 GVHD。然而,由于异基因移植后有产生 GVT 效应的可能性,供体的免疫效应细胞可识别并清除受体的残留肿瘤,因此相关研究集中在免疫抑制的执行过程中,希望能获得充分的 GVT 效应而不增加发生移植排斥和 GVHD 的风险[124]。

GVHD 是异基因 HCT 最主要的并发症,限制了它在挽救无组织相容性供体患者生命中的运用[2,125]。如果不施行预处理方案,异基因 HCT 后可能导致 GVHD。GVHD 的病理生理学还没有完全被理解,目前的观点认为其发展分为 3 个步骤:①预处理方案导致组织损害并释放炎性因子至全身循环;②受体和供体的抗原呈递细胞和炎性因子激活了供体 T 细胞;③激活的供体 T 细胞通过一系列的机制导致细胞毒性,引发急性 GVHD 的组织损害[126]。

根据发病时间和临床表现,GVHD 传统上被分为 2 类(如急性和慢性)。急性 GVHD 定义为,发生在移植后 100 日以内,损害皮肤、胃肠道和肝脏[2]。相反,类似于多种自身免疫性疾病。慢性 GVHD 可能影响任何器官组织,通常发生在 100 日以后。随着非清髓性 HCT 的引入,GVHD 的时间过程发生了变化,故迟发性急性 GVHD 也可能发生在 100 日以后,然而在这些人身上,急性和慢性 GVHD 的症状可能并存。因此,美国国立卫生研究院已根据临床表现而非 HCT 后的时间制订了共识标准,对 GVHD 进行分类[127]。

关于预防和处理 GVHD 的大部分数据来自于清髓性预处理方案后。因此,后面的部分仅指患者在清髓性异基因 HCT 后进行的试验。

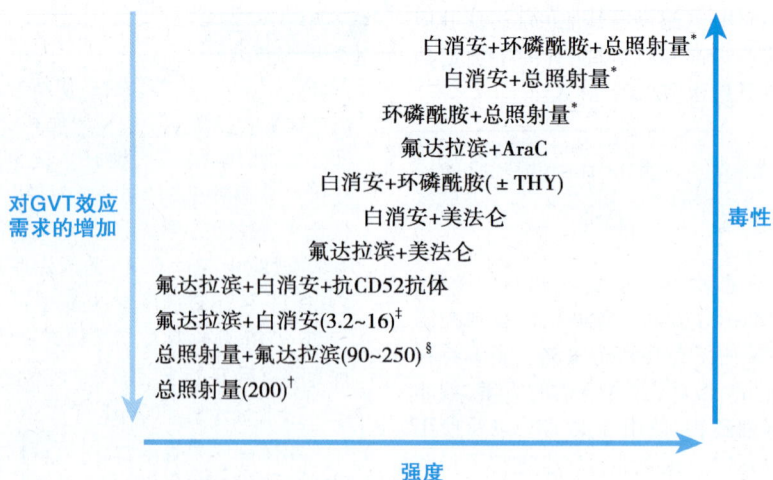

图 101-3 不同强度的预处理方案,以及对毒性的影响和 GVT 效应的依赖性。AraC,阿糖胞苷;BU,白消安;CD52,抗 CD52 抗体(阿仑单抗);CY,环磷酰胺;FLU,氟达拉滨;TBI,总照射量;THY,球蛋白。 * TBI>1 200cGy;† 200cGy;‡ 3.2~16mg/kg;§ 90~250mg/m² 。来源:Deeg HJ et al. Optimization of allogeneic transplant conditioning;not the time for dogma. *Leukemia*. 2006;20;1701.

急性移植物抗宿主病

风险因素

案例 101-5

问题 1：M. P. ,22 岁,男性,70kg。为费城染色体阳性（Ph+）AML,接受了来自其姐姐的单抗原不匹配异基因 HCT。通过环磷酰胺联合全身放疗的清髓性预处理方案后,给予如下免疫抑制治疗方案:环孢素,每 12 小时静脉注射 2.5mg/kg,从移植前 3 日开始给药,直到能耐受口服药物,然后换成环孢素,每 12 小时口服 4mg/kg,直到移植后第 50 日。甲氨蝶呤,移植后第 1 日静脉注射 15mg/m²,移植后第 3、6、11 日静脉注射 10mg/m²。增加急性 GVHD 发生风险的相关因素是什么?

与 GVHD 发展相关的最重要的因素是供体与受体之间的组织相容性程度[2]。临床明确的 Ⅱ~Ⅳ级急性 GVHD 发生率,在 HLA 匹配的同胞移植中为 20%~50%,而在 HLA 不匹配的同胞移植或 HLA 匹配的非血缘关系来源移植中,为 50%~80%[128]。比较不配对和配对的移植,以及配对的无血缘关系供体和血缘关系供体,均为前者发生急性 GVHD 的时间更早,程度更严重[41,129]。其他的增加急性 GVHD 发生风险的因素包括患者(或捐赠者)年龄、高强度的预处理方案、利用 PBPC 而非骨髓、供体和受体的性不匹配等[126]。脐带血移植(Umbilical cord transplants, UCT)导致 GVHD 的风险较小[130-132]。

M. P. 接受的异基因骨髓来自于与其 HLA 抗原不匹配的女性同胞供体。这 2 点增加了他患 GVHD 的风险,因此需要行严格的免疫抑制治疗,以预防 GVHD 的发展。

临床表现

案例 101-5,问题 2：移植后第 14 日,M. P. 注意到在其手臂、手掌和前胸发生了弥漫性黄斑性丘疹。没有合并腹泻,肝功能检测在正常范围内。发生皮疹时,其所用的抗生素从头孢吡肟换成了美罗培南。尽管所用的抗生素变了,其症状并未发生变化。M. P. 持续发生的与急性 GVHD 相关的临床症状是什么?

在急性 GVHD 中,供体淋巴细胞对宿主组织造成免疫调节损害的主要靶点是皮肤,紧接着分别是胃肠道(腹泻)和肝脏[128,133]。急性 GVHD 的皮肤(aGVHD 最常见的部位)经常表现为弥漫性的糜烂性斑丘疹,开始于手掌的掌心、足底或者脸。在很多严重案例中,皮肤 GVHD 可能进展成全身红皮病、大疱形成和皮肤脱落。

急性胃肠道 GVHD 的早期症状经常表现为缺乏食欲,紧接着是恶心和呕吐[105]。腹部疼痛、水样或者血性腹泻同时发生,严重时可能导致电解液失衡、脱水或者肠梗阻。肝脏 GVHD 通常紧随着皮肤或者胃肠道的 GVHD。其症状包括总胆红素、碱性磷酸酶和肝脏转氨酶的逐渐上升[105]。急性 GVHD 通常并不明显,直到移植后供体淋巴细胞开始增殖。皮肤通常是第 1 个受累器官。肝脏或者胃肠道移植物抗宿主病的症状通常晚于皮肤症状大约 1 周后发生,很少患者会不伴发皮肤 GVHD。

在 HCT 患者中,必须将急性 GVHD 和其他原因所致的皮肤、肝脏或者胃肠道毒性进行精确的区分。例如,斑丘疹可能表现为对抗生素过敏,通常开始于躯干或者四肢上部分,很少出现在掌心或者足底。化疗、放疗、感染或者抗生素治疗都可能引起腹泻[105]。然而,预处理方案引起的腹泻很少便血,通常在终止药物或者放射治疗 3~7 日内症状就能缓解。应该区分由感染性因素如梭菌或者巨细胞病毒和 GVHD 引起的腹泻。肝 GVHD 也应该从根本上与 VOD、血液制品及肠外营养引起的药物性肝炎区分[105]。尽管这些症状中肝功能检测均是异常的,但是肝 GVHD 很少会引起患者的体重增加和右上半身的疼痛[105]。尽管出于可能增加移植前早期血小板减少风险的考量,很少进行肠道和肝脏的活检,但受累器官组织活检结合临床证据仍然是确诊急性 GVHD 的唯一方法。急性 GVHD 与受累器官的组织学特征改变密切相关。基于临床标准的分期系统被用于急性 GVHD 分级。首先考虑对器官受累的严重程度分级(表 101-6),接下来基于受累器官数量和程度进行总体分级(表 101-7)。

M. P. 在移植时患有皮疹,可能是由抗生素或者急性 GVHD 引起。尽管及时改变了抗生素的应用,其症状并没有改善,提示症状是由 GVHD 引起。其皮疹占据了身体 36% 的部分,但是由于没有表现出胃肠道和肝脏的反应,因此其可能处于 Ⅰ 级 GVHD(见表 101-6 和表 101-7)。

表 101-6

急性移植物抗宿主病的改良 Glucksberg 分级

器官分期	皮肤ᵃ	肝	胃肠道ᵇ
1	斑丘疹<体表 25%	胆红素 2~2.9mg/dl	500~1 000ml/d 腹泻或活检证实为上消化道受累
2	斑丘疹 25%~50%体表	胆红素 3~6mg/dl	1 000~1 500ml/d 腹泻
3	斑丘疹 >50% 体表	胆红素 6.1~15mg/dl	1 500~2 000ml/d 腹泻
4	广义的红皮大疱	胆红素>15 mg/dl	>2 000ml/d 腹泻和严重腹痛或无肠梗阻

ᵃ 皮疹的程度取决于"九规则"。
ᵇ 腹泻量的分级适用于成人。

来源：Cutler C, Antin JH. Manifestations and treatment of acute graft-versus-host disease. In: Blume KG et al, eds. *Thomas' Hematopoietic Cell Transplantation.* 4th ed. Malden, MA; Blackwell; 2009;1291.

表 101-7

改良 Glucksberg 与国际骨髓移植登记中心对急性移植物抗宿主病严重性分级的比较

器官分期	皮肤	肝	肠
Glucksberg 分级			
Ⅰ,轻度	1~2 级	无	无
Ⅱ,中等	3 级或	1 级或	1 级
Ⅲ,严重		2~3 级或	2~4 级
Ⅳ,威胁生命	4 级或	4 级	-
IBMTR 分级			
A,轻度	1 级	无	无
B,中等	2 级	1 或 2 级	1 或 2 级
C,严重	3 级	3 级	3 级
D,威胁生命	4 级	4 级	4 级

来源:Cutler C, Antin JH. Manifestations and treatment of acute-graft-versus-host disease. In:Blume KG et al,eds. *Thomas' Hematopoietic Cell Transplantation*. 4th ed. Malden, MA:Blackwell;2009:1291.

IBMTR,国际血液和骨髓移植登记处。

免疫抑制预防治疗

> **案例 101-5,问题 3:** M. P. 为何要接受环孢素和甲氨蝶呤的免疫抑制预防治疗?

异基因 HCT 后影响发病率和死亡率的主要原因为 GVHD。如果 HCT 前不接受免疫抑制治疗,几乎所有的异基因 HCT 患者都会患 GVHD[2]。减少患病风险最常见的办法是进行预防性免疫抑制疗法,并且大多数患者接受多药 GVHD 预防。

以往通常采用抗胸腺细胞球蛋白、环磷酰胺、甲氨蝶呤或者环孢素等单药治疗来阻止急性 GVHD 的产生[134-136]。抗胸腺细胞球蛋白非特异性的与单核细胞结合,耗尽除淋巴细胞以外的造血祖细胞。因此,考虑到移植失败的风险,很少采用抗胸腺球细胞作为预防方案[134]。2 药联合免疫抑制可以极大程度的减少 GVHD 风险(表 101-8)。尽管广泛发布的方案是短期应用甲氨蝶呤和环孢素[136],但关于最有效方案,国际上仍然没有统一的标准。几项随机临床试验比较了接受 HLA 匹配的同胞供体[137,138]或者无血缘关系供体的异基因 HCT 中,他克莫司、短程的甲氨蝶呤、环孢素结合短程甲氨蝶呤三者之间的疗效[86]。同胞供体移植后采用他克莫司治疗,患 Ⅱ~Ⅳ 级急性 GVHD 的风险更低,而慢性 GVHD 的发生率相同[137]。对进展期疾病,他克莫

司治疗组因毒性导致死而使整体存活率更低,然而在他克莫司联合甲氨蝶呤试验组中进展期疾病患者的整体存活率却相对较高,这令试验结果难以解释[137]。

表 101-8

清髓性移植急性移植物抗宿主病的联合免疫抑制预防治疗方案[137]

药物	给药方案
环孢素联合短期甲氨蝶呤	1.5mg/kg, IV 或 4mg/kg(Neoral), PO,每 12 小时 1 次,从移植前 1 日到移植后 50 日,然后按每周 5% 逐渐减量和移植后 180 日停药 甲氨蝶呤,10mg/m^2,IV,移植后第 3、6、11 日
他克莫司联合短期甲氨蝶呤[136]	他克莫司,0.03mg/(kg·d),持续 IV 或 0.12mg/(kg·d),PO,bid 甲氨蝶呤,15mg/m^2,IV,移植后第 1 日;10mg/m^2,IV,移植后第 3、6、11 日
环孢素、甲氨蝶呤和泼尼松联用	环孢素,5mg/(kg·d),连续 IV,移植前第 2 日至移植后 3 天,随后 3~3.75mg/kg,IV,至移植后第 35 天;然后 7mg/(kg·d)(Neoral)口服,调整剂量使环孢素浓度(放射免疫法)为 200~400ng/ml。每 2 周以 20% 逐渐减量,移植后第 180 日停药 甲氨蝶呤,15mg/m^2,IV,移植后第 1 日;10mg/m^2,IV,移植后第 3、6 日 甲泼尼龙,0.5mg/(kg·d),IV,移植后第 7~14 日;然后用 1mg/(kg·d),IV,至移植后第 28 日;然后泼尼松,0.8mg/(kg·d),PO,至移植后第 42 日;然后慢慢减量,移植后第 180 日停药

Bid,每日 2 次;IV,静脉注射;PO,口服。

随后,国际骨髓移植注册会进行了一项对照试验,提示他克莫司联合短程甲氨蝶呤与环孢素联合短程甲氨蝶呤的治疗方案之间,因潜在风险因素的不平衡导致了生存率的不同[138]。患者接受了 HLA 匹配或者轻度不匹配的无血缘移植后,他克莫司治疗组 Ⅱ~Ⅳ 级急性 GVHD 的发生率更低,2 组之间慢性 GVHD 的发生率、无病存活率、整体存活率相似[86]。患有晚期恶性血液肿瘤的患者不在此研究范围以内。目前 2 种方案均用于清髓性预处理方案之后的异基因 HCT。

近来,吗替麦考酚酯(mycophenolate mofetil,MMF)正在被研究用于治疗清髓性异基因移植,和环孢素联用时,表现出与甲氨蝶呤联合环孢素相同的急性 GVHD 发生率和 100

日存活率,但显著减少了黏膜炎的发生,并能促进中性粒细胞的快速移植[139,140]。吗替麦考酚酯现在临床上常与环孢素或者他克莫司联合使用。

M. P. 接受了短程甲氨蝶呤和环孢素的双药预防急性GVHD,是最常见的清髓性预防方案。使用不同机制的2种免疫抑制药物,一种抑制 T 细胞的激活(环孢素),另一种抑制激活 T 细胞的分裂和克隆扩增(甲氨蝶呤),比单药能更加有效的降低 GVHD 风险。

> **案例 101-5,问题 4:** 急性 GVHD 预防用药的剂量原则是什么?

尽管各种联合免疫抑制治疗方案在药物、剂量和联合方式上有些许不同,但所有方案在根本准则上是一致通用的。首先,细胞毒性药物(甲氨蝶呤)是足量还是减量,需依据患者黏膜炎的严重程度、有无过多的液体潴留[136,141]。网状液体潴留增加了甲氨蝶呤的蓄积,使得药物暴露持续时间延长。甲氨蝶呤用于 GVHD 预防可能延迟移植时间、增加严重黏膜炎发生的可能性,并引起肝功能检测指标过高。在出现肾脏和肝脏的损害的情况下,应减少甲氨蝶呤的剂量[136,142]。

在预防 GVHD 时,钙调神经磷酸酶抑制剂(如环孢素、他克莫司)应该在供体细胞输注之前或输注时立即运用(输注前3日到输注时)。该方案是基于这些药物的作用机制来制订的,通过抑制辅助 T 细胞产生的白介素-2 来阻止细胞毒性 T 细胞的扩散。在供体细胞输注之前使用环孢素,可以在排斥反应发生之前抑制白介素-2 的分泌。

环孢素通常通过静脉注射给药,直到源自清髓性预处理方案的胃肠道毒性被解决(如 7~21 日)[136]。这是由于源自预处理方案的胃肠道效应(例如恶心呕吐,腹泻)和GVHD 会影响乳液型环孢素的口服吸收,可能导致药物血液浓度的不稳定[143]。很多中心运用口服乳液型配方(Neoral)或者其他新型乳液型配方来改善生物利用度。利用微乳液口服配方,静脉和口服的剂量比例在 1:2 或者1:3 是合适的。他克莫司的静脉剂量与口服剂量的最常用转化比例为 1:4。当患者联合应用了可作用于细胞色素P450 3A 或者 P 糖蛋白的药物(例如伏立康唑)时,可能会影响钙调神经磷酸酶抑制剂的代谢和转运,进行经验性剂量调整是必须的。因此,需要密切监测药物与钙调神经磷酸酶抑制剂的相互作用[144]。

应基于血药浓度水平和血肌酐浓度来调整环孢素和他克莫司的剂量。钙调神经磷酸酶抑制剂不会造成骨髓抑制,其常见的药物副作用包括电解液异常、神经毒性、高血压和肾毒性[89]。

在各个医疗机构之间,预防 GVHD 的治疗计划相差很大。总体目标是保持钙调神经磷酸酶抑制剂的剂量稳定,维持至 HCT 后第 50 日,然后缓慢减少直到第 6 个月终止所有的免疫抑制方案。此时,免疫耐受已经建立,患者不再需要接受免疫抑制治疗。但这仅在患者未经历 GVHD 时才能实现。

钙调神经磷酸酶抑制剂的适宜剂量

> **案例 101-5,问题 5:** 在移植后第 18 日,测量 M. P. 晨起空腹环孢素浓度为 392ng/ml。为什么需要监测环孢素浓度?

尽管对 HCT 患者行钙调神经磷酸酶抑制剂的药代动力学监测作用不明确,但因固体器官移植患者药效学的建立,还是常规行监测。HCT 中心有一套标准实践方法来根据药物血液浓度调整环孢素和他克莫司的剂量[145]。环孢素浓度与急性 GVHD 两者之间的关系在早期研究中没有被发现,然而其他的研究提示,成人空腹 12 小时环孢素血药浓度在 200~400ng/ml 时,患急性 GVHD 和环孢素导致肾毒性的风险最低[146-148]。当持续输入环孢素时,为了能获得与间歇给药相同的 AUC,需要达到 300~500ng/ml 的高血药浓度来预防 GVHD[149,150]。需要注意的是,不管浓度低或正常,环孢素都可能导致肾毒性的发生,并诱发已知的其他药物或疾病可能导致的肾毒性。另外,近期研究显示谷浓度与环孢素的暴露时间没有直接的关系,但与 $AUC_{(0-12)}$ 峰值有关。可能需要高于 800ng/ml 的峰浓度来预防GVHD。尽管如此,数据是有限的,利用峰值来行药物治疗监测的方法并不被推荐[151]。理想的他克莫司浓度在 5~15ng/ml。大于 20ng/ml 浓度的他克莫司增加细胞毒性的发生风险,主要是肾毒性[145,152]。血肌酐上升时,他克莫司剂量调整的方法与环孢素一致。

调整 M. P. 的剂量,与所有接受了清髓性预处理方案的异基因 HCT 患者相似,维持环孢素浓度在 200~400ng/ml是合理的。剂量调整应基于环孢素血药浓度和血肌酐水平。没有标准的浓度表存在,但是很多中心都采用自己一套标准的方法。M. P. 血肌酐水平正常,其空腹环孢素浓度是392ng/ml。因此,其环孢素剂量可以维持,空腹浓度的检测需要重复几日。如果增加或减少了存在相互作用药物的应用,或者基于其他毒性反应的考虑,均应重复检测血药浓度。

急性移植物抗宿主病的治疗方法

> **案例 101-5,问题 6:** 在移植后第 3 周,M. P. 在其肩膀和脖子处感染了瘙痒性皮疹并蔓延至掌心,看起来像是皮肤晒伤。在移植后第 19 日,组织活检确诊了急性皮肤GVHD。同一日,M. P. 在接下来的 24 小时内的腹泻量为 1 000ml,胆红素为 2.8mg/dl。他开始进行每 12 小时静脉注射 1mg/kg 甲泼尼龙的治疗。M. P. 行甲泼尼龙治疗的基本原理是什么?

处理这类 HCT 并发症最有效的方法是防止 GVHD 发展。对 GVHD 患者,治疗的第 1 步是在现有的免疫抑制治疗方案中加入糖皮质激素[126]。因此 GVHD 及其治疗方法会导致很强的免疫缺陷[2,153]。GVHD 和感染同时发生,可导致异基因 HCT 患者死亡。

糖皮质激素的使用方式是由 GVHD 严重程度决定的。仅有皮肤损伤且面积少于 50% 的患者可以使用局部的类固醇激素处理,若其他器官受累或者皮肤疾病处于 3~4 级则需要糖皮质激素治疗。患者对治疗的全反应率在 25%~40%,而更加严重的 GVHD 患者对治疗的反应率可能更低[126,153]。对初始治疗有反应的轻至中度(Ⅰ~Ⅲ级)急性 GVHD 患者,相较对初始治疗没有反应的严重 GVHD 患者,具有更好的存活优势。对治疗没有反应或者发生持续严重 GVHD 患者,通常死于 GVHD 和感染并发症[154]。

根据治疗反应,治疗急性 GVHD 的激素用量逐渐减少。糖皮质激素的减量方式目前没有一致的最佳方法,减少的速率是根据患者情况决定的[153]。患有或潜在 GVHD 的患者在应逐渐尝试减量,其剂量将会增加或者缓慢的减少直到耐受范围内。

因为 M. P. 有足够直接的证据显示其患急性 GVHD,他将接受全身静脉注射糖皮质激素的治疗。单用糖皮质激素被认为是确诊的急性 GVHD 合理治疗方法[153]。激素通过阻断巨噬细胞产生白介素-1 的分泌来间接的终止宿主组织的免疫调节损伤。白介素-1 是主要的辅助 T 细胞诱导分泌物白介素-2 的刺激物,白介素-2 反过来激活细胞毒性 T 淋巴细胞的增殖。甲泼尼龙用于急性 GVHD 治疗的推荐剂量是 1~2mg/(kg·d),分开静脉注射或者口服,通过治疗反应来确定之后逐渐减量的过程[154,155]。试验表明与 2mg/(kg·d)相比较高剂量的激素(10mg/(kg·d))对初始治疗急性 GVHD 并无益处[156]。需每日对皮疹、腹泻、胆红素水平进行监测,以评估急性 GVHD 反应[126]。M. P. 在急性 GVHD 发生时接受了环孢素的预防。尽管环孢素不能有效防止 GVHD 发生,它仍是典型的免疫抑制预防药物。

很大一部分患者对激素类药物治疗无反应,他们被认为患有激素耐受性 GVHD[126]。治疗反应时间根据受累器官和患者的差异而各不相同。如果患者的症状在治疗的前 3 日内恶化或者皮肤症状在 5 日时仍旧没有改善,治疗反应将不太可能及时实现,需要考虑第 2 治疗方案[126]。患有激素耐受性 GVHD 患者的预后很差。大量的药物正在被研究来进行"补救"或者二次治疗。补救治疗依赖于哪些器官受累。例如,光线疗法被用于皮肤 GVHD 的补救治疗,而不被吸收的激素类药物被用于胃肠道 GVHD。其他的补救治疗措施包括抗胸腺细胞球蛋白、地尼白介素、MMF 和 TNF-α 拮抗剂(如英夫利昔单抗、依那西普)[126,157]。但最佳给药剂量、时间,以及如何联用现在仍不可知。

M. P. 应该在 4~7 日后评估甲泼尼龙的治疗反应。如果他的急性 GVHD 改善或者稳定,应该连续 14 日接受该剂量的治疗。如果他对该治疗有反应,甲泼尼龙用量应该在至少 1 个月内缓慢减少,他还应该对任何疾病复发的迹象进行监测。如果在激素减少阶段其皮肤反应恶化、胆红素增加、腹泻量增多,这意味着 GVHD 复发,其激素剂量需要再次增加直到病情稳定为止,开始时应该以缓慢的速度减少剂量。如果 M. P. 使用甲泼尼龙的一线治疗失败,应接受挽救治疗。

慢性移植物抗宿主病

临床表现

> **案例 101-5,问题 7:** M. P. 成功治疗了急性 GVHD,不再服用激素类药物,目前环孢素剂量正在逐渐减少。在移植后第 200 日,经过佛罗里达 2 周的假期后到诊所进行后续治疗。在假期里他发现手臂和腿上有轻微的皮疹,眼睛周围有较多的色素沉积,口腔中有白色斑块状病变。同时还有眼睛干涩的症状。实验室检查发现碱性磷酸酶和总胆红素浓度增加。M. P. 的这些变化最有可能是什么原因导致的?

慢性 GVHD 是异基因 HCT 最常见的晚期并发症,存活超过 100 日的患者发病率在 20%~70%[158]。慢性 GVHD 是不再复发患者的发病和死亡的主要原因[2]。慢性 GVHD 发生的风险因素包括受体、供体和移植因素。不可更改的受体风险因素包括患者相对年龄较大、特定的诊断(比如 CML)和缺乏 HLA 匹配的捐赠者。可能减少慢性 GVHD 发生风险的可变因素包括选择更年轻的捐赠者、避免多次生育的女性捐赠者、采用脐带血或者骨髓而非 PBPC 进行移植、限定 CD34+ 和 T 细胞融合量[158]。急性 GVHD 是发生慢性 GVHD 的主要预示,70%~80% 患有 Ⅱ~Ⅳ 级急性 GVHD 的患者均发生了慢性 GVHD[158]。

慢性 GVHD 并不是急性 GVHD 的延续。以前区分两者的边界依赖于时间,然而现在区分它们依据不同的临床症状[158]。慢性 GVHD 的体征和症状在各个器官系统中的不同表现罗列在表 101-9 中。

慢性 GVHD 诊断和分级的统一标准已经建立[127]。诊断慢性 GVHD 需要不同于急性 GVHD,具有至少一项慢性 GVHD 的临床表现或者至少一项组织活检或者其他检测确定的独特表现,和排除其他可能的诊断。临床分级系统运用数值 0~3,症状越严重分数越高。总分计算包括受累器官的数量和严重程度。总分反映了慢性 GVHD 对患者身体状况的预期影响,可以用于评价是否需要进行全身的免疫抑制治疗。慢性 GVHD 分级和预后可以定义和预测高危患者人群[159]。

M. P. 慢性 GVHD 的特征和症状包括阳光暴露部位的皮疹、眼周组织色素沉积、口腔白色斑块状的损伤、黏膜干燥、碱性磷酸酶和总胆红素水平的增加。这些症状出现在急性 GVHD 症状完全消退且环孢素剂量持续减少后的一段时间。因此,M. P 的慢性 GVHD 为中度,非活动期[127]。

药物治疗

> **案例 101-5,问题 8:** 给予 M. P. 泼尼松 1mg/(kg·d)口服来治疗慢性 GVHD。环孢素已被停用,但为了治疗又将其剂量增加至治疗浓度。以上治疗方式合理吗? 有没有其他药物适用于慢性 GVHD?

表 101-9

慢性移植物抗宿主病的典型症状[a]

受累器官	诊断	典型特征	其他特征[a]	急性和慢性 GVHD 共有症状
眼		新发的干眼、沙眼或者眼痛[b] 瘢痕性结膜炎干燥性结膜角膜炎[b] 交叉感染会加重角膜病,导致流泪、眼干、灼烧感及畏光	畏光 眶周病变 色素沉积过度 眼眼睑出红疹并伴有水肿	
胃肠道	食管蹼 中上 1/3 食管狭窄[c]		胰腺功能不全	厌食症 恶心 呕吐 腹泻 体重减轻 成长停滞(婴儿和孩子)
肝脏				总胆红素、碱性磷酸酶大于 2 倍正常参考值上限[c]
肺脏	肺组织活检诊断闭塞性细支气管炎	肺功能试验及影像学来诊断闭塞性细支气管炎[b]		闭塞性细支气管炎 迁延性肺炎
皮肤	皮肤异色病 地衣状病变 皮肤硬化症 硬斑样病变 萎缩性苔藓病变	皮肤褪色	臀部损伤鱼鳞藓 毛囊角化症 色素减退 色素沉着	红斑 斑状丘疹 瘙痒

造血和免疫反应体征和症状的区别包括指甲、头皮和毛发、口腔、生殖器、肌肉、筋膜关节,以及一些其他器官,还包括 Filipovich 等描述的内容[152]。

[a]一旦慢性 GVHD 被确定诊断,这些是其中的部分症状。

[b]慢性 GVHD 确诊需行活检或者影像学辅助诊断(或眼睛的泪液分泌实验)。

[c]感染、药物副作用、恶性肿瘤及一些其他可能因素需被排除。

GVHD,移植物抗宿主病。

慢性 GVHD 没有可以预防的疗法,并且对于它的最佳疗法仍然存在争议。慢性 GVHD 的最佳疗法就是长期使用免疫抑制剂。尽管慢性 GVHD 患者使用皮质类固醇药物从长远来看有多种副作用,但却可因长期使用皮质类固醇药物而大大提高存活率[158,160]。典型治疗方案是泼尼松按 1mg/(kg·d)的剂量给药,连续口服用药 14 日,然后逐渐转换为隔日给药(1 日足量用药,第 2 日减量用药的循环)直到持续 1mg/(kg·d)隔日给药[160]。隔日疗法是为了尽量减少对肾上腺皮质产生抑制作用的首选。一旦治疗开始,到之前提到的症状有所好转,需要 1~2 个月。治疗通常需持续 9~12 个月,然后等慢性 GVHD 的症状消退后才能逐渐减少用药。据报道该治疗周期的中位数为 23 个

月[161]。若减少用药或停止使用肾上腺皮质激素药物之后,慢性 GVHD 患者的情况变差,免疫抑制治疗需要重新开始。对于难治性慢性 GVHD 患者可能适用的其他方法有 MMF、达克珠单抗、西罗莫司、喷司他丁和体外光化学疗法[160]。

免疫抑制疗法需要很长的周期,所有慢性 GVHD 患者在治疗中应密切监测其慢性毒性。长期使用皮质类固醇药会并发库兴氏征、无菌性骨坏死和糖尿病。其他严重并发症包括由荚膜生物及非典型病原体如肺囊虫(*Pneumocystis jiroveci*,*P. Jiroveci*)引发肺炎,以及巨细胞病毒、带状疱疹感染的高发生率。

由此看来,M.P. 使用单药泼尼松按 1mg/(kg·d)的剂

量连续使用 2 周,再依上面所述的隔日疗法来治疗慢性 GVHD 是较为合理的。

辅助治疗

即将接受辅助疗法的 GVHD 患者,需先服用甲氧苄啶/磺胺甲噁唑来预防肺囊虫和荚膜生物(如肺炎链球菌和流感嗜血杆菌)所致感染。对于慢性 GVHD 患者来说确保最佳预防性抗生素的使用是至关重要的,因为感染是治疗中导致死亡的主要因素[161]。人造泪液和唾液能够改善润滑、减少黏膜龟裂和破缝的发生。较新的治疗方法,如环孢素眼用乳剂和自体血清泪液,可缓解慢性眼部 GVHD[162]。如果营养摄入欠佳,咨询临床营养师并且使用口服营养补充剂是可取的。患者应被告知,无论将会在日照下多久,都应涂抹防晒油以防暴晒。肝功能异常的情况在由使用熊去氧胆酸改为胆汁酸置换疗法后,其肝功能改善了 30%[163-165]。当开始接受长期的免疫抑制疗法,钙剂、雌性激素,或其他的抗骨质疏松药物应该被用于女性或其他存在骨折或骨质疏松风险的患者[166]。关于皮肤硬化、疲劳和肌无力等症状如何逐渐好转、治疗的预期持续时间,以及免疫抑制剂口服依从性的患者教育是必不可少的。

感染并发症

机会性感染是清髓性和非清髓性 HCT 的常见发病及死亡原因。有 3 个阶段易发生感染风险(图 101-2)。在移植前早期,尤其患者在经历清髓性治疗时,易感的病原菌包括需氧菌、念珠菌、还有单纯性疱疹病毒。化疗诱导的黏膜损伤可形成能让一些诸如草绿色链球菌、念珠菌、需氧型革兰氏阴性细菌等微生物进入血液的通道。尿管相关感染已成为引发菌血症的主要原因,尤其在移植后的早期阶段[159,161]。常规应用起预防作用的抗病毒药大大减少了感染单纯性疱疹病毒的概率。呼吸道病毒如呼吸道合胞病毒、流感病毒、腺病毒、副流感病毒,越来越多的被看成是导致肺部感染的病原体,尤其是在社区暴发性感染的情况下[167]。为了减少作为 HCT 受体的患者暴露在这些病原体中的风险,有呼吸系统病毒感染症状的探视者和工作人员将不允许直接接触患者。

与清髓性 HCT 预处理方案相比,低强度或非清髓性 HCT 预处理方案的优点是降低了治疗毒性。低强度或非清髓性 HCT 预处理方案不会导致真正的嗜中性粒细胞减少症[5],早期黏膜炎的发病率也大大降低[168]。在一项配对研究中发现,接受非清髓性 HCT 后,前 30 日菌血症的发病率比接受清髓性 HCT 者低[168]。此外,非清髓性 HCT 在移植早期黏膜炎的发生率更低。

感染风险较高的第 2 个时期(图 101-2)是从移植当日至移植术后第 100 日内。巨细胞病毒、腺病毒、曲霉菌都是常见易感病原体。在该阶段,低强度或非清髓性预处理的患者也可能发生急性 GVHD 并给予皮质类固醇药物治疗,与清髓性 HCT 患者有相似的易感染率[168]。

最后一个易感阶段是移植第 100 日之后,易感染病原体是一些荚膜生物(肺炎链球菌、流感嗜血杆菌、奈瑟氏菌)、真菌,以及带状疱疹病毒。带荚膜的细菌常引起肺窦感染。慢性 GVHD 患者在此期间的感染风险,会因延长的免疫抑制治疗周期而增加。

因为 HCT 受体并发症的发生率与机会性感染紧密联系,故选择最佳药物对预防和治疗非常重要。2009 年,美国疾控中心颁布了 HCT 患者机会性感染的防治指南[4,169]。这些指南是由来自美国疾控中心、美国感染协会和血液及骨髓移植协会的专家们根据现有的统计数据总结而成。下面的讨论是从疾病防治中心指南整合出的一些建议,并涉及了所有类型 HCT 机会性感染的药物治疗信息。

细菌和真菌感染的防治

由于疾病相关的免疫抑制作用、广泛的预处理用药和移植后免疫抑制治疗,需要对异基因 HCT 患者进行密切的药物相关性毒性监测,并给予全面的治疗,以保持适当的血细胞计数、防治感染,以及提供最佳营养。

必须给所有患者配置双腔或三腔导管。患者的病程需要进行长期化疗、输血、抗感染、肠外营养及辅助用药以减轻机体的排斥反应,排除了通过外周静脉给药的可能。使用中心静脉导管能够让所有药物以最大浓度进入到高血流量的血管里。这样每日的静脉输液变得更省时方便。

在给予预处理方案后,成功实施移植前,清髓性异基因 HCT 患者会经历一段全血细胞减少期,大约持续 2～6 周。在这期间,患者需输入大量的红细胞和血小板。红细胞和血小板的输注,通常在患者红细胞压积低于正常范围的 25% 和血小板计数少于 10 000/μl 或 20 000/μl 时执行。输注多种血液制品使患者处于血制品相关感染风险(如巨细胞病毒、肝炎病毒等)的风险。此外,外源性白细胞 HLA

抗原（同种异体免疫）致敏可导致免疫相关的血小板减少症。因此，接受血液制品支持治疗的清髓性异基因 HCT 患者，应联合降低病毒感染和同种异体免疫发生风险的治疗策略。最有效的方式是减少输注量，使用单一供体而非多供体的血液制品，或使用新鲜并滤除掉白细胞的血液制品。

接受低强度或非清髓性预处理的患者可能或不可能发生中性粒细胞减少症，并且对血液制品支持治疗的需求较少。事实上，许多中心在门诊执行低强度或非清髓性预处理 HCT，仅对那些发生并发症，需要进一步治疗的患者提供住院治疗。

为了降低自体或异基因 HCT 患者的感染风险，推荐了几项治疗策略。单独的隔离性房间需装有负压-HE-PA，遵守规范的洗手方法来减少细菌或真菌感染[4]。为了减少免疫抑制的患者暴露在含有病原体的外界环境中，食用经医院批准的低菌饮食（表 101-10），禁止探视者带花草进入患者房间。鼓励患者保持口腔卫生，因为口腔是人体细菌或真菌感染来源。经常使用无菌水、生理盐水或苏打水漱口（每日 4~6 次）是有效的[4]。在患血小板和中性粒细胞减少症期间避免用牙刷刷牙或用牙线洁牙。

积极应用抗细菌、抗真菌和抗病毒的药物治疗，不管是用以预防还是治疗已明确的感染，都是患者管理中的重要部分。当患者的绝对中性粒细胞小于 1 000/μl 或患者出现中性粒细胞减少症，再或者患者出现发热（口腔温度大于 38℃），都可以使用广谱抗革兰氏阴性菌的抗生素来预防。有些移植中心会在患者入院时给予氟喹诺酮类抗菌药物，如左氧氟沙星治疗，尤其是当患者的中性粒细胞减少症状预期会持续 7 日以上时[170-174]。

使用氟喹诺酮类抗菌药物的预防治疗，很大程度上降低了革兰氏阴性菌的感染率，但并未影响死亡率[4]。需要注意使用氟喹诺酮类抗菌药物预防治疗后，会出现耐药菌，同时增加了链球菌感染的风险[4,175]。事实上，是草绿色链球菌的感染率增加[4,176]。某些抗生素（如青霉素、万古霉素）因不能有效的抗链球菌感染，同时诱导耐药菌产生，而未被推荐为预防性抗生素[4]。尽管有预防性抗生素的使用指南，对那些发生中性粒细胞减少伴发热的患者应立即给予第三、四代头孢（如头孢他啶、头孢吡肟、亚胺培南或美罗培南），预防性抗生素需停止使用[4,177]。

HCT 受体通常还需行抗真菌的预防治疗。按照指南，从 S. D. 入院开始就给予 400mg/d 的氟康唑一直到移植术后 75 日，这是为了降低移植术后的系统性真菌感染率和由真菌感染导致的死亡率[178,179]。氟康唑的应用是考虑到容易出现耐药光滑念珠菌和曲霉菌感染[180,181]。

有时预防霉菌和酵母菌需使用泊沙康唑或伏立康唑，但是，使用抗霉菌药来行预防性抗真菌治疗的数据是有限的。如果 S. D. 要求预防霉菌，每日 2 次伏立康唑 200mg 是一个合理的选择。伏立康唑（200mg，每日 2 次）与氟康唑（400mg，每日 1 次）的随机双盲试验是为了比较基础风险 HCT 中对侵袭性真菌的预防作用。2 种药分别单独治疗后

表 101-10

食物导致的中性粒细胞减少患者感染风险

中性粒细胞缺乏时需避免的高风险食物	感染风险
沙拉	革兰氏阴性杆菌，如铜绿假单胞菌和弯曲菌属
番茄，萝卜，芹菜，胡萝卜	铜绿假单胞菌
生鸡蛋	空肠弯曲菌属，沙门菌
未经高温灭菌的奶酪	单核细胞增生李斯特菌 肠球菌
冷的，不紧实的肉	李斯特菌属，产气荚膜梭菌，空肠弯曲菌
未煮熟的肉类	沙门菌，李斯特菌属，大肠杆菌
生坚果类	黑曲霉，黄曲霉
黑胡椒或香料	曲霉菌属
生贝壳类或寿司	创伤弧菌，诺瓦克病毒
瓶装水	假单胞菌属，噬纤维菌属，弯曲菌属
冷或冰的熟食	李斯特菌属
制冰机	铜绿假单胞菌，嗜麦芽窄食单胞菌

的生存率及复发率无显著性差异，总生存率都约为 6 个月。毒性反应相似，但伏立康唑组有减少曲霉菌感染及经验用药的趋势[182]。基于它在中性粒细胞减少症患者中的预防效果，泊沙康唑也被用于 HCT 的霉菌预防[183]。但用于 HCT 中的数据非常有限。2 种唑类药物均影响 CYP3A4 同工酶，它们与钙调神经磷酸酶抑制剂一起使用需要严格的监测。更广谱的唑类的使用也导致了突破性接合菌感染的发展，尤其是伏立康唑的使用[184]。

棘白菌素也被用于 HCT 中预防更广泛的酵母菌和霉菌感染。对接受 HCT 的患者行米卡芬净（每 24 小时静脉注射 50mg）和氟康唑（每 24 小时静脉注射 400mg）双盲随机对照试验。试验总体成功定义为治疗结束后无可疑的、确诊的或可能的系统性真菌感染或移植后 4 周内无确诊或可能的系统性真菌感染。米卡芬净较氟康唑的总体有效率更高（80.0% vs. 73.5%，$p = 0.03$）。使用米卡芬净后，曲霉菌感染发生率更少。患者对药物的耐受性相似[185]。

单纯性疱疹病毒和水痘带状疱疹病毒的防治

案例 101-6,问题 2：按照惯例，在移植前需要进行体检筛查,S. D. 被检查出 HSV 血清反应阳性(≥1. 11 指标值)并且 VZV 血清反应也为阳性(≥1 指标值),这将对她的治疗有什么影响?

超过 70% 的 HSV 血清反应阳性的患者,在清髓性异基因 HCT 后将会经历 HSV 病毒再激活[186]。阿昔洛韦被用于 HSV 血清反应阳性且即将接受自体或异基因 HCT 患者,用来预防 HSV 病毒的再激活[4,187]。阿昔洛韦的剂量范围较广,通常是为每 8 小时静脉注射 250mg/m²,而口服给药的剂量范围从 600~1 600mg/d[4]。阿昔洛韦预防治疗的持续时间,从移植后 30~365 日或更长时间不等,持续时间的长短依赖于 HCT 类型和其他风险因素。伐昔洛韦是阿昔洛韦的前体药,生物利用度大大提高,并能达到足够的血药浓度来防治伴有的黏膜炎和胃肠道反应的急性 GVHD 的 HSV 病毒感染[188]。伐昔洛韦预防用量通常是每 12 小时口服 500mg[189,190]。

带状疱疹血清反应阳性的患者有发展成带状疱疹的风险,尤其是在移植术后 100 日[191]。预防用阿昔洛韦降低了 VZV 病毒再激活的风险[192]。在预防 HSV 病毒再激活的同时,VZV 病毒预防用药的最佳持续使用时间还存在争议,通常是持续用药至移植后 365 日或更长时间。

通常 HSV 和 VZV 血清反应阴性的患者很少呈现 HSV 和 VZV 病毒感染的症状,因此不需要预防使用阿昔洛韦。如果 HSV 感染发生,常出现口腔、鼻唇或生殖器黏膜的机体损伤,可以使用阿昔洛韦标准剂量来治疗。

因为 S. D. 的 HSV 和 VZV 血清反应阳性,有再激活的风险,故每日 2 次口服阿昔洛韦 400mg,移植前 4 日开始服用直到中性粒细胞增至 2 500/μl 并维持至少 2 日。

巨细胞病毒病的防治

案例 101-6,问题 3：S. D. 的 CMV 血清学反应也为阳性,这个结果意味着什么,什么方法可预防 CMV 的再激活?

CMV 能够在初次暴露后产生终身潜伏性感染。对于免疫功能不全的患者,该病毒可再度激活,导致无症状传染或发展成 CMV 病。接对 HCT 受体,发生 CMV 感染(定义为虽然没有临床症状,但能从任何体液中分离到病毒,检测到病毒蛋白或核酸)的概率在 15%~60%,患 CMV 病(症状和体征同 CMV 病毒感染组织后的症状一致)的概率在 20%~35%。接受异基因 HCT 后发生 CMV 病最常见的临床表现有肺炎、发热和胃肠道感染[193]。

CMV 血清反应阴性的 HCT 患者,只要选择同样为 CMV 血清反应阴性的供体,并且只接受 CMV 血清反应阴性供体所捐赠的血液,初次 CMV 感染或 CMV 病即可被阻止。这些患者不需要使用预防 CMV 病毒的药物。那些自身 CMV 血清反应阳性或接受了 CMV 血清反应阳性的供体

血液的患者,抗病毒药物对减少 CMV 激活或二次感染相关的发病率是必不可少的。有 2 个常用总体策略。普通的预防方式包括给予更昔洛韦从移植时直到大约移植后第 100 日。此方法相较于安慰剂,明显降低了 CMV 感染和 CMV 病的发生概率[194]。然而,更昔洛韦的预防性使用导致 30% 的患者发生中性粒细胞减少症,增加了侵袭性细菌和真菌感染的风险[194,195]。更昔洛韦导致的二次中性粒细胞减少,使得抗病毒治疗终止或每日给予非格司亭(或 1 周几次)来保证有足够的中性粒细胞数量。防治 CMV 病的其他策略还有早期预防治疗或风险调整治疗[188,196]。只有通过病毒培养鉴定出血液中 CMV 病毒抗原(如 pp65)或使用 PCR 的方法检测到病毒核酸,监测到 CMV 的早期激活,才能给予患者这些治疗方法。仅对具有 CMV 病高风险的 HCT 患者,选择性的使用早期预防用药更昔洛韦[197-199]。基于抗原检测的早期预防治疗与一般的更昔洛韦治疗有效性相当,但可减少 CMV 所致的死亡率[195,200-203]。更昔洛韦的用量为,每 12 小时静脉注射 5mg/kg,持续 7~14 日,随后每日 1 次静脉注射 5mg/kg,持续 2~3 周,直到最后一次在血中检测到抗原或移植后第 100 日[4]。早期预防疗法可限制患者暴露于更昔洛韦的毒性作用中,同时节约总成本[191]。最近有数据显示口服缬更昔洛韦相较于更昔洛韦,是更安全有效的早期预防疗法[204,205]。膦甲酸可能也会被用来替代更昔洛韦,但会导致肾毒性和电解质丢失[203,206]。当开始使用膦甲酸时,必须监测和纠正电解质与液体平衡。

西多福韦可用于治疗 HCT 患者的 CMV 感染,但对更昔洛韦和膦甲酸治疗失败的患者疗效亦欠佳[207]。剂量相关性肾功能损伤限制了患者使用西多福韦。给药 1~2 次后即可观察到肾损伤[207]。西多福韦的非常用剂量在临床应用中有效。需常规监测肾功能、电解质、白细胞和眼内压。

移植前 CMV 血清反应阳性的自体 HCT 患者,应接受上述早期预防性的抗病毒治疗[4,208]。非清髓性或低强度的 HCT 患者也需要接受早期预防性抗病毒治疗。因为宿主 T 细胞会在清髓性或低强度预处理方案患者的外周血中存在 6 个月,它们的存在可能在 CMV 早期为宿主提供保护。一项配对研究比较了在清髓性和非清髓性 HCT 患者中,CMV 感染的发生率和结局,显示尽管两者出现 CMV 抗原血症的时间一致,但接受非清髓性 HCT 患者在早期较少患 CMV 病[209]。两者在 1 年内 CMV 的发病率相似,这说明接受非清髓性相较于清髓性 HCT 患者在移植后期(移植术后 100 日以后)患 CMV 的概率增大[209]。由此得出,非清髓性 HCT 患者同样需要行早期预防性治疗,还应在 HCT 后 1 年内,持续对 CMV 抗原血症患者进行监测[209,210]。

移植后第 20 日,S. D. 的中性粒细胞绝对计数恢复到 1 000/μl,移植后第 32 日,每周以 PCR 方法进行监测的血样显示 CMV 阳性。开始早期预防性使用更昔洛韦,每 12 小时静脉注射 5mg/kg,维持 12 周,随后继续每日 1 次静脉注射 5mg/kg。经过 3 周治疗,对 S. D. 的监测结果显示 CMV 阴性,停止使用更昔洛韦。每周监测血样至移植后第 100 日。若血样监测显示 CMV 再次激活需重新开始使用

更昔洛韦。

曲霉菌感染的诊断与治疗

风险因素

案例 101-7

问题 1：A. W.，男，15 岁，体重 60kg，身高 165cm，急性淋巴细胞白血病。第 3 次行匹配的、非血缘供体的、非清髓性 PBPC 移植。移植后第 79 日。他的临床体征为体温 39℃，有 3 日不明原因的咳嗽史。重要病史有与皮肤和 GI 相关的 GVHD 病（现正使用环孢素、麦考酚酸酯和泼尼松），还有因蒽环类药物暴露导致的充血性心力衰竭。A. W. 有低度的恶心和低镁血症，需要每日静脉给予含镁的药物。相关的实验室参考值如下：

> 钠：138mmol/L
>
> 钾：4.2mmol/L
>
> 氯：100mmol/L
>
> 二氧化碳：23mmol/L
>
> 血尿素氮：18mg/dl
>
> 肌酐：0.8mg/dl
>
> 总胆红素：0.6mg/dl
>
> 镁：1.5mg/dl
>
> 白细胞计数：3 500/μl
>
> 血小板计数：78 000/μl
>
> 绝对中性粒细胞计数：1 810/μl
>
> 血红蛋白：10.8g/dl

在 HCT 前，A. W. 的 CMV 和 HSV 血清学反应均呈阳性。口服药物包括每 12 小时环孢素 275mg，每 12 小时吗替麦考酚酯 900mg，每日早晚各服泼尼松 60mg、12.5mg，每周一和周二各服用 160mg 和 800mg 甲氧苄啶/磺胺甲噁唑，每日早上氟康唑 400mg，伐昔洛韦 500mg 每日 2 次，地高辛每 12 小时 0.125mg，依那普利每 12 小时 10mg，还有每日早上 1 粒维生素。

体格检查显示，A. W 呈现出慢性病容并伴有满月脸，皮肤干燥起屑，有胸膜摩擦音，毛发稀疏。对他进行了血培养、尿液分析及胸部 X 线检查。胸部 X 线显示其胸部有疑似因真菌而形成的几处小空洞病灶。他被要求做进一步检查来确诊是否有曲霉菌感染。A. W. 有哪些曲霉菌感染的高危因素？

侵袭性霉菌（大多是曲霉菌，也有镰刀菌、丝孢菌和接合菌）增加了自体或异基因 HCT 后的感染发病率和死亡率。导致此趋势的因素包括：①之前所述抵抗细菌和病毒感染的多种有效预防治疗，增加了曲霉菌的增生机会；②氟康唑的预防使用降低了白色念珠菌血症的发病率，降低了白色念珠菌相关疾病的致死率[178-180,211,212]。据报道，HCT 受体中曲霉菌的感染率上升到 26%，侵袭性曲霉（invasive aspergillosis，IA）的致死率达 74%～92%[185]。

侵袭性真菌感染发生的几个风险因素已被确定[211,212]。中性粒细胞对宿主的防御起关键性作用，HCT

后，持续的中性粒细胞减少症无论在何阶段均被认为是预示感染最重要的指标[181,211]。GVHD（急性或慢性）及皮质类固醇治疗也是重要的风险因素，尤其是曲霉菌感染，推测这大概是由于中性粒细胞功能紊乱造成[185,211-213]。另外，从 20 世纪 90 年代早期开始，为了预防移植患者感染念珠菌而广泛使用氟康唑（400mg/d）治疗，已导致 IA 发病率的大幅增长，以及耐氟康唑念珠菌（如克柔假丝酵母、光滑念珠菌）的大量增加[211,213,214]。

A. W. 因 GVHD 接受皮质类固醇治疗，同时预防性使用氟康唑。这些治疗增加了 A. W. 发生 IA 的风险。

治疗

案例 101-7，问题 2：A. W. 接受了支气管肺泡灌洗来确定他的肺炎是否由病原体入侵导致。对收集的灌洗液进行病理检查，发现有横隔，有分支菌丝，培养更加确证了是烟曲霉菌感染。CT 断层扫描否定肺外受累。曲霉菌通常是如何诊断的？治疗这种感染的药物有哪些？

IA 的早期诊断和治疗，依赖于从疑似感染部位取组织或分泌物进行检查，并积极进行侵入性的抗真菌治疗，可以改善患者的生存率[215]。虽然下呼吸道感染时常作为感染的主要部位，曲霉菌也可侵入血管并随血液流动散布到其他器官，包括脑部、肝脏、肾脏、脾脏和皮肤[191]。对脑部、胸部、腹部和盆腔进行计算机断层扫描可以协助评估疾病发展、治疗方案选择及整个预后。对呼吸道分泌物进行培养对曲霉菌的诊断缺乏敏感性，而患者身体状况可能使得侵入性诊断过程无法进行。很多临床医生采用欧洲研究治疗癌症机构的标准来诊断确定的、可能的和可疑的 IA[216]。

新的诊断试验以检测到真菌抗原或真菌代谢物为准，如检测半乳甘露糖、1,3-β-D-葡聚糖，以及 PCR 法检测真菌 DNA 等。半乳甘露聚糖是曲霉菌细胞壁的多糖组分，并在真菌生长时释放。用酶联免疫法（enzyme-linked immunoassay，GM-EIA）检测半乳甘露聚糖，已成为早期曲霉菌感染诊断的具有一定灵敏度和特异性的方法。这项检测不仅可使用血清标本也可以用支气管肺泡灌洗液或脑脊液标本。既往抗菌治疗而导致 GM-EIA 结果可能产生假阴性，而抗菌药（如哌拉西林或他唑巴坦）会导致假阳性[185,217]。

抗真菌药物

HCT 后合并 IA 的患者的预后通常很不好，患者 1 年存活率约为 20%[211]。成功的治疗不仅依赖于加强抗真菌治疗，还取决于患者自身免疫功能的恢复和/或减弱免疫抑制[215,218]。传统的两性霉素 B（conventional amphotericin B，c-AmB），是 IA 抗真菌治疗的传统金标准药物。仅使用 c-AmB 单一疗法的反应率在 28%～51%，这主要取决于潜在免疫抑制的严重强度。然而，65% 有反应的患者最终死于感染[215]。庆幸的是，两性霉素 B 脂质体、广谱三唑类和棘白菌素类药物可用来替代 c-AmB。侵袭性曲霉病的治疗已经从使用两性霉素转向使用广谱唑类进行治疗。

3 种广谱三唑类药物（伊曲康唑、伏立康唑、泊沙康唑）可以用于治疗难治性或难以耐受两性霉素 B 的患者。早期被用于对两性霉素 B 治疗无反应的 IA 患者，27%的患者使用伊曲康唑完全治愈，35%的患者获得缓解[219]。对 HCT 及免疫功能不全患者的疗效相似。不幸的是，伊曲康唑胶囊难以吸收，而静脉给药又容易沉淀在血管壁[218]。另外，伊曲康唑可抑制 CYP 酶亚型的活性，并抑制患者的心肌收缩[220,221]。

伏立康唑于 2002 年批准上市。伏立康唑的口服生物利用度得到很好改善（96%）。对免疫功能不全的 IA 患者，分别给予伏立康唑和两性霉素 B 作为首选治疗，开展随机非双盲临床试验[222]。这项试验的主要目的是为了证实，对疑似或确诊为 IA 的患者，经过 12 周治疗后，同两性霉素 B 相比较，伏立康唑的疗效并非处于劣势。伏立康唑的给药方案为每 12 小时静脉注射 6mg/kg，持续 2 日，然后每 12 小时静脉注射 4mg/kg，持续 7 日，随后每 12 小时口服 200mg。c-AmB 的给药方案为 1~1.5mg/（kg·d）。对治疗失败或难以耐受的患者给予其他的抗真菌药。对使用伏立康唑的 144 名患者进行评估，有 76 人（52.8%）部分或完全有效，而使用 c-Amb 的患者，133 名患者中有 42 人（31.6%）部分或完全有效。伏立康唑对患者进行治疗的持续中位时间数为 77 日，144 人中有 52 人又选用了其他药。比较之下，使用 c-AmB 治疗患者的持续中位时间数为 10 日，133 人中有 107 人又选用了其他的药（通常为两性霉素 B 的脂质衍生物药）。12 周存活率，伏立康唑组为 70.8%，c-Amb 组为 57.9%（P=0.02）。结果显示对于伴有 IA 的免疫功能不全患者，如 HCT 患者，使用伏立康唑较 c-AmB 有更好疗效和更高存活率。伏立康唑相关的毒副反应也较小，然而，应密切监测由于 P450 3A4 抑制引起的药物相互作用。

泊沙康唑是一种新型广谱三唑类药物，有口服混悬液、片剂和静脉注射制剂。与片剂相比，混悬剂的吸收率更多变。在所有有效的三唑类药物中，泊沙康唑有最小的抗曲霉菌抑菌浓度，包括土曲霉。它是唯一能有效抑制接合菌的三唑类药物。临床上，目前泊沙康唑的使用经验较有限。然而，在一项非盲的外部对照试验中显示，对难治性 IA 或难以耐受其他药物治疗的患者使用泊沙康唑治疗，可完全治愈的概率在 42%，而用对照药物只有 26%（P=0.006）[223]。

棘白菌素类抗真菌药（卡泊芬净、米卡芬净、阿尼芬净）能抑制真菌细胞壁重要成分 β-（1,3)-葡聚糖的合成。没有前瞻性随机试验记录棘白菌素类药物作为初始治疗用于 IA 的疗效，只有卡泊芬净用于挽救治疗的疗效被证实。在一项非盲非对照试验中，对至少经过 7 日抗真菌治疗但发生失败或耐受的 67 名 IA 患者，给予卡泊芬净，并评估其

疗效[224]。卡泊芬净用法为第 1 日静脉注射 70mg，随后以 50mg/d 静脉注射持续给药。在被评估的 63 人中，26 个人（43%）对治疗有效。52 人中 26 名（50%）患者在接受至少 7 日的治疗后好转。在另一项非盲非对照试验中，Denning 等对疑似或确诊为 IA 的患者，给予单独或联合应用米卡芬净，并评估了该药的安全性和药效性。225 人中 80 名患者（35.6%）的病情好转。大多数患者接受了联合用药，对 34 名使用单药的患者疗效相似[225]。两性霉素 B 不再是治疗侵袭性曲霉菌病的一线疗法。它通常预留给霉菌感染的患者，如耐唑类药物的隐球菌。

总的来说，用以治疗 IA 的药物在过去 10 年得到了很大发展。尽管一些专家依然认为伏立康唑应作为首选药，但考虑到获得性耐药的问题，对其应用仍存在很大争议，因对其他曲霉菌的选择性作用及对药物不良反应的耐受性仍缺乏明确的研究。对患者的个体化治疗应基于治疗反应、耐受性和费用。

抗真菌药物的毒性、抗真菌治疗疗程和联合抗真菌治疗

> **案例 101-7，问题 3**：A. W. 开始使用伏立康唑，每 12 小时静脉注射 6mg/kg，维持治疗 2 日，随后每 12 小时静脉注射 4mg/kg，持续给药，在第 1 日，同时静脉注射卡泊芬净 70mg，随后以 50mg/d 静脉注射持续给药。唑类治疗预期有哪些毒性？联合给药的依据是什么？如何监测患者指标？A. W. 应该接受多久的抗真菌治疗？

根据报道，伏立康唑的常见毒性包括可逆性的视力障碍（视力模糊、颜色感知的改变、畏光、幻视）、皮肤反应（皮疹、瘙痒症、光敏性）、肝脏释放的转氨酶和碱性磷酸酶升高、恶心、头痛[222,226,227]。卡泊芬净与之相较，不良反应较少。常见的有静脉刺激和头痛，组胺释放导致的皮肤过敏反应（发红、红斑、水疱）。使用卡泊芬净后大概有 6%的患者出现肝脏转氨酶升高[224]。应对 A. W. 的肝功能指标进行监测并让其知晓使用伏立康唑有可能引起视觉相关的不良反应。已知唑类也是 CYP3A4 同工酶的抑制剂，因此，还必须监测药物相互作用。在接受异基因 HCT 的患者中观察到的主要相互作用是钙调神经磷酸酶抑制剂水平的增加，故需要密切监护。

数据显示对 IA 患者联合使用三唑类和棘白菌素类可改善疗效，多烯类药物较少用于 IA 治疗。但体外和动物实验数据显示，棘白菌素类与伏立康唑或多烯类联合用药时均存在协同作用[228-231]。考虑到伴严重免疫功能不全的 IA 患者总体预后不良，很多医生为患者选择联合用药方案。因此对 A. W. 来说，伏立康唑与卡泊芬净的联合用药是合理选择。

抗真菌治疗侵袭性曲霉病的最佳持续时间尚未确定[218]。重点应结合患者的免疫系统状况和对治疗的反应程度。很多临床医生倾向于给予持续的侵入性抗真菌治

疗,直到从放射学上证实感染病灶得到稳定,再给予小剂量的维持治疗(如单药口服伏立康唑),直到患者的自主免疫功能恢复。对于 IA 患者进行为期数月的抗真菌治疗以获得有效管理是不常见的。

肺囊虫病的预防

案例 101-7,问题 4: A.W. 正服用甲氧苄啶/磺胺甲噁唑,一种 2 药联合的复方制剂,在周一和周二均每日 2 次口服。这种药物治疗的原理是什么?

对于接受异基因 HCT 的患者来说,肺囊虫是导致肺囊虫病(Pneumocystis pneumonia,PCP)的常见病原体。PCP 是一种潜在致死性的感染,因此,需按照惯例对其进行预防。最适宜的预防用药还不明确,但大多数医疗机构使用甲氧苄啶/磺胺甲噁唑对 PCP 进行预防[4]。氨苯砜和雾化喷他脒被用来作为对磺胺类药物过敏或不能耐受甲氧苄啶/磺胺甲噁唑(如血液毒性)治疗的替代药。PCP 预防治疗常在患者中性粒细胞数恢复后开始,因为 PCP 常发生于细胞移植后,和甲氧苄啶/磺胺甲噁唑有潜在的免疫抑制作用。应对发生不明原因中性粒细胞减少和血小板减少的患者给予密切监测。

造血干细胞移植后的生存问题

案例 101-8

问题 1: H.O.,32 岁,女性。10 多年前,在 21 岁时因慢性 CML 行 BMT。术前行白消安联合环磷酰胺预处理,供体来自 HLA 匹配的同胞捐赠者。目前已痊愈,已有 9 年未发生慢性 GVHD。现在唯一接受的治疗是每日口服 1 次多种维生素片剂。对于 H.O. 来说,癌症存活后有哪些需要考虑的问题?

有很大部分比例的 HCT 患者可达到无瘤生存,但从长期来看,癌症治疗还是对长期的生理和情感发展造成了风险[2]。因为大部分长期 HCT 存活患者不再受到 HCT 中心的监护,他们的卫生保健提供者可能不熟悉 HCT 的复杂性。为了协助长期 HCT 患者的临床护理,预防和监测的实践建议推荐用于成人或儿童 HCT 生存者[232,233]。这些指南是协助 HCT 患者获得医疗保健。以下内容包括对长期 HCT 存活者可能并发症的多种考虑[232-234]。长期 HCT 存活的患者需定期监测,包括肝脏、呼吸系统、内分泌功能、眼睛、骨骼、神经系统、肾、血管,以及对免疫系统、次生恶性新生物、GVHD 或放疗导致的口腔并发症。还应评估 HCT 幸存者的社会心理健康状况。

即使在停止免疫抑制治疗后,免疫功能需要 2 年多才能恢复[235]。GVHD 的治疗加剧了免疫功能缺陷,必须警惕并预防感染并发症。应快速评估发热并阻止致命的感染。接受 HCT 治疗,同时也失去了可通过疫苗来预防疾病的保护性抗体。因此,HCT 生存者需针对特定的感染性疾病重新接种疫苗,并在接种前评估风险。

HCT 生存者有极高的患继发性恶性肿瘤的风险[2]。异基因 HCT 后,皮肤癌、口腔黏膜癌、脑瘤、甲状腺瘤和骨癌的发病率增高,非霍奇金淋巴瘤患者接受自体 HCT 后,骨髓发育不良和急性淋巴细胞白血病的发病风险也升高[2]。幸存者应避免致癌物(如烟草)并无限期地筛查继发性恶性肿瘤[2]。预处理方案、感染并发症(无论是自体或异基因移植)和移植术后免疫抑制(仅限异基因移植),可能导致终末器官的长期受损[232,234]。例如内分泌功能紊乱,甲状腺、性腺及生长速度常受影响[232,233]。肾上腺皮质功能不全,由于长期使用皮质类固醇药物治疗 GVHD 所致。不孕症,因联合应用烷化剂和放疗,常见于清髓性 HCT 后。男性患者常发生无精子症,而化疗诱导女性患者进入更年期[2]。然而,HCT 后还是可以怀孕[2]。60% 以上的 HCT 患者有骨量减少,最有可能是因性腺功能紊乱和使用皮质类固醇药物所致,皮质类固醇药物还可致缺血性坏死的发生[236]。15%~40% 的 HCT 存活者会发生多种原因所致的肺功能不全,可表现为多种症状(如慢性阻塞性肺疾病)[236]。HCT 患者感染肝炎病毒,通常由输血导致,或者更常见的受体或供体为肝炎肝病毒携带者。慢性丙型肝炎的感染率在 5%~70%[237]。因此,肝硬化及其并发症成为 HCT 晚期一种重要的合并症[237]。肝功能损伤也会源于铁超载,铁超载继发于 HCT 前清髓性预处理后多次输注浓缩红细胞。秃头症是白消安联合环磷酰胺的常见迟发反应,同样环磷酰胺联合全身放疗会引起白内障[75]。

应常规对 H.O. 监测疾病复发和慢性 GVHD 症状。为了降低感染并发症的风险,她应该被告知在出现发热或其他感染征兆时如何尽快获得医疗帮助,在清髓性 HCT 后,她应再次接种疫苗。应定期规律评估终末器官功能,包括肾脏、肝脏、甲状腺及卵巢功能。还应监测其骨密度,告知 H.O. 采取预防骨质流失的治疗措施(如补钙)。除了对 H.O. 行标准的癌症筛查外,还应密切监测继发性恶性肿瘤的发生[2]。

(李冬艳 译,桂玲、陈炜 校,杜光 审)

参考文献

1. Pasquini MC, Wang Z. Current use and outcome of hematopoietic stem cell transplantation: CIBMTR Summary Slides. Center for International Blood and Marrow Transplant Research. http://www.cibmtr.org/ReferenceCenter/SlidesReports/SummarySlides/pages/index.aspx. Accessed August 8, 2015.

2. Copelan EA. Hematopoietic stem-cell transplantation. *N Engl J Med.* 2006;354:1813.

3. Baron F, Storb R. Allogeneic hematopoietic cell transplantation following nonmyeloablative conditioning as treatment for hematologic malignancies and inherited blood disorders. *Mol Ther.* 2006;13:26.

4. Guidelines for preventing opportunistic infections among hematopoietic stem cell transplant recipients. *MMWR Recomm Rep.* 2000;49:1.

5. Anderlini P, Champlin R. Use of filgrastim for stem cell mobilisation and transplantation in high-dose cancer chemotherapy. *Drugs.* 2002;62(Suppl 1):79.

6. Vaughan W et al. The principles and overview of autologous hematopoietic stem cell transplantation. *Cancer Treat Res.* 2009;144:23

7. National Comprehensive Cancer Network (NCCN). NCCN clinical practice guidelines in oncology: non-Hodgkin's lymphoma. Version 2.2011.

8. Philip T et al. Autologous bone marrow transplantation as compared with salvage chemotherapy in relapses of chemotherapy-sensitive non-Hodgkin's lymphoma. *N Engl J Med.* 1995;333:1540.

9. Le Gouill S et al. Impact of the use of autologous stem cell transplantation at first relapse both in naive and previously rituximab exposed follicular lymphoma patients treated in the GELA/GOELAMS FL2000 study. *Haematologica.* 2011;96:1128.

10. Mounier N et al. High-dose therapy and autologous stem cell transplantation in first relapse for diffuse large B cell lymphoma in the rituximab era: an analysis based on data from the European Blood and Marrow Transplantation Registry. *Biol Blood Marrow Transplant.* 2012;18(5):788–793

11. Shea TC, DiPersio JF. Mobilization of autologous peripheral blood hematopoietic cells for cellular therapy. In: Blume KG et al, eds. *Thomas' Hematopoietic Cell Transplantation.* 4th ed. Malden, MA: Blackwell; 2009:590.

12. Schmitz N, Barrett J. Optimizing engraftment—source and dose of stem cells. *Semin Hematol.* 2002;39:3.

13. Rowley SD. Cryopreservation of hematopoietic cells. In: Blume KG et al, eds. *Thomas' Hematopoietic Cell Transplantation.* 4th ed. Malden, MA: Blackwell; 2009:631.

14. Smith TJ et al. 2006 Update of recommendations for the use of white blood cell growth factors: evidence-based clinical practice guidelines. American Society of Clinical Oncology Growth Factors Expert Panel. *J Clin Oncol.* 2006;24:3187.

15. Brave M et al. FDA review summary: mozobil in combination with granulocyte colony-stimulating factor to mobilize hematopoietic stem cells to the peripheral blood for collection and subsequent autologous transplantation. *Oncology.* 2010;78:282.

16. Comenzo R et al. Large-volume leukapheresis for collection of mononuclear cells for hematopoietic rescue in Hodgkin's disease. *Transfusion.* 1991;31(4):327–332.

17. Figueres E et al. Analysis of parameters affecting engraftment in children undergoing autologous peripheral blood stem cell transplants. *Bone Marrow Transplant.* 2000;25:583.

18. Eder JP et al. A phase I–II study of cyclophosphamide, thiotepa, and carboplatin with autologous bone marrow transplantation in solid tumor patients. *J Clin Oncol.* 1990;8:1239.

19. McDonald GB et al. Cyclophosphamide metabolism, liver toxicity, and mortality following hematopoietic stem cell transplantation. *Blood.* 2003;101:2043.

20. Clift RA et al. Marrow transplantation for patients in accelerated phase of chronic myeloid leukemia. *Blood.* 1994;84:4368.

21. IV Busulfex (busulfan) injection [package insert]. Fremont, CA; PDL Bio Pharma, Inc; 2006. http://www.busulfex.com/0608L-0078A_Otsuka_IVBUSULFEXJniection_PLpdf. Accessed December 19, 2010.

22. Radich JP et al. HLA-matched related hematopoietic cell transplantation for CML chronic phase using a targeted busulfan and cyclophosphamide preparative regimen. *Blood.* 2003;102:31.31

23. Argiris A et al. High-dose BEAM chemotherapy with autologous peripheral blood progenitor-cell transplantation for unselected patients with primary refractory or relapsed Hodgkin's disease. *Ann Oncol.* 2000;11:665.

24. Meisenberg BR et al. Outpatient high-dose chemotherapy with autologous stem-cell rescue for hematologic and nonhematologic malignancies. *J Clin Oncol.* 1997;15:11.

25. Rizzo JD et al. Outpatient-based bone marrow transplantation for hematologic malignancies: cost saving or cost shifting? *J Clin Oncol.* 1999;17:2811.

26. Gilbert C et al. Sequential prophylactic oral and empiric once-daily parenteral antibiotics for neutropenia and fever after high-dose chemotherapy and autologous bone marrow support. *J Clin Oncol.* 1994;12:1005.

27. Gisselbrecht C et al. Placebo-controlled phase III trial of lenograstim in bone-marrow transplantation [published correction appears in *Lancet.* 1994;343:804]. *Lancet.* 1994; 343:696.

28. Greenberg P et al. GM-CSF accelerates neutrophil recovery after autologous hematopoietic stem cell transplantation. *Bone Marrow Transplant.* 1996;18:1057.

29. Rabinowe SN et al. Long-term follow-up of a phase III study of recombinant human granulocyte-macrophage colony stimulating factor after autologous bone marrow transplantation for lymphoid malignancies. *Blood.* 1993;81:1903.

30. Klumpp TR et al. Granulocyte colony-stimulating factor accelerates neutrophil engraftment following peripheral blood stem-cell transplantation: a prospective, randomized trial. *J Clin Oncol.* 1995;13:1323.

31. Spitzer G et al. Randomized study of growth factors postperipheral-blood stem-cell transplant: neutrophil recovery is improved with modest clinical benefit. *J Clin Oncol.* 1994;12:661.

32. Cortelazzo S et al. Granulocyte colony-stimulating factor following peripheral-blood progenitor-cell transplant in non-Hodgkin's lymphoma. *J Clin Oncol.* 1995;13:935.

33. Legros M et al. rhGM-CSF vs. placebo following rhGM-CSF-mobilized PBPC transplantation: a phase III double-blind randomized trial. *Bone Marrow Transplant.* 1997;19(23):209.

34. Powles R et al. Human recombinant GM-CSF in allogeneic bone-marrow transplantation for leukaemia: double-blind, placebo-controlled trial. *Lancet.* 1990;336:1417.

35. Estey EH. Treatment of acute myelogenous leukemia. *Oncology (Williston Park).* 2002;16:343.

36. National Comprehensive Cancer Network (NCCN). NCCN clinical practice guidelines. oncology: acute myeloid leukemia. Version 2.2011.

37. Erlich HA et al. HLA DNA typing and transplantation. *Immunity.* 2001;14:347.

38. Mickelson E, Petersdorf EW. Histocompatibility. In: Blume KG et al, eds. *Thomas' Hematopoietic Cell Transplantation.* 4th ed. Malden, MA: Blackwell; 2009:145.

39. Speiser DE et al. High resolution HLA matching associated with decreased mortality after unrelated bone marrow transplantation. *Blood.* 1996;87:4455–4462.

40. Davies SM et al. Engraftment and survival after unrelated donor bone marrow transplantation: a report from the national marrow donor program. *Blood.* 2000;96:4096.

41. Weisdorf DJ et al. Allogeneic bone marrow transplantation for chronic myelogenous leukemia: comparative analysis of unrelated versus matched sibling donor transplantation. *Blood.* 2002;99:1971.

42. Anasetti C et al. Improving availability and safety of unrelated donor transplants. *Curr Opin Oncol.* 2000;12:121.

43. Morishima Y et al. The clinical significance of human leukocyte antigen (HLA) allele compatibility in patients receiving a marrow transplant from serologically HLA-A, HLA-B, and HLA-DR matched unrelated donors. *Blood.* 2002;99:4200.

44. Sierra J, Anasetti C. Hematopoietic transplantation from adult unrelated donors. *Curr Opin Organ Transplant.* 2003;8:99.

45. Sage D. My approach to the immunogenetics of haematopoietic stem cell transplant matching. *J Clin Pathol.* 2010; 63:194.

46. Pidala J et al. Nonpermissive HLA-DPB1 mismatch increases mortality after myeloablative unrelated allogeneic hematopoietic cell transplantation. *Blood.* 2014;124(16):2596–2606.

47. O'Donnell MR. Blood group incompatibilities and hemolytic complications of hematopoietic cell transplantation. In: Blume KG et al, eds. *Thomas' Hematopoietic Cell Transplantation.* 4th ed. Malden, MA: Blackwell; 2009:1219.

48. Rowley SD et al. Experiences of donors enrolled in a randomized study of allogeneic bone marrow or peripheral blood stem cell transplantation. *Blood.* 2001;97:2541.

49. Schmitz N. Peripheral blood hematopoietic cells for allogeneic transplantation. In: Blume KG et al, eds. *Thomas' Hematopoietic Cell Transplantation.* 4th ed. Malden, MA: Blackwell; 2009:618.

50. Bittencourt H et al. Association of CD34 cell dose with hematopoietic recovery, infections, and other outcomes after HLA-identical sibling bone marrow transplantation. *Blood.* 2002;99:2726.

51. Stem Cell Trialists' Collaborative Group. Allogeneic peripheral blood stem-cell compared withbone marrow transplantation in the management of hematologic malignancies: an individual patient data meta-analysis of nine randomized trials. *J Clin Oncol.* 2005;23:5074.

52. Brunstein CG, Wagner JE. Umbilical cord blood transplantation. In: Hoffman R et al, eds. *Hematology Basic Principles and Practice.* Philadelphia, PA:

Churchill Livingstone Elsevier; 2009:1643.

53. Broxmeyer HE, Smith FO. Cord blood hematopoietic cell transplantation. In: Blume KG et al, eds. *Thomas' Hematopoietic Cell Transplantation*. 4th ed. Malden, MA: Blackwell; 2009:559.

54. Wagner JE, Gluckman E. Umbilical cord blood transplantation: the first 20 years. *Semin Hematol*. 2010;47:3.

55. Rocha V et al. Improving outcomes of cord blood transplantation: HLA matching, cell dose and other graft- and transplantation-related factors. *Br J Haematol*. 2009;147:262.

56. Brunstein CG, Laughlin MJ. Extending cord blood transplant to adults: dealing with problems and results overall. *Semin Hematol*. 2010;47:86.

57. Barker JN et al. Transplantation of 2 partially HLA-matched umbilical cord blood units to enhance engraftment in adults with hematologic malignancy. *Blood*. 2005;105:1343.

58. Fernandez MN et al. Cord blood transplants: early recovery of neutrophils from co-transplanted sibling haploidentical progenitor cells and lack of engraftment of cultured cord blood cells, as ascertained by analysis of DNA polymorphisms. *Bone Marrow Transplant*. 2001;28:355.

59. Delaney C et al. Notch-mediated expansion of human cord blood progenitor cells capable of rapid myeloid reconstitution. *Nat Med*. 2010;16:232.

60. Brunstein CG et al. Intra-BM injection to enhance engraftment after myeloablative umbilical cord blood transplantation with two partially HLA-matched units. *Bone Marrow Transplant*. 2009;43:935.

61. Frassoni F et al. Direct intrabone transplant of unrelated cord-blood cells in acute leukaemia: a phase I/II study. *Lancet Oncol*. 2008;9:831.

62. Eapen M et al. Outcomes of transplantation of unrelated donor umbilical cord blood and bone marrow in children with acute leukaemia: a comparison study. *Lancet*. 2007;369:1947.

63. Ratajczak MZ et al. Modulation of the SDF-1-CXCR4 axis by the third complement component (C3)—implications for trafficking of CXCR4+ stem cells. *Exp Hematol*. 2006;34:986.

64. Eapen M et al. Effect of graft source on unrelated donor haemopoietic stem-cell transplantation in adults with acute leukaemia: a retrospective analysis. *Lancet Oncol*. 2010;11:653.

65. Brunstein CG et al. Allogeneic hematopoietic cell transplantation for hematological malignancy: relative risks and benefits of double umbilical cord blood. *Blood*. 2010;116:4693.

66. Ballen KK et al. Double unrelated reduced-intensity umbilical cord blood transplantation in adults. *Biol Blood Marrow Transplant*. 2007;13:82.

67. Brunstein CG et al. Umbilical cord blood transplantation after nonmyeloablative conditioning: impact on transplantation outcomes in 110 adults with hematologic disease. *Blood*. 2007;110:3064.

68. Weiden PL et al. Antileukemic effect of graft-versus-host disease in human recipients of allogeneic-marrow grafts. *N Engl J Med*. 1979;300:1068.

69. Weiden PL et al. Antileukemic effect of chronic graft-versus host disease: contribution to improved survival after allo- geneic marrow transplantation. *N Engl J Med*. 1981;304:1529.

70. Ho VT, Soiffer RJ. The history and future of T-cell depletion as graft-versus-host disease prophylaxis for allogeneic hematopoietic stem cell transplantation. *Blood*. 2001;98:3192.

71. Marmont AM et al. T-cell depletion of HLA-identical transplants in leukemia. *Blood*. 1991;78:2120.

72. MacKinnon S. Who may benefit from donor leucocyte in fusions after allogeneic stem cell transplantation? *Br J Haematol*. 2000;110:12.

73. Childs RW. Nonmyeloablative allogeneic peripheral blood stem-cell transplantation as immunotherapy for malignant diseases. *Cancer J*. 2000;6:179.

74. Vassal G et al. Is 600 mg/m² the appropriate dosage of busulfan in children undergoing bone marrow transplantation? *Blood*. 1992;79:2475.

75. Socie G et al. Busulfan plus cyclophosphamide compared with total-body irradiation plus cyclophosphamide before marrow transplantation for myeloid leukemia: long-term follow-up of 4 randomized studies. *Blood*. 2001; 98:3569.

76. Balducci L, Extermann M. Cancer and aging. An evolving panorama. *Hematol Oncol Clin North Am*. 2000;14:1.

77. Center for International Blood and Marrow Transplant Research. Report on state of the art in blood and marrow transplantation. *IBMTR/ABMTR Newsl*. 2006;12:1.

78. Champlin R et al. Nonmyeloablative preparative regimens for allogeneic hematopoietic transplantation: biology and current indications. *Oncology (Williston Park)*. 2003;17:94.

79. Bryant E, Martin PJ. Documentation of engraftment and characterization of chimerism following hematopoietic cell transplantation. In: Blume KG et al, eds. *Thomas' Hematopoietic Cell Transplantation*. 3rd ed. Malden, MA: Blackwell; 2004:234.

80. Kristt D et al. Assessing quantitative chimerism longitudinally: technical considerations, clinical applications and routine feasibility. *Bone Marrow Transplant*. 2007;39:255.

81. Baron F et al. Kinetics of engraftment in patients with hematologic malignancies given allogeneic hematopoietic cell transplantation after nonmyeloablative conditioning. *Blood*. 2004;104:2254.

82. Deeg HJ et al. Optimization of allogeneic transplant conditioning: not the time for dogma. *Leukemia*. 2006;20:1701.

83. Van Besien K et al. Fludarabine, melphalan and alemtuzumab conditioning in adults with standard-risk advanced acute myeloid leukemia and myelodysplastic syndrome. *J Clin Oncol*. 2005;23:5728.

84. Maris MB et al. Allogeneic hematopoietic cell transplantation after fludarabine and 2 Gy total body irradiation for relapsed and refractory mantle cell lymphoma. *Blood*. 2004;104:3535.

85. Martin PJ et al. Effects of in vitro depletion of T cells in HLA-identical allogeneic marrow grafts. *Blood*. 1985;66:664.

86. Nash RA et al. Phase 3 study comparing methotrexate and tacrolimus with methotrexate and cyclosporine for prophylaxis of acute graft-versus-host disease after marrow transplantation from unrelated donors. *Blood*. 2000;96:2062.

87. Giralt S et al. Reduced-intensity conditioning for unrelated donor progenitor cell transplantation: long-term follow-up of the first 285 reported to the national marrow donor program. *Biol Blood Marrow Transplant*. 2007;13:844.

88. Rezvani AR et al. Prevention of graft-vs-host disease. *Expert Opin Pharmacother*. 2012;13:1737–1750

89. Openshaw H. Neurological complications of hematopoietic cell transplantation. In: Blume KG et al, eds. *Thomas' Hematopoietic Cell Transplantation*. 4th ed. Malden, MA: Blackwell; 2009:1653.

90. Tran HT et al. Individualizing high-dose oral busulfan: prospective dose adjustment in a pediatric population undergoing allogeneic stem cell transplantation for advanced hematologic malignancies. *Bone Marrow Transplant*. 2000;26:463.

91. McCune JS, Slattery JT. Pharmacological considerations of primary alkylators. In: Andersson B, Murray D, eds. *Clinically Relevant Resistance in Cancer Chemotherapy*. Boston, MA: Kluwer Academic; 2002:323.

92. Nguyen L et al. Intravenous busulfan in adults prior to haematopoietic stem cell transplantation: a population pharmacokinetic study. *Cancer Chemother Pharmacol*. 2006;57:191.

93. Ciurea SO, Andersson BJ. Busulfan in hematopoietic stem cell transplantation. *Biol Blood Marrow Transplant*. 2009;15: 523.

94. Shepherd JD et al. Mesna versus hyperhydration for the prevention of cyclophosphamide-induced hemorrhagic cystitis in bone marrow transplantation. *J Clin Oncol*. 1991;9:2016.

95. Cox PJ. Cyclophosphamide cystitis—identification of acrolein as the causative agent. *Biochem Pharmacol*. 1979;28: 2045.

96. Hensley ML et al. American Society of Clinical Oncology clinical practice guidelines for the use of chemotherapy and radiotherapy protectants. *J Clin Oncol*. 1999;17:3333.

97. Hows JM et al. Comparison of mesna with forced diuresis to prevent cyclophosphamide induced haemorrhagic cystitis in marrow transplantation: a prospective randomised study. *Br J Cancer*. 1984;50:753.

98. Vose JM et al. Mesna compared with continuous bladder irrigation as uroprotection during high-dose chemotherapy and transplantation: a randomized trial. *J Clin Oncol*. 1993;11:1306.

99. James CA et al. Pharmacokinetics of intravenous and oral sodium 2-mercaptoethane sulphonate (mesna) in normal subjects. *Br J Clin Pharmacol*. 1987;23:561.

100. Ren S et al. Pharmacokinetics of cyclophosphamide and its metabolites in bone marrow transplantation patients. *Clin Pharmacol Ther*. 1998;64:289.

101. Fleming RA et al. Urinary elimination of cyclophosphamide alkylating metabolites and free thiols following two administration schedules of high-dose cyclophosphamide and mesna. *Bone Marrow Transplant*. 1996;17:497.

102. Kris MG et al. American Society of Clinical Oncology guideline for antiemetics in oncology: update 2006 [published correction appears in *J Clin Oncol*. 2006;24:5341]. *J Clin Oncol*. 2006;24:1.

103. Cagnoni PJ et al. Modification of the pharmacokinetics of high-dose cyclophosphamide and cisplatin by antiemetics. *Bone Marrow Transplant*. 1999;24:1.

104. Gilbert CJ et al. Pharmacokinetic interaction between ondansetron and cyclophosphamide during high-dose chemotherapy for breast cancer. *Cancer Chemother Pharmacol*. 1998;42:497.

105. Strasser SI, McDonald GB. Gastrointestinal and hepatic complications. In: Blume KG et al, eds. *Thomas' Hematopoietic Cell Transplantation*. 4th ed. Malden, MA: Blackwell; 2009:1434.

106. Stiff P. Mucositis associated with stem cell transplantation: current status and innovative approaches to management. *Bone Marrow Transplant*. 2001;27(Suppl 2):S3.

107. Keefe DM et al. Updated clinical practice guidelines for the prevention and treatment of mucositis. *Cancer.* 2007;109: 820.

108. Spielberger R et al. Palifermin for oral mucositis after intensive therapy for hematologic cancers. *N Engl J Med.* 2004; 351:2590.

109. Ringden O et al. Treatment with granulocyte colony stimulating factor after allogeneic bone marrow transplantation for acute leukemia increases the risk of graft-versus host disease and death: a study from the Acute Leukemia Working Party of the European Group for Blood and Marrow Transplantation. *J Clin Oncol.* 2004;22;416.

110. Carreras E et al. Incidence and outcome of hepatic veno-occlusive disease after blood or marrow transplantation: A prospective cohort study of the European Group for Blood and Marrow Transplantation. *Blood.* 1998;92:3599–3604.

111. McDonald GB et al. Veno-occlusive disease of the liver and multiorgan failure after bone marrow transplantation: A cohort study of 355 patients. *Ann Int Med.* 1993;118:255–267.

112. Peters WP et al. Clinical and pharmacologic effects of high dose single agent busulfan with autologous bone marrow support in the treatment of solid tumors. *Cancer Res.* 1987;47:6402.

113. Mohty M et al. Sinusoidal obstructive syndrome/veno-occlusive disease: current situation and perspectives—a position statement from the European Society for Blood and Marrow Transplantation (EBMT). *Bone Marrow Transplant.* 2015;50:781–789.

114. Jones RJ et al. Venooclusive disease of the liver following bone marrow transplantation. *Transplantation.* 1987;44:778–783.

115. Attal M et al. Prevention of hepatic veno-occlusive disease after bone marrow transplantation by continuous low dose heparin: a prospective, randomized trial. *Blood.* 1992;79:2834–2840.

116. Ruutu R et al. Ursodeoxycholic acid for the prevention of hepatice complications in allogeneic stem cell transplantation. *Blood.* 2002;100:1997–2083.

117. Richardson PG et al. Treatment of severe veno-occlusive disease with defibrotide: compassionate use results in response without significant toxicity in a high-risk population. *Blood.* 1998;92:737.

118. Chopra R et al. Defibrotide for the treatment of hepatic veno-occlusive disease: results of the European compassionate-use study. *Br J Haematol.* 2000;111:1122.

119. Richardson PG et al. Multi-institutional use of defibrotide in 88 patients after stem cell transplantation with severe venoocclusive disease and multisystem organ failure: response without significant toxicity in a high-risk population and factors predictive of outcome. *Blood.* 2002;100:4337.

120. Corbacioglu S et al. Stem cell transplantation in children with infantile osteopetrosis is associated with a high incidence of VOD, which could be prevented with defibrotide. *Bone Marrow Transplant.* 2006;38:547.

121. McSweeney PA et al. Hematopoietic cell transplantation in older patients with hematologic malignancies: replacing high-dose cytotoxic therapy with graft-versus-tumor effects. *Blood.* 2001;97:3390.

122. Wolff SN. Second hematopoietic stem cell transplantation for the treatment of graft failure, graft rejection or relapse after allogeneic transplantation. *Bone Marrow Transplant.* 2002;29:545.

123. Baron F, Sandmaier BM. Current status of hematopoietic stem cell transplantation after nonmyeloablative conditioning. *Curr Opin Hematol.* 2005;12:435.

124. Appelbaum FR. Haematopoietic cell transplantation as immunotherapy. *Nature.* 2001;411:385.

125. Welniak LA et al. Immunobiology of allogeneic hematopoietic stem cell transplantation. *Annu Rev Immunol.* 2007;25: 139.

126. Deeg HJ. How I treat refractory acute GVHD. *Blood.* 2007;109:4119.

127. Filipovich AH et al. National Institutes of Health consensus development project on criteria for clinical trials in chronic graft-versus-host disease: I. Diagnosis and staging working group report. *Biol Blood Marrow Transplant.* 2005;11: 945.

128. Tabbara IA et al. Allogeneic hematopoietic stem cell transplantation: complications and results. *Arch Intern Med.* 2002; 162:1558.

129. Beatty PG et al. Marrow transplantation from related donors other than HLA-identical siblings. *N Engl J Med.* 1985; 313:765.

130. Barker JN et al. Survival after transplantation of unrelated donor umbilical cord blood is comparable to that of human leukocyte antigen-matched unrelated donor bone marrow: results of a matched-pair analysis. *Blood.* 2001;97:2957.

131. Rocha V et al. Comparison of outcomes of unrelated bone marrow and umbilical cord blood transplants in children with acute leukemia. *Blood.* 2001;97:2962.

132. Rocha V et al. Graft-versus-host disease in children who have received a cord-blood or bone marrow transplant from an HLA-identical sibling. Eurocord and International Bone Marrow Transplant Registry Working Committee on Alternative Donor and Stem Cell Sources. *N Engl J Med.* 2000;342:1846.

133. Martin PJ et al. A retrospective analysis of therapy for acute graft-versus-host disease: initial treatment. *Blood.* 1990;76:1464.

134. Weiden PL et al. Anti-human thymocyte globulin (ATG) for prophylaxis and treatment of graft-versus-host disease in recipients of allogeneic marrow grafts. *Transplant Proc.* 1978;10:213.

135. Deeg HJ et al. Cyclosporine as prophylaxis for graft-versushost disease: a randomized study in patients undergoing marrow transplantation for acute nonlymphoblastic 5 leukemia. *Blood.* 1985;65:1325.

136. Storb R et al. Should methotrexate plus calcineurin inhibitors be considered standard of care for prophylaxis of acute graft-versus-host disease? *Biol Blood Marrow Transplant.* 2010;16:S18–S27.

137. Ratanatharathorn V et al. Phase III study comparing methotrexate and tacrolimus (Prograf, FK506) with methotrexate and cyclosporine for graft-versus-host disease prophylaxis after HLA-identical sibling bone marrow transplantation. *Blood.* 1998;92:2303.

138. Horowitz MM et al. Tacrolimus vs. cyclosporine immunosuppression: results in advanced-stage disease compared with historical controls treated exclusively with cyclosporine. *Biol Blood Marrow Transplant.* 1999;5:180.

139. Bolwell B et al. A prospective randomized trial comparing cyclosporine and short course methotrexate with cyclosporine and mycophenolate mofetil for GVHD prophylaxis in myeloablative allogeneic bone marrow transplantation. *Bone Marrow Transplant.* 2004;34:621.

140. Nash RA et al. A phase i/ii study of mycophenolate mofetil in combination with cyclosporine for prophylaxis of acute graft-versus-host disease after myeloablative conditioning and allogeneic hematopoietic cell transplantation. *Biol Blood Marrow Transplant.* 2005;11:495.

141. Chao NJ et al. Cyclosporine, methotrexate, and prednisone compared with cyclosporine and prednisone for prophylaxis of acute graft-versus-host disease. *N Engl J Med.* 1993;329:1225.

142. Goker H et al. Acute graft-versus-host disease: pathobiology and management [published correction appears in *Exp Hematol.* 2001;29:653]. *Exp Hematol.* 2001;29: 259.

143. Schultz KR et al. Effect of gastrointestinal inflammation and age on the pharmacokinetics of oral microemulsion cyclosporin A in the first month after bone marrow transplantation. *Bone Marrow Transplant.* 2000;26:545.

144. Leather HL. Drug interactions in the hematopoietic stem cell transplant (HSCT) recipient: what every transplanter needs to know. *Bone Marrow Transplant.* 2004;33: 137.

145. Przepiorka D et al. Relationship of tacrolimus whole blood levels to efficacy and safety outcomes after unrelated donor marrow transplantation. *Biol Blood Marrow Transplant.* 1999;5:94.

146. Duncan N, Craddock C. Optimizing the use of cyclosporin in allogeneic stem cell transplantation. *Bone Marrow Transplant.* 2006;38:169.

147. Schmidt H et al. Correlation between low CSA plasma concentration and severity of acute Gv HD in bone marrow transplantation. *Blut.* 1988;57:139.

148. Hows JM et al. Use of cyclosporin A in allogeneic bone marrow transplantation for severe aplastic anemia. *Transplantation.* 1982;33:382.

149. Oshima K et al. Target blood concentrations of cyclosporine and tacrolimus in randomized controlled trials for the prevention of acute GVHD after hematopoietic SCT. *Bone Marrow Transplant.* 2010;45:781.

150. Nakamura Y. Evaluation of appropriate blood level in continuous intravenous infusion from trough concentrations after oral administration based on area under trough level in tacrolimus and cyclosporine therapy. *Transplant Proc.* 2005;37:1725.

151. Furukawa T et al. Pharmacokinetic and pharmacodynamic analysis of cyclosporine A (CsA) to find the best single time point for the monitoring and adjusting of CsA dose using twice daily 3-h intravenous infusions in allogeneic hematopoietic stem cell transplantation. *Intl J Hematol.* 2010;92:144.

152. Wingard JR et al. Relationship of tacrolimus (FK506) whole blood concentrations and efficacy and safety after HLA-identical sibling bone marrow transplantation. *Biol Blood Marrow Transplant.* 1998;4:157.

153. Couriel D et al. Acute graft-versus-host disease: pathophysiology, clinical manifestations, and management. *Cancer.* 2004;101:1936.

154. Deeg HJ et al. Treatment of human acute graft-versushost disease with antithymocyte globulin and cyclosporine with or without methylprednisolone. *Transplantation.* 1985;40:162.

155. Lazarus HM et al. Prevention and treatment of acute graft-versus-host disease: the old and the new. A report from the Eastern Cooperative Oncology Group (ECOG). *Bone Marrow Transplant.* 1997;19:577.

156. Van Lint MT et al. Early treatment of acute graft-versus-host disease with high-or low-dose 6-methylprednisolone: a multicenter randomized trial from the Italian Group for Bone Marrow Transplantation. *Blood.* 1998;92:2288.

157. Antin JH et al. Novel approaches to the therapy of steroidresistant acute graft-versus-host disease. *Biol Blood Marrow Transplant.* 2004;10:655.

158. Lee SJ. New approaches for preventing and treating chronic graft-versus-host disease. *Blood.* 2005;105:4200.

159. Yamasaki S et al. Infectious complications in chronic graftversus-host disease:

a retrospective study of 145 recipients of allogeneic hematopoietic stem cell transplantation with reduced- and conventional-intensity conditioning regimens. *Transpl Infect Dis.* 2008;10:252.

160. Perez-Simon JA et al. Chronic graft-versus-host disease: pathogenesis and clinical management. *Drugs.* 2006;66: 1041.

161. Vogelsang GB. How I treat chronic graft-versus-host disease. *Blood.* 2001;97:1196.

162. Lin X et al. Ocular manifestations of graft-versus-host disease: 10 year's experience. *Clin Opthal.* 2015;9:1209–1213.

163. Essell JH et al. Ursodiol prophylaxis against hepatic complications of allogeneic bone marrow transplantation: a randomized, double-blind, placebo-controlled trial. *Ann Intern Med.* 1998;128:975.

164. Ohashi K et al. The Japanese multicenter open randomized trial of ursode-oxycholic acid prophylaxis for hepatic veno-occlusive disease after stem cell transplantation. *Am J Hematol.* 2000;64:32.

165. Ruutu T et al. Ursodeoxycholic acid for the prevention of hepatic complications in allogeneic stem cell transplantation. *Blood.* 2002;100:1977.

166. Stern JM et al. Bone density loss during treatment of chronic GVHD. *Bone Marrow Transplant.* 1996;17:395.

167. Bowden RA. Respiratory virus infections after marrow transplant: the Fred Hutchinson Cancer Research Center experience. *Am J Med.* 1997;102:27.

168. Junghanss C et al. Incidence and outcome of bacterial and fungal infections following nonmyeloablative compared with myeloablative allogeneic hematopoietic stem cell transplantation: a matched control study. *Biol Blood Marrow Transplant.* 2002;8:512.

169. Tomblyn M et al. Guidelines for preventing infectious complications among hematopoietic cell transplantation recipients: a global perspective [published correction appears in Biol Blood Marrow Transplant. 2010;16:294]. *Biol Blood Marrow Transplant.* 2009;15;1143.

170. Gafter-Gvili A et al. Meta-analysis: antibiotic prophylaxis reduces mortality in neutropenic patients [published correction appears in *Ann Intern Med.* 2006;144:704]. *Ann Intern Med.* 2005;142:979.

171. van de Wetering MD et al. Efficacy of oral prophylactic antibiotics in neutropenic afebrile oncology patients: a systematic review of randomised controlled trials. *Eur J Cancer.* 2005;41:1372.

172. Bucaneve G et al. Quinolone prophylaxis for bacterial infections in afebrile high risk neutropenic patients. *Eur J Cancer.* 2007;(Suppl 5):5.

173. Bucaneve G et al. Levofloxacin to prevent bacterial infection in patients with cancer and neutropenia. *N Engl J Med.* 2005;353:977.

174. Cruciani M et al. Prophylaxis with fluoroquinolones for bacterial infections in neutropenic patients: a meta-analysis. *Clin Infect Dis.* 1996;23:795.

175. Engels EA et al. Efficacy of quinolone prophylaxis in neutropenic cancer patients: a meta-analysis. *J Clin Oncol.* 1998;16:1179.

176. Tunkel AR, Sepkowitz KA. Infections caused by viridans streptococci in patients with neutropenia. *Clin Infect Dis.* 2002;34:1524.

177. Freifeld et al. Clinical practice guideline for the use of antimicrobial agents in neutropenic patients with cancer: 2010 update by the Infectious Diseases Society of America. *Clin Infect Dis.* 2011;52:e56.

178. Goodman JL et al. A controlled trial of fluconazole to prevent fungal infections in patients undergoing bone marrow transplantation. *N Engl J Med.* 1992;326:845.

179. Slavin MA et al. Efficacy and safety of fluconazole prophylaxis for fungal infections after marrow transplantation: a prospective, randomized, double-blind study. *J Infect Dis.* 1995;171:1545.

180. Marr KA et al. Epidemiology and outcome of mould infections in hematopoietic stem cell transplant recipients. *Clin Infect Dis.* 2002;34:909.

181. Cornely OA et al. Evidence-based assessment of primary antifungal prophylaxis in patients with hematologic malignancies. *Blood.* 2003;101:3365.

182. Wingard JR et al. Randomized double-blind trial of fluconazole versus voriconazole for prevention of invasive fungal infection (IFI) after allo hematopoietic cell transplantation (HCT). *Blood.* 2010;116:5111.

183. Cornely OA et al. Posaconazole vs. fluconazole or itraconazole prophylaxis in patients with neutropenia. *N Engl J Med.* 2007;356:348–359.

184. Imhof A et al. Breakthrough fungal infections in stem cell transplant recipients receiving voriconazole. *Clin Infect Dis.* 2004;39:743–746.

185. Singh N, Paterson DL. Aspergillus infections in transplant recipients. *Clin Microbiol Rev.* 2005;18:44.185.

186. Selby PJ et al. The prophylactic role of intravenous and long term oral acyclovir after allogeneic bone marrow transplantation. *Br J Cancer.* 1989;59:434.

187. Burns LJ et al. Randomized clinical trial of ganciclovir vs acyclovir for prevention of cytomegalovirus antigenemia after allogeneic transplantation. *Bone Marrow Transplant.* 2002;30:945.

188. Ljungman P. Prevention and treatment of viral infections in stem cell transplant recipients. *Br J Haematol.* 2002;118:44.

189. Vusirikala M et al. Valacyclovir for the prevention of cytomegalovirus infection

after allogeneic stem cell transplantation: a single institution retrospective cohort analysis. *Bone Marrow Transplant.* 2001;28:265.

190. Dignani MC et al. Valacyclovir prophylaxis for the prevention of Herpes simplex virus reactivation in recipients of progenitor cells transplantation. *Bone Marrow Transplant.* 2002;29:263.

191. Soubani AO, Chandrasekar PH. The clinical spectrum of pulmonary aspergillosis. *Chest.* 2002;121:1988.

192. Steer CB et al. Varicella-zoster infection after allogeneic bone marrow transplantation: incidence, risk factors and prevention with low-dose acyclovir and ganciclovir. *Bone Marrow Transplant.* 2000;25:657.

193. Razonable RR, Emery VC. Management of CMV infection and disease in transplant patients. *Herpes.* 2004;11:77.

194. Goodrich JM et al. Ganciclovir prophylaxis to prevent cytomegalovirus disease after allogeneic marrow transplant. *Ann Intern Med.* 1993;118:173.

195. Boeckh M et al. Cytomegalovirus pp65 antigenemia-guided early treatment with ganciclovir versus ganciclovir at engraftment after allogeneic marrow transplantation: a randomized double-blind study. *Blood.* 1996;88:4063.

196. Zaia JA. Prevention of cytomegalovirus disease in hematopoietic stem cell transplantation. *Clin Infect Dis.* 2002;35: 999.

197. Boeckh M et al. Plasma polymerase chain reaction for cytomegalovirus DNA after allogeneic marrow transplantation: comparison with polymerase chain reaction using peripheral blood leukocytes, pp65 antigenemia, and viral culture. *Transplantation.* 1997;64:108.

198. St George K et al. A multisite trial comparing two cytomegalovirus (CMV) pp65 antigenemia test kits, biotest CMV Brite and Bartels/Argene CMV antigenemia. *J Clin Microbiol.* 2000;38:1430.

199. Nichols WG et al. High risk of death due to bacterial and fungal infection among cytomegalovirus (CMV)-seronegative recipients of stem cell transplants from seropositive donors: evidence for indirect effects of primary CMV infection. *J Infect Dis.* 2002;185:273.

200. Boeckh M et al. Successful modification of a pp65 antigenemia-based early treatment strategy for prevention of cytomegalovirus disease in allogeneic marrow transplant recipients. *Blood.* 1999;93:1781.

201. Schmidt GM et al. A randomized, controlled trial of prophylactic ganciclovir for cytomegalovirus pulmonary infection in recipients of allogeneic bone marrow transplants: The City of Hope-Stanford-Syntex CMV Study Group. *N Engl J Med.* 1991;324:1005.

202. Goodrich JM et al. Early treatment with ganciclovir to prevent cytomegalovirus disease after allogeneic bone marrow transplantation. *N Engl J Med.* 1991;325:1601.

203. Ljungman P et al. Results of different strategies for reducing cytomegalovirus-associated mortality in allogeneic stem cell transplant recipients. *Transplantation.* 1998;66:1330.

204. Ayala E et al. Valganciclovir is safe and effective as pre-emptive therapy for CMV infection in allogeneic hematopoietic stem cell transplantation. *Bone Marrow Transplant.* 2006;37:851.

205. Diaz-Pedroche C et al. Valganciclovir preemptive therapy 7 for the prevention of cytomegalovirus disease in high-risk seropositive solid-organ transplant recipients. *Transplantation.* 2006;82:30.

206. Reusser P et al. Randomized multicenter trial of foscarnet versus ganciclovir for preemptive therapy of cytomegalovirus infection after allogeneic stem cell transplantation. *Blood.* 2002;99:1159.

207. Ljungman P et al. Cidofovir for cytomegalovirus infection and disease in allogeneic stem cell transplant recipients. The Infectious Diseases Working Party of the European Group for Blood and Marrow Transplantation. *Blood.* 2001;97:388.

208. Holmberg LA et al. Increased incidence of cytomegalovirus disease after autologous CD34-selected peripheral blood stem cell transplantation. *Blood.* 1999;94:4029.

209. Junghanss C et al. Incidence and outcome of cytomegalovirus infections following nonmyeloablative compared with myeloablative allogeneic stem cell transplantation, a matched control study. *Blood.* 2002;99:1978.

210. Mohty M et al. High rate of secondary viral and bacterial infections in patients undergoing allogeneic bone marrow mini-transplantation. *Bone Marrow Transplant.* 2000;26: 251.

211. Marr KA et al. Invasive aspergillosis in allogeneic stem cell transplant recipients: changes in epidemiology and risk factors. *Blood.* 2002;100:4358.

212. De La Rosa GR et al. Risk factors for the development of invasive fungal infections in allogeneic blood and marrow transplant recipients. *Transpl Infect Dis.* 2002;4:3.

213. Wingard JR et al. Association of Torulopsis glabrata infections with fluconazole prophylaxis in neutropenic bone marrow transplant patients. *Antimicrob Agents Chemother.* 1993;37:1847.

214. Wingard JR et al. Increase in Candida krusei infection among patients with

bone marrow transplantation and neutropenia treated prophylactically with fluconazole. *N Engl J Med*. 1991;325:1274.

215. Patterson TF et al. Invasive aspergillosis: disease spectrum, treatment practices, and outcomes. I3 Aspergillus Study Group. *Medicine (Baltimore)*. 2000;79:250.

216. Ascioglu S et al. Defining opportunistic invasive fungal infections in immuno-compromised patients with cancer and hematopoietic stem cell transplants: an international consensus. *Clin Infect Dis*. 2002;34:7.

217. Marr KA et al. Antifungal therapy decreases sensitivity of the Aspergillus galactomannan enzyme immunoassay. *Clin Infect Dis*. 2005;40:1762.

218. Marr KA et al. Aspergillosis: pathogenesis, clinical manifestations, and therapy. *Infect Dis Clin North Am*. 2002;16:875.

219. Stevens DA, Lee JY. Analysis of compassionate use itraconazole therapy for invasive aspergillosis by the NIAID Mycoses Study Group criteria. *Arch Intern Med*. 1997;157:1857.

220. Ahmad SR et al. Congestive heart failure associated with itraconazole. *Lancet*. 2001;357:1766.

221. Terrell CL. Antifungal agents. Part II. The azoles. *Mayo Clin Proc*. 1999;74:78.

222. Herbrecht R et al. Voriconazole versus amphotericin B for primary therapy of invasive aspergillosis. *N Engl J Med*. 2002;347:408.

223. Walsh TJ et al. Treatment of invasive aspergillosis with posaconazole inpatients who are refractory to or intolerant of conventional therapy: an externally controlled trial. *Clin Infect Dis*. 2007;44:2.

224. Stone EA et al. Caspofungin: an echinocandin antifungal agent. *Clin Ther*. 2002;24:351.

225. Denning DW et al. Micafungin (FK463), alone or in combination with other systemic antifungal agents, for the treatment of acute invasive aspergillosis. *J Infect*. 2006;53:337.

226. Walsh TJ et al. Voriconazole compared with liposomal amphotericin B for empirical antifungal therapy in patients with neutropenia and persistent fever [published correction appears in *N Engl J Med*. 2007;356:760]. *N Engl J Med*. 2002;346:225.

227. Denning DW et al. Efficacy and safety of voriconazole in the treatment of acute invasive aspergillosis. *Clin Infect Dis*. 2002;34:563.

228. Petraitis V et al. Combination therapy in treatment of experimental pulmonary aspergillosis: synergistic interaction between an antifungal triazole and an echinocandin. *J Infect Dis*. 2003;187:1834.

229. Kirkpatrick WR et al. Efficacy of caspofungin alone and in combination with voriconazole in a guinea pig model of invasive aspergillosis. *Antimicrob Agents Chemother*. 2002;46:2564.

230. Perea S et al. In vitro interaction of caspofungin acetate with voriconazole against clinical isolates of *Aspergillus* spp. *Antimicrob Agents Chemother*. 2002;46:3039.

231. Lewis RE, Kontoyiannis DP. Rationale for combination antifungal therapy. *Pharmacotherapy*. 2001;21:149S.

232. Rizzo JD et al. Recommended screening and preventive practices for long-term survivors after hematopoietic cell transplantation: joint recommendations of the European Group for Blood and Marrow Transplantation, the Center for International Blood and Marrow Transplant Research, and the American Society of Blood and Marrow Transplantation. *Biol Blood Marrow Transplant*. 2006;12:138.

233. Children's Oncology Group. Long-term follow-up guidelines for survivors of childhood, adolescent, and young adult cancers. Version 3.0. http://www.survivorshipguidelines.org/pdf/LTFUResourceGuide.pdf. Accessed November 14, 2010.

234. Goldberg SL et al. Vaccinations against infectious diseases in hematopoietic stem cell transplant recipients. *Oncology (Williston Park)*. 2003;17:539.

235. Antin JH. Clinical practice. Long-term care after hematopoietic-cell transplantation in adults. *N Engl J Med*. 2002;347:36.

236. Socie G et al. Nonmalignant late effects after allogeneic stem cell transplantation. *Blood*. 2003;101:3373.

237. Strasser SI, McDonald GB. Hepatitis viruses and hematopoietic cell transplantation: a guide to patient and donor management. *Blood*. 1999;93:1127.

第十七篇　儿 科 疾 病

Marcia L. Buck

102

第 102 章　儿科药物治疗

Marcia L. Buck

核心原则

核心原则	章节案例
生长及发育	
① 儿童从出生到成年会发生很大的生理变化,虽然大部分儿童遵循相同的生长模式,但其发育成熟的时间却各不相同。	案例 102-1(问题 1) 表 102-1
药代动力学差异	
① 药代动力学的各方面都受到生长和发育的影响。药物吸收受各种机制的影响而变化,特别是出生后几个月内,差异最为显著。	案例 102-2(问题 1) 案例 102-3(问题 1~4)
② 药物分布受器官相对大小、体内含水量、脂肪储备、血浆蛋白浓度、酸碱平衡、心输出量和组织灌注变化的影响。最大程度的变化发生在出生后第 1 年。	案例 102-3(问题 5 和 6) 表 102-2
③ 药物代谢功能高度依赖于患儿年龄。最近一些研究已经证实婴儿期、儿童期和青少年期药物半衰期具有显著差异。	案例 102-4(问题 1~4)
④ 婴儿期药物消除能力较弱,导致许多常用药物消除速率减慢。整个儿童时期肾小球滤过率增加。儿童时期使用肌酐清除率估算肾小球滤过率的计算方程与成人不同。	案例 102-5(问题 1 和 2) 案例 102-6(问题 1)
⑤ 青春期不是童年和成年之间的简单连接,它是一个有明显生理变化的独特时期。在此期间很多药物的疗效和毒性都会发生改变。	案例 102-7(问题 1)
药效学差异	
① 虽然不像对儿童和成人的药代动力学差异了解得那么清楚,但年龄对药效也有显著影响。儿童在治疗反应和不良反应方面都会有不同的表现。	案例 102-8(问题 1) 案例 102-9(问题 1 和 2)
儿童用药剂量	
① 儿童药代动力学和药效学差异会影响药物的剂量和给药间隔的选择。大多数剂量计算公式以体重作为衡量儿童生长发育的指标。	案例 102-10(问题 1)
② 所有的儿科处方和医嘱必须根据儿童剂量参考进行剂量、给药途径与给药频次的核查。	案例 102-10(问题 1)
预防儿童用药差错	
① 儿童比成人用药差错的风险更大,因为儿童用药需要计算药物剂量和改变药物剂型。	案例 102-10(问题 2)
② 电子处方、药物剂量和浓度标准化、引入智能泵技术已在很多儿童医院体现出减少用药差错的作用。其中最有效避免用药差错的方法之一是儿科药师参与医生医嘱开立和审核过程。	案例 102-10(问题 3) 表 102-3
增加儿童用药信息	
① 许多政府项目正在不断增加儿童用药信息的可获得性,同时提高儿科医务工作者为儿童提供安全有效的药物治疗的能力。	案例 102-10(问题 4)

为儿童提供照护可能是药学实践中最具挑战性,同时也最有价值的方面之一。尽管专门从事儿科专业培训并专为儿童提供医疗服务的医务工作者相对较少,但大多数临床医生仍会在社区或医院的日常诊疗中为儿童提供医疗服务。根据最近的人口统计数据,美国年龄小于 20 岁人口的约占四分之一,其中 6% 年龄在 5 岁以下[1]。尽管大多数儿童通常是健康的,但这部分人口仍然占用相当多的医疗资源。最近一次电话调查显示,五分之一的家长表示在过去 1 周内给自己的孩子使用过一种或多种处方药[2]。一项在在儿科医生诊室内进行的调查发现,53% 的儿童就诊后会被开具处方[3]。

儿科学作为一个专科,覆盖了非常多样化的患者群。患儿的年龄范围从早产儿到青少年,体重从 0.5kg 的早产新生儿到 50kg 的 16 岁青少年,相差可达 100 倍。而用药剂量和监测信息的相对缺乏又进一步使儿童用药监护变得更为复杂。由于接受药物治疗的儿童数量少,并且在这些患儿中进行研究比较困难,目前美国上市的药物中只有不到一半被美国食品药品管理局(Food and Drug Administration,FDA)批准用于儿童[4,5]。因此,有多达 60% 的儿科医生处方属于"超说明书"用药[6]。超说明书用药的剂量和监测不良反应的信息通常来源于发表在医学期刊上的系列案例报道和临床试验,不像一般的药品参考信息那么便于获取。

为儿童提供用药监护的医疗服务人员必须能够评估该药物剂量是否适合多样化的儿童人群,并能应用有限的资源为剂量调整和监测患儿不良反应提供建议。这就需要知道儿童和成人的药代动力学和药效学差异,以及这些差异如何影响药物的治疗效果和不良反应。

儿童时期的生长发育

案例 102-1

问题 1:C. J. ,男,4 月龄,体重 6.5kg,最近已开始长牙。他的父母询问有什么药物可以缓解 C. J. 的疼痛。哪些因素会影响药物选择?你会推荐哪些药物和给药方案给他的父母?

儿童从出生到成年会发生相当大的生理变化。虽然许多变化很容易观察到,如行走能力或语言发育,其他则不太明显。年龄和体重常用于儿童和成人药动学和药效学不同差异的评估,因此 C. J. 的镇痛药物剂量将根据这两个因素来制定。为了讨论儿童生长发育的变化,通常将其按年龄进行分组(表 102-1)。这些定义有助于为剂量推荐提供一致的框架,但应注意,这种分组是武断的,可能会过分简化患儿个体之间的差异。虽然儿童的生长发育方式相对类似,但每个儿童发育成熟的时机却各不相同。儿童的生长是不可预见且非线性的,它更近乎是周期性突进,同时还受到遗传倾向、营养摄入和环境差异所引起的变化的影响[7,8]。研究生长发育对药代动力学和药效学的影响,即通常所说的发育药理学,在过去的几十年间已有了很大的发

展,提升了我们在优化药物治疗效果的同时最大限度地减少不良反应的能力。

表 102-1
常用年龄分类定义

早产儿	出生胎龄<36 周
足月儿	出生胎龄≥36 周
新生儿	出生 1 个月内
婴儿	>1 个月~1 岁
儿童	>1~11 岁
青少年	12~16 岁

对 C. J. 来说,对乙酰氨基酚(acetaminophen)是最合适的镇痛药。阿司匹林(aspirin)现已不再用于儿童镇痛,因为它会导致 Reye 综合征(Reye syndrome),即一种罕见的导致线粒体损伤并最终引起肝功能衰竭的疾病。非甾体抗炎药物,如布洛芬(ibuprofen),也不推荐用于 6 个月以下的婴儿,因为它可能增加肾损伤风险。C. J. 应接受对乙酰氨基酚剂量为 10~15mg/kg,每 4~6 小时给药 1 次,24 小时内给药不超过 5 次,或在 24 小时之内不要超过 75mg/kg。根据 C. J. 的年龄和体重,推荐使用 65mg(2ml)的浓度为 160mg/5ml 的口服混选制剂,按需每 6 小时 1 次给药。如果 24 小时后 C. J. 疼痛仍未缓解需要药物治疗,家长应该与 C. J. 的基层医疗服务提供者联系。

儿童药代动力学差异

从妊娠期(怀孕)开始,直到成年,药代动力学的各方面都受到生长和生理成熟过程的影响。这些变化是复杂的,并且其发生时机在不同患儿间也可以有很大变化。

药物吸收

口服药物吸收

案例 102-2

问题 1:A. H. ,女,4 周龄,体重 1.5kg,出生胎龄 29 周,因出生窒息引起的癫痫发作正在用苯巴比妥(phenobarbital)治疗。她目前使用每日 1 次静脉给药 7.5mg(5mg/kg)的维持剂量。该治疗团队希望将药物过渡到口服治疗,因为现在她已接受全肠内营养。静脉给药期间,监测苯巴比妥的血清谷浓度为 17.5μg/ml,在 15~40μg/ml 的有效治疗浓度范围内。患儿改用口服苯巴比妥酏剂 7.5mg,每日 1 次,治疗 1 周后,药物谷浓度仅有 8.9μg/ml。哪些因素可能导致药物浓度下降?应该如何调整 A. H. 的给药方案?

药物在肠道的吸收于出生时发生变化,几个月后也难以接近成人的水平[7,8]。胃液量出生时大量减少,新生儿胃

酸减少,使得胃内 pH 更高,接近中性。这导致酸不稳定的药物如青霉素 G(penicillin G)和红霉素(erythromycin)的吸收增加,但是弱酸性药物如苯巴比妥和苯妥英(phenytoin)的吸收降低。在出生后 1~2 周胃酸分泌增加,但直到 2~3 岁才会达到成人水平。胆汁酸进入胃肠腔的转运和胰腺合成酶的水平较低,进一步改变对 pH 敏感药物的吸收,减少肝肠循环。淀粉酶活性在出生时最低,直到出生后第 3 个月仍然低下[9]。胰脂肪酶的活性在胎龄 32 周时可以检测到,但在出生时直到出生后 2~3 个月仍然很低。相反的,胃脂肪酶出生时便表现出活性,在早期的脂肪吸收中占据更大比例。除了这些差异,新生儿出生时具有相对无菌的胃肠道。足月婴儿在数日之内才会有正常细菌定植,但对于处在相对更无菌的重症监护病房的早产儿可能会有延迟。在此期间,依赖于胃肠道菌群的活化或降解的药物,其药效可能会发生显著改变。

出生时胃排空时间延迟,肠道通过时间也延长,但出生后几日随着胃收缩更加协调及肠蠕动更加频繁、强烈、持久,两者水平迅速增加。早产儿正常的胃排空和肠转运的发育延迟,在一项对乙酰氨基酚(acetaminophen)剂量的研究中,28 周胎龄的早产儿相比于较大的婴儿,吸收延迟 2 小时[10]。一般直至 4~8 个月,胃排空和肠道通过时间才能达到成人水平。

对于被动扩散(passive diffusion)吸收药物来说,婴儿出生数周内内脏血流降低,会通过肠道绒毛改变药物浓度梯度导致药物吸收速率和程度的降低[7]。血流量的减少还会增加新生儿因使用高渗性药物制剂导致肠道黏膜受损的风险。因此,许多医疗机会一直到通过肠内营养供能达到患儿所有营养需求的四分之一到二分之一时才开始使用口服药物。这样可以每次稀释后给药,从而可能减少药物对黏膜损害的风险。肠道内较低的代谢酶活性可能降低肠内给药的首过代谢(first-pass metabolism)[11,12]。Boucher 等发现,齐多夫定(zidovudine)的生物利用度从出生两周内新生儿的 89% 下降到较大婴儿的 61%,表明年龄较大的患儿首过代谢增加[12]。直到 2~3 岁肠道酶的活性才接近成人水平。

A. H. 在进行肠内药物治疗后苯巴比妥血清浓度降低,很有可能是因为胃内 pH 较高和内脏血流较少导致胃肠道药物吸收降低。应增加 A. H. 的苯巴比妥维持剂量,以使其谷浓度达到预期范围。口服剂量增加至 10mg 比较合适,并预计应在 3~5 日监测谷浓度。由于药物的半衰期长,血药浓度监测值不能完全反映稳态浓度,但该监测值对指导剂量调整仍有一定作用。

肌内药物吸收

案例 102-3

问题 1:C. B.,男,新生儿,3.6kg,出生胎龄 39 周,分娩后转移至新生儿室。生后几小时内对新生儿的日常护理通常包括应用红霉素眼膏预防新生儿眼炎和 1mg 维生素 K_1 肌内注射预防新生儿维生素 K 缺乏性出血。

C. B. 的父母对是否有必要在出生后给自己的孩子这么快进行肌内注射产生疑问。如何解释肌内注射 K_1 而不是口服给予维生素 K_1 的原因?

在美国,维生素 K_1 通常在出生后肌内注射给予。新生儿肌内注射给予药物通常会导致血药浓度达峰时间的延迟。这种延迟与肌肉尺寸较小、肌肉收缩较弱和血管不成熟导致的进出肌肉的血流更不稳定有关[7,8]。对需要迅速吸收的药物如抗生素这可能是个缺点,但对于出生后维生素 K_1 的使用来说,肌内注射延迟全身吸收却是一个优点。肌肉吸收延迟可达到类似仓库的效果,药物缓慢释放到体循环中,直到婴儿的饮食摄入量足以维持必要维生素 K 的血清药物浓度[13]。因为新生儿体脂含量比例较低,所以皮下注射也会发生类似的药物吸收延迟。肌内注射和皮下给药导致的吸收延迟出生几个月后就可以忽略不计。在对 C. B. 的父母进行咨询解答时,必须强调相比单次口服剂量的快速吸收和清除,肌内注射使维生素 K 较慢吸收更为有益。单次肌注维生素 K_1 会保护他们的孩子免于出血风险,直到他大约 1 个月后可以从母乳或婴儿配方奶粉摄入足量的维生素 K。

经皮药物吸收

案例 102-3,问题 2:C. B. 计划在出院前进行包皮环切术。手术部位将预先使用 10% 碘伏(povidone-iodine)溶液消毒。哪些因素会影响新生儿患者通过此途径给药的药物吸收?基于这些因素,应该如何使用碘伏使其毒性最小?

与胃肠道给药、肌内注射和皮下注射相反,新生儿经皮或透皮给药比较年长儿童和成人的药物吸收更多。吸收增强的原因包括新生儿具有接近成人 3 倍的皮肤与体表面积比、较薄的角质层、更好的表皮水化和更大的灌注量[7,8]。新生儿和婴儿经皮吸收增加会导致明显的毒性。六氯酚(hexachlorophene)曾常规用于婴幼儿洗浴,后发现其吸收过量会导致癫痫发作,现已禁用于这个年龄段的婴幼儿。碘伏应用于手术前的局部消毒可能导致新生儿甲状腺功能障碍,因此,只能短时限量使用,以限制碘透皮吸收。尽管已经知道这种药物的不良反应风险,医学文献中仍会不时出现这类的案例报告[14]。即使是相对常见的外用产品也可以产生全身毒性。频繁使用含有氢化可的松(hydrocortisone)的药品治疗尿布疹能在短短 2 周内抑制下丘脑-垂体-肾上腺轴。

对于新生儿外科手术前皮肤的清洁和消毒,要特别注意选用的药物、影响的体表面积和接触皮肤时间。对 C. B. 来说,10% 碘伏溶液应在手术前立即轻柔涂抹于阴茎和周围的皮肤并在 5~10 分钟的包皮环切完成后尽快擦除,从而降低因为碘经皮吸收增强造成全身毒性的风险。

案例 102-3,问题 3:在 C. B. 手术前使用透皮麻醉药是否合适?

4%利多卡因(lidocaine)和同时含有利多卡因及丙胺卡因(prilocaine)的 EMLA 膏(局麻药共晶混合物)都是广泛用于婴儿和儿童静脉穿刺、静脉置管或包皮环切的术前局部麻醉剂。两者在临床试验中都被证明是安全和有效的[15]。在用于完整皮肤时,活性成分浓度低和限制接触时间(30~60分钟)可以防止过度的全身性吸收。这两种止痛膏对于 C. B. 都合适。EMLA 膏应在包皮环割术开始前1小时使用,而4%利多卡因乳膏应在术前30分钟涂抹。使用时应将药物局部涂一薄层而非封闭敷裹,直到手术开始前取下婴儿的尿布。在用10%碘伏溶液前应将乳膏完全擦拭干净。

其他透皮药物应避免或仅短时间谨慎用于婴儿。出生1年以后,对于某几种药物透皮制剂成为更加有效的给药途径。哌甲酯(methylphenidate)和可乐定(clonidine)贴剂可用于学龄儿童的注意缺陷多动障碍(attention deficit hyperactivity disorder, ADHD)治疗,利多卡因和芬太尼(fentanyl)贴剂可用于治疗较年长儿童和青少年的重度疼痛。

直肠药物吸收

案例102-3,问题4:C. B. 出院后1周,在家由于昏睡和发热被带到急诊室。他的父母曾试图给他口服对乙酰氨基酚,但由于呕吐,他无法摄入液体。C. B. 在医院状况稳定后,直肠给予对乙酰氨基酚是否可行?

对大多数患儿来说,直肠给药是一个有效的途径。大多数药物通过此途径都能被很好地吸收,但由于婴儿强烈的直肠收缩,可能导致栓剂无法保留足够的时间以达到最佳吸收[7,8]。凝胶和液体制剂不需要更长的时间进行溶解,对婴儿是更好的选择。癫痫患儿家长通常在等待急救人员时,选用地西泮(diazepam)直肠凝胶以迅速控制癫痫恶化。在一项纳入358例患儿的观察试验中,从家长给患儿直肠应用地西泮到癫痫停止发作平均时间为4.3分钟[16]。

直肠给予对乙酰氨基酚对 C. B. 是可行的。对乙酰氨基酚通过这种途径能被迅速吸收。许多药物剂量参考推荐,直肠给予对乙酰氨基酚的剂量略高于口服给药(10~20mg/kg),因其生物利用度较低。

药物分布

生长发育也影响着药物的分布。器官大小、体内含水量、脂肪储存、血浆蛋白浓度、酸碱平衡、心输出量、组织灌注在儿童时期一直发生变化,从而改变药物的分布方式和渗透程度[7]。其中出生第1年内变化程度最大。

案例102-3,问题5:在急诊室,C. B. 拒绝哺乳,并有呼吸困难。怀疑可能有新生儿败血症与脑膜炎。实验室检查和生命体征如下:

体温:39.4℃
心率:202 次/min(正常值107~182 次/min)
血压:85/62mmHg(正常收缩压 70~75mmHg,舒张压 50~55mmHg)

他目前体重 3.4kg 并出现轻度脱水。据其父母描述,C. B. 在过去 24 小时尿湿的尿布比平时少。新生儿期的哪些生理学差异会新生儿中枢神经系统感染影响经验性治疗的抗生素选择?你会选择什么药物,并推荐什么剂量?

经验性治疗 C. B. 的败血症和脑膜炎的抗生素方案通常包括氨苄西林(ampicillin)和氨基糖苷类药物。虽然在成人由于穿过血-脑屏障能力较弱很少联用这两种药,但在新生儿期,药物中枢神经系统浓度更高,这种联合应用便非常有效。大脑占成人总体重的 2%,却占到婴儿体重的 10%~12%,所以大脑成为药物分布的较大潜在房室。此外,全身血流到达脑血管的比例也更高。这些因素,加上药物更易以被动扩散方式通过功能不成熟的血-脑屏障,能使婴儿中枢神经系统内的药物浓度较大龄儿童和成人更高[7,8]。这对婴儿来说既有好处也存在风险。用于治疗脑膜炎或癫痫发作的药物更有可能在中枢神经系统内达到治疗浓度,但药物诱导的神经毒性风险也更高。

体液

儿童时期药物分布最显著的差异之一是体内总水含量随着年龄的增加而降低。早产新生儿约85%的体重和足月新生儿体重的 70%~80%都是体液,而1岁时此比重仅占60%~65%[7,8]。1岁后,这一比例下降为50%~60%并保持相对稳定。细胞外液的减少也类似,从新生儿的 40%~45%降至1岁时的 20%~25%。而细胞内液仍然保持相对稳定。这些变化导致高水溶性药物如氨基糖苷类或利奈唑胺(linezolid)有更大分布,而高脂溶性药物,如两性霉素(amphotericin)、胺碘酮(amiodarone)、苯二氮䓬类(benzodiazepines)和地高辛(digoxin)的分布减少。

作为经验性治疗新生儿败血症和脑膜炎的抗生素庆大霉素(gentamicin),其在婴儿和儿童的药代动力学特性已被充分研究。庆大霉素在早产儿的分布容积范围从 0.5L/kg到 0.7L/kg,反映出此年龄细胞外液含量较高,而在一周岁时下降到 0.4L/kg,到了成年进一步降至 0.2~0.3L/kg[17]。由于较高的分布容积,基于体重计算的剂量在婴儿往往比成人中的类比剂量高得多。根据 C. B. 的年龄和体重及《儿科用药手册》(Pediatric Dosage Handbook,儿科广泛应用的药物参考书)[17],建议氨苄西林的剂量为170mg(50mg/kg)每 6 小时 1 次静脉滴注,庆大霉素 8.5mg(2.5mg/kg)每 8 小时 1 次静脉滴注,或使用延长间隔的给药,即每 24 小时给予 13.6mg(4mg/kg)。对于一位 70kg 的成年人来说,用这种基于体重的方法计算的剂量将比一般推荐的成人剂量高得多。

体脂

生长和发育对体液含量的影响已经非常明确,通常只需要在婴儿期进行相应药物剂量的调整,但体脂肪变化的影响却仍未明确。体脂含量在整个妊娠期和婴儿期都在增长。早产儿可能只有 1%~2% 的脂肪含量,而足月儿则接近 10%~15%。1 岁时体脂含量将达 20%~25%,基本类似于成人。正常发育的儿童,其体脂含量从出生第 2 年到青春期相对变化不大。然而儿童肥胖发生率的升高已引起对当前基于体重的给药策略的有效性和安全性的担忧[18]。2010 年一项为期 6 个月的对 699 名 5~12 岁儿童的回顾性研究发现，超重儿童（定义为体重指数大于此年龄的第 85 百分位数）占到所有入组患儿的 33%[19]。对他们的医嘱进行评价发现，8.5% 的医嘱剂量低于推荐值，而 2.8% 高于推荐剂量。是否有必要在这类儿童中调整药物剂量仍存在争议，仅有少数研究涉及儿童肥胖对常用的儿童药物药代动力学和药效学的影响。

蛋白结合

案例 102-3，问题 6：入院的第 3 日，微生物实验室报告了 C. B. 的细菌培养和药敏结果。虽然脑脊液和尿培养均为阴性，但外周血培养有大肠杆菌生长。大肠杆菌对多种抗生素均敏感，包括青霉素类、头孢菌素、庆大霉素、磺胺甲噁唑-甲氧苄啶（sulfamethoxazole-trimethoprim）。你对 C. B. 的后续治疗有什么建议？

治疗 C. B. 感染的很多药物都是高蛋白结合药物。循环中血浆白蛋白和 α_1-酸性糖蛋白的水平低，而且亲和力低，导致新生儿的血浆蛋白结合率较低[7,8,11]。根据已知的敏感性和长久以来的有效性和安全性，继续当前氨苄西林联合庆大霉素的方案 7~10 日将会比较合适。虽然已知氨苄西林在婴儿的游离浓度高于成人（表 102-2），使用基于 C. B. 年龄的标准推荐剂量足以预防毒性发生。而磺胺甲噁唑-甲氧苄啶则不合适。在新生儿期使用和白蛋白具有高结合力的药物如磺胺类药物，可导致竞争胆红素结合位点。而增加的未结合胆红素可能导致核黄疸（kernicterus），这是一种沉积在大脑，主要是基底节中的胆红素引起的神经损害性疾病[20]。因此不推荐磺胺类用于新生儿，而 FDA 也未批准其用于年龄小于 2 个月的婴儿。另一种高蛋白结合的药物头孢曲松（ceftriaxone）也是 C. B. 的一个治疗选择，虽然批准用于新生儿，但禁用于高胆红素血症患儿。为预防不良反应，许多医院限制头孢曲松在新生儿人群使用，只有对其他抗生素都耐药时才能使用。

表 102-2

婴儿游离药物浓度高于成人的药物举例

阿芬太尼	青霉素 G
氨苄西林	苯巴比妥
头孢曲松	苯妥英
头孢呋辛	普萘洛尔
地西泮	水杨酸盐类
地高辛	磺胺类
利多卡因	茶碱
氯胺酮	丙戊酸
吗啡	
萘夫西林	

蛋白结合变化对临床的影响通常是难以预料的。对未结合（游离）部分进行分离和监测对于指导药物治疗具有一定作用，如丙戊酸（valproicacid）或苯妥英，但这是一个费力且昂贵的过程，因此不可能适用于所有的医院。而且这也需要较多量的血液样品，可能导致早产儿失血过多。通常可以从总血清药物浓度估计未结合药物浓度，但对婴儿来说可能不太准确。把成人由总浓度估计未结合的血清丙戊酸浓度的方法用于新生儿和婴儿预测游离药物水平已被证实是无效的[21]。

代谢

目前开展的很多发育药理学研究的重点在于研究代谢功能变化[7,8,11,22-49]。通过将体外研究定量测得的肝微粒蛋白和酶活性的数据，结合药代动力学、药物基因组学研究获得的相关信息，我们对代谢酶个体发育的理解迅速完善。已经明确不同酶出现功能的时间是不同的，一些在子宫内表现出代谢活性，而另一些在生后数个月才开始具有活性。代谢酶功能在生后第 1 年到青春期结束，一直处于发育过程中。这可能会有相当大的个体间差异。酶的发育会受到儿童基础健康状况、营养状况、底物暴露量的影响。像成人一样，代谢活性也表现出遗传多态性。

I 相药物代谢

案例 102-4

问题 1：N. M.，女，1.3kg，3 周龄，出生胎龄 28 周。她最近已经开始鼻饲喂养，仍有反复呕吐并且不能正常排便。建议应用红霉素增加她的胃肠蠕动。你能否告诉你的治疗团队 N. M. 代谢这种药物的能力如何？你会给 N. M 推荐怎样的红霉素给药方案？

I 相代谢反应包括氧化、还原、羟基化和水解，儿童时期发育处于变化之中，从而导致许多药物的半衰期范围宽泛。在药物如红霉素代谢过程中起着主要作用的细胞色素 P-450（cytochrome P，CYP）3A 酶，在生命早期就开始发育[7,8,11,22-27]。这个家族中最早出现活性的同工酶是 CYP3A7，在子宫内便开始出现。妊娠 3 个月末时便能在胎儿肝细胞内质网发现，在胎儿脱氢表雄酮的转运和由胎盘从母体血清进入胎儿的视黄酸衍生物的解毒过程中发挥作用[22,23,25-27]。CYP3A7 的酶活性从出生时便迅速下降，生后第 1 个月可以下降 50%。其活性水平在之后的 6 个月仍以较慢的速率下降，直到 1 岁以后通常检测不到。随着 CYP3A7 活性水平的下降，CYP3A4 和 CYP3A5 的活性水平上升。虽然 CYP3A4 在胎儿发育过程中开始出现活性，但直到出生时其活性水平几乎比 CYP3A7 活性水平低 100 倍[22,27]。CYP3A4 活性在生后最初的几个月内增长，通常会在儿童期早期达到比成人更高的活性。CYP3A5 的功能发育在婴儿和儿童中高度变化，并且似乎与患儿年龄不相关。

可以推测，由于 CYP3A4 活性水平较低，N. M. 的红霉素代谢速率会更慢，所以通常会应用更保守的剂量。口服红霉素剂量7mg（5mg/kg），每8小时1次对 N.M. 可能是个合适的起始剂量。除了增加不良反应风险，较高血清浓度的红霉素可导致更大程度的 CYP3A4 抑制。这可能导致经由 CYP3A4 代谢的其他药物累积引起毒性的风险，如芬太尼和咪达唑仑（midazolam）。

CYP2D6 的活性上调出现在妊娠的最后阶段，是婴儿过渡到宫外生活复杂过程的一部分[22-24,28]。据报道，妊娠早期取得的胎儿肝脏组织标本中 CYP2D6 活性仅为成人水平的1%~5%[22]。早期研究表明，婴儿期的酶活性水平仍然很低，但最近的研究发现，CYP2D6 活性在孕晚期迅速增加，在生后第二周便接近成人水平[23]。整个儿童时期 CYP2D6 活性水平保持相对恒定。儿童 CYP2D6 基因多态性对消除半衰期的影响和成人类似，而且似乎比个体发育对代谢功能的影响更大[23,24,28]。最近一项 ADHD 儿童和青少年对托莫西汀（atomoxetine）反应的研究发现，CYP2D6 弱代谢患儿相较于服用同剂量的强代谢患儿，心率和血压明显增加，且体重增加受抑制，反映了弱代谢型患儿具有较高的血药浓度[29]。

CYP2C9 和 CYP2C19 的酶活性在整个儿童时期都在发育[22,23,30]。对胎儿肝细胞的研究表明 CYP2C9 活性在妊娠8~24周只有成人水平的1%，25~40周则增长至10%~20%。酶活性在出生后仍在不断增加，大约5个月时达成年水平的25%。与其他酶不同，CYP2C9 活性直到青春期结束前仍然只有成人水平的50%。CYP2C9 活性的发育可以通过苯妥英随年龄增长代谢速度的变化来说明。早产儿苯妥英的表观半衰期（米氏方程计算）约为75小时，足月儿为20小时，而出生2周时则为8小时[31]。

宫内 CYP2C19 酶的功能也在发育，出生时其活性为成人的10%~20%[23]，在出生后3个月逐渐增加至接近成人水平。和 CYP2D6 一样，CYP2C9 和 CYP2C19 的基因多态性在决定患儿个体反应中起重要作用。泮托拉唑（pantoprazole）在足月儿和早产儿的群体药物动力学模型提示了其比成人更长的消除半衰期，支持了这个年龄组较低水平的 CYP2C19 活性这一观点[32]。这个研究也证实了弱代谢型患儿的药物浓度明显更高。

CYP2E1 的个体发育已经在研究婴儿对对乙酰氨基酚（acetaminophen）的代谢能力过程中有所发现。胎儿肝脏 CYP2E1 浓度在妊娠早期通常检测不到，但在妊娠中期开始增加[33]。出生时其水平大约为成人的10%~20%。之后其浓度以更平缓的速度继续增加，直到生后3个月时，CYP2E1 的表达与成人相似。CYP2E1 代谢能力的增强，以及葡萄糖醛酸化的成熟，决定了婴儿期对乙酰氨基酚代谢的变化规律。

案例 102-4，问题 2：N.M. 现在仍接受肠道喂养，并于近日拔管。然而，最近2日她多次出现呼吸暂停，暂停时间20秒甚至更长。基于当前剂量指南，你推荐静脉给予20mg负荷剂量的枸橼酸咖啡因（caffeine）和每日1次5mg/kg的维持剂量治疗呼吸暂停[34]。但当回顾药物剂量信息时，你注意到新生儿咖啡因的消除半衰期约为70~100小时，而较大的婴儿、儿童和成人半衰期仅为5小时。如何解释其半衰期的巨大差异？

咖啡因消除半衰期的变化反映 CYP1A2 活性的出现和成熟。因为许多新生儿在子宫内由于母体服药已经暴露于咖啡因，且咖啡因经常被用于治疗早产儿呼吸暂停，所以婴儿期咖啡因的代谢已被广泛研究[22,23,34,35]。研究表明，在胎儿肝组织或者是子宫内未暴露于咖啡因的新生儿中，CYP1A2 的活性是可以忽略不计的[35]。较低水平的酶活性导致咖啡因半衰期更长，因此可以每日1次给药[36]。与此相反，妊娠期间暴露于咖啡因的新生儿出生时有较高的 CYP1A2 的活性水平。酶活性在出生后最初几个月逐步上升。到6个月时可能会超过成人水平，鉴于婴儿咖啡因半衰期只有4~5小时，此时便需要频繁给药。

案例 102-4，问题 3：在 N.M. 出生后数周接受机械通气时，注射咪达唑仑进行镇静。包括不同商品名咪达唑仑在内的许多静脉应用的药品，都用苯甲醇（benzyl alcohol）作为防腐剂，并标注"不能用于婴幼儿"。限制苯甲醇用于新生儿的原因是什么？

乙醇脱氢酶（alcohol dehydrogenase），另一个 I 相代谢酶，在子宫内时便出现，但其浓度不到成人水平的5%[23]。酶活性直到约5岁时才成熟。乙醇脱氢酶活性的缺失，对新生儿代谢苯甲醇的能力产生重大的影响，而苯甲醇是注射药品的常用防腐剂。1982年，5名新生儿由于喘息进展为呼吸衰竭、严重代谢性酸中毒、肾功能和肝功能衰竭、血小板减少和心血管衰竭而死亡[37]。这几个婴儿都曾反复暴露于含有苯甲醇作为防腐剂的静脉冲洗溶液。这种毒性称为喘息综合征（gasping syndrome），源于苯甲醇母体化合物以及苯甲酸代谢物的累积。另一个机构也报道了另外10名患儿的死亡[38]。根据这些病例报告，估算总日暴露99mg/（kg·d）为毒性阈值。在这些报道后几个月，FDA 便发布安全警告提醒注意该反应并建议对新生儿使用不含防腐剂的产品或选用其他防腐剂[39]。这改变减少了喘息综合征的发生，同时揭示了新生儿对药物毒性代谢的显著差异。由于几种常规用于早产儿和危重新生儿的药物不能制成不含防腐剂的制剂，所以儿科医生应继续保持对苯甲醇暴露的警觉[40]。

II 相药物代谢

II 相代谢反应，包括葡萄糖醛酸化、硫酸化和乙酰化作用，在整个童年时期也在发生变化。尿苷5'-二磷酸葡萄糖醛酸转移酶（uridine 5'-diphosphate glucuronosyltransferase，UGT）在胎儿肝脏和肾脏组织水平较低，因而对所有药物和内源性物质的葡萄糖醛酸化代谢活性较低。在出生后的前六个月 UGT 的表达逐渐增加，但到2~3岁仍然低于成人。遗传多态性使得 UGT 的表达发生额外变化[11,22,23,41-44]。由于氯霉素（chloramphenicol）导致的"灰婴综合征（gray baby syndrome）"使得婴儿较低的葡萄糖醛酸化能力已被熟知。氯霉素是20世纪50年代广泛使用的抗生素。在其使用短短几年内，医学文献中便有关于应用此药的婴儿出现呕吐、腹胀和心血管衰竭导致发绀的案例报道[46]。后来发现这种毒性是氯霉素代谢过程起主要作用的酶 UGT2B7 的活性降低及其引起母体化合物累积导致的[23,41]。

24 周胎龄出生的早产儿便可观察到吗啡经由 UGT2B7 葡萄糖醛酸化代谢为吗啡-6-葡糖苷酸和吗啡-3-葡糖苷酸，但其速率比足月儿慢得多[23,43,47,48]。对胎儿肝微粒体的研究已经证实 UGT2B7 的存在，其活性只有成人的 10%～20%[22]。在宫内的最后 3 个月和出生后第 1 周内，吗啡的代谢迅速增加。据估计在 24～40 孕周期间吗啡清除增加了 4 倍，但清除速率仍远远低于成人，这种情况一直要持续到大约 3 岁[47,48]。

硫酸化对婴儿早期吗啡的代谢更加重要。与 UGT 酶不同，磺基转移酶（sulfotransferases，SULT）在子宫内广泛存在，其活性在出生时便达到类似成人水平[22,23,49]。宫内表达的负责胎儿甲状腺激素代谢的 SULT1A1 酶，代谢类固醇激素的 SULT2A1 酶，以及代谢儿茶酚胺的 SULT1A3 酶，在妊娠早期便出现，并在之后保持相对稳定。并非所有的 SULT 酶都在肝脏进行发育。SULT2A1 酶主要在胎儿肾上腺表达。

除吗啡外很多药物在婴儿期都依赖于硫酸化作用，包括儿茶酚胺（catecholamines）、甲状腺激素（thyroidhormones）、茶碱（theophylline）和对乙酰氨基酚（acetaminophen）。对乙酰氨基酚经由 UGT1A6 和 UGT1A9 进行葡萄糖醛酸化在婴儿期是减弱的，结果导致出生第 1 年对乙酰氨基酚代谢的主要途径是形成硫酸盐结合物[23,45]。葡萄糖醛酸化途径之后在婴儿期开始占据主导地位，并最终超过硫酸化成为对乙酰氨基酚的代谢的主要途径。

由于吗啡在新生儿特别是早产儿的清除速率较慢，所以起始剂量应该低于较年长婴儿和儿童的推荐剂量。对 N. M. 来说，吗啡合适的起始剂量应为 0.005～0.01mg/(kg·h)。应密切监测 N. M. 的不良反应，包括低血压、拔管后呼吸抑制、便秘等。

消除

肾小球滤过

与肝脏类似，肾脏在出生时并没有完全发育成熟。滤过、分泌和重吸收的功能直到 1 岁才达最大值[7,8,50,51]。出生时，足月儿的平均肾小球滤过率（glomerular filtration rate，GFR）只有 2～4ml/(min·1.73m²)；而早产儿更低[0.6～0.8ml/(min·1.73m²)]。出生后两周内 GFR 迅速从 20ml/(min·1.73m²)增长至 40ml/(min·1.73m²)，原因是肾血流量增加、现有肾单位功能增加并出现额外的肾单位，所有这些都在出生时即开始同步发生[51]。6 个月时，GFR 从 80ml/(min·1.73m²)增加到 110ml/(min·1.73m²)，并且继续以线性方式增长，直到 1 岁时接近成人水平[100～120ml/(min·1.73m²)]。GFR 的这种增长可以影响众多经肾脏消除药物的新生儿推荐剂量，包括氨基糖苷类和万古霉素（vancomycin）。考虑到肾功能的降低，多数儿科文献结合患儿的体重和年龄（生后年龄、受精后年龄或受孕后年龄）确定庆大霉素的新生儿剂量[17]。作为早产新生儿，E. C. 的肾小球滤过很可能显著降低。由于肾功能不全，E. C. 的庆大霉素方案将仍然采用标准的新生儿剂量（2.5mg/kg），但给药间隔比 2 月龄的 N. M. 更长。

肾小管分泌

氨苄西林的清除也受肾小管分泌速率变化的影响[7,8,50]。像 GFR 一样，肾小管分泌出生时较低，但在生后第 1 年逐渐增加。除青霉素类之外，肾小管分泌的减少也导致头孢菌素、呋塞米（furosemide）和地高辛清除半衰期延长。地高辛多年来用于新生儿室上性心动过速（supraventricular tachycardia）的治疗。随着肾功能的成熟，地高辛的半衰期从足月新生儿的 30～40 小时减少至 1 岁时的 20～25 小时。地高辛剂量的选择必须考虑消除差异的影响。建议新生儿口服地高辛的维持剂量为 5μg/(kg·d)，而 2 岁时剂量则需加倍以达到目标血清地高辛浓度[52]。由于肾小管分泌减少，氨苄西林的剂量常通过延长给药间隔进行调整。E. C.（胎龄 30 周的新生儿）应每 12 小时给药 1 次，而年龄较大的孩子如 N. M. 预计氨苄西林清除会更快，应每 6 小时给药 1 次。

和成年人一样，应密切监测儿童的肾功能并据此进行药物剂量调整。但与成人不同的是，儿童血尿素氮和血清肌酐值不一定适合用作肾功能指标。在出生后的第 1 日，血清肌酐值反映产妇通过胎盘转运的肌酐量，可能会出现假性升高。第 1 周之后，由于肌肉量较少，新生儿特别是早产儿血清肌酐值通常较低，不能准确地反映肾功能[8]。尿排出量通常作为评价该人群肾功能的附加指标。可以用尿布重量估算 E. C. 和 N. M. 的尿排出量，当排尿量大于 1ml/(kg·h)时认为肾功能正常。在初始治疗时，如果这两个婴儿的排尿量持续大于 1ml/(kg·h)，可以采用《儿科用药手册》（Pediatric Dosage Handbook）[17]推荐的给药方案而无需进一步调整。如果尿量下降,两种抗生素的给药间隔都可能需要进行调整,应该监测血清庆大霉素谷浓度以一步调整剂量。

问题1:H. G.,男,10 岁,因左脚踝骨髓炎入院。该治疗团队计划使用万古霉素进行为期 6 周的抗感染治疗。患儿身高 140cm,体重 32kg。血肌酐 0.5mg/dl(此年龄正常值 0.5~1.5mg/dl)。计算 H. G. 的肌酐清除率。

婴儿期后,血清肌酐可以用来估算清除率。用于成人的 Cockroft-Gault 公式、Jellife 公式或肾脏病膳食改良方法(Modification of Diet in Renal Disease,MDRD)并不适用于 18 岁以下的患儿[8,53,54]。有一些专为儿科设计的公式,美国国家肾脏病教育项目(National Kidney Disease Education Program,NKDEP)和国家肾脏基金会推荐床旁同位素稀释质谱法(isotope dilution mass sepctroscopy,IDMS)的 Schwartz 公式[53,54]:

$$CL_{Cr} = (0.413 \times Ht)/S_{Cr} \qquad (公式 102-1)$$

其中,CL_{Cr} 是肌酐清除率[ml/(min·1.73m²)],Ht 为身高(cm),S_{Cr} 是血清肌酐(mg/dl)。

用这种方法计算 H. G. 的肌酐清除率为 116ml/(min·1.73m²),表明其肾功能正常。对任何年龄的患儿来说,该公式只能用于估算肾功能。对于肌肉含量较少或脱水的患儿,此公式应谨慎应用。

青春期的药动学变化

问题1:A. M.,16 岁男孩,体重 67kg,患有骨肉瘤。过去 2 年中,他因手术和化疗多次住院治疗期间使用吗啡(morphine)镇痛,输注速率高达 0.5mg/(kg·h)。在此期间,他也经历了青春期,现在他是一名成年男性。在最近 1 次住院期间,在接受成人的吗啡输注速率 10mg/h,即 0.15mg/(kg·h)时,他的疼痛得到了很好的控制。医疗团队注意到,A. M. 的吗啡输注要求比早先住院时要低,但他的疼痛评分并没有变化。如何解释 A. M. 对吗啡反应的变化?

尽管一直以来发育药理学传统上聚焦于新生儿在药代动力学上的不同,但青春期对药物处置的影响也日益受到关注[55-57]。青春期并非仅是儿童期和成人期的连接,而是一个生理上发生重要显著变化的时期。激素波动和性成熟能改变许多在此期间使用的药物的药效与毒性。药物分布会因为身体脂肪增加而有所不同。青春期阶段的血清蛋白浓度快速升高,会改变药物的结合特性[56]。由 GFR 衡量肾功能,可能会超过成人的平均值,导致氨基糖苷类和万古霉素等经肾消除的药物快速清除。代谢活性也会发生变化[57]。一研究显示,在镰状细胞危象中接受吗啡治疗的青

少年,随着性成熟的进展,药物清除减缓[58]。青春期后的青少年,如 A. M.,其体重标准化后的清除值,比处在早期青春期的患者低 30%,这提示 UGT2B7 的活性可能有所降低。A. M. 吗啡剂量的调整不仅要考虑到生长发育对药物清除造成的改变,还应包括他的病程以及他对疼痛控制的需求。疼痛评估(使用频繁的自我报告,或标准化的疼痛量表)和心率、血压、呼吸频率评估一样,对于合理调节 A. M. 的吗啡输注是必不可少的。

第二个例子源于近期一个对洛匹那韦(Lopinavir)的儿童药动学研究,在研究对象中表现了与年龄及性别相关的药物清除差异[59]。当体重标准化后,青春期前的男孩和女孩的药物清除率没有明显差异。在 12 岁之后,男孩的洛匹那韦清除速率均值比女孩的高 39%。男孩的药-时曲线下面积仅仅是女孩的一半。作者认为,此差异可能反映了女孩在性成熟后 CYP3A4 活性降低。在洛匹那韦的成人研究中,类似与性别相关的结果也有所报道。有研究者发现咖啡因经 CYP1A2 的代谢在青少年中也因性别而不同[60]。在青春期之后,N-去甲基化在男女中均减慢,但在女孩的青春期中会更早下降。其他研究者发现了青少年期间一些药物的药动学变化,这些药物包括对乙酰氨基酚、阿普唑仑、卡马西平、地高辛、异烟肼、拉莫三嗪、劳拉西泮和茶碱[56]。

儿科药效学差异

生长过程中药效学的研究不如药动学那么深入,但发育中药效学的变化也同样显著地影响着儿童对药物治疗的反应。

问题1:S. L.,男婴,体重 0.725kg,评估胎龄为 24 周。他出生后因严重低血压被立即送至新生儿重症监护室。多巴胺输注起始速率为 10μg/(kg·min),很快调至 20μg/(kg·min),但无明显效果。如何解释 S. L. 疗效不佳?他的低血压该如何处理?

受体构象、密度、亲和力以及信号传导的成熟变化,能使人体对常见药物治疗产生具有临床显著差异的反应[61]。虽然 20μg/(kg·min)的多巴胺输注会在大多数儿童和成人中产生足够的心肌收缩力并充分提高体循环血管阻力,但是婴儿可能不会产生明显的心血管反应变化。长期以来婴儿疑似对 β-肾上腺素能激动剂(β-adrenergic agonists)(包括多巴胺、多巴酚丁胺、肾上腺素)相对耐受。近期研究显示,药物疗效欠佳与早产儿或重症新生儿心肌肾上腺素能受体密度的相对减少或受体下调有关[62]。为使 S. L. 的血压维持在正常水平,可能需要更高的,可高达 40μg/(kg·min),多巴胺输注速率。如果增加多巴胺的剂量,必须密切观察 S. L. 的四肢是否有外周血管过度收缩的迹象。可补充使用氢化可的松,以 0.7mg(1mg/kg)每 8 小时静脉输注来处理他的低血压。

案例 102-9

问题 1：你将接待 E.S. 父母的咨询，E.S 是一位 7 岁女孩，患有 Lennox-Gastaut 综合征（Lennox-Gastaut syndrome）导致的难治性癫痫，正在使用拉莫三嗪（lamotrigine）。当你准备讨论时，你注意到药品厂商的处方信息上关于严重皮疹的黑框警告。上面指出 2~16 岁儿童发生率是 0.8%，而成人发生率仅 0.3%[63]。如何解释不同年龄的不良反应发生率差异？

生长发育造成的药效学差异不只是影响治疗效果。同一种药物的不良反应情况在整个儿童时期可能有显著不同。一个经典例子就是拉莫三嗪导致的包括中毒性表皮坏死松解症（toxic epidermal necrolysis，TEN）在内的严重皮肤反应在儿童中的发生率高于成人[64-66]。基于前期成人研究基础，在最初的儿科临床试验中首先怀疑这一现象，并且在最初几个月的治疗过程中似乎与快速剂量滴定有关[65]。现在推荐较慢地提高儿童患者剂量，因此给予 E.S. 起始剂量 0.15mg/（kg·d），每两周增加 0.15~0.3mg/（kg·d），应该可以减少此类反应发生的可能性。

案例 102-9，问题 2：拉莫三嗪对于像 E.S 这样的儿童具有更高的毒性风险，其可能的机制是什么？

对于儿童中严重皮肤反应发生率较高这一现象，目前有几种理论来解释。有研究者提出，这是一种剂量相关毒性，儿童将拉莫三嗪通过葡萄糖醛酸化代谢为无活性的代谢产物的能力有限，所以毒性反应更明显[65]。然而该理论不能解释，在治疗时，一些拉莫三嗪血清浓度较高的患者群体，比如老年人，并无更高风险。其他研究者推测，这代表了一种免疫介导的超敏反应，因为许多有皮肤反应的患者反映之前在接受其他抗癫痫药物治疗时，也发生过不良反应[66]。患有难治性癫痫发作的儿童，如有 Lennox-Gastaut 综合征的患儿，经常在早年开始接受多种药物治疗，他们更有可能发生超敏反应。尽管与年龄相关的拉莫三嗪皮疹发生率差异的机制尚不明确，但提醒患者显然是重要的。所有服用拉莫三嗪的患儿的看护者应该意识到这个风险，并注意一旦发现皮疹或红斑后应尽快去医院就诊。

儿童用药剂量

案例 102-10

问题 1：A.K.，7 岁男孩，体重 20kg，最近被诊断为注意缺陷多动障碍，使用哌甲酯（methylphenidate）治疗后出现失眠，他的医生改用了可乐定（clonidine）。可乐定在儿童的推荐起始剂量是 5μg/（kg·d），分 2~4 次服用[67]。他的处方是口服 0.05mg 可乐定，每日 2 次。由于 A.K 吞咽药片仍有困难，需要将药片配制成溶液。该溶液的制备根据一个已出版的临时调配配方，最终浓度为 0.1mg/ml。为了确保该处方的准确性，有哪些必要的步骤？

儿童中观察到的药动学和药效学差异，影响着药物剂量选择和给药间隔[68]。对实际应用来说，在剂量计算中整合所有这些变量过于复杂，因此一直以来体重被用作评估生长的最佳单项指标。儿童用药参考提供的大多数剂量都是用单位体重的服用量表示，如 mg/（kg·d）、μg/（kg·次）。化疗药物是例外，其剂量由体表面积决定，并结合体重作为额外变量。由于准确测量幼儿的身高（或体长）有些困难，通常这个方法不用于其他药物。

年龄是一个重要的变量，尤其对于早产儿，年龄可能导致分布容积和消除半衰期的差异。例如，新生儿的庆大霉素剂量通常基于胎龄或受孕后年龄、生后日龄和体重[17]。近期一个关于出生后早期可乐定清除的研究结果显示，在治疗新生儿戒断综合征时，患儿的年龄和体重都应该用于优化可乐定的给药剂量[69]。未来，许多药物的儿科推荐剂量也许会不只基于体重，而是结合新的药动学数据[70]。

应当始终质疑超出儿科用药参考剂量范围的医嘱或处方的合理性。对年长的儿童和青少年，如果根据体重计算的剂量超出了常规的成人剂量，则应改用成人剂量。当评估儿科处方或医嘱时，药师所做的不仅是判断剂量对患儿的体重是否合适。对于所有患儿，还应考虑过敏情况、基础疾病和联合治疗情况。

A.K. 每日 2 次 0.05mg 的可乐定剂量等同于 5μg/（kg·d），作为儿童的起始剂量是合适的。使用 0.1mg/ml 的临时调配溶液时，他的剂量是每日 2 次，每次 0.5ml。A.K. 的可乐定瓶子的标签上应该包括该配方的浓度，以及用 mg 和 ml 表示的剂量。在治疗开始之前，应告知 A.K. 的父母使用的药物、用药剂量和潜在的不良反应。还要给家长应获得用于口服给药的针筒或药匙以便精确计算剂量。

预防儿童用药差错

案例 102-10，问题 2：治疗 2 日后，A.K 和他的父母又来到了医生的办公室。他出现了嗜睡，并且起床时感到头晕。他的血压是 90/54mmHg（对应年龄和体重的正常值是 99/59mmHg），这提示可乐定可能过量了。当你着手调查引起 A.K. 症状可能的原因，哪些因素可能会导致 A.K. 这个案例中的差错呢？

用药差错对婴儿和儿童会造成严重的危害[71-75]。尽管成人研究中报道的用药差错率大约是 5%，而许多儿科研究中用药差错的发生率从 10% 至 15% 不等[71-73]。根据体重计算剂量时可能发生计算错误。在 A.K. 的例子中，剂量必须乘以患者的体重，分成单次剂量，并且把单位从微克换算成毫克。单位转换和小数点位置错误在儿科用药中尤其危险，因为对于治疗窗窄的药物诸如可乐定、地高辛、吗啡或者芬太尼，药物过量 10 倍可能会致命[76]。除了处方错误，剂量的配方操作，如本例中的临时配制液体，都增加了药物制备差错的风险。口服液体药也存在着给药出错的风险。医护人员和家庭中的看护者应该意识到出错的可能性和准确量取的必要性。A.K. 的病历必须包括药房如何制备可乐定,以及他的父母是怎样准备和给他服用药品的。

案例 102-10,问题 3:可以采取哪些措施来预防 A. K. 案例中的用药差错?

有不少降低用药差错可能性的方法,包括医疗卫生机构认证联合委员会(Joint Commission)、美国儿科学会及最近的一项 Cochrane 回顾研究给出的推荐(表 102-3)[74,75,77-82]。在静脉注射药品和口服液体中使用标准浓度、智能泵技术、条形码、用临床决策支持工具开具电子处方,都能显著减少儿童医院中的差错。在门诊,处方中包含患者个人信息(包括诊断和体重)能减少用药差错[83]。无论是处方药或非处方药,药品的标签都应该包含正确准备和服用剂量所需的所有信息。看护者应能获得量取液体药品的合适工具,如口服药匙或针筒,并有机会在医护人员的辅导下练习,从而确保能正确准备剂量[84]。

表 102-3

减少儿科用药差错的方法

完善医嘱开具和调配
仔细记录用药历史,包括评估口服液体的浓度
提供获取最新儿科用药信息的途径
在所有用药医嘱和处方上标出患者的体重(以 kg 表示)
在医嘱和处方上包括剂量的计算过程
对高风险药物,限制其可获得的浓度种类
在医院和家庭均使用准确的量取装置
配备合适的技术
基于体重开具电子处方或使用剂量检查软件
使用条形码技术,减少患者识别错误和给药差错
使用智能泵技术(可程序化的、有基于体重的剂量限制的静脉输注泵)
发挥工作人员的专业知识
常规为所有工作人员提供针对儿科的继续教育
建立儿科特有的用药处方和操作规程以指导医护
在所有涉及医疗管理的委员会中,安排具有儿科专业知识的工作人员
使家庭和其他看护者参与其中
鼓励所有的看护者就其孩子的用药进行提问
推荐所有的看护者知晓他们孩子所用药品的名称和剂量,或携带好他们的用药信息
提醒看护者在提供药物治疗史时,需包含营养补充剂、草药或者补充治疗、非处方药信息
确保所有看护者能够正确准备用药的剂量

防止用药差错最有效的方法之一是让药师参与到用药医嘱开具和审查过程中[83,85]。Folli 等人研究中阐述了药师在减少儿科用药差错中的价值[82]。在这个里程碑式的研究中,临床药师对两个儿童医院的药物医嘱进行了为期 6 个月的前瞻性评估,药师检查出的总体用药差错率平均为 4.7/1 000 个用药医嘱,这其中的 5.6% 可能致命。大部分差错(64.3%)发生于 2 岁以下儿童,药师们发现的最常见差错是剂量错误。作者总结,药学干预对于防止用药差错有明显的作用,这一发现使许多机构的儿科临床药学服务大幅增长。社区药师在审查儿科处方时也发挥同样的作用,并在看护者的用药教育中扮演了重要角色。

增加儿科用药信息的可获得性

案例 102-10,问题 4:尽管在大多数儿科剂量参考中都有记载可乐定用于治疗注意缺陷多动障碍的剂量,但这种用法用量在厂商的药品处方信息(包装说明书)上是没有的,因为注意力缺陷多动障碍还不是被 FDA 批准的适应证。如何增加儿科用药信息的可获得性?

在过去获得儿科药物的相关信息很困难,但 FDA 近年推出一系列措施使得在婴儿和儿童中开展的临床试验数量不断增长。《儿科排他计划》(*Pediatric Exclusivity Program*),作为 1997 年 FDA《现代化法案》(*Modernization Act*)的一部分,旨在解决儿科研究数据匮乏(包括用药处方信息)的问题[8,86-88]。《儿科排他计划》采取多种激励措施鼓励制药厂商在儿童中进行产品的研究,包括若开展一项儿童研究则药品专利期到期后可延长 6 个月。1998 年的《儿科规则》(*Pediatric Rule*)和 2003 年的《儿童研究权益法案》(*Pediatric Research Equity Act*)使 FDA 有权要求制药厂商对将要用于广大患儿的药物进行临床试验。《儿童最佳药品法案》(*Best Pharmaceuticals for Children Act*)则补充了之前的激励措施,创造了一种基金机制,这项基金用于支持那些上市已久、专利已过期、常用于儿童患者中使用的药品研究。

这些项目成功地在许多儿童常用药品的处方信息中增加了儿科剂量信息和不良反应信息。到 2017 年 6 月,FDA 批准了 430 项儿科研究的书面申请,并且有 241 种药品在儿童排他计划条款下获得了专利期延长[86]。一个针对该项目前 7 年的评估发现,50% 已进行的研究得到了支持该药用于儿童的新信息[87]。虽然已经取得这些成功,许多工作仍有待完成。临床试验设计优化以整合药物基因组学研究,以及使用药动学-药效学联合分析,都推荐用于提升对儿童药物处置的认识[87,88]。对儿童患者需求的重视不仅仅限于美国,在欧盟和整个亚洲都有类似的项目。随着对发育药理学和药物基因组学的研究热度不断升温,以及全世界对儿科临床试验资金和支持的增加,我们将更好地了解儿童对药物治疗反应的独特之处。

(朱琳、李琴 译,李智平 校,徐虹 审)

参考文献

1. U.S. Census Bureau. Profile of general population and housing characteristics: 2010 demographic profile. http://factfinder.census.gov/faces/tableservices/jsf/pages/productview.xhtml?pid=ACS_13_5YR_DP05&src=pt. Accessed July 12, 2017.

2. Vernacchio L et al. Medication use among children <12 years of age in the United States: results from the Slone Survey. *Pediatrics*. 2009;124:446.

3. American Academy of Pediatrics. Periodic survey of fellows, #44; executive summary. Division of Health Policy/Research. 2009 November. https://www.aap.org/en-us/professional-resources/Research/pediatrician-surveys/Pages/ps1-exe-summary.aspx. Accessed July 12, 2017.

4. Frattarelli DA et al.; American Academy of Pediatrics Committee on Drugs. Off-label use of drugs in children. *Pediatrics*. 2014;133:563.

5. Young L et al. Access to prescribing information for paediatric medicines in the USA: post-modernization. *Br J Clin Pharmacol*. 2009;67:341.

6. Bazzano AT et al. Off-label prescribing to children in the United States outpatient setting. *Acad Pediatr*. 2009;9:81.

7. Kearns GL et al. Developmental pharmacology—drug disposition, action, and therapy in infants and children. *N Engl J Med*. 2003;349:1157.

8. Lu H, Rosenbaum S. Developmental pharmacokinetics in pediatric populations. *J Pediatr Pharmacol Ther*. 2014;19:262.

9. Drozdowski LA et al. Ontogeny, growth and development of the small intestine: understanding pediatric gastroenterology. *World J Gastroenterol*. 2010;16:787.

10. Anderson BJ et al. Acetaminophen developmental pharmacokinetics in premature neonates and infants: a pooled population analysis. *Anesthesiology*. 2002;96:1336.

11. Johnson TN et al. Prediction of the clearance of eleven drugs and associated variability in neonates, infants and children. *Clin Pharmacokinet*. 2006;45:931.

12. Boucher FD et al. Phase I evaluation of zidovudine administered to infants exposed at birth to the human immunodeficiency virus. *J Pediatr*. 1993;122:137.

13. Loughnan PM, McDougall PN. Does intramuscular vitamin K1 act as an unintended depot preparation? *J Paediatr Child Health*. 1996;32:251.

14. Thaker VV et al. Iodine-induced hypothyroidism in full-term infants with congenital heart disease: more common than currently appreciated? *J Clin Endocrinol Metab*. 2014;99:3521.

15. Lehr VT et al. Lidocaine 4% cream compared with lidocaine 2.5% and prilocaine 2.5% or dorsal penile block for circumcision. *Am J Perinatol*. 2005;22:231.

16. Holsti M et al. Intranasal midazolam vs rectal diazepam for the home treatment of acute seizures in pediatric patients with epilepsy. *Arch Pediatr Adolesc Med*. 2010;164:747.

17. Taketomo CK et al. Gentamicin. In: Taketomo CK, ed. *Pediatric Dosage Handbook*. 21st ed. Hudson, OH: Lexi-Comp, Inc; 2014:962.

18. Harskamp-van Ginkel MW et al. Drugs dosing and pharmacokinetics in children with obesity: a systematic review. *JAMA Pediatr*. 2015;169(7):678–685. doi: 10.101/jamapediatrics.2015.132.

19. Miller JL et al. Evaluation of inpatient admissions and potential antimicrobial and analgesic dosing errors in overweight children. *Ann Pharmacother*. 2010;44:35.

20. Ahlfors CE. Unbound bilirubin associated with kernicterus: a historical approach. *J Pediatr*. 2000;137:540.

21. Ueshima S et al. Poor applicability of estimation methods for adults to calculate unbound serum concentrations of valproic acid in epileptic neonates and infants. *J Clin Pharm Ther*. 2009;34:415.

22. de Wildt SN. Profound changes in drug metabolism enzymes and possible effects on drug therapy in neonates and children. *Expert Opin Drug Metab Toxicol*. 2011;7:935.

23. Hines RN. The ontogeny of drug metabolism enzymes and implications for adverse drug events. *Pharmacol Ther*. 2008;118:250.

24. Leeder JS et al. Understanding the relative roles of pharmacogenetics and ontogeny in pediatric drug development and regulatory science. *J Clin Pharmacol*. 2010;50:1377.

25. Strougo A et al. Predicting the "first dose in children" of CYP3A-metabolized drugs: evaluation of scaling approaches and insights into the CYP3A7-CYP3A4 switch at young ages. *J Clin Pharmacol*. 2014;54:1006.

26. Ince I et al. Developmental changes in the expression and function of cytochrome P450 3A isoforms: evidence from in vitro and in vivo investigations. *Clin Pharmacokinet*. 2013;52:333.

27. Chen YT et al. Ontogenic expression of hyman carboxylesterase-2 and cytochrome P450 3A4 in liver and duodenum: postnatal surge and organ-dependent regulation. *Toxicology*. 2015;330:55.

28. Blake MJ et al. Ontogeny of dextromethorphan Oand Ndemethylation in the first year of life. *Clin Pharmacol Ther*. 2007;81:510.

29. Michelson D et al. CYP2D6 and clinical response to atomoxetine in children and adolescents with ADHD. *J Am Acad Child Adolesc Psychiatry*. 2007;46:242.

30. Koukouritaki SB et al. Developmental expression of human hepatic CYP2C9 and CYP2C19. *J Pharmacol Exp Ther*. 2004;308:965.

31. Bourgeois BF, Dodson WE. Phenytoin elimination in newborns. *Neurology*. 1983;33:173.

32. Ward RM et al. Single-dose, multiple-dose, and population pharmacokinetics of pantoprazole in neonates and preterm infants with a clinical diagnosis of gastroesophageal reflux disease (GERD). *Eur J Clin Pharmacol*. 2010;66:555.

33. Johnsrud EK et al. Human hepatic CYP2E1 expression during development [published correction appears in J Pharmacol Exp Ther. 2004;309:439]. *J Pharmacol Exp Ther*. 2003;307:402.

34. Taketomo CK et al. Caffeine. In: Taketomo CK, ed. *Pediatric Dosage Handbook*. 21st ed. Hudson, OH: Lexi-Comp, Inc; 2014:338.

35. Aranda JV et al. Maturation of caffeine elimination in infancy. *Arch Dis Child*. 1979;54:946.

36. Charles BG et al. Caffeine citrate treatment for extremely premature infants with apnea: population pharmacokinetics, absolute bioavailability, and implications for therapeutic drug monitoring. *Ther Drug Monit*. 2008;30:709.

37. Gershanik J et al. The gasping syndrome and benzyl alcohol poisoning. *N Engl J Med*. 1982;307:1384.

38. Brown WI et al. Fatal benzyl alcohol poisoning in a neonatal intensive care unit. *Lancet*. 1982;1:1250.39.

39. Lovejoy FH. Fatal benzyl alcohol poisoning in neonatal intensive care units. A new concern for pediatricians. *Am J Dis Child*. 1982;136:974.

40. Shehab N et al. Exposure to the pharmaceutical excipients benzyl alcohol and propylene glycol among critically ill neonates. *Pediatr Crit Care Med*. 2009;10:256.

41. de Wildt SN et al. Glucuronidation in humans: pharmacogenetic and developmental aspects. *Clin Pharmacokinet*. 1999;36:439.

42. Miyagi SJ, Collier AC. Pediatric development of glucuronidation: the ontogeny of hepatic UGT1A4. *Drug Metab Dispos*. 2007;35:1587.

43. Strassburg CP et al. Developmental aspects of human hepatic drug glucuronidation in young children and adults. *Gut*. 2002;50:259.

44. Allegaert K et al. In vivo glucuronidation activity of drugs in neonates: extensive interindividual variability despite their young age. *Ther Drug Monit*. 2009;31:411.

45. Allegaert K et al. Intra-and interindividual variability of glucuronidation of paracetamol during repeated administration of propacetamol in neonates. *Acta Paediatr*. 2005;94:1273.

46. Weiss CF et al. Chloramphenicol in the newborn infant. A physiologic explanation of its toxicity when given in excessive doses. *N Engl J Med*. 1960;262:787.

47. Anand KJ et al. Morphine pharmacokinetics and pharmacodynamics in preterm and term neonates: secondary results from the NEOPAIN trial. *Br J Anaesth*. 2008;101:680.

48. Knibbe CA et al. Morphine glucuronidation in preterm neonates, infants and children younger than 3 years. *Clin Pharmacokinet*. 2009;48:371.

49. Duanmu Z et al. Developmental expression of aryl, estrogen, and hydroxysteroid sulfotransferases in pre-and postnatal human liver. *J Pharmacol Exp Ther*. 2006;316:1310.

50. Anderson BJ et al. Population clinical pharmacology of children: modelling covariate effects. *Eur J Pediatr*. 2006;165:819.

51. Vieux R et al. Glomerular filtration rate reference values in very preterm infants. *Pediatrics*. 2010;125:e1186.

52. Taketomo CK et al. Digoxin. In: Taketomo CK, ed. *Pediatric Dosage Handbook*. 21st ed. Hudson, OH: Lexi-Comp; 2014:658.

53. National Kidney Disease Education Program. GFR calculator for children. http://nkdep.nih.gov/lab-evaluation/gfr-calculators/children-conventional-unit.asp#guidelines-for-labs. Accessed July 12, 2017.

54. Schwartz GJ et al. New equations to estimate GFR in children with CKD. *J Am Soc Nephrol*. 2009;20:629.

55. Kearns GL, Spaulding-Barclay M. Adolescent pharmacology: a pertinent issue of medicine as opposed to medicines. *Clin Pharmacol Ther*. 2008;84:639.

56. Carr RR, Ensom MH. Drug disposition and therapy in adolescence: the effects of puberty. *J Pediatr Pharmacol Ther*. 2003;8:86.

57. Kennedy M. Hormonal regulation of hepatic drug metabolizing enzyme activity during adolescence. *Clin Pharmacol Ther*. 2008;84:662.

58. Robieux IC et al. Analgesia in children with sickle cell crisis: comparison of intermittent opioids vs. continuous intravenous infusion of morphine

and placebo-controlled study of oxygen inhalation. *Pediatr Hematol Oncol.* 1992;9:317.

59. Jullien V et al. Population analysis of weight-, age-, and sex-related differences in the pharmacokinetics of lopinavir in children from birth to 18 years. *Antimicrob Agents Chemother.* 2006;50:3548.

60. Lambert GH et al. The effect of age, gender, and sexual maturation on the caffeine breath test. *Dev Pharmacol Ther.* 1986;9:375.

61. Mulla H. Understanding developmental pharmacodynamics: importance for drug development and clinical practice. *Paediatr Drugs.* 2010;12:223.

62. Noori S et al. Hemodynamic changes after low-dosage hydrocortisone administration in vasopressor-treated preterm and term neonates. *Pediatrics.* 2006;118:1456.

63. Lamictal (lamotrigine) [prescribing information]. Research Triangle Park, NC: GlaxoSmithKline; May 2015.

64. Iannetti P et al. Lamotrigine hypersensitivity in childhood epilepsy. *Epilepsia.* 1998;39:502.

65. Hirsch LJ et al. Predictors of lamotrigine-associated rash. *Epilepsia.* 2006;47:318.

66. Aurich-Barrera B et al. Paediatric postmarketing pharmacovigilance using prescription-event monitoring: comparison of the adverse event profiles of lamotrigine prescribed to children and adults in England. *Drug Saf.* 2010;33:751.

67. Taketomo CK et al. Clonidine. In: Taketomo CK, ed. *Pediatric Dosage Handbook.* 21st ed. Hudson, OH: Lexi-Comp, Inc; 2014:516.

68. Barbour AM et al. Practical considerations for dose selection in pediatric patients to ensure target exposure requirements. *AAPS J.* 2014;16:749.

69. Xie H et al. Clonidine clearance matures rapidly during the early postnatal period: a population pharmacokinetic analysis in newborns with neonatal abstinence syndrome. *J Clin Pharmacol.* 2011;51:502.

70. Holford N. Dosing in children. *Clin Pharmacol Ther.* 2010;87:367.

71. Conroy S et al. Interventions to reduce dosing errors in children: a systematic review of the literature. *Drug Saf.* 2007;30:1111.

72. Ghaleb MA et al. The incidence and nature of prescribing and medication administration errors in paediatric patients. *Arch Dis Child.* 2010;95:113.

73. Chua SS et al. Drug administration errors in paediatric wards: a direct observation approach. *Eur J Pediatr.* 2010;169:603.

74. The Joint Commission. Sentinel event alert: preventing pediatric medication errors (Issue 39). April 11,2008. http://www.jointcommission.org/sentinel event alert issue 39 preventing pediatric medication errors/.

Accessed July 12, 2017.

75. Aaskant JM et al. Interventions for reducing medication errors in children in hospital. *Cochrane Database Syst Rev.* 2015;3:CD006208.

76. Crouch BI et al. Tenfold therapeutic dosing errors in young children reported to U.S. poison control centers. *Am J Health Syst Pharm.* 2009;66;1292.

77. Stucky ER et al. Prevention of medication errors in the pediatric inpatient setting. *Pediatrics.* 2003;112:431.

78. Larsen GY et al. Standard drug concentrations and smart pump technology reduce continuous-medication-infusion errors in pediatric patients. *Pediatrics.* 2005;116:e21.

79. Morriss FH Jr et al. Effectiveness of a barcode medication administration system in reducing preventable adverse drug events in a neonatal intensive care unit: a prospective cohort study. *J Pediatr.* 2009;154:363.

80. Sethuraman U et al. Prescription errors before and after introduction of electronic medication alert system in a pediatric emergency department. *Acad Emerg Med.* 2015;22:714.

81. van Rosse F et al. The effect of computerized physician order entry on medication prescription errors and clinical outcome in pediatric and intensive care: a systematic review. *Pediatrics.* 2009;123:1184.

82. Ginzburg R et al. Effect of a weight-based prescribing method within an electronic health record on prescribing errors. *Am J Health Syst Pharm.* 2009;66:2037.

83. Condren M et al. Influence of a systems-based approach to prescribing errors in a pediatric resident clinic. *Acad Pediatr.* 2014;14:485.

84. Shah R et al. Communicating doses of pediatric liquid medicines to parents/caregivers: a comparison of written dosing directions on prescriptions with labels applied by dispensed pharmacy. *J Pediatr.* 2014;164:596.

85. Folli HL et al. Medication error prevention by clinical pharmacists in two children's hospitals. *Pediatrics.* 1987;79:718.

86. U.S. Department of Health and Human Services, Food and Drug Administration. Pediatric Drug Development. http://www.fda.gov/Drugs/DevelopmentApprovalProcess/DevelopmentResources/ucm049867.htm. Accessed July 12, 2017.

87. Benjamin DK Jr et al. Peer-reviewed publication of clinical trials completed for pediatric exclusivity. *JAMA.* 2006;296:1266.

88. MacLeod S. Therapeutic drug monitoring in pediatrics: how do children differ? *Ther Drug Monit.* 2010;32:253.

103 第 103 章 儿童液体、电解质和营养

Michael F. Chicella and Jennifer W. Chow

核心原则

		章节案例
1	幼儿平均体重所需液体与热量均高于大龄儿童及成人。理解如何计算儿童正常液体与热量所需量、疾病状态下需求量的变化十分重要。	案例 103-1（问题 1） 案例 103-2（问题 1~3） 案例 103-3（问题 1~3） 表 103-1~表 103-6
2	母乳是婴儿理想的食物。母乳不仅能够满足婴儿营养需求，同时能够提供保护和抵御多种感染性与非感染性疾病。通常于 4~6 月龄时引入固体食物，1 岁以后可引入纯牛奶。	案例 103-4 （问题 1、2、4 和 5）
3	婴儿配方奶包括 3 种不同类型：牛奶配方奶、豆奶配方奶和蛋白水解配方奶（要素配方奶）。多数婴儿应选用牛奶配方奶。豆奶配方奶与蛋白水解配方奶主要适用于不能耐受牛奶配方奶者。若婴儿患病，不能使用上述 3 种类型配方奶，则可选用治疗性配方奶。	案例 103-4（问题 3） 案例 103-5（问题 1） 案例 103-6（问题 2 和 3） 表 103-5
4	生长情况评估是儿童健康保健的重点，尤其对于 1 岁以内婴儿。除宫内发育期外，出生后第 1 年生长最快。	案例 103-6（问题 1）
5	婴儿及儿童肠外营养的起始剂量往往低于预估热量，随着患儿的耐受性提高，应在 3 日或更长时间，逐步增加剂量以达到目标热量。	案例 103-6（问题 4）
6	肠外营养可为患儿及儿童提供充足营养，促进疾病痊愈，保证正常生长。但是，肠外营养的应用可导致显著的临床风险与并发症。	案例 103-7（问题 1~5 和 7~9） 表 103-6
7	有专门儿童氨基酸配方可供 1 岁以内婴儿使用。其可使婴儿血浆氨基酸水平类似母乳喂养者。	案例 103-7（问题 6）
8	长期肠外营养可导致不可逆的肝脏损伤。肠外营养相关肝病表现为直接（结合）胆红素升高。最早可在开始肠外营养两周后出现。	案例 103-7（问题 10 和 11）
9	针对患儿的肠外营养方案进行一系列修改有助于减轻或延缓胆汁淤积病情的进展。开始肠内营养，即使是微量营养性喂养，是预防胆汁淤积最有效的方法。	案例 103-7（问题 11）

提供充足营养是维系儿童健康的重要部分，20 世纪美国婴儿死亡率大幅下降，一定程度上归功于此。临床经验证实，理想的营养状态有助于抵御疾病与创伤，改善药物和外科治疗的效果。由于在快速成长和发育对新陈代谢的需求较高，对于那些患有严重疾病的儿科患者，良好营养状态的潜在好处就显得尤为重要。

母乳是婴儿理想的喂养方式，应至少持续至婴儿 1 岁内。若不可行，有多种口服婴儿配方奶，可提供所需营养物质。患儿肠道功能正常，但经口摄入量不足，则可通过胃管或小肠营养管进行肠内营养。进行特殊肠内营养的指征为：营养不良、吸收不良、高代谢状态、生长迟缓、早产、吸收障碍、消化不良、排泄或营养素利用障碍。

尽管可选用多种不同配方及喂养方式，但由于发生在婴儿和儿童身上的某些医学的和胃肠的困扰，不可选用肠内营养支持。肠外营养（parenteral nutrition，PN）典型适应证包括早产儿伴严重呼吸系统疾病、消化道先天畸形、坏死

性小肠结肠炎。肠外营养已成功治疗大龄儿童短肠综合征、严重营养不良、难治性腹泻、炎症性肠病。患儿因恶性肿瘤接受化疗、骨髓移植、严重心脏衰竭患儿，应用肠外营养后亦可成功恢复。

许多疾病影响营养摄取或吸收，同时扰乱水电解质状态。故应进行液体、电解质及营养的综合管理。本章节重点探讨了儿童体液、电解质及营养管理的若干方面。

液体及电解质维持

处理水电解质紊乱，需给予每日正常维持量，并补充丢失量与继续丢失量。进行合理的液体治疗，需理解体液的正常组成、水分与溶质从体内丢失的途径及疾病与药物对于水电解质的影响。含钠溶液常以生理盐水（normal saline，NS）（0.9% NaCl）比例来计。生理盐水含 154mmol/L 的氯化钠。

计算维持液量与电解质需求量

案例 103-1

问题 1：P. J.，出生后 2 日女婴，体重 3.5kg，因出现腹胀而暂停经口喂养。通过计算，制定维持液与电解质治疗方案。她血清电解质水平如下：

　　钠：137mmol/L

　　钾：4.2mmol/L

　　氯：105mmol/L

　　CO_2：23mmol/L

当 P. J. 禁食时，必须静脉补充液体与电解质。估计其需求量。

目前临床推荐使用 1957 年 Holliday 及 Segar 首次提出的维持补液计算公式，此方法未进行较大改变[1]。同样，电解质与营养素补充量计算仍基于 1988 年 Greene 等制定的指南[2]。可根据体重计算所需的液体、电解质及营养需求量（表 103-1）。尽管可使用市售静脉补液，但补液的各个成分都需要单独进行计算。根据表 103-1 的指南，P. J. 的维持量可进行如下计算：

液体　100ml/（kg·d）×3.5kg=350ml/d
　　　或 15ml/h　　　　　　　　　　　（公式 103-1）
钠　　2～4mmol/（kg·d）×3.5kg
　　　=7～14mmol/d　　　　　　　　　（公式 103-2）
钾　　2～3mmol/（kg·d）×3.5kg
　　　=7～10.5mmol/d　　　　　　　　（公式 103-3）

液体和电解质的需要量可通过输注 5% 葡萄糖、1/4 生理盐水（38mmol/L）和 20mmol/L KCl 进行补充，速度为 15ml/h，以满足水电解质需求。在这个病例中，每日提供的补液为 360ml，相当于 103ml/（kg·d），可提供 12mmol NaCl（3.4mmol/（kg·d）和 7mmol KCl［2mmol/（kg·d）］。

此外，若液体、电解质丢失增加或排泄受损时，可相应调整补液量。当存在异常液体丢失时，必须每日补充多余丢失量。通常每丢失 1ml 液体，需补液 1ml，可基于患儿临床状态进行增减。通常，初始治疗时可用生理盐水进行补液。

幼儿平均体重所需液体与热量均高于大龄儿童及成人（见表 103-1）。这是因为婴儿体表面积相对于体重更大，通过蒸发失水更多，每千克体重散热更多。另外，极低出生体重儿（very low-birth-weight，VLBW）无法浓缩尿液，若不补充足量液体，会导致脱水风险增加。

脱水

案例 103-2

问题 1：H. S.，2 岁女患儿，精神萎靡、呕吐两日、进食差。昨日，她只换了 3 次尿布，而今日只有 1 次，平日她需要更换 8 次。其生命体征如下：

　　体温：39℃

　　脉搏：140 次/min（正常值为 80～130 次/min）

　　呼吸频率：30 次/min（正常值为 30～35 次/min）

　　血压（BP）：80/45mmHg（正常值：收缩压 80～115mmHg；舒张压 50～80mmHg）

体格检查发现眼窝凹陷、皮肤黏膜干燥、厥冷。哭时无泪、胸骨前皮肤弹性差。今日体重为 11.4kg，3 周前为 12.9kg。上述结果表明什么？应立即采取什么治疗措施？

H. S. 表现为精神萎靡、尿量减少、哭时无泪、皮肤黏膜干燥、发热、眼窝凹陷、轻度心动过速、血压正常偏低、皮肤弹性差，均提示脱水。与其呕吐及进食差两日的病史相符。体重减轻 1.5kg 进一步提示了脱水的程度。体重减轻量反映脱水或液体缺失量最为精确，因为体重减轻 1g 即约等于丢失 1ml 体液，故 H. S. 体液丢失量为 1 500ml。可通过下列公式估计脱水百分比：

$$脱水百分比=\frac{正常体重-实际体重}{正常体重}×100\%$$

（公式 103-4）

若近期体重未知，可通过表 103-2 中所列的体征评估脱水的程度。心动过速及临界血压值表明需立即进行静脉补液。正常血钠值为 135～145mmol/L，生理盐水浓度与之相近，故可作为扩容剂使用。该患儿应当迅速输注 10～20ml/kg 生理盐水（12.9kg×10～20ml/kg=129～258ml），以使血压恢复正常。对于有症状的患儿，包括癫痫发作者，应将血钠水平升高至症状消失。

案例 103-2，问题 2：计算 H. S. 所需液体与电解质需求量，并为团队制定补液方案提供建议。其血清电解质水平如下：

　　钠：128mmol/L（正常值：135～145mmol/L）

　　钾：3.1mmol/L（正常值：3.5～5mmol/L）

　　氯：88mmol/L（正常值：102～109mmol/L）

　　HCO_3^-：30mmol/L（正常值：22～29mmol/L）

表 103-1

儿童每日肠外营养需求

营养素	体重或年龄	需求量
液体	<1.5kg	150ml/kg
	1.5~2.5kg	120ml/kg
	2.5~10kg	100ml/kg
	10~20kg	1 000ml+超过10kg体重部分,每kg增加50ml/kg
	>20kg	1 500ml+超过20kg体重部分,每kg增加20ml/kg
热卡	≤10kg	100kcal/kg
	20kg	1 000kcal+超过10kg体重部分,每kg增加50kcal/kg
	>20kg	1 500kcal+超过20kg体重部分,每kg增加20kcal/kg
蛋白质[a]	婴儿	2~3g/kg
	大龄儿童	1.5~2.0g/kg
	青少年及成人	1.0~1.5g/kg
脂肪[b]	婴儿及儿童	初始0.5~1g/kg,之后以按0.5~1g/kg增加(早产儿最大剂量3g/kg,大龄婴儿及儿童为4g/kg)(≥4%热量由亚油酸提供)
	>50kg	500ml 一瓶(含100g脂肪)
电解质及矿物质[c]		
钠	婴儿及儿童	2~4mmol/kg
钾	婴儿及儿童	2~3mmol/kg
氯	婴儿及儿童	2~4mmol/kg
镁	早产儿及足月儿	0.25~0.5mmol/kg
	1岁以上儿童(或体重>12kg)	4~12mmol
钙	早产儿及足月儿	2~3mmol/kg
	1岁以上儿童(或体重>12kg)	10~20mmol/kg
磷	早产儿及足月儿	1.0~1.5mmol/kg
	1岁以上儿童(或体重>12kg)	10~20mmol
微量元素		
锌	早产儿	400μg/kg
	足月儿	
	<3月	250μg/kg
	>3月	100μg/kg
	儿童	50μg/kg(最高5mg)
铜	婴儿及儿童	20μg/kg(最高300μg)
锰	婴儿及儿童	1μg/kg(最高50μg)
铬	婴儿及儿童	0.2μg/kg(最高5μg)
硒	婴儿及儿童	2μg/kg(最高80μg)

[a]"婴儿"氨基酸含组氨酸、牛磺酸、酪氨酸、半胱氨酸,是婴儿必需氨基酸,对大龄儿童则不是。

[b]由于亚油酸占大豆脂肪酸的54%,红花油的77%,7%~10%的热量必需由脂肪乳供给。可每日输注1次,24小时内输完(尤其是易发生脓毒症及早产儿)或每周输入2~3次。

[c]上述为指南中剂量,应对所有患儿进行评估,以确定个体所需合适剂量。例如,短肠综合征患儿可能需要大剂量的镁,肾脏衰竭患儿无需或仅需少量钾、钙、磷、镁。

来源:Holliday MA,Segar WE. The maintenance need for water in parenteral fluid therapy. *Pediatrics*. 1957;19(5):823-8321;Greene HL, Hambidge KM,Schanler R,Tsang RC. Guidelines for the use of vitamins,trace elements,calcium,magnesium,and phosphorus in infants and children receiving total parenteral nutrition:report of the Subcommittee on Pediatric Parenteral Nutrient Requirements from the Committee on Clinical Practice Issues of the American Society for Clinical Nutrition [publishedcorrections appear in *Am J Clin Nutr*. 1989;49(6):1332;*Am J Clin Nutr*. 1989;50(3):560]. *AmJ Clin Nutr*. 1988;48(5):1324-1342.

表 103-2

脱水临床体征

严重程度	脱水百分比	精神	口渴	黏膜	眼泪	前囟	皮肤	尿比重
轻度	<5	正常	轻度	正常~干燥	有	平坦	正常	轻度变化
中度	6~10	易激惹	中度	干燥	±	±	±	增加
严重	10~15	烦躁或萎靡	极度	极干燥	无	凹陷	弹性差	显著增加

除生理所需维持液量外,必须给予 H. S. 液体、电解质,治疗脱水丢失量,并补充因发热所增加的非显性失水量。可按照公式 103-5~公式 103-7,分别计算液体的组分。

液体缺失量=体重丢失量(kg)×1 000ml/kg

（公式 103-5）

发热造成调整值=10% ×(体温−37℃)　（公式 103-6）

(CD−CO)×F_d×体重=所需 mmol　（公式 103-7）

CD 指所需血钠浓度(mmol/L),CO 为所测血钠浓度(mmol/L),F_d 为表观分布系数,即为体重的参数(表 103-3),体重为病前体重(kg)。考虑到维持量与缺失量,应如下计算 H. S. 的补液与电解质需求量。

表 103-3

电解质和表观分布系数

电解质	F_d/(L·kg^{-1})
钠	0.6~0.7
碳酸氢根	0.4~0.5
氯	0.2~0.3

F_d,表观分布系数作为体重参数。

液体

维持量 1 000ml+(50×2.9)= 1 145ml
发热　 2℃×0.1(1 145)= 229ml/kg
丢失　 1.5kg×1 000ml/kg= 1 500ml
　　　　总液量= 2 874ml　　　　（公式 103-8）

钠

维持量 3mmol/kg×12.9kg=38.7kg
缺失:(135−128mmol/L)×0.6L/kg×12.9kg=54.2
总钠约 93mmol　　　　（公式 103-9）

氯

H. S. 血氯为 88mmol/L、碳酸氢根为 30mmol/L,提示为轻度代谢性碱中毒。最大可能是呕吐导致失氯、失氢。应通过氯化盐以补充钠、钾。

钾

钾是主要的细胞内离子。钾进入细胞内,将氢离子交换至细胞外,以维持正常血液 pH。因此,代谢性碱中毒时,钾离子转移至细胞内,使得血钾水平下降。补液后 pH 恢复正常,氢离子进入细胞内,钾离子排至细胞外,血钾水平上升。另外,肾脏可分泌钾离子,交换保留氢离子。由于存在上述因素,使得血钾浓度较难分析。血溶量不足导致肾脏灌注不全,可致急性肾衰竭;因此需"见尿补钾"。故当酸碱平衡、且血钾水平能够准确测得时,给予患儿维持剂量的钾。因此,H. S. 开始排尿后,应补钾 26~39mmol(2~3mmol/kg×12.9kg)。

液量供给

案例 103-2,问题 3: J. H. 的护士询问补液治疗实施的细节,计算出的需求量如何给予患儿?

第一个 24 小时静脉补液量约为 2 875ml(维持量、发热补充量和丢失量)。除补液外,第一个 24 小时内应至少补钠 93mmol(维持量和丢失量)。提供充足的水、钠很重要。

准备少于 24 小时需求量的补液量。由此可避免补液过程中,因电解质需量改变而浪费静脉补液。该患儿大约需要 3L 液体,最初仅需准备 1L 液体,由 5% 葡萄糖及 0.2% 生理盐水配成(或更高渗)。若能确定患儿已开始排尿,则在接下来的 1L 补液中加入约 15mmol/L 钾。

静脉补液速度应能满足在第一个 8 小时内输完每日生理维持量的 1/3 与累计丢失量的 1/2。剩余维持量与累计丢失量应在余下 16 小时内输完。通常进行补液时,每 6~8 小时应当查一次血电解质水平,以确保补充量恰当。补充累计丢失量时,应频繁检测血电解质水平。血钠水平上升速度应小于 10~12mmol/(L·d)。初始丢失量补充后,静脉补液速度应降至 48ml/h(1 152ml 或约为维持量补充速度)。

腹泻所致的脱水

案例 103-3

问题 1: S. B. ,4 月龄男性患儿,体重 5.9kg,腹泻 4 日(大量水样泻,每日 5~8 次)。4 周前健康体检时,体重为 6kg。腹泻日起,S. B. 仅摄入了口服补液。体格检查提示:

体温:38.8℃

脉搏:110 次/min(正常值为 80~160 次/min)

呼吸频率:45 次/min（正常值为 20~40 次/min）

血压（BP）:100/58mmHg（正常值为收缩压 75~105mmHg;舒张压 40~65mmHg）

皮肤苍白、温暖、干燥。极易激惹、黏膜干燥。实验室检查如下:

钠:159mmol/L

钾:3.3mmol/L

氯:114mmol/L

CO_2:12mmol/L

血尿素氮（BUN）:22mg/dl

肌酐:0.9mg/dl

综合考虑 S.B.病史、体格检查、实验室检查。

腹泻丢失的液体通常含有高浓度的碳酸氢盐,这是 S.B.发生代谢性酸中毒的原因。机体尝试排出 CO_2 以进行代偿,故呼吸频率增快。发热及心动过速导致不显性失水增加,失水多于失钠,因此发生高钠血症。

案例 103-3,问题 2: 应当怎样治疗 S.B.脱水？

S.B.生命体征相对正常,无需紧急补液以纠正低血压。S.B.表现为高钠血症表明失水多于失钠,应当进行纠正。高钠血症时,中枢神经系统细胞内渗透负荷提高,以防止细胞内脱水。快速纠正高钠血症,可能导致大量水移入中枢系统细胞内,致患儿发生惊厥。因此,对于 S.B.水电解质紊乱,应在 2~3 天内纠正,而不是快速纠正。血钠水平下降速度不得高于 2mmol/h[最高为 15mmol/（L·d）]。

可由上述方法估计 S.B.所需补液量。首先,估计其脱水大致程度。S.B.三月龄时接受健康检查时体重为 6kg,为第 50 百分位水平。若其生长速度不变,则他目前病前体重约为 6.5kg[3]。应用该体重计算维持液量。因此,S.B.液体缺失量为 0.6L 或 9%。据此可如下估计液体与电解质需求量。

液体

维持量　6.5×100ml/kg=650ml/24h

发热 1.8℃×0.1（650ml）=117ml/24h

600ml/3d=200ml/24h

丢失　每日总计需求量=967ml 或 40ml/h

（公式 103-10）

钠

维持量　3mmol/kg×6.5kg=19.5mmol/24h

缺失　（正常−实际）为总缺失量

正常　145mmol/L×0.6L/kg×6.5kg=566mmol

实际　159mmol/L×0.6L/kg×5.9kg=563mmol

丢失　=3mmol 或 1mmol/d　　（公式 103-11）

钾

如案例 103-2,问题 2 的讨论,S.B.此时的血钾水平为 3.3mmol/L,并不能反映其体内实际血钾水平。S.B.发生了代谢性酸中毒,使得氢离子移入细胞内,钾离子进入细胞外间隙。因此,其血钾水平 3.3mmol/L 表明机体可能已缺钾。应在补液中加入钾 13~20mmol/day,约为 2~3mmol/kg。每 8~12 小时应监测一次血电解质,并根据结果调整补充量。

碳酸氢盐

发生代谢性酸中毒时,应当补充碳酸氢盐。碳酸氢盐一般没有常规的维持量,可运用类似计算补钠量的方法计算其丢失量（表 103-3）。碳酸氢盐分布容积为 0.5L/kg。S.B.碳酸氢盐缺失量如下:

计算缺失量 =（正常−实际）× V_d × W_t

　　　　　=（23−12）mmol/L×0.5L/kg×6.5kg

　　　　　=36mmol　　　　　（公式 103-12）

治疗初,应将上述丢失量的 1/2 加入补液中,在第一个 8~12 小时内输完。然后,应再次检测血电解质水平,根据结果调整剂量。无需一次补足碳酸氢盐缺失量,因其他代偿机制可产生内源性碳酸氢盐。

案例 103-3,问题 3:为 S.B.推荐合适的补液治疗方案。

应当给 S.B.输入 5%葡萄糖与约 0.2%生理盐水,其中一半为氯化盐、一半为 $NaHCO_3$,以满足 S.B.的液体、电解质的维持量及丢失量。24 小时内以 43ml/h 速度进行补液,可基本满足他的正常每日生理需要量,并可纠正约一半的液体与碳酸氢根丢失量。S.B.开始排尿后,可在接下来 1L 补液中加入 15mmol/L KCl,约为 2.6mmol/（kg·d）。应不断监测血清电解质水平,并根据检查结果每 8~12 小时对补液的电解质浓度进行调整。还需根据患儿腹泻是否缓解、体温是否降至正常,调整补液量。

可通过口服或静脉途径,对脱水患儿进行补液。呕吐可能会影响口服补液的效果。若患儿为腹泻所致的液体丢失,没有合并呕吐,口服补液效价比高于静脉补液。目前有多种口服补液制剂可供儿童选择。对于无症状脱水儿童,口服补液中钠浓度应至少为 70mmol/L[4]。

部分产品组分见表 103-4。补液中使用浓度为 2%的葡萄糖时,消化道对于水、电解质的吸收较佳。更高浓度的补液可能使腹泻加重。高钠血症脱水时,若口服含钠浓度较高的溶液,相比上述 2~3 日内完成补液的方法,安全性更高,所需时间更短[4]。

表 103-4

口服补液产品组分

产品	Na^+/(mmol · L^{-1})	K^+/(mmol · L^{-1})	Cl^-/(mmol · L^{-1})	碳酸氢根来源/(mmol · L^{-1})	碳水化合物/%
Enfalyte	50	25	45	34 柠檬酸盐	3
Rehydralyte	75	20	65	30 柠檬酸盐	2.5
Pedialyte	45	20	35	30 柠檬酸盐	2.5
Gatorade	23.5	<1	17	—	4.6
WHO 补液盐	75	20	65	10 碳酸氢盐	2

WHO,世界卫生组织。

婴儿肠内营养

婴儿所需热量可根据表 103-1 中公式进行估算。美国心脏病协会建议将婴儿喂养分为 3 个阶段[5]:哺乳期,婴儿仅需流质;转乳期,引入固体食物,但母乳或市售婴儿配方奶,仍是婴儿热量与营养的主要来源;转变为成人饮食阶段,婴儿与其他家庭成员摄入相同的固体食物,从中获取绝大部分营养。

出生时,人类消化道适应于母乳喂养。肠道乳糖酶于妊娠 36 周时即出现,其活性在婴儿期达到高峰。相比年龄更大者,婴儿胰腺脂肪酶分泌低、胆汁盐储量少,导致脂肪吸收较少[6]。母乳为发育中的消化道提供了更容易吸收的营养物质。

母乳喂养

案例 103-4

问题 1: M.E.,出生后 1 日足月儿。M.E.母亲将采用母乳喂养。从营养学意义上,阐述这对于 M.E.的影响?

母乳是婴儿最为理想的食物,若母亲与婴儿都渴望母乳喂养,在 1 岁以内要鼓励坚持母乳喂养[7]。母乳产出分为 3 个阶段:在泌乳的最初 5 日为初乳,为黄色黏稠液体。初乳富含蛋白质、矿物质及其他物质(例如免疫球蛋白)。接下来的 5 日,产出过渡乳;最后阶段产出成熟乳。母乳的具体营养成分因人而异,但是成熟乳可提供充分的蛋白质、矿物质、热量,且不依赖于母亲的营养状态。通常,成熟乳可提供 70kcal/100ml 热量,其中脂肪供能占 50% 以上[8]。母乳中脂肪极易被吸收与消化[8]。另外 40% 的热量由碳水化合物供给,主要形式为乳糖,剩余的 10% 热量由蛋白质提供。酪蛋白与乳清蛋白是成熟母乳中的主要蛋白质,其中酪蛋白所占比重更大(酪蛋白:乳清蛋白=60:40)[9]。配方奶中酪蛋白:乳清蛋白比例更低,正是由于母乳的这些生物性质和高生物利用度,即使摄入蛋白量低于配方奶,母乳仍能满足生长需求[9]。

对于足月儿,母乳中铁含量不足,但是母乳喂养婴儿通常无需补铁[10]。母乳中维生素 D 的含量亦不足,与母亲自身条件并无关联。因此,纯母乳喂养时,M.E.需补充 400IU 维生素 D[11]。

另外,母乳可为婴儿提供保护,以抵御多种感染性疾病,如中耳炎、腹泻、肺炎和支气管炎。进一步证据表明,母乳对非感染性疾病也可起到保护作用,如过敏、炎症性肠病、胰岛素依赖性糖尿病和婴儿猝死综合征[7,8]。母乳包含具有免疫活性的细胞成分与抗体,包括分泌型 IgA、T 与 B 淋巴细胞、巨噬细胞和中性粒细胞[7,8]。母乳中的脂肪酶与淀粉酶能够促进婴儿尚处于发育中的消化道吸收脂肪与糖。母乳中蛋白质能够转运微量元素,并促进其吸收[9]。低聚糖及糖肽能够促进消化道中乳杆菌定植,减少可能致病菌,如类杆菌、梭状芽孢菌、肠球菌和 G^- 杆菌生长[8]。

案例 103-4,问题 2: 母乳喂养可能导致的并发症是什么?应给予 M.E.母亲什么指导?

母乳喂养相关并发症很少,但是仍可能引发某些问题。"母乳性黄疸"为间接(非结合)高胆红素血症,可见于出生 1 周内的母乳喂养婴儿,通常于出生 4 周后缓解。尽管婴儿皮肤、巩膜、上颚变黄,通常情况下并不危险。但是,若胆红素过高,可能发生胆红素脑病,即核黄疸。黄疸患儿一般无需暂停母乳喂养。美国儿科学会推荐黄疸患儿每日至少接受哺乳 8~12 次[12]。母乳喂养有将母体感染传播给婴儿的风险。人类免疫缺陷病毒(HIV)及人 T 淋巴细胞病毒 1(HTLV-1)可经母乳传播,因此上述病毒感染为母乳喂养的禁忌证[7,8]。其他如单纯疱疹病毒,可因喂养过程中接触到活动性病损导致传播。同样,母亲服用的某些药物可在乳汁中检出。然而,仅少数药物(如抗肿瘤药物、放射性药物、麦角类生物碱、碘化物、阿托品、锂、环孢素、氯霉素和溴隐亭)是哺乳的绝对禁忌证[7,8]。

案例 103-4,问题 3: M.E.的母亲患有偏头痛,自 M.E.出生后疼痛频率增加。M.E.母亲服用麦角类生物碱(ergot alkaloid)缓解头痛,并决定放弃母乳喂养,转而以婴儿配方奶进行喂养。如何制备配方奶?其与母乳的区别是什么?

由于麦角类生物碱能够分泌进入母乳中,对婴儿具有毒性作用,建议改用其他药物,或停止母乳喂养,改用婴儿配方奶。婴儿配方奶的示例见表103-5。根据美国儿科学会指南,市售婴儿配方奶应能提供热量0.71kcal/g;渗透度为300~400mOsm/L;蛋白质含量最低为1.8g/100kcal、最高不超过4.5g/100kcal;脂肪含量为3.3~6g/100kcal,提供30%~54%的热量。开始时应使用牛乳配方奶,但是,对于纯牛乳的不耐受使得人们对配方奶进行了一些调整。牛奶中主要蛋白质为酪蛋白,相比母乳中主要的乳清蛋白,较难被婴儿消化。因此,配方奶中酪蛋白低于牛奶,但仍高于母乳。牛乳配方奶中的酪蛋白还可通过加热变性使其更易于婴儿消化。另外,可用多种植物油替代牛奶脂肪成分,使之更易于消化。最后,因为牛乳中的乳糖含量仅为母乳的50%~70%,牛乳配方奶中的碳水化合物通过乳糖和蔗糖共同提供。豆奶配方奶与蛋白水解配方奶主要适用于不能耐受牛乳配方奶者。

表 103-5

婴儿配方奶

牛乳配方奶	豆奶配方奶,无乳糖配方奶	蛋白质水解奶粉,要素配方奶,早产儿奶粉
Enfamil 强化铁	Isomil	Alimentum
Similac 强化铁	Nursoy	Nutramigen
Gerber Good Start	ProSoBee	Pregestimil
	Alsoy	NeoCate
	Gerber Soy Plus	Neosure Advance
	Similac Sensitive	Enfamil Premature
		Similac Special Care

豆奶配方奶以大豆作为主要蛋白质来源[13]。大豆加热后,可提高部分营养素的生物利用度,并使蛋白质更易消化。尽管豆奶配方奶中含有蛋氨酸、锌、肉碱等营养素,但浓度相对较低。因此,豆奶配方奶中一般常规添加蛋氨酸。由于外源性补充已充足,不必添加锌与肉碱。豆奶配方奶以蔗糖或玉米糖糊精、或两者共同替代乳糖,作为碳水化合物的来源。另外,豆奶配方奶价格高于牛乳配方奶。美国儿科学会指南推荐,豆奶配方奶仅适用于下列患儿:原发性乳糖酶缺乏(半乳糖血症)患儿,肠道感染或其他病因所致继发性乳糖不耐受患儿,无法使用动物蛋白配方奶的素食家庭,可能发生牛奶蛋白过敏但尚无临床表现的患儿。不推荐早产儿、低体重儿长期使用豆奶配方奶。豆类配方奶可能有铝污染,与佝偻病发生相关。亦不推荐牛奶蛋白过敏者使用豆类配方奶,因为两种蛋白间可能存在交叉抗原性。另外,不推荐使用豆类配方奶作为肠痉挛的常规治疗。

要素配方,即蛋白水解配方奶,可作为牛奶蛋白过敏者的另一选择。加热处理牛奶蛋白(如酪蛋白与乳清蛋白),并用酶水解,可增加水解蛋白的吸收度,同时强化制备过程中丢失的蛋白。与豆类配方奶相同,蛋白水解配方奶以蔗糖、木薯粉或玉米糊精替代乳糖作为碳水化合物的来源。蛋白水解配方奶的中链甘油三酯含量高,易于吸收。由于蛋白已深度水解,故此类奶粉是所有婴儿配方奶中致敏性最低的,适用于确诊牛奶蛋白过敏的患儿。但是,将已知过敏婴儿暴露于致敏源的做法,有悖伦理,故无法对奶粉替代的安全性开展前瞻性研究。所有儿童奶粉中,蛋白水解奶粉口味最差,且价格高[14]。

可供选用的婴儿奶粉有3种剂型:即食、粉状复原乳和浓缩型。即食型使用最为便利,但价格最高。粉状及浓缩型价格相对较低,但两者均需加入事先准备的沸水才能服用。出于经济原因,部分家长可能过度稀释奶粉,以供更长时间食用。这样的做法是不被提倡的,因为1岁以下婴儿摄取过多自由水,可能导致低钠血症并最终引起惊厥。同样,无论基于何种原因,婴儿饮食中摄取过多自由水,也可导致惊厥,不应提倡这种做法。奶粉质量问题屡见不鲜,可致产品召回[15]。医务工作者应跟进相关产品召回的最新消息。

摄入纯牛奶

案例 103-4,问题 4: M.E.2月龄时,检查显示红细胞比容(Hct)33%(正常:35%~45%)。询问其母亲后得知,出于经济原因考虑,M.E.1个月前停用配方奶,改用纯牛奶。上述两个事件之间有何种关联?应当如何进行治疗?

不推荐给1岁以内婴儿喂养商店直接购得的纯牛奶。与母乳不同,牛奶中铁含量低,且人体胃肠道吸收差。基于这个原因,大多数婴儿配方奶进行了铁强化。牛奶摄入与出生140日以内婴儿消化道失血相关[16]。当牛奶加热到比巴斯德消毒法更高的温度时,与配制配方奶一样,和牛奶有关的胃肠道出血就不再存在。因此,导致失血成分为热不稳定蛋白。另外,婴儿尚不成熟的肾脏无法清除过多牛奶溶质。此外,牛奶中不含对于视网膜发育十分关键的蛋白质牛磺酸。

应在饮食中补充铁剂以治疗M.E.的贫血。可以重新更换为强化铁婴儿配方奶、食用强化铁谷物、或服用硫酸亚铁药剂。严重贫血补铁剂量为4~6mg/(kg·d),分次服用,并随访患儿血红蛋白与红细胞比容。

引入固体食物

案例 103-4,问题 5: M.E.4月龄时,其母亲询问添加"婴儿食物"的事宜。医生应当如何作答?

母乳或市售的配方奶可为1岁以内婴儿提供足够的营养。尽管过去常常给4月龄以内的婴儿添加固体食物,但由于此时婴儿尚不能吞咽液体以外的食物,现今不再提倡。当婴儿有较好的控制头、颈部运动的能力时(通常在4~6

月龄时),可添加固体食物(最初为谷物,其次为水果与蔬菜),宜一次添加一种新食物,间隔一周时间,以评估是否存在食物过敏情况。

治疗性配方奶

案例 103-5

问题 1: L. B.,两周龄,新生儿疾病筛查证实为苯丙酮尿症(phenylketonuria,PKU)。讨论一下治疗性配方奶的制作方案以及先天性代谢性疾病饮食治疗。应当如何调整 L. B. 的饮食?

先天性代谢性缺陷为酶或其辅因子发生缺失或不足以满足代谢需要所致[17]。因此,代谢通路中,一种或多种代谢前体堆积于缺陷步骤前。代谢通路发生缺陷步骤之后,应正常产生的产物产量不足。

根据下列原则对代谢缺陷进行饮食治疗:
- 降低摄入无法代谢的前体复合物。
- 正常代谢通路被阻断,导致产物缺乏,予以补充。
- 添加底物,提供旁路途径,以清除堆积毒物。

治疗性配方奶的目的在于减少前体复合物的摄入或提供不足的代谢终产物。

苯丙氨酸无法羟化为酪氨酸,苯丙氨酸蓄积于血液将会导致精神发育迟滞。由于 L. B. 已诊断为 PKU,应将饮食调整为低量或无苯丙氨酸奶粉,并在无苯丙氨酸奶粉中添加酪氨酸,以治疗 PKU 患儿酪氨酸缺乏。当 L. B. 添加固体食物时,限制或避免摄入富含蛋白质的食物,如鸡蛋和大豆,遵循这一点十分重要。

其他婴儿期代谢缺陷包括半乳糖血症(galactosemia)(半乳糖无法代谢为果糖)、高胱氨酸尿症(homocystinuria)(蛋氨酸无法转化为半胱氨酸)、尿素循环障碍(urea cycle disorders)(氨解毒作用受损)和枫糖尿病(maple syrup urine disease)(支链氨基酸、亮氨酸、异亮氨酸、缬氨酸代谢受阻)。

上述代谢缺陷[17]可通过调整饮食进行治疗。半乳糖血症患儿,摄入碳水化合物不应当包括半乳糖及乳糖。高胱氨酸尿症患儿,仅可摄入少量蛋氨酸以满足基本需求,并应当补充半胱氨酸。尿素循环障碍患儿,仅可摄入必需氨基酸作为蛋白质来源,高能饮食可将氮最大限度地转化为非必需氨基酸,从而将产氨降至最低水平。枫糖尿病患儿,可少量摄入天然蛋白质,以满足支链氨基酸最低需求,补充除支链氨基酸以外蛋白质以满足摄入。

补充途径

若可行,应首选消化道进行营养支持。肠内营养有诸多益处:第一,将消化道黏膜作为营养吸收与循环的中间环节,可保证吸收功能处于稳态;第二,营养物质由消化道通过门脉循环最终进入系统循环,也有助于维持稳态;第三,缺乏肠内营养导致正常消化道菌群过度生长,并转移入血液,最终导致菌血症;第四,肠道黏膜多数能量的供应有赖于肠腔吸收功能。因此,给予少量的肠内喂养,即营养喂养

有助于维护消化道健康,并有利于进一步适时转为全肠内营养[18]。

正常经口喂养是最基本的方法,用于有进食意愿并且能够进食的患儿。患儿若消化道动力、结构、功能均正常,但因意识状态改变、吸吮吞咽功能不协调等其他情况导致经口摄入不足,可通过消化道营养管进行间断或连续营养输注。

营养推注更接近于正常状态,能够周期性地扩张胃部,有助胃液分泌与胃排空。采用管饲推注时,计算 24 小时所需热量,将所需配方奶或母乳总量平均分配,每隔 2、3、4 或 6 小时内输入。输入的频率取决于患儿年龄、胃容积、婴儿在喂养间期维持正常血糖的能力。通常低龄及早产儿喂养应更佳频繁。管饲推注不耐受的表现为腹泻、胃食管反流伴呕吐、或消化道动力减弱。蠕动能力减弱通常出现在喂养量大时,也称作胃潴留,直至下一次按时哺喂时,胃中仍有残留物。

若管饲推注失败,则可以恒定速率持续泵入胃内或十二指肠,进行喂养。早产儿及腹泻儿童对此方法耐受度更高。

消化道疾病患儿(表 103-6)或吸收不良者可能需要进行全肠外营养或补充性肠外营养。尽管肠外途径提供了所有所需营养素,同时进行少量肠内营养营养,能为肠道黏膜提供重要的营养物质[18]。因为可经外周静脉安全注入的营养有限,故外周静脉肠外营养仅限于短期使用(如 2 周)。若需要长期肠外营养,营养液浓度更高,需经中心静脉输入。

营养评估

案例 103-6

问题 1: T. C.,4 月龄男婴,精神萎靡。体检发现,腹部中度膨隆,黏膜干燥,余未见异常。其体重为 6.5kg(位于该年龄段第 50~75 百分位)。T. C. 2 月龄时的体重为 5.6kg(位于该年龄段第 75 百分位),身长为 57cm(位于该年龄段第 50 百分位)。据其母亲描述,T. C. 在过去 5~7 日内,每日水样泻 5~8 次。未更换婴儿配方奶。将其收住入院以评估腹泻及体重减轻,并进行液体及营养治疗。

初步纠正水电解质丢失后,营养评估结果如下:
体重:6.5kg(位于该年龄段第 50~75 百分位)
身高:62cm(第 50 百分位)
白蛋白:38g/L(正常值 40~53g/L)
前白蛋白:70g/L(正常值 200~500g/L)
你将对 T. C. 的营养状态作出怎样的评估?

生长情况评估是儿童健康保健的重点,尤其对于 1 岁以内婴儿。除宫内发育期外,生长最快时期为出生后第 1 年。正常生长的婴儿平均每日体重增长 30g。健康婴儿 1 岁时体重为出生时的 3 倍。

在开始营养支持前,应当先进行营养状态的评估;营养支持过程中应当定时再次评估。若患儿既往营养状况良好,目标为维持至可摄入正常饮食。若患儿既往存在营养

表 103-6
肠外营养支持适应证[a]
极度早产儿
呼吸道疾病
先天性消化道畸形
十二指肠闭锁
空肠闭锁
食管闭锁
气管食管瘘
幽门狭窄
先天性蹼
先天性巨结肠
肠旋转不良
肠扭转
腹壁缺陷
脐疝(内脏疝至脐带以外)
腹裂(腹壁缺陷,可发生于除脐带外任何部位)
先天性膈疝
坏死性小肠结肠炎
慢性腹泻
炎症性肠病
乳糜胸
假性梗阻
巨膀胱-小结肠症
腹部创伤累及内脏器官
肿瘤治疗不良反应
放射性结肠炎
恶心及呕吐
口炎、舌炎、食管炎
神经性厌食
囊性纤维化
慢性肾脏衰竭
肝脏衰竭
代谢缺陷

[a] 可能存在其他肠外营养适应证。

不良,应当促进"追赶生长",并使血生化指标恢复到正常水平。五分之一的住院患儿有急性或慢性营养不良[19]。营养不良是社交技能及智力发育受损的危险因素[20]。

儿童营养状态的决定因素包括饮食史、体重、身高、血蛋白指标(如白蛋白、前白蛋白)。其他用于成人的指标,如24小时肌酐清除、24小时氮清除、氮平衡,因为儿童难以完成24小时尿样采集,且婴儿尿液中非尿素氮比例不定,故上述指标仅适用于大龄儿童。

亦可进行体格测量,评估 T.C. 营养状况。通过测量身高、体重、头围等,可以评估婴儿或儿童的营养状况。上述指标标准依据美国儿童而定,并编绘为生长曲线(growth curves)(http://www.cdc.gov/growthcharts)[3]。每一个患儿的身高、体重、头围值可与该特定年龄段的正常值进行比较。早产儿年龄增大后,可参照早产儿专用标准生长曲线。进行测定后与标准比较:年龄别体重、年龄别身高和身高别体重[3]。患儿体重低于同身高参照人群值的第5位百分位为急性营养不良。类似地,身高及体重低于同年龄参照人群值的第5百分位者为慢性营养不良。应当考虑到患儿父母的身高及体重,因为遗传是儿童最终身高重要的决定因素。另外,修订版生长曲线包含年龄别体质指数(body mass index,BMI),适用于两岁以上儿童。BMI 有助于识别肥胖及2型糖尿病风险,上述两个疾病近期已成为儿童中需关注的问题[3]。

多项生化指标检查有助于进行营养状态的评估。其中应用最广泛的是血清白蛋白水平。低血清白蛋白是反映蛋白质-热量营养不良的特异性指标,但其半衰期较长达20日[19],无法敏感地反映营养不良的发生与缓解。

前白蛋白也可作为反映营养状态的生化指标[19]。因其半衰期短,用于检测急性营养状态改变的敏感性更高,在摄入外源白蛋白时亦可进行测定[19]。

案例 103-6,问题 2: 初步静脉补液,并禁食48小时后,T.C. 排便量大幅降低。这是否是婴儿慢性腹泻的特点?初期肠内营养应当如何进行?

停止肠内营养摄入,粪便量立刻降低,是慢性腹泻的典型表现。但是,肠道功能及适应性评估显示,肠内营养在下述方面优于静脉营养:促进组织学恢复、D-木糖吸收、蛋白质吸收和双糖酶活性[21]。事实上,在开始肠内营养之前,组织学及吸收功能不会改善[18]。因此,T.C. 应尽可能接受部分肠内营养。

初期肠内营养应使用无乳糖配方奶,如要素配方奶或豆奶配方奶。尽管任何豆奶配方奶都可使用,但 Isomil DF 中仍添加了纤维素,适用于婴儿腹泻。婴儿慢性腹泻可伴有小肠黏膜损伤、双糖酶活性下降[4]。碳水化合物的吸收取决于双糖、多糖消化为单糖的数量,上述过程由双糖酶介导在肠腔内进行。口服补充葡萄糖可以解决碳水化合物消化与吸收障碍。但由于葡萄糖具有渗透作用,可能加重腹泻,故不应给予大量葡萄糖口服。另外,葡萄糖吸收不完全可导致结肠细菌发酵,其终产物可能刺激结肠导致腹泻。

不同于碳水化合物,蛋白质极少导致腹泻。但慢性腹泻患儿(如 T.C.)伴有肠道黏膜损伤,吸收表面积减少,导致蛋白质吸收不良。可通过给予含二肽、三肽的蛋白质配方奶,以减轻蛋白质吸收不良,相比游离氨基酸,上述配方奶吸收效率更高。

将高渗配方奶稀释至半渗,可增加耐受性。若无碳水化合物吸收不良,且粪便量不大时,可逐渐将配方奶浓度升至等渗。可进行持续肠内营养以提高耐受性。若肠内营养后腹泻复发,则由静脉等量补充粪便中丢失的电解质。

> **案例 103-6,问题 3:** 怎样评估 T.C 对于配方奶的耐受性以及肠道功能的恢复情况?

可进行粪便检查以评估吸收不良或配方奶不耐受,具体可测定粪便中还原糖及粪便 pH。乳糖为还原糖,粪便乳糖阳性表明碳水化合物吸收不良。吸收不良的碳水化合物经细菌发酵后,导致粪便 pH 下降,提示吸收不良。可口服 D-木糖 4~5 小时后采血测定吸收量,以进一步评估碳水化合物吸收能力。该检测能够早期判断预后,筛查出需长期治疗的患儿[21]。3 日内粪便脂肪含量超过摄入脂肪 5%,提示存在脂肪吸收不良。上述检测均可在门诊进行,以指导重新喂养过程。

腹泻缓解后,需建立标准婴儿配方奶喂养,包括肠内要素或豆奶配方奶。无论何时开始,应当逐步调整。用少量普通配方奶替代等量要素配方奶或豆奶配方奶,每日增加替代量,直至要素或豆奶配方奶完全停用。若已明确某种营养素不耐受,则应选用不含该成分的配方奶。例如,牛奶蛋白不耐受者可能需要豆奶配方奶或要素配方奶。

儿童肠外营养

肠外营养方案基本需求量如表 103-1 所示。应当根据患儿具体需求,结合指南个性化制定营养方案。合适的营养方案应当能够为特定患儿提供足量的营养,促进正常生长,且无毒副作用。尤其是进行性、异常营养丢失的患儿,需要更高剂量的营养素。营养处方个性化怎么强调都不为过。表 103-1 中所示的大部分营养需求,也可用于肠内营养途径。某些情况下,消化道黏膜不能完全吸收某种营养素,尤其是主要矿物质(钙、镁、铁)及微量元素,故需求量会相对较高。

适应证

任何婴儿或儿童,若无法摄入足够营养以维持正常生长,则需进行肠外营养。特定适应证如表 103-6 所示。

极低出生体重儿

极度早产或极低出生体重儿需要特殊的营养支持,原因有二:第一,妊娠晚期,胎儿生长迅速,并累积蛋白质、糖原、脂肪、矿物质[22]。若在妊娠晚期极早阶段出生,上述营养物质储备不足,故极早产儿必须比成熟儿更早接受营养支持。第二,极早产儿吸吮与吞咽反射协调性差、消化道动力差、吸收不完全。因此,需由经口胃管或鼻胃管进行肠内

营养,可能也需要进行肠外营养补充。肠外营养尤其是氨基酸补充,应在出生后尽早进行,以模拟宫内生长,并预防出生后几日出现分解代谢为主的状态。胎儿氨基酸持续供应,但早产后立即停止[23]。体重低于 1kg 婴儿,可在出生 24 小时以内,给予含氨基酸及葡萄糖的标准溶液。但由于发生高氨血症、尿毒症、代谢性酸中毒风险增高,一定程度上限制了出生后早期补充氨基酸的治疗。但是,也有若干研究显示早期补充氨基酸较为安全,能够保证正氮平衡,改善临床结局[24,25]。

呼吸窘迫

呼吸窘迫时由于呼吸频率高,呼吸与吞咽无法协调,无法经口摄入充足营养。低氧血症患儿或高危患儿,疾病急性期过度肠内喂养会增加肠道缺血可能性。上述情况通常于 3~5 日内缓解,但起病初期难以进行预计。营养喂养(1~5ml/h)通常用于维持消化道完整性。此类营养支持初期,通过静脉补液提供葡萄糖作为热量来源。婴儿由此可维持内源性能量储备,这对于体内仅存有 3~4 日能量供给的极低体重儿十分重要[22]。若至少 3~5 日内无法开始肠内喂养,或治疗数日后,仍不能确定何时能开始肠内喂养,则应当尽早开始肠外营养。尽管可进行短期肠外营养(≤5 日),但由于从起始至逐渐增量至足量的过程中,营养供给的总量太低,故极短期的肠外营养治疗并不合适。外周静脉肠外营养治疗使用脂肪乳剂作为热量的主要来源,最多可供能约 290J/kg,且通过提供适当种类和数量的蛋白质,可达到体重适度增长,体内氮平衡的目标。

消化道畸形

消化道畸形患儿常因为不能及时进行肠内喂养,需要进行肠外营养。例如,消化道闭锁或狭窄可能导致管腔部分或完全梗阻。因此,根据梗阻部位的不同,液体或营养素通过可能减缓或受阻,导致呕吐发生。类似地,坏死性小肠结肠炎患儿肠道部分缺血坏死,肠内喂养极易造成肠穿孔[26]。此类患儿在全消化道功能完全恢复前,需要肠外营养治疗。

慢性肾衰竭及肝脏疾病

慢性肝肾疾病患儿需要调整饮食,以应对含氮废物排出能力受损及蛋白质代谢受损。通过减少蛋白摄入量并谨慎补充热量,能够最大程度降低肾衰竭患儿体内多余尿素,保证其正常生长。

> **案例 103-6,问题 4:** 出院后约 48 小时,T.C. 因腹胀、血便再次急诊就诊,诊断为胃肠炎后综合征。但 T.C. 无法接受肠道营养,需使用肠外营养治疗营养衰竭。请解释应当如何为 T.C. 制定肠外营养方案?其病情将对营养需求产生什么影响?

开始实施肠外营养时,应当分别处理营养液中的蛋白质(氨基酸)、葡萄糖(右旋葡萄糖)、脂肪(脂质或脂肪乳

剂）、液体、电解质、矿物质及维生素组分。另外，应当考虑肠外营养的输注途径，若通过外周静脉，必须限制葡萄糖、钾、钙的输注量。一般外周静脉可输入最大剂量为:12.5%葡萄糖、40mmol/L钾和5mmol/L钙。若放置中心静脉管，可提高上述营养素输注量。纠正任何现存紊乱情况后，可按每日维持量足量给予液体、电解质、矿物质、维生素。对于肝肾功能正常的足月儿及儿童，在治疗初期，蛋白质每日供给应当足量，葡萄糖以及脂肪则从少量逐日增加至所需量。

T. C. 从初期治疗起即应每日接受足量蛋白质，为 2~3g/（kg·d）。若患儿蛋白质摄入量高于 4g/（kg·d），则可能发生氮质血症与酸中毒，但是推荐剂量下，上述并发症极少发生。静脉葡萄糖起始剂量为 5~8mg/（kg·min），即 7.2~11.5g/（kg·d）。除极低体重儿外，无论任何年龄与体型患儿，以正常维持输液速度输入 10% 葡萄糖作为初始治疗，均可耐受。由于 T. C. 受外周静脉置管限制，葡萄糖浓度应保持在 10%，按此浓度可供给 7.3mg/（kg·min）。若后续有必要使用中心静脉管，则葡萄糖浓度可以每日 5% 的速度增加至热量需求量。增量过程必须检测血糖与尿糖。若血糖达到或超过 8.3mmol/L，或尿糖超过"微量"，应将肠外营养输注速度至少降低 25%，并增加补液补充所需的液体与电解质。或者可降低葡萄糖浓度，或同时输注胰岛素，以将血糖水平控制在 6.67~7.78mmol/L。

脂肪乳剂起始剂量为 1g/（kg·d），每日加量 0.5~1g/（kg·d），直至最高剂量 3g/（kg·d）。因脂肪在 24 小时内持续输注耐受性更好，故应以恒定速率输入每日脂肪量[27]。当增加脂肪剂量时，需隔日监测血甘油三酯水平。若空腹甘油三酯水平 ≤1.69mmol/L，则应当增加脂肪剂量。若患儿热量不足，则血甘油三酯水平可能因内源性脂肪动员而上升。若甘油三酯水平超过 1.69mmol/L，必须目测观察血样。血样清澈而甘油三酯水平轻度升高，提示可能存在内源性脂肪动员供能。相反，血样混浊或为脂血症样，提示患儿无法利用静脉输注的脂肪。在这种情况下，直至甘油三酯水平下降后，方可进一步增加脂肪剂量。

特殊情况及并发症

案例 103-7

问题 1: J. H.，孕 31 周早产男婴，4 日龄，出生体重为 1 950g，现体重为 2 000g。出生后第 1 日，他以经口胃管输注早产奶粉，输注量逐渐增加，并使用静脉补液。出生后第 4 日，J. H. 出现腹胀、血便。腹部平片提示肠壁间气肿，即肠壁之间有气体蓄积。遂予禁食，停止一切肠道喂养。上述结果表明什么？J. H. 营养治疗应当如何进行？

腹胀、血便、肠壁间积气通常是坏死性小肠结肠炎的特征[28]。该病具体病因尚不明确，更常见于早产儿。可见案例集群报道，肠道喂养开始前少见，故可能与肠内喂养增加过快有关[29]。由于 J. H. 需要接受抗生素治疗 10~14 日，并予禁食，有必要使用肠外营养。以该方案进行营养支持

需进行中心静脉置管。

长期营养支持的目标

案例 103-7，问题 2: 第 2 日，J. H. 因肠穿孔，切除了 2/3 远端空肠、1/3 回肠，并进行了空肠造瘘术。回盲瓣及结肠全部保留。同时在手术中放置中心静脉管。J. H. 进行肠外营养的目标是什么？

J. H. 将禁食较长时间。因此，其进行肠外营养的目标必须为促进正常生长、促进受损肠道及手术伤口愈合。因为 J. H. 是早产儿，很难预估他对于肠外营养的耐受性。极低体重儿能够耐受正常剂量的儿童氨基酸；但是，部分医生使用更低初始剂量[1.0g（kg·d）]，以 0.5g（kg·d）速度增量，直至达到目标剂量为 2~3g/（kg·d）。脂肪起始剂量为 0.5~1g/（kg·d），每日加量 0.5g/（kg·d），直至最高剂量 3g（kg·d）。葡萄糖起始剂量为 5~10g/（kg·d），每日加量 2~3g/（kg·d），至达到热卡目标剂量。电解质与矿物质的剂量应按照表 103-1 中指南确定后立即添加。

脂肪乳剂:并发症

案例 103-7，问题 3: 为 J. H. 制定脂肪补充方案时必须考虑哪些因素？

尽管 J. H. 仅通过输入葡萄糖及晶体氨基酸，即可获得足量热量，但其仍需脂肪以满足生理需要，并预防必需脂肪酸缺乏症（essential fatty acid deficiency，EFAD），此并发症常见于脂肪储备较少的极低体重儿。J. H. 总热卡需求的 5% 以上需由脂肪乳提供，以降低 EFAD 发生风险。理想状态下，其营养方案中约 40% 的热量来自脂肪，此与母乳相类似。

输注脂肪乳可导致氧气运输障碍及肺通气与灌注不匹配。此并发症常见于脂肪输注剂量 ≥4g/kg，且输注时间较短时（4 小时）。目前临床实际应用时，通过脂肪乳剂量由 0.5~1g/（kg·d）逐渐增至最高剂量 4g/（kg·d），可以降低肺部并发症风险，同时促进清除。

尚不明确静脉输注脂肪是否对脓毒症患儿有害。静脉输注脂肪乳可导致淋巴细胞与中性粒细胞死亡[30]。另一方面，静脉脂肪乳中亚油酸为花生四烯酸、前列腺素、血栓素、白介素及免疫调节细胞的前体。理论上而言，输注脂肪乳能够减轻菌血症。由于 J. H. 存在坏死性小肠结肠炎、肠穿孔、手术史，故易于发生脓毒症。因此，他应当在 24 小时内以恰当速率静脉输注脂肪。由于感染影响脂肪清除，应谨慎监测 J. H. 血甘油三酯水平。

游离脂肪酸可将胆红素从白蛋白结合位点置换出，故患儿存在发生核黄疸的风险[31]。因此在输注脂肪乳前，应当先行测定总胆红素与直接胆红素水平。若间接胆红素（总胆红素 - 直接胆红素）≤171μmol/L，且蛋白水平正常者，发生核黄疸风险低。间接胆红素通常在出生 1 周内达到最高值。在高间接胆红素血症危险期后，可按表 103-1 中推荐增加脂肪剂量。若以 1g/kg 快速输注脂肪乳，胆红

素可能从白蛋白结合位点置换出；但在24小时内输注同样剂量，上述风险小[31]。鉴于常规监测显示间接胆红素水平较低，且计划脂肪输注速率较慢，J. H. 应无发生核黄疸的风险。

脂肪由蛋卵磷脂乳化，因此对蛋过敏的患儿不应使用脂肪乳剂（如出现发热、寒战、荨麻疹、呼吸困难、支气管痉挛、胸痛）。

葡萄糖不耐受

案例103-7，问题4： 由于J. H. 为早产儿，肠外营养初始剂量为5%葡萄糖，氨基酸2.5g/(kg·d)，脂肪乳剂0.5g/(kg·d)。根据维持液需求量为120ml/kg，肠外营养容量应为240ml（见表103-1）。第2日，J. H. 输入10%葡萄糖，氨基酸2.5g/(kg·d)，脂肪1g/(kg·d)。第3日，葡萄糖剂量增加至15%，氨基酸剂量仍为2.5g/(kg·d)，脂肪乳剂量增至1.5g/(kg·d)。第4日，葡萄糖剂量增加至20%，氨基酸剂量仍为2.5g/(kg·d)，脂肪乳剂量增至2g/(kg·d)。持续输入8小时后，尿液检查显示葡萄糖为1%（正常值为无葡萄糖），血糖水平为11.67mmol/L（正常值为6.67mmol/L）。解释此现象及可能导致的问题。应当如何处理高血糖？

葡萄糖最高氧化速率[mg/(kg·min)]与年龄成反比，新生儿及幼儿时为15~18mg/(kg·min)，成人时则下降至4~5mg/(kg·min)。足月新生儿及婴儿初始维持液(100ml/(kg·d))、葡萄糖10g/(kg·d)，等价于10%右旋葡萄糖，以每24小时5g/kg（等价于5%右旋葡萄糖），增加剂量至约25g/(kg·d)（等价于25%右旋葡萄糖）。早产儿处于新生儿期时，葡萄糖起始剂量更低，每日增量更小，通常为2~3g/(kg·d)。葡萄糖耐受性变异程度高，对患儿应进行个体化治疗。

J. H. 治疗方案：20%葡萄糖，10ml/h速度输注，即为16.7mg/(kg·min)。由于输入速度超出其承受能力，所以发生了高血糖及糖尿。患儿起初血糖水平正常，接受营养治疗后出现葡萄糖不耐受，应当进行评估是否存在其他原因，如感染、接受外源性糖皮质激素。高血糖及糖尿可导致血清高渗、渗透性利尿及脱水。无论何种病因，均需降低葡萄糖输注速度以治疗高血糖。若高血糖持续存在，则应继续降低肠外营养输注速度；若高血糖缓解，则可增加速度。

制定后续肠外营养治疗医嘱时，应少量增加葡萄糖剂量以增至每日所需热卡量。应继续频繁监测血糖与尿糖水平。肠外营养治疗患儿若出现严重葡萄糖不耐受，可通过胰岛素控制血糖。尽管胰岛素与肠外营养补液可相容，但胰岛素可被吸附于玻璃、聚氯乙烯、滤过器，导致胰岛素实际输入量减小[32]。患儿常需调整胰岛素剂量，从而无法将胰岛素加入肠外营养补液中。单独持续输入普通胰岛素[起始剂量：0.05~0.1U/(kg·h)]，以控制血糖，可避免浪费肠外营养补液[33]。若停用肠外营养，必须停止胰岛素使用，以免发生低血糖。

支气管肺发育不良及机械通气

案例103-7，问题5： J. H. 由于肺发育不成熟而依赖于呼吸机。其肺部疾病对与营养治疗产生什么影响？

出生28日以后，J. H. 仍依赖呼吸机，证实其患有支气管肺发育不良（bronchopulmonary dysplasia，BPD），一种婴儿期慢性肺部疾病。通常BPD特点为静息能量消耗与呼吸功增加，并伴有生长停滞[34][35]。因此J. H. 热量需求高于预期。另外，J. H. 使用呼吸机可能影响热卡量补充。极高碳水化合物负荷与二氧化碳产生增加相关[36]。反过来，可致J. H. 较难脱离呼吸机。如前所述，过快输入脂肪乳剂对于肺功能可造成不利影响。但是，J. H. 营养治疗方案中不能停用脂肪乳剂，而是应当降低输注速度，监测确保肺功能正常情况下，逐步增加剂量。

儿童用氨基酸制剂

案例103-7，问题6： 为何J. H. 适合使用儿童特殊氨基酸制剂而非标准成人制剂？

1岁及以上患儿可较好耐受成人用氨基酸制剂（如Aminosyn与Travasol）。婴儿可使用两款特制的儿童用氨基酸制剂（pediatric amino acid formulations，PAAF），TrophAmine及Aminosyn PF。由于婴儿摄入成人氨基酸制剂后出现血氨基酸水平异常，故研发了PAAF制剂。使用该制剂患儿的血浆氨基酸水平与母乳喂养者餐后两小时水平相似。理论上而言，处于生长期的婴儿，正常水平的血浆氨基酸可促进蛋白质合成。

PAAF与传统氨基酸制剂有诸多不同之处。第一，PAAF中支链氨基酸含量较高（亮氨酸、异亮氨酸、缬氨酸），而甘氨酸、蛋氨酸、苯丙氨酸含量则较低。第二，PAAF中必须氨基酸含量较高，非必需氨基酸种类更多。第三，PAAF中含有3种新生儿必需氨基酸：牛磺酸、酪氨酸（N-乙酰-L-酪氨酸）、半胱氨酸（添加L-半胱氨酸HCL）。成人制剂中上述氨基酸含量较低。新生儿肝功能尚不成熟，导致肝胱硫醚酶与苯丙氨酸羟化酶含量较低。若无这些酶的作用，新生儿无法将蛋氨酸充分转化为半胱氨酸、或将苯丙氨酸转化为酪氨酸、或由胱氨酸合成牛磺酸。上述氨基酸缺乏，对于新生儿健康会产生较大不利影响。例如，牛磺酸作用十分重要：参与视网膜发育、细胞膜的保护与稳定、神经传导、细胞容量调节与胆汁酸的结合。进行长期肠外营养时，牛磺酸可降低并预防相关胆汁淤积症的发生。

多名学者研究了TrophAmine对于足月及早产儿的临床、营养、生化效应[37][38]。使用该制剂，婴儿血氨基酸水平接近正常值。另外，与使用成人制剂相比，使用TrophAmine组体重增加显著、氮利用更佳。使用TrophAmine或Aminosyn PF七日后，两组患儿体重增长与氮潴留情况相当[39]。一项研究显示，部分极低体重婴儿发生代谢性酸中毒[37]。L-半胱氨酸是一种盐酸盐类，氯含量为5.7mmol/

100mg,可能导致酸中毒。生产商的推荐剂量为 40mgL-半胱氨酸/1g 氨基酸,该剂量对于极低体重儿可能过高,但最适剂量尚不明确。

目前,早产儿使用 PAAF 可有效促进体重增长、维持氮平衡、保持氨基酸水平正常。由于 PAAF 能够降低肠外营养液总 pH,所以可提供更高剂量钙、磷。以恰当比例补充大量钙、磷,可降低代谢性骨病发生风险。需进一步研究以确定上述益处(如,改善氮潴留、增加体重、促进骨骼生长、减少胆汁淤积),以及确定极低体重儿 L-半胱氨酸最佳使用剂量。无论如何,根据上述益处以及目前临床经验,PAAF 已作为婴儿肠外营养的标准制剂使用。

肉碱

案例 103-7,问题 7:为什么 J. H. 需要补充肉碱?

肉碱在体内发挥诸多功能,主要将长链脂肪酸(long-chain fatty acids,LCFA)转运穿过线粒体膜后,进行 β 氧化提供功能。若肉碱缺乏,参与氧化的 LCFA 量减少,导致 LCFA 蓄积,酮体与三磷酸腺苷产生减少。这对于中枢神经系统、骨骼肌、心肌均有不利影响。早产儿肉碱缺乏可导致胃肠道反流、呼吸停止、心动过缓等疾病[40]。

肉碱对于成人而言非必需营养素,可从肉类及乳制品中获得;但对于新生儿及婴儿则是必须营养素,他们体内肉碱含量较低,且自身合成能力较弱。由于肉碱主要在妊娠晚期完成蓄积,故早产儿体内含量更低。母乳及多数牛奶配方奶中含有肉碱。部分豆奶配方奶在制造过程中,添加肉碱。但肠外营养并非常规添加肉碱。因此,完全肠外营养喂养婴儿,可能发生肉碱缺乏相关并发症[40]。

因为 J. H. 具有肉碱缺乏的两大危险因素(早产、完全肠外营养),且肉碱补充副作用较小,故应当给予相应补充。肉碱可有口服及静脉制剂。J. H. 推荐使用剂量为 10 ~ 20mg/(kg·d)。在肠外营养中直接加入肉碱,有助提高血清肉碱水平,并改善营养状态。

肠外营养相关性肝病

代谢性骨病(佝偻病)

案例 103-7,问题 8:在对 J. H. 进行胸片检查以评估脓毒症情况,放射科医生注意到 J. H. 有两根肋骨骨折,且骨骼矿化不良。最近一次实验室检查显示血钙为 2.32mmol/L(正常为 2.12 ~ 2.62mmol/L);血磷为 1.16mmol/L(正常为 1.29 ~ 2.74mmol/L);碱性磷酸酶为 674U/L(正常为 350U/L)。应做何诊断?为何 J. H. 接受营养治疗后患上了此病?

妊娠晚期,骨骼加速生长,并在 36 周时达到顶峰。早产儿因此需要更高剂量的钙、磷补充。但由于静脉通路限制,无法从外周输注较高浓度钙剂,可使患儿终末器官发生维生素 D 抵抗。因此,对于早产儿如 J. H.,发生代谢性骨病已属意料之中。

铝是一些静脉盐制剂品(尤其钙盐)中的污染物,可使骨骼矿化受损[41]。低血磷、高碱性磷酸酶、骨骼未矿化及日常活动中出现骨折,均支持佝偻病诊断。

肠外营养所提供的钙、磷大大低于婴儿在子宫内的蓄积量[42]。溶液 pH、温度、钙盐、钙与磷最终浓度,可能影响其在肠外营养溶液中的溶解度。酸性肠外营养液促进钙盐与磷盐的溶解。市售氨基酸制剂的 pH,PAAF 为 5.4;成人用制剂为 7。加入 pH 为 1.5 的 L-半胱氨酸,可提高溶液酸性。由于葡萄糖也属酸性,其含量越高,溶液酸性越强。值得注意的是,储藏温度越低,钙、磷溶解度越高。因此,肉眼无法观察到冷藏肠外营养溶液沉淀。一旦加热至室温、输注给发热或暖箱中患儿,钙、磷可发生沉淀。选取钙盐的种类也很重要,如氯化盐析出快、易沉淀;而葡糖酸盐与葡庚糖酸盐析出速度稍慢。

血磷浓度应每周检测数次,据此调整磷剂量以防止出现低磷血症症状。由于骨矿化的作用,血钙水平仍保持正常,故不能作为反映疾病活动性的指标。如 J. H. 确诊时,血钙水平正常。

案例 103-7,问题 9:出生后第 56 日,J. H. 出现轻微黄疸。实验室检查结果如下:

检查	年龄/d				
	22	29	36	43	50
天冬氨酸转氨酶(aminotransferase,AST)(正常值<40U/L)	14	17	15	20	25
丙氨酸转氨酶(aminotransferase,ALT)(正常值<28U/L)	6	7	10	10	11
碱性磷酸酶(正常值<350IU/L)	103	158	345	506	695
胆红素					
间接胆红素(正常值<1mg/dl)	0.9	0.9	0.8	0.8	0.9
直接胆红素(正常值<0.2mg/dl)	0.1	0.1	0.8	1.6	3

上述结果是否与肠外营养治疗有关?

肠外营养相关性肝病(parenteral nutrition-associated liver disease,PNALD)是长期肠外营养所致的严重肝脏损害,可以引起永久性肝损甚至是肝衰竭。过去几十年间,接受肠外营养治疗患儿中有一半报道存在肝脏损害[43],在极低出生体重儿中,如 J. H. ,患病率更高达 50%。尽管至今这仍存在是个问题,基于目前对婴儿长期肠外营养治疗方法有了更好的理解,肝损发病率有所下降。J. H. 实验室检查的异常结果即为该并发症的典型表现。首发改变为直接胆红素升高(结合胆红素),最早可在开始肠外营养后两周出现。直接胆红素升高两周后或更长时间,可出现肝酶(AST、ALT)升高。碱性磷酸酶亦可升高,但非肝脏损害的特异性指标。碱性磷酸酶可由肝脏、消化道、骨骼产生。虽然目前 J. H. 实验室检查结果与 PNALD 表现相符,但是肠外营养制剂的多种组份也与胆汁淤积有关,所以可能存在其他病因[43]。胆汁淤积是一个排他性诊断,需排除其他病因,如病毒性肝炎。

J. H. 具有多项发生胆汁淤积的危险因素,其中长期胃肠道禁食最为重要[43]。胃肠道内进食后,分泌消化道激素,刺激胆汁分泌与胆囊收缩[43]。若无上述激素,可能导致胆汁淤积[43]。此外,J. H. 因早产而肝脏功能不成熟,与长期应用肠外营养均为危险因素。随着肠外营养应用时间延长,早产儿肝脏疾病发病率随之上升,静脉营养超过 30 日患儿中,25% 以上出现胆汁淤积表现[43]。外科患儿高胆红素血症发生率高于内科患儿,尤其是接受消化道手术者[43]。许多手术可能增高黄疸风险[43]。最后,J. H. 的感染同样增加了胆汁淤积发生风险[43]。

婴儿使用成人氨基酸制剂会增加胆汁淤积风险。一项研究表明,极低出生体重儿使用 TrophAmine 可降低胆汁淤积发病率至 23%,历史对照组为 30%~50%[44]。另一项研究比较了上述两种 PAAF,Aminosyn PF 组胆汁淤积发病率为 33%,TrophAmine 组为 13%[45]。J. H. 并不具有另一胆汁淤积危险因素——输注大量蛋白质或葡萄糖。因为氨基酸由肝脏细胞运输,故提供恰当种类及剂量的氨基酸,可将胆汁淤积发生风险降至最低。一项研究显示,相比低蛋白方案[2.3g/(kg·d)],高蛋白方案[3.6g/(kg·d)]与重症胆汁淤积早发、严重程度有关[46]。类似地,葡萄糖超负荷亦是肝脂肪变性的已知病因。因此,J. H. 需避免过度肠外营养治疗。

除肝脏损伤外,接受肠外营养治疗的婴儿及儿童中亦有发生胆囊结石的报道[43]。J. H. 在坏死性小肠结肠炎急性期接受了回肠切除术,使得其发生肝胆道并发症的风险增高。

案例 103-7,问题 10:针对目前出现胆汁淤积的情况,对于 J. H. 的营养方案应该如何调整?

第一,需考虑进行胃肠道喂养。即使低量营养喂养也有助于缓解症状,可在胆汁淤积患儿中尝试。第二,应当评估肠外营养中蛋白质与葡萄糖的剂量。胆汁淤积时,蛋白质、碳水化合物、脂肪需按恰当比例混合以提供热量。

尽管尚无临床试验评价患儿周期性停用肠外营养的效果,但仍应考虑实施。周期性肠外营养,即逐渐降低输注速度至停止肠外营养一段时间后,再重新开始并逐渐增加至目标速率,此法可缩短肝脏受肠外营养影响的总时间。对于极低出生体重儿,即使十分缓慢地降低输注速度,仍可出现低血糖,所以应当慎重进行。无论如何,均可尝试短时暂停肠外营养(如两小时)。

营养制剂中所提供的微量元素应予以检查。铜与锰均经肠肝循环,蓄积于肝脏导致疾病。锰具有肝脏毒性,应从 J. H. 的肠外营养制剂中去除。研究尚未表明是否需要去除铜、锰。若不恰当地去除铜,可能导致贫血、骨量减少、中性粒细胞减少。因此,应降低铜剂量,且监测血铜、血锰水平,以指导治疗。

近期研究表明,对于 PNALD 患儿,使用鱼油中提取的 ω-3 长链脂肪酸可逆转肝脏损伤,而豆油脂肪乳则无相应作用。鱼油富含二十碳五烯酸及二十二碳六烯酸,不影响胆汁流动,并能减少肝脏中脂肪蓄积。Omegaven,一种由鱼油组成的静脉输注脂肪乳液,目前仅用于同情给药治疗,尚未获得 FDA 批准[47]。利用鱼油口服制剂作为婴儿营养补充剂以逆转 PNALD 的相关研究正在进行中[48]。

药物治疗 PNALD 的作用有限。苯巴比妥(phenobarbital)无减轻或逆转 PNALD 的作用[49]。熊去氧胆酸(ursodiol)10~20mg/(kg·d)可成功治疗其他胆汁淤积性肝病,初步结果表明该药也可改善儿童 PNALD[50]。熊去氧胆酸是一种天然产生、无毒性的胆汁酸,可能作用机制为:置换及取代胆汁淤积中产生的内源性有毒胆汁酸盐。

抗生素甲硝唑(metronidazole)用于预防成人 PNALD 极具前景。甲硝唑可抑制肠道淤滞时消化道细菌过度生长。细菌可导致肝胆毒性胆汁酸(如石胆酸)产生增多。甲硝唑 25mg/(kg·d)已证实有效[51]。

案例 103-7,问题 11:若停止肠外营养,并在两周内开始肠道喂养,预计 J. H. 肝脏损伤的转归。若无法进行肠道喂养,会发生什么改变?

是否能够成功停止肠外营养较难预计。一般而言,小肠保留越长,成功率越高。另外,儿童短肠综合征相关研究显示,血清瓜氨酸水平可预计患儿停止肠外营养的成功概率。瓜氨酸是由小肠细胞产生的游离氨基酸。因此,在停止肠外营养前,需要测定 J. H. 血瓜氨酸水平[52]。

若发生胆汁淤积后,能够即刻停止肠外营养,则 J. H. 肝功能有较大希望能够恢复正常。肠外营养停止后两周内,黄疸消退,之后血生化指标恢复正常[43]。活检表明组织病理学改变恢复较慢。活检结果表明,临床及血清学指标恢复正常 40 周以后,仍存在胆汁淤积的病理学证据[43]。

若不能成功进行肠道喂养,则 J. H. 肝功能预后不佳。研究表明,接受肠外营养长达 90 日以上的婴儿,活检提示存在不可逆的肝脏损伤[43]。因此,一旦 J. H. 可耐受营养方式转变,应当立即从肠外营养转为肠道喂养,益处显而易见。

(叶孜清 译,黄瑛、李智平 校,徐虹 审)

参考文献

1. Holliday MA, Segar WE. The maintenance need for water in parenteral fluid therapy. *Pediatrics*. 1957;19(5):823.

2. Greene HL et al. Guidelines for the use of vitamins, trace elements, calcium, magnesium, and phosphorus in infants and children receiving total parenteral nutrition: report of the Subcommittee on Pediatric Parenteral Nutrient Requirements from the Committee on Clinical Practice Issues of the American Society for Clinical Nutrition [published corrections appear in Am J Clin Nutr. 1989;49(6):1332; Am J Clin Nutr. 1989;50(3):560]. *Am J Clin Nutr*. 1988;48(5):1324.

3. US Centers for Disease Control and Prevention. 2000 CDC growth charts: United States. http://www.cdc.gov/nchs/data/series/sr_11/sr11_246.pdf. Accessed October 1, 2010.

4. King C et al. Centers for Disease Control and Prevention. Managing acute gastroenteritis among children oral rehydration, maintenance, and nutritional therapy. *MMWR Recomm Rep*. 2003;52(RR-16):1.

5. Gidding SS et al. American Heart Association. Dietary recommendations for children and adolescents: a guide for practitioners. *Pediatrics*. 2006;117(2):544.

6. Drozdowski LA et al. Ontogeny, growth and development of the small intestine: understanding pediatric gastroenterology. *World J Gastroenterol*. 2010;16(7):787.

7. Gartner LM et al. American Academy of Pediatrics Section on Breastfeeding. Breastfeeding and the use of human milk. *Pediatrics*. 2005;115(2):496.

8. Wessel JJ. Human milk. In: Corkins MR, ed. *The A.S.P.E.N. Pediatric Nutrition Support Core Curriculum*. Silver Spring, MD: American Society for Parenteral and Enteral Nutrition; 2010:120.

9. Helms RA et al. Protein digestion, absorption, and metabolism. In: Corkins MR, ed. *The A.S.P.E.N. Pediatric Nutrition Support Core Curriculum*. Silver Spring, MD: American Society for Parenteral and Enteral Nutrition; 2010:31.

10. Oski FA. Iron deficiency—facts and fallacies. *Pediatr Clin North Am*. 1985;32(2):493.

11. Wagner C, Greer FR; American Academy of Pediatrics Section on Breastfeeding; American Academy of Pediatrics Committee on Nutrition. Prevention of rickets and vitamin D deficiency in infants, children, and adolescents. *Pediatrics*. 2008;122(5):1142.

12. American Academy of Pediatrics Subcommittee on Hyperbilirubinemia. Management of hyperbilirubinemia in the newborn infant 35 or more weeks of gestation. *Pediatrics*. 2004;114(1):297.

13. Bhatia J, Greer F. American Academy of Pediatrics Committee on Nutrition. Use of soy protein-based formulas in infant feeding. *Pediatrics*. 2008;121(5):1062.

14. Greer F et al. American Academy of Pediatrics Committee on Nutrition; American Academy of Pediatrics Section on Allergy and Immunology. Effects of early nutritional interventions on the development of atopic disease in infants and children: the role of maternal dietary restriction, breastfeeding, timing of introduction of complementary foods, and hydrolyzed formulas. *Pediatrics*. 2008;121(1):183.

15. Centers for Disease Control and Prevention (CDC). Enterobacter sakazakii infections associated with the use of powdered infant formula—Tennessee 2001. *MMWR Morb Mortal Wkly Rep*. 2002;51(14):298.

16. Fomon SJ et al. Cow milk feeding in infancy: gastrointestinal blood loss and iron nutritional status. *J Pediatr*. 1981;98(4):540.

17. Low LC. Inborn errors of metabolism: clinical approach and management. *Hong Kong Med J*. 1996;2(3):274.

18. McClure RJ. Trophic feeding of the preterm infant. *Acta Paediatr Suppl*. 2001;90(436):19.

19. Mehta NM, Duggan CP. Nutritional deficiencies during critical illness. *Pediatr Clin North Am*. 2009;56(5):1143.

20. Yehuda S et al. Nutritional deficiencies in learning and cognition. *J Pediatr Gastroenterol Nutr*. 2006;43(Suppl 3):S22.

21. Hill R et al. An evaluation of D-xylose absorption measurements in children suspected of having small intestinal disease. *J Pediatr*. 1981;99(2):245.

22. Heird WC et al. Intravenous alimentation in pediatric patients. *J Pediatr*. 1972;80(3):351.

23. Thureen PJ et al. Protein balance in the first week of life in ventilated neonates receiving parenteral nutrition. *Am J Clin Nutr*. 1998;68(5):1128.

24. Hay WW Jr et al. Workshop summary: nutrition of the extremely low birth weight infant. *Pediatrics*. 1999;104(6):1360.

25. te Braake FW et al. Amino acid administration to premature infants directly after birth. *J Pediatr*. 2005;147(4):457.

26. Patole S. Strategies for prevention of feed intolerance in preterm neonates: a systematic review. *J Matern Fetal Neonatal Med*. 2005;18(1):67.

27. Kao LC et al. Triglycerides, free fatty acids, free fatty acids/albumin molar ratio and cholesterol levels in serum of neonates receiving long-term lipid infusions: controlled trial of continuous and intermittent regimens. *J Pediatr*. 1984;104(3):429.

28. Bell MJ et al. Neonatal necrotizing enterocolitis. Therapeutic decisions based upon clinical staging. *Ann Surg*. 1978;187(1):1.

29. Pietz J et al. Prevention of necrotizing enterocolitis in preterm infants: a 20-year experience. *Pediatrics*. 2007;119(1):e164.

30. Cury-Boaventura MF et al. Toxicity of soybean oil emulsion on human lymphocytes and neutrophils. *JPEN J Parenter Enteral Nutr*. 2006;30(2):115.

31. Andrew G et al. Lipid metabolism in the neonate: II. The effect of Intralipid in bilirubin binding in vitro and in vivo. *J Pediatr*. 1976;88(2):279.

32. Weber SS et al. Availability of insulin from parenteral nutrient solutions. *Am J Hosp Pharm*. 1977;34(4):353.

33. Sajbel TA et al. Use of separate insulin infusions with total parenteral nutrition. *JPEN J Parenter Enteral Nutr*. 1987;11(1):97.

34. Yeh TF et al. Metabolic rate and energy balance in infants with bronchopulmonary dysplasia. *J Pediatr*. 1989;114(3):448.

35. Kurzner SI et al. Growth failure in infants with bronchopulmonary dysplasia: nutrition and elevated resting metabolic expenditure. *Pediatrics*. 1988;81(3):379.

36. Covelli HD et al. Respiratory failure precipitated by high carbohydrate loads. *Ann Intern Med*. 1981;95(5):579.

37. Heird WC. Pediatric parenteral amino acid mixture in low birth weight infants. *Pediatrics*. 1988;81(1):41.

38. Helms RA et al. Comparison of a pediatric versus standard amino acid formulation in preterm neonates requiring parenteral nutrition. *J Pediatr*. 1987;110(3):466.

39. Adamkin D et al. Comparison of two neonatal intravenous amino acid formulations in preterm infants: a multicenter study. *J Perinatol*. 1991;11(4):375.

40. Crill CM et al. Carnitine: a conditionally essential nutrient in the neonatal population? *J Pediatr Pharm Pract*. 1999;4(3):127.

41. Poole RL et al. Aluminum content of parenteral nutrition in neonates measured versus calculated levels. *J Ped Gastroenterol Nutr*. 2010;50(2):208.

42. Ziegler EE et al. Body composition of the reference fetus. *Growth*. 1976;40(4):329.

43. Kelly DA. Intestinal failure-associated liver disease: what do we know today? *Gastroenterology*. 2006;130(2, Suppl 1):S70.

44. Mauer EC, Penn D. Incidence of cholestasis in low birth weight (LBW) neonates on TrophAmine [abstract]. *JPEN J Parenter Enteral Nutr*. 1991;15(1, Suppl):25S.

45. Wright K et al. Increased incidence of parenteral nutrition associated cholestasis with aminosyn PF compared to trophamine. *J Perinatol*. 2003;23(6):444.

46. Vileisis RA et al. Prospective controlled study of parenteral nutrition-associated cholestatic jaundice: effect of protein intake. *J Pediatr*. 1980;96(5):893.

47. Gura KM et al. Reversal of parenteral nutrition-associated liver disease in two infants with short-bowel syndrome using parenteral fish oil: implications for future management. *Pediatrics*. 2006;118(1):e197.

48. Tillman EM, et al. Enteral fish oil for treatment of parenteral nutrition-associated liver disease in six infants with short-bowel syndrome. *Pharmacotherapy*. 2011;31(5):503–509.

49. Gleghorn EE et al. Phenobarbital does not prevent total parenteral nutrition-associated cholestasis in non-infected neonates. *JPEN J Parenter Enteral Nutr*. 1986;10(3):282.

50. San Luis VA, Btaiche IF. Ursodiol in patients with parenteral nutrition-associated cholestasis. *Ann Pharmacother*. 2007;41(11):1867.

51. Günsar C et al. The biochemical and histopathological effects of ursodeoxycholic acid and metronidazole on total parenteral nutrition-associated hepatic dysfunction: an experimental study. *Hepatogastroenterology*. 2002;49(44):497.

52. Fitzgibbons S et al. Relationship between serum citrulline levels and progression to parenteral nutrition independence in children with short bowel syndrome. *J Pediatr Surg*. 2009;44(5):928.

第 104 章　儿童常见疾病

Chephra McKee，Brooke Gildon，and Bethany Ibach

核心原则

		章节案例
①	给儿童服药具有一定挑战性。口服药需使用注射器或是滴管进行定量，而非家用汤匙或杯子。若儿童不配合，无论采取何种给药途径，都需使用特殊技巧。	案例 104-1（问题 1）
②	尿布疹为轻微红色皮疹，皮肤发红程度常逐渐加重，并可累及至尿布区外。推荐初期使用保护剂，若皮炎病程超过 3 日且累及尿布区外，则应当加用局部抗真菌药。	案例 104-2（问题 1 和 2）
③	儿童发热可由常见病毒感染所致，但亦可为严重细菌感染所致，或导致高热惊厥等并发症。应准确评估并进行恰当处理。	案例 104-3（问题 1 和 2）
④	6 岁以下患儿咳嗽、感冒以支持性治疗为主，可给予鼻腔生理盐水、水化、雾化吸入。非处方药治疗效果不佳，且由于家长给药疏忽所致的药物过量，常导致严重不良后果。	案例 104-4（问题 1）
⑤	便秘定义为排便减少或排便困难，持续至少 2 周。功能性便秘最常见，可通过行为调整或药物治疗。	案例 104-5（问题 1）
⑥	胃肠炎通常为自限性疾病，但可能导致婴儿及儿童出现较严重的脱水。评判脱水程度十分重要，据此决定是否需要进行口服补液，或是入院接受静脉补液。	案例 104-6（问题 1~3）
⑦	胃食管反流是幼儿常见病。通常无需干预，但部分病例需要进行喂养调整及可能的药物治疗，包括抑酸剂或促动力药。	案例 104-7（问题 1 和 2）
⑧	中耳炎是中耳感染伴渗出，症状发展迅速，且有中耳炎症证据。治疗措施包括使用抗生素和留心观察，具体根据患儿年龄及疾病严重程度进行选择。尽管青霉素不敏感肺炎链球菌高发，仍选用阿莫西林（或阿莫西林/克拉维酸）治疗。	案例 104-8（问题 1~3）
⑨	急性咽炎可由呼吸道病毒或细菌所致，最常见为化脓性链球菌。细菌性咽炎治疗目标为缓解症状、预防风湿性心脏病。阿莫西林用于治疗细菌性咽炎。	案例 104-9（问题 1 和 2）

　　儿童占总人口 25% 以上，每位 5 岁以下儿童平均接受过 3 次处方药。根据 Slone 调查研究显示，1998—2007 年，56% 的 12 岁以下儿童在过去 1 周内至少服用过 1 种药物[1]。其中处方药仅占 20%，因此使用自购药物（如非处方药）的现象最为普遍。最常用的非处方药物为对乙酰氨基酚、伪麻黄碱、布洛芬、右美沙芬、抗组胺剂及铁剂。最常用的处方药为阿莫西林与沙丁胺醇。近年，血脂异常、高血压、2 型糖尿病、注意缺陷多动障碍等慢性病药物使用率上升，这表明慢性疾病管理在儿科用药中的重要性逐渐上升[2,3]。鉴于儿童药物使用普遍，医务工作者对于家庭、儿童进行正确使用非处方药及处方药的教育尤其关键。

儿童用药

案例 104-1

问题 1：M. B.，16 月龄女婴，体重 9kg，诊断为耳部感染。她需要每 12 小时口服 5ml 阿莫西林（400mg/5ml）。应当推荐何种技巧以成功进行给药？

口服药

给予幼儿或婴儿口服药往往需要两位成人：一位温和地约束患儿；另一位准确、迅速地给药。若仅有一位成人，则可如图104-1所示，使用毯子或大毛巾包住患儿的手和脚。

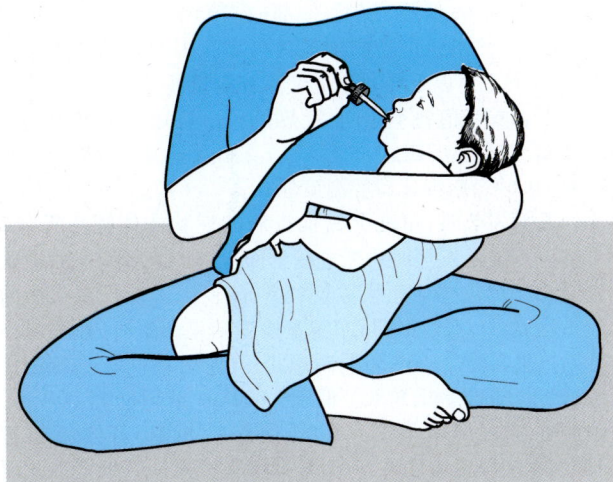

图104-1 给予幼儿口服液体药物。①预先量好所需药物，并置于可及处。②将幼儿置于自己膝盖上，将幼儿一只手臂置于自己身后，用双腿夹住幼儿的双腿。通过非惯用手约束幼儿的另一只手臂。③将幼儿头部轻微后仰，轻压颊部以使其张口，惯用手将滴管或注射器对准牙龈后部与颊部中间处。每次注入少量药液（1~2ml），确保幼儿吞咽药物

液体制剂所附的计量工具，如注射器、滴管或量勺，可以提供所需剂量的最精确测量。使用口服给药器将1~2ml药液注入婴儿后咽部，是最容易给予液体药剂的方式。不应使用家用茶匙进行定量，由于茶匙大小各异，容量3~8ml不等。此外，还需考虑测量单位。为了减少失误并提高给药准确性，对于液体药品，建议处方和给药时将药量精确到毫升[4]。研究表明，在其他特殊给药工具中，家长使用量杯进行药物定量最为困难[5]。

某些情况下，碾碎药片或将胶囊内容物与少量（1~2茶匙）食物（如巧克力布丁、苹果酱、冰淇淋、果冻、巧克力糖浆）混合，也可用替代液体药剂。使药口感更佳的方法包括：冷冻、加入调味剂，同时使用"奖励"（如冰棍、巧克力糖浆、服药后给予饮料），亦有帮助。尽管药物可以用少量（10~15ml）的液体（果汁、牛奶和配方奶粉）混合给予，但不得将其药量稀释入一整顿奶量中，亦不可将之后的药量一起加入以备后续给药。限制液量有助于给予足量药物，将药剂加入奶瓶后即刻给药，可将药物降解的可能性降至最低。将药物混入食物、乳制品前，应当考虑到两者的相互作用。大多数儿童5~8岁时可吞服药片。若患儿上学或是幼托班需要中午服药时，应再备一份药品给看护者，以防止药剂丢失。任何年龄患儿若能够配合服药，应当鼓励并表扬。可通过奖励及正性强化以取得大龄患儿的配合。

对于M.B使用阿莫西林，应当给予家长定量注射器，并示范如何定量5ml。若M.B.不配合服药，可能需对其进行约束，每次给予1ml或2ml药物。在给M.B.服药后，家长应当立即给予一些可口的食物。

耳、鼻和眼滴液

婴儿与幼儿耳、眼、鼻部给药方式与成人不同。进行耳部滴药时，应将婴儿与幼儿耳廓向下、向外牵拉，将年长儿耳廓向上向后方牵拉，以拉直耳道。进行鼻、眼部滴药时，应使婴儿及幼儿头部低于身体其他部位，借重力以分散药剂。可使患儿躺于床上，肩部探出床缘。眼部滴药时，常需约束患儿。眼部滴药时（图104-2），必须注意防止婴儿突然活动而伤及眼部。将持滴眼液的手置于婴儿额头部位，当婴儿头部移动时，可跟随一起移动，则能够降低损伤眼部的可能性。

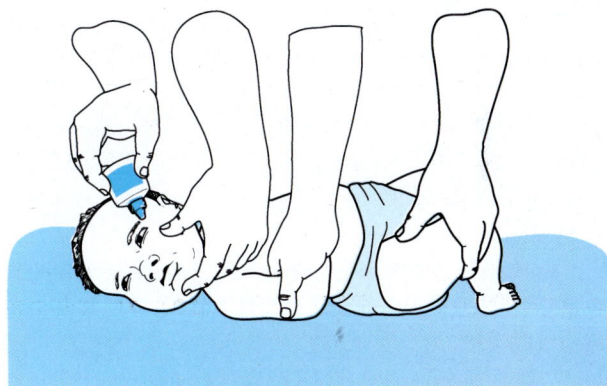

图104-2 给予幼儿滴眼液。①将患儿置于平整处。在第二位成人的协助下，约束或包裹住患儿。②固定患儿头部，轻轻分开眼睑，给药时将持药瓶的手置于患儿头部，以减少患儿头部突然移动时眼部受伤的可能性。按照要求给药

在进行眼、鼻、耳部滴药时，为将患儿恐惧感降至最低，并取得配合，应尽可能用简洁易懂的语言向患儿解释所需进行的操作。即使贮存于室温条件下，药液滴入耳部或鼻部也会感觉冰凉。故在滴药前几分钟，最好先用手将药液捂热。

在为M.B.进行耳部滴药前，她应当躺下，患侧耳部向上。应将其耳廓向下、向外牵拉，将药液滴入耳道，保持该姿势至少1分钟。

婴儿护理

尿布疹

病因

尿布皮炎是儿科常见病，35%的婴儿随时都可发生。尽管其发生机制尚不明确，但若干因素（如化学刺激、摩擦、细菌）与尿布区皮肤炎症相关。尿布皮炎尤其与皮肤湿度

及 pH 密切相关，而湿度相关性更强。皮肤湿度过大会增加对低分子化合物的渗透性，并加剧了摩擦的影响[6]。塑料外衬的布制尿布或带塑料内衬的一次性纸尿裤降低通气，增高尿布区湿度，应避免使用[7]。布制或一次性尿布中残余化学品或洗衣剂，以及肥皂、药物、润肤露等直接接触婴儿皮肤的物品，都有可能导致尿布疹发生。

临床表现

尿布皮炎的 4 个临床表现为：

1. 肛周轻度、鳞屑状皮疹。
2. 红疹边缘清晰且融合。
3. 尿布区可见溃疡。
4. 皮疹为融合红斑，伴卫星灶及水疱脓疱，皮损累及生殖器。

治疗

案例 104-2

问题 1：K.G.，3 月龄婴儿，出现严重尿布疹，病程 4 日。炎症及触痛限于尿布区，红肿区周围可见脓疱样卫星灶。自 K.G. 出生后，母亲仅为其使用布制尿布，并未更换肥皂或改变使用尿布习惯。K.G. 出现尿布疹的原因是什么？怎样治疗较恰当？

K.G. 的尿布疹考虑是念珠菌感染所致，主要表现为红色皮疹，伴脓疱样卫星灶。病程超过 3 日，且广泛累及生殖器与腹股沟褶，为此类尿布疹的特点。K.G. 的皮疹可用 1% 克霉唑（clotrimazole）或 2% 咪康唑（miconazole）乳膏治疗，每日患处涂抹 4 次直至皮疹消退。亦可使用制霉菌素（nystatin）软膏（100 000U/g），但由于念珠菌属对制霉菌素耐药性上升，其效果不如咪唑类抗真菌药。

案例 104-2，问题 2：你建议 K.G. 母亲怎样处理尿布疹，预防复发？

清水轻柔清洗尿布区以去除粪便与尿液，并提高更换尿布频率，有助于缓解尿布疹。若使用含酒精的尿布湿巾擦拭，可能导致刺痛，进一步刺激患处，因此直至皮疹痊愈前，应当避免使用。每次更换尿布后，可使用含氧化锌或凡士林（如 Desitin）的保护剂，以阻断刺激并保持干燥。粉状保护剂（如玉米粉、滑石粉）能够降低尿布引起的摩擦，但使用时应当小心，因为婴儿可能吸入粉剂颗粒，导致化学性肺炎[8]。使用时应将粉剂置于尿布上，或靠近身体使用，远离婴儿面部。其他适合 K.G. 的治疗与预防措施包括：

1. 尿布湿后尽快更换或日间至少 2~4 小时更换 1 次。
2. 保持尿布区清洁（如每晚沐浴直至皮疹缓解）。
3. 夜间使用强吸水性纸尿裤。
4. 尽可能经常将尿布区暴露于空气中。
5. 在更换新尿布前，充分干燥尿布区。
6. 在每次更换尿布后，使用氧化锌或凡士林等保护剂。

7. 若使用棉制尿布，于尿布桶及水中清洗时应加入抑菌剂，或使用专业尿布清洗服务以确保尿布无菌。
8. 若皮炎严重，可使用低效局部糖皮质激素，如 0.5%~1% 氢化可的松，每日 2 次，不超过 2 周[7]。

发热

正常体温在一天中会发生变化，午后或傍晚时最高。体温可经直肠、口腔、腋下、颞部（前额）和耳窝测量。3 月以下婴儿，体温经直肠测量最为可靠。因为年幼儿无法含紧体温计，3 月以下婴儿不应经口腔测量体温。

尽管参考值各不相同，发热（fever）可定义为腋温超过 37.5℃、核心温度超过 38℃[9]。直肠及耳温比口腔温度高 0.3°~0.6℃，腋温比口腔温度低 0.3~0.6℃。

儿童发热时，可能无其他疾病的症状或体征。所有 2 月龄以下婴儿发热时均需进行全面检查（如血培养、尿液检查），由于严重感染症状常较轻微非特异，不能反映疾病的严重程度[10]。故在等待实验室检查结果回报时，往往应当开始抗生素治疗。3~36 月龄患儿，若体温≥39℃，白细胞计数（white blood cell，WBC）低于 5 000/μl 或超过 15 000/μl，菌血症发生风险增高[10]。任何年龄儿童，若体温超过 41℃，除怀疑菌血症外，应当怀疑脑膜炎可能。根据患儿情况，考虑进行血培养、腰椎穿刺、尿液检查、胸片等检查以确定感染病因。免疫功能低下患儿伴发热，或发热患儿伴有功能性、解剖性无脾，发生脓毒症或暴发性感染风险增高（如肺炎链球菌、沙门菌、大肠杆菌），应当即刻进行抗生素治疗[11]。

热性惊厥

案例 104-3

问题 1：R.B.，12 月龄男婴，体重 10kg。昨日情况良好，直到其母亲下午触摸到 R.B 时，感觉他身体发烫。过去 24 小时内，R.B 持续发热，且易激惹、活动减少。15 分钟前测量直肠温度为 39℃。由于家中其他两个孩子曾发生过热性惊厥，其母亲担心 R.B. 体温持续升高，使其有发生热性惊厥的风险。R.B. 母亲的担忧是否有依据？

6 月龄~5 岁患儿，若体温超过 38℃，热性惊厥（febrile seizures）发生率约为 2%~4%[12]。该病的病因与发病机制未明确，尚无证据表明体温上升速度与之相关[13]。遗传易感性也是发病因素之一，家族史阳性的家庭成员热性惊厥发生率较高[12]。主要包括两种类型：简单热性惊厥与复杂热性惊厥。简单热性惊厥持续时间不超过 15 分钟，无局灶性发作。复杂热性惊厥持续时间更长，反复发作，且伴有局灶症状。典型热性惊厥发生于发热初起的 24 小时内[12,13]。尽管 R.B. 处于热性惊厥好发年龄，但其发热病程已超过 24 小时，故发生热性惊厥可能性较低。

治疗

案例 104-3，问题 2：应当如何治疗 R.B. 发热？

对乙酰氨基酚（acetaminophen）是儿童最为常用的退热剂。口服或直肠使用的常规剂量，每剂 10～15mg/kg，按需每 4～6 小时使用 1 次，直至剂量为 75mg/(kg·d)[14]。布洛芬（ibuprofen）口服剂量为每剂 5～10mg/kg，按需每 6～8 小时服用 1 次，直至剂量为 40mg/(kg·d)。作为退热剂，布洛芬与对乙酰氨基酚同样有效，且安全性相似[15]。尽管儿童使用布洛芬有发生肾衰竭报道，但对于脱水、有潜在心血管或肾脏疾病、使用其他肾毒性药物的儿童和 6 月以内的婴儿，肾脏损害的发生风险较高[15]。

对乙酰氨基酚 100～150mg，按需每 4～6 小时给药 1 次，或是布洛芬 50～100mg，按需每 6～8 小时服用 1 次，能有效降低 R.B. 体温。对乙酰氨基酚是儿童一线用药。若使用茶匙量取对乙酰氨基酚婴儿滴剂（80mg/0.8ml）而非给予液体剂型（160mg/5ml），或用常规强效片（325mg）代替了儿童咀嚼片（80mg 和 160mg），可能导致药物剂量错误。2011 年，消费者医疗用品联盟（由知名非处方药生产商与经销商组成）自愿将对乙酰氨基酚剂型统一为 160mg/5ml，以降低用错剂量的风险。此外，2017 年，制造商开始过渡到只生产单一剂量的儿童对乙酰氨基酚咀嚼片（160mg）。但医生仍询问家长自备对乙酰氨基酚的剂型，现用药中是否含有对乙酰氨基酚，以判断累积剂量是否在推荐范围内。近期数据表明，针对 R.B. 情况，使用布洛芬退热可能更加有效，故应优先使用[16]。有两种液体剂型可供选用（婴儿滴剂，40mg/ml；儿童用悬浊液，100mg/5ml）及咀嚼片（100mg）。短期按推荐剂量使用布洛芬退热，不良反应很少。部分证据显示，联合使用对乙酰氨基酚（每 4～6 小时 1 次）与布洛芬（每 6～8 小时 1 次），可更有效缩短疾病初起 24 小时内发热病程[16]。但联合用药可能导致用药错误[15]，且近期研究数据提示联合用药可能增加急性肾脏损伤的发生风险[17]。因阿司匹林可导致 Reye 综合征，当儿童或青少年因水痘、胃肠炎、呼吸道病毒性感染而发热时，不推荐使用[18,19]。

咳嗽与感冒

儿童中另一常见诊断为上呼吸道病毒感染或普通感冒。学龄前儿童一般每年感冒 6～8 次[20]。儿童常见感冒症状为咽痛、鼻塞、流涕、喷嚏、咳嗽和烦躁。

临床表现与治疗

案例 104-4

问题 1：J. K.，3 月龄婴儿，体重 5.3kg，昨日起出现鼻塞、流涕、咳嗽。无发热，食欲好，昨夜睡眠不佳。J. K. 母亲致电了儿科医生，医生说可能是由于病毒感染导致了感冒。J. K. 母亲想要知道应该使用哪些药物用于控制感冒症状。

若空气干燥时，冷雾加湿器能够使室内空气湿度升高，减小对上呼吸道的刺激。对于 6 月龄以下婴儿，如 J. K.，用生理盐水滴鼻后用球形吸鼻器抽吸，有助于清理鼻腔。在喂养前进行尤其重要。考虑到 J. K. 年龄与可能的不良

反应，不应为其开具减充血药物。若 J. K. 年龄足够大，需局部使用减充血剂时，应使用去氧肾上腺素（phenylephrine），而非羟甲唑啉（oxymetazoline）及赛洛唑啉（xylometazoline），因为去氧肾上腺素用于 6 岁以下儿童，毒性作用更小（如镇静、惊厥、失眠、昏迷）[21,22]。不推荐 J. K. 使用抗组胺剂、镇咳药、愈创甘油醚，因为尚无证据支持上述药物的效果，且用于该年龄段患儿，常见不慎过量使用。抗组胺药对普通感冒引起的流涕无效，不推荐使用。若患儿咳嗽伴咳痰，则使用镇咳药无效且不推荐。愈创甘油醚等祛痰剂同样无效，且证据尚不支持维生素 C、锌剂、紫锥菊提取物用于治疗或预防儿童感冒。

缓解上呼吸道症状的非处方药有数百种，每年在美国可售出超过 10 亿单位药物[23]。但是，此类咳嗽与感冒药用于儿童的安全性与有效性有待考证[24]。据美国疾病预防控制中心（Centers for Disease Control and Prevention, CDC）报道，2004—2005 年有 1 519 名 2 岁以下儿童因过量使用咳嗽与感冒药或其他相关原因，就医于急诊。另外，美国食品药品管理局（Food and Drug Administration, FDA）报道，1969—2006 年 9 月 13 日，54 名儿童死亡与减充血剂使用相关［如伪麻黄碱［pseudoephedrine]、去氧肾上腺素、麻黄碱（ephedrine)]；69 例死亡与抗组胺剂相关［如苯海拉明（diphenhydramine）、溴苯那敏（brompheniramine）、氯苯那敏（chlorpheniramine）]。多数死亡病例发生在 2 岁以下儿童及部分因药物过量而致死的儿童病例，原因是因疏忽而同时使用了多种成分相同的药物。

2008 年，FDA 发布一项公共卫生咨询建议：非处方类的咳嗽和感冒药不适用于 2 岁以下儿童[25]。同年，消费者医疗用品联盟宣布多家生厂商将自愿修改说明书，不推荐 4 岁以下患儿使用感冒药[26]。由于感冒药毒性与相关死亡病例报道，CDC 建议除非有医嘱，否则家长应避免给 2 岁以下儿童使用此类药物[24]。若医生认为大龄儿童需使用感冒药，则应选用含单一成分非处方药，以减小不良反应，及避免使用多种含相同成分的药物。值得注意的是家长经常误解非处方药的说明，可能导致患儿服用错误剂量药物[27]。医务工作者应当予以重视，指导家长给予患儿正确剂量的药物。J. K. 的对症治疗措施包括，室内使用冷雾加湿、喂养前以生理盐水滴鼻后用球形吸鼻器抽吸。

便秘

便秘（constipation）定义为：排便延迟或困难，持续至少 2 周[28,29]。便秘占每年儿科就诊量的 3%，胃肠专科就诊的 25%[30]。新生儿期以后出现便秘，通常为特发性或功能性。可能原因为：低纤维饮食、排便时间少或无规律、因某次排便疼痛继而恐惧排便。其他引起便秘原因包括：解剖性（肛裂）、神经源性（先天性巨结肠）、低张性（脑瘫）、内分泌性（囊性纤维化、甲状腺功能低下）等[30]。药物使用，如阿片类、抑酸剂、抗惊厥药等，亦可引发便秘。正确处理便秘十分重要，因其可能影响生长发育，同时可致胃肠道不适，从而影响生活质量[30]。另外，儿童期便秘可能延续至成人期[31]。

临床表现与治疗

问题 1：R. J. ，2 岁男性患儿，体重 15kg，腹痛 4 周。他平均每周排便 1 次，每次都因疼痛而哭闹。R. J. 摄入正常成人食物，每日喝两杯全脂牛奶。详细询问病史及体格检查后，医生诊断为功能性便秘。应当推荐何种措施以缓解及预防 R. J. 便秘？

　　在开始维持治疗前，首先应当排出积便。尽管尚无对照研究比较口服或直肠用药的效果，但目前更倾向于低侵入地的口服使用矿物油（mineral oil）、聚乙二醇（polyethylene glycol）、比沙可啶（bisacodyl），相比直肠给药（使用磷酸钠灌肠、矿物油灌肠、婴儿用甘油栓、大龄儿童用比沙可啶栓），口服给药依从性更强[30]。积便排出后，应联合行为治疗、饮食调整、药物治疗，以保证正常排便，防止便秘再次发生。饮食调整包括摄入足量液体与纤维。牛奶对于便秘的影响尚不明确，一些研究表明两者并无关联[30]，但是近期研究显示两者间可能存在免疫介导相关的因果关联[31,32]。适量使用药物，如聚乙二醇 3350、矿物油、乳果糖（lactulose）、木糖醇（sorbitol）等，滴定使用以确保患儿每日排 1~2 次软便，必要时可间断使用刺激性缓泻药。尽管尚无推荐何种维持用药最佳，近期研究显示聚乙二醇效果最优，儿童使用耐受度最佳[33-37]。便秘治疗推荐药物及剂量见表 104-1。R. J. 初始治疗应包括：暂缓或限制牛奶摄入，排便训练，服用聚乙二醇 0.5~1.5g/（kg·d）（7.5~15g）。实际使用时，可每日将半包至 1 包药物（17g）溶于 113~226g 水或其他溶液中。

呕吐与腹泻

　　呕吐与腹泻是儿童患儿两大常见主诉，多数为自限性病程，但亦可导致严重并发症，如脱水、代谢紊乱甚至死亡。婴儿及幼儿尤其易发生严重并发症。

表 104-1

便秘药物治疗[28,29]

药物	初始剂量	注释
渗透性药物		
聚乙二醇 3350	0.2~0.8g/（kg·d）	初始剂量为 0.5g/kg，调整剂量以保证疗效，每日不超过 17g
乳果糖	1~2g/（kg·d），分 1 次或 2 次服用	1.5~3ml/（kg·d），不超过 60ml/d
木糖醇	1~3ml/（kg·d），每日 1 次或 2 次	价格低于乳果糖
麦芽糖提取物	每日 2~10ml 混于 240ml 牛奶或果汁	可用于奶瓶喂养的婴儿
氢氧化镁	400mg/5ml 剂型，1~3ml/（kg·d）	婴儿有发生高镁血症的风险
磷酸灌肠剂	≥2 岁：6ml/kg，最多可至 135ml	肾脏衰竭或先天性巨结肠患儿常见电解质紊乱；避免用于 2 岁以下患儿
润滑剂		
矿物油	>1 岁：解除嵌塞，每岁 15~30ml，每日最多使用 240ml	若冰冻后，耐受更佳；避免用于 1 岁以下患儿。误吸可致类脂性肺炎
	维持治疗：1~3ml/（kg·d）	每日最大剂量：90ml/d
刺激性泻药		
番泻叶	2~6 岁：2.5~5mg/d	不推荐长期使用
	6~12 岁：7.5~10mg/d	
	>12 岁：15~20mg/d	
比沙可啶	3~10 岁：5mg/d	不推荐长期使用
	>10 岁：5~10mg/d	
甘油栓剂	2~5 岁：每次使用 1 支儿童栓剂	2 岁以下患儿优先使用的刺激性缓泻药
	≥6 岁：每次使用 1 支成人栓剂	

呕吐的发病机制与表现

呕吐（vomiting）定义为口鼻内强力排出胃内容物，非强力排出情况为反流。新生儿喂食后，尤其是打嗝时，常见少量母乳或配方奶反流。多数患儿反流症状在1~2岁时缓解，极少造成问题[38]。若患儿反流但生长正常，无需进行详尽检查。新生儿呕吐的其他原因包括：幽门狭窄、胃食管反流、喂养过量、食物不耐受及消化道梗阻。新生儿期后出现呕吐的最常见原因是感染。婴儿及儿童呕吐也可能由中枢系统疾病（如颅内肿瘤）、代谢性疾病（如尿素循环障碍）、炎症性肠病及溃疡所致。引起大龄婴儿或儿童呕吐的原因既有病毒性胃肠炎，也可能是严重疾病，如肠道梗阻或头部外伤，需尽快就医[39]。药物或毒物中毒亦可导致急性呕吐。青少年可因偏头痛、怀孕、心理障碍（如贪食症）导致呕吐。

腹泻的发病机制与表现

腹泻时排便频率、量、粪便含水量均高于正常排便。腹泻是发展中国家5岁以下儿童死亡的主要原因。在美国，每年有100万~200万患儿因胃肠炎就诊，住院数达20万，每年死亡人数约300例[40]。

婴儿及儿童急性腹泻，骤然起病，病程持续数天，常由病毒感染所致（其他原因所致感染性腹泻详见第69章）。若病程超过2周，则为慢性腹泻。吸收不良、炎症疾病、感染、肠道菌群改变、牛奶或蛋白不耐受、药物等均可导致慢性腹泻[41]。

诸多原因引起婴儿和儿童腹泻的发病率和继发死亡率都很高。由于幼儿肠道急性净失水量高于成人，极易发生脱水。原因可能是儿童肠道尚处发育中，转运系统效率较低。另外，儿童体液占体重百分比高于成人，故发生体液转移时，儿童更易受影响。体液占早产儿体重百分比为80%，占足月儿为70%，占成人为60%。发生水电解质紊乱时，婴儿肾脏代偿能力比成人更弱[42]。

病毒性胃肠炎

案例 104-6

问题1：J.R，15月龄男性患儿，体重10kg，今日上午排稀便1次，伴呕吐，无发热。询问病史后，你发现J.R.幼托班上许多孩子亦出现呕吐、腹泻、低热。应当如何治疗J.R.呕吐？

儿童急性呕吐不推荐常规将止吐剂，由于其可能掩盖症状，从而延误疾病的诊治。另外，止吐剂［如甲氧氯普胺（metoclopramide）、异丙嗪（promethazine）、曲美苄胺（trimethobenzamide）、茶苯海明（dimenhydrinate）］的安全性及疗效并不明确[43]。尤其注意的是，异丙嗪因其可能导致致命性呼吸抑制，禁用于2岁以下患儿。昂丹司琼（ondansetron）确实能减轻呕吐、增加经口摄入量、降低需静脉补液的需要，但是否将其用于急性胃肠炎治疗有待商榷，因其效果可

能不持久，且目前无明确证据表明该药能够降低入院率[44-46]。

针对儿童出现胃肠炎或呕吐，应当指导家长识别需要就医的严重症状及体征。若出现以下情况时：中毒表现、异常行为、耳部感染体征、腹痛腹胀、呕吐物或粪便呈黑色或红色、疑似摄入毒物或头部创伤时，应当联系家庭医生。6月龄以下患儿若持续呕吐或大量腹泻、伴慢性疾病史或早产史，需就医进行检查。病毒性胃肠炎时呕吐可伴有发热，新生儿发热必须就医，同时大龄婴儿及儿童持续发热或热型改变，亦需就诊。

与医务人员沟通时，家长最好能告知孩子的液体入量、呕吐及排尿频率与尿量。可通过下述方法估计呕吐量：10cm左右宽呕吐物约合一茶匙量；20cm左右宽呕吐物约合四分之一茶杯容量。

胃肠炎伴随呕吐通常在24~48小时内缓解。婴儿尤其易发生水电解质紊乱，因此补充水电解质十分关键。

J.R.处于胃肠炎病程早期，应当摄入足量液体以预防脱水。即使J.R.仍在呕吐，依然可以给予少量口服补液。例如，可每5~10分钟给予5~10ml口服补液，若耐受可逐渐增加补液量。在2~4小时内补充液体损失量（一般为50~100ml/kg）。每次腹泻排便，需额外给予10ml/kg（150ml）口服电解质溶液。若腹泻或呕吐再次发生，每次腹泻补充10ml/kg口服补液盐（oral rehydration solution, ORS）；每次呕吐补充2ml/kg ORS[46]。看护时应当持续监测J.R.的临床状况。若腹泻量超过10ml/（kg·h），口服补液可能不能补足所需量，需要再次联系医生。仅当患儿出现顽固呕吐、意识丧失、肠道梗阻或休克时，暂停ORS。多数婴儿都能耐受少量多次口服补液。脱水纠正后，呕吐频率通常会降低。补液完成后，应开始给予ORS以外其他液体，以及适合患儿年龄的饮食[46]。患儿可耐受时即应给予母乳或配方奶喂养。

评价脱水

案例104-6，问题2：病程第2日，J.R.出现低热，且腹泻次数与粪便含水量均增多。如何评判J.R.腹泻的严重程度？

评判脱水的严重程度及是否需要入院治疗，需考虑下列问题：

1. 患儿是否出现下述严重脱水的症状与体征：眼窝严重凹陷、黏膜干燥、毛细血管再充盈时间显著延长、四肢冰冷呈斑驳状、哭闹时无眼泪、少尿或无尿、脉搏微弱、精神萎靡、经口摄入量少、深大呼吸、惊厥或癫痫史、发热不伴出汗、或烦渴？

2. 腹泻量仍较大［>10ml/（kg·h）］？是否存在肠道梗阻可能性？

3. 是否存在由于监测不力或家长无力照顾患儿，导致脱水发生的风险？应当注意询问患儿腹泻次数与粪便的性状。

估计脱水的程度对评估腹泻患儿十分重要：体重减轻是一个很好的评判标准。有3%~9%的体重减少为轻-中度

脱水、超过 9% 则为重度脱水[43]（详见第 103 章，儿童体重减少 10% 或以上的脱水时，静脉补液相关内容）。

口服补液

J. R. 的治疗目的应为预防脱水发生，适量补液以恢复电解质平衡。轻至中度腹泻，不伴脱水常可在家中治疗，按年龄继续恰当喂养。粪便中体液丢失可通过含葡萄糖 ORS 进行补充。葡萄糖可提供热量，并增加小肠对于水、盐的吸收，该吸收机制在许多毒素相关腹泻中依然正常。先前医生会指导家长自制糖盐溶液，但是由于制备过程中经常发生错误，可能加重水电解质紊乱。目前有市售葡萄-电解质溶液（如 Pedialyte），能够促进葡萄糖与钠的吸收，可用于婴幼儿。含糖饮料或果汁含钠量低，不能够补充腹泻丢失量，不建议使用。加入无糖调味剂（如 Kool-Aid，Crystal Lite）等，能够改善补液与维持液口感。

世界卫生组织（WHO）先前推广的口服补液溶液（WHO 配方），含钠（90mmol/L）、钾（20mmol/L）、碳酸氢盐（30mmol/L）、氯（80mmol/L）、2% 葡萄糖，广泛用于第三世界急性腹泻的治疗。WHO 配方含钠量高，用于腹泻补液成功率达 90%。尽管市售 ORS 含钠量低于 WHO 配方，但两者效果相当，亦可用于霍乱引起的大量失钠病例。另外，非霍乱胃肠炎患儿选用低钠配方进行补液，呕吐次数与粪便量减少、静脉补液需求降低。故 WHO 于 2002 年推出了

一款新的口服补液配方，含钠 75mmol/L、总渗透压为 245mOsm/L[43,45]。口服补液盐中加入了葡萄糖，以促进葡萄糖耦联钠转运，但是若葡萄糖浓度超过 3%，葡萄糖耦联钠转运系统达到饱和。此时钠的吸收受影响，且额外的葡萄糖在肠腔内成为渗透性溶质。常用 ORS 电解质成分见表 104-2。假定 J. R. 液体缺失量为 50~100ml/kg，他应当在 4 小时内服用 500~1 000ml ORS。另外，如果 J. R. 再次腹泻或呕吐，则每次腹泻应当额外补液 100ml，每次呕吐补充 20ml。若腹泻持续，口服补充不足以维持平衡，或出现严重脱水的症状或体征，J. R. 应再次就医。

恢复经口喂养

以前，在病毒性胃肠炎病程中，由于吸收不良，通常延迟喂养。但吸收不良是自限性的过程，大量的碳水化合物、蛋白质、脂肪仍然能被吸收。恢复正常饮食并不会影响轻度腹泻，相反有助疾病好转[46]。应当鼓励家长进行适龄喂养，避免给予单糖，因其可增加渗透负荷，加重腹泻。腹泻期间继续经口喂养，能够防止蛋白质与能量缺乏，保护并修复肠道黏膜，促进刷状缘双糖酶恢复，有助于缩短病程及改善营养状态[45,46]。病毒性胃肠炎可伴有乳糖不耐受，但多数轻度腹泻患儿可耐受全奶、动物配方奶及母乳。若病程中患儿出现乳糖不耐受，可换用无乳糖配方奶 2~6 周，直至消化道乳糖酶产生恢复正常。腹泻期间推荐使用特定饮食 [如 BRAT（bananas，rice，applesauce，toast，香蕉、大米、苹果泥、吐司）]。这些饮食通常有用，但营养含量相对低于正常饮食，不能提供足量的脂肪与蛋白质[45,46]。一旦 J. R. 补液完全后，他应当恢复正常饮食。但是，家长应当避免给予果汁或其他含有单糖的食物，以免加重腹泻。

表 104-2

口服电解质溶液[43]

溶液	成分			
	钠/(mmol·L⁻¹)	钾/(mmol·L⁻¹)	碳水化合物/(mmol·L⁻¹)	渗透压
补液治疗				
Rehydralyte	75	20	140	305
WHO 配方（1975）	90	20	111	311
WHO 配方（2002）	75	20	75	245
维持补液				
Enfalyte	50	25	167	200
Pedialyte	45	20	139	250
家庭治疗				
苹果汁	0.4	44	667	730
佳得乐	20	3	255	330
姜味汽水	3	1	500	540
鸡汤	250	8		500
可乐	1.6		622	730

WHO，世界卫生组织。

药物治疗

由于急性腹泻多为自限性,故药物治疗作用较小。出现下列情况时,推荐使用抗生素:怀疑菌血症、免疫抑制、对某种抗生素敏感的持续肠道感染、微生物检查确认为志贺氏菌、弯曲杆菌、霍乱弧菌、艰难梭菌、特定大肠杆菌菌株感染时[46,47]。一般不推荐婴儿或儿童使用止泻药,由于其对急性腹泻效果甚微,导致诸多不良反应,易使口服补液被忽视[45,46]。尤其在患儿表现为高热、毒血症、黏液血便时,应避免使用影响肠道动力的药物,如洛哌丁胺(loperamide),其可能使细菌感染进一步恶化。水杨酸铋剂(bismuth subsalicylate)具有抗分泌与抗菌效果,但未经临床证实有效,故不推荐[45]。吸附剂,如白陶土与硅镁土,能够吸收细菌毒素和水分,使粪便成形从而减轻腹泻症状,但无证据支持上述药物有效性,故不推荐使用[45]。WHO推荐补充锌剂(10~20mg,10~14日),用于预防与治疗发展中国家儿童腹泻。但是对于锌剂作用机制、最佳使用方法、不同人群中的效果目前尚不明确[43,48]。

益生菌(probiotics),即包含乳杆菌、双歧杆菌、酵母菌、链球菌等活菌制品,能促进肠道菌群平衡、减小致病菌作用。这类微生物通过多种机制发挥有益作用,包括产生抗菌化学物质、与肠道病原菌竞争、抑制病原菌黏附作用、改变毒素或毒素受体、上调白介素介导T细胞反应[48,49]。在感染性胃肠炎病程早期使用益生菌最为有效。关于乳杆菌研究最为详尽,且临床试验均显示其效果最佳。不同菌株的效果与菌株种类、剂量、使用时间相关,通常需使用10^6~10^9CFU或以上[45,48]。益生菌生产并不由FDA管辖,故每剂产品所含菌落数为生产时而非到期时的数量,且标签可能与实际菌株不符。因为有报道显示,免疫抑制患儿使用益生菌后出现全身感染,故不推荐此类患儿使用[43]。乳杆菌对于轮状病毒腹泻效果显著,虽然J.R.并非该病,但给予J.R.乳杆菌治疗5日,也可取得一定疗效。

胃食管反流

胃食管反流(gastroesophageal reflux,GER)是一种常见病,约50%~67%的婴儿在出生后4个月内反复出现呕吐与反流[50]。多数婴儿反流是由于食管下括约肌(lower esophageal sphincter,LES)一过性松弛。婴儿易反流的原因亦包括:体位原因(如坐于汽车安全座位中或处于仰卧位)、摄入液体超过胃容积、早产儿胃肠道蠕动较弱[51]。婴儿及幼儿亦可由于某些疾病导致反流(如神经系统疾病、食管裂孔疝、肥厚性幽门狭窄、牛奶蛋白过敏等)[52]。80%的婴儿反流是良性的,并且在18个月时缓解[53],大龄患儿病则与成人类似。若不经治疗,胃食管反流可能导致食管狭窄、消化道出血、误吸胃内容物导致慢性呼吸道疾病。有关胃食管反流病与哮喘或幽门螺杆菌之间关系研究,未得出一致结果[54-57]。

临床表现

婴儿胃食管反流常发生呕吐与反流,且其他症状常非特异[如生长发育迟缓(failure to thrive,FTT)、反复肺炎、窒息、吞咽困难、反应性气道疾病、明显危及生命事件(apparent life-threatening events,ALTE)、呕血、贫血][58,59]。若健康患儿功能性胃食管反流,表现为反复呕吐,无需行全面检查。临床诊断同时除外其他引起呕吐原因后,可开始经验性药物治疗[58]。若婴儿及儿童伴有其他症状(如,生长发育迟缓、易激惹、明显危及生命事件、呼吸困难),则需进一步进行检查[53]。

治疗

由于婴儿单纯胃食管反流通常可自愈,治疗应着重于缓解症状、维持正常生长[53]。治疗目标是减轻症状、促进食管炎愈合、防止病理性胃食管反流者发生并发症,避免手术治疗[53]。若婴儿或幼儿因神经系统疾病(如,脑瘫)导致胃食管反流,则一般难以自行缓解,常需积极抗反流治疗与手术治疗。

体位及饮食治疗

> **案例104-7**
>
> 问题1:S.B.,3月龄男婴,体重6kg,母乳喂养。每次喂养后,出现反流,病程持续2周。儿科医生注意到,S.B.自1个月前就诊至今,体重未增加。初步诊断为:胃食管反流所致的生长迟缓,并将S.B.转诊至儿科胃肠专科医生处。对于S.B.,应当如何进行初期治疗?

由于S.B.并无危及生命并发症,可进行保守治疗[58,59]。首先应当观察监护人的喂养方式,以排除过度喂养或不恰当方式所致反流。有时牛奶蛋白过敏患儿临床表现类似,可尝试更换豆奶配方奶或低敏配方奶[58]。无证据表明调整婴儿体位或使用牛奶增稠剂具有效性,但可尝试使用[60,61]。日间保持S.B.上抬60°坐姿,夜间上抬30°,可促进食管酸清除,并减小进食后反流。可尝试少食多餐及牛奶增稠剂(美国最常见的增稠剂为米粉),但增稠后的配方奶可能导致喂养时咳嗽。单纯饮食干预,并在进餐时及1小时后,保持婴儿处于直立体位可成功治疗轻微胃食管反流[59]。尽管睡眠时采用俯卧位可降低反流发生,但1岁以内患儿因此出现婴儿猝死综合征风险(sudden infant death syndrome,SIDS)增高,弊大于利,故不予采用[58]。大龄患儿及青少年可遵循成人饮食指南(如避免摄入咖啡因、巧克力、辛辣食品)。

药物治疗

对于婴儿单纯胃食管反流,药物效果未经证实[58]。若婴儿或儿童表现有非特异性症状或并发症,如病例中S.B.的情况,即使证实无食管炎,也需给予抑酸剂或促动力剂[58]。若存在食管炎,推荐使用抑酸剂以促进黏膜愈合。但是,仅上述药物并不能够解决病因[58]。适用于婴儿胃食管反流的口服药物见表104-3[59,62-73]。

表 104-3

婴儿胃食管反流口服药物[58,59,62-71]

药物	作用机制	口服剂量
抑酸剂		
抗酸药（氢氧化铝或氢氧化镁）	中和胃酸	0.5~1.0ml/（kg·剂），喂养前及喂养后服用（最高剂量，15ml/剂）
质子泵抑制剂		
奥美拉唑	抑制胃 H^+-K^+ ATP 酶,减少胃酸分泌	体重 5~10kg:5mg/d 10~20kg:10mg/d >20kg:20mg/d 可选剂量:1mg/kg,qd 或 bid
埃索美拉唑		1~11 岁:10mg/d [>1mg/（kg·d）或治疗>8 周未经评估] ≥12 岁:20mg/d
兰索拉唑		≥3 月龄婴儿:7.5mg bid 或 15mg qd 1~11 岁:每日 15mg(<30kg)~30mg(>30kg) ≥12 岁:15mg/d
泮托拉唑		<5 岁:1.2mg/（kg·d）,qd >5 岁:20 或 40mg,qd
H₂ 受体拮抗剂		
西咪替丁	阻断 H_2 受体,减少泌酸	30~40mg/（kg·d）,qid
法莫替丁		1mg/（kg·d）,bid
尼扎替丁		10mg/（kg·d）,bid
雷尼替丁		5~10mg/（kg·d）,bid 或 tid
促动力剂		
氯贝胆碱	胆碱能药物,刺激胃肠道蠕动;升高 LES 压力;加快胃排空;增高结肠动力;加快胃排空;升高 LES 压力;食管清除增加	0.1~0.2mg/（kg·剂）,qid 喂养前 30~60 分钟及睡前服用
甲氧氯普胺	多巴胺拮抗剂	0.1~0.2mg/（kg·剂）,qid,喂养前 30 分钟及睡前服用
红霉素	胃动素激动剂,可刺激平滑肌收缩	3mg/（kg·剂）,qid;最大剂量:10mg/kg 或 250mg
表面活性剂		
硫糖铝	形成糊剂,黏附于受损食管黏膜	40~80mg/（kg·d）,qid

Bid,每日 2 次;LES,食管下段括约肌;qd,每日 1 次;qid,每日 4 次;tid,每日 3 次。

抑酸剂

抗酸药

通常不推荐长期使用抗酸药治疗婴幼儿胃食管反流,因为婴儿使用含铝抗酸药,铝蓄积可致骨量减少及神经毒性[58,62,72]。另外,尚缺乏婴儿使用其他类型抗酸药的资料。但是,大龄患儿及成人使用抗酸药,能短时缓解症状。

质子泵抑制剂

质子泵抑制剂(proton-pump inhibitors,PPIs)在治疗婴幼儿、成人胃食管反流中,缓解症状、促严重食管炎愈合,效果优于 H_2 受体拮抗剂(histamine-2 receptor antagonists,H_2RA)[58,73,74]。由于质子泵抑制剂能够同时控制基础泌酸、进食后泌酸,故其药效强。儿童使用 PPI 不良反应与成人报道类似[64,75]。尽管对长期使用 PPI 存有担忧,但使用该药长达 11 年者未见严重不良反应[76]。由于儿童代谢快、生物利用度低,每千克体重需更高剂量,以达到与成人相近的抑酸效果;尤其对于食管糜烂,调整剂量以取得疗效十分重要[60,77]。尽管多数医生处方为每日服用 1 次 PPI,但是每日分多次服用能够预防酸突破,更能够促进黏膜愈合[73]。奥美拉唑(omeprazole)、兰索拉唑(lansoprazole)、埃索美拉唑(esomeprazole)均有缓释胶囊剂型,可分开、打开、撒于软食上供服用。奥美拉唑和埃索美拉唑也可用作口服混悬剂的颗粒剂。奥美拉唑和兰索拉唑的悬浮液配方可临时调配,稳定性良好。近期,埃索美拉唑已获批应用于 1~11 岁儿童胃食管反流病,并已经过全面评估与研究[74,78,79]。

H₂ 受体拮抗剂

H₂ 受体拮抗剂能够降低组胺刺激所致的酸分泌,但对于组胺以外化学物质或其他刺激物介导的酸分泌,抑制效果有限。针对婴儿及儿童的随机对照试验显示,H₂ 受体拮抗剂可缓解症状,促进食管组织愈合[65,66]。H₂ 受体拮抗剂酸抑制活性的耐受时间相对较短(<30 日),使 H₂ 受体拮抗剂不得长期应用于治疗食管炎[67,68]。多数 H₂ 受体拮抗剂均有液体制剂,雷尼替丁(ranitidine)亦有泡腾片剂型。

促动力剂

甲氧氯普胺(metoclopramide)是一种多巴胺拮抗剂,具有胆碱能与 5-羟色胺作用,可加速胃排空,升高 LES 压力,促进食管清除,加快小肠通过,但是甲氧氯普胺对于儿童胃食管反流呕吐与食管 pH 的作用尚不明确[69,70]。另外,甲氧氯普胺有显著的中枢神经系统副作用(如烦躁不安、嗜睡、锥体外系反应),近期研究发现在 1 岁以下患者中,出现锥体外系症状风险很高,要警惕使用。此外,罕见男性乳房发育及溢乳报道[59]。红霉素(erythromycin)能增加平滑肌收缩从而增加消化道动力,具有促胃动素作用。若儿童胃食管反流,单用抑酸治疗效果不佳,可使用红霉素作为促动力剂[80]。但红霉素可能诱发婴儿肥厚性幽门狭窄、心律失常、细菌耐药性改变,限制其应用于胃食管反流。研究表明,胆碱能受体激动剂氯贝胆碱(bethanechol)可减轻胃食管反流婴儿的呕吐症状[40,58,81]。但因其可导致支气管痉挛、刺激胃酸分泌,故使用受限。现无市售可供婴儿服用的氯贝胆碱剂型,故需要临时配制。巴氯芬(baclofen)具有 γ-氨基丁酸(γ-aminobutyric acid,GABA)激动剂作用,可降低 LES 一过性松弛作用,待进一步研究后,有望用于治疗胃食管反流[82]。通常单用促动力剂对于治疗胃食管反流作用十分有限。

表面活性剂

硫糖铝(sucralfate)与西咪替丁(cimetidine)治疗食管炎效果相当[83]。但是,由于硫糖铝为含铝药品,存在不良反应,故较少用于治疗婴儿胃食管反流。

> **案例 104-7,问题 2**:进行体位调整及饮食干预 4 周后,S. B. 呕吐仍持续,且体重仍无增加。胃肠专科医生进行体格检查,发现双侧哮鸣音,内镜排除食管炎。下一步应当如何进行治疗?

对 S. B. 可使用抑酸剂治疗。儿童胃食管反流伴并发症的抑酸剂治疗可采用上阶梯疗法:初期使用 H₂ 受体拮抗剂,若无好转,使用 PPI 治疗。亦可采用下阶梯疗法:首先选用 PPI,后用 H₂ 受体拮抗剂进行维持治疗。但是,更倾向于初期使用 PPI 治疗[58,59],建议 S. B. 每日服用奥美拉唑 5mg 进行治疗。药物颗粒可溶于 10ml 水中,配成混悬剂口服。

抑酸治疗缓解儿童胃食管反流症状的效果,不如其促食管炎愈合作用显著。但是,抑酸治疗对于控制症状发挥着十分重要的作用,尤其对于呼吸道症状[58]。治疗应当持续至少 3~4 月,最佳治疗期尚不明确。若 S. B. 在 18 个月~2 岁时,仍需药物控制胃食管反流症状,则应当考虑手术治疗。因为在这个年龄段,胃食管反流自行缓解可能性很小[84]。若药物治疗失败,或出现食管狭窄、窒息、反复呼吸道疾病,则应早期进行手术治疗[58]。

儿童常见感染

急性中耳炎

急性中耳炎(acute otitis media,AOM)是儿童使用抗菌药最为常见的原因,每次需花费 350 美元,每年总计 30 亿美元[86]。急性中耳炎最常见于 3 月龄~3 岁患儿,最高发年龄为 6~9 月龄。多数患儿 1 岁之前,至少患过 1 次中耳炎[86]。冬季中耳炎发病率最高,常与病毒性上呼吸道感染同时发生。已确认急性中耳炎的危险因素包括:2 岁以下、病原定植史、中耳炎病史、幼托机构照看、让婴儿自行躺着喝奶、腭裂、免疫抑制和唐氏综合征。其他因素如被动吸烟、奶瓶喂养、安慰奶嘴使用及种族,是否增高急性中耳炎风险尚不明确[87,88]。

上呼吸道感染所致的间断性或腭裂所致的永久性咽鼓管功能障碍,是急性中耳炎发生的重要因素。咽鼓管功能发生障碍时,中耳压力无法达到平衡状态。因此鼻咽部内容物,包括细菌可能被吸引至中耳。婴儿及幼儿咽鼓管更短平,故更易发生感染[87]。中耳压力改变可能增加血管通透性,导致渗出。病毒感染可促进细菌从鼻咽部转移并黏附于中耳处[87]。

肺炎链球菌、未分型流感嗜血杆菌、卡他莫拉菌,在童年早期即可定植于鼻咽部,是引起急性中耳炎最常见的病原[87]。上述病原分别引起 28%~54%、32%~59% 及高达 63% 的急性中耳炎病例。七价肺炎球菌结合疫苗(pneumococcal conjugate vaccine,PCV7)能够降低急性中耳炎总体发病率、复发率、鼓室置管的需求[85-87]。然而,随着 PCV7 血清型引起的急性中耳炎发病率下降,由非 PCV7 血清型、流感嗜血杆菌和卡他莫拉菌引起的急性中耳炎发病率上升[85,86,90,91]。十三价价肺炎球菌结合疫苗(PCV13)基于这些研究结果而开发,在 2010 年获批,取代 PCV7。新型 PCV13 覆盖 6 种血清型,这 6 种血清型的细菌占非 PCV7 覆盖菌株所致侵袭性感染的 60% 以上。该疫苗通过减少肺炎球菌新血清型的鼻咽定植,增强对急性中耳炎的保护作用[92,93]。总体而言,研究表明 PCV13 可降低包括 AOM 在内的儿童肺炎球菌疾病发病率[93]。

案例 104-8

问题 1：C. D. ,7 月龄男婴,体重 8kg,36 小时前出现咳嗽、耳痛、流涕、易激惹、无法安抚,现在体温 39.1℃。体格检查显示:双侧鼓膜膨隆、深黄、不透明。该患儿生后首次出现上述症状,近期未服用抗生素。C. D. 的何种症状、体征与急性中耳炎相符,应如何诊断急性中耳炎?

通常,如此病例,上呼吸道感染先于中耳炎发生。病毒感染可导致分泌性中耳炎(otitis media with effusion, OME),仅导致暂时性听力轻微丧失。若发生急性中耳炎,可出现更多症状与体征。症状包括:耳痛(婴儿会牵拉或摩擦耳部)、发热、激惹、耳部渗液[89]。但除了耳漏,其余症状为非特异性,可见于无急性中耳炎患儿。故单凭症状,无法做出准确诊断。需直视中耳进行检查,方可明确诊断。

2013 年,美国儿科学会(American Academy of Pediatrics, AAP)发布急性中耳炎诊治指南,明确急性中耳炎诊断需包括:鼓膜轻度膨隆和近期发生的耳痛(<48 小时)或鼓膜严重充血[89]。应进行充气式耳镜检查以明确中耳渗出。中耳渗液与急性中耳炎的鉴别:两者均有鼓膜隆起表现,但急性中耳炎中耳液体为深黄色或红色[87,89]。也可使用其他诊断工具:鼓室压图通过声波测量鼓膜阻抗;进行反射检查时,鼓膜吸收声波,若中耳有渗液,则声波反射多于正常状态,有助于诊断[87]。C. D. 表现为发热、激惹,伴中耳渗液、鼓膜隆起呈深黄色,支持急性中耳炎诊断。

案例 104-8,问题 2：怎样治疗 C. D. 中耳炎?

2013 年 AAP 推荐中指出,根据患儿年龄、诊断明确程度、疾病严重程度,对急性中耳炎患儿进行观察或抗生素治疗[89]。通常,所有 6 月龄及以下婴儿均应接受抗生素治疗。6 月龄至 2 岁患儿若单耳发病,症状不严重,无耳漏时,可先观察;2 岁以上患儿,即使明确诊断但疾病不严重,无耳漏时,亦可先进行观察[90]。所有伴耳漏的急性中耳炎或症状严重(例如 48 小时内体温>39℃)的患儿均需接受抗生素治疗[89]。

C. D. 体温高于 39℃,症状严重,诊断为双侧急性中耳炎,需进行抗生素治疗。尽管肺炎球菌青霉素耐药率高,对于大多数过去 1 个月内未使用过阿莫西林的儿童,初期治疗依然选择阿莫西林 80~90mg/(kg·d)[89]。阿莫西林对于敏感与中度耐药肺炎球菌仍然有效,其价格低廉、口味佳,抗菌谱窄[86]。对于最近 1 个月接受过阿莫西林治疗,并发化脓结膜炎或者急性中耳炎反复发作伴阿莫西林治疗无效的患儿,应给予阿莫西林/克拉维酸[89]。非 I 型青霉素过敏患儿,可口服头孢菌素类,包括头孢地尼、头孢呋辛、头孢泊肟;I 型青霉素过敏患儿可选用大环内酯类,如阿奇霉素、克拉霉素。

无论采取何种治疗措施(观察、阿莫西林、阿莫西林/克拉维酸),需在 48~72 小时内评估疗效。治疗有效的表现为:患儿体温下降,激惹程度减轻,可恢复正常活动(如饮食与睡眠)。若观察无效,推荐进行阿莫西林或阿莫西林/克拉维酸治疗。若 C. D. 接受阿莫西林或阿莫西林/克拉维酸治疗无效,推荐使用头孢曲松(ceftriaxone)400mg(50mg/kg),肌内注射 1~3 日。

案例 104-8,问题 3：如何处理 C. D. 耳痛?

耳痛是急性中耳炎的特点,无论是否使用抗生素治疗,均应进行处理。对乙酰氨基酚 120mg(15mg/kg)或布洛芬 80mg(10mg/kg),可有效缓解症状,属耳痛治疗一线用药[89]。家庭治疗,如进行热敷或冷敷亦有帮助[89]。例如,将毛巾浸入温水中,取出并拧干,敷于耳处以缓解症状,每次 15 分钟,每日数次。

急性咽炎

急性咽炎最常见于 5~15 岁儿童,3 岁以下者少见。典型病因为病毒,但细菌,如 A 群链球菌(group A streptococci, GAS, Streptococcus pyogenes)、C 群及 G 群链球菌、淋病奈瑟菌、肺炎支原体、肺炎衣原体,也可导致儿童咽炎[94]。应重视 GAS 感染的诊治,因不予治疗可能导致风湿热,可发展为永久性心脏疾病。

案例 104-9

问题 1：P. J. ,6 岁男性患儿,体重 23.4kg,就诊于儿科医生处,主诉发热、咽痛、头痛。母亲称 P. J. 在 12 小时前开始诉咽痛。今晨测口温为 38.9℃,未服药,否认药物过敏史。体格检查示扁桃体及咽部红肿、颈前淋巴结肿大。P. J. 症状提示为 GAS 还是病毒性咽炎?

GAS 扁桃体咽炎的相关表现为:骤然起病、咽痛、发热、头痛、腹痛、恶心、呕吐、扁桃体咽部水肿、颈前淋巴结肿大、软腭瘀点、猩红热样皮疹[94]。支持病毒性咽炎诊断的症状包括:流涕、咳嗽、结膜炎、病毒性皮疹[94]。P. J. 的症状不支持病毒性咽炎,更符合 GAS 咽炎表现,需要进一步检查以明确诊断。

诊断

因临床表现及体格检查均不能明确 GAS 咽炎诊断,需要进一步检查以明确是否需要抗生素治疗。推荐进行快速抗原检测,若结果阳性,应开始治疗。若结果阴性,应进行咽拭子培养,若培养提示 GAS 生长,应当进行治疗。起病 9 日以内开始治疗,能够有效预防风湿热[94]。

案例 104-9,问题 2：P. J. 进行了 GAS 快速抗原试验,结果阳性。此时应当开始什么治疗?

治疗

GAS 咽炎首选青霉素治疗。可选用口服青霉素、口服阿莫西林、肌注苄星青霉素。阿莫西林悬浊液口味比青霉素更佳,且每日只需服用1次。青霉素只需肌注1次,可用于依从性差的患儿。若患儿对青霉素存在Ⅰ型超敏反应,则可使用阿奇霉素、克拉霉素、克林霉素。若患儿青霉素过敏非Ⅰ型超敏反应,可考虑使用一代头孢菌素。相关药物与剂量见表104-4[94,95]。尽管GAS青霉素耐药少见报道,但仍有部分患儿治疗效果不佳,换用头孢菌素效果更好。上述情况常见于GAS携带者,以及患有其他细菌所致感染者。在使用第一剂抗生素24小时后,患儿已不具有传染力[95]。

P. J. 应当每24小时服用阿莫西林(400mg/5ml),12.5ml(1 000mg),服用10日。可按需服用对乙酰氨基酚(160mg/5ml),10ml,每6小时服用1次,或布洛芬(100mg/5ml),10ml,每6小时服用1次,以缓解疼痛。

若有风湿热病史,即心脏、关节、大脑、皮肤广泛性炎症者,应当长期服用抗生素预以防其他链球菌相关并发症。推荐药物及剂量总结见表104-5[95,96]。急性心脏炎及残留心脏疾病者应当持续用药10年,或用至40岁,选择两者中时间更久者[95]。有心脏炎但无残留心脏病者,应持续治疗10年或至21岁[95]。风湿热患儿不伴心脏炎者,应治疗5年或至21岁[95]。

表 104-4

治疗链球菌咽炎与预防风湿热的药物[94,95]

药物	剂量	使用周期
阿莫西林	50mg/kg,每日1次或25mg/kg,每日2次(最高剂量1g/d)	10日
青霉素VK	≤27kg:250mg,每日2次或3次 >27kg和青少年:500mg,每日2次或3次;或250mg,每日4次	10日
苄星青霉素G	≤27kg:600 000单位 IM >27kg:1 200 000单位 IM	1次
青霉素过敏者		
头孢氨苄	20mg/kg (可至500mg),每日2次	10日
头孢羟氨苄(cefadroxil)	30mg/kg(可至1g),每日1次	10日
克林霉素	7mg/kg,每日3次(最高剂量300mg/剂)	10日
阿奇霉素	12mg/kg,每日1次(最高剂量500mg)	5日
克拉霉素	7.5mg/kg,每日2次(最高剂量250mg/剂)	10日

IM,肌内注射。

表 104-5

预防风湿热复发的药物[95,96]

药物	剂量	频率
苄星青霉素G	≤27kg:600 000单位 IM >27kg:1 200 000单位 IM	每4周1次
青霉素V	250mg 口服	每日2次
磺胺嘧啶(sulfadiazine)	≤27kg:0.5g 口服 >27kg:1g 口服	每日1次
若对上述药物过敏		
红霉素[96]	250mg 口服	每日2次

IM,肌内注射。

(叶孜清 译,黄瑛、李智平 校,徐虹 审)

参考文献

1. Vernacchio L et al. Medication use among children <12 years of age in the United States: results from the Slone Survey. *Pediatrics*. 2009;124:446.
2. Cox ER et al. Trends in prevalence of chronic medication use in children: 2002–2005. *Pediatrics*. 2009;122:e1053.
3. Liberman JN et al. Prevalence of antihypertensive, antidiabetic, and dyslipidemic prescription medication use among children and adolescents. *Arch Pediatr Adolesc Med*. 2009;163:357.
4. American Academy of Pediatrics Committee on Drugs. Metric units and the preferred dosing of orally administered liquid medications. *Pediatrics*. 2015;135:784.
5. Yin HS et al. Parents' medication administration errors: role of dosing instruments and health literacy. *Arch Pediatr Adolesc Med*. 2010;164:181.
6. Adam R. Skin care of the diaper area. *Pediatr Dermatol*. 2008;25:427.
7. Nield LS, Kamat D. Prevention, diagnosis, and management of diaper dermatitis. *Clin Pediatr (Phila)*. 2007;46:480.
8. Hagemeier NE. Diaper dermatitis and prickly heat. In: Berardi RR et al., eds. *Handbook of Nonprescription Drugs*. 16th ed. Washington, DC: American Pharmacists Association; 2009:675.
9. Wang D et al. Complementary, holistic, and integrative medicine: fever. *Pediatr Rev*. 2009;30:75.
10. Ishimine P. The evolving approach to the young child who has fever and no obvious source. *Emerg Med Clin North Am*. 2007;25:1087.
11. Black S. Acute fever without a focus (Chapter 227). In: Rudolph CD et al., eds. *Rudolph's Pediatrics*. 22 ed. New York, NY: McGraw-Hill; 2011.
12. Warden CR et al. Evaluation and management of febrile seizures in the out-of-hospital and emergency department settings. *Ann Emerg Med*. 2003;41:215.
13. Sadleir LG, Scheffer IE. Febrile seizures. *BMJ*. 2007;334:307.
14. Lexicomp Online, Pediatric and Neonatal Lexi-Drugs Online, Hudson, OH: Lexi-Comp; June 5, 2015.
15. Sullivan JE et al. Clinical report—fever and antipyretic use in children. *Pediatrics*. 2011;127:580–587. doi: 10.1542/peds.2010-3852.
16. Hay AD et al. Paracetamol plus ibuprofen for the treatment of fever in children (PITCH): randomised controlled trial [published correction appears in BMJ. 2009;339:b3295]. *BMJ*. 2008;337:a1302.
17. Yue Z et al. Association between an excess risk of acute kidney injury and concomitant use of ibuprofen and acetaminophen in children, retrospective analysis of a spontaneous reporting system. *Eur J Clin Pharmacol*. 2014;70:479.
18. Delay ED et al. Reye's syndrome in the United States from 1981 through 1997. *N Engl J Med*. 1999;340:1377.
19. Schrör K. Aspirin and Reye syndrome: a review of the evidence. *Paediatr Drugs*. 2007;9:195.
20. Turner RB, Hayden GF. The Common Cold (Chapter 371). In: Kliegman RM et al., eds. *Nelson Textbook of Pediatrics*. 19 ed. Philadelphia, PA: Saunders Elsevier; 2011.
21. Soderman P et al. CNS reactions to nose drops in small children. *Lancet*. 1984;1:573.
22. Dunn C et al. Coma in a neonate following single intranasal dose of xylometazoline. *Eur J Pediatr*. 1993;152:541.
23. OTC sales in volume. Consumer Healthcare Products Association website. http://www.chpa.org/SalesVolume.aspx. Accessed June 11, 2015.
24. Centers for Disease Control and Prevention (CDC). Infant deaths associated with cough and cold medications—two states, 2005. *MMWR Morb Mortal Wkly Rep*. 2007;56:1.
25. US Food and Drug Administration. Public Health Advisory: FDA Recommends that over-the-counter (OTC) cough and cold products not be used for infants and children under 2 years of age. http://www.fda.gov/drugs/drugsafety/postmarketdrugsafetyinformationforpatientsandproviders/ucm051137.htm. Updated August 19, 2013. Accessed June 7, 2015.
26. Consumer Healthcare Products Association. Voluntary codes and guidelines of the Consumer Healthcare Products Industry. Program on OTC oral pediatric cough and cold medicines. http://www.chpa.org/VolCodesGuidelines.aspx. Accessed June 7, 2015.
27. Lokker N et al. Parental misinterpretations of over-the-counter pediatric cough and cold medication labels. *Pediatrics*. 2009;123:1464.
28. Constipation Guideline Committee of the North American Society for Pediatric Gastroenterology, Hepatology and Nutrition. Evaluation and treatment of constipation in children: recommendations of the North American Society for Pediatric Gastroenterology, Hepatology and Nutrition. *J Pediatr Gastroenterol Nutr*. 2006;43:e1.
29. Tabbers MM et al. Evaluation and treatment of functional constipation in infants and children: evidence-based recommendations from ESPGHAN and NASPGHAN. *J Pediatr Gastroenterol Nutr*. 2014;58:258.
30. Walia R et al. Recent advances in chronic constipation. *Curr Opin Pediatr*. 2009;21:661.
31. Bongers ME et al. Long-term prognosis for childhood constipation: clinical outcomes in adulthood. *Pediatrics*. 2010;126:e156.
32. Irastorza I et al. Cow's-milk-free diet as a therapeutic option in childhood constipation. *J Pediatr Gastroenterol Nutr*. 2010;51:171.
33. Loening-Baucke V, Pashankar DS. A randomized, prospective, comparison study of polyethylene glycol 3350 without electrolytes and milk of magnesia for children with constipation and fecal incontinence. *Pediatrics*. 2006;118:528.
34. Candy D, Belsey J. Macrogol (polyethylene glycol) laxatives in children with functional constipation and faecal impaction: a systematic review. *Arch Dis Child*. 2009;94:156.
35. Pijpers MA et al. Currently recommended treatments of childhood constipation are not evidence based: a systematic literature review on the effect of laxative treatment and dietary measures [published correction appears in Arch Dis Child. 2009;94:649]. *Arch Dis Child*. 2009;94:117.
36. Chung S et al. Polyethylene glycol 3350 without electrolytes for treatment of childhood constipation. *Can Fam Physician*. 2009;55:481.
37. Rahman Z et al. Clinical inquiries. What treatments work best for constipation in children? *J Fam Pract*. 2009;58:329.
38. Khan S et al. Gastroesophageal reflux disease (GERD). In: Kliegman RM et al., eds. *Nelson Textbook of Pediatrics*. 19th ed. Philadelphia, PA: WB Saunders; 2011:1266.
39. Sreedharan R et al. Major symptoms and signs of digestive tract disorders. In: Kliegman RM et al., eds. *Nelson Textbook of Pediatrics*. 19th ed. Philadelphia, PA: WB Saunders; 2011:1240.
40. Elliott EJ. Acute gastroenteritis in children. *BMJ*. 2007;334:35.
41. Guarino A et al. Chronic diarrhea. In: Kliegman RM et al., eds. *Nelson Textbook of Pediatrics*. 19th ed. Philadelphia, PA: WB Saunders; 2011:1339.
42. Blackburn P. Dehydration and fluid replacement. In: Reisdorf EJ et al., eds. *Pediatric Emergency Medicine*. Philadelphia, PA: WB Saunders; 1993:108.
43. King CK et al. Managing acute gastroenteritis among children: oral rehydration, maintenance, and nutritional therapy. *MMWR Recomm Rep*. 2003;52(RR-16):1.
44. Freedman SB et al. Oral ondansetron for gastroenteritis in a pediatric emergency department. *N Engl J Med*. 2006;354:1698.
45. Guarino A et al. European Society for Paediatric Gastroenterology, Hepatology, and Nutrition/European Society for Paediatric Infectious Diseases evidence-based guidelines for the management of acute gastroenteritis in children in Europe. *J Pediatr Gastroenterol Nutr*. 2008;46(Suppl 2):S81.
46. Colletti JE et al. The management of children with gastroenteritis and dehydration in the emergency department. *J Emerg Med*. 2010;38:686.
47. Phavochitr N, Catto-Smith A. Acute gastroenteritis in children: what role for antibacterials? *Paediatr Drugs*. 2003;5:279.
48. Chen CC et al. Probiotics have clinical, microbiologic, and immunologic efficacy in acute infectious diarrhea. *Pediatr Infect Dis J*. 2010;29:135.
49. Salvatore S et al. Probiotics and zinc in acute infectious gastroenteritis in children: are they effective? *Nutrition*. 2007;23:498.
50. Nelson SP et al. Prevalence of symptoms of gastroesophageal reflux during infancy: a pediatric practice-based survey. Pediatric Practice Research Group. *Arch Pediatr Adolesc Med*. 1997;151:569.
51. DeMeester TR et al. Biology of gastroesophageal reflux disease: pathophysiology relating to medical and surgical treatment. *Ann Rev Med*. 1999;50:469.
52. Vandenplas Y. Gastroesophageal reflux: medical treatment. *J Pediatr Gastroenterol Nutr*. 2005;41(Suppl 1):S41.
53. Tighe MP et al. Current pharmacological management of gastro-esophageal reflux in children: an evidence-based systematic review. *Paediatr Drugs*. 2009;11:185.
54. Molle LD et al. Nocturnal reflux in children and adolescents with persistent asthma and gastroesophageal reflux. *J Asthma*. 2009;46:347.
55. Thakkar K et al. Gastroesophageal reflux and asthma in children: a systematic review. *Pediatrics*. 2010;125:e925.
56. Moon A et al. Positive association between Helicobacter pylori and gastroesophageal reflux disease in children. *J Pediatr Gastroenterol Nutr*. 2009;49:283.
57. Emiroglu HH et al. Is there a relationship between Helicobacter pylori infection and erosive reflux disease in children? *Acta Paediatr*. 2010;99:121.
58. Vandenplas Y et al. Pediatric gastroesophageal reflux clinical practice guidelines: joint recommendations of the North American Society for Pediatric Gastroenterology, Hepatology, and Nutrition (NASPGHAN) and the

European Society for Pediatric Gastroenterology, Hepatology, and Nutrition (ESPGHAN). *J Pediatr Gastroenterol Nutr*. 2009;49:498.

59. Lightdale JR, Gremse DA; Section on gastroenterology, hepatology, and nutrition. Gastroesophageal reflux: management guidance for the pediatrician. *Pediatrics*. 2013;131;e1684.

60. Omari T. Gastro-oesophageal reflux disease in infants and children: new insights, developments, and old chestnuts. *J Pediatr Gastroenterol Nutr*. 2005;41(Suppl 1):S21.

61. Craig WR et al. Metoclopramide, thickened feedings, and positioning for gastro-oesophageal reflux in children under two years. *Cochrane Database Syst Rev*. 2004;(4):CD003502.

62. Tsou VM et al. Elevated plasma aluminum levels in normal infants receiving antacids containing aluminum. *Pediatrics*. 1991;87:148.

63. Woodard-Knight L et al. Aluminum absorption and antacid therapy in infancy. *J Paediatr Child Health*. 1992;28:257.

64. Gilger MA et al. Safety and tolerability of esomeprazole in children with gastroesophageal reflux disease. *J Pediatr Gastroenterol Nutr*. 2008;46:524.

65. Cucchiara S et al. Cimetidine treatment of reflux esophagitis in children: an Italian multicentric study. *J Pediatr Gastroenterol Nutr*. 1989;8:150.

66. Simeone D et al. Treatment of childhood peptic esophagitis: a double-blind placebo controlled trial of nizatidine. *J Pediatr Gastroenterol Nutr*. 1997;25:51.

67. Hyman PE et al. Tolerance to intravenous ranitidine. *J Pediatr*. 1987;110:794.

68. Nwokolo CU et al. Tolerance during 29 days of conventional dosing with cimetidine, nizatidine, famotidine, or ranitidine. *Aliment Pharmacol Ther*. 1990;4(Suppl 1):29.

69. Bellissant E et al. The triangular test to assess the efficacy of metoclopramide in gastroesophageal reflux. *Clin Pharmacol Ther*. 1997;61:377.

70. Putnam PE et al. Tardive dyskinesia associated with use of metoclopramide in a child. *J Pediatr*. 1992;121:983.

71. Taketomo CK et al. *Pediatric and Neonatal Dosage Handbook: A Universal Resource for Clinicians Treating Pediatric and Neonatal Patients*. 21st ed. Hudson, OH: Lexi-Comp; 2014.

72. Robinson RF et al. Metabolic bone disease after chronic antacid administration in an infant. *Ann Pharmacother*. 2004;38:265.

73. Gibbons TE, Gold BD. The use of proton pump inhibitors in children: a comprehensive review. *Paediatr Drugs*. 2003;5:25.

74. Tolia V et al. Esomeprazole for the treatment of erosive esophagitis in children: an international, multicenter, randomized, parallel-group, double-blind (for dose) study. *BMC Pediatr*. 2010;10:41.

75. Hassall E et al. Omeprazole for treatment of chronic erosive esophagitis in children: a multicenter study of efficacy, safety, tolerability and dose requirements. International Pediatric Omeprazole Study Group. *J Pediatr*. 2000;137:800.

76. Hassall E et al. Characteristics of children receiving proton pump inhibitors continuously for up to 11 years duration. *J Pediatr*. 2007;150:262.

77. Litalien C et al. Pharmacokinetics of proton pump inhibitors in children. *Clin Pharmacokinet*. 2005;44:441.

78. Omari T et al. Pharmacodynamics and systemic exposure of esomeprazole in preterm infants and term neonates with gastroesophageal reflux disease. *J Pediatr*. 2009;155:222.

79. Croxtall JD et al. Esomeprazole in gastroesophageal reflux disease in children and adolescents. *Paediatr Drugs*. 2008;10:199.

80. Chicella MF et al. Prokinetic drug therapy in children: a review of current options. *Ann Pharmacother*. 2005;39:706.

81. Euler AR. Use of bethanechol for the treatment of gastroesophageal reflux. *J Pediatr*. 1980;96:321.

82. Wise J, Conklin JL. Gastroesophageal reflux disease and baclofen: is there a light at the end of the tunnel? *Curr Gastroenterol Rep*. 2004;6:213.

83. Argüelles-Martin F et al. Sucralfate versus cimetidine in the treatment of reflux esophagitis in children. *Am J Med*. 1989;86(6A):73.

84. Nelson SP et al. One-year follow-up of symptoms of gastroesophageal reflux during infancy. Pediatric Practice Research Group. *Pediatrics*. 1998;102:E67.

85. Coker TR et al. Diagnosis, microbial epidemiology, and antibiotic treatment of acute otitis media in children. *JAMA*. 2010;304:2161.

86. Greenberg D et al. Acute otitis media in children: association with day care centers—antibacterial resistance, treatment, and prevention. *Paediatr Drugs*. 2008;10:75.

87. Gould JM, Matz PS. Otitis media. *Pediatr Rev*. 2010;31:102.

88. Pelton SI, Leibovitz E. Recent advances in otitis media. *Pediatr Infect Dis J*. 2009;28(10, Suppl):S133.

89. American Academy of Pediatrics Subcommittee on Management of Acute Otitis Media. The diagnosis and management of acute otitis media. *Pediatrics*. 2013;131:e964.

90. Farrell DJ et al. Increased antimicrobial resistance among nonvaccine serotypes of Streptococcus pneumoniae in the pediatric population after the introduction of 7-valent pneumococcal vaccine in the United States. *Pediatr Infect Dis J*. 2007;26:123.

91. McEllistrem MC et al. Acute otitis media due to penicillin nonsusceptible Streptococcus pneumoniae before and after the introduction of the pneumococcal conjugate vaccine. *Clin Infect Dis*. 2005;40:1738.

92. Cohen R et al. Impact of 13-valent pneumococcal conjugate vaccine on pneumococcal nasopharyngeal carriage in children with acute otitis media. *Pediatr Infect Dis J*. 2012;31:297–301.

93. Moore MR et al. Effect of use of 13-valent pneumococcal conjugate vaccine in children on invasive pneumococcal disease in children and adults in the USA: analysis of multisite, population-based surveillance. *Lancet Infect Dis*. 2015;15:301–309.

94. Shulman ST et al. Clinical practice guideline for the diagnosis and management of group A Streptococcal pharyngitis: 2012 update by the Infectious Diseases Society of America. *Clin Infect Dis*. 2012;55:e86–e102.

95. Gerber MA et al. Prevention of rheumatic fever and diagnosis and treatment of acute streptococcal pharyngitis: a scientific statement from the American Heart Association Rheumatic Fever, Endocarditis, and Kawasaki Disease Committee of the Council on Cardiovascular Disease in the Young, the Interdisciplinary Council on Functional Genomics and Translational Biology, and the Interdisciplinary Council on Quality of Care and Outcomes Research: endorsed by the American Academy of Pediatrics. *Circulation*. 2009;119:1541.

96. Dajani A et al. Treatment of acute streptococcal pharyngitis and prevention of rheumatic fever: a statement for health professionals. Committee on Rheumatic Fever, Endocarditis, and Kawasaki Disease of the Council on Cardiovascular Disease in the Young, the American Heart Association. *Pediatrics*. 1995;96(4, pt 1):758.

第 105 章　新生儿治疗

Donna M. Kraus，Jennifer T. Pham，and Kirsten H. Ohler

核心原则

		章节案例
呼吸窘迫综合征		
①	呼吸窘迫综合征（respiratory distress syndrome，RDS）是造成早产儿高患病率和病死率的主要原因，是由于肺表面活性物质缺乏所致；主要临床表现为肺不张、低氧血症、肺顺应性下降、小气道上皮细胞损伤及肺水肿。	案例 105-1（问题 1）
②	Beractant、calfactant、poractant alfa 及 lucinactant 是外源性的肺表面活性物质，已被应用于预防和治疗早产儿的 RDS。这些药物已被证实可以改善氧合作用和肺顺应性，同时还明显减少对氧气和机械通气的需要。	案例 105-1（问题 2~6）
支气管肺发育不良		
①	支气管肺发育不良（bronchopulmonary dysplasia，BPD）是婴儿中最常见的慢性肺部疾病，主要是由肺发育不成熟、肺表面活性物质缺乏、氧中毒、气压伤和炎症引起的，其特点是呼吸表浅急促、肋间和肋骨下凹陷，及呼气性喘鸣音。	案例 105-2（问题 1）
②	BPD 患儿的医学处理包括氧疗、机械通气和包括利尿剂、支气管扩张剂和皮质类固醇在内的药物干预。	案例 105-2（问题 2 和 3）
③	BPD 患儿发生心肺问题的风险更高，包括肺炎、肺动脉高压、左心室肥大及神经和发育异常。	案例 105-2（问题 4 和 5）
动脉导管未闭		
①	早产儿有更高的动脉导管未闭（patent ductus arteriosus，PDA）风险，这是一种严重的心血管疾病，可能会表现为心动过速、脉压增大、洪脉和收缩期杂音等。PDA 的并发症包括肺水肿和心力衰竭。患有 PDA 的新生儿发生 BPD、脑室内出血、坏死性小肠结肠炎的风险更高。	案例 105-3（问题 1~3）
②	PDA 的治疗管理包括液体管理、纠正贫血、处理低氧血症和酸中毒。药物治疗则使用前列腺素抑制剂（吲哚美辛或布洛芬）来闭合 PDA。	案例 105-3（问题 4~10）
坏死性小肠结肠炎		
①	坏死性小肠结肠炎（necrotizing enterocolitis，NEC）是新生儿中最常见的非呼吸系统致死性疾病，主要临床表现有腹胀、血便、代谢性酸中毒和肠穿孔。	案例 105-4（问题 1）
②	NEC 的治疗包括肠外营养、静脉使用抗生素及肠切除。一些干预措施可减少 NEC 的发生率，包括微量喂养、母乳喂养、使用益生菌以及采用严格限制的喂养操作方式。	案例 105-4（问题 2~6）
新生儿败血症和脑膜炎		
①	细菌性败血症可分为早发型（由母亲生殖道的微生物引起）或晚发型败血症（院内病原体引起）。临床表现无特异性，体征亦不明显，尤其是早产儿。	案例 105-5（问题 1）
②	对败血症和脑膜炎均需经验性选择使用静脉抗生素，药物选择依据主要为新生儿 ICU 分离出的病原体、抗生素耐药性和潜在的新生儿风险因素	案例 105-5（问题 2）

先天性感染

1 先天性感染包括单纯疱疹病毒、梅毒和巨细胞病毒,可能导致胎儿的死亡、先天异常、严重的中枢神经系统后遗症、宫内发育迟缓或早产;如果怀疑先天性感染,需立即进行恰当的诊断性检查和治疗。

案例 105-6(问题 1)

早产儿呼吸暂停

1 早产儿呼吸暂停的药物治疗包括甲基黄嘌呤,特别是咖啡因和茶碱,通过中枢和周围作用减少呼吸暂停发作次数。

案例 105-7(问题 1)

2 咖啡因治疗呼吸暂停的优点可能比茶碱更多一些,包括更宽泛的治疗指数,更少的不良反应,延长半衰期,每日 1 次给药,无需常规监测血药浓度。

案例 105-7(问题 2 和 3)

新生儿癫痫

1 新生儿癫痫发作是一种在神经发育过程中严重威胁生命的常见的临床表现。最初的治疗重点应针对特异性病因(如低血糖、低钙血症、感染),可能并不包括抗癫痫药物。

案例 105-8(问题 1~3)

2 常用于治疗新生儿癫痫的抗癫痫药物有苯巴比妥、苯妥英和劳拉西泮。

案例 105-8(问题 4 和 5)

新生儿治疗学

新生儿合理的药物治疗依赖于那些影响新生儿药物分布和药理作用的因素,包括对生理上的未成熟和发育上的相对成熟做出正确评价。近年由于医学迅速发展,在降低新生儿死亡率、增加早产儿和低出生体重儿存活率方面已取得了长足的进步。对于临床医师,更需面对新生儿、特别是超低出生体重儿(extremely low-birth-weight, ELBW)药物治疗的巨大挑战。随着出生后最初数月的迅速生长发育,婴儿体液分布、体重、体表面积甚至生理学、药物代谢动力学参数均发生迅速变化,其变化速度远超出其他任何时期。虽然新生儿用药知识不断增加,但由于缺乏设计周密的药动学和药效学的研究,限制了许多药物在新生儿的临床应用。这在超低出生体重儿(如体重<750g)表现尤为突出。了解常见新生儿术语非常重要,因为每个新生儿都要按照出生体重、胎龄和宫内生长状况被评估和分类[1],这些因素影响患者的转归和预后,常见新生儿术语列于表 105-1。药动学参数、药效学和推荐剂量常常与这些术语相关[2]。在本书第 102章,已对重要的新生儿药代动力学知识进行综述分析。本章将重点描述常见新生儿疾病药物治疗的安全性及有效性分析。

新生儿呼吸窘迫综合征

呼吸窘迫综合征(respiratory distress syndrome, RDS)是造成早产儿高发病率和死亡率的主要原因[3]。主要临床表现为伴肺不张的呼吸衰竭、低氧血症、肺顺应性下降、小气道上皮细胞损伤,以及肺水肿。发生 RDS 的主要原因是肺表面活性物质缺乏。肺表面活性物质可以降低肺泡气液表面的张力,防止肺泡萎陷。肺表面活性物质还可以促进肺液清除,防止肺水肿,维持肺泡稳定。出生时,伴随残余肺液的清除,肺血流增加,促使宫内胎儿循环向宫外成人循环过渡[4]。

在胎儿 30~32 周时,内源性糖皮质激素开始刺激肺表面活性物质的合成和分泌[4]。但直到 34~36 周,肺表面活性物质才会大量生成,维持正常的肺功能[4,5]。因此,RDS 发病率和严重程度随胎龄的增加而降低。RDS 在 30~31 周早产儿发病率不到 25%~30%,在 22~24 周早产儿发病率则高达 95%~98%[3]。

缺乏足够的肺表面活性物质,肺泡表面张力增加,以致肺泡萎陷(肺不张),导致气体交换障碍(如低氧血症、高碳酸血症)。肺顺应性降低导致肺充气时所需吸气压力增加。但新生儿胸廓顺应性差,很难产生足够的吸气负压使肺泡扩张,增加了呼吸做功,导致通气血流比值失衡(V/Q 失衡)[3,4]。

肺部缺少表面活性物质会导致循环衰竭和细支气管扩张,从而导致支气管上皮细胞损伤和坏死,上皮细胞损伤后,液体和蛋白从血管内渗漏到肺泡和肺间质引起肺水肿。坏死的上皮细胞碎片和蛋白质随后形成纤维样的透明膜[3]。肺透明膜形成以及肺水肿进一步阻碍气体交换。

RDS 引起氧合和通气障碍,导致呼吸功增加,可能需要正压机械通气。RDS 并发症可能与机械通气相关,包括肺气压伤[如气胸、肺间质气肿(pulmonary interstitial emphysema, PIE)]、脑室内出血(intraventricular hemorrhage, IVH)、动脉导管未闭(patent ductus arteriosus, PDA)、早产儿视网膜病(retinopathy of prematurity, ROP)、慢性肺病或支气管肺发育不良(bronchopulmonary dysplasia, BPD)[3]。

表 105-1

常见新生儿术语[1,2]

名称	定义
胎龄（gestational age，GA）	根据日期：从母亲末次月经第 1 日起至胎儿出生的孕周 根据检查：根据生理和神经肌肉检查来评估妊娠成熟度；从受精开始至胎儿出生的孕周
出生后年龄（postnatal age，PNA）	出生后按时间顺序计算的年龄
受孕后年龄（postmenstrual age，PMA）	胎龄加出生后年龄。受孕后年龄（而非受精后年龄）是临床经常使用的名称。因胎龄是根据母亲末次月经计算得到，而受精的确切日期通常无法得知，故受孕后年龄比受精后年龄更准确
受精后年龄（postconceptional age，PCA）	从受精开始计算的年龄。除非受精日期明确（如采用辅助生殖技术），一般不采用该年龄计算方式。在老的文献中使用该名称描述胎龄和生后年龄的总和。因此，采用该定义时，需理解其所指的含义
纠正年龄	受孕后年龄减去 40 周；如果是足月新生儿（胎龄足 40 周）则为出生后年龄
新生儿	足月儿从娩出开始到生后 28 日。有专家认为，早产儿如生后大于 28 日，但受孕后年龄小于或等于 42~46 周，也为新生儿。
早产儿	出生时胎龄<37 周
足月儿	出生时胎龄 37 周 0 日~41 周 6 日（平均 40 周）
过期产儿	出生时胎龄≥42 周
超低出生体重儿（extremely low birth weight，ELBW）	出生体重<1kg
极低出生体重儿（very low birth weight，VLBW）	出生体重<1.5kg
低出生体重儿（low birth weight，LBW）	出生体重<2.5kg
小于胎龄儿（small for gestational age，SGA）	出生体重低于相应胎龄体重的第 10 百分位
适于胎龄儿（appropriate for gestational age，AGA）	出生体重在相应胎龄体重的第 10~90 百分位之间
大于胎龄儿（large for gestational age，LGA）	出生体重大于相应胎龄体重的第 90 百分位

临床表现

案例 105-1

问题 1：L. D.，男婴，出生体重 680g，孕 25 周时因母亲胎盘早剥紧急剖宫产分娩。母亲 38 岁，孕 6 产 5，合并妊娠期糖尿病。Apgar 评分 1 分钟 3 分，5 分钟 5 分，10 分钟 8 分。出生后 30 分钟，L. D. 出现发绀、呻吟、鼻翼扇动等呼吸费力表现。心率 160 次/min，呼吸 65 次/min。经鼻塞间断正压通气（nasal intermittent positive-pressure ventilation，NIPPV）吸入 60% 氧气时动脉血气（arterial blood gas，ABG）结果如下：

pH：7.25

$PaCO_2$：41mmHg

PaO_2：71mmHg

碱缺失：8

立刻气管插管，正压机械通气。脐动脉置管监测动脉血气，脐静脉置管建立中心静脉通路。胸部 X 线提示 RDS。静脉给予氨苄西林每次 100mg/kg，每 12 小时 1 次，庆大霉素每次 5mg/kg，每 48 小时 1 次，待除外败血症。什么是 Apgar 评分？L. D. 存在哪些发生 RDS 的高危因素？哪些症状和实验室检查符合 RDS？

Apgar 评分是新生儿出生后立即检查其身体状况的标准评估方法，包括 5 项临床体征：心率、呼吸、肌张力、皮肤颜色、对刺激的反应。每项体征为 0~2 分，满分 10 分。评分 7~10 分者为正常新生儿，评分 0~3 分者需立刻复苏。Apgar 评分通常在出生后 1 分钟及 5 分钟评估，如果低于 7 分则每 5 分钟需重复评估直至总分达 7 分。L. D. 的 Apgar 评分 1 分钟和 5 分钟分别为 3 分和 5 分，提示存在出生窒息，其原因可能为母亲胎盘早剥。发生 RDS 的危险因素为早产、男性、围生期窒息、剖宫产以及母亲妊娠期糖尿病史。其他危险因素包括双胎第二产和母亲-胎儿出血[3]。L. D. 符合 RDS 的临床表现及实验室检查包括呼吸急促、发绀、三凹征、呻吟、鼻翼扇动、低氧血症、高碳酸血症及混合性酸中毒[3]。典型的临床表通常发生在出生后 6 小时内。

呼吸急促通常是呼吸窘迫的最初表现，用于代偿通气不足、高碳酸血症和酸中毒。吸凹征，指吸气时利用肋间肌、肋下肌、胸骨上或胸骨肌等呼吸辅助肌，从而出现肋骨间、肋骨下、胸骨下窝等处凹陷，是机体增加呼吸做功以维持有效通气的表现。鼻翼扇动用以减少吸气时的气道阻力，增加氧合。呻吟是在声门部分关闭时进行有力呼气发出的声音，用以延长呼气时间，达到最大化氧合。呻吟样呼气，亦可增加胸腔内压，从而稳定肺泡，防止肺不张。发生发绀、低氧血症、高碳酸血症、混合性酸中毒均为氧合及通气不良的结果，与 RDS 表现一致[3]。

治疗

案例 105-1,问题 2:针对 L. D. 的通气不良表现如何治疗?

L. D. 在针对 RDS 治疗之前,首先需排除其他引起呼吸窘迫的原因。例如,感染(尤其是 B 族溶血性链球菌败血症或肺炎)常表现为呼吸窘迫。由于临床很难鉴别 RDS 与感染,所有重度 RDS 新生儿在除外感染前均需接受抗生素治疗。因此,对 L. D. 开始经验性抗生素治疗,并全面评估发生败血症的可能。

应尽早给予 L. D. 气管内滴注外源性肺表面活性物质。无创通气支持如 NIPPV 或经鼻持续气道正压通气(continuous positive airway pressure,CPAP)与气管插管机械通气相比,产生的气压伤、容量伤及气道损害较轻[3]。然而,一些超低出生体重儿由于持续的 RDS 症状,可能需要气管插管机械通气。因 L. D. 不能耐受 NIPPV,需要气管插管机械通气,因此需立刻接受气管内肺表面活性物质治疗。人类肺表面活性物质由 Ⅱ 型肺泡上皮细胞合成并分泌。主要成分为:磷脂占 80%,中性脂肪占 8%,蛋白质占 12%[5]。二棕榈酰磷脂酰胆碱(dipalmitoylphosphatidylcholine,DPPC),亦称为棕榈胆磷或卵磷脂,是肺表面活性物质的主要活性成分,缓慢吸附在肺泡的气液平面。其他磷脂(如磷脂酰胆碱、磷脂酰甘油)和 4 种表面活性物质脱辅基蛋白质(SP-A、SP-B、SP-C 和 SP-D)可提高弥散能力和表面吸附性[5]。肺泡表面活性物质的吸附和弥散能力是决定肺泡表面张力的重要因素。SP-A 和 SP-D 在免疫调节及增强宿主抵抗力方面亦发挥一定的作用。SP-A 亦有助于调节肺泡表面活性物质的再吸收和新陈代谢[5]。SP-B 和 SP-C 是最重要的两种脱辅基蛋白质,在促进肺表面活性物质的吸附和弥散并形成磷脂层起到重要作用[5]。通常认为 SP-B 是肺表面活性物质发挥作用最主要的脱辅基蛋白质。

天然表面活性物质从牛或猪的肺磷脂或肺灌洗液提取。半天然的表面活性物质是在牛或猪的肺磷脂提取物中再加入磷脂或其他的成分[8]。目前在美国常用于临床的商品有 4 种:beractant(Survanta)、calfactant(Infasurf)、poractantalfa(Curosurf)和 lucinactant(Sufaxin)。美国食品药品管理局(Food and Drug Administration,FDA)批准 beractant、calfactant 和 lucinactant 用于预防 RDS 的发生,而 beractant、calfactant 和 poractantalfa 用于 RDS 的治疗(即抢救性治疗)。动物来源的肺泡表面活性物质含有不同成分的 SP-B、SP-C、脂类和磷脂。Lucinactant 是一种新的合成型肺泡表面活性物质,不仅含有磷脂,还含有高浓度的西那普泰(KL4),西那普泰是一种合成多肽,可模拟人 SP-B 的功能(不同产品的比较见表 105-2)[6-9]。

案例 105-1,问题 3:给予 L. D. 外源性表面活性物质后会产生什么效果?

给予 L. D. 肺表面活性物质后氧合作用和肺顺应性迅速明显改善,同时还明显减少对氧气和机械通气的需要。肺顺应性的增加和吸气时所需压力的下降可以明显减少气胸和间质性肺气肿的发生。不管出生体重和胎龄如何,经过肺表面活性物质治疗后,新生儿存活率增加 40%,由于 RDS 导致病死率降低了 20%[10]。肺表面活性物质并不能减少 RDS 的其他严重合并症,如严重 BPD、IVH、NEC、ROP 及 PDA 的发生[11]。

案例 105-1,问题 4:给予 L. D. 哪种表面活性物质并且在什么时候应用最合适?

药品选择

临床实验对 3 种天然的肺表面活性物质(poractant alfa 和 beractant 比较;calfactant 和 beractant 比较;poractant alfa 和 calfactant 比较)进行比较,接受 poractant alfa 和 calfactant 治疗的新生儿与接受 beractant 治疗相比,可更快降低氧气和平均气道压(mean airway pressures,MAP)的需求。此外,首次使用 200mg/kg 的 poractant alfa 治疗组,在受孕后年龄(PMA)36 周时死亡率较低。机械通气总时间、需氧时间、BPD 发生率和其他的次要结局无显著差异[12,13]。目前为止只有一项临床试验比较了 3 种天然的肺表面活性物质治疗 RDS 效果。总之,气胸、PIE 发生率、死亡率、BPD 或死亡联合结局在 3 种肺表面活性物质之间无显著差异[14]。

这些临床研究显示,与合成的肺表面活性物质(lucinactant)相比,使用天然肺表面活性物质(beractant 或 poractant alfa)治疗的新生儿在出生 24 小时的 RDS 发生率无显著差异;然而有一项研究报道,beractant 治疗组在生后 14 日因 RDS 导致的死亡和 NEC 的发生率显著增加[15]。此外,死亡率、BPD、IVH、PDA 和 ROP 的发生率在使用合成的肺表面活性物质组和天然的肺表面活性物质组之间无显著差异[15,16]。

对接受不同的表面活性物质(beractant 与 poractant alfa 比较,lucinactant 和 beractant 或 poractant alfa 比较)治疗 RDS 的婴儿分别在纠正年龄 1 岁和 18~24 个月进行远期神经发育评估,发现不同的表面活性物质治疗组之间无显著差异[17,18]。

对不同的天然肺表面活性物质治疗 RDS 的成本-效益进行比较,poractant alfa 治疗组能显著节约成本,poractant alfa 治疗组患儿与 beractant 治疗组相比,需要再次使用该药治疗的人数明显减少[12,13]。最近一项药物经济学研究,对两项多中心研究中早产儿再次气管插管接受 lucinactant、beractant 或 poractant alfa 治疗产生的费用进行分析。结果显示,lucinactant 治疗组中再次气管插管的发生率明显低于其他组[19]。然而,值得注意的是,其中一个研究比较了 lucinactant 和考福西利棕榈酸酯,而后者在美国已不再可用。另外,第二项研究在达到入组目标前终止。因此,这些局限可能会影响呼吸效果以及与再次气管插管机械通气相关的医疗费用。

与 beractant 治疗组相比,poractant alfa 治疗组因 RDS 导致的死亡或 PMA 36 周时死亡均显著降低[12,15]。

表 105-2

目前市场上表面活性剂产品的比较[6-9]

药品	Calfactant（Infasurf）	Poractant alfa（Curosurf）	Beractant（Survanta）	Lucinactant（Surfaxin）
类型和来源	天然肺表面活性物质，小牛灌洗液	天然肺表面活性物质，切碎猪肺提取物	半合成肺表面活性物质，切碎牛肺提取物	合成肺表面活性物质，蛋白类似物
磷脂	天然 DPPC 混合磷脂	天然 DPPC 混合磷脂	天然和补充 DPPC 混合磷脂	合成 DPPC 混合磷脂
蛋白质	小牛 SP-B 和 SP-C	猪 SP-B 和 SP-C	牛 SP-B 和 SP-C	西那普泰（KL4）
适应证	预防和抢救治疗	抢救治疗	预防和抢救治疗	预防性治疗
预防应用指征	胎龄<29 周 RDS 高危早产儿	尚未证实	出生体重<1 250g 或临床有肺表面活性物质缺乏的证据	RDS 高危早产儿
推荐剂量	3ml/kg（磷脂 105mg/kg）	起始剂量：2.5ml/kg（磷脂 200mg/kg），重复剂量：1.25ml/kg（磷脂 100mg/kg）	4ml/kg（磷脂 100mg/kg）	5.8ml/kg（磷脂 175mg/kg）
预防的推荐用法	出生后尽快首次给药，最好在 30 分钟之内给予；如还需气管插管，每隔 12h 重复给药 1 次，最多给药 3 次	尚未证实	出生后尽快首次给药，最好在 15 分钟之内给予；如果还需气管插管，并需要吸入氧浓度≥0.3，PaO$_2$≤80mmHg，可在最早 6h 后重复给药，最多给药 4 次	出生后尽快首次给药；最短间隔 6h 可重复给药，生后 48h 内最多给药 4 次
抢救治疗指针	出生后 72h 内证实有 RDS 并且需要气管插管	需要气管插管的 RDS	需要气管插管的 RDS	尚未证实
抢救治疗推荐用法	RDS 确诊后尽快首次给药，如还需要气管插管，每隔 12h 重复给药 1 次，最多 3 次	RDS 确诊后尽快首次给药，如还需要气管插管，每隔 12h 重复给药 1 次，最多 3 次	RDS 确诊后尽快首次给药，最好生后 8h 内；如还需要气管插管，并需 FiO$_2$≥0.3，PaO$_2$≤80mmHg，可在 6h 内重复给药，最多 4 次	尚未证实
推荐的使用方法	经连接呼吸机的气管插管旁导管，分 2 次给药，滴入时改变体位	间断断开呼吸机，通过 5F 导管分 2 次给药，滴入时改变体位	间断断开呼吸机，通过 5F 导管分 4 次给药，滴入时改变体位	经连接呼吸机的气管插管旁导管，分 4 次给药，滴入时改变体位；
特殊说明	必要时轻轻摇晃药瓶，有利于药液混匀；勿加温至室温，勿摇晃	使用前加温至室温，勿摇晃	使用前加温至室温，勿摇晃	使用前，干燥缸体加热器设定温度 44℃预热小瓶 15 分钟；加温后剧烈摇动小瓶直至混合均匀、自由流动的悬浮液。使用前产品温度需≤37℃
稳定性	如已升温至室温，≤24h，未开封，未使用的药可放回冰箱保存一次；单次使用剂型中无防腐剂，未使用的部分要丢弃	如已升温至室温，≤24h，未开封，未使用的药可放回冰箱保存一次；单次使用剂型中无防腐剂，未使用的部分要丢弃	如已升温至室温，≤24h，未开封，未使用的药可放回冰箱保存一次；单次使用剂型中无防腐剂，未使用的部分要丢弃	如加温后未立即使用，可在室温下避光保存至 2h；加温后不要放回冰箱；未用完或加温后 2h 未使用的药品要丢弃
每瓶单价	＄455.00（3ml），＄805.33（6ml）[a]	＄445.15（1.5ml），＄877.78（3ml）[a]	＄459.60（4ml），＄813.46（8ml）[a]	＄1 032.00（8.5ml）[a]

[a] 平均批发价格出自《2015 红皮书》（2015 *Red Book*）。

DPPC，二棕榈酰磷脂酰胆碱；FiO$_2$，吸入氧浓度；PaO$_2$，氧分压；RDS，呼吸窘迫综合征。

并且,成本-效益分析亦显示 poractant alfa 治疗组能显著节约成本。BPD 发病率及其他次要指标在天然和半合成肺表面活性物质之间无明显差别。这些研究结果显示,应用天然肺表面活性物质治疗 RDS 产生较好效果,poractant alfa 是用于 L. D. 治疗 RDS 的最佳选择。

基于上述研究结论,4 种肺表面活性物质治疗 RDS,在短期(如气漏、机械通气或氧疗时间)和远期(如死亡率、BPD 发病率和其他次要结局)结局中无显著差异。首选使用 200mg/kg 的 poractant alfa 治疗,可能会较快停氧,较快下调平均气道压,可降低胎龄 36 周时死亡率,治疗费用较低。

使用时机和方法

肺表面活性物质可作为预防性使用(生后 10~30 分钟内应用)或者抢救性治疗(生后 12 小时内确诊 RDS 患儿应用)。早期治疗是指生后 2 小时内应用;晚期治疗是指生后 2 小时以后应用肺表面活性物质治疗。理论上,应在新生儿第一次呼吸前或正压机械通气之前首次应用肺表面活性物质[10]。这样可以避免 RDS 早期的肺损伤,这种肺损伤可影响肺表面活性物质的分布、生物利用度及有效性。但是,对于没有发生 RDS 患儿,这种方案将增加医疗的费用,因为会对他们进行不必要的气管插管和治疗。而且,产房使用肺表面活性物质会干扰对新生儿的复苏和稳定工作[10]。

与抢救性治疗相比,预防性应用表面活性物质被证实可以减少 RDS 的发病率和严重程度,减少新生儿死亡率、气胸、PIE 发生率[11]。然而,预防性应用表面活性物质治疗的研究都是在常规使用 CPAP 治疗 RDS 之前进行的。在常规应用 CPAP 治疗 RDS 的研究中,首选 CPAP 治疗 RDS 组的死亡率和 BPD 的发生率均显著低于不使用 CPAP 而预防性应用表面活性物质治疗组[11]。相比之下,如果不考虑常规应用 CPAP 治疗时,将早期和晚期抢救性应用表面活性物质治疗效果进行比较,早期治疗组的死亡率、气漏发生率、BPD 发生率及 BPD 或死亡联合不良结局发生率均显著低于晚期治疗组[11]。因此,推荐首选 CPAP 治疗 RDS,对 RDS 症状持续不能缓解的患儿早期选择性应用肺表面活性物质治疗。

应该由有资质的临床医生使用肺表面活性物质,用药时需要护士和呼吸治疗师在场[14]。根据不同的产品,使用时可通过 5F 导管插入气管插管(endotracheal tube,ETT)内,暂时断开呼吸机给药,也可以利用与气管插管旁相连的侧孔给药(见表 105-2)。不同的给药方式产生的临床效果没有显著差别[11]。还有几种可避免机械通气的肺表面活性物质给药方式。对于需要肺表面活性物质的患儿采用 INSURE 技术(INtubate-SURfactant-Extubate),指短暂气管插管—使用表面活性物质—拔管到鼻塞 CPAP 支持,可以减少使用有创机械通气及随后发生 BPD 的风险[11]。

在 RDS 病程早期应用表面活性物质可以发挥更好的疗效,因此,需要很好地判断哪些患儿可能会发生 RDS。然而,临床很难预测哪些患儿可能会发生 RDS。总之,一旦出现 RDS 的临床表现,还是应尽早使用肺表面活性物质治疗。出生后就接受 CPAP 支持,选择性使用肺表面活性物质治疗,要优于肺表面活性物质预防性治疗。早期应用表

面活性物质治疗可以避免疾病的进展和表面活性物质效力降低的可能性。因此,对于严重 RDS 需机械通气的 30 周以下早产儿,需尽早考虑表面活性物质治疗。L. D. 的临床表现、实验室检查以及胸片结果均符合 RDS,因此,在生后 1 小时内应该给予 L. D. 一剂 2.5ml/kg(200mg/kg 磷脂)poractant alfa,随后尽早拔除气管插管,使用 CPAP 支持。

> **案例 105-1,问题 5:** 使用 poractant alfa 1 小时内,L. D. 氧合明显改善,吸入氧浓度从 60% 下降到 40%。10 小时后,动脉血气结果如下:
>
> pH:7.30
>
> $PaCO_2$:45mmHg
>
> PaO_2:50mmHg
>
> 碱缺失:2
>
> 氧饱和度 90%,呼吸机参数:FiO_2,0.4;间歇机械通气(intermittent mechanical ventilation,IMV),30 次/min;PIP,18;呼吸末正压通气(positive end-expiratory pressure,PEEP),+5
>
> 需要再给 L. D. 一次 poractant alfa 吗?

由于一次给药效果是短暂的,因此常常需要重复给药。患儿对于肺表面活性物质治疗的反应是不同的,特别早产儿或需要吸入高浓度氧气和正压通气者[3]。无反应的原因包括:肺表面活性物质被漏入肺泡间隙中的蛋白所抑制;一些炎症因子使肺表面活性物质失效(如氧自由基、蛋白酶);某些疾病可以降低肺表面活性物质的功效(如肺水肿)或影响肺表面活性物质向肺泡的扩散(如肺不张)[3]。对肺表面活性物质的反应程度还随着出生后日龄的增加而降低[10]。

虽然临床实验研究提示,重复应用肺表面活性物质的指征各不相关,但持续的呼吸衰竭是重复应用的主要临床指征。实际工作中,大部分患儿仅需要一次肺表面活性物质治疗,可能得益于新生儿和围产儿救治技术提高,以及产前广泛使用糖皮质激素。但也有患儿需要使用一次以上表面活性物质治疗,包括产前未使用糖皮质激素的新生儿或超早产儿(<26 周)。因为 L. D. 仍然需要机械通气,并需要很高的吸气压力和吸入氧浓度(>30%)来维持动脉血氧分压 ≥50mmHg 及氧饱和度达到 90%,所以,还需要给予 L. D. 第二剂 poractant alfa。

> **案例 105-1,问题 6:** 查房时,住院医师问你早产儿应用肺表面活性物质治疗的并发症有哪些。向你的医学团队描述应用肺表面活性物质治疗的不良反应和发生频率。

应用肺表面活性物质治疗,最常见的不良反应与给药方法有关[11]。给药时,L. D. 可能出现心动过缓和氧饱和度下降,可能继发于迷走神经兴奋和气道阻塞[6-9]。发生这些不良反应时通常需要暂时中断给药并增加通气支持。

肺表面活性物质治疗的新生儿发生肺出血的概率为 6%,通常在给药 72 小时内发生[3]。但最近的研究并没有

得出一致的结论。因此,肺表面活性物质治疗和肺出血的相关性还没有定论[3]。况且,肺表面活性物质治疗的益处要远远大于它增加肺出血的潜在风险。

支气管肺发育不良

案例 105-2

问题1: J. T. ,女婴,出生后12周,体重2kg,出生胎龄25周。

病史包括RDS、败血症和肺炎,5周的肠外营养史。J. T. 还经历了多次的拔管失败,现在仍需要FiO_2 0.5的机械通气。目前她的生命体征如下:

呼吸(RR):60 次/min

心率(HR):150 次/min

血压(BP):80/55mmHg

氧饱和度:90%

查体:肋间和肋骨下凹陷,呼吸表浅,呼气性喘鸣。胸部X线可见到双侧弥漫性模糊阴影,伴有肺过度通气、局灶性肺气肿、肺不张和不规则的纤维条索状改变。J. T. 正在接受早产儿配方奶肠道喂养,80kcal/100ml(1cal=4.18J),每3小时给予40ml。基于上述情况,可以诊断支气管肺发育不良(BPD)。BPD发病机制是什么? J. T. 有哪些发生BPD的高危因素? J. T. 有哪些BPD的临床表现和实验室依据?

BPD(又称为慢性肺病)是婴儿期慢性肺部疾病中最常见的形式。该类疾病发生于患RDS需给氧和正压通气的新生儿或有其他原发肺功能障碍的新生儿。美国国立儿童健康与人类发育研究所(National Institute of Child Health and Human Development)根据BPD的严重程度进行分类定义[21]。出生胎龄<32周早产儿,在PMA 36周或出院时进行BPD的评估。轻度BPD是指生后28日仍依赖氧气,但在PMA 36周前离氧或出院;中度BPD是指生后28日仍依赖氧气,并且在PMA 36周或出院时吸入氧浓度低于30%;重度BPD是指生后28日仍依赖氧气,并且PMA 36周或出院时吸入氧浓度高于30%或需要正压机械通气。对于出生胎龄32周或以上的新生儿,BPD评估时间为生后56日,而不是PMA 36周,其他分度标准相同[21]。BPD是婴幼儿患病和死亡的重要原因。美国每年大约有10 000~15 000例BPD新增病例[21]。BPD的发病率与出生胎龄和体重呈反比。出生胎龄23周的早产儿,BPD发病率为73%,而出生胎龄28周的早产儿中BPD发病率为23%[21]。同样,出生胎龄23周的早产儿重度BPD的发病率为56%,而28周早产儿中重度BPD的发病率为8%[21]。尽管在1993年到2006年间,BPD总的发病率下降,但住院时间却显著增加。可能的原因为BPD定义的改变和/或CPAP的使用[22]。

发病机制和临床表现

BPD病因是多因素的。肺发育不成熟、肺表面活性物质缺乏、氧中毒、气压伤/容量伤和炎症反应都起了重要作

用。特别是胎龄小于26周早产儿,由于肺未成熟,患BPD的危险性更高[21]。肺表面活性物质缺乏、肺实质和胸廓发育的不成熟,都有助于BPD的发生。氧气治疗导致氧自由基释放,也直接与BPD的发病机制有关。长期暴露在高浓度氧气中可产生氧自由基,引起组织损伤、肺泡-毛细血管渗出、肺不张导致气体交换减少及肺水肿[21,23,24]。这会导致BPD患儿慢性肺纤维化改变。足月新生儿,肺含有抗氧化酶,可以保护肺不被氧自由基损伤,但在早产儿,抗氧化酶的浓度低下甚至缺乏。因此,早产儿比足月儿更容易发生BPD。

继发于正压机械通气的气压伤也是BPD发病机制的一个主要因素,与氧中毒无关[21,23]。气压伤是由于在机械通气中终末气道的过度膨胀造成的。这导致了上皮细胞的损伤和毛细血管对含蛋白质液体渗透能力的增加。肺部损伤的严重程度与使用的正压峰值大小有关。容量损伤也是造成BPD发病机制的一个因素,是由于高潮气量通气和过度膨胀造成的。容量损伤可能归咎于与肺顺应性相比异常高的吸气峰压。医源性的氧中毒和气压伤/容量伤,对未成熟肺均有损害,若持续一段时间,可使肺损害更为严重。

肺部炎性过程可由氧中毒、气压伤/容量损伤或其他损伤而激活。这可刺激和激活白细胞(如中性粒细胞、巨噬细胞),引起炎性介质、弹性蛋白酶、胶原酶的进一步释放[24]。弹性蛋白酶和胶原酶水平的提高可以损害肺的弹性蛋白和胶原支架作用。α1蛋白酶抑制因子,主要抑制弹性蛋白酶的活性,氧自由基可使其失活。因此,弹性蛋白酶水平的提高和α1蛋白酶抑制因子活性降低相结合,可以增加肺损害和导致BPD的发生。

发生BPD的患儿,还可能有细胞因子水平的升高,如血小板活性因子(platelet-activating factor, PAF)、白三烯、肿瘤坏死因子(tumor necrosis factor, TNF)和纤维结合素[24]。这些因素和被激活的白细胞一起造成严重肺损伤和毛细血管内皮完整性的破坏,毛细血管渗漏。此外,在早期,BPD婴儿气管吸出物样本中发现纤维结合素水平增高,表明这种婴儿极易发生肺纤维化[24]。

感染和营养缺乏也在BPD的发病机制中起了重要作用。绒毛膜羊膜炎的存在增加BPD的发病风险,尽管最近的研究没有这样的报道。病原体如解脲脲原体,衣原体或巨细胞病毒(cytomegalovirus, CMV)可导致慢性感染,进而引起BPD[21,23,24]。最近,一项meta分析显示,解脲脲原体定植与BPD的发生直接相关,不依赖于胎龄[25]。营养物质如维生素A(视黄醇)或微量元素如锌、铜和硒(抗氧化酶结构中的必要成分)的缺乏,也在BPD的发病机制中发挥了重要作用。

J. T. 有发生BPD的最主要的两个高危因素,低出生体重和低出生胎龄,J. T. 发生BPD的高危因素还包括机械通气、氧中毒、液量过多[160ml/(kg·d)]。其他发生BPD的高危因素还包括男性、白种人和持续存在的PDA[21,24]。

BPD主要表现为呼吸表浅急促、肋间和肋骨下凹陷,及呼气性喘鸣音,正如J. T. 所表现的那样。其他症状和体征包括湿啰音、干啰音、咳嗽、气道阻塞、气道高反应性、黏液分泌增加、低氧血症和高碳酸血症[24]。胸部X线表现为

BPD 特征性改变,包括局灶性气肿、肺不张、伴有肺过度通气的双侧弥漫性模糊影(间质增生)和不规则纤维条索。长期机械通气的 BPD 患儿还可能出现黏液栓形成,合并败血症或肺炎。严重 BPD 患儿最终会出现心血管并发症如肺动脉高压、肺心病、高血压和左心室肥厚。除了慢性呼吸和心血管并发症,BPD 的患儿还有明显的生长、营养和神经发育方面的问题[21,24]。

治疗

案例 105-2,问题 2:在对 J. T. 发生 BPD 的治疗时,应使用哪些非药物疗法和药物治疗?

BPD 患儿的医学处理包括氧疗、机械通气、限制液量、营养支持和多种药物干预。经机械通气提供氧气、CPAP 或经鼻导管使氧饱和度维持在 90%～95%,防止低氧血症[23,24]。液体量应限制在 120～130ml/(kg·d),防止充血性心力衰竭和肺水肿。由于 BPD 患儿在能量消耗方面会增加 25%,因此,在限制液体摄入的同时应使用高热量配方奶(如 80 或 90kcal/100ml)以增加热量供给[23,26]。如果不提供高热量,患儿持续处于分解代谢的状态,这将使他们更易发展为重度 BPD(能量不足可增加氧中毒的毒性作用和气压伤)。营养支持的目标是确保体重增加每日达到 10～30g,通常需要供给热量 140～160kcal/(kg·d)[26]。如果患儿不能耐受肠道喂养,需使用胃肠外营养替代,直到胃肠道功能发育成熟。因为 J. T. 目前为 68kcal/100ml 配方奶喂养,需将其改为高热量配方(即 80 或 90kcal/100ml)以帮助其达到理想体重增加的目的。她的液体应限制在 120～130ml/(kg·d)。

药物治疗

BPD 的治疗由多药联合组成,包括利尿剂、支气管扩张剂和皮质类固醇[2,27-32]。尽管药物治疗有一定效果,但没有哪种药物可以逆转 BPD 患儿的肺损伤。它们主要是用来减轻临床症状和改善肺功能。

利尿剂

BPD 患儿由于心源性和非心源性因素特别易患肺水肿。左心功能不全可加重已存在的右心功能不全。肺泡-毛细血管单位的破坏可引起肺血管通透性增加,进而造成肺间质液体量增加。尽管在治疗 BPD 中的明确机制尚不清楚,但利尿剂可以减少肺间质水肿[24,27]。利尿剂还可以降低肺血管阻力,改善气体交换,进而减少了对氧的需求。最常用的利尿剂包括呋塞米、噻嗪类和螺内酯。呋塞米因其较强的利尿作用常常作为首选的利尿剂。同时,呋塞米还增加淋巴流动和血浆胶体压,从而减轻肺间质水肿。BPD 患儿在应用呋塞米一段时间后可能出现耐受,原因可能为细胞外液容量减少,肾小管出现代偿导致对水、钠的重吸收增加。BPD 患儿应用呋塞米后可能出现严重不良反应,包括低氯血症、低钾血症和低钠血症。此外,也可能发生容量减少、高钙血症、肾钙质沉着、骨钙减少和耳毒性[24,29]。过多的液体丢失或低氯血症可引起代谢性碱中毒和更严重的

呼吸性酸中毒。通过隔日用呋塞米疗法或喷雾型呋塞米可以降低这些副作用[27]。这两种方法不会导致电解质紊乱,并且可以明显增加肺顺应性和降低肺阻力[29]。

噻嗪类利尿剂(如氢氯噻嗪)与保钾利尿剂(如螺内酯)合用也可以通过增加利尿来改善肺功能和降低对氧的需求[27]。虽然作用强度较呋塞米为弱,但这两种利尿剂合用可以降低袢利尿剂或噻嗪类利尿剂引起的低钾血症的发生率。噻嗪类利尿剂与螺内酯合用常见的副作用包括低钠血症、高钾或低钾血症、高钙血症、高尿酸血症、高血糖、氮质血症和低镁血症[2]。总之,尽管治疗 BPD 的长期疗效以及潜在的不良反应尚不十分清楚,利尿剂仍然被用于 BPD 的治疗,用以减轻肺水肿以及减少 BPD 患儿对呼吸机的依赖。

一般如果需长期治疗,为避免副作用,患儿治疗初始可以用呋塞米,然后改为联合应用利尿剂(螺内酯/氢氯噻嗪)。开始应用呋塞米治疗的适应证为:①生后 1 周早期 BPD,依赖机械通气的婴儿;②临床稳定的 BPD 患儿因液体过量而症状明显加重;③慢性 BPD 患儿临床症状无改善;④需要增加液体入量以提供足够热量[26]。因为 J. T. 患有慢性 BPD,且无改善(即她还不能脱离呼吸机),应使用呋塞米 2mg/kg 口服,每 12 小时 1 次。在使用呋塞米治疗时,应监测 J. T. 是否有电解质紊乱。

案例 105-2,问题 3:呋塞米治疗 1 周后,J. T. 还不能脱离呼吸机,还需要较高的通气支持。还有哪些治疗方法可用于治疗 J. T. 的 BPD?

吸入支气管扩张剂

新生儿 BPD 早期通常有气道高反应性和平滑肌肥大。由于继发缺氧,气道阻力增加,使 BPD 患儿支气管收缩的危险性更高。因此,对这些患儿应用支气管扩张剂是有效的。β_2 受体激动剂,如沙丁胺醇,由于松弛支气管平滑肌,可短时间(维持 4 小时)改善肺顺应性和肺阻力[17,33]。但是,吸入支气管扩张剂不是对所有 BPD 患儿都有效。晚期 BPD 患儿可能有严重的肺损伤和纤维化改变。仅有一半的晚期 BPD 可能对沙丁胺醇治疗有效,表现出肺阻力的降低[34]。此外,随着治疗时间的延长,对支气管扩张剂的耐药性也增加[27]。因此,支气管扩张剂的使用应该留给那些对其有明确治疗反应的患儿。尽管吸入支气管扩张剂已经广泛用于早产儿 BPD 的治疗,但仍需要进一步的研究来评价它的疗效和安全性。尽管缺乏 β_2 受体激动剂治疗的长期临床效果评估,但在 BPD 早产儿中,仍普遍使用 β_2 受体激动剂。需要进一步研究评估长期吸入支气管扩张剂治疗的有效性和安全性。

BPD 患儿吸入抗胆碱能支气管扩张剂,如异丙托溴铵能在短时间内(大约 4 小时)改善肺功能[27]。吸入性抗胆碱能支气管扩张剂松弛支气管平滑肌,减少了黏液分泌,通常用于沙丁胺醇吸入剂治疗失败或不能耐受的患儿,或与沙丁胺醇联和用于单用沙丁胺醇症状无改善的患儿[27]。两者联用比单用任何一种药物更有效[27]。由于异丙托溴铵很少被吸收,所以副作用很小。

吸入支气管扩张剂的一个重要问题是给药方式和药物的传递情况。可经喷雾或超声雾化或经定量吸入器（metered-dose inhaler，MDI）给予[27]。对应用MDI的呼吸机依赖患儿，MDI可经一个连接器与呼吸机和ETT相连。MDI还可以经气囊与ETT相连。对没有机械通气的婴儿，MDI可经过一个储雾器和面罩来使用。

与MDI比较，经超声雾化吸入支气管扩张剂有几个缺点：药物的损失或无效传送，以及对吸入的混合气体的冷化。对新生儿的一些研究发现，带有储雾器的MDI能更有效的传送吸入的支气管扩张剂，更有效的改善氧合和通气，且治疗所需的药物剂量小，治疗时间短[35,36]。对于新生儿，将3种给药方式进行比较，经超声雾化或MDI给药，比喷雾式雾化剂有效[29]。除此之外，药物定量吸入器比雾化机器更经济。因此，大多数患儿适于应用带有储雾器装置的药物定量吸入器。

皮质类固醇

皮质类固醇，特别是地塞米松，已经被广泛应用于BPD的预防和治疗。皮质类固醇的作用机制包括：①减少多形核粒细胞向肺的移动；②减轻肺的炎性反应；③抑制前列腺素、白三烯、肿瘤坏死因子（TNF）和白介素（IL）的合成；④减少弹性蛋白的生成；⑤刺激肺表面活性物质的合成；⑥减少血管渗透性和肺水肿；⑦增强β肾上腺素受体的活性；⑧减少肺纤维连接蛋白（它能减少肺间质纤维化的危险）；⑨刺激血清视黄醇浓度的增加[2,26]。

全身应用地塞米松与一些严重的短期副作用有关，包括高血糖、高血压、肥厚性心肌病、消化道出血、肠穿孔、垂体-肾上腺抑制、骨骼脱钙、体重不增和增加感染的危险[2,24]。严重的远期不良反应如脑瘫和神经发育落后已经证实与早产儿全身应用皮质类固醇有关[23,24,27]。

早期应用地塞米松（生后1周以内）和晚期应用地塞米松（生后1周以后）均可显著降低BPD的发生率，还可以减少PNA 28日和PMA 36周时死亡或发生BPD的联合发生率[37,38]。晚期应用地塞米松（生后1周以后）治疗BPD，出生28日死亡率更低。然而，早期应用地塞米松的早产儿发生脑瘫的风险以及死亡或者脑瘫联合发生率明显上升[38]。尽管这些研究都没有重点评估远期神经系统不良预后，但由于早期应用地塞米松带来的危害远远超过其带来的益处，因此目前不推荐早期应用地塞米松[38]。晚期应用地塞米松治疗也需严格用于不能撤离机械通气的BPD患儿，并且用最小剂量和最短的疗程[37]。最近有一些临床研究对应用地塞米松相关的远期神经系统不良预后进行评估，结果显示，小剂量地塞米松[0.15mg/（kg·d）]相对安全，且不增加脑瘫的风险，而大剂量地塞米松[0.5mg/（kg·d）]明显增加脑瘫的发生率。

有一些研究指出，应用氢化可的松治疗早产儿BPD比地塞米松安全。然而，meta分析并没有发现氢化可的松治疗可以影响早产儿无BPD生存率和死亡率[23,27,40]。而且，其中纳入人数最多的一项meta分析发现氢化可的松治疗组自发性消化道穿孔的发生率较高，导致其中的3项临床研究提前终止[23,27,39,40]。消化道穿孔的发病率增高可能与

同时应用吲哚美辛治疗动脉导管未闭相关。与大剂量应用地塞米松治疗的临床研究结果相反，氢化可的松治疗组与安慰剂组或未治疗组在2~8岁时的远期神经系统不良预后（如脑瘫、神经发育落后等）发病率相似[39,40]。大多数临床研究中氢化可的松的治疗量为1mg/（kg·d），该剂量比应用地塞米松治疗的剂量小。大多数临床研究中，地塞米松治疗的剂量为0.2~0.5mg/（kg·d），等同于氢化可的松的剂量5~15mg/（kg·d）。但是，目前所有的临床研究实验都是在生后1周内应用氢化可的松治疗。尚缺少生后1周以后应用氢化可的松治疗确诊的呼吸机依赖BPD的临床研究数据。

基于上述临床研究的结果，美国儿科学会（American Academy of Pediatrics，AAP）不推荐使用大剂量地塞米松[≥0.5mg/（kg·d）][39]。由于缺乏有力证据，亦不推荐使用小剂量地塞米松[<0.2mg/（kg·d）]或大剂量的氢化可的松[3~6mg/（kg·d）]预防或治疗BPD。生后2周内早期应用小剂量氢化可的松[1mg/（kg·d）]治疗可能对一些特定人群有效。在使用类固醇激素治疗BPD前，临床医生必须权衡激素治疗的利与弊，并且治疗仅针对那些发生BPD的高危风险的极低出生体重儿，如出生1~2周后仍依赖呼吸机的早产儿。患儿的父母需充分了解全身应用皮质类固醇可能出现的短期和远期不良反应[39]。尽管不推荐常规使用全身类固醇激素，一些临床医生仍会考虑短期应用低剂量地塞米松帮助患儿脱离机械通气。这一做法可能来自于一份meta回归分析研究结论的支持，该研究表明出生后类固醇激素治疗对死亡或脑瘫的影响受到BPD影响而改变[24]。对于发生BPD的低危（<35%）早产儿，出生后使用类固醇激素显著增加死亡或脑瘫的发生率。而对于发生BPD的高危（>65%）早产儿，出生后使用类固醇激素则显著降低死亡或脑瘫的发生率。总之，对于BPD的预测发生率超过50%的早产儿，使用类固醇激素的危害要低于发生BPD的低危早产儿[24]。因此，虽然J.T.已经13周大了，仍可以考虑使用地塞米松治疗，0.2mg/（kg·d）（分2次），逐渐减量，总疗程5~7日。治疗期间，需要密切监测J.T.有无发生高血糖、高血压、消化道出血、肠穿孔等不良反应。

吸入性类固醇如二丙酸倍氯米松、氟尼缩松、地塞米松、氟替卡松、布地奈德，已经用来于BPD的预防和治疗[30,41]。与安慰剂组进行比较，接受吸入类固醇激素治疗的患儿，死亡率、BPD的发生率、死亡率或BPD的总体结局、机械通气和需氧时间并没有下降，但是需要应用全身类固醇激素的可能性降低[30,41]。与全身性应用类固醇激素治疗相比较，接受吸入类固醇激素治疗的患儿在死亡率和BPD的发病率无显著差异[31,32]。早期接受吸入类固醇激素预防BPD的患儿，其呼吸机的应用时间及需氧时间较长。但是这些研究都没有评估吸入类固醇激素产生的远期神经系统不良预后。在BPD患儿中，吸入性类固醇的副作用要比全身性类固醇少见。这些副作用包括轻微的肾上腺皮质功能抑制、支气管痉挛、舌体肥大和口腔念珠菌病[30-32,41]。吸入类固醇激素可能会抑制垂体-肾上腺轴，但是仍有争议。抑制作用可能与选用的吸入类固醇激素类

型、剂量及其他引起的抑制的因素（如早产）相关[33]。每次吸入类固醇激素后，应该清洗婴儿的口腔，从而减少鹅口疮等并发症。与吸入支气管扩张剂一样，这些药物的使用方法也是一个问题。婴儿实际吸入的量随不同的给药方法而产生很大的差异。在常规推荐使用前，对于吸入类固醇激素治疗的最佳剂量、疗程、给药途径、开始治疗的时间、最适剂型，以及包括神经运动发育在内的远期不良反应还需要进行深入研究。

长期后遗症

案例 105-2,问题 4：5 个月已经过去，J. T. 现在已经纠正年龄 4.5 个月，体重 5kg，准备出院。在过去的几个月中，J. T. 对机械通气的需求逐渐减少，最终脱离呼吸机。但是，她仍然需要鼻导管供给浓度为 30%，流量为 0.25L/min 的氧气，从而维持氧饱和度为 90%～95%。预期 J. T. 面临的长期 BPD 的并发症是什么？

患有 BPD 的婴儿肺储备功能差，因此容易发生呼吸系统疾病。BPD 使 J. T. 容易发生下呼吸道感染，并且在生后第 1 年，可能因为细支气管炎和肺炎反复住院治疗。大约 50% 的 BPD 患儿早期会因为呼吸系统疾病住院治疗[21]。呼吸道合胞病毒是呼吸窘迫和复发性肺不张的常见病因。随着时间推移，患有 BPD 的早产幸存儿因为肺脏的成熟，肺功能有了很大改善。但是，很多人持续有气道高反应性。有严重 BPD 的患儿也可以发展成肺动脉高压、肺心病、系统性高血压、左心室肥大。

除了呼吸系统和心血管系统并发症，J. T. 还处于骨骼脱钙和佝偻病的危险中。极低出生体重儿出生时，维生素 D 储备不足。出生后，无论是通过肠外营养还是肠内营养，通常这些早产儿对维生素 D 的摄入都不足。大多数极低出生体重儿需要长期肠外营养，这可能会导致胆汁淤积或肝衰竭。因为心力衰竭而导致的慢性肝充血和长期胆汁淤积可能会导致钙和维生素 D 的吸收不良。另外，呋塞米可能会引起高钙血症，从而加速钙缺失。这些因素综合起来导致骨矿物质缺失和佝偻病的发生。BPD 患儿由于呼吸功增加和慢性缺氧而通常处于高分解代谢和高氧耗的状态。营养支持不充分可能影响体重增加、生长发育及 BPD 的长期预后。

BPD 患儿亦可能会出现神经和发育的异常，如学习缺陷、语言发育迟缓、视觉和听觉损害及注意力不集中[21]。BPD 本身不是神经发育异常的独立危险因素，相关的因素包括出生体重、胎龄和社会经济地位[21]。有研究显示，对以往大剂量应用地塞米松治疗 BPD 的婴儿，在 1～15 岁时进行长期跟踪随访，发现脑瘫和学习能力下降等神经系统异常的比例增加[39]。但是，还不清楚这种异常是地塞米松对脑发育的影响，还是由于已经处于发展为这种异常的高危因素的 BPD 婴儿，其生存率提高而导致的。

严重的 BPD 患儿的死亡率约 30%～40%[28]。大约 80%BPD 患儿的死亡发生在住院早期，通常是由于呼吸衰竭、败血症、肺炎、肺心病和充血性心力衰竭导致[28]。

预防

案例 105-2,问题 5：可以采取哪些预防措施来降低 J. T. 发生 BPD 的可能性？

预防早产和引起 RDS 的其他因素是预防 BPD 的最有效措施。尽管产前类固醇激素和外源性肺表面活性物质治疗降低了 RDS 的发生率，但并没有改变 BPD 的发生率[23]。维生素 A 缺乏可能为 BPD 的发病原因之一。由于维生素 A 缺乏，损害了肺的愈合、增加了对感染的易感性、减少了纤毛及肺泡的数量，使婴儿易患 BPD[23]。早产儿，尤其是极低出生体重儿，出生时维生素 A 储备少，肠道喂养摄入不足，并且肠道对维生素 A 的吸收差，均使其处于维生素 A 缺乏的高危状态。有研究显示，维生素 A 肌注治疗可显著降低死亡率或 BPD 的总体不良结局，但死亡率、ROP 或败血症的发生率没有差异[23]。相反，每日口服维生素 A 5 000IU 却并不能减少 BPD 的发病率，这可能是由于剂量不足或口服吸收利用度差所导致的[42]。维生素 A 是相对安全的药物，不良反应的发生率在治疗组和对照组相同[23]。尽管证据显示在出生体重<1 000g 的超低出生体重儿中肌注维生素 A 对预防 BPD 有益，但是，还需要进一步研究维生素 A 预防 BPD 的有效性、安全性以及最适剂量。

早产儿呼吸道解脲脲原体定植是发生 BPD 的重要危险因素。有几项研究对 BPD 高危早产儿应用大环内酯内抗生素清除解脲脲原体的效果进行了评估[23,43]。尽管红霉素没有被证明可以降低 BPD 的发生率或死亡率，但对阿奇霉素和克拉霉素的研究却报道了不同的治疗效果。阿奇霉素和克拉霉素已被证实可以降低 BPD 的发生率，但仅对解脲脲原体阳性的婴儿有效[43]。然而，长期使用抗生素有增加 NEC 或败血症风险。此外，使用红霉素与婴儿肥厚性幽门狭窄有关[2]。由于上述不良反应的存在，且临床疗效尚存在争议，目前不推荐常规使用大环内酯内抗生素预防 BPD 的发生。

营养支持的优化对防止 BPD 的发展也是有帮助的，因为适当的营养可以促进肺的成熟、发育和修复。应该避免过量的液体输入，因为可导致 BPD。有研究表明，限制液量可以降低 BPD 的发生率和死亡率[24]。研究显示，在出生体重 500～1 250g 的早产儿中，早期使用咖啡因（出生后 3 日内开始治疗）治疗早产儿呼吸暂停可以减少神经系统不良预后包括脑瘫的发生率。而且，咖啡因治疗组的早产儿 BPD 的发病率明显降低，尽管 BPD 是次要结局之一[23,44]。在对 J. T. 的治疗中，可以通过液体限制、早期使用咖啡因、肌注维生素 A 等综合管理措施减少她发生 BPD 的风险。

动脉导管未闭

胎儿有 3 个与成人不同的独特的循环结构：(a) 静脉导管：使血液不经过肝脏的旁路；(b) 卵圆孔：使血液从右心房进入左心房；(c) 动脉导管：连接肺动脉和降主动脉使血液不经肺脏而直接进入主动脉（图 105-1）[46]。除了这些解剖结构的不同，血管阻力和压力在决定胎儿循环通路上发挥重要作用。例如子宫内相对缺氧造成肺血管收缩。肺血管收缩及未扩张的胎儿肺脏压缩肺血管,造成肺血管阻力增高和肺血流量减少,子宫内肺血流量的减少并无影响,因为肺基本上还没有功能。但是,大量血液必须通过胎盘泵入,并在这里进行气体交换。

大部分氧合的血液(PaO$_2$ 30~35mmHg)从胎盘经脐静脉进入胎儿(见图105-1)。大约50%的脐静脉血绕过肝脏经静脉导管直接进入下腔静脉。下腔静脉和上腔静脉的血液进入右心房。从下腔静脉来的血液大多经过很好的氧合,从右心房经卵圆孔直接进入左心房。然后再经二尖瓣进入左室后被泵入升主动脉之后进入脑和上肢的血管。这样,胎儿大脑就优先得到含氧量较高的血液灌注。从脑部回流的去氧血液经上腔静脉进入右心房,经三尖瓣进入右心室,然后被泵入肺动脉。大部分血液经动脉导管进入降主动脉,后经两条脐动脉进入胎盘。小部分血液流经下肢由下腔静脉回流至心脏[45]。

出生时变化

出生时,主要的循环改变源自脐带结扎、肺的通气和扩张及动脉PaO$_2$的升高。这些变化在胎儿循环转变为成人循环的过程中发挥着重要作用。脐带结扎后经静脉导管的血流量减少。脐带结扎也导致全身血管阻力的双倍增加。全身血管阻力的增加使大动脉、左心室和心房压增高,心输出量增加。肺内压和血流也发生改变。随着新生儿的第1次呼吸、肺扩张、氧合改善,肺血管阻力立即下降,使得肺血流量增加,而肺动脉压、右心房和右心室压力下降[45,46]。

卵圆孔闭合

出生后,由于右心房压降低而左心房压升高,血液有顺压力梯度经卵圆孔由左心房向右心房流动的倾向。这与胎儿期血流流向相反。类瓣膜样的小膜瓣覆盖在房间隔卵圆孔左侧的位置上,当左心房压超过右心房压,小膜瓣阻止了血流经过卵圆孔,使开放的卵圆孔在功能上被关闭。在解剖上的关闭之前,只要左心房压高于右心房压,卵圆孔就保持着这种功能上的关闭。

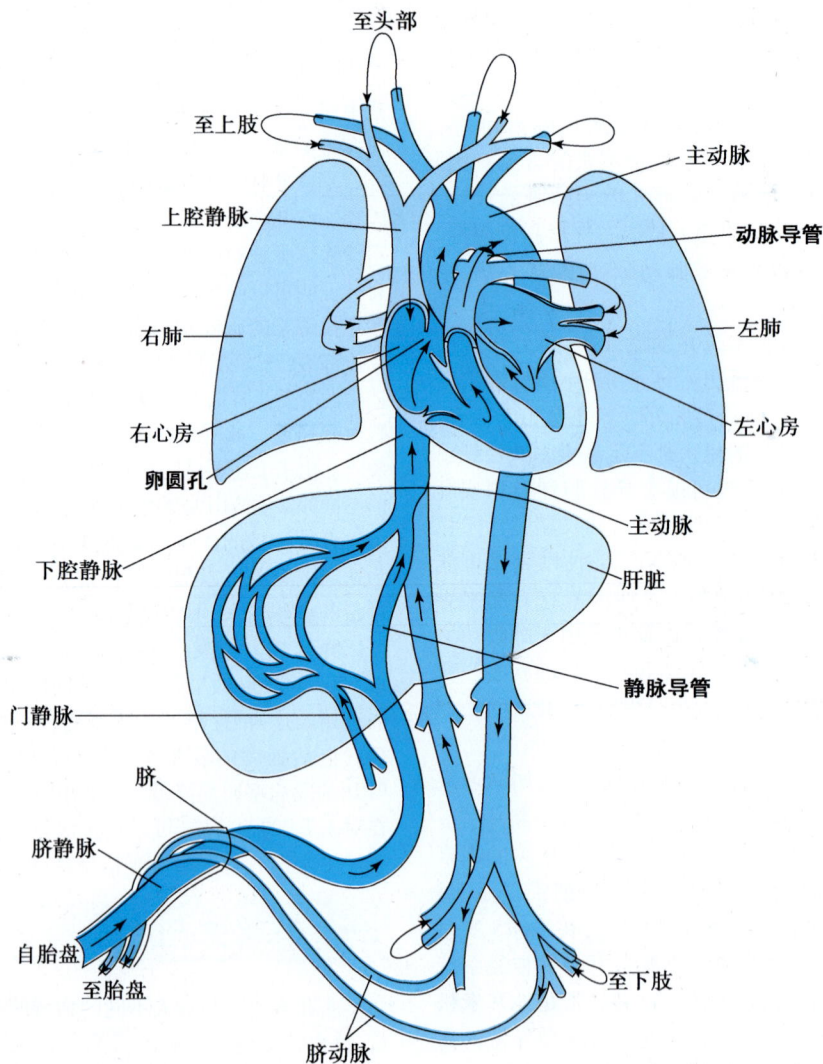

图 105-1 胎儿循环。(来源:Nettina,Sandra M.,MSN,RN,CS,ANP,*The Lippincott Manual of Nursing Practice*,7th ed. Lippincott Williams & Wilkins,2001.)

动脉导管关闭

动脉导管的关闭更复杂,并依赖于多个因素的共同作用。在宫内,维持动脉导管的开放是低 PaO_2 和高浓度前列腺素的联合扩血管作用,特别是前列腺素 E_2(prostaglandin E_2,PGE_2)和前列环素的作用[47]。出生后,动脉氧合增加,来自胎盘的前列腺素,特别是 PGE_2 浓度降低,使动脉导管平滑肌收缩[47]。在宫内,动脉导管内 PaO_2 是 18～28mmHg,而出生后新生儿大约是 100mmHg。足月新生儿的动脉导管通常在生后最初几日发生功能性关闭(82% 新生儿在生后 48 小时内,100% 新生儿在生后 96 小时内)。动脉导管解剖上的关闭发生在生后 2～3 周。如动脉导管闭合失败,称为动脉导管未闭(PDA)。在足月新生儿,生后数日仍不闭合的 PDA 一般是永久性的。它通常继发于动脉导管壁解剖上的缺陷而需要手术结扎。相反,早产儿的 PDA 可以持续几周,仍然有自发关闭的可能。

如存在 PDA,体循环和肺循环之间的压力差决定了经由此开放的通道分流的方向和分流量。通常血液经由主动脉进入肺循环,因为生后全身血管阻力和主动脉压力升高,而肺血管阻力和肺动脉压降低,从左心室泵入主动脉的血流由主动脉(高压区)经 PDA 进入肺动脉(低压区)。这种流向称左向右分流,相反在胎儿期经由 PDA 的是右向左分流。

临床表现

案例 105-3

问题 1:T. S.,女婴,体重 750g,胎龄 25 周早产儿,母 22 岁,孕 2 产 1。生后 1 小时,T. S. 出现 RDS 的症状,最初 24 小时给予 2 次 beractant。给 T. S. 第 2 次 beractant 之后,呼吸功能得到很大改善,不再需要更多次的 beractant。生后第 3 日,护士发现 T. S. 出现心动过速,收缩期杂音,心前区动度增强和脉压增大。肺部听诊时闻及湿啰音。除此之外,护士还发现 T. S. 实际的静脉输液率是每日 160ml/kg,而不是计划的每日 120ml/kg。当时生命指征如下:

HR:190 次/min

RR:65 次/min

pH:7.22

$PaCO_2$:55mmHg

PaO_2:77mmHg

碱缺失:10

增强通气支持以纠正 T. S. 正在恶化的呼吸状态。行超声心动检查显示为中度的 PDA 伴有严重的左向右分流。胸部放射线检查显示肺水肿和心脏增大。T. S. 有哪些导致 PDA 的危险因素?

T. S. 有两个发展为症状性 PDA 的危险因素:早产和 RDS。PDA 发生与孕龄和出生体重成反比。体重<1 750g 早产儿 PDA 发病率大约是 45%,而体重<1 200g 早产儿,PDA 发病率大约是 80%[48]。相反,足月儿 PDA 发病率只

有 0.06%[48]。早产儿动脉导管平滑肌对前列腺素的扩张作用更敏感,而对氧气张力增加所致的收缩作用不敏感,所以早产儿发生 PDA 危险性比足月儿高。除此之外,由于肺代谢前列腺素的减少,早产儿 PGE_2 的循环浓度常常是增高的。这些因素导致早产儿动脉导管关闭延迟。随着胎龄增加,导管对前列腺素的松弛作用的敏感性降低,而对氧的收缩作用的敏感性增加[49]。

RDS 也增加了 PDA 的危险性。外源性肺表面活性物质,特别是预防性应用,也可能增加症状性 PDA 的危险[49,50]。PDA 使 RDS 的病程更加复杂[49,51]。T. S. 病程是一个典型的早产儿 RDS 改善后 PDA 症状加重的过程。随着肺表面活性物质的应用,T. S. 的肺功能得到改善。随后,肺血管阻力降低,经动脉导管左向右的分流增加,造成呼吸状态恶化。此外,对 T. S. 进行过量的液体输入是医源性因素,增加了经 PDA 的分流,加重肺充血程度[49]。

案例 105-3,问题 2:T. S. 的表现是否与 PDA 的表现相符?

T. S. 的临床表现是由于肺血流量增加、体循环灌注减少和左心室容量负荷过大引起的,而这些是由于左室输出量经 PDA 进入肺脏的分流增加所致。心率加快以代偿外周灌注的不足,这又造成心输出量增加和经 PDA 左向右分流增加,形成一个恶性循环。脉压(收缩压和舒张压的压力差 32mmHg)增大是主动脉血流经 PDA 分流的结果,引起洪脉。收缩期杂音并不是永久存在的,当肺血管阻力下降时,血流经动脉导管发生湍流而引起杂音。心动过速、心前区搏动增强和持续性杂音是由于收缩期经动脉导管左向右分流的结果[52]。

案例 105-3,问题 3:T. S. 存在血流动力学严重改变的 PDA,它的潜在并发症是什么?

肺血流量增加和由其造成的肺水肿会加重 T. S. 的呼吸系统症状,增加对机械通气的需求。越高的通气支持(增加 MAP 和 FiO_2)越会增加 T. S. 患 BPD 的危险性。如果不治疗 PDA,T. S. 可能会发展为继发于左室舒张末容量增加的充血性心力衰竭。血流动力学严重改变的 PDA 也会使 T. S. 有发生脑室内出血和 NEC 的危险[49]。

治疗

案例 105-3,问题 4:怎样处理 T. S. 的 PDA?

对于 T. S. 症状性 PDA,最初的医疗处理是支持治疗,包括液体管理(如限制液体入量和利尿剂治疗)、纠正贫血、处理低氧血症和酸中毒。尽管过量的液体摄入会增加 PDA 的危险,但是仅限制液体入量并不会使导管关闭。T. S. 的液体输入量应限制在每日 100～120ml/kg(大约总液量的 80% 就可以维持需要),以避免加重肺水肿和预防充

血性心力衰竭[49]。还应该立即给予呋塞米,1mg/kg 静脉推注,以治疗肺水肿(参见问题9)。除液体管理以外,贫血的纠正也很重要。血红蛋白降低会增加心输出量,损害心功能。贫血不仅会增加对左心室输出量的需求,以保证足够的氧气运送到组织,而且也可能因降低了血流经肺血管床的阻力,使左向右分流量增大[49]。因此,建议血细胞容积应>40%~45%。鉴于 T. S. 的胎龄、出生体重和 PDA 的大小,仅进行常规的治疗,疗效很可能不佳。因此,T. S. 需要吲哚美辛或布洛芬治疗。

非甾体抗炎药物

吲哚美辛(indomethacin)和布洛芬(ibuprofen)都有治疗 PDA 的针剂。这些药物非特异性地抑制前列腺素合成,因此抑制 PEG 对动脉导管扩张作用。吲哚美辛临床治疗 PDA 已超过 25 年,因存在副作用,其他前列腺素抑制剂,如布洛芬也被研究用于 PDA 治疗。研究表明布洛芬关闭 PDA 一样有效,而显著减少对肾脏、肠系膜和脑血流的影响。近期一篇 meta 分析比较布洛芬和吲哚美辛的作用,布洛芬降低 NEC 和暂时性肾功能损伤(如少尿、血清肌酐上升等)的风险[53]。然而,致残率、BPD 和 IVH 发生率与吲哚美辛相似。目前还没有布洛芬的长期随访研究,选用何种药物治疗 PDA 还需进一步研究[53]。基于目前研究,对有肾损害高危人群使用布洛芬更为合适,首次剂量是 10mg/kg,之后 24 小时内间隔用 5mg/kg 2 次。如果尿量< 0.6ml/(kg·h),暂停第 2 剂或第 3 剂药物[2]。

遗憾的是,不是每个接受吲哚美辛治疗的患儿都会引起动脉导管收缩,因此,可能需要对 T. S. 进行 PDA 手术结扎。一般对吲哚美辛治疗无效或吲哚美辛治疗禁忌的新生儿采用手术结扎[49]。

> **案例 105-3,问题 5:** 因为考虑布洛芬对肾功能的影响较小,主治医生决定用布洛芬治疗。由于药品召回和布洛芬暂时缺货,决定给 T. S 吲哚美辛治疗,吲哚美辛剂量和给药途径是什么?

T. S. 选择的治疗方式是静脉使用吲哚美辛。肠道给药的药效不如静脉给药,沉淀物形成、肠道吸收减少和不稳定性会降低药效。另外,肠道给药和 NEC 发生相关[54]。

吲哚美辛药代动力学在早产儿之间存在很大的个体差异。血清浓度并不总是和治疗作用或副作用一致。而且,最佳治疗量血清浓度还未确定[55]。尽管报道了一些剂量规则,但通常应用的是国家合作研究机构(National Collaborative Study)制定的剂量指标[51]。每间隔 12~24 小时给予吲哚美辛 1 次,共 3 次。所有新生儿第 1 次静脉给药量相同:0.2mg/kg。因为吲哚美辛的清除率与日龄成正比,所以第 2 次和第 3 次剂量由首次应用吲哚美辛的日龄决定。如果开始治疗时不足 2 日龄,每次用量 0.1mg/kg,如果开始治疗时是 2~7 日龄,每次用量 0.2mg/kg,如果开始治疗时大于 7 日龄,每次用量 0.25mg/kg。第 2 次和第 3 次用药间隔 12~24 小时。虽然没有特别的指标说明必须间隔 12 或 24 小时,但是个体用药间隔取决于新生儿的尿量。如果用吲哚美辛后尿量 > 1ml/(kg·h),可以在 12 小时给予下一剂量。如果尿量 < 1ml/(kg·h),而 > 0.6ml/(kg·h),用药间隔可增大到 24 小时。如果尿量< 0.6ml/(kg·h),停止用药。T. S 需要 3 次吲哚美辛 0.15mg (0.25mg/kg)治疗,间隔 12 小时,如果尿量减少则根据上述调整用药时间。

最近研究报道了另外一些应用吲哚美辛治疗早产儿 PDA 的剂量策略。最初剂量为 0.2mg/kg,之后 0.1mg/kg 或 0.2mg/kg,间隔 12~24 小时,给药 2 次。一项测量血药浓度的研究指出,较大的新生儿(>10 日龄)需要更大剂量的吲哚美辛[56],这可能是由于这些新生儿吲哚美辛的清除率高。由于快速静脉输注吲哚美辛会引起肠系膜动脉和肾血管床收缩,建议输注时间大于 20~30 分钟。连续输注吲哚美辛似乎副作用更少,但还需要更多的研究[57]。

通过评价 PDA 临床指标,如心动过速、脉压增大、洪脉、心脏杂音和脱离通气支持的能力来确定吲哚美辛的疗效。在一些病例中,用超声心动图可证实 PDA 的关闭。

> **案例 105-3,问题 6:** T. S. 吲哚美辛治疗期间,应该监测哪些临床和实验室数据?

首次应用吲哚美辛治疗之前,T. S. 应行超声心动图检查以除外导管依赖的先天性心脏病,并证实 PDA 的存在。此外,因为吲哚美辛最常见的副作用是肾毒性,治疗前 T. S. 应检测血清肌酐和血尿素氮(BUN)。接受吲哚美辛治疗的婴儿会出现一过性少尿,并伴有血清肌酐升高。这是由于吲哚美辛导致肾血流量和 GFR 减少所致[51]。稀释性低钠血症继发于尿量减少或由于抗利尿激素活性增强所致体内液体排出减少所致。低钠血症治疗的重点在于通过液体限制减少过多水分的摄入,而不是补充钠。在接受最后一次吲哚美辛治疗之后的 72 小时,肾功能一般应恢复正常。通常在伴有肾衰竭的新生儿,尿量<0.6ml/(kg·h),或血清肌酐>1.8mg/dl,是吲哚美辛治疗的禁忌证[51]。

呋塞米能增加肾前列腺素合成,已被建议有助于预防吲哚美辛相关的肾毒性。然而,通过增加前列腺素,呋塞米可理论上减少导管闭合。目前,研究不支持在接受吲哚美辛治疗 PDA 的早产新生儿中常规使用呋塞米。脱水患者也禁忌使用呋塞米[58]。除了常规监测肾功能和血清电解质,还应该仔细监测氨基糖苷类药、地高辛和其他肾排泄类药物的血药浓度。吲哚美辛治疗会减少肾脏对药物的清除,造成这些药物的蓄积,需减量使用这些药物[59]。

由于吲哚美辛减少血小板聚集,在 T. S. 开始治疗之前要进行血小板检查。血小板减少症(血小板计数<50 000/μl)是吲哚美辛治疗的禁忌证[51]。对血小板减少症病例,吲哚美辛治疗可以暂时延迟,直到能进行血小板的输注。其他吲哚美辛治疗的潜在禁忌证包括活动性出血和由于上消化道出血、穿孔,曾报道吲哚美辛的应用可引起 NEC[50]。这些胃肠作用可能与肠道血流量减少有关,通常见于快速地静脉输注吲哚美辛时。Ⅱ~Ⅳ级脑室内出血也常被列为吲哚美辛治疗的禁忌证,但是,吲哚美辛治疗可能与脑室内出血的进程不相关。事实上,预防性应用吲哚美辛可能与严重

的脑室内出血（Ⅲ和Ⅳ级）发病率的减少有关[49,50]。

案例105-3,问题7： 何时是首次应用吲哚美辛治疗症状性PDA的最佳时机？

对何时开始应用吲哚美辛治疗症状性PDA还存在争议。一些研究中心选择在婴儿出生后2～3日（早期症状性PDA）有PDA早期征象（即杂音、脉压增大、心动过速）的时候进行治疗。其他一些研究中心则选择直到有充血性心力衰竭的临床证据时才进行治疗（晚期症状性PDA，生后7～10日）[50]。两种吲哚美辛治疗方式（早期和晚期）都能显著降低PDA发病率，但都会造成严重的一过性尿量减少和血清肌酐升高。一些研究指出，接受早期吲哚美辛治疗的婴儿，BPD和NEC发病率显著降低，并减少了手术结扎的概率[50]。相反，一项研究发现，最终PDA闭合率和对手术结扎的需要在早期和晚期吲哚美辛治疗的新生儿是相似的。事实上，晚期治疗的新生儿43%可自然闭合，这可能提示早期治疗是不必要的。另外，早期治疗的新生儿肾脏副作用和需要机械通气的概率也更高[60]，因此，不建议早期常规应用吲哚美辛。然而小早产儿发生较大PDA概率大，这些建议也适用于布洛芬。因为T.S是一个患RDS的超低出生体重儿，是较大PDA的高发人群，并且出现PDA临床表现，因此需要尽快治疗。

案例105-3,问题8： T.S. 在开始吲哚美辛治疗之后最初12～24小时内减少了呼吸机支持。经过3～4日逐渐下降参数，呼吸机设置不能再进一步降低。接下来的2～3日，呼吸状况有所恶化，呼吸机支持增加。T.S.现在有心动过速、脉压增大、洪脉和心前区动度增强。复查超声心动图检查显示一个小到中度大小的PDA。当时数据包括：

> BUN：10mg/dl
> SCr：1.1mg/dl
> 钠：134mmol/L
> 钾：4.9mmol/L
> 氯：97mmol/L
> 尿量：2.3ml/（kg·h）
> 液体入量：130ml/（kg·d）
> 血小板：180 000/μl
> 为什么T.S.的PDA会复发？该怎样治疗？

应用吲哚美辛后70%～90%的PDA成功关闭，但是有20%～35%的患儿，最初对吲哚美辛有反应，以后会发生导管的重新开放或复发[61]。PDA复发极易发生在低出生体重儿。下列一些因素可以解释为什么T.S.对吲哚美辛只有短暂的反应。PDA复发与胎龄成反比，胎龄26周早产儿导管重新开放的发生率明显高于>27周早产儿（分别是37%和11%）[62]。随着吲哚美辛血清浓度的衰减，PGE₂产物回升，而未成熟儿动脉导管对PGE的扩血管作用敏感度更高，胎龄越小，复发率越高[49,51]。对呼吸机依赖的患儿特别重要，如T.S.。因为机械通气增加了循环中有扩脉作

用的前列腺素。

另外，虽然导管重新开放率不依赖于吲哚美辛的血清浓度，但看起来也与吲哚美辛的治疗时机、日龄和吲哚美辛治疗前24小时的液体入量有关[62]。生后48小时内接受吲哚美辛治疗婴儿的复发率要低于生后7日以后开始治疗的婴儿[49]。由于PDA解剖上的关闭可延数周，所以T.S.最初对吲哚美辛有反应，之后动脉导管重新开放并不奇怪。

尽管有争议，但是，延长吲哚美辛治疗时间可以防止复发，使导管永久关闭。一些延长治疗时间的方法已经成功地防止了导管的重新开放[49,61]。静脉输注吲哚美辛，每次0.2mg/kg，每隔12小时1次，共3次，继续用每次0.2mg/kg，每隔24小时1次，共5次，这种方法能够显著降低体重<1 500g PDA患儿的复发率，使复发率从47%降到10%，而不会增加毒性作用。同时，对手术结扎的需要也显著降低[61]。但是，也有一些研究指出，接受延长治疗（7次）的婴儿的死亡率有别于接受短疗程（3次）的婴儿[49]。此外，近期meta分析显示长疗程（6～8剂）并不改善PDA闭合、再次治疗率、再开放率或手术率。长疗程被发现针对性降低肾功能，增加NEC发生率，因此不推荐常规长疗程使用吲哚美辛治疗[63]。考虑个体化，尤其是超低出生体重儿早产儿，最佳给药时间和疗程需进一步研究。

T.S. 持续依赖呼吸机，有发展成BPD的危险性。由于没有吲哚美辛治疗的禁忌证，所以应该给予第二个疗程。为了防止复发，在完成标准的3次给药疗法之后，可以给予另外5次吲哚美辛（每次0.1～0.2mg/kg，间隔24小时1次）[61,63]。如果PDA对延时疗法无效或者初期有效果而后又复发，T.S.又一直依赖呼吸机，这样就很可能需要做手术结扎，以永久闭合PDA。

预防用药

案例105-3,问题9： 预防应用吲哚美辛能阻止症状性PDA的进展吗？

吲哚美辛预防性治疗定义为：给出生24小时内具有发生症状性PDA高危因素的新生儿使用吲哚美辛治疗[64]。常规预防性治疗会使很多不需要治疗的新生儿接触吲哚美辛（以及它的副作用），因为PDA患儿常常很快不治而愈。预防性使用有近期益处：显著降低了PDA和脑室内出血（Ⅲ和Ⅳ级）的发病率和对手术结扎需要[64]。遗憾的是，大部分的研究还不能提示吲哚美辛预防性治疗PDA可以降低死亡率、BPD或NEC的发病率。此外，接受预防性治疗的婴儿，少尿和血清肌酐升高的发生率更高[64]。因此，不推荐常规应用预防性治疗。不过，在一些缺乏心脏病学诊治条件或颅内出血发生率高的新生儿科可以考虑进行预防性治疗。早产儿，特别是有发展为重度PDA危险因素的早产儿（如极低出生体重儿），一旦有临床体征就要早期治疗。

已有报道布洛芬预防性治疗（出生后24小时之内给药）可明显降低PDA发生率和药物治疗以及手术治疗

率[65]，不会降低 BPD、IVH、NEC、死亡率，可能增加肾功能损伤和败血症风险。由于缺乏布洛芬长期随访研究，目前不推荐布洛芬用于 PDA 的预防性治疗[65]。

对乙酰氨基酚治疗

案例 105-3，问题 10： NICU 多学科讨论中，高年资护士提出对乙酰氨基酚治疗 PDA 比 NSAIDS 安全。能否用对乙酰氨基酚替代吲哚美辛治疗"T. S. 的症状性 PDA 呢？目前的有何证据支持？

该高年资护士的观点部分正确，但需注意以下事项。有些病例报道说明在 NSAIDS 治疗失败或禁忌证时使用对乙酰氨基酚[66-68]。与 NSAIDS 相同，对乙酰氨基酚也是抑制前列腺素合成。然而不同的是，NSAIDS 抑制环氧化酶-1 和环氧化酶-2（在前列腺素合成的早期阶段），对乙酰氨基酚是抑制后面阶段的过氧化物酶和前列腺素合成酶，由于不同的机制，对乙酰氨基酚被认为比 NSAIDS 副作用小。

有 2 个随机对照研究比较对乙酰氨基酚和布洛芬治疗早产儿 PDA[67,68]。这 2 个研究都是用对乙酰氨基酚 15mg/kg，每 6 小时使用 1 次，使用 3 日。有 meta 分析提示两者在 PDA 疗效和 PDA 再开放率无差别[68]，在次要结果和副作用方面两者无差异，但是应用对乙酰氨基酚组的患儿的需氧时间更短，高胆红素血症的发生率更低。虽然结果看似很有希望，但是最近研究报道生后使用对乙酰氨基酚和孤独症相关。另外，动物实验证明在新生儿脑发育期使用对乙酰氨基酚会影响脑发育，因此，在临床使用对乙酰氨基酚之前需进一步研究包括长期随访神经系统预后[68]。出于这些顾虑，对乙酰氨基酚还未替代吲哚美辛治疗 T. S. 的 PDA。在平衡利弊之后，对于 NSAIDS 无效或有禁忌证的症状性 PDA，有些临床医生可能会在手术之前使用对乙酰氨基酚治疗[67]。

坏死性小肠结肠炎

案例 105-4

问题 1： C. D. ，女婴，15 日龄，孕 28 周早产，出生体重 908g，出生后合并 RDS、败血症和 PDA。给予 C. D. 气管插管机械通气、1 次 beractant、7 日的氨苄西林和庆大霉素，以及吲哚美辛治疗。第 4 日给予肠道喂养，标准早产配方奶，80cal/100ml，每 3 小时 5ml[44ml/(kg·d)]。生后 5～7 日，喂养从每次 5ml 增加到每次 20ml [176ml/(kg·d)]。这日早上，C. D. 表现出腹胀、血便、代谢性酸中毒和多次发作的呼吸暂停，并需要重新气管插管辅助通气。脉血气分析结果如下：

pH：7. 15

PCO_2：67mmHg

PO_2：55mmHg

碱缺失：10

X 线检查显示肠壁囊样积气症（气体位于黏膜下层）。C. D. 被禁食，重新给予静脉注射庆大霉素，4mg/kg，每 36 小时 1 次，以及氨苄西林，100mg/kg，每 12 小时 1 次。C. D. 有哪些 NEC 的临床体征？NEC 的发病机制是什么？C. D. 有那些 NEC 的危险因素？

坏死性小肠结肠炎（necrotizing enterocolitis，NEC）是一种急性肠坏死，最常见的新生儿非呼吸系统致死性疾病。NEC 的发病率为 3%～11%，与出生体重和胎龄成反比[69]。大约 90% ～95% 的 NEC 发生在早产儿，也可发生在足月儿[70]。NEC 发病时间和胎龄及出生体重成反比，胎龄越大，NEC 发生越早，虽然 NEC 不常发生在足月儿中，但常常在生后 3～4 日内发生。相反，胎龄 30 周的早产儿发生 NEC 的平均日龄为生后 20 日。因此，早产儿发生 NEC 的危险期更长[71,72]。虽然 C. D. 是超早产儿，但她发生 NEC 的时间早于平均值（15 日日龄时发病），最有可能的原因是过量的超前喂养。NEC 相关住院率大约为每 1 000 例活产婴儿中发生 1.1 例[73]。NEC 的死亡率高达 40%～50%，大约 25% 的存活儿会有长期的并发症[70,71,73]。另外，NEC 患儿住院时间延长（需手术者 60 日，不需手术者 20 日）。NEC 住院治疗费用为 60 000～70 000 美元，手术治疗 NEC 的住院费用为 200 000 美元[70,74]。

C. D. 有以下几个 NEC 的临床体征，包括腹胀、血便、呼吸暂停、代谢性酸中毒和腹部 X 线检查显示的肠壁积气。患者可能出现胃潴留、呼吸窘迫、大便潜血、昏睡、体温不稳，也可能发生血小板和中性粒细胞减少。NEC 还可能并发肠穿孔、腹膜炎、败血症、弥散性血管内凝血（disseminated intravascular coagulation，DIC）和休克。腹部 X 线检查显示，肠黏膜下或门静脉系统有气体存在时可诊断 NEC。肠穿孔时可以观察到腹腔内有游离气体的存在。尽管这些 X 线表现可以证实 NEC 的诊断，但是 NEC 早期的临床体征和 X 线征象之间存在时间滞后。

NEC 从早期出现轻微临床症状后，24～48 小时内可缓慢进展到休克、腹膜炎和弥漫性肠坏死的进展阶段。尽管 NEC 可发生在消化道的任何部位，但疾病最常局限于回肠和结肠。一种根据全身、肠道和 X 线征象进行严重程度分类的分级系统已建立，使患者的评价和治疗保持一致[75]。IA 和 IB 级 NEC 包括疑似或除外 NEC 的新生儿和婴儿。这些患儿可能有轻微的消化道症状，如呕吐和胃排空延迟、体温不稳、呼吸困难、直肠排鲜血便或轻度的肠梗阻。IIA 和 IIB 级的婴儿是 NEC 的确诊患者，通常有腹胀、血便和 X 线可见肠壁积气。IIB 级的患者也可有代谢性酸中毒和血小板减少。IIIA 和 IIIB 级（进展期）患儿有严重的临床表现，包括腹膜炎、腹水、休克、严重的代谢性和呼吸性酸中毒和 DIC。IIIB 级还包括肠穿孔。NEC 出现肠壁积气的 X 线表现是由肠内细菌移位至肠壁内产生氢气引起的。因为影像学中肠壁积气难以发现，有些需要手术治疗的 NEC 并无影像学改变，因此新的诊断标准如生化指标可以尽快帮助诊断 NEC 以及预防进展。C. D. 的临床表现最符合 IIB 级 NEC。

NEC 确切的发病机制还不清楚，但表现为多因素。最可能的机制是肠道细菌和其他因素对肠黏膜的损伤的结果。

炎性介质如血小板活化因子、TNF-α,及 IL-1β(白介素-1β)和 IL-8(白介素-8)对肠黏膜也有损伤作用[70,72]。新生儿肠黏膜易损伤的原因如下:①对潜在的损害物质,如细菌和蛋白质的渗透性增加;②宿主免疫防御降低,包括肠黏膜 IgA浓度低下;③非免疫性的防御降低,如蛋白酶和胃酸的浓度降低。此外,肠道菌群定植不当也为早产儿 NEC 病因之一,尤其因为 NEC 在生后 1 周发病,这时肠道已经定植了厌氧菌。除此之外的很多因素(产前和产后)都能造成肠黏膜的损伤,增加患 NEC 的危险性[72,75]。产前母亲的因素包括子痫、羊膜早破、胎儿窘迫、母亲可卡因的使用和剖宫产术。产后因素包括早产、低出生体重、缺血/低血氧、窒息、低体温、低血压、呼吸窘迫、呼吸暂停、营养不良、感染、严重血液动力改变的 PDA、先天性消化道畸形、发绀型心脏病、毒素、高渗物质(例如喂养、药物)、提前肠道喂养、交换输血和存在脐动静脉置管[72,74,75]。一些药物,如糖皮质激素、吲哚美辛、H₂受体拮抗剂和长期经验性静脉应用抗生素,也增加了 NEC发生率[72,74,75]。但是,NEC 最重要的临床危险因素是早产[75]。

C. D. 有几个发展为 NEC 的危险因素,包括早产、极低出生体重、先前的感染史,以及需要机械通气的 RDS。另外,C. D. 不仅被给予高渗的配方奶(80cal/100ml,而不是67cal/100ml),而且还加奶过快。这两个因素也可能促进了NEC 的发展。90%以上的 NEC 患儿接受了肠道喂养,尽管也有未喂养患儿发生 NEC[70]。肠内营养(母乳或配方奶)为肠道细菌繁殖底物。结果是,经由细菌发酵这些营养物质,产生了还原物质、有机酸和氢气。虽然研究表明快速加奶(30ml/(kg·d)与 15~20ml/(kg·d)比较)会增加 NEC发生率。有系统综述报道加奶速度 30~35ml/(kg·d)比10~20ml/(kg·d)更快达到足量喂养以及更快恢复至出生体重,而并未增加 NEC 发生率或 NEC 穿孔率[73]。以往研究显示早期开奶可能增加 NEC 发生率,然而近期研究未能证实该结论,相反,早期开奶(<4 日)能显著减少肠外营养天数[73]。C. D. 开始喂养量过多,为 44ml/(kg·d),而且每日增加了 44ml/kg,导致增加了发生 NEC 的风险。如果C. D. 被合理喂养,她应该在 7~14 日内达到足量喂养,而不是 4 日。最后,PDA 的存在,以及应用吲哚美辛治疗 PDA也促使 C. D. 患上 NEC。PDA 及吲哚美辛的应用造成了肠系膜血流减少,引起局部缺血和肠黏膜损伤[71]。

治疗

案例 105-4,问题 2:应该怎样治疗 C. D. ?

严重的腹胀会影响呼吸功能和肠血流。因此,一旦怀疑 NEC,应立即禁食并放置胃管,低压间歇吸引,以缓解腹部压力。应密切监测 C. D. 的生命体征和腹围以观察病情进展。同时经常进行全血计数(CBC)和血小板计数以监测中性粒细胞减少和血小板减少的发生。应行血、尿和便培养,静脉抗生素应尽可能快地应用:20%~30% NEC 患儿合并有菌血症,至少每隔 4~8 小时常规复查腹片评估进展情况。Ⅰ级 NEC 的患儿在等待培养结果和有临床体征期间,通常应用 3 日抗生素。一旦 NEC 诊断被排除,可停用抗生

素。可缓慢开始肠道喂养。但是,一旦确诊 NEC,应立即开始持续抗生素治疗和应用肠外营养。患儿需要 7~14 日的肠道休息(禁食)。确诊 NEC(Ⅱ级和Ⅲ级)的患儿抗生素和肠道休息的疗程决定于全身状况(如代谢性酸中毒、血小板减少)的严重程度。一般而言,Ⅱ级 NEC 患儿需要抗生素治疗和肠道休息 7~10 日,而Ⅲ级 NEC 患儿需要至少10~14 日。C. D. 为ⅡB级,至少需要肠道休息 7~10 日,在此期间要行全肠外营养,同时应该通知手术团队。Ⅲ级患儿可能还需要限制液体入量、应用血管活性药物如多巴胺和多巴酚丁胺及手术干预,尤其是对那些 NEC 穿孔的患儿[70,71]。约 40% NEC 患儿有肠穿孔的绝对手术指征,需要手术干预(腹腔引流或剖腹探查)[73]。不管以何种手术方式,50%超低出生体重手术患儿会死亡[72]。

案例 105-4,问题 3:C. D. 刚完成 7 日的氨苄西林和庆大霉素治疗,再次应用是否合适?

治疗 NEC 的抗生素选择取决于在不同新生儿科室观察到的常见微生物及它们对抗生素的敏感性。NEC 常见的微生物包括肠道菌属(如大肠埃希菌、克雷伯杆菌属)、假单胞菌、金黄色葡萄球菌(在个别病例对甲氧西林耐药)、表皮葡萄球菌、梭状芽孢杆菌、肠病毒和轮状病毒[72,77]。大多数 NEC 病例适于应用广谱青霉素(如氨苄西林)联合氨基糖苷类(如庆大霉素)。

因为与 NEC 感染相关的表皮葡萄球菌感染也有所增加。因此,在一些婴儿室或对那些有葡萄球菌感染危险(如有中心导管或长期住 ICU 的新生儿)的特殊患者,万古霉素(vancomycin)和一种氨基糖苷类抗生素(aminoglycoside)合用作为常规治疗。万古霉素可能比氨苄西林更适用,因为万古霉素能对抗耐甲氧西林的表皮葡萄球菌,以及肠球菌和链球菌属。所以当 C. D. 住院超过 1 周,且出生体重<1 000g,应用万古霉素和庆大霉素可能更合适,特别是如果她的新生儿 ICU 具有葡萄球菌院内感染的高发病率时。C. D. 应行肠外抗生素治疗 7~10 日。

联合应用其他抗生素治疗 NEC,包括头孢噻肟和万古霉素及头孢噻肟和氨苄西林。头孢噻肟和万古霉素联合应用已显示出可以防止严重的腹膜炎和出生体重<2 200g 的NEC 患儿的死亡和手术需求,而庆大霉素和氨苄西林没有此作用。头孢噻肟和万古霉素联合应用对需氧代谢菌有抑制作用,而氨苄西林和庆大霉素没有此作用,这可以解释上述发现[76]。因此,如果万古霉素和庆大霉素无效果,应考虑将庆大霉素更换为头孢噻肟。

案例 105-4,问题 4:2 日后,C. D. 发生腹膜炎,伴有腹水(Ⅲ级 NEC)、低血压、恶化的代谢性酸中毒、中性粒细胞减少和弥散性血管内凝血。给予静脉输液,多巴胺维持血压,输新鲜冰冻血浆和全血治疗凝血症,静脉推注芬太尼 1μg/(kg·h),以控制疼痛。腹部 X 线观察到腹腔内游离气体。血和尿培养 48 小时无细菌生长。还有什么额外抗微生物的方法可以提供?

在明确 NEC Ⅱ级或Ⅲ级时经验性使用抗厌氧菌药物尚有争议，很多医院会常规使用抗厌氧菌[76]。两种最常用的药物是克林霉素和甲硝唑。在 NEC 的治疗中常规应用克林霉素并没有降低肠坏疽、穿孔的发病率或死亡率。另外，腹腔狭窄发病率的升高与它相关[76]。尚无研究甲硝唑在早产儿中的效果，也无副作用的相关报道，因此在一些医院中会使用甲硝唑。最近研究报道联合使用抗厌氧菌药物对Ⅱ级和Ⅲ级 NEC 患儿的死亡或肠狭窄发生率无影响[77]。还有，抗厌氧菌治疗并不能阻滞已诊断的 NEC 在 7 日内进展致死或进展至需要手术的程度。然而，所有的新生在使用抗厌氧菌治疗后肠狭窄的发生率均升高，另外，接受抗厌氧菌治疗的 NEC 手术患儿的死亡率在下降[77]。基于上述研究，在内科保守治疗的 NEC 患儿中使用厌氧菌治疗需谨慎平衡利弊，然而需手术的继发于肠穿孔的腹膜炎患需要同时覆盖需氧菌和厌氧菌的抗感染治疗。因此，应将包括抗厌氧菌的抗生素如甲硝唑增加到对 C.D. 的目前治疗中。

并发症和预后

案例 105-4,问题 5：C.D. 被紧急地推进手术室,切除了 40cm 的带有回盲瓣的坏死回肠。C.D. 可能会有怎样的长期营养问题？

NEC 术后最常见的并发症为肠狭窄(25%)和短肠综合征(11%)[70]。由于切除了部分小肠，C.D. 有发展为短肠综合征、吸收不良和营养不良的危险。判断短肠综合征最重要的因素是保留的小肠长度和回盲瓣的存在。C.D. 被切除了大部分小肠和回盲瓣，因此，她最可能患短肠综合征。

由于末端回肠是吸收维生素、微量矿物质和营养物质的重要部位，C.D. 有对这些物质吸收减少的危险。由于切除了回盲瓣，C.D. 出现肠道通过时间增快和腹泻(回盲瓣在控制肠道通过时间发挥重要作用)。口服药物经肠道给药的吸收也会由于患者伴有短肠综合征而减少。当 C.D. 开始大部分经肠道喂养时，应该监测她是否有脂肪吸收不良和其他营养素的缺乏(如缺乏维生素 A、B_{12}、D、E 和 K)，并据此补充。

尽管可以早期诊断和激进治疗，大约 15% ~ 50% 的 NEC 患儿死亡，出生体重 <750g 和手术患儿死亡率最高[69,70,74,75]。并且，NEC 后患儿更易发生神经系统损害(如脑瘫)，尤其手术治疗后的患儿更加高危[73]。

预防

案例 105-4,问题 6：应怎样预防 C.D. NEC 的发生？

一些干预措施可减少 NEC 的发生率。早产儿的肠道喂养可以推迟几周，而早期给予静脉营养。相比快速喂养，肠道准备或微量喂养(使用小剂量的配方奶或母乳几日以刺激胃肠黏膜的生长)，降低了 NEC 发生[73]。由于母乳可提供抗体、生长因子和细胞免疫因子，因此它能减少 NEC

的发病率[74,75]。近期研究表明纯母乳喂养比母乳和配方奶混合喂养 NEC 发生率和手术率显著降低[74]。相反，应用高渗配方奶或药物能对肠道造成渗透性损伤，引起 NEC。母亲的类固醇激素(常用来促进胎儿的肺成熟)由于对微绒毛膜有促进成熟的作用，可以减少 NEC 的发病率。

尽管肠道预防性使用抗生素(如庆大霉素或万古霉素)可以减少 NEC 发生率，但这并不建议常规使用[74]。NEC 患儿可能由不同微生物感染所致，用一种肠道抗生素无法有效覆盖抗菌谱。另外常规预防性使用抗生素和耐药菌出现相关，尤其是长期重复使用[72,74]。

益生菌是定植在肠道的非致病性微生物制剂，对宿主身体有益。最常见的益生菌有乳酸杆菌和双歧杆菌。最近的一项 Chocrane 综述研究显示，口服益生菌能显著减少发生严重 NEC 以及死亡风险，在极低出生体重儿中缩短达到足量喂养时间[78]。而且，近期研究发现益生菌并不影响生长和神经系统远期预后(18~22 月龄到 3 岁随访)[78]。其中一个主要问题在于极低出生体重儿免疫功能尚未成熟，暴露于益生菌可能增加感染风险。尽管 Chocrane 综述研究未发现益生菌增加新生儿感染风险，但是全身感染的案例，尤其是超低出生体重儿全身感染的案例已有报道[78]。未发现益生菌相关的败血症可能和常规方法无法从血培养中培养出相关。大多数研究并未研究在超低出生体重儿中益生菌的效果，而超低出生体重儿是 NEC 的高发人群。益生菌最佳种类(菌株、菌种、单种或多种联合、活菌或死菌)、使用时间、剂量和疗程尚不清楚。对于纯母乳或部分母乳喂养儿益生菌益处尚未得知。另外，没有在美国进行相关研究，大部分研究未使用美国常见的益生菌产品。最后，美国尚无适当监管机构可以保证其质量的产品。感染风险，但是全身感染的案例，尤其是超低出生体重儿全身感染的案例已有报道。因此如需在极低出生体重儿中使用益生菌预防 NEC，需要临床研究去阐明这些问题，需仔细监测死亡率、NEC、耐药菌出现。当 C.D. 准备开始喂养时，母乳(如有)可以减少日后 NEC 发病风险。虽然益生菌能显著减少 NEC 发生，但此时仍不建议使用。

新生儿败血症和脑膜炎

案例 105-5

问题 1：患儿 J.E.，男，出生体重 850g，胎龄 28 周，胎膜早破 >72 小时。患母有发热，被诊断为绒毛羊膜炎。J.E. Apgar 评分生后 1 分钟 3 分，5 分钟 4 分，10 分钟 7 分。当即予气管插管，机械通气，并收入 NICU。入院时生命体征：

HR：190 次/min

体温：35.8℃

BP：56/33mmHg

血尿培养结果未归。有意义的实验室检查结果：

WBC：$2\,400/\mu l$，其中分叶状核嗜中性粒细胞 25%，杆状核嗜中性粒细胞 15%，淋巴细胞 45%，单核细胞 10%，嗜酸性粒细胞 4%，嗜碱性粒细胞 1%

血小板：45 000/μl

C-反应蛋白（C-reactive protein，CRP）：5mg/dl

新生儿败血症的病因和发病机制有哪些？患儿 J. E. 存在哪些高危因素？哪些临床表现和实验室检查结果支持败血症诊断？

细菌性败血症会显著影响新生儿的患病率和死亡率。新生儿，尤其是早产儿容易感染，这与免疫功能低下有关。新生儿低下的免疫功能（如中性粒细胞功能不成熟，免疫球蛋白含量低）会导致炎症局限化的能力降低。一旦组织被感染，细菌就很容易扩散，进而导致全身散播性疾病。另外，像 J. E. 这样的早产儿，缺乏调理素抗体，对感染的敏感性增加。这些感染通常由带有多糖荚膜的细菌（如 B 组链球菌、大肠埃希菌、B 型流感嗜血杆菌）导致[79]。

新生儿败血症的发生率大约为每 1 000 例活产婴儿中发生 6~9 例，发生率与胎龄和出生体重呈负相关。极低出生体重儿的发病率更高（约 25%）[80]。危险因素（如 J. E. 病例中所表现的）包括：早产、低出生体重、男性、母亲易感因素（如胎膜早破、发热、白细胞数升高或核左移、绒毛膜羊膜炎和尿路感染）[81,82]。即使经过治疗，新生儿败血症的病死率仍高达 30%~50%，在体重<1 500g 患儿中病死率最高[83]。脑膜炎作为细菌性败血症的并发症，发生率为 10%~30%[83]。因致病菌不同，脑膜炎的病死率为 20%~50%[81]。据报道 20%~60% 的存活患儿会出现远期后遗症，包括耳聋、行为异常、发育落后、脑瘫、局灶性运动障碍、抽搐和脑积水[79,84]。

常见病原体

在分娩发生前，羊膜内的胎儿环境是正常无菌的。一旦破膜，婴儿就可能受到来自母亲生殖道定植菌的侵袭。大多数定植菌对母体不会造成感染，但是对婴儿却是有害的。早发型新生儿败血症（发生于生后 72 小时内的败血症）通常是由来自母亲生殖道的微生物引起的。早发型新生儿败血症最常见的病原菌是 B 组链球菌（50%）和大肠埃希菌（20%）。其他主要的病原体还有单核细胞增多性李斯特杆菌、肠球菌和其他革兰氏阴性杆菌（如流感嗜血杆菌，肺炎克雷伯菌）[84,85]。

晚发型新生儿败血症（发生于生后 3 日以后的败血症）通常由以上原发的或院内病原体感染。院内感染病原体包括凝固酶阴性葡萄球菌（coagulase-negative staphylococci，CONS），特别是表皮葡萄球菌、金黄色葡萄球菌、假单胞菌属、厌氧菌和念珠菌属[84,86]。院内败血症的最主要危险因素是静脉置管（脐静脉或中心静脉）和静脉高营养持续时长。其他危险因素还包括早产、低出生体重、长期住院、较早使用抗生素、脂肪乳、H₂-阻滞剂的应用、侵袭性操作、胃肠道疾病（包括 NEC），以及其他体内置管（如气管插管、V-P 分流管）和经鼻 CPAP[80,87]。在极低出生体重儿中，70% 的晚发型新生儿败血症是由革兰氏阳性菌引起的，其中凝固酶阴性球菌（CONS）是最常见的病原菌（68%），其余为金黄色葡萄球菌，肠球菌和 B 组链球菌[88]。开始抗生素治疗之前，应该区分 CONS 是源自导管或静脉置管的定植菌还是真正意义上的菌血症的致病菌。

新生儿败血症临床表现无特异性，体征亦不明显，特别是极低出生体重儿[81]。最常见的临床表现为喂养困难、体温波动、嗜睡或呼吸暂停[81,83]。其他表现包括血糖不稳定（低血糖或高血糖）、心动过速、呼吸困难或发绀、气促、腹泻、呕吐、喂养不耐受、腹胀、代谢性酸中毒和白细胞异常[81]。在 J. E. 病例，支持新生儿败血症的临床表现和实验室检查包括：心动过速（190 次/min）、低体温（35.8℃）、白细胞减少（WBC 2.4×10³/μl）、粒细胞减少（绝对计数 960/μl）、分类核左移［未成熟粒细胞/总粒细胞（I/T）0.38］、血小板减少（45 000/μl）及 C 反应蛋白增高（5mg/dl）。新生儿败血症的临床表现中低体温比发热更为常见，尤其是早产儿。然而如果出现发热，则是细菌感染的强有力证据。粒细胞减少，特别是核左移（如病例 J. E. 所见）提示严重败血症，是骨髓白细胞耗竭的征象。白细胞增高同样提示新生儿感染，但缺乏特异性。I/T 比值是诊断新生儿败血症的有效指标，定义是未成熟中性粒细胞与总中性粒细胞（含未成熟粒细胞）的比值。I/T 比值小于 0.3 为正常[82]。CRP 是一种与组织损伤炎症反应相关的急性反应蛋白，也是诊断新生儿败血症的实验室指标之一。CRP 大于 1mg/dl 提示炎症反应和感染可能[82]。细菌感染患儿血清 CRP 水平感染后 6~8 小时开始升高，2~3 日到达高峰[89]。因此，由于反应延迟，对于早发型新生儿败血症 CRP 的诊断意义不足。感染后 2~3 日连续监测 CRP 水平对于经验性抗生素治疗疗程具有指导意义。对于没有临床表现，且连续 CRP 正常的患儿可停止经验性抗生素治疗。然而 CRP 增高也可出现在其他临床情况，比如病毒感染、组织缺血损伤、溶血或绒毛膜羊膜炎。降钙素原是另一种感染急性期反应物，在细菌感染时比 CRP 更早出现，故降钙素原的早期检测更有用。然而，新生儿常规检测降钙素原时也有很多局限性，包括非特异性（如未发生感染的情况下也可能导致降钙素原升高）以及缺乏年龄特异性的参考范围[89]。因此，单用 CRP 和降钙素原的指标作为诊断败血症和细菌感染的标准时需谨慎。新生儿感染的晚期表现包括黄疸、肝脾大和淤斑[81]。尽管新生儿脑膜炎不常出现前囟膨隆、姿势异常和抽搐的表现，但是这些中枢神经系统症状一旦出现就提示发生脑膜炎。

新生儿发生败血症时，常常需考虑是否合并细菌性脑膜炎[79]。引发新生儿败血症的主要致病菌同时也是导致细菌性脑膜炎的主要致病菌[83]。细菌性脑膜炎的确诊方法是腰椎穿刺。血培养阳性、神经系统体征异常、白细胞增高或核左移、尿出现细菌性抗原的患儿应行腰椎穿刺检查[90]。仅仅因为来自母亲的高危因素而接受经验性抗生素治疗的患儿无需进行腰椎穿刺检查[89]。但值得注意的是，血培养阴性并不能排除细菌性脑膜炎。每 4 000 例活产婴儿中约有 1 例血培养确诊细菌性脑膜炎，然而细菌性脑膜炎患儿中 15%~50% 的血培养为阴性[89]。脑脊液（cerebrospinal fluid，CSF）应进行革兰氏染色、细胞计数及分类、糖和蛋白水平检测、细菌培养。新生儿脑脊液正常细胞计数和蛋白含量与成人和较大儿童不同。正常健康新生儿脑脊液蛋白含量约为成人的 2~3 倍，并随着年龄的增长而逐渐降低，早产儿脑脊液中蛋白含量可能更高[79]。新生儿脑脊液细胞计数也很难解释,因为所观测到的脑膜炎患儿脑脊液细胞数与正常新生儿的值可能相重叠。确诊新生儿败血症需要从血、尿、脑脊液或身体其他部位分离出病原菌。

败血症和脑膜炎的治疗

案例105-5,问题2: J.E. 应该接受何种抗生素治疗方案?

J.E. 必须立即接受合理的静脉经验性抗生素治疗。如果等到培养结果确诊(24~72 小时)再开始抗生素治疗,病死率将显著增加,尤其是对于怀疑脑膜炎的患儿。对早发型新生儿败血症和脑膜炎患儿,经验性抗生素治疗首先采用氨苄西林联合氨基糖苷类抗生素(表 105-3 和表 105-4)[2,91-93]。选择这些抗生素是因为:(a)它们对引起新生儿感染的常见病原体有杀菌作用;(b)可以进入中枢神经系统;(c)相对安全;(d)临床证实有效。如果 B 组链球菌(group B streptococcus,GBS)的培养为阳性,应将氨苄西林调整为高剂量青霉素 G,因为青霉素 G 对 GBS 更为有效。如果高度怀疑脑膜炎,应采用三代头孢(如头孢噻肟)而非庆大霉素,因为相较于氨基糖苷类抗生素,三代头孢具有更好的中枢神经系统通透性。

表 105-3

新生儿及婴儿庆大霉素使用剂量指南[2,96]

年龄	延长给药间隔剂量方案a
受孕后年龄<32 周	4~5mg/(kg·剂),每 36~48 小时
受孕后年龄 32~36 周	4~5mg/(kg·剂),每 36 小时
受孕后年龄≥37 周	4~5mg/(kg·剂),每 24 小时

a 一些医疗机构根据可能影响肾脏药物清除率的临床因素(如出生抑制、需要血管加压药支持的低血压或导致外周灌注减少的先天性心脏缺陷)经验性调整给药间隔。

因此,当怀疑 J.E. 有新生儿败血症和脑膜炎时,应立即予氨苄西林 85mg,每 12 小时静脉滴注 1 次,联合氨基糖苷类抗生素(如庆大霉素 4.2mg,每 48 小时静脉滴注 1 次)。氨苄西林应采用脑膜炎的治疗剂量,直至排除脑膜炎。氨苄西林对 B 组链球菌、肠球菌、李斯特菌和大多数大肠埃希菌群有效。氨基糖苷类抗生素(如庆大霉素或妥布霉素)通常对革兰氏阴性菌有效。此外,氨基糖苷类抗生素和氨苄西林在治疗李斯特菌和 GBS 感染时可能有协同作用[82]。具体种类的氨基糖苷类抗生素的选择应根据新生儿 ICU 中的抗生素耐药性决定。阿米卡星应保留使用于对庆大霉素和妥布霉素耐药的革兰氏阴性病原菌。氨基糖苷类抗生素应达到安全有效的血药浓度,传统治疗方案如下:庆大霉素和妥布霉素,峰浓度 6~8μg/ml,谷浓度<2μg/ml;阿米卡星峰浓度 20~30μg/ml,谷浓度<10μg/ml,确保峰浓度至少 8 倍高于最低抑制浓度(minimum inhibitory concentration,MIC)[94]。如果氨基糖苷类抗生素采用延长间隔剂量,那么庆大霉素和妥布霉素的血清峰浓度为 10~12μg/ml;血清谷浓度至少低于 1μg/ml,这取决于 MIC。

传统上氨基糖苷类抗生素对于新生儿是每日多次给药[庆大霉素 2.5mg/(kg·剂),每日 2 次或 3 次]。这个剂量方案常导致在早产儿中峰浓度低于目标范围,谷浓度高于浓度范围。随着药代动力学研究的进步,认识到与婴儿、年龄较大的幼儿及成人相比,新生儿体内水溶性药物分布容积较大,氨基糖苷类抗生素的肾脏清除率较低[95]。因此,很多医疗机构都采用更高的氨基糖苷类抗生素剂量(如庆大霉素 4~5mg/kg),延长给药间隔[每 24,36 或 48 小时,由胎龄(GA)或受孕后年龄(PMA)决定][96,97]。一项 Cochrane 综述得出结论,新生儿更高的氨基糖苷类抗生素剂量并延长给药间隔与每日多次给药同样有效,没有毒性增加的证据。血清峰浓度和谷浓度也更可能在目标范围内[98]。

这个剂量方案(更高的每千克体重的药物剂量,并延长给药间隔)在新生儿中常常被称为氨基糖苷类抗生素延长间隔剂量,然而这不能与相同名称的成人给药剂量方法混淆[95]。成年人常采用氨基糖苷类抗生素延长间隔剂量(也就是每日 1 次剂量或单日剂量)。氨基糖苷类抗生素的杀菌作用呈现浓度依赖性。采用氨基糖苷类抗生素延长间隔剂量的理由包括:①通过提供高的血清峰浓度/MIC 的比值加强杀菌作用;②提供延长的抗生素后效应;③在给药间隔末尾有一段无药期,将抗生素的耐药性降到最低[99]。成人氨基糖苷类抗生素延长间隔剂量给药与更高的氨基糖苷类抗生素剂量并延长给药间隔给药之间的关键差异包括:(a)成人的目标峰浓度约为 20~25μg/ml,而新生儿为 8~12μg/ml;(b)成人给药间隔结束时出现无药物期,而新生儿通常观察到可接受的较低但可测量的谷浓度;(c)标准化给药线图允许根据成人单次血清浓度(给药后 8~12 小时采集)进行间期调整;然而,建议对新生儿进行常规峰浓度和谷浓度监测[95,99,100]。

某些婴儿室使用第三代头孢(如头孢噻肟或头孢曲松)代替氨基糖苷类抗生素联合氨苄西林一起使用作为治疗早发型新生儿败血症和脑膜炎的经验性治疗的起始方案[80,87,94]。第三代头孢的抗菌谱包括大多数革兰氏阴性菌和 GBS。然而第三代头孢对李斯特菌或 D 组链球菌无效。因此,在经验性治疗新生儿感染时,第三代头孢必须与氨苄西林联合使用。新生儿高胆红素血症忌用头孢曲松,因为可使胆红素从白蛋白结合位点上被置换下来。头孢曲松同样与胆囊淤积和胆汁淤积有关[2,94]。此外,当头孢曲松和含钙溶液同时使用时,在肺和肾可以发现头孢曲松-钙沉淀物。少数致死性病例已有报道,在使用含钙溶液或药物 48 小时内不宜使用头孢曲松[94]。因此,头孢噻肟是更适合在新生儿中应用的头孢菌素。

相比氨基糖苷类抗生素,第三代头孢菌素有很多优点,包括更好的中枢神经系统渗透性,血药浓度的清除,更小的肾毒性。但是,与常规的氨苄西林和庆大霉素治疗方案相比较,第三代头孢并未能显著改善临床疗效或微生物终点。事实上,相较于庆大霉素,在生后头几日内过度使用头孢噻肟导致新生儿死亡的风险增加[94]。如果在新生儿 ICU 广泛使用第三代头孢会迅速出现革兰氏阴性耐药菌(如阴沟

表 105-4

新生儿抗菌药使用方案:剂量和给药间隔[2,91-93]

药物	体重<1 200g PNA 0~4 周/ (mg/kg)[a]	体重 1 200~2 000g PNA 0~7 日/ (mg/kg)[a]	体重 1 200~2 000g PNA 8~28 日/ (mg/kg)[a]	体重>2 000g PNA 0~7 日/ (mg/kg)[a]	体重>2 000g PNA 8~28 日/ (mg/kg)[a]
两性霉素 B					
脱氧胆酸盐	1,每 24 小时	1,每 24 小时	1,每 24 小时	1,每 24 小时	1,每 24 小时
脂复合物/脂质体	5,每 24 小时	5,每 24 小时	5,每 24 小时	5,每 24 小时	5,每 24 小时
氨苄西林					
脑膜炎	100,每 12 小时	100,每 8 小时	75,每 6 小时	100,每 8 小时	75,每 6 小时
其他疾病	50,每 12 小时	50,每 12 小时	50,每 8 小时	50,每 8 小时	50,每 6 小时
头孢噻肟[b]	50,每 12 小时	50,每 12 小时	50,每 8 小时	50,每 12 小时	50,每 8 小时
氟康唑	6,每 72 小时	12,每 24 小时	12,每 24 小时	12,每 24 小时	12,每 24 小时
甲硝唑	7.5,每 48 小时	7.5,每 24 小时	15,每 24 小时	15,每 24 小时	15,每 12 小时
苯唑西林/萘夫西林[b]	25,每 12 小时	25,每 12 小时	25,每 8 小时	25,每 8 小时	25,每 6 小时
青霉素 G					
脑膜炎[c]	50 000U,每 12 小时	100 000U,每 12 小时	100 000U,每 8 小时	100 000U,每 8 小时	100 000U,每 6 小时
其他疾病	25 000~50 000U,每 12 小时	25 000~50 000U,每 12 小时	25 000~50 000U,每 8 小时	25 000~50 000U,每 12 小时	25 000~50 000U,每 8 小时
万古霉素	15,每 24 小时	15,每 12~18 小时	15,每 8~12 小时	15,每 8~12 小时	15,每 6~8 小时

[a] PNA,出生后年龄。

[b] 治疗脑膜炎时应采用更高剂量。

[c] 所列剂量用于治疗 B 组链球菌脑膜炎。

肠杆菌、铜绿假单胞菌和沙雷菌属)以及耐万古霉素的肠球菌。此外延长治疗会增加新生儿念珠菌感染的风险[94]。相反,使用庆大霉素则很少有耐药菌产生的报道[80]。因此,联合用药,如氨苄西林和头孢噻肟,应预留用于下列情况:①新生儿 ICU 中出现可疑耐氨基糖苷类的革兰氏阴性肠道菌;②新生儿 ICU 中无法检测氨基糖苷类抗生素的血药浓度;③不宜使用氨基糖苷类抗生素的特殊患儿(如肾衰患儿)。

晚发型新生儿败血症的治疗应直接针对院内感染和早发型感染的主要病原菌。初始抗生素的选择应考虑到新生儿的危险因素、临床情况和既往使用过何种抗生素治疗,同时还应考虑到新生儿 ICU 中院内感染的特殊病原菌和耐药菌。目前,晚发型新生儿院内感染性败血症最常见的病原菌是 CONS[101]。由于耐甲氧西林的 CONS 出现率很高,万古霉素作为怀疑晚发型新生儿败血症经验性用药的选择之

一。然而,万古霉素的广泛使用,会导致耐万古霉素的肠球菌和金黄色葡萄球菌出现。因此,不建议使用万古霉素作为新生儿院内感染性败血症经验性治疗的常规用药。高选择性使用万古霉素治疗 CONS 感染时,其发病率和死亡率很低,同时还显著减少了万古霉素的用量。选择使用万古霉素的原则应根据新生儿 ICU 中院内感染病原菌的不同、敏感程度、患儿危险因素、临床情况和抗生素使用史进行仔细考量。因此,如果 J.E. 放置了中心静脉管后出现晚发型败血症,那么初始抗生素的选择应包括氨基糖苷类(覆盖革兰氏阴性)联合抗葡萄球菌青霉素(如萘夫西林、甲氧西林)或万古霉素(用于金黄色葡萄球菌和表皮葡萄球菌)。在新生儿 ICU 中出现耐甲氧西林金黄色葡萄球菌时可使用万古霉素替代抗金黄色葡萄球菌的青霉素,万古霉素还可以如前所述选择性使用于表皮葡萄球菌(一种 CONS)感染[101]。

两性霉素 B 可作为系统性真菌感染初始治疗的选择用

药[83]。由于念珠菌定植的出现率很高（高达60%），在极低出生体重儿高达20%进展成为侵袭性真菌感染，因此，在这些患儿可预防性使用氟康唑以防止念珠菌的定植和感染[102]。胎龄小于等于27周，或体重低于1 000g的患儿预防性使用氟康唑受益最多。尽管如此，仍不推荐常规使用预防性抗真菌感染治疗，预防性抗真菌感染治疗应预留使用于真菌感染发生率较高的ICU。由于J.E.并未有少见病原菌感染，所以合适的治疗方案为氨苄西林85mg，静脉注射，每12小时，联合庆大霉素4.2mg，静脉注射，每48小时。

一旦病原菌被分离出，需检测病原菌的敏感性，并对抗生素治疗方案进行调整。在合理治疗24~48小时后，需复查血、脑脊液或尿培养，用以确定细菌已被杀死。应仔细J.E.评估是否发生严重细菌感染合并症，如脑膜炎、骨髓炎、脓肿形成或心内膜炎。

疗程

只要没有证据证实合并脑膜炎或其他局灶感染（如脓肿形成），大多数全身性细菌感染的疗程为7~10日（或在临床显著改善后5~7日）。如果新生儿临床反应慢或累及多器官系统时，抗生素治疗可能需要持续14~21日[84]。若48小时的培养结果为阴性，且患儿没有临床或实验室证据证明败血症，应停用抗生素。若新生儿出现严重感染表现，且在抗生素治疗后有所改善，即使培养结果为阴性也应继续抗生素治疗[85]。

如果脑脊液培养为阳性，在J.E.病例中应每日或隔日复查脑脊液，以确定脑脊液中的细菌何时被清除。新生儿脑膜炎抗生素的疗程取决于临床反应和抗生素治疗开始后脑脊液培养为阳性的持续时间。合适的疗程为脑脊液培养阴性后至少14日[81,83]。这相当于抗生素用于革兰氏阴性菌感染的疗程为至少21日，用于革兰氏阳性菌感染的疗程至少14日。通常来说，清除脑脊液中革兰氏阴性肠杆菌所需时间（72小时），比清除革兰氏阳性菌所需时间（36~48小时）长[81]。

先天性感染

TORCH滴度

案例105-6

问题1：S.Y.女，体重2 000g，胎龄34周，经阴道分娩出生。S.Y.母亲有胎膜早破（>72小时），分娩困难并出现胎儿窘迫，需经胎儿头皮监测。查体：极度烦躁，呼吸60次/min，头皮及眼周可见数个小疱疹，还伴有结膜炎。给S.J.氧疗，并进行动脉血气分析。取血、尿、脑脊液进行细菌和真菌培养后，开始静脉注射氨苄西林200mg，每12小时，庆大霉素9mg，每36小时，以排除败血症。在得到培养结果之前抗生素治疗方案不会改变。此时，S.Y.还需哪些检查和信息？

某些细菌、病毒和原虫可引起胎儿感染，造成胎儿死

亡、先天畸形、严重的中枢神经系统后遗症、宫内发育迟缓或早产[99]。引起这些感染的主要病原可以按英文第一个字母缩写为TORCH：弓形体病（toxoplasmosis），其他（other）（如梅毒、淋病、乙型肝炎、李斯特菌属），风疹（rubella），巨细胞病毒（cytomegalovirus），单纯疱疹病毒（herpes simplex）。由于这些疾病潜在的严重后果，有任何感染征象的新生儿（如激惹、发热、血小板减少、肝脾大），都需要评估这些宫内感染和出生前后获得性感染。这些感染中，每一种感染的诊断应该分别考虑。一套完整的感染性病疾病检查应该包括针对所有可疑病原的特异性抗体滴度测定或者聚合酶链反应测定，而不是仅送一个单一血清样本进行TORCH滴度测定[103]。

有关先天性感染的主要临床表现和治疗参见表105-5[2,84,103-106]。这些感染的临床表现可能部分重叠，也可能同时发生二种或更多病原的感染。由于很多新生儿出生时没有症状，所以先天性感染不易被发现。因此，母亲产前筛查和准确评估母亲病史中的危险因素尤为重要。其他可以引起先天获得性感染的病原包括：人类免疫缺陷病毒（human immunodeficiency virus，HIV）、人类细小病毒、水痘-带状疱疹病毒和麻疹病毒[103]。

当怀疑先天性感染时，应针对每一个可疑的病原进行适当的诊断性检查。这些检查包括尿中、口咽部、鼻咽部、大便中和结膜部的病毒培养，同时还应获得完整的母亲病史及近期母亲阴道培养结果[103]。对每一个考虑到的可能病原测定特异性IgM水平也是推荐的。S.Y.有先天感染的迹象（如呼吸困难、皮疹和结膜炎），由于S.Y.的皮疹性质是小疱状的，所以高度怀疑单纯疱疹病毒（herpes simplex virus，HSV）感染。皮肤疱疹、结膜、口咽、鼻咽、直肠、尿和脑脊液应进行HSV和其他已知引起先天性感染的病原培养。也可以取疱疹处的组织刮片，通过荧光标记的HSV单克隆抗体进行快速诊断。确诊和怀疑其他病原感染还需做的其他辅助检查（如肝功能、凝血酶原时间、部分凝血活酶时间、脑电图、CT或MRI[103]。

早产儿呼吸暂停

新生儿呼吸暂停是一种危及生命的情况，在早产儿和低出生体重儿中尤为常见。胎龄34~35周早产儿呼吸暂停发生率仅为7%[107]，然而胎龄26~27周早产儿呼吸暂停发生率高达78%，体重<1 000g早产儿呼吸暂停发生率为84%[108]。尽管对呼吸暂停存在不同的定义，但是有临床意义的呼吸暂停可以定义为呼吸停止≥15秒，或<15秒但伴随有心动过缓（心率<100次/min），严重低氧血症或发绀[107,109,110]，也可出现苍白或肌张力低下。

新生儿呼吸暂停可以由严重的原发疾病（如感染、代谢性疾病、颅内病变）、药物或早产本身引起[110]。在确诊早产儿呼吸暂停之前，应做详细的病史采集、体格检查和实验室检查，以排除其他原因所致的呼吸暂停[109]。在诊断早产儿呼吸暂停前除外新生儿败血症尤为重要。如果发现非早产所致呼吸暂停的病因，应针对特定的病因进行治疗，如应用抗生素治疗新生儿败血症继发性呼吸暂停。

表 105-5

新生儿先天性和围生期感染[2,84,103-106]

病原	主要临床表现	确诊或高度怀疑病例的治疗
单纯疱疹	小疱状皮疹、角膜结膜炎、小头畸形、CNS 感染、肝炎、肺炎、早产、呼吸窘迫、败血症、癫痫、脉络膜视网膜炎	阿昔洛韦:20mg/kg IV 每 8 小时,疗程 14~21 日 眼部病变:阿昔洛韦静脉用药加局部治疗,1%~2%曲氟尿苷、1%碘苷,或 3%阿糖腺苷
弓形虫	脉络膜视网膜炎、脑室扩大、小头畸形、脑积水、颅内钙化、腹水、肝脾大、淋巴结病、黄疸、贫血、智力低下	磺胺嘧啶100mg/(kg·d),分 2 次口服,疗程 1 年;合用乙胺嘧啶 2mg/(kg·d)疗程 2 日,后改为 1mg/(kg·d),2~6 个月后改为 1mg/kg qod,至完成 1 年疗程。同时予亚叶酸 5~10mg,每周 3 次,疗程 1 年
苍白密螺旋体	早期:骨软骨炎、骨膜炎、肝脾大、皮疹(斑丘疹或小疱-大疱样)、鼻炎、脑膜炎、IUGR、黄疸、肝炎、贫血、血小板减少、脉络膜视网膜炎 晚期:Hutchinson 三联症(间质性角膜炎、神经性耳聋、Hutchinson 牙)智力低下、脑积水、马鞍鼻、桑树状磨牙	水剂青霉素 G IV(首先)或 IM,疗程 10 日。日龄≤7d:5 万 U/kg,每 12 小时 日龄>7d:5 万 U/kg,q8h 或普鲁卡因青霉素 G 5 万 U/(kg·d),IM 每日 1 次,疗程 10 日
乙型肝炎	早产,通常无症状,远期影响包括慢性肝炎、肝硬化、肝衰竭、肝细胞癌	围生期接触者(母亲 HbsAg 阳性):生后 12 小时内 HBIG 0.5ml IM 及乙肝疫苗 IM(不同的 IM 部位);1 个月和 6 个月时重复乙肝疫苗接种。
风疹病毒	早期:IUGR、视网膜病变、肌张力低下、肝脾大、血小板减少性紫癜、骨损害、心脏影响。 晚期:听力丧失、智力低下、糖尿病 罕见:心肌炎、青光眼、小头畸形、肝炎、贫血	支持疗法
巨细胞病毒	淤斑、肝脾大、黄疸、早产、IUGR、肝酶增高、高胆红素血症、贫血、血小板减少、间质性肺炎、小头畸形、脉络膜视网膜炎、颅内钙化 晚期:听力损失、智力低下、神经运动障碍、视力障碍	更昔洛韦 IV(最佳的剂量和疗程尚未确定;临床前数据建议 12mg/(kg·d),分 2 次,持续 6 周)
淋病奈瑟菌	新生儿眼炎、头皮脓肿、败血症、关节炎、脑膜炎、心内膜炎	非播散性(包括新生儿眼炎):头孢曲松 25~50mg/kg,IV 或 IM,用药 1 次(最大量:125mg);针对新生儿眼炎,以下两者选用其一:头孢噻肟 100mg/kg,IV 或 IM 用药 1 次;用盐水冲洗法治疗新生儿眼炎 播散性:头孢曲松 25~50mg/kg,IV 或 IM 每 24 小时;头孢噻肟 25~50mg/kg,IV 或 IM 每 12 小时 疗程:关节炎或败血症:7 日,脑膜炎:10~14 日,胆红素升高者选用头孢噻肟

CNS,中枢神经系统;HBIG,乙型肝炎免疫球蛋白;HbsAg,乙型肝炎表面抗原;IM,肌内注射;IUGR,宫内生长迟缓;IV,静脉注射;qod,隔日 1 次。

早产儿呼吸暂停可分为 3 类:中枢性、阻塞性和混合性。中枢性呼吸暂停约占 40%(无呼吸费力);10%由阻塞引起;其余 50% 为混合性[109]。虽然这些术语包含了不同的机制,阻塞和气道关闭是引起 3 种不同类型呼吸暂停的重要机制(即使是"中枢性")。早产儿呼吸暂停的治疗包括:氧疗、轻柔的触觉刺激、调节环境温度、甲基黄嘌呤、经鼻 CPAP 和正压通气。

案例 105-7

问题 1:S. M.,男,胎龄 29 周早产,出生体重 995g。生后第 2 日出现 7 次呼吸暂停,继发心动过缓,心率降至 85 次/min。呼吸暂停持续时间为 20~30 秒,并需要氧气和触觉刺激。3 次长时间的呼吸暂停需要面罩气囊复苏。呼吸暂停发作间期患儿看上去是正常的,体格检查和实验室检查均与其胎龄相符。为除外败血症进行血培养,并开始予氨苄西林和庆大霉素治疗。对于 S. M. 的呼吸暂停该如何治疗?

甲基黄嘌呤,特别是咖啡因和茶碱(或氨茶碱),作为治疗特发性早产儿呼吸暂停的起始用药已被广泛接受[107,109]。这些药物通过中枢和周围作用减少呼吸暂停发作次数。甲基黄嘌呤刺激延髓呼吸中枢,并增加感受器对二氧化碳的反应性,结果增加了呼吸动力和每分通气量。中枢刺激作用能通过腺嘌呤核苷感受器阻滞来调节。腺嘌呤核苷是一种已知的呼吸抑制剂,茶碱和咖啡因都能在受体水平竞争性抑制腺嘌呤核苷[107]。在外周,甲基黄嘌呤能增加膈肌收缩力,减轻膈肌疲劳,并改善呼吸肌的收缩力。此外,甲基黄嘌呤能增加儿茶酚胺的释放和代谢率。这样可以改善心脏的输出和氧合作用,减少低氧和呼吸暂停的发作。

当频发呼吸暂停,呼吸暂停持续时间≥20秒,伴随明显的心动过缓或发绀,或非药物治疗无法控制的呼吸暂停时可以开始甲基黄嘌呤疗法。S. M. 呼吸暂停持续时间长,伴随心动过缓,需要氧疗,此时开始甲基黄嘌呤治疗是适宜的。

> **案例 105-7,问题 2:** 查房时,NICU 医生询问咖啡因与茶碱相比,考虑两者药代动力学、功效和毒性,对 S. M. 应该选择何种药物,何种剂量? 应该如何回答医生?

咖啡因在早产儿的血浆清除率相当低,且半衰期显著延长(72~96 小时)[2]。低清除率反映了新生儿低下的肝脏代谢,也是依赖于缓慢的尿排泄清除的结果[111]。所以咖啡因在新生儿可以 24 小时给药 1 次。随着 PMA 增加[112],咖啡因半衰期逐渐缩短,生后 3~4.5 个月后,血浆清除率接近成人水平[113]。因此,PMA 38 周后需要调理咖啡因剂量。然而,大多数胎儿在 PMA 超过 36 周后不再需要呼吸暂停的治疗。

足月新生儿中与血浆白蛋白结合的茶碱(36%)低于成人(65%)[114]。降低蛋白结合率与增加的分布容积共同导致茶碱在新生儿体内的分布容积更大。这个更大的分布容积导致需要更大的负荷量以达到相似的血药浓度。与咖啡因类似,茶碱在早产儿中的清除率[17.6ml/(kg·h)]明显低于 1~4 岁幼儿的观测值[100ml/(kg·h)][114],导致新生儿所需的茶碱维持量较小。随着 PMA 增加,茶碱清除率及由此决定的维持量均增加。婴儿在 PMA 40~50 周时,茶碱清除率发生最明显的成熟型变化,此时调整维持量尤为重要[115]。

在成人体内,茶碱主要在肝脏经进行代谢[116,117]。不同的是,茶碱在新生儿清除的主要途径是以未代谢形式经肾排出(55%)[115]。在新生儿体内,茶碱在肝脏代谢(尤其是 N-脱甲基作用)减少。与成人一样,茶碱在新生儿体内也是通过甲基化转化为咖啡因。然而,新生儿脱甲基作用途径的减少,导致咖啡因清除减少和明显的血清咖啡因蓄积。平均来说,血清咖啡因的浓度是血清茶碱浓度的 40%[115]。接受茶碱治疗的新生儿,茶碱衍生的咖啡因可能会影响所观察到的药理作用和毒性作用。在 PMA 50 周

后,茶碱衍生的咖啡因浓度就变得没有意义了。

比较研究已经发现,茶碱和咖啡因对控制早产儿呼吸暂停有相似的功效。但咖啡因的优点可能比茶碱更多一些,包括更宽泛的治疗指数。茶碱的不良反应如心动过速、中枢神经系统兴奋和喂养不耐受,比咖啡因更常见。咖啡因在早产儿的半衰期延长且用药需求不会随时快速变化,所以不用频繁监测咖啡因的血药浓度。大多数早产新生儿接受标准剂量后血药浓度可达到治疗范围(5~20μg/ml)[113]。特定患儿(如临床出现中毒症状或难治性呼吸暂停)需检测咖啡因血药浓度。枸橼酸咖啡因静脉负荷量为 20mg/kg(相当于咖啡因 10mg/kg),24 小时后继以维持量枸橼酸咖啡因 5~8mg/kg(相当于咖啡因 2.5~4mg/kg),推荐每日 1 次。枸橼酸咖啡因负荷量推荐使用输液泵静脉给药,给药时间需持续 30 分钟。维持量可以静脉给药,给药时间需持续 10 分钟,也可以口服给药[2]。因为咖啡因半衰期较长,接受咖啡因治疗的患儿需监测较长时间(如 7~10 日),如果发生毒性反应必须监测其不良作用;而停止给药后必须监测呼吸暂停的复发。值得注意的是,在美国还有另一种以苯甲酸钠盐形式的静脉咖啡因产品在销售,苯甲酸与喘息综合征有关,并且还可能在白蛋白结合点上置换胆红素[2]。由于这些毒性,安钠咖在新生儿中忌用。

一项大样本随机安慰剂对照研究观察了咖啡因治疗极低出生体重儿早产儿呼吸暂停的短期和长期的疗效和安全性[45,118]。咖啡因显著减少 BPD 的发生率[45]。接受咖啡因治疗的患儿能够从正压通气上撤机的时间比安慰剂对照组快 1 周尽管咖啡因会导致体重增长减慢,但是这只是暂时的(治疗的前 3 周)。随访至 PMA 18~21 个月时,咖啡因显著提高存活率,且不伴随神经发育障碍(如脑瘫、认知发育迟缓)。这些受益不能维持到 5 岁之后。尽管目前的研究认为新生儿口服茶碱(氨茶碱)和咖啡因吸收良好,但是许多伴有呼吸暂停和心动过缓的新生儿在开始阶段存在喂养问题。因此,治疗通常以静脉途径开始,并且当新生儿稳定并耐受口服时,可以使用口服溶液。注射用枸橼酸咖啡因也可以口服给药。值得注意的是,根据所使用的特定产品不同,氨茶碱是包含 80%~85% 不等的茶碱。

一般公认,茶碱用于早产儿呼吸暂停的治疗范围是 6~12μg/ml,这个范围低于通常的哮喘的治疗量(5~15μg/ml),理由如下:①发现新生儿茶碱游离部分更多,导致在任何总给药浓度下都有更多的游离浓度;②难以测量的活性代谢产物-咖啡因的显著蓄积;③正在研究中的茶碱治疗呼吸暂停的不同作用机制(如在治疗哮喘中中枢兴奋与支气管扩张相比较)。静脉用氨茶碱的负荷剂量,以及氨茶碱和茶碱的维持剂量可以在相关儿科医学文献中找到[2]。然而,一些剂量方案在应用时已观察到血清中茶碱浓度的大幅度波动[120]。选择茶碱的起始剂量时,也应考虑合用的其他药物和疾病状态(如肝肾功能不全)。

开始茶碱治疗 72 小时后或调整剂量后应检测血药浓

度。如果患儿呼吸暂停发作次数增多、出现毒性反应的症状或体征、体重明显增加时也应检测茶碱的血药浓度。无症状的新生儿,一旦获得稳定的血药水平,可每2周检测1次血药浓度。

由于咖啡因的好处多于茶碱,应当给予 S. M. 枸橼酸咖啡因 20mg(相当于咖啡因 10mg)静脉负荷量,30分钟。给予负荷量24小时后予枸橼酸咖啡因 5mg(相当于咖啡因 2.5mg)维持,每日1次。

案例 105-7,问题 3:NICU 的住院医生请你描述对 S. M. 的药物治疗监测计划,包括功效和毒性的监测参数,以及疗程。你应该如何向她描述?

甲基黄嘌呤疗法对早产儿呼吸暂停的治疗目的是减少呼吸暂停和心动过缓的发作次数。连续监测呼吸和心率是恰当且必需的评价。呼吸暂停的发生时间、持续时间、严重程度、患儿的反应和所需的干预方法都应记录。同样还应观察呼吸暂停发作与喂养时间、喂养量之间的关系,以及药物剂量。早产儿呼吸暂停通常在 PMA 34~36 周时缓解,不过一些患儿也可能持续至 PMA 40 周,甚至更久[104,106]。静脉用氨茶碱的负荷剂量,以及氨茶碱和茶碱的维持剂量可以在相关儿科医学文献中找到。因此,假如婴儿不再出现呼吸暂停,通常在 PMA 34~36 周时可停止甲基黄嘌呤治疗。需要更长治疗时间的患儿出院回家后可在呼吸暂停监护仪下维持甲基黄嘌呤治疗,不过这种情况很罕见。

甲基黄嘌呤在新生儿中的毒性反应包括心动过速、激动不安、易激惹、高血糖、喂养不耐受、胃食管返流、呕吐或偶尔溢乳。心动过速是最常见的毒性反应,下调茶碱剂量通常可以缓解。由于茶碱衍生的咖啡因清除率降低,在减小剂量后心动过速可能还会持续 1~3 日。偶然药物过量导致癫痫发作的案例也曾被报道。小心用药和适当监测血药浓度可使甲基黄嘌呤的毒性反应降至最小。

新生儿癫痫

案例 105-8

问题 1:F. H. 足月女婴(体重 3.5kg),有围生期窒息史。Apgar 评分 1 分钟 0 分,5 分钟 1 分,10 分钟 4 分,15 分钟 7 分。围产期患母无滥用药物史。生后 24 小时,F. H. 开始出现右手的节律性抽搐,反复的咀嚼动作、眼睑扑动和偶尔的四肢类似游泳样的摆动。对 F. H. 的癫痫活动应如何评估?

癫痫发作在足月或早产新生儿中很难被发现。由于脑皮质发育的不完善,新生儿癫痫很少表现为典型的强直-阵挛发作,但可能是阵挛性的(局灶的或多灶的)、强直性的(局灶性的或全身性的)、肌阵挛(局灶的、多灶的或全身性的),或实际上很隐蔽[117,118]。

癫痫小发作包括异常的口-颊-舌的活动、眼的运动、游泳样的、踏板样或踏步样的运动,以及偶尔的呼吸暂停。另

外也可能出现自主神经系统症状如:心率、血压、呼吸、皮肤颜色、氧合状况、流涎或瞳孔大小的改变[119]。临床上新生儿癫痫可伴有或不伴有脑电图改变。此外,一些没有临床表现的新生儿也可能出现脑电图显示的癫痫活动(如亚临床癫痫)。

新生儿癫痫发作是一种在神经发育过程中严重威胁生命的常见的临床表现。常见的病因包括代谢和电解质失衡(如血糖、血钙、血镁或血钠)、脑血管损伤、中枢感染、基因疾病或药物相关性原因(如新生儿戒断综合征)[121-126]。因此最初的治疗可能并不包括抗癫痫药物。决定性的治疗是针对特异性病因的。新生儿癫痫发作的快速评估包括对婴儿的气道、呼吸、循环的评估,以及对婴儿的病史、体格检查和实验室检查的回顾。对每个有癫痫发作的新生儿应做床旁血糖测定;实验室血电解质测定包括:血钠、BUN、血糖、钙、镁;血气分析、胆红素;感染性疾病的确定,包括含血小板计数的全血细胞计数(CBC)、CRP 水平、血培养、尿培养,腰椎穿刺做脑脊液分析(细胞计数、蛋白、糖)和脑脊液培养[117,118]。纠正了已知的电解质紊乱以后,可进行抗癫痫药物的治疗。纠正低血糖后,抗癫痫药物治疗可以在尚无实验室结果时开始。

如果上述检查没有任何异常结果,则可做脑电图、代谢性疾病筛查(如血氨、乳酸、丙酮酸盐、血清和尿的氨基酸和有机酸)及对血和尿进行药物筛查[121-124]。合并先天性神经系统异常和癫痫发作的宫内感染,可以通过 TORCH 滴度来鉴定。头颅超声、CT 和 MRI 可鉴别梗死、出血、钙化或可导致癫痫发作的脑畸形[121,122,124]。

案例 105-8,问题 2:F. H. 已经保证足够的通气和维持循环。建立静脉通路;血培养、血电解质包括血钙和血镁已查。试纸显示血糖为 20mg/dl。此时你的评估和推荐的治疗方案是什么?

低血糖看起来是 F. H. 癫痫发作的病因。但是继发于窒息的缺氧缺血性脑病才是新生儿癫痫发作的最常见病因[121,123]。缺氧缺血性脑病可以合并代谢异常,如低血糖、低血钙和低钠血症(由于抗利尿激素的异常分泌)。对于低血糖的定义仍存在争议,因为血糖的正常范围取决于很多因素,如胎龄、出生体重、喂养情况、机体储备和其他疾病状况[125]。传统低血糖定义为:在生后 72 小时内,早产儿全血血糖<20mg/dl,足月儿<30mg/dl,72 小时后任何新生儿全血血糖<40mg/dl。但是在临床实践中,任何年龄的新生儿血糖<40mg/dl 时都需接受治疗[121]。应该给予 F. H. 7ml(2ml/kg)10% 葡萄糖(200mg/kg),2~3 分钟内静脉注射,继以 10% 葡萄糖静脉持续输注,输液速度为 12.6~16.8ml/h[6~8mg/(kg·min)或 3.6~4.8mg/(kg·h)][121,125]。监测血糖并按需输入葡萄糖。如果低血糖持续存在,应考虑其他可能的病因,如胰岛肿瘤、肾上腺功能不全及先天代谢异常。皮质类固醇、胰高血糖素、奥曲肽现已被用于治疗顽固性低血糖[125]。

低钙血症和低镁血症的治疗

案例105-8,问题3: F. H. 接受了7ml(700mg)的10%葡萄糖静脉输注,并继以葡萄糖的滴注速度为8mg/(kg·min)。复查试纸血糖结果为80mg/dl,但 F. H. 仍有癫痫发作。F. H. 的实验室检查结果回报如下:

Na:137mmol/L

K:4.3mmol/L

CO_2:22mmol/L

Cl:104mmol/L

BUN:7mg/dl

SCr:0.7mg/dl

葡萄糖:25mg/dl

Mg:0.5mmol/L

Ca:3.25mmol/dl

下一步将如何处理以控制 F. H. 的癫痫发作?

F. H. 存在低钙血症和低镁血症,两者均可以引起癫痫发作。新生儿低钙血症定义是:早产儿血清钙<7.5mg/dl,足月儿<8mg/dl[123],或血清离子钙<3mg/dl。低镁血症(定义为血清镁<1.5mEq/L)较为少见,但可能合并低钙血症。给予大剂量钙剂而低钙血症仍无法纠正时,应考虑是否合并低镁血症。

应给予 F. H. 10%葡萄糖酸钙700mg(200mg/kg),缓慢静脉滴注[121,123],间隔2~4小时给予肌内注射20%硫酸镁溶液50mg/(kg·剂),或静脉注射稀释溶液(最大浓度100mg/ml)[2]。在监测血清浓度的情况下,葡萄糖酸钙和硫酸镁可重复使用。如果静脉注射钙剂速度过快,可能会发生血管舒张、低血压、心动过缓、心律失常及心脏骤停。葡萄糖酸钙静脉输注的最大速度为50mg/min,同时应监测心率、血压和心电图[2]。静脉注射外渗可能导致的严重的皮肤坏死,因此需密切观察葡萄糖酸钙的静脉注射部位。

抗癫痫药物治疗

案例105-8,问题4: 尽管 F. H. 各项实验室检查正常,但仍有癫痫发作。静脉推注苯巴比妥35mg,推注时间1分钟。10分钟后,F. H. 仍有间歇癫痫发作。请制定控制 F. H. 癫痫发作的药物治疗计划。

新生儿抗癫痫的首选药物是苯巴比妥,苯妥英和劳拉西泮通常被认为是第二和第三选择[121,124,126-130]。因为新生儿苯巴比妥的分布容积值大(0.8~1L/kg),所以需要20mg/kg作为起始负荷量达到治疗效果血清浓度[2,121,124]。由于 F. H. 只接受10mg/kg(35mg)剂量的苯巴比妥,现在应再给予10mg/kg,以≤1mg/(kg·min)速度缓慢注射[2],因此35mg苯巴比妥至少需要注射10分钟,而不是在1分钟内快速注入。苯巴比妥给药速度过快可能会导致呼吸抑制、呼吸暂停或低血压。如果在给予 F. H. 总负荷量20mg/kg苯巴比妥后仍有癫痫发作,每15~20分钟可以追加苯巴比妥5~10mg/kg,直到总负荷量达40mg/kg。使用

高剂量时,可能会需要呼吸机支持,并应监测血清苯巴比妥浓度。苯巴比妥抗新生儿癫痫发作的疗效在40μg/ml达到顶点,而在更高浓度下其毒副作用也会随之增加[131]。

如果 F. H. 癫痫发作得不到控制(尽管已给予最佳苯巴比妥负荷量),应给予苯妥英负荷量70mg(20mg/kg)以每分钟<0.5~1mg/kg或更低的速度静脉输注[2,121,124]。苯妥英快速静脉给药可能会导致心律失常、心动过缓或低血压。如果出现外渗,苯妥英也可能会引起严重组织损伤。因此,需监测血压、心率、心电图及静脉注射部位。在美国,静脉和肌肉注射用的磷苯妥英,苯妥英的二磷酸酯盐可用于成人[2]。磷苯妥英是一种水溶性苯妥英前药,经血浆和组织中的酯酶转化为苯妥英、磷酸盐和甲醛。由于其水溶性更高,静脉制剂不含丙二醇,所以与静脉注射相关的心血管不良反应更少。另外,磷苯妥英可安全地肌内注射,使外渗导致的皮肤坏死减少。遗憾的是,目前尚缺乏磷苯妥英应用在新生儿中的临床研究,也无法回答新生儿如何对甲醛进行处置。目前还不推荐新生儿中常规使用磷苯妥英,仍需对其安全性、功效和口服剂量进行评估研究。

如果苯巴比妥和苯妥英无效,可以使用劳拉西泮给药(0.05~0.1mg/kg)治疗 F. H. 的癫痫发作[2,126,127]。相比地西泮,劳拉西泮作用持续时间长,药品辅料更少。劳拉西泮(特别是与苯巴比妥合用时)可能会引起呼吸和中枢神经系统抑制。因此使用时需监测呼吸、血压和心率。使用劳拉西泮前需用相同体积的5%葡萄糖、生理盐水或灭菌注射用水稀释,并以不少于2~5分钟缓慢静脉注射[2]。

如果 F. H. 继续出现癫痫发作,可以考虑静脉持续滴注咪达唑仑或左乙拉西坦静脉给药或口服[121,124,128-130,132]。与咪达唑仑持续输注相比,口服或静脉用左乙拉西坦的神经系统副作用更少,故左乙拉西坦可能被列为首选用药。实际上,与苯妥英相比,一些诊所更倾向于把左乙拉西坦作为的二线用药。尽管左乙拉西坦的静脉制剂尚未被批准在新生儿中使用,但是有些中心采用儿童口服推荐剂量作为静脉使用,因为两者的生物效价相同[2]。然而,左乙拉西坦在新生儿中的最适宜剂量尚未确定[128]。新生儿报道中所使用的剂量还是基于在儿科病例中研究的。由于左乙拉西坦主要通过肾脏排泄(其中66%以未改变的形式从尿液中排泄),相较于年龄较大的婴儿,新生儿的肾脏清除率较低,肾脏清除率较低,因此对于新生儿左乙拉西坦应选择较低的剂量。然而,近期新生儿药代动力学研究[124,129,130]已表明药物在其体内每千克体重的分布容积(与儿童相比)"更大,但新生儿肾功能的未发育成熟使药物的消除比预期快。新生儿出生第1周体内左乙拉西坦的清除率显著增加,达到儿童体内的清除率水平。这个结果提示出生7日内的新生儿需要较大的负荷剂量和维持剂量,7日后需要调整维持剂量。较高剂量的2期临床试验还未完成[124,129]。因此,目前新生儿临床应用左乙拉西坦需要仔细的剂量滴定,以及密切监测不良反应。口服卡马西平、氯硝西泮、拉莫三嗪、托吡酯、丙戊酸(静脉或口服)治疗难治性新生儿癫痫的病例数有限[121,124,126,129]。因为丙戊酸相关性的肝毒性在小于2岁的患儿中风险更高,所以不建议在新生儿中使用该药[2]。若癫痫发作持续存在应考虑静脉使用维生素 B_6。

维生素 B₆ 是一种合成抑制性神经递质 γ-氨基丁酸（γ-aminobutyric acid，GABA）所必需的辅助因子。维生素 B₆ 依赖的患儿合成 GABA 时需要更高剂量的维生素 B₆。维生素 B₆ 依赖症是一种罕见病，但对抗癫痫药物治疗无效的新生儿癫痫应考虑此病。这些患儿需终生补充维生素 B₆ [123]。

> **案例 105-8，问题 5：** 给予总负荷量 105mg 的苯巴比妥和 70mg 苯妥英后，F. H. 停止了癫痫发作。给予最后一次苯妥英负荷量 1 小时后（给予最后一次苯巴比妥负荷量 2 小时后）测得苯巴比妥血清浓度是 35μg/ml，苯妥英血清浓度是 17μg/ml。如何为 F. H. 制定抗癫痫药物的维持量呢？

F. H. 需要苯巴比妥和苯妥英两种药物来控制其癫痫发作是不足为奇的。尽管苯巴比妥和苯妥英具有相同的功效，但是只有不足 50% 新生儿癫痫发作仅单独使用其中任何一种药物就能被控制。当两种药物同时应用时，大约 60% 的新生儿癫痫发作可被控制[133]。

由于需要两种药物控制癫痫发作，应给 F. H. 制定苯巴比妥和苯妥英两种药物的维持剂量。因为在新生儿体内苯巴比妥的半衰期更长（约为 100~150 小时），所以在给予负荷量 24 小时后应开始于 3~4mg/（kg·d）的维持量[2,123,134]，每日 1 次。尽管 F. H. 是足月儿，但是由于其有窒息史，故应接受小剂量的苯巴比妥 2.5~3mg/（kg·d）。有窒息史的新生儿苯巴比妥的清除率降低，因此需要比无窒息史的新生儿用更小的维持量就能达到相同的血清浓度[135]。苯妥英的维持量 3~4mg/（kg·d），每 12 小时 1 次，可在给予负荷量 12~24 小时后开始。因为维持量需要随时间增加（通常药到治疗的第 2~4 周）[134]，所以应定期监测这些药物的血药浓度。这可能与肝酶系统的成熟有关，而肝酶系统是随年龄或细胞色素 P450 酶诱导而成熟。新生儿口服苯妥英吸收不充分，应避免在紧急情况下应用。当苯妥英由静脉注射转为口服时，为获得相同的血药浓度需要常规增加 25% 的剂量。另外，年龄大于 2~4 周后有必要每间隔 8 小时给药 1 次。

值得注意的是，苯妥英是一种蛋白高结合药物。新生儿蛋白结合的苯妥英减少，这将导致血清中游离部分增加，因此新生儿血清苯妥英的总治疗浓度范围为 8~15μg/ml，而不是如成人和儿童的 10~20μg/ml。此外，胆红素可以和苯妥英竞争白蛋白结合位点。血清总胆红素浓度和苯妥英的游离片段之间存在正相关性。当新生儿血清胆红素浓度为 20mg/dl 时血清中未结合苯妥英约为 20%（相较于正常时为 10%）[136]。因此血清总苯妥英的浓度需仔细考虑，当新生儿存在高胆红素血症时可能需要测定血清未结合苯妥英的浓度。

抗癫痫药物治疗新生儿癫痫的最佳治疗持续时间尚未确定。由于这些药物潜在的长期毒性和癫痫复发的危险性较低，如果患儿神经系统检查和脑电图正常，出院前一般已停用抗癫痫药物。若持续使用抗癫痫药物，出院后应定期（如 1 个月龄和 3 个月龄时，随后每 3 个月）重新评估。因此，基于患儿神经系统检查和脑电图检查结果，抗癫痫药物

的疗程应该个体化。

（戴仪、朱丽、肖蜜黎 译，陈超、李智平 校，徐虹 审）

参考文献

1. Gomella T et al. Gestational age and birthweight classification. In: Gomella T et al, eds. *Neonatology: Management, Procedures, On-Call Problems, Diseases, and Drugs*. 7th ed. New York, NY: McGraw-Hill; 2013:29.
2. Taketomo CK et al. *Pediatric and Neonatal Dosage Handbook*. 21st ed. Hudson, OH: Lexi-Comp; 2014.
3. Wambach JA, Hamvas A. Respiratory distress syndrome in the neonate. In: Martin RJ et al, eds. *Fanaroff and Martin's Neonatal-Perinatal Medicine: Diseases of the Fetus and Infant*. 10th ed. Philadelphia, PA: Elsevier Saunders; 2015:1074.
4. Hillman N et al. Physiology of transition from intrauterine to extrauterine life. *Clin Perinatol*. 2012;39(4):796.
5. Kallapir SG, Jobe AH. Lung development and maturation. In: Martin RJ et al, eds. *Fanaroff and Martin's Neonatal-Perinatal Medicine: Diseases of the Fetus and Infant*. 10th ed. Philadelphia, PA: Elsevier Saunders; 2015:1074.
6. *Survanta Intratracheal Suspension [package insert]*. North Chicago, IL: AbbVie, Inc; 2012.
7. *Infasurf Intratracheal Suspension [package insert]*. Amherst, NY: ONY, Inc; 2009.
8. *Curosurf Intratracheal Suspension [package insert]*. Cary, NC: Chiesi USA, Inc; 2015.
9. *Lucinactant Intratracheal Suspension [package insert]*. Warrington, PA: Discovery Laboratories, Inc; 2012.
10. Engle WA et al. Surfactant-replacement therapy for respiratory distress in the preterm and term neonate. *Pediatrics*. 2008;121(2):419.
11. Polin R, Carlo W. Committee on Fetus and Newborn. Clinical Report. Surfactant replacement therapy for preterm and term neonates with respiratory distress. *Pediatrics*. 2014;133:156.
12. Ramanathan R. Choosing a right surfactant for respiratory distress syndrome treatment. *Neonatology*. 2009;95(1):1.
13. Ramanathan R. Animal-derived surfactants: where are we? The evidence from randomized, controlled clinical trials. *J Perinatol*. 2009;29(Suppl 2):S38.
14. Trembath A et al. On behalf of the Best Pharmaceuticals for Children Act-Pediatric Trial Network. Comparative effectiveness of surfactant preparations in premature infants. *J Pediatr*. 2013;163:955.
15. Moya F et al. A multicenter, randomized, masked, comparison trial of lucinactant, colfosceril palmitate, and beractant for the prevention of respiratory distress syndrome among very preterm infants. *Pediatrics*. 2005;115(4):1018.
16. Sinha A et al. A multicenter, randomized, controlled trial of lucinactant versus poractant alfa among very preterm infants at high risk for respiratory distress syndrome. *Pediatrics*. 2005;115(4):1030.
17. Eras Z et al. Neurodevelopmental outcomes of very low birth weight preterm infants with poractant alfa versus beractant for respiratory distress syndrome. *Am J Perinatol*. 2014;13:463.
18. Moya F et al. One-year follow-up of very preterm infants who received lucinactant for prevention of respiratory distress syndrome: results from 2 multicenter randomized, controlled trials. *Pediatrics*. 2007;119(6):e1361.
19. Guardia C et al. A pharmacoeconomic analysis of in-hospital costs resulting from reintubation in preterm infants treated with lucinactant, beractant, or poractant alfa. *J Pediatr Pharmacol Ther*. 2012;17(3):220.
20. Soll R, Ozek E. Multiple versus single doses of exogenous surfactant for the prevention or treatment of neonatal respiratory distress syndrome. *Cochrane Database Syst Rev*. 2009;(1):CD000141.
21. Jensen E, Schmidt B. Epidemiology of bronchopulmonary dysplasia. *Birth Defects Res A Clin Mol Teratol*. 2014;100(3):145.
22. Stroustrup A, Trasande L. Epidemiological characteristics and resource use in neonates with bronchopulmonary dysplasia: 1993–2006. *Pediatrics*. 2010;126:291.
23. Jain D et al. Bronchopulmonary dysplasia: clinical perspective. *Birth Defects Res A Clin Mol Teratol*. 2014;100(3):134.
24. Bancalari E, Walsh M. Bronchopulmonary dysplasia in the neonate. In: Martin RJ et al, eds. *Fanaroff and Martin's Neonatal-Perinatal Medicine: Diseases of the Fetus and Infant*. 10th ed. Philadelphia, PA: Elsevier Saunders; 2015:1157.
25. Lowe J et al. Association between pulmonary *Ureaplasma* colonization and bronchopulmonary dysplasia in preterm infants. *Pediatr Infect Dis J*. 2014;33(7):697.
26. Keller RL, Ballard RA. Bronchopulmonary dysplasia. In: Taeusch HW et al, eds. *Avery's Diseases of the Newborns*. 9th ed. Philadelphia, PA: Elsevier Saunders; 2005:658.
27. Lyengar A, Davis J. Drug therapy for the prevention and treatment of bronchopulmonary dysplasia. *Front Pharmacol*. 2015;6(12):1.

28. Farrell PA, Fiascone JM. Bronchopulmonary dysplasia in the 1990s: a review for the pediatrician. *Curr Probl Pediatr.* 1997;27:129.

29. Fok TF. Adjunctive pharmacotherapy in neonates with respiratory failure. *Semin Fetal Neonatal Med.* 2009;14:49.

30. Shah VS et al. Early administration of inhaled corticosteroids for preventing chronic lung disease in ventilated very low birth weight preterm neonates. *Cochrane Database Syst Rev.* 2012;(5):CD001969.

31. Shah SS et al. Inhaled versus systemic corticosteroids for preventing chronic lung disease in ventilated very low birth weight preterm neonates. *Cochrane Database Syst Rev.* 2012;(5):CD002058.

32. Shah SS et al. Inhaled versus systemic corticosteroids for the treatment of chronic lung disease in ventilated very low birth weight preterm infants. *Cochrane Database Syst Rev.* 2012;(5):CD002057.

33. Pantalitschka T, Poets CF. Inhaled drugs for the prevention and treatment of bronchopulmonary dysplasia. *Pediatr Pulmonol.* 2006;41:703.

34. De Boeck K et al. Response to bronchodilators in clinically stable 1-year-old patients with bronchopulmonary dysplasia. *Eur J Pediatr.* 1998;157:75.

35. Khalaf MN et al. A prospective controlled trial of albuterol aerosol delivered via metered dose inhaler-spacer device (MDI) versus jet nebulizer in ventilated preterm neonates. *Am J Perinatol.* 2001;18:169.

36. Lugo RA et al. Albuterol delivery in a neonatal ventilated lung model: nebulization versus chlorofluorocarbon- and hydrofluoroalkane-pressurized metered dose inhalers. *Pediatr Pulmonol.* 2001;31:247.

37. Doyle LW et al. Dexamethasone treatment after the first week of life for bronchopulmonary dysplasia in preterm infants: a systematic review. *Neonatology.* 2010;98:289.

38. Doyle LW et al. Dexamethasone treatment in the first week of life for preventing bronchopulmonary dysplasia in preterm infants: a systematic review. *Neonatology.* 2010;98:217.

39. Watterberg K et al. Policy statement—postnatal corticosteroids to prevent or treat bronchopulmonary dysplasia. *Pediatrics.* 2010;126:800.

40. Doyle LW et al. Postnatal hydrocortisone for preventing or 40 treating bronchopulmonary dysplasia in preterm infants: a systematic review. *Neonatology.* 2010;98:111.

41. Onland W et al. Late (≥7 days) inhalation corticosteroids to reduce bronchopulmonary dysplasia in preterm infant. *Cochrane Database Syst Rev.* 2012;(4):CD002311.

42. Wardle SP et al. Randomised controlled trial of oral vitamin A supplement in preterm infants to prevent chronic lung disease. *Arch Dis Child Fetal Neonatal Ed.* 2001;84:F9.

43. Kallapur S et al. Ureaplasma and BPD. *Sem Perinatol* 2013;37:94.

44. Schmidt B et al. Caffeine therapy for apnea of prematurity. *N Engl J Med.* 2006;354:2112.

45. Berstein D. The fetal to neonatal circulatory transition. In: Kliegman RM et al, eds. *Nelson Textbook of Pediatrics.* 19th ed. Philadelphia, PA: Elsevier Saunders; 2011:1529.

46. Carlo WA. Respiratory tract disorders. In: Kliegman RM et al, eds. *Nelson Textbook of Pediatrics.* 19th ed. Philadelphia, PA: Elsevier Saunders; 2011:579.

47. Hamrick SE, Hansmann G. Patent ductus arteriosus of the preterm infant. *Pediatrics.* 2010;125:1020.

48. Sadowski SL. Congenital cardiac disease in the newborn infant: past, present, and future. *Crit Care Nurs Clin North Am.* 2009;21:37.

49. Clyman RI. Patent ductus arteriosus in the preterm infant. In: Gleason CA et al, eds. *Avery's Diseases of the Newborn.* 9th ed. Philadelphia, PA: Elsevier Saunders; 2012:751.

50. Clyman RI. Recommendations for the postnatal use of indomethacin: an analysis of four separate treatment strategies. *J Pediatr.* 1996;128(5 Pt 1):601.

51. Gersony WM et al. Effects of indomethacin in premature infants with patent ductus arteriosus: results of a national collaborative study. *J Pediatr.* 1983;102:895.

52. Hoffman TM, Welty SE. Physiology of the preterm and term infant. In: Allen HD et al, eds. *Moss and Adam's Heart Disease in Infants, Children, and Adolescents: Including the Fetus and Young Adults.* 7th ed. Philadelphia, PA: Lippincott Williams & Wilkins; 2008:440.

53. Ohlsson A et al. Ibuprofen for the treatment of patent ductus arteriosus in preterm or low birth weight (or both) infants. *Cochrane Database Syst Rev.* 2015;(24):CD003481.

54. Gouyon JB, Kibleur Y. Efficacy and tolerability of enteral formulations of ibuprofen in the treatment of patent ductus arteriosus in preterm infants. *Clin Ther.* 2010;32:1740.

55. Jegatheesan P et al. Increased indomethacin dosing for persistent patent ductus arteriosus in preterm infants: a multicenter, randomized, controlled trial. *J Pediatr.* 2008;153:183.

56. Shaffer CL et al. Effect of age and birth weight on indomethacin pharma-codynamics in neonates treated for patent ductus arteriosus. *Crit Care Med.* 2002;30:343.

57. Görk AS et al. Continuous infusion versus intermittent bolus doses of indomethacin for patient ductus arteriosus closure in symptomatic preterm infants. *Cochrane Database Syst Rev.* 2008;(1):CD006071.

58. Brion LP, Campbell D. Furosemide for prevention of morbidity in indomethacin-treated infants with patent ductus arteriosus. *Cochrane Database Syst Rev.* 2001;(3):CD001148.

59. Gal P, Gillman JT. Drug disposition in neonates with patent ductus arteriosus. *Ann Pharmacother.* 1993;27:1383.

60. Van Overmeire B et al. Early versus late indomethacin treatment for patent ductus arteriosus in premature infants with respiratory distress syndrome. *J Pediatr.* 2001;138:205.

61. Hammerman C, Aramburo MJ. Prolonged indomethacin therapy for the prevention of recurrences of patent ductus arteriosus. *J Pediatr.* 1990;117:771.

62. Weiss H et al. Factors determining reopening of the ductus arteriosus after successful clinical closure with indomethacin. *J Pediatr.* 1995;127:466.

63. Herrera CM et al. Prolonged versus short course of indomethacin for the treatment of patent ductus arteriosus in preterm infants. *Cochrane Database Syst Rev.* 2007;(2):CD003480.

64. Fowlie PW et al. Prophylactic intravenous indomethacin for preventing mortality and morbidity in preterm infants. *Cochrane Database Syst Rev.* 2010;(7):CD000174.

65. Ohlsson A, Shaw SS. Ibuprofen for the prevention of patent ductus arteriosus in preterm and/or low birth weight infants. *Cochrane Database Syst Rev.* 2011;(7):CD004213.

66. Hammerman C et al. Ductal closure with paracetamol: a surprising new approach to patent ductus arteriosus treatment. *Pediatrics.* 2011;128:e1618.

67. Le J et al. Acetaminophen for patent ductus arteriosus. *Ann Pharmacother.* 2015;49:241.

68. Ohlsson A, Shah PS. Paracetamol (acetaminophen) for patent ductus arteriosus in preterm or low-birth-weight infants. *Cochrane Database Syst Rev.* 2015;(3):CD010061.

69. Chen AC et al. Pathogenesis implication for necrotizing enterocolitis prevention in preterm very-low-birth-weight infants. *J Pediatr Gastroenterol Nutr.* 2014;58(1):7.

70. Caplan M. Neonatal necrotizing enterocolitis. In: Martin RJ et al, eds. *Fanaroff and Martin's Neonatal-Perinatal Medicine: Diseases of the Fetus and Infant.* 10th ed. Philadelphia, PA: Elsevier Saunders; 2015:1423.

71. Caplan M. Necrotizing enterocolitis and short bowel syndrome. In: Gleason CA et al, eds. *Avery's Diseases of the Newborn.* 9th ed. Philadelphia, PA: Elsevier Saunders; 2012:1022.

72. Neu J, Walker WA. Necrotizing enterocolitis. *N Engl J Med.* 2011;364:255.

73. Papillon S et al. Necrotizing enterocolitis: contemporary management and outcomes. *Adv Pediatr.* 2013;60(1):263.

74. Kim J. Necrotizing enterocolitis: the road to zero. *Semin Fetal Neonatal Med.* 2014;19(1):39.

75. Hall N et al. Necrotizing enterocolitis: prevention, treatment, and outcome. *J Pediatr Surg.* 2013;48(12):2359.

76. Tickell D, Duke T. Evidence behind the WHO guidelines: hospital care for children: for young infants with suspected necrotizing enterocolitis (NEC), what is the effectiveness of different parenteral antibiotic regimens in preventing progression and sequelae? *J Trop Pediatr.* 2010;56:373.

77. Autmizguine J et al. Anaerobic antimicrobial therapy after necrotizing enterocolitis in VLBW infants. *Pediatrics.* 2015;135(1):e117.

78. Deshpande G et al. Probiotics in neonatal intensive care-back to the future. *Aust N Z J Obstet Gynaecol.* 2015;55(3):210.

79. Berardi A et al. Neonatal bacterial meningitis. *Minerva Pediatr.* 2010;62(3, Suppl 1):51.

80. Venkatesh MP, Garcia-Prats JA. Management of neonatal sepsis by Gram-negative pathogens. *Expert Rev Anti Infect Ther.* 2008;6:929.

81. Ferrieri P, Wallen LD. Neonatal bacterial sepsis. In: Gleason CA et al, eds. *Avery's Diseases of the Newborn.* 9th ed. Philadelphia, PA: Elsevier Saunders; 2012:538.

82. Gerdes JS. Diagnosis and management of bacterial infections in the neonate. *Pediatr Clin North Am.* 2004;51:939.

83. Schelonka RL et al. Bacterial and fungal infections. In: Mac-Donald MG et al, eds. *Avery's Neonatology: Pathophysiology and Management of the Newborn.* 6th ed. Philadelphia, PA: Lippincott Williams & Wilkins; 2005:1235.

84. Pickering LK et al, eds. *2012 Red Book: Report of the Committee on Infectious Diseases.* 29th ed. Elk Grove Village, IL: American Academy of Pediatrics; 2012.

85. Polin RA; The Committee on Fetus and Newborn. Management of neonates with suspected or proven early-onset bacterial sepsis. *Pediatrics.* 2012;129:1006.

86. Downey LC et al. Risk factors and prevention of late-onset sepsis in premature infants. *Early Hum Dev.* 2010;86(Suppl 1):S7.

87. Samanta S et al. Risk factors for late onset gram-negative infections: a case-control study. *Arch Dis Child Fetal Neonatal Ed.* 2011;96:F15.

88. Bell SG. Linezolid. *Neonatal Netw.* 2009;28:187.

89. Benitz WE. Adjunct laboratory tests in the diagnosis of early-onset neonatal sepsis. *Clin Perinatol.* 2010;37:421.

90. Harvey D et al. Bacterial meningitis in the newborn: a prospective study of mortality and morbidity. *Semin Perinatol.* 1999;23:218.

91. Prober CG et al. The use of antibiotics in neonates weighing less than 1200 grams. *Pediatr Infect Dis J.* 1990;9:111.

92. Bradley JS, Nelson JD. *Nelson's Pediatric Antimicrobial Therapy.* 21st ed. Elk Grove Village, IL: American Academy of Pediatrics; 2015.

93. Fanos V, Dall'Agnola A. Antibiotics in neonatal infections: a review. *Drugs.* 1999;58:405.

94. Chirico G et al. Antibiotics for the newborn. *J Matern Fetal Neonatal Med.* 2009;22(Suppl 3):46.

95. Miller MM et al. "Once daily" versus "extended-interval" administration of aminoglycosides in neonates: need for standard terminology. *Am J Health Syst Pharm.* 2014;71:2108.

96. Ohler KH et al. Use of higher dose extended interval aminoglycosides in a neonatal intensive care unit. *Am J Perinatol.* 2000;17:285.

97. Bhatti A, Kumar P. Systemic effects of perinatal asphyxia. *Indian J Pediatr.* 2014;81:231.

98. Rao C et al. One dose per day compared to multiple doses per day of gentamicin for treatment of suspected or proven sepsis in neonates. *Cochrane Database Syst Rev.* 2011;(11):CD005091.

99. Touw DJ et al. Therapeutic drug monitoring of aminoglycosides in neonates [published correction appears in *Clin Pharmacokinet.* 2009;48:209]. *Clin Pharmacokinet.* 2009;48:71.

100. Nicolau D et al. Experience with a once-daily aminoglycoside program administered to 2,184 adult patients. *Antimicrob Agents Chemother.* 1995;39:650.

101. Cheung GYC, Otto M. Understanding the significance of Staphylococcus epidermidis bacteremia in babies and children. *Curr Opin Infect Dis.* 2010;23:208.

102. Kaufman DA, Manzoni P. Strategies to prevent invasive candidal infection in extremely preterm infants. *Clin Perinatol.* 2010;37:611.

103. Stoll BJ. Infections of the neonatal infant. In: Kliegman RM et al, eds. *Nelson Textbook of Pediatrics.* 19th ed. Philadelphia, PA: WB Saunders; 2011:629.

104. Baley JE, Gonzalez BE. Perinatal viral infections. In: Martin MJ et al, eds. *Fanaroff & Martin's Neonatal-Perinatal Medicine: Diseases of the Fetus and Infant.* 10th ed. Philadelphia, PA: Mosby Elsevier; 2015:782.

105. Thompson C, Whitley R. Neonatal herpes simplex virus infections: where are we now? *Adv Exp Med Biol.* 2011;697:221.

106. Gardella C, Brown Z. Prevention of neonatal herpes. *BJOG.* 2011;118:187.

107. Zhao J et al. Apnea of prematurity: from cause to treatment. *Eur J Pediatr.* 2011;170:1097.

108. Charles BG et al. Caffeine citrate treatment for extremely premature infants with apnea: population pharmacokinetics, absolute bioavailability, and implications for therapeutic drug monitoring. *Ther Drug Monit.* 2008;30:709.

109. Mishra S et al. Apnea in the newborn. *Indian J Pediatr.* 2008;75:57.

110. Martin RJ et al. Pathogenesis of apnea in preterm infants. *J Pediatr.* 1986;109:733.

111. Aldridge A et al. Caffeine metabolism in the newborn. *Clin Pharmacol Ther.* 1979;25:447.

112. Le Guennec JC et al. Maturational changes of caffeine concentration and disposition in infancy during maintenance therapy for apnea of prematurity: influence of gestational age, hepatic disease, and breast-feeding. *Pediatrics.* 1985;76:834.

113. Natarajan G et al. Therapeutic drug monitoring for caffeine in preterm neonates: an unnecessary exercise? *Pediatrics.* 2007;119:936.

114. Aranda JV et al. Pharmacokinetic aspects of theophylline in premature newborns. *N Engl J Med.* 1976;295:413.

115. Kraus DM et al. Alterations in theophylline metabolism during the first year of life. *Clin Pharmacol Ther.* 1993;54:351

116. Tang-Liu DDS et al. Nonlinear theophylline elimination. *Clin Pharmacol Ther.* 1982;31:358.

117. Tang-Liu DD, Reigelman S. Metabolism of theophylline to caffeine in adults. *Res Commun Chem Pathol Pharmacol.* 1981;34:371.

118. Schmidt B et al. Long-term effects of caffeine therapy for apnea of prematurity. *N Engl J Med.* 2007;357:1893.

119. Kreutzer K, Bassler D. Caffeine for apnea of prematurity: a neonatal success story. *Neonatology.* 2014;105:332.

120. Kraus DM et al. Pharmacokinetic evaluation of two theophylline dosing methods for infants. *Ther Drug Monit.* 1994;16:270.

121. Scher MS. Seizures in neonates. In: Martin RJ et al, eds. *Fanaroff and Martin's Neonatal—Perinatal Medicine: Diseases of the Fetus and Infant.* 10th ed. Philadelphia, PA: Elsevier Saunders; 2015:927.

122. Hallberg B, Blennow M. Investigations for neonatal seizures. *Semin Fetal Neonatal Med.* 2013;18:196.

123. Scher MS. Neonatal seizures. In: Gleason CA et al, eds. *Avery's Diseases of the Newborn.* 9th ed. Philadelphia, PA: Elsevier Saunders; 2012:901.

124. Glass HC. Neonatal seizures: advances in mechanisms and management. *Clin Perinatol.* 2014;41:177.

125. Jain A et al. Hypoglycemia in the newborn. *Indian J Pediatr.* 2010;77:1137.

126. Blume HK et al. Neonatal seizures: treatment and treatment variability in 31 United States pediatric hospitals. *J Child Neurol.* 2009;24:148.

127. Gomella T et al. Seizures. In: Gomella T et al, eds. *Neonatology: Management, Procedures, On-Call Problems, Diseases, and Drugs.* 7th ed. New York, NY: McGraw-Hill; 2013:857.

128. Ramamtani G et al. Levetiracetam: safety and efficacy in neonatal seizures. *Eur J Paediatr Neurol.* 2011;15:1.

129. Pressler RM, Mangum B. Newly emerging therapies for neonatal seizures. *Semin Fetal Neonatal Med.* 2013;18:216.

130. Sharpe CM et al. A seven-day study of the pharmacokinetics of intravenous levetiracetam in neonates: marked changes in pharmacokinetics occur during the first week of life. *Pediatr Res.* 2012;72:43.

131. Gilman JT et al. Rapid sequential phenobarbital treatment of neonatal seizures. *Pediatrics.* 1989;83:674.

132. Shany E et al. Comparison of continuous drip of midazolam or lidocaine in the treatment of intractable neonatal seizures. *J Child Neurol.* 2007;22:255.

133. Painter MJ et al. Phenobarbital compared with phenytoin for the treatment of neonatal seizures. *N Engl J Med.* 1999;341:485.

134. Painter MJ et al. Phenobarbital and phenytoin in neonatal seizures: metabolism and tissue distribution. *Neurology.* 1981;31:1107.

135. Gal P et al. The influence of asphyxia on phenobarbital dosing requirements in neonates. *Dev Pharmacol Ther.* 1984;7:145.

136. Rane A et al. Plasma protein binding of diphenylhydantoin in normal and hyperbilirubinemic infants. *J Pediatr.* 1971;78:877.

106 第 106 章 儿童危重症治疗

Elizabeth Anne Farrington and Marcia L. Buck

核心原则

		章节案例
1	患儿心搏骤停的最常见原因是晚期的呼吸衰竭或休克,而不是心脏原发疾病。	案例 106-1(问题 1)
2	呼吸系统的生理变化和发育不成熟使呼吸窘迫成为 1 岁以内患儿住院治疗最常见的病因。鼻翼扇动和呻吟是婴儿呼吸窘迫的特异性表现。儿童的正常呼吸频率随时间而变化,因此评价患儿呼吸频率时要考虑年龄差异。	案例 106-2(问题 1 和 2)
3	一旦怀疑患儿存在呼吸困难时应立即给氧。如果决定气管插管,插管前给药情况取决于患儿是否有稳定的心血管功能、胃是否排空或充盈及是否存在引起呼吸窘迫的潜在病因。	案例 106-2(问题 3 和 4)
4	低血容量性休克是儿童最常见的休克类型。儿童也可发生脓毒症休克、梗阻性休克和心源性休克,但相对较少见。所有类型的休克需要的初始治疗是相似的。患儿可发生代偿性休克和失代偿性休克。患儿对低血容量的生理反应不同,低血压是休克失代偿期的最终生理反应。	案例 106-3(问题 1 和 2)
5	婴儿的糖原储备较少,所以在摄入减少或应激状态下很容易发生低血糖。由于低血糖可能导致惊厥,并会损伤神经系统发育,所以所有危重患儿都需进行床旁快速血糖检测。一旦确诊低血糖,需马上治疗。	案例 106-3(问题 3)
6	由于婴儿免疫系统不成熟,出生后第 1 年是脓毒症休克发病率最高的时间阶段。罹患脓毒症休克时,具有基础疾病的患儿死亡率高于既往健康者。	案例 106-4(问题 1)
7	基于儿童生理的不同,脓毒症和全身炎症反应综合征(systemic inflammatory response syndrome,SIRS) 的定义在儿童和成人中有所差异。心动过速和呼吸急促是定义成人 SIRS 的关键症状,也常见于多种儿童疾病进程中,但并不是诊断儿童脓毒症的唯一要素。与成人指南不同的是,儿童脓毒症的定义包括体温改变和白细胞计数异常。根据患儿年龄段不同——新生儿期、婴儿期、幼儿和学前期、学龄期和青春期,其具体定义也不同。	案例 106-4(问题 2)
8	根据脓毒症患儿对液体复苏和儿茶酚胺类药物的反应,可以进一步确定有无脓毒症休克。这些因素及新生儿和儿童心血管系统与成人的生理差异,均影响对治疗方法、药物剂量及动态监测的选择。	案例 106-4(问题 3~6)
9	新生儿动脉导管依赖性先天性心脏病(congenital heart disease,CHD) 不一定能在出生后立即确诊。患儿可能有呼吸窘迫、心源性或梗阻性休克表现,或同时存在两种。一旦有这些症状,需考虑有无 CHD 可能。	案例 106-5(问题 1)

⑩ 颅脑外伤(traumatic brain injury,TBI)是儿童死亡的主要病因,存活者常致残。儿童脑部的解剖特点使其头部外伤后更易发生某些特定类型的损伤。病因根据年龄而不同,非意外损伤最多见于1岁以内的婴儿。患儿到达急诊室时需进行快速评估,以获得恰当的诊断、固定和治疗。

⑪ 脑室引流能监测颅内压(intracranial pressure,ICP)和引流脑脊液。ICP监测有助于评估疗效。颅脑外伤患儿也需密切监测脑灌注压(cerebral perfusion pressure,CPP)。CPP的目标值因年龄而异。降低ICP的标准疗法包括脑脊液引流、升血压药物及高渗药物(如甘露醇或高渗盐溶液)治疗。如果标准治疗疗效不佳,需考虑巴比妥昏迷疗法、亚低温治疗或减压性颅骨切除术。

⑫ 防治外伤后早期惊厥能改善预后,但抗惊厥药物的长期应用(大于7日)并不能改善预后,而且存在副作用。

儿科医疗实践多致力于帮助儿童完成从宫内环境到婴儿、儿童、青春期直至成年的转变过程。治疗儿童患者的最主要挑战之一即在于识别在此期间的众多生理变化,以指导病情评估和治疗。儿童多变的生理特点导致许多危重症案例如呼吸窘迫、室上性心动过速、低血压、休克等,根据患儿年龄不同,其定义和表现均不同。新生儿的急诊案例因其生后第1个月发生的生理变化而别具特点。

在急诊或儿科重症监护室(pediatric intensive care unit,PICU)从事重症监护的医生必须熟知这些生理差异,并将其运用于选择疗法,剂量和监测方面以优化医疗。

急诊或PICU患儿疾病的流行病学特点与成人不同[1,2]。一项关于361例急诊儿童案例的调查显示,最常见病因涉及心血管系统(32%)、神经系统(26%)和呼吸系统疾病(23%)[1]。心血管系统疾病包括低血容量性、脓毒性、心源性和过敏性休克。神经系统疾病主要包括惊厥、癫痫持续状态、脑膜炎和脑炎。最常见的呼吸系统疾病包括呼吸道合胞病毒(respiratory syncytial virus,RSV)引起的毛细支气管炎、肺炎、胸腔积液和喉炎。18%为外伤后患儿,6%为糖尿病酮症酸中毒。其他疾病包括中毒、溺水、毒蛇咬伤和烧伤。PICU的主要疾病谱与之相仿。一项关于两年内在某大学附属儿童医院PICU住院的1 149例患儿的研究显示,最主要的诊断为心血管疾病(38%),其次为呼吸系统疾病(28%),其他疾病(10%),神经系统疾病(8%),外伤(8%),另有7%为需术后监护的患儿[2]。比较1982年、1995年、2005年和2006年入住儿童重症监护室患儿的情况,最常见的诊断并无太大变化。但因意外事故导致喉炎或会厌炎就诊的患儿数量有所下降[2]。这一变化可能是因为儿童安全座椅的强制性使用,急诊室对喉炎患儿应用地塞米松和b型流感嗜血杆菌疫苗的接种。同期患儿死亡率由11%下降到了4.8%;然而合并中重度残疾的存活者从8.4%上升到了17.9%[2]。目前PICU内的病死率较低,我们研究应聚焦于改善患儿的预后。

儿科心肺复苏

无论发生于医院内外,成人心搏骤停的研究聚焦于心室颤动(ventricular fibrillation,VF)的诊断和治疗,这一点与儿童迥异。研究表明VF是导致成人猝死最常见的心律失常诱因;一些报道显示VF的发生率在60%~85%。而在医院内外儿童心搏骤停的案例中,因VF或无脉性室性心动过速作为心律失常诱因的仅占5%~15%[3]。有异于成人的是,婴儿或儿童心搏骤停常常并非由原发性心脏疾病引起,更多由呼吸衰竭或休克进展至终末期所致。因此,我们必须有效的识别并治疗儿童的呼吸窘迫,肺炎和休克,以积极预防低氧血症,高碳酸血症和酸中毒的发生,这些会导致心动过缓和低血压,最终会导致心搏骤停。

案例106-1

问题1:医护人员送来了一名5月龄、体重5kg的婴儿C.W.,他因呼吸窘迫在来医院途中停止了呼吸。患儿正在接受球囊加压面罩通气和心肺复苏。抵达急诊室时,患儿已无自主呼吸,心跳停止,未扪及脉搏。患儿未建立静脉通路。给予简单的球囊加压面罩通气后,对患儿进行了气管插管(endotracheal tube,ETT)。用比色二氧化碳检测仪测试后确定气管插管位置正确。患儿通气时双侧呼吸音对称,胸廓起伏良好,但停止胸外按压后仍无脉搏,听诊未及心音。心电图显示心跳停搏。血氧饱和度无法测出。C.W.此时进行复苏需要用哪些药物,药物多大剂量合适?

儿童心跳停搏时需使用肾上腺素(epinephrine)[3]。C.W.需继续进行通气和胸外按压,一名救护人员开放静脉通路的同时,另一名救护人员可尝试将首剂肾上腺素经气管插管内滴入,由于气管内给药吸收率较低,故选用较大的0.5mg剂量(剂量为0.1mg/kg,稀释浓度为1∶1 000或

1mg/ml）。如果两次尝试建立静脉通路均失败，需在胫骨近端进行骨内置管，可从骨髓穿刺置管处采血进行快速血糖测定和其他检测。对气道再次评估后，需持续进行通气和有效胸外按压。每 3~5 分钟可通过骨内置管再次给予肾上腺素，静脉/骨内给药的合适剂量为 0.05mg（浓度为 1：10 000 或 0.1mg/ml，剂量为 0.01mg/kg）。

呼吸窘迫

从鼻到肺之间呼吸道任何部位的问题都可以引起呼吸窘迫，该症状在儿童比较常见[4]。儿童的鼻部提供了近一半的气道阻力。2 月龄以下的婴儿依赖鼻呼吸，其鼻部短小而柔软，鼻孔近圆形。出生后至 6 月龄鼻孔大小增加 1 倍，但容易因水肿、分泌物或外界压力而阻塞。用盐水和负压球吸引器简单清理鼻部气道后，能明显改善婴儿的呼吸情况。婴儿和儿童发生呼吸衰竭的其他生理因素如下：小而容易塌陷的气道，胸壁不稳定，双侧肺泡通气不足，上呼吸道控制力差（尤其睡眠时），呼吸肌易疲劳，肺血管床反应性（尤其是小月龄婴儿血管敏感性增加），免疫力低下，基因异常或各种综合征，以及支气管肺发育不良等早产儿后遗症。

案例 106-2

问题 1：T. F.，7 月龄，既往健康，体重 12kg，因出现上呼吸道症状 3 日被送入急诊室。其母亲说他呼吸越来越困难，食欲缺乏。体检发现他的呼吸频率为 70 次/min，鼻导管吸纯氧血氧饱和度为 90%，有鼻翼扇动和呼气相呻吟，吸气时肋间和胸骨上凹都有凹陷。初步病毒筛查提示呼吸道合胞病毒阳性，胸片也有呼吸道合胞病毒引起的毛细支气管炎表现。初入院时比较烦躁，但近 30 分钟呼吸频率下降至 40 次/min，吸凹有所减轻，开始昏睡。既往健康的 7 月龄婴儿患常见病毒感染后需至急诊室就诊，肺部发生的哪些生理变化能解释这一现象？

婴儿的许多生理特点差异决定了呼吸窘迫是其出生后第 1 年最常见的住院原因。尽管婴儿出生后已具有所有气道分支，但气道比较狭窄[5]。儿童期气道的宽度和长度都有所增加。婴儿期不但气道较小，而且支撑气道的软骨和结缔组织直到学龄期才发育成熟。所以，儿童的气道容易塌陷，当出现喉痉挛、支气管痉挛、水肿或黏液堆积时很容易发生阻塞。由于气道阻力与气道半径呈反比[4]，故正常情况下婴儿期的气道阻力最高。因此，支气管痉挛、水肿或黏液堆积引起的气道狭窄会显著增加气道阻力，使婴儿的呼吸做功增加。婴幼儿的肋软骨弹性是年长儿或成人肋骨的两倍。婴儿发生呼吸窘迫时，胸壁回弹程度高于具有骨性肋骨者。这会降低功能残气量（functional residual capacity，FRC）或增加潮气量，进一步增加婴儿呼吸做功。

呼吸肌包括上呼吸道、下呼吸道肌肉和膈肌。它们参与肺扩张过程并维持气道通畅。婴儿小气道肌肉发育不完善，这使其对支气管扩张治疗不如年长儿童敏感。最

后，肋间肌直至学龄期才发育完善，故在生后前几年只起固定胸壁的作用。由于幼儿的肋间肌并不足以提举肋骨，所以膈肌起到改变潮气量的作用。因此，任何阻碍幼儿膈肌运动的因素，如胃泡扩张、腹胀或腹膜炎，都可能导致呼吸衰竭。

> 案例 106-2，问题 2：T. F. 有哪些呼吸道症状和体征？怎样判断患儿的呼吸状态？T. F. 发生呼吸窘迫的可能病因是什么？

我们需通过 4 个方面来判断患儿是否出现呼吸窘迫：呼吸频率和动度，呼吸做功，呼吸音的性质和强度，以及患儿的意识水平。正常呼吸频率因年龄而异（表 106-1）。任何年龄的儿童呼吸频率大于 60 次/min 均为异常，年长儿尤其需引起重视。异常的呼吸频率减慢预示可能已出现呼吸衰竭。呼吸窘迫进展时三凹征可加重。尽管婴儿胸廓回弹度增加，但其出生后第 1 年呼吸肌效率降低，故呼吸效益下降。有呼吸窘迫病史的儿童如果出现呼吸频率减慢和胸廓回弹减弱，则提示严重的呼吸肌疲劳。鼻翼扇动是为了增加气道直径，常见于低氧血症。T. F. 具备上述所有的呼吸窘迫的生理体征。此外，一些婴儿表现为呼气相呻吟。呻吟的产生是由于儿童无意识的主动呼气时关闭声门以对抗 FRC 的减少。呻吟能产生呼气末正压（positive end-expiratory pressure，PEEP）来防止气道塌陷。呼气相呻吟的产生机理类似成人慢性呼吸困难的"缩唇呼吸"。呼气相呻吟常见于严重广泛的肺泡病变的经典临床表现。

表 106-1

不同年龄儿童的正常呼吸频率和呼吸急促的定义

年龄	呼吸频率/(次·min^{-1})	呼吸急促/(次·min^{-1})
新生儿~2 月龄	30~60	>60
2~12 月龄	25~40	>50
1~3 岁	20~30	>40
3~6 岁	16~22	>40
7~12 岁	14~20	>40
>12 岁	12~20	>40

婴儿和儿童的呼吸窘迫有许多原因。表 106-2 总结了常见异常呼吸音的原发部位，能为寻找临床病因提供线索。最常见的呼吸窘迫病因包括感染性疾病、哮喘、恶性肿瘤、外伤（事故性和非事故性）、中毒、异物吸入、解剖性上呼吸道阻塞、心源性休克，以及未治疗的心脏左向右分流。呼吸道合胞病毒是婴幼儿发生呼吸窘迫的最常见病因之一，每年导致约 90 000 例患儿住院[6]。尽管 RSV 可发生于任何

表 106-2
儿童常见呼吸音、起源部位和原因

呼吸音	定义	起源部位	临床常见病因	
			急性	慢性
哮鸣音	高调持续的乐感音,常伴呼气相延长(可与吸气或呼气同时存在)	胸内气道	间歇性哮喘/病毒感染	哮喘持续状态
震颤音	大气道存在过多分泌物所致,通常随正常呼吸而运动	胸内和/或胸外气道	急性病毒性支气管炎	慢性痰液潴留(神经肌肉疾病)
喘鸣音	主要为吸气性杂音,提示胸外气道气流受阻(上呼吸道梗阻)(可在吸气相或呼气相均存在)	胸外气道	急性喉气管支气管炎(或病毒性喘鸣)	喉软化病
鼾音	上呼吸道气流增加所致,尤其是在鼻咽和口咽部,吸气相显著,也可见于整个呼吸周期	鼻咽部和口咽部	急性扁桃体炎/喉炎	慢性扁桃体、腺样体肥大,阻塞性睡眠呼吸暂停
鼻塞/鼻息声	自鼻腔发出的声音,可在整个呼吸周期内听到,常与鼻腔可见的分泌物有关	鼻道/鼻咽	急性病毒感冒	过敏性鼻炎
咕噜音	主动呼气时声门关闭所产生的声音	肺泡/肺实质	婴儿及幼童的任何肺泡病变	无

年龄,但发生于像 T. F. 这样小于 2 岁的儿童时病情最严重。早产、慢性呼吸系统基础疾病和先天性心脏病能增加 RSV 感染住院的风险。

案例 106-2,问题 3:T. F. 在鼻导管吸氧下不能维持血氧饱和度大于 90%。接下来应怎样治疗?

怀疑呼吸窘迫的患儿应马上接受吸氧。婴儿和儿童在正常状态下每公斤体重耗氧量是成年人的 2~3 倍,在疾病或呼吸窘迫状态下耗氧更多。T. F. 在急诊室内对鼻导管给氧反应良好,但现在出现昏睡加重,呼吸频率减慢,血氧饱和度下降——所有的表现均提示呼吸衰竭。婴儿和儿童气管插管的适应证如下:

1. 呼吸暂停。

2. 急性呼吸衰竭(患儿吸入氧浓度>50% 时动脉氧分压<50mmHg,动脉二氧化碳分压>55mmHg)。

3. 需控制氧输送产生 PEEP 或需给氧浓度>50%。

4. 需控制通气,降低呼吸肌做功,控制动脉二氧化碳分压或需应用神经肌肉阻滞剂。

5. 胸壁起伏功能不全,例如患有诸如格林巴利综合征,脊肌萎缩症或肌营养不良等神经肌肉疾病。

6. 上呼吸道梗阻。

7. 对头部外伤等保护性反射丧失的患儿进行气道保护。

根据 T. F. 的呼吸衰竭诊断和控制吸氧流速的要求,应给予他气管插管和机械通气。

气管插管和机械通气的药物

案例 106-2,问题 4:儿童患者气管插管推荐哪些药物?请列出 T. F. 插管时需要的药物。

决定气管插管之后,需考虑选择的药物是否恰当。大多数患儿在喉镜检查和气管插管前需使用药物镇静。目的是充分降低患儿的意识水平,为插管提供合适的条件。药物疗法是为了达到充分的镇静、镇痛和遗忘,并降低对气道操作的生理反应。清醒状态下的气管插管能引起保护反射,诱发心动过速或心动过缓、高血压、颅内压升高、眼内压升高、咳嗽和支气管痉挛。药物能促进插管更顺利,避免往往已有免疫力下降的患儿出现生理性应激反应。理想情况下,这一过程应在尽量不改变血流动力学状态下完成[7]。

选择插管所需药物时需考虑诸多因素:药物起效时间,患儿的血流动力学状态,避免插管可能导致的眼内压或颅内压升高,以及胃内容物是否排空。儿童镇静可选择的药物较广泛,这些药物各有利弊(表 106-3)[7]。总体来说,理想的药物应起效迅速而作用短暂。医生常根据经验和快速可行性选择某种特定药物。最重要的是,药物选择必须依据患儿的具体生理状态。我们必须避免使用能使基础临床状况恶化的药物。常联用麻醉药和镇静药。为使 T. F. 进入插管前的最佳状态,可为其静脉注射 12μg(1μg/kg)芬太尼(fentanyl)和 1.2mg(0.1mg/kg)咪达唑仑(midazolam)以镇静镇痛。一旦 ETT 置入困难,这两种药物均有相对短暂且可逆的维持效应。

表 106-3

儿童气管插管和持续镇静的药物

药物	给药途径	剂量	起效时间	维持时间	效应	副作用
麻醉药						
吗啡	静脉注射	每剂 0.1mg/kg（最大起始剂量 2mg），可重复给药，总量不超过 15mg 新生儿：0.05mg/kg 每剂 **持续输注** 儿童 20~50μg/(kg·h) 新生儿 15μg/(kg·h) 早产儿 10μg/(kg·h)	20 分钟达峰值	新生儿 2~4 小时	可逆(纳洛酮)	组胺释放 呼吸窘迫，低血压，外周血管扩张，欣快感，烦躁不安，皮肤瘙痒，中枢性恶心和呕吐，对高碳酸血症反应减低
芬太尼	静脉注射	每剂 1~3μg/kg（最大初始剂量 100μg，可重复给药至最大 5μg/kg 或 250μg） **持续输注** 1~3μg/(kg·h)（最大起始剂量 50~100μg/h） 开胸的 CHD 患儿:5μg/(kg·h)	1~3 分钟	30~90 分钟	起效快，短效，可逆（纳洛酮），血流动力学相对稳定	心动过缓，呼吸窘迫，对高碳酸血症反应减低，急性胸壁僵直，皮肤瘙痒
苯二氮䓬类						
地西泮	静脉注射	每剂 0.05mg/kg(最高 5mg)，可重复给药每次增加 0.05mg/kg(最多 1mg)至最大 10mg	0.5~2 分钟	3 小时	可逆转（氟马西尼）	呼吸窘迫，镇痛效果不足，低血压，心动过缓，局部刺激感，疼痛
劳拉西泮	静脉注射	每剂 0.05~0.15mg/kg(最大 4mg)	15~30 分钟	0.5~3 小时	可逆转（氟马西尼）	呼吸窘迫，镇痛效果不足，低血压，心动过缓
咪达唑仑	静脉注射/肌内注射	每剂 0.05~0.15mg/kg（最大起始剂量 2mg，可重复给药，每次增加 1mg，最多 5mg） **持续输注** 0.05~0.1mg/(kg·h)（最大起始量 2mg/h）	1~5 分钟	20~30 分钟	起效快，短效，产生遗忘，可逆转（氟马西尼）	呼吸窘迫，镇痛效果不足，低血压，心动过缓
	经鼻内	每剂 0.1~0.3mg/kg（最大 10mg），用 5mg/ml 浓度	2~5 分钟	30~60 分钟		
	口服	每剂 0.5~0.75mg/kg（最大 10~20mg）	30 分钟	2~6 小时		
巴比妥类						
戊巴比妥	静脉注射	每剂 2mg/kg（最大 100mg），可重复给药，每次增加 1mg/kg，最大 7mg/kg。总量不超过 200mg **持续输注** 0.5~1mg/(kg·h)	1 分钟	15 分钟	降低颅内压	心血管和呼吸窘迫
	肌内注射/口服/经直肠	每剂 2~6mg/kg	肌内注射：10~15 分钟 直肠/口服：15~60 分钟	1~4 小时		

表 106-3

儿童气管插管和持续镇静的药物（续）

药物	给药途径	剂量	起效时间	维持时间	效应	副作用
杂类						
氯胺酮	静脉注射 肌内注射 口服	每剂 1mg/kg，每 5 分钟可重复 **持续输注** 0.5~1mg/(kg·h) 每剂 4~5mg/kg 6~10mg/kg（混在可乐或其他饮料中）	1~2 分钟 3~5 分钟 30 分钟	10~30 分钟 12~25 分钟 30~60 分钟	起效快，气道保护性反射完整，无低血压或心动过缓。有支气管扩张作用，有助于对哮喘患儿行气管插管	气道分泌物增加，喉痉挛（阿托品可拮抗），颅内压及眼内压增高，可有急性反应
依托咪酯	静脉注射	起始每剂 0.3mg/kg，然后每 5 分钟可按 0.1mg/kg 滴定直至起效	10~20 分钟	4~10 分钟	起效快，短效，血流动力学稳定，降低颅内压	可出现肾上腺功能抑制，急性恶心呕吐
丙泊酚	静脉注射	起始每剂 1~2mg/kg，然后每 3~5 分钟给 0.5~2mg/kg 直至起效 **持续输注** 婴儿及儿童：50~150μg/(kg·min) 青少年：10~50μg/(kg·min)	30~60 秒	5~10 分钟	静脉全麻，起效快，苏醒快	心血管和呼吸窘迫（丙泊酚相关输液综合征），鸡蛋过敏者禁用，注射处疼痛
右美托咪啶	静脉注射	每剂 0.5~1mg/kg **持续输注** 0.4~0.7μg/(kg·h) 最高 2.5μg/(kg·h)	30 分钟	4 小时	轻微或无呼吸窘迫	低血压，心动过缓，重度心脏传导阻滞者慎用
神经肌肉阻滞剂						
琥珀酰胆碱	静脉注射	每剂 1mg/kg	30~60 秒	4~7 分钟	起效快，维持短	可引起高钾血症，头颅外伤（颅内压增高），挤压伤，烧伤，高血钾者禁用。抗精神病药恶性综合征
维库溴铵	静脉注射	每剂 0.1mg/kg **持续输注** 0.1mg/(kg·h)	1~3 分钟	30~40 分钟	心血管状态稳定	起效慢，效应时间长
罗库溴铵	静脉注射/肌内注射	每剂 0.6~1mg/kg	60~75 秒	20~30 分钟	心血管状态稳定	
解救药物						
纳洛酮	静脉注射	阿片类过量：每剂 0.1mg/kg（最大 2mg） 轻度呼吸窘迫的逆转：每剂 0.01~0.02mg/kg（最大 0.4mg），每 2~3 分钟可重复	2 分钟	20~60 分钟	起效快	较大多数阿片类持续时间短，因此，可根据需要重复给药
氟马西尼	静脉注射	每剂 0.01mg/kg（最大 0.2mg）可每隔 1 分钟重复给药 0.005mg/kg，最大总量 1mg	1~3 分钟	6~10 分钟	起效快	较大多数苯二氮草类持续时间短，因此可根据需要重复给药

CHD，先天性心脏病。

当患儿充分给予镇静药物但仍不能完全放松时,需使用神经肌肉阻滞剂,但这种药物并非没有风险。对于有部分气道阻塞的患儿,神经肌肉阻滞剂能加重咽喉塌陷,可能导致气道完全梗阻。因此,医生只有在确信能保证患儿通气充足或能置入气管插管时,才能使用神经肌肉阻滞剂。如果患儿在球囊面罩加压给氧时,胸廓起伏不充分,血氧饱和度不能维持,则不能接受神经肌肉阻滞剂治疗。小于5岁的婴儿和儿童迷走神经易兴奋,故气管插管时易发生心动过缓。气道操作能直接兴奋迷走神经,引起心动过缓。为慎重起见,这些患儿插管前可给予 0.02mg/kg 的阿托品(atropine)以降低自主反射。为降低气道保护性反射,可静脉注射利多卡因(lidocaine)(每剂剂量为 1~1.5mg/kg,最大剂量 100mg)。这在颅内压(intracranial pressure,ICP)升高患儿中尤其有效。

哮喘患儿需避免使用可能释放组胺,引起喉痉挛或支气管痉挛的药物,如吗啡(morphine)、阿曲库铵(atracurium)和硫喷妥钠(thiopental)。而氯胺酮(ketamine)具有支气管扩张的副作用,适用于这类患儿。ICP升高患儿的药物选择取决于患儿的血流动力学状态。如果血流动力学稳定,硫喷妥钠或戊巴比妥(pentobarbital)是良好的选择,而血流动力学不稳定或怀疑低血容量时选用依托咪酯(etomidate)。由于插管前单剂量应用依托咪酯可能引起肾上腺功能抑制,故其并不常规应用于儿童[8]。脓毒症休克的儿童和成人使用依托咪酯具有更高的死亡率[8-10]。

所有气管插管实施前,需预吸氧,以在插管过程中提供足够的肺氧合,为操作者提供缓冲时间。而发生颅内高压或肺动脉高压的患儿也需进行充分通气来避免二氧化碳潴留。表 106-4 概括了患儿特定状态下推荐的插管药物。饱腹的婴儿和儿童具有较高的胃内容物吸入风险。如果存在误吸的风险,例如饱腹的患儿,在确保无困难气道后,需使用快速诱导插管(rapid sequence intubation,RSI)。RSI 的目的是尽快置入 ETT,防止误吸[11]。患儿预给氧使用面罩给氧,不宜使用球囊加压给氧,以避免胃胀气。一旦准备好所有插管设备后,可同步使用快速起效的镇静、镇痛和麻痹性药物。需压迫环状软骨以防止误吸以及将 ETT 置入到位。可通过进行呼气末 CO_2 检测来确定气管插管的正确位置,比色法呼气末 CO_2 检测仪用紫色变为黄色时,提示气管插管在气管内,且能检测到呼出 CO_2。

气管插管和机械通气可能是痛苦的、可怕的,并容易引起焦虑,尤其对于幼儿来说。所以进行气管插管机械通气时,常应用抗焦虑、镇静、镇痛药物来改善患儿舒适感,减轻焦虑,降低呼吸做功。插管必须在患儿充分镇静的状态下进行。需根据患儿生理状态来选择合适的药物。表 106-3 列出了持续输注镇静镇痛药物的使用指南。神经肌肉阻滞剂既不能改善瘫痪患儿的意识状态,也不能起到镇痛作用,所以这类患儿需要充分的镇静镇痛。有效的镇静镇痛依赖于对患儿疼痛或焦虑强度的准确评估。对婴儿或不能沟通交流的危重症患儿疼痛焦虑的评估主要根据其生理和行为反应。目前已有一些专门应用于儿童的评估疼痛和镇静效应的工具[12],但没有任何一种工具作为完整定性或定量结果的金标准。临床医生需根据患儿年龄,基础疾病状况

和认知水平选择合适的评估工具。这些工具应用于评估重症监护室的镇静效应。我们需制订策略和程序来指导如何正确选择使用每种工具,并培训所有专科医生合理使用这些工具。评估目标是使用最小剂量的镇静药物来达到充分镇静,并将不良反应最小化。

表 106-4

特殊患儿的处理

状况	插管的治疗目标	药物
有胃内容物	防止被动性反流和因气道保护性反射丧失导致的误吸	罗库溴铵,琥珀酰胆碱
支气管痉挛	消除或治疗可诱发或增加支气管痉挛的刺激	氯胺酮,维库溴铵,利多卡因,阿托品
颅内压增高	不增加心率或血压	硫喷妥/苯巴比妥,依托咪酯,罗库溴铵,维库溴铵,利多卡因
肺动脉高压	避免肺血流减少	咪达唑仑,芬太尼,维库溴铵
低血钾或心输出量不足	不改变心率条件下维持血压	依托咪酯或咪达唑仑联合芬太尼

儿童休克

案例 106-3

问题 1:M. M.,男婴,3 月龄,体重 6kg,病史为胃纳减少,嗜睡进行性加重。体格检查时患儿烦躁,呼吸频率50 次/min,心率 150 次/min,血压 80/50mmHg,体温39℃。肢端发凉,毛细血管再充盈时间为 3 秒。其母亲说最近 4 小时他的尿布未见浸湿。父母离家带他来急诊的半小时内,患儿躯干部出现了小瘀斑。急诊室开放静脉通路后,快速血标本检测结果如下:

钠:136mmol/L

钾:4.9mmol/L

氯:111mmol/L

CO_2:6.5mmol/L

血尿素氮:31mg/dl

血肌酐:0.8mg/dl

血糖:50mg/dl

M. M. 属于哪种类型的休克?

休克分为低血容量性、分布性、心源性和梗阻性 4 大类。根据其临床表现,M. M. 最可能是低血容量性休克,这也是儿科最常见的休克类型。循环血容量下降至不能维持

有效组织灌注时,会发生低血容量性休克。低血容量性休克时前负荷下降,对心输出量(cardiac output,CO)产生不良影响。低血容量在初期兴奋外周和中央压力感受器,引起儿茶酚胺介导的血管收缩和心动过速。即使循环血容量急性丢失15%,这一初始反应也能维持足够的循环和血压。当血流和氧输送不能满足组织代谢需求时,就会发生休克[3]。休克可从初始的代偿期进展到失代偿期。代偿性休克的典型表现为心动过速,肢端苍白冰凉,毛细血管再充盈时间延长(>2秒),周围血管比中心血管搏动弱,收缩压正常。随着休克的进展,患儿的代偿能力逐渐消耗。患儿可表现为靶器官灌注不足,包括精神状态低落,尿量减少,代谢性酸中毒,呼吸急促,中心血管搏动弱和肢端斑纹。M.M. 有进展为晚期休克的表现,即嗜睡和尿量减少。

案例 106-3,问题 2: 该如何对 M.M. 进行初始治疗和监测?

所有休克患儿需在初始评估时同时给予高流量吸氧。所有类型休克的治疗初期均需进行液体复苏。推荐5~10分钟内快速静脉推注 20ml/kg 的等渗晶体液(通常选用生理盐水或乳酸林格液)。马上再次评估患儿是否有循环改善的症状,评估标准包括心率是否下降,血压是否恢复,毛细血管再充盈时间,脉搏性质和意识水平的改善。如果休克的临床表现仍存在,需再给予20ml/kg 等渗液体,有必要的话,在治疗初始的 15~30 分钟内达到总量至少 60ml/kg 的液体量[3,13]。休克患儿的液体复苏治疗目标是:毛细血管再充盈时间<2 秒,周围血管和中心血管搏动正常无差异,四肢温暖,尿量大于 1ml/(kg·h),意识正常,动脉血气(arterial blood gases,ABG)乳酸水平下降和碱缺失增加。儿童正常血压低于成人,血管收缩和心率增快后更易维持正常血压,因此并不能只将血压作为可靠的评估液体复苏效果的治疗终点。儿童在休克的晚期才会出现血压降低。《2015 年版儿科高级生命支持指南》[3] 将低血压定义为收缩压较同年龄段下降5%,即:

- 足月新生儿低于 60mmHg(0~28 日)
- 婴儿低于 70mmHg(1~12 月龄)
- 1~10 岁儿童低于(70+2×年龄)mmHg
- ≥10 岁儿童低于 90mmHg

液体复苏应继续进行至出现明显临床改善或有血容量过多的证据,例如出现肺部湿啰音、奔马律或肝脏肿大。第 103 章中儿童水电解质和营养已进一步讨论儿童低血容量和脱水的内容。M.M. 应在 5 分钟内接受 120ml 生理盐水快速静脉注射,接着进行灌注状态评估查看有无改善。如果没有显著改善,应重复静脉注射直至灌注充分或收缩压大于 70mmHg。

案例 106-3,问题 3: 如前文所示,M.M. 存在低血糖,血糖只有 50mg/dl。儿童休克时的低血糖应关注哪些方面? M.M. 应接受怎样的治疗?

低血糖常见于婴儿应激状态,如休克、惊厥和脓毒血症。婴儿对葡萄糖的需求旺盛,而糖原储备低,这使危重症尤其是胃肠道摄入差的婴儿低血糖发生风险高。任何食欲缺乏的危重症婴儿均需进行床旁快速血糖检测。不能等待血清生化检测的结果。低血容量和休克需要的快速液体复苏会使低血糖状态恶化。最重要的是,由于低血糖能导致惊厥,并与神经系统预后不良相关,所以在心肺复苏和外伤复苏过程中,必须注意防止低血糖的发生[3,13]。儿童低血糖必须立即进行鉴别和接受治疗。患儿确诊后需静脉注射 0.5~1g/kg 葡萄糖或 5~10ml/kg 的 10% 葡萄糖溶液,使血糖高于 100mg/dl。新生儿尤其是早产儿在血浆渗透压急速变化时,比年长儿更容易发生脑室内出血,故推荐这类患儿需接受 0.2g/kg 葡萄糖或 2ml/kg 的 10% 葡萄糖溶液静脉注射,直到达到目标血糖值。M.M. 需接受 30ml(5ml/kg)10% 葡萄糖溶液 1~2 分钟内静脉注射,然后再次测血糖水平。在血糖达到其年龄对应的正常值水平(60~105mg/dl)前均需持续接受治疗。血糖水平稳定后,需开始使用含 10% 葡萄糖溶液维持治疗。

婴儿和儿童的脓毒血症和脓毒症休克

脓毒症休克可以是低血容量性、心源性和分布性休克三者的结合。Hartman 等[14] 近期对美国严重脓毒症患儿(定义为引起至少一种器官急性功能衰竭的细菌或真菌感染)的调查发现,从 2000 年到 2005 年,儿童严重脓毒症的发病率从 0.56/1 000 上升至 0.89/1 000。新生儿严重脓毒症的发病率从 4.5/1 000 上升到了 9.7/1 000,这是由于极低体重出生儿脓毒症发病率的升高。另一人群发病率升高见于 15~19 岁患儿,发病率从 0.37/1 000 上升至 0.48/1 000。该研究报道的死亡率为 8.9%,与自 2000 年至今的死亡率相仿,但显著低于成人严重脓毒症和脓毒症休克(病死率分别约为 30% 和 50%)。这一巨大的预后改善程度源自对休克生理机制认识的提高。提高婴幼儿脓毒症休克和继发多器官功能衰竭存活率的措施包括:应用积极的液体复苏,有时效性的目标导向性治疗,呼吸、心血管、肾脏和营养支持技术,以及改良的抗细菌、抗病毒和抗真菌治疗[3,15-20]。

婴幼儿感染后比成人更容易发生严重全身感染。尽管疫苗技术不断更新,但其脓毒血症的发生率并未下降。这很可能是因为婴儿未完成计划免疫。婴儿特别容易被感染的原因众多[20]。妊娠期最后 3 个月里,母亲通过胎盘免疫球蛋白的传输使婴儿获得被动免疫。因此早产儿缺乏免疫球蛋白。即使是足月儿,与年长儿及成人相比,其中性粒细胞功能也较弱,中性粒白细胞储备较少,合成新抗体的能力也低。最后,新生儿不能制造和向感染部位输送足够的巨噬细胞。婴儿的低免疫球蛋白水平也使其易患病毒感染。母体给予的免疫球蛋白储备在生后 2~5 个月渐渐下降。直到 4~7 岁才能达到成人的正常免疫球蛋白水平。由于这些生理差异,以及细菌耐药模式的不同,脓毒症患儿最常见的病原菌异于成人。表 106-5 是儿童常见的病原菌和合适的经验性抗菌谱。确诊并采集合适的培养标本后,应在 1 小时内应用抗生素[13]。

表 106-5

儿童脓毒血症的病原菌和推荐治疗

年龄/危险因素	致病微生物	经验性抗生素治疗
年龄<30日龄	产单核李斯特菌 大肠埃希菌 B族链球菌 革兰氏阴性肠道细菌	氨苄西林+氨基糖苷类或 氨苄西林+头孢噻肟 阿昔洛韦(如果患儿表现为癫痫需应用,直到排除HSV感染为止)
年龄1~3月龄	产单核李斯特菌 大肠埃希菌 B族链球菌 流感嗜血杆菌 肺炎链球菌 脑膜炎奈瑟菌	氨苄西林+TGC±万古霉素[a]
年龄>3月龄	流感嗜血杆菌 肺炎链球菌 脑膜炎奈瑟菌	TGC±万古霉素[a]
免疫抑制的儿童	铜绿假单胞菌 金黄色葡萄球菌 表皮葡萄球菌	头孢他啶或头孢吡肟或哌拉西林/他唑巴坦+万古霉素[a]
脑室腹腔(V-P)分流患儿	金黄色葡萄球菌 表皮葡萄球菌 革兰氏阴性肠道细菌	TGC±万古霉素[a]

[a] 剂量需达到万古霉素的谷浓度15~20μg/ml。

HSV,单纯疱疹病毒;TGC,三代头孢菌素(如头孢噻肟、头孢曲松或头孢唑肟)。

像成人一样,儿童患严重脓毒症的概率与其基础健康状态有关。Watson等发现49%的脓毒症患儿有基础疾病,这使他们有更高的发病率和死亡率[14]。匹兹堡儿童医院的数据显示,既往健康患儿的死亡率为2%,而有慢性疾病患儿的死亡率为12%[21]。

案例106-4

问题1:J.B.,6岁女孩,体重20kg,因急性窘迫症状被送入急诊室。在收入PICU进一步治疗之前,她已经接受鼻导管吸氧和液体复苏治疗。进入PICU时,她表现为嗜睡,不能听从指令,皮肤温暖干燥,有斑纹,毛细血管再充盈缓慢。她体温上升至39.5℃,呼吸频率21次/min,心率154次/min,血压76/55mmHg。初步实验室检查结果显示白细胞计数显著上升,为21×10³/μl。她父母说昨晚开始她就未再排尿。J.B.符合脓毒症休克诊断的标准吗?

来自成人和儿童脓毒血症和临床研究领域的国际专家在2002年召开会议,与会人员都是著名的儿科危重症医师和富有儿童脓毒症方面临床研究经验的专家,会议目的是就儿科脓毒血症定义范畴方面达成共识,这包括全身炎症反应综合征(systemic inflammatory respiratory syndrome, SIRS)、感染、脓毒血症、严重脓毒症、脓毒症休克和多器官功能衰竭综合征[16]。由于儿童正常生理改变因年龄而异,这在很大程度上会影响定义SIRS和器官功能障碍的临床数据,专家组首次确定了临床和生理年龄的6个类别,来定义SIRS(表106-6)。因为早产儿在新生儿重症监护室中接受治疗,而不是PICU,所以并未包括在内。临床医师在讨论治疗措施之前,理解用于定义脓毒症的术语很重要。美国胸科医师协会和重症医学会(Society of Critical Care Medicine,SCCM)在1992年提出了SIRS的概念,用来描述成人创伤、感染、烧伤、胰腺炎和其他疾病中出现的非特异性炎症进程[22,23]。脓毒血症的定义为伴有感染的SIRS。SIRS的概念被用于成人;直至2005年对其在儿童的定义达成共识(表106-7)[24]。对发生于儿童的SIRS进行单独的界定是很有必要的。心动过速和呼吸急促是定义成人SIRS的关键症状,也常见于多种儿童疾病的进程中。为与其他疾病更好的鉴别,儿童SIRS的定义还包括体温异常和白细胞计数异常,同时确定了儿童不同生理过程中各项标准的数值。表106-8给出了每项标准与年龄对应的数值范围。

温度是儿童SIRS定义的一个主要标准。核心温度高于38.5℃或低于36℃提示可能有严重感染。低体温更常见于婴儿。核心温度为经直肠,膀胱,口腔或中心静脉测定的温度。经鼓膜,脚趾或其他部位测得的温度不够精确。到达医院或诊所前4小时内在家用可靠方法记录的体温也是可信的。如果怀疑存在环境温度过高例如包被过多,则需将患儿放置于正常环境温度中,解除包被,15~30分钟内复测体温。

表 106-6

严重脓毒症不同儿童年龄组的区分

年龄范围	定义
初生儿期	出生~1周龄
新生儿期	1周龄~1个月龄
婴儿期	1月龄~1岁
幼儿和学前期	2~5岁
学龄期	6~12岁
青春期	13岁~<18岁

来源:Reprinted with permission from Goldstein B et al. International pediatric sepsis consensus conference: definitions for sepsis and organ dysfunction in pediatrics. *Pediatr Crit Care Med.* 2005; 6(1):3.

表 106-7

儿童全身炎症反应综合征、感染、脓毒血症、严重脓毒症和脓毒症休克的定义

SIRS	以下 4 条标准至少符合 2 条,且其中 1 条必须为体温异常或白细胞计数异常: ■ 核心体温>38℃ 或<36℃(必须经直肠、膀胱、口腔或中心静脉测定) ■ 心动过速定义为无外界刺激、未使用慢性病药物或疼痛刺激条件下,心率超过同年龄段正常心率至少 2 个标准差,或 1 岁以下儿童心跳加快持续 0.5~4 个小时心动过缓,无外界迷走神经刺激,未使用 β 受体拮抗剂或无先天性心脏病情况下,平均心率比同年龄段正常心率低 10%;或出现不能解释的持续半小时的心动过缓 ■ 平均呼吸频率超过同年龄段正常水平的 2 个标准差,非基础神经肌肉疾病的急性病程或全身麻醉状态需要机械通气 ■ 白细胞计数升高或降低(并非继发于化疗导致的粒细胞减低),或未成熟中性粒细胞超过 10%
感染	疑似或确诊(病原菌培养,组织染色或聚合酶链反应阳性)任何病原体导致的感染,或具有高感染风险高的临床综合征。感染的依据包括:临床体格检查、影像学和实验室检查阳性(如无菌体液里出现白细胞,内脏穿孔,胸片提示肺炎,瘀斑或紫癜,暴发性紫癜)
脓毒血症	SIRS 合并确诊或疑似的感染
严重脓毒症	脓毒血症合并以下其一:心血管功能障碍,急性呼吸窘迫综合征,2 个或 2 个以上其他器官的功能障碍,如表 106-9 所述
脓毒症休克	严重脓毒症合并心血管功能障碍,如表 106-9 所述

SIRS,全身炎症反应综合征。

来源:Adapted with permission from Goldstein B et al. International pediatric sepsis consensus conference:definitions for sepsis and organ dysfunction in pediatrics. *Pediatr Crit Care Med.* 2005;6(1):4.

表 106-8

不同年龄对应的生命体征和实验室指标值

年龄组	心率[a]/ (次·min⁻¹)		呼吸频率/ (次·min⁻¹)	白细胞计数[a]/ (10³·μl⁻¹)	收缩压[a]/mmHg
	心动过速	心动过缓			
出生~1 周龄	>180	<100	>50	>34	<65
1 周龄~1 月龄	>180	<100	>40	>19.5 或<5	<75
1 月龄~1 岁	>180	<90	>34	>17.5 或<5	<100
2~5 岁	>140	n/a	>22	>15.5 或<6	<94
6~12 岁	>130	n/a	>18	>13.5 或<4.5	<105
12~18 岁	>110	n/a	>14	>11 或<4.5	<117

[a] 心率,白细胞计数,收缩压的正常下限为第 5 百分位数,正常上限为第 95 百分位数。

来源:Reprinted with permission from Goldstein B et al. International pediatric sepsis consensus conference:definitions for sepsis and organ dysfunction in pediatrics. *Pediatr Crit Care Med.* 2005;6(1):4.

符合儿童 SIRS 诊断的标准需有异常体温,包括体温过低或过高,或白细胞计数异常,同时伴有呼吸急促和心动过速。脓毒血症的定义为 SIRS 的同时确诊或怀疑感染。严重脓毒症定义为脓毒血症伴发急性呼吸窘迫综合征,心血管功能障碍或≥2 个或以上器官(呼吸系统、肾脏、血液系统、神经系统或肝脏)的急性功能障碍。儿童器官功能障碍的定义也已进行过修正(表 106-9)。Carcillo 等将儿童感染

性休克(septic shock,SS)定义为心动过速和灌注差,包括:周围血管搏动弱于中心血管;意识状态改变;毛细血管再充盈时间大于 2 秒,肢端斑纹或发凉;或尿量减少[16]。由于儿童只有病情极危重时才无法保持血压稳定,所以定义并未像成人那样将低血压列为必要条件。休克可以在低血压出现之前很久就存在。J.B. 符合儿童 SS 的大部分标准,包括嗜睡、发热、心动过速、灌注差和尿量减少。

表 106-9

器官功能障碍诊断标准

心血管功能障碍

尽管 1 小时内已静脉快速给予 40ml/kg 的等渗盐溶液,但仍存在下列情况:

- 血压低于同年龄的第 5 百分位数以下或收缩压小于同年龄段正常值 2 个标准差[a]
- 或需要血管活性药物维持血压正常[多巴胺>5μg/(kg·min)或任意剂量的多巴酚丁胺,肾上腺素,或去甲肾上腺素]
- 或出现以下中的两项:

  原因不明的代谢性酸中毒:碱缺失>5mmol/L

  血乳酸增高>正常上限的 2 倍

  少尿:尿量<0.5ml/(kg·h)

  毛细血管再充盈时间延长:>5 秒

  核心与外周体温相差>3℃

呼吸功能障碍[b]

- 无发绀性心脏病或既往肺部疾病时,$PaO_2/FiO_2<300$
- 或 $PaCO_2>8.7kPa$ 或高于基线水平 20mmHg
- 或经证实有氧疗需要[c] 或需 $FiO_2>50\%$ 来维持氧饱和度>92%
- 或需要气管插管机械通气或无创呼吸支持[d]

神经系统功能障碍

- Glasgow 昏迷评分(见表 106-12)<11 分或
- 精神状态急剧变化伴 Glasgow 评分从异常基线水平下降至少超过 3 分

血液系统功能障碍

- 血小板计数<80 000μl 或较 3 日内最高值下降 50%(慢性血液病或肿瘤患儿)或
- 国际标准化比值>2

肾脏功能障碍

- 血肌酐>正常同年龄段上限的 2 倍或较肌酐基础水平上升 2 倍

肝功能障碍

- 总胆红素≥4mg/dl(不适用于新生儿)或
- ALT 为同年龄正常上限的 2 倍

ALT,谷丙转氨酶;BP,血压。

[a] 见表 106-8。

[b] 急性呼吸窘迫综合征必须包括 $PaO_2/FiO_2<200mmHg$,双肺浸润,急性发作,并且无左心功能不全。急性肺损伤诊断除了 $PaO_2/FiO_2<300mmHg$ 之外,其他与之相同。

[c] 氧疗需求必要时可通过降低吸入氧流量来确定。

[d] 手术后患者有肺部急性炎症反应或感染表现时可能需要。

来源:Adapted with permission from Goldstein B et al. International pediatric sepsis consensus conference:definitions for sepsis and organ dysfunction in pediatrics. *Pediatr Crit Care Med*. 2005;6(1):5.

案例 106-4,问题 2: 为 J. B. 制订治疗方案时,需考虑哪些生理变化?

患脓毒血症的新生儿,儿童和成人的血流动力学改变各不相同。PICU 的医师会遇到所有年龄段的患儿,所以必须熟悉不同年龄组的临床差异,因为这可能会影响治疗。选择治疗方法时,必须考虑到成人和儿童的适应性反射不同。青春期患儿是特例,因为他们可表现出儿童或成人类型中的任何一种。成人患者最常见的血流动力学改变包括外周血管阻力(systemic vascular resistance,SVR)下降和 CO增加。SVR 的下降是由于血管对儿茶酚胺的反应性降低,α-肾上腺素能受体信号传导的改变,以及一氧化氮合酶的诱导。总体来说,SS 成人患者存在心肌功能障碍,射血分数下降;然而 CO 可通过心动过速和 SVR 下降这两种代偿机制而维持不变或增加。

不同于成人 SS 的是,儿童 SS 与严重的低血容量有关,常对快速液体复苏反应良好。液体治疗反应差的 SS 患儿表现为相反的血流动力学改变:58%患儿的心脏指数降低,对伴或不伴血管扩张剂治疗的正性肌力药物有反应;20%表现为心脏指数升高和 SVR 降低,对血管加压素治疗有反应;22%表现为血管和心脏均存在功能障碍,需要血管紧张素和正性肌力药物的治疗[25]。J. B. 这样的患儿不同于成人 SS患者的是,低 CO 是与病死率升高相关的因素,而不是低 SVR。事实上,研究表明大部分患儿在液体复苏后表现为一定程度的心功能不全[13,18]。许多患儿需要改变正性肌力药物和血管紧张素的治疗方案,或在治疗的初始几小时内加入其他药物,这强调儿童的血流动力学状态可迅速发生变化[13,16-18]。

新生儿 SS 与岁数大些的儿童不同。婴儿和儿童与成人相比,其通过增加心率来相对增加 CO 的代偿能力受其已经较快的心率的限制,心率的增加并没有成比例的改变舒张充盈时间。成人通过代偿性的心室扩张来增加 CO。但婴儿心脏结缔组织丰富,肌动蛋白和肌球蛋白少,这使其心室急速扩张的能力有限。胎儿到新生儿的循环生理转换使新生儿 SS 的机制更为复杂。脓毒血症引发的酸中毒和低氧血症能升高肺血管阻力和动脉压,造成动脉导管开放。这导致了新生儿持续性肺动脉高压(persistent pulmonary hypertension, PPHN)和持续性胎儿循环的产生。伴有 PPHN 的新生儿 SS 会增加右心室负荷,导致右心衰竭、三尖瓣反流和肝脏肿大。因此液体治疗反应不佳并伴有 PPHN 的新生儿 SS 常需要以降低肺动脉高压,纠正右心衰为治疗目标。

J. B. 的皮肤干燥有花纹,毛细血管再充盈缓慢而且尿量减少,这表明她的灌注很差。她需要立即进行液体复苏,初始在 5 分钟之内静脉注射 400ml(20ml/kg)生理盐水或乳酸林格液,推注结束后需像前文所述的马上再次评估灌注情况。可重复推注液体直到灌注充分为止。

儿童脓毒症休克的初始治疗

2001 年 Rivers 的里程碑式研究发现,成人脓毒血症患者在入院 6 小时内接受快速液体复苏、血制品输注及正性肌力药物治疗后,病死率下降了 33%,自此之后,所有 SS 患者均推荐使用目标导向性治疗[15]。早期目标导向性治疗包括呼吸支持治疗、静脉注射液体快速改善低灌注、适当的导向性的正性肌力药物和缩血管药物治疗、早期经验性抗感染药物应用、尽量清除感染灶,以及持续监测血流动力状态[13,15-19]。

案例 106-4,问题 3:J. B. 在儿科急诊室已接受一剂生理盐水弹丸式推注,但仍有低灌注的表现。入 PICU 时她的血红蛋白为 10g/dl。为最大程度的改善灌注和氧合,她应继续接受静脉注射生理盐水还是选用其他液体?

并没有数据表明,患儿接受包括血制品在内的胶体液复苏或接受晶体液复苏对其存活率的影响有显著差异[26]。在治疗上,保证容量比选择液体类型更重要。足够的血容量能维持心脏前负荷,提高心搏出量,并能改善氧合。晶体液和胶体液,尤其是红细胞悬液,在增加心搏出量方面效果是一样的。而且当灌注压相同时,两者保证组织灌注的能力相等。

不同机构输注血制品的方法有所不同。患 SS 婴儿和儿童的理想血红蛋白值尚未有定论。成人脓毒症患者早期治疗中,维持血红蛋白 7~9g/dl 以改善携氧能力能改善组织灌注,从而升高存活率。脓毒症合并贫血的病死率升高,然而应用血制品后病死率也升高[27]。SCCM 根据有限的数据推荐成人血红蛋白维持在 7~9g/dl[13]。儿科的数据资料更少,从成人的情况推断认为,如果有低组织灌注的表现,需最大程度的提高组织氧输送。一旦低灌注,急性出血或酸中毒纠正后,只有血红蛋白低于 7g/dl 时才考虑输注

PRBC[13,28]。J. B. 的目前情况不需要输注血制品。可输注冰冻血浆来纠正异常的凝血酶原时间(prothrombin time, PT)和部分凝血活酶时间(partial thromboplastin time, PTT),但输注速度不能太快,以防止血浆内的血管活性肽和高浓度的柠檬酸成分引发急性低血压。目前尚没有文献数据支持输注 5% 白蛋白能改善脓毒血症病死率。低白蛋白血症患儿可输注白蛋白,但不推荐常规使用白蛋白[29]。

低血容量性休克的治疗如前文所述,SS 患者在每次推注液体后,需再次评估是否有灌注改善的临床表现,例如心率下降,血压,毛细血管再充盈时间,脉搏强度和意识状态的改善。如果休克的临床表现持续存在,应在治疗开始后 15~30 分钟内再给予 20ml/kg 的等渗液体,如有必要,可以给到 60ml/kg[3,13,17]。一些 SS 患儿在第一小时内需要 200ml/kg 的液体[17]。液体复苏后仍难纠正休克的患儿需给予正性肌力药物治疗,以维持相应年龄的正常血压和毛细血管再充盈时间<2 秒。如果未执行这些治疗,每经过 1 小时,病死率增加 1.5 倍。初始液体复苏反应不明显或生理状态无明显改善的患儿需考虑有创性血流动力学监测。中心静脉压(central venous pressure, CVP)的有创监测目的是保证合适的右心室前负荷,正常目标值为 10~12mmHg,输注 PRBC 纠正贫血至血红蛋白目标值为 7g/dl 以上能优化携氧能力[13,17]。

SS 病程中,患儿多达 40% 的 CO 用于支持呼吸做功;因此,在呼吸窘迫的情况下,可考虑气管插管和机械通气来使血流从呼吸肌重新分布到其他重要脏器。气管插管并非没有副作用;插管前必须充分液体复苏,这是因为从自主呼吸过渡到正压通气后,心脏有效前负荷会降低,进一步会降低心排出量。机械通气可降低左心室后负荷,对心脏指数低和高 SVR 的患者有益。另外它也是改变酸碱平衡的一种方法。在插管使用镇静镇痛药物时,应避免选择能进一步引起血管扩张的药物。

尽管实验室检查结果很少能影响 SS 在第 1 小时内的治疗,患者仍需常规送检查看有无血细胞异常,代谢或电解质紊乱等可能的致病因素。外周血白细胞计数有助于选择广谱抗菌药物,血红蛋白水平和血小板计数有助于评估是否需使用血制品。需将血型鉴定和输血前检查送至血库以备输血。电解质紊乱常见于脓毒症;代谢异常如低血糖和低钙血症的识别和治疗会改善预后。弥散性血管内凝血的筛查,包括 PT、PTT 和纤维蛋白原的测定,能评估疾病严重程度。如果有异常指标,需在有创操作之前纠正。最后,动脉或静脉血气分析能评估是否有充足的通气和氧合,以及酸中毒的严重程度[17]。

不幸的是,液体复苏的临床反应对于评价微循环储备是否充足来说,并不是一个相对敏感的指标。其他的一些参数有助于指导成功的液体复苏:有创血压监测,CVP,混合静脉血氧饱和度(mixed venous oxygen saturation, SVO$_2$)测定,血乳酸水平和尿量。血乳酸水平上升提示即使血压正常的患者也存在组织灌注不充分和无氧代谢。由于低 CO 与耗氧增加有关,SVO$_2$ 可间接反映 CO 是否能满足组织代谢需求。如果组织氧输送充足,SVO$_2$ 应在 70% 以上[17]。Rivers 对于目标导向性治疗的研究发现,通过输血

维持患者血红蛋白在 10g/dl 水平,并应用正性肌力药物增加 CO,从而保持 SVO_2>70%,与只监测平均动脉压和 CVP 的患者相比,其病死率下降了 40%[15]。De Oliveria 等[18]在 SS 患儿中也得出了相似结论,进行 SVO_2 目标值>70%的导向性治疗使病死率从 39%下降到了 12%[18]。

心血管药物治疗

由于患儿的血流动力学特点因人而异,而且初始血流动力学状态会随时间和疾病进展而改变,所以 SS 患儿的药物治疗必须个体化(表 106-10)。20%的患儿表现为显著的血管扩张性休克,即"暖休克"。这种类型的休克与血管扩张和毛细血管渗漏有关,但其 CO 正常或增加。暖休克患儿可表现为脉搏有力,肢端温暖,毛细血管再充盈良好,并可有心动过速。暖休克患者需应用缩血管药物如多巴胺(dopamine)、去甲肾上腺素(norepinephrine)、去氧肾上腺素(phenylephrine)或血管加压素(vasopressin)来促进血管收缩。58%的患儿表现为"冷休克"或 CO 下降。这些患儿血管收缩,心脏后负荷增加,SVR 增高。这在临床表现为脉搏细弱,肢端冰冷,毛细血管再充盈缓慢,肝脏肿大和肺水肿。冷休克适合应用正性肌力药物,可加用或不加用扩血管药物,如多巴酚丁胺(dobutamine)和肾上腺素或米力农(milrinone)。由于约 22%的患儿同时有冷休克和暖休克的表现,如低 SVR 和低 CO,所以详细的临床评估非常重要。

表 106-10

常用的血管活性药物

药物	剂量范围	外周血管效应			心脏效应
缩血管类					
		α	β$_1$	β$_2$	
多巴酚丁胺	2~20μg/(kg·min)	1+	3~4+	1~2+	低剂量时轻度变时性及心律失常;与多巴胺相比的变时性优势在新生儿可不明显
多巴胺	2~4μg/(kg·min) 4~8μg/(kg·min) >10μg/(kg·min)	0 0 2~4+	0 1~2+ 1~2+	0 1+ 2+	扩张脾肾血管,剂量增加可提升 α 作用
肾上腺素	0.03~0.1μg/(kg·min) 0.2~0.5μg/(kg·min)	2+ 4+	2~3+ 2+	2+ 3+	低剂量时 β2 效应
去甲肾上腺素	0.05~0.5μg/(kg·min)	4+	2+	0	增加外周阻力,中度缩血管作用
去氧肾上腺素	0.05~0.5μg/(kg·min)	4+	0	0	增加外周阻力,中度缩血管作用
扩血管类					
硝普钠	0.5~8μg/(kg·min)	提供一氧化氮来舒张平滑肌和扩张肺循环及体循环血管	通过降低后负荷间接增加 CO		反射性心动过速
硝酸甘油	0.5~10μg/(kg·min)	作为一氧化氮供体可使扩张肺血管,增强主动脉夹闭后冠状血管活性	降低前负荷,可降低后负荷,降低与室壁相关的心肌负荷		轻微
其他					
米立农	负荷量 50μg/kg,后 0.25~1μg/(kg·min)	扩张体循环及肺循环血管	舒张心肌(扩血管作用)		轻微心动过速
血管加压素	0.003~0.002U/(kg·min)或 18~120mU/(kg·h)	潜在缩血管作用	无直接作用		未知

对初始液体复苏无反应的休克需使用缩血管药物[3,13,17]。儿科 SS 常规的初始药物为多巴胺[13,17]。多巴胺对心脏和外周血管的多巴胺受体、α-肾上腺素能受体、β-肾上腺素能受体均有直接和间接效应。多巴胺的作用机制之一是增加内源性儿茶酚胺的释放。严重脓毒症状态下,突触前囊泡的去甲肾上腺素被耗竭,这使多巴胺的效果下降。另外<6 月龄婴儿交感神经的支配功能还未发育完善,因此他们可释放的肾上腺素储备较少。

多巴胺会增加病死率引起了研究者的关注。这一现象可能是因为多巴胺能通过兴奋多巴胺 D_2 受体,降低垂体前叶激素例如催乳素的释放,减弱细胞免疫,抑制促甲状腺激素释放激素分泌,进一步加重危重症患儿甲状腺功能的减退。尽管大多数医生仍选用多巴胺作为儿童 SS 的初始正性肌力治疗药物,一些医生倾向于选择小剂量去甲肾上腺素作为一线药物,来治疗液体复苏无反应的低血压高动力性休克[17]。

J. B. 应接受多巴胺治疗,起始速率为 $5\mu g/(kg \cdot min)$,可每 3~5 分钟增加 $2.5\mu g/(kg \cdot min)$ 的速率,直到实现灌注改善和/或达到年龄对应的正常血压[3]。多巴胺推荐的最大剂量为 $20\mu g/(kg \cdot min)$;更高剂量会增加心肌氧需求,但缩血管功能没有改善。多巴胺以及其他能够产生血管收缩的药物,理想情况下应该通过中心静脉通路而不是外周静脉输注。静脉曲张导致的这些药物的外溢可能会导致明显的局部组织坏死。

多巴胺剂量达到 $20\mu g/(kg \cdot min)$ 后,如果仍有休克的症状和体征,可诊断为多巴胺抵抗性休克。应再次评估多巴胺抵抗性休克患儿的液体状态和血红蛋白水平,必要时给予额外液体或 PRBC 输注以改善组织氧合。CVP 测定能评估血管内容量,目标值是 8~12mmHg,SVO_2 可作为 CO 的标志(前提是血红蛋白在正常范围内),同时需结合临床检查来评估。肾上腺素或去甲肾上腺素通常对多巴胺抵抗性休克有疗效。

肾上腺素

肾上腺素由肾上腺本身直接产生,是主要的压力释放激素,有广泛的代谢和血流动力学效应。它有正性肌力和正性变时效应。低 CO 和低灌注的患儿宜选用肾上腺素,因为它能增加心率和心肌收缩力。肾上腺素的不同剂量对 SVR 有不同影响。剂量小于 $0.3\mu g/(kg \cdot min)$ 时,更多地表现为兴奋 β_2-肾上腺素能受体作用,造成骨骼肌血管和皮肤血管床扩张,使内脏血流减少[17]。剂量更高时,α_1-肾上腺素能受体兴奋占优势,能增加 SVR 和心率。SVR 明显升高的患者采用肾上腺素时,可选用 $0.05~0.3\mu g/(kg \cdot min)$ 的剂量,同时合用一种扩血管药物。肾上腺素能增加糖合成和糖原分解,导致血糖浓度上升。接受肾上腺素输注的患儿应密切监测血糖水平。

去甲肾上腺素

去甲肾上腺素由肾上腺本身直接产生。它是强有力的缩血管药物,即使在 CO 下降时,也能使血流从骨骼肌向内脏器官重新分布。去甲肾上腺素广泛用于提高脓毒症成人和儿童的 SVR。如果患者存在低 SVR 状态(脉压增加,即舒张压低于收缩压的一半),推荐使用去甲肾上腺素[$0.05~0.3\mu g/(kg \cdot min)$]。约 20% 的容量抵抗性 SS 患儿存在低 SVR。接受气管插管并使用镇静或镇痛药物的患儿发生低 SVR 的概率增加。去甲肾上腺素增加的后负荷能持续地降低心肌收缩力降低者的 CO。对于 CO 下降或在临界状态且有低 SVR 的患者来说,需加用多巴酚丁胺这样的药物来增加心肌收缩力[13,17]。

血管加压素

尽管未获《2015 版儿科高级生命支持指南》推荐,但在低 SVR 引起的顽固性心跳停搏或低血压的患儿中,如果肾上腺素输注速率超过 $1\mu g/(kg \cdot min)$,可选择血管加压素作为替代治疗[3]。血管加压素通过 $V_{1\alpha}$ 受体发挥血流动力学作用,增加外周血管细胞内钙浓度,起到缩血管作用,恢复全身血管张力。一项案例系列研究发现,剂量为 $0.3~2mU/(kg \cdot h)$[$18~120mU/(kg \cdot h)$]的血管加压素能改善有儿茶酚胺抵抗的血管扩张性休克患者的血压和尿量,开始治疗后即使儿茶酚胺减少也不影响疗效[30]。但美国心脏协会(American Heart Association)进行的一项近期分析表明,血管加压素使用后,恢复自主循环的概率下降[31]。目前关于危重症患儿是否应使用血管加压素尚无定论[3,13,17]。

多巴酚丁胺

多巴酚丁胺是一种非选择性 β_2-肾上腺素能受体激动剂,能改善心肌收缩力,具有正性变时作用,一定程度上能改善心肌舒张。低血压患者使用前必须考虑到 β_2 受体对外周血管的舒张作用。存在低血压时应与其他缩血管药物联用。如果临床症状体征和实验室检查提示患者存在低灌注,但血压正常,能耐受一定程度的血管扩张,则可考虑使用多巴酚丁胺。初始输注速率为 $2.5\mu g/(kg \cdot min)$,可每 3~5 分钟增加 $2.5\mu g/(kg \cdot min)$ 的速率,直到最大剂量 $20\mu g/(kg \cdot min)$[3,17]。严密监测患者的血压是非常重要的。灌注改善,乳酸水平下降,SVO_2 上升则有助于确定合适的剂量。

血管舒张药

脓毒血症患儿的治疗中如果有 SVR 的显著升高,而

CO 正常或下降,有时需使用扩血管药物。扩血管药物通过降低心室后负荷来降低 SVR,改善 CO。这种情况下可使用硝酸甘油(nitroglycerin)或硝普钠(nitroprusside)。它们的半衰期短;因此一旦发生低血压,停止输注则血压可迅速恢复。两者初始输注速率均为 $0.5\mu g/(kg \cdot min)$,每次可增加 $0.5\mu g/(kg \cdot min)$ 的速率,直到最大剂量 $5\sim10\mu g/(kg \cdot min)$[3]。肾衰竭状态下应用硝普钠时,需监测有无硫氰酸盐的蓄积,肝功能衰竭,长期输注(超过72小时)且速率大于 $3\mu g/(kg \cdot min)$ 时,需警惕氰化物中毒。如果患者能适应两者之一的短期输注,则可考虑更换为米力农长期输注。米力农为磷酸二酯酶 Ⅲ(phosphodiesterase type Ⅲ,PDE Ⅲ)抑制剂,通过抑制平滑肌和心肌细胞的环磷酸腺苷降解,来发挥血流动力学效应。PDE Ⅲ 抑制剂与儿茶酚胺类药物有协同作用,两者均通过增加环磷酸腺苷的合成来发挥血流动力学效应。剂量为 $0.25\sim0.75\mu g/(kg \cdot min)$ 的米力农对 CO 下降,心肌收缩力减弱和低 SVR 的婴儿和儿童有治疗作用[13,32]。米力农的主要问题是半衰期相对较长,为 $2\sim6$ 小时,应用后患者需经几个小时才能达到稳态。为更快达到目标血清浓度,可在持续输注前给予 $50\mu g/kg$ 的负荷剂量静脉注射 $10\sim30$ 分钟。脓毒症和休克患儿使用负荷剂量时,必须注意可能导致低血压,一旦发生需进行液体复苏和/或使用缩血管药物。将负荷剂量使用时间延长为数小时可避免这一不良反应。

J. B. 在充分液体复苏和以最大速度输注多巴胺后,仍存在低血压。再次评估她的实验室检查结果,判断是否需要额外的液体或血制品后,需开始以 $0.05\mu g/(kg \cdot min)$ 的速率输注肾上腺素。必要时可每 $3\sim5$ 分钟增加 $0.05\sim0.1\mu g/(kg \cdot min)$ 的剂量,直到取得满意的临床疗效或达到常规最大剂量 $2\mu g/(kg \cdot min)$。部分儿科案例也使用过更大剂量,但不一定会有更好疗效[3]。

儿童脓毒症休克中的糖皮质激素治疗

案例 106-4,问题 6: J. B. 目前接受输注速率为 $0.35\mu g/(kg \cdot min)$ 的肾上腺素治疗,但仍存在顽固性低血压,收缩压为 70mmHg。是否有指征采用氢化可的松替代治疗?评估肾上腺功能不全的适当方法是什么?替代治疗的正确剂量是怎样的?

尽管目前研究并未发现糖皮质激素辅助治疗能显著改善脓毒症休克患者的预后,但替代治疗可能对某些患者有效[33-35]。近期一项对两个 PICU 病房为期 6 个月的研究发现,其收治的脓毒症休克患儿中有 77% 存在肾上腺功能不全[35]。由于糖皮质激素在儿童中应用的效能和安全性资料有限,故有下列情况的患儿可考虑使用:儿茶酚胺抵抗性休克,严重脓毒症休克和紫癜,既往有慢性疾病接受类固醇治疗者,有垂体或肾上腺功能异常者,以及接受过依托咪酯治疗者[5-7,13,33-35]。需检查血氢化可的松水平来指导治疗。肾上腺功能不全没有严格的定义,但成人肾上腺功能不全伴儿茶酚胺抵抗性休克定义为随机血氢化可的松水平小于 $18\mu g/dl$,或肾上腺皮质激素激发试验开始 $30\sim60$ 分钟后血

氢化可的松水平上升 $\leqslant9\mu g/dl$[33]。SS 患儿诊断肾上腺功能不全的血清氢化可的松水平推荐值与此相仿[13]。

如果 J. B. 发生儿茶酚胺抵抗性低血压时,她的随机血清氢化可的松水平为 $10\mu g/dl$,则可尝试使用氢化可的松(hydrocortisone)。根据已有指南,脓毒症休克儿童和新生儿推荐剂量为每 6 小时静脉注射 $0.5\sim1mg/kg$(最大剂量为 50mg)。按照这一剂量,J. B. 应每 6 小时静脉注射 $10\sim20mg$。一些医生也选择初始负荷剂量 $50mg/m^2$,接下来再给予同样的剂量($50mg/m^2$),分为四次,每 6 小时给予一次[13]。

辅助治疗

应激性黏膜出血

成人 ICU 患者常采取措施预防应激性黏膜出血的发生,但在 PICU 中并不经常这样做。目前研究统计的儿童胃肠道出血发生率为 10%~50% 不等,其中约 1%~4% 有临床上的明显出血[36,37]。一些学者认为血小板减少,凝血功能障碍,器官功能衰竭和机械通气是胃肠道出血的重要风险因素,这与成人情况是类似的。近期的一篇系统综述认为,预防治疗对危重症患儿有益;但其结果受对照研究样本量较少的限制[37]。

预防血栓形成

PICU 收治的患者的年龄范围可从新生儿到年轻成人。与成人不同的是,目前并没有儿童应用皮下肝素或低分子肝素预防深静脉血栓(deep venous thrombosis,DVT)的临床数据。然而,青少年的激素水平变化,使其患血栓的危险性升高至接近成人。尽管目前并没有正式的指南或共识来指导治疗,对所有青春期患儿均应考虑到预防血栓的必要。大多数婴幼儿发生血栓与长期使用中心静脉置管有关。不幸的是,一项研究发现,心脏手术后的婴儿接受 $10U/(kg \cdot h)$ 的小剂量肝素输注后,并未能预防导管相关性血栓[38]。值得注意的是,该研究采用的肝素剂量低于婴儿和儿童推荐的抗凝剂量[$15\sim25U/(kg \cdot h)$]。目前是否应对儿童常规预防 DVT 尚存在争议。

先天性心脏病

案例 106-5

问题 1: J. F.,3 周龄男婴,体重 3.5kg,病史为喂养不良和呼吸困难。就诊时该患儿身上有皮肤花纹且伴有呻吟以及呼吸窘迫的症状。医生将他转诊至当地儿童医院的急诊室时,其体温为 40.8℃,心率 200 次/min,呼吸频率 80 次/min,血氧饱和度 60%~70%;外周灌注非常差。血气分析结果如下:

pH:6.96

PCO_2:35mmHg

碱缺失:29mmol/l

胸片提示心影增大和肺水肿。J. F. 具有呼吸衰竭和休克的表现。根据其年龄,低氧血症严重程度和心影增大的影像学表现,怀疑他有 CHD。心脏超声显示主动脉缩窄。J. F. 需接受怎样的初始治疗来稳定病情?

新生儿从第一次呼吸开始,其氧张力的变化和内源性前列腺素 E_2 生成减少会促使动脉导管(ductus arteriosus, DA)关闭。动脉导管连接肺动脉和主动脉,在胎儿循环中将血流运送至主动脉。DA 的功能性关闭常发生在出生后 10~14 小时内,但解剖结构完全关闭要等到出生后 2~3 周大。早产,酸中毒和低氧血症能延迟它的关闭。导管依赖性 CHD 患儿的 DA 一旦关闭,会导致体循环血液氧输送不足(表 106-11)。这些婴儿可与其他休克患儿有相同表现。对发绀新生儿评估时,首先要鉴别其有无心脏问题。经典的高氧试验是送检动脉血气分析,然后让患儿吸入 100% 纯氧 10 分钟,再复查动脉血气分析。如果发绀是由呼吸系统疾病引起,则动脉氧分压会提高 30mmHg,但如果是心脏问题引起,则动脉氧分压改善并不明显。如果患儿情况很不稳定,需连接脉氧监测并给予 100% 纯氧吸入。肺部病变的新生儿吸氧后,血氧饱和度至少能提高 10%,但导管依赖性 CHD 患儿几乎不会有改善。

表 106-11

动脉导管依赖性先天性心脏病

依赖动脉导管供血来维持体循环的心脏病

左心发育不全综合征(hypoplastic left heart syndrome, HLHS)

主动脉缩窄

重度主动脉狭窄

主动脉弓离断

完全性肺静脉异位引流(total anomalous pulmonary venous return, TAPVR)伴梗阻

依赖动脉导管供血来维持肺循环的心脏病

室间隔完整的肺动脉闭锁

重度肺动脉狭窄

三尖瓣闭锁

法洛四联症(tetralogy of Fallot, TOF)

Epstein 畸形

依赖动脉导管供血来维持充足肺、体循环混合血的心脏病

永存动脉干

大血管转位(transposition of the great vessels, TGV)

TAPVR 不伴梗阻

如果新生儿的血氧饱和度或氧分压不能改善,并怀疑存在 CHD,需开始以 0.05~0.1μg/(kg·min)的速度输注前列地尔(alprostadil)即前列腺素 E_1(prostaglandin E_1, PGE_1)[39]。PGE_1 能保持 DA 开放,允许血流绕过心脏缺损处到达降主动脉。呼吸暂停是 PGE_1 的常见不良反应,见

于 10%~20% 的患儿,故在开始输注前和输注过程中需随时准备好与年龄相符的插管和机械通气设备[40]。开始输注前列地尔后 10~15 分钟内,患儿的血氧饱和度会有改善。剂量可逐渐调节至达到最合适的导管血流量,并将剂量相关性不良反应降到最低。输注常维持到能进行外科手术纠正为止。J. F. 需在必要时进行液体复苏纠正脱水,并进行气管插管。此外,他需接受初始速率为 0.05μg/(kg·min)的 PGE_1 输注,随后逐渐提高输注速度使手术前 DA 保持开放状态。

儿童颅脑外伤

颅脑外伤(traumatic brain injury, TBI)是儿童死亡的主要原因,而且其存活者发病率显著上升。每年美国有超过 400 000 名儿童颅脑外伤急诊案例,其中有 30 000 例住院和 3 000 例死亡[41]。损伤的最常见机制因患儿年龄而异。小于 4 岁的儿童最常见的损伤原因为儿童虐待,高空坠落和机动车碰撞(motor vehicle collisions, MVC)。令人悲伤的是,2/3 的严重 TBI 是由于儿童虐待或非事故外伤(nonaccidental trauma, NAT)。尽管难以获得精确数据,但一项北卡罗来纳州的人口调查发现,2 岁内每年由 NAT 引起的 TBI 发生率为 17 例/10 万人[42]。婴儿摇晃综合征国立研究中心(National Center on Shaken Baby Syndrome)的数据表明,每年美国有约 1 300 例儿童因受虐待而导致严重头外伤。5~12 岁的学龄期儿童严重外伤的主要原因包括助动车碰撞和自行车相关损伤。青春期少年外伤的主要原因依次是 MVC 事故,斗殴和运动相关损伤。

案例 106-6

问题 1：K. B. ,8 周龄男婴,体重 4kg,由他 17 岁的妈妈送入急救诊所。妈妈陈述说他通常晚上 7 点会吃奶,但一直没有醒来。上午一切如常。她为 K. B. 常规喂了奶,换尿布,让他躺下午睡。然后她去工作,让自己 19 岁的男友照顾婴儿。在急救诊所内,婴儿表现为松软无力并且难以唤醒。他身上没有伤痕或其他外伤表现,但前囟隆起。他的瞳孔直径 3mm,对光反应迟钝。询问母亲的男友时,他说 K. B. 上午早些时候从睡椅上坠落,但只哭了几分钟,经过安抚后他又继续玩耍。接下来他的胃口如常,妈妈下班回家时他正在睡觉。急救诊所的医生怀疑他存在 NAT,将其转诊至最近的有儿科危重症治疗条件的医院。K. B. 存在哪些生理特点,使其比年长儿更易发生严重 TBI？这一案例中有哪些 NAT 的风险或相关因素?

婴儿脑部的解剖特点使其在头外伤后容易有某些特定类型的损伤[43]。K. B. 这样的婴幼儿的头部大而沉重。由于头部体积相对身体较大,所以并不稳定。当婴幼儿从高处坠落,从 MVC 中被抛出,或从与汽车碰撞的自行车上被甩出时,由于其头部较沉重(即婴儿或儿童头易先着地),如果头部最终撞到地面或其他物体,会发生严重的头外伤。在急骤加速或减速时,婴儿由于颈部肌肉较薄弱,头部会移

表 106-12

改良 Glasgow 昏迷评分

睁眼

评分	≥1 岁	0~1 岁
4	自发	自发
3	语言刺激时	声音刺激时
2	疼痛刺激时	疼痛刺激时
1	刺激后无反应	刺激后无反应

最佳运动反应

评分	≥1 岁	0~1 岁
6	能按指令运动	N/A
5	随局部痛刺激运动	随局部痛刺激运动
4	随痛刺激肢体回缩	随痛刺激肢体回缩
3	随痛刺激肢体屈曲（去皮质）	随痛刺激肢体屈曲（去皮质）
2	随痛刺激肢体伸直（去大脑）	随痛刺激肢体伸直（去大脑）
1	无运动反应	无运动反应

最佳语言反应

评分	>5 岁	2~5 岁	0~2 岁
5	正常对答	用词得当	正常哭声
4	有言语但不能定向	词语不当	哭
3	词语不当	哭和/或尖叫	不正常的哭和/或尖叫
2	语言难以理解	呻吟	呻吟
1	无反应	无反应	无反应

来源：Chung CY et al. Critical score of Glasgow Coma Scale for pediatric traumatic brain injury. *Pediatr Neurol.* 2006;34;379.

动幅度较大。婴幼儿颅骨较薄，这会降低对脑部的保护，使外力更容易通过狭窄的蛛网膜下腔到达脑部。婴儿颅骨的基底相对较平坦，这也使急骤加速或减速时，脑部的移动度较大。此外，婴儿脑部的含水量更高（约 88%，而成人是 77%），这使脑部更柔软，更易在急骤加速或减速时受伤。含水量与脑髓鞘化程度成反比，高度未髓鞘化的脑部更易受急性外伤。婴儿脑部通常在 1 岁时完成髓鞘化过程。由于这些独特的生理特点，不同年龄段儿童在发生 TBI 后的病理机制也不同。婴幼儿的弥漫性损伤，如弥漫性脑水肿，硬膜下出血比局部损伤如挫伤更常见，后者在年长儿和成人中更多。婴幼儿在 NAT 后缺血缺氧性脑损伤的典型形式在年长儿和成人中很少见，后者的常见原因为虐待。

Goldstein 等总结了几个先前研究的数据，报道了 NAT 的风险因素[44]。他们发现头部外伤患儿通常年龄较小，更多有较贫困的社会经济背景，有未成年或未婚父母的概率更高。此外，病史与体格检查表现不相符与头部外伤密切相关。发生 NAT 另外的风险因素包括滥用酒精或药物，有社会服务介入干预史，儿童虐待既往史，结合有视网膜出血或不相符的病史或体格检查。这些学者发现两者结合起来能 100%预测入住 PICU 的儿童虐待。K. B. 具有其中多项风险因素：年龄较小，有未成年母亲以及社会经济背景贫穷。此外，他的损伤与自睡椅坠落的病史不相符。要造成婴儿或儿童显著头外伤，至少要从约 90cm 的高度坠落；而标准睡椅的高度仅为约 45cm[45]。

案例 106-6，问题 2：K. B. 被马上送到一所当地医院的急诊室。未吸氧下血氧饱和度为 100%，血压为 90/63mmHg，心率为 120 次/min。初始 Glasgow 昏迷评分（Glasgow coma score，GCS）为 7 分，其中疼痛睁眼反应为 2 分，疼痛运动反应为 4 分，无语言反应为 1 分。什么试验或评估工具有助于评价 K. B. 外伤的严重程度？哪种能最好的评判他的预后？

准确的预测 TBI 严重程度非常重要，可以指导合适的治疗，评价预后，并比较结果以评估和改善治疗。初始症状与 TBI 的损伤严重程度几乎没有关联。GCS 被广泛使用于头外伤患者的初始评估（表 106-12）。这一评分由睁眼反应、运动和语言评估 3 部分组成，分数越低代表损伤越严重。TBI 初始严重程度分为轻（GCS 13 ~ 15 分）、中

（GCS 9~12 分）和重度（GCS 3~8 分）；而持续随访 GCS 评分是跟踪患者临床进程的最佳途径。K. B. 的入院 GCS 评分为 7 分，这表明他属于重度 TBI。

重度 TBI 患儿的快速评估需要进行的影像学检查是头颅计算机断层扫描（computed tomography，CT）平扫。大部分重度 TBI 患儿接受全面评估和病情完全稳定后，就被尽快安全转运到放射科做 CT 了解损伤情况。如果颅脑外伤不需要急诊外科手术，患儿将在 PICU 开始治疗，尽量减轻继发脑损伤。Chung 等对 309 例 TBI 患儿的回顾性分析研究发现，GCS 在预测 TBI 患儿存活率方面比 CT 和其他脏器系统损伤的表现更有用[46]。此外，他们认为 GCS<5 分是预后不良的分界值，这在成人中是<8 分。该研究还发现头颅 CT 显示存在脑水肿，硬膜下和脑实质出血比蛛网膜下腔或硬膜外出血预后更差。

视网膜出血常见于遭受头外伤的婴幼儿，但不是所有案例都有。这种出血是由急性外力打击使薄弱的组织表面破裂所致。幼儿的视网膜附着于玻璃体表面；震动能穿过多层组织导致视网膜和其周边出血。这一病理机制是"婴儿摇晃综合征"所独有的。尽管对诊断有帮助，但在婴儿和儿童的 TBI 评估早期常推迟眼睛检查，这是因为眼底镜检查前的准备药物会妨碍观察瞳孔反射来评估脑内变化。

美国儿科学会关于 NAT 影像学检查的指南强烈推荐所有<24 月龄的怀疑被虐待的儿童进行骨骼检查[47]。这包括四肢，颅骨和躯干部骨骼的影像学检查。检查后 2-3 周进行肋骨影像学随访有助于评估急性期未发现的骨折。与眼部检查一样，骨骼检查常在患儿状况更稳定后进行。

案例 106-6，问题 3： 急诊室医生评估后，K. B. 接受了罗库溴铵和苯巴比妥镇静治疗，气管插管，吸入氧浓度为 100% 后进行了 CT 检查。CT 提示硬膜下出血和脑水肿。入 PICU 时，他的生命体征如下：

血压：85/58mmHg
心率：125 次/min
呼吸机辅助通气下，呼吸频率：20 次/min
体温：36. 9℃
接下来 K. B. 的治疗目标是什么？

头外伤儿童的初始治疗主要是基础复苏：评估和开放气道，保证充分通气和循环支持[48]。此外 TBI 的治疗目标是防止继发性脑损伤（secondary brain insults，SBI），因其能加剧神经元和脑组织损伤。SBI 常由低血压，低氧血症，高碳酸血症，贫血和高血糖引起。必须对 TBI 儿童进行积极治疗，防治这些情况以降低发病率和改善神经系统预后。气管插管的适应证为：氧疗不能纠正的低氧血症，呼吸暂停，高碳酸血症（PaCO2>45mmHg），GCS≤8 分，GCS 比初始评分下降幅度大于 3 分，颈椎损伤，咽反射消失或脑疝形成。K. B. 的 GCS 评分为 7 分，所以在急诊室为其进行了气管插管。所有患者需假设可能有胃内容物和颈椎损伤，故需选择合适的短效镇静药和肌松剂来进行快速顺序性气管插管（见表 106-3 和表 106-4）。

插管后 K. B. 的机械通气目标包括血氧饱和度维持在 100%，血 CO2 含量正常（35~39mmHg），避免过度通气，这可通过动脉血气分析，呼气末 CO2 监测和胸片确定气管插管正确位置来完成。除非他有脑疝形成的症状或体征，否则尽量避免预防性过度通气（PaCO2<35mmHg）[48]。过度通气导致脑血管痉挛，能降低脑血流，继而降低脑血容量。尽管过度通气能降低 ICP，但其可能导致脑缺血。而且过度通气引起的呼吸性碱中毒会使氧解离曲线左移，导致脑供氧减少。但结合其他治疗进行短期过度通气有助于预防脑疝。除机械通气以外，头部需保持在中线位置，避免产生颈静脉阻塞而导致 ICP 的升高。床头抬高 30 度常能降低 ICP。

患儿循环状态的评估和随访非常重要，包括中心和外周脉搏性质，毛细血管再充盈时间，心率和血压。儿童 TBI 后的低血压与发病率和病死率上升相关[48]。头外伤患儿低血压的初始治疗与之前所述的休克治疗类似；但 TBI 的目标收缩压需更高：大于或等于相应年龄，性别和身高组的第 50~75 百分位数。严重 TBI 收缩压低于第 75 百分位数者，即使数值 ≥90mmHg，其预后不良的风险也升高 4 倍[49]。这提示在能监测 ICP 或脑灌注压（cerebral perfusion pressure，CPP）指导治疗之前，保持相对高的血压有益于治疗。由于需维持相对高的收缩压，常应用去甲肾上腺素和肾上腺素这类缩血管效应较强的药物[50]。

1 岁以上 TBI 儿童的静脉维持液体常选用生理盐水，婴儿常选用 5% 葡萄糖加生理盐水。由于高血糖会使 TBI 状况恶化，儿童的初始治疗不能使用含糖液体。由于婴儿的糖储备较低，尤其食欲缺乏者易患低血糖，所以婴儿是个例外。低血糖也能加重神经系统不良预后，故应尽量避免。推荐通过床旁快速检测或动脉血气分析来密切监测血糖水平。

发热会增加代谢需求，与 TBI 预后不良相关。K. B. 的治疗还应包括必要时每 6 小时经口或直肠给予 60mg（15mg/kg）对乙酰氨基酚和冰毯降温。由于布洛芬会增加出血的概率，故应尽量避免使用。如果刚来的低体温患儿可能有低体温诱导加重的血流动力学不稳定或出血，则需积极复温。K. B. 需定期监测血电解质和渗透压，并精确计算尿量。这对监测是否发生抗利尿激素分泌异常综合征或尿崩症非常重要，这两者都有曾见于 TBI 儿童的报道[48]。

案例 106-6，问题 4： K. B. 已进行气管插管和机械通气，ABG 提示达到理想参数。他正接受 1μg/（kg·h）的芬太尼和 0.05mg/（kg·h）的咪达唑仑输注。床头已抬高 30 度，头部在中线位置并用颈托固定。用脉氧仪和呼气末 CO2 检测仪持续监测其氧合和 CO2。血压保持在相应年龄，性别和身高组的第 75 百分位数。K. B. 接下来需进行怎样的监测？

SBI 的一个严重后果就是颅内压升高。有严重 TBI 的婴儿即使有未闭合的前囟或颅缝，也不能阻止 ICP 的发生，所以不能因此取消 ICP 的监测。ICP 监测推荐用于所有 GCS≤8 分的患儿[51]。如果可能的话，脑室引流置管能准确监测压力，迅速获取脑脊液（cerebrospinal fluid，CSF），来

降低 ICP 并监测 CPP。CPP 值为平均动脉压（mean arterial pressure，MAP）减去 ICP 的数值，

$$（CPP = MAP-ICP）\qquad（公式 106-1）$$

这一数值对反映脑血流和脑供氧非常重要。维持 CPP 需要通过液体疗法获得最佳 MAP，必要时可使用血管活性药物。ICP 升高时可使用正性肌力或缩血管药物，通过升高 MAP 来使 CPP 达到最佳值，MAP 可上升至相对的高血压水平。成人 CPP 的目标值通常需达到 60~70mmHg。

没有资料表明婴儿的 CPP 与预后相关。但儿童 TBI 研究表明 CPP 值保持在 40~70mmHg 者预后良好，而 CPP<40mmHg 者预后不佳[51]。由于婴儿和儿童正常的 MAP 和 ICP 就比较低，SCCM 儿童基础危重症支持课程推荐的 CPP 范围如下：婴儿 40~50mmHg，儿童 50~60mmHg，青春期少年 60~70mmHg[52]。这比 2003 年的儿科指南要更具体，后者推荐 CPP>40mmHg，以及包括婴儿和青春期少年在内的"年龄相关性"CPP 范围为 40~65mmHg[48]。

案例 106-6，问题 5：神经外科医生为 K. B. 进行了脑室内置管，他的初始 ICP 为 25mmHg。其他生命体征如下：

血压：83/50mmHg

心率：140 次/min

体温：38.5℃

他的血氧饱和度维持在 100%，ETCO₂ 为 35mmHg。镇静药物仍为 1μg/（kg·h）的芬太尼和 0.05mg/（kg·h）的咪达唑仑。重症护理人员为其放置了中心静脉，CVP 是 10mmHg。K. B. 的 CPP 是多少？采取哪些干预措施治疗其颅内压升高？

未控制的颅内压增高危害严重，必须马上积极治疗以减轻脑部缺血。任何治疗的目标都是尽可能降低 ICP，提高 CPP 和改善脑部氧合。所有初始治疗需再次评估疗效，包括发热的处理，避免颈静脉回流受阻，保持血容量和血二氧化碳水平正常以及镇静镇痛药物的应用。由于焦虑和疼痛会增加 ICP，所以镇静镇痛非常重要。K. B. 的 CVP 监测提示血容量正常，其二氧化碳水平也正常，血氧饱和度为 100%。但他在发热，所以需采取降温措施。尽管他在接受持续镇静，必要时仍可另外给予静脉注射镇静药物。由于经过初始治疗 K. B. 仍有 CPP 升高，最好的治疗办法是 CSF 引流。这能快速降低 ICP，但维持短暂。K. B. 可持续引流 CSF 直至 ICP 降至 15mmHg；但颅内压绝不能降至 0mmHg，这样弥漫性脑水肿会阻塞侧脑室。脑室内置管频繁引流脑脊液时，用等量生理盐水补充被引流的脑脊液是至关重要的。如果引流大量脑脊液，而不通过静脉补充生理盐水，容易引起低氯性代谢性碱中毒。K. B. 的脑脊液引流应保持 CPP 在 40~50mmHg。如果 ICP 再次升高，推荐加用缩血管药物升高 SBP，或采用高渗液体输注治疗。

高渗液体输注治疗可能有助于防止 ICP 超过 20mmHg 并维持正常的 CPP。长期以来，甘露醇是降低 ICP 的标准治疗药物。尽管 1961 年以来甘露醇被广泛用于控制 ICP

升高[48]，但并没有与安慰剂治疗做过对照。甘露醇通过降低血粘度来改善 ICP，通过自我调节机制使小动脉反射性收缩，进而降低脑血容量和 ICP。这一机制快速短暂，维持约 75 分钟，前提是自我调节系统未受损伤。它也能提高血浆渗透压，促使水从脑细胞转移到血管内。这一渗透效应起效较慢（15~30 分钟），但能维持 6 小时之久。甘露醇是强有力的渗透性利尿剂，必要时需加用液体复苏，以避免发生血流动力学不稳定。这种患儿需用 Foley 管精确计算尿量。甘露醇从尿中以原形排出，血浆渗透压需维持不超过 320mOsm/l，以避免发生甘露醇引发的急性肾小管坏死。

尽管甘露醇是降低颅内压的经典用药，高渗生理盐水（3%氯化钠）也逐渐受到推崇。高渗生理盐水的主要作用机制是与甘露醇相似的渗透效应。理论上它还有其他优点，例如保持正常细胞膜静息电位和细胞体积，抑制炎症反应，促进心房钠尿肽释放和增加 CO[48]。高渗生理盐水在理论上优于于甘露醇的方面在于可应用于血流动力学不稳定患者，没有继发渗透性利尿的风险。0.1~1ml/（kg·h）的持续输注维持 ICP<20mmHg 已成功应用于患儿[53]。使用时会有血浆渗透压和血钠水平升高，但在可耐受的范围内。应用时还需注意有关于血钠快速升高引起中央脑桥脱髓鞘的报道。目前的临床试验并没有发现其引起脱髓鞘病变的证据。

为将 K. B. 的 ICP 降至正常范围（<20mmHg），可在 20~30 分钟内静脉给予甘露醇 2~4g（0.5~1g/kg）。甘露醇对 ICP 的作用可在 15 分钟内起效。必要时可每 4~6 小时重复给予相同剂量。如果间歇给予甘露醇不能有效降低 ICP，可给予其高渗生理盐水治疗，起始速度为 0.1ml/（kg·h）或一次性给予 5~10ml/kg，给药时间至少 20 分钟。需定时监测血电解质和渗透压水平来指导给药剂量。

案例 106-6，问题 6：K. B. 已在 PICU 监护了 24 小时。初始治疗后，大多数时间其 CPP 为 50mmHg，ICP<20mmHg。他接受了 3%氯化钠和补液维持治疗，血钠为 166mEq/L。ICP 对间歇给予 4g 甘露醇治疗有反应；但最近的血浆渗透压为 330mOsm/L。还应采取哪些措施来降低 K. B. 的 ICP？

TBI 的指南包括两种非外科干预措施：巴比妥昏迷和亚低温疗法[48]。通过降低脑部代谢，减少氧解离和氧需求，以及改变血管张力来发挥神经保护的作用。血巴比妥浓度与临床疗效相关性很小，故推荐监测脑电图（electroencephalographic，EEG）的暴发抑制。暴发抑制的表现也代表接近最大程度的降低脑代谢和脑血流。可在 30 分钟内给予 10mg/kg 负荷剂量的苯巴比妥，接下来以 1mg/（kg·h）的速度维持给药。必要时可再次加用 5mg/kg 的负荷剂量可达到暴发抑制。巴比妥昏迷的主要缺点是可能导致心肌抑制和低血压。另外它的长期神经系统影响尚属未知。TBI 指南认为大剂量巴比妥治疗可用于血流动力学稳定的严重头外伤患者和难以纠正的颅内高压[48]。

外伤后高热定义为核心体温>38.5℃，低温定义为体温<35℃。尽管大部分医生认为 TBI 患儿需避免发热，但对低体温并不太了解。低体温可能增加出血，心律失常和感染

的风险。近来报道了一项多中心国际性的严重 TBI 患儿的研究。该研究让严重 TBI 患儿在创伤后 8 小时内随机接受亚低温治疗（32.5℃ 维持 24 小时）或正常体温下治疗（37℃）[52]。研究认为亚低温治疗者状况有恶化趋势；亚低温组的 31% 患者预后不佳，而正常体温组只有 22%。这项研究存在一些方法学上的问题。尽管研究者在 8 小时内筛选患者，但患者开始降温的平均时间为 6.3 小时，波动范围为 1.6~19.7 小时。此外，快速复温为每 2 小时 0.5℃，因此患者在外伤后平均 19~48 个小时恢复正常体温。降温阶段亚低温组 ICP 显著低于对照组，但复温时 ICP 显著高于对照组。在澳大利亚和新西兰进行的另一项临床试验评估了严格的正常体温（温度 36~37℃）与亚低温治疗（温度 32~33℃）相比的临床疗效。患者在损伤后 6 小时内入组，采用亚低温或严格的正常体温维持 72 小时。如果需要保持正常 CPP 或 ICP < 20mmHg，则每 3 小时升温速率最高为 0.5℃ 或更慢。复温时间平均需要 21.5 小时（16~35 小时），且没有并发症。然而，在 12 个月时，两组儿童大脑表现类别（PCPC）得分没有差异[54]。目前尚不清楚亚低温治疗是否无效还是由于 TBI 的异质性，因为患者并没有及时降温（目标体温的中位时间为 9.3 小时）。儿科 TBI 指南指出，尽管缺乏临床数据，但在碰到难治性高血压的情况下可以考虑低温治疗[48]。

TBI 患儿对常规治疗反应不佳时的另一选择是行去骨瓣减压术，目的是为尚未发生脑疝的脑水肿提供减压空间。对持续颅内压升高的 TBI 患儿行早期去骨瓣减压术的研究表明，54% 的手术患者预后良好，而单纯药物治疗组为 14%[55]。另外有案例系列研究证实去骨瓣减压术与单纯药物治疗相比，能改善存活率和神经系统预后[56]。和巴比妥昏迷以及亚低温治疗一样，去骨瓣减压术并非没有风险。近期研究报道了其在严重 TBI 患儿治疗中发生外伤后脑水肿，切口并发症和癫痫的可能性升高[57]。未来研究需确定这种疗法的合适时机，疗效和安全性。儿科 TBI 指南认为部分颅骨切除减压术的适应证包括严重 TBI 患儿，弥漫性脑水肿和积极药物治疗难以控制的颅内压升高。

案例 106-7

问题 1：L. B.，6 岁女童，体重 18kg，在骑自行车时被小轿车撞倒。当救护人员携急救设备赶到时，发现她有持续 2 分钟的强直-阵挛惊厥发作。初始 GCS 评分为 11 分。L. B. 在发生 TBI 后需应用抗惊厥药物么？

外伤后惊厥（posttraumatic seizures，PTS）分为早期（外伤后 7 日内）和晚期发作（发生外伤 7 日后）两大类。严重 TBI 初期，惊厥能增加脑代谢需求，升高 ICP 并与 SBI 相关。因此必须在 SBI 风险最高时防止 PTS 的发生。据报道，婴儿和儿童比成人更易发生早期 PTS。小于 2 岁的 TBI 患儿发生早期 PTS 的概率比 2~12 岁患儿高出近 3 倍。除年龄外，GCS 评分低（8~11 分）者发生早期 PTS 的风险也升高。不推荐预防性使用抗惊厥药物来预防晚期 PTS[48]。

目前大部分研究都报道使用苯妥英钠来预防儿童 PTS。成人使用苯妥英钠和卡马西平来降低 PTS 发生率。

一项大型前瞻性多中心的试验评估了左乙拉西坦在预防严重 TBI 成人患者发生惊厥的疗效[58]。尽管该研究认为左乙拉西坦在预防 TBI 后的 PTS 方面疗效与苯妥英钠相同，但是作者认为两种治疗方案在花费方面的显著差异，使得使用苯妥英钠治疗成为首选方案。目前尚未有儿童使用左乙拉西坦预防 PTS 的相关报道。由于 L. B. 被目击惊厥发作，年龄较小，初始 GCS 为 11 分，故她有预防性使用抗惊厥药物的指征。合适的药物为苯妥英钠 45mg 口服，每日 3 次[7.5mg/（kg·d）]，共 7 日。

（王一雪 译，陆国平、李智平 校，徐虹 审）

参考文献

1. Claudet I et al. Epidemiology of admissions in a pediatric resuscitation room. *Pediatr Emerg Care.* 2009;25:312.

2. Namachivayam P et al. Three decades of pediatric intensive care: who was admitted, what happened in intensive care, and what happened afterward. *Pediatr Crit Care Med.* 2010;11:549.

3. De Caen AR et al. Part 12: Pediatric advanced life support. 2015 American Heart Association Guidelines for Cardiopulmonary Resuscitation and Emergency Cardiovascular Care. *Circulation.* 2015;132(Suppl 2):S526.

4. Shott SR. The nose and paranasal sinuses. In: Ruldoph CD et al., eds. *Rudolph's Pediatrics.* 21st ed. New York, NY: McGraw-Hill Professional; 2003:1258.

5. Perkett EA. Lung growth in infancy and childhood. In: Ruldoph CD et al., eds. *Rudolph's Pediatrics.* 21st ed. New York, NY: McGraw-Hill Professional; 2003:1905.

6. Dawson-Caswell M, Muncie HL, Jr. Respiratory syncytial virus infection in children. *Am Fam Physician.* 2011;83:141.

7. Kumar P et al. Premedication for nonemergency endotracheal intubation in the neonate. *Pediatrics.* 2010;125:608.

8. den Brinker M et al. One single dose of etomidate negatively influences adrenocortical performance for at least 24 h in children with meningococcal sepsis. *Intensive Care Med.* 2008;34:163.

9. Cuthbertson BH et al. The effects of etomidate on adrenal responsiveness and mortality in patients with septic shock. *Intensive Care Med.* 2009;35:1868.

10. Jackson WL Jr. Should we use etomidate as an induction agent for endotracheal intubation in patients with septic shock? A critical appraisal. *Chest.* 2005;127:1031.

11. Zelicof-Paul A et al. Controversies in rapid sequence intubation in children. *Curr Opin Pediatr.* 2005;17:355.

12. Johansson M, Kokinsky E. The COMFORT behavioural scale and the modified FLACC scale in paediatric intensive care. *Nurs Crit Care.* 2009;14:122.

13. Dellinger RP et al. Surviving sepsis campaign: International guidelines for management of severe sepsis and septic shock. *Crit Care Med.* 2013;41:580.

14. Hartman ME et al. Trends in the epidemiology of severe sepsis. *Pediatr Crit Care Med.* 2013;14:686.

15. Rivers E et al. Early goal-directed therapy in the treatment of severe sepsis and septic shock. *N Engl J Med.* 2001;345:1368.

16. Carcillo JA et al. Clinical practice variables for hemodynamic support of pediatric and neonatal patients in septic shock. *Crit Care Med.* 2002;30:1365.

17. Brierley J et al. Clinical practice parameters for hemodynamic support of pediatric and neonatal septic shock: 2007 update from the American College of Critical Care Medicine [published correction appears in Crit Care Med. 2009;37:1536]. *Crit Care Med.* 2009;37:666.

18. de Oliveria CR et al. ACCM/PALS haemodynamic support guidelines for paediatric septic shock: an outcome comparison with and without monitoring central venous oxygen saturation. *Intensive Care Med.* 2008;34:1065.

19. de Oliveira CF. Early goal-directed therapy in treatment of pediatric septic shock. *Shock.* 2010;34(Suppl 1):44.

20. Wynn JL, Wong HR. Pathophysiology and treatment of septic shock in neonates. *Clin Perinatol.* 2010;37:439.

21. Carcillo JA. Pediatric septic shock and multiple organ failure. *Crit Care Clin.* 2003;19:413.

22. Bone RC et al. Definitions for sepsis and organ failure. *Crit Care Med.* 1992;20:724.

23. Bone RC et al. Definitions for sepsis and organ failure and guidelines for the use of innovative therapies in sepsis. The ACCP/SCCM Consensus Conference Committee. American College of Chest Physicians/Society of Critical Care Medicine. *Chest.* 1992;101:1644.

24. Goldstein B et al. International pediatric sepsis consensus conference: definitions for sepsis and organ dysfunction in pediatrics. *Pediatr Crit Care Med.* 2005;6:2.

25. Ceneviva G et al. Hemodynamic support in fluid refractory pediatric septic shock. *Pediatrics.* 1998;102:e19.

26. Akech S et al. Choice of fluids for resuscitation in children with severe infection and shock: systematic review. *BMJ.* 2010;341:c4416.

27. Zimmerman JL. Use of blood products in sepsis: an evidence based review. *Crit Care Med.* 2004;32(11, Suppl):S542.

28. Istaphanous GK et al. Red blood cell transfusion in critically ill children: a narrative review. *Pediatr Crit Care Med.* 2011;12:174.

29. Finfer S et al. A comparison of albumin and saline for fluid resuscitation in the intensive care unit. *N Engl J Med.* 2004;350:2247.

30. Mann K et al. Beneficial effects of vasopressin in prolonged pediatric cardiac arrest: a case series. *Resuscitation.* 2002;52:149.

31. Duncan JM et al. Vasopressin for in-hospital pediatric cardiac arrest: results from the American Heart Association National Registry of Cardiopulmonary Resuscitation. *Pediatr Crit Care Med.* 2009;10:191.

32. Hoffman TM et al. Efficacy and safety of milrinone in preventing low cardiac output syndrome in infants and children after corrective surgery for congenital heart disease. *Circulation.* 2003;107:996.

33. de Kleijn ED et al. Low serum cortisol in combination with high adrenocorticotrophic hormone concentrations are associated with poor outcome in children with very severe meningococcal disease. *Pediatr Infect Dis J.* 2002;21:330.

34. Casartelli CH et al. Adrenal response in children with septic shock. *Intensive Care Med.* 2007;33:1609.

35. Zimmerman JJ, Williams MD. Adjunctive corticosteroid therapy in pediatric severe sepsis: observations from the RESOLVE study. *Pediatr Crit Care Med.* 2011;12:2.

36. Deerojanawong J et al. Incidence and risk factors of upper gastrointestinal bleeding in mechanically ventilated children. *Pediatr Crit Care Med.* 2009;10:91.

37. Reveiz L et al. Stress ulcer, gastritis, and gastrointestinal bleeding prophylaxis in critically ill pediatric patients: a systematic review. *Pediatr Crit Care Med.* 2010;11:124.

38. Schroeder AR et al. A continuous heparin infusion does not prevent catheter related thrombosis in infants after cardiac surgery. *Pediatr Crit Care Med.* 2010;11:489.

39. Talosi G et al. Prostaglandin E1 treatment in patent ductus arteriosus dependent congenital heart defects. *J Perinat Med.* 2004;32:368.

40. Meckler GD, Lowe C. To intubate or not to intubate? Transporting infants on prostaglandin E1. *Pediatrics.* 2009;123:e25.

41. Bishop NB. Traumatic brain injury: a primer for primary care physicians. *Curr Probl Pediatr Adolesc Health Care.* 2006;36:318.

42. Keenan HT et al. A population based study of inflicted traumatic brain injury in young children. *JAMA.* 2003;290:621.

43. DeMeyer W. Normal and abnormal development of the neuroaxis. In: Ruldoph CD et al., eds. *Rudolph's Pediatrics.* 21st ed. New York, NY: McGraw-Hill Professional; 2003:2174.

44. Goldstein B et al. Inflicted versus accidental head injury in critically injured children. *Crit Care Med.* 1993;21:1328.

45. Rorke-Adams L et al. Head trauma. In: Reece RM, Christians CW, eds. *Child Abuse: Medical Diagnosis and Management.* 3rd ed. Elk Grove Village, IL: American Academy of Pediatrics. 2009:54.

46. Chung CY et al. Critical score of Glasgow Coma Scale for pediatric traumatic brain injury. *Pediatr Neurol.* 2006;34:379.

47. Section on Radiology, American Academy of Pediatrics. Diagnostic imaging of child abuse. *Pediatrics.* 2009;123:1430.

48. Adelson PD et al. Guidelines for the acute medical management of severe traumatic brain injury in infants, children, and adolescents. *Pediatr Crit Care Med.* 2003;4(3, Suppl):S72.

49. Vavilala MS et al. Blood pressure and outcome after severe traumatic brain injury. *J Trauma.* 2003;55:1039.

50. Di Gennaro JL et al. Use and effect of vasopressors after pediatric traumatic brain injury. *Dev Neurosci.* 2010;32:420.

51. Catala-Temprano A et al. Intracranial pressure and cerebral perfusion pressure as risk factors in children with traumatic brain injuries. *J Neurosurg.* 2007;106(6, Suppl):463.

52. Hutchison JS et al. Hypothermia therapy after traumatic brain injury in children. *N Engl J Med.* 2008;358:2447.

53. Beca J et al. Hypothermia for traumatic brain injury in children—a phase II randomized controlled trial. *Crit Care Med.* 2015;43:1458.

54. Mejia R ed. *Traumatic Brain Injury in Pediatric Fundamental Critical Care Support.* Mount Prospect, IL: Society of Critical Care Medicine; 2008.

55. Taylor A et al. A randomized trial of very early decompressive craniectomy in children with traumatic brain injury. *Childs Nerv Syst.* 2001;17:154.

56. Jagannathan J et al. Outcome following decompressive craniectomy in children with severe traumatic brain injury: a 10 year single-center experience with long term follow up. *J Neurosurg.* 2007;106(4, Suppl):268.

57. Kan P et al. Outcomes after decompressive craniectomy for severe traumatic brain injury in children. *J Neurosurg.* 2006;105(5, Suppl):337.

58. Inaba K et al. A prospective multicenter comparison of levetiracetam versus phenytoin for early posttraumatic seizure prophylaxis. *J Trauma Acute Care Surg.* 2013;74(3):766.

第十八篇　老年疾病

Judith L. Beizer

107

第 107 章　老年患者用药

Suzanne Dinsmore, Mary Kathleen Grams, and Kristin M. Zimmerman

核心原则

		章节案例
年龄相关的生理学、药代动力学及药效学改变		
①	年龄相关的生理变化与药物在老年人体内药代动力学和药效学的改变有关。在对老年人进行药物治疗时,应充分考虑老年人药物代谢和排泄功能减弱,以及对药物的敏感性增加。	案例 107-1(问题 1~4)
②	药物不良事件是与老年用药相关的最重要的问题之一。	案例 107-2(问题 1)
老年特定疾病的药物治疗		
①	老年人常同时患有多种慢性疾病,需多种药物治疗。了解病情、知晓药物潜在的不良反应和药物相互作用、咨询医生和药师以及行为矫正是确保用药安全的几个重要步骤。	案例 107-3(问题 1 和 2)
②	治疗老年患者心力衰竭的药物包括利尿剂、β 受体阻滞剂、血管紧张素转化酶抑制剂(angiotensin-converting enzyme inhibitor, ACEI)、血管紧张素受体阻滞剂(angiotensin receptor blocker, ARB),联用/或不联用地高辛和螺内酯。使用这些药物前,应根据患者当下的综合情况权衡利弊。	案例 107-3(问题 3~6)
③	他汀类药物是治疗老年人高脂血症的首选药物。仅在必要时,才考虑与其他药物联合使用,联合用药时应充分考虑伴随疾病状况、潜在药物不良反应及药物相互作用。	案例 107-3(问题 7 和 8)
④	冠状动脉疾病(coronary artery disease, CAD)的一线治疗药物包括阿司匹林和 β 受体阻滞剂。可依据患者的伴随疾病状况和相关指征选择其他药物。	案例 107-3(问题 9)
⑤	老年高血压的治疗应遵循成年人高血压诊疗指南。治疗过程中注意监测血压,以防血压过低、心动过缓及直立性低血压。	案例 107-3(问题 10)
⑥	老年低血糖症患者的糖化血红蛋白(glycosylated hemoglobin, HbA_{1c})控制目标值应较高。糖尿病的药物治疗选择主要依据血糖水平和相对禁忌证。	案例 107-3(问题 11)
⑦	抑郁症是老年人常见的精神类疾病,常表现出非典型的抑郁症状。选择性 5-羟色胺重摄取抑制剂(selective serotonin reuptake inhibitor, SSRI)相比其他药物更适合老年人,是老年抑郁症患者的一线治疗药物。	案例 107-4(问题 1 和 2)
⑧	哮喘是老年人常见的一种疾病,老年人哮喘的治疗与青壮年相比并无不同。但在治疗老年哮喘时,必须重视其他合并的慢性疾病、严重的全身性药物不良反应及较差的老年人日常活动能力。	案例 107-5(问题 1 和 2)
⑨	肺炎是引发老年人死亡的主要感染性疾病,主要症状为非典型的下呼吸道感染。接种流感疫苗和肺炎疫苗有利于预防老年人肺炎。	案例 107-5(问题 3~5)

		章节案例
⑩	尿路感染是老年人最常见的细菌感染性疾病。口服抗菌药物适合于大多数有感染症状的老年患者。	案例 107-6(问题 1 和 2)
⑪	关节炎是老年人最常见的致残原因,有多种治疗骨关节炎的镇痛药。由于老年人发生药物不良反应的风险增加,安全合理地使用这些镇痛药至关重要。	案例 107-7(问题 1 和 2)

长期照护机构

①	经联邦政府授权,长期照护机构(long-term care facilities,LTCF)中药剂师的职责包括每月对药物治疗的适宜性进行评估。在 LTCF 中提供药学服务可减少用药错误、药物不良反应和不适宜处方。	案例 107-8(问题 1 和 2)

人口统计和经济状况

20 世纪后半叶,美国人口结构的变化以及医学的发展促使我们对老年医疗保健和药物治疗的认识不断提高。联邦机构间人口老龄化统计论坛,成立于 1996 年,旨在提供美国老年人的健康、资产和生活状态的相关信息[1]。该机构最新的报告汇集了 16 个以上国家数据来源的信息,并统计了老年人在人口、经济、健康状况、健康风险和行为及卫生保健和环境方面的 41 个指标。2016 年,美国卫生与公共服务部更新了《美国老年人现状》(A Profile in Older Americans)。这两项报告均包含了描述老年人口的有价值信息(表 107-1)。

由于高龄老人(年龄超过 85 岁)的人数增长速度快于任何其他年龄段的人群,因此他们将对医疗体系产生最大的影响。到 2040 年,高龄老人的人口数目将增至目前的 3 倍[2]。

老年人通常患有多种慢性疾病,有更高的处方药花费和更高的自费医疗开支,相较于年轻人住院时间更长。许多老年人居住在家中,他们可能会得到 1 个或多个日常生活活动(activities of daily living,ADLs)的帮助,包括洗澡、吃饭和穿衣,或日常生活工具性活动(instrumental activities of daily living,IADLs)的帮助,包括做饭、洗衣服、购物、支付账单以及服药。通常情况下,来自子女或其他亲属的非正规护理是使不能自理的老年人能够继续居住在社区的一个重要原因。因此,在可行的情况下,将护理人员纳入老年人日常活动以提供咨询服务和相关监测是非常重要的。这种非正式照护的增加以及需依赖他人协助进行 ADLs 和 IADLs 导致老年人丧失独立性,无法继续在家中生活或独自在社区中居住。约 120 万 65 岁及以上的美国居民居住在长期照护机构(long-term care facilities,LTCFs)中。居住在养老院中的人口比例随着年龄增长而大幅增加(65 ~ 74 岁占 1%,75~84 岁占 3%,85 岁及以上占 9%)。

老年人的医疗保健在很大程度上基于一种预期的偿还制度,即按固定数额支付费用。由于受费用限制,医疗保健的目标是通过低花费的替代方案来减少高额的住院费用,如家庭健康护理、生活照顾和临终关怀。医疗花费的不断上升和对药物治疗的承受能力是国家关注的重点,尤其是

对医疗保险人群。2003 年颁布的《医疗保险处方药改进和现代化法案》(Medicare Prescription Drug Improvement and

表 107-1

美国老年人口简况

目前美国老年人口的现状[1,2]

- 到 2015 年,老年人口(年龄 ≥65 岁)达 4 780 万,占美国总人口的 14.9%。比 2005 年增长了 30%
- 大约每 7 个美国人中就有 1 个是老年人
- 老年人群中,女性占比较高。年龄 ≥65 岁的女性与男性比例为 126.5 : 100,而年龄 ≥85 岁女性与男性比例为 189.2 : 100
- 老年人口日益增多。年龄 ≥85 岁的人口数量从 1900 年的仅 10 万多,增加至 2015 年的 30 万
- 2015 年出生者,平均预期寿命为 78.8 岁,比 1900 年增加了 30 岁左右
- 2015 年,百岁及以上人口数量占 65 岁及以上人口数量的 0.2%
- 在所有年龄 ≥5 岁的人群中,最常见且花费最高的健康问题为心脏病、脑卒中、癌症、糖尿病和关节炎
- 在所有年龄 ≥65 岁的人群中,导致死亡的主要原因是心脏病、癌症、慢性下呼吸道疾病、脑卒中、阿尔茨海默病、糖尿病、意外伤害以及流感和肺炎

未来的预期增长

- 预计当婴儿潮一代到 65 岁之时,老年人口将迅速增加
- 预计到 2060 年,65 岁及以上人口将翻一番,达到 9 800 万
- 到 2040 年,85 岁及以上的高龄人口预计将达到 1 460 万,比 2015 年的 630 万增加 1 倍

来源:Federal Interagency Forum on Aging-Related Statistics. Federal Interagency Forum on Aging-Related Statistics. Older Americans 2016 and Department of Health & Human Services USA. A Profile of Older Americans:2016.

Modernization Act，MMA)提拱了自愿的处方药保险福利，即医疗保险 D 部分(Medicare Part D)，以提高老年人获得处方药的机会。Medicare Part D 的实施使得老年人的药物使用增长了 13%，同时病人的自付费用减少了 18%[3]。

年龄相关生理、药代动力学及药效学变化

随年龄增长出现的生理变化是逐渐出现的，而不是在特定年龄突然出现的[4]。这些变化可能导致组织和器官功能的下降，以及各个器官维持体内稳态能力的减弱——这种现象通常被称为"内环境不稳定"[5,6]。药源性损伤恢复能力降低可能会增加老年人药物相关问题的发生风险。心血管系统和神经系统中维持内环境稳态平衡的效率降低；药物代谢和排泄减慢；机体组织组成和药物分布容积发生改变，药物受体的敏感性也可能改变。年龄相关的生理变化可能导致药代动力学和药效学的改变，在选择和评估药物治疗时应加以考虑。

吸收

与被认为具有 100% 生物利用度的血管内给药不同，经血管外途径给药后的吸收过程可能会随年龄相关的生理变化而改变[7]。在胃肠道中，随着年龄的增长，肠道血流减少，胃 pH 升高，胃排空延迟，胃肠动力下降。单纯由于衰老引起的胃 pH 升高被认为对吸收的影响较小，且很少具有临床意义[8]。然而，在使用 H_2 受体拮抗剂和质子泵抑制剂时，胃内 pH 的变化可能会影响需在酸性环境才能吸收的药物，如铁剂和酮康唑[9]。一般情况下，老年患者的吸收速度较慢或无变化，吸收程度与年轻人相似。

透皮给药的方式越来越常见，多数老年人的药物治疗会用到这种给药方式。随着年龄的增长，皮肤的弹性下降、表皮变薄、干燥、皮脂腺活性下降，这些变化都可能会影响药物的吸收[10]。

亲脂性药物(如雌二醇)受皮肤老化的影响较小，易于溶解；而亲水性药物则在老化的皮肤上不易溶解。

案例 107-1

问题 1：M. G. 是一位 75 岁的老年女性，身高 162.6cm，体重 54.4kg，血清肌酐(serum creatinine，SCr) 1.9mg/dl，心力衰竭(heart failure，HF)急性加重。予呋塞米 40mg口服，但这几乎没有增加她的排尿量或缓解她的症状。如何解释 M. G. 对呋塞米的敏感性较差？如何能使呋塞米达到期望的效果？

老年人对呋塞米的吸收程度无变化，但吸收速度减慢，这导致药效下降，因为活性代谢物进入尿液(进入速率)必须达到 S 形剂量-反应曲线的陡峭段，才能发挥最大药效[11]。

因此，应该给予 M. G. 呋塞米 40mg 静脉注射，以绕过吸收速率较慢的问题。高钠摄入或与非甾体抗炎药(non-steroidal anti-inflammatory drugs，NSAIDs)合用也可降低呋塞米的疗效。严重慢性肾功能不全的患者，需持续输注呋塞米时，可能需要进一步增加剂量(参见第 28 章)。

分布

机体随年龄增长出现的变化，可能会影响药物在体内的分布[12]。随着年龄的增长，机体总含水量和非脂肪成分均下降了 10%~15%，而总脂肪含量增加了 20%~40%。因此，对老年人而言，那些主要分布在体液或非脂肪组织中的药物(如锂、地高辛)表观分布容积(volume of distribution，Vd)会有所减少，若不相应进行剂量调整可能引起血药浓度的升高。相反，脂溶性较高的药物，如长效苯二氮䓬类药物(如地西泮)的 Vd 可能会增加，从而延迟药物达到最大作用效果的时间，若连续用药还可引起药物蓄积。

血清白蛋白浓度在 40 岁以后逐渐下降，80 岁时的平均水平为 3.58g/dl，这可能会降低药物与蛋白之间的结合[13]。通常认为，因衰老引起的蛋白结合变化只对高蛋白结合的药物、治疗窗窄的药物、表观分布容积小的药物以及静脉注射的药物才具有临床意义[7,9,14]。其他可能影响药物蛋白结合的因素包括蛋白浓度、疾病状态、联合用药情况以及营养状况。

蛋白结合的改变

案例 107-1，问题 2：M. G. 因"间断抖动"症状到急诊就诊。在急诊室，"抖动"再次发作，开始于左臂，后发展为全面性强直阵挛发作。予负荷剂量苯妥英钠 1 000mg，静脉滴注 30 分钟以上。为进一步诊治，M. G. 被收入神经内科病房，予睡前苯妥英钠 300mg 口服。上述苯妥英钠的治疗方案是否适合 M. G.？应该监测哪些指标？应多久监测 1 次？

M. G. 先是接受了苯妥英钠负荷剂量 17mg/kg(正常范围 15~20mg/kg)的治疗，之后日常口服维持剂量[15]。注意监测血清钠浓度以排除低钠诱导癫痫发作的可能。因苯妥英钠的蛋白结合率达 90%，应监测血清白蛋白水平。对于低白蛋白血症或肾功能损害的患者，应监测游离(未结合)苯妥英钠的水平。建议在出院时，对苯妥英钠的血药浓度进行测定，以评估是否达到预期的治疗浓度。出院 10~14 日时，随访苯妥英钠的稳态血药浓度，以评估当前用药剂量是否需要调整。之后，定期监测苯妥英钠的血药浓度。如果出现药物不良反应或癫痫发作，也应随时测定苯妥英钠的血药浓度。

案例 107-1，问题 3：M. G. 在 2 周后返回进行了一次随访复诊。血清白蛋白的浓度为 2.2g/dl，钠离子浓度 140mmol/L，苯妥英钠的血药浓度为 15μg/ml。M. G. 主诉困倦和步态不稳。引起上述症状的原因可能是什么？

虽然苯妥英钠的血药浓度在治疗范围内(10~20μg/ml)，但由于苯妥英钠的蛋白结合率很高，在血清白蛋白浓度较

低的情况下,游离苯妥英钠的浓度可能更高。校正后的苯妥英钠浓度可用以下公式计算:

$$苯妥英钠总浓度 = 总的苯妥英钠测量值/[(0.2×血清白蛋白 g/dl)+0.1]$$

（公式 107-1）

此时,M.G. 的血浆游离苯妥英钠浓度达到了 27μg/ml,这就解释了 M.G. 出现的症状(假设 M.G. 的苯妥英血药浓度稳定在这一范围内)。在 M.G. 的案例中,监测游离苯妥英钠(未与血清白蛋白结合的苯妥英钠)浓度是很有必要的,药物剂量应做相应调整[15,16]。

代谢

苯妥英钠在 M.G. 体内可能受到肝脏代谢的影响,这些因素包括疾病状态、合并用药、营养状况、环境条件、遗传学差异、性别、肝脏质量以及血流状况。随着年龄的增长,肝脏质量下降约 20%～30%,肝脏血流减少约 20%～50%[7,12]。经 I 相代谢的化合物(消除、氧化、羟基化和去甲基化)的清除率有所降低或不变,而经 II 相代谢的化合物(结合、乙酰化、磺化和葡萄糖醛酸化)的清除率随年龄增长并无变化[7]。肝脏代谢转化率较高的药物,如硝酸盐类药物、巴比妥类药物、利多卡因和普萘洛尔,可能会降低老年人肝脏的代谢功能[17]。

排泄

在老年人中,肾脏衰老的改变包括肾脏质量减少 20%～30%,肾血流量减少和肾小管分泌减少[18]。硬化肾小球的增加和正常肾小球数量的减少可能导致肾小球滤过率(glomerular filtration rate,GFR)的下降[18]。30 岁以后,GFR 每 10 年大概下降 8ml/min,但并非所有老年人的肾功能都会下降[12]。

在"健康"的老年人中,许多经肾脏排泄的药物血浆半衰期延长。风险最高的药物是那些完全依靠肾脏排泄的药物。这类药物详见表 107-2。

GFR 是最常用于评估整体肾功能和诊断肾脏疾病的指标,它常使用肾脏排泄标记物来衡量,如肌酐[19]。可通过收集尿液和抽血来检测。由于可能无法及时收集尿液和血清,或在尿失禁患者中收集不完全,可以用一些公式估算肌酐清除率[20]。鉴于 GFR 可用于肾脏疾病的诊断和分期,估算肌酐清除率的公式可用于指导医师调整用药剂量。虽然 Cockcroft-Gault 公式通常可用于大多数药物的剂量调整,然而,在关于使用实际体重还是理想体重,以及在计算中使用校正因子方面仍存在争议。在公式中使用去脂体重可以更准确地反映 SCr 的产生,因为肌酐是在肌肉中产生的,而老年患者的肌肉组织有所减少。另外,Cockcroft-Gault 公式依赖于 SCr 浓度和肌酐的肾小管分泌,这可能高估肥胖患者的肾功能。

> **案例 107-1,问题 4:** 对 M.G. 来说,服用经肾排泄的药物时需要调整剂量,Cockcroft-Gault 公式是否是评估肾功能的适宜工具呢?

表 107-2

高度依赖肾脏排泄的药物[18,20] a

乙酰唑胺	度洛西汀	尼扎替丁
阿昔洛韦	依度沙班	青霉素(大多数)
别嘌醇	依那普利	非那吡啶
金刚烷胺	依诺肝素	普瑞巴林
阿米洛利	法莫替丁	丙磺舒
氨基糖苷类抗菌药物	氟康唑	普鲁卡因胺
两性霉素 B	喹诺酮类(大多数)	溴吡斯的明
阿哌沙班	磺达肝癸	雷尼替丁
阿替洛尔	呋塞米	利伐沙班
氨曲南	加巴喷丁	螺内酯
卡托普利	亚胺培南	磺胺甲噁唑
头孢菌素(大多数)	左乙拉西坦	噻嗪类利尿剂
可乐定	赖诺普利	曲马多
西咪替丁	锂	甲氧苄啶
秋水仙碱	甲氨蝶呤	氨苯蝶啶
达比加群酯	甲氧氯普胺	万古霉素
地高辛	纳多洛尔	

a 该列表并不包括所有高度依赖肾脏排泄的药物。

来源:American Geriatrics Society 2015 Updated Beers Criteria for Potentially Inappropriate Medication Use in Older Adults. *J Am Geriatr Soc.* 2015;63:2227-2246 and Arnoff GR et al. , eds. *Drug Prescribing in Renal Failure*:*Dosing Guidelines for Adults*. 5th ed. Philadelphia,PA: American College of Physicians;2007.

Cockcroft-Gault 公式

$$eCrCl = (140-年龄)×体重(kg)/(72×SCr)×0.85(女性)$$

（公式 107-2）

M.G. 75 岁,体重为 54.43kg,SCr 浓度为 1.9mg/dl,用 Cockcroft-Gault 公式计算出的肌酐清除率为 22ml/min。这个公式是根据男性退伍军人的研究数据进行的测算,因此,女性患者要使用 0.85 的校正因子[21]。

M.G. 没有体重过低或肥胖,所以 Cockcroft-Gault 公式是估算肌酐清除率以确定给药剂量的合适工具,也是确定肾脏清除药物剂量的最常用方法。对于像 M.G. 这样的老年人进行药物剂量调整时,还应考虑其他评价肾功能的方法,如排尿量,同时要密切监测药物不良反应。

表 107-3 总结了影响老年人药代动力学过程的与年龄有关的生理变化、疾病状态和药理学因素。

表 107-3

影响药代动力学参数变化的因素

参数	生理变化	疾病	药理学因素
吸收（生物利用度、首过消除）	胃 pH 吸收面积 内脏血流量 胃肠道蠕动 胃排空速率	胃酸缺乏、腹泻、胃切除术、吸收不良综合征、胰腺炎	药物相互作用、抑酸剂、抗胆碱药、考来烯胺、食物
分布	心输出量 TBW 肌肉组织重量 血清白蛋白 α_1-酸性糖蛋白 脂肪组织 组织灌流的相应改变	HF、脱水、水肿、腹水、肝衰竭、营养不良、肾衰竭	药物相互作用、药物-蛋白结合置换
代谢	肝脏质量 酶活性 肝脏血流量	HF、发热、肝衰竭、恶性肿瘤、营养不良、甲状腺疾病、病毒感染或免疫病	膳食结构、药物相互作用、杀虫剂、酒精、吸烟、诱导代谢、抑制代谢
排泄	肾脏血流量 GFR 肾小管分泌 肾脏质量	血容量不足、肾功能不全	药物相互作用

GFR，肾小球滤过率；HF，心力衰竭；TBW，机体总水量。

药效学改变

　　药效学是指药物在其受体部位或作用部位的效应，主要取决于药物浓度及其与受体部位的结合能力[22]。衰老会影响可用受体的数量及其对药物的亲和力。伴随疾病、药代动力学和药效学改变使老年人对药物的反应存在不可预测性。由于老年人可能对药物的反应更敏感，因此在开始或停止药物治疗时，应注意避免不必要的药物不良反应。

　　老年人保持体内稳态的能力下降，这会导致他们在生理应激状态下反应能力的下降[23]。随着年龄增长，心血管系统的改变及压力感受器的功能受损会增加老年人直立性低血压的患病率[23,24]。40～60 岁时患病率为 6%，70 岁以上时增至 30% 或更高[25]。服用抗交感神经活性的药物［如 α-肾上腺素能阻滞剂、吩噻嗪类、三环类抗抑郁药（tricyclic antidepressant，TCA）］、减少血容量的药物（如利尿剂）和血管扩张剂（如硝酸盐类和酒精）均可使直立性低血压加重[24,26]。在一项针对 100 例老年精神科门诊患者的研究中，约 40% 的患者主诉服用精神药物后出现眩晕和跌倒[27]。心输出量减少及同时接受利尿剂治疗的患者对此尤其敏感[24]。步态和平衡能力的改变在老年人群中很常见[28]。

　　某些药物或某类药物，如抗心律失常药、利尿剂、地高辛、麻醉药、抗惊厥药、精神药物和抗抑郁药，可导致老年人步态紊乱进而引起药源性跌倒。表 107-4 列出了可能影响老年人活动能力的药物及相关不良反应。

表 107-4

可能影响老年患者活动能力的药物及相关不良反应

药物类别	药物不良反应
三环类抗抑郁药（TCA）	直立性低血压、震颤、心律失常、镇静
苯二氮䓬类和镇静催眠药	镇静、虚弱、协调性、意识混乱
阿片类镇痛药	镇静、协调性、意识混乱
抗精神病药	直立性低血压、镇静、锥体外系反应
抗高血压药	直立性低血压
β-肾上腺素受体阻滞剂	承担体力工作的能力

血-脑屏障

　　由于衰老、疾病或缺血性损伤，大脑和身体之间的屏障，即血-脑屏障的功能和完整性可能会下降[29]。老年人对某些影响中枢神经系统（central nervous system，CNS）的药物过度响应及敏感性的增加，可能是由血-脑屏障渗透性变化和受体敏感性变化所致[30]。正常衰老还包括脑血流量和耗氧量的减少，以及脑血管阻力的增加。抗胆碱能药物与老年患者记忆丧失、意识混乱及其他认知障碍有关[31]。表 107-5 列举了抗胆碱能药物的一些例子。

表 107-5

可引起老年人意识障碍的抗胆碱能药物[5,19]

治疗分类	举例
抗毒蕈碱类	达非那新 非索罗定 黄酮哌酯 奥昔布宁 索利那新 托特罗定 曲司氯胺
解痉药	阿托品[a] 克利溴铵-氯氮䓬 双环维林 后马托品[a] 溴丙胺太林 东莨菪碱[a]
抗帕金森药	甲磺酸苯扎托品 苯海索
抗组胺药	溴苯那敏 氯苯那敏 氯马斯汀 茶苯海明 苯海拉明 多西拉敏 羟嗪 HCL 美克洛嗪
抗抑郁药	阿米替林 氯米帕明 地昔帕明 多塞平（>6mg） 丙咪嗪 去甲替林 帕罗西汀 米帕明
抗心律失常药	丙吡胺 奎尼丁
抗精神病药	氯氮平 奥氮平 喹硫平
镇静催眠药	羟嗪双羟萘酸盐
骨骼肌松弛剂	环苯扎林 奥芬

该表不包括可能导致老年人意识障碍的所有抗胆碱能药物。
[a] 不包括眼科。

来源：American Geriatrics Society 2015 Updated Beers Criteria for Potentially Inappropriate Medication Use in Older Adults. *J Am Geriatr Soc*. 2015;63:2227-2246.

肾上腺素能受体的中枢反应性和外周反应性均随衰老而下降[32]。单胺氧化酶活性则伴随正常衰老而增加，从而导致老年人大脑中去甲肾上腺素和多巴胺水平降低[33]。CNS 多巴胺合成的减少与多巴胺受体拮抗剂（如抗精神病药物）敏感性的增加是相关的。然而，即使老年患者β-肾上腺素受体的数目没有减少，但它对激动剂和拮抗剂的敏感性均有所降低[34,35]。由于这些神经和生化储备随着正常衰老而减少，医源性行为异常在老年人中相对较常见，药物通常是老年患者发生突然、原因不明精神障碍的最常见原因之一。

老年人药物治疗的相关问题

多重用药

超过半数的老年人患有 3 种以上慢性疾病。多种慢病共存与发病率、死亡率的增加、功能衰退、卫生资源使用及多重用药有关[36]。

在老年人中，多重用药与医疗成本增加及药物相关不良事件的增多相关[37]。由于多种慢病共存，往往需要多重用药。因此，监测这些患者的药物治疗不仅具有挑战性，而且势在必行。同类药物可能被重复处方，未被发现的药物副作用又可能需要额外的药物治疗。因此，仔细地用药方案评估对于识别老年人潜在、不必要或不恰当用药及系统的减少和停用相关药物至关重要[38]。

药物的不良事件

药物不良事件（adverse drug event，ADE）是指药物治疗过程中出现的任何可预防或不可预防的事件。老年人联合使用多种药物可显著增加具有临床意义的药物相互作用和随后 ADE 的风险。在社区，接近 1/25 的老年患者存在药物相互作用的潜在风险[39]。由于预防用药的增加、慢性病药物的使用、老龄化以及获取处方药便利性的增加，预计药物不良事件将会相应增加[40]。

使用高风险药物，如抗胆碱能药、抗精神病药、阿片类镇痛药和催眠药及多重用药，均可增加 ADE 的发生风险[38]。

高达 31% 的老年患者因药物相关不良事件住院治疗[41]。在老年患者中，药物相关不良事件的报告可能不足且难以发现，因为它们通常表现为非典型和非特异性的症状，例如嗜睡、精神错乱、头晕或跌倒。然而，大多数不良反应是药物药理作用的延伸，有可识别的预测因素，并且是可预防的[42]。

老年人药物不良反应

案例 107-2

问题 1：S. E. 是一位 85 岁的老年女性，居住于 LTCF，身高 158cm，体重 46.3kg，SCr 1.6mg/dl，因胸痛及呼吸短促收住院，已排除心肌梗死（myocardial infarction，MI）。医生担心麻醉药的过度镇静作用，为她开具了酮咯酸 30mg，静脉滴注，每 6 小时 1 次。她有严重心力衰竭和心绞痛病史，服用赖诺普利 10mg，每日 1 次；呋塞米 40mg，每日 1 次；阿司匹林 81mg，每日 1 次，单硝酸异山梨酯（isosorbide mononitrate，ISMN）30mg，每日 1 次。后将赖诺普利增加到 20mg，每日 1 次；呋塞米增加到 40mg，每日 2 次。开始静滴酮咯酸时，她的血压是 110/66mmHg，尿量是 20~30ml/h，持续 4 小时。对于 S.E. 存在哪些危险因素会引起药源性肾功能障碍？

S.E. 存在多种发生药源性急性肾衰竭（acute renal failure，ARF）的危险因素。血管紧张素转化酶抑制剂（angiotensin-converting enzyme inhibitor，ACEI）可用于治疗心力衰竭，并通过增加心输出量改善肾功能。但是，ACEI 可降低出球小动脉和肾小球毛细血管滤过压，促使易感人群发生 ARF。另一个风险因素是酮咯酸的使用。据报道，在接受短期 NSAID 治疗的 LTCF 居民中，氮质血症的发生率为 13%[43]。低钠血症、高剂量利尿剂、糖尿病、严重心力衰竭（NYHA Ⅳ级）、使用长效 ACEI、同时使用 NSAID 药物都是药源性 ARF 的危险因素（参见第 28 章）。由于年龄增长导致肾脏改变，因此，老年人可能特别容易受到上述影响。对于具有这些危险因素的患者，在开始使用 ACEI 或增加 ACEI 剂量时应密切监测（参见第 14 章）。当原发性肾脏病、HF、伴腹水的肝病或高血压导致肾功能受损时，肾脏前列腺素（PGE_2，PGI_2）会代偿性增加，以帮助维持肾脏的血流量。因此，使用前列腺素抑制剂，如酮咯酸等会增加 S.E. 发生 ARF 的风险。此外，老年人应用酮咯酸的最大推荐剂量为每日 60mg，故 S.E. 的用药剂量过大[44]。

获得适宜处方的方法

针对老年人普遍存在的共病状态和多重用药问题，美国老年病学会于 2012 年成立了老年人共病护理专家小组，制定了一套关于老年人共病照护的指导原则[36]。其中包括 5 个步骤：①归纳并整合患者的偏好和照护目标；②掌握现有证据的适用性和局限性；③根据预后制订临床决策；④考虑治疗的复杂性和可行性；⑤不断优化治疗计划。这些原则的有效实施可能需要跨专业团队成员的参与及高质量的照护协作。药师在其中也发挥着不可或缺的作用。

老年特定疾病的药物治疗

门诊老年患者心血管疾病

案例 107-3

问题 1：T.M. 是一位 73 岁的老年女性，参加了当地老年中心的"棕色袋子"项目。她主诉近来感觉"迟钝"和眩晕。T.M. 依靠自己中等水平的固定退休金过着独居生活。她患有多种慢性病，包括 CAD、HF、高血压、糖尿病和高脂血症。她主诉不同的专科医生给她开具了大量药物，但她并不知道这些药物的名称。她承认经常忘记

服药。T.M. 社交生活比较活跃，她定期拜访她的朋友，参加当地老年人的午餐会。她对天然药物比较感兴趣，经常自行服用非处方药和中药，她的朋友们也常服用这些药物。由于最近身体虚弱，她已经不怎么出去活动了。她的"棕色袋子"中包含以下药品：格列本脲 2.5mg，每日 2 次；氢氯噻嗪 25mg，每日 1 次；阿替洛尔 50mg，每日 1 次；烟酸 500mg，每日 3 次；肠溶阿司匹林 325mg，按需服用；地高辛 0.25mg，每日 1 次；硝酸异山梨酯（isosorbide dinitrate，ISDN）20mg，每日 4 次；硝酸甘油（nitroglycerin，NTG）0.4mg，舌下给药，按需服用；卡托普利 25mg，每日 3 次；呋塞米 40mg，每日 2 次；对乙酰氨基酚 500mg，按需服用；维拉帕米 60mg，每日 4 次；多种维生素和矿物质；碳酸钙 500mg，每日 3 次；布洛芬 200mg，按需服用；吡格列酮 30mg，每日 1 次。同时，她会在晚餐时喝 1 杯红酒。要对 T.M. 的药物治疗进行安全有效的管理，需要哪些步骤？

与许多同时患有多种慢性疾病正在接受治疗的门诊老年患者一样，由于依从性差、用药错误、有多个医师开具处方、自行用药及多重用药的问题，使 T.M. 面临着高风险的用药相关问题。她代表了 900 多万独居老人的现状。社区中的独居老人通常为 75 岁以上的女性，常患有多种疾病，且同时服用多种药物[1]。随着平均寿命的提高，多种疾病管理的复杂性增加，这使得非住院老年患者发生药物不良反应以及与药物不良反应相关入院的风险增高[42,45]。另一组有较高药物不良反应发生风险的是刚出院的老年患者。对这些老年患者来说，出院后往往是一个混乱的时期，他们可能难以应对或区分新的、替代的或重复的药物。表 107-6 总结了导致老年人依从性差的各种因素[46]。

表 107-6

影响用药依从性的因素

较低的健康知识水平（对药品说明书以及用药重要性的理解）

药品费用

明显的认知或肢体障碍（如记忆力、听力、视力）

处方填写不一致或重复填写

不良反应

缺乏有效的临床证据

来源：Bosworth HB et al. Medication adherence：a call for action. *Am Heart J*. 2011；162（3）：412－424. doi：10. 1016/j. ahj. 2011. 06. 007.

案例 107-3，问题 2：依照"棕色袋子"项目中药剂师的建议，T.M. 参与了多个专科的老年患者护理小组。在访谈中，T.M. 承认她经常根据自我感觉和药物的费用来选择药物。她的晚餐饮酒量是每次 8~12 盎司（1 盎司＝

29.57ml），每周多次。T. M. 自述已停用呋塞米和补钾药，因为她觉得是这些药物引起了她反应迟钝和眩晕。T. M. 病历摘要和体格检查如下：73 岁白人女性，身高171cm，体重 85.7kg。生命体征：血压 168/82mmHg，心率54 次/min，体温 27.1℃，呼吸频率 18 次/min。相关实验室检查：

SC$_r$：1.5mg/dl（正常 0.6～1.2mg/dl）

血尿素氮（blood urea nitrogen，BUN）：35mg/dl（正常8～18mg/dl）

Na：153mmol/L（正常 138～145mmol/L）

K：3.1mmol/L（正常 3.5～5mmol/L）

Mg：0.75mmol/L（正常 0.8～1.2mmol/L）

血糖：250mg/dl（正常 70～110mg/dl）

HbA$_{1c}$：9.5%

总胆固醇（total cholesterol，TC）：259mg/dl

低密度脂蛋白（low-density lipoprotein，LDL）：140mg/dl

高密度脂蛋白（high-density lipoprotein，HDL）：40mg/dl

甘油三酯（triglycerides，TG）：200mg/dl

尿蛋白：2+

地高辛血药浓度：1.5ng/ml

心电图显示窦性心动过缓伴陈旧前壁心肌梗死。超声心动图显示射血分数（ejection fraction，EF）25%。目前存在的问题是新近出现的反应迟钝和晕厥、用力时胸痛及呼吸气促、3（+）双侧压凹性水肿、心力衰竭Ⅱ～Ⅲ级（NYHA 分级）、高血压、2 型糖尿病、肥胖、过量饮酒、CAD 和高脂血症。是哪些因素造成了 T. M. 的反应迟钝和晕厥？

T. M. 需要一个初级健康顾问来负责她的医疗保健，并评估她新发的反应迟钝和眩晕症状。同时她还应该与一家药房建立客户-患者关系，以便她所有的药物都在一个档案中进行持续评估。此外，应建议 T. M. 戒酒，因为酒精可以与她目前服用的某些药物发生相互作用而导致病情恶化。最后，强烈建议对药物治疗相关问题（medication-related problem，MRP）的风险进行评估[47]。

T. M. 的反应迟钝和眩晕很可能是由心率较低、轻微脱水状态及可能导致虚弱的多种药物所致。具体来说，地高辛每日 0.25mg 剂量过高；70 岁以上患者的初始治疗剂量应限制在每日 0.125mg，以减少因肾脏清除率降低而致的药物毒性增加。地高辛治疗心力衰竭的有效浓度范围为 0.5～0.9ng/ml，而 T. M. 的地高辛血药浓度为1.5ng/dl，超出有效范围。因此，地高辛的剂量应调整为每日 0.125mg[48]。

若心力衰竭得到控制，应停用地高辛来评估患者继续使用该药的必要性。最后，阿替洛尔和维拉帕米都能够减低心率，从而进一步导致反应迟缓。将阿替洛尔换成缓释剂型的 β 受体阻滞剂可能会对改善上述症状有一定帮助。此外，可停用维拉帕米，因为此时该药除了能降低血压外，可能没有其他益处，且有可能使心力衰竭情况加重。

心力衰竭

案例 107-3，问题 3： 对于 T. M. 的心力衰竭最适合的治疗方案是什么？

T. M. 患有陈旧性心肌梗死、结构性心脏病、有较低的射血分数，同时存在液体潴留症状，参照美国心脏病协会/美国心脏协会分类方案，属 C 期心力衰竭（参见第 14 章）。心力衰竭是老年患者发病和死亡的常见原因。心力衰竭伴随射血分数降低的标准治疗通常包括 ACEI 或 ARB，以及 β受体阻滞剂。在有症状的患者中，利尿剂可用于缓解症状，醛固酮拮抗剂可用于降低发病率和死亡率。在特定的患者中，地高辛或肼屈嗪/异山梨醇也可能会降低发病率和死亡率，以及防止住院。针对 T. M. 的病情，推荐的治疗方案包括 ACEI 或 ARB、β 受体阻滞剂、醛固酮拮抗剂、利尿剂则用于缓解症状。心力衰竭的治疗常需要对共存的状况进行多种药物联合，因此，密切监测药物治疗至关重要。同时，非药物性干预措施（如减肥和控制盐摄入量）能够更好地控制心力衰竭[49]。

利尿剂

案例 107-3，问题 4： 呋塞米和氢氯噻嗪联用是最适合 T. M. 的利尿治疗方案吗？

髓袢利尿剂通常比噻嗪类利尿剂在缓解症状方面的效能更高。对 T. M. 来说，应优先选择呋塞米，因为氢氯噻嗪对于中度至重度肾损伤（肌酐清除率＜30ml/min）的患者效果较差[50]。此外，呋塞米和氢氯噻嗪联用会导致利尿效果加倍，甚至可能产生过度利尿。停用氢氯噻嗪可改善 T. M. 的低血钾和轻微脱水症状。在使用利尿剂期间，定期监测 SCr、尿素氮、血钠和血钾水平是非常必要的。在 T. M. 坚持服用呋塞米和 ACEI 类药物之后，再根据血钾水平决定是否需要补钾。老年患者通常不喜欢服用利尿剂，因为这类药物会增加他们的排尿频率。因此，建议 T. M. 在白天社交活动结束后的当日晚些时候再服用呋塞米。

ACEI 与 ARB

案例 107-3，问题 5： T. M. 一直口服卡托普利25mg，每日3 次。对于 T. M. 来说，选择卡托普利合适吗？

阻滞肾素-血管紧张素-醛固酮系统对于心力衰竭的治疗十分必要。然而，每日 3 次服用卡托普利并不方便，可能导致依从性差。尽管卡托普利、依那普利和赖诺普利均在临床试验中被证明对 HF 有效，但赖诺普利是这些药物中唯一可每日 1 次服用的药物。由于福辛普利 50%经肝脏代谢，50%经肾脏代谢，所以也是适合的选择之一[51]。如果不能耐受 ACEI 的治疗，可用 ARB 代替。虽然之前有研究证明，在 ACEI 治疗方案中加入 ARB 相比于单独使用ACEI，患者死亡率和住院率都有所降低[52]，但最新数据显示，这两类药物的联合用药可能对患者不利，尤其是老年患者,因为这会使高血钾和肾功能损伤的风险更高[53]。

β受体阻滞剂

案例107-3,问题6:T. M. 服用阿替洛尔每日40mg,针对T. M. 的情况,选择阿替洛尔是否合适?

已经证实β受体阻滞剂卡维地洛、美托洛尔和比索洛尔能够降低HF的发病率和死亡率[54-56]。针对T. M. 的情况,阿替洛尔临床上不适用于HF,应该停止使用。此外,它经肾脏消除,这可能导致肾功能障碍的老年患者反应迟钝。虽然任何经过证实的药物都是适宜的,但缓释剂型的卡维地洛或美托洛尔可能会降低T. M. 的用药负担。

心血管疾病和高脂血症

案例107-3,问题7:T. M. 没有服用烟酸,因为她经历了无法忍受的面部潮红。尽管T. M. 有MI病史,但她不认为胆固醇和"心脏病"是女性的主要健康问题。那么,年龄>65岁的女性与同龄男性相比,因冠心病(coronary heart disease,CHD)死亡的风险是否不同?对于患CHD的老年女性来说,控制胆固醇是否重要?

超过60%的心血管疾病(CVD)相关死亡发生在75岁或以上的人群中。60~79岁的老年人中大约70%患有CVD[57]。80岁以上老年人,83.0%的男性及87.1%的女性患有CVD[57]。虽然男性是CVD的独立危险因素,但女性比男性更容易死于心脏病,因为这些事件在女性高龄人群中更易发生。女性高胆固醇血症的患病率明显高于男性,这似乎也预示女性晚年患CHD的风险会更高。因此,对于大多数临床ASCVD患者、LDL-C水平在70~189mg/dl之间的40~75岁的糖尿病患者,以及无糖尿病但预计10年ASCVD风险≥7.5%的患者来说,治疗血脂异常重要[58]。

案例107-3,问题8:控制T. M. 高脂血症的最佳治疗方案是什么?

T. M. 是一位73岁的女性,有糖尿病、高胆固醇及高血压病史,10年ASCVD风险>7.5%。T. M. 的治疗计划应该从改变生活方式和饮食习惯开始。由于她的高ASCVD风险水平且伴随糖尿病,应该开始使用高强度他汀类药物,使LDL降低至少50%。尽管如此,用药时依然要权衡他汀类药物治疗所带来的潜在不良风险。应定期监测肝转氨酶水平。尽管较罕见,但在老年患者,特别是体重低的体弱老年人群中,肌肉相关不良反应的风险可能会增加。由于亲水性他汀类药物(如普伐他汀、瑞舒伐他汀和匹伐他汀)不经细胞色素P450代谢,所以不良反应较小,与其他药物相互作用的可能性也较低[59]。由于阿托伐他汀和瑞舒伐他汀的半衰期较长,所以它们可在一天中的任何时间给药。此外,由于阿托伐他汀受肾损伤的影响较小,所以可能更适用于T. M. [60]。

由于缺乏临床试验数据,74岁以上高脂血症的临床治疗指南是很有限的。目前的指南建议随着患者年龄的增长,继续使用目前能耐受的他汀类药物[58]。如果在74岁之后需要使用其他的他汀类药物,则需要仔细评估风险与收益,并且指南建议对于可能需要高强度治疗的患者,应考虑使用中等强度的他汀类药物。在这些患者中,需综合考虑是否存在高心血管风险或血管性痴呆、功能状态和整体预后等因素。

目前,没有足够的数据支持联合治疗。如果需要联合治疗,可以联合依折麦布,因为IMPROVE-IT试验中证实,联合依折麦布可以进一步降低LDL水平和心血管疾病风险,这不需要增加他汀类药物的剂量,同时也避免了他汀潜在的不良反应[61]。不推荐烟酸与他汀类药物联合治疗。AIM-HIGH试验结果发现,患者除了血脂水平有所改善,并没有额外的临床获益,同时使脑卒中风险和药物不良反应增加[62]。此外,无法耐受的不良反应如潮红、肌病和高血糖风险可能会限制其使用。在糖尿病患者中,使用贝特类药物联合他汀类药物的治疗引发了很大争议,正如最近在ACCORD脂质试验显示的那样:在糖尿病患者中,与仅接受辛伐他汀治疗相比,在辛伐他汀基础上联合非诺贝特,并不会降低致死性CHD事件、非致死性心肌梗死或非致死性脑卒中的发生率[63]。最后,由于酒精会使TG水平升高50%,所以强烈建议戒酒[64]。

案例107-3,问题9:为了更好地控制T. M. 的冠心病,还应该采取什么干预措施?

任何优化冠心病管理的策略都应考虑T. M. 的身体状态、伴随疾病情况并充分权衡利弊。在目前的治疗方案下,T. M. 仍有心绞痛发作,这可能是由于病情加重或不能坚持硝酸异山梨酯每日4次的治疗方案所致。她应该接受CAD的评估,并在必要时开始适当的抗血小板治疗。每日1次的长效硝酸盐制剂(如ISMN)可能更适合;如有必要,还可舌下含服硝酸甘油。T. M. 应继续使用冠心病的一线治疗药物阿司匹林及β受体阻滞剂,因为阿司匹林可预防心肌梗死,而β受体阻滞剂对HF有利。为了防止动脉粥样硬化导致的斑块破裂和内皮损伤,应使用他汀类药物。ACEI已被证明可以降低死亡率,并可作为CAD的二级预防,特别是对65岁以上的人群。所以,此类药品应该是治疗方案的一部分。ACEI同时也对T. M. 的HF、高血压及糖尿病肾病有益处[65]。虽然钙通道阻滞剂对CAD也有效,但对HF的效果并未得到证明;因此,在对其他药物进行优化时,可以继续使用维拉帕米。

高血压

案例107-3,问题10:T. M. 患有未控制的高血压,应如何根据患者年龄进行控制?

美国糖尿病学会(American Diabetes Association,ADA)和2014年成人高血压管理循证指南:第八次全国联合会议关于高血压预防、检测、评估和治疗报告(JNC 8)上提出,糖尿病患者血压应低于 140/90mmHg。不考虑 T. M. 的高龄问题,她的血压已远远高于这一指标[65,66](参见第 9 章)。65 岁以上的人群中,超过 2/3 患有高血压。尽管该年龄段患病率最高,但只有一小部分人群的血压得到控制或充分治疗[67]。对于 60 岁以上无糖尿病或 CKD 的患者,血压目标为<150/90mmHg 为宜。HYVET 研究表明,对于 80 岁及以上人群,如果血压能从基线 173/91mmHg 有效下降15/6mmHg,即可减少 30% 的卒中发生率、39% 的卒中死亡率、23% 的心血管疾病死亡率以及 64% 的心力衰竭[68]。

虽然适当的剂量及联合治疗对于控制老年人的血压至关重要,但根据 ACCORDBP 试验的最新发现,治疗过程中密切监测以避免收缩压(systolic blood pressure,SBP)低于120mmHg 也是必要的。若 SBP 低于 120mmHg,非但不会减少致死性和非致死性心血管事件的发生,反而会增加不良反应的发生率[69]。强制降压的严重副作用包括:低血压、心动过缓、低血钾以及 SCr 升高,应严密监测这些副作用。建议 T. M. 服用适当剂量的呋塞米、ACEI 或 ARB,并密切监测,作为高血压的主要治疗方法。现已证实美托洛尔或卡维地洛的缓释或控释剂型对 HF 有效,故应考虑使用该类药物。尽管维拉帕米缓释剂对 CAD 和高血压有效,考虑到T. M. 不稳定的 HF 症状,不建议使用[49]。

老年糖尿病

案例 107-3,问题 11: T. M. 主诉服用格列本脲后经常感到头昏、发抖。她承认自己并没有规律地服用这个药物,因为它还会导致心跳加速。那么,控制 T. M. 糖尿病的最佳治疗方案是什么?

首先,应该对她进行全面的糖尿病教育,强调减肥、自我血糖监测、戒酒以及坚持服药的重要性。体重下降5%~10% 有助于改善她的血糖控制水平及心血管状况[66]。饮酒及不固定的饮食规律可能导致低血糖以及高血压和 HF 的病情恶化。每日推荐的酒精摄入量为:男性不超过 2 杯[啤酒(24 盎司,1 盎司 = 29.57ml)或红酒(10 盎司)或 80 度烈酒(3 盎司)],女性不超过 1 杯[70]。格列本脲是一种长效的磺酰脲类药物,代谢产物有活性且肾脏清除率较高,所以与其他磺酰脲类药物相比,更容易引起严重的低血糖。一般来说,老年人更容易发生低血糖,即使是服用了较低剂量的药物,同时他们也可能难以自我识别低血糖症状。在第二代磺酰脲类药物中,格列吡嗪和格列美脲更适用于肾功能不全的患者。但相比之下,非磺酰脲类促胰岛素分泌药(如瑞格列奈或那格列奈)则比磺酰脲类更适合于老年人,因为这类药物用于肾功能减退的人群时无需调整剂量,且允许更灵活的饮食方式。然而,这类药物需要每日多次给药,可能仍然会导致低血糖风险。根据 ADA 指南,使用任何新的降糖药物都应该从小剂量开始并逐渐加量,直到血糖得以控制,以避免低血糖的发生[66]。

目前糖尿病的初始治疗方案为二甲双胍联合生活方式改变[71]。根据 FDA 标签,SCr 超过 1.4mg/dl 时禁用二甲双胍,所以,T. M. 应禁用该药物;然而,ADA 和欧洲糖尿病研

究协会(European Association for the Study of Diabetes)报告称,二甲双胍似乎是安全的,除非 eGFR 降至<30ml/min。因此,当肾功能下降至 45ml/min 以下时,可考虑适当减少剂量[72]。当二甲双胍禁忌或治疗不足时,可加用有效且价格合理的磺酰脲类或吡格列酮,但应注意低血糖等不良反应的风险。由于 T. M. 有 HF 病史,所以应避免使用吡格列酮。除非患者 HbA$_{1C}$ 持续高于 8%,否则无需注射GLP-1 类似物,这类静脉用药应与口服药联合应用。如果A$_{1C}$ 显著升高,或患者未能达到血糖控制目标,可添加基础胰岛素。其他降低 A$_{1C}$ 的替代方案可能包括二肽基肽酶-4(dipeptidyl peptidase-4,DPP4)抑制剂和葡萄糖钠协同转运 2(sodium glucose cotransport 2,SGLT2)抑制剂,但这些方案更昂贵且降低 A$_{1C}$ 的疗效更低。DPP4 抑制剂不易引起低血糖,可考虑用于疾病早期。但是,如果肌酐清除率低于 50ml/min,则需要调整其剂量[73]。总的来说,老年人糖尿病管理的重点应该是降低心血管风险,严格控制血压和血脂,并避免低血糖事件的发生。老年人的 HbA$_{1C}$ 目标值一般为 7.5%~8%。在伴随疾病较少且身体功能状态较好的情况下,如果能够使 HbA$_{1C}$ 安全的达到 7%~7.5% 则更佳。对于一些功能损伤、认知功能受损、有多种复杂的疾病、伴终末期疾病、有低血糖或跌倒倾向的老年患者,可以将 HbA$_{1C}$ 目标值适当提高[66,74]。针对 T. M. 的情况,建议停用格列本脲和吡格列酮,并启用格列吡嗪或瑞格列奈联合西格列汀或其他基础胰岛素(如甘精胰岛素等)治疗。最后,应定期对糖尿病并发症进行全面筛查,以降低发病率和死亡率[66]。

老年患者与抑郁症

抑郁症是 65 岁以上老年人最常见的精神疾病,发病率约为 15%,是老年人患病和死亡的一个重要原因[75]。遗憾的是,尽管抑郁症是老年人自杀的一个重要危险因素(老年人自杀率高于全国平均水平),但并未得到充分的认识和治疗[76,77]。由于老年人常患多种疾病(如脑卒中、癌症、MI、风湿性关节炎、痴呆、帕金森病和糖尿病等),因此,老年抑郁症的发生风险很高[78]。第 86 章将进一步讨论抑郁症的危险因素和潜在的药物诱发原因。

案例 107-4

问题 1: J. W. 是一位 79 岁的老年女性,身高 177cm,体重 49.9kg,就诊以评估精神状况。她丈夫述说她最近有点反常。J. W. 的变化开始于 6 个月前的一次家庭旅行,当时她在游轮上迷了路。从那以后,她变得越来越焦虑,还开始失眠。虽然她并不感到悲伤和"沮丧",但她经常感觉不舒服。J. W. 对生活的乐观态度逐渐变得悲观起来。她丈夫说,她变得更健忘,不再喜欢吃东西。事实上,在过去的 2 个月里,她的体重下降了 8.2kg。J. W. 不再在当地的儿童中心做志愿者工作。她说她想死,因为她不再是以前的自己了,但是她否认有任何自杀的想法。她患有糖尿病和高血压,每日早上服用格列

吡嗪5mg,同时服用氢氯噻嗪25mg,这些药物很好地控制了她的病情。她的体格检查和身体状况一般。实验室检查结果和头部CT扫描结果也在正常范围之内。J. W.被诊断出严重的抑郁症。J. W.有哪些抑郁的症状呢?

J. W. 所表现出的症状在老年患者中十分典型,这通常与年轻抑郁症患者的症状不同。《精神障碍诊断和统计手册(第5版)》(*Diagnostic and Statistical Manual of Mental Disorders, DSM-IV*)中所列的抑郁症诊断标准比较适用于年轻患者,但可能并不适用于老年抑郁症患者[79]。老年患者不太可能主诉有自杀的想法,更可能表现为体重减轻、焦虑、易怒、躯体不适和不愿继续进行正常活动,这些可能是比抑郁情绪更重要的老年抑郁特征。J. W. 的记忆问题可能是由于情绪低落而无法集中注意力所致。这与痴呆不同,后者主要表现为短期和长期记忆受损(参见第108章)。因此,不能单凭抑郁情绪来判断老年人是否患有抑郁症[76]。表107-7列出了老年人可能出现的不典型抑郁症状。出现其中任何一种症状都应引起足够重视,并对主要的抑郁症状进行进一步的评估。

表107-7

老年人不典型的抑郁症状

激动/焦虑/担忧	躯体不适
主观能动性和解决问题能力下降	过度自卑
滥用酒精或药物	婚姻不和
偏执	社交恐惧
强迫症	认知障碍
易怒	自理能力下降

来源:Sable JA, et al. Late-life depression:how to identify its symptoms and provide effective treatment. *Geriatrics*. 2002;57:18.

案例107-4,问题2:医生决定为J. W. 开具抗抑郁药物,老年人适合什么样的抗抑郁药呢?

为老年患者选择抗抑郁药物时,必须考虑到与年龄相关的药代动力学、药效学和生理的变化,这些变化使老年患者更容易受到药物不良反应的影响。尽管可供选择的抗抑郁药效果大致相当,但与传统药物(如TCA)相比,SSRI的耐受性更好。因此,低剂量的SSRI应作为大多数老年抑郁症患者的一线治疗药物。当然,还必须结合患者对药物的敏感性、伴随疾病和药物不良反应等进行适当的临床用药调整。J. W. 应该从低剂量开始服用SSRI(如西酞普兰每日10mg),然后,逐渐加量以控制她的抑郁症状。对于60岁以上的成年人,西酞普兰的日极量不应超过20mg,因为它有延长QT间期的风险。表107-8列出了老年患者服用SSRI类药物的初始推荐剂量和最大剂量。与年轻患者相比,老年患者获得完全的抗抑郁效果可能需要2倍的时间。因此,可能需要8~12周的时间,再来评估J. W. 对治疗的反应[80]。

表107-8

老年人服用抗抑郁药的剂量

药物	初始剂量	最大剂量
西酞普兰	10mg,每日1次	20mg,每日1次
艾司西酞普兰	5mg,每日1次	10mg,每日1次
氟西汀	5mg,每日1次	40mg,每日1次
氟伏沙明	25mg,睡前服用	200mg,睡前服用
帕罗西汀	10mg,每日1次	40mg,每日1次
舍曲林	25mg,每日1次	150mg,每日1次
米氮平	7.5mg,每日1次	45mg,每日1次
安非他酮	37.5mg,每日2次	75mg,每日2次
度洛西汀	20mg,每日1次	40mg,每日1次
文拉法辛	25mg,每日2次	225mg,每日1次
去甲文拉法辛	50mg,每日1次	400mg,每日1次

老年人哮喘和慢性阻塞性肺疾病

流行病学调查表明,哮喘在老年人中的发病率约为4.5%~12.7%[81,82]。65岁及以上的哮喘患者中,虽有25%在20岁之前有儿童哮喘病史,但仍有27%是在60岁之后才诊断的哮喘[83]。哮喘相关的住院率和死亡率在65岁以上的成年人中最高,这可能是因为对于该病的诊断和治疗不足所致[83]。哮喘的症状包括气喘、咳嗽、胸闷和呼吸困难,老年患者和年轻患者症状相似(参见第18章)。然而,由于老年人更可能合并其他疾病(如心力衰竭、心绞痛、慢性阻塞性肺疾病及胃食管反流病),而这些疾病的症状与哮喘相似,因此,准确诊断和评估其严重程度常常比较困难[83]。

慢性阻塞性肺疾病(chronic obstructive pulmonary disease,COPD)主要是在老年患者中的疾病,在75岁及以上人群中患病率高达10%[84]。这种慢性疾病是老年人患病和死亡的主要原因,约占全美65岁以上住院老年人的1/5[85]。但它通常不能被及时诊断,因为很可能被误认为是正常老龄化过程的一部分,或者会被混淆为生理功能退化或其他伴随疾病如HF[85]。老年人COPD的药物治疗方法与标准治疗方案没有显著差别(参见第19章),然而,当患有肺部疾患的老年人同时合并其他疾病时,可能更易发生药物不良反应。

案例107-5

问题1:J. C. 是一位67岁的老年女性,身高171cm,体重65.8kg,因严重呼吸短促2日,收入急诊病房。4日前她出现流感样症状,包括发热、咳嗽和轻微的喘息,此前她身体状况一直良好。J.C. 有哮喘、糖尿病、高血压、头痛和 GERD 病史。她目前的治疗药物包括格列吡嗪 5mg，每日 1 次；赖诺普利 10mg，每日 1 次；美托洛尔 50mg，每日 2 次；兰索拉唑 30mg，每日 1 次；布洛芬 200mg，每 6 小时 1 次，按需给予治疗头痛药物；沙丁胺醇［定量吸入剂（metered-dose inhaler，MDI）每次 2 喷，每日 4 次］治疗呼吸短促；氟替卡松（44μg，MDI，每次 2 喷，每日 2 次）。她的治疗方案在过去 2 年几乎未曾改变，且她遵医嘱使用了所有处方药，最近几日，唯一的变化是她需要每 3~4 小时使用沙丁胺醇，治疗咳嗽和气喘。哪些因素（包括药物）可能导致 J.C. 的哮喘急性发作呢？

对于先前病情稳定的老年哮喘患者，若出现哮喘急性发作，应注意排查患者用药史，评估是否服用过可诱导哮喘发作的药物。阿司匹林和其他 NSAID 已被确认会诱导成年哮喘患者发生急性支气管痉挛[86]。询问 J.C. 之前（尤其最近）服用布洛芬与哮喘发作的关系，如果相关，应避免使用，此时可选择对乙酰氨基酚作为替代[87]。非选择性 β 受体阻滞剂（包括局部眼用制剂）可能导致急性支气管痉挛，气道高反应的患者应避免使用。普遍认为心脏选择性 β 受体阻滞剂是安全的，可以应用于哮喘患者，但必须认识到这类药物在较高剂量时也可能失去心脏选择性。由于 J.C. 一直服用低剂量的美托洛尔（心脏选择性药物），未出现问题，所以这种药物不太可能是引起她急性哮喘发作的原因。呼吸道感染（尤其是病毒）是哮喘发作最重要的诱发因素之一。J.C. 自述她最近出现了流感样症状，这可能跟她近期的呼吸道症状有关。作为将来的一项预防措施，建议 J.C. 每年注射流感疫苗。但 J.C. 不记得是否按时接种了肺炎链球菌疫苗。对于 65 岁及以上从未接种或不确定是否已经接种肺炎链球菌疫苗的成年人（如 J.C.），应接受一次肺炎链球菌联合疫苗（PCV13），并于 12 个月后接种肺炎链球菌多糖疫苗（PPSV23）[88]。

案例 107-5，问题 2：老年哮喘患者的药物治疗方案和儿童或青年患者相同吗？J.C. 哮喘持续状态的治疗方案是否需要调整？

控制老年患者哮喘持续状态的药物与青年患者相似，包括支气管扩张剂和抗炎药（参见第 23 章）。由于老年患者伴随疾病的可能性更大，潜在的药源性疾病和药物-药物相互作用更多，所以药物的选择和监测更加复杂。

吸入 β₂-受体激动剂是治疗各年龄段哮喘的一类重要药物。由于药物间相互作用少，不良反应少，β₂-受体激动剂是老年哮喘患者的理想药物。但是，这些药物能够引起剂量依赖性的全身不良反应，例如震颤、心动过速、低血钾和心律失常，对于有心脏疾病的患者尤其应该注意[82]。吸入性糖皮质激素是各种哮喘持续状态的首选治疗药物，但在老年人中可能使用不足。虽然通常耐受性良好，但接受大剂量糖皮质激素治疗的老年患者患骨质疏松、白内障、皮肤变薄和擦伤的风险会增加[89]。除了已知的与全身应用

糖皮质激素相关的并发症（参见第 44 章）外，这些药物还可引起急性意识错乱、躁动和高血糖。

目前 J.C. 使用低剂量吸入糖皮质激素（氟替卡松）联合短效 β₂-受体激动剂（沙丁胺醇），这个方案适于轻度哮喘持续状态的治疗。在她的病毒感染得到解决后，应在接下来的 3 个月内，重新评估 J.C. 的哮喘控制情况，以便逐步调整治疗方案。由于 J.C. 已经绝经，有发生骨质疏松的风险，故应该开始补充钙剂和维生素 D（见第 110 章）。

对于大部分患者来说，正确使用 MDI 存在一定困难，对老年患者更是如此，因为他们手部力量下降、患有关节炎、难以定时用药或记忆力减退。使用储雾罐或类似辅助装置可解决上述问题，还可减少吸入糖皮质激素引起的全身性和局部不良反应（如咳嗽、声音嘶哑、鹅口疮）。J.C. 出院后应使用储雾罐来吸入沙丁胺醇和氟替卡松。尽管 J.C. 之前用过 MDI，也应该要求她演示 MDI 的操作，并在必要时对她重新进行指导，以确保她正确使用吸入器和储雾罐。如果 J.C. 不能正确使用该装置，则应考虑使用雾化溶液、呼吸激活的吸入剂或干粉吸入装置。

老年感染性疾病

感染是老年人最常见的问题之一，也是老年人患病和死亡的重要原因。感染还是老年人住院的最常见原因之一[90]。老年人感染的治疗通常不够及时，因为他们可能出现不典型的体征和症状。老年人比年轻人更容易同时感染多种微生物，在选择、给药和监测抗菌药物治疗时应考虑肾功能的变化。

肺炎

案例 107-5，问题 3：J.C. 被收住院，静脉注射甲泼尼龙 4 日后出院。出院带药为泼尼松 40mg，每日 1 次，连续服用 7 日。出院 3 日后，她再次来到急诊室。她的邻居发现 J.C. 突然变得健忘、意识混乱、呼吸困难。邻居说，J.C. 已经卧床 2 日，没有太多进食。J.C. 伴有低热，胸部检查提示右肺底呼吸音微弱，并伴有湿啰音。胸片提示肺炎。J.C. 的临床表现是否符合老年人社区获得性肺炎的症状？

社区获得性肺炎是美国成年人因感染而住院和死亡的最常见原因之一[91]。一项以社区获得性肺炎为基础的大规模人群研究显示：65~79 岁的老年人中，需住院治疗的肺炎发生率是 18~49 岁人群的 9 倍，是 85 岁及以上人群的 25 倍。

在所有成年人中，CAP 的危险因素包括年龄>65 岁、COPD、吸烟、酗酒、误吸以及慢性疾病，如心脏、肾脏和肝脏疾病[92,93]。肺炎链球菌是老年 CAP 最常见的病原菌[91]。

老年肺炎患者通常没有明显的发热和呼吸道症状[93]，像 J.C. 一样，他们可能仅仅表现为精神状态的改变（谵妄、急性意识错乱、记忆障碍）或功能状态的下降。谵妄或急性意识错乱是老年患者新发下呼吸道感染的常见表现。

案例 107-5，问题 4：J.C. 的呼吸道感染应当如何治疗？

多数情况下,老年患者肺炎需要住院治疗,因为他们面临更大的死亡和并发症风险。早期经验性应用抗菌药物治疗对老年肺炎患者尤其重要(参见第67章)。J. C. 应再次住院,并积极使用广谱静脉用抗菌药物治疗肺炎。美国传染病学会/美国胸科协会成人社区获得性肺炎管理共识指南推荐,对大多数需住院但无需入住重症监护病房(ICU)的患者应接受呼吸氟喹诺酮(莫西沙星、吉米沙星、左氧氟沙星)或β-内酰胺类联合大环内酯类药物的治疗,对需入住ICU的患者,建议使用β-内酰胺加阿奇霉素或呼吸氟喹诺酮进行治疗[93]。

预防

案例 107-5,问题 5:住院 7 日后,J. C. 出院回家继续口服抗菌药物,疗程共 14 日。J. C. 出院后应采取哪些预防措施?

一旦患者病情稳定,准备出院,应改用口服抗菌药物在家中完成治疗。

接种流感和肺炎链球菌疫苗都是有益的,可用于预防社区获得性肺炎[93-95]。

目前,美国疾病预防控制中心建议:所有 65 岁及以上未接种肺炎链球菌联合疫苗(PCV13)的成年人,应进行接种,并于 12 个月后再接种肺炎链球菌多糖疫苗(PPSV23)[96]。如果已经先接种 PPSV23,则至少间隔 1 年后再接种 PCV13(参见第 64 章)。

应确认 J. C. 的免疫状况,在 J. C. 出院后应接种流感和肺炎链球菌疫苗作为预防措施。

尿路感染

案例 107-6

问题 1:A. H. 是一位 72 岁的西班牙裔妇女,由于右髋关节疼痛,只能靠轮椅活动。因为她最近尿失禁,她的孙女带她来到老年诊所。据她孙女叙述,A. H. 在过去 2 日一直很虚弱,从轮椅上起来时跌倒了。尿液检查提示尿路感染。A. H. 的症状是典型的尿路感染症状吗?

尿路感染(urinary tract infection,UTI)常见于老年患者,临床症状往往因人而异[97,98]。常见体征和症状可能包括排尿困难、血尿、尿频、尿失禁、脓尿和发热[98]。据估计,在社区居住的 70 岁以上的妇女中,15% 以上患有无症状菌尿,而居住在 LTCF 的老年人中,这一比例更高[99]。无症状菌尿不一定需要抗菌药物治疗[97]。老年女性因残留尿排尿障碍、老年男性因前列腺疾病导致阻塞性尿路疾病,使得他们易患菌尿症[100]。在老年人群中,UTI 既有轻度的膀胱炎也有危及生命的尿脓毒症;因耐药菌的存在及年龄相关宿主抵抗能力的下降,使得治疗更加困难。大部分老年人UTI 的表现都不典型,但常有诸如功能状态下降、认知障碍、虚弱、跌倒及尿失禁等非特异的表现[101]。

A. H. 的临床表现(虚弱、尿失禁及近期跌倒)正符合这些特征。和大多数成人尿路感染相同,老年人尿路感染的主要致病菌也是大肠杆菌,其他细菌还包括克雷伯氏菌、变形杆菌和肠球菌等(参见第 71 章)。

案例 107-6,问题 2:为 A. H. 开具处方:环丙沙星 250mg,每日 2 次,口服 7 日。此治疗方案是否合适?

对大多数有症状的 UTI 患者而言,口服抗菌药物,如呋喃妥因和复方新诺明比较适合,也可选用氟喹诺酮[102]。老年 UTI 患者抗菌药物治疗的一个重要考虑因素是肾功能损伤情况[103]。呋喃妥因有周围神经病变和肺毒性的潜在风险,不适合用于肾功能明显受损的患者。

对 A. H. 而言,环丙沙星是一个合理的选择,因为大肠杆菌是最有可能的致病菌。氟喹诺酮类药物由于可增加肌腱炎和肌腱断裂的风险而带有黑框警告。因此,除了肾功能,还应监测肌腱炎或疼痛的症状。

骨关节炎疼痛

关节炎是老年人瘫痪的最主要病因,患病率高达 30%[104,105]。活动障碍可能会使老年人被限制在床上或家中。骨关节炎又称退行性关节病,是老年人最常见的关节病。非药物性治疗,如理疗和职业治疗,已被证明可以有效减轻疼痛,改善患者的行动能力,无论单独使用还是与镇痛药联合使用[106]。

案例 107-7

问题 1:C. W. 是一位 71 岁的退休教师,5 年前患手部关节炎。他社交生活比较活跃,喜欢参与当地医院的志愿活动。因关节炎疼痛加重,而当前所用止痛药难以控制,他来到老年诊所就诊。他主诉烧心与胃反流的症状加重。他的病史包括糖尿病、高血压、高胆固醇血症和 GERD。C. W. 目前的用药情况如下:格列吡嗪 10mg,每日 1 次;维拉帕米缓释片 240mg,每日 1 次;阿托伐他汀 10mg,每日 1 次;法莫替丁 20mg,每日 2 次;多库酯钠 100mg,每日 2 次;布洛芬 200mg,每日 4 次,按需服用。为了更好地控制关节疼痛并使止痛药的副作用最小化,该患者的用药方案可以做哪些调整?

对乙酰氨基酚是治疗轻中度关节疼痛的首选药物(参见第 43 章)。虽然其镇痛效果可能不及 NSAIDs,但老年患者使用 NSAIDs 可能更易发生药物不良反应,而对乙酰氨基酚的胃肠道毒性和肾脏毒性较低,因此更适用于老年患者[104]。老年患者服用对乙酰氨基酚的日极量为 3 000mg,对于有酗酒史或肝功能损害病史的患者则应使用更保守的剂量[104,107]。若 C. W. 既往没有因关节疼痛服用过对乙酰氨基酚,那么对乙酰氨基酚的初始用药剂量应为 1 000mg,每日 3 次。骨关节炎疼痛的老年患者经常应用 NSAIDs 来缓解症状,但由于 NSAIDs 有潜在的胃肠道不良反应、肾毒性及心血管风险,老年患者在使用时应谨慎。虽然不像 NSAIDs 相关的胃肠道不良反应那么常见,高龄是 NSAIDs 相关肾毒性的主要危险因素,如水钠潴留以及高血压风险[108]。因此，C. W. 的 GERD 症状加重和高血压可能与服用布洛芬有关。如果对乙酰氨基酚不能有效地缓解疼痛，可选用非乙酰水杨酸盐，如双水杨酯进行治疗。与 NSAIDs 相比，非乙酰水杨酸盐具有较少的肾毒性与胃肠道毒性，但心血管风险未知。目前推荐使用选择性 COX-2 抑制剂如塞来昔布，与非选择性药物相比，其引起胃肠道不良反应的可能性较小，然而，不利的肾脏和心血管事件的风险仍然存在[108]。对于 C. W. 来说，可以选择 COX-2 抑制剂或在布洛芬基础上，再加用一种更有效的胃保护剂，如质子泵抑制剂，这样可以使胃肠道症状减轻，并有效的缓解疼痛。局部镇痛药通常需要每日多次使用，需评估皮肤的完整性以及应用方法[104]。葡萄糖胺和软骨素的使用已被证明可减轻骨关节炎疼痛并延缓疾病的进展，然而，它们在治疗中的地位仍是有争议的[109]。葡萄糖胺可能会增加糖尿病患者的胰岛素抵抗，如果使用这种药物，建议 C. W. 更密切地监测血糖。

> 案例 107-7，问题 2：C. W. 说自己曾服用过对乙酰氨基酚，但止痛效果不明显。医生给他开了塞来昔布，但试了几个月后，患者仍感疼痛与胃肠不适。C. W. 还有其他的止痛药选择吗？

由骨关节炎引起的中重度慢性疼痛，可以使用低剂量阿片类药物（参见第 55 章）。在老年患者中，使用阿片类药物尤其值得关注的是跌倒、谵妄和便秘的风险。可待因与曲马多是弱阿片类药物，有天花板效应，通常不能提供足够的镇痛效果，且可能对老年人有一定的风险。哌替啶在老年患者中也应避免使用，因为它具有很高的潜在中枢神经系统不良反应，尤其是在肾功能减退的人群中。C. W. 可用阿片类药物进行治疗，应按照预定的方案开始服用最低剂量的短效制剂，并对药物不良反应进行评估。便秘可能是一个特殊的问题，因为他正在服用的维拉帕米也可引起严重便秘，同时，老年人随着年龄增长，肠动力减弱，发生便秘的风险也会增加。为避免 C. W. 发生阿片类药物相关性便秘，开始阿片类药物治疗时，应同时预防性地应用导泻剂与大便软化剂。

长期照护机构

长期照护机构（long-term care facilities，LTCF）的管理需符合美国综合预算协调法案（Omnibus Budget Reconciliation Act，OBRA）及其他相关法律法规。这些法律法规收录在美国医疗保险和医疗补助服务中心（Centers for Medicare and Medicaid Services，CMS）的出版物和州操作手册（States Operations Manual，SOM）中[110]。该机构的职责包括每月审查患者的药物治疗方案，以确保治疗方案中没有不必要的药物，并保证药物治疗方案有助于患者的精神、身体和社会心理健康。对药物治疗方案进行审查，以明确以下问题：

1. 每种药物的用药指征都非常明确吗？
2. 长期药物治疗的治疗目标确定了吗？
3. 如果有用药指征，药物的剂量和使用方法正确吗？
4. 存在已经出现或潜在的药物不良反应和相互作用吗？
5. 如果正在使用抗精神病药，是否首先使用了非药物治疗，它们的使用是否合理，是否对治疗进行了监测？
6. 对于优化患者的药物治疗方案有什么具体建议？
7. 是否对实验室结果和生命体征进行了监测，是否对治疗进行了充分的评估？

用药方案审查结果包括用药不适宜、用药错误、药物不良反应等，必须记录在案并报告给患者的医师，医师也需要对建议作出及时的回应。美国药师咨询协会发布了关于在 LTCF 中执业的具体标准[111]。

案例 107-8

> 问题 1：在对一所有 60 张床位、具备优质护理能力的机构进行初步的用药评估时，药师发现了一些显而易见的多重用药问题。典型的案例如下：D. M. ，82 岁的老年男性，已住院 1 个月。D. M. 的病史包括高血压、抑郁、便秘、长期的轻度认知障碍（正在逐渐恶化）及眩晕。护理记录显示，D. M. 在上周起床时曾跌倒过 1 次。
>
> 入院时，D. M. 的体重为 74.8kg，BP 100/60mmHg，脉搏 85 次/min，体温 37℃。随后的生命体征没有系统的记录。但零散的护理记录表明，D. M. 的生命体征在入院后几乎没有改变。目前没有实验室检查结果。D. M. 没有已知的过敏史。
>
> 目前的用药情况包括：氨氯地平 10mg，每日 1 次；地尔硫䓬 CD 240mg，每日 1 次；氢氯噻嗪 25mg，每日 1 次；喹硫平 300mg，每日 1 次；劳拉西泮 0.5mg，每 8 小时服用 1 次，按需治疗焦虑；多库酯钠 100mg，每日 2 次；氧化镁乳液每日 30ml；替马西泮 15mg，睡前服用；对乙酰氨基酚（325mg），每 4~6 小时 1~2 片，疼痛发作时服用；另外，每日控制钠盐摄入（每日 2g 钠）。
>
> D. M. 能够自由活动，可在自助餐厅吃饭。虽然他没有任何严重的不适，但护理记录显示患者经常烦躁，并抱怨在活动时会出现头晕的症状。自住院起，他的体重已下降了 1.8kg。在该 LTCF 机构中，应进行哪些药物治疗的监测？

根据 CMS 规定，应该确定抗高血压的治疗目标，并对这些目标进行监测。定期测量 D. M. 的血压，并记录在病历上，签名并注明日期。患者的头晕症状是直立性低血压的表现，可能是抗高血压过度治疗引起的，因为该患者入院时的血压就偏低。10%~30% 的老年人可发生直立性低血压，在身体突然直立时最易出现，提示这可能是导致 D. M. 最近跌倒的原因[25]。D. M. 正在接受两种钙离子阻滞剂的治疗，停用其中一种可减轻患者的头晕症状，并有助于防止日后跌倒。D. M. 正在接受利尿剂治疗，应监测其电解质。

> 案例 107-8，问题 2：应该对 D. M. 的药物治疗方案作出哪些调整？

入院前,D. M. 就有长期轻度的认知障碍史,入院后的护理记录表明,他的定向力障碍和意识混乱的症状在迅速恶化。慢性痴呆通常不以精神敏锐性的迅速恶化为特征(参见第 108 章)。因此,有理由怀疑可能存在一些促使他意识减退的可逆性因素。居住在社区和 LTCF 中的老年人存在不适当的药物使用,这已得到充分证明[112-114]。D. M. 目前所用的劳拉西泮,替马西泮和喹硫平可以显著增加慢性退行性痴呆的认知障碍,特别是在高于推荐剂量的情况下[115]。苯二氮䓬类药物也可能增加老年人跌倒及骨折的风险[116]。抗精神病药物是疗养院居住者最常用的处方药物之一。只有当患者的行为被认为对自己及他人(包括工作人员)造成危险,妨碍自己日常生活,干扰工作人员对其照护,或者导致严重消极情绪(如可怕的幻觉)时,才适合使用这些药物[110]。对于焦虑,失眠,意识错乱及对不能满足照护机构行为标准的老人,可能不需要使用抗精神病药物。使用抗精神病药物的老年痴呆患者,比未使用者的全因死亡风险增加 1.7 倍[117]。死因主要包括心力衰竭,心源性猝死或肺炎。联邦法规还规定这些药物只能在特殊的情况下,以尽可能低的剂量和尽可能短的持续时间使用。同时,应逐步减少剂量,并认真记录所有临床表现,以评价是否需要继续使用抗精神病药物[109]。

鉴于 D. M. 认知功能存在非典型恶化,所有治疗精神病的药物都应逐渐减量至最低有效量,并/或在恰当的时候停止使用。一次进行多个更改可能并不合适,但是,应针对可能导致他精神状态不佳的药物制订一个调整方案。D. M. 的认知功能和精神状况应由老年病医生,精神病医生或临床心理学医生进行评估,以确定是否存在精神行为异常或抑郁。如果出现上述任何一种情况,则应采用适当的非药物干预和药物治疗方式(包括适当的治疗剂量和治疗时间)加以管理。

2015 年,美国老年病学会更新了评价老年人潜在不适当用药的 Beers 标准[118]。这个基于循证的标准概述了可能导致老年人发生不良事件的药物。其他可用的工具还包括老年人潜在不适宜处方筛查工具(Screening Tool of Older Persons' potentially inappropriate Prescriptions,STOPP)和提醒医生正确治疗的筛查工具(Screening Tool to Alert Doctors to Right Treatment,START 标准)[118]。将这些工具与临床诊断相结合,可以指导临床医生的药物选择,减少可能增加药物不良风险的相关药物暴露,保证老年人的用药安全。

(李婷 译,雷静、刘一、施红 校,封宇飞、胡欣 审)

参考文献

1. Federal Interagency Forum on Aging-Related Statistics. Older Americans 2016: Key Indicators of Well-Being. Federal Interagency Forum on Aging-Related Statistics. Washington, DC: U.S. Government Printing Office. https://agingstats.gov/docs/LatestReport/Older-Americans-2016-Key-Indicators-of-WellBeing.pdf. Accessed August 2016.

2. A Profile of Older Americans: 2016. Administration on Aging (AoA), Administration for Community Living, U.S. Department of Health and Human Services; 2016. https://www.acl.gov/aging-and-disability-in-america/data-and-research/profile-older-americans. Accessed September 31, 2017.

3. Polinski JM et al. Changes in drug use and out-of-pocket costs associated with Medicare Part D implementation: a systematic review. *J Am Geriatr Soc.*

4. Perrie Y et al. The impact of ageing on the barriers to drug delivery. *J Control Release.* 2012;161(2):389–398. doi:10.1016/j.jconrel.2012.01.020.

5. Koda-Kimble MA, Alldredge BK. *Applied Therapeutics: The Clinical Use of Drugs.* Philadelphia, PA: Wolters Kluwer/Lippincott Williams & Wilkins; 2013.

6. Kane RL et al. The association between geriatric syndromes and survival. *J Am Geriatr Soc.* 2012;60(5):896–904. doi:10.1111/j.1532-5415.2012.03942.x.

7. Klotz U. Pharmacokinetics and drug metabolism in the elderly. *Drug Metab Rev.* 2009;41(2):67–76. doi:10.1080/03602530902722679.

8. Hurwitz A et al. Gastric acidity in older adults. *JAMA.* 1997;278(8):659–662.

9. McLean AJ, Le Couteur DG. Aging biology and geriatric clinical pharmacology. *Pharmacol Rev.* 2004;56(2):163–184. doi:10.1124/pr.56.2.4.

10. Kaestli L-Z et al. Use of transdermal drug formulations in the elderly. *Drugs Aging.* 2008;25(4):269–280.

11. Rudy DW et al. Loop diuretics for chronic renal insufficiency: a continuous infusion is more efficacious than bolus therapy. *Ann Intern Med.* 1991;115(5):360–366.

12. Shi S, Klotz U. Age-related changes in pharmacokinetics. *Curr Drug Metab.* 2011;12(7):601–610.

13. Greenblatt DJ. Reduced serum albumin concentration in the elderly: a report from the Boston Collaborative Drug Surveillance Program. *J Am Geriatr Soc.* 1979;27(1):20–22.

14. Corsonello A et al. Age-related pharmacokinetic and pharmacodynamic changes and related risk of adverse drug reactions. *Curr Med Chem.* 2010;17(6):571–584.

15. Facts & Comparisons® eAnswers - PHENYTOIN. http://online.factsandcomparisons.com/Monodisp.aspx?monoid=fandc-hcp13971&book=DFC. Accessed August 18, 2015.

16. Krasowski MD, Penrod LE. Clinical decision support of therapeutic drug monitoring of phenytoin: measured versus adjusted phenytoin plasma concentrations. *BMC Med Inform Decis Mak.* 2012;12:7. doi:10.1186/1472-6947-12-7.

17. Schmucker DL. Liver function and phase I drug metabolism in the elderly: a paradox. *Drugs Aging.* 2001;18(11):837–851.

18. Aymanns C et al. Review on pharmacokinetics and pharmacodynamics and the aging kidney. *Clin J Am Soc Nephrol.* 2010;5(2):314–327. doi:10.2215/CJN.03960609.

19. Garasto S et al. Estimating glomerular filtration rate in older people. *BioMed Res Int.* 2014;2014:916542. doi:10.1155/2014/916542.

20. Wilhelm SM, Kale-Pradhan PB. Estimating creatinine clearance: a meta-analysis. *Pharmacotherapy.* 2011;31(7):658–664. doi:10.1592/phco.31.7.658.

21. Cockcroft DW, Gault MH. Prediction of creatinine clearance from serum creatinine. *Nephron.* 1976;16(1):31–41.

22. Turnheim K. When drug therapy gets old: pharmacokinetics and pharmacodynamics in the elderly. *Exp Gerontol.* 2003;38(8):843–853. doi:10.1016/S0531-5565(03)00133-5.

23. Mangoni AA, Jackson SHD. Age-related changes in pharmacokinetics and pharmacodynamics: basic principles and practical applications. *Br J Clin Pharmacol.* 2004;57(1):6–14.

24. Hajjar I. Postural blood pressure changes and orthostatic hypotension in the elderly patient: impact of antihypertensive medications. *Drugs Aging.* 2005;22(1):55–68.

25. Ricci F et al. Orthostatic Hypotension: Epidemiology, Prognosis, and Treatment. *J Am Coll Cardiol.* 2015;66(7):848–860. doi:10.1016/j.jacc.2015.06.1084.

26. Davis TA, Delafuente JC. Orthostatic hypotension: therapeutic alternatives for geriatric patients. *DICP Ann Pharmacother.* 1989;23(10):750–756.

27. Blumenthal MD, Davie JW. Dizziness and falling in elderly psychiatric outpatients. *Am J Psychiatry.* 1980;137(2):203–206.

28. Salzman B. Gait and balance disorders in older adults. *Am Fam Physician.* 2010;82(1):61–68.

29. Zeevi N et al. The blood-brain barrier: geriatric relevance of a critical brain-body interface. *J Am Geriatr Soc.* 2010;58(9):1749–1757. doi:10.1111/j.1532-5415.2010.03011.x.

30. Salahudeen MS et al. Impact of anticholinergic discontinuation on cognitive outcomes in older people: a systematic review. *Drugs Aging.* 2014;31(3):185–192. doi:10.1007/s40266-014-0158-4.

31. Heinsimer JA, Lefkowitz RJ. The impact of aging on adrenergic receptor function: clinical and biochemical aspects. *J Am Geriatr Soc.* 1985;33(3):184–188.

32. Samorajski T. Central neurotransmitter substances and aging: a review. *J Am Geriatr Soc.* 1977;25(8):337–348.

33. Fleg JL et al. Age-related augmentation of plasma catecholamines during dynamic exercise in healthy males. *J Appl Physiol.* 1985;59(4):1033–1039.

34. Vestal RE et al. Reduced beta-adrenoceptor sensitivity in the elderly. *Clin Pharmacol Ther.* 1979;26(2):181–186.

35. Guiding principles for the care of older adults with multimorbidity: an

approach for clinicians. Guiding principles for the care of older adults with multimorbidity: an approach for clinicians: American Geriatrics Society Expert Panel on the Care of Older Adults with Multimorbidity. *J Am Geriatr Soc*. 2012;60(10):E1-E25. doi:10.1111/j.1532-5415.2012.04188.x.

36. Maher RL et al. Clinical consequences of polypharmacy in elderly. *Expert Opin Drug Saf*. 2014;13(1):57–65. doi:10.1517/14740338.2013.827660.

37. Poudel A et al. Algorithm of medication review in frail older people: Focus on minimizing the use of high-risk medications. *Geriatr Gerontol Int*. 2016;16(9):1002–1013. doi:10.1111/ggi.12589.

38. Qato DM et al. Use of prescription and over-the-counter medications and dietary supplements among older adults in the United States. *JAMA*. 2008;300(24):2867–2878. doi:10.1001/jama.2008.892.

39. CDC - Adults and Older Adult Adverse Drug Events - Medication Safety Program. http://www.cdc.gov/MedicationSafety/Adult_AdverseDrugEvents.html. Accessed September 10, 2015.

40. Salvi F et al. Adverse drug events as a cause of hospitalization in older adults. *Drug Saf*. 2012;35 Suppl 1:29–45. doi:10.1007/BF03319101.

41. Budnitz DS et al. Emergency hospitalizations for adverse drug events in older Americans. *N Engl J Med*. 2011;365(21):2002–2012. doi:10.1056/NEJMsa1103053.

42. Beyth RJ, Shorr RI. Epidemiology of adverse drug reactions in the elderly by drug class. *Drugs Aging*. 1999;14(3):231–239.

43. Facts & Comparisons® eAnswers - KETOROLAC TROMETHAMINE (Systemic). http://online.factsandcomparisons.com/MonoDisp.aspx-?monoID=fandc-hcp12812&quick=724871%7c5&search=724871%7c5&isstemmed=True&NDCmapping=-1&fromTop=true#firstMatch. Accessed September 10, 2015.

44. Routledge PA et al. Adverse drug reactions in elderly patients. *Br J Clin Pharmacol*. 2004;57(2):121–126.

45. Bosworth HB et al. Medication adherence: a call for action. *Am Heart J*. 2011;162(3):412–424. doi:10.1016/j.ahj.2011.06.007.

46. American Pharmacists Association, National Association of Chain Drug Stores Foundation. Medication Therapy Management in community pharmacy practice: core elements of an MTM service (version 1.0). *J Am Pharm Assoc*. 2005;45(5):573–579.

47. Cheng JWM, Rybak I. Use of digoxin for heart failure and atrial fibrillation in elderly patients. *Am J Geriatr Pharmacother*. 2010;8(5):419–427. doi:10.1016/j.amjopharm.2010.10.001.

48. Yancy CW et al. 2013 ACCF/AHA guideline for the management of heart failure: a report of the American College of Cardiology Foundation/American Heart Association Task Force on Practice Guidelines. *J Am Coll Cardiol*. 2013;62(16):e147-e239. doi:10.1016/j.jacc.2013.05.019.

49. Carter BL. Dosing of antihypertensive medications in patients with renal insufficiency. *J Clin Pharmacol*. 1995;35(1):81–86.

50. Williams BR, Kim J. Cardiovascular drug therapy in the elderly: theoretical and practical considerations. *Drugs Aging*. 2003;20(6):445–463.

51. McMurray JJV et al. Effects of candesartan in patients with chronic heart failure and reduced left-ventricular systolic function taking angiotensin-converting-enzyme inhibitors: the CHARM-Added trial. *Lancet Lond Engl*. 2003;362(9386):767–771. doi:10.1016/S0140-6736(03)14283-3.

52. Yusuf S et al. Telmisartan, Ramipril, or Both in Patients at High Risk for Vascular Events. *N Engl J Med*. 2008;358(15):1547–1559. doi:10.1056/NEJMoa0801317.

53. Funck-Brentano C et al. Predictors of medical events in patients enrolled in the cardiac insufficiency bisoprolol study (CIBIS): a study of the interactions between beta-blocker therapy and occurrence of critical events using analysis of competitive risks. *Am Heart J*. 2000;139(2 Pt 1):262–271.

54. Effect of metoprolol CR/XL in chronic heart failure: Metoprolol CR/XL Randomised Intervention Trial in Congestive Heart Failure (MERIT-HF). *Lancet Lond Engl*. 1999;353(9169):2001–2007.

55. Krum H et al. Effects of initiating carvedilol in patients with severe chronic heart failure: results from the COPERNICUS Study. *JAMA*. 2003;289(6):712–718.

56. Go AS et al. Heart disease and stroke statistics--2013 update: a report from the American Heart Association. *Circulation*. 2013;127(1):e6-e245. doi:10.1161/CIR.0b013e31828124ad.

57. Stone NJ et al. 2013 ACC/AHA guideline on the treatment of blood cholesterol to reduce atherosclerotic cardiovascular risk in adults: a report of the American College of Cardiology/American Heart Association Task Force on Practice Guidelines. *J Am Coll Cardiol*. 2014;63(25 Pt B):2889–2934. doi:10.1016/j.jacc.2013.11.002.

58. Shanmugasundaram M et al. Dyslipidemia in the elderly: should it be treated? *Clin Cardiol*. 2010;33(1):4–9. doi:10.1002/clc.20702.

59. Harper CR, Jacobson TA. Managing dyslipidemia in chronic kidney disease. *J Am Coll Cardiol*. 2008;51(25):2375–2384. doi:10.1016/j.jacc.2008.03.025.

60. Cannon CP et al. Ezetimibe added to statin therapy after acute coronary syndromes. *N Engl J Med*. 2015;372(25):2387–2397. doi:10.1056/NEJMoa1410489.

61. AIM-HIGH Investigators, Boden WE, et al. Niacin in patients with low HDL cholesterol levels receiving intensive statin therapy. *N Engl J Med*. 2011;365(24):2255–2267. doi:10.1056/NEJMoa1107579.

62. ACCORD Study Group, Ginsberg HN, et al. Effects of combination lipid therapy in type 2 diabetes mellitus. *N Engl J Med*. 2010;362(17):1563–1574. doi:10.1056/NEJMoa1001282.

63. U.S. Department of Health and Human Services. *Dietary Guidelines for Americans, 2005*. 6th ed. Washington, D.C: U.S. Government Printing Office, January 2005.

64. James PA, et al. 2014 evidence-based guideline for the management of high blood pressure in adults: report from the panel members appointed to the Eighth Joint National Committee (JNC 8). *JAMA*. 2014;311(5):507–520. doi:10.1001/jama.2013.284427.

65. Standards of Medical Care in Diabetes--2015: Summary of Revisions. *Diabetes Care*. 2015;38(Supplement_1):S4-S4. doi:10.2337/dc15-S003.

66. Hyman DJ, Pavlik VN. Characteristics of patients with uncontrolled hypertension in the United States. *N Engl J Med*. 2001;345(7):479–486. doi:10.1056/NEJMoa010273.

67. Beckett NS et al. Treatment of hypertension in patients 80 years of age or older. *N Engl J Med*. 2008;358(18):1887–1898. doi:10.1056/NEJMoa0801369.

68. ACCORD Study Group, Cushman WC et al. Effects of intensive blood-pressure control in type 2 diabetes mellitus. *N Engl J Med*. 2010;362(17):1575–1585. doi:10.1056/NEJMoa1001286.

69. Evert AB et al. Nutrition Therapy Recommendations for the Management of Adults With Diabetes. *Diabetes Care*. 2014;37(Supplement_1):S120-S143. doi:10.2337/dc14-S120.

70. Nathan DM et al. Medical management of hyperglycemia in type 2 diabetes: a consensus algorithm for the initiation and adjustment of therapy: a consensus statement of the American Diabetes Association and the European Association for the Study of Diabetes. *Diabetes Care*. 2009;32(1):193–203. doi:10.2337/dc08-9025.

71. Lipska KJ et al. Use of metformin in the setting of mild-to-moderate renal insufficiency. *Diabetes Care*. 2011;34(6):1431–1437. doi:10.2337/dc10-2361.

72. Drug classes for type 2 diabetes. Pharmacist's Letter/Prescribers's Letter. 2010;26:260504.

73. American Geriatrics Society Expert Panel on Care of Older Adults with Diabetes Mellitus, Moreno G, Mangione CM, Kimbro L, Vaisberg E. Guidelines abstracted from the American Geriatrics Society Guidelines for Improving the Care of Older Adults with Diabetes Mellitus: 2013 update. *J Am Geriatr Soc*. 2013;61(11):2020–2026. doi:10.1111/jgs.12514.

74. Fiske A et al. Depression in older adults. *Annu Rev Clin Psychol*. 2009;5:363–389. doi:10.1146/annurev.clinpsy.032408.153621.

75. Weise B. Geriatric Depression: The use of antidepressants in the elderly. *BCMJ*. 2011;53(7):341–347.

76. American Foundation for Suicide Prevention. Facts and Figures. https://www.afsp.org/understanding-suicide/facts-and-figures. Accessed July 30, 2015.

77. Alexopoulos GS. Depression in the elderly. *Lancet Lond Engl*. 2005;365(9475):1961–1970. doi:10.1016/S0140-6736(05)66665-2.

78. American Psychiatric Association. American Psychiatric Association, eds. *Diagnostic and Statistical Manual of Mental Disorders: DSM-5*. 5th ed. Washington, D.C: American Psychiatric Association; 2013.

79. Mulsant BH et al. Pharmacological treatment of depression in older primary care patients: the PROSPECT algorithm. *Int J Geriatr Psychiatry*. 2001;16(6):585–592.

80. Moorman JE et al. National surveillance for asthma--United States, 1980–2004. *MMWR*. 2007;56(8):1–54.

81. Yáñez A et al. Asthma in the elderly: what we know and what we have yet to know. *World Allergy Organ J*. 2014;7(1):8. doi:10.1186/1939-4551-7-8.

82. Hanania NA et al. Asthma in the elderly: Current understanding and future research needs--a report of a National Institute on Aging (NIA) workshop. *J Allergy Clin Immunol*. 2011;128(3 Suppl):S4–S24. doi:10.1016/j.jaci.2011.06.048.

83. Taffet GE et al. Considerations for managing chronic obstructive pulmonary disease in the elderly. *Clin Interv Aging*. 2014;9:23–30. doi:10.2147/CIA.S52999.

84. Nazir SA, Erbland ML. Chronic obstructive pulmonary disease: an update on diagnosis and management issues in older adults. *Drugs Aging*. 2009;26(10):813–831. doi:10.2165/11316760-000000000-00000.

85. Szczeklik A, Stevenson DD. Aspirin-induced asthma: advances in pathogenesis, diagnosis, and management. *J Allergy Clin Immunol*. 2003;111(5):913–921; quiz 922.

86. Bingham CO. Development and clinical application of COX-2-selective

inhibitors for the treatment of osteoarthritis and rheumatoid arthritis. *Cleve Clin J Med*. 2002;69 Suppl 1:SI5–S12.

87. Pneumococcal Disease | Vaccines - PCV13 and PPSV23 | CDC. http://www.cdc.gov/pneumococcal/vaccination.html. Accessed October 19, 2015.

88. National Asthma Education and Prevention Program. *Expert Panel Report 3: Guidelines for the Diagnosis and Management of Asthma, 2007*. NIH Publication No 07-4051.

89. Yoshikawa TT. Epidemiology and Unique Aspects of Aging and Infectious Diseases. *Clin Infect Dis*. 2000;30(6):931–933. doi:10.1086/313792.

90. Jain S et al. Community-Acquired Pneumonia Requiring Hospitalization among U.S. Adults. *N Engl J Med*. 2015;373(5):415–427. doi:10.1056/NEJMoa1500245.

91. Torres A et al. Risk factors for community-acquired pneumonia in adults in Europe: a literature review. *Thorax*. 2013;68(11):1057–1065. doi:10.1136/thoraxjnl-2013-204282.

92. Mandell LA et al. Infectious Diseases Society of America/American Thoracic Society consensus guidelines on the management of community-acquired pneumonia in adults. *Clin Infect Dis*. 2007;44 Suppl 2:S27-S72. doi:10.1086/511159.

93. Jefferson T et al. Vaccines for preventing influenza in the elderly. In: The Cochrane Collaboration, ed. *Cochrane Database of Systematic Reviews*. Chichester, UK: John Wiley & Sons, Ltd; 2010. http://doi.wiley.com/10.1002/14651858.CD004876.pub3. Accessed September 14, 2015.

94. Moberley S et al. Vaccines for preventing pneumococcal infection in adults. In: The Cochrane Collaboration, ed. *Cochrane Database of Systematic Reviews*. Chichester, UK: John Wiley & Sons, Ltd; 2013. http://doi.wiley.com/10.1002/14651858.CD000422.pub3. Accessed September 14, 2015.

95. Vaccines: VPD-VAC/Pneumo/In-Short. http://www.cdc.gov/vaccines/vpd-vac/pneumo/vacc-in-short.htm. Accessed September 14, 2015.

96. Mody L, Juthani-Mehta M. Urinary tract infections in older women: a clinical review. *JAMA*. 2014;311(8):844–854. doi:10.1001/jama.2014.303.

97. Arinzon Z et al. Clinical presentation of urinary tract infection (UTI) differs with aging in women. *Arch Gerontol Geriatr*. 2012;55(1):145–147. doi:10.1016/j.archger.2011.07.012.

98. Colgan R et al. Asymptomatic bacteriuria in adults. *Am Fam Physician*. 2006;74(6):985–990.

99. Nicolle LE. Urinary tract infections in the elderly. *Clin Geriatr Med*. 2009;25(3):423–436. doi:10.1016/j.cger.2009.04.005.

100. Matthews SJ, Lancaster JW. Urinary tract infections in the elderly population. *Am J Geriatr Pharmacother*. 2011;9(5):286–309. doi:10.1016/j.amjopharm.2011.07.002.

101. Gupta K et al. International clinical practice guidelines for the treatment of acute uncomplicated cystitis and pyelonephritis in women: A 2010 update by the Infectious Diseases Society of America and the European Society for Microbiology and Infectious Diseases. *Clin Infect Dis*. 2011;52(5):e103–e120. doi:10.1093/cid/ciq257.

102. Facts & Comparisons® eAnswers - NITROFURANTOIN. http://online.factsandcomparisons.com/MonoDisp.aspx?monoID=fan-dc-hcp13946&quick=539939%7c5&search=539939%7c5&isstemmed=True&NDCmapping=-1&fromTop=true#firstMatch. Accessed September 14, 2015.

103. Mushtaq S et al. Non-surgical treatment of osteoarthritis-related pain in the elderly. *Curr Rev Musculoskelet Med*. 2011;4(3):113–122. doi:10.1007/s12178-011-9084-9.

104. Felson DT. The course of osteoarthritis and factors that affect it. *Rheum Dis Clin North Am*. 1993;19(3):607–615.

105. American Society of Health-System Pharmacists, Teton Data Systems (Firm), STAT!Ref (Online service). *AHFS Drug Information*. 2015.

106. American Geriatrics Society Panel on Pharmacological Management of Persistent Pain in Older Persons. Pharmacological management of persistent pain in older persons. *J Am Geriatr Soc*. 2009;57(8):1331–1346. doi:10.1111/j.1532-5415.2009.02376.x.

107. Aw T-J et al. Meta-analysis of cyclooxygenase-2 inhibitors and their effects on blood pressure. *Arch Intern Med*. 2005;165(5):490–496. doi:10.1001/archinte.165.5.IOI50013.

108. Richy F et al. Structural and symptomatic efficacy of glucosamine and chondroitin in knee osteoarthritis: a comprehensive meta-analysis. *Arch Intern Med*. 2003;163(13):1514–1522. doi:10.1001/archinte.163.13.1514.

109. Long Term Care Facilities - Centers for Medicare & Medicaid Services. https://www.cms.gov/Regulations-and-Guidance/Legislation/CFCsAndCoPs/LTC.html. Accessed September 15, 2015.

110. Practice Resource Center. American Society of Consultant Pharmacists. https://www.ascp.com/page/prc. Accessed September 31, 2017.

111. Sköldunger A et al. Impact of Inappropriate Drug Use on Hospitalizations, Mortality, and Costs in Older Persons and Persons with Dementia: Findings from the SNAC Study. *Drugs Aging*. 2015;32(8):671–678. doi:10.1007/s40266-015-0287-4.

112. Jetha S. Polypharmacy, the Elderly, and Deprescribing. *Consult Pharm J Am Soc Consult Pharm*. 2015;30(9):527–532. doi:10.4140/TCP.n.2015.527.

113. Cool C et al. Potentially inappropriate drug prescribing and associated factors in nursing homes. *J Am Med Dir Assoc*. 2014;15(11):850.e1-e9. doi:10.1016/j.jamda.2014.08.003.

114. Sterke CS et al. The influence of drug use on fall incidents among nursing home residents: a systematic review. *Int Psychogeriatr IPA*. 2008;20(5):890–910. doi:10.1017/S104161020800714X.

115. Ham AC et al. Medication-related fall incidents in an older, ambulant population: the B-PROOF study. *Drugs Aging*. 2014;31(12):917–927. doi:10.1007/s40266-014-0225-x.

116. Gill SS et al. Antipsychotic drug use and mortality in older adults with dementia. *Ann Intern Med*. 2007;146(11):775–786.

117. By the American Geriatrics Society 2015 Beers Criteria Update Expert Panel. American Geriatrics Society 2015 Updated Beers Criteria for Potentially Inappropriate Medication Use in Older Adults. *J Am Geriatr Soc*. 2015. doi:10.1111/jgs.13702.

118. O'Mahony D et al. STOPP/START criteria for potentially inappropriate prescribing in older people: version 2. *Age Ageing*. 2015;44(2):213–218. doi:10.1093/ageing/afu145.

119. Bennett WM, ed. *Drug Prescribing in Renal Failure: Dosing Guidelines for Adults and Children*. 5th ed. Philadelphia, PA: American College of Physicians; 2007.

108 第 108 章 老年痴呆

Nicole J. Brandt and Bradley R. Williams

核心原则	章节案例
神经认知障碍	
① 神经认知障碍(neurocognitive disorder,NCD)是以多重认知缺陷为主要表现的综合征,常会损害正常的社会或职业活动。其病因很多,如阿尔茨海默病(Alzheimer disease,AD)、路易体痴呆(dementia with Lewy bodies,DLB)及血管性疾病,通常需要综合评估以确诊。	案例 108-1(问题 1)
由 AD 引起的 NCD	
① AD 是一种慢性、进行性、神经退行性疾病,由神经病理学改变所致,如干扰胆碱能传递的神经纤维缠结或β-淀粉样斑块,以及大脑中的其他神经化学变化。	案例 108-1(问题 1~3)
② AD 有多种危险因素,如年龄、家族史、唐氏综合征、头部外伤、高血压、轻度认知障碍等,但确切病因尚不清楚。	案例 108-1(问题 2)
③ 目前 AD 的治疗主要是对症治疗,主要针对神经传递(如胆碱能系统),而不是治愈疾病。	案例 108-1(问题 4)
④ 胆碱酯酶抑制剂单药或联合 N-甲基-D-天门冬氨酸拮抗剂可用于中重度 AD 的治疗。	案例 108-1(问题 4~6)
⑤ 对治疗效果的监测应侧重于认知功能、身体功能及可能的行为能力,而对治疗毒性的监测则应关注常见的不良反应,如胆碱酯酶抑制剂引起的胃肠道不适。	案例 108-1(问题 5)
由 DLB 引起的 NCD	
① 具有与帕金森类似的神经病理学特点,在路易小体和轴突中有 α-突触核蛋白聚合物,同时伴有跌倒和幻视等相关症状。	案例 108-2(问题 1)
② 已经证明胆碱酯酶抑制剂对 DLB 患者有效,但仍需监测震颤等运动症状的恶化情况。	案例 108-2(问题 2)
血管性痴呆引起的 NCD	
① 血管性痴呆(vascular dementia,VaD)是由血管性疾病引起的一大类认知障碍性疾病。其危险因素包括:高龄、糖尿病、小血管性脑血管疾病、高血压、心脏病、高脂血症、吸烟和饮酒。	案例 108-3(问题 1 和 2)
② 由于胆碱酯酶抑制剂对 VaD 的疗效有限且存在争议,所以对此病的治疗主要集中在控制潜在的可变危险因素。	案例 108-3(问题 3)
痴呆患者的行为障碍	
① 在评估痴呆症状患者的行为障碍时,首先要明确它不是由尚未认识到的医学问题或药物不良反应所致。	案例 108-4(问题 1)

		章节案例
②	非药物干预对许多行为障碍的管理是有效的,应在进行药物治疗之前进行尝试。	案例108-4(问题1~4)
③	妄想和幻觉是痴呆患者常见的症状,但针对这些症状使用抗精神病药物并未获得美国食品药品管理局(Food and Drug Administration,FDA)的批准,而且在这些患者中,使用抗精神病药物会增加脑卒中和死亡的风险。	案例108-4(问题2)
④	药物干预通常对精神错乱没有效果;相反,可采用其他方法,如改善环境等。	案例108-4(问题3)
⑤	抗抑郁药如选择性5-羟色胺再摄取抑制剂,对控制抑郁症状、尖叫和易激惹方面有一定疗效。	案例108-4(问题4)
⑥	护理支持可以让痴呆症患者尽可能长时间安全的在家中得到照料。	案例108-1(问题3和5) 案例108-4(问题5)

神经认知障碍(neurocognitive disorders,NCD)包含一系列表现为总体认知能力下降的疾病。这类疾病有谵妄、痴呆和其他几种病因不同的疾病(如头部外伤、艾滋病、亨廷顿舞蹈症)[1]。在老年人中,痴呆是最常见的认知障碍,也是本章的重点。

老年痴呆症

随着老年人口的不断增长,认知障碍的发病率和患病率不断上升[1,2]。阿尔茨海默病(Alzheimer disease,AD)是痴呆最常见的病因,占所有确诊病例的一半以上[4-6]。其次是血管性痴呆(vascular dementia,VaD)、路易体痴呆(dementia with Lewy bodies,DLB)和帕金森病合并痴呆(Parkinson disease with dementia,PDD)。而额颞叶痴呆、假性痴呆及其他原因引起的痴呆则较少见[5,7]。目前,AD已成为美国65岁及以上人群的第五大致死因素,同时也是所有人群的第六大致死因素[3,8]。

发病率和患病率

据估计,有530万美国人患有AD,其中11%的人年龄在65岁以上,32%的人年龄在85岁以上,超过320万是女性患者。非裔美国人及西班牙裔美国人的患病率高于白人[3]。在美国,65~74岁人群的AD年发病率为53/1 000,75~84岁人群为170/1 000,而超过85岁人群的年发病率则升至231/1 000[9]。据估计,AD患者在全球范围内已达2 430万,每年新增病例840万[2,10]。预测到21世纪中叶,全球范围内的患者将超过8100万,其中不发达国家的AD发生率约是发达国家的3倍[10]。在美国所有的痴呆病例中,AD患者约70%,VaD患者约占17.4%,其余12.6%可归因于DLB、额颞叶痴呆及其他疾病[6]。70岁前诊断为AD的患者预期寿命减少69%,90岁后诊断为AD的患者预期寿命减少39%[11]。

痴呆的治疗费用十分巨大。老年痴呆患者每年的医疗费用平均为21 585美元,而非老年痴呆患者为8 191美元。对于接受医疗补助的痴呆患者来说,每年的花费为11 021美元,相比之下,未患痴呆症的患者每年的花费是574美元。以2014年为例,一个痴呆患者的全年医疗费用高达47 752美元,而对于未患痴呆的老年人则只有15 115美元。以此推测,2015年全年用于痴呆患者的医疗总支出将高达2 260亿美元[3]。

临床诊断

痴呆是一种以短暂和长期记忆受损为显著特征的神经认知功能障碍。在痴呆被诊断之前,多种认知缺陷已经存在并影响患者正常的社会或职业活动(表108-1)[1]。一般来讲,健忘是患者的主诉,也是被家人注意到的最初症状[12]。家庭成员或其他人可能会注意到一些症状,此时应立即进行医学评估(表108-2)[12,13]。由于老年人的一些合并疾病或功能紊乱也有可能导致记忆缺失,因此,病史、体格检查和用药史是排除全身性疾病或药物毒性所致记忆丧失的关键(表108-3)[13-16]。用于痴呆鉴别诊断的实验室和其他辅助检查见表108-4。对于AD患者,实验室检查结果一般是正常的;而VaD患者常常能够找到脑血管疾病的证据。

脑部影像学,如计算机断层扫描(computed tomography,CT)或磁共振成像(magnetic resonance imaging,MRI),对痴呆症的诊断有一定价值,但均不能单据此作出诊断。当怀疑占位性病变(如肿瘤)可能是病因时,CT扫描有助诊断。MRI扫描能够发现一些小的梗死灶,如一些VaD以及脑干等皮层下结构萎缩[15]。

对于疑似认知缺陷的患者,可以通过一些简单的测试进行初期的筛查,例如简易认知分量表(Mini-Cognitive Assessment Instrument,Mini-Cog)、蒙特利尔认知评估(Montreal Cognitive Assessment,MoCA)及圣路易斯大学精神状态(St. Louis University Mental Status,SLUMS)测试[17-19]。也可以用Folstein简易智能量表(Mini-Mental State Exam,MMSE)进行测试,但它对痴呆症的敏感度低于其他方法,而且目前是一项个人专利[20]。这些测试可以快速评估多

表 108-1

NCD 分类

轻度（原轻度认知功能障碍）	重度（原痴呆症）
NCD	
在至少 1 个方面，与以前（基线）的表现相比，认知能力略有下降，包括	在至少 1 个方面，与以前（基线）的表现相比，认知能力显著下降，包括
• 学习和记忆 • 注意力 • 执行能力 • 语言 • 知觉和运动 • 社会认知	• 学习和记忆 • 注意力 • 执行能力 • 语言 • 知觉和运动 • 社会认知
这些缺陷不会损害独立进行日常活动的能力	这些缺陷损害了独立进行日常活动的能力
认知相关症状并不仅仅发生在谵妄期间	认知相关症状并不仅仅发生在谵妄期间
抑郁症、精神分裂症或其他精神障碍并不能更好地解释认知缺陷	抑郁症、精神分裂症或其他精神障碍并不能更好地解释认知缺陷

由 AD 引起的 NCD

符合轻度或重度 NCD 的标准

发病隐匿，损伤逐渐加重

- 轻度：1 个方面的认知损伤
- 重度：至少 2 个方面的认知损伤

很可能是 AD（必须存在以下任 1 种）

- 基于家族史或基因检测的 AD 基因突变
- 出现以下所有症状
  - 记忆力、学习能力及其他 1 个方面的认知能力下降
  - 认知能力逐渐下降
  - 没有任何其他导致认知能力下降的证据

可能是 AD

- 缺乏 AD 的基因突变
- 以下情况都存在
  - 记忆力和学习能力下降
  - 认知能力逐渐地下降
  - 没有任何其他导致认知能力下降的证据

认知功能下降不能很好地用脑血管疾病或其他与认知能力下降或神经退行性疾病相关的疾病来解释

血管性 NCD

符合轻度或重度 NCD 的标准

临床表现与血管病因一致（存在以下任 1 种情况）

- 认知障碍的发生是在脑血管事件或多个事件之后
- 注意力和执行能力显著下降

病史、体格检查和/或神经影像学显示脑血管疾病是认知能力下降的最可能原因

很可能的血管性 NCD（至少存在以下 1 种情况）

- 神经影像学支持脑血管疾病作为临床表现的原因
- 神经认知功能障碍至少伴随一个脑血管事件
- 存在脑血管疾病的临床和遗传学证据

可能的血管性 NCD

表 108-1

NCD 分类（续）

- 符合临床标准
- 无法获得神经影像
- 脑血管事件与神经认知功能减退发生的时间关系尚未建立

系统性疾病或其他脑部疾病并不能全面解释这些症状

路易体 NCD

符合轻度或重度 NCD 的标准

发病隐匿，进展缓慢

结合以下核心诊断和提示诊断特征

- 核心特征
  - 认知功能的波动改变伴随注意力和警觉性的变化
  - 反复出现、结构细节清晰的幻视
  - 帕金森病症状的发作，表现在认知功能下降后
- 提示特征
  - 符合快动眼（REM）睡眠行为障碍标准
  - 对精神抑制剂高度敏感

很可能是路易体 NCD（存在以下任 1 种情况）

- 至少有 2 个核心特性
- 1 个或多个核心特性和 1 个提示特性

可能是路易体 NCD

- 1 个核心特性
- 1 个或多个提示特性

认知功能下降不能很好地用脑血管疾病或其他与认知能力下降或神经退行性疾病相关的疾病来解释

来源：参考文献 1、36、75、77、81、83 和 Jack CR Jr，Albert MS，Knopman DS，et al. Introduction to the recommendations from the National Institute on Aging-Alzheimer's Association workgroups on diagnostic guidelines for Alzheimer's disease. *Alzheimers Dement.* 7（3）：257-262，2011 10. 1016/j . jalz. 2011. 03. 004；Albert MS，DeKosky ST，Dickson D，et al. The diagnosis of mild cognitive impairment due to Alzheimer's disease：recommendations from the National Institute on Aging-Alzheimer's Association workgroups on diagnostic guidelines for Alzheimer's disease. *Alzheimers Dement.* 7（3）：270-279，2011 10. 1016/j. jalz. 2011. 03. 008；Román GC，Tatemichi TK，Erkinjuntti T，et al. Vascular dementia：diagnostic criteria for research studies. Report of the NINDS-AIREN International Workshop. *Neurology.* 43（2）：250-260，1993.

表 108-2

痴呆的症状

症状	表现出的迹象
难以学习或记忆新信息	重复问问题；难以记住最近的谈话、事件等；丢失物品
无法处理复杂的事务	无法完成需要多个步骤的任务（如难以按列表购物）
推理能力减退	难以解决日常问题，不恰当的社交行为
空间定向力减退	在熟悉的地方迷路；驾驶困难
语言障碍	找不到正确的词汇（如难以命名普通物品）
行为改变	人格改变；猜疑

来源：Costa P，et al. Recognition and initial assessment of Alzheimer's disease and related dementias. Clinical Practice Guideline No. 19. Rockville，MD：U. S. Department of Health and Human Services，Public Health Service，Agency for Health Care Policy and Research. AHCPR Publication No. 97-0702. November 1996.

表 108-3
引起痴呆症状的一些原因

CNS 疾病	系统性疾病	药物
适应障碍（如不能适应退休生活）	心血管疾病 心律失常 心力衰竭	抗胆碱能药物 抗惊厥药物 抗抑郁药物 抗组胺药物
遗忘综合征（如孤立性记忆障碍） 谵妄	血管闭塞 营养缺乏 维生素 B_{12} 叶酸 铁	抗感染药物 抗肿瘤药物 抗精神病药物 心血管药物 抗心律失常药物
抑郁 颅内病变 脑脓肿 正常压力 脑积水 脑卒中 硬膜下血肿 肿瘤	感染 代谢紊乱 肾上腺 葡萄糖 肾衰竭 甲状腺	抗高血压药物 糖皮质激素 H_2-受体阻滞剂 免疫抑制剂 麻醉镇痛药 非甾体抗炎药物 镇静催眠药和抗焦虑药 骨骼肌肉松弛药

表 108-4
痴呆筛查实验

检查项目	相关疾病
白细胞计数及沉降率	贫血性缺氧、感染、肿瘤
代谢	
血清电解质	高钠血症、低钠血症；肾功能
BUN、肌酐	肾功能
胆红素	肝功能衰竭（如门静脉系统性脑病、肝性脑病）
甲状腺功能	甲状腺功能减退、甲状腺功能亢进
铁、维生素 B_{12}、叶酸	营养缺乏（维生素 B_{12}、叶酸性神经系统疾病、维生素 D 缺乏）、贫血
便潜血	失血、贫血
HIV 和梅毒	感染
尿液分析	感染、蛋白尿
胸部 X 线片	肿瘤、感染、呼吸道疾病（缺氧）
心电图	心脏疾病（循环障碍缺氧）
脑影像学	脑肿瘤、脑血管疾病
精神状态检查	一般认知筛查
抑郁测查	抑郁、假性痴呆

项指标，包括定向力、书写力、注意力、计算能力、记忆力及语言能力。痴呆患者常表现出多方面的障碍。在 MMSE 测试或其他测试中，得分低于正常水平或有典型痴呆表现的患者要接受进一步检查。智能筛查测验（Cognitive Abilities Screening Instrument，CASI）是一种更为详细的筛查工作，它可以定量评估注意力、集中力、方向感、短期记忆、长期记忆、语言能力、视觉构建、抽象能力及判断能力[21]。所有初筛试验均有其局限性，因此，常需额外的精神心理测验，以进一步明确有无痴呆及其类型[2,22]。

根据脑部最先被累及的部位，痴呆可分为皮层或皮层下。AD 是典型的皮层性痴呆，病变主要累及大脑皮层。皮层性痴呆患者表现为语言功能障碍（而非表达能力减退）、学习能力障碍（健忘症）、皮层高级功能减退（如无法进行计算，判断力差）、不能集中注意力、不能控制情感。皮层下痴呆（如 PDD）主要影响基底神经节、丘脑和脑干。其功能障碍包括运动功能异常、言语模式混乱而非语言障碍、健忘（记忆力减退）、认知能力迟缓、感情淡漠或抑郁[16]。

阿尔茨海默病

病因学

AD 的确切病因尚未确定，但已找到一些危险因素。高龄是 AD 的首要危险因素，此外还包括家族史、颅脑外伤、代谢综合征、糖尿病、高血压以及心血管疾病[3,23-27]。遗传学在 AD 的发展中起着重要作用。一般认为，家族性高发的 AD 与染色体 21、14 和 1 号上的常染色体显性遗传有关[28,29]。编码淀粉样前体蛋白(amyloid precursor protein, APP)的基因位于 21 号染色体上。14 号染色体上早老素-1(presenilin-1 gene, *PS1*)基因突变,被认为与 AD 的发病密切相关;而位于 1 号染色体上的早老素-2(presenilin-2 gene, *PS2*)基因也具有同样的遗传作用。虽然 AD 在某些家族中有很强的遗传联系,但大部分 AD 病例是散发型的[29,30]。散发型 AD 似乎与易感基因载脂蛋白 E(Apolipoprotein E, ApoE)有关,ApoE 有 3 种亚型[29]。APP 是一种遍布全身的正常蛋白,在 AD 的神经病理学中起重要作用,它的相关基因位于 21 号染色体。一旦过量生成或转录错误,就会产生异常亚单位[如 β-淀粉样蛋白(β-amyloid, Aβ)][29]。14 号染色体上 *PS1* 基因的变异、1 号染色体上 *PS2* 基因的变异以及载脂蛋白 *E4* 等位基因的存在都会改变 APP 的编码过程。APP 的异常降解会产生 42 种氨基酸形式的 Aβ,已证实其毒性高于其他淀粉样蛋白[29]。

ApoE 是一种参与胆固醇和磷脂代谢的蛋白质,在散发、迟发型 AD 的发展中发挥作用。ApoE 基因具有 3 个等位基因:*E2*、*E3* 和 *E4*。*E3* 等位基因最常见,*E2* 等位基因是对抗 AD 的保护性基因,*E4* 等位基因则可增加 AD 的发病风险[29]。*E4* 等位基因编码的蛋白质称为 ApoE-4,后者会增加 Aβ 的沉积,并促使其转变为具有更高致病性的状态[29]。具有 1 个或 2 个 *E4* 等位基因拷贝的人群,AD 患病风险将分别增高 2 倍和 5 倍[30]。Aβ 与分布在身体其他部位的淀粉样蛋白有很大不同,它通过细胞凋亡、直接毒性作用以及氧化和代谢应激导致的损伤等多种途径导致神经元死亡[29,31]。

神经病理学

尽管大脑萎缩是 AD 型痴呆患者最明显的表现,但它不能用来诊断 AD 或其他痴呆,因为正常衰老过程中也伴有一定程度的脑萎缩。AD 引起的萎缩主要发生于大脑的颞叶、顶叶及前额叶,而枕叶、运动皮层及躯体感觉区一般不受影响(图 108-1)[5,31]。

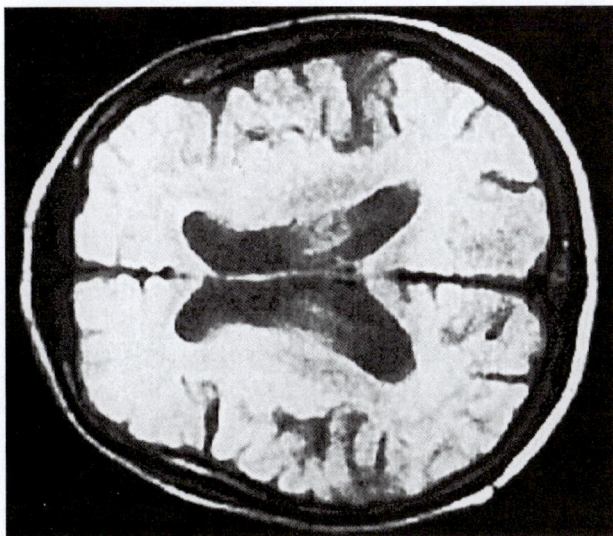

图 108-1 AD:MRI 扫描。脑室增大、脑组织普遍萎缩、颞叶附近更加明显

与 AD 相关的大脑皮层神经元变化包括神经纤维缠结、神经炎性斑、淀粉样血管变性及颗粒空泡变性。这些改变导致神经元和突触的脱失(图 108-2)[28]。神经纤维缠结(neurofibrillary tangle, NFT)主要见于大脑皮层、海马和杏仁核的锥体区域,但也见于脑干和蓝斑区[5,31]。NFT 由成对的、具有特征宽度和轮廓的纤维丝构成,含有磷酸盐沉积异常的 Tau 蛋白。它们具有高度的免疫反应性,很可能在大锥体神经元中形成。

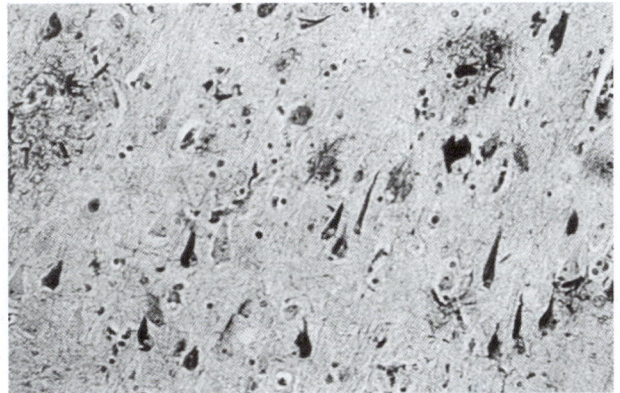

图 108-2 AD 型痴呆患者的大脑皮层可见到大量的神经炎性斑及神经纤维缠结

神经炎性斑(numerous plaque, NP)是由残存的神经元突起和颗粒样沉积组成的球形体[5]。典型的神经炎性斑呈球形结构,包括 3 层结构:中心为淀粉样核,中间区域为肿胀的轴突和树突,外层为变性的神经元突起[28]。斑块中含有可通过异常代谢途径裂解形成 Aβ 的 APP[29]。除 Aβ 外,NP 还含有 ApoE、急性炎性反应性蛋白(如 $α_1$-糜蛋白酶和 $α_2$-巨球蛋白)等[28]。NP 内的淀粉样沉积与 AD 的严重程度相关,皮质斑块的密度与胆碱乙酰转移酶的减少及认知功能障碍的严重程度相关[5]。有人认为斑块中的 Aβ 与唐氏综合征及家族性和散发 AD 型痴呆相关[29]。AD 的病理过程可能早在疾病症状出现之前的 20~30 年就开始了[5,29,32]。

颗粒空泡变性是 AD 的另一主要组织学改变。它由胞浆内成簇的内含微小颗粒的空泡构成。颗粒空泡变性似乎特别存在于海马的锥体细胞[5,16,28]。皮层神经元的丢失是 AD 患者最显著的组织病理学结果,其起源于基底核,后扩展至大脑皮层[31]。细胞丢失、颗粒空泡变性及神经纤维缠结均集中在这一区域[16,28]。

伴随上述变化的是几种神经递质和酶的浓度降低。大脑皮层和海马区胆碱乙酰转移酶的水平降低 60%~90%[28]。乙酰胆碱和乙酰胆碱酯酶(acetylcholinesterase, AChE)的水平也在降低,但大脑皮层和海马内毒蕈碱受体却保持正常水平或仅轻度降低。与年龄匹配的对照组相比,AD 型痴呆患者体内的烟碱受体蛋白也有所减少。胆碱乙酰转移酶的活性降低与斑块密度及疾病的严重程度相关。尤其是在额叶中部皮层突触的缺失与疾病的严重程度相关[5,29-31]。

影响 AChE 水平对控制 AD 症状有显著影响。已证实

AChE 存在许多异构体,它们具有完全相同的氨基酸序列,但翻译后修饰不同,功能亦不同。人类皮质和海马区 AChE 的主要存在形式是 G_4,是一种膜结合的四聚体,单体形式的 G_1 浓度低得多。AD 患者 G_4 型选择性缺失,导致 G_1 型重要性增加[33]。尽管胆碱能活性受 AD 型痴呆的影响最为显著,其他神经生化系统也会发生改变。如去甲肾上腺素、5-羟色胺、γ-氨基丁酸受体[28,29]。

临床表现及诊断

案例 108-1

问题 1:T. D. 是一位 72 岁的老年男性,他的妻子陪他来进行记忆测试。T. D. 主诉约在 6~12 个月前他就已经开始出现记忆问题,但最近他因摔倒住院后,记忆问题恶化。他的妻子说,T. D. 在 70 岁退休,因为那时他的行动开始变得迟缓,而且尽管他是一名会计,却因记忆问题已无法管理财务。他妻子还发现,自从他在做家务时从梯子上掉下来摔断了腿,他就变得与从前不太一样了。

    T. D. 既往有明确的骨关节炎、良性前列腺增生(benign prostatic hyperplasia, BPH)和高血压病史。他目前每晚服用坦索罗辛 0.4mg 治疗 BPH,每日服用氨氯地平 10mg 治疗高血压。他无脑卒中家族史,有心脏病家族史,他的父亲 84 岁时死于心肌梗死。他妻子还说 T. D. 的母亲在 70 岁左右也诊断出患有 AD,在 76 岁时由于 AD 的并发症在疗养院中去世,而 T. D. 目睹了他母亲由于 AD 而导致的身体状况急剧恶化,这令 T. D. 十分不安。

    体格检查显示 T. D. 身体健康状况良好,对人物和地点的定向力正常但无法确认时间。卧位血压 120/66mmHg,立位血压 132/72mmHg,脉搏为 56~62 次/min。

    MMSE 得分为 22/30,错误主要在定向力、注意力和计算(不能逆向拼写"world")、回忆及语言(用词困难)方面。其他体格检查均在正常范围内。

    对于 T. D. 还应考虑采取哪些额外的评测步骤?

    在得出任何结论前,要首先评估 T. D. 认知能力减退的其他可能原因,虽然他描述的多数症状与痴呆相关(见表 108-2),包括财务管理方面的困难(鉴于他是一名会计,这种变化尤其值得注意),以及对日常功能造成影响的单词查找障碍。

    如表 108-3 所示,一些全身性疾病及其他疾病也会可导致认知障碍。T. D. 应该接受一系列的实验室检查,以排除贫血、心脏及肾脏疾病、甲状腺异常以及肿瘤。此外,他还应接受全面的神经心理学测试,包括抑郁症筛选以及更深入的认知功能测评。这种测评应由擅长认知评估的临床医生进行,因为教育程度及文化因素会影响患者在测评中的表现[34]。

案例 108-1,问题 2:T. D. 在医生的安排下,做了进一步的相关检查。实验室检查包括肾脏和肝脏生化、甲状腺

功能检查、维生素 B_{12} 及叶酸水平、梅毒和 HIV 检测、全血细胞(complete blood cell, CBC)计数及沉降率,以及尿液分析。除了 B_{12} 水平较低(147ng/L)外,其他结果均正常。胸部 X 片及心电图正常。神经系统检查未见异常。抑郁测验提示有轻度焦虑,无抑郁,只是对未来有所担忧。

    对 T. D. 最可能的诊断是什么?

    T. D. 的 MMSE 得分为 22/30,提示轻度认知障碍或早期痴呆[20]。由于 T. D. 的一般体格检查及实验室检查结果均正常,据此可排除继发于其他病因的认知功能障碍。MRI 或 CT 扫描可能有助于排除脑部病变,如脑卒中[34]。PET 或者 SPECT 扫描可能有助于定位病理区域及辅助鉴别诊断,但并不是必需的[35]。继发于精神疾病的认知功能减退也可排除。尽管他有情绪低落和焦虑的表现,但由于他无食欲方面或睡眠方式的改变,也没有自杀的想法,再加上心理测验的结果,提示 T. D. 并不抑郁。他的意识完全清醒,对地点和人物的定向力正常,无精神异常的行为,也无谵妄表现。

    慢性进展性认知功能减退、对社会及职业能力(忘记约定、忘记付账)造成影响、体格检查和实验室检查正常,同时结合家族史,T. D. 符合 DSM-V 的 AD 诊断标准(见表 108-1)。他的病史及病程符合 AD 型痴呆,而非其他类型。因此,T. D. 可以诊断为很可能的 AD 患者[36]。

案例 108-1,问题 3:T. D. 的子女非常担心他们家族的痴呆病史,他们询问现在是否应该接受检查以确定他的患病风险。应该告诉他们什么?

    尽管 AD 有很强的遗传因素,但这类病例只占少数[29]。没有明显的唐氏综合征家族史。PS1 和 PS2 基因突变只与一小部分 AD 病例相关[29]。尽管已经找到了一些潜在的生物标志物,但还没有被充分证实为 AD 发病的可靠预测因子[3,35,36]。

预后

案例 108-1,问题 4:T. D. 的预后可能会怎么样呢?

    AD 的病程预计可以达到 10 年以上[2,10]。两种常见的痴呆评分量表是总体衰退量表和临床痴呆分级量表。根据总体衰退量表(表 108-5),T. D. 的社会功能受损、焦虑、客观认知功能减退、集中注意力和进行某些复杂操作的能力减退、社会交往能力受影响等特征均符合第三阶段的 AD 型痴呆。这一阶段通常表现为轻度认知功能障碍[38]。更常用的临床痴呆分级量表也将 T. D. 的症状归类为轻度痴呆[39]。与尸检确诊病例相比,使用合适的临床标准和评估方法对很可能的 AD 进行临床诊断,其敏感性可达 90%[1,34,37]。

    由于技术的进步,有可能更早期的诊断痴呆,并使患者能够存活到疾病的最后阶段[40]。对 AD 的早期诊断将使 T. D. 的病情得到密切关注。为了达到最好的效果,应当对

T. D. 除痴呆以外的各项指标也进行一次彻底的评估,包括日常生活能力(如自我照顾能力)、合并疾病的治疗情况、用药情况、生活安排、安全问题及潜在的被虐待和忽视的情况。此外,还应关注 T. D. 的护理人员和相关支持系统[41,42]。每 6 个月对 T. D. 进行一次重新评估,记录病情发展情况,以确保他能得到最好的照料。某些情况下,在家中照料可能并不现实。T. D. 应该被送至一个安全的地方(如居民福利院或护理院),以免因为他的判断力很差(如不能根据天气情况穿衣、摔倒)带来伤害。在疾病的晚期阶段,从管饲到生命维持的干预措施可能会延长寿命,但仍然是有争议的[43]。AD 晚期阶段的死亡通常与各种感染有关,如肺炎、尿路感染或褥疮等。

表 108-5

AD 型痴呆的分期

认知障碍的分期	特征
无认知障碍	正常认知状态
非常轻度认知障碍	健忘,仅有主观抱怨;无客观的下降
轻度认知障碍	精神测试提示有客观减退;工作和社会能力减退;轻度焦虑和否定
中等认知障碍	注意力下降、复杂技能操作下降;情感平淡,退缩
中等严重认知障碍	早期痴呆;交流困难;不能回忆或辨认人物或地点
严重认知障碍	洗澡、如厕需帮助;出现行为异常症状(烦躁不安、妄想、攻击性行为)
非常严重认知障碍	精神运动能力和言语能力丧失;二便失禁;完全依赖他人照顾

来源:Reisberg B, et al. The global deterioration scale for assessment of primary degenerative dementia. *Am J Psychiatry*. 1982;139;1136.

治疗

尽可能长时间的让痴呆患者可以生活自理是痴呆治疗的一个重要目标。对患者来说,不得不去尝试适应一个陌生环境其实是一种额外负担,因此,让他们尽量待在熟悉的环境中。合并疾病和许多药物会降低患者的身体功能并使认知功能恶化。

案例 108-1,问题 5:适合 T. D. 的初始治疗方案是什么?

应对 T. D. 的家庭成员进行健康知识教育,以便他的家人能够对痴呆进展的症状有所认识。还应向他的家人介绍阿尔茨海默病协会(www. alz. org)及家庭护理者联盟(www. caregiver. org)。这两个组织能够提供丰富的信息及社区资源,包括护理支持小组。还应鼓励他的家人参加"医疗警报及阿尔茨海默病协会安全返回计划",该项目为痴呆患者提供 24 小时全国范围的应急救援。此外,他的家人也应帮他提前做好下一步的规划,寻求法律咨询,制订医疗及财务授权计划,并进行遗产规划,以避免 T. D. 病情加重后无法亲自参与以上规划[41]。

目前有两类药物可用于 AD 的对症治疗,胆碱酯酶抑制剂和 N-甲基-D-天门冬氨酸受体拮抗剂[44]。它们的药理作用不同,可以在中重度 AD 患者中联合使用。胆碱酯酶抑制剂可抑制 AChE,AChE 是一种直接参与乙酰胆碱降解的酶,因此,胆碱酯酶抑制剂可致乙酰胆碱在脑内 Meynert 基底核中的浓度增加,从而改善 AD 患者的认知功能。胆碱酯酶抑制剂虽可以改善认知能力和机体功能,还能够延缓 AD 患者症状的进展,但却受限于胆碱能副作用,如胃肠道功能不良反应,这是该类药物最常见的不良反应[43]。

多奈哌齐

多奈哌齐(donepezil)是哌啶类衍生物,它能够可逆性的抑制中枢 AChE 的活性。多奈哌齐的生物利用度高,半衰期长,可以每日 1 次给药。它的蛋白(主要是白蛋白)结合率很高[46]。

多奈哌齐能改善各种程度(轻度、中度、重度)AD 患者的认知功能、总体功能及行为症状。在一项多中心、双盲、安慰剂对照的临床试验中,轻至中度 AD 患者在 12 周的治疗期间病情有所改善[47]。受试者睡前口服多奈哌齐 10mg 能够使认知能力[通过阿尔茨海默病评估量表-认知亚量表(Alzheimer's Disease Assessment Scale-Cognitive Subscale, ADAS-Cog)评估]和总体功能[通过 Clinician's Interview-Based Impression of Change with caregiver input(CIBIC-Plus)测定]得到改善[48,49]。一项为期 24 周的多中心、安慰剂对照的临床试验显示,每日 5mg 和每日 10mg 的多奈哌齐具有相似的效果。5mg 和 10mg 剂量组均优于安慰剂组;5mg 剂量组不良反应相对较少[50]。一项长期、非盲法随访研究证实多奈哌齐的疗效可持续约 3 年[51]。中断或停用多奈哌齐治疗后认知能力会回到基线水平或更低。

多奈哌齐也适用于重度 AD。一项针对重度 AD 患者(MMSE 1~10)为期 6 个月的、双盲、平行设计、安慰剂对照临床试验显示,患者服用多奈哌齐后,严重度成套测评量表(Severe Impairment Battery,SIB)[52]及改良的阿尔茨海默病日常生活行为配合评估(Modified Alzheimer's Disease Cooperative Study activities of daily living inventory)的测试结果都有所改善。与安慰剂组相比,试验组患者在语言能力、行为能力、视觉空间能力、肠道/膀胱功能和穿衣能力上均有显著改善,但在与痴呆相关的行为决策能力问题的精神状况调查中并没有发现差异[53]。多奈哌齐 23mg 被批准用于中度至重度 AD 患者。与 10mg 剂量组相比,SIB 有小幅改善,而 CIBIC-Plus 没有明显改善。在为期 24 周的试验中,超过 30% 的高剂量组和约 18% 的低剂量组未能完成 24 周的试验[54]。

多奈哌齐最常见的不良反应与胆碱能作用有关,一般呈轻至中度,剂量稳定后逐渐消失[47,50]。在关于多奈哌齐的一项长达 144 周的临床试验中,最常见的不良反应是恶心、腹泻和头痛[51]。在临床试验中,发生不良反应是受试者退出试验的主要原因,整体脱落率为 29%[45]。

卡巴拉汀

卡巴拉汀(rivastigmine)是氨基甲酸酯类衍生物,可以抑制 AChE 和丁酰胆碱酯酶(butyrylcholinesterase,BChE)活性。BChE 是乙酰胆碱代谢的旁路途径。卡巴拉汀对这两种胆碱酯酶的活性均有抑制作用,主要作用在中枢神经系统[55]。与 G_4 型 AChE 相比,G_1 型对 AChE 的抑制作用更强[33]。该药能结合到 AChE 和 BChE 分子的酯酶位点上,使其缓慢降解。因此,它通常被认为是一种"假性-不可逆"的抑制剂[56]。卡巴拉汀的生物半衰期约 1 小时,但由于其代谢较慢使得该药活性至少可持续 10 小时,因此可以每日 2 次给药。卡巴拉汀约有 40% 与血清蛋白结合,通过水解代谢成非活性物质后经肾脏排泄[56]。卡巴拉汀在体内吸收完全,但因其显著的首过效应,最终的生物利用度约为 36%。

两项针对轻至中度 AD 患者的大规模临床试验表明,卡巴拉汀在 24 周内改善了认知能力、日常活动的能力以及总体能力[56,57]。两项多中心、双盲、安慰剂对照试验,将受试者随机分配至安慰剂组、低剂量(每日 1~4mg)组或高剂量组(每日 6~12mg),试验周期为 26 周。一项试验中,2 个剂量组的受试者在治疗 26 周后,ADAS-Cog 和 CIBIC-Plus 结果均显示出统计学上的显著改善[56]。另一项试验中,只有服用每日 6~12mg 的受试者组,显示出临床获益[57]。对上述两项研究中的受试者进行的开放性延续试验发现,每日服用 6~12mg 卡巴拉汀的受试者在 1 年后认知能力明显优于服用安慰剂的受试者[58]。

卡巴拉汀的常见不良反应包括恶心、呕吐、腹泻和其他胆碱能相关的胃肠道反应[55],空腹服用卡巴拉汀或剂量增加过快时更为常见。头痛、头晕、乏力也是常见的不良反应。每 4 周按照每日 2 次,每次 1.5mg 的幅度增加剂量,可提高对药物的耐受性,并降低胃肠道不良反应的发生频率和严重程度。每日经皮给予 4.6mg 或 9.5mg 与每日口服 6mg 或 12mg 的效果相当,但经皮给药似乎可以减轻不良反应[59]。维持剂量通常为每日 9.5~13.3mg。在中重度 AD 患者中,维持剂量为每日 13.3mg。如果治疗中断 3 日及以上,则应重新从最低剂量开始给药。

加兰他敏

同其他用于治疗 AD 的药物一样,加兰他敏(galantamine)通过抑制 AChE 来增强胆碱能神经活性,除此之外,它还能通过激活另一个不同于乙酰胆碱受体的烟碱受体(α_7-烟碱受体激动剂)来发挥作用,这一作用不依赖于乙酰胆碱的存在,称作变构调节[33]。加兰他敏吸收迅速、完全,在 2 小时内达到峰浓度,半衰期约 5 小时。该药的蛋白结合率低,分布容积较大。加兰他敏主要通过细胞色素 P450(cytochrome P-450,CYP450)同工酶 CYP2D6 和 CYP3A4 代谢,之后经尿液排出[60]。

临床试验已证实加兰他敏对轻、中度 AD 都有效。在一项为期 5 个月的随机、安慰剂对照试验中,每日 16mg 和每日 24mg 剂量组 ADAS-Cog 和 CIBIC-Plus 结果均显示出统计学上的显著改善[61]。欧洲和加拿大进行的一项类似的临床试验,对患者服用加兰他敏每日 24mg 和每日 32mg 两种剂量的疗效进行了 6 个月的评价。结果显示,两种剂量均比安慰剂有效,但每日 32mg 组患者表现出了更多的不良反应[62]。一项为期 6 个月、开放的临床延续试验显示,在 12 个月的研究中,加兰他敏每日 24mg 能够稳定的维持患者的 ADAS-Cog 评分[62]。

与其他胆碱酯酶抑制剂一样,胃肠道胆碱能效应是最常见的不良反应。恶心、腹泻、呕吐及食欲缺乏是临床试验中发生频率最高的不良反应[33,45]。研究表明,这些不良反应常出现在剂量增加阶段。间隔 4 周进行剂量调整可降低不良反应的严重程度并提高耐受性。

> **案例 108-1,问题 6:** 是否应给予 T. D. 胆碱酯酶抑制剂的治疗,如果使用,应该如何对治疗进行监测?

由于 T. D. 的病情尚属轻度,所以胆碱酯酶抑制剂是合适的选择[42]。但该类药物不太可能对 T. D. 的认知能力产生显著或持久的改善。对胆碱酯酶抑制剂治疗的系统评价显示,这些药物对大多数患者最多只能有轻微的改善[45,63]。但该治疗能够延缓 T. D. 的认知功能衰退,帮助他可以至少 1 年保持生活自理能力,并可推迟开始为他配备护理设施的时间长达 2 年[60]。有益的治疗效果可维持长达 3 年之久,并且早发现、早治疗的患者相比于延误治疗的患者将会有更多的获益[61,62]。选择药物时应首选疗效确切且不良反应较轻的药物,同时应将患者的用药依从性考虑在内。所有胆碱酯酶抑制剂都有类似的不良反应,卡巴斯汀不易与其他药物产生相互作用[55],且有透皮贴剂可供每日使用。卡巴斯汀口服给药时,需从非治疗性的滴定剂量开始,之后再逐渐增加剂量,以降低不良反应的严重程度,但初始经皮给药剂量具有治疗作用[59]。多奈哌齐和加兰他敏的缓释剂可每日服用 1 次,两者疗效相当,通常于睡前给药,以减轻胆碱能不良反应带来的副作用。

对于 T. D. 而言,多奈哌齐可能是较为适合的选择。应在每晚睡前服用多奈哌齐 5mg,并监测其胆碱能不良反应(尤其是恶心、腹泻)、失眠、头痛、头晕等临床试验中最常见的不良反应[47,50]。此外,由于他之前心率较低,应该监测他是否有心动过缓。接受中至高剂量多奈哌齐治疗的患者,尤其是那些有危险因素(例如心血管疾病,联合使用 β 受体阻滞剂、钙通道阻滞剂、抗心律失常药)的患者,发生心动过缓的概率和风险均有所增加[64]。他的家庭成员和医生应密切关注其在记忆力、定向力和完成复杂事务(如财务管理)的能力等方面有无改善,此外,他的易怒症状也会得到缓解。

> **案例 108-1,问题 7:** T. D. 无法耐受多奈哌齐的不良反应,他的家人想知道还有什么其他的治疗选择用来延缓痴呆症的进展?

用药 1 个月后,医生需要对他的不良反应情况进行评测[42]。若 4~6 周后症状无显著改善,则应将多奈哌齐的剂量加至 10mg,睡前服用。若连续服用多奈哌齐 6 个月后仍未见明显疗效,或者他对多奈哌齐不耐受,应更换另一种胆碱酯酶抑制剂。卡巴拉汀和加兰他敏有额外的一些作用机制,可能会对 T. D. 有效。卡巴拉汀初始剂量为每次

1.5mg,每日 2 次,随餐服用以延缓吸收,提高耐受性。每 4 周增加剂量,每次 1.5mg,每日 2 次,直至最大剂量 6mg,每日 2 次。但是,透皮制剂耐受性更好,还能避开剂量滴定。加兰他敏开始剂量为每次 4mg,每日 2 次,或每次 8mg,每日 1 次(缓释),每 4 周可增加剂量,每次 8mg,直至最大剂量 24mg,每日 1 次。同卡巴拉汀口服给药时一样,加兰他敏的初始剂量不是治疗性的[60]。随餐服用加兰他敏可提高胃肠道反应的耐受性。若更换第 2 种药物后,患者病情依然未得到改善或稳定,则无需再尝试第 3 种药物。每间隔 6 个月对 T. D. 的日常生活能力、认知能力及行为能力进行重新评估[65-67]。还必须密切关注他的身体健康状况,并应不断给他的家庭提供支持,例如通过 AD 照护支持小组。

美金刚

随着 T. D. 的 AD 进展,有两种治疗方案可以尝试。一种是将多奈哌齐的口服给药剂量增至每日 23mg,但正如上文所述,该方案临床疗效有限[51]。另一种方法是使用一种 NMDA 阻滞剂,它可以减缓谷氨酸在中枢神经系统中的释放,这会导致 AD 及其他神经退行性疾病患者的兴奋毒性反应及细胞死亡[68]。美金刚(memantine)是一种具有中等亲和力、电压依赖性结合的非竞争性 NMDA 受体阻滞剂,口服给药吸收完全,能于 3~8 小时内达到血清峰浓度,且蛋白结合适度。

多项大规模临床试验评价了美金刚对中、重度 AD 患者的疗效。与安慰剂相比,以 10mg/d 的剂量连续服用美金刚 12 周,提高了患者的行为能力(如穿衣、如厕、参加团队活动),同时减少了护理依赖[68]。一项 28 周的临床试验的试验组美金刚剂量为每日 20mg,与安慰剂组相比,患者的 CIBIC-Plus 评分、日常生活能力和总体能力均得到改善[69]。总体而言,美金刚的治疗效果适中[70]。对于中、重度 AD 患者,美金刚和胆碱酯酶抑制剂联合应用较单用胆碱酯酶抑制剂效果更好[71-73]。美金刚常见的不良反应包括腹泻、失眠、头晕、头痛和幻觉[68]。T. D. 服用美金刚的初始剂量应为每日 5mg,每过 1 周可将每日剂量增加 5mg,直至最大剂量每次 10mg,每日 2 次[68]。另外,还可使用缓释剂型,给药量按周递增,从每日 7mg、14mg、21mg,增至每日 28mg。

路易体痴呆

病因学

路易小体(Lewy body),常见于帕金森患者脑内,显微镜下为圆形粉红色均质状结构。最近有研究在致力于区分 DLB 及 PDD,以便进行进一步研究[75]。据了解,多达 25% 的痴呆患者的脑干和大脑皮质内(尤其是在边缘和旁边缘皮质,以及额叶和颞叶)存在路易体[5,76],主要集中在黑质、蓝斑、下丘脑、Meynert 基底核和新皮质中。基底神经节中多巴胺含量降低,Meynert 基底核中乙酰胆碱转移酶缺失[5]。许多患者表现为锥体外系反应,但无典型的帕金森病表现[7]。在路易体和轴突中发现了 α-突触核蛋白的聚合物,该蛋白的作用已成为 DLB 和 PDD 研究中的重要生物课题。

临床表现

案例 108-2

问题 1:J. F. 是一位 72 岁的老年女性,6 个月前被诊断为轻度认知功能障碍。在确诊前的 1 年左右,她开始变得越来越健忘和糊涂。大约 3 个月前,J. F. 和她的家人决定让 J. F. 搬去和他们一起住,这样她就不会一个人孤单在家了。自搬来与家人同住后,她的儿子注意到她有时似乎"心不在焉",时而清醒,时而健忘,连日常事务也需要帮助。她的儿媳说,J. F. 有时脚步不稳,曾跌倒过 2 次,还曾多次出现行动过缓甚至移动困难的情况。最近,J. F. 还曾说她看见有人从墙上的绘画中走出来(一幅欧洲街景)。声称"他们穿过房间,试图去偷一些可以藏在夹克衫里的东西"。

在内科就诊时,J. F. 的体检结果很稳定。生命体征、血清生化检查、全血细胞计数都在正常范围内。她的 MMSE 评分为 21/30。在进行全面评估时,J. F. 的儿媳不得不代答一些问题,因为 J. F. 有时看上去像没有听到询问或干脆对问题不予理睬。体格检查时,她表现出双侧轻度的齿轮样肌张力增高、动作迟缓和面具脸;没有静息性震颤。对于 J. F. 的表现,最可能的诊断是什么?

考虑到她身体健康,但因认知功能受损无法独自生活,以及 MMSE 评分结果,J. F. 符合痴呆的诊断。她的肌张力增高、行动迟缓和面具脸与早期帕金森病一致(参见第 59 章)。新修订的 DLB 临床诊断指南见表 108-1[77],J. F. 表现出了所有的主要症状,2 项核心症状以及 1 项次要症状(反复跌倒)。由于她的症状不足以确诊为帕金森,故根据临床表现,她应被诊断为很可能的 DLB。

治疗

案例 108-2,问题 2: 什么治疗方案适合 J. F.?

迄今为止,对于 PDD 和 DLB 引起的认知障碍,胆碱酯酶抑制剂是唯一推荐的治疗方案,所有的胆碱酯酶抑制剂都已证实对 DLB 患者有效[78,79]。在一项大型随机、安慰剂对照的临床试验中,给予轻至中度的 PDD 患者卡巴拉汀(最高每日 12mg),该药物已通过美国 FDA 认证用于治疗 PDD。结果显示服用卡巴拉汀的 PPD 患者中,10% 出现震颤恶化,但总体来说,两组之间并没有统计学上的差异[75]。当卡巴拉汀的口服给药量为每日 6~12mg 时,患者的感情淡漠、精神紧张、幻想和错觉等症状均有改善[80]。当使用胆碱酯酶抑制剂治疗时,其初始量、逐步增量过程及监测等方式与治疗 AD 时一致。

J. F. 的某些帕金森症状,也应得到全面的评测及恰当的治疗,例如可使用左旋多巴/卡比多巴(参见第 59 章)。由于一些治疗帕金森疾病的药物会使患者产生精神问题,所以有必要对不良反应进行监测,例如精神方面及认知功能的恶化。传统的抗精神病药如氟哌啶醇,有可能加重锥体外系反应(extrapyramidal symptoms,EPS),故应避免使用。新型药物如喹硫平或氯氮平,不太可能加重帕金森症状,但也应在胆碱酯酶抑制剂后使用,或者在需要更严重的行为症状控制的情况下使用[75,77]。

血管性痴呆

病因学

VaD 是由血管疾病引起的一大类认知障碍性疾病。其最常见的病因是血栓或栓塞所致的大脑血管闭塞,导致缺血性脑损伤[81,82]。大部分患者的痴呆症状是由多发性脑梗死、大脑认知功能相关区域梗死或弥漫性大脑皮层白质体病变所致[16]。许多疾病如动脉粥样硬化(atherosclerosis)、动脉硬化(arteriosclerosis)、血管炎等,都会导致栓子和血栓的产生,从而可能阻塞脑部血管。出血现象及高血压或心脏病等疾病均可造成大脑缺血或缺氧,从而导致 VaD 的发生[81-83]。VaD 的特异性危险因素包括高龄、糖尿病、脑血管疾病、高血压、心脏病、高脂血症、吸烟和饮酒[82-84]。

神经病理学

典型的 VaD 属皮层下病变。大部分 VaD 患者有多发血管闭塞及该血管供血区的脑组织梗死[83,84]。当大动脉或中等小动脉闭塞时,会导致局灶性神经功能缺损(参见第 61 章)。视受累部位不同,可能出现不同的认知障碍。然而,更常见的情况是短暂性脑缺血发作(transient ischemic attack,TIA)或不易察觉的多发性微小梗死灶[83,84]。皮层下 VaD 患者经常在基底神经节、丘脑、内囊动脉中出现小而深的缺血性梗死[83,84]。既往常有动脉粥样硬化、糖尿病或高血压病史,但无脑卒中[4,77,79]。MRI 扫描对诊断 VaD 很有价值,它较 CT 扫描能更清楚地显示脑梗死的部位(图 108-3)[16,22]。多达 85% 的 VaD 患者存在白质病变。深层白质的病变如脑白质疏松症常发生脱髓鞘改变,可能代表痴呆的早期变化[83]。因为涉及病因学的因素,VaD 的发病时间通常比 AD 更早,且男性较女性更易发病。

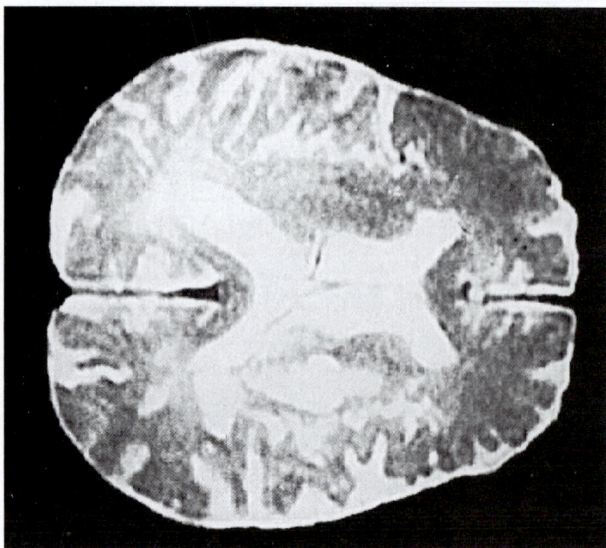

图 108-3 右脑室旁可见较大的梗死灶。右侧颞叶萎缩

临床表现

案例 108-3

问题 1:D. V. 是一位 73 岁的老年男性,在女儿的陪伴下进行"记忆模糊"的评估。尽管他主诉记忆力减退,但他否认对日常生活有重大影响。D. V. 称,2 年前他有一次头晕发作后摔倒,之后开始出现记忆问题。然而,他的女儿认为在那次事件前约 1 年的时候,他的记忆力就已经开始减退。记忆力减退一直在缓慢的进展中。记忆问题及由此给日常生活带来的"烦恼"使 D. V. 感到自己很没用。尽管 D. V. 生活基本可以自理,但他需要依靠女儿的帮助来处理经济问题。由于对自己的能力缺乏信心,他已主动放弃开车。D. V. 的女儿告诉医生,据她的母亲讲,D. V. 晚上醒来去排尿时,有时会迷失方向。他没有尿失禁史,有疑似 TIA 史,但无局灶性神经损伤症状。他有长期的轻度高血压病史,一直用利尿剂治疗。他偶尔饮酒,吸烟量约为每日半包。除疑似 TIA、高血压及轻度前列腺增生外,D. V. 无其他病史。家族史有糖尿病和心脏病。

体格检查结果显示,D. V. 轻度肥胖,衣着得体,神志清楚,对人物的定向力正常。BP 坐位 160/92mmHg,立位 168/95mmHg。心脏检查正常。神经系统检查发现双侧眼外肌运动轻度受限,腱反射轻微不对称,右侧比左侧增高。双下肢肌张力正常。轻度拖曳步态。震动感减弱,但在他目前的年龄段尚属正常范围。其 MMSE 检查得分为 22/30,有定向和回忆错误。心理测试发现他有轻度抑郁。

所有实验室检查结果基本在正常范围。血清 K(3.8mmol/dl)和 Na(138mmol/dl)处于正常低限,血尿素氮(BUN)(18mg/dl)处于正常高限。血清总胆固醇 246mg/dl,甘油三酯 230mg/dl。胸部 X 线片检查示心脏轻度增大;ECG 正常。MRI 扫描示一般性脑萎缩,脑室增大,脑室周围白质体缺血性改变,双侧基底节腔隙性脑梗死,右顶顶叶小范围皮层梗死。

有哪些主观和客观的证据诊断 D. V. 痴呆?

D. V. 的主要症状为"记忆模糊"和记忆力减退,他把这归因于头晕发作和摔倒。然而,他的家人在该事件发生前 1 年,已注意到这些问题,且认为症状随时间进展。尽管 D. V. 自认为这些症状并没有影响他的日常生活,但他已自愿停止了驾驶,并依靠女儿的帮助处理经济问题。他的记忆力问题似乎已影响到他的心情,使他感觉自己无用。D. V. 在夜间醒来排尿时有定向力障碍。上述因素均符合 DSM-V 对日常生活影响的相关标准[1]。

MMSE[17]检查(定向力、回忆)和 Blessed 痴呆检测[85](记忆力、定向力)均发现 D. V. 存在多项问题,提示短时和长期记忆力受损。D. V. 不能驾驶说明其判断力差;处理经济问题需要帮助说明其高级皮层功能出现障碍。D. V. 目前尚未出现谵妄症状。MRI 扫描显示有器质性损伤存在。

诊断

有充足的证据表明 D. V. 患上了神经认知功能障碍。DSM-V 提供了 VaD 的诊断标准（表 108-1），从患者病史和检查结果来看，D. V. 似乎满足可能 VaD 的诊断（TIA 与功能下降之间的时间关系不明确）[1]。VaD 通常在脑血管损伤后突然出现，之后通常有一段稳定期，当又一次血管病发作后智能水平又将进一步下降，常常呈现阶梯式的变化。根据大脑受损区域的不同，认知功能减退的表现也不尽相同[1,16]。

除了头晕及摔倒，D. V. 的病情进展方式类似于斜坡式而非阶梯式。尽管他的认知能力退化得并不均衡（例如他并没有语言障碍问题），但该现象并不十分突出，不足以作为诊断依据。虽然 D. V. 表现出一些神经系统症状，包括眼外肌运动受限、反射不对称以及轻度拖曳步态等，但这些症状都很轻微，未经训练的观察者很容易忽略它们，认为它们与痴呆症有关。单纯依靠诊断标准中给出的临床表现来诊断常导致漏诊[22]。Hachinski 缺血性评分对脑血管源性认知障碍相关的体征和症状进行了分级，用于区分 AD 和 VaD[83]。根据这一评分标准，D. V. 所表现的夜间精神错乱、抑郁、高血压病史及局灶性神经系统症状，足以提示他为 VaD。

D. V. 的病史和临床表现不支持将他诊断为由单一大面积脑卒中或数次小卒中引起的痴呆症。严重卒中常导致运动障碍，尤其是单侧肢体（由卒中部位支配的一侧）。多次发生的小卒中则会引起由受累区域支配部位的明显运动障碍。这两种情况都不符合 D. V. 的临床表现。他表现出痴呆的症状，并患有严重的脑血管疾病。他有 VaD 相关的几个危险因素，包括高血压、吸烟和高脂血症。他的 MRI 显示大脑基底部深穿动脉有多发腔隙性梗死，特别是在基底神经节、内囊、丘脑和脑桥（参见第 61 章）。MRI 的这些表现与 D. V. 的长期高血压及神经系统症状是一致的。

治疗

目前,有一些治疗方案可以改变 VaD 的危险因素。

戒烟

由于吸烟可减少脑血流量,增加脑卒中风险,故应劝说 D. V. 戒烟。在患 VaD 的吸烟者中,戒烟可以提高认知能力[86]。

抗高血压治疗

D. V. 合并有高血压和高血脂,两者都是脑卒中和 VaD 的危险因素。对于老年患者,控制好收缩期血压可将脑卒中风险减少 36%[87]。对于 MID 患者,将收缩压控制在 135～150mmHg 能够改善认知功能。当收缩压>150mmHg 时提示血压控制不足,而收缩压<135mmHg 则可能导致脑血流灌注不足[88]。与非痴呆人群一样,非药物治疗（如节食、减肥、锻炼）是非常重要的手段。在这一人群中,必须谨慎选择抗高血压药物,以提高依从性,同时减少不良反应[89]。噻嗪类利尿剂和 β-肾上腺素受体阻滞剂均可能升高血脂水平,这对 D. V. 来说可能会引起潜在的并发症。α-肾上腺素受体阻滞剂和抗交感神经药物可能引起抑郁或认知功能减退,也不宜选择。可选择钙通道阻滞剂（calcium-channel blocker,CCB）或 ACEI 进行治疗,因为老年患者对这两种药物的耐受性好,且还有助于保护糖尿病患者的肾功能（参见第 9 章）。

二氢吡啶类钙通道阻滞剂已被证实可改善痴呆患者的认知能力,并可降低单纯收缩期高血压患者的痴呆风险[90]。由于 D. V. 合并有 BPH,应用 α-肾上腺素受体阻滞剂可能有益,如多沙唑嗪（可多华）1mg 睡前服用,或特拉唑嗪 1mg 睡前服用（参见第 109 章）。然而有证据表明,α-肾上腺素受体阻滞剂可能增加心脏损害的风险,使这类药物的应用受限[91]。故应首选血管舒张性钙通道阻滞剂,如氨氯地平（每日 5mg）。ACEI 类药物（如贝那普利,每日 10mg）也是合理的选择。这两种药物与同一药理类别中其他药物相比,具有每日只需 1 次给药的优势,这有助于提高记忆力减退患者的服药依从性。

抗血小板治疗

VaD 患者需要预防将来可能发生的脑血管事件,但目前专门针对痴呆患者的研究还很少。在一项研究中,VaD 患者接受为期 1 年的阿司匹林（每日 325mg）治疗后,与对照组相比,脑血流灌注和认知能力有所改善[92]。根据美国心脏协会和美国卒中协会发布的指南,对于有 TIA 病史或非心源性动脉粥样硬化性脑卒中（非心源性脑卒中）病史的患者,应给予抗血小板药物治疗。阿司匹林（每日 50～325mg）、氯吡格雷（每日 75mg）或阿司匹林/双嘧达莫（50mg/200mg,每日 2 次）都是有效的脑卒中预防治疗方案[93]。在心源性脑缺血事件发生后,推荐应用华法林和可能的针对性的口服抗凝药物（targeted specific oral anticoagulant,TSOAC）。然而,只有阿司匹林在 VaD 患者中进行了研究,故阿司匹林（每日 81～325mg）应作为 D. V. 的首选治疗方案。

胆碱酯酶抑制剂治疗

胆碱能传递不足和烟碱受体结合异常已在 VaD 中被发现[5,94]。对多奈哌齐[95]、加兰他敏[96]和卡巴拉汀[97]进行的早期临床试验证实,这些药物可使 VaD 患者的认知能力和日常生活能力得以改善。但目前有关这些药物的应用还处在观察阶段,且有争议。由于 VaD 患者使用此类药物并未得到 FDA 的批准,所以在考虑给他进行胆碱酯酶抑制剂治疗前,D. V. 和他的家人应与医生充分讨论该药的潜在风险和疗效。

管控能力

医生应该安排 D. V. 进行物理治疗和职业治疗,以评估他的力量、步态和生活能力。物理治疗可帮助他维持肌力,职业疗法可为他提供设备和方法,以帮助他适应头晕,避免摔倒。此外,在房屋各处使用提示说明或标签可以帮助他独立生活。

痴呆患者的躁动多被描述为伴随心理紧张的过多肢体活动。相关症状有焦虑、烦躁、运动不宁及失控喊叫等[98]。睡眠及情绪紊乱也比较常见,如紧张或抑郁等[99]。躁动及焦虑最好采用非药物性治疗。当非药物性治疗不成功或行为障碍过于严重时,可使用药物治疗。非心理性行为如游荡、不适当的行动举止等,对环境的改变比药物治疗反应要好[99,100]。评估痴呆患者行为障碍,首先应排除由尚未认识的医学问题或药物的不良反应所导致的行为障碍(参见第107章)。

痴呆患者的行为障碍

在痴呆的病程中会表现出几种类型的行为障碍,尤其在疾病的晚期阶段(表108-6)[38,41]。行为障碍的范围很广,包括躁动、冷漠、徘徊、言语和身体攻击,以及精神病症状[41]。

表 108-6

痴呆患者的异常行为

行为	典型表现	非药物性治疗	药物性治疗
一般策略		保证生活环境的安全 要逐步给出指令,切忌过于复杂 保持日常活动 避免就错误表述进行争论 避免使患者受到惊吓 限制异常或过激的环境	
焦虑	过度担心、睡眠障碍、强迫性反复思考	倾听并承认挫折 重新定向 锻炼 从事有趣的活动 良好的睡眠习惯 限制噪音和干扰	曲唑酮 丁螺环酮(如无失眠) 短效苯二氮䓬类 SSRI
抑郁	孤僻、没有食欲、易怒、坐立不安、睡眠障碍	锻炼 从事有意义的活动	曲唑酮 SSRI
一般焦虑	重复提问、游荡、踱步	分散注意力和转移注意力 将任务分解逐步进行 在封闭区域锻炼	常对药物无反应
精神病行为	妄想(常认为别人偷自己东西)、幻觉、错觉	安慰 分散注意力 消除能引起精神混乱的潜在因素	如果对其他治疗方案响应不好,且患者害怕自己或他人情形严重,可应用非典型抗精神病药物 如果患者伴随孤僻,害怕以及丢失物品,可应用SSRI
攻击性行为	对别人进行身体或言语攻击、过度喊叫、躁狂	确定诱发原因 关注病人的感受和想法 避免生气或沮丧 保持一个简单、愉快、熟悉的环境 利用音乐、运动等活动使患者平静 将注意力转移到其他事情上	抗惊厥药,如双丙戊酸或卡马西平,可联用一种非典型抗精神病药

来源:CaliforniaWorkgroup on Guidelines for Alzheimer's Disease Management. *Guideline for Alzheimer's Disease Management*; *Final Report*; State of California, Department of Public Health; April 2008; Teri L et al. Nonpharmacologic treatment of behavioral disturbance in dementia. *Med Clin North Am.* 2002; 86; 641; Tariot PN et al. Pharmacologic therapy for behavioral symptoms of Alzheimer's disease. *Clin Geriatr Med.* 2001; 17; 359; Herrmann N, Lanct^ot KL. Pharmacologic management of neuropsychiatric symptoms of Alzheimer disease. *Can J Psychiatry.* 2007; 52; 630; Gray KF. Managing agitation and difficult behavior in dementia. *Clin Geriatr Med.* 2004; 20; 69; Binetti G et al. Delusions in Alzheimer's disease and multi-infarct dementia. *Acta Neurol Scand.* 1993; 88; 5; Teri L et al. Exercise plus behavioral management in patients with Alzheimer disease; a randomized controlled trial. *JAMA.* 2003; 290; 2015.

焦虑行为

案例 108-4

问题 1： T. G. 是一位 62 岁的男性，最近刚被诊断为 AD，他于睡前服用多奈哌齐 10mg。此外，由于患有高血压，他同时还服用氢氯噻嗪（每日 12.5mg）和氨氯地平（每日 5mg）。因为害怕迷路，他不再每日在附近散步。当妻子做杂务时，他会尾随妻子，其他时间则会在房间里不停踱步。随着情况不断恶化，他还对自己可能给家人带来的负担表示焦虑。最近，他出现了几次大小便失禁，夜间醒来 4~5 次小便。由于他夜间多次醒来，导致白天十分疲劳。

应该如何处理 T. G. 的躁动及焦虑呢？

焦虑及注意力不集中是痴呆早期的常见表现。所谓焦虑行为是一种总称，广义讲，焦虑常被用于描述一些特定行为，例如坐立不安、烦躁以及茫然无目的的行为。患者意识到自己的认知能力在进行性衰退，并对其后果有着充分的认识和了解。T. G. 尾随妻子的行为反映出他内心的不安和焦虑；而在房内不停踱步则是坐立不安及茫然行为的表现。他对于自己可能给家人带来的负担表现出了焦虑状态。他的睡眠不好是由于夜尿及焦虑引起。

如果 T. G. 的行为表现发生了突然或迅速的变化，他的医生应首先对他的身体状况作出评测，评估他是否有感染、疼痛或药物相关问题。尽管 T. G. 一直在服用氢氯噻嗪且没有遇到什么问题，但这可能导致他无法控制尿意，所以应停用氢氯噻嗪，如果血压升高，则可增加氨氯地平的剂量。以上措施可改善他的尿失禁、夜尿症以及睡眠状况。

案例 108-4，问题 2：

T. G. 的精神状况持续恶化，乃至洗澡和穿衣也需要旁人协助。一次随访中，T. G. 控诉妻子和儿女偷他的东西。他现在已经找不到自己收集的硬币了，在他记忆力刚开始减退的时候，他把那些硬币放到了某个"安全"的地方，晚上的时候，他会在房间里不断翻寻。他认为家人已经制订好了计划，偷走他所有的财产，然后把他赶到大街上去。T. G. 的儿子说 T. G. 最近已经开始出言不逊，威胁过好几个家人了。针对 T. G. 的精神症状该如何处理？

一旦排除或纠正了相关医学问题，应该用系统的方法对 T. G. 进行评测，因为行为问题只是一系列问题的一部分。T. G. 的行为可归为"焦虑行为"，但他的行为只限于尾随妻子及房内不停踱步。而这种行为是有前情的，由于他患有痴呆症，所以他无法自己开始一项有意义或有意思的行为，以致于变得令人烦扰，结果就表现为搅扰妻子及不停踱步。这种分析问题的方法被称为"A-B-C"方法，分别代表前情（antecedent）、行为（behavior）和结果（consequence）[99]。不停踱步是茫然行为的一种表现。T. G. 的妻子可以给他安排一些简单的任务，例如擦干盘子、叠好洗干净的衣服或者简单的花园护理工作，这样可以帮助他疏导

自己的精力，同时也可以缓解他的焦虑和不安。她也可以陪着他散步以减轻他对于迷路的恐惧。她还可以考虑让他加入一个成人日间护理项目，这些项目可帮他安排一些有意义的活动，释放多余精力，从而使夜间睡眠质量提高，同时也可以帮助妻子减少照顾 T. G. 的压力。表 108-6 中列出了一些非药物干预焦虑行为的可行性方案。

当非药物治疗不能有效减少焦虑、烦躁及类似的行为时，可考虑进行药物治疗。苯二氮䓬类是最常用的抗焦虑药物，可用来治疗 T. G. 的失眠和焦虑。但这类药物对老年人有一些不利的结果，包括精神错乱、遗忘综合征、共济失调和跌倒[101,102]。正如 2015 年美国老年病学协会发布的 Beers 标准所述，除其他药物外，苯二氮䓬类药物可能被认为是老年人潜在的不适当药物。如果苯二氮䓬类获得了临床应用批准，在必要时可选用氯拉西泮或奥沙西泮等药物，但也只能短期谨慎使用[102]。

曲唑酮是一种镇静类抗抑郁药，对 AD 患者的失眠和焦虑行为有效[101,103]。初始治疗剂量为 25mg 睡前服用，可逐渐增至每日 250mg，分次给药。另一个可供选择的药物为丁螺环酮，该药不会引起苯二氮䓬类药物可能带来的认知功能损伤。起始剂量为 5mg，每日 3 次，可增加至 15mg，每日 3 次。但丁螺环酮不能同时治疗 T. G. 的失眠症状，因为它没有镇静效果，也没有可靠证据证明它对痴呆引起的焦虑有效[102]。还有一种可用的药物是西酞普兰，它可以有效减少痴呆患者的焦虑行为[104]。新的证据表明右美沙芬-奎宁联合使用可能有效地减少烦乱情绪，但鉴于药物-药物相互作用以及目前有限的研究数据，仍需谨慎对待[105]。

综上所述，如果非药物性干预无法改善 T. G. 的失眠症状和焦虑行为，则应给予曲唑酮 25mg，睡前服用。每间隔 5~7 日，将每日剂量增加 25mg，最大剂量为 100mg。日剂量达 100mg 以上时，应分 2 次服用。

精神症状

在痴呆患者中，妄想和幻觉很常见。据报道，超过半数的痴呆患者伴随有妄想症，存在该症状的患者往往还带有一定的攻击性[103]。典型的妄想症状包括怀疑家人偷窃，这可能是继发的，因为患者记不起某些有价值东西的放置位置，从而错误地推断这些东西已被偷窃[106]。另一种常见的妄想是错认人或物体[107]。约半数痴呆患者可能同时伴有 Capgras 综合征，即认为一个人已经被另一个外貌相同的冒充者所替代，或认为照片或电视中的图像是真人[106]。

由于药物治疗效果有限且伴有一定风险，所以药物治疗之前应首先尝试一些行为干预[108,109]。第一步是进行一个以患者为中心的症状审查，需回答以下问题：这些行为对于 T. G. 意义何在？（例如他无法找到那些对他而言很珍贵的物品，也无法想起它们被放在哪里）。是什么触发了他的这种想法及出格行为？（他可能假定那些物品已经被盗，并坚信自己的家人知道那些物品的存放位置，并且自己的家人会为了一己私利而偷走它们）。家人的反应是如何进一步激怒他的？（一旦家人寻找到了这些物品，则有可能会增强他的错觉，使他更加确信就是家人偷走了这些物品）。应该对他的家人进行指导和教育，让他们明白 T. G. 的这种偏

执行为在痴呆患者中很常见，并且会随着病情的发展而发展。可以根据他的妄想程度使用一些分散注意力的方法来解决此类问题，例如把话题转换到一个更有意思的事物上，或开始做一些其他有意思的活动。应告知他的家人，无论采取什么样的方法，都不要与 T. G. 争吵或争论，而是让他多分享一下自己的想法。如果这些非药物性干预也无法解决问题，那么可以根据症状严重程度给予药物治疗。

精神症状的问题可以用抗精神病药物，但这些药物的疗效往往不足，没有哪一种抗精神病药物比其他同类药具有明显优势。妄想、幻觉、攻击性行为、不合作等症状对药物的反应最好，但总的来说，仅有少数患者的此类症状会有所改善[102,109]。在一项为期 36 周的 CATIE-AD 试验中，对比了奥氮平、喹硫平、利培酮和安慰剂在改善 AD 患者的精神症状、攻击性和焦虑行为方面的疗效。结果表明，分别有 32%、26%、29% 和 21% 的患者病情得到改善。作者的结论是，这些药物的功效被不良反应所抵消[109]。目前还没有任何一种抗病"神兵"药物被 FDA 批准用于控制痴呆患者的行为症状。由于会增加患者卒中和死亡的风险，所有抗精神病药物都存在黑框警告[108,110,111]。因此，对痴呆患者使用上述任何药物都是未经批准的，均需医生、患者和护理人员进行充分讨论。

需仔细权衡治疗所带来的风险和可能的疗效，再确定针对 T. G. 的适当的治疗方案。抗精神病药物的选择取决于患者所表现出的症状及药物潜在的不良反应。T. G. 有偷窃、猜疑及攻击性行为的错觉。他出言不逊及威胁他人的表现可能源自于他的错误想法，即害怕家人偷窃及抛弃他。

T. G. 不存在抗精神病药物的使用禁忌证，其目标症状可能对任何可用的抗精神病药物产生反应。因此，可选择不良反应发生率最小的抗精神病药物。在一项病例系列研究和一项大样本双盲、安慰剂对照试验中，均对利培酮做过相关评价[112,113]。在病例系列研究中，服药剂量从 0.5mg（隔日 1 次）至 3mg（每日 2 次），半数患者的症状都得到改善，但同时也有 50% 患者出现 EPS，甚至在最低剂量组也有发生[112]。在双盲试验中，受试者服用利培酮（每日 0.5mg、1mg 或 2mg）或安慰剂，连续服用 12 周。结果显示，每日剂量 1mg 或 2mg 均可使精神症状减轻、行为得到改善，但常见 EPS 和嗜睡等不良反应[113]。在护理院进行的一项为期 6 周的研究显示，低剂量奥氮平（每日 5～15mg）对减轻焦虑行为、攻击性和精神病症状的疗效好于安慰剂[114]，嗜睡和步态失调是最常见的不良反应。喹硫平给药量为每日 100～200mg 时，患者的焦虑行为和精神病行为均得到改善[115]。氯氮平有显著的毒性反应风险，需严密监测。由于 T. G. 没有心脑血管类危险因素，且没有步态或平衡问题，故可以选择利培酮 0.25mg 或喹硫平 25mg 睡前服用作为起始剂量。利培酮的剂量可按每周每日 0.25mg 增加，直至每日 2mg；喹硫平的剂量可按每日 25mg 的幅度增加，至每日 200mg。当 T. G. 的症状稳定后，药物治疗仍需要持续约 3 个月，之后药物剂量每周递减，以确定 T. G. 是否还需药物治疗。治疗期间，应密切监测 T. G. 是否发生包括 EPS 在内的不良反应，因为应用非典型抗精神病药物进行治疗时可能出现 EPS[110,116]。

攻击性行为

案例 108-4，问题 3：3 个月后，T. G. 的妄想症状已减轻，但他仍出言不逊，经常感觉很气愤、有情绪爆发，特别是在洗澡或如厕等需要帮助的时候。其他时间则表现孤僻、冷漠。他曾有 3 次被发现在家附近徘徊。尽管已给予喹硫平 100mg，每日 2 次的治疗，但这些异常行为仍持续存在。这种情况下，还可试用哪些替代疗法？

尽管抗精神病药物对精神病症状有效，但仍不能控制许多其他行为。超过 90% 的痴呆患者表现出至少一种失常行为，如愤怒爆发、喊叫、说脏话等，还有许多患者表现出多种攻击性行为[110]。约 32% 表现出暴力或极端行为[110]。痴呆患者的这些行为通常是针对照护者的，常在接受日常生活如洗澡和如厕等照料时发作。其发作频率随痴呆严重程度的增加而增加[99,117]。在认知功能减退的患者中，有些攻击性行为可能仅仅是对所察觉到的威胁的防御反应[117]。由于可对患者日常活动能力造成负面影响，这些行为异常必须引起重视[99]。

药物治疗可能对 T. G. 所表现出的一些行为异常并不理想，除非服用大量镇静剂，但这通常也无法纠正其徘徊行为，而体育锻炼、休息或环境改变等非药物治疗反而会更加有效[99,103,118]。T. G. 在接受洗澡和如厕帮助的时候所表现出的异常行为，可能是由精神错乱和恐惧所导致的。将这些日常活动分阶段逐步进行直至其能独立完成，常有助于减轻患者的攻击性行为[41]。

辱骂和攻击性行为有使患者和护理人员受伤的风险，还有可能导致虐待，而在这种情况下，患者和护理人员都有可能成为受虐对象[119]。一些小型的研究表明，对于那些抗精神病药物治疗无效的患者，抗惊厥药物也能减少其愤怒和攻击性行为。卡马西平和丙戊酸（包括双丙戊酸钠）是两种研究最充分的药物[110,116]。研究结果表明，尽管这两种药物在初期试验中表现出一定的潜力，但在之后的研究中却并未发现有很好的疗效。因这两种药物疗效有限且有一定毒性，故不推荐使用[95,109]。但若联合抗抑郁药物，则可能会具有一定的疗效，下文中会提到。徘徊现象通常对药物干预没有反应，合理的治疗方法包括改变环境（如在外门安装儿童安全锁），为患者提供一些活动或能转移注意力的事物，以及制订安全计划（如"平安返回"计划）。至于患者的偏执和妄想行为，应运用"A-B-C"分析法以患者为中心来进行评估，以确定患者攻击性行为产生的原因和带来的影响。如果 T. G. 的攻击性行为一直持续，他的家人可以考虑与他同住来进行护理，或把他安置在专为照顾老年痴呆症患者而建立的陪护机构中。

抑郁症

案例 108-4，问题 4：如何治疗 T. G. 的孤僻和冷漠？

抑郁症常伴随痴呆症状，可显著影响患者的活动、认知和交流能力[95,109]。T. G. 所表现的孤僻和淡漠症状提示其存在抑郁。对于痴呆患者,喊叫也被认为是一种抑郁症状,可能是孤独、厌烦或需要引起他人关心等感觉的表现[120]。由于抑郁症的确诊主要依靠与患者的面谈和提问,故对于痴呆患者是否伴发抑郁的诊断十分困难,医生必须依据对患者的观察来作出临床评价。患者可能不仅表现为失去记忆力和机体的某些功能,还表现为失去自我。由于无法与他人交流,也无法参与到外界活动中,患者可能会感到孤独。在给患者使用抗抑郁药物之前,可以优先考虑一些非药物性干预,帮助他从事一些有意义的事情或参与一些社会活动,例如简单的散步或者接受成人日间护理等,都有助于缓解他的冷漠和孤僻症状。

SSRI 尚未在痴呆患者中进行充分的研究,但对于治疗抑郁症确实有效,且与其他三环类抗抑郁药相比,患者对 SSRI 的不良反应耐受性较好。一项为期 12 周的临床试验结果显示,舍曲林每日 50~150mg 对改善 AD 患者抑郁症状的疗效好于安慰剂[121]。在一些小型试验中,西酞普兰也具有一定疗效,而氟西汀和氟伏沙明在治疗抑郁症方面尚未证明有效[104,110]。如果非药物性干预对 T. G. 的抑郁症状没有效果,可使用舍曲林每日 50mg 或西酞普兰每日 10mg 进行治疗。1 个月后对他进行评测,如果其症状未缓解,可按周增加给药量,最大剂量分别为每日 150mg 和每日 20mg,一个完整的疗程至少需要 3 个月。

社会支持

案例 108-4,问题 5:T. G. 的家人觉得在家里照顾他已成为难以承受的负担,他们在考虑将他送入相关机构。当一个家庭面临这种情况时,有什么样的社会支持服务?

收容入院是痴呆患者晚期阶段的一个解决办法。随着疾病的发展,对大多数家庭来说,完成照顾一个痴呆患者所需要的全部护理已十分困难。护理负担常因以下因素而加重:患者记忆力日益下降、不能交流、身体健康状况下降、不能自制,以及照料人员失去自由和产生抑郁。照料患者的人员普遍感到气愤、无助、内疚、着急,同时由于体力上负担过重导致疲惫乃至患病[41]。

外界的帮助对于一个需照顾痴呆患者的家庭来说是必要的。一旦痴呆被确诊,该患者家庭应被介绍到阿尔茨海默病及相关疾病协会。该协会在大多数主要城市均有分会。《一天 36 小时》(The 36-Hour Day)这本书可能会给这些家庭一些帮助[122],它讲述了痴呆的症状、行为以及在照顾痴呆患者时可能会遇到的问题。

帮扶性的组织及个人、家庭咨询以及其他来源的支持都是有益的,可以帮助这些患者家庭应对更长的时间。然而,减轻护理者压力最关键的一项措施是请临时看护,这样就可使一个家庭从照顾患者的责任中暂时解脱出来。临时看护可以按照常规程序让一个人到家中护理,也可让患者到一个全日制护理中心或其他相似机构中去。这些方案可以推迟患者需要被收容入院的时间[41,42,122]。

（李婷 译,雷静、刘一、施红 校,封宇飞、胡欣 审）

参考文献

1. American Psychiatric Association. *Diagnostic and Statistical Manual of Mental Disorders*. 5th ed. Washington, DC; 2013.
2. Rocca WA et al. Trends in the incidence and prevalence of Alzheimer's disease, dementia, and cognitive impairment in the United States. *Alzheimers Dement*. 2011;7:80.
3. Alzheimer's Association. *Alzheimer's Disease Facts and Figures 2015*. Chicago, IL: Alzheimer's Association; 2015.
4. Plassman BL et al. Prevalence of dementia in the United States: the aging, demographics, and memory study. *Neuroepidemiology*. 2007;29:125.
5. Dickson DW. Neuropathology of Alzheimer's disease and other dementias. *Clin Geriatr Med*. 2001;17:209.
6. Brookmeyer R et al. National estimates of the prevalence of Alzheimer's disease in the United States. *Alzheimers Dement*. 2011;7:61.
7. Knopman DS. An overview of common non-Alzheimer dementias. *Clin Geriatr Med*. 2001;17:281.
8. Kochanek KD et al. Deaths: preliminary data for 2009. National Vital Statistics Reports; Vol 59, no 4. Hyattsville, MD: National Center for Health Statistics; 2011.
9. Hebert LE et al. Annual incidence of Alzheimer disease in the United States projected to the years 2000 through 2050. *Alzheimer Dis Assoc Disord*. 2001;15:169.
10. Ferri CP et al. Global prevalence of dementia: a Delphi consensus study. *Lancet*. 2005;366:2112.
11. Brookmeyer R et al. Survival following a diagnosis of Alzheimer disease. *Arch Neurol*. 2002;59:1764.
12. Costa P et al. Recognition and initial assessment of Alzheimer's disease and related dementias. Clinical Practice Guideline No. 19. Rockville, MD: U.S. Department of Health and Human Services, Public Health Service, Agency for Health Care Policy and Research. *AHCPR Publication No.97–0702*. November 1996.
13. Freund B, Gravenstein S. Recognizing and evaluating potential dementia in office settings. *Clin Geriatr Med*. 2004; 20:1.
14. Small GW et al. Diagnosis and treatment of Alzheimer disease and related disorders. Consensus statement of the American Association for Geriatric Psychiatry, the Alzheimer's Association, and the American Geriatrics Society. *JAMA*. 1997;278:1363.
15. Knopman DS et al. Practice parameter: diagnosis of dementia (an evidence-based review). Report of the Quality Standards Subcommittee of the American Academy of Neurology. *Neurology*. 2001;56:1143.
16. Geldmacher DS. Differential diagnosis of dementia syndromes. *Clin Geriatr Med*. 2004;20:27.
17. Borson S et al. The Mini-Cog as a screen for dementia: validation in a population-based sample. *J Am Geriatr Soc*. 2003;51:1451.
18. Nasreddine ZS et al. The Montreal Cognitive Assessment, MoCA: a brief screening tool for mild cognitive impairment. *J Am Geriatr Soc*. 2005:53:695–699.
19. Tariq SH et al. Comparison of the Saint Louis University Mental Status Examination and the Mini-Mental State Examination for detecting dementia and mild neurocognitive disorder–a pilot study. *Am J Geriatri Psych*. 2006:14(11):900–910.
20. Folstein MF et al. "Mini-mental state": a practical method for grading the cognitive state of patients for the clinician. *J Psychiatr Res*. 1975;12(3):189–198.
21. Teng EL et al. The Cognitive Abilities Screening Instrument (CASI): a practical test for cross-cultural epidemiological studies of dementia. *Inter Psychogeriatr*. 1994;6(1):45–58.
22. Mayeux R et al. Operationalizing diagnostic criteria for Alzheimer's disease and other age-related cognitive impairment—part 1. *Alzheimers Dement*. 2011;7:15.
23. Jayaraman A et al. Alzheimer's Disease and Type 2 Diabetes: multiple mechanisms contribute to interactions. *Curr Diab Rep*. 2014;14:476.
24. Cheng G et al. Diabetes as a risk factor for dementia and mild cognitive impairment: a meta-analysis of longitudinal studies. *Intern Med J*. 2012;42(5):484–491. doi:10.1111/j.1445-5994.2012.02758.x.
25. Taylor C et al. Midlife hypertensive status and cognitive function 20 years later: The Southall and Brent Revisited Study. *J Am Geriatr Soc*. 2013;61:1489.
26. Reed BR et al. Coronary risk correlates with cerebral amyloid deposition. *Neurobiol Aging*. 2012;33:1979.
27. Silvestrini M et al. Carotid atherosclerosis and cognitive decline in patients with Alzheimer's disease. *Neurobiol Aging*. 2009;30:1177.
28. Cummings JL et al. Alzheimer's disease: etiologies, pathophysiology, cognitive reserve, and treatment opportunities. *Neurology*. 1998;51(1 Suppl 1):S2.
29. Mattson MP. Pathways towards and away from Alzheimer's disease. *Nature*.

2004;430:631.

30. Mayeux R. Epidemiology of neurodegeneration. *Annu Rev Neurosci.* 2003;26:81.

31. Francis P. Targeting cell death in dementia. *Alzheimer Dis Assoc Disord.* 2006;20(2 Suppl 1):S3.

32. Arai T et al. A high incidence of apolipoprotein E epsilon allele in middle-aged non-demented subjects with cerebral amyloid beta protein deposits. *Acta Neuropathol.* 1999;97:82.

33. Wilkinson DG et al. Cholinesterase inhibitors used in the treatment of Alzheimer's disease: the relationship between pharmacological effects and clinical efficacy. *Drugs Aging.* 2004;21:453.

34. Mayeux R et al. Operationalizing diagnostic criteria for Alzheimer's disease and other age-related cognitive impairment—part 1. *Alzheimers Dement.* 2011;7:15.

35. DeCarli C. The role of neuroimaging in dementia. *Clin Geriatr Med.* 2001;17:255.

36. McKhann G et al. The diagnosis of dementia due to Alzheimer's disease: recommendations from the National Institute on Aging-Alzheimer's Association workgroups on diagnostic guidelines for Alzheimer's disease. *Alzheimers Dement.* 2011;7:263.

37. Seshadri S et al. Operationalizing diagnostic criteria for Alzheimer's disease and other age-related cognitive impairment—part 2. *Alzheimers Dement.* 2011;7:35.

38. Reisberg B et al. The global deterioration scale for assessment of primary degenerative dementia. *Am J Psychiatry.* 1982;139:1136.

39. Hughes C et al. A new clinical scale for the staging of dementia. *Br J Psychiatry.* 1982;140:566.

40. Hodges JR et al. Evolution of cognitive deficits and conversion to dementia in patients with mild cognitive impairment: a very-long-term follow-up study. *Dement Geriatr Cogn Disord.* 2006;21:380.

41. California Workgroup on Guidelines for Alzheimer's Disease Management. Guideline for Alzheimer's Disease Management: Final Report: State of California, Department of Public Health; April 2008:39.

42. Mittelman MS et al. A family intervention to delay nursing home placement of patients with Alzheimer disease. A randomized controlled trial. *JAMA.* 1996;276:1725.

43. Finucane TE et al. Tube feeding in patients with advanced dementia: a review of the evidence. *JAMA.* 1999;282:1365.

44. Riordan KC et al. Effectiveness of adding memantine to an Alzheimer dementia treatment regimen which already includes stable donepezil therapy: a critically appraised topic. *Neurologist.* 2011;17(2):121-123.

45. Birks J. Cholinesterase inhibitors for Alzheimer's disease. Cochrane *Database Syst Rev.* 2006;(1):CD005593.

46. Masterman D. Cholinesterase inhibitors in the treatment of Alzheimer's disease and related dementias. *Clin Geriatr Med.* 2004;20:59.

47. Rogers SL et al. Donepezil improves cognition and global function in Alzheimer disease: a 15-week, double-blind, placebo-controlled study. Donepezil Study Group. *Arch Intern Med.* 1998;158:1021.

48. Rosen WG et al. A new rating scale for Alzheimer's disease. *Am J Psychiatry.* 1984;141:1356.

49. Knopman DS et al. The Clinician Interview-Based Impression (CIBI): a clinician's global change rating scale in Alzheimer's disease. *Neurology.* 1994;44:2315.

50. Rogers SL et al. A 24-week, double-blind, placebo-controlled trial of donepezil in patients with Alzheimer's disease. Donepezil Study Group. *Neurology.* 1998;50:136.

51. Doody RS et al. Open-label, multicenter, phase 3 extension study of the safety and efficacy of donepezil in patients with Alzheimer disease. *Arch Neurol.* 2001;58:427.

52. Panisset M et al. Severe impairment battery. A neuropsychological test for severely demented patients. *Arch Neurol.* 1994;51:41.

53. Winblad B et al. Donepezil in patients with severe Alzheimer's disease: double-blind, parallel-group, placebo controlled study [published corrections appear in Lancet. 2006;367:1980; *Lancet.* 2006;368:1650]. *Lancet.* 2006;367:1057.

54. Farlow MR et al. Effectiveness and tolerability of high-dose (23 mg/d) versus standard-dose (10 mg/d) donepezil in moderate to severe Alzheimer's disease: a 24-week, randomized, double-blind study. *Clin Ther.* 2010;32:1234.

55. Williams BR et al. A review of rivastigmine: a reversible cholinesterase inhibitor. *Clin Ther.* 2003;25:1634.

56. Corey-Bloom J et al. A randomized trial evaluating the efficacy and safety of ENA 713 (rivastigmine tartrate), a new acetylcholinesterase inhibitor, in patients with mild to moderately severe Alzheimer's disease. *Int J Geriatr Psychopharmacol.* 1998;1:55.

57. Rösler M et al. Efficacy and safety of rivastigmine in patients with Alzheimer's disease: international randomised controlled trial [published correction appears in *BMJ.* 2001;322:1456]. *BMJ.* 1999;318:633.

58. Farlow M et al. A 52-week study of the efficacy of rivastigmine inpatients with mild to moderately severe Alzheimer's disease. *Eur Neurol.* 2000;44:236.

59. Grossberg G et al. Safety and tolerability of the rivastigmine patch: results of a 28-week open-label extension. *Alzheimer Dis Assoc Disord.* 2009;23:158.

60. Scott LJ et al. Galantamine: a review of its use in Alzheimer's disease. *Drugs.* 2000;60:1095.

61. Tariot PN et al. A 5-month, randomized, placebo-controlled trial of galantamine in AD. The Galantamine USA-10 Study Group. *Neurology.* 2000;54:2269.

62. Wilcock GK et al. Efficacy and safety of galantamine in patients with mild to moderate Alzheimer's disease: multicentre randomised controlled trial. Galantamine International-1 Study Group [published correction appears in *BMJ.* 2001;322:405]. *BMJ.* 2000;321:1445.

63. Kaduszkiewicz H et al. Cholinesterase inhibitors for patients with Alzheimer's disease: systematic review of randomised clinical trials. *BMJ.* 2005;331:321.

64. Hernandez RK et al. Cholinesterase inhibitors and incidence of bradycardia in patients with dementia in the veterans affairs New England healthcare system. *J Am Geriatr Soc.* 2009;57(11):1997–2003. doi: 10.1111/j.1532-5415.2009.02488.x.

65. Becker M et al. The effect of cholinesterase inhibitors on risk of nursing home placement among Medicaid beneficiaries with dementia. *Alzheimer Dis Assoc Disord.* 2006;20:147.

66. Wallin AK et al. Donepezil in Alzheimer's disease: what to expect after 3 years of treatment in a routine clinical setting. *Dement Geriatr Cogn Disord.* 2007;23:150.

67. Winblad B et al. 3-year study of donepezil therapy in Alzheimer's disease: effects of early and continuous therapy. *Dement Geriatr Cogn Disord.* 2006;21:353.

68. Jarvis B et al. Memantine. *Drugs Aging.* 2003;20:465.

69. Winblad B et al. Memantine in severe dementia: results of the 9M-Best Study (Benefit and efficacy in severely demented patients during treatment with memantine). *Int J Geriatr Psychiatry.* 1999;14:135.

70. McShane R et al. Memantine for dementia. *Cochrane Database Syst Rev.* 2006;(2):CD003154.

71. Tariot PN et al. Memantine treatment in patients with moderate to severe Alzheimer disease already receiving donepezil: a randomized controlled trial. *JAMA.* 2004;291:317.

72. Feldman HH et al. Activities of daily living in moderate to-severe Alzheimer disease: an analysis of the treatment effects of memantine in patients receiving stable donepezil treatment. *Alzheimer Dis Assoc Disord.* 2006;20:263.

73. Reisberg B et al. Memantine in moderate-to-severe Alzheimer's disease. *N Engl J Med.* 2003;348:1333.

74. Dysken MW et al. Effect of Vitamin E and Memantine on Functional Decline in Alzheimer Disease: The TEAM-AD VA Cooperative Randomized Trial. *JAMA.* 2014;311(1):33–44.

75. Lippa CF et al. DLB and PDD boundary issues: diagnosis, treatment, molecular pathology, and biomarkers. *Neurology.* 2007;68:812.

76. McKeith IG et al. Consensus guidelines for the clinical and pathologic diagnosis of dementia with Lewy bodies (DLB): report of the consortium on DLB international workshop. *Neurology.* 1996;47:1113.

77. McKeith IG et al. Diagnosis and management of dementia with Lewy bodies: third report of the DLB Consortium [published correction appears in *Neurology.* 2005;65:1992]. *Neurology.* 2005;65:1863.

78. Bhasin M et al. Cholinesterase inhibitors in dementia with Lewy bodies: a comparative analysis. *Int J Geriatr Psychiatry.* 2007;22:890.

79. Edwards K et al. Efficacy and safety of galantamine in patients with dementia with Lewy bodies: a 24-week openlabel study. *Dement Geriatr Cogn Disord.* 2007;23:401.

80. McKeith I et al. Efficacy of rivastigmine in dementia with Lewy bodies: a randomised, double-blind, placebo controlled international study. *Lancet.* 2000;356:2031.

81. Chui HC et al. Criteria for the diagnosis of ischemic vascular dementia proposed by the State of California Alzheimer's Disease Diagnostic and Treatment Centers. *Neurology.* 1992;42(3 Pt 1):473.

82. Gorelick PB et al. Vascular contributions to cognitive impairment and dementia: a statement for healthcare professionals from the American Heart Association/American Stroke Association. *Stroke.* 2011;42:2672. doi:10.1161/STR.0b013e3182299496

83. Chui H. Neuropathology lessons in vascular dementia. *Alzheimer Dis Assoc Disord.* 2005;19:45.

84. Messier C et al. Cognitive decline associated with dementia and type 2 diabetes: the interplay of risk factors. *Diabetologia.* 2009;52:2471.

85. Blessed G et al. The association between quantitative measures of dementia and of senile change in the cerebral grey matter of elderly subjects. *Br J Psychiatry.* 1968;114:797.

86. Rogers RL et al. Cigarette smoking decreases cerebral blood flow suggesting increased risk for stroke. *JAMA.* 1983;250:2796.

87. [No authors listed]. Prevention of stroke by antihypertensive drug treatment

in older persons with isolated systolic hypertension. Final results of the Systolic Hypertension in the Elderly Program (SHEP). SHEP Cooperative Research Group. *JAMA*. 1991;265:3255.

88. Meyer JS et al. Improved cognition after control of risk factors for multi-infarct dementia. *JAMA*. 1986;256:2203.

89. Williams BR et al. Cardiovascular drug therapy in the elderly: theoretical and practical considerations. *Drugs Aging*. 2003;20:445.

90. Forette F et al. The prevention of dementia with antihypertensive treatment: new evidence from the Systolic Hypertension in Europe (Syst-Eur) study [published correction appears in *Arch Intern Med*. 2003;163:241]. *Arch Intern Med*. 2002;162:2046.

91. [No authors listed]. Major cardiovascular events in hypertensive patients randomized to doxazosin vs chlorthalidone: the antihypertensive and lipid-lowering treatment to prevent heart attack trial (ALLHAT). ALLHAT Collaborative Research Group [published correction appears in *JAMA*. 2002;288:2976]. *JAMA*. 2000;283:1967.

92. Meyer JS et al. Randomized clinical trial of daily aspirin therapy in multi-infarct dementia. A pilot study. *J Am Geriatr Soc*. 1989;37:549.

93. Kernan et al. AHA/ASA Guidelines for the Prevention of Stroke in Patients With Stroke and Transient Ischemic Attack: A Guideline for Healthcare Professionals From the American Heart Association/American Stroke Associationon behalf of the American Heart Association Stroke Council, Council on Cardiovascular and Stroke Nursing, Council on Clinical Cardiology, and Council on Peripheral Vascular Disease. *Stroke*. 2014;45:2160–2236.

94. Erkinjuntti T. Cognitive decline and treatment options for patients with vascular dementia. *Acta Neurol Scand Suppl*. 2002;178:15.

95. Meyer JS et al. Donepezil treatment of vascular dementia. *Ann N Y Acad Sci*. 2002;977:482.

96. Erkinjuntti T et al. Efficacy of galantamine in probable vascular dementia and Alzheimer's disease combined with cerebrovascular disease: a randomised trial. *Lancet*. 2002;359:1283.

97. Moretti R et al. Rivastigmine in subcortical vascular dementia: an open 22-month study. *J Neurol Sci*. 2002;203–204:141–146.

98. Howard R et al. Guidelines for the management of agitation in dementia. *Int J Geriatr Psychiatry*. 2001;16:714.

99. Teri L et al. Nonpharmacologic treatment of behavioral disturbance in dementia. *Med Clin North Am*. 2002;86:641.

100. Kales et al. Assessment and management of behavioral and psychological symptoms of dementia. *BMJ*. 2015;350:h369.

101. Tariot PN et al. Pharmacologic therapy for behavioral symptoms of Alzheimer's disease. *Clin Geriatr Med*. 2001;17:359.

102. Herrmann N et al. Pharmacologic management of neuropsychiatric symptoms of Alzheimer disease. *Can J Psychiatry*. 2007;52:630.

103. Gray KF. Managing agitation and difficult behavior in dementia. *Clin Geriatr Med*. 2004;20:69.

104. Porsteinsson AP et al. Effect of citalopram on agitation in Alzheimer disease: the CitAD randomized controlled trial. *JAMA*. doi:10.1001/jama.2014.93.

105. Cummings JL et al. Effect of dextromethorphan-quinidine on agitation in patients with Alzheimer disease dementia: a randomized clinical trial. *JAMA*. 2015;314(12):1242–1254.

106. Binetti G et al. Delusions in Alzheimer's disease and multiinfarct dementia. *Acta Neurol Scand*. 1993;88:5.

107. Devanand DP et al. The course of psychopathologic features in mild to moderate Alzheimer disease. *Arch Gen Psychiatry*. 1997;54:257.

108. Gill SS et al. Antipsychotic drug use and mortality in older adults with dementia. *Ann Intern Med*. 2007;146:775.

109. Schneider LS et al. Effectiveness of atypical antipsychotic drugs in patients with Alzheimer's disease. *N Engl J Med*. 2006;355:1525.

110. Herrmann N et al. Atypical antipsychotics and risk of cerebrovascular accidents. *Am J Psychiatry*. 2004;161:1113.

111. Gill SS et al. Atypical antipsychotic drugs and risk of ischaemic stroke: population based retrospective cohort study. *BMJ*. 2005;330:445.

112. Herrmann N et al. Risperidone for the treatment of behavioral disturbances in dementia: a case series. *J Neuropsychiatry Clin Neurosci*. 1998;10:220.

113. Katz IR et al. Comparison of risperidone and placebo for psychosis and behavioral disturbances associated with dementia: a randomized, double-blind trial. Risperidone Study Group. *J Clin Psychiatry*. 1999;60:107.

114. Street JS et al. Olanzapine treatment of psychotic and behavioral symptoms in patients with Alzheimer disease in nursing care facilities: a double-blind, randomized, placebo controlled trial. The HGEU Study Group. *Arch Gen Psychiatry*. 2000;57:968.

115. Zhong KX et al. Quetiapine to treat agitation in dementia: a randomized, double-blind, placebo-controlled study. *Curr Alzheimer Res*. 2007;4:81.

116. Sink KM et al. Pharmacological treatment of neuropsychiatry symptoms of dementia: a review of the evidence. *JAMA*. 2005;293:596.

117. Bridges-Parlet S et al. A descriptive study of physically aggressive behavior in dementia by direct observation. *J Am Geriatr Soc*. 1994;42:192.

118. Teri L et al. Exercise plus behavioral management in patients with Alzheimer disease: a randomized controlled trial. *JAMA*. 2003;290:2015.

119. Segal-Gidan F et al. Alzheimer's disease management guideline: update 2008. *Alzheimers Dement*. 2011;7:e51.

120. Olin JT et al. Provisional diagnostic criteria for depression of Alzheimer disease. *Am J Geriatr Psychiatry*. 2002;10:125.

121. Lyketsos CG et al. Randomized, placebo-controlled, double-blind clinical trial of sertraline in the treatment of depression complicating Alzheimer's disease: initial results from the Depression in Alzheimer's Disease study. *Am J Psychiatry*. 2000;157:1686.

122. Mace NL et al. *The 36-Hour Day: A Family Guide to Caring for People with Alzheimer Disease, Other Dementias, and Memory Loss in Later Life*. 4th ed. Baltimore, MD: Johns Hopkins University Press; 2006.

第 109 章　老年泌尿系统疾病

Tran H. Tran

核心原则

		章节案例

尿失禁

1 尿失禁是老年人的常见疾病,可分为急性尿失禁和持续性尿失禁两类。持续性尿失禁又可以进一步分为急迫性尿失禁、压力性尿失禁、充盈性尿失禁和功能性尿失禁。　　案例 109-1(问题 1 和 2)

2 急迫性尿失禁可以采用非药物干预措施(如厕时间表),或使用抗胆碱能药物。　　案例 109-1(问题 3 和 4)

3 压力性尿失禁可局部使用雌激素,还可以用三环类抗抑郁药(tricyclic antidepressant,TCA)和度洛西汀治疗。　　案例 109-2(问题 1 和 2)

良性前列腺增生

1 良性前列腺增生(benign prostatic hyperplasia,BPH)是老年人最常见的泌尿系统疾病。BPH 患者会出现多种多样的症状和体征,致使患者寻求治疗。　　案例 109-3(问题 1~3)

2 BPH 的药物治疗包括 α_{1A}-肾上腺素受体拮抗剂和 5α-还原酶抑制剂,即可单用也可联合使用。一些患者也可考虑非药物治疗或手术治疗。一般情况下,不应使用非处方药治疗 BPH。　　案例 109-3(问题 4~7)

勃起功能障碍

1 勃起功能障碍(erectile dysfunction,ED)可能由神经、激素或血管性疾病引起。因此,完整的泌尿系统检查是评估的关键。在开始对症治疗前,应该对基础疾病进行治疗和处理。　　案例 109-4(问题 1~6)

2 ED 治疗药物包括磷酸二酯酶抑制剂、海绵体内注射治疗及前列地尔。　　案例 109-4(问题 7~14)

尿失禁

神经生理学因素

可将膀胱看作是一个具有狭小出口的"气球",其外层包裹着一层肌肉,即膀胱逼尿肌。逼尿肌和膀胱流出道的功能由神经系统协调,实现尿液的储存和排出[1]。逼尿肌受副交感神经系统支配,而膀胱颈受交感神经系统支配(α-肾上腺素能)(图 109-1)。膀胱颈近端平滑肌(内部)也受交感神经系统(α-肾上腺素能)支配。尿道远端的横纹肌(外部)受躯体神经系统支配。

尿液的存储是逼尿肌舒张及内、外括约肌收缩的结果。中枢神经系统抑制副交感神经张力造成逼尿肌舒张,括约肌收缩通过 α-肾上腺素能和躯体神经活性的反射增加来介导。当逼尿肌收缩,同时括约肌舒张时,产生排尿反射。逼尿肌收缩通过副交感神经系统调节,而舒张需要抑制躯体神经系统和交感神经系统冲动。老年人膀胱的容量约为 300ml,而年轻成人约为 400ml。逼尿肌和尿道口括约肌通过中枢神经系统的排尿中枢来调节,它可能位于脑桥[2]。皮质和间脑同样也可以抑制由于膀胱膨胀而引起的逼尿肌反射性收缩。

年龄相关性变化

衰老对下尿路的影响是多方面的(表 109-1),包括结构和功能上的改变。随着年龄的增长,膀胱容量、延缓排于尿道口周围的上皮组织、膀胱流出道及阴道周围组织有营养作用。这些组织的萎缩会导致脆性增加、炎症、易于被感染、尿道周围血流量减少及盆底结构脱垂。这些都会促使尿失禁症状出现。对于男性而言,年龄相关的前列腺改变是导致排尿改变的主要原因。在男性和女性中,最常见的年龄相关性改变是不自主的膀胱收缩(逼尿肌动力不稳定)。约20%无症状、神经系统正常、排尿正常的老年人中存在这种膀胱不自主收缩[4-7]。

一些因素使得老年人容易发生尿失禁,但任何单一改变不会促成尿失禁。老年人尿失禁易感,加之老年人更易受到其他病理、生理或药理的影响,使得老年人尿失禁高发。老年人尿失禁的发生或恶化可能是由下尿道外的某些诱发因素导致[8]。老年人尿失禁的常见可能原因见表109-2[9]。逆转这些诱发因素可有效的恢复对排尿的控制,而不必纠正泌尿系统本身的异常。

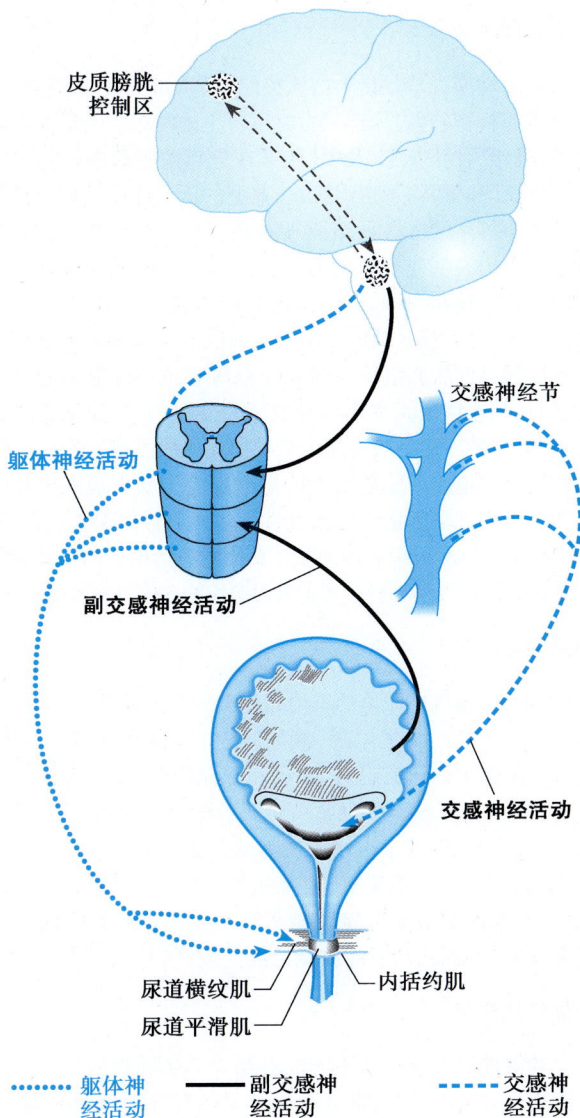

图 109-1　尿液的存储和排放

表 109-1

与年龄相关的泌尿系统改变

↓膀胱容量
↑残余尿
↑膀胱自主收缩
↑钠及尿液的夜间排泄
↓女性尿道阻力
↑男性尿道阻力
女性盆底肌肉薄弱、无力

的能力、尿道和膀胱的顺应性、最大尿道闭合压(膀胱内和尿道压力的最大差值)和尿流速率均有所下降[2,3]。对于女性而言,这些改变与雌激素生成减少有关。雌激素对位

表 109-2

引起尿失禁的原因

	雷斯尼克的记忆法:DIAPPERS
D	Delirium,谵妄和痴呆
I	Infection,感染
P	Psychological,心理原因
P	Pharmaceuticals,药物
E	Excess urine output,过多的尿量
R	Reduced mobility,行动不便
S	Stool impaction（and other factors）,大便嵌塞（及其他原因）

来源:Wagg A et al. Urinary incontinence in frail elderly persons: report from the 5th International Consultation on Incontinence. *Neurourol Urodyn*. 2015;34(5):398-406.

有报道称,在养老院短期居住的老人中,发生尿失禁的比例约为36.7%,长期居住的老人为70.3%[10]。而不在养老机构居住的老人发生中度、重度和非常严重尿失禁的比例约为24.0%[10]。尿失禁既有经济成本,又有医疗成本(如膀胱炎、尿脓毒症、压疮、会阴皮疹及跌倒),还会对患者的社会心理(如尴尬、感到孤立、抑郁症及敏感)造成影响。尿失禁常被忽视,患者可能由于尴尬或误解而不去向他们的保健医师报告。尿失禁不是衰老的必然结果,它是一种病理现象。给予适当的治疗后,尿失禁通常会改善或痊愈,一般不需要进行损伤性的检查或手术治疗,也不需要留置导尿管[11,12]。

分类

尿失禁可分为几类。两个最基本的类型是:(a)急性(或暂时性)和可恢复性尿失禁;(b)慢性和持续性尿失禁。持续性尿失禁(persistent urinary incontinence,PUI)是指非

急性且发生时间较长的尿失禁,可以进一步分为 4 种亚型:(a)急迫性尿失禁;(b)压力性尿失禁;(c)溢出性尿失禁;(d)功能性尿失禁。

急性尿失禁

对于最近发生的或者与某种急性疾病有关的尿失禁,应该回顾并寻找可逆性因素。包括:(a)膀胱炎、萎缩性阴道炎、尿道炎;(b)慢性充血性心力衰竭;(c)糖尿病引起的多尿;(d)谵妄及急性精神错乱;(e)卧床;(f)药物的不良反应(随后讨论)。对于急性尿失禁的处理依赖于发现并排除这些可逆因素。

对于合并排尿刺激症状的女性尿道炎和萎缩性阴道炎患者,雌激素替代疗法是非常有益的。可以每晚在阴道内使用雌激素软膏,连续 7 日,此后,每周至少使用 1 次雌激素[13]。与女性健康倡议(Women's Health Initiative,WHI)研究相一致,全身激素治疗产生的严重风险,如乳腺癌和心血管疾病,远超其长期获益。因此,局部治疗是首选[14]。

药源性尿失禁

一些药物可以导致急性尿失禁,如利尿剂、α-肾上腺素能激动剂(如伪麻黄碱)、α-肾上腺素能拮抗剂(如特拉唑嗪)、抗胆碱能药及抗精神病药物。

有文献报道,女性使用 α-肾上腺素受体拮抗剂后发生压力性尿失禁[15-17],这主要是因为 α-肾上腺素受体拮抗剂对尿道平滑肌有舒张作用。一项研究显示,服用哌唑嗪的女性真性压力性尿失禁的发生率(86.2%)显著高于未服用哌唑嗪的女性(65.7%,$P<0.01$)。55%的女性在停用哌唑嗪后,尿失禁症状改善或痊愈[18]。在停用哌唑嗪后,功能性尿道长度、最大尿道闭合压力和腹腔压力向尿道的传递均有显著增加。有病例报道称,将多沙唑嗪改为依那普利可减少女性患者的压力性尿失禁。然而,依那普利又引起该患者持续性干咳,进而导致发作性压力性尿失禁。当改用氨氯地平后,咳嗽及压力性尿失禁症状均得以缓解[19]。

持续性尿失禁

急迫性尿失禁

急迫性尿失禁是老年尿失禁最常见的类型,在发生不自主排尿前有几秒钟到几分钟的预警。急迫性尿失禁以突然的漏尿为特征,通常发生于急迫性排尿被感知之后。急迫性尿失禁可能由多种泌尿生殖系统和神经系统疾病引起。绝大多数情况下,急迫性尿失禁与逼尿肌动力不稳定(不自主的膀胱收缩)或逼尿肌反射亢进(神经系统失调引起的逼尿肌动力不稳定)有关,但并不总是如此。最常见的原因是泌尿生殖系统的局部病变,如膀胱炎、尿道炎、肿瘤、结石、膀胱憩室及尿道梗阻。神经系统疾病(如卒中、老年痴呆、帕金森综合征及脊髓损伤)可能与急迫性尿失禁有关[8]。膀胱过度活动症(overactive bladder,OAB)是一种以尿急症状为特征的综合征,常伴有尿频和夜尿症状,可伴或不伴有急迫性尿失禁。根据定义,OAB 是一个综合征而不是一个诊断。

压力性尿失禁

压力性尿失禁是指腹内压突然增高(如咳嗽、打喷嚏、大笑及举起重物)超过尿道阻力时不自主的漏尿。老年女性较常见,老年男性则较少发生(除非在进行前列腺电切除术或前列腺切除时损伤了括约肌)。典型的压力性尿失禁以日间少量至中等量的尿渗漏、不常见的夜间尿失禁及在未合并较大膀胱膨出时低残余尿量为特征。压力性尿失禁可以通过"纸巾检查(tissue test)"来诊断,将纸巾置于尿道下方,要求患者咳嗽,之后观察纸巾上的漏尿情况。压力性尿失禁的常见原因是盆底肌肉组织薄弱和松弛所导致的尿道活动度增加,但是其他情况偶尔也会导致压力性尿失禁,如括约肌功能不全、尿道不稳定或者压力介导的逼尿肌不稳定[2]。肥胖或曾行经尿道前列腺电切术的男性患者容易出现压力性尿失禁。也有许多因素会导致女性发生压力性尿失禁,包括雌激素不足及结缔组织遗传缺陷。女性尿失禁患者的一级亲属发生压力性尿失禁的概率是正常对照组的 3 倍($P<0.005$)[20]。

溢出性尿失禁

当扩张膀胱中尿液的重力超过流出道阻力时,就会发生溢出性尿失禁。少量尿漏(滴尿)在白天和晚上都很常见。患者可能会主诉尿流迟缓、减少和尿流中断、需用力排尿以及有排尿不尽的感觉。通常可触及膀胱,而且残余尿量大。

溢出性尿失禁是由尿道梗阻或无张力膀胱所致[8]。常见原因有 BPH、尿道狭窄、膀胱括约肌协同障碍、糖尿病神经病变、粪便嵌塞及抗胆碱能药物的使用。如果病因是神经介导的,肛周括约肌的控制可能受损[21]。

功能性尿失禁

功能性尿失禁是指不能或不愿去卫生间排尿。常见的原因是骨骼肌肉异常、肌肉无力、精神状况异常、身体束缚、心理障碍、环境障碍以及使用一些药物(如镇静药、抗精神病药)。

临床表现和评价

案例 109-1

问题 1: H. K. 是一位 83 岁的老年女性,居住在看护机构中,患中度痴呆。在进入看护机构的 3 年前患上尿失禁,她一直使用成人尿布(简便型),并接受膀胱训练。需要哪些客观和主观的数据来判定 H. K. 尿失禁的病理生理学(以及临床分类)?

对 H. K. 进行临床评价的目的是对膀胱压力和膀胱括约肌阻力之间的失衡进行分类,从而对其尿失禁进行恰当的药物或外科治疗。

尿失禁记录很容易完成。每 2 小时观察并记录 1 次,观察患者是干燥的还是尿湿的,以及相关的症状或情况。坚持记录 3~4 日将有助于评估排尿模式。对排尿模式的了解可以用来设计膀胱训练课程,并发现医源性的原因(如服用利尿剂、使用约束带)。成功的膀胱训练有赖于对膀胱何时充盈的估计。

通过对 H. K. 进行身体检查（包括神经系统检查）来确定她尿失禁的病因及分类。临床检查可能识别出特定的病理生理异常。H. K. 应该进行一个全面的骨盆检查以明确萎缩性阴道炎、子宫脱垂、膀胱结构对尿失禁的影响。漏斗状膀胱提示压力性尿失禁，触诊膀胱提示溢出性尿失禁。物理性束缚或骨骼肌肉障碍的存在提示功能性尿失禁。

在 H. K. 排尿后，应立即置尿管以确定残余尿量。或者，如果有膀胱超声，可以无创地测量膀胱体积。老年人残余尿量超过 50~100ml 是不正常的，可能提示梗阻或逼尿肌无力。如果尿潴留是慢性的，患者可能需要间歇的自我导尿。尽管尿流动力学检查已被广泛推荐和使用，几乎没有证据表明这项研究能够为老年患者提供有用的临床数据。应进行尿液分析、血生化、肾功能和糖耐量实验。尿液检查异常可能会提示一些可以干预的病因（如感染）。尿路感染在尿失禁患者中很常见。

每种类型尿失禁均有多种的治疗方法（表 109-3）。正确的评估可以指导临床医师选择最佳的药物治疗方案。药物治疗应以神经生理学、泌尿外科学和药理学为基础。药物治疗的目的是减少膀胱收缩（逼尿肌不稳定）或增加膀胱出口阻力（膀胱颈和尿道近端）。

表 109-3

持续性尿失禁的药物治疗

分类	起始剂量治疗
急迫性	奥昔布宁：每次 2.5mg，每日 1~3 次；每日 5~30mg XL
	奥昔布宁：透皮贴剂 3.9mg/24h，1 贴剂，每周 2 次
	奥昔布宁 10% 外用凝胶：每日 100mg
	奥昔布宁 3% 外用凝胶：每日 84mg（3 泵）
	托特罗定：每日 1~2mg；每日 2~4LA
	曲司氯铵：20mg，每日 2 次；每日 60mg ER
	达非那新：每日 7.5mg
	索非那新：每日 5mg
	非索罗定：每日 4mg
压力性	伪麻黄碱：15~30mg，每日 2~3 次
	丙咪嗪：每日 25mg
	阴道雌激素软膏：0.5~1.0g，每周 2~3 次
	度洛西汀：40~80mg，每日 1~2 次
溢出性	特拉唑嗪：每日 1~5mg（通常在睡前服用）
	多沙唑嗪：每日 1~8mg
	坦索罗辛：每日 0.4~0.8mg
	阿夫唑嗪：每日 10mg
	西罗多辛：每日 4~8mg
	乌拉胆碱：10mg，每日 3 次
功能性	无

ER，缓释制剂；LA，长效制剂；XL，缓释制剂。

案例 109-1，问题 2： 由看护人员进行的尿失禁记录显示 H. K 有频繁的排尿急迫感，从而导致尿渗漏。H. K. 全天排尿 4~5 次。体格检查提示萎缩性阴道炎，不伴漏斗状膀胱颈，没有膀胱膨胀。H. K. 曾有卒中病史。尿检和血生化正常。排尿后膀胱检查提示有 30ml 的残余尿量。H. K. 尿失禁的病理生理和分类是哪种？

大多数神经性疾病都会改变膀胱的功能。和 H. K. 一样，脑血管意外通常与老年人的膀胱功能障碍和尿失禁有关。在大多数情况下，脊髓排尿中枢水平以上的神经损伤，会导致膀胱痉挛。骶反射完好无损，但失去来自更高级中枢神经系统的抑制作用，会导致膀胱痉挛和不适当的括约肌收缩。膀胱和括约肌间痉挛的程度是不同的。同样的中枢神经系统病变对不同的患者而言，痉挛程度也是不同的。H. K. 的逼尿肌痉挛是由于骶反射未被抑制引起。H. K. 的尿失禁分类为急迫性持续性尿失禁。

非药物治疗

一些非药物治疗可以帮助改善尿失禁的症状。第一步是训练患者的膀胱功能，控制液体摄入量以及避免咖啡因和其他对膀胱有刺激的因素。然后，指导患者记录他们日常的液体摄入量、排尿模式和尿失禁情况。膀胱训练是指有计划的排尿、憋尿训练（urge-suppression techniques）以及盆腔肌肉锻炼。认知能力完整或受损的患者均可采取有计划的排尿训练。患者按约定的时间排尿（如每 2 小时），以此减少膀胱中尿液量，使尿失禁的可能性降到较低。督促患者如厕同样适用于认知障碍患者。憋尿训练可用于膀胱再训练。根据患者排尿模式，排尿时间间隔可适当延长或缩短。目标是建立患者排尿和不需要排尿的间隔。对于大多数患者，这个间隔大约为 2 小时。盆底肌肉锻炼，也被称为凯格尔锻炼（Kegel exercises），主要是增加盆底肌肉的力量和张力。在随机试验中，经过训练的患者尿失禁发作可减少 54%~75%，相比之下，没有训练过的患者仅减少 6%~16%[22]。患者应该学习如何识别盆底的肌肉，然后，每日练习 3 次。

案例 109-1，问题 3： 应推荐 H. K 什么样的非药物治疗方案呢？

应该对 H. K 的药物治疗进行全面审核，以评估药物和尿失禁之间的时间关系。然后，根据她个人的特点，制订每 2 小时如厕的计划。护理人员应继续记录她的液体摄入量和尿失禁情况。这些信息有助于调整她的如厕计划，以确保 H. K 在训练后可达到最好的效果，同时又切合实际。由于 H. K. 患中度痴呆，盆底肌肉训练未必可行。

药物治疗

抗胆碱能药物

案例 109-1，问题 4： H. K 应该接受何种药物治疗？

如果非药物治疗没有产生预期的结果,可使用抗胆碱能药物治疗 H. K. 的逼尿肌不稳定。膀胱肌肉生理性收缩的主要神经激素刺激是由位于膀胱平滑肌上副交感神经节后的胆碱能受体位点上的乙酰胆碱介导。阿托品及阿托品样物质可以抑制与毒蕈碱受体有关的任何病因引起的真性膀胱不自主收缩[23]。临床研究已知,5 个毒蕈碱亚型($M_1 \sim M_5$)中,M_3 受体与人类膀胱最相关。尽管 M_2 毒蕈碱受体是主要的亚型(占 80%),但 M_3 受体主要介导平滑肌收缩,包括膀胱肌肉收缩。M_3 受体还参与胃肠道平滑肌的收缩、唾液分泌和虹膜括约肌功能[24]。抑制膀胱中毒蕈碱受体,可导致膀胱收缩减少、残余尿量增加和逼尿肌压力降低。

盐酸奥昔布宁

奥昔布宁有速效片剂、缓释片剂、透皮贴剂及凝胶剂。奥昔布宁是一种具有局部麻醉作用和抗胆碱能作用的强效平滑肌松弛剂[23,25]。该药已成功用于抑制逼尿肌不受控制的收缩,伴或不伴神经性膀胱功能障碍。奥昔布宁能改善膀胱总容量、神经性排尿功能不全和膀胱充盈压[26-28]。老年人口服盐酸奥昔布宁的推荐剂量为 2.5mg,每日 3 次。在一些病例中,剂量可增至 5mg,每日 3 次。由于奥昔布宁是三胺类抗胆碱能化合物,它还会阻断 M_1 受体,随着剂量增加,对中枢神经系统的毒性也会增加。口服奥昔布宁控释剂型(5 ~ 30mg,每日 1 次),尿失禁发作次数明显减少[29,30]。持续治疗 4 周后表现出最大的临床治疗效果,只要患者继续治疗,这种益处就会持续[31]。

奥昔布宁透皮贴剂有处方和非处方两种,含有 36mg 的活性成分,若每周使用 2 次,则平均每日释放 3.9mg[32]。透皮贴剂应避免受潮。透皮贴剂常见的不良反应包括用药部位瘙痒(14%)和发红(8.3%)。与口服速效片相比,透皮贴剂不良反应发生率更低。据报道,皮下渗透剂引起口干的比例为 38%,而口服速效剂型则为 94%[33]。奥昔布宁有外用凝胶剂型(1g,浓度 10%),每日 100mg 涂抹于腹部、大腿、上臂及肩部。奥昔布宁还有 3% 的外用凝胶剂型,每日 3 泵(84mg)。5.4% 的患者有局部不良反应,6.9% 的患者感觉口干[34]。

酒石酸托特罗定

托特罗定是一种竞争性毒蕈碱受体拮抗剂,对 M_2 和 M_3 受体有选择性,用于治疗膀胱过度活动症的尿频、尿失禁症状。有研究表明,同安慰剂组相比,使用托特罗定 1 ~ 2mg,每日 2 次,可使 24 小时排尿次数减少($P = 0.004\ 5$)、每次排尿量增加($P < 0.001$)、发生尿失禁的平均次数下降 50%($P = 0.19$)[35]。虽然托特罗定轻度延长 QT 间期,但在此项研究中,没有临床及心电图证据提示显著的心脏不良反应[35,36]。托特罗定口服后,1 小时之内起效,长期治疗仍能维持疗效。

尽管托特罗定及其活性 5-羟基代谢产物的半衰期短(分别为 2~3 小时和 3~4 小时),但由于其药效学作用较长,每日 2 次给药即可[37]。在肝肾功能损害以及同时服用 CYP2D6 和 CYP3A4 酶抑制剂时,建议调整剂量。老年患者的常用剂量为普通剂型 1~2mg,每日 2 次,或长效剂型 2~4mg,每日 1 次。服用长效剂型后,口干的发生率为 23%[36]。

非索罗定

非索罗定是一种抗毒蕈碱的前体药物,在体内转化成与托特罗定相同的活性代谢物。非索罗定的安全性和有效性与托特罗定相似[38]。非索罗定推荐起始剂量为 4mg,每日 1 次。若疗效不明显,可增至 8mg,每日 1 次。严重肾功能不全患者(肌酐清除率<30ml/min)或服用强 CYP3A4 抑制剂的患者,每日不应超过 4mg。

曲司氯铵

曲司氯铵是一种抗毒蕈碱的季铵盐,对 M_2 和 M_3 受体具有相对选择性。用于膀胱过度活动症和急迫性尿失禁的治疗。曲司氯铵的亲水性使其较少透过血脑屏障,从而减少中枢神经系统不良反应的发生[39]。一项为期 52 周的研究中,曲司氯铵与奥昔布宁的尿动力学检查结果无显著差异[40]。此外,在治疗的第 26 周和第 52 周,24 小时内排尿频率和急迫性排尿发作的减少也不显著。然而,曲司氯铵组口干及胃肠道不良反应发生率明显更低。曲司氯铵推荐剂量为普通剂型 20mg,每日 2 次;缓释剂型 60mg,每日 1 次。对于严重肾功能不全患者(肌酐清除率<30ml/min),剂量应减至每日 20mg。曲司氯铵没有与 CYP450 肝药酶相关的药物相互作用,应空腹服用以避免吸收减少。

达非那新

达非那新是一种选择性 M_3 受体拮抗剂,用于治疗膀胱过度活动症伴尿失禁、尿急和尿频等症状。对 3 项为期 12 周的双盲、安慰剂对照试验(n = 1059)的汇总分析显示,与安慰剂相比,达非那新可显著减少每周尿失禁发生的次数($P < 0.01$)[41]。口干和便秘是停药的最常见原因。达非那新推荐起始剂量为每日 7.5mg。根据个人反应,2 周后剂量可增至每日 15mg。

索利那新

索利那新是一种对 M_3 受体具有选择性的竞争性毒蕈碱受体拮抗剂。适用于治疗伴尿失禁的膀胱过度活动症。在临床试验中,与安慰剂相比,索利那新可明显改善尿频、尿急及急迫性尿失禁的症状[42,43]。索利那新的安全性问题包括对已知有 QT 间期延长病史或正在服用可使 QT 间期延长药物的患者,QT 间期延长的风险增加。索利那新的推荐剂量为 5mg,每日 1 次。如果需要也可以增加至 10mg,每日 1 次。然而,在肝肾功能受损或服用 CYP3A4 抑制剂的患者中,每日剂量不应超过 5mg。

β-肾上腺素能药物

米拉贝隆是 β_3-肾上腺素能激动剂中第一个被批准用于膀胱过度活动症的药物。人膀胱肌有 $\beta_{1,2,3}$-肾上腺素能受体,然而,β_3-肾上腺素能受体占 β 受体的 95%,且最有可能负责逼尿肌松弛[44]。与安慰剂相比,米拉贝隆能够将每 24 小时尿失禁发作的平均次数减少−0.44[95% 置信区间

（CI）-0.59~-0.29，P<0.00001］[45]。米拉贝隆的疗效可持续12个月，与抗毒蕈碱药物相比，其安全性更高，口干和便秘的发生率显著降低[46]。虽然米拉贝隆尚未在痴呆患者中进行过研究，但临床试验未报告任何中枢不良反应。对于那些不能耐受抗毒蕈碱药物剂量增加或已经达到最大剂量的患者，米拉贝隆可单独使用或与抗毒蕈碱药物联合使用。米拉贝隆的起始剂量为每日25mg，可在2~4周内滴定至每日50mg。合并肾脏或肝脏损害的患者，每日剂量不应超过25mg。据报道，米拉贝隆可使血压升高（>10%），特别是对于未控制的高血压患者，因此需要仔细监测[47]。米拉贝隆也是一种CYP2D6抑制剂，同时服用作为CYP2D6底物的药物时，可能需要调整剂量。

尽管上述任何一种药物都可能对H.K.有效，但在使用抗胆碱能药前，应仔细评估老年人可能的不良反应。与单用乙酰胆碱酯酶抑制剂相比，抗胆碱能药物与乙酰胆碱酯酶抑制剂合用，可使痴呆患者的日常生活能力和认知功能下降速度快50%[48]。虽然H.K.没有使用乙酰胆碱酯酶抑制剂的治疗，但她有中度痴呆，可能使抗胆碱能药物的不良反应增加。此外，还需要在H.K.开始治疗前，慎重考虑抗胆碱能药物的有限疗效。一项对抗胆碱能药物治疗膀胱过度活动症的安慰剂对照试验的系统综述指出，即使是长效药物对症状的影响也非常有限，大约每48小时减少1次尿失禁事件和1次排尿发作[49]。由于潜在的不良反应和有限的疗效，对于H.K.来讲，谨慎的做法是使用非药物（即敦促排尿）治疗。如果没有达到预期的疗效，可以考虑试验性使用抗胆碱能药物。米拉贝隆可能是痴呆患者的一个安全选择，然而，尚需在这一人群中开展进一步的研究。所有药物在使用时均应先进行2周的试验期，并仔细监测其疗效和不良反应。

膀胱流出道阻力增加

案例109-2

问题1：M.K.是一位68岁的老年女性，患有压力性尿失禁。哪种药物适合治疗这种尿失禁呢？

首先，M.K.应接受盆底肌肉或凯格尔锻炼。一些方法可以有效地帮助患者正确识别和锻炼盆底肌肉，包括自助书籍、生物反馈、电刺激及医生体检时的反馈[22]。一旦盆底肌肉被确定，M.K.应先排空膀胱，然后坐下或躺下。她应该收缩她的骨盆底肌肉5秒钟，然后再放松5秒钟。重复5次，目标是达到10秒钟收缩，她应该每日练习3次。

案例109-2，问题2：M.K.的压力性尿失禁问题尚未得到完全解决。体格检查提示泌尿生殖道萎缩。哪种药物适合治疗这种压力性尿失禁呢？

盐酸丙咪嗪

TCA治疗PUI的药理机制尚不明确[50]。所有TCA在中枢和外周均有一定程度的抗胆碱能作用，但并非在所有部位都有。丙咪嗪具有明显的全身性抗胆碱能作用，但对逼尿肌的抗胆碱能作用较弱[51]。丙咪嗪对逼尿肌有明显的抑制作用，其抑制作用既不受抗胆碱能机制的调节，也不受肾上腺素能机制的调节。丙咪嗪对逼尿肌的抑制作用可能是外周去甲肾上腺素再摄取阻断所致。对膀胱出口阻力的增强作用主要是由膀胱基部和近端尿道平滑肌中的α-肾上腺素能效应增强所致，其中α-受体的数量多于β-受体。由于丙咪嗪相关的显著抗胆碱能副作用，使得它不能成为老年人的治疗选择。

逼尿肌和近端尿道α-肾上腺素能受体激活会增加最大尿道闭合压力[52]。然而，α-肾上腺素能受体激动剂，如伪麻黄碱，在治疗压力性尿失禁方面的作用很小，因为不良事件的风险超出了它可能带来的有限获益。

度洛西汀

度洛西汀是5-羟色胺和去甲肾上腺素再摄取抑制剂（serotonin and norepinephrine reuptake inhibitor，SNRI），对压力性尿失禁患者有一定疗效。度洛西汀也可以治疗抑郁症，虽然FDA还没有批准它用于治疗压力性尿失禁，但对于同时患有抑郁症和压力性尿失禁的女性患者来说，它可能是一个合理的选择。一个对9项临床试验的meta分析共纳入3063例压力性尿失禁的女性患者，结果表明：度洛西汀治疗组，尿失禁发作频率减少约50%；然而，尿失禁发作的绝对减少（10.8%对7.7%）并无显著变化。度洛西汀的不良反应发生率较高，度洛西汀治疗组不良反应发生率为71%，其中1/8的患者因不良反应停止治疗[53]。最常见的不良反应是恶心。度洛西汀治疗压力性尿失禁的剂量为40~80mg，每日1次或2次。用度洛西汀治疗前，应权衡利弊。

雌激素

雌激素会影响子宫平滑肌的多个方面，包括兴奋性、受体密度及递质代谢，尤其是肾上腺素能神经[54]。逼尿肌和尿道在胚胎学上与子宫相关，雌激素对下尿路影响方面已经做了大量研究。尿道的α-肾上腺素能激活是雌激素依赖性的[55]。一些研究已经证实了雌激素与下尿路α-肾上腺素能受体密度的关系[56]。雌激素阴道内栓剂治疗（每日1μg），可通过增加尿道流出道阻力以及对α-肾上腺素能治疗的协同作用，改善绝经后女性患者的泌尿道症状[15]。其他雌激素制剂包括阴道环，将其插入阴道90日后取出。在90日内，阴道环每日释放7.5μg雌二醇。使用雌激素治疗压力性尿失禁仍需进一步研究。由于存在关于雌激素治疗会引起子宫内膜癌的争论，因此使用长效雌激素治疗时必须谨慎考虑。如果雌激素与α-肾上腺素能激动剂联合应用，应使用最低的有效维持剂量。

M.K.的压力性尿失禁症状可能是由泌尿生殖道萎缩造成的。她可以使用阴道内的雌激素乳膏以改善局部血流和干燥，如雌二醇软膏，每周3次，每次0.5g。雌激素的局部治疗与盆底肌肉锻炼相结合将会减轻M.K.的症状。

降低膀胱出口阻力

目前许多泌尿科专家用 α_{1A} 受体阻滞剂治疗由于女性膀胱排出口梗阻或逼尿肌无力引起的溢出性尿失禁。大多数 α_{1A} 受体位于前列腺组织，然而，这些受体也位于女性的脊髓、膀胱颈、妇女尿道和尿道外周组织中[57]。需要开展有良好对照、随机交叉的相关研究，来确定 α_{1A} 受体阻滞剂在溢出性尿失禁中的疗效。如果逼尿肌不活跃是导致溢出性尿失禁的原因，可以考虑使用氨甲酰胆碱。作为一种胆碱能药物，氨甲酰胆碱可增加膀胱肌张力。氨甲酰胆碱的常见不良反应包括脸红、心动过速、腹部绞痛和不适。

良性前列腺增生

良性前列腺增生（benign prostatic hyperplasia，BPH）是老年男性泌尿系统功能障碍的常见病因，由前列腺基质细胞和内皮细胞增生所致[58,59]。前列腺增生有静态和动态两个部分，静态部分是通过前列腺基质平滑肌的增生使前列腺增大，动态部分主要是通过前列腺和膀胱颈部的平滑肌张力而使其增大。"良性前列腺肥大"一词的应用通常是不恰当的，因为前列腺的病理学是增生而不是肥大。40岁以下的男性很少发现前列腺增生，40岁以后，BPH的发病率随年龄增长而增加[60]。70岁男性中，约75%会出现足以严重到需要就医治疗的BPH临床症状，80岁以上男性中，约90%有明确的BPH。从本质上说，如果男性寿命足够长，他们都会经历BPH。在一些西方和发展中国家，BPH的发病率相当稳定[61]。这说明BPH的发生可能不受环境或基因的影响。尽管BPH和前列腺癌经常同时存在，但是没有充分证据证明BPH会发展成前列腺癌[62]。然而，前列腺的非典型增生与潜在的前列腺癌有一定相关性[63]。

BPH的病因不明，然而，大多数假设都是基于荷尔蒙和衰老过程。这是因为完整的、具有正常功能的睾丸对于BPH的发展非常重要[64]。在青春期之前阉割可以防止BPH。前列腺的发育和成熟及男性外形与功能的维持主要依靠雄激素[65]。睾酮是血循环中的主要雄激素，通过前列腺内皮细胞上的 5α 还原酶代谢为双氢睾酮（dihydrotestosterone，DHT）。5α 还原酶的两种同工酶分为1型和2型。2型主要存在于前列腺和其他生殖器组织，1型则见于全身以及前列腺[66]。睾酮要在前列腺中发挥作用，就必须转化为DHT。因此，DHT是负责正常和增生性前列腺生长的专性雄激素。在前列腺内，DHT启动RNA合成，蛋白质合成和细胞复制。睾酮的确切作用可能只是引起广泛的增生，最终导致腺体增大。

前列腺及尿道周围腺体增生是镜下BPH的最早期表现之一[61]。男性随着年龄的增大，血清睾酮浓度降低，外周睾酮转化为雌激素增加。曾认为雌激素能引起基质增生，进而诱导上皮细胞增生。然而，目前研究表明，雌激素对BPH和前列腺癌的发展没有直接影响，但

孕激素在其发病机制中起着重要的作用。已经证实，孕激素受体存在于前列腺基质细胞中，而雌激素受体基本上不存在[67]。

病理生理和临床表现

案例 109-3

问题 1：G. M. 是一位72岁的老年男性，下腹部不适4日于急诊室就诊。主诉排尿困难、尿流力明显减弱、尿流偶尔中断、尿液淋漓不尽。体格检查提示除腹部和直肠检查外，余无异常。腹部检查显示腹部膨胀、压痛、下腹部膨大膀胱。直肠检查发现前列腺显著增大、无结节或过硬。夜尿多（每晚4~5次），白天尿频（每日8~10次）。G. M. 说当他能排尿时，常有尿不尽感。实验室检查结果如下：

BUN：45mg/dl

SCr：3.2mg/dl

PSA：7.1ng/ml

导尿获尿液900ml。G. M. 随后被安排进行泌尿系检查。那么该患者症状的病理生理基础是什么？

BPH的症状可能是梗阻性和刺激性的，对于症状的描述需要一个标准化的参考框架。Boyarsky评分是由9个问题组成的调查问卷，用于量化BPH的严重程度[68]。其中5个问题用于评价梗阻性症状，另外4个问题用于评价刺激性症状。尽管调查问卷（表109-4）的使用受到一定限制，但它是在BPH研究中最常用的量化评价方法，而且与BPH的病理生理机制密切相关[61]。Boyarsky评分的格式旨在让临床医生帮助患者了解梗阻性和刺激性前列腺增生的症状。Boyarsky指数是第一个被开发的定量评估BPH和个体疗效的问卷[65]。这份调查问卷已用于许多临床试验，以衡量干预措施的结果。Boyarsky指数在比较BPH患者的不同治疗方案时并不适用，因为在这方面还没有得到足够的验证；相反，在评估个人对治疗的反应时很有帮助。

美国泌尿外科协会（American Urologic Association，AUA）的多学科治疗委员会也发表了前列腺疾病的泌尿症状指标（表109-4）[69]。该指标对评估前列腺疾病的严重程度、疾病进展和不同治疗方法的有效性非常有帮助。AUA症状指标允许治疗方法之间进行比较，是BPH研究的首选方法。其已经通过内部一致性信度、结构信度、重测信度和判据信度的验证[65]。然而，AUA指标可能不是BPH特异性的[70]。对年龄在55~79岁的101例男性和96例女性进行AUA指标评估后，发现两组的尿路症状和严重程度相似。因此，前列腺疾病的症状可能与年龄和BPH有关。美国国立卫生研究院（National Institutes of Health，NIH）召开了慢性前列腺炎研讨会，就前列腺炎新的诊断和管理体系达成共识[71]。这个小组制订了一种症状指标，来评价男性前列腺炎的治疗效果。该指标量化了与前列腺炎相关的疼痛和不适症状，有助于鉴别前列腺增生和前列腺炎。症状指标是自我管理的。

表 109-4

BPH 症状评分（Boyarsky 评分）[a]

夜间	
0	无症状
1	排尿 1 次/夜
2	排尿 2~3 次/夜
3	排尿 ≥4 次/夜
白天	
0	排尿 1~4 次/日
1	排尿 5~7 次/日
2	排尿 8~12 次/日
3	排尿 ≥13 次/日
排尿犹豫（持续≥1min）	
0	偶尔（≤20% 的时间）
1	中度（20%~50% 的时间）
2	经常（≥50% 的时间）
3	总出现
排尿间断（持续≥1min）	
0	偶尔（≤20% 的时间）
1	中度（20%~50% 的时间）
2	经常（≥50% 的时间）
3	总出现
尿淋漓不尽	
0	偶尔（≤20% 的时间）
1	中度（20%~50% 的时间）
2	经常（≥50% 的时间）
3	总出现（可能弄湿衣服）
紧急情况	
0	无
1	偶尔排尿延迟
2	经常出现排尿困难
3	总是出现排尿困难
尿流形状和压力改变	
0	无
1	尿流形状改变
2	大部分时间尿流形状和压力改变
3	排尿阻力，尿流中断
排尿困难	
0	无
1	排尿过程偶尔有烧灼感
2	经常有烧灼感（>50%）
3	经常有烧灼感、疼痛感（>50%）
尿不尽感	
0	无
1	偶尔有感觉
2	经常有感觉（>50% 的时间）
3	持续和紧迫感，排尿时不能缓解

[a] 症状评分为临床医生提供了一种工具，以衡量不同干预措施的有效性。具体的分数与特定的干预不直接相关。当没有明显的尿潴留时，症状评分较低，这通常表明在考虑外科手术前，可尝试药物治疗。

案例 109-3，问题 2：有哪些客观检查结果与 G. M. 的 BPH 有关？

G. M. 出现了 BPH 相关的阻塞性症状：（a）排尿困难（排尿等待）；（b）尿动力下降；（c）偶尔尿线断续；（d）排尿后，尿不尽；（e）膀胱排空不全。尿流动力和尿流量减少等常见的阻塞性症状是由前列腺增生引起的尿道受压所致。排尿等待，是另一种阻塞性症状，这是由于膀胱逼尿肌需要较长时间来产生足够的压力以克服尿道阻力。尿线断续是由于膀胱逼尿肌不能持续产生排尿的压力。尿不尽和膀胱排空不全可能是同样的原因，也可能是由于前列腺组织梗阻在膀胱颈部，造成"球阀效应"。

G. M. 也有典型的 BPH 刺激症状，如：（a）夜尿大约 4~5 次；（b）白天尿频，每日约 8~10 次。膀胱排空不全造成排尿间隔缩短，引起尿频。同时，增大的前列腺会刺激膀胱更频繁的排尿。如果前列腺在膀胱内逐渐增大并影响膀胱容量，尿频情况会更加明显。膀胱逼尿肌因膀胱残余尿量的增加而过度肥大，这又导致膀胱逼尿肌兴奋性增加。临床上，这种兴奋性可能导致膀胱不稳定。由于夜间皮层抑制减弱，膀胱括约肌张力更加松弛，使得夜间尿频的症状更明显。阻塞性症状多与前列腺增大有关，以刺激性症状为主则提示 BPH 伴排尿障碍。

尿失禁不是 BPH 的常见症状。BPH 晚期时，膀胱残余尿量更大，这会使膀胱括约肌张力变弱，当膀胱充盈时就会有少量尿溢出。随着残余尿量增加，输尿管扩张，造成输尿管中尿液潴留。最终的结果可能是由于压力增高传导至肾单位，引起上行性肾积水，进而造成肾脏损伤（图 109-2）。这可以解释排尿时腹部不适、肋腹疼痛和逆行性尿路感染。

BHP 可导致急性尿潴留。药物也可能导致急性尿潴留，如酒精、抗胆碱能药物、α-肾上腺素能激动剂和抗精神病药都与男性 BHP 患者的急性尿潴留有关。一般来说，BPH 晚期时，如果患者没有及时排尿，就会加重急性尿潴留。G. M. 没有服用任何能引起尿潴留的药物。

临床发现

G. M. 表现出典型的 BPH 症状。逐渐加重的症状最终导致急性尿潴留，表现为排尿困难和下腹部不适。与 G. M. BPH 有关的客观症状包括：（a）下腹部压痛，伴腹下部浊音范围增大；（b）膀胱增大；（c）前列腺增大、坚硬、有弹性；（d）导尿获尿液 900ml。血清酸磷酸酶正常、前列腺特异性抗原（prostate-specific antigen，PSA）轻度升高及前列腺直肠指检提示 G. M. 没有前列腺肿瘤（见下文的"前列腺特异性抗原"一节）。BUN 和血肌酐升高可能提示前列腺增生导致肾积水。

案例 109-3，问题 3：G. M 还应做哪些检查？

尿液分析

由于 BPH 患者也可能患有尿路感染，因此对尿液进行显微镜检查是必要的。而且，应该在前列腺直肠指检之前进行，因为前列腺检查可以使内分泌物进入尿道而污染尿

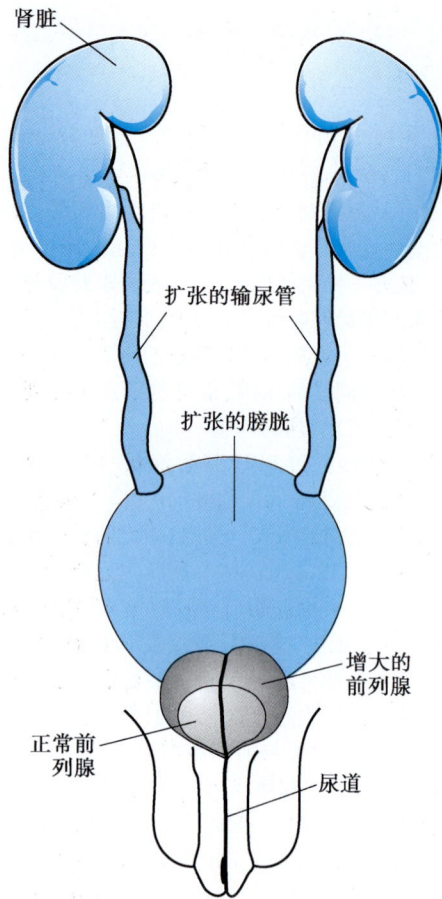

图 109-2　前列腺因体积增大而受压，导致尿液排出受阻。图示由于尿潴留使得膀胱和输尿管扩张

液,从而难以鉴别感染来源。尿液中是否有白细胞和细菌是诊断感染所必需的。同样,出现血尿时应该进行尿道病理检查,以发现除 BPH 外其他的泌尿系统疾病。由于 BPH 可以引起肾积水,应评估肾功能指标和血清电解质。

直肠指检

　　血清前列腺特异性抗原和直肠指检仍然是评估男性前列腺疾病的基础检查。前列腺检查应包括前列腺的大小、形态、硬度和腺体结节。前列腺增生时可触及增大的前列腺。BPH 患者的前列腺左叶和右叶的界限消失,直肠指检通常发现前列腺不对称,一侧大于另一侧。前列腺增大可能是前后增大或上下增大。因此,在直肠指检时,无法触及前列腺的上段。有时,直肠指检所感觉到的增大程度可能具有误导性,因为相当一部分增大可能是在膀胱内。腺体的软硬程度取决于腺体结节或纤维化结节[72]。硬结节、不规则硬化或是石质硬前列腺提示可能为前列腺癌。这些情况下,前列腺的大小、形状是不确定的,患者应该进行经直肠超声检查(transrectal ultrasound,TRUS)以明确腺体大小。

前列腺特异性抗原

　　前列腺特异性抗原(prostate-specific antigen,PSA)是一种糖蛋白(分子量 33 000),由前列腺上皮细胞分泌产生。

它可以帮助精液凝块水解液化。尽管有一些病例报道称,在一些非前列腺肿瘤患者中,PSA 会升高,但是很多人仍认为这种酶是前列腺特有的。一般来说,PSA 与 BPH 者的前列腺重量有相关性[73]。然而,前列腺癌患者产生的 PSA 是 BPH 患者的 10 倍[74]。对 50 岁以上男性,建议每年检查血清 PSA 和直肠指检,作为前列腺癌的基本筛选和监测前列腺大小的方法。一些研究者已经提出了年龄调整后的 PSA 参考范围,它可以反映前列腺的大小[75-77](表 109-5)。研究得出了几个公式,试图调整 BPH 对 PSA 的影响,最著名的预测 PSA 水平(PSA 血清密度)的公式如下[78]:

$$PSA(ng/ml 或 \mu g/ml) = 0.12 \times 腺体体积(TRUS)$$

（公式 109-1）

$$TRUS 腺体体积 = 前列腺高度 \times 宽度 \times 长度 \times 0.523$$

（公式 109-2）

表 109-5

根据年龄校正的 PSA 值

年龄范围	PSA 上限/ (ng·ml⁻¹)	PSA 比重
40~49	2.5	0.08
50~59	3.5	0.10
60~69	4.5	0.11
70~79	6.5	0.13

PSA,前列腺特异性抗原。

　　G.M. 的 PSA 结果轻度高于他所处年龄段正常值的上限,因此,他应该进行 TRUS 检查,以确定前列腺体积,再计算 PSA 血清密度。一旦确定了前列腺体积,就可以明确 G.M. 的 PSA 为 7.1ng/ml 的临床意义。

药物治疗

α₁-肾上腺素能受体拮抗剂

> 案例 109-3,问题 4:应该使用何种药物治疗 G.M. 的前列腺增生症?

　　G.M. 很可能需要接受前列腺电切术治疗,因为他表现为急性尿潴留及前列腺中度增大(即:>40g 和<80g)引起的肾积水症状。同时他应该开始服用 α₁-肾上腺素能受体拮抗剂,以减轻膀胱颈部、前列腺腺体以及前列腺囊的张力。同样的,他应该接受 5α-还原酶抑制剂治疗,以促进前列腺萎缩并阻止疾病的进展。

　　前列腺囊以及 BPH 的腺体上有大量的 α₁ₐ-肾上腺素能受体。现在已知有 3 种 α-肾上腺素能受体:α₁ₐ、α₁в 和 α₁ᴅ。抑制 α₁ₐ-肾上腺素能受体可以减轻尿道前列腺部平滑肌的张力,从而减少功能性的尿道收缩和梗阻。

特拉唑嗪

　　特拉唑嗪是一种长效的 α₁ₐ-肾上腺素能受体拮抗剂,

每日用量 1~5mg 可以明显改善梗阻症状以及尿流率[65,79]。单纯阻断 α₁ 受体，并不能解释该药治疗 BPH 症的长期疗效。特拉唑嗪可诱导前列腺平滑肌细胞凋亡，从而改善尿路症状。特拉唑嗪（和多沙唑嗪）结构中的杂氮环可能是产生这个作用的原因。而坦索罗辛缺少这样的结构，因此不能诱导前列腺平滑肌细胞凋亡[80]。

在大多数患者中，为了获得预期的效果，特拉唑嗪的剂量应从每日睡前 1mg 开始，并在数周后滴定至每日 5~10mg。在药物治疗的初期或药物剂量调整期间，可能发生直立性低血压。不论何种原因停用特拉唑嗪 2 日以上的患者，应重新谨慎开始治疗，注意避免"首剂效应"引发的晕厥。

特拉唑嗪可以持续改善 BPH 的症状评分达 30 个月以上。一项长期研究显示，仅 10% 的患者治疗失败[65]，血压正常者以及高血压患者其收缩压分别下降为 4mmHg 和 18mmHg。显然，特拉唑嗪只能显著降低高血压患者的血压。

多沙唑嗪

多沙唑嗪是另外一种喹唑啉衍生物，是长效选择性 α₁ₐ-肾上腺素能受体拮抗剂，其结构与哌唑嗪和特拉唑嗪相似（表 109-3）。哌唑嗪的半衰期相对较短，不推荐用于 BPH。多沙唑嗪最初主要用于高血压的治疗，目前不是一线用药（关于目前在高血压中使用 α 受体阻滞剂的讨论，参见第 14 章）。高血压和 BPH 均与交感神经系统有关。与特拉唑嗪相同，多沙唑嗪可以改善 BPH 患者的尿流率和症状。这些疗效已经在为期数周和长期的对照临床研究中得以证实。多沙唑嗪的初始剂量为每日 1mg。用药 1~2 周后，剂量可在数周内逐渐增加至每日 8mg。同其他长效选择性 α-肾上腺素能受体拮抗剂相同，应在睡前服用第 1 剂，以减少头昏、晕厥（首剂效应）的发生，在治疗期间应该定期监测血压。为使 BPH 患者尿路症状得到有效的控制，大多数患者需要每日用量 4~8mg。剂量>每日 4mg 时更易发生头晕、直立性低血压及晕厥[79,81]。

坦索罗辛

坦索罗辛是一种非喹啉类长效 α₁ₐ-肾上腺素能受体拮抗剂。坦索罗辛及其代谢产物对前列腺的 α₁ₐ-肾上腺素能受体特异性更高[85]，对血管的 α₁ₐ-肾上腺素能受体特异性较低。同其他 α₁ₐ-肾上腺素能受体拮抗剂相比，较少引起直立性低血压。因此，在 0.4~0.8mg 的推荐剂量时不需要剂量滴定。在联合降压药时，不需要调整降压药的剂量。坦索罗辛对于治疗因 BPH 引起的膀胱流出道梗阻非常有效[82,83]。

空腹口服坦索罗辛 0.4mg，90% 以上可被吸收。与食物同服，坦索罗辛的生物活性会下降 30%，而且达峰时间会延长。坦索罗辛由肝脏 CYP3A4 和 CYP2D6 代谢[84]。肾功能不全会使稳态坦索罗辛血浆总浓度升高近 100%。然而，游离药物水平不受影响。因此，肾功能不全患者不需要调整剂量[85]。在 90% 的患者中，坦索罗辛似乎降低了平均射精量[86]。同所有 α₁ₐ-肾上腺素能受体拮抗剂相同，坦索罗辛不影响 PSA，而且应该长期用药以维持其治疗效果[87]。

阿夫唑嗪

阿夫唑嗪是另一种喹唑啉 α₁-肾上腺素能受体拮抗剂。比多沙唑嗪和特拉唑嗪的降压效果差。阿夫唑嗪不能透过血-脑屏障，因而中枢神经系统不良反应较少（如嗜睡）。与坦索罗辛不同，阿夫唑嗪不会引起射精功能障碍[86]。阿夫唑嗪缓释片，每日 10mg，餐后口服。

西洛多辛

西洛多辛是另一种 α₁-肾上腺素能受体拮抗剂，对位于下尿路的 α₁ₐ-受体有选择性。西洛多辛对前列腺组织有很强的亲和力，比坦索罗辛高 20 倍[88]。然而，唯一的一项比较西洛多辛与坦索罗辛的研究是非劣效性试验，该研究发现西洛多辛在控制男性 BPH 患者的下尿路症状方面与坦索罗辛相似[89]。一项开放性的临床研究显示，西洛多辛最常见的不良反应为逆行射精（发生率 21%）[90]。西洛多辛胶囊有 4mg 和 8mg 两种规格，其推荐剂量是 8mg，每日 1 次。肌酐清除率<50ml/min 的患者，剂量应减至 4mg，每日 1 次。

磷酸二酯酶-5 抑制剂

他达拉非

他达拉非是磷酸二酯酶-5 的选择性抑制剂，适用于治疗 ED，可用作 BPH 的单药或联合治疗。其在 BPH 中的作用机制尚不清楚，然而，与安慰剂相比，每日服用他达拉非 5mg 可改善 BPH 症状。不建议将他达拉非与 α-肾上腺素能受体拮抗剂联合使用，因为尚未得到充分研究，且可能会增加低血压的风险。同样，服用抗高血压药、硝酸盐类或饮用 5 个以上单位酒精的患者，也会因同服他达拉非而增加低血压风险。他达拉非应该每日在同一时间服用，进食对其无影响。关于他达拉非的更多信息可以在本章后面的 ED 药物治疗中找到。

雄激素抑制

成年人前列腺形态和功能的维持是由雄激素控制，并依赖于雄激素。雄激素剥夺后，前列腺的退行性改变是一个需要合成大分子的过程[91]。雄激素剥夺后，基质和上皮前列腺细胞的损失是不成比例的，上皮细胞可能比基质细胞损失多 4 倍。睾酮是两种活性代谢物 DHT 和 17-β-雌二醇的激素原。睾酮通过 5α-还原酶（1 型和 2 型）代谢为 DHT。睾酮转化为 DHT 后阻止了它通过芳香化酶转化为雌激素的可能，这两种酶的相对活性对于保持前列腺稳定至关重要[92]。

尽管男性血浆睾酮水平在 60 岁以后开始下降，但是 BPH 患者组与年龄匹配对照组相比，睾酮水平并没有差别[93]。此外，BPH 的发病常在血浆睾酮水平下降前的 10~20 年左右就已经开始。然而，BPH 患者体内的 DHT 浓度却是升高的[91,94,95]。DHT 升高的机制目前仍不明确，但发现 DHT 合成所需的 5α-还原酶显著增加[96,97]。

另一个与衰老相关的激素变化是睾丸和外周脂肪组织

中雌激素(循环雄激素转化而成)的含量在逐渐增加。男性从 30 岁左右,体内的雄激素开始通过芳香酶转化为雌激素,并随年龄逐渐增加[98]。BPH 组与同年龄段无 BPH 的对照组雌激素水平相同[94]。基质细胞上的雌激素受体很丰富[99,100],前列腺癌患者的雌激素受体较 BPH 患者更多[101]。雌激素对基质组织的刺激曾被认为是前列腺随年龄不断生长的原因,尽管睾丸产生的睾酮有所减少。然而,在 BPH 患者前列腺组织的间质细胞和上皮细胞中,孕酮受体似乎比雌激素受体更为丰富。因此,孕激素在 BPH 的发病机制中,可能比雌激素发挥更重要的作用。DHT 在 BPH 最初过程中的作用可被雌激素增强[102]。雌激素可增加前列腺雄激素受体的数量,而应用抗雌激素则相反[93]。尽管老年人产生睾酮减少,但雌激素诱导的雄激素受体增加,使雄激素介导的前列腺生长得以继续。

5α-还原酶抑制剂

非那雄胺

非那雄胺是 5α-还原酶竞争性抑制剂(2 型),可以减少睾酮转化为 DHT,DHT 是刺激前列腺增生的主要雄激素。使用各种剂量的非那雄胺治疗 7 日后,前列腺组织中的 DHT 降至基线水平的 15% 或更低,相反,睾酮浓度会增加[103]。应用非那雄胺 1mg 和 5mg 治疗 BPH12 个月,症状评分以及尿流率明显改善。非那雄胺每日 5mg,可使前列腺中位体积减少 24%,最大尿流率提高 2.9ml/s[104]。非那雄胺不良反应发生率低于 5%,且不良反应(如性欲降低及射精障碍)呈剂量依赖性[105]。研究人员对 298 例应用非那雄胺(每日 5mg)的男性进行了为期 24 个月的疗效评估,结果发现:与 12 个月时的结果相比,疗效略有改善[106]。治疗 24 个月时中位 DHT 浓度下降 74.5%,而 12 个月时则下降 69.3%;治疗 24 个月时前列腺体积缩小 25.2%,而 12 个月时则缩小 21.2%。与治疗 12 个月时相比,治疗 24 个月时患者症状评分略有改善。阻塞性症状得分是大多数症状改善的原因。治疗 24 个月时,性欲降低的发生率与治疗 12 个月时相似。使用非那雄胺引起的性功能障碍,在停止服药后,50% 得以恢复[107]。通过 5α-还原酶抑制剂抑制 DHT 并不影响睾酮所介导的肌肉质量、性欲或精子形成。因此,非那雄胺用于治疗中度 BPH(即前列腺增大伴尿道梗阻症状,但不伴急性尿潴留),安全性良好,在阻止疾病进展的同时,还可改善患者的生活质量。非那雄胺治疗 1 年后,可改善客观压力流量参数,对前列腺体积大的患者(>40g)疗效更好[108]。治疗有效的患者,非那雄胺应长期服用,因为停药后,血清 DHT 浓度在 14 日内恢复至治疗前水平,前列腺体积在 4 个月内恢复至治疗前大小[109,110]。

与亮丙瑞林不同,非那雄胺不影响 BPH 和前列腺癌的组织学特征[111]。经非那雄胺治疗的症状性 BPH 患者接受腺体切除后,形态学评估显示前列腺体积缩小,同时间质上皮和间质内腔的比率增加[112]。

度他雄胺

度他雄胺是 5α-还原酶 1 型和 2 型同工酶的特异性竞争抑制剂。与非那雄胺相比,它还可以抑制外周组织中的 1 型 5α-还原酶,从而使血清中 DHT 的水平进一步降低。在一项对 2 951 例中度到重度 BPH 患者的前瞻性研究中,每日服用度他雄胺 0.5mg 1 个月后,58% 的患者血清 DHT 水平降低 90%。服用 24 个月后,多达 85% 的患者血清 DHT 水平降低 90%[113]。同时,治疗 3 个月后,患者的尿路症状有所改善,6 个月后,与安慰剂组比较,症状显著改善($P<0.001$)。常见的不良反应与非那雄胺相似:阳痿(4.7%)、性欲降低(3.0%)、射精障碍(1.4%)、男性乳房发育(1.0%)。

联合治疗

由于作用机制不同,将 α₁-肾上腺素能受体拮抗剂与 5α-还原酶抑制剂联合使用是一种合理的策略。α₁-肾上腺素能受体拮抗剂能快速有效缓解症状,5α-还原酶抑制剂可在 6~12 个月内缩小前列腺的体积。

这一策略得到了 MTOPS(Medical Therapy of Prostate Symptoms)试验与 CombAT(Combination of Avodart and Tamsulosin)试验的支持。MTOPS 试验纳入了 3 047 例中度到重度的 BPH 患者,结果显示,联合治疗在改善症状和改善尿流率方面优于单独使用 α₁ 受体阻滞剂或 5α-还原酶抑制剂。单用多沙唑嗪治疗的患者,BPH 临床进展风险降低了 39%,单用非那雄胺治疗时降低了 34%,而联用两种药物时则降低了 66%[114]。CombAT 研究入选了 4 844 例有 BPH 进展高危因素的男性,如前列腺较大(>30g)或血清 PSA 浓度较高(1.5~10μg/L)。联合治疗降低了急性尿潴留或 BPH 相关手术的相对风险,与度他雄胺相比,联合治疗相对风险降低了 65.8%,与坦索罗辛相比,联合治疗组相对风险降低了 19.6%。此外,对所有完成本研究的患者进行的国际前列腺症状评分(International Prostate Symptom Scor,IPSS)结果显示,联合治疗组基线到第 4 年的 IPSS 评分平均变化,显著高于单独使用坦索罗辛或度他雄胺组[115]。联合治疗组不良反应更常见,但退出率不足 5%,与单独使用坦索罗辛或度他雄胺组相似。已有度他雄胺/盐酸坦索罗辛(0.5mg/0.4mg)复方制剂上市。

雄激素抑制对 PSA 的影响

案例 109-3,问题 5: G. M. 每年都做 PSA 检查。雄激素抑制会改变他的结果吗?

抗雄激素治疗 BPH 可能会对前列腺癌 PSA 筛查试验的结果产生不利影响。例如,亮丙瑞林乙酸盐抑制雄激素致前列腺体积缩小,主要是通过诱导前列腺上皮细胞退化[116]。由于 PSA 主要是通过前列腺上皮细胞产生,因此这类药物可以改变血清和前列腺内 PSA 的浓度[117]。非那雄胺(每日 5mg)同样可使血清 PSA 水平下降 50%[118]。度他雄胺治疗 3 个月后总血清 PSA 下降约 40%,治疗 24 个月后下降约 50%[119]。实际上,血清 PSA 水平的下降是可预测的,且在激素治疗 BPH 期间可以对血清 PSA 水平重新计算。无论如何,接受 5α-还原酶抑制剂应做到以下几点:

（a）定期进行直肠指诊；（b）检测 PSA 水平；（c）有任何可疑症状立即去就诊[106]。仅从对血清 PSA 水平的影响的角度看，雄激素抑制治疗 BPH 并非禁忌[65]。

> **案例 109-3，问题 6：** G. M. 询问，是否有非处方药对 BPH 有效？有哪些非处方药可用于治疗前列腺疾病？

锯棕榈（saw palmetto）和臀果木（pygeum）已被用于治疗前列腺增生症。锯棕榈是一种草药，来源于锯棕榈树的果实，具有抗雄激素作用。它的活性成分是植物甾醇，其中 β-谷甾醇和 β-谷甾醇-3-O-葡萄糖苷含量最高。几项试验表明，锯棕榈可显著改善 BPH 症状[119-122]，在一定程度上类似于非那雄胺[123]。然而，2012 年，一项对 32 项随机试验进行的 meta 分析结果表明，与安慰剂相比，锯棕榈组未能改善尿路症状，尽管锯棕榈使用了常用剂量的 3 倍[124]。它的常用剂量是每日 320mg，分 1 次或 2 次服用。每日给予臀果木（非洲臀果木树皮提取物）75~200mg，可在一定程度上减轻与前列腺肿大有关的泌尿症状[125]。臀果木良好的耐受性已在多数研究中得到证实，然而，安全性尚未得到广泛或系统的研究。有轻微症状的男性患者可以尝试这两种草药，但 AUA 指南并不推荐这两种草药做为 BPH 的补充和替代治疗[126]。

非药物治疗

经尿道前列腺切除术

> **案例 109-3，问题 7：** 如果药物治疗对 G. M. 不起作用，还有什么选择？一般什么时候考虑进行前列腺外科手术？

依据 G. M. 的主观和客观情况，尤其是急性尿潴留和肾积水，他需要进行经尿道前列腺切除术（transurethral resection of the prostate，TURP）治疗。鉴于 G. M. 严重的临床表现（如前列腺增大伴急性尿潴留），泌尿科医生已建议 G. M. 接受 TURP 治疗，这可以缓解临床症状，使他能够相对正常的生活，并避免长期梗阻所致的并发症。

TURP 可以明显缓解患者的 BPH 症状，在治疗 3 个月、1 年、3 年和 7 年时其缓解率分别为 86%、83%、75% 和 75%[128]。在伴有严重 BPH 的患者中，经 TURP 治疗 1 年后其症状缓解率可达到 93%[127]。TURP 被认为是 BPH 治疗的"金标准"，90% 伴有残余尿或急性尿潴留症状的患者都会接受 TURP[61]。因此，其他的手术方式常与 TURP 进行对比。

针对 G. M. 的情况，TURP 的指征是相当明确的。然而，在大多数情况下，是否需要进行 TURP 并不太明确，因为患者症状未必恶化，且男性通常愿意忍受这些症状，因此，临床医生应该与患者进行交流，并帮助他们权衡手术对于症状改善带来的获益是否超过术后风险，如恢复期的不适感、危险性及相关问题。

性功能障碍

随着寿命的延长，人们对保持晚年性健康的兴趣也越来越浓厚。2010 年发表的一项横断面研究结果显示，75~85 岁的人群中有将近 39% 的男性和 17% 的女性仍有性活动[129]。一项有代表性的大型研究称，大多数老年人仍有性活动并认为性活动是生活的一个重要组成部分[130]。健康状况不佳常常是老年女性无法进行性活动的原因，而在男性中，勃起功能障碍（erectile dysfunction，ED）是性活动减少的主要原因[131,132]。与性活动减少相关的主要因素包括配偶年龄较大、精神或身体健康状况不佳、婚姻困难、之前的负面性经历以及对待老年人性行为的消极态度[133]。女性绝经后，体内会经历很多生理变化（参见第 51 章）。

女性自然绝经的生理事件主要是雌激素生成减少。毫无疑问，雌激素生成的下降与许多生理变化有关，这些变化导致老年妇女对性活动的兴趣不高。医学文献中关于老年男性性功能障碍的研究和数据非常多，但是关于女性性功能障碍的研究和数据却很少。

男性性功能障碍

老年男性可能会经历男性更年期，这是以虚弱、疲劳、肌肉和骨量减少、造血障碍、精子减少、性功能障碍及精神症状为特征的临床综合征[134]。睾丸水平降低和男性更年期的关系并不明确。40 岁以后，游离睾酮水平开始以每年 1% 的速度下降。到 40 岁时，20% 的男性睾酮水平低于正常值下限[135]。激素水平降低对男性生理和心理的影响远少于女性。

性功能被认为是动机、动力、欲望、思想、幻想、愉悦、体验（俗称性冲动）、阴茎充血、阴茎勃起、器官收缩及射精（俗称性交）之间的相互作用[136,137]。睾酮在男性性欲和性行为维持中发挥着重要作用，对阴茎勃起也可能有部分作用。对于老年男性，年龄的增长与血清中有生物活性的睾酮水平下降有着密切的关系[138]。70 岁以后睾酮水平逐渐下降，部分原因是睾丸和下丘脑-垂体功能障碍[139]。

男性性功能障碍，指无法达到满意的性生活，可能涉及勃起不足或射精、性高潮问题。ED 是阴茎不能维持坚挺以完成性交过程[140]。早泄是指进入阴道之前或之后不能控制射精。射精迟缓通常是指延迟射精。逆行射精是指射精过程中，膀胱颈功能不全导致精液逆流进入膀胱。

性功能障碍曾被视为心理障碍，目前认为医学、心理和生活方式等因素均可引起 ED。它是一种与年龄相关的疾病。2011 年，年龄超过 40 岁的美国男性中，约有 30% 报告自己患有某种程度的性功能障碍[141]。据估计，随着人口老龄化，至 2025 年，世界范围内性功能障碍约为 3.22 亿[142]。

目前，大约 80% 的 ED 病例被认为与器质性病变有关，并受许多因素影响[136,143-145]。一项研究表明，神经和血管疾病是老年 ED 的主要病因，而心理性因素的比例不足 10%[138]。老年男性 ED 最常见的病因是严重动脉粥样硬化（如血管疾病和糖尿病）[138]。心血管病、高血压、糖尿病、低密度脂蛋白和胆固醇升高及吸烟与男性的 ED 有很大的关系[146]。因此，预防心血管疾病的干预措施，如低脂肪和低胆固醇饮食、戒烟等可延缓 ED 的进展。

因为 ED 最常见于患有冠心病的男性，所以了解性活动有关的心血管影响有助于对患者的管理。在性交过程中，心脏和代谢消耗情况取决于性活动的形式。一般而言，健康男性在和他们的普通女性伴侣性交时，若女性位于上方，他们的心率最高可达 110 次/min，若男性位于上方，他们的心率最高可达 127 次/min[147]。男性位于上方时，心血管反应有显著的个体变异，如氧摄取和代谢消耗。

在一项研究中，纳入纽约心脏协会功能评级为Ⅰ类或Ⅱ类的没有服药治疗的冠心病患者，对他们的性活动与运动平板试验的最大活动量进行了对比[148]。1/3 的人在性交过程中，心电图显示缺血性改变；但是，2/3 的人无症状。所有在性交过程中出现缺血症状的患者在运动平板试验中也出现了缺血性改变。性交时的平均心率为 118 次/min，一些患者在性高潮时心率可达 185 次/min。冠心病患者性交时可能引发心室异位活动增加，而这不一定是由其他刺激引起[149]。β 受体阻滞剂可以消除这些心电图的改变和相关症状[150]。性生活引起的心肌梗死发病率仅为 0.9%[151]。性交引起的死亡非常罕见，占突发性死亡的 0.6%[152]。与不熟悉的性伴侣、在陌生的环境中以及在过度饮食和饮酒后进行的性活动，会引起血流动力学更明显的变化。

勃起功能障碍

发病机制

勃起涉及神经系统、心理系统、激素系统、动脉和静脉系统。有证据表明，超过 80% 的 ED 病例是器质性的，其中以血管疾病最常见[153]。大多数老年男性的 ED 研究表明，其中 50% 与血管问题相关，30% 与糖尿病相关[154]。

神经性疾病

脑、脊髓、海绵状或阴部神经、末梢神经和受体的损伤都可能造成 ED。因脊髓损伤致上运动神经元损伤的患者中，大约 95% 可通过反射机制勃起[155]，而只有 25% 的下运动神经元完全损伤的患者通过心理机制产生勃起[155]。不完全损伤时，大于 90% 的患者仍能勃起。患有脑血管意外、痴呆、癫痫、帕金森病或脑瘤的患者最可能由于丧失兴趣和脊髓勃起中心过度抑制而发生勃起障碍[156]。

激素水平紊乱

根据研究发现，由于激素水平紊乱造成的 ED 发生率为 5%~35%[157]。老年人 ED 最常见的激素紊乱原因是糖尿病。根据糖尿病的严重程度和持续时间，ED 的患病率范围为 20%~85%[158]。

其他激素紊乱疾病，如甲状腺功能低下、甲状腺功能亢进、阿迪森氏病、库欣综合征也与 ED 有关。由于垂体或下丘脑瘤引起的垂体功能低下、抗雄激素治疗或睾丸切除术的患者也可能出现 ED。但是，这些患者通过视觉刺激可以有正常的勃起，提示勃起机制完好[159]。

血管病变

动脉粥样硬化是引起男性 ED 的主要血管性疾病。

冠心病发病年龄与 ED 发病年龄相仿，这提示动脉粥样硬化是 ED 的一个常见病因[160]。但是，动脉狭窄程度与患者临床表现因人而异。一些患者虽然冠状动脉严重狭窄，但仍有完全的勃起功能。只要进入阴茎的动脉流量超过静脉流出量，患者就可以勃起。动脉管狭窄降低了海绵体动脉的压力，动脉血只能部分填充窦状隙。总的来说，窦状隙的部分血流填充引起窦腔壁的不充分扩张，造成静脉部分受压。其结果是部分勃起，不能维持，或较早消失。

症状和体征

案例 109-4

问题 1：F. M. 是一位 66 岁的男性，因对性生活失去兴趣，被转诊至泌尿科医生。他主诉，近 6 个月来在超过 75% 的性生活中不能维持完全勃起。体格检查显示，除了前列腺肥大、阴部和腋下脱毛外，无其他异常。重要的体征如下：

血压：160/95mmHg

脉搏：88 次/min

呼吸频率：14 次/min

体温：37℃

目前的治疗药物包括：雷米普利（每日 5mg，每日 1 次）与格列本脲（每日 5mg，每日 1 次）。既往史包括吸烟、高血压、糖尿病。重要的实验室检查异常包括：

随机血糖：200mg/dl

血肌酐：1.5mg/dl

血尿素氮：22mg/dl

游离睾酮：30pg/ml（正常 52~280pg/ml）

黄体生成素（luteinizing hormone，LH）：4MU/ml（正常 1~8MU/ml）

促卵泡激素（follicle-stimulating hormone，FSH）：40mIU/ml（正常 4~25mIU/ml）

血清泌乳刺激素：28ng/ml（正常<20ng/ml）

F. M. 有哪些体征和症状表明他需要进行全面的 ED 检查？

F. M. 主诉对性生活失去兴趣，并在超过 75% 的性生活中不能维持完全勃起。体格检查发现，他的阴毛和腋毛有明显脱落。由于雄激素长期缺乏，在身体依赖雄激素的部位可能出现毛发脱失、口周和眼睛周围皮肤褶皱、肌肉质量和强度明显下降、体脂分布改变以及骨质疏松。明显的性腺功能减退导致阴毛的形状改变，由菱形变为女性倒三角形。由此可以说明，阴毛和腋毛的脱落是由于男性激素缺乏造成的，原因尚不清楚。性腺功能的实验室检查结果与老年 ED 的预期结果一致（参见案例 109-4，问题 4）。

泌尿系统检查

案例 109-4，问题 2：在判断 F. M. 的 ED 病因时，应该包括什么样的临床评价和实验室检查？

详细的病史、性生活史及全面的体格检查对评价性功能障碍是非常重要的。一般病史和体格检查应包括可能的药物性诱因(表 109-6)[161-178]。

尽管可使用基于实验室检查的性功能诊断流程,但是在现实场景中运用患者自我报告技术可能是更好的评价方法。其中之一就是国际勃起功能指数(International Index of Erectile Function,IIEF),它涉及男性性功能(勃起功能、性高潮功能、性欲、性交满意度和总体满意度)的相关领域,并已通过 10 种语言的认证[179]。一个简单的版本,即 IIEF-5,是一个包含五项内容的调查问卷,运用也很广泛[180]。

表 109-6
引起性反应变化的常见药物

药物	临床考虑
抗高血压药物	
噻嗪类利尿剂	与性功能障碍有关。报告的发病率介于 0~32%[161-164];然而,一般来说,勃起无力(阳痿)不常发生。其机制被认为是一种"盗血综合征",即血液从勃起组织流向骨骼肌[165]
螺内酯	与性欲下降、勃起无力和男性乳房发育有关。发生机制与激素有关,发生率呈剂量相关性,大约 5%~67%[165],比噻嗪类药物更常见,可能是由于药物的抗雄激素作用
拟交感神经药物	
甲基多巴	中枢作用介导的血管扩张导致 ED。报道发生率为 10%[146,165]。性欲降低
可乐定	引起 ED。发生机制与甲基多巴和其他中枢 α_2 受体拮抗剂类似,报道的发生率为 4%~70%,呈剂量依赖性[166-168]。也可引起性欲降低
胍那苄,胍法新	发生率和发生机制可能与其他中枢 α_2 受体拮抗剂类似
非选择性 β 受体阻滞剂	
普萘洛尔	引起 ED 和性欲减低。发生机制与血管阻力下降和中枢作用有关,据报道,ED 在每日 120mg 时开始出现,在大剂量使用时,发生率可达到 100%[146,169,170]
选择性 β 受体阻滞剂	
阿替洛尔,美托洛尔,吲哚洛尔,噻吗洛尔	ED 发病率显著低于非选择性 β 受体阻滞剂[171]
α 受体阻滞剂	
多沙唑嗪,哌唑嗪,特拉唑嗪	引起 ED 和阴茎异常勃起[146,167]。发病率为 0.6%~4%[146]。发生机制为局部的 α_1 受体阻滞引起血管扩张。ED 和阴茎异常勃起是非特异性 α_1 受体拮抗剂的特有表现
盐酸酚苄明	引起阴茎异常勃起、逆行性射精和勃起过程中抑制精液分泌。作用呈剂量依赖性[172,173]
直接血管扩张剂	
肼屈嗪	引起 ED。机制是血管平滑肌舒张。发生率尚未报道[172]
钙通道阻滞剂	
硝苯地平	引起 ED。机制可能是血管扩张和肌肉松弛。报道发病率:<2%[174]
地尔硫䓬,维拉帕米	类似硝苯地平。报道的发病率:<1%
抗心律失常药	
1A 类丙吡胺	在室性心律失常患者中出现 ED。发生率尚未报道。机制是较强的抗胆碱能作用[165,172]
抗惊厥药	
卡马西平,苯妥英钠	可能通过降低 DHEA 导致性功能障碍,DHEA 是睾酮、雌激素和信息素的前体[19]

表 109-6

引起性反应变化的常见药物（续）

药物	临床考虑
抗抑郁药	
选择性5-羟色胺再摄取抑制剂	具有显著5-羟色胺激动效应的药物常常导致射精延迟和性高潮障碍。男性射精延迟发生率为2%~12%；女性性高潮障碍的发生率<3%。副作用呈剂量依赖性[19]
TCA,单胺氧化酶抑制剂	引起男性和女性患者性功能障碍:性欲下降、性高潮障碍、逆行射精及ED。发生机制为抗胆碱能和血清素作用,发生率尚未报道;仅有几个病例报道[165]
曲唑酮	引起男性阴茎异常勃起,女性性欲增强。发生机制与TCA相似,发生率尚未报道,呈剂量依赖性[165]（注意:文献报道地昔帕明比其他抗抑郁药较少引起性功能障碍）
抗精神病药	
吩噻嗪类	常与性功能障碍有关。通常是性欲降低。机制是继发于中枢多巴胺拮抗的高泌乳素血症。硫利达嗪是报道最多的药物。勃起和射精痛在这类药物中很常见;与拮抗作用和抗胆碱作用有关;阴茎异常勃起也很常见,与外周α阻断作用有关。这类药物的性功能障碍的发生率约为50%[165]
抗焦虑药	
短效:巴比妥	双相作用:小剂量,性欲增加,与酒精相似;大剂量,中枢抑制使性欲和性活动减少[165]
苯二氮䓬	双相作用:小剂量,性欲增加;大剂量,中枢抑制使性活动失败。还有一些关于性高潮障碍和射精失败的报道[165]
滥用的物质	
酒精	酒精可能通过对神经系统的慢性影响而损害性功能。短期饮酒可以通过它的镇静作用诱发ED。酒精超过每周600ml,则会增加ED的可能性[175] 低剂量可以增强性欲。饮酒与性功能障碍呈剂量相关性,主要是由于CNS抑制作用所致[146,165]
可卡因	双相作用:低剂量时,有增强性欲的(类似于安非他命)作用。在较高剂量时,有可能引起唤醒功能障碍、射精功能障碍、性高潮障碍。吸用可卡因可引起自发的性快感,持续使用引起性趣和性活动能力丧失;长期使用引起高泌乳素血症而使性欲下降[165]
致幻剂	这类药物大多数是双相作用。小剂量可以提高性欲,大剂量严重降低性欲。没有慢性使用的报道[165]
大麻	双相作用与酒精类似。慢性使用者性欲降低,机制可能是由于睾酮降低。发生率尚未报道[165]
阿片类药物	引起性功能障碍(勃起、性高潮、射精),慢性使用引起性欲减低。发生机制可能是由于α拮抗作用、睾酮改变和毒性作用。发生率尚未报道[146,176,177]
其他	
硝酸戊酯	引起男性和女性强烈、持久的性快感,有病例报道因其血管扩张引起勃起无力[165]
西咪替丁,雷尼替丁	伴有性欲降低和ED。机制是由于抗雄激素作用和药物诱导的催乳素升高。可能与剂量有关[146,178]
甲氧氯普胺	伴有性欲降低和ED。机制是通过中枢多巴胺拮抗的高泌乳素血症引起。发生率尚未报道[146]

CNS,中枢神经系统;DHEA,脱氢异雄酮;ED,勃起功能障碍;TCA,三环类抗抑郁药。

F. M. 的内分泌状况评估应该包括糖尿病、甲状腺功能、血脂水平。神经病变和动脉粥样硬化是男性糖尿病患者常见的表现，都是 ED 的潜在病因。甲状腺功能减退患者的性欲可能下降，甲状腺功能减退与高泌乳素血症有关，可导致睾酮释放受到抑制。血脂增高（如总胆固醇、甘油三酯）可能与导致 ED 的严重血管损伤有关。HbA$_{1C}$ 和空腹血糖测试是评价糖尿病的最佳方法[181]。

应测定血清游离睾酮、泌乳素和黄体生成素。睾酮和血浆中分泌的所有其他激素一样，只能以游离形式（如不与血清蛋白结合，特别是性激素结合球蛋白）供组织利用。仅 1%~2% 的睾酮是游离的，有生理活性。因此，未结合血清睾酮的测定提供了生物学上可用睾酮的最佳估计值。低睾酮血清浓度与原发性和继发性性腺功能减退有关。原发性性腺功能减退与睾丸疾病（如间质细胞瘤）相关，而继发性性腺功能减退源于垂体或下丘脑疾病。

应测定血清泌乳素浓度，因为高浓度的血清泌乳素可抑制睾酮从睾丸的释放。因此，血清睾酮浓度降低可能是高泌乳素血症所致。高泌乳素血症可能由催乳素腺瘤、糖尿病或药物治疗（如抗精神病药、甲氧氯普胺）引起。

黄体生成素刺激睾丸激素的生成和分泌，能增加胆固醇转化为孕烯醇酮（睾酮的前体）。促卵泡激素在青春期早期是精子生成所必需的，但在成年男性中不是维持精子产生必需的促性腺激素。正常睾丸功能依赖于促性腺激素的刺激，促性腺激素是由垂体前叶分泌的。因此，血清黄体生成素浓度降低与继发性性腺功能减退有关。

对于有前列腺疾病症状的患者，应检查前列腺液（expressed prostatic secretions，EPS），因为前列腺的炎症与射精功能障碍有关。前列腺炎症时，EPS 中含有白细胞和巨噬细胞，通过对 EPS 的镜检可确定前列腺炎症的程度。在高倍显微镜视野下出现超过 20 个白细胞是前列腺炎的异常表现。其中，约 5% 前列腺炎是由于细菌感染，其余 95% 病因不明。

理想情况下，ED 的评估应尽可能包括泌尿系统、内分泌系统、精神及神经系统。医生需认真聆听患者的主诉，如果患者主诉超过 6 个月或在超过 50% 的尝试中出现 ED，就需进行医疗干预[144]。详细询问病史以确认 ED 是否与性伴侣、性环境、体位、手淫以及早晨和夜间勃起障碍有关。

病史和 ED 的关系

案例 109-4，问题 3： 高血压、吸烟、糖尿病和 F. M. 的 ED 之间有什么关系？

高血压

在马萨诸塞州男性老龄化研究（Massachusetts Male Aging Study，MMAS）中，伴高血压及高密度脂蛋白过低的心脏疾病与 ED 有关[136]。有心肌梗死、冠状动脉搭桥手术、脑血管意外和外周血管疾病的患者，阴茎勃起的血流动力学可能受到损害[182-185]。在几项对阳痿男性的研究中，伴高血压和吸烟的患者，阴茎血管异常数量明显增多。控制高血压并不一定能改善勃起障碍，而抗高血压药物治疗对 ED 和性行为有显著影响（表 109-6）[186-188]。

吸烟

吸烟的男性中 ED 的发病率比一般人群高[189-191]。一项关于吸烟与勃起功能关系的研究，入选了 314 例患有 ED 的男性[192]，结果发现吸烟会进一步损害阴茎的生理功能，使患者较难维持足够长的勃起时间以获得满意的性交。一些研究报告显示，阴茎血压较低、阴茎动脉供血不足及异常血流灌注都与吸烟有关[189,193]。显然，戒烟可能对 ED 患者有益。

糖尿病

糖尿病与 ED 有关。MMAS 研究中，男性糖尿病患者的 ED 发病率是非糖尿病患者的 3 倍[136]。其他研究人员仅对糖尿病人群进行研究，发现其 ED 患病率高达 75%[194,195]。与一般人群相比，糖尿病患者 ED 的发病年龄更早。在一些病例中，ED 可能是糖尿病的主要症状，并且，在大多数情况下，ED 在糖尿病确诊后 10 年内出现，与胰岛素依赖状态无关[196,197]。有关糖尿病对 ED 的确切影响，研究人员意见不一，但大多数文献都支持动脉粥样硬化这个病因学[198,199]。其他可能的原因还包括自主神经病变和性腺功能障碍[198]。

ED 中的性腺功能

案例 109-4，问题 4： F. M. 性腺功能结果的意义是什么？

促性腺激素

必须排除原发性或继发性性腺功能减退，尤其是对那些性欲减低伴或不伴 ED 的患者。F. M. 的性腺功能检查结果基本正常。由于下丘脑-垂体改变或间质细胞功能障碍，血清睾酮水平随年龄增长而下降。对于下丘脑-垂体水平随年龄增长发生变化的理解在不断更新。一段时间以来，大多数研究关注于男性促性腺激素（LH，FSH）血清浓度的升高，认为所有老年男性都有一定程度的性腺功能降低[200]。然而，其他研究显示，老年男性的 LH 水平低于年轻患者的中位水平[174]。这些结果表明，在老年男性中，血清黄体生成素水平并不随血清睾酮浓度的降低而升高，提示下丘脑-垂体轴功能不足[201]。垂体黄体生成素释放失调时引起继发性性腺功能减退，导致血清睾酮水平降低[156]。

睾丸的大小和老化

睾丸大小随着年龄增加而减小，然而，睾丸的退化是散发的，大多数老年男性的精子量保持正常或轻度减少[200]。总体来看，精子生成减少伴血清中促卵泡激素浓度增加。促卵泡激素升高与分泌抑制素的睾丸支持细胞（Sertoli 细胞）数量减少密切相关。抑制素通常使促卵泡激素减少[202]。

睾酮

由于老年男性原发性或继发性性腺功能减退，使得可用睾酮减少。血循环中约 60%~75% 的睾酮与 β 球蛋白结合，β 球蛋白被称为性激素结合球蛋白或睾酮结合球蛋白。大约 20%~40% 的睾酮与血清白蛋白结合，1%~2% 的睾酮不结合，或游离。没有结合的睾酮是血清睾酮中唯一具有活性的部分。清晨血清睾酮浓度比夜间高 20%，因此在评价实验室检查结果时应予以考虑。实际上，所有 ED 患者应该在清晨测定血清睾酮水平。

睾酮的产生受下丘脑和垂体的反馈调节。睾酮水平降低使下丘脑产生促性腺激素释放激素（gonadotropin-releasing hormone，GnRH）。促性腺激素释放激素诱导垂体分泌黄体生成素和促卵泡激素，反过来，刺激睾丸间质细胞（Leydig 细胞）分泌睾酮。在 ED 研究中，只有不到 10% 的病例，严格地讲，是由于性腺功能低下引起的[138,203]。睾酮在男性 ED 中的作用很复杂。睾酮分泌减少后，性欲最终会降低，但先于勃起频率的下降[204]。抗雄激素治疗可维持勃起，但性欲减退[205]。另一方面，给予性腺功能减退的男性高剂量的雄激素可增加勃起频率及提高性欲[206]。因此，假设在生理水平上调节睾酮的水平，对性唤起有关的认知过程的影响多于它对勃起功能的影响，这似乎是合理的。

内分泌紊乱

内分泌紊乱可以引起 ED。泌乳素瘤患者常患有 ED，但泌乳素瘤在 ED 患者中所占比例不到 1%[169]。泌乳素能够抑制睾酮的释放，导致继发性性腺功能减退。高泌乳素血症可能在糖尿病患者中更为常见[207]。然而，在老年人中，高泌乳素血症经常继发于药物的使用。F. M. 的泌乳素水平升高，很有可能是糖尿病引起的。

综上所述，由于睾丸和下丘脑-垂体功能不足，使老年男性睾酮水平降低。继发性性腺功能减退在老年男性中很常见，其发病时间尚未确定。相应的，激素治疗继发性生理性性腺功能减退存在很大争议。因此，F. M. 的性腺功能检查结果是正常的，这并不能解释他的 ED。

引起 ED 的药物

案例 109-4，问题 5：F. M. 的 ED 是药物引起的吗？

有一些关于性功能和药物治疗的相关研究。影响性欲的药物一般具有对中枢的作用。例如，阻断多巴胺传递的药物能够降低性欲，阿片类具有抗雄激素的作用[176]。改变血流动力学的药物可以影响勃起，过度的交感神经张力被认为可以是导致"盗血综合征"的原因，它将血液从勃起组织流向肌肉[165]。阻断外周交感神经的药物可导致逆行射精或者不射精。有许多药物与性功能改变有关（表 109-6）[208]。

有关药物诱导 ED 或性功能障碍的报道文献很少[187,188]。但是，有一些研究和相关文章将药物列为引起男性 ED 的许多潜在原因之一[19,136,156,169,209]。

大多数有关药物诱导 ED 的文献都比较主观，多是基于病历报告、非对照研究以及临床印象。MMAS 研究结果表明，ED 与抗高血压药、血管扩张药、心脏治疗药物和降糖药物在统计学上有相关性。血管扩张药引起中度和完全

ED 的可能性很高[136]。尽管 MMAS 是迄今为止设计最全面的研究之一，但是其所报道的药物仍不能涵盖所有与 ED 有关的药物。诊断药源性性功能障碍应严格局限于是否可重复、是否有量效关系、停药后症状是否消失[146]。尚需要开展一项更大规模的对照研究，来证实这些药物确实是引起 ED 的原因。

F. M. 的性功能障碍（如对性生活失去兴趣和 ED）不是由他目前的治疗药物雷米普利和格列本脲引起的。虽然 MMAS[136] 报道了抗高血压药物和降糖药与 ED 有关，但是临床医师必须综合判断。雷米普利或其他 ACEI 及降糖药格列本脲不太可能导致性功能障碍。虽然雷米普利是一种降压药，但是它的药理作用不会引起性欲降低和 ED（与其他降压药相比，这是 ACEI 的优点）。同样的，格列本脲的药理作用也不会导致 F. M. 的性欲减退及 ED。在许多性功能障碍的患者中，药物不太可能是问题的直接原因；相反，可能是与药物治疗相关的病情有关。药物引起的 ED 仅仅是其药理作用的一种延伸。一般来讲，控制交感神经或副交感神经系统的药物，无论是中枢还是外周，都与性功能障碍有关。

案例 109-4，问题 6：什么因素最有可能导致 F. M. 的性功能障碍？

F. M. 是一个患有高血压和糖尿病的吸烟患者。这 3 个因素（高血压、糖尿病、吸烟）更有可能是引起性功能障碍的原因，而不是药物。糖尿病是老年人群中与 ED 有关的最常见的激素紊乱因素[195]。病例中患者持续对性生活失去兴趣很可能是在过去和现在的性活动中经历过 ED。

对于 F. M. 主观和客观表现在老年男性中很常见。他的性功能障碍是由动脉粥样硬化和可能继发于糖尿病的神经病变所致。毫无疑问，吸烟与他的性功能障碍有关，应该立刻戒烟，戒烟在某种程度上可以改善病情[165]。没有必要改变他的药物治疗方案。

治疗

案例 109-4，问题 7：F. M. 的治疗需要考虑哪些方面？

从本质上讲，ED 的治疗分 3 级。一级治疗为生活方式和药物治疗调整。具体地说，应该指导患者戒酒和戒烟，定期检查患者的药物治疗方案，以确保没有使用可能与 ED 有关的药物。如果需要，应提供心理咨询。仔细评估后，给予口服药物治疗。如果一级治疗失败或者患者不能接受，可以制订二级治疗方案。干预措施包括使用一个真空装置引导勃起，海绵体内注射，或经尿道药物置入。三级治疗主要是放置阴茎假体。

药物治疗

任何针对男性性功能障碍的治疗必须包括消除导致不良性影响的药物。药物治疗主要是针对 ED 的治疗，包括激素治疗、溴隐亭、前列腺素 E_1、西地那非、他达拉非、伐地

那非、阿伐那非和阿扑吗啡。

磷酸二酯酶-5 抑制剂

案例 109-4，问题 8：磷酸二酯酶-5 抑制剂的治疗适合 F. M. 吗？它的不良反应和禁忌证是什么？与其他药物有相互作用吗？

F. M. 患有糖尿病和动脉粥样硬化，因此他可以使用磷酸二酯酶-5（phosphodiesterase-5，PDE-5）抑制剂治疗[210]。这类口服药物是选择性环鸟苷磷酸-特异性 PDE-5 抑制剂，PDE-5 是在海绵体中，代谢环磷酸鸟苷的主要磷酸二酯酶同工酶。这些药物通过增强一氧化氮诱导的海绵体平滑肌松弛促进勃起。一项针对各种原因引起男性 ED 的双盲、安慰剂对照临床试验结果显示，PDE-5 抑制剂可显著改善勃起功能和性交成功率，治疗效果接近同龄正常男性[211-213]。

治疗前，应该告知 F. M. 有关 PDE-5 抑制剂的不良反应。PDE-5 抑制剂的血管扩张作用会同时影响动脉和静脉，所以最常见的不良反应是头痛和面部潮红[214]。PDE-5 抑制剂引起收缩压和舒张压轻微降低，但临床上罕见显著性低血压。研究显示，PDE-5 抑制剂和硝酸盐联用可以使血压显著降低。因此，服用长效或短效硝酸盐药物的患者禁用 PDE-5 抑制剂[143]。在 FDA 批准之前的 Ⅱ/Ⅲ 期双盲和开放标签的研究中，超过 3 700 例患者接受西地那非治疗，近 2 000 人给予安慰剂。这些受试者中，大约 25% 患有高血压并服用降压药，17% 患有糖尿病。结果表明，严重心血管不良反应发生率在双盲西地那非组、双盲安慰剂组和开放组中是相似的。28 例出现心肌梗死。经校正后，西地那非组和安慰剂组心肌梗死率没有显著差异，而且未出现西地那非引起死亡的病例[215,216]。在对 67 项西地那非双盲、安慰剂对照试验的研究中，西地那非治疗组和安慰剂组之间的整体死亡率分别为 0.15% 和 0.11%（13/8 691 和 7/6 602）[217]。尽管如此，由心肌梗死或心律不齐引起的死亡还是与西地那非的使用有关[218]。与西地那非（或其他 PDE-5 抑制剂）相关的死亡最有可能是不稳定心绞痛患者心脏负荷增加[219]。

已有报告，服用 PDE-5 抑制剂的患者可出现短暂视觉异常[主要是色盲（蓝绿）、光感增强、视力模糊]，特别是服用剂量较大时。这些视觉影响似乎与 PDE-5 抑制剂对调节视网膜感光细胞信号转导通路的 PDE-6 有较弱的抑制作用有关。患有视网膜 PDE-6 遗传性疾病时，如视网膜色素变性，应慎用 PDE-5 抑制剂。2005 年，FDA 建议所有 PDE-5 抑制剂应在其说明书中标注非动脉炎性前部缺血性视神经病变导致视力下降（包括永久性视力丧失）的风险。在上市后的监测中，出现非动脉炎性前部缺血性视神经病变的报道很少，而且大部分患者有潜在的风险因素[220]。临床医师应建议患者，一旦出现 1 只或 2 只眼睛突发视力下降，应立即停止使用所有 PDE-5 抑制剂。

当联用 PDE-5 抑制剂时，硝酸盐的血管扩张作用被显著增强。所有硝酸盐和一氧化氮供体都会发生这种相互作用。PDE-5 抑制剂对吸入性硝酸盐也可能有影响，如亚硝酸异戊酯，因此使用这类产品的患者禁用 PDE-5 抑制剂。膳食中的硝酸盐、亚硝酸盐和 L-精氨酸（一氧化氮合成的底物）不会产生循环一氧化氮，因此不太可能与 PDE-5 抑制剂发生相互作用。麻醉剂一氧化二氮（笑气），在体内以原型消除，在吸入几分钟内，大部分通过肺部从体内直接排出。它不会在人体内形成一氧化氮，本身也不会激活鸟苷酸环化酶，因此，与 PDE-5 抑制剂联用不存在任何禁忌。尽管根据 PDE-5 抑制剂的药代动力学特点，在无硝酸盐时确实存在一些差异，但硝酸盐和 PDE-5 抑制剂联用仍是禁忌。使用伐地那非和西地那非的患者应在停药 24 小时后考虑应用硝酸盐类药物。使用他达拉非的患者应将停药间隔延长至 48 小时。使用阿伐那非的患者可缩短至 12 小时。

案例 109-4，问题 9：应建议 F. M. 使用哪种 PDE-5 抑制剂？

西地那非

西地那非推荐剂量为 50mg，性活动前 1 小时口服。实际，在性生活之前的 4 小时~30 分钟都可以服用。建议的最大给药频率为每日 1 次。下列因素与血浆西地那非浓度升高有关：年龄 65 岁以上（曲线下面积增加 40%），肝功能损害（如肝硬化，增加 80%），严重肾功能损害（肌酐清除率 <30ml/min，增加 100%），以及同时使用强 CYP3A4 抑制剂（如红霉素、酮康唑、伊曲康唑，增加 200%）。由于较高的血浆浓度会提高疗效和不良事件的发生率，因此，这些患者的起始剂量应为 25mg。剂量可增加到 100mg。因为 F. M. 年龄超过 65 岁，他应该服用西地那非，从 25mg 开始，在严格监测下逐渐加量。

西地那非通过 CYP2C9 和 CYP3A4 代谢。因此，CYP3A4 抑制剂，如红霉素或西咪替丁，可能导致对其代谢的竞争性抑制。然而，红霉素或西咪替丁对西地那非的半衰期和生理效应的影响尚不明确，但临床医生仍应注意潜在的相互作用。

在使用任何 PDE-5 抑制剂治疗时，如果性刺激不足，可导致药物治疗失败。充分的性刺激是诱发勃起的必要条件[221]。PDE-5 抑制剂不会启动勃起，在性交过程中仅起辅助作用。有些患者在成功性交前可能需要多次性刺激。

他达拉非

与西地那非相似，他达拉非也是一种选择性 PDE-5 抑制剂，对 PDE-5 的亲和力比西地那非强数倍[222]。然而，他达拉非和伐地那非几乎没有或者很少引起视觉异常（损伤蓝/绿辨色能力），这是西地那非公认的副作用[223]。他达拉非的生物半衰期长达 17.5 小时，不适合于心绞痛和高血压病患者。他达拉非经肝脏 CYP3A4 代谢。与西地那非相比，食物不影响它的吸收（生物利用度下降 29%）。他达拉非起效快（16 分钟），维持时间长（24 小时），这可能对部分患者有利[224]。具体来说，精神或神经源性 ED 患者和稳定控制的心血管患者可能更适合他达拉非，因为它提供了每日单次剂量进行多次性交的可能。

伐地那非

伐地那非是由 FDA 批准用于治疗 ED 的第三代口服 PDE-5 抑制剂。服用伐地那非时,有关硝酸盐使用的警告与西地那非相似。服用伐地那非的患者可能出现头痛、面红或关节炎,这些副作用的发生与剂量相关[225]。伐地那非经肝脏 CYP3A4 代谢,生物半衰期为 5 小时[226]。因此,抑制 CYP3A4 的药物可能延长它的半衰期。伐地那非 10mg 不会影响稳定型冠状动脉疾病患者的运动能力,其运动水平相当于或大于性交过程中所达到的水平[227]。

阿伐那非

阿伐那非是一种新的 PDE-5 抑制剂,具有更强的 PDE-5 选择性,由于其对心脏、视网膜和骨骼肌中发现的非 PDE-5 同工酶的选择性较低,因此可能有较少的副作用。起始剂量为 50mg,应在性活动前 30 分钟服用,而服用 100~200mg 时可在性活动 15 分钟前服用。其半衰期与西地那非和伐地那非相似,并且在给药后迅速吸收。阿伐那非的副作用和禁忌证与其他 PDE-5 抑制剂相似[228]。

F. M. 有高血压,最有可能受到他达拉非的影响,因此,建议谨慎使用。较短效的西地那非,伐地那非或阿伐那非是 F. M. 首选的 PDE-5 抑制剂药物。

睾酮

> **案例 109-4,问题 10:** F. M. 应给予睾酮治疗吗?

血清中生物活性睾酮水平严重不足所致的原发性性腺功能减退是应用雄激素疗法的唯一指征[169]。雄激素替代疗法的目的是通过维持血清中正常的睾酮水平来恢复勃起功能和性欲[229]。睾酮对性腺功能正常或性腺功能轻度低下的老年男性没有益处,还有可能引起未确诊的前列腺癌生长或进一步引起 ED[143]。在正常男性中,睾酮可提高正常男性的勃起硬度,但不改变阴茎周长[230]。F. M. 不宜进行睾酮治疗。

> **案例 109-4,问题 11:** 哪种类型的患者适合睾酮治疗?

除非睾酮严重缺乏,或血清睾酮水平低于 7~8pg/ml,否则睾酮治疗不能改善性交的成功率[231]。睾酮治疗原发性性腺功能低下时,可以使性功能和性欲恢复。而对于由下丘脑-垂体功能紊乱引起的继发性性腺功能低下患者,GnRH 类似物可以鉴别下丘脑和垂体的异常,并且纠正睾酮的缺乏[229],促使性欲和性能力恢复。

> **案例 109-4,问题 12:** 怎样使用睾酮治疗性功能障碍?

睾酮替代疗法有多种药物剂型可用,包括凝胶剂、透皮贴剂和肌内注射剂。因为睾酮生物利用度低,因此,口服给药不如肠道外给药效果好,且肝毒性和脂质代谢紊乱的发生率高[143,174]。长效肌注睾酮制剂,如睾酮庚酸酯或环戊丙酸酯,仍被认为是治疗原发性性腺功能减退症的首选方案。推荐剂量为每 2~4 周肌内注射 50~400mg。睾酮治疗的不良反应包括男性乳房发育、红细胞比容增高(有时为红细胞增多)和液体潴留(可加重高血压或心力衰竭)。

一些研究结果证实,经皮给予睾酮可以使血清睾酮恢复正常[175,232-234]。经皮给药后,使得脱氢睾酮与睾酮的比例正常,并将黄体生成素降至正常范围。经皮给药耐受性良好,最常见的给药部位不良反应有瘙痒、水疱和红斑。有黏性的一面应贴在背部、腹部、上臂或大腿部位清洁和干燥的皮肤上,指导患者避开骨性突起或在睡眠及坐着时容易长时间受压的部位(如上臂三角肌区域、股骨转子、坐骨粗隆),不要用在阴囊。用药部位应该经常变换,同一部位相隔 7 日,选择的部位不应是油性的、受损的或刺激的。

外用睾酮凝胶应每日清晨使用 1 次,涂于清洁干燥的皮肤上。根据具体的药品情况,可以应用在上臂、肩膀、大腿或腹部。还有用在腋窝局部的外用制剂。每 24 小时的用药剂量可高达 100mg。如果局部的凝胶或溶液已经变干,应该遮盖好衣服,避免转移到未使用者的皮肤上。患者应该在涂药后洗手。

在长期使用者中,常见的不良反应包括痤疮、水肿、男性乳房发育及注射或经皮给药部位的皮肤反应。虽然高水平睾酮与前列腺癌的风险关系一直存在争议,但长期使用睾酮最严重的不良反应就是发生前列腺癌[235-237]。有 3 项研究表明,睾酮替代治疗对于性腺功能减退症是相对安全的[238-240]。在开始睾酮替代治疗之前,应对前列腺进行基线评估,包括 TRUS、触诊、PSA、血红蛋白和血细胞压积水平测定。

溴隐亭

> **案例 109-4,问题 13:** F. M. 的血清泌乳素浓度是 28ng/ml。是否应该给予溴隐亭以减轻高泌乳素血症来治疗 ED?

高泌乳素血症可以用麦角生物碱溴隐亭治疗,溴隐亭作为多巴胺激动剂可抑制泌乳素的分泌。即使泌乳素水平正常,也有约 50% 的老年男性患者无法实现勃起[174,229]。溴隐亭治疗的初始剂量是 1.25mg,每日 2 次,随餐服用,以减少肠胃不适。此后,按周来增加剂量,每日剂量不超过 2.5mg。溴隐亭相关的不良事件有头晕、倦怠、低血压和脑血管意外[143,229]。对于那些不能使用溴隐亭的患者来说,卡麦角林是一种合理的替代方案,每周服用 1 次或 2 次,疗效好且用药后恶心的发生率低[241]。

F. M. 不宜使用溴隐亭治疗,因为他没有继发性性腺功能减退,他的 ED 可能继发于动脉粥样硬化、高血压、糖尿病和吸烟。此外,血清泌乳素水平升高不是药物治疗的明确指征。药物诱导的高催乳素血症通常使泌乳素水平处于 25~100μg/L 的水平,但甲氧氯普胺、利培酮和吩噻嗪类可通过多巴胺拮抗作用导致催乳素水平超过 200μg/L[241]。维拉帕米可通过阻断下丘脑多巴胺引起高催乳素血症,阿片类药物和可卡因可通过 μ-受体诱导高泌乳素血症[241]。通常,在停用相关药物 3 日后,催乳素会恢复正常。然而,该患者未服用任何可以诱发高催乳素血症的药物。由于老年人对溴隐亭的响应率仅有 50%(或更少),因此相关不良反应(如运动障碍、头晕、幻觉、肌张力障碍、精神错乱和脑血管意外)风险大于获益。

案例 109-4,问题 14:F. M. 还可选用其他哪些药物?

在 PDE-5 抑制剂问世以前,海绵体内和尿道内给予前列腺素 E_1(前列地尔)是 ED 的唯一非手术治疗选择。前列地尔会导致血管平滑肌松弛,使血液在阴茎内流动和停留。与海绵体内注射相比,前列地尔尿道内给药创伤更小。尿道内微丸呈半固体凝胶状,在性交前 5~10 分钟放入阴茎的尿道口,可维持 1 小时。然而,不推荐用于怀孕的伴侣,因为效果较差[242]。一项临床研究表明,在性交前 10~20 分钟在阴茎根部进行海绵体注射,87%的病例有效[243]。酚妥拉明、罂粟碱和血管活性肠肽也可用于海绵体内注射,但未经 FDA 批准。海绵体内注射治疗的不良事件包括阴茎异常勃起、注射部位疼痛和长期使用后阴茎纤维化。局部使用前列地尔霜剂在 74%的患者中也显示出疗效[244]。

(徐磊 译,雷静、刘一、施红 校,封宇飞、胡欣 审)

参考文献

1. Gosling JA, Chilton CP. The anatomy of the bladder, urethra, and pelvic floor. In: Mundy AR et al, eds. *Urodynamics: Principles, Practice, and Application*. 1st ed. New York, NY: Churchill Livingstone; 1984:3.
2. Resnick NM, Yalla SV. Management of urinary incontinence in the elderly. *N Engl J Med*. 1985;313:800.
3. Rud T. Urethral pressure profile in continent women from childhood to old age. *Acta Obstet Gynecol Scand*. 1980;59:331.
4. Jones KW, Schoenberg HW. Comparison of the incidence of bladder hyperreflexia in patients with benign prostatic hypertrophy and age-matched female controls. *J Urol*. 1985;133:425.
5. Ouslander JG et al. Genitourinary dysfunction in a geriatric outpatient population. *J Am Geriatr Soc*. 1986;34:507.
6. Castleden CM et al. Clinical and urodynamic studies in 100 elderly incontinent patients. *Br Med J (Clin Res Ed)*. 1981;282:1103.
7. Overstall PW et al. Experience with an incontinence clinic. *J Am Geriatr Soc*. 1980;28:535.
8. Resnick NM. Voiding dysfunction in the elderly. In: Yalla SV et al, eds. *Neurology and Urodynamics: Principles and Practice*. New York, NY: Macmillan; 1988:303.
9. Wagg A et al. Urinary incontinence in frail elderly persons: report from the 5th International Consultation on Incontinence. *Neurourol Urodyn*. 2015;34:398–406.
10. Gorina Y et al. Prevalence of incontinence among older americans. *Vital Health Stat 3*. 2014;36:1–33.
11. Marron KR et al. The nonuse of urethral catheterization in the management of urinary incontinence in the teaching nursing home. *J Am Geriatr Soc*. 1983;31:278.
12. Colling J et al. The effects of patterned urge-response toileting (PURT) on urinary incontinence among nursing home residents. *J Am Geriatr Soc*. 1992;40:135.
13. Mandel FP et al. Biological effects of various doses of vaginally administered conjugated equine estrogens in postmenopausal women. *J Clin Endocrinol Metab*. 1983;57:133.
14. Rossouw JE et al. Risks and benefits of estrogen plus progestin in healthy postmenopausal women: principal results from the Women's Health Initiative randomized controlled trial. *JAMA*. 2002;288:321.
15. Marshall HJ, Beevers DG. Alpha-adrenoceptor blocking drugs and female urinary incontinence: prevalence and reversibility. *Br J Clin Pharmacol*. 1996;42:507.
16. Menefee SA et al. Stress urinary incontinence due to prescription medications: alpha-blockers and angiotensin converting enzyme inhibitors. *Obstet Gynecol*. 1998;91(5, pt 2):853.
17. Dwyer PL, Teele JS. Prazosin: a neglected cause of genuine stress incontinence. *Obstet Gynecol*. 1992;79:117.
18. Montejo-Gonzales AL et al. SSRI-induced sexual dysfunction: fluoxetine, paroxetine, sertraline and fluvoxamine in a prospective, multicenter, and descriptive clinical study of 344 patients. *J Sex Marital Ther*. 1997;23:176.
19. Crenshaw TL, Goldberg JP. ACE inhibitors and calcium channel blockers. In: Crenshaw TL, Goldberg JP, eds. *Sexual Pharmacology: Drugs That Affect Sexual Function*. New York, NY: WW Norton; 1996:239.
20. Mushkat Y et al. Female urinary stress incontinence—does it have familial prevalence? *Am J Obstet Gynecol*. 1996;174:617.
21. Blaivas JG et al. The bulbocavernous reflex in urology: a prospective study of 299 patients. *J Urol*. 1981;126:197.
22. Goode PS et al. Incontinence in older women. *JAMA*. 2010;303:2172.
23. Brown JH, Taylor P. Muscarinic receptor agonists and antagonists. In: Brunton LL et al, eds. *Goodman & Gilman's the Pharmacological Basis of Therapeutics*. 11th ed. New York, NY: McGraw-Hill; 2006:183.
24. Morrison J et al. Neurophysiology and neuropharmacology. In: Abrams P et al, eds. *Incontinence*. 2nd ed. Plymouth, UK: Health Publications; 2002:86.
25. Wein AJ. Pharmacologic treatment of incontinence. *J Am Geriatr Soc*. 1990;38:317.
26. Moisey CU et al. The urodynamic and subjective results of the treatment of detrusor instability with oxybutynin chloride. *Br J Urol*. 1980;52:472.
27. Hehir M, Fitzpatrick JM. Oxybutynin and the prevention of urinary incontinence in spina bifida. *Eur Urol*. 1985;11:254.
28. Gajewski JB, Awad SA. Oxybutynin versus propantheline in patients with multiple sclerosis and detrusor hyperreflexia. *J Urol*. 1986;135:966.
29. Shrom SH et al. Clinical profile of experience with 130 consecutive cases of impotent men. *Urology*. 1979;13:511.
30. Goldenberg MM. An extended-release formulation of oxybutynin chloride for the treatment of overactive urinary bladder. *Clin Ther*. 1999;21:634.
31. Gleason DM et al. Evaluation of a new once-daily formulation of oxybutynin for the treatment of urinary urge incontinence. Ditropan XL Study Group. *Urology*. 1999;54:420.
32. Oxytrol [product information]. Corona, CA: Watson Pharmaceuticals; 2011.
33. Davila GW et al. A short-term, multicenter, randomized double-blind dose titration study of the efficacy and anti-cholinergic side effects of transdermal compared to immediate release oral oxybutynin treatment of patients with urge urinary incontinence. *J Urol*. 2001;166:140.
34. Gelnique [productinformation]. Parsippany, NJ: Watson Pharmaceuticals; 2013.
35. Millard R et al. Clinical efficacy and safety of tolterodine compared to placebo in detrusor overactivity. *J Urol*. 1999;161:1551.
36. Detrol LA [product information]. New York, NY: Pfizer; 2012.
37. Guay DR. Tolterodine, a new antimuscarinic drug for treatment of bladder overactivity. *Pharmacotherapy*. 1999;19:267.
38. Tzefos M. Fesoterodine for the treatment of overactive bladder. *Ann Pharmacother*. 2009;43:1992.
39. Zinner N et al. Trospium chloride improves overactive bladder symptoms: a multicenter phase II trial. *J Urol*. 2004;171(6, pt 1):2311.
40. Halaska M et al. Controlled, double-blind, multicentre clincial trial to investigate long-term tolerability and efficacy of trospium chloride in patients with detrusor instability. *World J Urol*. 2003;20:392.
41. Chapple C et al. A pooled analysis of three phase III studies to investigate the efficacy, tolerability and safety of darifenacin, a muscarinic M3 selective receptor antagonist, in the treatment of overactive bladder. *BJU Int*. 2005;95:993.
42. Cardozo L et al. Randomized, double-blind placebo controlled trial of once daily antimuscarinic agent solifenacin succinate in patients with overactive bladder. *J Urol*. 2004;172(5, pt 1):1919.
43. Chapple CR et al. Randomized, double-blind placebo and tolterodine controlled trial of once daily antimuscarinic agent solifenacin in patients with symptomatic overactive bladder. *BJU Int*. 2004;93:303.
44. Takeda M et al. Evidence for beta3-adrenoceptor subtypes in relaxation of the human urinary bladder detrusor: analysis by molecular biological and pharmacological methods. *J Pharmacol Exp Ther*. 1999;288:1367–1373.
45. Cui Y et al. The efficacy and safety of mirabegron in treating OAB: a systematic review and meta-analysis of phase III trials. *Int Urol Nephrol*. 2014;46(1):275–284.
46. Chapple CR et al. Mirabegron 50 mg once-daily for the treatment of symptoms of overactive bladder: an overview of efficacy and tolerability over 12 weeks and 1 year. *Int J Urol*. 2014;21(10):960–967.
47. Myrbetriq [product information]. Northbrook, IL; Astellas Pharma; 2014.
48. Sink KM et al. Dual use of bladder anticholinergics and cholinesterase inhibitors: long-term functional and cognitive outcomes. *J Am Geriatr Soc*. 2008;56:847.
49. Castleden CM et al. Imipramine—a possible alternative to current therapy for urinary incontinence in the elderly. *J Urol*. 1981;125:318.
50. Hollister LE. Current antidepressants. *Annu Rev Pharmacol Toxicol*. 1986;26:23.
51. Levin RM et al. Analysis of the anticholinergic and musculotropic effects of desmethylimipramine on the rabbit urinary bladder. *Urol Res*. 1983;11:259.
52. Wein AJ, Barrett DM. Peripheral innervation of the lower urinary tract. In: Marshall DK, ed. *Voiding Function and Dysfunction: A Logical and Practical*

Approach. Chicago, IL: Year Book Medical Publishers; 1988.

53. Mariappan P et al. Duloxetine, a serotonin and noradrenaline reuptake inhibitor (SNRI) for the treatment of stress urinary incontinence: a systematic review. *Eur Urol.* 2007;51:67.

54. Gibson A. The influence of endocrine hormones on the autonomic nervous system. *J Auton Pharmacol.* 1981;1:331.

55. Batra SC, Iosif CS. Female urethra: a target for estrogen action. *J Urol.* 1983;129:418.

56. Lepor H, Theune C. Randomized double-blind study comparing the efficacy of terazosin versus placebo in women with prostatism-like symptoms. *J Urol.* 1995;154:116.

57. Hajebrahimi S et al. Effect of tamsulosin versus prazosin on clinical and urodynamic parameters in women with voiding difficulty: a randomized clinical trial. *Int J Gen Med.* 2011;4:35.

58. Walsh PC. Benign prostatic hyperplasia. In: Walsh PC et al, eds. *Campbell's Textbook of Urology.* 5th ed. Vol. 2. Philadelphia, PA: WB Saunders; 1986:1248.

59. Strandberg JD. Comparative pathology of benign prostatic hypertrophy. In: Lepor H, Lawson RK, eds. *Prostatic Diseases.* Philadelphia, PA: WB Saunders; 1993:399.

60. Berry SJ et al. The development of human benign prostatic hyperplasia with age. *J Urol.* 1984;132:474.

61. Narayan P. Neoplasms of the prostate. In: Tanagho E, McAninch J, eds. *Smith's General Urology.* 13th ed. East Norwalk, CT: Appleton & Lange; 1992:165.

62. Greenwald P et al. Cancer of the prostate among men with benign prostatic hyperplasia. *J Natl Cancer Inst.* 1974;53:335.

63. Takahashi S et al. Latent prostatic carcinomas found at autopsy in men over 90 years old. *Jpn J Clin Oncol.* 1992;22:117.

64. Issacs JT, Coffey DS. Etiology and disease process of benign prostatic hyperplasia. *Prostate Suppl.* 1989;2:33.

65. Lepor H. Medical therapy for benign prostatic hyperplasia. *Urology.* 1993;42:483.

66. Bartsch G et al. Dihydrotestosterone and the concept of 5α-reductase inhibition in human benign hyperplasia. *Eur Urol.* 2000;37:367.

67. Hiramatsu M et al. Immunolocalization of oestrogen and progesterone receptors in prostatic hyperplasia and carcinoma. *Histopathology.* 1996;28:163.

68. Boyarsky S et al. A new look at bladder neck obstruction by the Food and Drug Administration regulators: guidelines for the investigation of benign prostatic hypertrophy. *Trans Am Assoc Genitourin Surg.* 1977;68:29.

69. Barry MJ et al. The American Urological Association symptom index for benign prostatic hyperplasia. The Measurement Committee of the American Urological Association. *J Urol.* 1992;148:1549.

70. Lepor H, Machi G. Comparison of AUA symptom index in unselected males and females between fifty-five and seventy-nine years of age. *Urology.* 1993;42:36.

71. Litwin MS et al. The National Institutes of Health chronic prostatitis symptom index: development and validation of a new outcome measure. Chronic Prostatitis Collaborative Research Network. *J Urol.* 1999;162:369.

72. DuBeau CE, Resnick NM. Controversies in the diagnosis and management of benign prostatic hypertrophy. *Adv Intern Med.* 1992;37:55.

73. Dalkin BL et al. Prostate specific antigen levels in men older than 50 years without clinical evidence of prostatic carcinoma. *J Urol.* 1993;150:1837.

74. Reissigl A et al. Comparison of different prostate-specific antigen cutpoints for early detection of prostate cancer: results of a large screening study. *Urology.* 1995;46:662.

75. Borer JG et al. Age specific prostate-specific antigen reference ranges: population specific. *J Urol.* 1998;159:444.

76. Slovacek KJ et al. Use of age-specific normal ranges for serum prostate-specific antigen. *Arch Pathol Lab Med.* 1998;122:330.

77. Richardson TD, Oesterling JE. Age-specific reference ranges for serum prostate-specific antigen. *Urol Clin North Am.* 1997;24:339.

78. Ravel R. Laboratory aspects of cancer. In: Ravel R, ed. *Clinical Laboratory Medicine: Clinical Applications of Laboratory Data.* 6th ed. St Louis, MO: CV Mosby; 1995:555.

79. Fulton B et al. Doxazosin: an update of its clinical pharmacology and therapeutic applications in hypertension and benign hyperplasia [published corrections appear in Drugs. 1995;49:554; Drugs. 1995;50:559]. *Drugs.* 1995;49:295.

80. Kyprianou N. Doxazosin and terazosin suppress prostate growth by inducing apoptosis: clinical significance. *J Urol.* 2003;169:1520.

81. Pool JL. Doxazosin: a new approach to hypertension and benign prostatic hyperplasia. *Br J Clin Pract.* 1996;50:154.

82. Chapple CR et al. Tamsulosin, the first prostate-selective alpha-1A-adenoceptor antagonist. A meta-analysis of two randomized, placebo-controlled, multicentre studies inpatients with benign prostatic obstruction (symptomatic BPH). European Tamsulosin Study Group. *Eur Urol.* 1996;29:155.

83. Murayama K et al. Clinical evaluation of tamsulosin hydrochloride on bladder outlet obstruction associated with benign prostatic hyperplasia; effect on urethral pressure profile and cystometrogram [in Japanese]. *Hinyokika Kiyo.* 1997;43:799.

84. Kamimura H et al. Identification of cytochrome P450 involved in metabolism of the alpha1-adrenoceptor blocker tamsulosin in human liver microsomes. *Xenobiotica.* 1998;28:909.

85. Wolzt M et al. Pharmacokinetics of tamsulosin in subjects with normal and varying degrees of impaired renal function: an open-label single-dose and multiple-dose study. *Eur J Clin Pharmacol.* 1998;54:367.

86. Hellstrom WJ, Sikka SC. Effects of acute treatment with tamsulosin versus alfuzosin on ejaculatory function in normal volunteers. *J Urol.* 2006;176(4, pt 1):1529–1533.

87. Narayan P. Tamsulosin: the United States trials. *Geriatrics.* 1998;53(Suppl 2):S29.

88. Murata S et al. Tissue selectivity of KMD-3213, an alpha(1)adrenoreceptor antagonist, in human prostate and vasculature. *J Urol.* 2000;164:578.

89. Yu HJ et al. Non-inferiority of silodosin to tamsulosin in treating patients with lower urinary tract symptoms (LUTS) associated with benign prostatic hyperplasia (BPH). *BJU Int.* 2011;108(11):1843–1848.

90. Marks LS et al. Rapid efficacy of the highly selective alpha1A-adrenoceptor antagonist silodosin in men with signs and symptoms of benign prostatic hyperplasia: pooled results of 2 phase 3 studies. *J Urol.* 2009;181(6):2634.

91. Isaacs JT et al. Changes in the metabolism of dihydrotestosterone in the hyperplastic human prostate. *J Clin Endocrinol Metab.* 1983;56:139.

92. Matzkin H, Braf Z. Endocrine treatment of benign prostatic hypertrophy: current concepts. *Urology.* 1991;37:1.

93. Wilson JP. The pathogenesis of benignprostatichyperplasia. *Am J Med.* 1980;68:745.

94. Bartsh W et al. Hormone blood levels and their interrelationships in normal men and men with benign prostatic hypertrophy (BPH). *Acta Endocrinol (Copenh).* 1979;90:727.

95. Ghanadian R et al. Serum dihydrotestosterone in patients with benign prostatic hypertrophy. *Br J Urol.* 1977;49:541.

96. Siiteri PK, Wilson JD. Dihydrotestosterone in prostatic hypertrophy. I. The formation and content of dihydrotestosterone in the hypertrophic prostate of man. *J Clin Invest.* 1970;49:1737.

97. Bruchovsky N, Lieskovsky G. Increased ration of 5 alphareductase: 3 alpha (beta)-hydroxysteroid dehydrogenase activities in the hyperplastic human prostate. *J Endocrinol.* 1979;80:289.

98. Habenicht UF et al. Development of a model for the induction of estrogen-related prostatic hyperplasia in the dog and its response to the aromatase inhibitor 4-hydroxy-4-androstene-3,17-dione: preliminary results. *Prostate.* 1986;8:181.

99. Geller J, Albert JD. BPH and prostate cancer: results of hormonal manipulation. In: Bruchovsky N et al, eds. *Regulation of Androgen Action.* Berlin, Germany: Conrgessdruck R. Bruckner; 1985:37.

100. Charisiri N, Pierrepoint CG. Examination of the distribution of oestrogen receptor between the stromal and epithelial compartments of the canine prostate. *Prostate.* 1980;1:357.

101. Feldman HA et al. Impotence and its psychosocial correlates: results of the Massachusetts Male Aging Study. *J Urol.* 1994;151:54.

102. DeKlerk DP et al. Comparison of spontaneous and experimentally induced canine prostatic hypertrophy. *J Clin Invest.* 1979;64:842.

103. McConnell JD et al. Finasteride, an inhibitor of 5 alpha-reductase, suppresses prostatic dihydrotestosterone in men 3 with benign prostatic hyperplasia. *J Clin Endocrinol Metab.* 1992;74:505.

104. Lowe FC et al. Long-term 6-year experience with finasteride in patients with benign prostatic hyperplasia. *Urology.* 2003;61:791.

105. Gormley GJ et al. The effect of finasteride in men with benign prostatic hyperplasia. The Finasteride Study Group. *N Engl J Med.* 1992;327:1185.

106. Stoner E et al. Maintenance of clinical efficacy with finasteride therapy for 24 months in patients with benign prostatic hyperplasia. The Finasteride Study Group. *Arch Intern Med.* 1994;154:83.

107. Weeslls H et al. Incidence and severity of sexual adverse prostatic hyperplasia. *Urology.* 2003;61:579.

108. Abrams P et al. Improvement of pressure flow parameters with finasteride is greater in men with large prostates. Finasteride Urodynamics Study Group. *Urology.* 1999;161:1513.

109. [No authors listed]. Finasteride for benign prostatic hypertrophy. *Med Lett Drugs Ther.* 1992;34:83.

110. [No authors listed]. One year experience in the treatment of benign prostatic hyperplasia with finasteride. The MK-906 (Finasteride) Study Group. *J Androl.* 1991;12:372.

111. Yang XJ et al. Does long-term finasteride therapy affect the histological features of benign prostatic tissue and prostate cancer on needle biopsy? PLESS Study Group. Proscar Long-Term Efficacy and Safety Study. *Urology.* 1999;53:696.

112. Montironi R et al. Treatment of benign prostatic hyperplasia with

5-alpha-reductase inhibitor: morphological changes in patients who fail to respond. *J Clin Pathol.* 1996;49:324.

113. Roehrborn CG et al. Efficacy and safety of a dual inhibitor of 5-alpha-reductase types 1 and 2 (dutasteride) in men with benign prostatic hyperplasia. *Urology.* 2002;60:434.

114. McConnell JD et al. The long-term effect of doxazosin, finasteride, and combination therapy on the clinical progression of benign prostatic hyperplasia. *N Eng J Med.* 2003;349:2387.

115. Roehrborn CG et al. The effects of combination therapy with dutasteride and tamsulosin on clinical outcomes in men with symptomatic benign prostatic hyperplasia: 4-year results from the CombAT study [published correction appears in Eur Urol. 2010;58:801]. *Eur Urol.* 2010;57:123.

116. Keane PF et al. Response of the benign hypertrophied prostate to treatment with an LHRH analogue. *Br J Urol.* 1988;62:163.

117. Oesterling JE. Prostate specific antigen: a critical assessment of the most useful tumor marker for adenocarcinoma of the prostate. *J Urol.* 1991;145:907.

118. Guess HA et al. The effect of finasteride on prostate specific antigen in men with benign prostatic hyperplasia. *Prostate.* 1993;22:31.

119. Wilt TJ et al. Sawpalmetto extracts for treatment of benign prostatic hyperplasia: a systematic review [published correction appears in JAMA. 1999;281:515]. *JAMA.* 1998;280:1604.

120. Bent S et al. Saw palmetto for benign prostatic hyperplasia. *N Eng J Med.* 2006;354:557.

121. Bayne CW et al. Serenoa repens (Permixon): a 5alphareductase types I and II inhibitor—new evidence in a coculture model of BPH. *Prostate.* 1999;40:232.

122. Gordon AE, Shaughnessy AF. Saw palmetto for prostate disorders. *Am Fam Physician.* 2003;67:1281.

123. Carraro JC et al. Comparison of phytotherapy (Permixon) with finasteride in the treatment of benign prostate hyperplasia: a randomized international study of 1,098 patients. *Prostate.* 1996;29:231.

124. Tacklind J et al. Serenoa repens for benign prostatic hyperplasia. *Cochrane Database Syst Rev.* 2012;12:CD001423.

125. Wilt T et al. Pygeum africanum for benign prostatic hyperplasia. *Cochrane Database Syst Rev.* 2002(1):CD001044.

126. American Urological Association. Clinical guideline on the management of BPH (2010 update). **http://www.auanet.org/guidelines/benign-prostatic-hyperplasia-(2010-reviewed-and-validity-confirmed-2014)**. Accessed June 18, 2015.

127. Bruskewitz RC, Christensen MM. Critical evaluation of transurethral resection and incision of the prostate. *Prostate.* 1990;3:27.

128. Fowler FJ, Jr et al. Symptom status and quality of life following prostatectomy. *JAMA.* 1988;259:3018.

129. Lindau ST, Gavrilova N. Sex, health, and years of sexually active life gained due to good health: evidence from two US population based cross sectional surveys of ageing. *BMJ.* 2010;340:c810.

130. Lindau ST et al. A study of sexuality and health among older adults in the United States. *N Engl J Med.* 2007;357:762.

131. Kinsey A et al. Age and sexual outlet. In: Kinsey A et al, eds. *Sexual Behavior in the Human Male.* Philadelphia, PA: WB Saunders; 1984:218.

132. Starr BD, Weiner MB. *The Star-Weiner Report on Sex and Sexuality in the Mature Years.* New York, NY: Stein and Day; 1981.

133. Persson G. Sexuality in a 70-year-old urban population. *J Psychosom Res.* 1980;24:335.

134. Sternbach H. Age-associated testosterone decline in men: clinical issues for psychiatry. *Am J Psychiatry.* 1998;155:1310.

135. Vermeulen A, Kaufman JM. Ageing of the hypothalamopituitary-testicular axis in men. *Horm Res.* 1995;43:25.

136. Feldman HA et al. Impotence and its medical and psychosocial correlates: results of the Massachusetts Male Aging Study. *J Urol.* 1994;151:54.

137. Melman A. Evaluation of the first 70 patients in the center for male sexual dysfunction of Beth Israel Medical Center. *J Urol.* 1984;131:53.

138. Mulligan T, Katz PG. Why aged men become impotent. *Arch Intern Med.* 1989;149:1365.

139. Hsueh WA. Sexual dysfunction with aging and systemic hypertension. *Am J Cardiol.* 1988;61:18H.

140. Padam-Nathan H et al. Treatment of men with erectile dysfunction with transurethral alprostadil. Medicated Urethral System for Erection (MUSE) Study Group. *N Engl J Med.* 1997;336:1.

141. Foster SA et al. Erectile dysfunction with or without coexisting benign prostatic hyperplasia in the general US population: analysis of US National Health and Wellness Survey. *Curr Med Res Opin.* 2013;29(12):1709–1717.

142. Ayta IA et al. The likely worldwide increase in erectile dysfunction between 1995 and 2025 and some possible policy consequences. *BJU Int.* 1999;84:50.

143. Krane RJ et al. Impotence. *N Engl J Med.* 1989;321:1648.

144. Lue TF. Male sexual dysfunction. In: Tanagho E, McAninch J, eds. *Smith's General Urology.* 13th ed. East Norwalk, CT: Appleton & Lange; 1992:696.

145. Deslypere JP, Vermeulen A. Leydig cell function in normal men: effect of age, life-style, residence, diet, and activity. *J Clin Endocrinol Metab.* 1984;59:955.

146. Wein AJ, Van Arsdalen KN. Drug-induced male sexual dysfunction. *Urol Clin North Am.* 1988;15:23.

147. Bohlen JG et al. Heart rate, rate-pressure product, and oxygen uptake during four sexual activities. *Arch Intern Med.* 1984;144:1745.

148. Drory Y et al. Myocardial ischemia during sexual activity in patients with coronary artery disease. *Am J Cardiol.* 1995;75:835.

149. Johnston BL, Fletcher GF. Dynamic electrocardiographic recording during sexual activity in recent post-myocardial infarction and revascularization patients. *Am Heart J.* 1979;98:736.

150. Jackson G. Sexual intercourse and angina pectoris. *Int Rehabil Med.* 1981;3:35.

151. Muller JE et al. Triggering myocardial infarction by sexual activity: low absolute risk and prevention by regular physical exertion. Determinants of Myocardial Infarction Onset Study Investigators. *JAMA.* 1996;275:1405.

152. Ueno M. The so-called coition death [in Japanese]. *Nihon Hoigaku Zasshi.* 1963;17:330.

153. Meuleman E. Prevelance of erectile dysfunction: need for treatment? *Int J Impot Res.* 2002;14(Suppl 1):S22.

154. Goldstein I. Male sexual circuitry. Working Group for the Study of Central Mechanisms in Erectile Dysfunction. *Sci Am.* 2000;283:70.

155. Gerstenberg TC, Bradley WE. Nerve conduction velocity measurement of dorsal nerve of penis in normal and impotent males. *Urology.* 1983;21:90.

156. Whitehead ED et al. Diagnostic evaluation of impotence. *Postgrad Med.* 1990;88:123.

157. Spark RF et al. Impotence is not always psychogenic: newer insights into hypothalamic-pituitary-gonadal dysfunction. *JAMA.* 1980;243:750.

158. Selvin E et al. Prevalence and risk factors for erectile dysfunction in the US. *Am J Med.* 2007;120:151.

159. Bancroft J, Wu FC. Changes in erectile responsiveness during androgen therapy. *Arch Sex Behav.* 1983;12:59.

160. Michal V et al. Arterial lesions in impotence: phalloarteriography. *Int Angiol.* 1984;3:247.

161. Bulpitt CJ, Dollery CT. Side effects of hypotensive agents evaluated by self-administered questionnaire. *Br Med J.* 1973;3:485.

162. Bulpitt CJ, Fletcher AE. Drug treatment and quality of life in the elderly. *Clin Geriatr Med.* 1990;6:309.

163. Hogan MJ. Antihypertensive therapy and male sexual dysfunction. *Psychosomatics.* 1981;21:234.

164. Mallett EC, Badlani GH. Sexuality in the elderly. *Semin Urol.* 1987;5:141.

165. McWaine DE, Procci WR. Drug-induced sexual dysfunction. *Med Toxicol Adverse Drug Exp.* 1988;3:289.

166. Ebringer A et al. Clonidine in the treatment of hypertension. *Br Med J.* 1971;1:402.

167. Laver MC. Sexual behaviour patterns in male hypertensives. *Aust N Z J Med.* 1974;4:29.

168. Onesti G. Clonidine: a new antihypertensive agent. *Am J Cardiol.* 1971;28:74.

169. Mooradian AD et al. Hyperprolactinaemia in male diabetics. *Postgrad Med J.* 1985;61:11.

170. Burnett W. Sexual dysfunction as a complication of propranolol therapy in men. *Cardiovasc Med.* 1979;4:811.

171. Buffum J. Pharmacosexology: the effect of drugs on sexual function: a review. *J Psychoactive Drugs.* 1982;14:5.

172. Van Arsdalen KN, Wein AJ. Drug-induced sexual dysfunction in older men. *Geriatrics.* 1984;39:63.

173. Caine M. Phenoxybenzamine for benign prostatic obstruction. Review of 200 cases. *Urology.* 1981;17:542.

174. Morley JE, Kaiser FE. Sexual function with advancing age. *Med Clin North Am.* 1989;73:1483.

175. McCellan KJ, Goa KL. Transdermal testosterone. *Drugs.* 1998;55:253.

176. Mirin SM et al. Opiate use and sexual function. *Am J Psychiatry.* 1980;137:909.

177. Buffum JC. Pharmacosexology update: heroin and sexual function. *J Psychoactive Drugs.* 1983;15:317.

178. Beeley L. Drug-induced sexual dysfunction and infertility. *Adverse Drug React Acute Poisoning Rev.* 1984;3:23.

179. Rosen RC et al. The international index of erectile function (IIEF): a multidimensional scale for assessment of erectile dysfunction. *Urology.* 1997;49:822.

180. Rhoden EL et al. The use of the simplified International Index of Erectile Function (IIEF-5) as a diagnostic tool to study the prevalance of erectile dysfunction *Int J Impot Res* 2002;14:245

181. Jardin A et al, eds. Recommendations of the First International Consultation

on Erectile Dysfunction, cosponsored by the World Health Organization (WHO). Plymouth, England: Health Publications; 2000.

182. Wabrek AJ, Burchell RC. Male sexual dysfunction associated with coronary heart disease. *Arch Sex Behav*. 1980;9:69.

183. Gundle MJ et al. Psychosocial outcome after coronary artery surgery. *Am J Psychiatry*. 1980;137:1591.

184. Agarwal A, Jain DC. Male sexual dysfunction after stroke. *J Assoc Physicians India*. 1989;37:505.

185. Ruzbarsky V, Michal V. Morphologic changes in the arterial bed of the penis with aging. Relationship to the pathogenesis of impotence. *Invest Urol*. 1977;15:194.

186. Bulpitt CJ et al. Changes in symptoms of hypertensive patients after referral to hospital clinic. *Br Heart J*. 1976;38:121.

187. [No authors listed]. Adverse reaction to bendroflumethiazide and propranolol for the treatment of mild hypertension. Report of Medical Research Council Working Party on Mild to Moderate Hypertension. *Lancet*. 1981;2:539.

188. [No authors listed]. Comparison of prazosin with hydralazine in patients receiving hydrochlorothiazide: a randomized double blind clinical trial. *Circulation*. 1981;64:722.

189. Virag R et al. Is impotence an arterial disorder? A study of arterial risk factors in 440 impotent men. *Lancet*. 1985;1:181.

190. Wabrek AJ et al. Noninvasive penile arterial evaluation in 120 males with erectile dysfunction. *Urology*. 1983;22:230.

191. Condra M et al. Prevalence and significance of tobacco smoking in impotence. *Urology*. 1986;27:495.

192. Hirshkowitz M et al. Nocturnal penile tumescence in cigarette smokers with erectile dysfunction. *Urology*. 1992;39:101.

193. DePalma RG et al. A screening sequence for vasculogenic impotence. *J Vasc Surg*. 1987;5:228.

194. Zemel P. Sexual dysfunction in the diabetic patient with hypertension. *Am J Cardiol*. 1988;61:27H.

195. Rubin A, Babbott D. Impotence and diabetes mellitus. *JAMA*. 1958;168:498.

196. Whitehead ED, Klyde BJ. Diabetes-related impotence in the elderly. *Clin Geriatr Med*. 1990;6:771.

197. McCulloch DK et al. The prevalence of diabetic impotence. *Diabetologia*. 1980;18:279.

198. Kannel WB et al. The role of diabetes in congestive heart failure: the Framingham study. *Am J Cardiol*. 1974;34:29.

199. Lehman TP, Jacobs JA. Etiology of diabetic impotence. *Urology*. 1983;129:291.

200. Morley JE, Kaiser FE. Testicular function in the aging male. In: Armbrecht HJ et al, eds. *Endocrine Function and Aging*. New York, NY: Springer-Verlag; 1990:99.

201. Snyder PJ et al. Serum LH and FSH responses to synthetic gonadotropin-releasing hormone in normal men. *J Clin Endocrinol Metab*. 1975;41:938.

202. Tenover JS et al. Decreased serum inhibin levels in normal elderly men: evidence for a decline in Sertoli cell function with aging. *J Clin Endocrinol Metab*. 1988;67:455.

203. Kaiser FE et al. Impotence and aging: clinical and hormonal factors. *J Am Geriatr Soc*. 1988;36:511.

204. Skakkebaek NE et al. Androgen replacement with oral testosterone undecanoate in hypogonadal men: a double blind controlled study. *Clin Endocrinol (Oxf)*. 1981;14:49.

205. Bancroft J. Endocrinology of sexual function. *Clin Obstet Gynaecol*. 1980;7:253.

206. Davidson JM et al. Hormonal changes and sexual function 5 in aging men. *J Clin Endocrinol Metab*. 1983;57:71.

207. Morley JE. Impotence. *Am J Med*. 1986;80:897.

208. Bissada NK, Finkbeiner AE. Urologic manifestations of drug therapy. *Urol Clin North Am*. 1988;15:725.

209. Deamer RL, Thompson JF. The role of medications in geriatric sexual function. *Clin Geriatr Med*. 1991;7:95.

210. Rendell MS et al. Sildenafil for treatment of erectile dysfunction in men with diabetes: a randomized controlled trial. Sildenafil Diabetes Study Group. *JAMA*. 1999;281:421.

211. Cheitlin MD et al. ACC/AHA Expert Consensus Document: use of sildenafil (Viagra) in patients with cardiovascular disease. American College of Cardiology/American Heart Association [published correction appears in J Am Coll Cardiol. 1999;34:1850]. *J Am Coll Cardiol*. 1999;33:273.

212. Giuliano F et al. Vardenafil is effective and well-tolerated for treating erectile dysfunction in a broad population of men, irrespective of age. *BJU Int*. 2005;95:110.

213. Tsertsvadze A et al. Oral phosphodiesterase-5 inhibitors and hormonal treatments for erectile dysfunction: a systematic review and meta-analysis. *Ann Intern Med*. 2009;151:650.

214. Goldstein I et al. Oral sildenafil in the treatment of erectile dysfunction.

Sildenafil Study Group [published correction appears in N Engl J Med. 1998;339:59]. *N Engl J Med*. 1998;538:1397.

215. Morales A et al. Clinical safety of oral sildenafil citrate (Viagra) in the treatment of erectile dysfunction. *Int J Impot Res*. 1998;10:69.

216. Mitka M. Viagra leads as rivals are moving up. *JAMA*. 1998;280:119.

217. Giuliano F et al. Safety of sildenafil citrate: review of 67 double-blind placebo-controlled trials and the postmarketing safety database. *Int J Clin Pract*. 2010;64:240.

218. Cohen JS. Comparison of FDA reports of patient deaths associated with sildenafil and with injectable alprostadil. *Ann Pharmacother*. 2001;35:285.

219. Arruda-Olson AM et al. Cardiovascular effects of sildenafil during exercise in men with known or probable coronary artery disease. A randomized crossover trial. *JAMA*. 2002;287:719.

220. Laties AM. Vision disorders and phosphodiesterase type 5 inhibitors: a review of the evidence to date. *Drug Saf*. 2009;32:1.

221. Sadovsky R et al. Three-year update of sildenafil citrate (Viagra) efficacy and safety. *Int J Clin Pract*. 2001;55:115.

222. Angulo J et al. Tadalafil enhances NO-mediated relaxation of human arterial and trabecular penile smooth muscle [abstract]. Annual Meeting of the European Association for the Study of Diabetes. Glasgow, Scotland; 2001.

223. Vickers MA, Satyanarayana R. Phosphodiesterase type 5 inhibitors for the treatment of erectile dysfunction in patients with diabetes mellitus. *Int J Impot Res*. 2002;14:466.

224. Frajese GV et al. Tadalafil in the treatment of erectile dysfunction; an overview of the clinical evidence. *Clin Interv Aging*. 2006;1:439.

225. Porst H et al. The efficacy and tolerability of vardenafil, a new, oral, selective phosphodiesterase type 5 inhibitor, in patients with erectile dysfunction: the first at home clinical trial. *Int J Impot Res*. 2001;13:192.

226. Steidle CP et al. Pharmacokientics of vardenafil in the elderly and subgroup data on efficacy and safety in elderly patients with erectile dysfunction [abstract]. *J Am Geriatr Soc*. 2001;49:S103.

227. Thandani U et al. The effect of vardenafil, a potent and highly selective phosphodiesterase-5 inhibitor for the treatment or erectile dysfunction, on the cardiovascular response to exercise in patients with coronary disease. *J Am Coll Cardiol*. 2002;40:2006.

228. Hellstrom WJ et al. A phase II, single-blind, randomized, crossover evaluation of the safety and efficacy of avanafil using visual sexual stimulation in patients with mild to moderate erectile dysfunction. *BJU Int*. 2013;111(1):137–147.

229. Whitehead ED et al. Treatment alternatives for impotence. *Postgrad Med*. 1990;88:139.

230. Carani C et al. The effects of testosterone administration and visual erotic stimuli on nocturnal penile tumescence in normal men. *Horm Behav*. 1990;24:435.

231. Guay AT et al. Efficacy and safety of sildenafil for treatment of erectile dysfunction in a population with associated organic risk factors [published correction appears in J Androl. 2002;23:113]. *J Androl*. 2001;22:793.

232. Yu Z et al. Transdermal testosterone administration in hypogonadal men: comparison of pharmacokinetics at different sites of application and at the first and fifth days of application. *J Clin Pharmacol*. 1997;37:1129.

233. Winters SJ. Current status of testosterone replacement therapy in men. *Arch Fam Med*. 1999;8:257.

234. Parker S, Armitage M. Experience with transdermal testosterone replacement therapy for hypogonadal men. *Clin Endocrinol (Oxf)*. 1999;50:57.

235. Gann PH et al. Prospective study of sex hormone levels and risk of prostate cancer. *J Natl Cancer Inst*. 1996;88:1118.

236. Nomura AM et al. Serum androgens and prostate cancer. *Cancer Epidemiol Biomarkers Prev*. 1996;5:621.

237. Bain J. Testosterone and the aging male: to treat or not to treat? *Maturitas*. 2010;66:16.

238. Sih R et al. Testosterone replacement in older hypogonadal men: a 12 month randomized controlled trial. *J Clin Endocrinol Metab*. 1997;82:1661.

239. Hajjar R et al. Outcomes of long-term testosterone replacement in older hypogonadal males: a retrospective analysis. *J Clin Endocrinol Metab*. 1997;82:3793.

240. Zgliczynski S et al. Effect of testosterone replacement therapy on lipids and lipoproteins in hypogonadal and elderly men. *Atherosclerosis*. 1996;121:35.

241. Melmed S et al. Endocrine Society. Diagnosis and treatment of hyperprolactinemia: an Endocrine Society clinical practice guideline. *J Clin Endocrinol Metab*. 2011;96(2):273.

242. Muse urethral suppository [product information]. Somerset, NJ: Meda Pharmaceuticals; 2014.

243. Linet OI, Ogrinc FG. Efficacy and safety of intracavernosal alprostadil in men with erectile dysfunction. The Alprostadil Study Group. *N Engl J Med*. 1996;334:873.

244. Rooney M et al. Long-term, multicenter study of the safety and efficacy of topical alprostadil cream in male patients with erectile dysfunction. *J Sex Med*. 2009;6(2):520–534.

110　第 110 章　骨质疏松症

R. Rebecca Couris，Suzanne Dinsmore，and Mary-Kathleen Grams

核心原则

		章节案例
1.	骨质疏松症是一种低骨量、骨组织退化导致骨脆性和潜在骨折风险增加的疾病，有多种可预防和固有的危险因素。	案例 110-1（问题 1）
2.	预防和治疗骨质疏松症的重点是规避可防范的风险，如膳食中提供足够的钙和维生素 D、增加骨密度及降低骨折发生率等。	案例 110-1（问题 1~3） 案例 110-2（问题 3）
3.	对于那些髋部或椎体骨折，排除继发因素后股骨颈或腰椎的 T 值≤−2.5 的患者，以及 10 年内髋部骨折风险≥3% 或主要骨质疏松骨折风险≥20% 的低骨量患者需要进行药物治疗。	案例 110-2（问题 1~3）
4.	推荐口服双膦酸盐作为初始治疗，除非患者不能口服或存在相对禁忌证。	案例 110-2（问题 6 和 7）
5.	雌激素/孕激素治疗、选择性雌激素受体调节剂、甲状旁腺激素、地诺单抗和降钙素是预防和/或治疗绝经后骨质疏松症的替代疗法。	案例 110-2（问题 4、6 和 8） 案例 110-3（问题 3 和 4）
6.	抗骨吸收和/或合成代谢治疗的持续时间尚存争议，另外，值得关注的还有过度抑制骨代谢标志物及潜在骨肉瘤的风险。	案例 110-2（问题 6）
7.	长期糖皮质激素治疗后骨质疏松症的预防和治疗应纳入患者的治疗计划，并考虑糖皮质激素治疗的剂量和持续时间、患者的个人危险因素、性别、年龄等。	案例 110-4（问题 1~4）
8.	男性骨质疏松症的治疗药物包括口服和静脉用双膦酸盐与甲状旁腺激素。	案例 110-5（问题 1~6）

定义、疾病分类和流行病学

骨质疏松症是一种公认的骨强度降低导致骨折风险增加的疾病。它是最常见的一种骨病，以低骨量和骨组织退化为特征[1]。

骨质疏松症是一种隐匿发生的疾病，可以在没有症状的情况下进展直到发生骨折[1]。骨折及其并发症使骨质疏松成为一个重要的公共健康问题[2]。脊椎、髋部和手腕骨折最常见，可能完全恢复，伴有相当大的疼痛和残疾，或死亡[1]。骨质疏松性骨折会给患者带来身体、经济和心理上的不良后果。骨质疏松性骨折的发生率和死亡率较高，造成了严重的经济负担。

骨质疏松症可分为原发性骨质疏松症或继发性骨质疏松症。原发性骨质疏松症是与其他慢性病无关，与自然老化和性腺功能减退有关的骨量退化[3]。男性和女性均

可患原发性骨质疏松。年龄相关的骨流失始于 60 岁。女性在围绝经期后期和绝经后前几年骨丢失加速[4]。原发性骨质疏松的原因包括长期的钙摄入不足、久坐、吸烟与酗酒。继发性骨质疏松症是由慢性疾病或使用多种药物引起的骨量退化[3,5]。骨质疏松症的继发原因见表 110-1，包括营养缺乏、内分泌紊乱，如甲状旁腺功能亢进和糖尿病、恶性肿瘤、胃肠道疾病、肾衰竭、结缔组织病，以及药物因素，如抗惊厥治疗、长期糖皮质激素治疗或长期质子泵抑制剂的使用。

鉴别骨质疏松症的标准方法是测量股骨近端（髋部）或腰椎的股骨颈区域的骨密度（bone mineral density，BMD）[2,6]。世界卫生组织（World Health Organization，WHO）采用一个已被广泛接受的标准来诊断骨质疏松症[7]。当用双能 X 射线吸收法（dual-energy X-ray absorptiometry，DXA）测量时，骨密度值低于年轻健康妇女 2.5 个标准差或远低于平均值，T 评分<−2.5SD 时，被认为是患骨质

疏松症,这也是识别患者骨折风险的有效方法。随着 T 值降低,骨折风险增加。T 值在 -2.5~-1 之间被定义为骨量减少,也叫做低骨量或低密度。T 值 ≥ -1 为正常。美国国家骨质疏松基金会(National Osteoporosis Foundation, NOF)临床指南将 BMD 的测量纳入骨质疏松的诊断中,但也指出,在没有严重创伤的情况下,成年人发生髋部或椎体骨折,不进行 BMD 也可认定为骨质疏松症[1]。

表 110-1

骨质疏松症相关的风险因素

年龄增加 女性 家族史 身材矮小 低体重	易感疾病(如慢性肝病、慢性肾衰竭、甲状腺功能亢进、甲状旁腺功能亢进、库欣综合征、糖尿病、神经性厌食、胃肠道切除、吸收不良、维生素 D 缺乏、肠易激综合征、慢性阻塞性肺疾病、脊髓损伤、帕金森病和人类免疫缺陷病毒)
早期绝经或卵巢切除术后 久坐的生活习惯 缺乏运动 低钙摄入 酗酒,吸烟 高咖啡因摄入	药物[如皮质类固醇、长期抗惊厥治疗(苯妥英或鲁米那)、芳香化酶抑制剂、促性腺素释放激素、甲羟孕酮、罗格列酮、环孢素、他克莫司、抗逆转录病毒疗法、长期肝素、华法林、袢利尿剂、过度左甲状腺素治疗、质子泵抑制剂、H_2 受体阻断剂、过度使用含铝的抗酸剂]

尽管低骨量患者的骨折发生率低于骨质疏松症患者,但其实大多数骨折发生在骨量较低的人群,因为低骨量的发病率高于骨质疏松症,因此,监测临床危险因素对预测骨折的风险具有重要意义。

骨质疏松症是一个全球性的问题,估计全世界有 2 亿多人受到影响[8]。骨质疏松症的患病率和骨折风险随着年龄的增长而增加,并且因种族和民族的不同而有所不同。髋部骨折风险在北欧、澳大利亚和北美较高[9]。根据美国国家健康与营养调查(National Health and Nutrition Examination Survey,NHANES)2005—2008 年的数据,50 岁及以上的成年人中有 9% 患有股骨颈或腰椎骨质疏松症[10]。49% 的患者股骨颈或腰椎骨量较低,48% 的患者两处骨量均正常。根据 NHANES 2005—2010 年和 2010 年美国统计局的数据,估计在 2010 年时,成年人中有 10.3% 或 1 020 万人患有骨质疏松症,43.9% 或 4 340 万成年人低骨量[11]。受影响人群几乎 80% 是女性。女性患股骨颈或腰椎骨质疏松症的比例 7%~35%,男性为 3%~10%。妇女 50 岁以后的患病率每 10 年增加 1 次,但男性在 80 岁以后才增加[10]。50 岁及以上成人股骨颈或腰椎低骨量的患病率在女性中为 54%~67%,男性占 32%~60%。女性低骨量的患病率随着年龄增长而增加,直到 70 岁后保持稳定。男性低骨量的患病率直到 70 岁才随年龄增加,此后逐渐增加。

NHANES 2005—2008 年根据种族和民族对 3 组人群的骨质疏松和低骨量情况分别进行了评估[10]。结果表明,在非西班牙裔白人妇女和男性中,骨质疏松或骨量低的人数最多。然而,与非西班牙裔白人和非西班牙裔黑人相比,墨西哥裔美国人的患病率最高。非西班牙裔黑人股骨颈或腰椎骨质疏松或低骨量的发生率最低[10,11]。

大约 50% 的白人女性和 20% 的男性会在一生中经历一次骨质疏松相关的骨折[1]。白人女性的骨折风险最高,其次是亚洲女性、非裔美国女性和西班牙裔女性[9]。骨质疏松症的临床影响体现在骨折的影响上。在美国,每年有超过 150 万例骨折是由骨质疏松引起[12]。每年的医疗费用约为 140 亿~200 亿美元,其中包括超过 43.2 万次住院,18 万次疗养院住院和近 250 万次医疗室随访[1,12]。尽管髋部骨折仅占意外骨折的 14%,但其相关治疗费用几乎占骨质疏松治疗费用的 3/4。髋部骨折对生活质量有很大影响且有较高的死亡率。髋部骨折后第 1 年内的死亡率高达 36%,男性高于女性[1]。与没有骨折的同性别和相似年龄的人相比,已发生骨折的人在未来发生再次骨折的风险增加了 2.5 倍。此外,髋部骨折还会给老年人带来多种并发症,包括住院时间延长、独立生活能力降低、抑郁、对未来产生恐惧和终身残疾。据估计,20% 的患者需要长期住在护理院,约 60% 的患者无法恢复到骨折前的独立水平[6]。椎体骨折可能是无痛的,或导致疼痛,通常持续不超过 3 个月。椎体骨折引起的相关损害较多,椎体塌陷或畸形可导致身高下降、驼背、腹部膨隆、肺功能下降、慢性背痛、活动能力下降或死亡。

最近,骨质疏松症和低骨量发生率有所下降,但骨质疏松症和低骨量的患病总人数仍然很高[11]。根据 2005—2010 年的趋势,到 2030 年,50 岁以上患有骨质疏松症或低骨量的成年人总数可能增加 30%。骨质疏松症对医疗系统的影响,医疗成本的上升,以及人口老龄化的影响是巨大的。

病因

成人骨骼 80% 由皮质骨组成,这是一种致密的骨骼[13]。20% 是小梁骨,其密度小于皮质骨,通常称为海绵状骨或松质骨。皮质骨作为髓隙的保护层形成外层,松质骨构成骨髓腔的内部结构,呈蜂窝状。不同的骨骼部位,皮质骨和松质骨的比例各不相同,导致硬度和孔隙率存在差异。

骨骼有助于支撑和保护身体,并处于建模(重塑)和改造(更新)的循环周期中,去除旧骨取而代之以较强的新形成骨[13]。在年轻健康骨骼中,成骨细胞和破骨细胞之间的动态平衡,是一个连续的重构过程。破骨细胞通过增加溶解骨蛋白和矿物质的酶来吸收旧骨,而成骨细胞通过合成由胶原和其他蛋白组成的骨基质帮助改造骨面和填充骨腔[13,14]。骨矿物质沉积在骨基质中并且钙化强化新生骨。骨吸收或去除率超过替换率时,将会导致骨流失,骨强度降低和骨折风险增加[14]。

骨量在 18~25 岁之间达到峰值,并在 30 岁左右开始逐渐减少[15]。这种缓慢的、与年龄相关的骨流失会导致男性和女性一生中皮质骨流失 20%~30%,松质骨流失 20%~30%[16]。

在更年期时,妇女会经历一个额外的 BMD 流失阶段。与年龄相关的缓慢流失不同,这个阶段是快速的,随着 17β-雌二醇浓度的下降,使得 20%~30% 的松质骨和 5%~10%

皮质骨发生流失。早期松质骨的流失与绝经后皮质和松质骨的减少,可能会导致脊椎和前臂远端骨折增加,这可能会在绝经后早期出现[14,17,18]。

此外,女性患骨质疏松症的风险可能会增加,因为在她们的一生中,骨量比同龄男性少30%[14]。

激素相关的骨流失加速也可能发生在卵巢切除术后。

雄激素和雌激素在男性的骨生长和发育中发挥着重要作用[19,20]。许多研究对血清睾酮浓度进行了评估,其对骨代谢的影响一直存在争议。有数据表明,睾酮对骨骼有直接的益处,但相比于雌激素影响程度较小。由于年龄变化导致的生物可利用雌激素的减少,这可能是老年男性骨流失的原因[20]。

有关其他由下丘脑-垂体-性腺轴调节的激素(如孕激素、卵泡刺激素、抑制素、催产素和泌乳素)对骨骼系统的影响也有相关报道[21]。

病理生理学

人体的骨重建过程是不断进行的,大约每隔10年整个骨骼就会更换一遍[22]。这是一个复杂的过程,需要局部和整体调节的平衡,以形成离散的骨骼或骨骼重建单位[15]。

核因子-κB受体活化因子配体(receptor activator of nuclear factor-κB ligand,RANKL)和骨保护蛋白(osteoprogenerin,OPG)是决定破骨细胞在重塑过程中成型、活化和再吸收的局部调节因子[13,23]。

成骨细胞来源的RANKL与破骨细胞RANK受体结合,促进破骨细胞的分化和再吸收活性。B细胞产生一种诱骗受体OPG,可以竞争性拮抗RANKL结合,阻止破骨细胞刺激。这一过程始于破骨细胞挖掘松质骨表面的空洞所引起的骨吸收,或者发生于皮质骨腔形成阶段(图110-1)[13,18,23]。

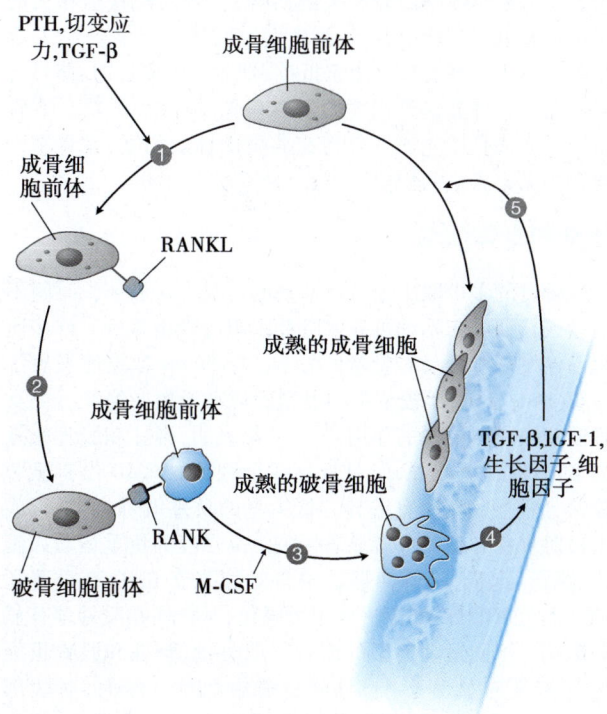

图110-1 细胞水平的骨重建循环

在这一过程中产生的酶,特别是转化生长因子-β(transforming growth factor-β,TGF-β),能够溶解骨矿物和蛋白(作为骨吸收区成骨细胞前体增殖的趋化因子)[23]。骨细胞,即骨骼中的细胞,其生长因子对骨代谢有直接或间接的影响。胶原蛋白填充骨腔,然后钙化[13]。

钙和维生素D是骨生长所需的重要营养成分。甲状旁腺激素(parathyroid hormone,PTH)、糖皮质激素、降钙素、雌激素和睾酮均参与骨重建[18]。PTH和糖皮质激素与骨再吸收相关,而降钙素、雌激素和睾酮与骨形成有关。

胃肠道是膳食钙吸收的场所,肾小管重吸收钙,骨骼储存钙。钙主要受PTH、维生素D及降钙素的调节。当血清钙水平较低时,甲状旁腺释放PTH,进而促进骨中钙和磷的动员,并刺激肾小管对钙的重吸收[15]。维生素D有助于钙、磷和镁在肠道吸收。维生素D的增加会降低PTH浓度。维生素D还能增加骨再吸收,预防有症状的低钙血症。当血钙水平较高时,降钙素就会释放。降钙素减少肠道吸收钙和磷,促进肾脏钙的排泄,预防骨重吸收(图110-2)。

药物治疗概况

骨质疏松症是一种低骨量、骨组织退化导致骨折风险增加的疾病。预防、识别和治疗骨质疏松症都应纳入初级保健。减少骨折风险的预防措施包括每日摄入足够的钙和维生素D。通常推荐的生活方式改变包括负重锻炼、减少酒精摄入和戒烟。预防跌倒也是普遍的建议。这些建议既适用于男性也适用于女性。对于低创伤性髋部或椎体骨折、T评分≤-2.5,骨量低且骨折风险高的患者应考虑药物治疗。女性常用的治疗药物包括选择性雌激素受体调节剂(selective estrogen receptor modulator,SERM;如雷洛昔芬)和降钙素,而双膦酸盐(如阿仑膦酸钠)、RANKL抑制剂(如地诺单抗)和PTH,对男性和女性都适用。对于睾酮水平低(<200ng/dl或6.9nmol/L),不能耐受目前已批准的骨质疏松症治疗药物的骨折高危男性,建议使用睾酮治疗[24]。

风险因素

案例110-1

问题1:T. J. 是一位28岁的白人女性,体型偏瘦,担心患上骨质疏松症。因为她75岁的外祖母患有骨质疏松症,她绝经后的母亲(53岁)最近被告知患骨质疏松症的风险很高。T. J. 身高157cm,体重48.9kg,平素体健。她平时跑步,偶尔做有氧运动。她的饮食一般包括早餐麦片,午饭三明治,晚餐肉和蔬菜。她唯一的奶制品摄入是早餐麦片配的1杯脱脂牛奶。午饭或晚餐偶尔饮用奶制品。她平时未服用药物、维生素或钙补充剂。她偶尔会服用治疗头痛或痛经的药物。她不吸烟,偶尔喝酒。T. J. 是否有发生骨质疏松症的高危因素?

表110-1中列出与骨质疏松发生有关的风险因素。T. J. 有几个风险因素可能增加骨质疏松的风险。她是一个身材矮小、体重低的白人妇女[体重指数(body mass index,BMI)= 19.8kg/m²],有家族史,钙摄入量低。

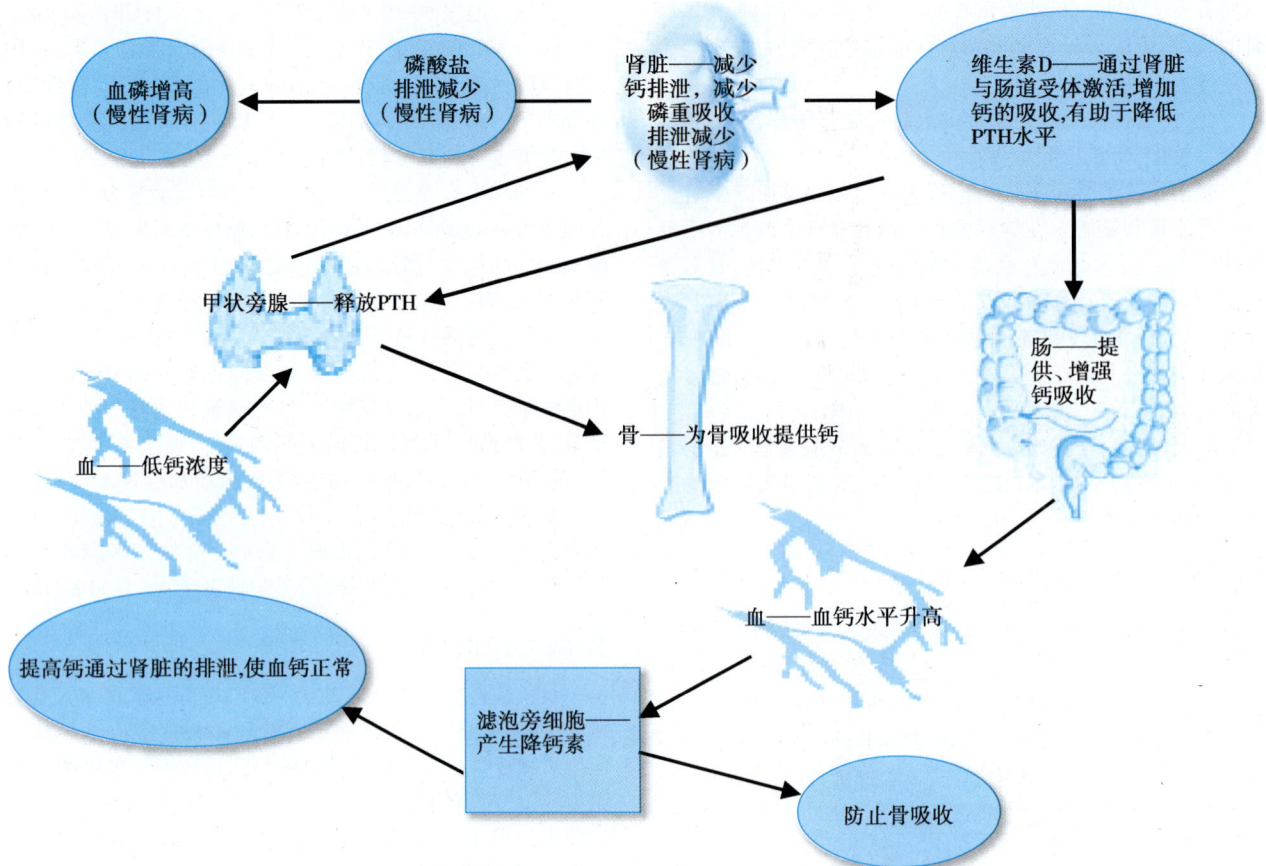

图 110-2　PTH、维生素 D 和降钙素共同参与钙平衡的路径

在世界范围内,骨质疏松症的患病率随性别、种族和族群而异。在美国,墨西哥裔美国妇女低骨量和骨质疏松症的患病率最高,但非西班牙裔白人女性骨质疏松症的风险最大[9,11,25]。在考虑年龄、体重指数、骨折史、吸烟史、酒精摄入量和糖皮质激素使用等风险因素后,与非西班牙裔黑人或墨西哥裔美国妇女相比,更多的非西班牙裔白人妇女符合 NOF 骨质疏松治疗标准。

低体重

T. J. 身材矮小,BMI<20kg/m^2,在正常范围下限(范围 18.5~24.99kg/m^2)。低体重指数(BMI<20 kg/m^2)是骨质疏松和骨折的独立危险因素[26]。在一项包括 12 个队列纳入 60 000 名男性和女性的 meta 分析中,BMI 为 20kg/m^2 的人群髋部骨折风险几乎是 BMI 为 25kg/m^2 人群的 2 倍[27]。BMI 为 30kg/m^2 人群髋部骨折风险较 BMI 为 25kg/m^2 人群减少 17%。然而肥胖不能被认为是一种保护因素。当用 BMD 校正后,BMI 为 20kg/m^2 的患者髋部骨折的发生率仍然增加 42%,与 BMI 为 30kg/m^2 患者没有差异。

家族史与遗传因素

骨质疏松症是由遗传和环境因素影响所致的多因素失调性疾病。骨质疏松性骨折的家族史被认为有潜在的遗传易感性[7]。矮小的身材或身高是会遗传的。较小的骨头尺寸会影响骨折风险,因为较大的骨头可能更抗骨折。有研究报道了遗传因素作为骨质疏松症危险因素的意义。某些疾病状态是遗传的,并且与骨质疏松症有关(例如,乳糜泻———一种与吸收障碍相关的疾病)。骨质疏松症相关的遗传因素可能与峰值骨量、维生素 D 受体基因多态性、基因相关的雌激素缺乏或雌激素抵抗、骨形态形成蛋白、信号传导通路和各种其他骨相关的蛋白和受体有关[7,28,29]。有骨质疏松症或骨质疏松性骨折家族史阳性的妇女,其骨密度通常较无家族史的妇女低[30]。

运动和身体活动

骨量的多少取决于身体活动的情况[7]。肢体长时间不活动或长期卧床不动可导致骨骼组织与骨量减少。许多研究已经发现了运动对骨量的影响。Cochrane 数据库发表了一篇 meta 分析,比较了不同类型的运动干预在绝经后妇女骨质疏松症防治中的作用[31]。结果表明,脊柱和股骨粗隆的 BMD 有显著改善,但股骨颈或全髋部的 BMD 没有显著改善且骨折风险没有差异。低力量的负重锻炼,如步行或太极对脊柱和腕关节有显著影响。高强度的负重运动如慢跑、跳跃、跑步、跳舞和振动平台对髋关节 BMD 有显著影响。非负重锻炼,如渐进性阻力强化,对脊柱和股骨颈有显著影响。不同运动类型的组合对股骨颈、脊柱和股骨粗隆的骨密度有显著影响,且降低骨折风险。然而,对髋部 BMD 无影响。作者指出研究的局限性包括样本量小、随访缺失、缺乏运动特征的描述和异质性。虽然锻炼的证据有限,且停止锻炼后的持久价值还不清楚,但有充分的证据表明体育锻炼与改善健康、降低死亡率有关,应当予以鼓励[7]。NOF 推荐定期进行负重运动与肌肉强化运动的组合训练以增加力量并减少跌倒和骨折的风险[1]。这些运动包括步行、慢跑、太极、爬楼梯、网球、举重训练和其他抗阻运动。临床系统改善研究所(Institute for Clinical Systems Improvement,ICSI)的指南也建议进行组合运动来维持和改善骨骼健康。冲击训练如慢跑、快走、爬楼梯、负重加强运动,平衡训练如打太极或跳舞[26]。运动可使跌倒风险降低约 25%。

吸烟与饮酒

尽管 T. J. 不吸烟,只是偶尔饮酒,但在询问一个有骨质疏松症风险患者的病史时,纳入有关烟酒的病史很重要。相比于不吸烟者,女性和男性吸烟者骨折的风险增加,包括髋部骨折[7]。吸烟者会影响膳食和钙补充剂的吸收,降低体重,影响雌激素代谢,并可能对骨细胞有直接毒性[22,26]。

无论男女,过度饮酒均与骨密度降低有关。适量饮酒与绝经后妇女骨密度增高有关[32]。然而,存在相互矛盾的证据。酒精对骨骼的影响是剂量依赖性的。每日饮用超过 2 份含酒精的饮料可显著增加骨折风险[7]。其机制可能是酒精对成骨细胞的直接影响,或是继发于钙和维生素 D 的摄入不足,营养缺乏导致骨形成减少。即使女性每日不超过 1 杯,男性每日不超过 2 杯酒精饮料,对骨形成也有影响[26]。建议每天限量饮酒以保护骨骼健康和降低跌倒风险。

膳食摄入

膳食中的钙与维生素 D 对骨骼健康至关重要,它们能够增强骨骼、增加骨量。骨量在成年早期达到峰值,随后骨骼开始不断重塑[33]。维持正常的骨量可降低骨质疏松和骨折的风险。女性和男性均需要摄入充足的钙和维生素 D 以达到和保持最佳的骨量。国家医学院医学研究所已发布了关于钙和维生素 D 摄入量的推荐,这将促进骨骼维持基于年龄的中性钙平衡[33]。对于男性和 19~50 岁的非孕女性,推荐每天摄入 1 000mg 元素钙和 600IU 维生素 D(表 110-2)。美国国家卫生研究院(National Institutes of Health,NIH)的建议也基于同一份已发表的报告[34]。NOF 对于钙有相似的推荐,但对维生素 D 的摄入量的建议有所不同[1]。推荐 50 岁及以上人群每天摄入 800~1 000IU 维生素 D。

钙最好从饮食中摄取。钙的主要来源包括乳制品、豆腐和鱼肉罐头(表 110-3)。食物中钙的吸收率约为 30%,但随食物种类不同而异[33]。钙的吸收也随年龄增长而减少。乳制品或强化果汁中钙的吸收约 30%,但对于某些绿色蔬菜如花椰菜和羽衣甘蓝来说,吸收率可高出 1 倍。草酸或含草酸的食物会影响钙的吸收。羽衣甘蓝和花椰菜是草酸含量较低的食物,芥菜或芜菁叶也是如此[22]。草酸含量高的食物包括菠菜、甘薯、豆类等。即使钙含量很高,草酸也会影响钙的吸收。一些纤维含量高的食物也会干扰钙的吸收,因此建议摄入多种含钙的食物。酒精、咖啡或茶中的咖啡因、低蛋白饮食、高磷和高盐饮食均不利于钙平衡[22,23]。

表 110-2

钙和维生素 D 的膳食推荐摄入量[33]

年龄段	RDA 钙	RDA 维生素 D
男性		
19~50 岁	1 000mg	600IU(15μg)
51~70 岁	1 000mg	600IU(15μg)
>70 岁	1 200mg	600IU(15μg)
女性(非妊娠期)		
19~50 岁	1 000mg	600IU(15μg)
51~70 岁	1 200mg	600IU(15μg)[a]
>70 岁	1 200mg	800IU(20μg)[a]

[a]NOF 推荐年龄 ≥50 岁的患者维生素 D 摄入量为 800~1 000IU。

IU,国际单位;RDA,推荐膳食供给量。

表 110-3

一些食物的含钙量

食物	食用份量	含钙量/mg
乳制品		
脱脂奶粉	1 杯	350~450
低脂酸奶	1 杯	345
脱脂牛奶	1 杯	300
全脂牛奶	1 杯	250~350
车达奶酪	1 盎司	211
白干奶酪	1 杯	211
美国奶酪	1 盎司	195
瑞士奶酪	1 盎司	270
冰激凌或冰牛奶	半杯	50~150
鱼肉		
油浸沙丁鱼	8med	354
鲑鱼罐头(粉色)	3 盎司	167
水果蔬菜		
钙强化果汁	1 杯	100~350
新鲜烹制的菠菜	半杯	245
熟花椰菜	1 杯	100
羽衣甘蓝叶,芜菁叶	半杯	175
熟黄豆	1 杯	131
豆腐	1 杯	75
羽衣甘蓝	半杯	50~150

1 盎司 = 29. 57ml。

维生素 D 被认为是一种营养素和调节激素。它是一种脂溶性维生素,很少存在于天然食物中,通常以作为补充剂被添加到某些食物中。维生素 D 是一种可以通过阳光在皮肤中合成的营养物质,但由于存在患皮肤癌的风险,应限制暴露于阳光下[33]。由于皮肤色素沉着、纬度差或使用防晒霜的不同,通过晒太阳也可能不能产生足够的维生素 D。维生素 D 可调节钙和磷,这使得它在骨骼健康的发育和维持中起着重要的作用。

维生素 D 直接刺激肠道对钙和磷酸盐的吸收,在 PTH 的帮助下,可以从骨骼中动员钙或刺激肾远端小管的钙重吸收(参见第 28 章)。在日常饮食中的维生素 D 或由阳光合成的维生素 D,必须转化为活性形式骨化三醇。维生素 D 有两种主要形式:①维生素 D_3,胆钙化醇,是在皮肤中由 7-脱氢胆固醇合成的,也可存在于脂肪丰富的鱼、牛肝、蛋黄和奶酪中;②维生素 D_2,麦角钙化醇,是植物性的。这两种形式均存在于膳食补充剂或强化食品中。胆钙化醇和麦角钙化醇在转化为活性维生素 D 之前都是没有活性的,首先由肝脏转化为 25-羟基维生素 D(25-OHD),再由肾脏转化为 1,25-二羟基维生素 D,即骨化三醇。血清中 25-OHD 水平可作为是否摄入充足的标记物。NOF 推荐摄入维生素 D 以使血清 25-OHD 水平>30ng/ml(75nmol/L)[1]。衰老、慢性肾功能不全、肠道疾病、吸收障碍、皮肤黝黑、肥胖、服用某些药物以及较少暴露于阳光下都与血清维生素 D 水平降低有关。

绝经后女性同时服用维生素 D 与钙时,骨折与骨流失的风险略有降低;然而单独应用维生素 D 不能产生同样的效果[26,35,36]。维生素 D 与钙的联合应用可使脊柱、全身、股骨颈和全髋关节的骨密度小幅度增加。

维生素 D 补充剂的副作用很少。维生素 D_3 与钙同服可增加形成肾结石的风险,补充活性维生素 D 可增加高钙血症的风险。

T. J. 是典型的普通美国人,饮食中的钙含量很低。如果饮食中的钙或维生素 D 没有达到推荐标准,应该额外补充(见表 110-4;案例 110-1,问题 2 和 3)。

表 110-4

不同钙补充剂中的钙含量

钙盐	含钙量/%
碳酸钙	40
磷酸钙(磷酸三钙)	39
无水磷酸氢钙	23
柠檬酸钙	21
乳酸钙	13
葡萄糖酸钙	9

其他潜在风险

与继发性骨质疏松症相关的各种药物和疾病情况见表 110-1。

预防

绝经前妇女

案例 110-1,问题 2: 虽然 T. J. 还未绝经,有什么建议能够减少她将来患骨质疏松症的风险?

预防骨质疏松症的普遍建议是每日摄入充足的钙和维生素 D、进行负重和力量训练、减少酒精摄入和戒烟。T. J. 应该采取上述建议以最大限度地增加她的骨量峰值,并预防或减少骨丢失。她的饮食应包括 1 000mg 钙和 600IU 维生素 D。T. J. 应继续锻炼,制订终身锻炼计划并继续戒酒。她还应保持 BMI 在 20~25kg/m² 之间。

锻炼

应鼓励 T. J. 经常参加负重和力量锻炼,如慢跑、散步、跑步、骑自行车、网球或举重,并且应终生坚持与年龄相适应的运动。除了促进骨骼健康外,体育锻炼还有很多益处。运动可提高整体健康与幸福感,有助于控制血压、降低心血管疾病、结肠癌和 2 型糖尿病的风险[22]。像 T. J. 这样的年轻女性应意识到保持规律的月经周期很重要。剧烈运动或极低体重可导致闭经,增加骨质疏松和骨折的长期风险。

膳食摄入

T. J. 应均衡饮食,多食用水果、蔬菜、低脂乳品、全谷物、鱼和坚果。这将为骨骼健康提供钙和其他营养素。她应确保膳食中包含 1 000mg 钙和 600IU 维生素 D,最好是来自于食物。在美国,乳制品是膳食中钙的主要来源,低脂或脱脂乳制品含有足量的钙,强化果汁或强化谷物也是钙的良好来源。虽然非乳制品可能含钙量较少,但对于有饮食偏好,不耐受乳制品或食物过敏的人来说,它们可能是重要的钙来源(见表 110-3)。摄入富含植酸盐和草酸盐的食物(如谷物、豆类、坚果)可能会降低钙的吸收。

如果 T. J. 不能从食物中获取每日所需的钙,可以额外补充钙。表 110-4 列出了一些钙盐中元素钙的百分比。(有关钙补充剂的更多信息,请参见案例 110-1,问题 3)

维生素 D 存在于少数天然食物中(如牛肝、蛋黄、鲑鱼、金枪鱼),也存在于强化果汁或牛奶中。很难量化从阳光中获取的维生素 D 的量。遗传因素、皮肤色素、纬度和防晒霜的使用都是影响阳光暴露的因素[33]。T. J. 应该能够从饮食中摄入足够的维生素 D。她也可以通过补充剂达到每日 600IU 的维生素 D。

其他与骨骼有关的营养成分包括镁、磷、维生素 K 和蛋白质。镁影响 PTH 的浓度,参与骨骼的形成,广泛存在于食物和强化谷物中[37]。低镁饮食与较低的骨密度有关,但并不增加髋部骨折或全身骨折的发生率[38]。一项 73 684 名绝经后妇女参加的妇女健康倡议观察研究评估了每日镁总摄入量。与镁摄入量最低的五分位数相比,摄入镁五分位数最高的妇女髋部骨密度高出 3%,全身骨密度高出 2%。镁摄入量不同五分位数间的髋部骨折和全部骨折的发生率没有统计学差异。钙和磷都储存于骨骼中。两者的复杂平衡是骨强度所必需的[22]。低磷摄入与过量摄入均对骨骼有不利影响。维生素 K 对于维持骨健康也是非常重要的。长期服用维生素 K 阻滞剂或低维生素 K 饮食的患者,骨折和骨质疏松的风险增加,但这种风险是有争议的[39]。目前,没有充分的证据,也没有任何补充建议[39-41]。异黄酮是一类从大豆和红三叶草中发现的植物雌激素,具有雌激素样作用,并已证明可增加骨密度。是否使用异黄酮等植物雌激素预防骨质疏松的研究相互矛盾且不充分[22]。大豆是很好的蛋白质来源,对骨骼健康也很重要。蛋白质含量低的饮食中钙的吸收也会减少。

烟草和酒精

应鼓励吸烟的男性和女性戒烟。相比于不吸烟者,吸烟者骨流失率较高,钙吸收也可能降低[26]。T. J. 偶尔饮酒,她应该了解饮酒有骨密度降低的风险。建议限制酒精摄入量,女性每日不超过 1 杯,男性不超过 2 杯。

> **案例 110-1,问题 3**：如果 T. J. 需要补钙,应推荐哪种钙剂?

不同补充剂中的元素钙含量不同。最常见的两种钙剂是碳酸钙和柠檬酸钙[33,37]。碳酸钙的成本较低,并且含钙量最高(40%),每天只需很少几片就可以满足每日钙需求。钙补充剂的吸收率取决于一次摄入的元素钙总量。钙的吸收率随剂量增加而降低。1 次剂量 ≤500mg 时吸收率最高[37]。如果 T. J. 需要补钙,碳酸钙是一个理想的选择。应建议她分次服用,每次不超过 500mg,以保证最大的吸收率。碳酸钙的吸收依赖于胃酸,应与食物同服。柠檬酸钙中元素钙含量较低,为 21%,较少依赖胃酸吸收,因此可与或不与食物同服。柠檬酸钙适合患有胃酸缺乏、炎性肠病、服用质子泵抑制剂或 H₂ 受体阻滞剂的患者。钙剂应以大量液体送服。钙可竞争或干扰铁、锌或镁的吸收。钙剂也可与其他药物发生明显的相互作用,如四环素类、甲状腺药物和喹诺酮类可减少钙的吸收(表 110-5)。应告知 T. J. 钙剂最常见不良反应,如便秘、胃肠道刺激、胃肠胀气。对于患有肾功能不全、甲状旁腺功能减退、高钙血症和肾结石史的患者,应慎用。如果 T. J. 本人或其家人有尿路结石病史,她应该在医生指导下使用。T. J. 应保证全天饮用足够的水量,并将碳酸钙与食物同时服用,确保其被吸收或转化为柠檬酸钙。

绝经后妇女

案例 110-2

> **问题 1**：T. J. 的母亲 M. J. 53 岁,也是一个身材矮小、体重较低的白人妇女。她偶尔会在晚上散步。目前正在服用一种钙补充剂以维持总钙量的摄入(膳食加补充剂),每日补钙量约 1g。她因胃食管反流病(gastroesoph-ageal reflux disease,GERD)服用奥美拉唑(非处方药),偶尔因头痛服用对乙酰氨基酚。M. J. 有吸烟史,但是在快 30 岁时戒烟,很少喝酒。平素体健,没有妇科手术史或重大疾病史。M. J. 有明确的乳腺癌家族史。她最后一次月经是 6 个月前,但是 2 年前开始出现月经不规律。M. J. 已经出现了一些更年期症状(潮热),但是症状较轻且仅在夜间出现。M. J. 担心患骨质疏松症,决定约见她的妇科医生讨论预防措施。脊柱的 DXA 测量结果提示,T 值为 -2,Z 值为 -1。
>
> 除了 DXA,还需获取哪些信息来判定她是否有患骨质疏松的风险或已经患有骨质疏松症?

表 110-5

药物相互作用

药物与钙剂相互作用举例[a]	
别嘌醇	蛋白酶抑制剂
双膦酸盐衍生物	四环素衍生物
钙通道阻滞剂	蛋白酶抑制剂
某些头孢菌素类抗生素	奎尼丁
皮质甾类(口服)	喹诺酮类抗菌药物
HMG-CoA 还原酶抑制剂	硫糖铝
铁盐	噻嗪类利尿剂
伊曲康唑、酮康唑	甲状腺制剂
镁盐	四环素衍生物
多种维生素/氟化物(有维生素 A、D、E)	维生素 D 类似物
多种维生素/矿物质(含有维生素 A、D、E、K 和叶酸及铁)	锌

[a] 不包括所有钙-药物相互作用。

来源:Facts & Comparisons eAnswers. Accessed February 15,2015 from http://online.factsandcomparisons.com/index.aspx. Accessed June 18,2015.

除了进行 DXA 检测,还需要对 M. J. 进行详细的病史采集,包括药物治疗(处方药和非处方药)、饮食、社会史(吸烟、酗酒)、体格检查(包含身高等)及风险因素分析等。当存在多种危险因素时,还需进行诊断测试[1]。综合评价的目的是确定可改变的风险因素,排除骨质疏松的潜在原因,并在需要时进行治疗。

根据 M. J. 的病史和风险因素分析,可以明确她和她的女儿有类似的骨质疏松风险因素。此外,她处在绝经后早期阶段,患有 GERD,有吸烟史。M. J. 没有身高下降,没有背痛,也没有驼背的迹象,这些都可能是骨质疏松症的表现。在正常老化进程中,由于退行性关节炎和椎间盘萎缩,女性身高可能会降低 2.5~3.8cm[1]。测量身高很重要,因为身高降低可能表明患者有椎体骨折。

目前 M.J. 还不需要测定骨代谢的生化标志物（如碱性磷酸酶、钙磷水平、骨特异性碱性磷酸酶、骨钙素、交联 C-末端肽和 N-末端肽）。它们不用于骨质疏松症的诊断，但可用于评价药物治疗[1]。

北美更年期学会（North American Menopause Society，NAMS）建议，像 M.J 这样年龄超过 50 岁、有一个或多个骨折危险因素的女性应该进行 BMD 测量。这些危险因素包括体重<57.6kg 或 BMI<21kg/m²，绝经后曾发生除颅骨、面骨、踝关节、手指或脚趾外的骨折，直系亲属有髋部骨折史、吸烟、类风湿性关节炎以及每日饮 2 杯酒（1 杯=12 盎司啤酒，或 4 盎司葡萄酒，或 1 盎司烈性酒）[1]。

NAMS 还建议以下人群进行 BMD 测量：因患甲状旁腺功能亢进等疾病、服用类固醇等药物造成骨流失的绝经后妇女、绝经后发生脆性骨折的妇女及所有年龄超过 65 岁的妇女[32]。NOF 推荐 65 岁及以上女性、70 岁及以上男性、65 岁以下的绝经期或处于绝经期过渡期的妇女（骨质疏松风险高或曾发生骨折者）、50 岁以上的非绝经期妇女和 50～70 岁的男性（曾发生骨折或骨折发生风险高者）、存在低骨量状态或服用与低骨量有关药物的成年人进行骨密度检测[1]。除了基于证据的建议外，保险报销在骨密度检测中也有重要作用。

骨密度是指单位面积的骨数量或骨质量，以 g/cm² 为测量单位。BMD 报告为 T 评分（表 110-6）和 Z 评分[26]。T 评分是将 BMD 与同性别健康年轻成年人群的预期 BMD 进行比较，Z 评分是将 BMD 与相同年龄、性别和种族的健康成年人群的预期值进行比较。

T 评分

$$[（BMD\ 实测值-年轻成年人群平均\ BMD\ 值）/年轻成年人群\ SD\ 值]\quad（公式\ 110-1）$$

Z 评分

$$[（BMD\ 实测值-同龄人群平均\ BMD\ 值）/同龄人群\ SD\ 值]\quad（公式\ 110-2）$$

DXA 是一种二维 X 射线检查法，它是测量 BMD 以诊断或评估治疗的标准[4]。髋部、腰椎和股骨颈的 DXA 依然是确诊的首选测量方法（见表 110-6）[2]。

表 110-6

骨密度定义[42]

分类	T 评分
正常	≥-1.0SD
骨质减少（低骨量）	-2.5～-1.0SD
骨质疏松	<-2.5SD

其他方法也可以用于筛查，但不能用于诊断或跟踪患者对治疗的反应[7,26]。

对于没有接受骨质疏松症预防药物的绝经后妇女来说，DXA 的使用频率可能不会超过每 2～5 年 1 次，因为骨质流失的速度大约是每年 1%～1.5%[32]。NAMS 和 NOF 均支持 T 值用于诊断。国际临床密度测定法协会（International Society for Clinical Densitometry，ISCD）建议在筛查儿童、绝经前妇女和 50 岁以下男性的低 BMD 时，使用 Z 评分。Z 值≤-2 表明低于期望值，Z 值>-2 为正常[43]。

据估计，平均 T 值的 SD 每减少一个点，BMD 可能发生 10%～15% 的变化。这种变化的幅度可能等同于骨折风险 1.5～3 倍的变化（表 110-7）[32]。

表 110-7

骨密度测定技术

技术	英文全称及缩写	测量部位
双能 X 射线吸收测定法	Dual-energy X-ray absorptiometry，DXA	髋关节、椎体、全身
外周双能 X 射线吸收测定法	Peripheral dual-energy X-ray absorptiometry，PDXA	前臂、手指、足跟
外周定量计算机断层扫描	Peripheral quantitative computed tomography，PQTC	前臂、胫骨
定量超声	Quantitative ultrasound，QUS	足跟、胫骨、髌骨
定量计算机断层扫描	Quantitative computed Tomography，QCT	脊柱、髋关节
单能 X 射线吸收测定法	Single-energy X-ray Absorptiometry，SXA	足跟

WHO 和几个主要的骨质疏松组织联合开发了骨折风险评估工具（Fracture Risk Assessment Tool，FRAX），该工具可单独或与 BMD 联合使用来识别骨折风险[44]。FRAX 是一种基于计算机的算法，适合于不同的人群，可以在线获取 http://www.shef.ac.uk/FRAX。FRAX 算法结合了种族以及临床危险因素（如年龄、吸烟、不运动、身高、体重、既往骨折、父母髋关节骨折史、长期使用糖皮质激素以及与 BMD 降低相关的共病情况）来计算 10 年骨折风险。FRAX 已经在 11 个不同的人群队列中得到验证。这是一个有价值的工具，可通过考虑风险因素对骨折和死亡的影响，提供绝对风险信息而不是相对风险信息。如同许多工具一样，FRAX 存在一些局限性，它剔除了某些变量（维生素 D 缺乏症、骨代谢标志物、跌倒等）。它没有考虑多重骨折，可能低估了风险。

FRAX 用于绝经后妇女和 50 岁以上男性时，不可取代临床判断。在已经接受或正在接受骨质疏松症药物治疗的患者中尚未得到证实[1,45]。

案例 110-2，问题 2：基于已获取的信息，M.J. 是否患有骨质疏松症，或者她是否有患骨质疏松症的风险？

M. J. 身高 158cm，体重 50kg。她的 T 值为 -2.0（脊柱的 DXA 测量），Z 值为 -1.0。使用 FRAX 风险评估工具对股骨颈 T 值未知的美国人群进行评估，M. J. 10 年的髋部骨折概率为 0.5%，10 年的骨质疏松相关骨折概率为 5.1%。M. J. 的 T 值与骨质减少或低骨量相符。

M. J. 骨质疏松的风险包括低骨量、低体重、骨质疏松症家族史、吸烟史和增加骨质疏松风险的药物。

> **案例 110-2，问题 3：** 什么预防措施可帮助 M. J. 减少患骨质疏松症的可能性？

锻炼

虽然 M. J. 偶尔去散步，她应该开始一项适合她年龄和身体状况的连续的锻炼计划。与没有运动锻炼的妇女相比，结合有氧运动和负重锻炼的绝经后妇女，她们的 BMD 有所改善，骨折风险也有所降低[31]。负重练习与阻力训练可以改善力量、肌肉质量、灵活性、平衡性，且能降低 M. J. 的跌倒风险（参见案例 110-1，问题 2）。

膳食摄入

与 T. J. 相似，对于 M. J. 来说，包含水果、蔬菜、低脂乳品、全谷物、鱼和坚果的均衡饮食很重要，这些能提供骨骼健康所需的足够的钙和营养。

51~70 岁的妇女每日建议钙摄入量为 1 200mg[33]。M. J. 从饮食和补充剂中摄入的总钙量约为每日 1 000mg，应增加以便使膳食中的钙达到每日 1 200mg。她应该选择含钙的食物（见表 110-3），如果无法从饮食中获得足量的钙，她可以服用补充剂（见表 110-4）。

对 M. J. 来说，饮食中摄入足够的维生素 D 很重要。51~70 岁的女性每日维生素 D 的推荐摄取量为 600IU，70 岁以上妇女每日推荐剂量 800IU。NOF 推荐 50 岁以上的男性和女性每日摄入 800~1 000IU[1]。

血清 25（OH）维生素 D 水平对骨骼健康的影响已是共识[33]。低于 20ng/ml（50nmol/L）代表缺乏，而 29~32ng/ml（70~80nmol/L）代表有足够的储存。目前还没有证据表明血清 25（OH）维生素 D 的水平需超过 60ng/ml（150nmol/L）[33]（更多信息，参见案例 110-1，问题 2）。如果发现 M. J. 维生素 D 水平不足，应监测血清 25（OH）维生素 D 水平，告知 M. J. 补充维生素 D，使之达到 30ng/ml（75nmol/L）。

尽管钙和维生素 D 对骨骼健康很重要，但不应该代替药物治疗骨质疏松症，而应作为帮助改善骨骼健康的整体方案的一部分。

药物预防

雌激素/孕激素治疗

> **案例 110-2，问题 4：** 随着绝经期雌激素减少，骨流失的速度很快，M. J. 应该考虑接受雌激素治疗（estrogen therapy，ET）或雌激素 + 孕激素治疗（strogen + progesterone therapy，EPT）吗？

据估计，女性的骨量有 10%~15% 是雌激素依赖的[46]。

雌激素在骨形成、骨吸收和保持骨量中起着重要的作用，而绝经期与雌激素减少和骨流失增加有关[15,21]。

两项大型的观察性研究（全国骨质疏松症风险评估研究和百万妇女研究）发现 EPT 或 ET 使骨折的相对风险显著降低[47,48]。这些结果被妇女健康倡议（Women's Health Initiative，WHI）证实，EPT 和 ET 与安慰剂相比，显著降低髋部、脊椎和总体骨折的风险[49,50]。

此前，ET 或 EPT 被认为是预防绝经后妇女骨质疏松症的一线药物，如 M. J.，她有完整的子宫，基于骨质疏松风险测评和 T 值测量存在骨质疏松的风险。在 WHI 中，单独使用马结合雌激素（conjugated equine estrogen，CEE）或 CEE 联合甲羟孕酮（CEE+MPA）可降低绝经后妇女发生髋部、椎骨和全部骨折的风险；然而，干预研究很快终止，因为在 CEE+MPA 组，冠心病（coronary heart disease，CHD）、卒中、深静脉血栓（deep vein thrombosis，DVT）、肺栓塞（pulmonary embolism，PE）和乳腺癌的发生率显著增加，在单独使用 CEE 治疗组，卒中的比例也显著增加（参见第 51 章）[49,50]。WHI 研究的结果不支持使用 ET 或 EPT 预防骨质疏松症。自心脏和雌激素/孕激素替代研究（Heart and Estrogen/Progestin Replacement Study，HERS）I 和 HERS II 以及 NIHWHI 发布之后，医务人员不太可能仅仅为了预防骨质疏松症而开具含 EPT 或 ET 的处方，也不太可能在女性绝经后症状（如潮热）不再需要 EPT 或 ET 治疗后继续使用[51-53]。

EPT 被批准用于预防有子宫的绝经后妇女的骨质疏松症，ET 被批准用于无子宫的绝经后妇女[32]。当 ET 和 EPT 用于预防骨质疏松时，应使用最低有效剂量和最短疗程。只有在其他骨质疏松治疗失败或其他骨质疏松治疗存在禁忌，并确定获益大于风险的情况下才可以长时间使用。M. J. 没有更年期的烦躁症状，因此 ET 或 EPT 不适用。

应用雌激素的禁忌证

> **案例 110-2，问题 5：** 如果 M. J. 出现绝经期的不适症状，ET 或 EPT 是否适合治疗这些症状并预防骨质疏松症？

EPT 或 ET 的禁忌证包括妊娠、患有或既往患有 DVT 或 PE、患有或近期患有（如在过去 1 年内）动脉血栓栓塞性疾病（如卒中、心肌梗死）、未确诊的异常生殖系统出血、已知或怀疑乳腺癌、已知或怀疑雌激素依赖性肿瘤、肝脏功能障碍或肝脏疾病、已知对该药物或其任何成分过敏[54]。此外，对于有哮喘、糖尿病、偏头痛、癫痫、系统性红斑狼疮、卟啉病和肝血管瘤史的患者，应慎用 EPT 或 ET。接受 EPT 或 ET 治疗的患者，肿瘤风险增加，包括子宫内膜癌（对于未使用 EPT 者）、乳腺癌（使用 EPT 者）、卵巢癌，此外，心血管事件、血栓栓塞性疾病、卒中、胆囊疾病和老年痴呆症的风险也有所增加（参见第 51 章）。

M. J. 有明确的乳腺癌家族史，开始 EPT 或 ET 治疗对她来说并不是预防骨质疏松的首选。

双膦酸盐类药物

案例 110-2,问题 6：绝经后妇女,如 M. J. 是否应考虑用双膦酸盐预防骨质疏松症?

NAMS 建议对有椎体或髋部骨折史、腰椎、股骨颈或全髋部 BMD≤-2.5 以及 T 值为-1.0~-2.5,10 年骨折风险为 20%(脊柱、髋部、肩、腕)或使用 FRAX 计算风险为 3%(髋部)的绝经后妇女使用骨质疏松治疗药物[32]。双膦酸盐,一种焦磷酸盐的类似物,是预防和治疗绝经后妇女骨质疏松症的一线治疗药物。阿仑膦酸盐(不包括泡腾片)、伊班膦酸盐、利塞膦酸盐速释剂型和唑来膦酸等均可用于预防绝经后妇女的骨质疏松,其他用于治疗和预防骨质疏松的药物见表 110-8[55]。

阿仑膦酸盐、伊班膦酸盐、利塞膦酸盐、帕米膦酸盐和唑来膦酸是氨基双磷酸酯,由于化合物含氮侧链的不同,使得它们对骨骼的抗吸收表面有更大的选择性。

双膦酸盐类药物与骨羟基磷灰石有高度亲和力,可进入骨骼。它们集中于矿物组织中,干扰破骨细胞介导的骨吸收,致使破骨细胞凋亡,骨代谢减少,从而降低有骨质疏松风险的绝经后妇女的骨折率[56]。

由于可进入骨中,双膦酸盐类药物有很长的半衰期,估计可达 1~10 年。与依替膦酸二钠(非氨基双膦酸盐)不同,氨基双膦酸盐不抑制骨矿化,这可能导致骨软化症。

双膦酸盐对绝经后妇女骨密度的影响

阿仑膦酸盐

一项 Cochrane 综述纳入了服用阿仑膦酸盐至少 1 年用于绝经后骨质疏松骨折一级和二级预防的随机对照试验,将阿仑膦酸盐与含或不含钙与维生素 D 的安慰剂进行比较[57]。如果平均 T 值在均值的 2SD 以内,或者椎体骨折的患病率低于基线的 20%,则被认为是一级预防试验。二级预防试验的定义为妇女的骨密度至少低于峰值骨量 2SD 或既往发生椎体压缩骨折或年龄>62 岁。结果表明,在一级预防研究中,椎体骨折得到了很大的改善,尽管没有统计学意义。在二级预防研究中,每日 10mg 阿仑膦酸盐可使髋部、腕部、椎体和非椎体骨折减少,且有显著的临床和统计学意义。

表 110-8

用于预防和治疗绝经后骨质疏松的药物

类别	药物	预防	治疗
双膦酸盐	阿仑膦酸盐	每日 5mg,口服 每周 35mg,口服	每日 10mg,口服 每周 70mg,口服
	阿仑膦酸盐/维生素 D₃		每周 70mg/2800IU,口服 每周 70mg/5600IU,口服
	伊班膦酸盐	每日 2.5mg,口服 每月 150mg,口服	每日 2.5mg,口服 每月 150mg,口服
	利塞膦酸盐	每日 5mg,口服 每周 35mg,口服 每月连续 2 日 75mg,口服 每月 150mg,口服	每日 5mg,口服 每周 35mg,口服 每周 35mg,缓释剂型-口服 每月连续 2 日 75mg,口服 每月 150mg,口服
	唑来膦酸	每隔 1 年 5mg,静脉注射	每年 5mg,静脉注射
选择性雌激素受体调节剂	雷洛昔芬	每日 60mg,口服	每日 60mg,口服
多肽激素	降钙素	未注明	隔日 1 次 100IU,肌内注射或皮下注射,或每周 3 次 单侧鼻孔 100IU 喷鼻
单克隆抗体	地诺单抗	未注明	每 6 个月 60mg,皮下注射
甲状旁腺素	特立帕肽	未注明	每日 1 次 20mg,皮下注射
雌激素	结合雌激素	当其他治疗不适宜时(无子宫)	未注明
	雌激素+孕激素	当其他治疗不适宜时(有子宫)	未注明
	结合激素+苯草昔芬	每日 0.45mg/20mg,口服	未注明

来源:Facts & Comparisons eAnswers. http://online.factsandcomparisons.com/index.aspx. Accessed June 18,2015.

一项为期 2 年的多中心研究比较了 45~59 岁绝经妇女使用阿仑膦酸盐或 EPT 的有效性与耐受性[58]。受试者随机接受安慰剂、阿仑膦酸钠(每日 2.5mg 或 5mg)或开放标签 EPT 的治疗,1 年后,阿仑膦酸钠 2.5mg 和 5mg 组,腰椎 BMD 分别增加 2% 和 2.7%。在安慰剂组中,40% 的妇女髋部 BMD 下降 2%,而阿仑膦酸钠 2.5mg 和 5mg 组分别仅有 10% 和 6% 的女性髋部 BMD 下降。在美国人群队列中,髋部 BMD 在 2 年内增加了 1.9%(EPT 组)和 1.3%(阿仑膦酸盐 5mg 组)。在欧洲人群队列中,EPT 组女性与阿仑膦酸盐 5mg 组相比,整体 BMD 显著增加。阿仑膦酸钠每日 2.5mg 与每日 5mg 均耐受良好,不良反应与安慰剂相似。因 EPT 组是开放标签的,所以其不良反应不能直接与阿仑膦酸钠比较。阿仑膦酸钠与 EPT 均可增加 BMD,从而减少绝经后无骨质疏松症妇女骨流失的速度。阿仑膦酸钠没有明显副作用,是 EPT 的有效替代。

伊班膦酸盐

在一项双盲、安慰剂对照的 Ⅱ/Ⅲ 期研究中,绝经早期无骨质疏松症的妇女被随机分配至伊班膦酸盐每日口服 2.5mg 组或安慰剂组。2 年后,接受伊班膦酸盐治疗组腰椎 BMD(1.9%)和全髋部 BMD(1.2%)与安慰剂(-1.9%,-0.6%)相比显著增加[59]。每日口服 2.5mg 伊班膦酸盐可显著降低骨代谢的生化指标。

MOBILE 是一项随机对照的非劣效性研究,纳入了 1 609 例 55~80 岁患有骨质疏松症的绝经后妇女,比较了每日口服 2.5mg 伊班膦酸盐与 3 种按月给药的不同方案(50mg 每月连续使用 2 日、100mg 每月 1 次和 150mg 每月 1 次)[60]。1 年后,所有按月使用的方案至少与每日使用伊班膦酸盐同样有效。2 年后,与每日 2.5mg 伊班膦酸盐组(4.8%)相比,腰椎 BMD 平均增加值分别为:每月连续 2 天 50mg 伊班膦酸盐组(5.3%),每月 100mg 伊班膦酸盐组(5.3%),每月 150mg 伊班膦酸盐组(6.4%)。全髋关节、股骨粗隆和股骨颈的骨密度增加在伊班膦酸盐每日 150mg 组最为显著。

后续的 MOBILE 5 年长期扩展研究(MOBILE LTE)发现,MOBILE 研究期间增加的 BMD 一直保持,且腰椎 BMD 进一步增加[61]。股骨颈和股骨粗隆可见轻微变化。按月应用伊班膦酸盐与按日应用的总体不良反应相似。BMD 变化与骨代谢标志物减少在每月 150mg 伊班膦酸盐组最显著。

另对伊班膦酸钠的静脉制剂进行了研究,每 3 个月静脉注射 3mg[62]。1 年的静脉给药(Dosing Intravenous Administration, DIVA)研究结果显示,与每日口服片剂相比,DIVA 给药也能改善腰椎 BMD(4.5% v.s. 3.5%)、全髋关节 BMD(2.1% v.s. 1.5%),两组情况相似。

利塞膦酸盐

在一项双盲、安慰剂对照研究中,骨密度正常的 40~61 岁绝经早期妇女接受了为期 2 年的利塞膦酸盐或安慰剂治疗[63]。接受利塞膦酸盐每日 5mg 治疗 2 年后,腰椎 BMD 较基线增加 1.4%,而安慰剂组下降 4.3%。利塞膦酸盐每日 5mg 治疗 2 年后,股骨粗隆处骨密度增加 2.6%,治疗 9 个月后股骨颈骨密度增加 1.3%;与之相比,安慰剂组股骨颈减少 2.4%,股骨粗隆处减少 2.8%。

一项对 50 岁以上、绝经超过 5 年、患有骨质疏松症的妇女进行的研究表明,每月连续 2 日(2CDM)应用 75mg 利塞膦酸盐与持续 12 个月每日服用 5mg 利塞膦酸盐一样安全有效[64]。2 年后,观察到 2CDM 组腰椎 BMD 增加 4.2%,每日 5mg 组增加 4.3%[65]。腰椎和股骨近端的骨密度以及骨代谢标志物的变化无统计学差异。两组的不良反应相似。

一项研究对患有骨质疏松症的绝经妇女应用利塞膦酸盐每日 5mg 和每月 150mg 进行了比较,1 年后腰椎 BMD 与基线值相比增加相似(分别为 3.4% 和 3.5%),且椎体骨折的新发病率没有差异[66]。骨代谢生物标志物也有相似的变化。不良反应相似,每日 5mg 组便秘的发生率较高,每月 150mg 组腹泻的发生率较高。

唑来膦酸

唑来膦酸是一种静脉用双膦酸盐,最初被批准用于骨质疏松症的治疗,后来被 FDA 批准用于绝经期妇女骨质疏松症的预防[1,32]。

在一项为期 2 年的关于唑来膦酸预防低骨量绝经后妇女骨流失的研究中,581 名妇女被随机分配成 3 组:在基线和 12 个月时静脉输注 5mg 唑来膦酸(2×5mg);仅在基线时静脉输注 5mg 唑来膦酸,12 个月时接受安慰剂;或在基线和 12 个月时均给予安慰剂[67]。2 年后,与安慰剂(-1.32%)相比,试验组腰椎 BMD 显著增加(2×5mg 组 5.18%;5mg 组 4.42%)。股骨近端 BMD 也有所增加(2×5mg 组全髋部 2.91%,股骨颈 2.2%,股骨粗隆 4.83%;5mg 组全髋部 2.28%,股骨颈 1.64%,股骨粗隆 4.16%)。

唑来膦酸用于预防骨质疏松症时推荐每隔一年 1 次,治疗骨质疏松时推荐每年 1 次。

口服双膦酸盐是预防和治疗骨质疏松症的一线药物和最常用的处方药。何时开始使用药物预防绝经后妇女骨质疏松症应由病人和医生共同决定。股骨颈的 BMD 有助于更准确的评估 FRAX 10 年风险。M.J. 有多个骨质疏松症的危险因素,但目前尚无需进行药物治疗。

治疗疗程

双膦酸盐与骨骼结合后形成了一个药物库,随着时间的推移,药物慢慢释放出来[68,69]。减少骨代谢标志物的峰效应发生在用药后 3~6 个月,并持续至停药后数月至数年。美国批准的研究疗程为 3~4 年,然而,延伸研究表明其疗效更长[61,69-72]。

目前,双膦酸盐治疗需要持续多长时间尚未达成共识。在原有的骨折干预试验(Fracture Intervention Trial, FIT)基础上进行的骨折干预长期延伸研究(Fracture Intervention Trial Long-term Extension, FLEX)中,将持续使用阿仑膦酸盐的效果与治疗 5 年后停药的效果进行了比较[69]。接受阿仑膦酸钠治疗 5 年后改用安慰剂的患者,发生了具有统计学意义的骨丢失(比服用阿仑膦酸钠 10 年的患者多 2%~3%);然而,BMD 仍远高于 FIT 基线。骨代谢生物标记物逐渐上升,临床及非椎体骨折的发生无显著差异。安慰剂组(阿仑膦酸盐治疗 5 年后停止用药)与继续阿仑膦酸盐治疗组相比,椎体骨折的风险更高,这表明椎体骨折高风险或 T 值<-3.5 的女性可能受益于双膦酸盐持续治疗。

在北美利塞膦酸盐治疗脊椎有效性(Vertebral Efficacy With Risedronate Therapy-North American,VERT-NA)的试验中,进行了利塞膦酸盐每日 5mg 对骨质疏松症妇女长期影响的研究,这些患者服用利塞膦酸钠治疗长达 5 年之久[73]。在应用利塞膦酸盐 3~5 年后对髂嵴进行活检,与安慰剂组相比,利塞膦酸盐组骨矿物质和胶原蛋白的变化被保持。FLEX 和 VERT-NA 研究显示,对双膦酸盐治疗有较好响应、没有骨折高风险的妇女,在 3~5 年治疗后,可以采取"休药期"(例如,1 年不接受治疗)[74]。治疗后,T 值>-2.5 的妇女可暂停治疗数年。

双膦酸盐治疗时间的长短取决于治疗的获益、副作用及安全性(见下文的禁忌和副作用)[68]。在 NAMS 实践指南中,作者根据骨折风险描述了双膦酸盐休药期指南[68]。低风险——终止治疗;轻度风险——治疗 3~5 年然后考虑休药期;中度风险——治疗 5~10 年然后考虑 3~5 年休药期;高风险——治疗 10 年然后考虑 1~2 年休药期。高风险患者在休药期时,可用非双膦酸盐药物如雷洛昔芬或特立帕肽治疗。

案例 110-2,问题 7: 双膦酸盐潜在的副作用是什么?

不良反应

与口服双膦酸盐类药物相关的常见不良反应包括胃肠道症状,如反酸、吞咽困难、腹胀、胃炎、恶心、消化不良、肠胃胀气、腹泻和便秘[75]。食管不良反应较少见,如食管炎、食管溃疡、糜烂,罕见继发食管狭窄或穿孔[75,76]。据报道,对于没有用 6~8 盎司(1 盎=29.57ml)水送服双膦酸盐,用药后没有保持直立,或出现食管刺激却继续用药的患者,发生严重食管副作用的风险增加(见剂量部分)。药物使用指南将专注于解决双膦酸盐特有的问题,并旨在帮助患者更好的理解治疗、不良反应和依从性[77]。此外,还会发生低钙血症、肌肉骨骼疼痛、头痛、皮疹。

静脉注射和口服双膦酸盐类药物都与颌骨坏死(osteonecrosis of the jaw,ONJ)有关,这是一种严重但罕见的不良事件[78,79]。最早报道于一些接受静脉注射双膦酸盐的癌症患者。ONJ 的危险因素包括确诊癌症或既往癌症史,侵入性牙科手术,同时应用化疗药、皮质类固醇或血管生成抑制剂,口腔卫生不良,既往牙科疾病或感染,贫血和凝血功能障碍。ONJ 的风险随剂量和暴露时间的增加而增加。

双膦酸盐类药物与股骨干的非典型骨折有关[26,78]。所有用于预防或治疗骨质疏松症的双膦酸盐类药物的制造商信息中均包含警告。FDA 正在开展口服双膦酸盐与非典型股骨粗隆下骨折的安全性评价[80]。目前尚未发现明确联系。作用机制尚不清楚。然而,由于每日的压力,骨骼通常会受到微损伤,这会导致骨重塑[81]。抗骨吸收剂可能会过度抑制骨代谢,从而使微损伤累积,导致骨脆性和骨折风险增加。Lee 等[81]进行了一项 meta 分析,包括 9 项观察研究和 1 项随机对照试验,共 658 497 例患者。结果显示:使用双膦酸盐会使粗隆下骨折或骨干骨折的风险显著增加[校正比值比(adjusted odds ratio,AOR)= 1.99,95% 置信区间(confidence interval,CI)= 1.28~3.10),粗隆下骨折 AOR = 2.71(95%CI = 1.86~3.95),骨干骨折 AOR = 2.06(95%CI = 1.70~2.50)]。试验受不同研究设计、不同随访时间以及不同患者群体的限制,存在较高的异质性。股骨粗隆下骨折和股骨粗隆下骨折的合并结果有显著的异质性(分别为 84.3% 和 83.6%)。骨干骨折的结果有中度异质性(29.7%)。总体风险较骨质疏松性骨折低。在对 52 595 名 68 岁以上至少接受 5 年双膦酸盐治疗的妇女进行的巢式病例对照研究中发现,在随后 1 年内发生了 71 例(0.13%)股骨粗隆下或股骨干骨折,在 2 年内发生了 117 例(0.22%)[82]。结果与 meta 分析相似。与未使用或短暂使用双膦酸盐相比,使用 5 年或更长时间与非典型髋部或股骨骨折显著增加[(odds ratio,OR)= 2.74;95% CI,1.25~6.02]相关。用药时间少于 5 年与骨折风险增加无关。

据报道,唑来膦酸引起的其他不良反应有发热、头痛、四肢疼痛、流感样症状和眼部炎症[78]。

目前尚无足够的证据支持对患有骨质疏松症或需预防骨质疏松的患者应用双膦酸盐治疗。然而,如果患者在应用双膦酸盐治疗的同时出现腹股沟或大腿有前驱性疼痛或出现不典型骨折,则应停止治疗和评估[76]。

剂量

阿仑膦酸钠用于预防骨质疏松症,可每日 5mg 或每周 35mg 口服。阿仑膦酸钠也可与维生素 D_3 组成 70mg/2 800IU 和 70mg/5 600IU 的复方制剂,每周口服 1 片。伊班膦酸钠每日 2.5mg 或每月 150mg 口服。利塞膦酸钠每日 5mg、每周 35mg、每月连续 2 天 75mg 或每月 150mg 口服。利塞膦酸盐缓释剂不用来预防绝经后骨质疏松症。唑来膦酸每两年 1 次,5mg,静脉给药不少于 15 分钟[83]。选择合适的给药剂量方案可以提高治疗的依从性。

口服双膦酸盐吸收较差,前一天晚上禁食后用水送服,约 50% 被肠道吸收,50% 经尿液排出。应教育患者,在早晨起床时用 6~8 盎司(1 盎司 = 29.57ml)的水送服双膦酸盐类药物,至少应在摄入食物、饮料或其他药物之前 30 分钟(对于伊班膦酸钠需 60 分钟)。利塞膦酸钠还有 35mg 的缓释制剂,每周 1 次,早餐后服用。为了防止食管刺激或溃疡,并确保适宜的生物利用度,患者在口服双膦酸盐后,不应该躺下,应保持完全直立至少 30 分钟(伊班膦酸钠 60 分钟)。对于所有使用双膦酸盐的患者,都应摄入足够的钙和维生素 D,但不应与口服双膦酸盐同时服用,因为这样可能会减少双膦酸盐的吸收。

M. J. 患有 GERD,由于口服的双膦酸盐对胃有刺激,这可能会妨碍她使用口服双膦酸盐来预防骨质疏松症。唑来膦酸是预防骨质疏松症的一种替代药物。根据 M. J. 的检查结果(腰椎 T 值为-2.0,Z 值-1.0,估测 10 年髋部骨折概率为 0.5%,及主要骨质疏松症相关骨折概率为 5.1%),此时不建议治疗。

目前 NOF 和 NAMS 指南推荐药物治疗用于已发生髋关节或椎体骨折、已排除继发原因的股骨颈或脊柱 T 评分

≤-2.5、低骨量且10年髋部骨折风险概率至少3%或主要骨质疏松性骨折风险至少20%的患者。此时,M. J. 应该保持摄入足够的钙和维生素 D,以及开始运动锻炼,尽量避免骨质疏松症的危险因素。

禁忌证及注意事项

开始治疗前,应先纠正低钙血症,所有使用双膦酸盐的患者都应通过饮食和/或补充剂获得足够的钙和维生素 D。应用袢利尿剂的患者应监测低钙血症。接受唑来膦酸治疗的患者应适当补水,输注时间不少于15分钟,之后用10ml 生理盐水冲洗[78]。为了减少急性期反应症状的发生,输注后可给予对乙酰氨基酚。

尽管轻度肾功能不全的患者不用调整剂量,但阿仑膦酸盐和唑来膦酸不推荐用于肌酐清除率<35ml/min 的患者,伊班膦酸盐和利塞膦酸盐不推荐用于肌酐清除率<30ml/min 的患者。

> 案例 110-2,问题 8:是否考虑应用 SERM 类药物如雷洛昔芬,来预防 M. J. 的骨质疏松症?

SERM

雷洛昔芬

雷洛昔芬是第二代 SERM,它是苯并噻吩类药物,对雌激素靶组织有激动和拮抗作用[84,85]。雷洛昔芬与雌激素受体(ER)结合,在骨和脂质代谢中起雌激素激动效应,在乳腺和子宫内膜组织中起雌激素拮抗效应[85]。他莫昔芬也是 SERM,与雷洛昔芬不同之处在于它对子宫内膜组织有激动作用,而雷洛昔芬没有。他莫昔芬用于乳腺癌的预防和治疗,不用于绝经后骨质疏松的预防。雷洛昔芬对骨组织的激动活性可影响破骨细胞生成,导致骨吸收减少和骨代谢率降低,增加 BMD[85,86]。在一项纳入601名45~60 岁有正常骨密度到低骨密度的绝经后妇女的研究中,受试者被随机分配接受雷洛昔芬每日30mg、60mg、150mg 或安慰剂的治疗,研究为期2年[86]。结果表明,腰椎(1.6%,安慰剂-0.8%)、髋部(1.6%,安慰剂-0.8%)、股骨颈(1.2%,安慰剂-1.3%)和全身(1.4%,安慰剂-0.6%)骨密度显著增加,骨代谢标记物、血清总胆固醇浓度和 LDL 显著降低。子宫内膜厚度无明显差异。

Jolly 等对雷洛昔芬预防绝经后骨质疏松的两项为期3年的前瞻性、随机、双盲、安慰剂对照试验又进行了2年的延伸研究[87]。这项研究包括了328名来自最初1 145名核心研究的女性,年龄为45~60岁。雷洛昔芬每日60mg治疗5年后,与安慰剂相比,骨代谢标记物下降,腰椎 BMD(2.8%)和全髋部 BMD(2.6%)增加。在腰椎骨质减少的女性中,2.5%进展为腰椎骨质疏松症,而服用安慰剂的女性中,这一比例是18.5%。总胆固醇和低密度脂蛋白(low-density lipoprotein,LDL)显著下降,而高密度脂蛋白(high-density lipoprotein,HDL)或甘油三酯不明显。与安慰剂组相比,子宫内膜厚度无显著差异。服用5年雷洛昔芬每日60mg的骨质减少的妇女发生腰椎骨质疏松症的可能性比

安慰剂组低87%,服用5年雷洛昔芬每日60mg 的正常 BMD 的妇女发生腰椎骨质疏松症的可能性减少77%。潮热的发生率有统计学意义的增加(雷洛昔芬组28.8%;安慰剂组16.8%)。

福善美与易维特有效性比较试验(Efficacy of Fosamax Versus Evista Comparison Trial,EFFECT)是一项随机、双盲临床试验,纳入487名脊柱或髋部低骨密度(T 值≤-2.0)的绝经后妇女,比较了阿仑膦酸盐与雷洛昔芬的有效性和耐受性[88]。患者被随机分配至每周70mg 阿仑膦酸盐组、每日与雷洛昔芬剂量相同的安慰剂组、每日60mg 雷洛昔芬组和每周与阿仑膦酸盐剂量相同的安慰剂组,研究周期12个月。1年后,阿仑膦酸盐组腰椎(分别为4.8%和2.2%;P<0.001)和全髋部(分别为2.3%和0.8%;P<0.001)BMD 的增加大于雷洛昔芬组。耐受性和胃肠道效应相似;然而,雷洛昔芬组的血管舒缩症状的报告率明显高于对照组。

据其他临床试验报道,服用雷洛昔芬的妇女发生 DVT 和 PE 的风险增加[89]。

矛盾之处在于雷洛昔芬可降低椎体骨折率高达41%,但 BMD 增加只有2%~3%,低于 ET、EPT 或阿仑膦酸盐[90]。此外,与其他药物相比,尚未观察到雷洛昔芬对髋部骨折有明显影响。雷洛昔芬对椎体骨折的抗骨折作用可能是松质骨的高代谢率正常化后继发的,从而防止骨微结构的进一步破坏[91]。这可能是通过雷洛昔芬与在松质骨中占主导地位的雌激素 β 受体位点的结合发生作用,而在皮质骨中 α 受体占主导地位。与脊椎不同,髋部的骨骼结构和雌激素受体是不同的。此外,低效的抗骨吸收剂,如雷洛昔芬,可能有助于预防椎体骨折,而不是髋部骨折。因为松质骨(主要存在于椎骨)阻止破骨细胞活性的阈值可能低于皮质骨(主要存在于髋部)。由于这些原因,需要更有效的抗骨吸收剂来增加髋部的 BMD。

雷洛昔芬可被用于预防女性骨质疏松症,如 M. J.,即使她有明确的乳腺癌家族史。该建议基于 MORE 试验的结果[90]。绝经后骨质疏松妇女(平均年龄66.5岁)服用雷洛昔芬3年,发生浸润性乳腺癌的风险降低76%。共7 705例妇女被分配到雷洛昔芬组(每次60mg,每日2次或每日1次)或安慰剂组。入选在任一雷洛昔芬组(n=5 129)的受试者中仅有13例乳腺癌,而入选安慰剂组(n=2 576)的受试者中出现27例乳腺癌。根据 WHO 的 FRAX 评分,50岁以上低骨量的绝经后妇女,如 M. J.,如果10年内髋关节骨折风险>3%或10年内严重骨质疏松性骨折风险的概率>20%,则可以作为骨质疏松预防治疗的候选对象[45]。

雷洛昔芬用于预防绝经后妇女骨质疏松症,每日60mg口服[89]。

剂量和药代动力学

雷洛昔芬每次60mg,每日1次,无需考虑食物影响[89]。雷洛昔芬吸收率约60%,在体内被广泛葡萄糖醛酸化,绝对生物利用度为2%。一些循环的葡萄糖醛酸雷洛昔芬结合物转化回母体化合物。雷洛昔芬及其葡萄糖醛酸结合物蛋白结合率较高。雷洛昔芬主要经粪便排泄,另有不到0.2%以原形及不到6%以葡萄糖醛酸复合物的形式从尿

中清除。体内药代动力学过程不受年龄和性别的影响。雷洛昔芬的单剂量平均半衰期为 27.7 小时，多剂量半衰期为 32.5 小时。

不良反应

雷洛昔芬的不良反应包括静脉血栓栓塞疾病、流感综合征、头痛、潮热、恶心、腹泻、肠胃炎、腿痉挛、周围水肿、关节痛、神经痛、鼻窦炎、支气管炎、皮疹、出汗和结膜炎等[89]。

禁忌证和潜在的药物相互作用

雷洛昔芬带有黑框警告，对于患有或既往患有静脉血栓栓塞史的患者，因风险增加而禁用[87]。妊娠、计划妊娠的妇女及哺乳期妇女禁用雷洛昔芬。制动延长的患者、有卒中史或有卒中危险的患者、中度或重度肾损害及肝损害的患者慎用。考来烯胺与雷洛昔芬合用时，可降低雷洛昔芬的吸收，应避免同时服用。接受华法林治疗的患者，在开始或中断雷洛昔芬时应监测凝血酶原时间。雷洛昔芬与血浆蛋白结合率超过 95%，这可能会影响高蛋白结合率的药物。

巴多昔芬是第三代 SERM，只能与雌激素联合使用[92]。该药用于治疗绝经期相关的中度至重度血管舒缩症状，例如潮热，并预防有子宫的妇女绝经后骨质疏松症。由于黑框警告（子宫内膜癌、心血管疾病及可能导致痴呆）和与雌激素相关的不良事件，它的使用被限制在尽可能短的时间内。制造商建议，当以预防骨质疏松症为唯一目的时，应考虑选用非雌激素类制剂（参见"雌激素治疗"一节）。

治疗

案例 110-3

问题 1：T. J. 的祖母 M. B. 是一位 75 岁的老年女性，5 年前被诊断出患有骨质疏松症，当时她的前臂远端摔断了，那时她有轻度驼背。她的身高下降了 2.5cm（现在身高 152.4cm，体重 45.36kg），仍有轻度驼背。M. B. 否认严重的背部疼痛，但偶尔使用对乙酰氨基酚或布洛芬治疗轻微的背部疼痛。最近的骨扫描检查提示，椎体和前臂骨量显著降低。M. J. 子宫切除前的最后一次月经大约是在 25 年前。她服用 CEE 每日 0.625mg，直到大约 8 年前她的初级保健医将其停止服用。M. B. 患有高血压，服用氢氯噻嗪每日 25mg 和卡托普利每日 10mg。她每周服用 1 次阿仑膦酸盐 70mg，但她承认因为价格昂贵并未规律用药，最终停止服用。5 年前 M. B. 发生骨折后开始每日服用 1 200mg 碳酸钙，餐后分次服用，和 1 000IU 维生素 D。M. B. 不吸烟、不饮酒，也不服用任何非处方药。

M. B. 是否有骨质疏松症的临床表现？

骨质疏松的临床症状很少，它通常是无症状的直到骨折发生。M. B. 存在身高下降 3.8cm，有轻度驼背。她还有轻微的背部疼痛。虽然驼背还有其他原因，但 M. B. 的驼背可能与骨质疏松症相关的压缩性骨折相关（见案例 110-2，问题 1，获取更多关于骨质疏松症临床症状和体征的信息）。

案例 110-3,问题 2：M. B. 的治疗计划应该做什么改变（如果有的话）？

M. B. 的治疗方案旨在防止骨量流失、减少跌倒，这些可导致骨折。对 M. B. 来说，从饮食中继续获取钙和维生素 D 并且在治疗计划中加入锻炼，最大限度的发挥身体功能是很重要的。M. B. 有骨折史，并可能由于骨质疏松出现椎体压迫。她将来还有很高的骨折风险。应与 M. B. 一起讨论使用不同药物或重新启动阿仑膦酸盐治疗的获益，并进行依从性教育。

复发性骨折风险

椎体骨折是骨质疏松症的常见后果，与健康相关生活质量（health-related quality of life, HRQOL）下降有关[93,94]。它们可以在没有症状的情况下发生，并且可能在发生骨折时仍未被识别。与先前未发生椎体骨折的绝经后妇女相比，发生骨折后 1 年内再次椎体骨折的发生风险高出 5 倍[93,95]。椎体骨折引起的身体症状在每次复发时更加明显[93]，与身高下降、疼痛、活动能力下降及死亡有关。复发性骨折的风险在其他部位也很高，如髋部和腕部。一项大规模、随机队列研究，对 1999—2006 年近 40 000 名未纳入处方药福利计划的美国医疗保险受益人进行了第 2 次骨折或死亡发生率的评估[96]。那些经历第 2 次骨折并死亡的患者仅计入第 2 次骨折类别中，虽然时间-事件分析包括第 2 次骨折与死亡的风险。第 2 次的骨折 5 年风险和死亡的 5 年风险随年龄增长而增加。

对于年龄在 65~74 岁之间的人群：髋部或临床椎体骨折后的 5 年死亡率在痴呆（分别为 64.7% 和 61.8%）和慢性肾病（分别为 76.7% 和 65.2%）的患者中最高；腕部骨折后的死亡率在痴呆（56%）和心力衰竭（33.3%）患者中最高，其次是慢性肾病（31.6%）；所有患者中，髋部骨折后 5 年死亡率（38.1%）最高，高于临床椎体骨折（29.3%）或腕部骨折（13.1%）；所有骨折后的 5 年死亡率，男性高于女性，例如髋部骨折（48.7% vs 33.1%）、临床椎体骨折（38.5% vs 25.3%）和腕部骨折（17.3% vs 12.3%）；5 年内第 2 次骨折的发生率女性高于男性，例如髋部骨折（27.2% vs 17.7%）、临床椎体骨折（37.4% vs 24.5%）和腕部骨折（21.1% vs 17.6%）。65 岁以后，每 10 年死亡的风险比前 10 年增加 20%（如 65~74 岁髋部骨折 5 年死亡风险为 38.1%，75~84 岁为 49%，85 岁及以上为 63.7%）。对于第 2 次骨折，增加的幅度不大。在大多数亚类中，5 年死亡或继发性骨折的风险 >20%。年龄在 65~74 岁之间没有合并症的患者，经历腕部骨折后，死亡或继发性骨折的风险低于 20%。

饮食摄入

联合补充钙和维生素 D 可改善骨密度，也能预防患骨质疏松症的绝经后妇女骨折的发生[35,36]。然而，对于诊断为骨质疏松症的老年患者来说，很难找到证据支持补充剂对骨折二级预防的益处。在一项对有低能量骨折史的患者进行的小规模随机对照研究中，钙每日 1 200mg 加上维生素 D 每日 1 400IU 治疗 1 年后,与基线相比,显著增加腰椎 BMD,而安慰剂组与基线相比,腰椎 BMD 下降[97]。当对年龄进行分层时,年龄<70 岁者腰椎治疗效果优于年龄>70 岁者(P<0.05)。腰椎 BMD 在年龄<70 岁组增加,在年龄>70 岁组降低。髋部 BMD 无明显变化。在这项试验中年龄较大的患者,既往髋部骨折的发生率较高,且表现出较差的运动能力,这是亚组分析适用性的限制。在一项大规模随机对照试验中,纳入 5 292 例年龄≥70 岁,经历低创伤性骨质疏松性骨折的女性,她们被随机分配至每日口服 800IU 维生素 D₃ 组,每日 1 000mg 钙组,每日 800IU 维生素 D₃ 联合 1 000mg 钙组,或安慰机组,随访 24～62 个月[98]。干预组在总体骨折、影像学证实的骨折、髋部骨折、其他类型骨折的发生率,死亡,骨折或死亡时间,或跌倒等方面无统计学差异。尽管设计良好,但 25-OHD 基线浓度的测定很少,没有报道 BMD,且试验中受试者仅有中度依从性。

充足的膳食钙和维生素 D 是对老年骨质疏松症患者的普遍建议。维持血清 25-OHD 水平高于 30ng/ml(75nmol/L)是一个重要目标,因为低水平的维生素 D 与跌倒风险增加有关[1,99,100]。所有骨质疏松症患者的饮食目标是食用富含水果和蔬菜、低脂乳品、全谷物、鱼和坚果的均衡饮食。应该尽量保持 BMI 在 20～25kg/m² 之间。对于像 M. B. 这样的患者,确保维生素 D 水平足够,并且饮食中摄入的钙不低于每日 1 200mg 是很重要的。如果 M. B. 从饮食中不能达到这一目标,应推荐她服用补充剂。碳酸钙的肠道吸收率取决于胃酸。关于胃酸分泌是否随年龄增长而减少,以及老年患者是否应服用柠檬酸钙而不是碳酸钙,还存在一些争议[101,102]。碳酸钙是与便秘关系最为密切的一种钙剂,随着年龄增长,胃动力下降,便秘可能会带来问题[101,102]。对于患有胃酸缺乏的患者(这是老年人群很常见的一个问题)和那些有便秘问题的患者,柠檬酸钙优于碳酸钙。M. B. 应该继续在用餐时分次服用碳酸钙。如果由于胃酸降低带来吸收问题或出现便秘,M. B. 应将钙剂换为柠檬酸钙(参见案例 115-1,问题 2 和问题 3,进一步讨论钙的需求、补充以及产品的选择和维生素 D 的使用)。

锻炼和预防跌倒

跌倒在老年人中很常见,是造成致命性和非致命性骨折和伤残的主要原因[103]。65 岁以上人群中,每年有 1/3 发生跌倒。跌倒相关的骨折多发于老年女性,尽管男性比女性更易死于跌倒相关骨折。疼痛和残疾是跌倒的常见后果,同时还会造成对再次跌倒的恐惧心理。75 岁及以上老年人比 65～75 岁之间的老人进入长期护理机构的可能性高 5 倍。包括运动训练在内的跌倒预防措施是老年骨质疏松症患者的一种重要非药物治疗手段。在一项 meta 分析中,研究人员对 17 项 60 岁以上社区居住患者的跌倒预防方案的随机对照试验进行了分析,结果显示,运动可显著降低跌倒率,包括跌倒导致的受伤或骨折[104]。所有伤害性跌倒减少约 37%,严重伤害性跌倒减少 43%,导致骨折的跌倒减少 61%。

M. B. 应该进行适合她年龄和身体状况的有规律的负重和强化锻炼。锻炼有助于保持骨量、功能和灵活性。老

年患者应每年至少进行 1 次跌倒风险筛查,以确定是否存在任何与跌倒风险相关的潜在因素或医疗状况[105]。跌倒风险较高的患者包括步态和平衡障碍、足部问题、视力障碍、心血管疾病、体位性低血压和维生素 D 缺乏者。去除致病因素并用尽可能少的药物处理潜在的医疗问题可以减少跌倒的风险。药师在优化药物治疗以降低中枢神经系统影响或认知和血压的不良影响方面具有重要作用。跌倒的预防还包括保持环境安全、减少绊倒危险、在浴缸或淋浴内外和马桶旁边增加扶手以及改善家中的照明[103,105]。

药物疗法

经历髋部或椎体骨折,股骨颈、全髋部或腰椎 T 值<-2.5,以及绝经后妇女和低骨量且骨折风险高的 50 岁以上男性患者应该进行药物治疗[1]。已批准用于治疗骨质疏松症的药物包括双磷酸盐(阿仑膦酸盐、利塞膦酸盐、伊班磷酸盐和唑来膦酸)、降钙素、地诺单抗、雌激素、雷洛昔芬和特立帕肽。对于有骨质疏松症或骨折风险的患者,他们的药物治疗决策应基于患者的病史、患者的偏好以及对药物风险与受益的权衡。药物治疗的目的是减少骨折的发生率,同时副作用最少。头对头试验通常是药物比较的最佳证据,但这种证据并不总是可用的。骨质疏松症的诊断和骨健康的评估常基于骨密度评估,骨密度用于评估骨折风险。寻找最佳治疗方法时,要注意到治疗的基础是为了减少骨折。单独报告 BMD 的试验可能不足以预测对骨折的影响。

> **案例 110-3,问题 3:** M. B. 的骨质疏松症可考虑用哪些药物治疗?

雌激素

如在案例 110-2 中所述,结合雌激素疗法对 BMD 和骨折率有积极影响,但不推荐用于骨质疏松症的治疗。M. B. 可能从多年使用雌激素中获益,维持 BMD,但雌激素疗法对 BMD 的益处仅在服用时才有。一旦停止激素治疗,骨流失就会加速。因此,M. B. 应该和她的医生讨论她是否能受益于另一种治疗骨质疏松症的药物。

SERM

雷洛昔芬是一种可减少椎体骨折风险的雌激素[89]。推荐剂量为口服 60mg/d(片剂)。它是唯一一种被美国批准用于治疗和预防绝经后妇女骨质疏松症的 SERM。

在一项包括 7 000 名绝经后妇女的随机对照试验中,与安慰剂相比,接受雷洛昔芬(每日 60mg 或 120mg)治疗 3 年后,股骨颈的 BMD 分别增加 2.1% 和 2.4%(P<0.001),脊椎 BMD 分别增加 2.6% 和 2.7%(P<0.001)[106]。纳入的受试者年龄在 31～80 岁,有或无椎体骨折史。安慰剂组的新椎体骨折发生率为 10.1%,雷洛昔芬 60mg/d 组为 6.6%,120mg/d 组为 5.4%。与安慰剂组相比,雷洛昔芬 60mg/d 组和 120mg/d 组新发椎体骨折风险分别为 0.7(95%CI,0.5～0.8)与 0.5(95%CI,0.4～0.7),不论先前是否骨折,风

险的降低都是相似的。整体非椎体骨折没有显著差异。严重不良事件包括静脉血栓栓塞，其中安慰剂组为 0.3%，60mg/d 组和 120mg/d 组均为 1.0%。（RR 3.1，95% CI，1.5~6.2）。其他常见和严重的副作用包括流感样症状、潮热、腿痉挛和外周水肿。上述由 Ettinger[106] 等开展的为期 3 年的雷洛昔芬试验的受试者又参加了延伸试验，1 年先不用雷洛昔芬，然后连续应用 4 年每日 60mg 的雷洛昔芬[107]。4 年延伸试验的主要结局指标是浸润性乳腺癌，包括大约 4 000 名来自最初试验的女性。雷洛昔芬降低了 84% 雌激素受体阳性浸润性乳腺癌的发病风险（RR0.16；95% CI 0.09，0.30）。在不用雷洛昔芬的 1 年延伸试验期间，BMD 显著降低。随着雷洛昔芬重新启动，BMD 又开始增加和维持。椎体骨折风险在随机分组后又保持了 4 年，但在 4 年的延伸试验中未报道。美国试验中心仅测定了 4 年延伸试验的骨密度，最终的分析纳入 386 名女性[108]。雷洛昔芬治疗 7 年后，股骨颈 BMD 较基线值增加 1.9%，较安慰剂组增加 3%（P=0.30）。腰椎 BMD 较基线值增加 4.3%，较安慰剂组增加 2.2%（P=0.045）。服用 7 年雷洛昔芬的安全性与 3 年相似（参见案例 110-2，问题 8，获取更多关于雷洛昔芬的信息）。

双膦酸盐是治疗骨质疏松症的主要药物。一项 meta 分析包括 7 个随机对照试验，大约 3 700 名受试者，比较雷洛昔芬和阿仑膦酸盐对绝经后妇女的有效性和安全性[109]。试验周期至少为 12 个月，大部分试验质量较好。每项试验中雷洛昔芬剂量均为 60mg/d。阿仑膦酸盐的给药剂量有多种，包括 2 个试验每周 70mg，4 个试验每日 10mg，1 个试验每日 5mg。在 12~24 个月的随访期内，雷洛昔芬和阿仑膦酸盐在椎体骨折、非椎体骨折或全部骨折的风险上均无统计学差异。上消化道紊乱、静脉血栓栓塞或血管扩张也无明显差异。阿仑膦酸盐组腹泻率显著升高，而雷洛昔芬组血管舒缩事件显著增加。在亚组分析中，与雷洛昔芬相比，阿仑膦酸盐在 65 岁以上的患者中发生上消化道疾病的风险更高；与雷洛昔芬相比，每日服用 1 次阿仑膦酸盐的上消化道疾病风险也更高。

与其他骨质疏松症治疗药物相比，雷洛昔芬具有独特的疗效和风险。与安慰剂相比，雷洛昔芬降低了 34%~44% 的椎体骨折风险，但总的非椎体骨折风险无显著差异[110]。在一项对比雷洛昔芬和阿仑膦酸盐的头对头试验中，未发现在椎体或非椎体骨折风险率方面存在差异[109,110]。在一项长达 7 年的随机对照试验中研究了雷洛昔芬的安全性和有效性。主要的副作用包括静脉血栓栓塞增加、肌痛、痉挛、肢体疼痛和潮热。FDA 发布了关于服用雷洛昔芬增加 DVT 形成和 PE 风险的黑框警告，并警告有冠心病史的绝经后妇女或冠状动脉风险增加的妇女因卒中导致死亡的风险增加[89]。与其他雌激素治疗一样，继续雷洛昔芬治疗可以维持 BMD 的增加。

双膦酸盐

双膦酸盐类药物，如阿仑膦酸盐、利塞膦酸盐、伊班膦酸盐或唑来膦酸，可以替代雷洛昔芬用于预防骨质疏松引起的骨折。这些药物有多种可供选择的给药方法，可能有

助于提高某些患者的依从性（参见案例 110-2，问题 7，专注于双膦酸盐在绝经后骨质疏松症治疗中的应用：药物和剂量见表 110-8）。

阿仑膦酸盐是 1995 年获批用于治疗绝经后骨质疏松症的第一种双膦酸盐，有每日片剂和每周片剂可供使用[75]。关于使用双膦酸盐治疗骨质疏松症的研究已有多项。在 11 项随机对照试验的 Cochrane 综述中，纳入 12 000 名既往发生骨折或 BMD 低于平均值至少 2 个 SD 的绝经后妇女，结果表明，阿仑膦酸盐减少了椎体骨折（NNT 16）、非椎体骨折（NNT 50）、腕部骨折（NNT 50）和髋部骨折（NNT 100）的风险[57]。与安慰剂相比，阿仑膦酸盐在 3 年内，使椎体骨折风险减少 40%~64%、非椎体骨折风险降低 11%~49%、髋部骨折风险降低 21%~55%[57,110]。阿仑膦酸盐耐受性良好，临床试验报告的不良事件与安慰剂相似。上市后监测和临床试验之外的不良反应报告显示，阿仑膦酸盐与上消化道事件密切相关。每月 1 次阿仑膦酸盐较每日 1 次耐受性略好，但存在胃肠道不耐受风险，并可能导致食管炎、食管溃疡、食管狭窄或穿孔、胃或十二指肠溃疡，以及食管癌。对于那些服用双膦酸盐后躺下，没有用满杯水 [6~8 盎司（1 盎司 =29.57ml）] 送服药物，或在出现食管刺激症状后继续服药的患者，副作用更大。

其他口服双膦酸盐引起的类似胃肠道事件也有报道[76,111]，FDA 要求在调配这些药物时提供用药指导[77]。用药指导用于解决双膦酸盐的特定问题，旨在帮助患者更好的理解治疗、不良反应和依从性（见案例 110-2，问题 7 获取更多不良反应的信息）。

利塞膦酸盐有 4 种不同给药方式的口服片剂：每日、每周、每月或每月连续 2 日给药[76]。与阿仑膦酸盐相似，利塞膦酸盐显著降低椎体、非椎体和髋部骨折的发生率[110,112]。大多数试验每日使用 5mg 的剂量。尽管研究质量不高，但在比较不同剂量方案的头对头试验中，不同的剂量方案之间没有统计学差异[110]。与安慰剂相比，利塞膦酸盐可降低 39%~69% 的椎体骨折风险，即使在轻度至重度肾损害亚组中也是如此。非椎体骨折风险降低 19%~60%，髋部骨折风险降低 26%~40%。临床试验报告的副作用与安慰剂相似。

伊班膦酸盐有每日 1 次或每月 1 次口服给药的片剂，也有每季度静脉注射 3mg 的注射剂[111]。与安慰剂相比，每日口服伊班膦酸盐 3 年后，能显著降低 52%~62% 的椎体骨折风险[110,113]。应用伊班膦酸盐后，未发现非椎体或髋部骨折有统计学意义的减少[114]。然而，在两项非劣效性试验的亚组分析中，与较低剂量的伊班膦酸盐相比，较高剂量的伊班膦酸盐（每月 1 次 150mg、每季度 1 次 3mg 静脉注射和每两个月 1 次 2mg 静脉注射）可降低非椎体骨折的风险 HR0.620（0.395~0.973）。

由于可减少椎体骨折、非椎体骨折和髋部骨折，阿仑膦酸盐或利塞膦酸盐是可供选择的口服双膦酸盐。

唑来膦酸是静脉注射剂，用于治疗骨质疏松症，每年 1 次，每次 5mg，静脉输注时间不少于 15 分钟[78]。与阿仑膦酸盐或利塞膦酸盐类似，它可显著降低椎体骨折（NNT 14）、非椎体骨折（NNT 38）和髋部骨折（NNT 98）的风险[115,116]。

一项针对已确诊骨质疏松症的绝经后妇女开展的大规模试验发现,唑来膦酸与心房颤动有关,但在随后的一项对近期髋部骨折的绝经后妇女的研究中没有发现这一点[78,115]。与口服双膦酸盐相比,唑来膦酸不太可能引起胃肠道症状;然而,它有一些注射反应,如发热(18%)、肌痛(9%)以及流感样症状(8%),这些症状通常在3日内缓解,最长可持续2周。与安慰剂相比,注射后低钙血症风险增加。急性肾功能损害、肌酐清除率<35ml/min以及低钙血症的患者禁用唑来膦酸。

在唑来膦酸试验中发现有争议的心房颤动,这促使FDA进行了一项调查[79]。在对阿仑膦酸盐、伊班膦酸盐、利塞膦酸盐和唑来膦酸与安慰剂比较的临床试验进行分析后,FDA指出,在男性和女性患者中应用双膦酸盐类药物治疗与心房颤动的风险没有明确关联。

静脉注射和口服双膦酸盐类药物都与ONJ和非典型骨折有关(参见案例110-2,问题7,获取更多关于不良反应的信息)。

M.B.已经被诊断患有骨质疏松症,骨折复发的风险很高。双膦酸盐对初次骨折后的二级预防有效。M.B.可选择按原处方继续口服阿仑膦酸盐或口服利塞膦酸盐。

案例110-3,问题4:还有哪些其他可能替代的药物或附加的疗法可用于治疗M.B.的绝经后骨质疏松症?

降钙素

降钙素可减少骨吸收和骨代谢[32]。从鲑鱼中合成的降钙素比人体降钙素的功效高40~50倍[117]。注射和鼻腔喷雾给药均被批准用于绝经至少5年的绝经后骨质疏松症[118,119]。

注射用降钙素也用于治疗高钙血症和Paget病。降钙素仅在替代方案不适用时用于骨质疏松症的治疗,可作为三线治疗[26,32,118]。骨折率降低未在高质量的临床试验中得到证实。

鼻腔给药后常见的鼻部症状包括鼻炎、鼻疮、刺激、瘙痒、鼻窦炎和鼻出血[119]。注射给药后常见局部皮肤反应(10%)[118]。伴或不伴呕吐的恶心(10%)和脸部潮红(2%~5%)可发生于治疗开始时,但可随时间消退。其他不良反应包括关节痛、头痛和背部疼痛。与鲑鱼降钙素相关的严重副作用包括严重的超敏反应、低钙血症和恶性肿瘤。降钙素注射剂未使用时应冷藏保存。鼻喷剂在打开使用前应冷藏保存,打开应用之后,在室温下30日内可保持稳定。降钙素鼻喷雾剂应该每日交替鼻孔使用。由于鲑鱼降钙素的效力较弱,应采用替代疗法治疗骨质疏松症。

地诺单抗

地诺单抗(denosumab)是一种可与骨吸收破骨细胞的调节因子RANKL结合的人单克隆抗体[23]。地诺单抗每6个月皮下注射1次,迅速起效抑制骨代谢。与安慰剂相比,地诺单抗显著增加腰椎、全髋部和股骨颈的BMD[120]。停药后这种作用迅速消失,在停止治疗12个月后,BMD恢复

到接近基线水平。

在一项大规模随机、安慰剂对照、多中心试验中,纳入7 868例绝经后骨质疏松症妇女,每6个月使用地诺单抗60mg,皮下注射,或给予安慰剂,试验为期36个月[121]。结果表明,地诺单抗降低了主要结局指标新发临床椎体骨折的发生率,2.3% v.s.7.2%(RR=0.32;95%CI,0.26~0.41;P<0.001)。地诺单抗组轻微减少新发髋部骨折累积风险,0.7% v.s.1.2%(HR=0.6;95%CI,0.37~0.97;P=0.04),同时也降低了非椎体骨折的累积风险,6.5% v.s.8.0%(HR=0.80;95% CI,0.67~0.95;P=0.01)。地诺单抗组湿疹发生率为3%,安慰剂组为1.7%(P<0.001)。接受地诺单抗的患者中有12例(0.3%)出现严重皮肤感染,接受安慰剂的患者仅1例(P=0.002)。两组其他副作用相似。

两项比较地诺单抗和每周1次阿仑膦酸盐的头对头的临床试验发现,地诺单抗与12个月时髋部、腰椎、股骨颈和桡骨的BMD显著增加有关[122,123]。地诺单抗和每月1次伊班膦酸盐的对比研究,也有相似的发现[124]。在12个月时,接受地诺单抗的绝经后妇女的全髋部、股骨颈和腰椎BMD显著高于接受伊班膦酸盐组。Palacios等人汇总了两项试验的数据,比较了每6个月皮下注射60mg地诺单抗与伊班膦酸盐或利塞膦酸盐,每月1次150mg,持续12个月[125]。试验纳入了低骨密度且之前口服双膦酸盐依从性较差的绝经后妇女。将治疗6个月和12个月时的满意度调查问卷与基线时进行比较。所有患者满意度均有所提高,但地诺单抗组提高更显著(P<0.001)。对于转用地诺单抗治疗的患者,在有效性、副作用、方便性和总体满意度方面更高。骨折的临床结果没有报道,因此无法比较地诺单抗和口服双膦酸盐对骨折风险的影响。

地诺单抗被批准用于治疗骨折高风险的绝经后妇女骨质疏松症[120]。常见的不良反应包括背痛、肢体疼痛、高胆固醇血症、肌肉骨骼疼痛和膀胱炎。应用地诺单抗可引起包括蜂窝组织炎在内的严重感染,以及皮疹和湿疹。有低钙血症的风险。建议患者补充足够的钙和维生素D,每日至少1 000mg钙和400IU维生素D。患者在开始地诺单抗治疗之前必须纠正低钙血症。严重的过敏反应、胰腺炎、ONJ以及非典型股骨骨折均有报告。地诺单抗预充式注射剂,应储存在冰箱中,2~8℃(36~46℉)冷藏保存。临用前应放至室温再给药。建议在上臂、大腿或腹部通过皮下注射给予。

PTH

内源性PTH调节血液中钙的水平[22]。即使钙的少量减少也会引起PTH的分泌。它作用于肾脏,保留钙并且刺激骨化三醇的产生,从而增加钙的吸收。PTH刺激骨形成和骨吸收,但也增加钙从骨骼到血液的转运。甲状旁腺功能亢进是指甲状旁腺不受控制的过度活跃和PTH的持续分泌。过多的PTH导致破骨细胞的骨破坏,并且已被证明可导致骨流失和骨脆性。然而,有控制的间歇注射可促进骨形成,增加BMD和骨尺寸。特立帕肽是PTH前34个氨基酸(PTH1-34)的人重组片段,可产生大部分的主要生物效应[126]。特立帕肽多剂量笔,每日皮下注射20μg,批准用

于治疗骨折风险较高的绝经后妇女的骨质疏松症。

早期的人体临床试验提前终止，因为动物研究数据显示高剂量和长时间应用特立帕肽可使骨肉瘤发病率增加[22,126]。制造商在特立帕肽的包装信息中添加了发生骨肉瘤潜在风险的黑框警告，这个信息也应作为用药指导告知所有接受特立帕肽治疗的患者。

Neer 等[127]开展的一项关于特立帕肽的早期随机安慰剂对照试验提前终止。该试验招募了 1 637 名至少绝经 5 年，并且至少有 1 次中度或 2 次轻度椎体骨折的绝经后妇女。患者被随机分配至每日皮下注射 20μg、40μg 特立帕肽或安慰剂，并完成 18 个月的治疗。特立帕肽 20μg 和 40μg 剂量组分别减少了 65% 和 69% 的新椎体骨折，减少了 53% 和 54% 的新发非椎体骨折。20μg 和 40μg 剂量组，腰椎（9% 和 13%）与股骨颈（3% 和 6%）的 BMD 显著增加，但 40μg 组患者桡骨 BMD 减少 2%。与安慰剂组相比，服用 40μg 的患者恶心与头痛的不良反应较为显著，而服用 20μg 的患者出现眩晕与腿部疼挛较为明显。在注射后第 4~6 小时至少出现 1 次高钙血症的发生率分别为安慰剂组 2%，20μg 剂量组 11%，40μg 剂量组 28%。这些患者在首次发生高钙血症后，特立帕肽的剂量减半。特立帕肽使血清骨化三醇和血清尿酸水平升高，血清镁略有降低，但在治疗结束约 5 周后，血清钙、镁和尿酸可恢复或接近基线值。

一项随机安慰剂对照试验的 meta 分析也有相似的结果；特立帕肽使椎体骨折风险降低 63%（RR = 0.37；95% CI：0.28~0.48），非椎体骨折风险降低 38%（RR = 0.62；95% CI：0.46~0.82）[128]。PTH 也可减少新的和恶化的背部疼痛发生率（OR = 0.68；95% CI：0.53~0.87）。注射给药后有恶心和高钙血症不良反应的报告。

欧洲 Forteo 研究的亚组分析（EURO-FORS）包括 503 名患者，她们在一项为期 2 年的包括 868 名绝经后骨质疏松症妇女的随机对照、开放标签的临床试验中接受特立帕肽的治疗[129]。根据既往抗再吸收药物治疗的情况，患者被分为 3 个亚组，初治患者（n = 84）、接受抗再吸收药物（antiresorptive medication，AR）预处理且有足够相应的患者（n = 134）及对 AR 预处理没有足够响应的患者（n = 285）。在 6、12、18 和 24 个月时，对 BMD 的变化情况进行了分析。既往接受 AR 治疗的患者在接受特立帕肽治疗的前 6 个月，全髋部和股骨颈的平均 BMD 下降，但初治患者未出现下降。股骨颈 BMD 在第 12 个月，髋部 BMD 在第 18 个月时，较基线 BMD 增加。在 24 个月时，3 个亚组腰椎、全髋和股骨颈的 BMD 变化均显著。对于初治患者来说，BMD 的提高最大。腰椎、全髋和股骨颈的 BMD 在 18~24 个月时显著增加。

特立帕肽具有独特的作用机制，使其与其他药物联合治疗骨质疏松症时更有优势。一项针对绝经后妇女的小型试验表明，特立帕肽与地诺单抗联用 12 个月是安全的，额外 12 个月的延伸试验也是安全的[130,131]。在 12 个月时，所有组的 BMD 都有显著变化，但联合用药比单独用药 BMD 增加更多。在 24 个月时，BMD 继续增加，但特立帕肽引起的髋部和股骨颈 BMD 增加显著高于第 1 年以及应用地诺单抗的第 2 年。联合应用特立帕肽和地诺单抗，股骨颈

（6.8%）、全髋（6.3%）和脊柱（12.9%）的 BMD 总体增加比单独使用任何一种药物都要多。桡骨远端 BMD 在 24 个月时增加，但特立帕肽组 BMD 较基线值降低。药物耐受性良好。在前 12 个月有轻度高钙血症的报告，但在第 2 年没有发生。报告的严重不良反应均与药物无关。

特立帕肽与阿仑膦酸盐联用时，结果不同[132]。与单独应用特立帕肽相比，联合应用特立帕肽与阿仑膦酸盐可增加桡骨的 BMD，但降低腰椎、股骨颈和全髋的 BMD。然而，长期应用阿仑膦酸盐治疗的妇女加用特立帕肽而不是改用特立帕肽，与单独应用特立帕肽相比，BMD 在 18 个月时增加[133]。

与唑来膦酸联用时，腰椎 BMD 较单独应用唑来膦酸有显著改善，但与单独应用特立帕肽无明显差异[134]。联合用药组全髋 BMD 增加，与单独应用特立帕肽有显著差异，但与单独应用唑来膦酸无显著差异。

特立帕肽与双膦酸盐联合应用时可能有较少的益处，与地诺单抗联用时效果更显著，但是需要更多的信息来确定其对骨折风险的影响。

特立帕肽已经被用于治疗和促进双膦酸盐或地诺单抗导致的 ONJ 的康复[135,136]。目前正在研究每周给予不同剂量药物用于预防椎体骨折[137,138]。

由于初始给药可能出现体位性低血压，因此，特立帕肽的初始给药应在患者坐位或卧位时给予[126]。特立帕肽笔在第 1 次注射后的 28 天内稳定。剩余药物应在 28 天后丢弃。特立帕肽应在 2~8℃（36~46°F）冷藏条件下储存，从冷藏室取出后立即注射。使用后，笔应重新盖好笔帽并避光保存。特立帕肽的安全性和有效性不超过 2 年，目前不建议治疗时间超过 2 年。

报告的不良反应包括高钙血症、腿痉挛、恶心、头晕。体位性低血压可能发生在最初几次给药后 4 小时内，并且在几分钟至数小时后自行消失。如果出现症状，患者应该立即坐下或躺下。

糖皮质激素诱导的骨质疏松症

案例 110-4

问题 1：D.J. 是一位 56 岁的男性，10 年前被诊断出患有克罗恩病。D.J. 在过去的 5 年，一直服用甲氨蝶呤和柳氮磺胺吡啶。在过去的 1 周，D.J. 的症状所有加重，并逐渐恶化。D.J. 被收住院并给予静脉激素，出院时口服泼尼松每日 60mg，3 个月后逐渐减量。这是他 2 年内第 3 次发病，他的医生担心他有骨质疏松的风险。作为医疗团队中的一员，您将在几天后的随访中与 D.J. 见面。在会面中，他向你询问为什么男性要担心骨质疏松。为 D.J. 提供一份材料，包括他的风险并告诉他具体的治疗目标。

糖皮质激素治疗，如泼尼松，是发生骨质疏松的常见原因。骨折风险在开始治疗的 3~6 个月内增加，治疗中断后下降[139]。骨折的风险随着治疗剂量和持续时间的增加而增加。

糖皮质激素通过减少成骨细胞的寿命及增加骨细胞凋亡,导致骨流失及骨质疏松症的发生[140]。糖皮质激素减少骨形成,减少骨体积,并导致快速骨质流失。

由于长时间服用高剂量药物,D. J. 面临着骨量大量流失的风险。当他正在接受糖皮质激素治疗时,应尽量减少骨流失。D. J. 在服用泼尼松时,可选用药物治疗来预防骨质疏松症。根据 NOF 的规定,骨质疏松症最低风险阈值是每日 5mg 泼尼松,服用 3 个月[1]。

> **案例 110-4,问题 2:** 有什么药物可以预防 D. J. 的骨质疏松症吗?

双膦酸盐

阿仑膦酸钠、利塞膦酸钠、唑来膦酸是 FDA 批准用于治疗糖皮质激素诱导的骨质疏松症(glucocorticoid induced osteoporosis,GIOP)的药物。利塞膦酸盐和唑来膦酸被批准用于预防 GIOP。美国风湿病学会(American College of Rheumatology,ACR)发表了预防和治疗糖皮质激素诱导的骨质疏松症的指南[141]。对于绝经后妇女和 50 岁以上男性,阿仑膦酸盐、利塞膦酸盐和唑来膦酸均被推荐用于接受持续时间至少 3 个月,剂量为每日 7.5mg 糖皮质激素的患者。

双膦酸盐可增加接受糖皮质激素治疗患者的骨密度,并预防骨流失。

对于长期应用激素的患者,与安慰剂组相比,阿仑膦酸钠 5mg 和 10mg 的剂量应用 48 周,可增加腰椎、股骨颈和股骨粗隆的 BMD,安慰剂组上述部位 BMD 降低,骨折率无显著差异[142]。560 名患者中的 389 名仍然接受每日 7.5mg 泼尼松,并继续进行为期 12 个月的延伸试验[143]。在 12 个月的延长试验结束后,阿仑膦酸盐组腰椎、股骨颈和股骨粗隆 BMD 显著增加,安慰剂组则降低。尽管只有少数椎体骨折发生,但阿仑膦酸盐组(0.7%)与安慰剂组(6.8%)相比有显著性差异(P=0.026)。在使用糖皮质激素的患者中,阿仑膦酸盐每周 70mg 在提高 BMD 方面也比安慰剂更有效[144]。在开始长期服用糖皮质激素的患者中,利塞膦酸盐每日 5mg 持续 48 周可保持腰椎 BMD,而安慰剂组则下降[145]。未发现骨折率有显著差异。在一项为期 1 年的非劣效性研究中,单次静脉输注 5mg 唑来膦酸与每日口服 5mg 利塞膦酸钠相比,腰椎 BMD 分别增加 4.06% 和 2.71%(P<0.001)[146]。唑来膦酸不劣于利塞膦酸盐。在一项使用糖皮质激素至少 1 年的男性患者研究中,唑来膦酸与利塞膦酸盐相比有相似的结果,可显著增加腰椎和全髋的 BMD。

尽管每日给药的阿仑膦酸盐和利塞膦酸盐被批准用于糖皮质激素诱导的骨质疏松症,但每周给药的方式在临床上应用更常见,且显著降低骨折的发生率[147]。每周给药也可改善依从性(参见案例 110-4,问题 4)。

PTH

特立帕肽也被批准用于 GIOP 的治疗。Saag 等人进行了一项为期 36 个月的试验,比较了特立帕肽每日 20μg 皮下注射和阿仑膦酸钠每日口服 10mg 之间的差异[148]。这项研究包括 400 名患风湿病的男性和女性。治疗 18 个月后,特立帕肽组和阿仑膦酸钠组脊柱 BMD 分别增加了 7.2% 和 3.4%。髋部 BMD 分别增加了 3.8% 和 2.4%。两组之间的差异早在 6 个月时就已出现。在第 36 个月时,特立帕肽继续增加脊柱、髋关节和股骨颈的 BMD,程度远高于阿仑膦酸钠。与阿仑膦酸盐组(7.7%)相比,特立帕肽组椎体骨折的发生率较少(1.7%;P=0.007)。组间非椎体骨折无显著性差异。一项小规模(n=95)为期 18 个月的试验,纳入了应用糖皮质激素至少 3 个月(中位数 6.4 年)的男性患者[149],比较每日皮下注射 20μg 特立帕肽与每周 35mg 利塞膦酸盐的效果。与基线相比,两组患者的 BMD 均较基线显著增加,但特立帕肽组增加更显著(16.3% v. s. 3.8%;P=0.004)。试验期间未发生椎体骨折。利塞膦酸盐组中共 5 例(10.6%)发生新的临床骨折,而特立帕肽组无骨折发生(P=0.056)。

地诺单抗未被批准用于治疗 GIOP,但可增加长期应用糖皮质激素患者骨密度,并减少骨代谢[150,151]。

> **案例 110-4,问题 3:** D. J. 的医生应告诉他哪些预防骨质疏松的建议?

充足的钙和维生素 D 是必不可少的。如果需要,建议服用补充剂以保持钙量达到每日 1 200~1 500mg,维生素 D800~1 000IU[141]。鼓励病人改变生活方式,包括戒烟、减少酒精摄入和规律运动。

D. J. 适合双膦酸盐治疗。他应该接受一种口服双膦酸盐,如服用泼尼松期间每周 70mg 阿仑膦酸盐或每周 35mg 利塞膦酸盐。应告知他正确的用药方法以及双膦酸盐的不良反应,并且给予用药指导(参见案例 110-2,问题 8)。

D. J. 应选择每周固定 1 天服药。应在早晨空腹时用一满杯水送服。应保持直立并在用药后至少 30 分钟内不吃或喝任何东西。

> **案例 110-4,问题 4:** 依从性如何影响骨质疏松的预防或治疗?

骨质疏松症是一个重大的公共卫生问题,但它是一种无症状的疾病,直到骨折发生。尽管许多用于治疗骨质疏松症的药物具有服药频次少的便利性,但依从性并不佳[110]。影响骨质疏松症药物治疗依从性的因素包括给药频率、不良反应、合并疾病、骨质疏松症有关知识的了解以及治疗费用。

临床试验中的依从性通常不能反映真实世界的患者情况。在 18 个报告依从性的随机对照试验中,大多数报告超过 90%。在 59 项观察研究中,依从性显著降低:13 项依从性研究中有 10 项报告依从率低于 50%;在使用健康计划数据的研究中,35%~52% 的患者依从率为 80% 以上;在一些市场调研中,23%~49% 的患者依从率为 80%,而应用特立帕肽的人群仅有 33.5% 的依从率。

在一项包括 15 个观察性研究(n=704 134)的双膦酸盐

依从性 meta 分析中,低依从性与高依从性相比,骨折的总体风险估计高出 46%[152]。这项 meta 分析受到观察性研究设计的异质性和差异性的局限。

一项针对男性骨质疏松症患者的系统综述,纳入了 18 项与依从性相关的研究以及 37 项与成本相关的研究[153]。在 1 年的时间内,仅有 32%~64% 的男性用药依从性高于 80%。依从性较差的患者整体临床结果更差。与骨质疏松性骨折相关的总成本,男性没有女性高,但 4 项调查直接和间接成本的研究发现,男性骨折的总成本高于女性。

口服双膦酸盐是预防和治疗骨质疏松症的一线药物。与每日给药相比,每周给药可改善依从性;每月给药与每周给药相比不能改善依从性,而且每月给药的依从性还可能略低[154-156]。

尽管依从性差的后果只是一种估计,但提高依从性对改善双膦酸盐的疗效是有意义的。

男性骨质疏松症

> **案例 110-5**
>
> **问题 1:** M. B. 的丈夫 J. B. 是一位 77 岁的老年男性,找医生进行常规体检。J. B. 的妻子患有骨质疏松症而且女儿骨量较低。J. B. 想知道男性是否会患骨质疏松症。他应该做骨质疏松症的相关检查吗?

NOF 估计有 990 万美国人患有骨质疏松症,其中 200 万人是男性[92,157]。

男性的患病率在晚年时增加,在 80 岁时增加幅度最大[10]。股骨颈或腰椎的年龄调整的骨质疏松患病率因种族(4%非西班牙裔白人男性,9%其他种族)而异,低骨量的患病率也因种族不同而存在差异(24%非西班牙裔黑人男性,39%非西班牙裔白人男性)。每年大约有 8 万名男性会发生髋部骨折,且男性髋部骨折后死亡率高于女性[157]。

在内分泌学会男性骨质疏松症临床实践指南中,Watts 等[24]建议对所有 70 岁及以上的男性、50 岁以后有骨折史的男性以及 50~69 岁存在青春期延迟、酗酒、吸烟、性腺功能减退、甲状旁腺功能亢进、甲亢、COPD 等情况或疾病状态,使用糖皮质激素或 GNRH 激动剂的男性进行 BMD 测试。

J. B. 年龄超过 70 岁,应该用 DXA 测量脊柱和髋部的 BMD[24,92]。当不能测定脊柱或髋部 BMD,以及接受雄激素阻断疗法(androgen deprivation therapy,ADT)或有甲状旁腺功能亢进时,可以对股骨颈进行 DXA 测量。

为女性设定的 WHO 诊断标准同样适用于诊断男性骨质疏松症(T 值≤-2.5)[45]。

> **案例 110-5,问题 2:** J. B. 了解到他的妻子和她的女儿 BMD 的降低是由于激素水平下降所致。那么,这也同样是男性骨质疏松症的原因吗?

许多风险因素会导致男性骨质疏松症(见表 110-1),然而,雄激素和雌激素的下降对他们骨质疏松症的发展起到主要作用[158]。

雄激素和雌激素

雄激素的生成量,特别是血清睾酮浓度,随年龄的增长而减少。这被认为可减少骨形成和增加骨吸收。睾酮与 BMD 的减少相关,而与二氢睾酮没有关联[159]。尽管睾酮对男性骨骼健康很重要,研究已经表明,雌激素可能在骨骼生物学中发挥更重要的作用。雌激素效应需要两个基因:雌激素受体 α 基因(estrogen receptor α,ER-α)和芳香化酶基因。ER-α 存在于成骨细胞、破骨细胞和骨的干细胞,芳香化酶基因存在于骨成骨细胞和干细胞。这些基因的缺失导致雄激素无法转化为雌激素。芳香化酶缺乏症的雌激素替代疗法显著增加骨量和骨代谢标记物,使其达到正常。

> **案例 110-5,问题 3:** 如果 J. B. 的睾酮水平低下,他是否需要因性腺功能减退补充雄激素?

性腺功能减退可能是成年男性骨流失的主要原因,并可能增加骨折的风险[160]。如果完整的病史和体力活动可以提示骨质疏松症的具体原因,J. B. 的医生可能会让他做更多的检查,包括血清睾酮水平,并在治疗骨质疏松的同时开始睾酮替代治疗[24]。

> **案例 110-5,问题 4:** 如果确定 J. B. 患有骨质疏松症,他应该服用钙和维生素 D 吗?

所有像 J. B. 一样有骨质疏松症风险或已经患骨质疏松症的男性,都应通过饮食和必要的补充,每天获取 1 000~1 200mg 的钙[24]。如果有需要,应测量 25(OH)D 的水平,J. B. 应摄入维生素 D,以达到至少 30ng/ml 的水平。

> **案例 110-5,问题 5:** 治疗男性骨质疏松症的方法有哪些?

FDA 批准的治疗男性骨质疏松症的药物包括双膦酸盐类(如阿仑膦酸盐、利塞膦酸盐、唑来膦酸)、PTH(特立帕肽)和单克隆抗体(地诺单抗)(参见表 110-8)。在一项为期 2 年的双盲试验中,241 例骨质疏松症男性患者被随机分为阿仑膦酸盐每日 10mg 组或安慰剂组[161]。1/3 的受试者血清游离睾酮水平较低。阿仑膦酸钠组和安慰剂组相比,腰椎 BMD 分别增加了 7.1%和 1.8%,股骨颈 BMD 分别增加 2.5%和-0.1%,全身 BMD 分别增加 2%和 0.4%。阿仑膦酸钠组新的椎体骨折发生率(0.8%)低于安慰剂组(7.1%),并且观察到阿仑膦酸盐组与安慰剂组相比身高有所降低(0.6mm)。

在一项为期 2 年的双盲、安慰剂对照研究试验中,284 例男性按 2∶1 的比例随机分配到每周 35mg 利塞膦酸盐组或安慰剂组[162]。所有患者均补充钙和维生素 D。利塞膦酸盐组腰椎 BMD 比安慰剂组增加 4.5%。椎体骨折和非椎体骨折各组间没有明显差异,但利塞膦酸盐组骨代谢标志物明显降低。

在一项骨质疏松症的多中心、双盲、主动对照、平行组研究中,302 例男性患者被随机给予唑来膦酸(每年 5mg,静脉注射)或阿仑膦酸盐(每周 70mg,口服),持续 2 年[163]。所有患者均补充钙和维生素 D。这项研究的结果证实唑来膦酸并不比阿仑膦酸盐疗效差,两组有相似的 BMD 响应和骨代谢标志物的抑制。唑来膦酸组腰椎 BMD 增加 6.1%,阿仑膦酸盐组增加 6.2%,两组间其他部位的 BMD 增加相似。

Orwoll 等还进行了一项多中心、随机、双盲、对照试验,纳入 437 例 BMD 低于年轻男性平均 BMD 值 2SD 的男性患者[164]。他们接受每日皮下注射特立帕肽 20μg、40μg 或安慰剂,同时补充钙和维生素 D,平均持续时间为 11 个月。特立帕肽组治疗 3 个月后腰椎 BMD 明显增加。研究结束时,20μg 和 40μg 组腰椎 BMD 分别增加 5.9% 和 9.0%。20μg 和 40μg 组骨代谢标志物也有相应的改善。这项研究最初计划进行 2 年,但因在常规测试中发现大鼠发生骨肉瘤,研究被迫提前终止。

在一项对男性骨质疏松症的抗再吸收和合成代谢治疗的系统评价与 meta 分析中,与安慰剂相比,这两类药均可增加男性骨质疏松症患者的 BMD[165]。需要开展更多针对男性受试者以椎体和非椎体骨折作为主要终点的研究。

> **案例 110-5,问题 6:** 什么时候推荐药物治疗?

药物治疗适用于诊断为骨质疏松症的男性、低骨量且使用 WHO 的 FRAX 工具评估十年髋部骨折风险 ≥3%、已有非严重创伤的髋部或椎体骨折以及长期服用超过 7.5mg/d 糖皮质激素的患者[24]。

内分泌学会建议每 1~2 年测定脊柱和髋部 DXA 以评估治疗,以及在开始治疗后 3~6 个月监测骨代谢标志物。

J.B. 应保持足够的膳食钙和维生素 D 摄入量。如果有必要,建议服用补充剂以维持膳食钙每日 1 200mg 和维生素 D 每日 600IU。鼓励患者改变生活方式,包括戒烟、减少酒精摄入及规律运动。

(霍秀颖 译,雷静、刘一、施红 校,封宇飞、胡欣 审)

参考文献

1. National Osteoporosis Foundation. *Clinician's Guide to Prevention and Treatment of Osteoporosis*. Washington, DC: National Osteoporosis Foundation; 2013.

2. Siris ES et al. The clinical diagnosis of osteoporosis: a position statement from the National Bone Health Alliance Working Group. *Osteoporos Int*. 2014;25(5):1439–1443.

3. South-Paul JE. Osteoporosis: part I. Evaluation and assessment. *Am Fam Physician*. 2001;63(5):897–904, 908.

4. Finkelstein JS et al. Bone mineral density changes during the menopause transition in a multiethnic cohort of women. *J Clin Endocrinol Metab*. 2008;93(3):861–868.

5. Emkey GR, Epstein S. Secondary osteoporosis: pathophysiology & diagnosis. *Best Pract Res Clin Endocrinol Metab*. 2014;28(6):911–935. doi:10.1016/j.beem.2014.07.002.

6. Kanis JA et al. The diagnosis of osteoporosis. *J Bone Miner Res*. 1994;9(8):1137–1141. doi:10.1002/jbmr.5650090802.

7. Kanis J on behalf of the WHOSG (2007). Assessment of Osteoporosis at the Primary Health-Care Level. Technical Report. World Health Organization Collaborating Centre for Metabolic Bone Diseases, University of Sheffield, UK; 2007. Printed by the University of Sheffield.

8. Osteoporosis/Bone Health in Adults as a National Public Health Priority. Position Statement 1113. American Academy of Orthopaedic Surgeons (AAOS); 2014. https://www.aaos.org/About/Statements/Position/?ssopc=1.

9. Cauley JA. Defining ethnic and racial differences in osteoporosis and fragility fractures. *Clin Orthop*. 2011;469(7):1891–1899. doi:10.1007/s11999-011-1863-5.

10. Looker A et al. *Osteoporosis or Low Bone Mass at the Femur Neck or Lumbar Spine in Older Adults: United States, 2005–2008. NCHS Data Brief No 93*. Hyattsville, MD: National Center for Health Statistics; 2012.

11. Wright NC et al. The recent prevalence of osteoporosis and low bone mass in the United States based on bone mineral density at the femoral neck or lumbar spine. *J Bone Miner Res*. 2014;29(11):2520–2526. doi:10.1002/jbmr.2269.

12. Becker DJ et al. The societal burden of osteoporosis. *Curr Rheumatol Rep*. 2010;12(3):186–191. doi:10.1007/s11926-010-0097-y.

13. Clarke B. Normal bone anatomy and physiology. *Clin J Am Soc Nephrol*. 2008;3(Suppl 3):S131–S139. doi:10.2215/CJN.04151206.

14. Riggs BL, Melton LJ. Involutional osteoporosis. *N Engl J Med*. 1986;314(26):1676–1686. doi:10.1056/NEJM198606263142605.

15. Kini U, Nandeesh B. Physiology of bone formation, remodeling, and metabolism. In: Fogelman I et al, eds. *Radionuclide and Hybrid Bone Imaging*. Heidelberg: Springer; 2012.

16. Riggs BL, Khosla S, Melton LJ. A unitary model for involutional osteoporosis: estrogen deficiency causes both type I and type II osteoporosis in postmenopausal women and contributes to bone loss in aging men. *J Bone Miner Res*. 1998;13(5):763–773. doi:10.1359/jbmr.1998.13.5.763.

17. Khosla S et al. The unitary model for estrogen deficiency and the pathogenesis of osteoporosis: is a revision needed? *J Bone Miner Res*. 2011;26(3):441–451. doi:10.1002/jbmr.262.

18. Khosla S, Riggs BL. Pathophysiology of age-related bone loss and osteoporosis. *Endocrinol Metab Clin North Am*. 2005;34(4):1015–1030. doi:10.1016/j.ecl.2005.07.009.

19. Vandenput L et al. Serum estradiol levels are inversely associated with cortical porosity in older men. *J Clin Endocrinol Metab*. 2014;99(7):E1322–E1326. doi:10.1210/jc.2014-1319.

20. Khosla S, et al. Relationship of serum sex steroid levels to longitudinal changes in bone density in young versus elderly men. *J Clin Endocrinol Metab*. 2001;86(8):3555–3561. doi:10.1210/jcem.86.8.7736.

21. Nicks KM, Fowler TW, Gaddy D. Reproductive Hormones and Bone. *Curr Osteoporos Rep*. 2010;8(2):60-67. doi:10.1007/s11914-010-0014-3.

22. U.S. Department of Health and Human Services. *Bone Health and Osteoporosis: A Report of the Surgeon General*. Rockville, MD: U.S. Department of Health and Human Services, Office of the Surgeon General; 2004.

23. Miller PD. Denosumab: anti-RANKL antibody. *Curr Osteoporos Rep*. 2009;7(1):18–22.

24. Watts NB et al. Osteoporosis in men: an endocrine society clinical practice guideline. *J Clin Endocrinol Metab*. 2012;97(6):1802–1822. doi:10.1210/jc.2011-3045.

25. Dawson-Hughes B et al. The potential impact of the National Osteoporosis Foundation guidance on treatment eligibility in the USA: an update in NHANES 2005–2008. *Osteoporos Int*. 2012;23(3):811–820. doi:10.1007/s00198-011-1694-y.

26. Florence R et al. *Institute for Clinical Systems Improvement. Diagnosis and Treatment of Osteoporosis*. Updated July 2013.

27. De Laet C et al. Body mass index as a predictor of fracture risk: a meta-analysis. *Osteoporos Int J*. 2005;16(11):1330–1338. doi:10.1007/s00198-005-1863-y.

28. Syed FA, Ng AC. The pathophysiology of the aging skeleton. *Curr Osteoporos Rep*. 2010;8(4):235–240. doi:10.1007/s11914-010-0035-x.

29. Marini F, Brandi ML. Genetic determinants of osteoporosis: common bases to cardiovascular diseases? *Int J Hypertens*. 2010;2010. doi:10.4061/2010/394579.

30. Klein RF, Foroud T. Chapter 1 Human and Animal Studies of the Genetics of Osteoporosis. In: Orwoll ES, Bliziotes, eds. *Osteoporosis Pathophysiology and Clinical Management*. Totowa, NJ: Humana Press; 2003.

31. Howe TE et al. Exercise for preventing and treating osteoporosis in postmenopausal women. *Cochrane Database Syst Rev*. 2011;(7):CD000333. doi:10.1002/14651858.CD000333.pub2.

32. Management of osteoporosis in postmenopausal women: 2010 position statement of The North American Menopause Society. *Menopause*. 2010;17(1):25–54. doi:10.1097/gme.0b013e3181c617e6.

33. Ross AC et al, eds. *Institute of Medicine Committee to Review Dietary Reference Intakes for Calcium and Vitamin D*. Washington, DC: National Academies Press; 2011.

34. Nutrient Recommendations: Dietary Reference Intakes (DRI). National Institutes of Health Office of Dietary Supplements. http://ods.od.nih.gov/Health_Information/Dietary_Reference_Intakes.aspx. Accessed May 26, 2015.

35. Avenell A et al. Vitamin D and vitamin D analogues for preventing fractures

in post-menopausal women and older men. *Cochrane Database Syst Rev.* 2014;(4):CD000227. doi:10.1002/14651858.CD000227.pub4.

36. Newberry SJ et al. Vitamin D and calcium: a systematic review of health outcomes (update). *Evid Rep Technol Assess No 217.*

37. Dietary Supplement Fact Sheets. http://ods.od.nih.gov/factsheets/list-all/. Accessed May 26, 2015.

38. Orchard TS et al. Magnesium intake, bone mineral density, and fractures: results from the women's health initiative observational study. *Am J Clin Nutr.* 2014;99(4):926–933. doi:10.3945/ajcn.113.067488.

39. Falcone TD et al. Vitamin K: fracture prevention and beyond. *PM R.* 2011;3(6):S82–S87.

40. Iwamoto J. Vitamin K_2 therapy for postmenopausal osteoporosis. *Nutrients.* 2014;6(5):1971–1980. doi:10.3390/nu6051971.

41. Booth SL et al. Effect of vitamin K supplementation on bone loss in elderly men and women. *J Clin Endocrinol Metab.* 2008;93(4):1217–1223. doi:10.1210/jc.2007-2490.

42. Assessment of fracture risk and its application to screening for postmenopausal osteoporosis. Report of a WHO Study Group. *World Health Organ Tech Rep Ser.* 1994;843:1–129.

43. Schousboe JT et al. Executive summary of the 2013 ISCD position development conference on bone densitometry. *JCD.* 2013;4:455–467.

44. McCloskey E. FRAX® Identifying People at High Risk of Fracture WHO Fracture Risk Assessment Tool, a New Clinical Tool for Informed Treatment Decisions. International Osteoporosis Foundation (IOF); 2009. https://www.iofbonehealth.org/sites/default/files/PDFs/WOD%20Reports/FRAX_report_09.pdf.

45. Cosman F et al. Clinician's guide to prevention and treatment of osteoporosis. *Osteoporos Int.* 2014;25(10):2359–2381. doi:10.1007/s00198-014-2794-2.

46. Ettinger B, Grady D. The waning effect of postmenopausal estrogen therapy on osteoporosis. *N Engl J Med.* 1993;329(16):1192–1193. doi:10.1056/NEJM199310143291610.

47. Siris ES et al. Identification and fracture outcomes of undiagnosed low bone mineral density in postmenopausal women: results from the National Osteoporosis Risk Assessment. *JAMA.* 2001;286(22):2815–2822.

48. Banks E et al; Million Women Study Collaborators. Fracture incidence in relation to the pattern of use of hormone therapy in postmenopausal women. *JAMA.* 2004;291(18):2212–2220. doi:10.1001/jama.291.18.2212.

49. Cauley JA. The women's health initiative: hormone therapy and calcium/vitamin d supplementation trials. *Curr Osteoporos Rep.* 2013;11(3):171–178. doi:10.1007/s11914-013-0150-7.

50. Manson JE et al. Menopausal hormone therapy and health outcomes during the intervention and extended poststopping phases of the women's health initiative randomized trials. *JAMA.* 2013;310(13):1353. doi:10.1001/jama.2013.278040.

51. Grady D et al. Heart and Estrogen/progestin Replacement Study (HERS): design, methods, and baseline characteristics. *Control Clin Trials.* 1998;19(4):314–335.

52. Grady D et al. Cardiovascular disease outcomes during 6.8 years of hormone therapy: Heart and Estrogen/progestin Replacement Study follow-up (HERS II) [published correction appears in JAMA. 2002;288:1064]. *JAMA.* 2002;288(1):49–57.

53. Cauley JA et al. Effects of estrogen plus progestin on risk of fracture and bone mineral density: the women's health initiative randomized trial. *JAMA.* 2003;290(13):1729–1738. doi:10.1001/jama.290.13.1729.

54. *PREMPRO (conjugated Estrogens/medroxyprogesterone Acetate Tablets) PREMPHASE (conjugated Estrogens plus Medroxyprogesterone Acetate Tablets).* Philadelphia, PA: Wyeth Pharmaceuticals Inc., a subsidiary of Pfizer Inc.; 2015.

55. *Bisphosphonate: Summary of Indications. Drug Facts and Comparisons. Facts & Comparisons [database Online].* St. Louis, MO: Wolters Kluwer Health, Inc; 2011. http://online.factsandcomparisons.com. Accessed June 18, 2015.

56. Naylor KE et al. Response of bone turnover markers to three oral bisphosphonate therapies in postmenopausal women: the TRIO study. *Osteoporos Int.* 2016;27:21–31. doi:10.1007/s00198-015-3145-7.

57. Wells GA et al. Alendronate for the primary and secondary prevention of osteoporotic fractures in postmenopausal women. *Cochrane Database Syst Rev.* 2008;(1):CD001155. doi:10.1002/14651858.CD001155.pub2.

58. Hosking D et al. Prevention of bone loss with alendronate in postmenopausal women under 60 years of age. *N Engl J Med.* 1998;338(8):485–492. doi:10.1056/NEJM199802193380801.

59. McClung MR et al. Oral Daily ibandronate prevents bone loss in early postmenopausal women without osteoporosis. *J Bone Miner Res.* 2004;19(1):11–18. doi:10.1359/JBMR.0301202.

60. Reginster J-Y. Efficacy and tolerability of once-monthly oral ibandronate in postmenopausal osteoporosis: 2 year results from the mobile study. *Ann Rheum Dis.* 2006;65(5):654–661. doi:10.1136/ard.2005.044958.

61. Miller PD, Recker RR, Reginster J-Y, et al. Efficacy of monthly oral ibandronate is sustained over 5 years: the MOBILE long-term extension study. *Osteoporos Int J Establ Result Coop Eur Found Osteoporos Natl Osteoporos Found USA.* 2012;23(6):1747–1756. doi:10.1007/s00198-011-1773-0.

62. Delmas PD et al. Intravenous ibandronate injections in postmenopausal women with osteoporosis: one-year results from the dosing intravenous administration study. *Arthritis Rheum.* 2006;54(6):1838–1846. doi:10.1002/art.21918.

63. Mortensen L et al. Risedronate increases bone mass in an early postmenopausal population: two years of treatment plus one year of follow-up. *J Clin Endocrinol Metab.* 1998;83(2):396–402. doi:10.1210/jcem.83.2.4586.

64. Delmas PD et al. Monthly dosing of 75 mg risedronate on 2 consecutive days a month: efficacy and safety results. *Osteoporos Int.* 2008;19(7):1039–1045. doi:10.1007/s00198-007-0531-9.

65. McClung MR et al. A novel monthly dosing regimen of risedronate for the treatment of postmenopausal osteoporosis: 2-year data. *Calcif Tissue Int.* 2013;92(1):59–67. doi:10.1007/s00223-012-9668-4.

66. Delmas PD et al. Efficacy and safety of risedronate 150 mg once a month in the treatment of postmenopausal osteoporosis. *Bone.* 2008;42(1):36–42. doi:10.1016/j.bone.2007.09.001.

67. McClung M et al. Zoledronic acid for the prevention of bone loss in postmenopausal women with low bone mass: a randomized controlled trial. *Obstet Gynecol.* 2009;114(5):999–1007. doi:10.1097/AOG.0b013e3181bdce0a.

68. Diab DL, Watts NB. Use of drug holidays in women taking bisphosphonates: *Menopause.* 2014;21(2):195–197. doi:10.1097/GME.0b013e31829ef343.

69. Rodan G et al. Bone safety of long-term bisphosphonate treatment. *Curr Med Res Opin.* 2004;20(8):1291–1300. doi:10.1185/030079904125004475.

70. Black DM et al. Effects of continuing or stopping alendronate after 5 years of treatment: the fracture intervention trial long-term extension (FLEX): a randomized trial. *JAMA.* 2006;296(24):2927. doi:10.1001/jama.296.24.2927.

71. McClung MR et al. Prevention of postmenopausal bone loss: six-year results from the early postmenopausal intervention cohort study. *J Clin Endocrinol Metab.* 2004;89(10):4879–4885. doi:10.1210/jc.2003-031672.

72. Black DM et al. The effect of 6 versus 9 years of zoledronic acid treatment in osteoporosis: a randomized second extension to the HORIZON-Pivotal Fracture Trial (PFT). *J Bone Miner Res.* 2015;30(5):934–944. doi:10.1002/jbmr.2442.

73. Durchschlag E et al. Bone material properties in trabecular bone from human iliac crest biopsies after 3- and 5-year treatment with risedronate. *J Bone Miner Res.* 2006;21(10):1581–1590. doi:10.1359/jbmr.060701.

74. Diab DL, Watts NB. Bisphosphonate drug holiday: who, when and how long. *Ther Adv Musculoskelet Dis.* 2013;5(3):107–111. doi:10.1177/1759720X13477714.

75. *Fosamax (Alendronate) [Package Insert].* Whitehouse Station, NJ: Merck & Co., Inc.; 2013.

76. *Actonel (Risedronate) [Package Insert].* Mason, OH: Warner Chilcott Pharmaceuticals Inc.; 2015.

77. Drug Safety and Availability > Medication Guides. http://www.fda.gov/Drugs/DrugSafety/ucm085729.htm. Accessed June 4, 2015.

78. *Reclastl (Zoledronic Acid) [Package Insert].* East Hanover, New Jersey: Novartis Pharmaceutical Corporation; 2015.

79. Drug Safety Information for Heathcare Professionals > Update of Safety Review Follow-up to the October 1, 2007 Early Communication about the Ongoing Safety Review of Bisphosphonates. http://www.fda.gov/Drugs/DrugSafety/PostmarketDrugSafetyInformationforPatientsandProviders/DrugSafetyInformationforHeathcareProfessionals/ucm136201.htm. Published November 12, 2008. Accessed June 15, 2015.

80. Drug Safety Podcasts > Podcast for Healthcare Professionals: Ongoing Safety Review of Oral Bisphosphonates and Atypical Subtrochanteric Femur Fractures. http://www.fda.gov/Drugs/DrugSafety/DrugSafetyPodcasts/ucm204950.htm. Accessed June 15, 2015.

81. Lee S et al. Increased risk for atypical fractures associated with bisphosphonate use. *Fam Pract.* 2015;32(3):276–281. doi:10.1093/fampra/cmu088.

82. Park-Wyllie LY et al. Bisphosphonate use and the risk of subtrochanteric or femoral shaft fractures in older women. *JAMA.* 2011;305(8):783–789. doi:10.1001/jama.2011.190.

83. *Drug Facts and Comparisons. Facts & Comparisons [Database Online].* St. Louis, MO: Wolters Kluwer Health, Inc; 2011. http://online.factsandcomparisons.com. Accessed June 18, 2015.

84. Martinkovich S et al. Selective estrogen receptor modulators: tissue specificity and clinical utility. *Clin Interv Aging.* 2014;9:1437–1452. doi:10.2147/CIA.S66690.

85. Messalli EM, Scaffa C. Long-term safety and efficacy of raloxifene in the prevention and treatment of postmenopausal osteoporosis: an update. *Int J Womens Health.* 2010;1:11–20.

86. Delmas PD et al. Effects of raloxifene on bone mineral density, serum choles-

terol concentrations, and uterine endometrium in postmenopausal women. *N Engl J Med.* 1997;337(23):1641–1647. doi:10.1056/NEJM199712043372301.

87. Jolly EE et al. Prevention of osteoporosis and uterine effects in postmenopausal women taking raloxifene for 5 years. *Menopause.* 2003;10(4):337–344. doi:10.1097/01.GME.0000058772.59606.2A.

88. Sambrook PN et al. Alendronate produces greater effects than raloxifene on bone density and bone turnover in postmenopausal women with low bone density: results of EFFECT (EFficacy of FOSAMAXR versus EVISTARComparison Trial) International1. *J Intern Med.* 2004;255(4):503–511. doi:10.1111/j.1365-2796.2004.01317.x.

89. *Evista (Raloxifene) [Package Insert].* Indianapolis, IN: Eli Lilly and Company; 2015.

90. Ettinger B et al. Reduction of vertebral fracture risk in postmenopausal women with osteoporosis treated with raloxifene: results from a 3-year randomized clinical trial. Multiple Outcomes of Raloxifene Evaluation (MORE) Investigators. *JAMA.* 1999;282(7):637–645.

91. Riggs BL, Melton LJ. Bone turnover matters: the raloxifene treatment paradox of dramatic decreases in vertebral fractures without commensurate increases in bone density. *J Bone Miner Res.* 2002;17(1):11–14. doi:10.1359/jbmr.2002.17.1.11.

92. *DUAVEE—Estrogens, Conjugated and Bazedoxifene Acetate Tablet, Film Coated [Package Insert].* Philadelphia, PA: Wyeth Pharmaceuticals Inc., a subsidiary of Pfizer Inc.; 2013.

93. Briggs AM et al. The vertebral fracture cascade in osteoporosis: a review of aetiopathogenesis. *Osteoporos Int.* 2007;18(5):575–584. doi:10.1007/s00198-006-0304-x.

94. Oleksik AM et al. Impact of incident vertebral fractures on health related quality of life (HRQOL) in postmenopausal women with prevalent vertebral fractures. *Osteoporos Int.* 2005;16(8):861–870. doi:10.1007/s00198-004-1774-3.

95. Lindsay R et al. Risk of new vertebral fracture in the year following a fracture. *JAMA.* 2001;285(3):320–323.

96. Curtis JR et al. Is withholding osteoporosis medication after fracture sometimes rational? a comparison of the risk for second fracture versus death. *J Am Med Dir Assoc.* 2010;11(8):584–591. doi:10.1016/j.jamda.2009.12.004.

97. Hitz MF et al. Bone mineral density and bone markers in patients with a recent low-energy fracture: effect of 1 year of treatment with calcium and vitamin D. *Am J Clin Nutr.* 2007;86(1):251–259.

98. Grant AM et al. Oral Vitamin D₃ and calcium for secondary prevention of low-trauma fractures in elderly people (randomised evaluation of calcium or vitamin D, record): a randomised placebo-controlled trial. *Lancet.* 2005;365(9471):1621–1628. doi:10.1016/S0140-6736(05)63013-9.

99. Faulkner KA et al. Higher 1,25-dihydroxyvitamin D₃ concentrations associated with lower fall rates in older community-dwelling women. *Osteoporos Int.* 2006;17(9):1318–1328. doi:10.1007/s00198-006-0071-8.

100. Snijder MB et al. Vitamin D status in relation to one-year risk of recurrent falling in older men and women. *J Clin Endocrinol Metab.* 2006;91(8):2980–2985. doi:10.1210/jc.2006-0510.

101. Salles N. Basic mechanisms of the aging gastrointestinal tract. *Dig Dis.* 2007;25(2):112–117. doi:10.1159/000099474.

102. Straub DA. Calcium supplementation in clinical practice: a review of forms, doses, and indications. *Nutr Clin Pract.* 2007;22(3):286-296.

103. Centers for Disease Control and Prevention. *Falls Among Older Adults: An Overview.* Atlanta, GA: Centers for Disease Control and Prevention National Center for Injury Prevention and Control (NCIPC); 2015. http://www.cdc.gov/HomeandRecreationalSafety/Falls/adultfalls.html. Last updated March 19, 2015.

104. El-Khoury F et al. The effect of fall prevention exercise programmes on fall induced injuries in community dwelling older adults: systematic review and meta-analysis of randomised controlled trials. *BMJ.* 2013;347():f6234. doi:10.1136/bmj.f6234.

105. Panel on prevention of falls in older persons, American Geriatrics Society and British Geriatrics Society. Summary of the Updated American Geriatrics Society/British Geriatrics Society Clinical Practice Guideline for prevention of falls in older persons. *J Am Geriatr Soc.* 2011;59(1):148–157. doi:10.1111/j.1532-5415.2010.03234.x.

106. Ettinger B. Reduction of vertebral fracture risk in postmenopausal women with osteoporosis treated with raloxifene; results from a 3-year randomized clinical trial. *JAMA.* 1999;282(7):637. doi:10.1001/jama.282.7.637.

107. Cauley JA et al. Continued breast cancer risk reduction in postmenopausal women treated with raloxifene: 4-year results from the more trial. Multiple outcomes of raloxifene evaluation. Erratum in *Breast Cancer Res Treat* 2001 May;67(2):191. *Breast Cancer Res Treat.* 2001;65(2):125–134.

108. Siris ES et al. Skeletal effects of raloxifene after 8 years: results from the continuing outcomes relevant to evista (core) study. *J Bone Miner Res.* 2005;20(9):1514–1524. doi:10.1359/JBMR.050509.

109. Lin T et al. Alendronate versus raloxifene for postmenopausal women: a meta-analysis of seven head-to-head randomized controlled trials. *Int J Endocrinol.* 2014;2014:1–16. doi:10.1155/2014/796510.

110. Crandall C et al. Treatment to prevent fractures in men and women with low bone density or osteoporosis: update of a 2007 report. Comparative Effectiveness Review No 53 (Prepared by Southern California Evidence-based Practice Center under Contract No HHSA-290-2007-10062-I) Rockville, MD: Agency for Healthcare Research and Quality; 2012. www.effectivehealthcare.ahrq.gov/reports/final.cfm.

111. *Boniva (Ibandronate) [Package Insert].* South San Francisco, CA: Genentech USA, Inc.; 2015.

112. Wells GA et al. Risedronate for the primary and secondary prevention of osteoporotic fractures in postmenopausal women. *Cochrane Database Syst Rev.* 2008;(1):CD004523. doi:10.1002/14651858.CD004523.pub3.

113. Chesnut III CH et al. Effects of oral ibandronate administered daily or intermittently on fracture risk in postmenopausal osteoporosis. *J Bone Miner Res.* 2004;19(8):1241–1249. doi:10.1359/JBMR.040325.

114. Murad MH et al. Clinical review. Comparative effectiveness of drug treatments to prevent fragility fractures: a systematic review and network meta-analysis. *J Clin Endocrinol Metab.* 2012;97(6):1871–1880. doi:10.1210/jc.2011-3060.

115. Black DM et al. Once-yearly zoledronic acid for treatment of postmenopausal osteoporosis. *N Engl J Med.* 2007;356(18):1809–1822. doi:10.1056/NEJMoa067312.

116. Johnson BE. A once-yearly IV infusion of zoledronic acid prevented fractures in postmenopausal women with osteoporosis. *ACP J Club.* 2007;147(2):31.

117. Overman RA et al. Salmon calcitonin use and associated cancer risk. *Ann Pharmacother.* 2013;47(12):1675–1684. doi:10.1177/1060028013509233.

118. *Miacalcin (Calcitonin-Salmon) Injection [Package Insert].* East Hanover, NJ: Novartis Pharmaceuticals Corporation; 2014.

119. *Miacalcin (Calcitonin-Salmon) Nasal Spray, [Package Insert].* East Hanover, NJ: Novartis Pharmaceuticals Corporation; 2014.

120. *Prolia (Denosumab) Injection [Package Insert].* Thousand Oaks, CA: Amgen Inc; 2015.

121. Cummings SR et al. Denosumab for prevention of fractures in postmenopausal women with osteoporosis. *N Engl J Med.* 2009;361(8):756–765. doi:10.1056/NEJMoa0809493.

122. Kendler DL et al. Effects of denosumab on bone mineral density and bone turnover in postmenopausal women transitioning from alendronate therapy. *J Bone Miner Res.* 2010;25(1):72–81. doi:10.1359/jbmr.090716.

123. Seeman E et al. Microarchitectural deterioration of cortical and trabecular bone: differing effects of denosumab and alendronate. *J Bone Miner Res.* 2010;25(8):1886–1894. doi:10.1002/jbmr.81.

124. Recknor C et al. Denosumab compared with ibandronate in postmenopausal women previously treated with bisphosphonate therapy: a randomized open-label trial. *Obstet Gynecol.* 2013;121(6):1291–1299. doi:10.1097/AOG.0b013e318291718c.

125. Palacios S et al. Treatment satisfaction in postmenopausal women suboptimally adherent to bisphosphonates who transitioned to denosumab compared with risedronate or ibandronate. *J Clin Endocrinol Metab.* 2015;100(3):E487–E492. doi:10.1210/jc.2014-3594.

126. *Forteo (Teriparatide [rDNA Origin] Injection) [Package Insert].* Indianapolis, IN: Eli Lilly and Company; 2013.

127. Neer RM et al. Effect of parathyroid hormone (1-34) on fractures and bone mineral density in postmenopausal women with osteoporosis. *N Engl J Med.* 2001;344(19):1434–1441. doi:10.1056/NEJM200105103441904.

128. Vestergaard P et al. Effects of parathyroid hormone alone or in combination with antiresorptive therapy on bone mineral density and fracture risk--a meta-analysis. *Osteoporos Int.* 2007;18(1):45–57. doi:10.1007/s00198-006-0204-0.

129. Obermayer-Pietsch BM et al. Effects of two years of daily teriparatide treatment on BMD in postmenopausal women with severe osteoporosis with and without prior antiresorptive treatment. *J Bone Miner Res.* 2008;23(10):1591–1600. doi:10.1359/jbmr.080506.

130. Tsai JN et al. Teriparatide and denosumab, alone or combined, in women with postmenopausal osteoporosis: the DATA study randomised trial. *Lancet.* 2013;382(9886):50–56. doi:10.1016/S0140-6736(13)60856-9.

131. Leder BZ et al. Two years of Denosumab and teriparatide administration in postmenopausal women with osteoporosis (The DATA Extension Study): a randomized controlled trial. *J Clin Endocrinol Metab.* 2014;99(5):1694–1700. doi:10.1210/jc.2013-4440.

132. Zhang Q et al. Parathyroid hormone plus alendronate in osteoporosis: a meta-analysis of randomized controlled trials. *Int J Clin Exp Med.* 2015;8(3):3338–3348.

133. Cosman F et al. Effects of teriparatide in postmenopausal women with

osteoporosis on prior alendronate or raloxifene: differences between stopping and continuing the antiresorptive agent. *J Clin Endocrinol Metab.* 2009;94(10):3772–3780. doi:10.1210/jc.2008-2719.

134. Cosman F et al. Effects of intravenous zoledronic acid plus subcutaneous teriparatide [rhPTH(1-34)] in postmenopausal osteoporosis. *J Bone Miner Res.* 2011;26(3):503–511. doi:10.1002/jbmr.238.

135. Kwon Y-D et al. Short-term teriparatide therapy as an adjunctive modality for bisphosphonate-related osteonecrosis of the jaws. *Osteoporos Int.* 2012;23(11):2721–2725. doi:10.1007/s00198-011-1882-9.

136. Neuprez A et al. Teriparatide therapy for denosumab-induced osteonecrosis of the jaw in a male osteoporotic patient. *Calcif Tissue Int.* 2014;95(1):94–96. doi:10.1007/s00223-014-9858-3.

137. Nakamura T et al. Randomized TERIPARATIDE [human parathyroid hormone (PTH) 1-34] Once-Weekly Efficacy Research (TOWER) trial for examining the reduction in new vertebral fractures in subjects with primary osteoporosis and high fracture risk. *J Clin Endocrinol Metab.* 2012;97(9):3097–3106. doi:10.1210/jc.2011-3479.

138. Fujita T et al. Once-weekly injection of low-dose teriparatide (28.2 µg) reduced the risk of vertebral fracture in patients with primary osteoporosis. *Calcif Tissue Int.* 2014;94(2):170–175. doi:10.1007/s00223-013-9777-8.

139. van Staa TP et al. The epidemiology of corticosteroid-induced osteoporosis: a meta-analysis. *Osteoporos Int.* 2002;13(10):777–787. doi:10.1007/s001980200108.

140. Weinstein RS. Clinical practice. Glucocorticoid-induced bone disease. *N Engl J Med.* 2011;365(1):62–70. doi:10.1056/NEJMcp1012926.

141. Grossman JM et al. American College of Rheumatology 2010 recommendations for the prevention and treatment of glucocorticoid-induced osteoporosis. *Arthritis Care Res.* 2010;62(11):1515–1526. doi:10.1002/acr.20295.

142. Saag KG et al. Alendronate for the prevention and treatment of glucocorticoid-induced osteoporosis. Glucocorticoid-Induced Osteoporosis Intervention Study Group. *N Engl J Med.* 1998;339(5):292–299. doi:10.1056/NEJM199807303390502.

143. Adachi JD et al. Two-year effects of alendronate on bone mineral density and vertebral fracture in patients receiving glucocorticoids: a randomized, double-blind, placebo-controlled extension trial. *Arthritis Rheum.* 2001;44(1):202–211. doi:10.1002/1529-0131(200101)44:13.0.CO;2-W.

144. Stoch SA et al. Once-weekly oral alendronate 70 mg in patients with glucocorticoid-induced bone loss: a 12-month randomized, placebo-controlled clinical trial. *J Rheumatol.* 2009;36(8):1705–1714. doi:10.3899/jrheum.081207.

145. Cohen S et al. Risedronate therapy prevents corticosteroid-induced bone loss: a twelve-month, multicenter, randomized, double-blind, placebo-controlled, parallel-group study. *Arthritis Rheum.* 1999;42(11):2309–2318. doi:10.1002/1529-0131(199911)42:113.0.CO;2-K.

146. Reid DM et al. Zoledronic acid and risedronate in the prevention and treatment of glucocorticoid-induced osteoporosis (HORIZON): a multicentre, double-blind, double-dummy, randomised controlled trial. *Lancet.* 2009;373(9671):1253–1263. doi:10.1016/S0140-6736(09)60250-6.

147. Thomas T et al. Oral bisphosphonates reduce the risk of clinical fractures in glucocorticoid-induced osteoporosis in clinical practice. *Osteoporos Int.* 2013;24(1):263–269. doi:10.1007/s00198-012-2060-4.

148. Saag KG et al. Effects of teriparatide versus alendronate for treating glucocorticoid-induced osteoporosis: thirty-six-month results of a randomized, double-blind, controlled trial. *Arthritis Rheum.* 2009;60(11):3346–3355. doi:10.1002/art.24879.

149. Glüer C-C et al. Comparative effects of teriparatide and risedronate in glucocorticoid-induced osteoporosis in men: 18-month results of the EuroGIOPs trial. *J Bone Miner Res.* 2013;28(6):1355–1368. doi:10.1002/jbmr.1870.

150. Mok CC et al. Switching of oral bisphosphonates to denosumab in chronic glucocorticoid users: a 12-month randomized controlled trial. *Bone.* 2015;75:222–228. doi:10.1016/j.bone.2015.03.002.

151. Petranova T et al. Denosumab improves bone mineral density and microarchitecture and reduces bone pain in women with osteoporosis with and without glucocorticoid treatment. *Biotechnol Biotechnol Equip.* 2014;28(6):1127–1137. doi:10.1080/13102818.2014.967827.

152. Imaz I et al. Poor bisphosphonate adherence for treatment of osteoporosis increases fracture risk: systematic review and meta-analysis. *Osteoporos Int.* 2010;21(11):1943–1951. doi:10.1007/s00198-009-1134-4.

153. Mikyas Y et al. A systematic review of osteoporosis medication adherence and osteoporosis-related fracture costs in men. *Appl Health Econ Health Policy.* 2014;12(3):267–277. doi:10.1007/s40258-013-0078-1.

154. Weiss TW et al. Persistence across weekly and monthly bisphosphonates: analysis of US retail pharmacy prescription refills. *Curr Med Res Opin.* 2007;23(9):2193–2203. doi:10.1185/030079907X226069.

155. Briesacher BA et al. Adoption of once-monthly oral bisphosphonates and the impact on adherence. *Am J Med.* 2010;123(3):275–280. doi:10.1016/j.amjmed.2009.05.017.

156. Fan T et al. Persistence with weekly and monthly bisphosphonates among postmenopausal women: analysis of a US pharmacy claims administrative database. *Clin Outcomes Res CEOR.* 2013;5:589–595. doi:10.2147/CEOR.S39076.

157. Just for Men. National Osteoporosis Foundation. https://www.nof.org/preventing-fractures/general-facts/just-for-men/. Accessed June 18, 2015.

158. Khosla S. Update in male osteoporosis. *J Clin Endocrinol Metab.* 2010;95(1):3–10. doi:10.1210/jc.2009-1740.

159. Khosla S et al. Clinical review 144: estrogen and the male skeleton. *J Clin Endocrinol Metab.* 2002;87(4):1443–1450. doi:10.1210/jcem.87.4.8417.

160. Kanis JA et al. Towards a diagnostic and therapeutic consensus in male osteoporosis. *Osteoporos Int.* 2011;22(11):2789–2798. doi:10.1007/s00198-011-1632-z.

161. Orwoll E et al. Alendronate for the treatment of osteoporosis in men. *N Engl J Med.* 2000;343(9):604–610. doi:10.1056/NEJM200008313430902.

162. Boonen S et al. Once-weekly risedronate in men with osteoporosis: results of a 2-year, placebo-controlled, double-blind, multicenter study. *J Bone Miner Res.* 2009;24(4):719–725. doi:10.1359/jbmr.081214.

163. Orwoll ES et al. Efficacy and safety of a once-yearly i.v. Infusion of zoledronic acid 5 mg versus a once-weekly 70-mg oral alendronate in the treatment of male osteoporosis: a randomized, multicenter, double-blind, active-controlled study. *J Bone Miner Res.* 2010;25(10):2239–2250. doi:10.1002/jbmr.119.

164. Orwoll ES et al. The effect of teriparatide [human parathyroid hormone (1-34)] therapy on bone density in men with osteoporosis. *J Bone Miner Res.* 2003;18(1):9–17. doi:10.1359/jbmr.2003.18.1.9.

165. Schwarz P et al. The evidence for efficacy of osteoporosis treatment in men with primary osteoporosis: a systematic review and meta-analysis of antiresorptive and anabolic treatment in men. *J Osteoporos.* 2011;2011:1–9. doi:10.4061/2011/259818.

Q

R

K

L

M

Z